卡普兰心脏麻醉学

心脏手术和非心脏手术

Kaplan's Cardiac Anesthesia

For Cardiac and Noncardiac Surgery

第 7 版

主 编

Joel A. Kaplan, MD, CPE, FACC

Professor of Anesthesiology
University of California, San Diego
La Jolla, California
Dean Emeritus
School of Medicine
Former Chancellor
Health Sciences Center
University of Louisville
Louisville, Kentucky

副主编

John G.T. Augoustides, MD, FASE, FAHA

Professor of Anesthesiology and Critical Care
Perelman School of Medicine
Hospital of the University of Pennsylvania
Philadelphia, Pennsylvania

Gerard R. Manecke, Jr., MD

Chairman
Department of Anesthesiology
University of California, San Diego, School of Medicine
San Diego, California

Timothy Maus, MD, FASE

Associate Clinical Professor
Director of Perioperative Echocardiography
Department of Anesthesiology
University of California, San Diego
La Jolla, California

David L. Reich, MD

President and Chief Operating Officer
The Mount Sinai Hospital
Horace W. Goldsmith Professor of Anesthesiology
Icahn School of Medicine at Mount Sinai
New York, New York

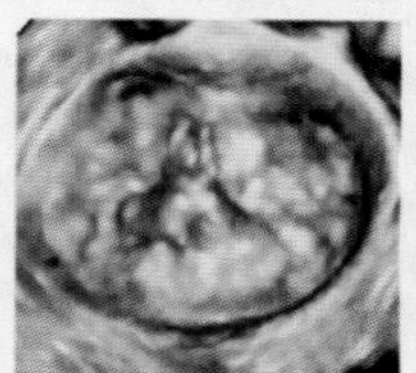

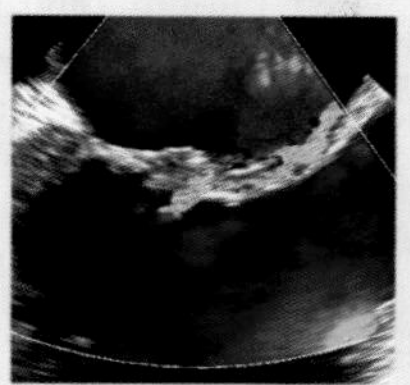

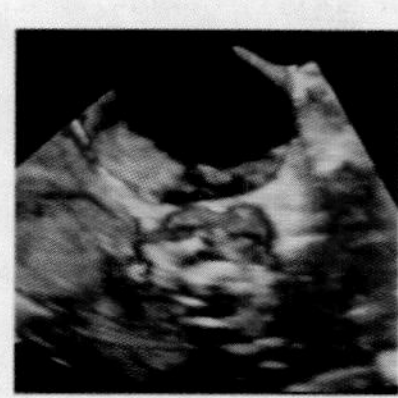

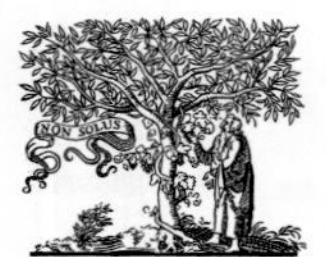

ELSEVIER
Elsevier (Singapore) Pte Ltd.
3 Killiney Road
#08-01Winsland House I
Singapore 239519
Tel: (65) 6349-0200
Fax: (65) 6733-1817

Kaplan's Cardiac Anesthesia: For Cardiac and Noncardiac Surgery, 7/E

ISBN-13: 978-0-323-39378-2

This translation of Kaplan's Cardiac Anesthesia: For Cardiac and Noncardiac Surgery, 7/E by Joel A. Kaplan was undertaken by People's Medical Publishing House and is published by arrangement with Elsevier (Singapore) Pte Ltd.
Kaplan's Cardiac Anesthesia: For Cardiac and Noncardiac Surgery, 7/E by Joel A. Kaplan 由人民卫生出版社进行翻译,并根据人民卫生出版社与爱思唯尔(新加坡)私人有限公司的协议约定出版。

《卡普兰心脏麻醉学:心脏手术和非心脏手术》(第 7 版)(李立环 主译)
ISBN: 978-7-117-35525-4

卡普兰心脏麻醉学

心脏手术和非心脏手术

Kaplan's Cardiac Anesthesia

For Cardiac and Noncardiac Surgery

第 7 版

主　编

Joel A. Kaplan

副主编

John G.T. Augoustides

Gerard R. Manecke

Timothy Maus

David L. Reich

主　译

李立环

副主译

敖虎山　缪长虹　马　骏

王　晟　薛玉良　岳　云

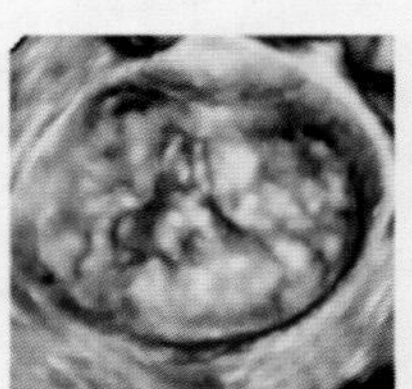

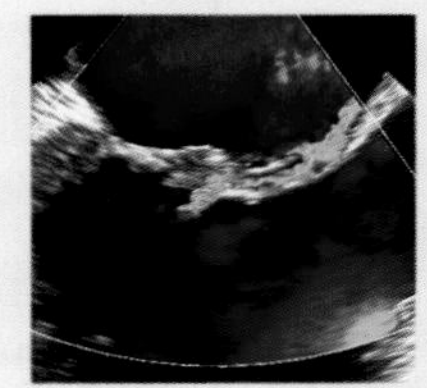

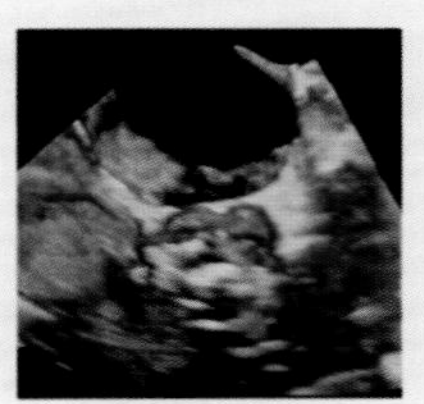

人民卫生出版社

·北　京·

图书在版编目（CIP）数据

卡普兰心脏麻醉学. 心脏手术和非心脏手术/（美）乔尔·A. 卡普兰（Joel A. Kaplan）主编；李立环主译. —北京：人民卫生出版社，2024. 8

ISBN 978-7-117-35525-4

Ⅰ. ①卡… Ⅱ. ①乔…②李… Ⅲ. ①心脏外科手术-麻醉学 Ⅳ. ①R654. 2②R614

中国国家版本馆 CIP 数据核字(2023)第 202294 号

图字:01-2017-5672 号

卡普兰心脏麻醉学:心脏手术和非心脏手术
Kapulan Xinzang Mazuixue:
Xinzang Shoushu He Feixinzang Shoushu

主　　译: 李立环
出版发行: 人民卫生出版社(中继线 010-59780011)
地　　址: 北京市朝阳区潘家园南里 19 号
邮　　编: 100021
E - mail: pmph @ pmph. com
购书热线: 010-59787592　010-59787584　010-65264830
印　　刷: 北京盛通印刷股份有限公司
经　　销: 新华书店
开　　本: 889×1194　1/16　　**印张:** 99
字　　数: 4201 千字
版　　次: 2024 年 8 月第 1 版
印　　次: 2024 年 8 月第 1 次印刷
标准书号: ISBN 978-7-117-35525-4
定　　价: 998. 00 元

翻译委员会

本书由中国心胸血管麻醉学会第一届理事会组织翻译，翻译委员会主要由中国心胸血管麻醉学会第一届理事会最初的人员组成。

主　　译　李立环（第一届理事会会长）

副 主 译（以姓氏汉语拼音为序）

敖虎山（法人、第一届理事会秘书长）　王　晟（第一届理事会副会长）
缪长虹（第一届理事会副会长）　薛玉良（第一届理事会副会长）
马　骏（第一届理事会副会长）　岳　云（第一届理事会副会长）

主译助理　方能新（中国医学科学院阜外医院）

委　　员（以姓氏汉语拼音为序）

艾艳秋（第一届理事会常务理事）　齐　娟（第一届理事会常务理事）
陈　森（郑州大学第一附属医院）　史宏伟（第一届理事会常务理事）
陈　敏（第一届理事会常务理事）　孙绪德（第一届理事会常务理事）
陈　曦（检验分会主任委员）　汪炜键（第一届理事会常务理事）
陈　宇（第一届理事会理事）　王　云（第一届理事会理事）
陈世彪（第一届理事会理事）　王东信（第一届理事会理事）
陈祖君（围手术期医学分会主任委员）　王古岩（围手术期感染控制分会主任委员）
程卫平（第一届理事会常务理事）　武庆平（第一届理事会理事）
顾尔伟（第一届理事会理事）　夏正远（第一届理事会理事）
郭克芳（第一届理事会理事）　夏中元（第一届理事会常务理事）
韩冲芳（第一届理事会理事）　徐建红（第一届理事会常务理事）
韩建阁（第一届理事会常务理事）　徐美英（第一届理事会常务理事）
黄爱兰（第一届理事会理事）　晏馥霞（小儿麻醉分会主任委员）
黄维勤（第一届理事会常务理事）　叶　茂（第一届理事会理事）
稽福海（第一届理事会理事）　于春华（第一届理事会理事）
吉冰洋（体外生命支持分会主任委员）　于建设（第一届理事会理事）
纪宏文（血液保护分会主任委员）　袁红斌（疼痛学分会主任委员）
贾　珍（第一届理事会理事）　张良成（第一届理事会理事）
李　娟（第一届理事会理事）　张铁铮（第一届理事会常务理事）
李　泉（第一届理事会理事）　张析哲（第一届理事会理事）
李永青（心脏超声分会主任委员）　章放香（第一届理事会理事）
刘　俊（第一届理事会理事）　赵丽云（非心脏手术麻醉分会主任委员）
吕黄伟（第一届理事会理事）　赵砚丽（第一届理事会理事）
闵　苏（第一届理事会理事）　郑传东（第一届理事会理事）
欧阳碧山（第一届理事会理事）　朱文忠（第一届理事会理事）
潘楚雄（第一届理事会理事）

编者名单

PHILLIP ADAMS, DO
Department of Anesthesiology
University of Pittsburgh Medical Center
Pittsburgh, Pennsylvania

SHAMSUDDIN AKHTAR, MBBS
Associate Professor
Department of Anesthesiology and Pharmacology
Yale University School of Medicine
New Haven, Connecticut

SARAH ARMOUR, MD
Instructor
Anesthesiology
Mayo Clinic
Rochester, Minnesota

WILLIAM R. AUGER, MD
Professor of Clinical Medicine
Division of Pulmonary and Critical Care Medicine
University of California, San Diego
La Jolla, California

JOHN G.T. AUGOUSTIDES, MD, FASE, FAHA
Professor of Anesthesiology and Critical Care
Perelman School of Medicine
Hospital of the University of Pennsylvania
Philadelphia, Pennsylvania

GINA C. BADESCU, MD
Attending Anesthesiologist
Bridgeport Hospital
Stratford, Connecticut

JAMES M. BAILEY, MD
Medical Director
Critical Care
Northeast Georgia Health System
Gainseville, Georgia

DANIEL BAINBRIDGE, MD
Associate Professor
Department of Anesthesia and Perioperative Medicine
Western University
London, Ontario, Canada

DALIA A. BANKS, MD, FASE
Clinical Professor of Anesthesiology
Department of Anesthesiology
University of California, San Diego
La Jolla, California

MANISH BANSAL, MD, DNB CARDIOLOGY, FACC, FASE
Senior Consultant
Department of Cardiology
Medanta—The Medicity
Gurgaon, Haryana, India

PAUL G. BARASH, MD
Professor
Department of Anesthesiology
Yale University School of Medicine
New Haven, Connecticut

VICTOR C. BAUM, MD
US Food and Drug Administration
Silver Spring, Maryland
Departments of Anesthesiology and Critical Care Medicine and Pediatrics
George Washington University
Washington, District of Columbia

ANTHONY A. BAVRY, MD, MPH
Associate Professor of Medicine
Division of Cardiovascular Medicine
University of Florida
Director, Interventional Cardiology
North Florida/South Georgia Veterans Health Administration
Gainesville, Florida

YAAKOV BEILIN, MD
Professor
Departments of Anesthesiology and Obstetrics/Gynecology
Vice Chair for Quality
Department of Anesthesiology
Director of Obstetric Anesthesiology
Icahn School of Medicine at Mount Sinai
New York, New York

ELLIOTT BENNETT-GUERRERO, MD
Professor and Vice Chair
Clinical Research and Innovation
Department of Anesthesiology
Stony Brook Medicine
Stony Brook, New York

DAN E. BERKOWITZ, MD
Professor
Anesthesiology and Critical Care Medicine
Division of Cardiothoracic Anesthesia
Johns Hopkins University School of Medicine
Baltimore, Maryland

MARTIN BIRCH, MD
Anesthesiologist and Critical Care Physician
Hennepin County Medical Center
Minneapolis, Minnesota

BRIAN BLASIOLE, MD, PhD
Assistant Professor
Anesthesiology
Children's Hospital of Pittsburgh of UPMC
Pittsburgh, Pennsylania

SIMON C. BODY, MD
Associate Professor of Anesthesia
Harvard Medical School
Brigham and Women's Hospital
Boston, Massachusetts

T. ANDREW BOWDLE, MD, PhD
Professor of Anesthesiology and Pharmaceutics
University of Washington
Seattle, Washington

CHARLES E. CHAMBERS, MD
Professor of Medicine and Radiology
Heart and Vascular Institute
Penn State Hershey Medical Center
Hershey, Pennsylania

MARK A. CHANEY, MD
Professor and Director of Cardiac Anesthesia
Anesthesia and Critical Care
The University of Chicago
Chicago, Illinois

ALAN CHENG, MD
Adjunct Associate Professor
Johns Hopkins University School of Medicine
Baltimore, Maryland

DAVY C.H. CHENG, MD, MSC
Distinguished University Professor and Chair
Department of Anesthesia and Perioperative Medicine
Western University
London, Ontario, Canada

ALBERT T. CHEUNG, MD
Professor
Department of Anesthesiology
Division Chief
Cardiothoracic Anesthesiology
Program Director
Adult Cardiothoracic Anesthesiology
Stanford University School of Medicine
Stanford, California

JOANNA CHIKWE, MD
Professor of Cardiovascular Surgery
Department of Cardiovascular Surgery
Icahn School of Medicine at Mount Sinai
New York, New York

EDMOND COHEN, MD
Professor of Anesthesiology and Thoracic Surgery
Icahn School of Medicine at Mount Sinai
New York, New York

DAVID J. COOK, MD
Emeritus Professor of Anesthesiology
Mayo Clinic
Rochester, Minnesota
Chief Clinical and Operating Officer
Jiahui Health
Shanghai, China

RYAN C. CRANER, MD
Senior Associate Consultant
Anesthesiology
Mayo Clinic
Phoenix, Arizona

BRETT CRONIN, MD
Assistant Clinical Professor
Department of Anesthesiology
University of California, San Diego
La Jolla, California

DUNCAN G. DE SOUZA, MD, FRCPC
Clinical Assistant Professor
Department of Anesthesiology
University of British Columbia
Vancouver, British Columbia, Canada
Director
Cardiac Anesthesia
Kelowna General Hospital
Kelowna, British Columbia, Canada

PATRICK A. DEVALERIA, MD
Consultant
Cardiac Surgery
Mayo Clinic
Phoenix, Arizona

MARCEL E. DURIEUX, MD, PhD
Professor
Departments of Anesthesiology and Neurosurgery
University of Virginia
Charlottesville, Virginia

HARVEY L. EDMONDS, JR., PhD
Professor Emeritus
Department of Anesthesia and Perioperative Medicine
University of Louisville
Louisville, Kentucky

JOERG KARL ENDER, MD
Director
Department of Anesthesiology
Intensive Care Medicine Heart Center
Leipzig, Germany

DANIEL T. ENGELMAN, MD
Inpatient Medical Director
Heart and Vascular Center
Baystate Medical Center
Springfield, Massachusetts
Assistant Professor
Department of Surgery
Tufts University School of Medicine
Boston, Massachusetts

LIZA J. ENRIQUEZ, MD
Anesthesiology Attending
St. Joseph's Regional Medical Center
Paterson, New Jersey

JARED W. FEINMAN, MD
Assistant Professor
Department of Anesthesiology and Critical Care
Hospital of the University of Pennsylvania
Philadelphia, Pennsylvania

BYRON FERGERSON, MD
Associate Clinical Professor
Associate Director of Resident Education
Department of Anesthesiology
University of California, San Diego
La Jolla, California
Staff Physician
VA San Diego
Departments of Anesthesiology and Cardiology
San Diego, California

GREGORY W. FISCHER, MD
Professor and Chairman
Department of Anesthesiology and Critical Care Medicine
Memorial Sloan Kettering Cancer Center
New York, New York

DAVID FITZGERALD, MPH, CCP
Clinical Coordinator
Division, Cardiovascular Perfusion
College of Health Professions
Medical University of South Carolina
Charleston, South Carolina

LEE A. FLEISHER, MD
Robert D. Dripps Professor and Chair
Anesthesiology and Critical Care
Professor
Department of Medicine
Perelman School of Medicine
University of Pennsylvania
Philadelphia, Pennsylvania

SUZANNE FLIER, MD, MSC
Assistant Professor
Schulich School of Medicine
University of Western Ontario
London, Ontario, Canada

AMANDA A. FOX, MD, MPH
Vice Chair of Clinical and Translational Research
Associate Professor
Department of Anesthesiology and Pain Management
Associate Professor
McDermott Center for Human Growth and Development
University of Texas Southwestern Medical Center
Dallas, Texas

JONATHAN F. FOX, MD
Instructor
Anesthesiology
Mayo Clinic
Rochester, Minnesota

JULIE K. FREED, MD, PhD
Assistant Professor of Anesthesiology
Medical College of Wisconsin
Milwaukee, Wisconsin

LEON FREUDZON, MD
Assistant Professor
Department of Anesthesiology
Yale University School of Medicine
New Haven, Connecticut

VALENTIN FUSTER, MD, PhD, MACC
Physician-in-Chief
The Mount Sinai Medical Center
Director
Zena and Michael A. Wiener Cardiovascular Institute and
Marie-Josee and Henry Kravis Center for Cardiovascular Health
New York, New York
Director
Centro Nacional de Investigaciones Cardiovasculare (CNIC)
Madrid, Spain

THERESA A. GELZINIS, MD
Associate Professor of Anesthesiology
Department of Anesthesiology
University of Pittsburgh
Pittsburgh, Pennsylvania

KAMROUZ GHADIMI, MD
Assistant Professor
Cardiothoracic Anesthesiology and Critical Care Medicine
Department of Anesthesiology
Duke University School of Medicine
Durham, North Carolina

EMILY K. GORDON, MD
Assistant Professor
Department of Anesthesiology and Critical Care
Perelman School of Medicine
Hospital of the University of Pennsylvania
Philadelphia, Pennsylvania

STEVEN B. GREENBERG, MD
Clinical Associate Professor
Director of Critical Care Services
Evanston Hospital
Department of Anesthesiology
North Shore University Health System
Evanston, Illinois

LEANNE GROBAN, MD
Professor
Director, Cardiac Aging Lab
Department of Anesthesiology
Wake Forest School of Medicine
Winston-Salem, North Carolina

HILARY P. GROCOTT, MD, FRCPC, FASE
Professor
Department of Anesthesia and Perioperative Medicine and Surgery
University of Manitoba
Winnipeg, Manitoba, Canada

ROBERT C. GROOM, MS, CCP, FPP
Director of Cardiovascular Perfusion
Cardiovascular Services
Maine Medical Center
Portland, Maine

JACOB T. GUTSCHE, MD
Assistant Professor
Cardiothoracic and Vascular Section
Anesthesiology and Critical Care
Perelman School of Medicine
University of Pennsylvania
Philadelphia, Pennsylvania

JOSHUA HAMBURGER, MD
Assistant Professor
Department of Anesthesiology
Icahn School of Medicine at Mount Sinai
New York, New York

NADIA HENSLEY, MD
Assistant Professor
Department of Anesthesiology and Critical Care Medicine
Johns Hopkins University School of Medicine
Baltimore, Maryland

BENJAMIN HIBBERT, MD, PhD
Assistant Professor
CAPITAL Research Group
Department of Cardiology
University of Ottawa Heart Institute
Ottawa, Ontario, Canada

THOMAS L. HIGGINS, MD, MBA
Chief Medical Officer
Baystate Franklin Medical Center
Greenfield, Massachusetts
Chief Medical Officer
Baystate Noble Hospital
Westfield, Massachusetts
Professor
Department of Medicine, Anesthesia, and Surgery
Tufts University School of Medicine
Boston, Massachusetts

JOSEPH HINCHEY, MD, PhD
Cardiac Anesthesia Fellow
Anesthesiology
The Mount Sinai Hospital
New York, New York

CHARLES W. HOGUE, MD
James E. Eckenhoff Professor of Anesthesiology
Northwestern University
Feinberg School of Medicine
Bluhm Cardiovascular Institute
Chicago, Illinois

JAY HORROW, MD, FAHA
Professor of Anesthesiology, Physiology, and Pharmacology
Drexel University College of Medicine
Philadelphia, Pennsylvania

PHILIPPE R. HOUSMANS, MD, PhD
Professor
Anesthesiology
Mayo Clinic
Rochester, Minnesota

RONALD A. KAHN, MD
Professor
Department of Anesthesiology and Surgery
Icahn School of Medicine at Mount Sinai
New York, New York

JOEL A. KAPLAN, MD, CPE, FACC
Professor of Anesthesiology
University of California, San Diego
La Jolla, California
Dean Emeritus
School of Medicine
Former Chancellor
Health Sciences Center
University of Louisville
Louisville, Kentucky

KEYVAN KARKOUTI, MD, FRCPC, MSC
Professor
Department of Anesthesia
Assistant Professor
Department of Health Policy, Management, and Evaluation
University of Toronto
Scientist
Toronto General Research Institute
Deputy Anesthesiologist-in-Chief
Anesthesia
Toronto General Hospital
Toronto, Ontario, Canada

JEFFREY KATZ, MD
Clinical Assistant Professor
Anesthesia and Critical Care
NorthShore University Health System
Evanston, Illinois

SWAPNIL KHOCHE, MBBS
Assistant Clinical Professor
Department of Anesthesiology
University of California, San Diego
La Jolla, California

COLLEEN G. KOCH, MD, MS, MBA
Mark C. Rogers Professor and Chair
Department of Anesthesiology and Critical Care Medicine
Johns Hopkins University School of Medicine
Baltimore, Maryland

MARK KOZAK, MD
Associate Professor of Medicine
Heart and Vascular Institute
Penn State Hershey Medical Center
Hershey, Pennsylvania

GIOVANNI LANDONI, MD
Department of Anesthesia and Intensive Care
IRCCS San Raffaele Scientific Institute
Professor
Vita-Salute San Raffaele University
Milan, Italy

LAEBEN LESTER, MD
Assistant Professor
Anesthesiology and Critical Care Medicine
Division of Cardiothoracic Anesthesiology
Johns Hopkins University School of Medicine
Baltimore, Maryland

JERROLD H. LEVY, MD, FAHA, FCCM
Professor and Co-Director
Cardiothoracic Intensive Care Unit
Department of Anesthesiology, Critical Care, and Surgery
Duke University School of Medicine
Durham, North Carolina

WARREN J. LEVY, MD
Associate Professor
Department of Anesthesiology and Critical Care
Perelman School of Medicine
Hospital of the University of Pennsylvania
Philadelphia, Pennsylvania

EMILIO B. LOBATO, MD
Staff Anesthesiologist
North Florida/South Georgia Veterans Health Administration
Gainesville, Florida

ADAIR Q. LOCKE, MD
Assistant Professor
Department of Anesthesiology
Wake Forest School of Medicine
Winston-Salem, North Carolina

MARTIN J. LONDON, MD
Professor of Clinical Anesthesia
University of California, San Francisco
Veterans Affairs Medical Center
San Francisco, California

MONICA I. LUPEI, MD
Assistant Professor of Anesthesiology and Critical Care Medicine
Department of Anesthesiology
University of Minnesota
Minneapolis, Minnesota

MICHAEL M. MADANI, MD
Professor of Cardiovascular and Thoracic Surgery
University of California, San Diego
La Jolla, California

FEROZE MAHMOOD, MD, FASE
Director, Cardiac Anesthesia
Beth Israel Deaconess Medical Center
Associate Professor
Harvard Medical School
Boston, Massachusetts

GERARD R. MANECKE, JR., MD
Chairman
Department of Anesthesiology
University of California, San Diego, School of Medicine
San Diego, California

NICHOLAS W. MARKIN, MD, FASE
Assistant Professor
Department of Anesthesiology
University of Nebraska Medical Center
Omaha, Nebraska

ANDREW MASLOW, MD
Professor
Department of Anesthesiology
Warren Alpert Brown Medical School
Providence, Rhode Island

TIMOTHY MAUS, MD, FASE
Associate Clinical Professor
Director of Perioperative Echocardiography
Department of Anesthesiology
University of California, San Diego
La Jolla, California

NANHI MITTER, MD
Physician Specialists in Anesthesia
Clinical Anesthesiologist
Emory St. Joseph's Hospital of Atlanta
Atlanta, Georgia

ALEXANDER J.C. MITTNACHT, MD
Professor of Anesthesiology
Icahn School of Medicine at Mount Sinai
Director, Pediatric Cardiac Anesthesia
Department of Anesthesiology
The Mount Sinai Medical Center
New York, New York

CANDICE R. MONTZINGO, MD, FASE
Assistant Professor
Department of Anesthesiology
University of Nebraska Medical Center
Omaha, Nebraska

CHRISTINA T. MORA-MANGANO, MD
Professor
Department of Anesthesiology, Perioperative, and Pain Medicine (Cardiac)
Stanford University Medical Center
Stanford, California

BENJAMIN N. MORRIS, MD
Assistant Professor
Department of Anesthesiology
Wake Forest School of Medicine
Winston-Salem, North Carolina

J. PAUL MOUNSEY, BM BCH, PhD, FRCP, FACC
Sewell Family/McAllister Distinguished Professor
Director, Electrophysiology
Department of Cardiology
University of North Carolina
Chapel Hill, North Carolina

JOHN M. MURKIN, MD, FRCPC
Professor of Anesthesiology (Senate)
Schulich School of Medicine
University of Western Ontario
London, Ontario, Canada

ANDREW W. MURRAY, MBCHB
Assistant Professor
Anesthesiology
University of Pittsburgh
Pittsburgh, Pennsylvania

JAGAT NARULA, MD, PhD, MACC
Philip J. and Harriet L. Goodhart Chair in Cardiology
Chief of the Divisions of Cardiology
Mount Sinai West and St. Luke's Hospitals
Associate Dean
Arnhold Institute for Global Health at Mount Sinai
Professor of Medicine and Radiology
Icahn School of Medicine at Mount Sinai
Director, Cardiovascular Imaging
Mount Sinai Health System
New York, New York

HOWARD J. NATHAN, MD
Professor
Department of Anesthesiology
University of Ottawa
Ottawa, Ontario, Canada

STEVEN M. NEUSTEIN, MD
Professor
Department of Anesthesiology
Icahn School of Medicine at Mount Sinai
New York, New York

LIEM NGUYEN, MD
Associate Clinic Professor
Department of Anesthesiology
University of California, San Diego, Medical Center
La Jolla, California

NANCY A. NUSSMEIER, MD, FAHA
Physician
Department of Anesthesia, Critical Care, and Pain Medicine
Massachusetts General Hospital
Boston, Massachusetts

GREGORY A. NUTTALL, MD
Professor
Anesthesiology
Mayo Clinic
Rochester, Minnesota

DANIEL NYHAN, MD
Professor
Anesthesiology and Critical Care Medicine
Division of Cardiothoracic Anesthesia
Johns Hopkins University School of Medicine
Baltimore, Maryland

EDWARD R. O'BRIEN, MD
Professor
Department of Cardiology
Libin Cardiovascular Institute
University of Calgary
Calgary, Alberta, Canada

E. ANDREW OCHROCH, MD, MSCE
Professor
Anesthesiology, Critical Care, and Surgery
University of Pennsylvania
Philadelphia, Pennsylvania

WILLIAM C. OLIVER, JR., MD
Professor
Anesthesiology
Mayo Clinic
Rochester, Minnesota

MICHELE OPPIZZI, MD
Intensive Care Unit
Department of Cardiology
IRCCS San Raffaele Scientific Institute
Milan, Italy

KHURRAM OWAIS, MD
Research Fellow
Harvard Medical School
Fellow, Echocardiography Laboratory
Department of Anesthesia, Critical Care, and Pain Medicine
Beth Israel Deaconess Medical Center
Boston, Massachusetts

PAUL S. PAGEL, MD, PhD
Staff Physician
Anesthesiology
Clement J. Zablocki Veterans Affairs Medical Center
Milwaukee, Wisconsin

ENRIQUE J. PANTIN, MD
Associate Professor
Department of Anesthesiology
Robert Wood Johnson University Hospital
New Brunswick, New Jersey

PRAKASH A. PATEL, MD
Assistant Professor
Department of Anesthesiology and Critical Care
University of Pennsylvania
Philadelphia, Pennsylvania

ANTONIO PISANO, MD
Staff Anesthesiologist and Intensivist
Department of Critical Care
Azienda Ospedaliera Dei Colli
Monaldi Hospital
Naples, Italy

JOHN D. PUSKAS, MD
Professor of Cardiothoracic Surgery
Icahn School of Medicine at Mt. Sinai
New York, New York

JOSEPH J. QUINLAN, MD
Professor
University of Pittsburgh
Pittsburgh, Pennsylvania

HARISH RAMAKRISHNA, MD, FASE, FACC
Associate Professor
Anesthesiology
Vice Chair-Research and Chair
Division of Cardiovascular and Thoracic Anesthesiology
Department of Anesthesiology
Mayo Clinic
Phoenix, Arizona

JAMES G. RAMSAY, MD, PhD
Professor of Anesthesiology
Medical Director
CT Surgery ICU
Department of Anesthesiology and Perioperative Care
University of California, San Francisco
San Francisco, California

KENT H. REHFELDT, MD, FASE
Associate Professor of Anesthesiology
Fellowship Director
Adult Cardiothoracic Anesthesiology
Mayo Clinic
Rochester, Minnesota

DAVID L. REICH, MD
President and Chief Operating Officer
The Mount Sinai Hospital
Horace W. Goldsmith Professor of Anesthesiology
Icahn School of Medicine at Mount Sinai
New York, New York

AMANDA J. RHEE, MD
Assistant Professor
Department of Anesthesiology
Icahn School of Medicine at Mount Sinai
New York, New York

DAVID M. ROTH, PhD, MD
Professor
Department of Anesthesiology
University of California, San Diego
San Diego, California

ROGER L. ROYSTER, MD
Professor and Executive Vice Chair
Department of Anesthesiology
Wake Forest School of Medicine
Winston-Salem, North Carolina

MARC A. ROZNER, PhD, MD
Professor
Anesthesiology and Perioperative Medicine and Cardiology
University of Texas MD Anderson Cancer Center
Houston, Texas

IVAN SALGO, MD, MBA
Senior Director
Global Cardiology
Philips Ultrasound
Andover, Massachusetts

MICHAEL SANDER, MD
Professor
Department of Anesthesiology
Director
Anesthesiology and Intensive Care Medicine Clinic
Charite Campus Mitte
Universitätsmedizin Berlin
Berlin, Germany

JOSEPH S. SAVINO, MD
Professor
Department of Anesthesiology and Critical Care
Hospital of the University of Pennsylvania
Philadelphia, Pennsylvania

JOHN SCHINDER, MD
Assistant Professor of Medicine
Cardiology
University of Pittsburgh Medical Center
Pittsburgh, Pennsylvania

PARTHO P. SENGUPTA, MD, DM, FACC, FASE
Professor of Medicine
Director of Interventional Echocardiography
Cardiac Ultrasound Research and Core Lab
The Zena and Michael A. Weiner Cardiovascular Institute
Icahn Mount Sinai School for Medicine
New York, New York

ASHISH SHAH, MD
Professor of Surgery
Department of Cardiac Surgery
Vanderbilt University Medical Center
Nashville, Tennessee

JACK S. SHANEWISE, MD
Professor
Department of Anesthesiology
Columbia University College of Physicians and Surgeons
New York, New York

SONAL SHARMA, MD
Attending Anesthesiologist
Department of Anesthesiology
St. Elizabeth Medical Center
Utica, New York

TORIN SHEAR, MD
Vice Chair, Quality
Clinical Associate Professor
Anesthesia
NorthShore University HealthSystem
Evanston, Illinois

BENJAMIN SHERMAN, MD
Staff Cardiothoracic Anesthesiologist
TeamHealth Anesthesia
Portland, Oregon

STANTON K. SHERNAN, MD
Head, Cardiac Anesthesia
Brigham & Women's Hospital
Boston, Massachusetts

SASHA K. SHILLCUTT, MD, FASE
Associate Professor
Department of Anesthesiology
University of Nebraska Medical Center
Omaha, Nebraska

LINDA SHORE-LESSERSON, MD
Professor
Department of Anesthesiology
Hofstra Northwell School of Medicine
Hempstead, New York

TREVOR SIMARD, MD
Clinical Research Fellow
CAPITAL Research Group
Department of Cardiology
University of Ottawa Heart Institute
Ottawa, Ontario, Canada

NIKOLAOS J. SKUBAS, MD, FACC, FASE, DSC
Professor of Clinical Anesthesiology and Cardiothoracic Surgery
Director, Cardiac Anesthesia
Attending Anesthesiologist
Weill Cornell Medicine
New York, New York

THOMAS F. SLAUGHTER, MD
Professor and Section Head
Cardiothoracic Anesthesiology
Department of Anesthesiology
Wake Forest School of Medicine
Winston-Salem, North Carolina

PETER D. SLINGER, MD, FRCPC
Professor
Department of Anesthesia
University of Toronto
Staff Anesthesiologist
Anesthesia
Toronto General Hospital
Toronto, Ontario, Canada

MARK M. SMITH, MD
Assistant Professor
Anesthesiology
Mayo Clinic
Rochester, Minnesota

BRUCE D. SPIESS, MD, FAHA
Professor and Associate Chair for Research
Anesthesiology
University of Florida College of Medicine
Gainesville, Florida

MARK STAFFORD-SMITH, MD, CM, FRCPC, FASE
Professor
Director of Fellowship Education and Adult Cardiothoracic Anesthesia
Department of Anesthesiology
Duke University Medical Center
Durham, North Carolina

MARC E. STONE, MD
Professor and Program Director
Fellowship in Cardiothoracic Anesthesiology
Department of Anesthesiology
Icahn School of Medicine at Mount Sinai
New York, New York

ANNEMARIE THOMPSON, MD
Professor of Anesthesiology and Medicine
Director, Anesthesiology Residency Program
Duke University Medical Center
Durham, North Carolina

ELIZABETH A. VALENTINE, MD
Assistant Professor
Department of Anesthesiology and Critical Care
University of Pennsylvania
Philadelphia, Pennsylvania

JEFFERY S. VENDER, MD
Clinical Professor
Harris Family Foundation Chair
Chairman Emeritus
Anesthesia
NorthShore University Health System
Evanston, Illinois

JOYCE A. WAHR, MD
Professor of Anesthesiology
University of Minnesota
Minneapolis, Minnesota

MICHAEL WALL, MD, FCCM
JJ Buckley Professor and Chair
Department of Anesthesiology
University of Minnesota
Minneapolis, Minnesota

MENACHEM M. WEINER, MD
Associate Professor
Department of Anesthesiology
Director of Cardiac Anesthesiology
Icahn School of Medicine at Mount Sinai
New York, New York

JULIA L. WEINKAUF, MD
Assistant Professor
Department of Anesthesiology
University of Minnesota
Minneapolis, Minnesota

STUART J. WEISS, MD, PhD
Department of Anesthesiology and Critical Care
Hospital of the University of Pennsylvania
Philadelphia, Pennsylvania

NATHAEN WEITZEL, MD
Associate Professor
Department of Anesthesiology
University of Colorado School of Medicine
Aurora, Colorado

RICHARD WHITLOCK, MD, PhD
Associate Professor
Department of Surgery
McMaster University/Population Health Research Institute
Hamilton, Ontario, Canada

JAMES R. ZAIDAN, MD, MBA
Associate Dean
Graduate Medical Education
Emory University School of Medicine
Atlanta, Georgia

WASEEM ZAKARIA AZIZ ZAKHARY, MD
Senior Consultant
Department of Anesthesiology and Intensive Care Medicine
Heart Center
Leipzig, Germany

ALBERTO ZANGRILLO, MD
Department of Anesthesia and Intensive Care
IRCCS San Raffaele Scientific Institute
Professor
Vita-Salute San Raffaele University
Milan, Italy

JOSHUA ZIMMERMAN, MD, FASE
Associate Professor
Director, Perioperative Echocardiography
Director, Preoperative Clinic
Department of Anesthesiology
University of Utah
Salt Lake City, Utah

译者的话

《卡普兰心脏麻醉学》自1979年第1版问世以来，对心血管麻醉领域产生了重大影响，成为该领域经典、权威的教科书和参考书。

《卡普兰心脏麻醉学》（第7版）中文版是由中国心胸血管麻醉学会第一届理事会讨论决定，并由第一届理事会全体成员集体翻译而成。根据第一届理事会的决定，中国心胸血管麻醉学会第一届理事会会长、副会长分别担任主译和副主译，并由第一届理事会会长组织、安排该书的翻译工作。

李立环

原著序言

一本奉献给全体麻醉医师的教科书

应当对心脏病患者施行非心脏手术进行评估，管理方式类似于施行心脏手术的患者。为了能治疗这些患者……麻醉医师和其助手应该具有现代心脏麻醉的技能。麻醉医师必须能掌握监测设备、诠释心电图、使用新药和了解患者的基本病理生理。

Joel A. Kaplan, Ronald W. Dunbar

《心脏麻醉学》(*Cardiac Anesthesia*), 1979

1956 年出版了第一本与心脏手术麻醉相关的书籍，该书由 Kenneth K. Keown 编著。Kenneth K. Keown 为 Charles Bailey(1948 年成功施行了第一例二尖瓣交界分离术)的患者施行了麻醉。这本由单个作者所著的书共 109 页，引用了 115 个参考文献。虽然此后该领域涌现出了许多专著，但最早、最长和最新的版本由 Joel A. Kaplan 编著，第 1 版刊印于 1979 年，它被认为是心脏麻醉学无可争议的标准权威参考教材(It is justifiably regarded as the definitive standard reference textbook of cardiac anesthesia)。

在我成为华盛顿大学心脏外科医师十余年后，我首次与 Dr. Kaplan 邂逅。在一次心脏外科会议上，我听他客观评价并赞扬了心脏麻醉医师在改善患者预后中所起的重要作用及所扮演的关键角色。其后不久，一个由心脏麻醉医师、灌注师和心脏外科医师(本人)组成的小组被我们主任派往美国东部学习，去见识那儿的心脏外科大夫精湛的手术技艺，其中一个就是 Dr. Kaplan 工作的埃默里大学。数年后，也就是三十多年前，我成为麻醉住院医师(2~3 年，resident)及随后心脏麻醉的高年资住院医师(主治医师前培训阶段的住院医师，fellow)。在此期间，Dr. Kaplan 的第 1 版教材是我攫取知识的主要源泉。在该书指导下，我们开始了在肯塔基大学的心脏麻醉培训计划。那本记录着大量重点标注及下划线标注的书，至今仍然珍藏在我的书架上。

心脏麻醉为麻醉实践、心血管药物及重症监护做出了巨大贡献。第 1 版强调了需要扎实了解心血管、呼吸的病理生理学和药理学的重要性，重视这两个系统之间的药物相互作用。心脏麻醉引入了心电图、动脉及中心静脉有创监测、肺动脉压、静脉血氧饱和度和心输出量作为心脏麻醉的常规监测手段。中心静脉压和左房压之间的差异，导致诞生了直接监测左房压及肺毛细血管楔压的方法。心脏麻醉运用心电图来探知围手术期心肌缺血(如 V5 导联)，并静脉给予硝酸甘油治疗。

心脏麻醉医师对心脏病患者施行非心脏手术的评估以及围手术期管理的理念出现了翻天覆地变化。他们推动了血气监测、发展了外科重症监护室、改进了重症监护室工作、促进了非心脏手术时的呼吸和血流动力学监测及其管理(包括应用正性肌力药及扩血管药物治疗)。心脏麻醉医师与美国心脏病学会/心脏病协会协作，制订了此类患者管理的多个指南。他们呼吁重视心脏病患者非心脏手术期间经常出现、而且产生不良后果的围手术期缺血。心脏麻醉医师首先使用有创监测(如第一个使用漂浮导管及随后的经食管超声)，并且参与围手术期心脏病患者的管理和术后外科重症监护室的管理。他们(Lowenstein，Stanley)引入镇静麻醉并使用新药治疗严重心衰、高血压和心律失常。在美国，心脏麻醉医师积极将经食管超声心动图用于心脏病患者，积极参与超声心动图的心脏病临床、教育及证书发放。

在心脏外科发展方兴未艾时，最杰出的成就是大家认识到团队(包括外科医师、麻醉医师、灌注医师和护士)的重要性。团队的理念也是围手术期外科/麻醉恢复室加快患者康复的重要组分。麻醉医师协会是促进团队功能和加强安全措施的领导者，这部分内容呈现在患者安全和避免医疗差错的新章节里。在过去四十多年里，这些措施极大地促进了心脏病患者的治疗并改善了预后，这些患者不仅包括施行心脏手术者，也包括施行非心脏手术者。

本书第 1 版强调掌握生理学、药理学和心脏病病理生理学扎实知识的重要性，同时也强调管理复杂血流动力学监测的重要性，包括肺动脉导管(PAC)的使用。随后的版本反映了过去四十多年来心脏手术和心脏麻醉的进展。第 2 版(1987 年)介绍了超声心动图、心脏移植、除主动脉内球囊反搏外的循环辅助装置和中枢神经系统监测，并致力于关注心肌保护和术后管理。第 3 版(1993)增加了心脏病患者非心脏手术的麻醉和管理章节，进一步丰富了超声心动图内容(包括彩色血流)，强调了对出血和凝血、中枢神经系统功能障碍、心脏手术和心脏病患者非心脏手术转归的研究。第 4 版(1999 年)展示了炎性反应及临床管理这一新章节。第 5 版(2006 年)增加的章节讨论了心脏手术及心脏麻醉的历史，展望了未来发展的方向，同时增加了分子心血管病学、微创心脏手术、心力衰竭的外科治疗（包括更先进的心室辅助装置）、疼痛治疗、降低医疗差错的策略以及心脏麻醉医师的培训等章节。第 6 版（2011 年）的副标题为“超声时代”，强调了超声心动图技术的成熟和超声技术在临床管理中的综合应用。

第 7 版进一步拓展了第 1 版的主题，正如前言开篇所说：应用心脏麻醉管理的原则来管理心脏手术室外的心脏病患者。虽然本书的许多章节提供了这方面的重要信息，但更重要的是本书的最后部分，该部分涵盖了支架患者及置入起搏器和心室辅助装置患者日常手术的麻醉管理、手术室外超声心动图的应用，以及降低心脏病患者非心脏手术术后心脏并发症的发生率和死亡率的方法。我确信第 7 版所提出的观点——麻醉医师实施麻醉的任何地方都是潜在的“心脏手术室”，因此，每个麻醉医师都会成为心脏麻醉医师。

Eugene A. Hessel II, MD, FACS
心胸外科、儿科及神经外科麻醉学教授
肯塔基医学院
列克星敦市，肯塔基州，美国
（方能新 译，李立环 校）

原著前言

撰写《卡普兰心脏麻醉学》第 7 版的目的，是为了进一步加强心脏病患者心脏手术或非心脏手术的围手术期管理。第 1 版刊印于 1979 年，那是现代心脏麻醉学早期，当时我们关注的重点为如何麻醉好心脏手术患者。心脏病患者治疗的日新月异进一步拓展了心脏麻醉医师涉及的领域，包括术前评估、心脏影像学和先进监测设备的掌握、术后重症监护和疼痛治疗。今天，我们也参与治疗或帮助抢救行非心脏手术的重症心脏病患者；我们作为心脏病医疗团队的一员，常在远离手术室的地方完成治疗。这一版重点关注的主题是新近的心肺辅助装置、杂交手术室手术、新抗凝药和止血药以及作为心脏病治疗团队的一员如何选择出最佳治疗方案。

这一版的副标题是“心脏手术和非心脏手术”，强调拓展麻醉医师在围手术期的角色，体现在对高风险心脏病患者的治疗及处理，这些患者接受了包罗万象的手术。这本书的最后部分增加了 10 个章节，这些特定章节聚焦于处理需要复合治疗和手术的上述患者，以及降低主要心脏不良事件发生率的方法。这和第一版中只有一章相关内容形成了鲜明对照。在那一章中，作者指出，行非心脏手术心脏病患者与行心脏手术的患者相比，病情一样或稍重，且这些行非心脏手术患者术后心血管并发症的死亡率更高。1979 年版的那一章提出“麻醉医师应具有现代心脏麻醉技术的经验……能够插入监测装置、解释监测参数、使用新药及熟悉患者基本病理生理”。诚然，这种观点在当代仍然重要，因为非心脏手术患者可能带有药物洗脱支架、服用多种抗血小板药物、装有心室辅助装置、服用多种治疗终末心衰的药物及植入可提供电复律的心电装置。处理这些心脏疾病的高水平措施屡见不鲜，可见于手术室中、手术室外，甚至外科门诊手术室。另外，部分患者需要麻醉医师掌握特定技术(如基础心脏超声心动图)来诊断和治疗这些围手术期问题以降低并发症。这涵盖血管或胸科手术患者、心脏病并存有复杂产科疾患患者和罹患严重心血管疾病的非心脏手术患者。

第 7 版内容涵盖从基础科学到移植医学以及极度复杂和危重心脏病患者的临床治疗循证医学。为维护本书作为该领域的标准参考教科书声誉，本版本做了颠覆性修改、扩充和及时更新以反映心血管手术日新月异的变化，尤其是新监测技术、体外或非体外微创心脏手术、术后治疗的进步，也再次强调患者安全及降低术后并发症的重要性。来自全世界的麻醉学、心脏病学、心脏外科学和重症监护学领域的主流专家为本书出版作出了杰出贡献。贯穿本书的重点是采用最新科研成果来指导遴选最佳围手术期治疗方案。此外，部分章节还包括了主流国家及国际学术学业组织发行的专家共识及指南。

和以前版本一样，本版每个章节的要点放在该章最前面，需要重点关注的大量有益信息放入框内。本书内容包括全彩文字、多彩超声和多普勒影像、插图、表格。

准备这一版时，我获得了 4 位副主编的鼎力相助。他们邀请新作者，及时和这些作者沟通所著章节，协调章节内容，对教育机遇(the educational opportunities)的扩展功不可没。Dr. Manecke 协调本书非心脏手术部分并引入目标导向疗法这一新概念，该疗法促进心脏病患者加快从麻醉、手术中恢复。当我们从独立个体的容量导向疗法蜕变为一群专家的价值导向疗法，这些新疗法允许我们作为心脏麻醉医师，在患者整个治疗过程中摆正我们作为参与者的位置，并为整个团队的成功作出自己应有的贡献。

《卡普兰心脏麻醉学》由特定领域或相关专业知名专家撰写。本书在这个领域最有权威且采集的数据最新。每章致力于提供主题相关的科学基础、临床实践基础和预后信息(当可获得时)。所有章节通过整合努力使这些主题的临床应用最大化。只要有可能，本书将从麻醉学、急救医学、心脏病学、心脏外科学、病理生理学及药理学等学科获得的资料整合到一起，呈现完整的临床图景。因此，这个版本将继续成为下列人员的终极精选教科书：心脏麻醉住院医师、专业培训人员、教员、临床工作人员、心内科医师、心外科医师、危重病学医师和其他对心脏病患者行心脏手术或非心脏手术管理感兴趣的人士。

本版对一些技术和规程的应用有进一步的促进作用，这些技术和规程是来自心脏病患者行非心脏手术的手术室。心脏病患者行非心脏手术的人数远大于行心脏手术的人数，前者往往病情更重且手术风险更高，因为施行非心脏手术时其心脏疾病本身并未接受手术治疗。我们应该用所掌握的处理心脏手术患者的知识和经验促进心脏病患者行非心脏手术的转归。正是我们展现在处理最危重的心脏病患者(这些心脏病患者施行了创新性手术)整体的经验和技术，使得世界最著名的心脏病学专家之一，J. Willis Hurst 医师，在给第 1 版《卡普兰心脏麻醉学》写的序言中说出了这样的话：“心脏病学医师以敬畏的眼神注视着现代心脏麻醉医师(This cardiologist views the modern cardiac anesthesiologist with awe)”。如果他认为我们在 1979 年就做得很好，他当下必定会非常惊讶地看到我们游刃有余地在最新监测技术介导下处理心脏病患者，而这些患者在过去会与手术失之交臂。

诚挚感谢每个章节作者为本书所作的贡献。他们是当代心脏麻醉领域具有奉献精神的专家，也是全世界献身心脏麻醉的年轻医师的导师。没有他们的孜孜不倦及丰富专业知识就没有本书的出版发行。

Joel A. Kaplan，MD，CPE，FACC

（方能新 译　李立环 校）

原著致谢

在我们结婚50周年纪念日之际，献给我挚爱的妻子Norma。

Joel A. Kaplan, MD, CPE, FACC

感谢我们的家人，感谢他们的支持和理解。

John G. T. Augoustides, MD, FASE, FAHA

Gerard R. Manecke, Jr., MD

Timothy Maus, MD, FASE

David L. Reich, MD

目录

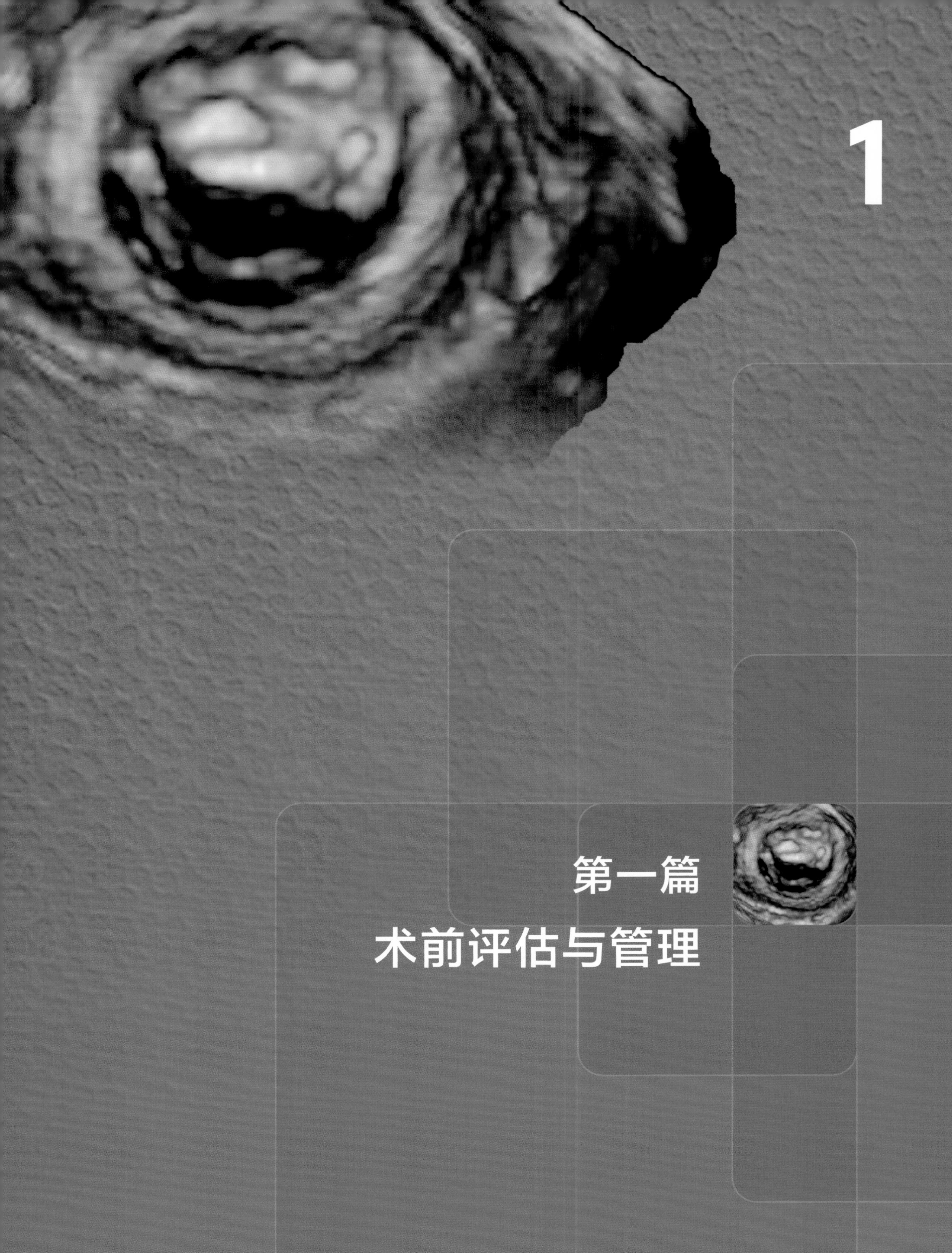

1

第一篇 术前评估与管理

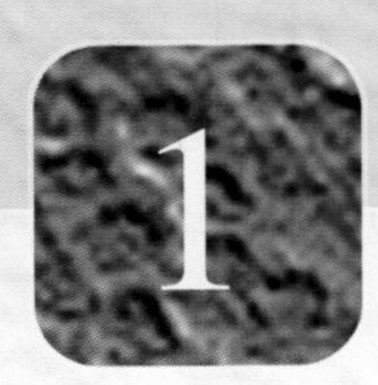

心脏风险评估和心脏病学咨询

MANISH BANSAL, MD, DNB CARDIOLOGY, FACC, FASE | VALENTIN FUSTER, MD, PhD, MACC | JAGAT NARULA, MD, PhD, MACC | PARTHO P. SENGUPTA, MD, DM, FACC, FASE

要　点

1. 围手术期多种因素增加心血管病的发病率，了解这些危险因素有助于明确每例患者的风险。
2. 心肌损伤的评估是建立在心脏影像学（如超声心动图）、心电图及血清标志物等因素的整合之上，因所选因素标准的不同诊断结果的变异性很大。
3. 多变量模型已被用于术前、术中或两者共有变量的风险指数。
4. 围手术期风险的预测因素关键取决于心脏手术的类型和结局。
5. 新的风险模型已经适用于瓣膜心脏手术、冠脉搭桥和瓣膜联合心脏手术。
6. 心脏评估的目标和方法对非心脏手术患者是完全不一样的，非心脏手术的性质和手术的紧急程度是评估心功能分级的主要因素。
7. 除出现不稳定的心脏病症状或有明显的心肌缺血者外，大多数非心脏手术患者非紧急手术前不必行冠脉血运重建。

20 世纪 80 年代初，冠状动脉旁路移植术/冠状动脉搭桥术（coronary artery bypass graft, CABG）的死亡率约为 1% ~ 2%。在接下来的几年里，由于急诊手术和再次手术的增加，发病率和死亡率都显著升高。随着经皮冠状动脉介入治疗（percutaneous coronary intervention, PCI）的普及，低风险患者开始转向其他治疗方式，这导致 CABG 的净死亡率上升到 5% ~ 6%。近期的临床研究表明，即使对于冠状动脉左主干病变，血管内支架的放置也被证明是安全的，因此 PCI 对冠心病患者治疗中的分流仍在持续[1-3]。这种患者分布的变化促使政府卫生监督机构重新评估 CABG 死亡率的上升。区分由不同患者构成引起的病患率变化往往涉及频繁的病历查阅工作，并且即使有这些信息，也很难客观地确定新致病因素对死亡率的具体影响。建立风险调控预后评估机制和适当的风险调节评分系统，将有助于比较不同心脏病中心成人心脏手术治疗效果，并为并发症的发生率建立基准[4]。随着最近医疗卫生改革法案的通过和对医疗保健支出增加的关注，公众对政府使用最佳风险评估报告以分析围手术期结果的兴趣也在日益增长。

1983 年，蒙特利尔心脏中心的 Paiement 及其团队首次介绍了心脏手术风险评分方案[5]。随后，为了识别患者不良结局的因素，多项心脏手术术前风险指标被开发。这些风险指标会根据不同手术中心的病例差异进行调整。除了评估手术中心外，术前心脏手术风险指标也用于征询患者及其家属对治疗费用、高危患者特定处理和研究的看法。此外，这些指标还用于确定效价比、界定干预措施的有效性、提升医疗从业者的临床技能以及评估严重疾病的费用[6,7]。

相较之下，非心脏手术患者的心脏评估目标截然不同。与进行心脏手术的患者不同，后者的心脏评估通常是检查的一部分，而非心脏手术患者的心脏状况常常未知（详见第 43 章）。在这类患者中，进行心脏评估的好处需要与其对围手术期计划的影响以及因延迟非心脏手术可能带来的风险进行权衡。其主要目标是识别高风险患者群体，这些患者可能从无创或有创的心脏评估以及恰当的围手术期医疗管理或介入治疗中获益（详见第 2 和 3 章）。

心脏手术中围手术期心肌损伤的原因

心肌损伤，表现为暂时性心脏收缩功能障碍（“心肌顿抑”）或急性心肌梗死（acute myocardial infarction, AMI）或两者兼有之，是心脏术后最常见的并发症以及院内并发症和死亡的最主要的原因。此外，经历围手术期心肌梗死（myocardial infarction, MI）的患者远期预后差；就心脏手术 2 年后不良心血管事件发生率而言，出现围手术期心肌梗死患者为 49%，而无 MI 患者为 4%[8]。

理解患病率及病死率的病理生理对于了解围手术期风险的决定因素十分重要。就心血管病预后而言，尤其重要，因为心脏发病率代表了一个连续而不是孤立的事件。能帮助寻找具有生物学意义的重要危险因素，探寻可降低不可逆心肌坏死的干预措施。

心肌坏死是进行性病理性缺血性改变的结果，其在血流中断后数分钟内（如心脏手术期间）开始发生在心肌内（框 1.1）。血液中断的持续时间、部分或完全中断等因素，决定了心肌坏死的程度。多项研究结果显示，主动脉阻断（aortic cross-clamping, AXC）时长和体外循环（cardiopulmonary bypass, CPB）的持续时间一直被认为是手术预后的主要决定因素，这与前述结论一致。在一项复杂心脏手术后随访 10 年的研究进一步支持了该结论。在研究中，Khuri[9] 观察记录了在 AXC 期间或之后的最低平均心肌 pH 和患者长期生存率之间的直接关系。酸中毒患者（pH<6.5）生存率降低。因心肌酸代谢性中毒反映心肌缺血和 CPB 期间心肌保护不良，这项研究表明了术中心肌保护和长期预后之间充分性的关系（见第 3、7、20 和 31 章）。

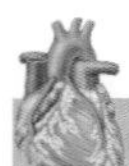

框 1.1 围手术期心肌损伤的决定因素

血流中断
缺血心肌再灌注
体外循环的全身副作用

缺血心肌再灌注

心脏的外科手术操作需要中断心脏血流，手术完成后再恢复灌注。众多研究显示，虽然再灌注对组织和器官生存至关重要，但并非没有风险，因为再灌注本身也存在导致严重细胞损伤的风险。有限的心肌缺血持续时间(<20 分钟)之内的再灌注，心肌功能可恢复良好，也未见生物化学证据明示的心肌结构性损害或组织损伤[10,11]。然而，继发于长时间缺血的心肌组织在灌注时会导致心肌再灌注损伤[12-14]。因此，存在这样一个悖论：只有在合理期限内再灌注的情况下才能维持组织活力，但再灌注损伤加剧的风险有可能超过心肌缺血自身导致的伤害。一项研究观察到，当实验犬的局部缺血心脏接受再灌注时，心室纤颤更为明显[15]。Jennings 和他的团队[16]报告心肌结构和电生理不良变化与缺血性犬心脏再灌注密切相关。同时 Hearse 等[17]引入氧反常的概念，他们注意到当离体心脏在经过一段时间的低氧灌注重新氧合后，心肌酶谱超微结构下的释放和改变。

因再灌注直接诱发、使原存活的心肌细胞在再灌注伊始死亡的现象被称为心肌再灌注损伤。即前缺血的心脏的血流重建诱发心肌细胞损伤，血流再灌注加重了不可逆损伤的区域，超过了缺血自身造成的伤害。由再灌注引起的心肌细胞损伤是否可逆，取决于缺血损伤的时间。如果再灌注在开始局部缺血的 20 分钟后发生，再灌注所产生的心肌损伤是可逆的，并且以功能性心肌收缩力减弱为特征，最终会完全恢复。虽然收缩功能损害可持续一段时间，但坏死心肌组织在先前缺血区域中不可检测，这种现象被称为心肌抑顿。然而超过 20 分钟的缺血、再灌注会导致不可逆性心肌损伤或细胞坏死。在再灌注过程中发生的组织坏死的程度与缺血时间直接相关。组织坏死始于缺血心肌的心内膜区，延伸到亚心外膜下危险区域；这通常被称为波前相差现象。发生在再灌注期间的细胞坏死以显微镜下急剧性肿胀为特征，其中包括组织晶格的破坏、收缩带、线粒体肿胀和线粒体内磷酸钙沉积[15]。

再灌注损伤的程度与先于它的缺血性损伤的程度直接相关。最严重时表现为“无复流”现象。在心脏手术中，在 AXC 开放后预防心肌损伤，包括无复流现象的预防，直接取决于 AXC 期间心肌保护是否充分。缺血与再灌注损伤协同作用产生的心肌损伤所导致的心血管不良事件可能是当今最常见且最严重的心脏手术导致不良预后的损伤类型。

基础科学研究(在小鼠、人类和猪心脏)已经将酸中毒作为细胞凋亡的主要触发因素。酸中毒、再氧合和再灌注——但不是缺氧(或缺血)本身是对细胞程序性死亡的强烈刺激因素，已经证明心肌细胞凋亡可导致心脏衰竭[18,19]。这表明在心脏手术可触发凋亡改变，引发术后不良临床事件的损伤瀑布。

基于以前的讨论可见，在很大程度上，围手术期心脏病发病率与围手术期手术因素相关。但术前危险因素也可能影响缺血和再灌注损伤。

心肺分流术的不良全身影响

除了中断和重建心肌血流的影响外，心血管疾病的发生率可由手术因素引起，如 CPB 管道的接触会激活全身性炎性反应。心脏手术患者的炎性反应由复杂的体液和细胞相互作用产生，包括凝血酶的活化、产生或表达，补体，细胞因子，中性粒细胞，黏附分子，肥大细胞，以及多种炎症介质的激活及蛋白表达[20]。由于炎性瀑布反应的冗余，产生显著的广泛性及放大效应，多器官、多系统出现功能障碍，表现为凝血功能障碍、呼吸功能障碍、心功能障碍、肾功能障碍及神经认知缺陷。凝血和炎性反应两者通过体液和细胞组分的网络互相关联，包括参与凝血和溶血级联反应的蛋白酶及组织因子纤溶酶原的组织因子，血管内皮细胞调节炎性反应及凝血与炎性反应的关系。手术自身介导多种细胞介素及化学酶的释放进而激活特定的体液反应、免疫机制和炎性反应(见第 9 和 31~35 章)。这个复杂的炎症反应可能导致非缺血性所致的死亡，这在术前危险因素中不一定表现出来。调节、干预风险因素可干预 CPB 引起的多种机体反应而非常重要。

心脏手术围手术期心肌损伤的评估

由于目前的临床医疗设备缺乏一种手段使得围手术期心肌损伤可以实时可靠地被监测，因此，常以 AMI 来表示心肌损伤。由于心肌损伤具有持续性，现对如何监测心脏手术时的心肌损伤缺乏共识。心电图改变、生物学指标和心功能测定的措施均已被使用(框 1.2)，但所有的评估方式受到手术对心肌创伤的直接影响。2000 年，美国心脏病学会/欧洲心脏病学会(American College of Cardiology/European Society of Cardiology，ACC/ESC)发表了一项心肌梗死的定义，在放置冠状动脉支架，且其他指标不敏感、特异性差的情况下，血液中心脏肌钙蛋白或肌酸激酶(creatine kinase，CK)-MB 上升或下降，或两者兼有之(图 1.1)[21]。

ESC/ACC 联合基金会(ACC Foundation，ACCF)/美国心脏协会(American Heart Association，AHA)/世界心脏联合会特

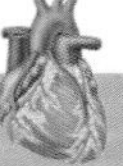

框 1.2 评估围手术期心肌损伤

评估心脏功能
- 超声心动图

核医学影像
心电图
- Q 波改变
- ST-T 段改变

血清标志物
- 肌红蛋白
- 肌酸激酶
- 肌酸激酶同工酶
- 肌钙蛋白
- 乳酸脱氢酶

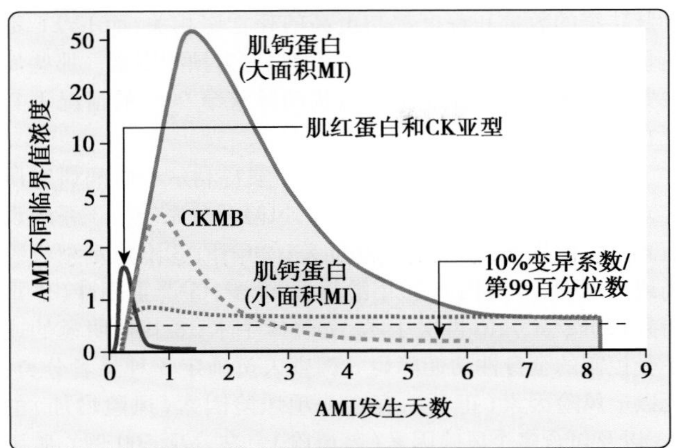

图 1.1 急性心肌梗死(AMI)后血液各种标志物出现的时间轴。显示的是肌红蛋白和肌酸激酶(CK)异构体,大、小梗死后肌钙蛋白及 CKMB 的时间浓度/活性曲线。注意有另外一些患者其心肌肌钙蛋白还有第二个高峰。CKMB,肌酸激酶。(*From Jaffe AS, Babuin L, Apple FS: Biomarkers in acute cardiac disease: the present and the future.* J Am Coll Cardiol. *2006;48*[1]*:1-11.*)

别小组在 2007 年[22]发布了一个新的心肌梗死的普遍定义并在 2012 年[23]修订。根据这个最新版本的定义,可以基于检测心肌标志物(首选肌钙蛋白)的上升和下降来诊断 MI,并至少有一个值超过上位参考限值的第 99 百分位,连同有以下任何一种形式的心肌缺血的证据:缺血的症状,心电图改变提示有新的缺血(新发生的 ST-T 变化或新的左束支阻滞),心电图上病理性 Q 波的发展,或成像证据表明新发生的存活心肌的减少或新区域室壁运动异常(regional wall motion abnormality, RWMA)。因为 CABG 本身与心脏外伤相关,而后者可导致心肌酶谱的血清水平增加,因此任意截留水平的心脏生物标志物值,第 99 百分位数的 10 倍以上的上限参考值被推荐用于诊断心脏手术后即刻发生的 MI。然而这个阈值在的体外循环下单独 CABG 术后诊断 MI 后更为可靠。心脏生物标志物释放通常在联合瓣膜置换术和 CABG 术后相对更高而在非体外循环下 CABG 术后更低[24]。

评估心脏功能

尽管现在没有完美的措施以评估术后心脏功能,心脏收缩功能障碍则是心肌损伤最突出的特征。需要强心药物的支持,使用心输出量(cardiac output, CO)测量技术诊断出低心输出量和经食管超声心动图(transesophageal echocardiography, TEE)评估异常心室功能是术中实用的心脏收缩力评估方法。而它们的结果取决于心脏负荷情况和医师的差异,因此使用肌力支持药物和 CO 测量评估的可靠性值得商榷。在无全身因素如高钾血症和酸中毒情况下,出现 CPB 停机困难,是术中心肌损伤或心脏功能障碍的最佳证据,但也可能是多因素的,因此,不是有力的指标。

由于 TEE 上的 RWMA 在 10~15 秒内跟随缺血发作,超声心动图可以用于心脏缺血/损伤敏感和快速的监测[25]。不可逆的 RWMA 暗示着不可逆心肌坏死(见第 12~16 章)。超声心动图评估心脏功能的重要性进一步增强了其作为长期生存预测因子的价值[26]。对于搭桥手术患者术后左室射血分数(left ventricular ejection fraction, LVEF)较术前降低显示其长期生存率下降[27]。

然而,使用超声心动图检测术后左室收缩功能障碍存在着一些挑战。超声心动图和多普勒系统对负荷变化的敏感,与由 CO 值来确定是否需要正性肌力药支持的情况相似[28],并且对 TEE 图像的解读也因人而异[29]。此外,心肌顿抑(缺血后即刻心室功能不全)是导致术后 RWMA 的常见原因,以及由此产生的室壁运动异常和左心室收缩功能障碍往往是短暂的。然而,无论是由不可逆的心肌梗死还是由可逆的心肌顿抑引起的术后新的左室 RWMA 的出现,都表明在术中期间存在某种形式的心肌保护不充分,因此有必要评估新的干预措施。与此同时,还存在非缺血因素导致的 RWMA,如传导异常、室性节律和心肌炎等,这些都干扰缺血性发病率的评估。

心电图监测

术后心电图显示新发 Q 波至少持续 0.03 秒,已有 Q 波增宽或新发的扩大或 QS 波形变异等都是围手术期 AMI 的证据[30]。但新发 Q 波有可能是早已存在的 MI 所致,因此存在 Q 波并非说明有新发的 AMI。Crescenzi 和同事们[31]报道新发 Q 波联合高水平生物标志物与术后心血管事件强烈相关,孤立的 Q 波的出现对术后心血管转归无影响。另外,实际上新的 Q 波会随时间的推移消失[32]。如缺少生物学标志物的支持,非 Q 波 MI 征象,如 ST-T 波的改变,诊断心脏手术后 AMI 的可靠性低。体位、低温、暂时性传导异常和电解质紊乱均可导致 ST-T 波形改变,段改变对围手术期 MI 的特异性较差(见第 12 章)。

血清生化指标检测心肌损伤

心脏手术后,血清生物标志物已成为评估心脏手术后 AMI 发生及程度的主要手段。显示心肌损伤的血清生化指标包括(括号内为术后伤害峰值时间)肌红蛋白(4 小时)、总肌酸激酶(16 小时)、CK-MB 同工酶(24 小时)、肌钙蛋白 I 和 T(24 小时)及乳酸盐脱氢酶(lactate dehydrogenase, LDH)(76 小时),其中 CK-MB 同工酶已被广泛应用,但有研究表明肌钙蛋白 I 是描述心肌缺血和梗死最敏感,最具特异性的指标[33-37]。因此,心肌肌钙蛋白 I 是目前的生物标志物诊断心肌损伤的选择[23]。

许多研究已经证明了心脏生物标志物在预测心脏手术患者的短期和长期预后方面的价值。例如,Klatte 和他的同事报道了在一项录入 2 918 例高危 CABG 患者的抗缺血药临床研究中评价了 CK-MB 的意义[38]。他们计算了每个患者术后峰值 CK-MB 比率(即峰值 CK-MB 值除以实验室检查的正常值上限)。当患者的 CK-MB 比例为小于 5、5~10、10~20、大于 20 时,未经调整的半年死亡率分别为 3.4%、5.8%、7.8%及 20.2%。调整后的半年死亡率与 EF 值、充血性心衰、脑血管疾病、周围血管疾病、心律失常和心脏停搏液的灌注方式等相关性良好。

动脉重建治疗研究(Arterial Revascularization Therapies Study, ARTS)中,496 例多支冠状动脉病变行 CABG 的患者,以 CK-MB 进行评估,并在术后 30 天及 1 年进行随访[39]。CABG 术后患者心肌酶水平升高,其术后第一个 30 天内死亡及再发 AMI 的风险增加。CK-MB 增加也与晚期不良结果独立相关。其他研究也类似地记录了心肌肌钙蛋白 I 的预后价值。CABG 后心脏特异性肌钙蛋白 I 或 T 增加与心脏病死因和 CABG 术后 2 年内的主要术后并发症有关[40,41]。

目前正在不断发现新的围手术期心肌损伤或缺血生物标志物。脑钠肽(brain natriuretic peptide,BNP)可以在缺血早期阶段被检测到,并在缺血性损伤后立即减少,从而更好地检测到再次受伤[42]。术后2年内发生心脏事件的患者的CABG后BNP浓度显著高于无心脏事件的患者[43]。可溶性CD40配体(soluble CD40 ligand,sCD40L)是心肌缺血的另一个早期生物标志物[44],CPB可引起sCD40L在血浆中的浓度增加。血小板CD40L的相应降低表明这种促血栓形成和促炎蛋白质主要来源于血小板,并且可能促成CPB相关的血栓形成和炎性并发症[45]。将需进一步的研究需要来确定这些生物标记如何来评估心脏术后结果。

围手术期心肌梗死诊断的多样性

Jain和他的团队[46]对诊断围手术期心肌梗死的多样性进行了研究。他们分析了20个临床中心的566例患者的数据,这些数据作为临床研究的一部分。AMI诊断标准由Q波、CK-MB或尸检确定。25%的患者满足病理性Q波,CK-MB或尸检标准诊断AMI标准。其中19%的患者CK-MB增高且有心电图改变。4%患者同时有Q波变化及CK-MB或尸检有阳性发现。采集的多中心数据显示,AMI发生率存在实质性差距,总体病率高达25%。根据已经采用的定义,围手术期AMI的诊断变化很大。

临床医生仍在努力探寻诊断围手术期AMI的金标准。围手术期心脏手术患者的心肌坏死或损伤范围从轻到重,可以是缺血导致亦可为非缺血性诱发。围手术期心电图的变化包括病理性Q波和TEE上的新发的RWMA,其结果不如非手术期可信。如前所述,肌钙蛋白I或T是心脏术后心肌损伤的最佳指标。

心脏手术患者的心脏风险评估和风险分层模型

判定重要风险因素和设立风险指数时,不同的研究采用的初始终点并不相同。术后死亡率仍然是折射患者围手术期损伤的最明确的终点。死亡可以是心脏原因也可以是非心脏原因。如果是心脏原因,则可能是缺血性,也可能是非缺血性的。术后死亡率又分为住院期间死亡率或术后30天死亡率。虽然因经济原因患者术后出院较早而导致数据采集困难,但术后30天死亡率更准确。手术风险调整后的术后死亡率模型可以比较不同心肌保护措施的有效性,但不能提供实时预防心肌损伤的有利信息[47]。不同心脏中心的诊疗措施的临床效果可采用术后死亡率来比较[48,49]。

术后发病率包括AMI和可逆性疾病如需要正性肌力药物支持的慢性心力衰竭。使用AMI作为初次终点事件存在问题。因为医院方对经费问题是考虑的重点,因此采用重症监护室(ICU)滞留时间作为风险指标(见第37和38章)。

围手术期和术后发病率和死亡率的预测

临床及影像学预测手术死亡率是通过冠状动脉外科手术研究(CASS)完成的[50,51]。从1975年到1978年之间,总共有6 630例患者经历了独立的CABG。女性死亡率明显高于男性;在男性中,死亡率随着年龄的增长而增加,但在女性中这并非是显著因素。心绞痛的严重程度,心力衰竭的表现,冠状动脉狭窄的数量和程度都与更高的死亡率相关,而LVEF不是预测因子。手术紧迫性是预后的强有力预测因素。那些需要紧急手术的患者在左主干冠状动脉狭窄90%的情况下其死亡率高达40%。

1983年,Paiement和他的同伴[5]蒙特利尔心脏病研究所建立了心脏手术(CABG和瓣膜)的风险评分系统。该系统设有8个危险因素:①左心室功能差;②CHF;③不稳定型心绞痛或近期MI(6周内);④年龄超过65岁;⑤严重肥胖(体重指数>30kg/m^2);⑥再次手术;⑦急诊手术;⑧其他明显的或不受控制的全身性功能障碍。调查人员确定3种患者分类:无以上风险因素(正常),存在一项风险因素(风险增加)的人,以及包含多个风险因素(高风险)。在一项500例心脏手术的患者的研究中,他们发现手术死亡率随着风险评分的增加而增加(支持其评分系统的有效性)。

最常用的CABG评分系统之一是由Parsonnet及其同伴[52]所构建的(表1.1)。他们通过3 500例序贯手术进行了

表1.1 加法模型的组成部分

危险因素	分配权重
女性	1
病态肥胖(≥1.5×理想体重)	3
糖尿病(非特定类型)	3
高血压(收缩压>140mmHg)	3
射血分数/%:	
好(>50)	0
中等(30~49)	2
差(<30)	4
年龄/岁:	
70~74	7
75~79	12
≥80	20
再次手术	
第一次	5
第二次及以上	10
术前主动脉内球囊反搏	2
左室动脉瘤	5
经皮冠状动脉腔内成形术或导管术后并发症的紧急手术	10
肾透析依赖(腹膜透析或血透)	10
灾难性状态(例如,急性结构性缺陷,心源性休克,急性肾衰竭)[a]	10~50[b]
其他罕见情况(例如,截瘫,起搏器依赖性,成人先天性心脏病,严重哮喘)[a]	2~10[b]
瓣膜手术	
二尖瓣	5
肺动脉压力≥60mmHg	8
主动脉瓣	5
压力梯度>120mmHg	7
瓣膜手术时的冠状动脉旁路移植	2

[a] 在实际工作表上,这些风险因素需要权衡。

[b] 单因素分析手术死亡率的增加风险预测值。

From Parsonnet V, Dean D, Bernstein A. A method of uniform stratifi cation of risk for evaluating the results of surgery in acquired adult heart disease. *Circulation*. 1989;79: I 3, by permission.

单因素回归分析，然后确定了影响住院患者或术后30天内患者死亡率的14个危险因素。他们以加法模型来前瞻性评估1 332例心脏手术患者的手术风险。Newark Beth以色列医学中心确认了导致死亡率、并发症、住院时间增加的5个危险因素。Parsonnet指标常被用来评价医疗机构疗效的标准。但Parsonnet模型比其他模型建立要早，因此对目前的CABG手术的代表性欠佳。后Parsonnet模型时代，常规技术已取得长足进步，CABG死亡率显著性下降。

在2000年，Bernstein和Parsonnet[53]简化了风险调节评分系统，为术前与患者及家属讨论病情和术前风险分层提供了工具。他们构建了logistics回归模型，涵盖47个潜在危险因素，仅需简单加法和图形解释就能获得相近的风险预测值。简化模型预测死亡率与实际死亡率相关性良好(图1.2)。

胸外科协会(Society of Thoracic Surgeons，STS)全国成人心脏外科数据库(National Adult Cardiac Surgery Database，NCD)是计算风险调整评分系统的最可靠的数据来源。该数据库成立于1989年，2008年共有892家参与医院，并持续增长。该提供商支持的数据库是全球最大的数据库之一，它允许参与者根据区域和国家标准对风险调整后的结果进行基准评估。每隔半年有新的患者数据被收录进STS数据库。这些新的数据被分析和建模，并使用各种统计算法进行测试。

自1990年以来，当更完整的数据收集完成后，CABG和瓣膜置换手术的风险分层模型已经制定。显示1995年和1996年开发的模型具有良好的预测价值[54,55](表1.2和图1.3)。在1999年，STS分析了伴或不伴CABG的瓣膜置换术的数据库以确定风险分层的趋势。在1986年至1995年间又对86 580名患者进行了分析。该模型通过单因素和多因素分析，评估了整个实验室人群及每个亚组的51个术前变量对手术死亡率的影响。单因素分析确定重要危险因素后，行标准logistic回归分析，采用建模人群来建立正规模型。验证人群是用来检验模型的有效性。对手术死亡率影响最大的术前危险因素为救助现状、肾衰(透析依赖和非透析依赖)、紧急状态、多次手术和纽约心脏协会心功能Ⅳ级。多因素logistic回归分析设定了6个瓣膜模型(单纯或合并CABG)的30个独

心脏手术：预算风险评估工作表
(不用于回顾性风险分层)

纽瓦克贝斯以色列医疗中心
外科研究部

患者姓名：
患者住院号：
日期：

说明：

步骤1. 使用提供的评分来填补现有风险因素的空白。(注：分数显示在任意单位，而不是单独估计的百分比风险。)
步骤2. 添加分数以获得总分。(包括在正面的这一边的常见风险因素，以及另一边是不常见的风险因素。)
步骤3. 参见另一面，来解释总分。

危险因素	得分(近似系统97)		分值
女性		6	6
年龄	70~75岁 76~79岁 80岁+	2.5 7 11	7
充血性心力衰竭		2.5	
严重的COPD		6	
糖尿病		3	
射血分数	30%~42% <30%	6.5 8	
高血压	超过140 / 90mmHg，或高血压史，或目前服用抗高血压药物	3	3
左主干病变	左主干狭窄是50%	2.5	
病态肥胖	超过1.5倍的理想体重	1	1
术前IABP	IABP在手术期间存在	4	
再次手术	第一次的再次手术 第二次或后续的再次手术	10 20	
单个瓣膜，主动脉瓣	拟手术	0	
单个瓣膜，二尖瓣	拟手术	4.5	
瓣膜+冠状动脉	联合瓣膜手术和冠状动脉手术	6	
特殊情况	(见另一面)		
		总分：	17

特殊情况的风险值

心脏		肝肾	
心源性休克(尿量<10ml/h)	12	肝硬化	12.5
活动性心内膜炎	5.5	依赖透析	13.5
治疗中的心内膜炎	0	肾衰竭，急性或慢性	3.5
左心室动脉瘤切除	1.5	**血管**	
单个瓣膜手术	5	无症状的腹主动脉瘤	0.5
依赖起搏器	0	颈动脉疾病(双侧或单侧100%闭塞)	2
在48h以内发生急性心肌梗死	4	严重的周围血管疾病	3.5
急性室间隔缺损	12	**其他**	
室性心动过速，心房纤颤，流产所致的突然死亡	1	拒绝血制品	11
肺		严重的神经紊乱(治愈的咳嗽变异型哮喘，截瘫，肌肉萎缩症，偏瘫)	5
哮喘	1	PTCA或导管置入失败	5.5
术前气管插管	4	药物滥用	4.5
特发性血小板减少性紫癜	12		
肺动脉高压(平均压力>30)	11		

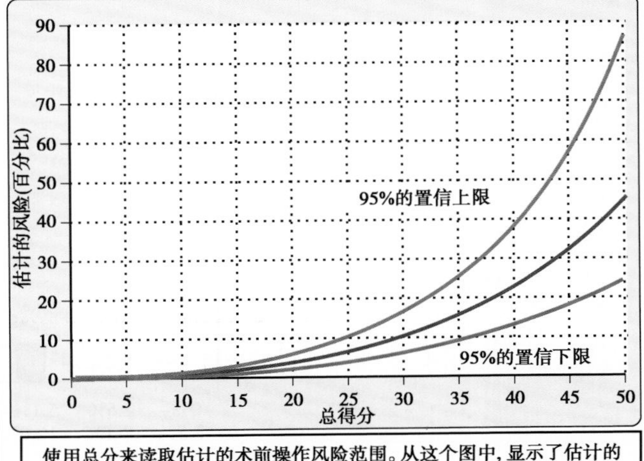

使用总分来读取估计的术前操作风险范围。从这个图中，显示了估计的死亡率风险和95%的置信区间。

图1.2 术前风险评估表。COPD，慢性阻塞性肺疾病；IABP，主动脉内球囊反搏；PTCA，经皮冠状动脉腔内成形术。(*From Bernstein AD，Parsonnet V. Bedside estimation of risk as an aid for decision-making in cardiac surgery.* Ann Thorac Surg. *2000；69：823，by permission from the Society of Thoracic Surgeons.*)

表 1.2 风险模型结果

变量	优势比	变量	优势比
年龄(以每 10 年增加一级)	1.640	三支血管病变	1.155
女性	1.157	左主干病变>50%	1.119
非白人	1.249	术前主动脉内球囊反搏	1.480
射血分数	0.988	状态	
糖尿病	1.188	紧迫或紧急	1.189
肾衰竭	1.533	紧急救助	3.654
血清肌酐(如果存在肾衰竭)	1.080	第一次再次手术	2.738
肾透析依赖(如果存在肾衰竭)	1.381	多次再次手术	4.282
肺动脉高压	1.185	心律失常	1.099
脑血管事件时间	1.198	体表面积	0.488
慢性阻塞性肺疾病	1.296	肥胖	1.242
外周血管疾病	1.487	NYHA 心功能Ⅳ级	1.098
脑血管疾病	1.244	使用类固醇类药物	1.214
急性扩张性、延时性心肌梗死	1.282	充血性心力衰竭	1.191
心肌梗死时间	1.117	经皮冠状动脉腔内成形术 6 小时内手术	1.332
心源性休克	2.211	造影意外事件伴血流动力学紊乱	1.203
利尿剂的使用	1.122	使用洋地黄类药物	1.168
血流动力学不稳定	1.747	使用静脉内硝酸制剂	1.088

NYHA,组约心脏协会。

From Shroyer AL, Plomondon ME, Grover FL, et al: The 1996 coronary artery bypass risk model: the Society of Thoracic Surgeons Adult Cardiac National Database. *Ann Thorac Surg*. 1999;67:1 205, by permission of Society of Thoracic Surgeons.

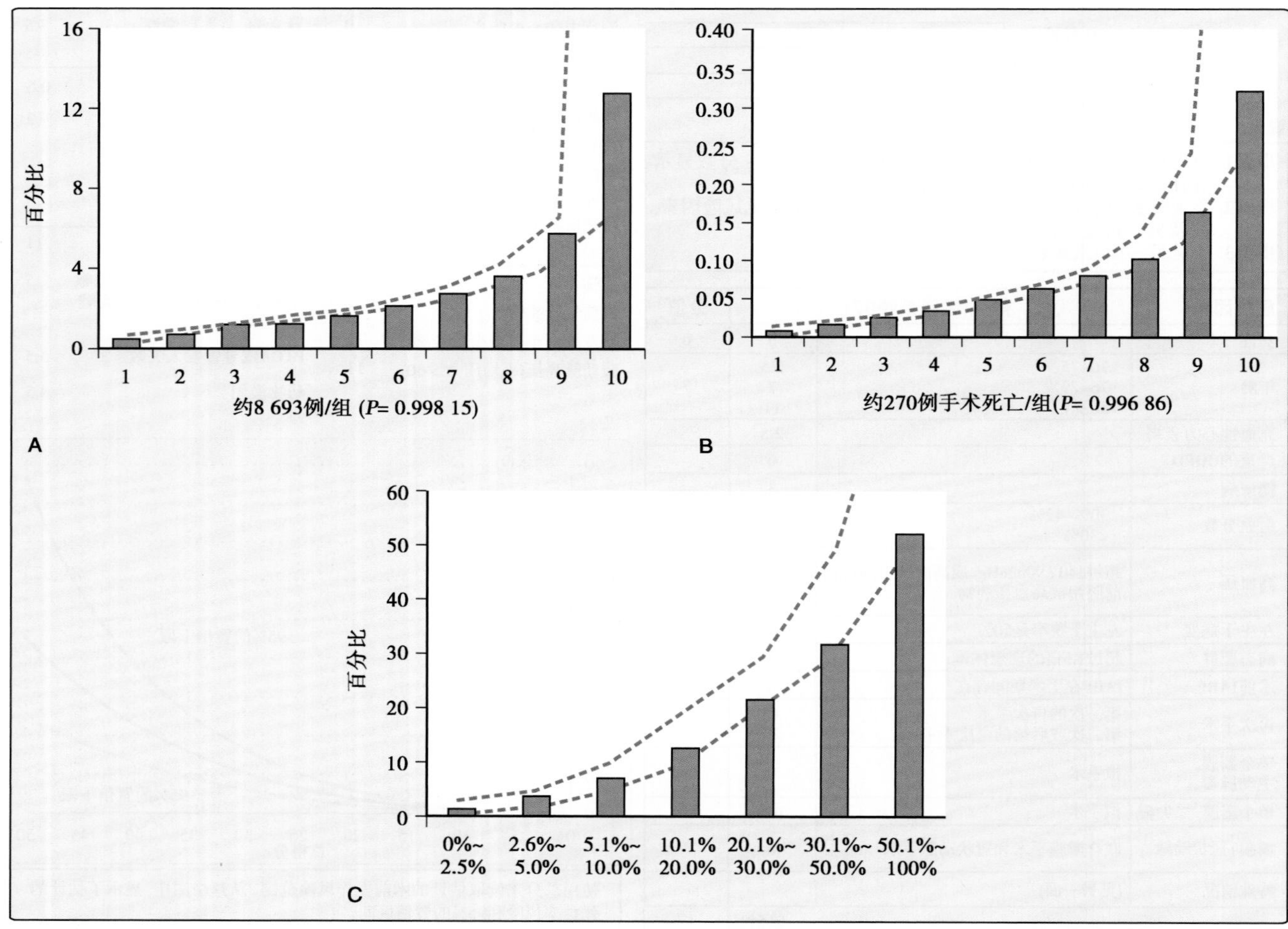

图 1.3 在建模组的每个患者的预测风险值确定后,根据已知风险预测值,循序安排患者记录。人群分为 10 组,每组人数相同(A),10 组中每组死亡人数相同(B),人群分为 7 个临床相关风险分类(C)。将每 7 组的预测死亡率与实际死亡率相比较。虚线表示为一组患者预测死亡率的范围;实线代表该组的实际死亡率。(*From Shroyer AL, Plomondon ME, Grover FL, et al. The 1996 coronary artery bypass risk model; the Society of Thoracic Surgeons Adult Cardiac National Database.* Ann Thorac Surg. *1999;67:1205, by permission of the Society of Thoracic Surgeons.*)

立的术前危险因素。瓣膜加 CABG 术使所有年龄组及所有亚组模型的死亡率都增加[56]。

目前有 3 种常规的 STS 风险模型:CABG,瓣膜(主动脉或二尖瓣)以及瓣膜联合 CABG。这些模型应用于 7 个特定且定义准确的手术:CABG 模型是指一个单独的 CABG 手术;瓣膜模型包括单独的主动脉或二尖瓣瓣膜置换和二尖瓣成形术;瓣膜加 CABG 模型包括主动脉瓣置换联合 CABG,二尖瓣置换联合 CABG,以及二尖瓣修复联合 CABG。除了手术死亡率,这些模型还包括另外 8 个终点事件:再次手术,永久性脑卒中,肾衰竭,胸骨深部切口感染,延迟机械通气(>24 小时),复合伤发病率或死亡率,住院时长延长(>14 天)和短期住院时间(<6 天,存活)[57-59]。这些模型数年内周期性更新且每年校准,为地方及全国提供及时和准确的进行比较的标准工具,并定期向社会公布。根据实际/预测比率(O/E)比率,校准风险因素,校准因素每季度更新一次。通过校准预测死亡率(E),获得国家 O/E 比率。

用于心脏手术风险预测的欧洲心脏手术风险评估系统(EuroSCORE)的构建来自 128 个欧洲心脏中心 19 030 例不同组别的心脏手术患者[60,61](表 1.3 和表 1.4)。下列危险因素与死亡率增加有关:年龄,女性,血清肌酐水平升高,心脏外血管病,慢性气道疾病,严重神经功能障碍,心脏手术病史,近期心肌梗死,LVEF 降低,慢性心衰,肺动脉高压,活动性心内膜炎,不稳定型心绞痛,手术禁忌程度,术前病情危重情况,室间隔破裂,非冠状动脉手术和经胸主动脉手术。对于给定的个体,这些风险因素中的每一个都被赋予一个分数,并且这些总和用于预测手术风险。2003 年,发布了一个更复杂版本的 EuroSCORE,以便对被认为处于极高风险的个人进行更准确的风险评估。[62]。

表 1.3 风险因素,定义以及权重(评分)

风险因素	定义	评分
患者相关因素		
年龄	每 5 年或超过 60 岁	1
性别	女性	1
慢性肺部疾病	长期使用支气管扩张剂或类固醇激素治疗肺部疾病	1
心外动脉疾病	满足以下的一项或多项:跛行;颈动脉阻塞或狭窄>50%;已行或准备行腹主动脉、肢体动脉或颈动脉干预治疗	2
神经性功能障碍	疾病已严重影响活动或日常生活	2
心脏手术病史	需要打开心包的手术	3
血清肌酐	在术前>200μmol/L	2
活动性心内膜炎	手术时仍抗生素治疗心内膜炎	3
严重术前状况	下述一项或多项:室速或室颤或猝死被成功抢救,术前心脏按压,到达麻醉室前需通气治疗,术前正性肌力药支持,主动脉内球囊反搏或术前急性肾衰竭(无尿或少尿<10mL/h)	3
心脏相关因素		
不稳定型心绞痛	到达麻醉室前静息型心绞痛需静注亚硝酸盐类药物	2
左室功能障碍	轻度或 LVEF 30%~50%	1
	差或 LVEF<30%	3
	近期发作过心肌梗死(<90 天)	2
肺动脉高压	肺动脉收缩压>60mmHg	2
外科相关因素		
急诊	在下一个工作日开始前必须处理	2
除了单纯 CABG 外的其他手术	大心脏手术除外或+CABG	2
胸主动脉手术	胸主动脉,主动脉弓或降主动脉的紊乱	3
心肌梗死后间隔破裂		4

CABG,冠状动脉搭桥手术;LVEF,左室射血分数。
From Nashef SA, Roques F, Michel P, et al. European system for cardiac operative risk evaluation (EuroSCORE). *Eur J Cardiothorac Surg*. 1999;16:9.

表 1.4 EuroSCORE 的应用

EuroSCORE	病例(*N*)	死亡(*N*)	死亡率 95%的可信区间	
			观测值	预测值
0~2(低危)	4 529	36(0.8%)	0.56~1.10	1.27~1.29
3~5(中危)	5 977	182(3.0%)	2.62~3.51	2.90~2.94
≥6(高危)	4 293	480(11.2%)	10.25~12.16	10.93~11.54
总值	14 799	698(4.7%)	4.37~5.06	4.72~4.95

EuroSCORE,欧洲心脏手术风险评估系统。
From Nashef SA, Roques F, Michel P, et al. European system for cardiac operative risk evaluation (EuroSCORE). *Eur J Cardiothorac Surg*. 1999;16:9, by permission.

EuroSCORE 加法模型已经在欧洲和世界各地的各个中心得到了广泛应用和验证，使之成为心脏手术危险分层的首要工具[63-74]。尽管它在 CABG 和独立瓣膜手术的准确性已经得到很好的证实，但其对 CABG 联合瓣膜手术的预测功效研究较少。Karthik 和同伴[65]表明，在接受联合手术的患者中，EuroSCORE 加法模型预测的死亡率较实际观察到的死亡率低得多，显著低估了死亡风险。他们认为该亚组的患者，逻辑性的 EuroSCORE[62]风险评估准确性更加。

在 2011 年，EuroSCORE 被再次调整，以跟上新的进展。修订后的 EuroSCORE，被称为 EuroSCORE Ⅱ[75]，不仅保留了对原始模型的强大区分，而且允许更准确的风险评估。EuroSCORE Ⅱ是目前评估心脏手术风险的推荐模型。它可以在线访问(www. euroscore. org/calc. html)或下载为智能手机应用程序下载。

许多其他研究者使用代表不同人群和不同手术的数据已经开发出风险评估模型[76-84]。Hannan 和其同事[82]评估瓣膜术后病死率的预测因素，数据来自 14 190 名纽约州患者。在瓣膜手术及 GABG 不同组合的 6 个模型中，共确立了 18 个独立危险因素。所有模型中休克及透析依赖型肾衰竭是最显著的危险因素。风险因素及比率比见表 1.5~表 1.7。他们也研究了何种危险因素和早期再入院(CABG 术后≤30 天)相关。总计 16 325 位患者中，有 2 111 例(12.9%)术后 30 天内因 CABG 相关原因再次入院。11 个独立危险因素和增加再入院率相关：高龄，女性，非洲族裔，较大体表面积，1 周内的 AMI 病史，外加 6 种合并疾病。控制危险因素后，两个提供者因素(外科医师年 CABG 手术量<100 和最高程度的医院风险)和 2 个术后因素(出院至养老院或康复/急诊治疗中心和住院时间≥5 天)也和再住院率有关。

表 1.5 单纯主动脉瓣置换/主动脉瓣成形术或主动脉瓣置换/主动脉瓣成形术+CABG 住院患者死亡的重要独立危险因素

危险因素	单纯主动脉瓣置换术(C=0.809)		主动脉瓣成形术/瓣膜置换术+CABG(C=0.727)	
	OR	95%CI	OR	95%CI
年龄≥55 岁	1.06	1.04~1.08	1.04	1.02~1.06
血流动力学紊乱	3.97	1.85~8.51	NS	
休克	8.68	2.76~27.33	9.09	3.82~21.61
同次住院时出现 CHF	2.26	1.54~3.30	NS	
升主动脉广泛钙化	1.96	1.22~3.15	1.56	1.61~2.08
糖尿病	2.52	1.67~3.81	NS	
透析依赖肾衰竭	5.51	2.58~11.73	1.37	1.70~5.90
肺动脉收缩压≥50mmHg	2.35	1.61~3.41	2.28	1.75~2.96
体表面积	NS		0.28	0.16~0.50
心血管手术病史	NS		2.13	1.54~2.96
肾衰竭但无透析	NS		2.36	1.32~4.21
主动脉髂动脉疾病	NS		1.88	1.26~2.82

C，统计；CABG，冠状动脉搭桥术；CHF，充血性心力衰竭；CI，可信区间；NA，未获数据；NS，无显著意义；OR，优势比。

From Hannan EL, Racz MJ, Jones RH, et al. Predictors of mortality for patients undergoing cardiac valve replacements in New York State. *Ann Thorac Surg*. 2000;70:1212, by permission of the Society of Thoracic Surgeons.

表 1.6 单纯二尖瓣置换和二尖瓣置换+CABG 住院患者死亡的重要独立危险因素

危险因素	单纯二尖瓣置换(C=0.823)		二尖瓣置换+CABG(C=0.718)	
	OR	95%CI	OR	95%CI
年龄≥55 岁	1.08	1.06~1.11	1.07	1.05~1.09
颈动脉疾病	2.98	1.65~5.39	1.81	1.21~2.70
休克	9.17	4.17~20.16	5.29	3.03~9.22
同次住院时出现 CHF	3.03	2.01~4.56	NS	
透析依赖性肾衰竭	5.07	1.98~12.97	NS	
心内膜炎	4.28	2.49~7.36	NS	
射血分数<30%	NS	1.76	1.23~2.51	
血流动力学不稳定	NS	3.40	2.16~5.36	
升主动脉广泛钙化	NA	1.94	1.27~2.96	

C，统计；CABG，冠状动脉搭桥术；CHF，充血性心力衰竭；CI，可信区间；NA，未获数据；NS，无显著意义；OR，优势比。

From Hannan EL, Racz MJ, Jones RH, et al. Predictors of mortality for patients undergoing cardiac valve replacements in New York state. *Ann Thorac Surg*. 2000;70:1212, by permission of the Society of Thoracic Surgeons.

表 1.7　多瓣膜成形或置换术和多瓣膜成形或置换术+CABG 住院患者死亡的重要独立危险因素

危险因素	多瓣膜成形术或置换手术（C=0.764）		多瓣膜成形术或瓣膜置换术联合搭桥术（C=0.750）	
	OR	95%CI	OR	95%CI
年龄≥55 岁	1.05	1.03~1.07	1.05	1.10~1.08
主动脉髂血管疾病	3.55	1.17~10.72	4.63	2.12~10.10
同次住院时出现 CHF	2.18	1.44~3.29	NS	
恶性室性心律失常	2.62	1.19~5.78	NS	
升主动脉广泛钙化	2.13	1.13~4.00	NS	
糖尿病	1.87	1.13~3.10	2.49	1.46~4.24
未透析的肾衰竭	3.55	1.88~6.72	NS	
透析依赖性肾衰竭	9.37	4.10~21.40	NS	
女性	NS	1.95	1.20~3.18	
血流动力学紊乱	NS	3.65	1.50~8.86	
休克	NS	50.19	6.08~414.44	
肝衰竭	NS	8.21	1.84~36.66	
心内膜炎	NS	4.70	1.59~13.87	

C,统计;CABG,冠状动脉搭桥术;CHF,充血性心力衰竭;CI,可信区间;NA,未获数据;NS,无显著意义;OR,优势比。

From Hannan EL, Racz MJ, Jones RH, et al. Predictors of mortality for patients undergoing cardiac valve replacements in New York state. *Ann Thorac Surg*. 2000;70:1212, by permission of the Society of Thoracic Surgeons.

Dupuis 等[84]采用类似于美国麻醉医师协会（ASA）身体状况分级方法，试图简化心脏手术预测风险。他们建立了简单连续分类评分模型，采用 5 级加紧急状态评分方法（表 1.8）。心脏麻醉风险评估（CARE）评分模型采集 3 548 位患者的数据，时间跨度为 1996—1999 年，预测住院死亡率和不同组别的主要患病率。CARE 模型将临床评价及预先通过多因素风险指数界定的 3 个危险因素［并存疾病的状况（分为可控制及不可控制）、外科手术的复杂程度及手术的紧急程度］结合起来，与一些更复杂的指标相比，CARE 评分的预测效能相似或更优。数个优秀瓣膜手术风险模型的构建为改善患者治疗、选择手术、与患者交流及比较预后提供了强有力的新工具（见第 21 章）。

表 1.8　心脏手术麻醉风险评估评分

1=患者心脏病稳定且无其他内科疾病。拟行非复杂手术
2=患者心脏病稳定伴有 1 个或 1 个以上已控制的内科疾病[a]。拟行非复杂手术
3=患者有任何未得到有效控制的内科疾病[b]或拟行复杂心脏手术[c]
4=患者有任何未得到有效控制的内科疾病和拟行复杂心脏手术
5=患者有慢性或进展性心脏病且拟行心脏手术是拯救其生命或提高其生活质量的最后手段
E=急诊：诊断一经确立即行手术，此时有空闲手术台

[a] 例如：已得到控制的高血压、糖尿病、外周血管疾病、慢性阻塞性肺疾病、其他系统性疾病或其他由医师界定的情况。

[b] 例如：需静脉肝素或硝酸甘油治疗的非稳定型心绞痛、术前动脉内球囊反搏、伴有肺或外周水肿的心衰、不能控制的高血压、肾功能障碍（血浆肌酐>140μmol/L）、全身衰竭或其他由医师界定的情况。

[c] 例如：再次手术，瓣膜手术+冠状动脉手术、多个瓣膜手术、左室壁瘤切除、心肌梗死后室间隔缺损修补、广泛及严重血管钙化的冠状动脉旁路移植或其他由医师界定的情况。

From Dupuis JY, Wang F, Nathan H, et al. The cardiac anesthesia risk evaluation score: a clinically useful predictor of mortality and morbidity after cardiac surgery. *Anesthesiology*. 2001;94:194, by permission.

风险指标的一致性

许多变量与心脏手术期间风险增加相关，但仅有少数几个始终是主要危险因素。年龄、女性、左室功能、身体状态、再次手术、手术类型以及手术紧急程度是许多模型中的共有变量（框 1.3）。

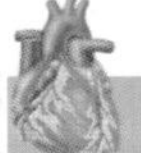

框 1.3　心血管手术风险度增加的常见相关共同变量

- 年龄
- 女性
- 左室功能
- 身体状态
- 再次手术
- 手术类型
- 手术紧急程度

虽然很多研究者已经观察到有些并存疾病史重要的危险因素，但是除了肾功能不全和糖尿病外，其他并存疾病并不是持续存在的危险因素。这两种并存疾病在大多数研究中显示为重要的危险因素（框 1.4）。

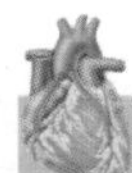

框 1.4　导致风险增加相关的内科疾病

- 肾脏功能障碍
- 糖尿病（不一致）
- 近期的急性冠脉综合征

特定人群的风险指标

对于特定人群或特定患者，了解风险指标构建过程及最适人群至关重要。应用这些风险模型时需谨慎且需在应用前仔细研究特定人群。一个值得关注的问题是，接受心脏手术的患者条件一直在变，有些患者以前不考虑手术，因此未能包括在所采集的数据中，但现在能手术。因此，风险模型需持续不断地更新及再版。另外，心脏手术本身随着非体外循环及微创手术的增加，也在改变中，这也会改变前期已存在状况对手术风险影响的自然属性。

临床实践中选择模型的一个关键性因素是了解原模型构建过程中的临床目标。另外，尽管心脏手术中风险模型已经过深入研究且广泛应用，但仍然存在方法学问题。文献披露的细节程度差异很大。不同的风险模型可能获得不同的结果。构建风险模型的关键步骤见图 1.4。

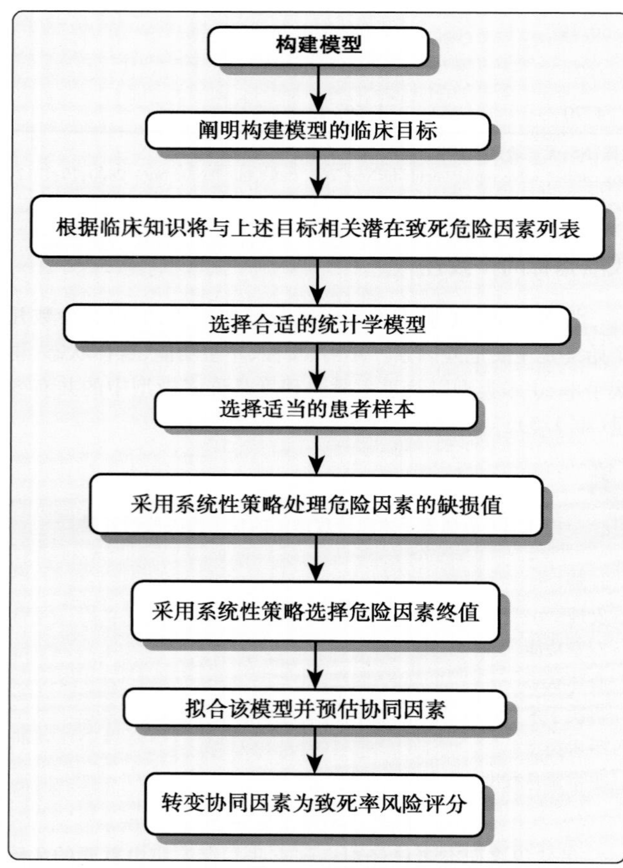

图 1.4 构建风险模型。(*From Omar RZ, Ambler G, Royston P, et al. Cardiac surgery risk modeling for mortality: a review of current practice and suggestions for improvement.* Ann Thorac Surg. *2004;77:2232, by permission of the Society of Thoracic Surgeons.*)

就其对预后的影响而言，构建任何风险指标的基本假设均为不能修正的特定因素（如疾病史，体格检查，实验室数据，手术性质），也就是说，围手术期阶段本质上是个黑匣子。例如，未能改变择期手术的紧急程度和基本并存疾病。但是，模型本身取决于基础变量或危险因素的选择是否恰当，这些变量或因素在目的人群中的患病率对研究结果会产生至关重要的影响。例如，特定研究机构的相关模式可能会导致某种患病人群的缺失，因此，该因素不会在此模型中出现。另外，采用多变量 logistics 回归模型会排除有生物学意义的重要危险因素，导致即使有统计学意义的足够数量时，该危险因素可能也不会出现。

构建风险指标时需验证模型的有效性，并需将其与其他已知著名模型的风险指标进行比较。确定指标是否能预测患病率、死亡率或两者也很重要。一个模型的效能首先由构建它的数据来评估，评估其是否适用。替代方法是将原始数据分成两部分，一部分数据构建模型，另一部分数据验证模型，这样可以降低样本总量，容易获取构建模型的数据。这种方法最适用于成千上万的患者数据。医疗机构内部验证不能为研究者提供模型普遍适用的信息。构建满足临床需求且合理的心脏手术风险模型的最佳途径是进行大规模、完全独立的外部验证。

除验证外，校准度是指一个模型预测死亡准确性的能力。众多检验中，Hosmer-Lemeshow 检验（H-L 检验）最常用。如果 H-L 检验的 $P>0.05$，研究者即可称该模型预测死亡率准确。

区分度是指模型区分患者死亡或存活的能力。曲线下面积（ROC）是评估模型这方面能力的常用方法。简言之，通过评估配对患者、预测已逝患者的致死率是否大于存活患者。ROC 表示真实配对的百分率。目前心脏手术临床总结显示，如果 ROC>0.7，则模型区分度高，如欲确认外科手术中心或特定医师个人事件的发生率，仅仅高的 ROC 是不够的，需校准度也高，校准度差的模型可能会导致很多医疗机构或外科医师个人出现非常高或低的死亡率，差错出在模型上，而不是临床操作上。如果用风险评估模型筛选患者，比较不同机构或不同医师的治疗或管理水平，校准度与区分度两个方面均十分重要。

构建心脏手术风险分层模型的关键与手术实践相关。这包括新术式或老术式的变化，这些都影响围手术期的风险评估，而且未被列入构建模型的数据中。尽管存在这些局限性，标化及验证风险模型仍是目前能获得的最客观工具。临床医师需要了解模型的构建及其优缺点，以使在和患者交流、科研及资源管理时恰当运用该模型。

特殊危险因素

肾功能不全

肾功能不全是心血管手术患者死亡的重要危险因素[85-87]。但肾功能不全的界定却是广泛的，如有的模型采用血浆肌酐水平来界定，而另有模型采用肾透析的依赖性来界定。

新英格兰北部心血管研究组报道 CABG 术后慢性肾透析住院患者死亡率是 12.2%，而没有肾透析的患者的死亡率是 3.0%[88]。但心血管手术人群的肾透析依赖的发生率很低（如在纽约州为 0.5%），因此在建立模型时往往被忽略。

心血管手术后的急性肾损伤（acute kidney injury，AKI）可使患病率和病死率显著上升。CABG 术后患者出现严重肾功能障碍(肾小球滤过率(GFR)<30mL/min)的住院死亡率约10%,肾功能正常者为1%[89]。较高的与AKI相关的围手术期不良终点事件的发生率促使建立AKI的预测模型以发现高危患者。其中一个新的模型预测了心血管手术后是否需肾脏替代治疗(renal replacement therapy,RRT)。Wijeysundera等[90]对加拿大多伦多两所医院的20 131例心血管手术患者进行了回顾性队列研究。多变量风险预测因素包括术前评估GFR、需药物治疗的糖尿病、LVEF、心血管手术史、手术操作、手术的紧急程度和术前主动脉内球囊反搏(IABP)。预估GFR≤30mL/min赋予分值为2;其他每个因素赋予分值为1;预估GFR在31~60mL/min、糖尿病、LVEF≤40%、有心血管手术病史、非CABG心血管手术、IABP和非择期手术。低风险评分(≤1分)患者约占总数的53%,其RRT的风险为0.4%;高风险评分(≥4分)患者约占总数的6%,其RRT的风险为10%。另一组对术前肾功能正常成接近正常、但术后可能出现肾功能障碍的高危患者进行了评估[91]。在1个多变量模型中,与术后严重肾功能障碍强烈相关的术前因素包括:年龄、性别、白细胞计数>12 000/μL、有CABG手术史、慢性肾衰竭、外周血管疾病、糖尿病、高血压和术前IABP。

构建预测围手术期肾衰竭指标的关键是围手术期AKI的病理生理改变,包括炎性反应、肾毒性和血流动力学损伤。AKI的多因素可能是单个途径预测心血管手术后肾功能变化失败的主要原因[92]。术前心血管造影的造影剂可对肾功能产生一定程度的损害,这是一个可调控的围手术期肾毒性因素。造影后超过24小时再进行外科手术和使用最小剂量的造影剂可降低择期手术患者AKI的发生率[93]。

统一AKI的定义(肾功能障碍的风险、肾损伤、肾衰竭、肾功能丧失和终末阶段肾病;RIFLE标准)、改进危险因素分层模型和应用AKI早期生物指标等措施可能有助于该课题的临床试验设计[94,95]。

糖尿病

关于糖尿病与心血管手术住院死亡率之间的相关性抑制众说纷纭[96-103]。最近一些研究评估了糖尿病患者CABG及PCI的终点事件。在糖尿病患者冠状动脉血管重建(Coronary Artery Revascularization in Diabetes,CARDia)试验[104]中,将510例来自于24个手术中心的冠状动脉多支病变或单支复杂病变的糖尿病患者随机分配为PCI支架(常规阿昔单抗)组或CABG组。1年后随访,CABG组和PCI组死亡、心肌梗死和脑卒中的混合率(composite of rate)分别为10.5%,13%(风险比(hazard ratio,HR),1.25;95% CI,0.75~2.09;$P=0.39$),全因死亡率分别为3.2%和3.2%,死亡率、心肌梗死、脑卒中或再次血运重建的混合率两组分别为11.3%和19.3%(HR,1.77;95% CI,1.11~2.82;$P=0.02$)。旁路血管形成血运重建2型糖尿病研究[Bypass Angioplasty Revascularization Investigation 2 Diabetes(BARI 2D)]随机录入2型糖尿病合并心脏病患者2 368例,行快速血运重建+药物治疗或单纯药物治疗,在平均随访期5.3年后,各种原因导致的死亡率、心脏死亡率、心肌梗死和其他结果都会被评估[105]。单独使用血运重建与强化疗法和使用两种胰岛素策略之间提示死亡率没有明显变化。然而,CABG的患者当有快速的血运重建后其MI事件明显减少。而在同时使用胰岛素敏化治疗时,他们的最终患MI和心脏死亡的情况显著减少。研究人员总结对于类似于PCI组的患者,密集医疗单独的治疗是很好的一线策略,但对于有更广泛病变的冠心病患者,类似于纳入CABG层面的冠心病患者,提示CABG(没有禁忌证),密集医疗治疗和胰岛素敏化治疗似乎是首选降低MI发生率的策略[106]。

最近的研究直接比较了多支血管病变的冠心病患者的CABG与PCI效果。糖尿病将来血运重建的评价:多支血管病变的优化管理(FREEDOM)试验随机抽取了1 900例糖尿病经过PCI或CABG治疗的受试者。经过5年的随访,CABG治疗的患者有更少的死亡率和心肌梗死发生率,但是CABG组中发生卒中的概率更高[107]。包含8个比较CABG和PCI对糖尿病治疗效果实验的META分析再次验证了在类似糖尿病患者中CABG治疗的优势[108]。

急性冠脉综合征

CABG术前出现非ST段抬高型急性冠脉综合征患者的患病率及死亡率均高于稳定型冠状动脉综合征患者[109]。美国心脏病学会基金会(American College of Cardiology Foundation,ACCF)联合其他多个学会最近发布了冠状动脉血管重建的通应性报告[110]。其中,大量A级患者推荐血管重建术,因此,许多患者可能会在冠状动脉造影后直接去手术室和尝试性放置血管内支架联合抗血小板治疗后视病情再去手术室。对于禁忌PCI且ST抬高的稳定型心肌梗死或非ST抬高型心肌梗死患者,有证据显示,心肌梗死后3~7天择期行CABG更有利[111]。另外,对于有显著血流动力学改变的右室心肌梗死,宜等受损心室功能恢复后再行手术[112]。

评估患者进行非心脏手术的心脏风险

接受非心脏手术的患者术前心脏风险评估和分层方法与接受心脏手术的患者不同。在后一组中,广泛的心脏评估是常规术前检查的一部分,患者对基础疾病进行矫正治疗。相比之下,虽然心脏病的患病率是逐渐增加的,而且通常大大的增加心脏病患者进行非心脏手术围手术期发病率和死亡率的风险,然而在大多数情况下,人们对潜在的心脏状态了解不充分甚至全然不知。这需要在这些患者中进行某些形式的心脏评估。因而需要考虑几个因素,包括患者的整体功能状态,所提出的非心脏手术所引起的手术风险,非心脏手术的紧迫性和潜在风险,与心脏评估有关的必要资源的可用性,以及心脏评估信息,都会对围手术期计划和管理可能产生的影响(见第43章)。

对非心脏手术患者中的心脏风险衡量步骤

ACC/AHA和ESC对非心脏手术提出的心脏风险衡量步骤如下(图1.5)[113,114];其原理类似。

第一步:判断非心脏手术的紧急程度

如果非心脏手术属于紧急手术(6小时内不准确及时处理即会有生命或肢体功能丧失风险),且心脏功能评估无法保证。那么临床评估应该考虑进患者既有的心脏功能情况,以帮助外科手术策略决策以及围手术期管理策略。

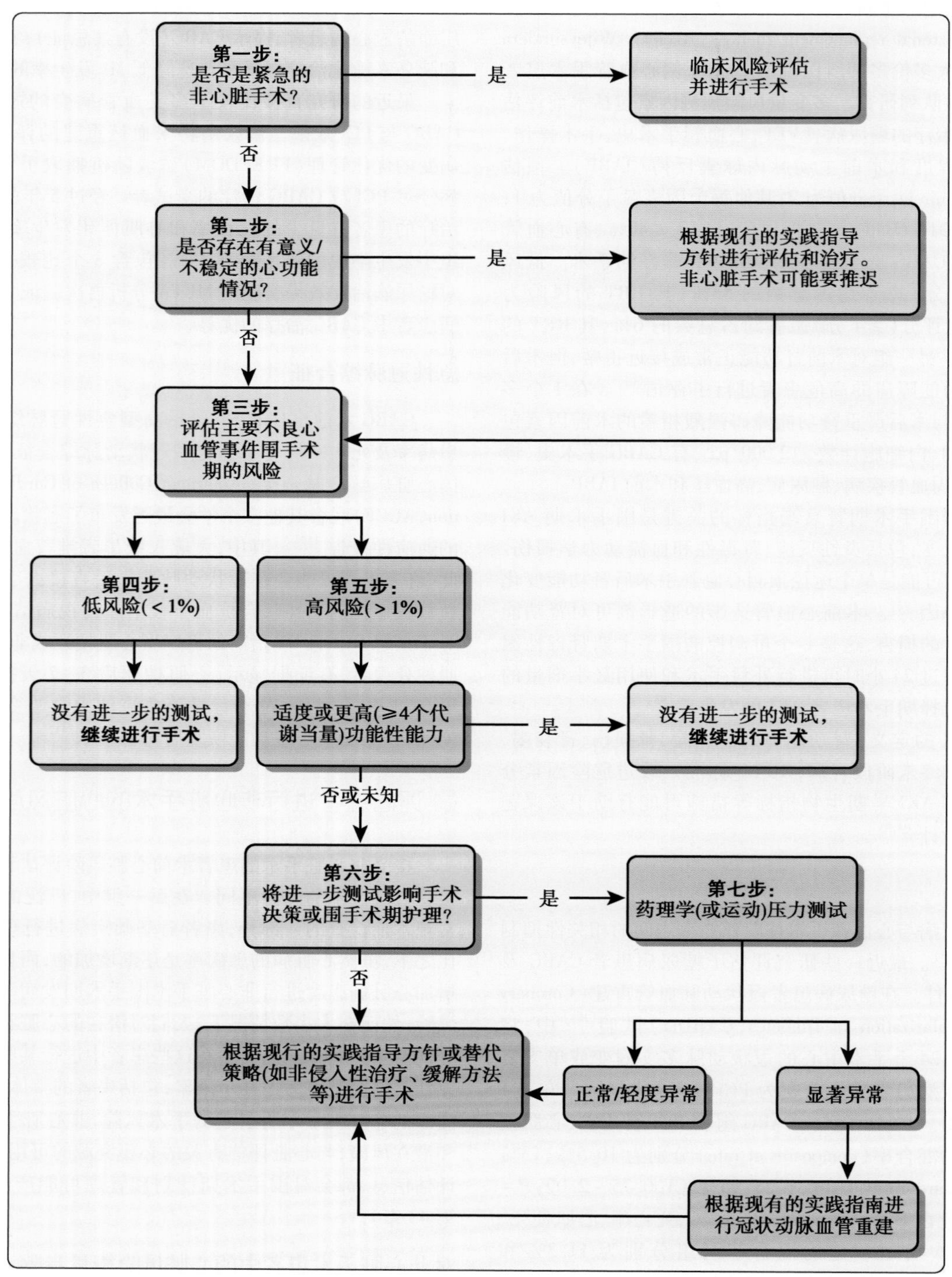

图 1.5 非心脏手术患者围手术期心脏风险评估的方法。(*Adapted from Fleisher LA, Fleischmann KE, Auerbach AD, et al. 2014 ACC/AHA guideline on perioperative cardiovascular evaluation and management of patients undergoing noncardiac surgery: a report of the American College of Cardiology/American Heart Association Task Force on practice guidelines.* J Am Coll Cardiol. *2014;64;e77-e137;Kristensen SD, Knuuti J, Saraste A, et al. 2014 ESC/ESA guidelines on non-cardiac surgery: cardiovascular assessment and management. The Joint Task Force on Non-cardiac Surgery: Cardiovascular Assessment and Management of the European Society of Cardiology (ESC) and the European Society of Anaesthesiology (ESA).* Eur Heart J. *2014;35;2383-2431.*)

第二步:辨别出不稳定的心功能情况

如果患者的手术紧急程度不需要立即开展,那么患者的不稳定心功能需要进一步评估(框 1.5)。如果患者确诊为心功能不稳定且需多方包括患者、家属、护理团队及所有当事人的意见参与,那么临床决策上需首先探讨如何稳定住患者的心功能。评估原则需谨记心脏和非心脏问题的先后重要次序,各自治疗的风险,以及涉及心脏方面的对后续非心脏治疗的影响(例如抗血小板及抗凝策略的影响)。基于不同的方案研讨结论,可在对患者实施初次非心脏手术前进行对心脏的干预治疗,或者直接进行非心脏的手术。

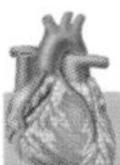

框 1.5 不稳定的心脏状况

急性冠状动脉事件
近期心肌梗死合并残余心肌缺血
急性心力衰竭
明显的心律失常
心脏瓣膜病症状

第三步:评估非心脏手术的心脏风险

对于无不稳定心脏风险的患者,下一步要进行的评估是非心脏手术时的心脏风险。评估风险的方法有很多,但最实用的方法框架依然是基于风险评分以及流程图。最常用的评分的体系是"修订的心脏风险指数"(RCRI)[115]以及"美国外科学会国家外科质量改进计划"(NSQIP)(表 1.9)[116]。RCRI 指数主要包含 6 个风险因子,每个分值为 1。患者总分在 0~1 分为心血管主要不良事件(MACE)框架下的低风险;高于或等于 2 分则预示着风险的升高。虽然 RCRI 使用简便,也已使用于最初临床试验队列以外的适应证;但它不能提供对于不同外科手术特异性的心脏风险评估;而且也有趋势性地在主要血管类外科手术中低估风险[117]。NSQIP 外科风险计算器是基于超过 100 万例外科术后结局的评估,它能提供更全面的不同外科特异性的不同结局的计算评估,包括 MACE 和死亡,因此其适用性更强[116]。但是它使用起来更为复杂,且需要有一定网络数据基础式的运算。在最初的临床试验队列以外还未经验证。

基于可预期的心脏风险,外科手术干预后的 30 天心血管事件率(心源性死亡及心肌梗死)可分层为低风险(<1%)、中等风险(1%~5%)和高风险(>5%)。

第四步:如果患者的心脏风险较低

如果患者评估后围手术期心脏事件的风险较低,进一步的心脏评估则不是必须。患者可进行下一步手术。但是在治疗指南指导下的降低心脏风险用药依然需要患者的临床情况来推荐而定[113,114]。有冠状动脉疾病和心肌缺血史的患者中使用 β-受体阻滞剂是合理的。药物使用可在手术前 2 天(最多 30 天)启动;开始使用剂量需低,逐步加剂量至静息心率可稳定在 60~70 次/min 及收缩压在 100mmHg 以上。在大多数有粥样硬化血管病变尤其需进行血管外科手术的患者中,他汀类药物应被积极推荐使用。在左心收缩功能障碍的心衰患者中,应在术前考虑应用血管紧张素受体抑制剂及血管紧张素转换酶抑制剂。但是围手术期应避免低血压。在已经使用这些药物的情况下可合理评估后中断抗凝及抗血小板药物,或考虑其他替代治疗方式。

表 1.9 用于评估非心脏手术患者心脏风险的常用模型的风险因素

风险因素	修订的心脏风险指数	美国外科学会 NSQIP 手术风险计算器
缺血性心脏病	是	是(先前的心血管事件)
心脑血管疾病	是(心脑血管事件或一过性缺血性事件史)	否
手术类型	是(胸腔内,腹部内,腹股沟区以上的血管手术)	是(使用当前程序上的术语代码)
肾功能不全	是(肌酐≥2mg/dL)	是(急性肾衰竭,需要透析治疗)
糖尿病	是(胰岛素依赖性糖尿病)	是
心功能不全	是	是
年龄	否	是
性别	否	是
高血压	否	是
身体质量指数	否	是
呼吸困难	否	是
吸烟	否	是
COPD	否	是
功能状态	否	是
身体状态	否	是(使用 ASA 身体状态分级系统)
伤口等级	否	是
腹水	否	是
全身性脓毒血症	否	是
呼吸机依赖	否	是
传播性癌症		是
使用类固醇类药物	否	是
紧急手术	否	是

ASA,美国麻醉医师协会;COPD,慢性阻塞性肺疾病;NSQIP,国家外科质量改进计划。

第五步:如果患者出现心脏风险升高

当患者的心脏风险 MACE 评估升高,则需评估患者的功能性能力。功能性能力一般用代谢当量(MET)来评估。可分层为指标优异(>10 个 MET),优良(7~10 个 MET),中等(4~6 个 MET),较差(<4 个 MET),或者未知。

如果患者最近没进行体育活动,日常活动的功能性情况可进行用于评估(图 1.6);更正式的评估可用杜克大学日常功能性状态指数[118],或者特殊活动指标[119]。大于 4 个 MET

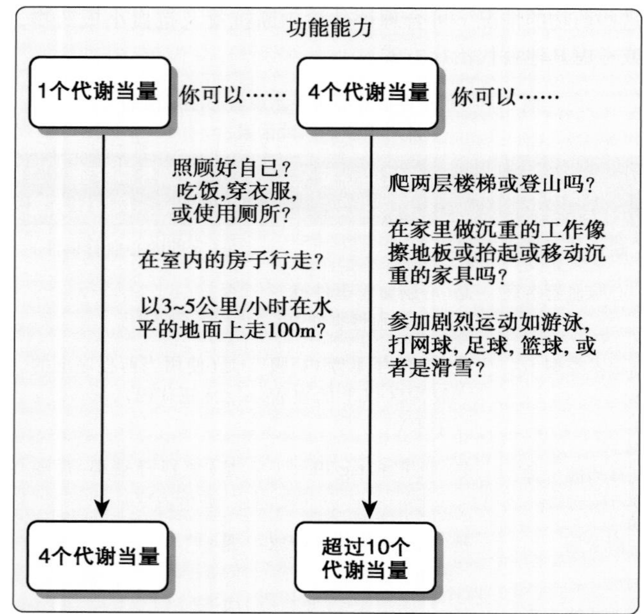

图 1.6 日常生活中对各种活动需求的能量估计。(*Data from Hlatky MA, Boineau RE, Higginbotham MB, et al. A brief self-administered questionnaire to determine functional capacity* (*the Duke Activity Status Index*). Am J Cardiol. *1989;64:651-654. and Fletcher GF, Balady GJ, Amsterdam EA, et al. Exercise standards for testing and training: a statement for healthcare professionals from the American Heart Association.* Circulation. *2001;104:1694-1740.*)

的活动可包含攀爬两层楼的台阶,步行上小丘,短距离奔跑,或以 6.4km/h 的速度在平地步行,以及在室内进行重物负荷劳动。如果患者能轻松进行 4 个 MET 及以上的体力活动,那么他/她可不需要进行额外的心脏风险评估而开始手术。

第六步:如果患者的功能性能力较差或未知

当患者有升高的心脏事件风险且功能性能力较差或未知时,医生必须决定是否进行进一步可能会影响原先患者决定的测试(例如开展按计划的手术或者先进行心脏干预治疗的意愿将会基于测试的结果);也将影响围手术期管理。一般需要开展压力性测试,如果测试结果正常,则患者会进一步按照治疗指南(GDMT)进行非心脏手术。如果测试结果异常,根据异常程度的不同,冠状动脉造影及重建术则可被考虑。患者在心脏干预治疗后可按原计划在治疗指南指导下进行手术,或者探索其他侵入性更小的手术。

虽然目前尚未有关于术前使用压力测试的随机对照试验,但大量的单中心临床研究及回顾分析已经展现出其在非心脏手术前应用的临床实用价值[120-124]。这些临床研究的结果表明正常的术前压力测试对围手术期不良心脏事件有较高的负向关联性,但是中等到严重程度的心肌缺血则关联到围手术期心肌梗死或死亡事件。对比下,RWMA(除非大量使用)在静息影像下预测价值很小。

大部分诱导性心肌缺血的围手术期影响的数据是基于药物压力测试的[120-124]。因此对于无法进行适量运动的患者而言这是较为可行的测试方式。当然对于可进行适量运动的患者而言,运动压力测试结合动态心脏超声以及心肌灌注测试也能和药物压力测试在效应上相似[125-127]。但是运动下的心电图变化不具足够的预测效应[125-128]。

目前尚无对照不同的影像方式的随机对照试验(动态心脏超声对照心肌灌注显影)来预测术前药物诱导下压力测试的准确性。但是回顾性分析显示铊显影下的压力动态心脏超声在非心脏手术患者中显示中重度心脏缺陷(测试人群的14%)能预测术中的心脏事件风险;压力下动态心脏超声的表现略优[120]。在目前无合适的医学证据指导原则下,对于影像检查的方式更多应基于本地手术中心的开展条件和现有设备。

第七步:如果检测结果会大概率影响临床决策

当患者的心脏事件风险上升且伴有较差或未知的功能性能力,且压力测试并不会大概率影响最终的临床决策;那么根据治疗指南指导下进行原计划的手术,或者考虑侵入性更小甚至无侵入性的替代治疗方式是合理的选择。

手持袖珍超声波设备的作用

如前文所提,目前治疗指南不推荐对紧急情况下,或体力活动状况良好,或无明显心脏病理体征的非心脏手术患者进行常规的心脏影像检查。这些推荐是基于常规的临床评估已足以能发现心脏相关状况的假设上,且欠缺心脏影像检查的必要设备资源。而且在大部分临床情况中即便发现有心脏病理性变化也不意味着有马上进行心脏干预介入治疗的必要。但是上述假设的每一条都有缺陷。

虽然良好的身体检查仍然是一个整体的包含各种形式的医疗评估,由于它提供丰富的信息量而不能被替代,但它也有一定的局限性。这种局限性是主观的,在很大程度上取决于临床医师的技能,即使是最有经验的临床医生,在最佳状态下的诊断准确度也可能是不理想的[129]。一些先天性的无症状的心脏病症(例如无症状的左心室收缩功能障碍),不能单纯基于临床评估。此外,通过检查准确评估临床上的病变严重程度,即使对于瓣膜病变,也仍然具有挑战性,特别是当患者具有心脏复合病变时。手持袖珍超声波设备在这种情况下中提供了非常诱人的选择。许多研究表明,床旁超声心动图检查临床评估可以显著提高诊断准确性,减少不必要的诊断和治疗转诊,促进医疗保健资源的最佳使用,并且性价比较高[129-133](见第 46 章)。

当前一代袖珍超声波设备提供二维和彩色多普勒成像,没有频谱多普勒。但是图像质量通常很好,这使得其诊断准确度与全尺寸超声心动图设备相当[131,134-136]。同时,这些设备上有限的功能,仅供医生使用。研究表明医生经过短暂的训练就可以使用袖珍超声波装置快速筛查鉴别患者主要的心脏异常[137]。当需要时,床边成像也可以结合远程,基于网络的解读来增强筛查超声心动图检查的诊断精确度以确保质量控制[137,138]。

虽然患者计划行非心源性手术术前评估检查出心脏损伤并不一定要立即进行心脏干预是正确的。但研究表明,存在无法识别的左心室收缩功能障碍或瓣膜性心脏病与手术预后较差有关[115,137-141]。例如,Flu 和同事对 1 005 例在单个中心进行择期血管手术的患者研究了他们的术前超声心动图[139]。左心室功能障碍(LVEF<50%)的患者出现在 50% 的患者中,其中 80% 的患者是表现为无症状[58]。

患者 30 天心血管事件发生率最高的是症状性心衰患者

(49%),其次是无症状的收缩期左心室功能障碍患者(23%),无症状舒张期左心室功能障碍患者(18%)和正常左心室功能患者(10%)。

使用手持或袖珍超声波装置进行床边超声心动图检查在这些情况下可以有很大的增量(框 1.6)。它可以简单迅速地识别显著的心脏病变,将这些信息提供给手术团队让他们机会采取措施优化术中情况。例如,实行侵入性较小的外科手术,在某些情况下优先使用局部麻醉,围手术期流体和血流动力学监测与管理时能更谨慎。如果情况允许,可以建立适当的心脏药物治疗;并且重要的是,可以提醒患者和家人围手术期心脏事件的可能性。在最近的接受白内障手术的患者的社区调查中,超声心动图识别出了 14.2% 的在单纯临床检查中被认为没有任何主要心脏病的患者的主要心脏病变。其中,大约四分之一(占整个研究人群的 3.3%)的心脏病变患者在没有心电监护的情况下,是禁止行白内障手术的。因此,这些手术重新安排推迟在医院进行更严密的监测下进行[137]。尽管这项研究并不意味着每个进行非心脏手术的患者都需要进行超声心动图检查,但它确实表明手持和袖珍超声波装置的可用性使得在术前评估中容易地进行超声心动图检查,并且可以帮助优化心脏情况。

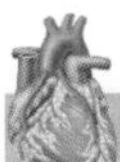

框 1.6 对心脏超声评价的手持或口袋里的超声

- 提高临床检查的诊断准确性
- 可以与获取图像的远程解释相结合以确保诊断的准确性
- 允许对主要心脏病变的识别
- 提供可能具有增量价值的信息优化经历非心脏手术患者的围手术期结局
- 是否易于使用并易于结合到术前评价
- 与单独的物理实验相比,它是否具有成本效益

结论

进行心脏或非心脏手术的患者的术前心脏风险评估和分层是优化围手术期结果的关键。在心脏手术患者中,从麻醉医生角度来看,心脏风险评估的主要目标是提供风险校正后的死亡率,用于术前患者和家属咨询,并确定围手术期心脏事件的高风险组。根据个体风险因素,可以修改围手术期护理以改善患者的疗效。各种复杂或简化的风险校正后的发病率和死亡率模型可以用作为促进围手术期风险评估的工具。然而,即使具有良好辨别力的校准模型,在应用于个人咨询时,也要谨慎使用。首先,任何模型很难预测发生率低的发病率或死亡率。其次,必须明确的是,评分系统仅提供死亡或重大并发症的可能性,并且个体患者和家属可能难以理解如果术前预期的发生率很低,可能还会发生不利的结果。

相比之下,非心脏手术患者的潜在心脏状态通常是未知的或不充分的。在这种情况下,主要目标是确定考虑各种患者相关因素和手术相关因素的最佳心脏评估策略,并根据这些评估结果,为最佳围手术期管理提供建议,以获得最佳的结果。在大多数这样的患者中,通过优化心脏药物和护理以最小化围手术期的血流动力学干扰的非侵入性心脏评估是确保心脏安全性所必需的。除患者呈现不稳定的心脏病或有明显的心肌缺血症状,且非心脏手术并不紧急的情况外,侵入性心脏评估和冠状动脉血运重建通常是不需要的。

(何玉婷 译,汪炜健 校)

参考文献

1. Kang SH, Park KH, Choi DJ, et al. Coronary artery bypass grafting versus drug-eluting stent implantation for left main coronary artery disease (from a two-center registry). *Am J Cardiol.* 2010;105:343–351.
2. Ahn JM, Roh JH, Kim YH, et al. Randomized trial of stents versus bypass surgery for left main coronary artery disease: 5-Year outcomes of the PRECOMBAT study. *J Am Coll Cardiol.* 2015;65:2198–2206.
3. Jang JS, Choi KN, Jin HY, et al. Meta-analysis of three randomized trials and nine observational studies comparing drug-eluting stents versus coronary artery bypass grafting for unprotected left main coronary artery disease. *Am J Cardiol.* 2012;110:1411–1418.
4. Kouchoukos NT, Ebert PA, Grover FL, Lindesmith GG. Report of the Ad Hoc Committee on Risk Factors for Coronary Artery Bypass Surgery. *Ann Thorac Surg.* 1988;45:348–349.
5. Paiement B, Pelletier C, Dyrda I, et al. A simple classification of the risk in cardiac surgery. *Can Anaesth Soc J.* 1983;30:61–68.
6. Smith PK, Smith LR, Muhlbaier LH. Risk stratification for adverse economic outcomes in cardiac surgery. *Ann Thorac Surg.* 1997;64:S61–S63, discussion S80–S82.
7. Pinna-Pintor P, Bobbio M, Sandrelli L, et al. Risk stratification for open heart operations: comparison of centers regardless of the influence of the surgical team. *Ann Thorac Surg.* 1997;64:410–413.
8. Guiteras Val P, Pelletier LC, Hernandez MG, et al. Diagnostic criteria and prognosis of perioperative myocardial infarction following coronary bypass. *J Thorac Cardiovasc Surg.* 1983;86:878–886.
9. Khuri SF. Evidence, sources, and assessment of injury during and following cardiac surgery. *Ann Thorac Surg.* 2001;72:S2205–S2207, discussion S2267–S2270.
10. Heyndrickx GR, Millard RW, McRitchie RJ, et al. Regional myocardial functional and electrophysiological alterations after brief coronary artery occlusion in conscious dogs. *J Clin Invest.* 1975;56:978–985.
11. Bolli R. Mechanism of myocardial "stunning.". *Circulation.* 1990;82:723–738.
12. Hearse DJ, Bolli R. Reperfusion induced injury: manifestations, mechanisms, and clinical relevance. *Cardiovasc Res.* 1992;26:101–108.
13. Opie LH. Reperfusion injury and its pharmacologic modification. *Circulation.* 1989;80:1049–1062.
14. Braunwald E, Kloner RA. Myocardial reperfusion: a double-edged sword? *J Clin Invest.* 1985;76:1713–1719.
15. Park JL, Lucchesi BR. Mechanisms of myocardial reperfusion injury. *Ann Thorac Surg.* 1999;68:1905–1912.
16. Jennings RB, Sommers HM, Smyth GA, et al. Myocardial necrosis induced by temporary occlusion of a coronary artery in the dog. *Arch Pathol.* 1960;70:68–78.
17. Hearse DJ. Ischemia, reperfusion, and the determinants of tissue injury. *Cardiovasc Drugs Ther.* 1990;4(suppl 4):767–776.
18. Webster KA, Discher DJ, Kaiser S, et al. Hypoxia-activated apoptosis of cardiac myocytes requires reoxygenation or a pH shift and is independent of p53. *J Clin Invest.* 1999;104:239–252.
19. Thatte HS, Rhee JH, Zagarins SE, et al. Acidosis-induced apoptosis in human and porcine heart. *Ann Thorac Surg.* 2004;77:1376–1383.
20. Levy JH, Tanaka KA. Inflammatory response to cardiopulmonary bypass. *Ann Thorac Surg.* 2003;75:S715–S720.
21. Alpert JS, Thygesen K, Antman E, Bassand JP. Myocardial infarction redefined: a consensus document of The Joint European Society of Cardiology/American College of Cardiology Committee for the redefinition of myocardial infarction. *J Am Coll Cardiol.* 2000;36:959–969.
22. Thygesen K, Alpert JS, White HD, et al. Universal definition of myocardial infarction. *Circulation.* 2007;116:2634–2653.
23. Thygesen K, Alpert JS, Jaffe AS, et al. Third universal definition of myocardial infarction. *Eur Heart J.* 2012;33:2551–2567.
24. Selvanayagam JB, Petersen SE, Francis JM, et al. Effects of off-pump versus on-pump coronary surgery on reversible and irreversible myocardial injury: a randomized trial using cardiovascular magnetic resonance imaging and biochemical markers. *Circulation.* 2004;109:345–350.
25. Comunale ME, Body SC, Ley C, et al. The concordance of intraoperative left ventricular wall-motion abnormalities and electrocardiographic S-T segment changes: association with outcome after coronary revascularization. Multicenter Study of Perioperative Ischemia (McSPI) Research Group. *Anesthesiology.* 1998;88:945–954.
26. Royster RL, Butterworth JF 4th, Prough DS, et al. Preoperative and intraoperative predictors of inotropic support and long-term outcome in patients having coronary artery bypass grafting. *Anesth Analg.* 1991;72:729–736.
27. Jacobson AF, Lapsley D, Tow DE, Khuri S. Prognostic significance of change in resting left ventricular ejection fraction early after successful coronary artery bypass surgery: a long-term follow-up study. *J Am Coll Cardiol.* 1995;25:184A–184A.
28. Fleisher LA, Tuman KJ. What can we learn from provoking ischemia? *Anesth Analg.* 1997;84:1177–1179.
29. Griffin M, Edwards B, Judd J, et al. Field-by-field evaluation of intraoperative transoesophageal echocardiography interpretative skills. *Physiol Meas.* 2000;21:165–173.
30. Brewer DL, Bilbro RH, Bartel AG. Myocardial infarction as a complication of coronary bypass surgery. *Circulation.* 1973;47:58–64.
31. Crescenzi G, Bove T, Pappalardo F, et al. Clinical significance of a new Q wave after cardiac surgery. *Eur J Cardiothorac Surg.* 2004;25:1001–1005.
32. Sztajzel J, Urban P. Early and late Q wave regression in the setting of acute myocardial infarction. *Heart.* 2000;83:708–710.
33. Alyanakian MA, Dehoux M, Chatel D, et al. Cardiac troponin I in diagnosis of perioperative myocardial infarction after cardiac surgery. *J Cardiothorac Vasc Anesth.* 1998;12:288–294.
34. Greenson N, Macoviak J, Krishnaswamy P, et al. Usefulness of cardiac troponin I in patients undergoing open heart surgery. *Am Heart J.* 2001;141:447–455.
35. Etievent JP, Chocron S, Toubin G, et al. Use of cardiac troponin I as a marker of perioperative myocardial ischemia. *Ann Thorac Surg.* 1995;59:1192–1194.
36. Carrier M, Pellerin M, Perrault LP, et al. Troponin levels in patients with myocardial infarction after coronary artery bypass grafting. *Ann Thorac Surg.* 2000;69:435–440.
37. Vermes E, Mesguich M, Houel R, et al. Cardiac troponin I release after open heart surgery: a marker of myocardial protection? *Ann Thorac Surg.* 2000;70:2087–2090.
38. Klatte K, Chaitman BR, Theroux P, et al. Increased mortality after coronary artery bypass graft surgery is associated with increased levels of postoperative creatine kinase-myocardial band isoenzyme release: results from the GUARDIAN trial. *J Am Coll Cardiol.* 2001;38:1070–1077.
39. Costa MA, Carere RG, Lichtenstein SV, et al. Incidence, predictors, and significance of abnormal cardiac enzyme rise in patients treated with bypass surgery in the Arterial Revascularization Therapies Study (ARTS). *Circulation.* 2001;104:2689–2693.
40. Lehrke S, Steen H, Sievers HH, et al. Cardiac troponin T for prediction of short- and long-term morbidity and mortality after elective open heart surgery. *Clin Chem.* 2004;50:1560–1567.
41. Fellahi JL, Gue X, Richomme X, et al. Short- and long-term prognostic value of postoperative cardiac

troponin I concentration in patients undergoing coronary artery bypass grafting. *Anesthesiology*. 2003;99:270–274.

42. Baxter GF. Natriuretic peptides and myocardial ischaemia. *Basic Res Cardiol*. 2004;99:90–93.
43. Watanabe M, Egi K, Hasegawa S, et al. Significance of serum atrial and brain natriuretic peptide release after coronary artery bypass grafting. *Surg Today*. 2003;33:671–673.
44. Vishnevetsky D, Kiyanista VA, Gandhi PJ. CD40 ligand: a novel target in the fight against cardiovascular disease. *Ann Pharmacother*. 2004;38:1500–1508.
45. Nannizzi-Alaimo L, Rubenstein MH, Alves VL, et al. Cardiopulmonary bypass induces release of soluble CD40 ligand. *Circulation*. 2002;105:2849–2854.
46. Jain U, Laflamme CJ, Aggarwal A, et al. Electrocardiographic and hemodynamic changes and their association with myocardial infarction during coronary artery bypass surgery: a multicenter study. Multicenter Study of Perioperative Ischemia (McSPI) Research Group. *Anesthesiology*. 1997;86:576–591.
47. Fleisher LA. Risk indices: what is their value to the clinician and patient? *Anesthesiology*. 2001;94:191–193.
48. Hannan EL, Kilburn H Jr, Racz M, et al. Improving the outcomes of coronary artery bypass surgery in New York state. *JAMA*. 1994;271:761–766.
49. Mukamel DB, Mushlin AI. Quality of care information makes a difference: an analysis of market share and price changes after publication of the New York State Cardiac Surgery Mortality Reports. *Med Care*. 1998;36:945–954.
50. Coronary Artery Surgery Study (CASS): a randomized trial of coronary artery bypass surgery. Survival data. *Circulation*. 1983;68:939–950.
51. Alderman EL, Fisher LD, Litwin P, et al. Results of coronary artery surgery in patients with poor left ventricular function (CASS). *Circulation*. 1983;68:785–795.
52. Parsonnet V, Dean D, Bernstein AD. A method of uniform stratification of risk for evaluating the results of surgery in acquired adult heart disease. *Circulation*. 1989;79:I3–I12.
53. Bernstein AD, Parsonnet V. Bedside estimation of risk as an aid for decision-making in cardiac surgery. *Ann Thorac Surg*. 2000;69:823–828.
54. Shroyer AL, Grover FL, Edwards FH. 1995 Coronary artery bypass risk model: the Society of Thoracic Surgeons Adult Cardiac National Database. *Ann Thorac Surg*. 1998;65:879–884.
55. Shroyer AL, Plomondon ME, Grover FL, Edwards FH. The 1996 coronary artery bypass risk model: the Society of Thoracic Surgeons Adult Cardiac National Database. *Ann Thorac Surg*. 1999;67:1205–1208.
56. Jamieson WR, Edwards FH, Schwartz M, et al. Risk stratification for cardiac valve replacement: National Cardiac Surgery Database. Database Committee of the Society of Thoracic Surgeons. *Ann Thorac Surg*. 1999;67:943–951.
57. Shahian DM, O'Brien SM, Filardo G, et al. The Society of Thoracic Surgeons 2008 cardiac surgery risk models, part 1: coronary artery bypass grafting surgery. *Ann Thorac Surg*. 2009;88:S2–S22.
58. O'Brien SM, Shahian DM, Filardo G, et al. The Society of Thoracic Surgeons 2008 cardiac surgery risk models, part 2: isolated valve surgery. *Ann Thorac Surg*. 2009;88:S23S42.
59. Shahian DM, O'Brien SM, Filardo G, et al. The Society of Thoracic Surgeons 2008 cardiac surgery risk models, part 3: valve plus coronary artery bypass grafting surgery. *Ann Thorac Surg*. 2009;88: S43–S62.
60. Nashef SA, Roques F, Michel P, et al. European system for cardiac operative risk evaluation (EuroSCORE). *Eur J Cardiothorac Surg*. 1999;16:9–13.
61. Roques F, Nashef SA, Michel P, et al. Risk factors and outcome in European cardiac surgery: analysis of the EuroSCORE multinational database of 19030 patients. *Eur J Cardiothorac Surg*. 1999;15:816–822, discussion 822–83.
62. Roques F, Michel P, Goldstone AR, Nashef SA. The logistic EuroSCORE. *Eur Heart J*. 2003;24: 881–882.
63. Kurki TS, Jarvinen O, Kataja MJ, et al. Performance of three preoperative risk indices: CABDEAL, EuroSCORE and Cleveland models in a prospective coronary bypass database. *Eur J Cardiothorac Surg*. 2002;21:406–410.
64. Kasimir MT, Bialy J, Moidl R, et al. EuroSCORE predicts mid-term outcome after combined valve and coronary bypass surgery. *J Heart Valve Dis*. 2004;13:439–443.
65. Karthik S, Srinivasan AK, Grayson AD, et al. Limitations of additive EuroSCORE for measuring risk stratified mortality in combined coronary and valve surgery. *Eur J Cardiothorac Surg*. 2004;26:318–322.
66. Ghosh P, Djordjevic M, Schistek R, et al. Does gender affect outcome of cardiac surgery in octogenarians? *Asian Cardiovasc Thorac Ann*. 2003;11:28–32.
67. Al-Ruzzeh S, Nakamura K, Athanasiou T, et al. Does off-pump coronary artery bypass (OPCAB) surgery improve the outcome in high-risk patients?: a comparative study of 1398 high-risk patients. *Eur J Cardiothorac Surg*. 2003;23:50–55.
68. Swart MJ, Joubert G. The EuroSCORE does well for a single surgeon outside Europe. *Eur J Cardiothorac Surg*. 2004;25:145–146, author reply 146.
69. Riha M, Danzmayr M, Nagele G, et al. Off pump coronary artery bypass grafting in EuroSCORE high and low risk patients. *Eur J Cardiothorac Surg*. 2002;21:193–198.
70. Nilsson J, Algotsson L, Hoglund P, et al. Early mortality in coronary bypass surgery: the EuroSCORE versus the Society of Thoracic Surgeons risk algorithm. *Ann Thorac Surg*. 2004;77:1235–1239, discussion 1239–1240.
71. Nakamura Y, Nakano K, Nakatani H, et al. Hospital and mid-term outcomes in elderly patients undergoing off-pump coronary artery bypass grafting: comparison with younger patients. *Circ J*. 2004;68:1184–1188.
72. Ugolini C, Nobilio L. Risk adjustment for coronary artery bypass graft surgery: an administrative approach versus EuroSCORE. *Int J Qual Health Care*. 2004;16:157–164.
73. Toumpoulis IK, Anagnostopoulos CE, Swistel DG, DeRose JJ Jr. Does EuroSCORE predict length of stay and specific postoperative complications after cardiac surgery? *Eur J Cardiothorac Surg*. 2005; 27:128–133.
74. Toumpoulis IK, Anagnostopoulos CE, DeRose JJ Jr, Swistel DG. European system for cardiac operative risk evaluation predicts long-term survival in patients with coronary artery bypass grafting. *Eur J Cardiothorac Surg*. 2004;25:51–58.
75. Nashef SA, Roques F, Sharples LD, et al. EuroSCORE II. *Eur J Cardiothorac Surg*. 2012;41:734–744, discussion 744–745.
76. O'Connor GT, Plume SK, Olmstead EM, et al. Multivariate prediction of in-hospital mortality associated with coronary artery bypass graft surgery. Northern New England Cardiovascular Disease Study Group. *Circulation*. 1992;85:2110–2118.
77. Higgins TL, Estafanous FG, Loop FD, et al. Stratification of morbidity and mortality outcome by preoperative risk factors in coronary artery bypass patients: a clinical severity score. *JAMA*. 1992;267:2344–2348.
78. Hannan EL, Kilburn H Jr, O'Donnell JF, et al. Adult open heart surgery in New York state: an analysis of risk factors and hospital mortality rates. *JAMA*. 1990;264:2768–2774.
79. Tu JV, Jaglal SB, Naylor CD. Multicenter validation of a risk index for mortality, intensive care unit stay, and overall hospital length of stay after cardiac surgery. Steering Committee of the Provincial Adult Cardiac Care Network of Ontario. *Circulation*. 1995;91:677–684.
80. Spivack SD, Shinozaki T, Albertini JJ, Deane R. Preoperative prediction of postoperative respiratory outcome: coronary artery bypass grafting. *Chest*. 1996;109:1222–1230.
81. Nowicki ER, Birkmeyer NJ, Weintraub RW, et al. Multivariable prediction of in-hospital mortality associated with aortic and mitral valve surgery in Northern New England. *Ann Thorac Surg*. 2004;77:1966–1977.
82. Hannan EL, Racz MJ, Jones RH, et al. Predictors of mortality for patients undergoing cardiac valve replacements in New York state. *Ann Thorac Surg*. 2000;70:1212–1218.
83. Gardner SC, Grunwald GK, Rumsfeld JS, et al. Comparison of short-term mortality risk factors for valve replacement versus coronary artery bypass graft surgery. *Ann Thorac Surg*. 2004;77:549–556.
84. Dupuis JY, Wang F, Nathan H, et al. The cardiac anesthesia risk evaluation score: a clinically useful predictor of mortality and morbidity after cardiac surgery. *Anesthesiology*. 2001;94:194–204.
85. Brandrup-Wognsen G, Haglid M, Karlsson T, et al. Preoperative risk indicators of death at an early and late stage after coronary artery bypass grafting. *Thorac Cardiovasc Surg*. 1995;43:77–82.
86. Hayashida N, Chihara S, Tayama E, et al. Coronary artery bypass grafting in patients with mild renal insufficiency. *Jpn Circ J*. 2001;65:28–32.
87. Conlon PJ, Little MA, Pieper K, Mark DB. Severity of renal vascular disease predicts mortality in patients undergoing coronary angiography. *Kidney Int*. 2001;60:1490–1497.
88. Liu JY, Birkmeyer NJ, Sanders JH, et al. Risks of morbidity and mortality in dialysis patients undergoing coronary artery bypass surgery. Northern New England Cardiovascular Disease Study Group. *Circulation*. 2000;102:2973–2977.
89. Cooper WA, O'Brien SM, Thourani VH, et al. Impact of renal dysfunction on outcomes of coronary artery bypass surgery: results from the Society of Thoracic Surgeons National Adult Cardiac Database. *Circulation*. 2006;113:1063–1070.
90. Wijeysundera DN, Karkouti K, Dupuis JY, et al. Derivation and validation of a simplified predictive index for renal replacement therapy after cardiac surgery. *JAMA*. 2007;297:1801–1809.
91. Brown JR, Cochran RP, Leavitt BJ, et al. Multivariable prediction of renal insufficiency developing after cardiac surgery. *Circulation*. 2007;116:I139–I143.
92. Rosner MH, Portilla D, Okusa MD. Cardiac surgery as a cause of acute kidney injury: pathogenesis and potential therapies. *J Intensive Care Med*. 2008;23:3–18.
93. Ranucci M, Ballotta A, Kunkl A, et al. Influence of the timing of cardiac catheterization and the amount of contrast media on acute renal failure after cardiac surgery. *Am J Cardiol*. 2008;101:1112–1118.
94. Bellomo R, Ronco C, Kellum JA, et al. Acute renal failure: definition, outcome measures, animal models, fluid therapy and information technology needs. The Second International Consensus Conference of the Acute Dialysis Quality Initiative (ADQI) Group. *Crit Care*. 2004;8:R204–R212.
95. Bennett M, Dent CL, Ma Q, et al. Urine NGAL predicts severity of acute kidney injury after cardiac surgery: a prospective study. *Clin J Am Soc Nephrol*. 2008;3:665–673.
96. Yamamoto T, Hosoda Y, Takazawa K, et al. Is diabetes mellitus a major risk factor in coronary artery bypass grafting? The influence of internal thoracic artery grafting on late survival in diabetic patients. *Jpn J Thorac Cardiovasc Surg*. 2000;48:344–352.
97. Devineni R, McKenzie FN. Surgery for coronary artery disease in patients with diabetes mellitus. *Can J Surg*. 1985;28:367–370.
98. Clement R, Rousou JA, Engelman RM, Breyer RH. Perioperative morbidity in diabetics requiring coronary artery bypass surgery. *Ann Thorac Surg*. 1988;46:321–323.
99. Magee MJ, Dewey TM, Acuff T, et al. Influence of diabetes on mortality and morbidity: off-pump coronary artery bypass grafting versus coronary artery bypass grafting with cardiopulmonary bypass. *Ann Thorac Surg*. 2001;72:776–780, discussion 780–781.
100. Herlitz J, Wognsen GB, Emanuelsson H, et al. Mortality and morbidity in diabetic and nondiabetic patients during a 2-year period after coronary artery bypass grafting. *Diabetes Care*. 1996;19: 698–703.
101. Engelman RM, Bhat JG, Glassman E, et al. The influence of diabetes and hypertension on the results of coronary revascularization. *Am J Med Sci*. 1976;271:4–12.
102. Thourani VH, Weintraub WS, Stein B, et al. Influence of diabetes mellitus on early and late outcome after coronary artery bypass grafting. *Ann Thorac Surg*. 1999;67:1045–1052.
103. Salomon NW, Page US, Okies JE, et al. Diabetes mellitus and coronary artery bypass: short-term risk and long-term prognosis. *J Thorac Cardiovasc Surg*. 1983;85:264–271.
104. Kapur A, Hall RJ, Malik IS, et al. Randomized comparison of percutaneous coronary intervention with coronary artery bypass grafting in diabetic patients: 1-Year results of the CARDia (Coronary Artery Revascularization in Diabetes) trial. *J Am Coll Cardiol*. 2010;55:432–440.
105. Frye RL, August P, Brooks MM, et al. A randomized trial of therapies for type 2 diabetes and coronary artery disease. *N Engl J Med*. 2009;360:2503–2515.
106. Chaitman BR, Hardison RM, Adler D, et al. The Bypass Angioplasty Revascularization Investigation 2 Diabetes randomized trial of different treatment strategies in type 2 diabetes mellitus with stable ischemic heart disease: impact of treatment strategy on cardiac mortality and myocardial infarction. *Circulation*. 2009;120:2529–2540.
107. Farkouh ME, Domanski M, Sleeper LA, et al. Strategies for multivessel revascularization in patients with diabetes. *N Engl J Med*. 2012;367:2375–2384.
108. Verma S, Farkouh ME, Yanagawa B, et al. Comparison of coronary artery bypass surgery and percutaneous coronary intervention in patients with diabetes: a meta-analysis of randomised controlled trials. *Lancet Diabetes Endocrinol*. 2013;1:317–328.
109. Marso SP, Bhatt DL, Roe MT, et al. Enhanced efficacy of eptifibatide administration in patients with acute coronary syndrome requiring in-hospital coronary artery bypass grafting. PURSUIT Investigators. *Circulation*. 2000;102:2952–2958.
110. Patel MR, Dehmer GJ, Hirshfeld JW, et al. ACCF/SCAI/STS/AATS/AHA/ASNC/HFSA/SCCT 2012 appropriate use criteria for coronary revascularization: focused update. A report of the American College of Cardiology Foundation Appropriate Use Criteria Task Force, Society for Cardiovascular Angiography and Interventions, Society of Thoracic Surgeons, American Association for Thoracic Surgery, American Heart Association, American Society of Nuclear Cardiology, and the Society of Cardiovascular Computed Tomography. *J Am Coll Cardiol*. 2012;59:857–881.
111. Hillis LD, Smith PK, Anderson JL, et al. 2011 ACCF/AHA guideline for coronary artery bypass graft surgery: a report of the American College of Cardiology Foundation/American Heart Association Task Force on Practice Guidelines. Developed in collaboration with the American Association for Thoracic Surgery, Society of Cardiovascular Anesthesiologists, and Society of Thoracic Surgeons. *J Am Coll Cardiol*. 2011;58:e123–e210.
112. Eagle KA, Guyton RA, Davidoff R, et al. ACC/AHA 2004 guideline update for coronary artery bypass graft surgery: a report of the American College of Cardiology/American Heart Association Task Force on Practice Guidelines (Committee to Update the 1999 Guidelines for Coronary Artery Bypass Graft Surgery). *Circulation*. 2004;110:e340–e437.
113. Fleisher LA, Fleischmann KE, Auerbach AD, et al. 2014 ACC/AHA guideline on perioperative cardiovascular evaluation and management of patients undergoing noncardiac surgery: a report of the American College of Cardiology/American Heart Association Task Force on practice guidelines. *J Am Coll Cardiol*. 2014;64:e77–e137.
114. Kristensen SD, Knuuti J, Saraste A, et al. 2014 ESC/ESA guidelines on non-cardiac surgery: cardiovascular assessment and management. The Joint Task Force on Non-cardiac Surgery: Cardiovascular Assessment and Management of the European Society of Cardiology (ESC) and the European Society of Anaesthesiology (ESA). *Eur Heart J*. 2014;35:2383–2431.
115. Lee TH, Marcantonio ER, Mangione CM, et al. Derivation and prospective validation of a simple index for prediction of cardiac risk of major noncardiac surgery. *Circulation*. 1999;100:1043–1049.
116. Cohen ME, Ko CY, Bilimoria KY, et al. Optimizing ACS NSQIP modeling for evaluation of surgical quality and risk: patient risk adjustment, procedure mix adjustment, shrinkage adjustment, and surgical focus. *J Am Coll Surg*. 2013;217:336.e1–346.e1.
117. Ford MK, Beattie WS, Wijeysundera DN. Systematic review: prediction of perioperative cardiac complications and mortality by the revised cardiac risk index. *Ann Intern Med*. 2010;152:26–35.
118. Hlatky MA, Boineau RE, Higginbotham MB, et al. A brief self-administered questionnaire to determine functional capacity (the Duke Activity Status Index). *Am J Cardiol*. 1989;64:651–654.
119. Goldman L, Hashimoto B, Cook EF, Loscalzo A. Comparative reproducibility and validity of systems for assessing cardiovascular functional class: advantages of a new specific activity scale. *Circulation*. 1981;64:1227–1234.
120. Beattie WS, Abdelnaem E, Wijeysundera DN, Buckley DN. A meta-analytic comparison of preoperative stress echocardiography and nuclear scintigraphy imaging. *Anesth Analg*. 2006;102:8–16.
121. McEnroe CS, O'Donnell TF Jr, Yeager A, et al. Comparison of ejection fraction and Goldman risk factor analysis to dipyridamole-thallium 201 studies in the evaluation of cardiac morbidity after aortic aneurysm surgery. *J Vasc Surg*. 1990;11:497–504.
122. Cutler BS, Leppo JA. Dipyridamole thallium 201 scintigraphy to detect coronary artery disease before abdominal aortic surgery. *J Vasc Surg*. 1987;5:91–100.
123. Boucher CA, Brewster DC, Darling RC, et al. Determination of cardiac risk by dipyridamole-

thallium imaging before peripheral vascular surgery. *N Engl J Med*. 1985;312:389–394.
124. Eagle KA, Coley CM, Newell JB, et al. Combining clinical and thallium data optimizes preoperative assessment of cardiac risk before major vascular surgery. *Ann Intern Med*. 1989;110:859–866.
125. Sgura FA, Kopecky SL, Grill JP, Gibbons RJ. Supine exercise capacity identifies patients at low risk for perioperative cardiovascular events and predicts long-term survival. *Am J Med*. 2000;108: 334–336.
126. Carliner NH, Fisher ML, Plotnick GD, et al. Routine preoperative exercise testing in patients undergoing major noncardiac surgery. *Am J Cardiol*. 1985;56:51–58.
127. Leppo J, Plaja J, Gionet M, et al. Noninvasive evaluation of cardiac risk before elective vascular surgery. *J Am Coll Cardiol*. 1987;9:269–276.
128. McPhail N, Calvin JE, Shariatmadar A, et al. The use of preoperative exercise testing to predict cardiac complications after arterial reconstruction. *J Vasc Surg*. 1988;7:60–68.
129. Mehta M, Jacobson T, Peters D, et al. Handheld ultrasound versus physical examination in patients referred for transthoracic echocardiography for a suspected cardiac condition. *JACC Cardiovasc Imaging*. 2014;7:983–990.
130. Cardim N, Fernandez Golfin C, Ferreira D, et al. Usefulness of a new miniaturized echocardiographic system in outpatient cardiology consultations as an extension of physical examination. *J Am Soc Echocardiogr*. 2011;24:117–124.
131. Mjolstad OC, Dalen H, Graven T, et al. Routinely adding ultrasound examinations by pocket-sized ultrasound devices improves inpatient diagnostics in a medical department. *Eur J Intern Med*. 2012;23:185–191.
132. Skjetne K, Graven T, Haugen BO, et al. Diagnostic influence of cardiovascular screening by pocket-size ultrasound in a cardiac unit. *Eur J Echocardiogr*. 2011;12:737–743.
133. Greaves K, Jeetley P, Hickman M, et al. The use of hand-carried ultrasound in the hospital setting: a cost-effective analysis. *J Am Soc Echocardiogr*. 2005;18:620–625.
134. Prinz C, Voigt JU. Diagnostic accuracy of a hand-held ultrasound scanner in routine patients referred for echocardiography. *J Am Soc Echocardiogr*. 2011;24:111–116.
135. Andersen GN, Haugen BO, Graven T, et al. Feasibility and reliability of point-of-care pocket-sized echocardiography. *Eur J Echocardiogr*. 2011;12:665–670.
136. Galderisi M, Santoro A, Versiero M, et al. Improved cardiovascular diagnostic accuracy by pocket size imaging device in non-cardiologic outpatients: the NaUSiCa (Naples Ultrasound Stethoscope in Cardiology) study. *Cardiovasc Ultrasound*. 2010;8:51.
137. Bansal M, Singh S, Maheshwari P, et al. Value of Interactive Scanning for Improving the Outcome of New-Learners in Transcontinental Tele-Echocardiography (VISION-in-Tele-Echo) study. *J Am Soc Echocardiogr*. 2015;28:75–87.
138. Singh S, Bansal M, Maheshwari P, et al. American Society of Echocardiography: Remote Echocardiography with Web-Based Assessments for Referrals at a Distance (ASE-REWARD) study. *J Am Soc Echocardiogr*. 2013;26:221–233.
139. Flu WJ, van Kuijk JP, Hoeks SE, et al. Prognostic implications of asymptomatic left ventricular dysfunction in patients undergoing vascular surgery. *Anesthesiology*. 2010;112:1316–1324.
140. Goldman L, Caldera DL, Nussbaum SR, et al. Multifactorial index of cardiac risk in noncardiac surgical procedures. *N Engl J Med*. 1977;297:845–850.
141. Vahanian A, Alfieri O, Andreotti F, et al. Guidelines on the management of valvular heart disease (version 2012). *Eur Heart J*. 2012;33:2451–2496.
142. Fletcher GF, Balady GJ, Amsterdam EA, et al. Exercise standards for testing and training: a statement for healthcare professionals from the American Heart Association. *Circulation*. 2001;104:1694–1740.

2 心血管影像学

MANISH BANSAL, MD, DNB CARDIOLOGY, FACC, FASE | VALENTIN FUSTER, MD, PhD, MACC | JAGAT NARULA, MD, PhD, MACC | PARTHO P. SENGUPTA, MD, DM, FACC, FASE

要 点

1. 超声心动图是在所有心脏疾病中运用最广泛的影像学检查手段。
2. 超声心动图是一种无创、安全、便捷可及、可携带的影像学检查方式，能够提供关于心脏结构和功能的多种信息。除此之外，超声心动图是唯一可以用于术中的影像学检查。
3. 结合经胸和经食管的超声影像检查可对大多数心脏病理状态提供全面的评估。三维经食管超声心动图的出现进一步加强了超声的应用，尤其是对于二尖瓣疾病的评估。
4. 负荷超声心动图对于评估诱发的心肌缺血、心肌活性和特定的瓣膜疾病有帮助。
5. 应用单光子发射计算机断层成像和正电子发射断层扫描进行心肌灌注成像，可以评估心肌缺血和活性。
6. 心脏计算机断层扫描和心脏磁共振越来越多用于当其他影像学诊断不一致或者术前准备阶段需要获得更多的信息时。
7. 心脏磁共振是量化评估心室容量、射血分数和心肌质量的金标准。也可以用于评估心室和瓣膜功能、动脉粥样硬化和斑块组成成分。
8. 计算机断层造影术是评估主动脉瘤和夹层的最佳方式。除此之外，对于行非冠状动脉手术的患者，计算机断层冠状动脉造影可以作为替代有创性冠状动脉造影排除严重冠状动脉疾病的一项检查。

影像学检查是心脏手术患者围手术期评估和管理的基础。即便对于那些没有心脏病表现的患者，也常常需要行心脏影像学检查作为术前评估的补充。

许多年前，心导管术和磁共振是仅有的临床运用的心脏影像学检查。20 世纪 70 年代早期，超声心动图技术的引入掀起了心血管影像检测技术的革命，很快超越了其他的影像学技术成为了心脏影像学的基石。由于超声心动图检测无创、安全、方便、便携、可重复并且可以提供大量的临床相关信息，它广泛的运用于各种心脏疾病的检查。

在过去的几十年中，我们见证了心脏影像技术的爆发式发展，心脏计算机断层扫描（cardiac computed tomography, CCT）、心脏磁共振（cardiac magnetic resonance, CMR）和正电子发射断层扫描（positron emission tomography, PET）已经成为常用的临床评估手段。在术前评估领域，这些新型影像学检查已经逐步替代传统的影像学检查。这一章我们将简要介绍不同的影像学检查在评估和管理不同的心脏问题时所充当的角色。

超声心动图

经胸超声心动图（transthoracic echocardiography, TTE）是每个心脏病手术患者必须要做的检查，是决定心脏手术的基础，对于不需要外科手术的患者而言，单纯的 TTE 检查通常已经足以提供有效的临床信息。而经食管超声心动图（transesophageal echocardiography, TEE）对于那些需要进行手术的患者常常是必要的。术前 TEE 能够提供手术计划相关的重要信息（例如，瓣膜修复还是瓣膜置换，单纯冠状动脉搭桥或者同期行二尖瓣置换）。在术中，TEE 是唯一可用的心脏影像学检查。术后早期阶段由于组织水肿、外科敷料和引流管导致患者体位难以改变，TTE 很难操作，因此需要进行 TEE。

左心室收缩功能的评估

左心室（left ventricular, LV）收缩功能是所有心功能中最重要的预测参数，并且几乎所有的治疗决策都依赖于患者 LV 收缩功能。对于心脏麻醉医师来说，了解患者术前 LV 收缩功能对于预判并预防围手术期并发症至关重要，同时为了诊断和管理血流动力学不稳定因素还需要持续评估 LV 收缩功能。对于进行冠状动脉搭桥术的 LV 收缩功能紊乱的患者，在撤出体外循环（cardiopulmonary bypass, CPB）后需要给予正性肌力药物[1-2]，除此之外，收缩功能障碍是可靠的手术死亡危险因素[3-5]。

左心室射血分数（LV ejection fraction, LVEF）是最简单、运用最广的评估整体 LV 收缩功能的指标。超声心动图的很多方法可以用于评估 LVEF，但是最精确的方法是双平面改良 Simpson 方法，它也被美国超声心动图协会（American Society of Echocardiography, ASE）所推荐[6]，实际操作中，LVEF 通常仅通过目测进行半定量估计，由经验丰富的超声医生采集的数据被证实有很高的精确度[7-8]。

Simpson 方法将 LV 腔想象成一堆有相同高度的盘子；LV 体积是所有盘子的容积之和（图 2.1）。通过手动追踪舒张末和收缩末期心尖四腔和两腔切面中的 LV 心内膜边界来实现。然后，这些数据经过设备的内部软件处理，以提供 LV 容积和 LVEF。该方法的主要优点是即使当心室扭曲时仍然适用，但其精确度在很大程度上取决于血液-心内膜界面的充分可视化。目前，谐波成像常规用于改善心内膜边界识别，在困难的情况下也可以使用左心室腔对比度（LV cavity contrast）。

三维超声心动图是通过超声心动图估计 LVEF 最准确方

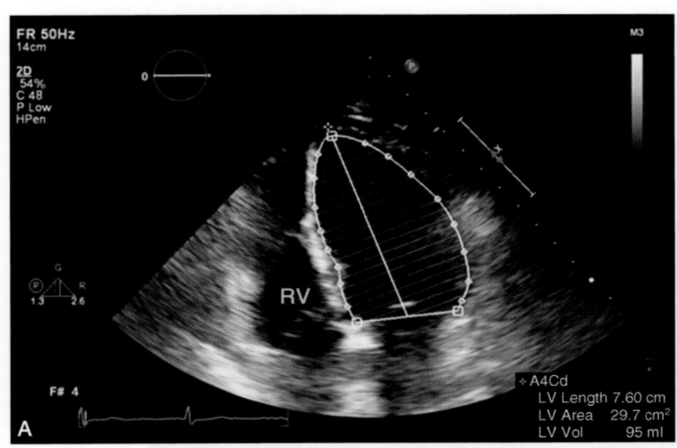

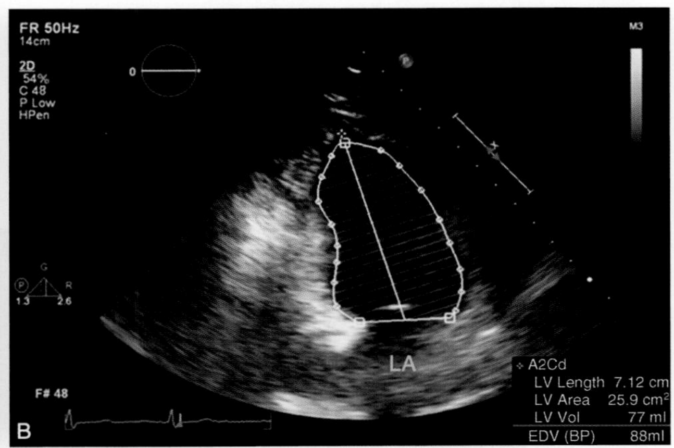

图 2.1 使用辛普森和盘法测量左心室容积和射血分数。A,舒张末期心尖四腔切面。B,收缩末期心尖四腔切面。LA,左心房;RV,右心室

法[6]。与二维方法不同,它不对左心室腔形状做出任何假设,因此不受左心室几何形状的影响。然而,它需要相当多的专业知识,具有更低的时间分辨率,并且与二维方法一样,其精度取决于图像质量。三维超声心动图对于 LVEF 的估测,需要获取整个 LV 完整全容积数据。然后使用定量软件对图像进行在线或离线分析。在舒张末期和收缩末期帧幅中对心内膜边界进行半自动识别,手动调整以纠正通过自动边界识别引入的任何错误。随后软件计算 LV 容积和 LVEF。

LV 局部收缩功能

在心脏病患者中,LV 局部收缩功能的评估具有相当大的临床意义。冠状动脉疾病(coronary artery disease,CAD)是影响 LV 局部功能的原型(prototype)心脏病,存在 LV 局部收缩功能障碍实际上是潜在 CAD 的重要诊断标准。LV 局部收缩功能的评估还可以估计整体的心肌损伤程度,识别受影响的冠状动脉,并有助于评估心肌活力和诱发心肌缺血。

在超声心动图检查中,LV 局部功能评估是通过目视检查每个心肌节段的室壁增厚程度进行的。传统上,心室按照 ASE 所推荐的分为 16 段(图 2.2)。当检查是为了与核素成像或放射学的结果进行比较时,常使用一个把心尖部作为第十七节段的 17 节段模型[6]。

根据室壁厚增厚的程度,室壁运动可以分为正常,运动减低,运动消失或反常运动,或者可以被评分为 1(正常)、2(减低)、3(消失)或 4(反常/瘤样形成)。室壁运动指数是对所有被评估的区域分数进行平均所得到的得分,可以作为整体 LVEF 的指标。在评估局部室壁运动时,必须区分实际的壁增厚和心内膜运动,这些运动常受到相邻心肌段的束缚作用和心脏平移运动的影响。下壁和后壁的 LV 节段经常被缺乏经验的临床医生错误地判定为运动减低,他们不了解,室壁增厚是评估局部 LV 功能的黄金标准。

斑点追踪超声心动图的作用

尽管 LVEF 是 LV 收缩功能最有效的测量方法,但它依赖于操作者水平、负荷状态,并且对心肌收缩功能的微小变化相对不敏感。此外,它过度简化了 LV 心肌变形的过程,而实际上这是一个复杂的多维过程。斑点追踪超声心动图(speckle-

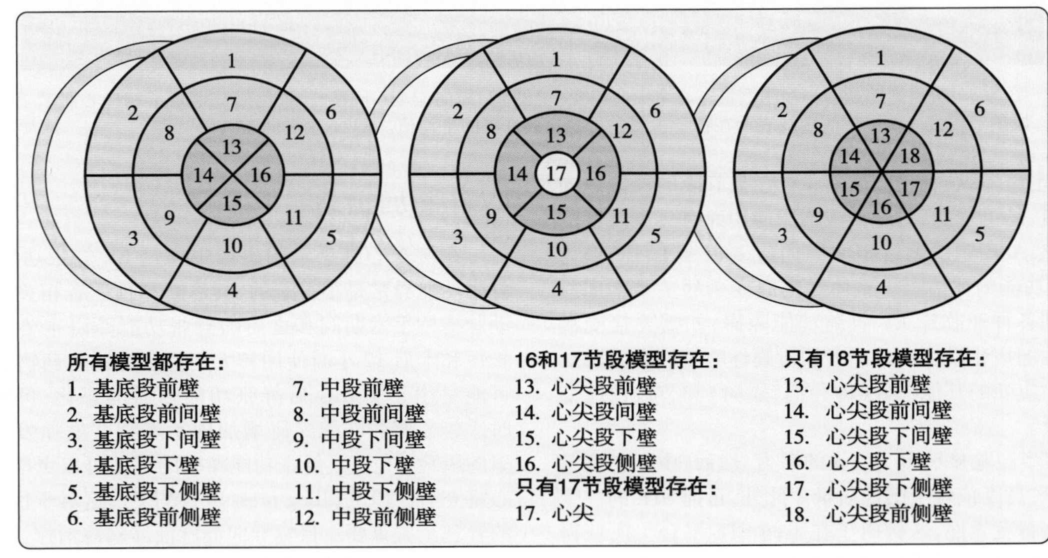

图 2.2 各种左心室分割模型的示意图:16 节段模型(左)、17 节段模型(中心)和 18 节段模型(右)。(*With permission from Lang RM, Badano LP, Mor-Avi V, et al. Recommendations for cardiac chamber quantifi cation by echocardiography in adults: an update from the American Society of Echocardiography and the European Association of Cardiovascular Imaging.* J Am Soc Echocardiogr. *2015;28:1-39 e14.*)

tracking echocardiography,STE)为这些限制提供了可能的解决方案,用于补充 LVEF 评估所传达的信息[9,10]。

STE 是一种基于灰度等级的技术,可以使用灰度超声图像中存在的声学"斑点"的逐帧追踪来测量心肌变形[10]。心肌变形的幅度为应变,即心肌节段长度百分比变化。发生这种变形的速率为应变率,以 s^{-1} 为单位。临床中,LV 心肌应变量主要在 3 个方向测量:纵向、径向和周向。此外,可以测量围绕长轴的 LV 旋转和扭转。纵向应变来自心尖四腔心、双腔和长轴切面;短轴切面用于估计径向应变、周向应变、旋转和扭曲(图 2.3)。

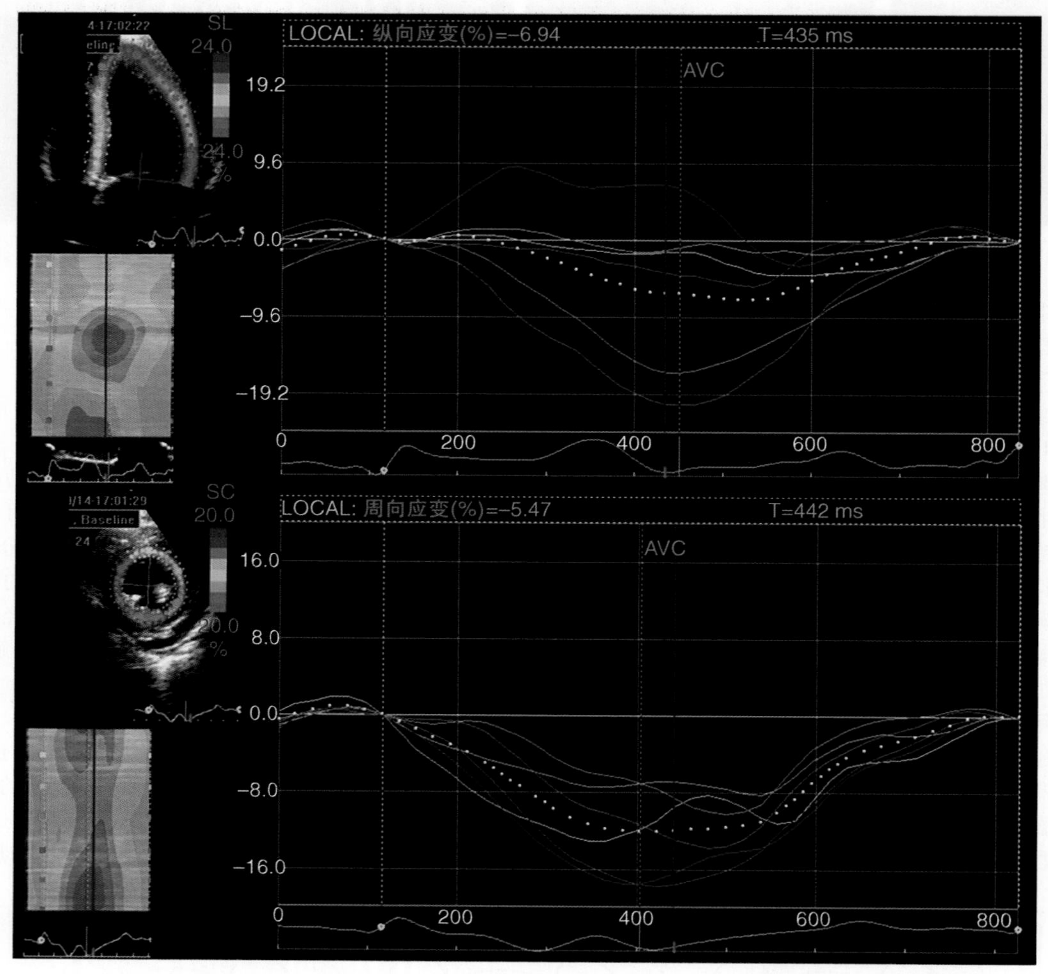

图 2.3 斑点追踪超声心动图测量左心室纵向应变(上图)和周向应变(下图)。彩色痕迹描绘了相应心肌节段的节段性应变。虚线白线表示在特定视图中可视化的 6 段的平均值。AVC,主动脉瓣关闭

目前,测定整体纵向应变,所有 LV 心肌节段的峰值纵向应变的平均值,是可行的,对于常规临床使用而言具有高度的重复性。因此,ASE 建议测量整体纵向应变以及 LVEF 作为整体 LV 收缩功能的评估[6]。整体纵向应变量的主要临床应用是早期识别各种亚临床 LV 收缩功能障碍,如需要接受潜在的心脏毒性癌症化学疗法的患者和瓣膜性心脏病和心肌病的患者时候。应变的其他部分(即径向,周向)和节段性应变临床尚未普及。

STE 的初步经验显示出了巨大的潜力,然而,由于它是基于灰阶的技术,高度依赖于图像质量。此外,目前 STE 的一个主要限制是交替变异性,这妨碍了在不同 STE 平台上所获得测量结果之间的比较[11,12]。ASE 和欧洲心血管影像协会(European Association of Cardiovascular Imaging,EACVI)工作组联合相关行业合作伙伴,正在努力将涉及 STE 技术的所有要素标准化,以尽量减少并消除供应商的依赖[12]。

LV 舒张功能评估

在接受心脏手术的患者中通过 LV 舒张功能来评估 LV 舒张功能异常是很普遍的,其诊断和预后有相关性[13]。冠状动脉搭桥手术期间和之后的舒张功能障碍主要与 CPB 时间长短和术后 12 小时使用较大剂量正性肌力药物有关[14]。这可能是由于 CABG 后舒张功能障碍的恶化,可能持续数小时[15-17]。舒张功能障碍增加围手术期并发症发生率和死亡率的风险[18]。LV 舒张功能障碍的评估可以更准确地估计左心室充盈压(LV filling pressure,LVFP),这对于优化危重患者的管理至关重要。目标导向静脉液体输注治疗,利尿剂,血管升压素以及血管扩张剂等的应用需要知道 LV 灌注压。

超声心动图是目前临床实践中评估 LV 舒张功能的最佳方式。有几种测定 LV 舒张功能的超声心动图方法[19]。测量通常开始于二尖瓣流入模式,并测量二尖瓣瓣环的速度。特

异性二尖瓣流入测量包括二尖瓣流入舒张早期(E)和舒张末期(A)速度,两者的比值(E/A)和E波(dtE)的减速时间。使用组织多普勒成像测量二尖瓣瓣环舒张早期速度(e′)。E与e′的比值。(E/e′)提供了LVFP的精确测量并且是非容量负荷依赖性的测量。左心房(left atrial,LA)容积和三尖瓣反流(tricuspid regurgitation,TR)射流速度(替代肺动脉收缩压)是其他有价值的测量。整合所有这些信息可以对大多数患者进行快速LV舒张功能的评估。必要的时候,通过评估肺静脉血流模式,二尖瓣流入血流加速,等容舒张时间等可以获得额外的信息。ASE最近发布了一些指南,概述了逐步评估LV舒张功能的方法以及对有或者没有LV收缩功能障碍患者的LVFP或LA压力的测量方法(图2.4)[19a]。

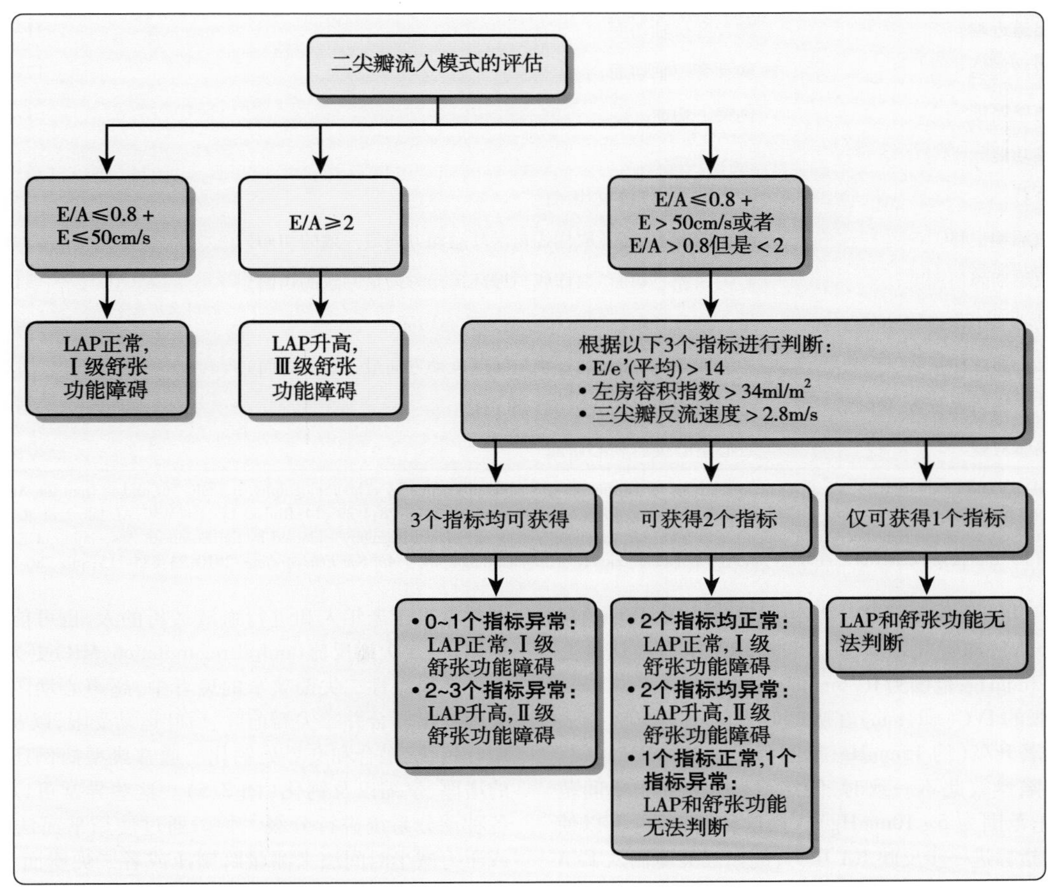

图2.4 超声心动图估计心肌疾病但伴或不伴左心室收缩功能障碍患者左心房压力和左心室舒张功能分级的算法。A,二尖瓣流入舒张末期流速;E,二尖瓣流入舒张早期速度;e′,二尖瓣瓣环舒张早期速度;LA,左心房;LAP,左房压;TR,三尖瓣反流。(*Modifid from*:*Nagueh SF*,*Smiseth OA*,*Appleton CP*,*et al. Recommendations for the evaluation of left ventricular diastolic function by echocardiography*:*an update from the American Society of Echocardiography and the European Association of Cardiovascular Imaging.* J Am Soc Echocardiogr. *2016*;*29*:*277-314.*)

右心系统评估

在没有先天性心脏病的情况下,右心功能障碍最常见继发于左心病变,尤其是MV疾病和严重的LV收缩功能障碍患者。此外,阻塞性气道疾病和肺血栓栓塞常见于心脏外科患者。原发的右心疾病较少见,包括右心室(right ventricular,RV)心肌梗死和器质性三尖瓣病变。

与LV不同,RV具有复杂的解剖结构。RV流入道部分、RV主体和右心室流出道(RV outflow tract,RVOT)不在同一解剖平面内,因此,不可能从一个声窗对整个RV进行成像。所以必须使用不同的声窗,包括RV流入道、RV流出道、RV心尖四腔心和剑突下切面(subcostal)。从这些切面对RV大小和形状的异常以及整体和局部心肌收缩性进行定性评估,并测量各种RV和右心房(right atrial,RA)径线(表2.1)。此外,还可以评估三尖瓣功能,以及是否存在心内肿物等。

由于RV形态复杂,RV射血分数通常不能采用超声心动图测量。常使用替代参数间接评估RV收缩功能,例如M型三尖瓣环平面收缩期偏移,组织多普勒成像的三尖瓣环收缩期速度、二维超声心动图的RV腔分数区域变化和从脉冲波多普勒或组织多普勒成像获得的心肌性能指标[20](见表2.1)。此外,可以使用STE测量RV游离壁纵向应变率[6]。虽然现在通过三维超声心动图测量RV射血分数已经变得可行,但该方法很麻烦,尚未临床普及[6]。

相反,RV舒张功能的评估比LV舒张功能的评估来得简单。下腔静脉(inferior vena cava,IVC)成像易于获得并可以直接估计RA压力,其在没有任何三尖瓣阻塞的情况下与RV

表 2.1 右心室大小和收缩功能的超声心动图测量指标

测量指标	经胸超声心动图切面	正常值
右心室大小		
右心室基底段直径	右心室心尖四腔心切面	25~41mm
右心室中段直径	右心室心尖四腔心切面	19~35mm
右心室纵向直径	右心室心尖四腔心切面	59~83mm
右心室流出道近端	胸骨旁长轴切面	21~35mm
右心室流出道远端	胸骨旁短轴切面	17~27mm
右心室游离壁厚度	剑突下切面	1~5mm
右心室收缩功能		
面积变化分数	右心室心尖四腔心切面	≥35%
三尖瓣环收缩期位移	心尖四腔心切面（取样线与瓣环运动方向最一致的切面）	>16mm
三尖瓣环收缩期峰值速度	心尖四腔心切面（取样线与瓣环运动方向最一致的切面）	≥10cm/s
脉冲多普勒心肌工作指数	结合胸骨旁短轴切面和心尖四腔心切面	≤0.43
组织多普勒心肌工作指数	心尖四腔心切面（取样线与瓣环运动方向最一致的切面）	≤0.54
三维超声下右室射血分数	心尖切面取得的全容积三维图像	≥45%
右心室游离壁应变	右心室心尖四腔心切面	-20%或更多

From Lang RM, Badano LP, Mor-Avi V, et al. Recommendations for cardiac chamber quantifi cation by echocardiography in adults: an update from the American Society of Echocardiography and the European Association of Cardiovascular Imaging. *J Am Soc Echocardiogr*. 2015; 28: 1-39 e14; Rudski LG, Lai WW, Afi lalo J, et al. Guidelines for the echocardiographic assessment of the right heart in adults: a report from the American Society of Echocardiography endorsed by the European Association of Echocardiography, a registered branch of the European Society of Cardiology, and the Canadian Society of Echocardiography. *J Am Soc Echocardiogr*. 2010; 23: 685-713; quiz 786-788.

充盈压力（RV filling pressure，RVFP）相同[20]。如果 IVC 的尺寸正常（≤21mm），深吸气塌陷超过 50%，RA 压力被认为是正常的（即约 3mmHg；范围为 0~5mmHg）。

然而，扩张的 IVC（>21mm）在吸气时塌陷小于 50% 则表明 RA 压力显著升高（约 15mmHg；范围为 10~20mmHg）。当 IVC 尺寸和塌陷性彼此不一致时，假定 RA 压力处于中间范围（约 8mmHg；范围为 5~10mmHg）。在这种情况下，可以使用一些其他的指标进一步反映 RA 压力，例如三尖瓣流入 E/A 和 E/E′的比值，E 波衰减时间和肝静脉血流模式。因为 IVC 大小和塌陷性都受到正压通气的影响，所以这种方法不能用于评估围手术期常见的机械通气患者的 RA 压力。在这种情况下，肝静脉血流模式可以提供关于 RA 压力的有价值的信息。

RV 收缩压和肺血管阻力也可以通过超声心动图估算（见后面的讨论）。

瓣膜病变的评估

对于心外科来说，瓣膜性心脏病是 CAD 后第二大常见的心脏疾病指征。在其他心脏和非心脏手术患者中，瓣膜病变也经常见。

超声心动图是目前用于评估瓣膜性心脏病的最佳方式。TTE 和 TEE 的组合可以综合评估瓣膜的解剖和功能，并提供明确的是否需要瓣膜手术和如何治疗所需的所有相关信息。此外，术中 TEE 可用于评估瓣膜手术成功与否并及时发现相关手术并发症（例如，LV 流出道梗阻，瓣周反流）。

二尖瓣病变

迄今为止，风湿性心脏病是二尖瓣狭窄（mitral stenosis，MS）的最常见原因，甚至在发达国家也是如此。二尖瓣瓣环钙化常见于老年人和进行血液透析的人，也可能产生二尖瓣梗阻，但二尖瓣反流（mitral regurgitation，MR）更为常见。

在风湿性二尖瓣狭窄的患者中，超声心动图通常显示二尖瓣叶增厚合并二尖瓣前叶、后叶运动受限，以及不同程度的瓣叶钙化、融合和交界处钙化。通常典型病例还存瓣下结构的增厚，挛缩以及钙化（图 2.5）。这些异常可以通过可用的各种评分系统进行分级[21-25]。通过使用平面法（planimetry）或压力减半时间法来测量跨瓣压或者二尖瓣面积，可以评估二尖瓣狭窄的严重程度[26]（表 2.2；见图 2.5）。其中，因为不受心率和血流动力学的影响，二尖瓣描记法是最准确的方法（除非在腱索水平有明显的梗阻）。然而，它的准确性取决于灰度图像质量，并且必须精确地定位在二尖瓣叶的尖端进行测量。三维超声心动图是用于测量的最佳模式，因为它允许操作者将成像平面准确地定位于所需的测量平面[27,28]。超声心动图除了可用于二尖瓣形态和二尖瓣狭窄严重程度的评估外，也有助于评估合并的瓣膜病变（如果有的话）以及检测 LA 或左心耳的附壁血栓。

与二尖瓣狭窄相比，二尖瓣反流的病因和致病机制更复杂。二尖瓣反流可以是器质性的，可由二尖瓣的一个或多个组成部分直接病变引起，包括风湿性心脏病、退行性心脏病、全身炎性疾病、感染性心内膜炎、缺血性心脏病（腱索或乳头肌断裂）以及先天性心脏病（图 2.6）。二尖瓣反流也可以是功能性的：二尖瓣结构本身是正常的，但是由于 LV 局部或整体的扩张和功能障碍，使得收缩期的瓣叶闭合受损。功能性二尖瓣反流在接受冠状动脉搭桥术并且有 LV 收缩功能障碍的患者中是常见的，并且是这些患者的并发症发病率和死亡率的独立危险因素[29-31]。

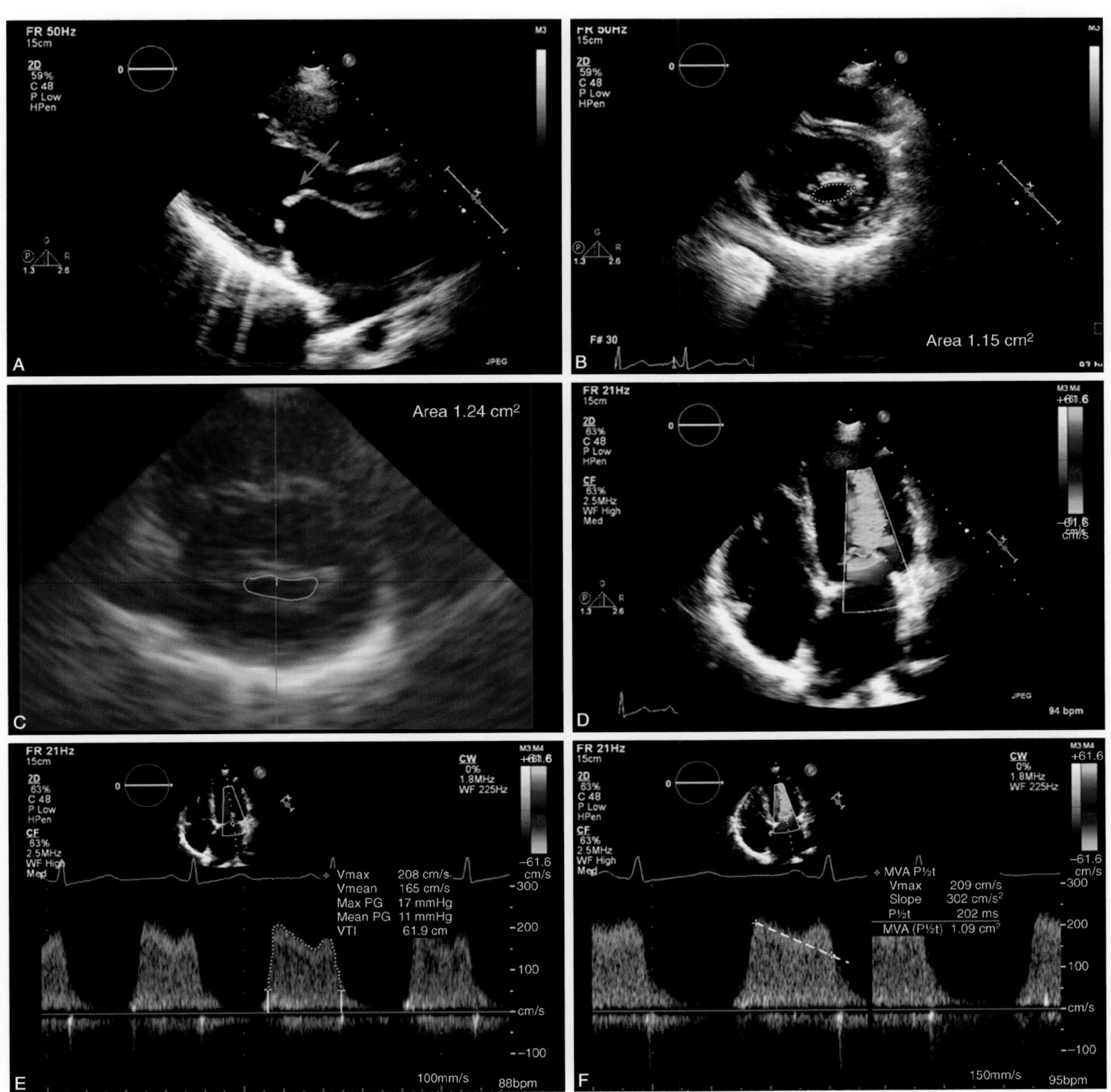

图 2.5 风湿性二尖瓣狭窄患者的典型超声心动图检查结果。A,胸骨旁长轴切面显示二尖瓣叶开放受限,二尖瓣前叶隆起(箭头)。显示了使用二维(B)和三维(C)超声心动图从胸骨旁短轴切面测量二尖瓣面积的方法。D,彩色多普勒心尖四腔切面显示湍流前方血液流经狭窄的二尖瓣。显示连续波多普勒用于通过压力减半时间方法评估二尖瓣压差(E)和二尖瓣口面积(F)

表 2.2 二尖瓣病损严重程度的超声心动图诊断标准

测量参数	轻度	中度	重度
二尖瓣狭窄			
特异性结果			
二尖瓣开口面积/cm^2	>1.5	1.0~1.5	<1.0
支持性结果			
二尖瓣平均跨瓣压差[a]/mmHg	<5	5~10	>10
肺动脉收缩压/mmHg	<30	30~50	<50
二尖瓣反流			
心脏结构指标			
左房大小	正常[b]	正常或扩大	通常扩大[c]
左室大小	正常[b]	正常或异常	通常异常[c]
二尖瓣瓣环	正常或异常	正常或异常	异常
多普勒测量指标			
反流面积[d]/cm^2	小束、中央型反流(通常<4cm^2或<20%左房面积)	呈多样性	大束、中央型反流(通常>10cm^2或>40%左房面积)或不同大小的偏心性反流
二尖瓣脉冲多普勒	A 波主导[e]	呈多样性	E 波主导(E 通常>1.2m/s)[e]
反流束密度(连续多普勒)	模糊	密实	密实
反流束轮廓(连续多普勒)	抛物线型	通常呈抛物线型	早期峰值呈三角形
肺静脉血流	收缩期主导[f]	收缩期低钝[f]	收缩期血流反向[g]
定量指标[h]			
缩流颈直径/cm	<0.3	0.3~0.69	≥0.7
反流容积[i]/(ml/心动周期)	<30	30~44(轻中度) 45~59(中重度)	≥60
反流分数/%	<30	30~39(轻中度) 40~49(中重度)	≥50
有效反流口面积[j]/cm^2	<0.20	0.20~0.29(轻中度) 0.30~0.39(中重度)	≥0.40

[a]心率在 60~80 次/min。
[b]除非存在其他会导致左心房、左心室扩大的因素。
[c]急性二尖瓣反流除外。
[d]尼奎斯特极限在 50~60cm/s。
[e]通常适用于大于 50 岁的患者,或者患者伴有舒张功能障碍但不合并二尖瓣狭窄或其他会导致左房压升高的原因。
[f]除外其他会导致收缩期低钝的原因(例如,心房颤动,左房压升高)。
[g]肺静脉收缩期反向血流是二尖瓣反流的特异性发现,但并不敏感。
[h]定量指标可将二尖瓣中度反流细分为轻-中度和中-重度,如表所示。
[i]对于左室收缩功能障碍导致的功能性二尖瓣反流,≥30ml 是判断严重程度的临界值。
[j]对于左室收缩功能障碍导致的功能性二尖瓣反流,≥0.2cm^2 是判断严重程度的临界值。

From Baumgartner H, Hung J, Bermejo J, et al. Echocardiographic assessment of valve stenosis: EAE/ASE recommendations for clinical practice. *J Am Soc Echocardiogr*. 2009;22:1-23;quiz 101-102;Zoghbi WA, Enriquez-Sarano M, Foster E, et al. Recommendations for evaluation of the severity of native valvular regurgitation with two-dimensional and Doppler echocardiography. *J Am Soc Echocardiogr*. 2003;16:777-802.

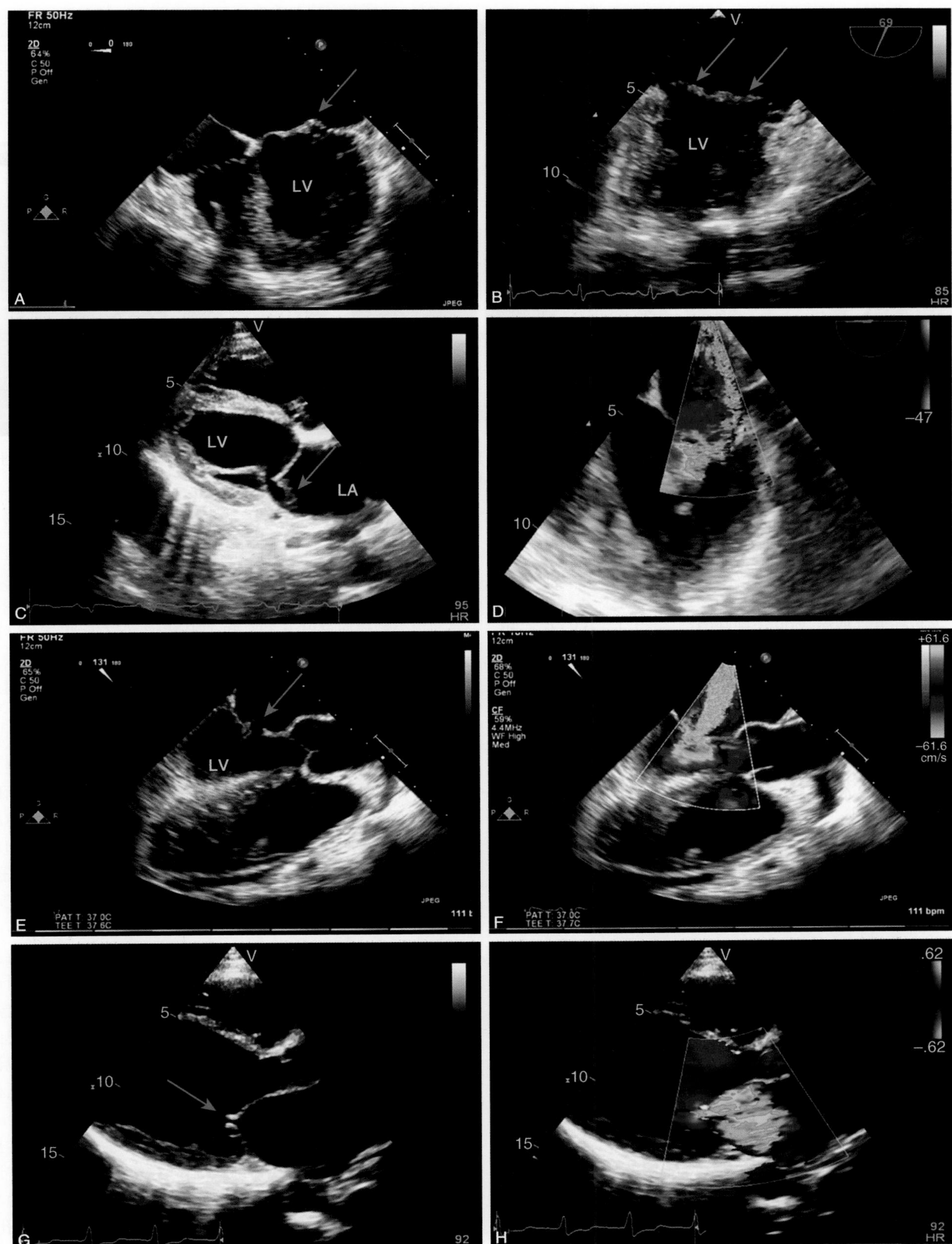

图2.6　来自各种原因的二尖瓣反流的示例性例子。A和B，双叶二尖瓣脱垂（箭头）。C和D，继发于急性心肌梗死的乳头肌断裂。看到撕裂的乳头肌脱向左心房（C，箭头），导致偏向后叶严重的二尖瓣反流（D）。E和F，感染性心内膜炎伴二尖瓣前叶穿孔等（E，箭头）导致穿孔（F）严重的二尖瓣反流；G和H，继发于左心室收缩功能障碍和扩张的功能性严重二尖瓣反流。二尖瓣叶明显栓系导致对合不良（G中的箭头）。LA，左心房；LV，左心室

由于探头位置距离二尖瓣很近，TEE 可以非常清晰地显示二尖瓣结构、精确的病理改变及范围，以及二尖瓣瓣环大小、乳头肌和腱索的几何形态等。另外，在功能性二尖瓣狭窄的患者中，可以评估反流高度、反流面积和对合长度。三维 TEE 提供关于二尖瓣反流病理改变更多信息。三维 TEE 的一个主要优点是它提供了二尖瓣的“外科医生视角”，便于术前对二尖瓣反流的病理改变进行评估（图 2.7）。

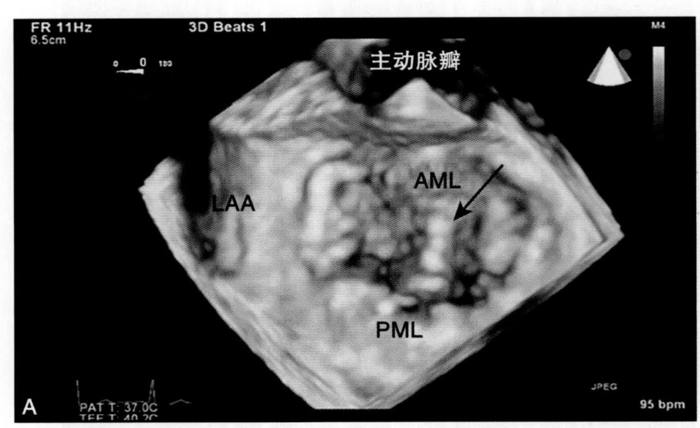

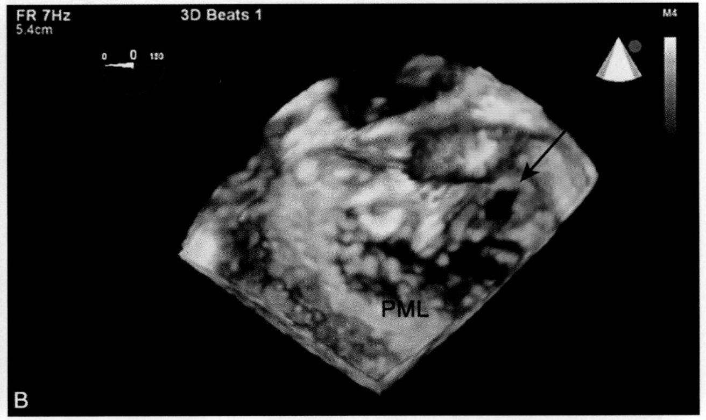

图 2.7 三维经食管超声心动图显示左心房观的二尖瓣，主动脉瓣位于 12 点位置（“外科医生视角”）。A，二尖瓣前叶 A2 的 A2 扇形脱出（箭头）。B，二尖瓣前叶的 A3 扇形穿孔（箭头）。AML，二尖瓣前叶；LAA，左心耳；PML，二尖瓣后叶

为了评估二尖瓣反流的严重程度，可以结合使用二维超声和多普勒超声，如表 2.2 所示。与器质性二尖瓣反流相比，常用较低的阈值来确定功能性二尖瓣反流的严重程度[33]。

主动脉瓣病变

老年性退行性变，双叶主动脉瓣（aortic valve，AV）病变和风湿性心脏病是主动脉瓣狭窄（aortic regurgitation，AS）的最常见原因。它们同的也可能导致主动脉瓣反流（aortic regurgitation，AR）。主动脉瓣反流也可能由主动脉根部病变，感染性心内膜炎，全身炎症性疾病和其他原因引起。

主动脉病变的超声心动图评估与二尖瓣病变原理相似（表 2.3）[26,32]。然而，与二尖瓣相比，充分显示主动脉瓣更加困难，即使在 TEE 上也是如此。在常规 TEE 视图中无法将多普勒波束与血流方向对齐，为评估主动脉病变严重程度带来了进一步的挑战。需要使用 TEE 的深胃底切面才能测量主动脉瓣跨瓣压，但并不总能得到令人满意的结果。评估主动脉狭窄严重程度的另一个挑战是尽管主动脉狭窄明显，但主动脉跨瓣压的降低并不相匹配[26,33-35]。这种差异在 LV 收缩功能障碍的患者中是常见的。多巴酚丁胺超声心动图有助于进一步评估这些患者，具体见下文。然而，在正常 LVEF 的患者中也可以看到一个矛盾的低跨瓣压。其确切发病机制、预后意义和最佳管理策略仍然是有争议的[33-35]。

其他瓣膜病变

功能性三尖瓣反流是外科手术中另一种常见的瓣膜病变。任何造成严重肺动脉高压的情况都可导致三尖瓣反流。在心脏病患者中，最常见的原因是严重的 LV 收缩功能障碍和明显的二尖瓣疾病。在没有肺动脉高压的情况下，显著的三尖瓣反流发生概率并不高，可能是继发于先前 RV 心肌梗死、房间隔缺损或直接累及三尖瓣的风湿性心脏病、类癌、创伤、感染性心内膜炎或 Ebstein 畸形。严重的器质性的三尖瓣反流通常需要外科手术，但功能性的三尖瓣反流的最佳治疗策略仍然存在争议。虽然原发病的矫正可能使三尖瓣反流得到部分或完全缓解，但如果存在三尖瓣环扩张，则不太可能好转，甚至可能进展。在进行二尖瓣手术的患者中，在术前超声心动图下，最大三尖瓣环直径大于 4cm（或>21mm/m^2）通常被认为在进行二尖瓣手术时需要同时手术矫正三尖瓣反流[33,36-37]。

三尖瓣病变可以由 TTE 和 TEE 成像，但有时患者的 TTE 声窗不佳，或 TEE 检测可能不充分。瓣膜形态、瓣环大小、三尖瓣反流程度、RV 收缩功能的状态和 RA 压力是需要从超声心动图获得的重要数据。

三尖瓣狭窄罕见，通常是先天性的，与类癌肿瘤相关，或者源于风湿性。明显的肺动脉反流也很罕见，通常发生继发于肺动脉高压或先天性肺动脉狭窄矫正术后。然而，肺动脉狭窄并不少见。它几乎全部是先天性的，通常发生在单纯的瓣膜，瓣下或瓣上狭窄。在 TTE 或 TEE，尤其是成年人，肺动脉瓣不太容易显示，但在大多数患者中可以估计跨肺动脉压。

除了原发的瓣膜疾病，患者可以呈现各种各样的人工心脏瓣膜（prosthetic heart valve，PHV）相关并发症。虽然超声心动图仍然是评估 PHV 功能的主要方式，但是机械瓣膜，特别是人工主动脉瓣的显示很困难，主要是由于瓣膜材料会引起的声影和其他伪像。然而，二尖瓣 PHV 可以相当好地成像，特别是 TEE。它对梗阻部分的移动性、瓣膜组织增厚、瓣膜的裂隙、瓣周漏以及血管翳、血栓或赘生物都可以进行有效地诊断。另外，可以获得一定的血流动力学信息，并且与解剖结构的变化结合，来确定 PHV 功能障碍的真实机制和严重程度。

感染性心内膜炎是自体或人工瓣膜手术后的另一个常见并发症。这是一种危及生命的疾病，死亡率高达 40%[38]。诊断通常基于通过超声心动图观察心内膜，这是诊断感染性心内膜炎的主要方式。在严重的情况下，也可以看到瓣膜穿孔、瓣周脓肿和 PHV 裂隙。随着现代技术的发展，TTE 检测自体瓣膜心内膜炎的敏感性在 82%～89%之间，特异度为 70%～90%[38-41]。然而，对于人工瓣膜心内膜炎，TTE 的敏感性相当差（<50%）。TEE 显然是感染性心内膜炎更好的检查方式。对于原发性心内膜炎，TEE 具有 90%至 100%的敏感性，特异

表 2.3 主动脉瓣病损严重程度的超声心动图诊断标准

测量参数	轻度	中度	重度
主动脉瓣狭窄			
主动脉瓣血流峰值速度/(m/s)	2.6~2.9	3.0~4.0	>4.0
主动脉瓣平均跨瓣压差[a]/mmHg	<20	20~40	>40
主动脉瓣瓣口面积/cm^2	>1.5	1.0~1.5	<1.0
主动脉瓣瓣口面积指数/(cm^2/m^2)	>0.85	0.60~0.85	<0.60
速度比率(左室流出道流速/主动脉瓣流速)	<0.50	0.25~0.50	<0.25
主动脉瓣反流			
心脏结构指标			
左室大小	正常[b]	正常或扩大	通常扩大[c]
主动脉瓣瓣叶	正常或异常	正常或异常	异常/脱垂或大范围的对合面缺失
多普勒测量指标			
左室流出道里反流束宽度[d]	小束、中央型反流	介于两者之间	大束、中央型反流;偏心性反流呈多样性
反流束密度(连续波)	模糊	密实	密实
反流束减速速度(压力减半时间/ms)[e]	慢,>500	中等,200~500	快速,<200
降主动脉舒张期反向血流(脉冲多普勒)	短暂,舒张早期反向血流	中等	明显的全舒张期反向血流
定量指标[f]			
缩流颈直径[d]/cm	<0.3	0.3~0.60	≥0.6
反流宽度与左室流出道直径比例[d]/%	<25	25~45(轻中度) 46~64(中重度)	≥65
反流横截面积与左室流出道横截面积比例[d]/%	<5	5~20(轻中度) 21~59(中重度)	≥60
反流容积/(ml/心动周期)	<30	30~44(轻中度) 45~59(中重度)	≥60
反流分数/%	<30	30~39(轻中度) 40~49(中重度)	≥50
有效反流口面积/cm^2	<0.10	0.10~0.19(轻中度) 0.20~0.29(中重度)	≥0.30

[a] 心率在 60~80 次/min。

[b]除非存在其他会导致左心室扩大的因素。

[c]急性主动脉瓣反流除外。

[d]尼奎斯特极限在 50~60cm/s。

[e]左室舒张压升高和血管扩张剂都会使压力减半时间缩短,对于长时间适应的严重主动脉瓣反流患者,压力减半时间可能会延长。

[f]定量指标可将主动脉瓣中度反流细分为轻-中度和中-重度,如表格所示。

From Baumgartner H, Hung J, Bermejo J, et al. Echocardiographic assessment of valve stenosis: EAE/ASE recommendations for clinical practice. *J Am Soc Echocardiogr*. 2009;22:1-23;quiz 101-102;Zoghbi WA, Enriquez-Sarano M, Foster E, et al. Recommendations for evaluation of the severity of native valvular regurgitation with two-dimensional and Doppler echocardiography. *J Am Soc Echocardiogr*. 2003;16:777-802.

性超过 90%。即使对于人工瓣膜心内膜炎,TEE 也是非常准确的,灵敏度在 80% 到 90% 之间,特异性高达 90% 以上[38-44]。

血流动力学评估

尽管有创血流动力学监测是进行心脏手术的患者常规方法,但如果有创血流动力学监测不可行,超声心动图提供了一个很好的选择。通常情况下,超声心动图是术前、转出 ICU 以后以及非心脏手术后血流动力学评估的最佳选择。超声心动图的另一个优点是它可以将血流动力学信息与心脏解剖结构以及功能直接关联。超声心动图可以获得大量的血流动力学信息,包括心内压、心输出量和血管阻力。

心腔内压力

可以使用简化的伯努利方程(Bernoulli equation)得出范围广泛的心内压力,该方程式表明驱动心血管系统内的血流射流的压力梯度(ΔP)等于 $4v^2$,其中 v 是峰值射流速度。如果已知上游或下游室内的压力,则可以通过测量两个室之间的峰值喷射速度来计算另一个室中的压力。该公式常用于估计来自三尖瓣反流射流的 RV 收缩压或肺动脉收缩压。RV 收缩压是通过将平均 RA 压力(从先前描述的 IVC 测量估计的或头高位的颈静脉观察估计的)累加到峰值三尖瓣反流喷射压力梯度而得到的。在没有任何 RVOT 梗阻的情况下,RV 收缩压与肺动脉收缩压相同。使用其他射流(例如,来自肺动脉反流流喷射血流的肺动脉舒张末期压力,来自穿过心室间隔缺损的喷射血流的 RV 收缩压,来自二尖瓣反流喷射血流的 LA 压力)来估测其他心内压差可以应用相同的原理。

还有一些方程可用于从 RVOT 加速时间和肺动脉反流喷射速度来估测肺动脉峰值收缩压和平均压[45-48]。然而,这些公式涉及某些假设,其准确性受到几种血流动力学因素的影响。

心输出量和血管阻力

在超声心动图中,通过任何心脏结构的血流量可以通过将结构的横截面乘以通过该结构的血流的速度-时间积分(velocity-time integral,VTI)来简单地估计。这可以给出每搏量,然后乘以心率来计算心输出量(cardiac output,CO)。

在临床实践中,左心室流出道(LV outflow tract,LVOT)是最常用于测量 CO 的部位(图 2.8)。LVOT 易于显示,形状几乎为环形,在心脏周期内的大小变化不大。另外,流经 LVOT 的血液主要是层流,这样可以最大限度地减少混杂。LVOT 直径从胸骨旁或 TEE 长轴切面测量,VTI 从心尖五腔心切面或 TEE 经深胃底切面(使用脉冲波多普勒超声检查)测量。在获得这些测量值时,应保持精确性,因为进行计算时任何错误都会被放大[49]。

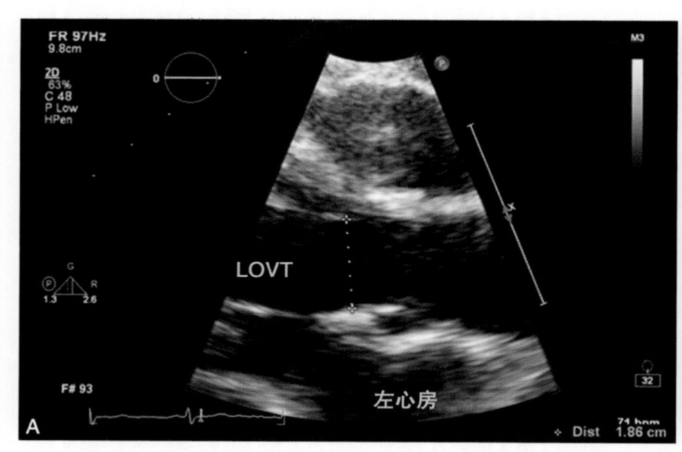

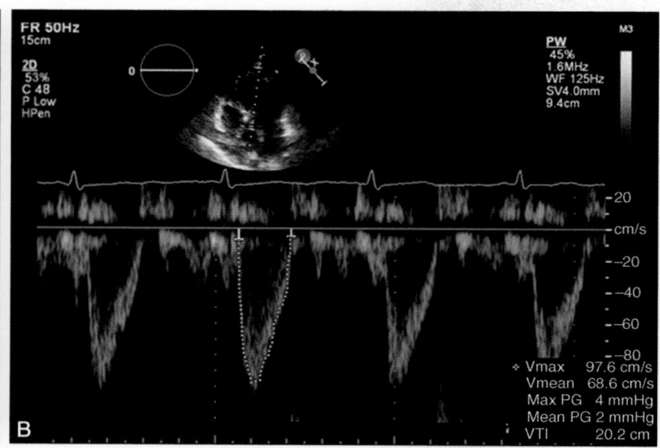

图 2.8 超声心动图估测左心室流出道(LVOT)的心输出量。A,LVOT 直径是从胸中段的胸骨旁长轴切面测量的。B,使用脉冲波多普勒超声在心尖四腔心切面中测量 LVOT 速度-时间积分(VTI)。详情请参阅正文

在几种情况下,在 LVOT 测量的 CO 可能不准确或代表真正的 CO,包括严重的 LVOT 梗阻和 AR。在这种情况下,只要没有明显的 MR 或心内分流,可以在 MV 或 RVOT 进行测量。

一旦 CO 被确定,可以使用欧姆定律的原理来估计全身血管阻力(systemic vascular resistance,SVR),即任何血管阻力等于压力差除以流量:

SVR=(平均主动脉压-平均右心房压)/全身血流量

平均血压用作替代平均主动脉压;如前所述所有数值均可以通过超声心动图获得。当压差以 mmHg 和 CO(L/min)测量压力梯度时,血管阻力以 Wood 单位描述,可以通过乘以 80 转换为公制单位(dynes · s · cm^{-5})。

虽然可以应用类似的方程来估计肺血管阻力(pulmonary vascular resistance,PVR),但由于通过超声心动图获得肺动脉压很困难,因此通常不使用。已经提出了一种替代的,更简单的方法来测量 PVR(以 Wood 为单位);它依赖于 TR 射流速度(m/s)和 RVOT-VTI(cm):

PVR=[TR 峰速/(RVOT-VTI)]×10+0.16

心包疾病

出血性心包积液在心脏手术后早期常见的并发症,也是术后血流动力学不稳定的重要原因。心包积液也可以继发于许多心脏和非心脏疾病中,例如,它可以作为心肌梗死或心脏手术后的一种免疫反应。超声心动图不仅可以检测和量化心包积液,也可以评估其对血流动力学的影响。

心包积液或积血可以布满整个心包也可以是局限性的,它通常表现为心脏外的透明空间。然而,当出血是导致心包积血的原因时,由于流体有回声,甚至可以看到血块。此外,在渗出性心包积液的情况下,通常可以看到纤维带,隔膜和心包回声脱落。当心包积液位于 LV 后方时,可能难以与胸膜积液区分。如果延伸下行胸主动脉后面,表明是胸膜起源,而不是心包。

当心包积液可见时,一个重要的临床问题是是否有任何心脏压塞的证据。舒张期 RA 和 RV 塌陷,二尖瓣和三尖瓣血流流入速度明显限制且伴有明显的呼吸变异,以及扩张的非塌陷 IVC 表明存在心脏压塞(图 2.9)。由于积液积累的速度比心脏压塞积液的量更重要,所以积液本身的尺寸不是可靠的指标。

除心包积液外,缩窄性心包炎是另一种常见的心包病变,它本身就是心脏手术的指征。在疑似慢性收缩性心包炎的患者中,心包增厚和钙化可以通过超声心动图显现。然而,更常见的是收缩功能受限导致的血流动力学异常。提示收缩功能受限的超声心动图显示包括:①严重的心室相互依赖性,如室间隔跳动,室间隔位置随呼吸运动改变,以及二尖瓣和三尖瓣血流速度随呼吸变化显著;②具有相对保留或严重的二尖瓣 e′(称为环状悖论)或比侧面 e′更高的内侧二尖瓣 e′(称为环状逆向)的限制性二尖瓣增压模式;③扩张的非塌陷 IVC。在

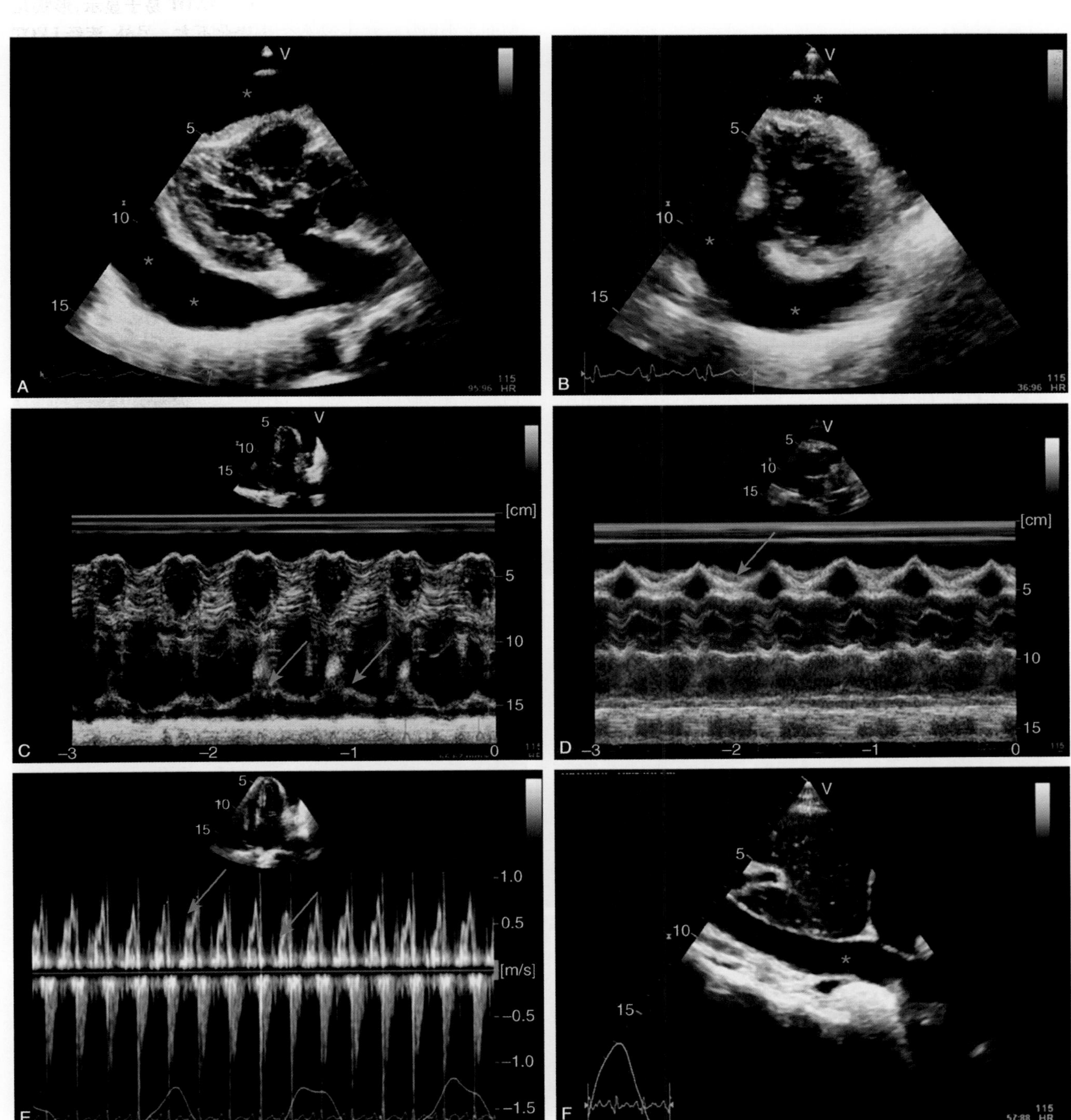

图 2.9 心脏压塞患者。胸骨旁长轴切面(A)和短轴切面(B)显示周围大量心包积液(星号)。C,舒张晚期右心房塌陷(箭头)。D,舒张早期右心室塌陷(箭头)。E,二尖瓣血流速度呈明显的呼吸相关变异(箭头)。F,扩张的下腔静脉(星号)提示右心室充盈压增高

不确定的情况下,评估心肌应变和扭转异常可能提供进一步的线索,以帮助达到准确的诊断[50-51]。

在各种心包病变的患者中,超声心动图不仅有助于诊断评估,而且有助于指导治疗干预(如心包穿刺术、心包切除术)以及评估手术的有效性。

主动脉疾病

主动脉瘤和主动脉夹层是常见的心脏病变。尽管血管内修复已经相对成熟,但手术仍然是大多数患者的主要治疗方式。虽然 CCT 是主动脉成像的可选方式,但超声心动图是初步评估的良好方式,特别是对于急性或血流动力学不稳定的患者。

升主动脉瘤通常由于囊内侧变性造成;经常累及主动脉根部并引起 AR。这些动脉瘤在高血压、二瓣化 AV 或结缔组织疾病(如 Marfan 综合征或 Ehlers-Danlos 综合征)患者中更常见(见第 23 章)[52]。相比之下,降主动脉瘤主要由动脉粥样硬化引起,与 CAD 有相同的危险因素。在降主动脉动脉瘤中,腹主动脉瘤比胸主动脉瘤更为常见。

虽然 TTE 可以提供主动脉根部和升主动脉近端的清晰图像,但主动脉弓和降主动脉的成像通常是具有挑战性的。相比之下,除了主动脉根部和升主动脉的近端之外,TEE 还可以对整个降主动脉进行成像,但主动脉弓,特别是近端部分,由于左主支气管在超声束的路径中不能显像。主动脉瘤显示为主动脉段的局部扩张,超过正常大小的 1.5 倍。超声心动图可用于测量动脉瘤的宽度和纵向范围,以及其与主要解剖标志物的关系。此外,特别是在大动脉瘤,经常看到附壁血栓。

升主动脉夹层是一种真正的心脏外科急症,需要紧急诊断和手术治疗。在主动脉夹层中,内膜撕裂与主动脉真腔相通。中层暴露于血流中,形成典型的假腔。假腔延伸可以为顺行或逆行,通常累及分支动脉[53]。主动脉夹层最常见于承受最大压力的两个位置之一:正好位于 Valsalva 窦部上方的升主动脉(65%)或紧挨着锁骨下动脉(20%)的降主动脉。其他少见的部位包括主动脉弓(10%)和腹主动脉(5%)。

超声心动图是用于初步评估主动脉夹层患者的最佳方式,特别是近端主动脉夹层。TTE 对于诊断近端主动脉夹层的灵敏度为 77%~80%,特异性为 93%~96%,而 TEE 的灵敏度和特异性则分别为 98% 和 95%[54,55]。由于前面所述原因,TTE 检测远端主动脉夹层的敏感性要低得多,TEE 可以诊断涉及胸降主动脉在内的大部分主动脉夹层。TEE 还可以显示内膜撕裂的破口,其敏感性和特异性分别为 98% 和 95%(图 2.10)。

其他疾病

超声心动图也可为因各种结构性病变而接受心脏手术的

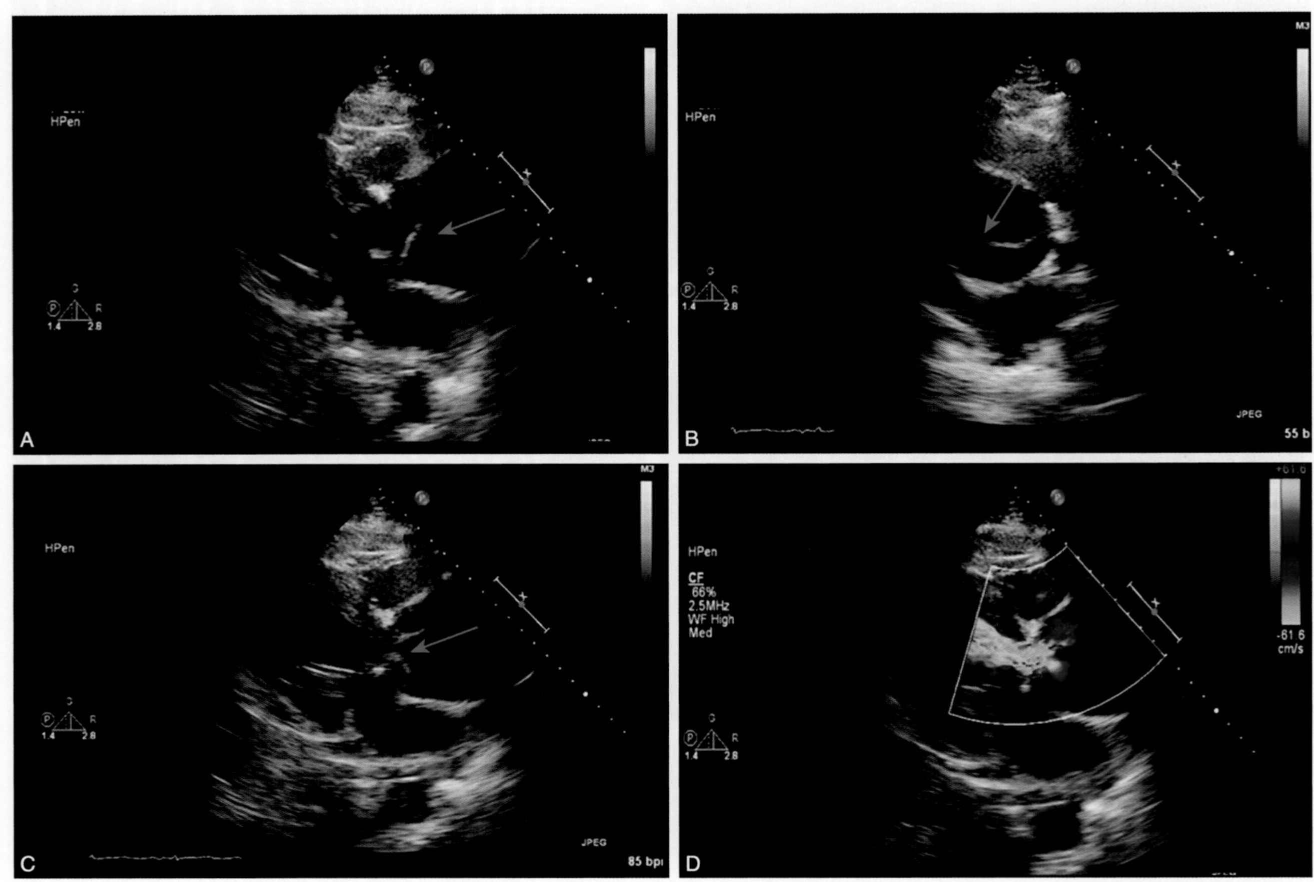

图 2.10 近端主动脉夹层的示例。在长轴视图(A)和短轴视图(B)中的升主动脉中可见撕裂内膜片(箭头)。夹层累及使主动脉瓣叶脱垂(C,箭头),导致严重的主动脉瓣关闭不全(D)

患者提供外科相关的信息，例如肥厚型心肌病或心内肿物。在进行室间隔心肌切除术的肥厚型心肌病患者中，超声心动图描绘了室间隔肥厚程度、最大厚度部位、任何乳头肌异常的存在，以及 MR 的存在、严重程度和机制，所有这些都有助于规划外科手术。

负荷超声心动图

在成像时引入血流动力学应激，大大扩展了超声心动图的诊断范围。可以评价诱发的心肌缺血和心肌存活力，可以证实患者的症状，也可以更好地评估存在争议的瓣膜病变引起的血流动力学改变。

心肌缺血

评估心肌缺血是否存在、范围和严重程度是进行负荷超声心动图的最常见指征。在进行负荷超声心动图的过程中，如果出现新的室壁运动异常可以确诊诱导性缺血，常见的室壁运动异常可能表现为增厚延迟、增厚减弱或完全无增厚。

患者可以通过运动或使用药物来进行应激负荷[56]。对于能够主动活动的患者，运动是首选的方式，因为它是生理性的、症状相关的，并可以同时评估功能储备，其本身是一个强大的预后标记。运动最常在跑步机上完成，或者少数也可在自行车上完成[57]。与自行车测试法相比，跑步机运动通常会在应激测试过程中产生更大的负荷。然而，在自行车测试过程中较低的工作负荷可由运动过程中成像的能力来补偿，所以两种模式具有相同的诊断准确性[58]。

药剂应激测试是一个阴性的预后因素，因为不能达到足量的活动进行运动应激测试的患者其心血管疾病和其他合并症的发生率更高。药物应激测试可以使用多巴酚丁胺(其是变时/变力药物)或血管舒张药(如双嘧达莫或腺苷)来进行。阿托品通常与药物应激测试相结合，以增加测试的敏感性[59-62]。

如果患者有植入式心脏起搏器和起搏器依赖的节律，则可以使用外部程序调控序贯性地增加心率来进行起搏应激超声心动图。它通常结合多巴酚丁胺输注同步增加收缩力。

无论应激的模式如何，成像流程几乎是相同的[56]。在基线，峰值应激时以及紧随其后的阶段上获取代表性的灰度图像(通常为胸骨旁长轴、心室中段短轴、心尖四腔心和心尖双腔心切面)。自行车运动和药物也可以获得低压小和恢复图像。血动力学数据(例如，LVFP，TR，MR)也在基线和值压力下捕获。使用数字化的四屏显示格式来分析灰度图像中的任何诱导壁运动异常，以允许并排比较。

在许多研究中已经研究了负荷超声心动图检测诱导型缺血的准确性。在大型 meta 分析中，运动超声心动图的平均敏感度和特异度分别为 83% 和 84%[63]。这些值分别为：多巴酚丁胺超声心动图的 80% 和 85%；双嘧达莫超声心动图为 71% 和 92%；68% 和 81% 的腺苷应激超声心动图。影响应激超声心动图准确性的一些因素，包括应激的充分、应激后延迟成像、CAD 程度、受影响的冠状动脉血管或血管，使用 β 受体阻滞剂和其他抗心绞痛剂，原有的室壁运动异常，先前的 CABG，伴随传导异常的存在以及灰度图像的声学质量。此外，涉及图像采集和解读的人员的技术专长极大地影响了该模式的诊断准确性[56,64,65]。

心肌存活力

在有显著 LV 收缩功能障碍的患者中，心肌存活率是良好的预后标志物，与血运重建后功能恢复的可能性有关[66-70]。因此，通常对这些患者评估心肌存活力，来确定是否需要和选择血运重建的方式。

虽然据报道舒张末期壁厚(<6mm)的降低对于存在心肌存活力具有较高的阴性预测值，但相反则是不正确的[71]。因此，多巴酚丁胺超声心动图是临床实践中用于评估心肌存活力的主要超声心动图。多巴酚丁胺输注以低剂量[通常为 2.5~5μg/(kg·min)]开始，并且剂量每 3 分钟加倍至最大 40μg/(kg·min)。在低剂量(每分钟 10μg/kg)的情况下，多巴酚丁胺可增加心脏收缩力，而心肌需氧量则不会明显增加。然而，当剂量进一步增加时，心率和心肌需氧量逐渐增加。结果，功能不全但活力的部分(即，冬眠部分)将在低剂量下改善，但在峰值剂量下再次恶化。这种双相反应被认为是心肌存活的标志，是血运重建后功能恢复最准确的预测指标[72]。相比之下，当心肌节段功能障碍但充分灌注(即，顿抑心肌)时，它将在低剂量和高剂量(单相反应)下表现出持续的收缩性改善。这样的部分可能随时间而改善，而不需要进行血运重建。如果低剂量的收缩性没有改善，则表明缺乏心肌存活力，功能恢复的可能性非常低。在比较评估心肌存活力的各种方式的 meta 分析中，多巴酚丁胺超声心动图对于预测血运重建后的功能恢复的敏感性为 84%，特异性为 81%[73]。

负荷超声心动图用于评价 CAD 的重要限制是评估的主观性。所有这种模式的解释都是基于室壁运动的视觉分析。已经探索了诸如组织速度成像和应变成像之类的定量技术以尽可能减少主观性并提高应激超声心动图的诊断精度。结果表明，使用组织速度和应变作为室壁运动分析的辅助手段确实可以提高应激超声心动图评估心肌缺血和活力的精确性[74-79]。然而，由于一些技术限制，目前这些技术的作用是有限的。

瓣膜病变

虽然通常仅在静息时评估瓣膜病变，但在某些情况下可能需要负荷超声心动图。对于具有明显瓣膜疾病但无症状的患者，可以进行运动负荷超声心动图以评估症状并确定总体功能。在低水平的应激负荷下出现了症状，特别是伴随血流动力学不稳定的证据(如血压下降，肺动脉收缩压显著增加)时，可能表明需要进行瓣膜手术[33]。

负荷超声心动图的特异性指征是有 LV 收缩功能障碍时评估低跨瓣压的严重 AS[26]。AS 可能的确是很严重的，但由于 LV 收缩功能障碍，跨瓣压偏低。或者，AS 可能不严重，但由于瓣膜面积减小从而产生瓣膜开放力量不足(假性的严重 AS)。低剂量多巴酚丁胺超声心动图[最大剂量，10~20μg/(kg·min)]有助于区分这种差异。在前一种情况下，输注多巴酚丁胺引起的 LV 收缩力增强显著增加了跨主动脉的压力阶差，而没有伴随的瓣膜面积增加。在这些情况下，LV 收缩功能障碍可能继发于严重的 AS，预期在 AV 置换后可以得到改善。相比之下，如果 AS 不是真正严重的，多巴酚丁胺输注增加瓣膜的开放，使得瓣膜面积增加，但跨瓣压不会增加太多。在这种患者中,LV 收缩功能障碍与 AS 无关,AV 置换可能无效。有时,患者可能具有相当严重的 LV 收缩功能障碍,无收缩储备,这排除了严重 AS 和假性重度 AS 之间的区别。该组中的患者相关的手术死亡率高和长期预后较差,尽管瓣膜置换可能仍然可以改善个别个体的 LV 功能和预后结果[80]。

负荷超声心动图也可能在评估功能性 MR 中起作用。运动诱发的 MR 有效反流增加超过 13mm[2] 已被证明是伴慢性缺血性 LV 收缩功能障碍和功能性 MR 的心力衰竭患者死亡率和入院率的独立预测因子[81]。

心肌核素扫描

心肌核素闪烁扫描法是在术前评估心肌缺血和活力最广泛使用的方法。心肌核素成像包括单光子发射计算机断层扫描(single-photon emission computed tomography,SPECT)和正电子发射断层扫描(positron emission tomography,PET)两种主要形式。两者都使用放射性衰变的原理评估心肌及其血液供应。

在 SPECT 中使用的放射性核素是锝-99m(^{99m}Tc)和铊-201(^{201}Tl)。^{99m}Tc 是一种大放射性核素,每放射性衰变事件发射单个光子或伽马射线,半衰期为 6 小时。发射光子的能量为 140 000 电子伏(140keV)。^{201}Tl 不太常用,电子捕获衰变。它具有更长的半衰期(73 小时),发射的能量在 69keV 和 83keV 之间。要获取图像,从身体释放的伽马射线必须被检测器(伽马相机)捕获和修改。标准相机由准直器、闪烁晶体和光电放大管组成。当放射性核素发射 γ 射线时,它会在所有方向上发射。使用具有小的细长孔的由铅制成的准直器作为过滤器,仅接受从目标器官行进到相机的伽马射线。一旦所选的伽马射线已经到达闪烁的晶体,它们被转换成可见光,然后被光电放大管转换成电信号。这些信号由计算机处理以形成图像。在应激后梗死或缺血的心肌区域具有相对降低的示踪剂摄取,因此降低了处理图像中的信号(计数)。

虽然 PET 也使用放射性同位素来产生图像,但是图像形成的实际过程与 SPECT 的过程非常不同。用于 PET 成像进行心脏评估的最常见的放射性同位素是铷-82、N-氨-13 和氟-18(^{18}F)。^{18}F 是比^{99m}Tc 小得多的放射性核素。它发射正电子($β^+$)反粒子。这种电离的反粒子行进直到它与电子相互作用。电子和正电子是彼此的反粒子,这意味着它们具有相同的质量,但是电荷相反。当它们彼此相遇时,两颗颗粒分解并转化为两种光子的形式的能量,每个光子具有相同的能量(511keV),沿相反方向行进。这种被称为成对湮灭的现象被用来在 PET 中创建图像。PET 摄像机也不同于 SPECT 摄像机,因为它们仅捕获沿相反方向行进的入射光子,同时精确到达身体周围的圆形探测器。PET 检测器的灵敏度高于 SPECT 相机,因为它们不需要准直仪。如在 SPECT 中,PET 相机使用闪烁晶体和光电倍增管。PET 系统已经与 CT 和磁共振成像(magnetic resonance imaging,MRI)系统结合,以同时显示 PET 代谢图像和相应的解剖信息。

检测心肌缺血是进行心肌灌注显像的最常见指征。SPECT 或 PET 可以用于此目的,其基于在静息和应激后放射性同位素的 LV 心肌摄取的评估。存在明显冠状动脉狭窄的心肌区域在应激负荷后其心肌的摄取减轻。^{99m}Tc 是最常用于此目的的放射性同位素。必须在达到峰值心率时进行注射,并且患者必须继续运动(或必须持续进行药物应激)至少 1 分钟,以使放射性同位素在心肌中循环足够时间。图像以 3 个 LV 方向(短轴、水平长轴和垂直长轴)显示,用于正确的 LV 节段分析。应激图像直接显示在相应的静息图像上方,使正常心肌可以从缺血性心肌区分开来(图 2. 11)。

PET 扫描仪比 SPECT 中衰减更少,分辨率更高的特质,使 PET 成为更理想的检测手段[82]。由于 PET 放射性同位素的半衰期非常短,因此通常在 PET 心肌灌注试验中使用药物应激。SPECT 检测阻塞性 CAD 的敏感性和特异性分别为 91% 和 72%;PET 的使用将特异性提高到 90%[82]。SPECT 检查正常意味着经历心脏事件的概率 1 年不到 1%,铷-82(^{82}Rb)PET 的正常结果表明每年可能性小于 0. 4%。

在使用 SPECT 成像评估心肌活力时,利用该同位素的长半衰期(73 小时)的优势,^{201}Tl 被更频繁地使用。铊摄取取决于几种生理因素,包括血流和肌膜间质细胞完整性。在正常心肌中摄取所需的时间短,但仍然具有代谢活性的冬眠心肌可能需要 24 小时。患者注射铊放射性同位素,当天成像进行基线研究。24 小时后,无需进一步注射再次获得新图像。通过比较基线图像和 24 小时图像,那些在基线图像中的缺损在 24 小时后显像的心肌具有活性(图 2. 12)。锝放射性同位素也可以在不同情况下用于评估心肌活性。

PET 成像比 SPECT 更敏感,许多专家认为它是评估心肌活力的黄金标准。当使用 18-氟脱氧葡萄糖(fluorodeoxyglucose,FDG)时,PET 具有鉴定在灌注减少区域保留了代谢活性心肌的能力。PET 成像使用 FDG 和铷或氨放射性同位素来定量心肌的能量利用和评估血流的模式。血流减少和 FDG 摄取减少的区域被认为是瘢痕和梗死。血流减少和正常 FDG 摄取的区域被认为是有活性的[83]。这种方法在 750 多例患者的 meta 分析显示出 92% 的敏感性和区域功能恢复的 63% 的特异性;阳性和阴性预测值分别为 74% 和 87%[84]。

包括 SPECT 和 PET 心肌灌注成像在内的核闪烁扫描方法也可用于评估全身和分段 LV 收缩功能。这通过在数据采集期间进行 ECG 门控来实现。通常,每个心脏周期获取八个帧或相位。门控的图像可以在静息和应激测试后获得。然而,静止图像通常涉及较低的辐射剂量,因此图像可能是嘈杂的;所以,大多数机构对应激后图像进行门控成像。在应激诱发的缺血的情况下,心肌顿抑可以暂时降低 LVEF,精确的 LV 收缩功能分析是有限的。ECG 门控 SPECT 或 PET 的另一个限制是心律失常,特别是频发室性期前收缩或心房颤动。广泛心肌梗死患者的 LV 功能评估也可能不准确:由于瘢痕区不存在同位素,因此无法确定心内膜边界。

一种替代技术是门控血池扫描[也称为多门控采集(multiple-gated acquisition,MUGA)]。在这种技术中,在心脏周期中心脏血池以高分辨率成像。可以测量心室功能和各种时间参数[85]。超声心动图与 MUGA 评估 LVEF 之间存在良好的

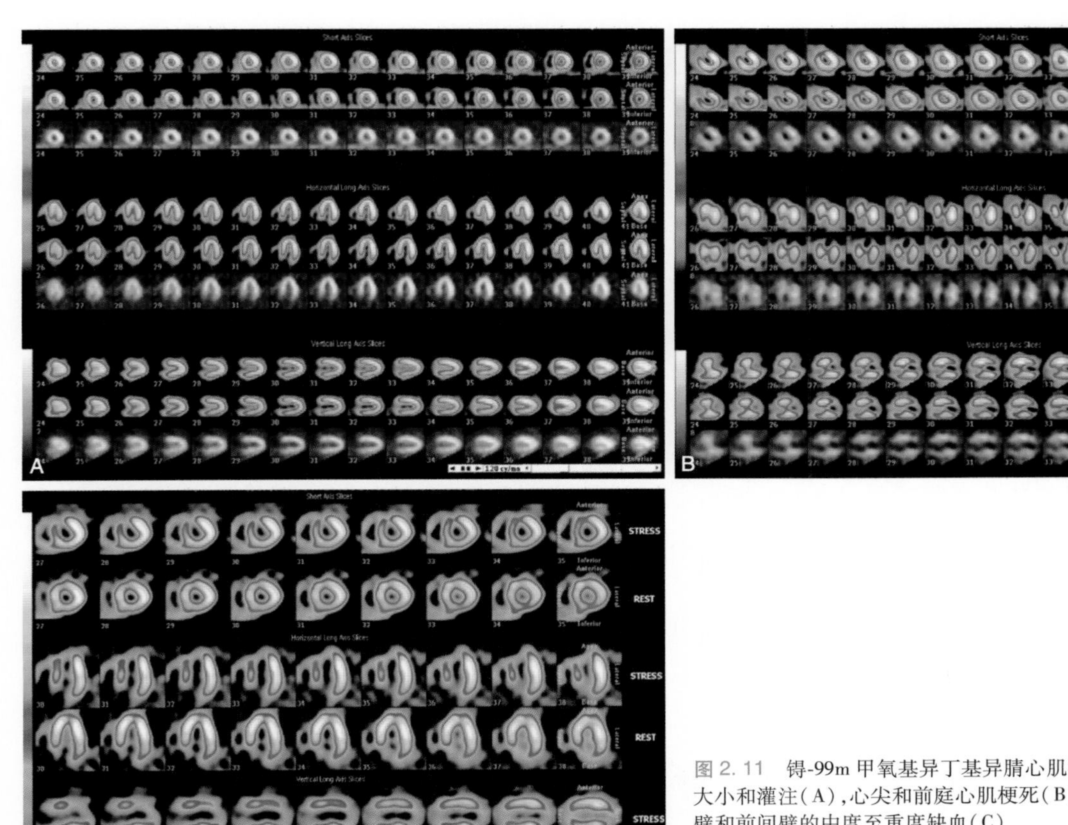

图 2.11 锝-99m 甲氧基异丁基异腈心肌灌注图像显示正常左心室大小和灌注(A),心尖和前庭心肌梗死(B),以及涉及心尖、间隔、前壁和前间壁的中度至重度缺血(C)

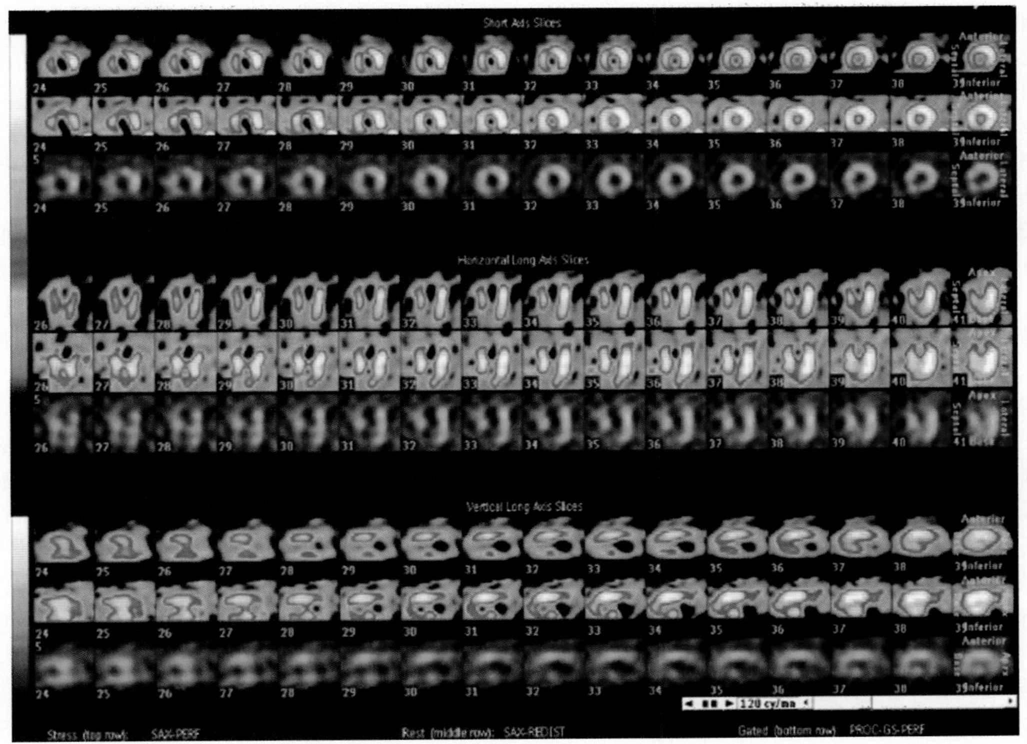

图 2.12 铊静息再分布扫描显示冬眠心肌涉及顶端-基底前间隔、中基底部下壁、中基底部下间隔和中基底部下侧壁段。心尖部、下壁和顶侧壁有梗死

相关性，事实上，与超声心动图相比，MUGA 更易观察并且重复性好[86]。核成像也可以用于 LV 舒张功能的评估，但就这个目的而言，它不如超声心动图有用。应用 SPECT 需要采集心脏周期的至少 16 个阶段来评估舒张功能障碍。SPECT 可以测量的两个主要参数是 LV 峰值充盈率和到达峰值充盈时间。

心肌梗死导致瘢痕的去神经支配，随后的交感神经中断引起相邻活的心肌的去神经支配[87,88]。交感神经对缺血非常敏感，在反复发作缺血后通常会导致功能障碍，但不会造成不可逆的心肌细胞损伤[89,90]。Matsunari 及其同事[91]证实，去神经支配面积大于瘢痕面积，并且与有缺血危险的区域相关。此外，Bulow 及其同事[92]证实，在以前没有梗死的心肌细胞中也可以发生去神经支配。心肌细胞交感神经支配可以通过使用碳-11（^{11}C）标记的羟基麻黄碱（hydroxyephedrine，HED）的 PET 测量。并与 PET 静息灌注图像进行比较以确定瘢痕的面积。正常静息灌注区域和 HED 潴留降低表示心肌有活性。

碘-123（^{123}I）标记的碘代苄基胍（*m*IBG）是交感神经递质去甲肾上腺素的类似物，它的心肌摄取的 SPECT 成像可以评估 β 受体的密度。^{123}I-*m*IBG 摄取率降低与心力衰竭患者的不良预后相关，并已被提出作为评估疗效的标志物[93]。

心脏计算机断层扫描

自从 2000 年度以来，CCT 的临床应用显著增长，具有亚毫米分辨率的多层 CT（multidetector CT，MDCT）扫描仪，可以评估冠状动脉解剖结构。X 射线球管产生横穿患者的光束，并被扫描仪相对侧上的检测器阵列接收。球管和检测器阵列彼此耦合并以 250 至 500 微秒每旋转的速度围绕患者旋转。1999 年，第一台用于冠状动脉成像的 MDCT 扫描仪具有四排检测器，扫描覆盖范围为 2cm 每旋转。需要 10 到 20 秒的屏气才能覆盖整个心脏。由患者的呼吸和心率变异性产生的混杂使其无法用于评估冠状动脉狭窄。凭借当今先进的技术，256 排系统已经是常规使用的，而具有 16cm 覆盖范围的 320 排系统能够在一个心跳和旋转中捕获整个心脏。

CCT 使用电离辐射来生产图像。因此有对医疗辐射过度暴露的担忧。尽管可以采用几种技术，如预期心电图门控获取，以减少辐射剂量[94-96]，但 CCT 适应证的把握仍需进行严格评估。

冠状动脉造影是目前 CCT 最常见的指征之一。患者的心率必须降低到小于 65 次/min，以便在冠状动脉成像时获得足够的结果。这通常需要口服或静脉使用 β 受体阻滞剂。扫描完成后，在心脏周期的各个点重建图像，并在计算机工作站上进行分析。心脏 CT 血管造影（cardiac CT angiography，CCTA）已被广泛用于无症状的缺血性心脏病患者的 CAD 诊断，有 94% 的敏感性和 99% 的阴性预测值[97]。在低至中等预测概率的患者中，它被越来越多用于在瓣膜手术前排除阻塞性 CAD，以避免侵入性检查。在以此为目的的一项 CCTA 研究中，研究人员进行了常规的冠状动脉造影和 64 排 MDCT，这 50 例患者（平均年龄 54 岁）都即将进行 AR 瓣膜置换术。CCTA 的敏感度为 100%，特异性为 95%，阴性预测值为 100%。此外，明确了使用 CCTA 可以使 70% 的患者避免侵入性导管检查[98]。另有两项研究在 AS 患者术前使用 16 排和 64 排 CCTA。患者平均年龄分别为 68 岁和 70 岁。在每项研究中，用于检测明显的狭窄的灵敏度和阴性预测值均为 100%[99,100]。这些研究表明，CCTA 用于术前冠状动脉评估是安全准确的。重要的是，只有没有已知 CAD 的患者或具有低至中等风险的患者才建议进行 CCTA。一般来说，退行性 AS 患者年龄较大，CAD 风险较大。由于 MV 脱垂而进行 MR 手术的患者通常较年轻，是进行 CCTA 检查的最好的适应证。

CT 造影是主动脉病变如主动脉瘤和非急性的主动脉夹层常用的影像学检查方式。用于评估主动脉的成像方法与 CCTA 的相似。由于升主动脉在心动周期中有显著移动，所以将扫描门控到患者的 ECG 是很重要的。非门控扫描具有固有的运动假象，可以与夹层相混淆。使用预期的 ECG 门控也可以最大限度地减少辐射。由于升主动脉夹层可能累及冠状动脉的开口，主动脉根部和冠状动脉的显像是至关重要的。

通过专门的 CT 工作站获取图像，并对主动脉进行评估和测量。主动脉排列在多个正交视图中，以测量主动脉整个长度的真实短轴。这种模式优异的空间成像和对比度有助于对于夹层的评估。夹层破口、内膜瓣位置、假腔、延伸到分支动脉和腹主动脉周围均清晰可见。

虽然超声心动图是瓣膜疾病影像学的金标准，但是如果 TTE 和 TEE 在技术上很困难或发现有差异，则可能需要使用 CCT 或 CMR 等先进成像。CMR 提供比 CCT 更多的功能数据，但是如果需要有关瓣膜进一步的解剖信息，则可以使用 CCT。对于评估人工瓣膜，CCT 通常优于 CMR，因为 CMR 会有人工瓣膜的金属伪影（见第 21 章）。

瓣膜钙化在患有 AS，特别是老年退行性 AS 的患者中很常见。CCT 可以准确量化 AV 钙化，可以帮助评估 AS 的严重程度。钙化评分大于等于 1 100 用于评估严重 AS 其敏感度为 93%，特异性为 82%[101]。另外，增强 CCT 能够清晰地显示 AV 的形态，并准确地区分二瓣化和三瓣化的 AV[102]（图 2.13）。也可以进行主动脉瓣平面测量。通过 CCT 测量的 AV 区域已被证明与通过超声心动图获得的瓣膜区域和跨瓣压差具有强相关性[103-107]。

CCT 也可用于评估 AR。CCT 可以阐明 AR 的潜在机制，包括在舒张期瓣叶联合部对合不良、瓣叶脱垂、窦部穿孔和 A 型主动脉夹层病例中的撕脱内膜。通过 CCT 测量的反流面积与 AR 严重度参数具有极好的相关性，包括 TTE 检查得出的收缩期静脉宽度和反流射流/LVOT 高度比[108,109]。

在 MS 患者中，ECG 门控，对比增强 CCT 可以以类似于超声心动图的方式评估 MV 形态[110,111]。MV 的钙化评分也是可以的，但是与 AV 相比具有较低的重复性[112]。MT 钙化程度与 TTE 显示的 MS 严重程度有明显的相关性[113]。通过平面测量获得的 MV 区域也与通过 TTE 获得的 MS 数据有显著的相关性[114]。

CCT 可以通过评估 MV 的影像来准确诊断 MV 脱垂，并且可以识别出脱垂确切的扇形面积。MR 的严重程度可以通

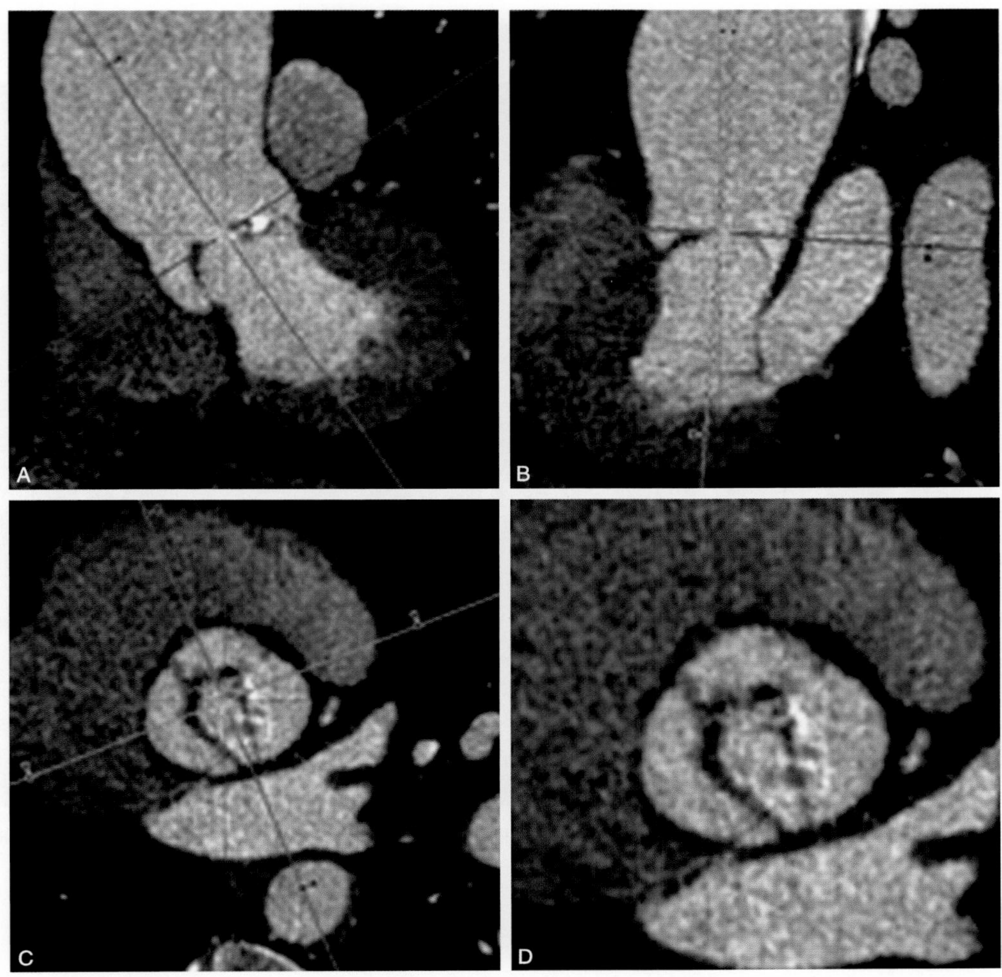

图 2.13 计算机断层摄影血管造影。(A 和 B)正交 X 线片显示升主动脉瘤。(C 和 D)短轴视图中的二叶式主动脉瓣(BAV),用于通过面积描记评估瓣口面积

过反流的平面测量来评估,这已被证明与 TEE 相关[115]。另外,MV 环和瓣叶钙化的存在可以帮助确定瓣膜是否可以被修补或需要置换。

CCT 也可用于评估三尖瓣和肺动脉瓣(pulmonary valve, PV)的病理。对于 PV 的评估,CCT 可能优于超声心动图;超声心动图的显像通常很困难的。

CCT 是评估 PHV 的绝佳方式。它能够清楚地显示机械瓣膜并检测任何异常,包括瓣膜血栓形成。这是通过使用回顾性扫描以获取整个心动周期,通过影像回路和舒张和收缩期瓣膜的显像来实现的。目前使用的机械瓣膜由两个对称开放瓣叶组成(图 2.14)。在一项研究中,通过 CCT 评估了二叶瓣人工瓣膜的功能,包括开闭角度,并与来自镜检和超声心动图的结果进行比较。CCT 与这些瓣膜的超声心动图成像显著相关[116]。超声心动图经常无法充分评价金属瓣叶,但在评估生物瓣膜中与 CT 的作用是相似的。

CCT 非常适合诊断瓣周脓肿。脓肿在 CCT 上显示为瓣膜周围液体聚集,并且在施用对比剂后约 1 分钟可以获取到。造影剂在洗出循环后也保留在脓肿中[117](图 2.15)。MDCT 和术中 TEE 检查疑似感染性心内膜炎和脓肿的研究显示出良好的相关性。CCT 识别瓣膜赘生物和脓肿的准确率分别为 96% 和 100%。此外,CCT 在显示脓肿特征中的表现优于 TEE[118]。

CCT 具有优异的空间和时间分辨率,还可以提高对 LV 功能的评估的准确性[119-121]。CCT 使用实际的三维容积计算 LV 收缩功能。回顾性扫描用于功能分析,因为必须获得整个心动周期(包括收缩期和舒张期)。然后以 10% 的心脏相位间隔[从 0%(早期收缩期)到 90%(舒张晚期)]重建原始数据集以获得功能信息。先进的电脑工作站允许图像重建并在可以显示多个平面。节段性室壁运动分析也可以使用美国心脏病学会/美国心脏协会推荐的 17 节段模型进行[122]。使用 CCT 进行 LV 收缩功能评估的主要限制是辐射暴露。由于需要回顾性心电图门控来对整个心动周期进行成像,所以辐射照射相对较高。相比之下,针对其他适应证进行的 CCT 研究需要前瞻性心电门控,并且仅在心脏周期的 10% 至 15% 期间使患者暴露于辐射。因此,为了减少辐射暴露,在大多数临床情况下 LV 功能信息不会被采集。

最后,CT 也是诊断肺栓塞的首选检查方法(图 2.16)。MDCT 肺血管造影对急性肺栓塞的检测灵敏度为 83%,特异性为 96%。已经证明包含下肢 CT 静脉造影可将肺栓塞诊断的敏感性和特异性分别提高到 90% 和 95%,但代价是更高水

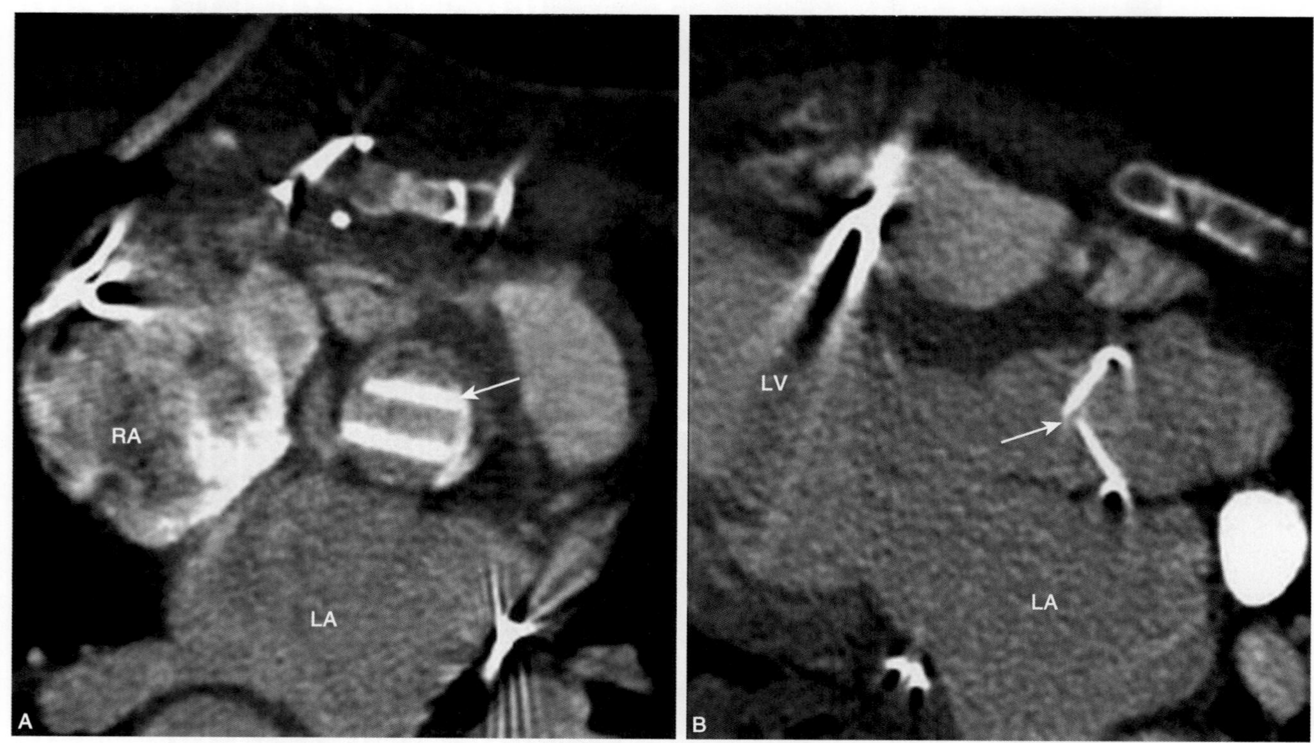

图 2. 14 短轴切面(A)和三腔心切面(B)的主动脉机械瓣膜计算机断层扫描血管造影(箭头)。LA,左心房;LV,左心室;RA,右心房

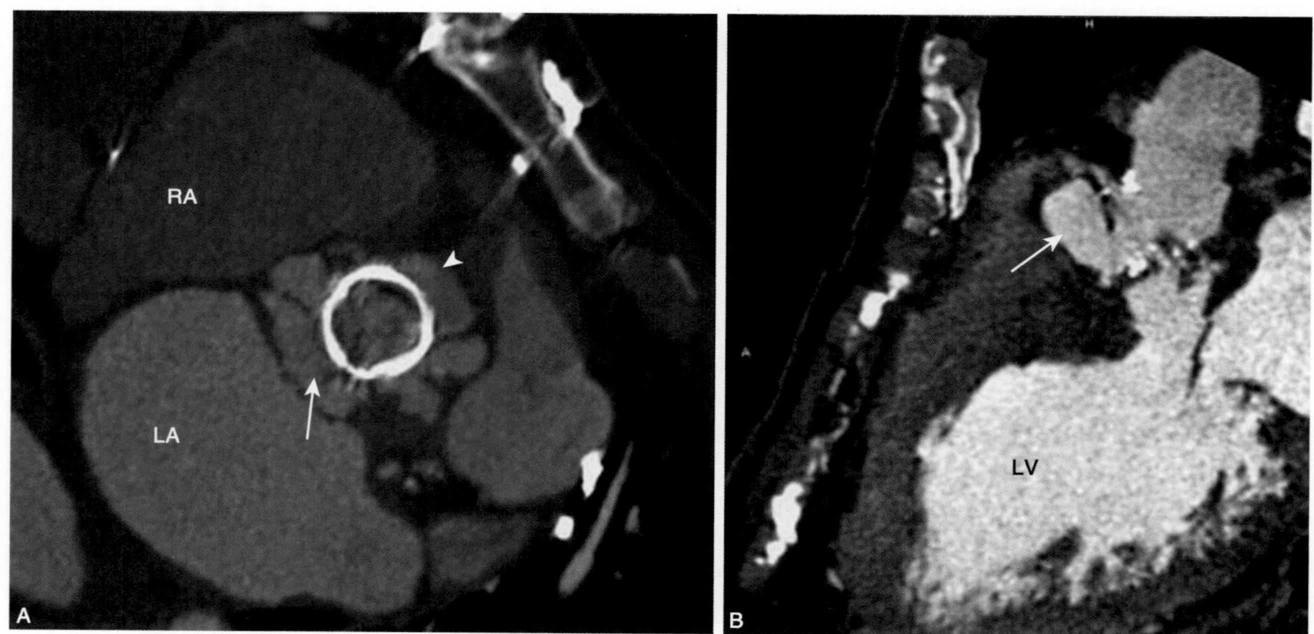

图 2. 15 在短轴视图(A)和三腔视图(B)中,生物假体主动脉瓣(箭头)与瓣周脓肿(箭头)的计算机断层造影血管造影。LA,左心房;LV,左心室;RA,右心房

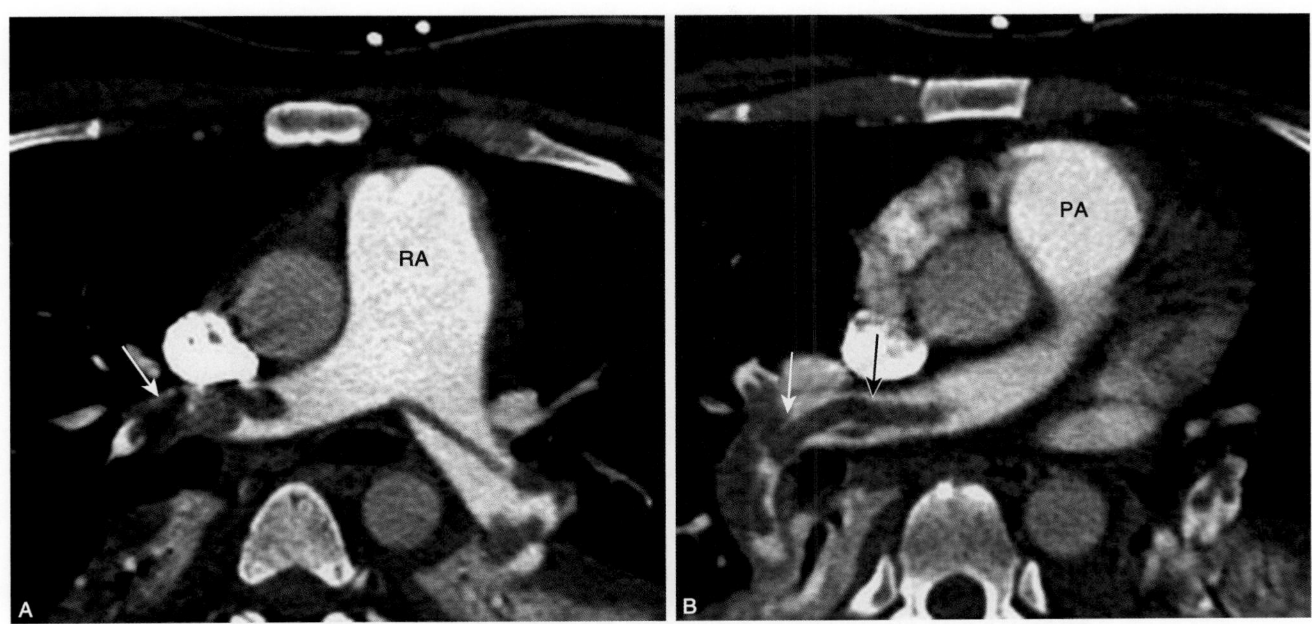

图 2.16 A 和 B，计算机断层扫描血管造影显示在两个不同轴向扫描水平上的大块肺栓塞（箭头）。PA，肺动脉；RA，右心房

平的电离辐射暴露[123]。CT 肺动脉造影已经在很大程度上取代了核通气/灌注成像（也称为肺闪烁扫描或 $\dot{V}/\dot{Q}$ 扫描）。后者在慢性肺病患者的使用中发现大量的 $\dot{V}/\dot{Q}$ 扫描（>72%）具有中等概率表明肺栓塞的可能性为 20%～80%，因此也限制了它的使用。但是，如果由于肌酐水平升高而不能进行 CT 肺血管造影，可以使用 $\dot{V}/\dot{Q}$ 扫描作为替代方法（见第 26 章）。

CTA 可通过分析 RV 功能、RV 和 RA 容积、RV 肥厚、近端肺血管扩大和远端肺血管分支，评估肺动脉高压征象。需要 ECG 门控 CTA 来评估 RV 功能和体积。

心血管磁共振

CMR 是一种强大且多功能的成像模式。它能够多方位评估心脏状态，包括功能、形态、流量、组织特征、灌注、血管造影和新陈代谢。它不使用任何电离辐射，是利用在磁场中人体中氢原子丰度的不同来区分形态。多对比 CMR 使用组织的固有分子属性和 3 种对比度：初始射频脉冲后不同组织中的纵向（T_1）和横向（T_2）弛豫时间，以及不同组织中以水和大分子存在的质子（即质子密度）。这些参数在各种脉冲顺序测量后可以提供相应的结构关系和过程（例如肿瘤，血流变化，组织代谢）。

T_1 加权像下脂质成分显像增强，脂肪沉积呈现明亮的高信号。T_2 加权成像用于评估水肿[124]和纤维组织[125]，两者都呈现高信号。在动态对比增强 CMR 中，顺磁造影剂钆用于增强附近水中质子的磁化强度（T_1）并产生更强的信号。此外，钆对比剂渗透穿过坏死或纤维化心肌中的细胞间隙，使钆对心肌瘢痕检测成为可能，呈现晚期增强。

CMR 被认为是定量评估双心室容积、射血分数和质量的金标准，同时也提供了极好的重复性[126]。CMR 具有良好的空间和时间分辨率，可以进行连续成像。通常，采集 10～14 个连续二维切片的堆集，并用于 LV 功能分析[127]。这些图像的获取通常需要至少 10～20 秒的屏气。在计算机工作站中，LV 的心内膜和心外膜轮廓可以在最大和最小心室尺寸点处的每个短轴切片中手动追踪。该软件可计算每个切片的心室腔体积，即封闭在心内膜轮廓内的面积乘以切片厚度的乘积。然后将这些数据结合起来计算 LV 容积和 LVEF。此外，连续成像可能在 LV 室壁分析的四室、三室和双室视图中采集（图 2.17）。

速度编码（相位对比）连续 CMR 能够精确测量心室内血液流量，并且可以量化 MV 和肺静脉血流，它们是评价舒张功能的血流动力学参数。在淀粉样变性病患者中，超声心动图和速度编码电影成像显示在估计肺静脉收缩/舒张比，左室充盈 E/A 比和 E 波减速时间方面显著相关，所有这些都是舒张功能指数[128]。除了通过 MV 和肺静脉测量血流量和速度外，CMR 标记还能够测量心肌壁和心室 MV 的心肌速度，类似于超声心动图中的应变率和组织多普勒测量。CMR 延迟增强成像也用于诊断舒张功能障碍。延迟增强成像纤维化的存在和严重程度与舒张功能障碍的严重程度显著相关[129]。

通过评估钆对比剂第一次通过心肌，CMR 也可用于灌注成像。使用 3 个 LV 短轴切片（基底、中间和顶端）以及基于心率的四室图像可以采集到 ECG 门控图像。当注入对比剂时，ECG 门控图像通过心脏的右侧追踪并随后通过 LV 腔和 LV 心肌追踪。灌注评估需要连续几次心跳成像，在这段时间内，造影剂团块完成其第一次穿过心肌。成像必须在一次屏气内完成。对于应激成像，静息时采集第一遍灌注图像，然后在腺苷或多巴酚丁胺输注过程中再次采集。对于静止和应力图像使用相同的 3 个或 4 个切片位置进行比较。灌注缺损表现为延迟和/或减少心肌强化的区域，并且可以通过图像观察并描述。应激 MRI 灌注的准确性已经在几项试验中得到验证。在一项评估了连续 147 名患有胸痛或其他 CAD 指征症状的女性的试验中，MRI 灌注与有创血管造影进行比较。应

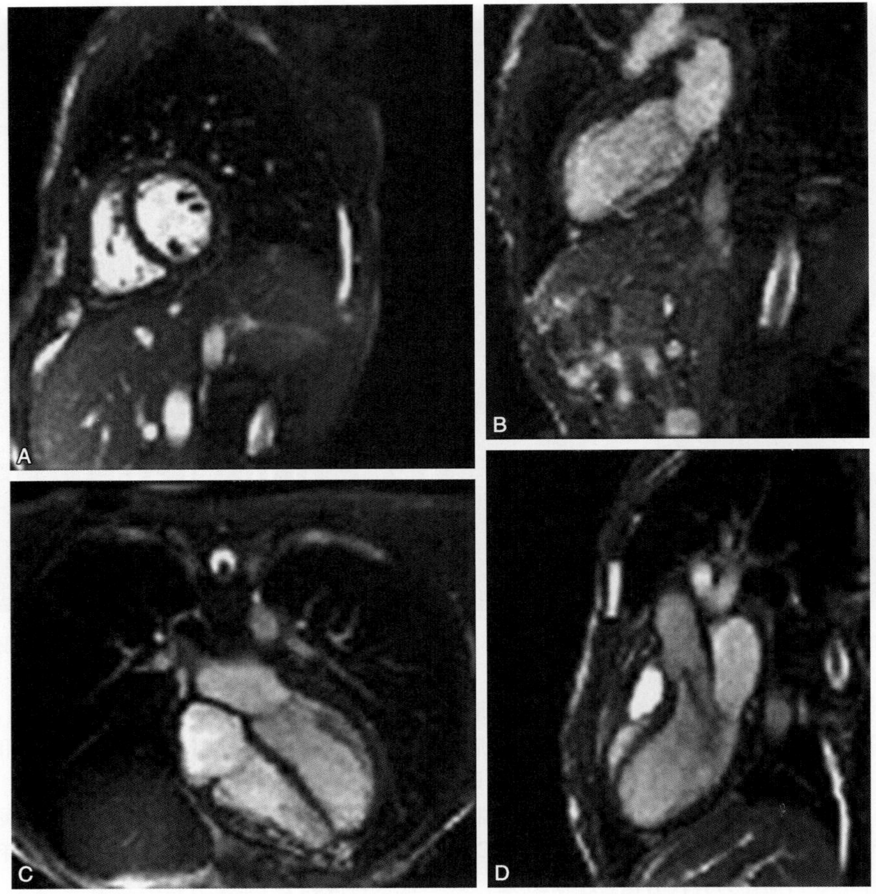

图 2.17 心脏磁共振显示短轴(A)、双室(B)、四室(C)和三室(D)视图

激灌注 MRI 的灵敏度、特异性和准确性分别为 84%、88% 和 87%[130]。另一项对 102 名受试者的研究比较了应激灌注 MRI 和有创性血管造影检查。应激 MRI 对于诊断显著性的血管狭窄显示 88% 的敏感性和特异性 82%[131]。阴性 MRI 灌注应激测试也提供了明确的预后信息:正常结果患者的 3 年无事件存活率为 99.2%[132]。

CMR 已成为评估心肌瘢痕的金标准。晚期钆增强被用作心肌瘢痕的标记。钆造影剂静脉注射,5~10 分钟后进行成像。钆趋于累积在细胞外;然而,在正常心肌中,钆沉积的空间不足。在慢性瘢痕的情况下,由于在广泛纤维化的情况下扩大了间质,增加了钆分布的体积[133]。因此,正常或存活的心肌表现为无色或黑暗,而瘢痕明显增强(图 2.18)。延迟增强成像的优点是可以评估瘢痕的透壁程度。图像通过视觉分析,即与壁厚相比,瘢痕形成的厚度以百分比(即无、1%~25%、26%~50%、51%~75% 或 75%~100%)定量。如果瘢痕厚度不超过壁厚的 50%,则认为壁段是有活性的并且具有较高的功能恢复的可能性[134]。获取用于功能评估的 LV 短轴图像使得功能和延迟增强的同期比较成为可能。

CMR 与 CCT 一样,能够很好地评估瓣膜形态,但与 CCT 相比,CMR 的优势在于可以进行血液流动分析,并且没有电离辐射暴露。CMR 允许使用连续成像区分二叶和三叶主动脉瓣。AS 严重程度可以通过使用相位编码成像来量化。与超声心动图类似,相位编码成像可以测量通过 AV 的速度,其可用于推导平均和峰值 AV 梯度。有效 AV 面积也可以通过测量 LVOT 面积和使用连续性方程来获得[135]。或者,AV 区域可以通过使用连续图像的 AV 的直接平面图来导出[136]。

此外,CMR 相位编码成像可以用于评估 AR。在 AV 正上方采集图像,并且在正向和反向测量每次心跳的血液速度和体积。这可以测量 AV 排出的血液的确切量以及通过阀门返回的血液量。由此可确定反流量和反流分数。

CMR 可以出色地对 MV、TV 和 PV 进行形态评估,并且可以使用对比成像同时进行功能评估。PHV 结构和梯度也可以用相同的方式进行评估。

CMR 也是评估主动脉瘤及其解剖结构的优秀工具。它没有电离辐射,因此非常适合主动脉的连续评估。与 CCT 类似,CMR 也被 ECG 门控以补偿心脏运动。所谓的黑血成像提供了有关主动脉壁的极佳的形态信息,而明亮的血液连续序列提供了另一种解剖学评估。延迟增强成像也可用于帮助诊断假腔血栓形成。三维图像可以被采集并传输到工作站进行评估和测量,与 CTA 分析类似。

CMR 是 RV 功能分析的黄金标准;然而,已发现 64 排 MDCT 与 RV 功能和 RV 体积测量的 CMR 具有极好的相关性[137]。肺动脉的对比成像可用于评估肺动脉高压的严重程度。这通过测量肺动脉血液的速度和这些血管的弹性来进行。

CMR 还可以评估大血管中的动脉粥样硬化[138],并且能

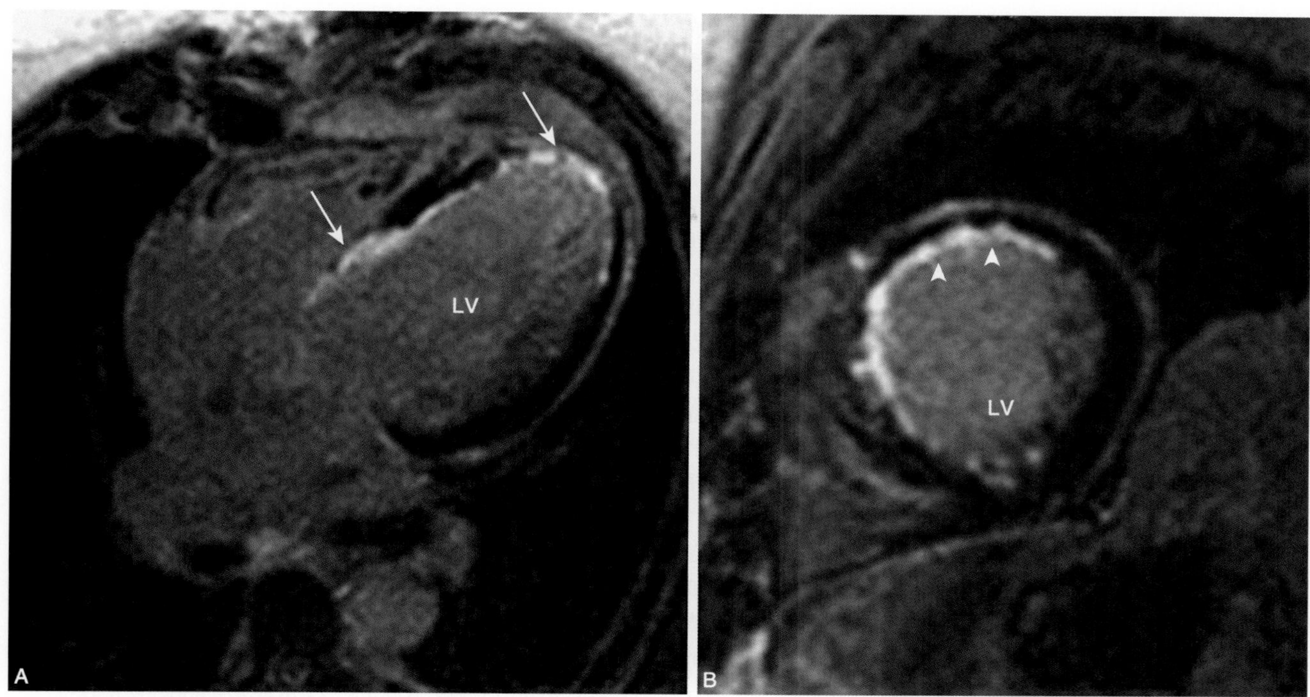

图 2.18 心脏磁共振显示延迟增强成像。A,四室视图,透壁瘢痕(箭头)在中隔和顶点显现增强。B,短轴视图显示前壁有活力的部分瘢痕(箭头)。LV,左心室

够对动脉粥样硬化斑块(包括纤维组织、脂质核心、钙化和出血)的各种成分进行成像和区分[139]。

有创冠状动脉造影

常规(即有创)冠状动脉造影仍然是用于评估冠状动脉解剖学和 CAD 的解剖及严重程度的黄金标准。非冠状动脉血运重建手术无须术前进行冠状动脉造影。但许多接受非冠状动脉手术的患者需要术前进行冠状动脉造影以排除严重的 CAD。心脏外科手术前冠状动脉造影的适应证包括:男性年龄大于 40 岁,女性绝经后,有冠状动脉缺血的症状,LV 收缩功能障碍,以及存在一种或多种主要的心血管危险因素。虽然 CCTA 是这些患者的替代影像学检测手段,但是在 CAD 的概率相对较低的情况下,因为其优越的准确性,其可行性,无论心率和节律如何,需要较少量的造影剂,并且不受冠状动脉或 AV 中存在的钙化的干扰,常规冠状动脉造影通常是首选。

血管成像

动脉粥样硬化是一种广泛性疾病,并且往往同时涉及多个血管床。因此,经历 CABG 的患者通常需要评估冠状动脉以外的血管床。另外,需要进行血管成像以评估各种非动脉粥样硬化性疾病,例如深静脉血栓形成,外周静脉功能不全或心内肿块或血栓的全身性栓塞。

血管超声检查、CTA 和磁共振血管造影(magnetic resonance angiography,MRA)是用于血管影像学检测的主要方式。通常,采用超声作为初始筛选试验,特别是对于易于超声成像的部位。CTA 和 MRA 随后用于进一步描绘血管病变的解剖结构,严重程度和其他特征。

颈动脉狭窄

卒中是一种严重的退行性疾病,颅外动脉粥样硬化疾病,特别是颈动脉狭窄是其主要病因。动脉粥样硬化斑块最常见于颈内动脉近端;有时也见于颈总动脉。在进行颈动脉内膜剥脱术的患者中,远端颈总动脉是斑块形成的常见位置。通常,卒中发生为疾病的第一症状,颈动脉搏动是体检中唯一体征。卒中的两个主要预测因素是前驱症状(即短暂性脑缺血发作或近期卒中)和狭窄病变的严重程度[140]。因此,诊断对于预防卒中至关重要。几种影像学检查可用于诊断。CTA 具有优异的空间和对比度分辨率,用于斑块检测和形态学描述。它能够在颈动脉任何地方检测斑块,并且用于明确狭窄斑块近端和远端的血管解剖结构。

然而,CT 不用作初筛检查。血管超声更容易采用并可在患者的床边进行,更便宜,无风险,并且对于评估颈动脉解剖和血流动力学评估是非常好的。B 型超声波用于动脉的解剖定位;通过多普勒超声评估斑块的严重程度,测量跨越病变部位的血流速度和压力阶差。然而,多普勒成像有局限性。它可以产生伪像,并且任何降低血液从心脏到颈动脉速度的事件都可能干扰颈动脉狭窄的准确估计。最常见的是严重的 LV 功能障碍,瓣膜性心脏病和主动脉疾病都是问题。高度钙化的斑块也可能形成超声伪像并干扰准确评估。

MRA 是颈动脉评估的另一个工具。它比其他方法更昂贵,但相对安全,并提供关于斑块解剖和形态的详细信息。黑血成像是一种磁共振序列,其中血液呈现黑色,血管壁增强,突出斑块形态。可以通过使用时间序列来进行血管造影,而

不需要钆对比度,从而为血液提供高强度信号。此外,相位成像可以提供关于跨越狭窄病变的血流速度压力的信息。一般来说,CT 和 MRI 仅在血管超声检查有限的情况下使用,或需要行颈动脉内膜剥脱术的颈动脉狭窄患者。

肾动脉狭窄

肾动脉狭窄(renal artery stenosis,RAS)是继发性高血压的最常见原因之一。它可以由动脉粥样硬化,纤维性软骨发育异常或某些系统性疾病引起。动脉粥样硬化占所有 RAS 病例的约 90%[141,142]。纤维肌肉发育异常是青年和中年妇女最常见的原因,占全部病例的 10%。动脉粥样硬化 RAS 与 CAD 有相似的危险因素。临床表现可能与肾或肾外并发症有关。由 RAS 引起的血管性高血压可引起肾损伤,肾萎缩和肌酐水平升高。肾外效应包括心绞痛、心肌梗死到高血压诱发的卒中及一过性肺水肿。

最初的诊断工具是血管超声检查。利用 B 型和多普勒超声可以准确地分析肾动脉解剖和流速。超声检查也是经皮或外科手术后监测肾动脉的良好工具。肾动脉可视化超声检查的常见局限性是患者肥胖和胃肠道气体,影响 15%~20%的研究。此外,轻度狭窄和附属肾动脉可能漏诊。

肾动脉的 CTA 具有与冠状动脉评估具有相同的优点。经过工作站上重建和可视化后,可以允许在任何所需平面上对肾动脉进行二维分析。主要的缺点之一是 RAS 患者通常会有肾功能异常,在这种情况下,碘造影剂的使用是禁忌的。

MRA 是诊断 RAS 的绝佳影像学工具。通过多重对比和对比增强的磁共振,RAS 诊断的灵敏度和特异性分别为 100%和 99%[143-150]。肾脏的解剖和灌注评估可以同时进行。

外周动脉疾病

外周动脉疾病(peripheral arterial disease,PAD)意味着无冠状动脉粥样硬化。然而,脑血管和肾血管疾病通常被认为是单独的疾病,术语 PAD 通常被用于下肢疾病。

由于动脉粥样硬化是一种全身性疾病,PAD 在 CAD 患者中常见,反之亦然。吸烟史与 PAD 具有密切的联系,患 PAD 风险高于 CAD 2~3 倍[151]。所有 PAD 患者中有 80%是吸烟者或有过吸烟史[152,153]。在 PARTNERS 研究中,使用踝肱指数作为诊断方式评估了近 7 000 名患者的 PAD 患病率。该研究包括:年龄大于 70 岁的受试者,年龄介于 50 岁至 69 岁之间,具有吸烟史或糖尿病史,29% 的人口中发现 PAD[154]。PAD 通常无症状,发生间歇性跛行比例相对较小[155-157]。

一旦明确诊断或临床疑似 PAD,血管超声通常是最常用的影像学检查方式。检测从髂动脉至腘动脉 50%以上的狭窄,它具有很高的灵敏度和特异性(分别为 90%和 95%)。

CTA 和 MRA 是经皮或外科手术计划制定的首选方式。CTA 由于其优异的空间分辨率,在检测超过 50%的狭窄时,灵敏度大于 92.9%,特异性检测超过 96.2%[158,159]。MRA 对于 PAD 的检测也是准确的(图 2.19)。与常规血管造影相比,在检测超过 50%的狭窄时,MRA 的敏感性和特异性在 90%至 100%之间[160]。与 CTA 相比,MRA 的价值更受肯定[161,162]。

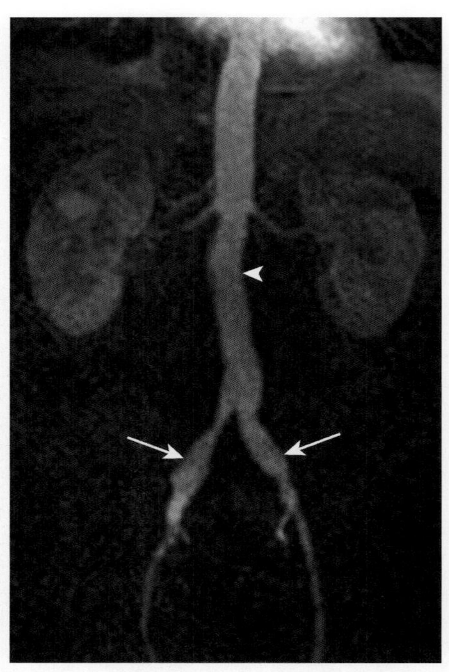

图 2.19 磁共振血管造影显示重度动脉粥样硬化的腹主动脉(短箭头)和髂总动脉(长箭头)

外周静脉血栓形成和静脉功能不全

静脉血栓栓塞是一种危及生命的并发症,通常发生在进行心脏和大的非心脏手术患者中。在美国,每年发生 250 万例深静脉血栓(deep vein thrombosis,DVT),估计大约 25%的未治疗 DVT 发生栓塞并导致肺栓塞。相反,几乎 80%的肺栓塞病例来自下肢 DVT。血管超声检查是 DVT 诊断的首选影像学检查。其对近端 DVT 检测的灵敏度和特异度分别为 90.6%和 94.6%[138,163]。MDCT 是诊断肺栓塞最好的影像学检查方式,也可用于进行下肢 CT 静脉造影。虽然这增强了诊断准确性,但伴随着电离辐射过多的暴露[123](参见第 26 章)。

随着年龄的增长,慢性静脉功能障碍发生频率更高,女性发生率也高于男性。常见的临床症状包括肢体疼痛、肿胀、淤滞皮肤变化、瘙痒、腿部乏力、夜间腿部抽筋和溃疡。大多数深静脉疾病都由非血栓或血栓后形成引起。这两种类型都可能涉及反流、阻塞,或两者皆有。血管炎症,常由几种细胞因子机制引发,会引起组织损伤并导致慢性静脉功能不全[164]。血管超声通常用于诊断下肢的静脉功能不全,可以准确检测静脉回流的位置和严重程度、无功能的静脉穿孔以及 DVT 引起的阻塞。

总结

在进行心脏手术患者的管理几乎每一步中,至少某种形式的心脏影像学检查是必不可少的。超声心动图由于其无与伦比的便利性,仍然是心脏影像学检查的首选方式。有创冠状动脉造影、核闪烁扫描、CCT 和 CMR 在特定临床适应证或超声心动图获得的信息是无效或不明确的情况下是较好的检查模式。麻醉医生要了解所有的影像学检查的优点和局限性，并且相互补充。为了患者的整体利益，临床医生必须考虑到每种模式的准确性、成本和时间，以及潜在的辐射暴露（其长期影响尚未明确）。

（赵硕芳　王晟 译，王晟 校）

参考文献

1. Lewis KP. Early intervention of inotropic support in facilitating weaning from cardiopulmonary bypass: the New England Deaconess Hospital experience. *J Cardiothorac Vasc Anesth*. 1993;7:40–45.
2. Royster RL, Butterworth JF 4th, Prough DS, et al. Preoperative and intraoperative predictors of inotropic support and long-term outcome in patients having coronary artery bypass grafting. *Anesth Analg*. 1991;72:729–736.
3. Higgins TL, Yared JP, Ryan T. Immediate postoperative care of cardiac surgical patients. *J Cardiothorac Vasc Anesth*. 1996;10:643–658.
4. Rao V, Ivanov J, Weisel RD, et al. Predictors of low cardiac output syndrome after coronary artery bypass. *J Thorac Cardiovasc Surg*. 1996;112:38–51.
5. Winkel E, Piccione W. Coronary artery bypass surgery in patients with left ventricular dysfunction: candidate selection and perioperative care. *J Heart Lung Transplant*. 1997;16:S19–S24.
6. Lang RM, Badano LP, Mor-Avi V, et al. Recommendations for cardiac chamber quantification by echocardiography in adults: an update from the American Society of Echocardiography and the European Association of Cardiovascular Imaging. *J Am Soc Echocardiogr*. 2015;28:1–39 e14.
7. Gudmundsson P, Rydberg E, Winter R, Willenheimer R. Visually estimated left ventricular ejection fraction by echocardiography is closely correlated with formal quantitative methods. *Int J Cardiol*. 2005;101:209–212.
8. Shahgaldi K, Gudmundsson P, Manouras A, et al. Visually estimated ejection fraction by two dimensional and triplane echocardiography is closely correlated with quantitative ejection fraction by real-time three dimensional echocardiography. *Cardiovasc Ultrasound*. 2009;7:41.
9. Mor-Avi V, Lang RM, Badano LP, et al. Current and evolving echocardiographic techniques for the quantitative evaluation of cardiac mechanics: ASE/EAE consensus statement on methodology and indications endorsed by the Japanese Society of Echocardiography. *J Am Soc Echocardiogr*. 2011;24:277–313.
10. Geyer H, Caracciolo G, Abe H, et al. Assessment of myocardial mechanics using speckle tracking echocardiography: fundamentals and clinical applications. *J Am Soc Echocardiogr*. 2010;23:351–369.
11. Bansal M, Cho GY, Chan J, et al. Feasibility and accuracy of different techniques of two-dimensional speckle based strain and validation with harmonic phase magnetic resonance imaging. *J Am Soc Echocardiogr*. 2008;21:1318–1325.
12. Voigt JU, Pedrizzetti G, Lysyansky P, et al. Definitions for a common standard for 2D speckle tracking echocardiography: consensus document of the EACVI/ASE/Industry Task Force to Standardize Deformation Imaging. *J Am Soc Echocardiogr*. 2015;28:183–193.
13. Phillip B, Pastor D, Bellows W, Leung JM. The prevalence of preoperative diastolic filling abnormalities in geriatric surgical patients. *Anesth Analg*. 2003;97:1214–1221.
14. Bernard F, Denault A, Babin D, et al. Diastolic dysfunction is predictive of difficult weaning from cardiopulmonary bypass. *Anesth Analg*. 2001;92:291–298.
15. Skarvan K, Filipovic M, Wang J, et al. Use of myocardial tissue Doppler imaging for intraoperative monitoring of left ventricular function. *Br J Anaesth*. 2003;91:473–480.
16. Ekery DL, Davidoff R, Orlandi QG, et al. Imaging and diagnostic testing: diastolic dysfunction after coronary artery bypass grafting—a frequent finding of clinical significance not influenced by intravenous calcium. *Am Heart J*. 2003;145:896–902.
17. McKenney PA, Apstein CS, Mendes LA, et al. Increased left ventricular diastolic chamber stiffness immediately after coronary artery bypass surgery. *J Am Coll Cardiol*. 1994;24:1189–1194.
18. Apostolakis EE, Baikoussis NG, Parissis H, et al. Left ventricular diastolic dysfunction of the cardiac surgery patient: a point of view for the cardiac surgeon and cardio-anesthesiologist. *J Cardiothorac Surg*. 2009;4:67.
19. Nagueh SF, Appleton CP, Gillebert TC, et al. Recommendations for the evaluation of left ventricular diastolic function by echocardiography. *J Am Soc Echocardiogr*. 2009;22:107–133.
19a. Nagueh SF, Smiseth OA, Appleton CP, et al. Recommendations for the evaluation of left ventricular diastolic function by echocardiography: An update from the American Society of Echocardiography and the European Association of Cardiovascular Imaging. *J Am Soc Echocardiogr*. 2016;29:277–314.
20. Rudski LG, Lai WW, Afilalo J, et al. Guidelines for the echocardiographic assessment of the right heart in adults: a report from the American Society of Echocardiography endorsed by the European Association of Echocardiography, a registered branch of the European Society of Cardiology, and the Canadian Society of Echocardiography. *J Am Soc Echocardiogr*. 2010;23:685–713, quiz 786–788.
21. Wilkins GT, Weyman AE, Abascal VM, et al. Percutaneous balloon dilatation of the mitral valve: an analysis of echocardiographic variables related to outcome and the mechanism of dilatation. *Br Heart J*. 1988;60:299–308.
22. Reid CL, Chandraratna PA, Kawanishi DT, et al. Influence of mitral valve morphology on double-balloon catheter balloon valvuloplasty in patients with mitral stenosis: analysis of factors predicting immediate and 3-month results. *Circulation*. 1989;80:515–524.
23. Iung B, Garbarz E, Michaud P, et al. Late results of percutaneous mitral commissurotomy in a series of 1024 patients: analysis of late clinical deterioration—frequency, anatomic findings, and predictive factors. *Circulation*. 1999;99:3272–3278.
24. Iung B, Cormier B, Ducimetiere P, et al. Immediate results of percutaneous mitral commissurotomy: a predictive model on a series of 1514 patients. *Circulation*. 1996;94:2124–2130.
25. Sutaria N, Northridge DB, Shaw TR. Significance of commissural calcification on outcome of mitral balloon valvotomy. *Heart*. 2000;84:398–402.
26. Baumgartner H, Hung J, Bermejo J, et al. Echocardiographic assessment of valve stenosis: EAE/ASE recommendations for clinical practice. *J Am Soc Echocardiogr*. 2009;22:1–23, quiz 101–102.
27. Sebag IA, Morgan JG, Handschumacher MD, et al. Usefulness of three-dimensionally guided assessment of mitral stenosis using matrix-array ultrasound. *Am J Cardiol*. 2005;96:1151–1156.
28. Zamorano J, Cordeiro P, Sugeng L, et al. Real-time three-dimensional echocardiography for rheumatic mitral valve stenosis evaluation: an accurate and novel approach. *J Am Coll Cardiol*. 2004;43:2091–2096.
29. Grigioni F, Enriquez-Sarano M, Zehr KJ, et al. Ischemic mitral regurgitation: long-term outcome and prognostic implications with quantitative Doppler assessment. *Circulation*. 2001;103:1759–1764.
30. Lamas GA, Mitchell GF, Flaker GC, et al. Clinical significance of mitral regurgitation after acute myocardial infarction. Survival and Ventricular Enlargement Investigators. *Circulation*. 1997;96:827–833.
31. Tcheng JE, Jackman JD Jr, Nelson CL, et al. Outcome of patients sustaining acute ischemic mitral regurgitation during myocardial infarction. *Ann Intern Med*. 1992;117:18–24.
32. Zoghbi WA, Enriquez-Sarano M, Foster E, et al. Recommendations for evaluation of the severity of native valvular regurgitation with two-dimensional and Doppler echocardiography. *J Am Soc Echocardiogr*. 2003;16:777–802.
33. Nishimura RA, Otto CM, Bonow RO, et al. 2014 AHA/ACC guideline for the management of patients with valvular heart disease: a report of the American College of Cardiology/American Heart Association Task Force on Practice Guidelines. *J Am Coll Cardiol*. 2014;63:e57–e185.
34. Pibarot P, Dumesnil JG. Paradoxical low-flow, low-gradient aortic stenosis adding new pieces to the puzzle. *J Am Coll Cardiol*. 2011;58:413–415.
35. Zoghbi WA. Low-gradient "severe" aortic stenosis with normal systolic function: time to refine the guidelines? *Circulation*. 2011;123:838–840.
36. Van de Veire NR, Braun J, Delgado V, et al. Tricuspid annuloplasty prevents right ventricular dilatation and progression of tricuspid regurgitation in patients with tricuspid annular dilatation undergoing mitral valve repair. *J Thorac Cardiovasc Surg*. 2011;141:1431–1439.
37. Benedetto U, Melina G, Angeloni E, et al. Prophylactic tricuspid annuloplasty in patients with dilated tricuspid annulus undergoing mitral valve surgery. *J Thorac Cardiovasc Surg*. 2012;143:632–638.
38. Casella F, Rana B, Casazza G, et al. The potential impact of contemporary transthoracic echocardiography on the management of patients with native valve endocarditis: a comparison with transesophageal echocardiography. *Echocardiography*. 2009;26:900–906.
39. Habib G, Badano L, Tribouilloy C, et al. Recommendations for the practice of echocardiography in infective endocarditis. *Eur J Echocardiogr*. 2010;11:202–219.
40. Tornos P, Gonzalez-Alujas T, Thuny F, Habib G. Infective endocarditis: the European viewpoint. *Curr Probl Cardiol*. 2011;36:175–222.
41. Nadji G, Rusinaru D, Remadi JP, et al. Heart failure in left-sided native valve infective endocarditis: characteristics, prognosis, and results of surgical treatment. *Eur J Heart Fail*. 2009;11:668–675.
42. Banchs J, Yusuf SW. Echocardiographic evaluation of cardiac infections. *Expert Rev Cardiovasc Ther*. 2012;10:1–4.
43. Hansalia S, Biswas M, Dutta R, et al. The value of live/real time three-dimensional transesophageal echocardiography in the assessment of valvular vegetations. *Echocardiography*. 2009;26:1264–1273.
44. Graupner C, Vilacosta I, SanRoman J, et al. Periannular extension of infective endocarditis. *J Am Coll Cardiol*. 2002;39:1204–1211.
45. Yared K, Noseworthy P, Weyman AE, et al. Pulmonary artery acceleration time provides an accurate estimate of systolic pulmonary arterial pressure during transthoracic echocardiography. *J Am Soc Echocardiogr*. 2011;24:687–692.
46. Abbas AE, Fortuin FD, Schiller NB, et al. Echocardiographic determination of mean pulmonary artery pressure. *Am J Cardiol*. 2003;92:1373–1376.
47. Mahan G, Dabestani A, Gardin JM, et al. Estimation of pulmonary artery pressure by pulsed Doppler echocardiography. *Circulation*. 1983;68:367.
48. Dabestani A, Mahan G, Gardin JM, et al. Evaluation of pulmonary artery pressure and resistance by pulsed Doppler echocardiography. *Am J Cardiol*. 1987;59:662–668.
49. Quinones MA, Otto CM, Stoddard M, et al. Recommendations for quantification of Doppler echocardiography: a report from the Doppler Quantification Task Force of the Nomenclature and Standards Committee of the American Society of Echocardiography. *J Am Soc Echocardiogr*. 2002;15:167–184.
50. Dal-Bianco JP, Sengupta PP, Mookadam F, et al. Role of echocardiography in the diagnosis of constrictive pericarditis. *J Am Soc Echocardiogr*. 2009;22:24–33, quiz 103–104.
51. Amaki M, Savino J, Ain DL, et al. Diagnostic concordance of echocardiography and cardiac magnetic resonance-based tissue tracking for differentiating constrictive pericarditis from restrictive cardiomyopathy. *Circ Cardiovasc Imaging*. 2014;7:819–827.
52. Nistri S, Sorbo MD, Marin M, et al. Aortic root dilatation in young men with normally functioning bicuspid aortic valves. *Heart*. 1999;82:19–22.
53. Baumgartner D, Baumgartner C, Matyas G, et al. Diagnostic power of aortic elastic properties in young patients with Marfan syndrome. *J Thorac Cardiovasc Surg*. 2005;129:730–739.
54. Hiratzka LF, Bakris GL, Beckman JA, et al. 2010 ACCF/AHA/AATS/ACR/ASA/SCA/SCAI/SIR/STS/SVM guidelines for the diagnosis and management of patients with thoracic aortic disease. A report of the American College of Cardiology Foundation/American Heart Association Task Force on Practice Guidelines, American Association for Thoracic Surgery, American College of Radiology, American Stroke Association, Society of Cardiovascular Anesthesiologists, Society for Cardiovascular Angiography and Interventions, Society of Interventional Radiology, Society of Thoracic Surgeons, and Society for Vascular Medicine. *J Am Coll Cardiol*. 2010;55:e27–e129.
55. Evangelista A, Flachskampf FA, Erbel R, et al. Echocardiography in aortic diseases: EAE recommendations for clinical practice. *Eur J Echocardiogr*. 2010;11:645–658.
56. Pellikka PA, Nagueh SF, Elhendy AA, et al. American Society of Echocardiography recommendations for performance, interpretation, and application of stress echocardiography. *J Am Soc Echocardiogr*. 2007;20:1021–1041.
57. Gibbons RJ, Balady GJ, Bricker JT, et al. ACC/AHA 2002 guideline update for exercise testing: summary article. A report of the American College of Cardiology/American Heart Association Task Force on Practice Guidelines (Committee to Update the 1997 Exercise Testing Guidelines). *J Am Coll Cardiol*. 2002;40:1531–1540.
58. Klein J, Cheo S, Berman DS, Rozanski A. Pathophysiologic factors governing the variability of ischemic responses to treadmill and bicycle exercise. *Am Heart J*. 1994;128:948–955.
59. McNeill AJ, Fioretti PM, el Said SM, et al. Enhanced sensitivity for detection of coronary artery disease by addition of atropine to dobutamine stress echocardiography. *Am J Cardiol*. 1992;70:41–46.
60. Fioretti PM, Poldermans D, Salustri A, et al. Atropine increases the accuracy of dobutamine stress echocardiography in patients taking beta-blockers. *Eur Heart J*. 1994;15:355–360.
61. Picano E, Pingitore A, Conti U, et al. Enhanced sensitivity for detection of coronary artery disease by addition of atropine to dipyridamole echocardiography. *Eur Heart J*. 1993;14:1216–1222.
62. Lanzarini L, Fetiveau R, Poli A, et al. Results of dipyridamole plus atropine echo stress test for the diagnosis of coronary artery disease. *Int J Card Imaging*. 1995;11:233–240.
63. Noguchi Y, Nagata-Kobayashi S, Stahl JE, Wong JB. A meta-analytic comparison of echocardiographic stressors. *Int J Cardiovasc Imaging*. 2005;21:189–207.
64. Picano E, Lattanzi F, Orlandini A, et al. Stress echocardiography and the human factor: the importance of being expert. *J Am Coll Cardiol*. 1991;17:666–669.
65. Varga A, Picano E, Dodi C, et al. Madness and method in stress echo reading. *Eur Heart J*. 1999;20:1271–1275.
66. Senior R, Kaul S, Lahiri A. Myocardial viability on echocardiography predicts long-term survival after revascularization in patients with ischemic congestive heart failure. *J Am Coll Cardiol*. 1999;33:1848–1854.
67. Allman KC, Shaw LJ, Hachamovitch R, Udelson JE. Myocardial viability testing and impact of revascularization on prognosis in patients with coronary artery disease and left ventricular dysfunction: a meta-analysis. *J Am Coll Cardiol*. 2002;39:1151–1158.
68. Afridi I, Grayburn PA, Panza JA, et al. Myocardial viability during dobutamine echocardiography predicts survival in patients with coronary artery disease and severe left ventricular systolic dysfunction. *J Am Coll Cardiol*. 1998;32:921–926.
69. Bax JJ, Poldermans D, Elhendy A, et al. Improvement of left ventricular ejection fraction, heart failure symptoms and prognosis after revascularization in patients with chronic coronary artery disease and viable myocardium detected by dobutamine stress echocardiography. *J Am Coll Cardiol*. 1999;34:163–169.
70. Meluzin J, Cerny J, Frélich M, et al. Prognostic value of the amount of dysfunctional but viable myocardium in revascularized patients with coronary artery disease and left ventricular dysfunction. Investigators of ??this Multicenter Study. *J Am Coll Cardiol*. 1998;32:912–920.
71. Cwajg JM, Cwajg E, Nagueh SF, et al. End-diastolic wall thickness as a predictor of recovery of function in myocardial hibernation: relation to rest-redistribution T1-201 tomography and dobutamine stress echocardiography. *J Am Coll Cardiol*. 2000;35:1152–1161.
72. Afridi I, Kleiman NS, Raizner AE, Zoghbi WA. Dobutamine echocardiography in myocardial hibernation: optimal dose and accuracy in predicting recovery of ventricular function after coronary angioplasty. *Circulation*. 1995;91:663–670.
73. Bax JJ, Wijns W, Cornel JH, et al. Accuracy of currently available techniques for prediction of functional recovery after revascularization in patients with left ventricular dysfunction due to chronic coronary artery disease: comparison of pooled data. *J Am Coll Cardiol*. 1997;30:1451–1460.
74. Fathi R, Cain P, Nakatani S, et al. Effect of tissue Doppler on the accuracy of novice and expert

interpreters of dobutamine echocardiography. *Am J Cardiol.* 2001;88:400–405.
75. Cain P, Short L, Baglin T, et al. Development of a fully quantitative approach to the interpretation of stress echocardiography using radial and longitudinal myocardial velocities. *J Am Soc Echocardiogr.* 2002;15:759–767.
76. Voigt JU, Nixdorff U, Bogdan R, et al. Comparison of deformation imaging and velocity imaging for detecting regional inducible ischaemia during dobutamine stress echocardiography. *Eur Heart J.* 2004;25:1517–1525.
77. Hanekom L, Cho GY, Leano R, et al. Comparison of two-dimensional speckle and tissue Doppler strain measurement during dobutamine stress echocardiography: an angiographic correlation. *Eur Heart J.* 2007;28:1765–1772.
78. Hanekom L, Jenkins C, Jeffries L, et al. Incremental value of strain rate analysis as an adjunct to wall-motion scoring for assessment of myocardial viability by dobutamine echocardiography: a follow-up study after revascularization. *Circulation.* 2005;112:3892–3900.
79. Bansal M, Jeffriess L, Leano R, et al. Assessment of myocardial viability at dobutamine echocardiography by deformation analysis using tissue velocity and speckle-tracking. *JACC Cardiovasc Imaging.* 2010;3:121–131.
80. Monin JL, Quere JP, Monchi M, et al. Low-gradient aortic stenosis: operative risk stratification and predictors for long-term outcome. A multicenter study using dobutamine stress hemodynamics. *Circulation.* 2003;108:319–324.
81. Lancellotti P, Gerard PL, Pierard LA. Long-term outcome of patients with heart failure and dynamic functional mitral regurgitation. *Eur Heart J.* 2005;26:1528–1532.
82. Vesely MR, Dilsizian V. Nuclear cardiac stress testing in the era of molecular medicine. *J Nucl Med.* 2008;49:399–413.
83. Camici PG, Prasad SK, Rimoldi OE. Stunning, hibernation, and assessment of myocardial viability. *Circulation.* 2008;117:103–114.
84. Schinkel AF, Bax JJ, Poldermans D, et al. Hibernating myocardium: diagnosis and patient outcomes. *Curr Probl Cardiol.* 2007;32:375–410.
85. Green MV, Ostrow HG, Douglas MA, et al. High temporal resolution ECG-gated scintigraphic angiocardiography. *J Nucl Med.* 1975;16:95–98.
86. van Royen N, Jaffe CC, Krumholz HM, et al. Comparison and reproducibility of visual echocardiographic and quantitative radionuclide left ventricular ejection fractions. *Am J Cardiol.* 1996;77:843–850.
87. Kramer CM, Nicol PD, Rogers WJ, et al. Reduced sympathetic innervation underlies adjacent noninfarcted region dysfunction during left ventricular remodeling. *J Am Coll Cardiol.* 1997;30:1079–1085.
88. Barber MJ, Mueller TM, Henry DP, et al. Transmural myocardial infarction in the dog produces sympathectomy in noninfarcted myocardium. *Circulation.* 1983;67:787–796.
89. Pettersen MD, Abe T, Morgan DA, Gutterman DD. Role of adenosine in postischemic dysfunction of coronary innervation. *Circ Res.* 1995;76:95–101.
90. Gutterman DD, Morgan DA, Miller FJ. Effect of brief myocardial ischemia on sympathetic coronary vasoconstriction. *Circ Res.* 1992;71:960–969.
91. Matsunari I, Schricke U, Bengel FM, et al. Extent of cardiac sympathetic neuronal damage is determined by the area of ischemia in patients with acute coronary syndromes. *Circulation.* 2000;101:2579–2585.
92. Bulow HP, Stahl F, Lauer B, et al. Alterations of myocardial presynaptic sympathetic innervation in patients with multi-vessel coronary artery disease but without history of myocardial infarction. *Nucl Med Commun.* 2003;24:233–239.
93. Merlet P, Pouillart F, Dubois-Rande JL, et al. Sympathetic nerve alterations assessed with 123I-MIBG in the failing human heart. *J Nucl Med.* 1999;40:224–231.
94. Hirai N, Horiguchi J, Fujioka C, et al. Prospective versus retrospective ECG-gated 64-detector coronary CT angiography: assessment of image quality, stenosis, and radiation dose. *Radiology.* 2008;248:424–430.
95. Scheffel H, Alkadhi H, Leschka S, et al. Low-dose CT coronary angiography in the step-and-shoot mode: diagnostic performance. *Heart.* 2008;94:1132–1137.
96. Shuman WP, Branch KR, May JM, et al. Prospective versus retrospective ECG gating for 64-detector CT of the coronary arteries: comparison of image quality and patient radiation dose. *Radiology.* 2008;248:431–437.
97. Budoff MJ, Dowe D, Jollis JG, et al. Diagnostic performance of 64-multidetector row coronary computed tomographic angiography for evaluation of coronary artery stenosis in individuals without known coronary artery disease: results from the prospective multicenter ACCURACY (Assessment by Coronary Computed Tomographic Angiography of Individuals Undergoing Invasive Coronary Angiography) trial. *J Am Coll Cardiol.* 2008;52:1724–1732.
98. Scheffel H, Leschka S, Plass A, et al. Accuracy of 64-slice computed tomography for the preoperative detection of coronary artery disease in patients with chronic aortic regurgitation. *Am J Cardiol.* 2007;100:701–706.
99. Meijboom WB, Mollet NR, Van Mieghem CA, et al. Pre-operative computed tomography coronary angiography to detect significant coronary artery disease in patients referred for cardiac valve surgery. *J Am Coll Cardiol.* 2006;48:1658–1665.
100. Gilard M, Cornily JC, Pennec PY, et al. Accuracy of multislice computed tomography in the preoperative assessment of coronary disease in patients with aortic valve stenosis. *J Am Coll Cardiol.* 2006;47:2020–2024.
101. Messika-Zeitoun D, Aubry MC, Detaint D, et al. Evaluation and clinical implications of aortic valve calcification measured by electron-beam computed tomography. *Circulation.* 2004;110:356–362.
102. Pouleur AC, le Polain de Waroux JB, Pasquet A, et al. Aortic valve area assessment: multidetector CT compared with cine MR imaging and transthoracic and transesophageal echocardiography. *Radiology.* 2007;244:745–754.
103. Feuchtner GM, Muller S, Bonatti J, et al. Sixty-four slice CT evaluation of aortic stenosis using planimetry of the aortic valve area. *AJR Am J Roentgenol.* 2007;189:197–203.
104. Piers LH, Dikkers R, Tio RA, et al. A comparison of echocardiographic and electron beam computed tomographic assessment of aortic valve area in patients with valvular aortic stenosis. *Int J Cardiovasc Imaging.* 2007;23:781–788.
105. Bouvier E, Logeart D, Sablayrolles JL, et al. Diagnosis of aortic valvular stenosis by multislice cardiac computed tomography. *Eur Heart J.* 2006;27:3033–3038.
106. Alkadhi H, Wildermuth S, Plass A, et al. Aortic stenosis: comparative evaluation of 16-detector row CT and echocardiography. *Radiology.* 2006;240:47–55.
107. Feuchtner GM, Dichtl W, Friedrich GJ, et al. Multislice computed tomography for detection of patients with aortic valve stenosis and quantification of severity. *J Am Coll Cardiol.* 2006;47:1410–1417.
108. Jassal DS, Shapiro MD, Neilan TG, et al. 64-Slice multidetector computed tomography (MDCT) for detection of aortic regurgitation and quantification of severity. *Invest Radiol.* 2007;42:507–512.
109. Alkadhi H, Desbiolles L, Husmann L, et al. Aortic regurgitation: assessment with 64-section CT. *Radiology.* 2007;245:111–121.
110. Willmann JK, Kobza R, Roos JE, et al. ECG-gated multi-detector row CT for assessment of mitral valve disease: initial experience. *Eur Radiol.* 2002;12:2662–2669.
111. Alkadhi H, Bettex D, Wildermuth S, et al. Dynamic cine imaging of the mitral valve with 16-MDCT: a feasibility study. *AJR Am J Roentgenol.* 2005;185:636–646.
112. Budoff MJ, Takasu J, Katz R, et al. Reproducibility of CT measurements of aortic valve calcification, mitral annulus calcification, and aortic wall calcification in the multi-ethnic study of atherosclerosis. *Acad Radiol.* 2006;13:166–172.
113. Nkomo VT, Gardin JM, Skelton TN, et al. Burden of valvular heart diseases: a population-based study. *Lancet.* 2006;368:1005–1011.
114. Messika-Zeitoun D, Serfaty JM, Laissy JP, et al. Assessment of the mitral valve area in patients with mitral stenosis by multislice computed tomography. *J Am Coll Cardiol.* 2006;48:411–413.
115. Alkadhi H, Wildermuth S, Bettex DA, et al. Mitral regurgitation: quantification with 16-detector row CT—initial experience. *Radiology.* 2006;238:454–463.
116. Konen E, Goitein O, Feinberg MS, et al. The role of ECG-gated MDCT in the evaluation of aortic and mitral mechanical valves: initial experience. *AJR Am J Roentgenol.* 2008;191:26–31.
117. Gilkeson RC, Markowitz AH, Balgude A, Sachs PB. MDCT evaluation of aortic valvular disease. *AJR Am J Roentgenol.* 2006;186:350–360.
118. Feuchtner GM, Stolzmann P, Dichtl W, et al. Multislice computed tomography in infective endocarditis: comparison with transesophageal echocardiography and intraoperative findings. *J Am Coll Cardiol.* 2009;53:436–444.
119. Wu YW, Tadamura E, Yamamuro M, et al. Estimation of global and regional cardiac function using 64-slice computed tomography: a comparison study with echocardiography, gated-SPECT and cardiovascular magnetic resonance. *Int J Cardiol.* 2008;128:69–76.
120. Hundt W, Siebert K, Wintersperger BJ, et al. Assessment of global left ventricular function: comparison of cardiac multidetector-row computed tomography with angiocardiography. *J Comput Assist Tomogr.* 2005;29:373–381.
121. Henneman MM, Schuijf JD, Jukema JW, et al. Assessment of global and regional left ventricular function and volumes with 64-slice MSCT: a comparison with 2D echocardiography. *J Nucl Cardiol.* 2006;13:480–487.
122. Cerqueira MD, Weissman NJ, Dilsizian V, et al. Standardized myocardial segmentation and nomenclature for tomographic imaging of the heart: a statement for healthcare professionals from the Cardiac Imaging Committee of the Council on Clinical Cardiology of the American Heart Association. *Circulation.* 2002;105:539–542.
123. Stein PD, Fowler SE, Goodman LR, et al. Multidetector computed tomography for acute pulmonary embolism. *N Engl J Med.* 2006;354:2317–2327.
124. Aletras AH, Tilak GS, Natanzon A, et al. Retrospective determination of the area at risk for reperfused acute myocardial infarction with T2-weighted cardiac magnetic resonance imaging: histopathological and displacement encoding with stimulated echoes (DENSE) functional validations. *Circulation.* 2006;113:1865–1870.
125. Larose E, Yeghiazarians Y, Libby P, et al. Characterization of human atherosclerotic plaques by intravascular magnetic resonance imaging. *Circulation.* 2005;112:2324–2331.
126. Pujadas S, Reddy GP, Weber O, et al. MR imaging assessment of cardiac function. *J Magn Reson Imaging.* 2004;19:789–799.
127. Roussakis A, Baras P, Seimenis I, et al. Relationship of number of phases per cardiac cycle and accuracy of measurement of left ventricular volumes, ejection fraction, and mass. *J Cardiovasc Magn Reson.* 2004;6:837–844.
128. Rubinshtein R, Glockner JF, Feng D, et al. Comparison of magnetic resonance imaging versus Doppler echocardiography for the evaluation of left ventricular diastolic function in patients with cardiac amyloidosis. *Am J Cardiol.* 2009;103:718–723.
129. Moreo A, Ambrosio G, De Chiara B, et al. Influence of myocardial fibrosis on left ventricular diastolic function: noninvasive assessment by cardiac magnetic resonance and echo. *Circ Cardiovasc Imaging.* 2009;2:437–443.
130. Klem I, Greulich S, Heitner JF, et al. Value of cardiovascular magnetic resonance stress perfusion testing for the detection of coronary artery disease in women. *JACC Cardiovasc Imaging.* 2008;1:436–445.
131. Plein S, Radjenovic A, Ridgway JP, et al. Coronary artery disease: myocardial perfusion MR imaging with sensitivity encoding versus conventional angiography. *Radiology.* 2005;235:423–430.
132. Jahnke C, Nagel E, Gebker R, et al. Prognostic value of cardiac magnetic resonance stress tests: adenosine stress perfusion and dobutamine stress wall motion imaging. *Circulation.* 2007;115: 1769–1776.
133. Mahrholdt H, Wagner A, Judd RM, Sechtem U. Assessment of myocardial viability by cardiovascular magnetic resonance imaging. *Eur Heart J.* 2002;23:602–619.
134. Bondarenko O, Beek AM, Nijveldt R, et al. Functional outcome after revascularization in patients with chronic ischemic heart disease: a quantitative late gadolinium enhancement CMR study evaluating transmural scar extent, wall thickness and periprocedural necrosis. *J Cardiovasc Magn Reson.* 2007;9:815–821.
135. Caruthers SD, Lin SJ, Brown P, et al. Practical value of cardiac magnetic resonance imaging for clinical quantification of aortic valve stenosis: comparison with echocardiography. *Circulation.* 2003;108:2236–2243.
136. Kupfahl C, Honold M, Meinhardt G, et al. Evaluation of aortic stenosis by cardiovascular magnetic resonance imaging: comparison with established routine clinical techniques. *Heart.* 2004;90:893–901.
137. Plumhans C, Muhlenbruch G, Rapaee A, et al. Assessment of global right ventricular function on 64-MDCT compared with MRI. *AJR Am J Roentgenol.* 2008;190:1358–1361.
138. Fayad ZA, Fuster V, Fallon JT, et al. Noninvasive in vivo human coronary artery lumen and wall imaging using black-blood magnetic resonance imaging. *Circulation.* 2000;102:506–510.
139. Fayad ZA, Fuster V. Characterization of atherosclerotic plaques by magnetic resonance imaging. *Ann N Y Acad Sci.* 2000;902:173–186.
140. Inzitari D, Eliasziw M, Gates P, et al. The causes and risk of stroke in patients with asymptomatic internal-carotid-artery stenosis. North American Symptomatic Carotid Endarterectomy Trial Collaborators. *N Engl J Med.* 2000;342:1693–1700.
141. Safian RD, Textor SC. Renal-artery stenosis. *N Engl J Med.* 2001;344:431–442.
142. McLaughlin K, Jardine AG, Moss JG. ABC of arterial and venous disease: renal artery stenosis. *BMJ.* 2000;320:1124–1127.
143. Volk M, Strotzer M, Lenhart M, et al. Time-resolved contrast-enhanced MR angiography of renal artery stenosis: diagnostic accuracy and interobserver variability. *AJR Am J Roentgenol.* 2000;174:1583–1588.
144. Thornton J, O'Callaghan J, Walshe J, et al. Comparison of digital subtraction angiography with gadolinium-enhanced magnetic resonance angiography in the diagnosis of renal artery stenosis. *Eur Radiol.* 1999;9:930–934.
145. Tello R, Thomson KR, Witte D, et al. Standard dose Gd-DTPA dynamic MR of renal arteries. *J Magn Reson Imaging.* 1998;8:421–426.
146. Rieumont MJ, Kaufman JA, Geller SC, et al. Evaluation of renal artery stenosis with dynamic gadolinium-enhanced MR angiography. *AJR Am J Roentgenol.* 1997;169:39–44.
147. Hany TF, Debatin JF, Leung DA, Pfammatter T. Evaluation of the aortoiliac and renal arteries: comparison of breath-hold, contrast-enhanced, three-dimensional MR angiography with conventional catheter angiography. *Radiology.* 1997;204:357–362.
148. Fain SB, King BF, Breen JF, et al. High-spatial-resolution contrast-enhanced MR angiography of the renal arteries: a prospective comparison with digital subtraction angiography. *Radiology.* 2001;218:481–490.
149. De Cobelli F, Vanzulli A, Sironi S, et al. Renal artery stenosis: evaluation with breath-hold, three-dimensional, dynamic, gadolinium-enhanced versus three-dimensional, phase-contrast MR angiography. *Radiology.* 1997;205:689–695.
150. Bakker J, Beek FJ, Beutler JJ, et al. Renal artery stenosis and accessory renal arteries: accuracy of detection and visualization with gadolinium-enhanced breath-hold MR angiography. *Radiology.* 1998;207:497–504.
151. Price JF, Mowbray PI, Lee AJ, et al. Relationship between smoking and cardiovascular risk factors in the development of peripheral arterial disease and coronary artery disease: Edinburgh Artery Study. *Eur Heart J.* 1999;20:344–353.
152. Smith GD, Shipley MJ, Rose G. Intermittent claudication, heart disease risk factors, and mortality. The Whitehall Study. *Circulation.* 1990;82:1925–1931.
153. Meijer WT, Hoes AW, Rutgers D, et al. Peripheral arterial disease in the elderly: the Rotterdam Study. *Arterioscler Thromb Vasc Biol.* 1998;18:185–192.
154. Hirsch AT, Criqui MH, Treat-Jacobson D, et al. Peripheral arterial disease detection, awareness, and treatment in primary care. *JAMA.* 2001;286:1317–1324.
155. Fowkes FG, Housley E, Macintyre CC, et al. Reproducibility of reactive hyperaemia test in the measurement of peripheral arterial disease. *Br J Surg.* 1988;75:743–746.
156. Hiatt WR, Marshall JA, Baxter J, et al. Diagnostic methods for peripheral arterial disease in the San Luis Valley Diabetes Study. *J Clin Epidemiol.* 1990;43:597–606.
157. Criqui MH, Fronek A, Barrett-Connor E, et al. The prevalence of peripheral arterial disease in a defined population. *Circulation.* 1985;71:510–515.

158. Rieker O, Duber C, Schmiedt W, et al. Prospective comparison of CT angiography of the legs with intraarterial digital subtraction angiography. *AJR Am J Roentgenol.* 1996;166:269–276.
159. Lawrence JA, Kim D, Kent KC, et al. Lower extremity spiral CT angiography versus catheter angiography. *Radiology.* 1995;194:903–908.
160. Nelemans PJ, Leiner T, de Vet HC, van Engelshoven JM. Peripheral arterial disease: meta-analysis of the diagnostic performance of MR angiography. *Radiology.* 2000;217:105–114.
161. Ouwendijk R, de Vries M, Pattynama PM, et al. Imaging peripheral arterial disease: a randomized controlled trial comparing contrast-enhanced MR angiography and multi-detector row CT angiography. *Radiology.* 2005;236:1094–1103.
162. Ouwendijk R, Kock MC, Visser K, et al. Interobserver agreement for the interpretation of contrast-enhanced 3D MR angiography and MDCT angiography in peripheral arterial disease. *AJR Am J Roentgenol.* 2005;185:1261–1267.
163. Wartski M, Collignon MA. Incomplete recovery of lung perfusion after 3 months in patients with acute pulmonary embolism treated with antithrombotic agents. THESEE Study Group. Tinzaparin ou Heparin Standard: Evaluation dans l'Embolie Pulmonaire Study. *J Nucl Med.* 2000;41:1043–1048.
164. Bergan JJ, Schmid-Schonbein GW, Smith PD, et al. Chronic venous disease. *N Engl J Med.* 2006;355:488–498.

心导管术：成人患者的诊断和治疗方法

THERESA A. GELZINIS, MD | MARK KOZAK, MD | CHARLES E. CHAMBERS, MD | JOHN SCHINDLER, MD

要 点

1. 心导管室已经从单纯的诊断科室演变为具有治疗功能的科室，使得心血管疾病在许多方面得到有效的修正或治疗。虽然仪器设备有很大的改进，但是心导管术的检查质量仍然取决于良好训练和经验丰富且具有相应资质的医生，以及足够的手术病例和致力于持续质量改进的全体人员。
2. 诊断性心导管术指南已经明确了适应证、禁忌证和识别高危患者的标准。在心导管术前仔细地评估患者，对于降低手术风险是至关重要的。
3. 介入心脏病学始于20世纪70年代晚期的球囊血管成形术，成功率为80%，而需要紧急的冠状动脉旁路移植术（coronary artery bypass graft surgery，CABG）的手术率只有3%~5%。尽管最近介入术的成功率超过95%，需冠状动脉旁路移植术的概率小于1%，但是失败的经皮冠状动脉介入术（percutaneous coronary intervention，PCI）给麻醉医生带来一系列挑战：包括血流动力学问题、伴随药物问题和潜在的心脏疾病问题。
4. 自从引入药物洗脱支架（drug-eluting stent，DES），由于冠状动脉夹层导致的急性闭塞的发生率显著减少，再狭窄率也急剧下降。
5. 与之前的裸金属支架（bare metal stents，BMS）相比较，第一代的药物洗脱支架（DES包括Cypher，Cordis，Miami Lakes，FL和Taxus，Boston Scientific，Marlborough，MA），能够有效地减少血管再狭窄，但是DES有较高的晚期支架血栓（late stent thrombosis，LST）形成风险，尤其是在双联抗血小板治疗过早停止的情况下。第二代的DES（Xience，Abbott Vascular，Abbott Park，IL和Resolute，Medtronic，Minneapolis，MN）的晚期支架血栓发生率与BMS相当，因此它是优先选用的支架类型。
6. 作为治疗急性心肌梗死患者的策略，早期PCI优于溶栓治疗，因为它有较高的梗死动脉再通率和TIMI3级的血流量，以及较低的复发性缺血、再梗死、颅内出血和死亡率。
7. 在美国，越来越多的人选择经桡动脉穿刺的途径来做诊断性的冠状动脉造影和PCI，因为与传统的经股动脉途径比较，经桡动脉途径有更少的血管并发症，且患者更愿意接受。
8. 当冠状动脉存在多支病变时，需要通过造影计算SYNTAX评分来辅助决策血运重建的方式，是经皮介入或者外科手术。一个多学科心脏团队会议（包括心脏病专家、心脏外科医生和麻醉医生）集体讨论病情，可提供个体化治疗方案来优化患者的治疗。
9. 血管内广泛性血栓、重度的钙化、大隐静脉桥退行性改变和慢性完全性血管闭塞，对PCI治疗都是特殊的挑战。为解决这些难题，已经开发了多样化的特殊装置，并且取得了一定程度的成功。
10. PCI相关的急性血栓并发症通常可以通过积极的抗血栓和抗血小板药物治疗得到解决。这些药物的使用，使需要急诊CABG救助的不稳定患者的管理复杂化。对于心血管麻醉医生来说，适当地了解药代动力学是非常必要的。
11. 心脏介入医生的工作范围已经超出冠状动脉血管，还包括先天性心脏病的封堵和经皮治疗瓣膜性疾病。这些复杂的流程不仅需要更多的全身麻醉，而且也需要监测麻醉管理（monitored anesthesia care，MAC）或区域麻醉技术。

心导管室（cardiac catheterization laboratory，CCL）最初始于诊断医疗单元。在20世纪80年代，经皮腔内冠状动脉成形术（percutaneous transluminal coronary angioplasty，PTCA）开始逐渐转向介入治疗性手术方式。伴随着非侵入性检查方法如超声心动图、计算机断层扫描（computed tomography，CT）、磁共振显像（magnetic resonance imaging，MRI）等的发展，在某些情况下，这些非侵入性检查方法减少了心导管诊断性检查的需求。甚至一些专家预测诊断性心导管检查即将逐步消失[1,2]。PTCA的应用带来了各种斑块旋切术、抽吸装置、具有或没有药物洗脱的支架的发展。CCL的发展仍在继续，许多CCL已经开展了外周和颅脑血管疾病的诊断和治疗[3]。另外，在CCL中也扩大了非冠状动脉心脏病的治疗范围。用于治疗卵圆孔未闭（patent foramen ovale，PFO）、房间隔缺损（atrial septal defect，ASD）、室间隔缺损（ventricular septal defect，VSD）的各种封堵装置，可作为心脏外科手术的替代治疗。而针对许多高风险瓣膜疾病的患者，可通过经皮瓣膜修复与置换术治疗，来降低需要球囊瓣膜成形术的发病率。用于循环支持的各种装置可通过经皮的方法植入体内。杂交CCL能满足这些新的介入手术需要，允许由心脏病医生、心脏外科医生和麻醉医生组成的团队安全地掌握这些新的经皮介入技术（见第27章）。

1929年，第一例心导管术是在柏林附近Eberswald的奥古斯特维多利亚医院（Auguste Viktoria Hospital）里，由外科住院医生Werner Forssman操作完成的，当时他试图寻找针对术中心搏骤停心肺复苏期间，将肾上腺素注入心脏的一个更加安全的途径。Forssman让他的同事将一根导管置入他的上肢静脉，当导管成功地通过他的腋窝时，同时在X线透视的引导下，成功地将导管置入到他的右心房（right atrium，RA）。虽然后来Forssman在莱茵河畔的一个小城镇行医，但是最终因该心导管术，于1956年与别人共同获得诺贝尔奖[4]。

Forssman的有关右心导管术(right-sided heart catheterization,RHC)取得的成绩很快得到了广泛的认可[5];1930年Klein[5a]应用RHC并通过Fick法来测量心输出量(cardiac output,CO);1941年André Cournand把他在RHC方面的研究成果发表在《实验生物学和医学学会会刊》(the Proceedings of the Society of Experimental Biology and Medicine)上[5b]。1947年Dexter和他的同事首次报道了心导管在先心患者的应用,并且他们第一次阐述了肺毛细血管楔压(pulmonary capillary wedge pressure,PCWP)和左房压(left atrial pressure,LAP)的关系[5c]。1950年Zimmerman[5d]、Limon-Lason和Bouchard[5e]首先进行经动脉逆行的心导管术,1953年Seldinger[5f]发展了经皮方法。1959年Ross[6]和Cope发展了经房间隔导管术。1958年10月Mason Sones于无意中首次演示了冠状动脉造影术,同时在进行主动脉造影时,在X线监视下移动导管,Sones博士将50ml造影剂注入患者的右冠状动脉(right coronary artery,RCA)。对于这种造影剂引起的心搏骤停,当时没有胸外除颤仪可用,Sones医生迅速拿起手术刀准备进行开胸心脏按压。幸运的是,心搏骤停仅持续了5秒钟,患者醒来时有些困惑与躁动,这场演示导致了选择性冠状动脉造影术的诞生[7]。

直到1977年,Andreas Gruentzig演示第一例PTCA,标志作诊断性的导管术进入了介入治疗的时代[6a]。在随后的15~20年中诊断性和介入治疗设备得到很大的发展,但是关注点依然在冠状动脉疾病(coronary artery disease,CAD)。最近,心脏病医生已经把介入技术拓展到外周血管疾病和结构性心脏病的治疗。目前,美国食品药品管理局(Food and Drug Administration,FDA)已经批准几种经导管的心脏瓣膜用于治疗主动脉瓣狭窄;与此同时,经心尖置入心脏瓣膜用于治疗二尖瓣膜(mitral valve,MV)疾病和经皮置入可释放夹治疗二尖瓣反流(mitral regurgitation,MR)也正在开发中。

在一些医疗机构,已经开展冠状动脉旁路移植杂交手术,即在有或没有机器人的辅助下通过小切口将乳内动脉吻合到左前降支动脉,同时经皮治疗其他的血管疾病[8]。许多较新的CCL具有为这些多学科手术操作而设计的通道、通风与照明装置。因为麻醉医生将要在这样的环境下工作,所以他们也应该参与新型CCL的设计布局。

这个简短的历史背景介绍了成人CCL诊断与治疗的历程[9]。读者一定能够意识到这个领域的动态变化。在过去,经皮冠状动脉介入治疗(percutaneous coronary intervention,PCI)的失败率高达5%,但是现在大部分的医疗中心报道其失败率低于1%。同时对于麻醉医生的影响也发生改变。在过去高并发症发生率的年代,常常需要为所有的PCI备用外科手术间(OR),而现如今,由于并发症发生率非常低,以至于在没有外科支持的情况下也可以在医院顺利完成很多手术。尽管不良事件的发生率很低,麻醉医生偶尔会碰到一些患者需要紧急的外科血运重建再血管化手术。麻醉医生可在本章节找到有用的信息,即基于在CCL获得的诊断信息,用于对心脏手术患者或者非心脏手术患者进行术前评估与管理。当杂交手术室或者CCL需要麻醉参与时,本章将会帮助麻醉医生如何与心内科和心外科团队合作,以便为那些具有挑战性的患者提供安全的麻醉与治疗。

CCL的设施:辐射安全与图像采集

房间设置、设计和设备

在本书的第27章单独介绍心导管杂交手术间(operating room,OR)的建立和设计。本部分着重介绍放射安全与预防辐射的不良影响,包括:皮肤坏死和细胞突变,从而导致大脑、皮肤和甲状腺癌变;出生缺陷和不孕不育[10]。对于单独的CCL而言,监护区域通过铅玻璃和铅墙与X线成像设备是完全隔离的。中心区域的语音通讯用来集中协调各项任务(例如,监测和记录数据、确定全血凝血时间(activated coagulation time,ACT),尽量减少工作人员的辐射暴露[11]。一个具有代表性的CCL见图3.1。

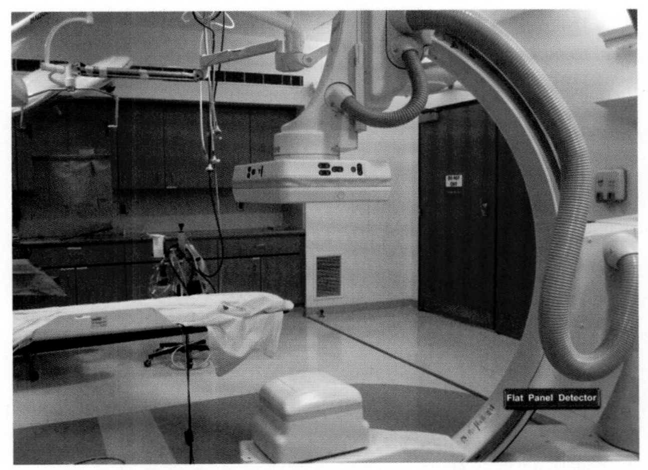

图3.1 一个代表性的心导管室(CCL)。X线管位于手术床下方,平板探测器位于手术床上方;两者均安装在C臂机上。也可以看到屏蔽仪、图像监护仪和急救设备

放射安全

CCL的各个方面都应该考虑放射安全,不管是从房间的设计到日常的操作[12]。铅墙、铅玻璃的隔板和移动的铅屏蔽层,包括围裙和甲状腺围脖对于减少个人的日常放射暴露都是非常有用的。任何暴露在X线下操作人员都必须佩戴胶片式射线计量胸章,也被称为放射量测定器,定期监测暴露射线的剂量水平。过去麻醉医生在CCL中应对急诊手术暴露在射线下的机会短暂且不是经常的事。许多新的多学科参与的手术中都需要麻醉医生的存在,将麻醉医生纳入放射暴露常规监测计划中可能也是适当的。每年的放射水平不能超过5rem(0.05Sv),每个季度不超过1.25rem(0.012 5Sv)或者每周大约100mrem(0.001Sv)[13]。手术者和工作人员的射线暴露问题已经被评估好多年,但是对于患者的放射毒性问题最近才引起关注。由于长时间的PCI和电生理操作手术,应重视对患者辐射损害的评估和监测辐射剂量[14]。当代介入设备需要估计和记录患者的放射剂量。在CCL手术中的所有人员都必须强制性使用铅裙和甲状腺围脖。尽管它们笨重,但是这些防护盾保护了生殖腺和约80%的活性骨髓[12]。对于那些在放射源附近工作的人员也应考虑眼睛的防护[15]。

本章节并不能涵盖心血管影像相关的所有辐射安全内容，如果要对本主题有更全面的了解，读者可以参考由美国心脏病学院(American College of Cardiology,ACC)、美国心脏病协会(American Heart Association,AHA)、心脏节律学会(Heart Rhythm Society)和心血管造影与介入学会(Society for Cardiovascular Angiography and Interventions,SCAI)在2014年发布的专家共识[16]。

然而，有关放射安全的几点特征需要简短的说明。介入操作的持续时间会增加放射暴露；存储造影成像(即永久的记录)是普通X线透视剂量的大约10倍；尽管较新的设备能够降低这一比率和提供存储永久的摄像记录，但是限制连续成像是减少曝光辐射的一种方式。通常位于患者下面的近端X线发射管与辐射暴露直接相关。对于医护人员的大部分放射暴露是来自于患者散射的X线所致。当在使用X线环境中工作时，临床医生应该记住这一个简单原则：辐射量与辐射源距离的平方有关。当进行摄像或者电影成像时不要把身体的任何部分置于成像区域内。最后心脏病医生将成像设备尽可能接近患者，减少X线散射，从而减少工作人员的辐射暴露[17]。

麻醉医生应该要认识到X线在CCL中的作用并采取相应的预防措施。对于多学科的程序，需要关注设备的位置和便携式防护服的使用。大部分的铅裙在背上有开口，最好的保护方法是穿戴者面向X线放射源。紧急情况下，如需要麻醉医生复苏危重患者，心脏病医生利用放射性成像时麻醉医生离X线管很近，甚至跨越它。当麻醉医生位于患者的头侧时，铅裙和甲状腺围脖是保护麻醉医生必要的措施，0.5mm厚度的铅可以阻挡96%的X线散射[12]。为保护医护人员常常需要中断X线使用，但可能需要中断患者短暂的治疗。心脏病医生与麻醉医生的合作是必要的，沟通是必不可少的。麻醉医生的目标应该是监测患者的同时保护自己和他人免受过多的放射暴露[16]。

无胶片成像和平板技术

所有的现代CCL中基本上使用无胶片或数码存储，通过X辐射来产生图像，并且以不同的频率记录下来(帧每秒)。每秒大于30帧速率可以获得最好的图像质量。在CCL中数字化成像可以减少射线暴露剂量，通过使用更低的帧速率(即每秒15帧)同时保持较好的图像质量。通过减少购买、处理和存储胶片的需求，可以节约成本。电影胶片成像是一种模拟技术，并通过单一录制，由于成本和图像质量的衰减，很少制作副本。如果电影胶片被租借、丢失或者错位，这项研究就无法被回顾分析。使用当前的数字化技术，图像被存储在中央处理器并且可以在远程工作站中查看[18]。副本可以无限复制，且成本低和不减损图像质量。

血管造影记录的发展已经超出记录格式。带电耦合器件摄像机和平板探测器在现代实验室中随处可见[19]。X线是由位于患者下面的X线管产生，穿透患者并被检测器捕捉到。在这个系统里，X线被捕捉并同时被平板探测器进行数字化处理[16]。平板探测器在患者的上方(类似于图像增强器)。由于图像的动态范围改进(如灰度级差的数量)使得CCL中最新一代的设备图像质量得以提高。这种类型的系统可对X线发射器产生及时反馈，具有减少放射暴露的潜在能力。用于外周血管工作而设计的CCL，包括许多杂交手术室，患者上方的平板探测器尺寸很大，接近患者的面部有可能会受到限制。

医疗工作量

所有CCL必须保持适当的患者工作量以确保医疗水平。早前ACC/AHA的指南建议至少要为300个成年患者提供诊断和充足的治疗[13]，其中至少包括200个PCI[20-22]。但是2012年更新的指南没有指出最少的诊断病例，只是建议每年至少有75例PCI。如果一个医生年度工作量不超过75例，那么质量保证委员会会对15%的病例进行审查(随机抽取病例)来保证持续的医疗质量[13]。CCL中没有外科手术支撑的PCI越来越普遍[23-25]。国际指南支持在没有心脏外科手术能力的中心开展择期和紧急性PCI，择期PCI的证据等级为Ⅱb，早期的PCI证据等级为Ⅱa级[25-27]。尽管急诊冠状动脉旁路移植术(coronary artery bypass graft surgery,CABG)在支架时代并不常见，但是必须要与外科部门建立良好的共识，以防在出现紧急CABG时延误治疗。

早期的PCI是治疗急性心肌梗死(acute myocardial infarction,AMI)的标准化治疗方案，这些患者合并心源性休克，且对于溶栓治疗有禁忌证或者对于溶栓治疗无反应。只要PCI能及时完成，这是陈旧性心肌梗死患者的首选治疗方法，也可能是所有心肌梗死(myocardial infarction,MI)的最佳治疗方法[26-28]。

虽然CCL有最小介入病例数的推荐，但目前没有任何管制措施。在*New York state*杂志发表的一项关于介入量与患者转归关系的研究中，明确了CCL病例数与介入治疗死亡率和需要CABG率的负相关系[29]。在全国医疗保险患者的研究中，低工作量中心的30天死亡率为4.2%而高工作量中心的30天死亡率为2.7%[30]。但是其他的报告指出工作活动水平不能够完全代替质量。换句话说，高工作量的手术者和医院并不一定是高质量医疗，而低工作量的手术者和医院也并不一定是低质量的医疗。优秀的医疗中心要依赖于医生、设备的质量和提供整体服务的范围，也许这些是未来心血管医疗的模式[31]。

心导管术患者的筛选

心导管术成年患者的适应证

框3.1列出了心导管术的适应证。主要的适应证就是检测CAD，其他适应证主要针对血流动力学的变化以评估心脏瓣膜性疾病、肺动脉高压和心肌病[32]。在冠心病方面，大约有20%的成年人口被发现有正常的冠状动脉[13]。这反映了选择导管治疗患者的临床标准的特异性和非侵入性检查方法均存在局限性(见第1章和第2章)。尽管非侵入性评估技术在不断提高，但是冠状动脉造影仍然是诊断与明确CAD程度的金标准。随着MRI和多排CT扫描的发展，下一个10年很可能会看到CCL发展为一个更少诊断任务的介入单元[1]。

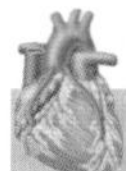

框 3.1　成年患者诊断性心导管术的适应证

冠状动脉疾病
症状
不稳定型心绞痛
梗死后心绞痛
难治性心绞痛
有典型的胸痛但检查结果是阴性
猝死病史
诊断实验
运动耐量试验强阳性
早期阳性,缺血≥5 个 ECG 导联,低血压,缺血恢复≥6min
心肌梗死后的运动实验阳性
心肌核素灌注实验强阳性
应激后肺摄取增加或心室扩张
单个或多个大面积心肌缺血区
负荷超声心动图强阳性
负荷运动整体射血分数下降或心室扩张
大的单一面积或者多部位或者大面积出现新的室壁运动异常
瓣膜病
症状
主动脉狭窄伴晕厥、胸痛或者充血性心力衰竭
主动脉瓣功能不全伴有进行性心力衰竭
二尖瓣功能不全或者狭窄伴有进行性充血性心力衰竭
急性端坐呼吸/肺水肿,疑似梗死后急性二尖瓣关闭不全
诊断实验
进行性静息状态下伴反流性病变的左心室功能不全
运动时左心室功能下降和/或心室腔扩张
成人充血性心力衰竭
房间隔缺损
年龄>50 岁并且有冠心病证据
隔膜原发性疾病或者窦静脉缺损
室间隔缺损
导管术确定的冠状动脉解剖学异常
主动脉缩窄
检查有没有异常的交通支
如果年龄增长和/或现存的危险因素进行冠状动脉造影
其他
急性心肌梗死的治疗——考虑初步的经皮冠状动脉介入治疗
梗死后的机械并发症
恶性的心律失常
心脏移植
移植前供体的评估
术后每年评估移植后冠状动脉移植物排斥
难以解释的充血性心力衰竭
研究与机构审查会的审查和患者的知情同意

心导管术患者的术前评估

在 21 世纪,除高风险患者外,诊断性的心导管术被普遍认为是门诊手术。因此,就医疗质量而言,心导管术患者的术前评估是至关重要的。心导管术的术前评估包括诊断性的实验检查,这对于确定高风险患者是必要的。在心导管术术前不久,每个患者都必须有心电图(electrocardiogram,ECG)检查。在进行导管术前,必要的检查还包括:适当的凝血功能[凝血酶原时间(prothrombin time,PT)、活化部分的凝血时间(partial thromboplastin time,PTT)、血小板计数],血红蛋白和血细胞比容,以及基础血尿素氮和血肌酐(creatinine,Cr)来评估肾功能。最近的指南指出用大家公认的公式计算肾小球滤过率(glomerular fi ltration rate,GFR)来评估肾功能,现在许多实验室可常规地报告该值[32a]。尿常规与胸片也许可以提供有用的信息,但是手术者不再常规需要。早前的再血管化报告应该是有用的,假如患者之前有过 PCI 或者 CABG 手术史,有关支架或者搭桥位置的解剖信息也是有用的。

了解心导管术前的患者病史对于确定患者的危险程度是很重要的,包括之前用过的造影剂和对它的反应。假如之前发生造影剂的不良反应(皮疹、呼吸困难、血管性水肿等),需要对到 CCL 的患者术前使用糖皮质激素和苯海拉明。可将非离子型造影剂用于对于离子造影剂过敏的患者中。糖尿病、之前就存在的慢性肾疾病(chronic kidney disease,CKD)和心力衰竭都是被认为造成造影剂肾病(contrast-induced nephropathy,CIN)的危险因素。对于 Cr 水平大于 1.5mg/dl 尤其是糖尿病患者或者 GFR 小于 60ml/min 的患者应该有特别的预防措施[33]。假如这个患者是四级的 CKD,GFR 小于 30ml/min,这项操作应该被取消或者推迟。肾毒性取决于到达肾动脉的造影剂量,在手术前可以给患者补充水量以减轻毒性,避免高渗造影剂和肾毒性药物(例如非甾体抗炎药),限制造影剂的使用总量,如果需要反复多次造影研究时,要保持间隔时间大于 72 小时[34]。这些措施只能短暂减少肾功能恶化和永久肾功能替代治疗的需求[12]。针对有肾毒性风险的患者,决定任何给定的介入治疗前,需要公式来正确地计算出造影剂的最大允许剂量[35]。

通过对导管介入患者术前的无创性心脏功能检查的回顾分析,心脏病医生可以制定操作程序的目标。对于那些有严重低血压和运动负荷试验耐量严重受损的患者,应该考虑左主干病变或者高等级近端左前降支病变。心脏病医生已经知道特定冠状动脉的灌注位置或者室壁运动异常的位置,他们必须在介入过程中明确识别或排除这些区域的冠状动脉病变。超声心动图提示有左心室血栓或者左侧心内膜炎证据的患者中,左心室造影可能无法进行。

准备心导管术前可能需要调整患者的药物,手术当天早上,抗心绞痛药和降压药常规继续服用,而利尿剂可停药。因为手术要求禁食,对于糖尿病患者要尽早安排手术,不用短效的胰岛素,而长效胰岛素常规给予一半剂量。如果从股动脉进行插管介入,在导管置入之前,口服抗凝药的患者应该停用华法林(双香豆素类)48~72 小时以使得国际标准化率(international normalized ratio,INR)≤1.8。在没有停用华法林的情况下,桡动脉穿刺路径可供选择[36]。对于那些使用非维生素 K 拮抗剂的新型口服抗凝药(non-vitamin K antagonist novel oral anticoagulant,NOAC)治疗的患者,要依据肾功能和手术出血风险停用 24~48 小时[37-38]。针对那些瓣膜置换后需要抗凝治疗的患者,当华法林没有治疗效果的时候可以在术前和术后静脉注射肝素[39]。在这种情况下使用低分子量肝素(Lowmolecular-weight heparin,LMWH),但是有争议,由于 LMWH 的作用时间有所不同,并且也不能够利用 APTT 来监测抗凝效果。对于那些老年人、体重指数较高的人和 CKD 患者需要使用特殊剂量[40]。需要考虑不同的药代动力学影响，特别是血管入口部位的止血。除非有不稳定型心绞痛，在导管术前的1至2个小时一般停用静脉肝素。对于心绞痛的患者使用阿司匹林或者P2Y12抗血小板抑制剂或者两者联合应用直到CABG术前[41]。

禁忌证、高风险人群和导管术后的医疗

尽管之前介绍了设施、设备、技术和人员，但是导管术前需要评估和确定哪些患者存在并发症等高风险。在现代化的设施中，一个有经验的医生，唯一绝对的禁忌证就是知情患者的拒绝或者是没有能力提供知情同意的患者。在框3.2中列出相对禁忌证；初级工作人员负责这项评估[13]。

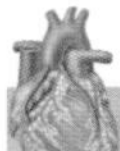

框3.2 诊断性心导管术的相对禁忌证

1. 没有控制的心室易激性：如果心室易激性不受控制，那么在导管术中引起室速/室颤的风险就会增高
2. 未经矫正的低钾血症或者洋地黄中毒
3. 未经矫正的高血压：在造影过程中会造成心肌缺血和/或心力衰竭
4. 并发发热性疾病
5. 失代偿期的心力衰竭，特别是急性肺水肿
6. 抗凝状态；国际标准化比率(INR)>1.8，股动脉路径
7. 对造影剂有严重的过敏
8. 严重的肾功能不全和/或无尿，除非计划透析以排出多余的液体和造影剂

Modified from Baim DS, Grossman W. *Cardiac Catheterization, Angiography, and Intervention* (6th ed.). Philadelphia: Lippincott Williams & Wilkins; 2000.

框3.3中列出在导管置入前确定高风险患者的标准。手术流程的改变基于这些评估结果，例如避免穿过主动脉瓣或者心室造影[42]。在任何情况下，决定患者是否合适导管治疗必须基于个体化的受益与风险分析。

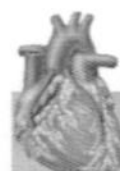

框3.3 识别心导管术的高风险患者

年龄
- 婴儿<1岁
- 老年人>70岁

功能分级
- 心功能Ⅳ级的患者死亡率是心功能Ⅰ和Ⅱ级的10倍

冠状动脉阻塞的严重程度
- 左主干疾病的死亡率是单支或者双支血管病变的10倍

瓣膜性心脏病作为独立的危险因素
- 当合并冠状动脉疾病风险率更高

左心室功能不全
- 低射血分数(<30%)的死亡率增加10倍

严重的非心脏疾病
肾功能不全
胰岛素依赖性的糖尿病
晚期的肺血管和脑血管疾病
严重的肺功能不全

Modified from Baim DS, Grossman W. *Cardiac Catheterization, Angiography, and Intervention* (6th ed.). Philadelphia: Lippincott Williams & Wilkins, 2000; from Mahrer PR, Young C, Magnusson PT. Effi cacy and safety of outpatient cardiac catheterization. *Cathet Cardiovasc Diagn.* 1987; 13: 304.

随着对门诊患者操作手术越来越重视，门诊患者的诊断性导管治疗正在成为这些病情稳定患者的标准化医疗。而不稳定和心肌梗死后患者需住院，导管检查治疗通常在出院前进行。计划PCI患者通常需要住院；然而通过认真筛选的患者在当日出院的数量呈现上升势头，也比较安全，特别是通过桡动脉途径介入[43]。即使门诊患者导管治疗是有计划的，但是介入治疗之后的评估也是必要的。尤其是那些有左主干病变的CAD患者、严重的主动脉狭窄、未控制的高血压、严重左心功能不全伴充血性心力衰竭或者明显的术后并发症，如股动脉穿刺处的巨大血肿患者，均需要住院治疗[13]。

除了高危的心脏病患者，肾功能不全的患者可能在导管治疗前后需要过夜透析治疗。针对长期口服抗凝药华法林的患者，需要评估凝血状态，在导管治疗前和/或者后需要肝素化治疗。计划行门诊导管术的患者需要制定手术流程和出院日[34]。经桡动脉导管术的方法越来越多被使用，因为血管并发症较少[36,44]。由于种种原因，置入桡动脉的保护套不适合长期监测，应该在操作结束后予以拔除。对于经皮股动脉导管术的患者，使用较小(4Fr)的导管有利于患者术后加速康复行走[45]。或者有多种的血管闭合装置可供选择[46]。血管闭合装置在使用材料上有所不同，可分为主动脉切开后的主动或者被动闭合动脉装置。大部分使用的是Angio-Seal(St. Jude Medical, Plymouth, MN)，它是使用生物可吸收材料制成的管腔内锚。然而，推荐用于介入治疗的动脉通路不能重复使用，至少长达3个月，以允许吸收锚栓并限制栓塞风险。早期行走的方案允许患者在局部压迫止血后2~4小时下床或者在使用闭合器的情况下可以更早[46]。

心导管术的操作流程

不管心导管术的操作是择期的或者急诊的，诊断性的或者介入性的，冠状动脉或者外周血管，在所有情况下某些基本的要素是相对恒定的。具体变化情况将在本章节后面讨论。

患者的准备

所有患者都会收到对于操作流程有全面解释的磁带或者影像。对于技术或者潜在风险的完整解释可以减轻患者的焦虑，这与麻醉前访视相似。心脏病医生在做介入手术之前访视患者是很重要的。这样可以放松患者并且使医生更好地了解患者以帮助决策。尽管有些CCL可以允许患者在做手术之前的2到3个小时口服一些清流质饮食，但是除外口服药物，门诊的患者都被要求空腹8小时。

以前对于碘造影剂过敏的患者需要充分的预防[44]。Greenberger和他的同事[47]研究了857例之前有过造影剂过敏史的患者。这项研究中，在介入手术前的13个小时、7个小时和1个小时给予50mg的泼尼松。在术前1小时均给予苯海拉明(肌内注射50mg)。没有严重的过敏反应，已知高危患者的荨麻疹整体发生率为10%。使用非离子造影剂可进一步减少患者已知造影剂的过敏反应[48]。组胺H_2受体的拮抗剂(例如，西咪替丁300mg)的研究应用很少[48]。对于患者已知有造影剂过敏史需要紧急的心导管介入治疗的，立即静脉注射200mg的氢化可的松，每4小时重复直至手术结束。

心导管术术前 1 小时推荐静脉注射 50mg 苯海拉明[48]。

CIN 定义为在 48 小时内血清肌酐浓度大于 0.5mg/dl 或者高于基线水平 25%[34]。尽管在 PCI 中的发生率小于 5%,但是当它发生时对于患者的发病率和死亡率影响巨大[49]。在肾功能正常的患者中造影剂的总剂量是小于 4ml/kg,对于那些曾经存在肾功能不全(Cr>1.5)的患者,特别是糖尿病患者,剂量要更少[34]。一项 8 000 多例施行 PCI 的研究,指出 CIN 的八大危险因素:高血压、动脉内球囊反搏(intraaortic balloon pump,IABP)、充血性心力衰竭、CKD、糖尿病、年龄大于 75 岁、贫血和造影剂总量[50]。鉴别高风险患者并妥善处理是至关重要的。另外对于发生 CIN 高风险的患者应该至少监测 48 小时的肾功能,特别是如果计划外科手术或者是其他介入治疗。

已经使用多种方法来减少造影剂的肾毒性。最重要的两种方法就是最小化的造影剂量和提供充足水化(输液补充水),如果病情允许,采用 0.9% 的氯化钠或者等渗碳酸氢钠在手术前后 12 小时以速率 1ml/(kg·h)进行滴注[34]。目前,有各种各样的输注等渗碳酸氢钠的方案,150ml 的碳酸氢钠与 850ml 的无菌水组合[51-54]。低渗造影剂是治疗的标准,尽管之前对于等渗造影剂感兴趣,但是之后的临床研究发现它们已经混合使用了[55-56]。N-乙酰半胱氨酸(Mucomyst)最初研究显示有一定的前景,但是后来大量研究发现它并不能降低 CIN 的发生率,目前并不推荐使用[56-58],但超滤与透析方法在小型的研究中显示是有益的方法[58]。

患者的监测与镇静

在心导管术中,心电图常规监测包括标准的肢体导联和一个胸导联,前壁和下壁的心电图监测被用在诊断性导管术中;而在介入操作过程中,需要两个心电图导联监测 PCI 的靶血管(同一冠状动脉)血流分布区。使用透 X 线的心电图导联线监测而不干扰造影结果。

CCL 中的镇静,术前给药或者是静脉用药的患者,可能会导致通气不足和低氧血症。静脉内给予咪达唑仑 1~5mg,芬太尼 25~100μg 是普遍采用的方法。对于老年患者或者并存呼吸道损害的,在 10 分钟内输注右美托咪定 0.25~0.5μg/(kg·h)的负荷剂量后,以 0.2~1μg/(kg·h)维持输注,因为它提供镇静与镇痛而不影响呼吸。清醒镇静的指南通常适合这类操作。轻至中度的镇静对患者是有益的,特别是造影或者介入这类的操作。镇静对从桡动脉路径的患者至关重要,清醒镇静可以减少桡动脉痉挛,当有严重并发症时可能迫使操作者改用股动脉路径来完成手术。深度镇静除了引起众所周知的呼吸困难外,在 CCL 中也带来了明显问题。深度镇静通常需要充足的供氧,会使脉搏氧饱和度的解释复杂化并可能改变血流动力学。

在 CCL 中镇静对血流动力学的影响和呼吸参数影响研究较少。一项研究关于在 CCL 中地西泮镇静与氟马西尼拮抗镇静对心肺功能的影响[59]。在 CCL 中应用静脉诱导睡眠剂量的地西泮只是轻微降低平均动脉压、PCWP 和左室舒张末期内压(LV end-diastolic pressure,LVEDP),而间歇取样的动脉血气没有显著改变。氟马西尼快速拮抗镇静对于血流动力学和呼吸没有显著影响。

更复杂的介入治疗需要更长时间的流程。尽管医院需要清醒镇静要求,但是镇静类型与强度个体化是普遍的。全身麻醉很少用于冠状动脉介入手术,但是经常被用在经皮瓣膜置换手术(例如,经导管主动脉瓣置换或者二尖瓣置换)、ASD 封堵和主动脉内支架移植。心内超声心动图的发展减少了对某些患者插管和经食管超声心动图(transesophageal echocardiography,TEE)的需求[60]。与成人比较,儿科介入手术通常需要全身麻醉更常见,随着非冠状动脉介入术数量的增加,在 CCL 中麻醉医生的需求会增加。

左心导管术

置管位置与抗凝

传统上都是通过肱动脉或者股动脉来进行左心导管术(left-sided heart catheterization,LHC)。在 20 世纪 50 年代,首先开展了肱动脉途径,使用肱动脉切开术,但是肱动脉切开通常费时,并且很少能在同一个患者身上使用 3 次以上,且并发症发生率很高。这使得操作者选择至今也是普遍接受的股动脉途径。为提高患者的舒适度和减少血管并发症,之后发展了经皮桡动脉介入途径,但其在使用中超过 10 年而停滞不前。目前在美国只有小部分介入手术通过桡动脉的途径,但是数量迅速增长。在最近报道的 6 年时间内,PCI 经桡动脉穿刺方法增加 13 倍,地域差异性很大[43,61]。该介入途径可能是下列患者的首选方法:包括显著外周动脉血管疾病、最近(6 个月内)有股动脉或者腹主动脉手术、严重高血压、凝血系统疾病、病态性肥胖、高龄、女性或者是急性冠脉综合征(acute coronary syndrome,ACS)的早期患者。

将动脉内鞘放到桡动脉内,类似于将装置放到其他动脉内,除了动脉口径小外还有更容易痉挛。操作者在进行操作之前要进行 Allen 或者 Barbeau 试验以评估对侧的尺动脉有足够的血流流向手掌[62]。这是一个有争议的问题,因为基本的问题是,当桡动脉阻塞发生时,这两种测试的结果是否都能预测手部缺血。一系列病例报告显示,具有来自缺如或者细小尺动脉的异常旁路分支血流的病例,尽管他们接受了桡动脉切除,但是并无术后手部缺血的症状[63]。因此,由于缺少转归数据来证明双侧动脉血液循环测试的预测价值,一些操作者不再常规做此类试验[64]。

由于桡动脉的独特特性,在进入此动脉床时,通常会使用专用亲水动脉外鞘和穿刺套件。一旦达到介入目的,为减少桡动脉闭塞的发生率,可动脉内联合用药包括硝酸甘油(nitroglycerin,NTG)钙离子通道阻滞剂(维拉帕米、地尔硫䓬或者尼卡地平)和利多卡因。大多数情况下,联合用药是医生指定的,但有时患者的血流动力学状态决定了医疗方案。例如维拉帕米和地尔硫䓬应避免在心动过缓的情况下使用,而硝酸甘油和尼卡地平应该避免在低血压的情况下使用。另外,使用桡动脉径路进行诊断性心导管术的患者,需要经胃肠外抗凝使用普通肝素(unfractionated heparin,UFH)或者比伐卢定等,来减少桡动脉闭塞的发生率[65]。推荐动脉或者静脉注射 UFH 的剂量至少 500U/kg 或者 5 000U,而针对肝素诱导的血小板减少的患者,推荐比伐卢定的负荷剂量为 0.75mg/kg[66-67]。

当使用桡动脉入路时,专用导管的研制大大缩短了介入手术时间。另外,导管鞘拔除管理的进步也改善了桡动脉闭塞的发生率。目前建议在完成手术操作时立即撤除导管鞘并放置止血压缩装置防止穿刺部位形成血肿，但同时要保持血流通畅。桡动脉的通畅可以通过评估止血压缩装置远端的桡动脉脉搏来评估[68]。这项技术被称为未闭止血技术，如果使用得当，桡动脉阻塞率在1%~5%[64]。

桡动脉穿刺的禁忌证相对较少：包括患者需要支持装置或其他装置与小于7Fr的导管鞘不兼容；已知先天性或者非先天性的上肢血管的异常；需要透析的患者；需要用桡动脉做CABG搭桥材料的患者；患者已知有外周血管闭塞性疾病包括血栓闭塞性脉管炎(Buerger病)和雷诺病。

桡动脉路径的主要优点就是减少ACS患者的血管并发症，因为许多的患者在进行血管介入之前就会积极地抗凝和抗血小板治疗。RIVAL和RIFLE-STEACS两大临床试验均显示：与股动脉路径相比，桡动脉路径具有更低血管并发症和总体死亡率[69-70]。重要的是随着桡动脉路径在全世界范围内使用的不断增加，对于麻醉医生来说，了解这种方法与传统的股动脉入路相比，其具有的穿刺和止血的独特性。

经皮股动脉路径允许操作者简单快速地使用导管操作。经皮股动脉操作的体表标志在图3.2标出。经皮入路使用Seldinger技术或是没有内部闭合器的Cook针进行修改，一旦导丝成功置入血管，标准的血管鞘管(4~8Fr)就可置入股动脉。通过这血管鞘管，插入冠状动脉导管来分别进行左右冠状动脉血管造影，并可通过插入"猪尾"导管来进行左心室造影。标准的导管和穿刺鞘管见图3.3。

如果股动脉是人造血管移植后的患者，移植后几个月可以经该人工血管路径介入，其并发症的发生率与正常血管的患者相似。另一个问题可能是主动脉-股动脉旁路移植，如果是原来的髂动脉系统或远端主动脉闭塞，通过人造血管旁路

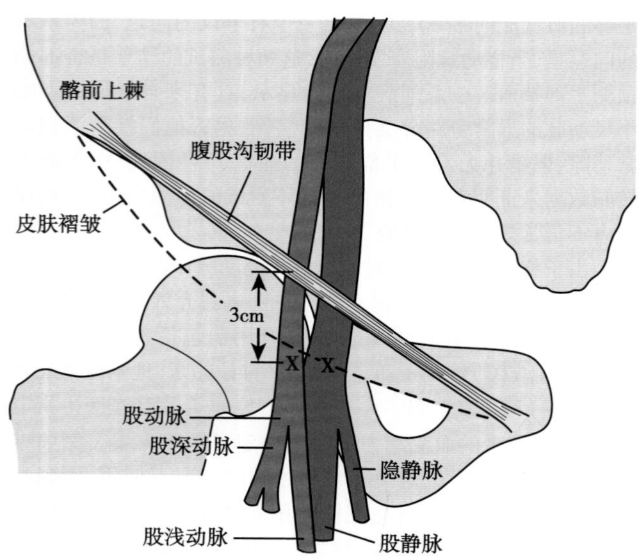

图3.2 经皮导管置入股动静脉的相关解剖。右侧股动静脉经过腹股沟韧带(韧带连接髂前上棘和耻骨结节)下方。动脉穿刺的位置应该在腹股沟韧带下方的1.5~2个横指(3cm)处，位于股动脉搏动上方。静脉穿刺应该在同一水平但是在动脉内侧1横指宽处。图中"X"是穿刺点位置。(*From Baim DS, Grossman W. Percutaneous approach. In: Grossman W, ed.* Cardiac Catheterization and Angiography*[3rd ed.]. Philadelphia: Lea & Febiger; 1986: 60.*)

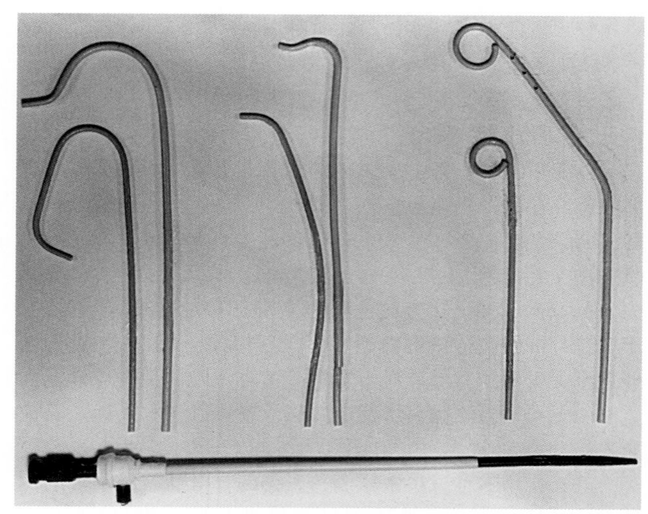

图3.3 经股动脉的导管和鞘管。左边是标准的左冠状动脉导管；中间的是标准的右冠状动脉导管；右边是标准的心室"猪尾"导管。底端是股动脉鞘管

路径来置入导管和向前推进是一个巨大挑战，因此强烈推荐桡动脉路径。

经股动脉入路心导管术完成后，可插入闭合装置。通常是先通过鞘进行股动脉造影，如果是这样的话，可评估血管闭合装置的使用是否合适。如果用手人工按压止血，患者将返回手术前/手术后等待区域，以便摘除导管鞘。如果进行RHC手术，则应分别拔除动脉鞘和静脉鞘，以避免房室(atrioventricular, AV)瘘的形成[71]。然后通过手动或者压力装置施加压力。卧床休息的时间长短通常取决于导管鞘的直径[72]。血管闭合器在手术后提供快速的止血，允许患者早期行走和出院。但是并发症的发生率并没有因为这些装置的应用而下降[73]。血管闭合装置包括三种：动脉内的胶原栓，但需要避免3个月内重复穿刺该部位；不阻碍重复穿刺的动脉外部或者皮下塞；以及需要经皮切开的动脉闭合缝合器[46]。

一旦止血完成，需要定期检查穿刺部位和评估远端的脉搏。沙袋的放置很少使用。在大部分门诊诊断性心导管术患者的研究中，患者是流动性的，在术后2~4小时出院[45,72]。

在当代临床实践中，从股动脉路径的诊断性操作，常规抗凝经常是省略的，因为动脉内操作时间有限，抗凝必要性也未经证实，以及逆转抗凝和/或潜在的鞘管推迟拔管风险。如果鞘管被留置的时间超过30~60分钟(即需要加强管理和转运的患者)，那么推荐采用抗凝。如前所述，在经肱动脉或者桡动脉路径导管置入的患者中，常规肝素化以防止被鞘管阻塞而形成微小上肢动脉血栓。

造影剂

自从1923年离子造影剂引入到泌尿道造影以来，不良反应一直是其主要的缺点[48]。用于心血管成像的造影剂分为两种，根据它们是否在溶液中分解成离子粒子(离子介质)，或者不能够分解为离子的(非离子介质)。离子型造影剂是第一批开发的，泛影葡胺酸钠和甲硫氨酸阴离子作为碘载体。市售使用的葡甲胺和泛酸盐的钠盐包括Renografin、Hypaque和Angiovist。1975年，Shehadi[74]报道了他们采用前瞻性研究，对美国、加拿大、欧洲和澳大利亚30所大学附属医院的包

括 112 003 例患者,使用离子造影剂用于心血管疾病的诊断,其不良反应的总发生率为 5.65%,其中 0.02% 的患者有严重反应,包括 8 例患者死亡。

在 20 世纪 80 年代,下一代的造影剂开始影响临床实践。表 3.1 中列出的这些试剂主要是单体的,非离子型的,但这两种二聚体药物除外:碘酸酯(离子)和碘辛醇(非离子)。这些造影剂,特别是非离子二聚体碘克沙醇,具有较低的渗透压和潜在的低全身毒性[51]。

表 3.1 非离子和二聚体造影剂比较

产品[a]	造影剂类型	剂量/(mg/ml)	渗透压/(mOsm/kg)
单体			
碘海醇(Omnipaque)	非离子型 LOCM	350	844
碘帕醇(Isovue)	非离子型 LOCM	370	796
碘昔兰(Oxilan)	非离子型 LOCM	350	695
碘普洛胺(Ultravist)	非离子型 LOCM	370	774
碘佛醇(Optiray)	非离子型 LOCM	350	792
二聚体			
碘克沙醇(Visipaque)	非离子型 IOCM	320	290
碘克酸(Hexabrix)	离子型 LOCM	320	600

[a] Omnipaque 和 Visipaque 是瑞士苏黎世 Nycomed 的注册商标。Isovue 是 Bracco Diagnostics, Princeton, NJ 的注册商标。Oxilan 和 Hexabrix 是法国 Guerbet, Villepinte 的注册商标。Ultravist 是 Berlex Laboratories, Wayne, NJ 的注册商标。Optiray 是 Mallinckrodt Medical, St. Louis, MO 的注册商标。

IOCM,等渗压造影剂;LOCM,低渗压造影剂。

当比较离子型和非离子型造影剂时必须讨论几个方面。首先,心电图效应(暂时性心脏传导阻滞、QT 和 QRS 延长),左室收缩功能抑制,与离子造影剂相比外周血管扩张导致的低血压更显著,但是统计学上与非离子复合物作用略有不同[75]。在 48 例患者中,比较离子型单体碘海醇与非离子二聚体碘克沙醇对血流动力学的影响,尽管两种造影剂都增加 LVEDP,但碘克沙醇组的增加显著低于碘海醇[76]。另外,碘的含量可能因试剂而不同,导致显影混浊度的变化。之前患者对离子型造影剂有过过敏反应的,采用非离子型造影剂能够减少重复造影暴露的过敏反应[47,51]。最后非离子造影剂和二聚体比离子型造影剂更贵一些。当这些造影剂首次被应用时,差异巨大,并且减缓了对新型造影剂的接受。目前价格差异不大,大多数 CCL 使用非离子型造影剂[51]。

离子和非离子造影剂都有抗凝和抗血小板作用,离子造影剂的效果更加显著。非离子造影剂碘海醇(单体)和碘克沙醇(二聚体)与离子造影剂碘克酸有显著差异,离子造影剂体内抗血小板作用要比非离子造影剂高 65%[77]。无论使用哪种造影剂,这些差异对于诊断性导管术来说都不太重要。虽然血液和非离子型对比物留在注射器内可能会形成微小的血栓,但是临床后遗症未有报道[78]。

患者有肾功能损害(Cr>1.5mg/dl;GFR<60ml/min),尤其是合并有糖尿病时会增加造影之后的肾功能损害[34]。当给予更大剂量造影剂到达肾动脉附近,其对于肾脏的影响更显著。因此肾动脉和腹主动脉造影时,对比度的选择最为重要。腹部动脉造影可以使用数字减影技术和动脉内注射气态二氧化碳进行,避免使用任何碘造影剂。

两项大型多中心实验比较心血管诊断成像患者的离子和非离子造影剂[79,80],其中包括澳大利亚的 109 546 例患者,另一个包括日本的 337 647 例患者。这项研究指出接受离子造影剂的患者严重不良反应发生率分别是 0.9% 和 0.25%,接受非离子造影剂的严重不良反应患者发生率分别是 0.02% 和 0.04%。在一项 856 例接受 PCI 介入的高危患者试验中,比较了等渗非离子型二聚体造影剂(碘克沙醇)和离子型二聚体(碘可酸)的不良反应,结果提示碘克沙醇组的主要心脏不良事件发生率下降 45%[81]。碘克沙醇(Visipaque)也与低渗透性造影剂相比较,试图限制中毒性肾损害,但是结果不统一[82]。

减少对比度是限制肾毒性最有效的方式。对于高风险患者,可能需要分阶段手术。例如诊断性的检查研究可以在一天中进行,介入治疗手术可以在之后的日期进行。另外一个问题是碘造影剂经常用于其他的目的,如 CT。如果是分期介入手术或者需要重复给造影剂,建议将这些额外的观察研究推迟至 72 小时或者直到肾功能不全恢复[37]。

右心导管术

适应证

Cournand 导管最初用于测量右侧心脏压力,但是需要放置内镜引导。Cournand 导管可以用 Fick 法测 CO。1970 年由 Swan 和 Ganz 开发的导管具有血流引导和顶端气囊的肺动脉导管(pulmonary artery catheter, PAC),极大地改变了右心血流动力学监测的临床应用。这种漂浮的气囊导管能够允许临床医生在没有内镜指引的情况下,测量肺动脉(pulmonary artery, PA)压和肺动脉阻塞压(楔形压)。它还加入一个热敏电阻使得 CO 的重复测量可行。基于这样的发展,AC 不仅在 CCL,还在手术室和重症监护室中使用[83]。

在 CCL 中,RHC 主要是满足诊断需要。Hill 和他的同事在 LHC 中常规使用 RHC[84]。200 例疑似 CAD 的患者接受 LHC 的同时也接受 RHC 技术。这导致额外的 6 分钟操作时间和 90 秒的放射透视时间。35% 的患者发现异常;但是只有 1.5% 的患者改变了处理方案。由于这个原因,RHC 不推荐常规使用。框 3.4 列出了在进行 LHC 的同时进行 RHC 的适应证。

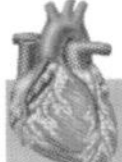

框 3.4 左心导管术期间进行诊断性右心导管术的适应证

- 明显的瓣膜病
- 怀疑心脏分流
- 游离壁与间隔破裂的急性梗死的鉴别
- 右心衰竭和/或左心衰竭的评估
- 评估肺动脉高压
- 严重的肺脏疾病
- 评估心包疾病
- 缩窄性心包炎
- 限制型心肌病
- 心包积液
- 移植前评估肺血管阻力和对扩血管药物的反应性

RHC 期间使用热稀释技术测量 CO 能进一步评估心室功能[85]。这显然有助于在临床 AMI 时来识别高危人群和评价心脏药物的效果[86-87]。CO 的测量可以区别高心排输出障碍(如甲状腺功能亢进、Paget 病、脚气病、贫血、AV 畸形和 AV 瘘)与继发于低 CO 的状态。在先天性心脏病的患者中,RHC 能够测量不同心室腔的氧饱和度并计算心脏内分流。ASD 的患者,右侧心导管通过缺损进入左心房(left atrium,LA)允许完整饱和度和压力测量。热稀释技术不能够测量心脏内存在分流的 CO,在这种情况下必须使用 Fick 方法测量。在有明显的三尖瓣反流和很低 CO 的情况下,Fick 方法能够更精确测量 CO,是首选方法。用于肺动脉高压的药物治疗变得更加有效,RHC 用于肺动脉高压(pulmonary arterial hypertension,PAH)的诊断并将其与肺静脉高压相区别。了解 PAH 对于一氧化氮、腺苷和血管扩张剂的反应,有助于心脏病医生确定最佳治疗方案,因此在 RHC 期间偶尔使用这些药物[88-89]。

操作步骤

在 CCL 中通常用肱静脉、股静脉和颈内静脉的方法进行 RHC 操作。RHC 前臂途径可以通过经皮穿刺或者静脉切开术进行操作。前臂途径的唯一缺陷就是要确定插入合适的静脉。腋静脉和肱静脉是优选的,然而,手臂桡骨侧的头静脉在腋窝是弯曲的,在导管插入时应避免。当考虑左前臂(或左颈内)静脉入路时,操作人员必须意识到左侧上腔静脉(superior vena cava,SVC)出现异常流入冠状窦,阻碍导管进入右心室(right ventricle,RV)的可能性。当从周围的手臂静脉入路进入时,导管或鞘必须湿润并迅速插入,以减少静脉痉挛。

PAC 插入股静脉方法是在透视指引下使用两种方法中的一种。导管推进过程中可以抵达心房侧壁,在 RA 中形成环路状,之后气囊充气的导管经过三尖瓣和肺动脉瓣进入 PCWP 的测量位置。或者导管可以从 RA 进入 RV,顺时针旋转和气囊充气,导管进入肺的流出道并进入 PA 和 PCWP 的测量位置。

分流量的计算

尽管在 RHC 期间从 PA 获得氧饱和度是常见的,但是对怀疑左到右分流的患者需要评估完整的氧饱和度。在成年人中,最常见的需要鉴别的从左到右分流是 ASD 和梗死后的 VSD。在这些患者中,从以下部位分别抽取 0.5~1.0ml 血液,包括:SVC 和下腔静脉(inferior vena cava,IVC);RA 的高、中和低部位;右心室心尖和流出道;主 PA(偶尔分别取样右和左 PA)。这些氧饱和度是在 PAC 进入时获得的,如果数据模棱两可,则在回撤导管期间进行重复采样。这些样本必须在非常短的临近时间获得,以免系统性因素影响氧饱和度(如全身通气不足)。饱和度的上升可识别分流发生的水平,当即使提供最大的氧气供应,动脉血氧也不能完全饱和时,应怀疑右向左分流的存在,这与肺内分流不同。

肺循环和体循环血流计算 CO 可以用修正的 Fick 公式计算[90]。Fick 方程认为 CO 可以用氧耗除以动静脉氧差来计算[90]。在稳定状态下进行很重要。$\dot{Q}_P/\dot{Q}_S$ 通过下列方程式计算从左向右分流量:

$$\dot{Q}_P/\dot{Q}_S=(SaO_2-S\bar{v}O_2)/(SpvO_2-SpaO_2)$$

$\dot{Q}_P$ 是肺循环流量,$\dot{Q}_S$ 是体循环流量,SaO_2 是全身动脉氧饱和度,$S\bar{v}O_2$ 是混合静脉氧饱和度,$SpvO_2$ 是肺静脉氧饱和度,$SpaO_2$ 是肺动脉(PA)氧饱和度。肺循环和体循环流量用 L/min 衡量,氧饱和度以 ml/L 计。在 RA 升压的情况下,通过以下加权平均值获得静息估计的 $S\bar{v}O_2$ 值:

$$S\bar{v}O_2=[3\times(\text{SVC saturation})+1\times(\text{IVC saturation})]\div 4$$

在 SVC 和 IVC 的高低区测量饱和度通常是相同的。如果存在异常肺静脉分流,可能会在 SVC 或者 IVC 发生区域饱和度的差异。计算 $\dot{Q}_P/\dot{Q}_S$ 比率不需要测量氧气消耗量(ml/min),它可以在任何稳定的供氧水平下来计算。但是肺循环和体循环血流的绝对值计算确实需要这种测量,如果补充氧气将会变得复杂。

如果 $\dot{Q}_P/\dot{Q}_S$ 比率大于 2 则需要校正缺陷,但是小于 1.5 则不需要,比率在 1.5~2.0 之间需要额外的证据确认和临床评估才能做出介入决定。

以下示例演示了给定以下氧饱和度值的 ASD 患者,如何计算左向右分流:IVC=68%;SVC=60%;mid-RA=77%;mid-RV=77%;$SpaO_2$=77%;and SaO_2=92%。

$$S\bar{v}O_2=[3(60)+68]\div 4=62$$

$$\dot{Q}_P/\dot{Q}_S=(92-62)/(92-77)=30/15=2$$

成年患者的双向或者右向左分流是不正常的。这些分流通常是发生在先天性心脏病的情况下,尤其是在肺动脉疾病进展之后。随着越来越多矫正或者部分矫正的患儿进入成年,遇到复杂分流心脏病患者的可能性增加。这些可能因为成人心脏病问题而变得复杂,主要是 CAD。然而大约有 25% 的患者有 PFO,如果 RA 压力增高,则可通过 PFO 发生右向左分流,使得体循环氧饱和度降低。这可能发生在肺栓塞或者右心室心肌梗死后,以及其他原因之一。

双向分流的计算涉及确定有效血流量(effective blood flow,$\dot{Q}_{eff}$)。$\dot{Q}_{eff}$ 表示没有从右向左或者从左向右的分流[90]。右向左分流等于 $\dot{Q}_s-\dot{Q}_{eff}$,左向右分流等于 $\dot{Q}_p-\dot{Q}_{eff}$。以下公式是从 Fick 测量 CO 公式中演变出来的:

$$\dot{Q}_s=O_2\text{consumption}/SaO_2-S\bar{v}O_2$$

$$\dot{Q}_p=O_2\text{consumption}/SpvO_2-SpaO_2$$

$$\dot{Q}_{eff}=O_2\text{consumption}/SpvO_2-S\bar{v}O_2$$

右侧心脏压力可以导管进入或者回撤时测得(图 3.4)。通过股静脉路径置入导管耗时长,需要加速置入防止导管软化。由于这个原因,压力的测量通常是在导管回撤时获得以确保时间上的接近。与所有的有创检查一样,RHC 也会发生并发症,因此在之前要进行受益与风险程度的评估[91](见第 13 章)。如果需要全身麻醉,检查心脏各个腔室氧饱和度,吸入气氧浓度(FiO_2)要减少到约 25% 或者更低。在操作过程中高流量氧气会改变肺血管阻力测量值。

心内膜心肌活检

心内膜心肌活检是监测移植心脏免疫排斥反应唯一可靠的方法。然而在成人和儿童其他心血管疾病的管理中的作用备受争议。2007 年 ACC/AHA/欧洲心脏病学会发表了心内膜心肌活检的建议[92]。优选的途径是经颈内静脉(美国)或者股静脉(欧洲),也使用锁骨下或者前臂静脉。并发症不常

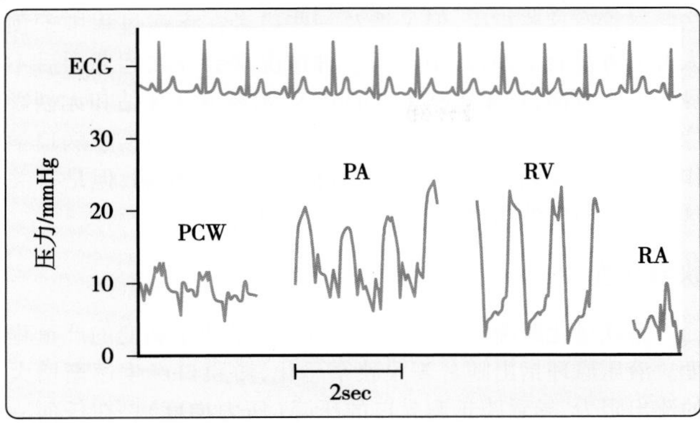

图 3.4 从肺毛细血管楔(压)(PCW)位置回撤肺动脉导管,依次到肺动脉(PA)、右心室(RA)和右心房(RA)时得到的压力波形。ECG,心电图

发生,与穿刺部位有关(2%患者),心律失常或者传导异常(1%~2%)或穿孔(0.5%)。死亡并发症很罕见,与穿孔有关。该操作的目的是取得活检组织,并由经验丰富的病理学家进行组织学评估,以评判风险。

适应证是有争议的,但是大多数组都同意,新发心力衰竭(<2周)和那些对于治疗无反应的2周到3个月的患者可获得重要信息[92]。其他潜在适应证包括不能解释的限制型心肌病、蒽环类心肌病、疑似心脏肿瘤、难以解释的心律失常和肥厚型心肌病相关的心力衰竭,但这些还不太清楚。可以在2007年的科学声明中找到对临床潜在情况的完整回顾分析。

诊断性心导管术的并发症

尽管在20世纪50年代末已经进行成人选择性冠状动脉造影的诊断性导管术,直到1979年,当SCAI首次开展前瞻性研究,并建立了所有参加实验的机构需上报注册登记系统,并发症才得以监测。1982年,首份出版物报道了该注册系统的50 000多人并发症发生率[93]。1989年更新了在1984—1987年总共有222 553患者进行选择性冠状动脉造影的报告[94]。在两份报告中都提到了相似并发症发生率。并发症与多因素有关,但是疾病的严重程度很重要,总体死亡率非常低。RHC和LHC的特殊并发症框3.5。注册登记报道的主要并发症如下:死亡,0.1%;心肌梗死,0.06%;脑血管意外,0.07%;心律失常,0.47%;造影剂反应,0.23%;血管并发症,0.46%[94]。感染并发症并不常见,尽管可能有所低估。感染控制指南更多基于外科手术室研究的推断而不是CCL的随机对照数据[95]。尽管有先进的技术,但是相似并发症仍然存在,很大可能是与如今进行导管术患者的高危状态有关[13]。目前并发症的注册登记主要集中于经皮介入术。除了克利夫兰和英格兰北部的区域和机构数据库外,ACC则维护了国家心血管数据库注册登记系统(National Cardiovascular Data Registry, NCDR)。

经股动脉路径的经皮介入术的血管并发症在诊断性操作中小于1%,主要是假性动脉瘤[46]。对于超重患者风险更大,因为很难压迫。假性动脉瘤的治疗是超声引导的凝血酶注射或者外科手术治疗。在主动脉瓣关闭不全(aortic regurgitation, AR)的患者,由于脉压增大,股动静脉瘘的发生率增加[71]。许多小的动静脉瘘自发性闭合。如果动静脉瘘很大

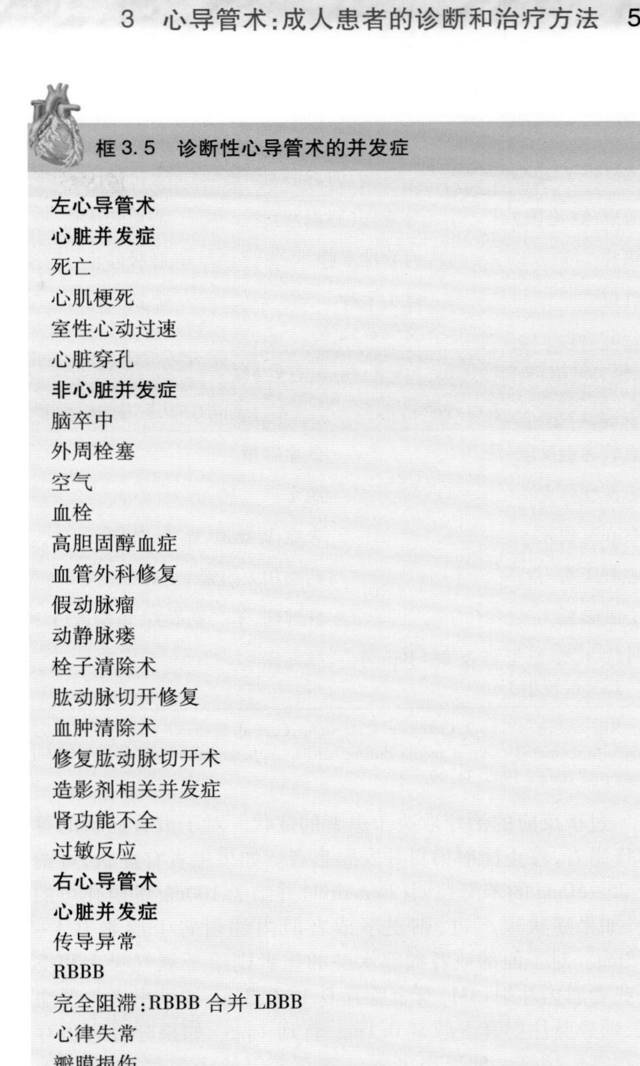
框 3.5 诊断性心导管术的并发症

左心导管术
心脏并发症
死亡
心肌梗死
室性心动过速
心脏穿孔
非心脏并发症
脑卒中
外周栓塞
空气
血栓
高胆固醇血症
血管外科修复
假动脉瘤
动静脉瘘
栓子清除术
肱动脉切开修复
血肿清除术
修复肱动脉切开术
造影剂相关并发症
肾功能不全
过敏反应
右心导管术
心脏并发症
传导异常
RBBB
完全阻滞:RBBB 合并 LBBB
心律失常
瓣膜损伤
穿孔
非心脏并发症
肺动脉破裂
肺梗死
气囊破裂
反常(全身)空气栓子

LBBB,左束支阻滞;RBBB,右束支阻滞。

或者与高输出量相关(罕见)或者与下肢水肿有关,则需要手术治疗。股动脉血栓形成很少见,合并粥样硬化性疾病通常是严重的。一些医院会采用手术的方法或者另外医疗中心则采取经皮介入的方法紧急恢复血流。

在左心室导管(LHC)期间使用离子型造影剂比非离子造影剂更易发生心律失常,并且在冠状动脉注射期间发生。令人惊讶的是,导管在左心室内很少引起持续性的心律失常。早期含钾的造影剂在进行冠状动脉造影时容易引起室颤。然而,目前的造影剂是不含钾,含有额外的钙,结果有意义的室性心律失常的发生率仅为0.47%[94]。

在使用非离子造影剂的情况下,大约5%~8%会发生类过敏反应。在表3.2列出严重反应的定义和鉴别诊断。严重的超敏反应表现为:荨麻疹和瘙痒、支气管痉挛、低血压、喉水肿和心血管衰竭。急性反应最常见的3个高危因素:哮喘史、先前接触染料的过敏反应史和特异体质。

表 3.2 造影剂诱发的过敏反应

严重程度分级		
轻度	中度	重度
荨麻疹(有限)	荨麻疹(弥漫性)	心血管休克
瘙痒	血管性水肿	呼吸停止
红斑	喉头水肿 支气管痉挛	心搏骤停

鉴别诊断(严重反应)	
心脏因素	非心脏因素
血管迷走反应	低血容量
心源性休克	脱水
右心室梗死	失血-胃肠道,血管,外部
心脏压塞	药物相关因素
心脏破裂	麻醉药,苯二氮䓬类,鱼精蛋白
贝佐尔德-亚里施反射(Bezold-Jarisch 反射)	脓毒症

Adapted from Goss J, Chambers C, Heupler F, et al. Systemic anaphylactoid reactions to iodinated contrast media during cardiac catheterization procedures. *Cathet Cardiovasc Diagn*. 1995;34:99.

过敏反应的治疗取决于患者的症状。对于没有症状的荨麻疹患者,停止注射染料并安慰患者。如果患者有症状,可给予25~50mg的苯海拉明(Benedryl)并给予100mg的氢化可的松;如果症状很严重,则皮下或者肌内注射肾上腺素0.1~0.3mg。对于面部或者喉部水肿的患者则给予氧气吸入和皮下或者肌内注射(IM)肾上腺素0.1~0.3mg,如果患者是低血压,则静脉注射肾上腺素0.1mg,直到1mg。如果呼吸窘迫存在则需要插管。如果患者支气管痉挛可给予氧气和吸入β_2受体激动剂;如果患者没有反应则皮下或者肌内注射肾上腺素0.1~0.3mg。如果治疗后氧饱和度仍然低,则考虑气管插管。

对于过敏反应。复苏包括气道管理和心血管支持。应该给予氧疗,如果患者仍低氧则考虑气管插管。循环支持应使用等渗的林格式液或者生理盐水,如果仍没有反应,单次静脉注射肾上腺素0.1mg直到最大剂量1mg,必要时使用氢化可的松、苯海拉明和H_2受体拮抗剂作为辅助治疗[47]。

导管操作术会导致脂肪栓塞,心导管术后已有相关报道[96]。尽管经股动脉途径可用于未经修复的腹主动脉瘤的患者,但是脂肪栓塞综合征的发生率增加[97]。脂肪栓塞是胆固醇晶体阻塞小动脉血管导致严重临床表现,包括网状青斑、下肢肢端发绀、肾功能不全和急进性高血压。临床表现是多变的,这种情况对抗凝治疗无反应,常导致隐性急进性肾衰竭,进展性高血压和甚至致死的结果[98]。

瓣膜病理

主要由于人口年龄的增长,在发达国家瓣膜性心脏病(valvular heart disease,VHD)患者的数量逐渐增加。2014年,ACC/AHA发表更新的对于VHD管理的实用指南[99]。这些指南包括对于瓣膜疾病的侵入性和非侵入性的评估和治疗方法。尽管有这些指南,但是涉及一些患者在疾病过程中干预太晚或者没有干预,其中任何一种情况都会导致远期预后不良。另一方面,对无症状患者的介入,需要专业评估和无创影像学评估方面的专门知识。以下讨论的重点是将瓣膜病理学作为一个主要问题。一些患者有混合型瓣膜疾病,但是有关这些共存条件的病史数据很少(见第21章)。

狭窄病变

必须量化跨瓣压差和跨瓣流量来评估狭窄病变的严重程度。液压原理指出随着瓣膜狭窄恶化,瓣膜口产生逐渐增大的流出阻力,导致跨越瓣膜口的压降(压力梯度)。在任何一个给定狭窄瓣膜口的大小,跨越瓣膜口的流量越大,产生的压力梯度越大。CO和心率(heart rate,HR)共同决定了流量。

Gorlin 和 Gorlin[100]从流体物理学导出一个关于瓣膜面积与血流和流速相关联的公式:

$$瓣膜口面积 \propto 血流量 \div 血流速度$$

一般来说当瓣膜口变得越来越窄时,当跨过瓣膜的总流量不变时,流速必然越来越快。可以通过多普勒原理测量流速来评估瓣口面积,但是在CCL中这不像测量瓣膜两侧的血压那样具有可操作性。

Gorlin 和 Gorlin[100]描述血流速度与经瓣膜压降(P)的平方根有关。换句话说,给定任何一个瓣口大小,跨瓣压差是跨瓣血流速度的平方函数。

$$P_1 - P_2 \propto (血流速度)^2$$

例如二尖瓣狭窄(MS),随着瓣口面积减小,跨瓣流速适度增加,将导致进行性跨瓣压差大幅度增加(图3.5)。

要完成计算,必须知道心动周期中血流产生的实际时间。对于半月瓣(主动脉瓣和肺动脉瓣)血流发生在收缩射血期(SEP),心室收缩主动脉瓣开放。对于房室(AV)瓣膜(二尖瓣和三尖瓣)血流发生在心室舒张期(DFP),二尖瓣(MV)开放(图3.6)。HR决定了收缩期(SEP)和舒张期(DFP)的持续时间。Gorlin公式中有一个用于量化势能(压能)和动能(速度)转换的系数。这一公式还包含一个经验性推导因子,即用来比较瓣膜面积的计算值与外科手术或尸检时的实际测量值之间的差异。

最终的Gorlin公式变成:

$$瓣膜面积 = CO \div [(DFP 或 SEP)(HR)] / 44.3 \cdot C \cdot (P_1 - P_2)^{1/2}$$

CO是心输出量(ml/min),DFP和SEP分别是舒张期充盈时间和收缩期射血时间(秒),HR是心率(次/min),C是标准常数(主动脉瓣,1.0;二尖瓣,0.85;三尖瓣,0.7),P1-P2是通过计算机辅助分析或者区域覆盖计算的跨瓣平均压的差值。44.3是从能量计算中获得的。

主动脉瓣狭窄

正常成人主动脉瓣面积为2.6~3.5cm^2,对应与正常主动脉瓣指数为2.0cm^2/m^2。当瓣口面积减少到1.5~2.0cm^2(瓣膜指数为1.0cm^2/m^2),主要血流动力学指标是LV收缩压增高用来维持正常的主动脉收缩压。也可观察到LVEDP升高,这反映了肥厚性心室其顺应性的下降(见第21章)。

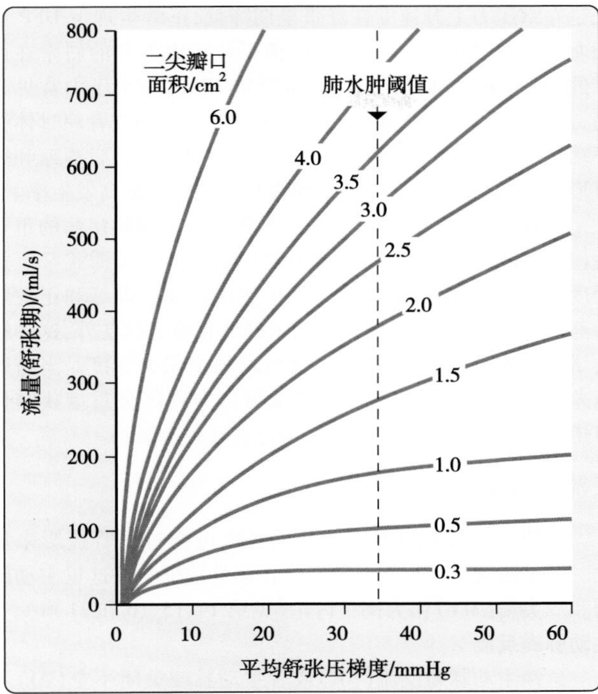

图 3.5 二尖瓣狭窄程度不同的舒张期血流速度与平均压力梯度的关系。压力梯度与流速平方成正比。因此随着狭窄程度加重,流量适度增加(例如轻度运动)将需要压力梯度的大幅增加。例如,心输出量 5.2L/min,心率 60 次/min,舒张期时间为 0.5 秒,在舒张期产生 200ml/s 流量。轻度二尖瓣狭窄(瓣口面积为 $2.0cm^2$),需要压力梯度小(<10mmHg),但是严重狭窄时(瓣口面积<$1.0cm^2$),压力梯度足够高超过肺水肿阈值。(*From Wallace AG. Pathophysiology of cardiovascular disease. In:Smith LH Jr, Thier SO, eds.* Pathophysiology:The Biological Principles of Disease. The International Textbook of Medicine, *Vol. 1. Philadelphia:Saunders;1981:1192.*)

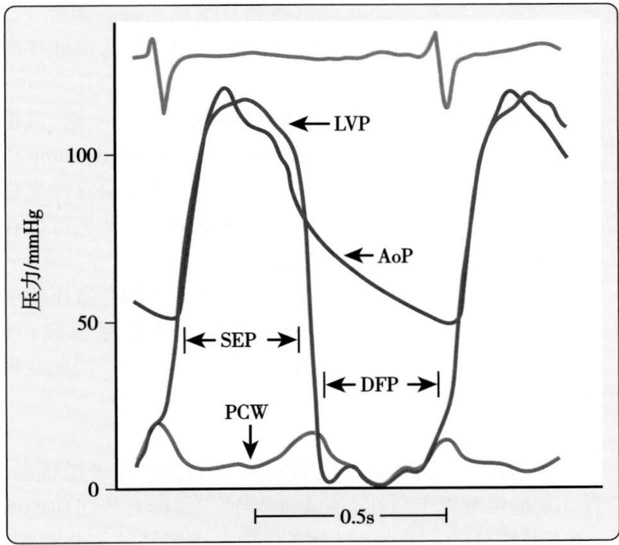

图 3.6 同步左心室压(LVP)、主动脉压(AoP)和肺毛细血管楔压(PCW)(如左心房压)波形。收缩射血期(SEP)定义为主动脉瓣打开(从收缩开始时 LVP 与 AoP 的交叉点延伸到收缩末期时 AoP 与 LVP 交叉点)前向血流进入主动脉。舒张充盈期(DFP)定义为:起始于 PCWP 与左室舒张早期的 LVP 交叉点至 PCWP 与舒张末期(R 波峰顶)的 LVP 交叉点之间的宽度。(*Modified from Grossman W, Baim DS, eds.* Cardiac Catheterization, Angiography, and Intervention *[4th ed.]. Philadelphia:Lea & Febiger;1991:153.*)

当狭窄变成中度,瓣膜口面积减少到 1.0~1.5cm^2 或者瓣膜面积指数是 0.6~0.9cm^2/m^2,可能会出现症状。左心室的收缩压峰值呈现一个更加圆润的外观,并且 LVEDP 进行性增加。随着左心室肥厚增加,左心室的充盈更多依赖左心房(LA)收缩;这反映在心室描记的 A 波增强。在这一点上,增高的 LA 压力增加更易导致房颤(atrial fibrillation, AF),左室顺应性下降使其耐受性更差。从左心室到主动脉的收缩压差增大,主动脉压力描记波的上升速度下降,也可以看到主动脉波峰值压(细迟脉)延迟(图 3.7)。

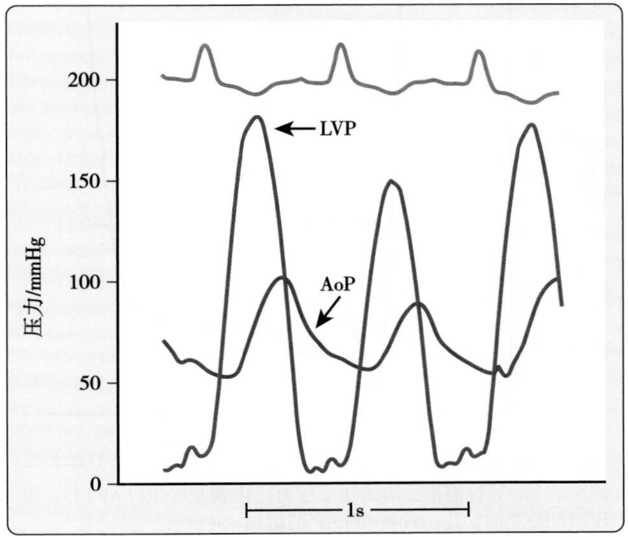

图 3.7 主动脉瓣狭窄患者的左室压力(LVP)和主动脉压力(AoP)波形:在收缩压峰值时的左心室至主动脉跨瓣压力梯度增大,且主动脉上升波延迟,主动脉压力上升速率下降。在疾病的这一阶段,舒张末期压力仍然正常

在严重 AS,瓣膜面积小于 1.0cm^2 和瓣膜面积指数小于 0.5cm^2/m^2,左心室收缩功能下降。PA 压力增加,PCWP 和右心房压也增加。后者的变化往往伴有充血性心力衰竭的表现。

在一些患者中,主动脉平均压差跟主动脉瓣面积小无关,患者可以被分为低流量、低压差(LF/LG)的 AS 和具有保留或者是降低的左室收缩功能。确定 LF/LG AS 患者最佳治疗和介入时间是特别的挑战。在这些有明显射血分数(EF)减低的 LF/LG 型 AS 患者中,通过 CCL 或者超声心动图室中多巴酚丁胺静脉负荷试验,可以帮助鉴别那些患者获益于主动脉瓣置换术[101]。对于那些左室收缩功能保留的所谓矛盾型 LF/LG AS 患者,必须仔细评估,因为出版的文献数据有限和外科瓣膜置换术受益还存在争议[102-103]。许多时候,这些患者需要多模态成像包括心脏磁共振(cardiac magnetic resonance, CMR)和主动脉瓣钙化评分来确定疾病进展的严重程度[104-105]。需要进一步研究确定哪些有矛盾型 LF/LG AS 的患者可以从 AVR 中获益或者可采用哪种类型的 AVR(外科手术或者经皮介入方法)(见第 21 和 27 章)。

二尖瓣狭窄

正常成人二尖瓣面积是 4~6cm^2,轻微二尖瓣狭窄的面积是<2cm^2,在这种情况下协助确定疾病过程的严重程度,典型

的血流动力学改变是 LAP 或者 PCWP 升高。增加的 LAP 是为了维持正常的跨瓣流量。当二尖瓣面积<$1cm^2$ 则考虑严重二尖瓣狭窄,LA 到 LV 需要更大的跨瓣压差来维持合适跨瓣血流(图 3.8)。在舒张期增大的 LAP 可能导致二尖瓣过早开放和关闭稍延迟(图 3.9)。那么就很容易理解为什么在二尖瓣狭窄时较慢的心率是首选,因为最大的 DFP 对于维持跨瓣合适流量和 CO 是必须的。MS 患者的另一个血流动力学特征是左室压力上升速度在舒张早期降低,正常生理下 DFP 期间左室压力是相对较快地增加,但是该压力上升的斜率在严重的 MS 存在时呈现延迟。通常严重 MS 时右室压力常见升高,在长时间严重 MS 的患者中 PA 可能会达到或者超过体循环动脉压。MS 中心房重塑的特征是 LA 增大,心肌萎缩和瘢痕形成,可能会导致广泛传导异常和相关的房颤高发生率。

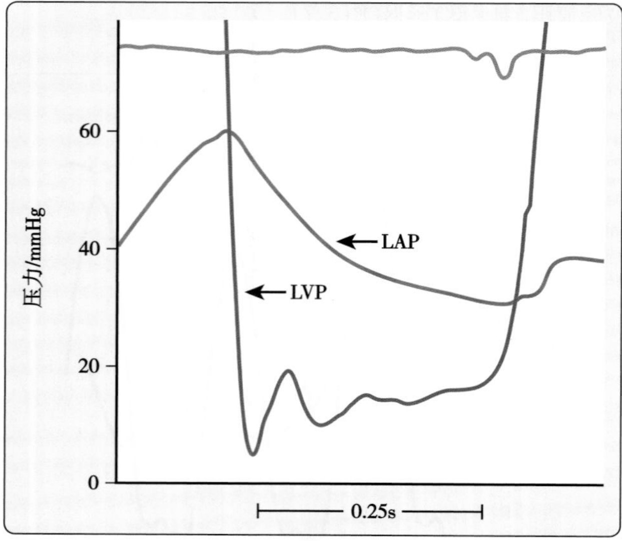

图 3.8 心导管测量二尖瓣狭窄压力。注意左房压(LAP)和左室压(LVP)之间的压力梯度和 LAP 的增加

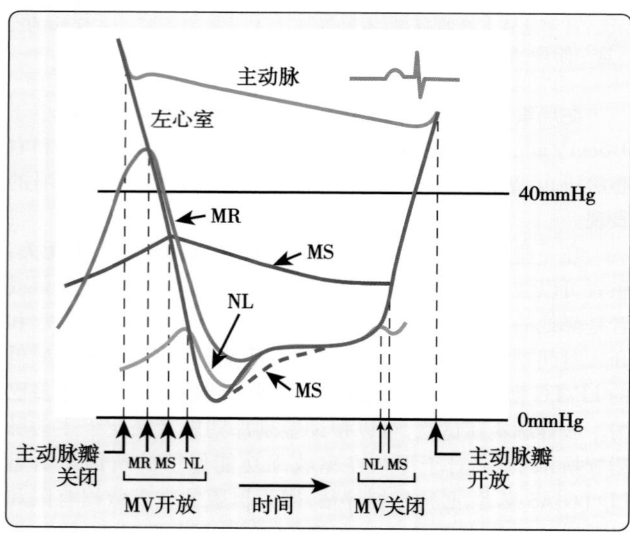

图 3.9 理想化的图总结了二尖瓣膜病,主要集中于舒张期。在二尖瓣狭窄(MS)时,相对于正常心房压(金色线表示),LAP(实紫线表示)增加,导致二尖瓣提早开放和关闭轻微延迟。左室快速充盈延迟,与正常舒张比较(金色线表示),心室压力上升延迟(虚紫线表示)。在二尖瓣关闭不全(MR)时,左房压(红线表示)有个大的 V 波,因为心房的充盈来自肺静脉和二尖瓣(MV)反流的血流构成,从而导致二尖瓣提早开放。NL,正常。(*From Braunwald E. Valvular heart disease. In*: *Braunwald E*, *ed.* Heart Disease: A Textbook of Cardiovascular Medicine [*3rd ed.*]. *Philadelphia*: *Saunders*; *1988*: *1024.*)

多普勒超声心动图减少了心导管术评估瓣膜疾病的重要性(见第 14、15 和 21 章)。然而对于临界的二尖瓣狭窄严重程度,CCL 的数据对于临床决策依然很重要。训练和正性肌力药的使用都可以增加 CO。除了确认收缩力储备外,这种输出增加了瓣膜口的流量,并成倍地增加了压力梯度。当跨瓣压差和 CO 都低的时候,流量增加可以帮助区分重度狭窄伴可逆性心室衰竭和轻度狭窄伴不可逆性心室衰竭。

反流性病变

瓣膜反流或关闭不全的严重程度可通过血管造影来量化。但是瓣膜反流存在时有几个标志性改变。在这里主动脉瓣和二尖瓣(MV)作为例子讨论(见第 14、15、16 和 21 章)。

主动脉瓣反流

急性主动脉瓣反流(AR)或者主动脉瓣关闭不全(AI)不常见,除非有主动脉夹层、人工瓣膜的突然失效或者细菌性心内膜炎引起患者瓣膜的破坏。急性 AR 时,收缩末期和舒张末期容积和压力的突然增大。正常的心室突然面临增加的负荷而产生更大的压力。由于在舒张期心室有来自主动脉反流的充盈,即持续的瓣膜反流导致等容压力下降延迟,同时心室舒张压迅速增加。脉压增宽是慢性 AR 的一个特征性征象,在急性发作时可能看不到。此外,主动脉瓣关闭时常出现的重搏切迹在重度 AR 中没有出现。在 AR 中通常见到由"潮汐作用"引起的脉搏双重波,是由于在舒张早期反流的血流进入左心室,导致在主动脉可以看到反射压力波。追踪 PCWP 波形,存在 AR 时通常可以看到增强的 V 波,这可能反映了心室顺应性的下降。

慢性 AR 的常见病因是主动脉根部扩张、二叶瓣、风湿热、人工瓣膜失败、心内膜炎和马方综合征(Marfan syndrome)和其他情况引起。慢性 AR 时左心室扩张缓慢,顺应性变得更高,比急性 AR 有更低的 LVEDP。舒张末期压甚至可能在正常范围内,直到出现终末期衰竭。

收缩压升高,舒张压降低;前者是由于较大的心室压力引起的,后者是由于动脉系统血流持续反流入心室引起(图 3.10)。AR 导致左心室压力负荷和容量负荷增加。因此在慢性 AR 患者中,左心室质量显著增加。

二尖瓣反流

一般情况下,二尖瓣反流(MR)可以是急性或者慢性的。急性 MR 通常继发于急性心肌缺血导致二尖瓣乳头肌功能障碍,或者是明显的心肌梗死(MI)后腱索或者是乳头肌断裂。腱索断裂可发生在心内膜炎或者自发断裂后导致急性 MR(图 3.11)。存在二尖瓣反流时,在 PCWP 或者 LAP 波形可看到大 V 波并不罕见,这是由于心室血液反流到一个小的,缺乏顺应性的正常的左心房;同时伴有肺动脉压和右房压的急性升高,可导致心力衰竭的临床体征和症状。在慢性二尖瓣反流中,表现为左心房(LA)显著扩大,没有功能但有顺应

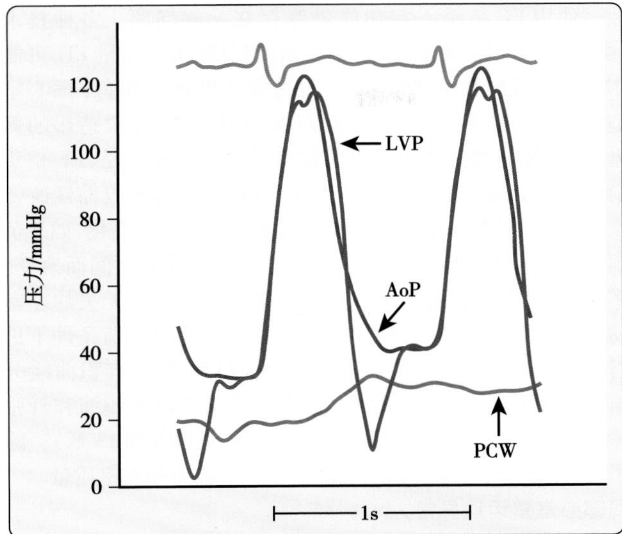

图 3.10　主动脉瓣反流。同步主动脉压(AoP)、左室压(LVP)和肺毛细管楔压(PCW)显示宽大脉压和缺乏重搏切迹,由于瓣膜反流引起舒张早期左心室压力(LVP)迅速增加和肺毛细管楔压(PCW)增加,这反映了左室舒张末期压的升高。(*Modified from Grossman W, Baim DS. Profi les in valvular heart disease. In: Grossman W, ed.* Cardiac Catheterization, Angiography, and Intervention [*4th ed.*]. *Philadelphia: Lea & Febiger; 1991: 575.*)

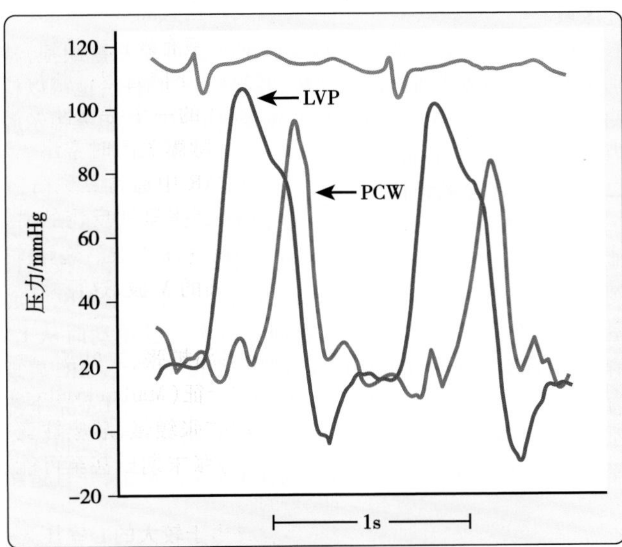

图 3.11　腱索断裂导致急性二尖瓣反流。由于重度的反流血液进入正常大小的左心房,可同步显示左心室压力(LVP)与肺毛细血管楔压(PCW)波形较大的 V 波。注意到 V 波在时间上有延迟,这种延迟是压力波通过经具有顺应性的肺静脉和毛细血管床到肺动脉导管所需的时间引起的。(*Modified from Grossman W, Baim DS. Profi les in valvular heart disease. In: Grossman W, ed.* Cardiac Catheterization, Angiography, and Intervention [*4th ed.*]. *Philadelphia: Lea & Febiger; 1991: 564.*)

性,因此,当存在显著反流时,在 PCWP 或者 LAP 波形可见小的 V 波。

人工瓣膜

评价生物假体瓣膜的功能与天然瓣膜相似。然而人工机械瓣评估在几个方面有所不同。首先,机械瓣膜置换的患者需要慢性抗凝,导管介入操作需要中断抗凝。其次,导管或导丝不应穿过机械瓣膜,因为这样做可能会导致突然或者严重瓣膜反流。最后,机械瓣膜的瓣叶是不透射线的,可以通过透视检查来评估运动。正常的开启和关闭角度与每个瓣膜的型号、大小和位置有关,这些参数可以从制造商处获取。限制活动意味着血管翳或者血栓覆盖一个或者多个瓣叶,同样地,机械瓣膜的不稳定性通常可以通过造影检测。超声心动图也可以用来评估人工瓣膜(见第 14~17 章),但是经胸超声不能够提供人工二尖瓣的可靠超声观察窗,而透视可以连续进行,对患者没有什么危险或不便。

血管造影

心室造影

射血分数的测定

心室造影通常使用单平面 30°右斜前位(right anterior oblique, RAO)或者双平面 60°左斜前位(left anterior oblique, LAO)和 30° RAO 投影,使用 20~45ml 造影剂以 10~15ml/s 注射(框 3.6)。在心室造影期间为了精准评估心室功能,需要心室完全显影,避免诱导期前收缩。提前收缩不仅改变 MR 的解释而且导致 EF 假性增高。

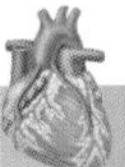

框 3.6　造影

冠状动脉解剖
- 左前降支冠状动脉与对角支和间隔支
- 边缘支与回旋支动脉
- 右冠状动脉与圆锥支、窦房结支、AV 结和右束支
- 主要循环(后降支):10% 周围动脉;90% 右冠状动脉

冠状动脉侧支
冠状动脉异常
心室和主动脉造影
EF 计算
瓣膜反流

AV,房室;EF,射血分数。

EF 是心室功能的整体评估,计算公式如下:

$$EF = (EDV - ESV)/EDV = SV/EDV$$

这里 EF 是射血分数,EDV 是舒张末期容积,ESV 是收缩末期容积,SV 是每搏量。

为了确定 EF 值,1960 年由 Dodge 和他的同事描述的面积-长度法公式是最初临床上计算心室容积的方法[106]。在计算之前需要通过 RAO 和 LAO 两个体位投影图像确认收缩末期和舒张末期的心脏轮廓的外缘。为方便计算心室的容积,将心室假定为一个近似椭圆形的球体(图 3.12)。双平面心室造影是用来确定大轴(L)和小轴(M 和 N)的,如下是标准的椭圆形球体计算面积的几何公式[107]:

$$A_{rao} = \pi(L_{rao}/2)(M/2)$$
$$A_{lao} = \pi(L_{lao}/2)(N/2)$$

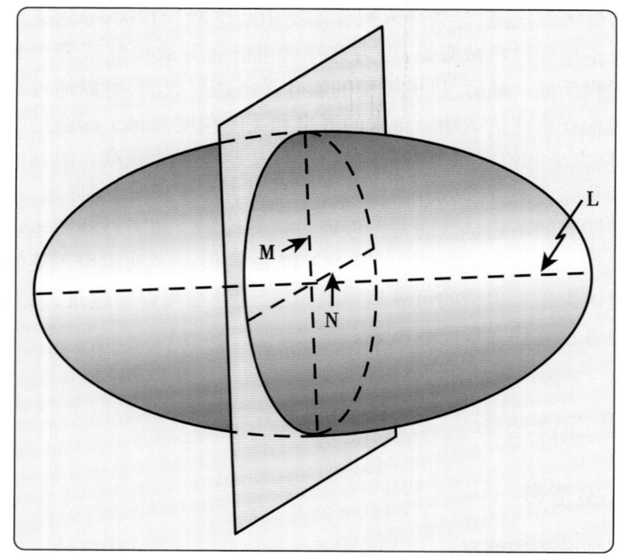

图 3.12 将左心室近似于椭圆体的参考图，长轴（L）和短轴（M和N）如图所示。（*From Fifer MA, Grossman W. Measurement of ventricular volumes, ejection fraction, mass, and wall stress. In: Grossman W, ed.* Cardiac Catheterization and Angiography *[3rd ed.]. Philadelphia: Lea & Febiger; 1986: 284.*）

容积计算如下所示：

$$V = [8/3\pi][A_{rao}(A_{lao}/L_{min})]$$

而 L_{min} 是 L_{rao} 和 L_{lao} 之间较短距离。

单平面 30° RAO 投影计算是假设 M=N，L 是真长轴。使用椭圆体积的计算公式，$V=\pi/6\ LMN$，将 $4A/\pi L$ 代替 M、N，计算公式如下所示：

$$V = (8A^2/3\pi L)$$

计算 EF 不需要校正放大倍数，但测量尺寸或计算体积则需要校正。血管显像成像之后，可以使用校准网格成像加以校正，或导管在心室内的部分可用于校准，有精确的校准标记的导管是可行的。当代软件允许基于造影手术床和探测器的高度进行校准。心室容积的数学方程式可能高估实际容积，但回归方程可用于校正这个偏差[107]。这种方法或者变量已经被纳入现代大多数系统软件中。

使用 EF 衡量心室功能仍然存在一些问题。多种技术（如超声心动图、心室造影、门控血池扫描）可以测量 EF，可能因为所涉及的数学模型而 EF 不是完全相同。当单平面心室造影用来计算 EF 时，非可见段（如 RAO 投影体位造影的侧壁）功能障碍和整体功能可能被高估。最重要的是，EF 是负荷依赖性心室功能的测量。当前负荷、后负荷和收缩性改变会显著改变 EF 测量值。即使心肌条件没有任何变化，如果负荷条件或者正性肌力条件改变了，EF 也会随着时间而改变。多年来，许多心脏病学家一直在寻找一种与负荷无关的左室功能测量方法。最佳的近似方法是需要在多种负荷条件下进行压力-容积分析，产生一系列曲线。虽然压力-容积曲线分析在临床实践中不常规使用，但是它提供了心室收缩和舒张特性的评估，是一种有价值的研究工具（见第 6 和 13 章）。除了计算 EF 外，心室造影还可以估计室壁应力和左室质量。

局部心室壁运动异常

在 RAO 和 LAO 投影体位中定义节段性壁运动异常。可以使用 0~5 分的分级量表来确定运动功能减退（运动下降）、不能运动（无运动）和运动障碍（矛盾运动或者室壁瘤）。分级如下所示：0=正常；1=轻度运动功能减退；2=中度运动功能减退；3=重度运动功能减退；4=不能运动；5=矛盾运动（室壁瘤）。在 LAO 和 RAO 体位的心脏造影投影图标出每个室壁节段如图 3.13 所示。这些节段大致对应于相应的血管支配区域。

偶尔可以从心室造影了解其他细节。可见充盈缺损，特别是不能运动或矛盾运动的节段，并提示腔内血栓，也可以检测和定位 VSDs。在收缩期 LV 腔或者流出道腔隙阻塞提示腔内梗阻，如肥厚型心肌病。

二尖瓣关闭不全的评估

LV 造影可以定量评估 MR 的程度。该技术取决于正确地放置导管于二尖瓣装置之外，且无室性异位心律。按照惯例，MR 评估分为 1+到 4+，1+是轻微 MR，4+是严重 MR，从心室造影来看：1+MR，定义为造影剂在每次心脏跳动时从 LA 清除，永远不会导致左心房（LA）浑浊；中度或者 2+MR，表现为每次心跳不能够将造影剂清除，几次心跳之后 LA 完全浑浊；3+MR（中重度），是几次心跳后 LA 和 LV 一样都变得完全浑浊；4+MR，一次心跳之后造影剂在 LA 浑浊密集，并且造影

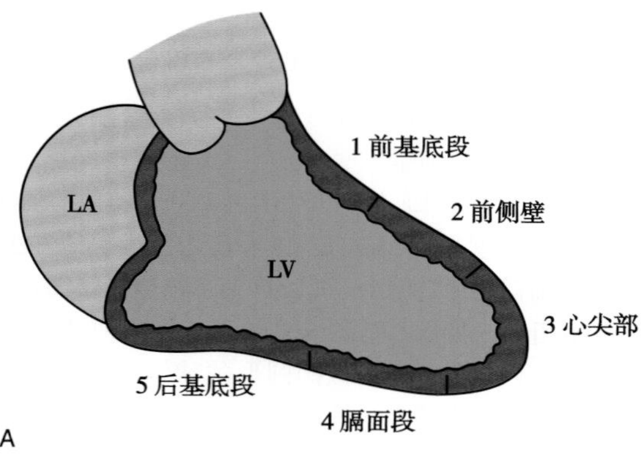

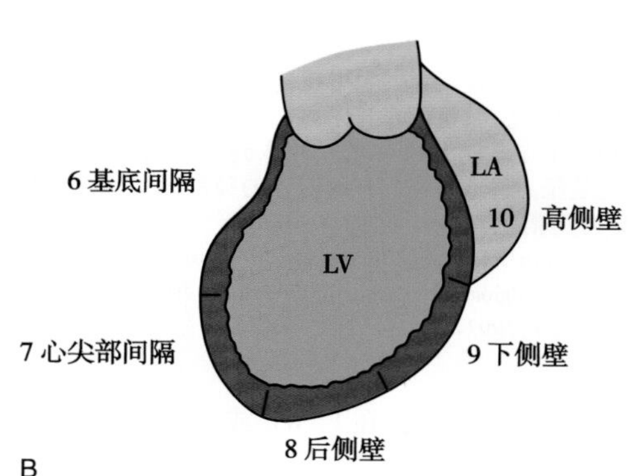

图 3.13 左心室各节段名称。（A）从右前斜位心室造影图的左心室节段编号 1~5 名称。（B）从左前斜位心室造影图的左心室节段编号 6~10 名称。LA，左心房；LV，左心室。（*From Killip T, Principal Investigators of CASS and their Associates. National Heart, Lung, and Blood Institute Coronary Artery Surgery Study.* Circulation. *1981; 63[suppl I]: 1.*）

剂还可以反流进入肺静脉。

联合来自左心室造影和 RHC 的综合数据分析,可获得通过计算反流分数得到更加量化的 MR 评估。测量 EDV 和 ESV,它们之间的差值就是 LV 的每搏量。从造影计算总的 LV 每搏量可能很高,但是在严重的 MR 中,每搏量的很大部分反流到左心房(LA)中。前向每搏量(forward stroke volume,FSV)必须通过 Fick 或者热稀释法从前向的 CO 中计算:

$$FSV=CO/HR$$

反流的每搏量(regurgitant stroke volume,RSV)可以从总的每搏量(total stroke volume,TSV)中减去前向每搏量(FSV):

$$RSV=TSV-FSV$$

反流分数(regurgitant fraction,RF)是 RSV 除以 TSV:

$$RF=RSV/TSV$$

RF 小于 20% 是轻度 MR,20% ~ 40% 是中度 MR,40% ~ 60% 是中重度 MR,>60% 是严重 MR。

主动脉造影

在 CCL 中,主动脉造影的首要指征是描述主动脉瓣膜关闭不全(AR)的程度。次要适应证包括瓣上病变和确定大隐静脉移植物(saphenous vein grafts,SVGs)的起源。在 CCL 研究中,也可以鉴别近端和远端动脉的夹层剥离,但是通常用 TEE、MRI 和增强 CT 扫描来诊断[108]。

与 MR 类似,在造影中根据 LV 造影剂显影情况 AR 也可以分为 1+到 4+。类似 MR,AR 的评估依赖于导管放置于升主动脉适当的位置,瓣叶之上,但不要太高。轻度(1+)AR,LV 腔造影剂短暂充盈,在每次收缩之后瞬间清除;中度(2+)AR,少量造影剂反流到 LV 并在随后的收缩期存在;中重度(3+)整个收缩期 LV 存在大量造影剂,但是并不与主动脉中造影剂强度一致;重度(4+)AR,左心室和主动脉中造影剂显影强度一致,主动脉注射造影剂后有心室快速浑浊显影和延迟清除现象。

冠状动脉造影

冠状动脉解剖学描述

左主干(LM)分为回旋支(Cx)和左前降支(left anterior descending,LAD)两支动脉,长度易变(图 3.14)。Cx 和 LAD 偶尔起源于独立的开口或者左主干分成 3 支,形成一个中间支,其血流供应 LV 高侧壁。穿隔支和对角支血管起源于 LAD,基于 LAD 分支血管分布的位置,LAD 可分为近端、中段和远端三部分。近端 LAD 位于第一间隔和第一对角支之前的部分;中段 LAD 位于第一和第二间隔与对角支之间;远端 LAD 位于主要隔血管和大的对角支血管之上。远端 LAD 为三分之二患者的心尖部提供血供,而剩余的 1/3 心尖部由远端的 RCA 提供(见第 7 章和 20 章)。

Cx 位于房室(AV)沟内,通过造影可确定其位于冠状静脉窦旁边,后者被视为左冠状动脉注射造影剂后迟发性静脉显影的较大结构。边缘支起源于 Cx 动脉,是冠状动脉系统中通常旁路移植的血管。由于 Cx 在 AV 沟内,外科手术通常不能与它吻合。

冠状动脉系统的优势是由后降支(PDA)的起源所决定的,PDA 穿隔供应 1/3 的下室间隔血液,房室(AV)结动脉起源常常靠近 PDA 的起始段。85% ~ 90% 患者的 PDA 起源于 RCA。剩下 10% ~ 15%,PDA 起源于 Cx 动脉。联合起源优势或称为源自 Cx 和 RCA 的 PDA 是存在的,即来自两根血管的

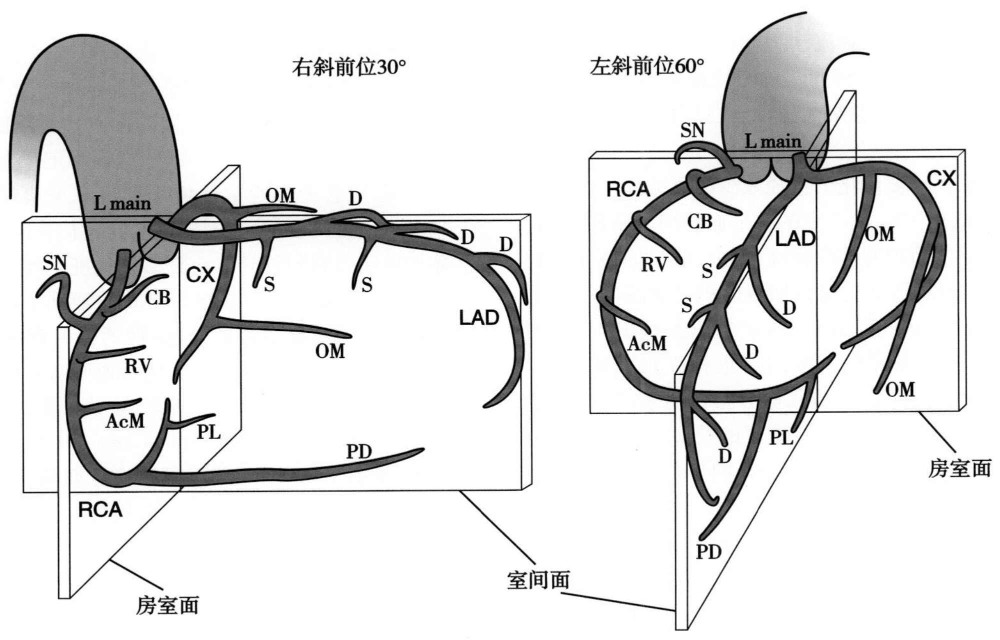

图 3.14 冠状动脉分布与室间隔和房室瓣平面的相对关系。冠状动脉分支如下所示:AcM,锐缘支;CB,圆锥支;CX,回旋支;D,对角支;L main,左主干;LAD,左前降支;OM,钝缘支;PD,后降支;PL,后外侧左室支;S,间隔支;SN,窦房结支。RCA,右冠状动脉;RV,右心室。(*From Baim DS, Grossman W. Coronary angiography. In: Grossman W, Baim DS, eds.* Cardiac Catheterization, Angiography, and Intervention [*4th ed.*]. *Philadelphia: Lea & Febiger; 1991: 200.*)

间隔穿支可供应左心室的后下壁血流,当这种解剖存在的时候,这个区域的外科旁路术可能是很困难的。

冠状动脉异常

在冠状动脉造影中经常会遇到冠状动脉异常(框 3.7)。冠状动脉起源异常很少有临床或者外科意义,但是使得冠状动脉造影更费时。罕见的情况是异常冠状动脉起源于相反的开口,横穿于肺动脉(PA)和主动脉之间产生血管压迫和缺血。

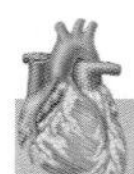

框 3.7　冠状动脉异常

冠状动脉起源异常

左主干独立起源于右冠状窦或与右冠状动脉共同起源

回旋支独立起源于冠窦部或与右冠状动脉共同起源

作为独立血管的右冠状动脉起源于左冠窦部的单独开口或与回旋支共同开口

冠状动脉来源于肺动脉

左冠状动脉(Bland-Garland-White 综合征)

右冠状动脉

来源于正常冠状动脉的瘘管形成

冠状动脉分支血管直接汇合到右心室、肺动脉、冠状窦、上腔静脉、肺静脉

Bland-Garland-White 综合征就是当 LAD 起源于 PA 时发生。尽管大多数患者在生命早期活着,有这种综合征的年轻人可能会出现心源性猝死和缺血性心肌病[109]。冠状动脉与心腔(冠状动脉内瘘)之间的瘘管并不罕见,但是大部分较小并没有临床意义[110]。

已经对冠状动脉异常提出了各种分级系统。有些系统试图区分有意义的和次要的异常,其他系统则从解剖学角度考虑所有异常,不考虑临床或血流动力学的影响[111]。报告的冠状动脉异常的发生率各不相同。危及生命的异常,特别是左主干起源于右冠窦的解剖异常,经常会在尸检中发现[111]。

狭窄程度的评估

通常冠状动脉狭窄被量化为直径减少的百分比。每个血管的多个视图被记录下来,最严重的狭窄血管用于临床决策。直径的减少可以评估面积的减少程度,例如,假设回旋支直径分别减少 50% 和 70%,那么会导致横截面积分别减少 75% 和 91%。如果 CAD 广泛病变导致定义"正常"冠状动脉直径困难,那么应用直径减少来评估狭窄的严重程度也是困难的。胰岛素依赖性糖尿病和严重脂质代谢异常的患者尤其如此。另外应用直径减少百分数不能说明狭窄的长度。

直径减少百分数的量化评估方法在不同的观察者中有高度变异性,并不能反映冠状动脉血流。White 和他的同事[112]利用多普勒速度探测器发现在绝大部分狭窄超过 60% 的血管中,狭窄程度被低估[112]。然而,当可见的解释是为临床决策需要,而不是为了研究时,可能存在系统偏差,而倾向于高估病变的严重程度。

定量冠状动脉造影分析可以克服对管腔缩小的定性视觉解释的缺陷。虽然这项技术在早期的迭代过程中很麻烦,但大多数现代成像系统都包含一个可用的量化计算程序[113]。尽管可以量化,但是造影仍然存在局限性[114]。特别是在左主干病变中:如果不对狭窄进行功能评估,血管造影显示的狭窄患者往往会被错误地分类[115]。关于对血管重建的必要性,如果没有这种生理性损伤的评估,而错误定性病变的严重程度,这将会导致错误的个人决策。

只有在获得高质量的图像时,才有可能对冠状动脉造影进行准确的解释和定量。造影剂注射必须用力,以使动脉完全不透明化(显影),同时必须密切观察压力变化,以防止冠状动脉剥离成夹层。当使用较细的导管时,可能需要较小的注射器或功率进行注射才能使冠状动脉充分显影。通过头部和尾部角度的使用,分支血管被清晰地分开显示。需要对图像质量进行周期性评估以确保设备功能正常[16]。

血管内超声(intravascular ultrasound,IVUS)是一种使用动脉腔内的微型换能器来生成血管的二维横断面图像的成像方。虽然电子(相控阵)传感器存在,但大多数冠状动脉内系统使用机械旋转可提供 360°成像,这种旋转引入必须识别伪影的能力。这些系统的改进允许直径约 1mm 与 40MHz 成像频率传感器容易进入冠状动脉。然而放置在冠状动脉(或周围)动脉的传感器直径超过 0.014 英寸的介入导丝。因此它比血管造影有更大的风险,必须采取强制性抗凝。传感器放置在血管远端,在记录的同时,利用机械系统以可控速率 0.5mm/s 撤回传感器。分析软件允许将连续横断面图像重建成纵向视图,并可进行体积分析。管腔和血管壁都可以成像。可以明确支架的支撑位置,也可以看到血管小的撕裂层。可以鉴定诸如钙化和脂质池的血管壁构成情况,进行"虚拟组织学"分析。

多年来,IVUS 是重要的研究工具。例如早期支架植入术与亚急性血栓形成的高风险相关,而抗凝药物似乎对此不敏感。IVUS 可识别许多现有的支架放置技术下不完全扩张的支架和与血管壁不完全贴合的支架。介入技术的部署被修改为包括更高的压力和更大的球囊直径,亚急性血栓的发生率随之减少。IVUS 所做的容量测量是足够可重复的,可以评估药物对动脉粥样硬化斑块进展的影响。在临床上 IVUS 可用于某些有选择的情况:一项关于 IVUS 和定量血管造影的对比研究发现,血管造影经常低估最大阻塞斑块量[114]。IVUS 评价左主干模棱两可的病变是有用的,包括管腔狭窄、血管造影重叠和早期检测同种异体心脏移植免疫介导的弥漫性动脉病变优于血管造影[116,117]。作为 PCI 的辅助手段,IVUS 可以评估放置支架的贴合是否充分、血管钙化的程度和血管边缘夹层剥离的存在[118]。IVUS 报告包括血管直径减少和面积值减少的信息,后者是冠状动脉造影的价值。但是 IVUS 的重要值是最小管腔面积(minimal luminal area,MLA)。通常冠状动脉近端 MLA 小于 4.0mm^2 与在灌注成像期间缺血反应相关,在左主干 MLA 小于 6.0mm^2 与缺血相关。最后一点是 IVUS 能够明确支架的最佳尺寸和放置位置。尽管有类似装置用于外周血管,但是 IVUS 在外周动脉中的诊治作用有待于进一步研究。

在 CCL 中有一种较新的成像方式,它产生图像方式类似于 IVUS,叫作光学相干断层成像术(optical coherence tomography,OCT)。根本的区别就是它是利用光而不是超声来生成高分辨率冠状动脉内图像。冠状动脉 OCT 光源是利用近似红外光谱中心波长范围是 1 250~1 350nm 的带宽。这些波长组织穿透仅限于 1~3mm,而 IVUS 是 4~8mm[119]。图像通过来自血管壁光的后向散射形成。由于其高分辨率,OCT 在检测支架畸形、内膜增生和支架内组织突出方面具有更高的灵敏度,但是,它对斑块大小的成像或者确定组织特征的价值较低(图 3.15)[120]。因此 OCT 主要优点就是优化支架位置。随着技术持续改进,这种成像模式可能会广泛应用。目前它很大程度上还是研究工具。

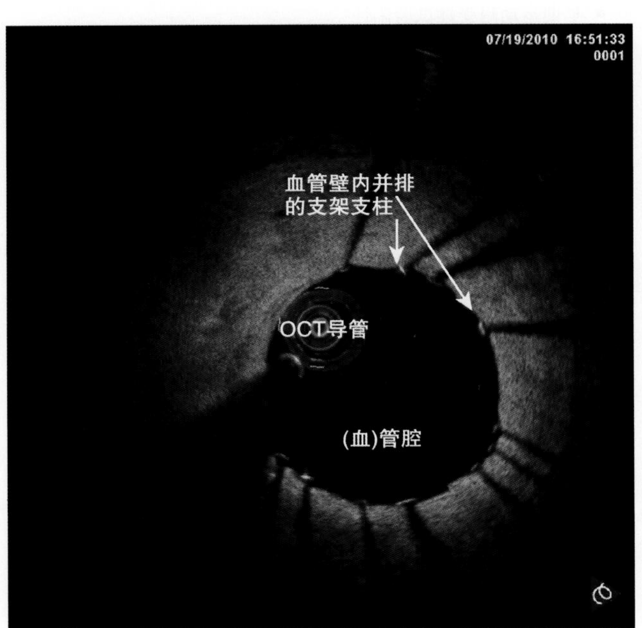

图 3.15 应用光学相干断层成像(OCT)显示冠状动脉和安装后的支架

通常利用解剖信息来指导管理决策,然而,在解剖数据的指导下,再血管化治疗可能没有医学治疗的优势[121]。这样的发现使得人们再一次对冠状动脉狭窄的生理评估感兴趣[122]。一种方法是将多普勒探针整合到标准化的 0.014 英寸血管成形术导丝(Volcano Therapeutics, San Diego, CA)中,将多普勒探针放在冠状动脉狭窄的远端,记录基线速度。通过在冠状动脉(或者静脉)内给药,使冠状动脉最大程度扩张,并再次记录流速。正常的反应是流速增加 4 倍,但是对于临床应用只有两倍。由于速度记录的稳定性可变,精准的读数需要仔细地将探头放在血管中段。这些担忧限制了多普勒探头在临床应用。另一个替代的方案是将压力导线(St. Jude Medical, St. Paul, MN)整合到微量测压计中形成标准的血管成形术导丝,再次,将微量压力计放在狭窄动脉远端,通过冠状动脉或者静脉给予血管扩张剂,使冠状动脉最大化扩张。在血管扩张高峰时计算远端压力与主动脉压力(在介入管顶端测量的)之比,被定义为血流储备分数(fractional flow reserve, FFR)。这两种技术与核负荷试验有非常好的相关性。例如,在腺苷扩张血管后,FFR 小于 0.75 可预测核灌注扫描结果存在异常,这可以辅助评估血管造影显示的临界型狭窄。高比率 FFR 的患者临床预后更好[123,124]。此外,当由压力-导线换能器测量值指导 PCI 时,与血管造影不同的是,结果植入更少的支架和临床预后更好[125-127]。

冠状动脉侧支

常规血管造影术下冠状动脉的侧支见框 3.8。虽然这些血管在出生时就存在,但只有当原发性冠状动脉供血的心肌区域存在低灌注时,这些侧支血管才会有功能并扩大化[128]。鉴别冠状动脉侧支循环既要有潜在侧支循环起源的知识,又要延长影像学成像检查,使冠状动脉侧支显影(混浊化)。

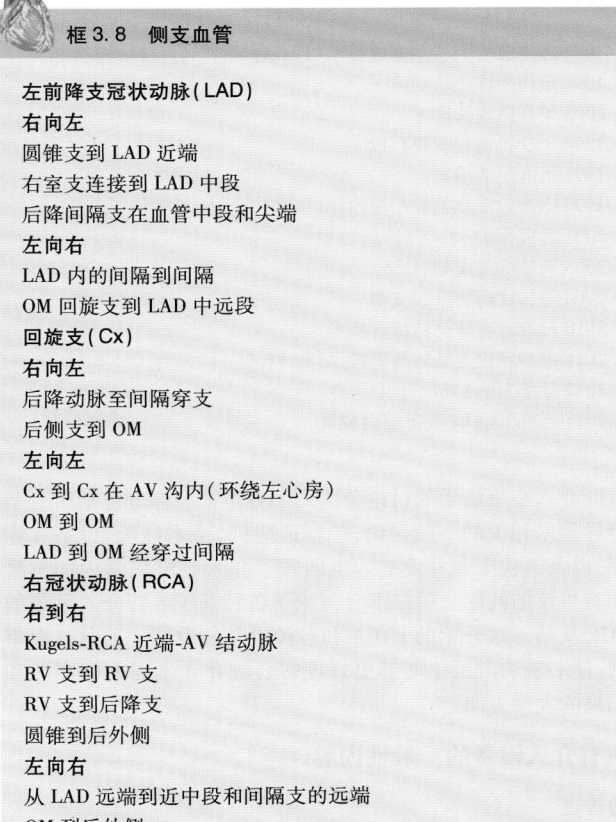

框 3.8 侧支血管

左前降支冠状动脉(LAD)
右向左
圆锥支到 LAD 近端
右室支连接到 LAD 中段
后降间隔支在血管中段和尖端
左向右
LAD 内的间隔到间隔
OM 回旋支到 LAD 中远段
回旋支(Cx)
右向左
后降动脉至间隔穿支
后侧支到 OM
左向左
Cx 到 Cx 在 AV 沟内(环绕左心房)
OM 到 OM
LAD 到 OM 经穿过间隔
右冠状动脉(RCA)
右到右
Kugels-RCA 近端-AV 结动脉
RV 支到 RV 支
RV 支到后降支
圆锥到后外侧
左向右
从 LAD 远端到近中段和间隔支的远端
OM 到后外侧
OM 到 AV 结
AV 沟内的 Cx 到后外侧

AV,房室;OM,钝缘支;RV,右心室。

侧支血管流量的增加足以防止持续的缺血。当冠状动脉主干或者分支血管直径狭窄减少 80%~90%时,可启动侧支循环供血缺血区域。临床研究表明,在缺血急性发作期 24 小时内侧支血流可以增加两倍[129]。然而,侧支血管的形成需要时间,只有发育良好的侧支才能对硝酸甘油作出反应。RCA 是比左主干更好的侧支血管,只有良好侧支循环供应的心肌区域才极少发生运动减退或者不运动。

介入心脏病学:经皮冠状动脉介入治疗

PCI 发展重大事件的时间表见框 3.9。1977 年,作为导管介入治疗的先驱 Andreas Gruentzig 首次开展 PTCA,其业务已经大幅度扩展到了球囊之外,还包括各种 PCI 技术[130]。自 20 世纪 80 年代早期以来美国 PCI 的使用得到快速增长,每年的 PCI 介入手术量在 2006 达到顶峰,此后一直在稳步下降。许多原因造成 PCI 程序的减少,包括:药物洗脱支架(drug-eluting stent, DES)使再狭窄减少,稳定型 CAD 更强调药物治疗、增强一级和二级预防,ST 段抬高型心肌梗死(ST-segment elevation myocardial infarction, STEMI)的发生率降低,更多使用诸如 FFR 参数来更好评估狭窄的严重程度、进展情况,以及采用合适的应用指南[23]。

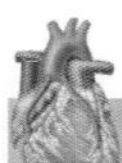

框 3.9 介入心脏病学的发展时间表

1977 经皮腔内冠状动脉成形术(PTCA)
1991 定向粥样斑块切除
1993 粥样斑块旋磨术
1994 广泛抗血栓支架形成
1995 批准阿昔单抗
1996 支架后简化抗血小板治疗
2001 远程保护
2003 药物洗脱支架(DES)
2008 第二代药物洗脱支架
2010 批准经皮肺动脉瓣置换术
2011 批准经皮主动脉瓣置换术(TAVR)
2012 批准 MitraClip
2015 批准 Impella 心脏辅助装置

介入心脏病学的讨论分为两部分。第一部分包括所有基于导管术相关的一般讨论,包括适应证、手术经验、设备和程序,以及再狭窄和并发症。也回顾了介入心脏病学中的抗凝和有争议的问题。第二部分讨论了各种基于导管介入系统的 PCI,从第一次开始的 PTCA 和各种设备的发展。通过这次审阅,使心脏麻醉医生能够更好理解心脏介入术当前的实践和未来的发展方向。

所有介入设备的一般性内容

适应证

在 PCI 的整个历史过程中,技术和操作人员的专业知识不断进步。介入医生现在有能力到达以前不能到达的冠状动脉树的位置,这反映了 PCI 地位扩大。虽然 PCI 首先限用于单支血管病变和正常心室功能患者,病变限于非连续和非钙化的近端血管,但是现已成为许多不同类型组患者的优选治疗手段,包括未经保护的左主干狭窄(如没有旁路移植物)患者[131]。最近发布的指南指出,如果左主干病变的患者具有完成介入程序的解剖条件、更长预后和外科手术存在高风险,则 PCI 治疗是 CABG 的合理替代方案[23]。

框 3.10 提供目前 PCI 临床适应证的概要。多数 PCI 是有或者没有心源性休克 STEMI 患者的标准化治疗[28,132]。虽然最初 PCI 是为被认为适合 CABG 的患者保留的,但是现在非 CABG 候选的患者在紧急和非紧急情况下,常规进行 PCI 检查[23]。考虑 PCI 的适应证和是否合适时,医生必须要了解患者的病史,包括功能分级、运动负荷试验、有或者没有灌注数据和室壁运动评估分析。无论是在手术前还是在程序内,对患者进行缺血性生理评估的非侵入性检查结果资料,帮助避免了不恰当的介入治疗,这是因为观察者对冠状动脉直径减少百分比的视觉评估存在观察者之间的显著变异性,即使经验丰富的心血管造影师也是如此[121,133-135]。

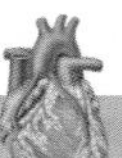

框 3.10 经皮冠状动脉腔内介入治疗的临床指征

心脏症状
- 不稳定型心绞痛或者非 ST 段抬高型心肌梗死(NSTEMI)
- 抗抗心绞痛药耐药的难治性心绞痛
- 心肌梗死后的心绞痛
- 突然心源性猝死

诊断试验
- 早期运动耐受性试验阳性
- 尽管接受最大的抗心绞痛治疗,但运动耐量试验仍然阳性
- 心肌灌注或者室壁运动研究发现大面积心肌缺血
- 术前双嘧哒莫或者腺苷灌注研究阳性
- 电生理研究提示与缺血有关的心律失常

急性心肌梗死
- 心源性休克
- 大面积危险心肌缺血患者的溶栓治疗不成功
- 禁忌溶栓治疗
- 脑血管事件
- 颅内肿瘤
- 不可控高血压
- 14 天前进行过大手术
- 潜在不受控制的出血
- 所有 ST 段抬高型急性心肌梗死(STEMI)患者可能首选

绝对禁忌证很少。对于未受保护的左主干狭窄的患者,如果是外科手术的候选者,本地血管有弥漫性病变,或仅有单一的残余血管负责心肌循环供血,只有在心脏小组讨论病例后才可采用 PCI 方法[23]。一系列关于未受保护的左主干狭窄的患者行 PCI 治疗文献已经出版,这方面的内容仍然在发展[131,136]。尽管介入操作风险低,但是大多数的手术患者是不理想的候选患者(见之后的讨论)。PCI 介入治疗多支病变血管是一种替代冠状动脉搭桥术的合理方法[134]。但是 CABG 仍然是许多患者的首选疗法,特别是那些糖尿病患者[137]。

除了适应证和禁忌证,还有一致性的概念,即 2009 年,SCAI、胸外科医生协会(STS)、美国胸科医生学会(AATS)、ACC 和 AHA 共同发表了一份关于冠状动脉血管重建的共识文件,并于 2012 年更新[138,139]。这些共识基于临床表现、解剖、药物、非侵入性和侵入性检测结果,来确定适用于各种情况下患者的治疗方案。对于每种情况,再血管化都会考虑合适、不合适或不确定。虽然这一共识方法远未涵盖所有方面,也没有取代医生对个体化患者的判断,但是该共识文件提供了一个潜在的适当性的医疗观点,如 PCI 和 CABG。

设备和流程

虽然股动脉仍然是最常用的路径,但是如前所述,桡动脉已经被越来越多的人所接受。尽管取得了许多进展,但所有的 PCI 仍涉及以下步骤:在血管中的指引导管,穿过病变血管并到达血管远端的指引导丝,狭窄部位的一种或者多种可供选择的装置。不需要常规中心静脉途径,会增加介入部位的并发症。只有当外周静脉的使用受限,而临床可能需要临时起搏,或血流动力学监测可能有帮助的情况下才会使用该途径。

引导导管有多种形状和大小,可用于置入冠状动脉和移植物、设备支持和进入桡动脉[23,130]。导丝具有灵活的尖端便于在弯曲的血管和较硬的血管中通过,导丝较硬的轴心在血管内通过时为新装置提供支撑。冠状动脉分叉处的病变可能需要在分支血管内放置单独的导丝(图 3.16)。可通过 IVUS 或 OCT 确定血管的大小和病变的组成,然后为特定病变选择合适的医疗装置[135,140,141]。

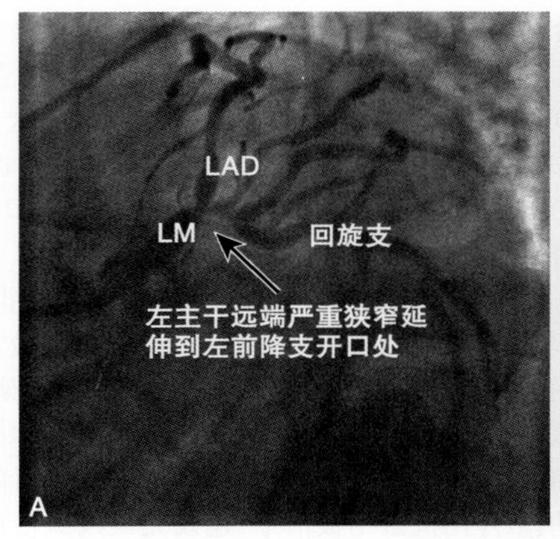

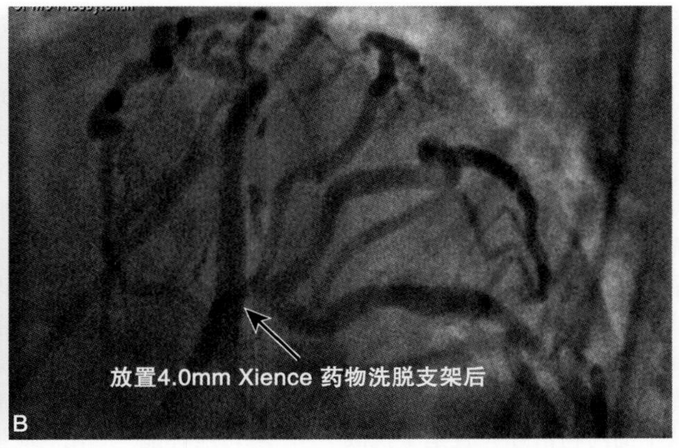

图 3.16 (A)左主干(LM)远端严重狭窄延伸到左前降支(LAD)开口处。(B)当 4.0mm Xience 药物洗脱支架置入后的图像

当介入装置置入冠状动脉时,血流会受到不同程度的阻碍。在供应大片心肌供血区的血管中(例如,LAD 近端),持续的血流阻塞可造成心肌耐受性差。然而,当只有较小范围的心肌受累及或远端的血管很好地代偿时,有可能耐受更长时间的血流阻塞。远端保护装置,包括球囊阻塞可能导致 5 分钟以下的血流流量缺失。但是现代的技术下,阻塞时间很少超过 1 分钟。

诊断性操作之后立即执行 PCI 被称为临时干预。在紧急情况下,这种策略显然是首选的,并且已成为稳定型 CAD 的默认模式。从支付者的角度来看,这对患者来说更方便,也更有成本效益。然而,这也提示临时 PCI 的执行可能过于烦琐,因为需要暂停介入操作以便签订额外的手术知情同意书或考虑替代的再血管化策略[142]。施行临时 PCI 需要仔细准备,因为患者和家属不仅必须了解诊断程序的风险和益处,而且还要了解各种血管重建策略的风险和益处。在镇静之前,所有可能的手术操作都必须签署知情同意书。心脏内科医生必须仔细评估每一种临床情况,并与其外科同事建立一种合作关系,以便对复杂的 CAD 病例更快地开展心脏小组的讨论。一般情况下,对于已经接受最佳抗心绞痛治疗的患者;有限制其生活质量的症状;以及通过心脏负荷试验或 FFR 显示靶动脉缺血的患者,实施临时 PCI 是适宜的。在稳定型缺血性心脏病患者中,如果存在大面积心肌缺血风险,该类患者最合适施行临时 PCI。但是,如果在诊断性造影操作过程中出现并发症、过度放射线照射或者过量造影剂,或者是心脏病小组需要讨论复杂冠状动脉病变的最佳策略时,施行临时 PCI 则不合适。

抗缺血药物可允许更长时间的血管阻塞,在缺血信号和症状出现之前变得有限[143]。这增加了额外的时间可以完成复杂的病例或允许使用远端心脏保护装置(支架)。在介入操作期间,大部分中心为治疗或者预防冠状动脉痉挛,常常经冠状动脉或静脉注射硝酸甘油。使用经冠状动脉内钙通道阻滞剂常被用来治疗血管痉挛和"无复流"现象[144]。后一个术语描述了在没有心外膜阻塞时冠状动脉血管中没有血流。"无复流"现象与多种不良预后相关,当 MI 期间急性闭塞的血管打通或在陈旧的 SVGs 中施行 PCI 时,可以看到该现象。其原因是由栓塞碎片阻塞微血管或微血管痉挛或两者兼有所致。

冠状动脉内钙离子通道阻滞剂能够有助于恢复正常的血流,尼卡地平由于其血流动力学平稳和没有传导阻滞副作用而成为首选[145]。硝普钠和腺苷也有效,PCI 后持续的硝酸甘油输注几乎是不必要的,除非有持续缺血的症状或迹象。

在 PCI 之后,患者被转到合适的护理单位以获得合适的护理。STEMI 患者进入心脏重症监护室;ACS 住院患者常返回到之前的病房;门诊患者返回到术前/术后介入治疗留观区域。自从 20 世纪 70 年代以来,介入心脏病领域已经发生改变,PCI 术后患者的护理也是如此[146]。多种因素影响 PCI 术后护理的地点和持续时间,医院必须与医生和患者合作,创造适当的路径,并提供优质的患者护理。

再狭窄

PTCA/PCI 已成为治疗 CAD 的一种既定的治疗选择,但是常会出现两个主要的局限性:急性血管闭塞和再狭窄。支架和抗血小板药物治疗极大减少了急性血管闭塞的发生率。在支架使用之前,PTCA 治疗后的再狭窄率为 30%~40%;在支架使用之后,再狭窄率降低到 20%。然而,在 DES 出现之前,再狭窄仍然是冠状动脉内介入治疗的致命弱点(Achilles heel,阿喀琉斯之踵,来自希腊神话)。

再狭窄通常发生在介入治疗后的前 6 个月,有三大主要机制:血管反冲、负性重塑和新生血管内膜增生[147]。血管反冲是由血管内的弹性组织引起,发生在球囊扩张的早期。它不再是导致再狭窄的主要原因,因为金属支架几乎可以 100% 有效预防反冲[148]。负性重塑指外部弹性组织和邻近组织引起的晚期狭窄,过去占管腔变窄的 75%,金属支架同样可以预防,也不再是导致再狭窄的原因。目前,新生内膜增生是导致支架内再狭窄(in-stent restenosis,ISR)的主要原因。新生内膜增生在糖尿病患者中更显著,这就解释了为什么这个人群中再狭窄的发病率增加[149]。DES 限制新生内膜增生，并且极大降低支架内再狭窄（ISR）的发生率[150,151]。

确定再狭窄的真实率需要统一的定义。临床再狭窄定义为心绞痛复发或者负荷试验阳性导致再次需要介入治疗。血管造影再狭窄是在再血管化时出现，其发生率高于临床再狭窄。对再血管化后再狭窄的分级，管腔直径至少减少50%，PTCA术后减少0.72mm[152]。IVUS可以测量横截面积，并评估再狭窄[147]。因为再狭窄经常发生在介入手术之后的6~12个月，第一年出现症状，多表现为粥样硬化疾病的进展[152]。

几种临床因素与再狭窄有关，包括吸烟、糖尿病、男性、之前没有心肌梗死和不稳定型心绞痛。在这些因素之中，只有糖尿病一直显示与再狭窄关系具有统计学意义[152]。经证实可预测再狭窄的病变特征为：病变部位、狭窄血管的直径和长度的基线值、PTCA后狭窄程度和邻近动脉直径[153]。在支架时代，主要预测再狭窄的因素是有或者没有糖尿病、病变的长度和支架的直径。

减少再狭窄的药物治疗一直是个挑战[154]。阿司匹林能够减少急性闭塞的风险但是与再狭窄风险减少没有显著相关。使用西洛他唑能够预防ISR在有限的临床试验中显示出希望[155]。血管近距离放射能够治疗ISR，但是预后结果令人失望[156,157]。

对抗再狭窄的主要措施是支架置入术[158]。在PCI术中采用冠状动脉内支架可以最大限度地增加腔面积，防止后坐力和负性重塑，减少晚期管腔丢失（变窄）。然而，由于对支架的异物样反应，内膜增生增强。不同的支架设计和支架厚度会导致不同的再狭窄率[159,160]。全身注射抗增殖药物可减少再狭窄率，但也可导致全身的不良反应。DES使用聚合物把抗增生药物吸附在支架上，是目前为止减少再狭窄的最佳治疗方案[150,151,161]。

在球囊血管成形术的时代，急性血管闭塞的风险是5%~10%，但是这些几乎都发生在CCL或者术后的前24小时内。急性闭塞与解剖、血栓或者两者都有关系，急诊搭桥术是抢救心肌的必要手段。虽然裸金属支架（BMS）显著降低了急性动脉闭塞的发生率，但是也引入了较少见的支架血栓形成现象[162]。支架血栓形成是一种罕见的情况，但是一旦发生就会导致大面积的MI或者死亡。2007年，学术研究委员会提出一个新的标准定义，以便比较不同实验和注册研究关于支架内血栓形成的真实比率。根据这个定义，早期支架血栓被定义为支架置入术后30天发生的事件，晚期支架血栓形成（late stent thrombosis，LST）被定义为支架置入术后30~360天发生的事件。极晚期血栓形成被定义支架置入术后1年发生[163]。除了时间的定义，支架血栓形成还细分为明确的、可能性大的和有可能的。充分的支架部署和噻吩并吡啶药物使得早期血栓形成的发生率降低到约1%。

重要的经验是当支架置入术同时进行短程治疗。LST被认为是一个重要的问题，似乎与支架延迟覆盖有关。因此，延长使用噻吩并吡啶是必要的，能够降低LST的发生率[164]。

由于预期会出现类似的情况，即新内膜延迟支架覆盖，因此DES的临床试验采用了延长噻吩并吡啶治疗的方法。在低危患者中使用3~6个月的噻吩并吡啶治疗，确定有BMS血栓风险的至少要1年的治疗[165]。然而，病例报告和登记表报告开始描述LST。病理报告描述了DES后期不完整组织覆盖[166]。作为对该报告信息的回应，FDA在2006年12月召开了小组评估会议。几个专业组织回应称如果没有禁忌证，在DES植入后氯吡格雷的使用延长至1年[167,168]。

虽然所有的DES都有相同的一般成分，但它们在支架平台、聚合物涂层和嵌入聚合物中的抗再狭窄药物类型方面有所不同。随着使用不同聚合物和不同药物洗脱类型的二代DES出现，LST的发生率大大降低[169]。技术的这一变化重新激发了关于以下问题的辩论：DES植入后双抗血小板治疗（DAPT）的最佳持续时间问题。随机实验表明DAPT 6个月相当于较长时间的DAPT[170]。然而与传统的12个月治疗相比，另一个DAPT实验表明阿司匹林复合氯吡格雷30个月治疗能够改善预后[171]。这样的发现可能会导致最近指南的修改。目前，大多数心脏病专家都试图通过考虑支架的类型、病变的复杂性、患者的出血风险、其他医学并发症以及长期使用华法林或NOAC治疗的需要，对DAPT的持续时间进行个体化。应慎重停用抗血小板治疗，建议无限期地使用单抗血小板的阿司匹林治疗（见第35章和44章）。

抗凝治疗

血栓形成是ACS主要病变也是PCI期间紧急并发症；这方面的管理也不断发展[172,173]。合适的抗凝治疗对于防止出血和血栓并发症至关重要，两者对预后都有负面作用[174]。对于导管介入治疗很重要，不论是导管、导丝或者冠状动脉内装置都是血栓的潜在诱发因素。此外，导管介入治疗会破坏血管壁，使血栓生成物质暴露在血液中。表3.3概述了最近接受支架置入术后抗血小板治疗的方案（见第35章和44章）。

在PCI过程中，凝块形成的主要途径是血小板介导的。这引起了对积极抗血小板治疗的关注。阿司匹林是在19世纪后期发展起来的，后来被发现通过环氧合酶的不可逆乙酰化来阻止血小板活化，它仍然是PCI术后抗血小板治疗的基础。再介入前24小时（至多72小时）给予81~1 500mg，阿司匹林减少血栓并发症[172]。阿司匹林抵抗和联合非甾体药物治疗是有争议的[175]。西洛他唑是一种具有抗血小板作用的磷酸二酯酶抑制剂，用于外周血管疾病；但是冠状动脉介入治疗后的使用数据仍然没有定论[176]。

氯吡格雷、替氯匹定、普拉格雷、替加瑞尔和环孢素可阻断血小板上的二磷酸腺苷（adenosine diphosphate，ADP）受体P2Y12。起初，噻氯匹定是PCI术后使用的一种噻吩并吡啶药物，但副作用包括消化不良、中性粒细胞减少和虽小但临床意义重大的血小板减少性紫癜的副作用，导致它被氯吡格雷所取代，而氯吡格雷的发生率较低。由临床并发症少的氯吡格雷替代[177,178]。已证明ACS患者长达9个月的氯吡格雷（波立维）治疗对患者是有益的，不管有没有PCI[179]。

1个月的氯吡格雷疗程是稳定型疾病BMS植入后的标准治疗方案；而当ACS置入BMS后，需要延长治疗[180]。当植入DES时，建议使用1年的氯吡格雷治疗[167]。因为氯吡格雷和帕苏格雷是前体药物，除非使用负荷剂量，否则起效缓慢，通常使用300~600mg的负荷剂量[181]。尽管个体差异性引起人们的关注，氯吡格雷在男性和女性中都已经明确了相对的有效性和安全性[182,183]。抗血小板药物耐药性是一种药效学现象，治疗后血小板功能无明显降低。尽管血小板反应

表 3.3 心导管实验室的抗凝治疗

药物	剂量	作用机制	半衰期	监测
抗血小板药物				
阿司匹林	75~325mg	乙酰化环氧合酶	3 小时	血小板功能测定
氯吡格雷	300~600mg 负荷剂量 75mg 每天一次	不可逆血小板 P2Y12 受体的结合	6 小时	血小板功能测定
普拉格雷	300mg 负荷剂量 5~10mg 每天一次	不可逆血小板 P2Y12 受体的结合	7 小时	血小板功能测定
替卡格雷	300mg 负荷剂量 90mg 每天两次	可逆血小板 P2Y12 受体的结合	7 小时	血小板功能测定
糖蛋白Ⅱb/Ⅲa 抑制剂				
阿昔单抗	0.25mg/kg 负荷量 0.125μg/kg/min 输注	GPⅡb/Ⅲa 血小板受体抑制剂的单抗隆抗体	30 分钟	血小板功能测定
依替巴肽(Eptifibitide)	180μg/kg 负荷量 2μg/kg/min 输注	GPⅡb/Ⅲa 血小板受体抑制剂的循环七肽	2.5 小时	血小板功能测定
替罗非班(Tirofiban)	25μg/kg 负荷量 0.15μg/kg/min 输注	非肽类 GPⅡb/Ⅲa 血小板受体抑制剂	2 小时	血小板功能测定
抗凝药物				
肝素	70~100U/kg 负荷量	间接抑制凝血酶	依赖剂量,-1 小时	活化凝血时间(ACT)部分活化凝血酶时间(PTT)
依诺肝素	0.5~0.75mg/kg 负荷量	凝血因子Ⅹa 抑制剂	4 小时	抗Ⅹa 因子水平
比伐卢定	0.75mg/kg 负荷量 1.75mg/kg/h 输注	直接抑制凝血酶	25 分钟	活化活化凝血时间(ACT)

有差异性,但是最近更新的 ACC 指南并不推荐稳定性或者不稳定性冠脉综合征中进行常规的血小板测试[23]。2012 年更新关于接受心脏手术患者抗血小板药物使用 STS 指南指出,术前血小板测试用于评估出血风险,使用常规剂量的抗血小板药物治疗对于手术时机是有益的[184]。2012 年 STS 指南更新表明:对心脏手术患者使用抗血小板药物的术前血小板检测来评估出血风险和在常规抗血小板药物治疗后,最终确定手术时机可能是有用的。

普拉格雷(埃菲),和氯吡格雷和噻氯匹定一样,是转化成不可逆的第三代的 ADP P2Y12 受体阻滞剂的前体药,但起效更快和稳定。与使用氯吡格雷的 ACS 患者相比,普拉格雷减少缺血并发症(即,非致死性的心肌梗死,需要紧急的再血管化和支架内血栓)但是导致更多出血并发症。确定了 3 个组不利的风险/获益率:75 岁或以上,体重小于 60 公斤,有脑卒中或短暂性脑缺血发作史。与冠状动脉搭桥术有关的大出血,普拉格雷明显大于氯吡格雷 3%(13% VS 3%),这是为什么服用普拉格雷的患者的手术应推迟,以使血小板功能恢复[185]。

替卡格雷(Brilinta)是 P2Y12 受体较新的非噻吩吡啶抑制剂。不同于其他的药,与 P2Y12 受体的结合是可逆的。比氯吡格雷起效更快,是新型抗血小板化学药物环戊基三唑并嘧啶。PLATO 实验发表了它的安全性和有效性,涉及到 18 000 例 ACS 的患者。与氯吡格雷相比,替卡格雷组的死亡率终点事件、复发性心肌梗死和脑血管意外的绝对风险下降了 2%[186]。

另一项重要的研究表明,替卡格雷与大剂量阿司匹林之间存在潜在的负相互作用。因此,目前建议联合使用替卡格雷来治疗 ACS 或者支架术后的患者,每日维持用阿司匹林 100mg 或者更少。

坎格雷洛作为独特的静脉注射药,是另一种 ADP 抑制剂。与其他抗血小板药物相比,坎格雷洛能够改善临床预后,它的优点在于起效快并且停药后能够快速恢复血小板功能。2015 年后期由 FDA 批准临床使用坎格雷洛(Kangrelor)[187]。

在抗血小板治疗方面,还应该强调几个问题。噻吩并吡啶治疗 ACS 患者已被证明可以减少心脏事件。但是对于 CABG 是否需要考虑出血的风险,这种观察的一致性和等级还不足以限制其在这些情况下的使用[188]。对 DAPT 患者进行侵入性或非心脏性手术的管理是复杂的,需要考虑所有的选项(见第 44 章)。药物停药的风险(支架内的血栓、MI 和死亡)必须与继续使用药物引起(出血)的风险和推迟或者取消手术的风险相权衡[189]。所有的抗血小板和抗凝药物增加出血风险,DAPT 比单一药物治疗风险要高。美国胃肠病学会(Acc)和美国 AHA 在 2008 发表了一份临床专家共识文件。这份文件建议几乎所有接受 DAPT 治疗的患者要使用质子泵抑制剂(proton pump inhibitor,PPI)[190]。最近研究资料表明,联合使用氯吡格雷和 PPI 与缺血事件发生率高有关,体外研究表明,联合用药比单独使用氯吡格雷对血小板功能的抑制作用更小。这导致 FDA 在 2009 年发出联合使用警告,随后进行随机实验。结论是在联合使用阿司匹林和氯吡格雷的患者中,预防性地使用 PPI 可以减少上消化道出血的风险。此外,氯吡格雷与奥美拉唑之间没有明显的心血管相互作用[191]。

另一个临床难题是对合并冠心病和高 CHA_2DS_2-VASc 房性心律失常评分的患者联合抗血小板和抗凝治疗[32a]，这种联合抗凝治疗已显示增加个体出血风险[192,193]。当面对这种情况，许多医生避免使用华法林、阿司匹林和噻吩并吡啶进行三联疗法。出版的文献数据显示与三联治疗相比，双抗治疗（氯吡格雷和华法林）能够减少出血风险[194]。根据使用的支架类型和治疗时间，该方案还可能包括华法林和乙酰水杨酸，该组合出血发生率更低[192]。总之，这些患者的最佳治疗需要仔细考虑每种治疗的适应证，权衡联合治疗的风险和受益的程度。

自 PTCA 问世以来普通肝素（UFH）就开始使用，并随着时间的推移，剂量方案也在发生着显著变化。早期高剂量是用来预防突然的血管闭塞，通过支架的引入和使用经验，常规剂量开始基于体重（70-100U/kg）并得到指南认可[23]。ACT 可监测额外的肝素治疗，但是不常规使用鱼精蛋白拮抗肝素，当 ACT 在 150 秒或以下时，应拔除股动脉鞘管。如果使用经桡动脉途径，介入手术之后立即拔除鞘管，在保障手部充分灌注条件下，使用桡动脉加压带进行加压止血（如专利止血带）。UFH 的局限性包括抗血栓作用的变异度大，需要频繁的 ACT 测量；不能抑制凝血酶；以及肝素介导的血小板减少综合征等，这些局限性导致了寻找普通肝素（UFH）的替代品[195]。

作为肝素的替代品，直接凝血酶抑制剂已经在 PCI 临床中开始应用与研究。合成的比伐卢定（Angiomax；The Medicines Company，Parsippany，NJ）是研究最多的药物（见第 35 章）。直接凝血酶抑制剂的优点就是剂量反应与半衰期短，导致出血的并发症发生率低。

比伐卢定血管成形术随机试验，共选取 2 161 位患者，最终结论支持原有假设，即与 UFH 相比，比伐卢定轻微减少局部缺血并发症，但是可显著降低 PCI 期间的出血[196]。

在 REPLACE-2 临床试验中，随机选择 6 010 例接受 PCI（主要是支架置入术）的患者，分为比伐卢定或者 UFH 联合糖蛋白Ⅱb/Ⅲa（GPⅡb/Ⅲa）抑制剂组[197]，结果两组之间的主要心脏不良事件相似，但是比伐卢定大出血风险显著减少。在 ACUITY 实验研究中，入选 13 819 例 ACS 接受 PCI 治疗的患者，比较单独使用比伐卢定与 UFH 或者依诺肝素联合 GPⅡb/Ⅲa（GPI）抑制剂的临床转归。结果显示在 1 年内三组之间的缺血和死亡率并无差异[198]。在 HORIZONS-AMI 临床试验中，选取 3 602 例 STEMI 接受 PCI 手术，随机分为比伐卢定组或 UFH 联合 GPI 组，结果表明 1 年内比伐卢定组临床不良事件更少，更低的死亡率（心脏和总的死亡率），更低的大出血率[199]。这些研究的结果表明：比伐卢定已经成为 ACS 患者最广泛的抗凝血酶药物。但是较新的数据质疑比伐卢定与单独使用较低剂量的 UFH 和选择性使用 GPIs 相比的优越性。最近出版的 HEAT-PPCI 临床试验表明比伐卢定的出血率没有差异，但是有较高的支架内血栓形成率，这些发现使得许多操作者重新考虑将 UFH 作为一线的抗凝药[200]。

另一种直接凝血酶抑制剂阿加曲班，也已在 PCI 获准使用，但是可用数据较少。直接凝血酶抑制剂比 UFH 更容易使用，但是更昂贵，它的成本与 UFH 联合 GPI 组合相似。目前还没有已知的药剂能够逆转这些新化合物的作用（见第 35 章），对肾功能正常的患者，凝血时间有望在 2 小时内恢复。

低分子量肝素（LMWH）通过标准的 UFH 解聚获得，LMWH 是为了克服 UFH 的限制性[201]。依诺肝素（Lovenox）已经广泛用于 ACS 的患者。总的来说，与 UFH 相比依诺肝素可以轻微降低 MI 发生率并具有类似的副作用[202]。NICE 试验是在 PCI 期间使用依诺肝素而不是 UFH 治疗患者的注册试验[203]。另外，SYNERGY 试验是依诺肝素和 UFH 的随机对比实验，主要针对需要早期导管术的 ACS 患者，其中每组中有一半接受 PCI 手术[204]。

根据这些和较小的临床试验，依诺肝素和 UFH 似乎对 PCI 期间心脏事件和出血并发症的发生率相似。因此，大多数介入专家对在围手术期使用依诺肝素治疗 ACS 和接受依诺肝素治疗的患者感到满意。然而 UFH 为之前没有接受抗凝血酶治疗的 CCL 患者提供下列优点：较短的半衰期，有利于鞘管的拔除；通过 ACT 容易监测药物作用，以及利用鱼精蛋白逆转肝素的能力。

在 OASIS 5 实验中，纳入 20 078 例 ACS 患者，将其随机分为依诺肝素或者磺达肝素组。磺达肝素是一种合成的五糖，被认为与抗凝血酶Ⅲ的位点高效结合，使得抗凝血酶的抗凝活性增加 1 000 倍。与依诺肝素相比，在接受磺达肝钠联合 GPIS 或噻吩并吡啶治疗的患者中，出血风险减少和最终的临床效果提高。尽管在几项试验中，磺达肝素被认为是安全有效的药物，但是在接受 PCI 手术的患者中，与导管相关的血栓形成发生率却增加了[205]。由于这个潜在的副作用，在关于接受 PCI 治疗更新的 STEMI 指南建议中，将其列为Ⅲ级证据（可能有害的治疗）[29]。

动脉血栓中富含血小板。由于多种刺激会导致血小板的聚集，因此预防动脉血栓是复杂的。阿司匹林只能抑制其中一种途径。最终共同的聚集途径是位于血小板表面的 GPⅡb/Ⅲa 受体。纤维蛋白原可以结合两个血小板表面的 GPⅢb/Ⅲa 受体，使其聚集在一起。目前，已经开发了几种化合物来针对这种受体。嵌合单克隆抗体阿昔单抗是第一个获得批准的 GPI（GPⅡb/Ⅲa 抑制剂）。给予阿昔单抗负荷剂量后，再持续输注 12 小时，出血时间增加到 30min 以上，离体血小板几乎停止聚集。血小板与这种化合物结合几乎是不可逆的，并且血小板恢复正常功能需要 48h 以上。在该药物的临床试验中，紧急接受 CABG 手术患者接受血小板输注以恢复正常血小板功能的不良事件并没有显著增加。在 EPIC 项目研究的高风险 PCI 患者中，阿昔单抗能够使早期缺血并发症减少 35%、晚期并发症减少 26%，但是血管并发症增加[206]。在 EPILOG 的研究中，在低风险的介入患者中也有类似的益处[207]。此外，使用低剂量肝素辅助可减少血管并发症的发生，并改善了血管通路的管理。阿昔单抗价格高于其他的 GPIs，重复使用可能会导致血小板减少症[208]。

其他的 GPI 化合物如依替巴肽（Integrilin）和替罗非班（Aggrastat）并非抗体，而是能够可逆结合 GPⅡb/Ⅲa 受体的合成试剂。两种试剂的半衰期在肾功能正常的患者大约为 1. 5h，停药后 6 小时内止血时间恢复正常[209]。这些药物的标准剂量将会产生高水平的药物血浆浓度，因此，与阿昔单抗相比，使用这些药物时，通过输注血小板来矫正凝血异常的效果较差。研究发现，对于行 PCI 的稳定型心绞痛患者，依替巴肽联合 UFH 使用效果优于单独使用 UFH,同样地,阿昔单抗联合 UFH 使用效果优于单独使用 UFH;对于不稳定心绞痛患者行 PCI 时,阿昔单抗优于替罗非班[210,211]。没有研究证明,GPIs 应用于 SVG 干预是有益的[212]。

目前,PCI 患者使用 GPI 是有争议的,这是因为 GPI 在减少缺血并发症的同时也增加了出血的风险。目前,GPI 使用的一般适应证有 4 点:①非 ST 段抬高型心肌梗死(NSTEMI)患者,特别是没有预先使用噻吩并吡啶的患者;②存在血栓性并发症或者较大分支闭塞的 PCI 患者;③ST 抬高型心肌梗死(STEMI)患者,尤其是在急诊室没有预先使用噻吩并吡啶的患者和血管造影提示存在大血栓的患者;④稳定型或不稳定型冠心病患者行临时 PCI 术前未预先使用噻吩并吡啶者[213,214]。一些口服 GPIs 已经用于临床试验,但结果令人失望,原因尚不清楚[215]。

自 20 世纪 80 年代以来,溶栓就被用于治疗 ST 段抬高型心肌梗死(STEMI)。尽管一些早期的研究采用冠状动脉内给予溶栓药物,但是心导管检查不建议广泛应用,因而静脉内注射溶栓药物成为 STEMI 的标准治疗。目前在使用的溶栓剂包括:链激酶、阿尼普酶、阿替普酶、瑞替普酶和替奈普酶[216]。阿替普酶、瑞替普酶和替奈普酶是组织纤维蛋白溶酶原激活剂的重组变异体,特异作用于纤维蛋白(而不是作用于纤溶酶原)。它们的主要区别是半衰期不同,因而给药方式有所不同。自 20 世纪 90 年代初以来,急诊或主要 PCI 治疗成为一种新的选择,与静脉注射溶栓剂相比,优先选择这种治疗。对于这两种方法,治疗的时机与心肌挽救和临床预后相关[217]。在择期首次 PCI 时,采用辅助性溶栓药物(分类为增强型 PCI)没有证据表明是有益的,而且可能是有害的[28,218]。对于溶栓治疗失败的患者,紧急 PCI 是有益的但并非没有风险,而重复溶栓治疗是无效的[28,219]。

结果:成功和并发症

质量评估是介入心脏病学的重要组成部分。这不仅仅是用来评判并发症,而是将风险预后与国家标准进行比较的过程,最终来用于找出改善的途径[220,221]。从一开始跟踪转归数据是介入心脏学的一个特征,并且为这一领域的快速发展做出了贡献。介入心脏病学发展史的特点是提高成功率的同时也降低了不良事件的发生率。这反映了技术显著进步和操作者技能的提高,而系统地收集转归数据促进了这两者的改进。如果管腔狭窄缩小到小于 50% 的残余狭窄,PCI 一度认为是有效的[222]。在目前支架置入术中,残余狭窄超过 20% 的情况很少被接受,在手术结束前,需要在没有血管边缘剥离的情况下进行良好的支架扩张[223]。据 1977 年至 1983 年国家心肺血液研究所(NHLBI)登记资料,其报道经皮腔内冠状动脉成形术成功率为 61%,重大冠脉事件发生率为 13.6%;1985 年至 1986 年成功率为 78%,其中 AMI 发生率为 4.3%,紧急冠状动脉旁路移植术(CABG)为 3.4%[218]。在如今支架置入术时代,其成功率大于 95%,每年 400 余例 PCI 手术中紧急外科手术的发生率小于 1%[224]。

20 世纪 90 年代美国心脏病学会(ACC)成立了心血管数据登记库(NCDR)。近年来,美国有超过 1 000 个心导管室中心参与。心血管数据登记库的参与者是自愿的,每个中心需要专门的员工对每一个 CCL 进行数据统计。诊断和介入过程的结果要列在表格中,调整基线风险,为参与者提供便利。美国心脏病学会心血管数据登记库刊登的数据见表 3.4。

表 3.4 经皮冠脉介入手术的发病率和死亡率

并发症	发生率/%
夹层	5%
急性冠脉闭塞	1.9
成功再通	41
成功血管造影	94.5
术后心肌梗死	0.4
冠状动脉旁路移植手术	1.9
死亡	1.4
临床成功	92.2
无不良事件	96.5

From Anderson HV, Shaw R, Brindis RG, et al. A contemporary overview of percutaneous coronary interventions. The American College of Cardiology-National Cardiovascular Data Registry (ACC-NCDR). *J Am Coll Cardiol.* 2002;39:1096.

近年来成功率和并发症的发生率处于稳定状态,这不仅体现了这一领域的成熟和人群的变化,而且反映了 PCI 实践的范围。由于合并症更多的高龄患者接受 PCI 术,进一步的统计数据的改善提高将更难实现,但是,必须研究风险调整后的结果。From 及其团队[225]对 138 例行 PCI 术的患者随访观察了 19 年,这些患者的年龄都在 90 岁或以上。他们发现,当患者选择合适时,成功率较高并且发病率和死亡率相对较低。慢性完全闭塞的患者(>3 个月)也被纳入了研究。在技术进步日新月异的时代,这些患者的手术成功、长期血管通畅、生存结果都有了改善[226]。闭塞动脉试验(OAT)研究纳入了 2 201 名 MI 后血管闭塞超过 3 天的患者,经过 3 年随访,证实实施了 PCI 术并没有使不同危险类别的患者受益[227]。继续关注结果数据将有助于明确 PCI 的局限性。

与介入手术相关心肌梗死的发病率是有争议的,这依赖于心肌梗死的定义(例如:新发现的大 Q 波、总肌酸激酶升高、CK 同工酶升高、肌钙蛋白升高)[228]。在导管介入治疗中,存在肌酸激酶水平升高 15%,或者显著增加的比例为 8%(超过 3 倍基数值)。对静脉桥进行干预或者使用其他器材时,上述数值升高更多。多年以来,介入手术中心肌梗死相关的常规心肌酶谱变化评估由手术者实施。一些研究表明,长期的预后与围手术期肌钙蛋白值的小幅度增加("梗死")有着反比关系[229]。而 GPIs 药物能够减少以上各项指标数值的上升。Stone 和他的同事们[230]研究 7 143 名 PCI 患者,在随后的 2 年随访中,发现肌酸激酶(CK-MB)同工酶升高超过正常上限的八倍是死亡的预测因素。然而,该酶的少量增加,包括有 17.9% 的患者出现三倍的增加,被证实对生存率没有影响[230]。

在 1988 年(1993 年修订),ACC/AHA 工作组发表了一种病变形态学分类,试图将病变的复杂性与预后相关联。冠状动脉病变复杂性的解剖特征见表 3.5。然而,由于操作者经验的积累和工具的改进,所有亚组并发症的发生率都有所减少。1998 年的一项超过 1 000 例病变的研究证实,A、B1 和 B2 型的成功率大致相等(95% 至 96%),只有 C 型病变的成功率小于 90%(88%)[231]。B1 型病变是指出现表 3.5 中的一项,

B2 型病变是指出现表 3.5 中的两项。在通过 5 064 例 PCI 患者的研究中，梅奥诊所设计了 PCI 的风险评分方法并与 ACC/AHA 评分标准进行比较，结果发现，ACC/AHA 标准能够更好地预测成功率，而梅奥分类法能够更好地预测并发症[232]。

表 3.5 冠状动脉的 ABC 型病变特征[a]

A 型病变（复杂程度最低）	
非连续（长度<10mm）	很少或没有钙化
同轴的	不完全闭塞
容易到达	不稳定位置
无角度病变，<45°	无重要分支受累
轮廓光滑	无血栓
B 型病变（复杂程度中等）	
管状（长度 10~20mm）	中到重度钙化
偏心	完全闭塞<3 个月
近段中度扭转	开口的位置
中度成角，>45°，<90°	需要双导丝的分叉病变
不规则的轮廓	有血栓存在
C 型病变（复杂程度最高）	
扩散（长度>2cm）	完全闭塞>3 个月
近段过度弯曲	没有保护作用的大侧支循环
节段极度成角>90°	退化的静脉桥血管比较脆弱

[a] 美国心脏协会（AHA）/美国心脏病学院（ACC）病变分类类型。

From Ryan TJ, Bauman WB, Kennedy JW, et al. Guidelines for percutaneous transluminal angioplasty. *J Am Coll Cardiol.* 1993;22:2033.

与 PCI 相关的出血并发症已被广泛研究，这是因为它导致住院时间延长、住院费用增加、患者满意度低，并和发病率与 1 年死亡率有关[233,234]。之前研究并讨论过各种抗凝方案以发挥最大功效并将出血风险最小化。目前，强烈推荐的避免出血的策略包括手术操作方面（包括桡动脉方法、X 透视下股动脉方法）、药理学方面（小剂量肝素、输注短效 GPI、比伐卢定）和技术方面（血管闭合装置）的策略[235]。

医源性心包积液和心包压塞是 PCI 罕见的并发症，如果穿孔较大或者穿孔较小但未被识别，则可能会危及生命。由于这通常是紧急事件，很少的出血都会导致血流动力学不稳。PCI 期间，这些事件的发生率研究报道各不相同，通常在 1% 或者更少。然而，这种并发症取决于导丝和介入装置，使用亲水导丝和经皮腔内斑块旋切导管更容易发生。心包压塞也可能会发生在非 PCI 操作过程中如房颤消融、起搏器放置、瓣膜成形术、经皮闭合装置和经皮瓣膜置换术。迅速诊断继发于 PCI 或其他心脏手术之后的心包压塞是非常必要的，紧急超声心动图检查很容易识别和诊断。毫不犹豫地紧急进行心包穿刺能够挽救患者生命[236]。

内膜剥离是当今这个领域的重要问题，在所有经皮冠状动脉成形术（PTCAs）中，其发生率高达 10%。内膜剥离的扩大是介入手术期间造成血管闭塞的首要原因。它通常是由于 PCI 器具对动脉的破坏引发，但也可能由引导导管或导丝引起的。支架植入术能够显著降低这些并发症，这是由于支架植入术能够使剥离内膜的碎片贴近内腔并可重建流向真内腔的血流。

分叉病变已成为支架时代的一个重要研究领域。有 1%~20% 的患者主干病变血管的斑块迁移会造成侧支闭塞，分支病变通常需要同时注意主干和二级分支血管。多种技术已被用来保护侧支血管，包括从主干血管到分支血管进行球囊扩张放置支架和各种类型的分支血管支架。这种“挤压”技术涵盖了主干和分支血管支架，植入早期的成功率是显著的，但分支血管再狭窄仍是一个问题[237]。分叉支架技术是目前应用最广泛的一种技术，基于无左主干病变患者的临床转归，通过侧支植入临时支架来治疗主干分支病变[238]。换句话说，主干血管置入支架，如果侧支能够保证充足的血流，则无需进一步的处理（图 3.17）。

对高危病变和患者特征的认识，使得心脏病专家能够更好地预测哪些患者在进行导管介入治疗时存在高危风险[161]。在当前介入治疗临床中，一旦确认是高风险患者，心脏病医生应与外科医生和麻醉医生充分沟通，以便紧急情况下患者不会受到损害，保证患者的安全。

外科手术室的支持

一旦 PTCA 开始进行，所有的患者都要考虑有进行 CABG 的风险。20 世纪 80 年代初医生学习曲线被认为是 25~50 例，在这些最初病例中出现并发症增加[20,21,130]。对所有的 PCI 患者，外科手术室处于随时可以使用的状态，并且麻醉医生也通常在 CLL。在 20 世纪 90 年代，手术室作为后援开始

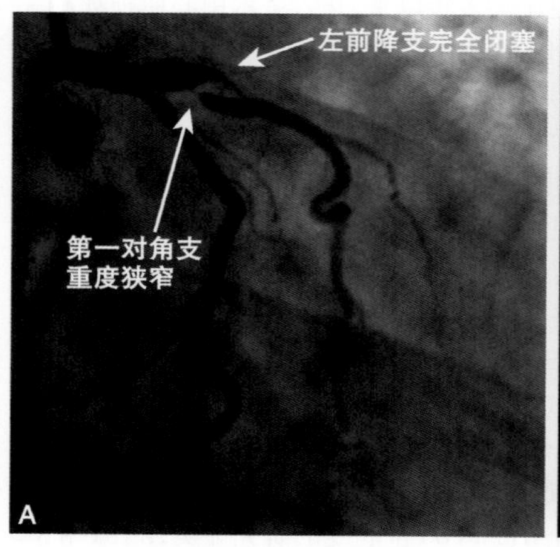

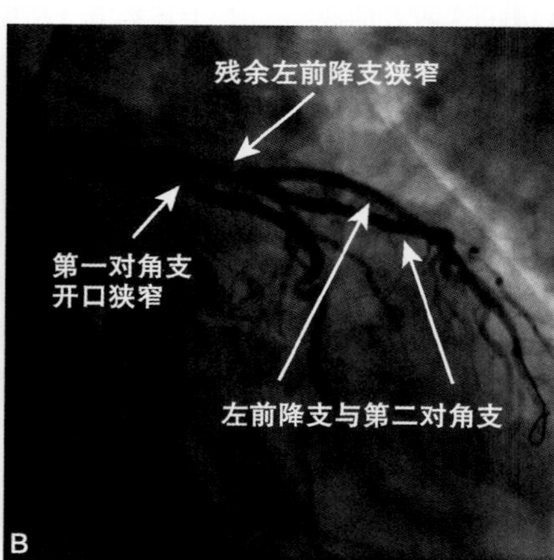

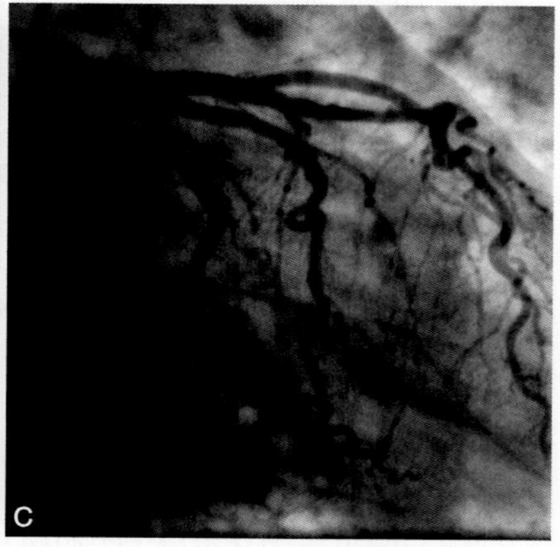

图 3.17 急性前壁 ST 段抬高型心肌梗死（STEMI）急诊经皮冠状动脉介入治疗。（A）左前降支完全闭塞和第一对角支重度狭窄。（B）取栓术后。左前降支和第二对角支血流恢复，但是左前降支仍存在重度狭窄。（C）左前降支和第一对角支支架术后

减少。灌注导管技术的发展,允许扩张时间更长,同时心肌缺血更少[239]。随着时间的推移,由于更多有经验的医生、技术的改进、更好的支架、抗血小板和抗凝方案的改善,使需要紧急外科手术的情况急剧下降[240]。由于PCI患者需要紧急CABG的发生率已降低到0.2%,越来越多的机构在缺乏心脏手术设施的情况下也开始进行PCI。主要原因是,这样做能够及时地为STEMI患者进行PCI并且能够为不想转院的患者提供治疗。1911年,AHA,美国心脏病学基金会(ACCF)和SCAI更新了无外科手术作为备案的PCI指南[22](表3.6)。尽管许多冠状动脉病变患者可以在独立PCI中心接受治疗,但2014年SCAI/ACC/AHA指南规定介入治疗应尽量避免一些特殊冠状动脉病变(框3.11);并且规定,对于高位左主干或者三支病变患者,无论对闭塞血管的PCI成功与否,或者PCI失败,或者支架不稳定以及在IABP支持下心肌缺血继续进展,只要存在临床或血流动力学不稳定,必须立刻转运到手术室进行CABG术[241]。事先即与有心脏手术能力的医院达成转运协议是必要的,同时满足操作人员和机构的最低要求,并必须制定全面的质量保证计划[24]。

表3.6　无外科手术支持的经皮冠状动脉介入治疗(PCI)的建议

建议	推荐类别/证据水平
只要对手术过程进行适当的计划,在没有外科手术室的医院进行PCI是合理的	Ⅱa类 B类证据水平
在没有心脏外科手术室的医院,可以考虑择期PCI,前提是对手术过程进行适当的计划,并采用严格的临床和血管造影标准来选择合适的患者	Ⅱb类 B类证据水平
如果术前没有可行的快速转运计划至附近医院的心脏外科手术室;或没有适当的血流动力学维持能力以支持转运,则不应该在没有心脏外科手术的医院实施原发或择期PCI	Ⅲ类 C类证据水平

From Levine GN, Piates ER, Blankenship JC, et al. ACCF/AHA/SCAI guideline for percutaneous coronary intervention. *J Am Coll Cardiol*. 2011;58:e44.

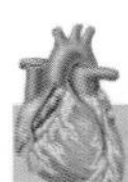

框3.11　单中心不适合进行经皮冠状动脉介入治疗的特点

避免治疗

- 左主干近段>50%狭窄,与梗死有关的病变,尤其是危险区域小而左心室整体功能受损不严重
- 较长、钙化或严重成角病变等有较高PCI失败风险
- 梗死部位以外的病变,除非患者血流动力学不稳定或症状持续,出现血流受限
- 左主干或三支病变患者TIMI血流3级,CABG是重建血运的更佳策略
- 远端病变血管只累及少量心肌,但如果尝试介入治疗会加重更近段心肌的病变
- 慢性完全闭塞

紧急CABG

- 无论对闭塞血管的PCI治疗成功与否,严重左主干病变或三支血管病变患者只要有临床或者血流动力学不稳定,都应在IABP支持下急诊手术
- 失败或者不稳定的PCI、持续的心肌缺血,有IABP支持

CABG,冠状动脉旁路移植术;IABP,主动脉球囊反搏术;PCI,经皮冠状动脉介入治疗;TIMI,溶栓治疗心肌梗死分级系统。

Modified from Dehmer GJ, Blankenship JC, Cilingiroglu M, et al. SCAI/ACC/AHA expert consensus document: 2014 Update on percutaneous coronary intervention without on-site backup. *Catheter Cardiovasc Interv*. 2014;84:169.

即使需要紧急手术的情况不多,但高风险的介入手术仍然需要有心脏手术室随时待命。这可能发生在STEMI患者在重要的PCI过程中需要辅助支持的紧急情况[242];更多的选择是,当一个患者被确认为高风险,但不是杂交CCL的候选患者,或没有这样的设施可用时[8]。这些高风险病例进行术前麻醉评估包括对整体健康状况的评估、麻醉史、目前药物治疗、过敏史、体格检查尤其是气道管理的评估是有必要的。

不管介入手术的位置在哪里,当需要紧急CABG手术时,一间具备基本心脏手术设备的手术室是必要的,或有心脏内科和外科手术团队提供足够的准备时间,以充分准备手术室(OR)。基本的心脏设备包括施行CABG手术的必备设施;麻醉设备和药品包括用来维持循环的抢救药品例如:肝素、肾上腺素、血管升压素、去甲肾上腺素,直到患者开始体外循环(CPB);以及有创监测设备例如:TEE和测量动脉压、中心静脉压和肺动脉压力的传感器;以及复苏装置例如除颤仪和起搏器。这些患者的病情往往很重,伴随着持续进行的心肌损伤和循环衰竭,时间对于限制伤害和防止死亡是至关重要的,时间就是生命。因此,在这种紧急情况下,越早通知麻醉医生、工作人员、手术室人员,预后越好。此外,由于这种情况很少发生,因此,加强介入手术者、外科医生和麻醉医生之间的配合,对这类高危患者获得有效治疗是必不可少的。

冠状动脉介入治疗(PCI)失败的一般处理

PCI失败的主要原因是冠状动脉夹层,管腔扩大不理想,血流未恢复和冠状动脉穿孔[243]。Levi及其同事[244]回顾2001—2010年STEMI行PCI的患者发现,首次PCI失败的发生率为5.4%。首次PCI失败的独立预测因素包括:年龄大于65岁、女性、术前溶栓治疗的TIMI评分不理想、存在血管钙化;手术因素包括夜间介入手术操作、第一年开展PCI术。再灌注失败增加了30天、6个月和1年的死亡率。

大多数PCI失败是由于管腔扩张不理想、再灌注血流不理想,其中大部分采用保守治疗。大多数情况下,患者再次进行PCI,血流都能恢复。如果重要区域的心肌存在风险,这些患者可以选择CABG。在这些患者中,5%的患者进行手术室紧急CABG,其中,75%(占所有PCI失败患者的6.2%)存在冠状动脉夹层,其余的则是因机械堵塞而引发血流动力学不平稳[243]。在这种情况下,随后发生心肌缺血或梗死的程度取决于侧支循环情况[245]。

在准备手术的过程中,是否在心导管介入室置入灌注导管、起搏器和(或)PAC,取决于患者病情是否稳定、手术室是否可用性以及心脏病医生、心胸外科医生和麻醉医生对患者病情的综合评估。虽然这些过程是为了更好地稳定患者,但这是以牺牲缺血时间为代价的。可能要放置IABP或者一种更新的支持设备。尽管这些设备会降低心肌氧耗,但是,因缺少冠状动脉或侧支循环血流,心肌坏死仍会发生。

麻醉医生应检查血管鞘的位置,并确定哪些是静脉和动脉血管鞘,也应该检查任何已服用的正性肌力药物、血管活性和抗凝血药物,并确认是否备好血制品(框3.12)。

在手术室中,麻醉管理决定于患者的血流动力学是否平稳。血流动力学平稳的患者可顺利进行麻醉诱导、气管插管、动脉穿刺和中心静脉导管置管。如果预测CPB后可能发生心力衰竭,放置PAC监测SvO_2和连续的CO测量是有益的,

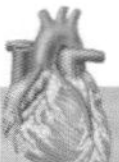

框 3.12 介入手术失败后的手术准备

- 急诊手术常规的术前评估
- 清查血管通路位置(如肺动脉导管、动脉内球囊泵)
- 延迟拆除血管鞘
- 检查使用的药物
  - 即使停止输液(如阿昔单抗),缓释丸的作用还在继续
  - 检查入导管室之前使用的药物(如依诺肝素、氯吡格雷)
- 确认血液制品的供应情况

特别是预测如果预计会有心室辅助装置的放置。TEE 对这些患者也是有益的。由于这类患者通常会使用肝素或者偶尔使用 GPIs 抗凝,当不能对血管施加直接压力时,不应尝试有创导管术。建议要由最有经验的人员来完成这些操作程序。

对于心源性休克的患者,诱导前可能需要强心药的支持以预防诱导和插管期间心血管系统衰竭。与所有心力衰竭患者一样,要谨记此类患者因循环时间长因而静脉麻醉诱导起效缓慢;吸入麻醉药对此类患者血流动力学的影响也十分显著。因此,应该使用对血流动力学影响较小的药物用于麻醉诱导。

最糟糕的情况是患者到达手术室时发生严重的循环性休克或心搏骤停。此类患者,要尽快建立 CPB,在 CPB 之前静脉推注肝素抗凝也是非常重要的。如果可能影响手术开始时间,则不要尝试建立更多的监测通路。这种情况下,唯一需要的是建立良好的静脉通路、五导联 ECG、控制气道、袖带血压以及 PCI 术留置的动脉通路(前提是 PCI 术中已有动脉通路),如果条件允许也包括 TEE。诱导前强心药的支持是这些患者所必须的。如果转机前使用大剂量的血管活性药,CPB 期间可能出现严重的高血压,需要使用血管扩张剂。

在许多紧急手术的情况下,心脏病专家已在 PCI 期间放置了股动脉鞘。由于 PCI 期间使用肝素(或比伐卢定)和 GPI 抗凝,故而应该保留股动脉鞘。股动脉压力能够提供非常准确的压力,与中心大动脉压力接近。同时,心导管手术室放置的肺动脉导管在外科手术过程中也是可以使用的。

已经有几个外科团队研究 PCI 失败后进行紧急 CABG 手术与死亡率的关系,结果发现完全闭塞、紧急 PCI 和多支血管病变都与死亡率增加有密切关联[246]。此外,手术时机延误导致发病率和死亡率增加。虽然 PCI 失败紧急心脏外科手术不常发生,但安排这类急诊手术流程所造成的手术时机延误将会导致一系列并发症的发生,由此引发的心血管医疗应用模式的转变对于 PCI 将产生负面影响[247,248]。由于没有相关心脏手术条件而行 PCI 的医疗机构越来越多,相关专业和医疗机构之间的合作是必要的,以确保 PCI 失败后能够及时地安排转运。除非提前安排到位,否则将会失去关键时机[24]。

高风险血管成形术的支持装置

随着 CCL 设备和技术愈来愈复杂,心脏介入医生正在尝试为那些被认为不适合做外科手术的更复杂的病变和更高危的患者进行 PCI 治疗。虽然对高危 PCI 的定义没有取得共识,但如果患者同时存在临床不良症状、解剖和血流动力学因素时,这将显著增加围手术期心脑血管不良事件(MACCE)(框 3.13)[249],则认为该类患者是高风险患者。这些患者发生血流动力学紊乱的风险较高,包括左室功能不全、心律失常、心肌缺血再灌注损伤以及动脉粥样硬化斑块造成远端栓塞导致的心源性休克或恶性心律失常[250]。

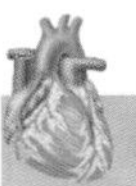

框 3.13 鉴别高危经皮冠状动脉介入治疗的临床、解剖和血流动力学标准

1. 临床
   a. 12 小时内或冠状动脉介入手术开始时发生的心源性休克
   b. 左心室收缩功能障碍表现为 EF<30%~40%
   c. Killip 分级Ⅱ~Ⅳ级或充血性心力衰竭
   d. 心搏骤停复苏 24 小时内的冠状动脉介入手术
   e. STEMI
   f. 急性冠状动脉综合征合并血流动力学紊乱、心律失常或难治性心绞痛
   g. 急性心肌梗死合并机械并发症
   h. 年龄>70~80 岁
   i. 脑血管病、糖尿病、肾功能障碍或慢性肺部疾病史
2. 解剖
   a. 无保护的左主干或与左主干同级血管的介入治疗
   b. 多支病变
   c. 左主干远端分支的介入
   d. 之前行 CABG 包括对移植物的介入,特别是退化的移植物
   e. 最后残存的冠状动脉通路
   f. 杜克心肌损害评分>8/12
   g. 靶血管为闭塞的二级血管供血(供应>40%左心室心肌)
   h. SYNTAX 评分>33
3. 血流动力学
   a. CI<2.2L/(min·m^2)
   b. PCWP>15mmHg
   c. 平均肺动脉压力>50mmHg

CABG,冠状动脉旁路移植手术;EF,射血分数;PCWP,肺毛细血管楔压;STEMI,ST 段抬高心肌梗死。

From Myat A, Patel N, Tehrani S, et al. Percutaneous circulatory assist devices for high-risk coronary intervention. *J Am Coll Cardiol Cardiovasc Interv*. 2015;8:229.

经皮机械循环装置(MCS)可提供维持冠状动脉灌注压力的桥梁,辅助左心室或右心室,并减轻心肌负荷,从而给心脏病医生足够的时间完成介入治疗。MCS 的另一个好处是增加平均动脉压力和 CO,有利于减少甚至停用血管升压药和正性肌力药。可在 CCL 放置的 4 种机械循环装置是:IABP,Impella(Abiomed, Danvers, MA),TandemHeart(CardiacAssist, Pittsburgh, PA),体外膜氧合器(ECMO)(见第 28 章)。

IABP 作为一种 MCS,能够增加舒张压,在主动脉瓣关闭时通过充气增加心肌灌注,增加从主动脉到冠状动脉循环的冠状动脉压力梯度,并且在等容收缩期和心脏收缩前即刻放气,这能够在胸主动脉产生无效腔,减少后负荷促进血流前向流动[251](图 3.18)。最终结果就是降低 LVEDP、LV 容积、室壁张力、心肌负荷,并在降低心肌氧需的同时保持或增加每搏量、射血分数(EF)和 CO[252]。IABP 的有效性取决于球囊大小与主动脉的比例。球囊越大,效果越大。IABP 是最常用的 MCS,因为它已经普及、容易置入、有各种尺寸的导管和球囊,因而能够最大程度地增加舒张压的同时减少血管并发症。

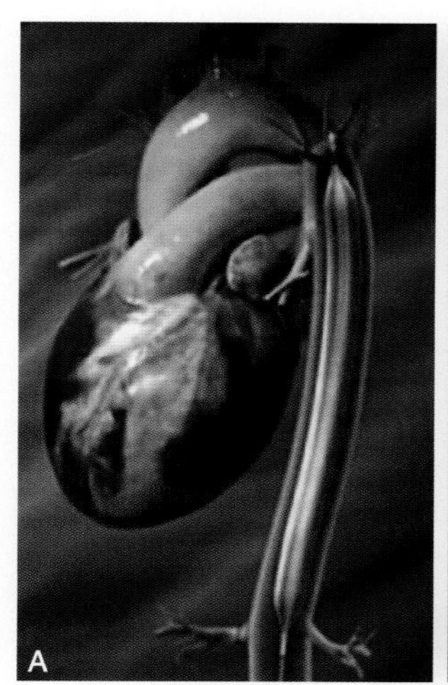

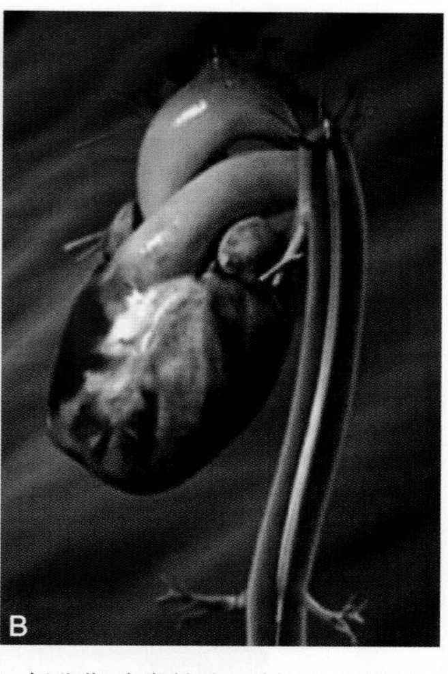

图 3.18 主动脉内球囊反搏。A,舒张期球囊扩张,增加主动脉舒张压并增加冠状动脉灌注压。B,收缩过程中气囊放气降低全身血管阻力,有助于前向血流。(*From deWaha S, Desch S, Eitel I, et al. Intra-aortic balloon counterpulsation: basic principles and clinical evidence.* Vascul Pharmacol. *2014;60:52.*)

IABP 的缺点包括:①它增加 CO 是有限的(约 0.3~0.5L/min),而且需要一定的自身 CO;②它的正常工作必须与心动周期同步,并且在心律失常时可能不可靠;③主动脉顺应性的增加、全身血管阻力的降低和心率的升高不利于发挥其功能。并发症包括气囊移位、破裂、漏气或压迫;压力管路或导管中血栓形成;主动脉夹层或破裂;下肢缺血;溶血;插入点出血。放置 IABP 的绝对禁忌证包括主动脉瓣关闭不全、主动脉夹层和主动脉支架植入术后。

Impella 是一种轴流左心室辅助装置(LVAD),已被 FDA 批准用于心导管手术室,它在影像技术和超声心动图的引导下放置在跨越主动脉瓣的位置。LVAD 将左心室的血液抽送至升主动脉。它有一个猪尾结构,将它固定在左心室,同时防止它黏附到心肌(图 3.19)。这将导致左心室无工作负荷、舒张末期室壁压力减低,同时改善舒张期顺应性、升高主动脉和冠状动脉压力、增加冠状动脉血流储备,降低冠状动脉微血管阻力。这些效应有可能使得冬眠或顿抑心肌恢复正常。Impella 也可以为心脏外科手术(例如:CABG,放置更永久的 LVAD)或者心脏移植提供等待时间。Impella 有 3 个型号:2.5、3.8 和 5.0L/min。尽管 5.0L/min 的泵可以提供全流量的 CO,但是它的植入需要切开股动脉或者腋动脉。而因为不需要外科手术切开,Impella 3.8L/min 泵的使用数量在不停增加。

Impella 的优点是它能够增加 2.5~3.8L/min 的 CO,用于支持循环的时间可达 7 天,心率、CO 或者血压对于它能否达到最佳的功能无影响,但需要充足的 LV 充盈[253]。它的缺点包括:①普及度有限;②它的植入需要较粗的导管,增加了血管并发症的风险;③它提供非脉搏血流;④流入管有误入主动脉的风险;⑤发生溶血、降低 CO;⑥体重大于 100kg 的患者外周血流灌注不足。与 IABP 相比,Impella 发生肢体缺血、溶血、穿刺部位出血的风险更高。Impella 禁用于存在主动脉瓣疾病或 LV 附壁血栓的患者。

TandemHeart 是一种离心血流的 LVAD,流入管道通过股静脉插管到达 IVC 和 RA,然后通过房间隔穿刺到达 LA;流出管道通过股动脉放置于主动脉分叉处,提供高达 5L/min 的流量。(图 3.20)对于心源性休克的患者,TandemHeart 可以提高心脏指数(CI)和平均动脉压,减少充盈压包括肺动脉压力、肺毛细血管楔压(PCWP)和中心静脉压,从而降低心肌的工作负荷和氧需[254-257]。TandemHeart 的优点:它能够增加 CO 达 14 天,而且和 Impella 一样,它不依赖于稳定的心律、正常的血压和 CO 来获得最佳功能。缺点包括:普及度有限;需要经验丰富者进行房间隔穿刺;心肺复苏期间不能放置;左心房套管滑回右心房导致分流并引发低氧血症;如果植入时间过长、插管导管太粗,因而增加血管并发症、溶血和肢体缺血的风险。由于 Impella 3.8L/min 的泵能提供等效流量且血管并发症较小,因此 TandemHeart 使用范围有限。

静-动脉分流 ECMO 是一种改进型的 CPB 循环,它提供连续的非搏动性 CO。ECMO 可以通过经皮股动静脉插管,也可以通过主动脉和上/下腔静脉插管。(图 3.21)ECMO 能够通过人造膜肺去除静脉血中的 CO_2 并加入 O_2,来替代肺循环[258]。它是 MCS 中唯一可以增加血氧分压的方法,并可以支持循环达几个星期。与经皮 LVAD 和 IABP 不同,ECMO 可以增加 LV 后负荷和室壁压力,增加心肌氧需。ECMO 的使用需要广泛的资源,并且需要专业的技术和团队包括外科医生、

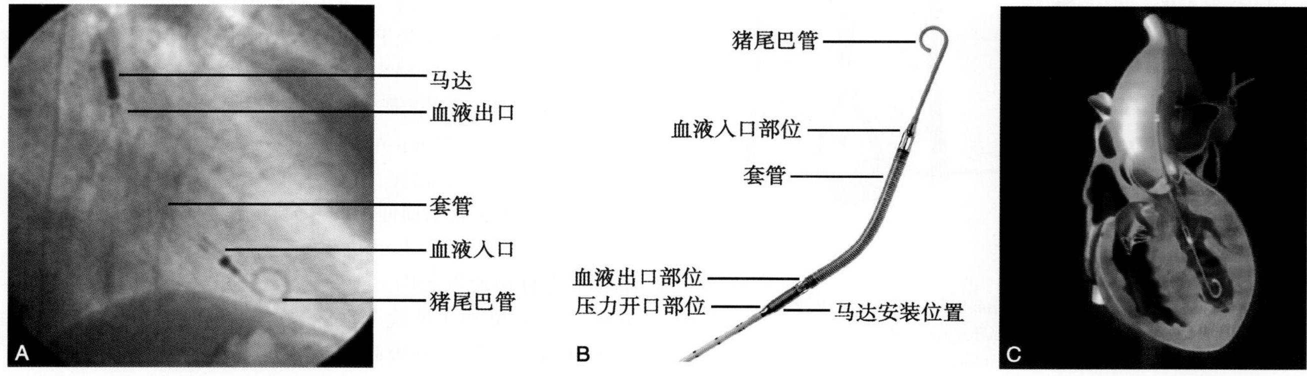

图 3.19 Impella 左心室辅助装置。A,Impella 在心腔内的位置。B,Impella 装置,显示了猪尾结构、左心室血液流入装置入口部位、套管、血液流入主动脉出口部位和泵。(*From Kunai S, Kini AS. Percutaneous left ventricular support devices.* Cardiol Clin. *2010;28:169.*)C,Impella 在左心室的位置。(*From Myat A, Patel N, Tehrani S, et al. Percutaneous circulatory assist devices for high-risk coronary intervention.* J Am Coll Cardiol Cardiovasc Interv, *2015;8:229.*)

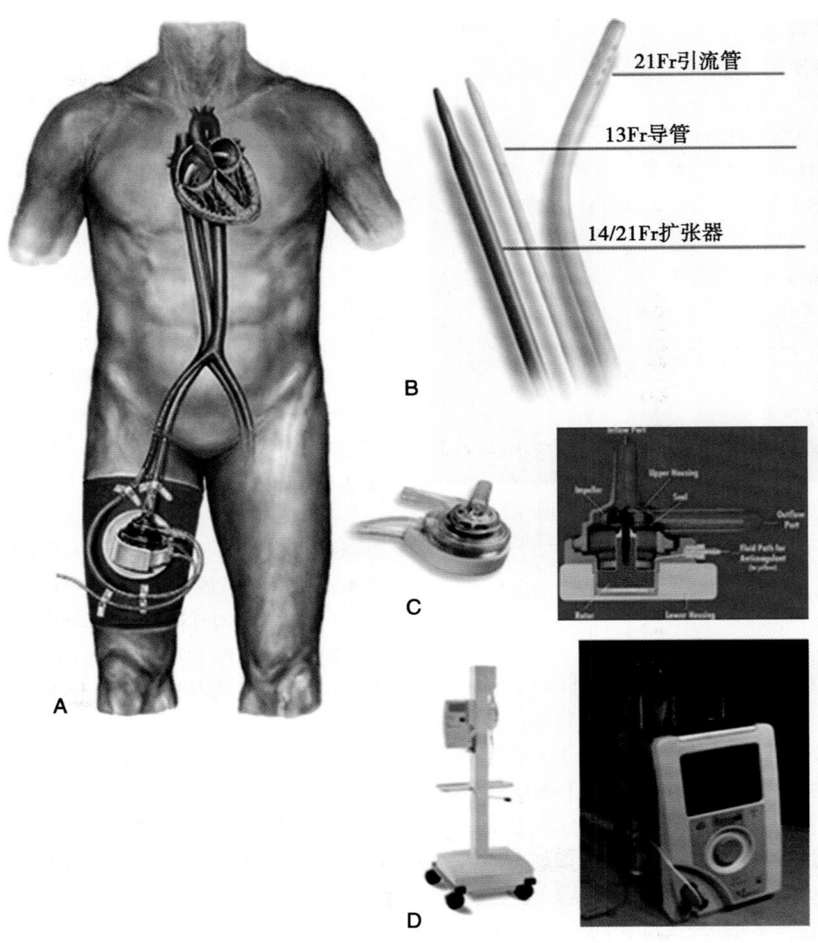

图 3.20　TandemHeart 左心室辅助装置。A，TandemHeart 套管在股动脉和左心房的位置，后者通过房间隔穿刺置入；B，TandemHeart 套管；C，辅助泵的特写放大图；D，TandemHeart 泵和控制台。（*From Kunai S，Kini AS. Percutaneous left ventricular support devices.* Cardiol Clin. *2010*；*28*：*169.*）

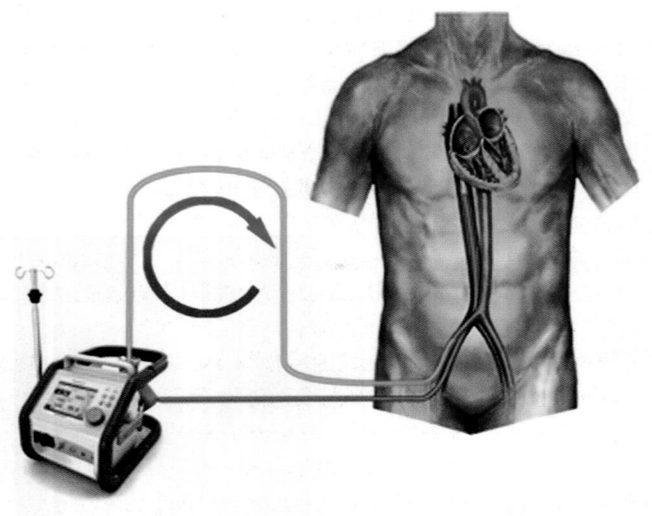

图 3.21　股动静脉 ECMO。（*From Myat A，Patel N，Tehrani S，et al. Percutaneous circulatory assist devices for high-risk coronary intervention.* J Am Coll Cardiol Cardiovasc Interv. *2015*；*8*：*229.*）

麻醉医生和体外体外循环治疗师。ECMO 由静脉储存器、外部离心血泵、膜氧合器和复温肝素涂层系统组成。需要肝素进行全身抗凝，并使 ACT 达到 150～180 秒之间[258]。ECMO 的缺点与其他的 MCS 不同，包括相对性肺缺血、过度通气造成的组织碱中毒、冠状动脉和脑血管灌注不足，肺动脉高压并且可能需要使用 IABP 和/或其他强心药物来维持心肌收缩力以避免左室功能减退、扩张和室内血栓形成。ECMO 的并发症包括血管损伤、肢体缺血，以及由血小板减少、溶血、消耗性凝血障碍、全身肝素化而引发的出血风险增加，而全身肝素化可能导致胸腔内、腹腔内或腹膜后出血。

已有专家对高风险 PCI 患者使用何种 MCS 进行了研究。大多数研究是关于 IABP 与传统药物治疗的比较，关于 LVADs 与 IABP 对比的研究则很少。球囊泵辅助冠状动脉介入治疗-1（Balloon Pump-Assisted Coronary Intervention Study-1，BCIS-1）是第一个前瞻性、开放性、多中心、随机对照试验，旨在发现高危 PCI 患者术前使用 IABP 能否减少 28 天 MACCE[259]。结果发现，两组 MACCE 的比率相近，且两组之间 6 个月的死亡率和总体出血率无明显差异。该研究的不足之处在于，药物治疗组中 BCIS-1 危险分数较高的高风险患者存在交叉使用 IABP 的情况，表明极高危患者需要备用 MCS。[259] BCIS-1 研究的 5 年全因死亡率数据显示：选择 IABP 植入在降低死亡率上也具有优势，即使药物治疗组交叉选择 IABP 植入也是如此[260]。

CRISP-AMI 试验是一项前瞻性多中心随机对照试验，目的是研究无心源性休克、胸痛发作6小时内计划行PCI术的STEMI患者,对其预防性使用IABP是否能够减少由心脏MRI测量的平均梗死面积[261]。和BCIS-1试验一样,对于首次PCI组患者,手术者可以在发生持续性低血压、心源性休克、恶性心律失常或发生AMI并发症时选择放置IABP。研究发现,尽管平均LVEF和ESV、大出血、输血情况或者30天主要血管并发症两组无差异;且死亡率、再发MI、新发或恶化的心力衰竭两组也无差异;标准治疗组有8.5%的患者交叉接受了IABP治疗,但是,该研究仍支持在高危的患者需要备用MCS。两组患者发生死亡、心源性休克、心力衰竭的时间有显著差异,PCI-IABP的患者发生上述并发症的时间更晚。预防性使用IABP与药物治疗比较(不包括心源性休克患者)的Meta分析认为,不推荐在高风险患者或者STEMI患者预防性使用IABP[262-264]。

目前,一些研究正在比较经皮LVADs用于高风险PCI复合心源性休克患者的研究。包括严重休克试验的IMPRESS,该试验研究对象为AMI合并心源性休克准备行首次PCI的患者,对植入3.8L/min的Impella泵与IABP进行比较研究,目前也正在进行中[249]。一项小型医疗机构单中心的研究发现,Impella使得CI增加,但对存活率没有改善。ISAR-SHOCK试验将25名AMI合并心源性休克患者血管重建后随机植入Impella或者IABP。研究发现,尽管Impella显著增加心脏指数,但是并没有改善30天死亡率,并且趋向于有更多的输血需求[265]。另一项类似的研究TandemHeart和IABP用于AMI合并心源性休克的再血管化患者[266],此外还有研究通过Meta分析将Impella、TandemHeart技术与IABP比较,得出的结论类似[267]。尽管LVADs改善血流动力学和代谢,但与IABP相比预后并没有优势,并且溶血和肢体缺血等并发症发生率更高。由于选择的偏差和不同医院关于心源性休克定义的差异,导致很难抉择选择哪种MCS以及何时启用MCS:PCI操作前启用作为急救备用或者PCI操作后紧急启用MCS。

暂时没有关于ECMO的随机对照试验或meta数据分析可用。目前的指南来源于专家共识,而后者只是基于单中心的研究或者病例报告。

介入心脏病学的争论

稳定型冠心病行经皮冠状动脉介入术与优化药物治疗

缺血性心脏病(IHD)是国内和国际上主要的公共健康疾病。据统计,美国有1/3的成年人患有不同形式的心血管疾病:超过1 700万人患有CAD,近1 000万人患有心绞痛。CAD仍然是导致全球男性和女性死亡的首要原因。缺血性心脏病的医疗花费是巨大的,2008年美国直接和间接的花费估计为1 560亿美元。有超过一半的直接费用与住院有关。2003年,医保为IHD住院治疗支付了122亿美元。

STEMI患者早期重建血运已被证实能够减少死亡率[268]。此外,对于非ST抬高型急性冠脉综合征(ACS)的患者,与单独使用药物治疗相比,早期经皮血运重建能够改善预后、降低死亡率、减少非致死性MI的发生[269]。然而,PCI用于治疗稳定型冠心病仍然存在争议。在最近发表的有关稳定型心绞痛的指南中,治疗目标是尽量减少死亡的可能性,同时最大限度地提高患者的健康和功能。如何实现这一理想目标,仍是争议的核心。指南推荐补充和重叠的策略,建议首先普及缺血性心脏病的病因、治疗方法和预防措施,并且建议患者积极参与治疗决策。识别和处理那些促进、加重、复杂化缺血性心肌病的风险因素是必要的,并且能够通过药物和非药物手段有效的减少缺血性心肌病的风险因素。强烈鼓励采用循证方法改善患者的健康状况和生存率,同时避免药物相互作用和副作用。最后,当有明确证据表明能够改善患者健康状况和存活率,可通过PCI或CABG重建血运是恰当可行的[270]。

对于稳定性缺血性心肌病患者,有明确证据证实重建血运利大于弊只是一种理想状态。在少数情况下,事实并非如此,正如NCDR数据表明:10%~12%的该类PCI患者并未获得明显好处,因而PCI治疗对这部分患者可能是不适合的[271]。下述的几个观念影响患者和医生选择再血管化治疗,即使这种治疗很可能是弊大于利。在许多情况下,根深蒂固的倾向性(即血运重建)超过感知与无为(即单独药物治疗),这可能会影响患者和医生的决策[272]。而且,从生存益处考虑,一些医疗机构的专家对保守的药物治疗的效果过度悲观,而对血运重建术却持不恰当的乐观态度[273]。最后,有些患者误认为PCI有可能预防AMI并延长生存时间。

另一项争议是关于广为人知的COURAGE试验,它所提出的优化药物治疗(OMT)与OMT合并PCI均衡疗法治疗稳定型冠心病也受到了批判[274]。虽然这一具有里程碑意义的研究已经有效地改变低风险、稳定型冠心病的治疗模式:即首先使用最佳药物治疗[121],但仍存在一些需要解决的问题。研究对象的精确选择:在超过36 000名患者中,只有6.3%进入该随机试验。该试验中,OMT用药依从性堪称典范,包括阿司匹林、他汀类药物和β受体阻滞剂的依从性都超过90%。除此之外,血压控制比一般人群和国家健康数据设置值更好(65%的患者收缩压低于130mmHg)[275]。由于这些原因,临床试验之外的日常治疗能否取得类似的结果目前尚不清楚。在PCI使用的材料中,只有3%的患者选择了药物洗脱支架(DES),这就解释了为什么在这个试验中有超过20%的患者在10个月的中期随访中接受了额外的血运重建手术。最后,OMT组有很多患者交叉到OMT-PCI组,交叉率超过了预期值(32%)。许多介入科医生现在相信,COURAGE试验证实患者病情较轻时积极使用最佳药物治疗效果较好,而采用OMT复合PCI治疗时,由于心绞痛发作次数减少患者的生活质量改善。[276-278]。

最近的PCI指南确认了PCI用于稳定型冠心病时,作为能够降低心绞痛的一种方法是有益的。当患者对心绞痛症状不能忍受、且由于用药禁忌证、副作用或患者自身的原因不能使用OMT时,PCI是改善该类患者心绞痛症状的Ⅱa类适应证[22]。毫无疑问地,这场关于"最佳"治疗策略的争论还会继续进行,但是,证据看起来比较清楚。早期使用OMT是合理的,但是对于高危或病情持续加重的患者,早期血管造影是必要的,以便于在血管造影和临床指导下施行血管重建。

PCI对比外科治疗用于复杂冠状动脉疾病的血运重建

冠心病多支病变可以选择PCI、CABG和药物治疗。20世纪70年代,一些随机试验比较了CABG和药物治疗,结果显示仅仅在一些亚组中发现CABG患者预后较好,例如左主干病变、三支血管病变和左心室功能减退。自那以后，CABG和药物治疗技术水平已经取得很大进步，但最近关于两者的比较研究较少。

在20世纪80年代中期，PCI指的只是经皮腔内冠状动脉血管成形术（PTCA），第一个有关导管介入治疗与CABG的比较开始了。到了20世纪90年代早、中期，发表了9篇随机对照试验关于比较PTCA与CABG用于治疗重症冠心病的文章。只有BARI试验恰当地统计分析了死亡率[279]。这些试验总结见图3.22。得出的结果是，两种方法用于缓解心绞痛和5年生存率效果近似。PCI组最初花费较低，但是5年的花费两组持平，因为20%~40%的PCI患者因再狭窄而需要再次PCI[280]。BARI试验中，仅在合并有糖尿病的多支病变亚组患者中，导管介入与CABG治疗存在明显预后差异[279]。亚组分析发现，无论是合并胰岛素依赖型还是2型糖尿病的多支血管病变的患者，CABG组（19.4%）5年死亡率低于PCI组（34.5%）[281]。

遗憾的是，这些研究在发表时就已经过时了。对于接受PCI的患者，支架时代已经到来。支架的使用使得紧急CABG手术明显减少，这是因为冠状动脉痉挛的减少和再狭窄导致重复手术的减少[152]。在这一期间，非体外循环下冠状动脉搭桥手术更为常见，因为它能潜在减少并发症。[282]除此之外，动脉桥有益于长期通畅的优点也得到了认可[283]。

为解决对PCI和CABG治疗的影响，又进行了四项随机试验，见图3.22。较新的研究与早期的结果相似。在动脉血运重建治疗的研究中（ARTS），糖尿病患者PCI预后较差，心脑重大不良事件（MACCE）5年发生率大于50%。总体而言，

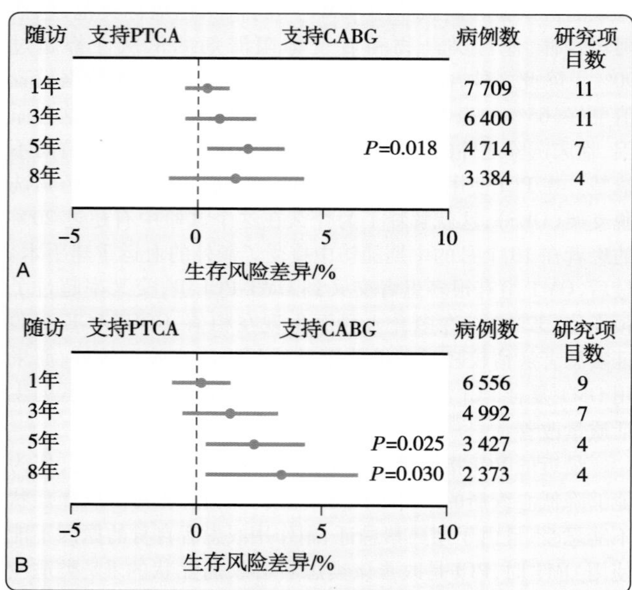

图3.22 冠状动脉旁路移植术（CABG）与经皮腔内冠状动脉成形术（PTCA）在多支冠状动脉病变患者中的随机试验显示首次血管重建后1、3、5和8年的全因死亡风险差异。A，所有试验；B，多支血管试验。（*Redrawn from Hoffman SN, TenBrook JA, Wolf MP, et al. A meta-analysis of randomized controlled trials comparing coronary artery bypass graft with percutaneous transluminal coronary angioplasty: one-to eight-year outcomes.* J Am Coll Cardiol. *2003; 41: 1293. Copyright 2003, with permission from The American College of Cardiology Foundation.*）

死亡率、脑血管意外或者心肌梗死组间比较5年无明显差异，但是支架组MACCE发生率更高，这是由于金属裸支架（BMS）的再次血运重建发生率较高[284]。

著名的SYNTAX试验（经皮冠状动脉Taxus支架植入与心脏外科手术）随机选择了1 800名冠心病三支病变和/或左主干狭窄患者，接受CABG或者PCI（紫杉醇洗脱支架）进行血运重建并达到完全再血管化。通过造影，只要心脏病医生或心脏外科医生评估认为通过这两种方法进行血运重建是可行的患者，均可以纳入研究而不考虑其临床表现。结果显示，1年后，17.8%的PCI患者和12.4%的CABG患者发生MACCE（$P=0.002$）。尽管这个不同是由于PCI组再次进行血运重建的发生率较高，但是PCI组死亡率并没有显著升高（PCI组4.4%，CABG组3.5%）。CABG组脑卒中的发生率（2.2%）显著高于PCI组（0.6%）（$P=0.003$）[285]。5年数据显示，基于SYNTAX评分计算的结果分为不同层次，而SYNTAX评分则是综合考虑CAD的负担和位置得出的。SYNTAX评分低的患者，包括那些单独左主干病变的患者，PCI替代CABG似乎是可以接受的。然而，SYNTAX评分中到高风险患者，CABG是更佳选择，因为CABG患者MACCE发生率和再次血运重建的发生率更低[286]。

一项6个主要临床研究的meta分析比较了冠心病多支病变患者行PCI或CABG，发现CABG组患者长期死亡率、心肌梗死发生率以及再次血运重建率明确减少。这些发现和合并糖尿病患者与非糖尿病患者的结果是一致的[287]。关于冠心病多支病变的最佳疗法是PCI还是OMT，争论仍在继续。这些研究最重要的经验教训是有必要建立一个心脏团队，包括心血管外科医生、心脏病内科医生和麻醉医生，这样遇到复杂的情况如难治性心绞痛和药物并发症时可以进行开放性讨论。当多学科合作时，预后会得到改善[288]。

PCI对比CABG用于冠心病左主干病变治疗

在接受冠状动脉造影的患者中，大约有4%的患者是冠心病左主干病变[289]。长期以来，CABG被认为是左主干病变患者血运重建的金标准，这是因为，与药物治疗相比CABG生存率更高。支持该声明的数据来自于30年前一项随机对照试验的亚组，它研究了退伍军人管理合作中心的91名冠心病左主干患者[290]。这些试验的meta分析发现CABG患者相对危险度和死亡率降低了66%，且效果长达10年[291]。自从这些研究完成后，药物疗法得到了改进，包括乙酰水杨酸的使用、降脂治疗[3-羟基-3-甲基-戊二酰辅酶（HMG CoA）还原酶抑制剂]和血管紧张素转换酶抑制剂，同时还有外科手术技术的改进，如使用乳内动脉作为桥血管[292]。基于这个原因，许多人提出应该更新冠心病左主干病变治疗方案的比较，尤其心脏病介入医生一直在扩大冠状动脉支架术的应用范围，包括复杂病变，如左主干病变[293]。

大多数关于PCI与CABG用于左主干病变的研究都是单中心研究，且只有一个研究的患者人群是随机化的，因此，患者的选择存在潜在的偏移并影响结果的解读[294-296]。除此之外，唯一一篇正式发表的随机研究是“无保护左主干支架与CABG的前瞻性研究（LE MANS研究）”，其样本量较小，每个治疗组约只有50例患者[297]。由于发表数据的限制，美国指南之前认为PCI是左主干病变的Ⅲ类或Ⅱb类推荐。最近，

在一项更大的关于药物洗脱支架的随机对照试验中,死亡、MI 或者脑卒中的两年发生率在 PCI 组为 4.4%,而在 CABG 组为 4.7%。然而,缺血导致的靶血管血运重建率在 PCI 组更高(9.0% vs 4.2%)[298]。SYNTAX 左主干亚组关于 705 名患者的试验结果证实了这一点[299]。这项具有里程碑意义的研究结论是:相比于接受 CABG 治疗,左主干病变患者接受 PCI 治疗一年的安全性和有效性更高。最近发表的这项研究的 5 年结果表明:相比于 CABG,接受 PCI 治疗患者的脑卒中发生率较低,但 PCI 组的再次血运重建率更高,而死亡率无显著差异(PCI vs CABG,12.8% vs 14.6%,$P=0.53$)[300]。

这 3 个随机对照试验结果建议(但不能明确地证明):左主干病变患者采用择期 PCI 治疗或 CAGB 治疗,1~5 年主要随访结果相似,但是再次血运重建的发生率择期 PCI 法较 CABG 法高。选择 PCI 或者 CABG 时要考虑病变程度。SYNTAX 分数较高的患者,手术获益高于 SYNTAX 分数最低的 1/3 患者。最近发布的 PCI 指南,将 PCI 方法作为治疗左主干病变的Ⅱa 类推荐,见表 3.7[22]。

表 3.7 左主干病变的经皮冠状动脉介入治疗推荐指南

PCI 替代 CABG 治疗显著狭窄>50%、稳定型未保护的左主干 CAD 患者,能够提高生存率,并且伴有: 1. 低风险 PCI 手术并发症和高且长期预后结果的解剖条件: a. 低 SYNTAX 评分≤22 分 b. 开口或中段的左主干 CAD 患者 2. 预测具有外科手术结果不良风险显著增加的临床特点(如 STS 预测手术死亡率风险>5%)	B 类证据
UA/NSTEMI 患者病变血管是左主干且不适合 CABG,PCI 能够提高生存率是合理的	B 类证据
急性 STEMI 患者未受保护的左主干冠状动脉是病变血管,冠状动脉远端血流 TIMI 分级<3 级,PCI 能够改善生存率,且 PCI 比 CABG 更迅速和更安全完成	C 类证据

CABG,冠状动脉旁路移植术;CAD,冠心病;NSTEMI,非 ST 段抬高型心肌梗死;PCI,经皮冠状动脉介入治疗;STEMI,ST 抬高型心肌梗死;STS,胸外科医生学会;UA,不稳定型心绞痛;TIMI,溶栓心肌梗死评分。

From Levine GN, Piates ER, Blankenship JC, et al. ACCF/AHA/SCAI guideline for percutaneous coronary intervention. *J Am Coll Cardiol*. 2011;58:e44.

总而言之,医生必须权衡利弊,并在专门的心脏小组内进行讨论,然后将这两种技术的优缺点解释给每个患者。CABG 术提供更完善的血运重建,具有更高的生存率,且再次手术率更低[285,292]。CABG 的缺点是:早期死亡风险高,住院和恢复时间较长,初始费用较高,腿部切口并发症增加,脑卒中风险增加,静脉桥持续时间有限。如果使用多个药物裸支架,PCI 初始费用低的优点将不复存在。将来,随着更多随机对照试验的完成,在药物治疗、经皮血运重建和外科手术血运重建之间的不同选择将会继续变化(参见第 1、2、20 和 44 章)。

特殊的介入设备

介入诊断设备

经皮腔内冠状动脉成形术(PTCA)

PTCA 是介入治疗的重要组成部分,为支架植入提供了通路。必须了解球囊扩张使血管通畅的机制,以便更好地了解球囊血管成形术。虽然四种机制已经描述了该方法的有效性(即斑块分裂、动脉壁的拉伸、斑块压迫和斑块脱落),但主要机制是离散的内膜剥离,导致了斑块被压入血管中层。已经观察到表浅斑块脱落所致的远端栓塞;然而,实验研究表明,这些因素对手术效果的影响很小[130]。剥离内膜的传播是血管成形术期间血管闭塞的主要原因(见图 3.17)。

尽管球囊血管成形术的机制没有改变,但设备的改进和操作者的专业知识的提高使得操作成功率超过 90%[224]。这些进展使得病情较重的患者和更复杂的冠状动脉病变可以接受 PTCA 治疗,同时成功率持续更高,并发症的发生率更低[301]。

斑块旋切术装置:定向和旋转

斑块旋切术装置是用来切除动脉粥样硬化血管中的一些斑块和其他材物质。1991 年,冠状动脉斑块定向切除术是获得 FDA 批准的首项非球囊技术。在这项技术中,从冠状动脉移除斑块组织,减少狭窄的区域。尽管组织移除概念能够引起大家的关注,但应用冠状动脉斑块定向切除术是有限制的。该技术与 PTCA 相比,并未减少血管造影再狭窄率的发生,且引发急性并发症的发生率更高[302-304]。

1993 年,FDA 批准冠状动脉斑块旋切术。Rotablator 导管(Boston Scientific Corp., Marlborough, MA)使用钻石镶嵌尖端,后者能以 140 000~160 000 转/min 的速度旋转去除非弹性组织。斑块旋切术旨在改变病变的顺应性,特别是严重钙化的血管,经常在球囊扩张前使用,以利于病变血管能够完全扩张[305]。切除的物质被乳化成 5μm 颗粒,并能通过远端毛细管床。重度钙化的病变通常采用斑块旋切术(图 3.23)。此外,再狭窄(支架内)、分叉病变、开口处以及非膨胀性病变是适合旋磨的候选患者[306]。旋转器的禁忌证包括:扭曲的解剖、左心室功能较差、血栓、血流差和 SVG 内的病变[307]。

斑块旋切术的主要缺点是无复流现象[144]。这个效应被认为继发于粒子负荷、与心肌缺血有关,有时也与梗死有关。有可能引起血流动力学紊乱,特别是左室功能降低的患者。较短较慢的消融和向冲洗溶液中加入血管扩张剂,可以减少无复流现象的发生[307]。对于严重钙化的血管,斑块旋切术可能是唯一可以改变动脉顺应性,并能够允许气囊和支架完全扩张的方法。然而,斑块旋切术比球囊扩张更麻烦更耗时。它很少单独使用,为获得充分的效果,放置支架是必要的。因此,尽管大多数介入实验室都可以使用斑块旋切术,但它主要使用于有显著钙化的血管。

切割球囊

介入手术期间血管壁损伤是新生内膜增生的诱因,并最终导致再狭窄。所有介入技术都会在一定程度上造成血管壁损伤。为了减少内膜损伤,基于微创扩张术的概念,引入了切割球囊(Flextome, Boston Scientific)。由于标准 PCI 球囊扩张可能会严重损伤动脉壁,切割球囊可以在更低压力下扩张血管,对血管壁损伤较小,因而减少了导致再狭窄的刺激因素。

这个装置是一个带有 3~4 个叶片的非顺应性球囊,其扩张作用取决于球囊的大小。这些叶片 10~15mm 长,直径

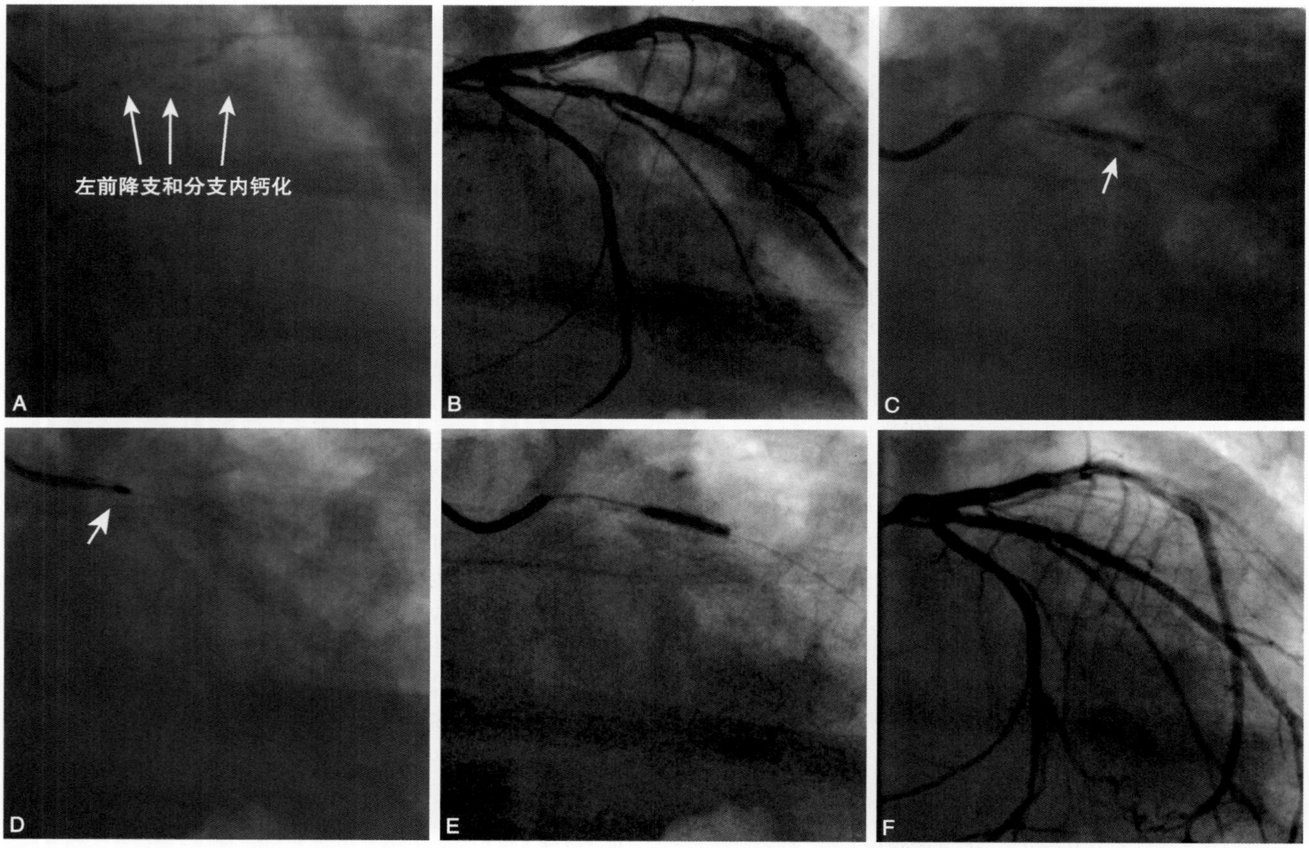

图 3.23　冠状动脉斑块旋切术。A，X 线透视显示中间支钙化；B，血管造影显示严重狭窄。C，经皮腔内冠状动脉成形术球囊（箭头）不能展开；D，1.5mm 旋磨（箭头）140 000 转/min；E，旋切术后球囊完全膨胀；F，支架置入术后的最终结果

0.25mm，并且通过专有的键对键黏合装置连接在球囊上。一旦充气，球囊将会把叶片导入到冠状动脉内膜内，在球囊膨胀之前产生一系列微小的纵向切口。这些微小切口允许更少的创伤性血管扩张。这种技术的安全性和有效性已经被证实；但是在大样本患者的研究中，切割球囊与 PTCA 相比没有益处。目前，切割球囊用于减少分支病变的斑块移动，改变动脉顺应性和治疗 ISR[308]。

较新的球囊切割技术是 Angiosculpt 刻划球囊（Spectranetics，Freemont，CA），使用 3 个 0.005 英寸圆柱形镍线材作为刻划装置。非随机数据表明，与传统 PTCA 或者主要支架放置相比，使用该技术具有支架膨胀提高、较小气囊滑脱和较少的血管损伤的优点[309,310]。目前 FDA 批准该装置用于治疗 ISR、复杂 C 型冠状动脉病变和分叉病变。

冠状动脉内支架

在介入心脏病学的发展过程中，引入冠状动脉内支架的影响比其他任何进步都要大[311]。在 20 世纪 90 年代中期，冠状动脉内支架出现井喷式应用（框 3.14）[312]。1993 年 4 月，FDA 批准 Gianturco-Roubin 弹性支架（Cook，Bloomington，IN），一种盘绕的球囊扩张支架，用于治疗 PCI 术后的急性动脉闭合。Gianturco-Roubin 支架使用受限是由于传送困难和较高的再狭窄率。第一个广泛应用的支架是 Palmaz-Schatz 管状有槽支架[313]。1994 年，该支架被批准用于治疗新的冠状动脉狭窄症。在整个 20 世纪 90 年代，多种支架被引入，具有更多

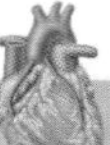

框 3.14　支架

- 支架植入后的抗血小板治疗：阿司匹林治疗，加上：
  - BMS：不伴 ACS 时使用氯吡格雷 4 周，合并 ACS 时使用氯吡格雷 12 个月
  - DES：氯吡格雷 12 个月
- 使用 BMS，噻吩并吡啶可将亚急性血栓从 3% 降低到 1%
- DES 从来没有进行过无氯吡格雷试验
- 对第一代 DES 的担忧是支架内膜覆盖延迟
- 使用氯吡格雷，DES 和 BMS 的亚急性血栓和晚期血栓形成率是相似的
- 第一代 DES 晚期血栓形成率高
- 第二代 DES 晚期支架血栓形成率与 BMS 相似
- 带支架患者的择期手术选择
  - 延迟手术直到氯吡格雷治疗完成：推荐
  - 在氯吡格雷治疗期间手术：接受出血风险为前提

ACS，急性冠脉综合征；BMS，裸体金属支架；DES，药物洗脱支架。

的支持、更大的灵活度和更薄的支撑，导致它的传送成功率提高和再狭窄率降低（图 3.24）[159,160]。

早前，基于导管的介入治疗的主要局限性是急性血管闭塞和再狭窄。支架在稳定撕裂内膜的同时，限制了晚期血管内径减小、急性闭塞的主要部分以及再狭窄。临床试验表明：支架不仅可以挽救失败的 PTCA 以避免紧急的 CABG（见图 3.17），而且能够减少再狭窄[159,314]。多项研究表明，与单独

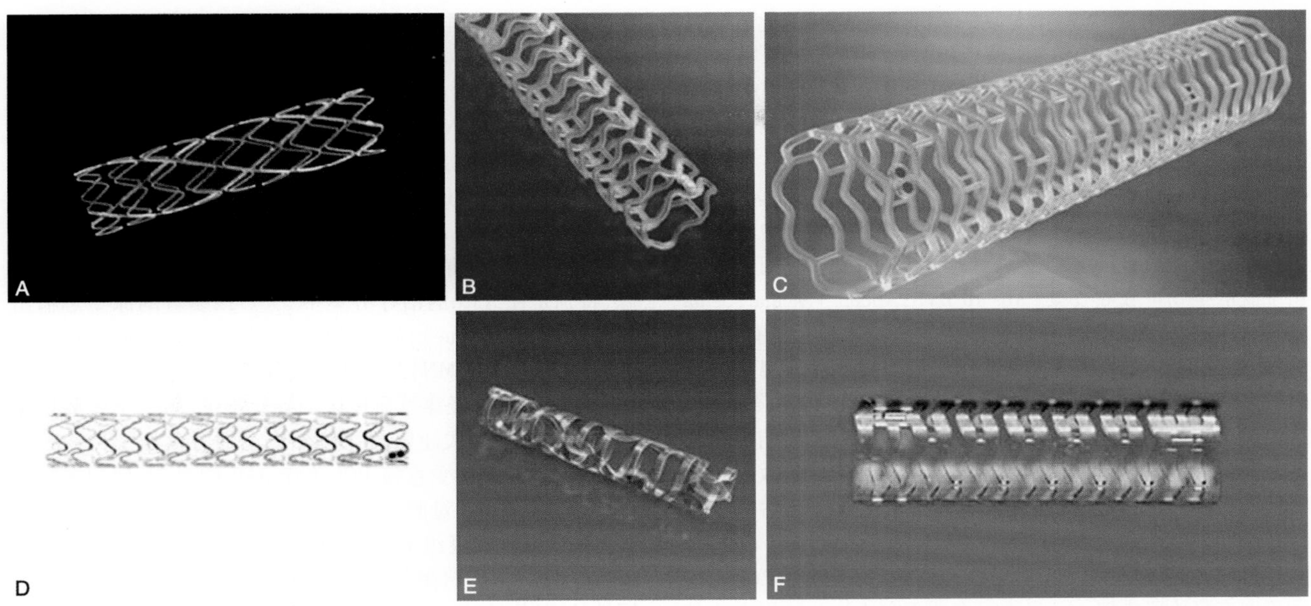

图 3.24 支架类型。A,Igaki-Tamai 支架(Kyoto Medical Planning Co.,Kyoto,Japan);B,生物可吸收血管支架(Abbott Vascular,Santa Clara,CA);C,DESolve 生物可吸收支架(Elixir Medical Corporation,Sunnyvale,CA);D,DREAMS 镁合金(Biotronik,Berlin,Germany)金属生物可吸收血管支架;E,ReZolve 2 BRS(Reva Medical,San Diego,CA)是以脱氨酸酪氨酸聚碳酸酯制备;F,Ideal BioStent(Xenogenics Corp.,Canton,MA)是由水杨酸酯聚合物结合而成。(*From Wiebe J,Nef HM,Hamm CM. Current status of bioabsorbable scaffolds in the treatment of coronary artery disease.* J Am Coll Cardiol. *2014;64:2541.*)

使用 PTCA 相比,使用支架在许多情况下都更有利,包括长病变、静脉血管桥、慢性闭塞和 AMI 的血栓闭塞。与球囊血管成形术相比,只有在小血管内支架置入术并没有显示出再狭窄的好处[315]。PTCA 术的临床再狭窄发生率 30%~40%,BMS 则小于 20%[313]。

支架技术逐渐提高。线圈几何形状的改良、关节位置的改良以及网状支架的使用提供小小的优势[158]。开始使用各种金属(钽、镍钛锘)和应用各种涂层(肝素、聚合物,甚至人体细胞)[159]。另外,置入支架的传送系统尺寸减小[160]。放置支架时,以往需要 9Fr 引导导管,现在通过 5~6Fr 导管即可进行。

由于认识到再狭窄与细胞增殖调节不良有关,研究人员着重于抗增殖药物。全身给药时,这类药物有毒副作用——在肿瘤学中是可以忍受的情况,但是相对良性的情况如再狭窄则不可接受。但对这类药物,局部应用还是有吸引力的,而支架提供了途径。

西罗莫司(大环内酯类抗生素)是由吸水链霉素产生的天然发酵物,最初是在来自复活岛(Rapa Nui)的土壤样品中分离出来的[316]。最初被认为是抗真菌剂,但很快就发现具有有效的免疫抑制剂的活性。其作为抗生素不再被接受,但用于预防移植免疫排斥却更有吸引力。西罗莫司通过抑制被称为西罗莫司哺乳动物靶标(mTOR)的蛋白激酶而起作用,这种机制与其他类型的免疫机制不同。因为 mTOR 是细胞增殖与免疫应答的中心,因此这种药物也是用于支架涂层的创新选择。金属支架不能很好吸附药物并且很难进行控制性释放。这些限制需要开发聚合物吸附药物到支架上,并且允许药物缓慢释放到血管壁中但同时不会引起炎症反应[317]。如果没有这些聚合物,DES 的发展是不可能的。这导致 PCI 真正的革命,它始于 2003 年 4 月批准的第一个 DES,即 Cypher 支架(Johnson & Johnson/Cordis,Bridgewater,NJ)[223]。直到 2011 年,Cypher 支架被终止使用。

一项来自欧洲的试验,将 238 例患者随机分为西罗莫司洗脱支架组和 BMS 组。一个显著的结果是,在 DES 组中没有发生再狭窄[318]。一项更大型的来自美国的试验,将 1 058 例患者随机分为西罗莫司洗脱支架组和 BMS 组。在 DES 组中 9 个月再狭窄率为 8.9% 而 BMS 组为 36.3%,不良事件则无差异。临床需要再次实施手术的比例,两组分别是 3.9% 和 16.6%[318]。如果不是只有稍微改善的话,这种益处在 12 个月内是一直持续的[319]。尽管这些支架当初是只用于提高稳定患者自身血管的新生损伤,但其已经在每个已研究的临床方案中显示出相似的益处[320-324]。

2004 年 3 月 FDA 批准的第二个一代 DES 是紫杉醇支架(Boston Scientific)。紫杉醇支架利用复合物涂层来释放紫杉醇。紫杉醇是一种在肿瘤学中也有许多用途的药物,它是来自于紫杉树(Taxus brevifolia)的一种亲脂性分子。它干扰微管功能、影响有丝分裂和细胞外分泌,从而在多种水平上终止再狭窄过程[325]。在紫杉醇Ⅳ期研究中,1 314 例患者被随机分为紫杉醇支架组或者 BMS 组。血管造影再狭窄在 BMS 组中是 26.6%,在紫杉醇组中只有 7.9%,不良事件没有差异。临床需要再次手术的比例分别是 12.0% 和 4.7%[151]。

如前所述,开始时对 LST 并发症的担忧在第一代 DES 的应用中得到证实。这种罕见但是异常强烈的并发症导致第二代 DES 的产生[169]。美国分别在 2011 年和 2012 年批准两种二代 DES 的使用,即左旋托来莫司洗脱支架(Endeavor;Medtronic,Minneapolis,MN)和依维莫司洗脱支架(Xience;Abbott,Abbott Park,IL,and Promus;Boston Scientific)。新的支架使用不同的药物、聚合物和支架平台。不同 DES 的比较研究发现，血管造影有差异但临床预后相似。

由于对 LST 增加风险和很晚期支架内血栓形成的广泛关注，对第一代 DES 的热情开始下降。此外，随着第二代支架的发展，开始进一步研究可以完全生物降解的支架。这种新技术有可能对血管提供临时的支撑，以预防用于抵抗缩窄性重塑和过度新生内膜增生的抗增生药物洗脱期间的急性血管闭合和回缩。最近的一项随机对照研究，比较了应用依维莫司洗脱的生物可吸收支架（Absorb BVS；Abbott Vascular，Santa Clara，CA）和传统 DES 1 年后的效果[326]，结果显示没有差别。然而，在分析 Absorb BVS 支架应用于最大样本注册患者的研究时发现，6 个月支架内血栓形成率高于预期（2.1%）[327]。这引起了对设备原先使用的支柱厚度的担忧以及后期潜在利益是否被短期事件所抵消。随后的单中心临床试验数据与现实结果相反，因而需要更多患者的数据来进一步评估这项独特技术的安全性和有效性[328]。

目前，如果血管的大小和解剖允许的话，大部分 PCI 操作过程中直接放置支架。已经进行多项研究比较各种临床情况下使用 BMS 和 DES 的区别[329,330]。在每个程序中都不使用 DES 有几个原因。首先，DES 的尺寸大小不超过 4.0mm，不适用于大血管。其次，需要更长时间噻吩并吡啶抗凝，如果需要急诊外科手术的话，需要在出血和发生不良心脏事件中做出艰难选择[331]。当抗血小板治疗中断时，有支架内血栓形成、心肌梗死和死亡的报道[332,333]。再次，有成本的考虑，因为 DES 比 BMS 贵 2~3 倍。最后，对于需要长期抗凝治疗的患者，DES 不是的理想选择，因为如前所述，三联抗凝治疗出血风险增加（见第 44 章）。

抽吸型血栓切除导管

对 STEMI 的治疗策略中，首次 PCI 植入支架是最佳的治疗方案，因为与传统的溶栓治疗相比，它提供更高的血管再通率和较低的再灌注缺血、再次心肌梗死、颅内出血和死亡率。尽管冠状动脉内支架插入导致明显的心外膜血管通畅，但是，有许多患者正常灌注不能完全恢复，后者已被 TIMI 流量分数减低、ST 段仍然抬高和心肌成色分级较差证实[334]。在一些研究中，对 STEMI 患者实施首次 PCI 支架植入导致远端闭塞率为 15%[335,336]。微血栓可导致微循环的动脉堵塞，从而损害末梢心肌的灌注。为了减低这种潜在的远端血栓形成率，发展出了血栓切除导管并已经在临床试验中应用。

AngioJet 溶解性血栓切除装置（Possis Medical，Minneapolis，MN）就是这样的一种血栓切除导管。它在 2 500Pa 压力和 50ml/min 流速下远端使用六根高速盐雾喷嘴产生文丘里效应，产生（小于 600mmHg）的低压区，最终产生强大的真空抽吸效应。该导管是多腔 4Fr 系统、可以通过 6Fr 的导引导管，第一个管腔用来输送盐水，第二个作为导丝通道，第三个用于滚筒泵抽吸血栓[337]。该系统在导管尖端产生再循环模式，即乳化和除去血栓，因而再无血管栓塞。溶血性血栓切除术首次获得认可是在应用于 SVGs 时，并使用更大的 6Fr 导管。尽管它能从自身血管和 SVGs 中去除血栓，但是一些实验表明它可能没有 SVGs 的替代疗法有效[338,339]。对小部分人群的初步研究结果推荐该法用于 AMI 患者[340]，但是在 480 例大样本研究中，血栓切除术组 MI 12 小时内死亡率增加[341]。其他设备包括救援导管（Boston Scientific），X-Sizer system（ev3，Plymouth，MN）和经血管可抽吸性导管（Nipro，Osaka，Japan）。所有这些临床装置都未能显示出用于 PCI 时的临床益处。但是，它仍然是少部分具有明显大血管内血栓负荷患者的一种选择[342]。

还开发出更简单的手动血栓抽吸装置来促进血栓的去除，特别是在 AMI 的治疗方案中[343]。该装置的原型是输出口型导管（Medtronic）；另一种是快速提取导管（Vascular Solutions，Minneapolis，MN）。这两个设备都采用简单的双腔设计：一个管腔顺着已经穿过血栓区的导丝推进，另一个管腔连接注射器。用手持式注射器在体外产生抽吸负压。TAPAS 实验纳入 1 071 例接受直接 PCI 治疗 AMI 的患者，他们被随机分为单独 PCI 组（对照组）和 PCI 术后输出口型导管血栓抽吸术组。血栓抽吸组 1 年死亡率为 3.6%，而对照组为 6.7%（P=0.02）[344]。然而其他多中心实验的结果很大程度上是阴性的，其能够减小梗死面积和提高临床预后的优点和 meta 分析的结果并不相符。TAPAS 的后续研究表明：血栓抽吸联合 PCI 和单独 PCI 的 1 年死亡率比较没有区别（分别是 5.3% 和 5.6%）[345]。因此，血栓抽吸术是有争议的，是否使用取决于操作者（图 3.25）。

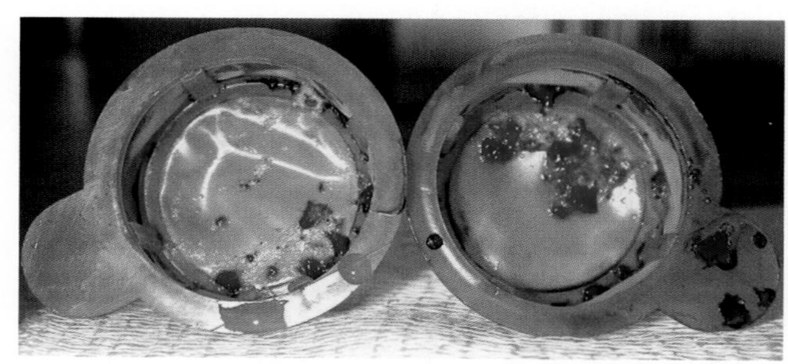

图 3.25 输出口型导管用于急性心肌梗死时吸出血栓物质

远端闭塞装置

由于碎片栓塞导致显著的 MI 发生率，对退行性静脉移植物实施 PCI 是很复杂的。GP Ⅱb/Ⅲa 抑制剂并没有降低此类患者 MI 的发生[212]。尽管其他因素，例如远端血管痉挛可能导致 PCI 术期间 SVGs 中的并发症，解决这个问题的大多数努力集中于设计能够捕获潜在栓塞碎片作为 PCI 中无再发现象的可能原因的装置上[144]。这种远端保护装置有两种：血管闭塞和非血管闭塞。

血管闭塞装置使用轻柔的、顺应性球囊并和导丝整合。导丝远端越过狭窄处并在 PCI 期间充气。将一柱包含 PCI 期间释放碎屑的血收集。在远端球囊放气、血流再通之前，血液和碎屑被吸出。GuardWire 就是 FDA 批准的这种类型的设备。在 SAFER 实验中，801 例接受 PCI 治疗的 SVGs 患者，随机分为 GuardWire 远端保护装置和没有保护装置两组。在 GuardWire 组，复合终点死亡率、MI 和重复靶血管再血管化的发生率是 9.6%，在标准治疗组是 16.5%。在远端保护组 MI 发生率降低了 42%[346]。但是，由于使用这种装置需要的学习曲线及使用者友好型非闭塞性装置的发展,GuardWire 已经过时。

非闭塞性装置包括各种形式的滤器和之前讨论的溶栓或者血栓切除装置[347,348]。Filter Wire(Boston Scientific)是第一个批准使用的滤器。它是一个 0.014 英寸的导丝并且整合到一个非闭塞的 80μm 孔径的聚氨酯膜过滤器。该系统包括一个 PCI 术后可以适应装备的拯救导管(图 3.26)。已经报道了两项临床试验,第一项比较了 Filter Wire EX 和单独 PCI,第二项比较了 Filter Wire EX 和 GuardWire[348,349]。Filter Wire 优先于单独采用 PCI,但是与 GuardWire 相比没有优势。FDA 批准的其他滤器普遍用来实施颈动脉血管的介入治疗。

慢性完全性闭塞的治疗

慢性完全闭塞定义为血管闭塞超过 3 个月。介入心脏病中的大多数领域已经取得稳定进展,其中包括可以允许多条导丝通过从而治疗病变的多腔导管[350a],创建基于病变解剖学治疗的混合策略,使用顺行或者逆行的方法,以及导丝和设备的使用[350b]。然而,尽管这种慢性完全性闭塞治疗进展似乎落后[350],然而最近的进展,极大地提高了成功率和改善稳定型 CAD 患者的症状和预后,导致此类病变经皮介入治疗量的上升[351,352]。最近数据表明,对于慢性完全性闭塞患者,成功的 PCI 的治疗应该包括症状改善、生活质量提高、左心室功能改善以及生存率提高[353]。但是支持这种治疗的所有科学依据都来自观察性研究,缺乏经皮治疗和药物治疗的随机对照实验研究。这个领域将可能继续发展,但目前,对于患者和操作者来说,这是一个耗时和高辐射量的手术,因而需要更多的临床数据来支持广泛应用。

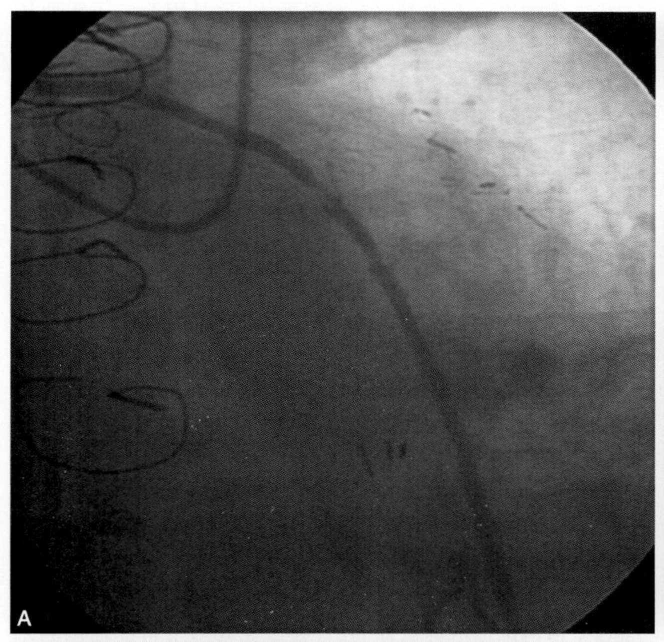

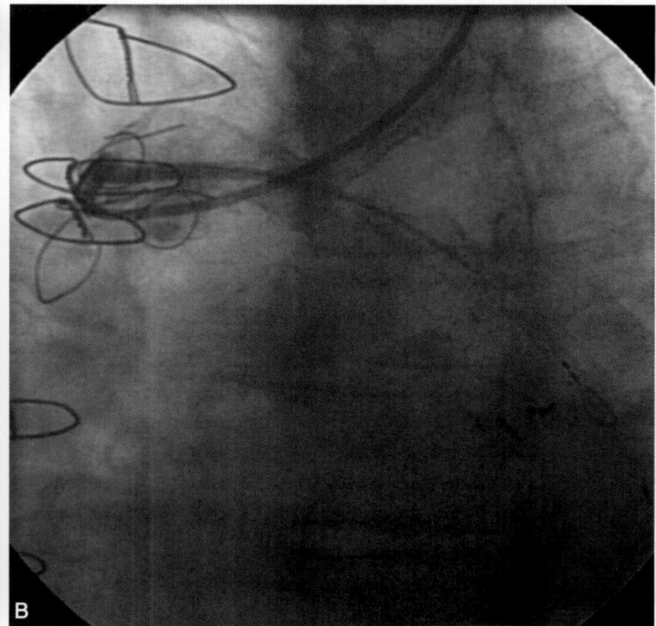

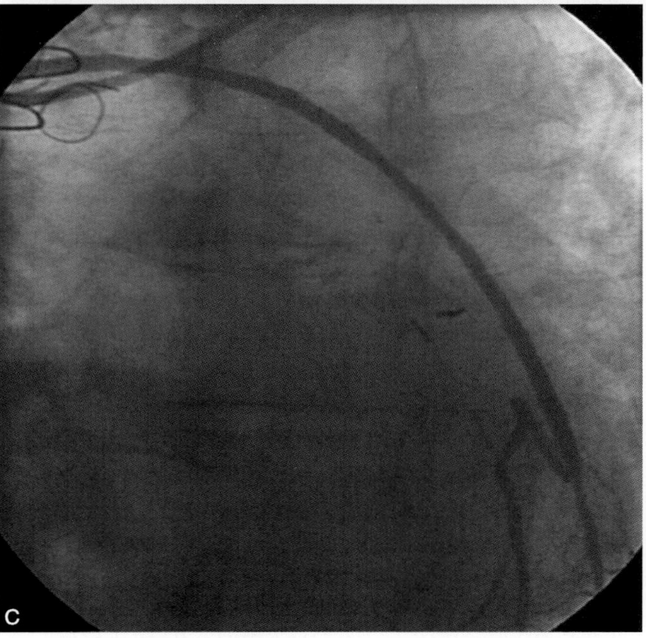

图 3.26 远端保护。A,严重狭窄的隐静脉移植桥连到回旋支钝缘支动脉;B,在支架植入前,一种可用的远端保护装置(过滤丝)类似于钢丝圈样,可见于未放置支架的远端位;C,最终造影血管显示隐静脉移植物内有正常血流进入靶血管冠状动脉

其他基于导管的经皮治疗

经皮瓣膜治疗

球囊瓣膜成形术

作为风湿性 MS 患者外科手术的替代疗法，1982 年首次进行了经皮二尖瓣成形术（percutaneous mitral valvuloplasty，PMV）。该成形术通常以顺行的方法进行，同时需要经验丰富的医生实施房间隔穿刺。在 PMV 早期，需要两个球囊同时膨胀才能获得足够的效果。在 20 世纪 90 年代，Inoue 球囊（Toray，Houston，TX）的发展简化了这一程序。该单气囊中心腰部放置在二尖瓣膜处，并且不需要跨过主动脉瓣放置导丝[354]。

PMV 的关键是患者的选择。绝对禁忌证包括已知 LA 血栓、前 2 个月发生栓塞事件，以及影响经房间隔放置导管的严重心胸畸形和出血异常。相对禁忌证包括明显的 MR、受孕、伴有严重的主动脉瓣疾病以及严重 CAD[355]。所有的患者必须监测 TEE 以排除 LA 血栓、经胸超声心动图以便按照解剖学对患者分组。使用最广泛的分类方法是 Wilkins 评分，它涵盖了瓣叶活动度、瓣膜增厚程度、瓣膜下增厚和瓣膜钙化程度。根据评分系统并结合操作者经验，能够预测预后。对于有经验的操作者，成功率是 85%~99%。

PMV 的风险包括：操作有关的 0%~3% 的死亡率，心包积血发生率为 0.5%~12%，栓塞的发生率为 0.5%~5%。在操作过程中会有 2%~10% 发生严重的二尖瓣关闭不全，需要紧急手术治疗[356]。尽管高达 4% 的患者发生外周栓塞，但长期的后遗症很少见。该操作需要在房间隔进行大孔径的穿刺，所有的患者都不能完全闭合。然而，临床显著的房间隔缺损，即 Qp/Qs 比率为 1.5 或者更高，其发生率不超过 10%，很少需要外科手术治疗。患者的优选，手术者经验和设备的改进显著降低了手术并发症[356]。再狭窄的比率取决于二尖瓣联合部的钙化程度[354]。TEE 或心腔内超声心动图在二尖瓣球囊成形术中时有帮助的[60]。这些成像技术为跨房间隔导管的放置、跨瓣膜气囊的定位及手术是否成功提供了参考[356]。长期预后效果一直很好[357]。

20 世纪 80 年代，经皮球囊主动脉瓣膜成形术开始引入临床。这个操作通常通过股动脉进行，使用 9~11 号保护套和 18~25 号球囊。最初的成功率是可以接受的，但是最早术后 6 个月就可能发生再狭窄，术后两年几乎所有的患者都发生再狭窄。经导管主动脉瓣膜置换术（transcatheter aortic valve replacement，TAVR）出现后，经皮主动脉瓣膜成形术很快被淘汰。目前，经皮球囊主动脉瓣膜成形术是作为慢性心力衰竭Ⅳ级患者决定或者接受 TAVR 治疗的桥梁。目前的适应证包括：用以暂时减轻缓解症状且接受发生再狭窄的非手术患者；用于非心脏手术患者以降低手术风险；用于 LV 功能差的患者以改善心室功能并进一步考虑主动脉瓣置换术[358]。有 50%~80% 的患者跨主动脉瓣压力阶差降低在 50% 以上。有高达 10% 的患者需要进行股动脉修复，卒中的发生率为 1%，心源性死亡的发生率为 1%[359]。在高风险患者并发症的发生率略有上升[360]。经皮球囊主动脉瓣成形术的禁忌证是显著的外周血管疾病和中重度的主动脉瓣关闭不全。主动脉瓣关闭不全的程度在成形术期间至少增加一级。严重的急性主动脉瓣关闭不全，会由于肥厚的左心室不能扩张导致肺充血甚至死亡（见第 21 章和 27 章）。

经皮瓣膜修复

自 20 世纪 60 年代以来，人们一直在寻找基于导管来替代手术进行瓣膜置换的方法，直到 2000 年才成功地实施了经皮肺动脉瓣置换手术[361]。这些手术是在全身麻醉的情况下进行的，并且需要 X 线和超声心动图实施定位。牛颈静脉瓣缝合在一个铂铱支架上并由球囊传送。这个支架将自体瓣膜压到瓣环上，需要使用一个大的 22 号传送系统。高风险患者的效果前景不错，而且这个设备正在低风险群体中进行测试（即，作为真正替代外科手术）。经皮肺动脉瓣置换的成功也使人们对经皮主动脉和二尖瓣瓣膜置换产生了兴趣[362,363]（见第 15、21 和 27 章）。

经皮二尖瓣修复术

二尖瓣成形术优于二尖瓣置换术，这是因为它不需要抗凝而且能改善生存率。二尖瓣瓣环包括乳头肌的保留，使得心室能够保持其形状和功能。两个常见的瓣膜功能障碍，黏液瘤样变和瓣膜反流也是最适合采用成形术。

可以通过经皮弹夹装置或者瓣环成形术对二尖瓣进行修复。现有的弹夹设备是 MitraClip（Evalve，Inc，Menlo Park，CA）和 Mobius Ⅱ（Edwards Lifesciences，Irvine，CA）。关于 MitraClip，有更多的临床经验。它能够使边对边修复，使二尖瓣 A2 和 P2 区相对并促进 Alfieri 修复而无需锯开胸骨或 CPB。这就减少了前后叶片的距离，为腱索、瓣叶和瓣环提供了张力，稳定甚至缩短了二尖瓣前后[364]。

Alfieri 修复[365]由 Alfieri 博士于 1991 年提出，用于治疗前叶脱垂引起的二尖瓣反流。他大约估算了二尖瓣前后叶的中间部分，创建了具有减小叶片偏移的双孔瓣，并且减少了反流。在大多数患者，Alfieri 可与瓣膜成形术相结合。未接受瓣环成形术的患者仍有良好的疗效，因而促进了经皮修复的发展[366]。

通过经房间隔穿刺放置夹子，然后调整夹子位置或者缝合在前叶和后叶之间建立桥梁。夹子可以通过重新打开或者重新定位以确保位置最佳，并且在某些情况下可能使用两个甚至更多的夹子，以确保减少二尖瓣反流。6 个月内，这个装置被整合到一个组织桥上，模仿了外科手术的结果。

MitraClip 是一种经皮、跨静脉装置，于 2012 年经 FDA 批准应用。它于 2003 年首次应用，并已在全世界应用于超过 10 000 名患者[367]。它能够使二尖瓣 A2 与 P2 永久相对，因而建立一个双孔通道（图 3.27）。该手术需要深度镇静或者全身麻醉，并在跳动的心脏上进行，并且需要 X 线和超声心动图的指导。当进行心腔内超声心动图模拟成像时选用深度镇静，当需要 TEE 时则采用全身麻醉。

MitraClip 输送系统包括引导方向的导管和夹子输送系统，后者包括输送导管、可调整方向的套管和 MitraClip 装置。MitraClip 装置由聚丙烯织物覆盖的钴铬金属合金制成。夹子输送系统由导向导管通过股静脉穿刺置入，用于指引 MitraClip 到达适当位置并将其固定于二尖瓣瓣叶的中央位置。MitraClip 装置可以完全打开、关闭、反转，然后抓住并和二尖瓣瓣叶牢固结合（图 3.28）。这个装置同样可以打开、关闭、锁定和解锁，并且夹子可以升高或降低。夹子输送系统通过导向导管经房间隔到达左房，然后定位于大约二尖瓣的上方（图 3.29）。

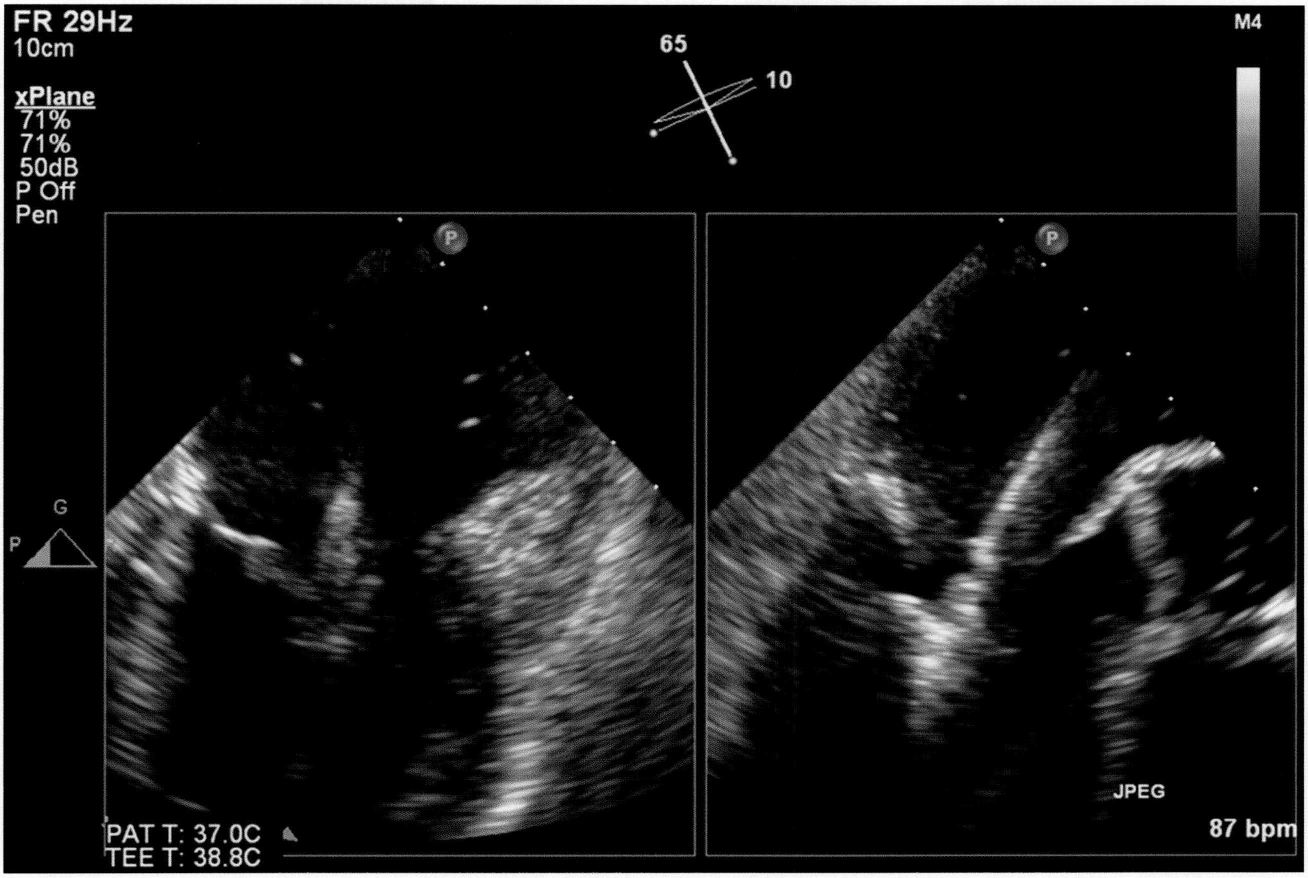

图 3.27 MitraClip 放置期间的超声心动图图像

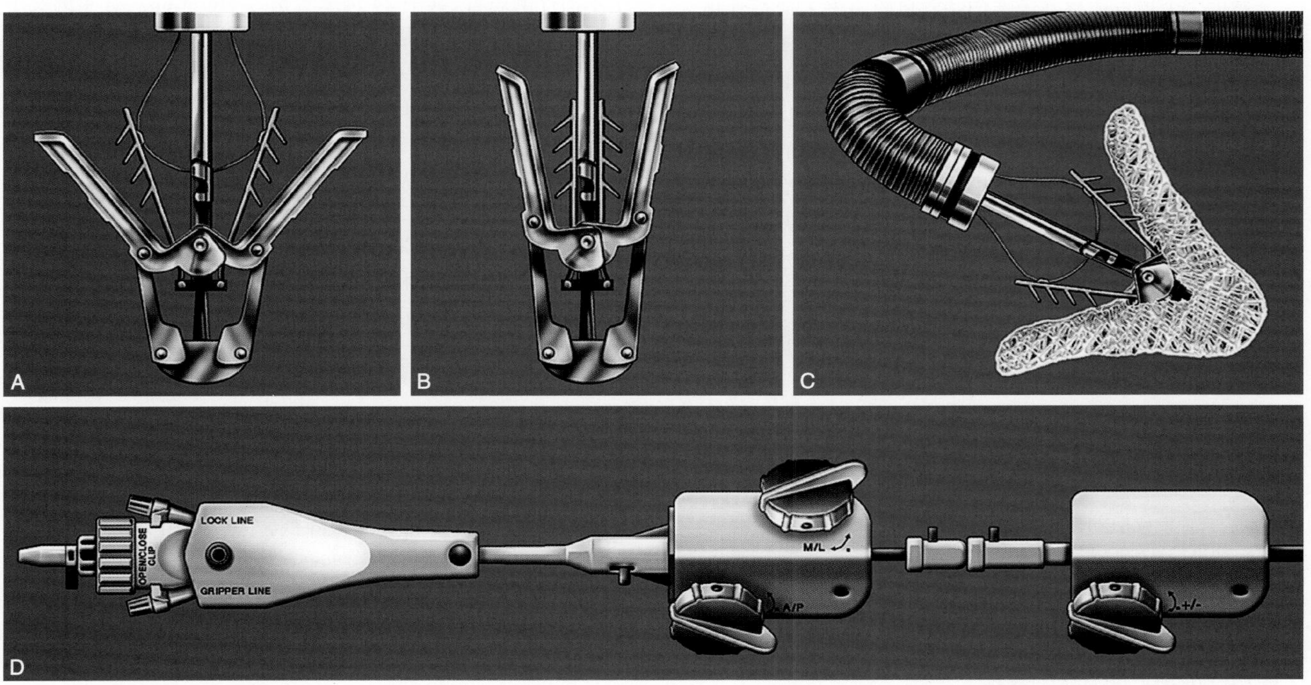

图 3.28 A,没有聚丙烯覆盖层的 MitraClip 装置处于打开的状态;B,装置处于关闭状态;C,有聚丙烯覆盖层的装置;D,MitraClip 的输送系统。(*From Feldman T, Young A. Percutaneous approaches to valve repair for mitral regurgitation.* J Am Coll Cardiol. *2014;63;2057.*)

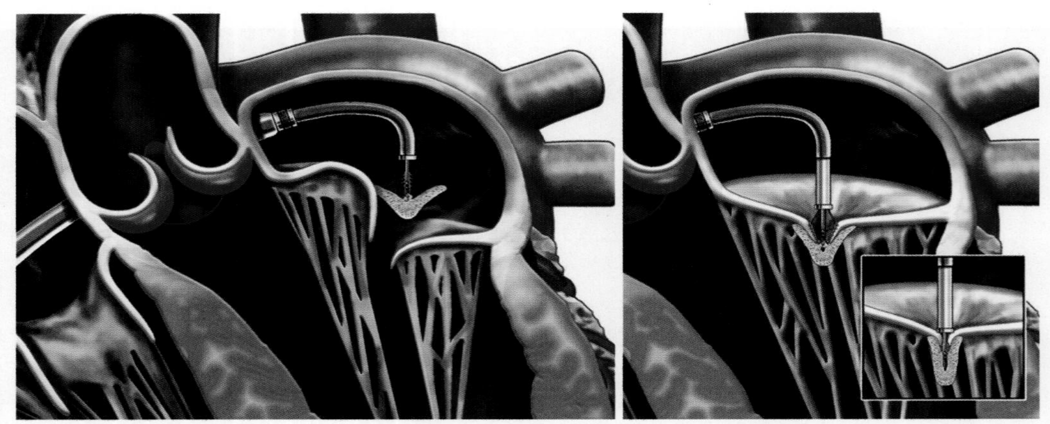

图 3.29 MitraClip 的路径，包括从经房间隔穿刺（左图），到二尖瓣中心以下调整二尖瓣夹子位置（右图）。（*From Feldman T, Young A. Percutaneous approaches to valve repair for mitral regurgitation.* J Am Coll Cardiol. *2014;63:2057.*）

导向导管在股静脉内是 24Fr，过房间隔后为 22Fr。房间隔穿刺是非常重要的，因为它决定了夹子经房间隔到达二尖瓣的路径。不适当的穿刺可能会降低设备的可操控性。夹子的每个臂都有 4mm 长。在臂伸展的同时，在超声心动图和 X 线的引导下，夹子成一条线并垂直于瓣膜，而臂则垂直于二尖瓣接合线。夹子跨过二尖瓣瓣口、进入左心室二尖瓣反流束起始处上方[367]。然后，夹子慢慢收回，允许瓣叶固定在打开的臂之间。然后，臂关闭以便抓住瓣叶的边缘，通过超声心动图评估瓣膜来评价二尖瓣反流的程度。如果操作成功，二尖瓣反流将立即减少。如果没有成功，夹子可以重新进行调整。直到二尖瓣反流减少并且装置稳定，夹子才被释放。40% 的患者需要第二个夹子，甚至多达 3 个或 4 个夹子[368]。

经皮二尖瓣反流修补术适用于高风险患者不适合常规二尖瓣手术的患者，但这并不意味着可以取代在低风险患者外科治疗。MitraClip 置入的特异标准包括：具有严重临床症状的二尖瓣反流患者，左心室大小和功能正常；无症状患者，但伴有左室功能障碍或者左室体积增大和近期发作的房颤或肺动脉高压；有症状的患者，且使用最大剂量的药物治疗但仍有严重的左室功能减退（LVEF<30%）[369]。经皮二尖瓣修复的超声心动图标准见框 3.15。最初，临床和解剖的标准只适用于退行性二尖瓣反流患者，但一些功能性二尖瓣反流患者也可以接受 MitraClip 治疗，只要喷射血流延伸超过接合线的中央凹陷处或者喷射血流是广泛的[367]。

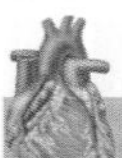

框 3.15 MitraClip 植入的选择标准

非联合部原发性反流射流
- 如果存继发射流，临床上应该不明显

二尖瓣口面积≥4.0cm
接合长度（掩蔽长度）≥2mm 和深度<11mm
二尖瓣反流射流必须来自瓣叶闭合线中心 2/3
植入抓取区的瓣叶仅极轻度钙化
抓取区域无小叶裂口
连枷宽度小于 15mm 和间隙小于 10mm

MitraClip 能够减少二尖瓣反流量，但与外科手术治疗程度不一。经皮二尖瓣修复的优点包括：①避免胸骨切开术和 CPB；②减少术后机械通气、重症监护室停留时间和输血；③提高生活质量和功能。缺点包括：手术失败、二尖瓣反流的加重和发生二尖瓣狭窄。并发症包括：永久性房间隔缺损及其不良的预后[370]，瓣膜和腱索断裂，以及右心房或左心房破裂导致的心脏压塞。MitraClip 患者晚期需要外科手术，主要是因为残留的二尖瓣反流。尽管外科手术更复杂，但大多数患者是有条件接受手术的[371]。

许多试验评估了 MitraClip 的疗效。第一组试验是 EVEREST Ⅰ、EVEREST Ⅱ 和 EVEREST 高风险研究。EVEREST Ⅰ是第一阶段研究，它评估二尖瓣夹子的安全性和有效性。27 例中至重度退行性二尖瓣疾病、无左心室扩张择期行外科手术治疗的患者，其中 24 例患者植入 MitraClip。有 4 例发生主要不良事件（分别是 3 例夹子分离和 1 例神经系统并发症）。但是 18 例患者无需外科手术，6 个月后二尖瓣关闭不全不超过轻度[372]。在二期试验阶段，将 MitraClip 效果和长期疗效与传统二尖瓣手术进行比较。279 例患者以 2∶1的比例随机分组，接受 MitraClip 植入或手术二尖瓣成形或置换[373]。尽管 1 年死亡率、3+～4+二尖瓣关闭不全（MR）的比例两组相近，但 MitraClip 组 2+MR 发生率更高，同时，因二尖瓣功能不全而需要外科手术的比例也更高（20% vs 2.2% 手术组）。然而，手术组由于出血而需要输血，因此经皮组安全性更高。夹子栓塞或二尖瓣狭窄没有报道，但是有外科手术二尖瓣重建的可能[371]。

基线值和术后 24 小时超声心动图评价 MitraClip 经皮介入的益处包括：明显减少的 MR、反流比例与容积，左室收缩末期和舒张末期大小与容积显著降低[374]。左室重塑的其他迹象包括：左室质量和壁应力降低，左房容积减少，静脉收缩面积减少[375-377]。

EVERESTⅡ的 4 年随访研究表明：MitraClip 长期结果与外科手术修复相似，包括：存活率高、超声心动图指数达 3+和 4+MR 的发生率低和功能状态的改善。而且，老年患者中，功能性 MR 预后也与接受外科手术的患者相似[378]。

EVEREST 高危因素实验研究了严重的、主要功能性的 MR 患者，他们被认为是外科治疗的高危人群，估计死亡率超过 12%。这些患者接受 MitraClip 治疗,并与标准药物治疗的非随机对照组相比较[379]。1 年随访,MitraClip 组生存率有增加的趋势,住院率减少 45%。其他登记的高风险患者有相似的结果[380,381]。

Shillinger 和他的同事[382]选择了 51 例低 EF 值、功能性 MR、复杂瓣膜病变和预先存在合并症的老年患者接受 MitraClip 治疗。手术期间,所有患者血流动力学平稳,无严重围手术期并发症。出院时术后大部分患者 MR 分级是 2+,超过 90% 的患者纽约心功能分级(New York Heart Association,NHYA)显著改善。MitraClip 作为救急手段对于那些乳头肌破裂不能手术的严重患者有效,能够迅速改善血流动力学,能够减少或中止正性肌力药的应用,同时提高出院率[381,383,384]。同时,MitraClip 对于那些心脏再同步化治疗无反应的患者也是有益的。尽管进行最佳药物治疗和心脏再同步化治疗,但仍有临床症状的 MR 患者被纳入欧洲 PERMIT-CARE 实验,结果接受 MitraClip 治疗的患者,其 MR 改善、左室重塑逆转,75% 的患者 1 年时 NHYA 评级改善[385]。

有两个实验正在验证 MitraClip 用于治疗 MR 手术风险高的患者和心力衰竭患者的安全性和有效性。一个是基于美国临床预后评估手术风险极高患者的 MitraClip 经皮介入(Clinical Outcomes Assessment of the MitraClip Percutaneous Therapy,COAPT)实验,另一个是临床明显功能性二尖瓣反流心力衰竭患者(Heart Failure Patients with Clinically Significant Functional Mitral Regurgitation,RESHAPE-HF)接受 MitraClip 治疗的欧洲随机实验。两个实验所选患者被随机分为经皮介入二尖瓣修复组和标准药物治疗组。研究结果将有助于判断应用 MitraClip 治疗对于那些不适合手术修复和置换的 MR 患者所起的作用[373]。2015 年,Feldman 等[373a]公布了 EVEREST Ⅱ 5 年随访情况,比较了接受 MitraClip 和手术修复患者 1 年和 5 年的随访结果。结果发现:1 年后,经皮修复患者比外科手术修复患者更频繁地需要接受再次外科手术。但是,5 年内,两组患者因 MV 功能不全接受 MV 手术的发生率都不高,证明 MitraClip 治疗 MR 的持久性。

经皮二尖瓣修复的麻醉管理

除了各种标准监护仪器,大的静脉通路(通常是外周)和有创性动脉血压监测是必须的。如果大的外周静脉通路不能获得或者预计可能使用正性肌力药或者血管收缩药,那么中心静脉导管也是必需的。如果该操作不能在杂交的 CCL 中进行,那么心脏外科手术室应处于随时可用状态,以防紧急手术。如果需要 TEE,则操作全身麻醉下进行;如果使用心内超声心动图,可以采用深度镇静。

全身麻醉的优点是可以采用 TEE 监测,在手术操作中患者保持静止,并且在夹子放置的关键时刻长时间屏气(机械通气暂停)。取决于患者并存疾病的不同,包括冠心病和左心室功能障碍的程度,麻醉维持的目标是:HR 正常至略微增加、全身血管阻力略微降低,前负荷略微增加,这些目标都可以通过现有的麻醉剂而达到。注意在左心室功能低下的患者中,要使用较小剂量的麻醉剂并使用正性肌力药;对于这些患者,静脉麻醉因循环时间较长而起效较慢,而吸入麻醉药的起效时间相对较短。

当穿过房间隔时需要使用肝素,并且术中根据需要补充肝素以维持 ACT 大于 250 秒。手术过程的困难之处在于:需要屏住呼吸以便 MitraClip 的臂能够抓住二尖瓣;将第二个夹子从左房推向左室期间,应避免破坏第一个夹子[386]。夹子跨过二尖瓣瓣口的时候可能会发生低血压,这可能是由于夹子阻碍左心室充盈引起的。可能需要使用血管活性药如去氧肾上腺素、多巴胺、去甲肾上腺素甚至肾上腺素来维持循环。当抓握结束和装置释放时,升高血压以模拟麻醉诱导前生理状态或产生高血压,这有利于外科医生评估残留二尖瓣反流的范围、位置和严重程度;同时也有利于评估夹子是否应该放置或者是否需要另外的夹子。在手术结束时给予鱼精蛋白。大多数患者可以气管拔管,其他患者根据并存疾病的不同,术后也可以在观察室(降压病房)或者重症监护室进行监测[386]。

除了瓣叶修复外,二尖瓣瓣环成形术也正在发展。瓣环成形术是大多数二尖瓣手术的主要方法,并且可能是功能性二尖瓣关闭不全的唯一修复方法。瓣环成形术减少了瓣环的前后径,促进了更好的闭合,减少了反流。经皮瓣膜成形术可以间接通过冠状静脉窦或者直接从左心室逆行进入。

基于冠状静脉窦紧邻二尖瓣瓣环的后侧和外侧,发展出间接瓣环成形术。该装置穿过冠状静脉窦进行瓣环缩短或重塑,模拟外科手术瓣环成形术。导管经颈静脉路径进入冠状静脉窦。一个带有张力调整功能的锚定装置放置在远端冠状窦,与近端冠状窦相连。这就产生了一种传递到瓣环的张力,减少瓣环的周长,从而改善瓣叶间的关闭度。退行性二尖瓣脱垂和缺血性二尖瓣关闭不全的高危患者考虑采用这种技术。局限性包括:正常冠状动脉窦解剖结构的变化,冠状静脉窦与二尖瓣之间距离的变化,回旋支损伤的可能性以及前叶二尖瓣环无法修复的问题。尽管瓣环成形术被认为能够重塑二尖瓣功能、改善血流动力学指标如每搏量和心脏指数、减少左侧和肺动脉压力和改善二尖瓣反流的症状,但是长期预后优势尚未得到证实[387]。

唯一使用间接方法的系统是 Carillon Mitral Contour System(Cardiac Dimension,Kirkland,WA)。该装置需要 9.0Fr 输送导管经颈静脉植入[388](图 3.30)。该装置的近端和远端锚定装置由一根带子连接[389]。远端锚定装置锚在前连合附近的冠状静脉窦内释放,近端锚定装置固定于冠状窦口附近,输送系统上具备一定张力,使 MV 周围的组织折叠起来。然后检查瓣膜、确认二尖瓣反流是否减少。如果反流没有减少,则可以重新定位或移除该装置[373]。在前瞻性、非随机的 TITAN 试验中,53 例功能性二尖瓣关闭不全患者中有 36 例成功放置了永久性装置,后者功能性二尖瓣反流明显减少:包括反流量、有效的反流孔面积减少以及持续 12 个月左心室重塑改善。此外,这些患者的功能状态也有持续改善,包括持续 24 个月的 6 分钟步行测试、功能分级以及生活质量[390]。然而,在另外的 17 例患者中,由于冠状静脉窦插管困难,装置不能永久植入,导致二尖瓣反流没有减少或者冠状动脉受压。Carillion 装置的局限性包括二尖瓣反流没有减少和回旋支动脉受压,前者产生的原因是扩张的心脏导致冠状静脉窦与二尖瓣装置之间分离[391]。

直接瓣膜成形术试图再现外科瓣环成形术,目前有三种装置正在研发中。Mitralign 系统(Mitralign,Tewksvury,MA)使用缝合瓣膜成形环的概念，该装置经心室逆行到达二尖瓣环。使用射频能量，导丝穿透二尖瓣环进入左心房。成对的小垫子被植入后叶二尖瓣环 A1-P1 和 A3-P3 附近(图 3.31)。通过将这些小垫子缝合在一起、收紧，从而达到减少二尖瓣环周长和二尖瓣孔面积的作用。

Accucinch 系统(Guided Delivery System，Santa Clara，CA)也使用经心室逆行途径(图 3.32)。这个系统在左心室基底部二尖瓣下面植入多个锚钉。这些锚钉通过镍钛诺丝连接起来，收紧这些镍钛诺丝将左心室基底部和二尖瓣瓣环紧紧连接在一起，因而减少二尖瓣反流并引起左心室基底部的重塑。

Valtech CardioBand 系统(Valtech Cardio，Or Yehuda，Israel)是个类似于外科用成形环的环状装置。它通过房间隔植入到二尖瓣环的左心房面，螺杆式的锚以逆时针方向从后中部向前侧部联合线展开，同时，环状装置以小片段方式从输送导管内慢慢释放出来(图 3.33)。通过控制环带上的张力，可以减小环向周长，因而降低二尖瓣反流[392]。已经有几名患者成功完成了该装置的经皮植入。

对于高风险患者，正在探索瓣叶修复、瓣膜成形术、腱索置换和左心室重塑的经皮治疗方法。

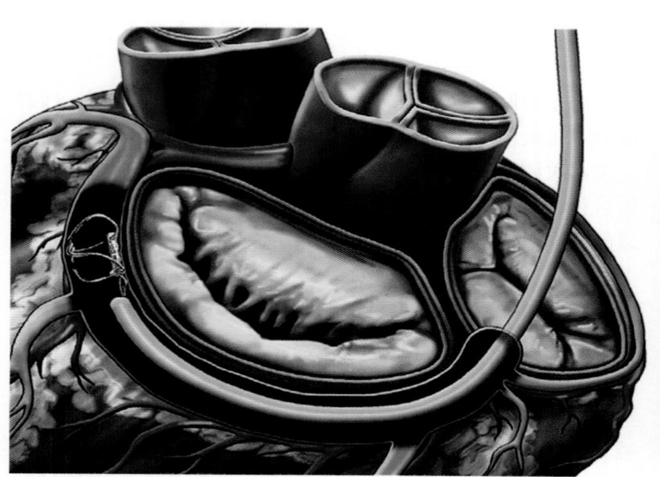

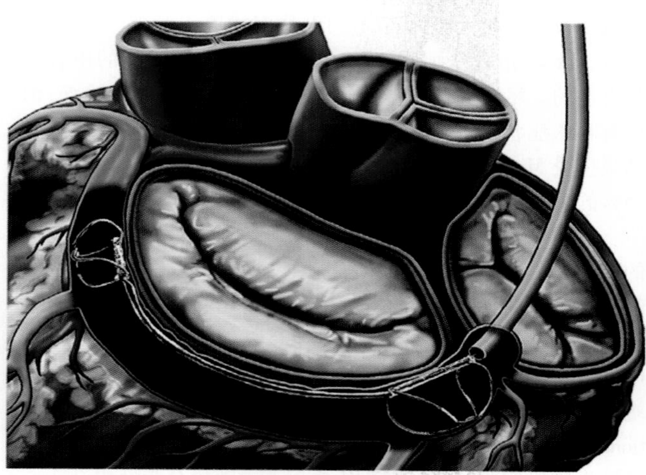

图 3.30 Carillon Mitral Contour System 装置。引导导管通过颈静脉穿刺，该装置插入冠状静脉窦远端，远端锚钉释放(左图)；引导导管回拉、锚钉在冠状静脉窦开口近段释放。右图显示在冠状静脉窦释放后的、由镍钛丝合成的线框。二尖瓣环的收紧导致间隔侧壁的压缩从而减少瓣口反流。(*From Feldman T，Young A. Percutaneous approaches to valve repair for mitral regurgitation.* J Am Coll Cardiol. *2014;63:2057.*)

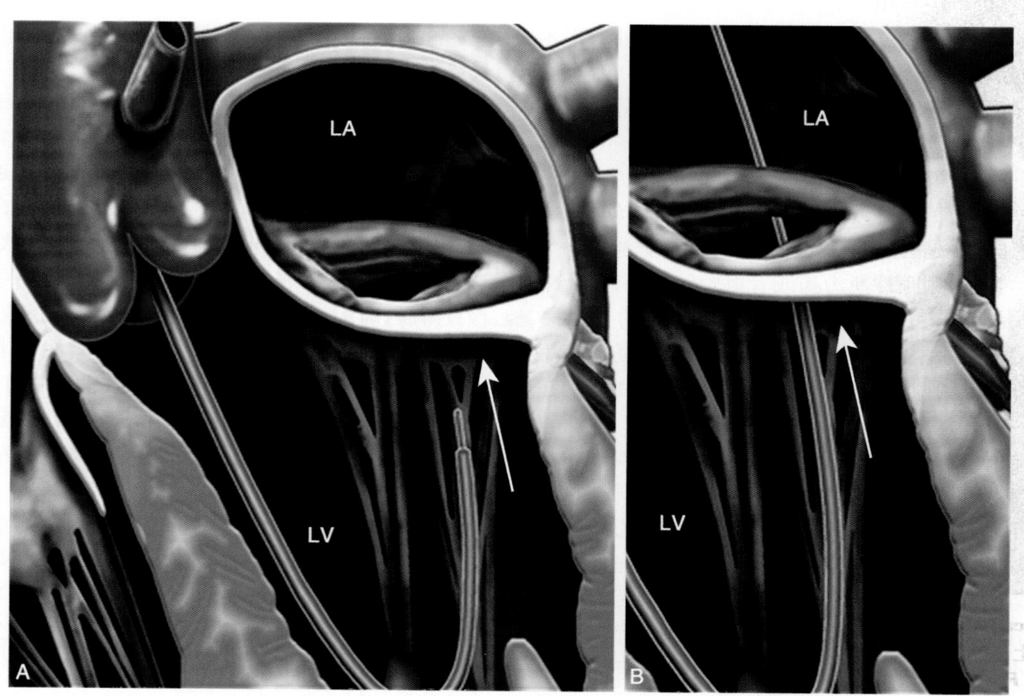

图 3.31 Mitralign 环折叠术。A，逆行导管位于左心室(LV)，远端导管尖端位于二尖瓣下方、后叶的后方。B，导丝穿过瓣环从左心室进入左心房(LA)。两对导丝用来在瓣膜连接部处放置棉垫样小片

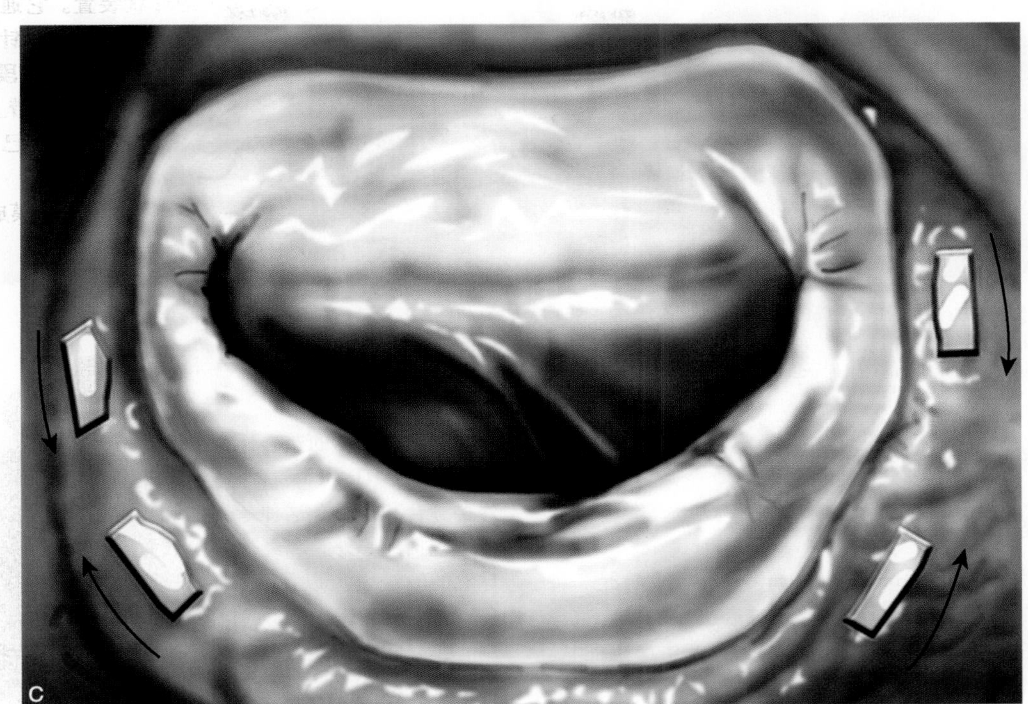

图 3.31(续) C,棉垫样小片收紧减少二尖瓣瓣环周长。(*From Feldman T, Young A. Percutaneous approaches to valve repair for mitral regurgitation.* J Am Coll Cardiol. *2014*;*63*:*2057*.)

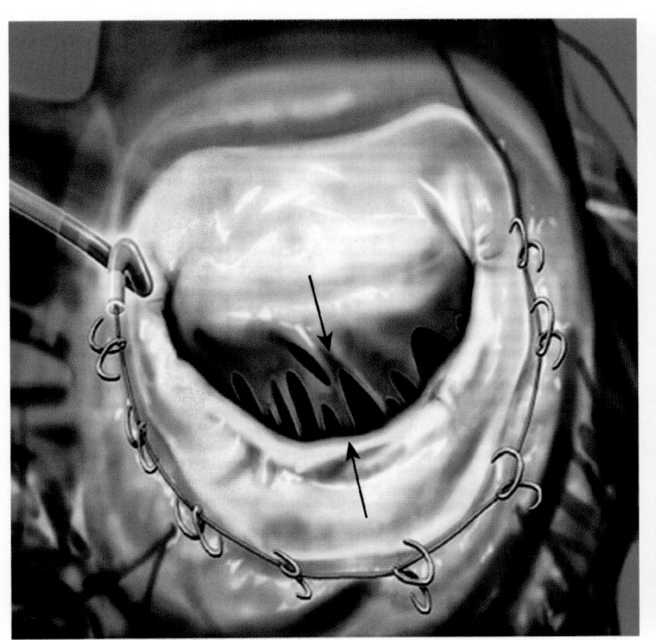

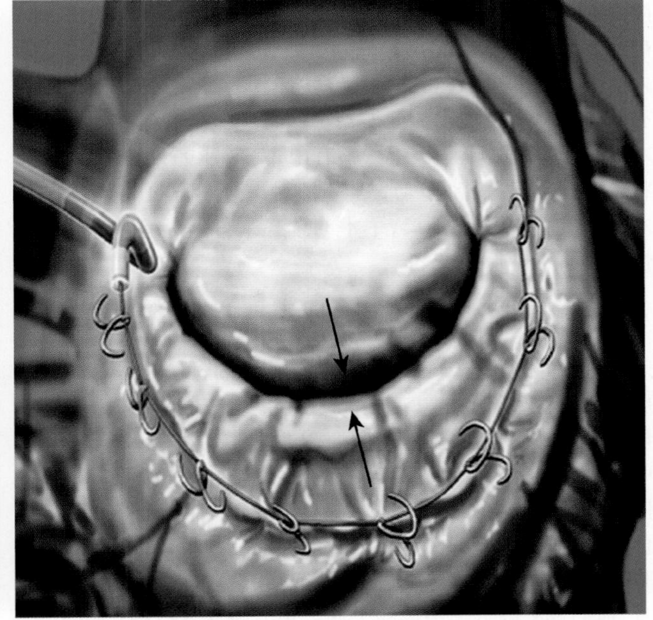

图 3.32 Accucinch 装置。Accucinch 装置通过导管从心室逆行插入心房(左图)。箭头突出显示两个瓣叶边缘的分离。锚被放置在二尖瓣的后叶瓣环上,并与一根拉紧的束带连接起来,以固定环形的周长。当束带收紧时,基底部心肌和瓣环一起使瓣叶收紧(右图)从而降低反流孔面积。(*From Feldman T, Young A. Percutaneous approaches to valve repair for mitral regurgitation.* J Am Coll Cardiol. *2014*;*63*:*2057*.)

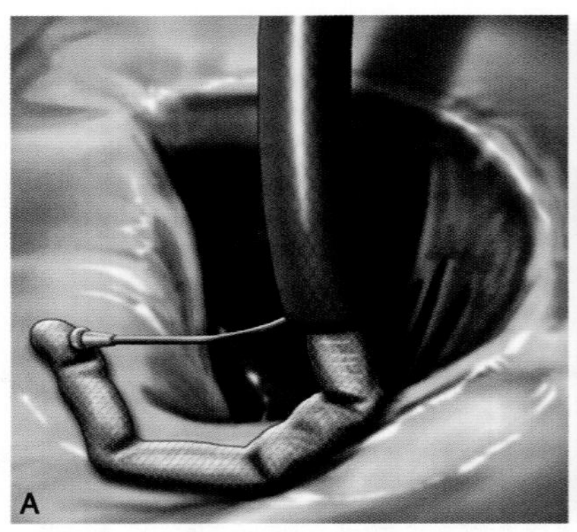

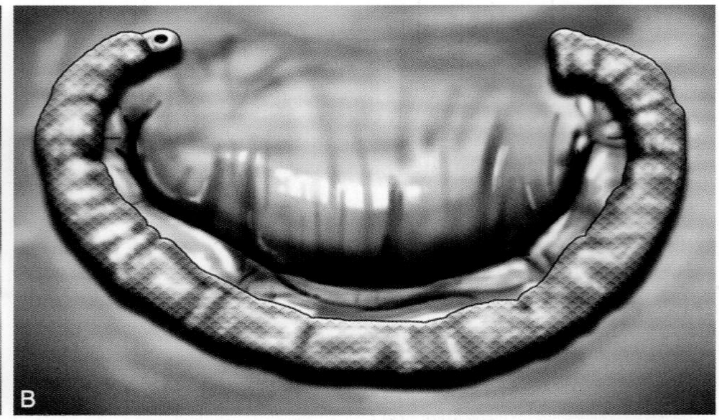

图 3.33 Valtech CardioBand 系统。A,经房间隔导向导管输送成形环片段。每一节段都按顺序锚定在瓣环上。B,最后,成形环包绕于二尖瓣后叶。(*From Feldman T,Young A. Percutaneous approaches to valve repair for mitral regurgitation.* J Am Coll Cardiol. *2014;63;2057.*)

其他经导管的心内介入手术

经室间隔乙醇消融

肥厚型心肌病(hypertrophic cardiomyopathy,HCM)是一种遗传性疾病,临床症状表现为心脏猝死或心脏衰竭。少数患者有不对称的室间隔肥厚导致流出道梗阻并产生严重症状。如果这种情况使用药物很难治愈,外科手术切除部分室间隔组织、且常常需要同时进行二尖瓣成形或置换。自从 20 世纪 90 年代中期,经皮手术的研究已经开展,该方法通过诱发可控的心肌梗死从而选择性地去除肥厚的室间隔组织[393](见第 24 章)。

通过一个标准的导向导管,导丝放入近端的一个大的间隔穿孔器内。通过导丝的球囊导管放置进入间隔穿孔器,然后充气堵塞血流。取出导丝,将 1~3ml 的乙醇通过球囊注入间隔穿孔器并保持 5 分钟。所有的患者都需要临时起搏,有些患者需要使用永久起搏器。当有经验的操作者进行手术时,并发症发病率和死亡率有限,跨瓣压差下降,患者症状改善[394,395]。经室间隔乙醇消融与室间隔心肌切除手术的对比仍然存在争议,手术的选择最好基于患者的个人情况[396,397]。

左心耳封堵术

对于大多数非瓣膜性房颤患者,卒中是由左心耳血栓形成导致的。对于这类患者,起码从理论上来讲,左心耳封堵或切除可以替代口服抗凝药物预防卒中发生。华法林对预防卒中有效,但它与致病率和死亡率有关,且许多患者有华法林使用禁忌。WATCHMAN 左心耳系统是一种表面覆盖镍钛合金的装置,该装置经皮置入封闭左心耳。PROTECT AF 试验随机选取了 707 名患有永久性、持续性或阵发性房颤的患者,他们都有高危卒中风险。两组患者按照 2∶1的比例接受 WATCHMAN 左心耳封堵或华法林治疗。使用 WATCHMAN 组年卒中率为 2.3%,华法林组为 3.2%。左心耳封堵术组有 5%的患者需要心包引流,但无死亡病例。围手术期卒中及装置血栓形成的发生率分别为 1.1%和 0.6%[398]。2015 年 3 月,FDA 批准了 WATCHMAN 左心耳封堵器。

有人体数据的左心耳封堵装置是 LARIAT 缝合输送系统(SentreHEART,Redwood City,CA),2009 年,FDA 批准其用于外科缝合和打结。这种杂交系统装置已用于左心耳结扎,其涉及包括经心外膜和经房间隔放置顶端磁性导丝;提供心内球囊的输送轨道以及一个预先缝合的心外膜圈套,即荷包环[399]。这种方法的优点包括:在心脏穿孔的情况下完全控制心包空间,血管内没有留下任何的装置,并且可能不需要术后抗凝。LARIAT 系统的主要缺点是同时需要穿过房间隔和建立心包通路。此外,解剖变异会限制其使用,包括左心耳直径较大、左心耳偏后、之前心脏手术造成心包粘连以及心包炎[400]。在治疗房颤时,个体化方案的选择需要比较华法林控制与那些侵入性治疗,如导管消融和左心耳封堵方法,最终权衡已证实的长期效益和风险率。

经皮封堵卵圆孔未闭和间隔缺损

Amplatzer 装置(AGA Medical Corp,Golden Valley,MN)已被 FDA 批准,和外科手术相比,单发继发孔型缺损的闭合应优先考虑使用。Helex 间隔封堵器(Gore Medical,Flagstaff,AZ)是一种更新的装置,它是一些小型缺损的替代选择[401]。它可以心内直接使用或 TEE 引导下使用[60]。通常使用全身麻醉,以利于 TEE 持续监测成像。当患者选择恰当时,成功率几乎是 100%,且并发症比较罕见。

过去,对接受华法林治疗仍然复发性脑卒中的卵圆孔未闭患者,由美国的基于人道主义的设备豁免机构为他们提供两种治疗设备,即 Amplatzer PFO 封堵器(AGA 医疗)和 CardioSEAL(NMT 医疗,波士顿,MA)。由于种种原因,这些设备于 2006 年退出市场,主要原因是它们的使用超出了批准的应用范围,且没有数据支持这种扩大使用。临床试验正在进行,以确定这些装置对预防脑卒中后的再发脑卒中是否比抗凝治疗更有效(图 3.34)。PFO 封堵术后偏头痛的改善已有报道[402]。外科手术主要用于少数因解剖变异而不能实施经皮封堵的患者[403](见第 22 章和 24 章)。

这些手术通常需要全身麻醉和 TEE 指导。麻醉医生需要熟知病变的特点和对血流动力学的影响,包括右向左分流的后果[404]。是否实施有创监测取决于患者的并存疾病、是否有右心室功能不全和肺动脉高压的存在。当患者伴有严重

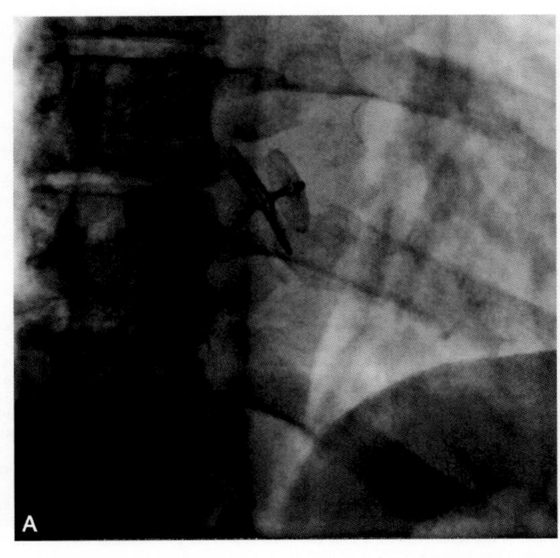
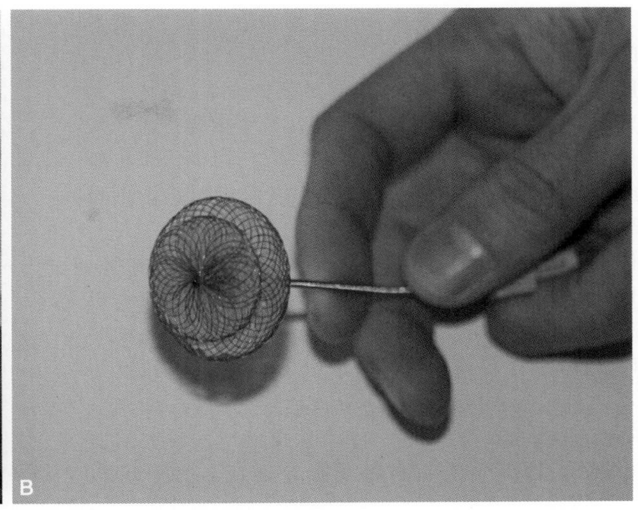

图 3.34 A,卵圆孔未闭(PFO)闭合装置的安装。B,PFO 封堵器

的右心室功能障碍和肺动脉高压时,应该提前准备好正性肌力药物,如儿茶酚胺、米力农或者左西孟坦;以及肺血管扩张剂,如一氧化氮、前列环素。对伴有严重肺动脉高压的患者,应随时准备好 ECMO。所有静脉通路充分排气以预防脑栓塞。围手术期并发症包括:心律失常、房室传导阻滞、低血压、肺循环或体循环栓塞、瓣膜功能不全、Amplatzer 封堵器栓塞或移位、肺动脉高压和右心室功能不全的恶化以及心脏穿孔[404]。

大多数室间隔缺损存在右向左分流。病变的原因可以影响术中管理。心肌梗死后室间隔封堵术比先天性室间隔封堵术更具有挑战性。急性心肌梗死后早期室间隔缺损患者血流动力学不稳定,在封堵期间更易发生低血压和心律失常[405]。

CCL 和麻醉医生

CCL 或杂交手术室手术量和复杂程度的增加,拓宽了需要麻醉实施的范围。通常情况是,CCL 和手术室不在一个地方,而且两者距离常常较远,甚至不在同一个楼层。设备、人员和环境也不同。X 线透视机器和显示器大且笨重,同时,房间可能还有其他的设备,如铅屏风、除颤仪、编码车、经食管或心内超声心动图仪,因而限制了麻醉机、监测设备和麻醉车的合理摆放。在 CCL 内,麻醉医生的挑战包括辐射暴露、陌生的环境、远离麻醉同事和团队、CCL 内医生和人员只能提供有限的帮助或者无法提供帮助、获取药物或设备(如困难气道推车)能力降低[406]。

CCL 内各种手术或介入操作众多,包括一些传统外科手术风险抬高而不能实施手术的患者。这些手术耗时很长、需要心内科医生更多的关注。心内科医生和麻醉医生之间的合作和恰当的计划是需要的,包括探讨患者状况、手术过程以及何种麻醉方式有利于手术成功。和 CCL 护士和技师的讨论是有益的,告知他们拟定的麻醉计划以及必要时如何帮助麻醉团队。

CCL 必须配有中心供氧、空气、吸引器以及吸入麻醉所需的废气排放系统所需的各种接口。任何时候都必须确保能在第一时间拿到麻醉和复苏药品,如何获得其他药物也需讨论好。一些 CCL 的药品自动分配柜就包含麻醉相关药品。尽管 CCL 能够监测心率、无创和有创血压、中心静脉压、肺动脉压、血氧饱和度,但是呼气末二氧化碳和吸入麻醉药的吸入和呼出浓度监测也是必需的,尤其是采用全身麻醉。麻醉车应该包含:气道设备(包括急救气道辅助如喉罩和一次性视频喉镜),额外的液体和药物,标准和有创监测设备,氧气面罩,以及用于监测二氧化碳管路和吸引装置。复苏药物和设备需要随时可用。由于 CCL 内的除颤仪可能与手术室中的除颤仪不同,麻醉助手必须熟悉该设备。要有一种可以在紧急情况下获得帮助的手段(如呼叫手术室的电话或按钮)。由于患者经常远离麻醉团队、透视设备和操作台持续的移动,因此,需要加长呼吸管路、氧气管、动静脉通路、监护导线、呼气末二氧化碳采样管以防断开[407]。2011 年,美国麻醉医生协会修订了中度或深度镇静麻醉时的通气监测标准,包括呼气末二氧化碳监测和定性临床症状。

对于不同的患者和手术,CCL 内麻醉方式也不相同。对于简单的导管手术和 PCI 术,通常根据机构指导指南,采用最轻度的镇静和复合局部浸润麻醉并由心内科医生实施[408]。最常用的是小剂量的咪唑安定和芬太尼。如果有气道风险、呼吸风险、血流动力学不稳或者患者操作术中不能保持静止不动,则需要麻醉医生的参与[404]。

区域麻醉,特别是硬膜外麻醉,适用于腹主动脉腔内隔绝术和下肢血管支架手术的麻醉[409]。时间较长的介入手术和需要使用 TEE 的手术则应做好全身麻醉的准备。需要全身麻醉的情况还包括以下几种:窒息的患者、小儿、不合作或危重的患者;不能平躺不动的患者;肺动脉高压患者(此类患者通气不足和气道梗阻会增加右心室功能不全风险)。

术前评估包括手术原因和心脏病史,后者包括疾病的类型和程度、之前的治疗(如药物、介入治疗)。既往复习得出的有用信息包括:病变的类型和位置、左侧和右侧充盈压、心脏瓣膜和心室功能。患者最近发生心肌梗死处于急性心脏衰竭或伴有未控制的心律失常[404]。

除了心脏病史,全身系统疾病也需要评估,应特别关注:呼吸道问题、食管疾病(如打算使用TEE)、肾功能不全(如果必需使用造影剂)、使用利尿剂(可导致低钾血症,增加手术过程中发生心律失常的风险)和使用任何抗凝剂和抗血小板药物。长期肝素治疗可导致抗凝血酶Ⅲ缺乏,需要给予抗凝血酶Ⅲ或新鲜冰冻血浆。也应该询问患者是否对造影剂过敏,如果是,则应避免使用离子造影剂。

其他需要考虑的因素包括长时间手术需要放置导尿管。有出血风险的手术需要交叉配血并申请备用,此外,心内科医生已经使用抗凝剂(如肝素、GPI类)和直接凝血酶抑制剂(如阿加曲班、比伐卢定)的手术也需交叉配血并申请备用。心内科医生也可以直接将负荷剂量的药物(如硝酸甘油、钙通道阻滞剂)直接注入导管,这可能产生较大的血流动力学波动,因此在进行这种治疗之前应告知麻醉科医生。

需要使用TEE指导导丝和导管的放置,确定其位置是否良好以及手术是否成功。如果术中发生血流动力学不稳定,TEE也可用来评估心室和瓣膜功能和液体状态。

当患者出现问题或介入需要区域或全身麻醉时,应征询麻醉医生的意见。患者因素包括:心血管疾病(如心力衰竭、血流动力学不稳定),需要更广泛的监测,呼吸系统疾病(包括阻塞性睡眠呼吸暂停),病态肥胖,已知或可疑困难气道,以及严重的肺部疾病。其他考虑因素包括:儿童患者,不能静止平躺的精神疾病患者,幽闭恐惧症患者,以及对非麻醉专业人员用药产生耐受性的患者[404]。

本章概述了CCL中进行的手术及其麻醉管理。随着经皮疗法应用的增加,麻醉医生将在这类患者治疗中发挥不可或缺的作用。

(史宏伟 译)

参考文献

1. Achenbach S, Ludwig J. Is CT the better angiogram? Coronary interventions and CT imaging. *J Am Coll Cardiol*. 2010;3:29.
2. Kim WY, Danias PG, Stuber M, et al. Coronary magnetic resonance angiography for the detection of coronary stenoses. *N Engl J Med*. 2001;345:1863.
3. Bittl JA, Hirsch AT. Concomitant peripheral arterial disease and coronary artery disease: therapeutic opportunities. *Circulation*. 2004;109:3136.
4. Verel D, ed. *Cardiac Catheterization and Angiocardiography*. 3rd ed. London: Churchill Livingstone; 1978.
5. Forssmann-Falch R. Werner Forssman: a pioneer of cardiology. *Am J Cardiol*. 1997;79:651.
5a. Klein O. Zur Bestimmung de zerkulatorischen minutens. Volumen nach dem Fickschen Prinzip. *Munch Med Wochenschr*. 1930;77:1311.
5b. Cournand A, Ranges HA. Catheterization of the right auricle in man. *Proc Soc Exp Biol Med*. 1941;46:462.
5c. Dexter L, Haynes FW, Burwell CS, et al. Studies of congenital heart disease. I. Technique of venous catheterization as a diagnostic procedure. *J Clin Invest*. 1947;26:547–553.
5d. Zimmerman HA, Scott RW, Becker ND. Catheterization of the left side of the heart in man. *Circulation*. 1950;21:271.
5e. Limon-Lasin R, Bouchard A. El catetersimo intracardiaco; cathterzacion delas cavidades izquieredas en el hombre. Registro simultaeno de presion y electrocardiograma intercavetarios. *Arch Inst Cardiol Mex*. 1950;21:271.
5f. Seldinger SL. Catheter replacement of the needle in the percutaneous arteriography: a new technique. *Acta Radiol*. 1953;39:368–376.
6. Ross R. Transseptal left heart catheterization. *J Am Coll Cardiol*. 2008;51:2107.
6a. Gruentzig AR, Turina MI, Schneider JA. Experimental percutaneous dilatation of coronary artery stenosis. *Circulation*. 1976;53(suppl II):II-81.
7. Bruschke A, Sheldon W, Shirey E, et al. A half century of selective coronary anatomy. *J Am Coll Cardiol*. 2009;54:2139.
8. Byrne J, Leacche M, Vaughan D, et al. Hybrid cardiovascular procedures. *J Am Coll Cardiol*. 2008;1:459.
9. Braunwald E. Cardiology: the past, the present, and the future. *J Am Coll Cardiol*. 2003;42:2031.
10. Hamid M. Anesthesia for cardiac catheterization procedures. *Heart Lung Vessel*. 2014;6:225.
11. Balter S, Moses J. Managing patient dose in interventional cardiology. *Catheter Cardiovasc Interv*. 2007;70:244.
12. Johnson LW, Moore RJ, Balter S. Review of radiation safety in the cardiac catheterization laboratory. *Cathet Cardiovasc Diagn*. 1992;25:186.
13. Bashore TM, Balter S, Barac A, et al. American College of Cardiology Foundation/Society for Cardiovascular Angiography and Interventions expert consensus document on cardiac catheterization laboratory standards update. *J Am Coll Cardiol*. 2012;59:2221.
14. Mettler FA, Voelz GL. Major radiation exposure: what to expect and how to respond. *N Engl J Med*. 2002;346:1554.
15. Stecker MS, Balter S, Towbin RB, et al. Guidelines for patient radiation management. *J Vasc Interv Radiol*. 2009;20:S263.
16. Fazel R, Gerber T, Balter S, et al. Approaches to enhancing radiation safety in cardiovascular imaging: a scientific statement from the American Heart Association. *Circulation*. 2014;130:1730.
17. Klein LW, Miller DL, Balter S, et al. Occupational health hazards in the interventional laboratory: time for a safer environment. *Catheter Cardiovasc Interv*. 2009;73:432.
18. ACC/ACR/NEMA Ad Hoc Group. American College of Cardiology, American College of Radiology and industry develop standard for digital transfer of angiographic images. *J Am Coll Cardiol*. 1995;25:800.
19. Holmes DR, Laskey WK, Wondrow MA, et al. Flat-panel detectors in the cardiac catheterization laboratory: revolution or evolution—What are the issues? *Catheter Cardiovasc Interv*. 2004;63:324.
20. Ryan TJ, Klocke FJ, Reynolds WA. Clinical competence in percutaneous transluminal coronary angioplasty: a statement for physicians from the ACP/ACC/AHA Task Force on Clinical Privileges in Cardiology. *Circulation*. 1990;81:2041.
21. King S, Aversano T, Ballard W, et al. ACCF/AHA/SCAI 2007 update of the clinical competence statement on cardiac interventional procedures. *J Am Coll Cardiol*. 2007;50:82.
22. Levine GN, Piates ER, Blankenship JC, et al. ACCF/AHA/SCAI guideline for percutaneous coronary tntervention. *J Am Coll Cardiol*. 2011;58:e44.
23. Wennberg DE, Lucas FL, Siewers AE, et al. Outcomes of percutaneous coronary interventions performed at centers without and with onsite coronary artery bypass graft surgery. *JAMA*. 2004;292:1961.
24. Kutcher M, Klein L, Fang-Shu O, et al. Percutaneous coronary interventions in facilities without cardiac surgery on site: a report from the National Cardiovascular Data Registry (NCDR). *J Am Coll Cardiol*. 2009;54:16.
25. Dehmer GJ, Blankenship JC, Cilingiroglu M, et al. Update on percutaneous coronary intervention without on-site surgical backup. *J Am Coll Cardiol*. 2014;63:2624.
26. King SB, Smith SC, Hirshfeld JW, et al. 2007 Writing Group to Review the Evidence and Update the ACC/AHA/SCAI 2005 Guideline Update for Percutaneous Coronary Intervention. 2007 focused update of the ACC/AHA/SCAI 2005 guideline update for percutaneous coronary intervention: a report of the American College of Cardiology/American Heart Association task force on practice guidelines. *J Am Coll Cardiol*. 2008;51:172.
27. Krumholz H, Anderson J, Fesmire F, et al. ACC/AHA clinical performance measures for adult with ST-elevation and non-ST-elevation myocardial infarction. *Circulation*. 2006;113:732.
28. O'Gara PT, Kushner FG, Ascheim DD, et al. ACCF/AHA guideline for the management of ST-elevation myocardial infarction. *J Am Coll Cardiol*. 2013;61:e78.
29. Vakili BA, Kaplan R, Brown DL. Volume-outcome relation for physicians and hospitals performing angioplasty for acute myocardial infarction in New York state. *Circulation*. 2001;104:2171.
30. Jollis JG, Peterson ED, DeLong ER, et al. The relation between the volume of coronary angioplasty procedures at hospitals treating Medicare beneficiaries and short-term mortality. *N Engl J Med*. 1994;334:1625.
31. Epstein AJ, Rathore SS, Volpp KGM, et al. Hospital percutaneous coronary intervention volume and patient mortality, 1998 to 2000. Does the evidence support current procedure volume minimums? *J Am Coll Cardiol*. 2004;43:1755.
32. Patel MR, Bailey SR, Bonow RO, et al. ACCF/SCAI/AATS/AHA/ASE/ASNC/HFSA/HRS/SCCM/SCCT/SCMR/STS 2012 appropriate use criteria for diagnostic catheterization. *J Am Coll Cardiol*. 2012;59:1995.
32a. Tziakas D, Chalikias G, Stakos D, et al. Development of an easily applicable risk score model for contrast-induced nephropathy prediction after percutaneous coronary intervention: a novel approach tailored to current practice. *Int J Cardiol*. 2013;163(1):46–55.
33. Esplugas E, Cequier A, Gomez-Hospital JA, et al. Comparative tolerability of contrast media used for coronary interventions. *Drug Saf*. 2002;25:1079.
34. Schweiger MJ, Chambers CE, Davidson CJ, et al. Prevention of contrast induced nephropathy: recommendations for the high-risk patient undergoing cardiovascular procedures. *Catheter Cardiovasc Interv*. 2007;69:135.
35. Brown JR, Robb JF, Block CA, et al. Does safe dosing of iodinated contrast prevent contrast-induced acute kidney injury? *Circ Cardiovasc Interv*. 2010;3:346.
36. Brueck M, Bandorski D, Kramer W, et al. A randomized comparison of transradial versus transfemoral approach for coronary angiography and angioplasty. *JACC Cardiovasc Interv*. 2009;2:1047.
37. Hankey GJ, Eikelboom JW. Dabigatran etexilate: a new oral thrombin inhibitor. *Circulation*. 2011;123:1436.
38. Sherwood MW, Douketis JD, Patel MR, et al. Outcomes of temporary interruption of rivaroxaban compared with warfarin in patients with nonvalvular atrial fibrillation: results from the rivaroxaban once daily, oral direct factor Xa inhibition compared with vitamin K antagonism for prevention of stroke and embolism trial in atrial fibrillation (ROCKET AF). *Circulation*. 2014;129:1850.
39. Douketis JD, Spyropoulos AC, Spencer FA, et al. Perioperative management of antithrombotic therapy—antithrombotic therapy and prevention of thrombosis, 9th ed: American College of Chest Physicians Evidence-Based Clinical Practice Guidelines. *Chest*. 2012;141(2 suppl):e326S.
40. De Caterina R, Husted S, Wallentin L, et al. Anticoagulants in heart disease: current status and perspectives. *Eur Heart J*. 2007;28:880.
41. Brouwer MA, Freek VW. Oral anticoagulation for acute coronary syndromes. *Circulation*. 2002;105:1270.
42. Heyder O, Schmidt H, Hackenbroch M, et al. Silent and apparent cerebral embolism after retrograde catheterization of the aortic valve in valvular stenosis: a prospective, randomized study. *Lancet*. 2003;361:1241.
43. Brayton KM, Patel VG, Stave C, et al. Same-day discharge after percutaneous coronary intervention: a meta-analysis. *J Am Coll Cardiol*. 2013;62:275.
44. Feldman DN, Swamanathan RV, Kaltenback LA, et al. Adoption of radial access and comparison of outcomes to femoral access in percutaneous coronary intervention: an updated report from the National Cardiovascular Data Registry (2007–2012). *Circulation*. 2013;127:2295.
45. Steffenino G, Dellavalle A, Ribichini F, et al. Ambulation three hours after elective cardiac catheterization through the femoral artery. *Heart*. 1996;75:477.
46. Dauerman H, Applegate R, Cohen D. Vascular closure devices. *J Am Coll Cardiol*. 2007;50:1617.
47. Greenberger PA, Patterson R, Tapio CM. Prophylaxis against repeated radiocontrast media reactions in 857 cases. *Ann Intern Med*. 1985;145:2197.
48. Goss JE, Chambers CE, Heupler FA, et al. Systemic anaphylactoid reactions to iodinated contrast media during cardiac catheterization procedures: guidelines for prevention, diagnosis, and treatment. *Cathet Cardiovasc Diagn*. 1995;34:99.
49. Rihal CS, Textor SC, Grill DE, et al. Incidence and prognostic importance of acute renal failure after percutaneous coronary intervention. *Circulation*. 2002;105:2259.
50. Mehran R, Aymong ED, Nikolsky E, et al. A simple risk score for prediction of contrast-induced nephropathy after percutaneous coronary intervention. *J Am Coll Cardiol*. 2004;44:1393.
51. Brar SS, Hiremath S, Dangas G, et al. Sodium bicarbonate for the prevention of contrast induced-acute kidney injury: a systemic review and meta-analysis. *Clin J Am Soc Nephrol*. 2009;4:1584.
52. Joannidis M, Schmid M, Wiedermann CJ. Prevention of contrast media-induced nephropathy by isotonic sodium bicarbonate: a meta-analysis. *Wein Klin Wochenschr*. 2008;120:742.
53. Zoungas S, Nimomiya T, Huxley R, et al. Systematic review: sodium bicarbonate treatment regimens for the prevention of contrast-induced nephropathy. *Ann Intern Med*. 2009;151:631.
54. Klima T, Christ A, Marana I, et al. Sodium chloride vs. sodium bicarbonate for the prevention of contrast medium-induced nephropathy: a randomized controlled trial. *Eur Heart J*. 2012;33:2071.
55. American College of Cardiology Cardiovascular Imaging Committee. Use of nonionic or low osmolar contrast agents in cardiovascular procedures. *J Am Coll Cardiol*. 1993;21:269.
56. Heinrich M, Haberle L, Muller V, et al. Nephrotoxicity of iso-osmolar iodizanol compared with nonionic low-osmolar contrast media: meta-analysis of randomized controlled trials. *Radiology*.

2009;250:68.
57. ACT Investigators. Acetylcysteine for prevention of renal outcomes in patients undergoing coronary and peripheral vascular angiography: main results from the randomized Acetylcysteine for Contrast-induced nephropathy trial (ACT). *Circulation.* 2011;124:1250.
58. Heupler FA Jr, Chambers CE, Dear WE, et al. Guidelines for internal peer review in the cardiac catheterization laboratory. *Cathet Cardiovasc Diagn.* 1997;40:21.
59. Geller E, Halpern P, Chernilas J, et al. Cardiorespiratory effects of antagonism of diazepam sedation with flumazenil in patients with cardiac disease. *Anesth Analg.* 1991;72:207.
60. Kim S, Hijazi Z, Lang R, et al. The use of intra-cardiac echocardiography and other intracardiac imaging tools to guide non-coronary cardiac interventions. *J Am Coll Cardiol.* 2009;53:2117.
61. Gutierrez A, Tsai TT, Stanislawski MA, et al. Adoption of transradial percutaneous coronary intervention and outcomes according to center radial volume in the Veterans Affairs healthcare system: insights from the Veterans Affairs Clinical Assessment, Reporting, and Tracking (CART) program. *Circ Cardiovasc Interv.* 2013;6:336.
62. Barbeau GR, Arsenault F, Dugas L, et al. Evaluation of the ulnopalmar arterial arches with pulse oximetry and plethysmograhy: comparison with the Allen's test in 1010 patients. *Am Heart J.* 2004;147:489.
63. Hata M, Sezai A, Niino T, et al. Radial artery harvest using the sharp scissors method for patients with pathological findings on Allen's test. *Surg Today.* 2006;36:790.
64. Bertrand OF, Rao SV, Pancholy S, et al. Transradial approach for coronary angiography and interventions: results of the first international transradial practice survey. *JACC Cardiovasc Interv.* 2010;3:1022.
65. Plante S, Cantor WJ, Goldman L, et al. Comparison of bivalirudin versus heparin on radial artery occlusion after transradial catheterization. *Catheter Cardiovasc Interv.* 2010;76:654.
66. Hamon M, Pristipino C, Di Mario C, et al. Consensus document on the radial approach in percutaneous cardiovascular interventions: position paper by the European Association of Percutaneous Cardiovascular Interventions and Working Groups on Acute Cardiac Care and Thrombosis of the European Society of Cardiology. *EuroIntervention.* 2013;8:1242.
67. Rao SV, Tremmel JA, Gilchrist IC, et al. Best practices for transradial angiography and intervention: a consensus statement from the Society for Cardiovascular Angiography and Intervention's Transradial Working Group. *Catheter Cardiovasc Interv.* 2014;83:228.
68. Kotowycz MA, Džavik V. Radial artery patency after transradial catheterization. *Circ Cardiovasc Interv.* 2012;5:127.
69. Jolly SS, Usuf S, Cairns J, et al. Radial versus femoral access for coronary angiography and intervention in patients with acute coronary syndromes (RIVAL): a randomized parallel group, multicenter trial. *Lancet.* 2011;377:1409.
70. Romagnoli E, Biondi-Zoccai G, Schiahbasi A, et al. Radial versus femoral randomized investigation in ST-segment elevation acute coronary syndrome. The RIFLE-STEACS study. *J Am Coll Cardiol.* 2012;60:2481.
71. Kron J, Sutherland D, Rosch J, et al. Arteriovenous fistula: a rare complication of arterial puncture for cardiac catheterization. *Am J Cardiol.* 1985;55:1445.
72. Kern MJ, Cohen M, Talley JD, et al. Early ambulation after 5-French diagnostic cardiac catheterization: results of a multicenter trial. *J Am Coll Cardiol.* 1990;15:1475.
73. Patel MR, Jneid H, Derdyn CP, et al. Arteriotomy closure devices for cardiovascular procedures: a scientific statement from the American Heart Association. *Circulation.* 2010;122:1882.
74. Shehadi WH. Adverse reactions to intravascularly administered contrast media: a comprehensive study based on prospective survey. *Am J Radiol.* 1975;124:145.
75. Salem DN, Konstam MA, Isner JM, et al. Comparison of the electrocardiographic and hemodynamic responses to ionic and nonionic radiocontrast media during left ventriculography: a randomized double-blind study. *Am Heart J.* 1986;111:533.
76. Bergstra A, VanDijk RB, Brekke O, et al. Hemodynamic effects of iodixanol and iohexol during ventriculography in patients with compromised left ventricular function. *Catheter Cardiovasc Interv.* 2000;50:314.
77. Markou CP, Chronos NAF, Hanson SR. Antithrombotic effects of ionic and nonionic contrast media in nonhuman primates. *J Thromb Haemost.* 2001;85:488.
78. Grabowski EF. A hematologist's view of contrast media, clotting in angiography syringes, and thrombosis during coronary angiography. *Am J Cardiol.* 1990;66:23.
79. Katayama H. *Report of the Japanese committee on the safety of contrast media.* Presented at the Radiological Society of North America meeting, November 1988.
80. Palmer FJ. The RACR survey of intravenous contrast media reactions: a preliminary report. *Australas Radiol.* 1988;32:8.
81. Davidson CJ, Laskey WK, Hermiller JB, et al. Randomized trial of contrast media utilization in high-risk PTCA. The COURT trial. *Circulation.* 2000;101:2172.
82. Frome AM, Badarin FJ, McDonald FS, et al. Iodixanol versus low-osmolar contrast media for prevention of contrast induced nephropathy: meta-analysis of randomized, controlled trials. *Circ Cardiovasc Interv.* 2010;3:351.
83. Robin ED. The cult of the Swan-Ganz catheter. *Ann Intern Med.* 1985;103:445.
84. Hill JA, Miranda AA, Keim SG, et al. Value of right-sided cardiac catheterization in patients undergoing left-sided cardiac catheterization for evaluation of coronary artery disease. *Am J Cardiol.* 1990;65:590.
85. Ganz W, Donoso R, Marcus HS, et al. A new technique for measurement of cardiac output by thermodilution in man. *Am J Cardiol.* 1971;27:392.
86. Forrester JS, Diamond G, Chatterjee K, et al. Medical therapy of acute myocardial infarction by application of hemodynamic subsets (first of two parts). *N Engl J Med.* 1976;295:1356.
87. Forrester JS, Diamond G, Chatterjee K, et al. Medical therapy of acute myocardial infarction by application of hemodynamic subsets (second of two parts). *N Engl J Med.* 1976;295:1404.
88. Chin K, Rubin L. Pulmonary arterial hypertension. *J Am Coll Cardiol.* 2008;51:1527.
89. Nishimura R, Carabello B. Contemporary reviews in cardiovascular medicine hemodynamics in the cardiac catheterization laboratory of the 21st century. *Circulation.* 2012;125:2138.
90. Grossman W. Shunt detection and measurement. In: Grossman W, Baim DS, eds. *Cardiac Catheterization, Angiography, and Intervention.* 4th ed. Philadelphia: Lea & Febiger; 1991: 166.
91. Polanczyk CA, Rohde LE, Goldman L, et al. Right-heart catheterization and cardiac complications in patients undergoing noncardiac surgery: an observational study. *JAMA.* 2001;286:309.
92. Cooper LT, Baughman KL, Feldman AM, et al. The role of endomyocardial biopsy in the management of cardiovascular disease: a scientific statement from the American Heart Association, the American College of Cardiology, and the European Society of Cardiology. Endorsed by the Heart Failure Society of America and the Heart Failure Association of the European Society of Cardiology. *J Am Coll Cardiol.* 2007;50:1914.
93. Kennedy JW. The Registry Committee of the Society for Cardiac Angiography: complications associated with cardiac catheterization and angiography. *Cathet Cardiovasc Diagn.* 1982;8:5.
94. Johnson W, Lozner EC, Johnson S, et al. Coronary angiography 1984–1987: a report of the Registry of the Society for Cardiac Angiography and Interventions: I. Results and complications. *Cathet Cardiovasc Diagn.* 1989;17:5.
95. Chambers CE, Eisenhauer MD, McNicol LB, et al. Infection control guidelines for the cardiac catheterization laboratory. *Catheter Cardiovasc Interv.* 2006;67:78.
96. Colt HG, Begg RJ, Saporito J, et al. Cholesterol emboli after cardiac catheterization. *Medicine (Baltimore).* 1988;67:389.
97. Hendel RC, Cuenoud HF, Giansiracusa DF, et al. Multiple cholesterol emboli syndrome: bowel infarction after retrograde angiography. *Arch Intern Med.* 1989;149:2371.
98. Kronzon I, Saric M. Contemporary reviews in cardiovascular medicine: cholesterol embolization syndrome. *Circulation.* 2010;122:631.
99. Nishimura RA, Otto CM, Bonow RO, et al. AHA/ACC guideline for the management of patients with valvular heart disease. *J Am Coll Cardiol.* 2014;63:e57.
100. Gorlin R, Gorlin G. Hydraulic formula for calculation of area of stenotic mitral valve, other cardiac values, and central circulatory shunts. *Am Heart J.* 1951;41:1.
101. Levy F, Laurent M, Monin JL, et al. Aortic valve replacement for low-flow/low-gradient aortic stenosis. *J Am Coll Cardiol.* 2008;51:1464.
102. Tribouilloy C, Rusinaru D, Maréchaux S, et al. Low-gradient, low-flow severe aortic stenosis with preserved left ventricular ejection fractioncharacteristics, outcome, and implications for surgery. *J Am Coll Cardiol.* 2015;65:55.
103. Hachicha Z, Dumesnil JG, Bogaty P, et al. Paradoxical low flow, low gradient severe aortic stenosis despite preserved ejection fraction is associated with higher afterload and reduced survival. *Circulation.* 2007;115:2856.
104. Clavel MA, Messika-Zeitoun D, Pibarot P, et al. The complex nature of discordant severe calcified aortic valve disease grading: new insights from combined Doppler-echocardiographic and computed tomographic study. *J Am Coll Cardiol.* 2013;62:2329.
105. Clavel MA, Côté N, Mathieu P, et al. Paradoxical low-flow, low-gradient aortic stenosis despite preserved left ventricular ejection fraction: new insights from weights of operatively excised aortic valves. *Eur Heart J.* 2014;35:2655.
106. Dodge HT, Sandler H, Ballew DW, et al. The use of biplane angiocardiography for the measurement of left ventricular volume in man. *Am Heart J.* 1960;60:762.
107. Fifer MA, Grossman W. Measurement of ventricular volumes, ejection fraction, mass, wall stress, and regional wall motion. In: Grossman W, Baim DS, eds. *Cardiac catheterization, angiography, and intervention.* Philadelphia: Lea & Febiger; 1991:300.
108. Peterson GE, Brickner E, Reimold SC. Transesophageal echocardiography: clinical indications and applications. *Circulation.* 2003;107:2398.
109. Moodie DS, Fyfe D, Gill CC, et al. Anomalous origin of the left coronary artery from the pulmonary artery (Bland-White-Garland syndrome) in adult patients: long-term follow-up after surgery. *Am Heart J.* 1983;106:381.
110. Chaitman BF, Lesperance J, Saltiel J, et al. Clinical, angiographic, and hemodynamic findings in patients with anomalous origin of the coronary arteries. *Circulation.* 1976;53:122.
111. Angelini P. Congenital heart disease for the adult cardiologist: coronary artery anomalies. *Circulation.* 2007;115:1296.
112. White CW, Wright CB, Doty DB, et al. Does visual interpretation of the coronary arteriogram predict the physiologic importance of a coronary stenosis? *N Engl J Med.* 1984;310:819.
113. Mancini GBJ. Quantitative coronary arteriographic methods in the interventional catheterization laboratory: an update and perspective. *J Am Coll Cardiol.* 1991;17:23.
114. Brown G. A direct comparison if intravascular ultrasound and quantitative coronary arteriography. *Circulation.* 2007;115:1824.
115. Hamilos M, Muller O, Cuisset T, et al. Long-term clinical outcome after fractional flow reserve-guided treatment in patients with angiographically equivocal left main coronary artery stenosis. *Circulation.* 2009;120:1505.
116. Abizaid A, Mintz GS, Abizaid A, et al. One-year follow-up after intravascular ultrasound assessment of moderate left main coronary artery disease in patients with ambiguous angiograms. *J Am Coll Cardiol.* 1999;34:707.
117. St Goar FG, Pinto FJ, Alderman EL, et al. Intracoronary ultrasound in cardiac transplant recipients. *Circulation.* 1992;85:979.
118. Sousa JE, Costa MA, Sousa AG, et al. Two-year angiographic and intravascular ultrasound follow-up after implantation of sirolimus-eluting stents in human coronary arteries. *Circulation.* 2003; 107:381.
119. Bezerra HG, Costa MA, Guagliumi G, et al. Intracoronary optical coherence tomography: a comprehensive review. *J Am Coll Cardiol Interv.* 2009;2:1035.
120. Bezerra HG, Attizzani GF, Sirbu V, et al. Optical coherence tomography versus intravascular iltrasound to evaluate coronary artery disease and percutaneous coronary intervention. *J Am Coll Cardiol Interv.* 2013;6:228.
121. Boden WE, O'Rourke RA, Teo KK, et al. Optimal medical therapy with or without PCI for stable coronary disease. *N Engl J Med.* 2007;356:1503.
122. Kern M, Samady H. Current concepts of integrated coronary physiology in the catheterization laboratory. *J Am Coll Cardiol.* 2010;55:173.
123. Tonino PA, De Bruyne B, Pijls NH, et al. Fractional flow reserve versus angiography for guiding percutaneous coronary intervention. *N Engl J Med.* 2009;360:213.
124. Tobis J, Azarbal B, Slavin L. Assessment of intermediate severity coronary lesions in the catheterization laboratory. *J Am Coll Cardiol.* 2007;49:839.
125. Pijls NH, van Schaardenburgh P, Manoharan G, et al. Percutaneous coronary intervention of functionally nonsignificant stenosis: 5-year follow-up of the DEFER study. *J Am Coll Cardiol.* 2007;49:2105.
126. Tonino PA, Bruyne B, Pijls NH, et al. Fractional flow reserve versus angiography for guiding percutaneous coronary intervention. *N Engl J Med.* 2009;360:213.
127. Bruyne B, Pijls NH, Kalesan B, et al. Fractional flow reserve–guided PCI versus medical therapy in stable coronary disease. *N Engl J Med.* 2012;367:991.
128. Pellinen TJ, Virtanen KS, Toivonen L, et al. Coronary collateral circulation. *Clin Cardiol.* 1991;14:111.
129. Gregg DE, Patterson RE. Functional importance of the coronary collaterals. *N Engl J Med.* 1980; 303:1404.
130. King SB. Percutaneous transluminal coronary angioplasty. *J Am Coll Cardiol.* 1999;34:615.
131. Tierstein PA, Price M. Left main percutaneous coronary intervention. *J Am Coll Cardiol.* 2012; 60:1605.
132. Singh M, White J, Hasdai D, et al. Long-term outcome and its predictors among patients with ST-segment elevation myocardial infarction complicated by shock. *J Am Coll Cardiol.* 2007;50:1752.
133. Pijls NH, van Schaardenburgh P, Manoharan G, et al. Percutaneous coronary intervention of functionally nonsignificant stenosis. *J Am Coll Cardiol.* 2007;49:2105.
134. White CW, Wright C, Doty DB, et al. Does visual interpretation of the coronary arteriogram predict the physiologic importance of a coronary stenosis? *N Engl J Med.* 1984;310:819.
135. Lotfi A, Jeremias A, Fearon WF, et al. Expert consensus statement on the use of fractional flow reserve, intravascular ultrasound, and optical coherence tomography: a consensus statement of the Society of Cardiovascular Angiography and Interventions. *Catheter Cardiovasc Interv.* 2014;83:509.
136. Buszman PE, Buszman PP, Kiesz RS, et al. Early and long-term results of unprotected left main coronary artery stenting. *J Am Coll Cardiol.* 2009;54:1498.
137. Daemen J, Kuck K, Macaya C, et al. Multivessel coronary revascularization in patients with and without diabetes mellitus. *J Am Coll Cardiol.* 2008;52:1957.
138. Patel MR, dehmer GJ, hirshfeld JW, et al. ACCF/SCAI/STS/AATS/AHA/ASNC 2009 2009 Appropriateness criteria for coronary revascularization. *J Am Coll Cardiol.* 2009;56:6.
139. Patel MR, Dehmer GJ, Hirshfeld JW, et al. ACCF/SCAI/STS/AATS/AHA/ASNC/HFSA/SCCT 2012 appropriate use criteria for coronary revascularization focused update. *J Am Coll Cardiol.* 2012;59:857.
140. Hodgson J, Reddy KG, Suneja R. Intracoronary ultrasound imaging: correlation of plaque morphology with angiography, clinical syndrome and procedural results in patients undergoing coronary angioplasty. *J Am Coll Cardiol.* 1993;21:35.
141. Mintz G, Weissman N. Intravascular ultrasounds in the drug-eluting stent era. *J Am Coll Cardiol.* 2006;48:421.
142. Krone RJ, Shaw RE, Klein LW, et al. Ad hoc percutaneous coronary interventions in patients with stale coronary artery disease: a study of prevalence, safety, and variation in use from the American College of Cardiology National Cardiovascular Data Registry (AAA-NCDR). *Catheter Cardiovasc Interv.* 2006;68:696.
143. Fleischmann K, Beckman JA, Buller CE, et al. 2009 ACCF/AHA focused update on perioperative beta blockade. *J Am Coll Cardiol.* 2009;54:2102.
144. Niccoli G, Burzotta F, Galliuto L, et al. Myocardial no-reflow in humans. *J Am Coll Cardiol.* 2009;54:281.
145. Fugit MD, Rubal BJ, Donovan DJ. Effects of intracoronary nicardipine, diltiazem, and verapamil on coronary blood flow. *J Invasive Cardiol.* 2000;12:80.

146. Chambers CE, Dehmer G, Cox D, et al. Defining the level of care following percutaneous coronary intervention: An expert consensus document from the Society of Cardiovascular Angiography and Interventions. *Catheter Cardiovasc Interv*. 2009;73:847.
147. Mintz GS, Popma JJ, Pichard AD. Arterial remodeling after coronary angioplasty: A serial intravascular ultrasound study. *Circulation*. 1996;94:35.
148. Peters RJG, Kok WEM, DiMario C. Prediction of restenosis after coronary balloon angioplasty. *Circulation*. 1997;95:2254.
149. Kornowski R, Mintz GS, Kent KM, et al. Increased restenosis in diabetes mellitus after coronary interventions is due to exaggerated intimal hyperplasia. *Circulation*. 1997;95:1366.
150. Moses JW, Leon MB, Popma JJ, et al. Sirolimus-eluting stents versus standard stents in patients with stenosis in a native coronary artery. *N Engl J Med*. 2003;349:1315.
151. Stone GW, Ellis SG, Cox DA, et al. A polymer-based, paclitaxel-eluting stent in patients with coronary artery disease. *N Engl J Med*. 2004;350:221.
152. Mercado N, Boersma E, Wijns W, et al. Clinical and quantitative coronary angiographic predictors of coronary restenosis: A comparative analysis from the balloon-to-stent era. *J Am Coll Cardiol*. 2001;38:645.
153. Ruygrok PN, Webster MW, deValk V, et al. Clinical and angiographic factors associated with asymptomatic restenosis after percutaneous coronary intervention. *Circulation*. 2001;104:2289.
154. Schwartz L, Bourassa MG, Lesperance J, et al. Aspirin and dipyridamole in the prevention of restenosis after percutaneous transluminal coronary angioplasty. *N Engl J Med*. 1988;318:1714.
155. Douglas JS, Holmes DR, Kereiakes DJ, et al. Cilostazol for Restenosis Trial (CREST) investigators: coronary stent restenosis in patients treated with cilostazol. *Circulation*. 2005;112:2826.
156. Williams DO. Intracoronary brachytherapy. *Circulation*. 2002;105:2699.
157. Holmes D, Teirstein P, Satler L, et al. 3-Year follow-up of the SISR (Sirolimus-Eluting Stents Versus Vascular Brachytherapy for In-Stent Restenosis) trial. *JACC Cardiovasc Interv*. 2008;1:439.
158. Holmes DR, Hirshfield J, Faxon D, et al. ACC expert consensus document on coronary artery stents. Document of the American College of Cardiology. *J Am Coll Cardiol*. 1998;32:1471.
159. Escaned J, Goicolea J, Alfonso F, et al. Propensity and mechanisms of restenosis in different coronary stent designs: Complementary value of the analysis of the luminal gain-loss relationship. *J Am Coll Cardiol*. 1999;34:1490.
160. Pache J, Kastrati A, Mehilli J, et al. Intracoronary stenting and angiographic results: strut thickness effect on restenosis outcome (ISAR-STEREO) trial. *J Am Coll Cardiol*. 2003;41:1283.
161. Dangas GD, Clausen BE, Caixeta A, et al. In-stent restenosis in the drug-eluting stent era. *J Am Coll Cardiol*. 2010;56:1897.
162. Kukreja N, Onuma Y, Garcia-Garcia HM, et al. The risk of stent thrombosis in patients with acute coronary syndromes treated with bare-metal and drug-eluting stents. *JACC Cardiovasc Interv*. 2009;2:533.
163. Cutlip DE, Windecker S, Mehran R, et al. Clinical end points in coronary stent trials: a case for standardized definitions. *Circulation*. 2007;115:2344.
164. Waksman R, Ajani AE, Pinnow E, et al. Twelve versus six months of clopidogrel to reduce major cardiac events in patients undergoing gamma-radiation therapy for in-stent restenosis: Washington Radiation for In-Stent restenosis Trial (WRIST) 12 versus WRIST PLUS. *Circulation*. 2002;106:776.
165. Chen J, Hou D, Pendyala L, et al. Drug-eluting stent thrombosis. *JACC Cardiovasc Interv*. 2009;2:583.
166. Cook S, Wenaweser P, Togni M, et al. Incomplete stent apposition and very late stent thrombosis after drug-eluting stent implantation. *Circulation*. 2007;115:2426.
167. Hodgson JM, Stone GW, Lincoff AM, et al. Late stent thrombosis: considerations and practical advice for the use of drug-eluting stents. A report from the Society for Cardiovascular Angiography and Interventions Drug-eluting Stent Task Force. *Catheter Cardiovasc Interv*. 2007;327:327.
168. Holmes D, Kereiakes D, Laskey WK, et al. Thrombosis and drug-eluting stents. *J Am Coll Cardiol*. 2007;50:109.
169. Räber L, Magro M, Stefanini GG, et al. Very late coronary stent thrombosis of a newer-generation everolimus-eluting stent compared with early-generation drug-eluting stents: a prospective cohort study. *Circulation*. 2012;125:1110.
170. Gilard M, Barragan P, Noryani A, et al. 6- Versus 24-month dual antiplatelet therapy after implantation of drug-eluting stents in patients nonresistant to aspirin: the randomized, multicenter ITALIC Trial. *J Am Coll Cardiol*. 2015;65:777.
171. Mauri L, Kereiakes DJ, Yeh RW, et al. Twelve or 30 months of dual antiplatelet therapy after drug-eluting stents. *N Engl J Med*. 2014;371:2155.
172. Boston DR, Malouf A, Barry WH. Management of intracoronary thrombosis complicating coronary angioplasty. *Circulation*. 1987;76:125.
173. Marin F, Gonzalez-Conejero R, Capranzano P, et al. Pharmacogenetics in cardiovascular antithrombotic therapy. *J Am Coll Cardiol*. 2009;54:1041.
174. Nikolsky E, Mehran R, Sadeghi HM, et al. Prognostic impact of blood transfusion after primary angioplasty for acute myocardial infarction. *JACC Cardiovasc Interv*. 2009;2:622.
175. Freedman J. The aspirin resistance controversy clinical entity or platelet heterogeneity? *Circulation*. 2006;113:2865.
176. Schleintz M, Olkin I, Heidenreich PA. Cilostazol, clopidogrel or ticlopidine to prevent sub-acute stent thrombosis: a meta-analysis of randomized trials. *Am Heart J*. 2004;148:990.
177. Ochoa AB, Wolfe M, Lewis P, et al. Ticlopidine-induced neutropenia mimicking sepsis early after intracoronary stent placement. *Clin Cardiol*. 1998;21:304.
178. Bennett CL, Connors JM, Carwile JM, et al. Thrombotic thrombocytopenic purpura associated with clopidogrel. *N Engl J Med*. 2000;342:1773.
179. Anderson JL, Adams CD, Antman EM, et al. ACC/AHA 2007 guidelines for the management of patients with unstable angina/non-ST-elevation myocardial infarction:executive summary. *J Am Coll Cardiol*. 2007;50:652.
180. Mishkel GJ, Aguirre FV, Ligon RW, et al. Clopidogrel as adjunctive antiplatelet therapy during coronary stenting. *J Am Coll Cardiol*. 1999;34:1884.
181. Kastrati A, von Beckerath N, Joost A, et al. Loading with 600 mg clopidogrel in patients with coronary artery disease with and without chronic clopidogrel therapy. *Circulation*. 2004;110:1916.
182. Berger J, Bhatt D, Cannon CP, et al. The relative efficacy and safety of clopidogrel in women and men. *J Am Coll Cardiol*. 2009;54:1935.
183. Angiolillo D, Fernandez-Ortiz A, Bernardo E, et al. Variability in individual responsiveness to clopidogrel. *J Am Coll Cardiol*. 2007;49:1505.
184. Ferraris VA, Saha SP, Oestreich JH, et al. 2012 Update to the Society of Thoracic Surgeons guideline on use of antiplatelet drugs in patients having cardiac and noncardiac operations. *Ann Thorac Surg*. 2012;94:1761.
185. Wiviott SD, Braunwald E, McCabe CH, et al. Prasugrel versus clopidogrel in patients with acute coronary syndromes. *N Engl J Med*. 2007;357:2001.
186. Wallentin L, Becker RC, Budaj A, et al. Ticagrelor versus clopidogrel in patients with acute coronary syndromes. *N Engl J Med*. 2009;361:1045.
187. Harrington RA, Stone GW, McNulty S, et al. Platelet inhibition with cangrelor in patients undergoing PCI. *N Engl J Med*. 2009;361:2318.
188. Ebrahimi R, Dyke C, Mehran R, et al. Outcomes following pre-operative clopidogrel administration in patients with acute coronary syndromes undergoing coronary artery bypass surgery. *J Am Coll Cardiol*. 2009;53:1965.
189. Becker R, Scheiman J, Dauerman H, et al. Management of platelet-directed pharmacotherapy in patients with atherosclerotic coronary artery disease undergoing elective endoscopic gastrointestinal procedures. *J Am Coll Cardiol*. 2009;54:2261.
190. Bhatt DL, Scheiman J, Abraham NS, et al. ACCF/ACG/AHA 2008 expert consensus document on reducing the gastrointestinal risks of antiplatelet therapy and NSAID use: a report of the American College of Cardiology Foundation task force on clinical expert consensus documents. *J Am Coll Cardiol*. 2008;52:1502.
191. Bhatt DL, Cryer BL, Contant CF, et al. Clopidogrel with or without omeprazole in coronary artery disease. *N Engl J Med*. 2010;363:1909.
192. Hansen ML, Sørensen R, Clausen MT, et al. Risk of bleeding with single, dual, or triple therapy with warfarin, aspirin, and clopidogrel in patients with atrial fibrillation. *Arch Intern Med*. 2010;170:1433.
193. Holmes D, Kereiakes D, Kleiman NS, et al. Combining antiplatelet and anticoagulant therapies. *J Am Coll Cardiol*. 2009;54:95.
194. Dewilde WJ, Oirbans T, Verheugt FW, et al. Use of clopidogrel with or without aspirin in patients taking oral anticoagulant therapy and undergoing percutaneous coronary intervention: an open-label, randomised, controlled trial. *Lancet*. 2013;381:1107.
195. Antman EM. The search for replacements for unfractionated heparin. *Circulation*. 2001;103:2310.
196. Bittl JA, Chaitman BR, Feit F, et al. Bivalirudin versus heparin during coronary angioplasty for unstable or postinfarction angina: final report reanalysis of the bivalirudin angioplasty study. *Am Heart J*. 2001;142:952.
197. Lincoff AM, Kleiman NS, Kereiakes DJ, et al. Long-term efficacy of bivalirudin and provisional glycoprotein IIb/IIIa blockade vs heparin and planned glycoprotein IIb/IIIa blockade during percutaneous coronary revascularization. REPLACE randomized trial. *JAMA*. 2004;292:696.
198. White H, Ohman M, Lincoff AM, et al. Safety and efficacy of bivalirudin with and without glycoprotein IIb/IIIa inhibitors in patients with acute coronary syndromes undergoing percutaneous coronary intervention. *J Am Coll Cardiol*. 2008;52:807.
199. Mehran R, Lansky A, Witzenbichler B, et al. Bivalirudin in patients undergoing primary angioplasty for acute myocardial infarction (HORIZON-AMI): 1-year results of a randomized controlled trial. *Lancet*. 2009;374:1149.
200. Shahzad A, Kemp I, Mars C, et al. Unfractionated heparin versus bivalirudin in primary percutaneous coronary intervention (HEAT-PPCI): an open-label, single centre, randomised controlled trial. *Lancet*. 2014;384:1849.
201. Beguin S, Mardiguian J, Lindhout T, et al. The mode of action of low molecular weight heparin preparation (PK10169) and two of its major components on thrombin generation in plasma. *Thromb Haemost*. 1989;61:30.
202. Petersen JL, Mahaffey KW, Hasselblad V, et al. Efficacy and bleeding complications among patients randomized to enoxaparin or unfractionated heparin for antithrombin therapy in nonST-segment elevation acute coronary syndromes: a systematic overview. *JAMA*. 2004;292:89.
203. Young JJ, Kereiakes DJ, Grines CL, et al. Low-molecular-weight heparin therapy in percutaneous coronary intervention: the NICE 1 and NICE 4 trials. *J Invasive Cardiol*. 2000;12(suppl E):E14.
204. Ferguson JJ, Califf RM, Antman EM, et al. Enoxaparin vs unfractionated heparin in high-risk patients with nonST-segment elevation acute coronary syndromes managed with an intended early invasive strategy: primary results of the SYNERGY randomized trial. *JAMA*. 2004;292:45.
205. Yusuf S, Mehta SR, Chrolavicius S, et al. Effects of fondaparinux on mortality and reinfarction in patients with acute ST-segment elevation myocardial infarction: the OASIS-6 randomized trial. *JAMA*. 2006;295:1519.
206. The EPIC investigators. Use of a monoclonal antibody directed against the platelet glycoprotein II_B/III_A receptor in high-risk coronary angioplasty. *N Engl J Med*. 1996;330:956.
207. The EPILOG investigators. Platelet glycoprotein IIb/IIIa receptor blockade and low-dose heparin during percutaneous coronary revascularization. *N Engl J Med*. 1997;336:1689.
208. Mark DB, Talley JD, Topol EJ, et al. Economic assessment of platelet glycoprotein IIb/IIIa inhibition for prevention of ischemic complications of high-risk coronary angioplasty. *Circulation*. 1996;94:629.
209. Kereiakes DJ, Kleiman NS, Ambrose J, et al. Randomized, double-blind, placebo-controlled dose-ranging study of tirofiban (MK) platelet IIb/IIIa blockade in high risk patients undergoing angioplasty. *J Am Coll Cardiol*. 1996;27:536.
210. The ESPRIT investigators. Novel dosing regimen of eptifibatide in planned coronary stent implantation (ESPRIT): a randomized, placebo-controlled trial. *Lancet*. 2000;356:2037.
211. The EPISTENT ivestigators. Randomized placebo-controlled and balloon-angioplasty-controlled trial to assess safety of coronary stenting with use of platelet glycoprotein-IIb/IIIa blockade. *Lancet*. 1998;352:87.
212. Kereiakes DJ. Platelet glycoprotein IIb/IIIa inhibition and atheroembolism during bypass graft angioplasty: a cup half full. *Circulation*. 2002;106:2994.
213. Hanna EB, Rao SV, Manoukian SV, et al. The evolving role of glycoprotein IIb/IIIa inhibitors in the setting of percutaneous coronary intervention strategies to minimize bleeding risk and optimize outcomes. *J Am Coll Cardiol Interv*. 2010;3:1209.
214. Dangas G, Mehran R, Guagliumi G, et al. Role of clopidogrel loading dose in patients with ST-segment elevation myocardial infarction undergoing primary angioplasty. *J Am Coll Cardiol*. 2009;54:1438.
215. Second SYMPHONY investigators. Randomized trial of aspirin, sibrafiban, or both for secondary prevention after acute coronary syndromes. *Circulation*. 2001;103:1727.
216. Armstrong PW, Collen D. Fibrinolysis for acute myocardial infarction: current status and new horizons for pharmacological reperfusion–part I. *Circulation*. 2001;103:2862.
217. Nallamothu B, Bradley E, Krumholz HM, et al. Time to treatment in primary percutaneous coronary intervention. *N Engl J Med*. 2007;357:1631.
218. Elli S, Tendera M, de Belder MA, et al. Facilitated PCI in patients with ST-elevation myocardial infarction. *N Engl J Med*. 2008;358:2205.
219. Wijeysundera H, Vijayaraghavan R, Nallamothu BK, et al. Rescue angioplasty or repeat fibrinolysis after failed fibrinolytic therapy for ST-segment myocardial infarction. *J Am Coll Cardiol*. 2007;49:420.
220. Klein LW, Kolm P, Krone RJ, et al. A longitudinal assessment of coronary interventional program quality: A report from the ACC-NCDR. *JACC Cardiovasc Interv*. 2009;2:136.
221. Heupler FA Jr, Chambers CE, Dear WE, et al. Guidelines for internal peer review in the cardiac catheterization laboratory. *Cathet Cardiovasc Diagn*. 1997;40:21.
222. Roubin GS, Douglas JS, King SB, et al. Influence of balloon size on initial success, acute complications, and restenosis after percutaneous transluminal coronary angioplasty. *Circulation*. 1988;78:557.
223. King SB. Restenosis: the mouse that roared. *Circulation*. 2003;108:248.
224. Williams DO, Holubkov R, Yeh W, et al. Percutaneous coronary intervention in the current era compared with 1985. The National Heart, Lung, and Blood Institute Registries. *Circulation*. 2000;102:2945.
225. From AM, Rihal CS, Lennon RJ, et al. Temporal trends and improved outcomes of percutaneous coronary revascularization in nonagenarians. *JACC Cardiovasc Interv*. 2008;1:692.
226. Prasad A, Rihal C, Lennon R, et al. Trends in outcomes after percutaneous coronary intervention for chronic total occlusions. *J Am Coll Cardiol*. 2007;49:1611.
227. Kruk M, Kadziela J, Reynolds H, et al. Predictors of outcomes and the lack of effect of percutaneous coronary intervention across the risk strata in patients with persistent total occlusion after myocardial infarction. *JACC Cardiovasc Interv*. 2008;1:511.
228. Califf RM, Abdelmeguid AE, Kuntz RE, et al. Myonecrosis after revascularization procedures. *J Am Coll Cardiol*. 1998;31:241.
229. Gilard M, Arnaud B, Cornily JC, et al. Influence of omeprazole on antiplatelet action of clopidogrel associated with aspirin. *J Am Coll Cardiol*. 2008;51:256.
230. Stone GW, Mehran R, Dangas G, et al. Differential impact on survival of electrocardiographic Q-wave versus enzymatic myocardial infarction after percutaneous intervention: a device-specific analysis of 7147 patients. *Circulation*. 2001;104:642.
231. Zaacks SM, Allen JE, Calvin JE, et al. Value of the American College of Cardiology/American Heart Association stenosis morphology classification for coronary interventions in the late 1990s. *Am J Cardiol*. 1998;82:43.
232. Singh M, Rihal CS, Lennon RJ, et al. Comparison of Mayo Clinic risk score and American College of Cardiology/American Heart Association lesion classification in the prediction of adverse cardiovascular outcome following percutaneous coronary interventions. *J Am Coll Cardiol*. 2004;44:357.
233. Ndrepepa G, Berger P, Behilli J, et al. Periprocedural bleeding and 1-year outcome after percutaneous coronary interventions. *J Am Coll Cardiol*. 2008;51:689.
234. Manoukian S, Feit F, Mehran SV, et al. Impact of major bleeding on 30-day mortality and clinical

outcomes in patients with acute coronary syndromes. *J Am Coll Cardiol.* 2007;49:1361.

235. Dauerman HL, Rao SV, Resnic FS, et al. Bleeding avoidance strategies consensus and controversy. *J Am Coll Cardiol.* 2011;58:1.
236. Holmes D, Mishimura R, Fountain R, et al. Iatrogenic pericardial effusion and tamponade in the percutaneous intra-cardiac intervention era. *JACC Cardiovasc Interv.* 2009;2:705.
237. Ormiston JA, Currie E, Webster MW, et al. Drug-eluting stents for coronary bifurcations: insights into the crush technique. *Catheter Cardiovasc Interv.* 2004;63:332.
238. Maeng M, Holm NR, Erglis A, et al. Long-term results after simple versus complex stenting of coronary artery bifurcation lesions Nordic bifurcation study 5-year follow-up results. *J Am Coll Cardiol.* 2013;62:30.
239. Stack RS, Quigley PJ, Collins G, et al. Perfusion balloon catheter. *Am J Cardiol.* 1988;61:77.
240. Lemkes JS, Peels JOJ, Huybregts R, et al. Emergency cardiac surgery after a failed percutaneous coronary intervention in an interventional centre without on-site cardiac surgery. *Neth Heart J.* 2007;15:173.
241. Dehmer GJ, Blankenship JC, Cilingiroglu M, et al. SCAI/ACC/AHA expert consensus document: 2014 Update on percutaneous coronary intervention without on-site backup. *Catheter Cardiovasc Interv.* 2014;84:169.
242. Seyfarth M, Sibbing D, Bauer R, et al. A randomized clinical trial to evaluate the safety and efficacy of a percutaneous left ventricular assist device versus intra-aortic balloon pumping for treatment of cardiogenic shock caused by myocardial infarction. *J Am Coll Cardiol.* 2008;52:1583.
243. Mattichak SJ, Dixon SR, Shannon F, et al. Failed percutaneous coronary intervention: a decade of experience in 21,000 patients. *Catheter Cardiovasc Interv.* 2007;71:131.
244. Levi A, Kornowski R, Vaduganathan M, et al. Incidence, predictors and outcomes of failed primary percutaneous cardiac intervention: a 10-year contemporary experience. *Coron Artery Dis.* 2014;25:145.
245. Blanke H, Cohen M, Karsch KR, et al. Prevalence and significance of residual flow to the infarct zone during the acute phase of myocardial infarction. *J Am Coll Cardiol.* 1985;5:827.
246. Greene MA, Gray LA, Slater AD, et al. Emergency aortocoronary bypass after failed angioplasty. *Ann Thorac Surg.* 1991;51:194.
247. Lotfi M, Mackie K, Dzavik V, et al. Impact of delays to cardiac surgery after failed angioplasty and stenting. *J Am Coll Cardiol.* 2004;43:337.
248. Baratke MS, Bannon PG, Hughes CF, et al. Emergency surgery after unsuccessful coronary angioplasty: a review of 15 years of experience. *Ann Thorac Surg.* 2003;75:1400.
249. Myat A, Patel N, Tehrani S, et al. Percutaneous circulatory assist devices for high-risk coronary intervention. *J Am Coll Cardiol Interv.* 2015;8:229.
250. Myat A, McConkey H, Chick L, et al. The intra-aortic balloon pump in high-risk percutaneous coronary intervention: is counterpulsation counterproductive? *Interv Cardiol.* 2012;4:211.
251. Remmelink M, Sjauw KD, Henriques JPS, et al. Effects of mechanical left ventricular unloading by Impella on left ventricular dynamics in high-risk and primary percutaneous coronary intervention patients. *Catheter Cardiovasc Interv.* 2010;75:187.
252. Remmelink M, Sjauw KD, Henriques J, et al. Effects of left ventricular unloading by Impella recover LP 2.5 on coronary hemodynamics. *Catheter Cardiovasc Interv.* 2007;70:532.
253. Thiele H, Lauer B, Hambrecht R, et al. Reversal of cardiogenic shock by percutaneous left atrial-to-femoral arterial bypass assistance. *Circulation.* 2001;104:2917.
254. Burkhoff D, Cohen H, Brunckhorst C, et al. A randomized multicenter clinical study to evaluate the safety and efficacy of the TandemHeart percutaneous ventricular assist device versus conventional therapy with intraaortic balloon pumping for treatment of cardiogenic shock. *Am Heart J.* 2006;152:e1.
255. Ouweneel DM, Henriques JPS. Percutaneous cardiac support devices for cardiogenic shock: current indications and recommendations. *Heart.* 2012;98:1246.
256. Kar B, Gregoric ID, Basra SS, et al. The percutaneous ventricular assist device in severe refractory cardiogenic shock. *J Am Coll Cardiol.* 2011;57:688.
257. Jones HA, Kalisetti DR, Gaba M, et al. Left ventricular assist for high-risk percutaneous coronary intervention. *J Invasive Cardiol.* 2012;24:544.
258. Westaby S, Anastasiadis K, Wieselthaler GM. Cardiogenic shock in ACS. Part 2: role of mechanical circulatory support. *Nat Rev Cardiol.* 2012;9:195.
259. Perera D, Stables R, Thomas M, et al. Elective intra-aortic balloon counterpulsation during high-risk percutaneous coronary intervention: a randomized controlled trial. *JAMA.* 2010;304:867.
260. Perera D, Stables R, Clayton T, et al. Long-term mortality data from the balloon pump-assisted coronary intervention study (BCIS-1): a randomized, controlled trial of elective balloon counterpulsation during high-risk percutaneous coronary intervention. *Circulation.* 2013;127:207.
261. Patel MR, Smalling RW, Thiele H, et al. Intra-aortic balloon counterpulsation and infarct size in patients with acute anterior myocardial infarction without shock: the CRISP AMI randomized trial. *JAMA.* 2011;306:1329.
262. Bahekar A, Singh M, Singh S, et al. Cardiovascular outcomes using intra-aortic balloon pump in high-risk acute myocardial infarction with or without cardiogenic shock: a meta-analysis. *J Cardiovasc Pharmacol Ther.* 2012;17:44.
263. Cassese S, de Waha A, Ndrepepa G, et al. Intra-aortic balloon counterpulsation in patients with acute myocardial infarction without cardiogenic shock: a meta-analysis of randomized trials. *Am Heart J.* 2012;164:58.
264. Chen S, Yin Y, Ling Z, et al. Short and long-term effect of adjunctive intra-aortic balloon pump use for patients undergoing high-risk reperfusion therapy: a meta-analysis of 10 international randomised trials. *Heart.* 2013;100:303.
265. Seyfarth M, Sibbing D, Bauer I, et al. A randomized clinical trial to evaluate the safety and efficacy of a percutaneous left ventricular assist device versus intra-aortic balloon pumping for treatment of cardiogenic shock caused by myocardial infarction. *J Am Coll Cardiol.* 2008;52:1584.
266. Thiele H, Sick P, Boudriot E, et al. Randomized comparison of intra-aortic balloon support with a percutaneous left ventricular assist device in patients with revascularized acute myocardial infarction complicated by cardiogenic shock. *Eur Heart J.* 2005;360:1276.
267. Cheng JM, den Uil CA, Hoeks SE, et al. Percutaneous left ventricular assist devices vs. intra-aortic balloon pump counterpulsation for treatment of cardiogenic shock: a meta-analysis of controlled trials. *Eur Heart J.* 2009;30:2102.
268. Keeley EC, Boura JA, Grines CL, et al. Primary angioplasty versus intravenous thrombolytic therapy for acute myocardial infarction: a quantitative review of 23 randomised trials. *Lancet.* 2003; 361:13.
269. Bavry AA, Kumbhani DJ, Rassi AN, et al. Benefit of early invasive therapy in acute coronary syndromes: a meta-analysis of contemporary randomized clinical trials. *J Am Coll Cardiol.* 2006;48: 1319.
270. Fihn SD, Gardin JM, Abrams J, et al. ACCF/AHA/ACP/AATS/PCNA/SCAI/STS Guideline for the diagnosis and management of patients with stable ischemic heart disease. *J Am Coll Cardiol.* 2012;60:e44.
271. Chan PS, Patel MR, Klein LW, et al. Appropriateness of percutaneous coronary intervention. *JAMA.* 2011;306:53.
272. Holmboe ES, Fiellin DA, Cusanelli E, et al. Perceptions of benefit and risk of patients undergoing first-time elective percutaneous coronary revascularization. *J Gen Intern Med.* 2000;15:632.
273. Poses RM, Krueger JI, Sloman S, et al. Physicians' judgments of survival after medical management and mortality risk reduction due to revascularization procedures for patients with coronary artery disease. *Chest.* 2002;122:122.
274. Kereiakes DJ, Tierstein PS, Sarembock IJ, et al. The truth and consequences of the COURAGE trial. *J Am Coll Cardiol.* 2007;501:598.
275. Yoon PW, Gillespie CD, George MG. Control of hypertension among adults: National Health and Nutrition Examination Survey, United States, 2005–2008. *MMWR Suppl.* 2012;61:19.
276. Henderson RA, Pocock SJ, Clayton TC, et al. Seven-year outcome in the RITA-2 trial: coronary angioplasty versus medical therapy. *J Am Coll Cardiol.* 2003;42:1161.
277. Parisi AF, Folland ED, Hartigan P, et al. A comparison of angioplasty with medical therapy in the treatment of single-vessel coronary artery disease. *N Engl J Med.* 1992;326:10.
278. Pursnani S, Korley F, Gopaul R, et al. Percutaneous coronary intervention versus optimal medical therapy in stable coronary artery disease. *Circulation Cardiovasc Interv.* 2012;5:476.
279. Bypass Angioplasty Revascularization Investigation (BARI) investigators. Comparison of coronary bypass surgery with angioplasty in patients with multivessel disease. *N Engl J Med.* 1995;335:217.
280. Serruys PW, Ong AT, van Herwerden LA, et al. Five-year outcomes after coronary stenting versus bypass surgery for the treatment of multivessel disease: the final analysis of the Arterial Revascularization Therapies Study (ARTS) randomized trial. *J Am Coll Cardiol.* 2005;46:575.
281. Holmes DR. Randomized clinical trials: do they really make a difference? BARI and diabetes mellitus. *Cathet Cardiovasc Diagn.* 1996;37:351.
282. Khan NE, DeSouza A, Mister R, et al. A randomized comparison of off-pump and on-pump multivessel coronary-artery bypass surgery. *N Engl J Med.* 2004;350:21.
283. Zacharias A, Habib RH, Schwann TA, et al. Improved survival with radial artery versus vein conduits in coronary bypass surgery with left internal thoracic artery to left anterior descending artery grafting. *Circulation.* 2004;109:1489.
284. Hoffman SN, TenBrook JA, Wolf MP, et al. A meta-analysis of randomized controlled trials comparing coronary artery bypass graft surgery with percutaneous transluminal coronary angioplasty: one- to eight-year outcomes. *J Am Coll Cardiol.* 2003;41:1293.
285. Surreys PW, Morice MC, Kappetein AP, et al. Percutaneous coronary intervention versus coronary artery bypass grafting for severe coronary artery disease. *N Engl J Med.* 2009;360:961.
286. Mohr FW, Morice MC, Kappetein AP, et al. Coronary artery bypass graft surgery versus percutaneous coronary intervention in patients with three-vessel disease and left main coronary disease: 5-year follow-up of the randomised, clinical SYNTAX trial. *Lancet.* 2013;381:629.
287. Sipahi I, Hakan Akay M, Dagdelen S, et al. Coronary artery bypass grafting vs percutaneous coronary intervention and long-term mortality and morbidity in multivessel disease: mMeta-analysis of randomized clinical trials of the arterial grafting and stenting era. *JAMA Intern Med.* 2014;174: 223.
288. Sanchez CE, Badhwar V, Dota A, et al. Practical implementation of the coronary revascularization heart team. *Circulation Cardiovasc Qual Outcomes.* 2013;26:598.
289. Ragosta M, Dee S, Sarembock IJ, et al. Prevalence of unfavorable angiographic characteristics for percutaneous intervention in patients with unprotected left main coronary artery disease. *Catheter Cardiovasc Interv.* 2006;68:357.
290. Takaro T, Peduzzi P, Detre KM, et al. Survival in subgroups of patients with left main coronary artery disease. Veterans Administration Cooperative Study of Surgery for Coronary Arterial Occlusive Disease. *Circulation.* 1982;66:14.
291. Yusuf S, Zucker D, Peduzzi P, et al. Effect of coronary artery bypass graft surgery on survival: overview of 10-year results from randomized trials by the Coronary Artery Bypass Graft Surgery Trialists Collaboration. *Lancet.* 1994;344:563.
292. Leavitt BJ, O'Connor GT, Olmstead EM, et al. Use of the internal mammary artery graft and in-hospital mortality and other adverse outcomes associated with coronary artery bypass surgery. *Circulation.* 2001;103:507.
293. Holmes DR, Firth BG, Wood DL, et al. Paradigm shifts in cardiovascular medicine. *J Am Coll Cardiol.* 2004;43:507.
294. Chieffo A, Morici N, Maisano F, et al. Percutaneous treatment with drug-eluting stent implantation versus bypass surgery for unprotected left main stenosis: a single-center experience. *Circulation.* 2006;113:2542.
295. Sanmartin M, Baz JA, Claro R, et al. Comparison of drug-eluting stents versus surgery for unprotected left main coronary artery disease. *Am J Cardiol.* 2007;100:970.
296. White AJ, Kedia G, Mirocha JM, et al. Comparison of coronary artery bypass surgery and percutaneous drugeluting stent implantation for treatment of left main coronary artery stenosis. *J Am Coll Cardiol Interv.* 2008;1:236.
297. Buszman PE, Kiesz SR, Bochenek A, et al. Acute and late outcomes of unprotected left main stenting in comparison with surgical revascularization. *J Am Coll Cardiol.* 2008;51:538.
298. Park SJ, Kim YH, Park DW, et al. Randomized trial of stents versus bypass surgery for left main coronary artery disease. *N Engl J Med.* 2011;364:1718.
299. Morice MC, Serruys PW, Kappetein AP, et al. Outcomes in patients with de novo left main disease treated with either percutaneous coronary intervention using paclitaxel-eluting stents or coronary artery bypass graft treatment in the Synergy between Percutaneous Coronary Intervention with TAXUS and Cardiac Surgery (SYNTAX) trial. *Circulation.* 2010;121:2645.
300. Morice MC, Serruys PW, Kappetein AP, et al. Five-year outcomes in patients with left main disease treated with either percutaneous coronary intervention or coronary artery bypass grafting in the Synergy between Percutaneous Coronary Intervention with Taxus and Cardiac Surgery trial. *Circulation.* 2014;129:2388.
301. Krone RJ, Laskey W, Babb J, et al. Four-year trends in coronary interventions: a report from the registry of the society for coronary angiography and interventions (abstract). *Cathet Cardiovasc Diagn.* 1997;41:98.
302. Topol EJ, Leya F, Pinkerton CA, et al. A comparison of directional atherectomy with coronary angioplasty in patients with coronary artery disease. *N Engl J Med.* 1993;329:221.
303. Holmes DR, Topol EJ, Califf RM, et al. A multicenter, randomized trial of coronary angioplasty versus directional atherectomy for patients with saphenous vein bypass graft lesions. CAVEAT-II Investigators. *Circulation.* 1995;91:1966.
304. Tsuchikane E, Sumitsuji S, Awata N, et al. Final results of the Stent versus Directional Coronary Atherectomy Randomized Trial (START). *J Am Coll Cardiol.* 1999;34:1050.
305. Bowers TR, Stewart RE, O'Neill WW, et al. Effect of Rotablator atherectomy and adjunctive balloon angioplasty on coronary blood flow. *Circulation.* 1997;95:1157.
306. Mehran R, Dangas G, Mintz GS, et al. Treatment of in-stent restenosis with eximer laser coronary angioplasty versus rotational atherectomy: comparative mechanisms and results. *Circulation.* 2000;101:2484.
307. Reisman M. Technique and strategy of rotational atherectomy. *Cathet Cardiovasc Diagn.* 1996;(suppl 3):2.
308. Albiero R, Silber S, DiMario C, et al. Cutting balloon versus conventional balloon angioplasty for the treatment of in-stent restenosis: results of the restenosis cutting balloon evaluation trial (RESCUT). *J Am Coll Cardiol.* 2004;43:943.
309. Costa J Jr, Mintz GS, Carlier SG, et al. Nonrandomized comparison of coronary stenting under intravascular ultrasound guidance of direct stenting without predilation versus conventional predilation with a semi-compliant balloon versus predilation with a new scoring balloon. *Am J Cardiol.* 2007;100:812.
310. Moses J, Metzger C, Liberman H, et al. Final results from the AnGIoSculpt MuLti-Center Coronary BIfurcation STudY (AGILITY) trial. *Catheter Cardiovasc Interv.* 2011;277:S43.
311. Ellis S. Refining the art and science of coronary stenting. *N Engl J Med.* 2009;360:292.
312. Pepine CJ, Holmes DR. Coronary artery stents. *J Am Coll Cardiol.* 1996;28:782.
313. Kiemeneij F, Serruys PW, Macaya C, et al. Continued benefit of coronary stenting versus balloon angioplasty: five-year clinical follow-up of Benestent-I trial. *J Am Coll Cardiol.* 2001;37:1598.
314. George B, Voorhees W, Roubin G. Multicenter investigation of coronary stenting to treat acute or threatened closure after percutaneous transluminal coronary angioplasty: clinical and angiographic outcomes. *J Am Coll Cardiol.* 1993;22:135.
315. Doucet S, Schalij MJ, Vrolix MCM, et al. Stent placement to prevent restenosis after angioplasty in small coronary arteries. *Circulation.* 2001;104:2029.
316. Serruys P, Daemen J. Are drug-eluting stents associated with a higher rate of late thrombosis than bare metal stents? *Circulation.* 2007;115:1433.
317. Schwartz RS, Chronos NA, Virmani R, et al. Preclinical restenosis models and drug-eluting stents. *J Am Coll Cardiol.* 2004;44:1373.
318. Morice MC, Serruys PW, Sousa JE, et al. A randomized comparison of a sirolimus-eluting stent with a standard stent for coronary revascularization. *N Engl J Med.* 2002;346:1773.
319. Holmes DR, Leon MB, Moses JW, et al. Analysis of 1-year clinical outcomes in the SIRUS trial: a

randomized trial of a sirolimus-eluting stent versus a standard stent in patients at high risk for coronary restenosis. *Circulation*. 2004;109:634.
320. Lemos PA, Saia F, Hofma SH, et al. Short- and long-term clinical benefit of sirolimus-eluting stents compared with conventional bare stents for patients with acute myocardial infarction. *J Am Coll Cardiol*. 2004;43:704.
321. Schampaert E, Cohen EA, Schluter M, et al. The Canadian study of the sirolimus-eluting stent in the treatment of patients with long de nova lesions in small native coronary arteries (C-SIRIUS). *J Am Coll Cardiol*. 2004;43:1110.
322. Colombo A, Moses JW, Morice MC, et al. Randomized study to evaluate sirolimus-eluting stents implanted at coronary bifurcation lesions. *Circulation*. 2004;109:1244.
323. Iakovou I, Ge L, Michev I, et al. Clinical and angiographic outcome after sirolimus-eluting stent implantation in aorto-ostial lesions. *J Am Coll Cardiol*. 2004;44:967.
324. Hoye A, Tanabe K, Lemos PA, et al. Significant reduction in restenosis after the use of sirolimus-eluting stents in the treatment of chronic total occlusions. *J Am Coll Cardiol*. 2004;43:1954.
325. Grube E, Silber S, Hauptmann KE, et al. TAXUS I: six- and twelve-month results from a randomized, double-blind trial on a slow-release paclitaxel-eluting stent for de nova coronary lesions. *Circulation*. 2003;107:38.
326. Serruys PW, Chevalier B, Dudek D, et al. A bioresorbable everolimus-eluting scaffold versus a metallic everolimus-eluting stent for ischaemic heart disease caused by de-novo native coronary artery lesions (ABSORB II): an interim 1-year analysis of clinical and procedural secondary outcomes from a randomised controlled trial. *Lancet*. 2015;385:43.
327. Capodanno D, Gori T, Nef H, et al. Percutaneous coronary intervention with everolimus-eluting bioresorbable vascular scaffolds in routine clinical practice: early and midterm outcomes from the European multicenter GHOST-EU registry. *EuroIntervention*. 2015;10:1144.
328. Puricel S, Arroyo D, Corpataux N, et al. Comparison of everolimus- and biolimus-eluting coronary stents with everolimus-eluting bioresorbable vascular scaffolds. *J Am Coll Cardiol*. 2015;65:791.
329. Lee M, Kobashigawa K, Tobis J. Comparison of percutaneous coronary intervention with bare-metal and drug-eluting stents for cardiac allograft vasculopathy. *JACC Cardiovasc Interv*. 2008;1:709.
330. Brodie B, Wilson H, Stuckey T, et al. Outcomes with drug-eluting versus bare-metal stents in saphenous vein graft intervention. *JACC Cardiovasc Interv*. 2009;2:1105.
331. Rabbitts J, Nuttall G, Brown MJ, et al. Cardiac risk of non-cardiac surgery after percutaneous coronary intervention with drug-eluting stents. *Anesthesiology*. 2008;109:596.
332. Wilson SH, Fasseas P, Orford JL, et al. Clinical outcome of patients undergoing noncardiac surgery in the two months following coronary stenting. *J Am Coll Cardiol*. 2003;42:234.
333. McFadden EF, Stabile E, Regar E, et al. Late thrombosis in drug-eluting coronary stents after discontinuation of antiplatelet therapy. *Lancet*. 2004;364:1519.
334. Rezkalla SH, Kloner RA. Coronary no-reflow phenomenon: from the experimental laboratory to the cardiac catheterization laboratory. *Cathet Cardiovasc Interv*. 2008;72:950.
335. Napodano M, Ramondo A, Tarantini G, et al. Predictors and time-related impact of distal embolization during primary angioplasty. *Eur Heart J*. 2009;30:305.
336. Henriques JP, Zijlstra F, Ottervanger JP, et al. Incidence and clinical significance of distal embolization during primary angioplasty for acute myocardial infarction. *Eur Heart J*. 2002;23:1112.
337. Safian RD, May MA, Lichtenberg A. Detailed clinical and angiographic analysis of transluminal extraction coronary atherectomy for complex lesions in native coronary arteries. *J Am Coll Cardiol*. 1995;25:848.
338. Cohen DJ, Murphy SA, Baim DS, et al. Cost-effectiveness of distal embolic protection for patients undergoing percutaneous intervention of saphenous vein bypass grafts: results from the SAFER trial. *J Am Coll Cardiol*. 2004;44:1801.
339. deFeyter PJ. Percutaneous treatment of saphenous vein bypass graft obstructions: a continuing obstinate problem. *Circulation*. 2003;107:2284.
340. Antoniucci D, Valenti R, Migliorini A, et al. Comparison of rheolytic thrombectomy before direct infarct artery stenting versus direct stenting alone in patients undergoing percutaneous coronary intervention for acute myocardial infarction. *Am J Cardiol*. 2004;93:1033.
341. Ali A, Cox D, Dib N, et al. Rheolytic thrombectomy with percutaneous coronary intervention for infarct size reduction in acute myocardial infarction: 30-day results from a multicenter randomized study. *J Am Coll Cardiol*. 2006;48:244.
342. Kaltoft A, Bottcher M, Nielsen S, et al. Routine thrombectomy in percutaneous coronary intervention for acute ST-segment-elevation myocardial infarction: a randomized, controlled trial. *Circulation*. 2006;114:40.
343. Gaitonde RS, Sharm N, Von Lohe E, et al. Combined distal embolization protection and rheolytic thrombectomy during percutaneous revascularization of totally occluded grafts. *Cathetet Cardiovasc Interv*. 2003;60:212.
344. Sardella G, Mancome M, Bucciarelli-Ducci C, et al. Thrombus aspiration during primary percutaneous coronary intervention improves myocardial reperfusion and reduces infarct size. *J Am Coll Cardiol*. 2009;53:309.
345. Vlaar PJ, Svilaas T, van der Horst IC, et al. Cardiac death and reinfarction after 1 year in the Thrombus Aspiration during Percutaneous coronary intervention in acute myocardial infarction Study (TAPAS): a 1-year follow-up study. *Lancet*. 2008;371:1915.
346. Cohen DJ, Murphy SA, Baim DS, et al. Cost-effectiveness of distal embolic protection for patients undergoing percutaneous intervention of saphenous vein bypass grafts: results from the SAFER trial. *J Am Coll Cardiol*. 2004;44:1801.
347. Li SS, Lam CW, So YC, et al. The use of distal occlusion balloon protection device in acute coronary syndrome. *Int J Cardiol*. 2003;92:281.
348. Limbruno U, Micheli A, DeCarlo M, et al. Mechanical prevention of distal embolization during primary angioplasty: safety, feasibility, and impact on myocardial reperfusion. *Circulation*. 2003; 108:171.
349. Stone GW, Rogers C, Hermiller J, et al. Randomized comparison of distal protection with a filter-based catheter and a balloon occlusion and aspiration system during percutaneous intervention of diseased saphenous vein aorto-coronary bypass grafts. *Circulation*. 2003;108:548.
350. Grantham J, Marso S, Spertus J, et al. Chronic total occlusion angioplasty in the United States. *JACC Cardiovasc Interv*. 2009;2:479.
350a. Mitsutake Y, Ebner A, Yeung A, et al. Efficacy and safety of novel multi-lumen catheter for chronic total occlusions. *Catheter Cardiovasc Interv*. 2014;85(3):E70–E75.
350b. Christopoulos G, Menon R, Karmpaliotis D, et al. Application of the "hybrid approach" to chronic total occlusions in patients with previous coronary artery bypass graft surgery (from a contemporary multicenter US registry). *Am J Cardiol*. 2014;113(12):1990–1994.
351. Rathore S, Matsuo H, Terashima M, et al. Procedural and in-hospital outcomes after percutaneous coronary intervention for chronic total occlusions of coronary arteries 2002–2008. *JACC Cardiovac Interv*. 2009;2:489.
352. Suero JA, Marso SP, Jones PG, et al. Procedural outcomes and long-term survival among patients undergoing percutaneous coronary intervention of a chronic total occlusion in native coronary arteries: a 20-year experience. *J Am Coll Cardiol*. 2001;38:409.
353. Olivari Z, Rubartelli P, Piscione F, et al. Immediate results and one-year clinical outcome after percutaneous coronary interventions in chronic total occlusions: data from a multicenter, prospective, observational study (TOAST-GISE). *J Am Coll Cardiol*. 2003;41:1672.
354. Cannan CR, Nishimura RA, Reeder GS, et al. Echocardiographic assessment of commissural calcium: a simple predictor of outcome after percutaneous mitral balloon valvotomy. *J Am Coll Cardiol*. 1997;29:175.
355. Iung B, Cormier B, Ducimetiere P, et al. Immediate results of percutaneous mitral commissurotomy: a predictive model on a series of 1514 patients. *Circulation*. 1996;94:2124.
356. Vahanian A, Palacios IF. Percutaneous approaches to valvular disease. *Circulation*. 2004;109:1572.
357. Hernandez R, Banuelos C, Alfonso F, et al. Long-term clinical and echocardiographic follow-up after percutaneous mitral valvuloplasty with the Inoue balloon. *Circulation*. 1999;99:1580.
358. Masson J, Kovac J, Schuler G, et al. Transcatheter aortic valve implantation. *J Am Coll Cardiol Cardiovasc Interv*. 2009;2:811.
359. Kuntz RE, Tosteson ANA, Berman AD, et al. Predictors of event-free survival after balloon aortic valvuloplasty. *N Engl J Med*. 1991;325:17.
360. Ben-Dor I, Pichard AD, Satler LF, et al. Complications and outcome of balloon aortic valvuloplasty in high-risk or inoperable patients. *J Am Coll Cardiol Interv*. 2010;3:1150.
361. Bonhoeffer P, Boudjemline Y, Qureshi SA, et al. Percutaneous insertion of the pulmonary valve. *J Am Coll Cardiol*. 2002;39:1664.
362. Zajarias A, Cribier A. Outcomes and safety of percutaneous aortic valve replacement. *J Am Coll Cardiol*. 2009;53:1829.
363. Piazza N, Asgar A, Ibrahim R, et al. Transcatheter mitral and pulmonary valve therapy. *J Am Coll Cardiol*. 2009;53:1837.
364. Alegria-Barrero E, Chan PH, Paulo M, et al. Edge-to-edge percutaneous repair of severe mitral regurgitation. *Circ J*. 2012;76:801.
365. Alfieri O, Maisano F, De Bonis M, et al. The double-orifice technique in mitral valve repair: a simple solution for complex problems. *J Thorac Cardiovasc Surg*. 2001;122:674.
366. Maisano F, Vigano G, Blasio A, et al. Surgical isolated edge-to-edge mitral valve repair without annuloplasty: clinical proof of the principle for an endovascular approach. *EuroIntervention*. 2006; 2:181.
367. Feldman T, Young A. Percutaneous approaches to valve repair for mitral regurgitation. *J Am Coll Cardiol*. 2014;63:2057.
368. Kische S, Nienaber C, Ince H. Use of four MitraClip devices in a patient with ischemic cardiomyopathy and mitral regurgitation: "zipping by clipping. *Cathet Cardiovasc Interv*. 2012;80:1007.
369. Bonow RO, Carabello BA, Chatterjee K, et al. Focused update incorporated into the ACC/AHA 2006 guidelines for the management of patients with valvular heart disease: a report of the American College of Cardiology/American Heart Association Task Force on Practice Guidelines (Writing Committee to Revise the 1998 Guidelines for the Management of Patients With Valvular Heart Disease). *J Am Coll Cardiol*. 2008;52:e1.
370. Schueler R, Öztürk C, Wedekind JA, et al. Persistence of iatrogenic atrial septal defect after interventional mitral valve repair with the MitraClip system: a note of caution. *JACC Cardiovasc Interv*. 2015;8:450.
371. Argenziano M, Skipper E, Heimansohn D, et al. Surgical revision after percutaneous mitral repair with the MitraClip device. *Ann Thorac Surg*. 2010;89:72.
372. Feldman T, Wasserman HS, Herrmann HC, et al. Percutaneous mitral valve repair using the edge-to-edge technique: six-month results of the EVEREST phase I clinical trial. *J Am Coll Cardiol*. 2005;46:2134.
373. Feldman T, Foster E, Glower DD, et al. Percutaneous repair or surgery for mitral regurgitation. *N Engl J Med*. 2011;364:1395.
373a. Feldman T, Kar S, Elmariah S, et al. Randomized comparison of percutaneous repair and surgery for mitral regurgitation. *J Am Coll Cardiol*. 2015;66(25):2844–2854.
374. Siegel RJ, Biner S, Rafique AM, et al. The acute hemodynamic effects of MitraClip therapy. *J Am Coll Cardiol*. 2011;57:1658.
375. Foster E, Kwan D, Feldman T, et al. Percutaneous mitral valve repair in the initial EVEREST cohort: evidence of reverse left ventricular remodeling. *Circ Cardiovasc Imaging*. 2013;6:522.
376. Altiok E, Hamada S, Brehmer K, et al. Analysis of procedural effects of percutaneous edge-to-edge mitral valve repair by 2D and 3D echocardiography. *Circ Cardiovasc Imaging*. 2012;5:748.
377. Silbiger JJ. A novel mechanism by which MitraClip implantation may favorably alter the natural history of left ventricular remodeling in patients with mitral regurgitation: proposed role of the ventricular-valvular loop. *J Am Soc Echo*. 2013;26:217.
378. Mauri L, Foster E, Glower DD, et al. Four-year results of a randomized controlled trial of percutaneous repair versus surgery for mitral regurgitation. *J Am Coll Cardiol*. 2013;62:317.
379. Whitlow PL, Feldman T, Pedersen WR, et al. Acute and 12-month results with catheter-based mitral valve leaflet repair: the EVEREST II (Endovascular Valve Edge-to-Edge Repair) gigh risk study. *J Am Coll Cardiol*. 2012;59:130.
380. Franzen O, Baldus S, Rudolph V, et al. Acute outcomes of MitraClip therapy for mitral regurgitation in high-surgical-risk patients: emphasis on adverse valve morphology and severe left ventricular dysfunction. *Eur Heart J*. 2010;31:1373.
381. Franzen O, van der Heyden J, Baldus S, et al. MitraClip(R) therapy in patients with end-stage systolic heart failure. *Eur J Heart Fail*. 2011;13:569.
382. Schillinger W, Hünlich M, Baldus S, et al. Acute outcomes after MitraClip(R) therapy in highly aged patients: results from the German TRAnscatheter Mitral valve Interventions (TRAMI) registry. *EuroIntervention*. 2013;9:84.
383. Pleger ST, Mereles D, Schulz-Schonhagen M, et al. Acute safety and 30-day outcome after percutaneous edge-to-edge repair of mitral regurgitation in very high-risk patients. *Am J Cardiol*. 2011;108:1478.
384. Divchev D, Kische S, Paranskaya L, et al. In-hospital outcome of patients with severe mitral valve regurgitation classified as inoperable and treated with the MitraClip(R) device. *J Interv Cardiol*. 2012;25:180.
385. Auricchio A, Schillinger W, Meyer S, et al. Correction of mitral regurgitation in nonresponders to cardiac resynchronization therapy by MitraClip improves symptoms and promotes reverse remodeling. *J Am Coll Cardiol*. 2011;58:2183.
386. Kothandan H, Kian HV, Keong YK, et al. Anesthesia management for MitraClip device implantation. *Ann Card Anaesth*. 2014;17:17.
387. Webb JG, Harnek J, Munt BI, et al. Percutaneous transvenous mitral annuloplasty: initial human experience with device implantation in the coronary sinus. *Circulation*. 2006;113:851.
388. Byrne MJ, Kaye DM, Mathis M, et al. Percutaneous mitral annular reduction provides continued benefit in an ovine model of dilated cardiomyopathy. *Circulation*. 2004;110:3088.
389. Maniu CV, Patel JB, Reuter DG, et al. Acute and chronic reduction of functional mitral regurgitation in experimental heart failure by percutaneous mitral annuloplasty. *J Am Coll Cardiol*. 2004;44: 1652.
390. Siminiak T, Wu JC, Haude M, et al. Treatment of functional mitral regurgitation by percutaneous annuloplasty: results of the TITAN trial. *Eur J Heart Fail*. 2012;14:931.
391. Tops LF, Van de Veire NR, Schuijf JD, et al. Noninvasive evaluation of coronary sinus anatomy and its relation to the mitral valve annulus: implications for percutaneous mitral annuloplasty. *Circulation*. 2007;115:1426.
392. Maisano F, Vanermen H, Seeburger J, et al. Direct access transcatheter mitral annuloplasty with a sutureless and adjustable device: preclinical experience. *Eur J Cardiothorac Surg*. 2012;42: 524.
393. Hess OM, Sigwart U. New treatment strategies for hypertrophic obstructive cardiomyopathy. Alcohol ablation of the septum: the new gold standard? *J Am Coll Cardiol*. 2004;44:2054.
394. Chang SM, Lakkis NM, Franklin J, et al. Predictors of outcome after alcohol septal ablation therapy in patients with hypertrophic obstructive cardiomyopathy. *Circulation*. 2004;109:824.
395. Kwon D, Kapadia S, Tuzcu EM, et al. Long-term outcomes in high-risk symptomatic patients with hypertrophic cardiomyopathy undergoing alcohol septal ablation. *JACC Cardiovasc Interv*. 2008;1:430.
396. Valeti U, Nishimura R, Holmes DR, et al. Comparison of surgical septal myectomy and alcohol septal ablation with cardiac magnetic resonance imaging in patient with hypertrophic obstructive cardiomyopathy. *J Am Coll Cardiol*. 2007;49:348.
397. Maron BJ. Is septal ablation preferable to surgical myomectomy for obstructive hypertrophic cardiomyopathy? *Circulation*. 2007;116:196.
398. Holmes DR, Reddy VY, Turi ZG, et al. Percutaneous closure of the left atrial appendage versus warfarin therapy for prevention of stroke in patients with atrial fibrillation: a randomized non-inferiority trial. *Lancet*. 2009;374:534.
399. Lee RJ, Bartus K, Yakubov SJ, et al. Catheter-based left atrial appendage (LAA) ligation for the prevention of embolic events arising from the LAA initial experience in a canine model. *Circulation Cardiovasc Interv*. 2010;3:224.
400. Bartus K, Bednarek J, Myc J, et al. Feasibility of closed-chest ligation of the left atrial appendage in

humans. *Heart Rhythm.* 2011;8:188.
401. Jones T, Latson L, Zahn E, et al. Results of the U.S. multicenter pivotal study of the HELEX septal occluder for percutaneous closure of secundum atrial septal defects. *J Am Coll Cardiol.* 2007; 49:2215.
402. Vigna C, Marchese N. Improvement of migraine after patent foramen ovale percutaneous closure in patients with subclinical brain lesion. *JACC Cardiovasc Interv.* 2009;2:107.
403. Martin F, Sanchez PL, Doherty E, et al. Percutaneous transcatheter closure of patent foramen ovale in patients with paradoxical embolism. *Circulation.* 2002;106:1121.
404. Shook DC, Savage RM. Anesthesia in the cardiac catheterization and electrophysiology laboratories. *Anesthesiol Clin.* 2007;27:47.
405. Martinez MW, Mookadam F, Sun Y, et al. Transcatheter closure of ischemic and post-traumatic ventricular septal ruptures. *Catheter Cardiovasc Interv.* 2007;69:40.
406. Shook DC, Gross W. Offsite anesthesiology in the cardiac catheterization lab. *Curr Opin Anaesthesiol.* 2007;20:352.
407. Hamid M. Anesthesia for cardiac catheterization procedures. *Heart Lung Vessel.* 2014;6:225.
408. Bashore TM, Balter S, Barac A, et al. American College of Cardiology Foundation/Society for Cardiovascular Angiography and Interventions expert consensus document on cardiac catheterization laboratory standards update: a report of the American College of Cardiology Foundation Task Force on Expert Consensus documents developed in collaboration with the Society of Thoracic Surgeons and Society for Vascular Medicine. *J Am Coll Cardiol.* 2012;59:2221.
409. Zou J, Xia Y, Yang H, et al. Hybrid endarterectomy and endovascular therapy in multilevel lower extremity arterial disease involving the femoral artery bifurcation. *Int Surg.* 2012;97:56.

心脏电生理学：诊断与治疗

NADIA HENSLEY, MD | ALAN CHENG, MD | ASHISH SHAH, MD | CHARLES W. HOGUE, MD

要 点

1. 心律失常是临床常见疾病，异位心律或者折返是心律失常发生的原因。
2. 外科手术和导管消融等治疗方法通过在折返通路上形成瘢痕组织或者孤立异搏区域，而从根源上消除心律失常。
3. 室上性心律失常可导致血流动力学不稳定，特别是在合并器质性心脏病的情况下。某些情况下，持续性心动过速可能会导致心动过速性心肌病。
4. 采用经皮导管介入技术阻断旁路的成功率高，并发症少。
5. 房室结折返性心动过速是因为前快通道纤维和后慢通道纤维电生理特性的改变所致，这些纤维将冲动传导至房室结，因此，干预相关传导通道能产生一定的疗效。
6. 心房扑动常与某个反复发生的折返环路相关。该环路环绕三尖瓣并穿过下腔静脉和三尖瓣之间的心肌峡部，在这个区域进行导管消融可以治愈心律失常。
7. 阵发性心房颤动通常起源于肺静脉异位搏动位点。导管消融进行肺静脉隔离适用于抗心律失常治疗失败但仍有症状或有器质性心脏病的房颤患者。
8. 导管消融治疗持续性或长期房颤的效果不及阵发性房颤。虽然目前环肺静脉隔离是推荐使用的方法，但其他辅助措施，包括碎裂心房电位消融和神经节丛消融等技术也得到了应用。
9. 房颤的外科治疗（即"迷宫手术"）已取得了成功，而且为了避开窦房结进行了一定的改进，从而有可能减少因心率因素发生的心功能不全。
10. 成人患者中，大多数心源性猝死是继发于室性快速心律失常所致的缺血性和非缺血性心肌病。其他与猝死有关的疾病包括浸润性心脏病（如心脏结节病、心肌淀粉样变性）和其他基因异常导致的疾病，如肥厚型心肌病、长 QT 综合征、Brugada 综合征、儿茶酚胺多态性室性心动过速和致心律失常性右心室发育不良。
11. 已有确切证据证实，植入型心律转复除颤器可用于心源性猝死的一级和二级预防。

心脏节律紊乱是临床常见症状，是致病、致死的重要原因[1,2]。在 50 岁心房扑动患者人群和 80 岁以上的心房扑动患者人群中，室上性心动过速（supraventricular tachycardia, SVT）的发生率分别为每 10 万人年 35 例和每 10 万人年 5~587 例[3,4]。心房颤动（简称房颤）是一般人群中最常见的持续性心律失常，影响超过 230 万美国人口[5]。房颤的发病与年龄密切相关，55 岁以下人群中发生率不到 1%，但 80 岁以上的人群中发病率接近 10%[5]。房颤占用了大量医疗资源，增加了脑卒中的风险，并且导致了相关远期死亡率的升高[6]。

在过去的 20 年中，心律失常的治疗已经从药物治疗转变为导管和外科手术消融等方法。这是因为药物的负性肌力效应以及致心律失常效应限制了药物的疗效，甚至增加了死亡风险[7,8]。一项前瞻性随机临床试验的数据显示，植入型心律转复除颤器（implantable cardioverter-defibrillator, ICD）比抗心律失常药更能提高患者的生存率，这一证据进一步促进了这种向非药物治疗的转变[9]。

目前心律失常的治疗方法包括手术治疗以及使用各种能量源导管消融技术。但无论何种治疗手段，其基本原则就是在认识心律失常的电生理机制的前提下，使用外科切割、冷冻或射频（radiofrequency, RF）电流等方法进行相关心肌组织的消融。这些技术越来越复杂、耗时，因而对麻醉支持的需求也越来越大。对这些患者进行管理的麻醉医师必须熟悉正常心脏传导系统的解剖结构、常见心律失常的电生理学机制以及各种消融疗法。在本章中，我们将讨论这些基本理论以及针对特定治疗方法的麻醉处理。

基本电生理原理

心脏起搏与传导系统的解剖与生理

窦房结

窦房结（sinoatrial node, SAN；图 4.1）是由高度特化的细胞组成的一个梭形结构，位于右心房界沟，上腔静脉（superior vena cava, SVC）和右心房交界的外侧[10,11]。框 4.1 概括了心脏起搏和传导系统的解剖结构。

窦房结包含 3 种细胞类型（即结点细胞、移行细胞和心房肌细胞），但没有任何单一细胞类型能够单独启动起搏脉冲。相反，窦房结中多种细胞通过复杂的相互作用而实现同步放

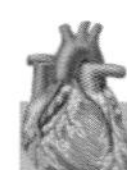

框 4.1 心脏起搏与传导系统的解剖结构

窦房结
结间传导
房室交界
室内传导系统
- 左束支
  - 前支
  - 后支

右束支
浦肯野纤维

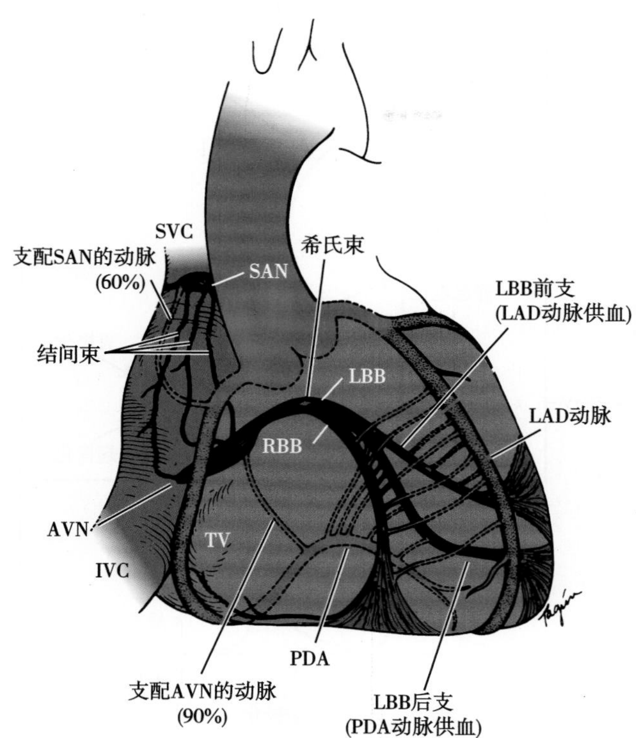

图 4.1 心脏传导系统及动脉供血解剖图。60%患者的窦房结(SAN)动脉是右冠状动脉的分支,而其他的来自回旋支;房室结(AVN)由右冠状动脉或后降支(PDA)的分支供血;IVC,下腔静脉;LAD,左前降支;LBB,左束支;RBB,右束支;SVC,上腔静脉;TV,三尖瓣。(*From Harthorne JW, Pohost GM. Electrical therapy of cardiac arrhythmias. In Levine HJ, ed.* Clinical Cardiovascular Physiology. *New York: Grune & Stratton; 1976: 854.*)

电[12-14]。研究表明,窦房结由3个不同的区域组成,每个区域负责对一组独立的神经和循环刺激作出反应[15]。这3个区域之间的相互协作最终决定窦房结的输出。

尽管窦房结是脉冲形成的主要场所,但是位于整个左右心房的辅助心房起搏位点也可以启动心脏冲动[16-18]。在狗和人类中进行的一系列研究证实,在左右心房以及房间隔广泛分布着大量的心房起搏位点[15,19-21]。因为心房起搏系统比窦房结占据的面积大得多,所以在心律失常手术时如果切断心房起搏器系统,可导致节律反应度受损。然而,通过导管消融术完全消除窦房结活动是非常困难的。

窦房结的血供(即在支配窦房结的动脉)来自右冠状动脉(right coronary artery, RCA)(60%的人口)或左冠状动脉回旋支(见图4.1)。窦房结上分布着丰富的神经节后肾上腺素能和胆碱能神经末梢。迷走神经刺激通过释放乙酰胆碱,降低窦房结的自律性,延长结间传导时间,而肾上腺素能刺激则增加窦房结的冲动释放[10]。

结间传导

多年来,关于窦房结与房室结(atrioventricular node, AVN)之间是否存在特殊的传导通路一直存在争议。但由于右心房独特的几何形态,目前大多数电生理学家认为优先传导是确实存在的,并且从窦房结到房室结的冲动传导必定存在不同的路径[10]。上、下腔静脉开口、卵圆孔和冠状窦口将右心房分成不同的肌束,限制了节间传导的可能途径的数量(见图4.1)。然而,与心室束分支不同,这些不同的传导途径并不对应着独立的、组织特化的节间束[22]。心肌细胞在束内呈平行排列,如嵴顶和卵圆孔边缘,或许可以解释节间优先传导的存在。尽管电冲动可以迅速通过较厚的心房肌束,但由于心房肌传导可以代偿,手术横切并不会完全阻止节间传导[23]。

房室交界和室间传导系统

房室交界(图4.2)在解剖学上对应于一组独立的、特化的细胞,其在形态上不同于工作心肌,可划分为移行细胞区、致密结区和结希区(即希氏束)[24]。根据动物实验结果,移行细胞区将心房肌与房室结致密结区相连[25]。房室结的致密结区分布在冠状窦口的浅层和前面,以及三尖瓣隔瓣嵌入口的上方。房室结的致密结区纵向穿入中央纤维体的中心,成为希氏束。随着房室束移行至心室肌内,其逐渐被胶原隔离,并不再与心房纤维接触。

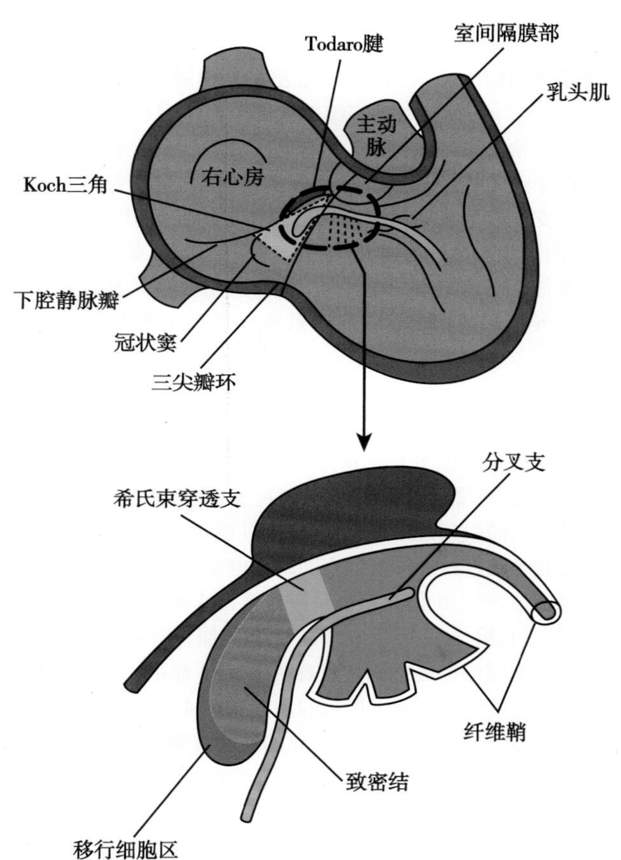

图 4.2 房室交界与其他心脏结构之间的解剖关系。(*From Harrison DC, ed.* Cardiac Arrhythmias: A Decade of Progress. *Boston: GK Hall Medical Publishers; 1981.*)

房室交界包含在Koch三角区内。该三角是一个由Todaro腱、三尖瓣环和冠状窦开口围成的独立解剖区域(图4.3)。所有心脏手术均应避开该三角区,以防对房室传导造成损伤。房室结区的解剖个体差异取决于中心纤维体的发育程度[10]。

房室束的分支始于室间膈肌部的上缘。在该水平上,希氏束发出一束宽的分支,形成左束支,向下延伸成一个连续的薄层进入非冠状动脉瓣前下方的隔膜左侧(见图4.1)。左束分为较小的前束和较宽的后束,尽管这与解剖学描述不太一致。右束支通常起源于希氏束的延续终端,在心内膜下沿室间隔右侧向右心室尖端穿行。心脏传导系统的远端分支与浦

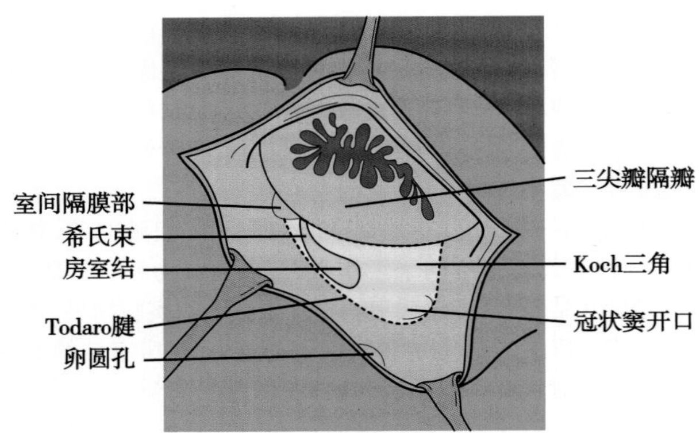

图 4.3 从右心房切开后的右心房隔面观(左侧为上方)Koch 三角是一个重要的解剖区域,包含房室结和房室束的近端部分。这个解剖区域包含在 Todaro 腱、三尖瓣环和两个冠状窦开口水平的连线之间的区域内。(*From Cox JL,Holman WL,Cain ME. Cryosurgical treatment of atrioventricular node reentry tachycardia*. Circulation . *1987;76:1331.*)

肯野纤维网相互交织,于左、右心室的心内膜表面广泛延展。

在 85% 的人群中,房室结的大部分血供来自 RCA 或者左回旋支。希氏束的血供来自冠状动脉的前、后降支。

由于迷走神经和交感神经分支的重叠,窦房结和房室结的神经支配较为复杂。刺激右侧颈迷走神经可引起窦性心动过缓,而刺激左侧迷走神经则延长房室结传导;刺激右侧星状神经节加快窦房结发放电冲动,而刺激左侧星状神经节则容易引发异位起搏(即正常传导系统之外的心肌组织发放电冲动)[26]。

心律失常的基本发生机制

心律失常的机制大致分为:①病灶机制,包括自主型或触发型心律失常;②折返失常(框 4.2)。自律性细胞由于静息膜电位较低从而引起舒张期缓慢去极化(图 4.4 和图 4.5)。舒张期去极化导致连续动作电位之间跨膜电位变得更加正向,直至达到阈电位,产生细胞兴奋。具有正常自律性的细胞可见于窦房结、附属心房异位灶、房室结以及希氏-浦肯野系统[10,13,27-29]。

舒张期缓慢去极化的特点称为自发性舒张期或 4 期去极化。影响自发性舒张期去极化的因素如图 4.5 所示,包括最大舒张电位、阈电位和舒张期去极化的速率或斜率的变化。其净效应是影响达到阈电位的速率,从而导致自律性的增加或降低。

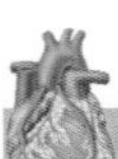

框 4.2 心律失常基本发生机制

病灶机制
- 自主型
- 触发型

折返性心律失常

正常自律性
- 窦房结
- 附属心房异位灶
- 房室结
- 希氏-浦肯野系统

触发机制发生于延迟性或早期后去极化

折返
- 单向阻滞为必要条件
- 旁路上的慢传导超过单向阻滞中细胞的不应期

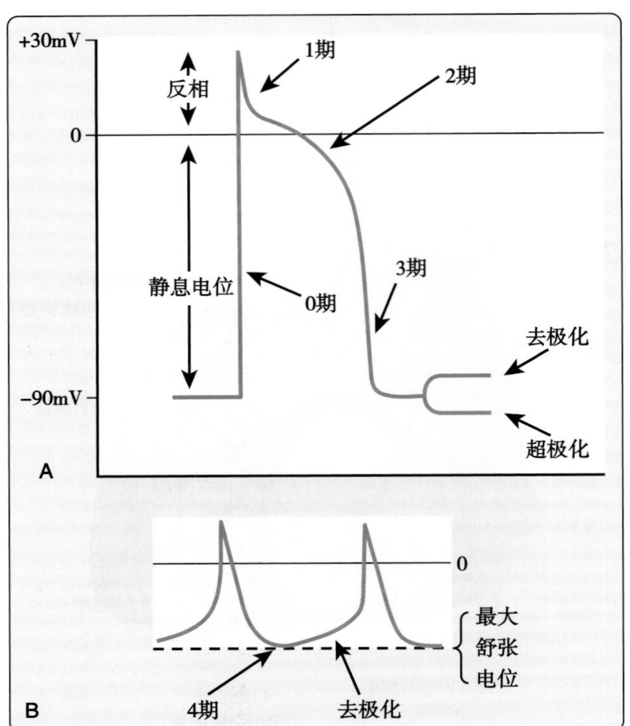

图 4.4 A,快反应纤维心肌细胞动作电位图;B,快反应纤维心肌细胞动作电位图。慢反应纤维的动作电位与窦房结相似,但缺乏 0 期的快速上升支。(*From Ferguson TB Jr. Anatomic and electrophysiologic principles in the surgical treatment of cardiac arrhythmias.* Cardiac Surg. *4:19,1990.*)

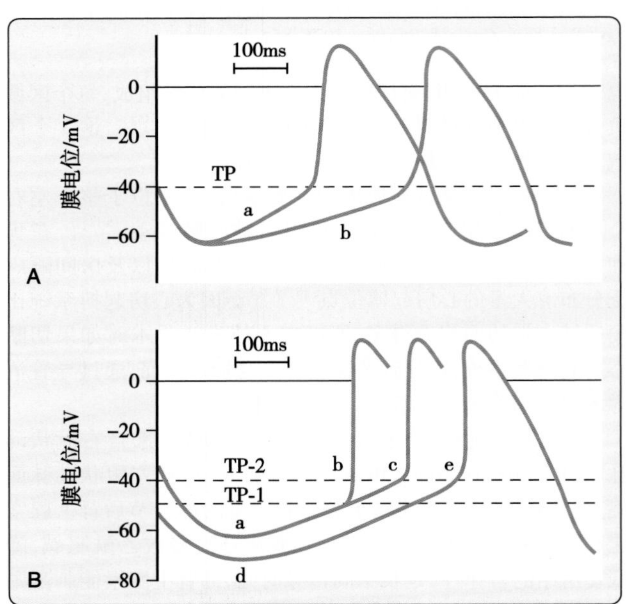

图 4.5 A,窦房结跨膜电位。4 期或舒张期去极化(从 a 到 b)斜率的降低会延长到达阈电位(TP)的时程,导致心率降低。B,从 TP-1 到 TP-2 的过程中,心率随之降低,而达到 TP(b 到 c)则需要较长间期。升高最大舒张电位(a 到 b)也能降低心率,这是由于延长了达到 TP(b 到 c)的时程。(*From Atlee JL Ⅲ*. Perioperative Cardiac Arrhythmias: Mechanisms, Recognition, Management. *2nd ed. Chicago: Year Book Medical Publishers; 1990:36.*)

舒张期去极化的离子机制与自律心肌区域中出现的“奇异”电流(即“奇异”通道或起搏电流)有关。舒张期去极化过程包括钾离子(K^+)净向外流减少或钠离子(Na^+)净向内流增加,或两者兼而有之[26,30-33]。由于起搏细胞在4期去极化速度最快,占据了心脏电冲动的主导地位,因而对其他异位起搏点产生超化抑制。

自律性改变是指正常自律细胞(如窦房结、房室结、浦肯野纤维)的起搏兴奋节律改变。虽然导致自律性改变的离子机制不变,但其他因素(如图4.5所示)可增加细胞自律性。由异常的离子机制导致的自律性改变被称为异常自律性,即使发生在通常被认为是自律细胞(例如浦肯野纤维)中。非自律细胞(如心室肌细胞)也可能发生异常自律性。

由触发活动引起的心律失常,通常由反复发生后去极化的细胞启动。后去极化是指发生在细胞膜复极化之前(即早期后去极化)或之后(即延迟后去极化)的跨膜电位的振幅变化。不同形式的后去极化具有不同的离子机制,如果膜电位的振幅达到阈电位,则可触发一次心脏电冲动[13]。触发活动通常被认为是一种异常的细胞自律活动。然而,由于触发活动需要一个预先的心脏冲动(与自律性相反),异常的电生理事件不能被认为是一种纯粹的自律形式。

折返激动是一种心脏冲动持续存在并使已经脱离了不应期的心肌再次兴奋的状态[10]。冲动传导的单向阻滞是折返形成的必要条件。单向阻滞可能在膜不应期(不应期的离散度)的形式上存在差异,以致心肌组织的某些区域无法兴奋而其他区域允许冲动传导。在复极化时,如果前一次冲动通过旁路折回到原先已经激动过的心肌处,那么先前处于不应期的细胞膜能够再次去极化。旁路传导缓慢,且传导时间必须超过单向阻滞部位处细胞的不应期,才能形成折返。

快反应纤维的部分去极化(即受抑制的快反应)导致Na^+通道活性降低,0期动作电位速率减慢。减缓0期动作电位上升速率可导致传导减慢,并形成前面所提及的折返激动的情况。

折返机制或触发机制产生的心律失常(而非自律性升高引起的心律失常),可在诊断性电生理检查(diagnostic electrophysiology study,EPS)中由程控刺激引发。起搏引起的超化抑制是自律性改变引起的心律失常的特征。

诊断性评估

既往病史往往能为寻找患者心悸的病因提供线索。突发突止的规律性心悸常与突发性的室上性心动过速相关联,后者通常由房室折返性心动过速(atrioventricular nodal reentrant tachycardia,AVNRT)、房室旁路相关的房室折返性心动过缓(atrioventricular-reentrant tachycardia,AVRT)或者房性心动过速引起。虽然晕厥史并不能明确提示存在室性或室上性病因,但它对于评估病情的紧急程度有一定帮助。心悸是否规律是鉴别心房颤动的重要信息。对于病史中任何恶性事件、发作次数和持续时间、呼吸困难、疲劳或其他症状体征应当警惕(框4.3)。

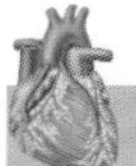

框4.3 心律失常的诊断性评估

既往有心悸、晕厥以及其他全身症状
体格检查
基线水平及心动过速发作时(尽可能)进行12导联心电图检查
运用24小时Holter监测患者-触发事件
有创电生理检查

在心动过速发作时应当进行12导联心电图(electrocardiogram,ECG)检查,并与其基础的窦性节律ECG进行对比。可通过颈动脉窦按摩或应用腺苷等干预手段,恢复心脏节律。由于在旁路传导存在的情况下,房颤可引发猝死,因此对于合并有心律失常的预激综合征病史的患者应立即进行评估。对于所有接受心律失常评估的患者,必须进行超声心动图检查,以排除是否存在心脏器质性异常以及对心室功能进行评估。对于持续性心动过速的患者这一点尤其重要,因为持续心动过速可导致心动过速性心肌病[34]。

对于某些频繁发作但症状短暂的患者,运用24小时Holter监测患者-触发事件可能会有所帮助。其他评估方法如运动或药物负荷试验可用于诱发心动过速发作或确定心率相关的预激发作的严重程度。

心律失常机制的最终诊断可能依赖有创的电生理检查,其中包括将能够提供电刺激的导管经皮穿刺引入,并记录心脏内不同位点的心电图。最初的记录部位通常包括高位右心房、希氏束、冠状窦及右心室[10,35](图4.6和图4.7)。心脏兴奋顺序可以从这些记录以及体表心电图中辨别出来,如图4.8所示(该患者正在进行房室传导旁路的评估)。通过在各解剖位点运用荧光定位电极记录去极化时间来评估激活顺序。图4.9显示了在室性心律失常患者的诊断评估期间获得的记录。

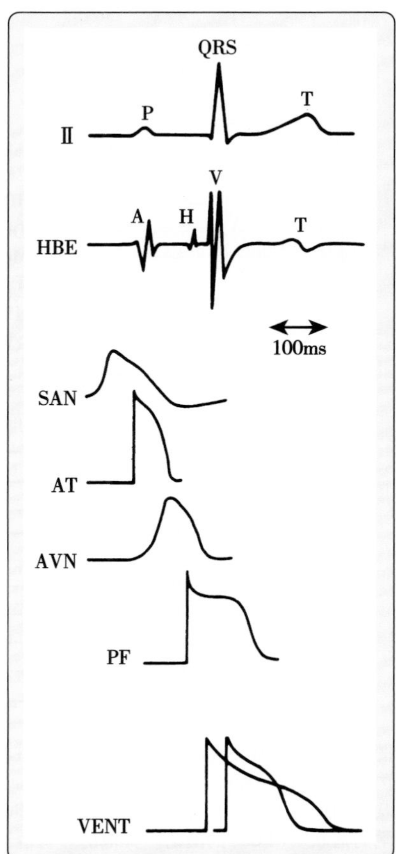

图4.6 心脏不同部位的快反应纤维与慢反应纤维的动作电位0期快速上升支在体表心电图上的表现。不同心脏组织的动作电位次序可通过体表心电图和希氏束电图呈现。AT,心房;AVN,房室结;HBE,希氏束区;PF,浦肯野纤维;SAN,窦房结;VENT,心室。(*From Atlee JL Ⅲ*. Perioperative Cardiac Arrhythmias:Mechanisms,Recognition,Management. *2nd ed. Chicago:Year Book Medical Publishers;1990:27.*)

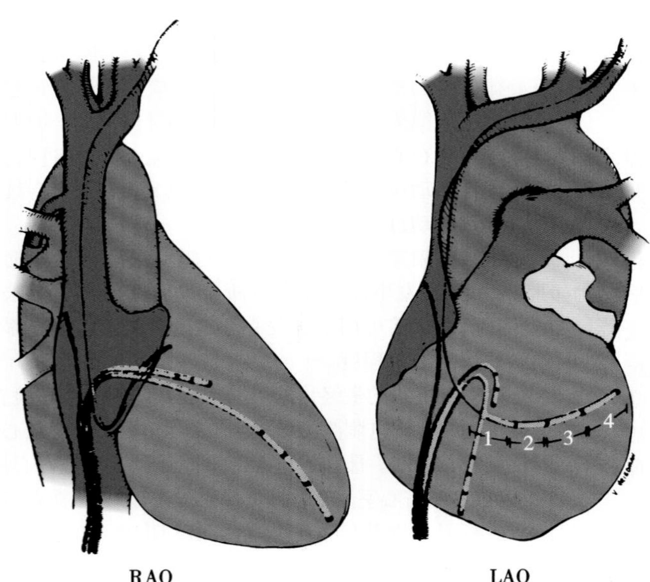

图 4.7　预激综合征患者的电生理检查示意图将带有若干记录/起搏电极的导管置于高位右房、冠状窦、希氏束区域以及右心尖。从右前斜位(RAO)投射可分为前方与后方。从左前斜位(LAO)投射可分为隔面与侧面。左前斜位上数字编号的区域是冠状窦电极放置位置。1,后隔面;2,后方;3,后方;4,后侧方。(*From Cain ME, Cox JL. Surgical treatment of supraventricular tachyarrhythmias. In: Platia EV, ed.* Management of Cardiac Arrhythmias: The Nonpharmacologic Approach. *Philadelphia: Lippincott; 1987:307.*)

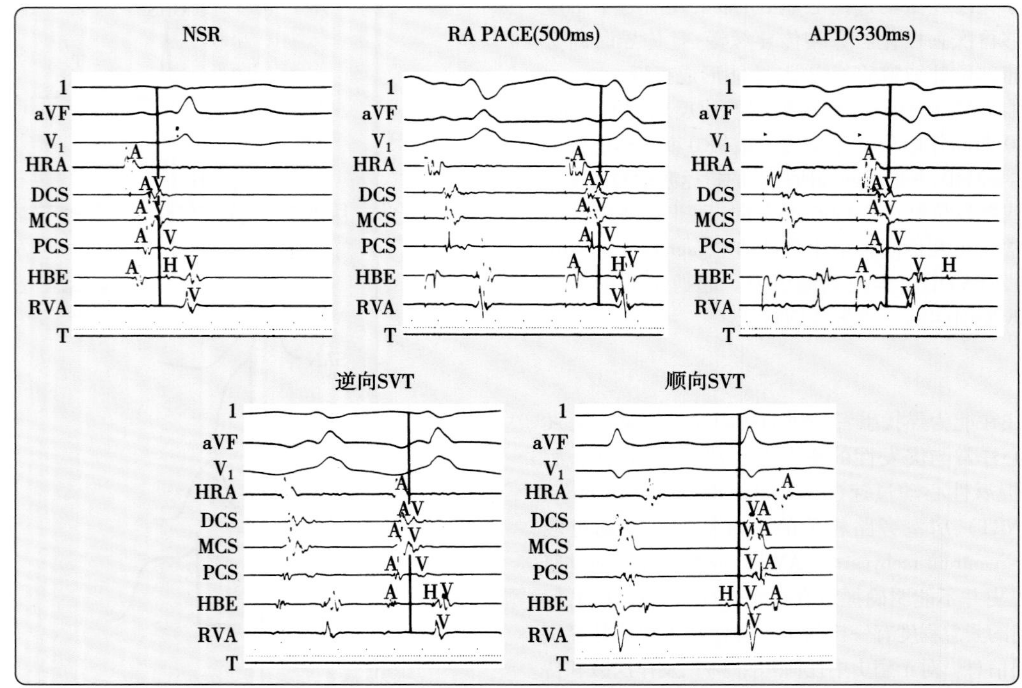

图 4.8　在正常窦性心律(NSR)期间心脏各位点的体表心电图(ECG;导联 1,aVF,V_1)和电图,从右心房起搏(RA PACE),在房性期前去极化(APD)后,逆向和顺向室性心动过速(SVT)期间。鉴别左游离壁旁路是通过标记远端冠状窦(DCS)上最早发作的心房去极化体现在体表心电图上的 δ 波(垂直线)。紧随其后的是中部冠状窦(MCS)和近端的冠状窦(PCS)的激活。其他的导管位于高位右房(HRA)、希氏束区(HBE)、右室心尖(RVA)。在室上性心动过速期间,电冲动按照从右心房(竖直线)到心室的顺序传导。(*From Cain ME, Cox JL. Surgical treatment of supraventricular tachyarrhythmias. In: Platia EV, ed.* Management of Cardiac Arrhythmias. *Philadelphia: Lippincott; 1987:308.*)

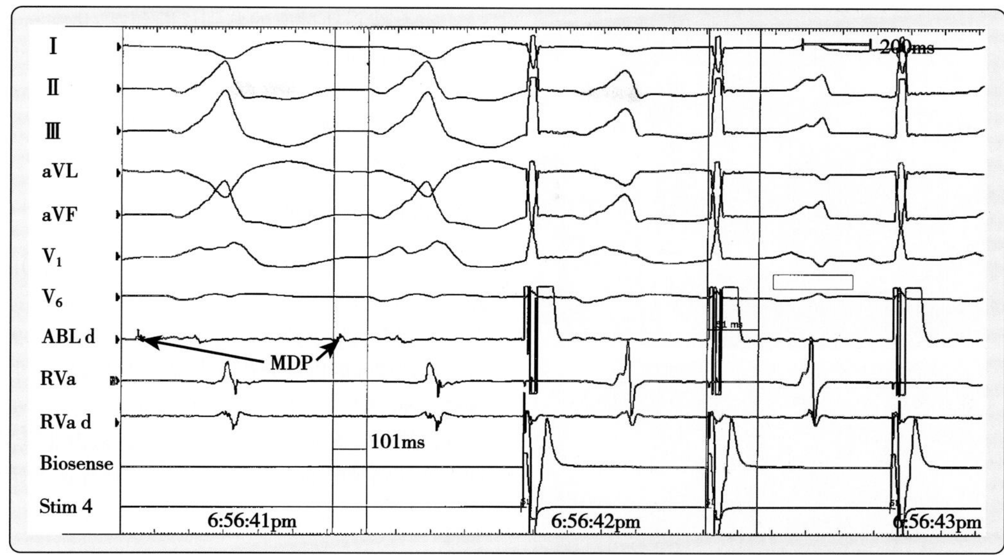

图 4.9 室性心动过速的心内膜标测。此图为一位严重缺血性心动过速患者在持续室性心动过速期间的体表心电图和选择性心内膜电图。导管远端电极(ABL d)的标测放置在心内膜部位,记录着先于 QRS 波 101 毫秒的舒张中期电位(MDP)。起搏周期微快于心动过速的周期,从而发生了心室夺获,故 QRS 形态不同于原发性心动过速。关于这种方法的解释是心内膜起搏对于导管消融术而言没有在一个有利部位。对于原发性心动过速,导管消融术在最佳位点时会产生一个相同的 QRS 形态

通常在局部麻醉下通过股动脉置入导管。全身肝素化是必需的,尤其是当导管插入左心房或左心室时。电生理检查最常见的并发症多与血管置管相关[10,36]。其他并发症包括低血压(1%)、出血、深静脉血栓形成(0.4%)、栓塞现象(0.4%)、感染(0.2%)及心脏穿孔(0.1%)[10,37]。当手术过程中刺激性操作引起持续性或血流动力学不稳定的快速性心律失常时,若在手术前使用粘贴式心脏复律电极,则方便术者进行快速心脏转复除颤。

术中电生理标测的原理与心脏导管套装中所使用的原理相似。其主要过程已经从早期带有手持式电极的单点心外膜标测系统发展到复杂的多通道计算机化系统。后者可以在单个去极化过程中采集和储存多个位于心外膜、心室壁内以及心内膜下的心电图。通过计算机标测可以在开始体外循环之前快速识别致心律失常的传导途径(如辅助旁路),大大减少使用手持式电极时对心脏进行的过多操作,从而有利于心脏传导系统的稳定。

电生理治疗的原理

心律失常消融疗法由 Cobb、Sealy 和 Boineau 等针对预激综合征和室性心动过速的外科疗法演变而来[38-40]。基本方法是精确定位致心律失常的电生理基质,并对相关旁路进行消融。在预激综合征的情况下,通过术中电生理标测系统识别旁路(最初使用手持电极)[10,41]。多通道、基于计算机的标测系统的发展,使得对多种心律失常(包括室性心动过速)的机制的认识以及通过干预致病基质从而终止心律失常的发生成为可能。

心律失常机制的经验和启示促进了导管治疗的发展,现在这种疗法已经被用于各种室上性和室性心律失常。消融疗法的一般适应证包括耐药心律失常、药物不耐受、症状较重,以及想避免终身药物治疗(框 4.4)。

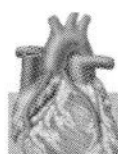

框 4.4 电生理消融疗法的适应证

耐药心律失常
药物不耐受
症状较重
避免终身药物治疗

将导管电极置入到心脏内进行精确标测并进行相关治疗是非常辛苦和费时的。机械性和磁性驱动的导航系统以及新型导管的研制,使得整个过程更加便捷并且可以优化导管的位置和稳定性。借助该导航系统,利用三维荧光镜或高级标测系统定位导管尖端,运用灵活的机械臂或磁场将其精确定位到术者感兴趣的心肌部位[42](图 4.10)。

基于心律失常的两个主要发生机制,外科手术和导管治疗常常强调寻找最早发生电活动(即局灶自律型或触发型心律失常)的部位或导致永久折返心律失常的关键"峡部"。但是房颤消融术不同于这种传统模式,而是将诱发房颤发生或造成其持续存在的主要基质(常常是肺静脉)进行隔离。电生理治疗的主要目的是在传导路径上形成瘢痕组织。为了形成瘢痕,可在合适的部位进行手术横切或通过精确放置的导管释放能量对相应部位心肌造成一定损伤。

激光、微波、射频以及极度低温(如冷冻消融)等各种能量形式均可用于消融治疗。其中,射频是最常见的能源形式,它是通过电阻热破坏心肌的。由射频能量传递所破坏组织的体积与深度、导管尖端大小以及在能量传递期间发生冷对流的量决定了治疗的成功与否。在使用双极射频时,需测量组织的阻抗从而确保形成透壁性损伤。由于组织的厚度不一,跨壁损伤不一定会发生,所以推荐测量损伤组织的传导性。如果无法传导电刺激,则提示该通路被切断。

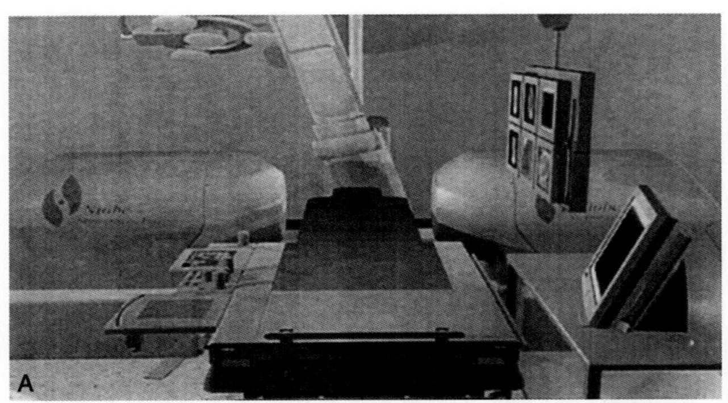

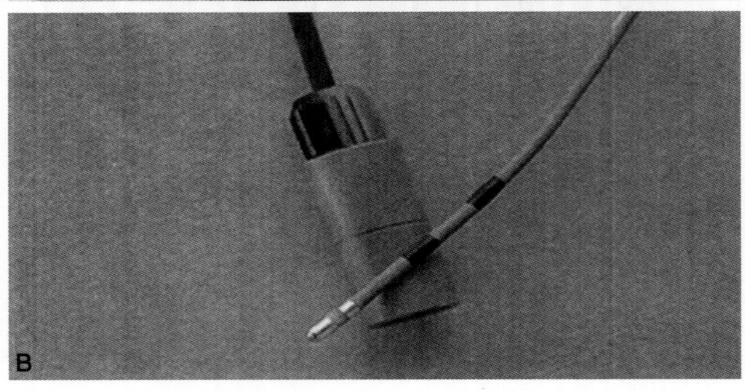

图 4.10 实体磁性导管导航系统。A,实体系统由两个永久的陈列磁组成,陈列磁位于受同台电脑控制的标准透视台和数字透视两端。陈列磁在患者的心脏区域建立一个 0.08T 的复合磁场来控制磁性导管的位置。B,图为操作 TFr 磁性导管的实体。导管有两个远端电极,用于心内膜起搏、记录和射频消融法。一个内部永久磁体使导管与现行的磁场相互作用以控制它的运动

特殊的心律失常

室上性心动过速

室上性心动过速定义为起始于希氏束分叉处以上部位的高于 100 次/min 的心脏节律。这种心律失常表现为一种窄 QRS 波形的心动过速,并且某些情况下,可导致器质性心脏病患者的血流动力学不稳定。此外,数周至数月的持续性心动过速可能会导致心动过速性心肌病以及一些致残症状[34]。

室上性心动过速的鉴别诊断包括:房室折返心动过速、房室结折返心动过速、房性心动过速、特发性窦性心动过速或窦房结折返、心房扑动及心房颤动。对于这些心律失常,传统的抗心律失常药物疗效不一,因此外科手术与导管治疗技术继而得到发展。

房室折返心动过速

旁路是连接心房和心室并横跨房室沟的异常心肌传导通路,为房室结和希氏束之间的传导提供了其他路径(框 4.5)。旁路的分类方法基于其所处的位置(如三尖瓣、二尖瓣)、在体表心电图显现或隐匿以及旁路所表现出来的传导特性(如顺行、逆行、衰减、非衰减)[43]。任何心肌组织的"衰减传导"是指当脉冲频率通过该组织时逐渐变慢。旁路传导通常为非衰减性,即无论脉冲到达该路径时的速度快慢与否,其传导速度始终保持不变。

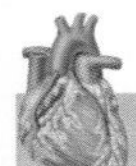

框 4.5 房室折返性心动过速的旁路特征

- 隐匿性:旁路逆行传导
- 显性:旁路前向传导;也常常逆行传导
- 顺向性:通过正常房室结传导系统的心房到心室前向传导和通过旁路的逆行传导
- 逆向性:通过旁路心房到心室的前向传导和通过室房结路径的逆行传导
- 采用经皮射频消融术治疗
- 采用横切面、冷冻消融术或者两者结合,从心内膜到心外膜的外科手术疗法

"隐匿路径"指的是旁路仅呈逆行传导。这种情况下,心房到心室之间无法通过这条路径进行传导,因此没有迹象显示心室会预激。这一点与心房到心室顺行传导的"显性路径"相反。因为电信号能够从房室结和旁路进入心室,心室预激在体表心电图上表现为以 δ 波。显性路径一般分顺行和逆行传导两种方向。显性路径的存在可导致心室在经由房室结的正常传导前发生去极化(即预激)(图 4.11 和图 4.12)。

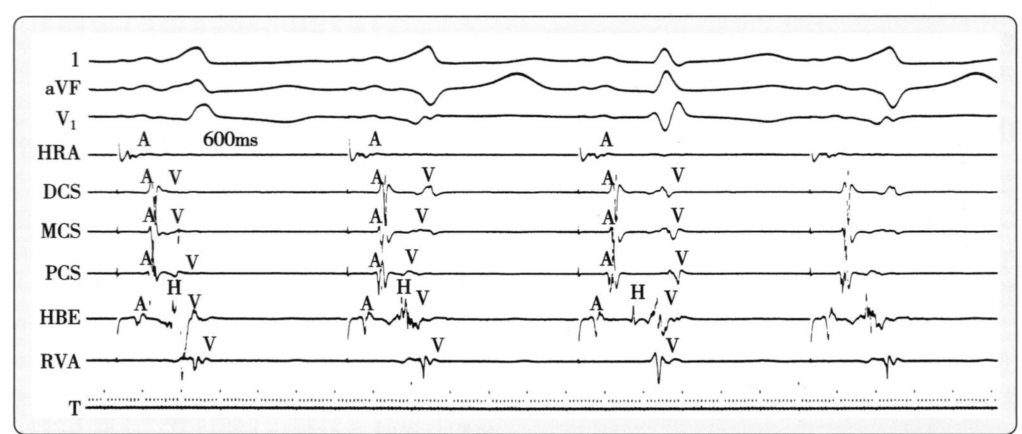

图 4.11 在起搏期间存在两条旁路。最早的心室激活点被远端冠状窦(DCS)电极所记录,提示左游离壁存在旁路。第二次期前收缩显示了从近端冠状窦(PCS)电极的最早心室激活点,提示后间隔存在旁路。第三次期前收缩后,由于顺向性传导阻滞,故没有被激活的点。在此情况下,传导跟随着正常的房室到希氏束和束分支路径。体表心电图和心内电图如图 4.8。HRA,高位右房;DCS,远端冠状窦;MCS,冠状窦中部;PCS,近端冠状窦;HBE,希氏束区;RVA,右室心尖。(*From Cain ME, Cox JL. Surgical treatment of supraventricular tachyarrhythmias. In: Platia EV, ed.* Management of Cardiac Arrhythmias. *Philadelphia: Lippincott; 1987: 312.*)

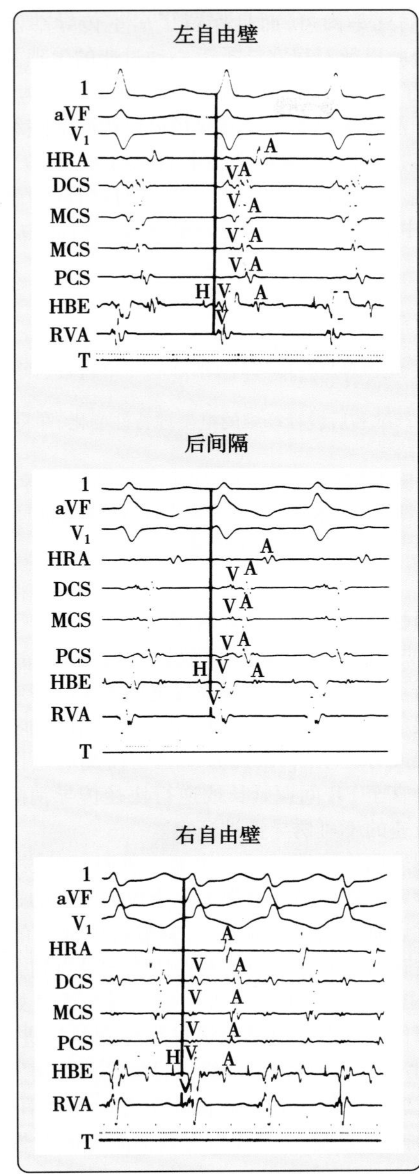

图 4.12 3个不同患者的顺向心动过速期间的激动记录,由不同位置的心房旁路形成。竖线作为体表心电图 QRS 波的参照,第一个例子证实了最早的心房激动在远端冠状窦(DCS),提示左游离壁存在旁路。近端冠状窦(PCS)电极的最早激动解释了后间隔旁路的存在。最后一个例子,在高位右房(HRA)和希氏束区(HBE)的心房激动发生在所有的冠状窦记录点前,解释了右游离壁旁路的存在。体表心电图和心内电图如图 4.8。MCS,冠状窦中部;RVA,右室心尖。(*From Cain ME, Cox JL. Surgical treatment of supraventricular tachyarrhythmias. In: Platia EV, ed.* Management of Cardiac Arrhythmias. *Philadelphia: Lippincott; 1987: 313.*)

在预激期间,一个兴奋波穿越希氏束和旁路,同时传导至心室。顺行传导在房室结延迟而在旁路无延迟,因此在通过正常的房室传导系统前,脉冲通过旁路预先启动了心室去极化。心室预激导致在 QRS 波前出现 δ 波(见图 4.11)。

20 世纪 30 年代,Wolf、Parkinso 和 While 在发现室上性心动过速时注意到了这些心电图表现(即短 PR 间期和 δ 波)[44]。预激综合征通常是指一种伴随着因折返通过旁路而引起的快速心律失常的预激情况。然而,在有预激综合征典型心电图表现的患者中,大约仅 30% 的人伴有快速性心律失常。具有预激综合征心电图特点但没有快速心律失常的患者被认为具有预激综合征特性。当旁路隐匿并且缺少预激综合征症状时,房室折返性心动过速便可发生;并且在预激综合征患者中不是所有的快速心律失常都由房室折返性心动过速引起。

通过观察 δ 波的极性(即 QRS 电轴方向)和胸导联 R 波的递增,静息 12 导联心电图能够提示旁路在左外侧、左后侧、后间隔、右游离壁,或前间隔区域[45](表 4.1)。尽管精确定位依赖于诊断电生理学,但它可以记录来自房室来源的或其他机制的心律失常以及旁路的传导特性。

表 4.1 旁路不同解剖部位的一般心电图形态

部位	负向 δ 波	QRS 波额轴	R>S*
左外侧游离壁	Ⅰ和/或 aVL	正常	V_1 到 V_3
左后侧游离壁	Ⅲ和 aVF	-75 到+75	V_1
后间隔	Ⅲ和 aVF	0 到-90	V_2 到 V_4
右游离壁	aVR	正常	V_3 到 V_4
前间隔	V_1 和 V_2	正常	V_3 到 V_5

*R>S 涉及胸心电图 R 波的发展。

From Lindsay BD, Crossen KL, Cain ME. Concordance of distinguishing electrocardiographic features during sinus rhythm with the location of accessory pathways in the Wolff-Parkinson-White syndrome. Am J Cardiol. *1987; 59: 1093.*

旁路的心房和心室插入点通过观测窦性心律和心房起搏期间的心室兴奋模式来鉴别(见图 4.11)。在旁路存在的情况下,希氏束的激活和最早的心室激动(δ 波)的间期少于希氏束-心室之间的间期。最短 δ 波-心室间期所在的区域即旁路的心室插入点。随着房性起搏频率增加或房性期前收缩的增加而出现不同形态的 δ 波,提示可能不只存在一个旁路(见图 4.12)。在心室起搏期间、心室期前收缩后或诱发性顺向室上性心动过速发作期间,心房兴奋模式有助于明确心房插入的位置。

房室折返性心动过速发生在两种情况之一:顺向折返心动过速(orthodromic reciprocating tachycardia, ORT)和逆向折返心动过速(antidromic reciprocating tachycardia, ART)[46-48](图 4.13)。顺向折返心动过速是目前最常见的形式,包括通过正常房室结传导系统的顺行传导和通过旁路的逆向传导。相反,逆向折返心动过速包括沿旁路的前向传导和沿房室结的逆向传导。与它们的发生机制相一致的是,顺向折返心动过速以窄 QRS 波心动过速出现,而逆向折返心动过速以宽 QRS 波心动过速出现,后者有时很难与室性心动过速区分。

有房颤病史的患者,如果同时存在一条旁路能将兴奋以顺行传导的方式快速传至心室,则大大增加了发生室颤以及猝死的风险。有证据表明,合并预激综合征的患者可能因房颤而发生猝死,因此对于创伤较大的消融手术可以在一些围手术期死亡率较低的医疗中心进行。

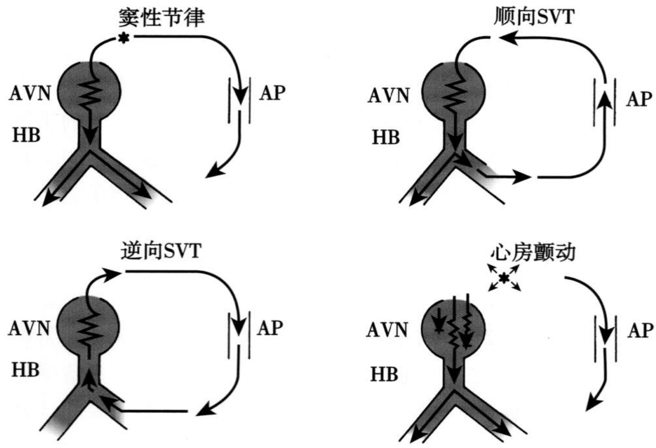

图 4.13 传导通过旁路(AP)的表达原理和在窦性心律、顺向室上性心动过速(SVT)、逆向室上性心动过速以及心房颤动期间正常的传导系统(如房室结和希氏束)。AVN,房室结;HB,希氏束。(*From Lindsay BD, Branyas NA, Cain ME. The preexcitation syndrome. In: El-Sherif N, Samet P, eds.* Cardiac Pacing and Electrophysiology. *3rd ed. Orlando, FL: Grune & Stratton; 1990.*)

旁路的导管治疗

对旁路进行经皮导管消融已经取代了绝大多数手术治疗。如果旁路定位明确,一般在进行诊断电生理检查(electrophsiology study, EPS)的同时就可进行射频消融。经室间隔入路或逆行主动脉入路可用于左侧旁路的导管消融,而经静脉进入右心的入路则被用于右侧旁路的导管消融。据报道以上方法成功率高达 95%[43,49-51]。由于旁路定位精确以及在能量传递期间导管较为稳定,成功的旁路导管消融术复发率一般小于 5%。

目前已报道的导管治疗相关并发症较少,主要与导管进入血管时的操作有关,如血肿、动静脉瘘。其他并发症主要与导管进入左、右侧循环时的操作有关,例如导管对瓣膜或心脏的损伤、主动脉导管操作时引起的全身性栓塞和脑栓塞、冠状窦的损伤、冠状动脉血栓和撕裂、心脏穿孔以及心脏压塞。由射频消融造成的完全性房室传导阻滞、心脏穿孔和冠状动脉痉挛也偶有发生。

在 1995 年进行的一项纳入了 5 427 例患者的研究报道,旁路导管消融术引起严重并发症的患者占 1.8%,而因手术操作引起死亡的患者占 0.08%[43,49]。希氏束周围区域的导管消融术发生完全性房室传导阻滞的比例更高。导管消融术的成功率为 87%~99%[43,50,51]。一项对导管消融术和药物治疗进行比较的随机研究结果显示,成功的射频消融术可以更好地改善生活质量、症状评分以及运动能力[52]。

房室结折返性心动过速

房室结折返性心动过速(atrioventricular nodal reentrant tachycardia, AVNRT)是由于传入至房室结的前快径纤维和后慢径纤维的电生理特性发生了改变所致[10,43,51]。过去,治疗因房室结折返性心动过速引起的折返性室上心动过速的唯一方法是将希氏束全部摘除并置入永久起搏器。20 世纪 80 年代,外科手术的发展为此提供了另一种治疗方案。这种手术成功率高,病死率尚可,而且保留了房室传导功能[53-56]。外科手术的经验以及对房室结折返心动过速的生理基础的逐渐了解,促进了经皮导管治疗的产生和发展。

用射频消融法阻断慢径或快径可以消除房室结折返心动过速。而有报道显示,慢径消融术的成功率(68%~100%)高于快径消融术(46%~94%)[43,57-60]。慢径射频消融术的并发症较少,其中需要置入起搏器的房室传导阻滞占 1%[43](框 4.6)。

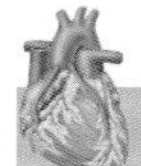

框 4.6 房室折返性心动过速

- 前快径纤维和后慢径纤维的电生理特性变化,并将冲动传输至房室结
- 成功的快径消融术发生在 PR 间期延长或快径传导消除时
- 成功的慢径消融术发生在诱发型房室结折返心动过速消除时
- 手术疗法包括选择性冷冻消融术

房室结折返性心动过速的导管治疗

以往,快径消融术是将导管放置在房室结-希氏束周围,位于三尖瓣环的前上部位。当心房电图大于心室电图并且希氏束电图很小或消失时将导管取出。由于射频能量可使 PR 间期的延长或心脏阻断,因此必须紧密监测心电图。射频能量持续释放直至 PR 间期延长或逆行快径传导消除。房室结折返心动过速的不可诱导性被证实。

考虑到采用快径消融可以增加心脏阻断的发生率,大部分电生理学家采用慢径消融作为一个更加安全的选择。慢径消融是通过识别沿冠状窦附近三尖瓣后中部位的路径来完成。荧光检查法将冠状窦口等及希氏束记录点划分为六个解剖区域[61](图 4.14)。消融过程一般从最后面开始向前移动从而形成损伤。可以先对慢通道进行标测然后进行消融,而不依赖解剖定位。慢径消融的终极目标是消除诱发型房室结折返心动过速[43,57-60]。房颤患者成功进行慢径消融后,可出现交界性异搏位点,这一表现与射频消融期间对慢通道的操作有关[10]。

局灶性房性心动过速

因室上心动过速而接受评估的患者中,局灶性房性心动过速所占比例不到 15%[62]。局灶性房性心动过速是由一个独立的心房区域的心房激动引起,心率在 100~250 次/min[63]。尽管 12 导联心电图的 P 波轴可以提供心动过速成因的线索,但是通过电生理检查可以确定房性心动过速部位,而这些部位往往趋向于某些特定的解剖区域[43]。右房心动过速往往起源于从窦房结到房室结的界嵴,而左房的则一般来自肺静脉、房间隔或二尖瓣环[63,64]。

房性心动过速的机制有包括自律性异常、触发激动以及微折返。心律失常的某些特征有助于了解其发生机制。突发突止提示折返机制,而缓慢开始(即"预热")和缓慢停止(即"冷却")的模式提示自律性机制(框 4.7)。

局灶性房性心动过速的导管治疗

由于房性心动过速的形成与独立的局部区域有关,因此不论心律失常的机制如何,导管消融疗法的途径是相同的。

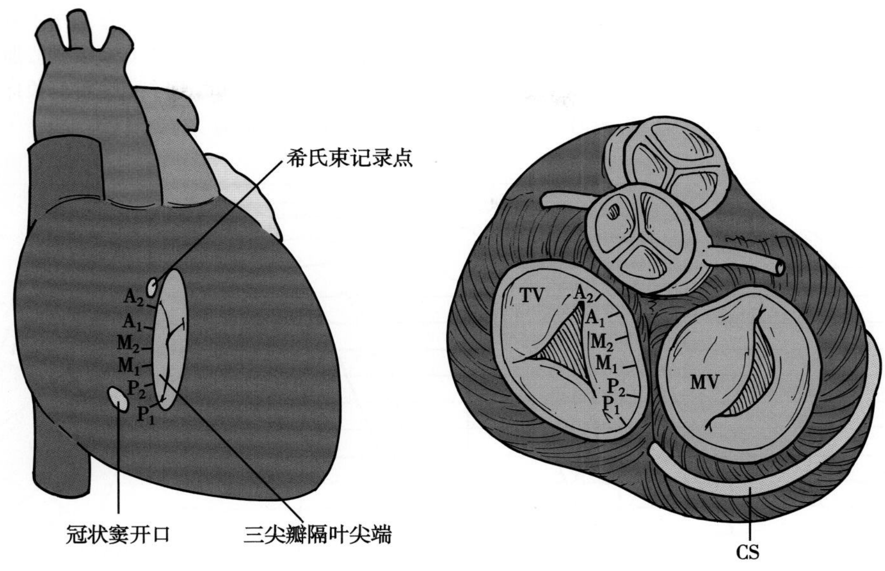

图 4.14 有关其他解剖结构的房室结改造示意图。后面的部位通常是慢径消融术的第一目标,根据反应情况,该部位消融的病损多于前面部位。CS,冠状窦;MV,二尖瓣;TV,三尖瓣。(*From Akhtar M, Jazayeri MR, Sra JS, et al. Atrioventricular nodal reentry: clinical, electrophysiologic, and therapeutic considerations.* Circulation. *1993;88:282.*)

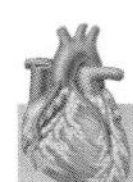

框 4.7 局灶性房性心动过速

- 机制包括异常自律、触发激动或微折返
- 导管相关性疗法包括射频消融术
- 手术疗法包括切口和冷冻消融术

心动过速起始的区域可以通过电生理标测来鉴别,然后应用射频电流将其与其他心房组织隔离。

据报道这种疗法的成功率为 86%,复发率为 8%[43,64-68]。并发症的发生率为 1%~2%,包括心肌穿孔(少见)、膈神经损伤、窦房结功能障碍等[69]。

非正常的窦性心动过速

在生理性应激(如高体温、低血容量、贫血、甲亢、焦虑、体位变化、药物)不存在的前提下发生窦性心动过速是不正常的,通常预示着正常生理机制无法控制窦性心律。其机制可能是窦房结自律性增加或自主神经调节异常,或两者兼而有之。临床上这种情况常见于女性医护人员。

对这种不正常的窦性心动过速的诊断是建立在非阵发性、持续静息状态下窦性心动过速和对生理性应激源反应的过度增强以及动态心电图监测夜间心率的标准化的基础上的[51]。P 波形态和心内激活提示窦性起搏,由此可以排除继发原因。

导管疗法和外科疗法适合少数 β 受体阻滞剂治疗无效及有致残症状的患者。窦房结射频消融法的目的是使慢去极化窦房结组织处于主导地位。窦房结射频消融的终点为 P 波的形态改变或窦性心律减慢。

目前报道的并发症包括永久起搏器的置入、SVC 综合征、膈神经损伤及心包炎[43,70]。短期和长期的成功率分别在 76%(导管疗法)和 66%(外科疗法)。窦房结射频消融只适用于药物治疗无效及有明显临床症状的患者。

窦房结折返心动过速

窦房结折返通路的存在可导致阵发性心动过速,而并不引起非阵发性非正常的窦性心动过速[71]。其 P 波形态与窦性心律的 P 波相似。与其他折返性心动过速相似,这种心律失常通常由房性期前收缩诱发。电生理刺激心内膜的位置在高位右房,这一点与窦性心律相似。

窦房结折返通路相关心律失常可由期前收缩诱发,可被迷走神经刺激或腺苷拮抗[43]。临床上这种心律失常对 β 受体阻滞剂、非羟基吡啶钙通道拮抗剂及胺碘酮反应性较好。如确实存在折返通路,射频消融法可用于频繁发生心动过速且对其他治疗无效的患者[72]。

心房扑动

心房扑动通常表现为急性症状发作(如心悸、气短、虚弱)并伴有心动过速,在心电图上呈现典型的扑动波(框 4.8)。固定的 2∶1传导常常表现为 300 次/min 的房扑率和 150 次/min 的心室率。房室传导固定时,心律较为规整,但房室传导的变化可导致节律不齐。

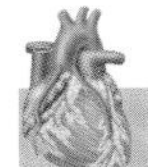

框 4.8 心房扑动

- 折返源于一个大解剖环路
- 导管消融术对大折返有效

存在旁路的患者运动时或在使用Ⅰc 类抗心律失常药物后[43]可发生快速房室传导。这是由于抗心律失常药物减慢了心房扑动率,进而使房室结将冲动快速传导至心室。这种情况需同时使用能减缓房室传导的药物(例如 β 受体阻滞剂)。

因为解剖环路的范围很大,心房扑动被称为“大折返”。

典型的心房扑动有一个围绕三尖瓣的环路，在下腔静脉（IVC）和三尖瓣之间穿过心肌峡部（图 4.15）[43,63]。折返激动在下腔静脉及三尖瓣区域呈逆时针旋转较为常见，当然也有其他形式，如顺时针旋转、双波以及低位折返环（如围绕IVC 的折返）[43,73,74]。12 导联心电图上扑动波的极性可提示心房扑动的方式，尤其是对于未接受心脏手术的患者。在下壁导联中，折返激动的逆时针旋转与负向波有关，而在 V_1 导联则与正向扑动波有关[43]。

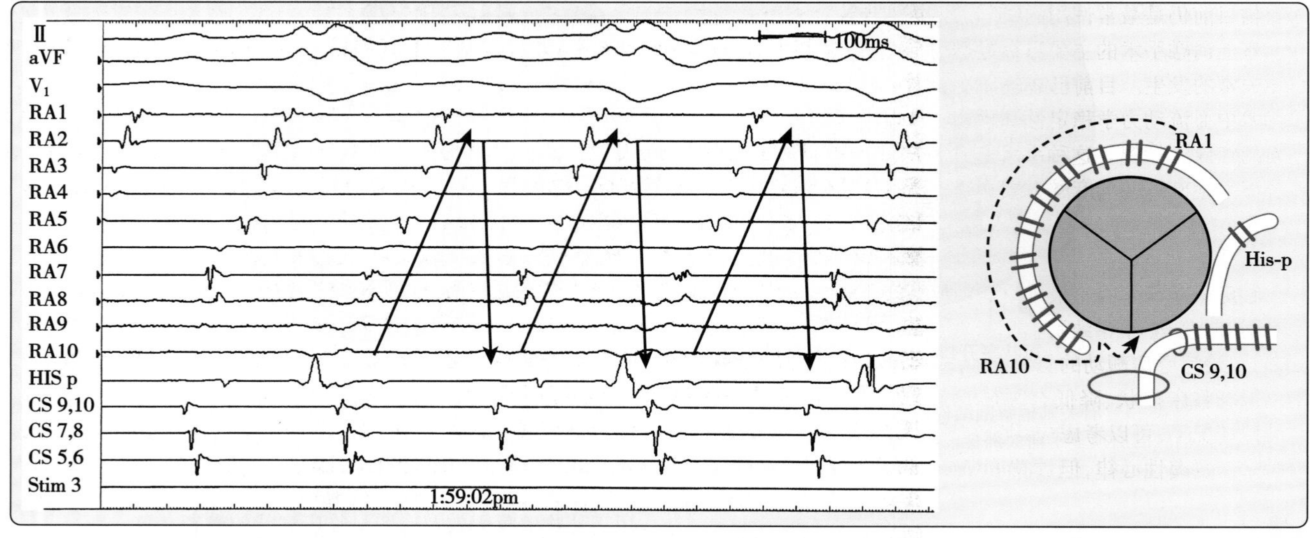

图 4.15 典型心房扑动的心内膜标测。心内膜信号由导管所记录。环路形成的解剖学基础是围绕三尖瓣环逆时针方向循环的电波峰。在三尖瓣附近放置一根带 20 个电极的导管，通过毗邻电极对 RA1-RA10 来记录激动波峰的通路。波峰穿过峡部连接下腔静脉，在通过冠状窦（CS）口前连接三尖瓣，这些信号均被 CS 电极 9 和 10 及希氏束记录导管（His-p）所记录。原理图和右边简图展示了波峰激动的过程

导管消融术对大折返的治疗有效，通过跨越三尖瓣和IVC 峡部的线性传导阻滞可治疗房扑。射频能量使用后，通过对下腔静脉-三尖瓣区域的双向传导阻滞的测试能够减少房扑再发的可能性[75,76]。

房扑和房颤可同时存在，这导致导管消融术的成功实施变得复杂。单纯房扑治疗的成功率是 80%～100%，复发率低于 5%[77-81]。一项前瞻性随机实验中，导管消融术可使 80%患者恢复窦性心律，而使用抗心律失常药物治疗患者中仅有36%恢复窦性心律（平均随访时间 21 个月）[81]。此外，与药物治疗相比，实施导管消融术的患者住院次数更少且有着更高的生活质量。如果不合并房颤，射频疗法可治愈房扑。8%～12%的患者在实施导管消融术成功治疗房扑后可出现房颤，尽管在治疗前并未合并房颤[43,79]。

既往的心脏手术（如先天性心脏病手术、二尖瓣手术、迷宫术）造成的心房瘢痕组织可以形成折返通路的解剖基础，从而引发房扑[64,82-85]。下腔静脉-三尖瓣区域可同时存在多条折返回路，导致多条复杂折返通路的形成[43,85]。在这种情况下，电生理标测用以描计折返环路的特征有助于射频消融术的成功实施。

室上心律失常手术和消融术的麻醉处理

接受经皮疗法的室上性心律失常患者的处理原则相似（框 4.9）。预激综合征患者通常年轻且无合并其他心脏疾病，但有 10%的预激综合征患者伴有 Ebstein 畸形[41,86]。麻醉医师必须熟悉患者术前电生理检查结果和相关的室上性心律失常的特点（如心率、相关血流动力学紊乱、晕厥）以及治疗措施。在手术和经皮治疗期间，快速性心律失常可能会随时复发。因此，在麻醉诱导前应放置经皮转复除颤黏合垫并将其连接到除颤器-心脏复律器。围手术期快速性心律失常的发生与任何单一的麻醉药或辅助药物无关。

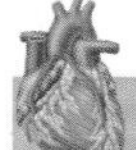

框 4.9 室上性心律失常手术和消融术的麻醉处理

- 熟悉术前电生理检查结果和相关治疗措施
- 诱导前放置经皮转复除颤黏合垫
- 治疗血流动力学耐受的快速性心律失常是通过减慢旁路而非房室结传导
- 血流动力稳定型快速性心律失常通常用复律进行治疗
- 避免刺激交感神经

治疗血流动力学稳定型快速性心律失常的目的是减慢旁路而非房室结的传导。针对减慢房室结传导的治疗（如 β-肾上腺素能阻滞剂、维拉帕米、地高辛）可能会增强旁路的传导，因此只有结合电生理检查提示安全时才能使用。推荐的药物包括胺碘酮和普鲁卡因胺。必须考虑到抗心律失常药物可能会干扰电生理标测。标记前出现的血流动力稳定型快速性心律失常通常用复律进行治疗。

旁路消融术通常在清醒镇静下进行，而全身麻醉适用于不能耐受仰卧位的患者。这种治疗手段的推广为预激综合征患者进行消融手术的麻醉管理积累了丰富的经验。目前关于麻醉药物对旁路传导影响的研究主要为了评估药物是否干扰电生理标测。

氟哌利多可抑制旁路传导，但应用小剂量止吐剂对旁路的抑制作用可能缺乏临床意义[87,88]。阿片类和巴比妥类药

物对旁路没有明确的电生理效应,且对预激综合征患者来说是安全的[89-92]。氟烷、异氟醚和安氟醚不仅可抑制正常房室传导,目前已有证据表明,这些挥发性麻醉药物还可能抑制旁路传导[92,93]。尽管具有抗胆碱能作用的肌松药(例如泮库溴铵)已被安全地用于预激综合征患者,但无自主神经副作用的药物目前仍是最常使用的[94]。

室上消融手术的主要目标是避免交感神经刺激和快速性心律失常的发生。目前已有临床研究评估了各种麻醉技术在保持术中血流动力学稳定性和预防预激综合征患者心律失常方面的疗效[10,95,96]。这种手术通常采用以阿片类药物为基础复合挥发性麻醉药的麻醉方式。

心房颤动

心房颤动是人群中最常见的持续性心律失常。由于心律绝对不齐,房颤可导致心悸、气短、胸部不适及焦虑[5](框4.10)。治疗心房颤动的目标包括抗凝以降低卒中和控制心率以减轻临床症状、降低合并心动过速相关心肌病的风险。在某些情况下,可以考虑应用复律或抗心律失常药物或两者同时来恢复窦性心律,但数据表明抗凝或控制心率可以降低部分人群的死亡率,因此比复律和抗心律失常药物方案更为有效[97]。由于抗心律失常药物可能诱发致死性心律失常,所以恢复窦性心律的措施因药物引起室性心律失常导致的死亡率增加而更显示出其价值[7,8]。心房颤动患病率增加和药物治疗的局限性使得非药物治疗手段逐渐受到关注。

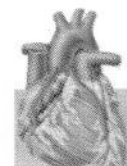

框 4.10 心房颤动的特征

- 与多个折返回路有关
- 可能起源于肺静脉或腔静脉的原发灶
- 导管消融治疗
  - 安装起搏器的房室结消融
  - 消融疗法可恢复窦性心律
- 迷宫手术治疗

随着对心房纤维化机制的认识越发深入,恢复窦性心律的手术和导管相关疗法也得到逐步发展。基础和临床研究表明心房颤动与心房内的多条折返回路(即多个房颤波)相关,这些回路可迅速且不可预测地改变自身的解剖位置[98-101]。患者术中电生理标测显示,窦性心律(图4.16)可被心房异位搏动诱发房颤(图4.17),提示折返回路的随机性和短暂性[10,101]。

折返回路的快速变化特点妨碍了心房颤动定位手术或消融手术的实施。尽管如此,由于认识到心脏解剖结构(如肺静脉、瓣膜环、腔静脉)为致颤的折返回路提供了必要的结构基础,一种基于解剖学的房颤手术(即Cox迷宫手术)因此诞生,即通过心房切口和冷冻消融阻断大折返[10,101,102]。

研究已经证实,某些情况下心房颤动起源于肺静脉或腔静脉的原发病灶,并且阻断这些部位可以恢复窦性心律[103]。其他研究证实了二尖瓣疾病患者心房颤动的原发病灶[104,105]。这些结论得到了基础研究的支持,证实了单一心房来源的颤动波可脱离原发折返回路来维持心房颤动[106,107]。这些研究结果以及计算机电生理标测系统的发展,开启了以标测为导向、以消除患者心房颤动为目标的治疗方案的新策略[108-118]。这种治疗方案可能比现有治疗方法有着更高的成功率和更低的并发症。

心房颤动的导管相关疗法

心房颤动的导管消融术方法包括永久起搏器置入以控制

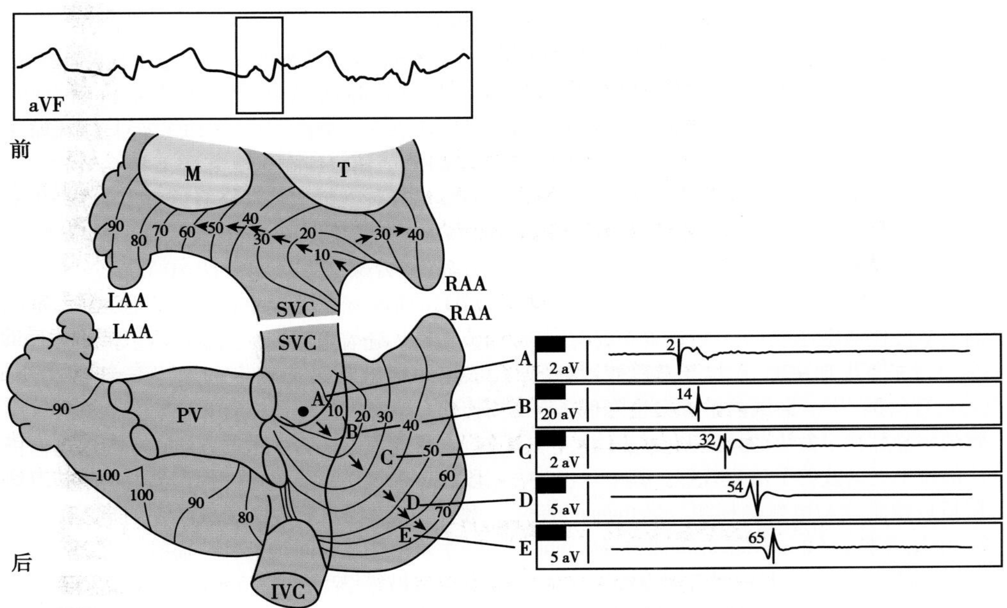

图 4.16 患者在窦性心律期间单次搏动的心房激动序列图。人类窦性心律期间单次搏动的心房激动序列图。等时线在前后心房以10毫秒递增。左上方图来为体表心电图的aVF导联,标记P波以获得心房标测数据。电图上A到E对应于上图所示5个电极位置。电极激动时间用于表示形成心房去极化的等时特征。IVC,下腔静脉;LAA,左心耳;M,二尖瓣;PV,肺静脉;RAA,右心耳;SVC,上腔静脉;T,三尖瓣。(*From Cox JL, Canavan TE, Schuessler RB, et al. The surgical treatment of atrial fibrillation. II. Intraoperative electrophysiologic mapping and description of the electrophysiologic basis of atrial flutter and atrial fibrillation.* J Thorac Cardiovasc Surg. *1991*;*101*:*406.*)

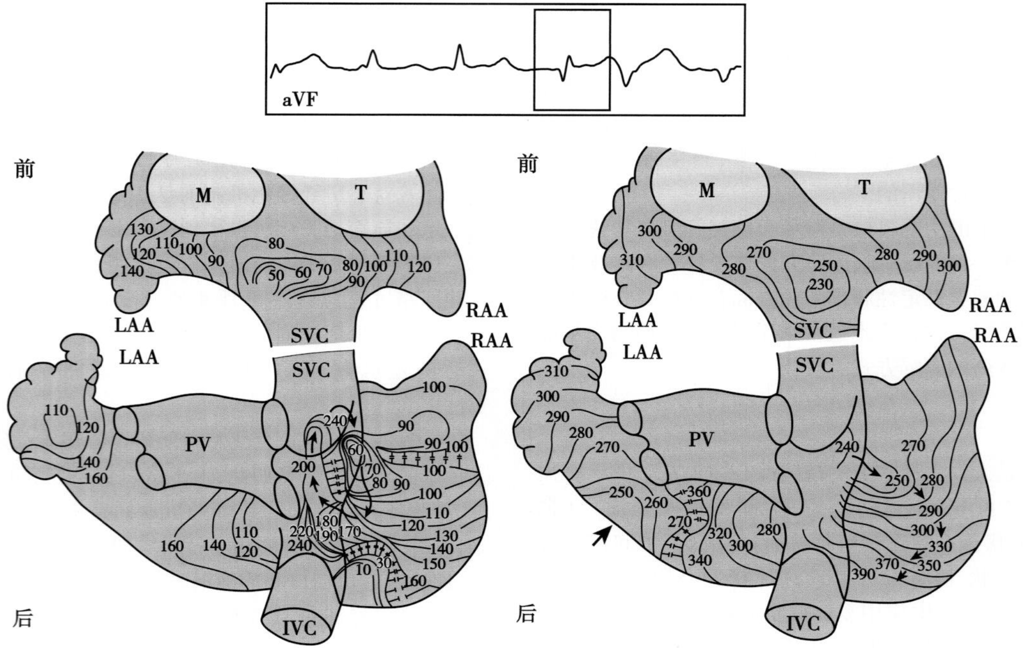

图 4.17 心房颤动期间心房激动标测显示的单个折返环路。记录和等时标测与图 4.16 中的相同。左图显示第一个 240 毫秒，右图为 230 至 400 毫秒间期。搏动沿前后心房（左图）传导。此后该搏动传导至传导阻滞的几个区域，但其传导时遇到了心肌组织的复极化并且能够继续传导。顺时针旋转的折返回路围绕固有障碍物如环腔静脉孔口循环。IVC，下腔静脉；LAA，左心耳；M，二尖瓣；PV，肺静脉；RAA，右心耳；SVC，上腔静脉；T，三尖瓣。（*From Cox JL, Canavan TE, Schuessler RB, et al. The surgical treatment of atrial fibrillation. II. Intraoperative electrophysiologic mapping and description of the electrophysiologic basis of atrial flutter and atrial fibrillation.* J Thorac Cardiovasc Surg. *1991*;*101*;*406.*）

心室率的房室结消融术和以恢复窦性心律为目标的导管消融手术。房室结消融适用于心房颤动诱发的难治性心动过速或缓解因心律不齐导致的难以忍受的临床症状。这种治疗方法需要起搏器置入，但其目的不在于恢复窦性心律，也不能排除抗凝的需要。

以恢复窦性心律为目标时，消融疗法的范围应包括肺静脉并非房室结。肺静脉口的心肌袖由于具有先天不同的电生理特性而可诱发心房颤动，因此点隔离肺静脉口的心肌袖可防止房颤的发展。肺静脉隔离可以通过以下两种方式之一来实现：第一种是通过在每个肺静脉口周围连续的节段性射频消融来实现完全的电隔离[103,119]；第二种是通过环绕肺静脉口和周围左心房后壁来区域性地隔离左心房后部（即大面积区域消融）[105]。对两种方式的随机对照试验显示，区域消融策略成功率显著高于节段性消融；随访至术后第 6 个月时，接受区域消融的 88% 患者未再出现房颤，而接受节段性消融的患者仅有 67% 未再出现房颤[112]。区域消融方案也降低了节段性消融可能导致的肺静脉狭窄发生的风险。

导管相关疗法的技术更新改善了治疗效果。其中一项进步是预先获得的层析成像重建与电解剖标测（electroanatomic mapping，EAM）或三维图像整合（three-dimensional image integration，I-EAM）结合的应用。手动控制的可控性导管导航技术比非可控性导管技术的成功率更高，应用可感知作用力的消融导管也可改善治疗效果。

随机试验发现，与清醒镇静相比，全身麻醉可以减少重复消融时肺静脉需要重新连接的发生率[120]。手术过程中，患者的运动和呼吸可能影响组织与导管的接触，从而影响消融效果，此外还可能延长操作和透视时间。在一项回顾性研究中，对后心房隔离应用高频喷射通气（high-frequency jet ventilation，HFJV）与间歇正压通气（intermittent positive-pressure ventilation，IPPV）策略进行比较，结果提示采用全身麻醉更具优势[121]。

Hutchinson 等对 3 组患者接受环肺静脉隔离术（pulmonary vein isolation，PVI）[122]后 1 年的房颤未发生率进行研究。第一组在全身麻醉下接受 IPPV 而未采用 I-EAM、可操纵导管或 HFJV。第二组在全身麻醉下接受 IPPV 并使用 I-EAM 和可操纵导管。第三组在全身麻醉下采用 I-EAM、可控导引器和 HFJV。结果发现，3 组患者术后 1 年房颤未再发率有显著差异（52% vs 66% vs 74%；P=0.006）。非阵发性房颤患者术后 1 年的房颤未发生率也同样增加（35% vs 54% vs 67%；P<0.001）。随着电生理标测、可控性导引器和 HFJV 的发展，延长组织接触和最低程度的消融导管移动性可减轻肺静脉损伤。

目前模拟迷宫手术的方法正不断改进但仍然处于研究阶段（见后文）。线性消融术包括对重要结构的射频消融[113-116,118,123]。该方法的成功率有限（28%～57%），并且这种手术的持续时间很长且有辐射暴露，另一方面，相关并发症发生率仍然很高（4%～50%）。

心房颤动的外科治疗

对房颤机制认识的不断深入促进了 James Cox 等称之为“迷宫手术”的外科手术发展[101,102,124-128]。迷宫手术的名字来源于手术的设计，这种手术在功能心肌中创建了手术切口的迷宫样模式，允许心房除极向房室结传导，而传导路径中的瘢痕组织阻断了折返形成的可能性。迷宫手术的主要目标是阻断房颤的电生理结构(即折返回路),恢复窦性心律,维持窦房结到房室结的传导,保持房室同步,并保留心房机械功能(即心房收缩),从而改善血流动力学功能。

目前的迷宫手术是由 1987 年引入的原始手术(即迷宫Ⅰ型)演变而来。迷宫Ⅰ型手术即在窦房结周围形成多个心房切口,包括心房和上腔静脉交叉点的切口[102-104,127](图 4.18)。穿过窦房结窦性心动过速区域的切口可导致运动时的心率反应变差以及心房机械功能障碍等意外[128-130]。

随后,手术方式再次被改进(即迷宫Ⅱ型手术),即加入了右前心房一个切口,同时允许窦性冲动向前穿过左心房,但在其重新进入右心房-下腔静脉交叉点前被阻止(图 4.19)。虽然目前已经成功地避免了迷宫Ⅰ型手术的缺陷,但迷宫Ⅱ型手术仍具有技术层面的挑战性,特别是左心房手术需要分离并重新靠近下腔静脉。对此的解决方案为将左心房切口移动到更靠后的位置(图 4.20)。这些优化手段导致了迷宫Ⅲ手术的诞生,该术式降低了心脏变时功能不全发生的频率,改善了心房输出功能,并缩短了手术时间[127]。

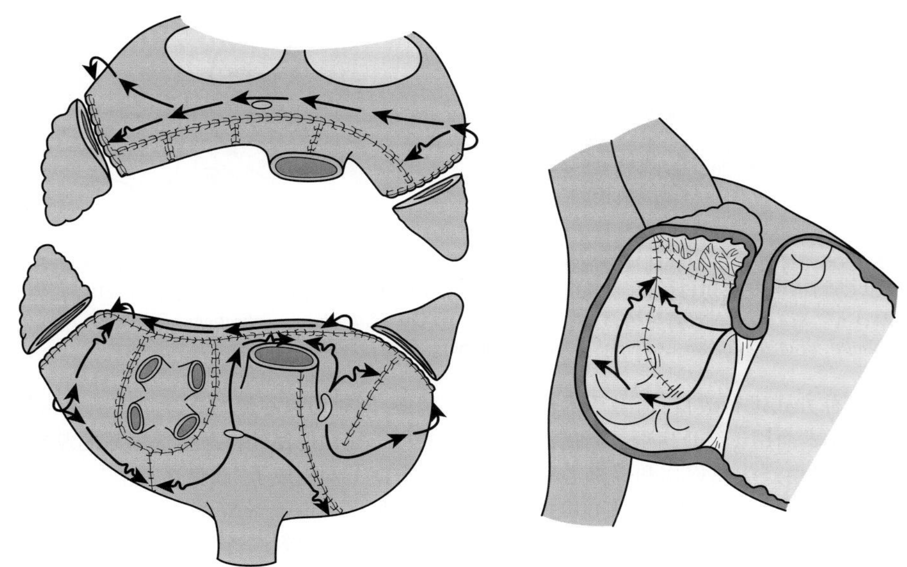

图 4.18　迷宫Ⅰ型手术的切口和传导通路。左图为左心房倾斜敞开,上方是前表面,下方是后表面。右图为心房矢状面的右房间隔。切口位置在与房颤折返回路(箭头)相关的最常见部位,从而消除心律失常。同时,心肌桥保持完整,允许传导通过心房和房室结,保护心房输出功能和促进窦性心律正常传导。肺静脉隔离可消除潜在的期前收缩。(*From Cox JL. Evolving applications of the maze procedure for atrial fibrillation* [*editorial*]. Ann Thorac Surg. *1993*;*55*:*578-580.*)

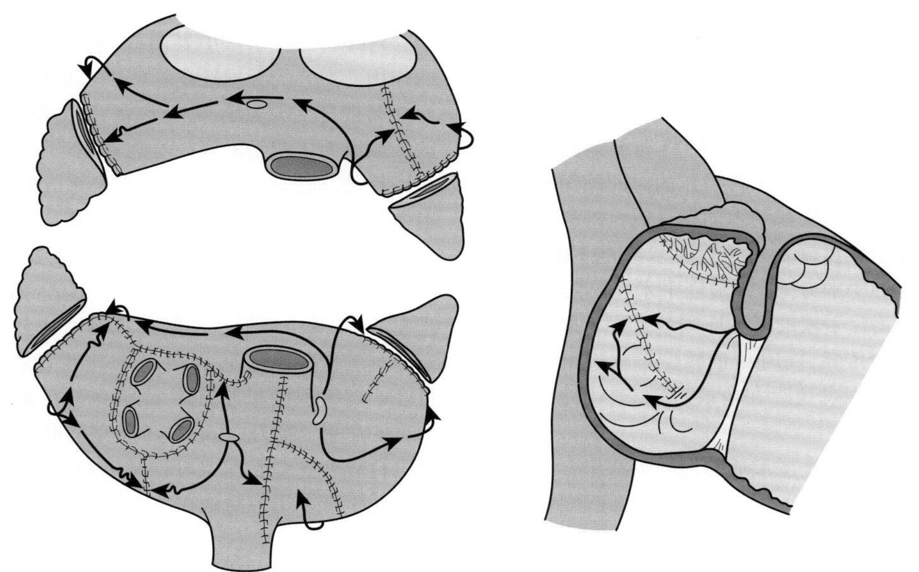

图 4.19　迷宫Ⅱ型手术的切口和传导通路(类似于图 4.18)。改良的手术方式取消了迷宫Ⅰ型中窦房结复合体中窦性心动过速区域的切口,以解决心脏变时性功能不良的问题。穿过左心房穹顶的横向切口被移动至后方向。(*From Cox JL. Afolving applications of the maze procedure for atrial fibrillation* [*editorial*] *Ann Thorac Surg. 1993*;*55*:*578-580.*)

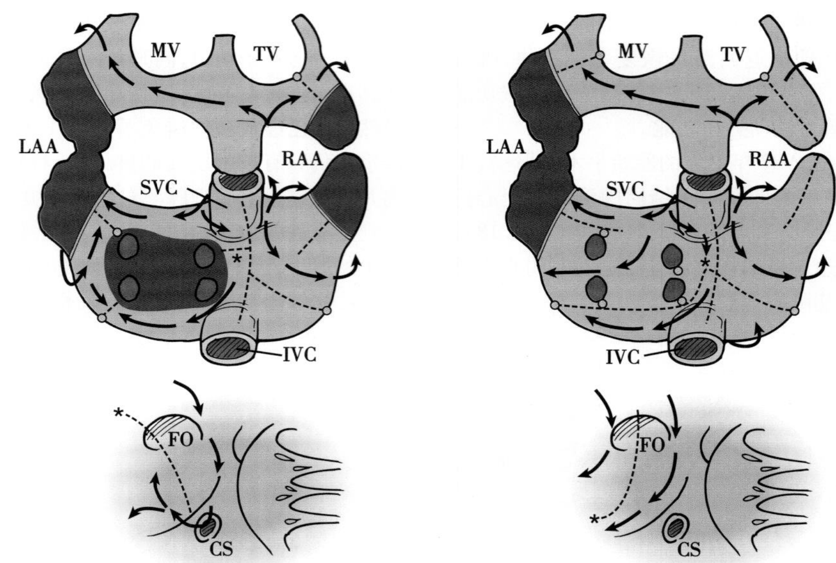

图 4.20 与图 4.18 中相同视角的迷宫Ⅲ型手术图中标示了腔静脉后的切口变化和上腔静脉(SVC)口后的间隔切口位置。CS,冠状窦;FO,卵圆孔;IVC,下腔静脉;LAA,左心耳;MV,二尖瓣;RAA,右心耳;SAN,窦房结;TV,三尖瓣。(*From Cox JL. Evolving applications of the maze procedure for atrial fibrillation* [*editorial*]. Ann Thorac Surg. *1993*;*55*;*578-580.*)

房颤手术仍以下面两种方式进行改良:消融手术伴随另一种心脏手术或作为独立手术而用于终止房颤。新能源和设备简化了手术操作,射频能量由产生热损伤和局部心房瘢痕的交流电流组成。由于单极射频能量可间接导致心房损伤和组织炭化,因此可降低该风险的双极射频得以发展。虽然双极射频能量可以用于心外膜的肺静脉隔离,但其他病灶的消融需要切开心脏,这可以通过"荷包技术"的一个微小的切口来完成心脏切开。

由于射频时可产生热量,肺静脉隔离时可导致邻近组织如食管受到损伤,或者损伤后方的动脉[131]。射频能量开启时,经食管超声心动图(transesophageal echocardiography,TEE)的探头应当退出。但是,不管术中是否使用 TEE,射频对食管的损伤均有可能发生。将荧光透视探头放置在左心房后方进行食管温度的监测可为术者提供一定的指导。

借助这些设备,迷宫手术变成了一种将导管射频消融与外科操作结合起来的杂交手术。外科操作的时间缩短使得迷宫手术可以与其他手术如二尖瓣手术同期进行。外科操作的时间缩短以及手术复杂程度降低也使得手术标准不断改进,促使了其他损伤更小的手术方式(如微创手术、不停跳手术)的诞生和发展。这些治疗手段的基本原则就是在相应部位形成透壁性损伤从而阻断传导,同时尽量减少对临近组织的损伤。尽管关于"透壁"的概念还存在争议,形成透壁性损伤依然是治疗的基本目标。

为治疗房颤而通过外科手段形成的传导阻滞组合方案称为"毁损灶组合",该组合由 3 个基本部分组成:肺静脉隔离,毁损灶与二尖瓣相连的肺静脉隔离,以及右心房病灶隔离。Cox 迷宫Ⅲ型手术是房颤手术毁损灶组合的金标准。如图 4.20 所示,毁损灶与二尖瓣、左心耳相连的肺静脉隔离,这些构成了左侧毁损灶组合。右侧的上腔静脉-下腔静脉连线与二尖瓣环及右心耳相连。使用冷冻法可将冠状窦在某个位点消融,同时切除两侧的心耳。这项手术的复杂程度以及能源的可选择性促使外科医生选用其他毁损灶组合方案。这些选择方案共同构成了"改良迷宫术"。

根据 Haissaguerre 发表于 1998 年的重要论文[103],肺静脉电隔离术已得到广泛应用。借助现代化设备进行肺静脉隔离非常简单,甚至可以在无体外循环的情况下于心外膜层面进行。大部分研究中心的报告显示,80% 以上的阵发性房颤患者在手术后 6 个月仍然能保持无房颤发作。30% ~ 40% 的持续性房颤、窦性心律患者能成功恢复窦性心律。增加的桥接毁损能够提高改良迷宫手术的疗效。这一点尤其在持续性或永久性房颤患者中得到充分验证。

对于持续性房颤患者而言,右心的毁损灶可能起了重要的作用。右心的毁损灶还降低了心房扑动的风险。典型的心房扑动来自三尖瓣峡部、冠状窦、三尖瓣环和下腔静脉瓣之间的区域。而一些手术医生会忽视右心毁损,当术后患者发生心房扑动,他们则会采用经导管来完成射频消融术,因为这是电生理学实验室中用来解决房扑的简单方案。

左心耳是房颤患者心内血栓的主要来源,而左心耳的隔离或消除则可以降低血栓形成的风险。有几种手术方案来处理左心耳,其中包括从心脏外部结扎或钉合左心耳。但由于左心耳的形态多样化,从外部结扎的效果可能并不理想。而且左心房组织也非常易碎,术后结扎区域的出血可能会带来严重的后果。此外,左心耳可以完全被切除,同时在心耳切除处进行缝合。左心耳也可以从心房内被隔离。心房切开后,外科医生可以很容易地在左心耳起始开口处进行连续缝合来完成。

Cox 等提出使用冷冻消融法来简化迷宫Ⅲ手术[56]。外科医生采用手持式探头,使心脏组织暴露于-60 至-90℃的温度下,冷冻探头虽然仅作用于心脏表面,但会导致完全性透壁瘢痕。各种灵活可变和更冷的探头可以用来作用于所有的拟毁损部位。Cox 迷宫Ⅳ手术是最新的一种改良术式[132]。采用双极射频和冷冻消融同时作用于左心房和右心房毁损部位。虽然这种手术方式仍然是一种创伤较大的心内手术,但手术效果却是很显著的。同时该手术带来的另一个重要变化就是可以从电学角度确认肺静脉隔离的范围。

常规、部分胸骨切开和右侧开胸手术等方式可以很好地暴露所有消融部位。可以直接切开左心房或经室间隔入路打开心房腔。迷宫手术可作为同期手术在二尖瓣手术前进行,使得在假体置入之前需进入二尖瓣环。房颤消融术复合冠状动脉旁路移植术时,应当在心脏停搏前完成消融。然而由于心脏搏动,左侧肺静脉消融可能比较困难,因此可在停跳后、旁路移植前进行。可通过切除下肺静脉和二尖瓣环之间的心房组织从而缩小左心房。

房颤手术也可通过微创技术实现。通过右前胸入路以及股动脉插管可以进入左心房和二尖瓣。亦可以用双侧胸腔镜复合不停跳的方式进行替代。

房颤手术方式(即消融和外科手术)的选择取决于几个因素,包括房颤的持续时间和分类、左心房的大小以及是否需要同期进行其他手术。例如,对于合并阵发性房颤的冠状动脉搭桥手术患者,使用双极射频消融装置进行简单的心外膜 PVI 就能较好地满足手术需求。对于需要二尖瓣干预治疗的合并持续性房颤的心衰患者,PVI 联合消融的治疗效果更好。对于合并有症状的持续性房颤的脑卒中患者,如果药物和导管介入治疗失败,则最好实施完整的 Cox Ⅲ迷宫手术。

多中心的手术结果表明,90% 以上的患者在经典迷宫手术后能够维持无房颤发作的状态[130]。急诊手术围手术期发生的房扑并不影响远期窦性心律的恢复[130]。手术引起的相关并发症如运动后心率减慢则需要置入永久起搏器[130]。随着新的手术方式的出现,这些并发症的发生率越来越低。体液潴留是迷宫手术后的常见并发症,这是因为术后心房钠尿肽分泌减少,而抗利尿激素和醛固酮水平升高[133,134]。围手术期使用呋塞米、螺内酯或两者并用,可减少此类并发症的发生[135]。

迷宫手术的一个预期目标是保留心房的输出功能。华盛顿大学医学院早期的随访显示,98% 的右心房手术患者达到了这一目标,而左心房手术患者中仅 86% 达标[136]。进一步的分析表明,即使术后左心房收缩功能保留,其定量的机械功能也低于对照组患者[137,138]。在心房输出功能受损的情况下,用于隔离肺静脉的切口使得近 30% 的左心房心肌无法兴奋[139]。

迷宫手术可保留心房的输出功能,该手术是沿着支配心房的冠状动脉血管、以窦房结为中心做放射状切口(图 4.21),而不是像Ⅲ型迷宫手术那样跨越心房的冠状动脉血管[140,141]。这种改良方法称为“放射式”,这种设计也有利于保护右心耳,而右心耳是心房钠尿肽的重要来源[142]。与标准Ⅲ型迷宫术式相比,这种“放射式”使得左心房兴奋更加同步,从而保留了心房的输出功能。该术式在消除房颤的折返回路方面同样有效。

麻醉处理

越来越多的房颤患者在接受导管消融治疗过程中需要麻

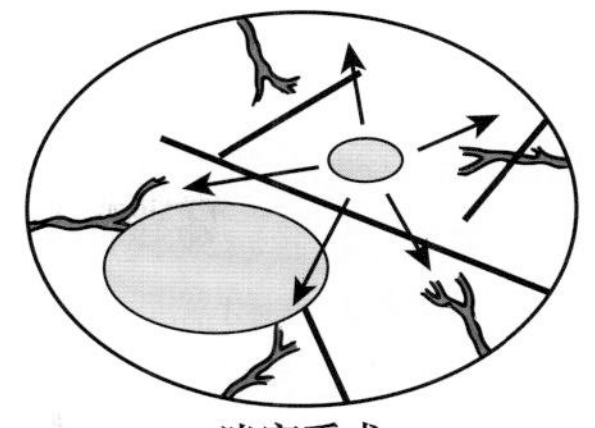

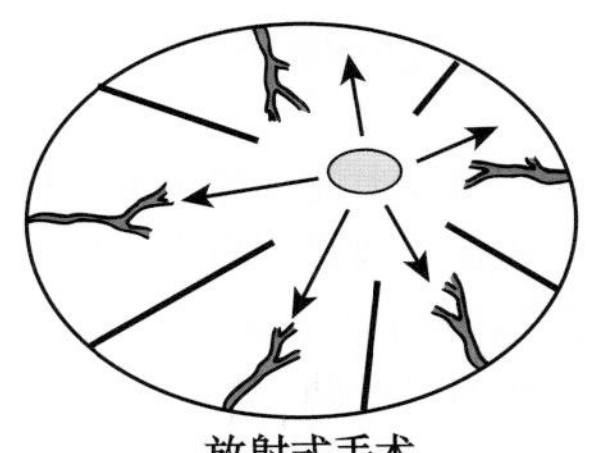

图 4.21 迷宫手术(左)与放射式手术(右)的对比示意图。中间的小圈为窦房结,外侧大圈为心房,阴影区是被切口隔离的心房肌。图中标出了支配心房的动脉。箭头所指为去极化波传播方向。放射式手术保留了心房的动脉血供以及更接近生理的兴奋传导顺序。在迷宫手术中,一些动脉被切断,从而导致心房的兴奋传导顺序也被打乱

醉团队的参与。监测下麻醉可能在某些情况下能满足手术要求,但有时由于手术时间较长以及在进行某些重要部位的消融处理时必须保持患者没有体动,这时就必须选择全身麻醉。患者接受导管消融或房颤手术,其麻醉管理是大致相似的。麻醉准备主要包括术前心脏检查结果、评估患者心律失常的特点、了解手术方案以及有可能与迷宫手术同期进行的手术(如冠状动脉旁路移植术、瓣膜置换术、先天性缺损修补手术等)。

麻醉方案的选择取决于患者的身体状况,包括基础疾病以及心室功能不全。全身麻醉联合高频喷射通气(HFJV)能最大程度上减少呼吸运动引起的胸廓起伏,这种胸廓起伏能够增加导管与组织之间接触的可能[121,122]。HFJV 要求必须使用静脉麻醉药,一般由丙泊酚复合一种短效的镇痛药物如瑞芬太尼进行持续输注。HFJV 的风险包括气胸、气压伤、通气或氧合不足、呼吸性酸中毒、纵隔气肿、胃扩张和误吸[120]。与传统机械通气相比,HFJV 发生这些风险的可能性更高。因此随着 HFJV 越来越多地用于改善房颤手术过程中机械通气的影响,这些风险必须得到重视。

在行导管消融术和手术操作之前,必须进行食管超声心动图检查(TEE)以排除左心耳血栓。在房颤导管消融术期间,患者接受直接动脉压力和食管温度的监测。监测非常敏感,食管温度快速升高仅 0.1℃便会告知电生理学家。这时便立即终止射频能量并通过探头内部的室温的生理盐水对该部位进行冷却,以防止心肌组织内热量的传导。

由于术中使用了肝素,因此必须监测活化凝血时间。必须时刻警惕心脏压塞的发生,当突然发生低血压时应立即进行经胸超声心动图检查。此时应紧急进行心包穿刺以恢复血压。如果在用鱼精蛋白中和肝素后仍然从心包持续引流出血液,必须将患者转移到手术室进行开胸手术并修复心房缺损。

外科手术过程中的患者监护模式与其他心脏手术相似,包括运用 TEE 评估心室和瓣膜功能、寻找新发的异常室壁运动,并在手术结束时帮助从心室排空空气。短暂性心室功能不全(右心室多于左心室)以及超声心动图和心电图上可观测到的缺血性改变(下壁较多见)较为常见[10]。造成这些现象的原因包括冠状动脉空气栓塞和心肌保护不足。因为迷宫手术需要实施多个心房切口,初始心房顺应性及其他心房表现均出现变化。在体外循环停机和拔管以后需进行 TEE 检查以评估心房活动[10]。

室性心律失常

与室上性心律失常一样，心室颤动和室性心动过速的治疗旨在找到原发病因（如心肌缺血、药源性、电解质或代谢异常）。对于大多数患有威胁生命的室性心律失常和器质性心脏病的患者而言，无论同时服用或不服用抗心律失常药物，ICD 的放置均是这类患者的标准治疗方案[143]。对于严重器质性心脏病患者，导管消融术被认为是一种药物难治性单形性室性心动过速的辅助疗法。

室性心动过速很少在心脏结构正常的情况下发生。这种原发性电紊乱综合征通常是由局灶性触发机制引起的，主要发生在年轻患者，通常起源于右心室流出道或室间隔心尖部[144-146]（框 4.11）。对于这种患者而言，ICD 一般不适用。

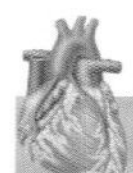

框 4.11 室性心律失常

- 大多数室性心动过速或心室颤动是由冠状动脉疾病和扩张型或肥厚型心肌病引起的
- 对于危及生命的室性心律失常和器质性心脏病，植入型心脏转复除颤器的放置是有或没有药物的治疗标准
- 导管消融是药物难治性单形性室性心动过速的辅助疗法
- 手术治疗包括采用冷冻消融法的心内膜切除术
- 麻醉考虑的重点是术前导管置入，超声心动图和电生理检查
- 手术患者的术中监测指标取决于所患的心脏疾病

室性心动过速的导管消融术

室性心动过速的发病机制可以在电生理检查室使用程序化刺激来识别[147,148]。在心脏去极化的兴奋间期进行单次或多次额外刺激，直至形成与自发性心律失常类似的持续性室性心动过速。室性心动过速的诊断要点是折返环路触发了稍快于心动周期的心动过速，并出现融合[149]。

传统的导管标测技术通过定位室性心动过速导管消融的靶点，引导消融导管进入折返环路中受保护的峡部。该部位的病理特征被认为是存活的心肌被瘢痕组织包围，这些瘢痕组织除了在出入口部位，与其他大部分心室肌存在电隔离。这项技术具有严重的缺点，因为大多数室性心动过速患者血流动力学都不稳定，不足以进行标测，并且在单一患者中通常可以诱导出多种形态的室性心动过速。

基于三维计算机标测技术的新方法能够识别出心肌瘢痕的代表区域，例如可能参与形成折返回路的边缘区。在这些图像的指导下进行传导阻滞区域的导管消融，已经获得了较高的治愈率，而不需要标测单个折返环路[150]。在极少数情况下，室性心动过速环路可能涉及传导系统，如束状分支折返或分支型室性心动过速，可以被射频能量迅速消融[151]。

目前尚缺乏关于室性心动过速消融的前瞻性随机试验数据，但一系列病例报道的结果显示，其成功率为 37% ~ 86%[133,152-158]。而病例报道的数据多数是从药物治疗无效的室性心动过速或多形性室性心动过速的患者中获得，消融治疗是作为控制心律失常的最后尝试。研究表明对初发的室性心动过速进行射频消融成功率较高。

对于合并器质性心脏病的患者运用导管消融术治疗室性心动过速的主要并发症包括心源性休克、心肌梗死、心力衰竭加重、血管损伤以及死亡。尽管通常手术时间较长，但这些并发症的发生率较低[150]。

麻醉要点

对于接受导管手术的心律失常患者而言，其麻醉管理要点主要取决于患者潜在的心脏疾病和其他合并症。这些患者常患有冠状动脉疾病、左心室功能严重受损或者合并其他器官（如肝、肾）功能障碍。因为这类患者正在服用多种可能与麻醉药相互作用的药物（如血管紧张素转换酶抑制剂，可引起血管舒张），所以需要对患者的基础状况和治疗方案进行彻底的评估。尤其关注心导管检查结果和术前超声心动图的结果。应密切关注患者心律失常的特征性表现，如心室率、血流动力学耐受性以及心律失常终止发作的方法。

既往或最近使用胺碘酮的患者尤其需要特别关注。由于胺碘酮的消除半衰期（大约 60 天）较长，围手术期需要考虑其潜在的副作用，如甲状腺功能减退症[159]。胺碘酮的 α-肾上腺素能和 β-肾上腺素能特性可能导致麻醉期低血压，但大多数麻醉医师能熟练处理这些并发症。由于胺碘酮引起的心动过缓可能对阿托品产生耐药，因此麻醉期间需要密切关注[160-164]。对于长期服用胺碘酮的患者，应随时准备进行临时心脏起搏。回顾性研究表明，术前接受胺碘酮治疗的患者更需要收缩血管治疗，因为已观察到这类患者的全身血管阻力较小[161,162]。

据报道，肺部并发症可能与胺碘酮的肺毒性有关[106,164]。在 67 例术前接受胺碘酮治疗的患者中，50% 发生了急性呼吸窘迫综合征，并且排除了其他因素，包括术中吸入氧浓度的影响（见第 11 章）[164]。

麻醉监测主要包括直接动脉压监测，以及根据术中情况开放中心静脉通路，后者对于血管活性药物的使用是必要的。进行中心静脉置管后，如果需行快速转复除颤治疗则比较容易实施。粘贴式电极板最常用，在麻醉诱导前需连接至心脏转复除颤器。手术过程中触发的室性期前收缩很容易诱发患者潜在的室性心律失常，并可能很难恢复为窦性心律[162,165]。心律失常消融术的麻醉药物的选择主要取决于患者的身体状况。由于手术的持续时间较长，通常选择气管内插管的全身麻醉，但也可以使用非气管插管的深度镇静麻醉。

麻醉药可影响心脏传导，导致心律失常，因此电生理标测结果可能会受到影响[166,167]。挥发性麻醉药对室性心律失常的影响因不同的实验模型和心律失常的机制而异。已经有实验数据报道，挥发性麻醉药可表现为致心律失常、抗心律失常，也可对心律失常无影响[13,166-173]。尽管如此，在消融手术过程中使用小剂量的挥发性麻醉药可能对电生理标测影响较小。阿片类药物对室性心动过速的诱发没有影响[170,173,174]。

植入型心脏转复除颤器

植入型心脏转复除颤器（ICD）已取得了很大的改进，如设备体积更小、电池寿命更长以及处理算法的优化，这些改进都提升了 ICD 的可靠性（框 4.12）。目前的 ICD 具备抗心动过速和抗心源性休克的不同功能，其目的是终止可能危及生命的室性心律失常。所有 ICD 都可以作为单房、双房或双室系统心脏起搏器治疗心动过缓。

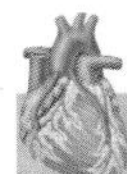

框 4.12　植入型心脏转复除颤器

- ICD 可以起搏并为快速性心律失常提供分类治疗(例如,心源性休克,抗心动过速起搏)
- ICD 现代设备的置入通常采用经皮技术完成
- ICD 适用于心脏性猝死的一级或二级预防
- 与只使用标准治疗相比,ICD 可以降低总体死亡率
- ICD 适用于仍然存活着的不可逆猝死的患者,射血分数≤30%的缺血性心肌病患者,以及射血分数≤35%和 NYHA Ⅱ或Ⅲ级心力衰竭症状的缺血性或非缺血性心肌病患者

ICD,植入型心脏转复除颤器;NYHA,纽约心脏协会。

导线技术的进步和双相波的实施大大降低了对除颤能量的需求[175,176]。经静脉置入法取代了以往经心外膜置入电极法,从而简化了导线置入过程。此外,除了当身体状况不适合的患者(例如儿童),现代装置的置入通常使用经皮技术,而不采用更具损伤性的正中胸骨切开入路。

ICD 由脉冲发生器和静脉导线电极组成,可持续监测心率。当心率超过设定值极限时,ICD 便开始工作,包括如短暂的快速起搏(即抗心动过速起搏),如果心律失常持续存在,则启动双相电击。心电图存储功能可以用于回顾所实施的治疗是否恰当,以及室性心律失常的变化特征。基于患者抗心动过缓起搏(单或双导联装置)或心脏再同步治疗(双心室起搏)的治疗需求,可选择合适的 ICD(包括单导联、双导联或三导联)来治疗难治性心力衰竭和室内传导延迟。

有关 ICD 的技术方面的内容另作讨论(见第 5 章)[175]。由于除颤电压远高于现有电池可提供的电压,因此需要使用存储电容器和变压器。当 ICD 感知到心律失常后,设备便开始对其电容器充电。在充电过程中和电容器完全充满电的即刻,如心律失常仍持续存在,则 ICD 便开始放电治疗。如果在充电或刚刚充电完成后心律失常自发终止,能量则会释放以避免不必要的能量传送。如果能量已被传送,设备则会重新检测来评估心律失常是否成功被终止。如果心律失常仍然存在,设备会重新充电并重复此过程。如果心律失常已经终止,则该治疗过程就宣告完成。

虽然大多数 ICD 能根据心率的快慢确定心律失常是否需要治疗,但所有 ICD 都可以通过各种程序算法区分室性和室上性心律失常。这些算法的标准包括是否突然发作、心内信号的形态及心律是否规则(如室性心动过速心律规则而房颤心律不规则)[175]。心房电极有时可用来鉴别房颤和室性心动过速引起的心室快速应答[175]。

美国心脏病学会、美国心脏协会和美国心律协会共同发布了 ICD 置入指南[177](框 4.13)。指南指示 ICD 可用于心脏猝死的一级或二级预防。该项建议基于大样本多中心的研究数据,这些研究比较了 ICD 治疗与标准化治疗(包括抗心律失常药物)之间的差异。对于既往因室性心动过速或心室颤动(即二级预防)发生心搏骤停的患者,研究显示,与胺碘酮或 β-肾上腺素受体阻滞剂相比,ICD 可以将死亡风险降低 20%至 30%[177-180]。同样,对于非持续性室性心动过速或程控刺激诱发的室性心律失常患者,与标准治疗或在缺血性左室功能不全患者中进行的一系列药物治疗相比,ICD 可以将死亡率降低 49%~54%[181,182]。

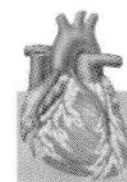

框 4.13　美国心脏病学会、美国心脏协会和美国心律协会植入型心脏转复除颤器指南

Ⅰ级心力衰竭
- 排除可逆原因后,由于 VF 或持续性 VT 导致心搏骤停的幸存者
- 不论血流动力学稳定或不稳定的器质性心脏病和自发持续性 VT 患者
- 发生过与临床相关的不明原因晕厥,且电生理检查可诱发持续性 VT 或 VF 的患者
- 既往至少 40 天以前发生心肌梗死,LVEF≤35%,且 NYHA 心功能Ⅱ或Ⅲ级的患者
- 患者非缺血性扩张型心肌病,LVEF≤35%,且 NYHA 心功能Ⅱ或Ⅲ级的患者
- 既往至少 40 天以前发生心肌梗死,左室功能不全,LVEF≥30%且 NYHA 心功能Ⅰ级的患者
- 既往发生心肌梗死,非持续性 VT,LVEF≤40%,且电生理检查可诱发 VF 或持续性 VT 的患者

Ⅱa 级心力衰竭
- 不明原因晕厥,左室功能不全和非缺血性心肌病的患者
- 持续性 VT 和左室功能正常的患者
- 患有肥厚型心肌病,且至少一个心源性猝死危险因素的患者
- 患有致心律失常性 RV 发育不良,且至少一个心源性猝死危险因素的患者
- 患有长 QT 综合征,服用 β 受体阻滞剂时出现晕厥和/或持续性 VT 的患者
- 等待心脏移植的非住院患者
- 患有 Brugada 综合征,有晕厥或记录到 VT 但未导致心搏骤停的患者
- 患有儿茶酚胺依赖多态性 VT,接受 β 受体阻滞剂治疗时出现晕厥和/或记录到持续性 VT 的患者
- 患有心脏结节病,巨细胞性心肌炎或美洲锥虫病的患者

Ⅱb 级心力衰竭
- 患有非缺血性心脏病,LVEF≤35%且 NYHA 心功能Ⅰ级的患者
- 患有长 QT 综合征,且有心源性猝死危险因素的患者
- 患有晕厥和器质性心脏病,且未能明确病因的患者
- 患有与心源性猝死相关的家族性心肌病的患者
- 患有 LV 致密化不全的患者

Ⅲ级心力衰竭
- 对于心功能仍可接受状态下,预期存活时间<1 年的患者,即使符合其他标准,指南也不建议 ICD 置入

心功能分级的治疗适应证
- Ⅰ级:证据已证实或公认治疗是有用的和有效的
- Ⅱa 级:充足的数据或证据支持治疗是有利的
- Ⅱb 级:治疗的有用或有效的条件尚未很好确定
- Ⅲ级:干预措施不推荐

ICD,植入型心律转复除颤器;LV,左心室;LVEF,左心室射血分数;MI,心肌梗死;NYHA,纽约心脏协会;RV,右心室;VF,心室纤颤;VT,室性心动过速。

来自最具有说服力的 MADIT Ⅱ(多中心自动除颤器置入研究Ⅱ)[181]和 SCD-HeFT(心力衰竭心脏性猝死试验)[183]的研究数据提示,ICD 可用于缺血性和非缺血性心肌病患者心脏猝死的一级预防。与其他研究不同的是，这两项随机试验没有要求诱发性或自发性室性心律失常的病史。相反的是，入选标准仅为：①缺血性心肌病且射血分数（≤30%）的患者（即 MADIT Ⅱ）；②射血分数（≤35%），出现任何类型的终末期心肌病的症状，符合纽约心脏协会（NYHA）Ⅱ或Ⅲ级心力衰竭的患者（即 SCD-HeFT）[183]。患者继续进行常规治疗，包括 β-受体阻滞剂、血管紧张素转换酶抑制剂和 HMG-CoA 还原酶抑制剂（如他汀类药物）。

经过 4 年多的随访，ICD 治疗与常规治疗相比，全因死亡率显著降低。对于其他疾病如遗传性长 QT 综合征、肥厚型心肌病、Brugada 综合征、右心室发育不良性心律失常和浸润性病变（包括心脏结节病）而言，ICD 置入可以预防心源性猝死，但由于发病相对罕见，仍缺少大样本随机研究结果来支持。未来，基因筛查可能会提供这些不常见疾病的患者相关猝死风险的有价值信息[151,184]。

麻醉处理

通常采用导管套件完成 ICD 置入手术。手术过程通常包括除颤测试，以确保仪器有一个可接受的安全限度。在易损复极化期，引导期前收缩可以诱发室性期前收缩或心室颤动。手术前放置外用黏性电极垫片，并连接到外部转复除颤器，如果 ICD 仪器无效，可以提供备用电除颤。

通常选择监测下麻醉，但除颤测试时可能需给予短效全身麻醉药。对于伴有严重并发疾病（如慢性肺病，睡眠呼吸暂停）的患者，需要进行气道管理，可以选择全身麻醉。对于左室功能不全，伴或不伴有心室传导延迟的患者，同时置入双心室起搏系统和 ICD 的越来越多。

除了患者的常规监护之外，连续动脉血压监测可以用来快速评估监护下麻醉时除颤测试后血压的恢复情况。除颤测试与停搏后缺血 7.5 秒±1.8 秒的脑电图变化（均数±标准差）相关[185]。这些变化是短暂的，与持续性缺血脑电图变化或现有神经功能缺损加剧无关，并且未监测到神经精神表现的显著异常。即使在左心室射血分数低于 35% 的患者中，重复性除颤测试通常也可以很好地耐受，而不会使心脏功能恶化。尽管如此，心脏转复除颤后如果出现心动过缓，则必须采用起搏治疗。除颤试验后循环功能的恢复常伴有心动过速和高血压，需要使用短效 β 受体阻滞剂或血管活性药物或两者兼用。

ICD 相关并发症可能与埋藏术式或设备本身有关。经皮穿刺通常通过锁骨下静脉进行，容易造成患者气胸。心脏损伤（包括穿孔）仍有很小的可能性发生。有研究报道了 ICD 置入引起脑血管意外和心肌梗死，但主要是在置入较老的仪器、手术方法也较为落后时[10]。与仪器有关的并发症包括可能导致心肌损伤或难治性低血压的多次除颤[186,187]。仪器相关感染比较难以控制，通常需要外移仪器和电极。

（杨宇帆　张娟　嵇富海　译）

参考文献

1. National Center for Health Statistics. Report of final mortality statistics. *Natl Vital Stat Rep.* 1997;45(suppl 2).
2. Gillum RF. Sudden coronary death in the United States: 1980–1985. *Circulation.* 1989;79:756–765.
3. Orejarena LA, Vidaillet H Jr, DeStefano F, et al. Paroxysmal supraventricular tachycardia in the general population. *J Am Coll Cardiol.* 1998;31:150–157.
4. Granada J, Uribe W, Chyou PH, et al. Incidence and predictors of atrial flutter in the general population. *J Am Coll Cardiol.* 2000;36:2242–2246.
5. Sra J, Dhala A, Blanck Z, et al. Atrial fibrillation: epidemiology, mechanisms, and management. *Curr Probl Cardiol.* 2000;25:405–524.
6. Benjamin EJ, Wolf PA, D'Agostino RB, et al. Impact of atrial fibrillation on the risk of death: the Framingham Heart Study. *Circulation.* 1998;98:946–952.
7. Preliminary report: effect of encainide and flecainide on mortality in a randomized trial of arrhythmia suppression after myocardial infarction. The TCASTC investigators. *N Engl J Med.* 1989;321:406–412.
8. Ben-David J, Zipes DP. Torsades de pointes and proarrhythmia. *Lancet.* 1993;341:1578–1582.
9. Zipes DP. Implantable cardioverter-defibrillator: a Volkswagen or a Rolls Royce: how much will we pay to save a life? *Circulation.* 2001;103:1372–1374.
10. Andritos M, Faddis M, Hogue CW. Cardiac electrophysiology: diagnosis and treatment. In. In: Kaplan A, ed. *Kaplan's Cardiac Anesthesia.* 5th ed. Philadelphia: Elsevier/Saunders; 2006:355–382.
11. Anderson KR, Ho SY, Anderson RH. Location and vascular supply of sinus node in human heart. *Br Heart J.* 1979;41:28–32.
12. Cranefield PF. Action potentials, afterpotentials, and arrhythmias. *Circ Res.* 1977;41:415–423.
13. Atlee JL 3rd, Bosnjak ZJ. Mechanisms for cardiac dysrhythmias during anesthesia. *Anesthesiology.* 1990;72:347–374.
14. Fozzard H, Gunn R. Membrane transport. In: Fozzard H, Haber E, Hennings R, eds. *The Heart and Cardiovascular System.* New York: Raven Press; 1986:1–30.
15. Boineau JP, Schuessler RB, Mooney CR, et al. Multicentric origin of the atrial depolarization wave: the pacemaker complex. Relation to dynamics of atrial conduction, P-wave changes and heart rate control. *Circulation.* 1978;58:1036–1048.
16. Goldberg JM. Intra-SA-nodal pacemaker shifts induced by autonomic nerve stimulation in the dog. *Am J Physiol.* 1975;229:1116–1123.
17. Randall WC, Talano J, Kaye MP, et al. Cardiac pacemakers in absence of the SA node: responses to exercise and autonomic blockade. *Am J Physiol.* 1978;234:H465–H470.
18. Sealy WC, Bache RJ, Seaber AV, Bhattacharga SK. The atrial pacemaking site after surgical exclusion of the sinoatrial node. *J Thorac Cardiovasc Surg.* 1973;65:841–850.
19. Sealy WC, Seaber AV. Surgical isolation of the atrial septum from the atria. Identification of an atrial septal pacemaker. *J Thorac Cardiovasc Surg.* 1980;80:742–749.
20. Boineau JP, Schuessler RB, Hackel DB, et al. Widespread distribution and rate differentiation of the atrial pacemaker complex. *Am J Physiol.* 1980;239:H406–H415.
21. Boineau JP, Miller CB, Schuessler RB, et al. Activation sequence and potential distribution maps demonstrating multicentric atrial impulse origin in dogs. *Circ Res.* 1984;54:332–347.
22. Hoffman BF. Fine structure of internodal pathways. *Am J Cardiol.* 1979;44:385–386.
23. Cox J. The surgical treatment of cardiac arrhythmias. In: Sabiston J, ed. *Textbook of Surgery.* Philadelphia: Saunders; 1991:2058.
24. Anderson R, Davies M, Becker A. Atrioventricular ring specialized tissue in the normal heart. *Eur J Cardiol.* 1974;2:219.
25. Anderson R, Becker A. Anatomy of conducting tissue revisited. *Br Heart J.* 1979;40:2.
26. Zipes D. Genesis of cardiac arrhythmias. In: Braunwald E, ed. *Heart Disease.* Philadelphia: Saunders; 1990:581–620.
27. Kreitner D. Electrophysiological study of the two main pacemaker mechanisms in the rabbit sinus node. *Cardiovasc Res.* 1985;19:304–318.
28. Rozanski GJ, Lipsius SL. Electrophysiology of functional subsidiary pacemakers in canine right atrium. *Am J Physiol.* 1985;249:H594–H603.
29. Watanabe Y, Dreifus LS. Sites of impulse formation within the atrioventricular junction of the rabbit. *Circ Res.* 1968;22:717–727.
30. DiFrancesco D. A new interpretation of the pace-maker current in calf Purkinje fibres. *J Physiol.* 1981;314:359–376.
31. Noble D, Tsien RW. The kinetics and rectifier properties of the slow potassium current in cardiac Purkinje fibres. *J Physiol.* 1968;195:185–214.
32. Vassalle M. Cardiac pacemaker potentials at different extra- and intracellular K concentrations. *Am J Physiol.* 1965;208:770–775.
33. Vassalle M. Analysis of cardiac pacemaker potential using a "voltage clamp" technique. *Am J Physiol.* 1966;210:1335–1341.
34. Wu EB, Chia HM, Gill JS. Reversible cardiomyopathy after radiofrequency ablation of lateral free-wall pathway-mediated incessant supraventricular tachycardia. *Pacing Clin Electrophysiol.* 2000;23:1308–1310.
35. Cain M, Lindsay B. The preoperative electrophysiologic study. *Cardiac Surg.* 1990;4:53.
36. Dimarco JP, Garan H, Ruskin JN. Complications in patients undergoing cardiac electrophysiologic procedures. *Ann Intern Med.* 1982;97:490–493.
37. Horowitz LN, Kay HR, Kutalek SP, et al. Risks and complications of clinical cardiac electrophysiologic studies: a prospective analysis of 1,000 consecutive patients. *J Am Coll Cardiol.* 1987;9:1261–1268.
38. Cobb FR, Blumenschein SD, Sealy WC, et al. Successful surgical interruption of the bundle of Kent in a patient with Wolff-Parkinson-White syndrome. *Circulation.* 1968;38:1018–1029.
39. Sealy WC, Boineau JP, Wallace AG. The identification and division of the bundle of Kent for premature ventricular excitation and supraventricular tachycardia. *Surgery.* 1970;68:1009–1017.
40. Boineau JP, Moore EN, Sealy WC, Kasell JH. Epicardial mapping in Wolff-Parkinson-White syndrome. *Arch Intern Med.* 1975;135:422–431.
41. Cox JL, Gallagher JJ, Cain ME. Experience with 118 consecutive patients undergoing operation for the Wolff-Parkinson-White syndrome. *J Thorac Cardiovasc Surg.* 1985;90:490–501.
42. Faddis MN, Chen J, Osborn J, et al. Magnetic guidance system for cardiac electrophysiology: a prospective trial of safety and efficacy in humans. *J Am Coll Cardiol.* 2003;42:1952–1958.
43. Blomstrom-Lundqvist C, Scheinman MM, Aliot EM, et al. ACC/AHA/ESC guidelines for the management of patients with supraventricular arrhythmias—executive summary. a report of the American college of cardiology/American heart association task force on practice guidelines and the European society of cardiology committee for practice guidelines (writing committee to develop guidelines for the management of patients with supraventricular arrhythmias) developed in collaboration with NASPE-Heart Rhythm Society. *J Am Coll Cardiol.* 2003;42:1493–1531.
44. Wolf L, Parkinson J, White P. Bundle-branch block with short P-R interval in healthy young people prone to paroxysmal tachycardia. *Am Heart J.* 1930;5:685.
45. Lindsay BD, Crossen KJ, Cain ME. Concordance of distinguishing electrocardiographic features during sinus rhythm with the location of accessory pathways in the Wolff-Parkinson-White syndrome. *Am J Cardiol.* 1987;59:1093–1102.
46. Gallagher JJ, Pritchett EL, Sealy WC, et al. The preexcitation syndromes. *Prog Cardiovasc Dis.* 1978;20:285–327.
47. Bardy GH, Packer DL, German LD, Gallagher JJ. Preexcited reciprocating tachycardia in patients with Wolff-Parkinson-White syndrome: incidence and mechanisms. *Circulation.* 1984;70:377–391.
48. Kuck KH, Brugada P, Wellens HJ. Observations on the antidromic type of circus movement tachycardia in the Wolff-Parkinson-White syndrome. *J Am Coll Cardiol.* 1983;2:1003–1010.
49. Scheinman MM, Huang S. The 1998 NASPE prospective catheter ablation registry. *Pacing Clin Electrophysiol.* 2000;23:1020–1028.
50. Calkins H, Yong P, Miller JM, et al. Catheter ablation of accessory pathways, atrioventricular nodal reentrant tachycardia, and the atrioventricular junction: final results of a prospective, multicenter clinical trial. The Atakr Multicenter Investigators Group. *Circulation.* 1999;99:262–270.
51. Yee R, Connolly S, Noorani H. Clinical review of radiofrequency catheter ablation for cardiac arrhythmias. *Can J Cardiol.* 2003;19:1273–1284.
52. Lau CP, Tai YT, Lee PW. The effects of radiofrequency ablation versus medical therapy on the quality-of-life and exercise capacity in patients with accessory pathway-mediated supraventricular tachycardia: a treatment comparison study. *Pacing Clin Electrophysiol.* 1995;18:424–432.

53. Holman WL, Ikeshita M, Lease JG, et al. Elective prolongation of atrioventricular conduction by multiple discrete cryolesions: a new technique for the treatment of paroxysmal supraventricular tachycardia. *J Thorac Cardiovasc Surg*. 1982;84:554–559.
54. Holman WL, Ikeshita M, Lease JG, et al. Alteration of antegrade atrioventricular conduction by cryoablation of peri-atrioventricular nodal tissue. Implications for the surgical treatment of atrioventricular nodal reentry tachycardia. *J Thorac Cardiovasc Surg*. 1984;88:67–75.
55. Holman WL, Ikeshita M, Lease JG, et al. Cryosurgical modification of retrograde atrioventricular conduction. Implications for the surgical treatment of atrioventricular nodal reentry tachycardia. *J Thorac Cardiovasc Surg*. 1986;91:826–834.
56. Cox JL, Holman WL, Cain ME. Cryosurgical treatment of atrioventricular node reentrant tachycardia. *Circulation*. 1987;76:1329–1336.
57. Stein KM, Lerman BB. Evidence for functionally distinct dual atrial inputs to the human AV node. *Am J Physiol*. 1994;267:H2333–H2341.
58. Langberg JJ, Leon A, Borganelli M, et al. A randomized, prospective comparison of anterior and posterior approaches to radiofrequency catheter ablation of atrioventricular nodal reentry tachycardia. *Circulation*. 1993;87:1551–1556.
59. Jazayeri MR, Akhtar M. Electrophysiological behavior of atrioventricular node after selective fast or slow pathway ablation in patients with atrioventricular nodal reentrant tachycardia. *Pacing Clin Electrophysiol*. 1993;16:623–628.
60. Chen SA, Chiang CE, Tsang WP, et al. Selective radiofrequency catheter ablation of fast and slow pathways in 100 patients with atrioventricular nodal reentrant tachycardia. *Am Heart J*. 1993;125:1–10.
61. Akhtar M, Jazayeri MR, Sra J, et al. Atrioventricular nodal reentry. Clinical, electrophysiological, and therapeutic considerations. *Circulation*. 1993;88:282–295.
62. Steinbeck G, Hoffmann E. 'True' atrial tachycardia. *Eur Heart J*. 1998;19(suppl E):E10–E12, E48–E49.
63. Saoudi N, Cosio F, Waldo A, et al. A classification of atrial flutter and regular atrial tachycardia according to electrophysiological mechanisms and anatomical bases: a statement from a Joint Expert Group from The Working Group of Arrhythmias of the European Society of Cardiology and the North American Society of Pacing and Electrophysiology. *Eur Heart J*. 2001;22:1162–1182.
64. Hoffmann E, Reithmann C, Nimmermann P, et al. Clinical experience with electroanatomic mapping of ectopic atrial tachycardia. *Pacing Clin Electrophysiol*. 2002;25:49–56.
65. Lai LP, Lin JL, Chen TF, et al. Clinical, electrophysiological characteristics, and radiofrequency catheter ablation of atrial tachycardia near the apex of Koch's triangle. *Pacing Clin Electrophysiol*. 1998;21:367–374.
66. Chen SA, Tai CT, Chiang CE, et al. Focal atrial tachycardia: reanalysis of the clinical and electrophysiologic characteristics and prediction of successful radiofrequency ablation. *J Cardiovasc Electrophysiol*. 1998;9:355–365.
67. Schmitt C, Zrenner B, Schneider M, et al. Clinical experience with a novel multielectrode basket catheter in right atrial tachycardias. *Circulation*. 1999;99:2414–2422.
68. Natale A, Breeding L, Tomassoni G, et al. Ablation of right and left ectopic atrial tachycardias using a three-dimensional nonfluoroscopic mapping system. *Am J Cardiol*. 1998;82:989–992.
69. Anguera I, Brugada J, Roba M, et al. Outcomes after radiofrequency catheter ablation of atrial tachycardia. *Am J Cardiol*. 2001;87:886–890.
70. Man KC, Knight B, Tse HF, et al. Radiofrequency catheter ablation of inappropriate sinus tachycardia guided by activation mapping. *J Am Coll Cardiol*. 2000;35:451–457.
71. Cossu SF, Steinberg JS. Supraventricular tachyarrhythmias involving the sinus node: clinical and electrophysiologic characteristics. *Prog Cardiovasc Dis*. 1998;41:51–63.
72. Goya M, Iesaka Y, Takahashi A, et al. Radiofrequency catheter ablation for sinoatrial node reentrant tachycardia: electrophysiologic features of ablation sites. *Jpn Circ J*. 1999;63:177–183.
73. Cheng J, Scheinman MM. Acceleration of typical atrial flutter due to double-wave reentry induced by programmed electrical stimulation. *Circulation*. 1998;97:1589–1596.
74. Cheng J, Cabeen WR Jr, Scheinman MM. Right atrial flutter due to lower loop reentry: mechanism and anatomic substrates. *Circulation*. 1999;99:1700–1705.
75. Willems S, Weiss C, Ventura R, et al. Catheter ablation of atrial flutter guided by electroanatomic mapping (CARTO): a randomized comparison to the conventional approach. *J Cardiovasc Electrophysiol*. 2000;11:1223–1230.
76. Kottkamp H, Hugl B, Krauss B, et al. Electromagnetic versus fluoroscopic mapping of the inferior isthmus for ablation of typical atrial flutter: a prospective randomized study. *Circulation*. 2000;102:2082–2086.
77. Ward DE, Xie B, Rowland E. Ablation of atrial flutter using the anatomical method: results and long-term follow-up. *J Interv Cardiol*. 1995;8:697–700.
78. Tai CT, Chen SA, Chiang CE, et al. Long-term outcome of radiofrequency catheter ablation for typical atrial flutter: risk prediction of recurrent arrhythmias. *J Cardiovasc Electrophysiol*. 1998;9:115–121.
79. Lee SH, Tai CT, Yu WC, et al. Effects of radiofrequency catheter ablation on quality of life in patients with atrial flutter. *Am J Cardiol*. 1999;84:278–283.
80. Anselmen F, Saoudi N, Poty H, et al. Radiofrequency catheter ablation of common atrial flutter: significance of palpitations and quality-of-life evaluation in patients with proven isthmus block. *Circulation*. 1999;99:534–540.
81. Natale A, Newby KH, Pisano E, et al. Prospective randomized comparison of antiarrhythmic therapy versus first-line radiofrequency ablation in patients with atrial flutter. *J Am Coll Cardiol*. 2000;35:1898–1904.
82. Nakagawa H, Shah N, Matsudaira K, et al. Characterization of reentrant circuit in macroreentrant right atrial tachycardia after surgical repair of congenital heart disease: isolated channels between scars allow "focal" ablation. *Circulation*. 2001;103:699–709.
83. Shah D, Jais P, Takahashi A, et al. Dual-loop intra-atrial reentry in humans. *Circulation*. 2000;101:631–639.
84. Duru F, Hindricks G, Kottkamp H. Atypical left atrial flutter after intraoperative radiofrequency ablation of chronic atrial fibrillation: successful ablation using three-dimensional electroanatomic mapping. *J Cardiovasc Electrophysiol*. 2001;12:602–605.
85. Akar JG, Kok LC, Haines DE, et al. Coexistence of type I atrial flutter and intra-atrial re-entrant tachycardia in patients with surgically corrected congenital heart disease. *J Am Coll Cardiol*. 2001;38:377–384.
86. Lev M, Gibson S, Miller RA. Ebstein's disease with Wolff-Parkinson-White syndrome: report of a case with a histopathologic study of possible conduction pathways. *Am Heart J*. 1955;49:724–741.
87. Henzi I, Sonderegger J, Tramer MR. Efficacy, dose-response, and adverse effects of droperidol for prevention of postoperative nausea and vomiting. *Can J Anaesth*. 2000;47:537–551.
88. Bertolo L, Novakovic L, Penna M. Antiarrhythmic effects of droperidol. *Anesthesiology*. 1972;37:529–535.
89. Gomez-Arnau J, Marquez-Montes J, Avello F. Fentanyl and droperidol effects on the refractoriness of the accessory pathway in the Wolff-Parkinson-White syndrome. *Anesthesiology*. 1983;58:307–313.
90. Sadowski AR, Moyers JR. Anesthetic management of the Wolff-Parkinson-White syndrome. *Anesthesiology*. 1979;51:553–556.
91. Suppan P. Althesin in the Wolff-Parkinson-White syndrome. *Br J Anaesth*. 1979;51:69.
92. Sharpe MD, Dobkowski WB, Murkin JM, et al. The electrophysiologic effects of volatile anesthetics and sufentanil on the normal atrioventricular conduction system and accessory pathways in Wolff-Parkinson-White syndrome. *Anesthesiology*. 1994;80:63–70.
93. Dobkowksi W, Murkin J, Sharpe M, et al. The effect of enflurane (1 MAC) on the normal AV conduction system and supraventricular reentry in chronically instrumented dogs. *Anesth Analg*. 1991;72:550.
94. Geha DG, Rozelle BC, Raessler KL, et al. Pancuronium bromide enhances atrioventricular conduction in halothane-anesthetized dogs. *Anesthesiology*. 1977;46:342–345.
95. Kumazawa T, Yasuda K, Amau T, Ikezono E. WPW syndrome and general anesthesia. *Masui*. 1970;19:68–73.
96. van der Starre P. Wolff-Parkinson-White syndrome during anesthesia. *Anesthesiology*. 1978;48:369–372.
97. Wyse DG, Waldo AL, DiMarco JP, et al. A comparison of rate control and rhythm control in patients with atrial fibrillation. *N Engl J Med*. 2002;347:1825–1833.
98. Moe G. On the multiple wavelet hypothesis of atrial fibrillation. *Arch Int Pharmacodyn*. 1962;140:183.
99. Boineau JP, Schuessler RB, Mooney CR, et al. Natural and evoked atrial flutter due to circus movement in dogs. Role of abnormal atrial pathways, slow conduction, nonuniform refractory period distribution and premature beats. *Am J Cardiol*. 1980;45:1167–1181.
100. Allessie MA, Bonke FI, Schopman FJ. Circus movement in rabbit atrial muscle as a mechanism of tachycardia. II. The role of nonuniform recovery of excitability in the occurrence of unidirectional block, as studied with multiple microelectrodes. *Circ Res*. 1976;39:168–177.
101. Cox JL, Boineau JP, Schuessler RB, et al. Successful surgical treatment of atrial fibrillation. Review and clinical update. *JAMA*. 1991;266:1976–1980.
102. Cox JL, Boineau JP, Schuessler RB, et al. Operations for atrial fibrillation. *Clin Cardiol*. 1991;14:827–834.
103. Haissaguerre M, Jais P, Shah DC, et al. Spontaneous initiation of atrial fibrillation by ectopic beats originating in the pulmonary veins. *N Engl J Med*. 1998;339:659–666.
104. Yamauchi S, Tanaka S, Asano T, et al. Efficacy of combining mapping with surgery of atrial fibrillation. *Rinsho Kyobu Geka*. 1994;14:344–345.
105. Harada A, Sasaki K, Fukushima T, et al. Atrial activation during chronic atrial fibrillation in patients with isolated mitral valve disease. *Ann Thorac Surg*. 1996;61:104–111, discussion 11–12.
106. Schuessler RB, Grayson TM, Bromberg BI, et al. Cholinergically mediated tachyarrhythmias induced by a single extrastimulus in the isolated canine right atrium. *Circ Res*. 1992;71:1254–1267.
107. Yamauchi S, Boineau JP, Schuessler RB, Cox JL. Varying types of circus movement re-entry with both normal and dissociated contralateral conduction causing different right and left atrial rhythms in canine atrial flutter. *Jpn Circ J*. 1998;62:201–210.
108. Nitta T, Ishii Y, Miyagi Y, et al. Concurrent multiple left atrial focal activations with fibrillatory conduction and right atrial focal or reentrant activation as the mechanism in atrial fibrillation. *J Thorac Cardiovasc Surg*. 2004;127:770–778.
109. Schuessler RB. Do we need a map to get through the maze? *J Thorac Cardiovasc Surg*. 2004;127:627–628.
110. Haissaguerre M, Shah DC, Jais P, et al. Electrophysiological breakthroughs from the left atrium to the pulmonary veins. *Circulation*. 2000;102:2463–2465.
111. Pappone C, Rosanio S, Oreto G, et al. Circumferential radiofrequency ablation of pulmonary vein ostia: a new anatomic approach for curing atrial fibrillation. *Circulation*. 2000;102:2619–2628.
112. Oral H, Scharf C, Chugh A, et al. Catheter ablation for paroxysmal atrial fibrillation: segmental pulmonary vein ostial ablation versus left atrial ablation. *Circulation*. 2003;108:2355–2360.
113. Haissaguerre M, Jais P, Shah DC, et al. Right and left atrial radiofrequency catheter therapy of paroxysmal atrial fibrillation. *J Cardiovasc Electrophysiol*. 1996;7:1132–1144.
114. Jais P, Shah DC, Haissaguerre M, et al. Efficacy and safety of septal and left-atrial linear ablation for atrial fibrillation. *Am J Cardiol*. 1999;84:139R–146R.
115. Natale A, Leonelli F, Beheiry S, et al. Catheter ablation approach on the right side only for paroxysmal atrial fibrillation therapy: long-term results. *Pacing Clin Electrophysiol*. 2000;23:224–233.
116. Shah D, Haissaguerre M, Jais P, et al. Electrophysiological endpoint for catheter ablation of atrial fibrillation initiated from multiple pulmonary venous foci. *Circulation*. 2000;101:1409.
117. Hsieh M, Chen S, Tai C, et al. Initiation of atrial fibrillation by ectopic beats originating from the pulmonary veins: electrophysiological characteristics, pharmacological response, and effect of radiofrequency ablation. *J Cardiovassc Electrophysiol*. 1999;10:136.
118. Chen SA, Hsieh MH, Tai CT, et al. Initiation of atrial fibrillation by ectopic beats originating from the pulmonary veins: electrophysiological characteristics, pharmacological responses, and effects of radiofrequency ablation. *Circulation*. 1999;100:1879–1886.
119. Haissaguerre M, Jais P, Shah DC, et al. Electrophysiological end point for catheter ablation of atrial fibrillation initiated from multiple pulmonary venous foci. *Circulation*. 2000;101:1409–1417.
120. Di Biase L, Conti S, Mohanty P, et al. General anesthesia reduces the prevalence of pulmonary vein reconnection during repeat ablation when compared with conscious sedation: results from a randomized study. *Heart Rhythm*. 2011;8:368–372.
121. Goode JS Jr, Taylor RL, Buffington CW, et al. High-frequency jet ventilation: utility in posterior left atrial catheter ablation. *Heart Rhythm*. 2006;3:13–19.
122. Hutchinson MD, Garcia FC, Mandel JE, et al. Efforts to enhance catheter stability improve atrial fibrillation ablation outcome. *Heart Rhythm*. 2013;10:347–353.
123. Hsieh MH, Chen SA, Tai CT, et al. Double multielectrode mapping catheters facilitate radiofrequency catheter ablation of focal atrial fibrillation originating from pulmonary veins. *J Cardiovasc Electrophysiol*. 1999;10:136–144.
124. Cox JL, Canavan TE, Schuessler RB, et al. The surgical treatment of atrial fibrillation. II. Intraoperative electrophysiologic mapping and description of the electrophysiologic basis of atrial flutter and atrial fibrillation. *J Thorac Cardiovasc Surg*. 1991;101:406–426.
125. Cox JL, Schuessler RB, D'Agostino HJ Jr, et al. The surgical treatment of atrial fibrillation. III. Development of a definitive surgical procedure. *J Thorac Cardiovasc Surg*. 1991;101:569–583.
126. Cox JL. The surgical treatment of atrial fibrillation. IV. Surgical technique. *J Thorac Cardiovasc Surg*. 1991;101:584–592.
127. Cox JL, Boineau JP, Schuessler RB, et al. Modification of the maze procedure for atrial flutter and atrial fibrillation. I. Rationale and surgical results. *J Thorac Cardiovasc Surg*. 1995;110:473–484.
128. Cox JL, Jaquiss RD, Schuessler RB, Boineau JP. Modification of the maze procedure for atrial flutter and atrial fibrillation. II. Surgical technique of the maze III procedure. *J Thorac Cardiovasc Surg*. 1995;110:485–495.
129. Pasic M, Musci M, Siniawski H, et al. Transient sinus node dysfunction after the Cox maze III procedure in patients with organic heart disease and chronic fixed atrial fibrillation. *J Am Coll Cardiol*. 1998;32:1040–1047.
130. Gillinov AM, Blackstone EH, McCarthy PM. Atrial fibrillation: current surgical options and their assessment. *Ann Thorac Surg*. 2002;74:2210–2217.
131. Doll N, Borger MA, Fabricius A, et al. Esophageal perforation during left atrial radiofrequency ablation: is the risk too high? *J Thorac Cardiovasc Surg*. 2003;125:836–842.
132. Damiano RJ Jr, Schwartz FH, Bailey MS, et al. The Cox maze IV procedure: predictors of late recurrence. *J Thorac Cardiovasc Surg*. 2011;141:113–121.
133. Kim YH, Sosa-Suarez G, Trouton TG, et al. Treatment of ventricular tachycardia by transcatheter radiofrequency ablation in patients with ischemic heart disease. *Circulation*. 1994;89:1094–1102.
134. Albage A, van der Linden J, Bengtsson L, et al. Elevations in antidiuretic hormone and aldosterone as possible causes of fluid retention in the maze procedure. *Ann Thorac Surg*. 2001;72:58–64.
135. Ad N, Suyderhoud JP, Kim YD, et al. Benefits of prophylactic continuous infusion of furosemide after the maze procedure for atrial fibrillation. *J Thorac Cardiovasc Surg*. 2002;123:232–236.
136. Cox JL, Schuessler RB, Lappas DG, Boineau JP. An 8 1/2-year clinical experience with surgery for atrial fibrillation. *Ann Surg*. 1996;224:267–273, discussion 73–75.
137. Isobe F, Kawashima Y. The outcome and indications of the Cox maze III procedure for chronic atrial fibrillation with mitral valve disease. *J Thorac Cardiovasc Surg*. 1998;116:220–227.
138. Feinberg MS, Waggoner AD, Kater KM, et al. Restoration of atrial function after the maze procedure for patients with atrial fibrillation. Assessment by Doppler echocardiography. *Circulation*. 1994;90:II285–II292.
139. Tsui SS, Grace AA, Ludman PF, et al. Maze 3 for atrial fibrillation: two cuts too few? *Pacing Clin Electrophysiol*. 1994;17:2163–2166.
140. Nitta T, Lee R, Watanabe H, et al. Radial approach: a new concept in surgical treatment for atrial fibrillation. II. Electrophysiologic effects and atrial contribution to ventricular filling. *Ann Thorac Surg*. 1999;67:36–50.
141. Nitta T, Lee R, Schuessler RB, et al. Radial approach: a new concept in surgical treatment for atrial fibrillation I. Concept, anatomic and physiologic bases and development of a procedure. *Ann Thorac Surg*. 1999;67:27–35.

142. Omari BO, Nelson RJ, Robertson JM. Effect of right atrial appendectomy on the release of atrial natriuretic hormone. *J Thorac Cardiovasc Surg.* 1991;102:272–279.
143. A comparison of antiarrhythmic-drug therapy with implantable defibrillators in patients resuscitated from near-fatal ventricular arrhythmias. The TAvIDA investigators. *N Engl J Med.* 1997;337:1576–1583.
144. Calkins H, Kalbfleisch SJ, el-Atassi R, et al. Relation between efficacy of radiofrequency catheter ablation and site of origin of idiopathic ventricular tachycardia. *Am J Cardiol.* 1993;71:827–833.
145. Coggins DL, Lee RJ, Sweeney J, et al. Radiofrequency catheter ablation as a cure for idiopathic tachycardia of both left and right ventricular origin. *J Am Coll Cardiol.* 1994;23:1333–1341.
146. Thakur RK, Klein GJ, Sivaram CA, et al. Anatomic substrate for idiopathic left ventricular tachycardia. *Circulation.* 1996;93:497–501.
147. Prystowsky EN, Miles WM, Evans JJ, et al. Induction of ventricular tachycardia during programmed electrical stimulation: analysis of pacing methods. *Circulation.* 1986;73:II32–II38.
148. Bigger JT Jr, Reiffel JA, Livelli FD Jr, Wang PJ. Sensitivity, specificity, and reproducibility of programmed ventricular stimulation. *Circulation.* 1986;73:II73–II78.
149. Stevenson WG, Sager PT, Friedman PL. Entrainment techniques for mapping atrial and ventricular tachycardias. *J Cardiovasc Electrophysiol.* 1995;6:201–216.
150. Marchlinski FE, Callans DJ, Gottlieb CD, Zado E. Linear ablation lesions for control of unmappable ventricular tachycardia in patients with ischemic and nonischemic cardiomyopathy. *Circulation.* 2000;101:1288–1296.
151. Zareba W, Moss AJ, Schwartz PJ, et al. Influence of genotype on the clinical course of the long-QT syndrome. International Long-QT Syndrome Registry Research Group. *N Engl J Med.* 1998;339:960–965.
152. Mehdirad AA, Keim S, Rist K, Tchou P. Long-term clinical outcome of right bundle branch radiofrequency catheter ablation for treatment of bundle branch reentrant ventricular tachycardia. *Pacing Clin Electrophysiol.* 1995;18:2135–2143.
153. Rothman SA, Hsia HH, Cossu SF, et al. Radiofrequency catheter ablation of postinfarction ventricular tachycardia: long-term success and the significance of inducible nonclinical arrhythmias. *Circulation.* 1997;96:3499–3508.
154. Callans DJ, Zado E, Sarter BH, et al. Efficacy of radiofrequency catheter ablation for ventricular tachycardia in healed myocardial infarction. *Am J Cardiol.* 1998;82:429–432.
155. Stevenson WG, Friedman PL, Kocovic D, et al. Radiofrequency catheter ablation of ventricular tachycardia after myocardial infarction. *Circulation.* 1998;98:308–314.
156. Stevenson WG, Khan H, Sager P, et al. Identification of reentry circuit sites during catheter mapping and radiofrequency ablation of ventricular tachycardia late after myocardial infarction. *Circulation.* 1993;88:1647–1670.
157. Gonska BD, Cao K, Schaumann A, et al. Catheter ablation of ventricular tachycardia in 136 patients with coronary artery disease: results and long-term follow-up. *J Am Coll Cardiol.* 1994;24:1506–1514.
158. Jadonath RL, Snow JS, Goldner BG, Cohen TJ. Radiofrequency catheter ablation as primary therapy for symptomatic ventricular tachycardia. *J Invasive Cardiol.* 1994;6:289–295.
159. Haffajee C, Love J, Canada A, et al. Clinical pharmacokinetics and efficacy of amiodarone for refractory tachyarrhythmias. *Circulation.* 1981;67:1347–1355.
160. Gallagher JD, Lieberman RW, Meranze J, et al. Amiodarone-induced complications during coronary artery surgery. *Anesthesiology.* 1981;55:186–188.
161. Liberman BA, Teasdale SJ. Anaesthesia and amiodarone. *Can Anaesth Soc J.* 1985;32:629–638.
162. Feinberg BI, LaMantia KR. Ventricular tachyarrhythmias during placement of pulmonary artery catheters in two patients with recurrent ventricular tachycardia. *Mt Sinai J Med.* 1986;53:545–547.
163. Schmid J, Rosengant T, McIntosh C, et al. Amiodarone-induced complications after cardiac operation for obstructive hypertrophic cardiomyopathy. *Ann Thorac Surg.* 1989;48:359.
164. Greenspon A, Kidwell G, Hurley W, Mannion J. Amiodarone-related postoperative adult respiratory distress syndrome. *Circulation.* 1991;84:III407–III415.
165. Elliott CG, Zimmerman GA, Clemmer TP. Complications of pulmonary artery catheterization in the care of critically ill patients. A prospective study. *Chest.* 1979;76:647–652.
166. Kroll DA, Knight PR. Antifibrillatory effects of volatile anesthetics in acute occlusion/reperfusion arrhythmias. *Anesthesiology.* 1984;61:657–661.
167. Turner LA, Bosnjak ZJ, Kampine JP. Actions of halothane on the electrical activity of Purkinje fibers derived from normal and infarcted canine hearts. *Anesthesiology.* 1987;67:619–629.
168. Hunt GB, Ross DL. Comparison of effects of three anesthetic agents on induction of ventricular tachycardia in a canine model of myocardial infarction. *Circulation.* 1988;78:221–226.
169. Deutsch N, Hantler CB, Tait AR, et al. Suppression of ventricular arrhythmias by volatile anesthetics in a canine model of chronic myocardial infarction. *Anesthesiology.* 1990;72:1012–1021.
170. MacLeod BA, Augereau P, Walker MJ. Effects of halothane anesthesia compared with fentanyl anesthesia and no anesthesia during coronary ligation in rats. *Anesthesiology.* 1983;58:44–52.
171. Denniss AR, Richards DA, Taylor AT, Uther JB. Halothane anesthesia reduces inducibility of ventricular tachyarrhythmias in chronic canine myocardial infarction. *Basic Res Cardiol.* 1989;84:5–12.
172. Atlee JL 3rd. Halothane: cause or cure for arrhythmias? *Anesthesiology.* 1987;67:617–618.
173. Saini V, Carr DB, Hagestad EL, et al. Antifibrillatory action of the narcotic agonist fentanyl. *Am Heart J.* 1988;115:598–605.
174. DeSilva R, Verrier R, Lown B. Protective effect of the vagotonic action of morphine sulphate on ventricular vulnerability. *Cardiovasc Res.* 1978;12:167–172.
175. Atlee JL, Bernstein AD. Cardiac rhythm management devices (part I): indications, device selection, and function. *Anesthesiology.* 2001;95:1265–1280.
176. Saksena S, An H, Mehra R, et al. Prospective comparison of biphasic and monophasic shocks for implantable cardioverter-defibrillators using endocardial leads. *Am J Cardiol.* 1992;70:304–310.
177. Epstein AE. An update on implantable cardioverter-defibrillator guidelines. *Curr Opin Cardiol.* 2004;19:23–25.
178. A comparison of antiarrhythmic-drug therapy with implantable defibrillators in patients resuscitated from near-fatal ventricular arrhythmias. The Antiarrhythmics versus Implantable Defibrillators (AVID) investigators. *N Engl J Med.* 1997;337:1576–1583.
179. Connolly SJ, Gent M, Roberts RS, et al. Canadian implantable defibrillator study (CIDS): a randomized trial of the implantable cardioverter defibrillator against amiodarone. *Circulation.* 2000;101:1297–1302.
180. Kuck KH, Cappato R, Siebels J, Ruppel R. Randomized comparison of antiarrhythmic drug therapy with implantable defibrillators in patients resuscitated from cardiac arrest: the Cardiac Arrest Study Hamburg (CASH). *Circulation.* 2000;102:748–754.
181. Moss AJ, Hall WJ, Cannom DS, et al. Improved survival with an implanted defibrillator in patients with coronary disease at high risk for ventricular arrhythmia. Multicenter Automatic Defibrillator Implantation Trial Investigators. *N Engl J Med.* 1996;335:1933–1940.
182. Buxton AE, Lee KL, Fisher JD, et al. A randomized study of the prevention of sudden death in patients with coronary artery disease. Multicenter Unsustained Tachycardia Trial Investigators. *N Engl J Med.* 1999;341:1882–1890.
183. Bardy G, Lee K, Mark D, et al. Amiodarone or an implantable cardioverter-defibrillator for congestive heart failure. *N Engl J Med.* 2005;352:225–237.
184. Watkins H, McKenna WJ, Thierfelder L, et al. Mutations in the genes for cardiac troponin T and alpha-tropomyosin in hypertrophic cardiomyopathy. *N Engl J Med.* 1995;332:1058–1064.
185. Adams DC, Heyer EJ, Emerson RG, et al. Implantable cardioverter-defibrillator. Evaluation of clinical neurologic outcome and electroencephalographic changes during implantation. *J Thorac Cardiovasc Surg.* 1995;109:565–573.
186. Meyer J, Mollhoff T, Seifert T, et al. Cardiac output is not affected during intraoperative testing of the automatic implantable cardioverter defibrillator. *J Cardiovasc Electrophysiol.* 1996;7:211–216.
187. Hurst TM, Hinrichs M, Breidenbach C, et al. Detection of myocardial injury during transvenous implantation of automatic cardioverter-defibrillators. *J Am Coll Cardiol.* 1999;34:402–408.

心脏植入型电子器械

MARC A. ROZNER, PhD, MD

要 点

术前

1. 确认心脏植入型电子器械(cardiac implantable electronic device, CIED)的型号(如经静脉植入型起搏器、心内型起搏器、经静脉植入型心脏转复除颤仪、经皮下植入型心脏转复除颤仪)及制造商。
2. 与患者 CIED 植入医生或医院联系以获得原始记录和围手术期建议[美国心律协会(Heart Rhythm Society, HRS)]。在操作前咨询有资质的官方机构[美国麻醉医师协会(American Society of Anesthesiologists, ASA)]。
3. 获得 CIED 植入记录(HRS)和咨询内容(ASA),确保该装置可有效起搏心脏。
4. 当患者计划接受重大手术或手术范围涉及起搏器周围 25cm 内时,考虑更换即将到期的起搏器。
5. 根据患者的基础心率、心律和对起搏的依赖程度,确定是否需要非同步起搏或后备起搏支持。
6. 如果计划使用磁体,应确保起搏装置有磁体模式,并验证磁体模式的起搏方式、频率、房室延迟、中止除颤治疗等。
7. 关闭可能出现的程序性分钟通气和心率响应程序。
8. 关闭可能出现的程序性心率增快特性程序。
9. 大手术时,考虑增加起搏心率以改善组织氧供。
10. 如果有电磁干扰或中心静脉导管的导丝植入胸腔内,对起搏依赖的可采用非同步起搏,对使用植入型心脏转复除颤仪(implantable cardioverter-defi brillator, ICD)的则中止抗心动过速治疗。尽管磁体有效,磁体治疗与 ICD 的不当放电有关,磁体并不会促发 ICD 的非同步起搏。

术中

1. 通过脉搏血氧仪(体积描记法)或动脉波形监测心律/脉搏。
2. 关闭心电监护中人工滤波功能。如果分钟通气传感器激活,应关闭呼吸频率监测。
3. 避免使用单极电刀(electrosurgical unit, ESU),或限制其每次放电时间小于 4 秒并两次间间隔。尽量使用双极电刀,若使用单极时单纯电切会优于电凝或混合模式。
4. 若电刀电极板必须置于前臂且导线被无菌铺巾覆盖时,应妥善放置电极板,避免电刀电流通过起搏器-心脏回路。
5. 如果电刀促使心室过感知致起搏停止或心房过感知致快室律起搏,应控制心脏停搏的时间,并重新调整电极板的位置或使用磁体(并不适合所有 ICD)。
6. 若需临时起搏时,则应警惕可能的起搏失灵。
7. 长 QT 间期综合征的患者就避免使用七氟醚、异氟醚或地氟醚。

术后

术后由具有专业资质的相关人员对装置再次评估。某些心率增强程序可重新激活,选择恰当优化的心率和起搏参数。在恢复抗心动过速治疗前,ICD 患者应持续监护。

晶体管发明 4 年后,1958 年使用电池的心脏植入型电子器械(cardiac implantable electronic device, CIED)问世了。此后,尽管多轮关于 CIED 的知识培训,但 CIED 仍是晦涩难懂的医疗设备。通常患者在密切监护条件下容易轻视 CIED 的正确使用,错误(可能致命的)地认为:围手术期通过使用磁体就可处理任何 CIED 事件[1,2]。起搏依赖的患者在抗心动过速治疗或难以靠磁体驱动的非同步起搏时可能会忽略植入型心脏转复除颤仪(implantable cardioverter-defi brillator, ICD)可作为简单起搏装置的问题[3]。然而,CIED 的使用却可扰乱患者的日常生活,如机场安检被当作金属或爆炸物,影响手术和 CAT 或 MRI 诊断,甚至影响临终关怀方案或葬礼活动安排。除了起搏器和除颤仪外,CIED 还包括植入的记录圈,其虽不具备治疗功能,但可感知快速型或缓慢型心律失常,这有待于术前评估的开发使用。

计算机和手机产业的发展带动了 CIED 的长足发展,CIED 具备复杂化、计算和数据存储及可直接植入心脏腔内的体积小巧化的能力。约 1980 年经静脉植入型心脏转复除颤仪(transvenous ICD, TV-ICD)的发明,模糊了单纯起搏装置与除颤仪间的区别。最近植入的 TV-ICD 有稳定的抗心动过缓的起搏能力,以致于患者、媒体,甚至医师都将 TV-ICD 错认为传统起搏器。将 TV-ICD 误认为传统起搏器可能对患者造成危害,极易发生因电磁干扰事件(electromagnetic interference, EMI)而致不恰当的 ICD 治疗。在 2009 年以前 TV-ICD 制造商 Guidant 或 Cardiac Pacemakers, Inc.(CPI)(现在被 Boston Scientific, Natick, MA 收购)认为放置磁体的高能量处理可能导致 TV-ICD 的永久功能丧失[4],而 2009 年 10 月,Boston Scientific 通过软件修改消除这一特性以保证 Guidant 或 CPI 的 TV-ICD 能继续植入使用。图 5.1 展示三导联除颤系统,可以看到右心室除颤线圈,这是 TV-ICD 与传统起搏器的区别之处。

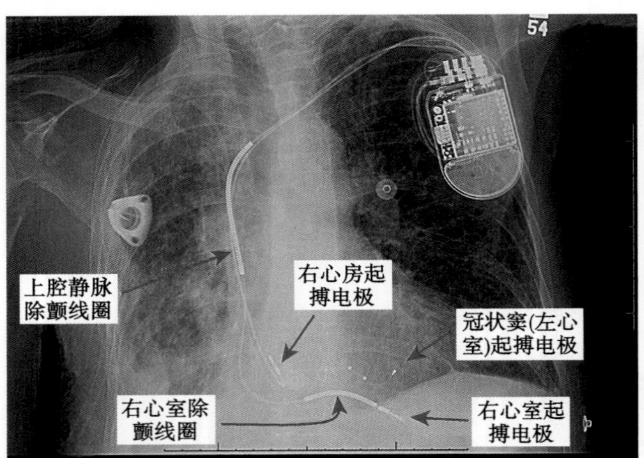

图 5.1 带双心室(BiV)抗心动过缓起搏功能的除颤系统。注意体内有 3 个导联:传统双极导联位于右心房(RA),三极导联位于右心室(RV),单极导联位于冠状窦(CS)。此系统具有"再同步(抗心动过缓)治疗"功能,可用于治疗 QRS 波延长(通常也伴有 PR 间期延长)的扩张性心肌病患者。右心房的双极导联具有感知和起搏功能。右心室导联上双极(间断的尖端和线圈)具有是感知和起搏功能。而右心室导联上的电击导线(除颤线圈)是区分除颤系统和传统起搏系统的关键。位于冠状窦的导联负责除极左心室,其使用特殊导管把 4 个电极植入冠状窦,从而保证左心室起搏最优化(图 5.4 显示 St. Jude 发生器)。由于左束支病变会引起典型的宽大 QRS 波,BiV 的 TV-ICD 若无法夺获左心室而导致心室率双计(及对患者进行不恰当的抗心动过速治疗)。许多除颤系统还有位于上腔静脉(SVC)的除颤线圈,此线圈与除颤仪外盒(被称为"罐头")等电位。如果除颤电路包括 ICD 外盒,则被称为"活性罐头盒"。在这张胸部 X 线片上,恰巧发现右侧植入的中心静脉导管、右胸腔积液和脊柱侧弯

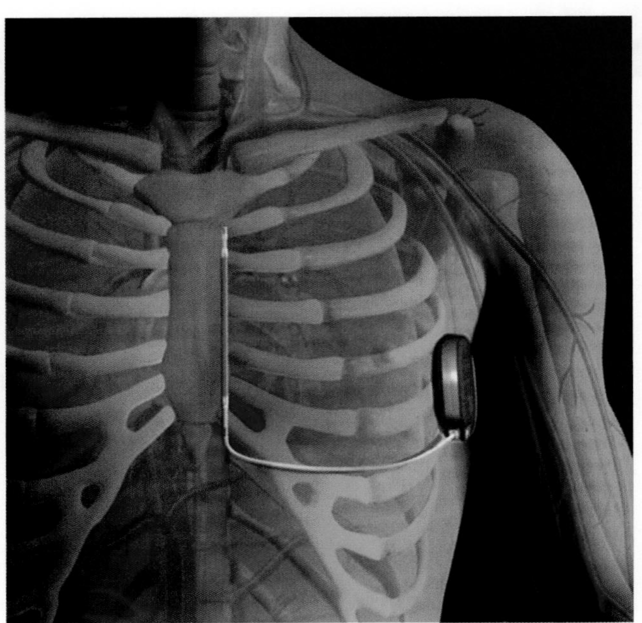

图 5.2 Boston 科技的皮下型植入心脏转复除颤仪(S-ICD)。图示 S-ICD(CE mark 2009;2012 年美国食品药品管理局许可)是在外侧胸壁并通过皮下隧道进入心脏。(*Used with permission. Hauser RG. The subcutaneous implantable cardioverter-defibrillator: should patients want one?* J Am Coll Cardiol. *2013;61:20-22.*)

TV-ICD 还包括了皮下型 ICD(subcutaneous ICD,S-ICD)(图 5.2)[5] 和经导管无线心内型起搏器[6](intracardiac pacemaker,IC-PM)(图 5.3)。S-ICD 比普通静脉 ICD 体积大,有更高的除颤阈值(defibrillation thresholds,DFTs),但不能提供抗心动过速和持续心动过缓的起搏功能。IC-PM 与同类经静脉植入装置相比有许多差别,在整体特征和放置磁体方面存在差异。由于放射科医生的信息滞后,根据 X 射线图像这些 ICD 可能被误识别为传统植入装置,而不是真实的设备类型。

心脏脉冲发生器的多样性和复杂性,正如其繁杂的可编程参数一样,限制了其在围手术期治疗中的广泛应用。在新千年,随着人口老龄化、植入技术的持续发展以及新的植入装置适应证,安装这类装置的患者会越来越多。最近,3 个国家的学会关注这些围手术期植入装置的问题,并发布了 4 条植入装置的围手术期处理指南与建议[7-10]。表 5.1 比较这些建议。自 2000 年以来,美国医疗器械促进协会持续推进磁体反应规范,但效果并不理想。

虽然经静脉起搏器(transvenous pacemaker,TV-PM)和 TV-ICD 使用可靠,但不是无故障。美国食品药品管理局(Food and Drug Administration,FDA)搜集 1990—2002 年的数据显示每年有 0.5% 的 TV-PM 和 2.1% 的 TV-ICD 植入装置因电池更换以外的原因取出[11]。从 2003 年至 2007 年,Laskey 及同事报道每年 TV-ICD 故障率为 0.4%,而 TV-ICD 植入后再重新同步治疗的故障率为 2.3%[12]。

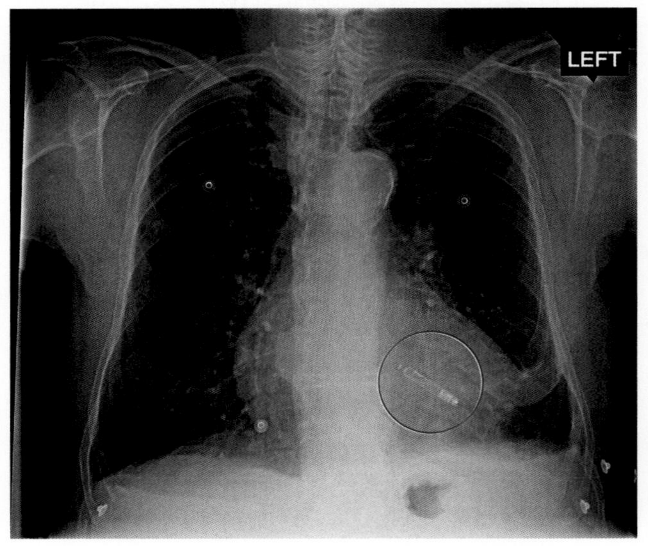

图 5.3 St. Jude Nanostim 无线心内型起搏器。通过前后位胸片发现右心室(红圈中)有一无线起搏器,近期无线起搏器已经获得美国以外许多国家批准。(X 线片来源于 *Vivek Reddy, MD, lcahn School of Medicine at Mount Sinai, New York, NY.*)

表 5.1 围手术期心脏植入电子器械的指导建议

	术前推荐	术中磁体使用	ESU 电极板放置	术后推荐	紧急处理	
					PM	ICD
ASA 围手术期	择期手术前及时评估	避免磁体使用以免程序重置	避免电流经过心脏与 CIED 系统之间	推荐回访 截至 2011 年脚标表明如果没有使用单极电刀，不必再次回访	（停止）	
HRS/ASA	PM 询问 12 个月内状况 ICD 询问 6 个月内状况 CRT 询问 3～6 个月状况 CIED 需提供围手术期监护方案	磁体使用推荐非同步起搏模式（PM 患者需要时）及可致 ICD 高能量治疗。患者体位并不干扰磁体的入路和测量	避免电流经过心脏与 CIED 系统之间	大部分事件包括 EMI（特别是脐以下手术及术前没有重置程序），1 月内通过门诊回访 重置 CIED，血流动力学改变、心胸手术、RFA 及体外电复律，随访应在心脏检测之前	使用 12 导联 EEG 确定是否必须起搏，如果 100% 起搏推定起搏依赖 用磁体减轻起搏抑制 持续心脏监测至术后随访	用磁体中止 ICD 的快速型心律失常的治疗
CAS-CCS	重新询问并不必须 CIED 医师需提供围手术期监护方案	磁体使用推荐非同步起搏模式（PM 患者需要时）及可致 ICD 高能量治疗	没有提及	择期手术前制定术后护理方案	使用 12 导联 EEG 确定是否必须起搏，如果 100% 起搏推定起搏依赖；如果单极电刀干扰 CIED >5 秒停顿，持续心脏监测以确定磁体反应	
MHRA[a]	术前关联起搏器 ICD 需要溯源评估和围手术期注意事项	注意是程序可能影响磁体反应	"……确保电极回路位置正确，以使热电极与回路电极间路径尽可能远离起搏器/除颤仪（和导联）"	后续医院确定术后回访方案	尝试常规路径；尽早开展术后随访 磁体可能导致非同步起搏	磁体可能避免不恰当的放电

目前对无线起搏装置和皮下型 ICD 没有明确的建议。

[a]只有 EMI 出现时，建议才有相关性。

ASA，美国麻醉医师协会；CAS，加拿大麻醉医师协会；CCS，加拿大心血管协会；CIED，心脏植入型电子器械；CRT，心脏再同步治疗（所有 CIED 都具有右心室或左心室起搏能力）；ECG，心电图；EMI，电磁干扰；ESU，电外科器械（高频电刀）；HRS，美国心脏节律协会；ICD，植入型心脏转复除颤仪；MHRA，英国药品与保健品管理局；PM，起搏器；RFA，射频消融。

放射影像学问题

许多植入 CIED 患者需要进行 CT 或 MRI 扫描成像。但这两种检查都会干扰 CIED 的正常功能。CT 扫描直接作用于 CIED 可致感应过度（见词汇表）（可导致不该发生的起搏中止）[13]，但 Hussen 及助手报道临床上这一现象却很罕见[14]。然而起搏依赖患者需行高能量轴向（或螺旋）CAT 扫描时，X 线将穿过起搏器，起搏器可能需要特殊监控和设置。

MRI 检查需要特殊监控和重新调整 CIED 设置[15]。该报道通过 54 例植入 TV-PM 患者接受 62 次 MRI 扫描，为患者行 MRI 扫描的利大于弊提供指导。目前，超过 3 000 名 TV-PM 和 TV-ICD 患者接受 MRI 成像检查，除了偶然发生的电子设置问题，并没有发现的明显其他事件[16,17]。美国 TV-PM 制造商 Biotronik 和 Medtronic 公布了"磁共振条件"标识：要求磁性强度不超过 1.5T、患者纳入标准、特殊监测设备及磁共振扫描限制。其他国家的公司同样有对 TV-PMs 和 TV-ICDs 患者有条件使用 MR 的标识。美国 FDA 认为对 CIEDs 患者行 MR 扫描，是不可能存在无限制的或 MR 使用是安全的情况[18]。Medtronic 公司具有 MR 条件标签的 CIED 装置在 X 线下会显示出特殊标识（图 5.4H）。而大多数医学中心并不具备针对植入 ICD 的起搏依赖患者的 MRI 条件，起搏依赖的患者行 MRI 检查仍有很高风险[19]。

起搏器

自 1958 年以来，仅美国市场上就有 3 000 多种起搏器在销售。很难统计出起搏器的总数量和分布状况。根据各种经济和市场报告显示，2014 年，美国有 300 000 多名成人和儿童植入了起搏器，目前已有超过 300 多万患者装有起搏器。诸多因素影响起搏器工作状态和携带起搏器患者的围手术期治疗的认知，尤其是病例报告、教科书和文献评论及许多评论含有错误的陈述[20,21]，他们没有跟上技术发展的步伐。此外，患者可能会装有一个非常陈旧但仍能工作的起搏器，术前咨询也可能会给出不合理的建议[22]。

目前仍在研究患者植入起搏器是否有明显的合并症，对这些患者的治疗不仅医疗方面，还应包括有心理方面。除此之外，还需要了解起搏器及其在手术室或操作间的工作方式及其特殊性能。尚不明确起搏器是否增加患者围手术期风险,但有两份研究认为起搏器植入的患者在围手术期的问题值得特别关注。1995年,Badrinath等[23]回顾性研究了1979年至1988年在印度马德拉斯的一家医院的眼科手术病例(14 787例),装有起搏器的患者,不考虑麻醉因素,其术后6周内发生死亡事件的概率明显增加。2008年,Pili-Floury[24]报告了一项前瞻性研究,对连续65例起搏器的患者以不同的方式进行与起搏器无关的非心脏有创操作。结果发现7例(11%)术后心肌梗死,2例(3%)患者发生左心室衰竭,2例(3%)患者在住院期间因心脏原因死亡。

要想讨论起搏器的问题,必须先熟悉起搏器代码(NASPE/BPEG generic,NBG;表5.2)。1983年最初由北美起搏-电生理学会(North American Society of Pacing and Electrophysiology,NASPE)和英国起搏-电生理小组(British Pacing and Electrophysiology Group,BPEG)制定了NBG代码,并于2002年加以修订[25]。NBG代码描述了起搏器装置的基本功能。麻醉医生对许多起搏器的相关术语十分陌生,本章最后将另列专用词汇表加以说明。

表5.2 北美起搏-电生理学会/英国起搏-电生理小组修订(2002年)的通用起搏器代码(NBG)

位置Ⅰ	位置Ⅱ	位置Ⅲ	位置Ⅳ	位置Ⅴ
起搏心腔	起搏心腔	对感知的反应	是否程控	部位起搏
O=无	O=无	O=无	O=无	O=无
A=心房	A=心房	I=抑制	R=心律调节	A=心房
V=心室	V=心室	T=促发		V=心室
D=双重(A+V)	D=双重(A+V)	D=双重(T+I)		D=双重(A+V)

起搏器的适应证

框5.1列出来安装永久起搏器的适应证,细节另述[26]。最近,美国FDA批准了三腔起搏器(右心房和左右心室)用于治疗扩张型心脏病(dilated cardiomyopathy,DCM)[27,28]。这类起搏方式又称为双心室(biventricular,BiV)起搏或心脏同步化治疗(cardiac resynchronization therapy,CRT)。此外,一些带有特定程序的起搏器也被用于治疗患有肥厚型梗阻性心肌病的成人或儿童[29,30]。双室起搏和肥厚梗阻心肌病的患者在使用起搏器时,应特别注意起搏程序的设定,因为对这些患者有效的起搏,通常需要将起搏心率超过患者自身的窦房或结性逸搏心率(通常由药物治疗来实现),还要求起搏器的方式延迟要短于自身的P-R间期,这样才能使心室被100%起搏控制[31]。起搏受到抑制或者是丢失(如自主传导、房性期前收缩、室性期外收缩、结性节律增加或电磁干扰等因素的影响)都可能导致患者的血流动力学紊乱。BiV起搏可使部分患者QT间期延长,导致尖端扭转型室性心动过速[32]。现在最新的CRT设备有一个编程功能,可以在感知心室异常事件后立即启动另一个心室起搏。这种特性的问题是对EMI反应时可引起的非正常心室起搏。目前,可预防心房纤颤的左心房或双心房起搏仍然处于临床研究中[34]。

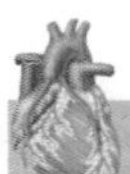

框5.1 起搏器的适应证

有症状的窦房结疾病
有症状的房室结疾病长QT综合征
肥厚型心肌病
扩张型心肌病

起搏器的磁性

尽管业内一直有可用磁体处理起搏器的传闻,大多数的起搏器制造商警告决不能用磁体处理起搏器紧急故障或避免电磁干扰。不管是电子的(霍尔效应感受器)还是机械的(簧片开关)磁体激活开关,都整合了包括显示电池剩余寿命在内的起搏功能,部分甚至整合了起搏阈值安全参数。磁体很少会引起心搏输出的增加,因而,磁体的放置可能会伤害任何有心肌去极化障碍的患者。

将磁体置于起搏器上可能不会造成功能的改变,因为当放置磁体时,并非所有的起搏器都切换到持续非同步模式。Medtronic"Micra"无线IC-PM没有磁体感应器,当遭到EMI事件引起的程序重置或者零件故障时,因为有程序(包括默认模式)或安全模式的保护,起搏器可能对磁体放置无响应。尽管有约90%的起搏器在放置磁体时会发生"高心率"(85~100次/min)非同步起搏,但有些仅以短暂(10~100次/min)非同步起搏,然后恢复至原始起搏模式和频率。框5.2列出传统起搏器对磁体的反应。附录5.1显示了各生产制造商起搏器对磁体的所有的完整反应。

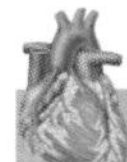

框5.2 起搏器对磁体的反应

进入无心率响应的非同步起搏模式,使用的起搏参数(85~100次/min)可能不是最适合患者——这是最常见的反应,尽管Biotronik、Boston Scientific及St Jude Medica生产的起搏器的磁体反应都可经程序控制
意料之外的反应(如Medtronic的双腔起搏器变为VOO或Biotronik的变为VDD)提示更换日期,起搏器也应尽快检查
无明显心律或心率的改变
磁性模式被程序设为永久失效(Biotronik、Boston Scientific以及St Jude Medica)或暂时取消(见Medtronic)
已起搏的患者按程序设定心率起搏(多种老型号的起搏器)
不正确的检测设置并以当下的心率起搏(启动起搏信号过滤)
无磁性感应探头(1985年以前的型号Cordis、Telectronics)
短暂(10~100次)的非同步起搏,转为程序设定值(大多数Biotronik和Intermedics起搏器)
持续性或一过性停止起搏
电池放电(部分1990年前的型号)
起搏器进入诊断"阈值测试模式"(部分Intermedics、Medtronic、St Jude Medica的装置,取决于型号和程序的设置)

也可参见附录5.1。

对于所有的起搏器来说,联系生产制造商仍是确定其对磁体的反应,并估计电池寿命的可靠方法。制造商很少能够提供设备的实际使用状况,除非与 CIED 医师联系,否则制造商是不愿意参与围手术期的监护。

对于有程控制磁性反应的起搏器(Biotronik,Boston Scientific,St Jude Medica),只有询问程序员才能了解当前的设定。如附录 5.1 所示,起搏器的磁性复杂,无法做到标准化。已有研究者发布了通过磁体反应来识别起搏器制造商的方法,假设完全正常运行,则说明该设备没有经过选择性替换或安全重置[35]。

麻醉前评估和起搏器程序再设定

装有心脏起搏器的患者的术前管理包括评估和改善患者的并存疾病,他们不需要特殊的实验室检查或放射学检查(胸片对于导联的判断不敏感)。应当根据患者基础疾病、所用药物和治疗计划来决定检查项目。对于程序控制的起搏器,咨询程序员是评估导联工作状态和当前程序信息的唯一可靠方法。胸片可能有助于识别 CIED 制造商(见图 5.4),或记录携带 BiV 起搏器或除颤仪患者的冠状窦导联位置,特别的是早期研究发现这些患者如果计划中心静脉置管,超过 11% 存在自发性冠状窦导联移位[36,37],然而迄今没有太多改善办法[38]。在评估起搏器时胸部摄片可发现起搏器存在的问题。Costelloe 等[39]报道了几个胸部 X 线识别的常见起搏器缺陷的病例,Rozner[40]阐述了几种常见的 X 射线识别起搏器的共性表现。

谨慎的麻醉医师会分析患者的起搏器相关病史以及后续的治疗计划。以 NSSPE 的名义,HRS 曾一致声明,建议应至少每 3 个月常规电话联机评估起搏器的电池状态。NASPE 还推荐至少每年应对起搏器进行一次全面(问诊)评估。起搏装置在植入 6 个月或 48 个月(双腔)、72 个月(单腔)以后还有额外检查[41]。更新后的建议包括根据患者的临床状态和需求进行一些心脏起搏器的评估,每 3~12 个月进行一次直接评估或远程评估[26,42]。多个协会建议不要在没有医师评估的情况下仅使用制造商聘用的专职人员进行评估[43]。

只有少量数据涉及到术后随访间隔和围手术期患者预后的。所有 CIED 患者[44]和 TV-ICD 患者由于植入起搏器后未能早期随访可能增加了死亡的风险[45],围手术期预后是否受到近期或者晚期的影响是难以确定的。然而有两篇报道表明围手术期存在未能满足 CIED 需求。Pili-Floury[24]等报道 65 名患者施行择期手术麻醉,有 12% 的起搏器需要重新编程。Rozner[46]等曾以摘要的形式报道,在一项为期两年的回顾性研究中,其所在医院 172 例中起搏器植入患者实施麻醉,其中超过 32% 未能按 HRS/NASPE 指南的要求进行全面的评估。他们还报道 5% 的患者在要求进行麻醉时因电池耗竭需更换起搏器,而仅 10% 的患者的起搏程序未能优化设置。

术前访视的时间取决于当地手术操作流程和起搏器制造商建议。美国麻醉医师协会(American Society of Anesthesiologists,ASA)建议操作在 3 个月内进行访视。HRS/ASA、加拿

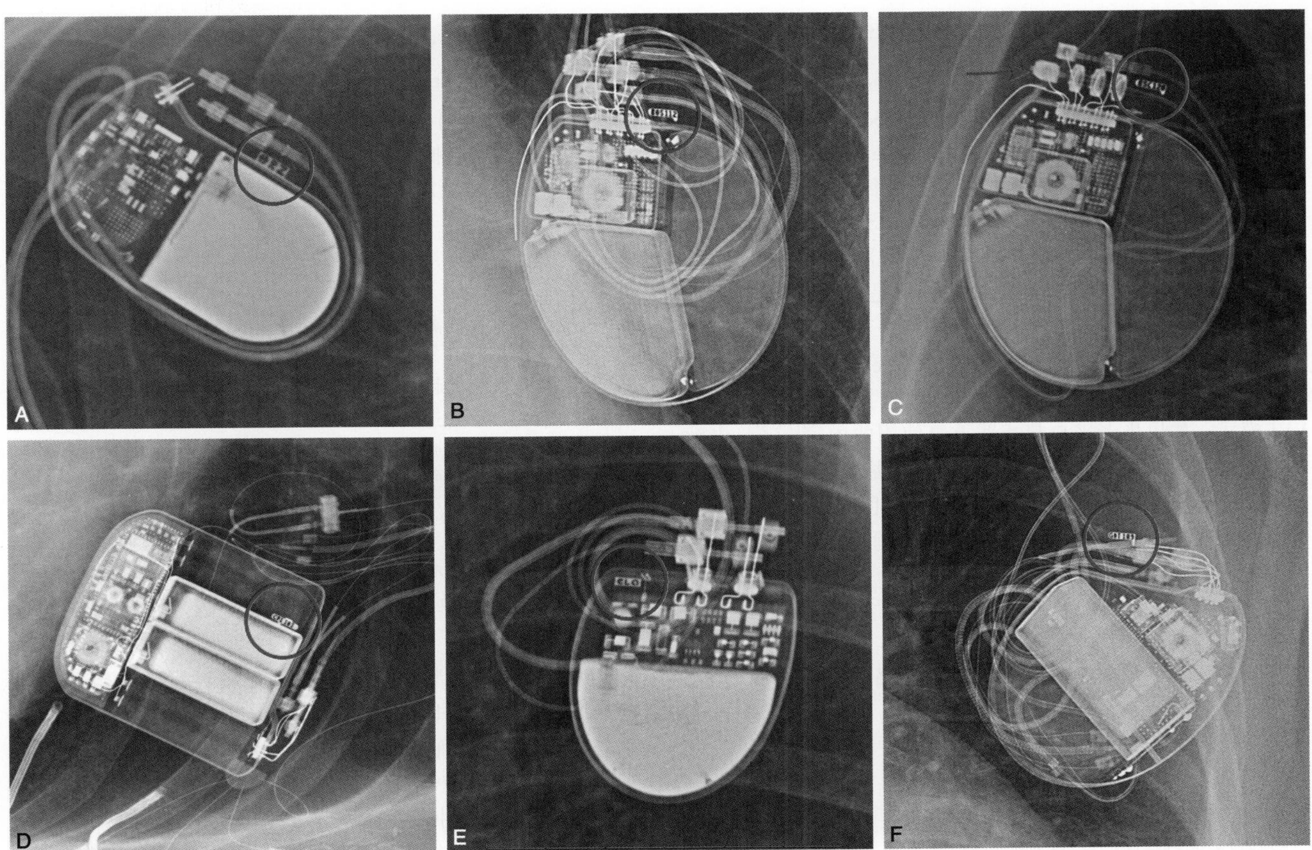

图 5.4 诸多公司生产的 CIED 起搏器及其商标:通过旋转或倒置寻找胸部平片上的 X 射线标识符。注意:并非所有制造商的所有起搏器都提供清晰图像。公司商标在每个面板上画圈表示。(A)Biotronik。(B)Boston Scientific(目前的商标)。(C)波士顿科学(之前的商标)。(D)Cardiac Pacemakers Incorporated(CPI)(Guidant,已被 Boston Scientific 收购)。CPI 是自动植入式心脏转复除颤器品牌名称 AICD 的最初持有者。(E)ELA,Sorin 收购;(F)Guidant,被 Boston Scientific 收购

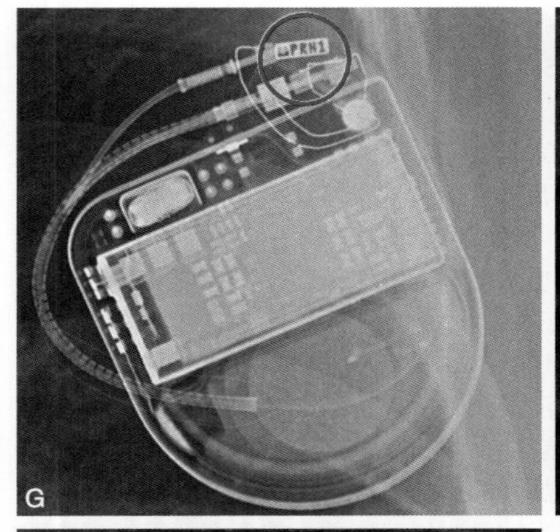

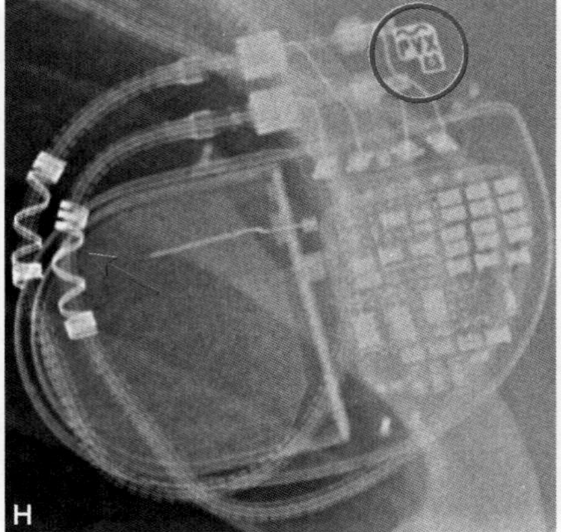

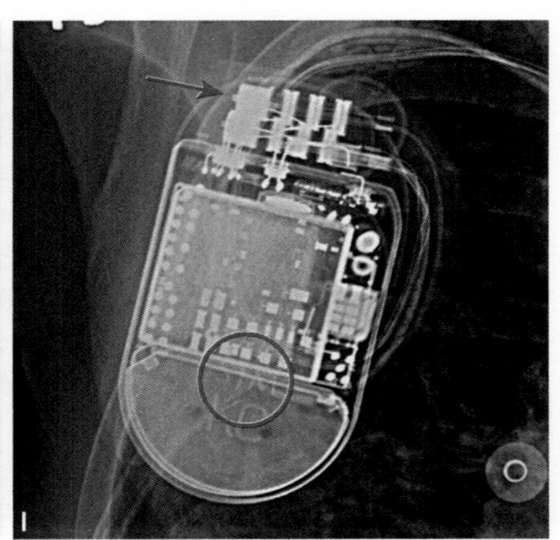

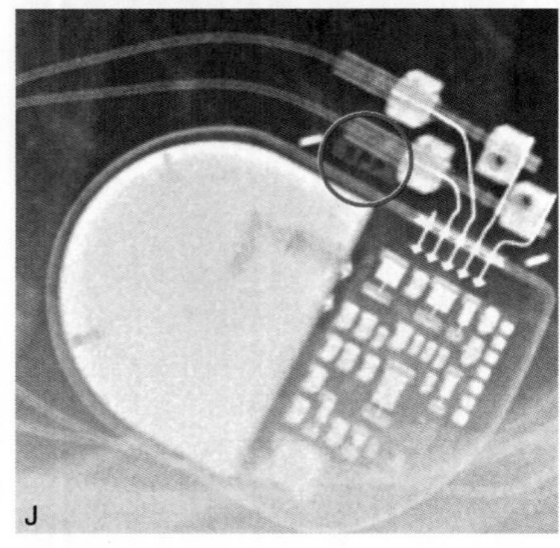

图 5.4(续) (G)Medtronic.(Medtronic)。这种植入型心脏转复除颤器(ICD)有一个用于 DF-4 导联的右心室(RV)端口,其携带用于尖端和环形起搏/感应电极,RV 震动线圈和上腔静脉振荡线圈。DF-4 配置消除 RV 和冲击线圈导线在连接头处不正确的连接;(H)Medtronic Advisa MR 起搏器。请注意仅由 Medtronic 的商标上的附加标记以确定他们的 MR 条件设备(如:Enrhythm MRI,Revo,Ensura 和 Advisa)。这种起搏器还具有"MR 条件"的 5086 导联,具有特殊的 X 射线标识(箭头所示)。(I)St. Jude Medical. 该起搏器与图 5.1 相同。它具有相同的 DF-R RV 引线头,如以及 LF-4 冠状窦多电极连接器(箭头所示)。(J)Sorin Medical

大麻醉医师协会(Canadian Anesthesiologists Society,CAS)/加拿大心血管协会(Canadian Cardiovascular Society,CCS)以及医药和保健品管理局(Medicines and Healthcare Products Regulatory Agency,MHRA)建议回顾 CIED 记录并与患者的 CIED 医师和诊所进行沟通。对于常规起搏器,HRS/ASA 还建议在植入后 12 个月内进行回访,将 CRT[47] 起搏器的时间缩短为 3 至 6 个月。尽管如此,CIED 的评估仍然是体力工作,在一般没有问题的情况下大约需要 27 分钟[48]。

框 5.3 列举了麻醉前起搏装置评估要点,若判断对起搏器的依赖程度,则可能需要将起搏器临时设定为低心率的 VVI 模式。如果患者来自起搏器重复使用的国家[49~51],电池性能可能与当前患者的植入时间不符。临床医师还应注意 345 种起搏器故障中,7% 的故障与电池耗竭无关[52],Maisel 等[11] 比较了 12 年间的起搏系统故障问题,每年与电池消耗无关的占 0.5%。

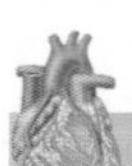

框 5.3 麻醉前脉冲式起搏装置(起搏器、ICD)的评估

确定初次安装起搏器的时间和适应证
判断导联的数量及类型
确定起搏器最后的测试日期和电池状态
收集起搏器时间日志(如果有)
明确目前起搏程序的设置(检查设置)
确定起搏器有充分的安全范围,可将电信号释放转化为机械收缩
保证磁体探测功能开启
确定起搏模式是否需要调整

恰当的起搏程序再设定(框 5.4)是避免术中特别是使用单级"Bovie"电刀时出现问题的最安全方法。在碎石术,将起搏器设定为心房起搏模式需要提高警惕,因为某些碎石仪器被设置为 R 波时触发,而心房起搏电刺激可能被误认为心室收缩[53]。

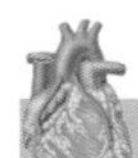

框 5.4 可能需要重新设定起搏器的情况

任何有心率响应的起搏器(众所周知的问题[177,178],会因错误解读而存在会患者造成伤害可能的问题[65,67,179,180],以及 FDA 发布的具有分钟通气感应的起搏器相关警告,带分钟通气感应探头的起搏器型号见框 5.5[73])
特殊的起搏适应证(肥厚型梗阻性心肌病、扩张型心肌病、儿童)
起搏器依赖患者
胸部或者腹部大手术
特殊操作(见框 5.6)

所有心率控制装置的制造商都准备对程序设定提供协助。调整起搏器到非同步模式,并使起搏心律超过患者的基础心率,通常可以确保在电磁干扰时不会出现过度感知或者感知不足,从而保护患者。但调整起搏器程序并不能保证电磁干扰不会引起起搏器内部损害或者重启。

专家并不认同起搏器依赖的患者都可恰当地调整程序。为避免不恰当的过度感知和心室输出受抑制,将起搏器设置为非同步模式,却会导致起搏器忽略心房和心室的期前收缩,而这可能使心肌的结构明显受损的患者出现恶性心律失

常[54]。Stone 和 McPherson[55] 与 Rozner[56] 的综述及几篇病例报告[57-60] 指出，错误的 R-on-T 会导致恶性室性心律失常。Hayes 和 Strathmore[61] 建议，起搏依赖患者可使用 VVT 模式，因为此模式下 EMI 通常增加起搏心率而不是减少，然而，他们并未考虑到这一起搏心率的上限。尽管一些起搏器（Boston Scientific）能限制 VVT 起搏心率在最高可测心律以内，但其他起搏器的起搏心率则会达到失控起搏心率的低限（典型为 200 次/min 左右），或以心室不应期定义的最小 V-V 间期（Medtronic Corporation，Minneapolis，MN），这一间期一般是 200 毫秒（意味着心率为 300 次/min）。另外，VVT 模式还有两点需引起警惕；双腔起搏的患者需要房室同步以保证稳定的心输出量，而 VVT 模式时，心室起搏和心房起搏无关联，则可能影响血流动力学。再者，无心率平滑模式的 VVT，在有电磁干扰时会使起搏心率显著的加快或者减慢。若考虑将起搏器重新设定为 VVT 模式，应联系制造商明确程序性控制心率的上限。

总之，心率的响应性及其他“增强功能”（如磁滞控制、睡眠心率、房室节律搜寻等）都应该通过调整程序而关闭，因为其中一些功能与起搏系统故障很相似（图 5.5）[62-65]。起搏器

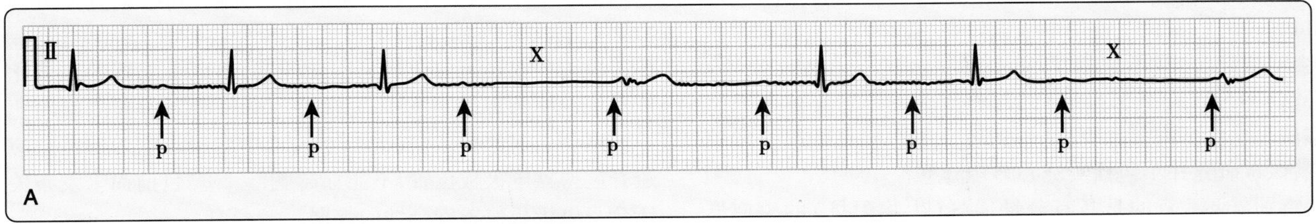

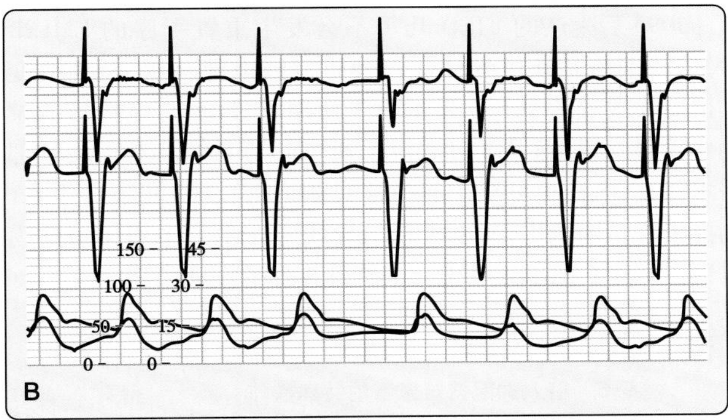

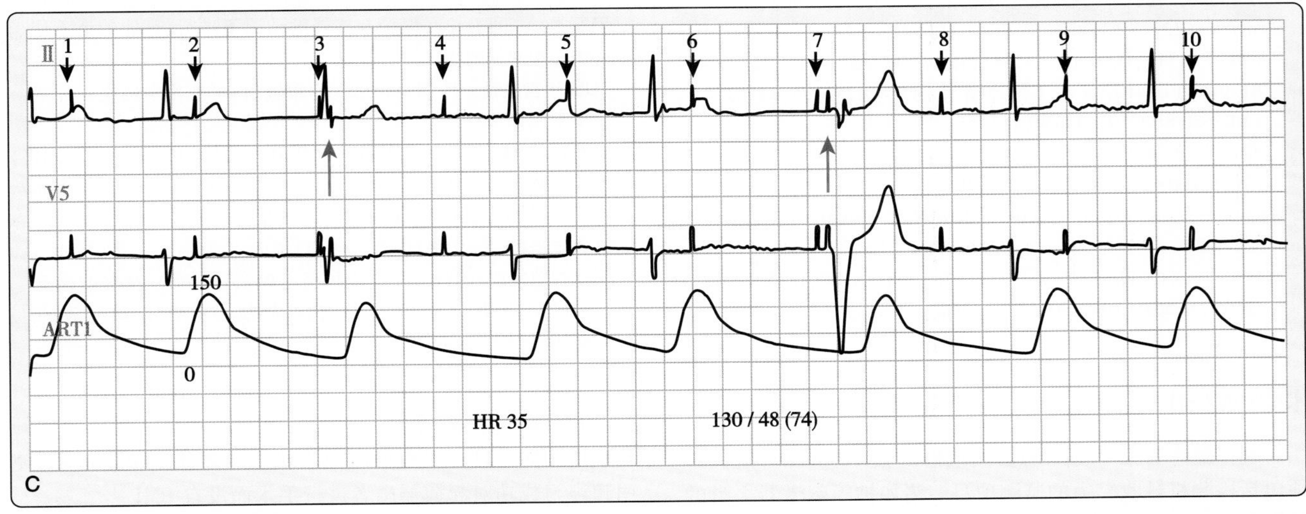

图 5.5 （A）“心室起搏管理”的搜寻特征性拟似的起搏故障。这是一个窦性心律在 50 次/min 的患者，其房室延迟约 500 毫秒，Medtronic 起搏器的模式时 AAIR-DDDR［（心室起搏管理功能 MVP）］，此模式下在发生自身 QRS 未传导（脱落），感知心房事件后就不会起搏心室。在第三和第七个 P 波后显示出这种事件（用 X 标记）。其后发生的 QRS 波形的轴几乎与感应轴正交，感应轴标记为Ⅱ导联（可能并不准确），具体还要看导联放置的位置。MVP 绝不允许连续两次出现 QRS 脱落事件，如果任意 4 个 QRS 中出现 2 个脱落，起搏器将以 DDD 模式起搏一分钟，之后再继续 MVP 模式。但是，由于对单级电刀的敏感过度，会使起搏器误认为电刀干扰为心室收缩，会使房室结疾的患者书中使用单级电刀时出现许多 QRS 脱落事件。（B）“搜寻式滞后”功能相似的起搏故障。该患者装了个单腔 VVI 起搏器，下限心率为 70 次/min。放置起搏器的原因是完全性房室传导阻滞。这一程序化特征是起搏器每搏 256 次后，延迟 1 400 毫秒（相当于 50 次/min）后再起搏。这一延迟出现在第三和第四 QRS 波之间。从上而至下，分别为Ⅱ、V_5 导联、有创脉压和中心静脉压的波形。滞后（在有自身电活动滞后起搏器延迟起搏）和搜寻式滞后通常会被监护人员认为是起搏器故障（被称为伪故障）、该 ECG 轨迹在心室过感知时也会出现，通常与 T 波有关。（C）这段心电是摘自于植入心脏转复除颤仪的 ICU 患者床边监护（GE Medical，Hartford，CT），显示由于监护仪误识别而引导起搏设定。心电图显示心率约 55 次/min，而监护仪启动了 35 次/min 的心动过缓报警。该心电图提示的严重的一度房室传导阻滞、二度Ⅰ型房室传导阻滞（文氏）和假性起搏主是由于心室起搏导致的（如图 A 所示）。第三个 P 波（向下箭头）并没有介入前一个 P 波后 QRS 波形成，这将促发 MVP 机制而引起心室起搏（向上箭头）。心房后至心室传导中断将促使起搏器感知原本的 QRS 波。为防止 R-on-T 起搏，Medtronic MVP 模式包含了心房起搏事件后 60 毫秒发出备用心室起搏。第 6 个 P 波后无 QRS 波，因而第 7 个 P 波促发 MVP 机制。这过程中右室去极化。第 3 个 P 波起搏时，心房起搏落在 QRS 波上，这被称为假性融合起搏

和 TV-ICD 都有减少或预防 RV 同步起搏的机制，包括允许减少 QRS 脱落事件或将二度莫氏Ⅰ型阻滞换成一度莫氏阻滞的算法（RhythmiQ，Boston Scientific；Managed Ventricular Pacing，Medtronic；Ventricular Intrinsic Preference，St. Jude Medical；AAISafeR，Sorin）

值得注意的是，对许多 CPI Boston Scientific 的起搏器，制造商建议在任何可能使用单级电刀（electrosurgical unit，ESU）的情况下，起搏电压应调至“5V 或者更高”。1986 年，Levine[66]等发现使用单级电刀和胸腔手术，需要增加起搏输出功率（例如起搏阈值的增加）以及起搏心室。Pili-Floury 等[24]和 Rozner 等[46]报道了使用单级电刀和/或有大量失血的手术中，会增加起搏器（不包括 TV-ICD）的心房（仅 Rozner 报道）和心室（两个研究组都报道）的起搏阈值。尽管上述研究组的许多手术仅是胸部探查，这些患者并未有明显的起搏阈值改变，该本研究并不包括实施心肺转流患者。

特别需要注意的是具有分钟通气（生物阻抗）的感应器的起搏器（框 5.5），因为曾观察到因机械通气[67,68]、使用单级“Bovie”电刀[67,69,70]、或使用带有呼吸频率监护的 ECG 监测[48,49]而引发的不应当的心动过速[71-73]。

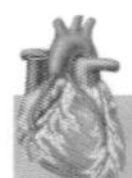

框 5.5　带有分钟通气（生物阻抗）感应探头的起搏器

Boston Scientific/Guidant/Cardiac Pacemakers，Inc.（CPI）——所有“BSC”标志（X 线可检测）起搏器，除了 CRT-P；Altrua 40 或 60（S401，S402，S403，S404，S601，S602，S603，S606）；Insignia Plus or Ultra（1190，1194，1290，1291，1297，1298）；Pulsar，Pulsar Max Ⅰ和Ⅱ（1170，1171，1172，1180，1181，1270，1272，1280）

Sorin（was ELA）Medical——Brio（112，212，222）；Chorus RM（7034，7134）；Opus RM（4534）；Reply DR and SR（无号码）；Rhapsody（D2410［仅在美国以外使用］，DR2530）；Symphony（DR2550 SR2250）；Talent（113，133，213，223，233）。美国以外的带有分钟通气探头的起搏器包括韩国 MR Conditional（100DR，100 SR）和 Reply 200（DR，SR）

Medtronic——Kappa 400 series（KDR401，KDR403，KSR401，KSR403）

Telectronics/St. Jude——Meta（1202，1204，1206，1230，1250，1254，1256）；Tempo（1102，1902，2102，2902）

术中（或操作）管理

起搏器患者无需特殊的监测或麻醉技术。然而，监护必须包括检测机械收缩力的监测项目。诸如神经刺激器之类的装置像 EMI 一样会干扰心电图上的 QRS 波群和起搏显示[74]。为了显示起搏脉冲，大多数 ECG 监测滤波器必须消除或减少高频滤波。但是，美国药品和医疗保健产品管理局（Medicines and Healthcare Products Regulatory Agency，MHRA）强调，心电监护仪可能会将这些起搏波误解为 QRS 波群，因此可能会出现心搏停止的患者心率不为零的现象[7]。ASA 和 HRS/ASA 建议评估机械收缩力最好采用脉搏血氧仪、体积描记法或动脉波形显示中的一种监测方式[10,47]。图 5.5C 显示起搏患者心电图心率误报。

为满足围手术期氧需，一些起搏患者可能需要增加起搏率。目前心肌供氧的评估的有多种方式，但还没有对起搏器患者系统性评估的方法。

在麻醉技术方面，没有研究可以证明哪种麻醉方法最优。然而，许多文献表明，异氟醚或七氟醚可以延长 QT 间期，氟醚则会缩短 QT 间期[75-79]，而恩氟醚和地氟醚则没有影响。大剂量阿片类药物和右美托咪定等药物会抑制基础节律，可能导致患者起搏依赖，并增加起搏故障的风险。

使用单极“Bovie”电刀仍然是起搏器携带患者术中面临的主要问题。在 1984—1997 年间，美国 FDA 公布了 456 例起搏器的不良反应，其中 255 例是电刀所致，其中装置失灵的“数目”较多。在医院中单极电刀仍然是 EMI 最常见诱因。单极电刀比双极电刀更容易引发问题，单电极起搏的患者比双电极起搏的患者对 EMI 更敏感。电刀电凝引起的问题比单纯电切引起的更多[80,81]。此外，术中使用的电刀的电流应避开起搏器电极板位置，不能穿越胸部[80]。目前尚未发布关于全身电极板位置安全性的数据。

1995 后生产的 CIED 几乎不会发生重置程序的 EMI 事件，但严重的 EMI 可导致起搏器重启或电池耗竭，从而改变起搏器模式或速率。如果术中要使用单极电刀，电极板的位置要妥善安置，确保电刀电流不通过起搏系统。对于头颈部手术而言，电极板可至于起搏器对侧肩部；乳房和腋窝手术，电极板置于同侧手臂，电极板的导线则在术野中用无菌贴膜覆盖。框 5.6 列出了其他有关特殊操作的注意事项。

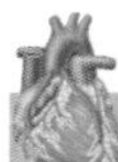

框 5.6　植入式起搏器患者的特殊操作

碎石术——可在小心保护起搏器的情况下进行，可能的话不使用心房起搏器模式[53]

TUR 和宫腔镜——调整起搏程序设置后，可使用单极电刀完成手术操作

磁共振（MRI）——绝大多数厂家将其列为绝对禁忌证，并已有死亡病例报道；但最近有报道认为，部分适宜的患者可安全完成 MRI 检查，但需要适当的预防处理

电休克治疗——需非同步（非感应）模式[181]

神经刺激试验/治疗——经皮神经电刺激（TENS）、神经肌肉和脊柱肌肉电刺激可能会被误认为是室性心动过速或室颤[182,183]

超声切割装置（俗称“超声刀”），为手术医生提供了切开和止血功能并且可以避免电池干扰。许多病例报告显示，使用超声刀成功对起搏器患者进行手术而没有 EMI[82-85]。

对于 MRI 特别值得注意。起搏器患者或 TV-ICD 患者一般会禁止做 MRI[86,87]。但自从一篇标志性文献提示某些患者可安全进行 MRI 后，就开始对此类患者进行 MRI 检查[88]。世界各地的几个中心都将 MRI 作为标签外流程[16]。然而，并非所有的 MRI 检查顺序和能量水平都被研究过；因而，还是需要谨慎地监护和警惕意外发生，不能在无任何监测设备的情况下对 FDA 行 MRI 检查[18,89]。目前，在美国 Medtronic（Enrhythm MRI，Revo，Ensura，Advisa）和 Biotronik（Entovis，Eluna）这两家公司均生产可行 MRI 检查的起搏器。除美国之外的其他欧美国家也在开展可行 MRI 检查的起搏器的临床试验。

起搏器失灵

起搏器失灵有 3 个方面的原因：①夺获失败；②导联失灵；③起搏器自身失灵。夺获失败归因与心肌水平的缺陷(例如起搏器持续放电但心肌没有除极活动)，这也是最难处理的问题。造成夺获失败的心肌改变包括：心肌缺血/梗死、酸碱平衡紊乱、电解质异常或抗心律失常药物浓度异常。需引起注意的是：临时起搏器(经静脉、经皮、经胸廓或经食管)可能抑制了起搏器的输出电压而难以引起心室夺获[90]。拟交感活性药物通常降低起搏阈值，而起搏器或导联的完全失灵十分罕见。

临时起搏器

在围手术期或重症监护室，麻醉医师可通过一些技术建立起可靠的临时起搏器[91]。对于常规适用临时经静脉或心外膜起搏器，心血管麻醉医师比非专科人员更有经验。临时心脏起搏可作为治疗一过性心动过缓或为放置永久起搏器过渡的一种标准治疗。

临时起搏的各种形式包括多种静脉导管系统、经皮极板、经胸阔导线和食管起搏技术。本节回顾临时心脏起搏的适应证，并讨论麻醉医师常用的起搏技术。临时起搏是一种较为成熟的技术，在过去的 10 至 15 年中并没有取得太多进展，因而本节中的许多参考文献都有些陈旧。表 5.3 总结了这些技术。

表 5.3 不同临时起搏技术之间的比较

临时起搏方式	最快起始时间	起搏心腔	优点	缺点	用途
经皮	1~2 分钟	右心室	简单、快速、安全	夺获率易变、胸壁移动、患者不适	心搏骤停、术中使用、预防性使用
食管	数分钟	左心室	可靠的心房夺获、安全、简单	需特殊起搏器	预防性心房起搏、室上性快速性心律失常的超速起搏、监测心房心电图
经静脉半硬式	3~20 分钟	心房或心室	最可靠，易耐受	有创、费时、潜在并发症	心搏骤停、预防性使用、维持
经静脉血流导向	3~20 分钟	右心室	简单，无需造影	有创、稳定性存疑问、不易获得	心搏骤停、术中使用、预防性使用、维持
带起搏功能的肺动脉导管(PAC)	数分钟(在 PAC 到位的情况下)	心房或心室	可靠的心室夺获，易耐受	需特殊 PAC、还需要提前放置	心搏骤停、术中使用、预防性使用、维持
心外膜起搏导线	<1 分钟	心房或心室	短期内可靠	仅供术后应用，较早出现导线故障	心搏骤停、预防性使用、维持
经胸廓	10~60 秒	心室	快速、简单	许多潜在并发症	仅用于心搏骤停

对于绝大多数植入型心脏起搏器或 ICD，无论何种形式的临时起搏器，只要放置了都要重新设定起搏程序。从临时起搏装置释放入人体的电能可能被永久植入装置的心房和/或心室导联感知，而心室导联上的感知可能会引发 ICD 不恰当的电击，或造成起搏器或 TV-ICD 的起搏抑制。对于起搏依赖的患者如果发生起搏抑制则会导致心搏停止。如果临时起搏器的电能进入了双腔心律管理装置的心房导联，则可能导致快速心室起搏(内源性的心房率加上临时起搏的心房率)。CIED 可能检测到房性心律失常而仅行心室起搏，这不利于血流动力学稳定。

临时起搏装置

已有公司销售多种单室和双室临时外部起搏装置。许多双室发生器支持的 AV 程序可能损害患者利益，并且这些不合适的参数设置可能在起搏器无警告的情况下发生[58]。例如，有一种经常使用的可对双室(如 DDD)起搏模式进行编程的起搏系统，由于其却无功能性心房导联，而无法检测到心房起搏，其会在适当时发出心房起搏刺激。在心房后心室空白期，起搏器在心房电极起搏时不能感知心室起搏，由于其在心房起搏 20~60 毫秒内无法感知任何自发性心室事件，大约 200 毫秒后会传递一个心室刺激，形成一个 R-on-T 波，可以引发室性心动过速(VT)[57]。

临时起搏器的适应证

临时起搏器通常用于心脏手术术后[92]、治疗药物毒性反应所致的心律失常、心肌梗死并发的特定心律失常，以及 β 受体阻滞导致的术中心动过缓。临时起搏器有时有助于围手术期的血流动力学管理。患者电解质紊乱、术前 β 受体阻滞剂的使用以及许多术中药物有可能加重心动过缓和及其继发的心律失常[93]。相比于临时起搏，治疗心动过缓的药物有许多缺点，因而血流动力学不稳定导致的围手术期缓慢性心律失常是临时起搏的适应证(表 5.4)。如果患者已经有心外膜电线、起搏导管或导线，或可经食管起搏，则起搏优于药物治疗。然而，如果实施经皮起搏或经静脉的单纯心室起搏，由于不能保持心房心室同步(如心室或全心激活)，即使方便实施，也可能会加重心脏疾病患者的血流动力学紊乱。

适合植入永久起搏器的患者，由于某些特殊情况(如急诊手术，病情危重等)无法择期植入永久起搏器时，几乎都是临时起搏器的适应证。在患者植入永久起搏器前，临时起搏也可用于治疗致血流动力学紊乱的心动过缓。

心肌梗死后并发二度或三度房室传导阻滞的患者行急诊手术同样也是临时起搏的适应证。无症状的双束支阻滞患者并非术前临时起搏的适应证[94]。Bellocci 等[95]报道，98 例术前双侧束支传导阻滞患者，尽管其中 14% 的患者出现希氏束-浦肯野系统转导延迟，全麻术中并未出现完全性心脏阻滞。患者如果术前早期新发双束支阻滞，可能提示发生围手术期心肌缺血或梗死，可能需要临时起搏器。颈部或颈动脉窦瘤

表 5.4 临时起搏适应证

患者情况	需要临时起搏的事件
急性心肌梗死	有症状的心动过缓，药物难以治疗 新发的束支阻滞伴有一过性完全性心脏传导阻滞 完全性心脏传导阻滞 术后完全性心脏传导阻滞 有症状的先天性心脏传导阻滞 莫氏Ⅱ型房室传导阻滞伴前壁心肌梗死 新发的双束支传导阻滞 双侧束支阻滞伴Ⅰ度房室传导阻滞 有症状的变异性文氏阻滞 有症状的变异性束支阻滞
心动过速的治疗或预防	心动过缓继发性室性心动过速(VT) 尖端扭转型室性心动过速 长 QT 综合征 复发性室上性心动过速(SVT)或 VT 的治疗
预防性使用	有左束支阻滞的患者需留置肺动脉导管(有争议) 急性心内膜炎患者新发的房室阻滞或束支阻滞 病窦综合征患者行电复律 除颤后心动过缓 拮抗围手术期药物治疗导致循环紊乱的严重心动过缓 心脏手术后预防房颤 原位心脏移植术后

手术可能导致缓慢性心律失常，需要在手术操作期间安装临时起搏器。涉及脑干的神经外科手术同样也会导致明显的心动过缓。

抗心动过速的临时起搏(antitachycardia temporary pacing, ATP)最常用于心脏手术后[96]。随着非创伤性起搏技术的实用性的增加，ATP 也越来越多用于其他的围手术期患者。即使正确地使用这些技术，仍然可能诱发更危险的心律失常，因而必须准备适当的复苏设备。

心肺转流术后，由于再灌注损伤或转流期间心肌保护不充分，可能发生房室交界性心动过速(atrioventricular junctional tachycardia, AVJT)。尽管 AVJT(在成人心率多≤120 次/min)可能会因为使用 β 受体阻滞剂和依酚氯铵而减慢心率，但对大多数药物治疗不敏感。AVJT 最好的治疗方法是心房或房室序贯超速起搏，这两种模式均可保持房室同步。通常在停止临时起搏后心律会恢复为窦性心律。

大多数突发的阵发性室上性心动过速(paroxysmal supraventricular tachycardia, PSVT)是由一个期前收缩引发，可能起源于心房，房室交界或心室。PSVT 可能会被竞争性心房“低速”起搏(起搏率<PSVT 心率)终止，因为有时起搏信号能穿透心动过速的循环波前产生一个夺获的心房搏动。相反，超速起搏时，PSVT 将被以超过心动过速心率 10%～15% 的速率起搏，直到起搏波 1∶1夺获，维持这一起搏心率 20～30 秒后，逐渐减慢至某个预定的速率，最后终止起搏。无论哪种起搏模式，对已知存在窦房结功能异常的患者，推荐采用逐渐降低起搏心率的方法，这样可以减小起搏停止时发生长时间心搏停止的风险。如果起搏未能终止 PSVT，或 PSVT 导致循环衰竭，则建议立即进行直流电复律。

Ⅰ型心房扑动(波动率低于 320～340 次/min)可被起搏终止，但Ⅱ型心房扑动(超过 340 次/min)则不能。治疗Ⅰ型心房扑动时，先以超过心房扑动速率 15～20 次的心率行心房超速起搏，若未成功，可再增加 10～20 次/min 起搏。一旦心房夺获，维持 20～30 秒后，以处理 PSVT 的方法减慢心率。通常，Ⅰ型心房扑动能被超速起搏所终止，并恢复窦性心律。

经静脉心室起搏的相对禁忌证包括洋地黄中毒所致的室性心动过速(VT)，三尖瓣人工瓣膜或凝血功能障碍。尽管一项前瞻性研究表明经皮起搏可减少犬的复温时间，但严重低体温时会诱发室颤(ventricular fibrillation, VF)或改变低体温时正常的生理代偿机制[97]。而房颤、多源性房性心动过速以及严重的房室传导系统疾病都是经静脉心房起搏的禁忌证。

经静脉临时起搏

经静脉心脏起搏是最可靠的临时起搏技术，而且患者耐受良好。使用能同时起搏心房和心室的起搏器，经静脉起搏能保持房室同步，改善心输出量。其缺点在于需要有经验的医师，将导线置于能有效夺获的恰当位置较为费时；导线留置及操作过程中的可能并发症；以及许多患者需要透视定位等。图 5.6 显示了 3 种不同的典型的经静脉导联系统。

经右侧颈内静脉快速置入导管相当容易，甚至无需透视定位[98]，但谨慎的医师多会进行检查明确导管的最终位置。紧急情况下，左侧锁骨下静脉也是易于操作的途径。而其他穿刺部位若无 X 线辅助很难将导管放置到位。另外，头臂静脉或股静脉置管可能因为运动肢体使导联移动，尤其是在转运患者的时候。

一旦导联进入中心静脉，通常根据血流动力学数值(不适合单根导线的双极导联)或透视引导定位，而通过 ECG 定位是难以令人满意的。右心耳和右心室心尖部都是放置导联最稳定的位置。将导联放置到上述位置的技术是心脏科医师技能之一，而绝大多数麻醉医师对此相对陌生。在没有透视设备或紧急状况下，可借助 ECG 和压力变化来引导位置，尝试使用血流导向的导管。一旦进入右心室，抽出气囊中气体，继续轻柔地置管，直至有效起搏。血流导向导管和右侧颈内静脉径路使用是缩短操作时间的最佳方法[99]。报道显示在紧急状况下，不用透视定位的起搏成功率在 30%～90% 之间[98,100,101]。

导管定位后，可采取以远端电极为负极、近端电极为正极开始起搏。理想情况下，夺获阈值应小于 1mA，起搏器输出的安全范围应为阈值的 3 倍。双腔起搏时，房室延迟一般设为 100～200 毫秒之间，很多患者对这样的参数设置敏感有效。调节房室延迟时间可优化心输出量而获得最佳的血流动力学，这可通过超声心动图或者混合静脉血氧饱和度检测[102]。房室序贯起搏对患者的好处毋庸置疑[102~106]，但应注意在紧急状况下仅优先起搏心室。临床医师应注意对讲机和数字移动电话可能对外置式起搏装置存在干扰[107,108]。手术使用的射频扫描系统可能会干扰起搏[109,110]，建议重新设置为非同步起搏模式。同时，临床医师应知晓经静脉放置导联的所有相关并发症[111]。

肺动脉导管起搏

Zaidan 于 1983 年介绍了肺动脉房室起搏热稀释导管(见

图 5.6C)[112]。这类导管既有常规肺动脉导管的功能,还能通过导管外附加的电极行房室序贯起搏。导管功能的合二为一,使患者不必再单独置入临时经静脉起搏电极。然而,这类导管存在以下几个问题:①夺获及保持夺获的成功率高低不一[112];②外部电极从导管上移位[113];③较标准肺动脉导管(pulmonary artery catheter,PAC)昂贵。带起搏接口的肺动脉导管(见图 5.6B)通过单独的双极起搏导联(Chandler 探头),可在测量血流动力学的同时更稳定地起搏心室[114]。心搏骤停行胸外心脏按压时,当经皮和经静脉血流导向双极起搏导管起搏失败时,这类导管曾成功用于患者的复苏。然而,这种导管缺点是不能起搏心房。与旧型号导管相比,新型的带房室起搏接口的肺动脉导管增加了第六个管腔,可放置头端有弹性的 J 形心房双极起搏导联。新旧两种型号的导管都通过对右心室压力波形的判断来定位,以确保导管定位于三尖瓣远端 1~2cm 处。通过这一开口通常能引导心室导线(Chandler 探头)进入心尖部,使心室夺获更容易,所需电流最小。尽管心室夺获较易成功,但心房夺获则较为困难且可靠性较差[102]。这类导管已成功用于心脏术后患者[102,115]。带有心房导联时,还能通过心房心电图来诊断室上性快速性心律失常(supraventricular tachyarrhythmias,SVTs),以及超速抑制房扑和折返性室上性心动过速[116]。

经皮起搏

经皮起搏最早由 Zoll 描述[117],这种方法使用简便,紧急状况下可以迅速置入。经皮起搏的成功率不稳定且清醒患者可能会感觉疼痛,但患者通常可以耐受到建立起经静脉临时起搏。甚至当心内起搏失败时,这一方法还能有效[118]。所以,经皮起搏被许多人认为是预防性和紧急情况下的较好选择[119]。

通常将极板(负极或阴极)置于胸前心尖触诊区(或 V_3 导联部位)和背后(正极或阳极)肩胛骨下方。在健康志愿者,将正极置于右前胸壁也获得成功[120]。磨皮可能使患者更感不适,应以乙醇(而不是磨皮片)清洁皮肤以减小夺获阈值,提高患者舒适度。常用的起搏阈值是 20~120mA,若起搏脉冲时长为 20~40 毫秒时,可能需要增加到 200mA[121]。经皮起搏先夺获右心室,之后几乎激活整个左心室,其血流动力学反应和右心室心内膜起搏相似。两种电极贴法都会因为房室不同步,使左心室收缩压力下降,每搏量减少,右心循环压力增加。夺获通常需通过触诊或检测显示外周脉搏来确定。维持电流一般设置为患者能耐受且高于阈值 5~10mA 的水平。此系统在用于预防性或心搏骤停早期的成功率最高,高达 90%[122,123]。而紧急情况下使用经皮起搏,起搏成功率下降,大概为 10%~93%[124-126]。经皮起搏也可用于终止室性心动过速、房室折返性心动过速和方式交替性心动过速[126,127]。

经皮起搏不存在医务人员触电的风险,且并发症罕见,最常见的问题是经皮刺激引起的咳嗽和不适。无论是持续起搏 108 个小时或间断起搏 17 天,都未发现对患者的心肌、骨骼肌、皮肤和肺产生明显损害[117,122,128]。目前,经皮起搏已将作为几种在售除颤仪的标准配置。

食管起搏

食管起搏(esophageal atrial pacing,EAP)是麻醉医师使用的最新起搏技术,可靠性良好[128-131],即使在儿童患者中也同样有效[132]。但是,EAP 需要功能完好的心房和 AV 节点;因

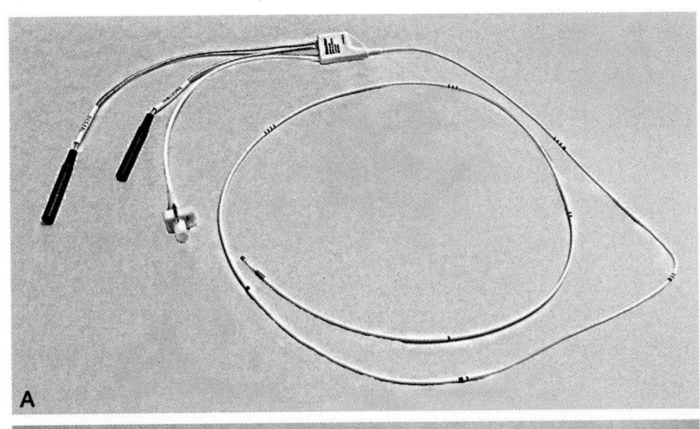

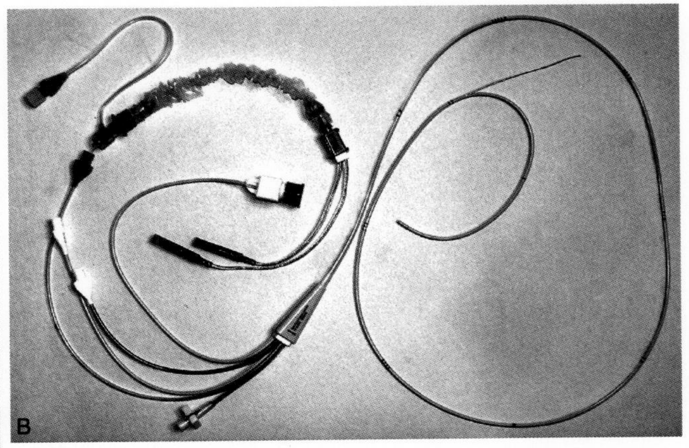

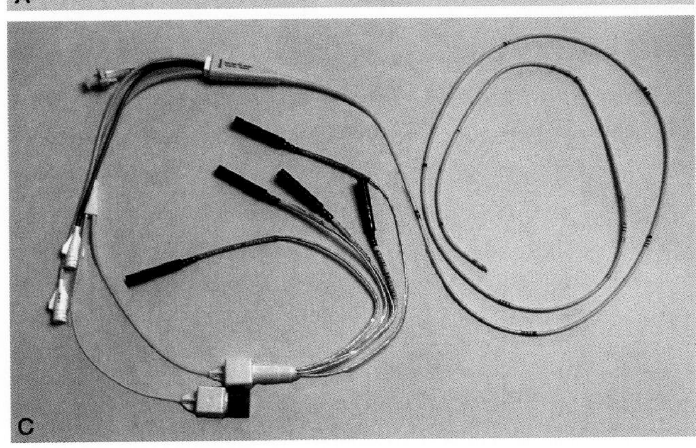

图 5.6 几种经静脉起搏导联。(A)单纯血流导向的双极起搏导线。通过 6F 的引导鞘放置,(通常在透视下)进入心房或心室,直至起搏电流能引起机械收缩(成为起搏夺获)。这导联的主要缺点是缺乏血流动力学测量方法来指导定位。(B)特制的带有双极心室起搏导线通常的肺动脉导管,保护套、侧孔转接头和双极起搏导线与肺动脉导管分别独立包装。可以观察到,电极从肺动脉导管远端 20cm 标记处的开口伸出。(C)可进行房室起搏的肺动脉导管。可见到 5 个电极:2 个用于心室起搏,3 个用于心房起搏。这类导管先定位以获得充分的心室夺获,之后尝试通过 3 个心房电极中的两个来完成心房起搏。有时,整个肺动脉导管必须重新定位以确保心房夺获。房室结功能正常时,心房夺获可通过心房起搏后的窄 QRS 波来确认,而严重房室阻滞时,心房夺获情况难以评估

此种模式不应该用于阵发性或持续性心房颤动患者。食管起搏相对无创,即使是清醒患者大多数也耐受良好,且无严重并发症。这一方法可用于心率支持以改善心输出量、超速起搏抑制折返性室上性心动过速以及诊断性心房心电图。为防止可能出现的室性心动过速和室颤,准备使用快速心房起搏进行超速抑制前,必须除外心室夺获。一些外科体位如侧俯卧位也可能增加心室夺获率[133]。

食管起搏的缺点在于:①需要特殊的起搏装置用来提供20~30mA、10~20毫秒的宽波电流;②只能有效起搏左心房而非左心室,在紧急状况下是十分严重的问题[129]。相比之下,经典的心内膜临时起搏器最大电流输出为20mA,而其波宽仅1~2毫秒。

经典的食管起搏装置和导联建图5.7。如图所示,起搏刺激经一个改良的食管听诊器以非同步单纯心房起搏模式传入。AOO起搏是通过连接装置后,将食管听诊器置于距门齿30~40cm的位置,然后开始起搏。因为起搏刺激的波形相对QRS波而言很大,经常使监护仪的ECG计数算法出现误判(图5.8)而不能正确显示心率,所以必须通过外周脉搏(如脉

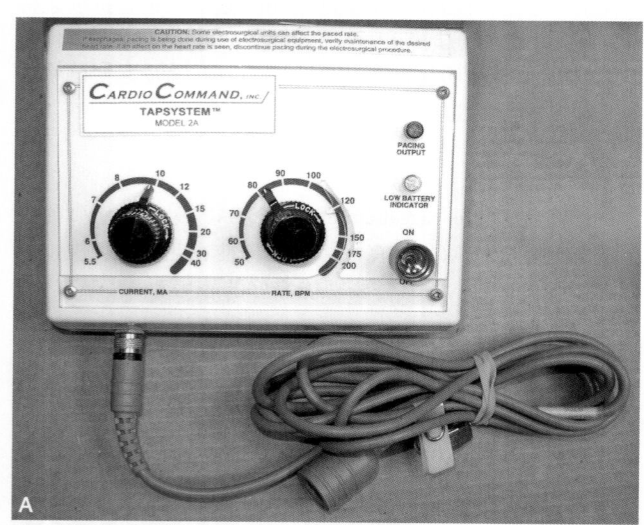

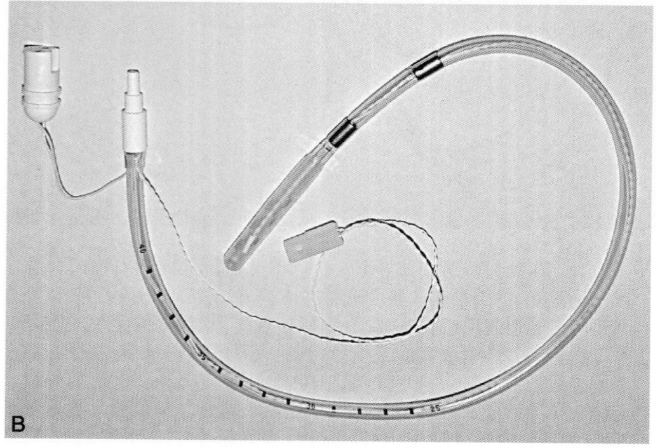

图5.7 典型的食管起搏器(A)和带双极电极的食管听诊器(B)。食管听诊器被置于距门齿30~40cm处,起始的起搏心率高于患者自身心率,输出电流至少20mA。通过外周脉率加快来确定心房夺获。仅通过ECG监测判断夺获是十分困难的,因为此类起搏器生成的起搏脉冲会形成巨大的干扰波而使ECG扭曲

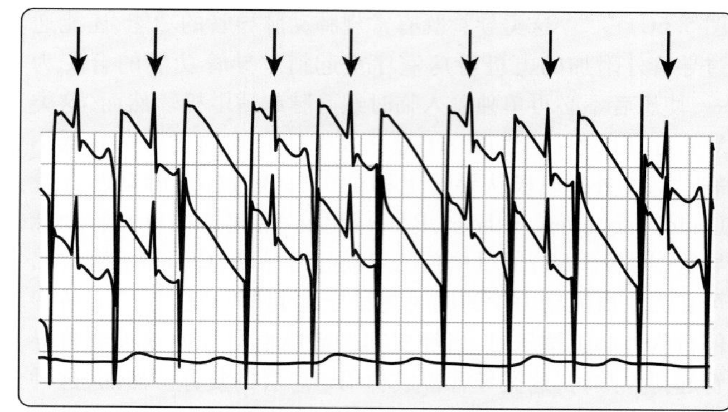

图5.8 食管起搏患者的ECG。图中显示心房夺获和文氏Ⅱ度房室结阻滞。一名84岁服用阿替洛尔的冠心病患者,在全身麻醉下行经尿道膀胱全切术时,出现窦性心动过缓(心率37次/min)伴低血压。使用食管起搏装置,起搏心率设置为85次/min(AOO模式)。上面的两个波形分别为Ⅱ导联和V5导联心电图。向下的除极人工波形是来自于食管起搏装置的起搏刺激(输出为15mA)。向上的除极波形为QRS波,图中以向下的箭头特别标记。紧随食管起搏后可见房性P波。注意,图中可见延长的PR间期伴随脱落的心室除极;还可看到食管起搏器对ECG的扭曲程度有多严重。图中的第三条曲线是脉搏氧饱和度波形。为增加对比度,此条监护图中的小格(代表40毫秒)和监护仪文字显示都经数字处理而除去

氧容积描计仪或有创血流动力学监测来确定)。实际应用中,起搏输出设在8~20mA之间时,所有患者都可发生心房夺获,而起搏器输出设定应是夺获阈值的2~3倍。起搏阈值不受体重、年龄、心房大小以及既往心脏手术的影响[131]。

经食管心室起搏的可靠性较差,一般认为其最佳位置位于心房远端2~4cm[134]。食管听诊器(需配特殊接头)也可用于记录心房内心电图。

食管起搏未见长期并发症。在快速心房起搏时有诱发室性快速性心律失常的相关报道。即使起搏时常达60小时,也未见明显的食管损伤[135]。但存在膈神经刺激症状[130]。

经胸廓起搏

经胸廓起搏技术已应用超过35年,经胸廓起搏的方法是将起搏导线或针直接通过胸壁置入心室腔。目前,有几种供临床使用的商品化套件,甚至有使用腰穿针的报道。这一方法快速简单,不需要静脉通路和透视。但与其他的临时起搏模式相比,这一方法可能引发的许多意外,而且也无研究支持能改善患者的存活率。经皮起搏技术现已完全可替代经胸廓起搏。

麻醉后起搏器评估

围手术期进行程序再设定的起搏器,术后应重新进行适当的设置。如果术中使用过单极电刀,对于未进行程序再设置的起搏器,绝大多数厂家建议咨询,以确保起搏器功能和电池正常。ASA建议在将患者撤掉监护之前进行询问与评估[10],而HRS/ASA声明表明仅在血流动力学紊乱的病例或当脐以上的操作发生明显EMI时才需要立即进行术后检查[47]。

携带心脏起搏器的患者是否需要术后评估仍存在争议。在一项回顾性研究中,Trankina等[136]报告169例患者中有6%在起搏器术后检查中出现问题。Senthuran等[137]指出,在

英国,不执行术后心脏起搏器检查可能会导致患者术后意外死亡,Pili-Floury[24]和Rozner[46]均报告术后检查时可发现并缓解的围手术期起搏问题。

植入型心脏转复除颤仪

依靠电池供能的植入式装置提供足够的能量以终止室性心动过速(VT)或室颤(VF),是对快速性室性心律失常患者治疗的一个重大突破。这类装置可防止恶性室性快速型心律失常导致的死亡[138~140],并且其效果显著优于抗心律失常药物的治疗[141,142]。FDA最初于1985年批准使用ICD,目前美国初级预防疾控中每月超过12 000余例患者植入TV-ICD[143],从2006年到2010年平均年增长超过2 500例[144]。厂家报告表明现有超过300 000名患者已植入该设备。

自第一例TV-ICD植入以来多项技术得以发展应用,包括装置的微型化(胸部放置经静脉电极)和电池的改进,后者使这些装置可以永久起搏,这样临床医师很容易混淆胸部ICD和起搏器。

和起搏器一样,ICD也使用通用代码来说明电极的位置和功能,见表5.5[145]。最权威的鉴别格式,又称为"标签格式",是将其第四位代码扩展成部件的通用起搏器代码(NBG代码,见表5.2)。

表5.5 北美起搏-电生理学会/英国起搏-电生理小组修订的通用除颤仪代码

位置Ⅰ	位置Ⅱ	位置Ⅲ	位置Ⅳ
除颤心腔	抗心动过速起搏腔	心动过速感知	抗心动过缓起搏心腔
O=无	O=无	E=电描记图	O=无
A=心房	A=心房	H=血流动力学	A=心房
V=心室	V=心室		V=心室
D=双重(A+V)	D=双重(A+V)		D=双重(A+V)

ICD具有许多可编程的功能,但基本上它们都测量R-R间期,并将心率分为正常、过快(短R-R间期)、过慢(长R-R间期)。当装置在一定的时间内(全部可程序化)探测到足够数量的短R-R间期,它就会启动抗快速性心律程序。内置计算机将依据患者情况和预设的程序,确定是选择抗快速性心律的起搏(ATP)(低耗能,患者易耐受)还是电除颤,这种情况下S-ICD不能进行ATP。而如果选择电除颤,其内置电容将进行充电。

大多数ICD具有充电后再次确认VT或VF的程序,以避免不正确的除颤治疗(inappropriate shock therapy,IST)。有些TV-ICD在电容准备电除颤充电的同时进行ATP。针对每种病情(VT、快速VT以及VF),标准的ICD都有6~8种治疗方案可选,在增大到下一能级能量前还可重复其中一些治疗。因此ICD在一次治疗中可多次除颤。带有ATP功能的ICD,一旦行电除颤,将不会再启动ATP。

有20%~40%的ICD患者会因非VT或VF的心律发生不正确的除颤治疗(IST)[146-148],房颤伴快速心室反应和室上性心动过速是IST最常见的原因[149],而完全医源性EMI事件在IST原因中比率超过4%[150]。

误除颤是否会伤害患者仍然存在广泛争议,但是相当多的患者被误除颤后在无心肌缺血性事件的情况下会出现肌钙蛋白水平升高[151],已有一例死亡病例报道[152]。此外,任何TV-ICD疗法(适当的或不适当的),不论是仅做ATP[153]还是电除颤[154-156],都预示着死亡率的增加。他汀类药物可通过降低房颤率来减少IST的发生[157],双腔ICD技术也可通过减少房颤而降低IST。当前ICD用于区别VT和室上性来源的心动过速的程序特性包括[158]:

(1) 发生标准。VT通常突然发生,而SVT的发生有R-R间期逐渐缩短。

(2) 稳定性标准。VT的R-R间期通常相对固定,而房颤引起的心室率过快,其R-R间期变化不定。

(3) QRS波宽标准。有些ICD可用右室导联头端到ICD盒之间的感应通路测量QRS波宽,总的来说,SVT的波通常较窄(<110毫秒),而VT的QRS波较宽(>120毫秒)。

(4) "智能化"。双腔装置可分析心房和心室活动的相关性。

(5) 波谱形态学分析。以存储在装置中的历史波形为模板,对波形进行比较分析。

注意,一旦R-R间期短于VF监测的标准,ICD将启动电除颤程序。如前所述,一旦电除颤激活,其他ATP将不会再启动。

当R-R间期太长时,带有抗心动过缓起搏功能的ICD将开始起搏。1997年7月,美国FDA批准了有精密的双腔起搏模式和心率-反应方式的装置用于需要永久起搏的ICD患者(占ICD患者约20%)。目前,S-ICD只用在电除颤治疗之后激活抗心动过缓起搏功能。

植入型心脏转复除颤仪的适应证

起初,ICD用于治疗明显影响血流动力学的VT或VF。新的适应证涉及猝死,包括长Q-T间期综合征、Brugada综合征(右束支阻滞,$V_1 \sim V_3$导联ST抬高)以及致心律失常性右心室发育不良[159]。最近的研究表明ICD是年轻的肥厚型心肌病患者猝死的重要预防措施(即在第一次VT或VF发作之前安装)[160],多中心自动除颤干预二期试验(Automatic Defibrillator Intervention Trial Ⅱ,MADIT Ⅱ)结果建议,任何心肌梗死后伴有射血分数低于30%的患者应该预防性植入ICD[161]。然而最近美国医疗保险与医疗服务补助中心要求将QRS间期延长(>120毫秒)的患者也纳入ICD植入适应证。回顾性研究表明,2006年至2010年期间318 000位超过65岁患者植入ICD后,其6个月死亡率、6个月再入院率和植入并发症发生率与相应对照组相比均有所改善[144]。

几项试验也包括了非缺血性心肌病的患者。心源性猝死-心衰试验(Sudden Cardiac Death in Heart Failure Trial,SCD-HeFT)[142]和非缺血性心肌病除颤仪治疗评估(Defi brillators In Non-Ischemic Cardiomyopathy Treatment Evaluation, DEFINITE)[162]的结果表明,不管何种病因的心肌病,植入ICD能使射血分数低于35%的患者死亡率降低。DEFINITE的重要性在于,其病例是只在以β受体阻滞剂和血管紧张素转化酶抑制剂治疗后的心肌病患者中随机进行,有坚实的药物治疗做对照。

FDA批准了使用三腔(导联位于心房、右心室和冠状窦)ICD(见图5.1)对DCM和长QRS波的患者进行CRT(亦称双室起搏——BiV模式)治疗。双腔ICD(导联位于心房和右心室)用以治疗已发过VT或VF的肥厚梗阻性心肌病患者的临床试验正在进行中。框5.7列出了ICD的适应证。

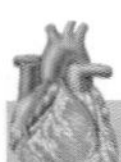

框5.7 植入心脏轻复除颤仪的适应证

预防性应用于以下患者:
- 缺血性心肌病存活≥40天,伴有EF≤30%、NYHA Ⅰ级或EF≤35%、NYHA Ⅱ/Ⅲ级;
- 非缺血性心肌病,伴有EF≤35%、NYHA Ⅱ/Ⅲ级的患者

室颤或不可逆的室性心动过速

缺血性心肌病,EF≤40%,NSVT,可通过电生理方法诱导产生

Brugada综合征(右束支阻滞,V_1~V_3导联S-T抬高)[a]

致心律失常性右心室发育不良

长QT综合征

肥厚型心肌病

渗透性心肌病

EF,射血分数;NSVT,非持续性室性心动过速;NYHA,纽约心脏协会。

[a]要求1个及以上猝死的危险因子。

扩张型心肌病

随着CRT-P用于治疗DCM和长QRS间期的患者[163],以及有CRT功能的ICD(cardiac resynchronization therapy with defi brillation capability,CRT-D)获批准应用,带BiV功能的除颤仪的应用会更加广泛。近期,美国每年新增近550 000例充血性心力衰竭患者[164],且总患病人数数十年保持570万以上[165,166]。而引发充血性心力衰竭的重要危险因素包括缺血性心脏病和高血压[167]。这些数据结合SCD-HeFT[142]和MADIT Ⅱ(所有EF<30%~35%的心肌病患者均植入ICD)[161]的最新试验结果表明,符合植入除颤仪包括CRT-P条件的患者数量将会急剧增长。国家财政能否承受这一经济负担有待观察。目前,不管是带除颤(CRT-D)还是不带除颤(CRT-P)功能的CRT装置,均可通过减少已经扩大的两个心室的非同步程度来改善功能状况和生活质量[168],及减少充血性心衰事件的发生[169]。此外,并不是所有试验均显示CRT-D可降低死亡率[28],仍然有30%接受CRT的患者没有从多腔起搏中额外获益[170]。

植入型自动转复除颤仪的磁性特性

和起搏器相似,某些ICD的磁性特征能通过程序加以改变。当磁体准确放置并激活ICD磁性感应器时,大多数ICD会暂停快速性心律失常的感知(也中止了治疗)。Boston Scientific、Pacesetter和St. Jude Medical的ICD能通过程序设定忽略磁体的干扰。如果磁性模式关闭,术中电磁干扰可能会造成重复电除颤[1]。当在磁体环境30秒以上[4],某些Guidant型号和CPI装置的抗心动过速功能会永久失活,然而可通过升级Boston Scientific程序来基本消除这一特性,避免耗空电池进而损耗ICD及引起患者死亡。总而言之,磁体不会影响到抗心动过缓的起搏心率[除外Sorin(Milano,Italy,US Headquarters Arvado,CO)]或起搏模式。检查ICD和电话咨询厂家是判断装置磁性反应最可靠的办法。ICD的磁性反应见附录5.2。

应当注意的是,只有Boston Scientific(tone)和Sorin(电池完好的情况下起搏心率变为90次/min;电池需择期更换时心率变为80次/min)的ICD能显示磁体是否正确安放,并暂停抗快速心律失常的治疗。Medtronic上市的一种Smart-Magnet智能产品,自带磁体和电子装置,用于显示ICD功能是否被恰当地屏蔽,但是该产品通常很难买到。使用Smart-Magnet时,即使置于磁体环境,"FOUND"指示灯也将在使用电刀产生EMI时熄灭。尽管Medtronic和Boston Scientific的ICD拥有这些特性,仍有许多无对照的个案报道在使用电刀时ICD装置发生误除颤,多数是因为患者体位改变导致磁体移动所致。

麻醉前评估和ICD程序再设定

总的来说,即使在没有EMI或仅仅只将一根金属导丝置入胸腔内的情况下,所有植入ICD的患者在任何操作开始前应关闭抗心动过速治疗,这样做可能并无必要[171]。本章起搏部分的说明(见框5.3~框5.6)同样适用于任何带有抗心动过缓起搏功能的ICD患者。HRS-NASPE指南建议,每隔3到6个月应对每个ICD患者进行一次医院内的全面评估[42]。带有CRT-P功能的装置因感知事件必须使房室延迟的时间足够短,以确保每次都能起搏心室。患者自身心室传导或装置阈值问题引起的心室起搏(左心室或右心室)失败,可导致错误的抗心动过速治疗(如除颤)[172]。

术中(或操作中)管理

现在,ICD患者术中无需特殊监测(针对ICD的监测)。在ICD关闭时,必须监测心电图并确保可进行体外心脏复律或除颤。尽管有许多关于除颤电极放置的建议以保护ICD,但应该记住,接受治疗的是患者而非ICD。

对ICD患者来说,没有哪种麻醉方法有特别优势。大多数患者心脏收缩功能严重受损,心室腔扩张,瓣膜反流明显,应根据患者已存在的病理生理情况来选择麻醉方式。现已发表的数据对于麻醉的选择以及药物对除颤阈值(DFT)的影响仍存在争议。1993年,Gill及其同事[173]研究犬DFT时得出结论,与苯巴比妥静脉输脉麻醉相比,氟醚和异氟醚并不影响开胸除颤的DFT。然而,Weinbroum等[174]评估ICD患者的DFT时发现,发现氟醚、异氟醚和芬太尼可增加DFT。增加的DFT是显著低于ICD可输出的最大能量,在常用的ICD测试条件下,这种增加没有实际意义。如前所述,异氟醚和七氟醚都可延长QT间期,可能导致某些患者出现尖端扭转型室性心动过速。

给任意 ICD 患者置入中心静脉导管时都应谨慎。在整合型双极心室感知模式下，导丝碰触心室除颤线圈（同时也是 ICD 心率感知探头）产生的人为噪声干扰会导致一次错误的 30J 的除颤。由于除颤线圈在上腔静脉内，ICD 的输出会发生短路，装置可能会有难以察觉的无效放电。只有在随后发生的治疗失败时才会发现这些问题，而这会导致患者死亡[175]。需要注意的是，即使带有真正的双极右心室导联，一些 ICD 装置仍然被设置为“整合型双极感知模式”。

麻醉后 ICD 的评估

麻醉后，任何 ICD 患者必须重新检查，并重新启动功能。应仔细检查事件记录，并清除计数，因为下一个 ICD 评估人员可能无法接收病人受到 EMI 时的信息，可能对患者的心律失常事件做出错误的结论。曾上报 FDA 的一例 ICD 死亡病例，原因是在心脏消融术后未重新激活抗快速性心律失常功能[176]。

总结

尽管 CIED 已存在 50 多年，我们对其治疗模式仍知之甚少。对于心脏需要人工起搏和/或自动转复除颤的患者来说，CIED 是植入前沿技术的精密电子装置。随着人口老龄化、疾病治疗能力复杂化的提升，更多使用这类装置的患者接受后续外科手术。患者安全有效的临床管理都有赖于对这些植入装置、适应证和由此产生的围手术期特殊需求的理解。

词汇表

房室延迟（Atrioventricular Delay） 双腔起搏器在感知（或发出）心房电活动后到起搏心室之间的这段等待时间。一些起搏器会在心率增快时缩短这时间间隔（称为心率适应房室延迟或动态房室延迟；一些起搏器可通过程序设置延长房室延迟时间，以搜寻心脏自身的传导（“搜寻房室延迟”）；一些起搏器会在一次自主的心室电活动之后的一次心房电活动后延长房室延迟时间（“房室延迟延滞”）。在房室结有传导功能的患者感知的房室延迟会略长于由心电图上显示的“PR”间期（见“融合波”和“假性融合波”）。因为心室的感应元件附着在右心室的心尖部，只有在右室有电活动后才能探测到心室除极。

双极导线（Bipolar Lead） 一个电极带有两个传导器。双极感知功能对肌肉干扰和复杂电磁场的抗干扰能力更强。有些起搏装置甚至可以通过程序调节在双极导线上实现单极导线模式。

动态房室延迟（Dynamic Atrioventricular Delay） 见房室延迟。

心内电图模式（EGM Mode） 以程序设定的参数起搏（或监护）时，为诊断的目的被动采集心电图，并储存于起搏器内部。

融合波（Pseudofusion Beat） 在一个自发性心室除极前极短时间内发放的起搏电流并改变 QRS 波的形态，并常常会因感知不足误诊。其原因是感知电极时位置相对位于极化的波前。为确定合理感知可延长感知间期（如延长房室延迟）。融合波提示有心室夺获。

起搏装置（Generator） 凡是具有产生可传导到心脏的电脉冲的电子回路、并带电源的装置，都可称为起搏装置。通常起搏装置是安装在胸壁内，其导线置于右心房和/或右心室内。从 1995 年起，ICD 也可安装在胸壁内。

频率滞后（Hysteresis） 如果有此功能，患者的自身心率要在起搏器开始起搏前慢于程序设定的心率。有些起搏器定期降低起搏心率，以搜寻是否有后继的自身电活动（亦称搜寻性频率延迟）。当有此功能时，（心电图）形态像起搏器功能不良。

植入式转复除颤的模式（ICD Mode） 对 ICD 的电击部位、抗快速性心律失常的起搏部位、快速心律的探测方式以及抗快速性心律失常治疗的起搏部位的标识。表 5-5 列出了北美起搏电生理学会/英国起搏电生理小组（NASPE-BPEG）的通用 ICD 代码。

心室起搏管理（Managed Ventricular Pacing） 有证据表明在房室结功能完好的患者，右心室起搏可增加其死亡率。因此，数家公司为减少右室起搏的概率，设计了特殊的程序算法。此种起搏模式称之为心室起搏管理（Medtronic 公司）或 AAI Safe-R（ELA Medical 公司）。然而，没有起搏器会允许连续 2 次 QRS 脱落的情况出现。在几次心跳后出现一次 QRS 脱落，之后，起搏器会开始以完全的 DDD 模式进行数个完整心动周期的起搏。而这些 QRS 脱落的情况形态上像是起搏器系统功能障碍。（假性功能障碍）。

过感知（Oversensing） 侦测到不是期望的信号，并将之认为是心电活动。过感知会导致起搏器驱动的心动过速（起搏装置，DDD 模式下的心房过感知和心室追踪）、心室暂停（起搏装置由外科电干扰引发心室过感知，导致起搏器“侦测到”心室电活动）以及不正确的电击（除颜仪，事件性过感知）。

起搏模式（Pacing Mode） 起搏器系统对起搏部位、感知部位、感知后的反应、心率反应性以及抗快速性心律失常的代号标识。表 5-2 列出了北美起搏电生理学会/英国起搏电生理小组（NASPE-BFEG）的通用起搏器代码。

心室后心房空白期（Postventricular Atrial Blanking Period，PVAB） PVAB 是心室电活动后即刻到心房电活动都不会被心房感应回路感知的那段时间，只有双腔起搏器有此参数。总的来说，PVAB 用以确定在心室电活动后何时开始心房电活动的计数，并以此决定起搏模式的选择。PVAB 是心室后心房不应期的早期部分。

心室后心房不应期（Postventricular atrial Refractory Period，PVARP） PVARP 是心室电活动后即刻到所有心房电活动都会被忽略那段时间（为了心室起搏），只有双腔起搏器有此技术参数。对于有些起搏器，PVARP 内的心房电活动（在心室后心房空白期之后的）会被作为心房率计数，并作为之后起搏模式选择的依据。PVARP 加上房室延迟的时间总和［称为总心房不应期（TARP）］决定 2∶1阻滞的起搏心率。一些起搏器还允许 PVARP 随心率变化而相应变化。

程控心率/自动心率(Programmed Rate/Automatic rate) 起搏器被设置成最低规整地维持心率。一般来说,当患者的自身心率低于此心率时,起搏器将开始起搏。

假性融合波(Pseudofusion Bea,PFB) 在自发的除极发生后极短时间内起搏器发放了起搏电流,并且此起搏电流未改变QRS形态。PFB常因感知不良而被起搏器误诊,其原因是感知电极的位置相对位于除极化的波前。为确定合理感知,可延长感知间期[如:降低设定心率(房性融合波)或延长房室延迟(室性PFB)]。PFB不能用于确诊有心电夺获。

频率增强功能(Rate Enhancements) 起搏器的一些功能设定,诸如:心率适应性房室延迟(当心率增快时缩短房室延迟);房室搜寻滞后(延长/缩短房室延迟以产生内源性的房室传导);AF抑制(亦称动态心房超速起搏,指当有自发的心房除极时增加下限心率以维持持续的心房起搏,但起搏心率仅比患者自主心率快一点点);心率平滑功能(当心房率变化时限制心室率的变化程度;增加或减少的心率限度都可经程序进行设定):睡眠心率(见后文);心室率调节(与心率平滑功能相似,但被用于预防房颤);频率滞后(见前文)。以上每项增强功能都可表现出起搏/不起搏状态,就像起搏器停止了工作,在任何麻醉之前都应通过程序"关闭"这些功能。

心率调节功能(Rate Modulation) 起搏器可感知机体有增快心率的需求的功能。其机制包括:①起搏器内有侦测运动或震动的机械感应器;②电子侦测QT间期(运动时缩短),或测量经胸廓阻抗以判断呼吸的变化;③感应器测量中心静脉的血温和氧饱和度。现在一些起搏器整合了多种感应器。

失控心率(Runaway Pacing Rate) 由于起搏器内部多个部件损坏而可能引发的最高起搏心率(一般在200次/min左右)。

睡眠心率/昼夜心率(Sleep rate/Circadian Rate) 起搏器在程序设定的"夜间时间"的起搏心率(通常低于程控心率)。

总心房不应期(Total Atrial Refractory Period,TARP) TARP指心室后心房不应期(PVARP)加上房室延迟的时间总和,只有双腔起搏器有此技术参数,起搏器据此决定在每隔次心房电活动后何时起搏心室。以60 000毫秒除以TARP(以毫秒计),就可以算出这个2∶1阻滞的心率。忽略PVARP内的心房电活动,就决定了2∶1阻滞,所以仅在需要进行心室起搏的患者才会出现这种2∶1阻滞,并且这种2∶1的阻滞心率低于最大追踪心率。一些起搏器的动态房室延迟功能还能根据心房率计算TARP,许多程序员也能根据给定的程序参数组合报出最终的2∶1阻滞心率。

感知不良(Under sensing) 未能探测到应探测到的事件。

单极导线(Unipolar Lead) 只有一根导线的电极。一些有双极导线的装置可通过程序设为单极导线模式。单极导线系统会在心电图上生成比双极导线大的尖刺波。单极导线系统是将起搏器盒作为第二个导体。

上限感知心率/上限活动心率[Upper Sensor Rate(USR)/Upper Activity Rate(UAR)] 心率调节起搏器能带动心脏的最大心率。USR不受UTR影响,因为当USR激活时,起搏器起搏的是心房。

上限追踪心率/上限心率边界[Upper Tracking Rate(UTR)/Upper Rate Limit(URL)] 当起搏器设为VDDxx或DDDxx模式时,心室起搏会追踪心房的电活动。当患者发生房性快速性心律失常时(如:室上性心动过速、房颤或房扑),起搏器会限制心室起搏。当心房率超过UTR,起搏器能改变起搏模式(如转为DDI)或引入二度房室阻滞。依据起搏器内多种不同的程序设定,二度房室阻滞可以是莫氏Ⅰ型(文氏)或莫氏Ⅱ型。

心室不应期(Ventricular Refractory Period,VRP) 心室活动后即刻起搏装置不会对心室通道内第二次电活动起反应的那段时间。然而,根据制造商和程序的不同,VRP内的第二次心室电活动会被计数,并以此确定快速心率的心室状态。

参考文献

1. Schulman PM, Rozner MA. Case report: use caution when applying magnets to pacemakers or defibrillators for surgery. *Anesth Analg*. 2013;117:422–427.
2. Rooke GA, Bowdle TA. Perioperative management of pacemakers and implantable cardioverter defibrillators: it's not just about the magnet. *Anesth Analg*. 2013;117:292–294.
3. Izrailtyan I, Schiller RJ, Katz RI, Almasry IO. Case report: perioperative pacemaker-mediated tachycardia in the patient with a dual chamber implantable cardioverter-defibrillator. *Anesth Analg*. 2013;116:307–310.
4. Rasmussen MJ, Friedman PA, Hammill SC, Rea RF. Unintentional deactivation of implantable cardioverter-defibrillators in health care settings. *Mayo Clin Proc*. 2002;77:855–859.
5. Weiss R, Knight BP, Gold MR, et al. Safety and efficacy of a totally subcutaneous implantable-cardioverter defibrillator. *Circulation*. 2013;128:944–953.
6. Reddy VY, Knops RE, Sperzel J, et al. Permanent leadless cardiac pacing: results of the LEADLESS trial. *Circulation*. 2014;129:1466–1471.
7. Guidelines for the perioperative management of patients with implantable pacemakers or implantable cardioverter defibrillators, where the use of surgical diathermy/electrocautery is anticipated. Medicines and Health Care products Regulatory Agency. Available at: <http://heartrhythmuk.org.uk/files/file/Docs/Guidelines/MHRA%20guidelines%20surgery%20and%20ICDs.pdf>; Published 2006 Accessed 31.05.15.
8. Healey JS, Merchant R, Simpson C, et al. Society position statement: Canadian Cardiovascular Society/Canadian Anesthesiologists' Society/Canadian Heart Rhythm Society joint position statement on the perioperative management of patients with implanted pacemakers, defibrillators, and neurostimulating devices. *Can J Anaesth*. 2012;59:394–407.
9. Crossley GH, Poole JE, Rozner MA, et al. The Heart Rhythm Society Expert Consensus Statement on the perioperative management of patients with implantable defibrillators, pacemakers and arrhythmia monitors: Facilities and patient management. *Heart Rhythm*. Published 2011;Available at: <www.hrsonline.org/content/download/1432/20125/file/2011-HRS_ASA%20Perioperative%20Management.pdf>; Accessed 31.05.15.
10. Practice advisory for the perioperative management of patients with cardiac implantable electronic devices: pacemakers and implantable cardioverter-defibrillators: an updated report by the American Society of Anesthesiologists task force on perioperative management of patients with cardiac implantable electronic devices. *Anesthesiology*. 2011;114:247–261.
11. Maisel WH, Moynahan M, Zuckerman BD, et al. Pacemaker and ICD generator malfunctions: analysis of Food and Drug Administration annual reports. *JAMA*. 2006;295:1901–1906.
12. Laskey W, Awad K, Lum J, et al. An analysis of implantable cardiac device reliability. The case for improved postmarketing risk assessment and surveillance. *Am J Ther*. 2012;19:248–254.
13. McCollough CH, Zhang J, Primak AN, et al. Effects of CT irradiation on implantable cardiac rhythm management devices. *Radiology*. 2007;243:766–774.
14. Hussein AA, Abutaleb A, Jeudy J, et al. Safety of computed tomography in patients with cardiac rhythm management devices: assessment of the U.S. Food and Drug Administration advisory in clinical practice. *J Am Coll Cardiol*. 2014;63:1769–1775.
15. Gimbel JR, Wilkoff BL, Kanal E, Rozner MA. Safe, sensible, sagacious: responsible scanning of pacemaker patients. *Eur Heart J*. 2005;26:1683–1684.
16. Nazarian S, Hansford R, Roguin A, et al. A prospective evaluation of a protocol for magnetic resonance imaging of patients with implanted cardiac devices. *Ann Intern Med*. 2011;155:415–424.
17. Rozner MA, Burton AW, Kumar AJ. Pacemaker complication during magnetic resonance imaging. *J Am Coll Cardiol*. 2005;45:161–162.
18. Faris OP, Shein MJ. Government Viewpoint: U.S. Food & Drug Administration: Pacemakers, ICDs and MRI. *Pacing Clin Electrophysiol*. 2005;28:268–269.
19. Gimbel JR. Unexpected asystole during 3T magnetic resonance imaging of a pacemaker-dependent patient with a 'modern' pacemaker. *Europace*. 2009;11:1241–1242.
20. Rozner MA. Corrections to electrosurgery in patients with cardiac pacemakers or implanted cardioverter defibrillators. *Ann Plast Surg*. 2007;58:226–227.
21. Rozner MA. Pacemakers and implantable cardioverter defibrillators. *Crit Care Med*. 2004;32:1809–1812.
22. Rozner MA. Pacemaker misinformation in the perioperative period: programming around the problem. *Anesth Analg*. 2004;99:1582–1584.
23. Badrinath SS, Bhaskaran S, Sundararaj I, et al. Mortality and morbidity associated with ophthalmic surgery. *Ophthalmic Surg Lasers*. 1995;26:535–541.
24. Pili-Floury S, Farah E, Samain E, et al. Perioperative outcome of pacemaker patients undergoing non-cardiac surgery. *Eur J Anaesthesiol*. 2008;25:514–516.
25. Bernstein AD, Daubert JC, Fletcher RD, et al. The revised NASPE/BPEG generic code for antibradycardia, adaptive-rate, and multisite pacing. North American Society of Pacing and Electrophysiology/British Pacing and Electrophysiology Group. *Pacing Clin Electrophysiol*. 2002;25:260–264.
26. Epstein AE, DiMarco JP, Ellenbogen KA, et al. 2012 ACCF/AHA/HRS focused update incorporated into the ACCF/AHA/HRS 2008 Guidelines for device-based therapy of cardiac rhythm abnormalities: a report of the American College of Cardiology Foundation/American Heart Association Task Force on Practice Guidelines and the Heart Rhythm Society. *J Am Coll Cardiol*. 2013;61:e6–e75.
27. Auricchio A, Stellbrink C, Sack S, et al. The pacing therapies for congestive heart failure (PATH-CHF) study: Rationale, design, and endpoints of a prospective randomized multicenter study. *Am J Cardiol*. 1999;83:130D–135D.
28. Bristow MR, Saxon LA, Boehmer J, et al. Cardiac-resynchronization therapy with or without an implantable defibrillator in advanced chronic heart failure. *N Engl J Med*. 2004;350:2140–2150.
29. Hayes DL. Evolving indications for permanent pacing. *Am J Cardiol*. 1999;83:161D–165D.
30. Bevilacqua L, Hordof A. Cardiac pacing in children. *Curr Opin Cardiol*. 1998;13:48–55.

31. Gras D, Mabo P, Tang T, et al. Multisite pacing as a supplemental treatment of congestive heart failure: preliminary results of the Medtronic Inc. InSync Study. *Pacing Clin Electrophysiol*. 1998;21: 2249–2255.
32. Medina-Ravell VA, Lankipalli RS, Yan GX, et al. Effect of epicardial or biventricular pacing to prolong QT interval and increase transmural dispersion of repolarization: does resynchronization therapy pose a risk for patients predisposed to long QT or torsade de pointes? *Circulation*. 2003;107: 740–746.
33. Rooke GA, Bowdle TA. Perioperative management of pacemakers and implantable cardioverter defibrillators: it's not just about the magnet. *Anesth Analg*. 2013;117(2):292–294.
34. Ramdjan TT, van der Does LJ, Knops P, et al. Right versus left atrial pacing in patients with sick sinus syndrome and paroxysmal atrial fibrillation (Riverleft study): study protocol for randomized controlled trial. *Trials*. 2014;15:445.
35. Squara F, Chik WW, Benhayon D, et al. Development and validation of a novel algorithm based on the ECG magnet response for rapid identification of any unknown pacemaker. *Heart Rhythm*. 2014;11:1367–1376.
36. Valls-Bertault V, Mansourati J, Gilard M, et al. Adverse events with transvenous left ventricular pacing in patients with severe heart failure: early experience from a single centre. *Europace*. 2001;3:60–63.
37. Alonso C, Leclercq C, d'Allonnes FR, et al. Six year experience of transvenous left ventricular lead implantation for permanent biventricular pacing in patients with advanced heart failure: technical aspects. *Heart*. 2001;86:405–410.
38. Biffi M, Bertini M, Ziacchi M, et al. Left ventricular lead stabilization to retain cardiac resynchronization therapy at long term: when is it advisable? *Europace*. 2014;16:533–540.
39. Costelloe CM, Murphy WA Jr, Gladish GW, et al. Radiography of pacemakers and implantable cardioverter defibrillators. *AJR Am J Roentgenol*. 2012;199:1252–1258.
40. Rozner MA. Preoperative evaluations: the very last chance to identify a problem with a pacemaker or implanted cardioverter-defibrillator. *J Cardiothorac Vasc Anesth*. 2008;22:341–346.
41. Bernstein AD, Irwin ME, Parsonnet V, et al. Report of the NASPE Policy Conference on antibradycardia pacemaker follow-up: effectiveness, needs, and resources. North American Society of Pacing and Electrophysiology. *Pacing Clin Electrophysiol*. 1994;17:1714–1729.
42. Wilkoff BL, Auricchio A, Brugada J, et al. HRS/EHRA Expert Consensus on the Monitoring of Cardiovascular Implantable Electronic Devices (CIEDs): Description of Techniques, Indications, Personnel, Frequency and Ethical Considerations: Developed in partnership with the Heart Rhythm Society (HRS) and the European Heart Rhythm Association (EHRA); and in collaboration with the American College of Cardiology (ACC), the American Heart Association (AHA), the European Society of Cardiology (ESC), the Heart Failure Association of ESC (HFA), and the Heart Failure Society of America (HFSA). Endorsed by the Heart Rhythm Society, the European Heart Rhythm Association (a registered branch of the ESC), the American College of Cardiology, the American Heart Association. *Europace*. 2008;10:707–725.
43. Lindsay BD, Estes NA III, Maloney JD, et al. Heart Rhythm Society Policy Statement Update: Recommendations on the Role of Industry Employed Allied Professionals (IEAPs). *Heart Rhythm*. 2008;5:e8–e10.
44. Hess PL, Mi X, Curtis LH, et al. Follow-up of patients with new cardiovascular implantable electronic devices: is adherence to the experts' recommendations associated with improved outcomes? *Heart Rhythm*. 2013;10:1127–1133.
45. Laksman ZW, Krahn AD, Dorian P, et al. Greater mortality risk among patients with delayed follow-up after implantable cardioverter defibrillator procedures. *Can J Cardiol*. 2014;30:598–605.
46. Rozner MA, Roberson JC, Nguyen AD. Unexpected High Incidence of Serious Pacemaker Problems Detected by Pre-and Postoperative Interrogations: A Two-Year Experience. *J Am Coll Cardiol*. 2004;43:113A.
47. Crossley GH, Poole JE, Rozner MA, et al. The Heart Rhythm Society (HRS)/American Society of Anesthesiologists (ASA) Expert Consensus Statement on the Perioperative Management of Patients with Implantable Defibrillators, Pacemakers and Arrhythmia Monitors: Facilities and Patient Management: This document was developed as a joint project with the American Society of Anesthesiologists (ASA), and in collaboration with the American Heart Association (AHA), and the Society of Thoracic Surgeons (STS). *Heart Rhythm*. 2011;8:1114–1154.
48. Boriani G, Auricchio A, Klersy C, et al. Healthcare personnel resource burden related to in-clinic follow-up of cardiovascular implantable electronic devices: a European Heart Rhythm Association and Eucomed joint survey. *Europace*. 2011;13:1166–1173.
49. Baman TS, Meier P, Romero J, et al. Safety of pacemaker reuse: a meta-analysis with implications for underserved nations. *Circ Arrhythm Electrophysiol*. 2011;4:318–323.
50. Sethi KK, Bhargava M, Pandit N, et al. Experience with recycled cardiac pacemakers. *Indian Heart J*. 1992;44:91–93.
51. Panja M, Sarkar CN, Kumar S, et al. Reuse of pacemaker. *Indian Heart J*. 1996;48:677–680.
52. Hauser R, Hayes D, Parsonnet V, et al. Feasibility and initial results of an Internet-based pacemaker and ICD pulse generator and lead registry. *Pacing Clin Electrophysiol*. 2001;24:82–87.
53. Kato Y, Hou K, Hori J, et al. [Extracorporeal shock wave lithotripsy for ureteral stone in patient with implanted cardiac pacemaker: a case report]. *Nippon Hinyokika Gakkai Zasshi*. 2003;94:626–629.
54. Preisman S, Cheng DC. Life-threatening ventricular dysrhythmias with inadvertent asynchronous temporary pacing after cardiac surgery. *Anesthesiology*. 1999;91:880–883.
55. Stone KR, McPherson CA. Assessment and management of patients with pacemakers and implantable cardioverter defibrillators. *Crit Care Med*. 2004;32:S155–S165.
56. Rozner MA. Implantable cardiac pulse generators: pacemakers and cardioverter-defibrillators. In: Miller RD, ed. *Anesthesia*. 8th ed. New York: Churchill Livingstone; 2015, pp 1460–1487.
57. Schulman PM, Stecker EC, Rozner M. R-on-T and cardiac arrest from dual-chamber pacing without an atrial lead. *Heart Rhythm*. 2012;9:970–973.
58. Schulman PM, Merkel MJ, Rozner MA. Accidental, unintentional reprogramming of a temporary external pacemaker leading to R-on-T and cardiac arrest. *J Cardiothorac Vasc Anesth*. 2013;27: 944–948.
59. Ren X, Hongo RH. Polymorphic ventricular tachycardia from R-on-T pacing. *J Am Coll Cardiol*. 2009;53:218.
60. Vogelgesang D, Vogelgesang S. Pacemaker-induced ventricular tachycardia. *Europace*. 2008;10: 46–47.
61. Hayes DL, Strathmore NF. Electromagnetic interference with implantable devices. In: Ellenbogen KA, Kay GN, Wilkoff BL, eds. *Clinical Cardiac Pacing and Defibrillation*. 2nd ed. Philadelphia: W.B. Saunders Company; 2000:939–952.
62. Streckenbach SC. Intraoperative pacemaker rate changes associated with the rest mode. *Anesthesiology*. 2008;109:1137–1139.
63. Augoustides JG, Fleisher LA. The future for B-type natriuretic peptide in preoperative assessment. [comment]. *Anesthesiology*. 2008;108:332–333.
64. Andersen C, Madsen GM. Rate-responsive pacemakers and anaesthesia. A consideration of possible implications. *Anaesthesia*. 1990;45:472–476.
65. Levine PA. Response to "rate-adaptive cardiac pacing: implications of environmental noise during craniotomy". *Anesthesiology*. 1997;87:1261.
66. Levine PA, Balady GJ, Lazar HL, et al. Electrocautery and pacemakers: management of the paced patient subject to electrocautery. *Ann Thorac Surg*. 1986;41:313–317.
67. Madsen GM, Andersen C. Pacemaker-induced tachycardia during general anaesthesia: a case report. *Br J Anaesth*. 1989;63:360–361.
68. von Knobelsdorff G, Goerig M, Nagele H, et al. [Interaction of frequency-adaptive pacemakers and anesthetic management. Discussion of current literature and two case reports]. *Anaesthesist*. 1996;45:856–860.
69. Van Hemel NM, Hamerlijnck RP, Pronk KJ, Van der Veen EP. Upper limit ventricular stimulation in respiratory rate responsive pacing due to electrocautery. *Pacing Clin Electrophysiol*. 1989;12: 1720–1723.
70. Wong DT, Middleton W. Electrocautery-induced tachycardia in a rate-responsive pacemaker. *Anesthesiology*. 2001;94:710–711.
71. Lau W, Corcoran SJ, Mond HG. Pacemaker tachycardia in a minute ventilation rate-adaptive pacemaker induced by electrocardiographic monitoring. *Pacing Clin Electrophysiol*. 2006;29:438–440.
72. Wallden J, Gupta A, Carlsen HO. Supraventricular tachycardia induced by Datex patient monitoring system. *Anesth Analg*. 1998;86:1339.
73. Interaction between minute ventilation rate-adaptive pacemakers and cardiac monitoring and diagnostic equipment. Center for Devices and Radiologic Health. Available at: <http://www.fda.gov/MedicalDevices/Safety/AlertsandNotices/PublicHealthNotifications/ucm064536.htm>; Published October 14, 1998 Accessed 31.05.15.
74. Rozner MA. Peripheral nerve stimulators can inhibit monitor display of pacemaker pulses. *J Clin Anesth*. 2004;16:117–120.
75. Michaloudis D, Fraidakis O, Lefaki T, et al. Anaesthesia and the QT interval in humans. The effects of isoflurane and halothane. *Anaesthesia*. 1996;51:219–224.
76. Michaloudis D, Fraidakis O, Petrou A, et al. Anaesthesia and the QT interval. Effects of isoflurane and halothane in unpremedicated children. *Anaesthesia*. 1998;53:435–439.
77. Paventi S, Santevecchi A, Ranieri R. Effects of sevoflurane versus propofol on QT interval. *Minerva Anestesiol*. 2001;67:637–640.
78. Gallagher JD, Weindling SN, Anderson G, et al. Effects of sevoflurane on QT interval in a patient with congenital long QT syndrome. *Anesthesiology*. 1998;89:1569–1573.
79. Michaloudis D, Fraidakis O, Lefaki T, et al. Anaesthesia and the QT interval in humans: effects of halothane and isoflurane in premedicated children. *Eur J Anaesthesiol*. 1998;15:623–628.
80. Robinson TN, Varosy PD, Guillaume G, et al. Effect of radiofrequency energy emitted from monopolar bovie instruments on cardiac implantable electronic devices. *J Am Coll Surg*. 2014;219: 399–406.
81. Rozner MA. Review of electrical interference in implanted cardiac devices. *Pacing Clin Electrophysiol*. 2003;26:923–925.
82. Nandalan SP, Vanner RG. Use of the harmonic scalpel in a patient with a permanent pacemaker. *Anaesthesia*. 2004;59:621.
83. Epstein MR, Mayer JE Jr, Duncan BW. Use of an ultrasonic scalpel as an alternative to electrocautery in patients with pacemakers. *Ann Thorac Surg*. 1998;65:1802–1804.
84. Ozeren M, Dogan OV, Duzgun C, et al. Use of an ultrasonic scalpel in the open-heart reoperation of a patient with pacemaker. *Eur J Cardiothorac Surg*. 2002;21:761–762.
85. Erdman S, Levinsky L, Strasberg B, et al. Use of the Shaw Scalpel in pacemaker operations. *J Thorac Cardiovasc Surg*. 1985;89:304–307.
86. Gimbel JR, Johnson D, Levine PA, et al. Safe performance of magnetic resonance imaging on five patients with permanent cardiac pacemakers. *Pacing Clin Electrophysiol*. 1996;19:913–919.
87. Gimbel JR, Kanal E. Can patients with implantable pacemakers safely undergo magnetic resonance imaging? *J Am Coll Cardiol*. 2004;43:1325–1327.
88. Martin ET, Coman JA, Shellock FG, et al. Magnetic resonance imaging and cardiac pacemaker safety at 1.5-Tesla. *J Am Coll Cardiol*. 2004;43:1315–1324.
89. Faris OP, Shein M. Food and Drug Administration perspective: Magnetic resonance imaging of pacemaker and implantable cardioverter-defibrillator patients. *Circulation*. 2006;114:1232–1233.
90. Mychaskiw G, Eichhorn JH. Interaction of an implanted pacemaker with a transesophageal atrial pacemaker: report of a case. *J Clin Anesth*. 1999;11:669–671.
91. Kaushik V, Leon AR, Forrester JS Jr, et al. Bradyarrhythmias, temporary and permanent pacing. *Crit Care Med*. 2000;28:N121–N128.
92. Kashima I, Shin H, Yozu R, et al. Optimal positioning of temporary epicardial atrial pacing leads after cardiac surgery. *Jpn J Thorac Cardiovasc Surg*. 2001;49:307–310.
93. Atlee JL III, Pattison CZ, Mathews EL, et al. Evaluation of transesophageal atrial pacing stethoscope in adult surgical patients under general anesthesia. *Pacing Clin Electrophysiol*. 1992;15:1515–1525.
94. Zaidan JR. Pacemakers. *Anesthesiology*. 1984;60:319–334.
95. Bellocci F, Santarelli P, Di Gennaro M, et al. The risk of cardiac complications in surgical patients with bifascicular block. A clinical and electrophysiologic study in 98 patients. *Chest*. 1980;77: 343–348.
96. Del Nido P, Goldman BS. Temporary epicardial pacing after open heart surgery: complications and prevention. *J Card Surg*. 1989;4:99–103.
97. Dixon RG, Dougherty JM, White LJ, et al. Transcutaneous pacing in a hypothermic-dog model. *Ann Emerg Med*. 1997;29:602–606.
98. Syverud SA, Dalsey WC, Hedges JR, et al. Radiologic assessment of transvenous pacemaker placement during CPR. *Ann Emerg Med*. 1986;15:131–137.
99. Lang R, David D, Klein HO, et al. The use of the balloon-tipped floating catheter in temporary transvenous cardiac pacing. *Pacing Clin Electrophysiol*. 1981;4:491–496.
100. Hazard PB, Benton C, Milnor JP. Transvenous cardiac pacing in cardiopulmonary resuscitation. *Crit Care Med*. 1981;9:666–668.
101. Phillips SJ, Butner AN. Percutaneous transvenous cardiac pacing initiated at beside: results in 40 cases. *J Thorac Cardiovasc Surg*. 1970;59:855–858.
102. Trankina MF, White RD. Perioperative cardiac pacing using an atrioventricular pacing pulmonary artery catheter. *J Cardiothorac Anesth*. 1989;3:154–162.
103. Befeler B, Hildner FJ, Javier RP, et al. Cardiovascular dynamics during coronary sinus, right atrial, and right ventricular pacing. *Am Heart J*. 1971;81:372–380.
104. Benchimol A, Ellis JG, Dimond EG. Hemodynamic consequences of atrial and ventricular pacing in patients with normal and abnormal hearts. Effect of exercise at a fixed atrial and ventricular rate. *Am J Med*. 1965;39:911–922.
105. Hartzler GO, Maloney JD, Curtis JJ, et al. Hemodynamic benefits of atrioventricular sequential pacing after cardiac surgery. *Am J Cardiol*. 1977;40:232–236.
106. Curtis J, Walls J, Boley T, et al. Influence of atrioventricular synchrony on hemodynamics in patients with normal and low ejection fractions following open heart surgery. *Am Surg*. 1986;52:93–96.
107. Trigano AJ, Azoulay A, Rochdi M, et al. Electromagnetic interference of external pacemakers by walkie-talkies and digital cellular phones: experimental study. *Pacing Clin Electrophysiol*. 1999;22: 588–593.
108. Betts TR, Simpson IA. Inhibition of temporary pacing by a mobile phone. *Heart*. 2002;87:130.
109. Houliston B, Parry D, Webster CS, Merry AF. Interference with the operation of medical devices resulting from the use of radio frequency identification technology. *N Z Med J*. 2009;122(1297):9–16.
110. Seidman SJ, Brockman R, Lewis BM, et al. In vitro tests reveal sample radiofrequency identification readers inducing clinically significant electromagnetic interference to implantable pacemakers and implantable cardioverter-defibrillators. *Heart Rhythm*. 2010;7:99–107.
111. Cooper JP, Swanton RH. Complications of transvenous temporary pacemaker insertion. *Br J Hosp Med*. 1995;53:155–161.
112. Zaidan JR, Freniere S. Use of a pacing pulmonary artery catheter during cardiac surgery. *Ann Thorac Surg*. 1983;35:633–636.
113. Heiselman DE, Maxwell JS, Petno V. Electrode displacement from a multipurpose Swan-Ganz catheter. *Pacing Clin Electrophysiol*. 1986;9:134–136.
114. Colardyn F, Vandenbogaerde J, De Niel C, et al. Ventricular pacing via a Swan Ganz catheter: a new mode of pacemaker therapy. *Acta Cardiol*. 1986;41:23–29.
115. Lumb PD. Atrioventricular sequential pacing with transluminal atrial and ventricular pacing probes inserted via a pulmonary artery catheter: a preliminary comparison with epicardial wires. *J Clin Anesth*. 1989;1:292–296.
116. Trankina MF. Pacemakers and automatic implantable cardiac defibrillators. *Semin Anesth*. 1993;12: 165–167.
117. Zoll PM. Resuscitation of the heart in ventricular standstill by external electric stimulation. *N Engl J Med*. 1952;247:768–771.
118. Estes NA III, Deering TF, Manolis AS, et al. External cardiac programmed stimulation for noninvasive termination of sustained supraventricular and ventricular tachycardia. *Am J Cardiol*. 1989;63:177–183.
119. Zoll PM. Noninvasive cardiac stimulation revisited. *Pacing Clin Electrophysiol*. 1990;13:2014–2016.

120. Falk RH, Ngai ST. External cardiac pacing: influence of electrode placement on pacing threshold. *Crit Care Med.* 1986;14:931–932.
121. Gauss A, Hubner C, Meierhenrich R, et al. Perioperative transcutaneous pacemaker in patients with chronic bifascicular block or left bundle branch block and additional first-degree atrioventricular block. *Acta Anaesthesiol Scand.* 1999;43:731–736.
122. Zoll PM, Zoll RH, Falk RH, et al. External noninvasive temporary cardiac pacing: clinical trials. *Circulation.* 1985;71:937–944.
123. Madsen J, Meibom J, Videbak R, et al. Transcutaneous pacing: Experience with the zoll noninvasive temporary pacemaker. *Am Heart J.* 1988;116:7–10.
124. Falk RH, Ngai ST, Kumaki DJ, et al. Cardiac activation during external cardiac pacing. *Pacing Clin Electrophysiol.* 1987;10:503–506.
125. Kelly JS, Royster RL. Noninvasive transcutaneous cardiac pacing. *Anesth Analg.* 1989;69:229–238.
126. Altamura G, Bianconi L, Boccadamo R, et al. Treatment of ventricular and supraventricular tachyarrhythmias by transcutaneous cardiac pacing. *Pacing Clin Electrophysiol.* 1989;12:331–338.
127. Altamura G, Bianconi L, Toscano S, et al. Transcutaneous cardiac pacing for termination of tachyarrhythmias. *Pacing Clin Electrophysiol.* 1990;13:2026–2030.
128. Luck JC, Markel ML. Clinical applications of external pacing: a renaissance? *Pacing Clin Electrophysiol.* 1991;14:1299–1316.
129. Pattison CZ, Atlee JL III, Mathews EL, et al. Atrial pacing thresholds measured in anesthetized patients with the use of an esophageal stethoscope modified for pacing. *Anesthesiology.* 1991;74:854–859.
130. Backofen JE, Schauble JF, Rogers MC. Transesophageal pacing for bradycardia. *Anesthesiology.* 1984;61:777–779.
131. Atlee JL III, Pattison CZ, Mathews EL, et al. Transesophageal atrial pacing for intraoperative sinus bradycardia or AV junctional rhythm: feasibility as prophylaxis in 200 anesthetized adults and hemodynamic effects of treatment. *J Cardiothorac Vasc Anesth.* 1993;7:436–441.
132. Yamanaka A, Kitahata H, Tanaka K, et al. Intraoperative transesophageal ventricular pacing in pediatric patients. *J Cardiothorac Vasc Anesth.* 2008;22:92–94.
133. Trankina MF, Black S, Mahla ME. Cardiac pacing using a pacing esophageal stethoscope in patients undergoing posterior fossa craniotomy in the three quarter prone position. *J Neurosurgical Anesthesia.* 1994;6:340.
134. Roth JV, Brody JD, Denham EJ. Positioning the pacing esophageal stethoscope for transesophageal atrial pacing without P-wave recording: implications for transesophageal ventricular pacing. *Anesth Analg.* 1996;83:48–54.
135. Burack B, Furman S. Transesophageal cardiac pacing. *Am J Cardiol.* 1969;23:469–472.
136. Trankina MF, Black S, Gibby G. Pacemakers: Perioperative evaluation, management and complications. *Anesthesiology.* 2000;93:A1193.
137. Senthuran S, Toff WD, Vuylsteke A, et al. Editorial III - Implanted cardiac pacemakers and defibrillators in anaesthetic practice. *Br J Anaesth.* 2002;88:627–631.
138. Hernandez AF, Fonarow GC, Hammill BG, et al. Clinical effectiveness of implantable cardioverter-defibrillators among medicare beneficiaries with heart failure. *Circ Heart Fail.* 2010;3:7–13.
139. Moss AJ, Hall WJ, Cannom DS, et al. Improved survival with an implanted defibrillator in patients with coronary disease at high risk for ventricular arrhythmia. Multicenter Automatic Defibrillator Implantation Trial Investigators. *N Engl J Med.* 1996;335:1933–1940.
140. A.V.I.D.Investigators. A comparison of antiarrhythmic-drug therapy with implantable defibrillators in patients resuscitated from near-fatal ventricular arrhythmias. The Antiarrhythmics versus Implantable Defibrillators (AVID) Investigators. *N Engl J Med.* 1997;337:1576–1583.
141. Buxton AE, Lee KL, Fisher JD, et al. A randomized study of the prevention of sudden death in patients with coronary artery disease. Multicenter Unsustained Tachycardia Trial Investigators. *N Engl J Med.* 1999;341:1882–1890.
142. Bardy GH, Lee KL, Mark DB, et al. Amiodarone or an implantable cardioverter-defibrillator for congestive heart failure. *N Engl J Med.* 2005;352:225–237.
143. Kremers MS, Hammill SC, Berul CI, et al. The National ICD Registry Report: version 2.1 including leads and pediatrics for years 2010 and 2011. *Heart Rhythm.* 2013;10:e59–e65.
144. Borne RT, Peterson PN, Greenlee R, et al. Temporal trends in patient characteristics and outcomes among Medicare beneficiaries undergoing primary prevention implantable cardioverter-defibrillator placement in the United States, 2006-2010. Results from the National Cardiovascular Data Registry's Implantable Cardioverter-Defibrillator Registry. *Circulation.* 2014;130:845–853.
145. Bernstein AD, Camm AJ, Fisher JD, et al. North American Society of Pacing and Electrophysiology policy statement. The NASPE/BPEG defibrillator code. *Pacing Clin Electrophysiol.* 1993;16:1776–1780.
146. Poole JE, Johnson GW, Hellkamp AS, et al. Prognostic importance of defibrillator shocks in patients with heart failure. *N Engl J Med.* 2008;359:1009–1017.
147. Mishkin JD, Saxonhouse SJ, Woo GW, et al. Appropriate evaluation and treatment of heart failure patients after implantable cardioverter-defibrillator discharge: time to go beyond the initial shock. *J Am Coll Cardiol.* 2009;54:1993–2000.
148. Begley DA, Mohiddin SA, Tripodi D, et al. Efficacy of implantable cardioverter defibrillator therapy for primary and secondary prevention of sudden cardiac death in hypertrophic cardiomyopathy. *Pacing Clin Electrophysiol.* 2003;26:1887–1896.
149. Rinaldi CA, Simon RD, Baszko A, et al. A 17 year experience of inappropriate shock therapy in patients with implantable cardioverter-defibrillators: are we getting any better? *Heart.* 2004;90:330–331.
150. Powell BD, Asirvatham SJ, Perschbacher DL, et al. Noise, artifact, and oversensing related inappropriate ICD shock evaluation: ALTITUDE noise study. *Pacing Clin Electrophysiol.* 2012;35:863–869.
151. Hasdemir C, Shah N, Rao AP, et al. Analysis of troponin I levels after spontaneous implantable cardioverter defibrillator shocks. *J Cardiovasc Electrophysiol.* 2002;13:144–150.
152. Veltmann C, Borggrefe M, Schimpf R, et al. Fatal inappropriate ICD shock. *J Cardiovasc Electrophysiol.* 2007;18:326–328.
153. Stempniewicz P, Cheng A, Connolly A, et al. Appropriate and Inappropriate Electrical Therapies Delivered by an Implantable Cardioverter-Defibrillator: Effect on Intracardiac Electrogram. *J Cardiovasc Electrophysiol.* 2011;22:554–560.
154. Powell BD, Saxon LA, Boehmer JP, et al. Survival after shock therapy in implantable cardioverter-defibrillator and cardiac resynchronization therapy-defibrillator recipients according to rhythm shocked. The ALTITUDE survival by rhythm study. *J Am Coll Cardiol.* 2013;62:1674–1679.
155. Moss AJ, Schuger C, Beck CA, et al. Reduction in Inappropriate Therapy and Mortality through ICD Programming. *N Engl J Med.* 2012;367:2275–2283.
156. Daubert JP, Zareba W, Cannom DS, et al. Inappropriate Implantable Cardioverter-Defibrillator Shocks in MADIT II: Frequency, Mechanisms, Predictors, and Survival Impact. *J Am Coll Cardiol.* 2008;51:1357–1365.
157. Bhavnani SP, Coleman CI, White CM, et al. Association between statin therapy and reductions in atrial fibrillation or flutter and inappropriate shock therapy. *Europace.* 2008;10:854–859.
158. Swerdlow CD. Supraventricular tachycardia-ventricular tachycardia discrimination algorithms in implantable cardioverter defibrillators: state-of-the-art review. *J Cardiovasc Electrophysiol.* 2001;12:606–612.
159. Brugada P, Geelen P. Some electrocardiographic patterns predicting sudden cardiac death that every doctor should recognize. *Acta Cardiol.* 1997;52:473–484.
160. Maron BJ, Shen WK, Link MS, et al. Efficacy of implantable cardioverter-defibrillators for the prevention of sudden death in patients with hypertrophic cardiomyopathy. *N Engl J Med.* 2000;342:365–373.
161. Moss A, Zareba W, Hall W, et al. Prophylactic implantation of a defibrillator in patients with myocardial infarction and reduced ejection fraction. *N Engl J Med.* 2002;346:877–883.
162. Kadish A, Dyer A, Daubert JP, et al. Prophylactic defibrillator implantation in patients with nonischemic dilated cardiomyopathy. *N Engl J Med.* 2004;350:2151–2158.
163. Peters RW, Gold MR. Pacing for patients with congestive heart failure and dilated cardiomyopathy. *Cardiol Clin.* 2000;18:55–66.
164. Hunt SA, Abraham WT, Chin MH, et al. 2009 Focused update incorporated into the ACC/AHA 2005 Guidelines for the Diagnosis and Management of Heart Failure in Adults A Report of the American College of Cardiology Foundation/American Heart Association Task Force on Practice Guidelines Developed in Collaboration With the International Society for Heart and Lung Transplantation. *J Am Coll Cardiol.* 2009;53:e1–e90.
165. Adams KF, Lindenfeld J, Arnold JMO, et al. HFSA 2006 Comprehensive heart failure practice guideline. *J Card Fail.* 2006;12:e1–e119.
166. Roger VL, Go AS, Lloyd-Jones DM, et al. Heart disease and stroke statistics–2012 update: a report from the American Heart Association. *Circulation.* 2012;125:e2–e220.
167. Lloyd-Jones DM, Larson MG, Leip EP, et al. Lifetime risk for developing congestive heart failure: the Framingham Heart Study. *Circulation.* 2002;106:3068–3072.
168. Gras D, Leclercq C, Tang AS, et al. Cardiac resynchronization therapy in advanced heart failure the multicenter InSync clinical study. *Eur J Heart Fail.* 2002;4:311–320.
169. Moss AJ, Hall WJ, Cannom DS, et al. Cardiac-resynchronization therapy for the prevention of heart-failure events. *N Engl J Med.* 2009;361:1329–1338.
170. Mullens W, Grimm RA, Verga T, et al. Insights from a cardiac resynchronization optimization clinic as part of a heart failure disease management program. *J Am Coll Cardiol.* 2009;53:765–773.
171. Rozner MA. Management of implanted cardiac defibrillators during eye surgery. *Anesth Analg.* 2008;106:671–672.
172. Garcia-Moran E, Mont L, Brugada J. Inappropriate tachycardia detection by a biventricular implantable cardioverter defibrillator. *Pacing Clin Electrophysiol.* 2002;25:123–124.
173. Gill RM, Sweeney RJ, Reid PR. The defibrillation threshold: a comparison of anesthetics and measurement methods. *Pacing Clin Electrophysiol.* 1993;16:708–714.
174. Weinbroum AA, Glick A, Copperman Y, et al. Halothane, isoflurane, and fentanyl increase the minimally effective defibrillation threshold of an implantable cardioverter defibrillator: first report in humans. *Anesth Analg.* 2002;95:1147–1153. table.
175. Varma N, Cunningham D, Falk R. Central venous access resulting in selective failure of ICD defibrillation capacity. *Pacing Clin Electrophysiol.* 2001;24:394–395.
176. *MAUDE adverse event report - ICD not re-enabled.* US Food and Drug Administration. Available at: <http://www.accessdata.fda.gov/scripts/cdrh/cfdocs/cfMAUDE/Detail.cfm?MDRFOI__ID=868724>; Published 2007 Accessed 31.05.15.
177. Schwartzenburg CF, Wass CT, Strickland RA, et al. Rate-adaptive cardiac pacing: implications of environmental noise during craniotomy. *Anesthesiology.* 1997;87:1252–1254.
178. Aldrete JA, Brown C, Daily J, et al. Pacemaker malfunction due to microcurrent injection from a bioimpedance noninvasive cardiac output monitor. *J Clin Monit.* 1995;11:131–133.
179. Rozner MA, Nishman RJ. Electrocautery-induced pacemaker tachycardia: why does this error continue? *Anesthesiology.* 2002;96:773–774.
180. Rozner MA, Nishman RJ. Pacemaker-driven tachycardia revisited. *Anesth Analg.* 1999;88:965.
181. Alexopoulos GS, Frances RJ. ECT and cardiac patients with pacemakers. *Am J Psychiatry.* 1980;137:1111–1112.
182. Philbin DM, Marieb MA, Aithal KH, et al. Inappropriate shocks delivered by an ICD as a result of sensed potentials from a transcutaneous electronic nerve stimulation unit. *Pacing Clin Electrophysiol.* 1998;21:2010–2011.
183. Vlay SC. Electromagnetic interference and ICD discharge related to chiropractic treatment. *Pacing Clin Electrophysiol.* 1998;21:2009.

附录 5.1 起搏器对磁体的反应

制造商		磁性模式标识	说明
Biotronik	INOS	非同步(默认模式)	如果电池正常,根据不同程序设置,会以非同步的 VOO 模式(即使是双腔起搏器)以 70 次/min 或 90 次/min 进行起搏。ERI 则为 80 次/min。不联系程序员则无法预知磁体下的心率
		同步	如果电池正常,根据不同程序设置,会以 VVI 模式(即使是双腔起搏器)以 70 次/min 或 90 次/min 进行起搏。ERI 则为 80 次/min。不联系程序员则无法预知磁体下的心率。如果患者的自身心率大于 80 次/min,就无法判断是否有 ERI
	DROMOS	非同步	见"自动"
		同步	见"同步"
	所有其他型号	自动(默认模式)	如果电池正常,会以 90 次/min 进行 10 次非同步起搏,然后回到原有起搏模式而无心率响应性功能。会以可使用的最低心率进行起搏(LRL、睡眠心率或滞后心率)。如果电池在 ERI 状态,将以 VOO 模式 80 次/min 进行 10 次起搏,之后以比最低的预设心率低 11% 的心率进行 VDD(双腔)或 VVI(单腔)起搏。对所有双腔起搏模式(DDD、DDI 或 VDD),当处于磁体下时,房室延迟会缩短至 100 毫秒
		非同步	如果电池正常,会以 90 次/min 起搏。如果电池在 ERI 状态,不管原有模式如何设置,将以 VOO 模式 80 次/min(一步变换)进行起搏,对所有双腔起搏模式(DDD、DDI 或 VDD),当处于磁体下时,房室延迟会缩短至 100 毫秒
		同步	如果电池正常,会以原有模式起搏而无心率响应性功能。会以可使用的最低心率进行起搏(LRL、LRL、睡眠心率或滞后心率)。如果电池在 ERI 状态,将以比最低的预设心率低 11% 的心率进行 VDD(双腔)或 VVI(单腔)起搏。对所有双腔起搏模式(DDD、DDI 或 VDD),当处于磁体下时,房室延迟会缩短至 100 毫秒
Boston Scientific 包括 Guidant Medical CPI	"BSC"X-射线标识	非同步(默认模式)	如果起搏器功能良好,会以房室延迟 100 毫秒 100 次/min 进行非同步起搏,如果 ERT 状态(一步变换),则 85 次/min。所有型号会将每第三个心室起搏脉冲的波宽减少 50%(TMT)
		关闭	忽略磁体存在,不产生变化。OFF 是"重启开机"或激活"安全内核"后的磁体模式,也可能继发于 EMI
		PTM 模式	起搏状态无变化,放置磁体后启动数据采集
	所有其他型号("BSC","GDT","CPI"X-射线标识)	非同步(默认模式)	如果起搏器功能良好,会以房室延迟 100 毫秒 100 次/min 进行非同步起搏,如果 ERT 状态(一步变换),则 85 次/min。在 ERN 状态下,Insignia 型和 Altura 型有中间步骤(90 次/min)。大多数型号会将每第三个心室起搏脉冲的波宽减少 50%(TMT)。Triumph 型和 Prelude 型见 Medtronic 起搏器
		关闭	忽略磁体存在,不产生变化。OFF 是"重启开机"后的磁体模式,也可能继发于 EMI
		EGM 模式	起搏状态无变化,放置磁体后启动数据采集
Intermedics(1998 年被 Giadant 收购,现属 Boston Scientific,需咨询专职程序员)			以 90 次/min 进行 5 次非同步起搏(与电池电压无关),随后,电池正常时则以 LRL 进行 60 次额外的非同步起搏,ERI 时则以 90 次/min 起搏,EOL 时为 80 次/min。每第五个起搏以初始设置波宽的 50% 进行(TMT)。在第 65 个非同步起搏后,忽略磁体存在
Medtronic(请参阅下表中的文字中的注意事项。)	标准经静脉起搏器		正常时以 85 次/min(编程模式)非同步起搏,ERI 时(一步变换)则以与初始设置无关的 65 次 SSI 起搏。大多数 Medtronic 的起搏器(除了 Enrhythm P1501 和所有的"Surescan"模式)以短房室延迟、间隔 600 毫秒(心率=100 次/min)进行头 3 次起搏。在起始的第 3~7 个起搏中,大多数 Medtronic 起搏器发出一个或多个的心室脉冲,其脉冲波宽或电压下降(TMT)。在探测到 ERI 时,无论磁体存在与否,默认以 65 次/min 的 SSI 起搏而无心率响应功能。要注意的是,AAI 模式下的双腔起搏器在 ERI 时将转为 VVI 或重启,这可能导致心脏停搏和死亡,心室起搏功能失调,而造成心房起搏依赖
	微型无线心内起搏器		对磁体无反应

续表

制造商	磁性模式标识		说明
Sorin(是 ELA Medical)			以 96 次/min 非同步起搏,当 ERI 是逐渐降至 80 次/min。ELA 起搏器在磁体移开后会有 8 次额外的非同步起搏周期(最后 2 次周期以长房室延迟的 LRL 起搏)
St. Jude Medical	"SJM" X-射线标识;标准经静脉起搏器	电池测试(默认模式)	以 100 次/min(旧版为 98. 6 次/min)非同步起搏,ERI 时逐渐降至 86. 3 次/min
		关闭	对磁体无反应
		事件快照	不改变起搏状态,放置磁体后起搏器开始采集数据。Identity 型和 Entity 型无此功能
		事件快照+电池测试	磁体放置 2 秒,起搏器模式和速率不变,起搏器存储心电图。磁体放置≥5 秒,电池测试模式(见前文)被激活。Identity 型和 Entity 型无此功能
	Pacesetter X-射线标识(ψ)	电池测试(默认模式)	非同步起搏,起搏心率视不同型号而有不同,一般来说,起搏心率小于 90 次/min 需进行进一步评估
		关闭	对磁体无反应
		VARIO 模式(仅限于某些型号中)	VARIO 引起一系列的 32 次非同步起搏。最初的 16 次起搏心率反映电池电压,ERI 时逐渐从 100 次/min 降低至 85 次/min。之后的 15 次起搏用于记录心室起搏夺获的安全范围,起搏心率为 119 次/min,起搏电压逐渐降低。最后一个起搏波将不输出。随后再开始如此的 32 次起搏。只要磁体存在,这种 32 次一组的起搏将反复进行
	Nanastim 无线心内起搏器	打开(默认模式)	如果起搏器功能良好,以 100 次/min 进行 8 次非同步起搏,然后以 90 次/min;ERI 时则以 65 次/min
		关闭	对磁体无反应
Teletronic	Meta 1202		以 99 次/min 非同步起搏,ERI 时逐渐降至<93 次/min
	Meta 1204 1206 1256		以 100 次/min 非同步起搏,ERI 时逐渐降至<82. 5 次/min
	Meta 1230 1250 1254		以>85 次/min 非同步 VOO 起搏(与初始程序需无关),ERI 时逐渐降至<78 次/min
	Tempo		以 100 次/min 非同步起搏,ERI 时逐渐降至<80 次/min
	其他型号		联系 St. Jude Medical

以上为正确放置磁体后的起搏器反映。列 1 为起搏器制造商。列 1 根据制造商设置了多种反应细分。如果磁体反应可成程控调节,列 2 显示了不同的磁体模式。首先显示的是默认模式。从 EMI 重置设备可能会变成其他模式(即禁用磁体模式)。列 3 显示的是列 2 磁体模式下的起搏治疗效果。除非特别注明,起搏器都将在原所在心腔以初始设置无心率响应功能进行非同步起搏。如此,双腔程序会变为 DOO 起搏,单腔程序会变为 VOO 起搏(如果仅在心房起搏则为 AOO),而双室双腔装置为 DOOOV 模式。

AVd,房室延迟[对于双室起搏,AVd 是一个编程值(见术语表),但是在放置磁体的前 3 到 15 次事件中 AVd 可以缩短。需要注意的是,较短的 AVd 可减少一些患者的每搏输出量并产生不良的血流动力学];EOL,寿命终末(装置应立即更换);ERI,择期更换指示(装置应尽快更换,美国食品药品管理局要求起搏器在 ERI 发生后至少 3 个月内安全地工作);ERN,近期择期更换[装置应每月检查(IFI)];ERT,择期更换时间[与 ERI 相同,对于 ERT 的 Boston Scientific 起搏器(Guidant,CPI 标签),心率响应编程被取消。在 ERT 后 3 个月,只有单腔手术继续进行];IC-PM,心内起搏器;IFI,加强后续间隔(设备需要每月进行电池检查);LRL,较低的心率限制(起搏器程序化的较低心率或设定点);SOO,单室异步起搏;SSI,单腔抑制模式(如果植入心室起搏,则 SSI 处于 VVI 模式;对于心房起搏器,SSI 处于 AAI 模式);TMT,阈值边缘测试[发射单一起搏脉冲(除 VARIO 外;参见 St. Jude Medical-Pacesetter 标识),以较低的幅度或脉冲宽度来证实起搏输出相对于起搏阈值的充分性。通常情况下,这是第三次或第五次起搏脉冲。未能夺获(起搏)表明夺获的安全阈值不达标。正确编程的心房起搏器不太可能具有这一特征]。TV-PM,经静脉起搏器。

注意

任何由于电气故障或暴露于强电磁干扰而进行"电复位"或"安全核心事件"(BSC Boston 标记的设备)的任何双腔起搏器都可能导致"电复位"或"安全核心事件",其中而不管先前的起搏编程如何,会使起搏器仅切换到 VVI 起搏。对于 RV 起搏不良并且仅用于起搏依赖患者的心房起搏(AAI,AOO)的双腔起搏器,此事件可能会导致患者受伤或死亡。

除了 Enrhythm P1501,EMDR 系列,Revo、Advisa 和 Ensura 等所有 Medtronic 颈静脉起搏器,在解调会话移除编程头之后,需暂停磁体检测 60 分钟,除非在移除编程头之前采取了特定的编程操作(需要多次按下按键)。

附录 5.2 ICD 对磁体的反应

ICD 制造商		磁体模式标识	心动过速治疗作用	心动过缓治疗作用（常规起搏）	磁体模式确认
Biotronik			失效	无作用	无
Boston Scientific(Guidant Medical,CPI)	经静脉 BSC；所有 BOS(除了 119,203)X-射线标识	开(默认模式) 关	失效 无作用	无作用 无作用	每秒有短蜂鸣声或长鸣[a] 无
	颈静脉 GDT,CPI BOS 119,BOS 203X-射线标识	开(默认模式) 关	失效 无作用	无作用 无作用	每次心跳有短蜂鸣声或长鸣[a] 无
	皮下		失效	无作用。S-ICD 无规律起搏。终止除颤后起搏(VVI,50 次/min,30 秒,无序的)	磁体应用的最初 60 秒,无论 ICD 治疗是开还是管,每次心跳有短蜂鸣声
Medtronic	AT-500[b] 其他型号[c]		失效 失效	无作用 无作用	无
Pacesetter 和 St. Jude Medical		正常(默认模式) 忽略	失效 无作用	无作用 无作用	 无
Sorin(ELA Medical)			失效	起搏心率(而非模式)变为 96 次/min(新装置),降至 80 次/min 指示到了择期更换时间	起搏率如上所述改变

EMI,电磁干扰;ICD,植入型心脏转复除颤器;S-ICD,皮下植入型心律转复除颤器。

以上是正确放置磁体时植入型心脏复率-除颤仪(ICD)的反应。列 1 为制造商。一些制造商的产品对磁体有多种反应,可通过 X-射线来确认。如果磁体的反应是可通过程序调节的,列 2 显示了其不同的磁体模式。最先列出的是默认模式。从 EMI 重置设备可能会产生其他模式(即禁用磁体模式)。列 3 显示的是与列 2 对应的抗心动过速治疗(除颤、复率和抗心动过速起搏)的效果。只有 ELA Medical 的 ICD 放置磁体后改变抗心动过缓的起搏心率(列 4),在患者自身心率少于起搏心率的情况下,起搏心率可用于预测电池剩余寿命。只有 Boston/Scientific/Guidant/CPI 生产的 ICD 能产生确定磁体正确放置的声响反馈(列 5)。Pacesetter/St. Jude Medical 生产的装置,需要进行 ICD 检查才可确认磁体模式。

任何 Boston Scientifi c/Guidant/CPI ICD 在施加磁体时不发出声音应该立即进行设备询问。可能需要听诊器;对于电子听诊器,只应使用"隔膜"模式,因为在"贝尔"模式下过滤可能不会将声音传输到听筒。

[a]Boston Scientifi c/Guidant/CPI 生产的 ICD,如果磁体模式为"开",当正确放置磁体时,会立即关闭心动过速探测和治疗功能,直至磁体移开才会恢复。当在这些设备中启用磁体模式时,ICD 将发出恒定的音调或嘟嘟声以确定适当的磁体位置。若装置发出一声长鸣,则不论磁体是否存在,心动过速治疗的功能都失效,即使在磁体移除后,也不会再有心动过速治疗功能。如果一下任何一种 ICD(带有"GDT""CPI"X-射线代码的 ICD,在每次起搏或感知 R 波的时候会发出一声蜂鸣;带有"BOS"或"BSC"X-射线代码的 ICD 每秒发出一声蜂鸣)发出一声蜂鸣,则在磁体移除后只要性能正常,就会开启心动过速治疗功能。

需注意,只有极少数剩余的 GDT 和 CPI x-射线标记器件才会出现"更改含磁铁的快速模式"功能。当编程为开时,在持续磁体施加 30 秒后,快速模式将切换[即,当磁体被移除时(正确施加磁体时发出蜂鸣声),永久性地禁用(磁体正确施加时恒定的音调)]对于大多数 BOS/GDT/CPI ICD 系列而言,该模式已逐步淘汰,自 2009 年 10 月起,程序中的软件旨在禁用并消除该功能。

[b]MedtronicAT-500 系列除颤器只提供心房内的抗心动过速起搏,而且通常要在房性心动过速超过 1 分钟后才开始。这些 ICD 的导联上并无除颤线圈,从而很难在 X-射线下与传统的双腔起搏器加以区别。这些装置没有明显的磁性反应。在 X-射线下识别这些装置包括 Medtronic 的"M",但第一个字母是"I"。其他所有 Medtronic 的心脏起搏器有 Medtronic 的"M",但第一个字母是"P"。

[c]某些 Medtronic 的 ICD 在其上放置磁体时会发出 15~20 秒的声响。然而,这种声音不会因为磁体移除而中断,因此,这一声响不能作为磁体正确放置的标准。

(侯家保 译,夏中元 校)

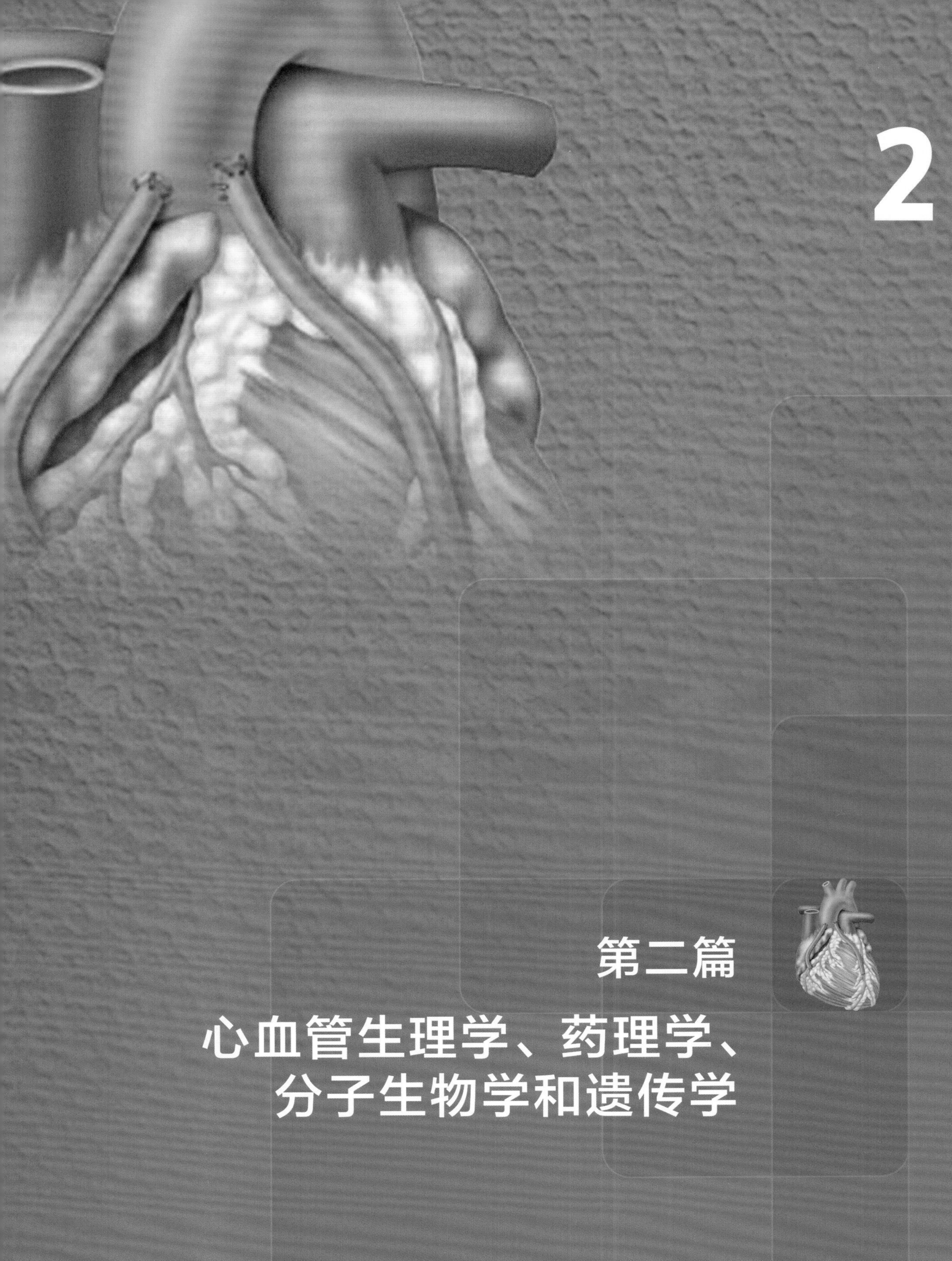

2

第二篇

心血管生理学、药理学、分子生物学和遗传学

心脏生理学

PAUL S. PAGEL, MD, PhD | JULIE K. FREED, MD, PhD

要　点

1. 心脏的软骨骨架、心肌纤维的走向、瓣膜、血液供应以及传导系统决定了心脏的机械功能及局限性。
2. 心肌的功能为收缩与舒张，并非合成蛋白。
3. 拉普拉斯定律描述了离体心肌收缩与舒张时肌肉张力与长度的变化，在完整心脏中转化为压力与容量的时相性变化的过程。
4. 心动周期是一种高度协调、具有时相性的一系列电、机械和瓣膜活动过程。
5. 心动周期中，时间依赖性的二维连续压力和容量投影，构成了一个相位空间图。此图有助于分析每个心腔的收缩和舒张功能。
6. 当收缩状态和顺应性恒定时，每一个心腔都限制在收缩末和舒张末压力-容量的关系内运行。
7. 心脏的泵功能主要取决于心率、前负荷、后负荷以及心肌收缩力。
8. 前负荷指即将收缩前心腔内的血容量；后负荷指心腔开始收缩后所遇到的外部阻力。
9. 利用压力-容量关系、等容收缩、射血期或功率分析等获得的指标，可对心肌收缩力进行量化。但这些指标具有明显的局限性，因为收缩状态和负荷条件是相互关联的。
10. 压力-容量图有助于描述左心室和近端动脉等弹性心腔之间进行能量转移的机械效率。
11. 舒张功能是在正常充盈压力下心腔收集血液的能力。
12. 左心室舒张具有一系列复杂的时间相关性，没有任何单一的舒张功能指标能完全描述心动周期中的这一阶段。
13. 多达50%的心衰患者中，左心室舒张功能障碍是心衰的一个主要原因。
14. 应用左心室压力-容量框架可分析等容舒张期、早期充盈期和心房收缩期的舒张功能。
15. 测量跨二尖瓣和肺静脉血流速度、组织多普勒成像以及彩色M型血流速度可无创性量化舒张功能。
16. 心包约束心腔的充盈，也是心室相互依存的重要决定因素。
17. 心房具备3个重要的机械性作用，即通道作用、储存作用以及收缩性充盈心腔的作用。

心脏是一个具有电自律性、时相性、变速特性的泵系统。泵系统由两组富有弹性的肌肉腔室组成。每一组腔室由心房和心室顺序相连，并可同时向肺循环和体循环系统提供等量的血液。心脏的4个腔室对刺激频率，收缩前心肌张力（即前负荷）以及收缩后遇到的阻力（即后负荷）做出反应。心脏可通过广泛的冠脉循环高效地为其自身提供能量。

心脏通过改变自身的机械性能（即 Frank-Starling 机制）及对神经激素和神经反射信号进行应答以快速适应生理环境的变化。心房和心室的收缩性能（即收缩功能）及心脏射血前心腔在正常充盈压下有效收集血液的能力（即舒张功能）决定心脏的整体性能。这一固有的二重性表明心脏衰竭可能是由于收缩或者舒张功能异常引起的。

全面了解心脏生理功能对于实施心脏麻醉至关重要。心脏在一个平均心率为75次/min的人的生命周期内，收缩和舒张超过30亿次，提供满足人体代谢需要的氧气和营养。本章中，我们将讨论心脏生理学基本原理，重点讨论能使心脏达到真正卓越表现的生理机制。

心脏大体解剖对功能的影响

结构

解剖结构决定了心脏主要的机械性能及其局限性。瓣环、主动脉和肺动脉根部、中心纤维体及左右纤维三角构成心脏的骨架结构。富有弹性的软骨性结构位于心脏上方（即基底部），支撑肉眼下可见的无血管的半透明瓣膜结构，抵抗心腔内压力和血液流动的作用力，同时为心外膜下肌肉的嵌入提供空间[1]。大部分心房及心室肌不直接与中央纤维骨架结构相连接，而是起源于并嵌入到邻近的心肌层中。此发现与著名的心脏胚胎起源理论一致，该理论表明心脏在胚胎发育过程中是由一扩张的动脉血管衍生而来[2]。

由粗大的Ⅰ型胶原蛋白和细小的Ⅲ型胶原蛋白交叉结合构成的间质胶原纤维网也对心肌提供了重要的结构支持。弹性蛋白在胶原蛋白基质中交织，在不影响其强度的同时使心脏具有柔韧性与弹性。与 William Harvey 最初的论断相矛盾的是[3]，心房肌和心室肌无法用解旋解剖技术分离成不同的节段或层面[4,5]。相反，心肌是由心肌纤维相互联结的统一体。因此，在本章节中，“层次”只是一种比喻式表达。

左右心房由两层相对薄弱的垂直相交的心肌层构成。右心室壁及左心室壁相比心房壁要更厚（分别约5mm和10mm），由3个肌层构成：深层的指状突窦螺旋肌层、表面的窦螺旋肌层和球螺旋肌层。心内膜到心外膜延伸的肌纤维排列有序，纤维角度存在变化，这些特点在心室肌表现明显，在空间上很好地保留了这些特点（图6.1）[6]。

左心室心内膜下和心外膜下肌纤维从底部到顶端沿垂直、斜交和螺旋方向走行，并在左心室中点的位置改变走行

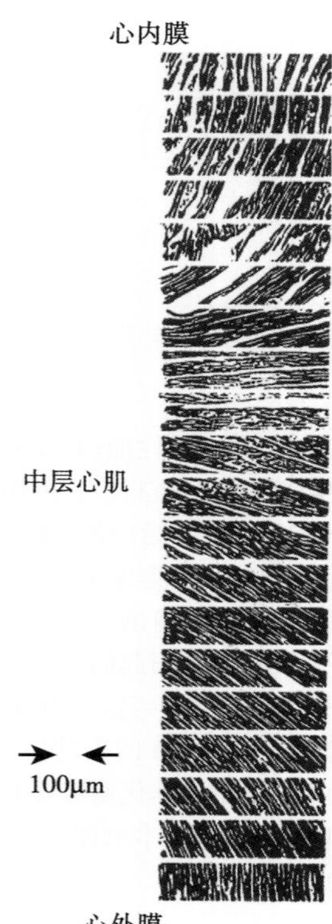

图 6.1 图为从心内膜表面(顶部)至心外膜表面(底部)连续描述左心室前壁全层心肌纤维角度的显微照片。注意内膜下(即垂直方向)至中层心肌(即平行方向)与肌层相关的心肌纤维走行方向的转变。从中层至心外膜层心肌纤维走形方向发生镜像转变。(*From Katz AM.* Physiology of the Heart. *3rd ed. Philadelphia: Lippincott Williams & Wilkins;2001.*)

方向,左心室肌纤维的结构类似于一个平铺的“8”字形(图 6.2)。斜向排列的心外膜及心内膜下心肌纤维的收缩引起左心室腔沿其纵轴缩短并伴随一个特有的扭转动作,能够增加上述左心室收缩时基底-顶端心肌纤维收缩力。在心力衰竭演变过程中,左心室从原始的螺旋形几何结构向球形结构转变,导致心室收缩功能下降[7]。左心室舒张时心室收缩运动的弹性回缩力也是舒张期抽吸作用的重要决定因素,能够在血容量不足及剧烈运动情况下促进足够的左心室充盈[8,9]。

与心内膜及心外膜下心肌层不同的是,中层心肌纤维沿左心室腔直径呈圆周走行。中层肌纤维的收缩使心室腔的直径缩短。

左心室游离壁在基底部最厚,由于中层心肌纤维数量逐渐下降,往心尖方向逐渐变薄。左右心室的心内膜下心肌层连同由左心室游离壁延伸而来的左心室中层心肌共同形成心室间隔[1]。形成心室间隔的结构元素主要源于左心室,而非右心室。因此,心室收缩时朝向左心室面的室间隔通常会变厚。然而,在右心室扩张(例如肺动脉压力急剧升高)或者压力超负荷性右心室肥大(例如慢性左向右分流)等病理情况下,朝向右心室面的室间隔会出现收缩变厚的现象。

在左心室游离壁,由于中层心肌纤维数量逐渐降低,室间隔的厚度从基底部到心尖端逐渐变薄。左心室心尖部游离壁由心内膜下和心外膜下心肌纤维构成,但室间隔心尖部仅由左心室和右心室的心内膜下心肌纤维构成。左心室壁厚度和心肌纤维层走向的局部差异导致负荷相关的左心室力学的变化[10]。心内膜不规则的突起称为心肉柱(拉丁语中的“肉脊”),通常见于左心室心尖部位边缘和右心室内,此结构特点的确切生理影响尚不清楚。左心室表面沿心内膜排列的心内膜内皮细胞在心肌功能调节方面发挥的作用可能很小[11]。

心脏收缩期间,左心室心尖部和室间隔在纵隔内保持相对固定,左心室侧壁和后壁分别向前和向右移动,使心脏的纵轴从面向二尖瓣的平面(即利于左心室充盈)转移至平行于左心室流出道的位置(即利于心脏射血),由此可产生搏动最强点,通常可在左胸前壁锁骨中线第五或第六肋间触及。心内膜下及心外膜下心肌纤维缩短、乳头肌收缩以及血液射出到主动脉根部引起的机械性回缩导致心脏收缩期间左心室底部向心尖方向下降。左心室心肌同步收缩使左心室长轴缩短,左心室腔直径减小,并使心尖部朝胸壁的前-右方向旋转。左心室射血也与从心尖部到心底部的室壁应力阶差相关,室壁应力的阶差引发了左心室内压差,进而将每搏量(stroke

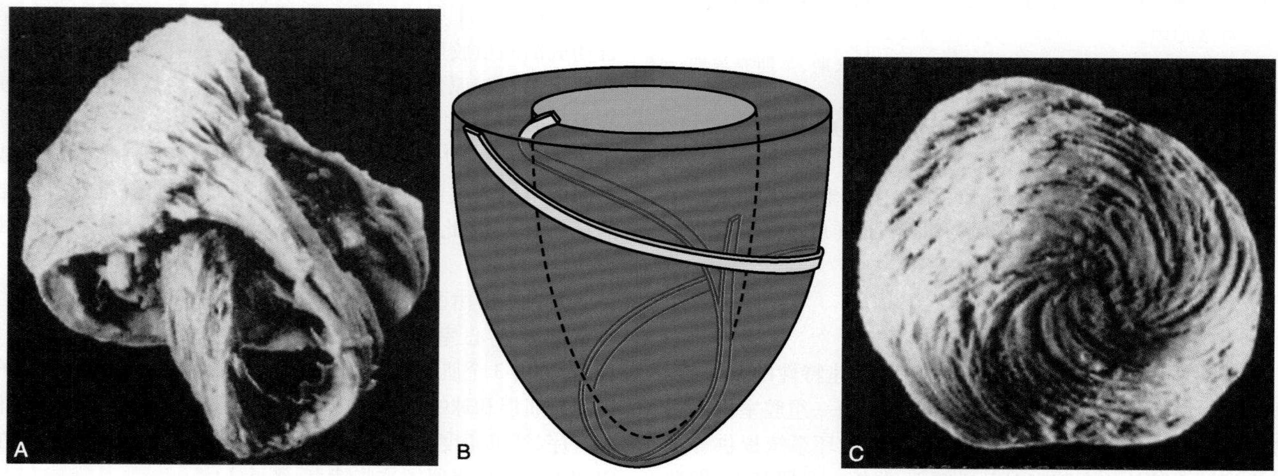

图 6.2 左心室心肌纤维的螺旋方向。(A)左心室(LV)前壁和侧壁的解剖结构,显示螺旋形心肌束从基底部至心尖部延伸。(B)螺旋方向示意图。(C)显示左心室心尖部心肌纤维走向和螺旋形纤维结构的解剖图。(*From Katz AM.* Physiology of the Heart. *3rd ed. Philadelphia: Lippincott Williams & Wilkins, 2001.*)

volume,SV)有效地从左心室转移到主动脉。

在纵隔内,相比左心室,右心室处于偏右侧更靠前的位置。后壁椭圆形结构的左心室将由肺静脉循环回流的含氧血射入高压的全身动脉血管系统,而薄壁新月形结构的右心室将不含氧的静脉血射入压力更低、顺应性更强的肺动脉系统。

左心室的活动是一个整体同时进行的,而右心室是以蠕动的形式收缩,某种程度上是由于构成右心室的输入和输出通道在胚胎学上存在差别。收缩过程中右心室以风箱运动的形式向室间隔移动,室间隔和左心室构成右心室游离壁缩短的夹板屏障。左心室的收缩对右心室的收缩功能也起着重要的作用(即收缩心室相互依存)[12]。这些因素使心肌构成较少的右心室具备机械性能优势,使其射出的每搏量与左心室每搏量相等。然而,由于室壁较厚的左心室在后负荷增加时产生的容积功是右心室所产生容积功的五倍到七倍,室壁较薄的右心室在后负荷适度增加时更容易发生急性功能失调,但右心室的顺应性更好,比左心室更能适应过剩的容积。

收缩期间,分隔右心房和右心室的房室沟以及相邻的三尖瓣环平面(即,右心室基底部)向右心室尖部缩短,这一运动被用作量化评价右心室收缩功能的指标。此量化指标通过超声心动图测量游离壁三尖瓣环收缩期位移而实现[13]。

瓣膜

心脏的两对瓣膜确保了左右两侧的单向血流。肺动脉瓣和主动脉瓣分别是位于右心室和左心室流出道的三瓣结构,随压力变化被动运转。肺动脉瓣叶以其解剖学位置命名(即右瓣、左瓣和前瓣),而主动脉瓣叶的命名根据是其毗邻的冠状动脉开口。

右心室和左心室射血时,肺动脉瓣和主动脉瓣打开,最大收缩血流通过时每个瓣膜的有效开口面积都略小于瓣环的横截面积。近端主动脉根部扩张段(即 Valsalva 窦)紧邻每个瓣叶的上方。在射血过程中 Valsalva 窦能够促进涡流的形成,防止主动脉瓣叶接近或附着于主动脉壁及左右冠状动脉瓣挡住各自的冠脉开口。射血终止时,Valsalva 窦内的涡流确保舒张早期瓣叶保持充分的移动状态,促进主动脉瓣关闭[14]。通过主动脉瓣的正常流速(约 1.0m/s)的血流在主动脉瓣叶和 Valsalva 窦之间形成涡流,能够进一步防止瓣叶和主动脉壁接触[15]。与主动脉根部不同,肺动脉近端不包含窦状结构。

二尖瓣薄而柔软却非常坚韧,将左心房和左心室隔开。二尖瓣是一个椭圆形双曲抛物面的结构[16,17](即马鞍形结构)。二尖瓣包含两个瓣叶,按解剖位置分别命名为前叶和后叶,在中心曲线上接合,二尖瓣前叶形成凸缘。二尖瓣前叶为椭圆形,占据瓣环直径的大部分。后叶为新月形结构,围绕瓣环延伸。因此,每个瓣叶的横截面积是相似的。生理上,瓣叶在前外侧和后内侧接合,连接处位于相应的乳头肌上方。瓣叶沿接合处略增厚。左心室舒张末期,左心房和左心室腔内的正压力梯度以及左心室机械回弹将二尖瓣打开;左心室收缩期,流向瓣膜方向的逆向血流将开放的瓣膜推向上方并使瓣叶闭合。

连接于乳头肌上,防止收缩期瓣膜倒置的细纤维线称作腱索。主要和次要腱索分别嵌入瓣叶的瓣膜边缘和瓣膜体的光滑和粗糙区域(约位于瓣膜边缘和瓣环之间距离的三分之一处)。三级腱索起源于后内侧乳头肌并嵌入二尖瓣后叶或瓣环附近邻近心肌。乳头肌由心内膜下心肌外翻形成,为两个二尖瓣瓣叶提供腱索,同时随左心室同步收缩。乳头肌收缩拉紧腱索,抑制瓣叶超过正常连接区域的过度移动,防止血液反流[18]。左心室收缩时,二尖瓣周围的心外膜下心肌括约肌样运动使其瓣环周长略降低,减少瓣环总面积,有利于瓣膜关闭[19]。

二尖瓣功能的完整性对心脏的整体性能至关重要。瓣膜装置通过阻止血液反流到左心房和近端的肺静脉循环,保证左心房到左心室血流的单向性。同时乳头肌促进左心室尖部后内侧和前外侧收缩也能增强左心室收缩功能。因此二尖瓣置换时切断腱索-乳头肌的连接,左心室整体的收缩功能会减弱。乳头肌缺血或梗死除引起急性二尖瓣反流外,也会以类似的机制导致左心室收缩功能障碍。

前瓣(即前上瓣)、后瓣(即下瓣或壁侧瓣)、隔瓣(即中间瓣)和相应的腱索和乳头肌构成调节右心房到右心室血流的三尖瓣。前瓣和隔瓣通常较后瓣偏大。在某些先心病患者中(例如大血管转位),隔瓣乳头肌的存在能够从形态学上区分右心室和左心室。心肌侧束(即节制索)连接前壁心尖段和乳头肌并作为区分右心室流入道和流出道的界线。

右心室腔内遍布大量粗糙的心肉柱,而左心室心内膜表面的小梁则相对精细,出现此区别的机制尚不清楚。与二尖瓣不同,三尖瓣没有明确定义的胶原性瓣环,而是由房室沟将右心房与右心室心肌分隔开来。房室沟紧靠三尖瓣的上缘并可能凹入三尖瓣起始部,房室沟内有右冠状动脉近端部分走行其中。

血液供应

心脏血流由冠状动脉左前降支(left anterior descending coronary artery,LAD)、冠状动脉左回旋支(left circumflex coronary artery,LCCA)和右冠状动脉(right coronary artery,RCA)供应。左心室绝大部分血流供应是在舒张期,当主动脉压力超过左心室压力时冠状动脉内形成正压梯度,以上三支冠状动脉分支都参与左心室的血流供应。基于已知的血流供应分布,严重的冠状动脉狭窄或急性冠脉阻塞所致急性心肌缺血进而引起的心肌损伤模式是可预见的。LAD 及其分支(包括隔穿支和对角支)供应左心室前壁的内侧半、心尖和室间隔的前三分之二。LCCA 及其钝缘支供应左心室侧壁的前后方,而右冠状动脉及其远端分支供应后壁的内侧部分和室间隔的后三分之一。

向后降支动脉(PDA)供应血流的冠状动脉决定了冠脉的左或右优势型。右优势型(即由右冠状动脉供应后降支动脉)约见于 80% 的患者,剩余的其他患者为左优势型(即由左回旋支冠状动脉供应后降支动脉)。冠脉远端的直接连接或主要冠脉之间的侧支循环也可为严重冠状动脉狭窄或完全阻塞患者心肌远端的血供提供旁路。但在人体冠脉循环中,这些连接变异度大,通常是不可预测的。

右冠状动脉(大约 2/3 的患者)或者左回旋支冠状动脉通常是后内侧乳头肌唯一的血供来源,使得这一结构特别容易发生缺血或梗死。另外三分之一的患者后内侧乳头肌存在双重血供(即右冠状动脉和左回旋支冠状动脉)[20],相对不容易发生后内侧乳头肌的缺血性损伤。前外侧乳头肌的冠脉血流通常由左前降支冠状动脉和左回旋支冠状动脉供应，因此该乳头肌的缺血性功能障碍不常见。

与左心室不同，整个心动周期中供应右心房、左心房和右心室的冠脉血流持续存在，这是由于收缩期和舒张期的主动脉压力均超过上述心腔内的压力。右冠状动脉及其分支供应右心室大部分的血流，但右心室前壁也接受左前降支分支的血流供应。右冠状动脉或者左前降支缺血可能造成右心室功能不全。

供应左心房的冠脉血流源于左回旋支冠状动脉的分支[21,22]。左前降支阻塞引起急性心肌缺血或梗死时，左心房通过 Frank-Starling 机制增强收缩功能[23]，但左回旋支冠状动脉血流受损致左心房心肌缺血时这种代偿性反应可能不会再出现[24]。

右冠状动脉和左回旋支冠状动脉为右心房提供血流供应[21]。例如，源于右冠状动脉（55% 的患者）或左回旋支动脉（45% 的患者）的窦房结动脉供应窦房结（sinoatrial，SA）的血流。房室结的血供与窦房结相似，主要来源于右冠状动脉的分支，偶尔也来源于左回旋支冠状动脉分支，这取决于冠脉血供左或右优势型的分型。这两个灌注区域任何一个发生冠脉狭窄或者急性阻塞，都会延迟近端传导系统内电信号的传导，导致心动过缓。

传导

心脏电兴奋的机制在机械性能的发挥中起着关键性作用[25]。如果不存在起搏速度降低、传导延迟或阻滞、次要起搏点（如房室结、希氏束）起搏加速等情况，窦房结是主要的心脏起搏点。前、中（Wenckebach）和后（Thorel）节间束迅速将窦房结去极化信号通过右心房心肌传输至房室结（表 6.1）。前节间束的一个分支（即 Bachmann 束）也将窦房结去极化信号通过房间隔从右心房传至左心房。

表 6-1 心脏电兴奋次序

结构	传导速度/(m/s)	起搏心率/(次/min)
窦房结	<0.01	60~100
心房肌	1.0~1.2	无
房室结	0.02~0.05	40~55
希氏束	1.2~2.0	25~40
束支	2.0~4.0	25~40
浦肯野纤维网	2.0~4.0	25~40
心室肌	0.3~1.0	无

From Katz AM. *Physiology of the Heart*. 3rd ed. Philadelphia: Lippincott Williams & Wilkins; 2001.

在电生理学实验室可以清晰演示节间束的传导，但组织学检查通常不能明确由独特形态学心肌细胞构成的解剖学特有的传导束，该传导束比心房肌本身传导冲动的速度更快。心脏的软骨骨架充当绝缘体将房室隔离。心房除极信号并不是任意地传遍心脏，而是经过房室结及其远端的传导通路（即希氏束）传至心室。心房和心室间的电隔离以及房室结缓慢传导引起的传导延迟形成了心房收缩信号转导至心室，再引起心室收缩的顺序传导模式。

心房与心室之间的病理性房室旁路（如 Kent 束）可以绕过房室结，造成房室折返性室上性心动过速（如 W-P-W 综合征）。希氏束穿过绝缘的心脏软骨骨架经由右束支和左束支分别将房室结的去极化信号经过广泛分布于心室壁内三分之一的浦肯野纤维网传导至右心室和左心室。希氏束、左右束支及浦肯野纤维网构成 His-Purkinje 纤维，确保了去极化信号快速协调分布，促进心室的同步收缩与射血。

人工心脏起搏器（如右心室心外膜起搏器）绕过正常传导系统引起左心室不同步的活动，会引起左心室不协调的收缩进而削弱整个左心室的收缩功能，并且在心脏外科患者心肺转流后常常引起新的局部室壁运动异常。这种心脏不同步收缩也见于安装右心室心尖部起搏器（如病窦综合征或房室传导障碍的治疗），对左心室的结构和功能也会产生有害影响[26]。认识正常电激活序列与左心室收缩同步性之间的重要关系是某些心脏衰竭患者成功使用心脏再同步治疗的基础[27]。

心肌解剖和功能

超微结构

心肌细胞超微结构是结构顺应功能的一个很好的例子。肌纤维膜是心肌细胞外膜，其脂质双分子层包含离子通道（如 Na^+、K^+、Ca^{2+} 及 Cl^- 离子通道）、主动和被动离子转运蛋白（Na^+-K^+ ATP 酶、Ca^{2+}-ATP 酶、Na^+/Ca^{2+} 或 Na^+/H^+ 交换体）、受体（如 β_1-肾上腺素能受体、毒蕈碱胆碱能受体、腺苷受体及阿片类受体）和离子转运酶（如葡萄糖转运体），调节细胞内离子浓度，调控体内电生理平衡，介导信号转导，提供代谢基质。肌纤维膜内陷（即横向 T 管）深入肌质内促进细胞去极化信号的同步快速传导。

心肌细胞包含大量线粒体，能够产生心脏收缩和舒张所需的高能磷酸盐（如 ATP、磷酸肌酸）（图 6.3）。肌小节是心肌细胞收缩单位，肌小节的肌原纤维平行排列，细肌丝横纹束包含肌动蛋白、原肌球蛋白和肌钙蛋白复合体，粗肌丝主要由肌球蛋白及其支持蛋白构成。肌小节之间串联连接，收缩期间每个心肌细胞的长轴和短轴同时缩短变粗。

光镜和电子显微镜观察已明确肌小节的结构。粗肌丝和细肌丝功能上进行交互的区域叫作 A 带，当肌节缩短时 A 带变宽，表明有更多的粗细肌丝重叠。肌小节仅包含细肌丝的区域叫作 I 带，肌肉收缩时，I 带的宽度缩短。在 I 带的中央有一条 Z 线（来源于德语，意思是“收缩”），Z 线是两个肌小节连接的边界线。一条 A 带和两条分离的 I 带（Z 线之间）构成了肌小节的长度。A 带的中央包含一条 M 带，M 带由粗肌丝构成，位于肌球蛋白接合蛋白 C 排列的六角形横截面上。

每个心肌细胞都包含一个围绕心肌收缩蛋白的密集肌质网（SR），是心肌细胞钙离子（Ca^{2+}）的储蓄池，肌质网的广泛分布保证了心肌收缩和舒张过程中活化剂 Ca^{2+} 在整个肌丝中的均匀分布和再摄取。肌质网包含称作肌纤维膜下池的特殊结构，毗邻肌纤维膜和 T 管。肌纤维膜下池包含兰尼碱受体，该受体是肌质网上主要的 Ca^{2+} 释放通道，促进肌纤维膜去极

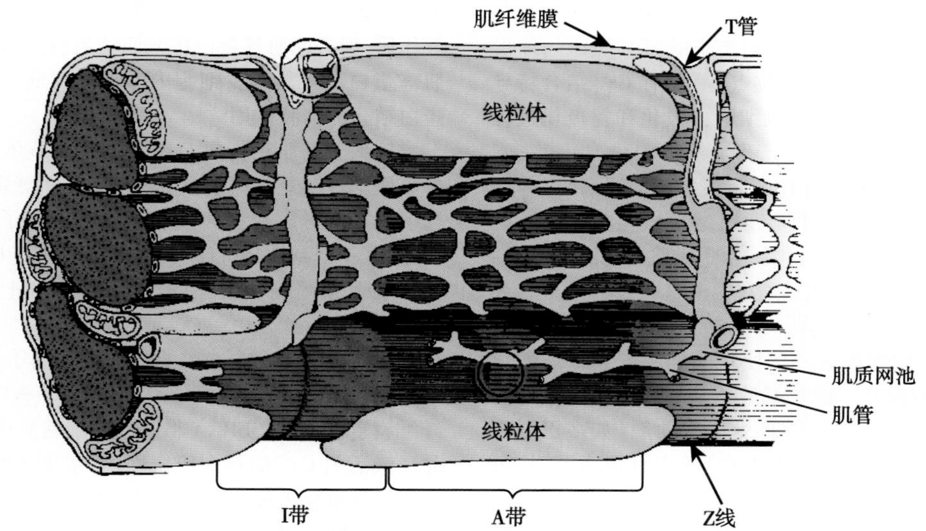

图6.3 Arnold Katz 的心肌细胞超微结构图解。(*From Katz AM*. Physiology of the Heart. *3rd ed. Philadelphia*:*Lippincott Williams & Wilkins*,*2001*.)

化时肌质网内 Ca^{2+} 诱导的 Ca^{2+} 释放。

收缩装置及为心肌纤维收缩提供能量的线粒体构成了心肌细胞总体积的80%以上,而胞质和胞核所占体积低于15%。收缩(而非蛋白合成)是心肌细胞的主要功能。闰盘通过筋膜黏着蛋白(在Z线处连接肌动蛋白分子)及桥粒机械性地与邻近肌细胞相连,通过允许离子和小分子扩散的缝隙连接产生细胞之间的电子透明度。

收缩装置蛋白

心肌收缩装置有6种主要蛋白成分:肌球蛋白、肌动蛋白、原肌球蛋白及3种肌钙蛋白复合体。肌球蛋白(500kDa,长度0.17μm)包含一对相互缠绕的α-螺旋蛋白(即尾部),每个螺旋蛋白都有一个与肌动蛋白相连的球状头部及两对毗邻的轻链。肌球蛋白酶解结果显示,轻酶解肌球蛋白构成了尾部,重酶解肌球蛋白构成了肌球蛋白的头部和轻链。肌球蛋白分子的主要支撑结构是轻酶解蛋白。肌球蛋白二聚体的球状头部包含两个铰链结构,都位于远端的轻链尾部双螺旋交点处,此铰链结构主要负责收缩过程中肌丝的缩短。

肌球蛋白头部与肌动蛋白分子相连后,触发肌球蛋白ATP酶激活引发的级联事件,调节收缩过程中铰链旋转和舒张过程中肌动蛋白释放。肌球蛋白ATP酶活性是决定肌节缩短最大速度的主要因素。目前已在成年人和新生儿心房及心室肌中识别出几种肌球蛋白ATP酶的亚型,可依靠酶的活性来区分。肌球蛋白分子沿粗肌丝全长串联排列,尾端朝向暗带中央的M线。由于肌动蛋白分子是向中央牵拉,此排列方式使每一半的肌小节能达到同等程度的缩短。

肌球蛋白复合体的4条轻链,分为调节性轻链和必需轻链。肌球蛋白的调节性轻链,通过调节 Ca^{2+} 依赖性蛋白激酶磷酸化影响肌球蛋白-肌动蛋白相互作用;必需轻链蛋白对肌球蛋白运动有重要影响,移除必需轻链蛋白后肌球蛋白分子会发生变性,但具体作用目前并不明确。从病理角度来说,左心室肥大时肌球蛋白轻链会发生亚型转变,即从心室亚型向心房亚型转变,这可能会导致收缩功能不全[28]。在某些疾病状态下,轻链蛋白异构化表达的基因调节可能是构成收缩功能降低的基础。

粗肌丝由肌球蛋白及其结合蛋白和肌联蛋白构成,肌联蛋白是一个连接肌球蛋白与Z线的长弹性分子。肌联蛋白是心肌具有弹性的主要原因,它类似于一个双向弹簧,当肌小节长度达到最长或最短时,能够增加被动恢复力,起长度感受器的作用[29]。在负荷量降低及增加时,相应地肌联蛋白发生压缩和伸展,分别限制肌节的过度缩短和延长。肌联蛋白是调节心肌应力-应变行为的另一种弹性成分(除肌动蛋白和肌球蛋白外)[30]。

细肌丝的主要构成部分肌动蛋白是一个42kDa、椭圆形球状蛋白(即G-肌动蛋白),最大直径为5.5nm。肌动蛋白也呈聚合丝状结构(即F-肌动蛋白),嵌入G-肌动蛋白单体的双螺旋链中,形态类似两串缠绕的珍珠。每个完整的F-肌动蛋白螺旋结构包含14个G-肌动蛋白单体,长度为77nm。F-肌动蛋白不直接水解高能核苷酸,而是结合二磷酸腺苷(ADP)和二价化合物例如 Ca^{2+} 和 Mg^{2+} 等。肌动蛋白通过可逆性结合肌球蛋白激活肌球蛋白ATP酶(肌动蛋白也因此命名)。肌动蛋白-肌球蛋白复合体水解ATP,供应通过肌球蛋白头端构象改变调节肌小节收缩和舒张循环所需的能量。

原肌球蛋白是肌小节内肌动蛋白和肌球蛋白相互作用的一个主要抑制剂。这一40nm长的分子由一个刚性α-螺旋的双链螺旋状蛋白通过二硫键连接构成。人类原肌球蛋白包含34kDa α亚型和36kDa β亚型,以同源二聚体(68或72kDa)或异源二聚体(72kDa)形式存在[31]。Ca^{2+} 依赖的原肌球蛋白和肌钙蛋白复合体相互作用启动兴奋-收缩偶联。肌纤维膜去极化后肌动蛋白和肌球蛋白结合,引起肌细胞收缩。因为其原肌球蛋白位于F-肌动蛋白双螺旋之间的纵向裂缝中,能使细肌丝变硬。细胞支架蛋白,包括α-辅肌动蛋白、β-辅肌动蛋白及星云状小体,将细肌丝锚定在肌小节的Z线上[32]。

肌钙蛋白复合体以40nm的间隔散布在细肌丝上,包含3种调控收缩装置的蛋白,每种蛋白均具有特异性作用[33]。心肌中存在一种高度保守、单一异构体的肌钙蛋白C(具有 Ca^{2+}

结合能力)，由位于中央的九转 α-螺旋构成，这一螺旋结构分隔两个包含四个离散的、结合二价阳离子的氨基酸序列球形区域，其中两个序列(即位点Ⅰ和位点Ⅱ)具有 Ca^{2+} 结合特异性。因此，肌钙蛋白 C 分子在心肌细胞去极化和复极化过程中直接对细胞内 Ca^{2+} 浓度的改变产生应答。

质量为 23kDa 的肌钙蛋白 I(即肌钙蛋白抑制剂)以单一异构体的形式存在。其本身对肌动-肌球蛋白相互作用影响很弱，但当它与原肌球蛋白结合后，会变成肌动-肌球蛋白结合的主要抑制剂。此抑制作用是通过对受体依赖的信号转导产生应答，因为肌钙蛋白 I 包含一个对蛋白激酶 A(protein kinase A，PKA)(通过细胞内第二信使环磷酸腺苷调节磷酸化作用)敏感的丝氨酸残基。该丝氨酸残基的磷酸化降低肌钙蛋白 C 的 Ca^{2+} 结合能力，在应用 β-受体激动剂(如多巴酚丁胺)和磷酸二酯酶Ⅲ抑制剂(如米力农)等正性肌力药时，可以促进心肌松弛。

肌钙蛋白 T(即可以结合其他肌钙蛋白分子和原肌球蛋白的形式)是肌钙蛋白中最大的一种，人体中共有 4 种主要亚型。作为结合其他肌钙蛋白分子的锚定物，肌钙蛋白 T 可能会对肌钙蛋白 C 的 Ca^{2+} 敏感性产生影响[34]。

钙离子-肌丝相互作用

Ca^{2+} 与肌钙蛋白 C 结合使肌钙蛋白-原肌球蛋白复合体发生一系列的构象改变，暴露肌动蛋白上特定的肌球蛋白结合位点(图 6.4)。心脏舒张期细胞内 Ca^{2+} 浓度低(10^{-7}mol/L)，少量 Ca^{2+} 与肌钙蛋白 C 结合。在这些情况下，肌钙蛋白复合体将每一个原肌球蛋白分子限制在 F 肌动蛋白细丝之间的凹槽区域外部，通过阻止蛋白之间横桥的形成抑制肌球蛋白-肌动蛋白相互作用。

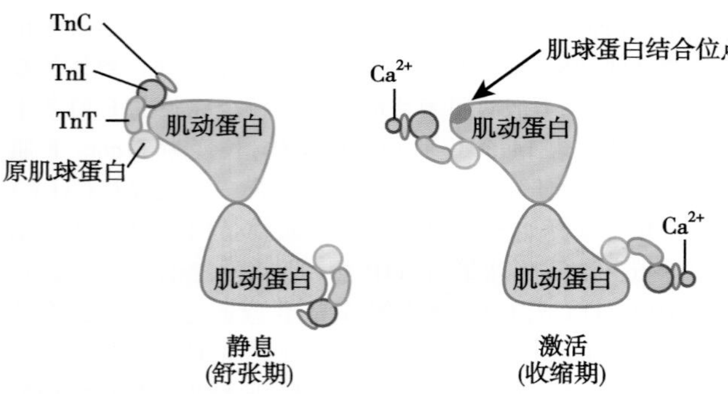

图 6.4 描述静息状态(即舒张期)及与 Ca^{2+} 结合后(收缩期)肌钙蛋白-肌球蛋白复合体与肌动蛋白丝结构关系的横截面图。与 Ca^{2+} 结合使肌钙蛋白-肌球蛋白复合体向肌动蛋白分子间的凹槽处发生构象转变，暴露肌动蛋白上肌球蛋白结合位点。TnC，肌钙蛋白 C；TnI，肌钙蛋白 I；TnT，肌钙蛋白 T。(*From Katz AM.* Physiology of the Heart. *3rd ed. Philadelphia*：*Lippincott Williams & Wilkins*，*2001.*)

肌纤维膜去极化使 L 型及 T 型 Ca^{2+} 通道打开，细胞外 Ca^{2+} 涌入细胞内，并激发肌质网内兰尼碱受体介导的 Ca^{2+} 诱导的 Ca^{2+} 释放，细胞内 Ca^{2+} 浓度呈百倍上升(升至 10^{-5}mol/L)，因此静息抑制状态会迅速发生转变。在此条件下，Ca^{2+} 与肌钙蛋白 C 结合，不仅将肌钙蛋白 C 拉长，还强化了肌钙蛋白 C 与肌钙蛋白 T 和肌钙蛋白 I 的相互作用。这些 Ca^{2+} 介导的肌钙蛋白复合体构象改变削弱肌钙蛋白 I 和肌动蛋白的相互作用，促进原肌球蛋白在 F 肌动蛋白上的重新定位，通过原肌球蛋白尽可能减少细胞内 Ca^{2+} 浓度低时对肌动蛋白-肌球蛋白结合的抑制作用[35]。

钙离子与肌钙蛋白 C 结合引起调节蛋白化学结构改变，暴露肌动蛋白上肌球蛋白结合位点。肌球蛋白结合位点的暴露引起横桥形成及肌肉收缩。随后钙离子与肌钙蛋白 C 分离，逆转了抑制性拮抗作用，通过迅速恢复 F 肌动蛋白上肌球蛋白-原肌球蛋白复合体的原始结构，防止肌球蛋白-肌动蛋白进一步相互作用，促进心肌松弛。

肌质网膜上存在一个能量依赖性离子泵，即肌质网 Ca^{2+} ATP 酶(sarcoendoplasmic reticulum Ca^{2+}-ATPase，SERCA)，肌纤维膜复极化后，SERCA 将肌丝和细胞质内大部分的 Ca^{2+} 移除。激活剂 Ca^{2+} 储存在肌质网内，浓度大约 10^{-3}mol/L，在下一次肌纤维膜去极化及肌质网兰尼碱受体激活的 Ca^{2+} 再次开放之前，暂时与集钙蛋白和钙网蛋白结合。

另外，肌纤维膜上存在着 Ca^{2+} ATP 酶和 Na^{+}/Ca^{2+} 交换体(离子浓度梯度驱动)，在复极化后从细胞质中发挥移除 Ca^{2+} 的作用。受磷蛋白是位于肌质网膜上质量为 6kDa 的蛋白，在基线状态下部分抑制 Ca^{2+} 离子泵 SERCA 的活性。但 PKA 引起的受磷蛋白磷酸化会对抗这种基线抑制作用，促进 SERCA 介导的 Ca^{2+} 再摄取入肌质网内[36]。多巴酚丁胺和米力农等药物通过调节 PKA 介导的信号转导发挥药物作用，这两种药物通过促进钙离子再摄取(即正性松弛作用)增加心肌松弛的速度和程度，同时提高下次收缩活动所需的钙离子水平(即正性收缩作用)。

肌球蛋白-肌动蛋白相互作用的生化过程

心肌收缩的生化过程通常用一个四阶动力学模型来描述(图 6.5)[37]。ATP 与肌球蛋白催化区域高亲和力结合引发一系列协调事件，导致肌小节缩短。肌球蛋白 ATP 酶水解 ATP 分子产生 ADP 和无机磷酸盐，仍与肌球蛋白结合，形成活化复合体，保留上述反应的化学能作为势能。在无肌动蛋白情况下，ADP 和磷酸盐最终与肌球蛋白解离，使心肌保持松弛。

当肌球蛋白-ADP-磷酸盐复合体与肌动蛋白结合，肌球蛋白 ATP 酶活性显著增强，ATP 水解释放的能量转化成机械功。第一，肌球蛋白与肌动蛋白结合，肌球蛋白头端释放磷酸阴离子，在横桥内产生张力诱导分子构象[38]。第二，ADP 与释放的激活势能共同使横桥在铰链点发生旋转(即做功)，使肌球蛋白分子的螺旋尾端从球状头端分离。每次横桥旋转产生大约 3.5×10^{-12} 牛顿的力，肌球蛋白沿肌动蛋白移动 11nm[39]。第三，活化状态的肌球蛋白-肌动蛋白复合体在横桥旋转后不会立刻与肌动蛋白发生解离，仍然保持低能量的结合状态(即僵直)。第四，肌球蛋白和肌动蛋白分子只有在新的 ATP 与肌球蛋白结合时才会发生分离。假设 ATP 供应充足且不存在肌钙蛋白-原肌球蛋白复合体对肌动蛋白上肌球蛋白结合位点的抑制，这 4 个步骤的过程将会重复进行。

诸多因素会影响横桥的生化过程及其引起的肌小节缩短。无负荷肌肉缩短的最大速度(V_{max})与肌球蛋白 ATP 酶活性直接相关。细胞内钙离子浓度百倍增加联合肌纤维膜去

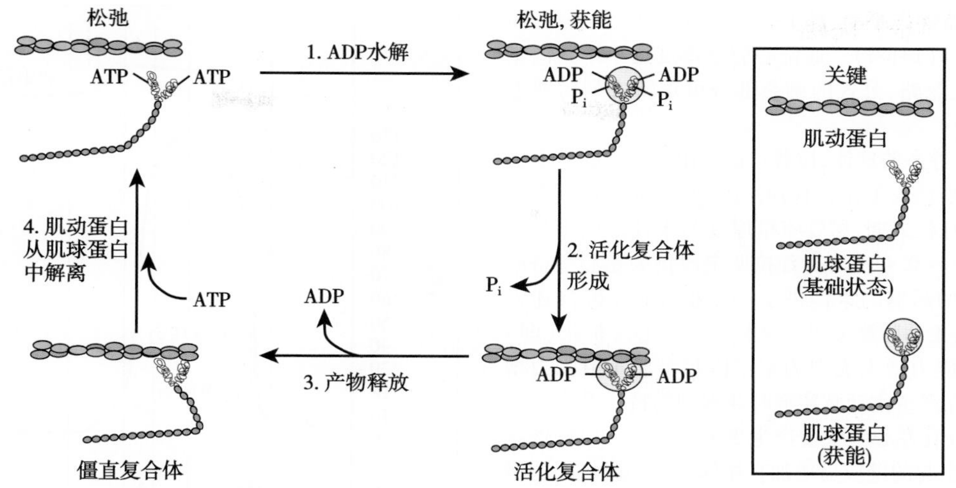

图 6.5 肌动蛋白-肌球蛋白 ATP 酶四步反应机制开始于 ATP 结合至肌球蛋白头端。肌球蛋白结合的 ATP 水解（步骤 1）激活肌球蛋白头端，肌球蛋白头端保留水解反应产物 ADP 和磷酸盐作为势能。反应末期，由于肌球蛋白未与肌动蛋白结合，肌肉仍处于松弛状态。激活的肌球蛋白头端与肌动蛋白细丝结合后，磷酸盐发生分离（步骤 2）。ADP 从肌球蛋白头端分离释放 ATP 水解产生的化学能，改变肌球蛋白横桥的位置，执行机械做功（步骤 3）。当新的 ATP 分子与肌球蛋白头端结合时，该僵直复合体发生解离，这一周期结束（步骤 4）。ADP，二磷酸腺苷；ATP，三磷酸腺苷；P_i，磷酸盐。（*From Katz AM.* Physiology of the Heart. *3rd ed. Philadelphia：Lippincott Williams & Wilkins，2001.*）

极化能使肌球蛋白 ATP 酶在与肌动蛋白相互作用前，活性提高五倍，进而增大肌小节收缩的 V_{max}。收缩过程中肌小节缩短程度亦取决于肌纤维膜去极化前肌小节的长度。这一长度依赖性活化作用（即前负荷）在完整心脏被称作 Frank-Starling 效应，这可能与肌丝内 Ca^{2+} 离子敏感性增加、肌动蛋白和肌球蛋白间距的优化或肌联蛋白引起的弹性回缩有关。肌丝缩短过程中的负荷急剧增加（Anrep 效应）或连续的收缩期间出现一次暂停延长后的负荷急剧增加（即 Woodworth 现象），可通过长度依赖的活化作用引起收缩力短暂增强。刺激频率增高也会通过提高肌丝内钙离子敏感性及增加肌质网内钙离子释放来增强收缩。

拉普拉斯定律

心肌肌小节在收缩期缩短并产生张力，在舒张期释放张力而伸长。然而，完整的心脏产生压力促使心脏排出一定量的血液。在肌小节中观察到的肌纤维张力和长度的改变需要转化为在完整心脏中发生的压力和体积的相位变化[40]。

拉普拉斯定律促使体外的单个肌小节或分离的线性心肌的收缩反应转换为活体内的三维心室功能，可以系统检测完整心脏作为液压泵的功能。肌细胞长度与心室容积（V）的关系可以建立一个加压的球形壳模型（图 6.6）[41]，其体积与半径（r）的立方成正比，即：$V=4\pi r^{[3]}/3$。该模型可能在教学上对后面的论述有用，但更精确的方法是使用长椭球体描述左心室和心房，其定义相应的 3 个轴分别为前后直径（D_{AP}）、室间隔到侧壁的直径（D_{SL}）和长轴直径（D_{LA}），使得 $V=\pi D_{AP}D_{SL}D_{LA}/6$。这个测量左心室或心房体积的技术更接近解剖现实，并在动物[42,43]和人类[44,45]实验中得到广泛验证。但是，该方法未尝试用于描述右心室体积，因为右心室具有其独特的风箱状结构[46]。

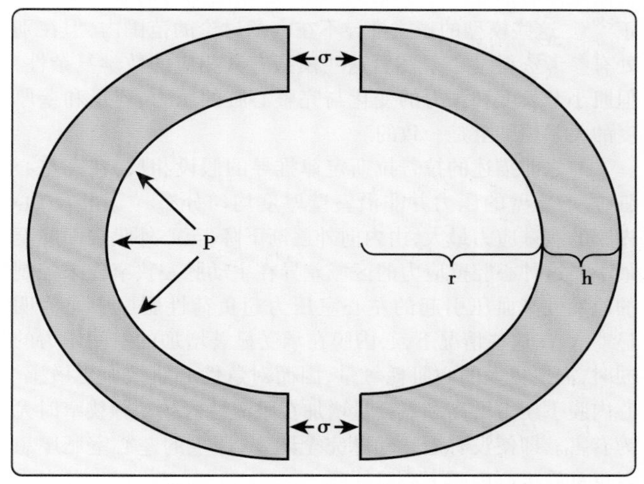

图 6.6 假设的左心室球体内的反作用力决定了拉普拉斯定律。左心室内压力（P）倾向于将球体分开，而室壁应力（σ）则倾向于将球体保持完整。h，厚度；r，半径

心腔壁应力（即一个横断面积上的张力）和心腔内压力之间的关系很复杂。拉普拉斯定律将心腔壁应力与心腔内压力和心腔几何结构相关联，其原理基于以下 3 个假设[40]。第一，心腔是具有均匀壁厚（h）和内半径（r）的球形。第二，贯穿整个心腔壁厚度的应力（σ）是恒定的。第三，心腔保持静态平衡（即非活跃性收缩）。每个肌小节产生张力引起相应的心腔壁应力的增加，从而产生心腔内液压。因此，心腔内压（P）被定义为垂直施加在心腔壁上的扩张力，而心腔壁应力是指沿着心腔壁周长施加的对抗扩张的剪切力[40]。

将心腔剖开，分为相同的两部分，可显示其内部作用力（见图 6.6）。心腔内压力和心腔壁横断面积（πr^2）的乘积表示使心腔半球分开的总推力。相反，对抗这种分散力的心腔壁内的总力等于 σ 与心腔壁横断面积的乘积。两种力量必须

平衡以使心腔保持静态平衡，即 $P\pi r^2=\sigma[\pi(r+h)^2-\pi r^2]$，简化此方程为 $Pr=\sigma h(2+h/r)$。通常心腔壁厚度远小于其内半径，因此，h/r 可被忽略，公式的剩余部分可重新排列为熟悉的 $\sigma=Pr/2h$。

对于薄壁的、静态的球体，拉普拉斯定律提示心腔壁应力与心腔内压力和半径成正比，而与心腔壁厚度成反比。在完整心脏的左心室舒张末期，尽管室壁厚度与半径之比不是完全可以忽略的（h/r=0.4）[47]，拉普拉斯定律仍为左心室壁或心房壁应力变化的影响因素提供了一个非常有用的描述方法。例如，与慢性主动脉瓣关闭不全相关的左心室扩张（即 r 增大），左心室壁应力增大表现为室壁内每个肌小节张力增加[48]。同样的，在严重主动脉狭窄时观察到的持续升高的左心室压力（P）也会在左心室壁上产生更大的压力。由慢性容量和压力超负荷引起的壁应力增加直接体现为心肌氧耗的增加，因为肌丝增强肌张力需要更多能量。相反，壁厚（h）增加导致壁应力和肌小节张力减小。拉普拉斯定律预测，心肌肥厚是适应心腔负荷慢性改变的重要代偿机制，从而减小每个肌纤维产生的张力。

心室几何结构的长椭球体模型和那些合并有垂直半径、周长和子午线等成分的心腔壁应力计算，需要更复杂的拉普拉斯定律的推导[49]，可以通过超声心动图测得的数据加以修正[50]。这些模型的正式推导不在本章讨论的范围内，但在别处有参考资料[51,52]。尽管这些模型有其相应的数学复杂性，但肌小节长度和张力的变化与完整心脏的压力、容量和壁厚度的关系原则上是一致的。

与之前描述的拉普拉斯定律推导的假设相反，在完整心脏，左心室壁的压力并非沿室壁厚度均匀分布[51]。相反，心内膜的室壁应力最大，由内向外逐渐下降，至心外膜表面降至最小。这种心腔壁应力的区域差异在主动脉瓣狭窄或未控制的原发性高血压引起的左心室压力超负荷性肥厚中尤为明显[54]。在这些情况下，心内膜在承受显著增加的室间压力的同时，需要更大的心肌耗氧量，因而对急性心肌缺血更敏感。心内膜下压力增高和氧耗量增加在限流性冠状动脉狭窄时尤为有害。即使没有冠状动脉完全闭塞，严重的左心室肥厚患者也常发生心内膜下心肌梗死。

心动周期

心动周期示意图展示了心腔收缩和舒张时发生的高度协调的与时间相关的一系列电、机械和瓣膜的活动（图 6.7）[55]。心率为 75 次/min 时，单个心动周期为 0.8 秒。右心室和左心室心肌的同步去极化（如心电图所示的 QRS 复合波）引起心肌收缩并使室内压力快速增加（即收缩期）。当右心室和左心室压力超过相应的心房压力时，三尖瓣和二尖瓣关闭而产生第一心音（S_1）。

左心室收缩期分为等容收缩期，快速射血期和缓慢射血期。左心室等容收缩期指的是从二尖瓣关闭到主动脉瓣打开，左心室容积保持不变的这一时期。这一过程或多或少类似于从离体的乳头肌分离出的单个心肌的等长（即长度不变）收缩。因为纵轴（即心底至心尖）缩短，左心室壁厚度增加，整个左心室的几何形态从最初舒张末期的椭圆形通过等

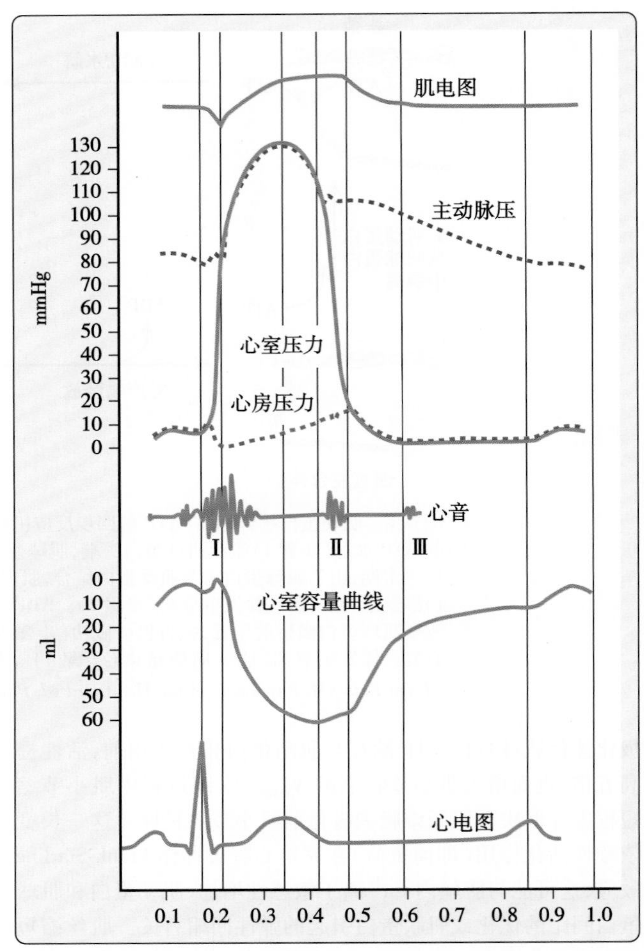

图 6.7 Carl Wiggers 的原始图解描述了心动周期的电、机械和心音变化，包括：心电图；主动脉、左心室和左心房压力波形；左心室容量波形；以及与二尖瓣和主动动脉瓣闭合相关的心音。（*From Wiggers CJ; The Henry Jackson Memorial Lecture. Dynamics of ventricular contraction under abnormal conditions.* Circulation. *1952*; *5*: *321-348.*）

容收缩变为一个更类似于球形的形态[56]。最大左心室压力增加速率（dP/dt_{max}）出现在等容收缩期，可用于评估在体的心肌收缩力。由于流入道和流出道的收缩的序贯性，右心室不存在真正的等容收缩期[57]。主动脉和肺动脉根部的压力在相应的瓣膜开放前即刻，下降到最小值。当左心室和右心室压力分别超过主动脉及肺动脉压力时到达快速射血期。

每个心室在快速射血期排出的血量约占心室舒张末期容积的 2/3。左心室和右心室收缩产生的动能转变为主动脉、近端大血管、肺动脉及其近端分支扩张的势能，并伴随相应容积的快速增大。这种压力梯度导致主动脉瓣和肺动脉瓣关闭，也就是第二心音（S_2）的产生。同时也表示心脏收缩的结束和心脏舒张的开始。吸气相主动脉瓣的关闭较肺动脉瓣的关闭稍稍提前，因为右心室回心血量的增加导致射血时间有轻度的延长。这种短暂的差异导致了 S_2 的生理性分裂。正常心脏舒张末期容积（V_{ed}）和收缩末期容积（V_{es}）分别约为 120ml 和 40ml，两者之差（即 SV）为 80ml，SV 和 V_{ed} 之比（即射血分数或 EF 值）为 67%。[58]

体循环近端动脉和肺动脉的顺应性决定了储存势能的大

小，这种势能随后在舒张期释放到相应的末梢血管床。当主动脉和肺动脉内压力达最大值时，左右心室射血量急剧下降。而当动脉阻止进一步射血的力量大于心室推动血液继续向前流动的力量时，此时心室开始复极化，射血完全停止。当缓慢射血期结束时，主动脉和肺动脉压力超过左心室和右心室的压力。

左心室舒张期可分为等容舒张期、早期充盈期、舒张后期及心房收缩期。左心室等容舒张期定义为自主动脉瓣关闭到二尖瓣开放之间，左心室容积保持不变的这一时期。当肌丝松弛时，左心室压力快速下降。当左心室压力降至低于左心房压力时，二尖瓣开放，储存于左心房的血液依靠初始压力梯度流入左心室。二尖瓣开放后左心室压力持续下降，直到肌小节完全松弛，心肌的弹性成分回弹(图 6.8)[59-61]。这些因素导致了左心房和左心室之间从心底到心尖压力梯度的产生[60]。左心室压力下降的速度与幅度，以及二尖瓣开放时左心房压力的高低，决定了左心房左心室之间初始压力梯度的大小[62]。

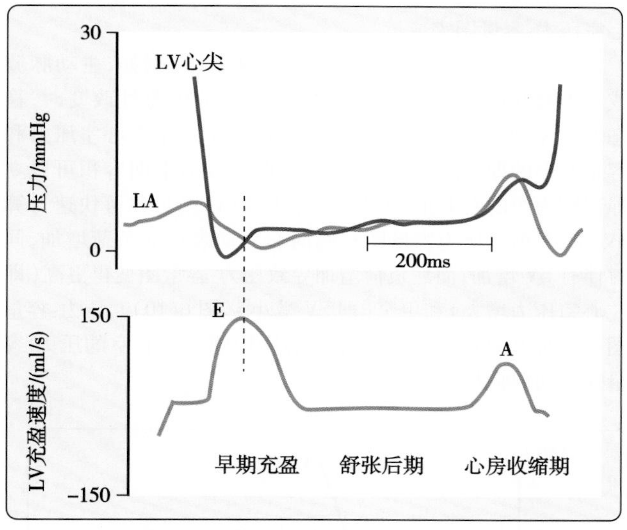

图 6.8　简图描绘左心室(LV)和左心房(LA)压力之间的关系(上部)，以及早期充盈(E)、舒张后期和心房收缩期(A)期间相应的左心室充盈速率(下部)。左心室压力开始下降至低于左心房压力，从而在心腔之间产生压力梯度，引起左心室早期充盈。(*From Little WC, Oh JK. Echocardiographic evaluation of diastolic function can be used to guide clinical care.* Circulation. *2009;120:802-809.*)

早期左心室充盈速度非常快，研究发现，这一时期流经二尖瓣的血流速度峰值可能超过了左心室射血期流经主动脉瓣的血流速度[63]。初期经过二尖瓣的喷射性血流产生的涡流也有助于选择性填充左心室流出道[64,65]。受年龄或疾病因素(如缺血，心肌肥厚)的影响，左心室会出现舒张迟缓，导致左心房和左心室的初始压力梯度减小，使左心室早期充盈减少[66]。二尖瓣开放后，左心房和左心室之间的压力梯度取决于各个心腔内的相对压力。观察发现，左心室容积增加主要发生在早期充盈期，此期左心室压力持续下降，如果流经二尖瓣的血流完全阻断，左心室压力将下降到低于大气压水平[8,67]。

数据表明即使左心房压力为零，左心室依然可以依靠心脏舒张的抽吸机制进行充盈[68,69]。左心室舒张的抽吸作用在血容量过低或剧烈运动时，对维持足够的左心室早期充盈量发挥重要作用。舒张期的充盈早期为其后发生的左心室收缩提供了整个左心室每搏量 70%～75% 的容量，当左心房和左心室压力达到平衡或这两个心腔内的压力梯度逆转的瞬间，充盈早期结束。二尖瓣继续保持开放状态，左心房和左心室的压力达到平衡后肺静脉内血流直接流过左心房进入左心室。心脏进入舒张后期，左心房此时仅扮演一个通道的角色，左心室的充盈速度也因此显著减缓。此期从肺静脉流入的血量通常少于左心室每搏量的 5%[70]。随着心率的增快，舒张后期可缩短甚至消失，但心动过速后的这种变化对左心室充盈总量的影响微乎其微，因为舒张后期充盈量在总充盈量中所占的比例很低。

心房收缩期是心脏舒张期的最后一个阶段。左心房收缩增加房内压力，在舒张末期产生第二个促使血液从左心房流向左心室的正性压力梯度。左心房蠕动式的收缩形式和肺静脉-左心房连接处独特的解剖结构，在左心房压正常的情况下，有效阻止了心房收缩时血液向肺静脉反流[71]。左心房收缩时进入左心室的血容量通常仅占左心室每搏量的 15%～25%，但是在左心室舒张迟缓或左心室顺应性下降等病理状态下，左心房的收缩对维持左心室充盈变得尤为重要[72]。与之相似的是，心肌缺血或者心肌肥厚患者的左心室充盈依赖于左心房的收缩，此时不合拍的左心房收缩或房性心动过速(如房颤)可以引起显著的血流动力学紊乱。右心室没有真正意义上的等容舒张，除此之外，右心室的舒张和左心室的舒张非常相似。

正常窦性心律时，左心房压力波形由 3 个主要的折线波组成。心房除极产生 P 波后，左心房立即收缩而形成 a 波。左心房前负荷增加或收缩增强可使 a 波增大。a 波的下降速率是反映左心房舒张功能的指标[73]，类似于等容舒张期左心室压的下降速率。收缩期开始后，左心室收缩，因二尖瓣关闭而产生一个压力波，该压力波以逆行方式传递至左心房，导致左心房压力轻度上升，形成 c 波。在二尖瓣脱垂的情况下，c 波可能更明显。

在左心室等容收缩期后期，左心室射血期，以及左心室等容舒张期内的绝大部分时间里，肺静脉血不断回流入左心房，使左心房内压力逐渐升高，形成左心房 v 波。在二尖瓣反流或左心房顺应性下降的情况下，v 波可能增强[74]。

右心房压力波形与左心房极其相似。右心房产生的 a-c-v 波形形态可传导至颈静脉，临床中常规仰卧位体格检查时，可在颈部观察到这一波形的传导。与左、右心房压力波形的双相性质对比，其容积波形基本上是单相的。例如，左心房完成收缩即刻左心房容积最小，并与二尖瓣关闭相对应；而在二尖瓣开放前即刻可观察到左心房最大容积。

压力-容量图

压力-容量图是一个时间依赖性的，根据单个心动周期中左心室压力和容量的连续变化建立的二维相位空间图，该图对于分析左心室收缩和舒张功能很有价值(图 6.9)。Otto Frank 最初在 19 世纪末描述了这一技术的理论基础[75,76]。20 世纪 70 年代，由于技术进步，植入心室的微型微压计可以

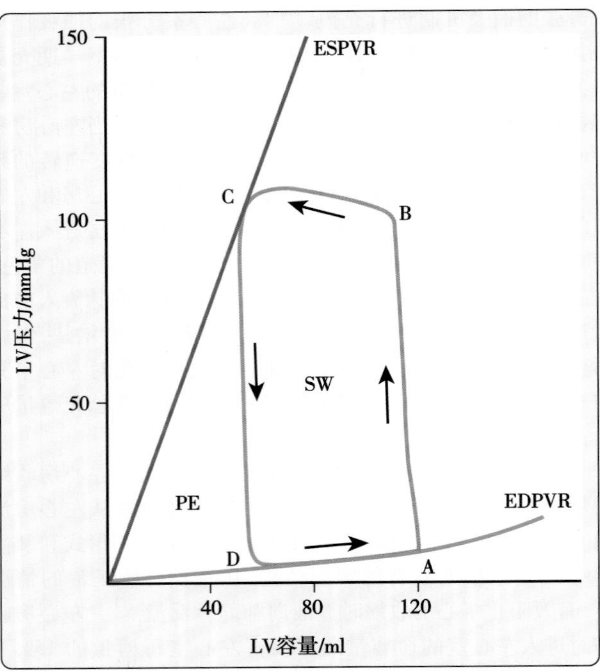

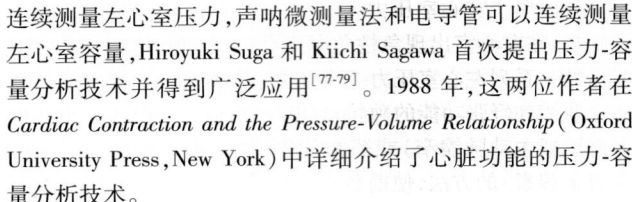

图 6.9 如稳态左心室(LV)压力-容量图所示,心动周期按时间顺序以逆时针方向(箭头)进行。A 点、B 点、C 点和 D 点分别对应于左心室舒张末期(即二尖瓣关闭),主动脉瓣开放,左心室收缩末期(即主动脉瓣关闭)和二尖瓣开放。AB 段、BC 段、CD 段和 DA 段分别表示等容收缩,射血,等容舒张和充盈。左心室被限定在收缩末期和舒张末期压力-容量关系(即分别为 ESPVR 和 EDPVR)的界限内运行。左心室压力-容量图内的面积代表心动周期中的搏出功(SW)(即动能)。ESPVR 和 EDPVR 之间,左心室压力-容量图左侧的区域是系统的剩余势能(PE)。SW 和 PE 的总和即为压力-容量面积

连续测量左心室压力,声呐微测量法和电导管可以连续测量左心室容量,Hiroyuki Suga 和 Kiichi Sagawa 首次提出压力-容量分析技术并得到广泛应用[77-79]。1988 年,这两位作者在 *Cardiac Contraction and the Pressure-Volume Relationship*(Oxford University Press,New York)中详细介绍了心脏功能的压力-容量分析技术。

随着时间的推移,左心室压力相对于容量呈逆时针方向改变。心动周期开始于舒张末期(见图 6.9,A 点)。等容收缩期,左心室容量不变,而室内压力急剧增加。当左心室压力超过主动脉压力时,主动脉瓣开放(见图 6.9,B 点),并开始射血。随着血液从左心室射入主动脉及近端大血管,左心室容量迅速下降。当射血结束,左心室压力下降至低于主动脉压力时,主动脉瓣关闭(见图 6.9,C 点)。随后左心室压力迅速下降,但其容积不变(即等容舒张)。当左心室压力低于左心房压力时,二尖瓣开放,左心室开始充盈(见图 6.9,D 点)。当左心室为下一次收缩再次充盈容量,并伴随在早期充盈期、舒张后期和左心房收缩期,左心室压力相对小幅地上升时,左心室压力-容量图完成。

当识别与心电图无关的重要心脏事件(例如,主动脉瓣或二尖瓣开放或关闭)或评估左心室负荷的急性改变时,稳态左心室压力-容量图的优势在于提供了单个左心室压力和容量波形的即时图。例如,舒张末期和收缩末期容积可以立即识别为图的右下角(A 点)和左上角(C 点),并可快速计算 SV 和 EF 值。压力容量图右侧向右移动表示前负荷增加,同时伴有 SV 增加;而后负荷增加导致压力-容量图变得更高(即左心室压力增大)和更窄(即 SV 减小)(图 6.10)。压力-容量图中的面积精确地定义了单个心动周期中左心室的压力-容量搏出功(即动能)。

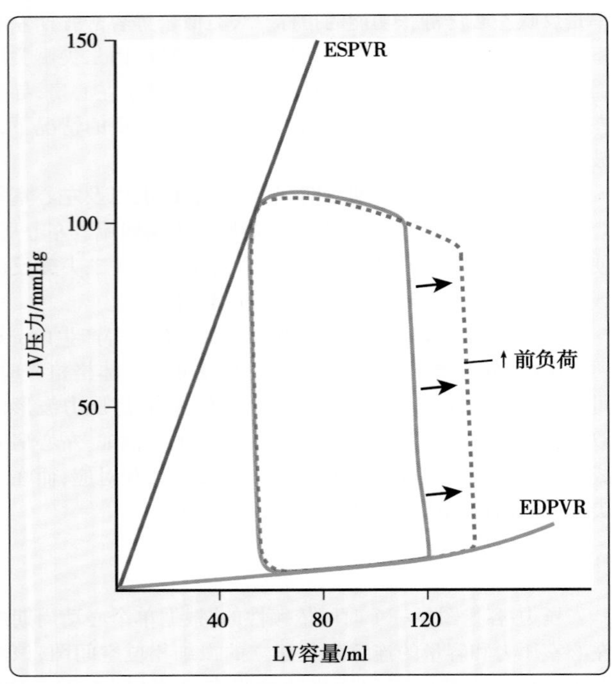

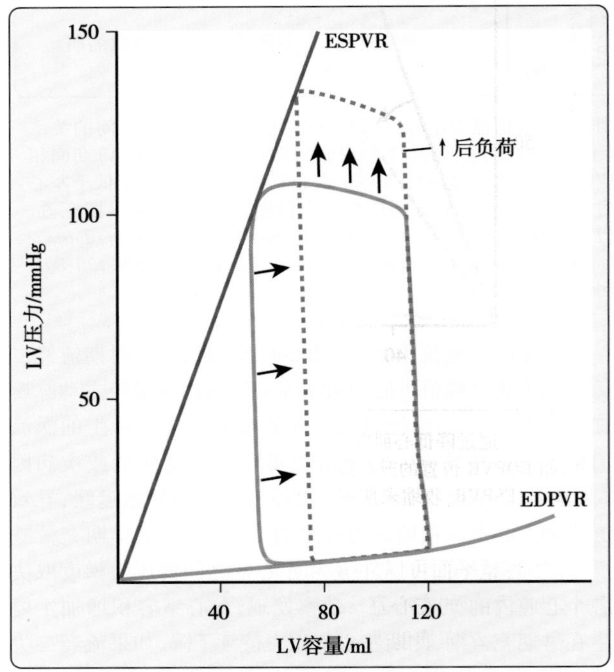

图 6.10 通过增加左心室前负荷(左)或后负荷(右)产生的纯理论上的变化的稳态左心室压力-容量图的示意图。增加前负荷可直接增加每搏量(SV)和左心室舒张末期压力,而后负荷急剧增加会产生较大的左心室压力,但 SV 降低。EDPVR,舒张末期压力-容量关系;ESPVR,收缩末期压力-容量关系;LV,左心室

如同单个左心室压力-容量图可以用来获取基本生理信息一样，在左心室出现急性负荷变化的几个连续心动周期中发生的一系列左心室压力-容量图的动态改变，可以提供对左心室收缩和舒张功能的独特认识。应用机械干预（如分别将腔静脉或主动脉缩窄）或药物干预（如分别输注硝普钠或去氧肾上腺素）的方法，使前负荷或后负荷发生瞬时变化，可以获得一系列不同负荷状态下的左心室压力-容量图。

这些图表可以用来计算体内对心率和负荷变化相对不敏感的心肌收缩力的评估，如收缩末期压力-容量关系［end-diastolic pressure-volume relationships，ESPVR，其斜率称为收缩末期弹性（E_{es}）］[79]和每搏功（stroke work，SW）-舒张末期容量关系，一种线性 Frank-Starling 模拟也称为前负荷补偿性 SW[80]。压力-容量图还可描述为左心室顺应性的舒张末期压力-容量关系（end-diastolic pressure-volume relationship，EDPVR），它也是左心室充盈的重要决定因素[40]。

ESPVR 和 EDPVR 定义了左心室工作的约束条件（见图 6.9 和图 6.10）。ESPVR 和 EDPVR 相应地分别由收缩期和舒张期左心室的固有特性决定，但是对于任何给定的心动周期，舒张末期和收缩末期点的相对位置主要由静脉回流（即前负荷）和动脉血管张力（即后负荷）决定[81]。该模型强调，对全身整体心血管功能分析要将左心室和与其相互作用的循环一起考量，而不能视为孤立的实体[82]。稳态左心室压力-容量图中位于 ESPVR 和 EDPVR 之间的左侧区域的面积即为系统的剩余势能（见图 6.9），是决定左心室能量和机械效率的重要因素[83]。右心室的收缩和舒张功能也可以用这种压力-容量理论进行量化[84]。

压力-容量分析提供了左心室收缩或舒张功能障碍作为心力衰竭的根本原因的一个有用的病理生理学说明[85]。例如，ESPVR 斜率下降表明心肌收缩力的降低。该观察结果与单纯左心室收缩功能障碍时的表现一致。这种情况下，通常伴有左心室的代偿性扩张（即压力-容量图右移）和正常的 EDPVR（图 6.11）。前负荷的增加可以维持 SV 和心输出量（cardiac output，CO），但是以较高的左心室充盈和肺静脉压力为代价[81]。相比之下，EDPVR 的增加表示左心室顺应性降低，因此，单位容量的增加可使左心室舒张压升高的幅度增大。在这种情况下，心肌收缩力可保持相对正常（即 ESPVR 不变），但左心室灌注压升高，使肺静脉充血并产生临床症状（图 6.11）。ESPVR 的降低和 EDPVR 的升高同时出现，提示左心室收缩和舒张功能障碍同时存在。此时，SV 和 CO 可能会严重降低，因为有效的前负荷或后负荷的代偿性变化非常有限，正如位于 ESPVR 和 EDPVR 这两条边线之内左心室稳态压力-容量图的移动所显示的那样。

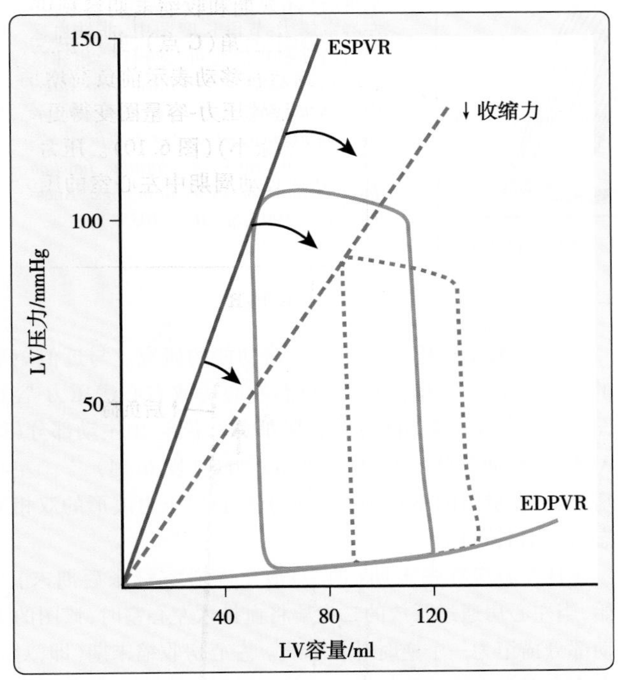

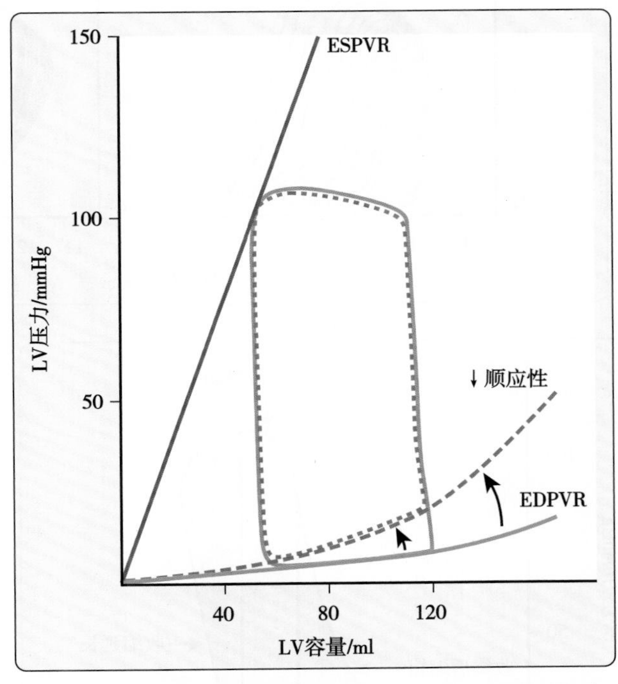

图 6.11　通过降低心肌收缩力产生的稳态左心室压力-容量图的变化示意图，如 ESPVR 斜率的降低所示（左）；以及左心室顺应性的降低，如 EDPVR 位置的升高所示（右）。图表强调了心力衰竭可能由独立的左心室收缩或舒张功能障碍引起。EDPVR，舒张末期压力-容量关系；ESPVR，收缩末期压力-容量关系；LV，左心室

压力-容量平面可以外推到左心室的单个区域或维度，然后可以分析类似的左心室压力-维度关系[86-88]。例如，放置在左心室壁内的超声换能器可用于实验室测量心动周期中肌小节长度[89]或左心室直径[90]的变化。传感器还可以置于左心室心外膜和心内膜表面，以测量室壁厚度的连续性变化[88]。超声在一对换能器之间传播的时间与它们之间的距离成正比（即多普勒原理）。

节段的长度或心腔直径通常在心脏舒张时增加并在心脏收缩时缩短，类似于连续左心室容量的变化，而室壁厚度则在舒张期减小，并在收缩期增加[91]。心动周期中局部节段的长度和室壁厚度的变化构成了斑点追踪超声心动图的基础。

左心室负荷条件的急性变化可用于开发一系列用于测量左心室收缩末期和舒张末期的压力-节段长度关系、压力-壁厚关系或压力-维度关系的图表。当研究心肌缺血的机械力学时，与总体左心室压力-容量分析相比，局部分析更有优势[92]。例如，主要冠状动脉急性堵塞产生时间依赖性的中心缺血区的稳态左心室压力-长度图坍塌，与局部 SW 快速进展性下降和最终完全缺失一致（图 6.12）。相比之下，左心室压力-节段长度图在中等缺血区域（例如，围绕中心缺血区域的周边缺血区域）向右倾斜。该图可分为对应的 3 个区域：收缩延长区域（即，由于缺血区发作性收缩期动脉瘤样膨胀）；收缩后缩短区域（即，因相邻的正常心肌与之相连，因此在射血后缺血区域发生缩短）；以及两者之间的可变区域，对局部左心室的 SW 有利（图 6.13）。这些参数可用于量化局部心肌缺血的相对严重程度[93]。

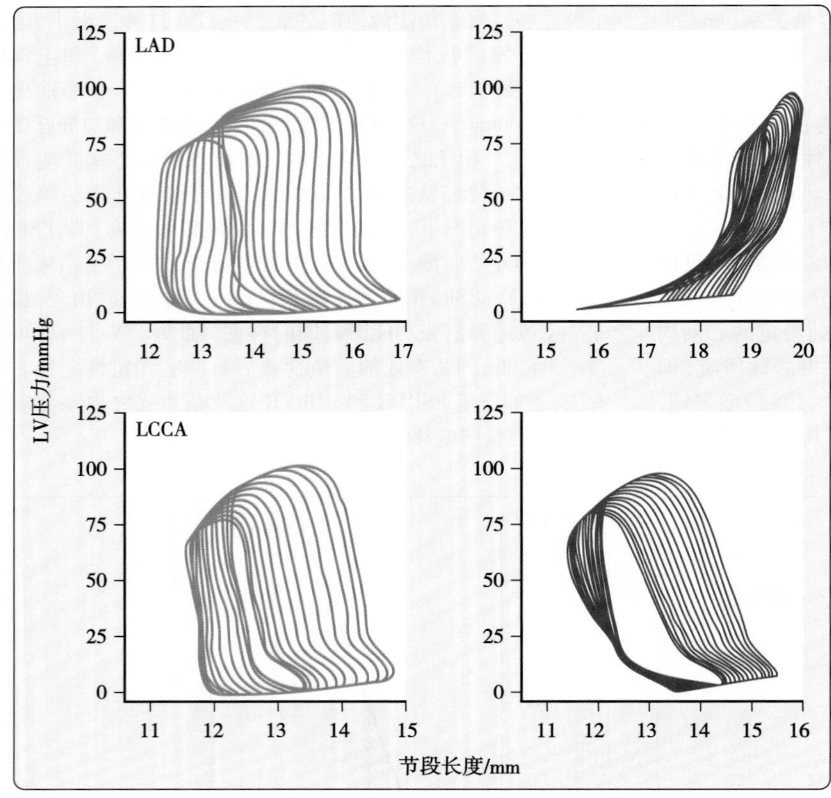

图 6.12　不同负荷下的左心室（LV）压力-节段长度图，它描绘了对安装有监测仪器的狗在清醒状态下进行持续监测，所观察到的突然阻断下腔静脉的情况下，在 LAD 阻断前（左）和阻断 2 分钟期间（右），左前降支（LAD）和左回旋支（LCCA）灌注区域在不同负荷状态下的左心室压力-节段长度图。由于 LAD 灌注区缺血，相应的 LAD 左心室压力-节段长度图中出现了动脉瘤样收缩延长、收缩后缩短、有效搏出功缺失及舒张期蠕变（即节段扩张）。相应的等容期缩短和舒张早期延长也出现在 LCCA 左心室压力-节段长度图中，非缺血区心肌的收缩和舒张可部分代偿相邻区域的运动障碍。（*Modified from Pagel PS, Hettrick DA, Lowe D, et al. Desflurane and isoflurane exert modest beneficial actions on left ventricular diastolic function during myocardial ischemia in dogs.* Anesthesiology. *1995;83:1021-1035.*）

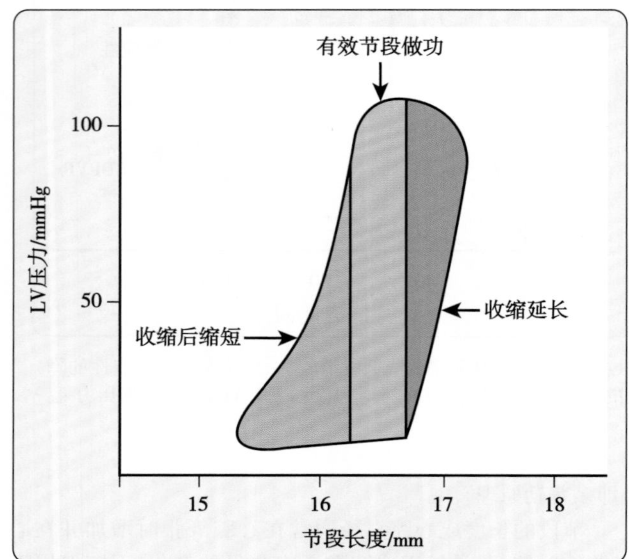

图 6.13　此稳态左心室（LV）压力-节段长度图是在狗的左前降支冠状动脉急性闭塞期间于中心缺血区的边界区域内测得的。部分缺血并与中心缺血区相连所产生的收缩延长区域（右侧）和收缩后缩短区域（左侧）对节段做功没有帮助，但图中的一小部分（中心）说明有效的节段缩短对整个左心室搏出功有利

压力-容量分析可应用于心房功能的研究。与近似矩形的左心室压力-容量图相比，稳态左心房或右心房压力-容量图由两个相交的环组成，水平排列成 8 字形，由主动部分（即 A 环）和被动部分（即 V 环）两部分组成（图 6.14）[94]。左心房压力-容量图的不规则形状源于左心房压力波形的双相形态（前面讨论过）。

从左心房舒张末期（即，对应于左心室舒张后期末）开始，当左心房通过开放的二尖瓣将血排入左心室时，该图的主动部分描记为一个逆时针轮廓线。左心房收缩末期（即，对应左心室舒张末期）标志着心房收缩的终点，并定义为左心房最小容积。在图中鉴别左心房舒张末期和收缩末期便于计算左心房的 SV 和排空分数（即类似于左心室 EF）。

二尖瓣关闭后，左心房的充盈发生在左心室的收缩期和等容舒张期。在储存阶段，随着肺静脉血的充盈，左心房压力和容积逐渐增加，形成 A 环的底部和 V 环的上部。A 环的面积表示左心房的有效 SW[95]（即，类似于左心室 SW，由左心室压力-容量图包绕的区域面积）。左心房压力-容量图的被动部分（即 V 回路）沿顺时针方向运行（见图 6.14）。

总的左心房储存容积可很容易地从稳态左心房压力-容

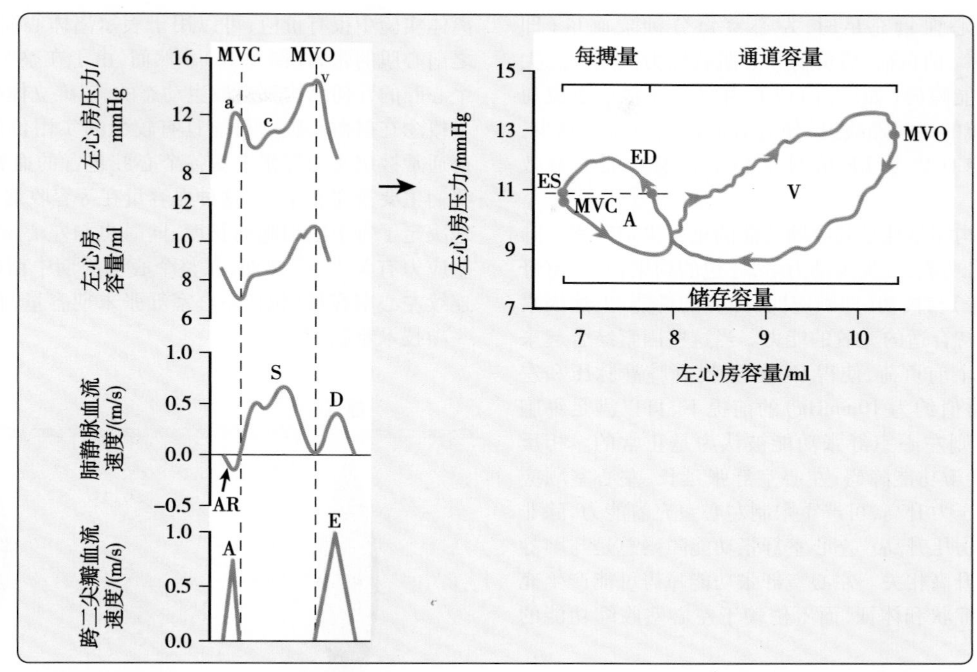

图 6.14 单个心动周期内的左心房(LA)压力和容量波形图(左)及相应的稳态左心房压力-容量图(右)。还描绘了相应的肺静脉和跨二尖瓣血流速度波形(左)。左心房压力波形中 a 波对应于心房收缩,c 波代表左心室(LV)早期等容收缩期发生的左心房压力的小幅增加,v 波与左心房充盈相关的左心房压力的增加一致。与这种双相左心房压力波形相反,左心房容量波形的形态是单相的。左心房压力-容量图呈水平的 8 字形。图中箭头指示随时间推移的运动方向。图的 A 部分(即左环)包含左心房主动收缩,并且暂时以逆时针方式进行。图的 V 部分(即右环)代表左心房被动储存功能,并且按顺时针方式进行。二尖瓣关闭点(MVC)和开放点(MVO)在各个波形和左心房压力-容量图上进行了标记。左心房舒张末期(ED)是左心房收缩之前的即刻点,此刻左心房压力对应于左心房收缩末期(ES)压力(水平虚线)。左心室等容收缩、射血,以及大部分等容舒张期发生在 MVC 和 MVO 之间,正如左心房压力-容量图所示。肺静脉血流速度波形由心房反转(AR)波,左心室收缩期间发生的双相 S 波,以及二尖瓣开放时观察到的 D 波组成。显示了相应的心房收缩(A)和早期左心室充盈(E)的跨二尖瓣血流速度波形。肺静脉血流速度的 AR 和 D 波分别与跨二尖瓣血流速度的 A 和 E 波一起发生。(*From Pagel PS, Kehl F, Gare M, et al. Mechanical function of the left atrium; new insights based on analysis of pressure-volume relations and Doppler echocardiography*, Anesthesiology. *2003;98:975-994.*)

量图确定,为最大和最小左心房容积的差值[73]。V 环面积表示左心房在储存阶段蓄积的总被动弹性能量,它是反映左心房存储功能的指标之一[96]。A 环的最小左心房压力与 V 环的最大左心房压力之间的线的斜率已被用作静态左心房顺应性的指标。局部心肌缺血[24]或严重的左心室功能障碍[97]使该线斜率增加,表明左心房顺应性降低。二尖瓣开放后左心房排空,左心房容积快速下降,从而形成 V 环的底部。额外的肺静脉回流也在左心室舒张后期末进入左心房,但由于二尖瓣开放,这部分血流量不会改变左心房容量。

左心房通道阶段发生在二尖瓣开放和左心房舒张末期之间,左心房的通道阶段容量为最大容量和舒张末期容量的差值(见图 6.14)。左心房的负荷情况,左心房和左心室的收缩状态,左心房的舒张速率和程度,左心房弹性性能和肺静脉血流量,它们之间的关系共同决定了 A 环和 V 环的相对面积和它们之间交点的位置[94]。类似于左心室的观察,利用左心房收缩末和存储末压力-容量关系,左心房负荷情况的急性改变可用于评估左心房心肌收缩力和动态顺应性[43,98,99]。

泵功能的决定因素

各个心腔的泵血能力的强弱主要由它收集(即舒张功能)和射出(即收缩功能)血液的效能决定。为了便于讨论,我们虽然重点关注左心室,但决定左心室泵性能的原理同样适用于其他心腔。

从临床角度来看,左心室收缩功能最常用的量化指标是 CO(即心率和 SV 的乘积)和 EF 值。这些变量取决于左心室心肌的固有收缩性能、收缩开始前即刻心腔内的血容量(即前负荷),以及排空时要面对的外周阻力(即后负荷)。前负荷、后负荷、心肌收缩力的相互作用,决定了每个心动周期中产生的 SV(图 6.15)。

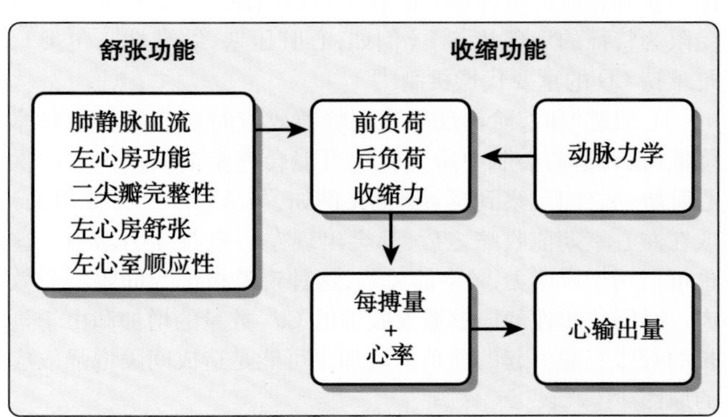

图 6.15 决定左心室(LV)舒张期(左)和收缩期(右)功能的主要因素。肺静脉(PV)血流、左心房(LA)功能、二尖瓣完整性、左心房舒张和左心室顺应性相结合共同决定左心室前负荷

假定静脉回心血量充足时，左心室每分钟泵血量（即CO）由心率和节律、前负荷、后负荷和心肌收缩力决定。二尖瓣或主动脉瓣功能障碍（如反流）或心内解剖异常性血流通道（如左向右分流的室间隔缺损）使有效的前向血流量减少，从而限制了 SV、CO 以及 EF 值对左心室收缩功能的有效评估。

左心室的结构完整性是其收缩功能的重要决定因素。肺静脉血流，左心房功能，二尖瓣动力学，心包的约束，左心室舒张期主动（即舒张）与被动（即顺应性）弹性的性能，上述因素决定了左心室维持合适的充盈的能力。当这些因素结合起来为左心室提供一个前负荷，使得 CO 在不提升肺静脉压和左心房压（每个正常值约为 10mmHg）的前提下，可以满足细胞代谢的需求[100]，则左心室舒张功能被认为是正常的。相反的，左心房或二尖瓣功能障碍、左心室舒张延长、左心室顺应性下降或心包腔压力升高，可严重限制左心室充盈能力，除非肺静脉压和左心房压升高。左心室舒张功能障碍总是与肺静脉压和左心房压升高相关。左心室舒张功能障碍可能产生充血性心力衰竭的症状和体征，而不依赖于左心室收缩功能的变化。

心率

对离体心肌刺激频率的改变，会产生左心室收缩状态的平行变化。Bowditch，楼梯或阶梯（treppe 德语为"楼梯"）现象，是一种力-频率关系，快速的重复性刺激导致心肌收缩逐渐增强。这一效应在离体的左心室心肌[101]和体内的左心室[102]都已得到证实。这种肌肉收缩状态的刺激频率依赖特性与 Ca^{2+} 循环效率增强和肌丝对 Ca^{2+} 的敏感性增加有关。

离体心肌的最强收缩力发生在每分钟 150 至 180 次刺激时的等长收缩。临床观点认为，在体育运动中，阶梯现象诱导的左心室收缩能力增强在合理匹配 CO 与静脉回心血量方面发挥重要作用。当一个训练有素的运动员心率达 175 次/min 时，可出现这种情况。然而，当超过这一心率时心肌收缩力开始下降，因为负责将 Ca^{2+} 从收缩装置移除的细胞内机制已经超载，而且左心室的充盈时间也明显缩短[103]。这些因素直接导致了快速性心律失常或非常快速的起搏过程中低血压的发生。心率在正常生理范围内的增加，除左心室收缩状态有适当的增强之外，对整个心脏泵功能影响不大。[104]但是，心率增快和相应的阶梯诱导的收缩力增强在以左心室充盈严重受限为特征的病理状态下（例如，心脏压塞，缩窄性心包炎），是维持 CO 的重要代偿机制[105]。

心肌肥厚时，阶梯现象达到峰值效应时对应的刺激频率降低，在衰退的心肌中阶梯现象可能会完全消失。当在两次心脏跳动之间观察到延迟现象（例如，与 AV 传导异常相关）或在左心室期前收缩之后，都会出现左心室收缩力增强。这也可以用于说明力-频率的关系，这种现象被称为间隔增强效应。时间依赖性的能够激发收缩的 Ca^{2+} 数量的增加和由于延长的舒张充盈引起的前负荷增加很可能是造成间隔增强效应的原因[106,107]。

前负荷

前负荷定义为肌细胞收缩开始前即刻肌小节的长度，在离体实验中很有价值，可以用于表示离体心肌接受刺激收缩之前心肌的张力（图 6.16）。然而，由于在整个心动周期内每个心腔的几何结构都会发生动态的、三维立体变化。因此，这一概念在射血心脏中可能具有较少的实用价值。因此，前负荷通常被定义为舒张末期各个心腔包含的血容量（尽管这里我们主要指左心室）。这种血容量在等容收缩期前即刻，有效地决定了每个肌细胞的长度，同时也与左心室舒张末期的室壁应力有关[108]。然而，在整个心动周期中精确、实时地进行连续左心室容量（包括左心室舒张末期容量）的测量，仍然是一项技术难题[109]。

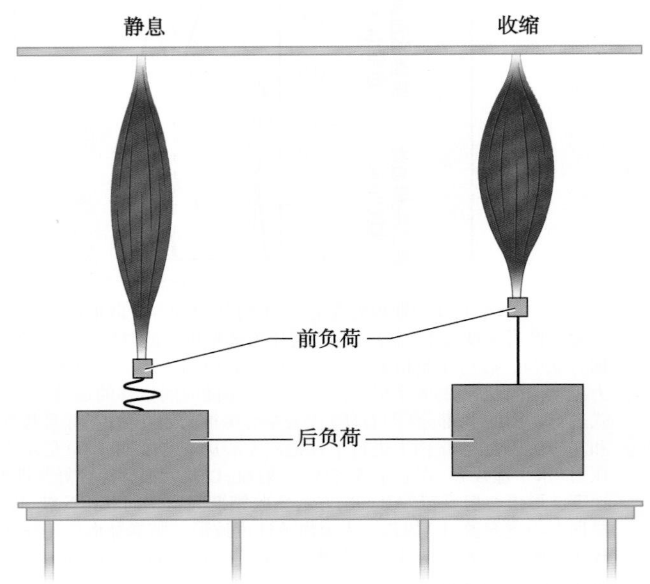

图 6.16　在离体乳头肌收缩前和收缩时给予负荷。肌肉最开始受到较小的负荷（即前负荷）而被拉长（左），但在收缩即刻受到一个额外的较大负荷（即后负荷）（右）。图中前负荷和后负荷的相对大小用以说明完整左心室在主动脉瓣开放前后所承受的负荷的状态。（*From Katz A.* Physiology of the Heart. *Philadelphia*：*Lippincott Williams & Wilkins*；*2001.*）

连续的左心室容量可以利用在心内膜下以三维正交阵列的方式植入声呐微测量仪进行估测[110]，而后可以在实验室中应用数学模型对左心室容积进行非常精确的计算。在心导管实验室，电导导管是另一个已在动物[111]和患者身上得到广泛验证的、可以对连续性左心室容量进行测量的方法[112,113]。这项技术涉及在左心室腔内放置一个含多个电极的导管以建立一系列的圆柱形电流场并测量随时间变化的电势，以确定心室内的电导，进而估算左心室容积[114]。

应用微型超声声呐微测量仪或电导导管技术推导出的连续左心室容量波形，有利于对体内左心室收缩和舒张功能的压力-容量分析（稍后讨论）。但在患者心脏手术中使用这种有创的方法来确定左心室舒张末容积是不切实际的。类似地，左心室容积的精确测量可以依靠一些无创的方法，如放射性核素血管造影或动态磁共振成像（magnetic resonance imaging，MRI），但是这些技术不能在手术室进行。作为替代，心脏麻醉医师通常依靠二维经食管超声心动图（transesophageal echocardiography，TEE）来估计左心室舒张末容积，尽管先进的三维 TEE 成像可能更有助于手术期间左心室舒张末期容积的实时估计[115-117]。经胃左心室乳头肌中段短轴切面对评估左心室舒张末期的区域或直径非常有用。例如,左心室前负荷急剧下降可以通过相应的舒张末期面积和心腔直径减少,同时伴有前外侧和后内侧乳头肌之间的物理接触(即接吻)等征象,很容易地识别出来。

左心室前负荷也可以应用其他方法来估计,但每种方法都有其固有的局限性(图 6.17)。在心导管实验室或手术期间,左心室舒张末压力的测量可以应用有创方法进行测量,如通过放置从主动脉穿过主动脉瓣进入左心室或从左心房穿过二尖瓣进入左心室的充满液体的导管或尖端带有压力换能器的导管,实现左心室舒张末压力的测量。左心室舒张末压力与基于非线性 EDPVR 的舒张末期容量相关,并且可能无法准确量化舒张末期容量[118]。

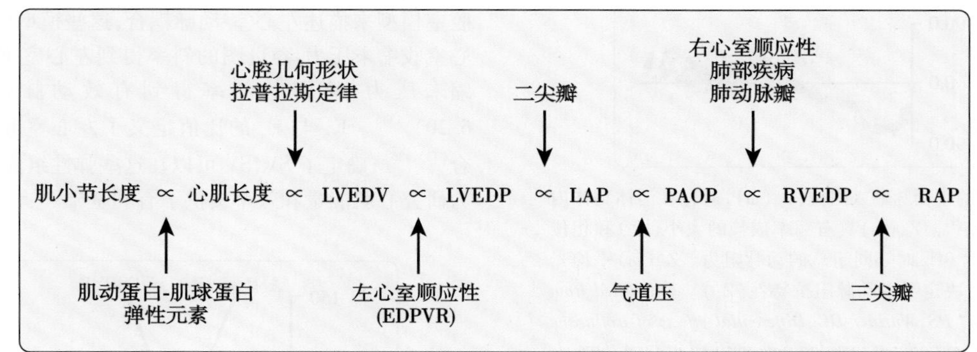

图 6.17 肌小节长度反映左心室(LV)心肌细胞收缩的前负荷,在实验和临床中有很多因素会影响到肌小节的测量。EDPVR,舒张末压力-容量关系;LAP,左心房压;LVEDP,左心室舒张末压;LVEDV,左心室舒张末容量;PAOP,肺动脉楔压;RAP,右心房压;RVEDP,右心室舒张末压

心脏麻醉医师通常使用其他几个估计左心室舒张末期容积的方法,这些方法依靠从左心室上游获得的测量值,包括平均左心房压,肺毛细血管楔压,肺动脉舒张压,右心室舒张末压和右心房压(中心静脉压)。左心室舒张末期容积的这些估计值受左心室与每个相应测量区域之间结构的功能完整性的影响。例如,右心房和左心室舒张末期压力之间的相关性,需要假设两者之间的流体柱没有受到肺部疾病、气道压力、右心室或肺血管病变、左心房功能障碍、二尖瓣异常以及左心室顺应性的影响。这些结构之间的复杂关系在健康个体中可能是完整的,但在具有严重肺疾病或心脏病的患者中却并非如此。

左心室舒张末期容积,肺动脉楔压和右心房压之间的相互关系在左心室收缩功能受损的患者中相关性很差[119],在这种情况下,左心室上游压力的测量在评估左心室前负荷中的临床效用是有限的。前负荷和舒张末期容量在本章的剩余部分可视为同义词。

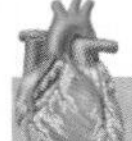

框 6.1 左心室后负荷相关参数

主动脉输入阻抗(大小和相位频谱)
Windkessel 参数
 特征性主动脉阻抗(Z_c)
 总动脉顺应性(C)
 总动脉阻抗(R)
收缩期末压力
收缩期末室壁应力
有效动脉弹性(E_a)
全身血管阻力

后负荷

后负荷是指心肌收缩开始即刻所遇到的额外负荷。后负荷的定义很直观,并且在离体心肌制备中很容易测量(见图 6.16),但是在体内心血管系统中,即使是在严格控制的实验条件下也很难想象和测量(框 6.1)。活体内,由于全身和肺动脉血管系统的机械特性产生的对抗左心室或右心室射血的阻抗是后负荷定义的基础。

已有几种方法用于测量后负荷。动脉压力(即作用于血液的力)与血流(即复合运动)之比被称为主动脉输入阻抗或 $Z_{in}(\omega)$。$Z_{in}(\omega)$ 源于对主动脉压力和血流的高保真度测量的功率谱或傅里叶级数分析。$Z_{in}(\omega)$ 包括动脉黏弹性、频率依赖性和反射波[120,121],它的特点是在频域中表达模量和相角谱(图 6.18)[122]。

解释 $Z_{in}(\omega)$ 最常用的方法是动脉循环的电学三要素 Windkessel 模型,由于 $Z_{in}(\omega)$ 的频率依赖性使其难以描述。Windkessel 模型定义了 $Z_{in}(\omega)$ 的 3 个主要特性:特征性主动脉阻抗(Z_c)、总动脉顺应性(C)和总动脉阻力(R)(图 6.19)[124]。Z_c 为左心室射血时主动脉和大血管产生的阻力;C 主要由近端大动脉的顺应性决定(即储能部分);R 为其他动脉循环的阻力总和。在多种生理状态下三要素 Windkessel 模型十分接近 Z_{in}[123-125]。用近似 Windkessel 模型计算肺动脉输出阻抗谱来描述右心室后负荷。

左心室后负荷亦可定义为左心室射血时遇到的机械阻力。在等容收缩期,左心室压力和室壁厚度增加,当主动脉瓣开放时伴随左心室容量锐减(如内径)。正如拉普拉斯定律预测的,这些综合因素导致左心室收缩期室壁应力的急剧增加。收缩期室壁应力在左心室射血早期到最大值,然后下降。

左心室收缩期室壁应力的连续性变化可产生许多重要的结果。例如,在慢性压力超负荷的疾病中(例如,控制不佳的原发性高血压,主动脉瓣狭窄),左心室收缩期室壁峰值压力

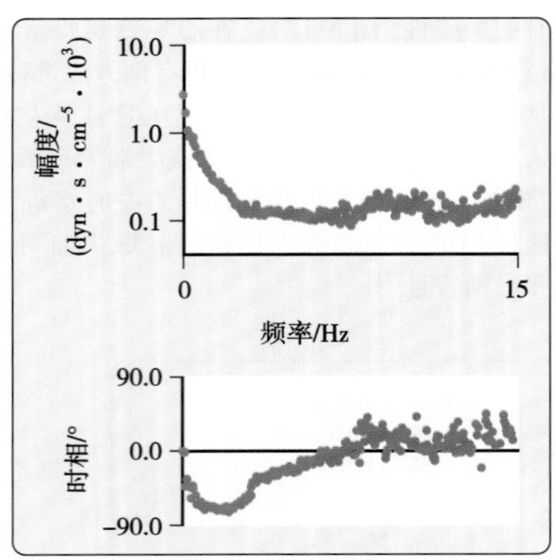

图 6.18 典型的主动脉输入阻抗，$Z_{in}(\omega)$，通过在活体狗体内长期检测光谱获得。$Z_{in}(\omega)$具有频率依赖的大小(上)和相位(下)。$Z_{in}(\omega)$为 0Hz 时等同于总的动脉阻力。$Z_{in}(\omega)$平均光谱在 2~15Hz 时决定了主动脉阻抗特性(Z_c)。(*Modified from Hettrick DA, Pagel PS, Warltier DC. Differential effects of isoflurane andhalothane on aortic input impedance quantifi ed using a three-element Windkesselmodel*. Anesthesiology. *1995*;*83*(*2*):*361-373.*)

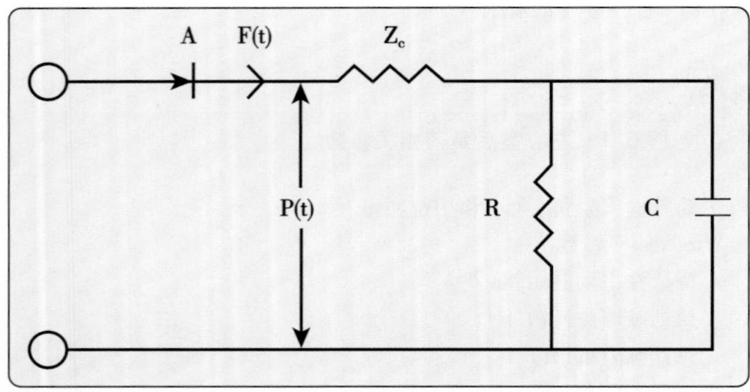

图 6.19 主动脉输入阻抗，$Z_{in}(\omega)$，电模拟三要素 Windkessel 模型。二极管 A 代表主动脉瓣。时间依赖性血流，F(t)，从左心室流入动脉循环最先碰到的阻力是主动脉根部和大血管[即，特征性主动脉阻抗(Z_c)]。总动脉阻力(R)和总动脉顺应性(C，是动脉血管能量储存部分)决定了之后的从主动脉根部到毛细血管床的动脉血流，这部分血流与时间依赖性动脉压的变化 P(t)有关。(*Modified from Hettrick DA, Pagel PS, Warltier DC. Differential effects of isoflurane andhalothane on aortic input impedance quantifi ed using a three-element Windkesselmodel*. Anesthesiology. *1995*; *83* (*2*): *361-373.*)

是导致左心室向心性肥厚的主要刺激因素[49,126]。时间相关性左心室收缩期室壁应力积分是心肌需氧量的一个指标[127]。在心脏收缩过程中，左心室收缩末室壁应力与心率矫正后的心肌纤维周长最大收缩速率(V_{cfs})之间的关系被用于作为相对独立于心率与负荷的、反映人体心肌收缩状态的指标(每个参数都可通过无创的超声心动图测得)[128]。左心室收缩末室壁应力可阻止射血结束时心肌继续收缩，决定了在一个固定收缩力情况下左心室的排空程度。左心室收缩末室壁应力决定了射血末期由于室腔大小，室壁厚度和压力产生的瞬时心肌压力，包含心脏内部压力和心脏承受的外部压力(例如，动脉系统)[129-131]。

根据之前对拉普拉斯定律的讨论，由于左心室几何形状的不同假设，心内膜和心外膜之间的非线性压力分布以及室壁厚度的不均，使得应用左心室收缩末室壁应力量化左心室后负荷变得复杂[53]。这些潜在的混合因素在急、慢性室壁节段性运动异常(例如，严重的冠状动脉狭窄或阻塞，心肌梗死后左心室重建)时变得更有意义。

射血时从左心室到动脉循环最佳的能量转换，需要两个弹性腔室的机械耦合[132,133]。左心室-动脉耦合是另一种有价值的、用于量化左心室后负荷的模型。通常用一系列弹性腔室模型来描述左心室-动脉耦合，这些模型中可以分别用左心室收缩末压力-容量图的斜率得到左心室 E_{es}，用主动脉收缩末压力-SV 图的斜率得到有效动脉弹性(E_a)(图 6.20)[134]。E_{es} 与 E_a 的比值定义了左心室和动脉循环的耦合[135,136]；确定了 SV，SV 可以在这些弹性组成部分中转换；也为研究心肌能量和效率提供了有利基础[83]。

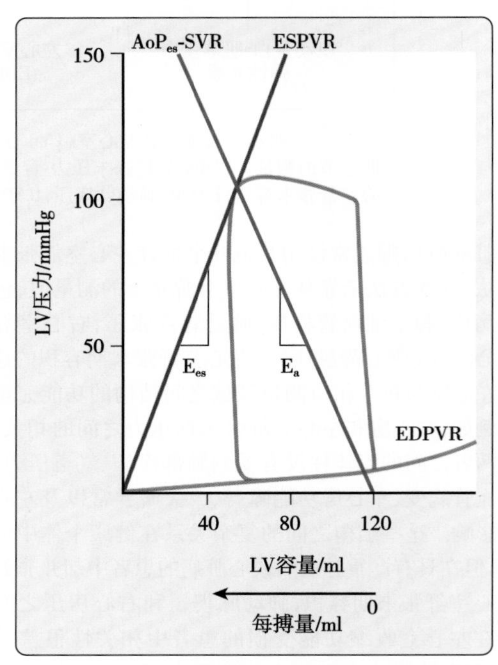

图 6.20 可用左心室(LV)收缩末压力-容量关系(ESPVR)和主动脉收缩末压力-每搏量(SV)关系(AoP_{es}-SVR)计算左心室-动脉耦合，计算方法为收缩末弹性(E_{es})(即，ESPVR 的斜率)和有效动脉弹性(E_a)(即，AoP_{es}-SVR 的斜率)的比率。EDPVR，舒张末压力-容量关系

严格来说，E_a 是一个复合耦合变量，受总的动脉阻力和总的动脉顺应性影响，此参数有些类似于左心室舒张末室壁应力，因此被推荐作为左心室后负荷的测量方法之一[132]。E_a 和心率的乘积也接近外周血管阻力(SVR)。然而，E_a 不能单独用于量化左心室后负荷，因为这一变量既不能完全涵盖特征性大动脉阻抗的变化(即动脉力学中一个重要的高频元素)，也不能反映动脉反射波的特性。

$Z_{in}(\omega)$的大小主要取决于总的动脉阻力[137]，可以用 SVR 合理地进行粗略估计，临床麻醉中 SVR 是最常用于测量左心室后负荷的方法。SVR 是压力与流速的比值(即类似于欧姆定律)，SVR 用我们非常熟悉的公式(MAP-RAP)80/CO 计算，其中 MAP 是平均动脉压力，RAP 是右心房压，CO 是心输出量,80 是由 mmHg/min/L 向 dynes·s·cm^{-5} 转换常量。但是用 SVR 量化左心室后负荷存在着本质上的不足,因为这一参数忽略了血液的机械特性(如黏度、密度)和动脉壁的机械特性(如顺应性),未考虑动脉血压和血流的频率依赖特性和相位特性(即 SVR 假设血流恒定),也未包含动脉波的反射。对于高龄、外周血管疾病以及心动过速的患者,相位特性对动脉负荷非常重要[138,139]。因此,SVR 不能可靠地用于量化血管活性药或心血管疾病引起的左心室后负荷变化,相反应将其作为左心室后负荷的非参数估计方法[140]。

在完整的心血管系统中调节左心室后负荷的四要素如下:

1. 动脉血管的物理性质(例如,直径、长度、弹性和分支数目)
2. 左心室室壁应力:由左心室压和左心室腔形状变化决定
3. 总的动脉阻力:主要由小动脉平滑肌张力决定
4. 血容量和血液物理特性(例如,流变学、黏度和密度)

左心室收缩功能正常时通常可耐受左心室后负荷的急性增加,但是左心室衰竭时对后负荷急性增加非常敏感(图 6.21)[141,142],并且后负荷急性增加还会进一步加重左心室功能不全。左心室收缩功能障碍可反射性引起交感神经兴奋,但是这一代偿机制同样会增加左心室后负荷,特别是在伴有动脉顺应性下降的病理性改变(例如,动脉粥样硬化)的情况下,可能会进一步降低 CO。

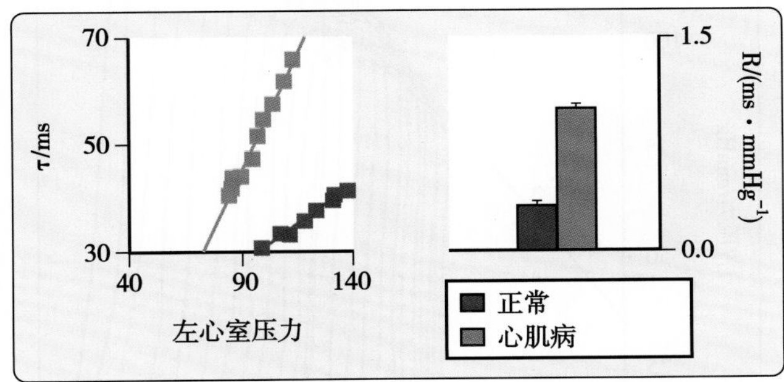

图 6.21 清醒状态的狗阻断下腔静脉后,在快速左心室起搏诱导性心肌病前(紫方块)和后(绿方块),等容舒张时间常数(τ)与左心室(LV)收缩末期压力的线性关系。柱形图阐明了慢性快速起搏前(紫方块)和后(绿方块)τ-左心室收缩末期压力关系的斜率(R),提示在此心衰模型中左心室等容舒张对左心室压力改变更加敏感。(*Modified from Pagel PS, Hettrick DA, Kersten JR, et al. Isoflurane and halothane do not alter the enhanced afterload sensitivity of left ventricular relaxation in dogs with pacing-induced cardiomyopathy.* Anesthesiology. *1997;87:952-962.*)

左心室肥厚是左心室对慢性后负荷增加的一个重要的适应性变化,室壁增厚可降低左心室室壁应力。这一适应性可保护左心室的收缩功能,但是与心室肥厚相伴随的心肌重量增加实际上增加了心肌缺血的风险,可导致左心室舒张功能障碍(图 6.22 和图 6.23)。左心室后负荷升高患者的管理中的基本治疗目标是降低刺激性应力。

右心室后负荷的描述与左心室的相似,但有两个主要的区别:一是肺动脉血管的顺应性要比相应的外周血管好;二是对于急性后负荷改变右心室较左心室更为敏感。左心房和右心房的后负荷主要由房室瓣开放的灵活性以及左心室和右心室的顺应性决定。左心房后负荷模型与左心室-动脉耦合类似,应用联合的左心房和左心室压力-容量曲线分析,以描绘左心房后负荷改变时左心房的代偿性反应[97,99]。

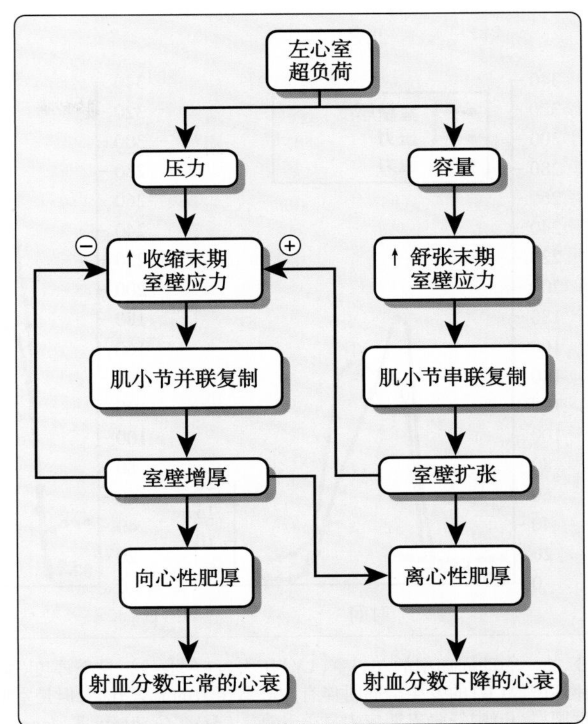

图 6.22 根据刺激应激的性质不同,左心室(LV)压力超负荷和容量超负荷产生的代偿反应。根据拉普拉斯定律,室壁肥厚降低(-)收缩末室壁应力而室腔扩大增加(+)收缩末室壁应力。左心室压力-超负荷性肥厚与射血分数正常的心衰有关(HFNEF),但是左心室容量超负荷通常可引起射血分数(EF)下降的心衰(HF)

心肌收缩力

严格控制负荷状态和测量肌肉缩短时的幅度、速度和力量可以准确测量离体制备心肌的变力状态,但在完整的心脏中量化心肌收缩力很有挑战性。量化左心室收缩力可使心脏麻醉医生准确评估药物干预或者病理进程对左心室收缩功能的影响。

在体心肌细胞收缩力的标准还未制定,所有提出的收缩力的指标,包括源于压力-容量分析的指标,都有明显的局限性,因为在肌小节水平,收缩状态和负荷条件从根本上是相互关联的[143,144]。在解释在体左心室收缩功能变化时,不管应用哪种心肌收缩力评估技术,必须要考虑到其测量会受到负荷状态的限制。心肌收缩力的指标有很多,主要分为 4 大类(框 6.2):压力-容量关系、等容收缩、射血期和心室功率。

收缩末期压力-容量关系

因为左心室是一个弹性腔室,它的压力和容量关系可以用心动周期中的时变弹性(即,压力与容量的比值)来表示[77,78]。收缩期左心室弹性的增加伴随着压力增加和容量减少。左心室最大弹性(E_{max})出现在收缩末期或接近收缩末期的时候,常常与稳态左心室压力-容量图的左上角相对应。类似的,左心室最小弹性出现在舒张末期。

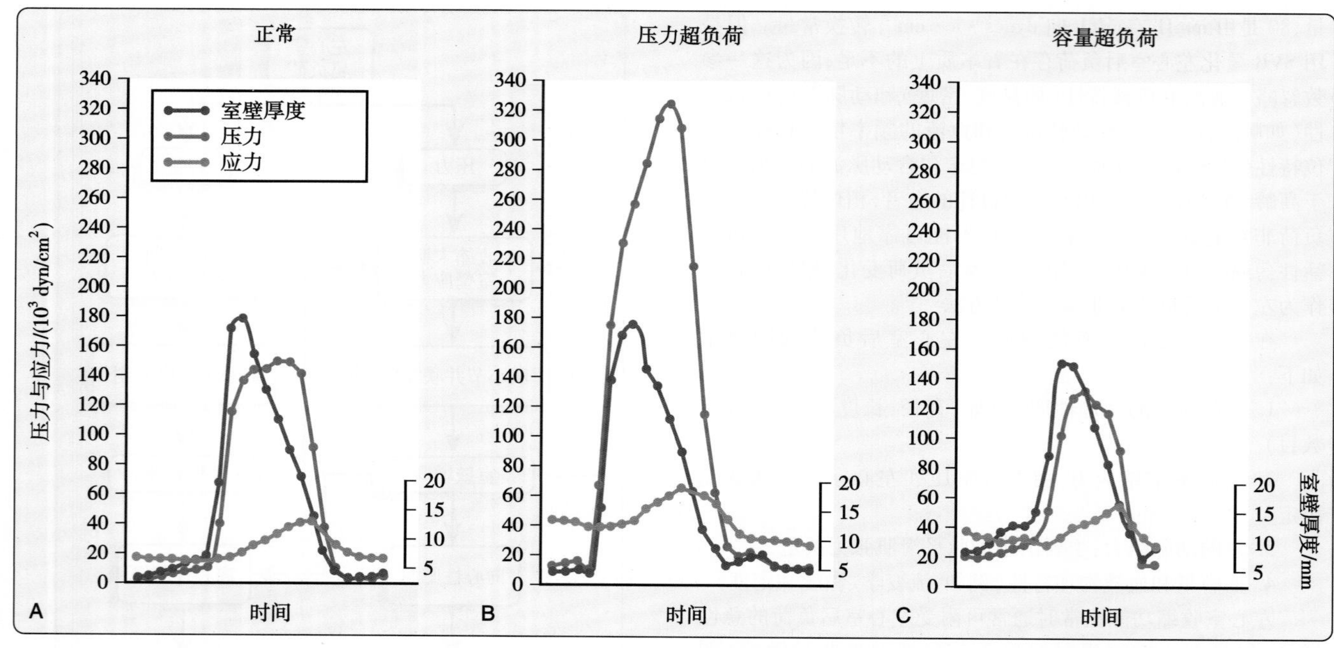

图 6.23 心动周期中的左心室(LV)压力(红色曲线)、室壁厚度(紫色曲线)和室壁应力(绿色曲线)。与正常左心室(A)相比,左心室压力-超负荷性肥厚(B)的发生会同时伴有左心室压力的显著升高,但是室壁厚度的代偿性增加维持了室壁应力的正常范围和形态。左心室容量-超负荷性肥厚(C)中舒张末期应力显著升高。(*From Grossman W, Jones D, McLaurin LP. Wall stress and patterns of hypertrophy in the human left ventricle*, J Clin Invest . *1975;56:56-64.*)

框 6.2 左心室收缩力指标

压力-容量分析

收缩末压力-容量关系(E_{es})

每搏功-舒张末容量关系(M_{sw})

等容收缩

dP/dt_{max}

$dP/dt_{max}/50$

$dP/dt_{max}/P$

dP/dt_{max}-舒张末容量关系(dE/dt_{max})

射血期

每搏量

心输出量

射血分数

面积变化分数

缩短分数

室壁厚度

缩短速度

心室功率

PWR_{max}

PWR_{max}/EDV[2]

dE/dt_{max},舒张末容量关系的斜率;dP/dt_{max},左心室压力增加的最大速率;E_{es},收缩末弹性;M_{sw},每搏功-舒张末容量关系斜率;P,左心室压力峰值;PWR_{max},左心室最大功率(主动脉压和血流量的乘积)。

用公式 $E(t)=P(t)/[V(t)-V_0]$ 描述时变弹性 E(t)。P(t)和 V(t)分别是心动周期中左心室压力和容量随时间的变化,V_0 是当左心室压力为 0mmHg 时左心室的容量(即,无张力时的容量)。不同负荷系列左心室压力-容量图的每个 E_{max} 之间的关系构成了 ESPVR,而且,在正常生理范围内及心肌变力状态恒定时,E_{max} 之间呈线性相关。

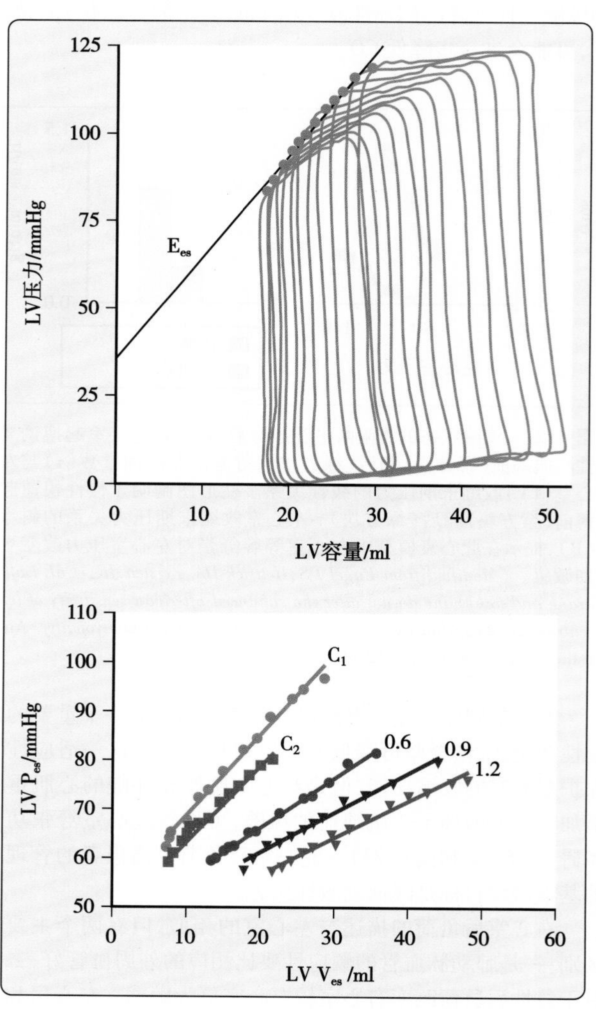

图 6.24 在活体犬的心脏,突然阻断下腔静脉可得到一系列不同负荷下的左心室压力-容量图,再从这些图中得出左心室(LV)收缩末压力-容量关系(ESPVR)的方法。上图:每一压力-容量图的压力-容量比率或最大弹性(E_{max})得以确定(左上角),用线性回归分析计算 ESPVR 的斜率或收缩末弹性(E_{es})和容量截距。下图:显示了异氟醚(0.6、0.9 和 1.2 倍最低肺泡有效浓度)对 ESPVR 的影响。C_1,对照组 1(异氟醚处理前);C_2,对照组 2(异氟醚处理后);LV,左心室;P_{es},收缩末压;V_{es},收缩末容量。(*Modified from Hettrick DA, Pagel PS, Warltier DC. Desflurane, sevoflurane, and isoflurane impair canine left ventricular-arterial coupling and mechanical efficiency*, Anesthesiology. *1996;85;403-413.*)

ESPVR 的斜率(即,E_{es})是整合了后负荷的左心室收缩状态的量化指数,因为该分析是在收缩末期进行的(图 6.24)。因此,在收缩末期时变弹性公式可改写为 $P_{es}=E_{es}(V_{es}-V_0)$,其中 P_{es} 和 V_{es} 分别为收缩末左心室压力和容积。正性或负性肌力药(例如,多巴酚丁胺和艾司洛尔)引起的 E_{es} 增大或减少可以量化对应发生的左心室收缩力的变化。

局部左心室收缩力也可以通过应用压力-维度关系测得,此压力-维度关系建立在连续节段长度测量、左心室乳头肌中部短轴直径测量或室壁厚度[77,78,145]测量的基础之上。而且,局部左心室收缩力在没有局部室壁的运动异常时,常可反映左心室的整体收缩功能[110]。左心室收缩末期压力-容量或维度关系已通过带有自动边缘检测技术[148]的放射性核素心血管造影[146]或超声心动图[147]连续测量左心室容量或面积而获得。假设 V_0 仍然很小的情况下,有学者提出单次心跳评估的 E_{es}(即,通过简单计算 P_{es} 与 V_{es} 的比值获得或采用一种改良时变弹性法获得),可以提供关于收缩状态的量化信息[149,150]。在完整的心脏中,时变弹性原理还被成功用于右心室[84]和心房收缩力[43](图 6.25)的研究中。

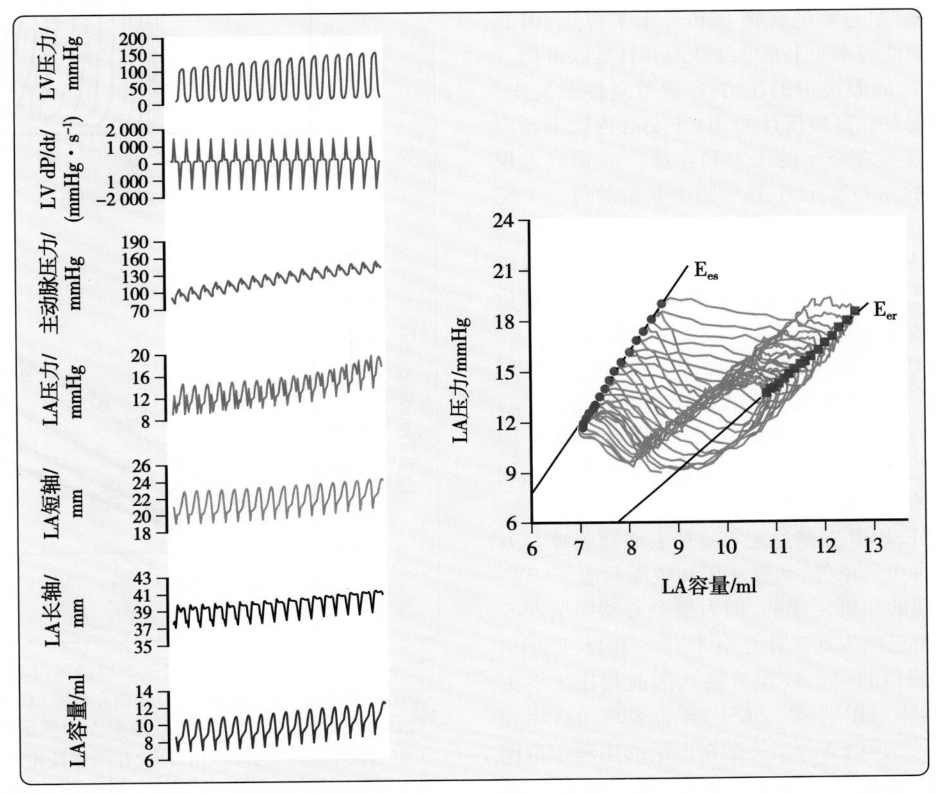

图 6.25 连续追踪静脉给予去氧肾上腺素(200μg)的狗体内心脏左心室(LV)压力、左心室压力上升速率(dP/dt)、主动脉压力、左心房(LA)压力、左心房长短轴直径和左心房容量波形(左)以及相应的左心房压力-容量图(右)。每个压力-容量图的左心房最大弹性(圆点)和存储末期压力和容量(方形点)可用来计算左心房收缩末期及存储末期压力-容量关系的斜率(E_{es} 和 E_{er})和推测的容量截距,以分别量化左心房收缩状态和心腔硬度。(*From Pagel PS, Kehl F, Gare M, et al: Mechanical function of the left atrium: new insights based on analysis of pressure-volume relations and Doppler echocardiography*, Anesthesiology. *2003;98:975-994.*)

左心室收缩力的时变弹性模型是从工程学角度提炼而得的,但已发现存在一些潜在的缺陷,这些缺陷限制了其作为变力状态评估指标的临床应用。在收缩力变化期间,无张力时容量(V_0)的位置并不是一成不变的[79,151]。例如,应用多巴酚丁胺可以增加 E_{es} 并使 ESPVR 左移(即,V_0 降低),推测这可能是由于 β_2 肾上腺素能受体介导的血管舒张引起的。然而,急性冠状动脉阻塞引起的左心室节段性运动异常可产生相反的作用[152]。因为 E_{es} 和 V_0 可反映左心室收缩力的变化,有学者提出了一个以这两个变量的联合效应为基础的变力状态指标[153]。

为了准确地定义 E_{es} 和 V_0,必须在一定范围的左心室负荷条件下获取若干连续的左心室压力图,但在构建 ESPVR 期间,这些必要的干预可能无意中引发了压力感受器反射而引起交感神经系统兴奋,导致心率增快、收缩力增强[154]。当左心室后负荷显著增加或降低时,E_{max} 可能不能准确出现在收缩末期,可分别会发生延迟或提前出现[155]。因此 E_{max} 在左心室压力-容量图中偏离其左上角的正常位置时,可导致 ESPVR 的衍生数据可能是错误的。

由于 E_{es} 的单位是 mmHg/ml,E_{es} 本质上取决于心腔室的大小(尽管已努力规范其标准化测量)[156,157]。E_{es} 的容量依赖性使得很难在左心室不同大小的患者中直接比较收缩状态。其他限制 E_{es} 作为收缩状态指标的因素包括:缺乏测量精度[158]、非线性[159]、负荷敏感性[160]、依赖于潜在自主神经系统平衡[161]或射血引起的左心室压力生成过程中的变化[162],以及与左心室舒张功能的相互作用[163]。尽管有这些顾虑,但 ESPVR 仍是一个极好的概念性工具,可用它定义机体内的心肌收缩力及其与负荷条件的相互作用。

每搏功-舒张末期容量关系

Frank[75]和 Patterson 及其同事[164]的早期研究初步定义了左心室泵功能(例如,CO)与通过测量左心室充盈的间接指标(例如,中心静脉压)而得到的前负荷之间的关系。Sarnoff 和 Berglund[165]将这一创新性研究进行了扩展,里程碑般地提出了将 SW 评估与充盈压相结合的心室功能曲线。在这个熟悉的框架下,左心室功能曲线向上或向左移动表示已经发生了收缩状态的增强,因为左心室可以在相同的前负荷下产生更大的 SW。令人遗憾的是,由于受当时技术条件的限制,Sarnoff 不能准确测量左心室的每搏功和舒张末容量,因此 Sarnoff 的左心室功能曲线本质上是非线性的并且难以量化。

在对 Sarnoff 最初的假说中的压力-容量重复性试验中,Glower 等应用高精度左心室微压计和 3D 正交心内微型超声测距仪分别测量了连续左心室的压力和容量[80]。研究发现从一系列不同负荷的左心室压力-容量图中获得的每一个配对的左心室 SW-V_{ed} 之间呈线性相关,并且 SW = M_{SW}(V_{ed} - V_{SW}),其中 M_{SW} 和 V_{SW} 是其线性关系的斜率和容量的截距(图 6.26)。因此,已显示 M_{SW} 以相对不依赖负荷的方式量化左心室变力状态的改变,因为前负荷已经被整合在内了。

相似的局部做功与空间测量(例如,节段长度、室壁厚度)之间的线性关系可用来量化局部收缩状态的变化。左心室 SW-V_{ed} 关系可通过用于确定 ESPVR 的相同系列的压力-容量图来计算。因此,可以从相同的实验数据中得到和比较两个相互独立的收缩力指标。

SW-V_{ed} 关系比 ESPVR 在测量左心室或右心室收缩力方面更有优势。在多种负荷条件、动脉血压和收缩状态下,SW-V_{ed} 关系是高度线性的和可复制的,因为整个心动周期左心室压力和容量数据都已纳入其计算之中[80,158]。相反,ESPVR 是在单一时间点处测得的(即,收缩末期),因此相比之下更具曲线性,易受仪器噪声影响[160]。ESPVR 也表现出一定程度的后负荷敏感性[166],但 SW-V_{ed} 关系在广泛的生理学范围内基本不依赖于后负荷[80]。与 Ees 不同,M_{SW} 的单位是 mmHg,M_{SW} 可允许左心室大小不同的患者直接进行收缩力的比较,因为 M_{SW} 不依赖于心腔的大小。

与 ESPVR 相比 SW-V_{ed} 关系有两个显著的缺点。第一,SW-V_{ed} 关系整合了整个心动周期的数据,提示 SW-V_{ed} 关系没有严格地将左心室的收缩事件与舒张期活动分开。例如,左心室顺应性下降而无 ESPVR 的同步变化(例如,左心室的压力超负荷性肥厚),可能在应用 SW-V_{ed} 关系时将错误引入左心室收缩状态的测量中[144]。第二,局部心肌缺血时左心室压力-容量图部分坍塌使得应用 SW-V_{ed} 关系计算左心室收缩力比 ESPVR 更加困难[167]。尽管 SW-V_{ed} 关系有这些潜在的缺点,但它仍为完整心脏中左心室或右心室收缩功能提供了一个非常有价值的指标,并且已被成功应用于多种试验和心脏疾病患者中。

收缩力的等容收缩期指标

左心室压力升高的最大速率(dP/dt_{max})是反映等容收缩期左心室收缩状态最常用的衍生指标。精确测定左心室 dP/dt_{max} 需要高精度、有创性的方法连续测量左心室压力,通常在心导管实验室进行。对于心脏手术患者,可使用 TEE 对二尖瓣反流波进行连续多普勒测量,无创性估测 dP/dt_{max}[168]。

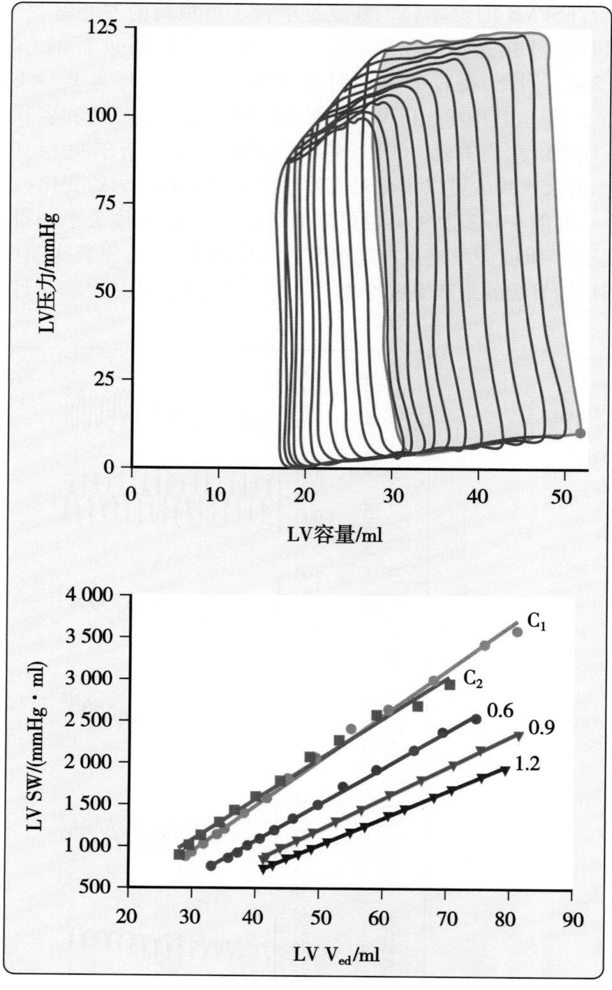

图 6.26 在活体犬的心脏阻断下腔静脉得到一系列不同负荷下的左心室压力-容量图,从中得出左心室(LV)每搏功(SW)和舒张末期容量(V_{ed})的方法。每个左心室压力-容量图的面积(即,阴影区域),与 SW 相对应,在图中按相应的 V_{ed} 标绘出来(上图),再用线性回归分析的方法得到 SW-V_{ed} 关系。靠下的图显示的是异氟醚(0.6、0.9 和 1.2 倍的最低肺泡有效浓度)对 SW-V_{ed} 关系的影响。C_1,对照组 1(异氟醚处理前);C_2,对照组 2(异氟醚处理后)。(*Modified from Hettrick DA, Pagel PS, Warltier DC. Desflurane, sevoflurane, and isoflurane impair canine left ventricular-arterial coupling and mechanical efficiency*, Anesthesiology. *1996; 85:403-413.*)

左心室 dP/dt_{max} 对收缩状态的急性变化敏感[169],但其最大的作用可能在于量化收缩期方向的变化,而不是建立绝对基线值[170]。左心室 dP/dt_{max} 本质上是不依赖于后负荷的,因为除非存在严重的心肌抑制或明显的动脉血管扩张,左心室压力升高的峰值速率通常发生在主动脉瓣开放之前[171]。然而左心室的前负荷可以显著影响 dP/dt_{max},实际上左心室 dP/dt_{max} 的增加是由于前负荷增加还是收缩状态增强很难区分。左心室质量、心腔大小以及二尖瓣或主动脉瓣疾病都会影响左心室 dP/dt_{max}。

左心室 dP/dt_{max} 可能无法检测到局部心肌缺血导致的收缩状态的改变,因为左心室 dP/dt_{max} 是反映总左心室整体收缩功能的指标。左心室 dP/dt_{max} 可能无法检测到冠状动脉灌注受损引起的局部功能障碍的改变，因为通过激活 Frank-Starling 机制或交感神经系统活动增强可使剩余正常心肌的收缩力代偿性增加。

也有学者提出，将左心室的压力上升到某一固定值时的上升速度[例如，在 50mmHg 测量的 dP/dt（dP/dt_{50}）]和 dP/dt 与左心室压力峰值的比率（dP/dt/P），这两个指标作为收缩力的等容指标。与左心室 dP/dt_{max} 相比，这两种测量方法更不依赖于前负荷，但也未提供特异性的附加信息。

在压力-容量框架的基础上，根据左心室 dP/dt_{max} 的前负荷依赖性可以得到另一个心肌收缩力的指标。从一系列不同的压力-容量图得出的每组左心室 dP/dt_{max} 和 V_{ed} 值之间的关系是线性的，$dP/dt_{max}=dE/dt_{max}(V_{ed}-V_0)$，其中 dE/dt_{max} 是此线性关系的斜率，V_0 是容量截距[172]。像 E_{es} 和 M_{sw} 一样，由变性肌力药物或心脏疾病引起的 dE/dt_{max} 的变化，可用于量化左心室收缩状态的变化。例如，左心室 $dP/dt_{max}-V_{ed}$ 关系可以精确地测定正常和局部缺血的左心室收缩力的变化[172,173]。

左心室 dE/dt_{max} 和 E_{es} 在数学上是相关的[173]，而且，能够平移 ESPVR 而不改变 E_{es} 的干预措施，也可以将左心室 dE/dt_{max}-V_{ed} 关系的容量截距平移而不改变 dE/dt_{max}[144]。在单一心肌细胞机制研究中发现，与 ESPVR 类似，在左心室容量增加或收缩状态增强时，左心室 dE/dt_{max} 与 V_{ed} 关系更加趋向于曲线化[174]。直接比较 ESPVR、SW-V_{ed} 关系和左心室 dE/dt_{max} 关系也表明在收缩状态急剧变化期间 dE/dt_{max} 可能比 E_{es} 或 M_{sw} 更容易出现变化[158]。右心室 dE/dt_{max} 和 V_{ed} 之间的关系也已经在前文中介绍过[46]。

收缩力的射血期指标

左心室射血程度（例如，EF，SV）或速率（例如，缩短速度）的检测是所有目前使用的左心室收缩状态的射血期指标的基础，包括从组织多普勒成像得到的较新的超声心动图参数、心肌应力-应变关系、斑点跟踪技术和心内彩色室壁运动分析。从临床角度来看，最常用的左心室收缩力的射血期指标是 EF，其中 $EF=(V_{ed}-V_{es})/V_{ed}$。

我们可以使用各种无创技术（例如，放射性核素血管造影术，功能性 MRI，超声心动图）来计算左心室 EF。心脏麻醉医生最常使用二维 TEE 测量左心室的 EF 值。在左心室收缩末期和舒张末期可获得食管中段四腔心或两腔心图像。他们随后通过应用 Simpson 法进行分析，即将容量定义为数量有限的、一系列不同直径和厚度的圆柱体体积的和（图 6.27）。这种测量左心室 EF 的方法很简单，但是尽管整合了 TEE 软件，这种方法仍然相当耗费时间，而且在快速变化的血流动力学条件下，其应用可能是不切实际的。

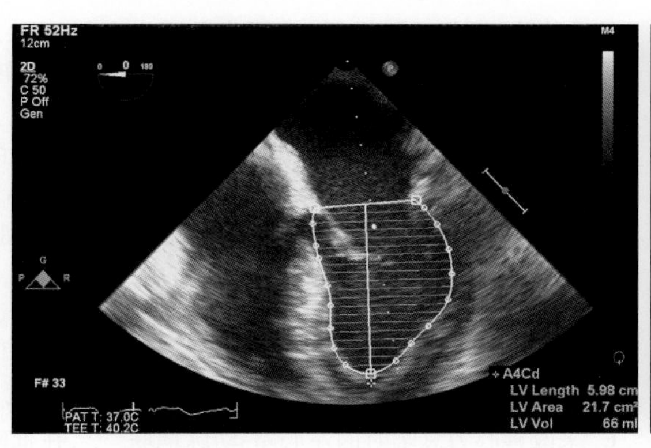

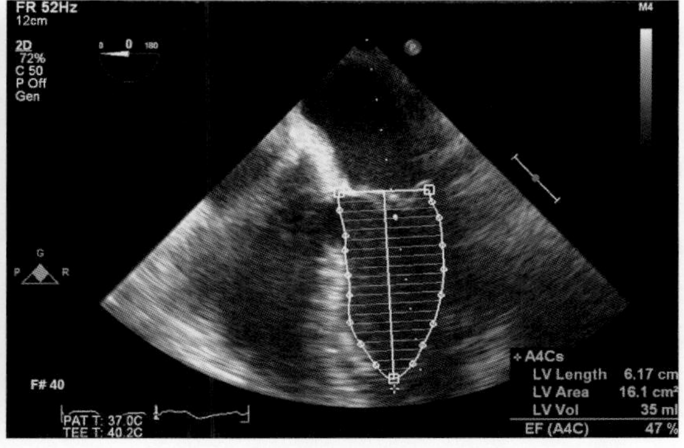

图 6.27 用 Simpson 法，利用食管中段四腔心切面获得的左心室（LV）舒张末期（左）和收缩末期（右）图像计算射血分数。在每张图像中标明左心室心内膜后，软件生成一系列薄圆柱体碟片（平行的白线），以这些碟片的体积的和为基础算出容量。然后用标准公式计算左心室射血分数。此例中，左心室射血分数为 47%

在乳头肌中部短轴切面获得的收缩末期和舒张末期图像，可用于计算缩短分数（fractional shortening，FS）和面积变化分数。这两个密切相关的参数，可作为左心室 EF 的替代性测量方法。FS 是由心内测量的前后壁（或隔侧壁）直径计算得出的，即 $FS=(D_{ed}-D_{es})/D_{ed}$，其中 D_{ed} 和 D_{es} 分别为舒张末期和收缩末期的心内直径（图 6.28）。

在相同的乳头肌中部短轴切面，通过人工追踪收缩末期和舒张末期的心内膜边界（通常将乳头肌排除），可用于测量面积变化分数（FAC）。计算机软件在每个心内膜追踪中可以自动整合计算收缩末期和舒张末期的面积（分别为 A_{es} 和 A_{ed}），FAC 的计算方法为 $(A_{ed}-A_{es})/A_{ed}$。这些指标以及所有的其他射血期指标，都先天性地依赖于左心室收缩状态和负荷条件。

因为前负荷是 EF、FAC 和 FS 的分母（即，分别为 V_{ed}、A_{ed} 和 D_{ed}）的一部分，所以在二尖瓣和主动脉瓣功能正常的前提下，上述指标相对不受前负荷轻微改变的影响[174]。心肌应力-应变关系或斑点跟踪技术也可能含有修正性（例如拉格朗日或自然应变）设计，以使其固有的前负荷依赖性最小化。然而 EF、FAC、FS 和用较新技术推导的相关变量随着后负荷的增加呈线性减少，而且其变化与心率的变化相反。它们是相对不敏感的左心室收缩状态指标[82]。

与左心室 dP/dt_{max} 的观察结果类似，EF 和 FAC 是泵性能的整体测量指标，并不能充分反映由心肌缺血或梗死产生的局部收缩功能障碍。在二尖瓣或主动脉瓣膜疾病、左心室室腔扩大或左心室肥大的情况下，射血期指标也可能提供关于心肌收缩力的不准确信息[126,175,176]。当尝试使用射血期指标量化右心室或心房收缩状态时，同样会遇到类似的负荷和心率依赖性困难。

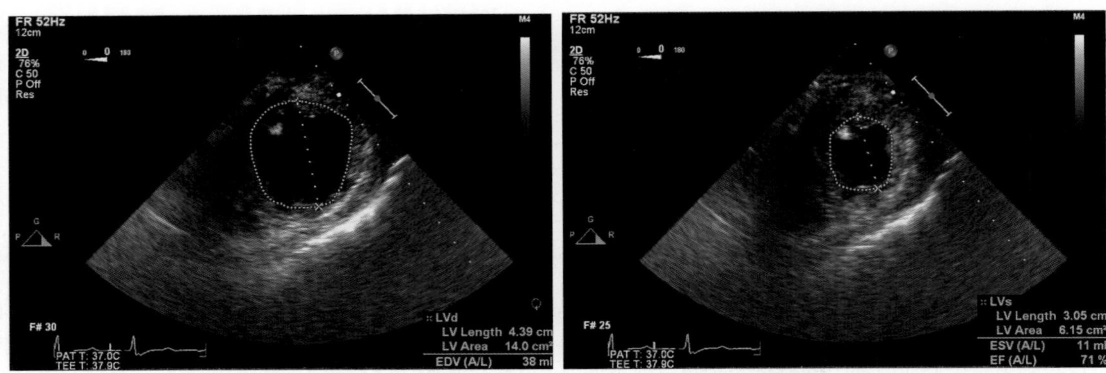

图 6.28 在乳头肌中部短轴切面获得的舒张末期(左)和收缩末期(右)图像中计算面积变化分数(FAC)和缩短分数(FS)。手动描记左心室心内膜边缘(不包括乳头肌)。软件生成标记的面积,计算出左心室心腔的直径。此例中,FAC为69%,FS为59%

心肌纤维的缩短速度可提供射血期左心室收缩状态的相关信息。心肌纤维环形收缩的最大或平均速度可以用各种有创性和无创性技术来测量。TEE的乳头肌中部短轴观对心脏麻醉医生在手术室内测量这些变量十分有用。心肌纤维环状收缩的最大速度(V_{cfs}),计算为FS与射血时间的比值,与EF相比,V_{cfs}对收缩状态的变化更敏感,因为它评估了缩短的速度(而非幅度)。然而与其他射血期指标类似的是,V_{cfs}也随着心率的变化而变化并与后负荷的变化相反[171]。

以离体心肌的力-速度行为学为基础,已有学者提出了矫正V_{cfs}固有的心率与后负荷依赖性的方法。例如,左心室收缩末期室壁应力与心率校正后的V_{cfs}之间呈线性关系。这一关系的斜率提供了一个相对不依赖于心率和后负荷的指标,此指标可反映健康人群[129]和患有高血压或瓣膜疾病人群[126,128]的左心室收缩状态。EF与有效动脉弹性之间也已阐明存在类似的关系[177]。遗憾的是,这些技术及其他类似技术[178]未取得广泛的临床应用,因为数据采集后还需要做大量且耗时的分析,使其不适合在手术室这样的环境中使用。

基于心室功率的收缩指标

左心室功率定义为左心室压力和主动脉血流量的乘积,这是左心室变力状态的另一个指标。射血期左心室最大功率(PWR_{max})和左心室功率增加的速率对收缩状态的变化敏感[179,180],但这些指标也受左心室前负荷的深刻影响。相比之下,左心室PWR_{max}与舒张末期容量平方的比值实际上较少依赖于前负荷,并且可以允许应用从单个心动周期获得的数据来评估左心室收缩状态[181]。

使用前负荷调整后的PWR_{max}技术测得的左心室收缩状态改变,与使用ESPVR(E_{es})和左心室$dP/dt_{max}-V_{ed}$关系(dE/dt_{max})计算得到的那些左心室收缩状态改变相关。这些变化也可以通过应用无创动脉血压(例如动脉搏动描记器)以及应用能够测量压力、血流量和容积变量的二维超声心动图和多普勒超声心动图测得[182,183]。使用舒张末期节段长度(SL_{ed})得到的局部功率系数也与局部SW-SL_{ed}(M_{sw})相关,并且可以精确地量化由挥发性麻醉剂导致的左心室收缩力下降[184]。

耦联、能量和效率

压力-容量框架对描述两个弹性心腔之间的动能转移很有价值。这种机械性耦联决定了从一个心腔射入另一个心腔的血容量。描述最多的是左心室和动脉循环之间的耦联,但与之类似的左心房与左心室之间的耦联关系[99]以及右心的类似结构之间的耦联关系[185]也有报道。

左心室-动脉耦联由ESPVR(E_{es})的斜率与主动脉收缩末压-SV关系(E_a)(见图6.20)的比值决定,主动脉收缩末压-SV关系反映各自的弹性[133]。左心室和动脉循环之间的理想耦联显示心腔之间SW的最佳转移,不论在休息[135]或运动期间[186,187],理想耦联发生时其弹性比率保持一致。左心室收缩功能障碍(即,E_{es}降低)或更大的左心室射血阻力(即E_a增加)将使E_{es}/E_a比值降低到小于1,表明动能转移不再理想[188]。

当整个左心室收缩状态被抑制且交感神经系统的代偿性兴奋导致动脉血管收缩时,可能发生E_{es}/E_a比率小于1[189]。左心室-动脉耦联异常的严重程度与血清B型钠尿肽(即,反映左心室收缩功能障碍的生化指标)的浓度相关,E_{es}/E_a比值小于0.68可预测心肌梗死后患者远期死亡率[190]。心衰期间,心动过速也会增加E_a并恶化左心室-动脉耦联[191]。

正性肌力药物或血管扩张剂可分别通过增加E_{es}或降低E_a来改善心力衰竭时的左心室-动脉耦联[192],在低呼气末浓度(0.6MAC)的地氟醚,七氟醚或异氟醚(图6.29)麻醉时,左心室-动脉耦联可以得到较好的保护,但是当施用更高浓度的挥发性麻醉剂时,由于血管扩张(即E_a减少)的幅度已经不能代偿更严重的左心室收缩抑制(即E_{es}减少),会导致左心室-动脉耦联退化[134]。

EF和E_{es}与E_a的比率有关,即$EF/(1-EF)=E_{es}/E_a$。根据这个等式50% EF时$E_{es}/E_a=1$,此时可以产生理想的左心室-动脉耦联[193],EF和耦联比之间的关系可预测当$E_{es}/E_a<1$时,EF已降低,因为SV从左心室转移到动脉的效率下降。

左心室能量可以在压力-容量相的空间中量化。在单个心动周期内产生的SW(即,动能或压力-容量图中的面积)与由于心肌弹性成分压缩而存留在收缩末期心腔壁中的剩余势能的和,构成了总能量[83]。以ESPVR为上界、以EDPVR为下界、稳态压力-容量图中等容舒张部分左边的三角形区域定义了剩余的势能(见图6.9)。该能量与SW($mmHg \cdot mL = 1.33\times10^{-4}J$)具有相同的单位,并且在舒张期转化为热量[194]。

动能和势能之和称为压力-容量面积(PVA)[195],它与心

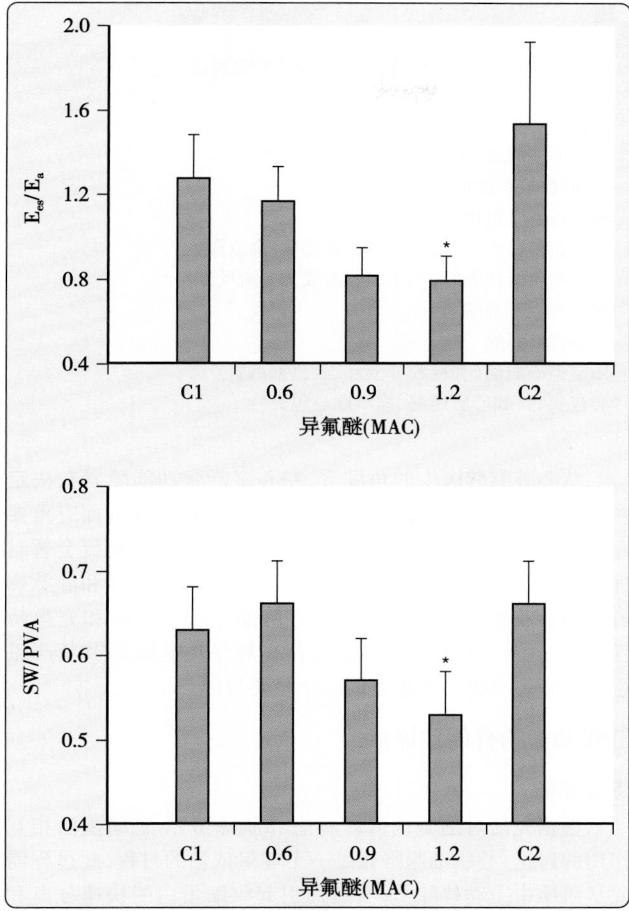

图 6.29 柱形图反映异氟醚[0.6、0.9 和 1.2 倍最低肺泡有效浓度(MAC)]对左心室(LV)-动脉耦联[即,左心室收缩末期弹性/有效动脉弹性(E_{es}/E_a)](上图)和能量转化效率[即,每搏功/压力-容量面积(SW/PVA)](下图)。异氟醚对左心室-动脉耦合和能量转换效率的降低作用具有剂量相关性。C_1,对照组 1(异氟醚处理前);C_2,对照组 2(异氟醚处理后);P_{es},左心室收缩末期压力;V_{es},左心室收缩末期容量。(*From Hettrick DA, Pagel PS, Warltier DC: Desflurane, sevoflurane, and isoflurane impair canine left ventricular-arterial coupling and mechanical efficiency*, Anesthesiology. *1996; 85: 403-413.*)

肌耗氧量(MVO_2)呈线性关系,即 $MVO_2=\alpha(PVA)+\delta$,其中 α 是关系的斜率,δ 表示无收缩时的基础代谢或 PVA 为 0 时的 MVO_2[196-198]。MVO_2-PVA 的线下区域包括与收缩和舒张相关的动能和势能的总和以及维持细胞功能所需的能量。

正性或负性肌力药物的使用可分别引起 MVO_2-PVA 关系平行上移或下移动,其斜率保持不变[197-199]。根据观察的结果,MVO_2 与 PVA 的关系可重新定义为 $MVO_2=\alpha(PVA)+\beta(E_{es})+\delta$,其中 β 是 MVO_2-PVA 关系对 E_{es} 的补偿(即敏感度)。这个修改表明兴奋收缩耦联消耗的总能量在左心室收缩状态增强或减弱时分别增加或减少,但是基础代谢所需的能量不受影响[197]。

压力-容量能量框架的另一个衍生物是动能和势能(即 PVA)对 MVO_2 的相对贡献在心肌收缩力改变期间保持不变,因为 MVO_2-PVA 关系的斜率(α)保持恒定。这一观察结果表明,在肌丝水平上高能磷酸盐向机械活动的生物转化基本不受变力状态改变的影响[197]。尽管 PVA 有小的变化,左心室顺应性(由 EDPVR 的位置表示)的变化也不会从根本上影响 MVO_2,因为在收缩期间产生的动能和势能是 MVO_2 的主要决定因素[194]。

左心室效率也可以应用压力-容量分析进行描述[135,200]。SW/PVA 比率表示转换为外功的机械能,它是能量转移效率的指标[136,201]。SW/PVA 比率对左心室收缩状态和后负荷变化做出可以预测的反应。例如通过正性肌力药物产生的 E_{es} 的增加提高了用于做功的机械能,结果是 SW/PVA 比率增加[187]。与之相比,更大的左心室后负荷会减少 SW 和能量转移效率[201]。这些观察结果强调左心室-动脉耦联是 SW/PVA 比率的主要决定因素[202]。

SW/PVA 在数学上与 E_{es}/E_a 和 $SW/PVA=1/[1+0.5(E_a/E_{es})]$ 有关[203]。例如,挥发性麻醉剂(例如,血管扩张性负性肌力药物)的使用导致 SW/PVA 呈剂量相关性降低,因为左心室 E_{es} 比 E_a 下降程度更大(参见图 6.29)[134]。由于 E_{es}/E_a 与 EF 相关[193],因此 SW 与 PVA 的比率可改写为 $2/[(1/EF)-1]$。该等式表明,EF 的降低与总机械能转化为外功的效率降低有关。

PVA 与测得的 MVO_2 的比值提供了代谢能向机械能转化的有效指标[204],而 SW/PVA 与 PVA/MVO_2(SW/MVO_2)的乘积表示左心室将其代谢能转化为物理功的效率。正性肌力药物的使用[205]和运动可提高 SW 与 MVO_2 比率[187],但在心力衰竭患者中,SW 与 MVO_2 比率会大大降低[206]并可预测患者死亡率[207]。

舒张功能的评估

在正常的压力下,每个心腔能够有效地充盈对于心脏整体最佳性能是至关重要的。左心室舒张功能的研究最为广泛,但张弛、充盈及扩张性等指标在顺应性更强的右心室及心房的功能中也有被阐述。本节重点关注左心室的舒张功能,但是很多评估左心室舒张功能的技术也可被应用于右心室“舒张学”的研究。

左心室的舒张包含了一系列复杂的与时间相关和不同类型的项目(框 6.3,图 6.15)。没有任何一个单一的左心室舒张功能的评价指标可以全面描述心动周期中这一阶段的心脏功能,或者通过这个指标选择性地识别因为心室充盈异常导致心力衰竭的、临床症状和体征正在发生发展的高风险患者[208]。反映左心室舒张功能的大多数指标依赖于心率,负荷条件以及心肌的收缩力,因此这些变量的变化需要在这些限制范围内进行诠释。

尽管存在上述固有的困难,仍有研究发现多达 50% 的心力衰竭患者没有发生 LVEF 的显著减少,这一结果令人震惊,它凸显了左心室舒张功能的重要性[209,210]。这种“射血分数正常的心力衰竭”(heart failure with normal ejection fraction, HFNEF),以前被称为舒张性心衰,最常发生在患有控制不佳的原发性高血压、肥胖、肾功能不全、贫血、全身状况差及心房纤颤的老年女性中[211]。上述大部分危险因素可导致左心室肥厚及纤维化的进展,从而对左心室充盈特性造成负面影响且增加心衰的风险。

框 6.3　左心室舒张功能的决定因素

心率及心律
左心室收缩功能
室壁厚度
心腔的几何形状
心肌弛张的时程、速度及程度
左心室解绕和弹性回缩
舒张期抽吸力的大小
左心房-左心室的压力梯度
左心室心肌的被动弹性性能
黏弹效应（快速左心室充盈及心房收缩）
左心房的结构和功能
二尖瓣的结构和功能
肺静脉血流
心包限制
右心室负荷条件和功能
心室间的相互作用
冠状动脉血流及血管充盈
纵隔肿物的压迫

HFNEF 病理生理学似乎是多因素的（表 6.2），涉及左心室张弛延迟，顺应性下降[212,213]及心室动脉的异常硬化[214,215]。不论其潜在的原因是什么（框 6.4），舒张功能障碍是 HFNEF 的普遍特征。舒张功能障碍也可在所有因左心室收缩功能障碍所致的心衰患者中观察到[216]。左心室舒张功能障碍的严重性（不论是否伴有左心室收缩功能障碍）和其对治疗的反应性都是慢性心衰患者的运动耐受性[217]和死亡率的重要决定因素[218]。

表 6.2　慢性心力衰竭时的左心室结构及功能

特点	左心室收缩性心力衰竭	左心室舒张性心力衰竭
重构		
舒张末容量	增加	正常
收缩末容量	增加	正常
左心室质量	增加	增加
几何形状	偏心	同心
心肌细胞	长度增加	直径增加
细胞外基质	胶原减少	胶原增加
左心室收缩特性		
每搏量	减少（或正常）	正常（或减少）
每搏功	减少	正常
M_{sw}	减少	正常
E_{es}	减少	正常（或增加）
射血分数	减少	正常
dP/dt_{max}	减少	正常
前负荷储备	耗尽	有限
左心室舒张特性		
舒张末压力	增加	增加
τ	增加	增加
β	正常（或增加）	增加

β，心肌刚度常数；dP/dt_{max}，左心室压力上升的最大速率；E_{es}，左心室收缩末压力容量关系的斜率；M_{sw}，左心室每搏输出功-舒张末容积关系的斜率；τ，左心室等容舒张时间常数。

Modified from Aurigemma GP, Zile MR, Gaasch WH. Contractile behavior of the left ventricle in diastolic heart failure: with emphasis on regional systolic function. *Circulation*. 2006; 113: 296-304.

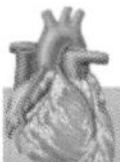

框 6.4　左心室舒张功能障碍的常见原因

年龄>60 岁
急性心肌缺血（氧供或氧需）
心肌顿抑、冬眠或梗死
梗死后心室重构
压力超负荷性肥厚（如主动脉瓣狭窄、高血压）
容量超负荷性肥厚（如主动脉瓣或二尖瓣反流）
肥厚梗阻性心肌病
扩张性心肌病
限制型心肌病（如淀粉样变性、血色素沉着）
心包疾病（如心脏压塞、缩窄性心包炎）

从心脏麻醉医生的角度看，左心室舒张功能障碍在决定左心室对术中和术后发生的急性负荷改变的反应方面有重要意义。举例来说，在接受心脏手术的患者中，心肺转流会暂时加重已经存在的左心室舒张功能障碍[219]。挥发性和静脉麻醉药物会改变正常心脏或心衰心脏的左心室张弛和充盈特性[220]。因此，评估左心室是否存在舒张功能障碍及其严重程度是管理心脏手术患者的一个重要目标。

舒张功能的有创性评估

等容舒张

根据先前对细胞内 Ca^{2+} 稳态和肌球蛋白-肌动蛋白相互作用的讨论，心肌细胞舒张是一个能量依赖的过程，此过程需要从肌质中主动移除 Ca^{2+}，进而引起收缩蛋白的快速分离和收缩期间压缩的弹性成分回弹。

舒张延迟可能被当作某种形式的主动弹性，因为当能量供应不足或细胞内 Ca^{2+} 稳态出现障碍时会出现肌动蛋白-肌球蛋白横桥分离失败[221,222]。这种舒张延迟是十分重要的，因为左心室早期充盈可能会大幅减少，左心室整体充盈将会更多地依赖于左心房的收缩。例如，房颤发作时会继发左心房收缩能力丧失，会促使以左心室舒张延迟为主要特点的疾病［例如，严重的压力超负荷性肥厚、肥厚型梗阻性心肌病（HCM）］患者出现心力衰竭的急性症状和体征。低血氧[223]或在相对大的灌注区域内出现局部心肌缺血，可以导致整体的左心室舒张延迟并可演变为左心室顺应性下降（即，EDPVR 上移）[224,225]。

左心室舒张延迟有损于舒张早期心内膜下冠状动脉血流量，因为无法使肌动蛋白-肌球蛋白分离也无法促进弹性回弹，造成了心肌内冠状小动脉的受压时间延长[226]。因此，左心室等容舒张的评估提供了早期舒张机械活动的基本信息，直接影响了心脏充盈期的后续事件。

需要有创性地置入一个高精度压力传感器才能精确地测定等容舒张期左心室压力下降的速率和程度。与使用左心室 dP/dt_{max} 作为一个等容收缩期肌力状态的指标相似，左心室压力下降的峰值速度（dP/dt_{min}）被用于量化舒张早期的等容舒张。左心室 dP/dt_{min} 被认为是一个不可靠的舒张指标，因为该参数高度地依赖左心室收缩末期压力的大小[227]，并且只测定了舒张开始时的一个时间点。相反，左心室舒张最常用的描述基于以下观察：在主动脉瓣关闭和二尖瓣开启之间左心室压力遵循指数时程下降。

因此,左心室舒张可以用时间常数 τ 来量化,它来源于公式 $P(t)=P_0e^{-t/\tau}$,其中 $P(t)$ 是时间依赖性的左心室压力,P_0 是左心室收缩末期的压力,e 是自然指数,而 t(单位为 ms)是左心室收缩末之后的时间。尽管理论上有使用价值,这一指数模型却存在着缺陷,因为它从数学上限制了左心室压力下降为 0mmHg。然而众所周知,左心室压力可以在显著低血容量或剧烈运动[67]时降低到大气压以下,或在左心室受外界压力作用时可保持大于 0mmHg(比如心脏压塞、缩窄性心包炎)[228]。因此,更符合生理的等容舒张相关模型应允许假设一个左心室压力下降的非零渐近线来计算时间常数,即 $P(t)=P_0e^{-t/\tau}+P_a$,其中 P_a 是压力下降的真正终点[229]。

不管用何种方法推算时间常数(τ),τ 的增加量化了左心室舒张在疾病过程中的延迟情况,比如心肌缺氧[230],压力超负荷性肥厚[231]或 HCM[232],或者是应用了包括挥发性麻醉药[233]在内的负性肌力药物的结果。相反,τ 的减小则表明左心室舒张得更快,这一现象发生在心动过速、交感神经兴奋或应用正性肌力药物的情况下。

解释药物或者疾病引起的 τ 的变化,需要满足条件限制,因为左心室的负荷条件影响时间常数[40]。比如,左心室前负荷和 τ 直接相关[229,234],除非主动脉压力保持相对恒定[235]。同样,τ 与后负荷线性相关,因为后负荷影响左心室射血的时程、速度及程度[40]。在衰竭心脏中,左心室舒张对后负荷的依赖性增强(见图 6.21)[142,236]。该观察具有重要的临床意义,因为心衰患者后负荷的降低,增强了左心室的收缩功能、有利于左心室舒张、还间接地改善了早期左心室充盈的动力[141]。对于左心室等容舒张时间常数变化的解释,需要考虑 τ 测量时的负荷条件[237]。也有报道,那些描述左心室舒张功能的方法和指标可以进行左心房功能的量化分析[73]。

充盈

连续左心室容量的有创性测量使计算左心室充盈指标变得容易,但也可以通过使用超声心动图,血管造影术及动态 MRI 技术无创性地获取左心室容量波。无论用什么方法得到连续的左心室容量信号,它的关于时间的第一导数(dV/dt)产生了一个双相波,其特征为:波峰对应左心室早期充盈和左心房收缩(即,分别为 E 和 A 波)。dV/dt 波与分别使用传统的脉冲波超声心动图和组织多普勒成像所获得的跨二尖瓣血流和二尖瓣环运动速度信号具有密切的关系。

使用连续性方程,可证明跨二尖瓣血流速度的 E 波和 A 波信号的时间-速度积分(TIVE 和 TIVA)与二尖瓣面积的乘积,与左心室容量波微分分别获得的 E 和 A 波包含的面积是一致的。使用 dV/dt 波确定的充盈参数种类有很多,包括 E 波和 A 波充盈速度峰值、E 波减慢速率及半衰期、E/A 比率,E 和 A 波(分别对应于左心室早期充盈和左心房收缩容量)的面积(通过积分获得)、左心室早期充盈与左心室舒张末总容量的比率(左心室早期充盈百分比),以及测量这些事件的时间间隔。心力衰竭的逐步进展会产生与 dV/dt 形态相似的跨二尖瓣血流速度波形,正如通过假性正常和限制性充盈模式引起的舒张延迟时的波形转变一样(图 6.30)[238]。

从连续测量的左心室维度(例如,段长度、室壁厚度)可以推导出一系列类似的参数[239]。但是,将这些参数外推用

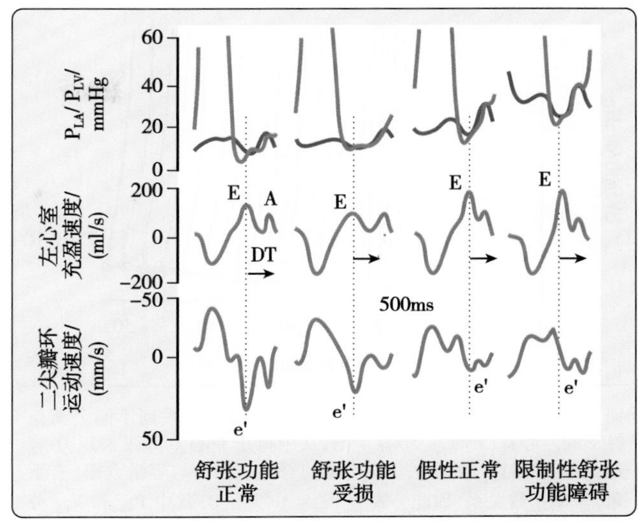

图 6.30 在左心室舒张功能正常和进行性舒张功能障碍的不同时期(即舒张功能受损、假性正常化和限制性舒张功能障碍),同时描绘显示了左心房压力(P_{LA})与左心室压力(P_{LV})关系、早期充盈期(E)与心房收缩期(A)左心室充盈速度以及早期二尖瓣环运动速度(e')。注意在舒张功能受损时期,E 波在起始阶段的减速时间(DT)延长以及后面与舒张功能恶化伴随产生的 DT 缩短。(*From Little WC, Oh JK. Echocardiographic evaluation of diastolic function can be used to guide clinical care.* Circulation. *2009*; *120*: *802-809.*)

于描述整体左心室充盈情况,其准确性取决于隐含的几何形态的假设、所检查的左心室区域以及没有局部室壁运动异常的存在[208]。

被动机械特性

EDPVR 来源于一系列不同负荷条件下的左心室压力容量图,它描述了整个左心室的被动弹性顺应性。舒张末压力(P_{ed})和容量(V_{ed})之间的关系是指数性的,即 $EDP=Ae^{KVed}+B$,其中 K 是心腔刚度模量(即舒张末弹性),而 A 和 B 是曲线拟合常数(图 6.31)。由疾病过程如压力超负荷性心肌肥厚引起的 K 值增加,提示左心室心腔顺应性已经变差。这意味着相同的充盈量会引起更大的左心室压力。

心腔的刚度模量也可以通过应用在心腔舒张结束后(舒张末期和左心室收缩期)获得的多个成对的舒张末压力与容量数据点,根据单个左心室压力-容量图来进行推导,以避免黏弹效应[240],也可应用跨二尖瓣血流速度 E 波的减速时间进行无创性估算[241]。

EDPVR 提供了一个左心室顺应性的简单模型,在概念上非常有用,但其解释却受到了很大的限制。左心室的几何形状、质量和室壁厚度影响心腔的刚度模量。患者之间 K 值变化的比较需要对这些变量进行标准化[237]。因为舒张末压力和舒张末容量之间的关系为指数关系,患者之间或干预措施之间的心腔刚度模量的比较,应该在相似的压力和容量范围之内。心腔刚度模量的测量并未考虑到 EDPVR 的平行移动[40]。例如,心包压力的急性上升造成 EDPVR 向上平行移动,这表示每个左心室容量下的左心室压力都较大[85]。

因此,不仅仅是心腔刚度模量,还包括 EPDVR 的相对位置,对定义整个左心室被动机械特征同等重要。因为 EPDVR 向上或向左移动,表示将左心室扩张至相同的容量需要更大

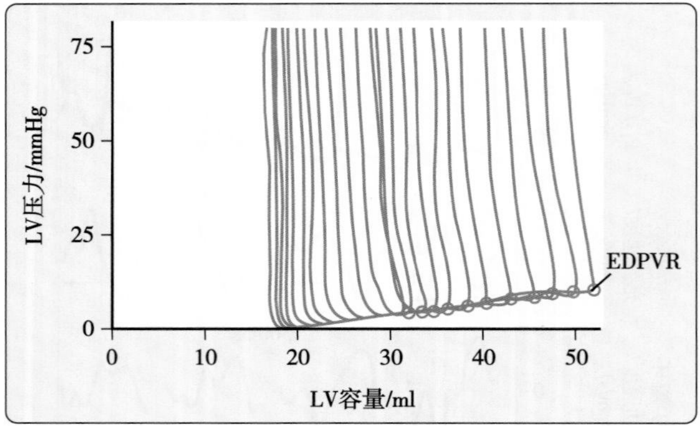

图 6.31 在活体狗的心脏阻断下腔静脉得到一系列不同负荷条件下的左心室(LV)压力-容量图,从中得出左心室舒张末压力-容量关系(EDPVR)的方法。每个图的舒张末压力与容量数据(右下角)呈单指数关系,因此公式为 $P_{ed}=Ae^{KVed}+B$,其中 P_{ed} 和 V_{ed} 分别是舒张末压力和容量,K 是刚度模量,而 A 和 B 都是曲线拟合常数

的左心室压力[242]。也有使用不同负荷条件下的储存末压力-容量图进行左心房顺应性描述的类似报道[99]。

心肌本身的材料属性(不依赖于左心室的大小、形状和外力)可通过应力-应变关系来确定。因为心肌是一种弹性材料,胡克定律决定了它的性能,提示随着心肌长度的增加(即应变 ε)逐渐出现一个对抗力(即应力 σ)。在体内左心室充盈过程中,当心肌被拉长时,心肌的对抗力随心肌长度的增加而进一步增大。应变是肌肉长度(L)相对于无应力状态下肌肉长度(L_0)变化的百分比。L_0 经典的测量方法是将左心室压力为 0mmHg 时的肌肉长度确定为 L_0。Lagrangian[$\varepsilon=(L-L_0)/L_0$]或者自然($\varepsilon=L/L_0$)应变常用于肌肉长度的标准化。应力-应变关系是一种指数关系,即 $\sigma=\alpha(e^{\beta\varepsilon}-1)$,其中 α 是增益的协同系数,而 β 是心肌刚度模量[240]。非线性应力-应变关系向上和向左移动与 β 的增加一致,出现于诸如 HCM、淀粉样变性以及血色素沉着等疾病中。

心肌不仅仅是一种弹性材料,还表现出了黏性性能。当对抗长度进一步变化的应力依赖于变化发生时长度和速度的变化幅度时,可观察到心肌的黏弹性。在完整心脏的左心室早期充盈期,黏弹效应最明显,此时左心室容积的变化速率最大,也可在左心房收缩期观察到。应力-应变关系合并黏弹性,可使用公式 $\sigma=\alpha(e^{\beta\varepsilon}-1)+\eta(d\varepsilon/dt)$ 进行描述,其中 η 是黏弹性常数,$d\varepsilon/dt$ 是应变变化速率[243]。黏性效应的增加可能会适当减弱左心室的早期充盈,但在正常心脏它并不是左心室早期充盈的主要决定因素[244]。

舒张功能的无创性评估

等容舒张

等容舒张时间(isovolumic relaxation time,IVRT)是主动脉瓣关闭和二尖瓣开放之间的时间间隔。IVRT 是最常用的左心室舒张的无创性指标,用以替代有创性衍生指标(例如,dP/dt_{min},τ)。在 TEE 的改良食管中段五腔心切面或深胃底切面,可以应用 M 型超声心动图或连续频谱多普勒超声心动图,通过测量主动脉血流停止和跨二尖瓣血流开始之间的时间间隔而获得 IVRT。

在没有二尖瓣或主动脉瓣病变的情况下,左心室舒张的速率和左心室收缩末压与二尖瓣开启时的左心房压之间的差异是 IVRT 的主要决定因素[245]。因此,IVRT 取决于左心室舒张及负荷条件。例如,左心室后负荷的增加会通过增加主动脉瓣关闭时的左心室压力来延长 IVRT,而左心房压力的增加会缩短 IVRT。

在试图部分地规避 IVRT 对负荷依赖的研究中,曾将多普勒超声心动图对二尖瓣或主动脉瓣反流射血速度分析与修正的 Bernoulli 方程($\Delta P=4v^2$,其中 ΔP 是压力梯度,而 v 是反流血流速度 m/s)结合使用,从而无创性地估算左心室舒张的时间常量[246]。然而,这项技术尚未广泛地应用于临床超声心动图中,因为 τ 也依赖于负荷。

跨二尖瓣血流速度

脉冲波多普勒超声心动图对跨二尖瓣血流速度模式的评估,是无创性分析左心室舒张功能的基础[247]。右心室充盈特性也可用脉冲波多普勒对跨三尖瓣血流速度的分析进行评估。心脏麻醉医生最常使用食管中段四腔心观,通过在二尖瓣瓣叶的尖部之间放置一个脉冲波取样容积,在舒张期获取高质量的频谱包络,以记录跨二尖瓣血流速度。

与之前所述的有创性推导 dV/dt 波类似,跨二尖瓣血流速度的正常模式包含两个与左心室早期充盈和左心房收缩有关的峰值(分别是 E 和 A 波,图 6.32)[248]。E 波与 A 波峰值速度的比值(E/A 比值)用于表征早期和后期充盈对最终的左心室舒张末容量的相对贡献。E 和 A 波的时间-速度积分(分别为 TVI_E 和 TVI_A)可与二尖瓣面积的测量相结合,通过应用连续性方程来量化血流量(容量)的大小。E 波减速需要的时间(即减速时间)也通常作为左心室舒张对左心室和左心房压力梯度影响的指标来测量,其梯度决定左心室早期充盈的幅度和程度。

这些变量的正常值取决于年龄,随年龄增加左心室舒张速度逐渐减慢(表 6.3)。因此,E 波速度和 E/A 比值随年龄增加而减小,而 IVRT、减速时间和 A 波速度随年龄增加而增加[249]。这些变化使老年患者运动耐量降低,更易发展为心衰。心肌软骨结构逐渐硬化、心肌细胞弹性丧失、左心室肌肉重量增加和动脉压升高是造成年龄相关性左心室充盈异常的主要原因[250,251]。

跨二尖瓣血流速度随年龄的变化是"舒张延迟"的表现,这是描述连续性左心室舒张功能障碍特征的 3 个主要异常的左心室充盈模式中最不严重的一个(见图 6.30)。临床症状、运动耐量、纽约心脏协会(New York Heart Association,NYHA)的心功能分级和死亡率都与左心室舒张功能障碍的相对严重性密切相关[252]。左心室早期充盈减少及左心房收缩对左心室整体充盈的贡献变大是此舒张延迟模式中特有的发现。

因此 E/A 比值小于 1 以及减速时间延长,其原因分别是左心室舒张延迟减小了左心室-左心房的初始压力梯度,同时造成左心室早期充盈时程延长的结果[238]。左心房收缩作用的增强主要通过 Frank-Starling 机制发生,增大 A 波波幅并补偿左心室早期充盈的下降,从而保证相对正常的左心室舒张末容量。除了高龄之外,舒张延迟模式常见于原发性高血压、压力-超负荷性左心室肥厚和局部缺血性心脏病中。

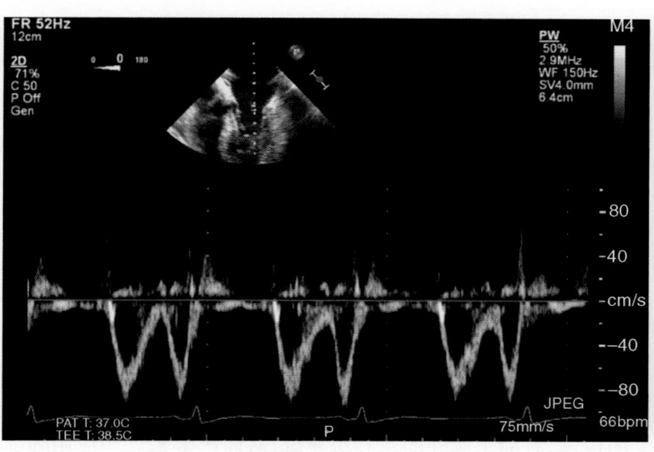

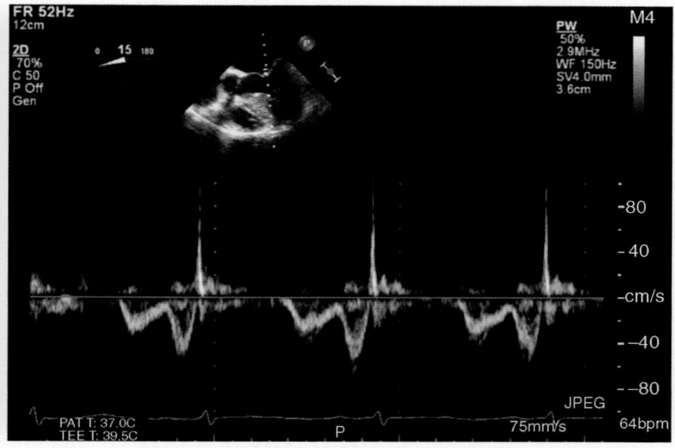

图 6.32 在正常条件下(左)和舒张延迟期间(右)使用脉冲波多普勒超声心动图获得的跨二尖瓣血流速度波形

表 6.3 左心室舒张功能障碍的分期

参数	正常,年龄 21~49 岁	正常,年龄>50 岁	舒张延迟	假性正常充盈	限制性充盈
E/A	>1	≥1	<1	1~2	>2
DT/ms	<220	<220	>220	150~200	<150
IVRT/ms	<100	<100	>100	60~100	<60
S/D	<1	≥1	≥1	<1	<1
Ar/(cm/s)	<35	<35	<35	≥35[a]	≥25[a]
V_p/(cm/s)	>55	>45	<45	<45	<45
e'/(cm/s)	>10	>8	<8	<8	<8

[a] 除外出现左心房衰竭。

Ar,肺静脉心房反向血流速度;DT,左心室早期充盈减速时间;e',舒张早期瓣环心肌运动速度峰值;E/A,左心室早期充盈期-心房收缩期跨二尖瓣血流速度比值;IVRT,等容舒张时间;S/D,收缩期-舒张期肺静脉血流速度比值;V_p,彩色 M 型超声跨二尖瓣血流传播速度。

From Garcia MJ, Thomas JD, Klein AL. New Doppler echocardiographic applications for the study of diastolic function. *J Am Coll Cardiol*. 1998;32:865-875.

当潜在的疾病恶化时,舒张延迟之后会出现跨二尖瓣血流速度的伪正常模式。E/A 比值增加至大于 1 时,当其他舒张功能障碍指标(例如肺静脉血流速度模式、组织多普勒成像和彩色 M 型超声心动图)未被检查、人为的急性负荷条件改变(例如 Valsalva 动作、硝酸甘油输注)措施未被执行时,假正态模式可能实际上无法与正常左心室充盈模式相区别[253]。左心房压力的增加使二尖瓣开放时左心房-左心室的压力梯度恢复正常,而且将 E 波速度增加至正常水平,尽管左心室舒张异常仍持续存在。

左心室充盈的伪正常模式可通过短的 E 波减速时间(<200 毫秒,与舒张早期左心室顺应性下降一致[221])或前负荷减少时"延迟舒张"再出现来识别[254]。相比之下,左心室舒张功能正常的患者前负荷下降时,"延迟舒张"不会出现。

这种限制性模式表示的是严重终末期出现的左心室舒张功能障碍。左心房压力大幅度升高,而且左心房-左心室压力梯度大大增加到足以代偿左心室舒张延迟。E 波速度峰值(>1m/s)会变得明显高于相应的 A 波峰值,且 E/A 比值超过 2。当左心室的顺应性进一步降低,E 波减速时间也会变得非常快(<150 毫秒)(见表 6.3)。

"限制性"充盈模式常见于各种原因导致的 NYHA 心功能Ⅳ级的心衰患者中[255,256],也是缩窄性心包炎[257]、限制型心肌病[258]或移植心脏排异[259]患者中不依赖于左心室收缩功能变化的特征性表现。若利尿剂和扩血管药物不能使该"限制性"充盈模式恢复至不太严重的"伪正常"模式或"舒张延迟"情况,其相关预后更加糟糕[247]。因此,可用描述 E/A 比值和减速时间的两个相反抛物线来阐述左心室舒张功能的变化,这种变化与年龄或从"舒张延迟"到"限制性"生理逐渐恶化相关(图 6.33)。

除了负荷依赖性,其他几个因素包括心率、房室传导异常、房性心律失常和二尖瓣疾病,可能会对跨二尖瓣血流速度模式的评估产生负面影响。例如,窦性心动过速和一度房室传导阻滞造成 E 和 A 波部分或全部融合,这使得对各自的峰值速度、时间-速度积分或减速时间的评估复杂化。心房扑动产生了不同负荷的左心房收缩,这取决于伴随的房室传导阻滞的程度,而房颤则完全消除了左心房对左心室充盈的主动作用。

严重的二尖瓣狭窄限制了左心室充盈,在二尖瓣狭窄的情况下测得的跨二尖瓣血流速度用于左心室舒张功能分析是不可靠的。二尖瓣反流时左心房压力增加不依赖于左心室舒张功能,因而应用跨二尖瓣血流速度的波形很难或不可能单独分析左心室舒张功能障碍。因此,只有当正常窦性心律以及未患有血流动力学明显变化的二尖瓣疾病时,才能应用跨二尖瓣血流速度的形态学分析左心室舒张功能(见第 14 和 15 章)。

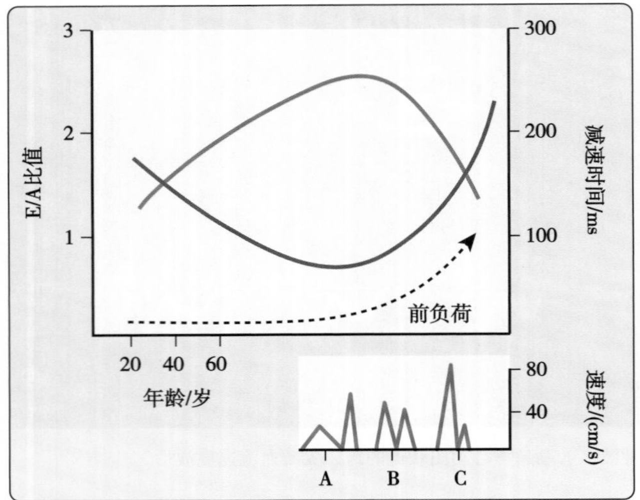

图 6.33 图中显示了左心室早期充盈期和心房收缩期跨二尖瓣血流速度比值(E/A 比值;紫色曲线)的变化,以及与年龄和左心室舒张功能障碍相关的减速时间(绿色曲线)的变化。虚线代表左心室前负荷,在舒张功能障碍恶化时增加。右下附图显示了使用脉冲波多普勒超声心动图测量的舒张受损(A)、假性正常(B)和限制性(C)左心室充盈模式

肺静脉血流速度

肺静脉血流速度模式无创性的分析左心室舒张功能障碍[260],量化二尖瓣反流的程度[261],或估算肺毛细血管楔压和左心房平均压[262]。肝静脉血流速度提供了右心室舒张功能障碍或三尖瓣反流相对严重程度的重要信息。

心脏麻醉医生最常应用 TEE,在修正的食管中段双房心或四腔心切面上,分别在右侧或左侧上肺静脉内放置一个 0.5cm 到 1.0cm 之间的脉冲波取样容积来探寻肺静脉血流速度,以获得一个挺直的速度剖面[263]。彩色血流多普勒成像常用于确定脉冲多普勒取样容积放置的最佳位置。

TEE 是肺静脉血流速度分析的优选方法,因为右侧和左侧上肺静脉与食管在解剖位置上毗邻,中间组织造成的超声散射最少,因此可提供一个最佳的成像窗口[264]。肺静脉血流速度的特性不仅依赖于左心室的舒张、充盈和顺应性,还依赖于心率、左心房及左心室负荷条件和左心房的收缩功能[265]。使用这种技术获得的左心室舒张功能的结论,需要结合这些潜在限制因素分析。肺静脉血流速度特性最常与跨二尖瓣左心室充盈模式联合应用,而不单独作为预测疾病转归的指标[266]。

正常肺静脉血流速度波形包括一个小负向波和两个大的正向波。小负向波表示从左心房到肺静脉的逆向血流(即心房反转波:Ar)。两个大的正向波表示从肺静脉进入左心房的前向血流[267]。左心房前负荷、左心房收缩状态以及舒张末左心室内压力影响 Ar 波的幅度和时程[268]。

第一个正向波就是所谓的 S 波(心脏收缩),发生于二尖瓣关闭时的左心室收缩期和等容舒张期。S 波为双相形态(S_1 和 S_2 不等同于第一和第二心音),源于一系列左心房、左心室和右心室事件[269]。收缩后的左心房舒张和由此产生的左心房压力下降促进了在左心室等容收缩早期从肺静脉进入左心房的前向血流[268]。左心室收缩使二尖瓣环朝向心尖下降(在健康个体中大约为 1.3cm)引起活塞式效应,从肺静脉吸入额外的血液进入左心房[270]。这些活动共同作用产生 S_1。二尖瓣环下降在左心室收缩功能下降的患者中显著减弱,这表明左心室收缩性在左心房充盈中发挥重要作用[271]。

在左心室收缩末期,右心室收缩的压力搏动通过肺循环的传输,有助于额外的左心房充盈,从而产生 S_2。当应用肺静脉血流速度波形评估左心室舒张功能时,S_1 和 S_2 经常被看作一个融合的 S 波。

肺静脉血流速度波形的第二个正向波(即 D 波)在二尖瓣开启后的瞬间出现。伴随着左心室的早期充盈,左心房压的快速下降允许随后的血流从肺静脉进入左心房(图 6.34)。D 波的峰值速度和时间-速度积分都取决于左心室顺应性和左心室早期充盈的程度[272]。因此,降低左心室早期充盈的因素(例如左心室舒张延迟、左心室顺应性下降和二尖瓣狭窄)会造成 D 波速度下降[273]。

类似于跨二尖瓣血流速度的频谱波形,肺静脉血流速度频谱波形特征同样依赖于年龄。S/D 比率、Ar 速度峰值和 Ar 持续时间随年龄而增加[248],与随着左心室舒张延迟的进展,左心房收缩对左心室充盈的重要性逐渐增强相一致。然而,代偿性左心房压力增高恢复了"伪正常"生理中的 E 波速度和 E/A 比率、减弱了收缩期肺静脉血流,并开始产生肺静脉充血。其结果是 S 波逐渐变钝,S/D 比率下降至小于 1,而 Ar 波的幅度和时程继续增加,从而使得在形态上相似的"正常"和"伪正常"跨二尖瓣血流速度波形之间得以区分[260]。

随着"限制性"左心室舒张功能障碍的进展,这些变化更加显著,同时伴有左心室舒张压和左心房压的进一步升高。S/D 的比率会随着收缩性左心房充盈的进一步减少而降低,且当左心室顺应性变小时,D 波减速时间会变得更快(见图 6.34)。Ar 血流速度超过 35cm/s,Ar 波时程开始大于对应的跨二尖瓣 A 波时程,除非左心房出现明显衰竭[274]。Ar-A 时程大于 30ms 是对左心室舒张末压增加的强力预测因素[275]。正如在跨二尖瓣血流速度波形中观察到的那样,房性心律失常、房室传导异常和二尖瓣疾病限制了肺静脉血流波形在左心室舒张功能评估中的使用。

组织多普勒成像

使用低速(10~15cm/s)脉冲多普勒对室间隔侧或外侧二尖瓣环运动的探查,对较严重的左心室舒张功能障碍可以提

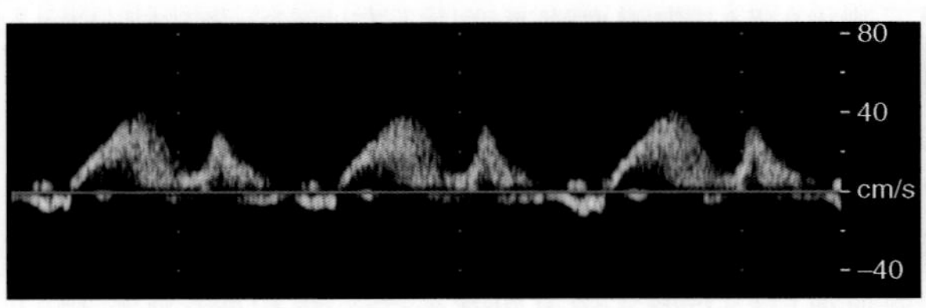

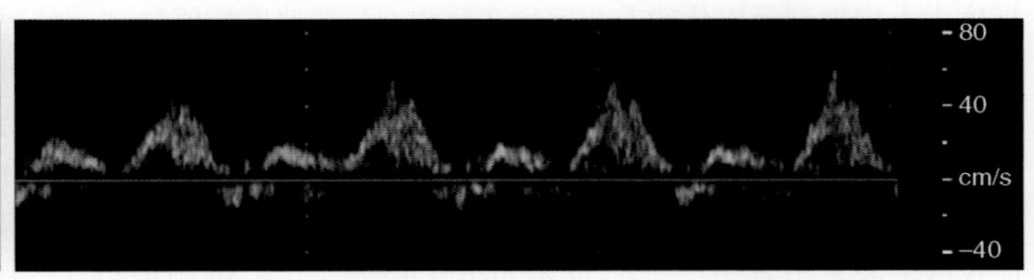

图 6.34 在正常条件下(左)和左心房压升高的条件下(右)使用脉冲波形多普勒超声心动图获得的肺静脉血流速度波形

供额外信息(见图6.30)[276]。二尖瓣环运动是充盈期左心室长轴相对伸长速度的一个指标。室间隔侧或外侧组织多普勒成像测得的平均值可用来评价局部性差异对功能的影响[277]。

心脏麻醉医师最常使用TEE的食管中段四腔心观以获取左心室充盈期间的组织多普勒波形。类似于跨二尖瓣血流速度波形,组织多普勒波形能显示与左心室早期充盈和左心房收缩相关的速度峰值(e'和a'),e'/a'比率表示这些事件在左心室最终舒张末容量中的相对贡献。跨二尖瓣E波和组织多普勒e'波的比值(E/e')已被证明可以可靠地估算左心室充盈压力[278]。例如,室间隔侧的E/e'比值小于8强烈提示左心室充盈压力正常,但是大于15通常表示左心室舒张末压力已升高[279]。E/e'比值对确定HFNEF的诊断非常有价值[280,281]。

组织多普勒e'和a'速度的决定因素分别类似于对跨二尖瓣E和A速度决定因素的描述。左心室等容舒张的速度和程度、左心室收缩功能和左心室前负荷都是决定组织多普勒e'速度的主要血流动力学因素。与跨二尖瓣E速度相比组织多普勒e'速度似乎较少受到前负荷的影响,尤其是存在左心室舒张延迟时[282]。因此,与跨二尖瓣E/A比值相比,e'/a'比值较少显示随左心室舒张功能障碍和左心房压力增高而明显的"舒张延迟"和随后的"伪正常"特征。在左心室异常舒张过程中,这种多普勒e'对前负荷的相对独立性同样会增加跨二尖瓣E和组织多普勒e'速度开始之间的时间间隔($T_{E-e'}$)[283]。不同于跨二尖瓣E波速度,组织多普勒e'速度在区分缩窄性心包炎(e'为正常)和限制性心肌炎(e'减小)特别有用[284]。

左心房收缩功能和左心室舒张压是影响组织多普勒a'速度大小的主要因素。正如在经二尖瓣和肺静脉血流速度中观察到的,组织多普勒速度也依赖于年龄,因此随着年龄的增加e'速度和e'/a'比率减小,而a'速度和E/e'则增大。除了年龄因素,使用组织多普勒成像技术量化左心室舒张功能障碍会受到二尖瓣环钙化、人工二尖瓣或环或二尖瓣疾病的限制,还会受到在舒张期低速瓣环运动时的获取可重复、清晰包络的技术性困难的限制[248]。

彩色M-型血流传播速度

用彩色M型超声心动图能够可靠地获取左心室早期充盈期从二尖瓣延伸至心尖部的血流束的传播速度(V_p),它是又一个关于左心室舒张功能的指标[285]。V_p对前负荷相对不敏感[286],而它对于评估左心室舒张异常尤为有用[287],与用有创性方式推导出的左心室舒张指标相关(例如τ)[285]。

食管中段四腔心切面允许心脏麻醉医生放置的M型扫描线自心底至心尖成一直线地置于左心室流入道的中心,以获取彩色多普勒M型包络。调整尼奎斯特限值以确保最高速度为蓝色之后,V_p被确定为第一次速度混叠的斜率(图6.35)[248]。V_p值大于50cm/s是正常的,并量化从二尖瓣到心尖的快速血流运动,这一快速血流运动是由左心室早期充盈期心室内不同区域之间的压力梯度(即心尖的抽吸作用)介导的。[285,288]

左心室舒张程度和弹性回位是V_p的主要决定因素。因此,此类因素减弱的临床情况(比如心肌缺血、HCM)会通过减小左心室早期充盈期间心尖的抽吸作用来降低V_p[289,290]。然而,将V_p作为左心室舒张功能障碍的量化指标来使用可能受到其他因素的限制,包括心腔几何形状的改变、收缩不同步和血流涡流形成。随着心脏衰竭的进展,这些因素在决定心尖的抽吸作用的大小方面,变得愈发重要[291]。跨二尖瓣E波速度与V_p的比率(E/V_p)与左心室充盈压力相关,且已用

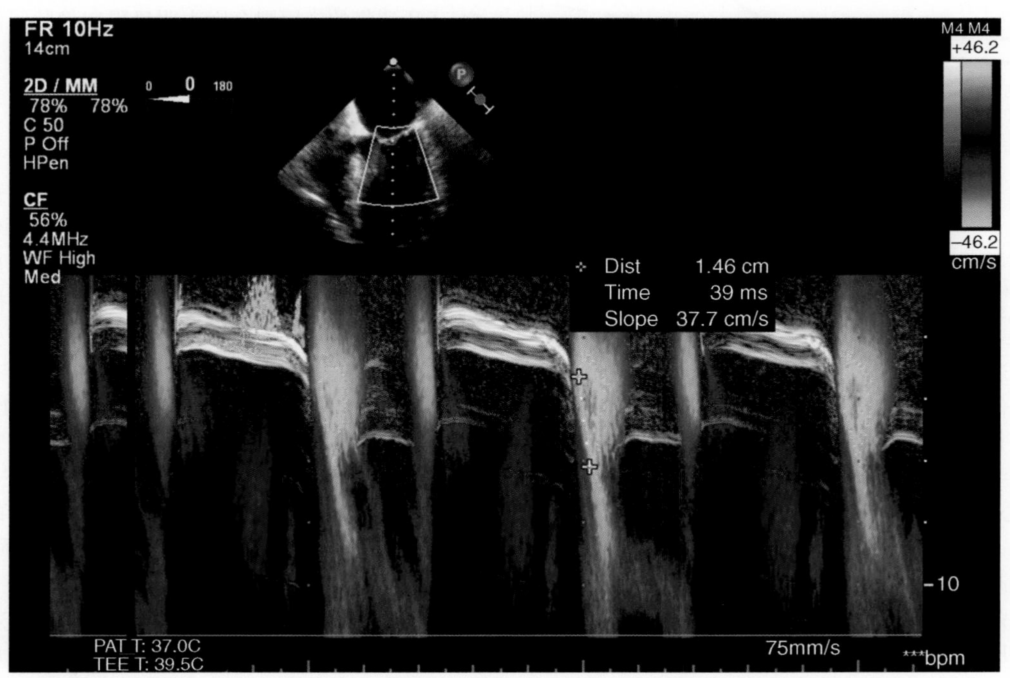

图6.35 彩色M型超声跨二尖瓣血流传播速度(V_p)的决定因素。通过把M型扫描线置入左心室流入道的中心,从基底部到心尖部成一条直线,以获取彩色多普勒M型包络,V_p被确定为第一次速度混叠的斜率。V_p值小于45cm/s提示左心室早期充盈减弱,与左心室舒张功能障碍一致

于肺静脉毛细血管楔压的无创性评估[288]。例如，E/V_p 比值大于 2.5 表示楔压大于 15mmHg，这在“限制性”生理状态下常见[283]。

心包压力

心包是一个包裹心脏、近端大血管、腔静脉末端和肺静脉的囊状结构。脏层心包表面光滑，心包内 15～35ml 的液体（包括血浆超滤液、心肌间质液和少量的淋巴液）和磷脂表面活性剂能提供润滑作用，这些可以减少摩擦，便于心脏收缩期和舒张期的正常活动。

心包也作为一个将心脏与纵隔其他结构分离的机械屏障，并通过其下（横膈）和其上（大血管）的附着结构限制心脏的异常移位。心包壁层的纤维层决定了 J 形心包压力-容量关系（图 6.36），这表示心包远比左心室心肌的顺应性差。因为缺乏弹性，心包的容量储备非常有限，在压力大幅度增加之前只能允许容量的少许增加[292]。

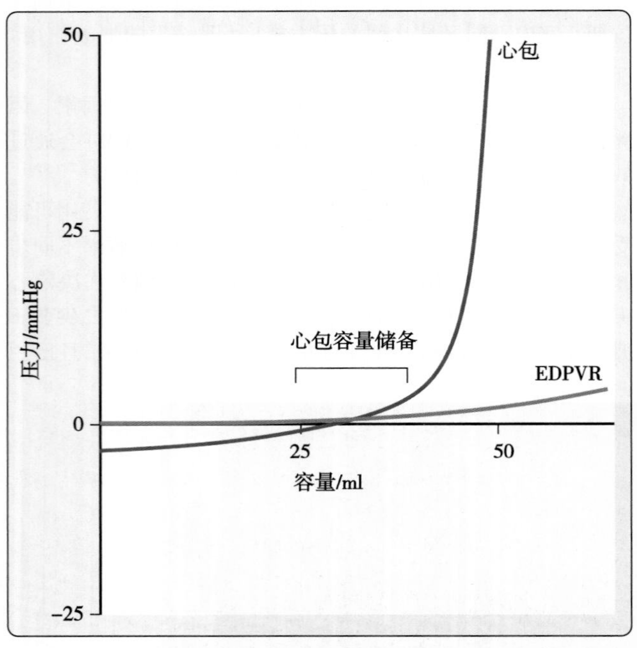

图 6.36　心包压力-容量关系与左心室舒张末压力-容量关系（EDPVR）的比较。超过储备容量之后，心包压力出现大幅增加

心包压力通常低于大气压（范围：-5～0mmHg），并随着胸腔内压力变化而变化，在正常容量条件下的正常心脏中，基本上不会产生机械效应[293]。然而，心包会对全部四个心腔的充盈产生重要的约束力[294]，且此效应会在心包压缩（例如填塞、缩窄性心包炎）或心腔容积（例如容量负荷）急性增加期间被夸大。

心包的限制作用在薄壁的心房和右心室中最为明显，并是这些心腔舒张末压和容量的主要决定因素。心包在容量负荷期间限制心房和右心室腔尺寸的进一步的增加，腔内压力的上升速度比仅根据心肌弹性性质所预测的更快。

心包也在左心室充盈中发挥重要作用[295]，因为心包压力急性增加会造成左心室 EDPVR 的平行向上移动[296]。EDPVR 的升高加上更显著的舒张心室相互依赖（即相互作用）是心脏压塞期间观察到左心室充盈严重受限的原因。相反，在心包切除术之后，心房容量、右心室和左心室舒张末容量、每搏量和心输出量增加。因为心包约束力已不存在，仅剩心肌决定心腔的顺应性。

与心包或心腔容量急性增加的效应相比，慢性心包积液或心脏扩大逐步扩张了心包，从而增加其顺应性并减弱或消除了其限制效应。这个对逐渐的慢性心包负荷增加的代偿性反应解释了在大量（>1 000ml）心包积液或两心室扩张存在时为什么血流动力学常常稳定而不是突然出现严重的血流动力学不稳定。

心包在心室相互依存中发挥着重要作用（一个心室的压力和容量对另一个心室机械运动的影响）。尽管心腔之间的顺应性存在先天性差异，心包对左心室和右心室的限制是一样的。因此，右心室体积的增加（例如缺血、容量超负荷）造成心包压力增加，从而减少左心室的顺应性，并限制左心室充盈[297]。类似的，急性左心室扩张（例如主动脉阻断钳的使用）侵占了右心室，并将 EDPVR 向上和向左移动，同时限制了右心室充盈[298]。这些观察强调，室间隔的相对位置和运动方向并不是决定心室相互依存的唯一因素。

在自主呼吸期间，使用脉冲多普勒超声心动图测定左心室和右心室充盈的变化，舒张心室相互作用的证据是很明显的[299]。吸气降低胸廓内的压力，增强静脉回流，同时造成适度的右心室扩张。这些活动通过降低左心室的顺应性来轻度降低左心室充盈，造成平均动脉压和 CO 小幅下降。呼气期间，右心室充盈减少而左心室充盈增加。心脏压塞[300]或缩窄性心包炎[301]时，对心室腔的压迫明显放大了呼吸相关性右心室和左心室充盈的变化。在这些情况下，维持自主呼吸非常重要，因为胸腔负压在一定程度上保护了静脉回流。反之，正压通气的应用则会因为明显限制静脉回流而迅速引起心血管虚脱。

心房功能的决定因素

在相似的负荷条件下，左心房心肌缩短的最大速度等于或大于左心室心肌最大速度[302,303]。左心房排空分数主要取决于体内左心房前负荷和收缩状态，除非左心房扩大或其肌丝伸长超过最佳初长度[304]。在这些情况下，排空分数急剧下降，同时左心房收缩不再对最终的左心室舒张末容量造成有意义的影响。

自主神经系统活性的变化对左心房产生的影响类似于其对左心室收缩状态变化的影响[305]。例如，交感神经系统兴奋可引起左心房排空分数的增加和左心房对左心室充盈贡献的增加[306]，而副交感神经刺激则会造成直接的负性肌力作用。对体内左心房心肌与左心室心肌的比较而言，挥发性麻醉药对两者的抑制作用相似[99,307]。

舒张晚期左心室的顺应性和压力决定了左心房收缩期间遇到的后负荷。因此，左心室舒张功能障碍造成了左心房后负荷增大，也使得左心房完成同样的压力-容量功需要消耗的能量增加。类似于肌丝对慢性左心室后负荷增加时出现的组成成分的变化，心房心肌 β 肌球蛋白异构体上调以维护左心房排空分数是左心房对后负荷增加作出的一种重要的代偿反应[308]。然而,左心房就像右心室,肌肉质量少于左心室,并且在低于左心室压的压力下运行。

因此,左心房比左心室更易受后负荷不匹配的影响,其结果是由左心室充盈受损产生的左心房后负荷和能量消耗的增加常会导致左心房收缩衰竭[273]。例如,在左心衰病程进展的早期,可观察到左心房排空分数最初是增加的;但随着左心室顺应性下降和舒张末压力升高,最终进展为左心房收缩功能障碍[309]。相反,高血压的药物治疗可降低左心房和左心室的后负荷,改善左心房对左心室充盈的主动作用[310]。左心房重构和顺应性下降也出现于其对左心室舒张功能障碍的反应中。这些效应进一步限制了在储存期和通道期进入左心房的肺静脉血流量,并可造成肺水肿。

几个因素决定左心房的储存和通道功能。收缩后的左心房松弛,在正常情况下促进早期左心室等容收缩期来自肺静脉的前向血流[268],而左心房缺血、肥厚或扩张引起的松弛异常减弱了其作为容器有效地发挥储存功能的能力。收缩期左心室基底部朝向心尖部下降也是左心房储存功能的一个重要决定因素[270]。严重左心室收缩功能障碍时,此活动明显减弱。因此,由于在 S_1 阶段肺静脉回流明显减少或完全消失,左心房的储存功能明显减弱[271]。在储存末期(S_2),右心室的 SV 通过肺循环被运输到左心房[311]。右心室收缩功能不全也会对左心房储存功能造成负面影响。

除了前面这些因素之外,左心房顺应性对心腔作为储存器官和通道的能力起着重要的作用。顺应性下降的左心房疾病与左心房的充盈受损有关[74,312]。压力-容量分析已证明左心耳比左心房主体部分顺应性更好[313,314],且在左心房充盈中发挥着重要的作用。左心耳临时[315]或永久[313]去除会降低残余左心房的顺应性,从而减弱其储存功能并钝化左心室早期充盈。在左心房扩张或存在高血压的情况下,这些效应尤其重要。心包限制了左心房的被动充盈,心包切除术已显示可增加左心房的顺应性,提高左心室早期充盈速度,增强通道功能同时轻度增强存储功能[98]。

运动和年龄会引起左心房功能的特征性改变。运动时左心房收缩力和储存功能增强[316]。储存功能增强有助于在左心室早期充盈期形成较大的左心房-左心室压力梯度,从而增加左心室的 SV 和 CO。与正常人群相比,也已在耐力运动员中观察到通道功能的增强[317]。与这些发现相反,在健康老年人群中会出现左心房扩张和被动排空能力下降[318],同时伴随着左心房射血力量的代偿性增强[319]和左心房对左心室舒张末容量的贡献增加[320]。左心房扩张同样增加储存分数(即,左心房储存血量与左心室每搏量的比率)[321],但是此扩张会促成老年人左心房房壁应力的进一步增加并最终导致左心房收缩功能障碍[322]。

(潘楚雄 刘金升 译)

参考文献

1. Greenbaum RA, Ho SY, Gibson DG, et al. Left ventricular fibre architecture in man. *Br Heart J.* 1981;45:248–263.
2. Keith A. Harveian Lecture on the functional anatomy of the heart. *Br J Med.* 1918;1:361–363.
3. Harvey W. An anatomical disquisition on the motion of the heart and blood in animals (1628). In: Willis FA, Keys TE, eds. *Cardiac Classics.* London: Henry Kimpton; 1941:19–79.
4. Mall FP. On the muscular architecture of the ventricles of the human heart. *Am J Anat.* 1911;11:211–278.
5. Robb JS, Robb RD. The normal heart: anatomy and physiology of the structural units. *Am Heart J.* 1942;23:455–467.
6. Streeter DD Jr, Spotnitz HM, Patel DP, et al. Fiber orientation in the canine left ventricle during diastole and systole. *Circ Res.* 1969;24:339–347.
7. Buckberg GD, Coghlan HC, Torrent-Guasp F. The structure and function of the helical heart and its buttress wrapping. VI. Geometric concepts of heart failure and use for structural correction. *Semin Thorac Cardiovasc Surg.* 2001;13:386–401.
8. Yellin EL, Hori M, Yoran C, et al. Left ventricular relaxation in the filling and nonfilling intact canine heart. *Am J Physiol.* 1986;250:H620–H629.
9. Cheng CP, Noda T, Nozawa T, Little WC. Effect of heart failure on the mechanism of exercise-induced augmentation of mitral valve flow. *Circ Res.* 1993;72:795–806.
10. Takayama Y, Costa KD, Covell JW. Contribution of laminar myofiber architecture to load-dependent changes in mechanics of LV myocardium. *Am J Physiol Heart Circ Physiol.* 2002;282:H1510–H1520.
11. De Hert SG, Gillebert TC, Andries LC, Brutsaert DL. Role of the endocardial endothelium in the regulation of myocardial function: physiologic and pathophysiologic implications. *Anesthesiology.* 1993;79:1354–1366.
12. Feneley MP, Gavaghan TP, Baron DW, et al. Contribution of left ventricular contraction to the generation of right ventricular systolic pressure in the human heart. *Circulation.* 1985;71:473–480.
13. Hammarstrom E, Wranne B, Pinto FJ, et al. Tricuspid annular motion. *J Am Soc Echocardiogr.* 1991;4:131–139.
14. Stein PD, Munter WA. New functional concept of valvular mechanics in normal and dieased aortic valves. *Circulation.* 1971;44:101.
15. Gharib M, Rambod E, Kheradvar A, et al. Optimal vortex formation as an index of cardiac health. *Proc Natl Acad Sci USA.* 2006;103:6305–6308.
16. Sidebotham DA, Allen SJ, Gerber IL, Fayers T. Intraoperative transesophageal echocardiography for surgical repair of mitral regurgitation. *J Am Soc Echocardiogr.* 2014;27:345–366.
17. Salcedo EE, Quaife RA, Seres T, Carroll JD. A framework for systematic characterization of the mitral valve by real-time three-dimensional transesophageal echocardiography. *J Am Soc Echocardiogr.* 2009;22:1087–1099.
18. Lam JHC. Morphology of the human mitral valve. I. Chordae tendinae: a new classification. *Circulation.* 1970;41:449.
19. Perloff JK, Roberts WC. The mitral apparatus. Functional anatomy of mitral regurgitation. *Circulation.* 1972;46:227–239.
20. Voci P, Bilotta F, Caretta Q, et al. Papillary muscle perfusion pattern. A hypothesis for ischemic papillary muscle dysfunction. *Circulation.* 1995;91:1714–1718.
21. James TN, Burch GE. The atrial coronary arteries in man. *Circulation.* 1958;17:90–98.
22. Porter WT. The influence of the heart-beat on the flow of blood through the walls of the heart. *Am J Physiol.* 1898;1:145–163.
23. Rahimtoola SH, Ehsani A, Sinno MZ, et al. Left atrial transport function in myocardial infarction. Importance of its booster pump function. *Am J Med.* 1975;59:686–694.
24. Stefanadis C, Dernellis J, Tsiamis E, Toutouzas P. Effects of pacing-induced and balloon coronary occlusion ischemia on left atrial function in patients with coronary artery disease. *J Am Coll Cardiol.* 1999;33:687–696.
25. James TN. Cardiac innervation: anatomic and pharmacologic relations. *Bull N Y Acad Med.* 1967;43:1041–1086.
26. Tops LF, Schalij MJ, Bax JJ. The effects of right ventricular apical pacing on ventricular function and dyssynchrony implications for therapy. *J Am Coll Cardiol.* 2009;54:764–776.
27. Epstein AE, DiMarco JP, Ellenbogen KA, et al. ACC/AHA/HRS 2008 guidelines for device-based therapy of cardiac rhythm abnormalities: a report of the American College of Cardiology/American Heart Association Task Force on Practice Guidelines (Writing Committee to Revise the ACC/AHA/NASPE 2002 Guideline Update for Implantation of Cardiac Pacemakers and Antiarrhythmia Devices): developed in collaboration with the American Association for Thoracic Surgery and Society of Thoracic Surgeons. *Circulation.* 2008;117:e350–e408.
28. Schaub MC, Hefti MA, Zuellig RA, Morano I. Modulation of contractility in human cardiac hypertrophy by myosin essential light chain isoforms. *Cardiovasc Res.* 1998;37:381–404.
29. Cazorla O, Vassort G, Garnier D, Le Guennec JY. Length modulation of active force in rat cardiac myocytes: is titin the sensor? *J Mol Cell Cardiol.* 1999;31:1215–1227.
30. Helmes M, Trombitas K, Granzier H. Titin develops restoring force in rat cardiac myocytes. *Circ Res.* 1996;79:619–626.
31. Schiaffino S, Reggiani C. Molecular diversity of myofibrillar proteins: gene regulation and molecular significance. *Physiol Rev.* 1996;76:371–423.
32. Moncman CL, Wang K. Nebulette: a 107 kD nebulin-like protein in cardiac muscle. *Cell Motil Cytoskel.* 1995;32:205–225.
33. Solaro RJ, Rarick HM. Troponin and tropomyosin. Proteins that switch on and tune in the activity of cardiac myofilaments. *Circ Res.* 1998;83:471–480.
34. Tobacman LS. Thin filament-mediated regulation of cardiac contraction. *Annu Rev Physiol.* 1996;58:447–481.
35. Solaro RJ, Van Eyk J. Altered interactions among thin filaments proteins modulate cardiac function. *J Mol Cell Cardiol.* 1999;28:217–230.
36. Luo W, Grupp IL, Harrer J, et al. Targeted ablation of the phospholamban gene is associated with markedly enhanced myocardial contractility and loss of beta-agonist stimulation. *Circ Res.* 1994;75:401–409.
37. Rayment I, Holden HM, Whittaker M. Structure of the actin-myosin complex and its implications for muscle contraction. *Science.* 1993;261:58–65.
38. Dominguez R, Freyzon Y, Trybus KM, Cohen C. Crystal structure of a vertebrate smooth muscle myosin motor domain and its complex with the essential light chain: visualization of the prepower stroke state. *Cell.* 1998;94:559–571.
39. Finer JT, Simmons RM, Spudich JA. Single myosin molecule mechanics: piconewton forces and nanometer steps. *Nature.* 1994;368:113–119.
40. Gilbert JC, Glantz SA. Determinants of left ventricular filling and of the diastolic pressure-volume relation. *Circ Res.* 1989;64:827–852.
41. Stillwell GK. The law of Laplace: some clinical applications. *Mayo Clin Proc.* 1973;48:863–869.
42. Cheng CP, Igarashi Y, Little WC. Mechanism of augmented rate of left ventricular filling during exercise. *Circ Res.* 1992;70:9–19.
43. Hoit BD, Shao Y, Gabel M, Walsh RA. In vivo assessment of left atrial contractile performance in normal and pathological conditions using a time-varying elastance model. *Circulation.* 1994;89:1829–1838.
44. Hermann HJ. Left ventricular volumes by angiocardiography: comparison of methods and simplification of techniques. *Cardiovasc Res.* 1968;2:404–414.
45. Stefanadis C, Dernellis J, Stratos C, et al. Assessment of left atrial pressure-area relation in humans by means of retrograde left atrial catheterization and echocardiographic automatic boundary detection: effect of dobutamine. *J Am Coll Cardiol.* 1998;31:426–436.
46. Karunanithi MK, Michniewicz J, Copeland SE, Feneley MP. Right ventricular preload recruitable stroke work, end-systolic pressure-volume, and dP/dtmax-end-diastolic volume relations compared as indexes of right ventricular contractile performance in conscious dogs. *Circ Res.* 1992;70:1169–1179.
47. Sandler H, Dodge HT. Left ventricular tension and stress in man. *Circ Res.* 1963;13:91–104.
48. Florenzano F, Glantz SA. Left-ventricular mechanical adaptation to chronic aortic regurgitation in intact dogs. *Am J Physiol.* 1987;252:H969–H984.
49. Grossman W, Jones D, McLaurin LP. Wall stress and patterns of hypertrophy in the human left ventricle. *J Clin Invest.* 1975;56:56–64.
50. Borow KM, Lang RM, Neumann A, et al. Physiologic mechanisms governing hemodynamic responses to positive inotropic therapy in patients with dilated cardiomyopathy. *Circulation.* 1988;77:

625–637.

51. Regen DM. Calculation of left ventricular wall stress. *Circ Res*. 1990;67:245–252.
52. Regen DM, Anversa P, Capasso JM. Segmental calculation of left ventricular wall stresses. *Am J Physiol*. 1993;264:H1411–H1421.
53. Mirsky I. Review of various theories for the evaluation of left ventricular wall stresses. In: Mirsky I, Ghista DN, Sandler H, eds. *Cardiac Mechanics: Physiological, Clinical, and Mathematical Considerations*. New York: Wiley; 1974:381–409.
54. Grossman W. Cardiac hypertrophy: useful adaptation or pathologic process? *Am J Med*. 1980;69:576–584.
55. Wiggers CJ, The Henry Jackson Memorial Lecture. Dynamics of ventricular contraction under abnormal conditions. *Circulation*. 1952;5:321–348.
56. Sandler H, Alderman E. Determination of left ventricular size and shape. *Circ Res*. 1974;34:1–8.
57. Haddad F, Couture P, Tousignant C, Denault AY. The right ventricle in cardiac surgery, a perioperative perspective. I. Anatomy, physiology, and assessment. *Anesth Analg*. 2009;108:407–421.
58. Fifer MA, Grossman W. Measurement of ventricular volumes, ejection fraction, mass, wall stress, and regional wall motion. In: Grossman W, ed. *Cardiac Catheterization, Angiography, and Intervention*. 4th ed. Philadelphia: Lea & Febiger; 1991:300–318.
59. Sabbah HN, Stein PD. Negative diastolic pressure in the intact canine right ventricle. Evidence of diastolic suction. *Circ Res*. 1981;49:108–113.
60. Courtois M, Kovacs SJ Jr, Ludbrook PA. Transmitral pressure-flow velocity relation. Importance of regional pressure gradients in the left ventricle during diastole. *Circulation*. 1988;78:661–671.
61. Cheng C-P, Freeman GL, Santamore WP, et al. Effect of loading conditions, contractile state, and heart rate on early diastolic left ventricular filling in conscious dogs. *Circ Res*. 1990;66:814–823.
62. Ishida Y, Meisner JS, Tsujioka K, et al. Left ventricular filling dynamics: influence of left ventricular relaxation and left atrial pressure. *Circulation*. 1986;74:187–196.
63. Little WC, Oh JK. Echocardiographic evaluation of diastolic function can be used to guide clinical care. *Circulation*. 2009;120:802–809.
64. Kilner PJ, Yang GZ, Wilkes AJ, et al. Asymmetric redirection of flow through the heart. *Nature*. 2000;404:759–761.
65. Kheradvar A, Gharib M. On mitral valve dynamics and its connection to early diastolic flow. *Ann Biomed Eng*. 2009;37:1–13.
66. Brutsaert DL, Rademakers FE, Sys SU, et al. Analysis of relaxation in the evaluation of ventricular function of the heart. *Prog Cardiovasc Dis*. 1985;28:143–163.
67. Yellin EL, Nikolic S, Frater RWM. Left ventricular filling dynamics and diastolic function. *Prog Cardiovasc Dis*. 1990;32:247–271.
68. Suga H, Goto Y, Igarashi Y, et al. Ventricular suction under zero source pressure for filling. *Am J Physiol*. 1986;251:H47–H55.
69. Suga H, Yasumura Y, Nozawa T, et al. Pressure-volume relation around zero transmural pressure in excised cross-circulated dog left ventricle. *Circ Res*. 1988;63:361–372.
70. Keren G, Meisner JS, Sherez J, et al. Interrelationship of mid-diastolic mitral valve motion, pulmonary venous flow, and transmitral flow. *Circulation*. 1986;74:36–44.
71. Little RC. Volume pressure relationships of the pulmonary–left heart vascular segment. Evidence for a "valve-like" closure of the pulmonary veins. *Circ Res*. 1960;8:594–599.
72. Ruskin J, McHale PA, Harley A, Greenfield JC Jr. Pressure-flow studies in man: effect of atrial systole on left ventricular function. *J Clin Invest*. 1970;49:472–478.
73. Barbier P, Solomon SB, Schiller NB, Glantz SA. Left atrial relaxation and left ventricular systolic function determine left atrial reservoir function. *Circulation*. 1999;100:427–436.
74. Mehta S, Charbonneau F, Fitchett DH, et al. The clinical consequences of a stiff left atrium. *Am Heart J*. 1991;122:1184–1191.
75. Frank O. Zur dynamik des herzmuskels. *Z Biol*. 1895;32:370–437.
76. Frank O. Die grundform des arteriellen pulses. *Z Biol*. 1898;39:483–526.
77. Suga H, Sagawa K. Instantaneous pressure-volume relationships and their ratio in the excised, supported canine left ventricle. *Circ Res*. 1974;35:117–126.
78. Suga H, Sagawa K, Shoukas AA. Load-independence of the instantaneous pressure-volume ratio of the canine left ventricle and effects of epinephrine and heart rate on the ratio. *Circ Res*. 1973;32:314–322.
79. Sagawa K. The end-systolic pressure-volume relation of the ventricle: definition, modifications and clinical use. *Circulation*. 1981;63:1223–1227.
80. Glower DD, Spratt JA, Snow ND, et al. Linearity of the Frank-Starling relationship in the intact heart: the concept of preload recruitable stroke work. *Circulation*. 1985;71:994–1009.
81. Katz AM. Influence of altered inotropy and lusitropy on ventricular pressure-volume loops. *J Am Coll Cardiol*. 1988;11:438–445.
82. Kass DA, Maughan WL, Guo ZM, et al. Comparative influence of load versus inotropic states on indexes of ventricular contractility: experimental and theoretical analysis based on pressure-volume relationships. *Circulation*. 1987;76:1422–1436.
83. Suga H. Ventricular energetics. *Physiol Rev*. 1990;70:247–277.
84. Brown KA, Ditchey RV. Human right ventricular end-systolic pressure-volume relation defined by maximal elastance. *Circulation*. 1988;78:81–91.
85. Grossman W. Diastolic dysfunction and congestive heart failure. *Circulation*. 1990;81(2 suppl): III1–III7.
86. Aversano T, Maughan WL, Hunter WC, et al. End-systolic measures of regional ventricular performance. *Circulation*. 1986;73:938–950.
87. Kaseda S, Tomoike H, Ogata I, Nakamura M. End-systolic pressure-volume, pressure-length, and stress-strain relations in canine hearts. *Am J Physiol*. 1985;249:H648–H654.
88. Lee JD, Tajimi T, Widmann TF, Ross J Jr. Application of end-systolic pressure-volume and pressure-wall thickness relations in conscious dogs. *J Am Coll Cardiol*. 1987;9:136–146.
89. Pagel PS, Kampine JP, Schmeling WT, Warltier DC. Comparison of end-systolic pressure-length relations and preload recruitable stroke work as indices of myocardial contractility in the conscious and anesthetized, chronically instrumented dog. *Anesthesiology*. 1990;73:278–290.
90. Mahler F, Covell JW, Ross J Jr. Systolic pressure-diameter relations in the normal conscious dog. *Cardiovasc Res*. 1975;9:447–455.
91. Voigt JU, Pedrizzetti G, Lysyansky P, et al. Definitions for a common standard for 2D speckle tracking echocardiography: consensus document of the EACVI/ASE/Industry Task Force to standardize deformation imaging. *Eur Heart J Cardiovasc Imaging*. 2015;16:1–11.
92. Foex P, Francis CM, Cutfield GR, Leone B. The pressure-length loop. *Br J Anaesth*. 1988;60(8 suppl 1):65S–71S.
93. Safwat A, Leone BJ, Norris RM, Foex P. Pressure-length loop area: its components analyzed during graded myocardial ischemia. *J Am Coll Cardiol*. 1991;17:790–796.
94. Pagel PS, Kehl F, Gare M, et al. Mechanical function of the left atrium: new insights based on analysis of pressure-volume relations and Doppler echocardiography. *Anesthesiology*. 2003;98:975–994.
95. Matsuda Y, Toma Y, Ogawa H, et al. Importance of left atrial function in patients with myocardial infarction. *Circulation*. 1983;67:566–571.
96. Matsuzaki M, Tamitani M, Toma Y, et al. Mechanism of augmented left atrial pump function in myocardial infarction and essential hypertension evaluated by left atrial pressure dimension relation. *Am J Cardiol*. 1991;67:1121–1126.
97. Dernellis JM, Stefanadis CI, Zacharoulis AA, Toutouzas PK. Left atrial mechanical adaptation to long-standing hemodynamic loads based on pressure-volume relations. *Am J Cardiol*. 1998;81:1138–1143.
98. Hoit BD, Shao Y, Gabel M, Walsh RA. Influence of pericardium on left atrial compliance and pulmonary venous flow. *Am J Physiol*. 1993;264:H1781–H1787.
99. Gare M, Schwabe DA, Hettrick DA, et al. Desflurane, sevoflurane, and isoflurane affect left atrial active and passive mechanical properties and impair left atrial-left ventricular coupling in vivo. Analysis using pressure-volume relations. *Anesthesiology*. 2001;95:689–698.
100. Little WC, Downes TR. Clinical evaluation of left ventricular diastolic performance. *Prog Cardiovasc Dis*. 1990;32:273–290.
101. Maughan WL, Sunagawa K, Burkhoff D, et al. Effect of heart rate on the canine end-systolic pressure-volume relationship. *Circulation*. 1985;72:654–659.
102. Freeman GL, Little WC, O'Rourke RA. Influence of heart rate on left ventricular performance in conscious dogs. *Circ Res*. 1987;61:455–464.
103. Mitchell JH, Wallace AG, Skinner NS Jr. Intrinsic effects of heart rate on left ventricular performance. *Am J Physiol*. 1963;205:41–48.
104. Vatner SF, et al. Sympathetic mechanisms regulating myocardial contractility in conscious animals. In: Fozzard HA, Haber E, Jennings RB, eds. *The Heart and Cardiovascular System: Scientific Foundations*. 2nd ed. New York: Raven Press; 1991:1709–1728.
105. Spodick DH. The normal and diseased pericardium: current concepts of pericardial physiology, diagnosis, and treatment. *J Am Coll Cardiol*. 1983;1:240–251.
106. Wier W, Yue DT. Intracellular $[Ca^{++}]$ transients underlying the short-term force-interval relationship in ferret ventricular myocardium. *J Physiol (Lond)*. 1986;376:507–530.
107. Yue DT, Burkhoff D, Franz MR, et al. Postextrasystolic potentiation of the isolated canine left ventricle: relationship to mechanical restitution. *Circ Res*. 1985;56:340–350.
108. Spotnitz HM, Sonnenblick EH, Spiro D. Relation of ultrastructure to function in the intact heart: sarcomere structure relative to pressure volume curves of intact left ventricles of dog and cat. *Circ Res*. 1966;18:49–66.
109. Burkhoff D. The conductance method of left ventricular volume estimation. Methodologic limitations put into perspective. *Circulation*. 1990;81:703–706.
110. Little WC, Freeman GL, O'Rourke RA. Simultaneous determination of left ventricular end-systolic pressure-volume and pressure-dimension relationships in closed-chest dogs. *Circulation*. 1985;71:1301–1308.
111. Applegate RJ, Cheng C-P, Little WC. Simultaneous conductance catheter and dimension assessment of left ventricle volume in the intact animal. *Circulation*. 1990;81:638–648.
112. Baan J, Van der Velde ET, de Bruin HG, et al. Continuous measurement of left ventricular volume in animals and humans by conductance catheter. *Circulation*. 1984;70:812–823.
113. Kass DA. Clinical evaluation of left heart function by conductance catheter techique. *Eur Heart J*. 1993;13(suppl E):57–64.
114. Baan J, Jong TT, Kerkhof PLM, et al. Continuous stroke volume and cardiac output from intra-ventricular dimensions obtained with impedance catheter. *Cardiovasc Res*. 1981;15:328–334.
115. Dorosz JL, Lezotte DC, Weitzenkamp DA, et al. Performance of 3-dimensional echocardiography in measuring left ventricular volumes and ejection fraction: a systematic review and meta-analysis. *J Am Coll Cardiol*. 2012;59:1799–1808.
116. Cowie B, Kluger R, Kalpokas M. Left ventricular volume and ejection fraction assessment with transoesphageal echocardiography: 2D vs 3D imaging. *Br J Anaesth*. 2013;110:201–206.
117. Meris A, Santambrogio L, Casso G, et al. Intraoperative three-dimensional versus two-dimensional echocardiography for left ventricular assessment. *Anesth Analg*. 2014;118:711–720.
118. Alderman EL, Glantz SA. Acute hemodynamic interventions shift the diastolic pressure-volume curve in man. *Circulation*. 1976;54:662–671.
119. Hansen RM, Viquerat CE, Matthay MA, et al. Poor correlation between pulmonary arterial wedge pressure and left ventricular end-diastolic volume after coronary artery bypass graft surgery. *Anesthesiology*. 1986;64:764–770.
120. Milnor WR. Arterial impedance as ventricular afterload. *Circ Res*. 1975;36:565–570.
121. Nichols WW, O'Rourke MF. *McDonald's Blood Flow in Arteries: Theoretic, Experimental and Clinical Principles*. Philadelphia: Lea & Febiger; 1990.
122. Noble MIM. Left ventricular load, arterial impedance and their interrelationship. *Cardiovasc Res*. 1979;13:183–198.
123. Burkhoff D, Alexander J Jr, Schipke J. Assessment of Windkessel as a model of aortic input impedance. *Am J Physiol*. 1988;255:H742–H753.
124. Wesseling KH, Jansen JRC, Settels JJ, Schreuder JJ. Computation of aortic flow from pressure in humans using a nonlinear, three element model. *J Appl Physiol*. 1993;74:2566–2573.
125. Hettrick DA, Pagel PS, Warltier DC. Differential effects of isoflurane and halothane on aortic input impedance quantified using a three element Windkessel model. *Anesthesiology*. 1995;83:361–373.
126. Borow KM, Colan SD, Neumann A. Altered left ventricular mechanics in patients with valvular aortic stenosis and coarctation of the aorta: effects on systolic performance and late outcome. *Circulation*. 1985;72:515–522.
127. Weber KT, Janicki JS. Myocardial oxygen consumption: the role of wall force and shortening. *Am J Physiol*. 1977;233:H421–H430.
128. Colan SD, Borow KM, Neumann A. The left ventricular end-systolic wall stress-velocity of fiber shortening relation: a load independent index of myocardial contractility. *J Am Coll Cardiol*. 1984;4:715–724.
129. Borow KM, Green LH, Grossman W, Braunwald E. Left ventricular end-systolic stress-shortening and stress-length relations in humans: normal values and sensitivity to inotropic states. *Am J Cardiol*. 1982;50:1301–1308.
130. Carabello BA, Spann JF. The uses and limitations of end-systolic indexes of left ventricular function. *Circulation*. 1984;69:1058–1064.
131. Ross J Jr. Applications and limitations of end-systolic measures of ventricular performance. *Fed Proc*. 1984;43:2418–2422.
132. Sunagawa K, Maughan WL, Burkhoff D, Sagawa K. Left ventricular interaction with arterial load studied in isolated canine ventricle. *Am J Physiol*. 1983;245:H773–H780.
133. Sunagawa K, Maughan WL, Sagawa K. Optimal arterial resistance for the maximal stroke work studied in isolated canine left ventricle. *Circ Res*. 1985;56:586–595.
134. Hettrick DA, Pagel PS, Warltier DC. Desflurane, sevoflurane, and isoflurane impair canine left ventricular-arterial coupling and mechanical efficiency. *Anesthesiology*. 1996;85:403–413.
135. Little WC, Cheng CP. Left ventricular-arterial coupling in conscious dogs. *Am J Physiol*. 1991;261: H70–H76.
136. Starling MR. Left ventricular-arterial coupling relations in the normal human heart. *Am Heart J*. 1993;125:1659–1666.
137. Kenner T. Some comments on ventricular afterload. *Basic Res Cardiol*. 1987;82:209–215.
138. Nichols WW, Nicolini FA, Pepine CJ. Determinants of isolated systolic hypertension in the elderly. *J Hypertens*. 1992;10:S73–S77.
139. Chen CH, Nakayama M, Nevo E, et al. Coupled systolic-ventricular and vascular stiffening with age: implications for pressure regulation and cardiac reserve in the elderly. *J Am Coll Cardiol*. 1998;32: 1221–1227.
140. Lang RM, Borow KM, Neumann A, Janzen D. Systemic vascular resistance: an unreliable index of left ventricular afterload. *Circulation*. 1986;74:1114–1123.
141. Little WC. Enhanced load dependence of relaxation in heart failure. Clinical implications. *Circulation*. 1992;85:2326–2328.
142. Ishizaka S, Asanoi H, Wada O, et al. Loading sequence plays an important role in enhanced load sensitivity of left ventricular relaxation in conscious dogs with tachycardia-induced cardiomyopathy. *Circulation*. 1995;92:3560–3567.
143. de Tombe PP, Little WC. Inotropic effects of ejection are myocardial properties. *Am J Physiol*. 1994;266:H1202–H1213.
144. Kass DA, Maughan WL. From 'Emax' to pressure-volume relations: a broader view. *Circulation*. 1988;77:1203–1212.
145. Kaseda S, Tomoike H, Ogata I, Nakamura M. End-systolic pressure-length relations during changes in regional contractile state. *Am J Physiol*. 1984;247:H768–H774.
146. Iskandrian AS, Hakki AH, Bemis CE, et al. Left ventricular end-systolic pressure-volume relation. A combined radionuclide and hemodynamic study. *Am J Cardiol*. 1983;51:1057–1061.
147. Magorien DJ, Shaffer P, Bush CA, et al. Assessment of left ventricular pressure-volume relations using gated radionuclide angiography, echocardiography, and micromanometer pressure recordings. A new method for serial measurements of systolic and diastolic function in man. *Circulation*. 1983;67:844–853.
148. Gorcsan J III, Romand JA, Mandarino WA, et al. Assessment of left ventricular performance by on-line pressure-area relations using echocardiographic automated border detection. *J Am Coll*

Cardiol. 1994;23:242–252.
149. Pirwitz MJ, Lange RA, Willard JE, et al. Use of left ventricular peak systolic pressure/end-systolic volume ratio to predict symptomatic improvement with valve replacement in patients with aortic regurgitation and enlarged end-systolic volume. *J Am Coll Cardiol.* 1994;24:1672–1677.
150. Senzaki H, Chen CH, Kass DA. Single-beat estimation of end-systolic pressure-volume relation in humans. A new method with the potential for noninvasive application. *Circulation.* 1996;94:2497–2506.
151. Kass DA, Beyar R, Lankford E, et al. Influence of contractile state on curvilinearity of in situ end-systolic pressure-volume relations. *Circulation.* 1989;79:167–178.
152. Little WC, O'Rourke RA. Effect of regional ischemia on the left ventricular end-systolic pressure-volume relation in chronically instrumented dogs. *J Am Coll Cardiol.* 1985;5:297–302.
153. Crottogini AJ, Willshaw P, Barra JG, et al. Inconsistency of the slope and the volume intercept of the end-systolic pressure-volume relationship as individual indexes of inotropic state in conscious dogs: presentation of an index combining both variables. *Circulation.* 1987;76:1115–1126.
154. Crottogini AJ, Willshaw P, Barra JG, Pichel RH. Left ventricular end-systolic elastance is incorrectly estimated by the use of stepwise afterload variations in conscious, unsedated, autonomically intact dogs. *Circulation.* 1994;90:1431–1440.
155. Brickner ME, Starling MR. Dissociation of end systole from end ejection in patients with long-term mitral regurgitation. *Circulation.* 1990;81:1277–1286.
156. Belcher P, Boerboom LE, Olinger GN. Standardization of end-systolic pressure-volume relation in the dog. *Am J Physiol.* 1985;249:H547–H553.
157. Burkhoff D, Mirsky I, Suga H. Assessment of systolic and diastolic ventricular properties via pressure-volume analysis: a guide for clinical, translational, and basic researchers. *Am J Physio Heart Circ Physiol.* 2005;289:H501–H512.
158. Little WC, Cheng CP, Mumma M, et al. Comparison of measures of left ventricular contractile performance derived from pressure-volume loops in conscious dogs. *Circulation.* 1989;80:1378–1387.
159. Burkhoff D, Sugiura S, Yue DT, Sagawa K. Contractility-dependent curvilinearity of end-systolic pressure-volume relations. *Am J Physiol.* 1987;252:H1218–H1227.
160. Van der Velde ET, Burkhoff D, Steendijk P, et al. Nonlinearity and load sensitivity of end-systolic pressure-volume relation of canine left ventricle in vivo. *Circulation.* 1991;83:315–327.
161. Spratt JA, Tyson GS, Glower DD, et al. The end-systolic pressure-volume relationship in conscious dog. *Circulation.* 1987;75:1295–1309.
162. Burkhoff D, De Tombe PP, Hunter WC. Impact of ejection on magnitude and time course of ventricular pressure-generating capacity. *Am J Physiol.* 1993;265:H899–H909.
163. Zile MR, Izzi G, Gaasch WH. Left ventricular diastolic dysfunction limits use of maximum systolic elastance as an index of contractile function. *Circulation.* 1991;83:674–680.
164. Patterson SW, Piper H, Starling E. Regulation of the heart beat. *J Physiol (Lond).* 1914;48:465–513.
165. Sarnoff SJ, Berglund E. Ventricular function. I. Starling's law of the heart studied by means of simultaneous right and left ventricular function curves in the dog. *Circulation.* 1954;9:706–718.
166. Freeman GL, Little WC, O'Rourke RA. The effect of vasoactive agents on the left ventricular end-systolic pressure-volume relation in closed chest dogs. *Circulation.* 1986;74:1107–1113.
167. Glower DD, Spratt JA, Kabas JS, et al. Quantification of regional myocardial dysfunction after acute ischemic injury. *Am J Physiol.* 1988;255:H85–H93.
168. Chen C, Rodriguez L, Guerrero JL, et al. Noninvasive estimation of the instantaneous first derivative of left ventricular pressure using continuous-wave Doppler echocardiography. *Circulation.* 1991;83:2101–2110.
169. Mason DT. Usefulness and limitations of the rate of rise of intraventricular pressure (dP/dt) in the evaluation of myocardial contractility in man. *Am J Cardiol.* 1969;23:516–527.
170. Peterson KL, Skloven D, Ludbrook P, et al. Comparison of isovolumic and ejection phase indices of myocardial performance in man. *Circulation.* 1974;49:1088–1101.
171. Quinones MA, Gaasch WH, Alexander JK. Influence of acute changes in preload, afterload, contractile state, and heart rate on ejection and isovolumic indices of myocardial contractility in man. *Circulation.* 1976;53:293–302.
172. Little WC. The left ventricular dP/dt_{max}–end-diastolic volume relation in closed-chest dogs. *Circ Res.* 1985;56:808–815.
173. Little WC, Park RC, Freeman GL. Effects of regional ischemia and ventricular pacing on LV dP/dt_{max}–end-diastolic volume relation. *Am J Physiol.* 1987;252:H933–H940.
174. Nixon JV, Murray RG, Leonard PD, et al. Effect of large variations in preload on left ventricular performance characteristic in normal subjects. *Circulation.* 1982;65:698–703.
175. Douglas PS, Reichek N, Hackney K, et al. Contribution of afterload, hypertrophy and geometry to left ventricular ejection fraction in aortic valve stenosis, pure aortic regurgitation and idiopathic dilated cardiomyopathy. *Am J Cardiol.* 1987;59:1398–1404.
176. Wisenbaugh T. Does normal pump function belie muscle dysfunction in patients with chronic severe mitral regurgitation? *Circulation.* 1988;77:515–525.
177. Devlin WH, Petrusha J, Briesmiester K, et al. Impact of vascular adaptation to chronic aortic regurgitation on left ventricular performance. *Circulation.* 1999;99:1027–1033.
178. Banerjee A, Brook MM, Klautz RJ, Teitel DF. Nonlinearity of the left ventricular end-systolic wall stress-velocity of fiber shortening relation in young pigs: a potential pitfall in its use as a single-beat index of contractility. *J Am Coll Cardiol.* 1994;23:514–524.
179. Snell RE, Luchsinger PC. Determination of the external work and power of the intact left ventricle in intact man. *Am Heart J.* 1965;69:529–537.
180. Stein PD, Sabbah HN. Rate of change of ventricular power: an indicator of ventricular performance during ejection. *Am Heart J.* 1976;91:219–227.
181. Kass DA, Beyar R. Evaluation of contractile state by maximal ventricular power divided by the square of end-diastolic volume. *Circulation.* 1991;84:1698–1708.
182. Sharir T, Feldman MD, Haber H, et al. Ventricular systolic assessment in patients with dilated cardiomyopathy by preload-adjusted maximal power. Validation and noninvasive application. *Circulation.* 1994;89:2045–2053.
183. Nakayama M, Chen CH, Nevo E, et al. Optimal preload adjustment of maximal ventricular power index varies with cardiac chamber size. *Am Heart J.* 1998;136:281–288.
184. Pagel PS, Nijhawan N, Warltier DC. Quantitation of volatile anesthetic-induced depression of myocardial contractility using a single beat index derived from maximal ventricular power. *J Cardiothorac Vasc Anesth.* 1993;7:688–695.
185. Fourie PR, Coetzee AR, Bollinger CT. Pulmonary artery compliance: its role in right ventricular-arterial coupling. *Cardiovasc Res.* 1992;26:839–844.
186. Little WC, Cheng CP. Effect of exercise on left ventricular-arterial coupling assessed in the pressure-volume plane. *Am J Physiol.* 1993;264:H1629–H1633.
187. Nozawa T, Cheng CP, Noda T, Little WC. Effect of exercise on left ventricular mechanical efficiency in conscious dogs. *Circulation.* 1994;90:3047–3054.
188. Borlaug BA, Kass DA. Ventricular-vascular interaction in heart failure. *Heart Fail Clin.* 2008;4:23–26.
189. Ahmet I, Krawczyk M, Heller P, et al. Beneficial effects of chronic pharmacological manipulation of beta-adrenoceptor subtype signaling in rodent dilated ischemic cardiomyopathy. *Circulation.* 2004;110:1083–1090.
190. Antonini-Camterin F, Enache R, Popescu BA, et al. Prognostic value of ventricular-arterial coupling and B-type natriuetic peptide in patients after myocardial infarction: a five-year follow-up study. *J Am Soc Echocardiogr.* 2009;22:1239–1245.
191. Ohte N, Cheng CP, Little WC. Tachycardia exacerbates abnormal left ventricular-arterial coupling in heart failure. *Heart Vessels.* 2003;18:136–141.
192. Binkley PF, Van Fossen DB, Nunziata E, et al. Influence of positive inotropic therapy on pulsatile hydraulic load and ventricular-vascular coupling in congestive heart failure. *J Am Coll Cardiol.* 1990;15:1127–1135.
193. Little WC, Pu M. Left ventricular-arterial coupling. *J Am Soc Echocardiogr.* 2009;22:1246–1248.
194. Suga H, Goto Y, Yamada O, Igarashi Y. Independence of myocardial oxygen consumption from pressure-volume trajectory during diastole in canine left ventricle. *Circ Res.* 1984;55:734–739.
195. Suga H. Total mechanical energy of a ventricle model and cardiac oxygen consumption. *Am J Physiol.* 1979;236:H498–H505.
196. Suga H, Hayashi T, Suehiro S, et al. Equal oxygen consumption rates of isovolumic and ejecting contractions with equal systolic pressure volume areas in canine left ventricle. *Circ Res.* 1981;49:1082–1091.
197. Suga H, Hisano R, Goto Y, et al. Effect of positive inotropic agents on the relation between oxygen consumption and systolic pressure volume area in canine left ventricle. *Circ Res.* 1983;53:306v318.
198. Vanoverschelde JLJ, Wijns W, Essamri B, et al. Hemodynamic and mechanical determinants of myocardial O_2 consumption in normal human heart: effects of dobutamine. *Am J Physiol.* 1993;265:H1884–H1892.
199. Burkhoff D, Yue D, Oikawa Y, et al. Influence of ventricular contractility on non-work-related myocardial oxygen consumption. *Heart Vessels.* 1987;3:66–72.
200. Suga H, Igarashi Y, Yamada O, Goto Y. Mechanical efficiency of the left ventricle as a function of preload, afterload, and contractility. *Heart Vessels.* 1985;1:3–8.
201. Nozawa T, Yasumura Y, Futaki S, et al. Efficiency of energy transfer from pressure-volume area to external mechanical work increases with contractile state and decreases with afterload in the left ventricle of the anesthetized closed-chest dog. *Circulation.* 1988;77:1116–1124.
202. Nozawa T, Yasumura Y, Futaki S, et al. The linear relation between oxygen consumption and pressure-volume area can be reconciled with the Fenn effect in dog left ventricle. *Circ Res.* 1989;65:1380–1389.
203. Burkhoff D, Sagawa K. Ventricular efficiency predicted by an analytical model. *Am J Physiol.* 1986;250:R1021–R1027.
204. Nozawa T, Wada O, Ishizaka S, et al. Dobutamine improves afterload-induced deterioration of mechanical efficiency toward maximal. *Am J Physiol.* 1992;263:H1201–H1207.
205. Pagel PS, Hettrick DA, Warltier DC. Comparison of the effects of levosimendan, pimobendan, and milrinone in canine left ventricular-arterial coupling and mechanical efficiency. *Basic Res Cardiol.* 1996;91:296–307.
206. Eichhorn EJ, Heesch CM, Barnett JH, et al. Effect of metoprolol on myocardial function and energetics in patients with nonischemic dilated cardiomyopathy: a randomized, double-blind, placebo-controlled study. *J Am Coll Cardiol.* 1994;24:1310–1320.
207. Kim IS, Izawa H, Sobue T, et al. Prognostic value of mechanical efficiency in ambulatory patients with idiopathic dilated cardiomyopathy in sinus rhythm. *J Am Coll Cardiol.* 2002;39:1264–1268.
208. Yew WYW. Evaluation of left ventricular diastolic function. *Circulation.* 1989;79:1393–1397.
209. Gaasch WH, Zile MR. Left ventricular diastolic dysfunction and diastolic heart failure. *Annu Rev Med.* 2004;55:373–394.
210. Kitzman DW, Little WC, Brubaker PH, et al. Pathophysiological characterization of isolated diastolic heart failure in comparison to systolic heart failure. *JAMA.* 2002;288:2144–2150.
211. Maeder MT, Kaye DM. Heart failure with normal left ventricular ejection fraction. *J Am Coll Cardiol.* 2009;53:905–918.
212. Westermann D, Kasner M, Steendijk P, et al. Role of left ventricular stiffness in heart failure with normal ejection fraction. *Circulation.* 2008;117:2051–2060.
213. Zile MR, Baicu CF, Gaasch WH. Diastolic heart failure—abnormalities in active relaxation and passive stiffness of the left ventricle. *N Engl J Med.* 2004;350:1953–1959.
214. Kawaguchi M, Hay I, Fetics B, Kass DA. Combined ventricular systolic and arterial stiffening in patients with heart failure and preserved ejection fraction: implications for systolic and diastolic reserve limitations. *Circulation.* 2003;107:714–720.
215. Bench T, Burkhoff D, O'Connell JB, et al. Heart failure with normal ejection fraction: consideration of mechanisms other than diastolic dysfunction. *Curr Heart Fail Rep.* 2009;6:57–64.
216. Futuka H, Little WC. Contribution of systolic and diastolic abnormalities to heart failure with a normal or reduced ejection fraction. *Prog Cardiovasc Dis.* 2007;49:229–240.
217. Grewal J, McCully RB, Kane GC, et al. Left ventricular function and exercise capacity. *JAMA.* 2009;301:286–294.
218. Traversi E, Pozzoli M, Cioffi G, et al. Mitral flow velocity changes after 6 months of optimized therapy provides important hemodynamic and prognostic information in patients with heart failure. *Am Heart J.* 1996;132:809–819.
219. De Hert SG, Rodrigus IE, Haenen LR, et al. Recovery of systolic and diastolic left ventricular function early after cardiopulmonary bypass. *Anesthesiology.* 1996;85:1063–1075.
220. Pagel PS, Farber NE. Inhaled anesthetics: cardiovascular pharmacology. In: Miller RD, Cohen N, Eriksson LI, et al, eds. *Miller's Anesthesia.* 8th ed. Philadelphia: Elsevier Churchill Livingstone; 2014:706–751.
221. Grossman W. Why is left ventricular diastolic pressure increased during angina pectoris? *J Am Coll Cardiol.* 1985;5:607–608.
222. Morgan JP, Erny RE, Allen PD, et al. Abnormal intracellular calcium handling, a major cause of systolic and diastolic dysfunction in ventricular myocardium from patients with heart failure. *Circulation.* 1990;81(suppl III):21–32.
223. Apstein CS, Grossman W. Opposite initial effects of supply and demand ischemia on left ventricular diastolic compliance: the ischemia-diastolic paradox. *J Mol Cell Cardiol.* 1987;19:119–128.
224. Aroesty JM, McKay RG, Heller GV, et al. Simultaneous assessment of left ventricular systolic and diastolic dysfunction during pacing-induced ischemia. *Circulation.* 1985;71:889–900.
225. Carroll JD, Hess OM, Hirzel HO, et al. Left ventricular systolic and diastolic function in coronary artery disease: effects of revascularization on exercise-induced ischemia. *Circulation.* 1985;72:119–129.
226. Doyle RL, Foex P, Ryder WA, Jones LA. Effects of halothane on left ventricular relaxation and early diastolic coronary blood flow in the dog. *Anesthesiology.* 1989;70:660–666.
227. Weisfeldt ML, Scully HE, Frederiksen J, et al. Hemodynamic determinants of maximum negative dP/dt and periods of diastole. *Am J Physiol.* 1974;227:613–621.
228. Frais MA, Bergman DW, Kingma I, et al. The dependence of the time constant of left ventricular isovolumic relaxation (tau) on pericardial pressure. *Circulation.* 1990;81:1071–1080.
229. Raff GL, Glantz SA. Volume loading slows left ventricular isovolumic relaxation rate: evidence of load-dependent relaxation in the intact dog heart. *Circ Res.* 1981;48:813–824.
230. Serizawa T, Vogel WM, Apstein CS, Grossman W. Comparison of acute alterations in left ventricular relaxation and diastolic chamber stiffness induced by hypoxia and ischemia. Role of myocardial oxygen supply-demand imbalance. *J Clin Invest.* 1981;68:91–102.
231. Eichhorn P, Grimm J, Koch R, et al. Left ventricular relaxation in patients with left ventricular hypertrophy secondary to aortic valve disease. *Circulation.* 1982;65:1395–1404.
232. Paulus WJ, Lorell BH, Craig WE, et al. Comparison of the effects of nitroprusside and nifedipine on diastolic properties in patients with hypertrophic cardiomyopathy: altered left ventricular loading or improved muscle relaxation? *J Am Coll Cardiol.* 1983;2:879–886.
233. Pagel PS, Kampine JP, Schmeling WT, Warltier DC. Alteration of left ventricular diastolic function by desflurane, isoflurane, and halothane in the chronically instrumented dog with autonomic nervous system blockade. *Anesthesiology.* 1991;74:1103–1114.
234. Gaasch WH, Carroll JD, Blaustein AS, Bing OHL. Myocardial relaxation: effects of preload on the time course of isovolumetric relaxation. *Circulation.* 1986;73:1037–1041.
235. Varma SK, Owen RM, Smucker ML, Feldman MD. Is it a preload-independent measure of isovolumetric relaxation? *Circulation.* 1989;80:1757–1765.
236. Eichhorn EJ, Willard JE, Alvarez L, et al. Are contraction and relaxation coupled in patients with and without congestive heart failure? *Circulation.* 1992;85:2132–2139.
237. Smith VE, Zile MR. Relaxation and diastolic properties of the heart. In: Fozzard HA, Haber E, Jennings RB, et al, eds. *The Heart and Cardiovascular System: Scientific Foundations.* 2nd ed. New York: Raven; 1991:1353–1367.
238. Ohno M, Cheng C-P, Little WC. Mechanism of altered patterns of left ventricular filling during the development of congestive heart failure. *Circulation.* 1994;89:2241–2250.
239. Lew WYW, LeWinter MM. Regional circumferential lengthening patterns in the canine left ventricle. *Am J Physiol.* 1983;245:H741–H748.
240. Mirsky I. Assessment of diastolic function: suggested methods and future considerations. *Circulation.*

1984;69:836–841.
241. Little WC, Ohno M, Kitzman DW, et al. Determination of left ventricular chamber stiffness from the time of deceleration of early left ventricular filling. *Circulation.* 1995;92:1933–1939.
242. Glantz SA. Computing indices of diastolic stiffness has been counterproductive. *Fed Proc.* 1980;39: 162–168.
243. Rankin JS, Arentzen CE, McHale PA, et al. Viscoelastic properties of the diastolic left ventricle in the conscious dog. *Circ Res.* 1977;41:37–45.
244. Nikolic SD, Tamura K, Tamura T, et al. Diastolic viscous properties of the intact canine left ventricle. *Circ Res.* 1990;67:352–359.
245. Myreng Y, Smiseth OA. Assessment of left ventricular relaxation by Doppler echocardiography. Comparison of isovolumic relaxation time and transmitral flow velocities with time constant of isovolumic relaxation. *Circulation.* 1990;81:260–266.
246. Nishimura RA, Schwartz RS, Tajik AJ, Holmes DR Jr. Noninvasive measurement of rate of left ventricular relaxation by Doppler echocardiography. Validation with simultaneous cardiac catheterization. *Circulation.* 1993;88:146–155.
247. Nishimura RA, Tajik AJ. Evaluation of diastolic filling of left ventricle in health and disease: doppler echocardiography is the clinician's Rosetta stone. *J Am Coll Cardiol.* 1997;30:8–18.
248. Nagueh SF, Appleton CP, Gillebert TC, et al. Recommendations for the evaluation of left ventricular diastolic function by echocardiography. *J Am Soc Echocardiogr.* 2009;22:107–133.
249. Klein AL, Burstow DJ, Tajik AJ, et al. Effects of age on left ventricular dimensions and filling dynamics in 117 normal persons. *Mayo Clin Proc.* 1994;69:212–224.
250. Genovesi-Ebert A, Marabotti C, Palombo C, et al. Left ventricular filling: relationship with arterial blood pressure, left ventricular mass, age, heart rate, and body build. *J Hypertens.* 1991;9:345–353.
251. Rittoo D, Monaghan M, Sadiq T, et al. Echocardiographic and Doppler evaluation of left ventricular hypertrophy and diastolic function in black and white hypertensive patients. *J Hum Hypertens.* 1990;4:113–115.
252. Cohen GI, Petrolungo JF, Thomas JD, Klein AL. A practical guide to assessment of ventricular diastolic function using Doppler echocardiography. *J Am Coll Cardiol.* 1996;27:1753–1760.
253. Hurrell DG, Nishimura RA, Ilstrup DM, Appleton CP. Utility of preload alteration in assessment of left ventricular filling pressure by Doppler echocardiography: a simultaneous catheterization and Doppler echocardiographic study. *J Am Coll Cardiol.* 1997;30:459–467.
254. Farias CA, Rodriguez L, Garcia MJ, et al. Assessment of diastolic function by tissue Doppler echocardiography: comparison with standard transmitral and pulmonary venous flow. *J Am Soc Echocardiogr.* 1999;12:609–617.
255. Moller JE, Sondergaard E, Poulsen SH, Egstrup K. Pseudonormal and restrictive filling patterns predict left ventricular dilation and cardiac death after a first myocardial infarction: a serial color M-mode Doppler echocardiographic study. *J Am Coll Cardiol.* 2000;36:1841–1846.
256. Pinamonte B, Zecchin M, Di Lenarda A, et al. Persistence of restrictive left ventricular filling pattern in dilated cardiomyopathy: an ominous prognostic sign. *J Am Coll Cardiol.* 1997;29:604–612.
257. Oh JK, Hatle LK, Seward JB, et al. Diagnostic role of Doppler echocardiography in constrictive pericarditis. *J Am Coll Cardiol.* 1994;23:154–162.
258. Klein AL, Hatle LK, Taliercio CP, et al. Prognostic significance of Doppler measures of diastolic function in cardiac amyloidosis. A Doppler echocardiographic study. *Circulation.* 1991;83: 808–816.
259. Valantine HA, Appleton CP, Hatle LK, et al. A hemodynamic and Doppler echocardiographic study of ventricular function in long-term cardiac allograft recipients. Etiology and prognosis of restrictive-constrictive physiology. *Circulation.* 1989;79:66–75.
260. Rakowski H, Appleton C, Chan KL, et al. Canadian consensus recommendations for the measurement and reporting of diastolic dysfunction by echocardiography: from the Investigators of Consensus on Diastolic Dysfunction by Echocardiography. *J Am Soc Echocardiogr.* 1996;9:736–760.
261. Klein AL, Obarski TP, Stewart WJ, et al. Transesophageal doppler echocardiography of pulmonary venous flow: a new marker of mitral regurgitation severity. *J Am Coll Cardiol.* 1991;18:518–526.
262. Kuecherer HF, Muhiudeen IA, Kusumoto FM, et al. Estimation of mean left atrial pressure from transesophageal pulsed Doppler echocardiography of pulmonary venous flow. *Circulation.* 1990;82:1127–1139.
263. Hofman T, Keck A, Van Ingen G, et al. Simultaneous measurement of pulmonary venous flow by intravascular catheter doppler velocimetry and transesophageal Doppler echocardiography: relation to left atrial pressure and left atrial and left ventricular function. *J Am Coll Cardiol.* 1995;26:239–249.
264. Castello R, Pearson AC, Lenzen P, Labovitz AJ. Evaluation of pulmonary venous flow by transesophageal echocardiography in subjects with a normal heart: comparison with transthoracic echocardiography. *J Am Coll Cardiol.* 1991;18:65–71.
265. Appleton CP. Hemodynamic determinants of Doppler pulmonary venous flow velocity components: new insights from studies in lightly sedated normal dogs. *J Am Coll Cardiol.* 1997;30:1562–1574.
266. Dini FL, Dell'Anna R, Micheli A, et al. Impact of blunted pulmonary venous flow on the outcome of patients with left ventricular systolic dysfunction secondary to either ischemic or idiopathic dilated cardiomyopathy. *Am J Cardiol.* 2000;85:1455–1460.
267. Morkin E, Collins JA, Goldman HS, Fishman AP. Pattern of blood flow in the pulmonary veins of the dog. *J Appl Physiol.* 1965;20:1118–1128.
268. Keren G, Bier A, Sherez J, et al. Atrial contraction is an important determinant of pulmonary venous flow. *J Am Coll Cardiol.* 1986;7:693–695.
269. Smiseth OA, Thompson CR, Lohavanichbutr K, et al. The pulmonary venous systolic flow pulse. Its origin and relationship to left atrial pressure. *J Am Coll Cardiol.* 1999;34:802–809.
270. Fujii K, Ozaki M, Yamagishi T, et al. Effect of left ventricular contractile performance on passive left atrial filling: clinical study using radionuclide angiography. *Clin Cardiol.* 1994;17:258–262.
271. Keren G, Sonnenblick EH, LeJemtel TH. Mitral anulus motion. Relation to pulmonary venous and transmitral flows in normal subjects and in patients with dilated cardiomyopathy. *Circulation.* 1988;78:621–629.
272. Appleton CP, Gonzalez MS, Basnight MA. Relationship of left atrial pressure and pulmonary venous flow velocities: importance of baseline mitral and pulmonary venous flow velocity patterns in lightly sedated dogs. *J Am Soc Echocardiogr.* 1994;7:264–275.
273. Prioli A, Marino P, Lanzoni L, Zardini P. Increasing degrees of left ventricular filling impairment modulate left atrial function in humans. *Am J Cardiol.* 1998;82:756–761.
274. Appleton CP, Galloway JM, Gonzalez MS, et al. Estimation of left ventricular filling pressures using two-dimensional and Doppler echocardiography in adult patients with cardiac disease. Additional value of analyzing left atrial size, left atrial ejection fraction and the difference in duration of pulmonary venous and mitral flow velocity at atrial contraction. *J Am Coll Cardiol.* 1993;22:1972–1982.
275. Klein AL, Tajik AJ. Doppler assessment of pulmonary venous flow in healthy subjects and in patients with heart disease. *J Am Soc Echocardiogr.* 1991;4:379–392.
276. Garcia MJ, Thomas JD, Klein AL. New Doppler echocardiographic applications for the study of diastolic function. *J Am Coll Cardiol.* 1998;32:865–875.
277. Nagueh SF, Rao L, Soto J, et al. Haemodynamic insights into the effects of ischaemia and cycle length on tissue Doppler-derived mitral annulus diastolic velocities. *Clin Sci (Lond).* 2004;106:147–154.
278. Nagueh SF, Middleton KJ, Kopelen HA, et al. Doppler tissue imaging: a noninvasive technique for evaluation of left ventricular relaxation and estimation of filling pressures. *J Am Coll Cardiol.* 1997;30:1527–1533.
279. Ommen SR, Nishimura RA, Appleton CP, et al. Clinical utility of Doppler echocardiography and tissue Doppler imaging in the estimation of left ventricular filling pressures: a comparative simultaneous Doppler-catheterization study. *Circulation.* 2000;102:1788–1794.
280. Kasner M, Westermann D, Steendijk P, et al. Utility of Doppler echocardiography and tissue Doppler imaging in the estimation of diastolic function in heart failure with normal ejection fraction: a comparative Doppler-conductance catheterization study. *Circulation.* 2007;116:637–647.
281. Paulus WJ, Tschope C, Sanderson JE, et al. How to diagnose diastolic heart failure: a consensus statement on the diagnosis of heart failure with normal left ventricular ejection fraction by the Heart Failure and Echocardiography Associations of the European Society of Cardiology. *Eur Heart J.* 2007;28:2539–2550.
282. Nagueh SF, Sun H, Kopelen HA, et al. Hemodynamic determinants of mitral annulus diastolic velocities by tissue Doppler. *J Am Coll Cardiol.* 2001;37:278–285.
283. Rivas-Gotz C, Khoury DS, Manolios M, et al. Time interval between onset of mitral inflow and onset of early diastolic velocity by tissue Doppler: a novel index of left ventricular relaxation: experimental studies and clinical application. *J Am Coll Cardiol.* 2003;42:1463–1470.
284. Garcia MJ, Rodriguez L, Ares M, et al. Differentiation of constrictive pericarditis from restrictive cardiomyopathy: assessment of left ventricular diastolic velocities in longitudinal axes by Doppler tissue imaging. *J Am Coll Cardiol.* 1996;27:108–114.
285. Takatsuji H, Mikami T, Urasawa K, et al. A new approach for evaluation of left ventricular diastolic function: spatial and temporal analysis of left ventricular filling flow propagation by color M-mode Doppler echocardiography. *J Am Coll Cardiol.* 1996;27:365–371.
286. Garcia MJ, Smedira NG, Greenberg NL, et al. Color M-mode Doppler flow propagation velocity is a preload insensitive index of left ventricular relaxation: animal and human validation. *J Am Coll Cardiol.* 2000;35:201–208.
287. Brun P, Tribouilloy C, Duval AM, et al. Left ventricular flow propagation during early filling is related to wall relaxation: a color M-mode Doppler analysis. *J Am Coll Cardiol.* 1992;20:420–432.
288. Garcia MJ, Ares MA, Asher C, et al. An index of early left ventricular filling that combined with pulsed Doppler peak E velocity may estimate capillary wedge pressure. *J Am Coll Cardiol.* 1997;29:448–454.
289. Nishihara K, Mikami T, Takatsuji H, et al. Usefulness of early diastolic flow propagation velocity measured by color M-mode Doppler technique for the assessment of left ventricular diastolic function in patients with hypertrophic cardiomyopathy. *J Am Soc Echocardiogr.* 2000;13:801–808.
290. Steine K, Stugaard M, Smiseth OA. Mechanisms of retarded apical filling in acute ischemic left ventricular failure. *Circulation.* 1999;99:2048–2205.
291. Yotti R, Bermejo J, Antoranz JC, et al. A noninvasive method for assessing impaired diastolic suction in patients with dilated cardiomyopathy. *Circulation.* 2005;112:2921–2929.
292. Watkins MW, LeWinter MM. Physiologic role of the normal pericardium. *Annu Rev Med.* 1993;44:171–180.
293. Spodick DH. Macrophysiology, microphysiology, and anatomy of the pericardium: a synopsis. *Am Heart J.* 1992;124:1046–1051.
294. Maruyama Y, Ashikawa K, Isoyama S, et al. Mechanical interactions between four heart chambers with and without the pericardium in canine hearts. *Circ Res.* 1982;50:86–100.
295. Refsum H, Junemann M, Lipton MJ, et al. Ventricular diastolic pressure-volume relations and the pericardium. Effects of changes in blood volume and pericardial effusion in dogs. *Circulation.* 1981;64:997–1004.
296. Junemann M, Smiseth OA, Refsum H, et al. Quantification of effect of pericardium on LV diastolic PV relation in dogs. *Am J Physiol.* 1987;252:H963–H968.
297. Santamore WP, Dell'Italia LJ. Ventricular interdependence: significant left ventricular contributions to right ventricular systolic function. *Prog Cardiovasc Dis.* 1998;40:289–308.
298. Weber KT, Janicki JS, Shroff S, Fishman AP. Contractile mechanics and interaction of the right and left ventricles. *Am J Cardiol.* 1981;47:686–695.
299. Gonzalez MS, Basnight MA, Appleton CP. Experimental cardiac tamponade: a hemodynamic and Doppler echocardiographic reexamination of the relation of right and left heart ejection dynamics to the phase of respiration. *J Am Coll Cardiol.* 1991;18:243–252.
300. Santamore WP, Heckman JL, Bove AA. Right and left ventricular pressure-volume response to elevated pericardial pressure. *Am Rev Respir Dis.* 1986;134:101–107.
301. Santamore WP, Bartlett R, Van Buren SJ, et al. Ventricular coupling in constrictive pericarditis. *Circulation.* 1986;74:597–602.
302. Goldman S, Olajos M, Morkin E. Comparison of left atrial and left ventricular performance in conscious dogs. *Cardiovasc Res.* 1984;18:604–612.
303. Wikman-Coffelt J, Refsum H, Hollosi G, et al. Comparative force-velocity relation and analyses of myosin of dog atria and ventricles. *Am J Physiol.* 1982;243:H391–H397.
304. Payne RM, Stone HL, Engelken EJ. Atrial function during volume loading. *J Appl Physiol.* 1971;31:326–331.
305. Williams JF Jr, Sonnenblick EH, Braunwald E. Determinants of atrial contractile force in the intact heart. *Am J Physiol.* 1965;209:1061–1068.
306. Dernellis J, Tsiamis E, Stefanadis C, et al. Effects of postural changes on left atrial function in patients with hypertrophic cardiomyopathy. *Am Heart J.* 1998;136:982–987.
307. Kehl F, LaDisa JF Jr, Hettrick DA, et al. Influence of isoflurane on left atrial function in dogs with pacing-induced cardiomyopathy: evaluation with pressure-volume relations. *J Cardiothorac Vasc Anesth.* 2003;17:709–714.
308. Buttrick PM, Malhotra A, Brodman R, et al. Myosin isoenzyme distribution in overloaded human atrial tissue. *Circulation.* 1986;74:477–483.
309. Ito T, Suwa M, Kobashi A, et al. Reversible left atrial dysfunction possibly due to afterload mismatch in patients with left ventricular dysfunction. *J Am Soc Echocardiogr.* 1998;11:274–279.
310. Dernellis JM, Vyssoulis GP, Zacharoulis AA, Toutouzas PK. Effects of antihypertensive therapy on left atrial function. *J Hum Hypertens.* 1996;10:789–794.
311. Guntheroth WG, Gould R, Butler J, Kinnen E. Pulsatile flow in pulmonary artery, capillary, and vein in the dog. *Cardiovasc Res.* 1974;8:330–337.
312. Plehn JF, Southworth J, Cornwell GG III. Brief report: atrial systolic failure in primary amyloidosis. *N Engl J Med.* 1992;327:1570–1573.
313. Hoit BD, Shao Y, Tsai LM, et al. Altered left atrial compliance after atrial appendectomy. Influence on left atrial and ventricular filling. *Circ Res.* 1993;72:167–175.
314. Hoit BD, Walsh RA. Regional atrial distensibility. *Am J Physiol.* 1992;262:H1356–H1360.
315. Tabata T, Oki T, Yamada H, et al. Role of left atrial appendage in left atrial reservoir function as evaluated by left atrial appendage clamping during cardiac surgery. *Am J Cardiol.* 1998;81: 327–332.
316. Nishikawa Y, Roberts JP, Tan P, et al. Effect of dynamic exercise on left atrial function in conscious dogs. *J Physiol.* 1994;481:457–468.
317. Toutouzas K, Trikas A, Pitsavos C, et al. Echocardiographic features of left atrium in elite male athletes. *Am J Cardiol.* 1996;78:1314–1317.
318. Triposkiadis F, Tentolouris K, Androulakis A, et al. Left atrial mechanical function in the healthy elderly: new insights from a combined assessment of changes in atrial volume and transmitral flow velocity. *J Am Soc Echocardiogr.* 1995;8:801–809.
319. Manning WJ, Silverman DI, Katz SE, Douglas PS. Atrial ejection force: a noninvasive assessment of atrial systolic function. *J Am Coll Cardiol.* 1993;22:221–225.
320. Spencer KT, Mor-Avi V, Gorcsan J III, et al. Effects of aging on left atrial reservoir, conduit, and booster pump function: a multi-institution acoustic quantification study. *Heart.* 2001;85: 272–277.
321. Nishigaki K, Arakawa M, Miwa H, et al. A study of left atrial transport function. Effect of age or left ventricular ejection fraction on left atrial storage function. *Angiology.* 1994;45:953–962.
322. Zuccala G, Cocchi A, Lattanzio F, et al. Effect of age on left atrial function in patients with coronary artery disease. *Cardiology.* 1994;85:8–13.

7 冠状动脉生理和动脉粥样硬化

BENJAMIN HIBBERT, MD, PhD | HOWARD J. NATHAN, MD | TREVOR SIMARD, MD | EDWARD R. O' BRIEN, MD

要 点

1. 为了保障冠心病患者围手术期的安全，临床医生必须了解生理和病理状态下冠状动脉循环的功能及其变化。
2. 冠状动脉内皮细胞可生成作用于血管平滑肌的舒张或收缩因子来调节心肌的血流量。
3. 血管内皮细胞可生成抗凝、纤溶、抗血小板的物质来维持血管内血液的流动性。
4. 冠状动脉出现狭窄之前更早期的病变之一是血管内皮细胞的血管调节及抗栓能力下降。
5. 临床上反映冠状动脉灌注压最有效和最可靠的指标是平均动脉压而非舒张压。
6. 虽然交感神经兴奋可增加心肌的氧需，但 α-肾上腺素能受体的激活则可收缩冠状血管。
7. 单一物质（如腺苷）的变化并不能反映各种条件下心肌代谢和心肌血流量之间的关系。
8. 冠状动脉灌注压下降时，左心室的心肌内膜层最先受累而缺血，致左室舒张及收缩功能下降。
9. 动脉粥样硬化病变的进展过程与伤口愈合的过程相似。
10. 降脂治疗有助于血管内皮细胞功能的修复并可预防冠状动脉不良事件的发生。

麻醉医生应当通过维持最适的心肌灌注来预防或者减少冠心病（coronary artery disease，CAD）患者心肌缺血事件的发生。这一目标只有在我们充分了解生理和病理状态下影响心肌血流量的诸多因素后才能实现。本章首先概述了冠状动脉的结构和功能。过去的几十年里，对血管生理功能的认识水平不断提高，尤其是血管内皮细胞在维持血管内血流方面的作用。接着分析了冠状动脉血流的主要决定因素，生理学或药理学的干预措施会与这些影响因素相互作用进而影响心肌的血流。在冠状动脉压力-血流关系这部分，阐述了自身调节和冠状动脉储备这两个重要概念。由于对心脏、冠状动脉循环及外周循环三者之间复杂关系的不当理解，冠状动脉循环的研究有时会被曲解。在病理生理学方面，阐述了动脉粥样硬化的发生演变过程，以及目前对其疾病进展及导致临床事件发生过程的认识；接着进一步阐述了冠状动脉狭窄的解剖和血流动力学方面的变化及冠状动脉侧支循环的功能和发展过程。这些概念有助于准确地评估冠状动脉造影显示的血管狭窄程度与心肌灌注量下降之间的关系。本章节最后介绍了心肌缺血的病理生理学，前面一些章节介绍的概念可用于临床心肌缺血症状的分析。最后一节重点介绍了 CAD 的治疗进展。

血管的解剖与生理

冠状血管由 3 部分组成：①冠状动脉造影显示清晰且阻力很小的大血管；②直径约 10nm～250μm、阻力小的血管；③静脉。尽管已知冠状血管阻力主要来源于小动脉（直径<50μm 的前毛细血管），但研究表明静息状态下总冠状血管阻力的 45%～50% 来源于直径大于 100μm 的血管（图 7.1）[1-3]，其原因可能与这些小动脉的长度有关。当药物引起血管强烈扩张时，大动脉和静脉对总的冠状血管阻力的影响更大[1]。直径大于 100μm 的冠状动脉血管的调节作用对维持心肌的充分灌注起重要作用[4]。CAD 的早期病变之一就是心外膜冠状动脉的内皮细胞对血流增加的反应能力消失（见后面章节的“内皮细胞舒张因子”）。目前在技术上已经可以测量心脏跳动状态下、直径小至 15μm 的血管。不同直径的冠状血管对不同强度的干预措施所产生的血管收缩反应是不同的，甚至是相反的[5,6]。因此，在预测血管活性药物对心肌灌注的影响时，要特别注意这种血管反应的不均一性。例如，某种扩张大血管及其分支而对小动脉无影响的药物，对 CAD 患者的治疗是有利的（见后面章节所提到的“冠状动脉窃血”现象）。

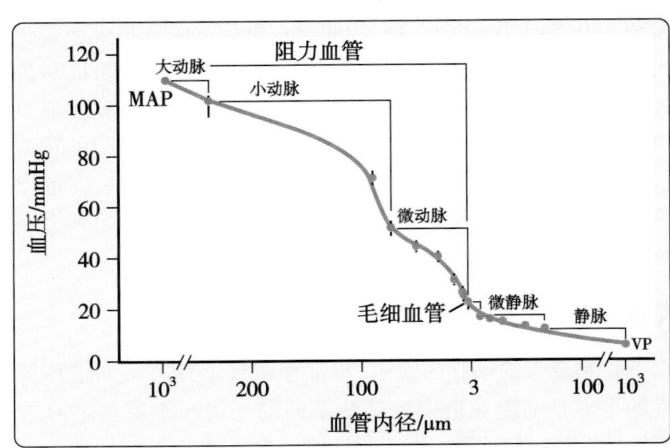

图 7.1 通过仓鼠颊囊循环实验得到的压力曲线阐明了血管床中不同血管的阻力及其命名。图中表明小动脉是血管阻力产生的重要因素，在冠状动脉循环中也同样如此。MAP，平均动脉压。VP，静脉压。误差线（Error bars）表示 SE（标准误差）。（*From Davis MJ, Ferrer PN, Gore RW. Vascular anatomy and hydrostatic pressure profile in the hamster cheek pouch.* Am J Physiol. *1986;250:H291.*）

正常动脉血管壁

动脉管腔的内壁由覆盖于平滑肌细胞之上的单层内皮细胞构成(图7.2);平滑肌细胞内层(即内膜)与内弹力层连接;内弹力层与外弹力层之间即为另一层平滑肌细胞(即中膜);外弹力层的外部为动脉外膜,其结构比较疏松,由复杂的细胞外基质(主要是胶原蛋白和弹性蛋白纤维)和滋养微血管组成。

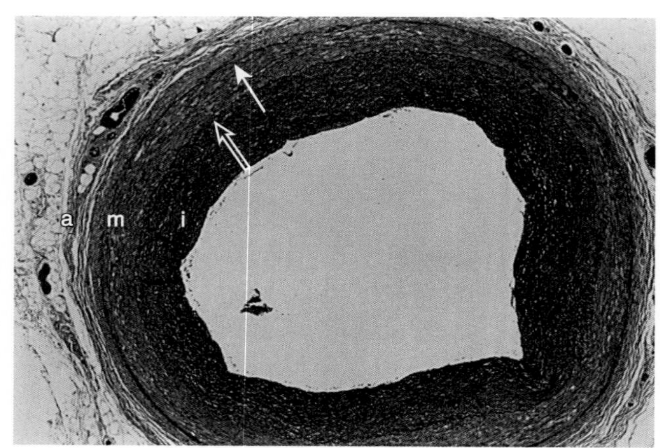

图7.2 32岁女性,冠状动脉正常。内膜(i)和中膜(m)由平滑肌细胞构成,而外膜(a)的结构比较疏松,由脂肪细胞、成纤维细胞、滋养血管和神经组成。中膜与内膜之间被内弹力层(图中空心箭头处)和外弹力层(图中实心箭头处)分开(Movat染色片,放大6.6倍)

内膜

一般认为,内膜是动脉血管壁最重要的结构[7]。内膜可由单层的内皮细胞逐渐演变为在细胞外基质和血管平滑肌等细胞之上覆盖着内皮细胞的复杂结构。作为许多大动脉正常发育的一部分,平滑肌细胞会填充这个空间而形成一个新生的内膜。这层内膜逐渐增厚并由数层平滑肌细胞和结缔组织构成。为方便起见,通常以内膜与中膜的厚度比例来衡量,正常值为0.1~1.0。内膜厚度的变化是血管对血流和血管壁张力改变的一种生理适应,目前对这种变化背后的确切机制仍知之甚少。内膜由两层特殊的结构组成[8],在电子显微镜下可观察到内层和管腔内皮细胞相邻,并富含蛋白多糖基质,该层的平滑肌细胞通常呈岛状分布,而非连续性排列。在单层内皮细胞下方也可见一些巨噬细胞。内膜的外层与内弹力层相邻,并包含平滑肌细胞和弹性纤维。

中膜

正常成人的动脉中膜中,常常存在数个具有不同遗传特性的平滑肌细胞亚群[9]。这些不同的平滑肌细胞亚群具有不同的功能,从而维持动脉血管壁的自身稳定。例如随着动脉管腔内压力的增高,往往平滑肌细胞的体积和细胞外基质也会相应增加。为使动脉伸长和进行变形,平滑肌细胞必须具有不同方向的骨架纤维。这些不同种类的细胞不仅在正常状态下很重要,在病理状态下也同样重要。然而,中膜平滑肌细胞多样性的生物学机制目前仍不清楚[10]。

血管外膜

血管外膜,即血管壁的最外层,通常由散在的成纤维细胞、微血管(滋养血管)、神经和少量炎性细胞组成。动脉壁内层的滋养血管大多来源于外膜。外膜在血管病变形成中的作用常被忽视。近期多项研究表明,外膜不仅是动脉粥样硬化进展过程中炎症细胞的起源,且在很多血管疾病中,外膜的旁分泌作用在维持血管内稳态方面起重要作用[11]。

跨膜和跨细胞通信

血管对神经、体液及机械刺激可产生相应的反应以维持内环境的稳态。当动脉外膜的肾上腺素能神经末梢释放的去甲肾上腺素与血管平滑肌细胞受体结合时,可产生一系列反应,最终导致血管内径的改变。自20世纪50年代末环腺苷酸(cyclic adenosine monophosphate,cAMP)被发现以来,跨膜信号传递的机制逐渐清晰,即循环中的激素必须先与内皮细胞的受体结合,信号才能传递至血管平滑肌细胞。在随后的几十年里,细胞间信号传递的机制成为生物学研究领域的热点问题。未来对心血管疾病的理解很可能要基于对那些与跨膜和跨细胞信号相关联的异常分子的认识和鉴定上。下面就相关知识作简要介绍。

图7.3描述了跨膜信号转导的通路。此过程至少涉及5个组件:①受体;②G蛋白;③产生第二信使的效应器;④调节蛋白的磷酸化作用;⑤随后发生的细胞行为学变化。G蛋白(鸟苷酸结合调节蛋白)由3个亚单位组成(α、β、γ)并悬浮嵌于细胞膜上。当与配体-受体复合物接触后,α亚单位上的二磷酸鸟苷酸便被三磷酸鸟苷酸所替代,被激活的α亚单位与β-γ复合物发生分离,并可与多个细胞膜靶点相互作用(图7.3B)。例如,β受体的激活可引起G_s(s=刺激)的激活,后者可通过腺苷酸环化酶促进cAMP的合成。M受体的激活可使G_i(i=抑制)激活,从而抑制腺苷酸环化酶的作用。一个G蛋白可与多个效应器相互作用。因此,G蛋白可作为对单信号引起多效应器调节的一个分支点。这些蛋白的功能与人体疾病密切相关,如霍乱毒素修饰的G_s蛋白可持续激活肠上皮细胞腺苷酸环化酶,引起霍乱严重的腹泻症状。

一些第二信使系统已被研究得比较透彻。钙离子作为细胞内第二信使,其浓度的增加可增强G_s的信号的转导。环核苷酸、cAMP和环鸟苷酸(cyclic guanosine monophosphate,cGMP)均可作为第二信使,磷酸二酯酶的分解作用可使上述第二信使的细胞内作用消失。同时,磷酸二酯酶的作用也受外来刺激和第二信使的调节。细胞膜磷酸肌醇的降解产物最近也被认为是一种第二信使[12]。一些激动剂如血管升压素,被激活的G蛋白,均可导致膜相关磷脂酶C的激活,细胞膜的内小叶上的磷脂酰肌醇-4,5-二磷酸分解产生肌醇三磷酸(inositol-1,4,5-triphosphate,IP_3)和二酰甘油(diacylglycerol,DAG),这两个产物均可作为第二信使。IP_3可通过细胞质扩散促使细胞内钙的释放,DAG在细胞膜内可激活蛋白激酶C,后者通过细胞内蛋白磷酸化来调节细胞的活动。在多种类型的细胞中,控制磷酸肌醇分解的受体活化后可导致花生四烯酸和类花生酸物质(前列腺素、白细胞三烯及血栓素)的释放。这些细胞行为学上的变化将导致离子通道的开放、平滑

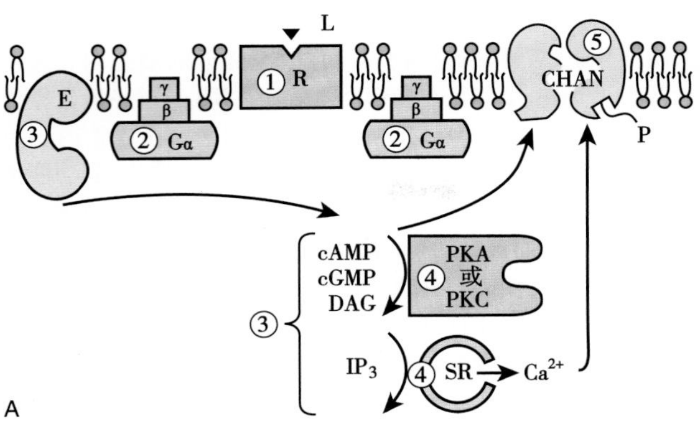

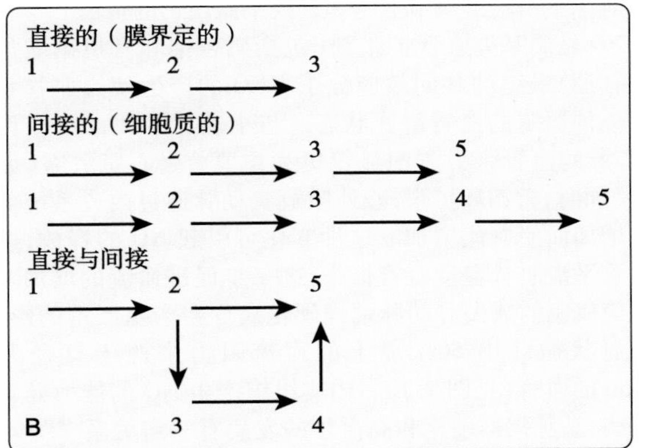

图 7.3 激素-受体结合引起细胞行为学变化的过程。以最终引起离子通道开放为例。(A)一种激素或配体(L)与镶嵌于细胞膜上的受体(R)相结合,这种受体-配体复合物又与悬浮于细胞膜上的G蛋白(G)相互作用,使G蛋白的α亚单位(G_α)激活。被激活的α亚单位可通过不同的通路(B),激活多种细胞膜上的效应酶(E),如腺苷酸环化酶、环鸟苷酸(cGMP)、磷脂酶C或磷脂酶A_2,以促使细胞质里"信使"浓度发生改变:这包括环腺苷酸(cAMP)、cGMP、二酰甘油(DAG)和肌醇三磷酸(IP_3)。这些可溶性分子激活蛋白激酶A或C(PKA或PKC),促使Ca^{2+}从肌质网(SR)释放。因此,通过磷酸化的细胞膜离子通道(CHAN)或从肌质网(SR)释放Ca^{2+}可改变细胞的活动。(B)描述了多种通道偶联受体激活的最终效应。多个通道被激活后均有兴奋和抑制作用,最终效应取决于刺激的效应总和。(*From Brown AM, Birnbaumer L. Ionic channels and their regulation by G-protein subunits.* Annu Rev Physiol. *1990;52:197.*)

肌的收缩或舒张、腺体的分泌或细胞分裂等(参见第8章)。

内皮组织

血管内皮曾经被认为是无活性的血管内皮层,目前则认为血管内皮是一种非常活跃的、具有许多生物学功能的分布式器官。它具有合成(表7.1)和代谢(表7.2)的作用,且含有多种血管活性物质受体(框7.1)。血管内皮在缺血性心脏病的病理生理中起着重要作用。

内皮细胞舒张因子

前列环素(prostacyclin, PGI_2)是第一个被发现的血管内皮物质,它是花生四烯酸经环氧合酶通路的代谢物(图7.4和框7.2)[13]。PGI_2可被剪切力的改变、血流冲击、缺氧以及各种血管活性物质的释放所激活。激活的PGI_2游离在内皮细胞外,并可引起内皮下平滑肌收缩或抑制血小板的聚集,这两种作用均可通过腺苷酸环化酶作用于靶细胞产生的cAMP而进行调节。

表 7.1 血管内皮生成物

抗凝血因子	促凝血因子
前列环素	血管假性血友病因子
抗凝血酶Ⅲ	胶原
纤溶酶原活化因子	纤维蛋白
蛋白C	凝血活酶
α_2-巨球蛋白	凝血酶敏感素
肝素	纤溶酶原抑制因子
血栓素A_2	血小板活化因子

From Bassenge E, Busse R. Endothelial modulation of coronary tone. *Prog Cardiovasc Dis*. 1988;30:349.

表 7.2 血管内皮介导的血管活性物质

吸收和代谢	酶转化或降解
去甲肾上腺素	血管紧张素Ⅰ到血管紧张素Ⅱ(ACE)
血清素	血管紧张素Ⅱ到血管紧张素Ⅲ(血管紧张素酶)
前列腺素(E_1、E_2、E_3)	缓激肽降解(ACE)
白细胞三烯	P物质降解
阿糖腺苷	

ACE,血管紧张素转化酶。

From Bassenge E, Busse R. Endothelial modulation of coronary tone. *Prog Cardiovasc Dis*. 1988;30:349.

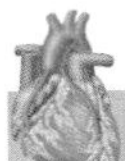

框 7.1 内皮细胞介导的舒血管因素

传输递质
乙酰胆碱
去甲肾上腺素
肽类
血管紧张素
缓激肽
降钙素基因相关肽
缩宫素
P物质
血管活性肠肽
抗利尿激素
血小板或血液成分
腺苷
二磷酸腺苷
三磷酸腺苷
血清素
凝血酶
胰蛋白酶
局部激素
组胺
血小板激活因子
物理化学刺激
低氧
机械应力(搏动性)
剪切力(血流)

Modified from Bassenge E, Busse R. Endothelial modulation of coronarytone. *Prog Cardiovasc Dis*. 1988;30:349.

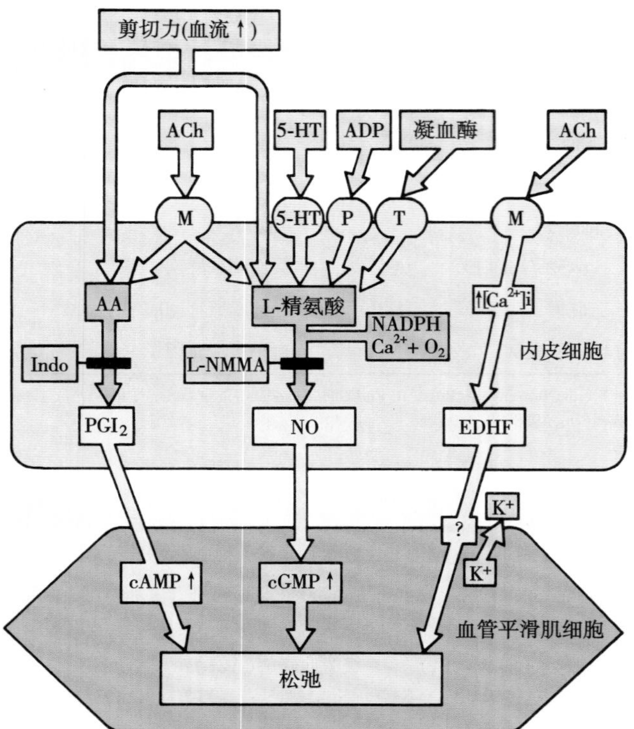

图 7.4 内皮细胞衍生的血管舒张因子的生成。前列环素(PGI_2)经环氧合酶通路由花生四烯酸(AA)代谢生产,吲哚美辛(Indo)和阿司匹林可阻断其生成。PGI_2 激活平滑肌腺苷酸环化酶使环腺苷酸(cAMP)生成增加,从而导致平滑肌舒张。内皮细胞衍生的血管舒张因子(EDRF)(现已确定为 NO),其通过一氧化氮合成酶由 L-精氨酸在磷酸酰胺腺嘌呤二核苷酸(NADPH)、氧、钙离子及钙调节蛋白作用下合成,该过程可被类精氨酸物质如 N^G-甲基-L-精氨酸(L-NMMA)所阻断。在平滑肌细胞中,NO 和鸟苷酸环化酶促进环磷苷酸(cGMP)的生成,从而使平滑肌松弛。内皮细胞衍生因子可通过激活钾通道,使平滑肌细胞膜(EDHF)超极化实现使平滑肌松弛的作用。Ach,乙酰胆碱;ADP,二磷酸腺苷;Ca^{2+},细胞内钙浓度;5-HT,5-羟色胺;M,毒蕈碱受体;P,嘌呤受体;T,凝血酶受体;Indo,吲哚美辛。(*From Rubanyi GM. Endothelium, platelets, and coronary vasospasm.* Coron Artery Dis. *1990*;*1*:*645.*)

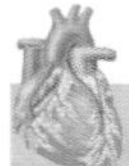

框 7.2 内皮细胞舒张及收缩因子

正常的内皮细胞通过产生以下因子发挥调节冠状动脉循环的重要作用:

- 血管舒张因子
  - 前列环素
  - 一氧化氮(NO)
  - 超极化因子
- 血管收缩因子
  - 前列环素 H_2
  - 血栓素 A_2
  - 内皮素

1980 年,Furchgott 和 Zawadzki[14]发现内皮组织的完整性是乙酰胆碱诱导产生血管舒张作用的必要条件。此后众多研究者都证明许多生理刺激是通过产生不稳定的、可扩散的、非前列腺素类分子——内皮细胞衍生舒张因子(endothelium-derived relaxing factor,EDRF)[现已明确是一氧化氮(nitric oxide,NO)]——来引起血管扩张(图 7.4)。NO 是广泛的旁分泌信号转导机制的基础[15,16],这种旁分泌作用使一种类型的细胞可以调节相邻其他类型细胞的行为。NO 是一种很小的亲脂性分子,极易穿透生物膜而弥散至邻近的细胞内。其半衰期小于 5 秒,因此只在局部产生效应。NO 通过一氧化氮合成酶(NO synthase,NOS)由精氨酸转化而来。在血管内皮组织中,这种酶(eNOS 或 NOS_3)持续存在于细胞质内,其功能依赖于 Ca^{2+}、钙调素及四氢生物蝶呤的存在,并通过与受体的结合或生理刺激而被激活(见框 7.1)。NO 弥散入靶细胞的细胞质内,与可溶性的鸟苷酸环化酶的亚铁血红素集团相结合,使第二信使 cGMP 的量增加 50~200 倍。如果靶细胞是血管平滑肌,则产生血管舒张作用;如果靶细胞是血小板,则抑制其黏附和聚集作用。在血管平滑肌中,cGMP 可导致蛋白激酶 G 的激活,这种激酶可使细胞内多种靶蛋白产生磷酸化,包括肌球蛋白轻链调节亚基和调控细胞内钙的蛋白[17]。

NO 是硝基类血管扩张剂(包括硝普钠和有机硝酸盐如硝酸甘油)最终的共同效应分子。NO 的产生使心血管系统处于一种恒定的血管舒张状态。与小动脉相比,NO 在控制动、静脉的血管张力方面显得更为重要。当心肌氧需(如运动)增加时,微循环扩张,心外膜冠状动脉通过内皮系统剪切力的增加而使血流增加。这种变化可引起 NO 的释放,进而使血管平滑肌和容量血管扩张,进一步促进血流的增加。这种反应机制的缺失对动脉粥样硬化病变会产生严重的影响,因为冠状循环中 50% 以上的血流阻力来源于直径大于 100μm 的血管(见图 7.1)。内皮组织产生 NO 的能力异常与糖尿病、动脉粥样硬化和高血压的发病有一定关系[18,19]。与动脉相比,静脉循环中 NO 的释放量会更少,但对硝基类血管扩张剂更为敏感[20]。

许多药物如乙酰胆碱和去甲肾上腺素,直接作用于血管平滑肌时可导致其收缩,而作用于完整的内皮组织时则引起舒张(图 7.5)。神经和体液刺激的净效应是这两种效应的总和,一是作用于血管平滑肌受体后产生的直接效应,二是配体与内皮素受体结合后导致 NO 从内皮组织释放的间接效应。正常的内皮组织血管舒张效应占优势。当内皮组织缺失(如血管损伤)或病变(如动脉粥样硬化)时,血管收缩效应则占优。NO 对血管张力的神经体液调节具有重要作用,如抑制血小板聚集、为适应血流和压力的变化而改变血管结构等。

内皮细胞收缩因子

内皮细胞产生的收缩因子包括前列腺素 H_2、血栓素 A_2(由环氧合酶生成)和内皮素肽。内皮素是一种强效的血管收缩肽(比去甲肾上腺素的作用强 100 倍以上),与穴居蟾蜍毒素极为相似[21]。两者都具有强烈的冠状血管收缩作用,引起严重的心脏毒性和致死效应[22]。3 种密切关联的 21-氨基酸肽已被确认,即内皮素-1(endothelin-1,ET-1)、ET-2 和 ET-3。血管内皮的主要产物是 ET-1,它是在血管内皮细胞中的内皮素转化酶作用下由 ET-1 前体合成而来。ET-1 不能被储存,但在缺血、低氧和剪切力作用下可快速合成,并主要释放至下层的平滑肌中[23]。在血管平滑肌细胞中,ET-1 与特异性的膜受体(ET_A)结合,经磷脂酶 C 诱导,使细胞内钙浓度增加,引起长时间的血管收缩[24]。ET-1 也可经 Gi 蛋白与电压门控钙通道结合。与其他心血管激素相比,这种肽的血管收缩作用更强,且药理剂量下,即可导致冠状动脉血流的急剧下降,而致室颤甚至死亡[25]。另一种受体亚型 ET_B 存在于平滑肌细胞和内皮细胞中,它与 ET-1 和 ET-3 的结合能力相似(图

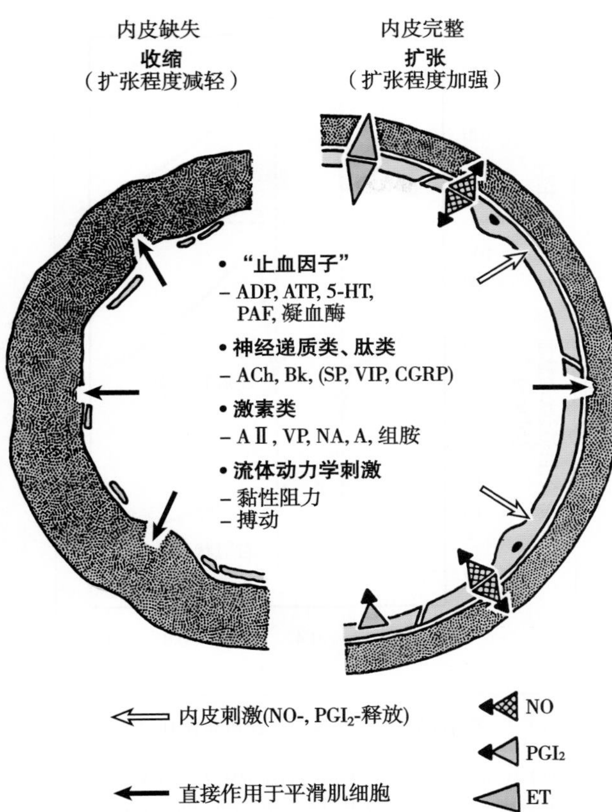

图 7.5 内皮组织在控制冠状动脉血管张力方面的作用。完整的内皮组织对血管平滑肌具有重要的调节作用。当血管内皮功能缺失（机械性损伤、动脉粥样硬化）时，诸多因素可直接作用于血管平滑肌引起血管收缩（左侧）。正常情况下（右侧），一些刺激因素可引起 NO[内皮细胞舒张因子（EDRF）]和前列环素（PGI_2）的释放，使血管收缩减弱，而引起血管扩张。PGI_2 主要释放到腔内，而 EDRF 可释放到腔内和腔外。图中心为血管舒张物质。A，腺苷；ACh，乙酰胆碱；ADP，二磷酸腺苷；AⅡ，血管紧张素Ⅱ；ATP，三磷酸腺苷；Bk，缓激肽；CGRP，降钙素基因相关肽；ET，内皮素；5-HT，5-羟色胺；NA，去甲肾上腺素；PAF，血小板活化因子；SP，P 物质；VIP，肠血管活性肽；VP，抗利尿激素。（*From Bassenge E, Heusch G: Endothelial and neurohumoral control of coronary blood flow in health and disease.* Rev Physiol Biochem Pharmacol. *1990; 116: 77.*）

7.6）。当使用含 ET-1 的液体灌注游离血管时，ET-1 首先与内皮细胞上的 ET_B 结合，出现 NO 介导的血管扩张作用。随后，ET-1 与平滑肌细胞上的 ET_A 受体结合而出现血管收缩作用。关于波生坦（一种口服的 ET_A 和 ET_B 受体阻滞剂）的研究表明，内皮素具有维持基本的冠状血管张力的作用[26]。有证据显示内皮素参与了体循环和肺循环高压、动脉粥样硬化、心肌缺血综合征、心衰的病理生理过程[23]。波生坦的临床试验结果给充血性心衰[27]和高血压患者带来了希望，但由于其肝脏毒性的副作用，因此每日剂量应小于 500mg，其首选适应证为严重的肺动脉高压[28]。

血小板的内皮抑制作用

内皮组织的主要功能是维持血液的流动性，这通过合成和释放抗凝物质（如血栓调节素、蛋白 C）、纤维蛋白溶解物质（如组织纤溶酶原激活剂）和血小板抑制物（如 PGI_2 和 NO）得以实现（框 7.3）[29]。血小板聚集物释放的介质可刺激完整的内皮细胞释放 PGI_2 和 NO，两者共同作用使血管内血流增加，并降低血小板的黏附和聚集作用（图 7.7）。

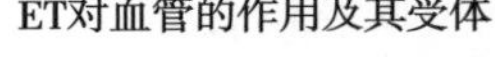

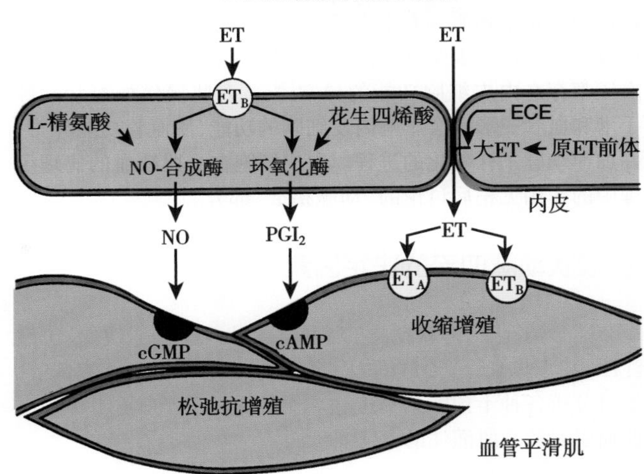

图 7.6 释放的内皮素（ET）与血管平滑肌上的 ET_A 和 ET_B 受体相互作用，引起血管收缩。内皮细胞上的 ET_B 受体激活剂引起血管舒张。cAMP，环状单磷酸腺苷；cGMP，环状鸟苷单磷酸；ECE，内皮素转化酶；NO，一氧化氮；PGI_2，前列环素。（*From Luscher TF. Do we need endothelin antagonists?* Cardiovasc Res. *1997; 29: 2089. Reproduced with permission of Elsevier Science-NL, Sara Burgerhartstraat 25, 1055 KV Amsterdam, the Netherlands.*）

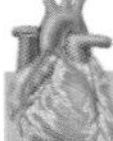

框 7.3 血小板的内皮抑制作用

正常内皮细胞通过生成以下物质维持血液的流动性：
- 抗凝血因子：蛋白 C 和血栓调节素
- 纤维蛋白溶解物：组织型纤溶酶原激活剂
- 血小板抑制因子：前列环素和 NO

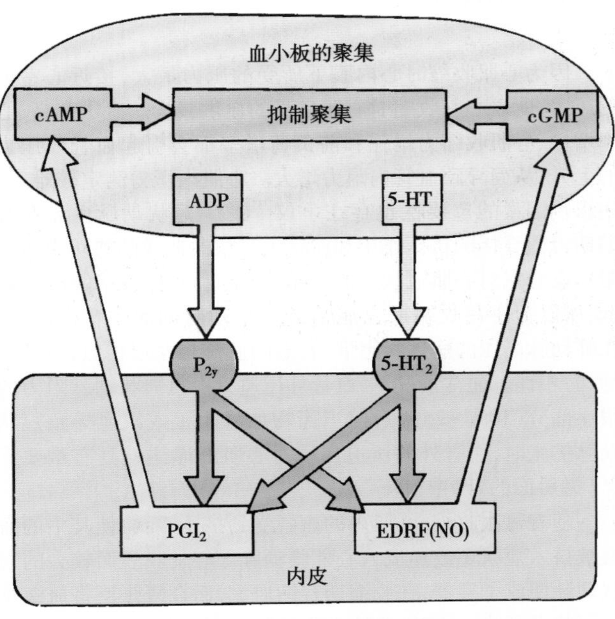

图 7.7 完整内皮组织对血小板黏附和聚集的抑制作用。聚集的血小板可释放 ADP 和 5-HT，刺激 PGI_2 和 EDRF（NO）的合成和释放，后两者弥散至血小板中，进一步抑制血小板的黏附和聚集，引起血小板的解聚。PGI_2 和 EDRF 的协同作用可增加血小板中的环腺苷酸（cAMP）和环鸟苷酸（cGMP）。PGI_2 和 EDRF 可抑制血小板，并通过扩张血管来增加血流量，还可冲走微血栓，预防完整血管内血栓的形成。P_{2y}，嘌呤受体。（*From Rubanyi GM. Endothelium, platelets, and coronary vasospasm. Coron Artery Dis. 1990; 1: 645.*）

内皮细胞对调节血管平滑肌的张力、抑制血小板和处理循环中的化学物质具有重要意义，其功能异常会导致缺血性的改变。有证据表明，动脉粥样硬化、高脂血症、糖尿病和高血压都存在内皮细胞功能的异常[30]。有些操作如冠状动脉手术和血管成形术会影响内皮细胞的功能，使血管功能异常，并加速动脉粥样硬化的进程。内皮细胞在心肌缺血的病理生理中的作用见稍后讨论的“动脉狭窄”部分。

冠状动脉血流的决定因素

通常情况下，冠状动脉的血流主要由4个因素决定：①灌注压；②心肌血管受到的外压；③心肌代谢；④神经体液调节。通过分析各种干预因素对上述4个因素的影响，便能解释由此而引起的心肌灌注的变化。

灌注压和心肌收缩

冠状动脉的血流与冠状动脉循环的压力差成正比（框7.4），这个压力差由主动脉根部压力减去冠状动脉的舒张压所得。因为随着每次心跳冠状动脉血管都会受到压缩，故冠状动脉舒张压的测量比较复杂。

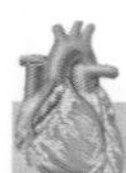

框 7.4 冠状动脉血流的决定因素

影响冠状动脉血流的主要因素有：
- 灌注压
- 心肌血管受到的外压作用
- 心肌代谢
- 神经体液调节作用

因为心肌收缩时心内膜下所受的压力最大，接近心室内的压力，所以心脏收缩时心肌自身的血供减少。血压升高、心率增快、心肌收缩力增强和前负荷增多都会引起血管外压力的上升，从而导致血管内阻力增大。心肌内压力测定较难，上述影响因素的重要性也存在争议[31,32]。冠状动脉血流在收缩期可因直接的挤压作用和血管本身扭曲造成的剪切力而受阻。右心室对心肌冠状动脉压迫较轻，因为右心室的压力较低，所以即使在收缩期也能维持冠状动脉的灌注（图7.8）。在肺动脉高压的病理状态下，右冠的血流与左冠相似，呈阶段性、时相性。通常情况下，血管外压迫只占总冠状动脉阻力的很小部分（10%~25%），但当药物如潘生丁或缺血导致冠状动脉扩张时，血管外的压迫作用对心肌的灌注就具有重要意义（见后面的“跨壁血流”）。

随着每次收缩，心肌内的血管受到挤压，而驱使其中的血液被挤入冠状窦或逆流入心外膜动脉。心外膜表面较大的冠状动脉便成了容器，在收缩期容纳血流，而在舒张期将血液挤入冠状循环[33]。冠状动脉这种容器作用恰好解释了Bellamy关于动脉压低于45mmHg时犬近端冠状动脉左前降支血流停止的现象[34]。这提示当冠状动脉循环压力远远超过冠状窦的压力时，冠状动脉循环的血流便会停止。这个使血流停止的压力称为临界闭合压或零流量压（P_{zf}）。这个值在计算冠状动脉阻力时很有意义，因为有效的舒张压应该是P_{zf}，而不

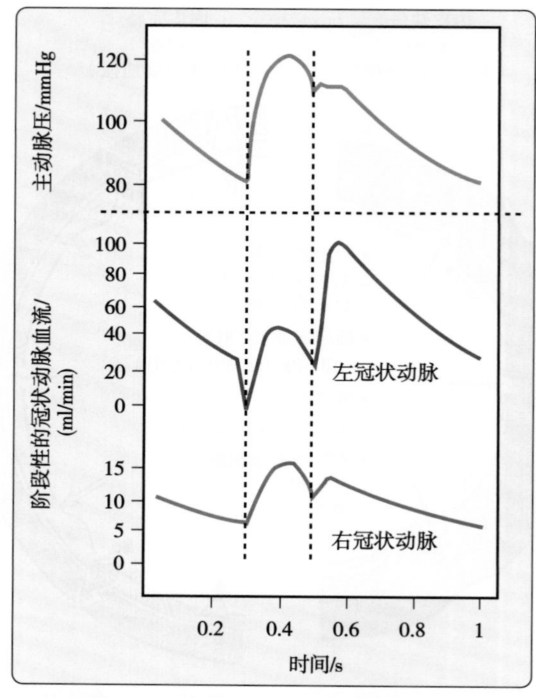

图7.8 左右冠状动脉血流图。在冠状循环过程中右心室始终能够得到灌注，而供应左心室的血流很大限度上决定于舒张压。（*From Berne RM, Levy MN. Special circulations. In: Berne RM, Levy MN, eds.* Physiology. *St. Louis: Mosby; 1988: 540-560.*）

是远低于P_{zf}的冠状静脉压。我们可以将其理解为有瀑布的小溪，小溪水流的流速取决于其源头到瀑布开始边缘的落差，而与瀑布到瀑布底部的距离无关。后来还发现，当近口处（Bellamy测得[34]）冠状动脉流入的血流停止时，心肌内冠状动脉血管的血流仍在继续[35,36]。有证据显示，当冠状动脉压比冠状窦压力高几个毫米汞柱时，在直径20μm的小动脉中，红细胞的前向运动仍在继续[37]。因此，超过冠状窦的压力的临界闭合压的概念在冠状动脉循环中的意义有待进一步证实。

尽管实际的冠状动脉舒张压与冠状窦压力很可能比较接近，但在临床工作中选用其他方法可能更为合适。对冠心病患者而言，其左心室内膜下层发生缺血和梗死的风险更大（见后续的“跨壁血流”）。因为心内膜下层的灌注在主动脉瓣关闭时最为充分，而此处的最适的血流驱动压是舒张期主动脉根部的平均压，这近似于主动脉的舒张压或平均压。临床中用常规方法测得的外周动脉压与中心主动脉（大动脉）的压力常有一定差异。这是因为当压力波形沿着动脉树传播时发生了变形，其数值的偏差与压力监测系统的液压和电子元件有关。在这种情况下，动脉平均压可能就是估算冠状动脉灌注压最为可靠的方法。而左心室心内膜下层实际的舒张压是左心室的舒张末压，后者可用肺动脉楔压来估算。当右心室面临缺血风险时（如严重的肺动脉高压），右心室舒张压或中心静脉压是评估冠脉舒张压更适宜的选择。

心肌代谢

心肌的血流与脑或骨骼肌的血流一样都会受到代谢的影

响。即使切断其与外源性影响因素的联系(神经和激素),心脏调控血流与其代谢需求相匹配的能力也不会受到影响[30]。冠状静脉的氧分压仅为 15~20mmHg,因此难以从中再摄取更多的氧,只有通过增加冠状动脉的血流来增加供氧,以期与增加的心肌氧耗(myocardial oxygen consumption,MVO_2)相匹配,这要超过心肌静息时的氧耗量 80~100ml/100g。一般情况下,冠状动脉的血流和代谢是匹配的,因此即使氧耗的变化幅度很大,冠状动脉窦的血氧饱和度变化也很小[38]。血流和代谢的匹配通过反馈或前馈机制来控制,或者通过反馈与前馈控制的结合来实现。心肌氧张力下降时通过反馈机制发出信号来使血流增加。进而血管张力也会发生变化,这与作用底物如氧或三磷酸腺苷(adenosine triphosphate,ATP)的减少或者代谢产物如 CO_2 或氢离子的聚集有关。在生理状态下,随着心肌氧耗增加而心肌氧合下降能力的缺乏,则提示需要反馈和前馈机制的参与。前馈控制可在没有信号的情况下便实现与血流的匹配而进行有氧代谢,并达到氧供需的平衡,活性氧则被认为是前馈控制的介质[39]。

尽管近几十年来进行了大量的相关研究,但人们对有效调控心肌血流的介质或心肌代谢物仍知之甚少(框 7.5)。Feigl[38]提出了 6 项作为心肌细胞和冠状动脉血管平滑肌细胞间化学递质的标准:

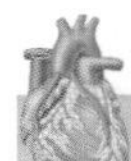

框 7.5 心肌代谢

心肌代谢和心肌血流相关联的分子包括:
- 氧
- 活性氧
- 一氧化氮
- 腺苷

目前证据显示,这些局部代谢物质共同作用,每种物质在静息、运动和缺血过程中都发挥着各自不同的关键作用,最终目的都是维持心肌氧的供需平衡。

(1) 递质在适宜的条件下被释放,也能在同等条件下从组织中摄取。

(2) 将递质注入靶组织则能够完全模拟生理活动。

(3) 产生递质的生化单位应位于适当位置的组织中。

(4) 递质的失活或摄取也应在适当的组织中完成。

(5) 作用于递质的合成、释放、靶器官受体功能或递质失活的各环节的抑制剂或阻滞剂应具备同假说相一致的作用。阻滞剂对自然产生的递质和人工合成的递质都应有效。

(6) 定量研究应当证明在生理条件下递质释放的数量和时间窗与其产生的生理作用相符。

人们还提出了一些潜在的代谢调控介质[40]。尽管 NO 在很多冠状血管调节通路中发挥作用,但阻断一氧化氮合酶后并没有改变随心肌氧需增加而产生的心肌血流的增加[41],因此还应当存在除 NO 外的其他代谢调节递质。下面我们简单介绍一下氧、二氧化碳、腺苷等与心肌代谢相关的分子。

氧

氧可以通过直接的血管作用而调节冠状动脉的血流,冠状血管平滑肌对缺氧较心肌细胞更为敏感。只有当氧分压低至 5mmHg 时,冠状动脉微血管才会舒张,这个水平远低于心肌细胞内的平均氧分压 20mmHg[42,43]。如果保持心肌氧耗不变,升高动脉血氧含量会使冠状动脉血流减少,而降低动脉氧含量则会使冠状动脉血流增多。这种变化规律在进一步的研究中阐明,通过加快心率而带来的冠脉血流的增加其权重反占 40%[44]。但目前尚无法确定恒定的心肌氧分压究竟是心肌代谢和心肌血流完美匹配的原因还是结果。

活性氧

过氧化氢(hydrogen peroxide,H_2O_2)的产量增加被认为是对氧耗增加的前馈反应[39]。随着心肌有氧代谢的增加,线粒体的电子泄漏增多,导致超氧化物的生成。随后,超氧化物很快被超氧化物歧化酶转化成 H_2O_2,而 H_2O_2 被认为是一种冠状动脉血管的扩张剂[46,47]。体内和体外的研究数据证实,H_2O_2 在维持血流和代谢匹配方面有着重要作用。

二氧化碳

底物氧化作用的最终产物是二氧化碳,其形成与心脏做功直接相关。二氧化碳弥散力极强,很容易到达冠状动脉的平滑肌细胞中。目前,很难判断二氧化碳的升高是影响冠状动脉张力的唯一因素,还是伴随有其他代谢产物的增加。Broten[44]及其同事对犬的冠状动脉左主干进行灌注,并在灌注回路中利用人工肺在保持心肌代谢水平恒定的条件下改变冠状动脉的 PCO_2 和 PO_2。在心肌氧耗不变的情况下,冠状动脉和冠状动脉窦中的 PCO_2 升高使冠状动脉的血流量增加。同时,还观察到 PCO_2 和 PO_2 有协同作用。当氧分压较低时,冠状动脉血流随二氧化碳分压的升高而明显增加,反之亦然。然而,二氧化碳增多产生的影响不足以完全解释与心肌氧耗有关的冠状动脉血流的变化。

腺苷

腺苷是一种强效的冠状动脉扩张剂,主要通过作用于血管内皮和平滑肌受体发挥作用。1963 年,Berne[48]和 Gerlach[49]分别报道在缺血心肌中发现了腺苷。他们推测腺苷的释放可能是引起冠状动脉扩张、冠状动脉血流增加以满足心肌代谢需求的反馈信号。最初人们认为腺苷的形成与心肌的氧分压有关[48]。为了解释在氧含量正常和缺氧条件下腺苷对心肌代谢的调节作用,有人提出了一种底物学说,认为腺苷可通过调节细胞内 AMP 浓度来影响心肌的能量状态[50]。根据这个理论,心脏做功增加时会导致 ATP 电位下降,引起胞质内 AMP 浓度相应的变化,从而导致腺苷释放增多。上述腺苷的生产速度取决于心肌的氧供-氧耗比。腺苷使冠状动脉扩张的机制是通过直接刺激 ATP 敏感的钾离子通道偶联的 A_1 受体和 A_2 受体介导的 cAMP/蛋白酶 A 升高,使钾离子通道部分开放,从而引起血管舒张[51,52]。

目前也有一些反对腺苷学说的证据。当心肌中存在足够量的腺苷脱氨酶时,可使间质内的腺苷浓度减少。氨茶碱和茶碱通过作用于血管平滑肌上的受体而抑制腺苷,产生冠状动脉扩张的作用。在一些使用腺苷抑制剂的实验中发现,静息状态下的冠状动脉血流、运动诱导的冠状动脉扩张、自身调节和反应性充血都与腺苷没有明显关联[53-56]。Kanatsuka[6]及其同事通过测量搏动时心脏冠状动脉微血管的直径，发现在利用起搏使心肌氧耗量加倍时，40~380μm的血管发生了扩张；但在保持恒定心肌耗氧量的前提下，利用输注腺苷或双嘧达莫使冠状动脉血流增多时，只有直径小于150μm的微血管扩张。尽管腺苷似乎在正常心脏的代谢调节中并没有发挥重要作用，但腺苷阻滞剂却使低灌注状态下心脏的血流进一步减少，进而使心脏收缩期缩短[57]。因此，腺苷在心肌缺血中可能起重要作用，另有证据表明腺苷还有心脏保护作用[58,59]。

目前研究认为，为了使心肌的氧供需达到平衡，上述因素可能共同发挥作用，在不同生理或病理状态下各种因素所发挥的重要性不同。有人曾试图设计实验来判断各个独立因素对冠状动脉血流的影响，但很困难，这也说明若想阐明冠状动脉循环的代谢调节机制并非易事。

神经和内分泌调节

神经调节

神经在冠状动脉血流调节方面的作用很难研究，因为交感和副交感神经的兴奋会导致心率、血压和收缩性等广泛而复杂的变化。由代谢调节介导的冠状动脉张力的变化会掩盖自主神经对冠状动脉平滑肌的直接作用。对离体血管的研究与在体研究结果相矛盾，部分原因是制备标本时破坏了内皮组织。尽管困难重重，但有关自主神经对冠状动脉循环调节的研究仍有意义，因为它与心肌缺血的发病机制相关。

冠状动脉的神经支配

支配心脏的自主神经系统包括交感神经和副交感神经。较粗的迷走神经纤维止于冠状血管外膜，而无髓鞘的交感神经纤维止于血管平滑肌细胞[60]。大、小冠状动静脉都有丰富的神经支配。分布于心脏和冠状血管的自主神经来源于上、中、下颈交感神经节以及胸1~4神经节。分布于心脏的交感神经主要来源于星状神经节(形成于低位颈神经节和胸1神经节汇合处)。支配心脏的迷走神经是传出的胆碱能神经。

副交感神经的调节

刺激迷走神经会引起心动过缓、收缩力减弱和血压下降，由此导致的心肌耗氧量减少会引起代谢产物介导的冠状动脉收缩。若心肌代谢恒定，外源性的乙酰胆碱、电刺激迷走神经以及压力感受器、化学感受器和心室感受器引起的反射均可导致胆碱能相关的冠状动脉扩张[30,38,61]。上述作用均可被阿托品解除。

在冠状动脉造影的患者中发现，正常冠状动脉对注射乙酰胆碱的反应是冠状动脉扩张，但有粥样硬化的患者，其心外膜动脉对相同处理却呈现出血管收缩的反应[62-64]。管腔内注射乙酰胆碱可作用于内皮的毒蕈碱受体，导致一氧化氮的释放，后者引起平滑肌的扩张。通常乙酰胆碱并不存在于循环的血液中，但迷走神经能释放乙酰胆碱，使其由外膜侧到达冠状动脉的平滑肌。令人吃惊的是血管平滑肌上的毒蕈碱样受体的活化却可引起冠状动脉收缩。副交感神经通常引起冠状血管的扩张。这种反应取决于冠状动脉内皮细胞释放一氧化氮或者内皮源性超极化因子(EDHF，见前文)的作用[65,66]。目前尚无证据显示副交感神经在心肌缺血的发病机制中有重要作用。

β肾上腺素能的冠状动脉扩张作用

β受体的激活即使在冠状动脉血流无变化的情况下也可导致大小冠状血管的扩张[30,38]。动物实验显示β_1和β_2受体在冠状动脉循环中都发挥着重要作用，而α_1受体在容量血管中占主导地位，而阻力血管中以β_2受体为主。成年犬的冠状动脉侧支与容量血管反应类似[67,68]。β肾上腺素能的冠状动脉扩张作用能提高运动时冠状动脉血流调控的速度和精确度[69]。

α肾上腺素能的冠状动脉收缩作用

交感神经兴奋能引起心率增快、心肌收缩力增强和血压升高，引起代谢物介导的冠状动脉血流量的显著增多(框7.6)。早期的研究者认为交感神经的作用是使冠状动脉扩张。然而近期的研究显示刺激交感神经对冠状动脉的直接作用是血管收缩。在运动或情绪激动时，这种作用可以与代谢产物介导的血管舒张作用相互竞争。而对于肾上腺素能的冠状动脉收缩作用是否会使缺血心肌的血流进一步下降，或者是否在心脏血流的再分布上有积极作用仍存在争议。

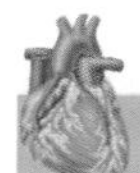

框7.6 α肾上腺素能的冠状动脉收缩作用

交感神经兴奋引起心率增快、心肌收缩力增强和血压升高，引起代谢产物介导的冠状动脉血流量的显著增多。但交感神经刺激对冠状动脉的直接作用是血管收缩，足以抑制血流的增多和氧摄取的增多。

分类

α肾上腺素能受体从解剖上可分为突触前和突触后受体，从药理学特性上可分为α_1和α_2受体(表7.3)。根据其信号转导机制(G蛋白亚型)和第二信使(腺苷酸环化酶、磷脂酶C等)，还可进一步分为不同的亚型[70]。

表7.3 心脏α肾上腺素能受体的分型

选择性激动剂	选择性抑制剂	活化后作用
α_1受体		
去氧肾上腺素	哌唑嗪	突触前：反馈抑制去甲肾上腺素的释放
甲氧明		突触后：冠状动脉收缩，增强心肌收缩力，心律失常
α_2受体		
可乐定	育亨宾	突出前：反馈抑制去甲肾上腺素的释放
氮嗯克唑	罗芙素	突触后：冠状动脉收缩，心律失常(?)
他列克索(BHT 920)	咪唑克生	
溴莫尼定(UK 14,304)		

注：去甲肾上腺素是非选择性的激动剂；酚妥拉明和酚苄明是非选择性阻滞剂。去氧肾上腺素能引起β受体的激活。

Modified from Heusch G. Alpha-adrenergic mechanisms in myocardial ischemia. Circulation. 1990;81:1, by permission of the American Heart Association.

突触前α受体

心脏交感神经末端的α肾上腺素能受体能介导神经性去甲肾上腺素释放的反馈抑制。α_1 和 α_2 受体似乎都参与其中,因为咪唑克生(α_2 受体阻滞剂)和哌唑嗪(α_1 受体阻滞剂)均能促使运动诱发的心率增快和心肌收缩力的增加[71]。

心肌细胞

心肌细胞α受体的激活具有正性肌力作用,与β肾上腺素能受体不同,这种正性肌力与收缩期的延长相关。尽管其作用有限,但在β肾上腺素能受体介导的收缩反应受损(如甲状腺功能减退、心力衰竭、长期服用普萘洛尔者)时,正性肌力作用便开始起效[72]。这种正性肌力作用在人体中的重要性尚无定论。心肌α受体激动诱发的收缩力增强将导致心肌耗氧量增加和代谢物介导的冠状动脉扩张。

冠状动脉内皮组织

去甲肾上腺素作用于血管内皮上的 α_2 受体,可引起 NO 的释放,使血管平滑肌松弛。内皮组织还能通过促进去甲肾上腺素的代谢抑制其作用,因此可调控α肾上腺素能活动引起的直接收缩作用。动脉粥样硬化受损的内皮系统可能诱发过度的α肾上腺素能性的血管收缩,从而参与心肌缺血的发病(见稍后的"动力性狭窄")。

冠状动脉血管阻力

冠状血管床的α肾上腺素能的血管收缩强度弱于皮肤和骨骼肌的血管。使用β受体阻滞剂后,较强的交感神经刺激只能引起20%~30%冠状动脉血管阻力的增加[73]。Mohrman 和 Feigl[74]观察了未使用β受体阻滞剂时交感神经兴奋对冠状动脉血流的影响。α受体血管收缩的净效应可抑制30%代谢相关的血流增加,从而增加氧摄取,并降低冠状窦的氧含量。

刺激交感神经时,心外膜上冠状血管的直径变化很小[75]。α_1 和 α_2 肾上腺素能受体存在于整个冠状动脉循环中,但 α_1 受体多分布于较大的心外膜血管,而 α_2 受体对直径小于100μm的小冠状血管的支配占优[76]。对犬冠状动脉侧支的研究中并没有发现α受体介导的血管收缩的证据[77]。接受心脏移植术的患者,其心脏去神经支配区域的冠状动脉血流在冷应激实验后的增加幅度很小[78]。研究者认为,上述现象与心脏α受体激动继发的心肌代谢增强无关。而应激时,交感神经的支配对冠状血管的扩张发挥了非常重要的作用。

运动

运动时,α肾上腺素能冠状动脉收缩的张力主要依赖于循环中的儿茶酚胺[79]。大量研究证实,由于α肾上腺素能性冠状动脉收缩,运动过程中心肌血流受限[30]。Huang 和 Feigl[80]在研究运动中的犬时发现,尽管α肾上腺素能神经分布的组织区域内总冠状动脉血流增多,但进入内侧心内膜下层的血流还是减少的。上述结果提示α肾上腺素能冠状动脉收缩有利于心肌血流的分布。

心肌缺血

Buffington 和 Feigl[81]发现灌注去甲肾上腺素可诱发持续的α肾上腺素能性冠状动脉收缩,并导致远端的冠状动脉狭窄。在犬实验中发现,当冠状动脉的储备量因持续加重的冠状动脉狭窄而耗竭时,机体对交感刺激的反应可由代谢物诱导的(代谢性的)冠状动脉扩张变为冠状动脉收缩[82,83]。这些研究说明当超出自身调节范围后,即使处于心肌缺血的状态,交感性的冠状动脉收缩仍然会限制冠状动脉的血流量(见"冠状动脉储备")。α_1 和 α_2 受体在缺血心肌中的重要性并不等同[30]。Nathan 和 Feigl[84]对麻醉状态下的犬进行恒定的冠状动脉灌注,比较了低灌注状态下α受体阻断区和未阻断区的跨壁心肌血流的分布。出乎意料地发现,α受体阻断区内血流由心内膜下转向心外膜。这说明血管收缩对血流的限制作用在心外膜下区域更明显,这就是所谓的反窃血现象,这种现象改善了最易缺血的左心室心内膜下层的血流灌注。Chilian 和 Ackell[85]在人为造成的冠状动脉狭窄的运动犬的实验中也得到了相似的结果。但另一方面,Baumgart 和 Heusch[86]、Seitelberger[87]及其同事的研究结果显示,利用 α_2 受体阻滞剂改善心内膜下灌注会导致严重的冠状动脉狭窄。目前这种争论尚未有定论[88,89],α受体阻滞剂在冠心病患者心肌缺血的治疗中也未在临床应用。

人体研究

研究发现,静息状态下的α肾上腺素能受体介导的血管张力很弱[90]。临床研究并没有发现肾上腺素能性冠状动脉收缩在变异型心绞痛(静息状态下发生ST段抬高的心绞痛)中发挥重要作用的证据[91]。然而,在交感神经兴奋(静力训练、动态运动和冷应激实验)时,有证据显示α肾上腺素能性血管收缩可导致病变冠状动脉进一步收缩,导致心肌缺血的发生(见稍后的"动力性狭窄")[92-97]。

体液调节

若想彻底了解循环中某种物质对冠状血管的作用,需要研究其对大小冠状血管的不同影响,而且要将其直接作用独立出来,还要与因心肌代谢而导致的血管张力的改变等间接作用区分开。完整的血管内皮系统也发挥着非常重要的调节作用(见前面的"内皮组织"),这更增加了以上工作的复杂性。这里先简述一些较为成功的研究。

肽类激素包括血管升压素(vasopressin,AVP)、心房钠尿肽(atrial natriuretic peptide,ANP)、血管活性肠肽、神经肽Y和降钙素基因相关肽[40]。其中对AVP和ANP的研究最多。对犬的研究发现,当给予应激犬体内3~30倍浓度的血管升压素便能引起血管收缩,其程度足以导致心肌缺血[98]。对较大的冠状动脉而言,NO引起的舒血管反应有可能大于收缩反应[30]。在生理浓度下,AVP作为抗利尿激素对冠状动脉循环影响甚小。ANP能够引起内皮系统依赖性的冠状动脉扩张,但在生理浓度时没有明显的血管效应[99]。

血管紧张素转化酶(angiotensin-converting enzyme,ACE)位于血管的内皮组织中,可将血管紧张素Ⅰ转化为血管紧张素Ⅱ,后者能够引起冠状血管的收缩。血管紧张素Ⅱ也能促进突触前肾上腺素能神经末梢去甲肾上腺素的释放。ACE可使缓激肽失活,从而减弱NO介导的血管收缩。因此,血管紧张素抑制剂能通过抑制血管紧张素Ⅱ的形成、降解缓激肽或者减少去甲肾上腺素的释放来降低冠状动脉血管的张力。尽管有上述理论,但血管紧张素抑制剂在心肌缺血患者的治疗中并没有呈现出比减轻后负荷更佳的治疗效果[100]。

PGI_2 和血栓素 A_2(thromboxane A_2,TXA_2)是花生四烯酸经环氧化酶催化反应而来。PGI_2 在血管内皮组织中合成,除了抑制血小板聚集，还能引起血管收缩（见“内皮细胞舒张因子”）。TXA_2 主要在血小板中合成，能够在血管内皮系统受损时引起血小板的聚集和血管收缩。而当内皮系统完好时，TXA_2 则会促使内皮释放 NO，引起血管扩张和血小板的解聚，从而保证血管的开放和畅通（见“血小板的内皮抑制作用”）。与血小板不同，血管的内皮组织能够合成新的蛋白质。因此，阿司匹林通过环氧化酶乙酰化作用对血管前列腺素的抑制作用小于对血小板内 TXA_2 的抑制作用。前列腺素除了在血小板-血管相互作用和炎症反应中发挥作用以外，尚未发现其在冠状动脉血流的调控中起作用[30]。5-羟色胺（serotonin，5-HT）是另一种能够引起内皮依赖性小冠状动脉（小于 100μm）扩张，而大的心外膜冠状动脉收缩的血小板产物[101]。

冠状动脉血管中也有组胺受体。H_1 受体位于大、小冠状动脉的平滑肌细胞上，能够介导血管的收缩。H_2 受体存在于血管的内皮组织中，通过促进 NO 的释放引起血管的扩张。对于有血管痉挛性心绞痛或内皮系统功能障碍的患者，给予外源性组胺可导致血管痉挛[51,102]。

冠状血管压力-血流关系

自身调节

自身调节是一种当动脉灌注压变化时，器官灌注血流依然保持恒定的调节机制[103]。冠状动脉发生狭窄时，会导致阻塞区域远端的灌注压下降，而自身调节机制能够在这种情况下维持相应冠状动脉灌注区域心肌的血流。这是一种局部的调节机制，可在去神经支配的离体心脏中观察到。如果心肌氧耗量不变，平均动脉压在 60～140mmHg 范围时，冠状动脉血流可保持相对恒定。在一定心脏负荷时，自身调节机制使冠状动脉血流在较广的灌注压范围内维持于比较恒定的水平（图 7.9）。

研究自身调节机制时，需在保持心肌耗氧量恒定的前提下来研究冠状动脉灌注压的变化。这在心脏中较难实现，因为主动脉压力的变化会使冠状动脉的灌注压和左心室的后负荷发生改变，不可避免地会带来心肌耗氧量的改变。通过冠状动脉置管，利用泵进行灌注可解决这一难题。然而，即使保持心率和主动脉压恒定，心肌耗氧量也会随着冠状动脉灌注压的变化而变化。这是因为当冠状动脉的灌注压超过正常的自身灌注水平时，心肌的收缩力和代谢水平便会增加。这种被称为 Gregg 效应的现象大概可以用 Lochner 的“花园水管（garden hose）”理论来解释，当冠状动脉血管充血时，心肌肌纤维在舒张期被拉长，遵循 Frank-Starling 定律，心肌收缩力便相应增强（具体可见 Feigl[38] 和 Gregg[104] 的研究）。

除了 Gregg 效应，侧支循环和心肌氧摄取这两个问题也使自身调节的研究更为复杂。如果左侧冠状动脉压降低，而右冠不变，血流借助两者间的压力差，可通过侧支循环从右冠状动脉进入左冠状动脉，这样测得的左冠血流可能低于实际值。正常情况下，冠状窦的氧分压低于 20mmHg。Dole 和 Nuno[105] 研究发现，自身调节在氧分压小于 25mmHg 时有效，当氧分压超过 32mmHg 后自身调节能力便完全丧失。而且自身调节能力在血管收缩时增强（氧摄取增多），血管扩张会时

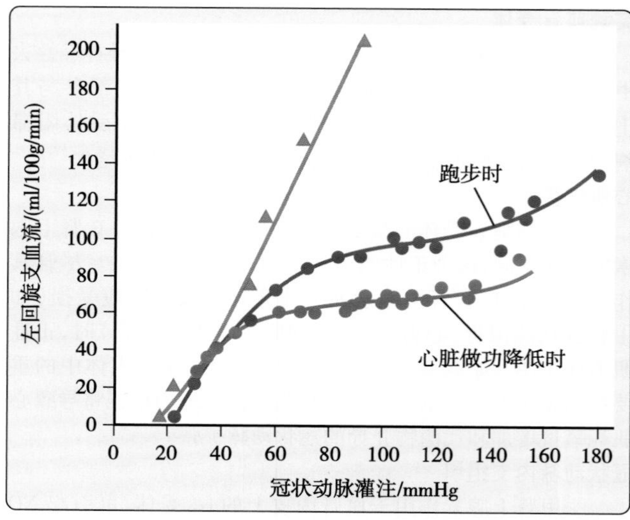

图 7.9　心肌在两种不同氧耗水平下的自身调节。左回旋支内压力变化不依赖于主动脉压。当压力由 40mmHg 开始突然升高或降低时，血流便会迅速随着压力而发生变化（见三角形标记的陡峭的线）。随着时间的延长，血流逐渐降至稳定的水平，这一水平的高低取决于氧耗（见圆形标记的曲线）。从稳态曲线（自身调节）到即刻压力-血流曲线的垂直距离即为血流自动调节的储备量（见正文）。（*From Mosher P, Ross J Jr, McFate PA, Shaw RF. Control of coronary blood flow by an autoregulatory mechanism.* Circ Res. *1964;14:250.*）

减弱（氧摄取减少）[106,107]。α 受体阻滞剂可使自身调节作用降低，这提示肾上腺素能性冠状动脉收缩是有益的[107]。

早期的研究认为自身调节对右心室的作用弱于左心室。目前发现右冠压力的增加会造成心肌耗氧量的剧烈变化，这可能是明显的 Gregg 效应引起的。如果将心肌代谢的变化考虑在内，自身调节对左右心室的作用相似[108,109]。

对自身调节的程度进行定量分析时，必须将有自身调节作用与没有自身调节作用时血管阻力的变化进行比较。当血流的相对变化（$\Delta F/F$）较压力变化（$\Delta P/P$）小时，就出现一定程度的自身调节作用。由此，Dole[106] 提出了自身调节指数，该指数能够定量分析不同因素对冠状动脉自身调节作用的影响[110]。

关于自身调节的机制有 3 种学说：①组织压力学说；②肌原性学说；③代谢学说[111]。组织压力学说提出灌注压的变化会直接导致毛细血管滤过性的变化，进而引起组织压力的变化。这种血管外阻力的变化将会抵消随灌注压而产生的血流的变化。实验证实，自身调节作用的强弱与组织压的变化没有相关性。管腔内压力增大，动脉平滑肌收缩，这种反应被称为肌原性反应。无论是否存在功能性的内皮系统，冠状动脉都有肌原性反应[112]。

关于冠状动脉血流肌原性调节机制的争论在于，心肌代谢变化的速率无法满足在冠状动脉闭塞后一两次心跳内便能迅速降低血管阻力的要求。但也有研究观察到单次心脏收缩过程中心肌代谢的调节作用[113]。

自身调节的代谢学说认为冠状动脉的张力取决于心肌氧供和氧耗的平衡。当血流的增加超过代谢所需，便会带走代谢产物或导致酶作用底物的堆积，从而引起冠状动脉张力的变化。尽管代谢调节和自身调节是不同的现象，但两者可能存在

相同的机制。代谢性调节已经在前面的章节讨论过(见“心肌代谢”)。Feigl 等学者有关冠脉压力、心肌代谢和冠脉血流三者关系的立体图解有助于更好地理解这部分内容[114]。

冠状动脉的储备

心肌缺血可导致强烈的冠状血管扩张。冠状血管闭塞10~30秒后,伴随着再通后灌注压的恢复,可见冠状动脉血流的明显增加。在对犬的研究中发现,这种被称为反应性充血的血流增加可达到静息时的5~6倍,血管再通后补偿性的灌注流量远远超过了缺血量(图7.10)。然而,氧债并没有被超额偿还,因为充血期氧摄取量是下降的[115]。冠状静脉氧含量较高时冠状动脉流量增加的现象提示,除了氧还有其他介质参与了这种因代谢引起的血管扩张[38]。静息状态的冠状动脉血流与反应性充血期峰值血流间的差异代表了自身调节的冠状动脉血流储备:缺血后微动脉床扩张使其容积进一步增大。图7.9显示,从自身调节的压力-血流曲线(圆形标记)到非自动调节曲线(三角形标记)的垂直距离便是血流储备。血流储备在高灌注压和低心肌氧耗量时较大。以上数据是在置管灌注的条件下测得的。与此不同,在临床观察中发现压力的升高会导致灌注压和心肌氧耗量的同时增加。人们在动物和人体研究中利用反应性充血试验估算阻塞性冠心病、主动脉瓣狭窄和左心室肥大等情况下冠状动脉的储备量(见后续的“血流动力学”)[116-118]。心肌部分血流储备(fractional flow reserve,FFR)的计算方法:最大药理性扩张时冠状动脉远端狭窄处压力与主动脉根部压力的比值。这个比值在冠状动脉造影时很容易测得,而且可作为判断冠状动脉狭窄程度以及评估介入治疗效果的可靠指标(见稍后的“冠状动脉粥样硬化冠状动脉内评估”)[119,120]。

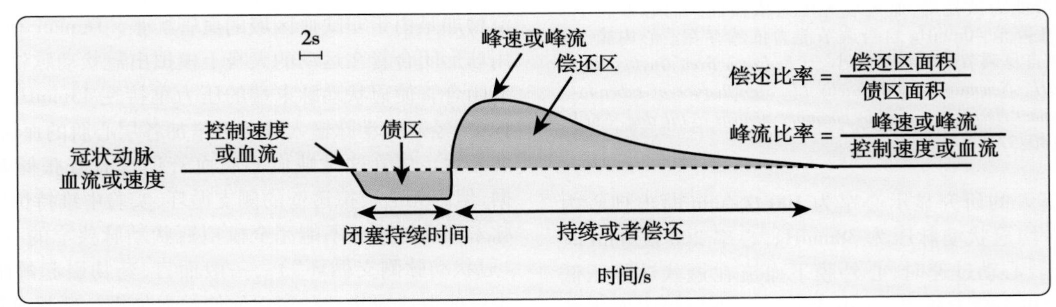

图7.10 冠状动脉闭塞10秒后冠状动脉反应性充血示意图。(*Redrawn from Marcus M, Wright C, Doty D, et al: Measurements of coronary velocity and reactive hyperemia in the coronary circulation of humans.* Circ Res. *1981*;*49*:*877-891.*)

目前普遍接受的观点的是当冠状动脉灌注压突然下降而引起心肌缺血时,冠状动脉的阻力血管会最大程度地扩张。事实上,在严重缺血时,当自身调节能够提供的冠状动脉储备耗竭时,腺苷、乙胺香豆素和双嘧达莫等可使冠状动脉血流进一步增加。这种药源性血管扩张储备较自身调节的血管扩张储备大。如果上述药物使阻力血管产生了药源性血管扩张,缺血心肌的血流因此增加,那么使用这些药物便能逆转缺血引起的功能和代谢障碍。但目前尚未发现小动脉扩张对缺血心肌有利。必须熟悉心室不同层次的冠状动脉血流量来理解上述观点(框7.7)。

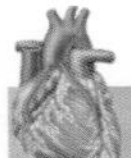

框7.7 跨壁心肌血流

- 当冠状动脉灌注不足时,左心室壁的内1/3层是最早发生缺血或坏死的区域
- 心室内层在收缩期时心肌内压最大,因此限制了这个区域的灌注
- 当发生离心性心肌肥厚时,以上效应增强,心内膜下层发生缺血的风险进一步增加

跨壁心肌血流

众所周知,当冠状动脉灌注不足时,左心室壁内1/4到1/3层是最早发生缺血或坏死的区域[121]。与心外膜层相比,氧需增加或氧供减少均可使心内膜下层变得更加脆弱。既往有大量的研究涉及跨壁氧耗的分布,如氧化底物的利用;糖酵解和线粒体酶的激活;组织内酶作用底物、高能磷酸盐、乳酸盐的含量;可收缩蛋白亚型的形成;纤维强度和纤维的缩短等。总体来说,这些研究表明,即使心脏内外层存在以上方面的不同,其血流差异也不会超过10%~20%[38,122]。对心内膜下层优先灌注可能是其容易受损的主要原因。

心肌的局部血流灌注通常可用放射性微球法测定。将标记了放射性核素的塑料珠注入循环中。假设它们像红细胞一样,能与血液均匀的混合且按血流比分布[123]。因这些微球较红细胞硬且大(一般选择9~15μm),它们进入微循环后比较容易被捕获。试验结束时,心脏被划分为很多的小区,每块小区内的放射量会通过计数器得以计算。每小块区域的血流与其中的微球数成正比,后者通过测量放射性计算。用不同的放射性物质作标记,便可有多种微球在同一试验中被注入循环内,这样可给每一次注射时的血流“拍快照”。要将这种技术的变异性减小到10%[38,124]以内是很困难的。利用此技术,人们发现正常情况下心内膜下的血流比心外膜多10%,即正常的心内膜下/心外膜血流比或者内侧/外侧的血流比(inner-to-outer,I/O)为11∶10。即使心率超过200次/min,这个比值在灌注压正常时也保持不变。

如果冠状动脉压力逐渐降低,自主调节的能力被耗竭,左心室内层较外层会更早地发生血流减少(图7.11)。这说明心内膜下层的血流储备量比心外膜下层少。自主调节的范围依赖于心脏做功的水平(见前面的“自主调节”)和实验条件。

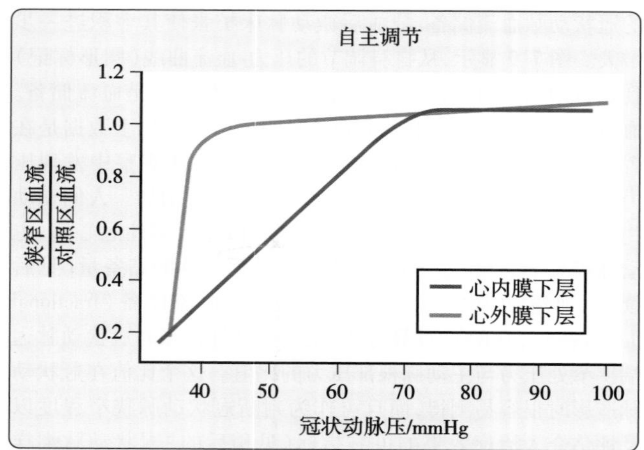

图 7.11　麻醉状态下犬左心室心外膜下层和心内膜下 1/3 层压力-血流关系图。在心内膜下层，当狭窄远端压力降至 70mmHg 以下时，自身调节能力被耗竭，血流成为压力依赖性。而心外膜下层，直到灌注压降至 40mmHg 自身调节能力依然存在。心内膜下层的冠状动脉自身调节的储备量较小。(*Redrawn from Guyton RA, McClenathan JH, Newman GE, Michaelis LL. Signiflcance of subendocardial ST segment elevation caused by coronary stenosis in the dog.* Am J Cardiol. *1977;40:373.*)

对清醒状态下犬的研究显示心率为 100 次/min 时出现心内膜下缺血的平均冠状动脉压为 38mmHg，心率 200 次/min 时升至 61mmHg。心动过速时，心外膜下血流在冠状动脉压低至 33mmHg 时也不会下降[125]。由于心外膜下层很少发生缺血，当心内膜下层/心外膜下层血流比接近于 1 时，说明心内膜下层血流充足，氧供和氧耗较为平衡。因此，I/O 常被用于衡量心肌血流是否充足的指标。

冠状动脉储备量的降低有 3 种机制：①不同的收缩期心内压；②不同的舒张期心内压；③收缩和舒张的相互影响。因为心肌收缩时心内膜下层形成的压力最大，而心外膜压力较低，因此心外膜在整个周期都能得到灌注，而心内膜下层只能在舒张期得到灌注。由于心内膜下只有在心动周期的某一时段才能获得血流，因此要求血管阻力尽可能低。但也有研究认为收缩期到达心外膜的血流也比较少，这与以上所述相矛盾[121]。第二种机制的依据是当舒张期较长时冠状动脉血流中断，此时会出现冠状动脉压力增高的现象，即 P_{zf}(见前述的“灌注压和心肌收缩”)。从舒张期压力-血流的关系图可见，心内膜下层的 P_{zf} 较高[34]。这说明舒张期时心内膜下的灌注压低于心外膜层。有证据显示心肌各层的 P_{zf} 均不高，心内膜下层与心外膜下层的压力差不超过 2~3mmHg[121]。Hoffman[121] 以及 Hoffman 和 Spaan[108] 的研究团队提出收缩期和舒张期的相互影响增加了心内膜下缺血的风险。收缩期时，心肌内压力明显增高，足以将大部分心室壁内血管中的血液挤到室壁外的冠状动静脉内。因为心内膜下层所受的压力最大，故在收缩期末此处也最为狭窄。在舒张早期，血流首先到达阻力最小的血管，再到阻力稍大的心外膜下血管，最后到达最狭窄的心内膜下血管。由此当舒张期缩短或舒张压降低时，心内膜下层心肌获得的血流将会减少。Spaan[31] 对动脉血压和作为泵的心肌收缩力之间的相互影响进行了分析。尽管这种说法与现有的证据相吻合，但也只有间接证据的支持，目前还无法对心肌各层节段性的压力和血流进行测量。

压力负荷的增加(主动脉瓣狭窄，高血压)可导致左心室肥厚，当肌纤维的生长超过了毛细血管网的增长时，便会造成毛细血管密度的降低和灌注间距的增加，随即导致冠状动脉自主调节储备的减少[126]，跨壁血流的压力梯度也增大。所以与正常心脏相比，肥厚的心脏更容易发生心内膜下心肌缺血[127]。

除了左心室冠状动脉储备的跨壁梯度由外到内发生变化以外，同层心肌不同小区域之间也存在冠状动脉储备量的差异[128]。这种血流的不均一性可以解释为什么药源性的储备会大于自身调节性的储备(见前述的“冠状动脉的储备”)。当低灌注时，区域性的心肌血流会减少，各层心肌均存在部分区域血流储备耗竭，而部分区域还有大量的储备剩余的现象。心内膜下层能够保留血流储备的区域较心外膜少。输注腺苷可使具有血流储备能力的小区域血流增加，但对相邻已达到扩张极限的区域并没有影响[129-131]。以上现象说明缺血导致该区域冠状动脉极度扩张，而使用腺苷或双嘧哒莫引起的血流增加是由于非缺血区域的血管扩张。Dunker 和 Bache[51] 利用球形闭合管在运动的犬身上模拟出冠状动脉狭窄模型。调节闭合管使冠状动脉末端的压力维持在 43mmHg。在运动过程中，经冠状动脉输入腺苷可增加各层心肌的血流，并使收缩期缩短。尽管这是缺血心肌血管仍具有舒张储备能力的证据，但因无法模拟透壁的侧支循环，实验中维持恒定的冠状动脉末端灌注压并不能完全模拟冠状动脉狭窄的真实情况(见“冠状动脉侧支循环”)。一般而言，药物引起的阻力血管扩张可能造成冠状动脉窃血而使缺血加重。硝基血管扩张剂扩张了大的(直径 50~500μm)透壁血管，进而降低心内膜下的血流阻力，这不但有益于体循环，还解释了硝酸盐类对心绞痛的治疗作用[51]。

动脉粥样硬化

动脉粥样硬化病变包括内膜下平滑肌细胞的过多聚集，动脉壁无细胞连接的结缔组织的质变和量变，以及脂蛋白和矿物质(如钙)在细胞内和细胞外的沉积(框 7.8)。从定义上讲，动脉粥样硬化是“动脉粥样化”和“动脉硬化”的综合。动脉硬化是指较硬的胶原性物质发生堆积，通常较松软的“粥样物”体积更大(图 7.12)。

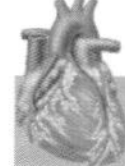

框 7.8　动脉粥样硬化

- 动脉粥样硬化的病程始于儿童和青少年期
- 动脉粥样硬化病变的形成与伤口愈合过程有很多相似点
- 炎症、脂质渗入和平滑肌增殖在动脉粥样硬化的形成中起着重要作用
- 内皮功能受损是动脉粥样硬化的早期改变
- 他汀类药物治疗可以改善内皮功能，减轻粥样硬化的进展，在某些病例中甚至可以逆转已形成的病变

Stary[132] 指出，在年轻人中最早观察到的冠状动脉粥样硬化改变是内皮下区域的脂质堆积，充满脂质的巨噬细胞或“泡沫细胞”数量增多。严重时泡沫细胞堆积使动脉壁呈现出“脂质纹”。通常情况下，脂质纹被完整的内皮细胞覆盖，

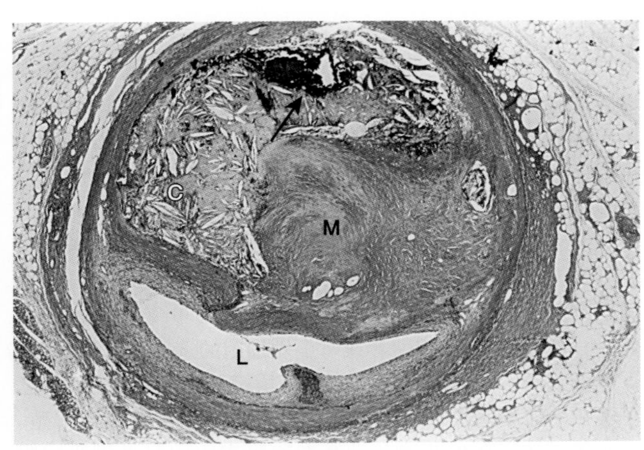

图 7.12 一位 80 岁动脉粥样硬化患者的冠状动脉。管腔发生严重狭窄(L)的内膜上附着由多种细胞堆集,细胞外基质(M)和胆固醇(C)沉积的坏死核心。在坏死核心的基底处,微血管斑块破裂引起斑块内出血(箭头处)(放大 40 倍)

并且没有过度的平滑肌细胞堆积。在动脉粥样硬化后期,细胞外脂质在内膜的弹力肌层堆积,最后形成一个无血管的富含磷脂的碎屑核心,并通过胶原物质形成的纤维帽与动脉管腔隔离。泡沫细胞在动脉粥样硬化病变的核心层并不常见,但在外周的脂质核心内则比较多见。

动脉粥样硬化的形成

人体中某些动脉更容易发生粥样硬化,如冠状动脉、肾动脉、颈内动脉以及主动脉的某些区域,都是容易发生病变的部位[132]。在一项通过病理诊断年轻人动脉粥样硬化程度(Pathobiological Determinants of Atherosclerosis in Youth, PDAY)的研究中,选取了 1 378 名 15~34 岁死于创伤的年轻人,对其主动脉及右冠状动脉进行了病理分析[133],并对每根血管的脂质纹和纤维斑块进行二维成像。结果显示尽管动脉粥样硬化一般到中年以后才会出现临床症状,但这种疾病其实早在儿童和青少年时期便开始了。脂质纹和纤维斑块并非在循环系统中随机分布,它们有明确的分布方式。例如,在右冠状动脉,脂质纹在距开口 2cm 处发生率最高,与隆起的纤维斑块分布一致。在主动脉,病变最好发的部位是腹主动脉,但脂质纹的高发位点与隆起的纤维病变分布并不一致。因此,儿童期形成的主动脉脂质纹在成年期纤维病变的发展过程中发挥何种作用,目前尚不明确。

究竟是哪些刺激因素促使早期病变演变为有临床意义的狭窄,目前尚不明确。与冠心病相关的风险因素有很多,血脂代谢异常、高血压、糖尿病、吸烟和早发性冠心病的家族史都与早发性血管性疾病相关。脂质代谢异常与动脉粥样硬化之间的关系研究得较为透彻,下文将详细讨论。最近对易于发生动脉粥样硬化的遗传因素有了一定的发现,有研究表明,对炎症反应的改变可在一定程度上解释这种疾病的遗传特性[134,135]。但遗憾的是,除了血脂异常及高血压,目前还没有针对其他危险因素的靶向药物。

历史上有两种关于动脉粥样硬化的经典学说。根据 von Rokitansky 的血栓形成(或者结壳)学说[136],纤维蛋白是病变形成的触发因素。后来,Duguid[137]拓展了这种学说,他提出动脉粥样硬化是纤维蛋白溶解变化的结果,而近期更多的研究发现在动脉粥样硬化斑块中存在前血栓形成因子,如纤溶酶原活化因子抑制剂-1 的过度表达[138]。此外,Virchow[139]在 1856 年提出的抑制(物质蓄积)学说认为动脉粥样硬化的病变是动脉壁渗透性改变的结果。

其他学者进一步发展了该理论,他们都支持包括脂蛋白在内的各种血浆物质的堆积在病变形成过程中发挥着重要作用。例如 Ross 和 Glomset[140]综合了以上理论的概念提出了“反应-损伤”学说,此学说认为脂质渗入和血栓形成在动脉粥样硬化形成的过程中都非常重要。同样,Schwartz 等[141]对粥样硬化动脉和创伤愈合后动脉的狭窄进行了比较。这样更容易理解动脉粥样硬化的形成过程,这个过程可分解为多个步骤,犹如皮肤的愈合过程一样。例如,任何形式的伤口愈合都会首先形成凝血块(纤维蛋白或包含纤维蛋白连接蛋白的凝胶)填充伤口,为炎性细胞、成纤维细胞和新生的微血管提供暂时的基质和附着床[142,143]。而后,成纤维细胞增殖并移动至伤口处[144]。受伤后 7 天,微血管长入伤口并形成肉芽组织。待伤口生长成熟挛缩后,血管退化,成纤维细胞消失。随着血管退化,组织发生缺氧,最终伤口组织形成瘢痕[145]。

大量证据表明,动脉粥样硬化与伤口愈合的过程有很多相似之处;但动脉粥样硬化的形成是一种慢性过程,其血管的病变与炎症有关,并伴随着长期循环往复的损伤和修复过程[142,146,147]。

动脉壁的炎症

一些研究显示动脉中单核细胞/巨噬细胞和 T 淋巴细胞不仅存在于病变严重的动脉,在病变轻微的年轻人的动脉中也同样存在[148,149]。在动脉粥样硬化的实验中发现,白细胞浸润血管壁促进了平滑肌细胞的异常增生[150]。进入血管壁的单核细胞对病变的形成发挥着多重作用。例如,单核细胞会转变为巨噬细胞,促进低密度脂蛋白(low-density lipoproteins,LDLs)的局部氧化及氧化后低密度脂蛋白的堆积。而动脉壁内的巨噬细胞也具有多种功能,例如,促进细胞的增殖或迁移,或者破坏局部的组织屏障等。而组织降解会破坏动脉壁的完整性,导致斑块出现裂隙或破裂,这是急性冠脉综合征非常重要的触发因素[151]。

正常情况下内皮组织对循环中白细胞的亲和力很小,因此必须有其他因素的驱动,白细胞才会迁移进入动脉壁。促炎症反应细胞因子如白介素-1 能促进白细胞黏附因子的表达[152]。白细胞和内皮组织的相互影响可以简单地分为 3 步[153]。第一,血流中的白细胞必须松散的连接并沿着内皮组织排列,这一过程由在内皮细胞中表达的选择蛋白所介导[152];第二,白细胞表达的整联蛋白例如 $\alpha_4\beta_1$(又称为晚期抗原 4,very late antigen-4,VLA-4)和内皮细胞表达的反受体如血管黏附分子-1(vascular cell adhesion molecule-1,VCAM-1)相互作用,使白细胞牢固地附着于内皮细胞上[154];第三,白细胞在移行诱导因子如单核细胞趋化蛋白-1(monocyte chemoattractant protein-1, MCP-1)的介导下迁移进入内皮下间隙[155]。

有假说认为血管内皮单层细胞的功能障碍、不连续性和损伤在促进白细胞进入内膜和内膜增殖过程中发挥着重要作用。但正常健康内皮的再生会限制新生内膜聚集的假说与多项独立研究的结果不符。例如,在实验模型中,动脉内皮缺失区域的平滑肌细胞增殖并没有增多[156]。而内皮的修复依赖于内皮细胞向动脉管腔的裸区覆盖,对血管的干预措施并未抑制新内膜的再生[157]。动脉管腔内出现内皮组织与内膜生长受抑之间没有必然联系。最后要强调的是血管管腔的发展并不受限于内皮组织,因为动脉壁内还有丰富的微血管(如:血管的滋养血管)[158-161]。而这些滋养血管又是炎性细胞进入动脉壁的另一条途径,特别是微血管的内皮组织表达的黏附因子较大动脉更为丰富[162]。

脂蛋白在病变形成中的作用

大量临床和实验研究充分证实了血脂功能异常和动脉粥样硬化之间的联系,这里不再赘述。但脂质参与动脉粥样硬化的具体发病机制并不清楚。胆固醇可在动脉壁内不断沉积直至阻塞血流,这一理论在动物实验中已被证实,但是在人体的血管中并不完全如此。

大量关于胆固醇代谢的开拓性研究都建立在 Brown 和 Goldstein 的早期观察的基础上[163]。这两位研究者的工作主要集中于低密度脂蛋白(LDL,即所谓的不良胆固醇)以及家族性高胆固醇血症中低密度脂蛋白受体的缺失。家族性高胆固醇血症患者的 LDL 水平很高,当胆固醇通过某种途径进入细胞后便加速了动脉粥样硬化的形成。由于此类患者缺乏有功能的 LDL 受体,氧化后的 LDL 胆固醇被位于动脉壁内的单核细胞和巨噬细胞的清道夫受体摄取。Steinberg[164]综合这些观察结果提出动脉粥样硬化形成理论,强调了 LDL 氧化和脂质纹中大量富含脂质的单核细胞在疾病发病中的重要作用。

胆固醇在动脉壁内堆积的主要影响之一是内皮组织功能受损。内皮组织不仅是血流和动脉壁之间的物理屏障,在正常情况下,内皮组织还有以下功能:调节血管张力(如通过 NO)、血栓形成、纤维蛋白溶解、血小板功能以及炎症反应。传统意义上的危险因素,尤其血脂异常会导致内皮功能的下降或丧失。血管内皮衍生功能的缺失有可能产生潜在的粥样硬化斑块,也就预示着动脉粥样硬化的开始。针对动脉粥样硬化的高风险因素进行积极的干预(比如饮食控制和降脂治疗)便可显著改善内皮功能的异常,即使是大面积粥样硬化的患者。有临床研究报道,使用 3-羟-3 甲基戊二酰辅酶 A 还原酶抑制剂(3-hydroxy-3-methylglutaryl coenzyme A, HMG-CoA)或“他汀”类药物可以改善内皮功能,从而降低心血管疾病的发生率和死亡率[165-167]。血脂异常(以及其他危险因素)改变内皮功能的具体机制还需要进一步研究。

平滑肌细胞的增殖、迁移和动脉重塑

动脉粥样硬化病变的主要细胞是平滑肌细胞,随着病程的进展,动脉壁内的平滑肌细胞也不断增多。因此在动脉粥样硬化的发展过程中必然伴随着平滑肌的增殖。其直接证据是动脉粥样硬化斑块内含有单克隆的细胞群。Benditt[168]对 6-磷酸葡萄糖脱氢酶(glucose-6-phosphate dehydrogenase, G6PD)缺失的女性粥样硬化患者的冠状动脉进行研究,发现其细胞群(或克隆)都来源于一种单源祖细胞。G6PD 是一种 X 染色体连接的酶,有两种亚型,细胞只能表达其中一种亚型,另一亚型因位于失活的 X 染色体上而受到抑制。动脉粥样硬化斑块内的细胞群只包含一种亚型的 G6PD,这可能是单源祖细胞增殖的结果。Murry 等[169]利用失活的 X 染色体研究动脉粥样硬化的单克隆性。实验根据甲基化的人类雄激素受体基因,利用 PCR 技术检测斑块的单克隆性,这种基因在 X 染色体上具有高度的多态性,90% 的女性为杂合子。研究发现正常和发生病变的动脉中都含有单克隆的细胞群。他们推测斑块的单克隆性可能是由于原有的单克隆细胞群扩张,而非动脉壁中细胞变异或对个别细胞的选择性所致。

目前尚不清楚发生动脉壁细胞增殖的时机和原因,但已证实在生命早期便有新生内膜的平滑肌细胞群的快速增殖。Sims 等描述了新生儿冠状动脉左前降支中内膜平滑肌细胞的聚集现象[170,171]。他们通过电子显微镜技术发现在新生内膜形成的冠状动脉内出现了内弹力膜的断裂。并不是所有人类动脉都存在这种内弹力膜的断裂现象。事实上,不会发生动脉粥样硬化的乳内动脉,其内弹力膜是完整连贯的。内弹力膜断裂后,内侧的平滑肌细胞可移行至内弹力膜断裂处,在其中增殖并形成新的内膜。很多研究关注成人冠状动脉中平滑肌细胞复制的频率和程度。大部分研究结果显示,正常和病变动脉的组织复制率都很低[172-175]。如此低的复制率是否足以导致进一步的损伤,或者是否由于损伤引发了偶然的爆发性复制都未可知。已经证实动脉壁中存在着程序性细胞死亡或凋亡[176]。动脉壁内的细胞堆积不仅是细胞增殖,也可能是细胞凋亡的结果。

平滑肌细胞的迁移在成人冠心病中的作用尚不清楚。有研究者指出,动脉壁平滑肌细胞可向扩大的斑块中移行,就像成纤维细胞移行入伤口基底部一样。人们在多种新生内膜形成的动物模型中(如鼠颈动脉模型)研究了平滑肌细胞进入内膜的现象[10]。大部分研究结果显示当正常动脉受到泡沫化损伤后平滑肌细胞才移行进入动脉壁。在这些模型中有很多因素(如血小板源性生长因子)诱发或促进了平滑肌细胞的迁移[177-179]。但是这些实验研究与临床的相关性尚需阐明,与正常动脉受损的动物模型不同,人类病变诱发细胞迁移的环境因素更为复杂多样。我们需要更多地了解调节平滑肌细胞迁移的因素,以及平滑肌细胞在血管受损后呈现不同迁移倾向的原因。

最后需要强调的是,动脉粥样硬化斑块并不一定都会导致动脉的闭塞[142]。例如,Glagov 及其同事等[180]指出人类血管能在堆积大量动脉粥样硬化斑块的同时而不影响动脉管腔的大小。直到内弹力膜包绕的区域有 40% 被粥样斑块所占据,相应动脉的管腔壁会发生扩张,当这种扩张停止后便会发生管腔的狭窄。这种代偿性的扩张称为“重塑”,这个词在不同的语境下具有不同的意义,这常常让人感到困惑(图 7.13 和图 7.14)[181,182]。例如,重塑也被用来描述动脉对血流(例如怀孕或新生儿时期)或压力(如高血压)变化的反应[183]。此外,损伤后动脉反应的关键步骤也被称为重塑,但含义是大相径庭的[184]。在血管成形术(经皮冠状动脉内成形术)后动脉损伤的动物中,发现与人的冠状动脉一样,血管收缩或血管壁的收缩性重塑是导致管腔狭窄的主要原因,新生内膜的形成是次要原因[185-192]。

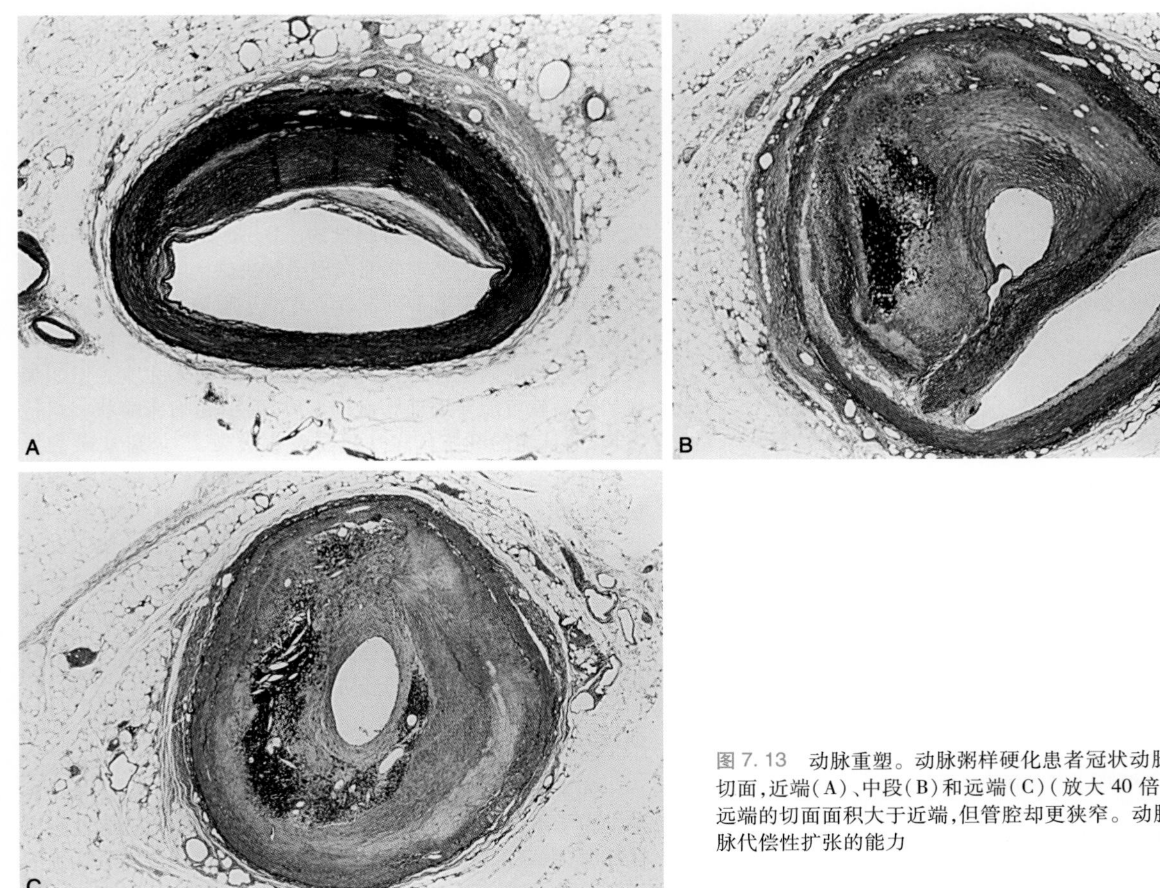

图 7.13 动脉重塑。动脉粥样硬化患者冠状动脉左旋支的几个切面,近端(A)、中段(B)和远端(C)(放大 40 倍)。虽然中段和远端的切面面积大于近端,但管腔却更狭窄。动脉重塑指的是动脉代偿性扩张的能力

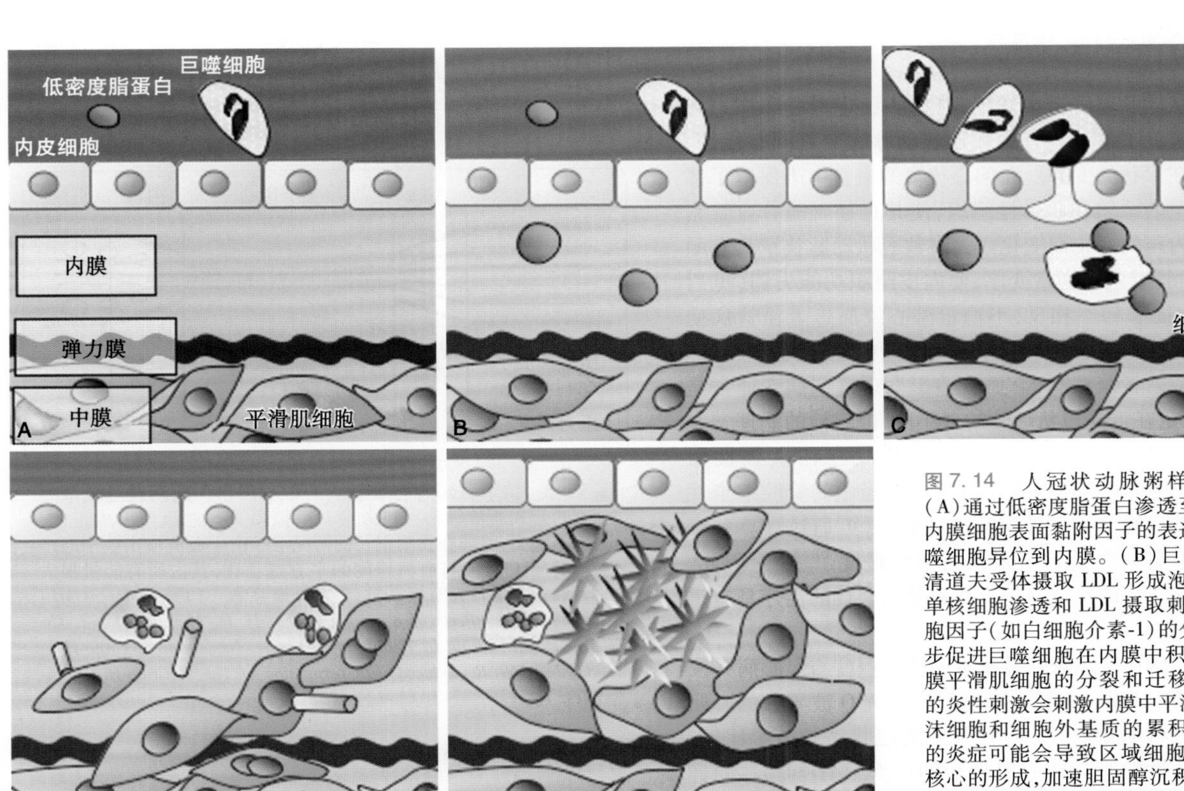

图 7.14 人冠状动脉粥样硬化模型。(A)通过低密度脂蛋白渗透至内膜,刺激内膜细胞表面黏附因子的表达,并促进巨噬细胞异位到内膜。(B)巨噬细胞通过清道夫受体摄取 LDL 形成泡沫细胞。在单核细胞渗透和 LDL 摄取刺激促炎性细胞因子(如白细胞介素-1)的分泌,这进一步促进巨噬细胞在内膜中积聚并刺激中膜平滑肌细胞的分裂和迁移。(C)持续的炎性刺激会刺激内膜中平滑肌细胞,泡沫细胞和细胞外基质的累积。(D)持续的炎症可能会导致区域细胞凋亡和坏死核心的形成,加速胆固醇沉积。(E)动脉重塑可见明显的内膜增厚但对动脉内腔影响轻微

动脉壁如何收缩，为什么只有某些动脉而不是所有动脉为了保持管腔大小发生代偿性的舒张，这些问题还未得以阐明[141,193,194]。血流和剪切力在重塑中发挥着重要作用。动脉对血流长期变化的反应是内皮依赖性的[182,195]。例如，Langille 和 O' Donnell[195]发现兔颈内动脉血流的降低会导致血管内径的减小，且对罂粟碱的反应消失，推测这与动脉壁的结构性变化有关。但去除这些血管的内皮后，其降低血流的反应也随即消失。因此，在富含与内皮细胞连接的微血管或血管滋养血管的粥样硬化动脉中，内皮系统对血管重塑的调节作用非常重要[180,196,197]。

冠状动脉血流的病理生理学

冠状动脉狭窄和斑块破裂

冠状动脉粥样硬化是一个历经数十年的慢性疾病，可维持长时间的临床静止状态而不发病（框 7.9）。当粥样硬化斑块侵入到内腔阻塞冠状动脉血流引起心绞痛时，才出现明显的冠状动脉粥样硬化的临床表现。粥样硬化病变的碎块可引起血栓，导致不稳定心绞痛或心肌梗死。

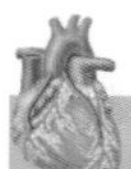

框 7.9 冠状动脉血流的病理生理

- 大多数心肌梗死的患者，在冠状血管堵塞、狭窄<50%时就可出现
- 斑块破裂可促进冠状动脉进一步狭窄并导致冠状动脉事件的发生
- 破裂的斑块中可发现炎性细胞

通过冠状动脉血管造影发现，典型的稳定型心绞痛患者的血管病变边缘平滑。只有少数冠状动脉病变是同心性的，大多数都存在形状的变异。在偏心狭窄的血管中因保留了部分正常血管壁的柔软和肌弹性组织，使其直径可随着血管紧张度或管腔内压的变化而变化。大多数冠状动脉狭窄具有顺应性[198]。血管壁内膜通常变厚，使内皮组织功能失调（见后续的“动力性狭窄”）。相反，不稳定型心绞痛患者血管病变边缘不规则。这些复杂狭窄的原因可能是由于斑块破裂或部分血管阻塞或两者兼有[199]。血管造影发现这些病变通常是节段性的，限定在近端冠状动脉的一小段，但尸检的病理学发现，血管病变是弥漫性的，在严重的节段存在重叠性阻塞[200]。弥漫性狭窄的血管管腔只要发生轻微的管腔缩窄就可导致严重的后果。在这种狭窄的动脉中，可通过计算狭窄动脉与邻近血管管径的差值来评估狭窄程度[201,202]。因此，了解粥样硬化斑块的特点对于急性冠脉综合征的治疗具有重要意义。

许多研究阐述了冠状动脉狭窄的严重程度与冠心病并发症的相关风险。Ambrose 等[203]观察了 38 例 Q 波异常的心肌梗死患者的冠状动脉造影。与梗死前的冠状动脉造影比较，冠状动脉节段性狭窄导致心肌梗死的比率只有 34%。同样 Little 等[204]回顾了 42 例发生心肌梗死患者前后的冠状动脉造影图像，有 29 例为可预知的冠状动脉出现了阻塞，其中 19 例患者先前的冠状动脉造影显示的动脉狭窄程度小于 50%。因此，尽管在关键的狭窄部位进行血管重建可以缓解症状和心肌缺血，但仍存在远期出现心血管事件的风险，由于动脉粥样硬化是弥漫性病变，因此血管造影显示轻度或中度狭窄的血管与重度狭窄相比更易引起后续的心肌梗死。

在这种情况下，预测血管造影中发现的轻度病变是否会发展成临界性狭窄是非常困难的。Davies 和 Thomas[205]通过对病变进行仔细的病理研究发现了解决这个问题的方法。动脉粥样硬化斑块中通常可发现带有微小附壁血栓的内膜表面损伤（斑块侵袭）和不同程度的撕裂（斑块裂开）。如果没有发生阻塞性腔内血栓，内膜损伤不会引起临床症状。但如果斑块破裂就可能导致动脉血栓形成，而引起临床症状。尸检发现，薄且脆的纤维帽斑块更易发生破裂[206]。斑块破裂发生的位置通常认为是在斑块的肩部，因为在该区域可发现大量的单核炎性细胞[207]。这些细胞的聚集机制目前尚不清楚，推测可能与单核细胞的趋化因子、白细胞的黏附因子和其他特殊的细胞因子的参与有关[162,208]。另外，斑块中的巨噬细胞可表达促进细胞外基质降解的基质降解酶，从而减弱斑块的牢固性[151]。目前尚无有效的措施预防斑块破裂，但降脂治疗可作为一种有效的预防措施。

血流动力学

如果血管造影可以准确地评估血管狭窄的程度，那么血流动力学则可评价阻塞的生理学意义[209]。当血流通过狭窄区域时，由于入口效应、摩擦损失以及血流出狭窄口时发生的涡流，均可导致能量损失（图 7.15）。狭窄处的几何血流动力学公式如下：

$$\Delta P=fQ+sQ^2$$

ΔP 指血流通过狭窄后的压力下降值，Q 是指血流量，f 是与摩擦效应相关的系数，s 与分离效应有关。

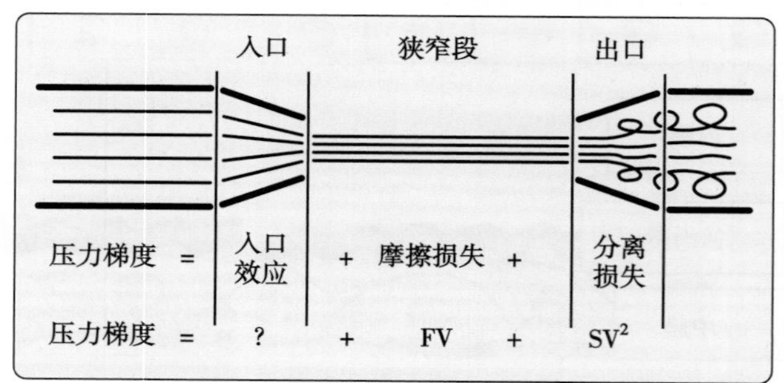

图 7.15 狭窄引起的能量衰减的影响因素。预测通过狭窄处血流的公式通常忽略入口效应。摩擦损失与血流速率成正比，通常不重要，除非在狭窄很长的情况下。由于血流流出狭窄时产生涡流，出口损失与血流速度的平方成正比，其占所有能量损失的 75%以上。F 为摩擦系数，S 为分离系数。（*From Marcus ML：The physiologic effects of a coronary stenosis. In：Marcus ML，ed. The Coronary Circulation in Health and Disease. New York：McGraw-Hill；1983：242-269. Reproduced with permission of The McGraw-Hill Companies.*）

根据泊肃叶定律：

$$f=\frac{8\pi\eta LA_n}{A_s^2}$$

η 指血流黏度，L 指狭窄的长度，A_n 正常血管的截面积，A_s 是狭窄口的截面积。

涡流因素是：

$$s=\frac{\rho k}{2}\left(\frac{A_n}{A_s}-1\right)^2$$

ρ 为血液密度，k 为实验系数。

因此摩擦损失与狭窄长度成正比，与截面积的平方（或直径的4次方）成反比。涡流引起的分离损失非常明显，因为其与血流速度的平方成正比。即使在静息条件下，75%以上的能量损失是由于通过狭窄出口处的涡流引起的。摩擦因素引起的能量损失可以忽略不计，除非狭窄段特别长[198]。在阻塞部位的能量损失或者压力下降值随着流量增加而呈指数增长。因此在严重狭窄存在的情况下很难耐受运动、贫血和使用小动脉舒张药（如双嘧哒莫）。图7.16表明在静息状态下，冠状动脉血流在其直径减少80%以上时才会受到影响，但最大血流在直径减少50%时就开始下降。

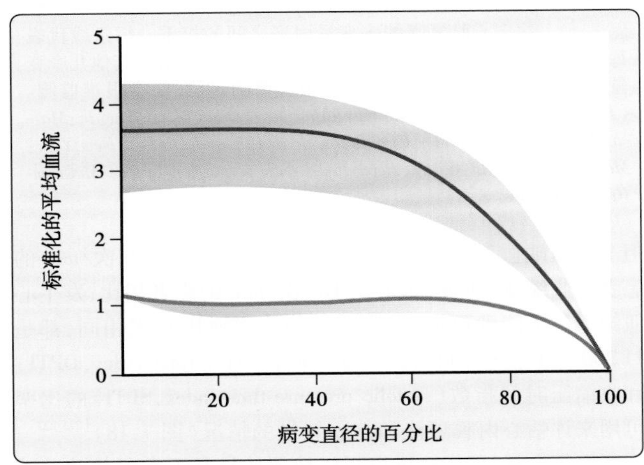

图7.16 静息（下曲线）和最大冠状动脉血流（上曲线）状态下，狭窄程度与血流的关系。静息状态下，管径减少80%以上才发生血流减少。因为狭窄处压力下降随着血流速度呈指数增长，所以当冠状动脉呈最大血流时，冠状动脉狭窄50%就能引起血流减少。（*From Gould KL, Lipscomb K. Effect of coronary stenoses on coronary flow reserve and resistance. Am J Cardiol. 1974;34:48.*）

图7.16表明静息状态下冠状动脉血流在管腔直径减少时仍保持不变，这是由于冠状小动脉逐渐扩张降低了远端血管床的阻力，从而抵消了狭窄造成的血管阻力的增加。当狭窄进一步加重，小动脉血管床扩张的代偿能力消失，冠状动脉血流便开始减少。随着狭窄程度加重，远端灌注压下降，可通过小动脉扩张维持血流，当这种代偿机制耗竭时（首先发生在心内膜下），冠状动脉血流量就由压力决定。如图7.9所示，当心肌代谢率（myocardial metabolism，MVO_2）较低时，压力依赖性的远端血管压力（或狭窄血管的直径）变小。静息状态下的血流很难解释冠心病发作时的状态。当冠状动脉通过侧支循环供应大部分心肌组织时需要较高的静息血流量，即使轻度的狭窄都可能引起血流量减少。

经常使用的“临界狭窄”通常是指冠状动脉血管舒张受限、心肌氧需增加时冠状血流不再增加的状态[210]。其狭窄程度比血管造影所测的截面积减少75%引起的狭窄还要严重，相当于血管直径减少50%的状态[202]。临界性狭窄可通过反应性充血实验证实（参见前文的“自我调节”）。这种情况下至少心肌内层的自我调节已经耗竭（参见前文“透壁血流”）。需要注意的是狭窄的临界状态与静息状态下的MVO_2相关。如果氧需减少，一些冠状动脉的自我调节能力可恢复，此时冠状动脉的狭窄就不再是临界狭窄。如果不能认识到这一点，就很难理解后文所述的冠状动脉窃血。

冠状动脉侧支

冠状动脉侧支间没有毛细血管床，其相互交通，分布在不同的冠状动脉或冠状动脉分支间。在正常人中，这些血管很小，发挥的作用很小甚至是无功能的。在冠心病病人中，发育完好的冠状动脉侧支对于预防猝死或心肌梗死的发生具有重要作用。不同个体间冠状动脉侧支循环的差异，是发生冠状动脉阻塞性疾病易患性不同的原因[211]。在急性冠状动脉阻塞后，维持心肌灌注的侧支循环的能力存在种属差异；猪和鼠的侧支循环能力比较差，血管阻塞的区域几乎都发生梗死；而犬和猫的侧支循环较好，梗死面积可减少75%以上[212]。豚鼠的侧支循环非常好，冠状动脉阻塞时甚至不会减少血流。不同种属的侧支血管分布也不同，犬的侧支血管分布于狭窄的心外膜下层，在可能发生缺血区域的边缘；而猪发生冠状血管阻塞时，侧支循环主要存在于心内膜下。人类发生冠心病时，一小部分心外膜大血管和很多小的心内膜下血管将发挥侧支循环作用。

发生冠状动脉阻塞时，原有冠状动脉侧支（出生便具有的）并不发生被动的延展，而经过8周的生长，犬可以恢复冠状动脉血流用以满足正常的甚至运动情况下的心肌功能所需。血管造影可发现人类的侧支血管呈扭曲的螺旋状。这可能是由于在胚胎发育时期，平滑肌细胞纵向生长和径向生长同时发生所致。而在成年不再发育的心脏中，血管的继续生长造成侧支血管扭曲[213]。目前研究的热点在于发现那些控制侧支血管生长的相关因子，从而给部分不能再生血管的患者提供新的治疗方向。

动脉生成是指把先前存在的侧支动脉转变成带有厚肌层、弹性较强和具有舒缩作用的功能动脉[214]。Fujita和Tambara[215]总结了上述过程：上一级冠状动脉狭窄使远端动脉压力下降，侧支动脉内压增加。由于侧支血管内血流增多，内皮所受剪切力增加，使细胞黏附分子表达上调，引起单核细胞黏附，转化为巨噬细胞后产生和释放一些细胞因子如巨噬细胞集落刺激因子、单核细胞诱导蛋白-1和基本的成纤维细胞生长因子。血管生成不仅指侧支血管的生长，还包括在缺血的中心区域血管的增殖、移行和毛细血管管道化[216]。如何促进难治性冠心病患者的侧支血管生长是目前热门的研究方向。实验方法包括增加剪切力的机械方法或细胞疗法[217]。缺血预处理、某些不停跳外科冠状动脉手术在某种程度上可认为是改善侧支循环[218]。

犬的实验表明，成熟冠状动脉侧支对神经介质的反应与冠状动脉不同。侧支血管不因α受体激动而收缩，但可因β_1或β_2受体激动而扩张。在前列腺$F_{2\alpha}$和血管紧张素Ⅱ作用下，侧支血管可发生收缩，但是收缩程度较正常血管弱。值得一提的是，侧支血管对血管升压素的收缩反应要强于正常血管。犬的在体实验表明，应激状态下（出血、心肺转流术）血管升压素可使侧支依赖的心肌血流减少。其原因有两个：一是由于侧支血管发生收缩；二是心肌中侧支依赖性阻力血管收缩性增加[77]。以上两种血管的内皮细胞功能可能都发生障碍[219]。但对硝酸甘油的扩张效应增强，这也就是冠心病患者应用硝酸甘油有效的原因。而冠状小动脉扩张药（腺苷和双嘧哒莫）的有害作用见下述讨论（见"冠状动脉窃血"）。

有研究者估计，人类的侧支循环提供的灌注量相当于90%阻塞的血管灌注量[220]。尽管冠状动脉侧支循环足以维持心肌结构的完整和静息状态下的心脏功能，但当氧需增加时，依赖侧支循环供血的心肌就会发生缺血[221]。2012 年发表的一篇 meta 分析发现[222]，在稳定型心绞痛患者中，侧支循环发达的患者其死亡率较侧支循环不发达的患者下降 30%以上。这项研究可能使我们低估侧支循环对冠心病患者发生心绞痛时的作用。因为某些存在冠状动脉阻塞的患者由于存在发达的侧支循环，并不会产生临床症状，这类患者就没有被纳入上述的研究。

心肌缺血的发病机制

缺血是指氧供匮乏的状态，通常伴有低灌注引起的代谢产物堆积[223]。临床上心肌缺血是指血流供/需比率降低而导致功能损害。目前对心肌缺血的诊断还没有统一的金标准。临床上需将症状、影像学检查和心肌功能障碍结合起来，综合诊断心肌缺血[224]。冠状动脉血流的减少（相对于需求）会导致相应区域的无氧代谢，这方面的证据更具有说服力，但是即使在实验条件下这些证据也很难获得。

心肌氧供/需的决定因素

心肌氧需超过冠状动脉循环的供氧能力就会导致心肌缺血（框 7.10）。这是慢性稳定型心绞痛患者运动实验时发生心肌缺血最常见的机制。术中，麻醉医师必须测定和控制心肌氧耗的决定因素，防止患者出现心肌缺血。决定心肌氧耗的因素有：心率、心肌收缩力和室壁压（室压×半径/室壁厚度）。心肌短缩、活化和基础代谢所需的氧对心肌氧需影响很小（图 7.17）。

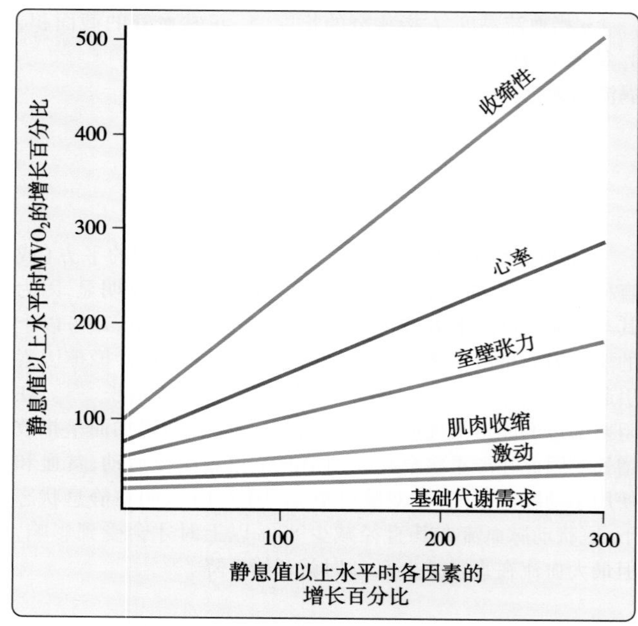

图 7.17 决定心肌氧需的多变量因素之间的权重。每条线代表每个变量的独立效应。大多数变量因素的改变会引起其他几个变量的变化。其中收缩力的影响是很重要的，但在临床很难监测。（*From Marcus ML. Metabolic regulation of coronary blood flow. In: Marcus ML, ed. The Coronary Circulation in Health and Disease. New York: McGraw-Hill; 1983: 65-92. Reproduced with permission of The McGraw-Hill Companies.*）

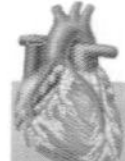

框 7.10 心肌氧供/需比率的决定因素

心肌氧供/需比率的主要决定因素是：
- 心率
- 心肌收缩力
- 室壁压（室压×半径/室壁厚度）

心率增快可导致舒张期缩短，从而减少心内膜下的灌注。收缩压降低或左心室舒张末压力升高时，可引起冠状血管灌注压下降。发生缺血后，心室舒张延迟（心内膜灌注时间减少）和舒张期顺应性降低（左心室舒张末压升高）可引起心肌灌注的进一步下降。贫血和缺氧也可使心肌氧供减少。目前有多种指标用来衡量心肌氧供/需情况从而指导治疗。心率血压乘积（心率×收缩压）是反应 MVO_2 的一个很好的指标，但与心肌缺血不相关。收缩压 160mmHg、心率 70 次/min 的患者与收缩压 70mmHg、心率 160 次/min 的患者相比，发生心肌缺血的可能性更低，尽管两者的心率血压乘积相同，都是11 200。舒张压时间指数（diastolic pressure-time index，DPTI）和收缩压时间指数（systolic pressure-time index，SPTI）的比率可用来评估心内膜灌注和判断氧供的情况（图 7.18）[225-227]。加入血氧含量，该指标可以很好地评估具有正常冠状动脉动物的心内膜血流。平均动脉压/心率曾经用于判断心肌缺

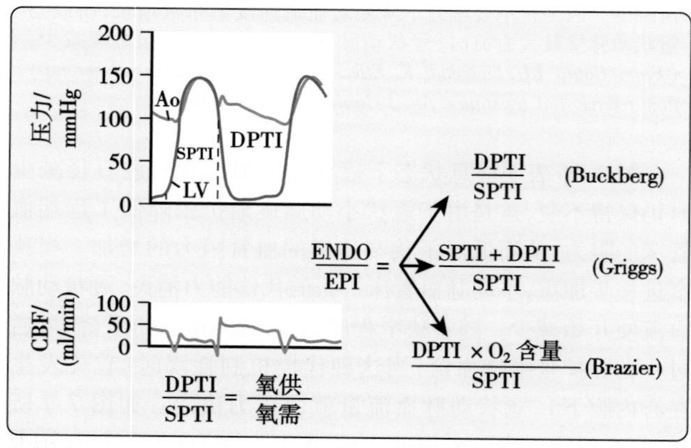

图 7.18 通过犬的心内膜灌注预测模型阐明了影响氧供需平衡的三大因素。收缩压时间指数（SPTI）与氧需有关。舒张压时间指数（DPTI）与左心室内层冠状血流（CBF）有关。红细胞比容变化较大时，动脉血氧含量是非常重要的。Ao，主动脉压；ENDO，左心室内膜下层；EPI，左心室外膜下层；LV，左心室压力。（*From Hoffman JIE, Buckberg GD. Transmural variations in myocardial perfusion. In: Yu PN, Goodwin JF, eds. Progress in Cardiology. Philadelphia: Lea & Febiger; 1976: 37.*）

血[228]。在犬的实验中,在中度至重度冠状动脉狭窄情况下,收缩期缩短伴高血压、低心率是有益的,而收缩期缩短伴低血压、高心率则是有害的。尽管这些指标在临床中并未被证明是有效的,但这些指标可以使临床医生更加重视影响氧供/需比率的变量,并进行个体化的控制。

动力学狭窄

冠心病患者在不同时间对运动的耐受程度不同。动态心电图监测中 ST 段的改变表示存在心肌缺血,但这种情况在没有氧需改变的情况下仍然常见[229]。出现这种现象被解释为冠状动脉狭窄引起的血流阻塞程度在不同的时间段会发生改变。

尽管动脉硬化意味着血管的变硬和狭窄,但大多数狭窄是偏心性的,而且保留一定的组织顺应性(图 7.19)。血管壁肌肉轻微缩短(10%)引起的顺应性降低就可导致管径的显著改变[198]。这是 Prinzmetal 最早用于解释冠状动脉痉挛产生的原因。Maseri 等[230]认为冠状动脉痉挛即冠状动脉局限性收缩引起冠状动脉闭塞,而且是静息状态下发生可逆性心绞痛的原因(如变异性心绞痛)。尽管这种症状少见,但在冠心病患者中使用血管收缩药引起轻度阻塞的情况是很常见的。

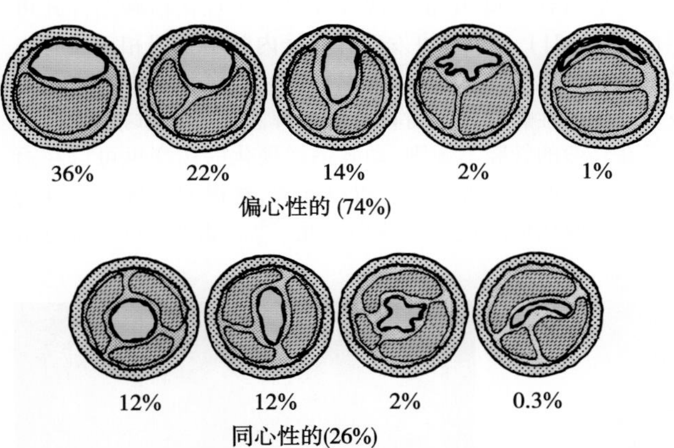

图 7.19 动脉狭窄的不同结构类型及发生率。阻塞程度大于 50% 的狭窄中,有 3/4 的血管残留管腔是偏心性的,包含一段正常的血管壁。在这种情况下,管腔内压力降低或血管张力增加可使管腔进一步狭窄而导致心肌缺血。(*From Brown BG, Bolson EL, Dodge HT. Dynamic mechanisms in human coronary stenosis. Circulation. 1984;70:917; redrawn from Freudenberg H, Lichtlen PR. The normal wall segment in coronary stenosis-a postmortem study. Z Kardiol. 1981;70:863.*)

冷加压试验(将双臂浸入冷水中)或者等长握力运动试验可引起交感紧张。在这种情况下,正常人的冠状动脉血流阻力下降,而冠心病患者冠状动脉阻力增加,一些人甚至可发生心绞痛[231]。这种阻力增加是由 α 受体介导的,可被酚妥拉明缓解。冠状动脉造影显示在这种情况下病变血管的管径收缩,而正常血管的管径舒张[97,232]。Zeiher 等[232]证实使用乙酰胆碱和冷加压试验均可使同一段血管发生收缩。在正常状态下,血管对乙酰胆碱的舒张反应依赖于完整的内皮组织,因此狭窄冠状动脉的异常反应是由于内皮组织功能障碍引起的。

冠状动脉痉挛的动物模型表明血管平滑肌反应性增强是引起血管痉挛的基础[233]。Rho(一种 GTP 偶联蛋白),可通过效应蛋白(Rho 激酶)来抑制肌球蛋白磷酸酶的活性,从而增强血管平滑肌对钙离子的敏感性。这个通路的上调可能是冠状动脉痉挛发生的机制。在冠状动脉手术患者中,Rho 激酶抑制剂可抑制胸廓内动脉的收缩[234]。

冠心病病人某些节段血管在血管造影中显示正常但却存在着异常反应[64,235]。这可能说明在冠状动脉粥样硬化发展的过程中,内膜功能障碍要早于狭窄的出现。Vita 等[236]发现血管造影显示冠状动脉狭窄患者对乙酰胆碱的异常反应通常与血清胆固醇、男性、年龄和家族史有关。正常的心外膜冠状动脉血流增加时会发生舒张反应,而粥样硬化的动脉这种反应缺失[237]。另有学者证实冠心病患者的冠状血管对 5-羟色胺可发生收缩反应,而正常的冠状血管则发生舒张反应[238,239]。实验所用的 5-羟色胺浓度为冠心病患者冠状动脉血内的正常浓度。血小板聚集处的内皮组织可产生高浓度的 5-羟色胺[238]。上述诸多研究发现都说明内皮功能障碍是动脉粥样硬化患者发生血管异常舒缩的重要因素(见前文“内皮组织”)[240]。

冠状动脉窃血

当扩张血管(压力依赖性)的灌注压下降是由另一个类似的舒张血管导致时,便会发生窃血现象,两个血管床通常处于某一狭窄的远端。冠状动脉循环窃血包括侧支性和穿壁性两种(图 7.20)。

图 7.20A 示侧枝性窃血。血管床 R_3 处于完全阻塞血管的远端,其血流供应依赖于血管床 R_2,血管床 R_2 的血流来自一个狭窄的动脉。由于侧支阻力高,小动脉 R_3 发生舒张从而保证静息状态下的血流(自身调节)。小动脉 R_2 的舒张使通过狭窄血管 R1 的血流增加,压力 P_2 降低。如果 R_3 的阻力不能进一步降低,流经 R_3 的血流就会减少,这样可导致或加重侧支依赖性血管床供应区域的缺血。血管舒张引起侧支供应区域窃血的程度决定于包括分支在内的所有血管的阻力大小和基础心肌代谢率的高低。如果不理解这一点就不能准确地了解血管舒张药。如果侧支血管发育良好,MVO_2 足够低,即使使用中度程度的血管舒张药,血管仍可依靠自身调节来维持充分的侧支依赖性血管床的血流供应。

图 7.20B 示穿壁性窃血。正常状态下心内膜下层血管舒张能力储备较低。如图 7.11 所示,发生狭窄时心内膜下血流变为压力依赖性,而心外膜下层区域血流仍具有自我调节能力。当灌注压为 50mmHg 时,心内膜血流减少,而心外膜因自我调节的作用血流保持不变。心外膜下层小动脉 R_2 舒张,R_1 狭窄处的血流增加,引起 P_2 压力下降,导致心内膜下层血流减少,而心外膜下层血流反而增加。

当使用血管舒张药(腺苷、双嘧哒莫)时,冠状储备区 R_2 的血管床血流过多,超出正常代谢所需,造成血流浪费现象,于是发生窃血。这种血流分布现象也可见于运动引起的代谢性血管舒张调节状态下。冠状动脉窃血的研究证明决定心肌血流的各因素之间关系很复杂。

冠状动脉粥样硬化的血管内评估

在章节 3 里我们详细描述了心导管技术在冠心病的诊断和治疗中的规范。为了更好地理解和使用这些技术,需要更

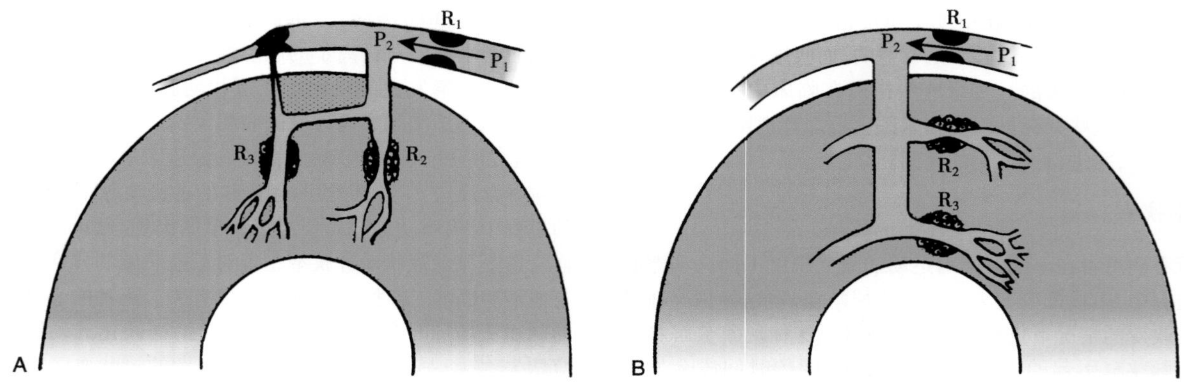

图 7.20 心脏不同部位以及左心心内膜下和心外膜下发生冠状动脉窃血的条件。(A)侧支性窃血。(B)穿壁性窃血。P_1,主动脉压;P_2,阻塞远端压力;R_1,狭窄阻力;R_2 和 R_3,分别表示自身调节和压力依赖性血管末的阻力。(*From Epstein SE, Cannon RO, Talbot TL. Hemodynamic principles in the control of coronary blood flow. Am J Cardiol. 1985;56:4E.*)

全面地了解冠状动脉以及冠状动脉狭窄的解剖和生理。下面将这些侵入性评估方法的最新进展做一总结。

标准冠状动脉造影术提供了冠状动脉管腔的二维图像。通过多个视角的检查,操作者通过比较最大狭窄处与相邻的无病变节段的血管内径来估计冠状动脉的狭窄程度。但如前所述,动脉粥样硬化斑块的发展不仅会导致腔内侵袭,还会导致动脉重塑,这意味着传统的血管造影可能会忽略一些显著的病变。因此,新的技术如血管内超声检查(intravascular ultrasonography,IVUS)和光学相干断层扫描(optical coherence tomography,OCT)迅速成为冠状动脉解剖和确定狭窄严重程度的金标准。

血管内超声

冠状动脉的 IVUS 在 20 世纪 90 年代开始推广[241],随着导管输送系统的精准化和运作模式的成熟,使其成为现代导管介入室的常规设备。由于与大多数导管兼容,IVUS 探头可通过标准血管造影技术传送到冠状动脉,IVUS 探头可通过手动或机械回拉操作,并通过微型超声探头来获取实时的横截面图像。最后,通过软件重建血管的长轴或三维图像。

IVUS 图像在组织学标本的横截面显像上有着显著优势,它可提供血管内膜、中膜和部分外膜的可视化精确图像并可测量(图 7.21)。IVUS 可发现有显著内膜增生但相对血管内径未发生变化的动脉,因此可识别在标准血管造影术中不能发现的隐匿性病变。一篇具有里程碑意义的文章指出,即使仅存在轻微的管腔不规则,动脉粥样硬化的病变也可以在冠状动脉循环的大多数血管中得以证实,这说明影像学发现的动脉粥样硬化可能仅仅是冰山一角[242]。此外,IVUS 现更常

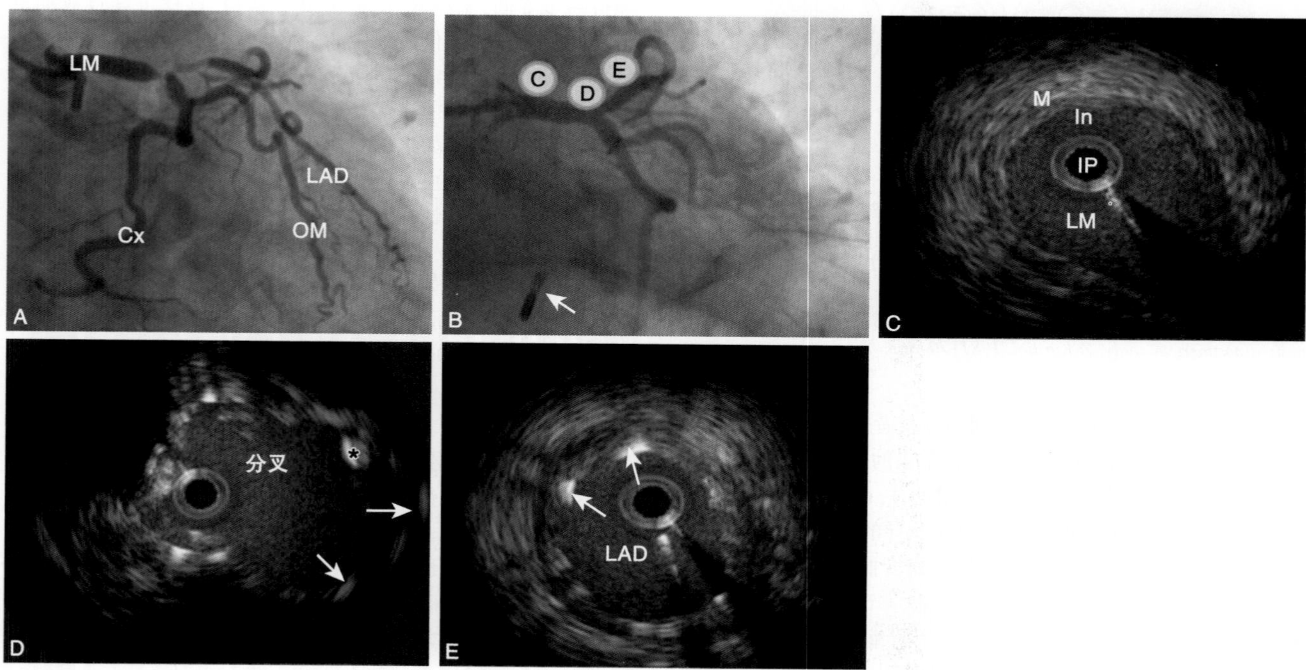

图 7.21 血管内超声(IVUS)用于评估冠状动脉。(A)左冠状动脉循环右前斜投影。观察左主干冠状动脉(LM),左前降支冠状动脉(LAD),回旋支(Cx)和钝圆支(OM)。左主干远端严重狭窄累及左前降支和回旋支。(B)经皮介入血管造影显示无残留狭窄。药物洗脱支架置于 LM、LAD 和 Cx 中。箭头处可以看到主动脉球囊泵的尖端。字母表示 IVUS 探头的位置。(C~E)分别为 LM、LM 分叉和 LAD 的 IVUS 图像。箭头,支架;星号,导丝;In,内膜;IP,IVUS 探头;M,中膜

用于精确地量化中度的冠状动脉病变[243]，用以评估血管的大小，或评估标准血管造影难以触及的区域，例如左主干的CAD。IVUS还可及时发现支架过小或错位（这容易继发支架内血栓），这些在临床中都是非常重要的。此外，在经皮穿刺支架植入术中，IVUS可监测支架释放过程及相关并发症，如动脉夹层支架植入，这些在标准血管造影术中可能会被忽略[244]。IVUS不止限于记录和量化动脉粥样硬化斑块。基于声阻抗可以对斑块进行定性评估和分类，根据斑块成分可以区分为纤维肌性的"软"病变，致密的"纤维"病变和"钙化"高回声病变[245]。尽管目前进行准确预测还比较困难，但一些研究者仍在努力，旨在确定哪些斑块"易受伤害"或易于破裂，从而导致急性血管闭塞和心肌梗死[246,247]。虽然IVUS的普及在很大程度上受到成本和操作时间较长的限制，然而通过对两个随机和观察性研究的meta分析表明IVUS对经皮冠状动脉介入治疗（percutaneous coronary intervention，PCI）后的临床转归是有影响的。

光学相干断层成像术

在评估冠状动脉解剖时，OCT是对IVUS的良好补充。OCT是一种基于导管的实时技术，其使用近红外光代替超声波产生横截面图像。与IVUS相比，OCT能够使轴向分辨率提高10倍，并且可分辨小至10～15μm的图像结构[247]。因此，OCT可以更好地了解冠状动脉支架术和血管生物学的复杂性[248,249]。具体来说，OCT可以准确地对斑块形态进行分类和量化，包括确定纤维帽，脂质和钙化（图7.22）。最重要的是，在植入冠状动脉支架后OCT可提供更精确的评估，包括再内皮化、夹层、支架的放置和血栓，从而为PCI和支架植

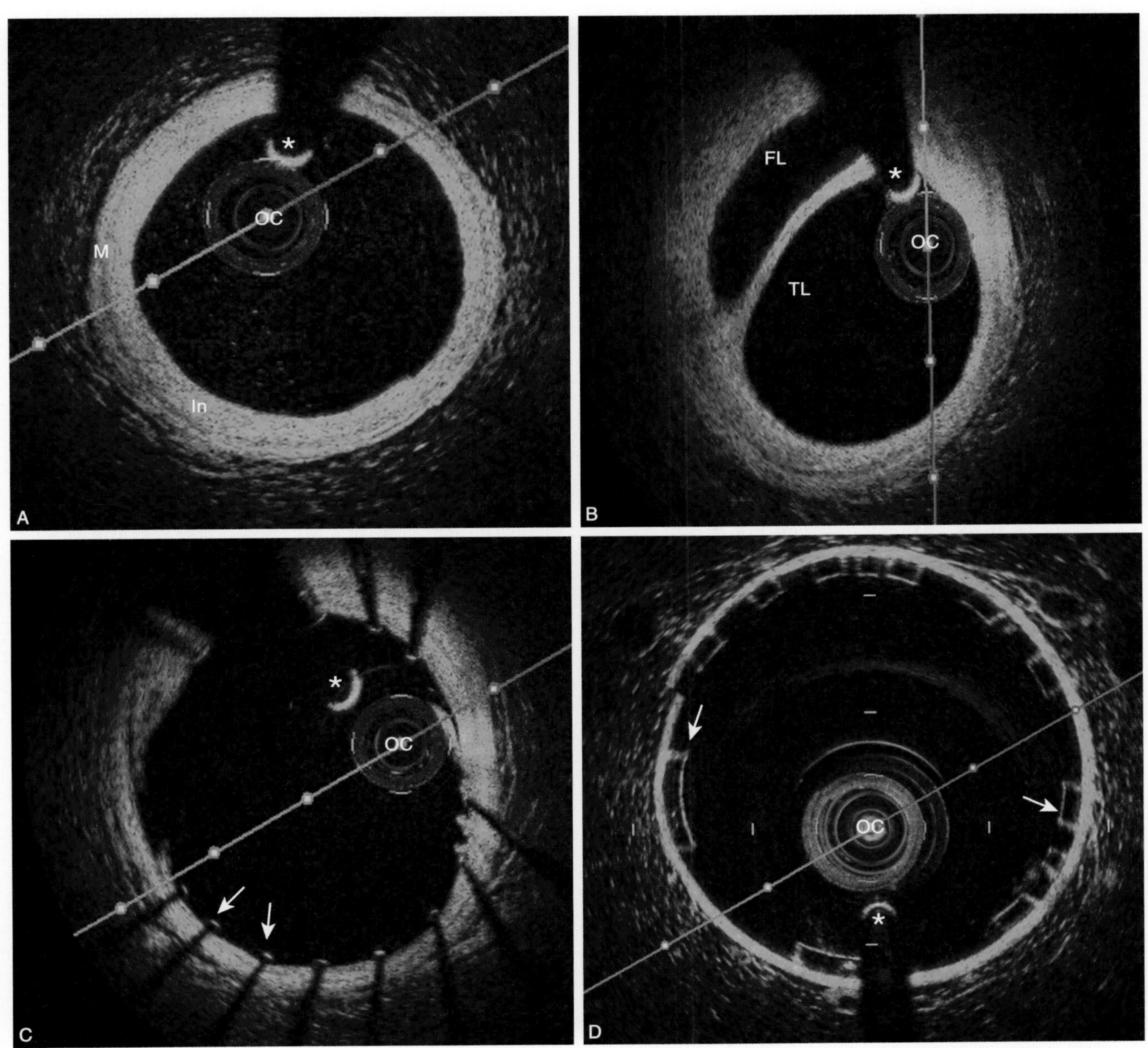

图7.22 光学相干断层扫描图像。（A）右冠状动脉显示轻度内膜（In）增厚。中膜（M）显示为薄的暗带。（B）可见位于真腔（TL）中的导管并可清晰地显示假腔（FL）的解剖。（C）经皮冠状动脉介入药物洗脱金属支架植入后狭窄的动脉粥样硬化斑块。箭头代表支架。（D）植入生物可再吸收血管支架（BVS）。箭头表示支架。星号，导丝；OC，光学相干断层扫描导管

入提供更丰富的信息[247,250]。该技术对生物可吸收支架的开发很有帮助，这种支架在 2 年内可被吸收[251,252]。由于 OCT 可提供更高的分辨率，这不仅使支架的可视化程度更高，还大大提高了对支架异位和脱出的检出率[253]。然而，目前还缺乏令人信服的研究来证明 OCT 指导下的 PCI 可减少不良事件的发生，因此尚需进一步的研究来明确该成像技术对患者预后的影响。

血流储备分数(FFR)

虽然 IVUS 和 OCT 可提供冠状动脉的解剖结构，硬化斑块的形态学信息和管腔的直径，但是这两种技术都不能评估冠状动脉狭窄的生理学意义或预测心肌缺血。事实上，血运重建的目标是缓解缺血从而改善症状并降低不良事件发生的风险。许多研究显示血管造影术在判断一些重要动脉的粥样硬化斑块方面有其局限性。

FFR 是当冠状动脉处于最大舒张期时，冠状动脉狭窄远端压力(P_{distal})与近端压力($P_{proximal}$)的比值(假设阻力在充血期间恒定，平均静脉压忽略)。事实上，这个比值可以通过放置在狭窄远端心导管的传感器测得。可以通过使用腺苷(或者不常用的硝普钠)来诱导冠状动脉充血，FFR 可以通过以下公式计算：

$$FFR = P_{distal}/P_{proximal}$$

正常情况下，血流通过正常无狭窄的动脉时，前后段没有压力差(前后的比率应该为 1)。有研究指出，FFR 减少(如 FFR<0.75~0.8)可预测心肌缺血[254]。虽然冠状动脉造影的狭窄程度与生理意义的严重程度存在相关性，但这个结论有时并不完全准确，因为血流的减少并不只取决于狭窄的严重程度，还与冠状动脉血管床的储备有关。当血管造影发现多处狭窄病变时，心脏病专家可以通过测定 FFR 来发现一些主要的狭窄段，并进行针对性的血管重建来保证重建的效果[255]。一项名为 FAME-Ⅰ(Fractional Flow Reserve versus Angiography for Multivessel Evaluation，FFR 与血管造影对多支血管病变的评估对比)的随机对照试验对有多支血管病变的患者进行了研究，分别通过血管造影引导或 FFR 引导 PCI 的植入，结果证明 FFR 组减少了支架的植入数量，降低了死亡、心肌梗死和 1 年内再次血运重建的比率[120]。随后进行的 FAME-Ⅱ试验又研究了有多支血管病变的 CAD 患者，接受了生理学引导的 PCI 植入术，结果同样显示可改善患者的预后[256]。

总体而言，冠状动脉造影仍然是评估和治疗阻塞性 CAD 的基石。然而，新型血管内评估工具在解剖层面(IVUS，OCT)和生理学层面(FFR)对 CAD 的评估，进一步改进了冠状动脉介入治疗方法和对潜在血管病变的认识。

展望

我们不仅要识别那些有破裂可能的非狭窄性斑块，还要进行有效的治疗，这是目前防治冠心病的主流。尽管血管造影对于动脉管腔有比较理想的成像，但对管壁粥样硬化的进程提供的信息有限。目前诸如 IVUS 和 OCT 之类新的成像技术尚未发展成为一种可用于预测患者是否处于易发生斑块破裂而引起急性冠脉综合征的临床适宜技术。在这些成像技术中，单独使用其中任何一种技术都不可能有效识别有风险的患者或病变；而风险相关生物标志物可能有助于确定哪些患者需要进一步进行有创评估或药物强化治疗[257,258]。

最近，冠状动脉的外膜成为研究热点，现已更新了其在血管壁中炎症的诱发和随后发生的动脉粥样硬化中的作用[11,259]。尽管很多实验研究了血管内膜和中膜在血管病变发展中的作用，但外膜的作用正逐渐被关注。它的独特之处在于外膜包含了可提供营养和血管活性因子的滋养血管，并且是炎性细胞进入心外膜冠状动脉中膜和内膜的门户。此外，所有神经通过血管外膜进入血管壁，这与斑块的进展和不稳定性相关[260]。在动脉粥样硬化的进程中，外膜滋养血管的病变往往早于血管内膜的病变，这支持了"由外到内"(outside-in)的假说[261]。除了动脉粥样硬化外，外膜也被认为是血管损伤(如球囊血管成形)后新生内膜发育所需的新细胞的来源[262,263]。虽然外膜在冠状动脉病变的演变和血管稳态中有其独特的作用，但对外膜生物学方面的认识还缺乏研究。

最后，除了降低 LDL 外，我们还需要明确引起动脉粥样硬化的真正靶点。迄今为止，临床数据证实使用他汀类药物可以预防冠状动脉事件。然而，他汀类药物相关的肌肉症状如肌肉疼痛、僵硬或无力影响了多达三分之一的服药患者，并影响其生活质量和对药物治疗的依从性[264]。来自 IMPROVE-IT(Improved Reduction of Outcomes：Vytorin Efficacy International Trial)试验的数据表明，在急性冠脉综合征的患者中加用依泽替米贝(ezetimibe)可获得益处，而这种益处仍然是通过降低低密度脂蛋白胆固醇水平而获得的。一种称为 PCSK9 抑制剂的新型药物正在进行临床前研究，并有望进入三期临床试验。尽管对粥样硬化病变发展的分子学基础有了越来越多的了解，但研究人员仍未能开发出真正影响疾病进展的新型疗法。当前我们的目标仍然是进一步理解解剖学、生理学和生物学对疾病发展的影响。对冠心病患者而言，治疗只是一方面，更重要的是要预防患者心肌梗死的发生。

(郭剑 张操 译，徐建红 校)

参考文献

1. Marcus ML, Chilian WM, Kanatsuka H, et al. Understanding the coronary circulation through studies at the microvascular level. *Circulation*. 1990;82:1–7.
2. Mulvany MJ, Aalkjaer C. Structure and function of small arteries. *Physiol Rev*. 1990;70:921–961.
3. Zweifach BW, Lipowsky HH. Pressure-flow relations in blood and lymph microcirculation. In: Berne R, Sperelakis N, eds. *Handbook of Physiology, Section 2: The Cardiovascular System*. Vol. III. Baltimore: American Physiological Society; 1984:251–307.
4. Merkus D, Chilian W, Stepp D. Functional characteristics of the coronary microcirculation. *Herz*. 1999;24:496–508.
5. Chilian WM, Layne SM, Eastham CL, Marcus ML. Heterogeneous microvascular coronary alpha-adrenergic vasoconstriction. *Circ Res*. 1989;64:376–388.
6. Kanatsuka H, Lamping KG, Eastham CL, et al. Comparison of the effects of increased myocardial oxygen consumption and adenosine on the coronary microvascular resistance. *Circ Res*. 1989;65:1296–1305.
7. Schwartz SM, deBlois D, O'Brien ER. The intima: soil for atherosclerosis and restenosis. *Circ Res*. 1995;77:445–465.
8. Stary HC, Blankenhorn DH, Chandler AB, et al. A definition of the intima of human arteries and of its atherosclerosis-prone regions. *Circulation*. 1992;85:391–405.
9. Frid MG, Moiseeva EP, Stenmark KR. Multiple phenotypically distinct smooth muscle cell populations exist in the adult and developing bovine pulmonary arterial media in vivo. *Circ Res*. 1994;75:669–681.
10. Clowes AW, Schwartz SM. Significance of quiescent smooth muscle migration in the injured rat carotid artery. *Circ Res*. 1985;56:139–145.
11. Maiellaro K, Taylor WR. The role of the adventitia in vascular inflammation. *Cardiovasc Res*. 2007;75:640–648.
12. Rana RS, Hokin LE. Role of phosphoinositides in transmembrane signaling. *Physiol Rev*. 1990;70:115–164.
13. Moncada S, Higgs EA, Vane JR. Human arterial and venous tissues generate prostacyclin (prostaglandin X), a potent inhibitor of platelet aggregation. *Lancet*. 1977;309:18–21.
14. Furchgott RF, Zawadzki JV. The obligatory role of endothelial cells in the relaxation of arterial

smooth muscle by acetylcholine. *Nature.* 1980;288:373–376.
15. Ignarro LJ. Biological actions and properties of endothelium-derived nitric oxide formed and released from artery and vein. *Circ Res.* 1989;65:1–21.
16. Ignarro LJ. Nitric oxide: a novel signal transduction mechanism for transcellular communication. *Hypertension.* 1990;16:477–483.
17. Lincoln TM, Dey N, Sellak H. Invited review: cGMP-dependent protein kinase signaling mechanisms in smooth muscle: from the regulation of tone to gene expression. *J Appl Physiol.* 2001;91:1421–1430.
18. Harrison DG, Cai H. Endothelial control of vasomotion and nitric oxide production. *Cardiol Clin.* 2003;21:289–302.
19. Moncada S, Palmer RM, Higgs EA. Nitric oxide: physiology, pathophysiology, and pharmacology. *Pharmacol Rev.* 1991;43:109–142.
20. Miura H, Wachtel RE, Liu Y, et al. Flow-induced dilation of human coronary arterioles: important role of Ca^{2+}-activated K^+ channels. *Circulation.* 2001;103:1992–1998.
21. Miyauchi T, Tomobe Y, Shiba R, et al. Involvement of endothelin in the regulation of human vascular tonus: potent vasoconstrictor effect and existence in endothelial cells. *Circulation.* 1990;81:1874–1880.
22. Lee SY, Lee CY, Chen YM, Kochva E. Coronary vasospasm as the primary cause of death due to the venom of the burrowing asp, *Atractaspis engaddensis*. *Toxicon.* 1986;24:285–291.
23. Goodwin AT, Yacoub MH. Role of endogenous endothelin on coronary flow in health and disease. *Coron Artery Dis.* 2001;12:517–525.
24. Hirata Y, Yoshimi H, Takata S, et al. Cellular mechanism of action by a novel vasoconstrictor endothelin in cultured rat vascular smooth muscle cells. *Biochem Biophys Res Commun.* 1988;154:868–875.
25. Clozel JP, Clozel M. Effects of endothelin on the coronary vascular bed in open-chest dogs. *Circ Res.* 1989;65:1193–1200.
26. Wenzel RR, Fleisch M, Shaw S, et al. Hemodynamic and coronary effects of the endothelin antagonist bosentan in patients with coronary artery disease. *Circulation.* 1998;98:2235–2240.
27. Mylona P, Cleland JGF. Update of REACH-1 and MERIT-HF clinical trials in heart failure. *Eur J Heart Fail.* 1999;1:197–200.
28. Humbert M, Sitbon O, Simonneau G. Treatment of pulmonary arterial hypertension. *N Engl J Med.* 2004;351:1425–1436.
29. Hoak JC. The endothelium, platelets, and coronary vasospasm. *Adv Intern Med.* 1989;34:353–375.
30. Bassenge E, Heusch G. Endothelial and neuro-humoral control of coronary blood flow in health and disease. *Rev Physiol Biochem Pharmacol.* 1990;116:77–165.
31. Spaan JAE. Mechanical determinants of myocardial perfusion. *Basic Res Cardiol.* 1995;90:89–102.
32. Westerhof N. Physiological hypotheses—intramyocardial pressure: a new concept, suggestions for measurement. *Basic Res Cardiol.* 1990;85:105–119.
33. Mates RE, Klocke FJ, Canty J. Coronary capacitance. *Prog Cardiovasc Dis.* 1988;31:1–15.
34. Bellamy RF. Diastolic coronary artery pressure-flow relations in the dog. *Circ Res.* 1978;43:92–101.
35. Eng C, Jentzer JH, Kirk ES. The effects of the coronary capacitance on the interpretation of diastolic pressure-flow relationships. *Circ Res.* 1982;50:334–341.
36. Messina LM, Hanley FL, Uhlig PN, et al. Effects of pressure gradients between branches of the left coronary artery on the pressure axis intercept and the shape of steady state circumflex pressure-flow relations in dogs. *Circ Res.* 1985;56:11–19.
37. Kanatsuka H, Ashikawa K, Komaru T, et al. Diameter change and pressure-red blood cell velocity relations in coronary microvessels during long diastoles in the canine left ventricle. *Circ Res.* 1990;66:503–510.
38. Feigl EO. Coronary physiology. *Physiol Rev.* 1983;63:1–205.
39. Deussen A, Ohanyan V, Jannasch A, et al. Mechanisms of metabolic coronary flow regulation. *J Mol Cell Cardiol.* 2012;52:794–801.
40. Hoffman JIE, Piedimonte G, Maxwell AJ, et al. Aspects of coronary vasomotor regulation. *Adv Exp Med Biol.* 1996;381:135–146.
41. Tune JD, Richmond KN, Gorman MW, Feigl EO. Control of coronary blood flow during exercise. *Exp Biol Med.* 2002;227:238–250.
42. Gellai M, Norton JM, Detar R. Evidence for direct control of coronary vascular tone by oxygen. *Circ Res.* 1973;32:279–289.
43. Weiss HR, Neubauer JA, Lipp JA, Sinha AK. Quantitative determination of regional oxygen consumption in the dog heart. *Circ Res.* 1978;42:394–401.
44. Broten TP, Romson JL, Fullerton DA, et al. Synergistic action of myocardial oxygen and carbon dioxide in controlling coronary blood flow. *Circ Res.* 1991;68:531–542.
45. Spaan JA, Dankelman J. Theoretical analysis of coronary blood flow and tissue oxygen pressure-control. *Adv Exp Med Biol.* 1993;346:189–195.
46. Liu Y, Zhao H, Li H, et al. Mitochondrial sources of H_2O_2 generation play a key role in flow-mediated dilation in human coronary resistance arteries. *Circ Res.* 2003;93:573–580.
47. Saitoh Si, Zhang C, Tune JD, et al. Hydrogen peroxide: a feed-forward dilator that couples myocardial metabolism to coronary blood flow. *Arterioscler Thromb Vasc Biol.* 2006;26:2614–2621.
48. Berne RM. Cardiac nucleotides in hypoxia: possible role in regulation of coronary blood flow. *Am J Physiol.* 1963;204:317–322.
49. Gerlach E, Deuticke B, Dreisbach RH. Der Nucleotid-Abbau im Herzmuskel bei Sauerstoffmangel und seine mogliche Bedeutung fur die Coronardurchblutung. *Naturwissenschaften.* 1963;50:228–229.
50. Olsson RA, Bunger R. Metabolic control of coronary blood flow. *Prog Cardiovasc Dis.* 1987;29:369–387.
51. Duncker DJ, Bache RJ. Regulation of coronary vasomotor tone under normal conditions and during acute myocardial hypoperfusion. *Pharmacol Ther.* 2000;86:87–110.
52. Standen NB, Quayle JM. K^+ channel modulation in arterial smooth muscle. *Acta Physiol Scand.* 1998;164:549–557.
53. Bache RJ, Dai XZ, Schwartz JS, Homans DC. Role of adenosine in coronary vasodilation during exercise. *Circ Res.* 1988;62:846–853.
54. Kroll K, Feigl EO. Adenosine is unimportant in controlling coronary blood flow in unstressed dog hearts. *Am J Physiol Heart Circ Physiol.* 1985;249:H1176–H1187.
55. Dole WP, Yamada N, Bishop VS, Olsson RA. Role of adenosine in coronary blood flow regulation after reductions in perfusion pressure. *Circ Res.* 1985;56:517–524.
56. Saito D, Steinhart CR, Nixon DG, Olsson RA. Intracoronary adenosine deaminase reduces canine myocardial reactive hyperemia. *Circ Res.* 1981;49:1262–1267.
57. Laxson DD, Homans DC, Bache RJ. Inhibition of adenosine-mediated coronary vasodilation exacerbates myocardial ischemia during exercise. *Am J Physiol Heart Circ Physiol.* 1993;265:H1471–H1477.
58. Baxter GF. Role of adenosine in delayed preconditioning of myocardium. *Cardiovasc Res.* 2002;55:483–494.
59. Zaugg M, Lucchinetti E, Uecker M, et al. Anaesthetics and cardiac preconditioning, part I: signalling and cytoprotective mechanisms. *Br J Anaesth.* 2003;91:551–565.
60. Woollard HH. The innervation of the heart. *J Anat.* 1926;60:345–373.
61. Van Winkle DM, Feigl EO. Acetylcholine causes coronary vasodilation in dogs and baboons. *Circ Res.* 1989;65:1580–1593.
62. Hodgson JM, Marshall JJ. Direct vasoconstriction and endothelium-dependent vasodilation: mechanisms of acetylcholine effects on coronary flow and arterial diameter in patients with nonstenotic coronary arteries. *Circulation.* 1989;79:1043–1051.
63. Horio Y, Yasue H, Okumura K, et al. Effects of intracoronary injection of acetylcholine on coronary arterial hemodynamics and diameter. *Am J Cardiol.* 1988;62:887–891.
64. Ludmer PL, Selwyn AP, Shook TL, et al. Paradoxical vasoconstriction induced by acetylcholine in atherosclerotic coronary arteries. *N Engl J Med.* 1986;315:1046–1051.
65. Feigl EO. Neural control of coronary blood flow. *J Vasc Res.* 1998;35:85–92.
66. Feigl EO. EDRF: a protective factor? *Nature.* 1988;331:490–491.
67. Feldman RD, Christy JP, Paul ST, Harrison DG. Beta-adrenergic receptors on canine coronary collateral vessels: characterization and function. *Am J Physiol Heart Circ Physiol.* 1989;257:H1634–H1639.
68. Mosher P, Ross J Jr, McFate PA, Shaw RF. Control of coronary blood flow by an autoregulatory mechanism. *Circ Res.* 1964;14:250–259.
69. Gorman MW, Tune JD, Richmond KN, Feigl EO. Feedforward sympathetic coronary vasodilation in exercising dogs. *J Appl Physiol.* 2000;89:1892–1902.
70. Holtz J. Alpha-adrenoceptor subtypes in the coronary circulation. *Basic Res Cardiol.* 1990; 85(suppl 1):81–95.
71. Guth BD, Thaulow E, Heusch G, et al. Myocardial effects of selective alpha-adrenoceptor blockade during exercise in dogs. *Circ Res.* 1990;66:1703–1712.
72. Heusch G. Alpha-adrenergic mechanisms in myocardial ischemia. *Circulation.* 1990;81:1–13.
73. Kelley KO, Feigl EO. Segmental alpha-receptor–mediated vasoconstriction in the canine coronary circulation. *Circ Res.* 1978;43:908–917.
74. Mohrman DE, Feigl EO. Competition between sympathetic vasoconstriction and metabolic vasodilation in the canine coronary circulation. *Circ Res.* 1978;42:79–86.
75. Heusch G, Deussen A. Nifedipine prevents sympathetic vasoconstriction distal to severe coronary stenoses. *J Cardiovasc Pharmacol.* 1984;6:378–383.
76. Chilian WM. Adrenergic vasomotion in the coronary microcirculation. *Basic Res Cardiol.* 1990;85(suppl 1):111–120.
77. Harrison DG, Sellke FW, Quillen JE. Neurohumoral regulation of coronary collateral vasomotor tone. *Basic Res Cardiol.* 1990;85(suppl 1):121–129.
78. Di Carli MF, Tobes MC, Mangner T, et al. Effects of cardiac sympathetic innervation on coronary blood flow. *N Engl J Med.* 1997;336:1208–1215.
79. Chilian WM, Harrison DG, Haws CW, et al. Adrenergic coronary tone during submaximal exercise in the dog is produced by circulating catecholamines: evidence for adrenergic denervation supersensitivity in the myocardium but not in coronary vessels. *Circ Res.* 1986;58:68–82.
80. Huang AH, Feigl EO. Adrenergic coronary vasoconstriction helps maintain uniform transmural blood flow distribution during exercise. *Circ Res.* 1988;62:286–298.
81. Buffington CW, Feigl EO. Adrenergic coronary vasoconstriction in the presence of coronary stenosis in the dog. *Circ Res.* 1981;48:416–423.
82. Bassenge E, Walter P, Doutheil U. Wirkungsmumkehr der adrenergischen coronargefassreakton in abhangigkeit vom coronargefasstonus. *Pflugers Arch.* 1967;297:146–155.
83. Heusch G, Deussen A. The effects of cardiac sympathetic nerve stimulation on perfusion of stenotic coronary arteries in the dog. *Circ Res.* 1983;53:8–15.
84. Nathan HJ, Feigl EO. Adrenergic vasoconstriction lessens transmural steal during coronary hypoperfusion. *Am J Physiol Heart Circ Physiol.* 1986;250:H645–H653.
85. Chilian WM, Ackell PH. Transmural differences in sympathetic coronary constriction during exercise in the presence of coronary stenosis. *Circ Res.* 1988;62:216–225.
86. Baumgart D, Heusch G. Neuronal control of coronary blood flow. *Basic Res Cardiol.* 1995;90:142–159.
87. Seitelberger R, Guth BD, Heusch G, et al. Intracoronary alpha 2–adrenergic receptor blockade attenuates ischemia in conscious dogs during exercise. *Circ Res.* 1988;62:436–442.
88. Feigl EO. Adrenergic control of transmural coronary blood flow. *Basic Res Cardiol.* 1990;85(suppl 1):167–176.
89. Heusch G. Reprint of: the paradox of alpha-adrenergic coronary vasoconstriction revisited. *J Mol Cell Cardiol.* 2012;52:832–839.
90. Hodgson J, Cohen MD, Szentpetery S, Thames MD. Effects of regional alpha- and beta-blockade on resting and hyperemic coronary blood flow in conscious, unstressed humans. *Circulation.* 1989;79:797–809.
91. Chierchia S, Davies G, Berkenboom G, et al. Alpha-adrenergic receptors and coronary spasm: an elusive link. *Circulation.* 1984;69:8–14.
92. Brown BG, Lee AB, Bolson EL, Dodge HT. Reflex constriction of significant coronary stenosis as a mechanism contributing to ischemic left ventricular dysfunction during isometric exercise. *Circulation.* 1984;70:18–24.
93. Berkenboom G, Unger P. Alpha-adrenergic coronary constriction in effort angina. *Basic Res Cardiol.* 1990;85(suppl 1):359–369.
94. Berkenboom GM, Abramowicz M, Vandermoten P, Degre SG. Role of alpha-adrenergic coronary tone in exercise-induced angina pectoris. *Am J Cardiol.* 1986;57:195–198.
95. Gage JE, Hess OM, Murakami T, et al. Vasoconstriction of stenotic coronary arteries during dynamic exercise in patients with classic angina pectoris: reversibility by nitroglycerin. *Circulation.* 1986;73:865–876.
96. Chilian WM, Layne SM. Coronary microvascular responses to reductions in perfusion pressure: evidence for persistent arteriolar vasomotor tone during coronary hypoperfusion. *Circ Res.* 1990;66:1227–1238.
97. Nabel EG, Ganz P, Gordon JB, et al. Dilation of normal and constriction of atherosclerotic coronary arteries caused by the cold pressor test. *Circulation.* 1988;77:43–52.
98. Maturi MF, Martin SE, Markle D, et al. Coronary vasoconstriction induced by vasopressin: production of myocardial ischemia in dogs by constriction of nondiseased small vessels. *Circulation.* 1991;83:2111–2121.
99. Chu A, Morris KG, Kuehl WD, et al. Effects of atrial natriuretic peptide on the coronary arterial vasculature in humans. *Circulation.* 1989;80:1627–1635.
100. Linder C, Heusch G. ACE inhibitors for the treatment of myocardial ischemia? *Cardiovasc Drugs Ther.* 1990;4:1375–1384.
101. Lamping KG, Kanatsuka H, Eastham CL, et al. Nonuniform vasomotor responses of the coronary microcirculation to serotonin and vasopressin. *Circ Res.* 1989;65:343–351.
102. Ginsburg R, Bristow MR, Kantrowitz N, et al. Histamine provocation of clinical coronary artery spasm: implications concerning pathogenesis of variant angina pectoris. *Am Heart J.* 1981;102:819–822.
103. Johnson PC. Autoregulation of blood flow. *Circ Res.* 1986;59:483–495.
104. Gregg DE. Effect of coronary perfusion pressure or coronary flow on oxygen usage. *Circ Res.* 1963;13:497–500.
105. Dole WP, Nuno DW. Myocardial oxygen tension determines the degree and pressure range of coronary autoregulation. *Circ Res.* 1986;59:202–215.
106. Dole WP. Autoregulation of the coronary circulation. *Prog Cardiovasc Dis.* 1987;29:293–323.
107. Jones CE, Liang IYS, Gwirtz PA. Effects of alpha-adrenergic blockade on coronary autoregulation in dogs. *Am J Physiol.* 1987;253:H365–H372.
108. Hoffman JIE, Spaan JAE. Pressure-flow relations in coronary circulation. *Physiol Rev.* 1990;70:331–390.
109. Feigl EO. Coronary autoregulation. *J Hypertens.* 1989;7(suppl 4):S55–S58.
110. Hickey RF, Sybert PE, Verrier ED, Cason BA. Effects of halothane, enflurane, and isoflurane on coronary blood flow autoregulation and coronary vascular reserve in the canine heart. *Anesthesiology.* 1988;68:21–30.
111. Sestier FJ, Mildenberger RR, Klassen GA. Role of autoregulation in spatial and temporal perfusion heterogeneity of canine myocardium. *Am J Physiol.* 1978;235:H64–H71.
112. Kuo L, Chilian WM, Davis MJ. Coronary arteriolar myogenic response is independent of endothelium. *Circ Res.* 1990;66:860–866.
113. Fossel ET, Morgan HE, Ingwall JS. Measurement of changes in high-energy phosphates in the cardiac cycle by using gated 31P nuclear magnetic resonance. *Proc Natl Acad Sci USA.* 1980;77:3654–3658.
114. Feigl EO, Neat GW, Huang AH. Interrelations between coronary artery pressure, myocardial metabolism and coronary blood flow. *J Mol Cell Cardiol.* 1990;22:375–390.
115. Ruiter JH, Spaan JA, Laird JD. Transient oxygen uptake during myocardial reactive hyperemia in the dog. *Am J Physiol.* 1978;235:H87–H94.
116. Marcus ML. Metabolic regulation of coronary blood flow. In: Marcus ML, ed. *The Coronary Circulation in Health and Disease.* New York: McGraw-Hill; 1983:65–92.
117. Bourdarias JP. Coronary reserve: concept and physiological variations. *Eur Heart J.* 1995; 16(suppl 1):2–6.
118. Nitenberg A, Antony I. Coronary vascular reserve in humans: a critical review of methods of evaluation and of interpretation of the results. *Eur Heart J.* 1995;16(suppl 1):7–21.
119. Aude YW, Garza L. How to prevent unnecessary coronary interventions: identifying lesions responsible for ischemia in the cath lab. *Curr Opin Cardiol.* 2003;18:394–399.
120. Tonino PA, De BB, Pijls NH, et al. Fractional flow reserve versus angiography for guiding percutaneous coronary intervention. *N Engl J Med.* 2009;360:213–224.
121. Hoffman JIE. Transmural myocardial perfusion. *Prog Cardiovasc Dis.* 1987;29:429–464.

122. van der Vusse GJ, Arts T, Glatz JF, Reneman RS. Transmural differences in energy metabolism of the left ventricular myocardium: fact or fiction. *J Mol Cell Cardiol.* 1990;22:23–37.
123. Bassingthwaighte JB, Malone MA, Moffett TC, et al. Validity of microsphere depositions for regional myocardial flows. *Am J Physiol.* 1987;253:H184–H193.
124. Buckberg GD, Luck JC, Payne DB, et al. Some sources of error in measuring regional blood flow with radioactive microspheres. *J Appl Physiol.* 1971;31:598–604.
125. Canty J, Giglia J, Kandath D. Effect of tachycardia on regional function and transmural myocardial perfusion during graded coronary pressure reduction in conscious dogs. *Circulation.* 1990;82:1815–1825.
126. Harrison DG, Florentine MS, Brooks LA, et al. The effect of hypertension and left ventricular hypertrophy on the lower range of coronary autoregulation. *Circulation.* 1988;77:1108–1115.
127. Tomanek RJ. Response of the coronary vasculature to myocardial hypertrophy. *J Am Coll Cardiol.* 1990;15:528–533.
128. Hoffman JIE. Heterogeneity of myocardial blood flow. *Basic Res Cardiol.* 1995;90:103–111.
129. Coggins DL, Flynn AE, Austin J, et al. Nonuniform loss of regional flow reserve during myocardial ischemia in dogs. *Circ Res.* 1990;67:253–264.
130. Pantely GA, Bristow JD, Swenson LJ, et al. Incomplete coronary vasodilation during myocardial ischemia in swine. *Am J Physiol.* 1985;249:H638–H647.
131. Aversano T, Becker LC. Persistence of coronary vasodilator reserve despite functionally significant flow reduction. *Am J Physiol.* 1985;248:H403–H411.
132. Stary HC. Evolution and progression of atherosclerotic lesions in coronary arteries of children and young adults. *Arteriosclerosis.* 1989;9(suppl):I19–I32.
133. McGill J. Relationship of atherosclerosis in young men to serum lipoprotein cholesterol concentrations and smoking: a preliminary report from the Pathobiological Determinants of Atherosclerosis in Youth (PDAY) research group. *JAMA.* 1990;264:3018–3024.
134. McPherson R, Pertsemlidis A, Kavaslar N, et al. A common allele on chromosome 9 associated with coronary heart disease. *Science.* 2007;316:1488–1491.
135. Harismendy O, Notani D, Song X, et al. 9p21 DNA variants associated with coronary artery disease impair interferon-γ signalling response. *Nature.* 2011;470:264–268.
136. von Rokitansky C. *A manual of pathological anatomy.* London: The Sydenham Society; 1852.
137. Duguid JB. Thrombosis as a factor in atherogenesis. *J Pathol Bacteriol.* 1946;58:207–212.
138. Schneiderman J, Sawdey MS, Keeton MR, et al. Increased type 1 plasminogen activator inhibitor gene expression in atherosclerotic human arteries. *Proc Natl Acad Sci USA.* 1992;89:6998–7002.
139. Virchow R. Gesammelte abhandlungen zur wissenschaftlichen medicin. *Phlogose ung Thrombose im Gefassystem.* Berlin: Meidinger Sohn and Co; 1856:458–463.
140. Ross R, Glomset JA. The pathogenesis of atherosclerosis. *N Engl J Med.* 1976;295:369–377.
141. Schwartz SM, Murry CE, O'Brien ER. Vessel wall response to injury. *Science Med.* 1996;3:12–21.
142. Dvorak HF, Harvey VS, Estrella P, et al. Fibrin containing gels induce angiogenesis. Implications for tumor stroma generation and wound healing. *Lab Invest.* 1987;57:673–686.
143. Hunt TK, Knighton DR, Thakral KK, et al. Studies on inflammation and wound healing: angiogenesis and collagen synthesis stimulated in vivo by resident and activated wound macrophage. *Surgery.* 1984;96:48–54.
144. Gabbiani G. The biology of the myofibroblast. *Kidney Int.* 1996;41:530–532.
145. Dvorak HF. Tumors: wounds that do not heal. Similarities between tumor stroma generation and wound healing. *N Engl J Med.* 1986;315:1650–1659.
146. Munro JM, Cotran RS. The pathogenesis of atherosclerosis: atherogenesis and inflammation. *Lab Invest.* 1988;58:249–261.
147. Ross R. The pathogenesis of atherosclerosis: a perspective for the 1990s. *Nature.* 1993;362:801–813.
148. Jonasson L, Holm J, Skalli O, et al. Regional accumulations of T cells, macrophages, and smooth muscle cells in the human atherosclerotic plaque. *Atherosclerosis.* 1986;6:131–138.
149. Katsuda S, Boyd HC, Fligner C, et al. Human atherosclerosis: immunocytochemical analysis of the cell composition of lesions of young adults. *Am J Pathol.* 1992;140:907–914.
150. Prescott MF, McBride CK, Court M. Development of intimal lesions after leukocyte migration into the vascular wall. *Am J Pathol.* 1989;135:835–846.
151. Henney AM, Wakeley PR, Davies MJ, et al. Localization of stromelysin gene expression in atherosclerotic plaques by *in situ* hybridization. *Proc Natl Acad Sci USA.* 1991;88:8154–8158.
152. Bevilacqua MP, Slengelin S, Gimbrone MA Jr, Seed B. Endothelial leukocyte adhesion molecule 1: an inducible receptor for neutrophils related to complement regulatory proteins and lectins. *Science.* 1989;243:1160–1165.
153. Springer TA. Traffic signals for lymphocyte recirculation and leukocyte emigration: the multistep paradigm. *Cell.* 1994;76:301–314.
154. Osborn L, Hession C, Tizard R, et al. Direct expression cloning of vascular cell adhesion molecules 1, a cytokine-induced endothelial protein that binds to lymphocytes. *Cell.* 1989;59:1203–1211.
155. Nelken NA, Coughlin SR, Gordon D, Wilcox JN. Monocyte chemoattractant protein-1 in human atheromatous plaques. *J Clin Invest.* 1991;88:1121–1127.
156. Reidy MA, Silver M. Endothelial regeneration: lack of intimal proliferation after defined injury to rat aorta. *Am J Pathol.* 1985;118:173–177.
157. Conte MS, Choudhry RP, Shirakowa M, et al. Endothelial cell seeding fails to attenuate intimal thickening in balloon-injured rabbit arteries. *J Vasc Surg.* 1995;21:413–421.
158. Barger AC, Beeuwkes R, Lainey LL, Silverman KJ. Hypothesis: vasa vasorum and neovascularization of human coronary arteries. *N Engl J Med.* 1984;310:175–177.
159. O'Brien ER, Garvin MR, Dev R, et al. Angiogenesis in human coronary atherosclerotic plaques. *Am J Pathol.* 1994;145:883–894.
160. Pels K, Labinaz M, O'Brien ER. Arterial wall neovascularization: potential role in atherosclerosis and restenosis. *Jpn Circ J.* 1997;61:893–904.
161. Winternitz MC, Thomas RM, LeCompte PM. *The Biology of Arteriosclerosis.* Springfield, IL: Charles C Thomas; 1938.
162. O'Brien KD, McDonald TO, Chait A, et al. Neovascular expression of E-selectin intercellular adhesion molecule-1, and vascular cell adhesion molecule-1 in human atherosclerosis and their relation to intimal leukocyte content. *Circulation.* 1996;93:672–682.
163. Brown MS, Goldstein JL. A receptor-mediated pathway for cholesterol homeostasis. *Science.* 1986;232:34–37.
164. Steinberg D. Antioxidant vitamins and coronary heart disease. *N Engl J Med.* 1993;328:1444–1449.
165. Anderson TJ, Meredith IT, Yeung AC, et al. The effect of of cholesterol-lowering and antioxidant therapy on endothelium-dependent coronary vasomotion. *N Engl J Med.* 1995;332:488–493.
166. Scandinavian Simvastatin Survival Study Group. Randomised trial of cholesterol lowering in 4444 patients with coronary heart disease: the Scandinavian Simvastatin Survival Study (4S). *Lancet.* 1994;344:1383–1389.
167. Treasure CB, Klein JL, Weintraub WS. Beneficial effects of cholesterol-lowering therapy on the coronary endothelium in patients with coronary artery disease. *N Engl J Med.* 1995;332:481–487.
168. Benditt EP, Benditt JM. Evidence for a monoclonal origin of human atherosclerotic plaques. *Proc Natl Acad Sci USA.* 1973;70:1753–1756.
169. Murry CE, Gipaya CT, Bartosek T, et al. Monoclonality of smooth muscle cells in human atherosclerosis. *Am J Pathol.* 1997;151:697–706.
170. Sims FH, Gavin JB, Vanderwee MA. The intima of human coronary arteries. *Am Heart J.* 1989;118:32–38.
171. Sims FH, Gavin JB. The early development of intimal thickening of human coronary arteries. *Coronary Art Dis.* 1990;1:205–213.
172. Gordon D, Reidy MA, Benditt EP, Schwartz SM. Cell proliferation in human coronary arteries. *Proc Natl Acad Sci USA.* 1990;87:4600–4604.
173. O'Brien ER, Alpers CE, Stewart DK, et al. Proliferation in primary and restenotic coronary atherectomy tissue: implications for anti-proliferative therapy. *Circ Res.* 1993;73:223–231.
174. Spagnoli LG, Villaschi S, Neri L, et al. Autoradiographic studies of the smooth muscle cells in human arteries. *Paroi Arterielle.* 1981;7:107–112.
175. Villaschi S, Spagnoli LG. Autoradiographic and ultrastructural studies on the human fibroatheromatous plaque. *Atherosclerosis.* 1983;48:95–100.
176. Bennett MR, Evan GI, Schwartz SM. Apoptosis of human vascular smooth muscle cells derived from normal vessels and coronary atherosclerotic plaques. *J Clin Invest.* 1995;95:2266–2274.
177. Jackson CL, Raines EW, Ross R, Reidy MA. Role of endogenous platelet-derived growth factor in arterial smooth muscle cell migration after balloon catheter injury. *Arterioscler Thromb.* 1993;13:1218–1226.
178. Lindner V, Olson NE, Clowes AW, Reidy MA. Heparin inhibits smooth muscle cell proliferation in injured rat arteries by displacing basic fibroblast growth factor. *J Clin Invest.* 1992;90:2044–2049.
179. Reidy MA, Irvin C, Lindner V. Migration of arterial wall cells: expression of plasminogen activators and inhibitors in injured rat arteries. *Circ Res.* 1996;78:405–414.
180. Glagov S, Weisenberg E, Zarins CK, et al. Compensatory enlargement of human atherosclerotic coronary arteries. *N Engl J Med.* 1987;316:1371–1375.
181. Folkow B. Physiological aspects of primary hypertension. *Physiol Rev.* 1982;62:347–504.
182. Jamal A, Bendeck M, Langille BL. Structural changes and recovery of function after arterial injury. *Arterioscler Thromb.* 1992;12:307–317.
183. Folkow B. "Structural factor" in primary and secondary hypertension. *Hypertension.* 1990;16:89–101.
184. Isner JM. Vascular remodeling: honey, I think I shrunk the artery. *Circulation.* 1994;89:2937–2941.
185. Kakuta T, Currier JW, Haudenschild CC, et al. Differences in compensatory vessel enlargement, not intimal formation, account for restenosis following angioplasty in the hypercholesterolemic rabbit model. *Circulation.* 1994;89:2809–2815.
186. Kimura T, Kaburagi S, Tamura T, et al. Remodeling of human coronary arteries undergoing coronary angioplasty or atherectomy. *Circulation.* 1999;96:475–483.
187. Lafont A, Guzman LA, Whitlow PL, et al. Restenosis after experimental angioplasty: intimal, medial, and adventitial changes associated with constrictive remodeling. *Circ Res.* 1995;76:996–1002.
188. Luo H, Nishioka T, Eigler NL, et al. Coronary artery restenosis after balloon angioplasty in humans is associated with circumferential coronary artery constriction. *Arterioscler Thromb Vasc Biol.* 1999;16:1393–1398.
189. Mintz GS, Popma JJ, Pichard AD, et al. Arterial remodeling after coronary angioplasty: a serial intravascular ultrasound study. *Circulation.* 1996;94:35–43.
190. Pasterkamp G, Borst C, Post MJ, et al. Atherosclerotic arterial remodeling in the superficial femoral artery: individual variation in local compensatory enlargement response. *Circulation.* 1996;93:1818–1825.
191. Pasterkamp G, de Kleijn D, Borst C. Arterial remodeling in atherosclerosis, restenosis and after alteration of blood flow: potential mechanisms and clinical implications. *Cardiovasc Res.* 2000;45:843–852.
192. Post MJ, Borst C, Kuntz RE. The relative importance of arterial remodeling compared with intimal hyperplasia in lumen renarrowing after balloon angioplasty: a study in the normal rabbit and the hypercholesterolemic Yucatan micropig. *Circulation.* 1994;89:2816–2821.
193. Bryant SR, Bjercke RJ, Erichsen DA, et al. Vascular remodeling in response to altered blood flow is mediated by fibroblast growth factor-2. *Circ Res.* 1999;84:323–328.
194. Shi Y, Pieniek M, Fard A, et al. Adventitial remodeling after coronary artery injury. *Circulation.* 1996;93:340–348.
195. Langille BL, O'Donnell F. Reductions in arterial diameter produced by chronic diseases in blood flow are endothelium-dependent. *Science.* 1986;231:405–407.
196. Geiringer E. Intimal vascularization and atherosclerosis. *J Pathol Bacteriol.* 1951;63:201–211.
197. Koester W. Endarteriitis and arteriitis. *Berl Klin Wochenschr.* 1876;13:454–455.
198. Brown BG, Bolson EL, Dodge HT. Dynamic mechanisms in human coronary stenosis. *Circulation.* 1984;70:917–922.
199. Levin DC, Gardiner GA. Coronary arteriography. In: Braunwald E, ed. *Heart Disease.* 3rd ed. Philadelphia: Saunders; 1988:268–310.
200. Arnett EN, Isner JM, Redwood DR, et al. Coronary artery narrowing in coronary heart disease: comparison of cineangiographic and necropsy findings. *Ann Intern Med.* 1979;91:350–356.
201. Marcus ML. The physiologic effects of a coronary stenosis. In: Marcus ML, ed. *The Coronary Circulation in Health and Disease.* New York: McGraw Hill; 1983:242–269.
202. Wilson RF. Assessing the severity of coronary-artery stenoses. *N Engl J Med.* 1996;334:1735–1737.
203. Ambrose JA, Tannenbaum MA, Alexopoulos D, et al. Angiographic progression of coronary artery disease and the development of myocardial infarction. *J Am Coll Cardiol.* 1988;12:56–62.
204. Little WC, Constantinescu M, Applegate RJ, et al. Can coronary angiography predict the site of a subsequent myocardial infarction in patients with mild-to-moderate coronary artery disease? *Circulation.* 1988;78:1157–1166.
205. Davies MJ, Thomas AC. Plaque fissuring: the cause of acute myocardial infarction, sudden ischaemic death, and crescendo angina. *Br Heart J.* 1985;53:363–373.
206. Richardson PD, Davies MJ, Born GVR. Influence of plaque configuration and stress distribution on fissuring of coronary atherosclerotic plaques. *Lancet.* 1989;334:941–944.
207. Van Der Wal AC, Becker AE, Van Der Loos CM, Das PK. Site of intimal rupture or erosion of thrombosed coronary atherosclerotic plaques is characterized by an inflammatory process irrespective of the dominant plaque morphology. *Circulation.* 1994;89:36–44.
208. Libby P, Hansson GK. Involvement of the immune system in human atherogenesis: current knowledge and unanswered questions. *Lab Invest.* 1991;64:5–15.
209. Demer L, Gould KL, Kirkeeide R. Assessing stenosis severity: coronary flow reserve, collateral function, quantitative coronary arteriography, positron imaging, and digital subtraction angiography: a review and analysis. *Prog Cardiovasc Dis.* 1988;30:307–322.
210. Gould KL, Lipscomb K, Hamilton GW. Physiologic basis for assessing critical coronary stenosis: instantaneous flow response and regional distribution during coronary hyperemia as measures of coronary flow reserve. *Am J Cardiol.* 1974;33:87–94.
211. Koerselman J, Van der Graaf Y, De Jaegere PPT, Grobbee DE. Coronary collaterals: an important and underexposed aspect of coronary artery disease. *Circulation.* 2003;107:2507–2511.
212. Schaper W, Gorge G, Winkler B, Schaper J. The collateral circulation of the heart. *Prog Cardiovasc Dis.* 1988;31:57–77.
213. Schaper W. Biological and molecular biological aspects of angiogenesis in coronary collateral development. In: Nakamwa M, VanHoutte PM, eds. *Coronary Circulation in Physiological and Pathophysiological States.* Tokyo: Springer; 1991:21–27.
214. Conway EM, Collen D, Carmeliet P. Molecular mechanisms of blood vessel growth. *Cardiovasc Res.* 2001;49:507–521.
215. Fujita M, Tambara K. Recent insights into human coronary collateral development. *Heart.* 2004;90:246–250.
216. Carmeliet P. Mechanisms of angiogenesis and arteriogenesis. *Nat Med.* 2000;6:389–395.
217. Zimarino M, D'Andreamatteo M, Waksman R, et al. The dynamics of the coronary collateral circulation. *Nat Rev Cardiol.* 2014;11:191–197.
218. Billinger M, Fleisch M, Eberli FR, et al. Is the development of myocardial tolerance to repeated ischemia in humans due to preconditioning or to collateral recruitment? *J Am Coll Cardiol.* 1999;33:1027–1035.
219. Sellke FW, Quillen JE, Brooks LA, Harrison DG. Endothelial modulation of the coronary vasculature in vessels perfused via mature collaterals. *Circulation.* 1990;81:1938–1947.
220. Verani MS. The functional significance of coronary collateral vessels: anecdote confronts science. *Cathet Cardiovasc Diagn.* 1983;9:333–337.
221. Marcus ML. The coronary collateral circulation. In: Marcus ML, ed. *The Coronary Circulation in Health and Disease.* New York: McGraw-Hill; 1983:221–241.
222. Meier P, Hemingway H, Lansky AJ, et al. The impact of the coronary collateral circulation on mortality: a meta-analysis. *Eur Heart J.* 2012;33:614–621.
223. Braunwald E, Sobel BE. Coronary blood flow and myocardial ischemia. In: Braunwald E, ed. *Heart Disease.* 3rd ed. Philadelphia: Saunders; 1988:1191–1221.
224. Hlatky MA, Mark DB, Califf RM, Pryor DB. Angina, myocardial ischemia and coronary disease: gold standards, operational definitions and correlations. *J Clin Epidemiol.* 1989;42:381–384.
225. Buckberg GD, Fixler DE, Archie JP, Hoffman JI. Experimental subendocardial ischemia in dogs with normal coronary arteries. *Circ Res.* 1972;30:67–81.

226. Griggs DM Jr, Nakamura Y. Effect of coronary constriction on myocardial distribution of iodoantipyrine-131-I. *Am J Physiol.* 1968;215:1082–1086.
227. Brazier J, Cooper N, Buckberg G. The adequacy of subendocardial oxygen delivery: the interaction of determinants of flow, arterial oxygen content and myocardial oxygen need. *Circulation.* 1974;49:968–977.
228. Buffington CW. Hemodynamic determinants of ischemic myocardial dysfunction in the presence of coronary stenosis in dogs. *Anesthesiology.* 1985;63:651–662.
229. Stone PH. Mechanisms of silent myocardial ischemia: implications for selection of optimal therapy. *Adv Cardiol.* 1990;37:328–348.
230. Maseri A, Newman C, Davies G. Coronary vasomotor tone: a heterogeneous entity. *Eur Heart J.* 1989;10(suppl F):2–5.
231. Malacoff RF, Mudge J, Holman BL, et al. Effect of the cold pressor test on regional myocardial blood flow in patients with coronary artery disease. *Am Heart J.* 1983;106:78–84.
232. Zeiher AM, Drexler H, Wollschlaeger H, et al. Coronary vasomotion in response to sympathetic stimulation in humans: importance of the functional integrity of the endothelium. *J Am Coll Cardiol.* 1989;14:1181–1190.
233. Konidala S, Gutterman DD. Coronary vasospasm and the regulation of coronary blood flow. *Prog Cardiovasc Dis.* 2004;46:349–373.
234. Batchelor TJP, Sadaba JR, Ishola A, et al. Rho-kinase inhibitors prevent agonist-induced vasospasm in human internal mammary artery. *Br J Pharmacol.* 2001;132:302–308.
235. Werns SW, Walton JA, Hsia HH, et al. Evidence of endothelial dysfunction in angiographically normal coronary arteries of patients with coronary artery disease. *Circulation.* 1989;79:287–291.
236. Vita JA, Treasure CB, Nabel EG, et al. Coronary vasomotor response to acetylcholine relates to risk factors for coronary artery disease. *Circulation.* 1990;81:491–497.
237. Nabel EG, Selwyn AP, Ganz P. Large coronary arteries in humans are responsive to changing blood flow: an endothelium-dependent mechanism that fails in patients with atherosclerosis. *J Am Coll Cardiol.* 1990;16:349–356.
238. Golino P, Piscione F, Willerson JT, et al. Divergent effects of serotonin on coronary-artery dimensions and blood flow in patients with coronary atherosclerosis and control patients. *N Engl J Med.* 1991;324:641–648.
239. McFadden EP, Clarke JG, Davies GJ, et al. Effect of intracoronary serotonin on coronary vessels in patients with stable angina and patients with variant angina. *N Engl J Med.* 1991;324:648–654.
240. Golino P, Maseri A. Serotonin receptors in human coronary arteries. *Circulation.* 1994;90:1573–1575.
241. Nissen SE, Gurley JC, Grines CL, et al. Intravascular ultrasound assessment of lumen size and wall morphology in normal subjects and patients with coronary artery disease. *Circulation.* 1991;84:1087–1099.
242. Topol EJ, Nissen SE. Our preoccupation with coronary luminology: the dissociation between clinical and angiographic findings in ischemic heart disease. *Circulation.* 1995;92:2333–2342.
243. Tobis J, Azarbal B, Slavin L. Assessment of intermediate severity coronary lesions in the catheterization laboratory. *J Am Coll Cardiol.* 2007;49:839–848.
244. Escolar E, Weigold G, Fuisz A, Weissman NJ. New imaging techniques for diagnosing coronary artery disease. *CMAJ.* 2006;174:487–495.
245. Nissen SE. Application of intravascular ultrasound to characterize coronary artery disease and assess the progression or regression of atherosclerosis. *Am J Cardiol.* 2002;89:24B–31B.
246. Ambrose JA. In search of the "vulnerable plaque": can it be localized and will focal regional therapy ever be an option for cardiac prevention? *J Am Coll Cardiol.* 2008;51:1539–1542.
247. Terashima M, Kaneda H, Suzuki T. The role of optical coherence tomography in coronary intervention. *Korean J Intern Med.* 2012;27:1–12.
248. Bouma BE, Tearney GJ, Yabushita H, et al. Evaluation of intracoronary stenting by intravascular optical coherence tomography. *Heart.* 2003;89:317–320.
249. Yabushita H, Bouma BE, Houser SL, et al. Characterization of human atherosclerosis by optical coherence tomography. *Circulation.* 2002;106:1640–1645.
250. Matsumoto D, Shite J, Shinke T, et al. Neointimal coverage of sirolimus-eluting stents at 6-month follow-up: evaluated by optical coherence tomography. *Eur Heart J.* 2007;28:961–977.
251. Bezerra HG, Costa MA, Guagliumi G, et al. Intracoronary optical coherence tomography: a comprehensive review clinical and research applications. *JACC Cardiovasc Interv.* 2009;2:1035–1046.
252. Simard T, Hibbert B, Ramirez FD, et al. The evolution of coronary stents: a brief review. *Can J Cardiol.* 2014;30:35–45.
253. Bezerra HG, Attizzani GF, Sirbu V, et al. Optical coherence tomography versus intravascular ultrasound to evaluate coronary artery disease and percutaneous coronary intervention. *JACC Cardiovasc Interv.* 2013;6:228–236.
254. Pijls NHJ, de Bruyne B, Peels K, et al. Measurement of fractional flow reserve to assess the functional severity of coronary-artery stenoses. *N Engl J Med.* 1996;334:1703–1708.
255. Fischer JJ, Samady H, McPherson JA, et al. Comparison between visual assessment and quantitative angiography versus fractional flow reserve for native coronary narrowings of moderate severity. *Am J Cardiol.* 2002;90:210–215.
256. de Bruyne B, Pijls NHJ, Kalesan B, et al. Fractional flow reserve-guided PCI versus medical therapy in stable coronary disease. *N Engl J Med.* 2012;367:991–1001.
257. Ridker PM, Danielson E, Fonseca FAH, et al. Rosuvastatin to prevent vascular events in men and women with elevated C-reactive protein. *N Engl J Med.* 2008;359:2195–2207.
258. Seibert TA, Hibbert B, Chen YX, et al. Serum heat shock protein 27 levels represent a potential therapeutic target for atherosclerosis: observations from a human cohort and treatment of female mice. *J Am Coll Cardiol.* 2013;62:1446–1454.
259. Pagano PJ, Gutterman DD. The adventitia: the outs and ins of vascular disease. *Cardiovasc Res.* 2007;75:636–639.
260. Bot I, de Jager SC, Bot M, et al. The neuropeptide substance P mediates adventitial mast cell activation and induces intraplaque hemorrhage in advanced atherosclerosis. *Circ Res.* 2010;106:89–92.
261. Herrmann J, Lerman LO, Rodriguez-Porcel M, et al. Coronary vasa vasorum neovascularization precedes epicardial endothelial dysfunction in experimental hypercholesterolemia. *Cardiovasc Res.* 2001;51:762–766.
262. Ma X, Hibbert B, White D, et al. Contribution of recipient-derived cells in allograft neointima formation and the response to stent implantation. *PLoS ONE.* 2008;3:e1894.
263. Shi Y, O'Brien J, Fard A, et al. Adventitial myofibroblasts contribute to neointimal formation in injured porcine coronary arteries. *Circulation.* 1996;94:1655–1664.
264. Stroes ES, Thompson PD, Corsini A, et al. Statin-associated muscle symptoms: impact on statin therapy—European Atherosclerosis Society Consensus Panel Statement on Assessment, Aetiology and Management. *Eur Heart J.* 2015;36:1012–1022.

分子遗传心血管医学

AMANDA A. FOX, MD, MPH | SONAL SHARMA, MD | J. PAUL MOUNSEY, BM BCh, PhD, FRCP, FACC | MARCEL E. DURIEUX, MD, PhD

要 点

1. 分子生物学和遗传学技术的快速发展极大地拓宽了人们对心脏运行机制的认识,同时这些技术也已经开始应用于临床。
2. 心脏离子通道构成调控心脏节律的主要机制;心脏膜受体对心脏功能发挥重要调节作用。
3. 钠、钾、钙通道是形成心肌动作电位的主要离子通道,这些通道存在众多亚型,随着其分子结构的揭示,一些现象如电压敏感性、离子选择性及通道失活等在分子水平得以被阐明。
4. 毒蕈碱和肾上腺素能受体,两者均属于 G 蛋白偶联受体,是心脏功能的主要调节受体。
5. 腺苷通过影响三磷酸腺苷调控的钾通道而在心肌预适应中发挥重要作用,同时因其作用于 G 蛋白偶联腺苷受体而成为一种有效的抗心律失常药物。
6. 挥发性麻醉药严重影响钙通道和毒蕈碱受体。
7. 强有力的遗传学分析技术的应用使人们在分子水平上可以更好地理解不良心血管事件,基于这些技术的研究已经开始探索基因组学和围手术期不良心血管事件的关联。
8. 基因治疗正在逐步发展为心血管医学中的一种治疗手段,尽管目前其在围手术期的应用尚处于探索阶段。

随着分子和遗传学方法突然进入临床应用领域,过去的几十年堪称是经历了生物医学科学的一场革命。分子生物学的诞生通常以 20 世纪 50 年代 Watson 和 Crick 发现脱氧核糖核酸(deoxyribonucleic acid, DNA)的结构为标志[1]。之后的许多年,分子生物学只是在研究实验室里开疆拓土,但从未踏足临床王国。那一阶段,分子生物学研究多聚焦于耗时费力的人类基因组测序和功能蛋白编码基因的确定,尽管此领域的大部分从业人员意识到当时这些进展迟早会对临床医学产生巨大的影响,但究竟何时并且如何使临床获益却并不清楚。

现在,DNA 的结构已揭示很久,人类基因组的测序也已完成,借助聚合酶链反应(polymerase chain reaction, PCR)——一种相当简单和灵活的技术,许多分子生物学实验过程被大大加速,同时许多新的方法也被发明。近些年,方法学的进步使得疾病相关基因的大规模筛查得以实施。基于这些及其他相关的科学进展,分子生物学已成为研究蛋白质在健康和疾病时表达和功能差异的实用工具。

所有这些方法学的进展都大大地推动了心血管医学的发展,不仅为心脏电生理和泵功能提供了坚实的分子基础,同时揭示了许多心脏病理状态的分子机制,进而推动了心血管疾病的治疗进展。没有任何迹象表明分子生物学的进展在减速,事实上,情况恰好相反,分子生物学正在飞速发展。我们有理由期待,更加引人注目的研究成果将进入我们的视野,而像基因治疗这样的技术也可能成为心脏疾病的有效治疗方法。

本章主要涵盖分子和遗传心血管医学的许多关键内容,尤其侧重于与麻醉相关的问题。心肌细胞膜上的信号蛋白在这当中是最为重要的,主要包括两类:膜通道和膜受体,都将在本章进行讨论。简而言之,膜通道是调控心脏节律的基础,膜受体则参与心脏功能的调节。当然,这样的描述有些过于概括,因为不同的系统之间必然存在着紧密的关联。事实上,恰恰是心脏离子通道和受体间的相互作用促发了分子心血管医学中一些更令人兴奋的研究领域的兴起。本章对这些蛋白质的描述,首先是简要概括每类蛋白质的一般特性,然后对其在心血管系统中的特异作用举例进行讨论,每部分的结尾均探讨其与临床的相关性。

麻醉药物对心功能影响的分子机制是比较活跃的一个研究领域,虽然还有许多问题尚待阐明,但可以肯定的是,临床剂量的麻醉药物与许多心脏信号系统存在着相互作用。尽管通过这些机制来完全阐明不同麻醉药所产生的心脏作用还为时尚早,但这些相互作用具有非常重要的临床意义却是毋庸置疑的。考虑到该领域研究进展之快,本章并不包括此领域的所有内容,而是着重讨论与临床高度相关的两方面内容:①心脏钙离子(Ca^{2+})通道的功能;②毒蕈碱性乙酰胆碱(acetylcholine, ACh)受体的作用。

本章的最后一部分是关于遗传学在心血管医学中的作用,重点阐述与心脏手术或手术后不良心血管事件相关的研究进展,还包括基因诊断筛查技术及其在临床中的应用。此外,对于基因治疗的潜在应用也有一个简短概述,尽管现在这些进展还不足以影响心脏外科手术患者的治疗策略。

本章除了对目前的研究进展有一个纵览,为了便于读者更好地理解这些研究结果,还对涉及其中的一些方法有所阐述。因此,在引用文献的选择上,作者提供了许多包括研究方法和发现的原始文献,另有一些近来的综述性文献作为目前研究观点的补充。

心脏节律背后的机制:离子通道

心脏的动作电位是离子流通过离子通道所形成的,这些离子通道是由膜结合蛋白所组成,是形成心脏电活动的结构基础。跨膜电位的改变引起离子通道的打开,促使离子顺电化学梯度进出细胞,这些带电离子的流动形成电流,使得膜电位趋向于该离子的平衡电位(equilibrium potential, E),此时该离子的电化学梯度为零。细胞除极过程在原则上由阳离子内流或者阴离子外流造成的，而复极化过程则恰好相反。对于可兴奋细胞，动作电位主要是由阳离子电流所引起。膜除极过程主要是由于钠离子顺其电化学梯度内流[钠离子平衡电位(E_{Na})将近+50mV]，而复极化过程主要是钾离子顺其电化学梯度外流[钾离子平衡电位(E_K)将近-90mV)]。离子通道对于单个离子的选择性地开放和关闭，形成单个离子流。而许多不同离子流综合起来则形成心脏的动作电位，其中每一个离子流都在精确调控的电势范围和心动周期的不同时间点被活化。离子通道通常对单一离子具有高度选择性(但也不绝对)，由此有钾离子通道、钠离子通道等这些名词。通道可能具有整流性，即离子流从一个方向较从另一个方向更容易通过细胞膜。引起通道开放和关闭的电化学刺激可导致通道分子构象的改变(门控)，通道构象的变化速率(门控动力学)可能很快，此时通道的开放(激活)几乎是瞬间完成(如钠离子通道)；通道构象的变化速率也可能相对较慢，导致通道激活延迟(如延迟整流钾离子通道)。激活后的离子通道可能保持开放状态直到另一种刺激的来临才关闭(如膜复极化)；也可能因某一种持续的刺激而关闭(失活)。失活的通道通常不会在重复刺激下再开放，直到它从失活状态恢复过来(框 8.1)。

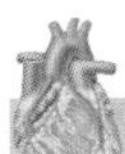

框 8.1 离子通道的特征

离子选择性

整流性(在一个方向比另一个方向上更易通过离子流)

门控性(通道开关的机制)

- 激活(开放)
- 失活(关闭)

膜片钳技术

动作电位分子机制的阐明很大程度上归功于 3 种技术的发展与应用：①膜片钳技术；②单体心脏细胞电压钳技术；③离子通道基因的克隆与异源表达。构成心脏动作电位的基础是众多离子通道分子，这些离子通道分子是通过对比两种细胞的离子通道电流所确定的，一种是单个分离的肌细胞的离子流，另一种是特异表达某种离子通道基因的细胞所产生的离子流。电压钳是在 20 世纪 50 年代早期发展起来的一种技术，其在非单一细胞的心肌组织中的应用揭示了参与心肌动作电位的主要离子电流。电压钳技术记录的全细胞电流是由上千个离子通道活动的总和形成的平滑曲线。在单通道水平上，由多种分子引发的许多不同模式的电活动相互叠加，最终也可以产生相同的全细胞电流曲线。膜片钳对电流的分辨率可以达到单个离子通道的水平，在此技术中使用的玻璃微电极，其尖端可以吸起极小面积($<1\mu m^2$)的细胞膜，使之从物理上和电信号上隔离于其他细胞膜[2]。因为只有少量的离子通道分布在被钳夹的细胞膜上，所以单独的离子通道活动可以被识别。随着离子通道导电孔的快速开放和关闭，流过膜片的电流通常在固定值之间变化(图 8.1A)。全细胞电流是细胞膜上所有单独的通道电流的总和，重复刺激过程中单通道电流的总和再次形成肉眼可见的全细胞电流(见图 8.1)。刺激之后通道处于开放还是关闭状态是一个随机的现象，因此对离子电流的调节，不管是通过改变膜电位还是和调节分子的相互作用，往往通过改变通道开放的概率来实现。图 8.1 显示了人心肌细胞钠通道的记录图谱，该通道在除极之后几毫秒开放(激活)，此时通道开放的概率增加，随着通道自发关闭(失活)，开放的概率下降。

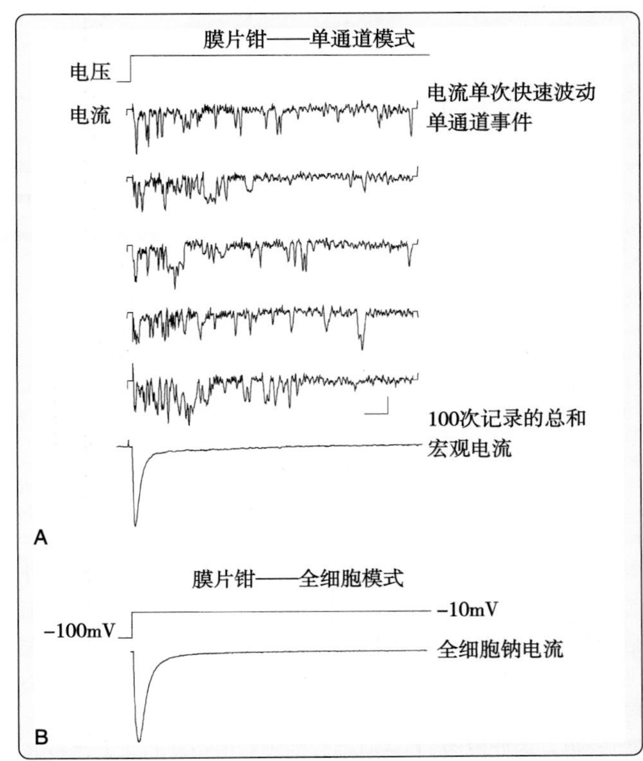

图 8.1 肌细胞钠通道的电压钳记录。(A)膜片钳记录。单个钠通道开放可记录到短时向下电流，通道的开放主要发生在峰形的初始部分，上方的 5 条曲线是单个去极化脉冲。(B)100 个电脉冲的总和(底部曲线)形成全细胞电流

如果一种离子流具有明确的电学和药理学特性，那就意味着细胞膜上存在着一群相同的离子通道分子。分子技术的应用使得许多种离子通道分子得以确认，也加深了对参与心肌动作电位的离子流的理解，但是通过与特定通道的相互作用来调节动作电位的药物研发依然是一个尚未实现的梦想。

心肌动作电位的电活动

图 8.2 总结了心肌动作电位不同时相的离子流以及形成这些离子流的离子通道和可能的分子。这一小节主要描述这些离子流的生物物理特征，下一小节则重点阐述其可能的分子机制。

静息膜电位和内向整流钾电流的作用

心肌静息膜电位的水平接近于 K^+ 的平衡电位(E_K)，是由高度选择性内向整流钾电流(I_{K1})所形成。在生理条件下，E_K 接近-90mV，膜电位偏离此值时可通过 I_{K1} 产生内向或外向电流，由此回到膜静息电位。尽管膜电位低于 E_K 时 I_{K1} 形成显著的内向电流，当膜电位高于 E_K 时，I_{K1} 依旧形成内向整

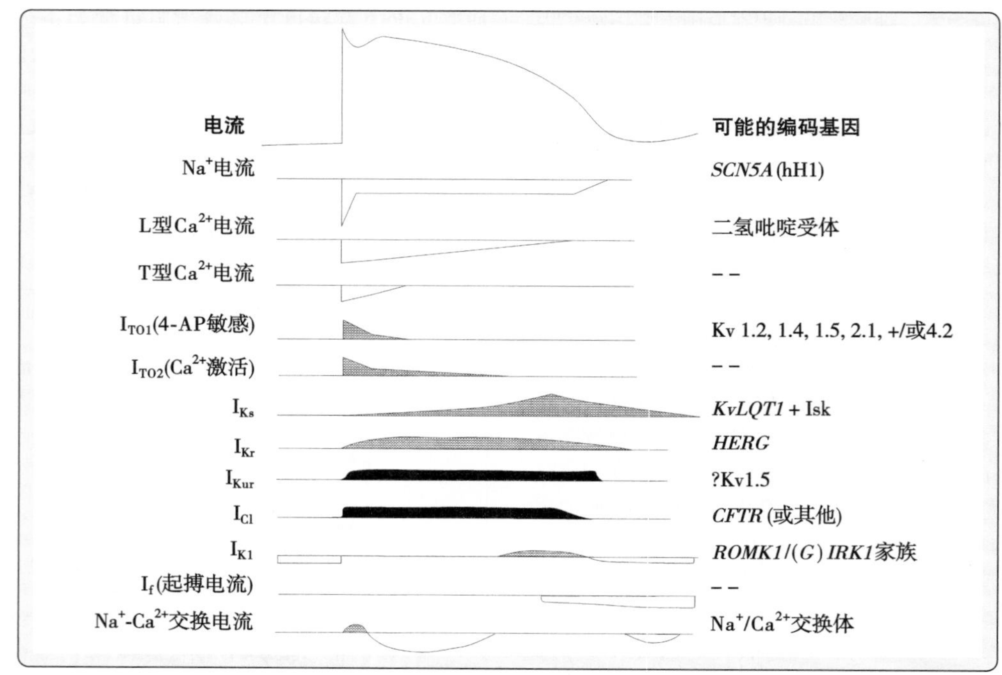

图 8.2 心肌动作电位的离子电流。左侧是电流，右侧是相应离子通道编码基因。4-AP，4-氨基吡啶；Ca^{2+}，钙离子；CFTR，囊性纤维化跨膜调节因子；I_{Cl}，氯电流；I_{K1}，I_{Kr}，I_{Ks}，I_{KUR}，钾电流；I_{TO}，瞬时外向电流；Na^+，钠离子。（*From Roden DM，Lazzarra R，Rosen R，et al. Multiple mechanisms in the long QT syndrome：current knowledge，gaps and future directions.* Circulation. *1996；94：1996.*）

流电流（即内向电流较外向电流更易通过），这样可以限制外向电流，减少由 I_{K1} 引起膜超极化的概率，此机制对可兴奋细胞具有重要的作用。内向整流[3]为动作电位的产生提供先决条件，并抑制动作电位期间细胞内钾离子的丢失。I_{K1} 在心室肌细胞较大，在心房肌细胞则较小，而在窦房结组织则缺失[4]，恰是因此原因，心室肌细胞的静息电位接近 E_K，兴奋阈值高，心房肌细胞的静息膜电位则更高些，而窦房结细胞则没有明确的静息膜电位。

0 期：心肌动作电位的快速除极期

心肌动作电位的快速上升期是由大量钠离子内流引起（框 8.2）[5]，内向钠电流是由肌膜除极达阈电位（－65～－70mV）所激活，内向钠电流以及由此引发的动作电位均是一种全或无的应答，低于阈电位的刺激所导致的除极仅会在细胞膜局部引起反应，当刺激达到快速钠通道激活所需要的阈值，钠通道开放，钠离子顺电化学梯度进入细胞，导致膜电位上升至钠离子的平衡电位（接近+50mV）。钠通道的激活时间很短，大约 1～2 毫秒，这是因为在激活的同时通道分子已经缓慢地发生微小的构象变化，在持续的膜除极过程中离子通道孔隙关闭，通道失活（图 8.1A 和 B）。此通道在从失活状态恢复（重回静息构象）之前不能再次开放，这个过程是细胞膜经过一定的时间复极化到静息膜电位的过程。由此可见，钠通道包括 3 种状态：①静息（可激活状态）；②开放；③失活。当通道处于失活时，对任何重复刺激完全没有反应，当刺激发生在通道的活性恢复过程中则可以引起少量钠通道的开放（因为不是所有通道均恢复），由此引发的动作电位除极的最大速率下降、传导速率降低。钠离子通道无需经由开放而失活，如果发生静息膜电位除极，部分通道便会失活，随后的刺激仅能诱发幅度和传导速率均减小的动作电位。

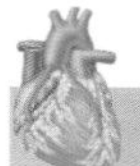

框 8.2 心肌动作电位

0 期（快速上升期）：主要是钠通道开放
1 期（快速复极早期）：钠通道失活，钾通道开放
2 期（平台期）：钾电流和钙电流达到平衡
3 期（快速复极末期）：钙通道激活
4 期（舒张期复极期）：钠电流和钾电流达到平衡

1 期：快速复极初期

紧随 0 期之后的是早期快速复极期，是由大多数钠通道的快速失活以及钾离子为主形成的瞬时外向电流（transient outward current，I_{TO}）引起，膜除极时 I_{TO} 快速激活，在自发性失活以前最长可活化 20 毫秒。I_{TO} 包括两种电流：一种是快速失活的 I_{TO1}，由除极激活，可被 4-氨基吡啶阻断；另一种是缓慢失活的 I_{TO2}，由升高的胞内钙离子激活，这可能可以解释为什么在心率快和高钙血症时动作电位时长缩短的现象[6,7]（图 8.3）。

除去在 1 期的作用，I_{TO} 联合延迟整流钾电流（I_{Kr} 和 I_{Ks}）和 I_{K1} 共同参与膜复极化过程。在心肌肥大[8]和充血性心肌病[6]恢复后的患者心肌细胞以及心肌梗死动物[9]的梗死边缘区发生的致心律失常性动作电位延长可能是缘于 I_{TO} 的抑制。

2 期和 3 期：平台期和快速复极末期

动作电位的平台期和快速复极末期是由钾离子缓慢内流

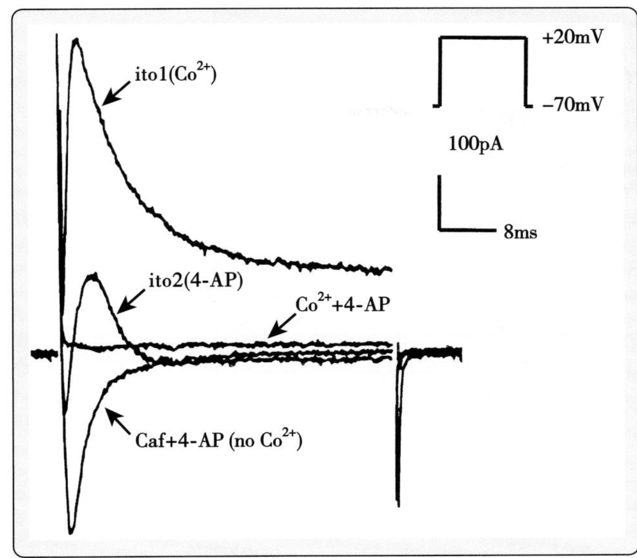

图 8.3　心房肌细胞的电压钳记录，显示两种瞬时外向电流 I_{TO1} (ito1)和 I_{TO2}(ito2)的药理学分离现象。当钴离子(Co^{2+})存在时，仅可看到 ito1；当除去 Co^{2+}，加入 4-氨基吡啶(4-AP)，ito2 则显示出来。咖啡因(Caf)可以消除 ito2，因此只显示出内向钙电流。当 4-AP 和 Co^{2+} 同时存在时，所有外向电流均被抑制。(*From Wang Z, Fermini B, Nattel S. Delayed rectifi er outward current and repolarization in human atrial myocytes.* Circ Res. *1993*;*73*;*276.*)

和外流之间的平衡所形成。在平台期，胞膜对所有离子的通透性迅速下降，仅有极少量电流通过。钾离子的电导性低是因为存在 I_{K1} 的内向整流(即内向电流比外向电流更容易通过)，所以尽管钾离子存在很大的外向电化学浓度梯度以及延迟外向整流钾电流(I_{Kr}、I_{Ks} 和 I_{Kur})，但却极少有外向电流通过。这小量的外向电流通常被内向电流所平衡，产生内向电流的原因主要是 L 型钙通道($I_{Ca\text{-}L}$)介导的钙离子内流。除此以外，还通过钠通道的缓慢失活以及氯离子的少量内流(由心脏变异性 ATP 依赖通道介导，常在囊性纤维化时表现异常)[10,11]。3 期的再生性快速复极是由时间依赖的 L 型钙通道的失活和延迟整流钾通道介导的外向电流的增加所共同形成，此时整体膜电流向外，细胞复极。

缓慢内向钙电流

在细胞膜除极过程中，当膜电位低于-40～-50mV 时，可激活一种缓慢内向钙电流($I_{Ca\text{-}L}$)。在心室和心房肌细胞以及蒲肯野纤维，$I_{Ca\text{-}L}$ 由 0 期钠内流(I_{Na})诱发的再生性去极化所激活，由于 $I_{Ca\text{-}L}$ 激活时间长(超过 10 毫秒)且幅度低，因此相较于 I_{Na} 它在 0 期并不发挥主要作用。$I_{Ca\text{-}L}$ 的失活也比较缓慢，因此是平台期的主要内向电流。$I_{Ca\text{-}L}$ 由 L 型钙通道介导，可以被二氢吡啶类药物(如硝苯地平)阻断，由此介导的钙内流的数量与是否引起肌肉收缩直接相关[12]。$I_{Ca\text{-}L}$ 的门控开放或关闭机制与 I_{Na} 相似，均依赖于膜电位和时间。钙通道同时也受自主神经系统的调控[13]，β 受体激动剂可以通过 GTP 结合蛋白 G_s 间接活化腺苷酸环化酶进而激活 $I_{Ca\text{-}L}$(引起心肌收缩力增加)(图 8.4)。腺苷酸环化酶可以促进胞内环磷酸腺苷(cyclic adenosine monophosphate, cAMP)增加，继而激活蛋白酶 A(PKA)，后者促使钙通道磷酸化。磷酸化的钙通道在膜除极时开放，而非磷酸化的钙通道则不能开放，β 肾上腺素能的刺激可以增加功能性钙通道的数量。如图 8.5 所示，细胞单个钙离子通道 AMP 水平的升高可以促进缓慢内向电流的增加。β 肾上腺素能对 $I_{Ca\text{-}L}$ 的作用可以被乙酰胆碱所抑制，后者在心肌细胞内可激活 M_2 受体，通过激活 GTP 结合蛋白 G_i 从而抑制腺苷酸环化酶。

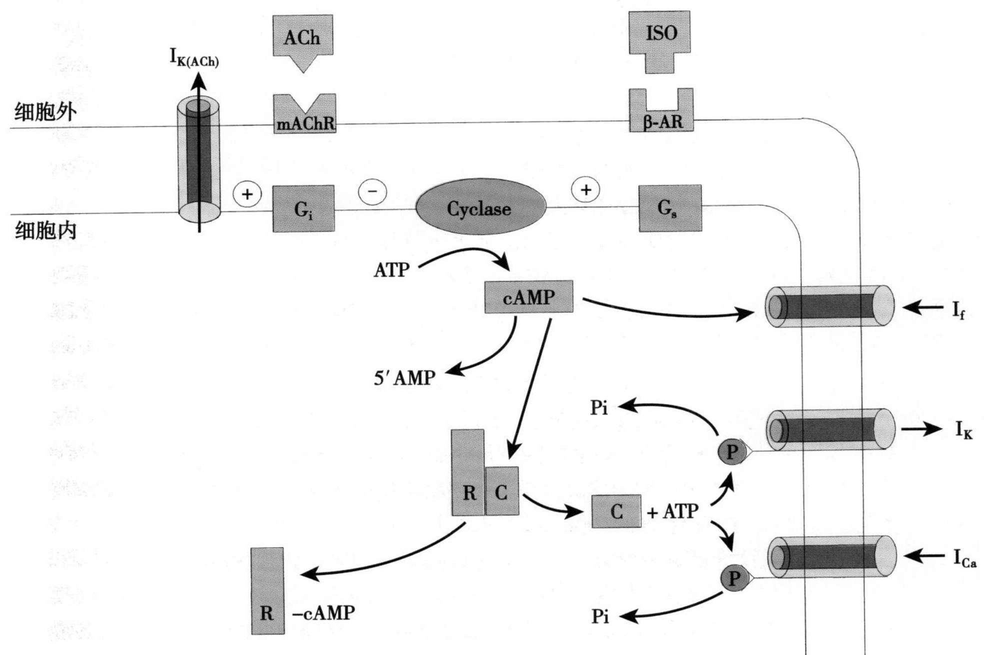

图 8.4　离子电流的自主调节。ACh，乙酰胆碱；5′AMP，5′一磷酸腺苷；β-AR，β-肾上腺能受体；ATP，三磷酸腺苷；cAMP，环磷酸腺苷；Cyclase，腺苷环化酶；Gi 和 Gs，三磷酸鸟苷结合蛋白；I_{Ca}，钙电流；I_f，起搏电流；I_K 和 $I_{K(ACh)}$，钾电流；ISO，异丙肾上腺素；mAChR，M_2 毒蕈碱受体；P，磷酸；Pi，焦磷酸；R 和 C，分别为蛋白激酶 A 的调节和催化亚基

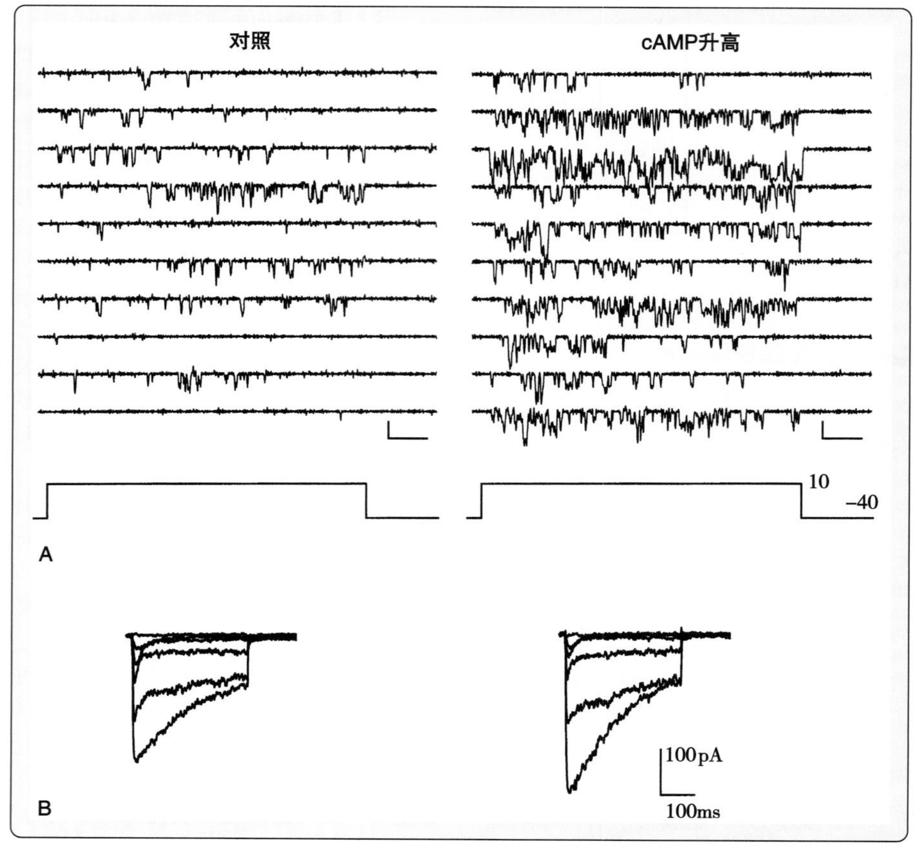

图 8.5 环磷酸腺苷(cAMP)升高对心肌钙通道的影响(A)单通道记录(B)全细胞电流。左侧是对照组,右侧是胞内 cAMP 升高时的效应(甲状旁腺激素诱导),显示 cAMP 升高时增加通道开放的概率,导致全细胞电流增加。(*Modified from Rampe D, Lacerda AE, Dage RC, Brown AM. Parathyroid hormone: an endogenous modulator of cardiac calcium channels.* Am J Physiol *1991;261:H1945.*)

在相对除极的心脏节律细胞,由于缺乏 I_{K1},其动作电位的快速除极主要是 I_{Na} 的失活和缓慢的内向电流所致。在病变或损伤心肌细胞,I_{Na} 因除极失活,$I_{Ca\text{-}L}$ 可以产生缓慢扩布的动作电位,这些存在于心肌梗死边缘区的慢反应可能引起传导减慢进而导致折返性心律失常,因而具有重要的临床意义。

延迟整流钾电流

延迟整流钾通道在所有心肌细胞均有表达,在膜除极后至平台期这一阶段缓慢开放(时长超过 200~300 毫秒),产生钾离子选择性外向电流(I_K),不同于 I_{Na} 和 $I_{Ca\text{-}L}$,此钾电流在除极延长时并不失活,而在复极化时关闭,也不同于 I_{K1},它呈现外向整流的特性(即外向电流较内向电流更易通过)。它对钾离子的选择性通过是因为钾离子的浓度和电梯度均是外向的。因此,由于任何膜电位偏离钾平衡电位而产生的除极,此时外向电流的驱动力更大。与 $I_{Ca\text{-}L}$ 相似,I_K 也受自主神经系统调控(见图 8.4),β 肾上腺素能刺激以激活 $I_{Ca\text{-}L}$ 相同的机制活化 I_K,以此确保细胞在内向钙离子电流增加的情况下完成复极[14]。

I_K 的 3 种组成单元可以通过其不同的通道分子加以区分,快速激活单元 I_{Kr} 可以被Ⅲ类抗心律失常药物 E4031 所阻断,而慢激活单元 I_{Ks} 则不被此药物影响[15]。图 8.6 对此进行了描述,同时还强调了 I_K 对复极和动作电位时长的调节作用。第 3 种超快速激活延迟整流单元 I_{Kur} 可以通过其存在于心房肌而非心室肌细胞加以区分[16],这种额外的复极电流可以部分解释为何心房肌细胞相较于心室肌细胞和蒲肯野纤维,其复极速度更快。

不同类型心肌组织的复极化

心房和起搏细胞的 3 期复极化过程也是由大量的外向复极钾电流($I_{K[ACh]}$)所致[17,18],此电流并不存在于心室肌细胞,且不被动作电位激活,而间接由 ACh 刺激 M2 型毒蕈碱性受体或腺苷刺激 A 型嘌呤受体所激活[19],激活的关键机制是离子通道与活化的 G_i 蛋白结合。G_i 蛋白是一种通过与 GTP 结合从而具有活性的膜偶联 G 蛋白[20],此内容将在后面详述。

动作电位时程在正常心室细胞中存在差异[21],从心外膜到心内膜的心肌存在一个动作电位时程梯度,有研究证明特化的中层心肌细胞(M 细胞)在慢频率刺激下动作电位时程明显延长,这可能是由于 I_{Ks} 的减少所致。

4 期:舒张期除极和起搏电流

4 期的舒张期除极或称为心脏节律性是窦房结和房室结细胞的正常特征,但在希氏束浦肯野系统和一些特化的心房和心室肌细胞也可以观察到次要起搏活动(见第 4 章)。正常情况下,窦房结的起搏放电占主导地位,因为窦房结比其他起搏点具有更快的舒张期除极速率。起搏电活动是由于正电荷缓慢的净增加使得细胞由最大舒张电位除极至阈电位。

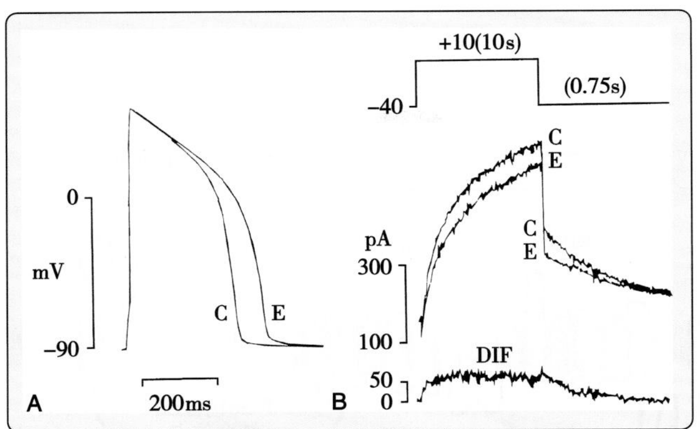

图 8.6 (A)E4031 阻断内向快速激活钾电流(I_{Kr})对单个分离豚鼠心室肌细胞动作电位时程的影响。E4031 可以抑制外向除极电流,使动作电位时程延长。(B)电压钳记录显示 E4031 可以使 I_{Kr} 和内向缓慢激活钾电流(I_{Ks})分离,作为对照的延迟整流钾电流(C)可以部分地被 E4031(E)所抑制,两种电流之差(DIF)代表 I_{Ks}。(*From Sanguinetti MC, Jurkiewicz NK. Two components of cardiac delayed rectifi er K + current: differential sensitivity to block by class III antiarrhythmic agents.* J Gen Physiol. *1990; 96: 195. Reproduced from* The Journal of General Physiology *by copyright permission of The Rockefeller University Press.*)

窦房结起搏细胞是相对除极的,其最大舒张电位是-60~-70mV,阈电位为-40mV。快速再生性除极(0 期)依赖于 T 型钙通道和 L 型钙通道的顺序开放,复极化则依赖于延迟整流钾通道的活化,其最大舒张电位接近-80mV,起搏通道被超极化激活达到此膜电位,产生缓慢内向钠电流(I_f),这个电流对抗缓慢失活的延迟整流钾电流,诱发舒张期除极[22]。由于此通道是阳离子非选择性的,它的逆转电位介于钾离子与钠离子平衡电位之间,大约-10mV,I_f 的激活使细胞除极向该数值趋近。与 $I_{Ca\text{-}L}$ 相似,I_f 也受自主神经调控(见图 8.4),GTP 依赖结合蛋白 G_s 和 G_i 通过作用于腺苷酸环化酶调节 cAMP 的生成进而影响 I_f 的活化[23,24]。β 肾上腺素能刺激可以使 I_f 活化的电压依赖性向更加去极化的电位偏移。因此,任何超极化刺激均可导致更多 I_f 激活从而增强舒张期除极。而 ACh 则具有相反的作用(图 8.7)。

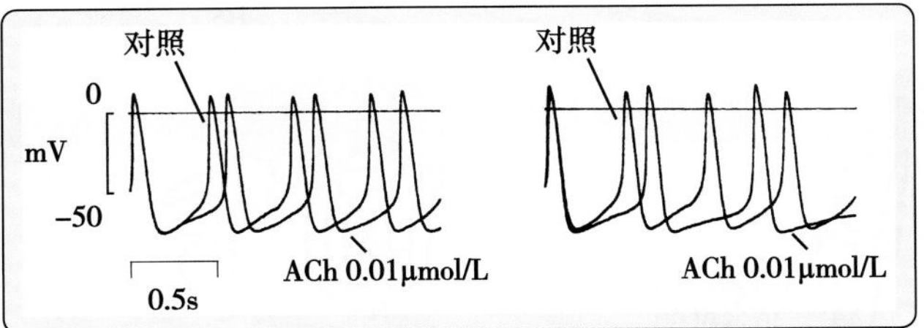

图 8.7 乙酰胆碱(ACh)对单个分离窦房结细胞自发起搏活动的影响,比较对照液与给予 ACh 后起搏活动的差异,结果显示 ACh 可减慢舒张期除极从而减慢心率。(*From DiFrancesco D. Current I and the neuronal modulation of heart rate. In: Zipes DP, Jaliffe J, eds.* Cardiac Electrophysiology From Cell to Bedside. *Philadelphia: Saunders; 1990: 28.*)

离子通道的分子生物学

前面的部分重点阐述了引起心脏电兴奋性的电活动以及相关离子电流的生物物理特性,这一部分则着重回顾这些电现象背后的分子结构。想要理解心脏电兴奋性的分子生理学,首先要确定负责离子流的离子通道蛋白。图 8.2 给出了形成每种心肌电流的离子通道类别。电压门控钠通道和 L 型钙通道的组成分子已非常明确。同样,与下述通道功能相近的通道分子已被成功克隆,这些通道包括延迟整流钾通道,I_{TO} 的 4-氨基吡啶敏感成分、内向整流钾通道 I_{K1}、配体门控钾通道 $I_{K[ACh]}$ 以及起搏电流 I_f 通道。图 8.8 是一些通道跨膜蛋白的预测膜拓扑结构示意图。电压门控钠、钙、钾通道均以多聚体存在,包括一个大的 α 亚单位和几个辅助亚单位(在图 8.8 中标注为 β、γ 和 δ)。通常,单独的 α 亚单位就足以诱导通道激活,但它的活性由辅助亚单位来调节。图 8.8 的示意图是通过对通道蛋白的主要肽段的一级结构进行疏水性分析推断而出,推测的多肽跨膜区通常包含较多的疏水氨基酸,而与跨膜片段连接的肽则是亲水性的。不同通道间的结构相似性强烈提示其进化上的同源性。钠通道和钙通道的 α 亚单位在结构上极其相似(图 8.8A 和 B),两者均包括 4 个同源跨膜结构域(以罗马字母 Ⅰ 到Ⅳ标识),相互间由胞内段连接,而每个同源结构域又包含 6 个相连的跨膜片段(S1~S6),这些大的多肽链包含 2 000 多个氨基酸,聚合形成四聚体,从而在生物膜上形成功能性钠或钙通道。相较而言,电压门控钾通道的 α 亚单位则小很多(见图 8.8C),仅包含一个跨膜结构域(同样包含 6 个跨膜片段),其排列与钠或钙通道的单独一个跨膜结构域相似,四个 α 亚单位以非共价键在膜上结合形成四聚体结构,类似钠或钙通道,由此形成功能性钾通道。内向整流钾通道分子(I_{K1} 和 $I_{K(ACh)}$)不同于其他钾通道分子,这些分子结构相对简单得多,仅包含两个跨膜片段,与经典电压门控钾通道的 S5 和 S6 具有同源性。

电压门控离子通道的活性需要通道分子能够感应和回应膜电位的变化,进而形成离子选择性膜孔隙,并且,在某些情况下,需要它们即使在持续的除极刺激下也可以保持失活状态,具体的机制将在随后的小节里分别介绍。

分子机制

电压感受器

通道蛋白可以感受膜电位的变化,这是由通道分子带电部位和膜电场的静电作用所产生的构象变化(门控)所引起(框 8.3)。通道的门控与可测量的通过细胞膜脂双层的电流(门控电流)相关,富含电荷的分子区带在膜内移动[25],这种电荷的流动与通道孔隙的开放直接相关。电压依赖离子通道的电压感受器位于可移动的 S4 跨膜片段,是一个 α 螺旋结构,其不寻常之处是富含正电荷氨基酸[26]。静息时,S4 片段的每一个正电荷被其他片段内固定的负电荷所中和,而静息膜电位(胞内为负)则驱使(可移动的)正电荷内流,固定的负电荷外流,这种动态平衡使通道孔隙保持关闭。除极时,驱使正电荷内流的拉力被解除,S4 片段的正电荷被排斥向外,与膜上固定的负电荷形成新的配对,这种电荷的移动形成所谓门控电流。如果除极刺激较短,刺激结束 S4 片段即恢复到初始状态,产生一个与除极幅度相同的反向门控电流,进而使膜发生复极化;但是,如果除极刺激较长,S4 片段的改变诱导通道蛋白发生构象变化,此时则较难恢复至基线状态。通道蛋白的这种构象变化被称为激活(或通道开放),它与通道的关

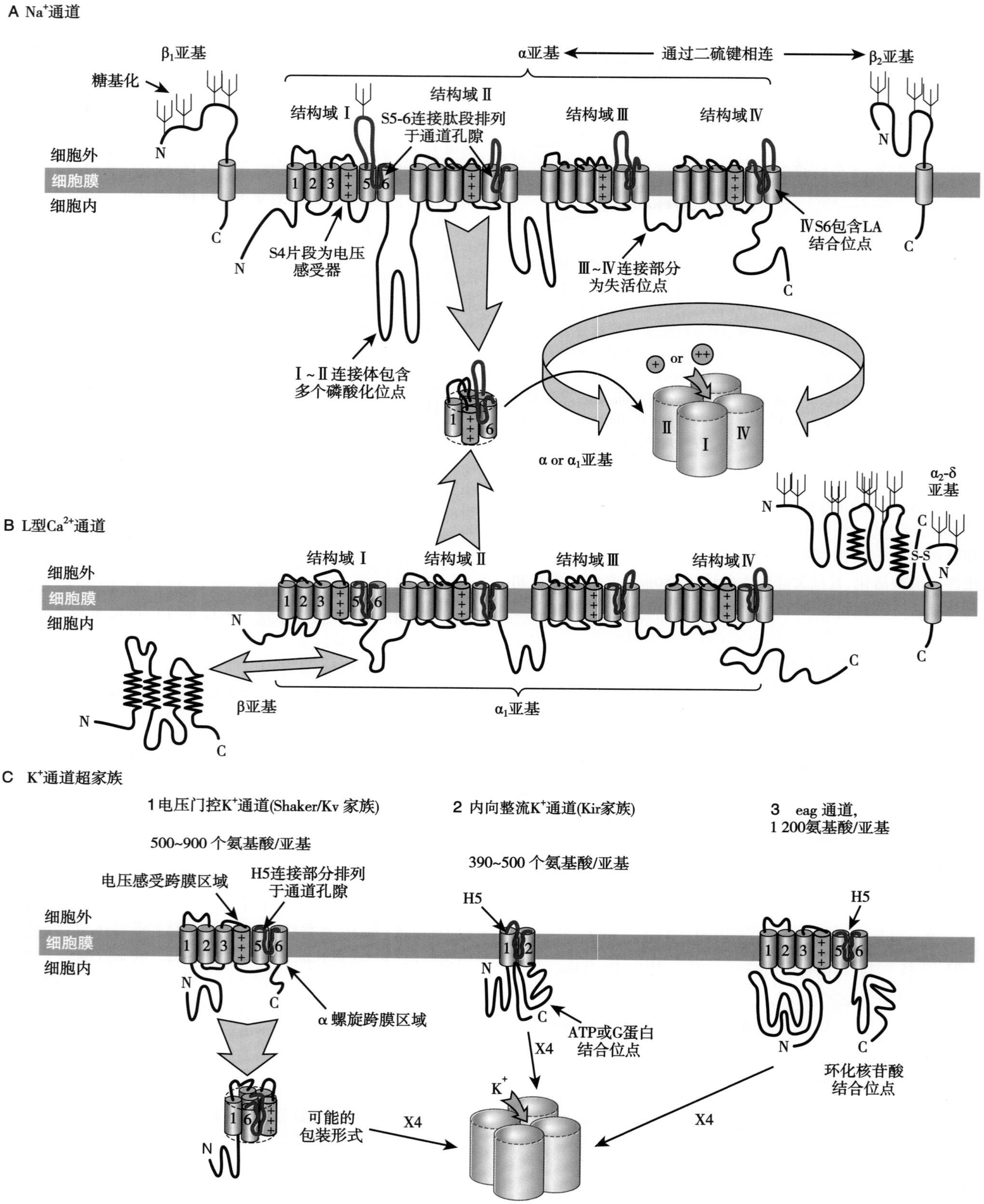

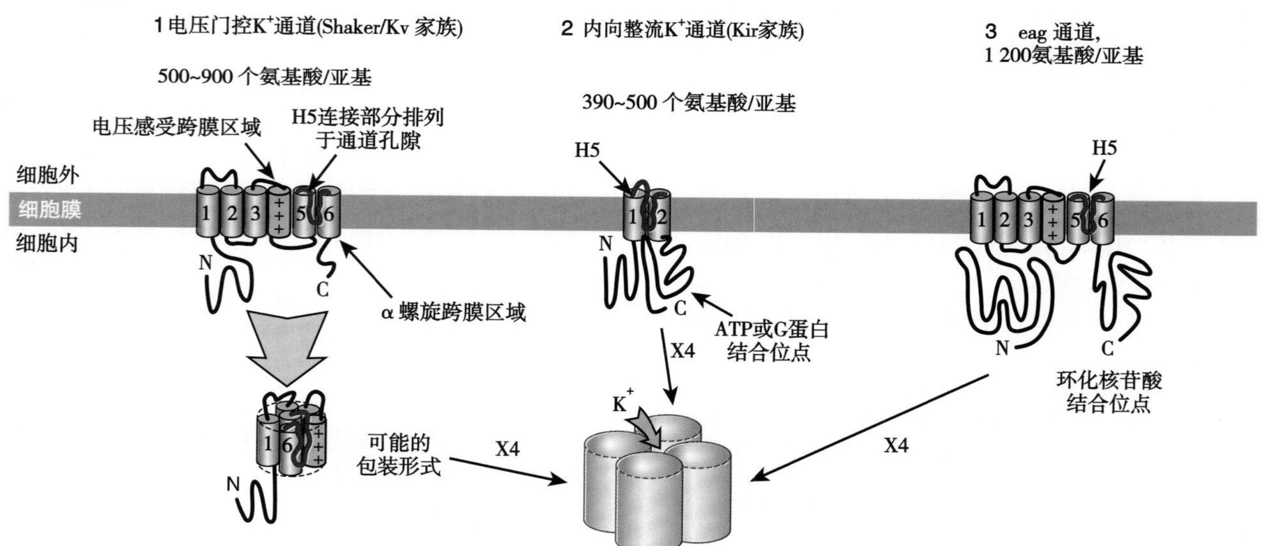

图 8.8 离子通道分子结构示意图。(A)钠(Na^+)通道;(B)钙(Ca^{2+})通道;(C)钾(K^+)通道。ATP,三磷酸腺苷;LA,局部麻醉药

闭紧密关联(或通道失活,见后面),因此膜电场的微小变化即可导致通道蛋白的构象变化进而引起通道孔隙的开放或关闭。富含正电荷的S4片段是许多物种之间具有不同离子选择性的电压门控离子通道的共同特征,通道激活对于膜电位的依赖程度与S4片段所带正电荷的密度成正比。

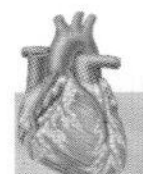

框 8.3 离子通道的分子机制

电压感受器
门控机制(激活和失活)
离子通道孔
选择性过滤器

离子通道孔隙和选择性过滤器

电压门控钠钙通道所具有的4个同源结构域提示离子通道的基本构造包括一个由4个同源结构域对称排列围绕而成的跨膜孔隙(见图8.8),每个跨膜片段都形成一个α螺旋结构,因此通道孔隙的壁是由4个结构域中的α螺旋片段所构成。一个孔隙由这样4个α螺旋构成,其直径仅3~5埃,与通过测量不同阳离子通透性所推断的钠通道孔隙的大小相近[27,28]。

选择性过滤器是由每个结构域的S5和S6跨膜片段以及它们之间的连接肽段所构成[29],如在图8.8中强调的那样,不同于其他跨膜片段之间的亲水性胞外连接肽段,S5/S6连接肽段具有足够的疏水性,可以使其(至少部分地)嵌合于细胞膜的脂双层内。S5/S6的连接肽段和跨膜区域均决定着通道孔隙的排列。S5/S6连接肽段的点突变对通道的离子选择性及其对主要离子的传导性具有重要的影响,大量针对不同通道S5/S6连接肽段的定点突变研究显示,这些肽段可以形成漏斗结构进而仅允许特定的离子通过孔隙。在钠离子通道,这种选择性被认为是通过漏斗外口带负电荷的氨基酸构成的两个环状结构来实现,此结构可以收集钠离子使其进入细胞[27]。

通道失活

门控失活是指在持续的去极化刺激下离子通道关闭的过程。门控失活是电压门控钠、钙以及I_{TO}为基础的钾通道的典型特征。通道的失活是在其活化之后开始的,通道蛋白缓慢的构象变化阻止离子流通过通道。门控失活与门控激活紧密偶联,仅当激活和失活通道同时开放时离子电流方可通过。在钠通道,失活通道由同源结构域Ⅲ和Ⅳ的胞内连接肽段所形成(图8.9A)[30],推测这个肽段可以像一个铰链盖,在膜去极化后瞬间向上移动,塞入孔隙,阻止电流通过[26]。通道由失活恢复到可以被再次激活的状态(即响应于新的除极刺激而准备开启通道),需要Ⅲ/Ⅳ连接肽段恢复至其静息时的位置,这个过程是细胞膜经过限定的时间超极化达到静息膜电位。Ⅲ/Ⅳ连接肽段的定点突变研究揭示Ⅲ结构域末端的由疏水氨基酸残基组成的一个三联体[异亮氨酸(I)、苯丙氨酸(F)、蛋氨酸(M)]在通道的失活中发挥至关重要的作用,其中一个氨基酸残基(苯丙氨酸)被取代导致通道的失活几乎完全消失,推测这些残基可能像门闩一样锁在通道孔隙内的受体上从而使通道关闭。

钾通道失活的分子机制不同于钠通道,钾通道的四个结构域是通过非共价键结合,结构域之间没有连接肽段可以插入通道孔隙,因而一种N末端"球-链"式的失活机制被提了出来(图8.9B)[31]。此理论的推测是,N末端约20个氨基酸具有强疏水性,可以向上摆动附着在开放的通道孔隙,其邻近的几个带有正电荷的氨基酸可以将整个N末端向上拉到细胞膜。这两个结构域就像一个球,而其余氨基酸(上至跨膜S1片段的起始)则像一条链,链越长,失活越慢,反之亦然。

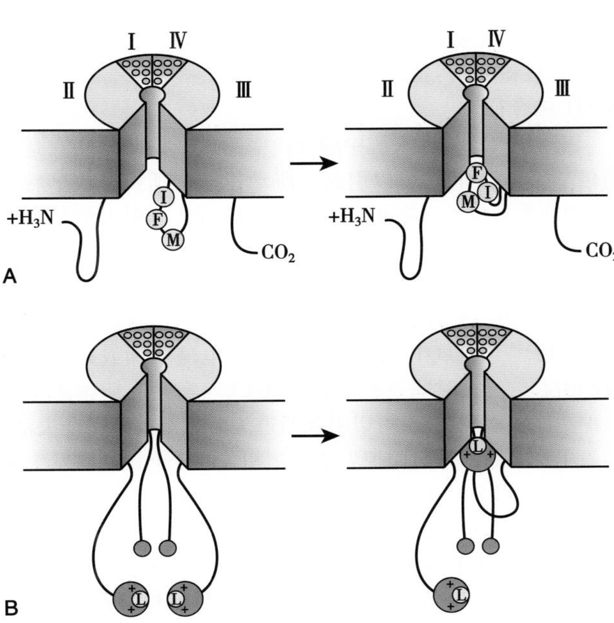

图 8.9 Na^+通道和K^+通道的失活机制。(A)Na^+通道的铰链盖失活模型。(B)K^+通道的"球-链"失活模型。CO_2,羧基末端;F,苯丙氨酸;H_3N,氨基末端;I,异亮氨酸;L,亮氨酸;M,蛋氨酸(*From Catterall WA. Structure and function of voltage-gated ion channels.* Annu Rev Biochem *1995*;*64*;*493*, *by permission of the* Annual Review of Biochemistry, *Volume 64*, © *1995*, *by Annual Reviews*, *Inc.*)

临床相关内容

离子通道和抗心律失常药

理想的抗心律失常药是可以特异作用于一种离子通道进而影响心肌动作电位,这样可以减少心脏的异常兴奋但不影响正常节律,但这个目标尚未实现。原形抗心律失常药(如丙吡胺和奎尼丁)以及最近发现的药物均对心脏兴奋性具有副作用,可能引起致死性心律失常。在心脏节律抑制试验中(Cardiac Arrhythmia Suppression Trial, CAST),心肌梗死后无症状患者使用强效钠通道拮抗剂 encainide 和 flecainide,使患者的死亡率加倍,其原因可能是传导速率减慢增加了致死性折返性心律失常的发生[32]。CAST研究结果表明,通过延长动作电位时程(如多菲利特)可以使抗心律失常药物达到预期效果,这一治疗策略也有一些动物实验的证据;但也存在一个问题,即可能诱导多形性室性心动过速的发生(获得性长QT综合征,LQTS)产生致心律失常作用[33]。延长动作电位时程的药物均会阻断I_{Kr},目前尚不清楚这种治疗是否可以在有效控制心律的同时而不产生临床上明显的心律失常,而唯一明确知道可以通过减少致死性心律失常而延长生命的药物是β受体阻滞剂[如首个国际心肌梗死存活研究,(First International Study of Infarct Survival,ISIS-1),1997 年],但这类药物并没有通道阻断的生物效应。

离子通道在疾病中的作用

心肌动作电位分子机制的阐明已对患者的管理产生了直接的影响,尤其是对离子通道相关基因发生遗传变异的患者,此类患者因其基因变异往往发生心源性猝死。有两类疾病最能说明此问题,包括 LQTS 和布鲁格达综合征(Brugada syndrome)。而对心脏电兴奋性分子机制的深入了解则促使了基因治疗和干细胞治疗的出现,这将使得对心脏节律和功能的操控在未来成为可能。

长 QT 综合征

据估计 LQTS 在人群中的发病率达到 1/2 000[34],它是由遗传基因异常所致,可以引起心肌动作电位延长导致早后除极(即动作电位平台期的膜电位振荡),后者可引发期外收缩和多形性室性心动过速(尖端扭转性室性心动过速)导致死亡[35]。到目前为止,根据所累及基因将 LQTS 分为 15 种亚型[34,35],其中 75% 的确诊患者都是归因于 3 个基因的异常(表 8.1)[34,35]。LQTS 是由于内向除极电流增加或外向电流减少引起的复极时间延长所致。LQT3 亚型是心肌钠通道的一种功能获得性突变,可以引起通道失活减慢或不完全失活,其最主要的原因是与门控失活直接相关的 3 个氨基酸发生突变[35]。LQT1 和 LQT2 则分别由缓慢和快速激活延迟整流钾通道(分别为 I_{Ks} 和 I_{Kr})的功能缺失性突变所致。LQT5 和 LQT6 是由于通道辅助亚单位的突变致使 I_{Kr} 和 I_{Ks} 的功能减弱所引起,复极电流的缺失使得 QT 间期延长导致综合征。LQT4 是唯一的一个因为锚蛋白 B 突变引起的亚型,锚蛋白 B 是与钠离子泵和钠钙交换通道衔接的连接蛋白,其突变会影响细胞钙平衡导致室性心律失常[36]。LQTS 分子机制的阐明对于发现无症状的携带者以及制定治疗策略大有裨益。β 受体阻滞剂(尤其是长效类如普萘洛尔(propranolol)或纳多洛尔(nadolol))被认为是 LQT1 和 LQT2 的一线治疗药物,而钠通道阻滞剂则认为是 LQT3 的首选治疗药物[35]。干细胞和基因治疗也已经在开展,研究者认为其对于遗传性 LQTS 的治疗具有潜在地转化为临床应用的可能[37-40]。

表 8.1 主要长 QT 综合征(LQTS)及其基因

类型	基因	电流	染色体	描述
LQT1	*KCNQ1* (*KvLQT1*)	I_{Ks}	11	应激和运动诱发
LQT2	*KCNH2* (*hERG*)	I_{Kr}	7	噪声、情感应激诱发
LQT3	*SCN5A*	I_{Na}	3	睡眠,β 受体阻滞剂不敏感

I_{Kr},内向快速激活钾电流;I_{Ks},内向缓慢激活钾电流;I_{Na},内向钠电流;LQT1~3,长 QT 综合征 1~3。

布鲁格达综合征

布鲁格达综合征(Brugada syndrome)是由一组离子通道异常影响心肌复极化过程的综合征,会引起多形性室性心动过速和室颤导致心源性猝死。布鲁格达综合征以不完全性右束支传导阻滞和心电图胸导联持续性 ST 段抬高为主要特征[41]。尽管 2/3 的患者并没有已知的遗传原因,但 19 个不同基因位点的变异与此类患者心电图的异常有关,这些基因包括心肌钠、钙、钾通道等[35,42]。布鲁格达综合征患者中确认的基因变异大部分发生在 3 号染色体的 *SCN5A* 基因,这个通道的突变可以使除极钠离子电流减弱,从而导致动作电位圆顶缺失,这在右室心外膜格外显著,此处瞬时外向电流 I_{TO1} 高表达(由此在心电图表现出胸导联 ST 段抬高),心外膜动作电位的早期复极会产生透壁复极(电压)梯度,导致折返和心源性猝死[43]。不过,关于此综合征的全面的分子机制仍有待阐明。

心脏功能调控:受体篇

受体是将细胞外的信号向细胞内传递的膜蛋白,当配体(包括血液循环中的激素、神经末梢释放的神经递质以及邻近细胞分泌的信号分子)与其受体结合,它会诱导受体分子发生构象变化,使得受体的胞内段发生构型变化进而激活胞内信号系统,产生不同的生物学效应包括促进磷酸化以及增加胞内第二信使的浓度从而使通道得以活化。

受体的分类

受体蛋白可以分为若干大类,其中最为重要的有两大类:蛋白酪氨酸激酶受体和 G 蛋白偶联受体(G-protein-coupled receptors,GPCRs)。蛋白酪氨酸激酶受体是一类大分子复合体,其胞内段具有磷酸化酶活性,配体结合可诱导其激活。磷酸化是细胞功能调控的主要机制之一(如之前提到的钙通道的磷酸化),因此蛋白酪氨酸激酶受体具有极其广泛的细胞学效应(框 8.4)。GPCRs 较蛋白酪氨酸激酶受体小得多,配体结合后可以激活一种连接蛋白(G 蛋白)进而发挥生物学功能,本节所述的受体均属于 GPCRs 超家族,其分子特性将在下面详述。

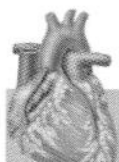

框 8.4 G 蛋白偶联受体

β 肾上腺素能受体
α 肾上腺素能受体
毒蕈碱乙酰胆碱受体
腺苷 A_1 受体
三磷酸腺苷受体
组胺 H_2 受体
血管活性肠肽受体
血管紧张素 Ⅱ 受体

GPCRs 的数量极多,已经有超过 100 种受体的功能得到确认。此外,嗅觉器官上皮细胞表达数百种与嗅觉功能相关的 GPCRs,在精子细胞上也存在一大群功能未知的 GPCRs;由此,这个超家族合计起来已超过 1 000 种。

所有这些受体均具有相似的分子特性。一般而言,在分子长度上,它们包括几百到一千个氨基酸,其中有 7 段区域由 20~25 个疏水氨基酸组成,这些疏水区域形成 α 螺旋跨细胞膜将受体锚定在细胞上(图 8.10),也因此,这个家族又被称

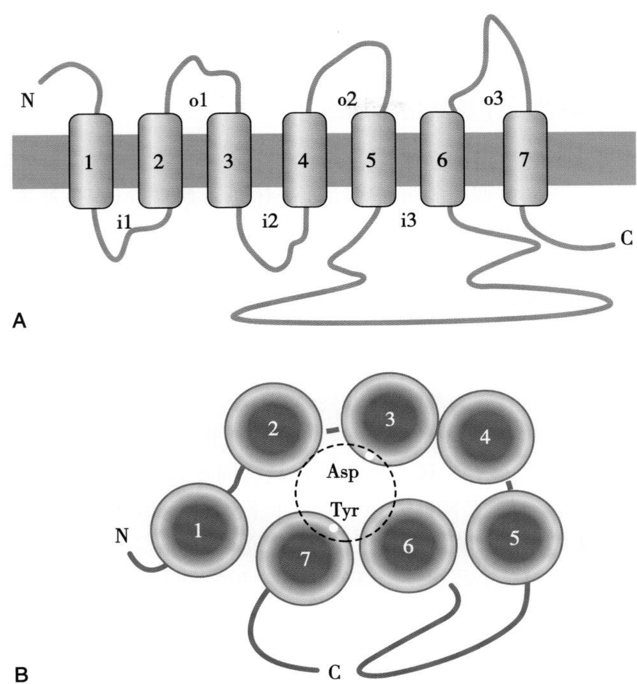

图 8. 10 G 蛋白偶联受体模式图。(A)线性模式。7 个由 20 个左右氨基酸组成的疏水结构形成 α 螺旋锚定于细胞膜,形成 7 次跨膜结构域(t1-t7),胞外是 N 末端(N)和 3 个外环(o1-o3),胞内是 C 末端(C)和 3 个相似的环(i1-i3)。(B)俯瞰图。尽管在图(A)里受体分子呈线性排列,实际上这些跨膜结构域被认为是在空间上非常靠近形成类似椭圆结构,中心是配体结合区(虚线环)。Asp 和 Tyr 代表两个对于配体结合至关重要的氨基酸,G 蛋白结合位点在 i3 环和 C 末端

为 7 次跨膜家族。尽管临床相关的 GPCRs 的晶体学研究还没有报道,但普遍认为 7 次跨膜结构域在细胞膜上排列形成漏斗样结构,其内部构成配体结合区域,而胞内结构域,尤其是胞内第三个环状结构和 C 末端则主要为 G 蛋白结合区域。

心脏和血管表达不同的 GPCRs,β 肾上腺素能和毒蕈碱乙酰胆碱受体是对心脏功能调控最为重要的 GPCRs,其他一些 GPCRs 则发挥辅助调节的作用,包括 α 肾上腺、腺苷 A_1、ATP、组胺 H_2、血管活性肠肽(vasoactive intestinal peptide, VIP)以及血管紧张素Ⅱ受体。

G 蛋白

G 蛋白(GTP 结合蛋白)包括两个家族:小 G 蛋白(胞质型)和异三聚体 G 蛋白(膜型)。两个家族的共同之处是其作用机制,在其静息状态时,与一分子二磷酸鸟苷(GDP)结合;当其被 GPCR(在异三聚体 G 蛋白情况下)或细胞内信号分子(在胞质型 G 蛋白情况下)激活时,GDP 被 GTP 替换,此时激活的 G 蛋白在胞内发挥其生物学功能,直至 GTP 被一种内源性的酶水解为 GDP 而失活。这种水解活性的关键点在于其速度很慢(就分子而言),是以秒为单位,由此,受体的短暂激活(以毫秒为单位)可以产生长时的细胞内信号激活。

膜型 G 蛋白之所以称为异三聚体是由于它是由 3 个亚单位所构成,分别为 α、β 和 γ 亚单位,其中 β 和 γ 亚单位连接非常紧密,可视为一个单位,常称为 βγ 亚单位。α 亚单位则同时包含 GDP-GTP 结合结构域和水解活性。传统观点认为 α 亚单位是“行使主要功能的一端”,而 βγ 亚单位则自由地漫游,本身无活性但作为拉住 α 亚单位的“锚和槽”存在。事实证明这种观点并不正确,βγ 亚单位同样也具有活化功能,这将在之后有关毒蕈碱型钾通道的内容中详述。

框 8.5 列出了异三聚体 G 蛋白的几个种类,其中经典的是 G_s 和 G_i,两者分别可以激活和抑制腺苷酸环化酶,引起细胞质内 cAMP 浓度的变化。G_q 蛋白(在大脑中是 G_o)可以激活磷脂酶 C(phospholipase C, PLC)进而诱导二磷酸磷脂酰肌醇(PIP2)产生 1,4,5-三磷酸肌醇(nositol-1,4,5-triphosphate, IP3)和甘油二酯(diacylglycerol, DAG)。IP3 作用于自己的受体—位于细胞内钙离子库上通道复合体的相关位点,诱导钙离子的释放,增加胞内钙离子浓度。DAG 可以激活蛋白激酶 C(protein kinase C, PKC),后者可促进多种靶蛋白发生磷酸化(包括那些启动胞内信号级联反应的受体蛋白)。分子克隆研究表明,上述每一类的 G 蛋白都包括若干不同的成员,但它们的功能差异尚未完全阐明。

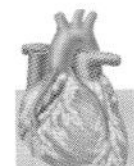

框 8. 5 G 蛋白分类

G_s:激活腺苷酸环化酶
G_i:抑制腺苷酸环化酶
G_q:激活磷脂酶 C
G_o:G_i 的亚型,主要分布于大脑,激活磷脂酶 C
G_k:G_i 的亚型,与 K^+ 通道连接

肾上腺能受体和信号通路

肾上腺素能受体

心脏收缩性主要由 β 肾上腺素信号通路所调控,此通路可由血液循环中的儿茶酚胺(来源于肾上腺)或心肌内肾上腺素能神经末梢释放的儿茶酚胺所激活。

β 肾上腺素能受体包括两种主要的亚型:β_1 和 β_2。另外还有一种 β_3 亚型,其在心血管系统中的作用尚不清楚[44],主要在脂肪细胞中发挥重要作用。β_1 和 β_2 受体在心脏中均有表达,两者均参与儿茶酚胺的促心肌收缩作用(这不同于其在血管平滑肌的作用,β_2 受体的激活表现为血管舒张)。在正常情况下,β_1 和 β_2 受体在心脏中的相对比例接近 70∶30,但是这一比例在心脏患病情况下会发生巨大变化,这一点将在后面详述。

β 肾上腺素能受体的结构和功能密切相关。如前所述,β_1 和 β_2 受体均与 G_s 蛋白偶联,激活腺苷酸环化酶导致胞内 cAMP 水平升高,但是,两者的胞内信号却存在一些差异。例如,有研究表明 β_2 受体较 β_1 受体的偶联效率更高,因此可以更显著地升高 cAMP 的水平[45]。除去对 cAMP 信号的影响,β 受体还可能与心肌钙离子通道偶联[46],但这种作用具有种属特异性,当把动物的数据推及人类时需要格外注意。

β 肾上腺素能信号的肌收缩和电生理效应是胞内 cAMP 水平升高的间接作用所致,cAMP 可以激活一种特定的蛋白激酶(protein kinase A, PKA),而 PKA 可以促使多种重要的心

脏离子通道(包括L型钙通道、钠通道、电压依赖钾通道及氯通道)发生磷酸化,磷酸化可以改变通道功能,使膜电生理学特性发生变化进而影响心脏功能。

α 肾上腺素能受体,像 β 受体一样也可以分为两类:α_1 和 α_2 受体。每一类都包括几个密切相关的亚型,分布于不同的组织发挥不同的功能,但它们之间更细致的差别还不完全清楚。总体而言,α_1 受体和 G_q 蛋白偶联,可激活 PLC 促进胞内钙离子浓度的增加,α_2 受体则和 G_i 蛋白偶联,通过抑制腺苷酸环化酶减少胞内 cAMP 的浓度。

α 肾上腺素能受体主要在血管发挥重要功能,分布于血管平滑肌细胞的 α_1 受体是神经递质介导的血管收缩的主要传递者,而分布于神经元的 α_2 受体则可以通过负反馈的方式调节 α 肾上腺素介导的血管收缩作用。

心脏的主要分布亚型是 α_1 受体,此受体的激活可导致心肌收缩力中度增加[47]。

β 受体的功能调节

β 受体的激活可促使人心脏的心输出量急剧增加,但这种效应呈现一种短时的特点。因此持续激活 β 受体将大大有损心肌功能,其机制是 β 受体持续激活促使胞内 cAMP 显著增加,进而导致钙离子浓度增加、RNA 和蛋白合成减少,最终导致细胞死亡。因此,β 受体调节最好看作是"战斗或逃跑"反应(急性应激反应)的一部分,即短时有利,长时有害。心力衰竭便是最突出的例子,研究表明心力衰竭与 β 受体的长时间激活有关,甚至在某种情况下,心衰患者的外周血中可以检测出由心脏神经末梢"溢出"的去甲肾上腺素[48]。

正因这样,β 受体的功能调节得到极为广泛的关注,而且目前已知道有多种机制可以调节肌细胞对肾上腺素的反应性。但不幸的是,在肾上腺素能过度刺激的情况下,肾上腺素反应性的降低看起来是阻止细胞死亡所必需的,然而这在很大程度上是心肌功能降低的主要原因,也是心力衰竭的标志。

β 受体功能降低的机制之一是受体下调(即受体分布密度下降)。在心力衰竭时,受体水平可下降 50%,β_1 受体下调的幅度较 β_2 更为显著,致使 β_1 和 β_2 的比例发生变化,在功能衰竭的心脏,此比例接近 3∶2[49]。这种受体下调受不同分子机制的调控,在长期的情况下,β_1 受体可以被降解并从细胞表面被永久移除;在短期的情况下,受体可以暂时地被从细胞膜表面转移并储存在胞内的囊泡中,不能被受体激动剂接触到,但因受体功能完好,当肾上腺素的过度刺激中止后可以被再循环至细胞膜发挥作用[50]。

β 受体功能调节的另一种方式是磷酸化,一种特定的 β 受体激酶(β-ARK,其本身可被 βγ 亚单位激活)对已经结合了受体激动剂的受体进行磷酸化[51],当被 β-ARK 磷酸化后,使得一种蛋白,β 抑制蛋白(β-arrestin),与受体结合,从而使受体功能受抑制[52]。此外,β 受体还可以被 PKA 磷酸化,而后者又可被多种其他受体活化。肾上腺素过度激活产生的有害作用还可以被毒蕈碱性受体的活化所调节,这部分将在下一节介绍。

尽管 β 受体存在多种调节机制,而且已知它的过度激活会产生有害的效应,但是在疾病状态时 β 受体功能仍然会呈现反常性增加。例如,在缺血条件下,β 受体会上调,缺血仅15分钟即可观察到受体表达显著增加,而再灌注时则迅速降低到正常水平。

毒蕈碱性受体及其信号通路

毒蕈碱性乙酰胆碱受体

心脏功能调控的第二种主要受体是毒蕈碱受体,虽然毒蕈碱受体有5种亚型,但仅一种亚型(M_2)在心肌组织表达,且大部分表达于心房。过去认为心室没有迷走神经分布,后来证明这种观点是错误的,心室也受迷走神经支配。事实上,毒蕈碱性受体也在心室表达,虽然表达量较心房低,其在心房的表达量约是心室的两倍多(200~250 vs 70~100fmol/mg 蛋白)[53],因此,虽然毒蕈碱信号在心脏的主要功能是在心房水平控制心率,但迷走神经的兴奋也可以直接影响心室功能。

M_2 毒蕈碱性受体与 G_i 蛋白偶联,因此它的激活可以抑制腺苷酸环化酶,降低胞内 cAMP 水平。M_2 受体已被作为一个完美的模型去确定 G 蛋白的结合位点。将 M_2 受体和 M_3 受体胞内第三个环状结构(i3)的大约20个氨基酸进行互换,就可以改变其偶联方式(图 8.10);目前通过这种方式的突变,可以使 M_2 受体与 G_q 蛋白偶联,进而通过 IP3 促进钙离子从胞内钙库中的释放[54]。

在心脏起搏系统,比调控 cAMP 变化更重要的信号机制是胞膜上内向整流钾通道(K_{ACh})的开放,M_2 受体通过 G_k(属于 G_i 蛋白)与 K_{ACh} 偶联,但 G_k 并不是通过 α 亚单位而是 βγ 亚单位来激活 K_{Ach}[55]。此外,心脏腺苷受体也可以与 K_{ACh} 偶联,具体内容将在后面陈述。

由于腺苷酸环化酶系统是广泛存在的,因此 K_{ACh} 的表达差异决定了毒蕈碱信号在心脏的功能。K_{ACh} 在心室组织基本不表达,毒蕈碱信号主要是降低 cAMP 的水平;然而,在静息状态下,心室肌细胞内的 cAMP 水平本身就较低。因此,除非心脏已经被肾上腺素类药物激活,否则毒蕈碱信号对心脏不产生影响。换言之,在没有肾上腺素能刺激的情况下,ACh 对心室基本无作用,而在肾上腺素能激活的情况下,毒蕈碱信号可以调节肾上腺素能的作用,具体内容也将在后面陈述。

毒蕈碱乙酰胆碱受体的调节

心房毒蕈碱性受体在心脏起搏传导系统中的作用很明确,但心室毒蕈碱性受体的作用则尚不清楚。在非应激状态下,毒蕈碱信号几乎不影响心脏收缩性,而在肾上腺素能信号被过度激活的情况下,毒蕈碱信号可能发挥"制动"的作用(如前所述)。毒蕈碱信号的作用总是与肾上腺素能信号的完全相反(因为毒蕈碱性受体偶联 G_i 蛋白,而肾上腺素能受体偶联 G_s 蛋白),这可能使机体在面临长期应激反应时,能抵消肾上腺素能信号的作用,从而维持心脏的正常功能。

不幸的是,这种代偿机制在老年心脏似乎并不成立。随着年龄的增长,心脏毒蕈碱性受体的表达发生变化,而这种变化使心脏承受肾上腺素能应激的能力减弱。研究表明毒蕈碱性受体在老年大鼠的表达密度减少将近一半[56],虽然肾上腺素能受体的水平也降低,但其降低程度低于毒蕈碱性受体。因此,肾上腺素能受体和毒蕈碱性受体的比例升高,由青壮年的 0.29L 高至老年的 0.42(动物数据)。尽管这种变化的生理学意义还不清楚,这些数据至少提示老年心脏的毒蕈碱信号系统可能不足以对抗长时间的肾上腺素能刺激。而且,这种情况也存在于高血压和心力衰竭等疾病状态。

除了年龄之外,毒蕈碱性受体在其他β受体表达发生显著变化的情况下却没有受到明显的影响。例如,至今没有一致的数据显示在高血压、心力衰竭或缺血性心脏病时毒蕈碱性受体的表达发生变化[57,58]。因此,在上述疾病中可能存在肾上腺素能和毒蕈碱信号系统之间的不平衡。

G蛋白功能的调节

鉴于GPCR的表达在不同疾病状态下发生显著的变化,G蛋白在不同心血管疾病的表达和功能也成了人们关注的热点。G_s蛋白不论是表达还是功能在心力衰竭中都没有明显变化,而G_i蛋白的情况则有趣得多,因为$G_{i\alpha}$除去抑制腺苷酸环化酶的作用外还可能有另一种功能。在正常情况下,G_i比G_s的量高很多,与G_i蛋白偶联的受体被激活后可以引起大量游离βγ亚单位的释放,而这些游离的βγ亚单位可以与任何游离的$G_{s\alpha}$结合,使其不能激活腺苷酸环化酶[59]。而且,这些βγ亚单位可以通过β-ARK促进β受体的磷酸化[60]。在心力衰竭患者的心肌组织中,G_i的含量(通过百日咳毒素对ADP核糖基化来评定)增加[61],尽管这被认为是促进了毒蕈碱信号的作用(即协助拮抗肾上腺素能的过度激活),但依然很难仅凭此就把这种变化和腺苷酸环化酶功能的变化关联起来。同样,对于报道的G_i水平的升高是基于mRNA表达的增加还是G蛋白本身稳定性的增加目前也不清楚。

腺苷酸环化酶的催化亚单位似乎并不受心脏疾病的影响,压力超负荷是目前观察到的唯一一种会使它的活性持续降低的情况[62]。

其他受体

如前所述,除了肾上腺素能和毒蕈碱受体,心脏和血管还表达许多其他种类的GPCR,现举例说明。血管紧张素受体主要在血管表达,介导激素诱导的血管收缩;此外,它在心脏中也有表达,但功能尚未完全阐明。几种嘌呤化合物的受体也在心脏中表达,并且,如下一节所讨论的,这是目前研究的重点。此外,还有组胺H_2受体和VIP受体,H_2受体主要介导组胺的正性肌力作用。尽管相对于肾上腺素能和胆碱能受体,人们对其他这些受体的功能和调节机制了解得很少,但可以确定的是在心血管疾病中这些受体会发生变化。例如,在特发性扩张型心肌病(dilated cardiomyopathy,DCM)中,VIP受体可以下调70%,而组胺受体则不受影响[63]。总而言之,偶联G_i蛋白的受体在疾病时其表达和功能几乎不发生变化,而偶联G_s的受体则变化显著。

临床相关性

在过去几十年里,腺苷在心脏调控中的作用得到广泛深入的研究。这些研究直接催生了两项与临床密切相关的成果,一是作为抗心律失常药物的使用,二是在心脏预适应中的作用。腺苷通过GPCR激活多种细胞内信号系统,这部分主要讨论腺苷信号的分子机制及其临床应用,更多详细的内容可参看相关综述[64,65]。

腺苷信号

尽管在心脏中多种途径都可产生腺苷,但多数都是AMP去磷酸化的产物[66]。AMP的积累被认为是低细胞能荷[(ATP+1/2ADP)/ATP+ADP+AMP]的符号,腺苷浓度的增加是能量供需不平衡的标志。因此,缺血、缺氧及儿茶酚胺浓度增加都与腺苷释放增加相关[67]。腺苷可以通过胞内和胞外的各种不同途径快速降解,因此,其半衰期极短,仅约1秒[68]。由此可见,腺苷不仅是心脏"能量危机"的标志,其浓度几乎立即随着心脏能量平衡而波动,为细胞能量状态提供了一种实时的指示。

腺苷信号通过嘌呤受体家族的GPCR向胞内传递。嘌呤受体包括两个亚类:P_1(对腺苷和AMP具有高亲和力)和P_2(对ATP和ADP具有高亲和力)。P_1受体可以分为两种主要的受体亚型:A_1和A_2,A_1受体主要在心脏表达,激活时可抑制腺苷酸环化酶,A_2受体则主要在血管表达,激活时可刺激腺苷酸环化酶。A_2介导腺苷的扩血管作用,A_1受体对心脏功能具有复杂的调控作用,本节其余部分将对此进行重点讨论。

A_1腺苷受体至少与胞内两个信号系统关联,均是通过与G_i蛋白偶联进行信号传递。第一个信号系统是之前已经讨论过的K_{ACh}通道,推测腺苷也是通过G_k蛋白激活此通道,这与ACh激活M_2毒蕈碱性受体偶联K_{ACh}通道的方式相同,因此ACh和腺苷的心脏电生理效应是相似的。腺苷作用的特异性取决于所研究的心肌组织类型,因为K_{ACh}通道的表达随其分布位置的不同而不同。如前所述,这类通道主要在心房传导系统和心房肌组织大量表达,而在心室几乎无表达,因此,在非应激状态的心脏,腺苷可以缩短心房动作电位时程、降低心房不应性以及减弱心房收缩力,但是对心室几乎完全没有作用[69]。

第二个激活的胞内信号系统是通过G_i蛋白抑制腺苷酸环化酶。由于cAMP在静息状态下水平很低,所以这种信号机制发挥的作用很小,除非在心脏肾上腺素系统激活使cAMP浓度升高的情况下,因此,腺苷-cAMP信号介导的心脏活动只有在肾上腺素系统激活时才能被观察到。腺苷酸环化酶系统遍布于心脏,其作用也很广泛,当抑制cAMP诱导的通道磷酸化,心房和心室的L型钙通道功能均被减弱,其结果是肌收缩力下降和动作电位时程缩短[70]。

腺苷的抗心律失常作用

从腺苷的这些分子机制中很容易推断出它的临床作用。腺苷的抗心律失常的作用主要归因于其对K_{ACh}通道的激活,回顾一下K_{ACh}通道的组织分布,可以很容易推断出腺苷用于治疗室上性心律失常较室性心律失常更有效,事实上也确实如此。由于腺苷对心房传导系统具有负性变时效应,因此其对于房室结存在折返通路导致的室上性心动过速最为有效,有报道称其有效性超过90%[71],比较而言,腺苷对于不涉及房室结的心动过速则一贯无效[72]。

大部分室性心动过速对腺苷不敏感,唯一的一个例外也很容易用其分子机制推断出来。一种罕见的由运动或儿茶酚胺诱发的室性心动过速用腺苷治疗可以立即奏效[73],其可能的机制是在这种情况下,腺苷通过抑制腺苷酸环化酶拮抗了儿茶酚胺的兴奋作用。

一些情况下，腺苷可能被用于鉴别真正的室性心动过速和室上性心动过速伴差异传导。考虑到腺苷的血管扩张作用可能暂时加重心动过速患者已然存在的心血管危险状态，临床医生常常会犹豫不决，是否出于这种目的而使用腺苷。比较而言，腺苷用于室上性心动过速的诊断却是非常有用的。然而，对于 Wolff-Parkinson-White 综合征的患者则需要谨慎使用腺苷，因为可能导致这些患者的心室率增加，血流动力学恶化。

如若腺苷的半衰期不是如此短暂，其副作用将是非常显著的。许多副作用是由于激活了血管系统的 A_2 受体所致，常见的包括面红、头疼、头晕，也可有胸痛、焦虑、恶心、呕吐，偶发支气管痉挛。然而，这些副作用通常持续很短，如果患者能充分了解和认识，这些副作用并无重要意义。此外，心电图上可以观察到明显但短暂的电生理反应，包括房性和室性期前收缩、短时心搏停止，同样，这些改变没有重要的临床意义。

腺苷和心肌预适应

心肌预适应是指心肌短时缺血后可以耐受随后更长时间缺血的现象，此现象因为其在临床应用的可能性得到广泛关注，例如预适应使得心脏对外科手术过程中的损伤具有更好的耐受性。因此，对心肌预适应机制的研究是希望可以直接激活这种保护机制，而不需要缺血处理，多篇文献综述总结了可能参与预适应过程的多种不同的机制[65,74,75]。

线粒体在心肌缺血和再灌注过程中发挥重要作用，可以通过多种通道包括线粒体钙通道和 K_{ATP} 通道及线粒体通透性转换孔调节细胞功能和存活[76]。线粒体 K_{ATP} 通道（mitoK_{ATP}）是位于线粒体膜上的一种 G 蛋白连接的钾离子通道，是心肌预适应的关键因素。使用 mitoK_{ATP} 通道选择性开放剂（但不影响其他 K_{ATP} 通道）[77]具有心肌保护作用，而阻断此通道［通道阻滞剂格列苯脲（glibenclamide）］则可以加重心肌的缺血性损伤。例如，在一项研究中，通过观察球囊血管成形术患者的 ST 段变化和胸痛情况，发现格列苯脲消除了预适应的保护作用[78]。在不同的动物实验中也观察到类似的现象。与 K_{ACh} 相似，K_{ATP} 通道也属于 G 蛋白偶联内向整流型通道，其结构如图 8. 10 所示，但不同于 K_{Ach}，K_{ATP} 通道主要受胞内 ATP 衍生物浓度变化的调控，如胞内 ATP 水平的增加可直接对此通道产生抑制作用。此外，K_{ATP} 通道还受 PKC 磷酸化的调控，缺血、α 肾上腺能和腺苷受体的活化都可以直接激活 PKC。另外，腺苷可能以调节 K_{Ach} 同样的方式（通过 G_i 蛋白）影响 K_{ATP} 通道的功能[79]。

线粒体 K_{ATP} 通道开放的保护机制仍然是研究的热点，可能的有利作用包括抑制线粒体钙离子的摄入、调整线粒体体积、调节活性氧自由基的产生等。从麻醉医生的角度看，更有意思的是挥发性麻醉药可以相同的方式产生预适应。例如，七氟烷可以通过激活 K_{ATP} 通道和 A_1 腺苷受体使人心肌组织产生预适应，对抗心肌缺氧损伤[80]。同样的，利多卡因可以通过影响 mitoK_{ATP} 通道对抗内皮和平滑肌细胞的炎症反应，产生保护作用[81]。

麻醉药物作用

尽管上述这些受体和通道的功能和生理作用对麻醉师而言非常重要，但从临床实践应用的角度考虑，麻醉药物与这些信号分子的相互作用值得重视。如前所述，麻醉药对这些信号蛋白的作用可能有益于心血管系统，但有害的效应也依然存在。

挥发性麻醉药物的使用剂量通常比其他药物高得多，例如，大部分心血管药物的使用剂量其血药浓度仅微摩尔级，而这已足以达到其半数最大效应。相比之下，麻醉药物需要血药浓度达到毫摩尔级方可有效，几乎是前者的 1 000 倍。尽管它们被称为“强效药物”，实际上，与其他药物相比，并不很强。也因此，除去其主要作用（当然，这也尚有待完全阐明）这些麻醉药还有许多其他的作用就不足为奇了。此外，挥发性麻醉药是亲脂性化合物，在实验室条件下，如果进一步增加其浓度，它们几乎可以和任何具有一定亲脂性的样本产生相互作用。正因如此，关于挥发性麻醉药与心血管系统中每一成员的相互作用均有报道。所以，关键的问题并不在于确定哪些通道和受体与麻醉药物有相互作用，而是识别哪些作用具有重要的临床意义，这在目前仍是难题。当然，首当其冲的研究是药物的合理浓度，如果在等同于 1-2 最低肺泡有效浓度（minimal alveolar concentration，MAC）的范围内没有观察到药物的作用，那么这种相互作用就不太可能有临床意义。因为很多实验是在低于 37℃ 的条件下进行的，麻醉药物溶解度的温度校正是要考虑的重要事项。另外，实验使用的模型也很重要，在离体分离系统中观察的结果可能在器官和整体动物模型中不能重复，这种情况下其研究结果就会受到质疑，这方面的内容已有详细评述[82]。

在这方面，注射性麻醉药的疑惑要少些。这些药物大多作用于特定位点［主要是 γ 胺基丁酸（$GABA_A$）受体-通道复合体；氯胺酮是个例外，它作用于 N-甲基-D-天门冬氨酸（NMDA）受体-通道复合体］发挥作用，因为其作用更强，因而很低的浓度就可以发挥效应。然而，这种低剂量并不一定说明没有其他的相互作用，因为已经显示出其具有各种不良反应。

这一部分聚焦于麻醉药物和之前所述的信号分子系统的相互作用，主要是那些有文献支持和有助于解释麻醉药物特定不良反应的相互作用。因此，这部分并没有罗列所有的相互作用，而是举了一些已经被详尽描述并可能与临床相关的例子。可惜的是，很多这些相互作用还没有如期待的那样在分子和亚分子水平得以阐明。尽管可能已知某种麻醉药可以抑制某种受体或通道的功能，但这种相互作用究竟发生在哪个分子却并不清楚。多数情况下，甚至都不能确定这种相互作用是发生在蛋白本身还是该蛋白周围的脂质膜，更深入的定点突变以及嵌合分子研究可能揭示这些谜团。

与通道的相互作用：钙离子通道

在所有的心脏离子通道中，能显著被麻醉药物影响的是电压门控钙离子通道，当然也存在与其他通道的相互作用（尤其是钾离子通道，如前面提到的 K_{ATP} 通道）。

麻醉药对心脏钙离子通道的作用曾在许多模型中被研究过，最早的研究可以追溯到 1975 年，该研究发现氟烷（halothane）可以阻断钙离子向心脏细胞的内流[83]，之后更多更特异的研究逐渐被报道，特别是电压钳和膜片钳研究大大促进了人们对于麻醉药物与钙离子通道相互作用的理解，这些研究都很精妙地描述了麻醉药物对通道电生理特性的影响。然而这些研究尚不能直接将所观察到的电生理效应与其分子基础对应起来，直到重组技术在此领域的应用才使得这一问题开始阐释。

几乎所有的挥发性麻醉药都可以抑制 L 型钙离子通道[84,85]，抑制程度属于中等，在 1 个 MAC 时大约可抑制 25%～30%，但这个浓度已经足以产生生理学变化。挥发性麻醉药可以降低峰电流并加快通道失活的速率[86]，因此会降低最大钙电流、缩短钙电流持续时间，这些作用综合起来会显著抑制心肌细胞的 Ca^{2+} 内流。然而，一些特定作用则取决于所研究的特殊的麻醉药物。在 β 肾上腺素能激活的情况下，氟烷而不是七氟烷（sevoflurane）与钙离子通道的长时间活化有关，而这可能产生致心律失常作用[87]。氙则完全不影响心脏钙离子通道，这可以部分解释其为什么它不影响心肌收缩力。其他钙离子通道的敏感性也各不相同，有报道称神经元（N 型）通道对挥发性麻醉药是抵抗的。一般而言，T 型通道较 L 型通道敏感得多，在大部分挥发性麻醉药的临床使用剂量下，T 型电流可以被抑制 50%或者更多。

当挥发性麻醉药与其他心脏信号系统相互作用时，该药物对心脏钙离子通道的作用会受到很大的影响。例如，挥发性麻醉药可以抑制多种毒蕈碱乙酰胆碱受体系统的功能（后面将讨论），由于钙通道的功能可以被毒蕈碱信号所抑制（之前已论及），在挥发性麻醉药存在的情况下，临床医生可以预测到其他交互作用的存在。当毒蕈碱信号预先被激活并抑制钙通道的情况下使用氟烷和异氟烷（isoflurane），可以进一步抑制钙通道的电流；然而，当毒蕈碱性受体在挥发性麻醉药使用之后被激活，其作用明显下降。由此，挥发性麻醉药在直接抑制 L 型通道的同时，也会干扰其他受 GPCR 调控的通道[88]。

挥发性和注射性麻醉药物均被报道在一些模型中可以抑制 L 型钙离子通道，但是剂量通常均高于临床使用剂量，硫喷妥钠（thiopental）和美索比妥（methohexital）均可抑制 L 型钙离子通道[85,89]；同样的，异丙酚也是在高于临床剂量的情况下可以抑制这些通道的功能。

与受体的相互作用：毒蕈碱性受体

正如与心脏离子通道的作用一样，麻醉药物与不同 GPCR 的相互作用很可能就是其产生心血管副作用的主要原因。然而，这些可能的相互作用的细节还远远未被阐明。麻醉药物和心肌功能的两个主要调控系统——毒蕈碱和肾上腺素能系统——的相互作用已有一定程度的研究，通常认为毒蕈碱系统对许多麻醉药物敏感，而肾上腺素能系统则不敏感，因此这一小节主要讨论麻醉药物与毒蕈碱性受体的相互作用。

确定麻醉药物对 GPCR 的作用，在一定程度上较确定其对通道的作用更复杂。虽然受体分子比较小，也只有一个亚单位，但受体仅是复杂信号通道的一个组成成分，因此，仅确定药物对受体本身的作用是不够的，而是需要研究其对相应的整个胞内信号的影响。

毫无疑问至少有一些挥发性麻醉药物是与毒蕈碱信号存在相互作用的，但遗憾的是，大部分这些研究并不是在心脏开展的，甚至没有针对 M_2 型受体（心脏组织内唯一的毒蕈碱性受体亚型）的研究。

Aronstam 及其同事发表了一系列研究，报道不同的麻醉药物对毒蕈碱性受体结合力的影响，而且这些研究发现也已经被总结发表[90]。还有几项研究探讨了氟烷对激动剂和拮抗剂与毒蕈碱性受体结合的影响[91,92]，其研究结论如下：①麻醉药物可以通过减慢配体与受体的解离速率增强拮抗剂的结合能力；②麻醉药物可以抑制激动剂的结合能力（10% 氟烷可以抑制 48%）。

通过研究麻醉药物对 G 蛋白功能的影响，使得这些效应的作用位点得以进一步阐明[93]。如前所述，G 蛋白通过 GDP-GTP 的交换而激活，将 GTP 水解成 GDP 的酶虽然是内源性的，但是酶活性很低，因此 G 蛋白需要几秒的时间才会失活。G 蛋白激活时，不能再与受体偶联，未结合 G 蛋白的受体与其激动剂的亲和力下降。在实验室条件下，这种情况可以被一种不可水解的 GTP 的类似物如 Gpp（NH）p 所诱发，后者会不可逆地激活 G 蛋白，这种效应被称为受体亲和力的 GTP 转换。氟烷可以使 Gpp（NH）p 的量效曲线右移，换言之，降低同等程度的激动剂结合力需要更高浓度的 GTP 类似物，在不含有和含有 5% 氟烷的情况下，Gpp（NH）p 抑制效应的半数抑制浓度（IC_{50}）分别是 0.7μmol/L 和 83μmol/L，相差 100 倍，这些发现表明氟烷具有稳定高亲和 G 蛋白受体复合体的能力。

由此可见，氟烷不仅影响受体的结合，还影响受体与 G 蛋白的相互作用。随后的一项研究观察了麻醉药物对 G 蛋白功能（水解结合的 GTP 的能力）的影响，结果发现氟烷不能抑制放射性标记 GTP 类似物与 G 蛋白的结合[91]，但可以完全阻断乙酰胆碱诱导的 G 蛋白的 GTP 酶活性，其半数最大效应浓度为 0.3mM，即氟烷的临床应用剂量，此效应的作用位点尚未确定。应用其他麻醉药物也有类似的发现。还有研究发现氟烷可以通过抑制 G 蛋白干扰气道平滑肌 G 蛋白介导的钙离子致敏作用[94]。然而，近来的研究应用纯化重组 G_i 蛋白，发现氟烷并不影响 G_i 蛋白的功能[95]，这与以往的研究结果相悖，分析原因可能是以往的研究受到其他 G 蛋白亚型的干扰，这些 G 蛋白与毒蕈碱 M_2 受体信号不相关。总之，通过以上这些研究可以得到以下结论：麻醉药物可以影响毒蕈碱信号通路的多种成员。但需要格外注意的是：①通常所研究的是几种毒蕈碱性受体亚型的混合物；②研究中所用麻醉药物的剂量大多较高，非临床常规剂量；③麻醉药物对受体-G 蛋白单元的功能特性并没有明确的阐述。Magyar 和 Szabo[96]采用膜片钳技术研究了氟烷（0.9mmol/L）和异氟烷（0.8mmol/L）对乙酰胆碱（10μmol/L）诱导蛙心房肌细胞毒蕈碱钾离子通道活化的影响，结果发现如果同时给予麻醉药和激动剂，钾离子峰电流降低，而且，氟烷比异氟烷的作用强。但是，如果使用麻醉药物进行预处理，则出现一个明显的时间依赖的附加效应，即氟烷作用 25 分钟，可以恢复峰电流，并显著增加稳态电流，但异氟烷却使两者均降低。由于麻醉药物与其直接作用的信号通路之间的平衡在毫秒到秒之间即已完成，这些作用表现出来的延时效应表明其他胞内信号通路（如 PKC 介导的磷酸化）也参与其中。GTPγS 是一种不可被水解的 GTP 类似物，当 GTPγS 作用于膜片钳，G_k 蛋白持续被激活，使得电流持续时间延长。当进行单通道测量时，发现氟烷可以增加通道开放的频率，但不显著影响单通道的电导性，异氟烷则没有这种作用。由此可见，在这个模型中，氟烷可以影响毒蕈碱性受体的下游信号通路，但这种作用究竟是通过影响 G 蛋白还是通道本身，尚不能在这些研究中得到最终结论。

如果考虑时间的因素，氟烷最初对信号系统的作用表现为抑制，而异氟烷则不明显；随着作用时间的延长，氟烷可以增强信号转导，而异氟烷则表现为抑制。这些结果可能反映了麻醉药物对细胞内信号系统的不同作用，进而改变了毒蕈碱信号通路的传导。此外，氟烷可以直接激活毒蕈碱性受体的下游信号（异氟烷不具有此作用），这与之前提及的氟烷对钙通道的作用是一致的。

远端缺血预适应

远端缺血预适应是指通过对组织床或器官实施短暂的周期性的缺血和再灌注（通常是采用反复上肢加压的方式）从而对远端器官如心脏的缺血损伤产生保护作用。这种现象可能是经神经传递或是通过神经体液方式将信号由远端器官传递于心脏，其机制相当复杂，至今尚待阐明[97]。许多研究探索了远端缺血预适应减轻心脏外科手术后心脏不良事件的效果，大多数这些研究纳入的是冠状动脉搭桥术后的患者，其主要研究终点是术后 24～72 小时心肌损伤标志物（即肌钙蛋白 I、肌钙蛋白 T、CK-MB）的下降[97]。虽然大部分研究的规模较小，但超过一半的研究显示实施远端缺血预适应（在上肢或下肢血流被反复间断性地阻断）的患者其心肌损伤标志物的水平显著下降[97]。规模最大的一项研究共纳入 320 名行冠状动脉搭桥术的患者。在这项研究中，远端缺血预适应组在术后 72 小时肌钙蛋白 I 的水平明显下降，并且全因死亡率也降低[98]。除了需要进一步阐明远端缺血预适应的机制外，尚需要更多的研究确定在什么时间、以什么方式、实施远端缺血预适应可以达到最大的心肌保护作用。此外，手术时使用的麻醉药物是加强还是抑制远端缺血预适应，也需要更多的实验研究[97]。一项临床试验表明，在心脏外科手术过程中，实施远端缺血预适应可以保护肾脏功能。为了更深入了解缺血预适应的潜在影响，并有利于其临床应用的转化，需要对心脏手术过程中的缺血预适应进行多器官功能保护的评价[99]。

遗传心血管医学

目前对于心血管疾病的遗传基础的识别和理解取得了相当大的进展，这些基因异常涵盖各种心血管疾病，影响心脏的每一部分。这些遗传变异主要分为两类（框 8.6）。单基因遗传病是孟德尔式的疾病，其中单基因的改变与疾病过程有关，通常表现出特定的遗传模式（即加性、显性或隐性遗传模型）。已知超过 40 种的心血管疾病是由单基因缺陷直接导致的，例如家族性高胆固醇血症、肥厚型心肌病（hypertrophic cardiomyopathy，HCM）、DCMs 及 LQTS[100,101]。

然而，更常见的是多种基因共同影响疾病进程，主要是通过增加疾病易感性或加强环境风险因子的作用。而那些多基

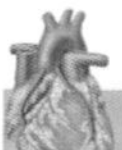

框 8.6 几种具有遗传学基础的重要心血管疾病

单基因病
- 家族性高胆固醇血症
- 肥厚型心肌病
- 扩张型心肌病
- 长 QT 综合征

多基因病
- 冠状动脉疾病
- 高血压
- 动脉粥样硬化

因遗传病的遗传成分包含一组基因变异，如单核苷酸突变，又称单核苷酸多态性（nucleotide polymorphisms，SNPs）。每个单独的 SNP 可能对其编码的蛋白产物的数量或功能影响不大，但是，当 SNP 和环境风险因素相互作用时，就会对疾病产生巨大的影响。通常的复杂疾病似乎都依照此模式，包括冠状动脉疾病（coronary artery disease，CAD）、动脉粥样硬化、高血压及心房颤动等[102-104]。

这一小节主要讨论单基因和复杂心血管疾病基因诊断的现状，以及涉及其中的主要技术。

单基因心血管病

尽管对于孟德尔式遗传性心血管疾病致病基因的确认取得了很大的进展[100,101,105]，但也出现一些因素增加了研究的复杂性[106]。基因座异质性（locus heterogeneity）（许多导致同一种疾病的基因）便是其中的因素之一[106]。通道病包括 LQTS、Brugada 综合征及其他遗传性致心律失常病都至少涉及 30 种基因的异常[35]。由分子遗传技术确诊的 HCM 中，70%～80% 是由 HCM 基因 *MYH7*、*MYBPC3* 及 *TNNT2*（分别编码 β-肌球蛋白重链、肌球蛋白-结合蛋白 C 及心肌肌钙蛋白 T）所致[107]，另外还有 21 种基因被报道可导致 HCM 表型[108]。此外，在 DCM 也发现 40 多种基因异常[108]。第二种使单基因病基因诊断复杂性增加的相关因素是等位基因异质性（allelic heterogeneity），通常是指在一个肇事基因里发生多种不同类型的突变导致一种特定的心血管表型，如 HCM（即在已知的可引起 HCM 的基因里，已经确认了上百种致病性突变，但其中很多是稀有变异）。而且，尽管经确认的致病基因变异数目扩充得非常迅速，但并不是所有的基因位点都已经被确认，这种信息缺口使得分子诊断实验，筛查疾病遗传易感性的敏感性大大降低。虽然研究者声称目前发现的导致 LQTS 的突变可以覆盖 3/4 的源头患者（index patients），但这并不适用于其他单基因心血管病。例如，仅有 30%～60% 的 HCM 的基因突变被确认[109]，而 DCM 则更低，仅有 20%～30%[105,106]。举例来说，*MYH7* 基因包含 40 个编码 β 肌球蛋白重链的外显子，已经报道有 194 个突变与 HCM 相关。出于诊断的目的，需要对整个编码序列及每个基因内含子与外显子交界区都进行测序分析，二代测序技术的出现和改进使得其越来越成为一种临床可用的方法（后面详述）。

突变确认的方法学：连锁分析、测序和芯片

连锁分析 是确定家族性单基因和复杂疾病致病基因的一种无偏倚且强有效的方法[110]。这一分析前要初步确定可能的候选基因或其染色体位置，然后寻找与疾病表型共分离的 DNA 标记，这种 DNA 标记在患者家系成员之间的共分离率在统计学上高于随机概率，再进一步细致检测包含有 DNA 标记的染色体片段，从而获得潜在的候选基因。有几项研究以 CAD 为模型成功地利用这个方法完成了分析[110-113]。

基因序列鉴定技术已经由经典的 DNA 印迹法（Southern blot）转变为可以快速测定成千上万基因序列的高度自动化系统。DNA 印迹法是 20 世纪 70 年代中期发明，其原理是凝胶分离出的 DNA 分子转移或印记在硝酸纤维素膜上，然后 DNA 探针去识别这些 DNA 分子。此方法可以发现小的突变，或者较大的缺失、拷贝数的变化以及基因重排。此原理被扩展并自动化形成 DNA 芯片（图 8.11），即由数千个 DNA 寡核苷酸组成微点阵，每一点包含极少量的特定 DNA 序列，此阵列被显微打印固定在一个平面载体上，通常是玻璃片。DNA 探针（编码特定的序列）被用于结合和识别同源核苷酸序列，通过荧光标记靶点进行检测，此荧光信号与靶基因核苷酸序列的相对丰度成正比。DNA 芯片使得真正的

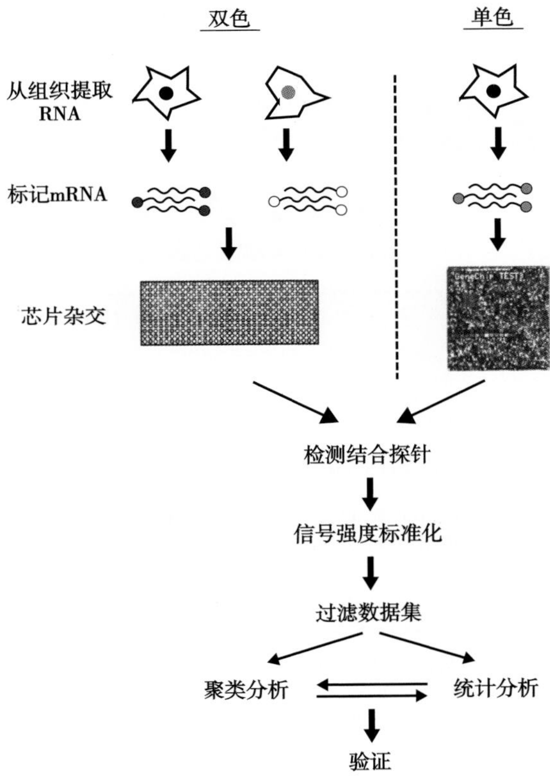

图 8.11 微阵列芯片实验的代表性示意图。从目标组织提取 RNA，标记后与 DNA 芯片杂交与其互补序列结合（竞争性地采用双色，非竞争性地用单色）。结合的序列通过其在芯片上的位置进行确认。对信号强度进行标准化以使得芯片间具有可比性。标准化的数据集被过滤后进行计算机分析，最后，对于表达有差异的转录本应采用另一种方法进行进一步的验证或确认。（*From Cook SA, Rosenzweig A. DNA microarrays: implications for cardiovascular medicine.* Circ Res. *2002;91:559-564.*）

高通量成为可能，即同时对大量的患者进行大量疾病相关变异基因的检测。

Sanger 法一代测序技术是几十年形成的对测序方法的选择。它主要是通过与遗传 DNA 序列进行碱基配对来确定一个个体的精确的碱基对。尽管 Sanger 法测序很准确，但是速度慢（一次测序针对一位患者的一个基因）且昂贵。二代高通量测序平台可以对多个特定的靶基因同时测序（即靶向测序），或全外显子、全基因组测序，速度快且性价比高[114]；而且多名患者可以通过二代测序技术以并行方式进行测序。二代测序平台的步骤见图 8.12[115]。二代测序对于发现单基因病的新的（通常是罕见的）变异体非常有用。虽然一些新发现的遗传变异尚不确定其临床意义，这使得临床医生在解释和处理心血管病遗传易感家族患者时遇到了新的挑战，但这项技术大大促进了单基因遗传心血管疾病的基因筛查[115]。

临床应用

这些技术使得疾病在出现临床症状以前就可以被识别并采取预防措施（表 8.2）。例如，植入型心律转复除颤器（implantable cardioverter-defibrillators，ICDs）可以预防某些遗传性心肌病和心律失常患者的心源性猝死（图 8.13）[116-118]；药物治疗可能延缓遗传性 DCM 的进展；通过基因诊断技术识别无症状但高风险患者，有利于对其进行密切观察并实施早期干预。LQTS 的基因型信息有助于调整治疗计划（图 8.14），例如，LQT3 患者使用 β 阻滞剂获益较少，因此建议对这类患者放置 ICD 的适应证可以放宽[119]。此外，研究发现恶性心律失常的诱发因素因受累基因不同而有所差异。例如，LQT1 患者应该避免剧烈的活动，如运动和竞争性体育项目[120]。

表 8.2 基因检测在单基因心血管疾病中的临床应用[a]

疾病	成功率/%	无症状携带者的发现和诊断	生育风险评价	预后	治疗
HCM	60~65	+	+	±	−
DCM	NA	+	+	−	−
ARVC	<10	+	+	−	−
MFS	80~90	+	+	−	−
LQTS	60~65	+	+	+	+
BrS	20	+	+	−	−
CPVT	50	+	+	+	−
NS	40	+	+	−	−

[a] 在此仅列举与流行病学资料一致的数据。

+，基因检测可用于此种疾病；±，基因检测可能用于此种疾病但未经验证；−，基因检测未用于此种疾病；ARVC，致心律失常性右室心肌病；BrS，Brugada 综合征；CPVT，儿茶酚胺能多形性室性心动过速；DCM，扩张型心肌病；HCM，肥厚型心肌病；LQTS，长 QT 综合征；MFS，马方综合征；NA，不适用；NS，Noonan 综合征。

From Camm AJ, Lüscher TF, Serruys PW. The ESC *Textbook of Cardiovascular Medicine.* 2nd ed. New York: Oxford University Press; 2009. By permission of Oxford University Press.

常见复杂多基因心血管疾病

对复杂多基因心血管疾病发生和进展相关基因变异的鉴定，为预测哪类人群易患某种心血管病提供了极大的可能性，

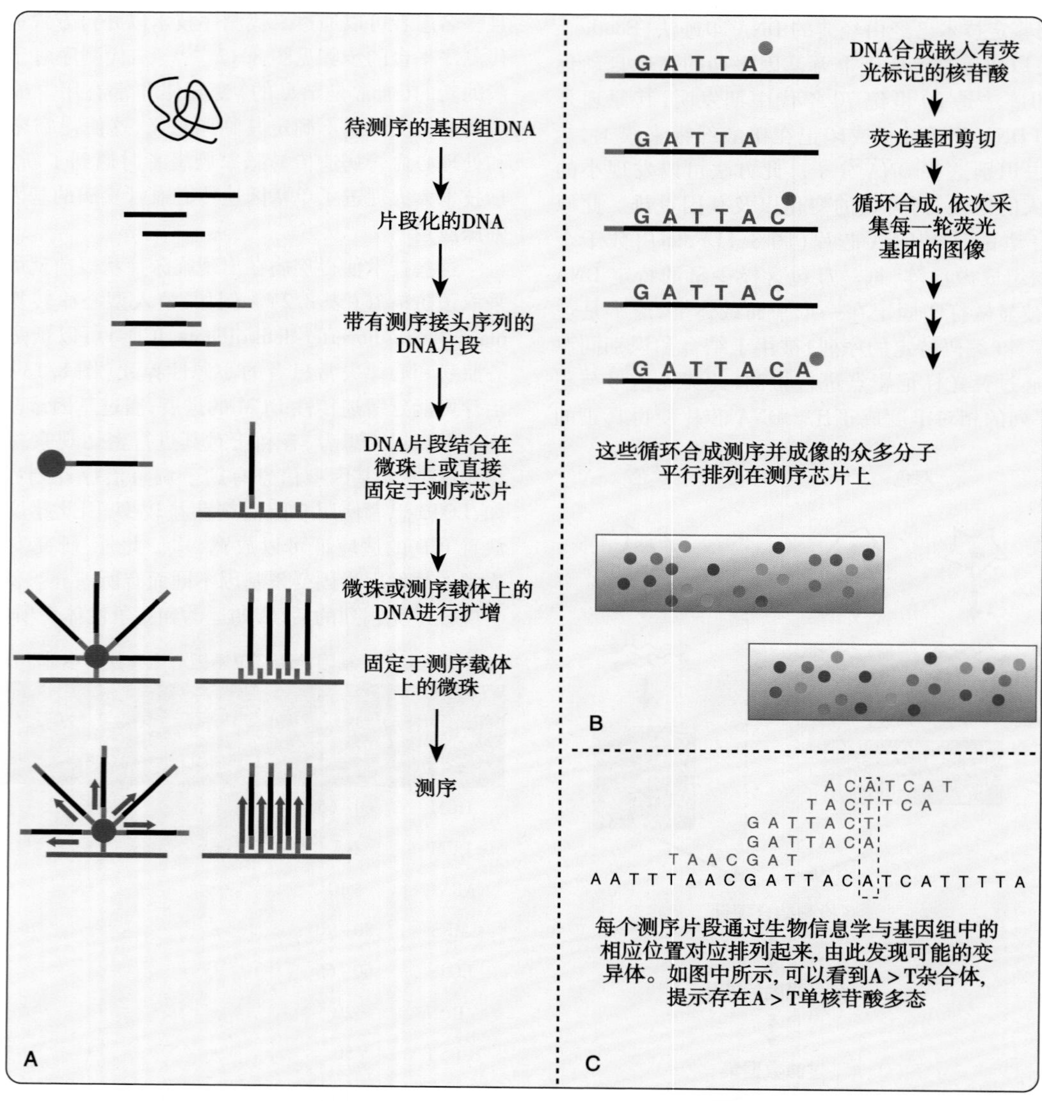

图 8.12 二代测序是高通量平行测序,它比 Sanger 测序速度更快,价格更低。(*From Mogensen J, van Tintelen JP, Fokstuen S, et al. The current role of next-generation DNA sequencing in routine care of patients with hereditary cardiovascular conditions: a viewpoint paper of the European Society of Cardiology working group on myocardial and pericardial diseases and members of the European Society of Human Genetics.* Eur Heart J. *2015;36:1367-1370.*)

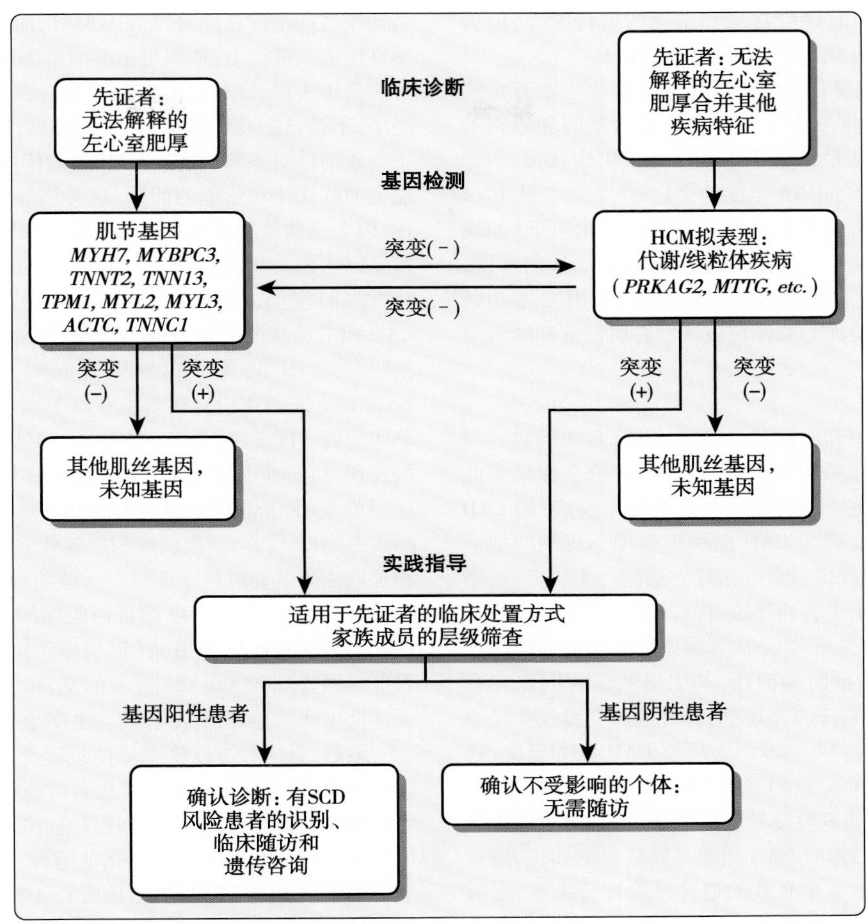

图 8.13 肥厚型心肌病（HCM）基因检测推荐程序。SCD，心源性猝死。（*From Keren A，Syrris P，McKenna WJ. Hypertrophic cardiomyopathy：the genetic determinants of clinical disease expression.* Nat Clin Pract Cardiovasc Med. *2008；5：158-168.*）

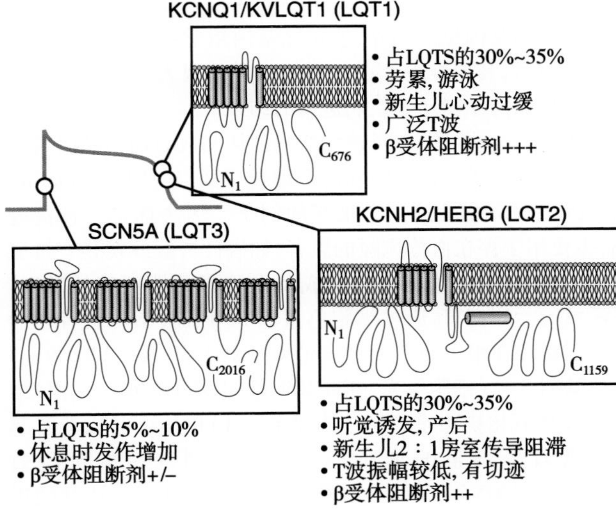

图 8.14 3 种长 QT 综合征（LQTS）基因型与表型的关系。3 种主要心肌通道的线性拓扑结构示意图，这些通道基因变异引起心室肌细胞动作电位异常，占 LQTS 的三分之二。图中插入的文字部分总结了 3 种最常见的 LQTS 基因型引起的一些表型特征。（*From Ackerman MJ. Genetic testing for risk stratification in hypertrophic cardiomyopathy and long QT syndrome：fact or fiction?* Curr Opin Cardiol. *2005；20：175-181.*）

同时也为更精确的靶向预防和治疗策略及新型治疗方法的开发提供了可能。在这方面目前面临的主要挑战是，如何识别共同促进心血管疾病，如 CAD 的基因及基因变异，以及如何理解这些基因变异与环境危险因素相互作用导致心血管疾病的持续进展。几种基因组学技术使得研究者可以对多基因病，如 CAD 的遗传组成开展相关研究。

多基因遗传筛查的先进方法：全基因组关联分析和基因表达谱

遗传关联性研究是用于确定一种基因变异是否与一种疾病或表征有关，如果存在关联，那么特定等位基因、基因型及一种或多种多态性的单体型出现的概率，要高于一种表征出现的随机概率。因此，如果一个人携带一个或两个高风险变异的拷贝，其易患相关疾病或出现相关表征的风险便增加。利用现代基因组技术，研究者现在使用“SNP 芯片”可以在一块芯片上同时分析上百万 SNP 位点，其原理与之前提到的基因芯片的原理相同。已有研究报道用全基因组关联分析确认了与心肌梗死（myocardial infarction，MI）发生发展相关的 SNP 位点[121,122]。二代高通量测序技术，尤其是靶向和全外显子测序，现在也已被用于寻找常见复杂性疾病的基因变异。靶向二代测序可用于探索某些基因内的罕见变异（SNP 和拷贝数变异），这些基因内的高频 SNP 已被发现与特定心血管表型相关(即这样可以同时评价常见和罕见的遗传变异,因为SNP芯片含有较少的低频SNP;在人群中<2%)。

基因表达谱(功能基因组学)是探寻与复杂心血管疾病(如冠状动脉粥样硬化)发生发展密切相关的基因和通路的另一种方法。这种方法是在组织水平分析与疾病状态、临床结局或治疗反应相关的mRNA丰度的变化[123,124]。二代RNA测序技术为评价转录组及其在心血管系统病理状态下(如缺血)的生物学变化提供了一种无偏倚评估方法。举例来说,有研究选取45名行主动脉瓣置换术的患者,利用二代RNA测序检测左室心肌在冷血心肌停跳液诱导心肌停搏和缺血前后表达谱的变化[125]。

临床应用

在现有的临床知识和非遗传学检测之外,多基因变异与复杂心血管疾病表型相关的知识,为更好地评价个体易患此类疾病的风险提供了更大的可能。与常见复杂疾病,如CAD相关的新基因位点的发现为CAD的病理生理学机制增加了全新维度的理解,并可能促进新的治疗方法的产生。此外,个体基因表达谱则有助于患者选择最有效的预防或治疗措施。

然而,利用遗传学提高对CAD等常见复杂疾病的风险评估能力,以利于疾病的预防和治疗,其中仍然是有问题存在的。不同于单基因病,对于多基因病,每种基因变异仅会将患病风险升高很小的概率[104]。多个大规模CAD队列研究,通过全基因组关联分析确认了50个基因变异与社区人群散发CAD相关[104],携带这些危险变异越多的个体患CAD的风险越高。如果可以利用已知的CAD相关基因变异的知识,通过加权或不加权分析建立一个有效的遗传风险评分系统,那通过这个系统判定为高风险的患者就可以接受强化预防性医疗干预,从而延缓或阻止CAD的发生发展。然而,对于常见复杂疾病如CAD,仅凭患者携带多种高风险基因变异,尚不足以提供确凿的证据表明此患者肯定会发展为CAD;环境风险因素或环境因素与特定基因变异的组合,可能在CAD的发生发展中发挥相同或更为关键的作用。

另一项研究,评价了全基因组关联分析发现的45种与CAD、缺血性心脏病或MI相关的基因变异的风险预测能力。这个研究纳入6 000多名丹麦人,平均随访时间超过11.6年,风险评分系统中纳入了个体携带45种SNP风险等位基因的数目这一参数,评价其与发生MI或CAD的相关性。结果显示,基于等位基因数目的遗传风险评分与MI的发生显著相关,但与CAD则无相关性,Cox风险回归分析显示发生MI的风险比具有统计学差异,但效应量小(风险比,1.06;95%置信区间,1.02 ~1.11)[126];如果用EuroSCORE(European System for Cardiac Operative Risk Evaluation,欧洲心脏手术风险评估系统)进行校正后,这种相关性就不再有显著性[126]。这一发现提示,如果将来能够有一种有价值的可预测CAD的遗传风险评分,其前提是对全基因组关联研究所发现的相关SNP有深厚的生物学理解,包括需要确定基因变异和环境的相互作用,从而判断这些变异的存在如何影响风险的评估。此外,一个阴性的遗传风险评估并不能保证患者最终就不会发生CAD,因为还存在环境因素和其他尚未发现的基因风险变异。有研究显示,降压治疗、强化抗血小板治疗和积极地降脂治疗可以大大降低CAD的患病风险,并且这些措施是安全的,但是普及这些治疗在经济上并不可行,而且不可避免地会导致不良反应。理论上,依据更精准的基因组信息,就有可能识别疾病易患人群,针对这部分人群进行强化干预在效益上更为经济,不过,这一点仍有待证实。最后,即使将来的研究提出了有效的针对多基因病如CAD的遗传风险评估系统,仍然可能会面临法律和伦理的问题,这会增加其在临床应用的复杂性,因为这些检测可能对健康保险费用或就业产生显著影响。多基因病相关基因生物学的阐明,还可以促进另一种新的治疗方法的发展。大部分通过全基因关联研究所发现的与CAD相关的基因变异,究竟通过何种通路发挥作用尚未完全阐明[104]。但是,关于PCSK9(proprotein convertase subtilisin/kexin type 9,前蛋白转化酶枯草溶菌素9)编码基因在1号染色体短臂3区2带(1p32)的变异与CAD高发病率强相关性的发现,协助促成了治疗性单克隆抗体[依伏库(evolocumab)]的发明,其原理是通过抑制PCSK9使低密度脂蛋白胆固醇水平降低[104,127]。依伏库的疗效和安全性已经在多项Ⅱ期和Ⅲ期临床试验进行了评价。一项随机研究随访1年多的结果显示,依伏库与低密度脂蛋白胆固醇水平和不良心血管事件发生率的降低显著相关(依伏库组的风险比为0.47,95%置信区间为0.28~0.78)[127],但是,依伏库治疗组神经认知事件发生率明显增加,尽管其发生率小于1%[127]。

最后,另一种可以将遗传信息转化为临床心血管医学实践的方式,是通过更好地理解患者对药物的基因反应性,从而更好地处理其心血管病及其并发症,其中最简单的想法就是依据个人的基因易感性个体化地选择用药。然而,要把这个想法用于常规的临床实践还有几个问题需要解决。最主要的问题是提供令人信服的证据,证明某种基因在疾病发生发展中的贡献。在基因相关性研究中,与某种表型相关的一种SNP并不一定是功能相关的,它可能仅仅是与另一种真正具有因果关系的基因变异(尚未确认)密切相关而已。甚至在一些SNP关联研究中所发现的SNP,可能都不存在于一个已知或预测的基因里。此外,就功能基因组学研究中的候选基因确认而言,其困难之处在于如何确定基因表达水平的变化是导致疾病的原因还是疾病进展的结果。

不过,在一些领域,对遗传变异的认知成为药物基因组学的基础并促成了心血管疾病的个体化用药,华法林(warfarin)的基因组学研究就是一个很好的例子。华法林是一种抗凝剂,主要用于存在血栓风险的患者,如慢性房颤或安装有机械瓣膜的患者,可以预防血栓形成及血栓相关性疾病的发生。华法林的治疗窗窄,通过细胞色素P450代谢,不同患者间的使用剂量存在很大的差异。携带CYP2C9 * 2和CYP2C9 * 3等位基因变异(细胞色素P450 2C9酶)以及*VKORC1*基因(维生素K环氧化物还原酶复合体亚单位1)单体型的患者看起来需要较低剂量的华法林就可以达到理想的抗凝效果[128-130]。2005年,美国食品药品管理局修订了华法林的说明书,指出了在开具处方时应考虑基因型对药物剂量的影响[131]。但是,在基于药物基因组学剂量预测公式开展的随机试验中,依据*CYP2C9*和*VKORC1*基因型指导华法林用药剂量的研究结果并不一致。因此,需要进一步研究确认这些基因型如何有效指导华法林的初始剂量以及国际标准化比率(international normalized ratio,INR)的长期监测[132,133]。

心脏外科围手术期基因组学

尽管在外科、麻醉及心肌保护策略上都取得了很大的进展，但心脏外科手术围手术期不良事件的发生率依然很高，且与术后短期和长期生存率的下降直接相关[134]。因为所有的手术患者都会暴露于可能激活炎症、凝血及其他应激相关通路的因素下，但仅有一部分患者会发生围手术期不良事件（甚至在处理了合并症之后），所以基因的差异可能提供了一种解释（图 8.15）[135-137]。围手术期基因组学领域利用基因关联分析找到了一些与短期和长期术后不良事件相关的基因位点，但功能基因组学的研究才刚刚开展，希望未来在机制上有更多的发现能够解释为什么相似的患者术后转归却存在极大的差异[138]。

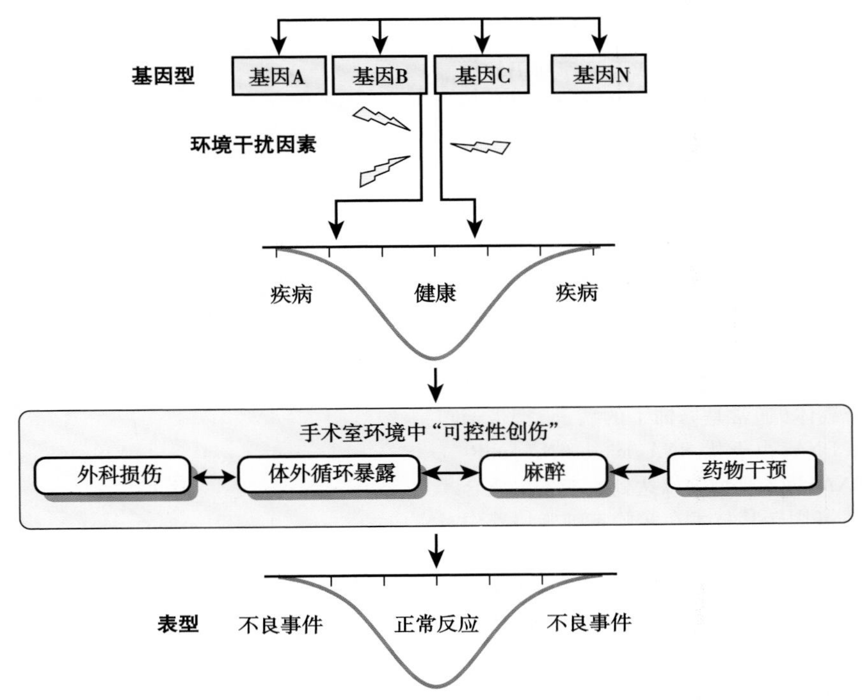

图 8.15 遗传因素合并围手术期损伤在术后不良事件中的可能作用

在心脏外科手术患者开展的基因关联研究已经确认了一些与术后不良事件相关的基因位点，这些不良事件包括心肌缺血或心肌损伤[139,140]、术后心室功能不全[141]、术后房颤[142-144]、静脉桥再狭窄[139]、肾脏并发症[145]、认知功能障碍[146]、卒中[147]、死亡[139]，以及一些更为系统性的其他不良事件，如出血[148]、血栓形成[149]、炎症反应和严重败血症[150-153]。这里列举了一些美国开展的围手术期基因组学研究的例子：

- Duke 围手术期基因组学研究组在 2001 年启动了一项单中心前瞻性研究（美国围手术期基因组学和安全性研究（Perioperative Genomics and Safety Study，US，PEGASUS））。
- 同样在 2001 年，位于休斯敦的德州心脏研究所（Texas Heart Institute，Houston）和位于波士顿的布瑞根妇女医院（Brigham and Women's Hospital，Boston）的研究者启动了一项多中心围手术期基因组学研究，现在这项研究称为 PeriGRen（Perioperative Genomics Research Network，围手术期基因组学研究网络），这是由于增加了第三家研究机构—位于得克萨斯州达拉斯的得州大学西南医学中心（University of Texas Southwestern Medical Center，Dallas，Texas）。
- 田纳西州纳什维尔的范德堡大学医学中心（Vanderbilt University Medical Center in Nashville，Tennessee）在其医院系统中建立了一个 DNA 数据资源库，可对围手术期基因组学研究相关的问题进行卓有成效的探索。

这些大型的围手术期基因组学研究数据库和生物样本库项目的首要目标是确定与术后（几个月到几年）心血管和肾脏不良事件相关的基因位点，探索这些基因位点造成不良心血管事件的生物学机制，并基于患者专有的遗传信息决定如何调整手术病人的临床管理方式，最终在术后不良心血管事件的患者与具有相似表型的非手术患者（即急性心力衰竭、房颤）之间寻找遗传信息上的共性。

基因或基因组学研究是否可以提供更具实践意义的信息，促进产生新的治疗干预措施，进而改善心血管手术的转归？这还是一个有待回答的问题。因为围手术期基因组学研究才刚刚起步，心脏外科队列研究的数据库和生物样本库才刚刚扩大到允许开展具有影响力的多中心合作研究，这种合作对于再现基因关联研究的结果是至关重要的。同时汇聚足够大量的数据以对全基因组表型研究获得的信息进行最大化的挖掘也是至关重要的，这样可以获得足够的统计效力，从而检测中度相关但具有生物学意义的效应量。全基因组关联研究在急诊患者中发现了染色体 4q25 位点包含有与房颤相关的 SNP 位点[154]，而这一位点同时也被发现与心脏术后房颤的发生相关[143]。另一个位点 9p21，全基因组关联研究发现其与急诊 CAD[122] 和 MI[121] 相关，同时也包含与心脏搭桥术后心肌损伤相关的基因变异[140]。所有这些研究最关键的是要阐明这些变异对生物学功能的影响,从而制定出相应的围手术期干预方法,阻止术后不良事件的发生,特别是针对那些被确认为高危的患者。基因表达技术与分析方法以及蛋白质组学的进展,将大大促进功能基因组学在外科手术患者的应用研究。

基因治疗

尽管分子诊断技术的发展突飞猛进,基因治疗却仍然徘徊在心血管疾病常规临床实践的大门之外。基因治疗最核心的概念是将外源正常基因导入靶细胞以纠正基因缺陷或异常。基因治疗的另一个目标是通过分子技术将药物靶向定位到特定器官,这部分讨论的重点是基因治疗在解决人类心力衰竭方面的研究进展。

基因治疗的策略就是对基因的表达进行修饰,尽管大量的方法被提出来,但总结来说不外乎以下 3 种基本的策略:①通过基因转移恢复或增加基因表达;②通过基因沉默选择性抑制基因表达;③通过基因编辑"纠正"DNA[37]。每一种基因治疗策略都需要一个载体(通常是修饰了的病毒)携带治疗性基因片段(如互补 DNA、小干扰 RNA、micro-RNA(miRNA)或小的发夹结构 RNA)进入靶细胞以达到改变蛋白质合成的目的[37]。目前心脏基因转移技术在实验室细胞培养中是常规技术,在动物模型中也比较容易实现,如转基因动物。但是,就其在临床中的应用而言,进展则比较缓慢,必须保证治疗基因能够正确地靶向导入心肌细胞,同时在非靶向器官则尽可能地低表达。

图 8.16 是利用病毒作为载体进行基因转移的示意图。重组腺相关病毒(adeno-associated virus,AAV)具有嗜心性(主要侵染心肌细胞),因此对于心力衰竭的基因转移治疗可能是一种很好的载体[155]。肌质-内质网 ATP 酶(sarcoplasmic-endoplasmic reticulum ATPase,SERCA2a)在细胞内钙调节和心肌松弛过程中发挥重要作用,有报道指出,心力衰竭患者 SERCA2a 的活性下降[155]。经过一系列的临床前研究,SERCA2 cDNA 成为第一个进入人体试验的心脏基因治疗药物,其Ⅰ/Ⅱ期临床试验称为 CUPID(Calcium Upregulation by Percutaneous Administration of Gene Therapy in Cardiac Disease)研究,纳入 9 名收缩性心力衰竭患者(左室射血分数≤30%,纽约心功能分级Ⅲ~Ⅳ级),经冠状动脉单次给予 AAV1/SERCA2a 进行基因治疗[156],其中 2 名患者因为体内有 AAV1 抗体所以对治疗没有反应[37,156],这种可能性是利用病毒作为载体进行基因治疗的缺点[155],6 名患者在基因治疗后 6 个月内进行心力衰竭评估,显示有一定程度的改善[156]。

CUPID2 研究紧随 CUPID 之后开展,这是一个双盲、安慰剂-对照的Ⅱ期临床试验,纳入 39 名收缩性心力衰竭患者,干预组经冠状动脉给予 AAV1/SERCA2a cDNA 输注(分为低剂量、中剂量、高剂量组)。输注后 6 个月,同时评估患者的心力衰竭症状、身体功能、心力衰竭标志物 N 末端脑钠肽前体(NT-proBNP)及左室射血分数。结果显示,干预组患者这些指标都有明显改善[157];12 个月和 3 年后干预组患者心血管事件的发生率明显下降,且未观察到副作用[157,158];给予高剂量 AAV1/SERCA2a cDNA 的患者可以观察到外源基因长期存

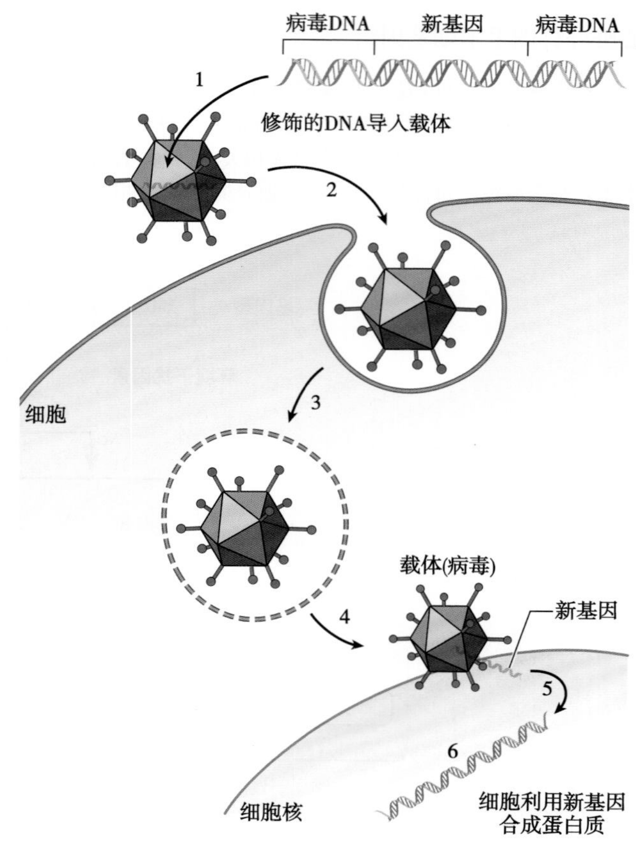

图 8.16 基因治疗中的基因转移。1,新基因与病毒 DNA 连接;2,载体与心肌细胞膜结合并进入细胞;3 和 4,横穿细胞质;5,锚定于核膜;6,基因与宿主细胞 DNA 整合。(*From National Library of Medicine. In:Braunwald E. The war against heart failure:the Lancet lecture.* Lancet. *2015;385:814.*)

在的证据[158]。目前,另一项纳入 200 名患者的多国家多中心双盲随机对照的、安慰剂-对照Ⅱb 期临床试验正在进展中,这个研究的结果有可能促成基因治疗向临床应用的转化[159]。

通过反义核酸干预抑制基因的表达同样也充满希望[160-162]。这项技术的基础是当 mRNA 与其互补核酸链结合时就不能有效地进行蛋白质的翻译,所以这条互补链称反义链。因此,当把特异的反义 DNA 转入细胞后,相应基因产物的表达将被抑制。其中的一个技术问题依然是如何使反义核酸高效地靶向进入感兴趣的组织。值得注意的是,虽然细胞能够从细胞外环境摄入反义核酸而不会降解它,但也必须使这些反义核酸链与感兴趣的组织接触到才可以。第二个技术问题是反义 DNA 的稳定性,因为这种技术针对的疾病多是需要长期持续抑制基因的表达,这就要求反义 DNA 的结构要非常稳定,但是这种稳定程度目前还没能持续性地实现。

miRNA 和 miRNA 拮抗剂(Antagomir)治疗

Micro-RNA(miRNA)是一类非编码小 RNA,可以与 mRNA 配对结合抑制蛋白质的翻译。临床前研究显示 miRNA 在心力衰竭和其他疾病的进展过程中发挥不可或缺的作用,因此有可能利用 miRNA 治疗心血管疾病,也有可能利用循环中的 miRNA 作为标志物来评价病情的严重程度[155]。miRNA 拮抗剂(Antagomir)是被设计出来的一种单链 mRNA 类似物,可以与特定 miRNA 互补结合抑制其功能。一项Ⅱa 期临床试

验显示，针对 miRNA122 的一种 miRNA 拮抗剂(miravirsen，一种锁核酸，被修饰的 DNA 磷硫酰反义寡核苷酸，可以螯合成熟的 miRNA122)可以成功治疗丙型肝炎[155,163]。尽管 miRNA 拮抗剂尚未在心血管疾病如心力衰竭开展临床研究，但动物实验的结果显示，一些 miRNA 拮抗剂可以显著改善心功能[155]。

因此，心血管疾病的分子治疗看来是可行的，但是还不足以进入临床应用。尽管如此，基因治疗的设想听起来还是合理的，并且也在动物实验中得到验证，似乎这种治疗方法用于临床只是一个时间问题。

细胞治疗

细胞治疗在心血管领域的主要研究目的是损伤心肌的再生修复[155]。干细胞是未分化的前体细胞，可以定向分化为多种细胞，包括心肌细胞。来源于低温保存人类胚胎的胚胎干细胞可以分化成心肌细胞，在灵长类心肌梗死模型中被用于心肌再生。然而，一些问题阻碍了同种异体胚胎干细胞用于心肌再生的临床实践，包括使用来自人类胚胎细胞的伦理问题、需要免疫抑制治疗避免同种异体排斥反应以及形成畸胎瘤的风险。

作为胚胎干细胞治疗的替代，自身成体干细胞来源的诱导多能干细胞成为研究的焦点，它们也可以分化成心肌细胞。尽管应用诱导多能干细胞避免了免疫抑制治疗，但畸胎瘤形成的问题依然不可避免，至今尚没有使用诱导多能干细胞开展临床试验的报道[155]。

其他成体干细胞分化成不同组织细胞的潜能有限，但是已有研究显示这类干细胞用于心肌损伤和心力衰竭治疗是大有希望的[40,155,164]。骨髓里包含多种干细胞，未分类的自体骨髓来源单个核细胞(bone marrow-derived mononuclear cells，BMMNCs)已经在许多临床试验中被用于心力衰竭和心肌梗死后心肌损伤的治疗[155]。BMMNCs 不能分化为心肌细胞，但是可以通过旁分泌效应(包括分泌细胞因子和趋化因子、诱导血管新生)增强心脏功能和心肌修复[155,164]。一项荟萃分析对 50 个通过冠状动脉或心肌内注射给予成体骨髓细胞治疗缺血性心脏病的临床试验进行了总结(共 2 625 名患者)，结果显示，应用骨髓细胞(bone marrow cells，BMCs)或 BMMNCs 治疗的患者左室射血分数明显提高(3.96%；95% 置信区间，2.90%～5.02%)，梗死面积和左室舒张末期体积显著减小($P<0.0001$)，而且死亡率也明显降低[165]。尽管这些研究显示 BMCs/BMMNCs 治疗颇有前景，但实际上关于这类细胞的疗效也还是有争议的，在这个 meta 分析里也有一些研究并没有看到显著的临床治疗效果[155]。BAMI 研究(Effect of Intracoronary Reinfusion of BMMNC on All-Cause Mortality in Acute Myocardial Infarction Trial；NCT01569178)是一项正在进行中的多国家、多中心随机临床试验，计划到 2017 年 5 月入选 3 000 名收缩性左室功能不全的患者，这项研究有望对这种模式细胞治疗的疗效给出更清楚的答案[155]。

猪来源间充质干细胞的研究提示，这些细胞既可以分化成心肌细胞也可以通过旁分泌效应减少心肌纤维化[155,166]。由于间充质干细胞免疫原性低，所以不仅可以用于自体治疗，也可以用于同种异体治疗，而不需要免疫抑制治疗[155]。另外，有研究对脂肪组织来源的干细胞用于心肌再生的疗效进行了评价，结果显示这些细胞也可以分化为心肌细胞；PRECISE 研究($n=36$；NCT00426868)用脂肪组织来源干细胞治疗缺血性心力衰竭的结果也显示出很好的前景[155,167]。另一项基于脂肪来源再生细胞的国际多中心的安慰剂-对照、盲法Ⅱ期临床试验(ADVANCE 研究；NCT01216995)也在进行中，这项研究主要是评价冠状动脉内注射脂肪来源再生细胞治疗急性 ST 段抬高型心肌梗死的疗效[155]。

目前正在开展的最后两种用于缺血性心肌病的细胞治疗方法是自体心脏干细胞移植和冠状动脉内输注心肌细胞球(cardiospheres)。ALCADIA 研究(Autologous Human Cardiac-Derived Stem Cell to Treat Ischemic Cardiopathy，自体人心脏来源干细胞治疗缺血性心肌病；NCT00981006)是评价自体多潜能心脏干细胞联合成纤维细胞生长因子治疗心力衰竭和缺血性心肌病的疗效[155]。心肌细胞球是由心脏干细胞、间充质干细胞和内皮细胞组成的混合物，这些细胞互相黏附在一起，可通过经皮心内膜活检获得[155]，CADUCEUS 研究(Cardiosphere-Derived Autologous Stem Cells to Reverse Ventricular Dysfunction，心肌细胞球来源的自体干细胞逆转心室功能不全；NCT00893360)是一项Ⅰ期临床试验，旨在评价冠状动脉内输注自体心肌细胞球对心肌梗死后心功能的影响，结果发现在急性心肌梗死后 1.5～3 个月细胞治疗组较对照组心肌梗死面积明显减小、心肌活力和心功能明显升高[168]。心肌细胞球和间充质干细胞相似，也属于低免疫原性，因此在用于同种异体移植时可能也不需要免疫抑制治疗[155]。这一点非常重要，因为有研究表明自体干细胞治疗在老年患者的疗效不及年轻患者显著。由此提出一个问题，如果可以实现不需要免疫抑制治疗的同种异体移植，是否可以将来自年轻患者的成体干细胞移植给老年患者，从而达到更好的疗效[164]。同种异体心肌细胞球用于心肌梗死后左室射血分数降低患者的Ⅱ期临床试验[ALLSTAR 研究(Allogeneic Heart Stem Cells to Achieve Myocardial Regeneration，同种异体人心脏干细胞促进心肌再生)；NCT01458405]正在进行中。虽然临床试验的开展正在逐步缩短细胞治疗与心力衰竭临床常规治疗的距离，但干细胞应用仍然面临几个关键问题，包括哪种细胞类型最有效、哪些患者适用干细胞治疗，以及细胞治疗的最佳时间和细胞植入的方式，这都有待将来的研究给出答案。

致谢

作者感谢 Logan Reeves 医学博士在准备本书第 6 版这一章节中所给予的支持。

(王芳 译，陈曦 校)

参考文献

1. Watson JD, Crick FH. Molecular structure of nucleic acids: a structure for deoxyribose nucleic acid. *Nature*. 1953;171:737–738.
2. Hamill OP, Marty A, Neher E, et al. Improved patch-clamp techniques for high-resolution current recording from cells and cell-free membrane patches. *Pflugers Archiv*. 1981;391:85–100.
3. Sakmann B, Trube G. Voltage-dependent inactivation of inward-rectifying single-channel currents in the guinea-pig heart cell membrane. *J Physiol*. 1984;347:659–683.
4. Hume JR, Uehara A. Ionic basis of the different action potential configurations of single guinea-pig atrial and ventricular myocytes. *J Physiol*. 1985;368:525–544.
5. Moorman JR. Sodium channels. In: Yaksh T, ed. *Anesthesia: Biologic Foundations*. Philadelphia: Lippincott-Raven; 1997:145.

6. Coraboeuf E, Carmeliet E. Existence of two transient outward currents in sheep cardiac Purkinje fibers. *Pflugers Archiv*. 1982;392:352–359.
7. Hiraoka M, Kawano S. Calcium-sensitive and insensitive transient outward current in rabbit ventricular myocytes. *J Physiol*. 1989;410:187–212.
8. Li Q, Keung EC. Effects of myocardial hypertrophy on transient outward current. *Am J Physiol*. 1994;266:H1738–H1745.
9. Lue WM, Boyden PA. Abnormal electrical properties of myocytes from chronically infarcted canine heart: alterations in Vmax and the transient outward current. *Circulation*. 1992;85:1175–1188.
10. Attwell D, Cohen I, Eisner D, et al. The steady state TTX-sensitive ("window") sodium current in cardiac Purkinje fibres. *Pflugers Archiv*. 1979;379:137–142.
11. Grant AO, Starmer CF. Mechanisms of closure of cardiac sodium channels in rabbit ventricular myocytes: single-channel analysis. *Circ Res*. 1987;60:897–913.
12. Tsien RW, Bean BP, Hess P, et al. Mechanisms of calcium channel modulation by beta-adrenergic agents and dihydropyridine calcium agonists. *J Mol Cell Cardiol*. 1986;18:691–710.
13. Reuter H. Calcium channel modulation by neurotransmitters, enzymes and drugs. *Nature*. 1983;301:569–574.
14. Bennett P, McKinney L, Begenisich T, Kass RS. Adrenergic modulation of the delayed rectifier potassium channel in calf cardiac Purkinje fibers. *Biophys J*. 1986;49:839–848.
15. Sanguinetti MC, Jurkiewicz NK. Two components of cardiac delayed rectifier K^+ current. Differential sensitivity to block by class III antiarrhythmic agents. *J Gen Physiol*. 1990;96:195–215.
16. Wang Z, Fermini B, Nattel S. Sustained depolarization-induced outward current in human atrial myocytes: evidence for a novel delayed rectifier K^+ current similar to Kv1.5 cloned channel currents. *Circ Res*. 1993;73:1061–1076.
17. Trautwein W, Taniguchi J, Noma A. The effect of intracellular cyclic nucleotides and calcium on the action potential and acetylcholine response of isolated cardiac cells. *Pflugers Archiv*. 1982;392: 307–314.
18. Giles W, Noble SJ. Changes in membrane currents in bullfrog atrium produced by acetylcholine. *J Physiol*. 1976;261:103–123.
19. Ragazzi E, Wu SN, Shryock J, Belardinelli L. Electrophysiological and receptor binding studies to assess activation of the cardiac adenosine receptor by adenine nucleotides. *Circ Res*. 1991;68:1035–1044.
20. Pfaffinger PJ, Martin JM, Hunter DD, et al. GTP-binding proteins couple cardiac muscarinic receptors to a K channel. *Nature*. 1985;317:536–538.
21. Liu DW, Gintant GA, Antzelevitch C. Ionic bases for electrophysiological distinctions among epicardial, midmyocardial, and endocardial myocytes from the free wall of the canine left ventricle. *Circ Res*. 1993;72:671–687.
22. DiFrancesco D. The onset and autonomic regulation of cardiac pacemaker activity: relevance of the f current. *Cardiovasc Res*. 1995;29:449–456.
23. DiFrancesco D, Tortora P. Direct activation of cardiac pacemaker channels by intracellular cyclic AMP. *Nature*. 1991;351:145–147.
24. Yatani A, Okabe K, Codina J, et al. Heart rate regulation by G proteins acting on the cardiac pacemaker channel. *Science*. 1990;249:1163–1166.
25. Armstrong CM, Bezanilla F. Currents related to movement of the gating particles of the sodium channels. *Nature*. 1973;242:459–461.
26. Catterall WA. Molecular properties of voltage gated ion channels in the heart. In: Fozzard HA, Haber E, Jennings R, eds. *The Heart and Cardiovascular System: Scientific Foundations*. New York: Raven Press; 1992:945–962.
27. Lipkind GM, Fozzard HA. A structural model of the tetrodotoxin and saxitoxin binding site of the Na^+ channel. *Biophys J*. 1994;66:1–13.
28. Hille B. The permeability of the sodium channel to organic cations in myelinated nerve. *J Gen Physiol*. 1971;58:599–619.
29. Tomaselli GF, Backx PH, Marban E. Molecular basis of permeation in voltage-gated ion channels. *Circ Res*. 1993;72:491–496.
30. Armstrong CM, Bezanilla F, Rojas E. Destruction of sodium conductance inactivation in squid axons perfused with pronase. *J Gen Physiol*. 1973;62:375–391.
31. Korn SJ, Trapani JG. Potassium channels. *IEEE Trans Nanobioscience*. 2005;4:21–33.
32. Echt DS, Liebson PR, Mitchell LB, et al. Mortality and morbidity in patients receiving encainide, flecainide, or placebo: the Cardiac Arrhythmia Suppression Trial. *N Engl J Med*. 1991;324:781–788.
33. Riera AR, Uchida AH, Ferreira C, et al. Relationship among amiodarone, new class III antiarrhythmics, miscellaneous agents and acquired long QT syndrome. *Cardiol J*. 2008;15:209–219.
34. Tester DJ, Ackerman MJ. Genetics of long QT syndrome. *Methodist DeBakey Cardiovasc J*. 2014;10:29–33.
35. Obeyesekere MN, Antzelevitch C, Krahn AD. Management of ventricular arrhythmias in suspected channelopathies. *Circ Arrhythm Electrophysiol*. 2015;8:221–231.
36. Mohler PJ, Schott JJ, Gramolini AO, et al. Ankyrin-B mutation causes type 4 long-QT cardiac arrhythmia and sudden cardiac death. *Nature*. 2003;421:634–639.
37. Bongianino R, Priori SG. Gene therapy to treat cardiac arrhythmias. *Nat Rev Cardiol*. 2015;12:531–546.
38. Priori SG, Napolitano C, Di Pasquale E, Condorelli G. Induced pluripotent stem cell–derived cardiomyocytes in studies of inherited arrhythmias. *J Clin Invest*. 2013;123:84–91.
39. Matsa E, Dixon JE, Medway C, et al. Allele-specific RNA interference rescues the long-QT syndrome phenotype in human-induced pluripotency stem cell cardiomyocytes. *Eur Heart J*. 2014;35: 1078–1087.
40. Matsa E, Sallam K, Wu JC. Cardiac stem cell biology: glimpse of the past, present, and future. *Circ Res*. 2014;114:21–27.
41. Brugada P, Brugada J. Right bundle branch block, persistent ST segment elevation and sudden cardiac death: a distinct clinical and electrocardiographic syndrome. A multicenter report. *J Am Coll Cardiol*. 1992;20:1391–1396.
42. Brugada R, Campuzano O, Sarquella-Brugada G, et al. Brugada syndrome. *Methodist DeBakey Cardiovasc J*. 2014;10:25–28.
43. Benito B, Brugada R, Brugada J, Brugada P. Brugada syndrome. *Prog Cardiovasc Dis*. 2008;51:1–22.
44. Rozec B, Gauthier C. Beta3-adrenoceptors in the cardiovascular system: putative roles in human pathologies. *Pharmacol Ther*. 2006;111:652–673.
45. Bristow MR, Hershberger RE, Port JD, et al. Beta 1- and beta 2-adrenergic receptor-mediated adenylate cyclase stimulation in nonfailing and failing human ventricular myocardium. *Mol Pharmacol*. 1989;35:295–303.
46. Lipsky R, Potts EM, Tarzami ST, et al. Beta-adrenergic receptor activation induces internalization of cardiac Cav1.2 channel complexes through a beta-arrestin 1–mediated pathway. *J Biol Chem*. 2008;283:17221–17226.
47. Bristow MR, Minobe W, Rasmussen R, et al. Alpha-1 adrenergic receptors in the nonfailing and failing human heart. *J Pharmacol Exp Ther*. 1988;247:1039–1045.
48. Hasking GJ, Esler MD, Jennings GL, et al. Norepinephrine spillover to plasma in patients with congestive heart failure: evidence of increased overall and cardiorenal sympathetic nervous activity. *Circulation*. 1986;73:615–621.
49. Harding SE, Brown LA, Wynne DG, et al. Mechanisms of beta adrenoceptor desensitisation in the failing human heart. *Cardiovasc Res*. 1994;28:1451–1460.
50. Maisel AS, Ziegler MG, Carter S, et al. In vivo regulation of beta-adrenergic receptors on mononuclear leukocytes and heart: assessment of receptor compartmentation after agonist infusion and acute aortic constriction in guinea pigs. *J Clin Invest*. 1988;82:2038–2044.
51. Chen CY, Dion SB, Kim CM, Benovic JL. Beta-adrenergic receptor kinase: agonist-dependent receptor binding promotes kinase activation. *J Biol Chem*. 1993;268:7825–7831.
52. Lohse MJ, Benovic JL, Codina J, et al. beta-Arrestin: a protein that regulates beta-adrenergic receptor function. *Science*. 1990;248:1547–1550.
53. Deighton NM, Motomura S, Borquez D, et al. Muscarinic cholinoceptors in the human heart: demonstration, subclassification, and distribution. *Naunyn Schmiedebergs Arch Pharmacol*. 1990; 341:14–21.
54. Lechleiter J, Hellmiss R, Duerson K, et al. Distinct sequence elements control the specificity of G protein activation by muscarinic acetylcholine receptor subtypes. *EMBO J*. 1990;9:4381–4390.
55. Logothetis DE, Kurachi Y, Galper J, et al. The beta gamma subunits of GTP-binding proteins activate the muscarinic K^+ channel in heart. *Nature*. 1987;325:321–326.
56. Swynghedauw B, Besse S, Assayag P, et al. Molecular and cellular biology of the senescent hypertrophied and failing heart. *Am J Cardiol*. 1995;76:2D–7D.
57. Schmitz W, Boknik P, Linck B, Muller FU. Adrenergic and muscarinic receptor regulation and therapeutic implications in heart failure. *Mol Cell Biochem*. 1996;157:251–258.
58. Bohm M, Gierschik P, Jakobs KH, et al. Increase of Gi alpha in human hearts with dilated but not ischemic cardiomyopathy. *Circulation*. 1990;82:1249–1265.
59. Fleming JW, Wisler PL, Watanabe AM. Signal transduction by G proteins in cardiac tissues. *Circulation*. 1992;85:420–433.
60. Pitcher JA, Inglese J, Higgins JB, et al. Role of beta gamma subunits of G proteins in targeting the beta-adrenergic receptor kinase to membrane-bound receptors. *Science*. 1992;257:1264–1267.
61. Feldman AM, Jackson DG, Bristow MR, et al. Immunodetectable levels of the inhibitory guanine nucleotide-binding regulatory proteins in failing human heart: discordance with measurements of adenylate cyclase activity and levels of pertussis toxin substrate. *J Mol Cell Cardiol*. 1991;23:439–452.
62. Bristow MR, Minobe W, Rasmussen R, et al. Beta-adrenergic neuroeffector abnormalities in the failing human heart are produced by local rather than systemic mechanisms. *J Clin Invest*. 1992;89:803–815.
63. Hershberger RE, Anderson FL, Bristow MR. Vasoactive intestinal peptide receptor in failing human ventricular myocardium exhibits increased affinity and decreased density. *Circ Res*. 1989;65:283–294.
64. Mustafa SJ, Morrison RR, Teng B, Pelleg A. Adenosine receptors and the heart: role in regulation of coronary blood flow and cardiac electrophysiology. *Handb Exp Pharmacol*. 2009;193:161–188.
65. Murphy E, Steenbergen C. Mechanisms underlying acute protection from cardiac ischemia-reperfusion injury. *Physiol Rev*. 2008;88:581–609.
66. Schutz W, Schrader J, Gerlach E. Different sites of adenosine formation in the heart. *Am J Physiol*. 1981;240:H963–H970.
67. Schrader J. Metabolism of adenosine and sites of production in the heart. In: Berne RM, Rall TW, Rubio R, eds. *Regulatory Functions of Adenosine*. The Hague: Martinus Nijhoff; 1983:133.
68. Moser GH, Schrader J, Deussen A. Turnover of adenosine in plasma of human and dog blood. *Am J Physiol*. 1989;256:C799–C806.
69. Visentin S, Wu SN, Belardinelli L. Adenosine-induced changes in atrial action potential: contribution of Ca and K currents. *Am J Physiol*. 1990;258:H1070–H1078.
70. Dobson JG Jr. Mechanism of adenosine inhibition of catecholamine-induced responses in heart. *Circ Res*. 1983;52:151–160.
71. Innes JA. Review article: adenosine use in the emergency department. *Emerg Med Australas*. 2008;20:209–215.
72. diMarco JP, Sellers TD, Lerman BB, et al. Diagnostic and therapeutic use of adenosine in patients with supraventricular tachyarrhythmias. *J Am Coll Cardiol*. 1985;6:417–425.
73. Shen WK, Hamill SC. Cardiac arrhythmias. In: Giuliani ER, Mayo Clinic, eds. *Mayo Clinic Practice of Cardiology*. St. Louis: Mosby–Year Book; 1996.
74. Kunst G, Klein AA. Peri-operative anaesthetic myocardial preconditioning and protection: cellular mechanisms and clinical relevance in cardiac anaesthesia. *Anaesthesia*. 2015;70:467–482.
75. Huffmyer J, Raphael J. Physiology and pharmacology of myocardial preconditioning and postconditioning. *Semin Cardiothorac Vasc Anesth*. 2009;13:5–18.
76. Agarwal B, Stowe DF, Dash RK, et al. Mitochondrial targets for volatile anesthetics against cardiac ischemia-reperfusion injury. *Front Physiol*. 2014;5:341.
77. Sato T, Sasaki N, Seharaseyon J, et al. Selective pharmacological agents implicate mitochondrial but not sarcolemmal K(ATP) channels in ischemic cardioprotection. *Circulation*. 2000;101:2418–2423.
78. Tomai F, Crea F, Gaspardone A, et al. Ischemic preconditioning during coronary angioplasty is prevented by glibenclamide, a selective ATP-sensitive K^+ channel blocker. *Circulation*. 1994;90: 700–705.
79. Kirsch GE, Codina J, Birnbaumer L, Brown AM. Coupling of ATP-sensitive K^+ channels to A1 receptors by G proteins in rat ventricular myocytes. *Am J Physiol*. 1990;259:H820–H826.
80. Yvon A, Hanouz JL, Haelewyn B, et al. Mechanisms of sevoflurane-induced myocardial preconditioning in isolated human right atria in vitro. *Anesthesiology*. 2003;99:27–33.
81. de Klaver MJ, Buckingham MG, Rich GF. Lidocaine attenuates cytokine-induced cell injury in endothelial and vascular smooth muscle cells. *Anesth Analg*. 2003;97:465–470, table of contents.
82. Huneke R, Fassl J, Rossaint R, Luckhoff A. Effects of volatile anesthetics on cardiac ion channels. *Acta Anaesthesiol Scand*. 2004;48:547–561.
83. Porsius AJ, van Zwieten PA. Influence of halothane on calcium movements in isolated heart muscle and in isolated plasma membranes. *Arch Int Pharmacodyn Ther*. 1975;218:29–39.
84. Bosnjak ZJ, Supan FD, Rusch NJ. The effects of halothane, enflurane, and isoflurane on calcium current in isolated canine ventricular cells. *Anesthesiology*. 1991;74:340–345.
85. Yamakage M, Hirshman CA, Croxton TL. Inhibitory effects of thiopental, ketamine, and propofol on voltage-dependent Ca^{2+} channels in porcine tracheal smooth muscle cells. *Anesthesiology*. 1995;83:1274–1282.
86. Pancrazio JJ. Halothane and isoflurane preferentially depress a slowly inactivating component of Ca^{2+} channel current in guinea-pig myocytes. *J Physiol*. 1996;494:91–103.
87. Fassl J, Halaszovich CR, Huneke R, et al. Effects of inhalational anesthetics on L-type Ca^{2+} currents in human atrial cardiomyocytes during beta-adrenergic stimulation. *Anesthesiology*. 2003;99: 90–96.
88. Kamatchi GL, Durieux ME, Lynch C 3rd. Differential sensitivity of expressed L-type calcium channels and muscarinic M(1) receptors to volatile anesthetics in *Xenopus* oocytes. *J Pharmacol Exp Ther*. 2001;297:981–990.
89. Ikemoto Y, Yatani A, Arimura H, Yoshitake J. Reduction of the slow inward current of isolated rat ventricular cells by thiamylal and halothane. *Acta Anaesthesiol Scand*. 1985;29:583–586.
90. Aronstam RS, Dennison RL Jr. Anesthetic effects on muscarinic signal transduction. *Int Anesthesiol Clin*. 1989;27:265–272.
91. Aronstam RS, Anthony BL, Dennison RL Jr. Halothane effects on muscarinic acetylcholine receptor complexes in rat brain. *Biochem Pharmacol*. 1986;35:667–672.
92. Dennison RL Jr, Anthony BL, Narayanan TK, Aronstam RS. Effects of halothane on high affinity agonist binding and guanine nucleotide sensitivity of muscarinic acetylcholine receptors from brainstem of rat. *Neuropharmacology*. 1987;26:1201–1205.
93. Krnjevic K, Puil E. Halothane suppresses slow inward currents in hippocampal slices. *Can J Physiol Pharmacol*. 1988;66:1570–1575.
94. Kai T, Jones KA, Warner DO. Halothane attenuates calcium sensitization in airway smooth muscle by inhibiting G-proteins. *Anesthesiology*. 1998;89:1543–1552.
95. Streiff J, Jones K, Perkins WJ, et al. Effect of halothane on the guanosine 5′ triphosphate binding activity of G-protein alphai subunits. *Anesthesiology*. 2003;99:105–111.
96. Magyar J, Szabo G. Effects of volatile anesthetics on the G protein–regulated muscarinic potassium channel. *Mol Pharmacol*. 1996;50:1520–1528.
97. Heusch G, Botker HE, Przyklenk K, et al. Remote ischemic conditioning. *J Am Coll Cardiol*. 2015;65:177–195.
98. Thielmann M, Kottenberg E, Kleinbongard P, et al. Cardioprotective and prognostic effects of remote ischaemic preconditioning in patients undergoing coronary artery bypass surgery: a single-centre randomised, double-blind, controlled trial. *Lancet*. 2013;382:597–604.
99. Zarbock A, Schmidt C, Van Aken H, et al. Effect of remote ischemic preconditioning on kidney injury among high-risk patients undergoing cardiac surgery: a randomized clinical trial. *JAMA*. 2015;313:2133–2141.
100. Robin NH, Tabereaux PB, Benza R, Korf BR. Genetic testing in cardiovascular disease. *J Am Coll Cardiol*. 2007;50:727–737.
101. Fokstuen S, Makrythanasis P, Nikolaev S, et al. Multiplex targeted high-throughput sequencing for mendelian cardiac disorders. *Clin Genet*. 2014;85:365–370.
102. Nabel EG. Cardiovascular disease. *N Engl J Med*. 2003;349:60–72.

103. Roberts JD, Gollob MH. A contemporary review on the genetic basis of atrial fibrillation. *Methodist DeBakey Cardiovasc J*. 2014;10:18–24.
104. Roberts R. Genetics of coronary artery disease. *Circ Res*. 2014;114:1890–1903.
105. Cowan J, Morales A, Dagua J, Hershberger RE. Genetic testing and genetic counseling in cardiovascular genetic medicine: overview and preliminary recommendations. *Congest Heart Fail*. 2008;14:97–105.
106. Burkett EL, Hershberger RE. Clinical and genetic issues in familial dilated cardiomyopathy. *J Am Coll Cardiol*. 2005;45:969–981.
107. Ho CY, Seidman CE. A contemporary approach to hypertrophic cardiomyopathy. *Circulation*. 2006;113:e858–e862.
108. Fatkin D, Seidman CE, Seidman JG. Genetics and disease of ventricular muscle. *Cold Spring Harb Perspect Med*. 2014;4:a021063.
109. Van Driest SL, Ommen SR, Tajik AJ, et al. Yield of genetic testing in hypertrophic cardiomyopathy. *Mayo Clinic Proceedings*. 2005;80:739–744.
110. Ott J, Bhat A. Linkage analysis in heterogeneous and complex traits. *Eur Child Adolesc Psychiatry*. 1999;8(suppl 3):43–46.
111. Wang L, Fan C, Topol SE, et al. Mutation of MEF2A in an inherited disorder with features of coronary artery disease. *Science*. 2003;302:1578–1581.
112. Broeckel U, Hengstenberg C, Mayer B, et al. A comprehensive linkage analysis for myocardial infarction and its related risk factors. *Nat Genet*. 2002;30:210–214.
113. Hauser ER, Crossman DC, Granger CB, et al. A genomewide scan for early-onset coronary artery disease in 438 families: the GENECARD Study. *Am J Hum Genet*. 2004;75:436–447.
114. Morini E, Sangiuolo F, Caporossi D, et al. Application of next generation sequencing for personalized medicine for sudden cardiac death. *Front Genet*. 2015;6:55.
115. Mogensen J, van Tintelen JP, Fokstuen S, et al. The current role of next-generation DNA sequencing in routine care of patients with hereditary cardiovascular conditions: a viewpoint paper of the European Society of Cardiology working group on myocardial and pericardial diseases and members of the European Society of Human Genetics. *Eur Heart J*. 2015;36:1367–1370.
116. Nishimura RA, Holmes DR Jr. Clinical practice: hypertrophic obstructive cardiomyopathy. *N Engl J Med*. 2004;350:1320–1327.
117. Semsarian C. Guidelines for the diagnosis and management of hypertrophic cardiomyopathy. *Heart Lung Circ*. 2007;16:16–18.
118. Maron BJ, McKenna WJ, Danielson GK, et al. American College of Cardiology/European Society of Cardiology clinical expert consensus document on hypertrophic cardiomyopathy: a report of the American College of Cardiology Foundation Task Force on Clinical Expert Consensus Documents and the European Society of Cardiology Committee for Practice Guidelines. *J Am Coll Cardiol*. 2003;42:1687–1713.
119. Priori SG, Napolitano C, Schwartz PJ, et al. Association of long QT syndrome loci and cardiac events among patients treated with beta-blockers. *JAMA*. 2004;292:1341–1344.
120. Schwartz PJ, Priori SG, Spazzolini C, et al. Genotype-phenotype correlation in the long-QT syndrome: gene-specific triggers for life-threatening arrhythmias. *Circulation*. 2001;103:89–95.
121. Helgadottir A, Thorleifsson G, Manolescu A, et al. A common variant on chromosome 9p21 affects the risk of myocardial infarction. *Science*. 2007;316:1491–1493.
122. McPherson R, Pertsemlidis A, Kavaslar N, et al. A common allele on chromosome 9 associated with coronary heart disease. *Science*. 2007;316:1488–1491.
123. Bell J. Predicting disease using genomics. *Nature*. 2004;429:453–456.
124. Tuomisto TT, Binder BR, Yla-Herttuala S. Genetics, genomics and proteomics in atherosclerosis research. *Ann Med*. 2005;37:323–332.
125. Muehlschlegel JD, Christodoulou DC, McKean D, et al. Using next-generation RNA sequencing to examine ischemic changes induced by cold blood cardioplegia on the human left ventricular myocardium transcriptome. *Anesthesiology*. 2015;122:537–550.
126. Krarup NT, Borglykke A, Allin KH, et al. A genetic risk score of 45 coronary artery disease risk variants associates with increased risk of myocardial infarction in 6041 Danish individuals. *Atherosclerosis*. 2015;240:305–310.
127. Sabatine MS, Giugliano RP, Wiviott SD, et al. Efficacy and safety of evolocumab in reducing lipids and cardiovascular events. *N Engl J Med*. 2015;372:1500–1509.
128. Dandona S. Cardiovascular drugs and the genetic response. *Methodist DeBakey Cardiovasc J*. 2014;10:13–17.
129. Cooper GM, Johnson JA, Langaee TY, et al. A genome-wide scan for common genetic variants with a large influence on warfarin maintenance dose. *Blood*. 2008;112:1022–1027.
130. Schwarz UI, Ritchie MD, Bradford Y, et al. Genetic determinants of response to warfarin during initial anticoagulation. *N Engl J Med*. 2008;358:999–1008.
131. FDA releases final guidance for pharmacogenomic data. *Pharmacogenomics*. 2005;6:209.
132. Anderson JL, Horne BD, Stevens SM, et al. A randomized and clinical effectiveness trial comparing two pharmacogenetic algorithms and standard care for individualizing warfarin dosing (CoumaGen-II). *Circulation*. 2012;125:1997–2005.
133. Kimmel SE, French B, Kasner SE, et al. A pharmacogenetic versus a clinical algorithm for warfarin dosing. *N Engl J Med*. 2013;369:2283–2293.
134. Newby LK, Alpert JS, Ohman EM, et al. Changing the diagnosis of acute myocardial infarction: implications for practice and clinical investigations. *Am Heart J*. 2002;144:957–980.
135. Fox AA, Shernan SK, Body SC. Predictive genomics of adverse events after cardiac surgery. *Semin Cardiothorac Vasc Anesth*. 2004;8:297–315.
136. Stuber F, Hoeft A. The influence of genomics on outcome after cardiovascular surgery. *Curr Opin Anaesthesiol*. 2002;15:3–8.
137. Ziegeler S, Tsusaki BE, Collard CD. Influence of genotype on perioperative risk and outcome. *Anesthesiology*. 2003;99:212–219.
138. Donahue BS, Balser JR. Perioperative genomics: venturing into uncharted seas. *Anesthesiology*. 2003;99:7–8.
139. Zotz RB, Klein M, Dauben HP, et al. Prospective analysis after coronary-artery bypass grafting: platelet GP IIIa polymorphism (HPA-1b/PIA2) is a risk factor for bypass occlusion, myocardial infarction, and death. *Thromb Haemost*. 2000;83:404–407.
140. Liu KY, Muehlschlegel JD, Perry TE, et al. Common genetic variants on chromosome 9p21 predict perioperative myocardial injury after coronary artery bypass graft surgery. *J Thorac Cardiovasc Surg*. 2010;139:483–488, 488.e1–488.e2.
141. Fox AA, Collard CD, Shernan SK, et al. Natriuretic peptide system gene variants are associated with ventricular dysfunction after coronary artery bypass grafting. *Anesthesiology*. 2009;110:738–747.
142. Gaudino M, Andreotti F, Zamparelli R, et al. The -174G/C interleukin-6 polymorphism influences postoperative interleukin-6 levels and postoperative atrial fibrillation. Is atrial fibrillation an inflammatory complication? *Circulation*. 2003;108(suppl 1):II195–II199.
143. Body SC, Collard CD, Shernan SK, et al. Variation in the 4q25 chromosomal locus predicts atrial fibrillation after coronary artery bypass graft surgery. *Circ Cardiovasc Genet*. 2009;2:499–506.
144. Sigurdsson MI, Muehlschlegel JD, Fox AA, et al. Genetic variants associated with atrial fibrillation and PR interval following cardiac surgery. *J Cardiothorac Vasc Anesth*. 2015;29:605–610.
145. Stafford-Smith M, Podgoreanu M, Swaminathan M, et al. Association of genetic polymorphisms with risk of renal injury after coronary bypass graft surgery. *Am J Kidney Dis*. 2005;45:519–530.
146. Mathew JP, Rinder CS, Howe JG, et al. Platelet PlA2 polymorphism enhances risk of neurocognitive decline after cardiopulmonary bypass: Multicenter Study of Perioperative Ischemia (McSPI) Research Group. *Ann Thorac Surg*. 2001;71:663–666.
147. Grocott HP, White WD, Morris RW, et al. Genetic polymorphisms and the risk of stroke after cardiac surgery. *Stroke*. 2005;36:1854–1858.
148. Welsby IJ, Podgoreanu MV, Phillips-Bute B, et al. Genetic factors contribute to bleeding after cardiac surgery. *J Thromb Haemost*. 2005;3:1206–1212.
149. Donahue BS, Gailani D, Higgins MS, et al. Factor V Leiden protects against blood loss and transfusion after cardiac surgery. *Circulation*. 2003;107:1003–1008.
150. Burzotta F, Iacoviello L, Di Castelnuovo A, et al. Relation of the -174 G/C polymorphism of interleukin-6 to interleukin-6 plasma levels and to length of hospitalization after surgical coronary revascularization. *Am J Cardiol*. 2001;88:1125–1128.
151. Grocott HP, Newman MF, El-Moalem H, et al. Apolipoprotein E genotype differentially influences the proinflammatory and anti-inflammatory response to cardiopulmonary bypass. *J Thorac Cardiovasc Surg*. 2001;122:622–623.
152. Roth-Isigkeit A, Hasselbach L, Ocklitz E, et al. Inter-individual differences in cytokine release in patients undergoing cardiac surgery with cardiopulmonary bypass. *Clin Exp Immunol*. 2001; 125:80–88.
153. Galley HF, Lowe PR, Carmichael RL, Webster NR. Genotype and interleukin-10 responses after cardiopulmonary bypass. *Br J Anaesth*. 2003;91:424–426.
154. Gudbjartsson DF, Arnar DO, Helgadottir A, et al. Variants conferring risk of atrial fibrillation on chromosome 4q25. *Nature*. 2007;448:353–357.
155. Braunwald E. The war against heart failure: the Lancet lecture. *Lancet*. 2015;385:812–824.
156. Jaski BE, Jessup ML, Mancini DM, et al. Calcium upregulation by percutaneous administration of gene therapy in cardiac disease (CUPID trial), a first-in-human phase 1/2 clinical trial. *J Card Fail*. 2009;15:171–181.
157. Jessup M, Greenberg B, Mancini D, et al. Calcium upregulation by percutaneous administration of gene therapy in cardiac disease (CUPID): a phase 2 trial of intracoronary gene therapy of sarcoplasmic reticulum Ca^{2+}-ATPase in patients with advanced heart failure. *Circulation*. 2011;124: 304–313.
158. Zsebo K, Yaroshinsky A, Rudy JJ, et al. Long-term effects of *AAV1/SERCA2a* gene transfer in patients with severe heart failure: analysis of recurrent cardiovascular events and mortality. *Circ Res*. 2014;114:101–108.
159. Greenberg B, Yaroshinsky A, Zsebo KM, et al. Design of a phase 2b trial of intracoronary administration of AAV1/SERCA2a in patients with advanced heart failure: the CUPID 2 trial (calcium up-regulation by percutaneous administration of gene therapy in cardiac disease phase 2b). *JACC Heart Fail*. 2014;2:84–92.
160. Aboul-Fadl T. Antisense oligonucleotides: the state of the art. *Curr Med Chem*. 2005;12:2193–2214.
161. Nath RK, Xiong W, Humphries AD, Beri R. Treatment with antisense oligonucleotide reduces the expression of type I collagen in a human-skin organ-wound model: implications for antifibrotic gene therapy. *Ann Plast Surg*. 2007;59:699–706.
162. Takeshima Y, Yagi M, Wada H, et al. Intravenous infusion of an antisense oligonucleotide results in exon skipping in muscle dystrophin mRNA of Duchenne muscular dystrophy. *Pediatr Res*. 2006;59:690–694.
163. Janssen HL, Reesink HW, Lawitz EJ, et al. Treatment of HCV infection by targeting microRNA. *N Engl J Med*. 2013;368:1685–1694.
164. Ni NC, Li RK, Weisel RD. The promise and challenges of cardiac stem cell therapy. *Semin Thorac Cardiovasc Surg*. 2014;26:44–52.
165. Jeevanantham V, Butler M, Saad A, et al. Adult bone marrow cell therapy improves survival and induces long-term improvement in cardiac parameters: a systematic review and meta-analysis. *Circulation*. 2012;126:551–568.
166. Quevedo HC, Hatzistergos KE, Oskouei BN, et al. Allogeneic mesenchymal stem cells restore cardiac function in chronic ischemic cardiomyopathy via trilineage differentiating capacity. *Proc Natl Acad Sci USA*. 2009;106:14022–14027.
167. Perin EC, Sanz-Ruiz R, Sanchez PL, et al. Adipose-derived regenerative cells in patients with ischemic cardiomyopathy: the PRECISE Trial. *Am Heart J*. 2014;168:88.e2–95.e2.
168. Malliaras K, Makkar RR, Smith RR, et al. Intracoronary cardiosphere-derived cells after myocardial infarction: evidence of therapeutic regeneration in the final 1-year results of the CADUCEUS trial (CArdiosphere-Derived aUtologous stem CElls to reverse ventricUlar dySfunction). *J Am Coll Cardiol*. 2014;63:110–122.

9 全身炎症反应

RICHARD WHITLOCK, MD, PhD | ELLIOTT BENNETT-GUERRERO, MD

要　点

1. 大手术后发生并发症和死亡的风险相对较高。
2. 术后并发症常累及多个器官，引起全身反应。
3. 过度的炎症反应是造成术后器官功能障碍的原因。
4. 至今还没有大型随机临床试验证明减轻全身炎症反应的干预手段可以改善患者的死亡率和发病率。

围手术期管理手段的进展大大提高了高危患者实施心脏手术的安全性。尽管“低危”心脏手术的死亡率仅为1%，但在65岁以上患者的大样本研究表明，实际的死亡率更高[1]。例如Birkmeyer等[1]回顾了医保数据中心（Medicare Claims Database）记载的冠脉旁路移植术（coronary artery bypass graft surgery，CABG）或行主动脉瓣手术的老年患者（n = 474 108例），发现CABG术后30天各种原因死亡率为4.0%～5.4%，主动脉瓣置换术后为6.5%～9.1%。尽管列入研究的患者年龄都大于65岁，但以现在的标准来看，并不能列入高危人群。这些数据并没有指出死因。但是这些结果还是说明了许多接受常规心脏手术患者的预后并不佳。如果将术后并发症也算在内，预后就更差了。心脏手术术后并发症很常见[2]，包括：房颤、心室功能差（需要正性肌力药物的支持），以及非心源性的并发症，例如感染、胃肠功能紊乱、急性肺损伤、卒中和肾功不全。例如Rady等[3]对1 157名75岁及以上接受心脏手术的患者进行研究后发现，死亡率为8%，合并严重并发症的超过50%。

大多数术后并发症例如多器官功能障碍和死亡都是由手术创伤所致的过度全身促炎反应所引起的[4-6]。然而，对于心脏术后发生的全身炎症反应的原因和临床相关性并不清楚。全身炎症反应涉及多种因素，对损伤组织和正常组织都存在明显的继发效应。促炎介质可以对多个脏器可能产生有益的作用，也可能产生有害的作用。大多数观点认为：组织损伤、内毒素、血液直接与心肺转流（cardiopulmonary bypass，CPB）管道表面接触是触发全身炎症反应的主要原因。然而，对于围手术期炎症反应的病因和发病机制仍存在争议。

专业术语

对于炎症这一名词存在歧义，这妨碍了研究人员和临床医生之间的沟通。尽管大家都想给这一名词下个明确的定义，但是实际上学术论文和临床应用上还存在差异[7]。大多数歧义的产生源于炎症的定义，即“由物理化学或生物因素所引起的损伤或异常刺激，导致受累血管和邻近组织产生细胞学和化学的一种病理过程。包括：①局部反应和形态学变化；②有害物质的破坏或清除；③组织修复”[8]。这一定义表明了非感染因素可能发挥的作用，换言之，感染不是炎症产生的先决条件。美国胸科医师学会/重症药物学会对炎症进行如下定义（框9.1）。图9.1表明了相关术语之间可能的相互关系。

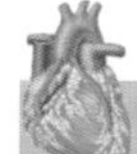

框9.1　与炎症反应相关的名词

感染：是一种以微生物存在或这些微生物侵入正常宿主菌群引发炎症为特点的微生物现象。

菌血症：血中出现活菌。

全身性炎症反应综合征（SIRS）：任何致病因素作用于机体引起全身炎症反应，满足以下2个或以上的条件可以诊断：①体温>38℃或<36℃；②心率>90次/min；③呼吸频率>20次/min或$PaCO_2$<32mmHg；④白细胞计数>12 000/mm^3，<4 000/mm^{3}和幼稚细胞>10%。

脓毒症：感染所引起的全身性反应，具备以下2个或以上条件可以诊断：①体温>38℃或<36℃；②心率>90次/min；③呼吸频率>20次/min或$PaCO_2$<32mmHg；④白细胞计数>12 000/mm^3，<4 000/mm^{3}或幼稚细胞>10%。

重症脓毒症：脓毒症合并器官衰竭、低灌注、低血压，低灌注可能包括（但不仅限于）乳酸堆积、少尿、急性精神改变。

脓毒症休克：经过液体复苏仍存在低灌注的脓毒症，可能包括，但不仅限于：乳酸堆积、少尿、急性精神改变。接受正性肌力药物和血管升压素的患者即使存在低灌注也不表现为低血压。

脓毒症性低血压：收缩压<90mmHg，或不明原因的低于基础血压40mmHg。

多器官功能障碍综合征（MODS）：多器官功能障碍，没有外界支持的条件下不能维持内环境稳定。

特别强调的是，全身炎症反应综合征（systemic inflammatory response syndrome，SIRS）是一种炎症反应的过程，可以通过感染和非感染因素引起。与推荐的术语一致的一种观点认为，全身炎症反应包含从不合并脏器衰竭的轻度炎症到合并多脏器衰竭和死亡的更严重的形式。许多临床医生没有将全身性炎症反应作为单独的临床诊断，主要原因有3点：①没有公认的检查方法（如体格检查或实验室检查）能够可靠准确评估全身炎症反应的程度；②即使有这种检查，患者也被确诊患有“严重”SIRS，临床医生也很难预测（a）器官是否衰竭、

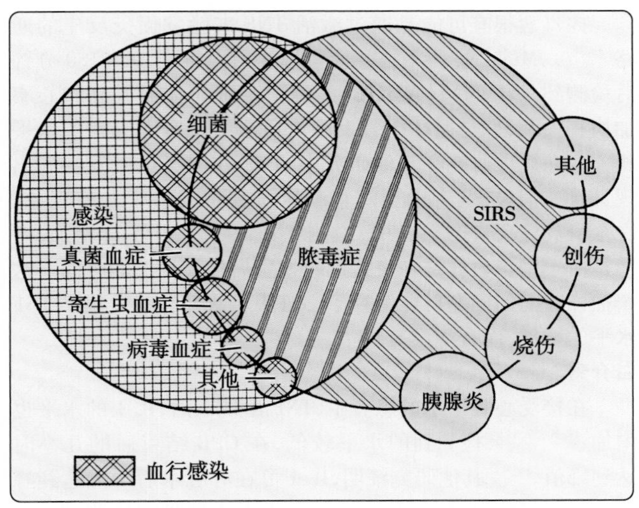

图 9.1 全身性炎症反应综合征(SIRS)、脓毒症和感染之间的关系。(*From Bone RC, Balk RA, Cerra FB, et al. Defi nitions for sepsis and organ failure and guidelines for the use of innovative therapies in sepsis: ACCP/SCCM Consensus Conference.* Chest. *192; 101: 1644-1655.*)

(b)哪个器官会衰竭和(c)器官何时会衰竭；③即使确诊为SIRS,现阶段也没有公认的有效的预防和治疗全身炎症反应的临床方法。

在接受外科手术的患者中,SIRS这个词的使用和定义存在争议[9]。原因是几乎所有接受过大手术的患者都满足SIRS的诊断标准。但是大部分并没有从全身炎症反应发展成为脏器功能障碍。相反的观点认为,SIRS用于心脏手术患者术后评估毫无意义,因为它并不能够判断患者是否会合并术后并发症。因此,SIRS这个词更多是研究者在使用,临床医生很少使用。但是SIRS这个词使得非感染因素所引起的炎症得到更多重视。

全身炎症和局部炎症的区分很重要。局部炎症有些益处,炎症细胞(例如中性粒细胞和巨噬细胞)侵入损伤或感染组织引起大量的细胞聚集在宿主防御系统,局部组织水肿和纤维蛋白原诱发淋巴系统凝集,引起损伤区域"封闭管理(walling off)"。相反,全身炎症并不局限于感染或损伤的原发部位。全身炎症反应或许会增强宿主的防御能力,但是也有可能通过继发性损伤造成宿主的"自我毁灭",并不是由原发损伤或感染所引起的。

组织损伤和炎症的急性时相反应表现为白细胞升高、发热、血管通透性增加、负氮平衡、血浆中类固醇和金属离子的浓度改变、肝急性期蛋白合成增加。这些急性蛋白包括:结合珠蛋白、纤维蛋白原、C反应蛋白、补体(C3,B因子)、血清淀粉样蛋白A、α_1酸性糖蛋白及α_1抗胰凝乳蛋白酶[10]。急性时相反应和全身炎症反应经常交替使用。

菌血症和毒血症经常被混淆。菌血症是指血中存在活菌,而毒血症是指血中存在内毒素。内毒素又被称为脂多糖(lipopolysaccharide,LPS),是革兰氏阴性菌细胞膜的一种成分,它并不需要活体组织就能存活。事实上,心脏手术术后的患者常常能检测出内毒素血症,但是血培养中并未检测到细菌。这一发现表明了所谓的"无菌"器械和方法,包括输注的液体和体外循环管路可能含有内毒素[11]。

全身炎症反应与心脏手术

心脏术后的全身炎症反应是多因素引起的。如前所述,SIRS不能阐明心脏术后的炎症病理生理的改变[9]。炎症过程的图解如图9.2所示。临床医生认为心脏术后的患者这些过程都有可能发生,并且与并发症相关。组织损伤、毒血症、血液直接与体外循环管道接触都有可能与心脏术后的全身炎症反应相关。目前最有争议的是哪个环节与临床的关系最大。似乎手术本身是诱发全身炎症反应的主要因素,而体外循环又加重了炎症反应的程度。在接下来的几个章节我们将阐述多种原因及参与炎症反应过程的细胞因子。

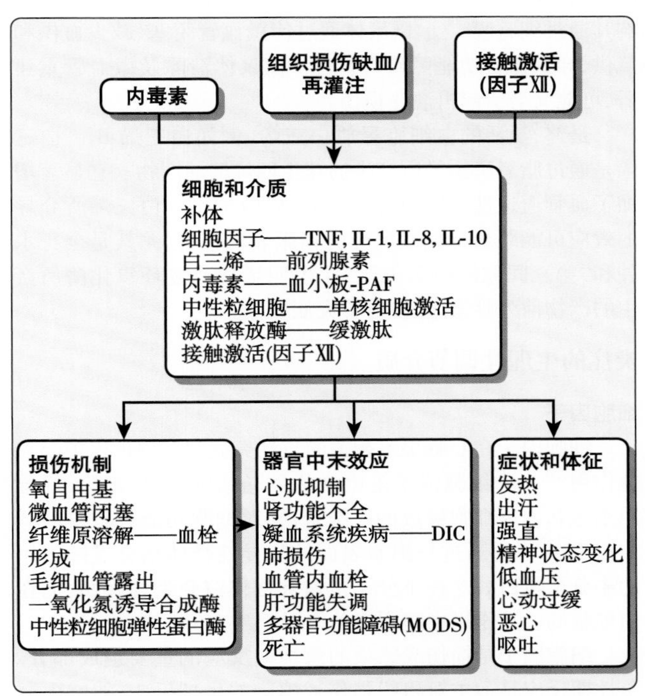

图 9.2 炎症概况。DIC,弥散性血管内凝血;IL,白细胞介素;PAF,血小板激活因子;TNF,肿瘤坏死因子

炎症介导损伤机制

炎症如何损伤细胞和组织的机制至今尚不完全清楚。大多数理论认为中性粒细胞和其他白细胞的激活占重要作用[6,12-15]。中性粒细胞的激活导致氧自由基、细胞内蛋白酶的释放和脂肪酸(花生四烯酸)的代谢。这些产物来自激活的巨噬细胞和血小板,能引起或加剧组织损伤。

在感染的局部,激活的中性粒细胞释放氧自由基有助于破坏病原体[16]。补体,特别是C5a导致白细胞的激活和氧自由基的形成[17]。这些被激活的中性粒细胞释放中毒量的氧自由基,如过氧化氢、羟基、超氧化物阴离子。氧自由基会引起细胞损伤,最终会引起脂质细胞膜的损害[18-20]。脂质过氧化产物(例如,细胞膜脂质的氧化产物丙二醛)水平的增高,反应自由基细胞损伤的严重程度[21]。与这种损伤模型一致的是,Royston等[22]证明了心脏手术患者过氧化产物的水平也升高。在另一项研究中发现,21名接受心脏手术患者的氧自由基水平升高;然而这些研究的临床相关性并没有得到证实[21]。

中性粒细胞的脱颗粒是损伤发生的另一个相关机制。激活的中性粒细胞释放含有骨髓过氧化物酶的颗粒,和其他有毒性的消化酶,如中性粒细胞弹性蛋白酶、乳铁蛋白酶、β葡萄糖苷酸酶、N-乙酰基-β-氨基葡糖苷酶[23-26]。这些细胞内酶的释放不仅导致组织损伤,还会减少参与细菌破坏的细胞数量。在一项研究中发现,发展成心脏低灌注的心脏手术患者,引起炎症的一个可能原因是中性粒细胞脱颗粒的增加及血浆中中性粒细胞弹性蛋白酶的浓度增加[26]。

炎症介导损伤的另一个机制是微血管的闭塞。中性粒细胞的激活导致白细胞黏附于内皮细胞,炎症细胞聚集成细胞团(如微聚体)[14,27]。活化的白细胞可变形的细胞膜较少,影响其通过细胞膜[28]。微聚体通过使微血管闭塞、减少血供和氧供,导致器官功能障碍[22,28,29]。微聚体清除及微血管重建后,可能又会引起再灌注损伤。

最终,激活的白细胞释放白三烯,例如白三烯 B_4。白三烯是通过脂氧酶途径所产生的花生四烯酸的产物。它显著增加了血管通透性,是一种潜在的血管收缩剂。白三烯所介导的效应可能跟全身炎症反应的临床表现相关,尤其是全身水肿和"第三间隙液体丢失"。花生四烯酸通过环氧化酶所产生的产物前列腺素,也参与了炎症反应。

炎症的生理性调节介质

细胞因子

细胞因子在心脏手术相关的急性炎症的病理过程中起关键作用[30,31]。细胞因子是由激活巨噬细胞、单核细胞、纤维原细胞和内皮细胞释放的一类蛋白,对细胞功能有重要的调节作用[32]。它通过与细胞表面的特异性受体结合发挥作用的小分子蛋白。这些小分子蛋白被称作白介素,因为它们在白细胞的相互作用中起到辅助作用。

细胞因子是损伤或感染的急性期反应的重要组成部分。急性期反应是宿主对组织损伤或感染的生理反应,能够限制感染在受伤部位的扩散。细胞因子激活受伤或感染部位的免疫系统。它还通过激活宿主的免疫系统,增强机体对病原体的抵抗能力。例如,细胞因子增强了 B 淋巴细胞和 T 淋巴细胞的功能,从而提高了体液免疫和细胞免疫的功能。大多数细胞因子都是促炎因子,其他的具有抗炎作用,这提示人体存在复杂的限制过度炎症反应的反馈系统。然而,过多的细胞因子可能会导致过度的全身炎症反应,从而引起继发损伤。大量的细胞因子[肿瘤坏死因子(TFN)、白介素([IL-1~IL-6)]和其他的蛋白调节因子(如转移生长因子、巨噬细胞炎症蛋白)可能在术后全身炎症反应中起到重要作用。参与心脏手术过程的细胞因子主要包括 TNF、IL-1、IL-1ra、IL-6、IL-8 和 IL-10。

肿瘤坏死因子

在巨噬细胞和其他促炎细胞被激活后,TNF 是最早能在血液中被检测到的细胞因子之一。导致 TFN 研究复杂化是因为它有两种相似的形式,TFN-α 和 TFN-β,分别有两种不同的受体,TNFRI 和 TNFII。TNF 可能在触发复杂的炎症级联反应中起到关键的作用。内毒素是刺激 TNF 产生的强有力因素。

内毒素很有可能是通过激活 TNF 来触发促炎反应的通路[33-36]。Michi 等[33]对志愿者静脉注射内毒素,90~180 分钟后检测到 TNF 的峰值。TNF 的峰值浓度与体温升高和心率加快相关联,也与循环中肾上腺皮质激素和肾上腺素的水平相关。在此项研究和其他研究中,TNF 在促炎反应发生后出现又迅速消失,这有助于解释临床研究中的一个普遍现象。在全身炎症反应的患者中,检测 TNF 的水平并不会增加,可能是由于采集血样是在炎症反应发生后过了很长的时间。这个抽样时间的问题可能解释了心脏手术研究有些发现了 TNF 水平的增加,而有些没有[37-53]。

白介素

在接受心脏手术的患者中,TNF 出现以后,IL-1 的水平也增加[47,50,52,54],检测到的水平较低,在 CPB 结束后的几小时达到峰值[54]。其他研究证明,IL-1 可在心脏术后 1 天达到峰值,这就解释了为什么有些患者在围手术期没有检测到 IL-1 的存在[50]。IL-1 可以通过诱导血管内皮细胞一氧化氮的合成来降低 CPB 后的全身血管阻力[55]。尽管 IL-1 在炎症级联反应的触发及加强过程有着重要的作用,但是 IL-1 是否是心脏术后器官功能障碍的影响因素甚至是标志物还不能确定。有些研究指出 IL-1 的作用可能是替代了其他的细胞因子,特别是 TNF,它们可以同时被检测到。

IL-8 也是炎症级联反应的重要成分。它是使中性粒细胞达到损伤或感染部位的趋化因子,IL-8 也参与中性粒细胞的活化、提呈和脱颗粒[56,57]。尚未确定 IL-8 水平的升高与心脏手术患者的预后之间的联系[42-44,46,47,51,53,58,59]。Rothenburger 等[60,61]研究证明机械通气的时间延长与术后 IL-8 水平的增高相关,但与 IL-6 的水平无关。

IL-6 的水平在心脏术后增加,尽管这一结果并未得到公认[10,42,43,45-48,51-54,58,62-65]。这种细胞因子的峰值在 TNF 和 IL-1 达到最高水平后出现。例如,Steinberg 等[54]测量了 29 名在 CPB 时患者的血浆细胞因子的水平,IL-6 的峰值出现在脱机后 3 小时,在术后 24 小时持续升高。未能发现 IL-6 水平与血流动力学参数或术后肺功能之间存在联系。

抗炎因子

炎症反应是一个关于促炎和抗炎因子相互平衡的复杂的过程。IL-10 在围手术期的水平升高,从而抑制 TNF、IL-1、IL-6、IL-8 的合成[44,66-68]。同时,促炎因子的水平开始下降,抗炎因子 IL-10 和 IL-1ra 水平增加。这些研究者发现这两种细胞因子的平衡作用决定患者是否会经历严重的全身严重反应(例如术后器官功能障碍)或免疫系统增强不充分(例如术后感染和创伤不易愈合)。此理论还未应用于临床接受手术的患者以改善预后。另一种担心是抑制促炎因子可能会产生负面作用,脓毒血症的患者给予抗炎药后,死亡率增加[69]。了解促炎和抗炎之间的相互作用有助于寻找有效安全地降低过度全身炎症反应并发症的方法。

补体系统

补体系统至少包括 20 种血浆蛋白,参与细胞的趋化、激活、调理和溶解过程。补体也参与凝血、纤溶和激肽的生成。这些蛋白大部分以酶的前体形式存在于血浆和细胞间隙中。

补体的级联反应参见图 9.3,它既可以由经典途径触发,又可由旁路触发。在旁路中,补体 B 和 D 与多糖复合物、内毒素或血液暴露于外环境(如 CPB 管路)时,都激活 C3。接触激活是指血液与外源性物体表面接触后导致血小板黏附及Ⅻ因子(Hageman 因子)的激活(图 9.4)。激活的Ⅻ因子有许多效应,包括通过Ⅺ因子及使激肽释放酶原转化为激肽释放酶而触发凝血的级联反应。激肽释放酶引起纤溶酶的生成,后者能够激活补体和纤溶系统。激肽释放酶也能激活激肽-缓激肽系统。

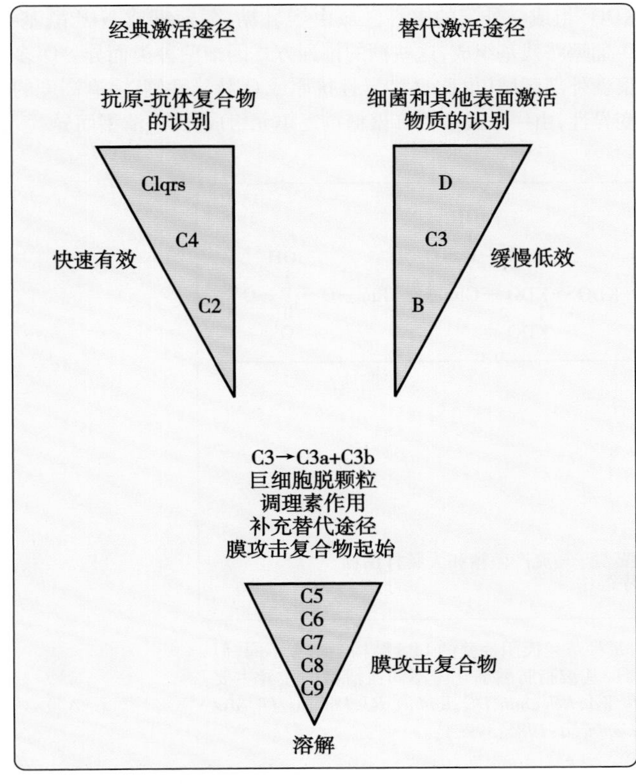

图 9.3 补体系统简图。(*From Haynes BF, Fauci AS. Introduction to clinical immunology. In: Braunwald E, Isselbacher KJ, Petersdorf RG, et al., eds.* Harrison's Principles of Internal Medicine. *11th ed. New York: McGraw-Hill; 1987: 328-337.*)

经典的激活途径包括通过抗原-抗体复合物激活补体 C1。在心脏手术中,可能有两种激活经典途径的方式。几乎在所有心脏手术患者的血清中都可以检测到内毒素,它和抗内毒素抗体形成抗原-抗体复合物,激活 C1。CPB 脱机后使用的鱼精蛋白可以和肝素形成肝素-鱼精蛋白复合物,也可以激活经典途径[70,71](参见第 31~36 章)。其他的研究并未发现此效应[72]。接触激活导致Ⅻ因子的活化,进而生成纤溶酶。纤溶酶能够激活补体 C1 和 C3。表 9.1 总结补体系统的生理过程。

激活的 C3 和其他反应中的下游补体因子具有某些效应。活化的补体片段对肥大细胞及其类似物、嗜酸性粒细胞的作用可能与术后并发症有关。补体片段 C3a 和 C5a(也叫致敏毒素)可以使大量的补体介质释放,包括组胺、白三烯 B_4、血小板活化因子、前列腺素、血栓素和 TNF。当这些介质从肥大细胞释放时,导致内皮渗漏、间隙水肿和组织血流增加。补体 C5a 和 C3b 与微生物形成复合物后,可刺激巨噬细胞释放炎

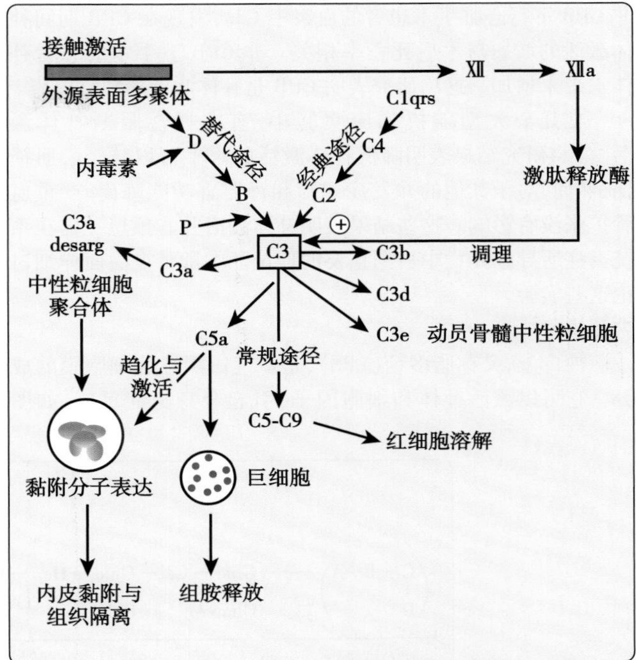

图 9.4 心肺转流过程中接触激活的补体级联反应,主要通过旁路途径进行。(*From Ohri SK. The effects of cardiopulmonary bypass on the immune system.* Perfusion. *1993; 8: 121.*)

表 9.1 补体裂解产物的生物学反应

生物学效应	补体裂解产物
肥大细胞脱颗粒,平滑肌收缩,血管通透性增加	C3a,C5a
中性粒细胞的脱颗粒作用	C5a,C5a des Arg
中性粒细胞聚集	C5a,C5a des Arg
溶酶体酶释放	C5a,C3b
白细胞增多	C3e
免疫黏附	C3b,C4b
细胞膜溶解	C5b-9(膜攻击复合物)

From Knudsen F, Andersen LW. Immunological aspects of cardiopulmonary bypass. *J Cardiothorac Anesth.* 1990; 4: 245.

性介质如 TNF。C3 激活中性粒细胞和巨噬细胞,增强其吞噬细胞的能力。溶细胞复合物,由补体因子 C5b、C6、C7、C8 和 C9 组成,能够直接溶解细胞。活化的补体因子使得侵袭的细胞富有"黏性",使它们能够相互结合(如胶合)。补体介导的毛细血管扩张、血浆蛋白、液体的渗出、中性粒细胞聚集和激活构成急性炎症反应的一部分。

尽管补体激活的一些机制已阐明,但临床医生仍继续关注它与接受心脏手术患者之间的临床相关性。一些研究报道在心脏手术中患者的补体水平升高[38,58,73-78]。Chenoweth 等[73]对 15 位 CPB 下行心脏手术的患者测量不同的时间点血浆中 C3a 和 C5a 的水平,尽管手术刺激并未影响 C3a 的水平,但 CPB 期间补体激活却显著增加。此项研究和其他研究并未研究补体增加和术后预后不良之间的关系。因此这些研究并未提供证据证明补体激活会引起有临床意义的全身炎症反应。Kirklin 等[75]测量了 116 位 CPB 下行心脏手术的和 12 位

非 CPB 下行心脏手术患者的血浆中 C3a，发现在 CPB 期间补体激活的增加与术后死亡率相关。非 CPB 下手术的患者补体水平未增加。这项研究表明 CPB 是补体激活的独立因素。

在几个大型随机临床实验中，有选择性阻断补体激活[79-81]，研究结果表明降低补体激活的水平可以减轻心肌损伤，然而，对于其他的并发症如肺和肾器官功能障碍、严重血管扩张没有影响。这些结果表明补体激活并非预想一样在系统炎症所导致死亡中占据重要的地位。本章将在后面详细讨论这些实验。

内毒素

内毒素，又称脂多糖（LPS），是革兰氏阴性菌细胞膜的成分。它可以激活补体和细胞因子，引起全身炎症反应，如图 9.2 所示[12,82-84]。虽然不同种类的细菌表面 LPS 不尽相同，如图 9.5 所示由 3 个部分组成：类脂 A、核心、O 多聚糖外部区域。类脂 A 的脂质区域位于细胞外膜的脂质双分子层的外膜，寡聚糖的核心区域位于类脂 A 和 0-多聚糖外部区域之间。所有革兰氏阴性菌的类脂 A 都具有相同的基本结构，而且是内毒素的毒性成分。LPS 的核心区域在各种细菌中相似度很高，通常由一定数目的糖组成。例如内部的核心区域由庚糖和 2-酮基-3-脱氧辛酸（3-deoxy-D-*manno*-2-octulosonate，KDO）组成。外部的核心区域由半乳糖、葡萄糖或 N-乙酰基-D-葡糖胺残基组成，这些糖的排列方式因细菌种类而异。O-多聚糖外部区域（也称 O-特异性抗原或 O-特异性侧链）有高度的变异性，由一条或多条寡聚糖重复单元组成，因血清型而异。

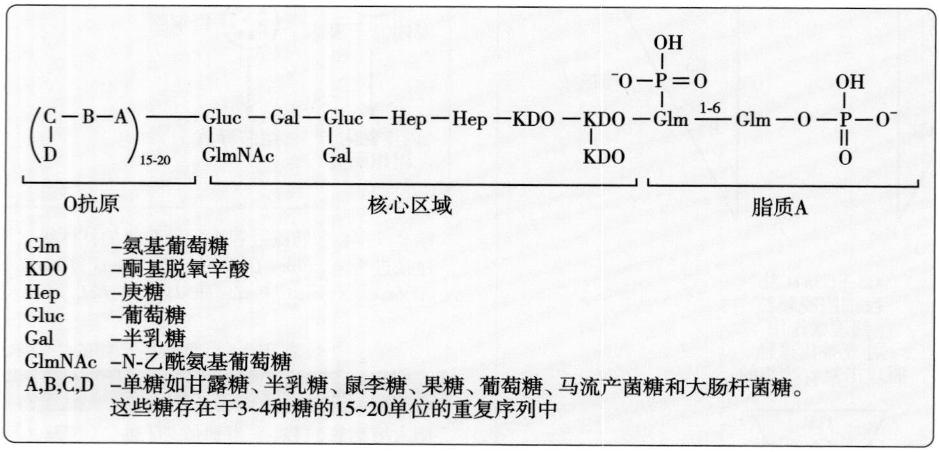

图 9.5 沙门菌细胞壁脂多糖（内毒素）结构示意图。每种革兰氏阴性菌的 LPS 结构会略有不同，但基本包含 3 个区域。类脂 A 中葡糖胺成分的所有游离羟基被脂肪酸酯化。不同血清型的差异主要是 O-抗原区域糖的区域和排列方式不同。（*From Volk WA，Benjamin DC，Kadner RJ，Parsons JT，eds.* Essentials of Medical Microbiology. *3rd ed. Philadelphia：Lippincott；1986：399.*）

内毒素血症

内毒素血症是指血液中存在内毒素，这在心脏手术患者中很常见[10,11,38,41,60,64,65,85-95]。某些研究者对心脏术后患者的研究并未发现内毒素血症，虽然可能是监测手段存在偏差，但也表明内毒素血症的出现存在一过性和间歇性的特点[51,52,96,97]。Andersen 等[11]对接受心脏手术的 10 名患者进行了内毒素的测量。所有的术前血样中都不含内毒素，术中则检测到一定水平的内毒素。接受心脏手术的 8 名患者血中内毒素的变化趋势如图 9.6 所示[85]。尽管内毒素可以在无菌的体液中发现，但大多数内毒素都是通过患者的消化道屏障产生的。Rothenburger 等[60]测量了 78 名心脏手术接受机械通气患者的内毒素水平，术后机械通气超过 24 小时的患者（13 名）较不到 24 小时的患者，内毒素水平高 3 倍多。

生理状态下，肠道菌含有大量来自革兰氏阴性菌所释放的内毒素[98]。人体肠道中通常存在 250 亿 ng 的内毒素，而与 300ng 的内毒素就可对人体产生毒性相比，数量巨大[33,34]。活菌渗漏到血中，繁殖并引起感染[99]。但是，许多肠道中的菌群是死的，而内毒素还可由死亡细菌的细胞膜碎片入血。此种情况下，其本身并不会发展成为感染，但是内毒素可以通过激活巨噬细胞和其他促炎细胞触发全身炎症反应[100]。据报道称血浆中仅 1ng/ml 的内毒素就可使人致死[101]。

内毒素入血后，与血管内许多化合物：包括高密度脂蛋白、脂多糖结合蛋白、内毒素特异免疫球蛋白形成复合物。内毒素与人体各器官的功能障碍有关，可能是导致全身炎症反应的关键因素[12,82-84,93]。

正常宿主对内毒素血症的防御

早期耐受

如果内毒素对患者是有害的，那么合理的假设是患者自身存在防御机制来对抗无处不在的毒素。Hornic 和 Greisman 早在 20 世纪 70 年代就对内毒素进行了广泛的研究[102]。有两种类型的内毒素耐受：早期耐受和晚期耐受[102]。早期耐受表现为：在注射 LPS 几小时后再次注射 LPS 时，LPS 致炎效应降低[103]。这可能是由于 LPS 诱导巨噬细胞处于不应期，使释放的 TNF 减少。这种早期的不应期没有显示出 LPS 的特性，可以通过增加内毒素剂量逆转。耐受的程度与内毒素剂量，即最初 LPS 诱导炎症反应的强度成正比。早期耐受在接触 LPS 的几小时后开始，在 2 天内降至基线水平。它不能通过等离子转运，早期的耐受可以保护宿主在接触大量的 LPS 后以免发生致命的全身炎症反应。

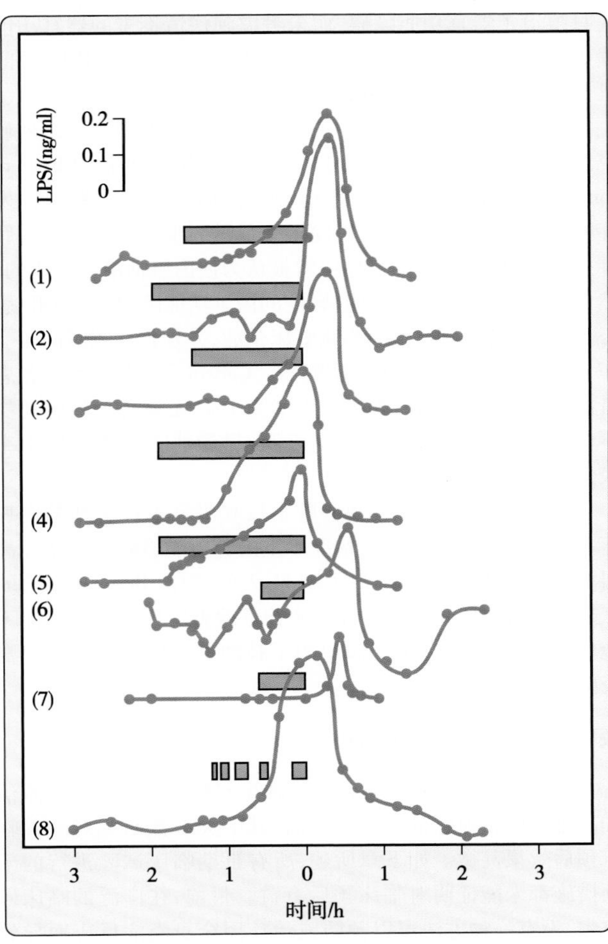

图 9.6 在心肺转流期间 8 名患者的血浆脂多糖(LPS)的变化过程,阴影表示动脉夹闭的时间段曲线向上走行,松开夹闭的动脉则曲线趋于平缓。(*From Rocke DA, Gaffi n SL, Wells MT, et al. Endotoxemia associated with cardiopulmonary bypass.* J Thorac Cardiovasc Surg. *1987;93:832.*)

晚期耐受

晚期耐受主要是合成免疫球蛋白(即抗体),直接对抗 LPS 的入侵[102]。晚期耐受在暴露于 LPS 后 72 小时开始,与早期出现的 IgM 抗体水平一致,并至少持续 2 周,与血清免疫球蛋白的水平相关。与早期耐受不同的是,晚期耐受与最初 LPS 诱导炎症反应的强度不成比例,但与最初的 LPS 的免疫原性相关。此外,晚期耐受对以后不同类型的 LPS 入侵没有保护作用,换句话说,晚期耐受只在接触相同的 LPS 时才会发生。抗内毒素抗体如何在晚期耐受中对抗 LPS 诱导的全身炎症反应机制还不明确,可能的机制包括网状内皮组织对内毒素的清除和通过直接结合中和其毒性。

由于内毒素存在多种血清型,宿主对内毒素的体液免疫非常复杂[98]。血清型特异性抗体(即对特定的 LPS 反应合成的抗体)具有高度的亲和力和特异性内毒素的保护作用。然而,O-特异性抗内毒素抗体并不能识别多变的内毒素-多糖侧链,因此在临床上对可能遇到的大量内毒素血清类型是无保护效果的。相反的,针对内毒素内部核心结构的抗体,理论上应该与许多临床相关的内毒素血清型进行交叉反应。心脏手术的患者暴露在各种各样的内毒素类型中,例如,至少有 164 个 O 型抗原存在于大肠杆菌中,这种革兰氏阴性菌最常见于高危外科患者和重症监护室(intensive care unit, ICU)患者[104,105]。

对内毒素是致病因素的争论

对于内毒素血症是导致术后并发症发病率的一个重要原因有所争议。在术中和 ICU 的患者中菌血症的发病率较低[106-109]。然而内毒素血症在这些患者中普遍存在,而且表现为血培养阴性[10,11,24,38,41,64,65,85-95]。事实上,因其具有间歇性的特点,检测内毒素血症的研究可能低估了它的发生率。

临床上曾使用过两种抗类脂 A 的单克隆抗体(HA_1A, Centocor, Malvern, Pennsylvania; E_5, Xoma, Berkeley, California)治疗 ICU 中脓毒血症的患者,但效果不佳,这提示内毒素血症并无临床相关性[110,111]。这些单克隆抗体可能不能与内毒素相结合,而这在一定程度上解释了它们为什么没有效果了[112]。此外,这些抗体用于确诊脓毒血症和器官衰竭的患者与择期行外科手术的患者不同,后者能从内毒素和药物获得预防。对内毒素与临床的相关性存在争论,抗类脂 A 的单克隆抗体与内毒素的结合无亲和力这就解释了为何在某些心脏外科手术中检测结果呈现阴性[113]。

内脏灌注

内脏低灌注似乎是导致全身炎症反应的重要因素[114-117]。在创伤或应激条件下,肠道是最易发生低灌注的器官之一[117-119]。在 20 世纪 60 年代,Price 等[118]对健康志愿者放血 15% 血容量,致使内脏血容量减少 40%。在此项研究中,心输出量(cardiac output, CO)、血压(blood pressure, BP)和心率(heart rate, HR)均无变化。Hamilton-Davies 等也对 6 名健康志愿者放血 25% 血容量[120]。通过生理盐水张力仪的测量发现,胃黏膜灌注最先下降(6 名志愿者中有 5 名是下降的)。同时发现,每搏量(stroke volume, SV)也是下降的,但是常规的指标 HR、BP、CO 与基线值相比并无变化,导致对低灌注产生怀疑。基于这些研究,高级创伤生命支持(Advanced Trauma Life Support, ATLS)提出:丢失 15% 的血容量(Ⅰ级失血)很少引起 HR、BP 和尿量的变化[121]。收缩压明显降低是休克晚期的征象,通常发生在Ⅲ级失血后(失血量达 30%~40%)。

这些研究表明在低血容量期间,胃肠血管收缩使血液转移到"更重要的"器官,如心脏和脑[117,119]。除了低血容量外,在 CPB 期间,内源性释放的血管收缩因子,如血管紧张素Ⅱ、血栓素 A_2、血管升压素都可以降低内脏灌注[122-125]。麻醉医生和体外循环治疗师常使用缩血管药物如苯肾上腺素提高患者血压,但有可能进一步减少肠道的灌注。Oudemans-van Straaten 等[89]测量了 23 名患者在心脏手术过程中的肠道通透性和内毒素水平。肠道渗透量是通过口服纤维二糖后检测其在尿中的量来测定的,发现在术中肠道的通透性增加,且与血中内毒素的水平相关。在术中使用麻黄碱、中心静脉压过低、液体平衡降低都与通透性增加相关。这证明使用血管活性药和低血容量一样都会降低肠道的灌注。证据还表明,全身性内毒素血症会恶化肠道的渗透压,从而加重内脏低灌注,诱发恶性循环[126]。

几项研究发现，在心脏手术中内脏低灌注常常发生，其中几项研究显示心脏外科术后并发症的发生与内脏灌注异常相关[10,87,88,127-130]。Fiddian-Green 和 Baker[127] 用生理盐水张力计测定了 85 名心脏手术患者的胃黏膜灌注，一半患者（49%）出现灌注异常，所有术后严重并发症的患者（8 例，其中 5 例死亡）均发生在这组。此研究及其他两项研究都表明胃张力计与其他常规指标如 CO、BP、HR 及尿量比较，可以更灵敏预测术后并发症的发生[128,130]。一项空气测压法的研究显示 52% 心脏手术患者胃黏膜局部 CO_2 压力增加，其中 35% 灌注异常的患者出现术后并发症，而未出现低灌注的患者，只有 5% 出现术后并发症[130]。

研究未能证明内脏低灌注与术后预后不良之间存在关系，可能是由于样本量过小，对术后并发症的判断方法不够敏感，而张力计本身又存在偏差[87,88]。在低温 CPB 下，使用张力计测定胃黏膜灌注来预测术后并发症的有效性还未能证明。

由炎症引起的术后并发症

并发症的种类

许多术后并发症都是由手术创伤引起的过度全身促炎反应造成的。常见的误解是术后并发症的种类由全身炎症反应，尤其是内脏低灌注造成。许多被认为与内脏低灌注有关的并发症并不包括胃肠道。因为内脏低灌注可能会引起全身炎症反应，使得全身各器官均受累[131]。例如，内毒素对肺、肾、心、血管都产生有害作用[41,46,83,84,132-135]。它可影响凝血系统，也可影响抗止血系统，从而可能引起出血和促进血栓的形成[83,132,136]。促血栓性因素可能是导致术后卒中、深静脉血栓形成和肺栓塞的原因。间接证据也表明全身炎症反应会加剧神经系统损伤[137]。在动物实验中已证实炎症级联反应的激活会对神经系统造成损伤。

心脏术后感染较为常见，增加了住院时间和费用[107,138,139]。感染的细菌可能来源于患者胃肠道间的易位[107,114,116]。手术伤口（胸骨和下肢）和呼吸道是术后感染的常见来源[140]。人工心脏瓣膜的感染并不常见，一旦发生就是灾难性的并发症[141]。感染可能不是由炎症直接引起的，而是对宿主免疫的间接影响所导致的[142]。

补体系统的广泛激活导致补体因子的耗竭，对有效致病菌的调理至关重要[143,144]。中性粒细胞的激活和脱颗粒作用使这些细胞丧失通过吞噬作用消灭细菌。CPB 可通过蛋白变性，造成免疫球蛋白水平降低[144-148]。心脏手术后 B 淋巴细胞（浆细胞）产生抗体的作用下降[149]，T 淋巴细胞介导的细胞免疫也降低[150]。所以，CPB 后抗体水平降低，B 细胞和 T 细胞功能减退，导致心脏术后感染率增加。

并发症的发生率

心脏术后的低死亡率表明内脏低灌注、内毒素血症和全身炎症反应造成的并发症发生率并不高。如前所述，心脏术后的死亡[1]和并发症仍是突出的问题[3,151]。此外，许多研究只报道了器官功能障碍，而未考虑到病情不重的器官功能障碍，他们并未进入 ICU，却增加患者痛苦，导致住院时间延长。

例如，Huddy 等[152]对 4 473 名行 CPB 患者做了一系列研究发现，胃肠道并发症的发生率极低，仅为 0.78%。Christenson 等[153]研究了 3 129 名行 GABG 手术的患者，胃肠道并发症的发生率为 2.3%。这些发生率低的胃肠道并发症（如肠穿孔、肠坏疽、胃肠道大出血）常被认为使内脏低灌注造成的。然而，越来越多的证据表明，轻度的内脏功能障碍（如梗阻、恶心、食欲减退、腹胀）也会影响临床预后，并延长住院时间。

有些并发症还涉及其他脏器。Corwin 等[154]对 572 名患者的研究表明，肾功衰竭的发生率为 1%，无需透析的肾功能不全发生率为 6.3%。此研究表明，尽管器官衰竭的发生率较低，但器官功能障碍很常见。

同样的，系列研究发现心脏术后呼吸窘迫综合征的发病率小于 2%[155,156]。然而，情况不重的肺功能障碍发生率却高得多，7% 的患者术后需要额外 11 天的氧疗（Bennet-Guerrero E 未发表的数据）。此外，通过实验室检查发现术后肺功能不全的发生率更高，这进一步说明了肺的病理异常来源于全身炎症反应[157-159]。

炎症相关并发症的预防措施

很多方法和药物已被证实可减少实验室检查中补体激活和高细胞因子血症的发生。然而，其中大多数研究对改善临床预后效果甚微。如下章所述，所有Ⅲ期临床试验进行的干预措施都未能证明对临床预后有益。目前，在广泛的临床研究中，没有一种方法可以预防或治疗因全身炎症反应而导致的器官功能障碍。

甾体类激素的使用

在心外手术过程中，给予甾体类激素降低促炎因子的生成及补体系统激活[37,86,160-169]。在心脏手术中，类固醇对 SIRS 反应的影响是所有干预措施中研究最全面的，超过 3 篇荟萃分析涵盖 50 多个临床研究[170-172]。每篇 meta 分析都表明类固醇对发病率和死亡率的改善有益，但还需大规模的临床试验证实。此领域发表的最大一项临床随机实验是地塞米松用于心脏外科的研究（Dexamethasone for Cardiac Surgery Study, DECS）[173]。这项试验纳入了来自荷兰的 8 个中心的 4 494 名成年患者作为地塞米松组和安慰剂组。DECS 研究表明，地塞米松对死亡、心肌梗死、卒中、新发的肾功能障碍和呼吸功能障碍等主要并发症并无影响（RR，0.83；95% CI，0.67～1.01）。然而亚组分析表明，使用类固醇激素在高危患者亚组中是有益的，欧洲心脏手术风险评估为 5 或更高（RR，0.77；95% CI，0.61～0.98）。DECS 的进一步研究表明，对心包切开后综合征、新发房颤和术后认知功能障碍无影响[174-176]。

基于 DECS 的研究结果，将 7 507 名接受心外手术的高危患者（Euro 评分≥6 分）随机分为甲泼尼龙组和安慰剂组。在已发表的试验研究中，在心脏手术试验中使用的剂量已经证实了减弱炎症反应标记物的浓度[169]。事实上，该试验未发布的数据表明，促炎和抗炎介质达到了完美的平衡，其中 IL-6，IL-8 和 TNF-α 水平降低，IL-10 水平升高（如图 9.7 所示）。在 2014 年的美国心脏学会会议上发表类固醇激素应用于心脏手术的试验(论文发表正在进行中),对于 Euro 评分高的患者,没能证明加强龙的应用能降低死亡(RR,0.87;95% CI,0.70~1.07)或是复合死亡、心肌损伤、卒中和肾功衰竭、呼吸衰竭(RR 1.03;95% CI 0.95~1.11)的风险[177]。

DECS 和类固醇相关的心脏手术试验均为没有证明类固醇对于重要临床预后的预防作用,类固醇激素在这一领域可能会不再应用,而对于全身炎症反应的临床相关性研究越来越广泛。

心肺转流技术的作用

尽管应用具有肝素涂层的管路在理论上是有益的,但并不能证明这一做法能降低并发症的发生。Steinburg 等[54]比较了肝素涂层管路和传统管路对细胞因子和补体活化物的影响,发现两者之间没有显著差异。而 Borowiec 等[25]发现,使用肝素涂层管路行 CPB 的患者,髓过氧化酶和乳铁蛋白(炎症反应标志物)的水平更低。其他研究也报道了使用肝素涂层管路行 CPB 后血浆细胞因子、中性粒细胞蛋白酶较低,但这些小型的研究并未对临床预后的改善作用加以说明[23,53,178,179](详见第 31 和 32 章)。一项纳入了 41 个随机对照试验的 3 434 名患者的 meta 分析显示,这种干预措施能够减少输血和机械通气时间、缩短 ICU 停留时间和住院时间[180]。

与标准的滚轴泵相比,离心泵在降低溶血的同时,也降低补体和中性粒细胞的活化[181,182]。但对 17 名使用离心泵的患儿进行研究,并未发现这种方法能显著抑制细胞因子的产生[58]。

针对 15 名患者的随机研究表明,脉冲血流的 CPB 比非

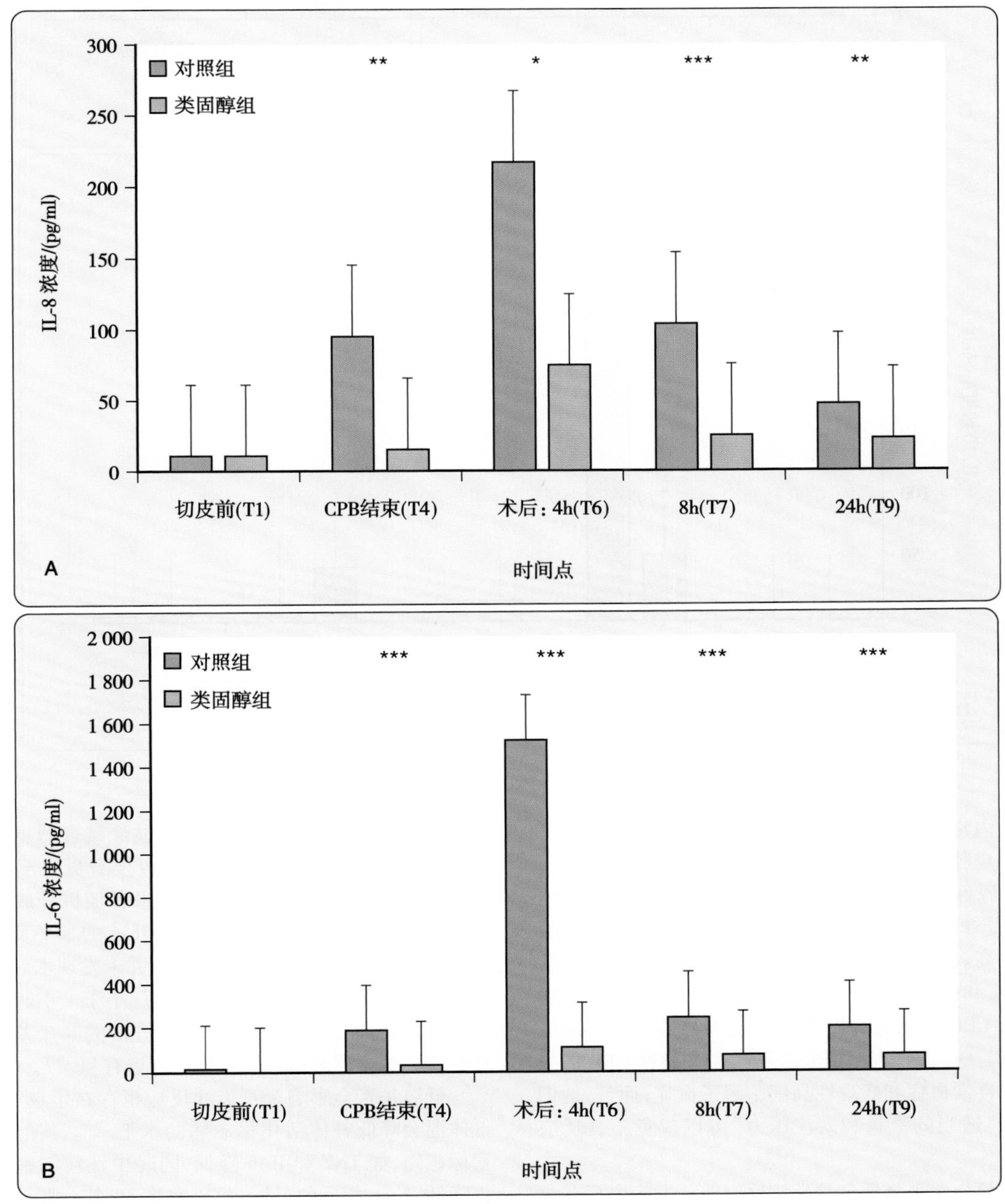

图 9.7 甲基强的松龙对 IL-6(A)、IL-8(B)、TNF-α(C)和 IL-10(D)的影响。(*Data from Dr. Richard Whitlock.*)

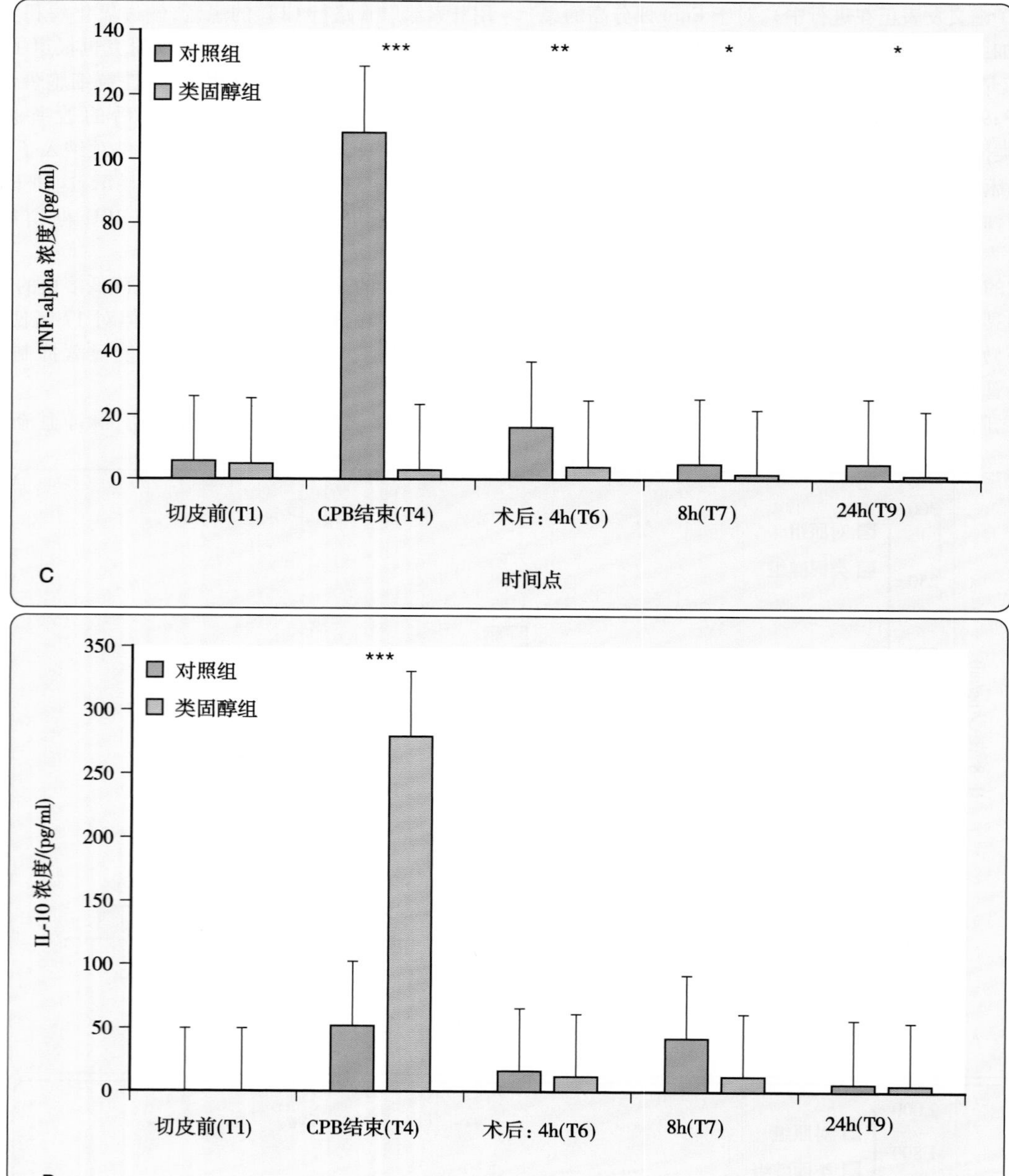

图 9.7(续)

脉冲血流产生内毒素血症的可能性小[94]。Levin 等[125]将 20 名患者随机分成脉冲组和非脉冲组，发现脉冲血流组血管升压素(一种内源性的血管收缩剂)的上升程度更低。Taylor 等[122]发现接受非脉冲 CPB 的 24 名患者，内源性血管紧张素Ⅱ比脉冲组要高。Watkins 等[124]发现 16 例接受脉冲 CPB 的患者血栓素 B_2 和前列环素的水平变化不大。这些研究表明使用脉冲血流 CPB 的患者内源性血管收缩物质较低，因此，内脏灌注更好。Quigley 等[52]研究表明接受非脉冲 CPB 的患者没有发现内毒素血症和病理性高细胞因子血症，而且，他们指出只要使用"适当的流量和灌注压力"可以避免不良反应的发生。

使用膜式氧合器来降低全身炎症反应的并发症也存在争议，膜式氧合器使补体活化减少，然而其他研究并未发现区别[62,74,161,183-187]。膜式氧合器的比鼓泡氧合器更有利于肺功能。但尚不清除这种现象能否反应全身炎症反应程度[185]。Butler 等[62]将 20 名行心脏手术的患者随机分成膜式氧合器和鼓泡氧合器组，研究发现 IL-1 或 IL-6 的水平及肺内分流水平两组间没有显著差异。这项研究并未发现术后预后间存在的差异。可能是由于 CPB 的时间短(小于 1 小时)，且病例数较少，以致不能检测出术后并发症方面的临床差异。有研究证明膜式氧合器对宿主的防御系统更有利[186]。

低温是否会影响全身炎症反应也存在争议[40,51,76,188-190]。低体温会降低补体活化标志物的水平[76]。其他研究发现炎症标志物，如 TNF 和 IL-6 降低，同时中性粒细胞的活化程度也降低[189]。相反的，另一项研究将 30 名心脏手术患者分成常温和低温 CPB 组[40]发现，围手术期各时间点 CPB 温度和血清中TNF水平之间没有相关性，证明温度对于促炎因子的释放没有直接作用。一项大样本的随机临床试验显示，300名选择性接受CABG的患者随机分为常温组（35.5~36.5℃）和低体温组（28~30℃）[191]。无论是近期还是远期效果来看，术中低体温对患者都无益处。有证据表明围手术期高热可能会对大脑造成损伤[192]。这些研究者还发现促炎因子IL-6的升高与术后高热之间的关系，发现炎症反应可能在大型手术体温升高中发挥作用。

总之，目前的数据表明心脏手术行CPB并不比非CPB更为有害，从随机临床研究得到的结果还不能证明CABG手术转机或非转机对患者的预后有何不同[193-197]。首次研究2002—2008年自18个退伍军人事务医学中心的2 203名行心脏手术患者，将其随机分成转机组和非转机组，试验发现干预措施对改善持续机械通气时间、ICU停留时间或住院时间、肾衰或并发其他并发症未见益处[198]。第二个临床试验将4 752名行CABG的患者随机分成转机组和非转机组。干预措施对死亡、非致死性卒中、非致死性心肌梗死或新发肾衰竭的预后并无益处（非转机组的HR，0.95；95% CI，0.79~1.14）[199]。这些试验没有对全身炎症反应进一步研究，但这些数据证明CPB引起的全身炎症反应对临床预后的影响比以前认为的作用更小。

补体抑制

从几项大的随机临床试验的结果看，有选择性地阻断补体激活有效的。例如，在迄今为止最大的一项随机、双盲临床试验中，在北美和西欧205家医院的接受CABG手术的3 099名成人纳入研究[80]。患者随机分为安慰剂或24小时输注pexelizumab（一种与人C5补体结合的重组单链抗体片段，并阻止C_5的激活），pexelizumab能迅速和完全抑制补体激活。主要观察指标（30天内死亡或心肌梗死）在两组间没有统计有意义（$P=0.07$），其中接受CABG和瓣膜置换的亚组患者在统计学上有显著差异（$P=0.03$）。这些结果与前阶段的Ⅱb期试验结果并不一致（$N=914$），Ⅱb期研究包括CABG和/或瓣膜手术的患者，发现两者死亡或心肌梗死的发生率没有差异[79]。而单独行CABG的患者有统计学意义，这也更大规模的Ⅲ期试验单独研究CABG手术的有力证据。这些结果表明补体激活可能不会在全身炎症反应介导的发病率方面发挥巨大的作用。

超滤

在心脏手术中，滤除过多的液体可能同时会带走促炎因子，特别是儿童[46,200]。在迄今为止所进行的研究中，还不清楚超滤的有益效果是由以下因素之一或是几个因素引起的：预防炎症的启动、炎性介质的清除或单纯去除过量的液体。Journois等[201]将20名接受心脏手术的儿童随机分成对照组、高容量超滤组或液体零平衡组，干预组检测到的TNF、IL-1、IL-10、髓化过氧化酶和C_3a的水平都低于对照组。研究者认为血滤对于机体的益处不单是滤除液体，也降低术后发热的概率，减少围手术期失血、缩短拔管时间和降低术后肺泡-动脉氧差，结果提示，但不能证明促炎因子血症的存在和临床预后之间可能存在因果联系。由于该研究样本少，并未得到其他的预后指标，如多器官功能障碍综合征的发生率和住院天数。

白细胞清除

在CPB过程中，使用白细胞滤器是降低活化的白细胞浓度的一种方法，这可以阻止由炎症反应介导的术后并发症的发生。Warren等[203]回顾分析了该技术的63项该研究，证明了应用白细胞滤器是有益的，但是由于样本量小，研究结果可信性降低。例如，被随机分入白细胞滤除组的20名患者CPB后的氧合情况更好，但是其他术后结果没有差异[204]。在一项随机前瞻性研究中（$N=50$），接受管道内的白细胞清除的患者，白细胞水平有所下降，但术后动脉血气、肺血管阻力、插管时间和住院时间无组间差异[205]。另一项研究表明，术后并发症、血浆中性粒细胞蛋白酶水平在接受相同处理的患者没有差异[206]。

Davies等[207]在心脏手术前使用血浆置换的方法滤除血小板和白细胞，结果发现这些患者术后胸腔引流减少，需血制品量少、肺功能有所改善。这些技术在临床上并未得到广泛应用，因为还没有更多的研究证实，同时行血浆置换的时间和费用是否有优势也需进一步证明。

之前所介绍的技术不等同于使用滤白红细胞悬液，后者是在采血（新鲜血滤过）或库血（贮存血滤过）前减少患者白细胞数量[208]。Van de Watering等[209]报道一项纳入大规模随机临床试验（$N=914$），分别接受没有血沉棕黄层的异体红细胞、新鲜滤白红细胞或库存红细胞。接受滤白红细胞的患者术后病死率（$P=0.015$）明显降低，这种情况在接受三次输血的患者尤为明显。各组感染发生的概率没有统计学意义（$P=0.13$）。所有患者输入超过3单位红细胞的患者，ICU停留时间或住院时间无差异。这些数据均来自随机研究，因此结果更有意义。一些回顾性的研究结果表明，白细胞水平的降低对患者无益[210,211]。

抑酞酶和其他丝氨酸蛋白酶抑制剂

抑酞酶是一种从牛肺中提取出来的58个氨基酸的丝氨酸蛋白酶抑制剂。在许多研究中都证实能减少心脏术中出血。它能够对抗多种蛋白溶酶，包括纤溶酶和缓激肽，并可能具有一定抗炎效应[14,212]，尽管meta分析并未发现抑酞酶对全身炎症反应标志物有益[213]。利用抑酞酶降低心脏手术患者炎症反应时，偶然发现有节省用血的特点。尽管迄今为止进行了45项随机临床试验，但是很少有结果支持抑酞酶能够抑制由过度全身炎症反应引起术后并发症这一假想。在这些研究中运用了大量指标作为术后并发症的标准，如术后机械通气时间、ICU停留时间、住院时间等，在接受抑酞酶治疗后，这些指标并未得到改善。一项大样本的临床研究纳入了加拿大19个中心的2 331名患者[214]。患者被随机分为抑酞酶组、氨基已酸组、氨甲环酸组。抑酞酶组患者在诸如呼衰、肾衰、多器官功能障碍综合征等术后并发症的改善方面未见益处。由于抑酞酶组的死亡率升高不得不终止试验（抑酞酶组RR，1.53；95% CI，1.06~2.22）。同之前的几项研究一样，这次的试验结果导致抑酞酶退出了市场。

肿瘤坏死因子拮抗剂

可溶性受体蛋白能够拮抗LPS在小鼠诱发损伤的毒性作用[215]。这些药物在脓毒血症性休克没有治疗作用，但尚未应用于心脏手术中[216]。抗TNF的单克隆抗体已用于ICU的脓毒血症患者，但还没有预防性用于心脏手术的患者[69]。如果要发挥TNF抗体预防作用,必须在产生抗体TNF之前使用这些抗体,才能明确TNF的利弊。如果TNF和其他的细胞因子是患者恢复所必需的,完全抑制其作用就会使患者的预后恶化。需要更加完善地设计大规模的临床研究才能解决这些问题。

E5564

E5564是一种合成的类脂A的类似物,是一种有效的Toll样受体4介导的内毒素拮抗剂[217]。在人和动物实验中证实,它不含脂质A的激动剂,即使在较高浓度,也不会出现内毒素血症或全身炎症反应的症状。健康志愿者在接受标准剂量的内毒素浓度(4ng/kg)之前使用E5564。单一剂量的E5564在浓度为50~250μg时阻止或减弱了浓度依赖的LPS的所有效果。任何剂量的E5564组患者,在体温、心率、CRP水平、白细胞计数、细胞因子(TNF-α和IL-6)水平的升高幅度都显著降低($P<0.01$)[217]。这种药物在败血症的重症患者身上显示出有意义的结果,然而应用于心脏病患者的Ⅱ期临床试验的结果令人失望[113]。在此临床试验中,纳入美国9个中心的152名接受心脏手术的患者,被随机分为对照组和剂量递增的E5564组。用E5564阻断类脂A并没有显著降低全身炎症反应标志物(IL-6、IL-8和CRP)或器官损伤相关标志物的水平。这一结果使得类脂A在临床的相关性上得到了质疑。

己酮可可碱

己酮可可碱是一种非特异性的磷酸二酯酶抑制剂,在化学结构上类似于茶碱,后者是一种常见的抗炎药物,多用于治疗哮喘。己酮可可碱具有多重流变性和抗炎性,但其确切的作用机制还不清楚。在临床上,己酮可可碱被美国FDA批准用于治疗间歇性跛行,机制可能是通过增加红细胞的变形能力来改善缺血组织的供氧。动物研究表明,应用己酮可可碱降低了缺血再灌注后对内皮细胞的损伤和氧自由基的形成、防止应用LPS后引起的发热、防止在失血性休克期间的肠道内细菌易位。临床对于己酮可可碱的研究已应用在肺移植、心脏手术和需要输入红细胞的贫血患者中。

在一项初步研究中,Hoffman等[218]随机纳入40例APACHEⅡ评分为19或以上的心脏手术患者给予安慰剂或己酮可可碱(每48小时1.5mg/kg)。发现服用了己酮可可碱的患者机械通气时间减少、需要血液滤过的概率低和ICU停留时间缩短。在一项回顾性的对照研究中,Thabut等[219]对接受肺移植的23名患者连续注射己酮可可碱。与历史数据相比,使用己酮可可碱的患者同种移植物的功能障碍,且60天的死亡率明显降低。其他小型研究也表明可能存在益处[220,221],然而这些结果并没有在大型多中心实验中得到验证。

丙酮酸乙酯

丙酮酸乙酯是一种新型的抗炎剂[222,223]。在大鼠实验中,它能够有效地保护肠黏膜免受肠系膜缺血再灌注的损伤,提高小鼠急性内毒素和细菌性腹膜炎的生存率。心脏手术的Ⅱ期临床试验结果不令人满意[224]。在此试验中纳入来自美国13个中心的102名接受心脏手术的高危患者随机分配到安慰剂组和丙酮酸乙酯组。丙酮酸乙酯的干预并未对全身炎症反应标志物(TNF-α、IL-6和CRP)或器官损伤的指标产生任何明显的影响。

他汀类药物

他汀类药物常用于降低心血管疾病患者的胆固醇水平,然而这些药物的抗炎作用也得到明显的关注[225]。研究人员推测,在术前预防性应用他汀类治疗可能有益。一项研究纳入497名血管外科患者,并将其随机分成安慰剂组和氟伐他汀组,随访至术后30天[226]。他汀组的患者表现为炎症标志物(IL-6和CRP)水平降低,心肌缺血的发生率降低($P=0.01$)。在他汀组患者中,死亡率较低(2.4% vs 4.9%),但此种差异并无统计学意义($P=0.14$)。在心脏外科手术中无类似的大型实验,但一项包括8个研究纳入638名患者的meta分析表明,使用他汀类的使用降低了IL-6、IL-8、CRP和TNF的水平,但对改善临床预后并无意义[227]。所以在心脏手术中应用他汀类还有待进一步研究。

N-乙酰半胱氨酸

这种治疗用于预防放射治疗引起的肾病,且可以拮抗对乙酰氨基酚的过量。在ICU和心脏外科手术的患者中,研究了其抗炎和抗氧化特性,但结果不一致。一项关于N-乙酰半胱氨酸降低术后死亡率的meta分析,包括13例随机研究纳入1 338名患者[228],结果表明N-乙酰半胱氨酸可能对术后房颤有一定疗效,但对于其他的术后并发症似乎没有作用。

其他可能的抗内毒素和抗炎药

其他一些阻止内毒素并发症的方法包括使用合成的或天然的抗内毒素复合物。细菌通透性增加蛋白(bactericidal/permeability-increasing protein,BPI)是一种中性粒细胞蛋白,已经在动物模型证实能中和内毒素和细菌活性。一种人类重组的$rBPI_{21}$,能中和人体内内毒素介导的毒性。

一种抗内毒素因子的重组蛋白,内毒素中和蛋白(endotoxin neutralizing protein),是另外一种保护动物免受内毒素介导的损伤[229]。在实验室模型中重组高密度脂蛋白(reconstituted highdensity lipoprotein,rHDL)能中和人类内毒素血症的某些内毒素的毒性[230]。

多黏菌素B中和内毒素毒性,但其毒性限制了其预防性的静脉注射的使用[231]。葡聚糖多黏菌素B是多黏菌素B的衍生物,具有抗内毒素的特性,在动物模型中毒性很低。

可溶性TNF受体蛋白可以阻止LPS诱发小鼠死亡。这种药物在治疗脓毒症休克中无效,但在心脏手术患者中还未做研究[215]。

麻醉药物和血管活性药物的作用

麻醉药物是指催眠、遗忘、肌肉松弛或区域麻醉的药物,临床上还未发现他们能明显降低心脏术后的全身炎症反应。大量研究评价了麻醉药对免疫系统的影响,但结果各异。但没有研究能说明各种方法预后之间有何不同。在研究中,氯胺酮认为是减轻非心脏手术术后疼痛的一种有效药物。在初期心脏手术的研究中,CPB前注射小剂量(0.25mg/kg)氯胺酮,可防止术后7天IL-6水平的升高[232]。另外,给动物模型注射氯胺酮抑制了TNF的产生和白细胞的黏附和体外实验证实可抑制体外氧自由基的产生。另一项小样本行CPB的临床试验证实这一结果[233]。但还没有大样本的临床试验证实,所以这一干预措施是否对临床并发症有所改善还不确定。

所有的全麻药都可能通过抑制心肌功能和减少心输出

量，降低内脏黏膜的供氧从而降低内脏灌注[234,235]。理论上，异氟烷优于氟烷、恩氟烷或丙泊酚，因为它能扩张血管，能保障内脏血流和血容量[234-237]。一项心脏手术的前瞻性随机研究表明，异氟烷维持麻醉组内脏关注效果较氟烷、丙泊酚更好[238]。

尽管证据还不够充分，但已有证据表明临床医生可以通过熟悉的手法在手术室中防止内脏低灌注和内毒素诱导的炎症，这些方法包括增加液体负荷使增加每搏量最大化[129]、也可以适当使用扩张血管的吸入性麻醉药。正性肌力药（如米力农、氨力农、多培沙明、多巴酚丁胺），相比于缩血管药物（如肾上腺素、去甲肾上腺素和多巴胺），对内脏灌注的保护作用更强。心脏手术中随机接受伊诺西蒙组的患者内毒素水平更低，说明这一药物对肠道屏障有利[91]。内毒素血症可以反映胃黏膜低灌注，更是反映肠道屏障功能丧失的一项敏感指标，在胃黏膜低灌注时，患者表现为胃黏膜 pH（pHi）降低。在体外研究中，临床相关剂量的氨力农能够有效地抑制内毒素诱发的 TNF 的产生，反映了磷酸二酯酶抑制剂的另一个优点[239]。多巴胺被认为能维持内脏血流，但实际效应很难预测，某些患者在应用小剂量（3～5μg/kg/min）多巴胺时，血管阻力会增加。

选择性的消化道清除

选择性的消化道清除也是一种方法用于降低全身炎症反应发生率和严重性的方法。这一技术通过降低肠道内毒素的储存，来降低全身内毒素的水平。Martinez-Pellus 等[65]对 80 名心脏手术患者进行一项前瞻性、随机-开放-对照研究，患者被随机分为对照组和实验组，术前 3 天口服抗生素（多黏菌素 E、妥布霉素、两性霉素 B）进行选择性的消化道清除。结果发现，处理组患者的肠道菌群数量明显减低，在术中及术后恢复室中的促炎因子 IL-6 的水平更低。此研究虽然不能说明该技术对患者预后（如死亡率和发病率）的影响，但有趣的是，处理组存在预后改善（死亡率和住院时间）的趋势。相反，Bouter 等[240]对 78 名心脏手术的患者的研究发现，选择性的消化道清除对临床预后和血中 TNF-α、IL-6 和 IL-10 的水平并无益处。

总结

大量的有力证据表明，全身炎症反应是心脏术后死亡率和发病率的一个重要诱因。但是所有用于患者的预防全身炎症反应的方法尚缺乏大样本的随机试验证实其可行性。目前存在的问题是通过抑制炎症反应来改善患者预后的方法是否是明智的，因此有必要更好地了解其病理生理学变化。

（王丽美　吕黄伟 译）

参考文献

1. Birkmeyer JD, Stukel TA, Siewers AE, et al. Surgeon volume and operative mortality in the United States. *N Engl J Med*. 2003;349:2117–2127.
2. Hammermeister KE, Burchfiel C, Johnson R, Grover FL. Identification of patients at greatest risk for developing major complications at cardiac surgery. *Circulation*. 1990;82(suppl):IV380–IV389.
3. Rady MY, Ryan T, Starr NJ. Perioperative determinants of morbidity and mortality in elderly patients undergoing cardiac surgery. *Crit Care Med*. 1998;26:225–235.
4. Goris RJ, te Boekhorst TP, Nuytinck JK, Gimbrere JS. Multiple-organ failure: generalized autodestructive inflammation? *Arch Surg*. 1985;120:1109–1115.
5. Bone RC, Balk RA, Cerra FB, et al. Definitions for sepsis and organ failure and guidelines for the use of innovative therapies in sepsis: the ACCP/SCCM Consensus Conference Committee. American College of Chest Physicians/Society of Critical Care Medicine. *Chest*. 1992;101:1644–1655.
6. Schlag G, Redl H, Hallstrom S. The cell in shock: the origin of multiple organ failure. *Resuscitation*. 1991;21:137–180.
7. American College of Chest Physicians/Society of Critical Care Medicine Consensus Conference. Definitions for sepsis and organ failure and guidelines for the use of innovative therapies in sepsis. *Crit Care Med*. 1992;20:864–874.
8. *Stedman's Medical Dictionary*. 26th ed. Baltimore: Williams & Wilkins; 1995.
9. Vincent JL, Dear SIRS. I'm sorry to say that I don't like you. *Crit Care Med*. 1997;25:372–374.
10. Berendes E, Mollhoff T, Van Aken H, et al. Effects of dopexamine on creatinine clearance, systemic inflammation, and splanchnic oxygenation in patients undergoing coronary artery bypass grafting. *Anesth Analg*. 1997;84:950–957.
11. Andersen LW, Baek L, Degn H, et al. Presence of circulating endotoxins during cardiac operations. *J Thorac Cardiovasc Surg*. 1987;93:115–119.
12. Doran JE. Biological effects of endotoxin. *Curr Stud Hematol Blood Transfus*. 1992;59:66–99.
13. Herskowitz A, Mangano DT. Inflammatory cascade: a final common pathway for perioperative injury? *Anesthesiology*. 1996;85:957–960.
14. Royston D. Preventing the inflammatory response to open-heart surgery: the role of aprotinin and other protease inhibitors. *Int J Cardiol*. 1996;53(suppl):S11–S37.
15. Miller BE, Levy JH. The inflammatory response to cardiopulmonary bypass. *J Cardiothorac Vasc Anesth*. 1997;11:355–366.
16. Weiss SJ. Tissue destruction by neutrophils. *N Engl J Med*. 1989;320:365–376.
17. Webster RO, Hong SR, Johnston RB Jr, Henson PM. Biological effects of the human complement fragments C5a and C5ades Arg on neutrophil function. *Immunopharmacology*. 1980;2:201–219.
18. Freeman BA, Crapo JD. Biology of disease: free radicals and tissue injury. *Lab Invest*. 1982;47:412–426.
19. Meerson FZ, Kagan VE, Kozlov Yu P, et al. The role of lipid peroxidation in pathogenesis of ischemic damage and the antioxidant protection of the heart. *Basic Res Cardiol*. 1982;77:465–485.
20. Halliwell B, Guiteridge M. *Oxygen Radical and Tissue Damage*. Bologna, Italy: Cooperativa Libraria Universitaria Editrice; 1982.
21. Prasad K, Kalra J, Bharadwaj B, Chaudhary AK. Increased oxygen free radical activity in patients on cardiopulmonary bypass undergoing aortocoronary bypass surgery. *Am Heart J*. 1992;123:37–45.
22. Royston D, Fleming JS, Desai JB, et al. Increased production of peroxidation products associated with cardiac operations: evidence for free radical generation. *J Thorac Cardiovasc Surg*. 1986;91:759–766.
23. Fosse E, Moen O, Johnson E, et al. Reduced complement and granulocyte activation with heparin-coated cardiopulmonary bypass. *Ann Thorac Surg*. 1994;58:472–477.
24. Kharazmi A, Andersen LW, Baek L, et al. Endotoxemia and enhanced generation of oxygen radicals by neutrophils from patients undergoing cardiopulmonary bypass. *J Thorac Cardiovasc Surg*. 1989;98:381–385.
25. Borowiec J, Thelin S, Bagge L, et al. Heparin-coated circuits reduce activation of granulocytes during cardiopulmonary bypass: a clinical study. *J Thorac Cardiovasc Surg*. 1992;104:642–647.
26. Mythen MG, Purdy G, Mackie IJ, et al. Postoperative multiple organ dysfunction syndrome associated with gut mucosal hypoperfusion, increased neutrophil degranulation and C1-esterase inhibitor depletion. *Br J Anaesth*. 1993;71:858–863.
27. Bjork J, Hugli TE, Smedegard G. Microvascular effects of anaphylatoxins C3a and C5a. *J Immunol*. 1985;134:1115–1119.
28. Liu B, Belboul A, al-Khaja N, et al. Effect of high-dose aprotinin on blood cell filterability in association with cardiopulmonary bypass. *Coron Artery Dis*. 1992;3:129.
29. Blauth C, Arnold J, Kohner EM, Taylor KM. Retinal microembolism during cardiopulmonary bypass demonstrated by fluorescein angiography. *Lancet*. 1986;2:837–839.
30. Sheeran P, Hall GM. Cytokines in anaesthesia. *Br J Anaesth*. 1997;78:201–219.
31. Tonnesen E, Christensen VB, Toft P. The role of cytokines in cardiac surgery. *Int J Cardiol*. 1996;53(suppl):S1–S10.
32. Baumann H, Gauldie J. The acute phase response. *Immunol Today*. 1994;15:74–80.
33. Michie HR, Manogue KR, Spriggs DR, et al. Detection of circulating tumor necrosis factor after endotoxin administration. *N Engl J Med*. 1988;318:1481–1486.
34. Michie HR, Spriggs DR, Manogue KR, et al. Tumor necrosis factor and endotoxin induce similar metabolic responses in human beings. *Surgery*. 1988;104:280–286.
35. Tracey KJ, Lowry SF, Fahey TJ 3rd, et al. Cachectin/tumor necrosis factor induces lethal shock and stress hormone responses in the dog. *Surg Gynecol Obstet*. 1987;164:415–422.
36. Hesse DG, Tracey KJ, Fong Y, et al. Cytokine appearance in human endotoxemia and primate bacteremia. *Surg Gynecol Obstet*. 1988;166:147–153.
37. Jansen NJ, van Oeveren W, van Vliet M, et al. The role of different types of corticosteroids on the inflammatory mediators in cardiopulmonary bypass. *Eur J Cardiothorac Surg*. 1991;5:211–217.
38. Jansen NJ, van Oeveren W, Gu YJ, et al. Endotoxin release and tumor necrosis factor formation during cardiopulmonary bypass. *Ann Thorac Surg*. 1992;54:744–747, discussion 747–748.
39. Abe K, Nishimura M, Sakakibara T. Interleukin-6 and tumour necrosis factor during cardiopulmonary bypass. *Can J Anaesth*. 1994;41:876–877.
40. Tonz M, Mihaljevic T, von Segesser LK, et al. Normothermia versus hypothermia during cardiopulmonary bypass: a randomized, controlled trial. *Ann Thorac Surg*. 1995;59:137–143.
41. te Velthuis H, Jansen PG, Oudemans-van Straaten HM, et al. Myocardial performance in elderly patients after cardiopulmonary bypass is suppressed by tumor necrosis factor. *J Thorac Cardiovasc Surg*. 1995;110:1663–1669.
42. Hennein HA, Ebba H, Rodriguez JL, et al. Relationship of the proinflammatory cytokines to myocardial ischemia and dysfunction after uncomplicated coronary revascularization. *J Thorac Cardiovasc Surg*. 1994;108:626–635.
43. Wan S, Marchant A, DeSmet JM, et al. Human cytokine responses to cardiac transplantation and coronary artery bypass grafting. *J Thorac Cardiovasc Surg*. 1996;111:469–477.
44. Seghaye M, Duchateau J, Bruniaux J, et al. Interleukin-10 release related to cardiopulmonary bypass in infants undergoing cardiac operations. *J Thorac Cardiovasc Surg*. 1996;111:545–553.
45. Deng MC, Dasch B, Erren M, et al. Impact of left ventricular dysfunction on cytokines, hemodynamics, and outcome in bypass grafting. *Ann Thorac Surg*. 1996;62:184–190.
46. Millar AB, Armstrong L, van der Linden J, et al. Cytokine production and hemofiltration in children undergoing cardiopulmonary bypass. *Ann Thorac Surg*. 1993;56:1499–1502.
47. Furunaga A. Measurement of cytokines at cardiopulmonary-bypass. *Nihon Kyobu Geka Gakkai Zasshi*. 1994;42:2200–2206.
48. Kawamura T, Wakusawa R, Okada K, Inada S. Elevation of cytokines during open heart surgery with cardiopulmonary bypass: participation of interleukin 8 and 6 in reperfusion injury. *Can J Anaesth*. 1993;40:1016–1021.
49. Markewitz A, Faist E, Lang S, et al. Regulation of acute phase response after cardiopulmonary bypass by immunomodulation. *Ann Thorac Surg*. 1993;55:389–394.
50. Haeffner-Cavaillon N, Roussellier N, Ponzio O, et al. Induction of interleukin-1 production in patients undergoing cardiopulmonary bypass. *J Thorac Cardiovasc Surg*. 1989;98:1100–1106.
51. Frering B, Philip I, Dehoux M, et al. Circulating cytokines in patients undergoing normothermic cardiopulmonary bypass. *J Thorac Cardiovasc Surg*. 1994;108:636–641.
52. Quigley RL, Caplan MS, Perkins JA, et al. Cardiopulmonary bypass with adequate flow and perfusion pressures prevents endotoxaemia and pathologic cytokine production. *Perfusion*. 1995;10:27–31.
53. Steinberg BM, Grossi EA, Schwartz DS, et al. Heparin bonding of bypass circuits reduces cytokine release during cardiopulmonary bypass. *Ann Thorac Surg*. 1995;60:525–529.
54. Steinberg JB, Kapelanski DP, Olson JD, Weiler JM. Cytokine and complement levels in patients undergoing cardiopulmonary bypass. *J Thorac Cardiovasc Surg*. 1993;106:1008–1016.
55. Kilbourn RG, Belloni P. Endothelial cell production of nitrogen oxides in response to interferon gamma in combination with tumor necrosis factor, interleukin-1, or endotoxin. *J Natl Cancer Inst*. 1990;82:772–776.
56. Finn A, Naik S, Klein N, et al. Interleukin-8 release and neutrophil degranulation after pediatric

cardiopulmonary bypass. *J Thorac Cardiovasc Surg*. 1993;105:234–241.
57. Huber AR, Kunkel SL, Todd RF 3rd, Weiss SJ. Regulation of transendothelial neutrophil migration by endogenous interleukin-8. *Science*. 1991;254:99–102.
58. Ashraf SS, Tian Y, Cowan D, et al. Proinflammatory cytokine release during pediatric cardiopulmonary bypass: influence of centrifugal and roller pumps. *J Cardiothorac Vasc Anesth*. 1997;11:718–722.
59. Kawahito K, Kawakami M, Fujiwara T, et al. Proinflammatory cytokine levels in patients undergoing cardiopulmonary bypass: does lung reperfusion influence the release of cytokines? *ASAIO J*. 1995;41:M775–M778.
60. Rothenburger M, Soeparwata R, Deng MC, et al. Prediction of clinical outcome after cardiac surgery: the role of cytokines, endotoxin, and anti-endotoxin core antibodies. *Shock*. 2001;16(suppl 1):44–50.
61. Rothenburger M, Tjan TD, Schneider M, et al. The impact of the pro- and anti-inflammatory immune response on ventilation time after cardiac surgery. *Cytometry B Clin Cytom*. 2003;53:70–74.
62. Butler J, Chong GL, Baigrie RJ, et al. Cytokine responses to cardiopulmonary bypass with membrane and bubble oxygenation. *Ann Thorac Surg*. 1992;53:833–838.
63. Almdahl SM, Waage A, Ivert T, Vaage J. Release of bioactive interleukin-6 but not of tumor necrosis factor-alpha after elective cardiopulmonary bypass. *Perfusion*. 1993;8:233.
64. Cremer J, Martin M, Redl H, et al. Systemic inflammatory response syndrome after cardiac operations. *Ann Thorac Surg*. 1996;61:1714–1720.
65. Martinez-Pellús AE, Merino P, Bru M, et al. Can selective digestive decontamination avoid the endotoxemia and cytokine activation promoted by cardiopulmonary bypass? *Crit Care Med*. 1993;21:1684–1691.
66. de Waal Malefyt R, Abrams J, Bennett B, et al. Interleukin 10(IL-10) inhibits cytokine synthesis by human monocytes: an autoregulatory role of IL-10 produced by monocytes. *J Exp Med*. 1991;174:1209–1220.
67. Bogdan C, Vodovotz Y, Nathan C. Macrophage deactivation by interleukin 10. *J Exp Med*. 1991;174:1549–1555.
68. McBride WT, Armstrong MA, Crockard AD, et al. Cytokine balance and immunosuppressive changes at cardiac surgery: contrasting response between patients and isolated CPB circuits. *Br J Anaesth*. 1995;75:724–733.
69. Fisher CJ Jr, Agosti JM, Opal SM, et al. Treatment of septic shock with the tumor necrosis factor receptor:Fc fusion protein. The Soluble TNF Receptor Sepsis Study Group. *N Engl J Med*. 1996;334:1697–1702.
70. Best N, Sinosich MJ, Teisner B, et al. Complement activation during cardiopulmonary bypass by heparin-protamine interaction. *Br J Anaesth*. 1984;56:339–343.
71. Kirklin JK, Chenoweth DE, Naftel DC, et al. Effects of protamine administration after cardiopulmonary bypass on complement, blood elements, and the hemodynamic state. *Ann Thorac Surg*. 1986;41:193–199.
72. Chiu RC, Samson R. Complement (C3, C4) consumption in cardiopulmonary bypass, cardioplegia, and protamine administration. *Ann Thorac Surg*. 1984;37:229–232.
73. Chenoweth DE, Cooper SW, Hugli TE, et al. Complement activation during cardiopulmonary bypass: evidence for generation of C3a and C5a anaphylatoxins. *N Engl J Med*. 1981;304:497–503.
74. Hammerschmidt DE, Stroncek DF, Bowers TK, et al. Complement activation and neutropenia occurring during cardiopulmonary bypass. *J Thorac Cardiovasc Surg*. 1981;81:370–377.
75. Kirklin JK, Westaby S, Blackstone EH, et al. Complement and the damaging effects of cardiopulmonary bypass. *J Thorac Cardiovasc Surg*. 1983;86:845–857.
76. Moore FD Jr, Warner KG, Assousa S, et al. The effects of complement activation during cardiopulmonary bypass: attenuation by hypothermia, heparin, and hemodilution. *Ann Surg*. 1988;208:95–103.
77. Riegel W, Spillner G, Schlosser V, Horl WH. Plasma levels of main granulocyte components during cardiopulmonary bypass. *J Thorac Cardiovasc Surg*. 1988;95:1014–1019.
78. Bonser RS, Dave JR, Davies ET, et al. Reduction of complement activation during bypass by prime manipulation. *Ann Thorac Surg*. 1990;49:279–283.
79. Shernan SK, Fitch JC, Nussmeier NA, et al. Impact of pexelizumab, an anti-C5 complement antibody, on total mortality and adverse cardiovascular outcomes in cardiac surgical patients undergoing cardiopulmonary bypass. *Ann Thorac Surg*. 2004;77:942–949, discussion 949–950.
80. Verrier ED, Shernan SK, Taylor KM, et al. Terminal complement blockade with pexelizumab during coronary artery bypass graft surgery requiring cardiopulmonary bypass: a randomized trial. *JAMA*. 2004;291:2319–2327.
81. Fitch JC, Rollins C, Matis L, et al. Pharmacology and biological efficacy of a recombinant, humanized, single-chain antibody C5 complement inhibitor in patients undergoing coronary artery bypass graft surgery with cardiopulmonary bypass. *Circulation*. 1999;100:2499–2506.
82. Morrison DC, Cochrane CG. Direct evidence for Hageman factor (factor XII) activation by bacterial lipopolysaccharides (endotoxins). *J Exp Med*. 1974;140:797–811.
83. Morrison DC, Ryan JL. Endotoxins and disease mechanisms. *Annu Rev Med*. 1987;38:417–432.
84. Natanson C, Eichenholz PW, Danner RL, et al. Endotoxin and tumor necrosis factor challenges in dogs simulate the cardiovascular profile of human septic shock. *J Exp Med*. 1989;169:823–832.
85. Rocke DA, Gaffin SL, Wells MT, et al. Endotoxemia associated with cardiopulmonary bypass. *J Thorac Cardiovasc Surg*. 1987;93:832–837.
86. Andersen LW, Baek L, Thomsen BS, Rasmussen JP. Effect of methylprednisolone on endotoxemia and complement activation during cardiac surgery. *J Cardiothorac Anesth*. 1989;3:544–549.
87. Andersen LW, Landow L, Baek L, et al. Association between gastric intramucosal pH and splanchnic endotoxin, antibody to endotoxin, and tumor necrosis factor-alpha concentrations in patients undergoing cardiopulmonary bypass. *Crit Care Med*. 1993;21:210–217.
88. Riddington DW, Venkatesh B, Boivin CM, et al. Intestinal permeability, gastric intramucosal pH, and systemic endotoxemia in patients undergoing cardiopulmonary bypass. *JAMA*. 1996;275:1007–1012.
89. Oudemans-van Straaten HM, Jansen PG, Hoek FJ, et al. Intestinal permeability, circulating endotoxin, and postoperative systemic responses in cardiac surgery patients. *J Cardiothorac Vasc Anesth*. 1996;10:187–194.
90. Oudemans-van Straaten HM, Jansen PG, Velthuis H, et al. Endotoxaemia and postoperative hypermetabolism in coronary artery bypass surgery: the role of ketanserin. *Br J Anaesth*. 1996;77:473–479.
91. Loick HM, Mollhoff T, Berendes T, et al. Influence of enoximone on systemic and splanchnic oxygen utilization and endotoxin release following cardiopulmonary bypass. *Intensive Care Med*. 1997;23:267–275.
92. te Velthuis H, Jansen PG, Oudemans-van Straaten HM, et al. Circulating endothelin in cardiac operations: influence of blood pressure and endotoxin. *Ann Thorac Surg*. 1996;61:904–908.
93. Bowles CT, Ohri SK, Klangsuk N, et al. Endotoxaemia detected during cardiopulmonary bypass with a modified Limulus amoebocyte lysate assay. *Perfusion*. 1995;10:219–228.
94. Watarida S, Mori A, Onoe M, et al. A clinical study on the effects of pulsatile cardiopulmonary bypass on the blood endotoxin levels. *J Thorac Cardiovasc Surg*. 1994;108:620–625.
95. Nilsson L, Kulander L, Nystrom SO, Eriksson O. Endotoxins in cardiopulmonary bypass. *J Thorac Cardiovasc Surg*. 1990;100:777–780.
96. Myles P, Buckland M, Cannon G, et al. The association among gastric mucosal pH, endotoxemia, and low systemic vascular resistance after cardiopulmonary bypass. *J Cardiothorac Vasc Anesth*. 1996;10:195–200.
97. Imai T, Shiga T, Saruki N, et al. Change in plasma endotoxin titres and endotoxin neutralizing activity in the perioperative period. *Can J Anaesth*. 1996;43:812–819.
98. Lebek G, Cottier H. Notes on the bacterial content of the gut. *Curr Stud Hematol Blood Transfus*. 1992;59:1–18.
99. Fink MP. Effect of critical illness on microbial translocation and gastrointestinal mucosa permeability. *Semin Respir Infect*. 1994;9:256–260.
100. Daniel M. Response of man to endotoxin. *Immunobiology*. 1993;187:403.
101. Rubin J, Robbs JV, Gaffin SL, Wells MT. Plasma lipopolysaccharide increase after aortic aneurysm resection. *S Afr Med J*. 1988;74:193.
102. Greisman SE, Hornick RB. Mechanism of endotoxin tolerance with special reference to man. *J Infect Dis*. 1973;128(suppl):265.
103. Astiz ME, Rackow EC, Still JG, et al. Pretreatment of normal humans with monophosphoryl lipid A induces tolerance to endotoxin: a prospective, double-blind, randomized, controlled trial. *Crit Care Med*. 1995;23:9–17.
104. Luderitz O, Staub AM, Westphal O. Immunochemistry of O and R antigens of *Salmonella* and related Enterobacteriaceae. *Bacteriol Rev*. 1966;30:192–255.
105. Volk WA, Benjamin DC, Kadner RJ, Parsons JT, eds. *Essentials of Medical Microbiology*. 3rd ed. Philadelphia: Lippincott; 1986:396–398.
106. DeCamp MM, Demling RH. Posttraumatic multisystem organ failure. *JAMA*. 1988;260:530–534.
107. Ford EG, Baisden CE, Matteson ML, Picone AL. Sepsis after coronary bypass grafting: evidence for loss of the gut mucosal barrier. *Ann Thorac Surg*. 1991;52:514–517.
108. Moore FA, Moore EE, Poggetti R, et al. Gut bacterial translocation via the portal vein: a clinical perspective with major torso trauma. *J Trauma*. 1991;31:629–636, discussion 636–628.
109. Rush BF Jr, Sori AJ, Murphy TF, et al. Endotoxemia and bacteremia during hemorrhagic shock: the link between trauma and sepsis? *Ann Surg*. 1988;207:549–554.
110. Ziegler EJ, Fisher CJ Jr, Sprung CL, et al. Treatment of gram-negative bacteremia and septic shock with HA-1A human monoclonal antibody against endotoxin: a randomized, double-blind, placebo-controlled trial. The HA-1A Sepsis Study Group. *N Engl J Med*. 1991;324:429–436.
111. Greenman RL, Schein RM, Martin MA, et al. A controlled clinical trial of E5 murine monoclonal IgM antibody to endotoxin in the treatment of gram-negative sepsis: the XOMA Sepsis Study Group. *JAMA*. 1991;266:1097–1102.
112. Warren HS, Amato SF, Fitting C, et al. Assessment of ability of murine and human anti-lipid A monoclonal antibodies to bind and neutralize lipopolysaccharide. *J Exp Med*. 1993;177:89–97.
113. Bennett-Guerrero E, Grocott HP, Levy JH, et al. A phase II, double-blind, placebo-controlled, ascending-dose study of eritoran (E5564), a lipid A antagonist, in patients undergoing cardiac surgery with cardiopulmonary bypass. *Anesth Analg*. 2007;104:378–383.
114. Deitch EA, Berg R. Bacterial translocation from the gut: a mechanism of infection. *J Burn Care Rehabil*. 1987;8:475–482.
115. Deitch EA. Bacterial translocation of the gut flora. *J Trauma*. 1990;30(suppl 12):S184–S189.
116. Deitch EA. The role of intestinal barrier failure and bacterial translocation in the development of systemic infection and multiple organ failure. *Arch Surg*. 1990;125:403–404.
117. Mythen MG, Webb AR. The role of gut mucosal hypoperfusion in the pathogenesis of post-operative organ dysfunction. *Intensive Care Med*. 1994;20:203–209.
118. Price HL, Deutsch S, Marshall BE, et al. Hemodynamic and metabolic effects of hemorrhage in man, with particular reference to the splanchnic circulation. *Circ Res*. 1966;18:469–474.
119. Lundgren O. Physiology of intestinal circulation. In: Martson A, Bulkley GB, Fiddian-Green RG, Haglund UH, eds. *Splanchnic Ischemia and Multiple Organ Failure*. St. Louis: Mosby; 1989:29–40.
120. Hamilton-Davies C, Mythen MG, Salmon JB, et al. Comparison of commonly used clinical indicators of hypovolaemia with gastrointestinal tonometry. *Intensive Care Med*. 1997;23:276–281.
121. American College of Surgeons. *Advanced Trauma Life Support*. Chicago: American College of Surgeons; 1993.
122. Taylor KM, Bain WH, Russell M, et al. Peripheral vascular resistance and angiotensin II levels during pulsatile and no-pulsatile cardiopulmonary bypass. *Thorax*. 1979;34:594–598.
123. Richardson PD, Withrington PG. The effects of intraportal injections of noradrenaline, adrenaline, vasopressin and angiotensin on the hepatic portal vascular bed of the dog: marked tachyphylaxis to angiotensin. *Br J Pharmacol*. 1977;59:293–301.
124. Watkins WD, Peterson MB, Kong DL, et al. Thromboxane and prostacyclin changes during cardiopulmonary bypass with and without pulsatile flow. *J Thorac Cardiovasc Surg*. 1982;84:250–256.
125. Levine FH, Philbin DM, Kono K, et al. Plasma vasopressin levels and urinary sodium excretion during cardiopulmonary bypass with and without pulsatile flow. *Ann Thorac Surg*. 1981;32:63–67.
126. Fink MP, Antonsson JB, Wang HL, Rothschild HR. Increased intestinal permeability in endotoxic pigs: mesenteric hypoperfusion as an etiologic factor. *Arch Surg*. 1991;126:211–218.
127. Fiddian-Green RG, Baker S. Predictive value of the stomach wall pH for complications after cardiac operations: comparison with other monitoring. *Crit Care Med*. 1987;15:153–156.
128. Mythen MG, Webb AR. Intra-operative gut mucosal hypoperfusion is associated with increased post-operative complications and cost. *Intensive Care Med*. 1994;20:99–104.
129. Mythen MG, Webb AR. Perioperative plasma volume expansion reduces the incidence of gut mucosal hypoperfusion during cardiac surgery. *Arch Surg*. 1995;130:423–429.
130. Bennett-Guerrero E, Panah MH, Bodian CA. Automated detection of gastric luminal partial pressure of carbon dioxide during cardiovascular surgery using the Tonocap. *Anesthesiology*. 2000;92:38–45.
131. Martich GD, Boujoukos AJ, Suffredini AF. Response of man to endotoxin. *Immunobiology*. 1993;187:403–416.
132. Braude AI, Douglas H, Davis CE. Treatment and prevention of intravascular coagulation with antiserum to endotoxin. *J Infect Dis*. 1973;128(suppl):157–164.
133. Suffredini AF, Fromm RE, Parker MM, et al. The cardiovascular response of normal humans to the administration of endotoxin. *N Engl J Med*. 1989;321:280–287.
134. Cunnion RE, Parrillo JE. Myocardial dysfunction in sepsis. *Crit Care Clin*. 1989;5:99–118.
135. Hollenberg SM, Cunnion RE, Parrillo JE. The effect of tumor necrosis factor on vascular smooth muscle: in vitro studies using rat aortic rings. *Chest*. 1991;100:1133–1137.
136. Clauss M, Ryan J, Stern D. Modulation of endothelial cell hemostatic properties by TNF: insights into the role of endothelium in the host response to inflammatory stimuli. In: Beutler B, ed. *Tumor Necrosis Factors: The Molecules and Their Emerging Role in Medicine*. New York: Raven; 1992:49–63.
137. Arvin B, Neville LF, Barone FC, Feuerstein GZ. The role of inflammation and cytokines in brain injury. *Neurosci Biobehav Rev*. 1996;20:445–452.
138. Loop FD, Lytle BW, Cosgrove DM, et al. J. Maxwell Chamberlain memorial paper. Sternal wound complications after isolated coronary artery bypass grafting: early and late mortality, morbidity, and cost of care. *Ann Thorac Surg*. 1990;49:179–186, discussion 186–177.
139. Weintraub WS, Jones EL, Craver J, et al. Determinants of prolonged length of hospital stay after coronary bypass surgery. *Circulation*. 1989;80:276–284.
140. Sarr MG, Gott VL, Townsend TR. Mediastinal infection after cardiac surgery. *Ann Thorac Surg*. 1984;38:415–423.
141. Miholic J, Hudec M, Domanig E, et al. Risk factors for severe bacterial infections after valve replacement and aortocoronary bypass operations: analysis of 246 cases by logistic regression. *Ann Thorac Surg*. 1985;40:224–228.
142. Kress HG, Scheidewig C, Engelhardt W, et al. Prediction and prevention, by immunological means, of septic complications after elective cardiac surgery. *Prog Clin Biol Res*. 1989;308:1031–1035.
143. Collett B, Alha A, Abdullah NB, et al. Pathways to complement activation during cardiopulmonary bypass. *Br Med J (Clin Res Ed)*. 1984;289:1251–1254.
144. Parker DJ, Cantrell JW, Karp RB, et al. Changes in serum complement and immunoglobulins following cardiopulmonary bypass. *Surgery*. 1972;71:824–827.
145. van Oeveren W, Kazatchkine MD, Descamps-Latscha B, et al. Deleterious effects of cardiopulmonary bypass: a prospective study of bubble versus membrane oxygenation. *J Thorac Cardiovasc Surg*. 1985;89:888–899.
146. Hairston P, Manos JP, Graber CD, Lee WH Jr. Depression of immunologic surveillance by pump-oxygenation perfusion. *J Surg Res*. 1969;9:587–593.
147. Lee WH Jr, Krumhaar D, Fonkalsrud EW, et al. Denaturation of plasma proteins as a cause of morbidity and death after intracardiac operations. *Surgery*. 1961;50:29–39.
148. van Velzen-Blad H, Dijkstra YJ, Schurink GA, et al. Cardiopulmonary bypass and host defense functions in human beings. I. Serum levels and role of immunoglobulins and complement in phagocytosis. *Ann Thorac Surg*. 1985;39:207–211.
149. Eskola J, Salo M, Viljanen MK, Ruuskanen O. Impaired B lymphocyte function during open-heart surgery: effects of anaesthesia and surgery. *Br J Anaesth*. 1984;56:333–338.
150. Markewitz A, Faist E, Lang S, et al. Successful restoration of cell-mediated immune response after cardiopulmonary bypass by immunomodulation. *J Thorac Cardiovasc Surg*. 1993;105:15–24.

151. Welsby IJ, Bennett-Guerrero E, Atwell D, et al. The association of complication type with mortality and prolonged stay after cardiac surgery with cardiopulmonary bypass. *Anesth Analg*. 2002;94:1072–1078.
152. Huddy SP, Joyce WP, Pepper JR. Gastrointestinal complications in 4473 patients who underwent cardiopulmonary bypass surgery. *Br J Surg*. 1991;78:293–296.
153. Christenson JT, Schmuziger M, Maurice J, et al. Gastrointestinal complications after coronary artery bypass grafting. *J Thorac Cardiovasc Surg*. 1994;108:899–906.
154. Corwin HL, Sprague SM, DeLaria GA, Norusis MJ. Acute renal failure associated with cardiac operations: a case-control study. *J Thorac Cardiovasc Surg*. 1989;98:1107–1112.
155. Fowler AA, Hamman RF, Good JT, et al. Adult respiratory distress syndrome: risk with common predispositions. *Ann Intern Med*. 1983;98:593–597.
156. Messent M, Sullivan K, Keogh BF, et al. Adult respiratory distress syndrome following cardiopulmonary bypass: incidence and prediction. *Anaesthesia*. 1992;47:267–268.
157. Geha AS, Sessler AD, Kirklin JW. Alveolar-arterial oxygen gradients after open intracardiac surgery. *J Thorac Cardiovasc Surg*. 1966;51:609–615.
158. el-Fiky MM, Taggart DP, Carter R, et al. Respiratory dysfunction following cardiopulmonary bypass: verification of a non-invasive technique to measure shunt fraction. *Respir Med*. 1993;87:193–198.
159. Turnbull KW, Miyagishima RT, Gerein AN. Pulmonary complications and cardiopulmonary bypass: a clinical study in adults. *Can Anaesth Soc J*. 1974;21:181–194.
160. Cavarocchi NC, Pluth JR, Schaff HV, et al. Complement activation during cardiopulmonary bypass: comparison of bubble and membrane oxygenators. *J Thorac Cardiovasc Surg*. 1986;91:252–258.
161. Jansen NJ, van Oeveren W, van den Broek L, et al. Inhibition by dexamethasone of the reperfusion phenomena in cardiopulmonary bypass. *J Thorac Cardiovasc Surg*. 1991;102:515–525.
162. Inaba H, Kochi A, Yorozu S. Suppression by methylprednisolone of augmented plasma endotoxin-like activity and interleukin-6 during cardiopulmonary bypass. *Br J Anaesth*. 1994;72:348–350.
163. Niazi Z, Flodin P, Joyce L, et al. Effects of glucocorticosteroids in patients undergoing coronary artery bypass surgery. *Chest*. 1979;76:262–268.
164. Miranda DR, Stoutenbeek C, Karliczek G, Rating W. Effects of dexamethason on the early postoperative course after coronary artery bypass surgery. *Thorac Cardiovasc Surg*. 1982;30:21–27.
165. Jorens PG, De Jongh R, De Backer W, et al. Interleukin-8 production in patients undergoing cardiopulmonary bypass: the influence of pretreatment with methylprednisolone. *Am Rev Respir Dis*. 1993;148:890–895.
166. Tabardel Y, Duchateau J, Schmartz D, et al. Corticosteroids increase blood interleukin-10 levels during cardiopulmonary bypass in men. *Surgery*. 1996;119:76–80.
167. Tennenberg SD, Bailey WW, Cotta LA, et al. The effects of methylprednisolone on complement-mediated neutrophil activation during cardiopulmonary bypass. *Surgery*. 1986;100:134–142.
168. Toledo-Pereyra LH, Lin CY, Kundler H, Replogle RL. Steroids in heart surgery: a clinical double-blind and randomized study. *Am Surg*. 1980;46:155–160.
169. Whitlock RP, Young E, Noora J, et al. Pulse low dose steroids attenuate post-cardiopulmonary bypass SIRS; SIRS I. *J Surg Res*. 2006;132:188–194.
170. Whitlock RP, Chan S, Devereaux PJ, et al. Clinical benefit of steroid use in patients undergoing cardiopulmonary bypass: a meta-analysis of randomized trials. *Eur Heart J*. 2008;29:2592–2600.
171. Cappabianca G, Rotunno C, de Luca Tupputi Schinosa L, et al. Protective effects of steroids in cardiac surgery: a meta-analysis of randomized double-blind trials. *J Cardiothorac Vasc Anesth*. 2011;25:156–165.
172. Ho KM, Tan JA. Benefits and risks of corticosteroid prophylaxis in adult cardiac surgery: a dose-response meta-analysis. *Circulation*. 2009;119:1853–1866.
173. Dieleman JM, Nierich AP, Rosseel PM, et al. Intraoperative high-dose dexamethasone for cardiac surgery: a randomized controlled trial. *JAMA*. 2012;308:1761–1767.
174. Bunge JJ, van Osch D, Dieleman JM, et al. Dexamethasone for the prevention of postpericardiotomy syndrome: a Dexamethasone for Cardiac Surgery substudy. *Am Heart J*. 2014;168:126.e1–131.e1.
175. van Osch D, Dieleman JM, van Dijk D, et al. Dexamethasone for the prevention of postoperative atrial fibrillation. *Int J Cardiol*. 2015;182:431–437.
176. Ottens TH, Dieleman JM, Sauër AM, et al. Effects of dexamethasone on cognitive decline after cardiac surgery: a randomized clinical trial. *Anesthesiology*. 2014;121:492–500.
177. Whitlock RP, Devereaux PJ, Teoh KH, et al. Methylprednisolone in patients undergoing cardiopulmonary bypass (SIRS): a randomised, double-blind, placebo-controlled trial. *Lancet*. 2015;386(10000):1243–1253.
178. Weerwind PW, Maessen JG, van Tits LJ, et al. Influence of Duraflo II heparin-treated extracorporeal circuits on the systemic inflammatory response in patients having coronary bypass. *J Thorac Cardiovasc Surg*. 1995;110:1633–1641.
179. Ovrum E, Mollnes TE, Fosse E, et al. Complement and granulocyte activation in two different types of heparinized extracorporeal circuits. *J Thorac Cardiovasc Surg*. 1995;110:1623–1632.
180. Mangoush O, Purkayastha S, Haj-Yahia S, et al. Heparin-bonded circuits versus nonheparin-bonded circuits: an evaluation of their effect on clinical outcomes. *Eur J Cardiothorac Surg*. 2007;31:1058–1069.
181. Jakob H, Hafner G, Iversen S, et al. Reoperation and the centrifugal pump? *Eur J Cardiothorac Surg*. 1992;6(suppl 1):S59–S63.
182. Driessen JJ, Dhaese H, Fransen G, et al. Pulsatile compared with nonpulsatile perfusion using a centrifugal pump for cardiopulmonary bypass during coronary artery bypass grafting: effects on systemic haemodynamics, oxygenation, and inflammatory response parameters. *Perfusion*. 1995;10:3–12.
183. Tamiya T, Yamasaki M, Maeo Y, et al. Complement activation in cardiopulmonary bypass, with special reference to anaphylatoxin production in membrane and bubble oxygenators. *Ann Thorac Surg*. 1998;46:47–57.
184. Jones HM, Matthews N, Vaughan RS, Stark JM. Cardiopulmonary bypass and complement activation: involvement of classical and alternative pathways. *Anaesthesia*. 1982;37:629–633.
185. Byrick RJ, Noble WH. Postperfusion lung syndrome: comparison of Travenol bubble and membrane oxygenators. *J Thorac Cardiovasc Surg*. 1978;76:685–693.
186. van Oeveren W, Dankert J, Wildevuur CR. Bubble oxygenation and cardiotomy suction impair the host defense during cardiopulmonary bypass: a study in dogs. *Ann Thorac Surg*. 1987;44:523–528.
187. Videm V, Fosse E, Mollnes TE, et al. Complement activation with bubble and membrane oxygenators in aortocoronary bypass grafting. *Ann Thorac Surg*. 1990;50:387–391.
188. Croughwell ND, Newman MF, Lowry E, et al. Effect of temperature during cardiopulmonary bypass on gastric mucosal perfusion. *Br J Anaesth*. 1997;78:34–38.
189. Menasche P, Peynet J, Lariviere J, et al. Does normothermia during cardiopulmonary bypass increase neutrophil-endothelium interactions? *Circulation*. 1994;90:II275–II279.
190. Ohata T, Sawa Y, Kadoba K, et al. Normothermia has beneficial effects in cardiopulmonary bypass attenuating inflammatory reactions. *ASAIO J*. 1995;41:M288–M291.
191. Grigore AM, Mathew J, Grocott HP, et al. Prospective randomized trial of normothermic versus hypothermic cardiopulmonary bypass on cognitive function after coronary artery bypass graft surgery. *Anesthesiology*. 2001;95:1110–1119.
192. Grocott HP, Mackensen GB, Grigore AM, et al. Postoperative hyperthermia is associated with cognitive dysfunction after coronary artery bypass graft surgery. *Stroke*. 2002;33:537–541.
193. Van Dijk D, Nierich AP, Jansen EW, et al. Early outcome after off-pump versus on-pump coronary bypass surgery: results from a randomized study. *Circulation*. 2001;104:1761–1766.
194. Puskas JD, Williams WH, Mahoney EM, et al. Off-pump vs conventional coronary artery bypass grafting: early and 1-year graft patency, cost, and quality-of-life outcomes: a randomized trial. *JAMA*. 2004;291:1841–1849.
195. Nathoe HM, van Dijk D, Jansen EW, et al. A comparison of on-pump and off-pump coronary bypass surgery in low-risk patients. *N Engl J Med*. 2003;348:394–402.
196. Khan NE, De Souza A, Mister R, et al. A randomized comparison of off-pump and on-pump multivessel coronary-artery bypass surgery. *N Engl J Med*. 2004;350:21–28.
197. Racz MJ, Hannan EL, Isom OW, et al. A comparison of short- and long-term outcomes after off-pump and on-pump coronary artery bypass graft surgery with sternotomy. *J Am Coll Cardiol*. 2004;43:557–564.
198. Shroyer AL, Grover FL, Hattler B, et al. On-pump versus off-pump coronary-artery bypass surgery. *N Engl J Med*. 2009;361:1827–1837.
199. Lamy A, Devereaux PJ, Prabhakaran D, et al. Off-pump or on-pump coronary-artery bypass grafting at 30 days. *N Engl J Med*. 2012;366:1489–1497.
200. Andreasson S, Gothberg S, Berggren H, et al. Hemofiltration modifies complement activation after extracorporeal circulation in infants. *Ann Thorac Surg*. 1993;56:1515–1517.
201. Journois D, Israel-Biet D, Pouard P, et al. High-volume, zero-balanced hemofiltration to reduce delayed inflammatory response to cardiopulmonary bypass in children. *Anesthesiology*. 1996;85:965–976.
202. Oliver WC Jr, Nuttall JA, Orszulak TA, et al. Hemofiltration but not steroids results in earlier tracheal extubation following cardiopulmonary bypass: a prospective, randomized double-blind trial. *Anesthesiology*. 2004;101:327–339.
203. Warren O, Alexiou C, Massey R, et al. The effects of various leukocyte filtration strategies in cardiac surgery. *Eur J Cardiothorac Surg*. 2007;31:665–676.
204. Gu YJ, de Vries AJ, Boonstra PW, van Oeveren W. Leukocyte depletion results in improved lung function and reduced inflammatory response after cardiac surgery. *J Thorac Cardiovasc Surg*. 1996;112:494–500.
205. Lust RM, Bode AP, Yang L, et al. In-line leukocyte filtration during bypass: clinical results from a randomized prospective trial. *ASAIO J*. 1996;42:M819–M822.
206. Mihaljevic T, Tonz M, von Segesser LK, et al. The influence of leukocyte filtration during cardiopulmonary bypass on postoperative lung function: a clinical study. *J Thorac Cardiovasc Surg*. 1995;109:1138–1145.
207. Davies GG, Wells DG, Mabee TM, et al. Platelet-leukocyte plasmapheresis attenuates the deleterious effects of cardiopulmonary bypass. *Ann Thorac Surg*. 1992;53:274–277.
208. Vamvakas EC. Meta-analysis of randomized controlled trials investigating the risk of postoperative infection in association with white blood cell-containing allogeneic blood transfusion: the effects of the type of transfused red blood cell product and surgical setting. *Transfus Med Rev*. 2002;16:304–314.
209. van de Watering LM, Hermans J, Houbiers JG, et al. Beneficial effects of leukocyte depletion of transfused blood on postoperative complications in patients undergoing cardiac surgery: a randomized clinical trial. *Circulation*. 1998;97:562–568.
210. Llewelyn CA, Taylor RS, Todd AA, et al. The effect of universal leukoreduction on postoperative infections and length of hospital stay in elective orthopedic and cardiac surgery. *Transfusion*. 2004;44:489–500.
211. Dzik WH, Anderson JK, O'Neill EM, et al. A prospective, randomized clinical trial of universal WBC reduction. *Transfusion*. 2002;42:1114–1122.
212. Soeparwata R, Hartman AR, Frerichmann U, et al. Aprotinin diminishes inflammatory processes. *Int J Cardiol*. 1996;53(suppl):S55–S63.
213. Brown JR, Toler AW, Kramer RS, Landis RC. Anti-inflammatory effect of aprotinin: a meta-analysis. *J Extra Corpor Technol*. 2009;41:79–86.
214. Fergusson DA, Hebert PA, Mazer CD, et al. A comparison of aprotinin and lysine analogues in high-risk cardiac surgery. *N Engl J Med*. 2008;358:2319–2331.
215. Lesslauer W, Tabuchi H, Gentz R, et al. Recombinant soluble tumor necrosis factor receptor proteins protect mice from lipopolysaccharide-induced lethality. *Eur J Immunol*. 1991;21:2883–2886.
216. Abraham E, Glauser MP, Butler T, et al. p55 Tumor necrosis factor receptor fusion protein in the treatment of patients with severe sepsis and septic shock: a randomized controlled multicenter trial. Ro 45-2081 Study Group. *JAMA*. 1997;277:1531–1538.
217. Lynn M, Rossignol DP, Wheeler JL, et al. Blocking of responses to endotoxin by E5564 in healthy volunteers with experimental endotoxemia. *J Infect Dis*. 2003;187:631–639.
218. Hoffmann H, Markewitz A, Kreuzer E, et al. Pentoxifylline decreases the incidence of multiple organ failure in patients after major cardio-thoracic surgery. *Shock*. 1998;9:235–240.
219. Thabut G, Brugiere O, Leseche G, et al. Preventive effect of inhaled nitric oxide and pentoxifylline on ischemia/reperfusion injury after lung transplantation. *Transplantation*. 2001;71:1295–1300.
220. Heinze H, Rosemann C, Weber C, et al. A single prophylactic dose of pentoxifylline reduces high dependency unit time in cardiac surgery: a prospective randomized and controlled study. *Eur J Cardiothorac Surg*. 2007;32:83–89.
221. Cagli K, Ulas MM, Ozisik K, et al. The intraoperative effect of pentoxifylline on the inflammatory process and leukocytes in cardiac surgery patients undergoing cardiopulmonary bypass. *Perfusion*. 2005;20:45–51.
222. Fink MP. Ringer's ethyl pyruvate solution: a novel resuscitation fluid for the treatment of hemorrhagic shock and sepsis. *J Trauma*. 2003;54(suppl 5):S141–S143.
223. Fink MP. Ethyl pyruvate: a novel anti-inflammatory agent. *Crit Care Med*. 2003;31(suppl 1):S51–S56.
224. Bennett-Guerrero E, Swaminathan M, Grigore AM, et al. A phase II multicenter double-blind placebo-controlled study of ethyl pyruvate in high-risk patients undergoing cardiac surgery with cardiopulmonary bypass. *J Cardiothorac Vasc Anesth*. 2009;23:324–329.
225. Devaraj S, Rogers J, Jialal I. Statins and biomarkers of inflammation. *Curr Atheroscler Rep*. 2007;9:33–41.
226. Schouten O, Boersma E, Hoeks SE, et al. Fluvastatin and perioperative events in patients undergoing vascular surgery. *N Engl J Med*. 2009;361:980–989.
227. Morgan C, Zappitelli M, Gill P. Statin prophylaxis and inflammatory mediators following cardiopulmonary bypass: a systematic review. *Crit Care*. 2009;13:R165.
228. Baker WL, Anglade MW, Baker EL, et al. Use of N-acetylcysteine to reduce post-cardiothoracic surgery complications: a meta-analysis. *Eur J Cardiothorac Surg*. 2009;35:521–527.
229. Nelson D, Kuppermann N, Fleisher GR, et al. Recombinant endotoxin neutralizing protein improves survival from *Escherichia coli* sepsis in rats. *Crit Care Med*. 1995;23:92–98.
230. Pajkrt D, Doran JE, Koster F, et al. Antiinflammatory effects of reconstituted high-density lipoprotein during human endotoxemia. *J Exp Med*. 1996;184:1601–1608.
231. Palmer JD, Rifkind D. Neutralization of the hemodynamic effects of endotoxin by polymyxin B. *Surg Gynecol Obstet*. 1974;138:755–759.
232. Roytblat L, Talmor D, Rachinsky M, et al. Ketamine attenuates the interleukin-6 response after cardiopulmonary bypass. *Anesth Analg*. 1998;87:266–271.
233. Bartoc C, Frumento RJ, Jalbout M, et al. A randomized, double-blind, placebo-controlled study assessing the anti-inflammatory effects of ketamine in cardiac surgical patients. *J Cardiothorac Vasc Anesth*. 2006;20:217–222.
234. Debaene B, Goldfarb G, Braillon A, et al. Effects of ketamine, halothane, enflurane, and isoflurane on systemic and splanchnic hemodynamics in normovolemic and hypovolemic cirrhotic rats. *Anesthesiology*. 1990;73:118–124.
235. Stoelting RK. *Pharmacology and Physiology in Anesthetic Practice*. Philadelphia: Lippincott; 1991.
236. Gelman S, Fowler KC, Smith LR. Regional blood flow during isoflurane and halothane anesthesia. *Anesth Analg*. 1984;63:557–565.
237. Conzen PF, Peter K. Volatile anesthetics and organ blood flow. In: Torri G, Damin G, eds. *Update on Modern Inhalation Anesthetics*. New York: Worldwide Medical Communications; 1989:29–35.
238. Mythen MG, Webb AR. There is no correlation between gastric mucosal perfusion (tonometer pHi) and arterial hemoglobin concentration during major surgery. *Med Intensiva*. 1993;17:S44.
239. Giroir BP, Beutler B. Effect of amrinone on tumor necrosis factor production in endotoxic shock. *Circ Shock*. 1992;36:200–207.
240. Bouter H, Schippers EF, Luelmo SA, et al. No effect of preoperative selective gut decontamination on endotoxemia and cytokine activation during cardiopulmonary bypass: a randomized, placebo-controlled study. *Crit Care Med*. 2002;30:38–43.

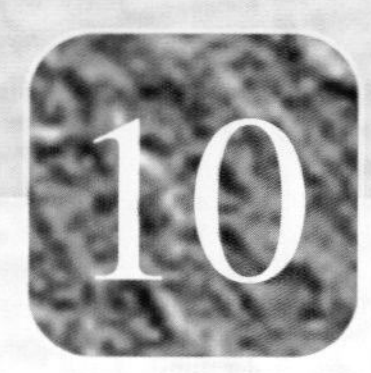

10 麻醉药理学

LAEBEN LESTER, MD | NANHI MITTER, MD | DAN E. BERKOWITZ, MD | DANIEL NYHAN, MD

要　点

1. 任何麻醉药物作用于人体后均可观察到急性心血管系统反应，表现为对心肌、冠脉血流、脉管系统、电生理活动及神经内分泌反射功能等一系列的效应。同类麻醉药物可能在质量和数量方面有所差异，而某种麻醉药物的急性反应也会因患者潜在的病理状态和/或药物治疗情况而改变。
2. 挥发性麻醉药可引起剂量依赖性的体循环血压降低。该效应产生的原因为：氟烷和恩氟烷主要通过在细胞水平减弱钙离子电流和降低钙离子敏感性而抑制心肌收缩功能；而异氟烷、地氟烷和七氟烷则主要通过内皮和非内皮依赖性机制降低体循环血管阻力。
3. 挥发性麻醉药通过对全身血流动力学、心肌代谢及冠脉系统的作用而影响冠脉血流。如果这些影响因素能够在研究中得到有效控制，则挥发性麻醉药对冠脉系统仅产生轻微的直接血管扩张效应。
4. 心肌缺血除了导致急性冠脉综合征外，还可表现为心肌顿抑、心肌预适应或心肌冬眠。挥发性麻醉药不仅可以通过不依赖于心肌氧供需的机制而减轻心肌缺血进展，还能够促进顿抑心肌的功能恢复。挥发性麻醉药还可以模拟缺血预适应，该现象亦被描述为麻醉预适应，两者的机制类似但不尽相同。
5. 静脉诱导药和催眠药属于不同的药物类别，包括巴比妥类、苯二氮䓬类、N-甲基-D-天冬氨酸受体拮抗剂、α_2-肾上腺素能受体激动剂等。虽然它们均有催眠作用，但作用位点和分子靶点不同，而它们对心血管系统的影响则部分依赖于其所属类别。
6. 对离体心肌细胞、心肌组织及血管组织的研究证明，麻醉诱导药通过抑制细胞内钙离子(Ca^{2+})聚集的增加，从而抑制心脏收缩，降低血管张力。这种作用可通过增加心肌细胞和血管平滑肌内肌纤维的Ca^{2+}敏感性而抵消，该机制可以调节心血管变化。麻醉诱导药对心肌收缩力、血管阻力及血管容量的累积效应主要通过其对交感神经的抑制作用而介导。而对于休克、心力衰竭等病理生理状态下的患者，交感神经系统在维持其心肌收缩力和动静脉张力中占据主导地位，因此这些药物用于此类患者时应谨慎。
7. 阿片类药物的化学结构各异，但均保留一种不可或缺的T型结构，其对于μ-、κ-和δ-阿片类受体的激活具有空间化学上的必要性。这些阿片类受体并不局限分布于神经系统，而是也存在于心肌和血管等可以合成内源性阿片蛋白的部位。
8. 急性应用外源性阿片类药物可调节多种中心和外周心血管的控制因子。但其主要临床作用是通过减弱交感中枢的传出而实现。
9. δ-阿片类受体的激活可诱导心肌缺血预适应，由涉及G蛋白-偶联蛋白激酶、半胱天冬酶、一氧化氮及其他化学物的信号转导通路所介导。与恒温动物缺血不同的是，在某些物种中，冬眠能够被很好地耐受。这种现象可能部分依赖于阿片类物质或阿片样分子的激活作用。

已有大量文献阐述了不同麻醉药物对心脏和肺循环及体循环局部血管床的多种效应。因对麻醉诱发预适应(anesthesia-induced preconditioning，APC)的极大兴趣而涌现更多刊物。然而，由于测量挥发性麻醉药对肌细胞和心肌直接效应的固有挑战，以及混杂变量如对冠状血流(coronary blood flow，CBF)、体循环血管和压力感受性反射弧的效应，因此大量描述麻醉药物对心肌影响的文献并非总是一致[1-3]。

在本章中，挥发性麻醉药、静脉麻醉药(即非挥发性药物)及阿片类药物(即麻醉性镇痛药)将按照它们对心血管系统(cardiovascular system，CVS)的急性和延迟效应而分别论述。急性效应包括对心肌功能、电生理反应、冠脉调节、体循环和肺循环血管调节及压力感受性反射弧的作用。而延迟效应则关注于APC。

挥发性麻醉药

急性效应

心肌功能

挥发性麻醉药对心肌收缩功能的影响已通过运用多种体外和体内模型，在多个物种和人体中得到广泛研究[4-11]。当前普遍认同的观点是：挥发性麻醉药引起剂量依赖性的心脏收缩功能抑制(框10.1)。不同的挥发性麻醉药在这点上不完全相同，氟烷和恩氟烷的心肌抑制作用相当，而强于氟烷、地氟烷或七氟烷，部分是因为后三者伴有反射性交感神经激活。在已存在心肌抑制的情况下，挥发性麻醉药的心肌抑制作用要强于正常心肌[12,13]。早期研究显示，在急性心肌梗死(acute myocardialinfarction，AMI)的情况下，挥发性麻醉药对心肌功能无损害作用，这可能反映出有限范围的梗死并不累及整体心肌功能的事实[14,15]。

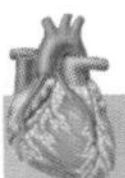

框 10.1 挥发性麻醉药

- 所有挥发性麻醉药均可引起剂量依赖性的体循环血压降低。该现象对于氟烷和恩氟烷，主要因降低心肌收缩功能而产生；对于异氟烷、地氟烷和七氟烷，主要因降低体循环血管阻力而产生。
- 挥发性麻醉药抑制压力感受性反射弧的所有组成部分。
- 挥发性麻醉药对心肌舒张功能的影响尚无定论，期待测量心肌舒张功能指数的敏感性新技术的出现。
- 挥发性麻醉药降低儿茶酚胺类的致心律失常阈值，其潜在分子机制尚未明了。
- 当混杂变量得到控制时（如体循环血压），异氟烷通过对冠状动脉的直接作用而不引起"冠脉窃血"。
- 挥发性麻醉药对体循环局部血管床和肺循环血管的影响复杂，取决于多个变量——麻醉药的类型、特定的血管床、血管直径等，而其是否涉及内皮或非内皮依赖性机制尚待研究。

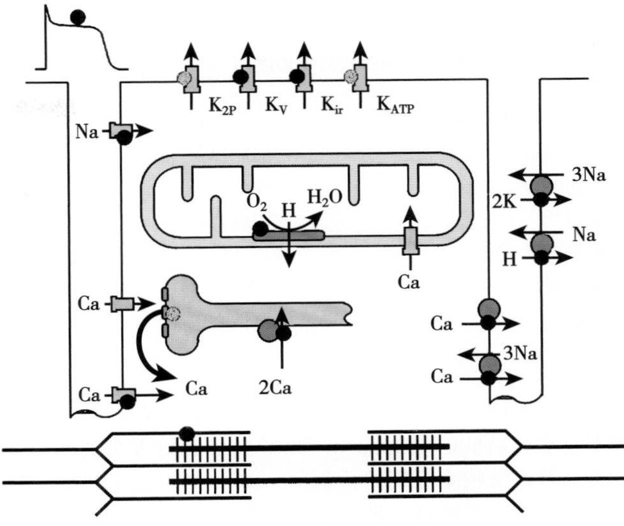

图 10.1 挥发性麻醉药在心室肌细胞中的作用位点。黑色圆形表示抑制作用；小绿色圆形表示兴奋作用。（*From Hanley PJ, ter Keurs HEDJ, Cannell MB, Excitation-contraction in the heart and the negative inotropic action of volatile anesthetics.* Anesthesiology. *2004;101:999.*）

在细胞水平，挥发性麻醉药主要通过调节肌纤维膜 L 型 Ca^{2+} 通道、肌质网（sarcoplasmic reticulum，SR）及收缩蛋白而发挥其负性肌力作用。L 型 Ca^{2+} 电流降低，进而 SR Ca^{2+} 的释放受到抑制（图 10.1 和图 10.2）[16]。挥发性麻醉药的存在将进一步减弱心肌对较低 Ca^{2+} 水平的收缩反应。因为挥发性麻醉药降低 Ca^{2+} 敏感性，故该反应在任何既定 Ca^{2+} 水平均可被挥发性麻醉药所降低（图 10.3）[16]。

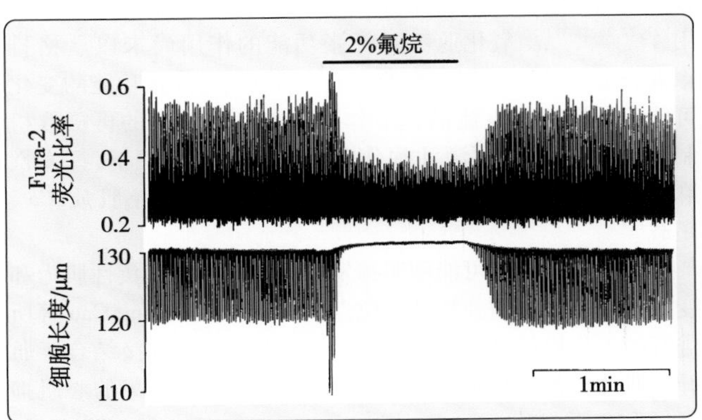

图 10.2 Fura-2 荧光（上端色带），一种结合于细胞内游离钙且提供钙离子（Ca^{2+}）聚集指数的比值测量型荧光染料；以及细胞长度（下端色带），一种收缩指数，在一个电刺激的大鼠心室肌细胞中被同时测量。事先使用氟烷可在 Ca^{2+} 信号和收缩减弱之前诱导出 Ca^{2+} 的瞬间增幅和颤搐张力。（*From Harrison SM, Robinson M, Davies LA, et al. Mechanisms underlying the inotropic action of halothane on intact rat ventricular myocytes. Br J* Anaesth. *1999;82:609.*）

麻醉药物修饰离子通道的机制尚不完全清楚。离子通道通常在体外环境中研究，在此其可被更换多种调节性影响因素。此外，这类研究常使用非人体组织，而公认的物种差异使其推广至人体变得困难[17]。氧化亚氮直接引起轻微的心肌抑制和交感激活[18]。

即使在心脏收缩功能正常的条件下，舒张功能障碍在老年人中的发生率日益增长，且成为充血性心衰（congestive heart failure，CHF）的一个重要原因[19-25]。舒张功能障碍及其更严重的临床并发症——舒张性心衰，具有多变的诱发因素和机制上的复杂性（框 10.2）。其潜在机制可归为 3 类：①心肌舒张功能的变化（如 SR Ca^{2+} 控制、受磷蛋白）；②心肌组织的固有病变（如心肌细胞骨架分子）；③心肌外因素（如负荷条件）。

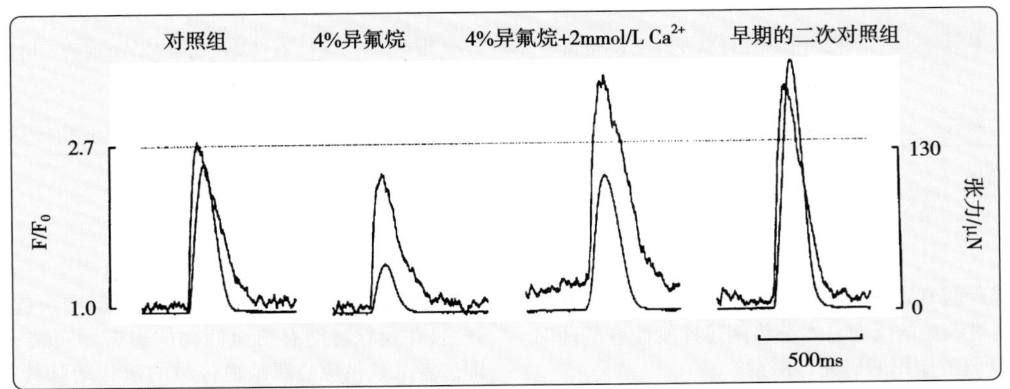

图 10.3 在大鼠心脏小梁中同时测量张力（F）和标准化的 fluo-3 荧光信号 F/F_0，一种细胞内 Ca^{2+} 的荧光指示剂。异氟烷可降低张力和 Ca^{2+} 浓度。由外源性 Ca^{2+} 增加而引起 Ca^{2+} 浓度的短暂恢复并没有使张力恢复，提示异氟烷除了降低 Ca^{2+} 的利用率，还可降低收缩蛋白对 Ca^{2+} 的反应性。（*From Hanley PJ, Loiselle DS. Mechanisms of force inhibition of halothane and isoflurane in intact rat cardiac muscle.* J Physiol. *1998;506:231.*）

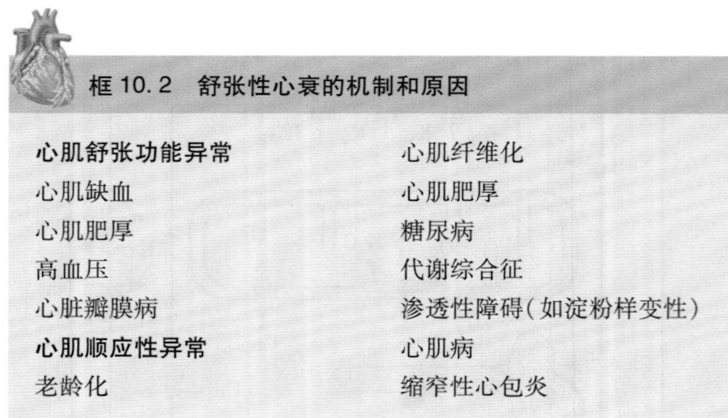

框 10.2 舒张性心衰的机制和原因

心肌舒张功能异常	心肌纤维化
心肌缺血	心肌肥厚
心肌肥厚	糖尿病
高血压	代谢综合征
心脏瓣膜病	渗透性障碍(如淀粉样变性)
心肌顺应性异常	心肌病
老龄化	缩窄性心包炎

过去反映舒张功能指标的无创测量并非容易且可靠,但相对于收缩功能的干扰(perturbation),已有对舒张功能障碍和舒张性心衰较为近期的认识(recognition)。这有可能解释详述挥发性麻醉药对舒张功能调节作用的文献的相对匮乏。文献中有种合理的一致性,即挥发性麻醉药以一种剂量依赖的方式延长等容舒张期[21,22,26-30]。

挥发性麻醉药对心腔僵硬度的作用更富有争议。例如,氟烷已被报道可降低顺应性且对心肌僵硬没有作用[21,22,26,28-31]。氧化亚氮对舒张功能的作用尚未以严格排除混杂变量的方式得到研究。在分子水平,舒张功能的变化可能反映出 Ca^{2+} 电流的调节作用,包括 SR Ca^{2+} 的再摄取机制。矛盾的是,在再灌注损伤和 Ca^{2+} 超载的条件下,挥发性麻醉药七氟烷可改善舒张期松弛指数且减轻肌质 Ca^{2+} 超载[32]。

进一步的研究可能阐明挥发性麻醉药发挥其负性肌力和变舒作用所通过的独特结合位点和机制。Wei Dong Gao 等所进行的工作提示,异氟烷和静脉麻醉药丙泊酚直接结合于肌纤维肌的动蛋白和肌球蛋白,导致不依赖于钙聚集的心肌抑制(图 10.4)[33]。

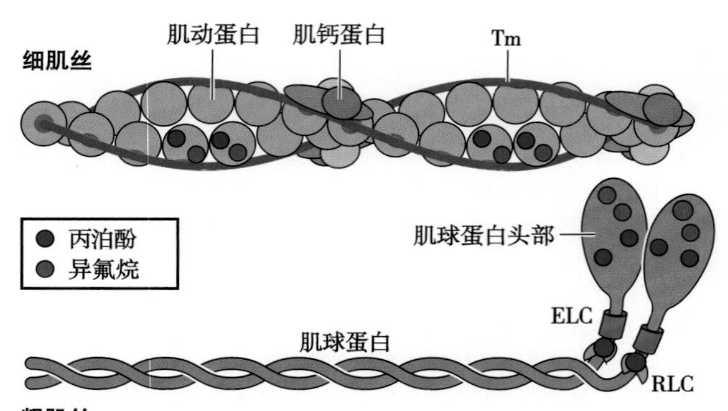

图 10.4 已显示异氟烷和丙泊酚与肌动蛋白和肌球蛋白的多个结合位点。麻醉药物对肌纤维的直接作用导致不依赖于钙聚集的心肌抑制。识别挥发性麻醉药和静脉麻醉药的特定结合位点可促进心肌抑制更少的麻醉药物的发展。ELC,必要性轻链;RLC,调节性轻链;Tm,原肌球蛋白。(*From Courtesy of Gao WD, Meng T, Bu W, et al. Molecular mechanism of anesthetic-induced depression of myocardial contrac-tion.* FASEB J. *2016;30(8);2915-2925.*)

心脏电生理

挥发性麻醉药可降低肾上腺素致心律失常的阈值,其作用强度依次为:氟烷>恩氟烷>七氟烷>异氟烷=地氟烷。

挥发性麻醉药效应的潜在分子机制知之甚少。麻醉药物诱导的离子通道调节在兴奋-收缩耦联(如前述)、预适应(如后述)及调控自律性和心律失常的产生等方面起重要作用[17](表 10.1)。虽然个别挥发性麻醉药对特定心脏离子通道的作用已被阐明,但其数据尚不能推广至临床应用。这部分反映出如种属差异和体外研究的一些问题,也使人们认识到预测某种挥发性麻醉药对心律失常的调控作用并不具备可能性。这是源于抗心律失常药如恩卡尼和氟卡尼所获得经验之一[34]。即使在临床背景下,不同的挥发性麻醉药对离子通道的影响也不尽相同[35]。

表 10.1 挥发性麻醉药对心脏离子通道的作用和副作用

挥发性麻醉药	靶点	效应	心脏的副作用
氟烷、异氟烷、七氟烷	L 型 Ca^{2+} 电流	抑制	收缩性降低[a],AP 和不应期缩短
氟烷	β 肾上腺素能调控的 L 型 Ca^{2+} 电流	复合作用	致心律失常概率大于七氟烷?
氟烷、异氟烷、氙气	电压依赖性短暂外向性 K^+ 电流	抑制	缩短 AP 时程,AP 时程与心脏不协调
氟烷、异氟烷、七氟烷	电压依赖性持续外向性 K^+ 电流	抑制	复极化延迟,AP 时程不协调[a]
异氟烷、七氟烷	ATP 依赖性 K^+ 电流	增强	心肌预适应
氟烷、异氟烷、七氟烷	快通道 Na^+ 电流	抑制	减慢转导[a],诱导快速性心律失常?

[a] 最重要的副作用。
AP,动作电位;ATP,三磷酸腺苷。
From Huneke R, Fassl J, Rossaint R, et al. Effects of volatile anesthetics on cardiac ion channels. *Acta Anaesthesiol Scand.* 2004;48:547.

冠状血管调节

挥发性麻醉药调节心肌氧供需的若干决定性因素,亦直接调节心肌细胞对缺血的反应。本节将阐述挥发性麻醉药对冠状动脉(冠脉)调节作用的研究与探索。

动物研究表明,氟烷对冠脉的影响甚微[36-38]。对氟烷效应的临床研究同样提示,其具有极少或微弱的冠脉扩张作用[39-42]。20 世纪 80 年代和 90 年代早期有大量关于异氟烷对冠脉影响的文献,但并未形成统一结论。当前 Tanaka 等已对异氟烷对冠脉的作用作出简要评价[43]。一些研究提示,异氟烷在直径小于或等于 100μm 的冠脉中引起直接的血管扩张,且在冠脉解剖有窃血倾向的患者中可能引起冠脉窃血。即患者某条供应心肌缺血区域的冠状动脉具有明显的狭窄,且假设该血管因局部的代谢性自主调节而最大化扩张,而异氟烷则诱导非缺血区域内的毗邻血管扩张,非缺血区域通过侧支血管减少的缺血区域的血流,从而将冠脉血流从缺血区域处分流[44,45]。一些潜在混杂变量得到控制的动物和人体研究发现，异氟烷并不引起冠脉窃血[46-52]。七氟烷和地氟烷的研究显示出类似的结果，这与这些药物微弱的直接冠脉扩张作用相一致[53,54]。

最终 CBF 在正常体循环血流动力学的条件下受到冠脉平滑肌张力的控制，后者可直接（即内皮依赖性）或间接（即非内皮依赖性）通过内皮调控。重要脏器的血流主要通过内皮或非内皮依赖性机制而受到局部调控。

挥发性麻醉药可通过不同的机制而调节血管张力。已有资料显示，氟烷和异氟烷分别通过受体依赖性和非受体依赖性机制而减少冠脉微血管的内皮依赖性张力[55]。某些挥发性麻醉药通过依赖于 ATP 敏感性 K^+（K^+_{ATP}）通道的机制而引起冠脉扩张[55-58]。七氟烷诱发 K^+ 和 Ca^{2+} 通道介导的冠脉侧支血流增加[59]。因为局部控制机制可能占优势，所以挥发性麻醉药对冠脉血流的影响比较轻微。

体循环局部和肺循环血管的作用

挥发性麻醉药可调节血管张力，其机制受到诸多因素影响，包括研究类型、血管床类型、血管的尺寸和类型、已存在的血管张力水平、年龄及药物的非直接作用，例如麻醉诱发的低血压和反射性自主神经系统（autonomic nervous system，ANS）激活。

所有挥发性麻醉药均以剂量依赖性的方式降低体循环血压（blood pressure，BP）。对于氟烷和恩氟烷，体循环 BP 的降低主要由每搏量（stroke volume，SV）和心输出量（cardiac output，CO）的降低而产生；而异氟烷、七氟烷及地氟烷则在维持 CO 的同时降低全身的体循环血管阻力（systemic vascular resistance，SVR）。然而，这些总体效应掩盖了多种局部血管床的多重作用。在体循环的非冠状动脉中，主动脉和肠系膜动脉被研究得最为充分。

首先得到证实的是氟烷对主动脉和股动脉内皮依赖性舒张的可逆性抑制，继而恩氟烷、异氟烷和七氟烷对容量血管和阻力血管的该效应亦被证实[55,60-64]。然而，这些观察掩盖了挥发性麻醉药对潜在内皮依赖机制的差异性作用。氟烷和恩氟烷降低牛血管内皮细胞中激动剂（即缓激肽）和 ATP 诱导的 Ca^{2+} 增加，而异氟烷则无此作用[65]。相反地，异氟烷抑制人血管内皮细胞中组胺诱导的 Ca^{2+} 内流[66]。

挥发性麻醉药所致内皮依赖性机制中的变化并不局限于内皮一氧化氮合酶（endothelial nitric oxide synthase，eNOS）和一氧化氮（nitric oxide，NO）释放的激动剂依赖和非依赖性激活的减弱，而亦可扩展至其他机制。例如，七氟烷对内皮细胞功能的作用可能部分由于七氟烷诱导的内皮素 1（endothelin 1，ET_1）生成和内皮细胞氧化还原环境（即超氧阴离子生成的增加）中的变化[67]。

挥发性麻醉药对血管平滑肌的作用机制同样复杂，且各种药物不尽相同。在内皮细胞剥脱的主动脉环中，氟烷通过电压依赖性钙通道和 SR Ca^{2+} 释放而降低肌纤维膜的 Ca^{2+} 内流[68]。但七氟烷的作用不尽相同，七氟烷同样抑制主动脉环中血管紧张素Ⅱ诱导的血管平滑肌收缩[69]。在肠系膜血管中，七氟烷在去甲肾上腺素存在的情况下强调内皮依赖性机制而减弱非内皮依赖性机制[70]。挥发性麻醉药对血管平滑肌 Ca^{2+} 电流影响的研究提示，氟烷和恩氟烷可激活咖啡因敏感池中 $SRCa^{2+}$ 的释放与再摄取。相反地，氟烷、恩氟烷及异氟烷促进钙诱导钙释放（calcium-induced calcium release，CICR）机制，而七氟烷则抑制 CICR 机制[71]。挥发性麻醉药亦调节 Ca^{2+} 的敏感性。在肠系膜血管中，氟烷所致的血管舒张主要由 Ca^{2+} 和肌球蛋白轻链脱敏机制所介导[72]。

肺循环具有其特殊性，因而在研究该血管床时必须加以考虑。除了同样适用于体循环血管床的因素（如血管尺寸）外，肺血管为低阻力性（即需要预收缩以达到缩血管效应）和非线性（即血流变化可改变某些用于计算阻力的参数）血管床，位于胸腔内且承受血管外压力（即处于非大气环境中且在呼吸周期内变化），并表现出缺氧诱导性血管收缩的特殊血管现象。挥发性麻醉药可调节肺血管的基础状态及多种控制肺血管张力的血管活化机制。

挥发性麻醉药的肺血管作用具有药物特异性。例如，氟烷引起血流依赖性肺血管收缩[73]。相反地，缺氧性肺血管收缩反应似乎并未被七氟烷和地氟烷所改变[74]。肺血管的内皮反应似乎被氟烷和异氟烷所削弱[75,76]。

肺血管平滑肌的调节机制亦同样受到挥发性麻醉药的修饰。氟烷、恩氟烷及异氟烷减弱 K^+_{ATP} 通道激活诱导的肺血管收缩[77,78]。虽然各种挥发性麻醉药对 K^+_{ATP} 通道激活的作用类似，但 β-肾上腺素能受体诱导的肺血管收缩却受到不同的调控。氟烷和异氟烷增强血管舒展反应，而恩氟烷则无此作用[79]。

压力感受性反射

所有挥发性麻醉药均减弱压力感受性反射。氟烷和恩氟烷所致的压力感受性反射抑制比异氟烷、地氟烷或七氟烷更为强效，而后三者的效应类似[80,81]。压力感受性反射弧的各个组成部分（如传入神经活动、中枢神经处理、传出神经活动）均受到挥发性麻醉药的抑制。传入神经传输的抑制部分由压力感受器敏感化产生[82,83]，而传出神经活动的减弱则部分由神经节抑制产生，分别如节前和节后的神经活动所示[82-84]。

延迟效应

可逆性心肌缺血

长时间的缺血导致不可逆性心肌损伤和坏死（框 10.3）。根据缺血损伤的持续时间和顺序，较短时间的心肌缺血可导致心肌预适应或者顿抑（图 10.5）[85]。心肌顿抑于 1975 年首次被描述，是指出现于短暂缺血后血流恢复正常的情况下不伴有心肌坏死的心肌功能障碍[86]。缺血预适应（ischemic preconditioning，IPC）于 1986 年首次由 Murry 等[87]所表述，是

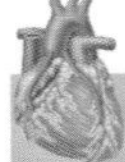

框 10.3 挥发性麻醉药和心肌缺血

- 挥发性麻醉药可减轻心肌缺血效应（即急性冠脉综合征）。
- 心肌缺血的慢性表现包括：心肌冬眠、心肌顿抑和心肌预适应。
- 氟烷和异氟烷可促进顿抑心肌的恢复。
- 预适应是生物组织的一种重要的适应和保护机制，可被多变的非致命性应激因素所诱发，包括缺血。
- 挥发性麻醉药可模拟预适应（即麻醉预适应），这具有重要的临床意义，也为此类药物作用的细胞内机制提供了深入认识。

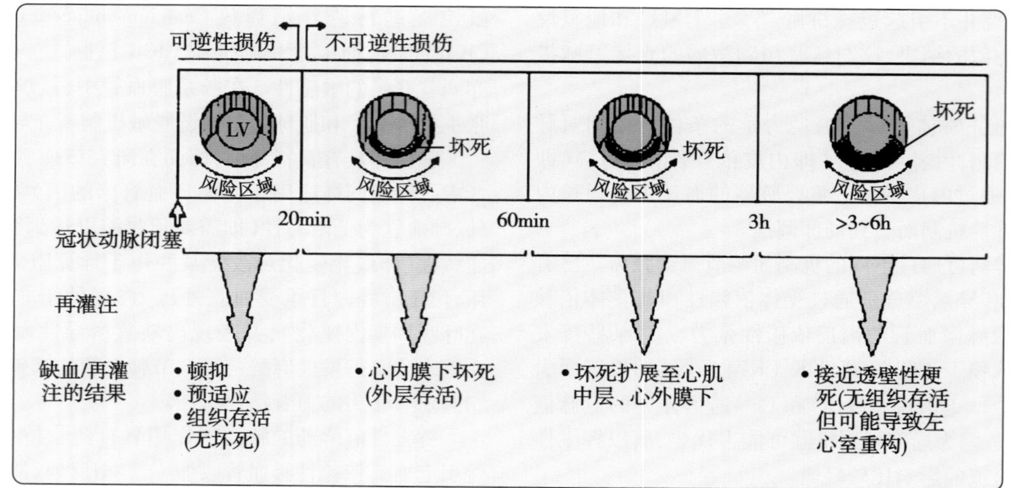

图 10.5 近端冠脉闭塞的麻醉犬模型的心肌缺血/再灌注效应。缺血时间少于 20 分钟后的再灌注与坏死进展无关(即可能性损伤)。短暂的缺血/再灌注导致心肌顿抑和预适应。如果冠脉闭塞时间超过 20 分钟,则随着时间的延长坏死由心内膜下进展至心外膜下。少于 3 小时的缺血后再灌注可挽救缺血但尚存活的组织,被挽救的组织可能表现出顿抑。在该模型中,超过 3~6 小时的再灌注不能减少心肌梗死面积。但晚期再灌注仍可具有减少或预防心肌梗死扩展和左心室重构的有益作用。(*From Kloner RA, Jennings RB. Consequences of brief ischemia: stunning, preconditioning, and their clinical implications, part I.* Circulation. *2001; 104:2981.*)

指如果在持续缺血期之前有一段短暂缺血期,则持续缺血后梗死面积将减少(图 10.6)。该效应不依赖于侧支血流。短时间缺血随后再灌注可引起心肌顿抑或者预适应,且伴有梗死面积的减少(图 10.7)[85]。

20 世纪 70 年代的研究显示,挥发性麻醉药减轻短时间缺血情况下的 ST 段抬高,且限制长时间缺血后的梗死面积和乳酸生成[88,89]。该效应似乎不依赖于心肌氧供需的主要决定因素,提示挥发性麻醉药可能在心肌细胞水平发挥有益作用。

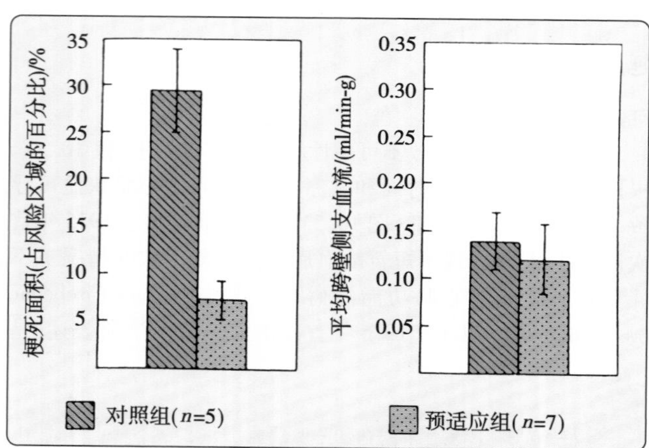

图 10.6 一项 40 分钟研究中的梗死面积和侧支血流。对照组(紫色)和预适应组(绿色)心脏(左图)中的梗死面积以风险解剖区域百分比表示。对照组动物中梗死面积平均为 29.4% 的风险区域。预适应组心脏中梗死面积仅平均为 7.3% 的风险区域(预适应组相比对照组,$P<0.001$)。跨壁平均侧支血流(右图)在两组中无显著性差异。因此,预适应的保护作用不依赖于风险区域和侧支血流这两种梗死面积的主要基本预测指标。柱状图表示组中的平均值±标准差。(*From Warltier DC, al-Wathiqui MH, Kampine JP, et al. Recovery of contractile function of stunned myocardium in chronically instrumented dogs is enhanced by halothane or isoflurane.* Anesthesiology. *1988; 69:552.*)

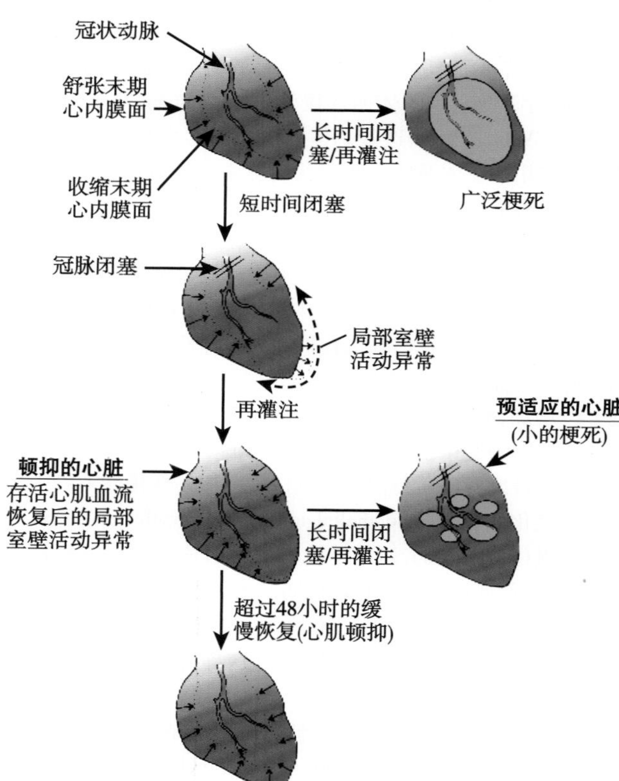

图 10.7 短时间的冠脉闭塞导致心肌顿抑,尽管其中有再灌注和存活的心肌细胞,但局部心室壁活动异常的时间仍延长。短暂的缺血/再灌注使心脏产生预适应。当心脏暴露于更长时间的缺血/再灌注时,可缩小心肌梗死灶的面积。(*From Kloner RA, Jennings RB. Consequences of brief ischemia: stunning, preconditioning, and their clinical implications, part I. Circulation. 2001; 104:2981.*)

为解决关于异氟烷"冠脉窃血"的争论，Waltier 等[90]于 1988 年首次描述并发表了关于挥发性麻醉药对短暂心肌缺血的有益影响，以及氟烷和异氟烷在促进顿抑心肌收缩功能恢复中的有利作用(图 10.8)。但直到十多年后，挥发性麻醉药对心肌预适应的作用才被论述[2,3]，并开始使用 APC 这一概念(图 10.9)。

IPC 现象及其潜在机制是众多研究的焦点。IPC 具有以下特点：

- IPC 的保护期(即窗口期)可分为两个阶段：第一阶段(即早期或典型期)发生在预适应后 1~3 小时，第二阶段(即晚期或延迟期)发生在预适应后 24~96 小时。
- 亦可发生在非心脏组织(如脑、肾)。
- 普遍存在于多个物种。
- 在代谢率低和心率(heart rates, HRs)慢的大型物种中最为显著。
- 可能具有重要的临床意义，因为 AMI 之前 24 小时内的心绞痛患者预后较好(图 10.10)[91]。
- 由多种内源性信号转导通路所介导[92,93](图 10.11)。

因为其可根据延迟性 IPC 的时间范围来预测，故 IPC 部分由转录和翻译后机制所介导[92](图 10.12)。预适应同样可以被缺血之外的其他因素所触发(如细胞应激源、药理学激动剂、麻醉药物等)(见图 10.12)[92]。

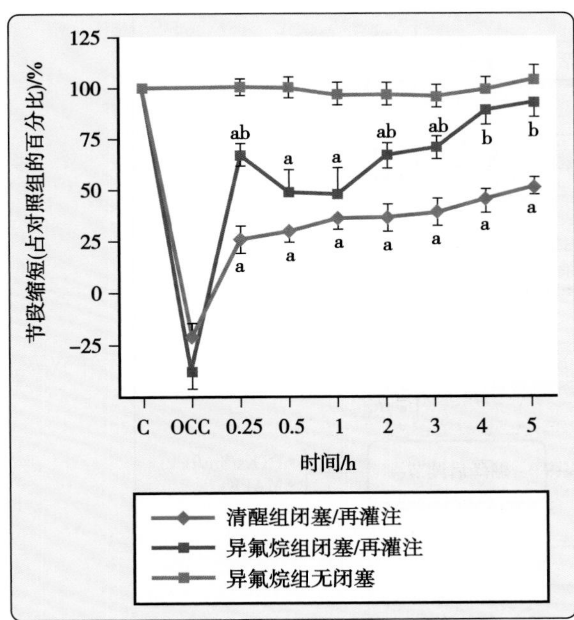

图 10.8 在清醒组犬(红色)和异氟烷麻醉组犬(紫色)中，节段缩短数据(segment shortening data)以冠脉闭塞(coronary artery occlusion, *OCC*)期及再灌注后不同时点的平均值±标准差占对照组的百分比表示。异氟烷麻醉且无冠脉闭塞和再灌注组动物在不同时点的比较(绿色)。麻醉且无冠脉闭塞组犬(绿色)与清醒且冠脉闭塞组犬(红色)或麻醉且冠脉闭塞组犬(紫色)比较具有显著性($P<0.05$)差异(a)。清醒且冠脉闭塞组犬(红色)与麻醉且冠脉闭塞组犬(紫色)比较具有显著性($P<0.05$)差异(b)。对照组(control, *C*)状态指示清醒非镇静状态(红色)或异氟烷麻醉 2 小时后的稳定血流动力学状态(黑色和绿色)。(*From Warltier DC, al-Wathiqui MH, Kampine JP, et al. Recovery of contractile function of stunned myocardium in chronically instrumented dogs is enhanced by halothane or isoflurane. Anesthesiology. 1988;69:552.*)

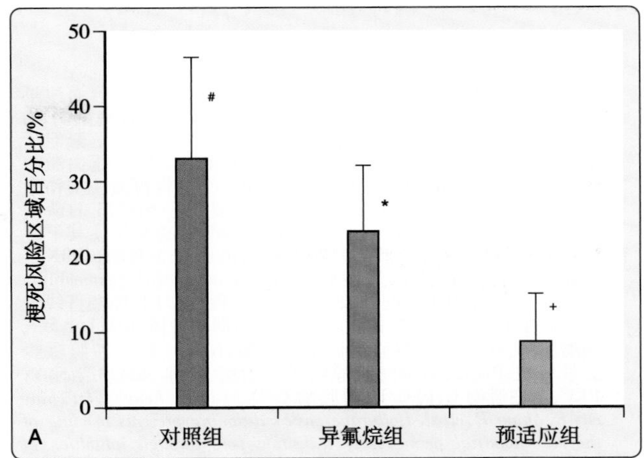

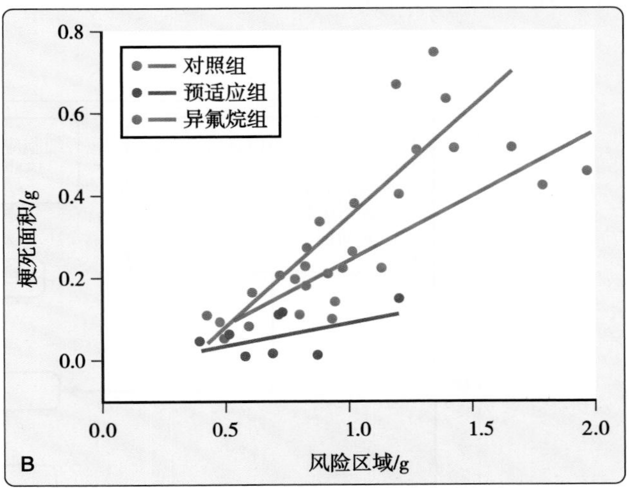

图 10.9 (A)兔心脏的梗死面积(平均数±标准差)以风险区域百分比表示，分组为前外侧冠脉闭塞 30 分钟前的无预适应组(对照组：$n=13$)、暴露于预适应 5 分钟组(缺血预适应组：$n=8$)或暴露于 1.1%异氟烷 15 分钟组(异氟烷组：$n=15$)。各组(#，*，+)的统计学分析显示，各组的梗死面积和风险区域有显著性差异($P<0.05$)。(B)3 组中梗死面积与心肌风险区域的关系以克(grams, g)表示。3 组在等高线而非斜率上具有显著的统计学差异。(*From Cason BA, Gamperi AK, Slocum RE, et al. Anesthetic-induced preconditioning: previous administration of isoflurane decreases myocardial infarct size in rabbits. Anesthesiology. 1997;87:1182.*)

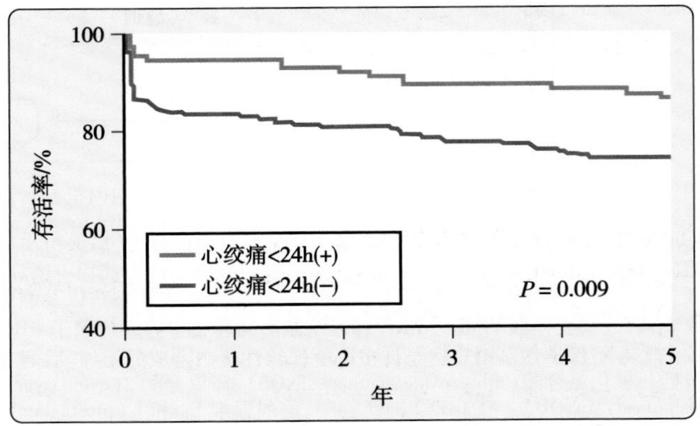

图 10.10 心肌梗死前 24 小时内有(绿色)和无(紫色)前驱心绞痛患者的 5 年生存率曲线。(*From Ishihara M, Sato K, Tateishi H, et al. Implications of prodromal angina pectoris in anterior wall acute myocardial infarction: acute angiographic findings and long-term prognosis. J Am Coll Cardiol. 1997;30:970.*)

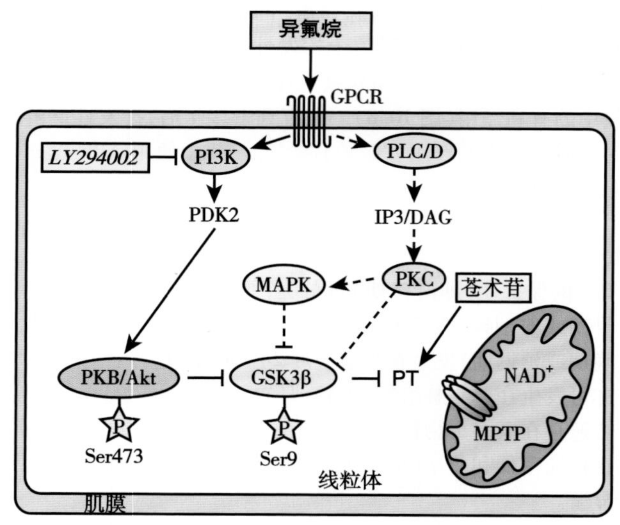

图 10.11 缺血预适应的信号通路研究(实线)。在再灌注早期,多重信号级联放大抑制主控开关激酶,即糖原合酶激酶 3β(glycogen synthase kinase 3β,GSK3β),其在线粒体中汇聚促活通路且阻止通透性转换(permeability transition,PT)。蛋白激酶 B(protein kinase B,PKB)/Akt 代表其中一个挽救再灌注损伤激酶级联放大中的关键酶,其完全激活需要位于 Ser473 的磷酸化。磷酸化的 PKB/Akt 随后通过位于 Ser9 的磷酸化使其下游靶点 GSK3β 失活。LY294002 抑制磷脂酰肌醇 3-激酶(PI3K)。苍术苷诱导线粒体通透性转换孔(mitochondrial permeability transition pore,MPTP)的开放。箭头表示促进作用;钝端直线表示抑制作用。DAG,二酰甘油;GPCR,蛋白偶联受体;IP3,1,4,5-三磷酸肌醇;MAPK,丝裂原活化蛋白激酶;NAD^+,烟酰胺腺嘌呤二核苷酸;PDK2,磷脂酰肌醇依赖性激酶 2(即 Ser473 激酶);PKC,蛋白激酶 C;PLC/D,磷脂酶 C/D。(*From Feng J, Lucchinetti E, Ahuja P, et al. Isoflurane postconditioning prevents opening of the mitochondrial permeability transition pore through inhibition of glycogen synthase kinase 3β.* Anesthesiology. *2005;103:987-995.*)

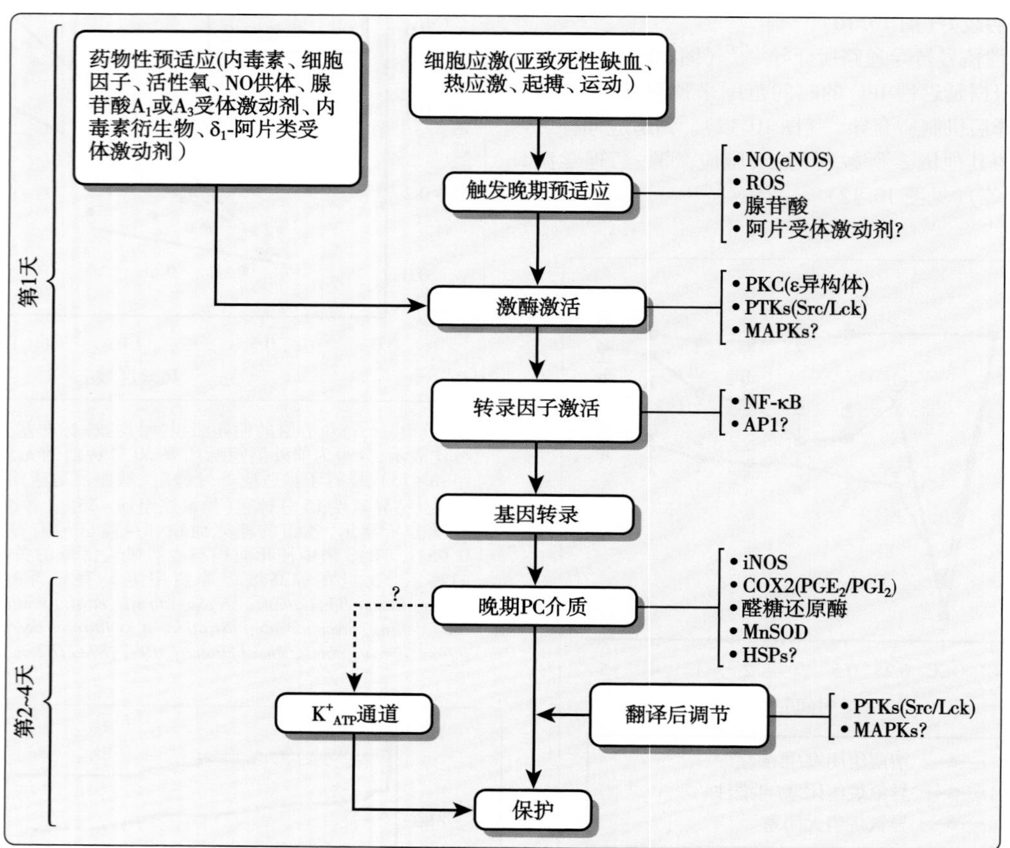

图 10.12 晚期预适应(late preconditioning,PC)的潜在细胞内机制示意图。非致死性细胞应激(如可逆性缺血、心脏应激、心室起搏、运动)导致化学信号[如一氧化氮(nitric oxide,NO)、活性氧(reactive oxygen species,ROS)、腺苷酸、阿片类受体激动剂]的释放,后者作为晚期 PC 进展的触发物而发挥作用。这些物质激活信号转导级联放大,后者包括蛋白激酶 C(protein kinase C,PKC)的 ε 异构体、Src 或 Lck 蛋白酪氨酸激酶(protein tyrosine kinases,PTKs)及其他可能的激酶。许多药物可诱导类似的 PKC 及其下游激酶的激活,包括自然物质和有害物质(如内毒素、白介素-1、肿瘤坏死因子-α 或-β、白血病抑制因子或 ROS),以及临床应用的药物(如 NO 供体、腺苷酸 A_1 或 A_3 受体激动剂、内毒素衍生物或 $δ_1$-阿片类受体激动剂)。PKC 和远端激酶的募集引起肿瘤因子-κB(nuclear factor-κB,NK-κB)和可确定的大多数其他转录因子的激活,导致多个心脏保护性基因表达与许多心脏保护性蛋白合成的增加,后两者可作为 PC 激活后 2~4 天心脏保护作用的共同介质。晚期 PC 的介质包括一氧化氮合酶(nitric oxide synthase,iNOS)、环氧合酶 2(cyclooxygenase 2,COX2)、醛糖还原酶和锰过氧化物歧化酶(manganese superoxide dismutase,MnSOD)。在 COX2 的产物中,前列腺素 E_2 和 I_2(prostaglandin E_2 and I_2,PGE_2 和 PGI_2)是 COX2 依赖性保护作用最可能的效应因子。虽然预存在的热激蛋白(heat shock proteins,HSPs)的翻译后调节作用仍需测定,但 HSPs 的合成增加不太可能成为晚期 PC 的某种机制。第 2~4 天心肌保护的出现需要 PTKs 及 p38 丝裂原活化蛋白激酶(mitogen-activated proteinkinases,MAPKs)的激活,其潜在原因为 iNOS 及其他介质需要接受翻译后调控以保护抗缺血损伤的蛋白。K^+_{ATP} 通道的开放对于抗心肌梗死保护(但不是抗心肌顿抑)也是必要的。虽然证据提示 COX2 可能是 iNOS 的下游(即 COX2 被 NO 激活),但 iNOS、COX2、醛糖还原酶、MnSOD 和 K^+_{ATP} 通道之间的准确关系尚未明了。AP1,激活蛋白 1;PTK,蛋白酪氨酸激酶。(*From Bolli R. The late phase of preconditioning.* Circ Res. *2000;87:972.*)

IPC 对心肌的益处并不必然局限于减少梗死面积，尚取决于特定的触发物、所研究的物种及 IPC 的类型（即典型期或延迟期）。例如，快速起搏具有抗心律失常作用，但不能阻止梗死进展。相反地，细胞因子诱发的 IPC 限制梗死面积，但无抗心律失常作用[92]。虽然对于 IPC 的各种触发物具有共同的基础作用机制，但因其调控不同的终点，故不同的触发物之间依然存在机制性差异。这说明 APC 与 IPC 可能在机制上并不完全相同。

在动物远离心脏的机体区域诱导缺血（即远端缺血预适应[remote ischemic preconditioning，RIPC]）具有心肌保护作用，且在人体中显示出预期效果[94-96]。一项 RIPC 的随机对照试验（即在上肢远端的血压袖带充气至 200mmHg 维持 5 分钟，随后将袖带放气再灌注 5 分钟，进行 3 次循环）纳入接受冠脉旁路移植术（coronary artery bypass grafting，CABG）的患者，并显示出与此干预相关的死亡率降低[95]。而 Meta 分析则显示出混合的结果，一些研究显示其证据不充分，而另一些则提示其确有益处[94,97,98]。

内源性大麻素类和大麻素受体，被识别为大麻中发现的 Δ^9-四氢大麻酚（tetrahydrocannabinol，THC）及其他化合物的作用位点，对动物中的 IPC 和 RIPC 有所裨益。在某个大鼠模型中，对 CB_2 受体而非 CB_1 受体的拮抗作用逆转了 RIPC 的心脏保护效应[99]。而在某个缺血/再灌注的小鼠模型中，对 CB_2 受体的激动作用具有心肌保护效应[100]。尚不清楚大麻素信号转导是否与挥发性麻醉药诱发的 IPC 有关。未来对大麻素系统特别是 CB_2 受体的研究将阐明它们是否作为激活 IPC 的药理学靶点。

麻醉药物的预适应和后适应作用

麻醉药物的预适应和后适应作用是一个热门研究领域，*Anesthesiolog* 杂志曾有两期对此作出专题讨论[101,102]。在 APC 首次被阐述[1-3]的后续研究表明，挥发性麻醉药可以引发延迟性（即晚期）和典型性（即早期）预适应[103,104]。APC 呈剂量依赖性[105-107]，且在抗缺血保护中显示出协同作用[108,109]。由于各种挥发性麻醉药的差异性吸收和分布，则在缺血暴露与药物依赖性后续获益的维持之间需要不同的时间间隔[43]。

肌膜和线粒体 K^+_{ATP} 通道在 IPC 中的作用已得到广泛研究，且证实线粒体 K^+_{ATP} 通道在该过程中具有重要作用。显示出 APC 的挥发性麻醉药可激活线粒体 K^+_{ATP} 通道，而特异性线粒体 K^+_{ATP} 通道拮抗剂则阻断这一效应。肌膜和线粒体 K^+_{ATP} 通道激活对 APC 的确切作用仍需被进一步阐明（图 10.13）[43]。

对 APC 的最初描述提示，挥发性麻醉药可触发预适应而无需在触发期间并存缺血[1-3]（见图 10.9）。然而，对线粒体激活（通过线粒体 K^+_{ATP} 通道）的研究显示，挥发性麻醉药本身不激活线粒体，但确实增强线粒体 K^+_{ATP} 通道直接开启物的作用[107]（图 10.14）。这些显著的不一致性有可能解释为 APC 和 IPC 期间存在多条平行和繁冗的激活通路[104]（见图 10.13）。例如，腺苷酸 A_1 和 δ_1-阿片类 G-偶联受体可触发 IPC。这些受体的药理学阻滞剂削弱了挥发性麻醉药有益作用[106,110]。蛋白激酶 C（protein kinase C，PKC）与核信号通路[即丝裂原活化蛋白激酶（mitogen-activated protein kinase，

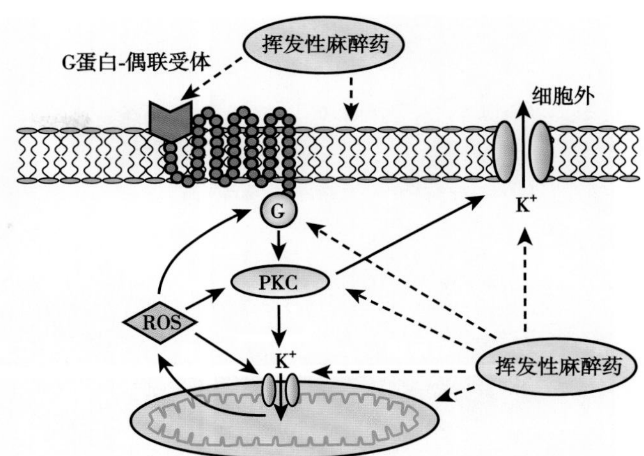

图 10.13 多条内源性信号转导通路介导挥发性麻醉药激活心肌终末效应物，增强心肌抗缺血性损伤的能力。线粒体 K^+_{ATP} 通道被认为是这种保护机制的终末效应物，而肌膜 K^+_{ATP} 通道可能同样参与其中。一个触发物可引发一系列信号转导的级联放大反应，最终达到心肌保护的目的。挥发性麻醉药通过腺苷酸和阿片类受体传递信号，调节 G 蛋白（G proteins，G），激活蛋白激酶 C（protein kinase C，PKC）和其他细胞内激酶，或者直接激活线粒体以生成活性氧类（reactive oxygen species，ROS），最终提高 K^+_{ATP} 通道活性。挥发性麻醉药亦可直接促进 K^+_{ATP} 通道的开放。虚线箭头表示可能受挥发性麻醉药调控的细胞内靶点；实线箭头表示潜在的信号级联放大反应。（*From Tanaka K，Ludwig LM，Kersten JR，et al. Mechanisms of cardioprotection by volatile anesthetics.* Anesthesiology. *2004；100：707.*）

MAPK）]是预适应中重要的信号通路，而已有显示挥发性麻醉药可调节 PKC 的易位[111]。

氧化应激是再灌注过程中的重要特征。依赖于特定酶源及最重要的氧化应激负荷，其可触发预适应或介导再灌注损伤。间接和直接的证据均显示，挥发性麻醉药可增强氧化应激反应以致触发预适应的水平[112-114]。

eNOS 的激活可使线粒体内膜去极化，因而也在预适应中发挥一定作用[115]。它可能阻止线粒体通透性转运孔（mitochondrial permeability transition pore，MPTP）的开放且抑制 Na^+/H^+ 交换，从而减轻 Ca^{2+} 超载和细胞水肿[115]。APC 所致线粒体通透性的抑制可能减少肌细胞死亡，而 PKC 似乎在 IPC 诱导的 MPTP 开放延迟中发挥作用[116,117]。一项研究证实，异氟烷激活 PKC 依赖性信号通路，从而导致 MPTP 开放延迟[118]，这提示异氟烷在 APC 中的可能作用机制。Ge 等[119]证实，NO 在小鼠心脏中可充当预适应的触发物和异氟烷诱发心脏保护作用的介质。该发现提示，尽管涉及其他包括糖原合成激酶-3β 的通路，但 eNOS 依赖性机制亦可阻止 MPTP 的开放（图 10.15）[93,119]。

线粒体激活减轻缺血诱导的氧化应激，利于调节线粒体能量学，减少细胞色素 *c* 流出进入细胞质，以及减轻线粒体和细胞质的 Ca^{2+} 超载。线粒体细胞色素 c 的释放是半胱天冬酶激活和细胞凋亡过程的一个潜在重要机制[120]（图 10.16）。无论通过 Ca^{2+} 介导的机制或细胞凋亡机制，挥发性麻醉药均在 APC 模型中减少细胞死亡[109]（图 10.17）。虽然线粒体激活的机制已得到积极研究，但其仍未完全明了。挥发性麻醉药的这些有益作用似乎拥有某些临床关联性[109]（图 10.18）。

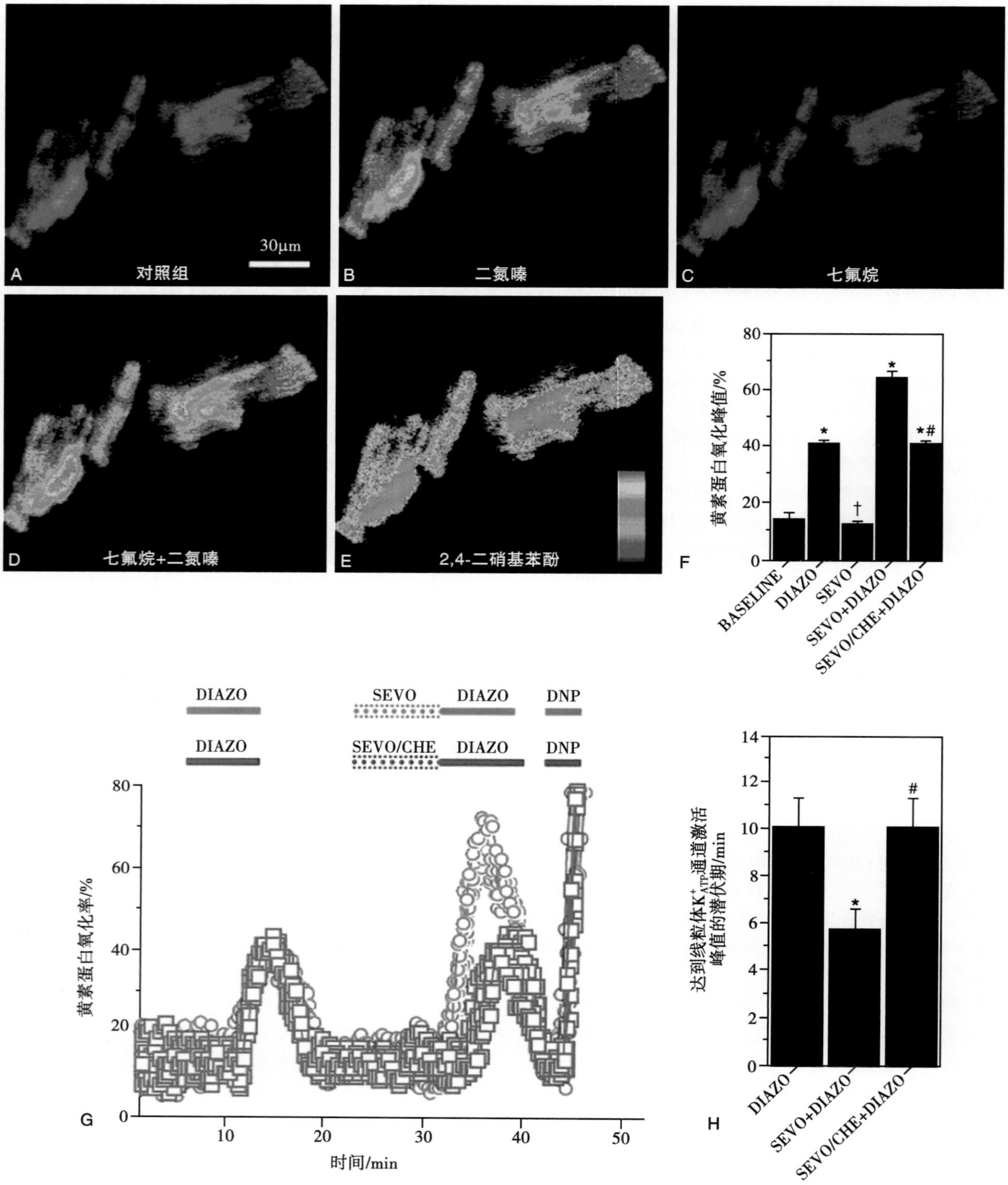

图 10.14　七氟烷[sevoflurane, SEVO; 2.8%(vol/vol)]对肌细胞中二氮嗪(diazoxide, DIAZO)诱导的黄素蛋白氧化作用，于 480nm 波长处激发。异氟烷可获得类似的结果。应用人工颜色分级使 530nm 处荧光的相对强度可视化。蓝色表示黄素蛋白的减少，红色表示黄素蛋白的完全氧化。(A)基础状态。(B)100μm DIAZO。(C)2MAC 七氟烷。(D)先 2MAC 七氟烷，后 DIAZO 100μm。红色表示由线粒体簇所致的强烈局部氧化。(E)100μm 2,4-二硝基苯酚(2,4-dinitrophenol, DNP)。(F)依赖于药物暴露于肌细胞的黄素蛋白荧光峰值平均百分比。* $P<0.0001$ 对比基础状态，或 SEVO+DIAZO 对比单独的 DIAZO。# P 对比 DIAZO 无显著性差异；† P 对比基础状态无显著性差异。SEVO/CHE 表示 SEVO 和白屈菜红碱(chelerythrine, CHE)在暴露于 DIAZO 之前于 2μm 对肌细胞的同时处理。(G)单个肌细胞中荧光强度变化的时移分析，以 DNP 诱导的荧光百分比表示。蓝框和红圈表示 8 个不同实验的数值。(H)线粒体 K^+_{ATP}(mitochondrial K^+_{ATP}, mitoK^+_{ATP})通道在各种处理方法下的活化峰值的潜伏期。* $P<0.001$ 对比 DIAZO；# P 对比 DIAZO 无显著性差异。数据为平均值±标准差。(*From Zaugg M, Lucchinetti E, Spahn DR, et al. Volatile anesthetics mimic cardiac preconditioning by priming the activation of mitochondrial KATP channels via multiple signaling pathways.* Anesthesiology. *2002; 97; 4.*)

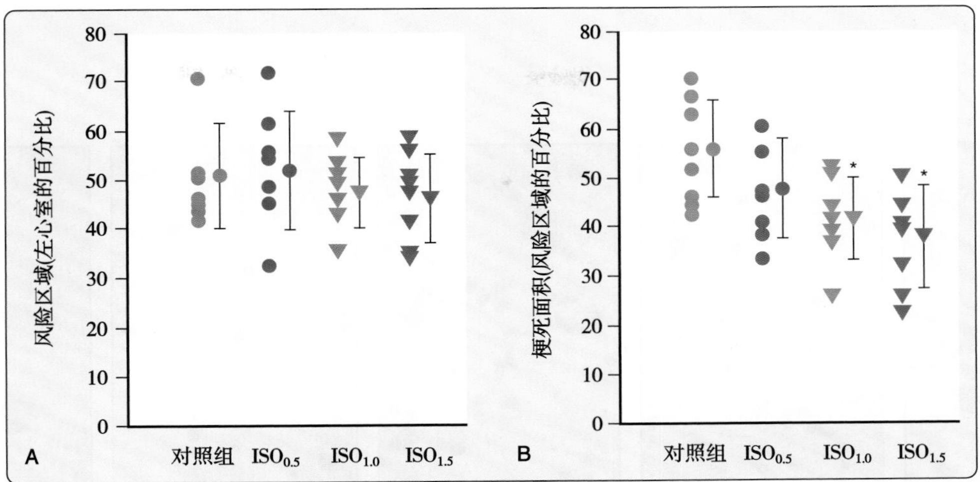

图 10.15 在接受冠脉闭塞 30 分钟继而再灌注 2 小时的野生型小鼠中,异氟烷(isoflurane,ISO)后适应引起浓度依赖性的心肌梗死面积减少。(A)风险区域以占左室区域的百分比表示。(B)心肌梗死面积以占风险区域的百分比表示。异氟烷后适应由 0.5、1.0 或 1.5MAC 的异氟烷($ISO_{0.5}$、$ISO_{1.0}$ 或 $ISO_{1.5}$)产生,在缺血的最后 5 分钟和再灌注的最初 3 分钟内实施。* $P<0.05$ 相比对照组($n=8\sim10$ 只小鼠/组)。(*From Ge Z, Pravdic D, Bienengraeber M, et al. Isoflurane postconditioning protects against reperfusion injury by preventing mitochondrial permeability transition by an endothelial nitric oxide synthase-dependent mechanism.* Anesthesiology. *2010;112:73-85.*)

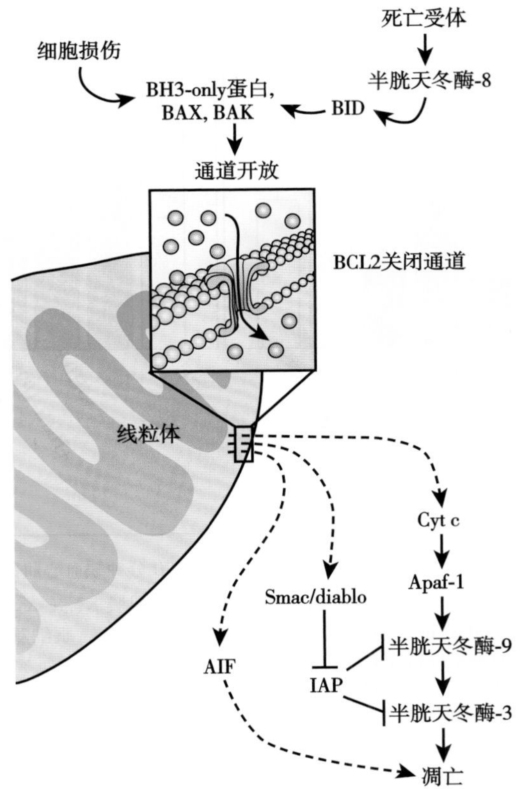

图 10.16 线粒体在细胞凋亡中心阶段的作用机制。在此图中,多个细胞死亡的刺激物通过线粒体起作用,生成 BCL2 家族的促凋亡成分,例如 BAX 和 BAK,在线粒体膜上开放新的孔隙或修饰现有的通道,释放细胞色素 c(cytochrome c, Cyt c)和其他蛋白,导致半胱天冬酶激活和细胞死亡。BCL2 是一种抗凋亡因子,可阻断孔隙或通道的开放。AIF,细胞凋亡诱导性因子;IAP,细胞凋亡抑制剂。(*From Finkel E. The mitochondrion: is it central to apoptosis?* Science. *2001;292(5517):624-626.*)

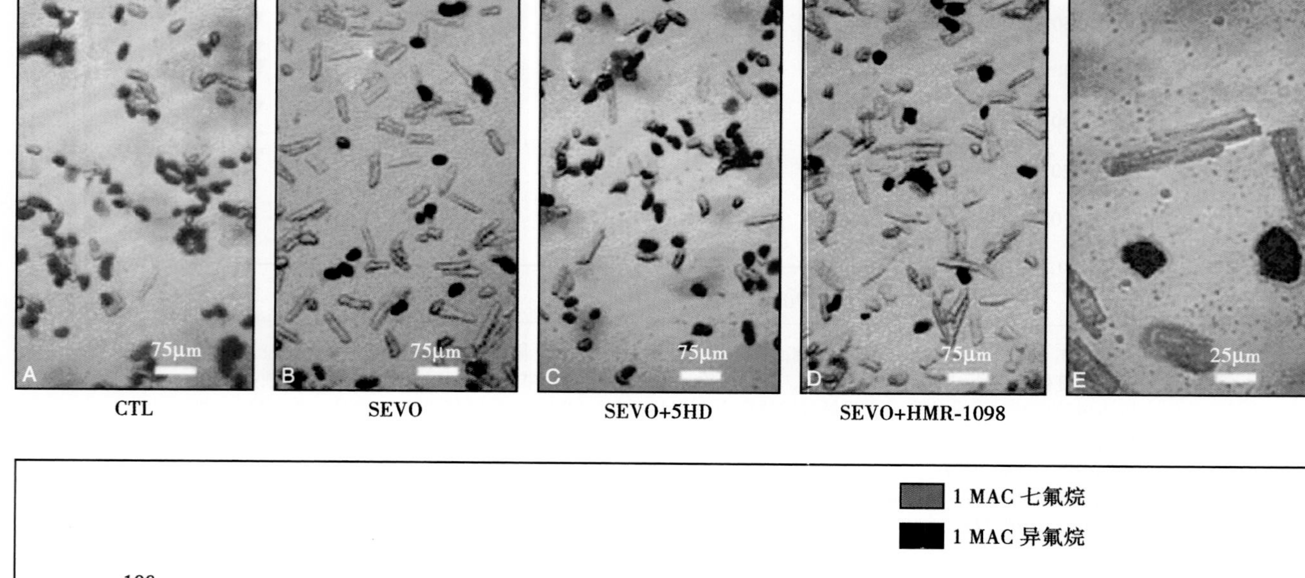

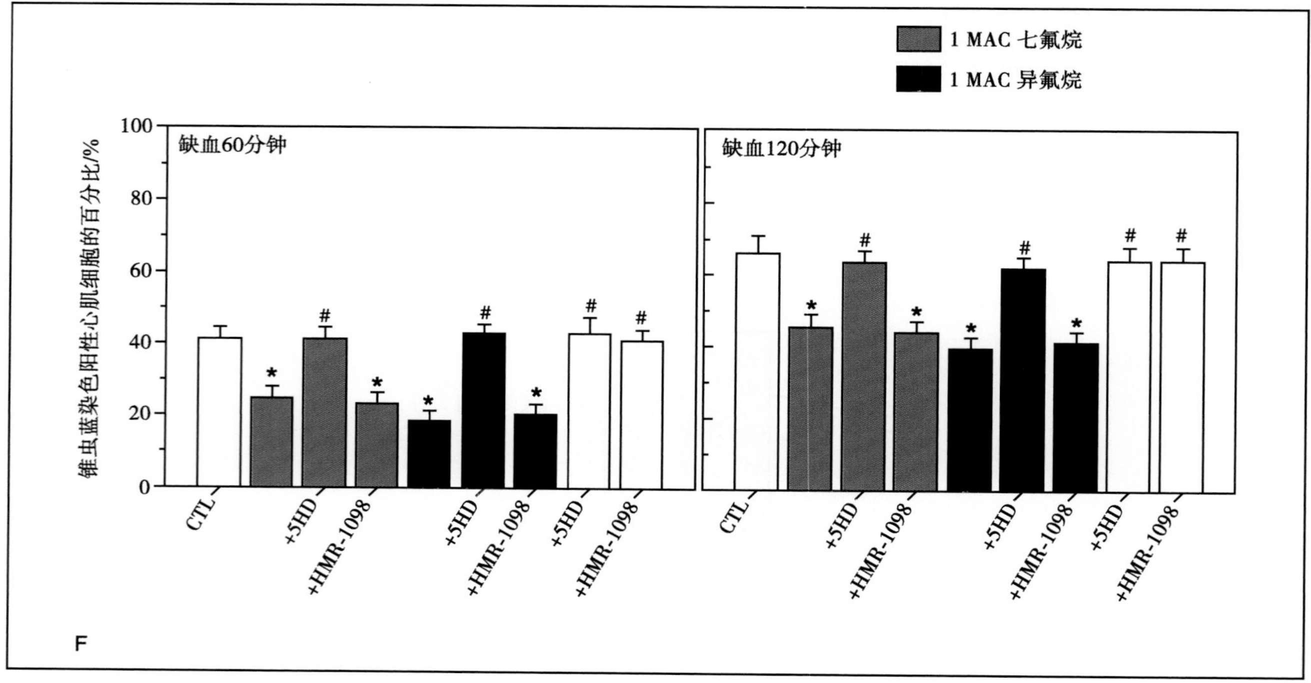

图 10.17 1MAC 七氟烷(sevoflurane,SEVO)和异氟烷(isoflurane,ISO)对 60 或 120 分钟缺血心肌的保护作用,以及特异性线粒体 K^+_{ATP}(mitochondrial K^+_{ATP},mitoK^+_{ATP})通道阻滞剂 5-羟癸酸(5-hydroxy-decanoate,5HD)和特异性肌膜 K^+_{ATP}(sarcolemmal K^+_{ATP},sarcK^+_{ATP})通道阻滞剂 HMR-1098 的影响,方法为锥虫蓝染色。(A)缺血 60 分钟后的对照组(Control,CTL)肌细胞。肌细胞染成深蓝色表示细胞的不可逆性损伤。(B)肌细胞在缺血前暴露于 SEVO。大多数肌细胞保持原有的杆状形态。(C)肌细胞在缺血前暴露于 5HD 和 SEVO。SEVO 的保护作用消失。(D)肌细胞在缺血前暴露于 HMR-1098 和 SEVO。SEVO 的保护作用不变。(E)高倍镜下可见暴露于缺血后的典型锥虫蓝阳性和阴性肌细胞。(F)锥虫蓝阳性肌细胞以占缺血前存活肌细胞的百分比表示。CTL 组代表肌细胞分别暴露于 60 或 120 分钟缺血。数据为平均数±标准差。* $P<0.0001$ 对比各自的 CTL;#P 对比各自的 CTL 无显著性差异。(*From Zaugg M,Lucchinetti E,Spahn DR,et al. Volatile anesthetics mimic cardiac preconditioning by priming the activation of mitochondrial K⁺(ATP) channels via multiple signaling pathways.* Anesthesiology. *2002;97:4.*)

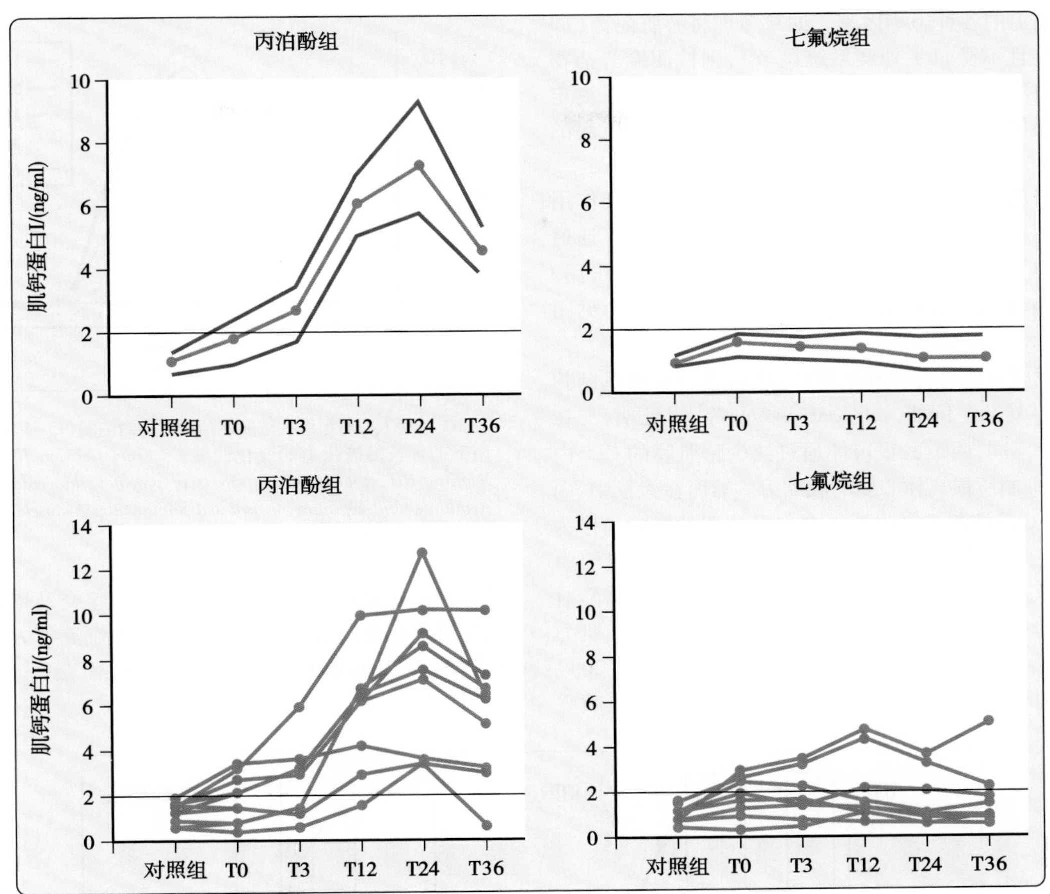

图 10.18 丙泊酚组和七氟烷组的心脏肌钙蛋白 I 浓度，时间分别为术前（对照组）、进入 ICU（T0）、3 小时后（T3）、12 小时后（T12）、24 小时后（T24）和 36 小时后（T36）小时。上两图，中位数（绿色）和 95% 可信区间（紫色）。下两图，各个患者数值的演变。丙泊酚组的肌钙蛋白浓度明显增加，所有患者的肌钙蛋白浓度均高于 2ng/mL 的临界值（灰线）。（*From de Hert S, ten Broecke PW, Mertens E, et al. Sevoflurane but not propofol preservesmyocardial function in coronary surgery patients.* Anesthesiology. *2002;97:42.*）

挥发性麻醉药的使用可改变心脏手术的预后。一项来自 Landoni 等的 meta 分析[121]证实，应用挥发性麻醉药可明显降低心脏术后的心肌梗死率，且在减少术后心脏肌钙蛋白的释放和强心药的需要量，缩短拔管时间、重症监护室停留时间和住院时间，以及提高生存率等方面具有显著优势。另一项来自 Bignami 等的 meta 分析[122]证实，挥发性麻醉药的应用在降低心脏术后死亡率方面具有益处。而暴露于挥发性麻醉药的持续时间似乎具有某种影响，即暴露时间越长，前述作用越明显。De Hert 等[123]证实，如果挥发性麻醉药在手术全程而非仅在心肺转流（cardiopulmonary bypass，CPB）前后使用，则具有心脏保护作用。

麻醉用药方案对心脏手术预后的影响及其心脏保护作用的潜在机制仍需进一步研究和阐明，其是否包含 APC 相关的机制仍不清楚。

静脉诱导药

本节讨论的药物为静脉诱导药和催眠药。这些药物各属于不同类别［即巴比妥类、苯二氮䓬类、N-甲基-D-天冬氨酸（N-methyl-D-aspartate，NMDA）受体拮抗剂及 α_2-肾上腺素能受体激动剂］。它们对 CVS 的作用取决于其所属类别。这些作用已在细胞、组织、器官和动物整体水平得到研究。由于对每种药物的潜在分子机制进行详细讨论超出了本章范围，故仅对特定药物的确切作用作出重点评价。虽然解析信号转导通路的复杂药理学研究可对机制提供深入了解，但并不能完全预测完整机体的反应。丙泊酚是最常见的静脉诱导药，因此它被用作讨论静脉麻醉药对心血管系统影响的范例。有关各静脉诱导药对心血管作用的总结将随后在本章中提供。

与吸入麻醉药增强 IPC 不同，尚无有力证据证明静脉催眠药具有此类保护作用。然而逐渐有证据提示，丙泊酚这种主流的静脉诱导药可增强心脏的抗氧化作用，并预防缺血/再灌注后的脂质过氧化，从而对心脏具有潜在的保护作用[124]。

急性心脏效应

心肌收缩性

要了解静脉麻醉药对整体心血管系统的反应，就要了解调节心脏收缩力的各种影响因素。如果考虑将心脏隔离(即不与血管连接且不受自主神经系统调节),则检测麻醉药物效应的最佳方法为运用离体的心肌细胞和肌肉组织,以测定麻醉药物对心肌收缩张力和对肌细胞或肌小节缩短所起的作用。

临床剂量的丙泊酚对心肌收缩功能是否具有直接作用仍有争议。然而,有证据提示该药可通过抑制L型Ca^{2+}通道或调节Ca^{2+}从SR的释放从而具有适当的负性肌力作用。丙泊酚的作用可能由心肌细胞内的多个位点所介导(见图10.4)。

药物的效应可能具有物种依赖性,从而进一步使机制相关的文献变得复杂。例如,van Klarenbosch等[125]证明,与在大鼠中的效应不同,丙泊酚很可能通过减少跨肌膜的Ca^{2+}内流,从而直接抑制豚鼠离体心肌的收缩力。然而在大鼠中,丙泊酚对SR的Ca^{2+}控制或对收缩蛋白仅有微弱的影响。作为少数人体研究中的其中一项(图10.19),在离体心房组织中没有发现临床剂量范围内的丙泊酚、咪达唑仑及依托咪酯对心肌收缩力的抑制作用。硫喷妥钠显示出较强的负性肌力性质,而氯胺酮则显示出轻度的负性肌力特点(图10.20)。负性肌力作用可能从某种程度上解释麻醉诱导使用硫喷妥钠产生的心血管抑制,而丙泊酚、咪达唑仑及依托咪酯则无此效应。在使用氯胺酮麻醉诱导后的血流动力学的改善不能被解释为心脏内在刺激的缘故,而是一种交感兴奋作用[126]。

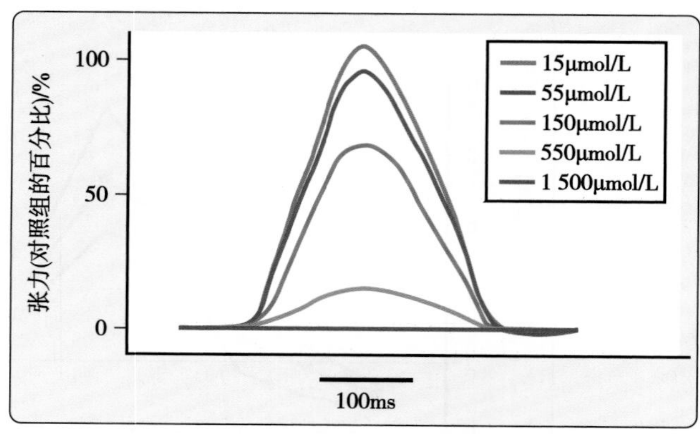

图10.19 人心房组织在浓度逐渐增加的丙泊酚(15~1 500μmol/L)作用下的等长颤搐张力的变化曲线。(*From Gelissen HP, Epema AH, Henning RH, et al. Inotropic effects of propofol, thiopental, midazolam, etomidate, and ketamine on isolated human atrial muscle.* Anesthesiology. *1996;84:397.*)

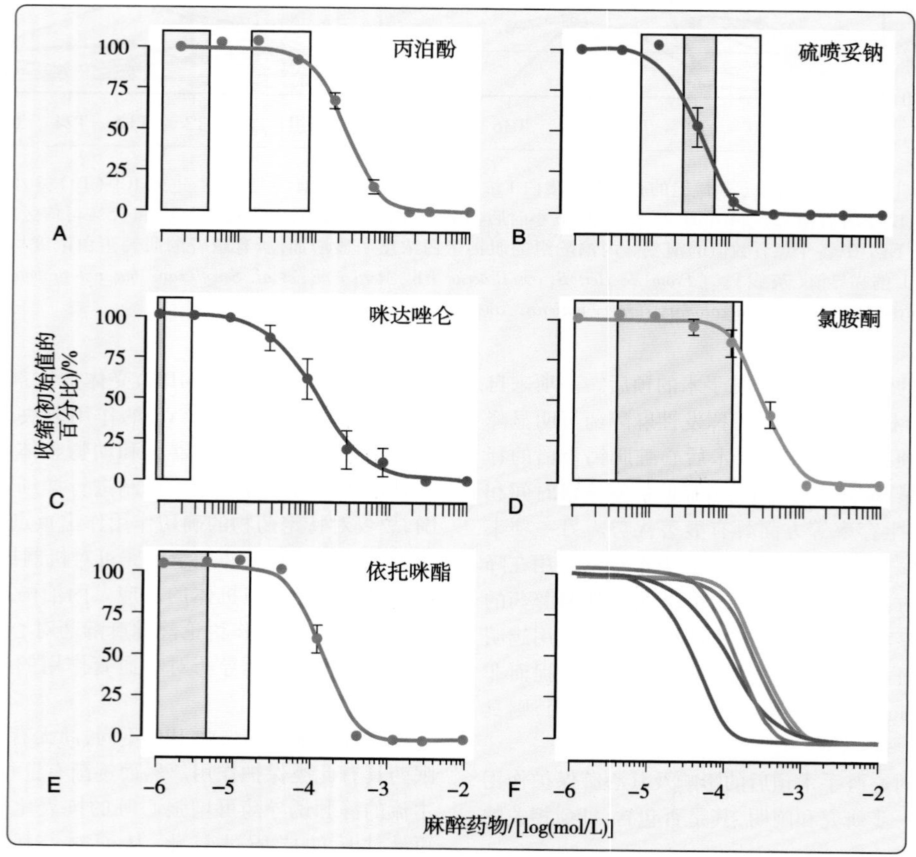

图10.20 浓度逐渐增加的麻醉药物对局部刺激诱发的人心房组织等长收缩的比较。数据为平均数±标准差。曲线使用Logistic回归绘制。圆形表示临床麻醉的药物浓度范围。褐色区域表示药物总浓度,白色区域表示游离型药物的比例。(A)丙泊酚(*n*=16)。(B)硫喷妥钠(*n*=7)。(C)咪达唑仑(*n*=7)。(D)氯胺酮(*n*=9)。(E)依托咪酯(*n*=9)。(F)合成图表示五种麻醉药物的浓度-反应曲线。(*From Gelissen HP, Epema AH, Henning RH, et al. Inotropic effects of propofol, thiopental, midazolam, etomidate, and ketamine on isolated human atrial muscle.* Anesthesiology. *1996;84:397.*)

丙泊酚等药物的效应可受到潜在心肌病理状态的影响[127,128]。例如，Sprung 等[128]获取移植受体的原衰竭心脏或接受 CABG 患者的非衰竭心脏，对丙泊酚对人体非衰竭心房肌、衰竭心房肌及心室肌收缩性的直接效应进行测定。他们推断，丙泊酚在人体非衰竭和衰竭心肌中均发挥直接的负性肌力作用，但仅在丙泊酚的剂量大于临床常规剂量时出现。

丙泊酚的负性肌力作用可被 β-肾上腺素能受体的激活所逆转，提示其并没有改变心肌收缩储备，而是可能改变心肌对肾上腺素能受体激活的剂量反应性。丙泊酚的负性肌力作用至少部分由 SR 摄取 Ca^{2+} 的减少所介导，但肌纤维对 Ca^{2+} 敏感性的同时增加，故丙泊酚在临床剂量时对心肌收缩性的净效应并不显著[128]。

分子机制：肾上腺素能信号转导、Ca^{2+} 内流及其敏感性

丙泊酚等药物可通过多种分子机制影响心肌收缩性。丙泊酚可通过与二氢吡啶结合位点相互作用而抑制心脏 L 型钙电流[129]（图 10.21A），并最终导致心肌张力的改变（见图 10.21B）。丙泊酚还可改变心肌细胞的肾上腺素能信号转导。应用膜技术和大鼠离体心脏的试验证实，需要相对高浓度的丙泊酚（25~200μmol/L）以拮抗 β-肾上腺素能受体结合及组织反应性[130]。Kurokawa 等[131]观察到，临床相关剂量的丙泊酚通过抑制环化腺苷酸（cyclic adenosine monophosphate，cAMP）的生成而减弱心肌细胞的 β-肾上腺素能信号转导（图 10.22）。丙泊酚抑制作用的位点似乎为腺苷酸环化酶的上游且包括 PKCα 的激活，PKCα 则作为腺苷酸环化酶的一种异构体而在调节心脏收缩性中发挥作用。

虽然丙泊酚可降低心肌对肾上腺素能受体激活的收缩反应，但有证据显示其可以提高肌纤维对 Ca^{2+} 的敏感性。丙泊酚引起细胞外 Ca^{2+} 和肌丝缩短程度关系曲线左移，提示丙泊酚提高肌纤维肌球蛋白 ATP 酶对 Ca^{2+} 的敏感性（即增加肌纤

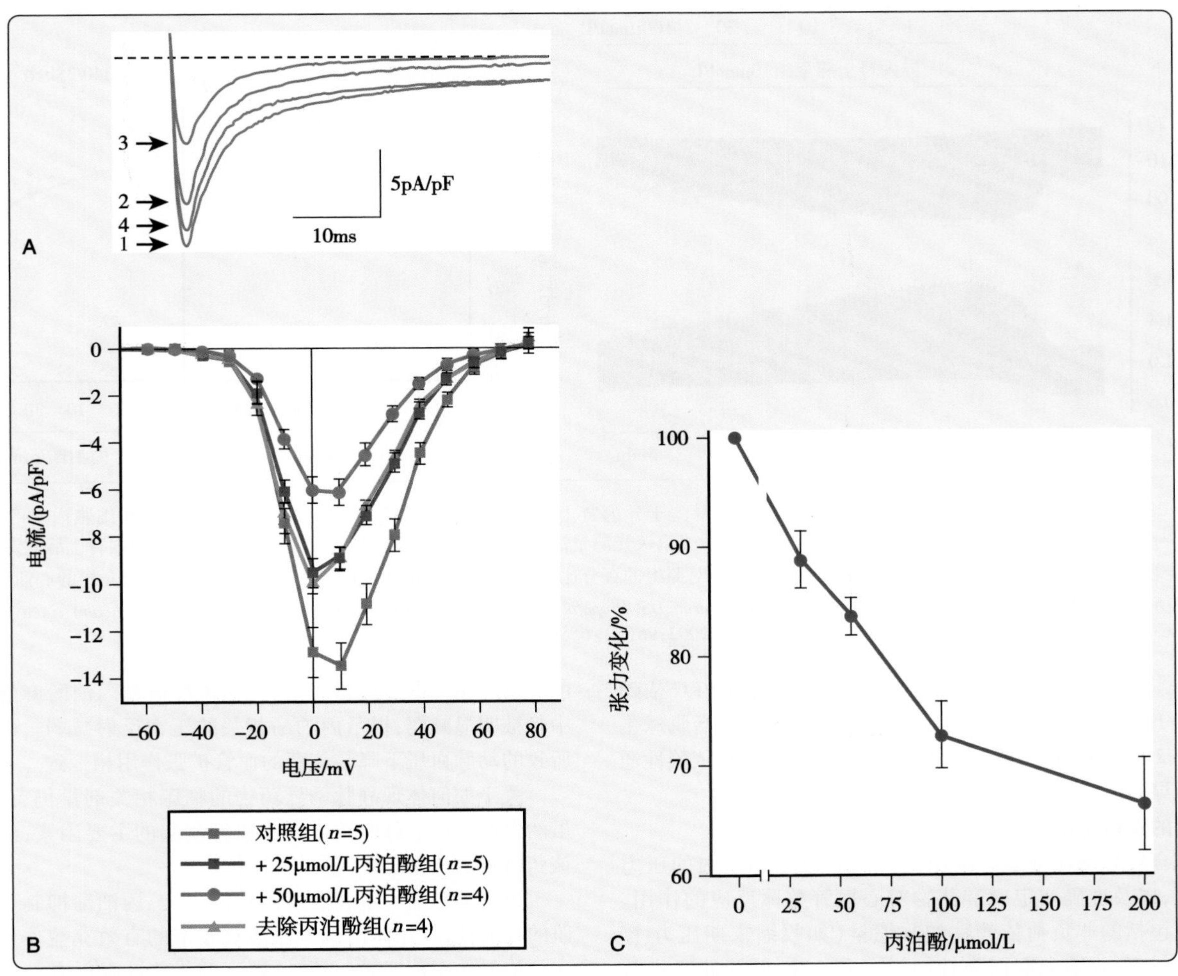

图 10.21 （A）暴露于丙泊酚之前和期间所监测到的心脏 L 型钙离子电流（$I_{ca,L}$）峰值的电流-电压（I-V）关系。培养的大鼠心室肌细胞钳夹于-70μV。$I_{ca,L}$ 由 200ms 脉冲所诱发，自-70μV 控制电位开始，在-60μV 与+80μV 之间以 10μV 为增减量。丙泊酚呈剂量依赖性降低钙离子电流。（B）典型的 $I_{ca,L}$ 电流描迹通过电流密度 pA/pF 反映出自-70μV 控制电位至 0μmol/L 的去极化脉冲。如图表下方的图例所示，描迹来自暴露于丙泊酚之前（1），使用浓度为 25μmol/L（2）和 50μmol/L（3）的丙泊酚处理，以及恢复后（4）。（C）丙泊酚对离体大鼠心脏乳头肌活动张力的影响。制备条件（n=4）：37℃氧合 Krebs-Henseleit 溶液，同步的 1Hz 电流。麻醉药物逐步累积添加至浸泡液。竖线表示平均数的标准差。纵坐标数值表示加入丙泊酚之前立即记录的活动张力变化百分比（0.64±0.15g）。丙泊酚呈剂量依赖性降低肌颤搐张力。（*From Zhou W，Fontenot HJ，Liu S，et al. Modulation of cardiac calcium channels by propofol.* Anesthesiology. *1997；86：670.*）

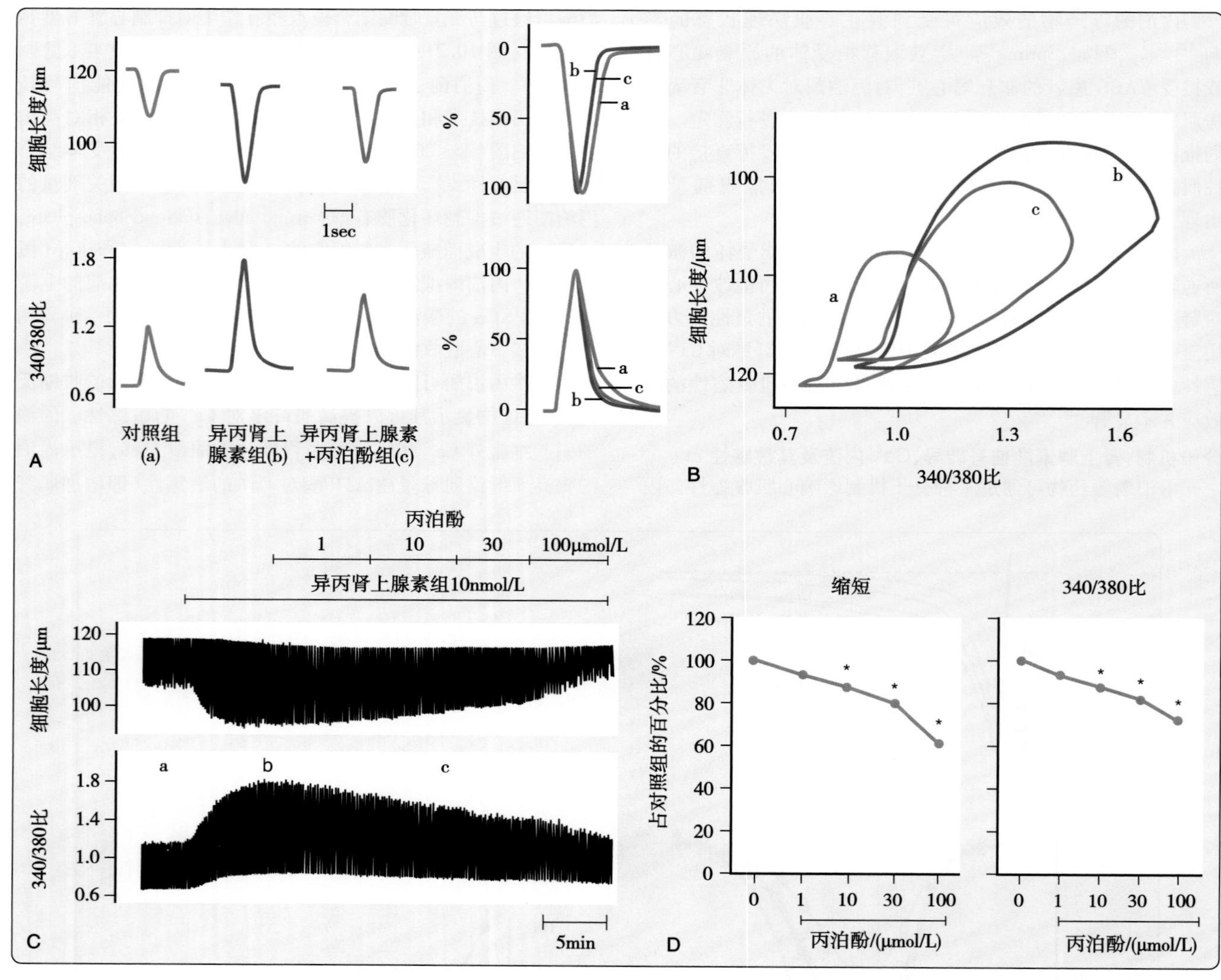

图 10.22 (A 和 B)原始记录描述离体大鼠心室肌细胞暴露于异丙肾上腺素(10nmol/L)之后,丙泊酚对肌纤维缩短和细胞内 Ca^{2+} 浓度($[Ca^{2+}]_i$)的效应,呈剂量依赖性。钙离子浓度通过双波段光谱荧光测量法用 340/380 的比值测定。(C 和 D)丙泊酚对异丙肾上腺素激活的肌纤维缩短和$[Ca^{2+}]_i$ 增加的影响的总结数据。结果以占对照组的百分比表示。丙泊酚呈剂量依赖性抑制 β-肾上腺素能介导的心肌收缩。(*)表示显著性变化。(*From Kurokawa H, Murray PA, Damron DS. Propofol attenuates beta-adrenoreceptormediated signal transduction via a protein kinase C-dependent pathway in cardiomyocytes. Anesthesiology. 2002;96(3):688-698.*)

维的 Ca^{2+} 敏感性)(图 10.23)。该效应部分是通过 PKC 依赖的 Na^+/H^+ 交换激活所致的 pH 增加,或者是通过包括肌球蛋白轻链 2(myosin light chain 2,MLC2)磷酸化的 PKC 依赖性通路所介导[132]。

心血管的整体反应

组合转导测压导管的应用允许同时测量心室内的压力与容量,以及准确测定麻醉药物对心血管整体反应的作用。其参数包括的非负荷依赖性的收缩量(如收缩末期压力-容量关系斜率、收缩末期回弹性[E_{es}])和心室-血管偶联指数[如动脉弹性与心室弹性的比值(E_a/E_{es})](参见第 6 和 13 章)。

在一项研究中,丙泊酚和戊巴比妥对猪心血管整体功能的效应得到评估,包括基线水平及心室后负荷的急性增加之后[133]。在基线水平,E_{es} 在戊巴比妥麻醉期间低于丙泊酚麻醉期间,提示巴比妥类比丙泊酚拥有更强的负性肌力作用(图 10.24)。在戊巴比妥麻醉的动物中,对主动脉结扎诱发的心室后负荷的反应得以维持,而该反应在丙泊酚麻醉的猪中却被明显减弱,提示丙泊酚相关的压力反射减弱。丙泊酚所致的动脉血压下降与该药的血管扩张作用相一致。

关于如何体现静脉诱导药物的临床相关剂量仍有疑问。虽然丙泊酚的冠脉内浓度是心肌抑制起的主要因素,但其对该药所致的低血压并无明显作用[124]。

丙泊酚影响心室和心房的功能[125]。丙泊酚抑制左房心肌的收缩性,且在体内减少左房对左室的有效充盈作用。而在丙泊酚的用药期间,心腔僵硬度的代偿性降低有助于左房储备功能的相对维持。

氧化应激

氧化应激对于危重患者中的细胞损伤依然是一个重要的病理生理机制,且表现为自由基生成与清除自由基的酶防御系统之间的失衡(框 10.4)。因为重症监护室治疗氧化应激增加的相关疾病,而这些麻醉药物常规用于重症监护室中的镇静,故其具有潜在的治疗意义。

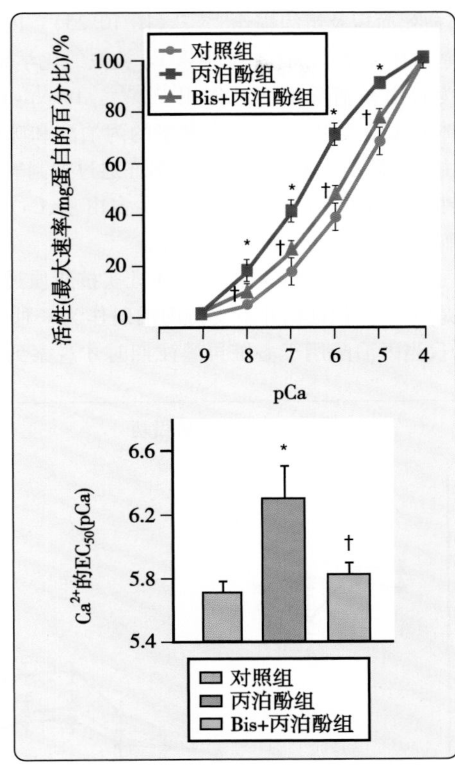

图 10.23 上图,总结数据描述了离体肌纤维中二吲哚基顺丁烯二酰亚胺 I(bisindolylmaleimide,Bis)或抑肽酶激酶 C 对丙泊酚诱导的肌动球蛋白 ATP 酶活性左移(30μm)的抑制效应。下图,总结数据描述了丙泊酚诱导的 Ca^{2+}有效浓度中间值(median effective concentration,EC_{50})和 Bis 预处理后对该效应的抑制。丙泊酚通过一种蛋白激酶 C 依赖性受体而提高肌纤维对 Ca^{2+}的敏感性。(*From Kanaya N, Gable B, Murray PA, et al. Propofol increases phosphorylation of troponin I and myosin light chain 2 via protein kinase C activation in cardiomyocytes.* Anesthesiology. *2003;98:1363.*)

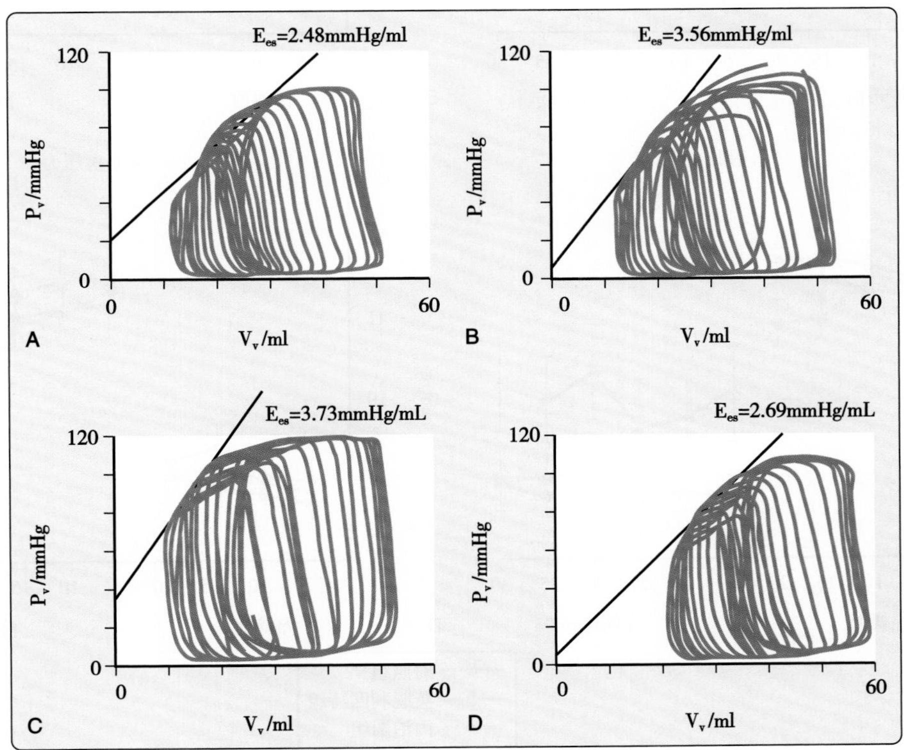

图 10.24 戊巴比妥麻醉后的典型压力-容积环:(A)基础状态;(C)主动脉结扎。丙泊酚麻醉下的典型压力-容积环:(B)基础状态;(D)主动脉结扎。E_{es},收缩末期弹性;V_v,心室容积。(*From Kolh P, Lambermont B, Ghuysen A, et al. Comparison of the effects of propofol and pentobarbital on left ventricular adaptation to an increased afterload.* J Cardiovasc Pharmacol. *2004;44:294.*)

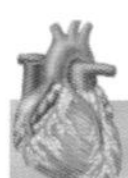

框 10.4 静脉诱导药

- 在危重患者中，氧化应激是细胞损伤的一种重要病理生理学机制，表现为自由基的生成与清除自由基的酶防御系统之间的失衡。
- 丙泊酚和咪达唑仑在接近治疗剂量时可作为自由基清除剂，提示丙泊酚在细胞损伤中的调节作用。由于在 ICU 中常用于治疗氧化应激增加的相关疾病，而这些药物又是 ICU 的常用镇静药，因而具有潜在的治疗意义。
- 现有证据不支持丙泊酚和其他静脉诱导药可诱发预适应。
- 静脉麻醉药可能并不是单纯通过改变血管平滑肌的舒缩状态而调节血管张力，它们亦可改变血管平滑肌的增殖状态及调控血管发生中的重要通路。
- 静脉麻醉药的作用可能在药物从体内代谢后仍持续存在。

动物实验数据显示，丙泊酚降低缺血后心肌的机械性功能障碍、梗死面积及组织损伤[134-140]（图 10.25）。丙泊酚具有与苯酚基自由基清除剂（如维生素 E）类似的化学结构，因此可能作为自由基清除剂而起作用[141,142]。Tsuchiya 等[143,144]所做的体外实验表明，接近治疗剂量的丙泊酚和咪达唑仑可作为自由基清除剂而起作用。丙泊酚亦通过抑制氧化反应而削弱中性粒细胞的活性，并可通过减少自由基、Ca^{2+}内流及中性粒细胞活性而调节再灌注期的损伤[145]。

从丙泊酚麻醉动物提取的微粒体证实抗脂质过氧化作用的显著提高[146]。但证据并不支持丙泊酚作为一种 APC 诱导药，因为仅当丙泊酚用于心脏再灌注期时才观察到其保护作

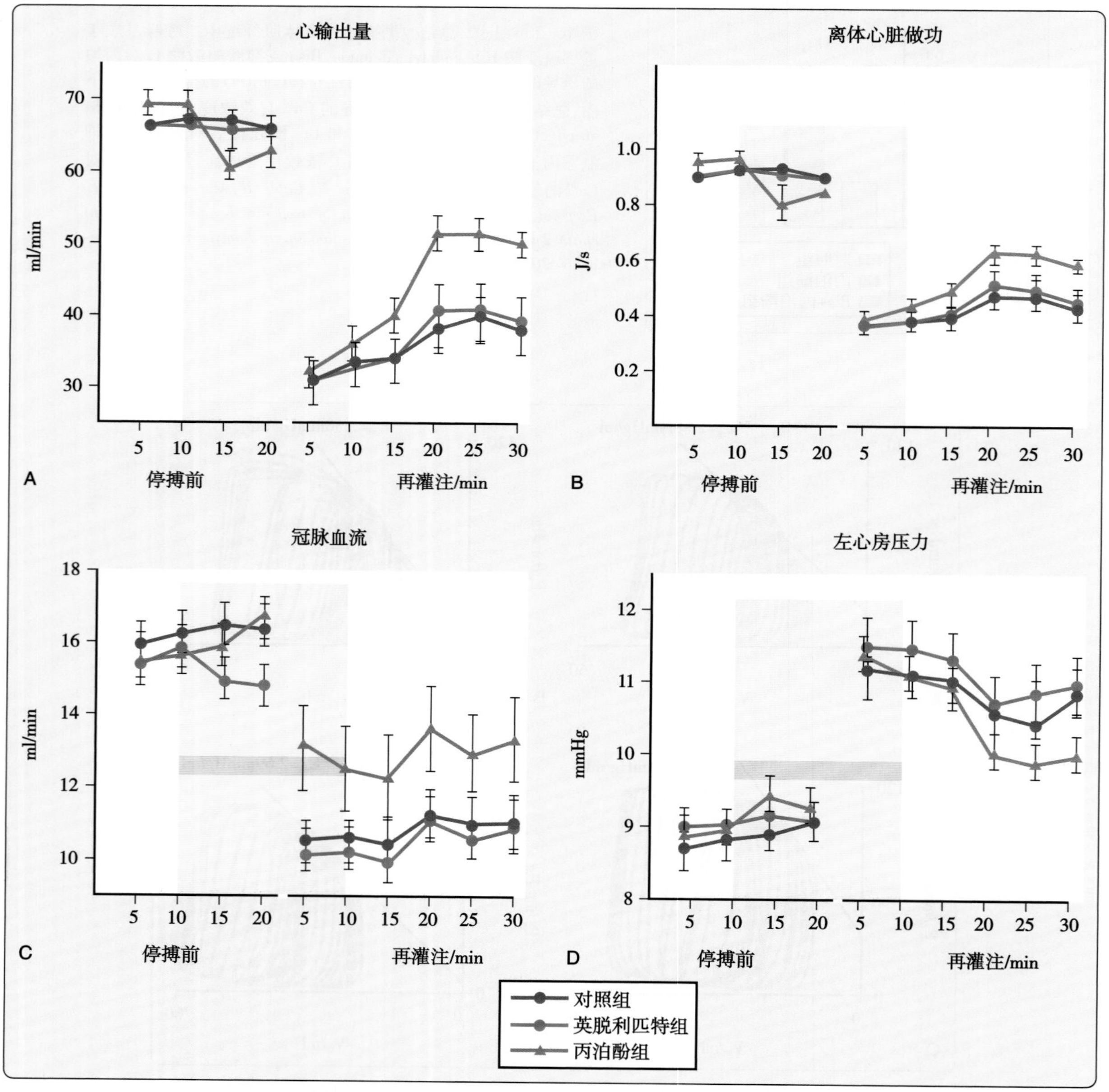

图 10.25 离体做功的大鼠心脏在低温停跳及再灌注后的功能研究。（A）心输出量。（B）离体心脏做功。（C）冠脉血流。（D）左心房压力。启动心脏做功模式 10 分钟后加入丙泊酚（用英脱利匹特稀释，浓度为 4g/ml）或单独的英脱利匹特，10 分钟后洗出再灌注。数据采用各个心脏标本的平均数±标准差（误差线）绘制：对照组、英脱利匹特组及丙泊酚组（n=12、12 及 14）。阴影区域代表试验药物的存在期。图表中的断裂带代表 60 分钟的心脏停跳期和 10 分钟的初始 Langendorff 再灌注期。在丙泊酚灌注的心脏中，心输出量增加（A）而左心房压力降低（D），证明该药具有保护作用。（*From Ko SH, Yu CW, Lee SK, et al. Propofol attenuates ischemiareperfusion injury in the isolated rat heart.* Anesth Analg. *1997;85:719.*）

用,而非在缺血损伤之前或期间[139]。尽管加用格列本脲,一种 K^+_{ATP} 通道阻滞剂,但并未消除丙泊酚的心肌保护作用。对于其他静脉诱导药,仅有少量证据证实其具有心脏保护作用。氯胺酮可能通过钝化肌纤维膜 K^+_{ATP} 通道[150]而阻滞 IPC[147-149]。

血管系统

正如对心脏一般,麻醉药物在血管系统中的生理学作用表现为其对中枢 ANS 的效应、对血管平滑肌的直接效应及对内皮的调节效应之总和。详尽回顾各种药物对离体或整体血管功能的作用超出了本章范围,但会呈现某些常用药物对血管调节作用的概述。

尽管麻醉药物对血管平滑肌和内皮功能的作用确切,但关于其机制的争论和分歧因所研究的动物种属、所检测的血管床,以及所使用药物剂量的不同而产生。该作用在发展出如高血压和糖尿病等疾病表型例的动物血管中可明显不同。虽然麻醉药物在高剂量时对各种信号转导通路的效应总是可见,但其临床相关性仍不清楚。

体循环血管调节

丙泊酚可降低人体 SVR。这在拥有人工心脏且 CO 保持恒定的患者中得到证实[151]。该效应主要由交感神经的张力改变所介导。但在离体动脉中,丙泊酚减少血管张力和激动剂诱导的血管收缩(随后讨论)。丙泊酚介导的这些效应是通过电压或受体门控 Ca^{2+} 通道而抑制 Ca^{2+} 内流,以及抑制 Ca^{2+} 自细胞内 Ca^{2+} 储备(由 Ryanodine 受体调控)的释放[152-155]。

大部分离体研究中获得的实验数据源自大动脉(如大鼠主动脉),但某些阻力动脉的特点与大鼠的生物学特征不同。血管平滑肌对血管收缩的调节机制包括:非内皮依赖性血管舒张的变化;或通过 Rho 激活(即 Rho 激酶的激活)引起平滑肌纤维对 Ca^{2+} 敏感性的改变。在一项检验丙泊酚对阻力动脉作用的高水平研究中,Imura 等[156]测定了丙泊酚对肠系膜阻力动脉的作用。研究者推断,丙泊酚通过作用于 L 型 Ca^{2+} 通道而抑制 Ca^{2+} 的释放和内流,从而减弱去甲肾上腺素诱导的血管收缩。这部分解释了丙泊酚对血管肾上腺素能信号转导的作用(图 10.26)。丙泊酚可通过影响血管调节所包含的其他信号转导通路而调节血管张力,如 ET_1[156,157]。此外,丙泊酚同样可减弱肌源性张力或血压-血流自主调节的反应[158]。

肺循环血管调节

接受心胸手术的患者(如原发性肺动脉高压患者行肺移植术,及慢性血栓栓塞性疾病患者行肺动脉内膜剥脱术)常涉及肺循环的原发性病理改变。对于此类患者的管理,麻醉诱导药对肺循环血管的调节作用可能具有重要意义。此外,该调节作用对伴有右心室衰竭的患者尤为重要[159]。麻醉诱导药亦可调节低氧性肺血管收缩,并影响术中特别是单肺通气期间的肺泡-动脉(alveolar-arterial,A-a)梯度。

Murray 等[160,161]系统研究了麻醉药对肺循环血管调节的作用。他们发现,丙泊酚通过一种涉及 NO 和内皮依赖性超极化因子的机制[161]而减弱内皮依赖性血管舒张[160]。但该效应在肺循环的血管平滑肌中似有不同,即丙泊酚并未减弱血管收缩并因此降低血管张力,而是似乎增加收缩性肌纤维对 Ca^{2+} 的敏感性,且加强儿茶酚胺类对肺动脉平滑肌细胞的作用[162,163](图 10.27)。

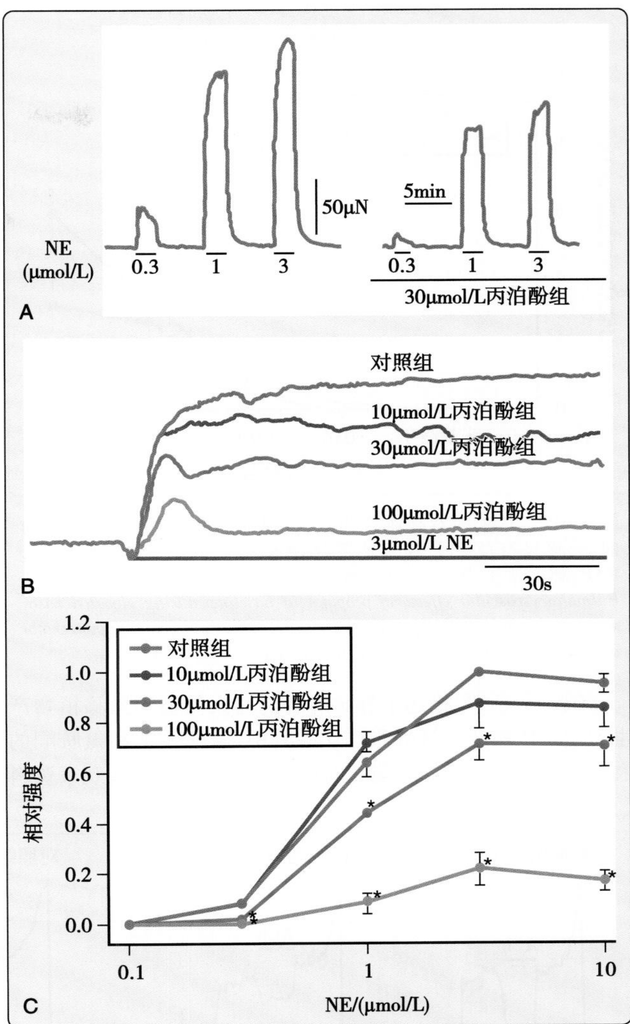

图 10.26 (A~C)丙泊酚对去甲肾上腺素(norepinephrine,NE)诱导的细胞内 Ca^{2+} 浓度增加和兔肠系膜阻力动脉平滑肌张力的作用。(*From Imura N, Shiraishi Y, Katsuya H, et al. Effect of propofol on norepinephrine-induced increases in*[Ca^{2+}]*and force in smooth muscle of the rabbit mesenteric resistance artery.* Anesthesiology. *1998;88:1566.*)

内皮功能

丙泊酚可调节内皮功能并改变血管的基础张力。有关该效应的数据取决于血管床、物种及实验条件,故对机制的研究具有广泛分歧。早期研究提示,丙泊酚介导的血管舒张是一种对内皮中的 NO 和前列腺素类血管舒张因子的激活功能[148]。但另一些研究则证实,丙泊酚和氯胺酮而非咪达唑仑对内皮依赖性舒张具有抑制作用[164]。氯胺酮对内皮依赖性舒张的抑制作用似乎由对 NO 生成的抑制所介导,而丙泊酚的抑制作用可能部分由对 NO 功能的抑制所介导。

在一项对兔肠系膜阻力动脉的研究中,Yamashit 等[165]证明了丙泊酚通过抑制血管的超极化而抑制前列环素介导的内皮依赖性血管舒张(图 10.28)。血管超极化与舒张的抑制似乎是由 ATP 敏感性 K^+ 通道的阻断所介导。虽然这些发现的临床意义还不清楚,但基于这些数据可以预测,丙泊酚对血管系统的作用在伴有显著内皮功能障碍(如高血压和动脉硬化)的患者中可明显不同。

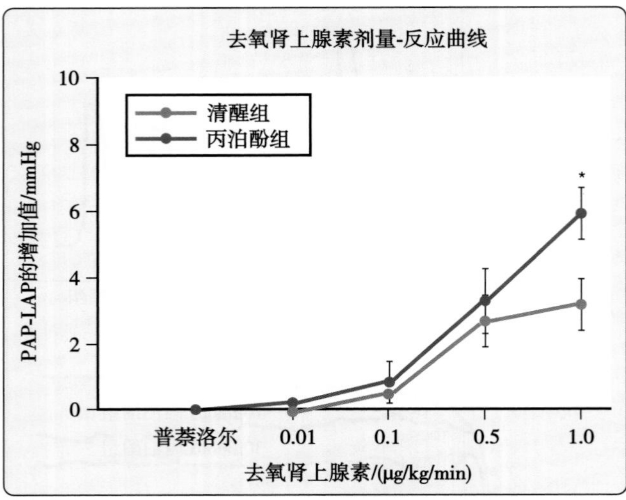

图 10.27　丙泊酚对肺血管的影响(基础状态时、血管张力增加时、交感兴奋及肾上腺素能受体激动时)。LAP,左心房压力;PAP,肺动脉压力。(*From Kondo U, Kim SO, Nakayama M, et al. Pulmonary vascular effects of propofol at baseline, during elevated vasomotor tone, and in response to sympathetic alpha-and beta-adrenoreceptor activation.* Anesthesiology. *2001;94:815.*)

Gursoy 等[166]描述了静脉麻醉药对人体桡动脉移植物产生的剂量依赖性血管舒张作用。其中,硫喷妥钠和氯胺酮的血管舒张特性比依托咪酯和丙泊酚更为显著。这些观察资料可能对于冠脉移植血管痉挛的围手术期管理具有意义[166]。

交感和副交感神经系统

丙泊酚对人体外周动脉静脉容量的累积效应似乎主要由它对交感神经系统(sympathetic nervous system,SNS)的作用所介导。一项精心设计的研究对比了丙泊酚经肱动脉局部注入与经体循环静脉内诱导给药的效应,发现丙泊酚直接经肱动脉注射对血管的阻力和容量作用甚微,而经静脉内给药则与星状神经节阻滞诱发的交感神经切除效应类似(图 10.29)。由此可见,丙泊酚对周围血管的作用似乎主要由减少交感缩血管神经活动度所介导[167]。

在另一项高水平的研究中,Sellgren 等[168]应用经皮肌肉交感神经活动度记录仪测定了丙泊酚对 SNS 的效应。研究者们证实,丙泊酚麻醉诱导中 SNS 活动度的深度下降伴有血流量的代偿性增加(通过激光多普勒测量)。而交感神经压力反射同样受到丙泊酚的抑制,提示该药对心血管整体功能的交感中枢调节具有深远影响。Yang 等[169,170]研究了丙泊酚调节交感中枢的确切位置,证明其主要抑制延髓背中线和腹外侧的血管舒缩中枢而引起低血压效应。

这些效应在 SNS 活动度高且交感抑制扩大化的患者中具有重要意义。对于存在休克、CHF 或某些其他病理生理状态的患者,SNS 对维持动静脉张力至关重要,因此在使用这类药物时需格外谨慎。

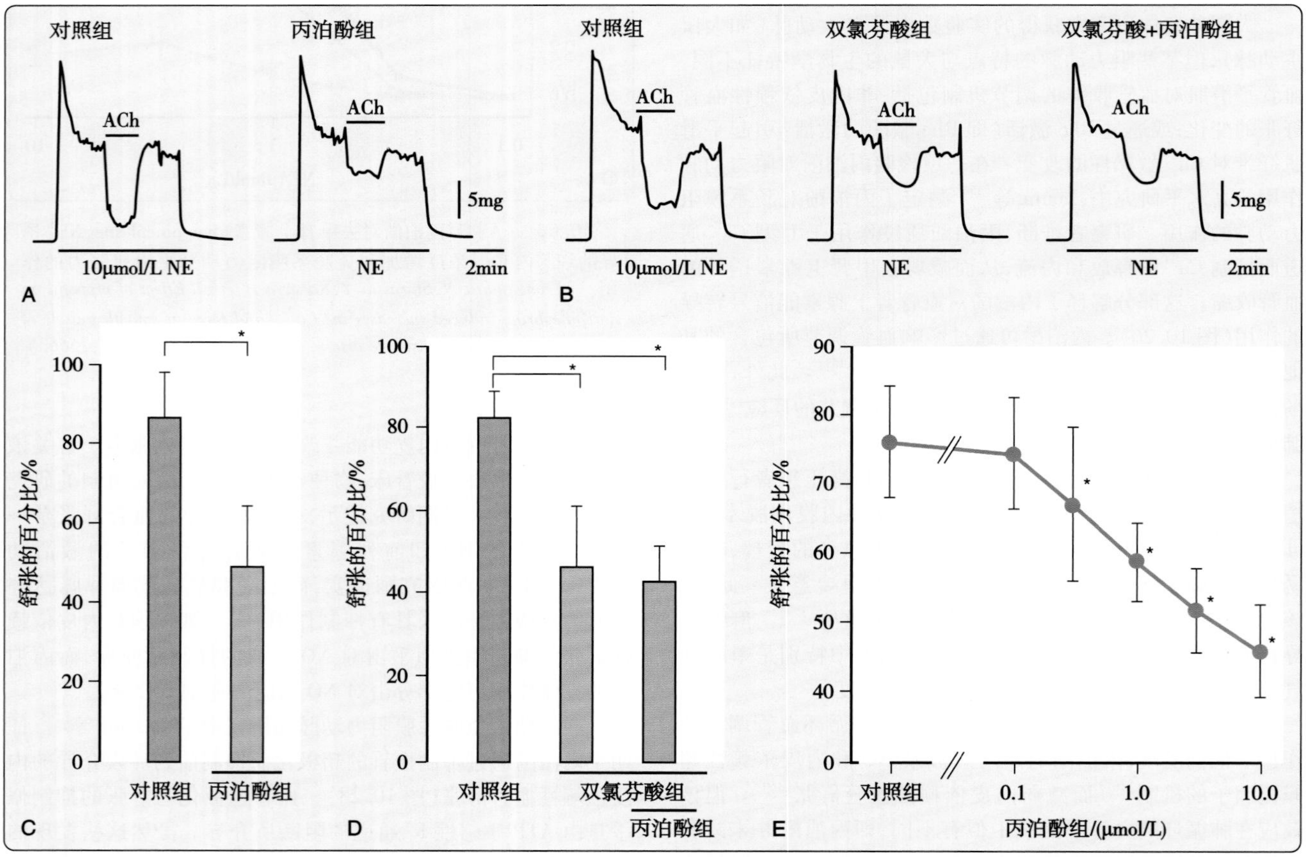

图 10.28　丙泊酚对兔肠系膜阻力动脉中乙酰胆碱(acetylcholine,Ach)诱导的内皮依赖性舒张和前列环素合成的抑制作用。NE,去甲肾上腺素;与对照组相比的显著性差异(*)($P<0.05$)。(*From Yamashita A, Kajikuri J, Ohashi M, et al. Inhibitory effects of propofol on acetylcholine-induced, endothelium-dependent relaxation and prostacyclin synthesis in rabbit mesenteric resistance arteries.* Anesthesiology. *1999;91:1080.*)

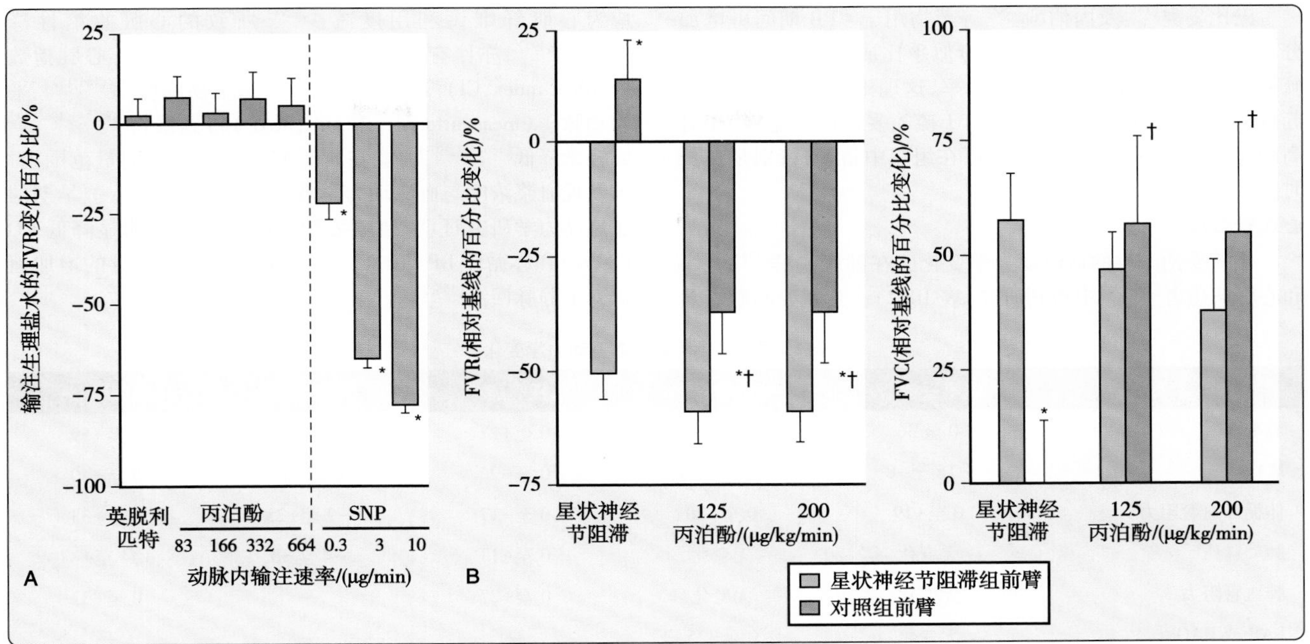

图 10.29 (A)经肱动脉输注英脱利匹特、丙泊酚和硝普钠(sodium nitroprusside,SNP),观察它们对前臂血管阻力(forearm vascular resistance,FVR)的影响。丙泊酚不改变 FVR,而 SNP 则显著降低 FVR。以生理盐水作为对照物,数据以平均数±标准差表示。* $P<0.05$ 表示相对生理盐水的显著性变化。(B)输注丙泊酚之前或期间星状神经节阻滞组和未阻滞对照组左前臂 FVR 和前臂静脉顺应性(forearm venous compliance,*FVC*)相对清醒基础状态的变化率。星状神经节阻滞对阻滞侧降低 FVR 而提高 FVC。在丙泊酚麻醉期间,交感阻滞侧前臂动静脉无明显扩张,但未阻滞对照侧则有明显扩张。数据以平均数±标准差表示。* $P<0.05$ 表示各组前臂间有显著性差异;† $P<0.05$ 表示使用丙泊酚前后有显著性差异。(*From Robinson BJ, Ebert TJ, O' Brien TJ, et al. Mechanisms whereby propofol mediates peripheral vasodilation in humans. Sympathoinhibition or direct vascular relaxation*? Anesthesiology. *1997*;*86*:*64*.)

血管重构与细胞增殖

文献显示,静脉麻醉药对血管的效应可能不单是通过改变血管平滑肌的收缩状态而直接调节血管张力,也可能改变血管平滑肌的增殖并调节血管发生中的重要通路。例如 Shiga 等[171]证明,氯胺酮(而非丙泊酚)通过一种 PKC 依赖性通路而抑制血管平滑肌增殖。而咪达唑仑(而非氯胺酮)则促使血管平滑肌细胞释放出血管内皮生长因子,即一种在血管发生和细胞增殖中重要的生长因子[172]。这些发现的临床意义尚未得知,但其强调了这些麻醉药物从人体代谢后可能还具有持续作用。

麻醉药物

硫喷妥钠

总体特性

硫喷妥钠作为静脉麻醉药的历史已久(框 10.5)。自 Lundy 于 1934 年介绍以来,硫喷妥钠因其起效迅速的催眠作用(即一个臂脑循环时间)、高度可预测性、无血管刺激性及总体安全性,成为几十年来仍被广泛使用的麻醉诱导药[173]。

硫喷妥钠用于老年人的诱导剂量要少于健康年轻人[174]。Brodie 和 Mark[178]对硫喷妥钠的快速再分布至苏醒做了早期的经典研究,而药物代谢动力学分析[175-177]证实了这些发现。硫喷妥钠的分布半衰期($t_{1/2}\alpha$)为 2.5~8.5 分钟,总体清除率因人而异,变化于 0.15~0.26L/kg/h[167-169,171,172],消除半衰期($t_{1/2}\beta$)变化于 5~12 小时[176,177,179,180]。

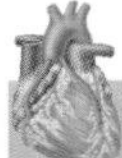

框 10.5 静脉麻醉药

硫喷妥钠

- 硫喷妥钠通过以下机制减少心输出量:
  - 直接的负性肌力作用。
  - 由静脉容量增加产生的心室充盈度降低。
  - 交感神经自中枢神经系统传出的短暂性减少。
- 由于这些效应,当硫喷妥钠用于左或右心室衰竭、心脏压塞及低血容量的患者时需谨慎。

咪达唑仑

- 咪达唑仑经静脉给药后血流动力学变化较小。

依托咪酯

- 依托咪酯是改变血流动力学参数最轻微的药物。对非心脏病和心脏病患者使用依托咪酯均可保持显著的血流动力学稳定性。
- 对于伴有低血容量、心脏压塞或低心输出量的患者,依托咪酯是除氯胺酮外更适用的诱导药物。

氯胺酮

- 氯胺酮的一个特点为对心血管系统的兴奋作用,伴有极显著的血流动力学变化,包括心率、心脏指数、体循环血管阻力、肺动脉压及体循环动脉压的明显增加。这些循环变化可增加心肌氧耗及适度增加冠脉血流。
- 氯胺酮用于血流动力学不稳定患者的麻醉诱导具有安全性和有效性,且对于心脏压塞患者也可作为诱导药物的选择。

右美托咪定

- 右美托咪定是一种具有高度选择性、特异性和强效的 α_2-肾上腺素能受体激动剂。
- α_2-肾上腺素能激动剂可安全减少麻醉药物的需要量,促进血流动力学的稳定性。这类药物可增强麻醉药物的镇静和镇痛作用而不产生呼吸抑制或苏醒期延长等副作用。

巴比妥类[181]及丙泊酚[182]等药物用于CPB期间可增加分布容积(V_d)。年轻人(<13岁)似乎比成年人拥有更快的硫喷妥钠总体清除率和血浆清除率,这理论上可导致更快的苏醒,尤其在多次给药后[183]。由于硫喷妥钠的亲脂性、相对高的V_d及较低的肝清除率,其可在组织中蓄积,特别是在长时间大剂量给药的情况下。

心血管效应

硫喷妥钠产生的血流动力学变化已在健康人群[174,184-190]和心脏病患者[191-196]中得到研究(表10.2)。其主要心血管效应为心肌纤维钙利用度减少[198]所致的心脏收缩性降低[188,189,197],亦伴有HR的增加[174,185,187-189,194-197]。心脏指数(cardiac index,CI)没有变化[185,193-196]或有所降低[184,186,189],平均动脉压(mean arterial pressure,MAP)得到维持[185,195,196,199]或轻微降低[186,187,193-195]。在所研究的硫喷妥钠剂量范围内,未发现血浆浓度与血流动力学效应之间的关系[174]。早期的血流动力学研究证明,硫喷妥钠(100~400mg)明显降低CO(24%)和体循环BP(10%),推测是由于静脉容量的增加而减少了静脉回流[186,200]。

表10.2 诱导药物和血流动力学变化

参数	硫喷妥钠/%	咪达唑仑/%	依托咪酯/%	丙泊酚/%	氯胺酮/%
心率	0至36	-14至+21	0至+22	-6至+12	0至+59
MAP	-18至+8	-12至-26	0至-20	0至-47	0至+40
体循环血管阻力	0至+19	0至-20	0至-17	-9至+25	0至+33
肺动脉压	无变化	无变化	0至-17	-4至+8	+44至+47
肺血管阻力	无变化	无变化	0至+27	—	0至+33
LAP或PAOP	无变化	0至-25	—	—	—
左心室舒张末压或PAOP	—	—	0至-11	+13	无变化
右心房压	0至+33	无变化	无变化	-8至-21	+15至+33
心指数	0至+24	0至-25	0至+14	-6至-26	0至+42
每搏输出量	-12至-35	0至-18	0至-15	-8至-18	0至-21
左心室搏出做功指数	0至-26	-28至-42	0至-27	-15至-40	0至+27
右心室搏出做功指数	NR	-41至-57	—	—	—
dP/dt	-14	0至-12	0至-18	—	无变化
$1/PEP^2$	-18至-28	—	—	—	—
收缩时间间隔	—	—	无变化	—	NR

dP/dt,收缩早期左心室内压力上升的速率;LAP,左心房压;MAP,平均动脉压;NR,未报告;PAOP,肺动脉阻塞压;PEP,射血前期。

CO降低的机制包括:直接的负性肌力作用、由静脉容量增加所致的心室充盈减少,以及交感神经自中枢神经系统传出的短暂性减少。硫喷妥钠的给药伴有10%~36%的HR增加,可能由压力感受器介导的心脏交感神经反射激活所引起。硫喷妥钠产生剂量相关的负性肌力作用,可能是由流入细胞的钙减少继而肌纤维膜位点的钙数量减少而产生[201,202]。接受4mg/kg硫喷妥钠的代偿性心脏病患者比无心脏病患者的BP降低更多(18%)。硫喷妥钠可引起HR增加11%~36%,而由于心肌氧耗($M\dot{V}O_2$)的强制性增加,当该药(1~4mg/kg)用于冠脉疾病(coronary artery disease,CAD)患者的麻醉时具有潜在危害。

尽管已知硫喷妥钠大剂量快速给药时具有心血管抑制作用,但当其在健康人群或心脏病患者中缓慢或输注给药时仅具有极微的血流动力学效应。而心血管参数的明显降低往往出现在心室功能受损的患者中。当硫喷妥钠用于低血容量患者时可伴有CO的明显减少(69%)和BP的大幅度下降,提示缺乏适当代偿机制的患者在使用硫喷妥钠诱导时可引发严重的血流动力学抑制[203]。当硫喷妥钠用于美国麻醉医师协会(American Society of Anesthesiologists,ASA)Ⅲ级(即严重系统性疾病)和Ⅳ级(即威胁生命的严重系统性疾病)患者的诱导时,其产生的BP和HR变化比咪达唑仑更大。

心脏麻醉中的应用

硫喷妥钠可安全用于正常人群和代偿性心脏病患者的麻醉诱导。由于硫喷妥钠引起的负性肌力作用、静脉容量增加及剂量相关的CO减少,故当其用于心室衰竭、心脏压塞或低血容量的患者时需谨慎。而心动过速的进展对于缺血性心脏病患者是一个潜在问题。

一项对于输注硫喷妥钠有争议的额外应用是假定其在患者行择期心脏手术CPB期间的脑保护作用[204]。而硫喷妥钠在CPB期间的脑保护作用受到Zaidan等[205]的挑战,他们证明在接受CABG低温CPB的硫喷妥钠组和对照组患者之间无结局差异。虽然CPB期间巴比妥类药物的应用可能导致心肌抑制并需要额外的强心药支持,但Ito等[206]的研究提示在CPB期间输注硫喷妥钠对维持周围血管灌注具有益处,后者使得复温更匀速、碱缺失减少及术后升压药支持的需求降低。

咪达唑仑

总体特性

咪达唑仑是一种水溶性苯二氮䓬类药物,不同于大多数在欧洲国家合成和首次测试的新型麻醉药，它于1975年在美国合成。它因起效迅速、作用时间短及相对较快的血浆清除率而在苯二氮䓬类中具有独特性[207]。该药用于全身麻醉的诱导剂量为0.05~0.2mg/kg（尚有争议），且取决于术前用药和注射速度[208-211]。

咪达唑仑的药物代谢动力学参数显示其比地西泮和劳拉西泮的清除明显更快。咪达唑仑的快速再分布和高肝脏清除率解释了其相对较短的催眠和血流动力学效应。它的 $t_{1/2}\beta$ 约为2小时，至少10倍小于地西泮[212-216]。

心血管效应

咪达唑仑的血流动力学效应已在健康受试者[182,217,218]、ASA Ⅲ级患者[219]及缺血性[200-227]或瓣膜性[219]心脏病（valvular heart disease，VHD）患者中得到研究。表10.2总结了用咪达唑仑麻醉诱导后的血流动力学变化。在已有术前用药的CAD患者中，咪达唑仑（0.2mg/kg）经静脉给药后仅出现很小的血流动力学变化[223,225]。其重要的变化包括：MAP降低20%（即自102mmHg降至81mmHg）和心率增加15%（即自55次/min增至64次/min）[223]。而CI则得到维持[223,225]。心室充盈压在心室功能正常的患者中无变化或降低[223,225]，但在肺毛细血管楔压增高（PCWP = 18mmHg）的患者中明显下降[224]。不同剂量的咪达唑仑对血流动力学的影响都很小：0.2mg/kg[225]、0.25mg/kg[222]和0.3mg/kg[227]均产生类似效应。

咪达唑仑（0.05mg/kg）镇静对于接受心导管手术的患者无任何血流动力学影响[220]。Marty等[221]指出，在CAD患者中使用咪达唑仑0.2mg/kg麻醉诱导可引起CBF减少24%及 $M\dot{V}O_2$ 降低26%。与缺血性心脏病患者相同，VHD患者在咪达唑仑麻醉诱导后仅有极少的CI、HR和MAP变化[220]。由于咪达唑仑不是镇痛药，故当其用于麻醉诱导随即行气管内插管可出现HR和BP的明显增高[187,225-227]。而辅助性镇痛药对于阻断有害刺激反应是必需的。

咪达唑仑似乎比地西泮更多地影响容量血管。至少在CPB期间，咪达唑仑较地西泮使泵的静脉储备量下降更多；而地西泮则比咪达唑仑更多地降低SVR[228]。

已证明咪达唑仑（0.15mg/kg）和氯胺酮（1.5mg/kg）结合可安全而有效地用于急诊手术的快速序贯诱导[190]。该组合因其更少的心血管抑制、更好的遗忘作用及更少的术后嗜睡而优于单纯使用硫喷妥钠。如果咪达唑仑用于已接受芬太尼的患者，则可能出现明显的低血压，正如在地西泮与芬太尼中所见[229]。然而，咪达唑仑与芬太尼常规复合用于心脏手术全身麻醉的诱导与维持并未产生不良的血流动力学结果[230,231]。

心脏麻醉中的应用

咪达唑仑因其起效迅速、维持时间短、水溶性以及不引起明显的血栓性静脉炎，而与其他苯二氮䓬类药物截然不同。它也因此成为心脏手术的麻醉主流用药之一。

依托咪酯

总体特性

依托咪酯是一种羧化咪唑衍生物，由Godefroi等于1965年合成[232]。动物实验发现依托咪酯的安全范围比硫喷妥钠大4倍[233]。其0.3mg/kg的推荐诱导剂量具有显著的催眠作用。依托咪酯具有适度的脂溶性[234]、迅速起效（即10至12秒）及作用持续期短暂等特点[235-237]。它主要在肝脏和血液中水解[238]。

给予缓冲液型依托咪酯的病例中约40%伴有灼烧感，约40%至50%伴有肌阵挛性活动[237]。肌阵挛性活动与脑电图上的癫痫样波形无关[234]。

输注或单次注射依托咪酯均直接抑制肾上腺皮质功能，并干扰正常的应激反应[237-239]。由依托咪酯的咪唑基介导的11β-羟基化作用导致皮质醇和醛固酮的生物合成减低[240-242]。依托咪酯诱发的肾上腺抑制的临床意义仍未明确。

心血管效应

在与其他麻醉药物的比较研究中，依托咪酯通常被认为是改变血流动力学变量最少的药物[243-249]。对非心脏病[245,248,250]和心脏病[195,243,246,247,251,252]患者的研究证明，给予依托咪酯后呈现出显著的血流动力学稳定性（见表10.2）。在健康受试者或代偿性缺血性心脏病患者中，给予依托咪酯0.15~0.3mg/kg的剂量之后，HR、肺动脉压（pulmonary artery pressure，PAP）、PCWP、左心室舒张末压、右心房压（right atrial pressure，RAP）、CI、SVR、肺血管阻力（pulmonary vascular resistance，PVR）、左心室压在收缩早期升高比率（dP/dt）以及收缩时间间隔均无明显变化[195,243,244,252]。与其他麻醉药物相比，依托咪酯引起心肌氧供需平衡的变化最小。体循环BP在多数人群中保持不变[243,244,246,249]，但在VHD患者中可能下降10%~19%[247,251,253]。

依托咪酯引起的剂量相关性血流动力学改变已在犬中得到证实，且归于3种可能的原因：CNS交感神经兴奋的降低、由局部 O_2 消耗下降所致的自主调节，以及由静脉回流减少引起的SV降低[254]。

依托咪酯的剂量相关性直接负性肌力作用在犬中得到证实，但其作用的显著性仅为等效麻醉剂量的硫喷妥钠的二分之一[201]。由于HR、前负荷和后负荷的伴随变化，在体内测定麻醉药物对心肌收缩性的效应是困难的。虽然该效应可在体外进行评估，但并不能准确反映心肌整体所发生的情况。Riou等[255]运用左心室乳头肌和电磁杆系统研究了依托咪酯对心肌固有收缩性的作用。结果显示，依托咪酯可诱发轻微的正性肌力作用，并提高心肌的最大收缩速率。然而，丙二醇作为依托咪酯的可用溶剂，似乎在某些临床条件下可引起SR的功能障碍及轻微的负性肌力作用。

静脉注射依托咪酯（0.3mg/kg）用于AMI患者行经皮冠脉血成形术的全身麻醉诱导没有改变HR、MAP及心率-血压乘积，证明该药显著的血流动力学稳定性[256,257]。然而，VHD可能影响血流动力学对依托咪酯的反应。尽管大多数患者可维持其BP，但主动脉瓣和二尖瓣VHD患者的收缩压和舒张压可明显降低17%~19%[247,251]，而PAP和PCWP则降低11%至17%[251]。VHD患者的CI在接受依托咪酯0.3mg/kg后保持不变[194,247]或降低13%[251]。主动脉瓣疾病和二尖瓣疾病患者对依托咪酯的反应没有差别[251]。

Wauquier[257]比较了依托咪酯和硫喷妥钠在低血容量犬中的效应，并在其研究中预见到依托咪酯未来的广泛临床应用。在失血性休克模型中的犬被放血至40~45mmHg

的 MAP,继而给予依托咪酯(1mg/kg)或硫喷妥钠(10mg/kg)。硫喷妥钠组具有明显更多的血流动力学抑制,而依托咪酯组则有更高的生存率。该结论在人体中的正确性尚不清楚,但临床证据提示依托咪酯对于低血容量患者是有益的。

心脏麻醉中的应用

在某些情况下,依托咪酯的优势超过其缺点。其紧急应用包括各种必须快速诱导的情况。依托咪酯比其他麻醉药物(氯胺酮除外)更适用的代表人群可能包括:低血容量、心脏压塞或低 CO 患者。依托咪酯的短暂催眠作用意味着必须给予额外的镇痛药或催眠药。依托咪酯并没有比其他多数麻醉诱导药为接受择期手术的患者提供更多确实益处。

氯胺酮

总体特性

氯胺酮是一种苯环己哌啶衍生物,其麻醉作用明显不同于巴比妥类药物及其他 CNS 抑制剂,故而 Corssen 和 Domino[258]将其麻醉作用称为"分离麻醉"。氯胺酮的特性及其麻醉应用已得到完整回顾[199]。虽然氯胺酮可产生迅速催眠和深度麻醉,但并没有如其他多数麻醉诱导药一般抑制呼吸和心血管功能。

长期困扰氯胺酮临床应用的问题是其致幻作用(如噩梦、幻觉等)。初步资料显示,氯胺酮对于接受心脏手术患者的术后认知功能障碍可能具有一定预防作用。而 Hudetz 等主导的一项研究[259]则提示,氯胺酮可减轻心脏手术患者的术后谵妄。

心血管效应

氯胺酮的血流动力学效应已在非心脏病患者[247,260-265]、重症患者[266]、老年患者[267]及多种心脏疾病患者[262,268-270,272-278]中得到研究。表 10.2 包含了血流动力学对氯胺酮的反应范围。氯胺酮的一个特性为对 CVS 的激活。其最突出的血流动力学变化为 HR、CI、SVR、PAP 及体循环动脉压的明显升高。这些循环变化可升高 $M\dot{V}o_2$ 且伴有 CBF 的适当增加[268,277]。虽然 $M\dot{V}o_2$ 出现总体增高,但由于 PVR 比 SVR 升高更明显,故某些证据显示此增高结果主要应由右心室承担[279];然而左右心室均显示出 $M\dot{V}o_2$ 的增高作用。

已观察到在所测定的相对小剂量范围内,氯胺酮伴随的血流动力学变化无剂量相关性;即静脉内予以氯胺酮 0.5 和 1.5mg/kg 之后的血流动力学变化无明显差异[280]。氯胺酮的第二剂产生与第一剂相反的血流动力学效应[276]。VHD 患者经氯胺酮(2mg/kg)麻醉诱导后可见的心血管兴奋作用并没有在第二次给药中观察到,而是由伴随的 BP、PCWP 及 CI 下降所替代。

氯胺酮在健康人群和缺血性心脏病患者中产生相似的血流动力学变化[264]。在 PAP 增高(如二尖瓣疾病)的患者中,氯胺酮引起的 PVR 增加似乎比 SVR 增加更多。给予氯胺酮和泮库溴铵后可出现明显的心动过速,而这也使 CAD 或 VHD 伴心房纤颤患者的麻醉诱导变得复杂化[281]。在一项对接受择期 CABG 患者的研究中,当 S-(+)-氯胺酮与丙泊酚联合使用时,并没有引起术后心脏肌钙蛋白 T 的增加[282]。

氯胺酮对循环系统兴奋作用的机制仍是个未知数。而氯胺酮对心肌的直接作用也存在争议。Riou 等[283]证明,氯胺酮对心肌具有两种相反的作用:可能由 Ca^{2+} 内流增加所致的正性肌力作用;以及 SR 功能的损伤。但该损伤仅在氯胺酮超治疗剂量或心肌病理状态下明显[284],且仅在这些情况下超过其正性肌力作用。而氯胺酮引起的心肌抑制已在离体兔心脏[285]、活体犬及离体犬心脏中得到证明[286,287]。尽管氯胺酮对心血管兴奋的确切作用位点未知,但 Ivankovich 等[288]指出,小剂量氯胺酮直接注入 CNS 可立即出现血流动力学兴奋作用。研究表明,氯胺酮亦引起交感神经元的去甲肾上腺素释放,后者可在静脉血中测得[268,280,289]。而使用巴比妥类药物、苯二氮䓬类药物[280,288-290]及氟哌利多[269]则有可能阻断该效应。

动物研究支持氯胺酮的主要血流动力学效应为中枢性而非外周性这一假说[291-298]。氯胺酮的可卡因样神经元去甲肾上腺素再摄取抑制并不局限于其对 CVS 的总体影响[299,300]。氯胺酮是否在中枢起相同作用,从而阻止脑内去甲肾上腺素的再摄取亦不知晓。

提前给予苯二氮䓬类药物是阻断氯胺酮诱发的高血压和心动过速最常用且成功的方法之一。地西泮、氟硝西泮及咪达唑仑均可成功减弱氯胺酮的血流动力学效应[190,270,273,290,301-303]。在一项包含 16 位 VHD 患者的研究中,当予以地西泮(0.4mg/kg)预处理后,氯胺酮(2mg/kg)并未产生明显的血流动力学变化[270]。其 HR、MAP 及心率-血压乘积没有变化,但 CI 有轻微但明显的降低[270]。

Hatano 等[302]报告了他们的经验,对 200 位心脏手术患者给予地西泮(0.3 至 0.5mg/kg)继而输注氯胺酮(0.7mg/kg/h),在麻醉诱导、气管内插管和切皮期间均产生稳定的血流动力学过程。地西泮与氯胺酮的联合应用在血流动力学稳定性方面可与大剂量芬太尼麻醉技术相媲美。患者中无人发生幻觉,但有 2% 做梦及 1% 可回忆手术室内的事情[302]。

Levanen 等[304]建议,在以氯胺酮为基础的麻醉之前予以肌肉内注射右美托咪定 2.5μg/kg 作为术前用药,在阻断氯胺酮的血流动力学效应方面与咪达唑仑同样有效,且在降低 CNS 不良反应方面更为有效。由于右美托咪定有引起心动过缓的倾向,建议同时使用抗胆碱能药物。

研究证实,氯胺酮(2mg/kg)可安全有效地用于血流动力学不稳定且需要急诊手术患者的麻醉诱导[266,305,306]。此类患者大多数由于创伤或大量出血导致低血容量,使用氯胺酮诱导后可维持 BP 与 CO 不变[266,305]。在心包积液累积(伴或不伴缩窄性心包炎)的患者中,使用氯胺酮(2mg/kg)诱导可维持 CI 且提高 BP、SVR 和 RAP[307,308];而 HR 无明显变化,这可能是由于心脏压塞已经产生了代偿性心动过速。

心脏麻醉中的应用

对于血容量减少或心脏压塞成年患者,氯胺酮或许是最安全且最有效的麻醉药物。苯二氮䓬类药物可以减轻其副作用,如心动过速、高血压和急性谵妄等。

丙泊酚

丙泊酚于 1986 年被引入临床应用。它是一种有催眠性质的烷基苯酚。丙泊酚的药物代谢动力学已被众多研究所评估,且被描述为二室[309,310]和三室[311,312]模型。

心血管效应

丙泊酚的血流动力学效应已在 ASA Ⅰ级(即正常和健康)和 ASA Ⅱ级(即轻度系统性疾病)患者[313]、老年患者[314,315]、CAD 伴左心室功能良好的患者[316,317],以及左心室功能受损的患者中得到研究(见表 10.2)。大量研究比较了丙泊酚与其他最常用麻醉诱导药物的心血管效应,包括巴比妥类和依托咪酯[318-322]。然而,由于麻醉技术、药物剂量及数据测量方法的差异,对研究结果的比较存在困难。可以明确的是,丙泊酚 2mg/kg 静脉内诱导及 100μg/kg/min 维持输注后,收缩动脉压可降低 15% 至 40%,舒张动脉压和 MAP 的变化类似。

丙泊酚对 HR 的影响变异很大。多数研究证实,给予丙泊酚后 SVR、CI、SV 和 LVSWI 有明显下降,其中 SVR 降低 9% 至 30%。虽有争议,但证据亦指向丙泊酚可引起心肌收缩力的剂量依赖性降低。在一项双盲随机对照试验中,Bendel 等[323]比较了丙泊酚与依托咪酯在主动脉瓣狭窄患者接受择期主动脉瓣手术过程中的效应,并推断在麻醉诱导期间,前者导致低血压的可能性是后者的两倍[323]。

有文献提示丙泊酚增加血清甘油三酯水平[324-326]。Oztekin 等[327]于 2007 年主导了一项研究,评估丙泊酚与咪达唑仑对接受 CABG 手术患者术后早期血脂水平的影响,发现术中输注丙泊酚 4 小时的患者的术后血浆甘油三酯和极低密度脂蛋白水平明显增高。该结果对临床结局和术后病程的影响尚待分晓[327]。

心脏麻醉中的应用

Newman 等[328]在一项关于丙泊酚对 CPB 期间脑生理效应的研究中发现,无脉搏性 CPB 期间给予丙泊酚可使脑血流和脑代谢率同时呈现统计学上的显著降低,而对脑动静脉氧含量或颈静脉球静脉血氧饱和度无不良影响。脑血流和脑代谢率的同时降低提示丙泊酚可能降低 CPB 期间脑栓塞的发生率。

在行单肺通气的胸科手术患者中,丙泊酚对缺氧性肺血管收缩的作用轻微。与异氟烷相比,丙泊酚用于麻醉维持虽然可导致 CI 和右心室射血分数的降低,但也避免了异氟烷引起的单肺通气开始时肺内分流的增加(分流率可增加 3 倍之多)[329]。

右美托咪定

右美托咪定,是美托咪定的药理学活性 D-异构体,是一种具有高度选择性、特异性和强效性的肾上腺素能受体激动剂。在受体结合实验中,与 α_2-肾上腺素能激动剂的经典原型可乐定相比,美托咪定具有更高的 α_2/α_1 选择比率。作为 α_2-肾上腺素能受体激动剂,美托咪定比可乐定更为有效。在实验动物中,右美托咪定可有效降低吸入麻醉药的最低肺泡有效浓度(minimal alveolar concentration, MAC),且在足够高剂量时可表现出完全的麻醉作用。右美托咪定的作用及减少麻醉药需要量的确切机制仍不明,但认为其与 CNS 中突触前和突触后 α_2-肾上腺素能受体的作用有关。

心血管效应

右美托咪定的心血管效应为剂量相关性。Furst 和 Weinger[330]证明,大鼠体循环 BP 的增高与高剂量右美托咪定的预处理有关,而右美托咪定对自主呼吸大鼠的动脉血气影响很小,这与其产生极少的呼吸抑制相符。对猪予以美托咪定 30μg/kg 静脉内注射或 80μg/kg 肌肉内注射,显示出 HR 与 CO 降低及 SVR 增高。对已麻醉且交感神经被阻滞的犬予以美托咪定 5 至 10μg/kg 静脉内注射,提示 CO 的降低并非由心脏收缩力降低而是由血管阻力增加及 HR 降低所介导。在高剂量右美托咪定时,SVR 的增加最有可能因血管平滑肌内外周神经突触后 α_2-肾上腺素能受体的激活而产生。

研究证实,ASA Ⅰ级女性患者术前接受低剂量的右美托咪定 0.5μg/kg,BP 和 HR 轻度降低。在氯胺酮-N_2O-氧气联合麻醉药诱导前予以右美托咪定 2.5μg/kg 肌肉内注射,可有效减少氯胺酮的心脏兴奋作用,但亦增加术中及术后心动过缓的发生率[304]。在有 CAD 风险的血管病患者中,予以围手术期静脉内输注低剂量右美托咪定可降低术前 HR 和收缩 BP 并减少术后心动过速,但也导致术中药物干预需求的增加以维持 BP 和 HR。该效应的确切机制未知,但它可能反应出交感神经自 CNS 传出的减弱。

关于右美托咪定的血流动力学效应是否受背景麻醉药物的影响尚存在争议。在清醒动物中,右美托咪定主要引起低血压效应,但 MAP 随强效吸入麻醉药的加入可保持不变或增加,这提示吸入麻醉药与该类麻醉药相互作用的不同机制。右美托咪定对呼吸影响微弱,对自主呼吸的犬给药后伴有极少的动脉二氧化碳分压(arterial carbondioxide tension, $PaCO_2$)增加。故该药比其他呼吸抑制的麻醉药物具有潜在优势。美托咪定的镇痛作用由脊髓背角痛觉中继神经元反应的抑制所介导。

心脏麻醉中的应用

临床研究显示,α_2-肾上腺素能激动剂可安全降低麻醉药物的需要量,且促进血流动力学的稳定性。这些药物可提高镇静和镇痛作用而不产生呼吸抑制或延长苏醒期。Barletta 等[331]对比了术中接受丙泊酚或右美托咪定的心脏手术患者术后阿片类药物的需要量,发现虽然右美托咪定相比丙泊酚可减少阿片类药物的使用量,但并不意味着缩短机械通气的持续时间,且确实导致镇静相关费用的明显增加[331]。

Levanen 等[304]提示,右美托咪定在减轻氯胺酮的麻醉后谵妄反应方面可成为苯二氮䓬类药物的有效替代。α_2-肾上腺素能激动剂潜在抑制阿片类药物引起的僵直,因而其可作为心脏手术大剂量阿片类麻醉药的辅助用药。对比其他麻醉辅助药物如苯二氮䓬类,α_2-肾上腺素能受体激动剂右美托咪定在已使用大剂量阿片类药物的情况下,不会进一步对心血管及呼吸系统产生抑制作用。

右美托咪定作为镇静辅助药用于重症监护室中术后患者的管理变得日益普遍[332]。有一种观点正在流行且可作为重要参考,即术中用药的种类和剂量可影响术后病程,尤其是神经精神系统事件的发生[333]。术后患者的管理在第 37、38 和 39 章中有广泛涉及。总之,药理学证据显示右美托咪定可作为心脏麻醉的辅助用药。

阿片类药物在心脏麻醉中的应用

命名和分类

通常有多种名称用于描述吗啡样的强效镇痛药。单词“麻醉剂(narcotic)”源于希腊语“麻木(stupor)”,是指任何可以导致睡眠的药物。在法律术语中,它是指任何产生成瘾和身体依赖的物质。而将吗啡或吗啡样药物描述为“麻醉剂”会引起误解,因此不宜使用。

“阿片剂(opiates)”包括生物碱及相关的合成与半合成药物,通过与一种或多种阿片受体呈空间特异性相互作用而产生药理作用。本章节采用另一更具包含性的名称“阿片类物质(opioid)”,包括内源性阿片类物质。阿片类物质可以是激动剂、部分激动剂或拮抗剂。

天然、半合成及合成的阿片类物质中存在化学结构的广泛多样性。阿片类物质包含数个重要的生物碱成分,后者的变化可导致药理作用的显著不同。根据化学结构的不同,可将阿片的五种主要生物碱成分分为两类,即菲类(phenanthrene)和苄基异喹啉类(benzylisoquinoline)。菲的衍生物包括吗啡、可待因及致痉挛性化合物二甲基吗啡,其中二甲基吗啡可作为化学前体用于许多临床实用的半合成阿片类化合物(如羟考酮)的生产过程。苄基异喹啉的衍生物包括磷酸二酯酶抑制剂、平滑肌松弛剂罂粟碱及止咳药那可丁。

在保留吗啡分子基本五环结构的同时对其进行修饰,可产生同样具有镇痛作用的半合成化合物(如氢吗啡酮、二乙酰吗啡)。进一步移除五环结构即产生合成阿片类药物。只要共同核心或T构型在空间化学上得到保留及共享,这些合成衍生物就能保持阿片类的特性。T构型包括哌啶环构成的横轴及羟基苯基团构成的纵轴(图10.30)。

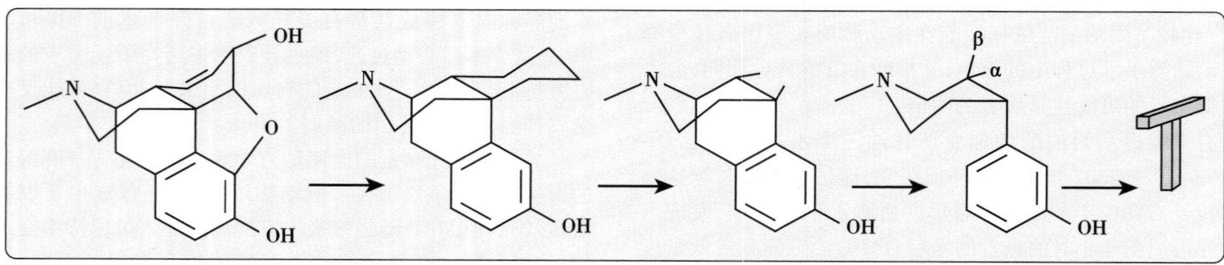

图10.30 合成阿片类药物,是由吗啡五环菲结构中环结构的连续移除而产生。所有阿片类药物拥有共同的核心,称为“T构型”。一个哌啶环(赋予某种化合物以阿片样特性)构成横杆,一个羟基化苯构成垂直轴。(*From Ferrante FM. Opioids. In: Ferrante FM, VadeBoncouer TR, eds.* Postoperative Pain Management. *New York: Churchill Livingstone; 1992: 149.*)

阿片类受体

Beckett 和 Casy[334]开创性地阐述了阿片类受体的构想,并使得 Portoghese[335]于1965年根据阿片类化合物的镇痛活性与其化学结构的关系而推断体内存在不同的阿片类受体(框10.6)。该理论已被人们所接受,而各种阿片类受体的若干亚型也已被识别。通过生物化学和药理学方法,阿片类受体可分为μ-、δ-和κ-受体[336-338]。而δ-受体在药理学上又包括两种亚型:δ_1和δ_2[339-342]。表10.3列出了阿片类受体及其相关的激动剂和拮抗剂。

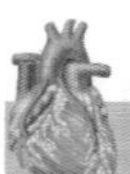

框10.6 阿片类物质

- 已证实心肌组织和血管组织中均存在μ-、δ-和κ-受体及内源性阿片类前体。
- 阿片类前体和阿片类受体在心血管系统病理生理条件下(如充血性心衰、心律失常等)的功能性作用有待研究。
- 外源性阿片类药物的主要心血管效应为减弱交感神经中枢的传出。
- 内源性阿片类物质及其受体(特别是δ_1-受体)对心脏的早期和延迟性预适应可能起重要作用。
- 心肺转流对血药浓度的影响复杂,主要因素包括:血液稀释、血浆蛋白结合力的改变、低温、肺隔离以及肝肾血流动力学的改变。其具体影响具有药物相关性。

表10.3 μ-、κ-和δ-阿片受体的激动剂与拮抗剂

阿片类受体	激动剂	拮抗剂
μ	吗啡	纳洛酮
	芬太尼	纳曲酮
	左啡诺	β-Funaltrexamine(β-FNA)[a]
	美沙酮	纳布啡[b]
κ	U-50,488H	Nor-binaltorphimine(nor-BNI)
	乙基氯代环唑星(Ethylketocyclazocine,EKC)	MR-2266
	螺朵林(U-62,066E)	纳洛酮
	U-69,593	
δ	(-)TAN-67	纳曲吲哚
	7-Spiroindinooxymorphone(SIOM)	7-苯甲基-纳曲酮(7-Benzylidenenaltrexone,BNTX)
	(+)-4-[((αR)-α(2S,5R)-4-烯丙基-2,5-二甲基-1-哌嗪)-3-甲氧基-苯甲基]-N,N-二乙基苯甲酰胺氯化物(SNC 80)	Naltriben

[a]β-FNA是一种不可逆的阿片受体拮抗剂。

[b]纳布啡是一种具有部分激动性的阿片受体拮抗剂。

μ-、δ-和 κ-受体已被成功克隆，且实验数据显示它们属于 G 蛋白-偶联受体家族[343-346]。已证实阿片类诱导的跨膜信号传递过程包括 3 个步骤：①细胞外的阿片类受体激动剂被受体所识别；②G 蛋白介导的信号转导；③细胞内第二信使生成的变化（图 10.31）。阿片类受体优先结合于一种百日咳毒素-敏感性 G 蛋白（即 G_i/G_o 亚基），进而影响三条第二信使通路中的一或多条：细胞质游离 Ca^{2+} [Ca^{2+}]$_i$、磷脂酰肌醇-[Ca^{2+}]$_i$ 系统及环化核苷酸 cAMP。

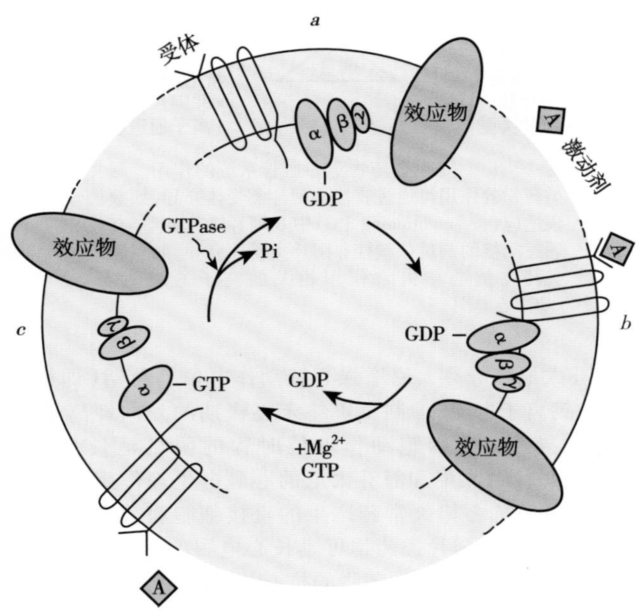

图 10.31 G 蛋白-偶联信号转导的简单示意图。从无配体状态（a），受体结合激动剂 A（如肾上腺素、乙酰胆碱）而产生受体与 G 蛋白相互作用的变化（b），使鸟苷三磷酸（guanosine triphosphate，GTP）在 Mg^{2+} 的存在下替换 α 亚基的鸟苷二磷酸（guanosine diphosphate，GDP）。活化的 GTP α 亚基与 βγ 亚基分离，其一或两者与效应物（如腺苷酸环化酶、K^+ 通道）相互作用。反之，游离型 βγ 亚基也可结合其他 α 亚基。α 亚基的内在 GTP 酶活性使 GTP 水解为 GDP，释放出无机磷酸盐（P_i），而 α-GDP 与 βγ 亚基重新结合（c），完成这一活化循环。GTP 的非水解性类似物如 Gpp（NH）p 或 GTP-γS 产生持久的 α 亚基激活与持久的 α 亚基从 βγ 亚基解离，这是由于激活不能被这些 GDP 核苷酸同系物的水解所逆转

阿片类物质的作用首先为抑制性。它关闭 N-型电压-门控 Ca^{2+} 通道，开放 Ca^{2+} 依赖性内向整流 K^+ 通道。这导致细胞超极化和神经元兴奋性的降低[347]。κ-受体可能仅作用于 Ca^{2+} 通道[348]。证据显示 P/Q-型 Ca^{2+} 通道可被 μ-受体所抑制，而不是 δ-受体[349]。这些作用可直接通过 G 蛋白与离子通道间的偶联或间接通过细胞内 Ca^{2+} 水平的变化而介导。阿片类物质改变 Ca^{2+} 的流出，进而影响钙调蛋白的激活。Ca^{2+} 离子对于伤害性感受的传递是必需的，而 Ca^{2+} 通道阻滞剂可强化阿片类的镇痛效果[350,351]，减少心脏手术期间芬太尼的需要量[352]。阿片类物质可抑制腺苷酸环化酶，进而降低 cAMP 浓度，从而负责调控神经递质的释放（如 P 物质）。

阿片类物质亦具有兴奋性作用，包括中间神经元的去抑制作用和神经元的直接兴奋作用。纳摩尔浓度的阿片类物质通过作用于 G 蛋白而激发特定神经元中腺苷酸环化酶的活性[353]。而另一种重要的激活作用为通过开放 L 型 Ca^{2+} 通道，同时动员三磷酸肌醇敏感性细胞内 Ca^{2+} 储备，引起 Ca^{2+} 内流增加，从而导致细胞质内游离 Ca^{2+} 的短暂升高[354]。μ-受体激动剂也可通过活化 G 蛋白-偶联的磷脂酶 C 而促进 Ca^{2+} 进入神经元，开放 L 型 Ca^{2+} 通道，增加 Ca^{2+} 内流，从而增加 1,4,5-三磷酸肌醇的生成[354-356]。

参与调节 CVS 的阿片类受体在中枢集中于下丘脑和脑干的心血管和呼吸中枢，在外周集中于心肌细胞、血管、神经末梢及肾上腺髓质。不同的阿片类受体在心房和心室的分布不同。与 κ-阿片激动剂结合的特异性受体密度在右心房最高而在左心室最低[357,358]。与 κ-受体相似，δ-受体的分布是心房大于心室，右心大于左心[359]。心脏中是否存在 μ-受体亚型尚无定论，但多数学者认为其不存在[357,358,360,361]。

阿片类受体在心脏中分布差异的重要性还不能确定，因为研究尚未显示各受体是有差别地位于心肌组织或心脏神经，还是表达于心脏内的免疫调节细胞。基于这些研究，阿片受体激动剂对心脏的保护作用最有可能通过 δ-和 κ-阿片受体的激活而实现，且研究似乎支持 δ-阿片受体作为 IPC 的主要受体。

心脏的内源性阿片类物质

心肌细胞可以合成、储存和释放阿片类受体肽[362]。阿片类受体肽可由心脏的支配神经所分泌，或由心肌组织所产生。无论其生成的方式，阿片类受体肽前体需经转化酶水解为一个或多个活性肽产物，在此之前没有活性。心肌组织内存在大量的内源性阿片肽（endogenous opioid peptide，EOP）前体储备，包括前脑啡肽、前内啡肽和前强啡肽。

EOP 系统由内啡肽、强啡肽和脑啡肽及其对应的 μ-、δ-和 κ-阿片受体组成（表 10.4）。这些阿片肽和受体在体内分布广泛，且均有复杂的活性。在心脏中，κ-和 δ-受体激动剂抑制心室收缩，而不影响心房功能[359]。在离体大鼠心脏中研究内源性阿片肽对心肌电机械活性的影响，显示 δ-和 κ-受体激动剂可直接抑制心脏功能[363]。阿片肽可调节迷走神经兴奋的频率[364]。内源性心脏阿片七肽 Met-enkephalin-Arg-Phe

表 10.4 参与心血管系统调节和功能的内源性阿片肽前体和阿片肽产物

前体	阿片肽	受体[a]
脑啡肽原[b]	Met-脑啡肽 Leu-脑啡肽	δ>μ≫>κ
POMC[c]	β-内啡肽	μ≈δ≫κ
强啡肽原[d]	强啡肽 A	κ≫>μ>δ
	强啡肽 $A_{(1\text{-}8)}$	κ≫μ>δ
	强啡肽 B	κ≫>μ>δ
痛敏肽原	痛敏肽	ORL1

ORL1，阿片受体样-1；POMC，阿片-促黑素细胞皮质素原。

[a]该表对于中枢神经系统中 μ-、κ-和 δ-阿片受体亚型的亲和力仅作定性描述[544]。

[b]脑啡肽原的另外一种阿片肽产物在 MERF 中显示出相关心血管作用[545]。

[c]POMC 的另外一种肽分裂产物为促肾上腺皮质激素，其在心脏组织中被转化为 α-黑素细胞兴奋性激素相关肽[546]。

[d]强啡肽原的其他活性肽包括 Leu-吗啡、α-新内啡肽和 β-新内啡肽[544]。

(MERF)可抑制迷走兴奋性心动过缓,可能是通过激活心脏迷走神经或副交感神经节接头前的δ-受体,从而减少乙酰胆碱的释放[365]。因此,EOP 可介导心脏不同区域的直接和间接作用。除了阿片类受体在组织总体分布中的复杂差异,尚因受体表达受生理和病理状态的调控,而使得心脏阿片肽的功能复杂化。

许多研究证明,应激状态下会释放某些阿片肽进入外周血液循环[366,367-369]。这些肽类可调节 ANS[370]。在心脏中,已显示阿片肽(Leu-和 Met-脑啡肽)随年龄[371-373]和疾病[374-377]的增长而增加。EOP 参与高血压及其他心血管状态(如 CHF)的调节,且似乎与心律失常的发生相关[378]。心肌缺血/再灌注可诱导阿片肽的合成与释放[377,379-384]。多个研究显示,在急性心肌缺血或接受冠脉成形术的患者中,循环β-内啡肽的水平增高[379,382,383,385]。

虽然κ-受体激动剂对健康人的心血管指数没有影响[386],但 CHF 期间δ和κ受体的激活可降低心肌的机械性能,改变心肌的局部血流分布[380]。该负性肌力作用的机制可能是由于1,4,5-三磷酸肌醇生成的增加,激发细胞内钙储备的动员,从而增加细胞内的游离 Ca^{2+}。心脏 Ca^{2+} 浓度的增加可表现为心律失常,而细胞内 Ca^{2+} 储备的消耗是心肌收缩性降低的原因[380,387]。

EOP 的浓度在急性心衰的患者中升高[388],而在慢性心衰的患者中降低。这种现象可以解释为阿片类系统的耗竭[389]。很多研究显示,EOP 介导 CHF 状态下的心肌功能抑制[367,388,390,391]。临床上发现,CHF 患者的 EOP(即β-内啡肽、Met-脑啡肽和强啡肽)水平升高,且可能与疾病的严重程度相关。对 CHF 患者予以纳洛酮可使 BP 和 HR 增高,提示 EOP 具有心血管稳态调节作用。

并非所有临床研究均提示抑制阿片肽可使急性和慢性心衰患者获益[369]。Oldroyd 等发现,血浆β-内啡肽水平在急性和慢性心衰患者中正常,且与心衰的严重程度没有关系[392]。同时,给予纳洛酮并不能改变这些患者的心肺功能,提示 EOP 抑制剂可能并无任何临床治疗价值。

阿片类药物的心脏作用

在临床剂量范围内,阿片类镇痛药的心血管作用是有限的。内源性或外源性阿片类物质的生理学效应取决于多方面因素,包括:药理学变量,如剂量、位点和给药途径;受体特异性;以及物种等,故很难诠释其在 CVS 中所起的调节作用。阿片类药物的心血管活性由阿片类受体所介导,后者在中枢位于调节心血管功能控制的脑核团特定区域,在外周为组织相关性。阿片类药物对 CVS 显示出各种复杂的药理学效应[367](图 10.32)。

人体中大多数阿片类物质的血流动力学效应可与其对交感神经自 CNS 传出的影响相关。证据显示,交感神经的过度活动易诱发危及生命的快速室性心律失常,而控制其发生对急性心肌缺血具有保护作用[393]。ANS 失衡,表现为交感活性的增高和迷走活性的减低,导致心肌电活动的不稳定,促进心肌缺血事件的发生。阿片类药物可调节中枢和外周的交感神经活性,并引发心脏保护作用。阿片受体激动剂(如芬太尼)表现出明显的中枢性交感抑制作用[394]。

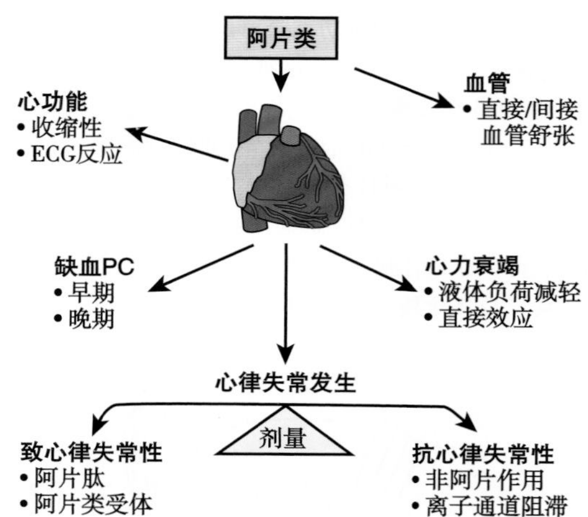

图 10.32 阿片类药物对心血管系统的作用。阿片类药物的作用可通过直接的阿片类受体介导,如缺血预适应(preconditioning,PC)中δ-阿片受体的参与;或通过间接的剂量依赖性非阿片类受体介导,如与阿片类药物抗心律失常作用相关的离子通道阻滞。ECG,心电图

芬太尼和舒芬太尼增强心脏动作电位平台期(即第 2 期)的钙离子电流,抑制负责终末复极期的外向钾离子电流[395],导致心肌细胞动作电位时程的明显延长。Blair 等[396]提示,芬太尼和舒芬太尼的心脏电生理作用呈现出类似于Ⅲ类抗心律失常药产生的直接细胞膜效应。在患者中,大剂量的阿片类药物可延长心电图的 QT 间期[395],这也许可以解释阿片类药物的抗心律失常特性,尤其是在患者合并心肌缺血时[292]。芬太尼(60μg/kg)和舒芬太尼(10μg/kg)可显著提高犬冠状动脉闭塞后的心室纤颤阈值[397]。

除哌替啶外的所有阿片类药物均会引起心动过缓,但吗啡在未使用其他药物的健康人可能导致心动过速。阿片类药物诱发的心动过缓机制为中枢性迷走神经的兴奋。术前给予阿托品可减轻但不能完全消除阿片类药物诱发的心动过缓,尤其是在患者使用β-肾上腺素能受体拮抗剂时。尽管应避免严重的心动过缓,但适度缓慢的 HR 可能因降低心肌氧耗而对 CAD 患者有益。

离体心脏或心肌的研究证实,吗啡、哌替啶、芬太尼及阿芬太尼具有剂量相关性的负性肌力作用[398-401],但其药物浓度为临床所用浓度的一百至数千倍。在犬的心脏中,直接经冠脉内注射芬太尼达 240ng/ml 的浓度并没有引起心肌机械功能的改变[402]。

吗啡在非衰竭和衰竭的人体心脏均引起剂量相关性的心房收缩性降低。但对于衰竭心脏,浓度-反应曲线明显右移[403](图 10.33)。吗啡在衰竭或非衰竭心脏中诱导的负性肌力作用不能被纳洛酮拮抗,提示阿片类受体并没有参与此作用。这可能解释为吗啡与β-肾上腺素能受体的相互作用,而与阿片类受体的结合无关。阿片类药物可抑制β-肾上腺素能受体敏感的腺苷酸环化酶[404]。

即使小剂量的吗啡亦可引起低血压,这主要与 SVR 的降低有关,其最重要的机制为组胺释放。缓慢给药(<10mg/min)可减少组胺的释放量。H_1-或 H_2-受体拮抗剂的预处理不能阻断

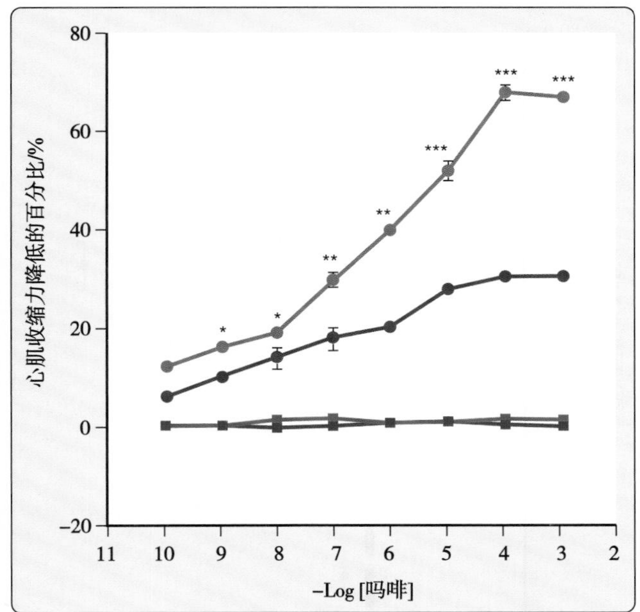

图 10.33 吗啡(圆形)在离体电刺激人右心房肌条中的剂量-反应曲线。图中绿色圆形表示非衰竭心脏,紫色圆形表示衰竭心脏,方形表示对照组。非衰竭心脏的平均心房收缩力变化[平均数±标准差(SEM)]为 0.90±0.05g,衰竭心脏的平均心房收缩力变化为 0.89±0.02g。相比衰竭心脏,* $P<0.05$,** $P<0.01$,*** $P<0.001$。每个点代表各个实验组中 8 项试验的平均数±SEM

该反应,但联合使用 H_1-和 H_2-受体拮抗剂可明显减轻该反应[405]。临床浓度的吗啡和芬太尼均不能阻断离体血管组织中的 α-肾上腺素能受体[406,407]。

阿片类药物可直接作用于血管平滑肌,而不依赖于组胺释放。在氟烷麻醉的犬的离体后肢中,大剂量的阿芬太尼(500μg/kg)、芬太尼(50μg/kg)和舒芬太尼(6μg/kg)分别引起 48%、48%和 44% 的 SVR 降低。而纳洛酮预处理或去神经处理均不能改变这些反应,故推断这三种阿片类药物是通过对血管平滑肌的直接作用而产生血管舒张[408]。虽然芬太尼诱导的大鼠主动脉舒张可由 α-肾上腺素能受体介导,但该效应仅出现在其浓度大于临床所用数百倍的情况下[409]。

κ-受体激动剂对 BP 的影响显示出剂量、种属及给药途径的依赖性[410,411]。例如,当 U-50、488H 注射入静脉和直接注射入 CNS 时,表现出显著不同的心血管反应。在麻醉的犬中,静脉内予以 κ-受体激动剂可产生剂量相关性的 BP、HR、收缩峰压及心肌收缩性的降低,而提前予以纳洛酮可消除此心血管反应[412]。在麻醉的大鼠中,κ-受体激动剂除降低 BP 外,亦可呈剂量依赖性降低 HR[410],提示其对低血压期间 HR 反射机制的影响,或对维持心肌正常收缩性的电机械活动有直接作用。低剂量的 κ-受体激动剂可轻微抑制 HR 和 BP,且不被纳洛酮所拮抗,提示其与阿片类受体无关,而可能为对心肌有某种直接作用[411]。在麻醉的大鼠中,κ-受体激动剂的心血管反应不能被阿片类拮抗剂所改变[411,413,414]。根据这些及其他[415]研究,推测 κ-受体激动剂的心血管反应不由阿片类受体介导,因为阿片类受体拮抗剂不能阻断此类反应。

阿片类受体激动剂和拮抗剂均可阻断神经元内生成动作电位的离子通道。在电兴奋细胞中,电压-门控 Na^+通道负责膜去极化的启动和动作电位的转导,从而引起心脏收缩或神经电冲动的传递;K^+通道则负责细胞膜的复极化和动作电位的终止。吗啡和纳洛酮直接抑制电压依赖性的 Na^+ 和 K^+ 电流,从而阻断神经和心肌内动作电位的传播。

U-50、488H 等 κ-阿片激动剂对 BP 和 HR 产生不依赖于阿片受体的作用(即不被阿片受体拮抗剂所阻断的作用),同时这些药物可引起心电图改变,提示其与心脏离子通道的相互作用[410,416]。表 10.5 总结了多个 κ-阿片激动剂的作用,及其对 BP、HR 及大鼠心电图中 PR、QRS、RSh 和 QT 间期的影响。这些心电图变化包括:PR 间期延长、QRS 增宽及 RSh 波幅增加,提示心脏 Na^+通道的阻滞;QT 间期(一种心脏复极化指数)增宽则提示 K^+通道的阻滞。

表 10.5 芳乙酰胺 κ-受体激动剂对大鼠心率、血压和心电图测量值的影响

药物[a]	心率	血压	PR	QRS	RSh	QT
U-50,488H	1.5	>32	20	>32	16	32
U-62,066E	4.0	8.0	15	25	2.0	10
PD117,302	5.5	0.50	3.0	7.5	1.0	6.0

[a] 在戊巴比妥麻醉的大鼠中研究了结构相关性芳乙酰胺 κ-受体激动剂的非阿片样作用。药物对心率、血压和心电图(ECG)测量值(以毫秒计)的影响用 D_{25} 剂量表示,即某一指标产生 25% 变化时的药物静脉内输注剂量(μmol/kg/min)。此剂量可以观察芳乙酰胺对 ECG 各测量值的不同作用,从而可以作为药物对心脏离子通道影响的一项指数($n=6$)。在正常动物中对于每次测量的六个测定值,该药物剂量均较对照组产生 25% 的变化。所有药物均可降低心率,但在降低血压方面具有不同的 D_{25} 剂量。与其他两种药物相比,PD117,302{(±)-*N*-甲基-*N*-[2-(1-吡咯烷基)环己基]苯[b]噻吩-4-乙酰胺盐酸}产生钠通道阻滞(即 PR、QRS 和 RSh 测定值的变化)和钾通道阻滞(即 QT 间期的变化)时的 D_{25} 最低。

阿片类药物如舒芬太尼[395]和吗啡[417]的研究结果证实,κ-受体药物与心脏 K^+通道具有相互作用。但这种与阿片类受体无关的离子通道阻滞作用似乎不局限于 Na^+和 K^+通道,而可能包含心肌的 L 型 Ca^{2+}通道。利用 Ca^{2+}荧光技术对心肌细胞收缩性的测量显示,κ-阿片激动剂的负性肌力作用也可由 L 型 Ca^{2+}电流的抑制而产生[418,419]。Wu 等[420]研究了阿片类药物对其中毒患者心脏的潜在毒性,发现阿片类药物,如哌替啶和右丙氧芬,在纳洛酮存在的条件下仍可通过阻滞心肌细胞的 Ca^{2+}电流而发挥负性肌力作用。

缺血预适应(IPC)

心肌 IPC,是指心肌的短暂缺血(通常小于 5 分钟)使其对后续缺血/再灌注期间产生的组织损伤发生耐受[94](图 10.34)。该现象由明确的细胞内级联反应所介导,且存在于多个种属中[421]。这些细胞内介质或诱导 IPC 的触发物多种多样,且包含阿片类及其他物质。IPC 的具体特性在所测定的各个种属中可能并不一致,但最终结果相同。

体内研究显示,IPC 可缩小长时间心肌缺血所致的梗死

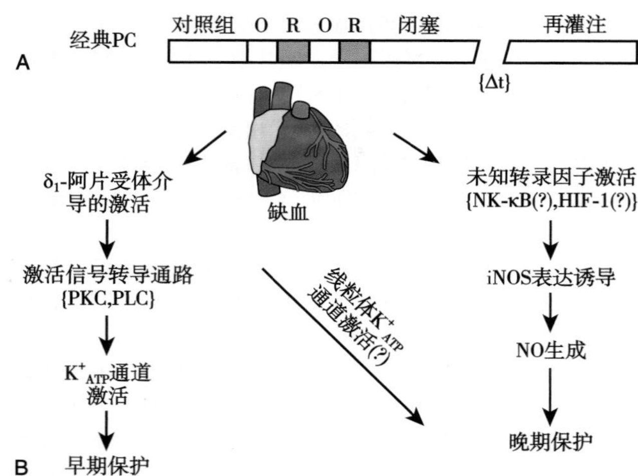

图 10.34 (A)典型的研究药物对心脏缺血预适应(preconditioning,PC)效应的实验步骤。在大鼠及其他哺乳类动物中已使用类似模型来研究阿片类受体介导的心脏保护机制。此类研究可测定不同时间长度(Δt)的缺血 PC 对缺血或再灌注所致心律失常的效应。缺血 PC 通常包含一系列冠状动脉闭塞(occlusion,O)继而再灌注(reperfusion,R)的循环。图中绘制出冠状动脉闭塞及再灌注之前的两个循环。注意此类模型很易于改良;所示实验步骤为简化条图。(B)心脏缺血 PC 保护作用所涉及的分子通路。短暂的缺血为心脏应对继发的延迟或持续性缺血事件提供了早期和晚期两个保护时期,G 蛋白-偶联的 $δ_1$-阿片受体的激活则参与两个保护时期。$δ_1$-阿片受体的激活启动细胞内的信号转导通路,包括蛋白激酶 C(protein kinase C,PKC)、磷脂酶 C(phospholipase C,PLC)及其相关激酶通路。这些通路的激活导致心肌细胞表面和心肌细胞线粒体表面某些蛋白的磷酸化,如 K^+_{ATP} 通道。这些离子通道的开放介导缺血后持续 2 至 3 小时的早期心脏保护时期。晚期保护时期可由氧敏感性转录因子如核因子-κB(nuclear factor-κB,NF-κB)和缺氧诱导因子 1(hypoxia-inducible factor 1,HIF-1)所介导。这些因子再诱发诱导型一氧化氮合酶(inducible nitric oxide synthase,*iNOS*)的表达和一氧化氮(nitric oxide,NO)的生成,形成缺血后 24 至 48 小时的晚期保护介质。$δ_1$-阿片受体激活同样可产生由线粒体 K^+_{ATP} 通道活化所致的晚期心脏保护作用。(*From Murry CE, Jennings RB, Reimer KA. Preconditioning with ischemia: a delay of lethal cell injury in ischemic myocardium.* Circulation. *1986;74:1124.*)

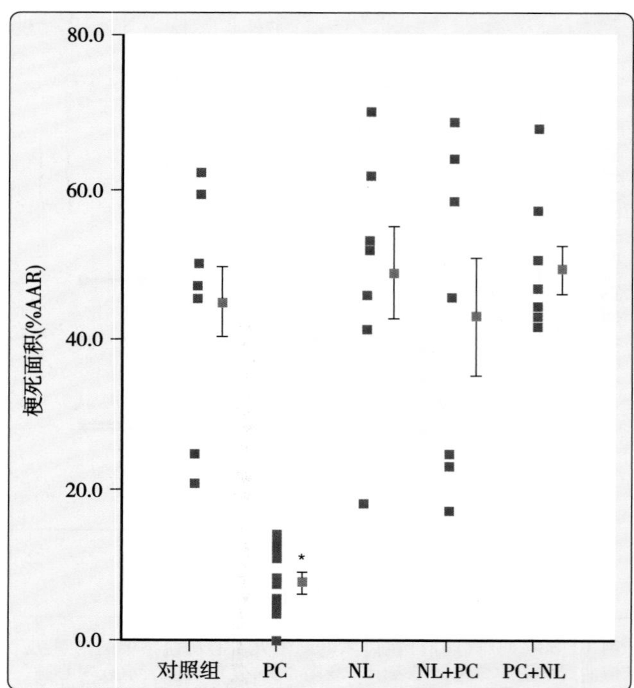

图 10.35 大鼠心肌的梗死面积占风险区域(area at risk,AAR)的百分比。分别为对照组、缺血预适应组(ischemic preconditioning,PC)、无 PC 的纳洛酮组(naloxone,NL)、PC 前的 NL 处理组(NL treatment before PC,NL+PC)以及 PC 后的 NL 处理组(NL treatment after PC,PC+NL)。绿色方形表示各组的平均数±标准差。相比对照组,* $P<0.05$。(*From Schultz JJ, Rose E, Yao Z, et al. Evidence for involvement of opioid receptors in ischemic preconditioning in rat heart.* Am J Physiol. *1995;268:157.*)

面积[422],同时减少心肌细胞内的结构损伤、心肌机械收缩功能障碍以及心律失常[422,423]。IPC 减少心肌损伤的过程按时间顺序分为两个不同阶段:第一阶段,即早期,很快出现于 IPC 后,且于再灌注的最初 3 小时内随时间的延长而减退,为心肌保护提供了第一个窗口期;第二阶段,即晚期或延迟期,出现于再灌注 24 小时后且可能持续至 72 小时,为心肌保护提供了第二个窗口期[424-426](参见第 7 章)。

阿片类受体在早期预适应中的重要性

阿片类药物可增加移植手术前器官组织的存活和保存时间,提高器官对缺氧的耐受性,至此人们认识到了阿片类药物在 IPC 中的重要性[427,428]。Schultz 等[429]首先在完整血液灌注的大鼠心脏中证明了阿片类药物在早期 IPC 中的作用,发现无论是在 IPC 之前还是在 IPC 之后出现缺血标志物前,非选择性阿片类受体拮抗剂纳洛酮均可完全拮抗 IPC 减少心肌梗死面积的保护作用,提示内源性阿片类物质在大鼠心脏中可作为 IPC 的触发物和终末效应物(图 10.35)。Chien 和 Van Winkle[430]通过利用纳洛酮的活性对映异构体(-)消旋纳洛酮在兔的心脏中得出类似结论。Schulz 等[431]同样测定出内源性阿片类物质在猪的心脏中介导 IPC 和心肌冬眠的作用,并观察到纳洛酮可以阻断 IPC 但对心肌的短期冬眠无作用。上述研究数据提示,在大鼠、兔和猪中,阿片类受体参与内源性阿片类物质的 IPC 触发作用。

Takashi 等[432]在离体成年兔心肌细胞中研究了 EOP 在 IPC 期间及之后所观察到的心肌保护作用,发现 Met-脑啡肽、Leu-脑啡肽和 Met-脑啡肽-Ang-Phe(MEAP)可减少心肌细胞的死亡率,提示在兔的心脏中脑啡肽类最可能是 IPC 的触发物和远期效应物。Huang 等[433,434]在人和兔的心脏中研究了 δ-阿片受体激活对减少心肌梗死面积的作用,提示内源性阿片类受体的激活及下游信号转导对减少梗死面积起重要的介导作用[433,434]。

外源性阿片类激动剂的心脏保护作用

Schultz 等[435]于 1996 年最先证明阿片类药物可减少心脏的缺血-再灌注损伤。他们在活体大鼠冠脉左前降支闭塞前给予 300μg/kg 剂量的吗啡,使得闭塞 30 分钟后的心肌梗死区域或风险区域从 54% 缩减至 12%。吗啡的这种减少心肌梗死的作用已在活体心脏、离体心脏及心肌细胞中得到证实[432,436,437]。吗啡亦改善心肌缺血后的收缩性[438]。目前普遍认为吗啡可对缺血/再灌注损伤的心肌提供保护作用。

Gross 等[439]报道,在大鼠心肌缺血/再灌注时给予吗啡或一种选择性 δ-阿片类受体配体后,心肌梗死的进展明显减少,该作用是由糖原合成酶激酶-β 和磷脂酰肌醇-3-激酶通路所介导[439]。亦有证据显示，当标准的麻醉方案中加入瑞芬太尼时，可能减少 CABG 后的心肌损伤（图 10.36）[440]。

对芬太尼的心肌保护作用研究有限且尚无定论[438,441,442]，可能是由于试验动物种属的不同和药物浓度的不同。喷他佐辛和丁丙诺啡可改善兔离体心脏缺血后的收缩性[438]。除吗啡外，阿片类药物的心肌保护作用还有待进一步研究以得出结论。

Schultz 等[443]证明，IPC 减少心肌梗死面积的作用可由 δ_1-受体而非 δ_2-、μ-或 κ-受体所介导。因为该作用可被选择性 δ_1-受体拮抗剂 7-benzylidenenaltrexone（BNTX）而非 δ_2-阿片受体拮抗剂 naltriben 所削弱，且该作用不能由选择性 μ-受体激动剂（D-Ala2，*N*-methyl-Phe4，Gly5-o］）脑啡肽（DAMGO）所诱导，亦不被 μ-受体拮抗剂 β-funaltrexamine（β-FNA）所减弱[443]。同时选择性 κ-受体拮抗剂不能逆转 IPC 减少心肌梗死面积的作用。上述资料显示，δ_1-受体是参与大鼠心脏 IPC 的主要阿片受体。

在包括大鼠[443]、兔[444]和猪[445]的多个种属中，心肌缺血前给予高度特异性的 δ-受体亚型外源性激动剂可减少梗死面积，但 κ-受体在预适应中的作用仍存在较大争议。Cao 等[446,447]发现，κ-受体激活所致的心脏保护作用可被一种钙活化型钾离子通道（K_{Ca}）阻滞剂所废除。这与 κ-受体在 IPC 中的保护作用是由某种 K_{Ca} 通道通路所介导的观点相一致[446,447]。

在离体的大鼠心脏中，心肌缺血前给予选择性 κ-受体激动剂可减少梗死面积和缺血诱发的心律失常。但另一些试验结果则相反，即缺血前 κ-受体的特异性激活可增加大鼠的心

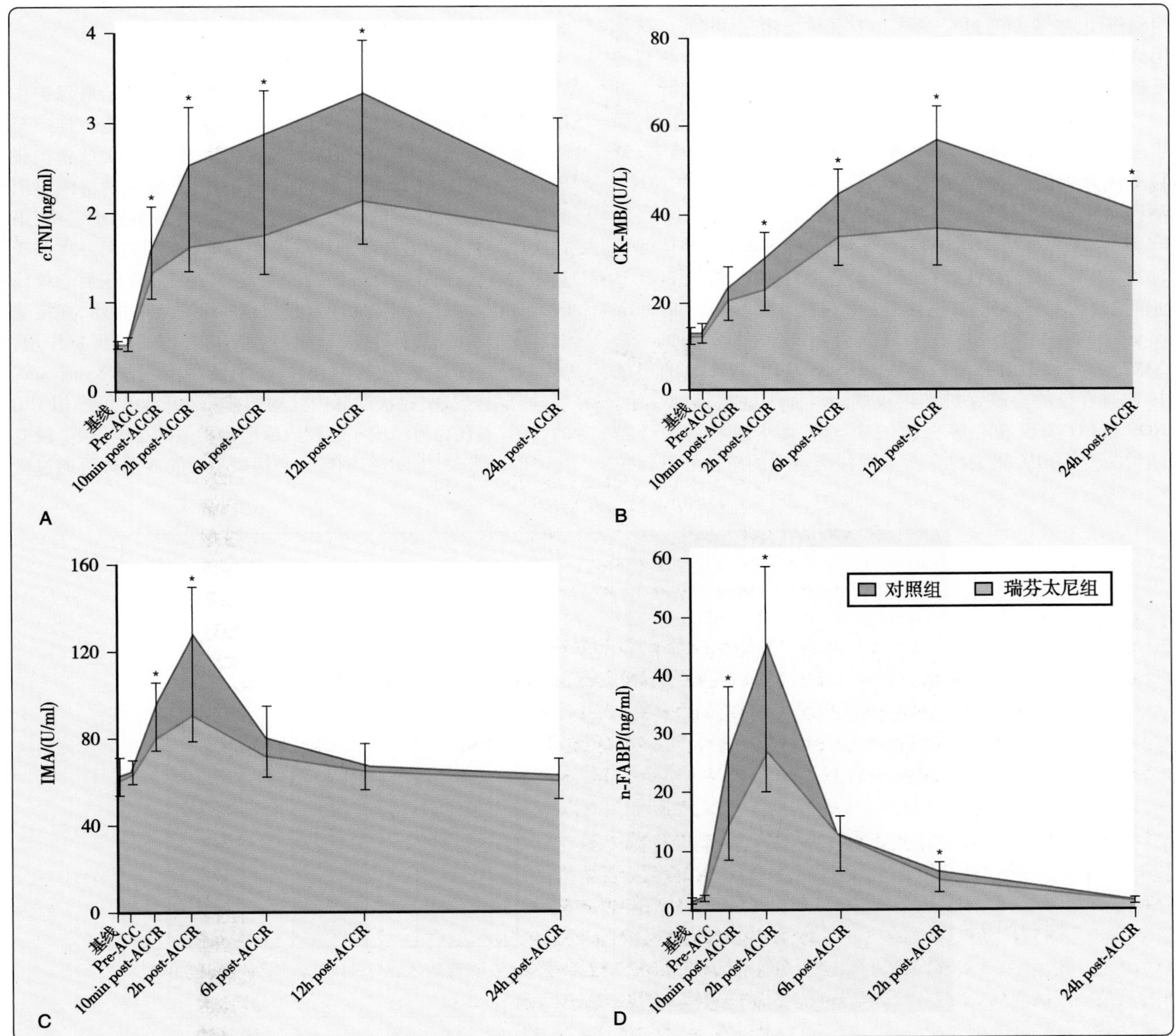

图 10.36 血液中生化标志物的时间-浓度曲线。（A）心脏肌钙蛋白 I（cardiac troponin，cTNI）。（B）肌酸激酶-MB 分数（Creatinine kinase-MB，CK-MB）。（C）缺血修饰性白蛋白（Ischemia-modified albumin，IMA）。（D）心脏型脂肪酸结合蛋白（fatty acid bonding protein，n-FABP）。数据为中位数（误差线表示四分位数间距）；* $P<0.05$。ACCR，主动脉钳夹开放；post-ACC，主动脉钳夹后；pre-ACC，主动脉钳夹前。（*From Wong GT，Huang Z，Ji S，et al. Remifentanil reduces the release of biochemical markers of myocardial damage after coronary artery bypass surgery：a randomized trial.* J Cardiothorac Vasc Anesth. *2010；24：790-796.*）

肌梗死面积[427]和心律失常[448]，并诱发某种类似"抗预适应"的状态。有观点主张 κ-受体激动剂对大鼠的心肌起双相作用，既可以致心律失常也可以抗心律失常[393]。因此，尚不清楚 κ-受体亚型的选择性或非选择性激活在预适应期间是否有益。尽管上述对于大鼠的试验结果存在矛盾，但对阿片类受体亚型在其他种属的 IPC 和药理学预适应中的作用研究更为有限。κ-受体在心律失常中的作用还需进一步的研究和说明。

阿片类诱导的心脏保护的相关信号转导通路

阿片类诱导的心脏保护作用和 IPC 可能具有某种共同的信号通路。δ-阿片类受体和线粒体 K^+_{ATP} 通道可能均参与所观察到的有益作用。研究显示，IPC 和 δ_1-受体激活的心脏保护作用都是通过某种可能包含 NO 的 G_1 蛋白-偶联受体所介导[443,449,450]。G 蛋白-偶联受体对减轻缺血/再灌注损伤具有明确作用，主要是通过 κ-受体和 δ-受体的激活[451,452]。该作用的潜在机制包括细胞凋亡通路与核小体间 DNA 断裂的限制[453]。

研究发现，吗啡在兔的离体心脏中产生心肌保护作用，而非选择性 PKC 抑制剂的预处理可阻断该作用。Jang 等[449]证明，δ-阿片类受体激活通过 MPTP 的调控以及一种 NO-和 PKC-介导的信号转导通路，而在心肌后适应中产生作用（图 10.37）。这些有益作用可被某种 G_i-蛋白抑制剂、PKC 抑制剂[437,441,454,455]及选择性线粒体 K^+_{ATP} 通道阻滞剂[436,441,454,456,457]所消除。研究同样证实，诱导型一氧化氮合酶（inducible nitric oxide synthase，iNOS）可作为环氧合酶 2（cyclooxygenase 2，COX2）的一种上游介质。在敲除 iNOS 基因（*NOS2*）的小鼠中，吗啡介导的心脏保护作用被削弱。而一些报道则提示，iNOS 和 COX2 仅在心脏保护的中间期而非触发期是必需的[458,459]。图 10.38 总结了参与阿片类诱导的急性心脏保护作用的主要信号通路。

阿片类药物在延迟性预适应中的作用

阿片类受体可能通过 δ-和 κ-受体的激活而参与延迟性心脏保护作用。Fryer 等[460]发现，给予选择性 δ_1-受体激动剂 TAN-67 后 12 小时没有产生减少心肌梗死面积的保护作用，但在给药后 24~48 小时产生了明显的心脏保护作用，该作用在给药后 72 小时消失（图 10.39）。说明 δ_1-受体激动剂可在 IPC 的第二个窗口期诱导心脏保护作用。而该作用可被一种 δ_1-受体阻滞剂、非选择性 K^+_{ATP} 通道拮抗剂及线粒体-选择性 K^+_{ATP} 通道阻滞剂所阻断。这些结果提示，δ_1-阿片受体在缺血性损伤前 24~48 小时的激活可引发由线粒体 K^+_{ATP} 通道所介导的延迟性心脏保护作用。

Wu 等[461]在离体心室肌细胞中证明，κ-受体诱导的心脏保护作用分为两个阶段：第一阶段出现在受体激活后约 1 小时，第二阶段出现在受体激活后 16~20 小时。

人体的阿片类物质与心脏保护作用

尽管动物和细胞研究提示阿片受体激活具有心脏保护作用，但证明类似的系统存在于人体及其研究成果能否推广至临床领域依然重要。在冠脉成形术的患者，第二次球囊扩张后通常抬高的 ST 段可降低，但 Tomai 等[462]发现纳洛酮可消除此心电图变化。同时他们发现，在给予纳洛酮的患者中，第二次球囊扩张后心绞痛的严重程度和间隔时间与第一次球囊扩张后类似；而在给予安慰剂的患者中，第二次扩张后心绞痛的严重程度减轻，间隔时间延长。这些研究结果提示，在接受冠脉成形术的患者中可产生某种预适应样的心脏保护作用，而阿片类受体拮抗剂纳洛酮可削弱此作用。Xenopoulos 等[463]同样发现，冠状动脉内注射吗啡（15μg/kg）可模拟 IPC 的作用，表现为与经皮冠脉腔内成形术相似的心电图 ST 段变化。Bell 等[456]也发现，刺激人心房肌小梁的 δ-受体可通过激

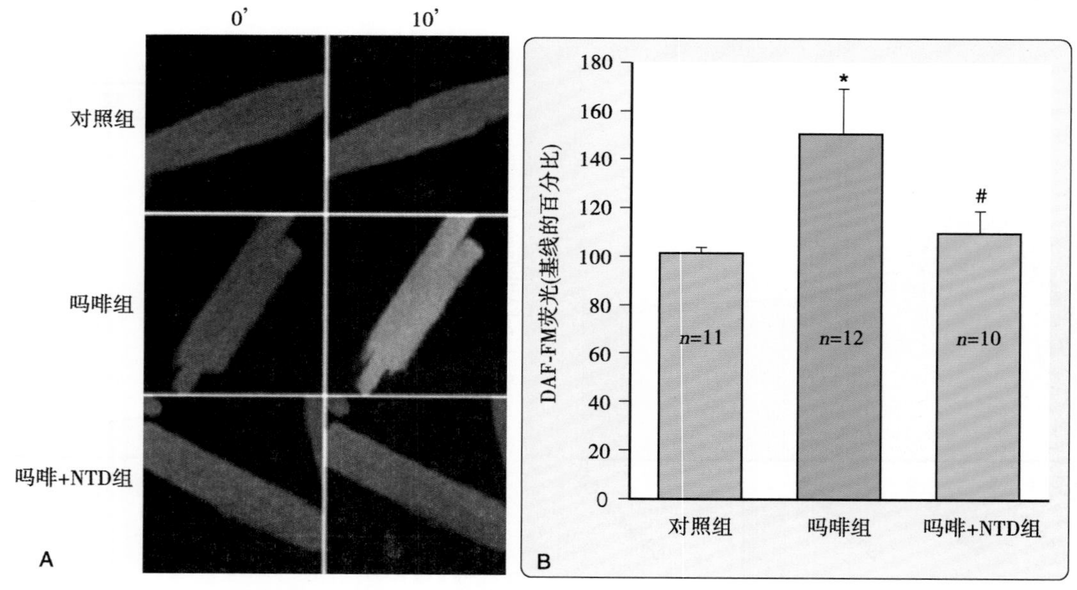

图 10.37 （A）大鼠心肌细胞中 DAF-FM 于基线处和暴露于吗啡 10 分钟后的共聚焦荧光图像。吗啡（1μm）可增加心肌细胞中一氧化氮的生成，但可被 *NTD*（5μm）阻断。（B）暴露于吗啡 10 分钟后的 DAF-FM 荧光强度汇总数据以其占基线百分比表示。与对照组比较，* P<0.05；与吗啡组比较，# P<0.05。DAF-FM，4-氨基-5-甲氨基-2'，7'-二氟荧光素双乙酸盐；NTD，纳曲吲哚（*From Jang Y, Xi J, Wang H, et al. Postconditioning prevents reperfusion injury by activating delta-opioid receptors.* Anesthesiology. *2008；108：243-250.*）

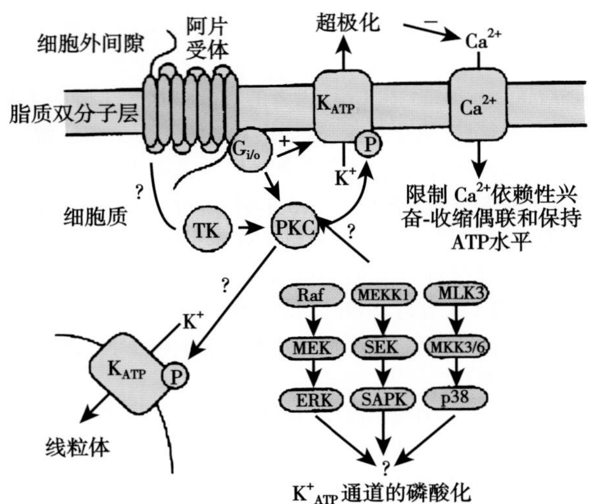

图 10.38 阿片类药物诱导的急性心脏保护作用所涉及的主要信号通路示意图。图中已显示出包含丝裂原活化蛋白激酶(如 MEKK1、MLK3、ERK)的信号转导级联反应。G,G 蛋白;PKC,蛋白激酶 C;TK,酪氨酸激酶。(*From Schultz J, Gross GJ. Opioids and cardiac protection.* Pharmacol Ther. *2001*; *89*: *123-137.*)

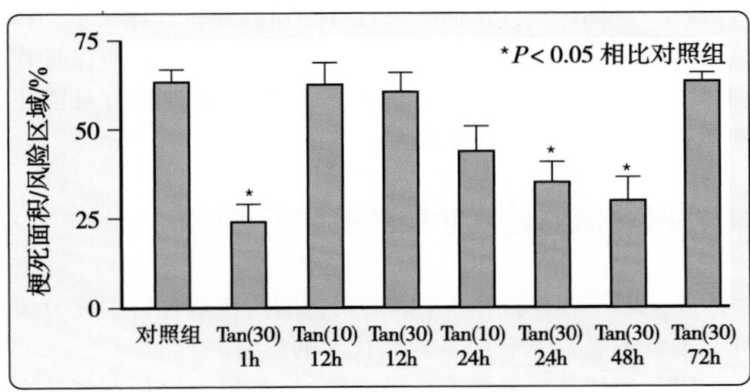

图 10.39 大鼠在心肌缺血 30 分钟前 1、12、24、48、72 小时以及再灌注 2 小时后给予 TAN-67 10 或 30mg/kg,心肌梗死面积占风险区域的百分比。缺血前 1 小时的 TAN-67 预处理可显著减少梗死面积或风险区域。缺血前 12 小时两种剂量的 TAN-67 和缺血前 24 小时低剂量的 TAN-67 预处理无显著保护作用。但缺血前 24 至 48 小时大剂量的 TAN-67 预处理可显著减少梗死面积或风险区域。这一心脏保护作用于 72 小时后消失。所有数值均为平均数±标准差。(*From Fryer RM, Hsu AK, Ells JT, et al. Opioid-induced second window of cardioprotection. Potential role of mitochondrial KATP channels.* Circ Res. *1999*; *84*: *846.*)

活 K^+_{ATP} 通道而模拟 IPC。上述研究结果令人鼓舞,且提示阿片类药物在急性或慢性心肌缺血患者的治疗中可能具有临床应用价值[456]。

在心脏手术中,心脏停搏和低温技术为缺血心肌提供了相当程度的保护作用。但在某些高危人群,甚至某种程度上在所有患者中,现有的心肌保护方法并非最优,心肌对缺血的耐受力仍较低。心肌缺血通常表现为围手术期心室功能障碍、心肌顿抑和缺血事件后心肌功能恢复不良,从而可能影响手术预后(参见第 36 和 38 章)。术后心肌缺血的表现包括低温、细胞内酸中毒、缺氧、能量储备耗竭以及细胞内容量的转移等,这些均对心肌收缩功能产生不利影响。冬眠类动物在冬眠期间表现出与低温停搏心脏近似的心脏细胞与分子变化,冬眠哺乳动物的心肌可很好地一次性耐受这些变化长达数月,而心肌在术中对缺血的耐受时间却是有限的。该过程由基于阿片类物质的冬眠诱导触发物分子所诱导[464]。阿片肽可诱导哺乳动物冬眠,提供对低温下缺血心肌的保护作用,在 CPB 过程中具有潜在治疗价值,并为心脏移植提供器官保护。

Bolling 等[465,466]通过动物研究发现,δ-阿片受体激动剂(D-Ala2,D-Leu5)脑啡肽(DADLE)对心脏具有保护作用,使其在标准的心脏停搏液中能够耐受 18 小时的 4℃低温储藏或 2 小时的全心缺血。另一项研究[467]显示,δ-阿片受体激动剂喷他佐辛可在 0℃至 34℃的温度范围内增强标准心脏停搏液的心肌保护作用。另外,Kevelaitis 等[468]发现 δ-阿片受体激活可促进低温保存的大鼠心脏恢复至类似 IPC 的状态。上述研究均显示,阿片类诱导的心脏保护作用是通过 K^+_{ATP} 通道激活而介导的[468]。

尽管心肺复苏的初始成功率平均为 39%(13%~59%),但多数患者于复苏后 72 小时内死亡,死亡原因主要为心脏衰竭和/或复发性心室纤颤。因此 CPR 的功能存活率仅为 1.4%~5%[469-471]。心脏骤停复苏成功后的心肌功能往往受到实质性损害,这促进了对于阿片类受体激动剂是否可以改善心脏功能性结局的应用研究。Fang 等[472]证明,δ-阿片受体的药理学激活可明显降低心脏停搏期间全心缺血的 $M\dot{V}O_2$。随后对大鼠的研究证实,非选择性 δ-阿片受体激动剂喷他佐辛可显著降低复苏后心肌功能障碍的严重程度,延长复苏后的存活时间[472]。

阿片类镇痛药广泛用于疼痛治疗。虽然这些药物主要为 μ-阿片受体激动剂,但其与 δ-阿片受体的交叉作用已被证实。然而,美国食品与药品监督管理局尚未批准将阿片类镇痛药用于不稳定型心绞痛患者或心肌梗死的易感患者,这可能是由于阿片类受体在人体心肌中的重要性的研究有限,以及药物高度潜在的依赖性、滥用和呼吸抑制。未来的研究应关注于具有高度 δ-阿片受体亲和力的口服心肌保护药物,因为现今还缺乏此类药物。

心脏麻醉中阿片类药物的应用

20 世纪 60 年代末和 70 年代初,一种用于心脏手术的大剂量吗啡麻醉技术得到发展。该技术是基于 Lowenstein 等[473]的观察,即需要术后机械通气的晚期 VHD 患者可耐受大剂量的吗啡镇静,而对循环无明显影响。然而,当研究者们尝试将等剂量的吗啡用于心脏手术麻醉药时发现严重的缺陷,包括麻醉过浅(即使剂量达 8~11mg/kg)、与组胺释放相关的低血压事件以及术中和术后对血液和液体的需要量增加。试图通过结合小剂量吗啡与多种辅助麻醉药(如 N_2O、氟烷、地西泮)来克服上述问题并不令人满意,常导致明显的心肌抑制,伴有 CO 和 BP 的降低[474]。

然而,Murphy 等[475]证明,吗啡比芬太尼更有助于 CABG 后的心肌功能恢复。故对于 IPC 介导的心肌保护作用,吗啡似乎比芬太尼更有优势[475]。但吗啡的应用仍需权衡,以防其在心脏手术管理期间的众多其他不良反应。

由于吗啡应用的相关问题,人们开始对其他阿片类药物进行研究以尝试寻找更合适的替代物。Stanley 和 Webster 于

1978 年首先报道了芬太尼在心脏麻醉中的应用[476]。自此，已涌现出大量关于芬太尼、舒芬太尼和阿芬太尼在心脏手术中的应用研究，证明对于心脏瓣膜病和 CABG 患者，芬太尼类的阿片类药物是最为可靠而有效的麻醉药物（参见第 20 和 21 章）。

芬太尼及其衍生物用于心脏手术的主要优势在于无心血管抑制作用，这在麻醉诱导期间尤其重要，因为在此期间常会发生严重的低血压事件。心脏手术中可出现心血管系统的不稳定，特别是在胸骨切开、心包切开和主动脉根部分离时可伴随明显的高血压和心动过速。胸骨切开期间和之后经常出现动脉高血压、SVR 的增加和 CO 的减少[477,478]。在不同的研究中，即使芬太尼的剂量相似，相同的手术刺激对血流动力学的影响也不同，这可能与所研究的人群不同有关。其中一个影响因素是 β-受体阻滞剂。在使用芬太尼麻醉的 CABG 患者中，未服用 β 受体阻滞剂者有 86% 在胸骨撑开期间出现高血压，而服用 β-阻滞剂者仅有 33% 出现高血压[479]。

不同的阿片类药物对术中血流动力学的稳定性可产生不同程度的影响。一项研究推断，芬太尼和舒芬太尼在麻醉诱导期间具有相似的血流动力学稳定作用，而阿芬太尼可导致血流动力学的不稳定和心肌缺血[480]。同时，在抑制手术刺激所引起的交感神经反射和血流动力学波动方面，阿芬太尼可能不及芬太尼和舒芬太尼有效[481]。在心脏瓣膜手术患者中，这 3 种阿片类药物均能提供满意的麻醉效果[482]，但何种麻醉药物最佳尚有争议，至少在 CABG 患者中情况如此。在两项涉及 2 000 余例使用吸入麻醉药、芬太尼或舒芬太尼麻醉行 CABG 患者的研究中，麻醉药物的选择对手术的预后无明显影响[121-123,483,484]。

心肌损伤的程度影响机体对手术刺激的反应。危重患者或心肌功能显著受损的患者对用于麻醉的阿片类药物的需要量可能更低，这反映出其药物代谢动力学的改变。CO 的降低和 CHF 导致肝血流的减少和药物血浆清除率的降低。对于给定的药物负荷剂量或输注速率，左心室功能较差的患者可能比左心室功能良好的患者导致更高的血浆和脑内药物浓度。心肌功能受抑的患者在面对 SVR 进行性增加的情况下，可能缺乏通过增加 CO 而提高对手术应激的反应能力[485]。

研究者们在心脏瓣膜手术的患者中分别比较了阿芬太尼（125μg/kg 静脉推注，0.5mg/kg/h 静脉维持）、芬太尼（100μg/kg 静脉推注）和舒芬太尼（20μg/kg 静脉推注）作为术中唯一麻醉药物所引起的血流动力学效应，发现 3 组之间并无差异[482]。因此推断上述 3 种阿片类药物均可为瓣膜置换手术提供满意的麻醉效果（参见第 19 章）。

与芬太尼相比，舒芬太尼可提供更稳定的麻醉效果，且对血流动力学的干扰更少[486]，已被成功应用于心脏移植手术的麻醉[487,488]。在二尖瓣或主动脉瓣置换手术中，舒芬太尼（9.0±0.4μg/kg）相比芬太尼（113±11μg/kg）可减少辅助药物和血管舒张剂的需要量，但舒芬太尼在诱导期间更易引起低血压[489]。Howie 等[490]比较了芬太尼/异氟烷/丙泊酚组与瑞芬太尼/异氟烷/丙泊酚组的快通道麻醉用药方案，发现芬太尼组在切皮和胸骨撑开期间血压升高更加明显，而在拔管时间、ICU 停留时间、心电图改变、儿茶酚胺水平和心肌酶学等方面两组之间无明显差异。与芬太尼方案相比，基于瑞芬太尼的麻醉方案（诱导推注后持续输注维持）可减少额外的麻醉干预[490]。

Samuelson 等[491]在 CAD 患者的麻醉中比较了舒芬太尼/氧气组与恩氟烷/氧化亚氮/氧气组对血流动力学和应激反应的影响。两种麻醉技术均效果满意且血流动力学稳定，但异氟烷组需要大量的麻醉微调。在 CABG 麻醉中比较舒芬太尼（25μg/kg）或芬太尼（100μg/kg）对术后血流动力学的影响[492]，发现接受舒芬太尼的患者具有更加稳定的围手术期过程，且伴有 CO 增高、SVR 降低以及高血压的发生率降低。而在苏醒时间、对语言指令的反应和拔管时间方面，两组患者之间无明显差异。

Collard 等[493]在择期冠状动脉手术中比较了丙泊酚/阿芬太尼组与芬太尼/咪达唑仑组的血流动力学变化和复苏情况，分别记录了患者的心血管参数和术后拔管时间。手术自始至终，两组之间的血流动力学参数无明显差异，仅在插管后丙泊酚/阿芬太尼组的 MAP 显著低于芬太尼/咪达唑仑组。丙泊酚/阿芬太尼组对正性肌力药物支持的需求更少，术后拔管可也更早。

Murphy 等[494]在一项随机双盲临床试验中对长效阿片类药物美沙酮和芬太尼进行了比较，发现美沙酮可降低痛觉评分，减少吗啡的需要量，提高患者可感知的疼痛管理质量。以往对大鼠的研究显示，美沙酮具有与吗啡类似的心肌保护作用[495]。故随着对提高患者舒适度的强调，美沙酮有可能更加频繁地用于心脏手术的麻醉。

心肺转流对药代学和药效学的影响

Wood[496]对心脏手术中麻醉药物的药代学进行了充分研究。本节主要关注于 CPB 对药代学的影响。

CPB 的建立对药物的血浆浓度、分布和消除具有复杂影响，主要的影响因素包括：血液稀释、血浆蛋白结合能力的改变、低血压、低温、搏动性与非搏动性血流、肺从血液循环中的隔离以及转流回路对麻醉药物的摄取等，这些因素将导致药物血液浓度的改变，而药物自身的药代学特点亦发挥一定作用（表 10.6）。

血液稀释

在 CPB 建立早期，回路的预充液体与患者的血液相混合。在成年人，预充液容量为 1.5～2L，成分可以是晶体液或晶体液与血液或胶体液的混合，总体导致患者红细胞比容降低近 25%，血浆容量增加 40%～50%，血液中游离型药物的血液总浓度也随之降低。在 CPB 建立后，血浆蛋白（如白蛋白和 α_1-酸性糖蛋白）水平迅速下降，循环中的药物结合型-游离型比例改变，导致血浆蛋白药物结合力的降低。而逆行自体预充和低容量 CPB 技术的引进已减少了此类影响。

药物在血液中以游离型（未结合型）和结合型（与血浆蛋白结合）两种形式均衡存在。游离型药物通过与相应受体的相互作用而产生药理作用（图 10.40）。药物主要结合于血浆中的白蛋白和 α_1-酸性糖蛋白。血浆蛋白结合力的变化仅对高度结合型的药物具有临床意义。药物与蛋白的结合程度取决于药物总浓度、蛋白对药物的亲和力，以及与药物竞争结合

表 10.6 心肺转流对药物处置的影响

药代动力学过程	病理生理学	药代动力学结果
吸收	低血压和局部血流或灌注的变化	口服或肌内注射吸收率降低
分布	肺隔离	分布容积减少
	肺血流减少	肺内药物分布减少，体循环药物浓度增加
	低血压、局部血流的改变	分布容积减少
	蛋白结合力降低	分布容积增加
	血液稀释	结合蛋白稀释
	术后 α_1-酸性糖蛋白升高	分布容积减少
	术后蛋白结合力升高	术后药物浓度的分析困难
消除	肝血流减少	药物清除率降低
	低温	固有清除率降低（肝代谢降低）
	肾血流减少和低温	肾功能降低

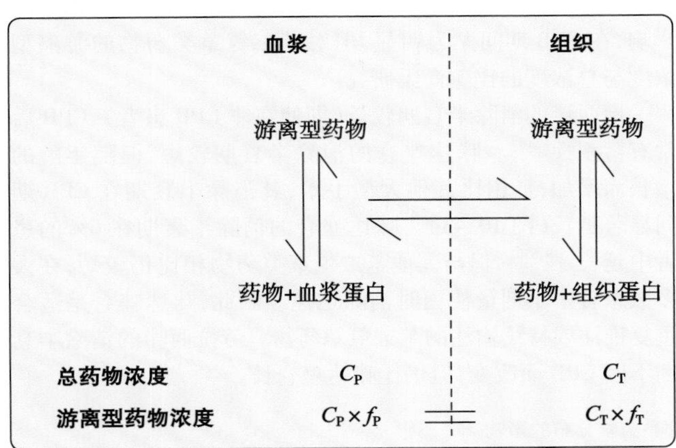

图 10.40 血浆与组织中游离型药物浓度间的关系。血浆中的游离型药物浓度等于药物总浓度（C_P）×血浆中游离分数（f_P）。组织中的游离型药物浓度等于组织中的药物总浓度（C_T）×组织中的游离分数（f_T）

或改变药物结合位点的其他物质等。如果某种药物在血液中结合型的比例高于游离型，则血液稀释可能导致循环中游离型部分的增加。

肝素对血浆蛋白结合力具有显著影响。肝素导致脂蛋白酯酶和肝脂肪酶的释放，将血浆中的甘油三酯水解为游离脂肪酸，取代结合型药物而竞争性结合于血浆蛋白，从而导致游离型药物的浓度增加[496]。

泵预充液导致的急性血液稀释对药物分布的影响总结如下：

1. 药物的血浆浓度减少而体内药物总量不变，因此药物的 V_d 迅速增加，但增幅有限。

2. 在急性血液稀释后可能发生药物的组织再分布，以使血浆和组织中游离型药物的浓度恢复平衡。药物的再分布程度取决于药物在组织和血浆中的相对量以及蛋白结合力的改变程度。

3. 对总药物浓度中游离型药物浓度及其变化的过分关注可能会对药物作用的预计变化带来误导信息。

4. 如果药物的血浆/红细胞分配比例不均衡，血液稀释后药物的血液清除和血浆清除关系将发生变化，必须区分开来。

5. 肝素对血浆蛋白的药物结合力具有一定影响。

在 CPB 期间可发生明显的酸碱平衡变化，导致药物离子型和非离子型浓度的改变，从而影响药物的结合力。CPB 期间可使用 pH 稳态或 α 稳态指导血气管理，这两种管理技术中 pH 的变化均可能对各器官的血流量产生影响[497,498]。对 pH 的管理可能会影响某些药物的离子化与血浆蛋白结合的程度，导致游离型（活性）药物浓度的增加或减少。

血流量

CPB 期间肝、肾、脑和骨骼的血液灌注降低，调节动脉血压所使用的各种血管扩张剂和血管收缩剂可能进一步改变局部血流，进而影响药物分布和代谢。低血压、低温和非搏动性血流对循环血液的分布产生显著的综合影响，外周循环的血流量明显减少而中心循环的血流量相对增加[499,500]。

CPB 期间的血液灌注可为搏动性或非搏动性。非搏动性血流灌注可导致组织灌注的改变[501]。CPB 期间非搏动性血流与外周循环灌注的减少、低温以及血管收缩剂的使用可导致细胞缺氧和细胞内酸中毒，从而影响某些组织结合力对 pH 敏感的药物的组织分布。在恢复灌注、复温和重建正常的搏动性血流后，低灌注组织中的药物出现再分布，很可能会增加体循环的血浆药物浓度，这与碱性药物在酸性组织中分布和再分布的情况类似。搏动性血流灌注对药代学的影响程度尚未得到充分的研究。

低温

CPB 期间通常采用低温技术。低温可以降低肝脏和肾脏的酶功能[502]，从而抑制新陈代谢。低温增加血液黏滞度，激活自主神经性和内分泌性反射，产生血管收缩作用，从而降低组织灌注。低温降低肝酶活性，并引起明显的肝内血液分流和再分布，因此降低某些肝脏代谢药物（如普萘洛尔、维拉帕米）的清除率。

肾脏血流灌注、肾小球滤过率和肾小管分泌的降低会影响肾脏对药物的排泄。在试验犬中，当机体温度降至 25℃ 时，肾小球滤过率降低 65%[503]。

隔离

当机体恢复正常温度后，组织再灌注可导致 CPB 低温期间的隔离药物洗出至血液循环中，这可以解释复温期间阿片类药物血浆水平的增高[504-506]。

许多药物可以结合于 CPB 回路的组件，因此药物的分布可能受回路设计变化的影响，例如来自不同产商的氧合器（即气体交换装置）。在体外，多种氧合器均可结合亲脂性药物，例如挥发性等麻醉药、丙泊酚、阿片类以及巴比妥类[498,507-511]。在体内，尚未证明该现象的重要性，这可能是由于回路所移除的药物会被组织中更大量的药物储备所抵消。

CPB 期间，肺动脉血流被阻断，肺脏随之从血液循环中隔离。某些被肺脏吸收的碱性药物（如利多卡因、普萘洛尔、芬太尼等）被隔离，而在全身灌注恢复后重新释放入血，故肺脏可起到药物储存库的作用[504]。CPB 建立后，血浆芬太尼浓度迅速下降至平台期；而在机械通气建立时，血浆芬太尼浓度又升高。CPB 期间，肺动脉的芬太尼浓度高于桡动脉，但当机械通气恢复时，桡动脉的芬太尼浓度反而高于肺动脉，提示芬太尼从肺组织中被洗出入血。

特殊药物

阿片类药物

CPB 开始后，所有阿片类药物的总浓度均降低（表 10.7），但芬太尼降低的幅度更大，这是由于该药有相当一部分附着于 CPB 回路表面[408,509,512]。研究表明当芬太尼作为主要的麻醉药物时可能导致麻醉不全[513]。肺组织对芬太尼有高度的首过吸收作用[500,514]，CPB 结束肺组织恢复灌注后芬太尼的浓度升高（图 10.41 和图 10.42）。

在添加 CPB 的预充液后，由于阿片类药物的 V_d 高，可以迅速平衡以使预充液的稀释作用最小化，故其总药物浓度的降低幅度最小。舒芬太尼的药物总浓度最稳定，故在这方面可能具有优势。阿芬太尼的游离型药物浓度在整个 CPB 期间保持相对稳定，药理活性浓度保持不变，但其结合型药物浓度发生变化，提示阿芬太尼的主要结合物质白蛋白和 α_1-酸性糖蛋白浓度的改变[515-517]。CPB 期间芬太尼和阿芬太尼的消除时间延长，吗啡的消除时间无变化，而有关舒芬太尼消除时间的研究数据还不充分。基于现有的药代学资料，阿芬太尼可能是 CPB 期间最合适的阿片类药物，其游离型药物浓度相对稳定，半衰期的延长也小于芬太尼。

苯二氮䓬类药物

苯二氮䓬类药物的总浓度在 CPB 开始后降低。由于此类药物的蛋白结合率超过 90%，故其游离型浓度很大程度上受蛋白浓度的变化或如酸碱平衡等影响蛋白结合力的因素的影响，在 CPB 期间尤为明显，但对苯二氮䓬类药物的游离型浓度与总浓度的比例尚无研究。

地西泮的消除半衰期较长（即使在非 CPB 患者），CPB 后常有蓄积性[518]。咪达唑仑的消除半衰期较短，但随年龄的增长而增加，且相比其他大型手术，其消除半衰期在 CPB 期间显著延长（图 10.43）。咪达唑仑的消除半衰期在 6% 的患者中延长[519,520]，但与其他苯二氮䓬类药物相比仍较短，在大多数患者中小剂量使用时消除迅速。因此，咪达唑仑是适合重复推注或持续输注的苯二氮䓬药物。劳拉西泮的消除半衰期不因 CPB 而改变，但仍比咪达唑仑长。

表 10.7　心肺转流对阿片类药物分布的影响

阿片类药物	浓度		清除率	半衰期	分布容积
	CPB 开始	CPB 期间			
芬太尼	降低	相对稳定或 CPB 结束时升高	—	增加	—
阿芬太尼	总浓度降低；游离型浓度无变化	总浓度在 CPB 结束时逐渐升高	不变	增加	增加
舒芬太尼	降低	逐渐升高	—	—	—

CPB，心肺转流。

数据 From Buylaert WA, Herregods LL, Mortier EP, Bogaert MG. Cardiopulmonary bypass and the pharmacokinetics of drugs, *Clin Pharmacokinet*. 1989; 17: 10.

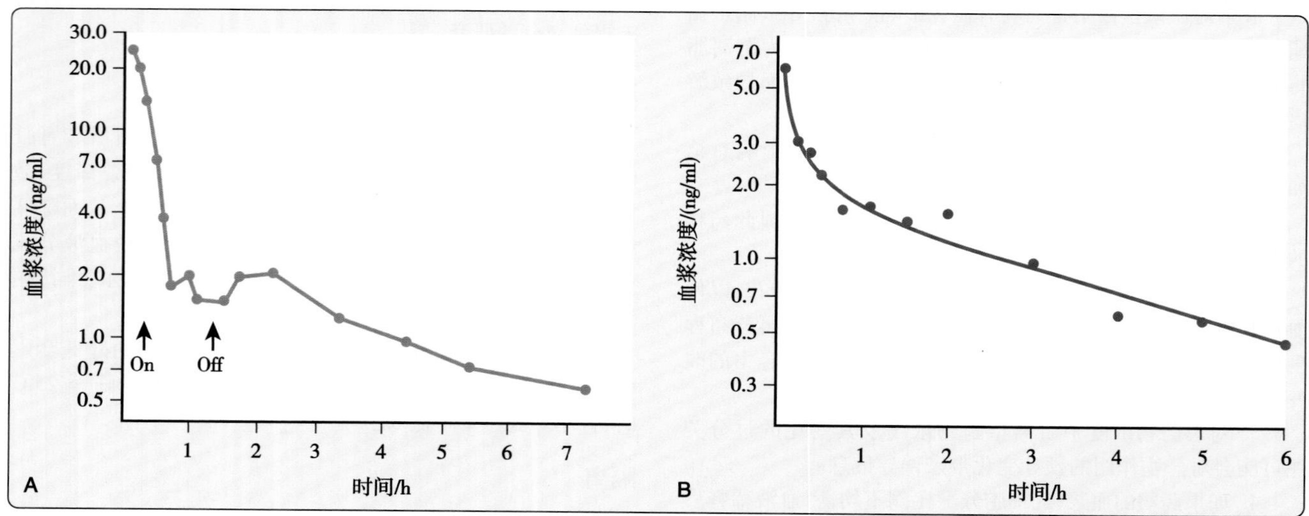

图 10.41　心肺转流（cardiopulmonary bypass，CPB）对单次注射的芬太尼浓度的影响。在单次静脉注射 500μg 芬太尼后从零时间点开始显示血浆芬太尼浓度的时程。（A）资料源自一位心脏手术患者。箭头表示 CPB 时间。（B）资料源自一位心脏瓣膜手术的对照组患者。（*From Koska AJ, Romagnole A, Karmer WG. Effect of cardiopulmonary bypass on fentanyl distribution and elimination.* Clin Pharmacol Ther. *29: 100, 1981.*）

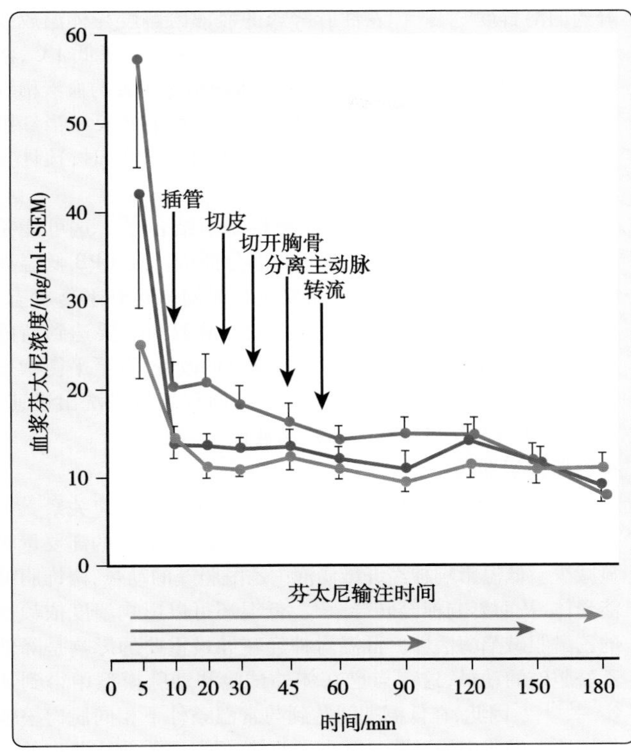

图 10.42 当芬太尼以多种恒定速率输注用于主动脉冠状动脉手术时,心肺转流(cardiopulmonary bypass,CPB)对血浆芬太尼浓度的影响。患者分为3组:给予芬太尼 30μg/kg 继而 0.3μg/(kg·min)输注(绿色);给予芬太尼 40μg/kg 继而 0.4μg/(kg·min)输注(紫色);给予芬太尼 50μg/kg 继而 0.5μg/(kg·min)输注(红色)。SEM,平均值的标准差。(*From Sprigge JS, Wynands JE, Whalley DG, et al. Fentanyl infusion anesthesia for aortocoronary bypass surgery; plasma levels and hemodynamic response.* Anesth Analg. *1982;61:972.*)

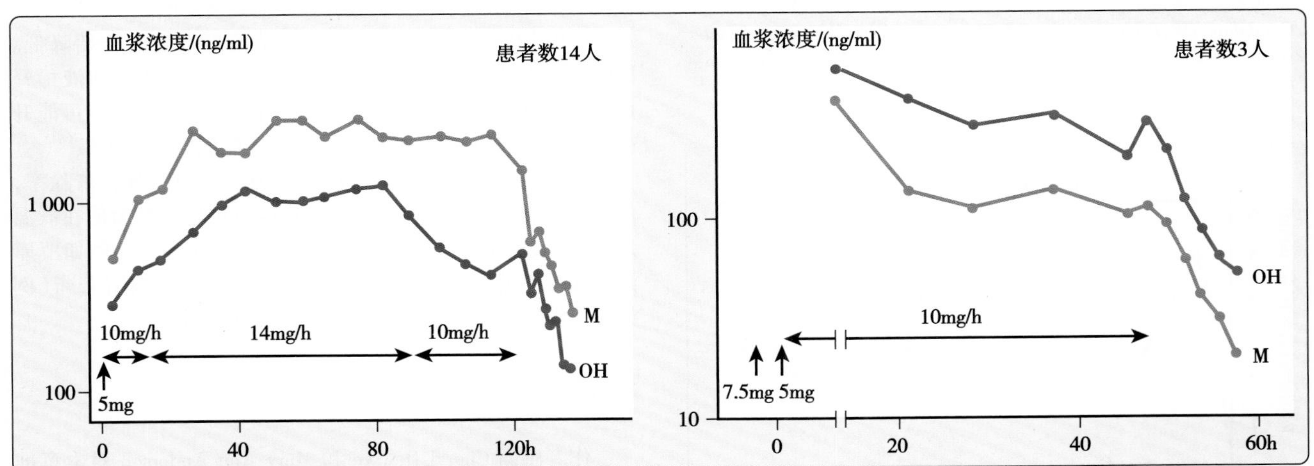

图 10.43 ICU 中咪达唑仑及其代谢产物的浓度变化。注意左右图中两种浓度刻度的不同。左图,咪达唑仑(M)的浓度稍高于其代谢产物(OH)。右图,咪达唑仑的浓度低于其代谢产物。(*From Vree TB, Shimoda M, Driessen JJ, et al. Decreased plasma albumin concentration results in increased volume of distribution and increased elimination of midazolam in intensive care patients.* Clin Pharmacol Ther. *1989;46:537.*)

静脉麻醉药

硫喷妥钠和美索比妥的药物总浓度在 CPB 开始后降低,但其活性游离型药物浓度相当稳定[516,521](图 10.44)。硫喷妥钠的清除时间在 CPB 期间减半,但 CPB 后消除半衰期的变化仍未知。丙泊酚在 CPB 期间的药代学变化存在争论[522,523](图 10.45)。丙泊酚的药物总浓度在 CPB 开始后可能降低伴随游离型的升高,或者总浓度可能维持不变。一项研究表明,CPB 期间丙泊酚的消除半衰期延长[522],但再分布半衰期短暂,停药后血药浓度迅速降低,患者很快苏醒。这类药物的活性游离型浓度通常保持不变,但作用时间可能延长。

挥发性麻醉药

CPB 对挥发性麻醉药的 MAC 影响仍不确定。一些学者在动物研究中发现 CPB 可降低恩氟烷的 MAC 多达 30%,但其学者未能证明其 MAC 的降低[521-526]。一些研究显示 MAC 随温度的变化而变化,在低温条件下吸入麻醉药的需要浓度降低[525,527-529]。

CPB 及低温对通过氧合器吸收的挥发性麻醉药的影响程度取决于 3 个因素:①药物的血/气溶解度以及低温和血液稀释对其的不同影响。低温增加血/气溶解度而血液稀释则相反[530];②低温增加挥发性麻醉药在组织中的溶解度;③氧合器对挥发性麻醉药的吸收[531]。CPB 可引起挥发性麻醉药血/气分配系数的变化,且依赖于不同的预充液和温度。挥发性麻醉药的血/气分配系数是指当气体与血液接触且两室的分压相等时,药物在血液中的浓度与气体中的浓度之比。

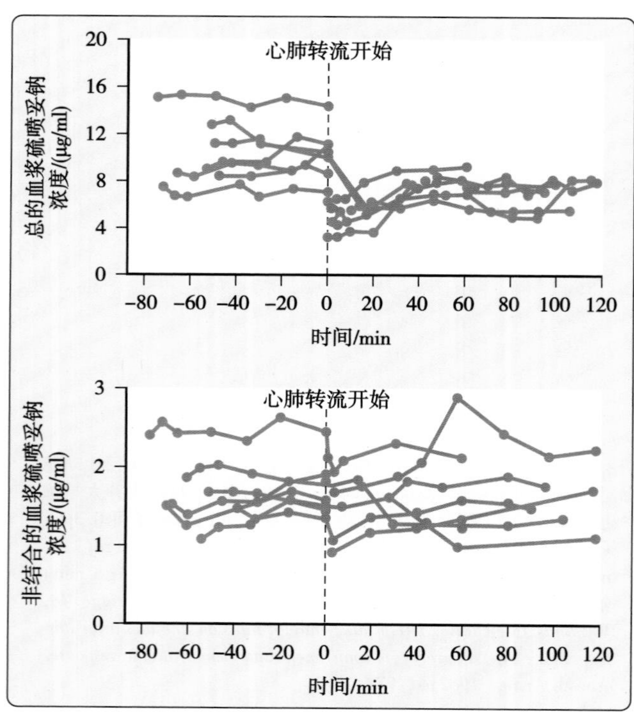

图 10.44　心肺转流对硫喷妥钠持续输注期间血浆浓度的影响。上图，总的血浆硫喷妥钠浓度。下图，非结合的（游离型）血浆硫喷妥钠浓度。零时间点为心肺转流的开始时间。（*From Morgan DJ, Crankshaw DP, Prideaux PR, et al. Thiopentone levels during cardiopulmonary bypass: changes in plasma protein binding during continuous infusion. Anaesthesia. 1986; 41: 4.*）

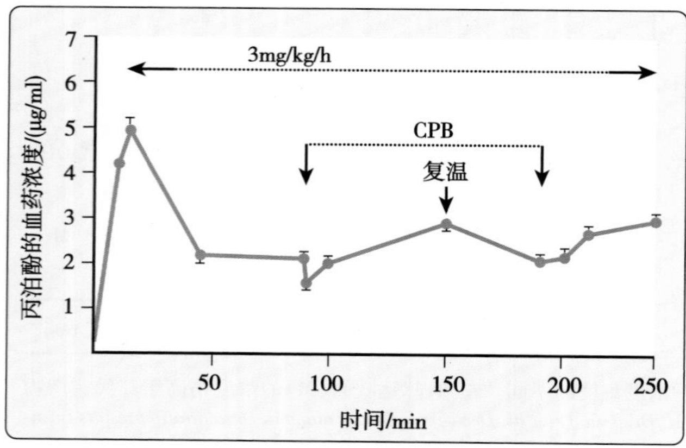

图 10.45　在冠状动脉手术和心肺转流（cardiopulmonary bypass, CPB）期间丙泊酚的血药浓度。丙泊酚的输注分为两阶段：10mg/(kg·h)输注 30 分钟，继而 3mg/(kg·h)持续。时间刻度显示出特定事件的平均时间点如 CPB 开始、诱导低温（25～27℃）及 CPB 结束。竖条表示平均数±标准差。（*From Russell GN, Wright EL, Fox MA, et al. Propofol-fentanyl anaesthesia for coronary artery surgery and cardiopulmonary bypass.* Anaesthesia. *1989; 44: 205.*）

影响挥发性麻醉药在血液和其他组织中溶解度的因素包括：血脂浓度、渗透压浓度和红细胞比容等。晶体液预充后血液成分的改变趋于降低挥发性麻醉药的血液溶解度，使其达到稳态的时间更短，且相同吸入浓度下挥发性麻醉药的血药浓度降低。然而，由于挥发性麻醉药在白蛋白中的溶解度大于红细胞，因此血浆预充液引起的血液稀释会增加挥发性麻醉药的溶解度[532]。挥发性麻醉药的血液溶解度与体温成线性反比关系，不同的麻醉药物有所不同，体温每降低 1℃，溶解度增加 4% 至 4.9%[533]。因此晶体液预充所致的血液稀释和低温对挥发性麻醉药血/气分配系数的影响相反。当红细胞比容由 40% 降至 20% 而体温由 37℃ 降至 28℃ 时，预计异氟烷溶解度的净变化为 2%[534]。

挥发性麻醉药可以与多种塑料物质结合[535]，这可能是其药物浓度在 CPB 开始后降低的部分原因。在 CPB 低温期间开始使用的挥发性麻醉药需要更长时间以达到平衡状态，而 CPB 建立前已经开始使用的挥发性麻醉药需要达到新的平衡状态，此过程可能会导致麻醉深度的改变，直至平衡状态完成。由于挥发性麻醉药在体内的代谢程度低且洗出迅速，故在 CPB 后其作用持续时间并未延长[536,537]。

神经肌肉阻滞药

低温 CPB 可影响神经肌肉阻滞药的浓度和反应关系[538]。由于药代学和药效学的多种作用，神经肌肉阻滞药的需要量明显减少。低温影响神经纤维囊泡中乙酰胆碱的动员，修饰胆碱能受体，从而影响神经转导[539]。低温还可以影响温度依赖性的乙酰胆碱酯酶活性。低温对神经转导最重要的影响是降低乙酰胆碱的动员，这一点已在体外试验和动脉模型中得到证实[540,541]。因此，在低温期间达到与常温条件下相同肌肉松弛作用所需的肌肉松弛药量减少。此外，低温可能改变肌肉的机械特性，对调节收缩反应的电解质具有显著影响。

CPB 期间血液稀释，导致药物游离型浓度的初始降低。同时白蛋白浓度也降低，故尽管药物总浓度可能因血液稀释而降低，但药物如果部分结合于白蛋白，则游离型浓度可能升高。这种现象可能出现在神经肌肉阻滞药，如罗库溴铵[542]。

低温尽管可能促进甾类神经肌肉阻滞药的肾脏清除率，但也会抑制药物的肝脏清除率。这或许可以解释为何在低温条件下，依赖于肝脏清除的甾类神经肌肉阻滞药（例如罗库溴铵和维库溴铵）较依赖于肾脏清除的神经肌肉阻滞药（例如泮库溴铵和哌库溴铵）的作用持续时间更长[543]。

致谢

作者感谢 Cheryl Dewyre 和 Mary Ann Anderson 对本章准备工作的热情和贡献。作者同样感谢本章以前各版本的作者——Kelly Grogan, MD; Kyung W. Park, MD; J. Michael Haering, MD; Sebastian Reiz, MD; Edward Lowenstein, MD; James G. Bovill, MD, PhD; Fred Boer, MD, PhD; J. G. Reves, MD; Steven Hill, MD; Matthew R. Belmont, MD; Ralph P. F. Scott, MD; Margaret Wood, MD。他们的工作成果在本章中再现。

（张文奇　欧阳碧山　译）

参考文献

1. Cason BA, Gamperi AK, Slocum RE, et al. Anesthetic-induced preconditioning: previous administration of isoflurane decreases myocardial infarct size in rabbits. *Anesthesiology*. 1997;87(5):1182–1190.
2. Kersten JR, Lowe D, Hettrick DA, et al. Glyburide, a KATP channel antagonist, attenuates the cardioprotective effects of isoflurane in stunned myocardium. *Anesth Analg*. 1996;83(1):27–33.
3. Kersten JR, Schmeling TJ, Pagel PS, et al. Isoflurane mimics ischemic preconditioning via activation of K(ATP) channels: reduction of myocardial infarct size with an acute memory phase. *Anesthesiology*. 1997;87(2):361–370.
4. Bernard J, Wouters PF, Doursout M, et al. Effects of sevoflurane and isoflurane on cardiac and coronary dynamics in chronically instrumented dogs. *Anesthesiology*. 1990;72(4):659–662.
5. DeTraglia MC, Komai H, Rusy BF. Differential effects of inhalation anesthetics on myocardial

potentiated-state contractions in vitro. *Anesthesiology*. 1988;68(4):534–540.
6. Harkin CP, Pagel PS, Kersten JR, et al. Direct negative inotropic and lusitropic effects of sevoflurane. *Anesthesiology*. 1994;81(1):156–167.
7. Housmans PR, Murat I. Comparative effects of halothane, enflurane, and isoflurane at equipotent anesthetic concentrations on isolated ventricular myocardium of the ferret. I. Contractility. *Anesthesiology*. 1988;69(4):451–463.
8. Kikura M, Ikeda K. Comparison of effects of sevoflurane/nitrous oxide and enflurane/nitrous oxide on myocardial contractility in humans. Load-independent and noninvasive assessment with transesophageal echocardiography. *Anesthesiology*. 1993;79(2):235–243.
9. Lynch C 3rd. Differential depression of myocardial contractility by halothane and isoflurane in vitro. *Anesthesiology*. 1986;64(5):620–631.
10. Pagel PS, Kampine JP, Schmeling TJ, et al. Influence of volatile anesthetics on myocardial contractility in vivo: desflurane versus isoflurane. *Anesthesiology*. 1991;74(5):900–907.
11. Pagel PS, Kampine JP, Schmeling WT, et al. Evaluation of myocardial contractility in the chronically instrumented dog with intact autonomic nervous system function: effects of desflurane and isoflurane. *Acta Anaesthesiol Scand*. 1993;37(2):203–210.
12. Kemmotsu O, Hashimoto Y, Shimosato S. Inotropic effects of isoflurane on mechanics of contraction in isolated cat papillary muscles from normal and failing hearts. *Anesthesiology*. 1973;39(5):470–477.
13. Kemmotsu O, Hashimoto Y, Shimosato S. The effects of fluroxene and enflurane on contractile performance of isolated papillary muscles from failing hearts. *Anesthesiology*. 1974;40(3):252–260.
14. Lowenstein E, Foëx P, Francis CM, et al. Regional ischemic ventricular dysfunction in myocardium supplied by a narrowed coronary artery with increasing halothane concentration in the dog. *Anesthesiology*. 1981;55(4):349–359.
15. Prys-Roberts C, Roberts JG, Foëx P, et al. Interaction of anesthesia, beta-receptor blockade, and blood loss in dogs with induced myocardial infarction. *Anesthesiology*. 1976;45(3):326–329.
16. Hanley PJ, ter Keurs HE, Cannell MB. Excitation-contraction coupling in the heart and the negative inotropic action of volatile anesthetics. *Anesthesiology*. 2004;101(4):999–1014.
17. Huneke R, Fassl J, Rossaint R, et al. Effects of volatile anesthetics on cardiac ion channels. *Acta Anaesthesiol Scand*. 2004;48(5):547–561.
18. Pagel PS, Kampine JP, Schmeling TJ, et al. Effects of nitrous oxide on myocardial contractility as evaluated by the preload recruitable stroke work relationship in chronically instrumented dogs. *Anesthesiology*. 1990;73(6):1148–1157.
19. Brogan WC 3rd, Hillis LD, Flores ED, et al. The natural history of isolated left ventricular diastolic dysfunction. *Am J Med*. 1992;92(6):627–630.
20. Judge KW, Pawitan Y, Caldwell J, et al. Congestive heart failure symptoms in patients with preserved left ventricular systolic function: analysis of the CASS registry. *J Am Coll Cardiol*. 1991;18(2):377–382.
21. Pagel PS, Hettrick DA, Warltier DC. Amrinone enhances myocardial contractility and improves left ventricular diastolic function in conscious and anesthetized chronically instrumented dogs. *Anesthesiology*. 1993;79(4):753–765.
22. Pagel PS, Kampine JP, Schmeling TJ, et al. Reversal of volatile anesthetic-induced depression of myocardial contractility by extracellular calcium also enhances left ventricular diastolic function. *Anesthesiology*. 1993;78(1):141–154.
23. Zile MR, Brutsaert DL. New concepts in diastolic dysfunction and diastolic heart failure, Part II. Causal mechanisms and treatment. *Circulation*. 2002;105(12):1503–1508.
24. Aurigemma GP, Gottdiener JS, Shemanski L, et al. Predictive value of systolic and diastolic function for incident congestive heart failure in the elderly: the cardiovascular health study. *J Am Coll Cardiol*. 2001;37(4):1042–1048.
25. Dauterman KW, Massie BM, Gheorghiade M. Heart failure associated with preserved systolic function: a common and costly clinical entity. *Am Heart J*. 1998;135(6 pt 2, suppl):S310–S319.
26. Graham M, Thiessen D, Mutch W. Isoflurane and halothane impair both systolic and diastolic function in the newborn pig. *Can J Anaesth*. 1996;43(5):495–502.
27. Humphrey LS, Stinson DC, Humphrey MJ, et al. Volatile anesthetic effects on left ventricular relaxation in swine. *Anesthesiology*. 1990;73(4):731–738.
28. Ihara T, Shannon RP, Komamura K, et al. Effects of anaesthesia and recent surgery on diastolic function. *Cardiovasc Res*. 1994;28(3):325–336.
29. Pagel PS, Kampine JP, Schmeling WT, et al. Alteration of left ventricular diastolic function by desflurane, isoflurane, and halothane in the chronically instrumented dog with autonomic nervous system blockade. *Anesthesiology*. 1991;74(6):1103–1114.
30. Yamada T, Takeda J, Koyama K, et al. Effects of sevoflurane, isoflurane, enflurane, and halothane on left ventricular diastolic performance in dogs. *J Cardiothorac Vasc Anesth*. 1994;8(6):618–624.
31. Sohma A, Foëx P, Ryder WA. Regional distensibility, chamber stiffness, and elastic stiffness constant in halothane and propofol anesthesia. *J Cardiothorac Vasc Anesth*. 1993;7(2):188–194.
32. Varadarajan SG, An J, Novalija E, et al. Sevoflurane before or after ischemia improves contractile and metabolic function while reducing myoplasmic Ca2+ loading in intact hearts. *Anesthesiology*. 2002;96(1):125–133.
33. Meng T, Bu W, Ren X, et al. Molecular mechanism of anesthetic-induced depression of myocardial contraction. *FASEB J*. 2016;30(8):2915–2925.
34. Echt DS, Liebson PR, Mitchell LB. Mortality and morbidity in patients receiving encainide, flecainide, or placebo. The Cardiac Arrhythmia Suppression Trial. *N Engl J Med*. 1991;324(12):781–788.
35. Guler N, Kati I, Demirel CB, et al. The effects of volatile anesthetics on the Q-Tc interval. *J Cardiothorac Vasc Anesth*. 2001;15(2):188–191.
36. Hickey RF, Sybert PE, Verrier ED, et al. Effects of halothane, enflurane, and isoflurane on coronary blood flow autoregulation and coronary vascular reserve in the canine heart. *Anesthesiology*. 1988;68(1):21–30.
37. Tarnow J, Eberlein HJ, Oser G, et al. Haemodynamik, myokardkontraktilitaat, ventrikelvolumnia, and sauerstoffversorgung des herzens unter verschiedenen inhalations-anaesthetika. *Anaesthesist*. 1977;26:220.
38. Verrier ED, Edelist G, Macke C, et al. Greater coronary vascular reserve in dogs anesthetized with halothane. *Anesthesiology*. 1980;53(6):445–459.
39. Moffitt EA, Sethna DH, Gary RJ, et al. Nitrous oxide added to halothane reduces coronary flow and myocardial oxygen consumption in patients with coronary disease. *Can Anaesth Soc J*. 1983;30(1):5–9.
40. Reiz S, Balfors E, Gustavsson B, et al. Effects of halothane on coronary haemodynamics and myocardial metabolism in patients with ischaemic heart disease and heart failure. *Acta Anaesthesiol Scand*. 1982;26(2):133–138.
41. Sonntag H, Merin RG, Donath U, et al. Myocardial metabolism and oxygenation in man awake and during halothane anesthesia. *Anesthesiology*. 1979;51(3):204–210.
42. Wilkinson PL, Hamilton WK, Moyers JR, et al. Halothane and morphine-nitrous oxide anesthesia in patients undergoing coronary artery bypass operation. Patterns of intraoperative ischemia. *J Thorac Cardiovasc Surg*. 1981;82(3):372–382.
43. Tanaka K, Ludwig LM, Kersten JR, et al. Mechanisms of cardioprotection by volatile anesthetics. *Anesthesiology*. 2004;100(3):707–721.
44. Buffington CW, Romson JL, Levine A, et al. Isoflurane induces coronary steal in a canine model of chronic coronary occlusion. *Anesthesiology*. 1987;66(3):280–292.
45. Priebe HJ, Foëx P. Isoflurane causes regional myocardial dysfunction in dogs with critical coronary artery stenoses. *Anesthesiology*. 1987;66(3):293–300.
46. Diana P, Tullock WC, Gorcsan J, et al. Myocardial ischemia: a comparison between isoflurane and enflurane in coronary artery bypass patients. *Surv Anesthesiol*. 1994;38(2):80.
47. Hartman JC, Kampine JP, Schmeling WT, et al. Actions of isoflurane on myocardial perfusion in chronically instrumented dogs with poor, moderate, or well-developed coronary collaterals. *J Cardiothorac Anesth*. 1990;4(6):715–725.
48. Hartman JC, Kampine JP, Schmeling WT, et al. Steal-prone coronary circulation in chronically instrumented dogs: isoflurane versus adenosine. *Anesthesiology*. 1991;74(4):744–756.
49. Hartman JC, Kampine JP, Schmeling WT, et al. Alterations in collateral blood flow produced by isoflurane in a chronically instrumented canine model of multivessel coronary artery disease. *Anesthesiology*. 1991;74(1):120–133.
50. Leung JM, Goehner P, O'Kelly BF, et al. Isoflurane anesthesia and myocardial ischemia: comparative risk versus sufentanil anesthesia in patients undergoing coronary artery bypass graft surgery. *Anesthesiology*. 1991;74(5):838–847.
51. Moore PG, Kien ND, Reitan JA, et al. No evidence for blood flow redistribution with isoflurane or halothane during acute coronary artery occlusion in fentanyl-anesthetized dogs. *Anesthesiology*. 1991;75(5):854–865.
52. Pulley DD, Kirvassilis GV, Kelermenos N, et al. Regional and global myocardial circulatory and metabolic effects of isoflurane and halothane in patients with steal-prone coronary anatomy. *Anesthesiology*. 1991;75(5):756–766.
53. Glower DD, Spratt JA, Kabas JS, et al. Quantification of regional myocardial dysfunction after acute ischemic injury. *Am J Physiol*. 1988;255(1 Pt 2):H85–H93.
54. Glower DD, Spratt JA, Snow ND, et al. Linearity of the Frank-Starling relationship in the intact heart: the concept of preload recruitable stroke work. *Circulation*. 1985;71(5):994–1009.
55. Park KW, Dai HB, Lowenstein E, et al. Isoflurane and halothane attenuate endothelium-dependent vasodilation in rat coronary microvessels. *Anesth Analg*. 1997;84(2):278–284.
56. Hartman JC, Pagel PS, Kampine JP, et al. Influence of desflurane on regional distribution of coronary blood flow in a chronically instrumented canine model of multivessel coronary artery obstruction. *Anesth Analg*. 1991;72(3):289–299.
57. Kersten JR, Brayer AP, Pagel PS, et al. Perfusion of ischemic myocardium during anesthesia with sevoflurane. *Anesthesiology*. 1994;81(4):995–1004.
58. Kitahata H, Kawahito S, Nozaki J, et al. Effects of sevoflurane on regional myocardial blood flow distribution: quantification with myocardial contrast echocardiography. *Anesthesiology*. 1999;90(5):1436–1445.
59. Kehl F, Krolikowski JG, Tessmer JP, et al. Increases in coronary collateral blood flow produced by sevoflurane are mediated by calcium-activated potassium (BKCa) channels in vivo. *Anesthesiology*. 2002;97(3):725–731.
60. Akata T, Nakamura K, Kodama K, et al. Effects of volatile anesthetics on acetylcholine-induced relaxation in the rabbit mesenteric resistance artery. *Anesthesiology*. 1995;82(1):188–204.
61. Muldoon SM, Hart JL, Bowen KA, et al. Attenuation of endothelium-mediated vasodilation by halothane. *Anesthesiology*. 1988;68(1):31–37.
62. Toda H, Nakamura K, Hatano Y, et al. Halothane and isoflurane inhibit endothelium-dependent relaxation elicited by acetylcholine. *Anesth Analg*. 1992;75(2):198–203.
63. Uggeri MJ, Proctor GJ, Johns A. Halothane, enflurane, and isoflurane attenuate both receptor- and non-receptor-mediated EDRF production in rat thoracic aorta. *Anesthesiology*. 1992;76(6):1012–1017.
64. Yoshida K, Okabe E. Selective impairment of endothelium-dependent relaxation by sevoflurane: oxygen free radicals participation. *Anesthesiology*. 1992;76(3):440–447.
65. Pajewski TN, Miao N, Lynch C, et al. Volatile anesthetics affect calcium mobilization in bovine endothelial cells. *Anesthesiology*. 1996;85(5):1147–1156.
66. Tas PW, Stobetael C, Roewer N. The volatile anesthetic isoflurane inhibits the histamine-induced Ca2+ influx in primary human endothelial cells. *Anesth Analg*. 2003;97(2):430–435.
67. Arriero MM, Alameda LM, Lopez-Farre A, et al. Sevoflurane reduces endothelium-dependent vasorelaxation: Role of superoxide anion and endothelin. *Can J Anaesth*. 2002;49(5):471–476.
68. Vinh VH, Enoki T, Hirata S, et al. Comparative contractile effects of halothane and sevoflurane in rat aorta. *Anesthesiology*. 2000;92(1):219.
69. Yu J, Tokinaga Y, Ogawa K, et al. Sevoflurane inhibits angiotensin II-induced, protein kinase C-mediated but not Ca2+-elicited contraction of rat aortic smooth muscle. *Anesthesiology*. 2004;100(4):879–884.
70. Izumi K, Akata T, Takahashi S. The action of sevoflurane on vascular smooth muscle of isolated mesenteric resistance arteries (part 1): role of endothelium. *Anesthesiology*. 2000;92(5):1426–1440.
71. Akata T, Nakashima M, Izumi K. Comparison of volatile anesthetic actions on intracellular calcium stores of vascular smooth muscle: investigation in isolated systemic resistance arteries. *Anesthesiology*. 2001;94(5):840–850.
72. Tsuneyoshi I, Zhang D, Boyle WA III. Ca2+- and myosin phosphorylation-independent relaxation by halothane in K+-depolarized rat mesenteric arteries. *Anesthesiology*. 2003;99(3):656–666.
73. Chen BB, Nyhan D, Fehr DM, et al. Halothane anesthesia causes active flow-independent pulmonary vasoconstriction. *Am J Physiol*. 1990;259(1 Pt 2):H74–H83.
74. Lesitsky MA, Davis S, Murray PA. Preservation of hypoxic pulmonary vasoconstriction during sevoflurane and desflurane anesthesia compared to the conscious state in chronically instrumented dogs. *Anesthesiology*. 1998;89(6):1501–1508.
75. Gambone LM, Fujiwara Y, Murray PA. Endothelium-dependent pulmonary vasodilation is selectively attenuated during isoflurane anesthesia. *Am J Physiol Heart Circ Physiol*. 1997;272(1):H290–H298.
76. Oshima Y, Ishibe Y, Okazaki N, et al. Isoflurane inhibits endothelium-mediated nitric oxide relaxing pathways in the isolated perfused rabbit lung. *Can J Anaesth*. 1997;44(10):1108–1114.
77. Fujiwara Y, Murray PA. Effects of isoflurane anesthesia on pulmonary vascular response to K+ ATP channel activation and circulatory hypotension in chronically instrumented dogs. *Anesthesiology*. 1999;90(3):799–811.
78. Seki S, Sato K, Nakayama M, et al. Halothane and enflurane attenuate pulmonary vasodilation mediated by adenosine triphosphate-sensitive potassium channels compared to the conscious state. *Anesthesiology*. 1997;86(4):923–935.
79. Sato K, Seki S, Murray PA. Effects of halothane and enflurane anesthesia on sympathetic beta-adrenoreceptor-mediated pulmonary vasodilation in chronically instrumented dogs. *Anesthesiology*. 2002;97(2):478–487.
80. Ebert TJ, Harkin CP, Muzi M. Cardiovascular responses to sevoflurane: a review. *Anesth Analg*. 1995;81(suppl 6):S11–S22.
81. Muzi M, Ebert TJ. A comparison of baroreflex sensitivity during isoflurane and desflurane anesthesia in humans. *Anesthesiology*. 1995;82(4):919–925.
82. Seagard JL, Elegbe EO, Hopp FA, et al. Effects of isoflurane on the baroreceptor reflex. *Anesthesiology*. 1983;59(6):511–520.
83. Seagard JL, Hopp FA, Donegan JH, et al. Halothane and the carotid sinus reflex: Evidence for multiple sites of action. *Anesthesiology*. 1982;57(3):191–202.
84. Boban N, McCallum JB, Schedewie HK, et al. Direct comparative effects of isoflurane and desflurane on sympathetic ganglionic transmission. *Anesth Analg*. 1995;80(1):127–134.
85. Kloner RA, Jennings RB. Consequences of brief ischemia: stunning, preconditioning, and their clinical implications: part 2. *Circulation*. 2001;104(25):3158–3167.
86. Heyndrickx GR, Millard RW, McRitchie RJ, et al. Regional myocardial functional and electrophysiological alterations after brief coronary artery occlusion in conscious dogs. *J Clin Invest*. 1975;56(4):978–985.
87. Murry CE, Jennings RB, Reimer KA. Preconditioning with ischemia: a delay of lethal cell injury in ischemic myocardium. *Circulation*. 1986;74(5):1124–1136.
88. Bland JH, Lowenstein E. Halothane-induced decrease in experimental myocardial ischemia in the non-failing canine heart. *Anesthesiology*. 1976;45(3):287–293.
89. Davis RF, DeBoer LW, Rude RE, et al. The effect of halothane anesthesia on myocardial necrosis, hemodynamic performance, and regional myocardial blood flow in dogs following coronary artery occlusion. *Anesthesiology*. 1983;59(5):402–411.
90. Warltier DC, al-Wathiqui MH, Kampine JP, et al. Recovery of contractile function of stunned myocardium in chronically instrumented dogs is enhanced by halothane or isoflurane. *Anesthesiology*. 1988;69(4):552–565.
91. Ishihara M, Sato K, Tateishi H, et al. Implications of prodromal angina pectoris in anterior wall acute myocardial infarction: acute angiographic findings and long-term prognosis. *J Am Coll Cardiol*. 1997;30(4):970–975.
92. Bolli R. The late phase of preconditioning. *Circ Res*. 2000;87(11):972–983.
93. Feng J, Lucchinetti E, Ahuja P, et al. Isoflurane postconditioning prevents opening of the mitochondrial permeability transition pore through inhibition of glycogen synthase kinase 3β. *Anesthesiology*. 2005;103:987–995.

94. Healy DA, Kahn WA, Wong CS, et al. Remote preconditioning and major clinical complications following adult cardiovascular surgery: systematic review and meta-analysis. *Int J Cardiol.* 2014;176(1):20–31.
95. Thielmann M, Kottenberg E, Kleinbongard P, et al. Cardioprotective and prognostic effects of remote ischaemic preconditioning, double-blind, controlled trial. *Lancet.* 2013;382(9892):597–604.
96. Verdouw PD, Gho BC, Konig MM, et al. Cardioprotection by ischemic and nonischemic myocardial stress and ischemia in remote organs. Implications for the concept of ischemic preconditioning. *Ann N Y Acad Sci.* 1996;793:27–42.
97. Zhang B, Zhou J, Li H, et al. Remote ischemic preconditioning does not improve the clinical outcomes in patients undergoing coronary artery bypass grafting: a meta-analysis of randomized controlled trials. *Int J Cardiol.* 2014;172:e36–e38.
98. Zangrillo A, Musu M, Greco T, et al. Additive effects on survival of anaesthetic cardiac protection and remote ischemic preconditioning in cardiac surgery: a bayesian meta-analysis of randomized trials. *PLoS ONE.* 2015;10(7):e0134264.
99. Hajrasouliha AR, Tavakoli S, Ghasemi M, et al. Endogenous cannabinoids contribute to remote ischemic preconditioning via cannabinoid CB2 receptors in the rat heart. *Eur J Pharmacol.* 2008;579(1–3):246–252.
100. Montecucco F, Lenglet S, Braunersreuther V, et al. CB(2) cannabinoid receptor activation is cardioprotective in a mouse model of ischemia/reperfusion. *J Mol Cell Cardiol.* 2009;46(5):612–620.
101. Warltier DC, Kersten JR, Pagel PS, et al. Editorial view: anesthetic preconditioning: serendipity and science. *Anesthesiology.* 2002;97(1):1–3.
102. Todd MM. Special issue on preconditioning: work presented at the October 2003 journal symposium. *Anesthesiology.* 2004;100(3):469.
103. de Klaver MJM, Buckingham MG, Rich GF. Isoflurane pretreatment has immediate and delayed protective effects against cytokine-induced injury in endothelial and vascular smooth muscle cells. *Anesthesiology.* 2003;99(4):896–903.
104. Tanaka K, Ludwig LM, Krolikowski JG, et al. Isoflurane produces delayed preconditioning against myocardial ischemia and reperfusion injury: role of cyclooxygenase-2. *Anesthesiology.* 2004;100(3):525–531.
105. Kehl F, Krolikowski JG, Mraovic B, et al. Is Isoflurane-induced preconditioning dose related? *Anesthesiology.* 2002;96(3):675–680.
106. Ludwig LM, Patel HH, Gross GJ, et al. Morphine enhances pharmacological preconditioning by isoflurane: role of mitochondrial KATP channels and opioid receptors. *Anesthesiology.* 2003;98(3):705–711.
107. Zaugg M, Lucchinetti E, Spahn DR, et al. Volatile anesthetics mimic cardiac preconditioning by priming the activation of mitochondrial KATP channels via multiple signaling pathways. *Anesthesiology.* 2002;97(1):4–14.
108. Mullenheim J, Ebel D, Bauer M, et al. Sevoflurane confers additional cardioprotection after ischemic late preconditioning in rabbits. *Anesthesiology.* 2003;99(3):624–631.
109. Toller WG, Kersten JR, Pagel PS, et al. Sevoflurane reduces myocardial infarct size and decreases the time threshold for ischemic preconditioning in dogs. *Anesthesiology.* 1999;91(5):1437–1446.
110. Kersten JR, Orth KG, Pagel PS, et al. Role of adenosine in isoflurane-induced cardioprotection. *Anesthesiology.* 1997;86(5):1128–1139.
111. Hemmings HC Jr, Adamo AI. Activation of endogenous protein kinase C by halothane in synaptosomes. *Anesthesiology.* 1996;84(3):652–662.
112. Mullenheim J, Ebel D, Frassdorf J, et al. Isoflurane preconditions myocardium against infarction via release of free radicals. *Anesthesiology.* 2002;96(4):934–940.
113. Novalija E, Varadarajan SG, Camara AK, et al. Anesthetic preconditioning: triggering role of reactive oxygen and nitrogen species in isolated hearts. *Am J Physiol Heart Circ Physiol.* 2002;283(1):H44–H52.
114. Tanaka K, Weihrauch D, Kehl F, et al. Mechanism of preconditioning by isoflurane in rabbits: a direct role for reactive oxygen species. *Anesthesiology.* 2002;97(6):1485–1490.
115. Landoni G, Fochi O, Torri G. Cardiac protection by volatile anaesthetics: a review. *Curr Vasc Pharmacol.* 2008;6:108–111.
116. Bouwman RA, Musters RJ, van Beek-Harmsen BJ, et al. Sevoflurane-induced cardioprotection depends on PKC-alpha activation via production of reactive oxygen species. *Br J Anaesth.* 2007;99:639–645.
117. Juhaszova M, Zorov DB, Kim SH, et al. Glycogen synthase kinase-3beta mediates convergence of protection signaling to inhibit the mitochondrial permeability transition pore. *J Clin Invest.* 2004;113:1535–1549.
118. Pravdic D, Sedlic F, Mio Y, et al. Anesthetic-induced preconditioning delays opening of mitochondrial permeability transition pore via protein kinase C-epsilon-mediated pathway. *Anesthesiology.* 2009;111:267–274.
119. Ge Z, Pravdic D, Bienengraeber M, et al. Isoflurane postconditioning protects against reperfusion injury by preventing mitochondrial permeability transition by an endothelial nitric oxide synthase-dependent mechanism. *Anesthesiology.* 2010;112:73–85.
120. Finkel E. The mitochondrion: is it central to apoptosis? *Science.* 2001;292(5517):624–626.
121. Landoni G, Biondi-Zoccai G, Zangrillo A, et al. Desflurane and sevoflurane in cardiac surgery: a meta-analysis of randomized clinical trials. *J Cardiothorac Vasc Anesth.* 2007;21:502–511.
122. Bignami E, Biondi-Zoccai G, Landoni G, et al. Volatile anesthetics reduce mortality in cardiac surgery. *J Cardiothorac Vasc Anesth.* 2009;23:594–599.
123. De Hert SG, Van der Linden P, Cromheecke S, et al. Cardioprotective properties of sevoflurane in patients undergoing coronary surgery with cardiopulmonary bypass are related to the modalities of its administration. *Anesthesiology.* 2004;101:299–310.
124. Kato R, Foëx P. Myocardial protection by anesthetic agents against ischemia-reperfusion injury: an update for anesthesiologists. *Can J Anaesth.* 2002;49(8):777–791.
125. van Klarenbosch J, Stienen GJ, de Ruijter W, et al. The differential effect of propofol on contractility of isolated myocardial trabeculae of rat and guinea-pig. *Br J Pharmacol.* 2001;132(3):742–748.
126. Gelissen HP, Epema AH, Henning RH, et al. Inotropic effects of propofol, thiopental, midazolam, etomidate, and ketamine on isolated human atrial muscle. *Anesthesiology.* 1996;84(2):397–403.
127. Hebbar L, Dorman BH, Clair MJ, et al. Negative and selective effects of propofol on isolated swine myocyte contractile function in pacing-induced congestive heart failure. *Anesthesiology.* 1997;86(3):649–659.
128. Sprung J, Ogletree-Hughes ML, McConnell BK, et al. The effects of propofol on the contractility of failing and nonfailing human heart muscles. *Anesth Analg.* 2001;93(3):550–559.
129. Zhou W, Fontenot HJ, Liu S, et al. Modulation of cardiac calcium channels by propofol. *Anesthesiology.* 1997;86(3):670–675.
130. Zhou W, Fontenot HJ, Wang SN, et al. Propofol-induced alterations in myocardial beta-adrenoceptor binding and responsiveness. *Anesth Analg.* 1999;89(3):604–608.
131. Kurokawa H, Murray PA, Damron DS. Propofol attenuates beta-adrenoreceptor-mediated signal transduction via a protein kinase C-dependent pathway in cardiomyocytes. *Anesthesiology.* 2002;96(3):688–698.
132. Kanaya N, Gable B, Murray PA, et al. Propofol increases phosphorylation of troponin I and myosin light chain 2 via protein kinase C activation in cardiomyocytes. *Anesthesiology.* 2003;98(6):1363–1371.
133. Kolh P, Lambermont B, Ghuysen A, et al. Comparison of the effects of propofol and pentobarbital on left ventricular adaptation to an increased afterload. *J Cardiovasc Pharmacol.* 2004;44(3):294–301.
134. Zheng D, Upton RN, Martinez AM. The contribution of the coronary concentrations of propofol to its cardiovascular effects in anesthetized sheep. *Anesth Analg.* 2003;96(6):1589–1597.
135. Kehl F, Kress TT, Mraovic B, et al. Propofol alters left atrial function evaluated with pressure-volume relations in vivo. *Anesth Analg.* 2002;94(6):1421–1426.
136. Javadov SA, Lim KH, Kerr PM, et al. Protection of hearts from reperfusion injury by propofol is associated with inhibition of the mitochondrial permeability transition. *Cardiovasc Res.* 2000;45(2):360–369.
137. Ko SH, Yu CW, Lee SK, et al. Propofol attenuates ischemia-reperfusion injury in the isolated rat heart. *Anesth Analg.* 1997;85(4):719–724.
138. Kokita N, Hara A. Propofol attenuates hydrogen peroxide-induced mechanical and metabolic derangements in the isolated rat heart. *Anesthesiology.* 1996;84(1):117–127.
139. Kokita N, Hara A, Arakawa J, et al. Propofol improves functional and metabolic recovery in ischemic reperfused isolated rat hearts. *Anesth Analg.* 1998;86(2):252–258.
140. Mathur S, Farhangkhgoee P, Karmazyn M. Cardioprotective effects of propofol and sevoflurane in ischemic and reperfused rat hearts: role of K(ATP) channels and interaction with the sodium-hydrogen exchange inhibitor HOE 642 (cariporide). *Anesthesiology.* 1999;91(5):1349–1360.
141. Kahraman S. Demiryurek AT. Propofol is a peroxynitrite scavenger. *Anesth Analg.* 1997;84(5):1127–1129.
142. Murphy PG, Myers DS, Davies MJ, et al. The antioxidant potential of propofol (2,6-diisopropylphenol). *Br J Anaesth.* 1992;68(6):613–618.
143. Tsuchiya M, Asada A, Kasahara E, et al. Antioxidant protection of propofol and its recycling in erythrocyte membranes. *Am J Respir Crit Care Med.* 2002;165(1):54–60.
144. Tsuchiya M, Asada A, Maeda K, et al. Propofol versus midazolam regarding their antioxidant activities. *Am J Respir Crit Care Med.* 2001;163(1):26–31.
145. Murphy PG, Ogilvy AJ, Whiteley SM. The effect of propofol on the neutrophil respiratory burst. *Eur J Anaesthesiol.* 1996;13(5):471–473.
146. Murphy PG, Bennett JR, Myers DS, et al. The effect of propofol anaesthesia on free radical-induced lipid peroxidation in rat liver microsomes. *Eur J Anaesthesiol.* 1993;10(4):261–266.
147. Molojavyi A, Preckel B, Comfere T, et al. Effects of ketamine and its isomers on ischemic preconditioning in the isolated rat heart. *Anesthesiology.* 2001;94(4):623–629, discussion 5A–6A.
148. Mullenheim J, Frässdorf J, Preckel B, et al. Ketamine, but not S (+)-ketamine, blocks ischemic preconditioning in rabbit hearts in vivo. *Anesthesiology.* 2001;94(4):630–636.
149. Mullenheim J, Rulands R, Wietschorke T, et al. Late preconditioning is blocked by racemic ketamine but not by S(+)-ketamine. *Anesth Analg.* 2001;93(2):265–270.
150. Ko H, Lee SK, Han YJ, et al. Blockade of myocardial ATP-sensitive potassium channels by ketamine. *Anesthesiology.* 1997;87(1):68–74.
151. Rouby JJ, Andreev A, Leger P, et al. Peripheral vascular effects of thiopental and propofol in humans with artificial hearts. *Anesthesiology.* 1991;75(1):32–42.
152. Biddle NL, Gelb AW, Hamilton JT. Propofol differentially attenuates the responses to exogenous and endogenous norepinephrine in the isolated rat femoral artery in vitro. *Anesth Analg.* 1995;80(4):793–799.
153. Chang KSK, Davis RF. Propofol produces endothelium-independent vasodilation and may act as a Ca2+ channel blocker. *Anesth Analg.* 1993;76(1):24–32.
154. Gelb AW, Zhang C, Hamilton JT. Propofol induces dilation and inhibits constriction in guinea pig basilar arteries. *Anesth Analg.* 1996;83(3):472–476.
155. Park WK, Lynch C 3rd, Johns RA. Effects of propofol and thiopental in isolated rat aorta and pulmonary artery. *Anesthesiology.* 1992;77(5):956–963.
156. Imura N, Shiraishi Y, Katsuya H, et al. Effect of propofol on norepinephrine-induced increases in [Ca2+] (i) and force in smooth muscle of the rabbit mesenteric resistance artery. *Anesthesiology.* 1998;88(6):1566–1578.
157. Tanabe K, Kozawa O, Kaida T, et al. Inhibitory effects of propofol on intracellular signaling by endothelin-1 in aortic smooth muscle cells. *Anesthesiology.* 1998;88(2):452–460.
158. MacPherson RD, Rasiah RL, McLeod LJ. Propofol attenuates the myogenic response of vascular smooth muscle. *Anesth Analg.* 1993;76(4):822–829.
159. Berkowitz DE, Gaine S. Overview of the perioperative management of the patient with primary pulmonary hypertension. *Probl Anesth.* 2001;13:224.
160. Horibe M, Ogawa K, Sohn JT, Murray PA. Propofol attenuates acetylcholine-induced pulmonary vasorelaxation: role of nitric oxide and endothelium-derived hyperpolarizing factors. *Anesthesiology.* 2000;93(2):447–455.
161. Kondo U, Kim SO, Murray PA. Propofol selectively attenuates endothelium-dependent pulmonary vasodilation in chronically instrumented dogs. *Anesthesiology.* 2000;93(2):437–446.
162. Tanaka S, Kanaya N, Homma Y, et al. Propofol increases pulmonary artery smooth muscle myofilament calcium sensitivity: role of protein kinase C. *Anesthesiology.* 2002;97(6):1557–1566.
163. Kondo U, Kim SO, Nakayama M, et al. Pulmonary vascular effects of propofol at baseline, during elevated vasomotor tone, and in response to sympathetic alpha- and beta-adrenoreceptor activation. *Anesthesiology.* 2001;94(5):815–823.
164. Miyawaki I, Nakamura K, Terasako K, et al. Modification of endothelium-dependent relaxation by propofol, ketamine, and midazolam. *Anesth Analg.* 1995;81(3):474–479.
165. Yamashita A, Kajikuri J, Ohashi M, et al. Inhibitory effects of propofol on acetylcholine-induced, endothelium-dependent relaxation and prostacyclin synthesis in rabbit mesenteric resistance arteries. *Anesthesiology.* 1999;91(4):1080–1089.
166. Gursoy S, Berkan O, Bagcivan I, et al. Effects of intravenous anesthetics on the human radial artery used as a coronary artery bypass graft. *J Cardiothorac Vasc Anesth.* 2007;21:41–44.
167. Robinson BJ, Ebert TJ, O'Brien TJ, et al. Mechanisms whereby propofol mediates peripheral vasodilation in humans. Sympathoinhibition or direct vascular relaxation? *Anesthesiology.* 1997;86(1):64–72.
168. Sellgren J, Ejnell H, Elam M, et al. Sympathetic muscle nerve activity, peripheral blood flows, and baroreceptor reflexes in humans during propofol anesthesia and surgery. *Anesthesiology.* 1994;80(3):534–544.
169. Yang CY, Luk HN, Chen SY, et al. Propofol inhibits medullary pressor mechanisms in cats. *Can J Anaesth.* 1997;44(7):775–781.
170. Yang CY, Wu WC, Chai CY, et al. Propofol inhibits neuronal firing activities in the caudal ventrolateral medulla. *Chang Gung Med J.* 2003;26(8):570–577.
171. Shiga Y, Minami K, Segawa K, et al. The inhibition of aortic smooth muscle cell proliferation by the intravenous anesthetic ketamine. *Anesth Analg.* 2004;99(5):1408–1412.
172. Tanabe K, Dohi S, Matsuno H, et al. Midazolam stimulates vascular endothelial growth factor release in aortic smooth muscle cells: role of the mitogen-activated protein kinase superfamily. *Anesthesiology.* 2003;98(5):1147–1154.
173. Olesen AS, Huttel MS, Hole P. Venous sequelae following the injection of etomidate or thiopentone I.V. *Br J Anaesth.* 1984;56(2):171–173.
174. Christensen J, Andreasen F, Jansen J. Pharmacokinetics and pharmacodynamics of thiopentone: a comparison between young and elderly patients. *Anaesthesia.* 1982;37:398–404.
175. Christensen JH, Andreasen F, Jansen JA. Pharmacokinetics of thiopentone in a group of young women and a group of young men. *Br J Anaesth.* 1980;52(9):913–918.
176. Ghoneim MM, Van Hamme MJ. Pharmacokinetics of thiopentone: effects of enflurane and nitrous oxide anaesthesia and surgery. *Br J Anaesth.* 1978;50(12):1237–1242.
177. Morgan DJ, Blackman GL, Paull JD, et al. Pharmacokinetics and plasma binding of thiopental. I. Studies in surgical patients. *Anesthesiology.* 1981;54(6):468–473.
178. Brodie BB, Mark LC. The fate of thiopental in man and a method for its estimation in biological material. *J Pharmacol Exp Ther.* 1950;98(1):85–96.
179. Christensen JH, Andreasen F, Jansen JA. Influence of age and sex on the pharmacokinetics of thiopentone. *Br J Anaesth.* 1981;53(11):1189–1195.
180. Heikkila H, Jalone J, Arola M, et al. Midazolam as adjunct to high-dose fentanyl anaesthesia for coronary artery bypass grafting operation. *Acta Anaesthesiol Scand.* 1984;28:683–689.
181. Lehot J, Boulieu R, Foussadier A, et al. Comparison of the pharmacokinetics of methohexital during cardiac surgery with cardiopulmonary bypass and vascular surgery. *J Cardiothorac Vasc Anesth.* 1993;7(1):30–34.
182. Bailey JM, Mora T, Shafer SL. Pharmacokinetics of propofol in adult patients undergoing coronary revascularization. The Multicenter Study of Perioperative Ischemia Research Group. *Anesthesiology.* 1996;84(6):1288–1297.
183. Sorbo S, Hudson RJ, Loomis JC. The pharmacokinetics of thiopental in pediatric surgical patients. *Anesthesiology.* 1984;61(6):666–670.
184. Christensen JH, Andreasen F, Kristoffersen MB. Comparison of the anaesthetic and haemodynamic effects of chlormethiazole and thiopentone. *Br J Anaesth.* 1983;55(5):391–397.

185. Filner BE, Karliner JS. Alterations of normal left ventricular performance by general anesthesia. *Anesthesiology*. 1976;45(6):610–621.
186. Flickinger H, Fraimow W, Cathcart R, et al. Effect of thiopental induction on cardiac output in man. *Anesth Analg*. 1961;40:693–700.
187. Nauta J, Stanley TH, de Lange S, et al. Anaesthetic induction with alfentanil: comparison with thiopental, midazolam, and etomidate. *Can Anaesth Soc J*. 1983;30(1):53–60.
188. Seltzer JL, Gerson JL, Allen FB. Comparison of the cardiovascular effects of bolus v. incremental administration of thiopentone. *Br J Anaesth*. 1980;52(5):527–530.
189. Sonntag H, Hellberg K, Schenk H, et al. Effects of thiopental (Trapanal) on coronary blood flow and myocardial metabolism in man. *Acta Anaesthesiol Scand*. 1975;19(1):69–78.
190. White PF. Comparative evaluation of intravenous agents for rapid sequence induction—thiopental, ketamine, and midazolam. *Anesthesiology*. 1982;57(4):279–284.
191. Fischler M, Dubois C, Brodaty D, et al. Circulatory responses to thiopentone and tracheal intubation in patients with coronary artery disease. Effects of pretreatment with labetalol. *Br J Anaesth*. 1985;57(5):493–496.
192. Lyons SM, Clarke RS. A comparison of different drugs for anaesthesia in cardiac surgical patients. *Br J Anaesth*. 1972;44(6):575–583.
193. Milocco J, Löf BA, William-Olsson G, et al. Haemodynamic stability during anaesthesia induction and sternotomy in patients with ischaemic heart disease. *Acta Anaesthesiol Scand*. 1985;29(5):465–473.
194. Reiz S, Balfors E, Friedman A, et al. Effects of thiopentone on cardiac performance, coronary hemodynamics and myocardial oxygen consumption in chronic ischemic heart disease. *Acta Anaesthesiol Scand*. 1981;25(2):103–110.
195. Tarabadkar S, Kopriva CJ, Sreenivasan N, et al. Hemodynamic impact of induction in patients with decreased cardiac reserve. *Anesthesiology*. 1980;53(3):S43.
196. Tarnow J, Hess W, Klein W. Etomidate, alfathesin and thiopentone as induction agents for coronary artery surgery. *Can J Anaesth*. 1980;27(4):338–344.
197. Toner W, Howard P, McGowan W, et al. Another look at acute tolerance to thiopentone. *Br J Anaesth*. 1980;52(10):1005–1009.
198. Frankl WS, Poole-Wilson PA. Effects of thiopental on tension development, action potential, and exchange of calcium and potassium in rabbit ventricular myocardium. *J Cardiovasc Pharmacol*. 1981;3(3):554–565.
199. White PF, Way WL, Trevor AJ. Ketamine—its pharmacology and therapeutic uses. *Anesthesiology*. 1982;56(2):119–136.
200. Eckstein W, Hamilton WK, McCammond JM. The effect of thiopental on peripheral venous tone. *Anesthesiology*. 1961;22:525–528.
201. Kissin I, Motomura S, Aultman D, et al. Inotropic and anesthetic potencies of etomidate and thiopental in dogs. *Anesth Analg*. 1983;62(11):961–965.
202. Komai H, Rusy BF. Differences in the myocardial depressant action of thiopental and halothane. *Anesth Analg*. 1984;63(3):313–318.
203. Pedersen T, Engbaek J, Klausen N, et al. Effects of low-dose ketamine and thiopentone on cardiac performance and myocardial oxygen balance in high-risk patients. *Acta Anaesthesiol Scand*. 1982;26(3):235–239.
204. Nussmeier NA, Arlund C, Slogoff S. Neuropsychiatric complications after cardiopulmonary bypass: cerebral protection by a barbiturate. *Anesthesiology*. 1986;64(2):165–170.
205. Zaidan J, Klochany A, Martin W, et al. Effect of thiopental on neurologic outcome following coronary artery bypass grafting. *Anesthesiology*. 1991;74(3):406–411.
206. Ito S, Tanaka A, Arakawa M, et al. Influence of thiopental administration on peripheral circulation during cardiac surgery with extracorporeal circulation. *Masui*. 1992;41(1):59–66.
207. Reves J, Fragen R, Vinik H, et al. Midazolam: pharmacology and uses. *Anesthesiology*. 1985;62(3):310–324.
208. Dundee JW, Kawar P. Consistency of action of midazolam. *Anesth Analg*. 1982;61(6):544–545.
209. Gross JB, Caldwell CB, Edwards MW. Induction dose-response curves for midazolam and ketamine in premedicated ASA class III and IV patients. *Anesth Analg*. 1985;64(8):795–800.
210. Reves JG, Kissin I, Smith LR. The effective dose of midazolam. *Anesthesiology*. 1981;55(1):82.
211. Reves J, Samuelson P, Vinik H. Consistency of midazolam. *Anesth Analg*. 1982;61:545.
212. Allonen H, Ziegler G, Klotz U. Midazolam kinetics. *Clin Pharmacol Ther*. 1981;30(5):653–661.
213. Brown CR, Sarnquist FH, Canup CA, et al. Clinical, electroencephalographic, and pharmacokinetic studies of a water-soluble benzodiazepine, midazolam maleate. *Anesthesiology*. 1979;50(5):467–470.
214. Greenblatt D, Loeniskar A, Ochs H, et al. Automated gas chromatography for studies of midazolam pharmacokinetics. *Anesthesiology*. 1981;55(2):176–179.
215. Heizmann P, Eckert M, Ziegler WH. Pharmacokinetics and bioavailability of midazolam in man. *Br J Clin Pharmacol*. 1983;16(suppl 1):43S–49S.
216. Puglisi CV, Meyer JC, D'Arconte L, et al. Determination of water soluble imidazo-1,4-benzodiazepines in blood by electron-capture gas-liquid chromatography and in urine by differential pulse polarography. *J Chromatogr*. 1978;145(1):81–96.
217. Forster A, Gardaz JP, Suter PM, et al. I.V. midazolam as an induction agent for anaesthesia: A study in volunteers. *Br J Anaesth*. 1980;52(9):907–911.
218. Lebowitz P, Cote M, Daniels A, et al. Comparative cardiovascular effects of midazolam and thiopental in healthy patients. *Anesth Analg*. 1982;61(9):771–775.
219. Lebowitz P, Cote M, Daniels A, et al. Cardiovascular effects of midazolam and thiopentone for induction of anaesthesia in ill surgical patients. *Can Anaesth Soc J*. 1983;30(1):19–23.
220. Fragen R, Meyers S, Barresi V, et al. Hemodynamic effects of midazolam in cardiac patients. *Anesthesiology*. 1979;51(3):S104.
221. Marty J, Nitenberg A, Blancet F, et al. Effects of midazolam on the coronary circulation in patients with coronary artery disease. *Anesthesiology*. 1986;64(2):206–210.
222. Massaut J, d'Hollander A, Barvais L, et al. Haemodynamic effects of midazolam in the anaesthetized patient with coronary artery disease. *Acta Anaesthesiol Scand*. 1983;27(4):299–302.
223. Reves J, Samuelson P, Lewis S. Midazolam maleate induction in patients with ischaemic heart disease: haemodynamic observations. *Can J Anaesth*. 1979;26(5):402–409.
224. Reves J, Samuelson P, Linnan M. Effects of midazolam maleate in patients with elevated pulmonary artery occluded pressure. In: Aldrete J, Stanley T, eds. *Trends in Intravenous Anesthesia*. Miami, FL: Symposia Specialists; 1980.
225. Samuelson P, Reves J, Kouchoukos N, et al. Hemodynamic responses to anesthetic induction with midazolam or diazepam in patients with ischemic heart disease. *Anesth Analg*. 1981;60(11):802–809.
226. Schulte-Sasse UWE, Hess W, Tarnow J. Haemodynamic responses to induction of anaesthesia using midazolam in cardiac surgical patients. *Br J Anaesth*. 1982;54(10):1053–1058.
227. Kwar P, Carson I, Clarke R, et al. Haemodynamic changes during induction of anaesthesia with midazolam and diazepam (Valium) in patients undergoing coronary artery bypass surgery. *Anaesthesia*. 1985;40(8):767–771.
228. Samuelson PN, Reves JG, Smith LR, et al. Midazolam versus diazepam: different effects on systemic vascular resistance. A randomized study utilizing cardiopulmonary bypass constant flow. *Arzneimittelforschung*. 1981;31(12a):2268–2269.
229. Tomichek R, Rosow C, Schneider R, et al. Cardiovascular effects of diazepam-fentanyl anesthesia in patients with coronary artery disease. *Anesth Analg*. 1982;61:217.
230. Newman M, Reves J. Pro: midazolam is the sedative of choice to supplement narcotic anesthesia. *J Cardiothorac Vasc Anesth*. 1993;7(5):615–619.
231. Theil D, Stanley T, White W, et al. Midazolam and fentanyl continuous infusion anesthesia for cardiac surgery: a comparison of computer-assisted versus manual infusion systems. *J Cardiothorac Vasc Anesth*. 1993;7(3):300–306.
232. Godefroi EF, Janssen PA, Vandereycken CA, et al. DL-1-(1-Arylalkyl)imidazole-5-carboxylate esters. A novel type of hypnotic agents. *J Med Chem*. 1965;8(2):220–223.
233. Kissin I, McGee T, Smith LR. The indices of potency for intravenous anaesthetics. *Can Anaesth Soc J*. 1981;28(6):585–590.
234. Ghoneim MM, Yamada T. Etomidate: a clinical and electroencephalographic comparison with thiopental. *Anesth Analg*. 1977;56(4):479–485.
235. Fragen RJ, Caldwell N. Comparison of a new formulation of etomidate with thiopental—side effects and awakening times. *Anesthesiology*. 1979;50(3):242–244.
236. Horrigan RW, Moyers JR, Johnson BH, et al. Etomidate vs. thiopental with and without fentanyl: a comparative study of awakening in man. *Anesthesiology*. 1980;52(4):362–364.
237. Schuermans V, Dom J, Dony J, et al. Multinational evaluation of etomidate for anesthesia induction. Conclusions and consequences. *Anaesthesist*. 1978;27(2):52–59.
238. Ghoneim MM, Van Hamme MJ. Hydrolysis of etomidate. *Anesthesiology*. 1979;50(3):227–229.
239. Fragen R, Shanks C, Molteni A, et al. Effects of etomidate on hormonal responses to surgical stress. *Anesthesiology*. 1984;61(6):652–656.
240. Wagner RL, White PF. Etomidate inhibits adrenocortical function in surgical patients. *Anesthesiology*. 1984;61(6):647–651.
241. Wanscher M, Tønnesen E, Hüttel M, et al. Etomidate infusion and adrenocortical function. A study in elective surgery. *Acta Anaesthesiol Scand*. 1985;29(5):483–485.
242. Schrag S, Pawlik M, Mohn U, et al. The role of ascorbic acid and xylitol in etomidate-induced adrenocortical suppression in humans. *Eur J Anaesthesiol*. 1996;13(4):346–351.
243. Reference deleted in revisions.
244. Doenicke A, Gabanyi D, Lemcke H, et al. Circulatory behaviour and myocardial function after the administration of three short-acting IV hypnotics: etomidate, propanidid, and methohexital. *Anaesthesist*. 1974;23:108.
245. Firestone S, Kleinman CS, Jaffe CC, et al. Human research and noninvasive measurement of ventricular performance: an echocardiographic evaluation of etomidate and thiopental. *Anesthesiology*. 1979;51(3):S23.
246. Hempelmann G, Piepenbrock S, Hempelmann S. Influence of althesin and etomidate on blood gases (continuous Po_2 monitoring) and hemodynamics in man. *Acta Anaesthesiol Belg*. 1974;25:402.
247. Kettler D, Sonntag H, Wolfram-Donath U, et al. Haemodynamics, myocardial function, oxygen requirement, and oxygen supply of the human heart after administration of etomidate. In: Doenicke A, ed. *Etomidate: An Intravenous Hypnotic Agent: First Report on Clinical and Experimental Evidence. Anaesthesiology and Resuscitation*. Vol. 106. Berlin: Springer-Verlag; 1977:81–94.
248. Lamalle D. Cardiovascular effects of various anesthetics in man. Four short-acting intravenous anesthetics: althesin, etomidate, methohexital and propanidid. *Acta Anaesthesiol Scand*. 1976;27(suppl):208–224.
249. Patschke D, Pruckner J, Eberlein J, et al. Effects of althesin, etomidate and fentanyl on haemodynamics and myocardial oxygen consumption in man. *Can Anaesth Soc J*. 1977;24(1):57–69.
250. Gooding JM, Corssen G. Effect of etomidate on the cardiovascular system. *Anesth Analg*. 1977;56(5):717–719.
251. Colvin M, Savege T, Newland P, et al. Cardiorespiratory changes following induction of anaesthesia with etomidate in patients with cardiac disease. *Br J Anaesth*. 1979;51(6):551–556.
252. Gooding JM, Weng JT, Smith RA, et al. Cardiovascular and pulmonary responses following etomidate induction of anesthesia in patients with demonstrated cardiac disease. *Anesth Analg*. 1979;58(1):40–41.
253. Criado A, Maseda J, Navarro E, et al. Induction of anaesthesia with etomidate: haemodynamic study of 36 patients. *Br J Anaesth*. 1980;52(8):803–806.
254. Prakash O, Dhasmana KM, Verdouw PD, et al. Cardiovascular effects of etomidate with emphasis on regional myocardial blood flow and performance. *Br J Anaesth*. 1981;53(6):591–600.
255. Riou B, Lecarpentier Y, Chemla D, et al. In vitro effects of etomidate on intrinsic myocardial contractility in the rat. *Anesthesiology*. 1990;72(2):330–340.
256. Kates R, Stack R, Hill R, et al. General anesthesia for patients undergoing percutaneous transluminal coronary angioplasty during acute myocardial infarction. *Anesth Analg*. 1986;65(7):815–818.
257. Wauquier A. Profile of etomidate. A hypnotic, anticonvulsant, and brain protective compound. *Anesthesia*. 1983;38(suppl):26–33.
258. Corssen G, Domino EF. Dissociative anesthesia: further pharmacologic studies and first clinical experience with the phencyclidine derivative Cl-581. *Anesth Analg*. 1966;45(1):29–40.
259. Hudetz JA, Patterson KM, Iqbal Z, et al. Ketamine attenuated delirium after cardiac surgery with cardiopulmonary bypass. *J Cardiothorac Vasc Anesth*. 2009;23:651–657.
260. Nishimura K, Kitamura Y, Hamai R, et al. Pharmacological studies of ketamine hydrochloride in the cardiovascular system. *Osaka City Med J*. 1973;19(1):17–26.
261. Stanley TH. Blood-pressure and pulse-rate responses to ketamine during general anesthesia. *Anesthesiology*. 1973;39(6):648–649.
262. Stanley V, Hunt J, Willis KW, et al. Cardiovascular and respiratory function with CI-581. *Anesth Analg*. 1968;47(6):760–768.
263. Tweed WA, Minuck M, Mymin D. Circulatory responses to ketamine anesthesia. *Anesthesiology*. 1972;37(6):613–619.
264. Tweed WA, Mymin D. Myocardial force-velocity relations during ketamine anesthesia at constant heart rate. *Anesthesiology*. 1974;41(1):49–52.
265. Virtue RW, Alanis JM, Mori M, et al. An anesthetic agent: 2-orthochlorophenyl, 2- methylamino cyclohexanone HCl (CI-581). *Anesthesiology*. 1967;28(5):823–833.
266. Lippman M, Appel P, Mok M, et al. Sequential cardiorespiratory patterns of anesthetic induction with ketamine in critically ill patients. *Crit Care Med*. 1983;11(9):730–734.
267. Stefansson T, Wickstrom I, Haljamae H. Hemodynamic and metabolic effects of ketamine anesthesia in the geriatric patient. *Acta Anaesthesiol Scand*. 1982;26(4):371–377.
268. Balfors E, Haggmark S, Nyhman H, et al. Droperidol inhibits the effects of intravenous ketamine on central hemodynamics and myocardial oxygen consumption in patients with generalized atherosclerotic disease. *Anesth Analg*. 1983;62(2):193–197.
269. Corssen G, Moustapha I, Varner E. *The role of dissociative anaesthesia with ketamine in cardiac surgery: a preliminary report based on 253 patients*. Presented at the Asia-Australian Congress of Anaesthesiologists, Singapore, 1974.
270. Dhadphale PR, Jackson APF, Alseri S. Comparison of anesthesia with diazepam and ketamine vs. morphine in patients undergoing heart-valve replacement. *Anesthesiology*. 1979;51(3):200–203.
271. Reference deleted in revisions.
272. Hobika G, Evers J, Mostert J, et al. Comparison of hemodynamic effects of glucagon and ketamine in patients with chronic renal failure. *Anesthesiology*. 1972;37(6):654–658.
273. Jackson A, Dhadphale P, Callaghan M, et al. Haemodynamic studies during induction of anaesthesia for open-heart surgery using diazepam and ketamine. *Br J Anaesth*. 1978;50:375.
274. Lyons S, Clarke R, Dundee J. Some cardiovascular and respiratory effects of four non-barbiturate anesthetic induction agents. *Eur J Clin Pharmacol*. 1974;7(4):275–279.
275. Morray J, Lynn A, Stamm S, et al. Hemodynamic effects of ketamine in children with congenital heart disease. *Anesth Analg*. 1984;63(10):895–899.
276. Savage T, Colvin M, Weaver E, et al. A comparison of some cardiorespiratory effects of althesin and ketamine when used for induction of anaesthesia in patients with cardiac disease. *Br J Anaesth*. 1976;48(11):1071–1081.
277. Sonntag H, Heiss HW, Knoll D, et al. Coronary blood flow and myocardial oxygen consumption in patients during induction of anesthesia with dehydrobenzperidol-fentanyl or ketamine. *Z Kreislaufforsch*. 1972;61(12):1092–1105.
278. Spotoft H, Korshin J, Sorensen M, et al. The cardiovascular effects of ketamine used for induction of anaesthesia in patients with valvular heart disease. *Can J Anaesth*. 1979;26(6):463–467.
279. Gooding J, Dimick A, Tavakoli M, et al. A physiologic analysis of cardiopulmonary responses to ketamine anesthesia in noncardiac patients. *Anesth Analg*. 1977;56(6):813–816.
280. Zsigmond E. Guest discussion. *Anesth Analg*. 1974;53:931.
281. McIntyre JW, Dobson D, Aitken G. Ketamine with pancuronium for induction of anaesthesia. *Can Anaesth Soc J*. 1974;21(5):475–481.
282. Neuhauser C, Preiss V, Feurer MK, et al. Comparison of S-(+)-ketamine with sufentanil-based

anaesthesia for elective coronary artery bypass graft surgery: effect on troponin T levels. *Br J Anaesth*. 2008;100:765–771.
283. Riou B, Lecarpentier Y, Viars P. Inotropic effect of ketamine on rat cardiac papillary muscle. *Anesthesiology*. 1989;71(1):116–125.
284. Riou B, Viars P, Lecarpentier Y. Effects of ketamine on the cardiac papillary muscle of normal hamsters and those with cardiomyopathy. *Anesthesiology*. 1990;73(5):910–918.
285. Dowdy EG, Kaya K. Studies of the mechanism of cardiovascular responses to CI-581. *Anesthesiology*. 1968;29(5):931–942.
286. Urthaler F, Walker AA, James TN. Comparison of the inotropic action of morphine and ketamine studied in canine cardiac muscle. *J Thorac Cardiovasc Surg*. 1976;72(1):142–149.
287. Valicenti J, Newman W, Bagwell E, et al. Myocardial contractility during induction and steady-state ketamine anesthesia. *Anesth Analg*. 1973;52(2):190–194.
288. Ivankovich A, Miletich D, Reimann C, et al. Cardiovascular effects of centrally administered ketamine in goats. *Anesth Analg*. 1974;53(6):924–933.
289. Zsigmond E, Kothary S, Matsuki A, et al. Diazepam for prevention of the rise of plasma catecholamines caused by ketamine. *Clin Pharmacol Ther*. 1974;15:223.
290. Kumar SM, Kothary SP, Zsigmond EK. Plasma free norepinephrine and epinephrine concentrations following diazepam-ketamine induction in patients undergoing cardiac surgery. *Acta Anaesthesiol Scand*. 1978;22(6):593–600.
291. Clanachan AS, McGrath JC, MacKenzie JE. Cardiovascular effects of ketamine in the pithed rat, rabbit and cat. *Br J Anaesth*. 1976;48(10):935–939.
292. Saini V, Carr DB, Hagestad EL, et al. Antifibrillatory action of the narcotic agonist fentanyl. *Am Heart J*. 1988;115(3):598–605.
293. Slogoff S, Allen GW. The role of baroreceptors in the cardiovascular response to ketamine. *Anesth Analg*. 1974;53(5):704–707.
294. Traber DL, Wilson RD. Involvement of the sympathetic nervous system in the pressor response to ketamine. *Anesth Analg*. 1969;48(2):248–252.
295. Traber DL, Wilson RD, Priano LL. Differentiation of the cardiovascular effects of CI-581. *Anesth Analg*. 1968;47(6):769–778.
296. Traber DL, Wilson RD, Priano LL. Blockade of the hypertensive response to ketamine. *Anesth Analg*. 1970;49(3):420–426.
297. Traber DL, Wilson RD, Priano LL. The effect of beta-adrenergic blockade on the cardiopulmonary response to ketamine. *Anesth Analg*. 1970;49(4):604–613.
298. Traber DL, Wilson RD, Priano LL. A detailed study of the cardiopulmonary response to ketamine and its blockade by atropine. *South Med J*. 1970;63(9):1077–1081.
299. Hill G, Wong K, Shaw C, et al. Interactions of ketamine with vasoactive amines at normothermia and hypothermia in the isolated rabbit heart. *Anesthesiology*. 1978;48(5):315–319.
300. Miletich D, Ivankovitch A, Albrecht R, et al. The effect of ketamine on catecholamine metabolism in the isolated perfused rat heart. *Anesthesiology*. 1973;39(3):271–277.
301. Freuchen I, Ostergaard J, Kuhl J, et al. Reduction of psychotomimetic side effects of Ketalar (ketamine) by Rohypnol (flunitrazepam). *Acta Anaesthesiol Scand*. 1976;20(2):97–103.
302. Hatano S, Keane D, Boggs R, et al. Diazepam-ketamine anaesthesia for open heart surgery: a "micro-mini" drip administration technique. *Can Anaesth Soc J*. 1976;23(6):648–656.
303. Pedersen T, Engbaek J, Ording H, et al. Effect of vecuronium and pancuronium on cardiac performance and transmural myocardial perfusion during ketamine anaesthesia. *Acta Anaesthesiol Scand*. 1984;28(4):443–446.
304. Levanen J, Makela ML, Scheinin H. Dexmedetomidine premedication attenuates ketamine-induced cardiostimulatory effects and postanesthetic delirium. *Anesthesiology*. 1995;82(5):1117–1125.
305. Corssen G, Reves J, Carter J. Neurolept anesthesia, dissociative anesthesia, and hemorrhage. *Int Anesthesiol Clin*. 1974;12:145.
306. Nettles DC, Herrin TJ, Mullen JG. Ketamine induction in poor-risk patients. *Anesth Analg*. 1973;52(1):59–64.
307. Kingston HG, Bretherton KW, Halloway AM, et al. A comparison between ketamine and diazepam as induction agents for pericardiectomy. *Anaesth Intensive Care*. 1978;6(1):66–70.
308. Patel K, Gelman S, McElvein R. *Ketamine in patients with pericarditis: hemodynamic effects*. Presented at the VI European Society of Anaesthesiology Congress, London, United Kingdom, 1982: 427.
309. Adam H, Briggs L, Bahar M, et al. Pharmacokinetic evaluation of ICI 35 868 in man. Single induction doses with different rates of injection. *Br J Anaesth*. 1983;55(2):97–103.
310. Simons P, Cockshott I, Douglas E, et al. Blood concentrations, metabolism and elimination after a subanesthetic dose of 4C-propofol (Diprivan) to volunteers. *Postgrad Med J*. 1985;61:64.
311. Kay NH, Sear JW, Uppington J, et al. Disposition of propofol in patients undergoing surgery: a comparison in men and women. *Br J Anaesth*. 1986;58(10):1075–1079.
312. Kirkpatrick T, Cockshott I, Douglas E, et al. Pharmacokinetics of propofol (Diprivan) in elderly patients. *Br J Anaesth*. 1988;60(2):146–150.
313. Coates DP, Monk CR, Prys-Roberts C, et al. Hemodynamic effects of infusions of the emulsion formulation of propofol during nitrous oxide anesthesia in humans. *Anesth Analg*. 1987;66(1):64–70.
314. Claeys MA, Gepts E, Camu F. Haemodynamic changes during anaesthesia induced and maintained with propofol. *Br J Anaesth*. 1988;60(1):3–9.
315. Monk CR, Coates DP, Prys-Roberts C, et al. Haemodynamic effects of a prolonged infusion of propofol as a supplement to nitrous oxide anaesthesia: studies in association with peripheral arterial surgery. *Br J Anaesth*. 1987;59(8):954–960.
316. Stephan H, Sonntag H, Schenk H, et al. Effects of propofol on cardiovascular dynamics, myocardial blood flow and myocardial metabolism in patients with coronary artery disease. *Br J Anaesth*. 1986;58(9):969–975.
317. Vermeyen K, Erpels F, Janssen L, et al. Propofol-fentanyl anaesthesia for coronary bypass surgery in patients with good left ventricular function. *Br J Anaesth*. 1987;59(9):1115–1120.
318. Brussel T, Theissen J, Vigfusson G, et al. Hemodynamic and cardiodynamic effects of propofol and etomidate: negative inotropic properties of propofol. *Anesth Analg*. 1989;69(1):35–40.
319. De Hert SG, Vermeyen KM, Adriaensen HF. Influence of thiopental, etomidate, and propofol on regional myocardial function in the normal and acute ischemic heart segment in dogs. *Anesth Analg*. 1990;70(6):600–607.
320. Mulier J, Wouters P, van Aken H, et al. Cardiodynamic effects of propofol in comparison with thiopental: assessment with a transesophageal echocardiographic approach. *Anesth Analg*. 1991;72(1):28–35.
321. Patrick MR, Blair IJ, Feneck RO, et al. A comparison of the haemodynamic effects of propofol ('Diprivan') and thiopentone in patients with coronary artery disease. *Postgrad Med J*. 1985;61(suppl 3):23–27.
322. Profeta J, Guffin A, Mikula S, et al. The hemodynamic effects of propofol and thiamylal sodium for induction in coronary artery surgery. *Anesth Analg*. 1987;66:S142.
323. Bendel S, Ruokonen E, Polonen P, et al. Propofol causes more hypotension than etomidate in patients with severe aortic stenosis: a double-blind, randomized study comparing propofol and etomidate. *Acta Anaesthesiol Scand*. 2007;51:284–289.
324. Carrasco G, Molina R, Costa J, et al. Propofol vs midazolam in short-, medium-, and long-term sedation of critically ill patients: a cost-benefit analysis. *Chest*. 1993;103:557–564.
325. Mateu J, Barrachina F. Hypertriglyceridaemia associated with propofol sedation in critically ill patients. *Intensive Care Med*. 1996;22:834–835.
326. Theilen H, Adams S, Albrecht MD, et al. Propofol in a medium- and long-chain triglyceride emulsion: pharmacological characteristics and potential beneficial effects. *Anesth Analg*. 2002;4:923–929.
327. Öztekin I, Gökdogan S, Ozenkin DS, et al. Effects of propofol and midazolam on lipids, glucose, and plasma osmolality during and in the early postoperative period following coronary artery bypass graft surgery: a randomized trial. *Yakugaku Zasshi*. 2007;127:173–182.
328. Newman F, Murkin JM, Roach G, et al. Cerebral physiologic effects of burst suppression doses of propofol during nonpulsatile cardiopulmonary bypass. CNS Subgroup of McSPI. *Anesth Analg*. 1995;81(3):452–457.
329. Kellow N, Scott A, White S, et al. Comparison of the effects of propofol and isoflurane anaesthesia on right ventricular function and shunt fraction during thoracic surgery. *Br J Anaesth*. 1995;75(5):578–582.
330. Furst SR, Weinger MB. Dexmedetomidine, a selective alpha 2-agonist, does not potentiate the cardiorespiratory depression of alfentanil in the rat. *Anesthesiology*. 1990;72(5):882–888.
331. Barletta JF, Miedema SL, Wiseman D, et al. Impact of dexmedetomidine on analgesic requirements in patients after cardiac surgery in a fast-track recovery room setting. *Pharmacotherapy*. 2009;29:1427–1432.
332. Gerlach AT, Murphy C, Dasta JF. An updated focused review of dexmedetomidine in adults. *Ann Pharmacother*. 2009;43:2064–2074.
333. Seiber FE, Zakriya K, Gottschalk A, et al. Sedation depth during spinal anesthesia and the development of postoperative delirium in elderly patients undergoing hip fracture repair. *Mayo Clin Proc*. 2010;85:18–26.
334. Beckett AH, Casy AF. Synthetic analgesics: stereochemical considerations. *J Pharm Pharmacol*. 1954;6(12):986–1001.
335. Portoghese PS. A new concept on the mode of interaction of narcotic analgesics with receptors. *J Med Chem*. 1965;8(5):609–616.
336. Dhawan BN, Cesselin F, Raghubir R, et al. International Union of Pharmacology. XII. Classification of opioid receptors. *Pharmacol Rev*. 1996;48(4):567–592.
337. Martin R. Pharmacology of opioids. *Pharmacol Rev*. 1983;35(4):283–323.
338. Paterson SJ, Robson LE, Kosterlitz HW. Classification of opioid receptors. *Br Med Bull*. 1983;39(1):31–36.
339. Jiang Q, Takemori AE, Sultana M, et al. Differential antagonism of opioid delta antinociception by [D-Ala2,Leu5,Cys6]enkephalin and naltrindole 5′-isothiocyanate: evidence for delta receptor subtypes. *J Pharmacol Exp Ther*. 1991;257(3):1069–1075.
340. Mattia A, Vanderah T, Mosberg HI, et al. Lack of antinociceptive cross-tolerance between [D-Pen2, D-Pen5]enkephalin and [D-Ala2]deltorphin II in mice: evidence for delta receptor subtypes. *J Pharmacol Exp Ther*. 1991;258(2):583–587.
341. Sofuoglu M, Portoghese PS, Takemori AE. Differential antagonism of delta opioid agonists by naltrindole and its benzofuran analog (NTB) in mice: evidence for delta opioid receptor subtypes. *J Pharmacol Exp Ther*. 1991;257(2):676–680.
342. McDonald J, Lambert DG. Opioid receptors. *Contin Educ Anaesth Crit Care Pain*. 2005;5(1):22–25.
343. Chen Y, Mestek A, Liu J, et al. Molecular cloning and functional expression of a mu-opioid receptor from rat brain. *Mol Pharmacol*. 1993;44(1):8–12.
344. Evans CJ, Keith DE Jr, Morrison H, et al. Cloning of a delta opioid receptor by functional expression. *Science*. 1992;258(5090):1952–1955.
345. Kieffer BL, Befort K, Gaveriaux-Ruff C, et al. The delta-opioid receptor: isolation of a cDNA by expression cloning and pharmacological characterization. *Proc Natl Acad Sci USA*. 1992;89(24):12048–12052.
346. Minami M, Toya T, Katao Y, et al. Cloning and expression of a cDNA for the rat kappa-opioid receptor. *FEBS Lett*. 1993;329(3):291–295.
347. McFadzean I. The ionic mechanisms underlying opioid actions. *Neuropeptides*. 1988;11(4):173–180.
348. North R. Opioid receptor types and membranes on ion channels. *Trends Neurosci*. 1986;9:114–117.
349. Rhim H, Miller RJ. Opioid receptors modulate diverse types of calcium channels in the nucleus tractus solitarius of the rat. *J Neurosci*. 1994;14(12):7608–7615.
350. Carta F, Bianchi M, Argenton S, et al. Effect of nifedipine on morphine-induced analgesia. *Anesth Analg*. 1990;70(5):493–498.
351. Santillan R, Maestre JM, Hurle MA, et al. Enhancement of opiate analgesia by nimodipine in cancer patients chronically treated with morphine: a preliminary report. *Pain*. 1994;58(1):129–132.
352. Boldt J, von Bormann B, Kling D, et al. Low-dose fentanyl analgesia modified by calcium channel blockers in cardiac surgery. *Eur J Anaesthesiol*. 1987;4(6):387–394.
353. Crain SM, Shen KF. Opioids can evoke direct receptor-mediated excitatory effects on sensory neurons. *Trends Pharmacol Sci*. 1990;11:77–81.
354. Smart D, Smith G, Lambert D. Mu-opioids activate phospholipase C in SH-SY5Y human neuroblastoma cells via calcium-channel opening. *Biochem J*. 1995;305(Pt 2):577–581.
355. Smart D, Smith G, Lambert D. Mu-opioid receptor stimulation of inositol (1,4,5)triphosphate formation via a pertussis toxin-sensitive G protein. *J Neurochem*. 1994;62:1009.
356. Wandless AL, Smart D, Lambert D. Fentanyl increases intracellular Ca2+ concentrations in SH-SY5Y cells. *Br J Anaesth*. 1996;76(3):461–463.
357. Krumins SA, Faden AI, Feuerstein G. Opiate binding in rat hearts: modulation of binding after hemorrhagic shock. *Biochem Biophys Res Commun*. 1985;127(1):120–128.
358. Tai KK, Jin WQ, Chan TK, et al. Characterization of [3H]U69593 binding sites in the rat heart by receptor binding assays. *J Mol Cell Cardiol*. 1991;23(11):1297–1302.
359. Barron BA. Opioid peptides and the heart. *Cardiovasc Res*. 1999;43(1):13–16.
360. Ela C, Barg J, Vogel Z, et al. Distinct components of morphine effects on cardiac myocytes are mediated by the kappa and delta opioid receptors. *J Mol Cell Cardiol*. 1997;29(2):711–720.
361. Ventura C, Bastagli L, Bernardi P, et al. Opioid receptors in rat cardiac sarcolemma: effect of phenylephrine and isoproterenol. *Biochim Biophys Acta*. 1989;987(1):69–74.
362. Barron BA, Jones CE, Caffrey JL. Pericardial repair depresses canine cardiac catecholamines and met-enkephalin. *Regul Pept*. 1995;59(3):313–320.
363. Vargish T, Beamer KC. Delta and mu receptor agonists correlate with greater depression of cardiac function than morphine sulfate in perfused rat hearts. *Circ Shock*. 1989;27(3):245–251.
364. Pokrovsky VM, Osadchiy OE. Regulatory peptides as modulators of vagal influence on cardiac rhythm. *Can J Physiol Pharmacol*. 1995;73(9):1235–1245.
365. Caffrey JL. Enkephalin inhibits vagal control of heart rate, contractile force and coronary blood flow in the canine heart in vivo. *J Auton Nerv Syst*. 1999;76(2–3):75–82.
366. Akil H, Watson S, Young E, et al. Endogenous opioids: biology and function. *Annu Rev Neurosci*. 1984;7:223–255.
367. Holaday JW. Cardiovascular effects of endogenous opiate systems. *Annu Rev Pharmacol Toxicol*. 1983;23:541–594.
368. Howlett T, Tomlin S, Ngahfoong L. Release of beta-endorphin and met-enkephalin during exercise in normal women response to training. *Br Med J*. 1984;288(6435):1950–1952.
369. Lewis JW, Tordoff MG, Sherman JE, et al. Adrenal medullary enkephalin-like peptides may mediate opioid stress analgesia. *Science*. 1982;217(4559):557–559.
370. Xiao RP, Pepe S, Spurgeon HA, et al. Opioid peptide receptor stimulation reverses beta-adrenergic effects in rat heart cells. *Am J Physiol*. 1997;272(2 Pt 2):H797–H805.
371. Boluyt MO, Younes A, Capprey JL, et al. Age-associated increase in rat cardiac opioid production. *Am J Physiol*. 1993;265(1 Pt 2):H212–H218.
372. Caffrey JL, Boluyt MO, Younes A, et al. Aging, cardiac proenkephalin mRNA and enkephalin peptides in the Fisher 244 rat. *J Mol Cell Cardiol*. 1994;26(6):701–711.
373. McLaughlin PJ, Wu Y. Opioid gene expression in the developing and adult rat heart. *Dev Dyn*. 1998;211(2):153–163.
374. Dumont M, Lemaire S. Increased content of immunoreactive leu-enkephalin and alteration of delta opioid receptor in hearts of spontaneously hypertensive rats. *Neurosci Lett*. 1988;24(1–2):114–118.
375. Forman LJ, Hock C, Harwell M, et al. The results of exposure to immobilization, hemorrhagic shock, and cardiac hypertrophy on beta-endorphin in rat cardiac tissue. *Proc Soc Exp Biol Med*. 1994;206(2):124–129.
376. Ouellette M, Brakier-Gingras L. Increase in the relative abundance of preproenkephalin messenger RNA in the ventricles of cardiomyopathic hamsters. *Biochem Biophys Res Commun*. 1988;155(1):449–454.
377. Paradis P, Dumont M, Belicahrd P, et al. Increased preproenkephalin A gene expression in the rat heart after induction of a myocardial infarction. *Biochem Cell Biol*. 1992;70(7):593–598.
378. Lee AY. Endogenous opioid peptides and cardiac arrhythmias. *Int J Cardiol*. 1990;27(2):145–151.
379. Falcone C, Guasti L, Ochan M, et al. Beta-endorphins during coronary angioplasty in patients with silent or symptomatic myocardial ischemia. *J Am Coll Cardiol*. 1993;22(6):1614–1620.
380. Imai N, Kashiki M, Woolf PD, et al. Comparison of cardiovascular effects of mu- and delta-opioid

receptor antagonists in dogs with congestive heart failure. *Am J Physiol*. 1994;267(3 Pt 2):H912–H917.
381. Maslov LN, Lishmanov YB. Change in opioid peptide level in the heart and blood plasma during acute myocardial ischaemia complicated by ventricular fibrillation. *Clin Exp Pharmacol Physiol*. 1995;22(11):812–816.
382. Miller PJ, Light KC, Bragdon EE, et al. Beta-endorphin response to exercise and mental stress in patients with ischemic heart disease. *J Psychosom Res*. 1993;37(5):455–465.
383. Oldroyd KG, Harvey K, Gray CE, et al. Beta endorphin release in patients after spontaneous and provoked acute myocardial ischaemia. *Br Heart J*. 1992;67(3):230–235.
384. Wu JP, Chen YT, Lee AYS. Opioids in myocardial ischaemia: potentiating effects of dynorphin on ischaemic arrhythmia, bradycardia and cardiogenic shock following coronary artery occlusion in the rat. *Eur Heart J*. 1993;14(9):1273–1277.
385. Slepushkin VD, Pavlenko VS, Zoloyez GK, et al. The role of enkephalins in the pathogenesis of acute myocardial infarction. *Exp Pathol*. 1988;35(2):129–131.
386. Rimoy GH, Wright DM, Bhaskar NK, et al. The cardiovascular and central nervous system effects in the human of U-62066E. A selective opioid receptor agonist. *Eur J Clin Pharmacol*. 1994;46(3):203–207.
387. Ventura C, Spurgeon H, Lakatta EG, et al. Kappa and delta opioid receptor stimulation affects cardiac myocyte function and Ca2+ release from an intracellular pool in myocytes and neurons. *Circ Res*. 1992;70(1):66–81.
388. Fontana F, Bernardi P, Pich EM, et al. Relationship between plasma atrial natriuretic factor and opioid peptide levels in healthy subjects and in patients with acute congestive heart failure. *Eur Heart J*. 1993;14(2):219–225.
389. Lowe H. Role of endogenous opioids in heart failure. *Z Kardiol*. 1991;80(suppl 8):47–51.
390. Barron BA, Gu H, Gaugl F, et al. Screening for opioids in dog heart. *J Mol Cell Cardiol*. 1992;24(1):67–77.
391. Llobel F, Laorden ML. Effects of mu-, delta- and kappa-opioid antagonists in atrial preparations from nonfailing and failing human hearts. *Gen Pharmacol*. 1997;28(3):371–374.
392. Oldroyd KG, Gray GE, Carter R, et al. Activation and inhibition of the endogenous opioid system in human heart failure. *Br Heart J*. 1995;73(1):41–48.
393. Airaksinen KE. Autonomic mechanisms and sudden death after abrupt coronary occlusion. *Ann Med*. 1999;31(4):240–245.
394. Flacke JW, Flacke WE, Bloor BC, et al. Effects of fentanyl, naloxone, and clonidine on hemodynamics and plasma catecholamine levels in dogs. *Anesth Analg*. 1983;62(3):305–313.
395. Pruett JK, Blair JR, Adams RJ. Cellular and subcellular actions of opioids in the heart. In: Estafanous F, ed. *Opioids in Anesthesia II*. Boston: Butterworth-Heinemann; 1991:61–71.
396. Blair JR, Pruett JK, Introna RP, et al. Cardiac electrophysiologic effects of fentanyl and sufentanil in canine cardiac Purkinje fibers. *Anesthesiology*. 1989;71(4):565–570.
397. Hess L, Vrana M, Vranova Z, et al. The antifibrillatory effect of fentanyl, sufentanil and carfentanil in the acute phase of local myocardial ischaemia in the dog. *Acta Cardiol*. 1989;44(4):303–311.
398. Goldberg AH, Padget CH. Comparative effects of morphine and fentanyl on isolated heart muscle. *Anesth Analg*. 1969;48(6):978–982.
399. Strauer BE. Contractile responses to morphine, piritramide, meperidine, and fentanyl: a comparative study of effects on the isolated ventricular myocardium. *Anesthesiology*. 1972;37(3):304–310.
400. Sullivan DL, Wong C. The effects of morphine on the isolated heart during normothermia and hypothermia. *Anesthesiology*. 1973;38(6):550–556.
401. Zhang CC, Su JY, Calkins D. Effects of alfentanil on isolated cardiac tissues of the rabbit. *Anesth Analg*. 1990;71(3):268–274.
402. Kohno K, Takaki M, Ishioka K, et al. Effects of intracoronary fentanyl on left ventricular mechanoenergetics in the excised cross-circulated canine heart. *Anesthesiology*. 1997;86(6):1350–1358, discussion 7A–8A.
403. Llobel F, Laorden ML. Effects of morphine on atrial preparations obtained from non-failing and failing human hearts. *Br J Anaesth*. 1996;76(1):106–110.
404. Van Vliet BJ, Ruuls SR, Drukarch B, et al. Beta-adrenoceptor-sensitive adenylate cyclase inhibited by activation of μ-opioid receptors in rat striated neurons. *Eur J Pharmacol*. 1991;195(2):295–300.
405. Philbin DM, Moss J, Akins CW, et al. The use of H1 and H2 histamine antagonists with morphine anesthesia: a double-blind study. *Anesthesiology*. 1981;55(3):292–296.
406. Muldoon SM, Otto J, Freas W, et al. The effects of morphine, nalbuphine, and butorphanol on adrenergic function in canine saphenous veins. *Anesth Analg*. 1983;62(1):21–28.
407. Rorie DK, Muldoon SM, Tyce GM. Effects of fentanyl on adrenergic function in canine coronary arteries. *Anesth Analg*. 1981;60(1):21–27.
408. White DA, Reitan JA, Kien ND, et al. Decrease in vascular resistance in the isolated canine hindlimb after graded doses of alfentanil, fentanyl, and sufentanil. *Anesth Analg*. 1990;71(1):29–34.
409. Karasawa F, Iwanov V, Moulds RFW. Effects of fentanyl on the rat aorta are mediated by alpha-adrenoceptors rather than by the endothelium. *Br J Anaesth*. 1993;71(6):877–880.
410. Pugsley MK, Penz WP, Walker MJ, et al. Cardiovascular actions of U-50,488H and related kappa agonists. *Cardiovasc Drug Rev*. 1993;11:151–164.
411. Pugsley MK, Penz WP, Walker MJ, Wong TM. Cardiovascular actions of the kappa receptor agonist, U-50,488H, in the absence and presence of opioid receptor blockade. *Br J Pharmacol*. 1992;105(3):521–526.
412. Hall ED, Wolf DL, McCall RB. Cardiovascular depressant effects of the kappa opioid receptor agonist U-50,488H and spiradoline mesylate. *Circ Shock*. 1988;26(4):409–417.
413. Kaschube M, Brasch H. Negative chronotropic but no antiarrhythmic effect of (+) and (−) naloxone in rats and guinea pigs. *Cardiovasc Res*. 1991;25(3):230–234.
414. Brasch H. Influence of the optical isomers (+)- and (−)-naloxone on beating frequency, contractile force and action potentials of guinea-pig isolated cardiac preparations. *Br J Pharmacol*. 1986;88(4):733–740.
415. Pugsley MK, Saint D, Penz WP, et al. Electrophysiological and antiarrhythmic actions of the kappa agonist PD129290, and its R,R(+) enantiomer, PD 129289. *Br J Pharmacol*. 1993;110(4):1579–1585.
416. Pugsley MK, Hayes ES, Saint DA, et al. Do related kappa agonists produce similar effects on cardiac ion channels? *Proc West Pharmacol Soc*. 1995;38:25–27.
417. Helgesen KG, Refsum H. Arrhythmogenic, antiarrhythmic and inotropic properties of opioids. Effects of piritramide, pethidine, and morphine compared on heart muscle isolated from rats. *Pharmacology*. 1987;35(3):121–129.
418. Kasper E, Ventura C, Ziman BD, et al. Effect of U-50,488H on the contractile response of cardiomyopathic hamster ventricular myocytes. *Life Sci*. 1992;50(26):2029–2035.
419. Lakatta EG, Xiao R, Ventura C, et al. Negative feedback of opioid peptide receptor stimulation on β-adrenergic effects in heart cells. *J Mol Cell Cardiol*. 1992;24(suppl 4):S25.
420. Wu C, Fry C, Henry J. The mode of action of several opioids on cardiac muscle. *Exp Physiol*. 1997;82(2):261–272.
421. Dana A, Yellon DM. Angina: who needs it? Cardioprotection in the preconditioning era. *Cardiovasc Drugs Ther*. 1998;12(6):515–528.
422. Gross GJ, Fryer M. Sarcolemmal versus mitochondrial ATP-sensitive K+ channels and myocardial preconditioning. *Circ Res*. 1999;84(9):973–979.
423. Light PE. Cardiac KATP channels and ischemic preconditioning: current perspectives. *Can J Cardiol*. 1999;15(10):1123–1130.
424. Bolli R, Dawn B, Tang XL, et al. The nitric oxide hypothesis of late preconditioning. *Basic Res Cardiol*. 1998;93(5):325–338.
425. Bolli R, Marban E. Molecular and cellular mechanisms of myocardial stunning. *Physiol Rev*. 1999;79(2):609–634.
426. Guo Y, Wu W, Qiu Y, et al. Demonstration of an early and a late phase of ischemic preconditioning in mice. *Am J Physiol*. 1998;275(4 Pt 2):H1375–H1387.
427. Chien CC, Brown G, Pan YX, et al. Blockade of U50,488H analgesia by antisense oligodeoxynucleotides to a kappa-opioid receptor. *Eur J Pharmacol*. 1994;253(3):R7–R8.
428. Mayfield KP, D'Alecy LG. Role of endogenous opioid peptides in the acute adaptation to hypoxia. *Brain Res*. 1992;582(2):226–231.
429. Schultz JE, Rose E, Yao Z, et al. Evidence for involvement of opioid receptors in ischemic preconditioning in rat hearts. *Am J Physiol*. 1995;268(5 Pt 2):H2157–H2161.
430. Chien GL, Van Winkle DM. Naloxone blockade of myocardial ischemic preconditioning is stereoselective. *J Mol Cell Cardiol*. 1996;28(9):1895–1900.
431. Schulz R, Gres P, Heusch G. Role of endogenous opioids in ischemic preconditioning but not in short-term hibernation in pigs. *Am J Physiol Heart Circ Physiol*. 2001;280(5):H2175–H2181.
432. Takashi Y, Wolff RA, Chien GL, et al. Met5-enkephalin protects isolated adult rabbit cardiomyocytes via delta-opioid receptors. *Am J Physiol*. 1999;277(6 Pt 2):H2442–H2450.
433. Huang MH, Nguyen V, Wu Y, et al. Reducing ischaemia/reperfusion injury through δ-opioid-regulated intrinsic cardiac adrenergic cells: adrenopeptidergic co-signalling. *Cardiovasc Res*. 2009;84:452–460.
434. Huang MH, Wang H, Roeske WR, et al. Mediating δ-opioid-initiated heart protection via the β2-adrenergic receptor: role of the intrinsic cardiac adrenergic cell. *Am J Physiol Heart Circ Physiol*. 2007;293:H376–H384.
435. Schultz JE, Hsu AK, Gross GJ. Morphine mimics the cardioprotective effect of ischemic preconditioning via a glibenclamide-sensitive mechanism in the rat heart. *Circ Res*. 1996;78(6):1100–1104.
436. Liang BT, Gross GJ. Direct preconditioning of cardiac myocytes via opioid receptors and KATP channels. *Circ Res*. 1999;84(12):1396–1400.
437. Miki T, Cohen MV, Downey JM. Opioid receptor contributes to ischemic preconditioning through protein kinase C activation in rabbits. *Mol Cell Biochem*. 1998;186(1–2):3–12.
438. Benedict PE, Benedict MB, Su TP, et al. Opiate drugs and delta-receptor-mediated myocardial protection. *Circulation*. 1999;100(suppl 19):II357–II360.
439. Gross E, Hsu A, Gross GJ. Opioid-induced cardioprotection occurs via glycogen synthase kinase β inhibition during reperfusion in intact rat hearts. *Circ Res*. 2004;94:960–966.
440. Wong GT, Huang Z, Ji S, et al. Remifentanil reduces the release of biochemical markers of myocardial damage after coronary artery bypass surgery: a randomized trial. *J Cardiothorac Vasc Anesth*. 2010;24(5):790–796.
441. Kato R, Foëx P. Fentanyl reduces infarction but not stunning via delta-opioid receptors and protein kinase C in rats. *Br J Anaesth*. 2000;84(5):608–614.
442. Kato R, Ross S, Foëx P. Fentanyl protects the heart against ischaemic injury via opioid receptors, adenosine A1 receptors and KATP channel linked mechanisms in rats. *Br J Anaesth*. 2000;84(2):204–214.
443. Schultz JE, Hsu AK, Gross J. Ischemic preconditioning in the intact rat heart is mediated by delta1- but not mu- or kappa-opioid receptors. *Circulation*. 1998;97(13):1282–1289.
444. Bolling SF, Badhwar V, Schwartz CF, et al. Opioids confer myocardial tolerance to ischemia: interaction of delta opioid agonists and antagonists. *J Thorac Cardiovasc Surg*. 2001;122(3):476–481.
445. Sigg DC, Coles JA, Oeltgen PR, et al. Role of delta-opioid receptor agonists on infarct size reduction in swine. *Am J Physiol Heart Circ Physiol*. 2002;282(6):H1953–H1960.
446. Cao CM, Chen M, Wong TM. The K_{Ca} channel as a trigger for the cardioprotection induced by kappa-opioid receptor stimulation—its relationship with protein kinase. *Br J Pharmacol*. 2005;145:984–991.
447. Cao CM, Xia Q, Gao Q, et al. Calcium-activated postassium channel triggers cardioprotection of ischemic preconditioning. *J Pharmacol Exp Ther*. 2005;312:644–650.
448. Wong TM, Lee AY, Tai KK. Effects of drugs interacting with opioid receptors during normal perfusion or ischemia and reperfusion in the isolated rat heart—an attempt to identify cardiac opioid receptor subtype(s) involved in arrhythmogenesis. *J Mol Cell Cardiol*. 1990;22(10):1167–1175.
449. Jang Y, Xi J, Wang H, et al. Postconditioning prevents reperfusion injury by activating δ-opioid receptors. *Anesthesiology*. 2008;108:243–250.
450. Kim SF, Huri D, Snyder S. Inducible nitric oxide synthase binds, S-nitrosylates, and activates cyclooxygenase-2. *Science*. 2005;310:1966–1969.
451. Cheng L, Ma S, Wei LX, et al. Mechanism of cardioprotective and antiarrhythmic effect of U50488H in ischemia/reperfusion rat heart. *Heart Vessels*. 2007;22:335–344.
452. Okubo S, Tanabe Y, Takeda K, et al. Ischemic preconditioning and morphine attenuate myocardial apoptosis and infarction after ischemia-reperfusion in rabbits: role of the δ-opioid receptor. *Am J Physiol Heart Circ Physiol*. 2004;287:1786–1791.
453. Rong F, Peng Z, Ming-Xiang Y, et al. Myocardial apoptosis and infarction after ischemia/reperfusion are attenuated by κ-opioid receptor agonist. *Arch Med Res*. 2009;40:227–234.
454. Huh J, Gross GJ, Nagase H, et al. Protection of cardiac myocytes via delta(1)-opioid receptors, protein kinase C, and mitochondrial K(ATP) channels. *Am J Physiol Heart Circ Physiol*. 2001;280(1):H377–H383.
455. Wang GY, Wu S, Pei JM, et al. Kappa- but not delta-opioid receptors mediate effects of ischemic preconditioning on both infarct and arrhythmia in rats. *Am J Physiol Heart Circ Physiol*. 2001;280(1):H384–H391.
456. Bell SP, Sack MN, Patel A, et al. Delta opioid receptor stimulation mimics ischemic preconditioning in human heart muscle. *J Am Coll Cardiol*. 2000;36(7):2296–2302.
457. McPherson BC, Yao A. Signal transduction of opioid-induced cardioprotection in ischemia-reperfusion. *Anesthesiology*. 2001;94(6):1082–1088.
458. Patel HH, Hsu AK, Gross GJ. COX-2 and iNOS in opioid-induced delayed cardioprotection in the intact rat. *Life Sci*. 2004;75(2):129–140.
459. Peart JN, Gross E, Gross GJ. Opioid induced preconditioning: recent advances and future perspective. *Vascul Pharmacol*. 2005;42:211–218.
460. Fryer RM, Hsu AK, Eells JT, et al. Opioid-induced second window of cardioprotection: potential role of mitochondrial KATP channels. *Circ Res*. 1999;84(7):846–851.
461. Wu S, Li HY, Wong TM. Cardioprotection of preconditioning by metabolic inhibition in the rat ventricular myocyte. Involvement of kappa-opioid receptor. *Circ Res*. 1999;84(12):1388–1395.
462. Tomai F, Crea F, Gaspardone A, et al. Effects of naloxone on myocardial ischemic preconditioning in humans. *J Am Coll Cardiol*. 1999;33(7):1863–1869.
463. Xenopoulos ND, Leeser M, Bolli R. Morphine mimics ischemic preconditioning in human myocardium during PTCA. *J Am Coll Cardiol*. 1998;31(suppl):65A.
464. Horton ND, Kaftani DJ, Bruce DS, et al. Isolation and partial characterization of an opioid-like 88 kDa hibernation-related protein. *Comp Biochem Physiol B Biochem Mol Biol*. 1998;119(4):787–805.
465. Bolling SF, Su TP, Childs KF, et al. The use of hibernation induction triggers for cardiac transplant preservation. *Transplantation*. 1997;63(2):326–329.
466. Bolling SF, Tramontini NL, Kilgore KS, et al. Use of "natural" hibernation induction triggers for myocardial protection. *Ann Thorac Surg*. 1997;64(3):623–627.
467. Schwartz CF, Georges AJ, Gallagher MA, et al. Delta opioid receptors and low temperature myocardial protection. *Ann Thorac Surg*. 1999;68(6):2089–2092.
468. Kevelaitis E, Peynet J, Mouas C, et al. Opening of potassium channels: the common cardioprotective link between preconditioning and natural hibernation? *Circulation*. 1999;99(23):3079–3085.
469. Becker LB, Ostrander MP, Barrett J, et al. Outcome of CPR in a large metropolitan area—where are the survivors? *Ann Emerg Med*. 1991;20(4):355–361.
470. Brown CG, Martin DR, Pepe PE, et al. A comparison of standard-dose and high-dose epinephrine in cardiac arrest outside the hospital. The Multicenter High-Dose Epinephrine Study Group. *N Engl J Med*. 1992;327(15):1051–1055.
471. Lombardi G, Gallagher J, Gennis P. Outcome of out-of-hospital cardiac arrest in New York City. The Pre-Hospital Arrest Survival Evaluation (PHASE) Study. *JAMA*. 1994;271(9):678–683.
472. Fang X, Tang W, Sun S, et al. Mechanism by which activation of delta-opioid receptor reduces the severity of post resuscitation myocardial dysfunction. *Crit Care Med*. 2010;34(10):2607–2612.
473. Lowenstein E, Hallowell P, Levine FH, et al. Cardiovascular response to large doses of intravenous morphine in man. *N Engl J Med*. 1969;281(25):1389–1393.
474. Lowenstein E. Morphine "anesthesia"—a perspective. *Anesthesiology*. 1971;35(6):563–565.
475. Murphy GS, Szokol J, Marymont JH, et al. Opioids and cardioprotection: the impact of morphine and fentanyl on recovery of ventricular function after cardiopulmonary bypass. *J Cardiothorac Vasc Anesth*. 2006;20(4):493–502.

476. Stanley TH, Webster LR. Anesthetic requirements and cardiovascular effects of fentanyl-oxygen and fentanyl-diazepam-oxygen anesthesia in man. *Anesth Analg*. 1978;57(4):411–416.
477. Sebel PS, Bovill JG, Boekhorst RA, Rog N. Cardiovascular effects of high-dose fentanyl anaesthesia. *Acta Anaesthesiol Scand*. 1982;26(4):308–315.
478. Waller JL, Bovill JG, Boekhorst RA, et al. Hemodynamic changes during fentanyl-oxygen anesthesia for aortocoronary bypass operation. *Anesthesiology*. 1981;55(3):212–217.
479. de Lange S, Boscoe MJ, Stanley TH, et al. Comparison of sufentanil-O2 and fentanyl-O2 for coronary artery surgery. *Anesthesiology*. 1982;56(2):112–118.
480. Miller DR, Wellwood M, Teasdale SJ, et al. Effects of anesthetic induction on myocardial function and metabolism: a comparison of fentanyl, sufentanil and alfentanil. *Can J Anaesth*. 1988;35(3 Pt 1): 219–233.
481. Swenzen GO, Chakrabarti MK, Sapsed-Byrne S, et al. Selective depression by alfentanil of group III and IV somatosympathetic reflexes in the dog. *Br J Anaesth*. 1988;61(4):441–445.
482. Bovill JG, Warren PJ, Schuller JL, et al. Comparison of fentanyl, sufentanil, and alfentanil anesthesia in patients undergoing valvular heart surgery. *Anesth Analg*. 1984;63(12):1081–1086.
483. Slogoff S, Keats AS. Randomized trial of primary anesthetic agents on outcome of coronary artery bypass operations. *Anesthesiology*. 1989;70(2):179–188.
484. Tuman KJ, McCarthy RJ, Speiss BD, et al. Does choice of anesthetic agent significantly affect outcome after coronary artery surgery? *Anesthesiology*. 1989;70(2):189–198.
485. Wynands JE, Townsend GE, Wong P, et al. Blood pressure response and plasma fentanyl concentrations during high- and very high-dose fentanyl anesthesia for coronary artery surgery. *Anesth Analg*. 1983;62(7):661–665.
486. Butterworth JF, Bean VE, Royster RL. Sufentanil is preferable to etomidate during rapid-sequence anesthesia induction for aortocoronary bypass surgery. *J Cardiothorac Anesth*. 1989;3(4):396–400.
487. Berberich JJ, Fabian JA. A retrospective analysis of fentanyl and sufentanil for cardiac transplantation. *J Cardiothorac Anesth*. 1987;1(3):200–204.
488. Gutzke GE, Shah KB, Glisson SN, et al. Cardiac transplantation: a prospective comparison of ketamine and sufentanil for anesthetic induction. *J Cardiothorac Anesth*. 1989;3(4):389–395.
489. Stanley TH, de Lange S. Comparison of sufentanil-oxygen and fentanyl-oxygen anesthesia for mitral and aortic valvular surgery. *J Cardiothorac Anesth*. 1988;2(1):6–11.
490. Howie MB, Cheng D, Newman MF, et al. A randomized double-blinded multicenter comparison of remifentanil versus fentanyl when combined with isoflurane/propofol for early extubation in coronary artery bypass graft surgery. *Anesth Analg*. 2001;92(5):1084–1093.
491. Samuelson PN, Reves JG, Kirklin JK, et al. Comparison of sufentanil and enflurane-nitrous oxide anesthesia for myocardial revascularization. *Anesth Analg*. 1986;65(3):217–226.
492. Howie MB, Smith DF, Reilley TE, et al. Postoperative course after sufentanil or fentanyl anesthesia for coronary artery surgery. *J Cardiothorac Vasc Anesth*. 1991;5(5):485–489.
493. Collard E, Delire V, Mayne A, et al. Propofol-alfentanil versus fentanyl-midazolam in coronary artery surgery. *J Cardiothorac Vasc Anesth*. 1996;10(7):869–876.
494. Murphy GS, Szokol JW, Avram MJ, et al. Intraoperative methadone for the prevention of postoperative pain: a randomized, double-blinded clinical trial in cardiac surgical patients. *Anesthesiology*. 2015;122(5):1112–1122.
495. Gross ER, Hsu AK, Gross GJ. Acute methadone treatment reduces myocardial infarct size via the delta-opioid receptor in rats during reperfusion. *Anesth Analg*. 2009;109(5):1395–1402.
496. Wood M. Pharmacokinetics and principles of drug infusions in cardiac patients. In: Kaplan JA, Reich DL, Konstadt SN, eds. *Cardiac Anesthesia*. 4th ed. Philadelphia: Saunders; 1999:670.
497. Schell RM, Kern FH, Greeley WJ, et al. Cerebral blood flow and metabolism during cardiopulmonary bypass. *Anesth Analg*. 1993;76(4):849–865.
498. Skacel M, Knott C, Reynolds F, et al. Extracorporeal circuit sequestration of fentanyl and alfentanil. *Br J Anaesth*. 1986;58(9):947–949.
499. Boer F, Engbers FH, Bovill JG, et al. First-pass pulmonary retention of sufentanil at three different background blood concentrations of the opioid. *Br J Anaesth*. 1995;74(1):50–55.
500. Roerig DL, Kotrly KJ, Vucins EJ, et al. First pass uptake of fentanyl, meperidine, and morphine in the human lung. *Anesthesiology*. 1987;67(4):466–472.
501. Hornick P, Taylor K. Pulsatile and nonpulsatile perfusion: the continuing controversy. *J Cardiothorac Vasc Anesth*. 1997;11(3):310–315.
502. McAllister RG Jr, Tan TG. Effect of hypothermia on drug metabolism. In vitro studies with propranolol and verapamil. *Pharmacology*. 1980;20(2):95–100.
503. Boylan JW, Hong SK. Regulation of renal function in hypothermia. *Am J Physiol*. 1966;211(6): 1371–1378.
504. Bentley JB, Conahan TJ 3rd, Cork RC. Fentanyl sequestration in lungs during cardiopulmonary bypass. *Clin Pharmacol Ther*. 1983;34(5):703–706.
505. Caspi J, Klausner JM, Safadi T, et al. Delayed respiratory depression following fentanyl anesthesia for cardiac surgery. *Crit Care Med*. 1988;16(3):238–240.
506. Okutanil R, Philbin DM, Rosow CE, et al. Effect of hypothermic hemodilutional cardiopulmonary bypass on plasma sufentanil and catecholamine concentrations in humans. *Anesth Analg*. 1988;67(7):667–670.
507. Booth BP, Henderson M, Milne B, et al. Sequestration of glyceryl trinitrate (nitroglycerin) by cardiopulmonary bypass oxygenators. *Anesth Analg*. 1991;72(4):493–497.
508. Hickey S, Gaylor JD, Kenny GN. In vitro uptake and elimination of isoflurane by different membrane oxygenators. *J Cardiothorac Vasc Anesth*. 1996;10(3):352–355.
509. Hynynen M. Binding of fentanyl and alfentanil to the extracorporeal circuit. *Acta Anaesthesiol Scand*. 1987;31(8):706–710.
510. Hynynen M, Hammaren E, Rosenberg PH. Propofol sequestration within the extracorporeal circuit. *Can J Anaesth*. 1994;41(7):583–588.
511. Rosen DA, Rosen KR. Elimination of drugs and toxins during cardiopulmonary bypass. *J Cardiothorac Vasc Anesth*. 1997;11(3):337–340.
512. Rosen DA, Rosen KR, Davidson B, et al. Absorption of fentanyl by the membrane oxygenator. *Anesthesiology*. 1985;63(3):A281.
513. Hug CC Jr, Moldenhauer CC. Pharmacokinetics and dynamics of fentanyl infusions in cardiac surgical patients. *Anesthesiology*. 1982;57(3):A45.
514. Taeger K, Weninger E, Franke N, et al. Uptake of fentanyl by human lung. *Anesthesiology*. 1984;61(3):A246.
515. Hug CC Jr, Burm AG, de Lange S. Alfentanil pharmacokinetics in cardiac surgical patients. *Anesth Analg*. 1994:78(2):231–239.
516. Hynynen M, Hynninen M, Soini H, et al. Plasma concentration and protein binding of alfentanil during high-dose infusion for cardiac surgery. *Br J Anaesth*. 1994;72(5):571–576.
517. Kumar K, Crankshaw DP, Morgan DJ, et al. The effect of cardiopulmonary bypass on plasma protein binding of alfentanil. *Eur J Clin Pharmacol*. 1988;35(1):47–52.
518. Lowry KG, Dundee JW, McClean E, et al. Pharmacokinetics of diazepam and midazolam when used for sedation following cardiopulmonary bypass. *Br J Anaesth*. 1985;57(9):883–885.
519. Dundee JW, Collier PS, Carlisle RJ, et al. Prolonged midazolam elimination half-life. *Br J Clin Pharmacol*. 1986;21(4):425–429.
520. Harper KW, Collier PS, Dundee JW, et al. Age and nature of operation influence the pharmacokinetics of midazolam. *Br J Anaesth*. 1985;57(9):866–871.
521. Bjorksten AR, Crankshaw DP, Morgan DJ, et al. The effects of cardiopulmonary bypass on plasma concentrations and protein binding of methohexital and thiopental. *J Cardiothorac Anesth*. 1988;2(3):281–289.
522. Massey NJ, Sherry KM, Oldroyd S, et al. Pharmacokinetics of an infusion of propofol during cardiac surgery. *Br J Anaesth*. 1990;65(4):475–479.
523. Russell GN, Wright EL, Fox MA, et al. Propofol-fentanyl anaesthesia for coronary artery surgery and cardiopulmonary bypass. *Anaesthesia*. 1989;44(3):205–208.
524. Antognini JF, Kien ND. Cardiopulmonary bypass does not alter canine enflurane requirements. *Anesthesiology*. 1992;76(6):953–957.
525. Doak GJ, Gefeng L, Hall RI, et al. Does hypothermia or hyperventilation affect enflurane MAC reduction following partial cardiopulmonary bypass in dogs? *Can J Anaesth*. 1993;40(2): 176–182.
526. Hall RI, Sullivan JA. Does cardiopulmonary bypass alter enflurane requirements for anesthesia? *Anesthesiology*. 1990;73(2):249–255.
527. Hall RI, Hawwa R. The enflurane-sparing effect of hypothermia (abstract). *Can J Anaesth*. 1989;36:S114.
528. Steffey EP, Eger EI 2nd. Hyperthermia and halothane MAC in the dog. *Anesthesiology*. 1974;41(4):392–396.
529. Vitez TS, White PF, Eger EI 2nd. Effects of hypothermia on halothane MAC and isoflurane MAC in the rat. *Anesthesiology*. 1974;41(1):80–81.
530. Nussmeier N, Cohen NH, Moskowitz G, et al. Washin and washout of three volatile anesthetics concurrently administered during cardiopulmonary bypass. *Anesthesiology*. 1988;69:A84.
531. Stern R, Weiss C, Steinbach J, et al. Isoflurane uptake and elimination are delayed by absorption of anesthetic by the Scimed membrane oxygenator. *Anesth Analg*. 1989;69(5):657–662.
532. Lerman J, Gregory GA, Eger EI 2nd. Hematocrit and the solubility of volatile anesthetics in blood. *Anesth Analg*. 1984;63(10):911–914.
533. Eger RR, Eger EI 2nd. Effect of temperature and age on the solubility of enflurane, halothane, isoflurane, and methoxyflurane in human blood. *Anesth Analg*. 1985;64(6):640–642.
534. Feingold A. Crystalloid hemodilution, hypothermia, and halothane blood solubility during cardiopulmonary bypass. *Anesth Analg*. 1977;56(5):622–626.
535. Targ AG, Yasuda N, Eger EI. Anesthetic plastic solubility. *Anesthesiology*. 1988;69:A297.
536. Nussmeier N, Lambert DG, Moskowitz G, et al. Washin and washout of isoflurane administered via bubble oxygenators during hypothermic cardiopulmonary bypass. *Anesthesiology*. 1989;71(4): 519–525.
537. Price SL, Brown DL, Carpenter RL, et al. Isoflurane elimination via a bubble oxygenator during extracorporeal circulation. *J Cardiothorac Anesth*. 1988;2(1):41–44.
538. Smeulers NJ, Wierda MKH, van den Broek L, et al. Effects of hypothermic cardiopulmonary bypass on the pharmacodynamics and pharmacokinetics of rocuronium. *J Cardiothorac Vasc Anesth*. 1995;9(6): 700–705.
539. Miller R. Factors affect the action of neuromuscular blacking drugs. In: Agoston SBW, ed. *Muscle Relaxants*. Amsterdam: Elsevier; 1990:181–197.
540. Boyd LA, Martin AR. Spontaneous subthreshold activity at mammalian neural muscular junctions. *J Physiol*. 1956;132(1):61–73.
541. Hubbard JI, Jones SF, Landau EM. The effect of temperature change upon transmitter release, facilitation and post-tetanic potentiation. *J Physiol*. 1971;216(3):591–609.
542. Wierda JMKH, Proost JH, Muir AW, et al. Design of drugs for rapid onset. *Anaesth Pharmacol Rev*. 1993;1:57–68.
543. Buzello W, Schluermann D, Schindler M, Spillner G. Hypothermic cardiopulmonary bypass and neuromuscular blockade by pancuronium and vecuronium. *Anesthesiology*. 1985;62(2): 201–204.
544. Fowler CV, Fraser GL. Mu-, delta-, kappa-opioid receptors and their subtypes. A critical review with emphasis on radioligand binding experiments. *Neurochem Int*. 1994;24:401.
545. Zhang WM, Jin WQ, Wong TM. Multiplicity of kappa receptor binding in the rat cardiac sarcollema. *J Mol Cell Cardiol*. 1996;28(7):1547–1544.
546. Millington WR, Rosenthal DW, Nyquist-Battie C. Localization of pro-opiomelanocortin mRNA transcripts and peptide immunoreactivity in rat heart. *Cardiovasc Res*. 1999;43:107–116.

11 心血管药理学

ROGER L. ROYSTER, MD | LEANNE GROBAN, MD | ADAIR Q. LOCKE, MD | BENJAMIN N. MORRIS, MD | THOMAS F. SLAUGHTER, MD

要　点

1. 麻醉医生需密切关注围手术期心肌缺血。围手术期心肌缺血产生的影响可分两种：①急性影响，如急性心肌梗死或血流动力学衰竭；②慢性影响，如未被诊断，而实际术前已存在有心脏疾病，或出现某些指标提示预后不良。
2. 硝酸甘油适用于大部分围手术期心肌缺血的治疗。其作用机制包括扩张冠脉和改善心脏前、后负荷，但在低血压时禁用。
3. 术前合理使用β受体阻滞剂可减少围手术期心肌缺血的发生。其作用机制包括抑制心肌应激反应和心肌收缩力、减慢心率、降低血压，以此改善血流动力学和心肌氧的供-需平衡。
4. 钙通道阻滞剂通常用于控制围手术期心绞痛症状。其作用机制包括抑制心肌收缩力、减慢心率、降低血压从而减少心肌氧耗。
5. 现行指南关于围手术期目标血压的建议。认为对于≥60岁的患者，控制围手术期血压<150/90mmHg，可以最大程度减少罹患和死于心血管并发症的远期风险。
6. 对于<60岁的糖尿病或慢性肾病患者，建议控制围手术期血压<140/90mmHg。
7. 轻中度高血压不是围手术期并发症的独立风险因素，但一旦诊断有高血压，就应在术前对靶器官损害状况进行评估。
8. 如果术前高血压控制不佳，患者在围手术期的血压将极不稳定，高血压或低血压均可发生。
9. 慢性心力衰竭的症状、体征和治疗与神经内分泌调节反射及潜在的心室功能障碍相关。
10. 治疗慢性心力衰竭是为了延长患者的生命，同时缓解症状。
11. 低心排综合征见于心脏手术后，在病理生理学、治疗及预后方面均有别于慢性心力衰竭。
12. 谨慎使用抗心律失常药，因其本身的促心律失常作用可增加某些特殊患者的死亡率。
13. 由于胺碘酮具有广谱抗室性和室上性心律失常作用，故已成为在手术室和重症监护室广泛使用的静脉抗心律失常药物。
14. β受体阻滞剂是一类在围手术期未被充分利用的有效抗心律失常药物，因为很多围手术期心律失常是因手术与重症所致的应激反应而引起的肾上腺素能变化所致。
15. 使用抗心律失常药物之前，必须纠正电解质紊乱，重视对一些潜在疾病如血容量过多、心肌缺血等的治疗。

抗心肌缺血的药物疗法

围手术期心肌缺血属于麻醉紧急事件，应及时予以恰当处理。而由于持续的手术应激、失血、并发其他器官缺血及患者不能与麻醉医生交流等情况，麻醉期间的心肌缺血处理变得尤为棘手。尽管如此，其治疗原则与非麻醉状态下仍然是一致的。

所有的心肌缺血事件均涉及氧供需平衡的改变（表11.1）。美国心脏病学会和美国心脏协会（American College of Cardiology and American Heart Association，ACC/AHA）制订了不稳定型心绞痛和非ST段抬高型心肌梗死患者的管理和治疗指南，为持续发生心肌缺血的患者提供了极好的治疗方案[1]。这些指南详细描述了对于急性冠脉综合征患者的初级评估、管理、住院治疗和冠脉血运重建的策略。对于有心肌缺血证据的麻醉中患者，在进行必要的确切性治疗之前，启动抗心肌缺血药物治疗是最主要的干预手段。本节将对常用抗心肌缺血药物进行回顾（参见第20章）。

表11.1　心肌缺血：氧需与氧供的调节因素

氧供	氧需
心率[a]	心率[a]
氧含量	心肌收缩力
Hgb、SAT%、PaO_2	室壁张力
冠脉血供	后负荷
CPP＝DP－LVEDP[a]	前负荷（LVEDP[a]）
CVR	

[a] 表示供需均影响。

CPP，冠脉灌注压；CVR，冠脉阻力；DP，舒张压；Hgb，血红蛋白；LVEDP，左心室舒张末压力；PaO_2，动脉血氧分压；SAT，氧饱和度。

Modified from Royster RL. Intraoperative administration of inotropes in cardiac surgery patients. *J Cardiothorac Anesth.* 6(suppl 5):17, 1990.

硝酸甘油

硝酸甘油（nitroglycerin，NTG）在临床上适用于大多数类型心肌缺血的早期治疗[2]，如慢性劳力性心绞痛、新发型心绞痛、不稳定型心绞痛、变异型如血管痉挛性心绞痛和静息型心绞痛等对NTG治疗均有效[2-6]。NTG可以减少心绞痛的发作、改善患者运动耐量[7]。在静脉输注NTG期间，如果血压（blood pressure，BP）下降和局部缺血无改善，应加用去氧肾上腺素来维持冠脉灌注压，同时通过加大NTG剂量来改善心肌缺血[8]。如果发生反射性心动过速和心肌收缩力增强，则可联用β受体阻滞剂以抑制心率加快。对于某些特定患者，联用硝酸盐类和钙通道阻滞剂可有效治疗心肌缺血，但可能出现严重低血压和反射性心动过速，特别是在使用二氢吡啶类（dihydropyridine，DHP）钙通道阻滞剂时[9]。

作用机制

NTG 增加心肌供氧,减少心肌氧需。NTG 是一种平滑肌松弛剂,可使血管扩张。硝酸盐介导的血管扩张伴或不伴完整的血管内皮机制[10]。亚硝酸盐、有机亚硝酸盐、亚硝基化合物和其他氮氧化物(如硝普钠)进入平滑肌细胞,通过转变成活性一氧化氮(NO)或 S-亚硝基巯基化合物,刺激鸟苷酸环化酶代谢生成环磷酸鸟苷(cyclic guanosine monophosphate, cGMP)(图 11.1)[11-13]。cGMP 依赖性蛋白激酶被激活引起平滑肌细胞内蛋白磷酸化,从而导致肌球蛋白轻链的去磷酸化和平滑肌松弛[14,15]。

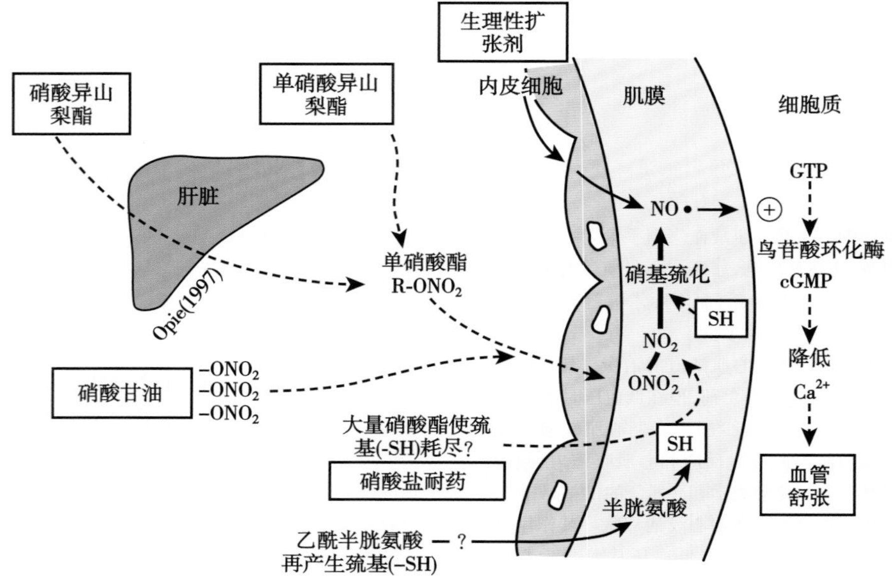

图 11.1 硝酸盐类在 NO · 产生和刺激鸟苷酸环化酶产生 cGMP、介导血管扩张的作用机制。SH 基团在 NO · 形成和激活鸟苷酸环化酶过程中发挥作用。硝酸异山梨酯经肝脏代谢,而此代谢途径不经过单硝酸盐。cGMP,环磷酸鸟苷;GTP,三磷酸鸟苷;NO ·,一氧化氮自由基;SH,巯基。Modified from Royster RL. Intraoperative administration of inotropes in cardiac surgery patients. *J Cardiothorac Anesth.* 6(suppl 5):17,1990.

血管扩张与细胞内钙离子的减少也有关系[16]。巯基(sulfhydryl,SH)为 NO 的形成和鸟苷酸环化酶的激活所必需。长时间使用 NTG 导致大量 SH 被代谢可致血管耐受性[17],加用 SH 供体 N-乙酰半胱氨酸,可以逆转这种血管耐受性[18]。

NTG 化合物具有更好的静脉扩张作用,尤其是在较低血浆浓度时更明显,其机制尚不清楚,但可能与静脉对 NTG 的摄取比动脉更多有关[19]。

生理作用

NTG 有两个重要生理作用即全身和局部静脉扩张(图 11.2)。静脉扩张可明显降低静脉压、静脉回心血量和心脏充盈压。NTG 在较小剂量时即具有显著的静脉扩张作用,但不随 NTG 剂量的增加而增强[20]。静脉扩张主要引起血流汇集于内脏容量系统[21],如肠系膜血容量会随心室容积、心室压力和心包内压力下降而增加。

在不改变外周血管阻力(systemic vascular resistance, SVR)的情况下,小剂量 NTG 可增加大动脉的扩张性和传导性,但大动脉顺应性的改善并不意味着后负荷的下降[22]。大剂量 NTG 则会扩张小动脉和阻力血管,降低后负荷和血压(图 11.2)[23]。心脏直径和压力的减小可降低心肌氧耗(myocardial oxygen consumption, MVO_2),改善心肌缺血(图 11.3)[24]。NTG 可在维持体循环灌注压的同时首先降低心脏前负荷,这是治疗心肌缺血的重要血流动力学效应。然而,在血容量不足时,大剂量的 NTG 可致血压降低至危险水平,引起心率反射性增快。

NTG 可扩张肺动脉和肺静脉,从而降低右心房压、肺动脉压和肺毛细血管楔压(pulmonary capillary wedge pressures, PCWP)[23]。在各种疾病状态和先天性心脏病中,NTG 可降

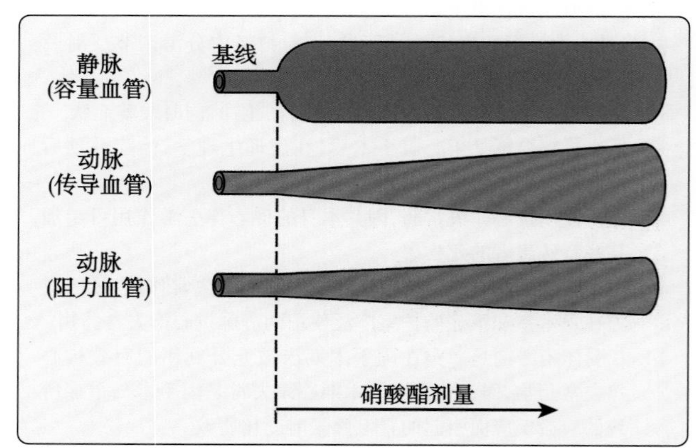

图 11.2 有机硝酸盐对血管床的作用以及用药剂量与血管扩张直径的关系。极小剂量的有机硝酸盐即可最大限度扩张静脉系统,药物剂量与静脉扩张效应之间不存在明显的量效关系。动脉扩张在小剂量时开始出现,且具有量效关系。当硝酸盐达到较高血药浓度时,作为阻力血管的小动脉扩张,降低全身和局部血管阻力。(*Modified from Abrams J. Hemodynamic effects of nitroglycerin and long-acting nitrates.* Am Heart J. *1985;110(pt 2):216;Abrams J. Nitrates. In:Chatterjee K, Cheitlin MD, Karliner J, et al, eds.* Cardiology: An Illustrated Text/Reference. *Vol 1. Philadelphia:Lippincott;1991:275-290.*)

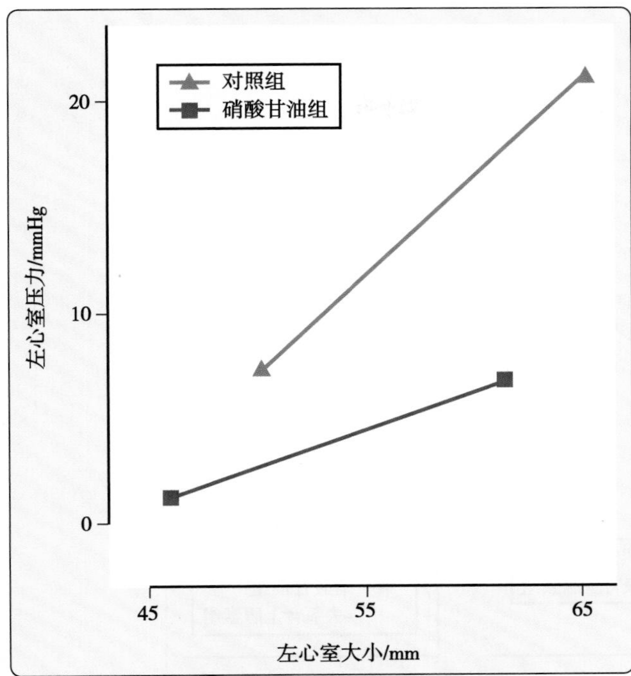

图 11.3 舌下含服 NTG 对慢性主动脉瓣反流患者左心室舒张期压力-长度关系的影响。长度(源于心脏超声)和压力数据点采集于舒张早期(最小压力)和舒张末期(QRS 峰)。NTG 给药之后,压力-长度曲线左移。(*From Smith ER, Smiseth OA, Kingma I, et al. Mechanism of action of nitrates. Role of changes in venous capacitance and in the left ventricular diastolic pressure-volume relation.* Am J Med. *1984;76:14.*)

低各种后天和先天性心脏病的肺动脉高压[25,26]。同时,NTG 也会扩张肾动脉、脑动脉和皮肤血管[27],肾脏、脑部血流量将因肾、脑灌注压的降低而减少。

NTG 对冠脉循环的重要作用体现在几个方面(框 11.1)。无论是正常和病变的血管,NTG 对心外膜冠脉均具有强力的扩张作用。NTG 通过扩张狭窄病变,可以降低冠状动脉血流(coronary blood flow,CBF)阻力,改善心肌缺血[28,29]。较小的冠脉可能比较大的冠脉扩张更明显,但扩张的程度取决于血

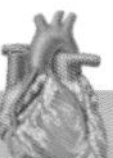

框 11.1 硝酸甘油及硝酸酯类药物对冠脉循环的作用

- 扩张心外膜下冠状动脉:对小动脉的扩张程度较大动脉大
- 增加冠状动脉侧支血管直径及侧支血流量
- 改善心内膜下心肌血流量
- 扩张狭窄的冠状动脉
- 用药初期短暂增加冠状动脉血流,后期随心肌氧耗减少降低冠状动脉血流
- 逆转及预防冠状动脉痉挛与收缩

Modified from Abrams J. Hemodynamic effects of nitroglycerin and longacting nitrates. *Am Heart J.* 1985;110(pt 2):216.

管张力的基线水平[30]。NTG 能有效逆转或预防冠状动脉痉挛[31]。

尽管使用 NTG 使冠状动脉扩张,总 CBF 在初始阶段可能增加,但最终是降低的(图 11.4)[32]。自动调节机制可能降低总 CBF,这是由于心室壁张力和 MVO_2 的下降。然而,局部心肌血流量可通过心脏侧支血管扩张或心内膜下心肌的压力下降得以改善(图 11.5)[33]。人类冠状动脉造影的研究表明,使用 NTG 后,冠状动脉侧支血管管径增粗[34]。当心外膜血管发生不全或完全闭塞性疾病时,这种效应显得尤为重要[35]。在使用其他强效冠脉扩张药时可发生冠脉窃血,侧支循环的改善可能对此具有保护作用。心内膜下区域最易发生缺血,通过改善侧支循环、减少心内膜下血流阻力和降低左心室舒张末压(left ventricular end-diastolic pressure,LVEDP)可改善其血流量[36]。

在维持足够冠状动脉灌注压的情况下(如使用去氧肾上腺素),NTG 可以最大限度地增加心内膜下的血流(图 11.4 和图 11.5)[8],增加透壁心内膜和心外膜的血流比值[36]。NTG 也抑制血小板聚集,但这种作用的临床意义尚不清楚[37]。

药理学

有机硝酸盐的生物转化,是在肝谷胱甘肽还原酶的催化下,通过还原水解反应进行的[15]。肝脏反硝化率是每个硝酸盐的特性,并且更多地取决于有无肝血流障碍和肝脏疾病[15]。临床常用有机硝酸盐见表 11.2。

表 11.2 用于心绞痛的硝酸甘油与硝酸酯类药物比较

药物	给药途径	剂量	作用时间
硝酸甘油	舌下	0.3~0.6mg,最多至 1.5mg	1~7 分钟
	雾化	0.4mg 按需	与舌下含片相似
	贴皮	0.2~0.8mg/h,每 12 小时 1 次	7~8 小时
	静脉	5~200μg/min	8~12 小时,间隔使用
硝酸异山梨酯	口服	50~80mg,每日 2 或 3 次	最长 8 小时
	口服(缓释)	40mg,每日 1 或 2 次	最长 8 小时
单硝酸异山梨酯	口服	20mg,每日 2 次	12~24 小时
	口服(缓释)	60~240mg,每日 1 次	
季戊四醇硝酯酸	舌下	10mg 按需	不明确
赤藓醇 4-硝酸酯	舌下	5~10mg 按需	不明确
	口服	10~30mg,每日 3 次	不明确

Modified from Gibbons RJ, Chatterjee K, Daley J, Douglas JS. ACC/AHA/ACP-ASIM guidelines for the management of patients with chronic stable angina: a report of the AmericanCollege of Cardiology/American Heart Association Task Force on Practice Guidelines (Committee on Management of Patients with Chronic Stable Angina). *J Am Coll Cardiol.* 1999;33:2092-2197.

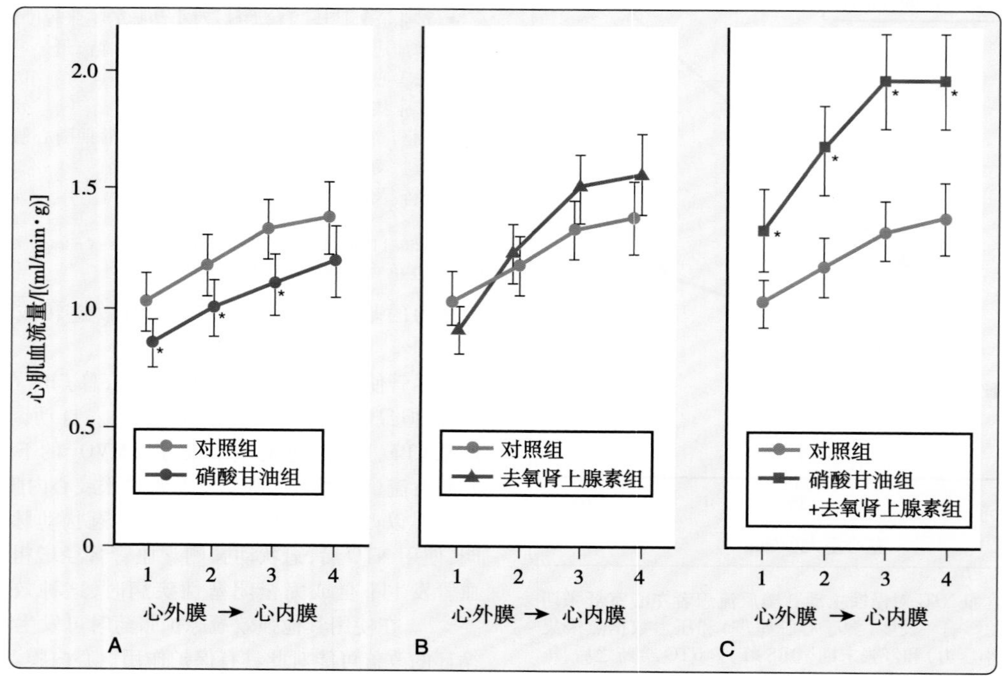

图 11.4 动物实验中冠脉回旋支阻塞期间,非缺血性前壁心肌跨壁血流量[ml/(min·g)](均数±标准差)变化情况。数据来自对照组和实验组:(A)静注 NTG,0.015mg/(kg·min);(B)组给予去氧肾上腺素提升平均动脉压至 153±6mmHg;(C)同时给予去氧肾上腺素和 NTG。硝酸甘油减少心肌血流,去氧肾上腺素通常增加正常心肌血流量,而两者合用则使血流量明显增加,* 表示与对照组比较 $P<0.05$。(*From Bache RJ. Effect of nitroglycerin and arterial hypertension on myocardial blood flow following acute coronary artery occlusion in the dog.* Circulation. *1978;57:557.*)

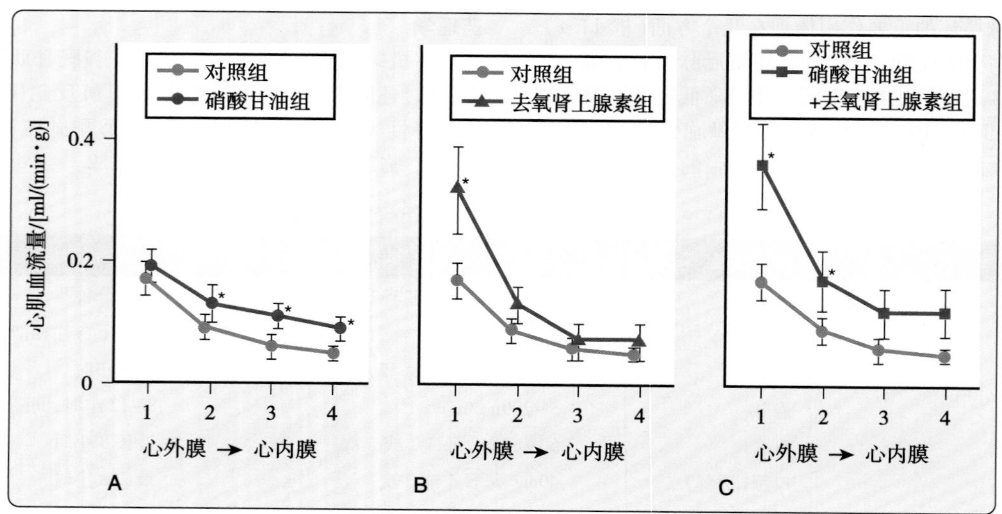

图 11.5 动物实验中冠脉回旋支阻塞期间,中心缺血区心肌跨壁血流量[ml/(min·g)](均数±标准差)变化情况。数据来自对照组和实验组:(A)静注 NTG,0.015mg/(kg·min);(B)给予去氧肾上腺素提升平均动脉压至 153±6mmHg;(C)同时给予去氧肾上腺素和 NTG。NTG 与去氧肾上腺素合用使各层缺血心肌血流量增加,* 表示与对照组比较 $P<0.05$。(*From Bache RJ. Effect of nitroglycerin and arterial hypertension on myocardial blood flow following acute coronary artery occlusion in the dog.* Circulation. *1978;57:557.*)

舌下含服硝酸甘油

舌下含服 NTG(0.15~0.6mg 片剂)达到的血药浓度足以在几分钟内引起血流动力学变化,并持续 30~45 分钟[38]。舌下含服 NTG 的生物利用度约为 80%,绕过肝脏高达 90% 的首过生物降解(通过硝酸还原酶还原成甘油硝酸盐和亚硝酸盐,经肾脏排泄)。舌下含服 NTG 血浆半衰期为 4~7 分钟。

在药动学和药效学方面,硝酸甘油喷雾剂与剂量为 0.4mg 的舌下含服片剂相当,但由于片剂在空气和温暖的环境下会发生分解反应,所以喷雾剂的半衰期更长[39]。与舌下含服相比,片剂附着在上唇和牙齿之间的颊部时有着起效更快、半衰期更长的优点[40]。虽然口服 NTG 也容易通过胃黏膜吸收,但吸收之后大部分被肝脏代谢,致其药学特性极难预测。

硝酸甘油软膏和贴剂

2% NTG 软膏 2% 容易经皮吸收,药效更持久[41],20~30 分钟内可起效,持续 4~6 小时[41]。软膏使用后所达血药浓度由软膏面积而非数量决定,其剂量换算以英寸(inch)(1inch=2.54cm)为单位,即 15mg/inch。软膏使用相对麻烦,每天需贴 4 次,最好用于有护理条件的住院患者[42]。

NTG 贴剂所含为液体 NTG 或结合于多聚凝胶的 NTG 通过一种半透膜向皮肤缓慢释放[43]。它的药代动力学与持续静脉输注相当[43],在 20~30 分钟内达到血药浓度,2 小时内达稳态。其血药浓度可维持长达 24 小时之久,但这主要取决于贴剂大小。每平方厘米的贴剂内需含有一定浓度的 NTG,缓解心肌缺血所需剂量通常为 0.2~0.8mg/h。虽然贴剂便于患者使用,却具有持续释放型制剂的耐药性问题[41],因此推荐间断使用以防止耐药发生[44]。

静脉用硝酸甘油

早在 20 世纪 80 年代初,注射用 NTG 就加在 5% 葡萄糖溶液(D_5W)中配制成 400μg/ml 的浓度使用,且具有稳定的保留半衰期,但血药浓度骤然升高并达到扩张动脉的剂量,会很快出现低血压。如果不确定患者的血容量状态,推荐以 5~10μg/min 为初始剂量。缓解心肌缺血的 NTG 剂量具有个体差异,通常为 75~150μg/min。在一项对 20 例静息型心绞痛患者的临床研究中,平均 72μg/min 的 NTG,减少或消除了 85% 患者的缺血发作[45],但有些患者却需要高达 500~600μg/min 的剂量方能缓解缺血,而 150μg/min 左右的剂量则会在临床上引起明显的动脉扩张作用。药物停止输注后 2~5 分钟药效即可消除。当使用塑料袋和聚氯乙烯管道输注 NTG 时,NTG 的实际剂量会因其被塑料袋和管道吸收而减小,但这并不具有临床意义,因为 NTG 是通过滴定的方法产生疗效的[46]。

不良反应

NTG 在肝脏硝酸盐还原酶作用下产生亚硝酸盐,后者将血红蛋白的亚铁离子氧化成高铁血红蛋白的正铁离子,而正铁离子既不结合也不释放氧气[47]。在红细胞酶系统的作用下,高铁血红蛋白可正常生成或被还原[48],其含量通常不会超过 1%。当血浆中存在直接氧化剂(如硝酸盐、磺胺类药物、苯胺染料衍生物等)时,可能出现高铁血红蛋白含量增高,但只要不超过 20% 就没有临床意义。有文献报道,在一项 50 例患者接受 48 小时以上静脉输注 NTG 的研究中,血浆高铁血红蛋白含量平均增至 1.5%[49]。为预防高铁血红蛋白血症,应避免 NTG 的使用剂量超过 5mg/(kg·d)[50],但也有较小剂量就出现临床不良反应的报道[51]。在硝普钠毒性反应中,硝酸盐可通过生成高铁血红蛋白结合氰化物进行有效的治疗。

目前提出了几种关于硝酸盐耐药的机制,包括 SH 基团耗竭、神经体液系统激活、容量扩张和硝酸盐受体下调等[52-57]。凡需持续使用硝酸盐以维持血药浓度者均可发生耐药[17,58-61]。长时间用药后突然停药可引起反跳现象,并可能引起冠脉痉挛和心肌缺血或心肌梗死[62]。所有患者均未出现对 NTG 的耐药[63]。在一项对心脏手术使用 NTG 的观察发现,如果长时间用药后发生耐药,可通过增加 NTG 剂量重新获得治疗效果[64]。间歇性给药以使每天或每夜有一个无硝酸盐间期,如此可保持 NTG 的反应性[44,65]。

NTG 干扰血小板聚集[66],使血小板黏附于受损血管内膜的能力减弱[67],原发与继发血小板波浪式聚集也出现衰减[68],早期形成的血小板血栓发生分解[69]。一项对 10 例冠心病患者的临床研究表明,平均剂量为 1.19μg/(kg·min)的 NTG 可抑制 50% 的血小板聚集,但停药后 15 分钟血小板聚集能力即可恢复[70](图 11.6)。NO 产物增加 cGMP,后者可调节血小板内钙、减少血小板促凝集因子的分泌[71],但这些作用的临床意义尚不清楚。与其他强力血管扩张剂一样,NTG 可增加肺内血液分流、降低动脉血氧分压。

NTG 可诱发对肝素抗凝的抵抗作用[72]。当同时输注 NTG 和肝素时,增加 NTG 可引起活化部分凝血活酶时间缩短[73]。Becker 及其同事报道当 NTG 输注速率超过 350μg/min 时可诱发肝素抵抗[74],而且此时血中抗凝血酶Ⅲ(antithrombin Ⅲ,AT Ⅲ)水平并没有下降,所以他们认为发生肝素抵抗是因为 AT Ⅲ发生了质的改变。也有学者认为,NTG 通过影响肝素分子上 AT Ⅲ结合位点的 N-脱硫作用[75],干扰了 AT Ⅲ与肝素的结合,从而减弱肝素的抗凝活性[76]。

NTG 禁用于 24 小时内使用过西地那非或伐地那非、48 小时内使用过他达那非以及低血压患者。因为这些用于治疗勃起功能障碍的药物可抑制具有降解 cGMP 作用的磷酸二酯酶 5(phosphodiesterase type 5,PDE5),导致 cGMP 含量增加,而 cGMP 通过 NO 介导血管平滑肌松弛,如果在这些药物作用持续期间使用 NTG,那么 NTG 的扩血管作用将明显增强和延长,导致严重的低血压、心肌梗死甚至死亡[77]等情况。所以,指南推荐,在最后一次使用西地那非、伐地那非到使用硝酸盐的时间间隔至少 24 小时,而如果使用他达那非则至少要间隔 48 小时[1,78-80]。

总结

NTG 仍然是治疗心肌缺血的一线药物,但当用于有低血容量或低血压征象的患者时应特别小心,因为 NTG 的扩血管作用可能使临床状况进一步恶化(框 11.2)。2014 年 ACC/AHA 指南提出,在术中将 NTG 预防性用于非心脏手术的高危患者,对防止心肌缺血和心脏病发作不但无益,反而有害。

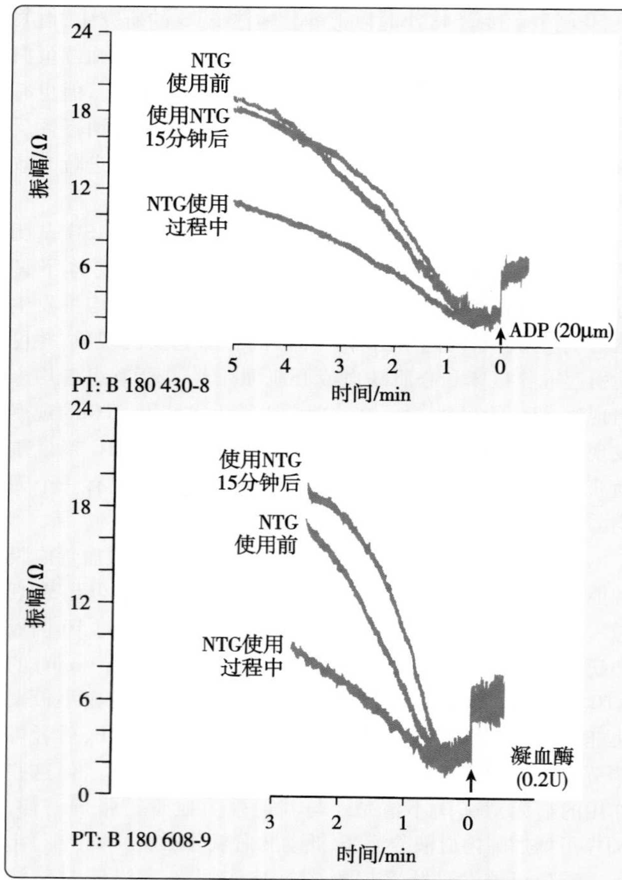

图 11.6 冠心病患者在输入 NTG 前、中、后，二磷酸腺苷（ADP）（上图）和凝血酶（下图）引起的血小板聚集反应比较。使用双通道阻抗聚合仪以欧姆（Ω）为单位对曲线幅度进行校准。NTG 对两种试剂所致血小板聚集均产生抑制作用，且这种抑制作用在停药后迅速逆转。（*Modified from Diodati J, Theroux P, Latour JG, et al. Effects of nitroglycerin at therapeutic doses on platelet aggregation in unstable angina pectoris and acute myocardial infarction.* Am J Cardiol. *1990;66:683.*）

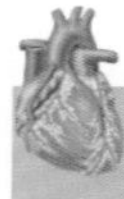

框 11.2 ACC/AHA 关于 ST 段抬高型心肌梗死后早期应用硝酸甘油的指南

推荐类别 I

1. 对于持续性心绞痛的患者，需舌下含服硝酸甘油 0.4mg，每 5min 一次，一共 3 次，然后进行是否需要静脉使用 NTG 的评估。［证据等级（LOE）C］
2. 静脉使用硝酸甘油能缓解持续性心绞痛、控制高血压及肺淤血。（LOE C）

推荐类别Ⅲ

1. 硝酸酯类药物不宜应用于收缩压小于 90mmHg、比基础血压升高或降低 30mmHg、心动过缓（<50 次/min）心动过速（>100 次/min）或疑似右心室梗死的患者。（LOE C）
2. 硝酸酯类药物不宜应用于 24 小时内接受磷酸二酯酶抑制剂治疗勃起功能障碍的患者（或 48 小时内应用他达拉非）。（LOE B）

ACC，美国心脏病学会；AHA，美国心脏协会。

β 肾上腺素能受体阻滞剂

β 肾上腺素能受体阻滞剂对麻醉期间缺血性心脏病的治疗有多方面的良好效果（框 11.3）。包括：①通过降低心率、血压和心肌收缩力减少心肌氧耗；②通过降低心率增加心脏舒张期冠脉血流量；③增加侧支循环血流和血液重新分布至缺血区域；④改善微循环氧气输送能力，并使氧从血红蛋白更容易解离；⑤抑制血小板聚集。

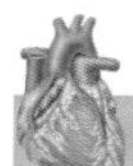

框 11.3 β 受体阻滞剂对心肌缺血的影响

降低心肌氧耗	全面改善氧的供/需比
增加冠状动脉血流量	稳定心肌细胞膜
延长舒张期灌注时间	促进氧合血红蛋白的解离
改善冠脉侧支血流量	抑制血小板聚集
增加缺血区血供	降低心肌梗死后死亡率

如果没有禁忌，β 受体阻滞剂应尽早用于心肌缺血患者。如果血流动力学不允许同时使用 NTG 和 β 受体阻滞剂，则应首先考虑使用 β 受体阻滞剂[1]。对发生围手术期心脏病风险较高的患者，应在术前开始使用 β 受体阻滞剂直到术后 30 天[81-83]。虽然，对每个患者如何选择 β 受体阻滞剂主要基于临床医生的经验和用药目标，但是，当开始 β 受体阻滞剂治疗后，在术前应有足够时间来调整其剂量。虽然没有证据表明某种 β 受体阻滞剂一定优于另一种，但无内在交感活性（intrinsic sympathomimetic activity，ISA）的 β 受体阻滞剂却更适用于治疗急性心肌缺血。

在心肌梗死期间，应用 β 受体阻滞剂可减少心肌梗死面积[84]，如紧急静脉使用美托洛尔可以减少并发症[84]。与此相似，众多应用 β 肾上腺素能受体阻滞剂的临床试验表明，患者心肌梗死后 3 年的死亡率下降[85-86]，其机制尚不清楚。因此，除非有禁忌，β 受体阻滞剂应是所有类型冠心病患者常规治疗的一部分，包括不稳定型心绞痛和近期心肌梗死患者。

有数据表明，在治疗急性心肌梗死和降低高危人群死亡率方面，β 受体阻滞剂具有重要作用。对急性心肌梗死患者在溶栓治疗之后立即使用 β 受体阻滞剂，可以显著降低心肌缺血早期复发和再次心肌梗死[87]。指南推荐，在心肌梗死治疗中应尽早使用β 受体阻滞剂（框 11.4）[88,89]。但实际上，有资料显示，在 65 岁以上的患者群中，心肌梗死后使用 β 受体阻滞剂进行治疗并未被充分应用[90]。

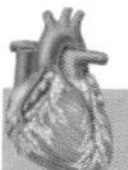

框 11.4 ACC/AHA 关于 ST 段抬高性心肌梗死后早期应用 β 受体阻滞剂的指南

推荐类别 I [a]

1. 心肌梗死后 24 小时内即应开始口服 β 受体阻滞剂治疗，但应排除以下情况：①有心力衰竭症状；②低心排状态；③心源性休克的高风险人群[a]；④其他相对禁忌证：PR 间期>0.24s、二度或三度房室传导阻滞、哮喘发作、反应性呼吸道疾病等。［证据等级（LOE）B］
2. 对于最初 24 小时有禁忌证的 ST 段抬高型心肌梗死患者，应当再评估是否选用 β 受体阻滞剂作为次要预防治疗措施。（LOE C）
3. 对于中、重度左心衰竭患者，应当采用逐步滴定法使用 β 受体阻滞剂作为次要预防治疗措施。（LOE B）

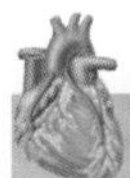

框 11.4 ACC/AHA 关于 ST 段抬高性心肌梗死后早期应用 β 受体阻滞剂的指南(续)

推荐类别Ⅱ[a]

1. 对合并高血压的 ST 段抬高型心肌梗死患者可静脉使用 β 受体阻滞剂,但应排除以下情况:①有心力衰竭症状;②低心排状态;③心源性休克的高风险人群[a];④其他相对禁忌证:PR 间期>0.24s、二度或三度房室传导阻滞、哮喘发作、反应性呼吸道疾病等。(LOE B)

推荐类别Ⅲ

1. 静脉 β 受体阻滞剂不能用于合并以下情况的 ST 段抬高型心肌梗死患者:①有心力衰竭症状;②低心排状态;③心源性休克的高风险人群[a];④其他相对禁忌证:PR 间期>0.24s、二度或三度房室传导阻滞、哮喘发作、反应性呼吸道疾病等。(LOE A)

ACC,美国心脏病学会;AHA,美国心脏协会。

From Antman EM, Hand M, Armstrong PW, et al. 2007 Focused update of the ACC/AHA 2004 guidelines for the management of patients with ST-elevation myocardial infarction: a report of the American College of Cardiology/American Heart Association Task Force on Practice Guidelines: developed in collaboration with the Canadian Cardiovascular Society endorsed by the American Academy of Family Physicians: 2007 writing group to review new evidence and update the ACC/AHA 2004 guidelines for the management of patients with ST-elevation myocardial infarction, writing on behalf of the 2004 Writing Committee. Circulation. 2008; 117: 296.

对缺血症状较轻患者,阿替洛尔可减轻心肌缺血和不良预后[91]。许多研究表明,对具有高风险罹患冠心病但又必须接受非心脏手术的患者,在围手术期使用 β 受体阻滞剂,可降低其死亡率和发病率[81-83,92,93]。这些数据表明,为了降低术后心脏病的死亡率和发病率,凡需进行非心脏手术的中危和高危患者都应接受围手术期 β 受体阻滞剂治疗。然而,在 POISE 试验中,在患者进行非心脏手术当天使用大剂量美托洛尔,与增加卒中风险和较高死亡率相关[94],此发现导致 DECREASE 试验结果受到质疑,并因此加强了对围手术期使用 β 受体阻滞剂的审查,因为术前立即使用 β 受体阻滞剂发生卒中、心动过缓、低血压和围手术期死亡的风险较高[92,95]。

β 受体

β 受体的概念是由 Ahlquist 提出的,他将儿茶酚胺产生的不同生理学效应划分为 α 和 β 反应[96]。β 受体在生物化学上被鉴定为一种大约有 50 000~60 000kDa 的多肽链[97]。这个受体的结构与常见受体蛋白相同:有 7 个跨膜交叉区域和 2 个膜外终端(图 11.7)[98],所有通过 G 蛋白进行信号转导的受体都具有这个基本结构[99]。有 3 个胞内和胞外环连接受体膜内部分[98]。激动剂-拮抗剂结合点位于膜内部分,胞内环调节与 G 蛋白复合物的相互作用[100,101]。胞内终末端含具有磷酸化功能的氨基酸残基,其与受体的脱敏和下调机

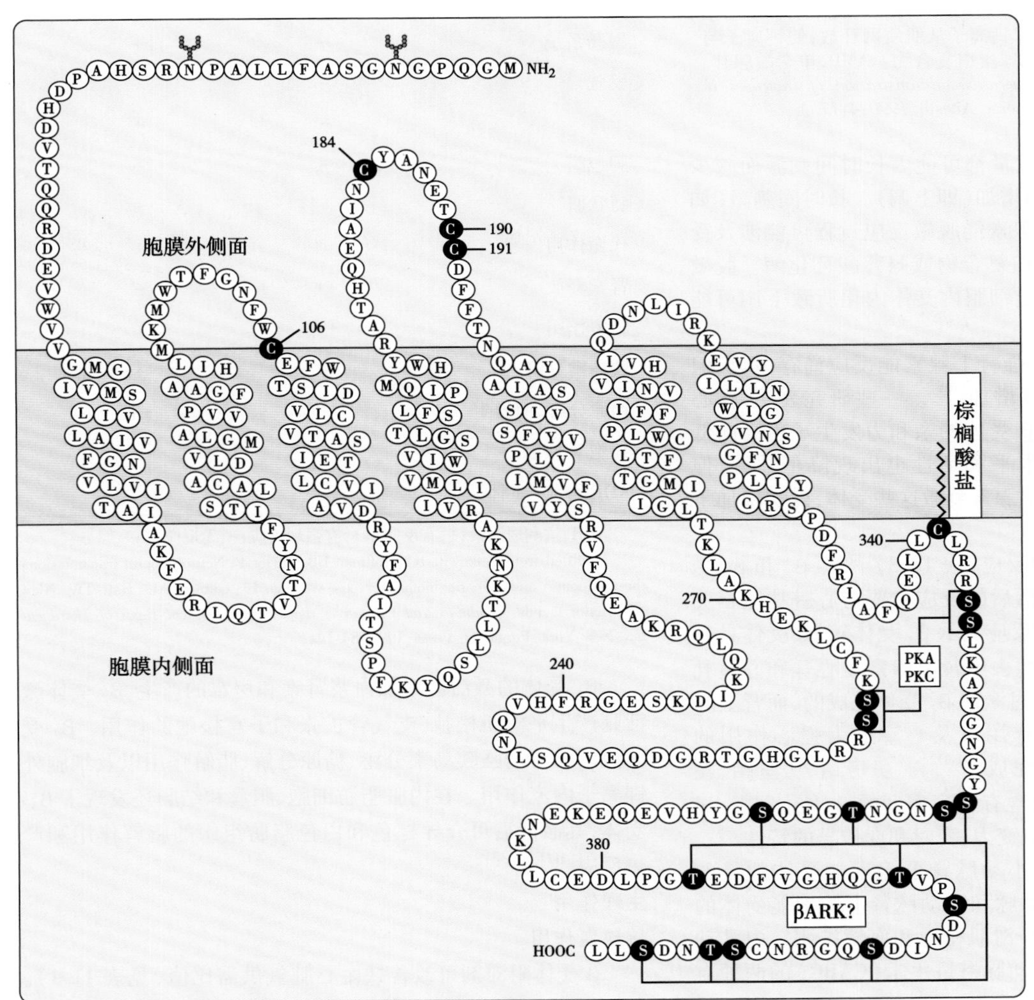

图 11.7 人 β_2 肾上腺素能受体结构图(棕黄色区域代表细胞膜)。图中描述包括:①细胞外部分:两个 N-端连接的糖基化位点(Asn5、16)、4 个可参与二硫键的半胱氨酸残基(Cys106、184、190、191)。②细胞内部分:1 个半胱氨酸残基(Cys341),可作为棕榈酸酯膜锚着点的吸附位点;大量位于 C-Ⅲ和细胞质羧基端的苏氨酸(T)和丝氨酸(S)残基,它们是蛋白激酶 A(PKA)、蛋白激酶 C(PKC)、β 肾上腺素能受体激酶(βARK)磷酸化的潜在位点。(*From Raymond JR, Hnatowich M, Lefkowitz RJ, Caron MG. Adrenergic receptors. Models for regulation of signal transduction processes.* Hypertension. *1990; 15:119.*)

制相关[102]。

受体兴奋可激活 G 蛋白，后者再激活腺苷酸环化酶。G 蛋白复合物由兴奋性中间蛋白(G_s)和抑制性中间蛋白(G_i)组成[99]，腺苷酸环化酶则可将 ATP 转化为环磷酸腺苷(cyclic adenosine monophosphate，cAMP)，使蛋白激酶磷酸化，产生相应的细胞反应。图 11.8 显示了典型的 β 受体激活后使心肌收缩力增强的程序性放大反应。

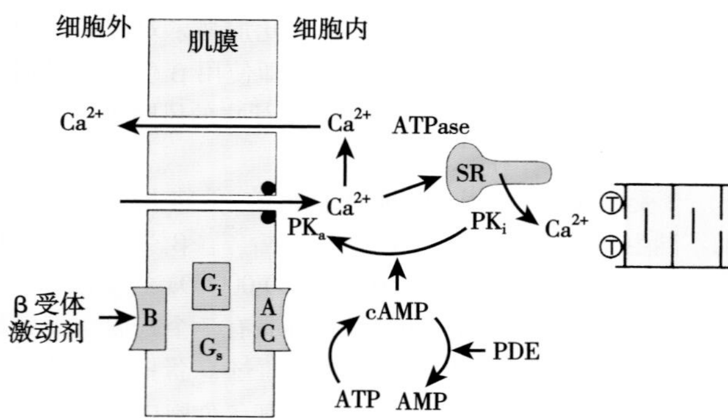

图 11.8 β 受体、G 蛋白、腺苷环化酶系统。β 受体激活致 G_i 及 G_s 调节蛋白发生动态变化，结果 G_s 刺激腺苷环化酶(AC)使 ATP 转变成由磷酸二酯酶(PDE)代谢的 cAMP。未激活蛋白激酶(PK_i)被 cAMP 激活后成为活化型 PK_a，使能量依赖、受体控制性钙通道开放，钙离子进入细胞。随着钙离子在 Ca^{2+}-ATPase 的作用下主动泵出细胞外即形成了钙循环，引起钙离子从肌质网释放，使钙离子与肌钙蛋白 C 结合后激活肌动-肌球蛋白复合物。AMP，单磷酸腺苷。*Modified from Royster RL. Intraoperative administration of inotropes in cardiac surgery patients.* J Cardiothorac Anesth. *1990;4:17.*)

任何组织中 β 受体的数量都可能因长时间刺激而减少(即下调)或因长时间阻滞而增加(即上调)。长时间刺激(如充血性心力衰竭)所致肾上腺素能脱敏反应过程可能涉及受体的下调，也可能涉及 G 蛋白复合物或腺苷酸环化酶。脱敏反应可能很快就发生，而通过细胞内受体内化所致下调可能需要数天到数周的时间[103]。

尽管受体上调是否会增强肾上腺素能反应尚存争议，但心肌缺血确实使 β 受体密度增加[104]。一些研究表明，在心肌缺血期间，非缺血组织中 β 受体的亲和力发生了由高向低的转变[105,106]，同时，G_s 的水平和活性也出现降低[107]。但是，在缺血期间应用异丙肾上腺素刺激这些受体，确实增加了 cAMP 的产生[104,108]。

β 受体激活后可有多种反应(表 11.3)[109]。$β_1$ 和 $β_2$ 受体是 β 受体的两种形式，激活后的反应主要与心脏功能相关(图 11.9)，离体人心房组织反应显示 $β_1$ 受体较 $β_2$ 受体具有更强的强心作用[110]。内源性去甲肾上腺素在心耳和心室乳头肌中产生的强心作用是通过激活 $β_1$ 受体完成的，而肾上腺素在心房产生的最大强心作用以及心室最大强心作用的 50% 均是通过激活 $β_2$ 受体完成[111,112]。窦房结、房室结、左和右束支以及浦肯野氏系统含有较高密度的 $β_2$ 受体[113]，显然，这两种受体亚型具备心脏变力、变时和变传导的特性。

$β_2$ 肾上腺素能受体占小动脉肾上腺素能受体数量的 93%，占心外膜、腔静脉、主动脉和肺动脉肾上腺素能受体的 100%[112]，激活后引起血管平滑肌松弛和血管扩张。内乳动脉和隐静脉为最常用于冠状动脉搭桥手术(CABG)的两种血管，前者内膜存在 $β_2$ 受体，而后者却无[114]。

表 11.3 $β_1$ 和 $β_2$ 受体激活的生理作用

生理作用	$β_1$ 受体	$β_2$ 受体
心血管作用		
增加心率	++	++
增肌心肌收缩力		
心房	+	++
心室	++	++
增加心肌自律性和传导速度		
结性组织	++	++
希氏束-浦肯野纤维	++	++
动脉舒张		
冠状动脉	−	++
骨骼肌间动脉	−	++
肺动脉	−	+
腹部血管	−	+
肾动脉	+	+
静脉扩张	−	++
平滑肌舒张		
气管及支气管	−	+
胃肠系统	−	+
膀胱	−	+
子宫	−	+
脾包膜	−	+
睫状肌	−	+
代谢作用		
肾素释放	++	−
脂解作用	++	+
胰岛素分泌	−	+
糖原分解、糖异生	−	++
细胞 K 摄取	−	+
ADH 分泌(垂体)	+	−

ADH，抗利尿激素；+，有反应；++，有强烈反应；−，无反应。

Modified from Lefkowitz RJ，Hoffman BB，Taylor P. Neurohumoral transmission：the autonomic and somatic motor nervous systems. In：Gilman AG，Rall TW，Niew AS，Taylor P，eds. *Goodman and Gilman's the Pharmacological Basis of Therapeutics*. New York：Pergamon Press；1990：84-121.

$β_1$ 受体的激活会增加血浆肾素和房水的产生，$β_2$ 受体激活则产生平滑肌松弛、支气管扩张和子宫松弛的作用。$β_2$ 受体激活尚可增强胰岛素分泌、糖原分解、脂解作用以及细胞外钾离子内流作用。在内脏脂肪细胞、胆囊和结肠还发现了 $β_3$-受体，其激活后可介导棕色和白色脂肪组织的脂解作用和产热反应[115]。

生理作用

抗缺血作用

β 受体阻滞剂可改善缺血心脏氧供需比值(见表 11.1)。心肌收缩力减弱和心率减慢使心肌氧耗减少，并使心肌血流

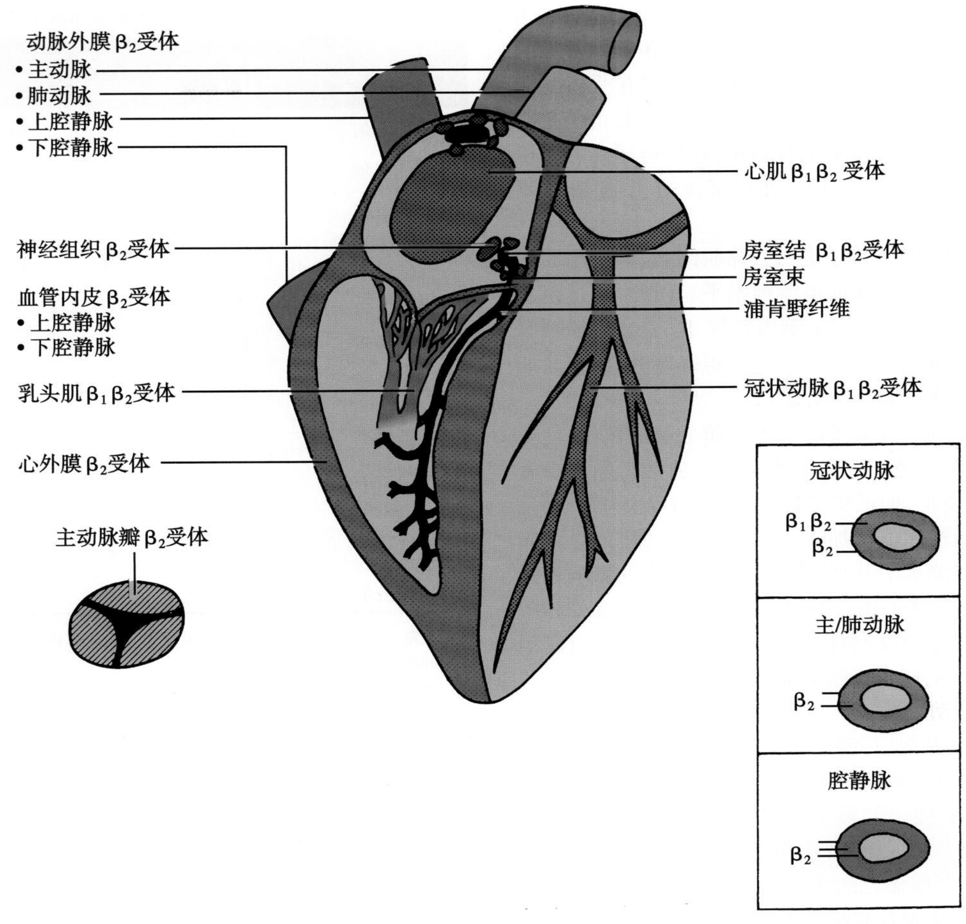

图 11.9 通过放射自显影方法测定 β_1 和 β_2 受体在大鼠、豚鼠、狗和人心脏上的分布。β_1 和 β_2 受体分布在心肌和心脏传导组织。与周围心肌相比，豚鼠房室结、希氏束、左右束支具有更高密度的 β_2 受体。β_2 受体分布于血管、神经组织、心外膜以及主动脉瓣。在犬的大冠状动脉（直径 0.5~2mm），β_1 受体占 β 受体总量的约 85%；而在小血管（直径 16~55μm），β_2 受体占总量的 93%。（*Modified from Summers RJ, Molenaar P, Stephenson JA. Autoradiographic localization of receptors in the cardiovascular system.* Trends Pharmacol Sci. *1987;8:272; Jones CR. New views of human cardiac β -adrenoceptors.* J Mol Cell Cardiol. *1989;21:519.*）

自身调节能力下降。有研究表明，普萘洛尔可维持缺血区心肌血流，但这可能源于心外膜血管 α 缩血管作用的保持以及缺血区心内膜血管扩张所形成的压力梯度[116,117]。

对血管痉挛性心绞痛患者，普萘洛尔可能使其心肌血流进一步减少[118]。冠脉内输注普萘洛尔并不会加重狭窄区损伤，却增加狭窄处血管腔径[119]。

抗高血压作用

β 受体阻滞剂的确切降压机制尚不清楚。β_1 和 β_2 受体阻滞剂均抑制心肌收缩、减慢心率，这两种效应均可导致血压下降。急诊使用普萘洛尔并不会导致血压急剧下降[120]，但慢性的血压下降则是由于慢性的心输出量（cardiac output, CO）下降所致[121]。

一直认为降低血浆肾素水平是控制原发性高血压的有效治疗措施[122]，但实际上，肾素水平和高血压之间到底有什么样的关系仍不清楚，而且血压下降与患者肾素水平的变化无关[123,124]。

节前 β 受体激活可致节后交感神经纤维释放去甲肾上腺素，并使身体大多数重要器官或系统的血管张力增加[124]。反之，节前 β 受体阻滞减少去甲肾上腺素释放、交感神经传导和血管张力[125]。

电生理作用

由于可阻断钠离子通道，一些 β 受体阻滞剂在较高血浆水平时具有较强的局部麻醉作用，从而抑制 0 期心肌细胞动作电位[126]。然而，由于某种膜稳定作用或奎尼丁样作用是在远远超过治疗剂量的条件下观察到的，所以，其临床意义并不确定[127]。心脏去极化减慢通常是由于舒张期（也就是 4 期）去极化速度减慢所致。β 受体阻滞剂可缩短动作电位时程（action potential duration, ADP）和 QT 间期[126]，增高室颤（ventricular fibrillation, VF）的阈值[128]，而且这些抗心律失常作用可因茶酚胺过量、嗜铬细胞瘤、急性心肌梗死、围手术期、甲亢等增强。

代谢作用

尽管有报道认为 β_2 受体阻滞剂减少胰岛素释放，但其临床意义并不确定[129]。在出现低血糖时儿茶酚胺会促进糖原分解和葡萄糖动员，因此，如果给糖尿病患者使用非选择性 β 受体阻滞剂就会阻碍此过程并导致低血糖治疗困难。常见的低血糖症状如心动过速和焦虑等，可在患者服用 β 受体阻滞剂时被抑制，并因此延误低血糖诊断。有文献表明，由于儿茶酚胺释放激活 β 受体的作用不能被拮抗，导致糖尿病患者使用普萘洛尔时会出现心动过缓和高血压等低血糖样副作用[130]。

$β_2$ 受体激活可增加钾离子进入骨骼肌细胞、减少醛固酮分泌、增加肾脏排钾，从而降低血清钾水平。因此，通过阻止肾上腺素能所诱发的钾离子向细胞内转移，$β_2$ 受体阻滞剂有助于血清钾水平的维持[131]，甚至引起血钾轻度升高，肾功能不全患者的这种表现可能更为明显[132]。

β 受体阻滞剂抑制儿茶酚胺激活脂肪分解的作用，使可激活心肌收缩的游离脂肪酸生成减少[133]、甘油三酯水平升高、高密度脂蛋白降低，而低密度脂蛋白变化不大。其机制是 α 受体和 β 受体活性比值增加[134]。β 受体活性增加导致脂蛋白脂酶和甘油三酯水平升高[135]。这些对血脂的影响是接受长期治疗的患者所关心的。然而，动物研究表明，β 受体阻滞剂对动脉粥样硬化的发展有延缓作用[136]。β 受体阻滞剂具有 ISA，产生最小的脂类代谢变化[137]。

内在拟交感神经活动

许多 β 受体阻滞剂（如醋丁洛尔、卡替洛尔、喷布罗尔、吲哚洛尔）同时具有激动剂和拮抗剂性质，并具有 ISA[138]。这些药物是激动剂，能引起最大反应，竞争性地抑制内源性儿茶酚胺的作用[138]。心输出量和心率的下降因应用 ISA 药物而减少[139]。外周血流的减少也下降，这使 ISA 药物对于周围性血管疾病患者具有吸引力[140]。ISA 药物也导致更少的支气管收缩，对慢性阻塞性肺疾病是有利的。从理论上讲，β 受体密度的变化随 ISA 药物而改变。ISA 药物减少 β 受体密度（类似于纯受体激动剂），而非 ISA 药物则增加 β 受体密度[141]。虽然有争议，但 ISA 药物似乎对降低心肌梗死后的死亡率有一定有作用，类似于无 ISA 活性的 β 受体阻滞剂[142]。

普通药理学

脂溶性的 β 受体阻滞剂（如普萘洛尔、拉贝洛尔、美托洛尔）口服后吸收良好，并且脑内浓度高[143]，因此，脂溶性药物产生中枢神经系统副作用的发生率高，如抑郁、睡眠障碍和性功能障碍。口服药物通过肝脏代谢的首过效应可以很高，但存在个体差异以致影响到患者的每日用药方案[144]。肝硬化、充血性心力衰竭和吸烟可降低肝脏代谢[145]。亲脂性药物具有较高的蛋白结合力但其肝脏代谢与蛋白结合无关，这与其他被肝脏所代谢的仅是未结合型药物不同[146]。

非脂溶性或水溶性药物（如醋丁洛尔、阿替洛尔、美托洛尔、比索洛尔）口服吸收较差，但不经肝脏代谢，而几乎完全由肾脏排泄消除，因此肾功能不全患者需谨慎使用。不过，正是因为非脂溶性，此类药物较少发生中枢神经系统性副作用。

吲哚洛尔和噻吗洛尔具有中等脂溶性，由肝脏代谢和肾脏排泄各 50%。用于治疗心肌缺血的 β 肾上腺素能受体阻滞剂有口服和静脉注射制剂，详见表 11.4。一些有其他治疗作用的 β 受体阻滞剂，如卡维地洛（治疗充血性心力衰竭）和索他洛尔（治疗心律失常），将在后面介绍。

表 11.4 β 受体阻滞剂临床应用特征

药物	受体选择性	部分激动活性	抗心绞痛常用剂量
普萘洛尔	无	否	20~80mg bid
美托洛尔	$β_1$	否	50~200mg bid
阿替洛尔	$β_1$	否	50~200mg/d
纳多洛尔	无	否	40~80mg/d
噻吗洛尔	无	否	10mg bid
醋丁洛尔	$β_1$	否	200~600mg bid
倍他洛尔	$β_1$	否	10~20mg/d
比索洛尔	$β_1$	否	10mg/d
艾司洛尔（静注）	$β_1$	是	50~300μg/（kg·min）
拉贝洛尔[a]	无	是	200~600mg tid
吲哚洛尔	无	是	2.5~7.5mg tid

[a] 表示拉贝洛尔为对 α 受体和 β 受体均有阻滞作用。

bid，每日 2 次；tid，每日 3 次。

Modified from Gibbons RJ, Chatterjee K, Daley J, Douglas JS. ACC/AHA/ACP-ASIM guidelines for the management of patients with chronic stable angina: a report of the American College of Cardiology/American Heart Association Task Force on Practice Guidelines (Committee on Management of Patients with Chronic Stable Angina). *J Am Coll Cardiol.* 1999;33:2092-2197.

静脉用 β 受体阻滞剂药理学

普萘洛尔

普萘洛尔对 $β_1$ 和 $β_2$ 受体具有同等亲和力，并且无 ISA 和 β 肾上腺素能受体活性。因其脂溶性最强，所以有最多的中枢神经系统副作用。经肝代谢的首过消除率高达 90%，所以与静脉注射相比，需要更大口服剂量才能起效[147]。虽然普萘洛尔的代谢产物 4-羟基普萘洛尔具有活性，但其半衰期很短而不会增强临床效应[148]。普萘洛尔静脉给药后的血浆半衰期为 3~4 小时[149]。

由于普萘洛尔的肝脏摄取率高，凡影响肝血流的因素均可显著影响普萘洛尔的血药浓度。因为普萘洛尔减少肝血流，所以它可减少自身和其他药物的代谢[150]。在对有肝病、心输出量减少和右心衰竭的患者实施麻醉时，需要对此慎重考虑。

对减少运动性心动过速而言，普萘洛尔血药浓度达 100ng/ml 时可产生最大 β 受体阻滞剂效应[144]，在血药浓度为 12ng/ml 时，仍可使运动性心动过速发作减少 50%[151]。与抑制心缩力相比，减慢心率所需普萘洛尔的血药浓度较低[152]。因此，停药后随着血药浓度的下降，减慢心率的作用将比抑制心缩力的作用持续更长时间[152]。对于治疗伴有严重心室功能障碍和充血性心力衰竭患者的心动过速，这是一个重要的概念。

普萘洛尔静脉注射的常用初始剂量是 0.5~1.0mg，通过滴定起效，达到最大血药浓度时的滴定剂量通常为 0.1mg/kg。心脏病患者实施非心脏手术后持续输注普萘洛尔的用法，已有报道[153]。持续输注 1~3mg/h 可防止心动过速和高血压，但因存在累积效应的可能，必须谨慎使用这种方法。

美托洛尔

美托洛尔是第一个用于临床的心脏选择性β受体阻滞剂。放射性配体结合研究表明，其对β_1受体的亲和力是β_2受体的30倍[154]。美托洛尔是脂溶性的，经肝脏首过代谢50%，仅3%经肾脏排泄[155]。其蛋白结合率低于10%，血浆半衰期为3~4小时。动物实验表明，因其亲脂性能，美托洛尔比亲水性的阿替洛尔更易扩散进入缺血组织[154]。

使用任何选择性β受体阻滞剂时，越高的血清浓度就意味着越强的β_2受体阻滞效应。美托洛尔静脉用量自1~2mg开始，逐渐增加直至起效。美托洛尔的效价强度相当于普萘洛尔的一半，因此，静脉注射0.2mg/kg可达最大β受体阻滞效应。

艾司洛尔

艾司洛尔的化学结构与美托洛尔和普萘洛尔相似，但其苯环对位的甲酯基团使它很容易被红细胞酯酶快速水解（半衰期只有9分钟）[156]。艾司洛尔不被血浆胆碱酯酶代谢，其水解后产生不具临床意义的酸性代谢产物和甲醇[157]。通常情况下，药物的90%会在用药后24小时内以酸性代谢产物形式被消除[157]。静脉给予500μg/kg的负荷剂量后以50~300μg/（kg·min）的速度持续输注，可在5分钟之内达到稳态浓度。如果不使用负荷剂量，则达到稳态浓度需要30分钟[157]。

艾司洛尔主要选择性阻断β_1受体，没有内在拟交感活性和膜稳定作用，为轻度脂溶性。对冠心病患者静脉给予艾司洛尔500μg/kg的负荷剂量，并以300μg/（kg·min）的速度持续输注，可显著降低血压、心率和心指数，且这些效应可在停药30分钟后完全恢复[158]。在麻醉期间使用时，则需要减少其负荷量和维持量。

低血压是静脉使用艾司洛尔的一种常见副作用，而且等效剂量的艾司洛尔低血压的发生率（36%）高于普萘洛尔（6%）[159]。由于引起β_1受体阻滞所致心肌抑制以及不能阻断β_2受体兴奋所致外周血管扩张的作用，具有心脏选择性的药物更容易引起低血压的发生。艾司洛尔对于患有支气管痉挛疾病的患者似乎是安全的。在一项与普萘洛尔的对比研究中，艾司洛尔组和安慰剂组患者的气道阻力均未发生改变，而普萘洛尔组有50%的患者出现支气管痉挛[160]。长时间持续输注可致注射部位发生静脉炎[161]。

在离体研究中，艾司洛尔可抑制人类血浆胆碱酯酶，而临床并无艾司洛尔延长琥珀酰胆碱作用时间的报道[162]。当与艾司洛尔合用时，血中地高辛水平可轻度升高[163]。艾司洛尔和短效β_1受体阻滞剂兰地洛尔，都可对全身麻醉期间脑电双频指数产生抑制作用[164]。

拉贝洛尔

拉贝洛尔由4个立体异构体等量结合而成，具有选择性α_1受体阻滞和非选择性β_1和β_2受体阻滞的作用，其β受体阻滞作用是α_1受体阻滞作用的5~10倍[15,164]。拉贝洛尔具有部分β_2受体激动作用，可致血管舒张[165]。拉贝洛尔为中度脂溶性，口服后吸收完全[166]。肝脏的首过代谢明显，并产生无活性代谢产物[166]。少量以原形经肾脏排泄，其消除半衰期约为6小时[166]。

与其他β受体阻滞剂不同的是，拉贝洛尔在临床上可当作外周血管扩张剂使用，并且不会引起反射性心动过速。静注拉贝洛尔可使血压和收缩期血管阻力下降[167]，心率稍减慢，而每搏量和心排血量保持不变[168]。艾司洛尔引起的血压下降呈剂量相关性，对急性高血压患者单次给予100~250μg/kg可于3~5分钟内起效[169]。尽管如此，对危重症或麻醉中患者应从5~10mg开始滴定血压。静脉给予拉贝洛尔可维持降压效果长达6小时。

重要副作用

当与其他心肌抑制药如钙通道阻滞剂和丙吡胺合用时，β受体阻滞剂可加重充血性心力衰竭，抑制交感活性反射[170]。当这些效应作用于心脏传导系统，即可导致心脏传导阻滞。普萘洛尔减少肝血流，因而减少许多依赖肝脏代谢药物的清除如利多卡因[171]。

β_2受体阻滞剂可致支气管痉挛和外周血管收缩，从而加重慢性肺病和周围血管疾病患者的症状。一些患者可出现性功能障碍。亲脂性药物可导致许多中枢神经系统副作用如抑郁、睡眠障碍和疲劳。而低血糖对于糖尿病患者来说是一个很重要的问题。

突然停用β受体阻滞剂可致肾上腺素能活性增强，引起心动过速、心律失常、心肌缺血和心肌梗死[172]。大多数研究表明，这种超敏反应发生在停药后2~6天，这与人淋巴细胞β受体增加相一致。与术前停药致超敏反应期间实施麻醉和手术相比，在心脏手术前持续使用β受体阻滞剂可使麻醉诱导、气管插管和开胸等操作更加稳定[82,173]。对于心脏手术患者，术后重新使用小剂量β肾上腺素能受体阻滞剂，可使术后恢复过程顺利、快速性心律失常发生减少[174]。

总结

β受体阻滞剂能有效降低心肌做功和氧需，是治疗心肌缺血的一线药物。尽管使用β受体阻滞剂可减少非心脏手术围手术期心血管不良事件，但如果只是临近手术才开始用药，就会增加近期发生包括卒中和死亡等严重并发症的风险[175]。

钙通道阻滞剂

钙通道阻滞剂通过抑制心缩力、减慢心率和降低动脉血压来减少心肌氧耗，心肌供氧则可以通过扩张冠脉和侧支循环得以改善[176]。钙通道阻滞剂主要是用于控制稳定型心绞痛患者的症状，在急性缺血又不能使用β受体阻滞剂时，钙通道阻滞剂（如维拉帕米和地尔硫䓬）可以用于控制心率。

钙通道阻滞剂最重要的作用是用于治疗变异型心绞痛。这些药物可减弱麦角新碱所诱发的变异型心绞痛患者的冠脉收缩，提示钙通道阻滞剂通过扩张冠状动脉发挥治疗作用[177]。占所有心肌缺血70%的静息性心肌缺血与心肌氧耗（如心率和血压）增加无关，而更可能因冠状血管收缩或痉挛所致[178]。所有钙通道阻滞剂均可有效逆转冠脉痉挛，减少缺血发作和变异型心绞痛患者NTG的用量[179]。

NTG和钙通道阻滞剂联用可有效缓解和预防冠脉痉挛，适用于变异型心绞痛的治疗。β受体阻滞剂可能加重血管痉挛性心绞痛患者的心绞痛发作，需谨慎使用[180]。钙通道阻滞剂保护冠脉血流的机制与β受体阻滞剂有着明显的不同，后者的抗心肌缺血机制主要为减少心肌氧耗。

钙通道阻滞剂对稳定型心绞痛的疗效已早被证实[181-184]。然而，速效二氢吡啶类药如硝苯地平可能引起反射性心动过速以致加重心绞痛症状，尤其是在治疗初期易出现这种情况。这些促心肌缺血效应，或许正是短效二氢吡啶类药硝苯地平在大剂量使用时对不稳定型心绞痛患者产生不良反应的原因。长效的二氢吡啶类，如硝苯地平缓释片、氨氯地平、非洛地平、伊拉地平、尼卡地平、尼索地平等，引起的副作用较少。这些药物应该与β受体阻滞剂联用。虽然只凭经验观察很难预测患者对哪种药物反应更好，但有些患者使用钙通道阻滞剂缓解症状的效果确实比β受体阻滞剂更好。

引起不稳定型心绞痛的可能原因包括冠状血管痉挛、动脉粥样硬化加快、血小板聚集增强和纤维蛋白凝块形成，钙通道阻滞剂对这3种病变都可产生有益作用，因此可有效缓解不稳定型心绞痛的症状[185]。但在临床上，不稳定型心绞痛患者对β受体阻滞剂和钙通道阻滞剂的反应没有显著差异[186]。

钙通道

钙通道是细胞膜的功能性孔道，钙离子经此通道顺电化学梯度流动。心肌、平滑肌和许多其他细胞膜上均可能存在钙离子通道，这些通道也存在于细胞器如肌质网和线粒体的膜上。钙离子的功能包括：①心脏动作电位的主要发生器；②调节细胞内各种反应的第二信使[187]。

钙通过电压依赖式通道或受体操纵式通道进入细胞膜。电压依赖式通道的激活（即开放）依靠跨膜电位，受体操纵式通道在受体激活后或与电压依赖式通道相连，或不依靠跨膜电位而直接允许钙通过细胞或细胞器膜。

电压依赖式通道有3种：短时程（T）、长时程（L）和神经元（N）型通道[188]。T和L型通道位于心肌和平滑肌组织，而N通道仅位于神经组织中。心肌组织的T型通道在低电压（-50mV）时激活，在心脏0期除极中起主要作用，并且不被钙通道阻滞剂阻断[189,190]。L型通道是经典的慢通道，在较高电压（-30mV）时激活，主要负责心肌动作电位2期。这些通道可被钙通道阻滞剂阻断[189,190]。

受体操控式通道通过电压门控通道或受体调节通道来调控钙的进入。L型通道被β受体操控，由β受体产生的cAMP介导蛋白激酶磷酸化激活[190]。刺激α_1受体可激活G蛋白，从而使磷脂酶C水解磷脂酰肌醇变成甘油二酯（diacylglycerol，DAG）和三磷酸肌醇（inositol 1，4，5-triphosphate，IP_3）[191]。DAG激活蛋白激酶C可能使L型通道磷酸化并允许钙离子的进入。而IP_3是第二信使，与肌质网相互作用后直接促使钙离子通过细胞内钙通道从肌质网释放[192]。受体操控式通道也可在G蛋白的直接刺激下增加钙离子进入，而刺激α_2-受体和β受体均可激活非电压依赖性G蛋白调控通道（见第8章）[193,194]。

与L型钙通道相互作用的钙通道阻滞剂可分成4类：①1，4-DHP衍生物（如硝苯地平、尼莫地平、尼卡地平、伊拉地平、氨氯地平、非洛地平）；②苯烷基胺类（如维拉帕米）；③地尔硫䓬类（如地尔硫䓬）；④二芳基氨基丙胺醚类（如苄普地尔）。L型钙通道具有特异性的受体，借此与每种不同化学种类的钙通道阻滞剂结合[195]。DHP衍生物（如硝苯地平）与受体的结合具有电压依赖性[196]。

钙通道的形态改变包括依次从具有开放能力但处于关闭的静息状态到激活的开放状态，再到失活且不能开放的构象，最后又回到关闭的静息状态。硝苯地平首先与最近激活过且不能开放的失活受体结合，基本上起到阻滞通道的塞子作用[197]。维拉帕米首先与处于激活或开放状态的L型通道结合，通道激活时间越长，组织效应就越强，称之为使用依赖性。任何重复性活动，如心脏起搏器的活动对使用依赖性药物都是敏感的。

生理作用

血流动力学作用

钙通道阻滞剂的全身血流动力学效应，表现为心肌抑制、血管扩张和自主神经系统反射性激活之间复杂的相互作用（表11.5）。

表11.5 钙通道阻滞剂的扩管效应与对心脏的变力性、变时性与变传导性作用

特征	氨氯地平	地尔硫䓬	硝苯地平	维拉帕米
心率	↑	↓	↑/0	↓
窦房结传导	0	↓↓	0	↓
房室结传导	0	↓	0	↓
心肌收缩力	↓/0	↓	↓/0	↓↓
神经体液活动	↑/0	↑	↑	↑
血管扩张	↑↑	↑	↑↑	↑
冠脉血流	↑	↑	↑	↑

0，无反应。

From Eisenberg MJ，Brox A，Bestawros AN. Calcium channel blockers：an update. *Am J Med*. 2004；116：35-43.

硝苯地平，像所有二氢吡啶类药物一样，是一种强效的动脉血管扩张剂，而静脉扩张作用较弱[198]。交感神经系统（sympathetic nervous system，SNS）的反射性激活可能会增加心率。硝苯地平的内在负性肌力作用被强效的动脉扩张作用所抵消，从而降低血压，增加患者的心输出量[199]。二氢吡啶类由于其动脉扩张效应而具有良好的抗高血压作用。抗心绞痛作用源自后负荷降低致心肌氧耗减少、冠脉扩张致心肌氧供改善。

与二氢吡啶类相比，维拉帕米的动脉扩张作用较弱、交感神经反射少。维拉帕米通常引起中度血管扩张，而不会引起心率、心输出量或每搏量的明显变化（表11.6）[200]。在导管室静注维拉帕米可致右心室压力和LVEDP升高、体循环阻力降低，射血分数（EF）改善而肺动脉压没多大变化[201]。维拉帕米可显著降低已存在心室功能障碍患者的心肌功能[202]。

与维拉帕米相比，地尔硫䓬的扩血管作用更弱、负性肌力作用更小。临床研究结果表明体循环阻力和血压降低，心输出量、肺动脉楔压和射血分数增加（图11.10）[203]。地尔硫䓬减弱压力反射包括NTG诱发的反射性心动过速和去氧肾上腺素诱发的心率减慢[204]，使大脑和肾脏血流量增加而骨骼肌血流量保持不变[205]。与维拉帕米不同的是，地尔硫䓬似乎并不会加重充血性心力衰竭，尽管它在这些患者中的使用仍需谨慎[206]。

表 11.6 20 例冠心病患者静脉输注维拉帕米的血流动力学效应

参数	输注前[a]	输注后[a]	差异性(*P*)
心率/(次/min)	74±12	75±12	NS
平均动脉压/mmHg	94±17	82±13	<0.000 5
右心室舒张末压/mmHg	4±2	7±2	<0.000 5
左心室舒张末压/mmHg	12±4	14±4	<0.25
心指数/[L/(min·m^2)]	2.8±0.6	3.1±0.7	<0.000 5
每搏量/(ml/m^2)	57±12	63±13	<0.025
体循环阻力/(dyn·s·cm^{-5})	1 413±429	1 069±235	<0.000 5
射血分数/%	55±16	61±18	<0.01

[a] 表示数据用均数±标准差表示。
NS,不显著。
From Ferlinz J, Easthope JL, Aronow WS. Effects of verapamil on myocardial performance in coronary disease. *Circulation*. 1979;59:313.

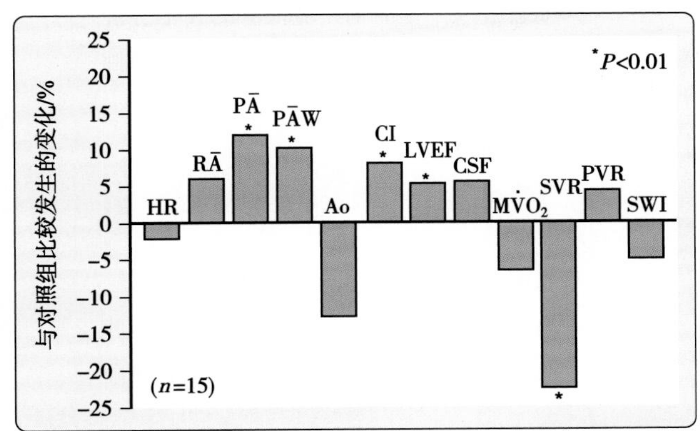

图 11.10 冠心病患者静脉输注地尔硫䓬对全身和冠脉血流及左心室射血分数的影响。Ao,平均主动脉压;CI,心指数;CSF,冠状窦血流;HR,心率;LVEF,左心室射血分数;M$\dot{V}O_2$,心肌氧耗;PĀ,平均肺动脉压;PĀW,平均肺毛细血管楔压;PVR,肺血管阻力;RĀ,平均右心房压;SVR,全身血管阻力;SWI,每搏功指数(*Modified from Josephson MA, Singh BN. Use of calcium antagonists for ventricular dysfunction.* Am J Cardiol. *1985; 55:81B; Abrams J. Nitrates. In: Chatterjee K, Cheitlin MD, Karliner J, et al, eds.* Cardiology. An Illustrated Text/Reference. *Vol 1. Philadelphia: Lippincott; 1991: 2.75-2.90.*)

冠脉血流

钙通道阻滞剂扩张冠脉的同时增加冠脉总体血流量(图 11.11)。硝苯地平是最强的冠脉扩张剂,尤其是对容易发生痉挛的心外膜血管。地尔硫䓬能有效治疗多种药物引起的冠脉收缩,包括 α 受体激动剂、5-羟色胺、前列腺素和乙酰胆碱[177,207,208]。

钙通道阻滞剂可扩张狭窄处冠脉,从而降低了跨冠脉病灶压力梯度[177]。与其他周围血管相比,地尔硫䓬首先扩张冠状动脉[209]。动物实验表明,硝苯地平、维拉帕米和地尔硫䓬均可增加冠脉结扎远端的侧支血流,而且心内膜下血流较心外膜下血流改善更加明显(图 11.12)[210-213]。

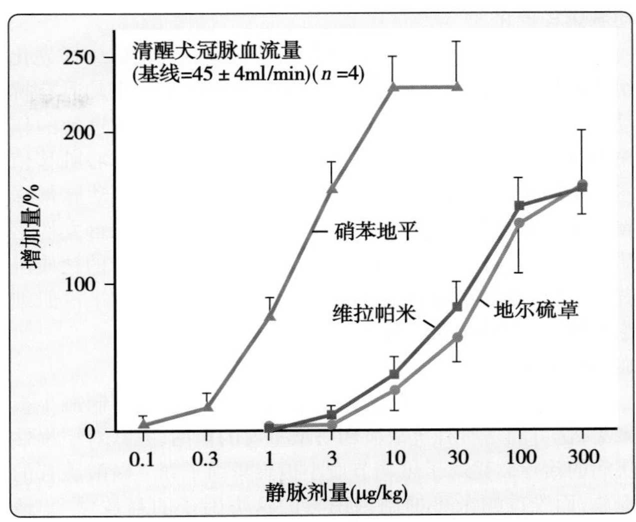

图 11.11 静脉输注地尔硫䓬、硝苯地平和维拉帕米对正常清醒犬冠脉血流的影响。与硝苯地平和 β 受体阻滞剂相比,钙通道阻滞剂增加冠脉总血流量。数据用均数±标准差表示(*N*=4)。(*From Millard RW, Grupp G, Grupp IL, et al. Chronotropic, inotropic, and vasodilator actions of diltiazem, nifedipine, and verapamil. A comparative study of physiological responses and membrane receptor activity.* Circ Res. *1983; 52[suppl I]: 29.*)

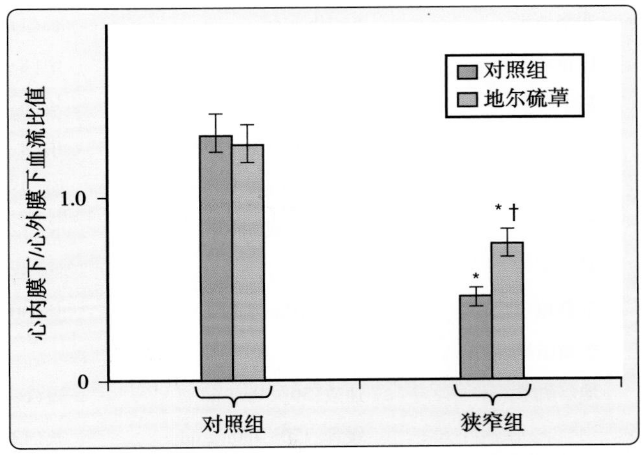

图 11.12 静息对照组和冠脉近端狭窄组(实验组)心内膜下/心外膜下血流比值变化情况。其中,实验组在冠脉阻断 10 秒后开放,但控制开放后血流增加不超过阻断前对照水平。地尔硫䓬使缺血区心内膜下/心外膜下血流比值增加。数据用均数±标准差表示。*表示与未阻断冠脉未阻断的对照组比较 *P*<0.05。†表示与狭窄对照组比较 *P*<0.05。(*From Bache RJ, Dymek DJ. Effect of diltiazem on myocardial blood flow.* Circulation. *1982; 65[suppl I]: 1.*)

电生理作用

钙通道阻滞剂的主要电生理作用部位是心脏传导系统窦房结和房室结的心肌组织,因其动作电位的产生对钙离子依赖,但它们不会改变心房、心室或希氏束-浦肯野纤维的有效不应期。地尔硫䓬和维拉帕米在体和离体都能发挥电生理作用,而二氢吡啶类(如硝苯地平)的电生理作用却完全被交感反射所抑制。硝苯地平可加快窦房结和房室结传导,而维拉帕米和地尔硫䓬却减慢传导速度并延长结性组织的不应期[214-216]。

动脉粥样硬化

钙离子参与了动脉粥样硬化斑块的形成和动脉粥样硬化组织的损伤即钙化过程[217]。维拉帕米和硝苯地平均具有抗动脉粥样硬化作用[217]，硝苯地平可延缓人冠心病进展的作用通过血管造影得到证实[218]。地尔硫䓬也可减缓心脏移植术后动脉粥样硬化的发展[219]，但地尔硫䓬抑制主动脉粥样硬化而不是冠状动脉粥样硬化，并抑制高血压大鼠自发性钙质沉着，同时防止动脉弹性组织中维生素 D 所诱导的钙质沉着[220-222]。地尔硫䓬尚可抑制高脂血症所致主动脉平滑肌细胞的坏死[223]和兔颈动脉内膜的增厚[224]。

血小板聚集

钙通道阻滞剂、硝酸盐类和 β 受体阻滞剂均抑制血小板聚集，这可能是所有抗缺血药物最重要的作用，尤其对于慢性疾病的治疗。钙离子可调节血小板聚集因子如二磷酸腺苷的释放，而维拉帕米可抑制钙诱导的这类因子的释放[225]。地尔硫䓬对血小板聚集的抑制作用与细胞内钙离子水平的变化相关[226]。在体研究表明，在健康志愿者中地尔硫䓬抑制血小板聚集的作用超过 24 小时[227]，对不稳定型心绞痛患者地尔硫䓬也有类似的抗血小板聚集作用，而维拉帕米却无抑制血小板聚集的作用。地尔硫䓬代谢产物比其本身抑制血小板聚集的作用更强[228]。

代谢作用

硝苯地平可能与糖尿病患者血清葡萄糖水平下降有关，而正常人使用硝苯地平或高血压患者使用地尔硫䓬却使葡萄糖水平轻度升高[229-230]。据报道，地尔硫䓬对胰岛素、胰高血糖素、生长激素或皮质醇水平无影响[231-232]，但是，硝苯地平明显延迟糖尿病患者胰岛素的释放[232]。

药理学

表 11.7 阐述了美国食品药品管理局(Food and Drug Administration，FDA)批准的抗缺血钙通道阻滞剂的药代动力学参数。

表 11.7 钙通道阻滞剂的临床应用特征

药物	常用剂量	作用时间(半衰期)	副作用
二氢吡啶类			
硝苯地平	速效:30~90mg qd	短(0.2~1h)	低血压、头晕、颜面潮红、恶心呕吐、便秘、水肿
	缓释:30~180mg	长(24h)	低血压、头晕、颜面潮红、恶心呕吐、便秘、水肿
氨氯地平	5~10mg qd	长(30~50h)	头痛、水肿
非洛地平	5~10mg qd	长(11~16h)	头痛、水肿
伊拉地平	2.5~10mg bid	中(8~12h)	头痛、水肿
尼卡地平	速效:20~40mg tid	短(6~8h)	
	缓释:30~60mg bid	中(8~12h)	头痛、头晕、颜面潮红、水肿
尼索地平	20~40mg qd	短(7~12h)	低血压、头晕、颜面潮红、恶心呕吐、便秘、水肿
尼群地平	20mg qd 或 bid	长(12~24h)	低血压、头晕、颜面潮红、恶心呕吐、便秘、水肿
其他类			
苄普地尔	200~400mg qd	长(30~40h)	心律失常、头晕、恶心呕吐
苯噻嗪类			
地尔硫䓬	速效:30~90mg qd	短(6~8h)	低血压、头晕、颜面潮红、心动过缓、水肿
	缓释:120~480mg qd	长(12~24h)	低血压、头晕、颜面潮红、心动过缓、水肿
苯烷胺类			
维拉帕米	速效:800~160mg tid	短(6~8h)	低血压、心力衰竭、心肌抑制、水肿、心动过缓
	缓释:12~480mg qd	长(12~24h)	低血压、心力衰竭、心肌抑制、水肿、心动过缓

qd，每日 1 次；bid，每日 2 次；tid，每日 3 次。

From Gibbons RJ，Chatterjee K，Daley J，Douglas JS. ACC/AHA/ACP-ASIM guidelines for the management of patients with chronic stable angina：a report of the American College of Cardiology/American Heart Association Task Force on Practice Guidelines (Committee on Management of Patients with Chronic Stable Angina). *J Am Coll Cardiol.* 1999；33：2092-2197.

硝苯地平

硝苯地平是用于临床的第一种二氢吡啶衍生物，其他临床应用的二氢吡啶类包括尼卡地平，伊拉地平，氨氯地平，非洛地平和尼莫地平[233]。与其他钙通道阻滞剂不同的是，尼莫地平具有高度脂溶性并可通过血-脑屏障，因此适用于颅内出血后血管痉挛的治疗。

硝苯地平的口服生物利用度约为 70%，30~45 分钟达血浆水平峰值。其蛋白结合率为 95%，消除半衰期约为 5 小时。因光和潮湿会使药物发生变质，硝苯地平没有静脉制剂，只有胶囊用以口服给药。刺破胶囊和舌下含服可在 2~3 分钟内起效。硝苯地平 GITS[GastroIntestinal Therapeutic System，Procardia XL(胃肠道治疗系统，硝苯地平控释片)]是一种长效控释系统，用于每日单次给药，已成为首选制剂。硝苯地平控释片 20 分钟起效，可维持稳定的血药浓度达 48 小时。

尼卡地平

尼卡地平是另一种二氢吡啶类药物，其半衰期比硝苯地平长，对冠脉和脑血管床具有选择性。尼卡地平是二氢吡啶类中最强的血管平滑肌松弛药[234]，口服后1小时达峰值血浆浓度，生物利用度为35%[235]，血浆半衰期约为8~9小时。虽然药物绝大部分经肝脏代谢而只有不到1%会由肾脏排泄，但在部分患者更多经肾脏排泄[236]，所以，肾衰患者的血药浓度可能升高，应减量使用[235]。

在动物实验中，尼卡地平是一种强效脑血管扩张剂[239]，具有防止缺血相关性神经元坏死的作用[237-238]。尼卡地平对冠脉血流有明显的改善作用，其机制可能是：①冠状动脉血管舒张；②磷酸二酯酶或钙通道激动剂（或拮抗剂）所致正性肌力作用引起血流的自我调节性增加[240]。

维拉帕米

维拉帕米的结构与罂粟碱相似，其首过肝脏消除明显，仅有10%~20%的生物利用度[241]。其肝脏活性代谢产物去甲维拉帕米的效力约为维拉帕米的20%。维拉帕米可在30分钟内达峰值血浆浓度，肝功能不全时其生物利用度显著增加，必须减量使用。静脉注射维拉帕米数分钟内可产生血流动力学和变传导效应，15分钟时达峰值并持续长达6小时的时间。长期口服用药可导致半衰期延长而发生药物蓄积[242]。

维拉帕米的代谢取决于肝血流量，当有H_2-受体抑制剂存在时代谢降低，而当同时给予肝酶诱导剂如苯巴比妥时则会使代谢增强。维拉帕米代谢产物的70%经肾脏排泄，15%经粪便排泄。

地尔硫䓬

口服给药后，地尔硫䓬的生物利用度大于维拉帕米，为25%~50%[243]，血药浓度达峰时间为30~60分钟，消除半衰期为2~6小时[243]，蛋白结合率约为80%。与维拉帕米一样，地尔硫䓬在肝脏的消除依赖于肝血流，其主要的肝代谢产物仍有地尔硫䓬临床活性的40%[244-245]。因此，肝病患者使用时需减小剂量，而肾功能不全患者则勿需减量[246]。

氯维地平

氯维地平是具有独特化学结构的二氢吡啶类药，通过血液和组织中的非特异性酯酶使酯键断裂而使其失活。这一特性使其作用时间极其短暂，跟其他通过该途径代谢的药物（如艾司洛尔）相似。氯维地平初始半衰期为1分钟，90%会被清除。对大多数患者而言，在停药5~15分钟后，其临床药效可被完全逆转[247]。

氯维地平是一种强效的动脉血管扩张剂，主要用作胃肠外降压药。在正常人和原发性高血压并发低血压患者中应用该药物可出现反射性心动过速，这限制了其在治疗持续性心肌缺血中的应用[248]。在对心脏手术患者进行围手术期和术后的观察研究中，氯维地平可有效降低平均动脉压而不影响心率或充盈压[249]。

副作用

钙通道阻滞剂主要药理学作用为扩张血管及其对心脏的负性变力、变时、变传导作用，因此其最主要的血流动力学副作用是可以预见到的，包括低血压、心力衰竭、心动过缓、心搏骤停和房室传导阻滞[250]等。当在低血钾时与β受体阻滞剂或地高辛联用会导致这些副作用更易发生[250]。

维拉帕米增加地高辛水平，地尔硫䓬作用不确定，硝苯地平对地高辛水平无影响[251-253]。西咪替丁和雷尼替丁因肝酶诱导或减少肝血流量而增加钙通道阻滞剂的血药浓度[254]。在动物实验中，钙通道阻滞剂可增强麻醉药物的作用，但临床效应并不一定[255-256]。由于发生房室传导阻滞或严重心肌抑制的风险增加，维拉帕米与β受体拮抗剂静脉联合使用时需特别小心。

短效二氢吡啶类药（如硝苯地平）反而会加重心肌缺血[257]，可能与如下因素有关：低血压导致冠脉灌注压降低、选择性非缺血区血管扩张（即冠脉窃血现象）、反射性交感刺激和心动过速导致心肌氧耗增加。

有病例报道，钙通道阻滞剂有类似于β受体阻滞剂的撤药反应，在使用地尔硫䓬或维拉帕米后停药的143例患者中有5例出现了明显的ST段变化[258]。也有地尔硫䓬停药后出现心肌梗死和冠状动脉痉挛的报道[259-260]。一项比较普萘洛尔与维拉帕米在稳定型心绞痛患者中的撤药反应研究发现，普萘洛尔停药导致20例患者中的2例出现心绞痛症状明显加重，但维拉帕米停药并未出现血流动力学或症状的改变[261]。

小结

钙通道阻滞剂对不稳定型心绞痛患者的症状控制具有良好作用。在未使用β受体阻滞剂的情况下，短效二氢吡啶类药物硝苯地平可能增加心肌梗死或心绞痛复发的风险。当β受体阻滞剂不能使用而又要求减慢心率时，可用维拉帕米和地尔硫䓬替代。

系统性高血压的药物治疗

系统性高血压一直被认为是导致心血管疾病发病率与死亡率的首要原因，并由此产生相当大的健康费用。近1/4的美国人有高血压病，但其中30%并未意识自己已经患病，另外30%~50%的治疗不充分[262-263]。在全世界范围，约有10亿人患有高血压[264]。弗拉明翰心脏中心的研究数据显示：55岁以上人群发生高血压的风险高达90%[265]。治疗高血压也就成为患者至家庭医生就诊的最常见原因，而抗高血压药则成为处方最多的药物[262]。

无症状性高血压发展为有症状的系统性高血压大致要经过20~30年，尽管如此，大量确切证据表明，系统性高血压与心血管疾病发病率和死亡率直接相关。据世界卫生组织（WHO）评估，高血压是全球八大致死原因之一，并位居第三[261]。

高血压是以下疾病独立但最可控的危险因素：心肌梗死、脑卒中、外周血管疾病、慢性心功能不全、肾衰竭和主动脉夹层等[262]。在前瞻性随机试验表明，高血压的有效治疗可减少脑卒中35%~40%、慢性心功能不全50%、心肌梗死25%[261-262]。在美国过去的30年，正是高血压治疗的改善使脑卒中与心血管疾病死亡率明显降低。

高血压病的易患机制尚不清楚，但可以肯定的是，遗传和环境因素都起着重要作用[266]。同卵或异卵双生子甚至同胞兄弟姊妹之间发生高血压的一致性均要高于非亲缘个体，由此证实了遗传因素的作用。然而，有研究认为，遗传因素仅占高血压发病的30%~40%[266]。有报道称体重指数与高血压有直接关系，食盐的摄入为高血压病的高风险因素[267-268]。

在大多数情况，系统性高血压无单纯的治愈机制并据此确认为原发性高血压，而只有约 5% 的高血压患者具有明确的促发因素。引起继发性高血压的最常见病因是肾功能不全，其他较为少见的病因包括：嗜铬细胞瘤、肾动脉狭窄以及由肾上腺皮质异常所致的高血压如原发性醛固酮增多症或库欣综合征。继发性高血压的诊断依据包括：常规治疗无效；通常突然发作并伴严重并发症；患者特别年轻。

当血压升高到一定水平进行降压治疗利大于弊时，即定义此血压为高血压。尽管此定义依据大量的临床试验，但仍具有一定的主观性。血压在整个人群中的分布变异非常大，而且年龄增加与收缩压进行性升高密切相关。五十岁年龄以后，常见舒张压降低与脉压增宽，因此随年龄增长脉压会逐渐增大。有文献认为，收缩压与脉压比舒张压更能预测发病率和死亡率[262]。

最近，联合国预防、检测、评估和治疗高血压委员会第八次报告（Eighth Report of the Joint National Committee on Prevention，Detection，Evaluation，and Treatment of High Blood Pressure，JNC8）对旧版高血压治疗推荐意见进行了重大修改。与旧版指南不同的是，JNC8 的推荐意见源于具有循证学依据的指南，而指南的证据完全来源于随机对照试验（randomized controlled trial，RCT）。新指南的推荐意见包括：通过生活方式干预或药物治疗，使 60 岁以上患者收缩压低于 150mmHg、舒张压低于 90mmHg；使年轻患者、糖尿病患者及慢性肾疾病患者收缩压低于 140mmHg、舒张压低于 90mmHg[262,269]。

尽管已普遍认为对于血压超过 150/90mmHg 的患者进行抗高血压药物治疗极其重要，但有证据表明，更为积极的血压控制对某些特定患者群是有益的。血压与心血管病风险之间的关系可用 J 形曲线描述，即随着血压下降心血管病风险也随之下降直至临界值，超过此临界值，则发生心肌缺血及其他脏器损害的可能性即大大增加[270]。血压高于 115/75mmHg 即可能导致心血管病风险增加，此后血压每增加 20/10mmHg 风险即增加一倍[262]。

高血压的药物治疗

市场上有近 80 种药物用于抗高血压治疗（表 11.8）[262]，为达治疗目的，临床上通常需要采用两种以上抗高血压药进行联合治疗（表 11.9）[271]。尽管目前认为，在治疗的初始阶段，特定药物的选择不再像以前认为的那么重要，但已经认识到有针对性地选择可以减轻靶脏器损害的抗高血压药比单纯降压更重要，由此产生了根据患者是否并存风险因素如近期心肌梗死、慢性肾功能不全或糖尿病等靶向性选择抗高血压药物组合。

表 11.8 常用口服降压药

药物（商品名）	常用剂量范围/(mg/d)[a]	用法	药物（商品名）	常用剂量范围/(mg/d)[a]	用法
噻嗪类利尿剂			长效普萘洛尔（Inderal LA）[b]	60~180	qd
氯噻嗪（Diuril）	125~500	qd 或 bid	噻吗洛尔（Blocadren）[b]	20~40	qd
氯噻酮（generic）	12.5~25	qd	具有内在拟交感活性的 β 受体阻滞剂		
氢氯噻嗪（Microzide，HydroDIURIL）[b]	12.5~50	qd	醋丁洛尔（Sectral）[b]	200~800	bid
泊利噻嗪（Renese）	2.0~4.0	qd	喷布罗尔（Levatol）	10~40	qd
吲达帕胺（Lozol）[b]	1.25~2.5	qd	吲哚洛尔（generic）	10~40	bid
美托拉宗（Mykrox）	0.5~1.0	qd	具有氧化亚氮介导的舒血管作用的 β 受体阻滞剂		
美托拉宗（Zaroxolyn）	2.5~5	qd	奈比洛尔	5~40	qd
袢利尿剂			**α、β 受体阻滞剂**		
布美他尼（Bumex）[b]	0.5~2	bid	卡维地洛（coreg）	12.5~50	bid
呋塞米（Lasix）[b]	20~80	bid	拉贝洛尔（Normodyne，Trandate）[b]	200~800	bid
托拉塞米（Demadex）[b]	2.5~10	qd	**ACEI**		
保钾利尿剂			贝那普利（Lotensin）[b]	10~40	qd
阿米洛利（Midamor）[b]	5.0~10	qd 或 bid	卡托普利（Capoten）[b]	25~100	bid
氨苯蝶啶（Dyrenium）	50~100	qd 或 bid	依拉普利（Vasotec）[b]	5~40	qd 或 bid
醛固酮受体阻滞剂			福辛普利（Monopril）	10~40	qd
依普利酮	50~100	qd	赖诺普利（Prinivil，Zestril）[b]	10~40	qd
螺内酯（Aldactone）[b]	25~50	qd	莫西普利（Univasc）	7.5~30	qd
β 受体阻滞剂			培哚普利（Aceon）	4.0~8.0	qd
阿替洛尔（Tenor min）[b]	25~100	qd	喹那普利（Accupril）	10~80	qd
倍他洛尔（Kerlone）[b]	5.0~20	qd	雷米普利（Altace）	2.5~20	qd
比索洛尔（Zebeta）[b]	2.5~10	qd	群多普利（Mavik）	1.0~4.0	qd
美托洛尔（Lopressor）[b]	50~100	qd 或 bid	**血管紧张素受体拮抗剂**		
美托洛尔缓释剂（Toprol XL）	50~100	qd	阿齐沙坦（Edarbi）	80	qd
纳多洛尔（Corgard）[b]	40~120	qd	坎地沙坦（Zaroxolyn）	8~32	qd
普萘洛尔（Inderal）[b]	40~160	qd	依普罗沙坦（Teveten）	400~800	qd 或 bid

续表

药物(商品名)	常用剂量范围/(mg/d)[a]	用法
伊白沙坦(Avapro)	150~300	qd
氯沙坦(Cozaar)	25~100	qd 或 bid
奥美沙坦(Benicar)	25~100	qd 或 bid
替米沙坦(Micardis)	20~80	qd
颉沙坦(Diovan)	80~320	qd 或 bid
肾素抑制剂		
阿利克仑(Tekturna)	150~300	qd
非二氢吡啶类钙通道阻滞剂		
地尔硫草缓释剂(Cardizem CD, Dilacor XR, Tiazac)[b]	180~420	qd
地尔硫草缓释剂(Cardizem LA)	120~540	qd
维拉帕米速释剂(Calan, Isoptin)[b]	80~320	bid
维拉帕米长效剂(Calan SR, Isoptin SR)[b]	120~480	qd 或 bid
维拉帕米(Coer, Covera HS, Verelan PM)	120~360	qd
二氢吡啶类钙通道阻滞剂		
氨氯地平(Norvasc)	2.5~10	qd
非洛地平(Plendil)	2.5~20	qd
伊拉地平(Cynacirc CR)	2.5~10	bid
尼卡地平缓释剂(Cardene SR)	60~120	bid
尼卡地平长效剂(Adslat CC, Procardia XL)	30~60	qd
尼索地平(Sular)	17~34	qd
α_1 受体阻滞剂		
多沙唑嗪(Cardura)	1.0~16	qd
哌唑嗪(Minipress)[b]	2.0~20	bid 或 tid
特拉唑嗪(Hytrin)	1.0~20	qd 或 bid
中枢 α_2 受体激动剂与其他中枢性降压药		
可乐定(Catapres)[b]	0.1~0.8	bid
可乐定透皮剂(Catapres-TTS)	0.1~0.3	qwk
甲基多巴(Aldomet)[b]	250~1 000	bid
利血平(generic)	0.1~0.25	qd
胍法辛(Tenex)[b]	0.5~2	qd
直接扩血管药物		
肼屈嗪(Apresoline)[b]	25~100	bid
米诺地尔(Loniten)[b]	2.5~80	qd 或 bid

[a] 一些治疗为每天 1 次的患者,在给药间隔的末期降压效果可能减弱(即水槽效应)。因此,给药之前应测量血压以确定血压控制是否满意,根据需要可增加药物剂量或给药频次。

[b] 目前已有或很快就可有常用制剂。

qd,每日 1 次;bid,每日 2 次;tid,每日 3 次。

From Chobanian AV, Bakris GL, Black HR, et al. Seventh report of the Joint National Committee on Prevention, Detection, Evaluation, and Treatment of High Blood Pressure. *Hypertension*. 2003;42:1206.

表 11.9 常用治疗高血压复方药

复方药配伍剂量[a]/mg	商品名
ACEI/CCB	
氨氯地平/盐酸贝那普利(2.5/10, 5/10, 5/20, 10/20)	Lotrel
依那普利/非洛地平(5/5)	Lexxel
群多普利/维拉帕米(2/180, 1/240, 2/240, 4/240)	Tarka
ACEI/利尿剂	
贝那普利/氢氯噻嗪(5/6.25, 10/12.5, 20/12.5, 20/25)	Lotensin HCT
卡托普利/氢氯噻嗪(25/15, 25/25, 50/15, 50/25)	Capozide
依那普利/氢氯噻嗪(5/12.5, 10/25)	Vaseretic
福辛普利/氢氯噻嗪(10/12.5, 20/12.5)	Monopril HCT
赖诺普利/氢氯噻嗪(10/12.5, 20/12.5, 20/25)	Prinzide, Zestoretic
莫昔普利/氢氯噻嗪(7.5/12.5, 15/25)	Uniretic
喹那普利/氢氯噻嗪(10/12.5, 20/12.5, 20/25)	Accuretic
ARB/利尿剂	
坎地沙坦/氢氯噻嗪(16/12.5, 32/12.5)	Atacand HCT
依普罗沙坦/氢氯噻嗪(600/12.5, 600/25)	Teveten HCT
伊白沙坦/氢氯噻嗪(150/12.5, 300/12.5)	Avalide
氯沙坦/氢氯噻嗪(50/12.5, 100/12.5)	Hyzaar
奥美沙坦/氢氯噻嗪(20/12.5, 40/12.5, 40/25)	Benicar HCT
替米沙坦/氢氯噻嗪(40/12.5, 80/12.5)	Micardis HCT
缬沙坦/氢氯噻嗪(80/12.5, 160/12.5, 160/25)	Micardis HCT
β 受体阻滞剂/利尿剂	
阿替洛尔/氯噻酮(50/25, 100/25)	Tenoretic
比索洛尔/氢氯噻嗪(2.5/6.25, 5/6.25, 10/6.25)	Ziac
美托洛尔/氢氯噻嗪(50/25, 100/25)	Lopressor HCT
纳多洛尔/卞氟噻嗪(40/5, 80/5)	Corzide
普萘洛尔/氢氯噻嗪(40/25, 80/25)	Inderide LA
噻吗洛尔/氢氯噻嗪(10/25)	Timolide
中枢降压药/利尿剂	
甲基多巴/氢氯噻嗪(250/15, 150/25, 500/30, 500/50)	Aldoril
利血平/氯噻酮(0.125/25, 0.25/50)	Demi-Regroton, Regroton
利血平/氯噻嗪(0.125/250, 0.25/500)	Diupres
利血平/氢氯噻嗪(0.125/25, 0.25/50)	Hydropres
利尿剂联合	
阿米洛利/氢氯噻嗪(5/50)	Moduretic
螺内酯/氢氯噻嗪(25/25, 50/50)	Aldactazide
氨苯蝶啶/氢氯噻嗪(37.5/25, 75/50)	Dyazide, Maxzide
3 种药物联合	
阿利克仑/氨氯地平/氢氯噻嗪	Amturnide
缬沙坦/氨氯地平/氢氯噻嗪	Exforge HCT
奥美沙坦/氨氯地平/氢氯噻嗪	Tribenzor

[a] 据报道,一些复方药存在多种剂量配伍。

From Chobanian AV, Bakris GL, Black HR, et al. Seventh Reportof the Joint National Committee on Prevention, Detection, Evaluation, and Treatmentof High Blood Pressure. Hypertension. 2003;42:1206.

利尿剂

噻嗪类利尿剂是大多数抗高血压治疗措施的基础药物[272,273]。3种利尿剂均可有效降压，包括：噻嗪类及其相关的硫酰胺化合物，袢利尿剂，以及保钾利尿剂，它们的初始降压作用均通过增加尿液排钠从而降低血容量与心输出量来实现的。但是，通过6~8周的利尿治疗可引起外周血管阻力下降，并推测这可能与激活血管内皮的钾通道有关。

噻嗪类利尿剂仍是大多数高血压患者的首选用药[274]，尽管其通过阻滞远曲小管钠和氯的转运而获得的利尿作用相对较弱，但通常仍能降低血压约10mmHg，而且大量随机试验证实了其降低高血压性血管疾病发病率和死亡率的有效性[262,271]。

袢利尿剂的利尿作用最强，可抑制钠、钾和氯在髓袢升支粗段的重吸收，常用于肾功不全（即血浆肌酐>2mg/dl或肌酐清除率<25ml/min）或充血性心力衰竭患者以及噻嗪类利尿剂效果不佳者。袢利尿剂的作用时间短（如呋塞米为4~6小时）及副作用发生率高的特点限制了它的广泛应用。

保钾利尿剂和醛固酮受体阻滞剂的利尿作用最弱，它们通过多种机制抑制远端集合管对钠的重吸收和钾的排泄，最常与噻嗪类利尿剂联用，以减少低血钾的发生，并且对慢性心力衰竭的治疗有较好效果。

患者对小剂量利尿剂可良好耐受，但这类药物存在一些常见的副作用，包括：低血钾（继发于肾脏大量排钾），糖耐量下降与胰岛素抵抗，高尿酸血症，高钙血症，高脂血症，以及罕见的低钠血症。而保钾利尿剂与醛固酮受体阻滞剂则不适用于有高钾血症的患者，特别是肾功能不全患者。

β肾上腺素能受体阻滞剂

β肾上腺素能受体阻滞剂因可减弱对心血管的交感刺激而成为一种常用降压药，通过抑制心肌与外周β_1肾上腺素能受体减少心排血量，特别适用于冠心病或慢性心力衰竭的治疗[275-279]。同时，β受体阻滞剂抑制肾小球旁细胞分泌肾素、抑制外周血管节前β_2肾上腺素受体从而减少去甲肾上腺素分泌。

β受体阻滞剂通常根据其心脏选择性、脂溶性、内在拟交感活性进行分类。第一代药如普萘洛尔非选择性阻滞β_1与β_2肾上腺素能受体。第二代药（如美托洛尔、阿替洛尔）在低剂量时相对选择性阻滞β_1受体。吲哚洛尔是一种具有内在拟交感活性的新型β受体阻滞剂，通过激活β_2受体产生扩血管作用。合剂如拉贝洛尔则同时阻断β及α_1受体，产生交感活性抑制及直接的扩血管作用。

与利尿剂一样，患者通常对低剂量的β受体阻滞剂具有良好的耐受性，但非选择性β受体阻滞剂可引起支气管痉挛、雷诺现象、抑郁、心力衰竭或心脏传导阻滞。因此，对于哮喘或气道高反应、心脏传导阻滞及抑郁症患者相对禁忌。β受体阻滞剂停药过快与肾上腺素能作用反跳、心肌和外周血管缺血加重相关，所以，其停药应遵循逐步、渐进性减量的原则。

血管紧张素转换酶抑制剂

血管紧张素转换酶抑制剂（angiotensin-converting enzyme inhibitor，ACEI）降低外周血管阻力的作用主要通过抑制血管紧张素Ⅰ（AngⅠ）转化为强烈缩血管的血管紧张素Ⅱ（AngⅡ）来实现[280]。有证据表明，ACEI的长效降压作用主要源于其对缓激肽降解的抑制作用。正常情况下，缓激肽是一种强力的血管扩张剂，可被血管紧张素转换酶（angiotensin-converting enzyme，ACE）降解。因此，ACEI对ACE的抑制作用使缓激肽的血浆和组织浓度升高。

缓激肽浓度升高引起的持续干咳是使用ACEI最常见的副作用，患者常因此副作用终止治疗。血管性水肿发生较少，但同样因缓激肽浓度升高所致。血管性水肿可在治疗期间随时发生，最常见于非洲裔美国人，可因气道损害致命。肾功能不全、正在接受补钾治疗或服用潴钾利尿剂的患者发生高钾血症的可能性增加。ACEI可致双侧肾动脉狭窄患者发生肾衰，可致肾素活性特别高（如失代偿性心力衰竭、血容量减少）患者发生严重的难治性低血压。ACEI存在致畸可能，故禁用于孕妇。

血管紧张素Ⅱ拮抗剂

AngⅡ拮抗剂（即血管紧张素受体阻滞剂）可能是目前所有抗高血压治疗中耐受性最好的药物，并越来越成为治疗高血压性血管疾病备受欢迎的药物[280]。AngⅡ拮抗剂与受体结合后竞争性抑制AngⅡ AT_1受体，直接抑制AngⅡ的缩血管作用[281]。

在双侧肾动脉狭窄或血容量不足的情况下使用AngⅡ拮抗剂存在与ACEI相似的隐患，但AngⅡ拮抗剂通常与咳嗽无关，亦极少引起血管性水肿。在受孕期间禁用AngⅡ拮抗剂。

钙通道阻滞剂

钙通道阻滞剂通常被分为二氢吡啶类或非二氢吡啶类，它们共同的作用机制为通过结合L型电压依赖性钙通道α_1亚基上的不同位点抑制钙离子内流。虽然所有的钙通道阻滞剂均可使动脉血管舒张，但二氢吡啶类更易引起反射性心动过速，而非二氢吡啶类（如地尔硫䓬、维拉帕米）则更常抑制心脏传导和心肌收缩[282]。

钙通道阻滞剂的常见副作用与其扩张动脉血管的作用相关，包括踝部水肿、面部潮红和头痛。非二氢吡啶类禁用于心力衰竭或心脏传导功能受损的患者，因其可加重心力衰竭和心脏传导阻滞。关于使用钙通道阻滞剂是否安全的争议，已被前瞻性、随机试验在一定程度上否定，长效钙通道阻滞剂用于治疗高血压性心血管疾病的安全性和有效性得到了充分论证[283-285]。短效二氢啶类药（如硝苯地平）用于快速控制高血压与急性冠脉事件的发病率增加有关，故禁用于严重高血压的急性处理。

α_1肾上腺素能受体阻滞剂

α_1肾上腺素能阻滞剂竞争性地抑制去甲肾上腺素与外周血管的α_1肾上腺素能受体相结合而产生扩张血管和降血压的作用。哌唑嗪类选择性阻断突触后α_1肾上腺素能受体，而突触前α_1受体的持续作用则下调去甲肾上腺素的释放、防止耐药和代偿性心动过速的发生。相比之下，酚苄明可同时阻滞突触前和突触后α_1肾上腺素能受体，通常作为嗜铬细胞瘤的术前用药。

α_1受体阻滞剂的副作用包括直立性低血压、体液潴留和反射性心动过速[286]。虽然很少单独使用，但因其没有代谢相关副作用并可舒张尿道平滑肌从而减轻前列腺增生患者的症状，所以，与其他抗高血压药物联合使用仍是有益的[262]。

中枢性 α_2-受体激动剂与其他中枢性抗高血压药物

中枢性抗高血压药(如可乐定、甲基多巴)通过刺激中枢神经系统中的 α_2-肾上腺素能受体和咪唑啉受体减少交感刺激和外周血管阻力。可乐定激活突触前 α-肾上腺素能受体后可抑制去甲肾上腺素的释放及其后的儿茶酚胺生成[287]。与 α_2 受体激动剂不同,利血平抑制节后肾上腺素能神经元中储存囊泡对去甲肾上腺素的再摄取,从而耗竭神经元内的去甲肾上腺素。与 α_2 受体激动剂相比,利血平对外周的作用远大于其对中枢的作用。

中枢性抗高血压药因其中枢介导的副作用包括镇静、抑郁、口干而限制了其广泛使用。甲基多巴引起自身免疫性溶血性贫血已有报道。突然停用可乐定可致反跳性高血压,不过,这可以通过使用可乐定透皮贴剂或长效口服药胍法辛缓解。所有中枢性抗高血压药均禁用于抑郁症患者。

直接扩血管药

肼屈嗪和米诺地尔通过激活动脉系统中 ATP-敏感性钾通道产生强大的直接扩动脉血管作用,而对静脉容量血管的影响较小以至于减少了直立性低血压的发生,但容易发生明显副作用的缺点限制其主要用于对常规治疗产生耐药的高血压病,最常用于慢性肾衰所致重度高血压。

肼屈嗪和米诺地尔可引起外周组织水肿,以及强反射性交感兴奋反应,如心动过速、头痛和面部潮红,比肼屈嗪药效更强的米诺地尔还常与多毛症有关。对直接扩血管药发生的反射性交感反应导致体液潴留和心肌缺血,因此,有必要联用利尿剂和 β 肾上腺素能受体阻滞剂以减轻直接扩血管药的这些副作用。

高血压治疗进展

尽管目前存在大量抗高血压药物,但它们的治疗效果迥异,且副作用严重影响生活质量,因此,有必要探索新的抗高血压治疗方法[288]。最可行的方法包括醛固酮受体阻滞剂和肾素抑制剂。除了可能导致高钾血症,醛固酮受体阻滞剂已具备良好耐受性。肾素抑制剂与血管紧张素Ⅱ抑制剂合用则可减轻血浆肾素活性代偿性升高的副作用,而有扩血管活性的第三代 β 受体阻滞剂则在高血压合并心力衰竭的治疗中有优势。在未来的抗高血压治疗中,内皮素受体拮抗剂和双肽酶抑制剂的改进或可提供新的方法。用介入的方法治疗药物难治性高血压已有报道,包括肾脏去交感化、目标压力反射刺激和经皮植入可建立髂动静脉瘘的装置等,以此减轻动脉硬化[289-291],但对照组的缺乏使有关这些治疗效果的结论意义有限,同时,介入手术本身也会对发病率和死亡率构成新的风险。

最后,对于原发性高血压,基因治疗可能是最有效的方法。环境因素与多种遗传多态性相互作用构成了高血压的总体风险。基因治疗为高血压的长期治疗提供了一种可行的治疗方法,但这需要进一步确定靶基因、提高转基因效率和开发更安全的转基因载体。个体化医学的进步使通过测试 DNA 多态性为特定患者选择最有效抗高血压药物成为可能[292]。

重度高血压的治疗

重度高血压可根据有无靶器官损害分为——高血压急症(有靶器官损害如心肌缺血、脑卒中、肺水肿)和急性高血压(即血压严重升高但不伴靶器官损害),但与此相关的具体血压值并不十分明确,当血压值超过 220/125mmHg 时即构成危及生命和器官损害的风险。如果血压缓慢升高,即使严重升高,也不一定需要紧急处理,多可使用口服降压药治疗。而高血压急症则需要立即处理,通常使用静脉降压药并进行有创动脉血压监测。在最严重的恶性高血压病例,剧烈升高的血压可引起视网膜出血、视乳头水肿和高血压脑病表现包括头痛、呕吐、抽搐、昏迷等。而最严重的急性高血压的临床特点是可逐步发展为肾衰和心功能障碍。

急性高血压的常规治疗方法包括,在治疗的最初 1~2 小时内进行限制性降压约 10%,在接下来的 12 小时可进一步适当降低舒张压,而要将血压降低至可接受的目标水平则需要在几天内缓慢进行,以尽量减少因靶器官血流重新分配所致缺血性损害[262,293]。

硝普钠作为治疗术中高血压急症的常用药物(表 11.10)[262],通过一氧化氮(NO)产生动、静脉扩张作用,具有起效快速并相对可控的特点,但长时间大量使用硝普钠可致氰化物或硫氰酸盐中毒。

表 11.10 高血压急症的静脉用药[a]

药物	剂量	起效时间	作用时间	副作用[b]	特别说明
盐酸尼卡地平	5~10mg/h IV	5~10min	15~30min,可能超过 4 小时	心动过速、头痛、颜面潮红、局部静脉炎	用于不合并急性心力衰竭的高血压急症;冠心病慎用
氯维地平	1~2mg/h IV	2~4min	5~15min	头痛、恶心呕吐、与大豆及蛋白制品存在交叉过敏反应	用于无主动脉瓣狭窄的高血压急症
硝普钠	0.25 ~ 10μg/kg/min 输注[c]	即刻	1~2min	恶心呕吐、肌肉震颤、氰化物中毒	用于不合并颅内高压及氮质血症的高血压急症
甲磺酸非诺多泮	0.1 ~ 0.3μg/kg/min 输注	<5min	30min	心动过速、头痛、恶心呕吐、颜面潮红	青光眼慎用
硝酸甘油	5~100μg/min 输注	2~5min	5~10min	头痛、恶心呕吐、高铁血红蛋白血症、长期使用产生耐受	适用于合并冠心病者

续表

药物	剂量	起效时间	作用时间	副作用[b]	特别说明
依那普利	1.25～5mg q6h IV	15～30min	6～12h	对高肾素患者可能导致血压骤降，个体差异大	适用于急性左心衰竭，禁用于急性心肌梗死者
盐酸肼屈嗪	10～20mgIV 10～40mg IM	10～20min IV 20～30min IM	1～4h IV 4～6h IM	心动过速、颜面潮红、头痛、恶心，加重心绞痛	适用于惊厥患者
肾上腺素受体抑制剂					
盐酸拉贝洛尔	20 ～ 80mg 静脉推注 q10min 0.5～2.0mg/min 静脉输注	5～10min	3～6h	恶心呕吐、头皮发麻、头晕、传导阻滞、直立性低血压、支气管痉挛	适用于不合并心力衰竭的高血压急症
盐酸艾司洛尔	250～500μg/kg/min 静脉推注，同时 50～100μg/kg/min 静脉输注，5 分钟后可重复推注或输注剂量加大到 300μg/min	1～2min	10～30min	低血压、恶心、哮喘、I 度传导阻滞，心力衰竭	适用于主动脉夹层的围手术期治疗
酚妥拉明	5～15mg 静脉推注	1～2min	10～30min	心动过速、颜面潮红、头痛	适用于儿茶酚胺类物质分泌亢进的患者

[a] 剂量可能与 *Physicians Desk Reference*(PDR)所列不同。

[b]所有药物均有可能发生低血压。

[c]需特殊输注系统。

IM，肌内注射；IV，静脉注射。

From Chobanian AV，Bakris GL，Black HR，et al. Seventh Report of the Joint National Committee on Prevention，Detection，Evaluation，and Treatment of High Blood Pressure. *Hypertension*. 2003；42：1206.

二氢吡啶类钙通道阻滞剂尼卡地平和氯维地平特别适用于围手术期高血压急症（见表 11.10）。尽管硝酸甘油在效力和可控性方面均不如硝普钠，但硝酸甘油更适用于心肌缺血或 CABG 术后。硝酸甘油首先扩张静脉容量血管而不是小动脉，然而，容易耐受的特点致其通过持续输注来控制血压的疗效相当有限。选择性多巴胺 D_1 受体拮抗剂非诺多泮已被广泛应用于慢性肾脏疾病的高血压控制。

尚有其他一些药物可用于高血压急症的肠胃外间断用药。依那普利是一种静脉用 ACEI，已用于合并心力衰竭的重度高血压。另外，肼屈嗪、拉贝洛尔和艾司洛尔均可通过间断注射来控制血压。在大多数急性或重度高血压的治疗中，需要用利尿剂保持持续的尿钠排泄以维持降压反应。当发生肾功能不全或衰竭时，甚至需要通过使用米诺地尔和紧急透析来控制血压。

选择特殊降压药的适应证

尽管噻嗪类利尿剂作为治疗高血压的首选药物，但大多数患者需要加用非利尿降压药才能达到降压目的。当选择一种辅助降压药时应充分理解其作用机制以尽可能优化联合治疗效应[262]。例如，β 受体阻滞剂、ACE 抑制剂和血管紧张素Ⅱ拮抗剂均抑制肾素分泌，这几种药物的联用获得最大降压效应。与此相似，利尿剂和二氢吡啶类钙通道阻滞剂均扩张外周血管，如果与其他类型药物合用则降压效果更好。

通过对有合并症患者的降压治疗进行研究得到的临床试验数据表明，有针对性的降压药比单纯降低血压更能降低发病率（表 11.11[2]）。例如，对缺血性心脏病患者特别是近期有心肌梗死发作者，β 受体阻滞剂降低了其后心血管事件的死亡率和发病率[277,279,294,295]，虽然这种作用的具体机制尚不清楚，但认为其降低交感活性和抗心律失常的效应起着关键作用。当合并肾功能不全时，ACE 抑制剂与血管紧张素Ⅱ拮抗剂可延缓肾脏损害的进展[295-298]。钙通道阻滞剂适用于合并外周血管疾病（例如雷诺综合征）的治疗，而 α_1 受体阻滞剂则有助于减轻前列腺增生症状。

因担心药物对胎儿的影响，妊娠期高血压的治疗比较棘手，根据以往经验，主要使用甲基多巴和肼屈嗪进行治疗[262]。

高血压的围手术期影响

没有证据表明轻、中度高血压会显著影响围手术期发病率与死亡率，而 ACC/AHA 指南明确指出轻、中度高血压并非围手术期心血管并发症的独立危险因素[299]。然而，考虑到高血压与血管、肾脏疾病之间的高度相关性，术前高血压的诊断必须包括对靶器官损害证据的评估，如心血管疾病、慢性肾脏疾病（如肾硬化症）、脑血管病、痴呆症及动脉粥样硬化性血管疾病等[300]。与单纯轻度高血压相比，在很多情况下，继发性心血管疾病确实导致围手术期发病率和死亡率增加。对术前已诊断为高血压的患者而言，通常用心电图来评估是否具有心肌缺血、心肌梗死或左心室肥厚的，通过测定血清电解质和血糖来评估是否合并肾脏疾病或糖尿病。特殊的降压治疗则需要进行其他评估，如服用利尿剂的患者需评估血浆钾、钠离子水平。

表 11.11 基于临床研究和指南的个体化用药

适应证[a]	推荐药物						推荐来源[b]
	DRTC	BB	ACEI	ARB	CCB	AA	
心力衰竭	R	R	R	R		R	ACC/AHA 心力衰竭指南[273],MERIT-HF[276],COPERNICUS[289],CIBIS[278] SOLVD[290], AIRE[291], TRACE[292], ValHEFT[293],RALES[294],CHARM[295]
心肌梗死后		R	R			R	ACC/AHA 心肌梗死后指南[296], BHAT[86], SAVE[297], Capricorn[275],EPHESUS(TS40)[319]
冠心病高风险	R	R	R		R		ALLHAT[283],HOPE[299],ANBP2[300],LIFE[301],CONVINCE[302],EURPA[303],INVEST[304]
糖尿病	R	R	R	R	R		NKF-ADA 指南[305,306],UKPDS[307],ALLHAT[283]
慢性肾病			R	R			NKF 指南[305], Captopril trial[308], RENAAL[309], IDNT[310],REIN[311],AASK[312]
脑卒中	R		R				PROGRESS[313]

[a] 抗高血压药物的适应证是基于临床研究或现行临床指南,并根据血压进行管理。

[b]临床试验为说明特定类别降压药的效果所用条件,并基于试验结果将这种降压药作为降压措施的一部分。

AA,醛固酮拮抗剂;ACEI,血管紧张素转换酶抑制剂;ARB,血管紧张素受体抑制剂;BB,β 受体阻滞剂;CCB,钙通道阻滞剂;DRTC,利尿剂;R,推荐。

From Chobanian AV,Bakris GL,Black HR,et al. Seventh Report of the Joint National Committee on Prevention,Detection,Evaluation,and Treatment of High Blood Pressure. *Hypertension.* 2003;42:1206.

对轻至中度高血压的研究,很少通过设置对照组来评估术前高血压与围手术期发病率和死亡率之间的相关性,大多数研究都只是观察性的,因此对一些干扰因素不能充分解释。许多研究中因样本例数过少,不能确保研究结果与术前高血压之间相关性的统计学意义[293]。Howell 等对 30 个研究中 12 995 例患者的 meta 分析对高血压与围手术期并发症的相关性进行了评价,得出的比值比(OR)为 1.31,提示高血压患者的围手术期心血管并发症的风险轻微升高。然而,考虑到数据集的局限性,他们进一步认为,在"低围手术期事件概率"的情况下,如此小的 OR 值更可能意味着术前高血压与心脏危险性的相关性无临床意义。其他研究者的类似报道也认为围手术期单纯收缩期高血压与围手术期发病率相关性很小。

术前重度高血压(即舒张压>110mmHg)患者常需面临是否应推迟择期手术并进行降压治疗直至将血压控制在可接受水平的问题。关于可接受的术前血压值或为达到新的血压稳态所需时间,目前尚无数据支持确切的推荐意见。但可以肯定的是,血压控制不佳的患者在围手术期更易发生血压波动,出现高血压或低血压的可能性更大[300-302]。ACC/AHA 指南建议,当收缩压>180mmHg 或舒张压>110mmHg 时,均须在术前进行控制。在一篇述评中,Howell 等[301]总结认为不必因为重度高血压取消手术,但应在术前对靶器官(即心血管、肾脏、脑血管疾病等)损伤情况进行仔细评估,术中血压波动应不超过术前的 20%[288]。对于重度高血压患者来说,应当在术中监测有创动脉血压同时严格控制围手术期血压直至术后。尤其对于冠心病患者来说,围手术期使用 β 受体阻滞剂进行治疗是合适的[93,303]。

急性和慢性心力衰竭的药物治疗

慢性心力衰竭作为一种主要的心血管疾病,在美国乃至全球范围,其发病率和流行病学方面均呈持续增长趋势。美国有近 570 万心力衰竭患者,在 55 岁以上人群中每年大约新发患者大约 87 万例[304,305]。目前,在 40~59 岁人群中有 1%~2%、80 岁以上人群中有 11%~14% 的心力衰竭患者[304]。因为心力衰竭是老年人的基础疾病,随着老年人口的增长,预计 2012 年至 2030 年,心力衰竭患者将增加 46%,达 800 多万[306],并将导致黑种人与白种人比例失衡[307,308]。

随着各种心血管疾病患者生存时间的不断延长,心室功能不全患者中尤甚(如冠心病患者生存时间延长而不是突然死于心肌梗死),加上诊断意识不断增强使心力衰竭的流行病学变得越来越复杂。到 40 岁,男性和女性发展为心力衰竭的风险比例是 1∶5,而这一风险将持续到 80 岁[305]。尽管从病理生理学的角度我们已经很好地解释了它的神经内分泌机制,并且在药物治疗方面也取得了非常大的进步,但此疾病仍继续使美国的医疗支出达约 310 亿美元之多[305],预计到 2030 年将增加 127%(近 7 000 万美元)[306]。

更重要的是,心力衰竭患者的功能状态受损导致个人生活质量明显下降[309]。由于该病对大众健康的影响巨大及其治疗进展迅速,对进入手术室或重症监护室的慢性心力衰竭患者来说,围手术期医生对可让这些患者获益的现代临床实践保持清醒认识是非常重要的。

在 2013 年美国心脏病学基金会与美国心脏协会(American College of Cardiology Foundation and American Heart Association,ACCF/AHA)指南重新修订了心力衰竭的药物治疗[304],主要针对慢性的射血分数降低的心力衰竭(HF with a reduced ejection fraction,HFrEF)和射血分数正常的心力衰竭(HF with a preserved ejection fraction,HFpEF),尽管也对急性心力衰竭进行了讨论。对于临床上常用的每一种药物,均会涉及其是否改变心肌损伤的进展(指需长期服用的药物)、作用机制、治疗心力衰竭的临床试验数据及其在心力衰竭治疗中的现有地位。指南对心力衰竭治疗中的新药也进行了评论。

证据等级

为充分理解心力衰竭治疗指南，对术语定义、推荐等级(class of recommendation，COR)和证据等级(level of evidence，LOE)等的熟悉非常重要。COR是对推荐强度的表述，分为Ⅰ~Ⅲ类，Ⅰ类推荐表示在这种情况下应进行治疗或实施手术，而Ⅲ类推荐表示治疗或手术不能让患者获益(即与对照组比较，治疗策略无任何优势)，或可能对人体有害(即与对照组比较治疗效果更差)。

Ⅰ类为最强推荐，获益明显大于风险。Ⅱ类根据治疗或手术的获益是否超过风险分为Ⅱa和Ⅱb。Ⅱa是指进行治疗或手术是合理的，推荐强度为中等，在一定程度上获益大于风险。Ⅱb是指可以考虑进行治疗或手术，或只有很小的效益/风险比。

LOE根据证据的类型和质量对支持推荐意见的信息的确定性或准确性进行描述。A级证据来源于多个随机对照试验或基于高质量随机对照试验的meta分析，B级证据来自单个随机或非随机试验，C级证据则是基于专家意见、个案研究或医疗规范。

指南指导性药物治疗(guideline-directed medical therapy，GDMT)已在修订的指南中定义为最佳的药物治疗选择，主要指Ⅰ类，LOA A级推荐意见(图11.13)。坚持心力衰竭的GDMT可改善治疗效果，降低发病率、住院率和死亡率(图11.14)。

心力衰竭术语

由于患者的人口特征、合并症、预后与治疗各不相同，同时大多数临床试验根据EF来选择患者，所以在对心力衰竭患者进行分类时，EF具有重要意义。虽然曾经通过测定EF来区分收缩和舒张功能障碍，但2013年的指南使用HFrEF和HFpEF来区分收缩期心力衰竭和舒张期心力衰竭。在临床诊断的基础上，EF≤40%为HFrEF。HFpEF包括如下类型：EF在50%以上者；EF在41%~49%(心力衰竭临界值)者；改善后EF达40%以上者。

目前已提出几个标准来定义HFpEF综合征，这些标准包括：心力衰竭的临床症状或体征、左心室射血分数

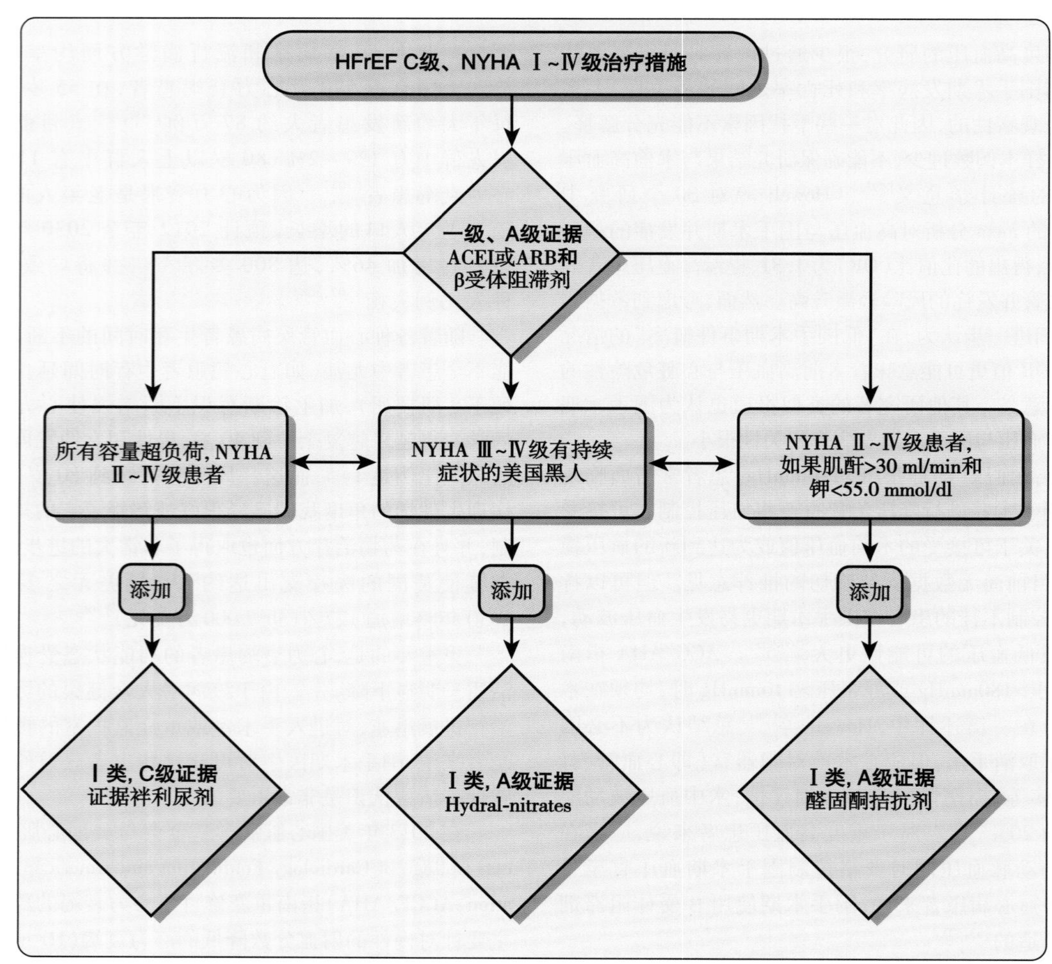

图11.13 C级HFrEF的治疗指南。ACEI，血管紧张素转换酶抑制剂；ARB，血管紧张素受体抑制剂；Hydral-nitrates，肼屈嗪与硝酸异山梨酯复方药；NYHA，纽约心脏协会。(*From Yancy CW, Jessup M, Bozkurt B, et al. 2013 ACCF/AHA Guideline for the Management of Heart Failure: a report of the American College of Cardiology Foundation/American Heart Association Task Force on practice guidelines.* Circulation. *2013;128:e240.*)

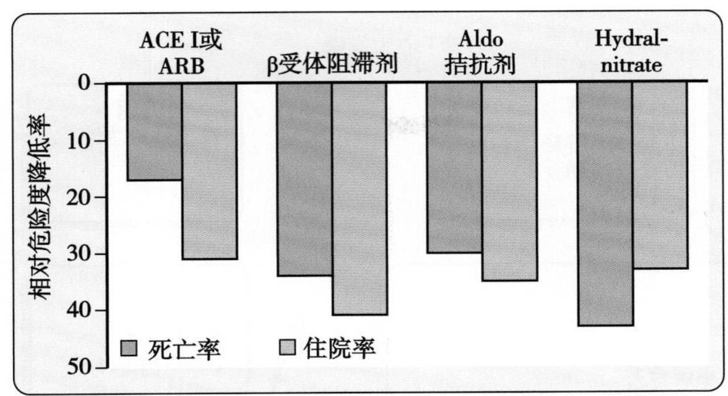

图 11.14 药物治疗指南可以改善临床结局。各种临床试验(包括 SOLVD-Treatment, CHARM-Alternative, COPERNICUS, MERIT-HF, CIBIS-Ⅱ, EMPHASIS-HF 等)均表明,级别为Ⅰ类、LOE A 的推荐治疗可降低 HFrEF 的死亡率和住院率。ACEI,血管紧张素转换酶抑制剂;aldo,醛固酮;ARB,血管紧张素受体抑制剂;Hydral-nitrates,肼屈嗪与硝酸异山梨酯复方药

(LVEF)未变或正常,以及经多普勒超声心动图或心导管检查确定为左心室舒张功能异常。患者 EF 在改善或恢复之前降低者归为改善后 HFpEF。与 HFrEF 的诊断相比,HFpEF 的诊断需要排除其他非心脏因素所致心力衰竭症状,所以难度较大。

心力衰竭分类

ACCF/AHA 心力衰竭评估与治疗指南包括四级分类系统(图 11.15)和 NYHA 分类法(表 11.12)[304]。前者强调疾病的演变和发展过程,而后者则关注患者的活动能力和症状的严重程度。

四级分类系统使处于临床前期的心力衰竭患者受到关注,旨在延缓疾病的进展。通过认识疾病进程和对高风险患者的鉴别诊断(即 A 级和 B 级明显不是心力衰竭),此系统强调了在改善疾病自然过程时,选择适当方法拮抗神经内分泌作用的重要性。

NYHA 分类更注重活动能力和症状情况,这与患者的生存与生活质量密切相关[304]。但这种方法主观而易变,而心力衰竭过程却是渐进而相对稳定的;当患者病情进入更高分级时,却不能追溯较早时期的病情。在比较 NYHA 分类与 HF 分期(见表 11.12)时,发现 A 级没有相对应的分类,B 级与 NYHA Ⅰ级相关(即没有体力活动的限制)。对于 C 级,分类范围可从活动不受限至Ⅳ级(即不能进行任何体力活动或休息时即有 HF 症状)。D 级心力衰竭相当于 NYHA Ⅳ级,也就是即使在休息时也有症状。所以这两种分类方法本质上是互补的。

心力衰竭病理生理学概述

尽管心力衰竭病理生理已在其他章节详细阐述,但作为药物治疗基础的那些关键概念还是有必要再提。心力衰竭是一种复杂的临床综合征,是由于心室充盈或射血存在结构和/或功能的异常,引起呼吸困难和疲劳等主要症状,从而导致活动耐量受限和液体潴留,出现充血和水肿。心力衰竭是冠心病、高血压、瓣膜性心脏病和心肌病等疾病的终末阶段,其自然病程最终都会出现有或无症状的左心室功能不全(尤其是左心室收缩功能不全)。

神经内分泌对受损的心功能(如水钠潴留、血管收缩、交感刺激等)早期呈适应性代偿反应,但如果这些状况持续存在,则会转为失代偿反应,导致肺部充血和后负荷过度,形成一种恶性循环即心脏耗能增加而心泵功能减退和组织灌注恶化(表 11.13)。虽然心力衰竭的这种神经激素假说的心-肾和心脏-循环轴是使用利尿剂、血管舒张剂和正性肌力药的基础,但在 20 世纪 90 年代初期,大量随机临床试验结果表明只是 ACE 抑制剂和血管紧张素受体阻滞剂[310,311]延长了心力衰竭患者的生存时间[312,313],而不是其他血管舒张剂[314]。在类似的 RCT 研究中,尽管 β 受体阻滞剂有负性肌力作用,却降低了发病率和死亡率[315-317]。

表 11.12 ACCF/AHA 心力衰竭分级与 NYHA 心功能分级比较

ACCF/AHA 心力衰竭分级		NYHA 心功能分级	
分级	定义	分级	定义
A	心力衰竭高风险者,无心脏器质性及功能性疾病,无心力衰竭症状者	无	
B	心力衰竭相关的器质性疾病,无心力衰竭症状者	Ⅰ	体力活动不受限,日常活动不引起心力衰竭症状
C	有器质性心脏疾病及心力衰竭症状者	Ⅰ	体力活动不受限,日常活动不引起心力衰竭症状
		Ⅱ	体力活动稍受限,休息时无症状,但日常活动即可引起心力衰竭症状
		Ⅲ	体力活动明显受限,休息时无症状,但轻于日常的活动即可引起心力衰竭症状
		Ⅳ	不能从事任何体力活动,休息时也可发生心力衰竭,任何体力活动后加重
D	难治性心力衰竭,需要特别措施干预者		不能从事任何体力活动,休息时也可发生心力衰竭,任何体力活动后加重

ACCF/AHA,美国心脏病学会/美国心脏协会;NYHA,纽约心脏病协会。

From Yancy CW, Jessup M, Bozkurt B, et al. 2013 ACCF/AHA Guideline for the Management of heart Failure: a report of the American College of Cardiology Foundation/American Heart Association Task Force on Practice Guidelines. *Circulation*. 2013;128:e240

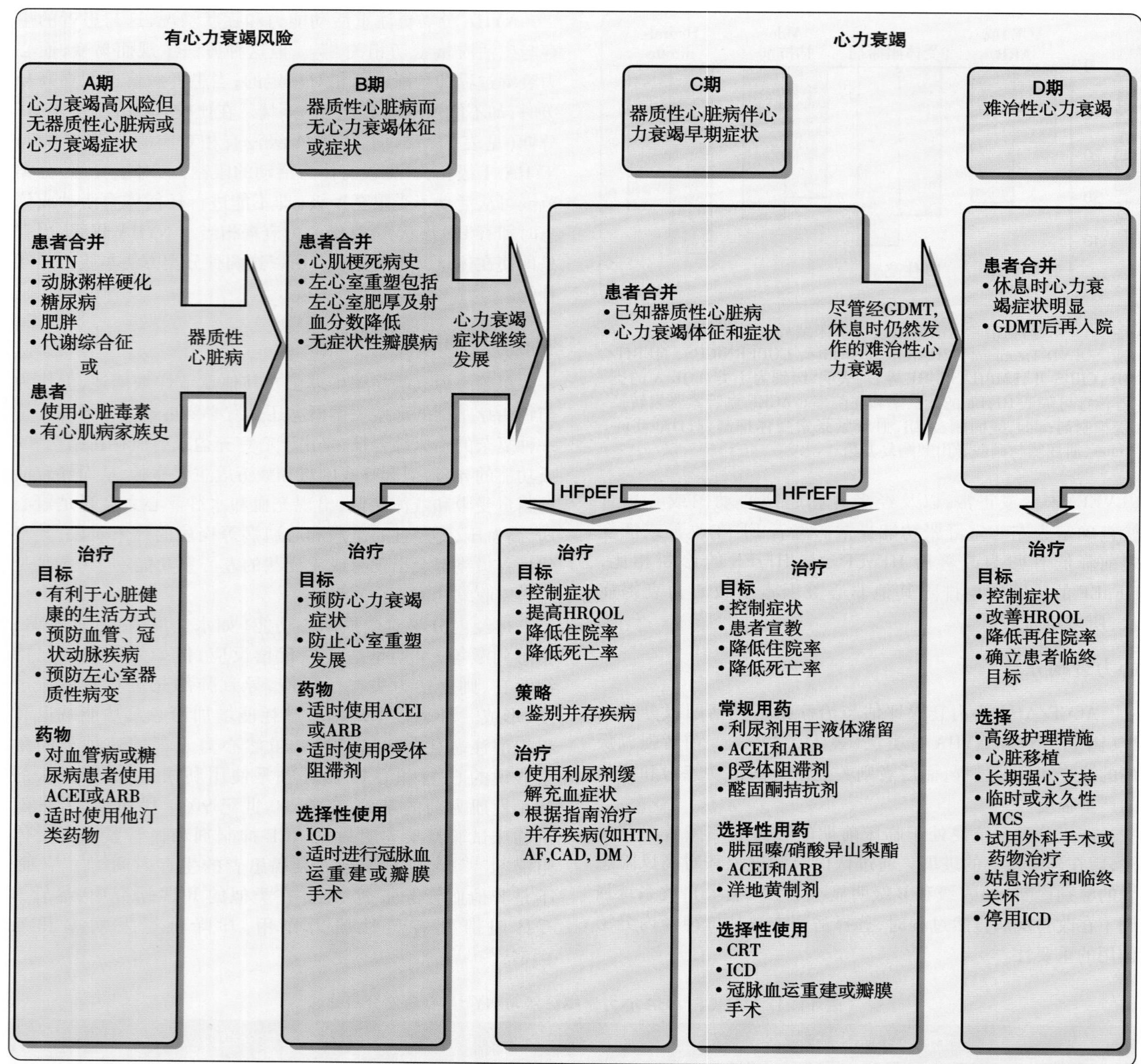

图 11.15 心力衰竭发展分期及其不同时期的治疗建议。ACEI，血管紧张素转换酶抑制剂；AF，房颤；ARB，血管紧张素受体抑制剂；CAD，冠心病；CRT，心脏再同步治疗；DM，糖尿病；GDMT，依据指南的药物治疗；HFpEF，射血分数正常型心力衰竭；HFrEF，射血分数降低型心力衰竭；HRQOL，心脏相关性生活质量；HTN，高血压；ICD，植入型心律转复除颤器；MCS，机械循环系统。(*From Yancy CW, Jessup M, Bozkurt B, et al. 2013 ACCF/AHA Guideline for the Management of Heart Failure: a report of the American College of Cardiology Foundation/American Heart Association Task Force on practice guidelines. Circulation. 2013; 128: e240.*)

表 11.13 心肌受损后神经内分泌反应对循环的影响

反应	短期作用	长期作用
水钠潴留	增加前负荷	肺淤血、全身水肿
血管收缩	维持血压、保证重要脏器(如脑、心脏)灌注	泵功能恶化(如后负荷超载)、心脏耗能增加
交感激活	增加心率及心排血量	心脏耗能增加

小剂量醛固酮拮抗剂配合常规心力衰竭治疗可以降低严重心力衰竭患者的死亡率，这一发现提示我们，对于神经激素假说而言，药物的作用不仅仅限于对心-肾和血流动力学的影响[318,319]。综合大量基础研究的证据表明Ang Ⅱ是一种生长因子和血管收缩剂[320]，而临床研究资料则促使研究的重心从心肾和心脏循环过程转向心脏重构，并作为神经激素介导性心脏综合征进程中的核心部分[321]。肾素-血管紧张素醛固酮系统(renin-angiotensinal-dosterone system，RAAS)、过度交感兴奋、内皮素以及各种细胞因子都可以刺激心脏失代偿的进程。心室重塑或心脏的结构性改变包括心腔扩大和心肌肥厚(框 11.5)以及对血流动力学反应的逆向调节，均可导致进行性心室功能不全，也就成为目前治疗干预的主要目标(图 11.16)。

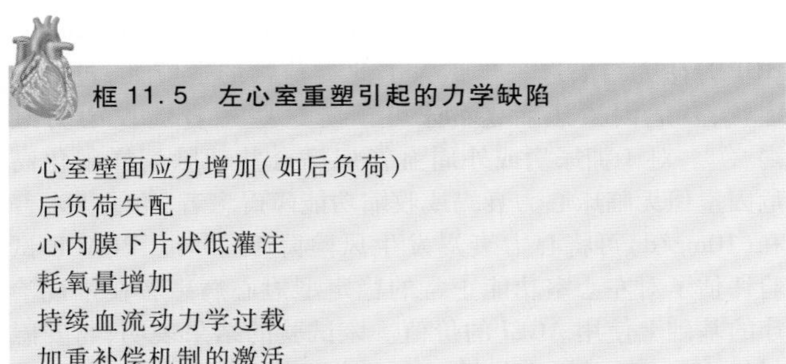

From Mann DL. Mechanisms and models in heart failure:a approach. *Circulation*. 1999;100:999.

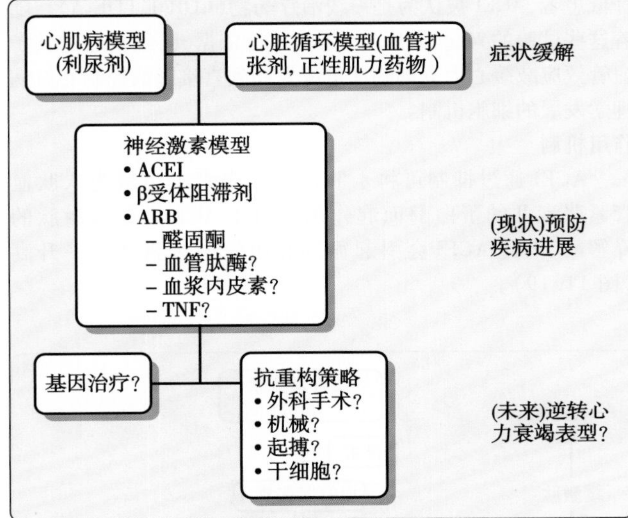

图 11.16 心力衰竭治疗的现状和展望。目前,心力衰竭治疗方法主要集中于使用拮抗神经内分泌系统的药物来阻止疾病发展。将来的治疗可能涉及其他生物活性系统[如内皮素、肿瘤坏死因子(TNF)]的拮抗剂,以及可能逆转心力衰竭表型的抗重构策略。ACEI,血管紧张素转换酶抑制剂;ARB,血管紧张素受体阻滞剂。(*Modified from Mann DL. Mechanisms and model in heart failure: a combinatorial approach.* Circulation. *1999;100:999.*)

肾素-血管紧张素系统在心力衰竭中的病理生理作用

肾素-血管紧张素系统(RAS)是心力衰竭患者被激活的神经内分泌系统之一,同时也是心力衰竭发展的重要介质。就短期效应而言,当血压下降或肾脏灌注减少(如出血)时,肾球旁细胞会释放蛋白水解酶肾素,使循环中的血管紧张素原转化为血管紧张素Ⅰ(AngⅠ),AngⅠ继续在肺部被ACE裂解并产生循环中的AngⅡ。AngⅡ作为一种强力的小动脉和静脉血管收缩因子,使血压和灌注压均得到恢复到。同时,AngⅡ还刺激肾上腺皮质释放醛固酮、垂体后叶释放抗利尿激素,两者均促进肾脏水钠重吸收从而增加血容量。就远期效应而言,AngⅡ浓度升高导致水钠潴留和全身血管阻力增加,引起心力衰竭症状、肺部充血和血流动力学失代偿等(图11.17)。

除了对心肾和心脏循环系统产生作用,大多数在心肌表达的激素及RAS受体会引起心肌不适当生长或重构,这是

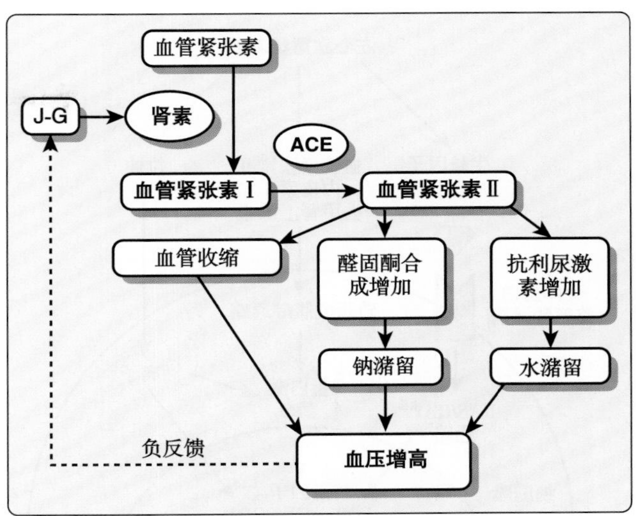

图 11.17 肾素-血管紧张素-醛固酮系统(RAAS)的基本通路。ACE,血管紧张素转换酶;J-G,肾小球旁器。(*From Jaski BE.* Basis of Heart Failure: a Problem Solving Approach. *Boston: Kluwer Academic Publishers; 2000.*)

心力衰竭进程中的一个重要因素。现已证明,在衰竭的心脏,血管紧张素原、ACE和AngⅡ的mRNA均表达增强[322]。在扩张型和缺血性心肌病患者冠状窦可检测到浓度升高的AngⅡ,提示RAS旁分泌或自分泌的存在。而且,冠状窦中AngⅡ浓度的进行性升高和NYHA心力衰竭分级的升高密切相关[322]。这些数据表明心内RAS参与了疾病的演变过程。

AngⅡ与受其体AT_1和AT_2作用产生的效应已是众所周知。其中,AT_1受体与引起心血管副作用的多种效应有关。AT_1受体激活后促进醛固酮和血管升压素分泌,同时伴随肾脏水钠重吸收增加、血管收缩增强、儿茶酚胺释放增加、心血管组织细胞生长和增生(表11.14)。刺激AT_2受体则引起利尿、血管舒张、缓激肽和NO释放以及细胞生长受抑或凋亡。

表 11.14 可致组织重构的AT_1与AT_2受体激活的细胞与生理效应

AT_1 受体	AT_2 受体
血管收缩	血管舒张
细胞生长与增殖	细胞生长受抑或细胞凋亡
正性肌力	负性变时
醛固酮分泌	尿钠排泄
儿茶酚胺释放	缓激肽释放

在心脏合成的AngⅡ主要是通过分布于心肌细胞和成纤维细胞的AT_1受体参与心脏重构的调节过程。通过细胞内复杂的信号转导级联反应,激活细胞核内蛋白转录因子,起始RNA转录过程。心肌AngⅡ长期作用于AT_1受体可致心肌细胞肥大、成纤维细胞增生和细胞外基质沉积(图11.18)[323]。这些过程均导致心力衰竭特征性的进行性左心室重塑和左心室功能不全。

左心室重塑刺激
生长因子
血管紧张素Ⅱ
内皮素Ⅰ
去甲肾上腺素
拉伸
受体蛋白
酪氨酸激酶
磷脂酰肌醇通路
钙离子
蛋白激
酶C
RAS/RAF
通路
细胞膜
转录因子(如
FOS, JUN, EGR1)
激活
细胞核
DNA转录
肥大
(向心性或离心性)

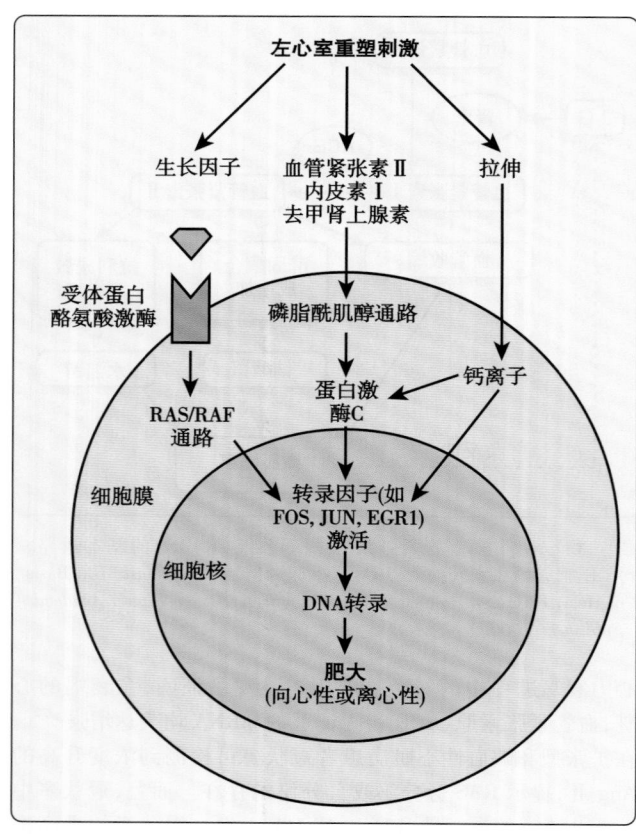

图 11.18 左心室重塑的促发因素

血管紧张素转换酶抑制剂(ACEI)

临床证据

各种随机、安慰剂对照的临床试验提供的证据均支持心力衰竭患者可因使用 ACEI 获益(表 11.15)。最初,这类药物的价值主要根据其对有症状性心力衰竭的治疗作用来进行评估(即 SOLVD、V-HeFT 和 CONSENSUS 试验)。NYHA Ⅱ~Ⅳ级心力衰竭患者使用 ACEI 进行治疗后,其死亡率可降低 16%~31%。同时,还发现对于无症状性左心收缩功能不全但有以下情况患者,ACEI 可改善其临床结局:①EF<35% 的心肌病患者[323];②2 周内发生 MI 且 EF<40% 患者[324];③无论 EF 而 24 小时内发生 MI 患者[325]。

表 11.15 ACEI 在心力衰竭治疗中的选择性试验

患者分组	心力衰竭分级	药物	试验名称
心力衰竭			
NYHA Ⅱ~Ⅲ级	C	依那普利	SOLVE(治疗);V-HeFT Ⅱ
NYHA Ⅳ级	D	依那普利	CONSENSUS Ⅰ
无症状性左心功能不全			
EF<35%	B	依那普利	SOLVE(预防)
心肌梗死后(EF<40%)	B	卡托普利	SAVE
急性心肌梗死	B	卡托普利、赖诺普利	GISSI ISIS-4
无症状性高风险者			
既往糖尿病、肺血管疾病及冠心病危险因素	A	雷米普利	HOPE

ACE,血管紧张素转化酶;EF,射血分数;NYHA,纽约心脏病协会。

心脏预后评估(Heart Outcomes Prevention Evaluation, HOPE)研究结果进一步扩大了此类药物的适应证,包括无症状、高危因素患者,ACEI 可预防这些患者新发心力衰竭[326]。对于糖尿病或外周血管疾病合并动脉粥样硬化高危因素但无临床心力衰竭或收缩功能障碍患者,给予雷米普利(10mg/d)可将心力衰竭发生风险降低 23%。PEACE 试验评估了对左心室功能正常的稳定型冠心病患者在常规治疗的基础上使用 ACEI 的价值。该试验的结果表明,与安慰剂相比,ACEI 并没有降低因心血管原因或非致死性 MI 所致死亡率[327]。

对于 A 期患者,ACEI 仅用于合并有糖尿病或血管疾病患者和控制一般危险因素。对于 B 期患者、伴或不伴症状的 EF 降低患者,ACEI 被认为是一线治疗药物(COR 1,LOE A)。随着这些试验的兴起,使用 ACEI 的理论依据,已经从通过其扩血管效应减缓心力衰竭临床进程发展到直接影响控制心肌病理学发展的细胞机制。

作用机制

ACEI 通过抑制可将十肽血管紧张素Ⅰ裂解为八肽血管紧张素Ⅱ的蛋白酶而起作用。由于 ACE 也是缓激肽的降解酶,因此 ACEI 会引起循环和组织中缓激肽水平升高(图 11.19)。

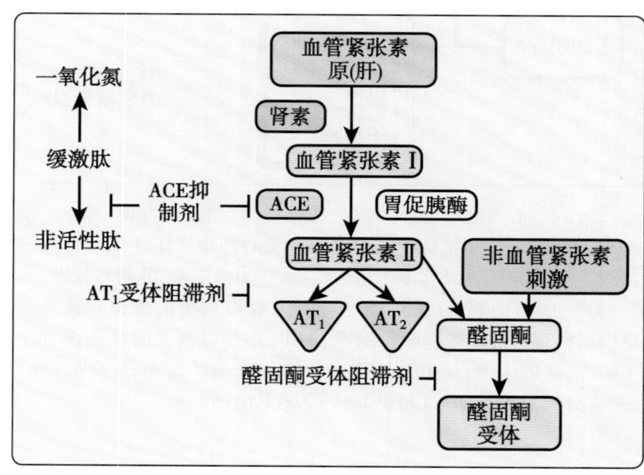

图 11.19 肾素-血管紧张素-醛固酮系统(RAAS)的激活。ACE,血管紧张素转换酶;AT_1,血管紧张素Ⅰ受体;AT_2,血管紧张素Ⅱ受体。(*Modified from Mann DL.* Heart Therapy: A Companion to Braunwald's Heart Disease. *Philadelphia: Saunders; 2004.*)

ACEI 对慢性心力衰竭有以下几方面的作用:①通过减少血管紧张素Ⅱ、去甲肾上腺素,增加缓激肽、NO 和前列环素等,发挥强力扩血管作用;②通过减少醛固酮、抗利尿激素的分泌,减少肾脏对水钠的重吸收;③通过作用于神经末梢的 AT_1 受体减少交感神经释放去甲肾上腺素;④在组织中,ACEI 抑制血管紧张素Ⅱ产生并减弱血管紧张素Ⅱ介导的心肌肥大和成纤维细胞增生[328,329]。

支持 ACEI 在心脏重构中起重要作用的临床证据,主要来自依那普利与安慰剂对照的比较研究(即 SOLVD 试验)和依那普利与肼屈嗪硝酸异山梨酯对照的比较研究(即 V-HeFT Ⅱ试验)[330,331]。在 SOLVD 系列研究中[330],给予左心室一定压力,安慰剂组显示左心室扩张,而依那普利组显示心腔体积缩小。在 V-HeFT Ⅱ试验中,尽管肼屈嗪/硝酸异山梨酯组的运动能力有所改善,但依那普利组却具有较高生存率,提示 ACEI 提高生存率的机制,除血管舒张之外尚有其他机制参与[330]。

在心肌组织中,糜蛋白酶也能催化血管紧张素Ⅰ转化为血管紧张素Ⅱ。丝氨酸蛋白酶与 Ang Ⅰ的亲和力是 ACE 的 20 倍,并不受 ACEI 影响[332]。对于血管紧张素促发性心力衰竭,Ang Ⅱ受体阻滞剂(Angiotensin Ⅱ receptor blocker,ARB)可加强 ACEI 的抑制作用。

胰岛素抵抗是心力衰竭患者常见的一种代谢异常,ACEI 可削弱其效应且与 Ang Ⅱ活性无关,所以,Ang Ⅱ受体拮抗剂不能削弱胰岛素抵抗[333]。ACEI 和 ARB 可减少蛋白尿(心力衰竭患者常见并发症)的发生,并延缓高血压患者肾衰进展[297,334]。

临床用药选择和策略

ACEI 的治疗指南包括适当的首剂量、靶剂量及常见副作用,如表 11.16 所示。大规模的心力衰竭试验表明,坚持使用靶剂量的 ACEI 可使疗效更加稳定(见表 11.15)。

表 11.16 ACEI 在心力衰竭和/或左心功能不全中的应用

药物	半衰期/h	用药方法	起始剂量/mg	目标剂量/mg	相对组织结合率
卡托普利	3	tid	6.25	50	+
依那普利	11	bid	2.5~5	10	+
赖诺普利	12	qd	5	20	+
雷米普利	9~18.0	bid	2.5	5	++
喹那普利	2(25)[a]	bid	5	20	+++
群多普利	6	bid	1	1~2.0	NA

[a] 表示血浆消除半衰期约为 2 小时,其终末半衰期为 25 小时。
ACEI,血管紧张素转化酶抑制剂;NA,不适用。qd,每日 1 次;bid,每日 2 次;tid,每日 3 次。

根据 AHA/ACCF 指南(见图 11.15),尽管委员会承认需要进一步的客观研究,但仍然推荐 A 期高危患者如糖尿病或外周血管疾病患者使用 ACEI 治疗。对所有具有近期或远期心肌梗死病史、为预防 EF 降低患者出现心力衰竭症状并降低死亡率的 B 期患者、所有 C 期 HFrEP 患者采用 ACEI 治疗,推荐强度为(COR Ⅰ,LOE A)。

使用 ACEI 的相对禁忌证包括:①发生不耐受或不良反应病史如咳嗽、血管性水肿、中性粒细胞减少症、皮疹等;②饮食或利尿治疗无效的持续性高钾血症(>5.5mmol/L);③低血压症状;④双侧肾动脉狭窄病史。对于临界血压(收缩期血压<90mmHg 或肾功能下降(肌酐清除率基线水平>2.0mg/L)患者,主张应用小剂量的短效药(如卡托普利)进行治疗。

一旦发现患者耐受 RAS 抑制剂,就应将用药调整为长效制剂的靶剂量。在 ATLAS 试验中,对于有症状的心力衰竭患者或左心室收缩功能障碍患者(EF<35%)[335],赖诺普利每天 32.5~35mg 比每天 2.5~5.0mg 有效得多。接受 ACEI 靶剂量治疗的患者与那些接受低剂量治疗的患者相比,其住院频率要低[336]。不同 ACEI 与组织亲和力不同的重要性尚不清楚。

血管紧张素Ⅱ受体阻滞剂在心力衰竭中的应用

病理生理学与作用机制

虽然 ACEI 能降低死亡率,但许多患者却不能耐受其副作用。同时,ACEI 并不能完全拮抗 Ang Ⅱ,这些因素促进了特异性 Ang Ⅱ受体阻滞剂在心力衰竭药物治疗中的发展(见图 11.19)[337]。心肌内非 ACE 产生的 Ang Ⅱ通过作用于 AT_1 受体,导致左心室重塑和心力衰竭病情的发展(见表 11.14)。选择性 AT_1 阻滞剂可阻止 Ang Ⅱ对细胞的作用,防止血管收缩、水钠潴留、去甲肾上腺素释放,延缓或预防左心室肥大和纤维化[338],而 AT_2 受体及其效应包括 NO 的释放均不受影响。

临床证据

ELITE Ⅰ试验首先证实了 ARB 的良好效果,即作为研究的次要终点,与卡托普利(8.7%)相比,氯沙坦(4.8%)明显降低了猝死的风险[339],尽管研究的主要终点即肾功能障碍与低血压的发生并无组间差异。随后的 ELITE Ⅱ试验(表 11.17)的统计学强度比 ELITE Ⅰ试验更高,但在降低老年心力衰竭患者死亡率方面,却未能证实氯沙坦优于卡托普利[340]。而在此试验的亚组分析中,对于预先使用了 β 受体阻滞剂的患者,氯沙坦的治疗效果反而不如卡托普利。

缬沙坦用于心力衰竭(Valsartan in Heart Failure,Val-HeFT)和坎地沙坦用于心力衰竭死亡率降低评估(Candesartan in Heart Failure Assessment in Reduction of Mortality,CHARM)等试验,目的是评价在常规治疗(包括 β 受体阻滞剂、ACEI 和利尿剂)的基础上加用 ARB 能否为有症状性心力衰竭的治疗提供更多临床价值。虽然 Val-HeFT 的结果支持对不耐受 ACEI 的慢性心力衰竭患者中使用 ARB,但对于已使用 ACEI 和 β 受体阻滞剂(占患者人群的 93%)的患者,加用缬沙坦后出现了死亡或住院风险增高的趋势[313]。

相比之下,CHARM-Added 试验[341]表明坎地沙坦联合使用 ACEI 和 β 受体阻滞剂是安全的,使心血管相关死亡率或住院相对风险降低了 15%,使不耐受 ACEI 患者(即替代组)的死亡率或住院相对风险降低了 23%。同时,对于没有接受 ACEI 治疗而 EF>40% 的患者(即保守组),在心血管死亡率方面没有差异,而心力衰竭住院率只有小幅降低[342,343]。在 CHARM-overall 试验中,坎地沙坦明显减少了心血管相关死亡率和住院率,使心血管死亡相对风险降低了 16%[312]。

表 11.17 血管紧张素受体拮抗剂治疗心力衰竭的实验研究

试验名称	药物使用	人群	结果
ELITE Ⅱ	氯沙坦,50mg qd	年龄≥60 岁、NYHA Ⅱ~Ⅳ级、EF≤40%	1. 氯沙坦疗效不比卡托普利更好 2. 死亡率无差别 3. 氯沙坦耐受性更好 4. 氯沙坦联合 β 受体阻滞剂效果更差
Val-HeFT	缬沙坦,160mg bid 或标记为 ACEI 的安慰剂(93%)	NYHA Ⅱ~Ⅳ级 EF <40%	1. 总体死亡率无差别 2. 发病率与死亡率相差 13% 3. 心力衰竭住院率下降 27% 4. ACEI 不耐受患者(占研究组中 7%)获益最大,主要研究终点下降 45%
CHARM	坎地沙坦,32mg qd 与安慰剂	NYHA Ⅱ~Ⅳ级	
	安慰剂标记或不标记 ACEI		
	加安慰剂	EF≤40%	总体死亡率的相对风险降低 15%
	不加安慰剂	EF>40%	心力衰竭住院率稍降低
	替换安慰剂	F≤40%,ACEI 不耐受	心力衰竭死亡率或住院率性对风险降低 23%
	所有安慰剂		总体死亡具有率明显差别

ACEI,血管紧张素转化酶抑制剂;EF,射血分数;NYHA,纽约心脏病协会。qd,每日 1 次;bid,每日 2 次。

临床实践

当有心力衰竭症状患者在治疗过程中出现 ACEI 副作用如持续咳嗽、血管性水肿、高钾血症及肾功能障碍恶化时,则可以使用 ARB 作为 ACEI 的替代用药,其推荐等级为Ⅰ类,LOE A。对于因其他原因如高血压已经在服用 ARB 以及因 ACEI 致心力衰竭加重等患者,ARB 仍可作为 ACEI 的替代用药,其推荐等级为Ⅱa 级,LOE A。由于 ARB 并不影响缓激肽水平,所以干咳、血管性水肿罕见发生并不多见。关于 ARB 用药剂量和给药间隔的大规模研究见表 11.18。

表 11.18 血管紧张素受体阻滞剂在大规模试验中的评估

药物	半衰期/h	给药方法	首剂量/mg	靶剂量/mg
氯沙坦	6~9	qd	25	50
缬沙坦	9	bid	40	160
厄贝沙坦	11~15	qd	75	150
坎地沙坦	3.5~4	qd	4	32

qd,每日 1 次;bid,每日 2 次。

与 ACEI 相似的是,ARB 也会剂量依赖性降低右心房压力、PCWP 和 SVR[344]。与长效 ACE 抑制作用不同的是,只要 ARB 使血浆中 Ang Ⅱ一直保持低水平,那么血流动力学效应和心指数增长就可持续维持。尽管有试验(即 CHARM-Added 和 V-HeFT 试验)表明[330,341],ACEI 联合 ARB 的治疗可进一步降低 HFrEF 患者的死亡率和住院率,治疗方案明显增加低血压和肾功损害的发生。对于有症状性左心室功能障碍患者的治疗,大量 meta 分析特别强调了联合使用这两种药物时的副作用[345]。目前,不推荐常规联合使用 ACEI、ARB 和醛固酮拮抗剂,因其有较大潜在危害性[304]。

醛固酮受体拮抗剂

醛固酮是盐皮质激素,也是心力衰竭神经内分泌假说的另一个重要物质。虽然已有假说认为在应用 ACEI(或 ARB)治疗心力衰竭的患者中,其醛固酮的分泌会被阻断,但是即使 Ang Ⅱ受到抑制,心力衰竭患者体内醛固酮的水平也是增高的[346](图 11.19)。

醛固酮升高在心血管系统方面的不良反应包括:钠潴留、低钾、低镁、心室重塑(如胶原纤维的产生,心肌细胞肥大)、心肌细胞去甲肾上腺素的释放、内皮细胞功能受损等[347](图 11.20)。心力衰竭患者常见的低镁血症可致非 Ang Ⅱ介导的醛固酮生成[348]。细胞外低镁常见于袢利尿剂使用的慢性病程,会刺激肾上腺醛固酮的分泌[349]。肾上腺外组织,如心肌或血管分泌的醛固酮可以促氧化、促炎、激活血栓形成的信号通路[如核因子-κB(NF-κB)、活化蛋白 1(AP-1)、凝血酶原激活抑制剂 1(PAI-1)],以及左心室扩大、血管周围纤维化、动脉粥样硬化[350-352]。心力衰竭发生机制的一个核心发现证实:脑内产生的醛固酮会增强交感神经系统的活性[353]。

目前认为醛固酮的内分泌、自/旁分泌与心力衰竭的神经内分泌机制相关联,因此醛固酮受体拮抗剂能延缓心力衰竭的发展成为目前热门假说。除了盐皮质激素受体拮抗剂常见的作用机制(如尿钠增多、利尿、尿钾增多[348,354])外,醛固酮受体拮抗剂的肾外作用还包括:减少心肌胶原纤维的合成[355]、增加心肌对去甲肾上腺素的摄取、减少循环中去甲肾上腺素的水平,增加心率变异性[356,357],以及改善内皮舒张血管功能和一氧化氮在血管水平的生物活性[358]。

临床证据

3 项大规模实验证实醛固酮受体拮抗剂能改善慢性心力衰竭患者的临床结局。一项超过 1 600 例心力衰竭患者(C 级,NYHA Ⅲ~Ⅳ级)的随机醛固酮评价研究(randomized aldactone evaluation study,RALES),指出螺内酯(26mg/d)联合标准治疗(ACEI、袢利尿剂用或者不用地高辛以及 β 受体阻滞剂)对心力衰竭患者有效。不管年龄、性别及心力衰竭原因,与标准治疗组比较,螺内酯治疗组总体死亡率及与心血管相关死亡率下降了 30%[318](图 11.21)。

此项研究中,仅有 10%~20%患者使用 β 受体阻滞剂,因

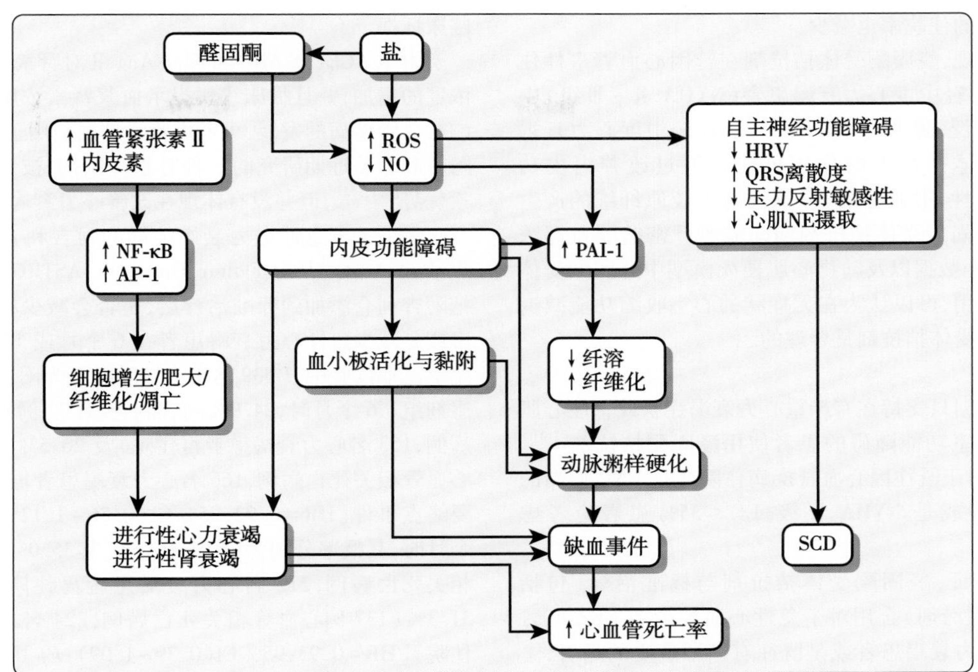

图 11.20 醛固酮和盐对的心血管系统副作用。AP-1,激活蛋白-1;HRV,心率变异性;NF-κB,核因子-κB;NO,一氧化氮;PAI-1,纤溶酶原激活物抑制剂-1;ROS,活性氧族;SCD,心源性猝死;↑,增加;↓,下降。(*From Pitt B, Rajagopalan S. The role of mineralocorticoid receptor blocking agents in patients with heart failure and cardiovascular disease. In*: *McMurray JJV, Pfeffer MA, eds.* Heart Failure Updates. *London*: *Martin Dunitz*; *2003*: *129.*)

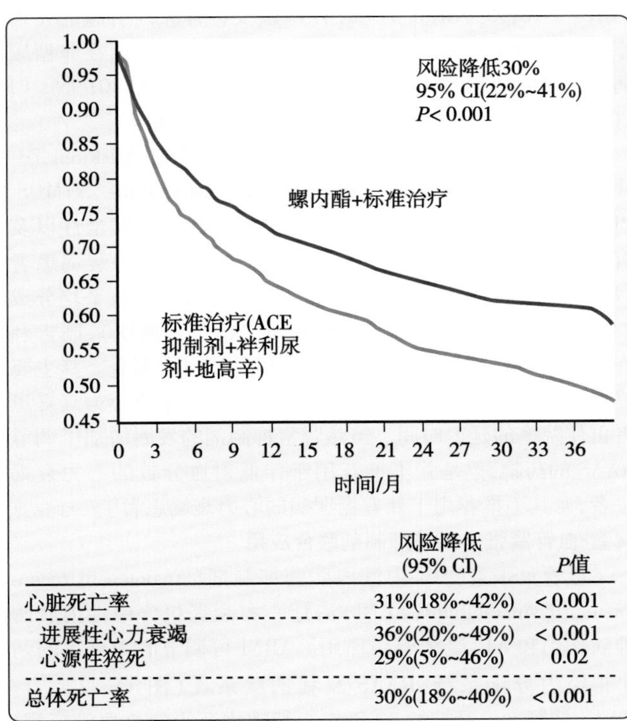

	风险降低 (95% CI)	P值
心脏死亡率	31%(18%~42%)	< 0.001
进展性心力衰竭	36%(20%~49%)	< 0.001
心源性猝死	29%(5%~46%)	0.02
总体死亡率	30%(18%~40%)	< 0.001

图 11.21 随机螺内酯评估研究:螺内酯对严重心力衰竭患者发病率和死亡率的影响。ACE,血管紧张素转换酶;CI,置信区间。(*From Pitt B, Rajagopalan S. The role of mineralocorticoid receptor blocking agents in patients with heart failure and cardiovascular disease. In*: *McMurray JJV, Pfeffer MA, eds.* Heart Failure Updates. *London*: *Martin Dunitz*; *2003*: *118.*)

此,醛固酮在心力衰竭管理中的具体作用仍不清楚。有研究指出广泛应用醛固酮引起的高钾血症可明显增加住院率及相关死亡率[359]。在洋地黄实验中,螺内酯减少洋地黄相关的心律失常的发生率及其所致的心血管猝死危险可能是其保钾作用、降低循环中去甲肾上腺素作用[360]以及增加 NO 利用率[358]等作用所致[361]。

依普利酮是一种醛固酮受体拮抗剂,但没有螺内酯常见的副作用[362]。依普利酮对急性心肌梗死后心力衰竭的功效和生存研究(Eplerenone Post-acute Myocardial Infarction Heart Failure Efficacy and Survival Study, EPHESUS)收集了超过 6 600 例急性心肌梗死后 3~14 天心力衰竭患者,结果证实依普利酮(25~50mg)联合使用 ACEI、袢利尿剂及 β 受体阻滞剂可降低总体死亡率($P=0.008$)、心血管相关死亡率($P=0.002$)以及心血管事件住院率[319]。

在一项依普利酮对轻度心力衰竭患者住院及生存的研究(Eplerenone in Mild Patients Hospitalization and Survival Study in Heart Failure, EMPHASIS-HF)[363]中,Zannad 及其合作者提出一个重要的问题:依普利酮是否对轻度收缩性心力衰竭患者具有治疗价值。这是一项双盲实验,2 327 名 NYHA Ⅱ级心力衰竭或 EF≤35% 患者随机接受依普利酮治疗或安慰剂治疗,由于依普利酮治疗带来显著益处,这项研究在随访追踪 21 个月后提前终止。这项研究的主要结果(如心血管事件相关死亡率或心力衰竭患者住院率)显示依普利酮组为 18.3%,而安慰剂组为 25.9%[风险比(HR)=0.63;95% 置信区间(CI)(0.54,0.74);$P<0.001$)。有 12.5% 接受依普利酮患者死亡,而有 15.5% 接受安慰剂患者死亡(HR=0.76;95% CI(0.61,0.94);$P=0.01$)。同时,接受依普利酮的心力衰竭

患者因各种原因的住院率也减少。

基于以上发现，醛固酮受体拮抗剂在曾因心血管事件住院或 BNP 升高的轻中度心力衰竭患者（NYHA Ⅱ～Ⅲ级）中的应用越来越广泛，除非有禁忌证[304]。在轻中度心力衰竭患者，醛固酮受体拮抗剂的作用可能是通过改善内皮功能[364]、运动耐受性、射血分数[365]以及减少胶原纤维的产生实现的。使用醛固酮受体拮抗剂期间需要严密监测血钾浓度[364]。基于以上数据以及动物心肌梗死模型中醛固酮受体拮抗剂的有效作用，可以认为在无症状的心室收缩功能减退患者应用醛固酮受体拮抗剂是合理的。

临床应用

目前临床证据只支持在有严重心力衰竭症状或急性心肌梗死后发生左心室功能障碍的患者使用醛固酮拮抗剂[319]。除非有禁忌证，对于既往因心血管疾病住院或是 BNP 增高的 NYHA Ⅱ级患者或是 NYHA Ⅳ级、EF≤35% 患者应考虑使用。

除非有禁忌证，醛固酮受体拮抗剂与标准治疗（包括 ACEI 及 β 受体阻滞剂）合用对于急性心肌梗死后 EF≤40% 有可能发展为心力衰竭患者或是既往有糖尿病史的患者，Ⅰ级推荐使用螺内酯。

螺内酯初始计量为 12.5～25mg/d。应维持患者正常血钾浓度（≤5.0mmol/L）及肾功能[肌酐≤2.5mg/dl（男性），肌酐≤2.0mg/dl（女性），肌酐清除率>30ml/min]。严密监测电解质避免高钾。当患者出现缺水症状时（如呕吐、腹泻）或使用损伤肾功能药物（如类固醇抗炎药）时，螺内酯的使用剂量及时间应减少。在 RALES 实验中，发生严重高血钾（K^+≥6.0mmol/L）的发生率没有明显上升，且只有安慰剂组发生一例与高血钾相关的死亡病例[318]。与之相反一项加拿大的时间连续性分析中，RALES 公开数据中，高血钾的发生率与死亡率发生率增多[359]。

螺内酯可以与雄激素受体结合，使雌激素受体较多，产生类雌激素效应如男性乳房发育、月经紊乱。地高辛也有类雌激素效应，在和螺内酯合用时，也会导致男性乳房发育[366]。这通常对男性来说并不是个问题，因为他们体内并没有大量具有生物活性的雌激素。根据 EPHESUS 的数据资料，新的螺内酯受体拮抗剂依普利酮较少引起高血钾，没有类雌激素效应。不幸的是依普利酮的价格要比螺内酯贵好几倍。

肾素抑制剂

虽然 RAAS 抑制剂可以改善伴射血分数减少心力衰竭患者的预后，但与心力衰竭相关的发病率及死亡率仍然较高。由于丧失了 Ang Ⅱ在肾素产物的负反馈作用，RAAS 抑制剂的使用受到限制。ACEI 或 ARB 抑制 Ang Ⅱ以及醛固酮的分泌并不会持续减少血浆 Ang Ⅱ及醛固酮的浓度[367]，其原因可能是由于 Ang Ⅱ的负反馈作用中断而导致肾素及 Ang Ⅰ代偿性增加。

RAAS 抑制剂引起的肾素浓度持续增高可导致预后不良[368,369]。证据提示肾素浓度的增高可能导致一些其他非 RAAS 效应。这些非 RAAS 效应可能是由于激活（前）肾素受体，继而激活细胞内后受体的级联反应，最终导致包含 DNA、纤维蛋白溶酶原激活抑制剂 1、Ⅰ型胶原蛋白、纤维连接蛋白以及转化生长因子 β_1 合成增加[370]。

临床证据

由于 ACEI 及 ARB 可抑制 Ang Ⅱ对肾素负反馈引起肾素浓度的增加，并且临床线索提示血浆肾素浓度的增加最终影响心血管疾病的发展，可考虑肾素抑制剂用于心力衰竭患者。阿吉利仑是近期研究的一种肾素抑制剂，被认为具有神经激素优势[371,372]，但并没有体现在改善心力衰竭患者结局。

一项关于急性心力衰竭结局的阿吉利仑试验（Aliskiren Trial on Acute Heart Failure Outcomes，ASTRONAUT）[373]研究把阿吉利仑添加到标准治疗后，是否会减少心血管事件死亡率或是减少急性心力衰竭患者在 6 个月或 12 个月中的再住院率。本试验中，1 639 名患者被随机分为阿吉利仑组或是安慰剂组。6 个月时，24.9% 阿吉利仑组（77 例心血管相关死亡病例，153 名心力衰竭患者再住院）及 26.5% 安慰剂组（85 例心血管相关死亡病例，166 名心力衰竭患者再住院）发生了主要终点事件[HR=0.92；95% CI（0.76～1.12）；P=0.41]。12 个月时，其概率分别为：阿吉利仑组为 35.0%（126 例心血管相关死亡病例，212 名心力衰竭患者再住院），安慰剂组为 31.3%（137 例心血管相关死亡病例，224 名心力衰竭患者再住院）[HR=0.93；95% CI（0.79～1.09）；P=0.36]。阿吉利仑组高钾血症、低血压及肾衰的发生率高于安慰机组。伴低左心室射血分数患者在住院期间，将阿吉利仑加入标准治疗，并未降低心血管相关死亡率或是心力衰竭患者在 6 个月或 12 个月时的再住院率。

阿吉利仑治疗与糖尿病之间存在相互作用。阿吉利仑增加糖尿病患者心血管相关死亡率或心力衰竭患者再住院率[HR=1.16；95% CI（0.91～1.47）]以及各种原因引起的死亡率[HR=1.64；95% CI（1.15～2.33）；P=0.41]。而在非糖尿病患者中，却得到相反结果[分别为：HR=0.80；95% CI（0.64～0.99）及 HR=0.69；95% CI（0.50～0.94）]）[374]。

从降低心力衰竭患者结局的阿吉利仑试验（Aliskiren Trial to Minimize Outcomes in Patients with Heart failure，ATMOSPHERE）来看，需要其他实验来检验阿吉利仑的安全性以及有效性[375]。在这项研究中，Ⅱ～Ⅳ级收缩性心力衰竭患者（EF<35%）以及 BNP 或者 NT-pro-BNP 升高患者被平均分成 3 组，分别接受依那普利（每次 10mg/次，每天两次）、阿吉利仑（300mg/次，每天一次）或依那普利联合阿吉利仑。其主要终点结局是观察第一次出现心血管相关死亡率或心力衰竭患者再住院率的延迟时间。虽然肾素抑制剂的发展增加了调节 RAAS 的药物，但是并不推荐用于伴低射血分数的心力衰竭患者，尤其不推荐用于伴有糖尿病的心力衰竭患者。

肾素-血管紧张素系统抑制剂联合应用

血管紧张素受体-中性内肽酶抑制剂（Angiotensin receptor-neprilysin inhibitor，ARNI）治疗心力衰竭包含中性内肽酶抑制作用和 AT_1 受体阻滞作用。ARNI 可调节心力衰竭的两个神经内分泌系统：RAAS 及利钠肽系统（图 11.22）[376]。RAAS 抑制剂已经持续 30 年作为基础用药治疗心血管疾病。RAAS 抑制剂可调节血管收缩、心肌肥大以及心肌纤维化，这些效应已经临床证实可改善功能状态及生存率。利钠肽包含心钠肽、脑钠肽及利尿素，分布于心脏、血管、肾脏及中枢神经系统，对心脏壁压力及其他刺激作出反应。利钠肽可增加排钠、扩张血管、抑制 RAAS、减轻交感神经反应及抑制增生和

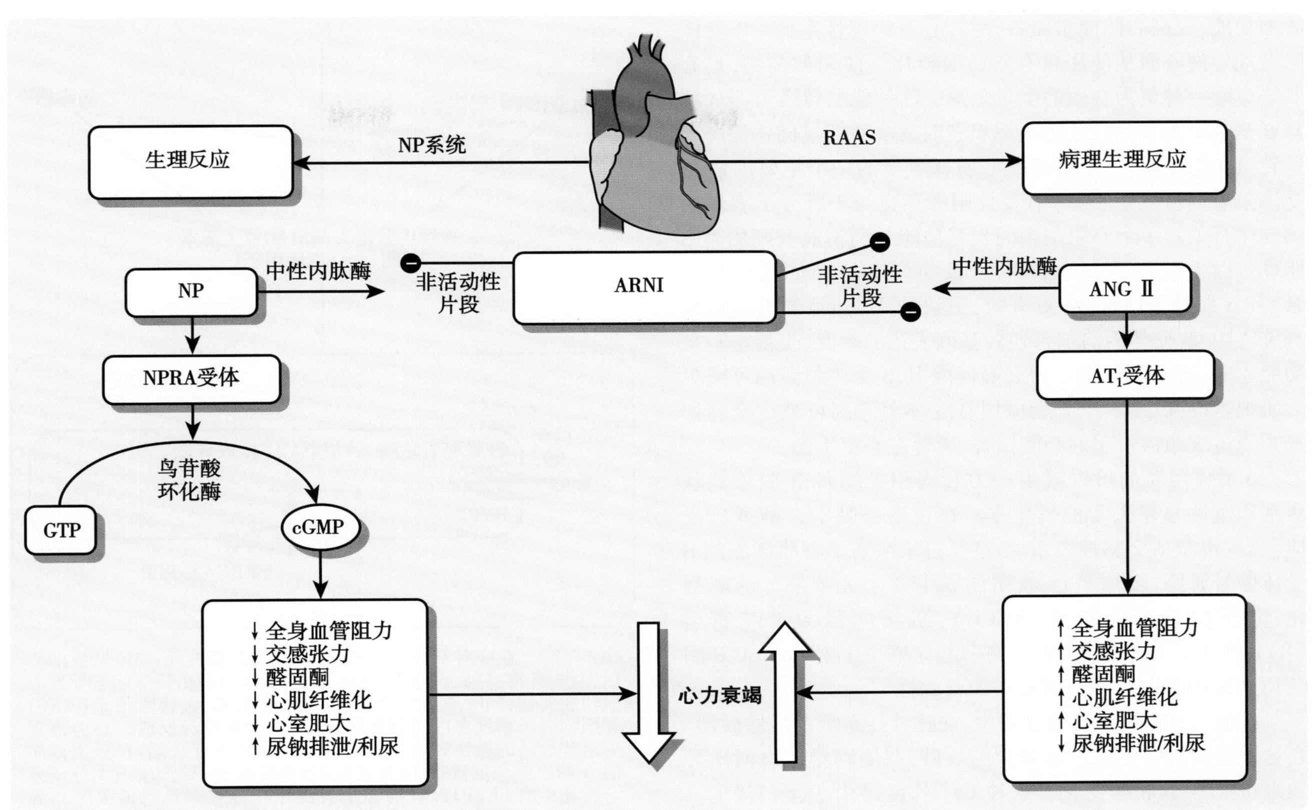

图 11.22 血管紧张素受体中性内肽酶抑制剂(ARNI)可调节心力衰竭的两种逆调节神经内分泌系统:肾素-血管紧张素-醛固酮系统(RAAS)和利钠肽(NP)系统(例如心钠肽,脑钠肽)。ANG,血管紧张素;AT_1,血管紧张素Ⅰ受体;cGMP,环磷酸鸟苷;GTP,鸟苷-5'-三磷酸;NPRA,利钠肽受体A;↑,增加;↓,下降。(*From Langenickel TH. Angiotensin receptor-neprilysin inhibition with LCZ696: a novel approach for the treatment of heart failure.* Drug Discov Today Ther Strateg. *2012;9:e131.*)

肥大。抑制脑钠肽酶可增加利钠肽浓度,利钠肽活性的提高可增强 RAAS 抑制剂的作用[376]。

LCZ696 是一种最早也是临床上最重要的新型 ARNI 复合剂,其化学本质是由中性内肽酶抑制剂 AHU377 以及缬沙坦以 1∶1比例组成[376]。在一项 ARNI 及 ACEI 对心力衰竭患者发病率及死亡率的前瞻性对照研究(Prospective Comparison of ARNI with ACEI to Determine Impact on Global Mortality and Morbidity in Heart Failure,PARADIGM-HF)中(此项研究包含了 8 399 例 NYHA Ⅱ~Ⅳ级心力衰竭患者),MaMurray 等[377]发现与依那普利比,LCZ696 在降低心血管相关死亡率(减少 20%)、心力衰竭患者再住院率(减少 21%)及各种原因引起的死亡率更具优势(增加 16%)。美国堪萨斯市心肌病调查问卷指出,与 ACEI 相比,ARNI 可显著提高患者生活质量。LCZ696 较少引起咳嗽、高血钾或者肾损伤,比依那普利更容易耐受。

由于 LCZ696 对心力衰竭患者的显著优势,PARADIGM-HF 实验提前结束,并且在 2015 年 7 月,美国食品药品管理局批准缬沙坦(valsartan)/sacubitril 复合制剂用于伴随低射血分数的 C 级以上的心力衰竭患者(如 NYHA Ⅱ~Ⅳ级),LCZ696 也被命名为 Entresto。

Entresto 的推荐起始剂量为 49mg/51mg,每天两次,其维持剂量为 97mg/103mg,每天两次,持续 2~4 周。如患者对 ACEI 或 ARB 敏感或是既往使用低剂量的肾素-血管紧张素抑制剂,其起始剂量可减为 24mg/26mg。ARNI 联合制剂不宜与 ACEI 同时应用,当需要从 ACEI 转换为 ARNI 时,需经过 36 小时的清除期。虽然 Entresto 可代替 ACEI 或 ARB 与其他药物联合使用治疗心力衰竭,但并不推荐其用于糖尿病患者。Entresto 的相关副作用中,低血压及高血钾的发生率分别为 18% 和 12%。

β 肾上腺素受体阻滞剂

交感神经系统(SNS)的激活及其在心力衰竭发病机制中的作用

类似于 RAS 的活性增强,SNS 的激活(如急性心肌梗死后或是长期高血压)可引起心力衰竭的一系列病理生理变化。SNS 的激活引起病理性左心室肥大及重构。心肌肥厚与拉长引起心室离心性肥大及心室腔容积增加。心室结构的改变导致室壁压力增加,促进心内膜下心肌梗死、心肌死亡及收缩功能障碍。持续的 SNS 激活可以改变基因表达,产生胎儿样亚型的转变(如下调心肌 α-肌动蛋白及 β 肌球蛋白重链,上调胚胎型 β 肌球蛋白重链)。同时肌钙蛋白下调(包含肌质网钙离子 ATP 酶)以及收缩性和舒张性障碍。活化的 SNS 可通过程序性细胞死亡直接损害心肌细胞。死亡的心肌细胞由成纤维细胞代替,这种心肌重构导致心功能恶化[378],心律失常的阈值降低,形成恶性循环。

β 肾上腺素受体阻滞剂对心力衰竭病理生理的影响

慢性心力衰竭患者,长期使用 β 受体阻滞剂可改善心脏收缩功能、提高心肌能量储备、逆转心室病理性重构。β 受体阻滞剂可使心肌从使用自有脂肪酸转化为使用葡萄糖，是心肌缺血时一种更为有效的能量来源。这种能量转换可部分解释 β 受体阻滞剂治疗心力衰竭患者时其心肌能量储备提高和逆转重构的原因[379]。心率是心肌耗氧量的一个主要因素，β 受体阻滞剂可减慢心率。β 受体阻滞剂也与心脏分子表现型的变化有关。单个心肌细胞的收缩功能与利钠肽及胚胎型 β 肌球蛋白重链基因表达上调，以及与 SERCA2（如肌内细胞泵）和 α 肌球蛋白重链（更有效、更快的成人型）的表达增加有关[378]。β 受体阻滞剂可逆转基因表达的改变，改善左心室功能[380]。在一项狗的心力衰竭模型中，β 受体阻滞剂可减少心肌细胞的凋亡[381]。长期应用 β 受体阻滞剂可减少交感神经系统过度激活引起的心脏损害，逆转左心室重塑。

β 受体阻滞剂可以减少心力衰竭相关的兴奋-收缩偶联紊乱和室性心律失常的发生率。在正常心脏中，"战或逃反应"反应可激活交感神经系统，这反过来激活了心肌细胞的 β 受体信号通路，增加兴奋-收缩偶联中 3 个关键部分的磷酸化：电压门控 Ca^{2+} 通道（VGCC）、肌质网释放 Ca^{2+} 通道（RYR2）、Ca^{2+}摄取通道（内质网磷酸化减少了对 Ca^{2+}-ATP 酶 SERCA2a 的抑制），最终提高心肌收缩性[382]。

在低心排血量的心力衰竭中，交感神经系统被慢性激活。在这种受到高肾上腺素能刺激的心脏，肌质网中 Ca^{2+}漏出导致兴奋-收缩偶联的变化。这种 Ca^{2+} 外漏是由于蛋白激酶 A（PKA）-高能磷酸化的 RYR2 通道引起舒张期肌质网 Ca^{2+} 外漏以及减少心肌肌质网钙泵介导的肌质网 Ca^{2+} 摄取（部分由于 PKA-高能磷酸化的受磷蛋白对心肌肌质网钙泵的抑制），以及耗竭肌质网内的 Ca^{2+} 并导致心肌收缩功能障碍（图 11.23）[383,384]。肌质网中 Ca^{2+}储备的耗竭可部分解释心肌收缩功能下降的原因。

Ca^{2+}外漏也可解释室性心律失常，这种心律失常最初是由于延迟的后除极引起[385]。心脏的 RYR2 有个较大的细胞质结构，为调节蛋白提供了一个平台以发挥它们调节通道功能的作用。RYR2 的 PKA 磷酸化使调节蛋白 FKBP12.6 解离，调节了通道开启功能。在心力衰竭时，RYR2 被磷酸化，使通道对 Ca^{2+}诱导激活的敏感性增高而影响通道功能。

在心力衰竭的动物模型研究中，长期使用 β 受体阻滞剂可逆转 PKA 的磷酸化状态，恢复 RYR2 Ca^{2+}释放通道的结构及功能[386,387]。β 受体抑制剂另外潜在的作用可能是使兴奋-收缩偶联正常化，减少心律失常的发生。

目前，关于心力衰竭较为先进的理念包括儿茶酚胺的负性肌力作用以及 $β_3$ 肾上腺素受体的作用。与非衰竭状态的心脏相比，衰竭状态的心脏对外源性强心刺激产生抵抗。这种抵抗可能会使 $β_1$、$β_2$ 肾上腺素受体的下调，而这种下调可能是由于高肾上腺素能状态所致[388,389]。尽管如此，$β_3$ 肾上腺素受体在人类或是其他哺乳动物衰竭或非衰竭心脏中证明均有表达[390-392]。与 $β_1$、$β_2$ 受体不同，$β_3$ 受体在心力衰竭中的表达是上调的[392-394]。$β_3$ 受体的激活可降低心肌收缩力。$β_1$、$β_2$ 受体的激活是由于 G_S 蛋白偶联腺苷酸环化酶和 cAMP 依赖通道的激活，而 $β_3$ 受体引起的负性肌力是由于 NO 通路的激活以及细胞内 cGMP 的增加引起的[395]。然而，关于 $β_3$ 受体在心力衰竭治疗和心力衰竭病理生理学机制中的具体作用仍要等待特异性 $β_3$ 受体阻滞剂的问世才可能明确。

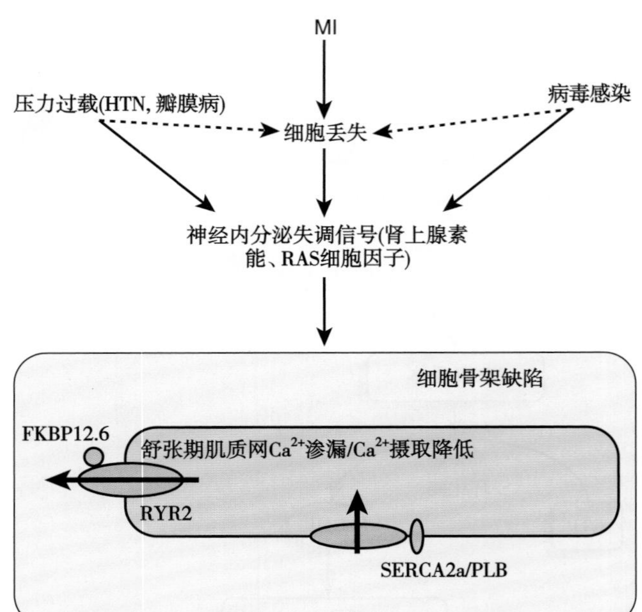

图 11.23 在应对不良因素的过程中，由心肌梗死（MI）导致的心肌损伤、病毒感染、高血压（HTN）引起的压力超负荷等因素导致心肌功能失调，同时激活包括肾上腺素能，肾素-血管紧张素（RAS）和细胞因子系统在内的信号转导途径，产生应激反应。心力衰竭中这些通路的慢性激活导致兴奋收缩偶联出现缺陷，包括蛋白激酶 A 的心脏兰尼碱受体（Ryr2）的过度磷酸化，导致通道大分子复合物耗尽酶 FKBP12.6（而该酶有助于在舒张期将通道关闭），导致收缩期钙离子渗漏，而肌质网内钙离子浓度降低，同时通过 SRCA2A（即胞内钙泵）降低肌质网对钙离子的再摄取。心力衰竭的其他缺陷包括细胞骨架和细胞外基质的改变［例如基质金属蛋白酶（MMP）和金属蛋白酶组织抑制剂（TIMP）之间的失衡］。PLB，受磷蛋白。（*Modified from Marks AR. A guide for the perplexed: towards an understanding of the molecular basis of heart failure* [*editorial*]. Circulation. *2003;107:1456.*）

临床证据

β 受体阻滞剂用于心力衰竭时，最初由于其短暂的负性肌力作用增加心功能失代偿的风险而受质疑。然而，不论临床或动物实验研究均表明，β 受体阻滞剂可提高心脏能量储备、改善心功能、逆转心室重塑。虽然这种生物学效应需要 3 个月或是更长的时间来显现出来（图 11.24），但最终会改善心力衰竭患者的预后（如减少死亡率和住院率）。随机试验证实美托洛尔、比索洛尔和卡维地洛（与 ACEI 制剂联合使用）可减少有症状的，C 和 D 级（如非心源性猝死）心力衰竭患者（NYHA Ⅱ~Ⅳ级）的发病率（表 11.19）[316,317,396,397]。虽然 β 受体阻滞剂也推荐用于无症状的心力衰竭患者，但缺乏随机试验证据（Ⅰ级，LOE B）[398]。

根据药理学特性，β 受体阻滞剂分为第一代、第二代和第三代。第一代 β 受体阻滞剂，如普萘洛尔、噻吗洛尔，是非选择性的，可同时阻断 $β_1$ 及 $β_2$ 受体，并且没有其他附属特性。第二代 β 受体阻滞剂，如美托洛尔、比索洛尔、阿替洛尔，可选择性阻断 $β_1$ 受体，但缺乏其他心血管效应机制。第三代 β 受体阻滞剂，如布新洛尔、卡维地洛、拉贝洛尔，可同时阻断 $β_1$ 及 $β_2$ 受体，也具有舒张血管作用及其他附属特性。拉贝洛尔及卡维地洛通过阻断 $β_1$ 受体舒张血管，而布新洛尔通过 cGMP 介导血管舒张。卡维地洛可增加胰岛素敏感性[399]，并具有抗氧化作用[400]及选择性 $β_3$ 受体阻滞作用[401,402]。

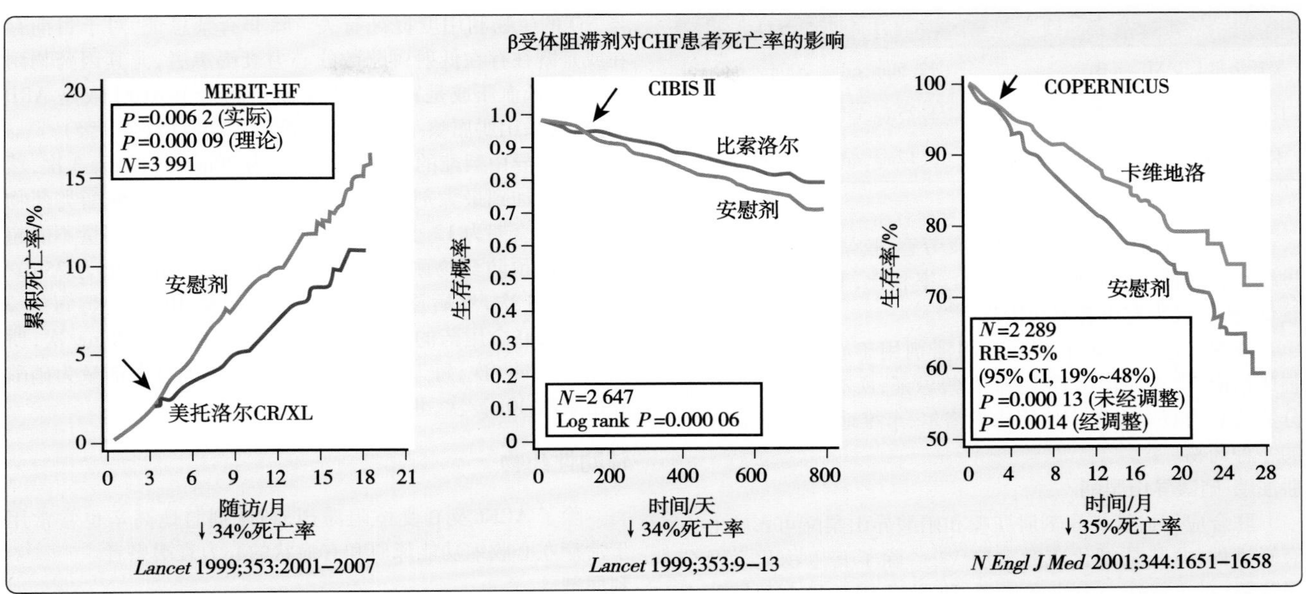

图 11.24 Kaplan Meier 分析显示 CIBIS-2、MERIT-HF 和 COPERNICUS 试验中安慰剂组和 β 受体阻滞剂组患者的生存概率。箭头表示 β 受体阻滞剂效应存在 3 个月的滞后。β 受体阻滞剂对充血性心力衰竭患者充血性心力衰竭的影响；CHF，充血性心力衰竭；↓，降低。(*From Mann DL.* Heart Failure：A Companion to Braunwald's Heart Disease. *Philadelphia*：*Saunders*；*2004.*)

表 11.19 β 受体阻滞剂治疗心力衰竭的大样本安慰剂-对照研究

试验名称	药物	心力衰竭严重程度	病例数	目标剂量/mg	死亡率	住院率
美国卡维地洛	卡维地洛	NYHA Ⅱ~Ⅲ	1 094	6.25~50，bid	下降 65%	下降 27%
CIBIS Ⅱ	比索洛尔	EF<35%，NYHA Ⅲ~Ⅳ	2 647	10，qd	下降 34%	下降 20%
MERIT-HF	CR/XL 美托洛尔	EF<40%，NYHA Ⅱ~Ⅳ	3 991	200，qd	下降 34%	下降 18%
BEST	布新洛尔	EF<35%，NYHA Ⅲ~Ⅳ	2 708	50~100，bid	NS	下降 8%
COPERNICUS	卡维地洛	EF<25%，NYHA Ⅳ	2 289	25，bid	下降 35%	下降 20%

EF，射血分数；NS，不显著；NYHA，纽约心脏病协会；qd，每日 1 次；bid，每日 2 次。

尽管目前对于第三代 β 受体阻滞剂的附属特性相对于第二代是否会改善心力衰竭患者的预后并不清楚，但根据卡维地洛和美托洛尔欧洲试验（Carvedilol or Metoprolol European Trial，COMET）结果，提示 β 受体阻滞剂的作用与药物分代无关。对有症状的 EF≤35% 的心力衰竭患者进行 58 个月的对照研究发现，卡维地洛（25mg/次，每天 2 次）较酒石酸美托洛尔（50mg/次，每天 2 次）可显著减少死亡率（总体死亡率减少 17%，$P=0.001\ 7$；心血管相关死亡率下降 20%，$P=0.000\ 04$）[403]。与美托洛尔相比，卡维地洛的优势体现了其辅助效应的重要性和药代动力学（半衰期）的差别[404]。

BEST 试验研究证实不是所有的 β 受体阻滞剂均能改善心力衰竭患者的预后，同时提示卡维地洛的附加优势可能不是由阻断 β_2 受体引起，因为布新洛尔与安慰剂比较不是更有效[397]。选择性 β_1 受体阻滞剂如比索洛尔、美托洛尔 CR/XL 是否能表现出于卡维地洛相似的临床效果需进一步研究。尽管如此，根据 COMET 研究结果，卡维地洛较美托洛尔（非 CR/XL 美托洛尔）对治疗心力衰竭更有效。

一项 β 受体阻滞剂治疗心力衰竭的 meta 回归分析证实，β 受体阻滞剂改善生存率的效果与其减慢心率的强度有关而与 β 受体阻滞剂的剂量无关。但是，HF 试验仍然按照不同目标心率进行随机分组，所以最优心率仍不清楚[405]。

临床应用

临床证据提示，除非有临床禁忌证，对于所有射血分数降低（<40%）的心力衰竭患者在使用 ACEI 制剂或是 ARB 药物时均应加用 β 受体阻滞剂。该建议由 ACC/AHA[398] 及欧洲心血管协会提出[406]。对于进行性失代偿的心力衰竭患者（如需要静脉注射强心药或血管扩张剂）、明显水肿或是有症状的低血压，则不推荐使用 β 受体阻滞剂。对于合并有糖尿病的心力衰竭患者，β 受体阻滞剂的安全性及有效性无明显下降。对于伴慢性阻塞性肺疾病的心力衰竭患者，β 受体阻滞剂是否具有长期效益并不确定，因为多数临床研究把这类患者排除。

在临床试验中，有 3 种药可改善心力衰竭患者的发病率和死亡率，即卡维地洛、美托洛尔 CR/XL 及比索洛尔。β 受体阻滞剂的起始剂量应尽量小以避免加重心力衰竭症状、低血压及心动过缓。如果患者耐受良好，则每 1~2 周剂量加倍直至达到大型临床研究中的有效剂量（表 11.20），虽然推荐心力衰竭患者终身服用 β 受体阻滞剂，但如果要停止使用，需缓慢减量。突然停药会发生高肾上腺素能反应，导致心源性猝死[407]。

表 11.20 β 受体阻滞剂在心力衰竭治疗中的效应

药物	受体选择性	首剂量	靶剂量
美托洛尔 CR/XL	β_1	12.5mg,qd	200mg,qd
比索洛尔	β_1	1.25mg,qd	5~10mg,qd
卡维地洛	β_1、β_2、β_3、α_2	3.12mg,qd	25~50mg,qd

qd,每日 1 次。

β 受体阻滞剂的副作用包括疲劳感、眩晕、低血压及心动过缓。和降低总体心血管相关死亡率相比,其副作用的风险较低,所以极少有患者停止治疗[408]。

McMurray 等发表了 β 受体阻滞剂用于心力衰竭患者的临床指南[409]。指南推荐,除非有禁忌证,所有 C 级伴低射血分数的心力衰竭患者应使用比索洛尔、卡维地洛、美托洛尔中的一种药物。

肼屈嗪-硝酸异山梨酯

联合应用血管扩张剂肼屈嗪和硝酸异山梨酯可影响心力衰竭进程,尤其是氧化应激效应[410]。除了其生物化学及分子优势,对于特殊心力衰竭患者,肼屈嗪-硝酸异山梨酯联合应用可减少心脏前后负荷,减少二尖瓣反流,提高运动能力,增加左心室射血分数,延长生存期[411]。

临床证据

3 项临床试验对联合应用肼屈嗪-硝酸异山梨酯治疗心力衰竭患者的效果进行研究。在第一项血管扩张-心力衰竭试验(Vasodilator-Heart Failure Trial,V-HeFT Ⅰ)中,发现与 ACEI 或安慰剂比,采用联合肼屈嗪-硝酸异山梨酯治疗可提高男性中-重度心力衰竭患者的生存率[412]。然而,在 V-HeFT Ⅱ 试验中,与肼屈嗪-硝酸异山梨酯联合治疗相比,依那普利却可以提高 NYHA Ⅱ、NYHA Ⅲ级患者的生存率[331]。

因为对这些实验进一步分析发现肼屈嗪-硝酸异山梨酯联合治疗可降低黑种人的风险[413],所以设计非洲裔美国人群的心力衰竭试验(African Americans Heart Failure Tria, AheFT)来研究肼屈嗪-硝酸异山梨酯联合治疗的作用。AheFT 试验随机将 1 040 例自述非洲裔美国人心力衰竭及低射血分数(只有 23% 缺血性心脏病)患者随机分为接受利尿剂、ACEI、β 受体阻滞剂组联合肼屈嗪(75mg/次,每天 3 次)-硝酸异山梨酯(40mg/次,每天 3 次),或联合安慰剂治疗[414]。由于与安慰剂相比,肼屈嗪-硝酸异山梨酯联合治疗可显著减少心力衰竭患者的死亡率(死亡率分别为:6% 和 10%;HR = 0.52;$P = 0.02$),此项试验被提前结束,ACCF/AHA 指南开始发表[414]。

临床应用

在使用 ACEI、β 受体阻滞剂及利尿剂的理想治疗基础上,加用肼屈嗪-硝酸异山梨酯联合治疗(Ⅰ级)可改善自述非洲裔美国人中-重度心力衰竭患者的预后[398]。这种效应可能与 NO 的生物利用度提高有关。除非有禁忌证,对于目前存在或是既往存在低射血分数的心力衰竭患者,尤其因药物耐受不良、低血压或是肾功能不全而不能给予 ACEI 或是 ARB 的患者,采用肼屈嗪-硝酸异山梨酯治疗会有效(Ⅱa 级)[304]。

硝酸异山梨酯的口服初始剂量为 20mg/次,每天 3 次,然后逐渐增加到最大剂量 40mg/次,每天 3 次。硝酸酯类药物的清除半衰期为 12 小时,所以硝酸酯类药物每天用量不能超过 3 次以预防药物耐受。肼屈嗪的口服初始剂量为 25mg/次,每天 3 次,然后逐渐增加到最大剂量 100mg/次,每天 3 次。建议联合用药的初始剂量为硝酸异山梨酯 20mg/次,肼屈嗪 37.5mg/次,每天 3 次,然后逐渐增加到最大剂量为硝酸异山梨酯 40mg/次,肼屈嗪 75mg/次。

辅助性药物

除了 ACEI 及 β 受体阻滞剂,利尿剂与地高辛也常常用于治疗左心收缩功能障碍和有症状的心力衰竭患者。

利尿剂

对于大多数患者来说,在使用 ACEI 及 β 受体阻滞剂之前往往需先控制好循环血容量。肺淤血患者往往需要在标准治疗的基础上加用利尿剂。利尿剂可减轻呼吸困难,减少心室容积及室壁压力,纠正由容量过多引起的低钠血症。然而,过度使用利尿剂,尤其是在没有监测的情况下,客人导致代谢紊乱、血容量不足、低血压及其神经激素的激活。袢利尿剂可抑制肾小管髓袢升支对钠的重吸收,呋塞米也可通过增加血管容量而减轻心脏前负荷。

利尿剂在治疗慢性心力衰竭中占有重要地位,通常在使用 ACEI、β 受体阻滞剂及醛固酮受体抑制剂的基础上常常加用利尿剂。尽管如此,并没有 RCT 试验表明利尿剂可提高心力衰竭患者的生存率。来自 AOLVD 实验数据的分析发现,接受利尿剂(非醛固酮受体抑制剂)治疗的心力衰竭患者的再住院率或是死亡率均明显高于未使用利尿剂治疗患者[RR = 1.31;95% CI (1.09,1.57)][415]。

常用袢利尿剂的推荐剂量及药代动力学数据见表 11.21。袢利尿剂的常见副作用包括电解质(Na^+、K^+、Mg^{2+}、Ca^{2+}、Cl^-)丢失、延长非去极化肌松药的作用时间、高血糖及胰岛素抵抗。罕见副作用包括皮疹、高尿酸血症及耳毒性。

地高辛

对于有症状的心力衰竭和左心室收缩功能障碍的患者除了给予 ACEI、β 受体阻滞剂和利尿剂治疗外,也应持续使用地高辛。地高辛是唯一被认可的治疗慢性心力衰竭患者的正性肌力药。

表 11.21 袢利尿剂

药物	等效剂量	初始剂量	最大剂量	静注起效时间	利尿高峰	持续时间
呋塞米	40mg	10~40mg,qd	240mg,bid	10~20min	90min	4~5h
布美他尼	1mg	0.5~1.0mg,qd	10mg,qd	10min 以内	75~95min	4~5h
托拉塞米	20mg	50mg,qd	200mg,bid	10min	60min	6~8h
依他尼酸	25mg	100mg,bid	100mg,bid	10~20min	90min	4~5h

qd,每日 1 次;bid,每日 2 次。

地高辛正性肌力作用机制开始于对心肌细胞膜 Na^+-K^+-ATP 酶抑制，导致细胞内 Na^+ 升高。继而促进了 Na^+/Ca^{2+} 的交换，将细胞内 Na^+ 排出，增加细胞内 Ca^{2+} 浓度。细胞内 Ca^{2+} 浓度的增加有利于收缩蛋白收缩功能的增强[416]。

除了正性肌力作用，地高辛还有重要的交感、副交感作用。地高辛抑制肾脏 Na^+-K^+-ATP 酶可减少肾小管对 Na^+ 的重吸收[398]。在房颤患者，地高辛减慢房室节传导速率。在心力衰竭患者，地高辛通过对颈动脉压力感受器的直接作用来降低心脏交感传出神经活性以及外周神经循环[417]。地高辛增加心率变异性，有利于心力衰竭患者自律功能[418]。

虽然地高辛的这些特性可有效控制房颤患者的心室率，但是地高辛的治疗/毒性比较小。地高辛的毒性呈剂量依赖，且随同时复合用药（非保钾利尿药）与患者自身情况（肾功能不全、心肌缺血）改变。地高辛毒性引起的室性心律失常可能是由钙依赖性后电位所致。对于伴器质性脑综合征和致命性心律失常患者，由特异性地高辛血清中提纯的抗地高辛 FAB 片段可以作为特异性解药[416]。

许多 RCT 实验证实了地高辛对于有症状的心力衰竭患者的有效性。洋地黄研究（Digitalis Investigators Group，DIG）试验，包含了 6 500 名患者，平均追踪随访 37 个月，其结果显示地高辛可减少心力衰竭恶化的发生率。虽然这项试验显示地高辛与安慰剂相比并没有明显改善 EF<45% 的患者的生存率，但是地高辛组的死亡率或住院率的联合终点事件明显下降［27%：35%；RR=0.72；95% CI（0.66，0.79）］[361]。尽管如此，这项试验提示地高辛组出现了较高的地高辛毒性发生率。

心室功能的前瞻性研究（Prospective Randomized Study of Ventricular Function，PROVED）及地高辛-ACEI 药物的随机评定性试验（Randomized Assessment of Digoxin and Inhibitors of Angiotensin-Converting Enzyme，RADIANCE）的综合结果显示了地高辛对于轻度症状的心力衰竭患者的有效性。随意停用地高辛的患者较持续使用地高辛患者有较高的治疗失败率，提示地高辛对于左心室收缩功能障碍患者有益（或者说，随意停药无益），甚至是在他们仅有轻微临床症状也是这样的[419,420]。

尽管地高辛的治疗窗比较窄，但对于低射血分数且有症状的心力衰竭患者，在优化治疗的基础上应加用地高辛（Ⅱa 级）。理想状态下，地高辛的血浆浓度应维持在 0.7~1.1ng/ml。在伴肾功能不全的老年患者、严重传导阻滞患者或急性冠脉综合征患者，即使很小的剂量（0.125mg/d）也应格外谨慎。

抗凝作用

慢性低射血分数的心力衰竭患者由于心腔扩大或是外周血管引起的血液瘀滞以及促凝因子的激活而发生血栓的风险增加[304]。尽管如此，没有大数据支持对于没有房颤或是既往发生过栓塞或心源性栓子的低射血分数心力衰竭患者使用抗凝药（Ⅲ级）。然而，Ⅰ级推荐对于伴永久性、持续性或是阵发性房颤的心力衰竭患者以及存在高风险心源性栓塞（如既往存在高血压、糖尿病、既往栓塞或是短暂性缺血发作，或者大于 75 岁）患者使用抗凝药。Gheorghiade 等已经讨论了这个主题[421]。

慢性心力衰竭的其他药物治疗

血管升压素受体拮抗剂

精氨酸加压素（arginine vasopressin，AVP）被证实参与心力衰竭的发展。心力衰竭患者的 AVP 水平较正常高，AVP 水平的升高被证实与心脏相关性死亡率增加有关[422]。

AVP 的作用包括通过激活 V_1 受体收缩血管及激活肾脏 V_2 抗利尿作用。利尿剂常用于治疗慢性心力衰竭中因 RAS 激活引起的水潴留，但是利尿剂的副作用较多（如电解质紊乱、肾功能不全、RAS 系统激活）。血管升压素受体拮抗剂减少水潴留，且不激活 RAS 系统，其对心力衰竭患者的作用正逐渐受到关注。

对 C 期心力衰竭患者进行研究，发现托伐普坦较安慰剂能有效减轻水潴留，纠正低钠血症，提高患者自评临床状态以及降低 PCWP 而不引起肾损伤（如 EVEREST 及 ECLIPSE 试验）。血管升压素受体拮抗剂可代替利尿剂在心力衰竭患者中的治疗，但是这类药物是否能提高心力衰竭患者的预后需要进一步研究证实。

细胞因子拮抗剂

除了 RAAS 系统和交感神经系统，一些其他的血管活性介质和生长因子也与心力衰竭及进展密切相关。心力衰竭患者的炎性细胞因子的产物（如 TNF-α、IL-6）增多，而这些细胞因子的血浆浓度增高与短期和长期预后不良有关[423]。

依那西普拮抗细胞因子的北美战略性随机性研究（Randomized Etanercept North American Strategy to Study Antagonism of Cytokines，RENAISSANCE）及 RECOVER 试验（对依那西普的研究：心室功能障碍中的细胞因子拮抗）以及全世界性依那西普随机性评价（Randomized Etanercept Worldwide Evaluation，RENEWAL）联合分析研究探讨了依那西普（TNF-α 受体融合蛋白）抗 TNF-α 治疗的价值。然而，这些试验在中期数据分析显示缺乏益处就提早结束。依那西普对临床状态和死亡率或心力衰竭治疗结束都没有明显影响[424]。抗-促炎性细胞因子的抑制作用仍然只是心力衰竭的一种潜在治疗。

内皮素受体拮抗剂

内皮素系统可能促进心力衰竭的发展，心力衰竭患者的内皮素 1（ET_1）血浆浓度升高[425]。ET_1 引起全身、肾、肺以及冠脉的血管收缩，引起心肌重构（包括心肌及血管的纤维化），神经激素激活作用以及致心律失常和负性肌力作用。

自从确定了内皮素在发病机制中的重要作用及内皮素拮抗剂在心力衰竭治疗中的益处后，内皮素拮抗剂的临床研究就开始了[426,427]。REACH-1、ENCOR、ENABLE 和 EARTH 等 4 个临床试验已经对内皮素受体拮抗剂（如波生坦、恩拉生坦、达卢生坦）的临床效益进行研究[428-430]。然而，这些试验中没有一个试验能显示内皮素受体拮抗剂与安慰剂在临床情况、各种原因引起的死亡率或心力衰竭相关书院率方面具有统计学差异。

血管肽酶抑制剂

与内源性血管收缩系统（如 Ang Ⅱ、肾上腺素能系统、ET_1、血管升压素及醛固酮）相对抗的是内源性血管舒张系统，包括 NO、内皮衍生超极化因子、前列腺素、肾上腺素髓质素及利钠肽。这些扩血管介质可降低血压，促进水、钠排出，抑制生长、纤维化,抗凝,以及减轻炎症。然而,在心力衰竭中失衡而倾向于血管收缩。

利用中性内肽酶的抑制(利钠肽降解的主要酶途径)来治疗心力衰竭的理念引发了 OCTAVE 及 OVERTURE 两个大规模 RCT 试验,这两个试验比较了奥马曲拉及 ACEI 制剂的临床作用[431,432]。尽管奥马曲拉在整体死亡率上没有统计学优势,但是,奥马曲拉可降低作为第二转归的心血管死亡或心力衰竭住院率[HR = 0.91;95% CI(0.82,0.98);$P = 0.012$]。考虑到奥马曲拉的副作用(如血管性水肿),其在心力衰竭中的治疗受到限制。

I_F 电流抑制剂

"funny"电流(I_F)是诱发窦房结去极化的重要电流。这种内向电流可影响 Na^+、K^+通道,也会对心率产生重要影响。在美国,伊伐布雷定是最先用于口服的 I_F 电流抑制剂(通常 5mg/d)。伊伐布雷定已被 FDA 批准作为一种辅助性药物,可用于快速心率的患者,有 β 受体阻滞剂禁忌的患者以及伴心率增快的慢性心力衰竭患者。

在一项包含了 10 917 名冠心病、EF<40% 以及心率大于 70 次/min 患者的研究发现,与安慰剂相比,伊伐布雷定不会影响死亡率,但是能减少急性心肌梗死以及需要冠脉重建的发生率[433]。对无心力衰竭但是心率较快的稳定性冠心病患者,伊伐布雷定不减少死亡率或是非致命性心肌梗死的发生率[434]。同时使用 β 受体阻滞剂治疗心绞痛的患者可很好耐受这个药物。行冠脉支架植入术或是冠脉重建术后仍持续心绞痛患者,伊伐布雷定可减少心绞痛发作。

伊伐布雷定对心力衰竭患者非常有效。在一项包含了 6 558 名 EF<35% 以及心率大于 70 次/min 患者的研究中发现,与安慰剂相比,伊伐布雷定可减少心力衰竭患者死亡率以及再住院率[435],所有患者都接受 β 受体阻滞剂治疗心力衰竭。伊伐布雷定对伴有快速心率的患者具有显著效果。心率快是心力衰竭预后差的一个重要表现,所以降低心率就可能改善预后,类似于减少心室负荷[436]。减慢心率可减少收缩末期及舒张末期容积,提高射血分数[437]。

伊伐布雷定的耐受性很好,即使与 β 受体阻滞剂联合使用时也很少发生心动过缓或是低血压。其禁忌证包括:与钙通道阻滞剂联合使用,病窦综合征或是有症状的心动过缓,以及与 CYP3A4 酶抑制剂联用,如酮康唑、大环内酯类抗生素、环孢菌素、孕二烯酮及抗转录病毒药。传导阻滞、眩晕以及头痛也有报道。伊伐布雷定不会直接延长 QT 间期,但是可随着心率的减慢而延长。闪光现象(光幻视)是一种不常见副作用,发生于少量患者中,且随着药物的停用可完全逆转。

干细胞治疗

干细胞治疗是一种潜在的心力衰竭治疗方法。干细胞治疗在实验室实验以及小规模的临床试验中都显示出在缺血性心脏病的治疗方面比较有前途[438,439]。对急性心肌梗死患者进行自体骨髓移植或外周血干细胞抑制可改善心脏功能[440,441]。关于在慢性冠心病以及慢性心力衰竭患者中行外周血干细胞或是骨髓干细胞移植的一些少量研究发现[442-445],干细胞治疗具有希望,包括改善局部地区以及全球左心室功能,增加灌注、减轻心绞痛[446-447]。

C-CURE 临床试验评估了将心脏干细胞干预作为辅助疗法的用于慢性心力衰竭的治疗。这是第一次将干细胞移植用于衰竭器官的研究。骨髓移植用于治疗缺血性心力衰竭是可行的。采用自体心脏干细胞移植到冬眠心肌中治疗心力衰竭是安全的。这项研究也发现干细胞治疗较标准治疗在可持续改善左心室射血分数[448]。但是要将这些发现用于临床,还需要更多的临床试验证实。

饮食及运动治疗

指南强调了以患者或家庭为中心的宣教对于低射血分数心力衰竭患者的自我管理非常重要,包括日常饮食限制以及适当运动。限制钠盐摄入对于延迟心力衰竭的进展仍然非常重要。指南推荐对于 A 级或是 B 级的患者,钠盐摄入限制在 1 500mg/d。但是,对于 C 级或是 D 级的患者,无明确限制剂量推荐。尽管如此,指南推荐钠盐摄入量少于 3 000mg/d 是合理的,因为大多数人每天可消耗 4 000mg 钠盐。

对于可耐受的心力衰竭患者,推荐定期的体力运动。心脏功能的恢复对于稳定性低射血分数心力衰竭患者是有用的。

正常射血分数心力衰竭或者心室舒张功能障碍心力衰竭的药物治疗

心室舒张功能障碍是临床心力衰竭的一个常见原因。心力衰竭伴正常或接近正常射血分数(>50%)占心力衰竭患者的 50% 左右[305]。随着年龄的增加,正常射血分数心力衰竭(HFpEF)的风险也增加,其中 50% 心力衰竭患者超过 70 岁[449]。HFpEF 常见于女性以及多种合并症患者,如高血压、糖尿病、血管疾病、肾脏疾病、AF 及代谢综合征[450]。

在发病率及死亡率方面,与 HFrEF 相似,HFpEF 的预后与诊断相关[451-454]。因为这种综合征可引起高发病率(如活动耐受差、生活质量差、频繁的住院),降低生存率,导致医疗费用增高,HFpEF 的治疗代表了临床心血管药物的前沿。

与大样本随机试验基础上建立的治疗 HFrEF 指南不同,纳入舒张功能障碍心力衰竭患者的随机、双盲、安慰剂对照、多中心试验对最终结果展示出中立结果。因此,HFpEF 的治疗仍基于经验性。

HFpEF 的药物治疗目标包含 3 个部分:①减轻临床症状,主要通过减少左心室容积以及同步房室或是控制心动过速来达到降低静息以及活动时肺动脉压力,继而达到减轻临床症状目的;②治疗引起 HFpEF 的原发疾病,通过控制高血压,治疗心肌缺血,控制血糖来逆转心室重塑(如心肌肥大、纤维化);③针对疾病进程中机制的改变进行治疗。然而,由于对 HFpEF 的发病机制不甚了解,第 3 种目标治疗仍不明确。

许多用于治疗 HFrEF 的药物也可用于治疗 HFpEF,但是其用药机制及剂量有所不同。例如,在舒张功能障碍的心力衰竭患者,β 受体阻滞剂主要用于减慢心率,继而延长舒张充盈期及降低心房压力[455];而在收缩功能障碍的心力衰竭患者,β 受体阻滞剂(如卡维地洛)主要用于逆转心脏重构。对 HFpEF 患者,美托洛尔-CR/XL 可能是个比卡维地洛更好的选择,因为严重的低血压(卡维地洛所致)对舒张功能障碍心力衰竭是不利的。然而,运动代谢试验对采用 β 受体阻滞剂治疗 HFpEF 的方法产生疑问，提示对运动引起受损的变时反应可导致所观察到的较差的运动耐受[456]，不倾向其单独处理。

类似的，对 HFpEF 患者，利尿剂或血管舒张药物（如硝酸酯类）剂量较小，因为舒张功能障碍患者的左心室较小且僵硬，极易受前负荷过度减少的影响，导致左心室充盈不佳，心输出量减少以及低血压。由于高血压或是肥厚型心肌病引起的左心室过度肥厚患者，前负荷过度减少会引起主动脉下流出道的减少。需警惕左心室充盈不佳引起的临床症状，如乏力、眩晕、先兆晕厥及晕厥。

虽然钙离子阻滞剂不常用于 HFrEF 患者，但是其可通过影响心率，控制血压，改善舒张功能对 HFrEF 患者有利。地高辛除可用于控制慢性房颤患者心率，并不推荐用于治疗 HFrEF。

Ⅰ级推荐 HFrEF 患者按照临床实践指南要求控制舒张期及收缩期血压（见“高血压药物管理”）以及应用利尿剂减轻压力负荷过高引起的临床症状[304]。β 受体阻滞剂及 ACEI 制剂或是 ARB 药物可用于控制血压。对于冠心病患者，虽然宜采用理想治疗，但仍存在心绞痛或是明确的心肌缺血，可考虑冠脉重建。ARB 药物可减少患者的住院率。对 HFrEF 患者不推荐营养补充[304]。

正常射血分数心力衰竭治疗试验

基于疾病进展的病理生理机制，HFpEF 的药物试验主要集中在神经激活系统（表 11.22）。然而，与阻断 HFrEF 患者的 RAAS 及 SNS 系统所得到的益处不同的是，HFpEF 的试验结果提示在舒张功能障碍患者中，神经激素的刺激并不持久。

已经提出 HFpEF 是一系列的生理紊乱，其中血流动力学，以及血容量及其分布都比其他如 RAAS 机制更重要[450]。近年来，一些数据提示骨骼肌的异常对于疾病的进展也非常重要[457-459]。在以后的治疗中可集成多个目标，比如神经调节或抗炎作用的多种药物（如 HNG 还原酶抑制剂），以及运动训练[460]，对于 HFpEF 患者这些治疗方法可能比阻断 RAAS 系统更有效。即使如此，我们回顾大量 HFpEF 研究，其结果都集中在神经激素抑制剂。

在 3 项大规模关于 ACEI 或 ARB 药物治疗 HFpEF 的试验研究中，只有 CHARM 长期研究，经过长达 3 年的随访，发现坎地沙坦可较少降低心力衰竭患者的住院率［HR＝0.86；95% CI（0.74～1.0）；P＝0.051］，并且没有任何一项试验表现出 ACEI 或 ARB 药物对主要终点的益处。Lund 等在一项纳入 16 216 例采用 ACEI 或 ARB 药物治疗的 HFpEF 患者的研究发现，ACEI 或 ARB 药物治疗可适度降低 HFpEF 患者一年死亡率［HR＝0.90；95% CI（0.85～0.96）；P<0.001］。死亡率的降低主要在射血分数介于 40%～49% 之间的患者中观察到[461]。

ALDO-DHF 研究评价了醛固酮受体抑制剂螺内酯对 HFpEF 患者的主要终点-改善舒张功能及运动耐受性的影响[462]。经过 12 个月的治疗，螺内酯可减少左心室容积以及二尖瓣 E/e' 比例（二尖瓣血流与舒张早期血流速度的比例），虽然这些超声心动图结果可能由于血压的下降而有所改变。试验中没有观察到螺内酯可以改善 6 分钟步行距离以及参与者的生活质量。

通过住院的倾向性匹配分析，心力衰竭的住院患者组织计划启动救生治疗的研究（Organized Program to Initiate Lifesaving Treatments in Hospitalized Patients with Heart Failure，OPTIMIZE）中的老年患者，醛固酮受体抑制剂对其整体死亡率或是住院率均无影响[463]。而且，在一项纳入了 3 445 例患者的醛固酮受体抑制剂治疗正常心脏功能的大规模研究（Treatment of Preserved Cardiac Function with Aldosterone Antagonist，TOPCAT）中[464]，主要终点事件（如心血管相关死亡率、心搏骤停或心力衰竭患者住院率）并没有观察到。与 CHARM 长期研究相似，住院率降低较小但是非常重要。

鉴于 RAAS 阻滞剂实验的中立结果，人们积极研究持续 HFpEF 的主要生理紊乱以及新目标。例如，已经有研究血管紧张素受体-中性内肽酶抑制剂 LCZ696 对 HFpEF 患者的安全性及有效性。中性内肽酶抑制剂抑制利钠肽的分解从而促进心肌舒张、利尿、尿钠排泄以及适当的血管舒张。血管紧张素-脑啡肽抑制剂与 ARB 对治疗心力衰竭的对比研究，是一个二期随机、双盲实验，这项试验纳入了 301 例 NYHA Ⅱ～Ⅲ级，EF≥45%，NT-pro-BNP>400pg/ml 患者[465]。与缬沙坦单独比较，LCZ696 可明显降低 NT-pro-BNP 浓度，并且在 36 周时明显减少心房大小，改善功能分级。LCZ696 也能降低 TNF-α 浓度，TNF-α 浓度的降低可能与 HFpEF 患者心功能改善有关[466]。血管紧张素-脑啡肽抑制剂治疗 HFpEF 患者仍然具有潜在希望。

用于治疗 HFpEF 的另一种药物是 PDE5 抑制剂。PDE5 可促进 NO 代谢及利钠肽产生 cGMP。因为 HFpEF 患者的 PDE5 被激活，所以有理由怀疑 PDE5 可限制 NO 及利钠肽在心脏、血管及肾脏中的效应。

Redfield 等在有关磷酸二酯酶-5 抑制剂（PDE5）改善舒张功能障碍心力衰竭患者临床症状及运动耐受力的研究中（PhosphodiesterRase-5 Inhibition to Improve Clinical Status and Exercise Capacity in Diastolic Heart Failure，RELAX），随机将 216 名 HFpEF 患者分为接受 PDE5 抑制剂西地那非组或接受安慰剂组，通过这项研究来探讨应用 PDE5 24 周后是否可提高患者的运动耐受力（主要终点）[467]。这项研究的结果是中立的，与安慰剂相比，PDE5 不影响主要终点事件结果，也不延长 6 分钟步行距离或是生活质量。西地那非可引起肾功能损害，增加神经激素浓度。

正常射血分数心力衰竭的运动疗法

HFpEF 患者的一个主要表现即是运动耐力的下降，所以学者开始研究运动训练疗法的作用。Kitzman 等将 53 例 HFpEF 患者随机分为接受 16 周的中等强度的有氧训练组（每周 3 次）及对照组，其结果显示运动训练组患者的极量运动氧摄取、6 分钟步行距离以及生活治疗均有所改善[468]。在另一项研究中，纳入了 40 例 HFpEF 患者并随机分配接受为期 3 个月包含 32 部分的有氧及阻力训练，也得到了相似的结果[469]。运动训练是否会改善 HFpEF 患者的生存率仍需进一步证实。

急性心力衰竭伴正常射血分数

除急性舒张功能障碍的心力衰竭，应避免使用正性肌力药物以及变时性药物，因为这类药物可增强心脏收缩及心率或增加舒张期钙离子浓度，继而加重舒张功能障碍。尽管如此，在急性舒张功能障碍或是心力衰竭的短期治疗中（如心

表 11.22 射血分数正常型心力衰竭的干预试验

参数	试验名称							
	Japanese DHF	ELANDD	I-PRESERVE	DIG-PEF	ALDO-DHF	RAAM-PEF	RELAX	TOPCAT
药物	卡维地洛	奈比洛尔	厄贝沙坦	地高辛	螺内酯	依普利酮	西地那非	螺内酯
样本量	245	116	4 128	988	422	44	216	3 445
入选标准	LVEF >40%	LVEF > 45%；心脏超声证实的舒张期心力衰竭；NYHA Ⅱ~Ⅲ级	LVEF>45%；NYHA Ⅱ~Ⅳ级；过去 6 个月曾住院治疗的心理衰竭	LVEF >45%；有心力衰竭的临床症状；正常的窦性心律	LVEF > 50%；NYHA Ⅱ~Ⅲ级，有证据表明的舒张期心力衰竭	LVEF > 50%，NYHA Ⅱ~Ⅲ级；BNP 升高	LVEF > 50%；NT-pro-BNP 升高；运动耐量降低	LVEF>45%；高血压控制较好（SBP<140 或大于 3 个药物控制下<160mmHg；血钾<5.0mmol/L；过去 12 个月曾住院治疗心力衰竭或 BNP/NT-pro-BNP 升高
主要研究终点	综合为心血管死亡率和非计划的心力衰竭住院率	改为 6MWT	综合为任何原因导致的心血管死亡率或心血管因素导致的住院率	联合心力衰竭住院率和心力衰竭死亡率	改为舒张功能和最大运动耐量	改为 6MWT	改为最大氧耗量	综合为心血管因素导致的住院率，突发心搏骤停或心力衰竭住院率
结局	阴性	阴性	阴性	阴性	提高心脏舒张功能，但未提高运动耐量	阴性	阴性	阴性；螺内酯组心力衰竭住院率降低
1 年生存率/%	对照组 90[a]；实验组 90[a]	—	对照组 90[a]；实验组 90[a]	对照组 77；实验组 77	对照组 100；实验组>99	—	6 个月生存率：对照组 100；实验组 97	对照组>90；实验组>90
患者属性								
年龄/岁	73	67	72	67	67	72	68	69
女性/%	43	65	69	42	52	5	43	52
白人/%	—	—	94	86	—	—	90	89
黑人/%	—	—	2	—	—	—	—	—
NYHA/%	Ⅰ(18)，Ⅱ(69)，Ⅲ(11)，Ⅳ(2)	Ⅱ(77)，Ⅲ(21)	Ⅱ(21)，Ⅲ(77)，Ⅳ(3)	Ⅰ(19)，Ⅱ(59)，Ⅲ(20)，Ⅳ(1)	Ⅱ(85)，Ⅲ(15)	Ⅱ(67)，Ⅲ(33)	Ⅱ(49)，Ⅲ(51)	Ⅰ(3)，Ⅱ(63)，Ⅲ(33)，Ⅳ(0.4)
合并症								
高血压/%	80	86	89	62	92	100	80	91
冠心病/%	28	17	38	50	43	67	42	59
糖尿病/%	28	21	28	27	61	62	42	32
慢性肾病/%	—	—	31	48	—	—	56	39
左心室及主动脉肥厚/%	—	—	—	—	—	—	48	—

续表

参数	试验名称							
	Japanese DHF	ELANDD	I-PRESERVE	DIG-PEF	ALDO-DHF	RAAM-PEF	RELAX	TOPCAT
生命体征								
收缩压/mmHg	134	134	137	—	135	130	124(平均数)	129
舒张压/mmHg	75	81	79	—	79	71	—	76
体重指数/(kg/m^2)	24	30	30	—	29	30	33(平均数)	32
收录数据								
BNP/(pg/ml)	219	—	—	—	—	255	—	234(平均数)
NT-proBNP/(pg/ml)	—	—	360	—	179(平均值)		757(平均数)	950(平均数)
血清肌酐/(mg/dl)	1.0	—	1.0	—	—	1.6	1.3	1.1
左心室重量/(g/m^2)或左心室重量指数/(g/m^2)	$126g/m^2$	—	—	—	$100g/m^2$	$49g/m^2$	$77g/m^2$	—
药物								
利尿剂/%	63	49	82	82	55	95	88	82
ACEI/%	24	75(ACEI 或 ARB)	26	86	78	95(ACEI 或 ARB)	65(ACEI 或 ARB)	65
ARB/%	51	—	—	—	—	—	—	20
β 受体阻滞剂/%	—	—	59	—	69	76	77	78
地高辛/%	19	—	14	—	—	—	—	—
醛固酮拮抗剂/%	21	—	15	—	—	—	12	—
他汀类/%	—	46	32	—	53	—	63	53

[a] 基于 Kaplan Meier 曲线的估计生存率。

ACEI,血管紧张素转换酶抑制剂;ALDO-DHF,螺内酯对射血分数正常型心力衰竭患者舒张功能和运动能力的影响;ARB,血管紧张素受体抑制剂;BNP,B 型利钠肽;DIG-PEF,洋地黄干预组=保留射血分数;ELAND,Nevivolol 对舒张功能不全患者临床症状、运动能力及左心室功能的影响;I-PRESERVE,厄贝沙坦在射血分数正常型心力衰竭中的应用;Japanese DHF:日本舒张性心力衰竭;NT-proBNP,N 端前 B 型利钠肽;NYHA,纽约心脏病协会;RAAM-PEF,醛固酮拮抗在射血分数正常型心力衰竭中的随机应用研究;RELAX,磷酸二酯酶-5 抑制作用对射血分数正常型心力衰竭患者运动能力和临床状态的影响;TOPCAT,醛固酮拮抗剂治疗射血分数正常型心力衰竭;6MWT,6 英里步行试验。

From Sharma K,Kass DA. Heart failure with preserved ejection fraction:mechanisms,clinical features,and therapies. *Circ Res.* 2014;115:79.

肺转流术后)，β受体激动剂(如肾上腺素)以及磷酸二酯酶抑制剂(如米力农)可增加肌质网对钙离子的摄取，从而可促进心脏在舒张期快速、完全舒张[470,471]。

激素松弛素在人类中分泌较少，而serelaxin是一种重组的人类激素松弛素。激素松弛素在妊娠期间可大量分泌，并认为其可以增加血容量，改善肾、心功能。在妊娠期间观察到的益处为学者研究serelaxin治疗伴心、肾功能障碍的心力衰竭患者提供基础。松弛素治疗急性心力衰竭试验(RELAX-AHF)是一项随机、双盲、对照试验。这项试验主要评价持续静脉输注48小时serelaxin对1 161例因急性心力衰竭患者临床结果的影响。使用serelaxin 5天可减轻HFpEF及HFrEF患者的呼吸困难，但是在最初24小时内对HFpEF患者更有效。Serelaxin对HFpEF及HFrEF患者的次要终点均没有明显影响。但是可降低HFpEF及HFrEF患者的死亡率，且无明显差异[472]。

慢性心力衰竭急性加重的治疗

虽然慢性心力衰竭患者有良好的药物治疗，但仍可能发生肺水肿或是其他急性容量超负荷情况[473]。一些心力衰竭患者也可能会因为急性心肌缺血或梗死、高血压、心律失常、瓣膜功能障碍、感染(包括心肌炎)或者为按规律服药或是饮食而发生急性加重。如果初期治疗未缓解症状，这类患者需要住院重症监护。

Fonarow等[474]将全国登记的数据整理后建立了一个风险评估系统用来评估急性失代偿心力衰竭住院患者死亡率。依据患者血BUN、肌酐浓度及收缩压分为低、中、高风险，死亡率范围从2.1%~21.9%。这类患者需要前面章节所述的所有标准药物治疗，需加强利尿治疗，也可能需要舒张血管药物或正性肌力药。

血管扩张剂

在无全身低血压情况下，静脉注射血管扩张剂可有效治疗慢性失代偿心力衰竭患者的呼吸困难。血管扩张剂可降低心室充盈压及外周血管阻力，同时增加每搏量和心输出量。NTG是常用的血管扩张剂并且有大量的临床相关研究[473]。NTG是一种主要的血管扩张剂，可减轻心脏前负荷，改善肺淤血症状。其有效初始剂量较小(20~40μg/min)，但因其快速耐药性需要频繁增加药物剂量。NTG可剂量依赖性降低血压[475]。

硝普钠可扩张全身小静脉、小动脉以及肺血管。其疗效数据有限，因为其可引起显著的低血压，在使用硝酸盐需要频繁血压监测，最好是有创动脉压[304]。硝普钠降压有硫氰化物中毒风险，尤其是肾功能不全患者慎用。

奈西立肽

BNP是一种32-氨基酸肽，主要由左心室分泌[476]。在正常健康个体中，BNP的浓度随年龄增加，且女性稍高于男性。在生理学上，BNP的主要功能是促进钠排泄及利尿。BNP也作为AngⅡ、去甲肾上腺素和内皮素的拮抗激素减少这些物质的合成物，或者直接扩张血管。

随着心力衰竭程度的增加，BNP浓度也增加[476]。监测BNP浓度可用来评估新发呼吸困难是由肺部疾病或是心力衰竭引起。随着左心室射血分数的降低，血中BNP浓度升高，因此，BNP浓度可评估预后。BNP的浓度可因ACEI、AngⅡ受体拮抗剂和醛固酮拮抗剂使用而降低。

奈西立肽是一种重组的BNP，在2001年批准使用，且表明以最低活性用于急性心力衰竭和呼吸困难患者。奈西立肽通过增加cGMP浓度扩张动静脉，不影响心率及心脏收缩。其起效快，消除半衰期短(15分钟)。最初的研究证实：奈西立肽可减轻急性心力衰竭患者的呼吸困难，其效应与NTG相似，但是不会产生快速耐药，且副作用较NTG少[477,478]。与多巴酚丁胺相比，奈西立肽较少引起室性心动过速或者心脏骤停[479]。

在ADHERE登记的超过65 000例急性心力衰竭患者中，与米力农或者多巴酚丁胺相比，使用奈西立肽或血管扩张剂治疗的死亡率OR值为0.59[480]。然而，进一步的分析表明：对于慢性心力衰竭急性发作患者，奈西立肽并不能提供令人信服的安全优势，却可能产生更多的副作用，包括肾衰竭以及死亡[481,482]。这些数据促使FDA召集专家小组制定一些建议：包括奈西立肽只能用于发生急性心力衰竭住院患者治疗，且不能用作加强利尿或是肾保护治疗[483]。

ASCEND-HF是一项多中心、随机、双盲、安慰剂对照试验，其主要目的是研究奈西立肽用于急性心力衰竭患者标准治疗的有效性以及安全性。奈西立肽对患者呼吸困难在使用后6小时及24小时的影响较小但是具有统计学意义。奈西立肽既不会增加也不会减少死亡率或是再住院率，也不会使肾功能恶化，但是奈西立肽可增加低血压的发生率[484]。总之，奈西立肽及其他一些硝酸酯类血管扩张剂可作为利尿剂的辅助用药来减轻不伴全身低血压急性心力衰竭患者的呼吸困难症状。

正性肌力药

正性肌力药，主要是多巴酚丁胺或米力农，长期以来被用于治疗失代偿心力衰竭，尽管没有数据显示它们可改善患者的预后[473]。在过去，对于慢性心力衰竭患者，间断注射正性肌力药是维持治疗的一部分。一些小规模研究显示这些药物可改善患者的血流动力学，减轻心力衰竭症状。比较多巴酚丁胺和米力农用于失代偿心力衰竭患者的研究显示在药物价格方面差异较大，多巴酚丁胺占优势，而在血流动力学方面差异较小，米力农占优势[485]。

然而，一项安慰剂对照研究显示，对慢性心力衰竭患者，随意使用正性肌力药可能并不能起作用[486]。这项研究中，951例处于失代偿慢性心力衰竭、不需要静脉注射正性肌力药的住院患者，接受48小时静脉注射米力农或是安慰剂治疗。同时，所有患者必要时均给予ACEI及利尿剂。两组的总住院天数无明显差异，但是接受米力农治疗患者更易出现需要干预的低血压或者新的房性心律失常。通过进一步的分析，我们可以发现，缺血性心肌病患者在使用米力农时更容易出现这些副作用(米力农组：42%死亡率或再住院率；安慰剂组：36%)[487]。

只有在没有其他药物选择时，才推荐使用正性肌力药。多巴酚丁胺或者米力农可用于治疗慢性失代偿心力衰竭患者的低心输出量综合征。

其他治疗

当药物治疗失去效果时，心力衰竭患者可能需要介入治疗,包括超滤利尿,植入心室辅助装置或双心室起搏器,冠脉搭桥伴或不伴外科重建,甚至心脏原位移植。这些方法不在本章节讨论[304,488](参见第4、5、20、25、28、32和33章)。

低心排综合征

急性心力衰竭是心脏专科麻醉医生关注的重点,尤其是在CPB脱机时。从病理生理方面看,主动脉钳夹和再灌注引起伴心排血量的心室功能减退更像是心源性休克而不是慢性心力衰竭,必要时,可予以正性肌力药、血管升压素(血管扩张剂),甚至机械辅助装置[489,490]。对于后者,临床上常用主动脉球囊反搏,而较少用心室辅助装置(参见第28、第33和第36章)。

病因

大多数接受CPB心脏手术患者都会有暂时性的心排血量降低,一般在24小时内可恢复至正常。病理生理学的简述应该认识到CPB术后所引起的低排血量综合征是暂时性的。这很可能与心肌供氧不足引起的3个渐进性心肌变化相关:急性心肌缺血、心肌冬眠或顿抑。与心脏手术患者典型进程相似,这3种变化可以通过足够的血运重建和适当剂量的正性肌力药治疗得到改善。对已经存在慢性心力衰竭、肺动脉高压或心律失常患者,这些心肌变化会引起更严重的后果。

体外循环后低心排血量综合征的危险因素

体外循环术后是否需要正性肌力药支持治疗可根据患者术前用药史、体格检查以及影像学检查决定。在接受选择性CABG手术患者中,我们发现年龄,左心室射血分数的降低,女性,胸片上显示心脏增大以及CPB时间延长等因素可增加患者进入重症监护室时使用正性肌力药的可能性[491]。类似的,在接受二尖瓣手术患者中的一项研究显示,低心排血量的独立预测因素包括:急诊手术,LVEF<40%,NYHA Ⅳ级,体表面积≤1.7m^2,缺血性二尖瓣病变,以及CPB时间[492]。

在接受主动脉瓣手术患者的一项研究中显示,肾衰竭、LVEF<40%、休克、女性、年龄是独立的危险因素[493]。术中经食管超声心动图监测也可帮助指导患者是否需要正性肌力药物的支持。伴有低室壁运动指数或者存在中-重度二尖瓣反流患者可能需要正性肌力药的支持治疗[494]。

治疗低心排综合征的药物

尽管所有的正性肌力药物都能提高非心肌梗死时心肌的收缩力,但它们的作用机制并不相同。根据这些药物增加cAMP浓度(直接或间接)与否将其分类。非cAMP依赖的药物包括强心苷类、钙盐、钙增敏剂和甲状腺激素。与慢性心力衰竭相反,强心苷类药物因其疗效有限和安全范围较窄,并不适用于低心排综合征。钙盐通常应用于心脏术中及术后的低钙血症和高钾血症。提高离体心肌缓冲液中的Ca^{2+}浓度无疑可以增强收缩力。尽管存在不同的观点,然而研究表明在心脏手术后的患者中使用剂量为5~10mg/kg的$CaCl_2$并不能提高心指数(CI)[495,496]。

左西孟坦是钙增敏剂,通过与钙离子依赖的肌钙蛋白C结合起作用。左西孟坦不提高细胞内Ca^{2+}浓度,因此不会损害心脏舒张功能。左西孟坦通过作用于ATP敏感性钾通道,扩张外周及冠脉血管,可降低后负荷和改善冠脉灌注。这些叠加效应在没有增加MVO_2的情况下改善了心肌收缩力。

左西孟坦另一个吸引人的特点是,它不受β受体阻滞剂的影响[497]。它对常规治疗效果不佳的重症慢性心力衰竭短期治疗具有指导意义,在心脏手术应用中的益处也越来越多地受到关注[498]。

关于左西孟坦对急性失代偿性心力衰竭患者死亡率的影响存在分歧。4个主要的双盲、随机对照临床试验评估了左西孟旦降低这些患者死亡率的强度。只有两个试验(LIDO和RUSSLAN研究)显示,与安慰剂组或多巴酚丁胺组相比,左西孟坦明显降低了这些患者的死亡率[497,499]。在RIVIVE Ⅱ研究中,左西孟坦组与安慰剂组相比,在统计学上并无更高的死亡率。在SURVIVE研究中,左西孟旦组与多巴酚丁胺组相比,在生存率方面没有明显的差异[500]。Meta分析显示:与多巴酚丁胺和安慰剂相比,左西孟坦显著降低了心脏病和心脏外科手术患者的死亡率[501]。

急性失代偿性心力衰竭患者在纠正低血容量后,左西孟坦是一个可以接受的选择。推荐泵注6~12μg/kg的负荷剂量10分钟或不应用负荷剂量,随后以0.005~2μg/(kg·min)速度维持输注不超过24小时。负荷剂量不推荐应用于低于正常血压的患者(比如收缩压<100mmHg)。没有负荷剂量的情况下,药物在用药4h后发挥最大效应。由于左西孟坦的活性代谢产物可导致顽固性(难治性)低血压和心动过速,所以持续输注不能超过24小时。

静脉注射甲状腺激素(碘塞罗宁[T_3])在心脏手术中作为正性肌力药被广泛研究。多项研究表明儿童及成人心脏手术后,存在伴有血中T_3浓度降低的正常甲状腺功能病态综合征[495]。数据显示在心肌缺血与再灌注后,T_3比异丙肾上腺素更快并等效地提高心肌收缩力[502]。然而,在CABG术后应用T_3的随机对照试验中并未显示出临床益处[503,504]。

cAMP依赖性药物是心脏手术后正性肌力药物治疗的主要用药。主要有两大类:磷酸二酯酶抑制剂和β受体激动剂。在世界各地,临床上使用的磷酸二酯酶抑制剂包括依诺昔酮、氨力农、米力农、奥普力农和匹罗昔酮。这些药物间的血流动力学没有显著差别[505]。差别表现在药代动力学与罕见的副作用上,通常在予以慢性口服给药的临床试验中观察到。

此类药物的所有成员均能迅速提高心肌收缩力、心排血量,并降低全身血管阻力。对血压的效应则取决于水合作用及血流动力学的处理前状态,但典型的效应是血压轻微下降。对心率则没有影响或轻度增加。

氨力农和米力农对术前左心室功能下降的患者是有效的一线药物[506,507]。在为数不多的报道中,有一篇评估了正性肌力药使用后的效果,在进行先天性心脏病矫正的儿童预防性使用米力农可改善预后,表现在延长生存期及降低低心排血量综合征的发生[508]。米力农的应用最为广泛,通常采用负荷剂量50μg/kg,维持剂量0.5μg/(kg·min)进行输注,并常与β受体激动剂配伍使用。

在众多的β肾上腺素受体激动剂中,常用于患者心脏手术恢复期的药物有:多巴胺、多巴酚丁胺和肾上腺素,多巴胺一直以来被认为具有剂量依赖性的受体特异性。在低剂量[0.5~3μg/(kg·min)]时,其主要作用于多巴胺能受体;在中等剂量,β肾上腺素能作用占主导地位;而当剂量为10μg/(kg·min)n或更大时,α肾上腺素能受体作用为主导。然而，如 MacGregro 及同事报道，剂量与血药浓度的相关性难以预测，甚至在正常受试者中亦是如此[509]。这与过去 20 年间教科书中所阐述的量效关系不太一致。此外，相对于多巴胺对心率的作用，其对心肌收缩力的作用较弱，故对每搏量的影响不及心率[510]。

多巴酚丁胺是选择性 β 肾上腺素受体激动剂。大量研究表明，相比异丙肾上腺素，多巴酚丁胺导致的心动过速和低血压更少[511,512]。多巴酚丁胺常被拿来与多巴胺比较，其扩张肺和全身血管的优势是明显的[510]。相对于每搏量，多巴酚丁胺对心率影响更大，当剂量大于 10μg/(kg・min)，将进一步提升心率，但每搏量不变[513]。

肾上腺素是一种强效肾上腺素能激动剂，类似多巴胺，它也表现出剂量依赖性的量效关系。在小剂量[10～30ng/(kg・min)]时，尽管它几乎纯粹激动 β 肾上腺素受体，但基本不加快心率[496,514]。临床医生一直以来认为，在可比剂量下，肾上腺素比多巴酚丁胺提升心率更显著。然而，对处于心脏手术恢复期的患者，结果恰好相反，多巴酚丁胺比肾上腺素提升心率更明显[514]。

其他 β 肾上腺素受体激动剂在特定情况下使用。例如，异丙肾上腺素多用于心脏移植后，以期利用其强效的变时作用；也常用于先天性心脏病矫治术后，以期利用其舒张肺血管的作用[515]。去甲肾上腺素则被用来抵消过度的血管舒张[516]。多培沙明是一种弱效的多巴胺能受体及 β 肾上腺素受体激动剂，有引起心动过速的趋向，在北美以外地区有使用[517]。

作用于左心房的药物

在心脏手术后发生严重心脏抑制的危重患者，临床医师有时会通过左心房导管往左心循环内给予有潜在收缩血管作用的药物(如肾上腺素或去甲肾上腺素)，以防止对肺血管阻力的不利影响。Fullerton 及同事证实了这个方法的有效性，其研究结果显示：通过左心房给予肾上腺素比通过右心房可进一步提高心排血量，降低肺动脉压力[518]。

辅助装置

经历心脏手术的少数患者会进展成药物难治性急性心力衰竭。对这些患者而言，可选的处理方法包括主动脉内球囊反搏术、体外膜肺氧合(或体外二氧化碳清除)，以及植入作为替代治疗或移植过渡期的右或左心辅助装置[488](详见第 25、28、33 和 36 章)。

心律失常的药物治疗

最广泛使用的抗心律失常药物的电生理学和药理学分类可能是由 Vaughan Williams 提出的(表 11.23)[519]。然而，这些分类中，个别药物的药理学和电生理学存在大量重叠。观察到的电生理效应与临床抗心律失常之间没有紧密的联系。同样地，尤其是Ⅰ类抗心律失常药物，一个类别中就有相当大的多样性。其他抗心律失常药物不包括在此类别中，如洋地黄类(治疗慢性房颤的经典抗心律失常药)及腺苷(有效的细胞膜受体介导的抗心律失常药物)[520,521]。

表 11.23 抗心律失常药物的分类

效应	抗心律失常药分类			
	Ⅰ类(膜稳定剂)	Ⅱ类(β 受体拮抗剂)	Ⅲ类(延长复极时间药)	Ⅳ类(钙通道阻滞剂)
药理学	快通道(Na^+)阻滞剂	β 肾上腺素能受体拮抗剂	机制不确切：可能是干扰了 Na^+ 和 Ca^+ 交换	降低慢钙通道的传导率
电生理学	降低 V_{max} 速率	降低 V_{max}，延长 APD，延长 ERP，增大 ERP/ADP	延长 APD，延长 ERP，增大 ERP/ADP	减慢慢通道的除极速度，缩短 APD

APD，动作电位时程；ERP，有效不应期；V_{max}，最大去极化速度。

心律失常抑制试验(Cardiac Arrhythmia Suppression Trial，CAST)在部分群体患者中对于抗心律失常药物治疗心律失常的适应证尚存在争议[522]。CAST 研究用来检验这个假说-抑制室性异位心律可以减少心肌梗死后猝死的发生率。若患者心肌梗死后出现室性异位心律且没有持续性室性心动过速则纳入研究。研究中记录ⅠC 类抗心律失常药恩卡尼和氟卡尼对室性异位心律的抑制作用。死亡或心律失常导致的心搏骤停为主要的研究终点。

经过 22 个月的记录后(计划 36 个月)，由于出现明显超标的死亡率，数据和安全监测委员会中止了恩卡尼和研究氟卡尼的研究项目。在分配到恩卡尼和氟卡尼治疗组的 1 498 位患者中，有 89 位死亡(活性药物组有 63 位，安慰剂组有 26 位；$P<0.000\,1$)。死亡率过高的机制被认为是由于易化重吸收导致心律失常的突然发生，尤其是缺血发生时。此研究后，不推荐使用钠离子通道阻滞剂，尤其是心肌梗死后的低风险患者。恩卡尼不再可用，但是氟卡尼仍可用于室上性心动过速和致命性室性心律失常。

尽管Ⅰ类尤其是ⅠC 类药物通常被认为具有致心律失常的作用，但其他类药物也并非没有此副作用，溴卞胺最先引起去甲肾上腺素的释放，治疗初期可出现室性心律失常。在一项研究中，随着使用不同剂量的溴卞胺，心律失常的发生率明显增加[523]。索他洛尔作为一种非特异性的 β 肾上腺素受体阻滞剂被归类为Ⅲ类心律失常药物，在使用的第一周，会引起尖端扭转型室性心动过速发生率升高。在低血钾，心动过缓，充血性心力衰竭以及存在持续性心室功能障碍病史的情况下致心律失常作用会更显著(框 11.6)[524]。

慢性抗心律失常治疗只有在详细评估了治疗风险和益处之后才能实施，静脉注射抗心律失常药物治疗突发性心律失常是否合理尚不清楚，但显而易见，致命的室性心律失常是必须要治疗的。在低危心律失常的患者中采取治疗可能并无益处，并且从 CAST 中得知，应用某些药物可能会引起死亡率的升高。一些高危患者放置 ICD 可能会更安全[525]。

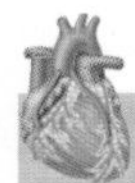

框 11.6 能产生尖端扭转的药物

- 胺碘酮
- 丙吡胺
- 多非利特
- 伊布利特
- 普鲁卡因胺
- 奎尼丁
- 索他洛尔

Ⅰ类抗心律失常药物-钠通道阻滞剂

Ⅰ类药物具有抑制快速钠离子内向除极电流的基本特性，由于Ⅰ类药物作用的多样性而被分为几个亚型[526]（表 11.24）。是否所有这类药物都可通过抑制快速通道钠内向电流产生主要的抗心律失常作用还存在争议。其他机制包括消除折返通路的折返。但是，缩短心室通路的动作电位时程及缩短动作电位不应期来改善期前收缩的传导也会减少折返的发生[527-529]。

表 11.24 Ⅰ类抗心律失常药物亚型

电生理学活性	亚型		
	ⅠA	ⅠB	ⅠC
0 期	下降	轻微变化	明显下降
除极	延长	轻微变化	轻微变化
传导	下降	轻微变化	明显减慢
ERP	增加	轻微变化	轻微延长
APD	增加	减少	轻微变化
ERP/APD 比值	增加	减少	轻微变化
QRS 时间	增加	窦性心律时无变化	明显增加
原形药物	奎尼丁、丙吡胺、普鲁卡因胺	利多卡因、妥卡尼	普罗帕酮、恩卡尼、氟卡尼、莫雷西嗪

APD，动作电位时程；ERP，有效不应期。

ⅠA 类

奎尼丁

除了表 11.25 归纳的电生理学特性外，奎尼丁在低浓度时降低 4 期舒张期除极的速度，在高浓度时增加阈电位水平[530]。奎尼丁抑制心肌收缩力，间接地协同 α 肾上腺素能阻滞作用，降低动脉血压，低血压反应是静脉应用奎尼丁的主要缺点。

表 11.25 舒张性心力衰竭的治疗

治疗目标	治疗策略	推荐剂量
减轻淤血状态		
防止液体潴留，降低血压	限盐	钠盐<2g/d
	利尿剂（避免降低心输出量）	呋塞米 10~120mg 氢氯噻嗪 12.5~25mg
	ACE 抑制剂	依那普利 2.5~40mg 赖诺普利 10~40mg
	血管紧张素Ⅱ受体阻滞剂	坎地沙坦 4~32mg 氯沙坦 25~100mg
病因治疗		
控制高血压（<130/80mmHg）	抗高血压药物	β 受体阻滞剂，ACEI，所有受体阻滞剂：根据已有指南确定剂量
恢复窦性节律	房室同步化治疗	—
防止心动过速	β 受体阻滞剂，钙通道阻滞剂	阿替洛尔 12.5~100mg 美托洛尔 25~100mg 地尔硫䓬 120~540mg
主动脉瓣狭窄	主动脉瓣置换	—
机制治疗		
促进肥厚心肌逆转和防止心肌纤维化	阻断肾素-血管紧张素轴（理论）	依那普利 2.5~40mg 赖诺普利 10~40mg 卡托普利 25~150mg 氯沙坦 50~100mg 螺内酯 25~75mg 依普利酮 25~50mg

ACE，血管紧张素转换酶。

奎尼丁的心电图表现包括窦性心律的加快，这可能是对血管扩张和心脏抑制的反射效应。房室结的传导可能加快或抑制或没有改变，这取决于奎尼丁直接抑制效应和抗胆碱能效应之间的相互作用。房室结下传导减慢，且高浓度时可能出现束支传导阻滞，完全性房室传导阻滞或心搏停止。交感神经兴奋可能引起 QT 间期延长[531]。

临床上奎尼丁主要通过口服治疗房性和室性心律失常。但是，奎尼丁可能在房颤或房扑的基础上加快心室率，在这种情况下，应预先应用 β 受体阻滞剂或洋地黄，心室率加快是由于奎尼丁直接抑制心房率和间接抗胆碱能效应引起的。心房除极的频率减慢使心脏搏动更大比例地能通过房室结传导，使希氏束除极。奎尼丁可通过口服或肌内注射给药，胃肠道吸收好，口服后 1~2 小时达血浆药物峰浓度，清除半衰期为 6~7 小时。因此，尽管缩短给药间隔时间可能比增加药物剂量更能保持一个稳定的血浆浓度，但每 6~8 小时给药一次是合适的。常用的药物维持剂量为 300~600mg，血浆治疗浓度为 2~6μg/ml[532]。首选肌肉内注射葡萄糖酸奎尼丁 200mg。

奎尼丁在血浆中 70%~80% 和蛋白相结合，其中最主要的是血红蛋白。使用奎尼丁后将大幅增加地高辛的血浆浓度，可能是由于蛋白结合部位释放糖苷所致[533]。奎尼丁主要的清除方式通过肝脏代谢（羟化基作用），只有 20% 左右是以原形通过肾脏排泄的。肾脏排泄是通过肾小球滤过和肾小管分泌，且依赖于尿液 pH，当尿液呈碱性时排泄可减少达 50%[534]。

奎尼丁最严重的毒性反应是心脏毒性，特别是心脏传导系统。监测 QRS 时程和 QT 间期对指导治疗有益；其中任何一个指标出现 50% 的增量都应该立即减少奎尼丁的剂量。此外，可能出现不同程度的房性和室性传导阻滞，包括心搏停止。奎尼丁性晕厥可能和 QT 间期延长致心律失常有关[535]，而与剂量无关。奎尼丁、其他金鸡纳碱如奎宁以及水杨酸可导致金鸡纳反应，包括耳鸣、视觉障碍，以及进展到严重的中枢神经系统症状（头痛、复视、畏光、精神错乱）。奎尼丁还能引起血小板减少。奎尼丁相关的超敏反应包括发热、过敏反应和/或严重支气管痉挛。

普鲁卡因胺

普鲁卡因胺的电生理学特性包括降低 0 期最大速度和幅度，降低 4 期除极速率，以及延长有效不应期（ERP）和动作电位时间（APD）[536]。临床上普鲁卡因胺延长传导时间并且增加传导系统中心房和希氏束-浦肯野纤维的有效不应期，从而延长 PR 间期和 QRS 时间，但是普鲁卡因胺延长 QT 间期的时间短于奎尼丁。在奎尼丁的治疗中，房室结的有效不应期可能因间接的抗胆碱能作用而缩短。

普鲁卡因胺通常用来治疗室性心律失常，且可抑制房性期前收缩，从而避免房颤和房扑的发生。该药对于室性期前收缩的长期治疗非常有效，但这方面的作用可被ⅠB 类的药物如美西律所代替。奎尼丁和普鲁卡因胺都能减少短耦合间隔的频率，从而减少由 R-on-T 现象引起的室性心动过速或室颤的发生频率。

静脉注射普鲁卡因胺是发生室性心律失常时有效的紧急治疗措施，尤其在利多卡因无效时。但是胺碘酮已经成为治疗室性心律失常更流行的静脉药物，治疗剂量为 100mg 或约 1.5mg/kg，给药间隔 5 分钟，直至达到治疗效果或总量达 1g 或 15mg/kg（框 11.7 和框 11.8）。在注药过程中要持续监测动脉血压及心电图，当发生明显的低血压或 QRS 波延长 50% 或以上时应停止药物输注，输注速度维持在 2~6mg/min 可使治疗血浆浓度稳定在 4~8μg/ml 范围[537]。

普鲁卡因胺口服给药吸收率约 75%~95%，血浆峰值出现在服药后 1~2 小时[538]。药物清除半衰期为 3~4 小时，口服给药间隔相似。缓释制剂是可用的。口服所需剂量为 50mg/(kg·d) 或每 3~4 小时口服 400~600mg[539]。缩短给药间隔时间比增加剂量更能到达一个平稳上升的血浆浓度而不会出现毒性的高峰浓度，目前已有缓释制剂供应。

普鲁卡因胺有肝脏和肾脏两种清除途径，两种途径的清除量无差异。肝脏代谢依赖乙酰化作用，因此，基因多样性导致的个体差异使得代谢速度加快或变慢[540]。主要的代谢产物为 N-普鲁卡因胺，其有抗心律失常及毒副作用，且几乎全部由肾脏排泄[541]。临床重要性在于当患者肝肾功能受损，或某一器官灌注减少，如慢性心力衰竭时，将显著影响普鲁卡因胺的清除。对于有肾功能损害或慢性心力衰竭的患者推荐剂量为负荷剂量 12mg/kg，用药在 1 小时以上，维持剂量 1.4mg/(kg·h)[542]。

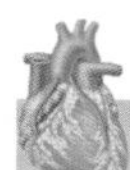

框 11.7 室上性心律失常的静脉药物治疗

Ⅰ类药物

普鲁卡因胺（ⅠA）：逆转急性房颤，抑制房性期前收缩或房颤，转复旁路 SVT；负荷剂量为每 5 分钟 100mg 静脉注射，直到心律失常消失或持续输注 2~6mg/min 至总剂量为 15mg/kg（很少需要）。

Ⅱ类药物

艾司洛尔：在急性房颤中控制或维持缓慢的心室反应；负荷剂量 0.5~1mg/kg，每分钟增加 50μg/kg，至 50~300μg/kg。低血压和心动过缓是其临床使用的限制因素。

Ⅲ类药物

胺碘酮：将急性房颤转化为窦性心律；15 分钟内静脉注射 5mg/kg。

伊布利特（转复律）：逆转急性房颤和房扑。

成人（>60kg）：静脉注射 1mg 时间大于 10 分钟；可重复一次。

成人（<60kg）和儿童：静脉注射 0.01mg/kg 时间>10 分钟；可重复一次。

维纳卡兰：急性房颤静脉注射 3mg/kg 时间>10 分钟；如果未转复，15 分钟后，再次静脉注射 2mg/kg 时间>10 分钟。少数患者可能发生低血压。

Ⅳ类药物

维拉帕米：减慢急性房颤的心室率；逆转房室结折返性心动过速；快速推注 75~150μg/kg。

地尔硫䓬：减慢急性房颤的心室率；逆转房室结折返性心动过速；快速推注 0.25μg/kg 后，维持 100~300μg/(kg·h) 输注。

其他疗法

腺苷：逆转房室结折返性 SVT 和旁路持续性 SVT，对房扑或房颤进行辅助诊断。合用甲基黄嘌呤时的需加大剂量，合用潘生丁时需减少用量。

成人：静脉快速推注 3~6mg，重复静脉快速推注 6~12mg。

儿童：静脉快速推注 100μg/kg，重复静脉快速推注 200μg/kg。

地高辛：房颤和室颤的静脉维持治疗；减慢心室率。

成人：静脉快速注射 0.25mg，每 1~2 小时 0.125mg，直至控制，24 小时内不超过 10μg/kg。

儿童（<10 岁）：负荷剂量 10~30μg/kg，24 小时内给予。

维持：25% 的负荷剂量。

SVT，室上性心动过速。

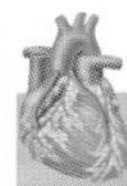

框 11.8　室性心律失常的静脉药物治疗

Ⅰ类药物

普鲁卡因胺（ⅠA）：每5分钟静脉注射100mg直到心律失常逆转或持续输注2~6mg/min至总剂量达到15mg/kg（很少需要）。

利多卡因（ⅠB）：持续输注1~4mg/min，20分钟内两次给药1.5mg。

Ⅱ类药物

普萘洛尔：0.5~1mg缓慢给予至总β受体阻滞剂总量达0.1mg/kg；根据需要重复应用。

美托洛尔：2.5mg缓慢给予至总β受体阻滞剂总量达0.2mg/kg；根据需要重复应用。

艾司洛尔：负荷剂量0.5~1mg/kg，输注速度每次增加50μg/(kg·min)至50~300μg/(kg·min)。

低血压和心动过缓慎用。

Ⅲ类药物

溴卞胺：5mg/kg负荷剂量，1~5mg/min持续输注，低血压者慎用。

胺碘酮：150mg静脉推注，时间大于10分钟；后6小时维持1mg/min，后18小时维持0.5mg/min。必要时可重复使用。

其他疗法

镁：2g的硫酸镁在5分钟内给予；后6~10小时维持1g/h输注速度，以恢复细胞内镁离子水平。

From Royster RL. *Diagnosis and Management of Cardiac Disorders*. ASA Refresher Course Lectures. Park Ridge, IL: American Society of Anesthesiologists; 1996.

普鲁卡因胺的毒副作用是剂量依赖的，且主要与血浆浓度有关，而血浆浓度与给药总量和给药速度密切相关。当血浆浓度超过12μg/ml时会发生严重的心脏毒性。所以应该监测N-普鲁卡因胺浓度。应用普鲁卡因胺后发生因QTc延长引起的致心律失常的可能性比奎尼丁要小[543]。普鲁卡因胺也可引起胃肠道不适，中枢神经系统症状（头痛或睡眠障碍），皮疹和粒细胞缺乏。在长期接受普鲁卡因胺治疗的患者中，抗核抗体从50%上升至70%，且大约一半患者会出现与红斑狼疮类似的发热、肌痛、皮疹、胸膜炎或心包炎，尽管肾脏和神经系统症状很罕见[544]。在乙酰化代谢速度较慢的患者中更为普遍，停药后，此类狼疮样症状的康复较慢。普鲁卡因胺在心肌内的分布，尤其在局部缺血或梗死部位，是其发挥治疗作用的重要部分。在犬心肌梗死模型中，普鲁卡因胺增加缺血心肌的有效不应期比非缺血心更显著[545]。在心肌缺血区和非缺血区，普鲁卡因胺的药物代谢动力学是不同的；非缺血区普鲁卡因胺的组织浓度下降更快[546]。

二吡酰胺

尽管二吡酰胺在化学上不同于奎尼丁和普鲁卡因胺，但是3种药物的电生理效应相似。由于其间接迷走神经效应，二吡酰胺可稍微促进通过房室结的传导[547]。

预激综合征患者旁路的传导速度可能减慢[548]。二吡酰胺是一种强效的负性肌力药物，静脉注射后，SVR迅速增加[549]。二吡酰胺对室上性心动过速和室性快速性心律失常有治疗作用。然而，与奎尼丁和普鲁卡因胺一样，由于其可能引起QT间期延长综合征，二吡酰胺不应用于室性心动过速。二吡酰胺显著的负性肌力和抗胆碱能作用限制了药物的应用。

口服二吡酰胺80%被吸收，口服100~200mg每6小时一次可以使血浆浓度稳定在2~4μg/ml[550]。二吡酰胺的消除半衰期约为7小时，通过肝和肾代谢，肝肾功能不全可需要更小的剂量[551]。二吡酰胺血浆浓度为3μg/ml时，蛋白结合率在30%~50%[547]。二吡酰胺的副作用有胃肠紊乱、视觉障碍和尿路梗阻，老年男性中前列腺肥大是尿路梗阻的主要原因。除非有左心室衰竭，心血管系统的副作用并不常见，高达50%的心力衰竭病史患者会出现副作用[549]。心脏传导系统毒性类似奎尼丁。

ⅠB类

利多卡因

20世纪50年代利多卡因首次被用于治疗心律失常（利多卡因作为一种抗心律失常药在20世纪50年代首次被引入），目前利多卡因已成为治疗除QT间期异常延长以外所致的室性心律失常的急性静脉临床标准药物（除因QT间期异常延长而引起的室性心律失常外，已成为急性静脉注射治疗室性心律失常的治疗标准）[552-555]。利多卡因除了具有抗心律失常作用外，还具有局部麻醉和全身麻醉的作用，这使得利多卡因已成为临床麻醉中最有用的药物之一[556]。

利多卡因的直接电生理学效应实际上就是它抗心律失常的机制，利多卡因通过抑制浦肯野纤维4期除极斜率，提高VF阈值[557]，在浦肯野纤维中，利多卡因增加跨膜钾电导，但是并不影响静息膜电位或阈电位水平[558]，在膜电位负值较小时的（部分除极的），利多卡因可通过增加钾离子的外相电流来减少快钠通道的反应，这一作用与细胞外钾离子浓度直接相关[559,560]。而在伴低钾的患者中，利多卡因则无此作用（利多卡因可能对低钾血症患者无效）[561]。利多卡因不影响正常组织的传导速度（正常组织中传导速度不受利多卡因的影响），但在缺血组织中传导速度却明显下降[562]。其对动作电位时程的影响与传导系统的所在部位相关。利多卡因对心房传导系统的影响很小，甚至可以忽略不计。相反，在浦肯野纤维中，动作电位时程可明显缩短，且缩短的程度与正常动作电位的时程呈正比[528]。由于利多卡因缩短动作电位时程，它的抗心律失常作用可抑制异位起搏点的电位传导（其抗心律失常作用归因于传导的改善），从而减少折返的发生。但是，在实验性心肌梗死模型中，利多卡因能够抑制梗死灶的电位传导，并能减少心室异位折返[533,563]。

有关利多卡因临床药物代动力学的描述很多。利多卡因的分布和清除半衰期都很短，分别约为60秒和100分钟[564]。利多卡因在肝脏代谢约60~70%，而实际上利多卡因全部在肝脏中被代谢，尿液中原型利多卡因的量基本可以忽略不计[532]。经肝脏代谢可产生单乙基甘氨酸-氨酰二甲苯胺和甘氨酸-氨酰二甲苯胺两种代谢产物，两者都存在抗心律失常作用。代谢产物经过肾脏排泄，单乙基代谢产物的蓄积与静注利多卡因的毒性有关[565-567]。在肝功能受损或血流障碍（例如充血性心力衰竭）的患者，药物需要量大约为健康人群的50%（图11-25，表11-26，框11.8）。

利多卡因的血浆治疗浓度为1.5~5μg/ml。在浓度达到9μg/ml以上时常会发生毒性反应[566]。静脉应用剂量范围较大，原则是尽快使其达到稳态血药浓度。因此，在首剂快速静推1~1.5mg/kg后，为防止利多卡因的快速再分布半衰期产

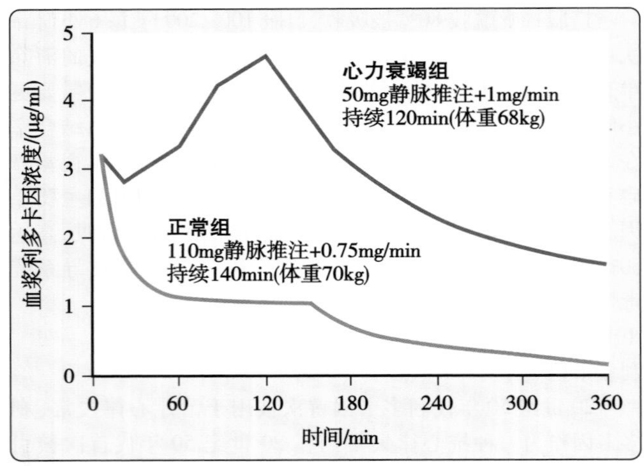

图 11.25 正常人和心力衰竭患者输注利多卡因后,其血浆浓度的差异。说明了利多卡因在肝功能异常患者中的累积效应。(*From American Heart Association*. Textbook of Advanced Cardiac Life Support. *Dallas*, *TX*:*American Heart Association*; *1987*.)

表 11.26 病理生理改变对充血性心力衰竭药物特性的影响

病理状态	药代动力学效应
↓心输出量及脏器灌注	↓肝脏和肾脏的清除率
↑交感活性	↓药物分布
↑血浆去甲肾上腺素	↓肌肉内吸收
局部灌注改变	↓胃肠道吸收
↓外周灌注	容量分布
细胞外液容量和蛋白结合力改变	↑或↓
内脏充血	↓药物代谢

↓,降低;↑,增高。

生"治疗间断"现象,应立即给予 20~50μg/(kg·min)的速度持续输注。静脉输注量增加时,应相应增加推注药量以快速升高血药浓度。

利多卡因主要的毒性作用是累及中枢神经系统,表现为嗜睡和定向障碍,进一步发展为精神激动,肌肉抽搐及听力异常,最后可导致癫痫发作。利多卡因可作为一种有效的全麻药物,应用剂量过大可出现脑死亡样、无反应性、昏迷样脑电图改变,可在停药后完全恢复。有趣的是,利多卡因和其他局部麻醉药的直接中枢神经系统作用表现为抗惊厥效应[568-570]。

在癫痫发作的心血管、呼吸系统并发症被避免后,局部麻醉药诱发的癫痫不会导致中枢神经系统的永久损伤(只要癫痫发作的心血管和呼吸系统并发症被避免,局部麻醉药引起的癫痫就不会导致中枢神经系统永久损伤)。从药代动力学上看,苯二氮䓬类药物在终止局麻药的癫痫样效应上要比巴比妥类药物(如硫喷妥钠)好。单纯药物治疗并不够,需要结合气道管理、机械通气,尤其是氧疗,才能有效避免中枢神经系统并发症。

美西律和妥卡尼

这两类药物具有类似利多卡因的电生理作用(如缩短动作电位时程和有效不应期,但很少影响到传导功能),美西律对 QT 间期的作用不明显,对血流动力学影响小,主要作用于左心室使 Dp/dt 值轻度下降,使 LVEDP 升高[571]。有报道称,美西律可使心输出量、全身血管阻力和血压小幅度下降。然而即使是在有合并冠心病,心肌梗死或瓣膜性心脏病患者中,其对血流动力学的影响依旧很微小[572-575]。

该药可减少急性或慢性室性心律失常的发生,但对室上性心律失常无明显影响。美西律可以治疗对其他治疗无效的室性心律失常,且在静脉应用时对治疗急性心肌梗死时出现的室性期前收缩和室性心动过速比利多卡因更有效(且在急性心肌梗死静脉应用时可能比利多卡因更有效地抑制室性期前收缩及室性心动过速)[576-579]。美西律口服给药可以有效预防室性期前收缩及室性心动过速,但在抑制成对室性期前收缩则作用较小[580-582]。美西律也可以应用于儿童及伴长 QT 综合征的患者中。

口服美西律的生物利用度为 85%,其中 70% 与血浆蛋白结合。美西律的分布容积为其他抗心律失常药的 2.5 倍[583],清除半衰期为 10 小时,给药方案以每天 2 或 3 次为宜[584]。美西律通过肝脏代谢,以原型通过肾脏排泄少于 10%,肝脏中的微粒体酶可加速其代谢,合并肝脏疾病时,代谢减慢,但其代谢过程不受肾衰竭的影响[585,586]。

美西律常用剂量为 200mg/8h,必要时可以增加至 400mg,但每日不宜超过 1 200mg,有效血药浓度为 0.5~2μg/ml,个体差异较大。美西律的副作用包括恶心、发音困难、头晕、感觉异常、震颤、呕吐及出汗,这些副作用都呈剂量依赖性,可能在血药浓度达到高限值时发生,因此用药时应严格滴定,当血药浓度超过 2μg/ml 时,轻微副作用的发生率为 30%,严重副作用(呕吐、意识错乱、低血压)的发生率为 19%[587]。

苯妥英

苯妥英在 I A 类抗心律失常药物中较为突出,其抗交感作用能降低心脏交感传出神经活性[588,589]。苯妥英具有 I A 类抗心律失常药物的电生理效应,也具有 I B 类抗心律失常药物的相关作用。在正常传导系统细胞中,苯妥英可降低 0 期去极化的最大速度(V_{max})和幅度,但作用较 I A 类其他药物要小[590]。苯妥英可缩短动作电位时程,但并不缩短室内传导时间及 QT 间期[591]。苯妥英能有效消除洋地黄中毒所致的延迟后电位[592,593]。在因寒冷刺激、低氧及给予强心苷引起的部分除极细胞中,苯妥英能提高最大舒张电位,0 期 V_{max} 及传导速度[594]。苯妥英通过提高 ERP/APD 的比值及减慢自主节律来起到抗心律失常的作用,这些作用在部分除极的细胞中可得到增强。

该药可有效治疗强心苷毒性和长 QT 综合征所致的房性和室性心律失常,而在其他类型的室上性心律失常及慢性室性异位节律时治疗效果较差。苯妥英也可用来预防先天性心脏病矫正术后的心律失常,如交界性异位心动过速[595]。

苯妥英静脉给药的负荷剂量与普鲁卡因胺在很多方面相似,其剂量为 50~100mg(0.5~1.5mg/kg),再次给药间隔时间为 5 分钟,直到达治疗效果,最大剂量不应超过 1g(15mg/kg)。通常达到治疗效果时的血药浓度为 8~10μg/ml[596]。苯妥英主要通过肝脏代谢,而通过肾脏原形排泄只占总量的 5%[597]。同等剂量在肝肾功能损害的患者会得到更高的血浆浓度,此时应减少给药剂量,防止药物毒性反应的发生。

静脉输注苯妥英,可抑制心脏收缩功能且轻度升高左心室舒张末期压力（LVEDP）[598,599]，这些效应可能部分是由于使用溶剂（如丙二醇及乙醇）所致[600]，成人中静脉推注速度超过 50mg/min 会导致心血管功能障碍、室颤及死亡[601]。苯妥英的其他副作用包括视觉障碍（眼球震颤及视物模糊）、恶心、发音困难及小脑共济失调。长期苯妥英治疗会导致牙龈增生，大细胞性贫血及皮肤病变。

Ⅰ C类

氟卡尼

氟卡尼可降低实验犬的心室肌 0 期去极化，延长复极时间，增加人心肌单向动作电位时程。其对钠通道阻滞作用的起效及消除较慢，且存在剂量依赖性。该药也能抑制慢钙通道，因此氟卡尼具备多种药物特性[602]。氟卡尼对心室或心房不应期的影响较小，但对旁路不应期影响较大。其对 QT 间期的影响较小。

氟卡尼可用于治疗致命性室性心律失常、室上性心律失常及房颤。在 WPW 综合征患者中同样有效。长期临床研究表明，氟卡尼可有效抑制室性期前收缩及室性心动过速[603]。氟卡尼可能是对过早除极化心律失常最有效的药物，不过在某些患者群体中，CAST 显示，室性期前收缩的抑制可能并不总是患者最关心的。静脉注射氟卡尼能够有效治疗交界性异位心动过速，在 16 小时内可将 7 例患者全部逆转为窦性心律[604]。

实验中，氟卡尼可降低左心室压力，降低心输出量[605]。临床研究表明口服氟卡尼对血压、超声心动图中相关参数及运动耐量并没有影响[603,605,606]。但是，氟卡尼的负性变力作用对心室功能下降的患者影响较大。

氟卡尼口服吸收好，血浆清除半衰期为 20 小时。85% 的药物以原形或无活性的代谢产物经肾脏排泄。血浆有效浓度为 0.2~1.0μg/ml。给药剂量为 100~200mg，每天两次。在肾衰竭或心力衰竭的患者中，应减少剂量。氟卡尼可增加地高辛及普萘洛尔的血浆浓度，而普萘洛尔、奎尼丁及胺碘酮也能增加氟卡尼的血浆浓度。

氟卡尼在达到最优治疗效果时的剂量下，其副作用很小，但在治疗多形性室性心动过速时可致 QT 间期延长，CAST 研究显示心肌梗死后患者的死亡率明显增加[607]。意识不清及易激惹则罕见。

普罗帕酮

该药以使用依赖性的方式阻滞快钠电流。它与氟卡尼一样清除较慢。普罗帕酮也可阻滞 β 受体，且是弱的钾通道阻滞剂[608]。该药可减慢大多数心脏传导系统中的传导，延长不应期。普罗帕酮可用来治疗致命性室性心律失常，各种室上性心律失常及房颤。在一项研究中，76% 的患者口服单剂量普罗帕酮 600mg 后，房颤得到转复[609]。与安慰剂对比，静脉注射联合口服普罗帕酮能够有效预防心脏手术后房性快速心律失常的发生[610]。

普罗帕酮口服吸收较好，蛋白结合率高，清除半衰期为 6~8 小时，血清治疗浓度为 0.2~1.5μg/ml，药物代谢产物具有活性，表现出明显的动作电位和 β 受体阻滞作用。少数患者中药物代谢不充分，其 β 受体阻滞特性更明显。

普罗帕酮与氟卡尼相比，少有致心律失常的问题，可能是由于普罗帕酮的 β 受体阻滞作用，使得它能够减少抗心律失常药物的致心律失常。应用该药后可出现支气管痉挛而使呼吸系统疾病加重。在小部分患者中可能发生头晕，视觉模糊，味觉问题，以及一些胃肠道不适。

莫雷西嗪

莫雷西嗪有较强的钠通道阻滞作用而钾通道阻滞作用较弱，该药延长房室结及心室束传导、QRS 间期。对心房组织影响较小。用于治疗致命性室性心律失常时，与其他一些 Ⅰ 类的药物同样有效。

莫雷西嗪的蛋白结合率高，生物利用度只有 35%，血清浓度与治疗效果并不对应。药物通过肝脏和肾脏代谢，清除半衰期为 1~3 小时。给药剂量为每 8 小时 300mg，在有肝脏或肾脏疾病及慢性充血性心力衰竭的患者中可改为每 12 小时间隔给药。

该药副作用包括震颤、头痛、眩晕、头晕，以及胃肠道反应，如恶心呕吐、腹泻。15% 的患者可出现致心律失常反应。在 CAST 研究中，当恩卡尼及氟卡尼组停止用药时，而莫雷西嗪组继续用药，分析显示莫雷西嗪组患者的死亡率升高[611]。

Ⅱ类：β 肾上腺素能受体阻滞剂

β 肾上腺素能受体阻滞剂是非常有效的抗心律失常药物，特别是在围手术期或由肾上腺素能介导的多种心律失常而病况严重的患者。

普萘洛尔

普萘洛尔是第一个应用于临床的 β 受体阻滞剂。其作用很强，但对 β_1 和 β_2 受体亚型无选择性。本质上不具有内在的拟交感活性。由于普萘洛尔干扰肾上腺素的支气管扩张和低血糖致交感刺激作用，因此很少应用于有糖尿病和支气管痉挛的患者。普萘洛尔的应用限制促进了对 β 受体亚型特异性阻滞的药物研究，如美托洛尔，艾司洛尔及阿替洛尔。

β 受体阻滞剂的电生理学作用为降低自律性，增加动作电位时程（主要在心室肌），并大幅增加房室结的有效不应期。β 受体阻滞剂降低窦房结自发（4 期）除极频率，效应强度依赖于交感神经的基础紧张性。尽管 β 受体阻滞剂减慢安静时的心率，但对活动或情绪应激后致心率增快的抑制更为明显，房室结及远端传导系统的自律性同样受到抑制。β 受体阻滞剂对室颤阈值的影响差异很大，但它恒定地逆转儿茶酚胺的低室颤阈值。

除了 β 受体阻滞剂以外，普萘洛尔减少钾离子的外向背景电流，而且在高浓度时也可抑制内向钠离子电流。由于作用与 Ⅰ 类药物相似而被称为膜稳定作用（MSA）或奎尼丁类作用。在极高浓度时（1 000~3 000ng/ml），其作用提高浦肯野纤维除极的阈值。尽管普萘洛尔发挥有效的 β 受体阻滞作用时的治疗浓度在 100~300ng/ml，但控制室性心律失常时可能需要达到 1 000ng/ml[612]。普萘洛尔在急性缺血心肌中会降低心肌内冲动传导，在正常心肌则不会[613]。

普萘洛尔的药代动力学显示口服给药的吸收率几乎是 100%，但它的生物利用度在肝脏首过消除后受到削弱，削弱量约为给药量的 2/3，由于肝脏代谢物的量变化很大，所以口服一定剂量普萘洛尔后血浆浓度差异性很大。肝脏代谢有饱和过程，通过增加口服剂量或长期治疗可使生物利用度得到改善[614]。血浆中的普萘洛尔 90%~95% 与蛋白结合，这进一步混淆了将血浆浓度作为治疗指标的做法[615]。普萘洛尔代谢后排泄；其代谢产物4-羟基普萘洛尔，与普萘洛尔一样具有β受体阻滞作用，但较短的半衰期妨碍了它表现出主要的治疗作用[616]。

普萘洛尔口服后的清除半衰期为3~4小时，但由于肝脏代谢的饱和作用，在长期治疗中半衰期会延长[617]。CPB能改变普萘洛尔的动力学，肝素化使游离普萘洛尔的量翻倍，这个作用可通过给予鱼精蛋白逆转，这种效应被认为是由于肝素引起的游离脂肪酸浓度升高所致，从而降低普萘洛尔的蛋白结合率[618]。

普萘洛尔主要的副作用与β受体阻滞本身有关，心血管毒性包括充血性心力衰竭（在没有其他心室功能障碍时不常发生）和房室传导减慢，在基础存在房室结或室内传导障碍的患者中可发生完全性心脏阻断及心搏骤停。相反地，突然中止β受体阻滞治疗可能引起停药综合征，由于长期阻滞治疗改变了敏感性而出现过度的β肾上腺素能活性。当β受体阻滞作用下降时，体内对正常交感活性的反应性增强，比如受体密度增加或β受体敏感性的上调[619,620]。普萘洛尔的β_2受体阻滞作用可引起呼吸阻力的增加，这在哮喘患者中会导致严重的呼吸道损伤。由于低血糖相关的拟交感活性被阻滞，普萘洛尔可加重胰岛素的低血糖效应。普萘洛尔可能和中枢神经系统的反应无关，如失眠，幻觉，抑郁及头晕和轻微过敏症状如皮疹，发热和紫癜。

静脉给药以控制急性心律失常的合适剂量为0.5~1.0mg，可累加直至达到治疗效果，最大剂量为0.1~0.15mg/kg，通过持续静脉输注普萘洛尔可达到稳定的血浆治疗浓度。对继往长期接受治疗的成人患者，术中维持大约3mg/h的输注可达到有效的β受体阻滞水平。但随着艾司洛尔的应用，现已不再使用普萘洛尔输注。

美托洛尔

美托洛尔是一个相对选择性β受体阻滞剂，它的β_1受体阻滞作用和普萘洛尔一致，但对β_2受体作用仅有普萘洛尔的1%~2%[621]。

与普萘洛尔类似，口服美托洛尔后吸收很快且完全。但它的肝脏首过代谢率很低，给药剂量的40%到达全身循环系统，口服后血浆清除半衰期约为3小时。美托洛尔90%被代谢，羟基化和O-脱甲基化是主要的途径，代谢产物缺乏β受体阻滞作用。和普鲁卡因胺的乙酰化一样，美托洛尔的羟基化速度具遗传依赖性，缓慢的羟基化作用表现出胃肠外药物清除时间的明显延长和较高的血浆浓度[622]。

美托洛尔的毒性主要与它局限的β_2受体阻滞作用有关，尽管没有普萘洛尔一样的广泛β_1受体阻滞作用，但它会增加哮喘患者的呼吸道阻力，降低用力呼吸量。和普萘洛尔相反，美托洛尔不会抑制异丙肾上腺素引起的支气管扩张作用。它可损害β受体介导的胰岛素释放，且与普萘洛尔一样，低血糖的症状会被掩盖。其他副作用与普萘洛尔类似。

美托洛尔可有效治疗因肾上腺素能刺激引起的室上性及室性心律失常上，其主要优势表现在，引发慢性阻塞性肺疾病患者支气管狭窄的作用较轻。静脉紧急用药剂量为1.0mg，直至达到治疗效果，最大剂量为0.1~0.2mg/kg。静脉用药较口服更能有效预防心脏手术后房颤的发生[623]。另一项关于口服卡维地洛与口服美托洛尔的对比研究则发现，卡维地洛对预防冠状动脉搭桥术后房颤的发生更有效[624]。

艾司洛尔

艾司洛尔是心肌选择性的β_1受体阻滞剂，作用时间非常短[625]。在狗麻醉后，50μg/(kg·min)艾司洛尔输注可产生稳定的β受体阻滞状态，停止输注后20分钟即可逆转[626]。艾司洛尔只有轻微的ISA和膜稳定作用，在清醒狗中，其对LVEDP，BP，HR，CO或SVR没有影响。但在5~60μg/(kg·min)输注速度时，艾司洛尔会降低LV dP/dt。降低收缩力的作用在输注结束后20分钟可完全消除。

艾司洛尔的电生理学效应为β肾上腺素受体拮抗。在开胸后的狗中，输注300μg/(kg·min)艾司洛尔会延长窦房结恢复时间和心房束传导间期，但不会影响房室束间期。其延长房室结有效不应期，但在体外β受体阻滞浓度下无影响。

艾司洛尔通过甲基脂键的水解作用而快速代谢，在狗与人类血液中的半衰期分别为12.5分钟和27.1分钟。其酸性代谢产物具有轻微的（较艾司洛尔弱1 500倍）β受体阻滞作用。艾司洛尔不受血浆中胆碱酯酶的影响，起作用的酯酶位于红细胞并且不受胆碱酯酶抑制剂的影响，但可被氟化钠灭活。临床麻醉中，重点在于我们并不知道艾司洛尔和其他酯类分子之间的代谢反应结果。这里特别要提到的是，艾司洛尔剂量高达500μg/(kg·min)并不会改变琥珀胆碱的神经肌肉效应[627]。

临床上，哮喘患者应用艾司洛尔300μg/(kg·min)只会轻微增加呼吸道阻力。同样地，接受艾司洛尔治疗的慢性阻塞性肺疾病患者也没有呼吸系统相关的副作用发生[628]。在一个关于PSVT的治疗的多中心研究中，艾司洛尔与普萘洛尔同样有效，且β受体阻滞作用消除更快[629]。艾司洛尔已经成为围手术期控制窦性心动过速的有效药物，此时滴定可短暂阻滞β受体作用的药物是非常可取的。

艾司洛尔的起始剂量为25μg/(kg·min)，直至达到效果，最大剂量为250μg/(kg·min)，超过这个剂量可能因患者心排血量降低而出现严重的低血压，艾司洛尔在治疗围手术期急性房颤或房扑非常有效，可控制心室反应及将心律失常转变为窦性心律。兰地洛尔是一种正处于研究中的超短效β受体阻滞剂，与艾司洛尔类似，但心脏选择性更高，半衰期更短（4分钟）[630]。兰地洛尔可有效地逆转89%伴有房颤或房扑的患者，使其转变为窦性心律[631]。心脏术后预防性地给药可降低房颤的发生率[632]。

Ⅲ类：阻滞钾通道并延长复极的药物

胺碘酮

胺碘酮是香豆酮的衍生物，最初被作为抗心绞痛药物加以应用，后来发现具有抗心律失常的作用。该药具有广泛的治疗作用，可用于室上性心律失常[633]、室性心律失常[634,635]及预激综合征（见框11.7和框11.8）[633-636]。它对于其他治疗无效的VT及VF同样有效[637]，胺碘酮被AHA批准为心肺复苏的一线抗心律失常药物[638]。它可能在预防术后房颤上有效。它与其他抗心律失常药物相比能减少ICD患者休克次数[639]。

胺碘酮在兔子的离体窦房结上能增加动作电位时间及降

低舒张期(4 期)除极的坡度,从而降低窦房结的自律性[640],它延长窦房结、心房和心室心肌、房室结以及希氏束-浦肯野纤维的复极和不应期时间[641],而静息电位和心肌自律性很少受影响,但是有效不应期和绝对不应期被延长。胺碘酮阻断浦肯野纤维的失活钠通道,能明显降低 0 期[642]。在麻醉后狗的在体实验发现胺碘酮能降低房室连接处及窦房结的自律性,延长结内传导[643]。

短期和长期应用胺碘酮在电生理学上有实质的区别,短期应用该药会轻度增加希氏束-浦肯野纤维和心室肌的有效不应期。尽管心肌药物浓度和长期口服治疗的相似[644],短期静脉给药不会延长 QT_C。但长期口服胺碘酮可显著延长 QT_C[645]。虽然短期静脉内应用胺碘酮可增加窦房结的有效不应期,但长期口服则影响更明显。对于其余心脏组织,静脉用药很少或不会对有效不应期产生影响;而长期口服给药则可全面延长有效不应期以及 AH 和 HV 的传导时间[646]。

长期使用胺碘酮所产生的电生理效应与去甲状腺后的电生理效应类似[647]。并且,该药对 T_3 的心脏效应的阻断作用是胺碘酮的基本药理作用之一。这一机制被作为一种活性代谢产物蓄积理论来解释胺碘酮抗心律失常作用的缓慢起效现象[646]。

胺碘酮会增加电流量引起 VF(增加 VF 的阈值)。在大多数患者中,短期静脉应用胺碘酮能抑制难治的 VT,这个效应被归因为病变组织活性的选择性增高所致,正如利多卡因一样[648]。胺碘酮同时具有由非竞争性机制产生肾上腺素受体(α 和 β)的拮抗作用,对这一作用的抗心律失常作用还不甚了解[649]。

在狗的冠状动脉阻塞后静脉应用胺碘酮(10mg/kg),血流动力学效应包括左心室 dP/dt 下降,最大负性 dP/dt 下降,以及平均动脉压、心率和左心室峰压下降。尽管有负性变力效应,但是左心室后负荷降低更明显,故心输出量是增加的[650]。相似的临床效应还表现在,在心脏的导管置入术时给予 5mg/kg 的静脉剂量可降低血压,LVEDP 和 SVR,能增加心输出量,但是不会影响心率。长期胺碘酮治疗在没有左心室衰竭的患者不会引起临床上明显的心室功能减退。可能由于胺碘酮的抗肾上腺素效应,在代偿性慢性充血性心力衰竭的患者中血流动力学可能恶化[651]。

胺碘酮的药物代谢动力学特点为低生物利用率,非常长的清除半衰期,相对较低的清除率以及分布容量大。该药的口服吸收很慢,摄取 3~7 小时才达到血浆峰值[652]。生物利用率变异很大且很低,范围为 22%~50%,但是肝脏代谢率仅为 0.13,因此生物利用率的主要限制可能是不完全吸收所致。胺碘酮分布容量很大,估计为 1.3~65.8L/kg,血浆清除率为 0.14~0.6L/min[653]。慢性口服治疗后的血浆半衰期为 14~107 天,口服给予胺碘酮后血浆浓度缓慢达到治疗浓度及稳态浓度分别需要 9.5 天和 30 天[654]。

由于达到稳态血浆浓度很慢,因此使给药技术得以发展。患者特异的药物代谢动力学数据被用来规定给药速度为 0.5~3.9mg/min,维持速度为 0.5~1.0mg/min,以达到输注期间血浆浓度 0.5~2.5μg/ml。这个剂量可减少 85% 的室性心动过速发生率,74% 的成对的室性期前收缩以及 60% 的单独室性期前收缩[655]。关于比较口服给药(800mg/d,连续 7 天,随后 600mg/d,连续 3 天),与静脉(5mg/kg,持续 30 分钟)复合口服给药(和单独口服剂量一致)的抗心律失常作用的起效研究证明,复合静脉和口服给药方式能以较少的药物总量更快地达到治疗效果[656]。在稳定患者的急性状态下,可 150mg 静脉快速推注,随后 1.0mg/min 持续输注 6 小时,其后 0.5mg/min 输注。在心肺复苏时,可先给 300mg 静脉快速推注,随后如心脏除颤不成功可重复多倍剂量。

胺碘酮的副作用很多,57% 的患者有皮肤的光过敏,这与药物剂量及血浆水平没有明显的关系[657]。其他皮肤表现包括不正常的色素沉着(板岩灰)及红斑、瘙痒皮疹、长期胺碘酮治疗的大多数患者有角膜的微沉淀,但视觉障碍不常见。

呼吸系统的副作用更严重[658-661],临床表现包括劳累性呼吸困难、咳嗽及体重减轻,可能发生缺氧。呼吸功能研究表明肺容量减小及弥散速率减慢,胸部放射检查提示两侧弥漫性间质性浸润,在组织学上可能为纤维化肺泡炎。呼吸系统反应可能在停止治疗或剂量减少后得到缓解,这些呼吸系统反应的病理生理学机制还不甚了解,不过可能和异常磷脂产物有关。呼吸系统毒性总发病率高达 6%,其中死亡率达 20%~25%。有报道称在 CPB 之前应用胺碘酮可增加 ARDS 的风险,但这个联系尚未被证实。

甲状腺异常与胺碘酮有关,甲状腺功能亢进和甲状腺功能减退的发生率分别为 1%~5% 和 1%~2%[649],每个胺碘酮分子含有两个碘原子,或每 200mg 药物中含有 75mg 有机磷,并且其中的 10% 可形成游离碘,因为摄入与长期胺碘酮治疗等量的有机碘不会出现相同的效应,所以碘本身不会引起甲状腺异常。胺碘酮引起的甲亢心率不会增加,可能是由于药物的抗肾上腺素能作用,胺碘酮治疗同时增加甲状腺素和(T_4)和反 T_3,但仅轻微地降低 T_3[662-663]。

尽管胺碘酮相对广范围地使用,但是麻醉并发症报道不多。在两个病例报告中,心动过缓和低血压是很突出[664,665]。其中一个报告描述了对 β 肾上腺素能激动剂的血管收缩作用的强对抗表现[665]。胺碘酮在血浆和组织中的缓慢代谢导致在停止应用该药后很长时间仍可出现这样的副作用。由于 T_3 可以逆转胺碘酮的电生理学效应,也许 T_3 可以被用来逆转该药的血流动力学异常,诸如以上两个病例中所描述的,但是这个理论尚未被证实。肾上腺素被证明比多巴胺丁胺异丙肾上腺素在逆转胺碘酮介导的心血管抑制中更有效[666]。

一项关于在心脏手术前 6 天和术后 6 天给予胺碘酮的随机对照试验显示,在不同年龄的患者和不同类型的心脏外科手术中,房性心动过速、室性心律失常可明显减少[667],各组间医院死亡率则无差异。

在冠状动脉旁路移植术患者的一项研究表明,与安慰剂对比,胺碘酮能更有效地逆转房颤[668]。本研究中的所有患者均已接受 β 受体阻滞剂治疗。在术后伴交界性异位心动过速的儿童中,胺碘酮能够逆转或者减慢所有 18 例患者的异常心率[669]。预防性地使用胺碘酮也能够减少肺切除患者房颤的发生率[670],但并不减少心脏瓣膜手术患者的房颤发生率[671]。

溴苄胺

在过去 5 年间,溴卞胺存在着供应不足的问题,FDA 在 2011 年把它列入了一个停产的药品目录。溴卞胺并没有因为安全问题而停产,在美国以外的一些国家仍然可以使用。

溴苄胺是个四价铵复合物,急性静脉应用后可产生双相的心脏反应。起初,去甲肾上腺素被从肾上腺素能神经末梢取代,伴随有血压、SVR 和心脏自律性的增加,20~30 分钟后,这种反应减弱,溴苄胺的肾上腺素阻滞作用占优势[672-674],此后的效应就取决于肾上腺素能神经元对溴苄胺的摄取。但是,对它的肾上腺素能阻滞作用的抑制并不会损害它的抗心律失常作用。

溴苄胺的直接电生理学效应为心室有效不应期的延长,在这种考虑下,它的电生理学效应与溴苄胺的心肌浓度更相关而不是血浆浓度[675]。溴苄胺延迟了从正常心肌到缺血部分边缘的期前收缩的传导,减少缺血部分和正常毗邻心肌的兴奋阈值的差别。溴苄胺增加电流引起 VF,并且可能自发地将 VF 转为窦性心律[676]。溴苄胺的抗心律失常作用在心血管去神经或长期利血平治疗下作用不减,说明它的抗心律失常作用和抗肾上腺素能效无关[677,678],溴苄胺同样也降低产生除颤所需要的电流量[679]。

关于溴苄胺在急性心脏停搏时作用的临床研究是相互矛盾的,在其中一个研究中,与利多卡因相比,溴苄胺没有表现出更好的抗心律失常作用,改善的复苏率或较低的死亡率[680]。相反的,在另一个研究中,溴苄胺(10mg/kg)被用于院外 VF 的一线治疗,明显改善了复苏的预后。在溴苄胺后给予利多卡因同样降低了 VF 的复发发生率[681]。在急性情况下,溴苄胺对于 VF 是有效的预防治疗[642,682-685]。

临床给予溴苄胺的指征包括难治性的 VT 或 VF。对于 VF 来说,溴苄胺 5~10mg/kg 静脉快速推注,如 VF 仍存在可重复课题直到总是达到 30mg/kg。由于药物的抗心脏颤动作用可能需要一点时间,所以完全的复苏作用在溴苄胺应用后应至少持续 20~30 分钟,对复发的 VT 治疗和 VF 的相似,持续 2mg/min 的输注可保持血浆水平,和 VF 一样,溴苄胺治疗 VT 的效应可能需要 20~30 分钟。

溴苄胺的副作用包括清醒患者的恶心和呕吐,在长期治疗中,可能出现直立性低血压,但是这可被三环类药物所减轻,它能阻滞肾上腺素能神经元对溴苄胺的摄取。

索他洛尔

索他洛尔被分入Ⅲ类药物,也具有Ⅱ类 β 肾上腺素能阻滞特性。索他洛尔首先被合成为 β 受体阻滞剂,并且最初被应用于治疗心绞痛和高血压,它的抗心律失常作用很快被发现,随后抗心律失常作用被评价。索他洛尔阻滞延迟的钾离子电流而延长心房和心室组织的不应期,它的 β 受体阻滞作用表现为心率的下降和心房及心室水平不应期的增加[686]。索他洛尔被用来治疗危及生命的室性心律失常和房颤。

索他洛尔是 D 和 L 异构体的复合物,之两个异构体有不同的作用机制,索他洛尔可口服或静脉给药,口服生物利用度大于 90%,药物和血浆蛋白结合差,并伴有肾排泄,当肾功能正常时,该药物的消除半衰期为 12 小时。通常的起始口服剂量为每 12 小时 80~160mg,血浆峰浓度在 4 小时内可达到峰值[687]。

索他洛尔用于治疗室性和室上性心动过速。在治疗室性心律失常效果上,索他洛尔优于Ⅰ类抗心律失常药物[688]。索他洛尔在合用或不合用 β 受体阻滞剂时,更能有效地预防心律失常的发生[689]。当Ⅰ类抗心律失常药与 β 受体阻滞剂联用时,与索他洛尔相比,但两者死亡率相似。索他洛尔对于预防阵发性室上性心动过速有效[690]。

使用索他洛尔有副作用,曾有一项对有左心室功能减退的患者使用 D 索他洛尔(非 D 和 L 异构体混合物)的大规模前瞻性研究,由于治疗组死亡升高,而不得不提前中断[691]。

因为 D-索他洛尔缺乏重要的 β 肾上腺素受体阻滞性能。此外,使用索他洛尔发生尖端扭转型室性心动过速和 QT 间期延长危险增加,在女性患者和肾功能减退患者到处心律失常发生率增加。

伊布利特

延胡索酸伊布利特是一种甲磺苯胺抗心律失常药,用于房颤、房扑的复律。伊布利特通过活化慢钠内流而延长心房心室不应期[692]。此外,伊布利特还可能通过阻断快钾通道外流来延长不应期[693]。虽然临床没有报道,但体外大剂量伊布利特可能缩短动作电位。它还能使后除极化易于发生,而造成尖端扭转型室性心动过速的发生。

伊布利特经静脉给药时,蛋白结合率为 40%,通过肝脏代谢。伊布利特的 8 个代谢产物当中,仅有一个表现为轻微的抗心律失常作用。伊布利特的药代动力学呈现线性关系,外周血管分布迅速,清除率较高,半数清除率为 2~6 小时[694]。常用剂量为 1mg,推注时间不小于 10 分钟。根据需要可追加 0.5~1mg。

在一项研究中,伊布利特 0.015mg/kg,静脉注射时间不小于 10min,能够使 45% 的持续 3 小时以上的房扑患者和持续 3 小时至 90 天的房颤患者恢复窦性心律[695]。3% 的患者在接受安慰剂治疗时也能恢复窦性心律。恢复窦性的平均时间为 19 分钟。在这项研究中,心律失常的终止与左心房大小、EF 值减低、是否合并瓣膜病变、是否存在合并用药(如 β 受体阻滞剂、地高辛)这些因素无关。

另一项研究则表明,重复静脉给药的安全性和有效性已经得到证实[696]。这项研究与先前提到的研究相比,除两者具有相似转复率之外,还发现其对房扑(63%)的逆转作用较房颤(31%)更为有效。对于心律失常持续时间短、左心房大小正常的患者来说,其转复率更高。然而,上述研究中所有患者心律失常持续时间均少于 45 天。与镁剂合用的话,房颤和房扑的转复率更高[697]。

25% 的患者在使用伊布利特时出现心血管副作用,使用安慰剂治疗的对照组发生率则为 7%[698]。4.3% 患者并发尖端扭转型室性心动过速。大多数心律失常发生在停止输注药物 1 小时内,这说明伊布利特的半衰期较短,代谢产物无显著抗心律失常作用。尖端扭转型室性心动过速的发生与低体重、合并心动过缓及慢性心力衰竭病史有关。在使用伊布利特治疗之前,电解质紊乱和获得性的 QT 间期延长必须先得到纠正。

多非利特

多非利特可能够阻断复极过程中延迟整流钾电流中的快速激活成分,但并不减慢传导。与伊布利特相似,多非利特对长 QT 间期具有显著作用。多非利特的电生理效应对于心房的作用大于心室的作用。因此,它适用于急性复律和房颤的长期治疗[699]。

多非利特仅适用于口服给药,生物利用率为 90%。大约 50% 经肾脏排泄,清除半衰期为 8~12 小时,包括维拉帕米、西咪替丁、酮康唑在内的不少药物均可提高多非利特的血药浓度。因此,在联合用药时,应避免同时使用或谨慎使用这些药物。

多非利特的使用剂量为 0.125~0.5mg,每日两次。使用时需监测 QT 间期。超过 4% 的患者可发生伴多形性室性期前收缩的 QT 间期延长。用药前应先纠正电解质紊乱。禁用于 QT 间期延长和尖端扭转型室性心动过速的患者的长期治疗。多非利特与镁合用能够增强房颤和房扑的转复率,并且理论上可减少 QT 间期延长的发生率[700]。本研究中,接受镁治疗的患者中未发现有尖端扭转型室性心动过速的发生。

决奈达隆

决奈达隆是一分子结构和电生理作用类似胺碘酮的抗心律失常药物,但对心房组织作用更优并且副作用更小[701]。主要结构变化碘被甲烷磺酰基替换,有助于降低甲状腺的副作用的发生率,减少组织蓄积,从而降低药物半衰期,分布容积和器官毒性。

决奈达隆可用于口服,吸收较好,消除半衰期为 12~24 小时[702]。口服剂量为每日 400mg。肝脏的受过消除作用为 85%,蛋白结合率高。与决奈达隆合用时,地高辛、他汀类药物、环孢素作用水平增加,应进行相关监测,葡萄柚和维拉帕米可能会增加决奈达隆水平,应该避免合用。肾小管分泌功能受损可导致血清肌酐水平升高。该药可增加肝酶活性,已经有几例报道该药存在严重肝脏毒性。QT 间期延长和致心律失常作用看上去似乎并不是问题。

临床试验表明,与安慰剂相比,决奈达隆能维持窦性心律,并减少房颤的心室反应,降低死亡率和卒中的发生率。卒中发生率下降的原因还有待研究。但是,对于左心室功能下降的患者来说,决奈达隆增加慢性心脏疾病的发生和早期死亡的风险[703]。与胺碘酮相比,决奈达隆停药的不良事件更少,但胺碘酮维持窦性心律更有效。对于永久房颤患者,决奈达隆增加卒中和死亡的风险,以及增加住院率[704]。决奈达隆并非房颤和房扑的一线药物,不能用于心力衰竭或者永久性房颤患者[705]。

维纳卡兰

维纳卡兰是被欧洲批准使用的房颤急性转复的抗心律失常药物,但并没有在美国得到批准,也不能用于房扑转复[706]。该药通过阻断心房钠钾通道,延长心房 ERP 持续时间。它对于增快的心率更有效,这使得该药与其他Ⅲ类药物不同[707]。

维纳卡兰可静脉注射和口服。静脉注射时肝脏代谢 89%,11% 经肾脏排泄,消除半衰期为 3 小时[706]。该药的蛋白结合率不高,与其他药物无相互作用,这就使得维纳卡兰可以维持比较高的血药浓度。

持续房颤超过 10 分钟时,静脉注射剂量为 3mg/kg,超过 10 分钟时,在 15 分钟内重复给予剂量为 2mg/kg[707]。该药明显副作用很小,仅 6% 的患者发生过低血压。维纳卡兰对人类的心室传导系统的临床疗效并不显著的,但在动物实验中,发现该药对心室组织有轻度的钠和钾阻断作用。维纳卡兰也似乎没有使 QT 间期延长,尽管所有临床试验中将 QT 间期延长患者排除在外。

临床试验已证明维纳卡兰对于非外科或者心脏外科手术后的急性发作房颤的快速转复作用非常有效[708]。转复速度类与伊布利特类似,安全性类似于胺碘酮(表 11.27)。该药在被美国批准上市之前,还需要更多的关于安全性的研究[709]。

表 11.27 维纳卡兰与伊布利特的比较

参数	维纳卡兰	伊布利特
Vaughan-Williams 分类	Ⅲ类	Ⅲ类
作用机制	延长不应期	延长不应期
心房选择性	是	否
对急性房颤的作用	50% 患者在 90 分钟内转复	50% 患者在 90 分钟内转复
对急性房扑的作用	无	有
转复中位时间	11min	30min
致心律失常作用	无或微弱	有窒息性心律失常的风险(尖端扭转性室性心律失常,1.7%)
禁忌证	收缩压<100mmHg;严重主动脉瓣狭窄;心力衰竭(NYHA Ⅲ或Ⅳ级);最近 30 天有急性冠脉综合征;QT 间期延长	心力衰竭(NYHA Ⅲ或Ⅳ级),近期急性冠脉综合征,QT 间期延长,同时服用Ⅰ类抗心律失常药物和其他延长 QT 间期的药物,低钾血症
给药方案(静脉)	3mg/kg 10min 以上,如果心律失常仍然存在继续给予 2mg/kg 10min 以上	1mg 10min 以上,如果心律失常仍然存在继续给予 1mg 10min 以上

NYHA,纽约心脏协会。

From Bronis K, Metaxa S, Koulouris S, Manolis AS. Vernakalant: review of a novel atrial selective antiarrhythmic agent and its place in current treatment of atrial fibrillation. *Hosp Chronicles*. 2012;7,171.

Ⅳ类:钙通道拮抗剂

虽然维拉帕米(苯烷胺类)、硝苯地平(二氢吡啶)、地尔硫䓬(苯并氮䓬类)三类钙通道拮抗剂的直接的电生理效应相似,维拉帕米和地尔硫䓬是基本的抗心律失常药物。

钙离子通道是一种跨脂质双分子层,大分子蛋白跨膜离子通道(图 11.26)。该通道通过选择性的离子通道和跨膜电压差来控制通道的通透性[197]。除极化降低膜电位,增加了

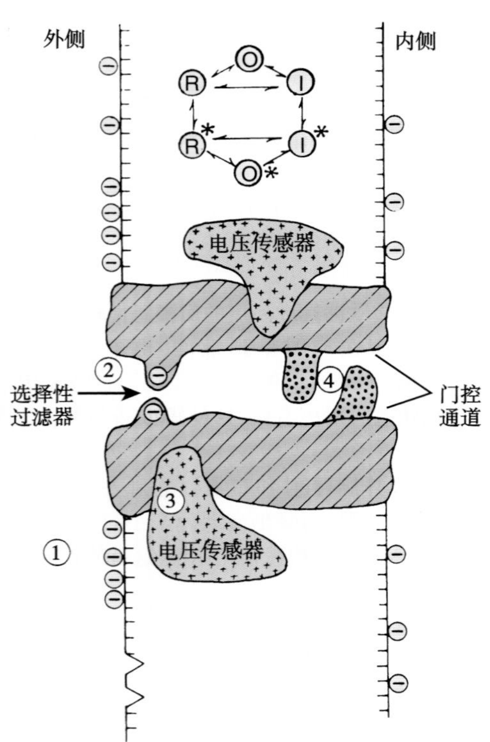

图 11.26 钙通道为一种蛋白质细胞膜通道。选择性过滤器(2)通过筛选分子大小和密度赋予离子选择性。电压感受器(3)将膜去极化与门控机制控制的通道开放与关闭(4)联系起来。带负电荷的外表面则为钙离子的结合位点(1)。(*From Triggle DJ. Biochemical pharmacology of calcium blockers. In*:*Flaim SF*,*Zelis R*,*eds.* Calcium Blockers:Mechanisms of Action and Clinical Applications. *Baltimore*,*MD*:*Urban & Schwarzenberg*;*1982*:*121-134.*)

钙通道对钙离子的通透性,从而使钙离子顺浓度梯度进入细胞。相反的,在复极时该通道关闭。该机制被称为电压依赖性或电压门控性通道。在心脏组织中,钙离子通道同样受到膜上 β 肾上腺能受体的控制,激活 β_1 受体能使另一些钙离子通道开放并保持活性状态,这类通道称为受体门控性通道[710]。

基于对章鱼突触钠通道的研究,钙离子通道存在 3 个不同状态,静息、开放和失活。静息状态钙离子通道的特征为膜外层表面存在一关闭的活化通道(d)和内面的一开放的失活通道(f)(图 11.27)[711]。当 d 通道开始允许钙离子内流时,除极化触发开放状态,同时 f 通道缓慢关闭。如果除极完全,则阻断进一步的钙内流,这导致钙通道失活直至复极完成,上述通道恢复至复位状态。从静息状态到开放状态的时间常数是 520 毫秒,而从开放状态到失活状态及失活状态到静息状态均是 30~300 毫秒[712]。

钙通道阻滞剂的"个体化"特征主要与拮抗效应和组织激活频率有关。因此,在心脏组织中,维拉帕米的负性肌力和钙离子通道阻断作用依靠于跨膜电位水平和刺激频率。频率增加和部分除极化可致其增强对心肌的抑制[713]。这些发现或许可以解释维拉帕米的作用机制主要是钙离子通道的去激活化。相反的,膜的活化状态对于硝苯地平的抑制作用就不重要。

钙离子通道拮抗剂的亲水特性对于它们发挥作用非常重要。D600 属于与维拉帕米同类的药物,但对于皮肤化的心肌细胞则毫无作用,这或许解释了药物主要作用于质膜[714]。D600 和硝苯地平的四价铵衍生物因高度电离,几乎没有亲脂性。因此,基本无钙离子拮抗作用[713]。这提示,钙通道阻滞剂活性部位可能位于通道内侧面或者膜本身。

一般而言,钙离子通道拮抗剂可依据其对于血管平滑肌和心肌组织的特异性来分类,以维拉帕米、硝苯地平、地尔硫䓬、尼卡地平为代表。而在各类中,对组织的作用亦不相同。硝苯地平和尼卡地平(另一种二氢吡啶类)对于平滑肌较有效,而维拉帕米和地尔硫䓬对于心肌的作用较强[715,716]。虽然这些药物的作用以钙离子通道的拮抗机制为主,但是在高浓度(大于 10^6mol/L)情况下会产生另外一些效应。例如,维拉帕米和 D600 在大于 10^6mol/L 的浓度下会阻止钠通道的活性,抑制毒蕈碱、肾上腺素和阿片受体的受体结合[717]。这些效应与钙离子通道立体选择性这一特异性作用不同[718]。

维拉帕米和地尔硫䓬

维拉帕米和地尔硫䓬广泛用于治疗室上性心动过速、房颤和房扑。它们通过延长房室结传导和折返来阻断房室结的冲动从而对于预防和阻断室上性心动过速尤为有效。它们同样通过减慢房室结传导和降低心室反应性来达到治疗房颤和房扑的作用[719]。其减低心室反应性的机制同强心苷相似,但起效和作用都更快捷[720,721]。

维拉帕米是有效的围手术期抗心律失常药物。一项研究表明,它对于治疗麻醉患者的室性和室上性心律失常都有效[721]。但值得注意的是,维拉帕米在手术中的应用应当非常谨慎,因为,它同吸入麻醉药物一起使用,可能会发生严重的心脏抑制[722,723]。

预防性使用维拉帕米和地尔硫䓬治疗 WPW 型房室结预激所致阵发性室上性效果明显。如果室上性是正向的(沿房室结顺向传导和沿旁路逆向传导),有窄的或正常的 QRS 波群,维拉帕米对于阻断这类沿房室结的正向传导很有效。如果室上性心动过速是逆向的(沿旁路正向传导或者沿房室结逆向传导),有宽大的 QRS 波,那么由于维拉帕米对于折返和旁道几无作用,因此在治疗这类患者是几乎无效。

房颤和房扑同样可以发生在预激综合征的患者中。在这类患者中,缩短旁路不应期和延长窦房结不应期的药物(如洋地黄、维拉帕米),会增加心室的反应性而可能致室颤[724]。Ⅰ类和Ⅲ类药物,如普鲁卡因胺和胺碘酮对于治疗存在旁道的房颤减低心室反应性更有效(参见第 4 章)。

维拉帕米和地尔硫䓬在组织中的电生理效应,主要是房室结和窦房结细胞的钙依赖的 0 相和 4 相的除极。窦房结冲动发放率和恢复时间、房室传导时间和房室结有效不应期均延长。临床上,QRS 波群和 QTc 间期不是主要作用对象,而其对 AH(不是 HV)传导时间造成延长。实验证明(被麻醉的狗),维拉帕米的电生理效应同其血浆浓度相关。在低浓度时,AH 间期被延长,而不用减慢窦房结或产生房室传导阻滞[725]。

同其他抗心律失常药物一样,静脉和口服维拉帕米的药代动力学是不同的。由于在肝脏中排泄,所以,通常口服维拉帕米的生物利用率很低,但肝脏疾病患者,其生物利用度升高[241]。静脉注射维拉帕米,由于其亲脂性,其血浆清除率接

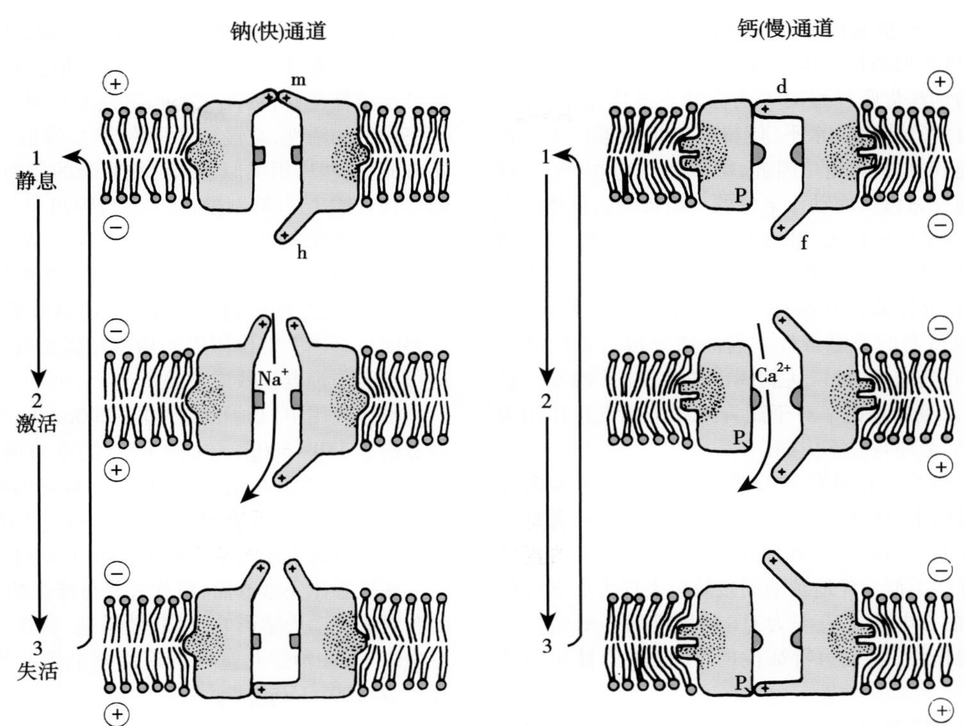

图 11.27 肌膜中钙通道的示意图。动作电位升支(0 期)阶段,允许钠离子迅速进入细胞,使激活的钠通道开放(m)。由此导致的跨膜电位变化使失活的通道关闭(h),阻止钠离子内流,维持细胞膜不应期状态直至复极。钙通道激活(d)和失活(f)过程与此相似,除了慢通道的一些激活步骤需要通过 cAMP 蛋白激酶磷酸化(p)。通道蛋白的变构使其具有 3 种不同的功能状态:静息状态(即关闭着但去极化时可开放)(1)、激活状态(即开放着)(2)、失活状态(即关闭着且去极化时不可开放)(3)。(*From Katz AM, Messineo FC. Lipids and membrane function; implications in arrhythmias.* Hosp Pract. *1981*;*16*;*49.*)

近内脏血流率,并且体表分布容积较大。其半衰期约为 5 小时,可能由于肝脏代谢途径的饱和,因此,长期给药时半衰期延长。同样的,其主要代谢产物去甲维拉帕米也具有生物活性,在长期使用的患者中,其积累具有维拉帕米的同等作用,有较长的半衰期(8~13 小时)[726]。代谢后的维拉帕米通过肾脏排泄(65%~75%),3%~4%以原形排泄[724]。代谢包括主要代谢产物去甲维拉帕米(具有相当于维拉帕米 1/8 的钙离子通道阻滞作用)的 n-脱烷基,0-脱甲基[715]。维拉帕米和其代谢产物具有高度蛋白结合率(90%)。

在治疗急性室上性心动过速时,快速维拉帕米的静脉给药量为 0.07~0.15mg/kg,给药时间大于 1 分钟,30 分钟后如首剂无效可同样剂量重复使用(最大剂量 10mg)。由于吸入麻醉药物存在抑制钙离子相关的细胞内过程的作用而造成的心血管抑制,因此维拉帕米同这些麻醉剂存在协同作用。在一项大型的临床试验中,维拉帕米在稳定的氟烷短期吸入中,引起了血压的下降和 4%的病例发生 PR 间期的延长[727]。在实验室研究中,维拉帕米同氟烷、恩氟烷、异氟烷有协同作用,引起轻微的左心室功能下降,减慢房室传导(PR 间期)。房室传导阻滞的发生很可能是难治性的。此外,在维拉帕米同 β 受体阻滞剂联合使用时可能发生房室传导阻滞。

静脉注射 0.25~0.3mg/kg 的地尔硫䓬,并以 10~20mg/h 的速率维持静脉输注能够快速有效地控制新发的快室率房扑及房颤[728,729]。预防性使用静脉内地尔硫䓬可减少肺切除术和心脏手术后室上性心律失常的发生率[730]。地尔硫䓬同样也可用于治疗室性心律失常。在一实验模型中,发现地尔硫䓬对于急性可卡因中毒所致的室颤具有保护性作用[731]。

神经肌肉阻断作用增强是维拉帕米的另一副作用。两项实验室数据都发现,维拉帕米能够抑制间接刺激所致的颤搐反应高度[732,733]。虽然确切的突触前及突触后作用位点还不明确,但其效果在作用性质上与泮库溴铵类似,这提示作用部位可能位于神经肌肉接头处。临床相关剂量的维拉帕米对神经肌肉作用的效果较轻微,但是与残存的肌松剂具有潜在的协同作用,这一作用的影响似乎还挺大。所以,对于正在使用或者近期使用过肌松剂的患者,在使用地尔硫䓬时应相当谨慎。

地尔硫䓬在治疗肺切除术后房颤的疗效与胺碘酮相当[734]。另一项关于冠状动脉手术的研究也表明,当预防性静脉使用或者口服地尔硫䓬时,能够降低房颤的发生率[735]。

其他抗心律失常药物

地高辛

在房扑或房颤发生时,使用洋地黄类药物的最主要作用是降低心室反应性,这一反应是由于直接或者间接作用于房室结的结果。洋地黄类药物最主要的作用是抑制细胞膜上 Na^+/K^+-ATP 酶的活性。在复极过程中,Na^+/K^+-ATP 酶可提供钠和钾转运所必需的化学能。洋地黄类药物以糖苷键与 Na^+/K^+-ATP 酶特异性结合,具有饱和作用,能够竞争性抑制该酶的活性,破坏 Na^+、K^+之间的主动转运。最终可导致细胞

内 Na^+ 浓度轻度增加，细胞内 K^+ 浓度相应下降。细胞内 Na^+ 浓度轻度上升，可增加钠钙交换，导致微弱的正性肌力作用。

地高辛可增加浦肯野纤维的 4 期自动去极化速率，降低静息电位或者最大舒张电位水平，使得去极化能够（0 期）在一个较低的负电位水平开始。因此，导致动作电位 V_{max}（峰值）减小，传导速率减慢。而动作电位的 4 期自动去极化速率与细胞外的 K^+ 浓度呈负相关，细胞外的 K^+ 浓度降低时，4 期自动去极化速率增加，心肌细胞自律性增加。这也一定程度上解释了，在心脏复律或体外循环时低钾血症或者钾离子大量丢失可增加地高辛的心脏毒性。当地高辛接近毒性浓度时，可产生延迟后电位，这足以达到阈电位水平，并触发去极化[736-738]。治疗浓度的地高辛对于浦肯野纤维的直接作用为减慢其传导速率，增加有效不应期。

窦房结和房室结的特殊传导纤维存在相同的电生理效应。在这两个区域中，地高辛对其的作用是间接的，或者是通过自主神经介导的。而对于心房肌及心室肌，地高辛的直接效应与浦肯野纤维类似。洋地黄的间接效应表现为显著降低动作电位时程，在心电图上表现为 QT 间期缩短。对动作电位 2 期和 3 期的作用，表现为特征性的 ST 段压低性鱼钩样改变[739]。

地高辛可通过增加颈动脉压力感受器的敏感性和颈动脉窦的活性，或通过中枢神经系统增加迷走神经兴奋性[740-743]。此外，地高辛还可增加窦房结对乙酰胆碱的敏感性。高浓度的地高辛可降低窦房结及房室结对儿茶酚胺的敏感性，降低交感神经刺激性，这可能是由于中枢神经系统（如髓质）产生的交感传出活动增强，外周交感神经末梢对去甲肾上腺素摄取产生抑制作用[741,742]。因此，地高辛减慢窦性心律的机制为迷走活性增加，交感活性降低。

房室结是受到地高辛直接和间接作用的另一重要靶点。地高辛使传导速率在经过房室结时变慢，房室结的有效不应期变长。中毒浓度时，地高辛能够阻断房室结的传导。

地高辛对心房组织的直接作用与间接（迷走）作用恰好相反。直接作用是增加动作电位时程，而间接作用则是（增加乙酰胆碱释放介导）显著降低动作电位时程及有效不应期。在治疗浓度时，间接作用占优势，使心房最高频刺激产生反应[739]。此时，心房冲动到达窦房结的频率增加，导致房室结频繁除极化（隐匿传导）。这一效应，加上由直接效应，迷走效应和抗交感效应产生的房室结有效不应期延长，可导致由房室结传导至希氏束-浦肯野纤维的冲动频率减少。

地高辛的主要成分为强心苷。地高辛的在用药后 5~30 分钟明显起效，1.5~2 小时达到峰值效应。对非洋地黄治疗的患者，地高辛的起始剂量为 0.5~0.75mg，随后剂量为 0.125~0.25mg。静注洋地黄总量通常不超过 0.75~1.0mg。地高辛的蛋白结合率为 25%，治疗血浆浓度为 0.5~2.0ng/ml。

腺苷

腺苷是一种几乎无处不在的内源性核苷，具有调节血管舒缩作用及强大的电生理作用[743]。它是单磷酸腺苷（AMP）的一种独特中间代谢产物。它的半衰期很短，为 1.5~2 秒，可经腺苷脱氨酶代谢为肌酐，或者通过腺苷激酶转化为 AMP。上述两种酶均存在于细胞内，提示腺苷拥有快速跨膜运输系统。双嘧达莫能够阻止这一系统，从而增强腺苷对心肌的作用。腺苷的主要电生理效应通过 A_1 受体介导心肌细胞产生负性变时，负性变力和负性变传导作用。腺苷能够降低窦房结的活性，减慢窦房结传导性，降低心室自律性。在许多方面，这些作用类似于拟乙酰胆碱的作用。A_1 受体通过鸟嘌呤核苷酸-结合抑制蛋白（G_i）与钾离子、钙离子通道链接，与腺苷酸环化酶相连接。窦房结、房室结的 A_1 受体激活，活化乙酰胆碱-腺苷相关的钾离子通道，使钾离子外流。在心室肌，腺苷对儿茶酚胺刺激引起的内向钙电流具有拮抗作用，其主要的抗心律失常作用阻断房室结折返性心动过速，这种效应很可能与钾电流效应有关。

临床应用中，必须给予 100~200μg/kg 的负荷剂量，然后静脉给予 150~300μg/（kg·min）的维持剂量用于控制性降压。但实际应用时，成人可给予 3~6mg 的冲击剂量，若未能起效，可在 1 分钟后追加 6~12mg。这一方法能够迅速阻断由于房室结折返造成的窄 QRS 波性的心动过速[744]。

在抗心律失常方面，腺苷有着与维拉帕米相似的效果，但腺苷对血流动力学影响小，起效迅速，快速被清除，故不良反应少[745]。在治疗儿童性折返性室上性心律失常时，腺苷的 MD_{50} 为 100~150μg/kg[746]。

钾

由于细胞外 pH 与钾离子关系密切，所以 pH 变化诱发心律失常的主要机制可能是钾离子浓度的变化。低钾血症和高钾血症与心律失常均相关，但在心脏手术患者低钾血症更常见，因此低钾血症和围手术期心律失常的关系更密切[747]。降低细胞外钾浓度增加舒张期峰值负电压，降低了自发去极化的可能性，但是由于心肌细胞膜对钾的渗透力与细胞外钾浓度直接相关，因此低钾血症降低细胞对钾的通透性，进一步减慢复极来延长动作电位，减慢传导，增加兴奋性，最终导致心律失常。

低钾血症相关的心电图包括 U 波的出现和 P 波幅度的增加[748]。低钾血症最常见的心律失常是房性期前收缩、房性心动过速和室上性心动过速。低钾血症也加重了强心苷的毒性。

相反，中度高钾血症会增加膜通过钾的能力，这增加复极的速度和降低 APD，降低心律失常的倾向。增加钾浓度也影响起搏器活性。高钾血症增加了钾渗透率，降低舒张期自动去极化，减慢心率，极端情况下会产生心脏停搏。高钾血症引起的反常复极可导致以下特征性心电图改变：T 波峰化，PR 间期延长，QRS 波幅降低，和加宽的 QRS 波群[749]。房室传导和心室内传导异常的原因是传导速度慢和不均一复极。

高钾血症的治疗取决于其严重程度和临床表现。对于危及生命的高钾血症心律失常，其原理是快速降低细胞外钾浓度，而不会快速降低全身钾含量的治疗方法。氯化钙（静脉输注 10~20mg/kg）直接拮抗钾对心脏细胞膜的影响。碳酸氢钠，剂量为 1~2mmol/kg 或者根据酸碱测量值计算出的剂量（pH≈7.45~7.50），会使细胞内钾发生迁移。pH 每 0.1 的变化产生 0.5~1.5mmol/L 钾浓度反方向的变化。静脉注射葡萄糖和胰岛素具有类似的效果；一定剂量的葡萄糖 0.5~2.0g/kg，胰岛素与葡萄糖的比例为 1U：4g 是适当的。顺序测量血清钾水平的治疗手段很重要，因为会导致明显的低钾血症。利尿剂和钾结合树脂可促进排钾，但是效果不如上述方法快。

慢性缺钾时，血钾水平很难反映总体钾的缺失。因为人体总钾含量只有2%在血液内，全身钾储备可以是2 000~3 000mmol，血清钾从4mmol/L降至3mmol/L意味着25%血清钾丢失，等同于总钾丢失500~800mmol，而达到这个效果需要更缓慢的过程。

急性低钾血症经常发生在CPB后，原因是血液稀释、经尿液丢失和细胞内迁移[750]，与后者相关的原因可能是非搏动性低温CPB过程中的葡萄糖-胰岛素系统异常[751]。反复测定血钾浓度和连续心电图监测，可以用高达10~15mmol/h的速率泵注钾剂以治疗严重低钾血症。

镁

缺镁是危重病患者较常见的电解质异常，尤其是在慢性疾病中。低镁血症与各种心血管疾病如心律失常[752,753]、冠心病、酒精性心肌病和慢性心力衰竭的猝死相关[752-754]。

在功能上，镁为膜相关Na^+/K^+-ATP酶所必需，这是维持正常细胞内钾浓度的关键酶。令人惊讶的是，缺镁的心电图结果显示与低钾血症相似：PR和QT间期延长，QRS时间延长，ST段异常。与缺钾一样，低镁使强心苷引起的心律失常更容易出现[755,756]。镁诱导的心律失常可能更难使用抗心律失常药物和直流电电复律或电除颤来治疗[757]。提倡使用镁辅助治疗顽固性心律失常，即便低镁没有被发现[758]。缺镁常见于心脏外科患者，因为这些患者经常使用利尿剂，CPB过程中泵血稀释也是血镁下降的原因。在CPB中，与低钙血症主要靠甲状旁腺激素调节不同，机体缺乏某种可负反馈调节升高血镁水平的激素。与CABG有关的镁应用性试验结果依旧存在争议。一些研究也提示了某些益处，而其他的研究则并未提示此举能减少术后心律失常的发生率。

单纯使用镁或者与其他药物联合应用于围手术期心律失常的防治已经被研究。在左心室功能良好的年轻患者中，镁的使用有利于减少CABG术后房颤的发生率[759]。CPB后，补充血清镁至正常水平可减少房颤的发生率[760]。使用镁作为一线治疗、胺碘酮作为后备治疗的方案，在治疗心律失常和手术后的危重患者方面都是有效的[761,762]。镁与索他洛尔联合应用能够减少CABG术后房颤发生率[763]。一项包括15个随机对照试验的meta分析显示，镁可以有效地预防冠状动脉手术患者术后发生房颤[764]。然而，预防性地使用镁联合口服β受体阻滞剂并不能减少房性心律失常的发生率[765]。

（张健　李强　译，郑传东　校）

参考文献

1. Fleisher LA, Fleischmann KE, Auerbach AD, et al. 2014 ACC/AHA guideline on perioperative cardiovascular evaluation and management of patients undergoing noncardiac surgery: a report of the American College of Cardiology/American Heart Association Task Force on practice guidelines. *J Am Coll Cardiol*. 2014;64:e77.
2. Rutherford JR. Medical management. In: Fuster V, Topol E, Nabel E, eds. *Atherothrombosis and Coronary Artery Disease*. Philadelphia: Lippincott; 2005:1327–1337.
3. Horowitz JD. Role of nitrates in unstable angina pectoris. *Am J Cardiol*. 1992;70:64B.
4. Hill JA, Feldman RL, Pepine CJ, et al. Randomized double-blind comparison of nifedipine and isosorbide dinitrate in patients with coronary arterial spasm. *Am J Cardiol*. 1982;49:431.
5. Purcell H, Mulcahy D, Fox K. Nitrates in silent ischemia. *Cardiovasc Drug Ther*. 1994;8:727.
6. Hoekenga D, Abrams J. Rational medical therapy for stable angina pectoris. *Am J Med*. 1984;76:309.
7. Abrams J. Usefulness of long-acting nitrates in cardiovascular disease. *Am J Med*. 1978;64:183.
8. Miller RR, Awan NA, DeMaria AN, et al. Importance of maintaining systemic blood pressure during nitroglycerin administration for reducing ischemic injury in patients with coronary disease. Effects on CBF, myocardial energetics and left ventricular function. *Am J Cardiol*. 1977;40:504.
9. Abrams J. Mechanisms of action of the organic nitrates in the treatment of myocardial ischemia. *Am J Cardiol*. 1992;70:30B.
10. Murad F. Cyclic guanosine monophosphate as a mediator of vasodilation. *J Clin Invest*. 1986; 78:1.
11. Needleman P, Jakschik B, Johnson EM Jr. Sulfhydryl requirement for relaxation of vascular smooth muscle. *J Pharmacol Exp Ther*. 1973;187:324.
12. Galvas PE, DiSalvo J. Concentration and time-dependent relationships between isosorbide dinitrate-induced relaxation and formation of cyclic GMP in coronary arterial smooth muscle. *J Pharmacol Exp Ther*. 1983;224:373.
13. Anderson TJ, Meredith IT, Ganz P, et al. Nitric oxide and nitrovasodilators: similarities, differences, and potential interactions. *J Am Coll Cardiol*. 1994;24:555.
14. Waldman SA, Murad F. Cyclic GMP synthesis and function. *Pharmacol Rev*. 1987;39:163.
15. Hardman JG, Limbird LE, eds. *Goodman and Gilman's the Pharmacological Basis of Therapeutics*. New York: McGraw-Hill; 1996.
16. Opie LH, ed. *Drugs for the Heart*. 6th ed. Philadelphia: Elsevier; 2005:3349.
17. Armstrong PW, Moffat JA. Tolerance to organic nitrates: clinical and experimental perspectives. *Am J Med*. 1983;74:73.
18. Packer M, Lee WH, Kassler PD, et al. Prevention and reversal of nitrate tolerance in patients with congestive heart failure. *N Engl J Med*. 1987;317:799.
19. Fung HL, Sutton SC, Kamiya A. Blood vessel uptake and metabolism of organic nitrates in the rat. *J Pharmacol Exp Ther*. 1984;228:334.
20. Imhof PR, Ott B, Frankhauser P, et al. Difference in nitroglycerin dose-response in the venous and arterial beds. *Eur J Clin Pharmacol*. 1980;18:455.
21. Smith ER, Smiseth OA, Kingma I, et al. Mechanism of action of nitrates. Role of changes in venous capacitance and in the left ventricular diastolic pressure-volume relation. *Am J Med*. 1984; 76:14.
22. Simon AC, Levenson JA, Levy BY, et al. Effect of nitroglycerin on peripheral large arteries in hypertension. *Br J Clin Pharmacol*. 1982;14:241.
23. Abrams J. Hemodynamic effects of nitroglycerin and long-acting nitrates. *Am Heart J*. 1985; 110:216.
24. McGregor M. Pathogenesis of angina pectoris and role of nitrates in relief of myocardial ischemia. *Am J Med*. 1983;74:21.
25. Pearl RG, Rosenthal MH, Schroeder JS, et al. Acute hemodynamic effects of nitroglycerin in pulmonary hypertension. *Ann Intern Med*. 1983;99:9.
26. Ilbawi MN, Idriss FS, DeLeon SY, et al. Hemodynamic effects of intravenous nitroglycerin in pediatric patients after heart surgery. *Circulation*. 1985;72:II101.
27. Vatner SF, Pagani M, Rutherford JD, et al. Effects of nitroglycerin on cardiac function and regional blood flow distribution in conscious dogs. *Am J Physiol*. 1978;234:H244.
28. Brown G, Bolson E, Peterson RB, et al. The mechanisms of nitroglycerin action: stenosis vasodilatation as a major component of drug response. *Circulation*. 1981;64:1089.
29. Conti CR, Feldman RL, Pepine CJ, et al. Effect of glyceryl trinitrate on coronary and systemic hemodynamics in man. *Am J Med*. 1983;74:28.
30. Feldman RL, Pepine CJ, Conti CR. Magnitude of dilatation of large and small coronary arteries by nitroglycerin. *Circulation*. 1981;64:324.
31. Ludmer PL, Selwyn AP, Shook TL, et al. Paradoxical vasoconstriction induced by acetylcholine in atherosclerotic coronary arteries. *N Engl J Med*. 1986;315:1046.
32. Panzenbeck MJ, Baez A, Kaley G. Nitroglycerin and nitroprusside increase CBF in dogs by a mechanism independent of prostaglandin release. *Am J Cardiol*. 1984;53:936.
33. Horwitz LD, Gorlin R, Taylor WJ, et al. Effects of nitroglycerin on regional myocardial blood flow in coronary artery disease. *J Clin Invest*. 1971;50:1578.
34. Cohen MV, Downey JM, Sonnenblick EH, et al. The effects of nitroglycerin on coronary collaterals and myocardial contractility. *J Clin Invest*. 1973;52:2836.
35. Feldman RL, Joyal M, Conti CR, et al. Effect of nitroglycerin on coronary collateral flow and pressure during acute coronary occlusion. *Am J Cardiol*. 1984;54:958.
36. Moir TW. Subendocardial distribution of CBF and the effect of antianginal drugs. *Circ Res*. 1972;30:621.
37. Munzel T, Mulsch A, Kleschyov A. Mechanisms underlying nitroglycerin-induced superoxide production in platelets. *Circulation*. 2002;106:170.
38. Armstrong PW, Armstrong JA, Marks GS. Blood levels after sublingual nitroglycerin. *Circulation*. 1979;59:585.
39. Parker JO, Vankoughnett KA, Farrell B. Nitroglycerin lingual spray: clinical efficacy and dose-response relation. *Am J Cardiol*. 1986;57:1.
40. Reichek N, Priest C, Kienzle M, et al. Angina prophylaxis with buccal nitroglycerin: a rapid onset long-acting nitrate. *Adv Pharmacother*. 1982;1:2.
41. Reichek N, Goldstein RE, Redwood DR, et al. Sustained effects of nitroglycerin ointment in patients with angina pectoris. *Circulation*. 1974;50:348.
42. Armstrong PW, Mathew MT, Boroomand K, et al. Nitroglycerin ointment in acute myocardial infarction. *Am J Cardiol*. 1976;38:474.
43. Chien YW. Pharmaceutical considerations of transdermal nitroglycerin delivery: the various approaches. *Am Heart J*. 1984;108:207.
44. DeMots H, Glasser SP. Intermittent transdermal nitroglycerin therapy in the treatment of chronic stable angina. *J Am Coll Cardiol*. 1989;13:786.
45. DePace NL, Herling IM, Kotler MN, et al. Intravenous nitroglycerin for rest angina. Potential pathophysiologic mechanisms of action. *Arch Intern Med*. 1982;142:1806.
46. Young JB, Pratt CM, Farmer JA, et al. Specialized delivery systems for intravenous nitroglycerin. Are they necessary? *Am J Med*. 1984;76:27.
47. Darling RC, Roughton FJW. The effect of methemoglobin on the equilibrium between oxygen and hemoglobin. *Am J Physiol*. 1942;137:56.
48. Smith RP, Olson MV. Drug-induced methemoglobinemia. *Semin Hematol*. 1973;10:253.
49. Kaplan KJ, Taber M, Teagarden JR, et al. Association of methemoglobinemia and intravenous nitroglycerin administration. *Am J Cardiol*. 1985;55:181.
50. Harris JC, Rumack BH, Peterson RG, et al. Methemoglobinemia resulting from absorption of nitrates. *JAMA*. 1979;242:2869.
51. Zurick AM, Wagner RH, Starr NJ, et al. Intravenous nitroglycerin, methemoglobinemia, and respiratory distress in a postoperative cardiac surgical patient. *Anesthesiology*. 1984;61:464.
52. Axelsson KL, Anderson RGG. Tolerance towards nitroglycerin, induced in vivo, is correlated to a reduced cGMP response and an alteration in cGMP turnover. *Eur J Pharmacol*. 1983;88:71.
53. Thadani U. Role of nitrates in angina pectoris. *Am J Cardiol*. 1992;70:43B.
54. Parker JD, Farrell B, Fenton T, et al. Counter-regulatory responses to continuous and intermittent therapy with nitroglycerin. *Circulation*. 1991;84:2336.
55. Parker JD, Parker JO. Effect of therapy with an angiotensin-converting enzyme inhibitor of hemodynamic and counterregulatory responses during continuous therapy with nitroglycerin. *J Am Coll Cardiol*. 1993;21:1445.
56. Dupuis J, Lalonde G, Lemieux R, Rouleau JL. Tolerance to intravenous nitroglycerin in patients with congestive heart failure: role of increased intravascular volume, neurohumoral activation and lack of prevention with *N*-acetylcysteine. *J Am Coll Cardiol*. 1990;16:923.
57. Watanabe H, Kakihana M, Ohtsuka S, et al. Platelet cyclic GMP. A potentially useful indicator to evaluate the effects of nitroglycerin and nitrate tolerance. *Circulation*. 1993;88:29.
58. Bassan MM. The daylong pattern of the antianginal effect of long-term three times daily administered isosorbide dinitrate. *J Am Coll Cardiol*. 1990;16:936.
59. Parker JO, Amies MH, Hawkinson RW, et al. Intermittent transdermal nitroglycerin therapy in angina pectoris. Clinically effective without tolerance or rebound. *Circulation*. 1995;91:1368.
60. Munzel T, Heitzer T, Kurz S, et al. Dissociation of coronary vascular tolerance and neurohormonal adjustments during long-term nitroglycerin therapy in patients with stable coronary artery disease. *J Am Coll Cardiol*. 1996;27:297.
61. Mangione NJ, Glasser SP. Phenomenon of nitrate tolerance. *Am Heart J*. 1994;128:137.
62. Lange RL, Reid MS, Tresch DD, et al. Nonatheromatous ischemic heart disease following withdrawal

from chronic industrial nitroglycerin exposure. *Circulation*. 1972;46:666.

63. Elkayam V, Kulick D, McIntosh N, et al. Incidence of early tolerance to hemodynamic effects of continuous infusion of nitroglycerin in patients with coronary artery disease and heart failure. *Circulation*. 1987;76:577.
64. Thadani U, Fung HL, Darke AC, et al. Oral isosorbide dinitrate in angina pectoris: comparison of duration of action and dose-response relationship during acute and sustained therapy. *Am J Cardiol*. 1982;49:411.
65. Parker JO. Eccentric dosing with isosorbide-5-mononitrate in angina pectoris. *Am J Cardiol*. 1993;72:871.
66. Stamler JS, Loscalzo J. The antiplatelet effects of organic nitrates and related nitroso compounds in vitro and in vivo and their relevance to cardiovascular disorders. *J Am Coll Cardiol*. 1991;18:1529.
67. Lam JYT, Chesebro JH, Fuster V. Platelets, vasoconstriction and nitroglycerin during arterial wall injury. A new antithrombotic role for an old drug. *Circulation*. 1988;78:712.
68. Mellion BT, Ignarro LJ, Myers CB, et al. Inhibition of platelet aggregation by S-nitrosothiols. Heme-dependent activation of soluble guanylate cyclase and stimulation of cyclic GMP accumulation. *Mol Pharmacol*. 1983;23:653.
69. Stamler JS, Vaughan DE, Loscalzo J. Synergistic disaggregation of platelets by tissue-type plasminogen activator, prostaglandin E_1, and nitroglycerin. *Circ Res*. 1989;65:796.
70. Diodati J, Theroux P, Latour JG, et al. Effects of nitroglycerin at therapeutic doses on platelet aggregation in unstable angina pectoris and acute myocardial infarction. *Am J Cardiol*. 1990;66:683.
71. Negrescu EV, Sazonova LN, Baldenkov GN, et al. Relationship between the inhibition of receptor-induced increase in cytosolic free calcium concentration and the vasodilator effects of nitrates in patients with congestive heart failure. *Int J Cardiol*. 1990;26:175.
72. Pizzulli L, Nitsch J, Luderitz B. Inhibition of the heparin effect by nitroglycerin. *Dtsch Med Wochenschr*. 1988;113:1837.
73. Habbab MA, Haft JI. Heparin resistance induced by intravenous nitroglycerin. A word of caution when both drugs are used concomitantly. *Arch Intern Med*. 1987;147:857.
74. Becker RC, Corrao JM, Bovill EG, et al. Intravenous nitroglycerin-induced heparin resistance: a qualitative antithrombin III abnormality. *Am Heart J*. 1990;119:1254.
75. Stanek EJ, Nair RN, Munger MA. Nitroglycerin-induced heparin resistance [letter]. *Am Heart J*. 1991;121:1849.
76. Bjornsson TD, Schneider DE, Hecht AR. Effects of *N*-deacetylation and *N*-desulfation of heparin on its anticoagulant activity and in vivo disposition. *J Pharmacol Exp Ther*. 1988;245:804.
77. Cheitlin MD, Hutter AMJ, Brindis RG, et al. ACC/AHA expert consensus document. Use of sildenafil (Viagra) in patients with cardiovascular disease. American College of Cardiology/American Heart Association. *J Am Coll Cardiol*. 1999;33:273.
78. *Viagra package insert*. New York: Pfizer Labs; 2010 <http://labeling.pfizer.com/ShowLabeling.aspx?id=652>.
79. *Cialis package insert*. Indianapolis, IN: Eli Lilly; 2010 <http://pi.lilly.com/us/cialis-pi.pdf>.
80. *Levitra package insert*. Wayne, NJ: Bayer HealthCare Pharmaceuticals; 2008 <http://www.univgraph.com/bayer/inserts/levitra.pdf>.
81. Auerbach AD, Goldman L. Beta-blockers and reduction of cardiac events in noncardiac surgery. *JAMA*. 2002;287:1435.
82. London MJ, Zaugg M, Schaub MC, Spahn DR. Perioperative beta-adrenergic receptor blockade. *Anesthesiology*. 2004;100:170.
83. Stevens RD, Burri H, Tramer MR. Pharmacologic myocardial protection in patients undergoing noncardiac surgery: a quantitative systematic review. *Anesth Analg*. 2003;97:623.
84. Peter T, Norris RM, Clarke ED, et al. Reduction of enzyme levels of propranolol after acute myocardial infarction. *Circulation*. 1978;57:1091.
85. β-Blocker Heart Attack Trial Research Group. A randomized trial of propranolol in patients with acute myocardial infarction. I. Mortality results. *JAMA*. 1982;247:1707.
86. Norwegian Multicenter Study Group. Timolol-induced reduction in mortality and reinfarction in patients surviving acute myocardial infarction. *N Engl J Med*. 1981;304:801.
87. Roberts R, Rogers WJ, Mueller HS, et al. Immediate versus deferred beta-blockade following thrombolytic therapy in patients with acute myocardial infarction. Results of the Thrombolysis in Myocardial Infraction (TIMI) II-B Study. *Circulation*. 1991;83:422.
88. Ryan TJ, Anderson JL, Antman EM, et al. ACC/AHA guidelines for the management of patients with acute myocardial infarction. A report of the American College of Cardiology/American Heart Association Task Force on Practice Guidelines. *J Am Coll Cardiol*. 1996;28:1328.
89. Antman EM, Hand M, Armstrong PW, et al. 2007 Focused update of the ACC/AHA 2004 guidelines for the management of patients with ST-elevation myocardial infarction: a report of the American College of Cardiology/American Heart Association Task Force on Practice Guidelines: developed in collaboration with the Canadian Cardiovascular Society endorsed by the American Academy of Family Physicians: 2007 Writing Group to review new evidence and update the ACC/AHA 2004 guidelines for the management of patients with ST-elevation myocardial infarction, writing on behalf of the 2004 Writing Committee. *Circulation*. 2008;117:296.
90. Soumeral SB, Mclaughlin TJ, Spiegelman D, et al. Adverse outcomes of underuse of β-blockers in elderly survivors of acute myocardial infarction. *JAMA*. 1997;277:115.
91. Pepine CJ, Cohn PF, Deedwania PC, et al. Effects of treatment on outcome in mildly symptomatic patients with ischemia during daily life. The Atenolol Silent Ischemia Study (ASIST). *Circulation*. 1994;90:762.
92. Bouri S, Shun-Shin MJ, Cole GD, et al. Meta-analysis of secure randomised controlled trials of β-blockade to prevent perioperative death in non-cardiac surgery. *Heart*. 2014;100:456.
93. Mangano DT, Layug EL, Wallace A, Tateo I. Effect of atenolol on mortality and cardiovascular morbidity after noncardiac surgery. *N Engl J Med*. 1996;335:1713.
94. POISE Study Group. Effects of extended-release metoprolol succinate in patients undergoing non-cardiac surgery (POISE trial): a randomised controlled trial. *Lancet*. 2008;371:1838.
95. London MJ, Hur K, Schwartz GG, Henderson WG. Association of perioperative β-blockade with mortality and cardiovascular morbidity following major noncardiac surgery. *JAMA*. 2013;309:1704.
96. Ahlquist RP. A study of the adrenotropic receptors. *Am J Physiol*. 1948;153:586.
97. Benovic JL, Shorr RGL, Caron MG, et al. The mammalian $β_2$-adrenergic receptor: purification and characterization. *Biochemistry*. 1984;23:4510.
98. Dixon RAF, Kobilka BK, Strader DJ, et al. Cloning of the gene and cDNA for mammalian β-adrenergic receptor and homology with rhodopsin. *Nature*. 1986;321:75.
99. Gilman AG. G proteins: transducers of receptor-generated signals. *Annu Rev Biochem*. 1987;56:615.
100. Dohlman HG, Caron MG, Strader CD, et al. Identification and sequence of a binding site peptide of the $β_2$-adrenergic receptor. *Biochemistry*. 1988;27:1813.
101. O'Dowd BF, Hnatowich M, Regan JW, et al. Site-directed mutagenesis of the cytoplasmic domains of the human $β_2$-adrenergic receptor. Localization of regions involved in G protein-receptor coupling. *J Biol Chem*. 1988;263:15985.
102. Bouvier M, Hausdorff WP, DeBlasi A, et al. Removal of phosphorylation sites from the $β_2$-adrenergic receptor delays onset of agonist-promoted desensitization. *Nature*. 1988;333:370.
103. Benovic JL, Bouvier M, Caron MG, et al. Regulation of adenylyl cyclase-coupled β-adrenergic receptors. *Annu Rev Cell Biol*. 1988;4:405.
104. Mukherjee A, Bush LR, McCoy KE, et al. Relationship between β-adrenergic receptor numbers and physiological responses during experimental canine myocardial ischemia. *Circ Res*. 1982;50:735.
105. Freissmuth M, Schütz W, Weindlmayer-Göttel M, et al. Effects of ischemia on the canine myocardial β-adrenoceptor-linked adenylate cyclase system. *J Cardiovasc Pharmacol*. 1987;10:568.
106. Vatner DE, Young MA, Knight DR, et al. β-Receptors and adenylate cyclase: comparison of nonischemic and postmortem tissue. *Am J Physiol*. 1990:258:H140.
107. Susanni EE, Manders WT, Knight DR, et al. One hour of myocardial ischemia decreases the activity of the stimulatory guanine nucleotide regulatory protein G. *Circ Res*. 1989;65:1145.
108. Maisel AS, Motulsky HJ, Insel PA. Externalization of beta-adrenergic receptors promoted by myocardial ischemia. *Science*. 1985;230:183.
109. Lands AM, Arnold A, McAuliff JP, et al. Differentiation of receptor systems activated by sympathomimetic amines. *Nature*. 1967;214:597.
110. Ablad B, Carlsson B, Carlsson E, et al. Cardiac effects of β-adrenergic antagonists. *Adv Cardiol*. 1974;12:290.
111. Lemoine H, Schönell H, Kaumann AJ. Contribution of $β_1$- and $β_2$-adrenoceptors of human atrium and ventricle to the effects of noradrenaline and adrenaline as assessed with (−)-atenolol. *Br J Pharmacol*. 1988;95:55.
112. Kaumann AJ, Lemoine H. $β_2$-Adrenoceptor-mediated positive inotropic effect of adrenaline in human ventricular myocardium. Quantitative discrepancies with binding and adenylate cyclase stimulation. *Naunyn Schmiedebens Arch Pharmacol*. 1987;335:403.
113. Molenaar P, Russell FD, Shimada T, et al. Function, characterization and autoradiographic localization and quantitation of beta-adrenoceptors in cardiac tissues. *Clin Exp Physiol Pharmacol*. 1989;16:529.
114. Molenaar P, Malta E, Jones CR, et al. Autoradiographic localization and function of beta-adrenoceptors on the human internal mammary artery and saphenous vein. *Br J Pharmacol*. 1988;95:225.
115. Lipworth BJ. Clinical pharmacology of $β_3$-adrenoreceptors. *Br J Clin Pharmacol*. 1996;42:291.
116. Lewis CM, Brink AJ. Beta-adrenergic blockade. Hemodynamics and myocardial energy metabolism in patients with ischemic heart disease. *Am J Cardiol*. 1968;21:846.
117. Becker LC, Fortuin NJ, Pitt B. Effect of ischemic and antianginal drugs on the distribution of radioactive microspheres in the canine left ventricle. *Circ Res*. 1971;28:263.
118. Kern MJ, Ganz P, Horowitz JD, et al. Potentiation of coronary vasoconstriction by beta-adrenergic blockade in patients with coronary artery disease. *Circulation*. 1983;67:1178.
119. Gaglione A, Hess OM, Corin WJ, et al. Is there coronary vasoconstriction after intracoronary beta-adrenergic blockade in patients with coronary artery disease? *J Am Coll Cardiol*. 1987;10:299.
120. Tarazi RC, Dustan HP. Beta-adrenergic blockade in hypertension. Practical and theoretical implications of long-term hemodynamic variations. *Am J Cardiol*. 1972;29:633.
121. Lund-Johansen P. Hemodynamic consequences of long-term beta-blocker therapy: a 5-year follow-up study of atenolol. *J Cardiovasc Pharmacol*. 1979;1:487.
122. Bühler FR, Laragh JH, Baer L, et al. Propranolol inhibition of renin secretion. A specific approach to diagnosis and treatment of renin-dependent hypertensive diseases. *N Engl J Med*. 1972; 287:1209.
123. Hansson L. Beta-adrenergic blockade in essential hypertension. Effects of propranolol on hemodynamic parameters and plasma renin activity. *Acta Med Scand*. 1973;194:1.
124. Man in 't Veld AJ, Schalekamp MA. Effects of 10 different beta-adrenoreceptor antagonists on hemodynamics, plasma renin activity, and plasma norepinephrine in hypertension: the key role of vascular resistance changes in relation to partial agonist activity. *J Cardiovasc Pharmacol*. 1983;5:S30–S45.
125. Yamaguchi N, de Champlain J, Nadeau RA. Regulation of norepinephrine release from cardiac sympathetic fibers in the dog by presynaptic α- and β-receptors. *Circ Res*. 1977;41:108.
126. Davis LD, Temte JV. Effects of propranolol on the transmembrane potentials of ventricular muscle and Purkinje fibers of the dog. *Circ Res*. 1968;22:661.
127. Henry JA, Cassidy SL. Membrane stabilizing activity: a major cause of fatal poisoning. *Lancet*. 1986;1:1414.
128. Venditti FJ Jr, Garan H, Ruskin JN. Electrophysiologic effects of beta-blockers in ventricular arrhythmias. *Am J Cardiol*. 1987;60:3D.
129. Totterman K, Groop L, Groop P-H, et al. Effect of beta-blocking drugs on beta-cell function and insulin sensitivity in hypertensive nondiabetic patients. *Eur J Clin Pharmacol*. 1984;26:13.
130. Ryan JR, LaCorte W, Jain A, et al. Hypertension in hypoglycemic diabetics treated with β-adrenergic antagonists. *Hypertension*. 1985;7:443.
131. Rosa RM, Silva P, Young JB, et al. Adrenergic modulation of extrarenal potassium disposal. *N Engl J Med*. 1980;302:431.
132. Traub YM, Rabinov M, Rosenfeld JB, et al. Elevation of serum potassium during beta-blockade: absence of relationship to the renin-aldosterone system. *Clin Pharmacol Ther*. 1980;28:765.
133. Juhlin-Dannfelt A. Metabolic effects of β-adrenoceptor blockade on skeletal muscle at rest and during exercise. *Acta Med Scand*. 1982;665:113.
134. Day JL, Metcalfe J, Simpson CN. Adrenergic mechanisms in control of plasma lipid concentrations. *Br Med J*. 1982;284:1145.
135. Rohlfing JJ, Brunzell JD. The effects of diuretics and adrenergic-blocking agents on plasma lipids. *West J Med*. 1986;145:210.
136. Kaplan JR, Manuck SB, Adams MR, et al. The effects of beta-adrenergic blocking agents on atherosclerosis and its complications. *Eur Heart J*. 1987;8:928.
137. van Brummelen P. The relevance of intrinsic sympathomimetic activity for beta-blocker-induced changes in plasma lipids. *J Cardiovasc Pharmacol*. 1983;5:S51.
138. Jaillon P. Relevance of intrinsic sympathomimetic activity for beta-blockers. *Am J Cardiol*. 1990;66:21C.
139. Svendsen TL, Hartling OJ, Trap-Jensen J, et al. Adrenergic beta-receptor blockade: hemodynamic importance of intrinsic sympathomimetic activity at rest. *Clin Pharmacol Ther*. 1981;29:711.
140. Ireland MA, Littler WA. The effects of oral acebutolol and propranolol on forearm blood flow in hypertensive patients. *Br J Clin Pharmacol*. 1981;12:363.
141. van den Meiracker AH, Man in 't Veld AJ, Boomsma F, et al. Hemodynamic and β-adrenergic receptor adaptations during long-term β-adrenoceptor blockade. Studies with acebutolol, atenolol, pindolol, and propranolol in hypertensive patients. *Circulation*. 1989;80:903.
142. Multicentre International Study. Supplementary report: reduction in mortality after myocardial infarction with long-term beta-adrenoceptor blockade. *Br Med J*. 1977;2:419.
143. Myers MG, Lewis PJ, Reid JL, et al. Brain concentration of propranolol in relation to hypotensive effect in the rabbit with observations on brain propranolol levels in man. *J Pharmacol Exp Ther*. 1975;192:327.
144. Nies AS, Shand DG. Clinical pharmacology of propranolol. *Circulation*. 1975;52:6.
145. Branch RA, Shand DG. Propranolol disposition in chronic liver disease: a physiological approach. *Clin Pharmacokinet*. 1976;1:264.
146. Wilkinson GR, Shand DG. Commentary: a physiological approach to hepatic drug clearance. *Clin Pharmacol Ther*. 1975;18:377.
147. Paterson JW, Conolly ME, Dollery CT, et al. The pharmacodynamics and metabolism of propranolol in man. *Pharmacol Clin*. 1970;2:127.
148. Walle T, Gaffney TE. Propranolol metabolism in man and dog: mass spectrometric identification of six new metabolites. *J Pharmacol Exp Ther*. 1972;182:83.
149. Shand DG, Rangno RE. The disposition of propranolol. I. Elimination during oral absorption in man. *Pharmacology*. 1972;7:159.
150. Nies AS, Evans GH, Shand DG. The hemodynamic effects of beta-adrenergic blockade on the flow-dependent hepatic clearance of propranolol. *J Pharmacol Exp Ther*. 1973;184:716.
151. Chidsey C, Pine M, Favrot L, et al. The use of drug concentration measurements in studies of the therapeutic response to propranolol. *Postgrad Med J*. 1976;52:26.
152. Alderman EL, Davies RO, Crowley JJ, et al. Dose-response effectiveness of propranolol for the treatment of angina pectoris. *Circulation*. 1975;51:964.
153. Smulyan H, Weinberg SE, Howanitz PJ. Continuous propranolol infusion following abdominal surgery. *JAMA*. 1982;247:2539.
154. Abrahamsson T, Ek B, Nerme V. The $beta_1$- and $beta_2$-adrenoceptor affinity of atenolol and metoprolol. A receptor-binding study performed with different radioligands in tissues from the rat, the guinea pig and man. *Biochem Pharmacol*. 1988;37:203.
155. Åblad B, Borg KO, Carlsson E, et al. Animal and human pharmacological studies on metoprolol-α new selective adrenergic beta-1-receptor antagonist. *Acta Pharmacol Toxicol*. 1975;36:5.
156. Gorczynski RJ. Basic pharmacology of esmolol. *Am J Cardiol*. 1985;56:3F.
157. Sum CY, Yacobi A, Kartzinel R, et al. Kinetics of esmolol, an ultrashort-acting beta-blocker, and of its major metabolite. *Clin Pharmacol Ther*. 1983;34:427.
158. Thys D, Girard D, Kaplan JA, et al. Hemodynamic effects of esmolol during CABG. *Anesthesiology*. 1986;65:157.

159. Abrams J, Allen J, Allin D, et al. Efficacy and safety of esmolol versus propranolol in the treatment of supraventricular tachyarrhythmias: a multicenter double-blind clinical trial. *Am Heart J.* 1985;110:913.
160. Sheppard D, DeStefano S, Byrd RC, et al. Effects of esmolol on airway function in patients with asthma. *J Clin Pharmacol.* 1986;26:169.
161. The Esmolol Research Group. Intravenous esmolol for the treatment of supraventricular tachyarrhythmia: results of a multicenter, baseline controlled safety and efficacy study of 160 patients. *Am Heart J.* 1986;112:498.
162. Murthy VS, Patel KD, Elangovan RG, et al. Cardiovascular and neuromuscular effects of esmolol during induction of anesthesia. *J Clin Pharmacol.* 1986;26:351.
163. Lowenthal DT, Porter RS, Saris SD, et al. Clinical pharmacology, pharmacodynamics and interactions with esmolol. *Am J Cardiol.* 1985;56:14F.
164. Oda Y, Nishikawa K, Hase I, Asada A. The short-acting β_1-adrenoreceptor antagonists esmolol and candiolol suppress the bispectral index response to tracheal intubation during sevoflurane anesthesia. *Anesth Analg.* 2005;100:733.
165. Dage RC, Hsieh CP. Direct vasodilatation by labetalol in anaesthetized dogs. *Br J Pharmacol.* 1980;70:287.
166. Martin LE, Hopkins R, Bland R. Metabolism of labetalol by animal and man. *Br J Pharmacol.* 1976;3:695.
167. Kaplan JA. Treatment of hypertension: drug therapy. In: Kaplan JA, ed. *Clinical Hypertension.* 8th ed. Philadelphia: Lippincott; 2002:237–338.
168. Omvik P, Lund-Johansen P. Acute hemodynamic effects of labetalol in severe hypertension. *J Cardiovasc Pharmacol.* 1982;4:915.
169. Ronne-Rasmussen JO, Andersen GS, Bowel Jensen N, et al. Acute effect of intravenous labetalol in the treatment of systemic arterial hypertension. *Br J Clin Pharmacol.* 1976;3:805.
170. Packer M, Meller J, Medina N, et al. Hemodynamic consequences of combined beta-adrenergic and slow calcium channel blockade in man. *Circulation.* 1982;65:660.
171. Ochs HR, Carstens G, Greenblatt DJ. Reduction in lidocaine clearance during continuous infusion and by coadministration of propranolol. *N Engl J Med.* 1980;303:373.
172. Egstrup K. Transient myocardial ischemia after abrupt withdrawal of antianginal therapy in chronic stable angina. *Am J Cardiol.* 1988;61:1219.
173. Miklos D, Keertai M, Bax J, et al. Is there any reason to withhold beta-blockers from high-risk patients with coronary artery disease during surgery? *Anesthesiology.* 2004;100:4.
174. Silverman NA, Wright R, Levitsky S. Efficacy of low-dose propranolol in preventing postoperative supraventricular tachyarrhythmias: a prospective, randomized study. *Ann Surg.* 1982;196:194.
175. Wijeysundera DN, Duncan D, Nkonde-Price C, et al. Perioperative beta blockade in noncardiac surgery: a systematic review for the 2014 ACC/AHA guideline on perioperative cardiovascular evaluation and management of patients undergoing noncardiac surgery: a report of the American College of Cardiology/American Heart Association Task Force on Practice Guidelines. *J Am Coll Cardiol.* 2014;64:2406.
176. Eisenberg MJ, Brox A, Bestawros AN. Calcium channel blockers: an update. *Am J Med.* 2004;116:35.
177. Brown BG, Bolson EL, Dodge HT. Dynamic mechanisms in human coronary stenosis. *Circulation.* 1984;70:917.
178. Singh BN, ed. Detection, quantification and clinical significance of silent myocardial ischemia in coronary artery disease. *Am J Cardiol.* 1986;58(4):1B–60B.
179. Johnson SM, Mauritson DR, Willerson JT, et al. A controlled trial of verapamil in Prinzmetal's variant angina. *N Engl J Med.* 1981;304:862.
180. Robertson RH, Wood AJJ, Vaughan WK, et al. Exacerbation of vasotonic angina pectoris by propranolol. *Circulation.* 1982;65:281.
181. Strauss WE, McIntyre KM, Parisi AR, et al. Safety and efficacy of diltiazem hydrochloride for the treatment of stable angina pectoriS. report of a cooperative clinical trial. *Am J Cardiol.* 1982; 49:560.
182. Pine MB, Citron PD, Bailly DJ, et al. Verapamil versus placebo in relieving stable angina pectoris. *Circulation.* 1982;65(suppl I):17.
183. Pitt B, Byington R, Furberg C, et al. Effect of anesthesia on the progression of atherosclerosis and the occurrence of clinical events. *Circulation.* 2000;102:1503.
184. Subramanian VB, Bowles MJ, Khurmi NS, et al. Rationale for the choice of calcium antagonists in chronic stable angina. An objective double-blind placebo-controlled comparison of nifedipine and verapamil. *Am J Cardiol.* 1982;50:1173.
185. McCall D, Walsh RA, Frohlich ED, et al. Calcium entry blocking drugs: mechanisms of action, experimental studies and clinical uses. *Curr Probl Cardiol.* 1985;10:1.
186. Theroux P, Taeymans Y, Morissette D, et al. A randomized study comparing propranolol and diltiazem in the treatment of unstable angina. *J Am Coll Cardiol.* 1985;5:717.
187. Zelis R, Moore R. Recent insights into the calcium channels. *Circulation.* 1989;80(suppl IV):IV14.
188. Nowycky MC, Fox AP, Tsien RW. Three types of neuronal calcium channel with different calcium agonist sensitivity. *Nature.* 1985;316:440.
189. Mitra R, Morad M. Two types of calcium channels in guinea pig ventricular myocytes. *Proc Natl Acad Sci USA.* 1986;83:5340.
190. Hofmann F, Nastainczyk W, Rohrkasten A, et al. Regulation of the L-type calcium channel. *Trends Pharmacol Sci.* 1987;8:393.
191. Exton JH. Mechanisms of action of calcium-mobilizing agonists: some variations on a young theme. *FASEB J.* 1988;2:2670.
192. Berridge MJ, Irvine RF. Inositol triphosphate, a novel second messenger in cellular signal transduction. *Nature.* 1984;312:315.
193. Van Meel JCA, de Jonge A, Kalkman HO, et al. Vascular smooth muscle contraction inhibited by postsynaptic α_2-adrenoceptor activation is induced by an influx of extracellular calcium. *Eur J Pharmacol.* 1981;69:205.
194. Armstrong DL. Calcium channel regulation by calcineurin, a Ca^{2+}-activated phosphatase in mammalian brain. *Trends Neurosci.* 1989;12:117.
195. Hosey MM, Lazdunski M. Calcium channels: molecular pharmacology, structure and regulation. *J Membr Biol.* 1988;104:81.
196. Schmid A, Romey G, Barhanin J, et al. SR 33557, an indolizinsultone blocker of Ca^{2+} channels. Identification of receptor sites and analysis of its mode of action. *Mol Pharmacol.* 1989;35:766.
197. Triggle DJ, Swamy VC. Pharmacology of agents that affect calcium: agonists and antagonists. *Chest.* 1980;78:174.
198. Robinson BF, Dobbs RJ, Kelsey CR. Effects of nifedipine on resistant vessels, arteries and veins in man. *Br J Clin Pharmacol.* 1980;10:433.
199. Serruys PW, Brower RW, Ten Katen JH, et al. Regional wall motion from radiopaque markers after intravenous and intracoronary injections of nifedipine. *Circulation.* 1981;63:584.
200. Singh BN, Roche AHG. Effects of intravenous verapamil on hemodynamics in patients with heart disease. *Am Heart J.* 1977;94:593.
201. Ferlinz J, Easthope JL, Aronow WS. Effects of verapamil on myocardial performance in coronary disease. *Circulation.* 1979;59:313.
202. Chew CYC, Hecht HS, Collett JT, et al. Influence of severity of ventricular dysfunction on hemodynamic responses to intravenously administered verapamil in ischemic heart disease. *Am J Cardiol.* 1981;47:917.
203. Josephson MA, Hopkins J, Singh BN. Hemodynamic and metabolic effects of diltiazem during coronary sinus pacing with particular reference to left ventricular ejection fraction. *Am J Cardiol.* 1985;55:286.
204. Giudicelli JF, Berdeaux A, Edouard A, et al. Attenuation by diltiazem of arterial baroreflex sensitivity in man. *Eur J Clin Pharmacol.* 1984;26:675.
205. Hof RP. Patterns of regional blood flow changes induced by five different calcium antagonists. *Prog Pharmacol.* 1983;5:71.
206. Walsh RA, Porter CB, Starling MR, et al. Beneficial hemodynamic effects of intravenous and oral diltiazem in severe congestive heart failure. *J Am Coll Cardiol.* 1984;3:1044.
207. Sato M, Ohashi M, Metz MZ, et al. Inhibitory effect of a calcium antagonist (diltiazem) on aortic and coronary contractions in rabbits. *J Mol Cell Cardiol.* 1982;14:741.
208. Taira N, Satoh K, Maruyama M, et al. Sustained coronary constriction and its antagonism by calcium-blocking agents in monkeys and baboons. *Circ Res.* 1983;52:I40.
209. Nagao T, Sato M, Nakajima H, et al. Studies on a new 1,5-benzothiazepine derivative (CRD-401). II. Vasodilator actions. *Jpn J Pharmacol.* 1972;22:1.
210. Schmier J, Van Ackern K, Bruckner U. Investigations on tachyphylaxis and collateral formation after nifedipine whilst taking into consideration the direction of flow and the mortality rate due to infarction. In: Hashimoto K, Kimura E, Kobayashi T, eds. *The First Nifedipine Symposium.* Tokyo: Tokyo Press; 1975:45–52.
211. Henry PD, Shuchleib R, Clark RE, et al. Effect of nifedipine on myocardial ischemia: analysis of collateral flow, pulsatile heat and regional muscle shortening. *Am J Cardiol.* 1979;44:817.
212. da Luz PL, Monteiro de Barros LF, Leite JJ, et al. Effect of verapamil on regional coronary and myocardial perfusion during acute coronary occlusion. *Am J Cardiol.* 1980;45:269.
213. Bache RJ, Dymek DJ. Effect of diltiazem on myocardial blood flow. *Circulation.* 1982;65(suppl I): I19.
214. Rowland E, Evans T, Krikler D. Effect of nifedipine on atrioventricular conduction as compared with verapamil. Intracardiac electrophysiological study. *Br Heart J.* 1979;42:124.
215. Wellens HJJ, Tan SL, Bär FWH, et al. Effect of verapamil studied by programmed electrical stimulation of the heart in patients with paroxysmal re-entrant supraventricular tachycardia. *Br Heart J.* 1977;39:1058.
216. Sugimoto T, Ishikawa T, Kaseno K, et al. Electrophysiologic effects of diltiazem, a calcium antagonist, in patients with impaired sinus or atrio-ventricular node function. *Angiology.* 1980;31:700.
217. Henry PD. Atherosclerosis, calcium, and calcium antagonists. *Circulation.* 1985;72:456.
218. Lichtlen PR, Hugenholtz PG, Rafflenbeul W, et al. Retardation of angiographic progression of coronary artery disease by nifedipine. Results of the International Nifedipine Trial on Antiatherosclerotic Therapy (INTACT). *Lancet.* 1990;335:1109.
219. Schroeder JS, Gao SZ, Alderman EL, et al. A preliminary study of diltiazem in the prevention of coronary artery disease in heart transplant recipients. *N Engl J Med.* 1993;328:164.
220. Ginsburg R, Davis K, Bristow MR, et al. Calcium antagonists suppress atherogenesis in aorta but not in the intramural coronary arteries of cholesterol-fed rabbits. *Lab Invest.* 1983;49:154.
221. Frey M, Adelung C. Antihypertensive and anticalcinotic effects of calcium antagonists [abstract]. *J Mol Cell Cardiol.* 1985;17:167.
222. Zorn J, Fleckenstein A. Anticalcinotic effects of calcium antagonists in cardiac, renal, intestinal and vascular tissues [abstract]. *Pfluegers Arch.* 1985;403:R31.
223. Saito K, Birou H, Fukunaga H, et al. Diltiazem prevents the damage to cultured aortic smooth muscle cells induced by hyperlipidemic serum. *Experientia.* 1986;42:412.
224. Naito M, Asai K, Shibata K, et al. Anti-arteriosclerotic effect of diltiazem (III) [Japanese]. *Yakuri To Chiryo.* 1985;13:1545.
225. Chierchia S, Crea F, Bernini W, et al. Antiplatelet effects of verapamil in man [abstract]. *Am J Cardiol.* 1981;47:399.
226. Ware JA, Johnson PC, Smith M, Salzman EW. Inhibition of human platelet aggregation and cytoplasmic calcium response by calcium antagonists: studies with aequorin and quin2. *Circ Res.* 1986; 59:39.
227. Alusik S, Kubis M, Hrckova Y, et al. Antiagregacni ucinek diltiazemu. *Vnitr Lek.* 1985;31:877.
228. Kiyomoto A, Sasaki Y, Odawara A, et al. Inhibition of platelet aggregation by diltiazem. Comparison with verapamil and nifedipine and inhibitory potencies of diltiazem metabolites. *Circ Res.* 1983;52: I115.
229. Charles S, Ketelslegers JM, Buysschaert M, et al. Hyperglycaemic effects of nifedipine. *Br Med J.* 1981;283:19.
230. Massie BM, MacCarthy EP, Ramanathan KB, et al. Diltiazem and propranolol in mild to moderate essential hypertension as monotherapy or with hydrochlorothiazide. *Ann Intern Med.* 1987;107: 150.
231. Kindermann W, Schmitt W, Wolfing A. Physical performance capacity, metabolism and hormonal behavior as affected by diltiazem. *Z Kardiol.* 1986;75:99.
232. Ohneda A. Effect of diltiazem hydrochloride on glucose tolerance in diabetes mellitus. *Jpn J Clin Exp Med.* 1980;57:1.
233. Allen GS, Ahn HS, Preziosi TJ, et al. Cerebral arterial spasm-α-controlled trial of nimodipine in patients with subarachnoid hemorrhage. *N Engl J Med.* 1983;308:619.
234. Clarke B, Grant D, Patmore L. Comparative calcium entry blocking properties of nicardipine, nifedipine and Py-108068 on cardiac and vascular smooth muscle. *Br J Pharmacol.* 1983;79:333.
235. Clair F, Bellet M, Guerret M, et al. Hypotensive effect and pharmacokinetics of nicardipine in patients with severe renal failure. *Curr Ther Res.* 1985;38:74.
236. Dow RJ, Graham DJM. A review of the human metabolism and pharmacokinetics of nicardipine hydrochloride. *Br J Clin Pharmacol.* 1986;22:195S.
237. Gaab MR, Czech T, Korn A. Intracranial effects of nicardipine. *Br J Clin Pharmacol.* 1985;20:67S.
238. Alps BJ, Haas WK. The potential beneficial effect of nicardipine in a rat model of transient forebrain ischemia. *Neurology.* 1987;37:809.
239. Pepine CJ, Lambert CR. Usefulness of nicardipine for angina pectoris. *Am J Cardiol.* 1987;59:13J.
240. Thomas G, Gross R, Schramm M. Calcium channel modulation: ability to inhibit or promote calcium influx resides in the same dihydropyridine molecule. *J Cardiovasc Pharmacol.* 1984;6:1170.
241. Somogyi A, Albrecht M, Kliems G, et al. Pharmacokinetics, bioavailability and ECG response of verapamil in patients with liver cirrhosis. *Br J Clin Pharmacol.* 1981;12:51.
242. McAllister RG Jr, Hamann SR, Blouin RA. Pharmacokinetics of calcium-entry blockers. *Am J Cardiol.* 1985;55:30B.
243. Hermann P, Morselli PL. Pharmacokinetics of diltiazem and other calcium-entry blockers. *Acta Pharmacol Toxicol.* 1985;57:10.
244. Piepho RW. Comparative clinical pharmacokinetics of the calcium antagonists. In: Hoffman BF, ed. *Calcium Antagonists: The State of the Art and Role in Cardiovascular Disease. Symposia on the Frontiers of Pharmacology.* Vol. 2. Philadelphia: College of Physicians of Philadelphia; 1983:159–174.
245. Rovei V, Gomeni R, Mitchard M, et al. Pharmacokinetics and metabolism of diltiazem in man. *Acta Cardiol (Brux).* 1980;35:35.
246. Etoh A, Kohno K. Interactions by diltiazem (4). Relationship between first-pass metabolism of various drugs and absorption enhancement by diltiazem. *Yakugaku Zasshi.* 1983;103:581.
247. Nordlander M, Sjöquist PO, Ericsson H, Rydén L. Pharmacodynamic, pharmacokinetic and clinical effects of clevidipine, an ultrashort-acting calcium antagonist for rapid blood pressure control. *Cardiovasc Drug Rev.* 2004;22:227.
248. Schwieler JH, Ericsson H, Löfdahl P, et al. Circulatory effects and pharmacology of clevidipine, a novel ultra short acting and vascular selective calcium antagonist, in hypertensive humans. *J Cardiovasc Pharmacol.* 1999;34:268.
249. Kieler-Jensen N, Jolin-Mellgård A, Nordlander M, Ricksten SE. Coronary and systemic hemodynamic effects of clevidipine, an ultra-short-acting calcium antagonist, for treatment of hypertension after coronary artery surgery. *Acta Anaesthesiol Scand.* 2000;44:186.
250. Hedner T. Calcium channel blockers: spectrum of side effects and drug interactions. *Acta Pharmacol (Copenh).* 1986;58:119.
251. Lang R, Klein HO, Weiss E, et al. Effect of verapamil on blood level and renal clearance of digoxin (abstract). *Circulation.* 1980;62(suppl III):83.
252. Oyamar Y, Fuji S, Kana K, et al. Digoxin-diltiazem interaction. *Am J Cardiol.* 1984;53:1480.
253. Abernathy DR, Schwartz JB. Calcium antagonist drugs. *N Engl J Med.* 1999;341:1447.
254. Mazhar M, Popat KD, Sanders C. Effect of cimetidine on diltiazem blood levels [abstract]. *Clin Res.* 1984;32:A741.
255. Kapur PA, Campos JH, Buchea OC. Plasma diltiazem levels, cardiovascular function, and coronary hemodynamics during enflurane anesthesia in the dog. *Anesth Analg.* 1986;65:918.
256. Henling CE, Slogoff S, Kodali SV, et al. Heart block after coronary artery bypass—effect of chronic administration of calcium-entry blockers and beta-blockers. *Anesth Analg.* 1984;63:515.

257. Egstrup K, Andersen PE Jr. Transient myocardial ischemia during nifedipine therapy in stable angina pectoris, and its relation to coronary collateral flow and comparison with metoprolol. *Am J Cardiol.* 1993;71:177.
258. Subramanian VB, Bowles MJ, Khurmi NS, et al. Calcium antagonist withdrawal syndrome: objective demonstration with frequency-modulated ambulatory ST-segment monitoring. *Br Med J.* 1983;286:520.
259. Kozeny GA, Ragona BP, Bansal VK, et al. Myocardial infarction with normal results of coronary angiography following diltiazem withdrawal. *Am J Med.* 1986;80:1184.
260. Engelman RM, Hadji-Rousou I, Breyer RH, et al. Rebound vasospasm after coronary revascularization in association with calcium antagonist withdrawal. *Ann Thorac Surg.* 1984;37:469.
261. Frishman WH, Klein N, Strom J, et al. Comparative effects of abrupt withdrawal of propranolol and verapamil in angina pectoris. *Am J Cardiol.* 1982;50:1191.
262. Chobanian AV, Bakris GL, Black HR, et al. The seventh report of the Joint National Committee on Prevention, Detection, Evaluation, and Treatment of High Blood Pressure: the JNC 7 report. *JAMA.* 2003;289:2560.
263. Kaplan NM, Opie LH. Controversies in hypertension. *Lancet.* 2006;367:168.
264. Whitworth JA. 2003 World Health Organization (WHO)/International Society of Hypertension (ISH) statement on management of hypertension. *J Hypertens.* 2003;21:1983.
265. Vasan RS, Larson MG, Leip EP, et al. Assessment of frequency of progression to hypertension in nonhypertensive participants in the Framingham Heart Study: a cohort study. *Lancet.* 2001; 358:1682.
266. Lifton RP, Gharavi AG, Geller DS. Molecular mechanisms of human hypertension. *Cell.* 2001;104:545.
267. Whelton PK, Appel LJ, Espeland MA, et al. Sodium reduction and weight loss in the treatment of hypertension in older persons: a randomized controlled trial of nonpharmacologic interventions in the elderly (TONE). TONE Collaborative Research Group. *JAMA.* 1998;279:839.
268. Sacks FM, Svetkey LP, Vollmer WM, et al. Effects on blood pressure of reduced dietary sodium and the Dietary Approaches to Stop Hypertension (DASH) diet. DASH-Sodium Collaborative Research Group. *N Engl J Med.* 2001;344:3.
269. James PA, Oparil S, Carter BL, et al. 2014 Evidence-based guideline for the management of high blood pressure in adults: report from the panel members appointed to the Eighth Joint National Committee (JNC8). *JAMA.* 2014;311:507.
270. Cruickshank JM. Coronary flow reserve and the J curve relation between diastolic blood pressure and myocardial infarction. *BMJ.* 1988;297:1227.
271. August P. Initial treatment of hypertension. *N Engl J Med.* 2003;348:610.
272. Appel LJ. The verdict from ALLHAT—thiazide diuretics are the preferred initial therapy for hypertension. *JAMA.* 2002;288:3039.
273. Psaty BM, Lumley T, Furberg CD, et al. Health outcomes associated with various antihypertensive therapies used as first-line agents: a network meta-analysis. *JAMA.* 2003;289:2534.
274. Staessen JA, Gasowski J, Wang JG, et al. Risks of untreated and treated isolated systolic hypertension in the elderly: meta-analysis of outcome trials. *Lancet.* 2000;355:865.
275. Hunt SA, Baker DW, Chin MH, et al. ACC/AHA guidelines for the evaluation and management of chronic heart failure in the adult: executive summary. A report of the American College of Cardiology/American Heart Association Task Force on Practice Guidelines (Committee to revise the 1995 Guidelines for the Evaluation and Management of Heart Failure). *J Am Coll Cardiol.* 2001;38:2101.
276. Tepper D. Frontiers in congestive heart failure: effect of metoprolol CR/XL in chronic heart failure: Metoprolol CR/XL Randomised Intervention Trial in Congestive Heart Failure (MERIT-HF). *Congest Heart Fail.* 1999;5:184.
277. Dargie HJ. Effect of carvedilol on outcome after myocardial infarction in patients with left ventricular dysfunction: the CAPRICORN randomised trial. *Lancet.* 2001;357:1385.
278. A randomized trial of beta-blockade in heart failure. The Cardiac Insufficiency Bisoprolol Study (CIBIS). CIBIS Investigators and Committees. *Circulation.* 1994;90:1765.
279. Ong HT. β-blockers in hypertension and cardiovascular disease. *BMJ.* 2007;334:946.
280. Comfere T, Sprung J, Kumar MM, et al. Angiotensin inhibitors in a general surgical population. *Anesth Analg.* 2005;100:636.
281. Contreras F, de la Parte MA, Cabrera J, et al. Role of angiotensin II AT1 receptor blockers in the treatment of arterial hypertension. *Am J Ther.* 2003;10:401.
282. Israili ZH. The use of calcium antagonists in the therapy of hypertension in the elderly. *Am J Ther.* 2003;10:383.
283. Neal B, MacMahon S, Chapman N. Effects of ACE inhibitors, calcium antagonists, and other blood-pressure-lowering drugs: results of prospectively designed overviews of randomised trials. Blood Pressure Lowering Treatment Trialists' Collaboration. *Lancet.* 2000;356:1955.
284. Brown MJ, Palmer CR, Castaigne A, et al. Morbidity and mortality in patients randomised to double-blind treatment with a long-acting calcium-channel blocker or diuretic in the International Nifedipine GITS study: Intervention as a Goal in Hypertension Treatment (INSIGHT). *Lancet.* 2000;356:366.
285. Major outcomes in high-risk hypertensive patients randomized to angiotensin-converting enzyme inhibitor or calcium channel blocker vs diuretic: The Antihypertensive and Lipid-Lowering Treatment to Prevent Heart Attack Trial (ALLHAT). *JAMA.* 2002;288:2981.
286. Major cardiovascular events in hypertensive patients randomized to doxazosin vs chlorthalidone: the antihypertensive and lipid-lowering treatment to prevent heart attack trial (ALLHAT). ALLHAT Collaborative Research Group. *JAMA.* 2000;283:1967.
287. van Zwieten PA. Centrally acting antihypertensive drugs: present and future. *Clin Exp Hypertens.* 1999;21:859.
288. Materson BJ. Variability in response to antihypertensive drugs. *Am J Med.* 2007;120:S10.
289. Bhatt DL, Kandzari DE, O'Neil WW, et al. A controlled trial of renal denervation for resistant hypertension. *N Engl J Med.* 2014;370:1393.
290. Zhang J, Zhou S, Xu G. Carotid baroreceptor stimulation: a potential solution for resistant hypertension. *Interv Neurol.* 2014;2:118.
291. Lobo MD, Sobotka PA, Cockcroft JR, et al. Central arteriovenous anastomosis for the treatment of patients with uncontrolled hypertension (the ROX CONTROL HTN study): a randomized controlled trial. *Lancet.* 2015;385:1634.
292. Israili ZH, Hernandez-Hernandez R, Valasco M. The future of antihypertensive treatment. *Am J Ther.* 2007;14:121.
293. Howell SJ, Sear JW, Foëx P. Hypertension, hypertensive heart disease and perioperative cardiac risk. *Br J Anaesth.* 2004;92:570.
294. β-Blocker Heart Attack Trial Research Group. A randomized trial of propranolol in patients with acute myocardial infarction. I. Mortality results. *JAMA.* 1982;247:1707.
295. K/DOQI clinical practice guidelines for chronic kidney disease: evaluation, classification, and stratification. *Am J Kidney Dis.* 2002;39:S1.
296. Lewis EJ, Hunsicker LG, Bain RP, Rohde RD. The effect of angiotensin-converting enzyme inhibition on diabetic nephropathy. The Collaborative Study Group. *N Engl J Med.* 1993;329:1456.
297. Brenner BM, Cooper ME, de Zeeuw D, et al. Effects of losartan on renal and cardiovascular outcomes in patients with type 2 diabetes and nephropathy. *N Engl J Med.* 2001;345:861.
298. Lewis EJ, Hunsicker LG, Clarke WR, et al. Renoprotective effect of the angiotensin-receptor antagonist irbesartan in patients with nephropathy due to type 2 diabetes. *N Engl J Med.* 2001;345:851.
299. Eagle KA, Berger PB, Calkins H, et al. ACC/AHA guideline update for perioperative cardiovascular evaluation for noncardiac surgery—executive summary: a report of the American College of Cardiology/American Heart Association Task Force on Practice Guidelines (Committee to Update the 1996 Guidelines on Perioperative Cardiovascular Evaluation for Noncardiac Surgery). *Circulation.* 2002;105:1257.
300. Spahn DR, Priebe HJ. Preoperative hypertension: remain wary? "Yes." Cancel surgery? "No" [editorial]. *Br J Anaesth.* 2004;92:461.
301. Howell SJ, Hemming AE, Allman KG, et al. Predictors of postoperative myocardial ischaemia. The role of intercurrent arterial hypertension and other cardiovascular risk factors. *Anaesthesia.* 1997;52:107.
302. Williams B. Recent hypertension trials. *J Am Coll Cardiol.* 2005;45:813.
303. Poldermans D, Boersma E, Bax JJ, et al. The effect of bisoprolol on perioperative mortality and myocardial infarction in high risk patients undergoing vascular surgery. *N Engl J Med.* 1999;341:1789.
304. Yancy CW, Jessup M, Bozkurt B, et al. 2013 ACCF/AHA guideline for the management of heart failure: a report of the American College of CardiologyFoundation/American Heart Association Task Force on Practice Guidelines. *J Am Coll Cardiol.* 2013;62:e147.
305. Mozaffarian D, Benjamin EJ, Go AS, et al. Executive summary: heart disease and stroke statistics—2015 update: a report from the American Heart Association. *Circulation.* 2015;131:434.
306. Heidenreich PA, Albert NM, Allen LA, et al. Forecasting the impact of heart failure in the United States: a policy statement from the American Heart Association. *Circ Heart Fail.* 2013;6:606.
307. Bahrami H, Kronmal R, Bluemke DA, et al. Differences in the incidence of congestive heart failure by ethnicity: the multi-ethnic study of atherosclerosis. *Arch Intern Med.* 2008;168:2138.
308. Yancy CW. Heart failure in African Americans: pathophysiology and treatment. *J Card Fail.* 2003;9(suppl):S210.
309. Austin BA, Wang Y, Smith GL, et al. Systolic function as a predictor of mortality and quality of life in long-term survivors with heart failure. *Clin Cardiol.* 2008;31:119.
310. Garg R, Yusuf S. Overview of randomized trials of angiotensin-converting enzyme inhibitors on mortality and morbidity in patients with heart failure. *JAMA.* 1995;273:1450.
311. Flather MD, Yusuf S, Kober L, et al. Long-term ACE inhibitor therapy in patients with heart failure or left ventricular dysfunction: a systematic overview of data from individual patients. ACE Inhibitor Myocardial Infarction Collaborative Group. *Lancet.* 2000;355:1575.
312. Pfeffer MA, Swedberg K, Granger CB, et al. Effects of candesartan on mortality and morbidity in patients with chronic heart failure: the CHARM-Overall programme. *Lancet.* 2003;362:759.
313. Cohn JN, Tognoni G. A randomized trial of the angiotensin-receptor blocker valsartan in chronic heart failure. *N Engl J Med.* 2001;345:1667.
314. Consensus recommendations for the management of chronic heart failure. On behalf of the membership of the advisory council to improve outcomes nationwide in heart failure. *Am J Cardiol.* 1999;83(suppl 2A):1A.
315. Packer M, Coats AJ, Fowler MG, et al. Effect of carvedilol on survival in severe chronic heart failure. *N Engl J Med.* 2001;344:1651.
316. The Cardiac Insufficiency Bisoprolol Study II (CIBIS-II): a randomised trial. *Lancet.* 1999;353:9.
317. Effect of metroprolol CR/XL in chronic heart failure: Metoprolol CR/XL Randomised Intervention Trial in Congestive Heart Failure (MERIT-HF). *Lancet.* 1999;353:2001.
318. Pitt B, Zannad F, Remme WJ, et al. The effect of spironolactone on morbidity and mortality in patients with severe heart failure. Randomized Aldactone Evaluation Study Investigators. *N Engl J Med.* 2009;341:709.
319. Pitt B, Remme W, Zannad F, et al. Eplerenone, a selective aldosterone blocker, in patients with left ventricular dysfunction after myocardial infarction. *N Engl J Med.* 2003;348:1309.
320. Katz AM. Angiotensin II: hemodynamic regulator or growth factor? *J Mol Cell Cardiol.* 1990;22: 739.
321. Cohn JN, Ferrari R, Sharpe N. Cardiac remodeling—concepts and clinical implications: a consensus paper from an international forum on cardiac remodeling. *J Am Coll Cardiol.* 2000;35:569.
322. Serneri GG, Boddi M, Cecioni I, et al. Cardiac angiotensin II formation in the clinical course of heart failure and its relationship with left ventricular function. *Circ Res.* 2001;88:961.
323. Dell'Italia LJ, Sabri A. Activation of the renin-angiotensin system in hypertrophy and heart failure. In: Mann DL, ed. *Heart Failure, A Companion to Braunwald's Heart Disease.* Philadelphia: Saunders; 2004:129–143.
324. Pfeffer MA, Braunwald E, Moye LA, et al. Effect of captopril on mortality and morbidity in patients with left ventricular dysfunction after myocardial infarction. Results of the survival and ventricular enlargement trial. The SAVE investigators. *N Engl J Med.* 1992;327:669.
325. ISIS-4. A randomised factorial trial assessing early oral captopril, oral mononitrate, and intravenous magnesium sulphate in 58,050 patients with suspected acute myocardial infarction. ISIS-4 (Fourth International Study of Infarct Survival) Collaborative Group. *Lancet.* 1995;345:669.
326. Arnold JM, Yusuf S, Young J, et al. Prevention of heart failure in patients in the Heart Outcomes Prevention Evaluation (HOPE) study. *Circulation.* 2003;107:1284.
327. Braunwald E, Domanski MJ, Fowler SE, et al. Angiotensin-converting-enzyme inhibition in stable coronary artery disease. *N Engl J Med.* 2004;351:2058.
328. Sadoshima J, Izumo S. Molecular characterization of angiotensin II–induced hypertrophy of cardiac myocytes and hyperplasia of cardiac fibroblasts. Critical role of the AT1 receptor subtype. *Circ Res.* 1993;73:413.
329. Kim S, Yoshiyama M, Izumi Y, et al. Effects of combination of ACE inhibitor and angiotensin-receptor blocker on cardiac remodeling, cardiac function, and survival in rat heart failure. *Circulation.* 2001;103:148.
330. Konstam MA, Kronenberg MW, Rousseau MF, et al. Effects of angiotensin-converting enzyme inhibitor, enalapril, on the long-term progression of left ventricular dilation in patients with asymptomatic systolic dysfunction. *Circulation.* 1993;88:2277.
331. Cohn JN, Johnson G, Ziesche S, et al. A comparison of enalapril with hydralazine-isosorbide dinitrate in the treatment of chronic congestive heart failure. *N Engl J Med.* 1991;325:303.
332. Dell'Italia LJ, Husain A. Dissecting the role of chymase in angiotensin II formation and heart and blood vessel diseases. *Curr Opin Cardiol.* 2002;17:374.
333. Fogari R, Zoppi A, Corradi L, et al. Comparative effects of lisinopril and losartan on insulin sensitivity in the treatment of nondiabetic hypertensive patients. *Br J Clin Pharmacol.* 1998;46:467.
334. Janssen JJ, Gans RO, van der Meulen J, et al. Comparison between the effects of amlodipine and lisinopril on proteinuria in nondiabetic renal failure: a double-blind, randomized prospective study. *Am J Hypertens.* 1998;11:1074.
335. Packer M, Poole-Wilson PA, Armstrong PW, et al. Comparative effects of low and high doses of the angiotensin-converting enzyme inhibitor, lisinopril, on morbidity and mortality in chronic heart failure. ATLAS Study Group. *Circulation.* 1999;100:2312.
336. Luzier AB, Forrest A, Feuerstein SG, et al. Containment of heart failure hospitalizations and cost by angiotensin-converting enzyme inhibitor dosage optimization. *Am J Cardiol.* 2000;86:519.
337. Mann DL, Deswal A, Bozkurt B, Torre-Amione G. New therapeutics for chronic heart failure. *Annu Rev Med.* 2002;53:59.
338. Burnier M, Brunner HR. Angiotensin II receptor antagonists. *Lancet.* 2000;355:637.
339. Pitt B, Segal R, Martinez FA, et al. Randomised trial of losartan versus captopril in patients over 65 with heart failure (Evaluation of Losartan in the Elderly Study, ELITE). *Lancet.* 1997;349:747.
340. Pitt B, Poole-Wilson PA, Segal R, et al. Effect of losartan compared with captopril on mortality in patients with symptomatic heart failure: randomised trial—the Losartan Heart Failure Survival Study ELITE II. *Lancet.* 2000;355:1582.
341. McMurray JJ, Ostergren J, Swedberg K, et al. Effects of candesartan in patients with chronic heart failure and reduced left ventricular systolic function taking angiotensin-converting-enzyme inhibitors: the CHARM-Added trial. *Lancet.* 2003;362:767.
342. Granger CB, McMurray JJ, Yusuf S, et al. Effects of candesartan in patients with chronic heart failure and reduced left ventricular systolic function intolerant to angiotensin-converting-enzyme inhibitors: the CHARM-Alternative trial. *Lancet.* 2003;362:772.
343. Yusuf S, Pfeffer MA, Swedberg K, et al. Effects of candesartan in patients with chronic heart failure and preserved left ventricular ejection fraction: the CHARM-Preserved Trial. *Lancet.* 2003;362:777.
344. Roig E, Perez-Villa F, Morales M, et al. Clinical implications of increased plasma angiotensin II despite ACE inhibitor therapy in patients with congestive heart failure. *Eur Heart J.* 2000;21:53.
345. Phillips CO, Kashani A, Ko DK, et al. Adverse effects of combination angiotensin II receptor blockers plus angiotensin-converting enzyme inhibitors for left ventricular dysfunction: a quantitative review of data from randomized clinical trials. *Arch Intern Med.* 2007;167:1930.
346. McKelvie RS, Yusuf S, Pericak D, et al. Comparison of candesartan, enalapril, and their combination in congestive heart failure: randomized evaluation of strategies for left ventricular dysfunction (RESOLVD) pilot study. The RESOLVD Pilot Study Investigators. *Circulation.* 1999;100:1056.

347. Pitt B, Rajagopalan A. The role of mineralocorticoid receptor blocking agents in patients with heart failure and cardiovascular disease. In: McMurray JJ, Pfeffer MA, eds. *Heart Failure Updates*. London: Martin Dunitz; 2003:115–140.
348. Weber KT. Aldosterone in congestive heart failure. *N Engl J Med*. 2001;345:1689.
349. Weber KT. Aldosteronism revisited: perspectives on less well-recognized actions of aldosterone. *J Lab Clin Med*. 2003;142:71.
350. Delcayre C, Silvestre JS, Garnier A, et al. Cardiac aldosterone production and ventricular remodeling. *Kidney Int*. 2000;57:1346.
351. Weber KT. Fibrosis and hypertensive heart disease. *Curr Opin Cardiol*. 2000;15:264.
352. Rajagopalan S, Duquaine D, King S, et al. Mineralocorticoid receptor antagonism in experimental atherosclerosis. *Circulation*. 2002;105:2212.
353. Zhang ZH, Francis J, Weiss RM, Felder RB. The renin-angiotensin-aldosterone system excites hypothalamic paraventricular nucleus neurons in heart failure. *Am J Physiol*. 2002;283:H423.
354. Stockand JD. New ideas about aldosterone signaling in epithelia. *Am J Physiol*. 2002;282:F559.
355. Zannad F, Alla F, Dousset B, et al. Limitation of excessive extracellular matrix turnover may contribute to survival benefit of spironolactone therapy in patients with congestive heart failure: insights from the randomized aldactone evaluation study (RALES). RALES Investigators. *Circulation*. 2000;102:2700.
356. Korkmaz ME, Muderrisoglu H, Ulucam M, Ozin B. Effects of spironolactone on heart rate variability and left ventricular systolic function in severe ischemic heart failure. *Am J Cardiol*. 2000; 86:649.
357. Yee KM, Pringle SD, Struthers AD. Circadian variation in the effects of aldosterone blockade on heart rate variability and QT dispersion in congestive heart failure. *J Am Coll Cardiol*. 2001;37:1800.
358. Farquharson CA, Struthers AD. Spironolactone increases nitric oxide bioactivity, improves endothelial vasodilator dysfunction, and suppresses vascular angiotensin I/angiotensin II conversion in patients with chronic heart failure. *Circulation*. 2000;101:594.
359. Juurlink DN, Mamdani MM, Lee DS, et al. Rates of hyperkalemia after publication of the Randomized Aldactone Evaluation Study. *N Engl J Med*. 2004;351:543.
360. Barr CS, Lang CC, Hanson J, et al. Effects of adding spironolactone to an angiotensin-converting enzyme inhibitor in chronic congestive heart failure secondary to coronary artery disease. *Am J Cardiol*. 1995;76:1259.
361. The effect of digoxin on mortality and morbidity in patients with heart failure. The Digitalis Investigation Group. *N Engl J Med*. 1997;336:525.
362. Brown NJ. Eplerenone. Cardiovascular protection. *Circulation*. 2003;107:2512.
363. Zannad F, McMurray JJ, Krum H, et al. Eplerenone in patients with systolic heart failure and mild symptoms. *N Engl J Med*. 2011;364:11.
364. MacFadyen RJ, Barr CS, Struthers AD. Aldosterone blockade reduces vascular collagen turnover, improves heart rate variability and reduces early morning rise in heart rate in heart failure patients. *Cardiovasc Res*. 1997;35:30.
365. Cicoira M, Zanolla L, Rossi A, et al. Long-term, dose-dependent effects of spironolactone on left ventricular function and exercise tolerance in patients with chronic heart failure. *J Am Coll Cardiol*. 2002;40:304.
366. Weber KT. Efficacy of aldosterone receptor antagonism in heart failure: potential mechanisms. *Curr Heart Fail Rep*. 2004;1:51.
367. van de Wal RM, Plokker HW, Lok DJ, et al. Determinants of increased angiotensin II levels in severe chronic heart failure patients despite ACE inhibition. *Int J Cardiol*. 2006;106:367.
368. Latini R, Masson S, Anand I, et al. The comparative prognostic value of plasma neurohormones at baseline in patients with heart failure enrolled in Val-HeFT. *Eur Heart J*. 2004;25:292.
369. Masson S, Solomon S, Angelici L, et al. Elevated plasma renin activity predicts adverse outcome in chronic heart failure, independently of pharmacologic therapy: data from the Valsartan Heart Failure Trial (Val-HeFT). *J Card Fail*. 2010;16:964.
370. Schroten NF, Gaillard CA, van Veldhuisen DJ, et al. New roles for renin and prorenin in heart failure and cardiorenal crosstalk. *Heart Fail Rev*. 2012;17:191.
371. Seed A, Gardner R, McMurray J, et al. Neurohumoral effects of the new orally active renin inhibitor, aliskiren, in chronic heart failure. *Eur J Heart Fail*. 2007;9:1120.
372. McMurray JJ, Pitt B, Latini R, et al. Effects of the oral direct renin inhibitor aliskiren in patients with symptomatic heart failure. *Circ Heart Fail*. 2008;1:17.
373. Gheorghiade M, Böhm M, Greene SJ, et al. Effect of aliskiren on postdischarge mortality and heart failure readmissions among patients hospitalized for heart failure: the ASTRONAUT randomized trial. *JAMA*. 2013;309:1125.
374. Maggioni AP, Greene SJ, Fonarow GC, et al. Effect of aliskiren on post-discharge outcomes among diabetic and non-diabetic patients hospitalized for heart failure: insights from the ASTRONAUT trial. *Eur Heart J*. 2013;34:3117.
375. Krum H, Massie B, Abraham WT, et al. Direct renin inhibition in addition to or as an alternative to angiotensin converting enzyme inhibition in patients with chronic systolic heart failure: rationale and design of the Aliskiren Trial to Minimize OutcomeS in Patients with HEart failuRE (ATMOSPHERE) study. *Eur J Heart Fail*. 2011;13:107.
376. Langenickel TH. Angiotensin receptor-neprilysin inhibition with LCZ696: a novel approach for the treatment of heart failure. *Drug Discov Today Ther Strateg*. 2012;9:e131.
377. McMurray JJ, Packer M, Desai AS, et al. Angiotensin-neprilysin inhibition versus enalapril in heart failure. *N Engl J Med*. 2014;371:993.
378. Eichhorn EJ, Bristow MR. Antagonism of β-adrenergic receptors in heart failure. In: Mann DL, ed. *Heart Failure. A Companion to Braunwald's Heart Disease*. 1st ed. Philadelphia: Saunders; 2004:619–636.
379. Wallhaus TR, Taylor M, DeGrado TR, et al. Myocardial free fatty acid and glucose use after carvedilol treatment in patients with congestive heart failure. *Circulation*. 2001;103:2441.
380. Lowes BD, Gilbert EM, Abraham WT, et al. Myocardial gene expression in dilated cardiomyopathy treated with beta-blocking agents. *N Engl J Med*. 2002;346:1357.
381. Sabbah HN, Sharov VG, Gupta RC, et al. Chronic therapy with metoprolol attenuates cardiomyocyte apoptosis in dogs with heart failure. *J Am Coll Cardiol*. 2000;36:1698.
382. Marks AR. A guide for the perplexed: towards an understanding of the molecular basis of heart failure. *Circulation*. 2003;107:1456.
383. Marx SO, Reiken S, Hisamatsu Y, et al. PKA phosphorylation dissociates FKBP12.6 from the calcium release channel (ryanodine receptor): defective regulation in failing hearts. *Cell*. 2000;101:365.
384. Marks AR, Reiken S, Marx SO. Progression of heart failure: is protein kinase a hyperphosphorylation of the ryanodine receptor a contributing factor? *Circulation*. 2002;105:272.
385. Schlotthauer K, Bers DM. Sarcoplasmic reticulum Ca(2+) release causes myocyte depolarization. Underlying mechanism and threshold for triggered action potentials. *Circ Res*. 2000;87:774.
386. Reiken S, Gaburjakova M, Gaburjakova J, et al. Beta-adrenergic receptor blockers restore cardiac calcium release channel (ryanodine receptor) structure and function in heart failure. *Circulation*. 2001;104:2843.
387. Doi M, Yano M, Kobayashi S. Propranolol prevents the development of heart failure by restoring FKBP12.6-mediated stabilization of ryanodine receptor. *Circulation*. 2002;105:1374.
388. Bristow MR, Ginsburg R, Minobe W, et al. Decreased catecholamine sensitivity and beta-adrenergic-receptor density in failing human hearts. *N Engl J Med*. 1982;307:205.
389. Ungerer M, Bohm M, Elce JS, et al. Altered expression of beta-adrenergic receptor kinase and beta1-adrenergic receptors in the failing human heart. *Circulation*. 1993;87:454.
390. Gauthier C, Tavernier G, Charpentier F, et al. Functional beta3-adrenoceptor in the human heart. *J Clin Invest*. 1996;98:556.
391. Gauthier C, Langin D, Balligand JL. Beta3-adrenoceptors in the cardiovascular system. *Trends Pharmacol Sci*. 2000;21:426.
392. Cheng HJ, Zhang ZS, Onishi K, et al. Upregulation of functional beta(3)-adrenergic receptor in the failing canine myocardium. *Circ Res*. 2001;89:599.
393. Morimoto A, Hasegawa H, Cheng HJ, et al. Endogenous beta3-adrenoreceptor activation contributes to left ventricular and cardiomyocyte dysfunction in heart failure. *Am J Physiol Heart Circ Physiol*. 2004;286:H2425.
394. Moniotte S, Kobzik L, Feron O, et al. Upregulation of beta(3)-adrenoceptors and altered contractile response to inotropic amines in human failing myocardium. *Circulation*. 2001;103:1649.
395. Gauthier C, Leblais V, Kobzik L, et al. The negative inotropic effect of beta3-adrenoceptor stimulation is mediated by activation of a nitric oxide synthase pathway in human ventricle. *J Clin Invest*. 1998;102:1377.
396. Packer M, Bristow MR, Cohn JN, et al. The effect of carvedilol on morbidity and mortality in patients with chronic heart failure. U.S. Carvedilol Heart Failure Study Group. *N Engl J Med*. 1996;334: 1349.
397. Beta-Blocker Evaluation of Survival Trial Investigators. A trial of the beta-blocker bucindolol in patients with advanced chronic heart failure. *N Engl J Med*. 2001;344:1659.
398. Hunt SA, Abraham WT, Chin MH, et al. 2009 focused update incorporated into the ACC/AHA 2005 Guidelines for the Diagnosis and Management of Heart Failure in Adults: a report of the American College of Cardiology Foundation/American Heart Association Task Force on Practice Guidelines developed in collaboration with the International Society for Heart and Lung Transplantation. *Circulation*. 2009;119:e391.
399. Jacob S, Rett K, Wicklmayr M, et al. Differential effect of chronic treatment with two beta-blocking agents on insulin sensitivity: the carvedilol-metoprolol study. *J Hypertens*. 1996;14:489.
400. Dulin B, Abraham WT. Pharmacology of carvedilol. *Am J Cardiol*. 2004;93:3B.
401. Hoffmann C, Leitz MR, Oberdorf-Maass S, et al. Comparative pharmacology of human beta-adrenergic receptor subtypes—characterization of stably transfected receptors in CHO cells. *Naunyn Schmiedebergs Arch Pharmacol*. 2004;369:151.
402. Moniotte S, Balligand JL. Potential use of beta(3)-adrenoceptor antagonists in heart failure therapy. *Cardiovasc Drug Rev*. 2002;20:19.
403. Poole-Wilson PA, Swedberg K, Cleland JG, et al. Carvedilol or Metoprolol European Trial Investigators. Comparison of carvedilol and metoprolol on clinical outcomes in patients with chronic heart failure in the Carvedilol or Metoprolol European Trial (COMET): randomised controlled trial. *Lancet*. 2003;362:7.
404. Di Lenarda A, Sabbadini G, Sinagra G. Do pharmacological differences among beta-blockers affect their clinical efficacy in heart failure? *Cardiovasc Drugs Ther*. 2004;18:91.
405. McAlister FA, Wiebe N, Ezekowitz JA, et al. Meta-analysis: beta-blocker dose, heart rate eduction, and death in patients with heart failure. *Ann Intern Med*. 2009;150:784.
406. Remme WJ, Swedberg K. Task Force for the Diagnosis and Treatment of Chronic Heart Failure, European Society of Cardiology. Guidelines for the diagnosis and treatment of chronic heart failure. *Eur Heart J*. 2001;22:1527.
407. Eichhorn EJ. Beta-blocker withdrawal: the song of Orpheus. *Am Heart J*. 1999;138:387.
408. Ko DT, Hebert PR, Coffey CS, et al. Adverse effects of beta-blocker therapy for patients with heart failure: a quantitative overview of randomized trials. *Arch Intern Med*. 2004;164:1389.
409. McMurray J, Cohen-Solal A, Dietz R, et al. Clinical Research Initiative in Heart failure. Practical recommendations for the use of ACE inhibitors, beta-blockers and spironolactone in heart failure: putting guidelines into practice. *Eur J Heart Fail*. 2001;3:495.
410. Keith M, Geranmayegan A, Sole MJ, et al. Increased oxidative stress in patients with congestive heart failure. *J Am Coll Cardiol*. 1998;31:1352.
411. Adorisio R, De Luca L, Rossi J, et al. Pharmacological treatment of chronic heart failure. *Heart Fail Rev*. 2006;11:109.
412. Cohn JN, Archibald DG, Ziesche S, et al. Effect of vasodilator therapy on mortality in chronic congestive heart failure. Results of a Veterans Administration Cooperative Study. *N Engl J Med*. 1986;314:1547.
413. Carson P, Ziesche S, Johnson G, et al. Racial differences in response to therapy for heart failure: analysis of the vasodilator-heart failure trials. Vasodilator-Heart Failure Trial Study Group. *J Card Fail*. 1999;5:178.
414. Taylor AL, Ziesche S, Yancy C, et al. Combination of isosorbide dinitrate and hydralazine in blacks with heart failure. *N Engl J Med*. 2004;351:2049.
415. Domanski M, Norman J, Pitt B, et al. Diuretic use, progressive heart failure, and death in patients in the Studies Of Left Ventricular Dysfunction (SOLVD). *J Am Coll Cardiol*. 2003;42:705.
416. Gheorghiade M, Adams KF Jr, Colucci WS. Digoxin in the management of cardiovascular disorders. *Circulation*. 2004;109:2959.
417. Ferguson DW. Sympathetic mechanisms in heart failure: pathophysiological and pharmacological implications. *Circulation*. 1993;87(suppl VII):68.
418. Krum H, Bigger JT Jr, Goldsmith RL, et al. Effect of long-term digoxin therapy on autonomic function in patients with chronic heart failure. *J Am Coll Cardiol*. 1995;25:289.
419. Adams KF Jr, Gheorghiade M, Uretsky BF, et al. Patients with mild heart failure worsen during withdrawal from digoxin therapy. *J Am Coll Cardiol*. 1997;30:42.
420. Rahimtoola SH. Digitalis therapy for patients in clinical heart failure. *Circulation*. 2004;109: 2942.
421. Gheorghiade M, Vaduganathan M, Fonarow GC, et al. Anticoagulation in heart failure: current status and future direction. *Heart Fail Rev*. 2013;18:797.
422. Oghlakian G, Klapholz M. Vasopressin and vasopressin receptor antagonists in heart failure. *Cardiol Rev*. 2009;17:10.
423. Rauchhaus M, Doehner W, Francis DP, et al. Plasma cytokine parameters and mortality in patients with chronic heart failure. *Circulation*. 2000;102:3060.
424. Mann DL, McMurray JJ, Packer M, et al. Targeted anticytokine therapy in patients with chronic heart failure: results of the Randomized Etanercept Worldwide Evaluation (RENEWAL). *Circulation*. 2004;109:1594.
425. Ergul A, Grubbs AL, Zhang Y, et al. Selective upregulation of endothelin converting enzyme-1a in the human failing heart. *J Card Fail*. 2000;6:314.
426. Sakai S, Miyauchi T, Kobayashi M, et al. Inhibition of myocardial endothelin pathway improves long-term survival in heart failure. *Nature*. 1996;384:353.
427. Mishima T, Tanimura M, Suzuki G, et al. Effects of long-term therapy with bosentan on the progression of left ventricular dysfunction and remodeling in dogs with heart failure. *J Am Coll Cardiol*. 2000;35:222.
428. Teerlink JR. Recent heart failure trials of neurohormonal modulation (OVERTURE and ENABLE): approaching the asymptote of efficacy? *J Card Fail*. 2002;8:124.
429. Kalra PR, Moon JC, Coats AJ. Do results of the ENABLE (Endothelin Antagonist Bosentan for Lowering Cardiac Events in Heart Failure) study spell the end for nonselective endothelin antagonism in heart failure? *Int J Cardiol*. 2002;85:195.
430. Neunteufl T, Berger R, Pacher R. Endothelin-receptor antagonists in cardiology clinical trials. *Expert Opin Investig Drugs*. 2002;11:431.
431. Packer M, Califf RM, Konstam MA, et al. Comparison of omapatrilat and enalapril in patients with chronic heart failure: the Omapatrilat Versus Enalapril Randomized Trial of Utility in Reducing Events (OVERTURE). *Circulation*. 2002;106:920.
432. Worthley MI, Corti R, Worthley SG. Vasopeptidase inhibitors: will they have a role in clinical practice? *Br J Clin Pharmacol*. 2004;57:27.
433. Fox K, Ford I, Steg PG, et al. Ivabradine for patients with stable coronary artery disease and left-ventricular systolic dysfunction (BEAUTIFUL): a randomised, double-blind, placebo-controlled trial. *Lancet*. 2008;372:807.
434. Fox K, Ford I, Steg PG, et al. Ivabradine in stable coronary artery disease without clinical heart failure. *N Engl J Med*. 2014;371:1091.
435. Swedberg K, Komajda M, Böhm M, et al. Ivabradine and outcomes in chronic heart failure (SHIFT): a randomised placebo-controlled study. *Lancet*. 2010;376:875.
436. Reil J-C, Tardif J-C, Ford I, et al. Selective heart rate reduction with ivabradine unloads the left ventricle in heart failure patients. *J Am Coll Cardiol*. 2013;62:1977.
437. Tardif J-C, O'Meara E, Komajda M, et al. Effects of selective heart rate reduction with ivabradine on left ventricular remodeling and function: results from the SHIFT echocardiography substudy. *Eur Heart J*. 2011;32:2507.

438. Mathur A, Martin JF. Stem cells and repair of the heart. *Lancet*. 2004;364:183.
439. Segers VF, Lee RT. Stem-cell therapy for cardiac disease. *Nature*. 2008;451:937.
440. Wollert KM, Meyer GP, Lotz J, et al. Intracoronary autologous bone-marrow cell transfer after myocardial infarction: the BOOST randomised controlled clinical trial. *Lancet*. 2004; 364:141.
441. Gersh BJ, Simari RD, Behfar A, et al. Cardiac cell repair therapy: a clinical perspective. *Mayo Clin Proc*. 2009;84:876.
442. Assmus B, Fischer-Rasokat U, Honold J, et al. Transcoronary transplantation of functionally competent BMCs is associated with a decrease in natriuretic peptide serum levels and improved survival of patients with chronic postinfarction heart failure: results of the TOPCARE-CHD Registry. *Circ Res*. 2007;100:1234.
443. Erbs S, Linke A, Adams V, et al. Transplantation of blood-derived progenitor cells after recanalization of chronic coronary artery occlusion: first randomized and placebo-controlled study. *Circ Res*. 2005;97:756.
444. Tse HF, Thambar S, Kwong YL, et al. Prospective randomized trial of direct endomyocardial implantation of bone marrow cells for treatment of severe coronary artery diseases (PROTECT-CAD trial). *Eur Heart J*. 2007;28:2998.
445. Yao K, Huang R, Qian J, et al. Administration of intracoronary bone marrow mononuclear cells on chronic myocardial infarction improves diastolic function. *Heart*. 2008;94:1147.
446. Losordo DW, Schatz RA, White CJ, et al. Intramyocardial transplantation of autologous CD34+ stem cells for intractable angina: a phase I/IIa double-blind, randomized controlled trial. *Circulation*. 2007;115:3165.
447. Seeger FH, Zeiher AM, Dimmeler S. Cell-enhancement strategies for the treatment of ischemic heart disease. *Nat Clin Pract Cardiovasc Med*. 2007;4(suppl 1):S110.
448. Bartunek J, Behfar A, Dolatabadi D, et al. Cardiopoietic stem cell therapy in heart failure: the C-CURE (Cardiopoietic stem Cell therapy in heart failURE) multicenter randomized trial with lineage-specified biologics. *J Am Coll Cardiol*. 2013;61:2329.
449. Zile MR, Brutsaert DL. New concepts in diastolic dysfunction and diastolic heart failure. Part I: diagnosis, prognosis, and measurements of diastolic function. *Circulation*. 2002;105:1387.
450. Sharma K, Kass DA. Heart failure with preserved ejection fraction: mechanisms, clinical features, and therapies. *Circ Res*. 2014;115:79.
451. Bhatia RS, Tu JV, Lee DS, et al. Outcome of heart failure with preserved ejection fraction in a population-based study. *N Engl J Med*. 2006;355:260.
452. Owan TE, Hodge DO, Herges RM, et al. Trends in prevalence and outcome of heart failure with preserved ejection fraction. *N Engl J Med*. 2006;355:251.
453. Tribouilloy C, Rusinaru D, Mahjoub H, et al. Prognosis of heart failure with preserved ejection fraction: a 5 year prospective population-based study. *Eur Heart J*. 2008;29:339.
454. Fonarow GC, Stough WG, Abraham WT, et al. Characteristics, treatments, and outcomes of patients with preserved systolic function hospitalized for heart failure: a report from the OPTIMIZE-HF Registry. *J Am Coll Cardiol*. 2007;50:768.
455. Estep J. Diagnosis of heart failure with preserved ejection fraction. *Methodist Debakey Cardiovasc J*. 2008;4:8.
456. Brubaker PH, Joo KC, Stewart KP, et al. Chronotropic incompetence and its contribution to exercise intolerance in older heart failure patients. *J Cardiopulm Rehabil*. 2006;26:86.
457. Kitzman DW, Nicklas B, Kraus WE, et al. Skeletal muscle abnormalities and exercise intolerance in older patients with heart failure and preserved ejection fraction. *Am J Physiol Heart Circ Physiol*. 2014;306:H1364.
458. Bhella PS, Prasad A, Heinicke K, et al. Abnormal haemodynamic response to exercise in heart failure with preserved ejection fraction. *Eur J Heart Fail*. 2011;13:1296.
459. Haykowsky MJ, Brubaker PH, Morgan TM, et al. Impaired aerobic capacity and physical functional performance in older heart failure patients with preserved ejection fraction: role of lean body mass. *J Gerontol A Biol Sci Med Sci*. 2013;68:968.
460. Pandey A, Parashar A, Kumbhani DJ, et al. Exercise training in patients with heart failure and preserved ejection fraction: meta-analysis of randomized control trials. *Circ Heart Fail*. 2015;8:33.
461. Lund LH, Benson L, Dahlström U, Edner M. Association between use of renin-angiotensin system antagonists and mortality in patients with heart failure and preserved ejection fraction. *JAMA*. 2012;308:2108.
462. Edelmann F, Wachter R, Schmidt AG, et al. Effect of spironolactone on diastolic function and exercise capacity in patients with heart failure with preserved ejection fraction: the Aldo-DHF randomized controlled trial. *JAMA*. 2013;309:781.
463. Patel K, Fonarow GC, Kitzman DW, et al. Aldosterone antagonists and outcomes in real-world older patients with heart failure and preserved ejection fraction. *JACC Heart Fail*. 2013;1:40.
464. Pitt B, Pfeffer MA, Assmann SF, et al. Spironolactone for heart failure with preserved ejection fraction. *N Engl J Med*. 2014;370:1383.
465. Solomon SD, Zile M, Pieske B, et al. The angiotensin receptor neprilysin inhibitor LCZ696 in heart failure with preserved ejection fraction: a phase 2 double-blind randomised controlled trial. *Lancet*. 2012;380:1387.
466. Jhund PS, Claggett BL, Voors AA, et al. Elevation in high-sensitivity troponin T in heart failure and preserved ejection fraction and influence of treatment with the angiotensin receptor neprilysin inhibitor LCZ696. *Circ Heart Fail*. 2014;7:953.
467. Redfield MM, Chen HH, Borlaug BA, et al. Effect of phosphodiesterase-5 inhibition on exercise capacity and clinical status in heart failure with preserved ejection fraction: a randomized clinical trial. *JAMA*. 2013;309:1268.
468. Kitzman DW, Brubaker PH, Morgan TM, et al. Exercise training in older patients with heart failure and preserved ejection fraction: a randomized, controlled, single-blind trial. *Circ Heart Fail*. 2010;3:659.
469. Edelmann F, Gelbrich G, Düngen HD, et al. Exercise training improves exercise capacity and diastolic function in patients with heart failure with preserved ejection fraction: results of the Ex-DHF (Exercise training in Diastolic Heart Failure) pilot study. *J Am Coll Cardiol*. 2011;58:1780.
470. Gaasch WH, Zile MR. Left ventricular diastolic dysfunction and diastolic heart failure. *Annu Rev Med*. 2004;55:373.
471. Lobato E, Willert J, Looke T, et al. Effects of milrinone versus epinephrine on left ventricular relaxation after cardiopulmonary bypass following myocardial revascularization. *J Cardiothorac Vasc Anesth*. 2005;19:334.
472. Teerlink JR, Cotter G, Davison BA, et al. Serelaxin, recombinant human relaxin-2, for treatment of acute heart failure (RELAX-AHF): a randomised, placebo-controlled trial. *Lancet*. 2013;381:29.
473. DiDomenico RJ, Park HY, Southworth MR, et al. Guidelines for acute decompensated heart failure treatment. *Ann Pharmacother*. 2004;38:649.
474. Fonarow GC, Dams K, Abraham W, et al. Risk stratification for in-hospital mortality in acute decompensated heart failure. *JAMA*. 2005;293:572.
475. Loh E, Elkayam U, Cody R, et al. A randomized multicenter study comparing the efficacy and safety of intravenous milrinone and intravenous nitroglycerin in patients with advanced heart failure. *J Card Fail*. 2001;7:114.
476. de Denus S, Pharand C, Williamson DR. Brain natriuretic peptide in the management of heart failure: the versatile neurohormone. *Chest*. 2004;125:652.
477. Elkayam U, Akhter MW, Singh H, et al. Comparison of effects on left ventricular filling pressure of intravenous nesiritide and high-dose nitroglycerin in patients with decompensated heart failure. *Am J Cardiol*. 2004;93:237.
478. Publication Committee for the VMAC Investigators (Vasodilatation in the Management of Acute CHF). Intravenous nesiritide vs nitroglycerin for treatment of decompensated congestive heart failure: a randomized controlled trial. *JAMA*. 2002;287:1531.
479. Burger AJ, Horton DP, LeJemtel T, et al. Effect of nesiritide (B-type natriuretic peptide) and dobutamine on ventricular arrhythmias in the treatment of patients with acutely decompensated congestive heart failure: the PRECEDENT study. *Am Heart J*. 2002;144:1102.
480. Abraham WT, Adams KF, Fonarow GC, et al. In-hospital mortality in patients with acute decompensated heart failure requiring intravenous vasoactive medications: an analysis from the Acute Decompensated Heart Failure National Registry (ADHERE). *J Am Coll Cardiol*. 2005;46:57.
481. Sackner-Bernstein JD, Kowalski M, Fox M, et al. Short-term risk of death after treatment with nesiritide for decompensated heart failure: a pooled analysis of randomized controlled trials. *JAMA*. 2005;293:1900.
482. Sackner-Bernstein JD, Skopicki HA, Aaronson KD. Risk of worsening renal function with nesiritide in patients with acutely decompensated heart failure. *Circulation*. 2005;111:1487.
483. MedWatch–Natrecor. *Dear healthcare provider letter*. <http://www.fda.gov/downloads/Safety/MedWatch/SafetyInformation/SafetyAlertsforHumanMedicalProducts/UCM164672.pdf>.
484. O'Connor CM, Starling RC, Hernandez AF, et al. Effect of nesiritide in patients with acute decompensated heart failure. *N Engl J Med*. 2011;365:32.
485. Yamani MH, Haji SA, Starling RC, et al. Comparison of dobutamine-based and milrinone-based therapy for advanced decompensated congestive heart failure: hemodynamic efficacy, clinical outcome, and economic impact. *Am Heart J*. 2001;142:998.
486. Cuffe MS, Califf RM, Adams KF Jr, et al. Short-term intravenous milrinone for acute exacerbation of chronic heart failure: a randomized controlled trial. *JAMA*. 2002;287:1541.
487. Felker GM, Benza RL, Chandler AB, et al. Heart failure etiology and response to milrinone in decompensated heart failure: results from the OPTIME-CHF study. *J Am Coll Cardiol*. 2003;41:997.
488. Renlund DG. Building a bridge to heart transplantation. *N Engl J Med*. 2004;351:849.
489. Wernly JA. Ischemia, reperfusion, and the role of surgery in the treatment of cardiogenic shock secondary to acute myocardial infarction: an interpretative review. *J Surg Res*. 2004;117:6.
490. Hochman JS. Cardiogenic shock complicating acute myocardial infarction: expanding the paradigm. *Circulation*. 2003;107:2998.
491. Royster R, Butterworth J, Prough D, et al. Preoperative and intraoperative predictors of inotropic support and long-term outcome in patients having coronary artery bypass grafting. *Anesth Analg*. 1991;72:729.
492. Maganti M, Badiwala M, Sheikh A, et al. Predictors of low cardiac output syndrome after isolated mitral valve surgery. *J Thorac Cardiovasc Surg*. 2010;140:790.
493. Maganti MD, Rao V, Borger MA, et al. Predictors of low cardiac output syndrome after isolated aortic valve surgery. *Circulation*. 2005;112(suppl):I448.
494. McKinlay KH, Schinderle DB, Swaminathan M, et al. Predictors of inotrope use during separation from cardiopulmonary bypass. *J Cardiothorac Vasc Anesth*. 2004;18:404.
495. Butterworth JF, Prielipp RC. Endocrine, metabolic, and electrolyte responses. In: Gravlee GP, Davis RF, Kurusz M, Utley JR, eds. *Cardiopulmonary Bypass, Principles and Practice*. 2nd ed. Philadelphia: Lippincott Williams & Wilkins; 2000:342–366.
496. Zaloga GP, Strickland RA, Butterworth JF IV, et al. Calcium attenuates epinephrine's beta-adrenergic effects in postoperative heart surgery patients. *Circulation*. 1990;81:196.
497. Follath F, Cleland JG, Just H, et al. Efficacy and safety of intravenous levosimendan compared with dobutamine in severe low-output heart failure (the LIDO study): a randomised double-blind trial. *Lancet*. 2002;360:196.
498. Harrison RW, Hasselblad V, Mehta RH, et al. Effect of levosimendan on survival and adverse events after cardiac surgery: a meta-analysis. *J Cardiothorac Vasc Anesth*. 2013;27:1224.
499. Follath F. Newer treatments for decompensated heart failure: focus on levosimendan. *Drug Des Devel Ther*. 2009;3:73.
500. Nieminen MS, Fruhwald S, Heunks LM, et al. Levosimendan: current data, clinical use and future development. *Heart Lung Vessel*. 2013;5:227.
501. Landoni G, Biondi-Zoccai G, Greco M, et al. Effects of levosimendan on mortality and hospitalization. A meta-analysis of randomized controlled studies. *Crit Care Med*. 2012;40:634.
502. Siirilia-Waris K, Suojaranta-Ylinen R, Harjola VP. Levosimendan in cardiac surgery. *J Cardiothorac Vasc Anesth*. 2005;19:345.
503. Ririe DG, Butterworth JF IV, Royster RL, et al. Triiodothyronine increases contractility independent of beta-adrenergic receptors or stimulation of cyclic-3′,5′-adenosine monophosphate. *Anesthesiology*. 1995;82:1004.
504. Bennett-Guerrero E, Jimenez JL, White WD, et al. Cardiovascular effects of intravenous triiodothyronine in patients undergoing coronary artery bypass graft surgery. A randomized, double-blind, placebo-controlled trial. Duke T3 study group. *JAMA*. 1996;275:687.
505. Rathmell JP, Prielipp RC, Butterworth JF, et al. A multicenter, randomized, blind comparison of amrinone with milrinone after elective cardiac surgery. *Anesth Analg*. 1998;86:683.
506. Butterworth JF IV, Royster RL, Prielipp RC, et al. Amrinone in cardiac surgical patients with left ventricular dysfunction. A prospective, randomized placebo-controlled trial. *Chest*. 1993;104:1660.
507. Doolan LA, Jones EF, Kalman J, et al. A placebo-controlled trial verifying the efficacy of milrinone in weaning high-risk patients from cardiopulmonary bypass. *J Cardiothorac Vasc Anesth*. 1997; 11:37.
508. Hoffman TM, Wernovsky G, Atz AM, et al. Efficacy and safety of milrinone in preventing low cardiac output syndrome in infants and children after corrective surgery for congenital heart disease. *Circulation*. 2003;107:996.
509. MacGregor DA, Smith TE, Prielipp RC, et al. Pharmacokinetics of dopamine in healthy male subjects. *Anesthesiology*. 2000;92:338.
510. DiSesa VJ, Gold JP, Shemin RJ, et al. Comparison of dopamine and dobutamine in patients requiring postoperative circulatory support. *Clin Cardiol*. 1986;9:253.
511. Tinker JH, Tarhan S, White RD, et al. Dobutamine for inotropic support during emergence from cardiopulmonary bypass. *Anesthesiology*. 1976;44:281.
512. Kersting F, Follath F, Moulds R, et al. A comparison of cardiovascular effects of dobutamine and isoprenaline after open heart surgery. *Br Heart J*. 1976;38:622.
513. Pellikka PA, Roger VL, McCully RB, et al. Normal stroke volume and cardiac output response during dobutamine stress echocardiography in subjects without left ventricular wall motion abnormalities. *Am J Cardiol*. 1995;76:881.
514. Butterworth JF IV, Prielipp RC, Royster RL, et al. Dobutamine increases heart rate more than epinephrine in patients recovering from aortocoronary bypass surgery. *J Cardiothorac Vasc Anesth*. 1992;6:535.
515. Jaccard C, Berner M, Rouge JC, et al. Hemodynamic effect of isoprenaline and dobutamine immediately after correction of tetralogy of Fallot. Relative importance of inotropic and chronotropic action in supporting cardiac output. *J Thorac Cardiovasc Surg*. 1984;87:862.
516. Leone M, Vallet B, Teboul JL, et al. Survey of the use of catecholamines by French physicians. *Intensive Care Med*. 2004:30:984.
517. MacGregor DA, Butterworth JF IV, Zaloga CP, et al. Hemodynamic and renal effects of dopexamine and dobutamine in patients with reduced cardiac output following coronary artery bypass grafting. *Chest*. 1994;106:835.
518. Fullerton DA, St Cyr JA, Albert JD, et al. Hemodynamic advantage of left atrial epinephrine administration after cardiac operations. *Ann Thorac Surg*. 1993;56:1263.
519. Williams EMV. Classification of antiarrhythmic drugs. *J Cardiovasc Pharmacol*. 1992;20:51.
520. Singh S, Patrick J. Antiarrhythmic drugs. *Curr Treat Options Cardiovasc Med*. 2004;6:357.
521. Liang BT. Adenosine receptors and cardiovascular function. *Trends Cardiovasc Med*. 1992;2:100.
522. Echt DS, Liebson PR, Mitchell LB, et al. Mortality and morbidity in patients receiving encainide, flecainide, or placebo. *N Engl J Med*. 1991;324:781.
523. Duff HJ, Roden DM, Yacobi A, et al. Bretylium: relations between plasma concentrations and pharmacological actions in high-frequency ventricular arrhythmias. *Am J Cardiol*. 1985;55:395.
524. Roden DM. Drug therapy: drug-induced prolongation of this QT interval. *N Engl J Med*. 2004;350:1013.
525. Investigators AVID. A comparison of antiarrhythmic drug therapy with implantable defibrillators in patients resuscitated from near-fatal ventricular arrhythmias. *N Engl J Med*. 1997;337:1576.
526. Harrison DC, Winkle R, Sami M, et al. Encainide: a new and potent antiarrhythmic agent. *Am Heart J*. 1980;100:1046.
527. Scheinman M, Keung E. The year in clinical electrophysiology. *J Am Coll Cardiol*. 2005;45:790.

528. Wittig J, Harrison LA, Wallace AG. Electrophysiological effects of lidocaine on distal Purkinje fibers of canine heart. *Am Heart J*. 1973;86:69.
529. Williams EMV. A classification of antiarrhythmic actions reassessed after a decade of new drugs. *J Clin Pharmacol*. 1984;24:129.
530. Hoffman BF, Rosen MR, Wit AL. Electrophysiology and pharmacology of cardiac arrhythmias. VII. Cardiac effects of quinidine and procainamide. *Am Heart J*. 1975;90:117.
531. Darbar D, Fromm MF, Dellorto S, Roden DM. Sympathetic activation enhances QT prolongation by quinidine. *J Cardiovasc Electrophysiol*. 2001;12:9.
532. Kessler KM, Lowenthal DT, Warner H, et al. Quinidine elimination in patients with congestive heart failure or poor renal function. *N Engl J Med*. 1974;290:706.
533. Leahey EB Jr, Reiffel JA, Drusin RE, et al. Interaction between quinidine and digoxin. *JAMA*. 1978;240:533.
534. Gerhardt RE, Knouss RF, Thyrum PT, et al. Quinidine excretion in aciduria and alkaluria. *Ann Intern Med*. 1969;71:927.
535. Koster RW, Wellens HJJ. Quinidine-induced ventricular flutter and fibrillation without digitalis therapy. *Am J Cardiol*. 1976;38:519.
536. Rials SJ, Britchkow D, Marinchak RA, Kowey PR. Electropharmacologic effect of a standard dose of intravenous procainamide in patients with sustained ventricular tachycardia. *Clin Cardiol*. 2000;23:171.
537. Krone RJ, Miller JP, Kleiger RE, et al. The effectiveness of antiarrhythmic agents on early-cycle premature ventricular complexes. *Circulation*. 1981;63:664.
538. Graffner C, Johnsson G, Sjögren J. Pharmacokinetics of procainamide intravenously and orally as conventional slow release tablets. *Clin Pharmacol Ther*. 1975;17:414.
539. Collste P, Karlsson E. Arrhythmia prophylaxis with procainamide: plasma concentrations in relation to dose. *Acta Med Scand*. 1973;194:405.
540. Reidenberg MM, Drayer DE, Levy M, et al. Polymorphic acetylation of procainamide in man. *Clin Pharmacol Ther*. 1975;17:722.
541. Woosley RL, Roden DM. Importance of metabolites in antiarrhythmic therapy. *Am J Cardiol*. 1983;52:3C.
542. Dimarco J, Gersh B, Opie L. Antiarrhythmic drugs and strategies. In: Opie L, Horsh G, eds. *Drugs for the Heart*. 6th ed. Philadelphia: Elsevier; 2005:218–274.
543. Strasberg B, Sclarovsky S, Erdberg A, et al. Procainamide-induced polymorphous ventricular tachycardia. *Am J Cardiol*. 1981;47:1309.
544. Blomgren SE, Condemi JJ, Vaughn JH. Procainamide-induced lupus erythematosus: clinical and laboratory observations. *Am J Med*. 1972;52:338.
545. Michelson EL, Spear JF, Moore EM. Effects of procainamide on strength-interval relations in normal and chronically infarcted canine myocardium. *Am J Cardiol*. 1981;47:1223.
546. Wenger TL, Browning DL, Masterton CE, et al. Procainamide delivery to ischemic canine myocardium following rapid intravenous administration. *Circ Res*. 1980;46:789.
547. Chien YW, Lambert HJ, Karim A. Comparative binding of disopyramide phosphate and quinidine sulfate to human plasma proteins. *J Pharm Sci*. 1974;63:1877.
548. Spurrell RA, Thorburn CW, Camm J, et al. Effects of disopyramide on electrophysiological properties of specialized conduction system in man and on accessory atrioventricular pathway in Wolff-Parkinson-White syndrome. *Br Heart J*. 1975;37:861.
549. Podrid PJ, Schoeneberger A, Lown B. Congestive heart failure caused by oral disopyramide. *N Engl J Med*. 1980;302:614.
550. Koch-Weser J. Drug therapy: disopyramide. *N Engl J Med*. 1979;300:957.
551. Zipes DP, Troup PJ. New antiarrhythmic agents: amiodarone, aprinidine, disopyramide, ethmozin, mexiletine, tocainide, verapamil. *Am J Cardiol*. 1979;41:1005.
552. Sadowski ZP. Multicenter randomized trial and systemic overview of lidocaine in acute myocardial infarction. *Am Heart J*. 1999;137:792.
553. Carden NL, Steinhaus JE. Lidocaine and cardiac resuscitation from ventricular fibrillation. *Circ Res*. 1956;4:680.
554. Dorian P, Cass D, Schwartz G, et al. Amiodarone compared with lidocaine for shock-resistant ventricular fibrillation. *N Engl J Med*. 2002;346:884.
555. Weiss WA. Intravenous use of lidocaine for ventricular arrhythmias. *Anesth Analg*. 1960;39:369.
556. DeClive-Lowe SG, Desmond J, North J. Intravenous lignocaine anaesthesia. *Anaesthesia*. 1958;13:138.
557. Gerstenblith G, Spear JF, Moore EN. Quantitative study of the effect of lidocaine on the threshold for ventricular fibrillation in the dog. *Am J Cardiol*. 1972;30:242.
558. Davis LD, Temte JV. Electrophysiological actions of lidocaine on canine ventricular muscle and Purkinje fibers. *Circ Res*. 1969;24:639.
559. Singh BN, Williams EM. Effect of altering potassium concentration on the action of lidocaine and diphenylhydantoin on rabbit atrial and ventricular muscle. *Circ Res*. 1971;29:286.
560. Obayashi K, Hayakawa H, Mandell WJ. Interrelationships between external potassium concentration and lidocaine: effects on canine Purkinje fiber. *Am Heart J*. 1975;89:221.
561. Watanabe Y, Dreifus LS, Likoff W. Electrophysiological antagonism and synergism of potassium and antiarrhythmic agents. *Am J Cardiol*. 1963;12:702.
562. Kupersmith J, Antman EM, Hoffman BF. In vivo electrophysiological effects of lidocaine in canine acute myocardial infarction. *Circ Res*. 1975;36:84.
563. El-Sherif N, Scherlag BJ, Lazzara R, et al. Reentrant ventricular arrhythmias in the late myocardial infarction period. 4. Mechanism of action of lidocaine. *Circulation*. 1977;56:395.
564. Covino B. Pharmacology of local anesthetics. *Br J Anaesth*. 1986;58:701.
565. Blumer J, Strong JM, Atkinson AJ Jr. The convulsant potency of lidocaine and its *o*-dealkylated metabolites. *J Pharmacol Exp Ther*. 1973;186:31.
566. Collinsworth KA, Kalman SM, Harrison DC. The clinical pharmacology of lidocaine as an antiarrhythmic drug. *Circulation*. 1974;50:1217.
567. Smith ER, Duce BR. The acute antiarrhythmic and toxic effects in mice and dogs of 2-ethylamino-2,6-acetoxylidine (L-86), a metabolite of lidocaine. *J Pharmacol Exp Ther*. 1971;179:580.
568. Essman WB. Xylocaine-induced protection against electrically induced convulsions in mice. *Arch Int Pharmacodyn Ther*. 1965;157:166.
569. Bernheard CG, Bohm E. *Local Anesthetics as Anticonvulsants. A Study on Experimental and Clinical Epilepsy*. Stockholm: Almqvist & Wiksel; 1965.
570. Hood DD, Mecca RS. Failure to initiate electroconvulsive seizures in a patient pretreated with lidocaine. *Anesthesiology*. 1983;58:379.
571. Ikram H. Hemodynamic and electrophysiologic interactions between antiarrhythmic drugs and beta-blockers, with special reference to tocainide. *Am Heart J*. 1980;100:1076.
572. Kuhn P, Kroiss A, Klicpera M, et al. Antiarrhythmic and haemodynamic effects of mexiletine. *Postgrad Med J*. 1977;53(suppl I):81.
573. Winkle RA, Anderson JL, Peters F, et al. The hemodynamic effects of intravenous tocainide in patients with heart disease. *Circulation*. 1978;57:787.
574. Nyquist O, Forssell G, Nordlander R, et al. Hemodynamic and antiarrhythmic effects of tocainide in patients with acute myocardial infarction. *Am Heart J*. 1980;100:1000.
575. Ryan WF, Karliner JS. Effects of tocainide on left ventricular performance at rest and during acute alterations in heart rate and systemic arterial pressure. *Br Heart J*. 1979;41:175.
576. Abinader EG, Cooper M. Mexiletine. Use and control of chronic drug-resistant ventricular arrhythmia. *JAMA*. 1979;242:337.
577. DiMarco JP, Garan H, Ruskin JN. Mexiletine for refractory-ventricular arrhythmias: results using serial electrophysiologic testing. *Am J Cardiol*. 1981;47:131.
578. Podrid PJ, Lown B. Mexiletine for ventricular arrhythmias. *Am J Cardiol*. 1981;47:895.
579. Horowitz JD, Anavekar SN, Morris PM, et al. Comparative trial of mexiletine and lignocaine in the treatment of early ventricular tachyarrhythmias after acute myocardial infarction. *J Cardiovasc Pharmacol*. 1981;3:409.
580. Campbell RWF, Achuff SC, Pottage A, et al. Mexiletine in the prophylaxis of ventricular arrhythmias during acute myocardial infarction. *J Cardiovasc Pharmacol*. 1979;1:43.
581. Bell JA, Thomas JM, Isaacson JR, et al. A trial of prophylactic mexiletine in home coronary care. *Br Heart J*. 1982;48:285.
582. Chamberlain DA, Jewitt DE, Julian DG, et al. Oral mexiletine in high-risk patients after myocardial infarction. *Lancet*. 1980;2:1324.
583. Ryden L, Arnman K, Conradson TB, et al. Prophylaxis of ventricular tachyarrhythmias with intravenous and oral tocainide. In: Harrison DC, ed. *Cardiac Arrhythmias—A Decade of Progress*. Boston: GK Hall; 1981:227–247.
584. Pottage A. Clinical profiles of newer class I antiarrhythmic agents—tocainide, mexiletine, encainide, flecainide, and lorcainide. *Am J Cardiol*. 1983;52:24.
585. Oltmanns D. Tocainid-pharmakokinetik bei chronischer lebererkrankung [abstract]. *Z Kardiol*. 1982;71:172.
586. El Allaf D, Henrard L, Crochelet L, et al. Pharmacokinetics of mexiletine in renal insufficiency. *Br J Pharmacol*. 1982;14:431.
587. Campbell NP, Kelly JG, Adgey AA, et al. The clinical pharmacology of mexiletine. *Br J Clin Pharmacol*. 1978;6:103.
588. Gillis RA, McClellan JR, Sauer TS, et al. Depression of cardiac sympathetic nerve activity by diphenylhydantoin. *J Pharmacol Exp Ther*. 1971;179:599.
589. Evans DE, Gillis RA. Effect of diphenylhydantoin and lidocaine on cardiac arrhythmias induced by hypothalamic stimulation. *J Pharmacol Exp Ther*. 1974;191:506.
590. Singh BN. Explanation for the discrepancy in reported cardiac electrophysiological actions of diphenylhydantoin and lignocaine. *Br J Pharmacol*. 1971;41:385P.
591. Bigger JT Jr, Weinberg DI, Kovalik AT, et al. Effects of diphenylhydantoin on excitability and automaticity in the canine heart. *Circ Res*. 1970;26:1.
592. Rosen MR, Danilo P Jr, Alonso MB, et al. Effects of therapeutic concentrations of diphenylhydantoin on transmembrane potentials of normal and depressed Purkinje fibers. *J Pharmacol Exp Ther*. 1976;197:594.
593. Peon J, Ferrier GR, Moe GK. The relationship of excitability to conduction velocity in canine Purkinje tissue. *Circ Res*. 1978;43:125.
594. Bigger JT Jr, Bassett AL, Hollnian BF. Electrophysiological effects of diphenylhydantoin on canine Purkinje fibers. *Circ Res*. 1968;22:221.
595. Garson A Jr, Kugler JD, Gillette PC, et al. Control of late postoperative ventricular arrhythmias with phenytoin in young patients. *Am J Cardiol*. 1980;46:290.
596. Bigger JT Jr, Schmidt DH, Kutt H. Relationship between the plasma level of diphenylhydantoin sodium and its cardiac antiarrhythmic effects. *Circulation*. 1968;38:363.
597. Kutt H, Winters W, Kokenge R, et al. Diphenylhydantoin metabolism, blood levels, and toxicity. *Arch Neurol*. 1964;11:642.
598. Lieberson AD, Schumacher RR, Childress RH, et al. Effect of diphenylhydantoin on left ventricular function in patients with heart disease. *Circulation*. 1967;36: .
599. Conn RD, Kennedy JW, Blackmon JR. The hemodynamic effects of diphenylhydantoin. *Am Heart J*. 1967;73:500.
600. Louis S, Kutt H, McDowell F. Cardiocirculatory changes caused by intravenous dilantin and its solvent. *Am Heart J*. 1967;74:523.
601. Unger AH, Sklaroff HJ. Fatalities following intravenous use of sodium diphenylhydantoin for cardiac arrhythmias. *JAMA*. 1967;200:335.
602. Hodges M, Haugland JM, Granrud G, et al. Suppression of ventricular ectopic depolarization by flecainide acetate, a new antiarrhythmic agent. *Circulation*. 1982;65:879.
603. Duff HJ, Roden DM, Maffucci RJ, et al. Suppression of resistant ventricular arrhythmias by twice daily dosing with flecainide. *Am J Cardiol*. 1981;48:1133.
604. Bronzetti G, Formigari R, Giardini A, et al. Intravenous flecainide for the treatment of junctional ectopic tachycardia after surgery for congenital heart disease. *Ann Thorac Surg*. 2003;76:148.
605. Verdouw PD, Deckers JW, Conrad GJ. Antiarrhythmic and hemodynamic actions of flecainide acetate (R-818) in the ischemic porcine heart. *J Cardiovasc Pharmacol*. 1979;1:473.
606. Anderson JL, Stewart JR, Perry BA, et al. Oral flecainide acetate for the treatment of ventricular arrhythmias. *N Engl J Med*. 1981;305:473.
607. Lui HK, Lee G, Dietrich P, et al. Flecainide-induced QT prolongation and ventricular tachycardia. *Am Heart J*. 1982;103:567.
608. Arias C, Gonzalez T, Moreno I, et al. Effects of propafenone and its main metabolite, 5-hydroxypropafenone, on HERG channels. *Cardiovasc Res*. 2003;57:660.
609. Boriani G, Martignani C, Biffi M, et al. Oral loading with propafenone for conversion of recent-onset atrial fibrillation: a review on in-hospital treatment. *Drugs*. 2002;62:415.
610. Mörike K, Kivistö KT, Schaeffeler E, et al. Propafenone for the prevention of atrial tachyarrhythmias after cardiac surgery: a randomized, double-blind placebo-controlled trial. *Clin Pharmacol Ther*. 2008;84:104.
611. Effect of the antiarrhythmic agent moricizine on survival after myocardial infarction. The Cardiac Arrhythmia Suppression Trial II Investigators. *N Engl J Med*. 1992;327:227.
612. Woosley RL, Shand D, Cornhauser B, et al. Relation of plasma concentration and dose of propranolol to its effect on resistant ventricular arrhythmias. *Clin Res*. 1967;25:262A.
613. Kupersmith J, Shiang H, Litwak RS, et al. Electrophysiological and antiarrhythmic effects of propranolol in canine acute myocardial ischemia. *Circ Res*. 1976;38:302.
614. Evans GH, Wilkinson GR, Shand DG. The disposition of propranolol. IV. A dominant role for tissue uptake in the dose-dependent extraction of propranolol by the perfused rat liver. *J Pharmacol Exp Ther*. 1973;186:447.
615. Evans GH, Nies AS, Shand DG. The disposition of propranolol. 3. Decreased half-life and volume of distribution as a result of plasma binding in man, monkey, dog, and rat. *J Pharmacol Exp Ther*. 1973;186:114.
616. Fitzgerald JD, O'Donnell SR. Pharmacology of 4-hydroxypropranolol, a metabolite of propranolol. *Br J Pharmacol*. 1971;43:222.
617. Shand DG. Drug therapy: propranolol. *N Engl J Med*. 1975;293:280.
618. Wood M, Shand DG, Wood AJJ. Propranolol binding in plasma during cardiopulmonary bypass. *Anesthesiology*. 1979;51:512.
619. Miller RR, Olson HG, Amsterdam EA, et al. Propranolol-withdrawal rebound phenomenon. Exacerbation of coronary events after abrupt cessation of antianginal therapy. *N Engl J Med*. 1975;293:416.
620. Shiroff RA, Mathis J, Zelis R, et al. Propranolol rebound—a retrospective study. *Am J Cardiol*. 1978;41:778.
621. Ablad B, Carlsson E, Ek L. Pharmacological studies of two new cardioselective adrenergic beta-receptor antagonists. *Life Sci*. 1973;12:107.
622. Lennard MS, Silas JH, Freestone S, et al. Oxidation phenotype—a major determinant of metoprolol metabolism and response. *N Engl J Med*. 1982;307:1558.
623. Halonen J, Hakala T, Auvinen T, et al. Intravenous administration of metoprolol is more effective than oral administration in the prevention of atrial fibrillation after cardiac surgery. *Circulation*. 2006;114(suppl):I1.
624. Haghjoo M, Saravi M, Hashemi MJ, et al. Optimal beta-blocker for prevention of atrial fibrillation after on-pump coronary artery bypass graft surgery: carvedilol versus metoprolol. *Heart Rhythm*. 2007;4:1170.
625. Kaplan JA. Role of ultrashort-acting beta-blockers in the perioperative period. *J Cardiothorac Anesth*. 1988;2:683.
626. Gorczynski RJ, Shaffer JE, Lee RJ. Pharmacology of ASL, a novel beta-adrenergic receptor antagonist with an ultra short duration of action. *J Cardiovasc Pharmacol*. 1983;5:668.
627. Gorczynski RJ. Basic pharmacology of esmolol. *Am J Cardiol*. 1985;56:3F.
628. Steck J, Sheppard D, Byrd RC, et al. Pulmonary effects of esmolol—an ultra short-acting beta-adrenergic blocking agent. *Clin Res*. 1985;33:472A.
629. Morganroth J, Horowitz LN, Anderson J, et al. Comparative efficacy and tolerance of esmolol to propranolol for control of supraventricular tachyarrhythmia. *Am J Cardiol*. 1985;56:33F.
630. Harasawa R, Hayashi Y, Iwasaki M, et al. Bolus administration of landiolol, a short-acting, selective

beta1-blocker, to treat tachycardia during anesthesia: a dose-dependent study. *J Cardiothorac Vasc Anesth*. 2006;20:793.
631. Wariishi S, Yamashita K, Nishimori H, et al. Postoperative administration of landiolol hydrochloride for patients with supraventricular arrhythmia: the efficacy of sustained intravenous infusion at a low dose. *Interact Cardiovasc Thorac Surg*. 2009;9:811.
632. Fujiwara H, Sakurai M, Namai A, et al. Effect of low-dose landiolol, an ultrashort-acting beta-blocker, on postoperative atrial fibrillation after CABG surgery. *Gen Thorac Cardiovasc Surg*. 2009;57:132.
633. Daoud EG, Strickberger SA, Man KC, et al. Preoperative amiodarone as prophylaxis against atrial fibrillation after heart surgery. *N Engl J Med*. 1997;337:1785.
634. Kaski JC, Girotti JA, Messuti H, et al. Long-term management of sustained, recurrent, symptomatic ventricular tachycardia with amiodarone. *Circulation*. 1981;64:273.
635. Nademanee K, Hendrickson JA, Cannom DS, et al. Control of refractory life-threatening ventricular tachyarrhythmias by amiodarone. *Am Heart J*. 1981;101:759.
636. Ward DE, Camm AJ, Spurrell RA. Clinical antiarrhythmic effects of amiodarone in patients with resistant paroxysmal tachycardias. *Br Heart J*. 1980;44:91.
637. Fogoros RN, Anderson KP, Winkle RA, et al. Amiodarone: clinical efficacy and toxicity in 96 patients with recurrent, drug-refractory arrhythmias. *Circulation*. 1983;68:88.
638. American Heart Association. Guidelines for cardiopulmonary resuscitation emergency cardiovascular care. *Circulation*. 2000;102(suppl I):I1.
639. Dorian P, Mangat I. Role of amiodarone in the era of the implantable cardioverter defibrillator. *J Cardiovasc Electrophysiol*. 2003;14(suppl 9):S78.
640. Goupil N, Lenfant J. The effects of amiodarone on the sinus node activity of the rabbit heart. *Eur J Pharmacol*. 1976;39:23.
641. Rosen MR, Wit AL. Electropharmacology of antiarrhythmic drugs. *Am Heart J*. 1983;106:829.
642. Dhurandhar RW, Pickron J, Goldman AM. Bretylium tosylate in the management of recurrent ventricular fibrillation complicating acute myocardial infarction. *Heart Lung*. 1980;9:265.
643. Gloor HO, Urthaler F, James TN. Acute effects of amiodarone upon the canine sinus node and the atrioventricular junctional region. *J Clin Invest*. 1983;71:1457.
644. Singh BN. Amiodarone: historical development and pharmacologic profile. *Am Heart J*. 1983;106:788.
645. Heger JJ, Prystowsky EN, Jackman WM, et al. Amiodarone: clinical efficacy and electrophysiology during long-term therapy for recurrent ventricular tachycardia or fibrillation. *N Engl J Med*. 1981;305:539.
646. Zipes DP, Prystowsky EN, Heger JJ. Amiodarone: electrophysiologic actions, pharmacokinetics, and clinical effects. *J Am Coll Cardiol*. 1984;3:1059.
647. Singh BN, Nadenmanee K. Amiodarone and thyroid function: clinical implications during antiarrhythmic therapy. *Am Heart J*. 1983;106:857.
648. Hariman RJ, Gomes JAC, Kang PS, et al. Effects of intravenous amiodarone in patients with inducible repetitive ventricular responses and ventricular tachycardia. *Am Heart J*. 1984;107:1109.
649. Marcus FI, Fontaine GH, Frank R, et al. Clinical pharmacology and therapeutic applications of the antiarrhythmic agent amiodarone. *Am Heart J*. 1981;101:480.
650. DeBoer LWV, Nosta JJ, Kloner RA, et al. Studies of amiodarone during experimental myocardial infarction: beneficial effects on hemodynamics and infarct size. *Circulation*. 1982;65:508.
651. Haffajee CI, Love JC, Alpert JS, et al. Efficacy and safety of long-term amiodarone in treatment of cardiac arrhythmias: dosage experience. *Am Heart J*. 1983;106:935.
652. Canada AT, Lasko LG, Haffajee CI. Disposition of amiodarone in patients with tachyarrhythmias. *Curr Ther Res*. 1981;30:968.
653. Latini R, Tognoni G, Kates RE. Clinical pharmacokinetics of amiodarone. *Clin Pharmacokinet*. 1984;9:136.
654. Andreasen F, Agerbaek H, Bjerregaard P, Gøtzsche H. Pharmacokinetics of amiodarone after intravenous and oral administration. *Eur J Clin Pharmacol*. 1981;19:293.
655. Mostow ND, Rakita L, Vrobel TR, et al. Amiodarone: intravenous loading for rapid suppression of complex ventricular arrhythmias. *J Am Coll Cardiol*. 1984;4:97.
656. Kerin NZ, Blevins RD, Frumin H, et al. Intravenous and oral loading versus oral loading alone with amiodarone for chronic refractory ventricular arrhythmias. *Am J Cardiol*. 1985;55:89.
657. Harris L, McKenna WJ, Rowland E, et al. Side effects and possible contraindications of amiodarone use. *Am Heart J*. 1983;106:916.
658. Rakita L, Sobol SM, Mostow N, et al. Amiodarone pulmonary toxicity. *Am Heart J*. 1983;106:906.
659. Marchlinski FE, Gansler TS, Waxman HL, et al. Amiodarone pulmonary toxicity. *Ann Intern Med*. 1982;97:839.
660. Kudenchuk PJ, Pierson DJ, Greene HL, et al. Prospective evaluation of amiodarone pulmonary toxicity. *Chest*. 1984;86:541.
661. Veltri EP, Reid PR. Amiodarone pulmonary toxicity: early changes in pulmonary function tests during amiodarone rechallenge. *J Am Coll Cardiol*. 1985;6:802.
662. Burger A, Dinicher D, Nicod P, et al. Effect of amiodarone on serum triiodothyronine, reverse triiodothyronine, thyroxin and thyrotropin. A drug influencing peripheral metabolism of thyroid hormones. *J Clin Invest*. 1976;58:255.
663. Kerin NZ, Blevins RD, Benaderet D, et al. Relation of serum reverse T3 to amiodarone antiarrhythmic efficacy and toxicity. *Am J Cardiol*. 1986;57:128.
664. Buchser E, Chiolero R, Martin P, et al. Amiodarone-induced haemodynamic complications during anaesthesia. *Anaesthesia*. 1983;38:1008.
665. Gallagher JD, Lieberman RW, Meranze J, et al. Amiodarone-induced complications during coronary artery surgery. *Anesthesiology*. 1981;55:186.
666. Spotnitz WD, Nolan SP, Kaiser DL, et al. The reversal of amiodarone-induced perioperative reduction in cardiac systolic reserve in dogs. *J Am Coll Cardiol*. 1988;12:757.
667. Mitchell LB, Exner DV, Wyse DG, et al. Prophylactic oral amiodarone for the prevention of arrhythmias that begin early after revascularization, valve replacement, or repair: PAPABEAR: a randomized controlled trial. *JAMA*. 2005;294:3093.
668. Samuels LE, Holmes EC, Samuels FL. Selective use of amiodarone and early cardioversion for postoperative atrial fibrillation. *Ann Thorac Surg*. 2005;79:113.
669. Kovacikova L, Hakacova N, Dobos D, et al. Amiodarone as a first-line therapy for postoperative junctional ectopic tachycardia. *Ann Thorac Surg*. 2009;88:616.
670. Tisdale JE, Wroblewski HA, Wall DS, et al. A randomized trial evaluating amiodarone for prevention of atrial fibrillation after pulmonary resection. *Ann Thorac Surg*. 2009;88:886.
671. Beaulieu Y, Denault AY, Couture P, et al. Perioperative intravenous amiodarone does not reduce the burden of atrial fibrillation in patients undergoing cardiac valvular surgery. *Anesthesiology*. 2010;112:128.
672. Boura AL, Green AF. Actions of bretylium: adrenergic neuron blocking and other effects. *Br Pharm Chemother*. 1959;14:536.
673. Chatterjee K, Mandel WJ, Vyden JK, et al. Cardiovascular effects of bretylium tosylate in acute myocardial infarction. *JAMA*. 1973;223:757.
674. Anderson JL, Patterson E, Wagner JG, et al. Clinical pharmacokinetics of intravenous and oral bretylium tosylate in survivors of ventricular tachycardia or fibrillation: clinical application of a new assay for bretylium. *J Cardiovasc Pharmacol*. 1981;3:485.
675. Lucchesi BR. Rationale of therapy in the patient with acute myocardial infarction and life-threatening arrhythmias: a focus on bretylium. *Am J Cardiol*. 1984;54:14A.
676. Kniffen FJ, Lomas TE, Counsell RE, et al. The antiarrhythmic and antifibrillatory actions of bretylium and its *o*-iodobenzyltrimethyl ammonium analog, UM-360. *J Pharmacol Exp Ther*. 1975;192:120.
677. Cervoni P, Ellis CH, Maxwell RA. Anti-arrhythmic action of bretylium in normal, reserpine-pretreated and chronically denervated dog hearts. *Arch Int Pharmacodyn Ther*. 1971;190:91.
678. Namm DH, Wang CM, El-Sayad S, et al. Effects of bretylium on rat cardiac muscle: the electrophysiological effects and its uptake and binding in normal and immunosympathectomized rat hearts. *J Pharmacol Exp Ther*. 1975;193:194.
679. Tacker WA Jr, Niebauer MJ, Babbs CF, et al. The effect of newer antiarrhythmic drugs on defibrillation threshold. *Crit Care Med*. 1980;8:177.
680. Haynes RE, Chinn TL, Copass MK, et al. Comparison of bretylium tosylate and lidocaine in management of out-of-hospital ventricular fibrillation: a randomized clinical trial. *Am J Cardiol*. 1981;48:353.
681. Nowak RM, Bodnar TJ, Dronen S, et al. Bretylium tosylate as initial treatment for cardiopulmonary arrest: randomized comparison with placebo. *Ann Emerg Med*. 1981;10:404.
682. Terry G, Vellani CW, Higgins MR, et al. Bretylium tosylate in treatment of refractory ventricular arrhythmias complicating myocardial infarction. *Br Heart J*. 1970;32:21.
683. Bernstein JG, Koch-Weser J. Effectiveness of bretylium tosylate against refractory ventricular arrhythmias. *Circulation*. 1972;45:1024.
684. Holder DA, Sniderman AD, Fraser G, et al. Experience with bretylium tosylate by a hospital cardiac arrest team. *Circulation*. 1977;55:541.
685. MacAlpin RN, Zalis EG, Kivowitz CF. Prevention of recurrent ventricular tachycardia with oral bretylium tosylate. *Ann Intern Med*. 1970;72:909.
686. Woosley RL. Antiarrhythmic drugs. In: Hurst JW, ed. *The Heart*. 11th ed. New York: McGraw-Hill; 2004:949–974.
687. O'Callaghan PA, McGovern BA. Evolving role of sotalol in the management of ventricular tachyarrhythmias. *Am J Cardiol*. 1996;78:54.
688. Reiter MJ. The ESVEM trial: impact on treatment of ventricular tachyarrhythmias. Electrophysiologic study versus electrocardiographic monitoring. *Pacing Clin Electrophysiol*. 1997;20:468.
689. Reiffel JA, Hahn E, Hartz V, Reiter MJ. Sotalol for ventricular tachyarrhythmias. ESVEM Investigators: electrophysiologic study versus electrocardiographic monitoring. *Am J Cardiol*. 1997;79:1048.
690. Wanless RS, Anderson K, Joy M, Joseph SP. Multicenter comparative study of the efficacy and safety of sotalol in the prophylactic treatment of patients with paroxysmal supraventricular tachyarrhythmias. *Am Heart J*. 1997;133:441.
691. Waldo AL, Camm AJ, deRuyter H, et al. Effect of D-sotalol on mortality in patients with left ventricular dysfunction after recent and remote myocardial infarction. The SWORD Investigators. Survival with oral d-sotalol. *Lancet*. 1996;348:7.
692. Cropp JS, Antal EG, Talbert RL. Ibutilide. a new class III antiarrhythmic agent. *Pharmacotherapy*. 1997;17:1.
693. Yang T, Snyders DJ, Roden DM. Ibutilide, a methanesulfonailide antiarrhythmic. *Circulation*. 1995;91:1799.
694. Naccarelli GV, Lee KS, Gibson JK, VanderLugt JT. Electrophysiology and pharmacology of ibutilide. *Am J Cardiol*. 1996;78:12.
695. Ellenbogen KA, Stambler BS, Wood MA, et al. Efficacy of intravenous ibutilide for rapid termination of atrial fibrillation and atrial flutter: a dose-response study. *J Am Coll Cardiol*. 1996;28:130.
696. Stambler BS, Wood MA, Ellenbogen KA, et al. Efficacy and safety of repeated intravenous doses of ibutilide for rapid conversion of atrial flutter or fibrillation. *Circulation*. 1996;94:1613.
697. Tercius AJ, Kluger J, Coleman CI, et al. Intravenous magnesium sulfate enhances the ability of intravenous ibutilide to successfully convert atrial fibrillation or flutter. *Pacing Clin Electrophysiol*. 2007;30:1331.
698. Kowey PR, VanderLugt JT, Luderer JR. Safety and risk/benefit analysis of ibutilide for acute conversion of atrial fibrillation/flutter. *Am J Cardiol*. 1996;78:46.
699. Kalus JS, Mauro VF. Dofetilide. A class III-specific antiarrhythmic agent. *Ann Pharmacol Ther*. 2000;34:44.
700. Coleman CI, Sood N, Chawla D, et al. Intravenous magnesium sulfate enhances the ability of dofetilide to successfully cardiovert atrial fibrillation or flutter: results of the Dofetilide and Intravenous Magnesium Evaluation. *Europace*. 2009;11:892.
701. Zimetbaum P. Antiarrhythmic drug therapy for atrial fibrillation. *Circulation*. 2012;125:381.
702. Patel C, Yan GX, Kowey PR. Dronedarone. *Circulation*. 2009;120:636.
703. Køber L, Torp-Pedersen C, McMurray JJ, et al. Increased mortality after dronedarone therapy for severe heart failure. *N Engl J Med*. 2008;358:2678.
704. Connolly SJ, Camm AJ, Halperin JL, et al. Dronedarone in high-risk permanent atrial fibrillation. *N Engl J Med*. 2011;365:2268.
705. Hohnloser SH. Dronedarone: "real-world" data vis-à-vis data from randomized clinical trials. *J Am Coll Cardiol*. 2014;63:2385.
706. Camm J. Antiarrhythmic drugs for the maintenance of sinus rhythm: risks and benefits. *Int J Cardiol*. 2012;155:362.
707. Bronis K, Metaxa S, Koulouris S, et al. Review of a novel atrial selective antiarrhythmic agent and its place in current treatment of atrial fibrillation. *Hospital Chronicles*. 2012;7:171.
708. Camm AJ, Capucci A, Hohnloser SH, et al. A randomized active-controlled study comparing the efficacy and safety of vernakalant to amiodarone in recent-onset atrial fibrillation. *J Am Coll Cardiol*. 2011;57:313.
709. Lindsay BD. Vernakalant: additional evidence for safety and efficacy for new onset atrial fibrillation. *J Am Coll Cardiol*. 2011;57:322.
710. Van Breemen C, Aaronson P, Loutzenhiser R. Sodium-calcium interactions in mammalian smooth muscle. *Pharmacol Rev*. 1978;30:167.
711. Katz AM, Messineo FC. Lipids and membrane function: implications in arrhythmias. *Hosp Pract*. 1981;16:49.
712. Gettes LS. Possible role of ionic changes in the appearance of arrhythmias. *Pharmacol Ther [B]*. 1976;2:787.
713. Triggle DJ. Calcium antagonists: basic chemical and pharmacological aspects. In: Weiss GB, ed. *New Perspectives on Calcium Antagonists*. Bethesda, MD: American Physiological Society; 1981: 1–18.
714. Fleckenstein A. Specific pharmacology of calcium in myocardium, cardiac pacemaker, and vascular smooth muscle. *Annu Rev Pharmacol Toxicol*. 1977;17:149.
715. Henry PD. Comparative pharmacology of calcium antagonists: nifedipine, verapamil and diltiazem. *Am J Cardiol*. 1980;46:1047.
716. Kazda S, Garthoff B, Meyer H, et al. Pharmacology of a new calcium antagonist compound, isobutyl methyl 1,4-dihydro-2,6-dimethyl-4-(2-nitrofentyl)-3,5-pyridinedicarb oxylate (nisoldipine, k5552). *Arzneimittelforschung*. 1980;30:2144.
717. Triggle DJ. Biochemical pharmacology of calcium blockers. In: Flaim SF, Xellis R, eds. *Calcium Blockers: Mechanisms of Action and Clinical Applications*. Baltimore, MD: Urban & Swartzenberg; 1981.
718. Satoh K, Yanagisawa T, Taira N. Coronary vasodilator and cardiac effects of optical isomers of verapamil in the dog. *J Cardiovasc Pharmacol*. 1980;2:309.
719. Roy PR, Spurrell RA, Sowton GE. The effect of verapamil on the conduction system in man. *Postgrad Med J*. 1974;50:270.
720. Schlepper M, Weppner HG, Merle H. Haemodynamic effects of supraventricular tachycardias and their alterations by electrically and verapamil-induced termination. *Cardiovasc Res*. 1978;12:28.
721. Kopman EA. Intravenous verapamil to relieve pulmonary congestion in patients with mitral valve disease. *Anesthesiology*. 1983;58:374.
722. Kapur PA, Flacke WE, Olewine SK. Comparison of effects of isoflurane versus enflurane on cardiovascular and catecholamine responses to verapamil in dogs. *Anesth Analg*. 1982;61:193.
723. Kates RA, Kaplan JA, Guyton RA, et al. Hemodynamic interactions of verapamil and isoflurane in dogs. *Anesth Analg*. 1983;59:132.
724. Singh BN, Nademanee K, Feld G. Calcium blockers in the treatment of cardiac arrhythmias. In: Flaim SF, Zelis R, eds. *Calcium Blockers: Mechanisms of Actions and Clinical Applications*. Baltimore, MD: Urban & Swartzenberg; 1982:258.
725. Mangiardi LM, Hariman RJ, McAllister RG Jr, et al. Electrophysiologic and hemodynamic effects of verapamil: correlation with plasma drug concentrations. *Circulation*. 1978;57:366.
726. Kates RE, Keefe DLD, Schwartz J, et al. Verapamil disposition kinetics in chronic atrial fibrillation. *Clin Pharmacol Ther*. 1981;30:44.
727. Brichard G, Zimmermann PE. Verapamil in cardiac dysrrhythmias during anaesthesia. *Br J Anaesth*. 1970;42:1005.
728. Schreck DM, Rivera AR, Tricarico VJ. Emergency management of atrial fibrillation and flutter: intravenous diltiazem versus intravenous digoxin. *Ann Emerg Med*. 1997;29:135.

729. Olshansky B. Management of atrial fibrillation after coronary artery bypass graft. *Am J Cardiol.* 1996;78:27.
730. Amar D, Roistacher N, Burt ME, et al. Effects of diltiazem versus digoxin on dysrhythmias and cardiac function after pneumonectomy. *Ann Thorac Surg.* 1997;63:1374.
731. Billman GE. Effect of calcium channel antagonists on cocaine-induced malignant arrhythmias: protection against ventricular fibrillation. *J Pharmacol Exp Ther.* 1993;266:407.
732. Lawson NW, Kraynack BJ, Gintautas J. Neuromuscular and electrocardiographic responses to verapamil in dogs. *Anesth Analg.* 1983;62:50.
733. Kraynack BJ, Lawson NW, Gintautas J. Neuromuscular blocking action of verapamil in cats. *Can Anaesth Soc J.* 1983;30:242.
734. Bobbio A, Caporale D, Internullo E, et al. Postoperative outcome of patients undergoing lung resection presenting with new-onset atrial fibrillation managed by amiodarone or diltiazem. *Eur J Cardiothorac Surg.* 2007;31:70.
735. Dobrilovic N, Vadlamani L, Buchert B, et al. Diltiazem prophylaxis reduces incidence of atrial fibrillation after coronary artery bypass grafting. *J Cardiovasc Surg (Torino).* 2005;46:457.
736. Davis LD. Effect of changes in cycle length on diastolic depolarization produced by ouabain in canine Purkinje fibers. *Circ Res.* 1973;32:206.
737. Ferrier GR, Saunders JH, Mendez C. A cellular mechanism for the generation of ventricular arrhythmias by acetylstrophanthidan. *Circ Res.* 1973;32:600.
738. Rosen MR, Gelband H, Merker C, et al. Mechanisms of digitalis toxicity: effects of ouabain on phase 4 of canine Purkinje fiber transmembrane potentials. *Circ Res.* 1973;47:681.
739. Hoffman BF, Bigger JT Jr. Digitalis and allied cardiac glycosides. In: Gilman AG, Goodman LS, Rall TW, eds. *The Pharmacological Basis of Therapeutics.* 7th ed. New York: Macmillan; 1985:724–725.
740. Rosen MR, Wit AL, Hoffman BF. Electrophysiology and pharmacology of cardiac arrhythmias. IV. Cardiac antiarrhythmic and toxic effects of digitalis. *Am Heart J.* 1975;89:391.
741. Mudge GH Jr, Lloyd BL, Greenblatt DJ, et al. Inotropic and toxic effects of a polar cardiac glycoside derivative in a dog. *Circ Res.* 1978;43:847.
742. Gillis RA, Quest JA. The role of the central nervous system in the cardiovascular effects of digitalis. *Pharmacol Rev.* 1979;31:19.
743. Lerman BB, Belardinelli L. Cardiac electrophysiology of adenosine, basic and clinical concepts. *Circulation.* 1991;83:1499.
744. Camm AJ, Garratt CJ. Adenosine and supraventricular tachycardia. *N Engl J Med.* 1991;325:1621.
745. Hood MA, Smith WM. Adenosine versus verapamil in the treatment of supraventricular tachycardia: a randomized double-crossover trial. *Am Heart J.* 1992;123:1543.
746. Overholt ED, Rheuban KS, Gutgesell HP, et al. Usefulness of adenosine for arrhythmias in infants and children. *Am J Cardiol.* 1988;61:336.
747. Mohnle P, Schwann N, Vaughn W, et al. Perturbations in laboratory values after coronary artery bypass surgery with cardiopulmonary bypass. *J Cardiothorac Vasc Anesth.* 2005;19:19.
748. Eisenkraft J. Electrolyte disturbances and the electrocardiogram. In: Thys D, Kapun JA, eds. *The ECG in Anesthesia and Critical Care.* New York: Churchill-Livingstone; 1987:167–180.
749. Chung EK. *Principles of Cardiac Arrhythmias.* 2nd ed. Baltimore, MD: Williams & Wilkins; 1977: 25–32, 570, 651, 668, 672.
750. Pacifico AD, Digerness S, Kirklin JW. Acute alterations of body composition after open heart intracardiac operations. *Circulation.* 1970;41:331.
751. Mandelbaum I, Morgan CR. Effect of extracorporeal circulation upon insulin. *J Thorac Cardiovasc Surg.* 1968;55:526.
752. Burch GE, Giles TE. The importance of magnesium deficiency in cardiovascular disease. *Am Heart J.* 1977;94:649.
753. Aglio LS, Stanford GG, Maddi R, et al. Hypomagnesemia is common following cardiac surgery. *J Cardiothorac Vasc Anesth.* 1991;5:201.
754. Turlapaty PD, Altura BM. Magnesium deficiency produces spasm of coronary arteries. Relationship to etiology of sudden death and ischemic heart disease. *Science.* 1980;208:198.
755. Seller RH, Cangiano J, Kim KE, et al. Digitalis toxicity and hypomagnesemia. *Am Heart J.* 1970;79:57.
756. Specter MJ, Schweizer E, Goldman RH. Studies on magnesium's mechanism of action in digitalis-induced arrhythmias. *Circulation.* 1975;52:1001.
757. Gupta A, Lawrence AT, Krishnan K, et al. Current concepts in the mechanisms and management of drug-induced QT prolongation and torsade de pointes. *Am Heart J.* 2007;153:891.
758. Scheinman MM, Sullivan RW, Hyatt KH. Magnesium metabolism in patients undergoing cardiopulmonary bypass. *Circulation.* 1969;39:1235.
759. Kohno H, Koyanagi T, Kasegawa H, et al. Three-day magnesium administration prevents atrial fibrillation after coronary artery bypass grafting. *Ann Thorac Surg.* 2005;79:117.
760. Dabrowski W, Rzecki Z, Sztanke M, et al. The efficiency of magnesium supplementation in patients undergoing cardiopulmonary bypass: changes in serum magnesium concentrations and atrial fibrillation episodes. *Magnes Res.* 2008;21:205.
761. Tiryakioglu O, Demirtas S, Ari H, et al. Magnesium sulphate and amiodarone prophylaxis for prevention of postoperative arrhythmia in coronary by-pass operations. *J Cardiothorac Surg.* 2009; 4:8.
762. Sleeswijk ME, Tulleken JE, Van Noord T, et al. Efficacy of magnesium-amiodarone step-up scheme in critically ill patients with new-onset atrial fibrillation: a prospective observational study. *J Intensive Care Med.* 2008;23:61.
763. Aerra V, Kuduvalli M, Moloto AN, et al. Does prophylactic sotalol and magnesium decrease the incidence of atrial fibrillation following coronary artery bypass surgery: a propensity-matched analysis. *J Cardiothorac Surg.* 2006;1:6.
764. Shepherd J, Jones J, Frampton GK, et al. Intravenous magnesium sulphate and sotalol for prevention of atrial fibrillation after coronary artery bypass surgery: a systematic review and economic evaluation. *Health Technol Assess.* 2008;12:iii.
765. Cook RC, Humphries KH, Gin K, et al. Prophylactic intravenous magnesium sulphate in addition to oral β-blockade does not prevent atrial arrhythmias after coronary artery or valvular heart surgery: a randomized, controlled trial. *Circulation.* 2009;120(suppl):S163.

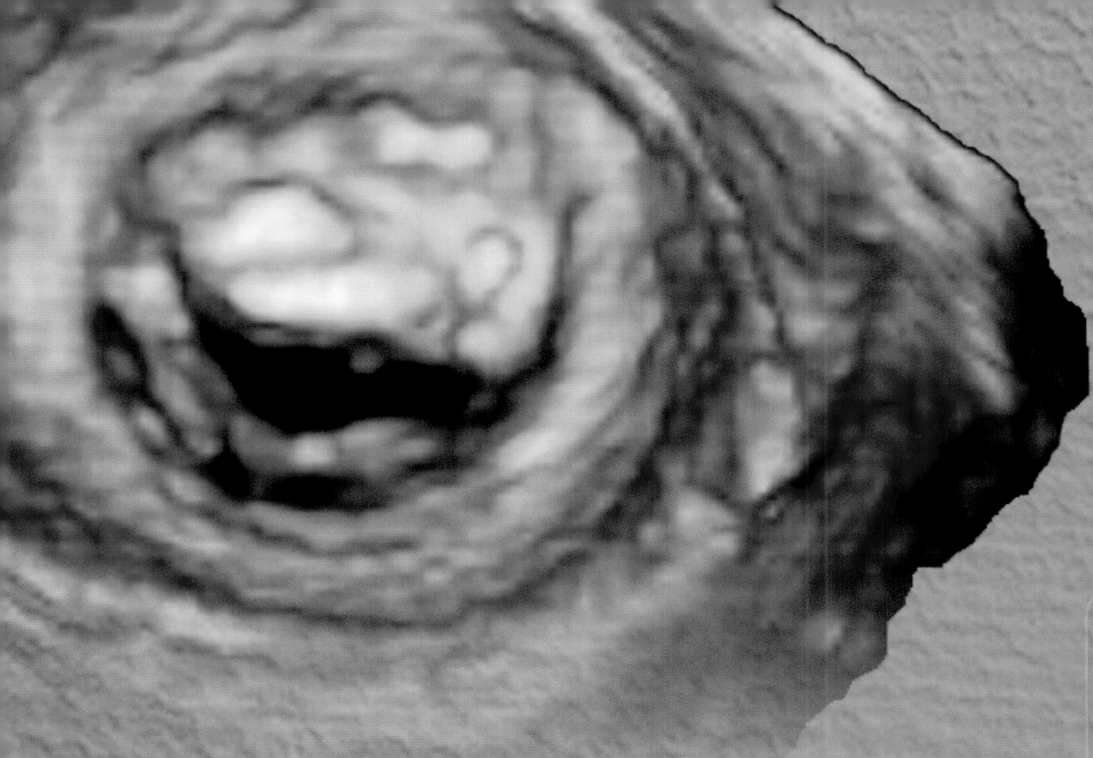

3

第三篇 监测

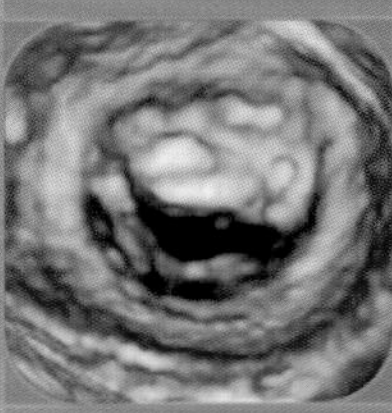

12 心电图监测

LEON FREUDZON, MD | SHAMSUDDIN AKHTAR, MBBS | MARTIN J. LONDON, MD | PAUL G. BARASH, MD

要　点

1. 心电图反映心肌细胞在每次心动周期中去极化和复极化跨膜电压的变化。
2. 心电图的处理需要一系列的步骤。
3. 放置电极的方法和部位是决定心电图形态的关键因素。
4. 心电图信号在显示之前必须经过放大和滤波处理。
5. 临床医生在患者体表放置心电图导联位置的准确性可能是影响心电图临床实用性的一个最重要因素。
6. ST 段是 QRS 波群中用于评价心肌缺血最重要的部分。
7. 下壁导联(Ⅱ,Ⅲ,aVF)的 P 波形态辨别度较高,有利于心律失常和传导障碍的诊断。
8. 电解质异常通常会引起复极的变化(ST-T-U 波)。

截至 1970 年底,心电图(electrocardiographic,ECG)监测尚不是围手术期监测中一个必不可少的部分。事实上,专业人士认为,由于可能存在的医源性问题,心电图监测的使用价值受到质疑。而且,这还会转移麻醉医师对于患者的注意力[1]。现在,心电图监测是美国麻醉医师协会的一个基本标准[2]。尽管已经引进了更加精确的心血管监测工具,例如肺动脉导管和超声心动图,但是心电图(联合使用血压测量)在大多数麻醉工作中依然是指导心血管治疗干预的基础监测手段[3]。心电图监测对于诊断心律失常、急性冠脉综合征和电解质异常(尤其是血钾和血钙)以及检测某些由基因介导的心电紊乱或心脏结构异常(如 Brugada 综合征)是必不可少的(框 12.1)[4]。

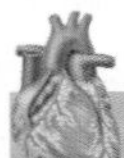

框 12.1　心电图的基本临床信息

解剖学或形态学
- 感染
- 缺血
- 肥大

生理学
- 自律性
- 致心律失常性
- 传导性
- 缺血
- 自主神经张力
- 电解质异常
- 药物毒性或效应

心电图学最重要的进展之一是计算机系统记录心电图的广泛应用。床旁心电图监测能够记录具有诊断质量 12 导联心电图,并通过医院网络传输进行存储和检索。美国的大多数心电图监测由数字化、自动化的设备记录,配备了可以测量心电图间期和振幅的软件,可以提供几乎实时的解读。然而,各种自动化系统可能具有不同的技术规格,这可能导致测量振幅、间期和诊断描述上的显著差异[5,6]。心电图对特定异常诊断的特异性和灵敏度也不一致。例如,由心电图检测阻塞性冠状动脉疾病(coronary artery disease,CAD)时,它的敏感性和特异性之间就有限制(通常是负相关关系)。在运动检测中,12 导联的平均灵敏度仅有 68%,特异度为 77%[7,8]。静息状态下,12 导联心电图的特异性和灵敏度更低[8]。本章中不仅提出了围手术期使用的心电图硬件的理论和操作特点有利于正确使用和解读监测数据,还讨论了心电图伪差的来源,与呼吸相关的变化,电解质紊乱和药物的影响。

历史回顾

尽管详细地回顾心电图发展历史超出了本章内容。但是,为纪念人类心电图记录一百周年已经发表了几篇优秀的综述[9-14]。Willem Einthoven 是公认的心电图之父(他也因此获得了 1924 年诺贝尔医学/生理学奖)。心电图学的许多基本的临床异常最初是使用弦线电流计来描述(例如束支传导阻滞、delta 波、心绞痛 ST-T 改变)。直到 20 世纪 30 年代,才被真空管放大器和阴极射线示波器的系统所替代。随着电气工程技术的进步,这些设备变得更加小巧、便携和方便。20 世纪 50 年代,引入了一种便携式直写式心电图小车。20 世纪 60 年代初期,心电图的第一个模拟数字(analog-to-digital,A/D)转换系统被引入,尽管其离线使用是不实用的,直到 20 世纪 70 年代末才被限制使用。20 世纪 80 年代,微型计算机技术已广泛应用,现已成为所有诊断和监测系统的标准。硬件和软件设计的进一步改进促进了自动化 ST 分析算法的改进及其在常规临床实践中的应用。

心脏的基本电生理和电解剖

心电图是一系列复杂的生理和技术处理的最终结果[15]。生理上,心电图反映了心肌细胞在每个心动周期内去极化和复极化过程中跨膜电压的变化。离子电流是由心肌细胞在去极化和复极化过程中离子流通过细胞膜产生的。心肌细胞之间是连续的,通过离子通道离子(缝隙连接)进行电连接,允许离子电流通过细胞并扩散去极化[16]。因此,心脏的膜电位变化可以被认为是沿整个心脏有序传播的单次去极化，在传播的过程中表现为不同的形式[16]。心脏去极化的模式和次序如图 12.1 所示。离子通道的许多不同类型和亚型都参与心脏电活动的同步化，其中包括钠、钾、钙、氯离子通道[15-17]。本章对这些离子通道不作详细讨论。

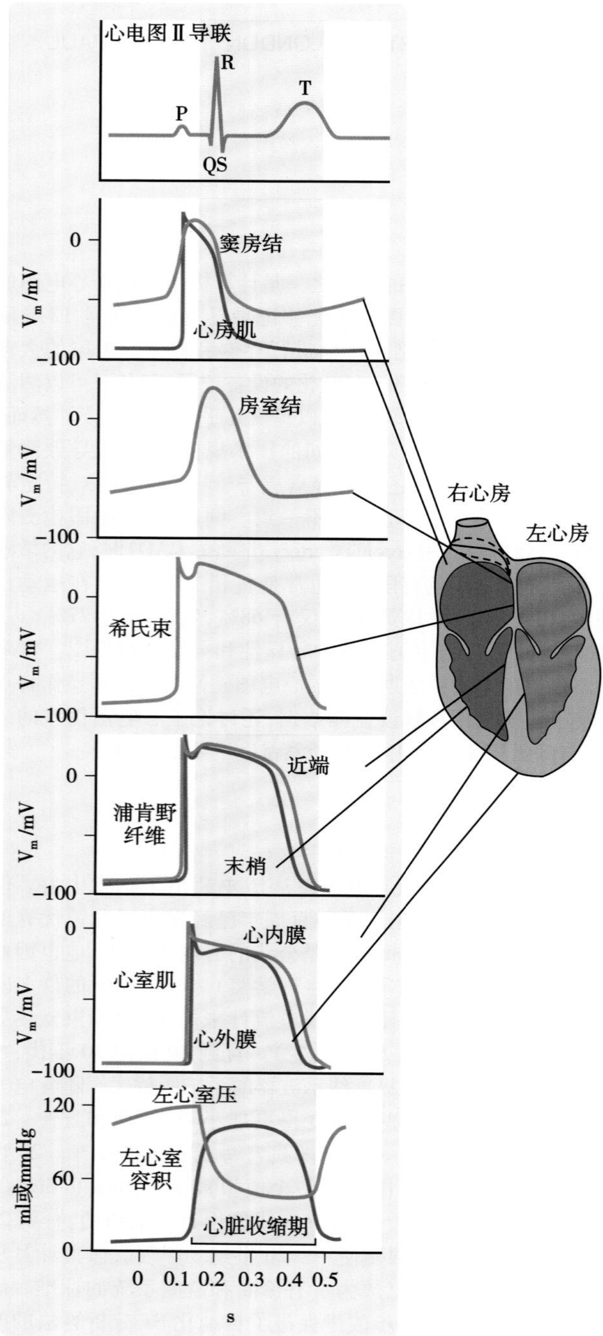

图 12.1　窦房结细胞属于自律细胞，它产生的动作电位不同于心室肌细胞，存在着 4 期缓慢自动去极化的过程。心室肌细胞在动作电位 4 期自发缓慢去极化。内向电流是舒张期去极化的原因。浦肯野细胞的动作电位具有最快的去极化速度，可达 400~800V/s。当细胞受到刺激时，钠离子（向内电流）快速内流（0 期）产生动作电位。1 期由"早期外向电流"I_{to} 形成，即短暂钾离子外流，可能是由细胞内钙增加引起的。2 期平台期主要由于细胞膜上的慢钙通道开放引起的钙内流（内向电流 I_{CaL} 和 I_{CaT}）。3 期细胞复极化（外向电流 I_{k1}），4 期将 0 期进入细胞内的钠离子泵出胞外。心室肌细胞不同于自律细胞，4 期不会发生自动去极化。(*From Lynch C, Lake CL. Cardiovascular anatomy and physiology. In: Youngberg J, Lake C, Roizen M, et al, eds.* Cardiac, Vascular, and Thoracic Anesthesia. *Philadelphia: Churchill Livingstone; 2000: 87.*)

在任何时间点，心脏电活动由不同方向的电流所组成。然而，这些电流通过心脏顺序的激活和恢复而同步化，在心脏内部和周围形成一个随心动周期变化的电场。这种心脏电场通过各种体内结构，例如肺、血液和骨骼肌。电流传导至皮肤表面，被放置于身体特定部位的电极检测到。独特配置的电极能产生不同的心电图图形或波形。导联向量的方向和大小取决于身体的几何形状和躯体组织电阻抗的变化[18,19]。正如预期的一样，电极在躯体上的放置不同于在心脏上直接放置，因为直接电极接触发生的局部信号强度会被躯干的不均匀性（包括胸部组织边界和不同组织的阻抗变化）明显减弱和改变。标准 12 导联心电图记录心动周期中体表指定位置之间的电位差（表示为电压随时间的变化）[4]。

在心电图上记录的第一个偏转是由心房去极化形成的，称为 P 波。虽然窦房结去极化在心房去极化之前（见图 12.1），但这些起搏细胞产生的电位太低，无法在体表检测到。P 波的宽度反映去极化波在左右心房传播的时间。与心室动作电位比较，心房动作电位较窄且平台期不突出。因此，心房收缩的持续时间更短，可允许另一个动作电位提前产生，从而使心房更容易产生心动过速（心房扑动）。由于心房复极波隐藏在宽大的 QRS 波群中，所以在正常心电图很少见到。

心电图在心房去极化结束和 QRS 波群开始之间回归基线，这也是 QRS 心室去极化的开始，该间期称为 PR 间期。虽然这期间可能看起来电静默，但其实存在着显著的电活动。在此期间，从窦房结开始的去极化波通过房室（atrioventricular, AV）结、AV 束、左右束支和浦肯野纤维传播（见图 12.1）。

心室肌快速去极化引起的电位差产生 QRS 波群（0 期）。QRS 波群（心室去极化）持续时间类似于 P 波（心房去极化）。然而，由于心室的质量远大于心房，所以 QRS 波群的振幅显著大于 P 波。当某一束支传导阻滞或者一个异位起搏点引起的一个心室提前去极化时，QRS 波群持续时间也会延长。

QRS 波随后的一个时期心电图返回基线的 ST 段，反映了心室完全去极化状态，由动作电位的 2 期表示（见图 12.1）。尽管心室被去极化，心电图也没有记录任何正向或负向的波形，因为整个心室都被去极化，位点之间不存在电位差。心电图不测量膜电位的绝对值，仅记录电位差[15]。同样的解释也适用于代表心室完全复极化的 T-P 段，因此，体表心电图没有记录明显的电位差。

T 波是由心室复极化产生的。复极进展缓慢，并且不是由传导波引起的，因此 T 波较宽并且持续时间较长。尽管 T 波代表复极，但它是一个正向波。这是因为复极电流与去极化方向相反，是从心外膜到心内膜。它受许多局部因素的影响，如电化学电位、温度、肾上腺素能状态、心肌血供、心肌肥大和瘢痕形成[20]。

QT 间期是指 QRS 波群的起点与 T 波的终点之间的实践，它提供了一个有效测量心室动作电位时程的方法。QT 间期随心率的变化而变化，所以必须校正以改善复极异常的检测。这种“校正”的 QT 间期或 QTc 通常小于 400 毫秒，而 QTc 大于 450 毫秒的患者有快速室性心律失常的风险[21]。这个间期的测量可以用来评估某些疾病或某些药物对心室复极的影响。因为延迟复极是心律失常和猝死的基础，所以 QT 间期延长具有非常重要的临床意义。

有时在 T 波之后，下一个 P 波之前可以看到小的（0.5mm）正偏转，称为 U 波。U 波的成因不明，3 个常见理论是：①浦肯野纤维的延迟复极化；②中层心肌细胞“M 细胞”（具有延长的动作电位的中层心肌细胞）的延长复极；③由心室壁的机械力产生的后电位[15]。

心电图技术

大多数临床医生认为心电图是一种相对简单的技术设备。然而，大量的先进的电学理论为心电信号的记录和显示奠定了基础。数字信号处理（digital signal processing，DSP）现已普遍使用，平均每个心电图单元包含了多个微处理器。麻醉医师应熟悉心电信号采集背后的理论知识，了解其局限性，最大限度合理地应用于临床。在本节中，将介绍心电图学的基本知识，而对关系到体表心电图真实呈现心电信号的主要部件做了简单解释，其中体表心电图的工作流程是从皮肤和电极逐步输送至屏幕的最终输出端。读者可以参考技术评论以获得更详细的信息[4,5,12,22-25]。

心电图处理的步骤如图 12.2[4] 所示，这些步骤包括[4]：

1. 信号采集，包括滤波。

2. 数据转换或数据的进一步处理，包括找到波群，将波群分类为“优势”和“非优势”（异位）类型，并在每个导联产生一个平均或中间波群。

3. 波形识别，即识别诊断波形起始过程。

4. 特征提取，即对床边 12 导联心电图机进行间期和振幅的测量。

5. 诊断分类，诊断分类可以是启发式的（即确定性的或基于经验的判断）或统计方法[26]。

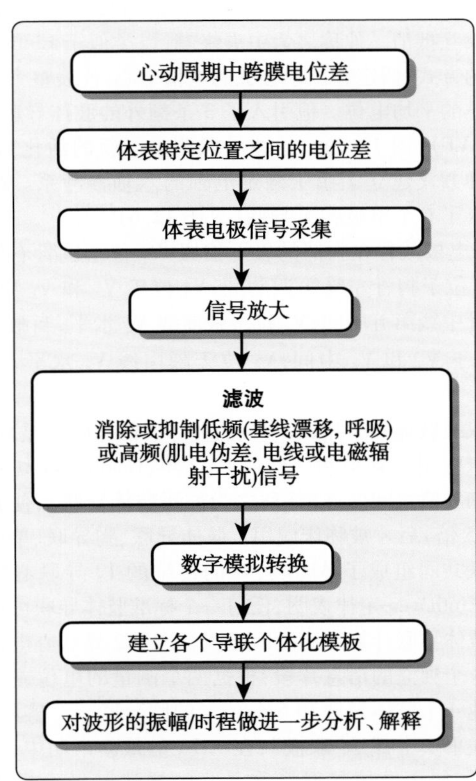

图 12.2 心电图记录步骤示意图

心电信号的采集与功率谱

要理解心电信号的采集，就需要考虑心电信号的振幅（或电压）及其频率成分（一般称为相位）等因素。电压因信号源不同而不同。表面记录的信号涉及近心记录部位低电压（约 1mV）的放大处理，而心脏位于皮肤电阻层（如心内膜、食管、气管内导联）的下方。心电图的功率谱（图 12.3）是由傅里叶变换导出的，在该变换中，周期性波形被数学分解为其谐波分量（各种振幅和频率的正弦波）。

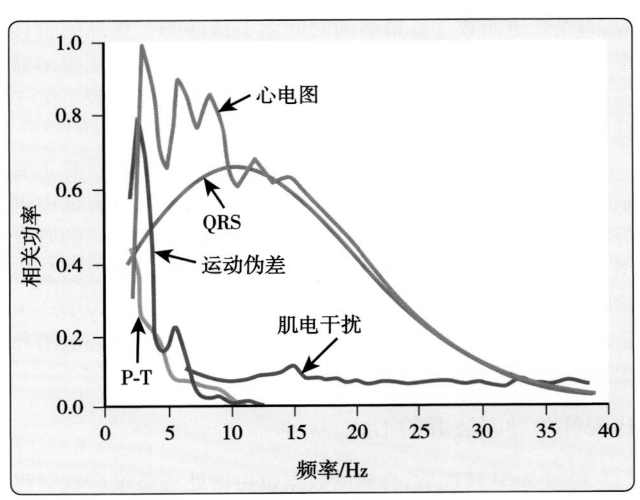

图 12.3 典型的心电信号功率谱（动态监测过程中获得）包括子部件和常见伪差（如运动和肌电干扰）。P 波和 T 波（P-T）位于低频段，QRS 波集中在中频范围，虽然其他功率可达到 100Hz。（*From Thakor NV. From Holter monitors to automatic defibrillators: developments in ambulatory arrhythmia monitoring.* IEEE Trans Biomed Eng. *1984;31:770.*）

体表 QRS 波群的基本频率约为 10Hz，在成年人中，低于 100Hz 的频率包含了大部分的诊断信息。在处理和放大 QRS 波群时，一些主要引起伪差的波谱必须被清除[24]。每个部分的频率可以等同于该部分信号的斜率[6]。R 波斜率较高属于高频部分（100Hz），而 P 波和 T 波具有较小的斜率，频率较低（1～2Hz）。ST 段的频率最低，与心电图的“基础”电基线（即等电线）差别不大。在引入 DSP 之前，准确显示 ST 段是一个重大的技术难题，特别是手术室和重症监护病房的心电图监测设备。虽然 QRS 波群的整体频谱似乎不超过 40Hz，但 QRS 波群的许多组分，特别是 R 波，可以超过 100Hz。美国心脏协会（American Heart Association，AHA）推荐 0.05～100Hz 的范围用于监测和检测心肌缺血[4]。超高频信号的特殊临床意义是起搏器尖峰。它们的短时间和高振幅对正确识别以及准确测定心率带来了技术挑战。最佳心电图处理的有重要意义的频率见表 12.1[5]。

表 12.1 心电图监护仪的不同处理阶段信号频率范围

处理	频率范围
显示	0.5(或 0.05)~40Hz
QRS 波检测	5~30Hz
心律失常检测	0.05~60Hz
ST 段监测	0.05~60Hz
起搏器检测	1.5~5kHz

心电图的数字信号处理

利用数字心电图机对心电信号进行处理,首先要对体表电极信号进行采样。目前几乎所有的全电流心电图机都是在处理之前将模拟心电信号转换成数字信号。DSP 的基础是 A/D 转换器,高速率的采集进入的"连续"模拟信号(振幅或电压随时间变化的特性),从而将采样的电压转换为二进制数,每个二进制数具有精确的时间索引或序列。更高的采样率(10 000/s~15 000/s 或更高)有助于更准确地检测起搏器输出,其持续时间通常小于 0.5 毫秒。AHA 已经发表了关于低频滤波和高频滤波的几项技术推荐[4]。

计算机化的心电信号处理已经适用于心电图的所有主要临床应用。最早应用 A/D 信号处理是在运动耐力测试中进行的,其中显著的运动伪差和肌电干扰使获得"干净"的心电图信号变得困难。在平板运动试验室外,计算机可自动分析诊断 12 导联心电图[27]。读者通过其他方法可查阅关于这项技术的详细讨论,或参阅 AHA 科学委员会关于自动心电图和床边监护仪标准化和规范的报告[4,27-50]。

代表性单导联波群的形成

经过 A/D 转换后,合成的数据位由微处理器根据数学建构模型来确定参考点("基准点")的位置。一种常用的方法是确定振幅的最快变化点(位于 R 波的下波)。这个过程识别了基线 QRS 复合波(QRS 识别),并在后续被覆盖(搏动对齐)或被平均(信号平均)的心搏基础上提供"模板"。这不仅允许 QRS 波群的可视化并量化其组成部分,也排除了随机的电干扰和不符合建立标准基准点的宽大波群。

QRS 波形的振幅和持续时间易受心脏搏动的变化和两次心搏间呼吸变异性的影响。数字心电图可以调整呼吸变异性,减少来自心跳变化的干扰,通过为每个导联形成一个代表性的波群来提高单个导联的测量精度。信号平均是该过程的关键部分。通过使用这种技术,信号干扰按照心率的平方根成比例地减少[4]。因此,心率平均仅为 100 次时,干扰就可成 10 倍减少。自动测量选取的是这些具有代表性的模板,而不是个别的波群。平均波群模板是由选定的波群的每个数字采样点的平均振幅形成。中值波群模板的形成来源于每个数字采样点中间振幅。因此,测量精度在很大程度上依赖于代表模板的保真度。

由于该项技术的专利性(使用的具体算法有专利),所以使用的方法因制造商而异。因此,QRS 波群处理可能会因为代表性模板的"质量"而存在变化(即如果干扰或异常的心跳很平均地进入复合波,它们会改变原来的模拟复合波)。平均过程涉及一个特定时间点传入的复合波和模板之间的电压比较。虽然最简单的方法是使用电压之间的平均差来更新"模板",但是最准确的方法是使用中位数(因为它受极值影响较小,如异常搏动或其他没有与 QRS 匹配的信号)[4](图 12.4)。

大多数监护仪中具有可以快速检测 ST 段位置偏移的视觉趋势线,这可以帮助联网检测心肌缺血。此外,尽管临床医生可以根据心率来调整特定的基准点,但几乎所有的监护仪屏幕都显示检测缺血的 ST 段的位置的数值(通常在 J 点之后 60~80 毫秒)(图 12.5)。

心电图 12 导联系统的历史与描述

体表放置心电图电极的位置和方法是决定心电信号形态的关键。导联系统是基于理论思考、参照统一的解剖定位(如标准 12 导联系统)而发展起来的。Einthoven 建立的心电图使用 3 个肢体作为参考:左上肢(LA),右上肢(RA),左下肢(LL)。它记录了左上肢和右上肢之间的电位差(Ⅰ导联),右上肢和左下肢之间的电位差(Ⅱ导联),左上肢和左下肢之间的电位差(Ⅲ导联)(图 12.6)。因为信号记录的是两电极之间的电位差,所以这些导联被称为双极。RL 只是一个参考电极。因为 Kirchhoff 回路方程表明 3 个电压之和必须等于零,所以Ⅰ导联和Ⅲ导联之和必须等于Ⅱ导联[23]。

每个肢体的正或负的极性是由 Einthoven 根据大多数波形的正偏转跟选择的,并没有特殊的生理意义。他假设 3 个肢体构成一个以心脏为中心的假想的等边三角形。Wilson 改良并在临床实践中引入了胸导联。为此,他假定可以在胸前导联电极部位测量电位的绝对值(正极)。通过连接电阻网络中的 3 个肢体电极形成具有零电位的负极,其中同样的加权信号相互抵消。他称之为中央终端,以类似于 Einthoven 矢量概念的方式,假定它位于心脏的电位中心,代表整个心动周期中身体的平均电位。他引入了 3 条额外的肢体导联(aVL, aVR 和 aVF)(图 12.7)。这些导联测量了新的活化向量,并且以这种方式建立了用于确定电轴的六轴参考系。在 1935 年他引入了 6 个单极胸 V 导联(见图 12.6)[31]。

6 个电极放置在胸部的以下位置:V_1 位于胸骨右缘第四肋间;V_2 位于胸骨左缘第四肋间;V_3 位于 V_2 和 V_4 中间;V_4 位于锁骨中线第五肋间;V_5 位于腋前线 V_4 水平,当腋前线模糊时,位于 V_4 和 V_6 中间;V_6 位于腋中线 V_4 水平[4](见图 12.6)。

与双极肢体导联相比,单极肢体导联的振幅明显减小,所以其临床应用受到限制。直到 1942 年,Goldberger 切断了中心终端和导联之间的连接(称之为加压肢体导联),使其振幅增加(1.5 倍)后才被临床应用。肢体导联、胸导联、单极加压肢体导联共同组成了 AHA 公认的传统的 12 导联心电图系统[32]。Einthoven 定律表明,任何一个标准肢体导联可以从其他 2 个肢体导联计算导出。因此,"标准"12 导联心电图实际上包含 8 个独立的信息片段:根据两个测量的电位差可以计算出其他 4 个肢体导联和 6 个独立的胸导联[4]。实际上,所有的导联事实上都是"双极",在 AHA 的最新声明中,对标准肢体导联、加压肢体导联和胸导联的描述已经不提倡区别"双极"和"单极"[4]。

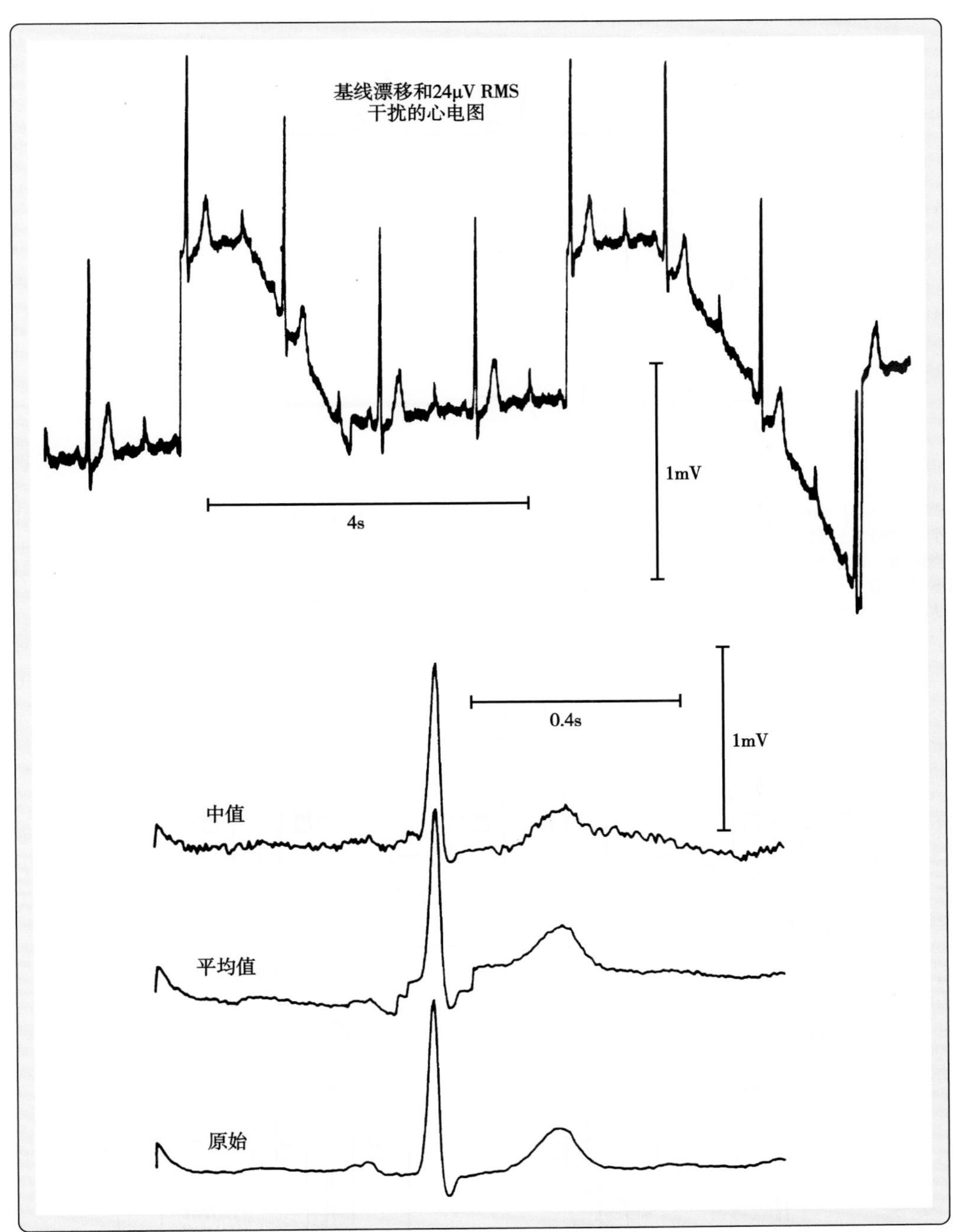

图 12.4 平均化技术对严重受基线和电干扰的心电图信号分辨率的影响。尽管存在更大程度上的基线和电信号噪声，中位数的平均化会使原始信号更准确地再现。注意平均波群上异常的 J 点抬高。RMS，均方根。（*From Froelicher VF. Special methods*；*computerized exercise ECG analysis. In*：Exercise and the Heart. *Chicago*：*Year Book*；*1987*；*36.*）

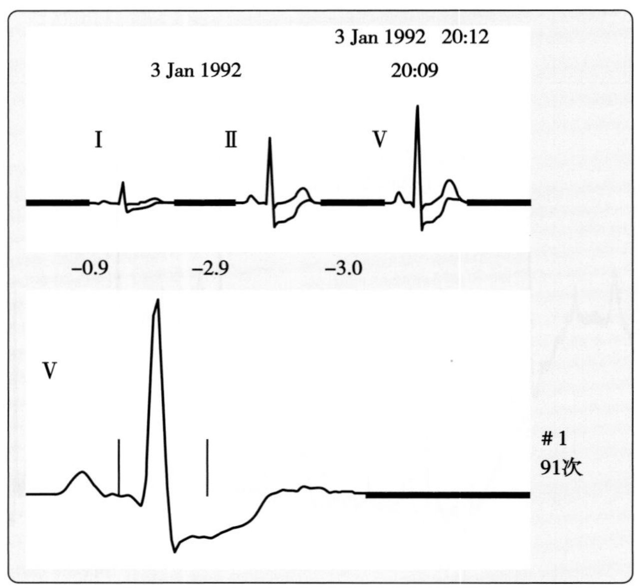

图 12.5 来自 Marquette Electronics Series 7010 监护仪(Milwaukee,WI)ST 段分析仪的 ST 段调整窗口的图形输出。这个软件可以预测并显示 3 个导联(即Ⅰ、Ⅱ和任意一个 V 导联)。在这个窗口中,初始波(当程序被激活时"获知")和当前波一起显示。两个复合波叠加从而有助于相互比较。ST 段分析始于 J 点后 80 毫秒,而且用户可以手动调整。QRS 波的数量也会被显示。(*From Reich DL, Mittnacht A, London M, Kaplan J. Monitoring of the heart and vascular system. In: Kaplan JA, Konstadt SN, Reich DL, eds.* Kaplan's Cardiac Anesthesia. *5th ed. Philadelphia: Saunders; 2006.*)

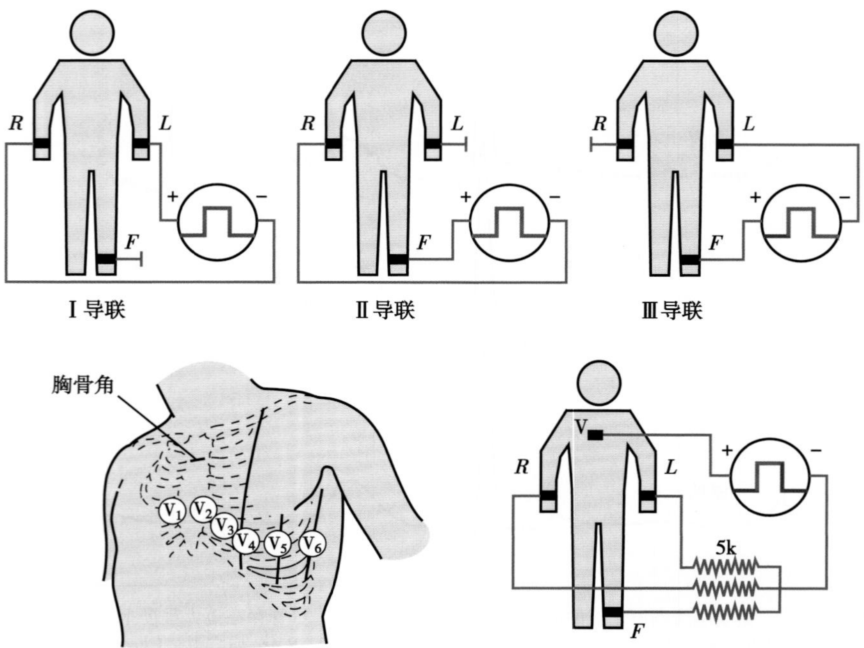

图 12.6 (上)3 个标准肢体导联Ⅰ、Ⅱ和Ⅲ的电极连接。R、L、F 分别表明电极在右臂、左臂和左脚的位置。(下)记录胸导联电极位置和电极连接。(左)6 个胸导联电极(V)的位置。(右)记录胸(V)导联的威尔逊中心中端的连接。(*From Mirvis DM, Goldberger AL. Electrocardiography. In: Bonow RO, Mann DL, Zipes DP, Libby P, eds.* Braunwald's Heart Disease: A Textbook of Cardiovascular Medicine. *8th ed. Philadelphia: Saunders; 2008: 153.*)

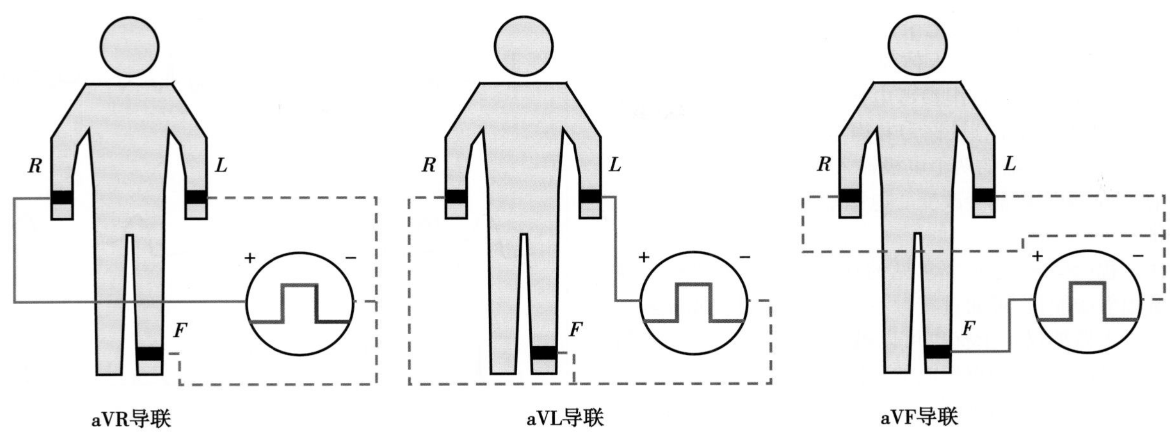

图 12.7 用于记录 3 个加压肢体导联 aVR、aVL、aVF 的位置和电气连接。R、L、F 分别表明电极在右臂、左臂和左脚的位置。虚线表示与参考电极的电位连接。(*From Mirvis DM, Goldberger AL. Electrocardiography. In: Bonow RO, Mann DL, Zipes DP, Libby P, eds.* Braunwald's Heart Disease: A Textbook of Cardiovascular Medicine. *8th ed. Philadelphia: Saunders; 2008: 153.*)

电极放置的技术问题

监测电极应优先直接放置在体表骨性突起(如锁骨头、髂骨突起)的表面,以尽量减少在呼吸过程中电极的移动所可能造成的基线漂移。电极阻抗必须进行优化,以避免信号的丢失和改变。通过去除角质层的一部分(如用干纱布轻轻擦拭,使皮肤表面稍微发红时效果良好),皮肤阻抗可降低 10~100 倍。最佳阻抗为 5 000Ω 或更低。电极可以用防水敷料覆盖,以防止外科擦洗溶液破坏电极接触。

内源性和外源性心电图伪差

内源性

皮肤阻抗

多种因素可导致运动伪差和“基线漂移”。机体的内源性因素是皮肤产生的电位[33]。不同部位的皮肤阻抗不同。

电极

直流电位实际上是由电极本身(即偏移电位)存储的,根据使用的电极类型而不同。偏移电位的一个典型例子是电除颤后随即产生的心电图的短暂消失。电极接触不良会增强对交流电源线干扰信号(60Hz 信号)的收集。

肌动活动

另一个主要的生理来源是运动产生的生理肌电干扰,包括是主动的(如平板运动试验或动态 ST 段监测期间)或被动的(如颤抖或帕金森病震颤)。肌电干扰信号的振幅与心电图相似,但频率一般较高。由于它是一种随机信号,与规律重复的心电图相反,利用常规 DSP 技术可以使肌电干扰显著减弱(图 12.8)[34]。

外源性

伪差也有外在的或非生理性的原因。一个重要的来源叫

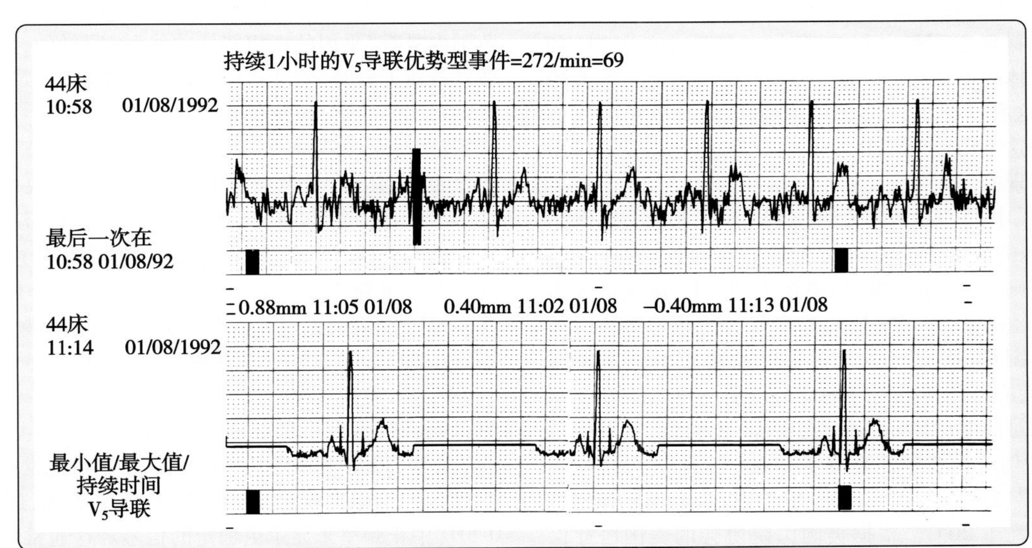

图 12.8 使用信号平均方法的数字信号处理技术可减少肌肉伪差(模拟)(PC2 床边监护仪、华盛顿州雷德蒙德的空间实验室)。(顶部)左边的原始复合波(即主导)后面紧跟着实时复合波。(底部)通过信号处理,中值波群变得平滑。注意,ST 段的位置在正常复合波中为等电位,但它的精确性受噪声干扰程度的影响。降噪的程度与平均心率的平方根成正比。(*From Reich DL, Mittnacht A, London M, Kaplan J. Monitoring of the heart and vascular system. In: Kaplan JA, Konstadt SN, Reich DL, eds.* Kaplan's Cardiac Anesthesia. *5th ed. Philadelphia: Saunders; 2006.*)

作共模抑制。心电图信号被记录为两个电极之间的电位差，并且在技术上是差分信号。人体没有绝对的接地电位，这就是为什么右下肢导联被用作参考电极的原因[24]。这种更高的电位（超过绝对地电位）被称为共模电位，因为用于放大心电图信号的差分放大器的两个电极输入是通用的。共模电压必须被消除，否则它可能会改变心电图信号。

电线干扰

电线干扰（60Hz）是一个常见的环境问题。电线和其他电子设备辐射的能量，可通过接触不良的电极、裂纹或屏蔽不良的导线进入监护仪。干扰也可以被电磁感应，因为这些信号通过身体，导线和监护仪形成的环路进行辐射[33]。通过将导线拧在一起（减少环路面积）或最小化导线间的距离可以减少这种类型的干扰。在目前的诊断心电图机中，A/D 信号转换器安装在接近患者的采集模块中，有效地减少了导线的长度和信号感应量。通常使用线路频率“陷波”滤波器来消除 60Hz 干扰。其他数学操作和处理手段也可以消除 60Hz 干扰[35]。

电凝器

电凝单元产生高频率（800～2 000kHz）和高电压（1kV，这是心电信号的 100 倍）的射频电流。以前的单元使用 60Hz 的调制频率，将实质的电干扰扩展到心电图信号的 QRS 频率范围。新单位使用的调制频率为 20kHz，从而最大限度地减少这一问题[5]；然而，仍有报告指出电凝器是术中引起 ST 段伪像变化的一个原因[36,37]。为了尽量减少电凝器的干扰，右腿作为参照电极应尽可能靠近返回板，并且心电图监护仪与电凝器使用不同的电源插座。

临床设备引起的伪差

心电信号可通过与患者身体接触的设备，是塑料管路，可能会导致临床显著的心电图伪差[38-41]。虽然确切的机制尚不确定，两个主要的解释是塑料机械变形间接引起的压电效应或两种不同材料之间静电积聚，特别是运动中的材料[如在后面描述的体外循环（cardiopulmonary bypass，CPB）管和滚子泵头]。在这种情况下，由泵产生的电流经导管流入人体被电极捕获。这个伪差与 CPB 泵供电无关，因为它是通过手动旋转泵头再现的。

虽然 CPB 中的心电图干扰已经被认识很多年，但是 Khambatta 和他的同事[40]首次通过文献记录下来。它表现为基线明显不规则，类似于室颤，频率在 1 到 4Hz，振幅最大为 5mV。如果未经校正，它可能使心律失常和传导障碍的有效诊断变得非常困难（图 12.9），尤其是在脱离 CPB 的关键时期，它也可能使心脏停搏液诱导的心脏停搏的准确判断变得困难。由于相对湿度（45%～48% 或更少）比较低、室温低于 18～20℃，这种伪差在冬季比夏季更常见（56% vs 13% 的患者）。静电积累被认为是主要的影响因素，Khambatta 和同事建议环境温度高于 20℃。根据美国医院协会的美国医疗保健工程协会的标准，目前的手术室温度设定标准为 20～24℃。

心电图伪差通常模拟心律失常，主要是房性的，因为基线伪差可能类似于扑动波或心房颤动。Khambatta 和同事[41]（见前文关于泵伪像的讨论）报道了常见的“心房扑动”伪像（见图 12.9）。在手术室监护仪上出现 300/min 模拟扑动波

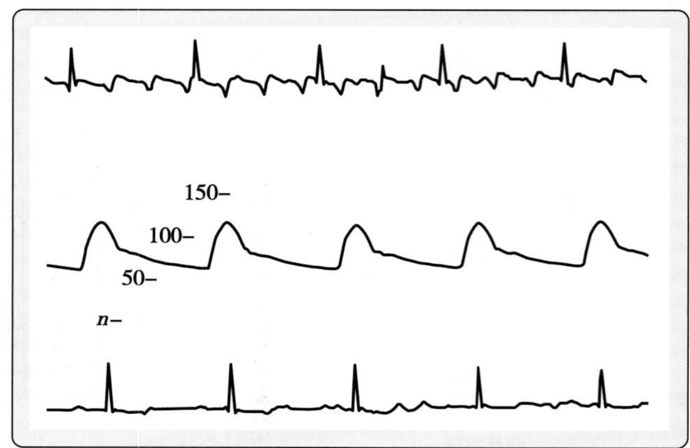

图 12.9 （上）置管患者中，基线伪差模拟的心房扑动。（中）该患者在完全体外循环之前具有稳定的动脉压，与 Kleinman 及其同事[41]所述相似。（下）通过应用接地电缆来校正“伪颤动波”。（*From London MJ，Kaplan JA. Advances in electrocardiographic monitoring. In：Kaplan JA，Reich DL，Konstadt SN，eds.* Cardiac Anesthesia. *4th ed. Philadelphia：Saunders；1999.*）

的基线伪像。观测到的波精确地追踪着泵头的速度，当泵关闭时，波即消失。这些伪像似乎是由于心电图电极接触不良引起的，因为研究者可以通过用液体破坏心电图电极来产生。他们指出，只应用一个电极可以明显降低心电信号的差分放大器的共模抑制能力。这种类型的伪像在非心脏手术也有报道[38]。其他引起临床心电干扰的相关设备虽然很少，但包括了输液泵和血液加温器。单独的电源线隔离监护仪也与 60Hz 干扰相关。这些干扰可以去除单独线路监护仪的保险丝来观察伪差是否消失[42]来进行辨别。

心电图监测的频率响应：监测和诊断模式

心电信号必须经过放大、滤波然后才能显示。为使重现的频率成分准确，必须同等放大。显示器必须在很宽的频率范围内具有“平坦的振幅特性曲线”。同样的，当信号通过滤波器或放大器时，信号的轻微延迟可能随着不同的频率出现持续时间的变化，因此所有频率的延迟必须一样。这称为线性相位响应。如果响应是非线性的，各种成分可能出现暂时的扭曲（相移）。考虑到心电图在诊断心肌缺血方面的重要性，要意识到“显著”ST 段压低或抬高可能仅仅是由于 12 导联心电图机和床边或动态 ST 段监测器中信号过滤不当所致，这一点很重要[43-47]。在引入 DSP 之前，这个伪差是一个特例。AHA 委员会也因此标准化了一个特定的频率[6,28]。

在低频范围内的非线性频率响应（0. 5Hz）可引起伪像的 ST 段压低，而在这个范围内的相位延迟可引起 ST 段抬高[6]。AHA 推荐带宽为 0. 05～100Hz（3 分贝）[32]。尽管需要完全线性的响应，但是通过模拟滤波器，通常不可能发生。因为使用 0. 05Hz 中止频率时会出现更强的基线干扰，所以经常使用 0. 5Hz 中止频率来显示更稳定的信号。这通常被称为监测模式。并且将 0. 05Hz 低频中止值的使用称为诊断模式[48]。各种低频中止值的 ST 段形态的差异如图 12. 10 所示。因为当前的监护仪使用信号平均技术，即使在诊断模式下也能有效地消除大多数伪差，所以临床医生通常（应该）避免使用监测模式。

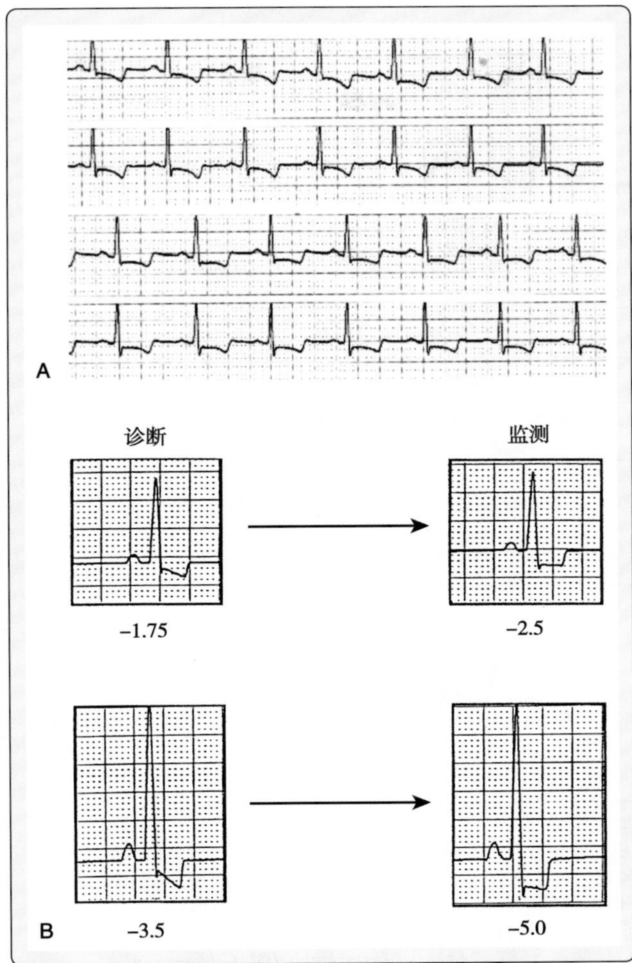

图 12.10　(A)行冠状动脉旁路移植术的患者(顶部图像)Ⅱ导联和(底部图像)V_5 导联的监测与诊断模式。注意使用监控模式来矫正基线,这在Ⅱ导联中最为显著。PR 和 ST 段的程度在两个导联中都被放大了。(B)监测模式下使用数字心电图模拟器对 ST 段深度和形态的影响。将 Spacelabs PC2 监护仪(Redmond,WA)从监测模式(0.5~40Hz)切换到诊断模式(0.05~70Hz)。注意 ST 段压低深度的增加和两个导联的斜率变化。(*From London MJ. Ischemia monitoring:ST segment analysis versus TEE. In*:*Kaplan JA*,*ed.* Cardiothoracic and Vascular Anesthesia Update. *Vol* 3. *Philadelphia*:*Saunders*;*1993*:*1-20.*)

由于 ST 段和 T 波位于低频谱中,所以高频响应临床意义不大。然而,通常使用的高频中止频率为 40Hz,此时 R 波和 S 波的振幅会明显降低,因此很难诊断心室肥厚[44,49]。在下列情况下可能发生 QRS 波振幅明显下降:左室功能明显降低、肥胖、心包和胸腔积液、全身性水肿、浸润性或限制性心脏病[50,51]。QRS 波群低电压定义为峰值到低谷的 QRS 波振幅在六个肢体导联小于 5mm,在胸导联小于 10mm 或更少。在大量心包积液或心包纤维化增厚的情况下,更可能出现 QRS 电压显著降低。总电交替是指在心脏周期中特定导联的所有心电图波形(P-QRS-T)交替出现的高电压和低电压,它被认为是由于心脏在心包积液中摆动产生的,摆动的频率恰恰是心率的一半。除了低电压和广泛的 ST 段抬高之外,总电交替是明显的心包积液和心脏压塞特征性的表现。

心肌缺血的心电图改变

心肌缺血的检测

ST 段是心电图 QRS 波群中评价心肌缺血最重要的一部分[52,53]。而心肌缺血的心电图诊断并没有金标准。许多麻醉医师在评估心肌缺血时,寻找复极或 ST 段异常的迹象。心肌缺血的许多其他迹象也可以在心电图中看到,包括 T 波倒置,QRS 和 T 波电轴改变,R 波或 U 波变化,或出现新的心律失常或心室异位[10]。然而,这些都不如 ST 段抬高或压低特异性高。根据梗死的位置和观察的导联,ST 段变化对心肌缺血诊断的特异性为 84% 到 100%,敏感性为 12%~66%[54]。

ST 段的起点位于 J 点,很容易定位。然而,J 点的终止端,通常被认为是 T 波斜率变化的起点,则更难确定。生理正常的人可能没有明显的 ST 段,因为 T 波斜率从 J 点开始变化,尤其是当心率较快时。通常情况下 TP 段可作为评估 ST 段变化的等电基线,但是当心动过速时,该区段则被清除了,所以在运动测试期间使用 PR 段。PR 段应用于所有 ST 段分析仪。

复极化方向从心外膜到心内膜,与去极化矢量相反。在电位仅发生微小变化时,ST 段反映了中部或 2 期其复极电位[55]。ST 段通常是等电位的。缺血导致细胞内钾离子丢失,引起损伤电流。对于 ST 段改变的电生理机制(抬高或压低)仍然有争议。两个主要理论是基于电流从未损伤的区域流向损伤区域(即舒张期电流)的静息电位的丢失,以及 2 期电流从损伤区流向未损伤区域的电位的如实描述(即收缩电流)(图 12.11)。心内膜损伤时,体表导联 ST 段压低。心外膜或透壁性损伤时,ST 段抬高(图 12.12)。当导联直接放在心内膜上时,记录则相反。

虽然心肌缺血可能体现在 PR 段、QRS 波、ST 段或 T 波改变,但最早的心电图变化通常是 T 波和 ST 段改变。在至少两个连续导联中 T 波高尖,且振幅急剧增加,可能是 ST 段抬高的早期征兆。短暂性 Q 波可能见于急性心肌缺血发作或(很少)灌注再通的急性心肌梗死(myocardial infarction,MI)[56]。心肌缺血时,复极化受到影响,造成 ST 段水平或下斜型压低。复极化期间各种局部效应和矢量差异导致不同导联记录的 ST 段形态特征不同。一般认为,多个导联 ST 段改变与严重的 CAD 相关。

心肌梗死的标准分为两大类:ST 段抬高心肌梗死(ST-segment elevation myocardial infarction,STEMI)和非 ST 段抬高(ST 段压低/T 波改变)心肌梗死(non-ST-segment elevation myocardial infarction,NSTEMI)。J 点位于 QRS 波和 ST 段的交界处,通过与心电图基线相比较用来测量 ST 段偏移的幅度。除 V_2 和 V_3 外,所有导联出现 J 点抬高大于 0.1mV 是诊断 STEMI 的标准。高达 0.25mV 的 J 点抬高可见于 40 岁以下健康男性的 V_2 和 V_3 导联,但是,它随着年龄的增加而降低,并且女性不明显。因此,V_2 和 V_3 导联 J 点作为心肌梗死诊断标准的抬高范围是:40 岁及以上的男性不低于 0.2mV、40 岁以下的男性不低于 0.25mV,女性不低于 0.15mV[56]。必须有两个或更多连续导联上 J 点抬高才能满足 ST 段抬高的标准[56]。两个连续导联上新出现的水平或下斜型 ST 段压低不

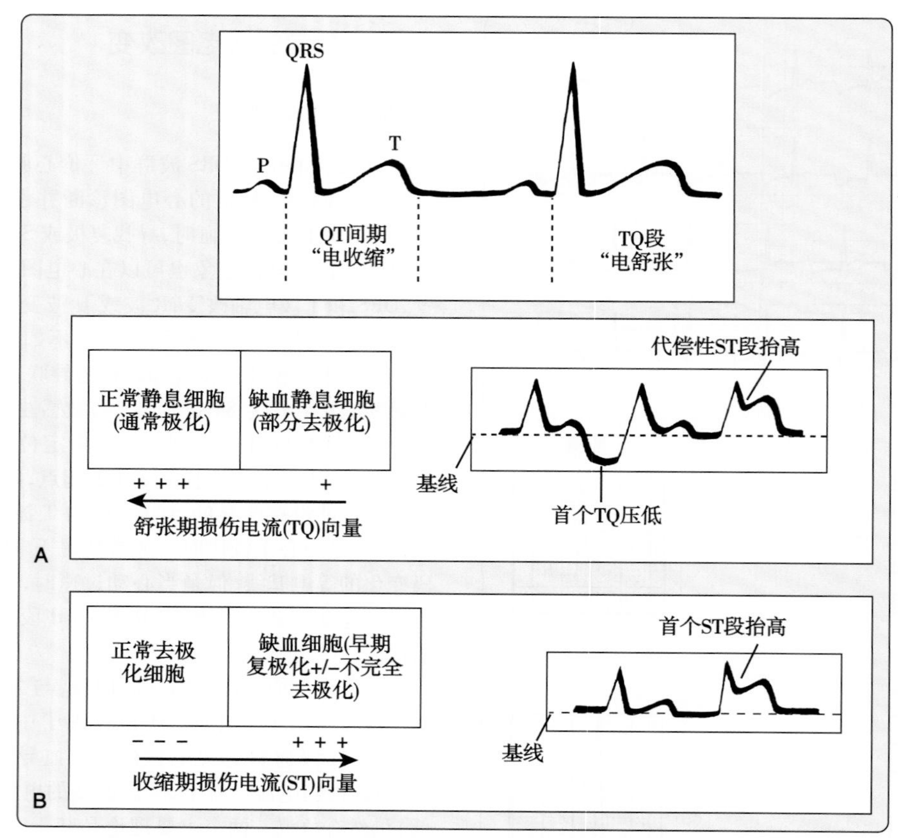

图 12.11　缺血性 ST 段抬高的病理生理学改变。现有两种基本机制来解释急性心肌损伤引起的 ST 段抬高。(A)舒张期损伤电流。在这种情况下(第一个 QRS-T 复合波),ST 段向量背向相对负电位、部分去极化,在电舒张区(TQ 间期)处于缺血的区域,从而导致首个 TQ 间期压低。常规的交流心电图为补偿基线偏移而出现 ST 段明显抬高(第二个 QRS-T 复合波)。(B)收缩期损伤电流。在这种情况下,缺血区在电收缩期间的电位是相对正的,这是因为细胞早期复极化,并且其动作电位的振幅和发生速度可能降低。该损伤电流向量指向正电区,表现为 ST 段抬高。(*From Mirvis DM, Goldberger AL. Electrocardiography. In: Bonow RO, Mann DL, Zipes DP, Libby P, eds.* Braunwald's Heart Disease: A Textbook of Cardiovascular Medicine. *8th ed. Philadelphia: Saunders; 2008: 174.*)

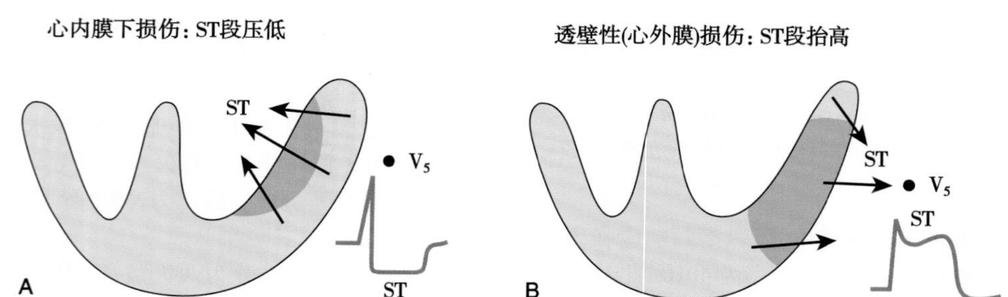

图 12.12　急性缺血形成的损伤电流。(A)主要为心内膜缺血时其 ST 段向量指向受影响心室内层和心室腔。因此其相应体表导联 ST 段压低。(B)外侧心室层缺血(透壁或心外膜损伤)时,ST 段向量向外。相应体表导联 ST 段抬高。而对侧导联可出现 ST 段压低。(*From Mirvis DM, Goldberger AL. Electrocardiography. In: Bonow RO, Mann DL, Zipes DP, Libby P, eds.* Braunwald's Heart Disease: A Textbook of Cardiovascular Medicine. *8th ed. Philadelphia: Saunders; 2008: 174.*)

低于 0.05mV 或 T 波倒置不低于 0.1mV 且其 R 波与 S 波之比大于 1,满足 NSTEMI 的诊断标准。但是,在定位缺血部位时,ST 段抬高比 ST 段压低和/或 T 波倒置更明确[56]。相对于 ST 段压低或 T 波变化,ST 段抬高一般提示更大程度的心肌损伤[57]。之前的 T 波倒置可能是急性心肌缺血发作期间的伪标准[56](附录 12.1)。

非特异性 ST 段压低可能与药物使用有关,尤其是地高辛(digoxin)[58]。由于左室肥大患者心电图中出现高 R 波基线,J 点压低和 ST 段极度倾斜,对于 ST 段变化的解释存在很大争议。虽然一些研究排除了这些患者,但其他研究(包括使用其他方式或流行病学研究)却发现左心室肥大是心脏不良预后的重要预测指标[59]。有时,其他情况也会引起心电图改变,仅仅通过心电图可能会混淆心肌缺血的诊断。例如肺栓塞、颅内出血、电解质异常、体温过低和心包炎也可能导致 ST

段或 T 波异常。当左束支传导阻滞时，诊断心肌缺血较困难，可能需要与之前的心电图进行比较[56]。同样的，右束支传导阻滞患者 V_1 ~ V_3 导联常有 ST 段和 T 波异常，也易与新发的心肌缺血诊断混淆。所以，心电图的解读应以临床实际为指导。

前文描述的心肌缺血 ST 段改变与临床症状和生物标志物升高相结合用于诊断急性冠脉综合征[60]。这些变化通常是由透壁性心肌梗死引起的，但是在内膜下心肌缺血，ST 段的变化可能在主要向量相对的导联上表现出相反的改变（在相反的情况下可以看到）[61,62]。围手术期动态监测还包括将任一导联超过 0.2mV 作为一个标准，但 ST 段抬高在非心脏外科手术中监测鲜有报道。然而，无论是心脏手术 CPB 停机过程中，还是 CABG 手术中（停跳和不停跳）阻断原生血管或移植血管的冠脉血流，ST 段抬高是常见现象。导联上出现 ST 段抬高和 Q 波不能解释为急性心肌缺血，尽管它提示可能存在室壁瘤。

虽然复极化改变（例如 ST-T 波）是缺血检测的重点，但使用信号平均技术的计算机化心电图分析方法通过减少 QRS 复合波的高频成分（150~250Hz），记录了心肌缺血的去极化改变。这种变化在标准心电图上是不可见的，因为它们仅在 10~20mV 的范围内，并且使用均方根值（平均每个样本的振幅并确定平方的平均值，然后确定该平均值的平方根）。均方根大于 0.6mV 或相对变化超过 20% 被认为具有临床意义。这种效应可能反映缺血区域传导速度的减慢[63]。

研究表明，在经皮腔内冠状动脉成形术中，这种方法比 12 导联 ST 段分析在检测急性冠状动脉堵塞方面具有更高的灵敏度[64]，其总体敏感度为 88%，而 ST 段抬高的敏感度为 71%，ST 段抬高和压低的敏感度为 79%。最近更多的研究表明，高频 QRS 波的分析可以用来量化有心肌缺血风险的区域[65]。

心电图对缺血的解剖学定位

如前所述，ST 段压低为心内膜下心肌缺血的常见表现。从临床实际来看，它有一个重要的优势和局限性。其优势在于它几乎总是存在于一个或多个的前外侧胸导联（V_4 ~ V_6）[66]。然而，它不能“定位”冠状动脉病变部位，并且与潜在的节段性异常关系不大[67,68]。

相比之下，ST 段抬高与节段性异常相关性良好且较易定位冠脉病变部位[67,69]。相互的 ST 段压低通常存在于 12 个导联中一个或多个。患者的血管造影所证实的单支血管病变中，Ⅰ、AVL 或 V_1 ~ V_4 导联 ST 段抬高（以及 Q 波或倒置的 T 波），与冠状动脉左前降支疾病密切相关，而类似的发现在导联Ⅰ、Ⅲ、aVF 提示右冠状动脉或左回旋支动脉疾病（令人惊讶的是，后两者不能用心电图标准区分）[69]。多变量分析表明，导联Ⅰ和 aVL（正常的 V_1 和 V_6 导联）上出现 ST 段抬高、异常 Q 波和 T 波倒置可用于鉴别单一的第一对角支闭塞和预后更差的左前降支近端闭塞[70]。

检测缺血的临床导联系统

在高风险患者中使用 V_5 导联术中监测的早期临床报告是基于运动试验的观察结果，其中双极构型 V_5 对心肌缺血检测具有高灵敏度（可达 90%）。随后的研究中使用 12 导联监测（运动时保持躯干稳定）确认侧胸壁导联敏感性[71,72]。然而，一些研究报道，与 V_5 相比，V_4 或 V_6 的敏感性更高，其次是下壁导联（其中大多数为假阳性反应）[66,73-79]。

围手术期心肌梗死（perioperative myocardial infarction，PMI）的确切性质在非心脏外科手术仍然是不确定的，是充满争议的。形态和功能因素之间的相互作用是不可预测的。基于一些老年病理和血管造影的研究表明，PMI 的原因与非外科手术条件下类似（即 50% 的患者为斑块破裂）。然而，新的分析表明，心肌氧供需失衡在术后前 3 至 4 天占主导地位，患者遭受着需求性心肌缺血和损伤。在 PMI 中，潜在的冠状动脉狭窄的位置和严重程度并不一定能预测梗死范围。组织学上证实的透壁性心肌梗死的高发率似乎与所有的非 Q 波 PMI 的心电图表现相矛盾。相反的，心内膜下 PMI 的表现与心肌氧供/需失衡相一致，而心肌氧供/需失衡是心肌损伤的主要原因[80,81]。由于心电图相对较低的敏感性和特异性，现在除了心电图外，超声心动图也常规用于心脏病的评估。

随着急性心肌梗死和不稳定型心绞痛患者经皮冠状动脉介入治疗的广泛开展，一些研究者已经报道了在术中使用连续心电监护（3 或 12 导联）。这些观察结果拓展了经典的冠状动脉闭塞部位定位教学。Horacek 和 Wagner[82] 详细回顾了有关血管特异性心电图对急性心肌缺血反应的复杂性和争议性。一般来说，V_2 和 V_3 导联的 ST 段抬高对左前降支冠状动脉闭塞最敏感，Ⅲ和 aVF 导联对右冠状动脉最为敏感。相比之下，回旋支闭塞引起不同导联部位不同的反应，胸导联 V_7 ~ V_9（临床上很少监测）原发性增高，对应标准胸前导联 ST 段压低（V_2 或 V_3）[83,84]。对于透壁性缺血，前胸导联相对于侧胸导联灵敏度高。国际多学科工作组特别建议所有急性冠状动脉综合征患者应连续监测Ⅲ、V_3 和 V_5 导联[85]。

术中导联系统

围手术期心肌缺血监测是临床监护和指导治疗的重要组成部分。许多研究表明，接受各种心脏和非心脏手术的成人，其围手术期心肌缺血与心脏不良事件相关，特别是大血管手术[86-91]。也许更大的挑战是对具有总体风险状况的患者解释轻微的 ST 段变化，以避免不恰当的昂贵的诊断试验。研究表明，短暂性心肌缺血可发生于没有明显 CAD 的患者，如临产妇女，尤其是伴有明显血流动力学应激反应或出血[92]。虽然这种变化的确切原因还不明确，但是在这些患者中检测到明显的肌钙蛋白的释放，证实了这些心电图改变是真正的缺血性反应（可能与继发于全身低灌注的心内膜下心肌缺血有关）。

临床医生放置体表心电图导联的精确程度可能是影响心电图临床实用性的最重要因素。肢体导联放置于手臂或上臂近心端的任何位置，Ⅱ导联都能准确再现，因为两个电极距离心脏远大于 12cm（被认为是电无穷大值的距离，此时 QRS 波群振幅不变）[93]。

心脏麻醉医师会在心脏手术围手术期的各个阶段监测到一系列心电图的改变，这些改变符合或确诊为心肌缺血或心肌梗死。在大多数患者（即已知 CAD 患者）中，前面已描述的主要特征了，其敏感性和特异性很高，而且很少出现假阳性或假阴性变化。然而,CPB 的异常生理,包括温度的快速变化、电解质浓度、儿茶酚胺水平可以显著影响其灵敏度和特异度。此外,心脏瓣膜置换的患者,即使没有冠状动脉病变,也可发生显著的心内膜下和透壁性心肌缺血(如来自于瓣膜钙化的冠状动脉栓子、赘生物或空气)。甚至新生儿也可能发展为心肌缺血[94](图 12.13)。

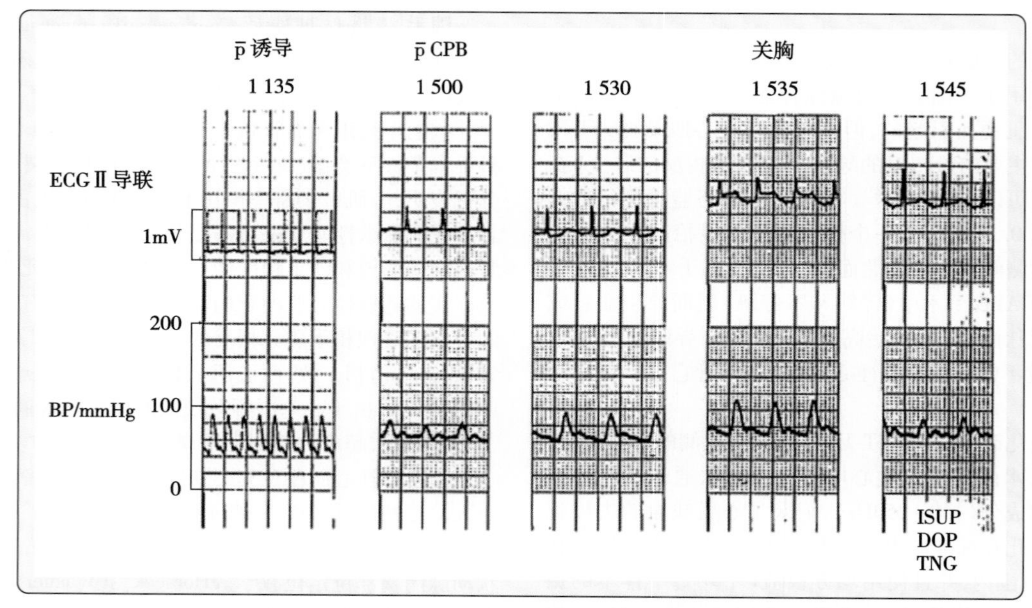

图 12.13 2 天、3.5kg 男婴实施 Senning 手术,体外循环开始即可和 30 分钟后Ⅱ导联首先记录到 ST 段变化(15:00)以及 30 分钟后 ST 段变化(15:30)。15:45,在关胸过程(15:35)中监测到显著抬高的 ST 段在给予硝酸甘油(TNG)、异丙肾上腺素(ISUP)和多巴胺(DOP)处理后得到改善。BP,血压;CPB,体外循环;ECG,心电图;p̄,随后。(*Reproduced with permission from Bell C, Rimar S, Barash P. Intraoperative ST-segment changes consistent with myocardial ischemia in the neonate: a report of three cases.* Anesthesiology. *1989;71:601-604.*)

监测和识别术中各种具有心肌缺血或梗死意义的心电图表现,并结合经食管超声心动图,可以加强患者在紧急情况下的救治,因为紧急治疗冠状动脉痉挛或空气栓塞,以及进行外科心肌血运重建,可能是不够的。这可能导致隐静脉或乳内动脉内吻合的再次探查,尤其当经食管超声心动图数据支持缺血的诊断时。

在 Dalton[95] 及 Kaplan 和 King[96] 的早期报告中,推荐对高危患者常规术中监测 V_5 导联,并且引用运动耐量试验作为其建议的根据。随后,基于几项临床研究,证实推荐的术中监测导联与运动测试期间所使用的导联没有显著差异,尽管关于最佳导联的争议在两个临床背景中仍然存在。持续心电监测在冠心病监护病房中的应用越来越受到重视[97]。London 及其同事们[98] 的临床研究报告表明,在混合组(包含血管和其他非心脏手术)中使用连续的计算机化 12 导联心电图分析发现:近 90% 的变化仅涉及 ST 段压低(V_5 导联为 75%,V_4 导联为 61%),约 70% 的患者,多个导联有显著的变化。在这项研究中,12 导联中的每个导联的灵敏度如图 12.14 所示。如果组合应用(临床使用)时,V_4 和 V_5 联导联合使用时灵敏度可提高到 90%,而标准临床组合Ⅱ和 V_5 导联的灵敏度仅为 80%。使用 V_2~V_5 和Ⅱ导联能够捕获所有心电图变化(表 12.2)。

Landesberg 及其同事们[99] 进行了一项大样本的临床研究,对血管手术的患者进行长时间监测(长达 72 小时),研究中运用了更特异性缺血诊断标准(发作持续时间>10 分钟),从而拓展了这些观察结果。经研究,V_3 导联对缺血最敏感(87%),其次是 V_4 导联(79%),而单独的 V_5 导联敏感性只有 66%(图 12.15)[99]。在持续的缺血最终导致梗死的群体中,V_4 是最敏感的导联(83%)。在这项研究中,所有心肌梗死均为肌钙蛋白升高的非 Q 波事件。两个心前区导联的联合应用可以检测到 97% 到 100% 的心电图变化。基于对 12 个导联(本研究的独特部分)的静息等电位水平的分析,V_4 导

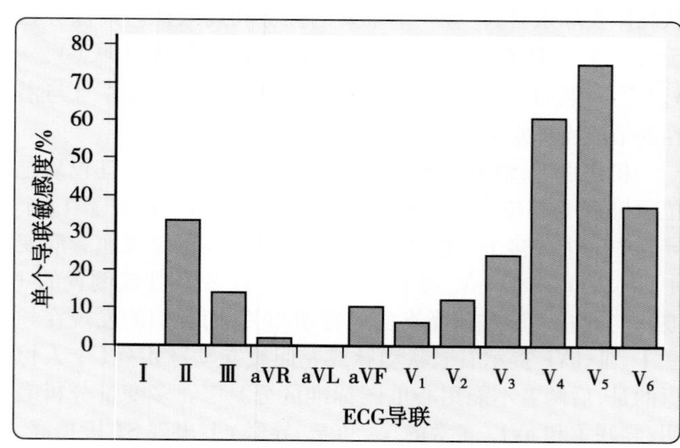

图 12.14 25 例接受非心脏外科手术的患者术中单导联监测 51 次心肌缺血的敏感性。敏感度的计算是通过将在该心电图(ECG)导联中检测到的心肌缺血事件次数除以心肌缺血事件总次数。V_5 导联的敏感性最高,外侧导联(Ⅰ,aVL)则不敏感。(*Reproduced with permission from London MJ, Hollenberg M, Wong MG, et al. Intraoperative myocardial ischemia: localization by continuous 12-lead electrocardiography.* Anesthesiology. *1988;69:232.*)

表 12.2 心电图不同导联组合的敏感性

导联数	组合	敏感性/%
1 个导联	Ⅱ	33
	V_4	61
	V_5	75
2 个导联	Ⅱ/V_5	80
	Ⅱ/V_4	82
	V_4/V_5	90
3 个导联	V_3/V_4/V_5	94
	Ⅱ/V_4/V_5	96
4 个导联	Ⅱ/V_2~V_5	100

Data from London MJ, Hollenberg M, Wong MG, et al. Intraoperative myocardial ischemia: localization by continuous 12-lead electrocardiography. *Anesthesiology*. 1988;69:232.)

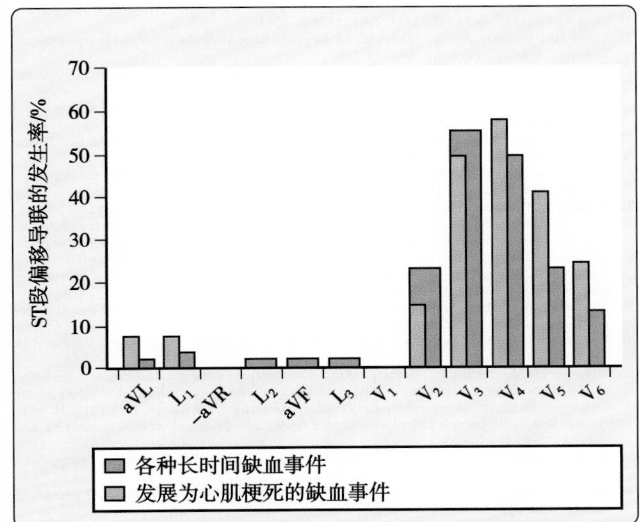

图 12.15 直方图显示了在 38 个各种长时间心肌缺血事件和 12 个进展到心肌梗死的缺血事件中，各个导联能第一时间记录到缺血发作的发生率。（*Reproduced with permission from Landesberg G, Mosseri M, Wolf Y, et al. Perioperative myocardial ischemia and infarction: identification by continuous 12-lead electrocardiogram with online ST-segment monitoring.* Anesthesiology. *2002;96:264-270.*）

联是单个心前区导联监测的最佳选择，因为相对于静息 12 导联的术前心电图，它最有可能是等电位的，而 ST 段基线更可能在 V_1~V_3 导联超过等电位，在 V_5 和 V_6 导联低于等电位。令人惊讶的是，本研究中没有发生 ST 段抬高，而在 London 及其同事[98]的早期研究发现，由下前壁导联检测到 ST 段抬高的发生率为 12%。

Martinez 及其同事[100]采用连续 12 导联心电图评估了一组血管外科手术术后第一天在重症监护室接受监护的患者，设定缺血发作的阈值为 20 分钟。149 例患者中有 11% 符合要求，其中 ST 段压低占 71%，ST 段抬高占 18%（12% 两种情况都存在）。V_2 导联（53%）和 V_3 导联（65%）监测到大多数变化。使用标准的双导联系统（Ⅱ和 V_5），只有 41% 的缺血事件会被监测到。尽管这些研究明确地支持心前区监测对具有心内膜下心肌缺血风险的患者存在价值，但临床医生必须警惕少数患者出现急性 Q 波性梗死（最常见于下壁导联）。前文提到的研究都是以非心脏手术的患者作为对象，因为对于开胸或心前区覆盖较多外科敷料的患者进行这种研究是不实际的。然而，没有理由认为心脏手术患者心电图上任何显著的变化都能被观察到。急性透壁性缺血（与 ST 段抬高相关）更可能继发于急性缺血、梗死（例如血栓闭塞）或外科手术诱发的冠状动脉血流减少。

T 波形态的异常可能是手术患者最常见的围手术期心电图异常。Breslow 及其同事[101]发现，在 394 例手术患者中（不包括心脏和神经外科手术），18% 的患者于术后 1 小时内出现新发的 T 波异常。大约三分之二的变化仅限于 T 波低平，其余的则有新发的倒置。其发生率与患者是否患有 CAD 无关。一组变量中，唯一一个与 T 波异常统计学相关的因素是开腹手术。这些心电图改变与任何临床发病率无关。这项研究表明 T 波变化与各种自主神经刺激有关，包括在血清葡萄糖的变化、儿茶酚胺的升高、急性过度通气和上消化道疾病。进行心脏外科手术的患者不能进行类似的分析，其预期反应的特异性要低得多。

心电图变化与心脏起搏器、呼吸、电解质和药物

使用下壁导联（Ⅱ，Ⅲ，aVF）可以较好地区分 P 波形态，并有助于视觉诊断心律失常和传导障碍。虽然食管（甚至心内）导联在检测 P 波时具有最大的敏感性，但这些导联在临床上很少使用。尽管如此，它们依然可以用于困难诊断。随着植入式除颤器和自动体外除颤器治疗心室颤动和室性心动过速的日益增多，心律失常检测算法的完善及其有效性得到了极大的关注[102]。正如预期的那样，这些设备检测室性心律失常的准确性较高，但对于房性心律失常的诊断准确率则较低。在重症监护和门诊监测中，各种伪差是假阳性反应的常见原因[102]。起搏器尖峰的检测可能受到双极起搏电极相关的极低振幅信号、振幅的变化受呼吸和体液累积的影响[102,103]。大多数重症监测和门诊监测为小高频信号采用了起搏器尖峰增强技术（通常 5~500mV 且脉冲持续时间为 0.5 至 2 毫秒）以方便识别。但是，如果导联系统中存在高频干扰，则会造成伪像。

心电图的一个很有前景的应用是将波振幅随呼吸变化与患者的容量反应联系起来。尤其是Ⅱ导联（RⅡ）上的 R 波，其振幅变化与正压机械通气期间呼吸幅度的变化一致。这种变化很可能是由“Brody 效应”导致的，即左心室容积和电导的理论分析[104]。类似于使用动脉脉冲波形分析和食管多普勒监测，导出脉搏压力和每搏量变异作为容量反应性的动态测量，RⅡ波振幅变化可以用作机械通气患者容量反应性的动态指标[105-107]。事实上，术中实时的 RⅡ波振幅监测有潜力成为真正的容量反应性无创性监测工具；然而，目前还没有市售的术中监测系统提供心电图 R 波振幅变化的监测。

电解质紊乱引起的心电图改变

与神经元和骨骼肌的动作电位时程（1~5 毫秒）相比，心

肌细胞的动作电位时程(200~400 毫秒)较长。多种不同的离子通道参与心肌去极化和复极化。钠和钙离子通道是心房和心室去极化电流的主要载体。这些电流的失活和钾通道的激活在心脏细胞的复极化过程中占主导地位,从而重新建立负的静息膜电位。因此,血浆中钾和钙离子浓度的变化会导致心脏电活动和体表心电图的变化。它们通常会引起复极(ST-T-U 波)变化,也可能导致 QRS 波群增宽[108]。

高血钾

对于进行 CPB 心脏手术的患者而言,高血钾并不罕见。高钾血症影响心肌细胞复极化。随着钾含量的增加,体表心电图也逐渐发生变化,但血清钾水平与心电图变化之间的相关性并不强[109]。通常情况下,心电图的改变始于 T 波变窄、高尖。细胞外钾离子的进一步升高导致 QRS 波群增宽。其原因是房室传导延迟,并且可能会出现房室传导阻滞。后续出现的典型的心电图改变有 PR 间期的延长,P 波的低平和 P 波的缺失等,这是因为高钾延迟心脏兴奋在心肌的传导。血钾水平的进一步增加导致的正弦波,可发展为心脏停搏或室颤。高钾血症也可降低心肌对人工起搏器刺激的反应。

低血钾

由于钾通道和钾离子参与心脏复极,因此低钾血症可延长心室复极。这导致 T 波和 U 波相对振幅的特征性反转。T 波低平或倒置,而 U 波变得更加突出。突出的 U 波是由心肌动作电位恢复期的延长造成的。这可导致危及生命的尖端扭转型室性心律失常。也可能发生轻微的 ST 段压低,以及伴随着 PR 间期延长的 P 波振幅和波群增宽。

低血钙和高血钙

心室恢复时间,心电图上表现为 QTc 间期,被极高或极低的血清钙改变。低钙血症可引起 QTc 间期延长(ST 部分),而高血钙 QTc 间期缩短。低钙血症时,延长的 QT 间期可能伴随着终末 T 波倒置。极高钙血症时,出现 QRS 波群时限增加、双相 T 波和 Osborn 波。

药物

心脏外科手术患者围手术期使用多种抗心律失常药物。本章不对各种药物作详细讨论(见第 10 章)。一般来说,增加心脏动作电位持续时间的药物可以延长 QT 间期。这包括 ⅠA 和 ⅠC 类抗心律失常药物(如奎尼丁、普鲁卡因胺)、吩噻嗪类、抗抑郁药、氟哌啶醇和非典型抗精神病药物。静脉注射胺碘酮,常用于围手术期心律失常的治疗,也会引起 QT 间期延长。其他Ⅲ类抗心律失常药物(如索他洛尔)也会引起 QT 间期延长。与Ⅰa 和Ⅲ类抗心律失常药物不同,洋地黄糖甙会缩短 QT 间期,并常引起 ST-T 波"鱼钩样"改变。

(陈立建 译,顾尔伟 校)

参考文献

1. Munson ES. Reports of scientific meetings. *Anesthesiology*. 1970;32:178–180.
2. American Society of Anesthesiologists. *Standards for Basic Anesthetic Monitoring*. Schaumberg, IL: American Society of Anesthesiologists; 2015 Available at: <http://www.asahq.org/.../standards-for-basic-anesthetic-monitoring/en/1>.
3. Hurst JW. The renaissance of clinical electrocardiography. *Heart Dis Stroke*. 1993;2:290–295.
4. Kligfield P, Gettes LS, Bailey JJ, et al. Recommendations for the standardization and interpretation of the electrocardiogram: part I. The electrocardiogram and its technology: a scientific statement from the American Heart Association Electrocardiography and Arrhythmias Committee, Council on Clinical Cardiology; the American College of Cardiology Foundation; and the Heart Rhythm Society: endorsed by the International Society for Computerized Electrocardiology. *Circulation*. 2007;115:1306–1324.
5. Weinfurt PT. Electrocardiographic monitoring: an overview. *J Clin Monit*. 1990;6:132–138.
6. Tayler DI, Vincent R. Artefactual ST segment abnormalities due to electrocardiograph design. *Br Heart J*. 1985;54:121–128.
7. Stern S. Angina pectoris without chest pain: clinical implications of silent ischemia. *Circulation*. 2002;106:1906–1908.
8. Fleisher LA, Beckman JA, Brown KA, et al. ACC/AHA 2007 guidelines on perioperative cardiovascular evaluation and care for noncardiac surgery: a report of the American College of Cardiology/American Heart Association Task Force on Practice Guidelines (Writing Committee to Revise the 2002 Guidelines on Perioperative Cardiovascular Evaluation for Noncardiac Surgery): developed in collaboration with the American Society of Echocardiography, American Society of Nuclear Cardiology, Heart Rhythm Society, Society of Cardiovascular Anesthesiologists, Society for Cardiovascular Angiography and Interventions, Society for Vascular Medicine and Biology, and Society for Vascular Surgery. *Circulation*. 2007;116:e418–e499.
9. Cooper JK. Electrocardiography 100 years ago: origins, pioneers, and contributors. *N Engl J Med*. 1986;315:461–464.
10. Fisch C. Evolution of the clinical electrocardiogram. *J Am Coll Cardiol*. 1989;14:1127–1138.
11. Krikler DM. The QRS complex. *Ann N Y Acad Sci*. 1990;601:24–30.
12. Rowlandson I. Computerized electrocardiography: a historical perspective. *Ann N Y Acad Sci*. 1990;601:343–352.
13. Fye WB. A history of the origin, evolution, and impact of electrocardiography. *Am J Cardiol*. 1994;73:937–949.
14. Hurst JW. Naming of the waves in the ECG, with a brief account of their genesis. *Circulation*. 1998;98:1937–1942.
15. Katz AM. The electrocardiogram. In: *Physiology of the Heart*. Philadelphia: Lippincott Williams & Wilkins; 2006:427–461.
16. Lynch C. Cellular electrophysiology of the heart. In: Lynch C, ed. *Clinical Cardiac Electrophysiology*. Philadelphia: Lippincott; 1994:1–52.
17. Rubart M, Zipes DP. Genesis of cardiac arrhythmias: electrophysiological considerations. In: Libby P, Bonow RO, Mann DL, Zipes DP, eds. *Braunwald's Heart Diseas: A Textbook of Cardiovascular Medicine*. 8th ed. Philadelphia: Saunders; 2008:727–762.
18. Burger HC. Heart-vector and leads. *Br Heart J*. 1946;8:157–161.
19. Burger HC. Van Milaan JB. Heart-vector and leads: geometrical representation. *Br Heart J*. 1948;10:229–233.
20. Said SA, Bloo R, de Nooijer R, Slootweg A. Cardiac and non-cardiac causes of T-wave inversion in the precordial leads in adult subjects: a Dutch case series and review of the literature. *World J Cardiol*. 2015;7:86–100.
21. Moss AJ. Long QT syndrome. *JAMA*. 2003;289:2041–2044.
22. Carim HM. Bioelectrodes. In: Webster JG, ed. *Encyclopedia of Medical Devices and Instrumentation*. New York: John Wiley & Sons; 1988:195–224.
23. Plonsey R. Electrocardiography. In: Webster JG, ed. *Encyclopedia of Medical Devices and Instrumentation*. New York: John Wiley & Sons; 1988:1017–1040.
24. Thakor NV. Electrocardiographic monitors. In: Webster JG, ed. *Encyclopedia of Medical Devices and Instrumentation*. New York: John Wiley & Sons; 1988:1002–1017.
25. Thakor NV. Computers in electrocardiography. In: Webster JG, ed. *Encyclopedia of Medical Devices and Instrumentation*. New York: John Wiley & Sons; 1988:1040–1061.
26. Kors JA, van Bemmel JH. Classification methods for computerized interpretation of the electrocardiogram. *Methods Inf Med*. 1990;29:330–336.
27. Sheffield LT. Computer-aided electrocardiography. *J Am Coll Cardiol*. 1987;10:448–455.
28. Mirvis DM, Berson AS, Goldberger AL, et al. Instrumentation and practice standards for electrocardiographic monitoring in special care units: a report for health professionals by a Task Force of the Council on Clinical Cardiology, American Heart Association. *Circulation*. 1989;79:464–471.
29. Watanabe K, Bhargava V, Froelicher V. Computer analysis of the exercise ECG: a review. *Prog Cardiovasc Dis*. 1980;22:423–446.
30. Bhargava V, Watanabe K, Froelicher VF. Progress in computer analysis of the exercise electrocardiogram. *Am J Cardiol*. 1981;47:1143–1151.
31. Kossmann CE. Unipolar electrocardiography of Wilson: a half century later. *Am Heart J*. 1985;110:901–904.
32. Pipberger HV, Arzbaecher RC, Golberger AL. Recommendations for standardization of leads and of specifications for instruments in electrocardiography and vectorcardiography: report of the Committee on Electrocardiography, American Heart Association. *Circulation*. 1975;52:11–31.
33. Gardner RM, Hollingsworth KW. Optimizing the electrocardiogram and pressure monitoring. *Crit Care Med*. 1986;14:651–658.
34. de Pinto V. Filters for the reduction of baseline wander and muscle artifact in the ECG. *J Electrocardiol*. 1992;25(suppl):40–48.
35. Levkov C, Mihov G, Ivanov R, et al. Removal of power-line interference from the ECG: a review of the subtraction procedure. *Biomed Eng Online*. 2005;4:50.
36. Jain A, Kaur Makkar J, Mangal K. Electrocautery-induced artifactual ST-segment depression in a patient with coronary artery disease. *J Electrocardiol*. 2010;43:336–337.
37. Solanki SL, Kishore K, Goyal VK, Yadav R. Electrocautery induced artifactual ST segment depression in leads II, III and aVF on intra-operative 5-lead electrocardiogram. *J Clin Monit Comput*. 2013;27:97–98.
38. Lampert BA, Sundstrom FD. ECG artifact simulating supraventricular tachycardia during automated percutaneous lumbar discectomy. *Anesth Analg*. 1988;67:1096–1098.
39. Paulsen AW, Pritchard DG. ECG artifact produced by crystalloid administration through blood/fluid warming sets. *Anesthesiology*. 1988;69:803–804.
40. Khambatta HJ, Stone JG, Wald A, Mongero LB. Electrocardiographic artifacts during cardiopulmonary bypass. *Anesth Analg*. 1990;71:88–91.
41. Kleinman B, Shah K, Belusko R, Blakeman B. Electrocardiographic artifact caused by extracorporeal roller pump. *J Clin Monit*. 1990;6:258–259.
42. Marsh R. ECG artifact in the OR. *Health Devices*. 1991;20:140–141.
43. Berson AS, Pipberger HV. The low-frequency response of electrocardiographs, a frequent source of recording errors. *Am Heart J*. 1966;71:779–789.
44. Meyer JL. Some instrument induced errors in the electrocardiogram. *JAMA*. 1967;201:351–356.
45. Bragg-Remschel DA, Anderson CM, Winkle RA. Frequency response characteristics of ambulatory ECG monitoring systems and their implications for ST segment analysis. *Am Heart J*. 1982;103:20–31.
46. Bragg Remschel D. Problems with ST segment analysis in ambulatory ECG monitoring systems. In: Rutishauser W, Roskamm H, eds. *Silent Myocardial Ischemia*. Berlin: Springer; 1984:90–99.
47. Bailey JJ, Berson AS, Garson A Jr, et al. Recommendations for standardization and specifications in automated electrocardiography: bandwidth and digital signal processing: a report for health professionals by an ad hoc writing group of the Committee on Electrocardiography and Cardiac Electrophysiology of the Council on Clinical Cardiology, American Heart Association. *Circulation*. 1990;81:730–739.
48. London MJ. Ischemia monitoring: ST segment analysis versus TEE. In: Kaplan JA, ed. *Cardiothoracic and Vascular Anesthesia Update*. Vol 3. Philadelphia: Saunders; 1993:1–18.
49. Garson A Jr. Clinically significant differences between the "old" analog and the "new" digital electrocardiograms. *Am Heart J*. 1987;114:194–197.
50. Madias JE, Bazaz R, Agarwal H, et al. Anasarca-mediated attenuation of the amplitude of electrocardiogram complexes: a description of a heretofore unrecognized phenomenon. *J Am Coll Cardiol*. 2001;38:756–764.
51. Madias JE. Recognizing the link between peripheral edema and voltage attenuation of QRS complexes: implications for the critical care patient. *Chest*. 2003;124:2041–2044.
52. Fletcher GF, Froelicher VF, Hartley LH, et al. Exercise standards: a statement for health professionals from the American Heart Association. *Circulation*. 1990;82:2286–2322.

53. Froelicher VF. Interpretation of specific exercise test responses. In: *Exercise and the Heart*. Chicago: Year Book; 1987:81–145.
54. Engelen DJ, Gorgels AP, Cheriex EC, et al. Value of the electrocardiogram in localizing the occlusion site in the left anterior descending coronary artery in acute anterior myocardial infarction. *J Am Coll Cardiol*. 1999;34:389–395.
55. Castellanos A, Interian A, Myerburg R. The resting electrocardiogram. In: Fuster V, Alexander R, O'Rourke R, eds. *The Heart*. 11th ed. New York: McGraw-Hill; 2004:295–324.
56. Thygesen K, Alpert JS, Jaffe AS, et al. Third universal definition of myocardial infarction. *Circulation*. 2012;126:2020–2035.
57. Wagner GS, Macfarlane P, Wellens H, et al. AHA/ACCF/HRS recommendations for the standardization and interpretation of the electrocardiogram. Part VI. Acute ischemia/infarction: a scientific statement from the American Heart Association Electrocardiography and Arrhythmias Committee, Council on Clinical Cardiology; the American College of Cardiology Foundation; and the Heart Rhythm Society. Endorsed by the International Society for Computerized Electrocardiology. *J Am Coll Cardiol*. 2009;53:1003–1011.
58. Goldberger AL. Electrocardiogram in coronary artery disease: limitations in sensitivity. In: *Myocardial Infarction: Electrocardiographic Differential Diagnosis*. St. Louis: Mosby; 1984:303–308.
59. Hollenberg M, Mangano DT, Browner WS, et al. Predictors of postoperative myocardial ischemia in patients undergoing noncardiac surgery: te Study of Perioperative Ischemia Research Group. *JAMA*. 1992;268:205–209.
60. Morrow DA, de Lemos JA. Benchmarks for the assessment of novel cardiovascular biomarkers. *Circulation*. 2007;115:949–952.
61. Croft CH, Woodward W, Nicod P, et al. Clinical implications of anterior S-T segment depression in patients with acute inferior myocardial infarction. *Am J Cardiol*. 1982;50:428–436.
62. Mirvis DM. Physiologic bases for anterior ST segment depression in patients with acute inferior wall myocardial infarction. *Am Heart J*. 1988;116:1308–1322.
63. Abboud S, Berenfeld O, Sadeh D. Simulation of high-resolution QRS complex using a ventricular model with a fractal conduction system. Effects of ischemia on high-frequency QRS potentials. *Circ Res*. 1991;68:1751–1760.
64. Pettersson J, Pahlm O, Carro E, et al. Changes in high-frequency QRS components are more sensitive than ST-segment deviation for detecting acute coronary artery occlusion. *J Am Coll Cardiol*. 2000;36:1827–1834.
65. Ringborn M, Pettersson J, Persson E, et al. Comparison of high-frequency QRS components and ST-segment elevation to detect and quantify acute myocardial ischemia. *J Electrocardiol*. 2010;43:113–120.
66. Chaitman BR, Hanson JS. Comparative sensitivity and specificity of exercise electrocardiographic lead systems. *Am J Cardiol*. 1981;47:1335–1349.
67. Bar FW, Brugada P, Dassen WR, et al. Prognostic value of Q waves, R/S ratio, loss of R wave voltage, ST-T segment abnormalities, electrical axis, low voltage and notching: correlation of electrocardiogram and left ventriculogram. *J Am Coll Cardiol*. 1984;4:17–27.
68. Berry C, Zalewski A, Kovach R, et al. Surface electrocardiogram in the detection of transmural myocardial ischemia during coronary artery occlusion. *Am J Cardiol*. 1989;63:21–26.
69. Fuchs RM, Achuff SC, Grunwald L, et al. Electrocardiographic localization of coronary artery narrowings: studies during myocardial ischemia and infarction in patients with one-vessel disease. *Circulation*. 1982;66:1168–1176.
70. Iwasaki K, Kusachi S, Kita T, Taniguchi G. Prediction of isolated first diagonal branch occlusion by 12-lead electrocardiography: ST segment shift in leads I and aVL. *J Am Coll Cardiol*. 1994;23:1557–1561.
71. Blackburn H, Katigbak R. What electrocardiographic leads to take after exercise? *Am Heart J*. 1964;67:184–185.
72. Mason RE, Likar I. A new system of multiple-lead exercise electrocardiography. *Am Heart J*. 1966;71:196–205.
73. Mason RE, Likar I, Biern RO, Ross RS. Multiple-lead exercise electrocardiography: experience in 107 normal subjects and 67 patients with angina pectoris, and comparison with coronary cinearteriography in 84 patients. *Circulation*. 1967;36:517–525.
74. Tubau JF, Chaitman BR, Bourassa MG, Waters DD. Detection of multivessel coronary disease after myocardial infarction using exercise stress testing and multiple ECG lead systems. *Circulation*. 1980;61:44–52.
75. Koppes G, McKiernan T, Bassan M, Froelicher VF. Treadmill exercise testing. Part II. *Curr Probl Cardiol*. 1977;2:1–45.
76. Koppes G, McKiernan T, Bassan M, Froelicher VF. Treadmill exercise testing. Part I. *Curr Probl Cardiol*. 1977;2:1–44.
77. Chaitman BR, Bourassa MG, Wagniart P, et al. Improved efficiency of treadmill exercise testing using a multiple lead ECG system and basic hemodynamic exercise response. *Circulation*. 1978;57:71–79.
78. Miller TD, Desser KB, Lawson M. How many electrocardiographic leads are required for exercise treadmill tests? *J Electrocardiol*. 1987;20:131–137.
79. Chaitman BR. The changing role of the exercise electrocardiogram as a diagnostic and prognostic test for chronic ischemic heart disease. *J Am Coll Cardiol*. 1986;8:1195–1210.
80. Fleisher KE, Auerbach AD, Barnason SA, et al. 2014 ACC/AHA guideline on perioperative cardiovascular evaluation and management of patients undergoing noncardiac surgery: a report of the American College of Cardiology/American Heart Association Task Force on practice guidelines. *J Am Coll Cardiol*. 2014;64:e77–e137.
81. Kristensen SD, Knuuti J, Saraste A, et al. 2014 ESC/ESA Guidelines on non-cardiac surgery: cardiovascular assessment and management. The Joint Task Force on Non-cardiac Surgery: cardiovascular assessment and management of the European Society of Cardiology (ESC) and the European Society of Anaesthesiology (ESA). *Eur Heart J*. 2014;35:2383–2431.
82. Horacek BM, Wagner GS. Electrocardiographic ST-segment changes during acute myocardial ischemia. *Card Electrophysiol Rev*. 2002;6:196–203.
83. Carley SD. Beyond the 12 lead: review of the use of additional leads for the early electrocardiographic diagnosis of acute myocardial infarction. *Emerg Med (Fremantle)*. 2003;15:143–154.
84. Zimetbaum PJ, Josephson ME. Use of the electrocardiogram in acute myocardial infarction. *N Engl J Med*. 2003;348:933–940.
85. Drew BJ, Krucoff MW. Multilead ST-segment monitoring in patients with acute coronary syndromes: a consensus statement for healthcare professionals. ST-Segment Monitoring Practice Guideline International Working Group. *Am J Crit Care*. 1999;8:372–386, quiz 387–388.
86. Mangano DT, Browner WS, Hollenberg M, et al. Association of perioperative myocardial ischemia with cardiac morbidity and mortality in men undergoing noncardiac surgery: the Study of Perioperative Ischemia Research Group. *N Engl J Med*. 1990;323:1781–1788.
87. London MJ. The significance of perioperative ischemia in vascular surgery. In: Kaplan JA, ed. *Cardiothoracic and Vascular Anesthesia Update*. Vol 3. Philadelphia: Saunders; 1993:1–18.
88. Slogoff S, Keats AS. Randomized trial of primary anesthetic agents on outcome of coronary artery bypass operations. *Anesthesiology*. 1989;70:179–188.
89. London MJ. Perioperative myocardial ischemia in patients undergoing myocardial revascularization. *Curr Opin Anesthesiol*. 1993;6:98.
90. Botto F, Alonso-Coello P, Chan MT, et al. Myocardial injury after noncardiac surgery: a large, international, prospective cohort study establishing diagnostic criteria, characteristics, predictors, and 30-day outcomes. *Anesthesiology*. 2014;120:564–578.
91. van Waes JA, Nathoe HM, de Graaff JC, et al. Myocardial injury after noncardiac surgery and its association with short-term mortality. *Circulation*. 2013;127:2264–2271.
92. Karpati PC, Rossignol M, Pirot M, et al. High incidence of myocardial ischemia during postpartum hemorrhage. *Anesthesiology*. 2004;100:30–36, discussion 5A.
93. Constant J. *Learning Electrocardiography*. Boston: Little, Brown; 1981.
94. Bell C, Rimar S, Barash P. Intraoperative ST-segment changes consistent with myocardial ischemia in the neonate: a report of three cases. *Anesthesiology*. 1989;71:601–604.
95. Dalton B. A precordial ECG lead for chest operations. *Anesth Analg*. 1976;55:740–741.
96. Kaplan JA, King SB III. The precordial electrocardiographic lead (V_5) in patients who have coronary artery disease. *Anesthesiology*. 1976;45:570–574.
97. London MJ. Multilead precordial ST-segment monitoring: "the next generation? *Anesthesiology*. 2002;96:259–261.
98. London MJ, Hollenberg M, Wong MG, et al. Intraoperative myocardial ischemia: localization by continuous 12-lead electrocardiography. *Anesthesiology*. 1988;69:232–241.
99. Landesberg G, Mosseri M, Wolf Y, et al. Perioperative myocardial ischemia and infarction: identification by continuous 12-lead electrocardiogram with online ST-segment monitoring. *Anesthesiology*. 2002;96:264–270.
100. Martinez EA, Kim LJ, Faraday N, et al. Sensitivity of routine intensive care unit surveillance for detecting myocardial ischemia. *Crit Care Med*. 2003;31:2302–2308.
101. Breslow MJ, Miller CF, Parker SD, et al. Changes in T-wave morphology following anesthesia and surgery: a common recovery-room phenomenon. *Anesthesiology*. 1986;64:398–402.
102. Balaji S, Ellenby M, McNames J, Goldstein B. Update on intensive care ECG and cardiac event monitoring. *Card Electrophysiol Rev*. 2002;6:190–195.
103. Madias JE. Decrease/disappearance of pacemaker stimulus "spikes" due to anasarca: further proof that the mechanism of attenuation of ECG voltage with anasarca is extracardiac in origin. *Ann Noninvasive Electrocardiol*. 2004;9:243–251.
104. Brody DA. A theoretical analysis of intracavitary blood mass influence on the heart-lead relationship. *Circ Res*. 1956;4:731–738.
105. Lorne E, Mahjoub Y, Guinot PG, et al. Respiratory variations of R-wave amplitude in lead II are correlated with stroke volume variations evaluated by transesophageal Doppler echocardiography. *J Cardiothorac Vasc Anesth*. 2012;26:381–386.
106. Giraud R, Siegenthaler N, Morel DR, et al. Respiratory change in ECG-wave amplitude is a reliable parameter to estimate intravascular volume status. *J Clin Monit Comput*. 2013;27:107–111.
107. Cannesson M, Keller G, Desebbe O, Lehot JJ. Relations between respiratory changes in R-wave amplitude and arterial pulse pressure in mechanically ventilated patients. *J Clin Monit Comput*. 2010;24:203–207.
108. Spragg DD, Tomaselli GF. Principles of electrophysiology. In: Kasper DL, Fauci AS, Hauser B, eds. *Harrison's Principles of Internal Medicine*. 18th ed. New York: McGraw-Hill; 2012:1860–1866.
109. Montague BT, Ouellette JR, Buller GK. Retrospective review of the frequency of ECG changes in hyperkalemia. *Clin J Am Soc Nephrol*. 2008;3:324–330.

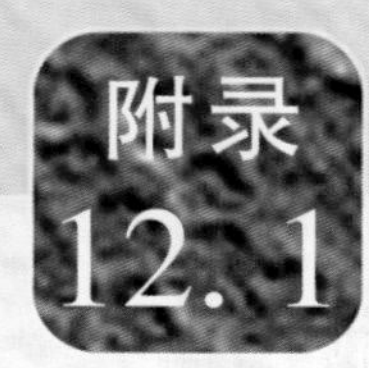

心电图集：心电图重要变化摘要

GINA C. BADESCU, MD | BENJAMIN SHERMAN, MD | JAMES R. ZAIDAN, MD, MBA | PAUL G. BARASH, MD

导联位置	电极	
	正极	负极
双极导联		
Ⅰ	LA	RA
Ⅱ	LL	RA
Ⅲ	LL	LA
加压单极导联		
aVR	RA	LA, LL
aVL	LA	RA, LL
aVF	LL	RA, LA
胸导联		
V_1	4 ICS-RSB	
V_2	4 ICS-LSB	
V_3	V_2 和 V_4 之间的中点	
V_4	5 ICS-MCL	
V_5	5 ICS-AAL	
V_6	5 ICS-MAL	

AAL，腋前线；ICS，肋间隙；LA，左臂；LL，左腿；LSB，胸骨左缘；MAL，腋中线；MCL，锁骨中线；RA，右臂；RSB，胸骨右缘。

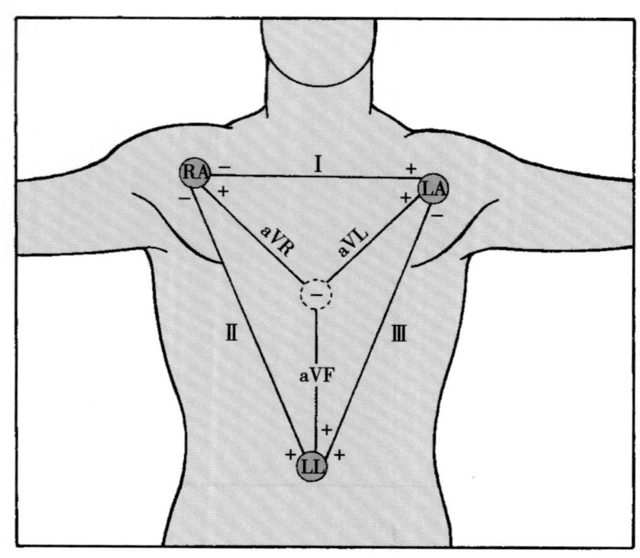

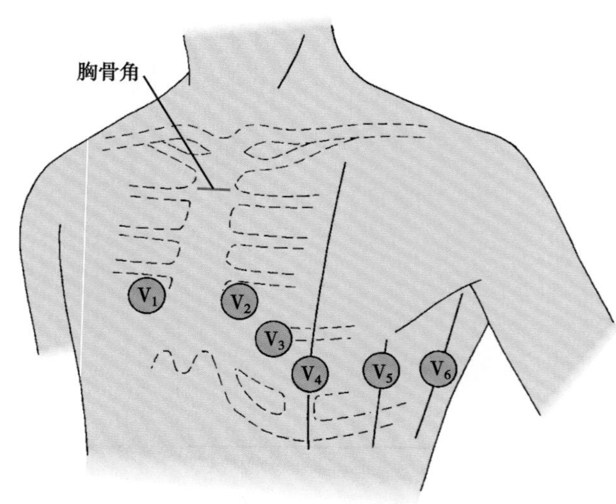

正常心电图:心动周期

正常心电图由波(P、QRS、T、U)和间期(PR、QRS、ST、QT)组成。

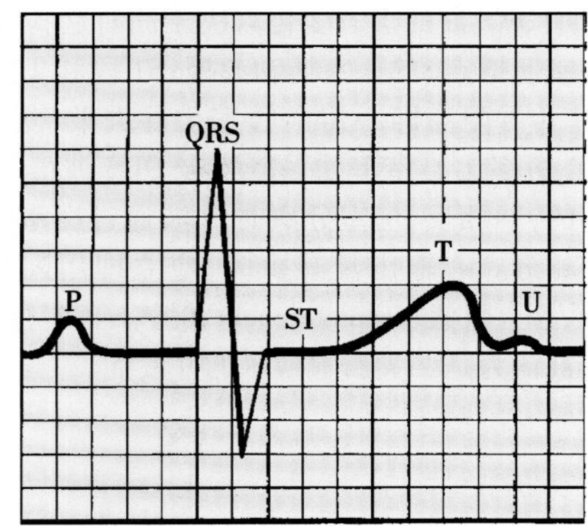

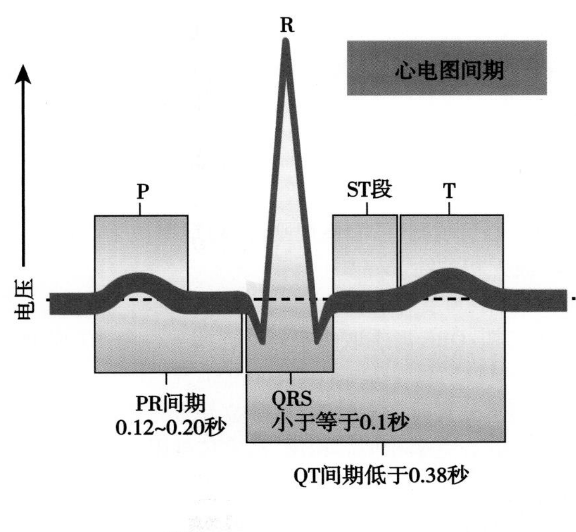

心房颤动

心率:可变(150~200 次/min)

节律:不规则

PR 间期:无 P 波;PR 间期不明显

QT 间期:QRS 正常

注:必须与心房扑动相区别:①是颤动线而不是扑动波;②扑动时心室率较快(>150 次/min)。心房收缩减少导致心输出量降低(10%~20%)。心房可能有附壁血栓形成。心室率低于 100 次/min。如果心室率<100 次/min,则认为已受控制。

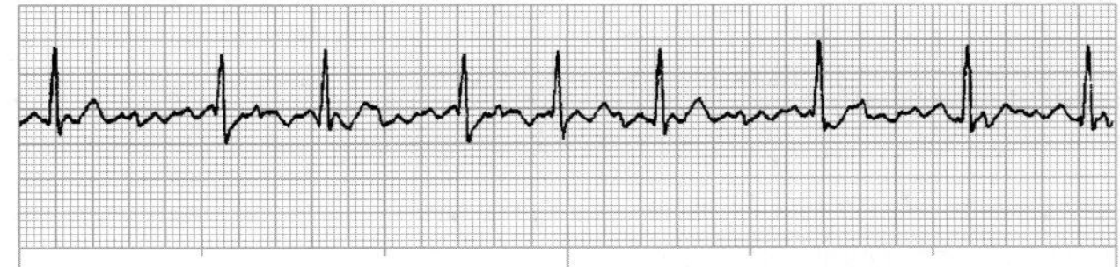

心房扑动

心率:快速,心房通常规则(250~350 次/min);心室通常规则(<100 次/min)

节律:心房和心室规则

PR 间期:扑动(F)波呈锯齿样;PR 间期不能测量

QT 间期:QRS 波通常正常;ST 段和 T 波不可识别

注:颈动脉窦按摩减慢心室率,从而简化对 F 波的识别。

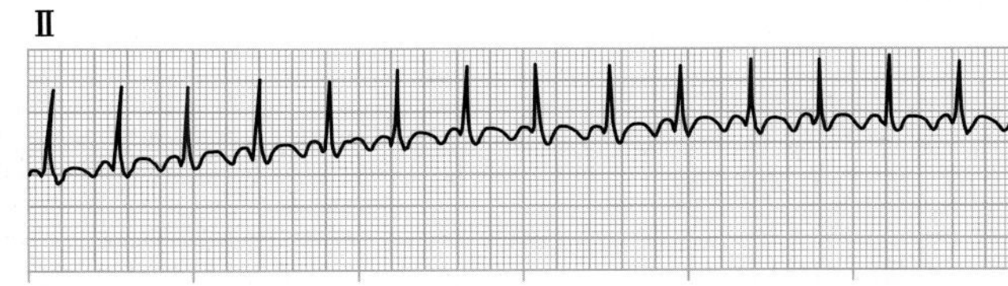

房室传导阻滞

一度

心率:60~100 次/min

节律:规则

PR 间期:延长(>0.20 秒)且连续

QT 间期:正常

注:其临床意义通常不大,可能是药物中毒的先兆。

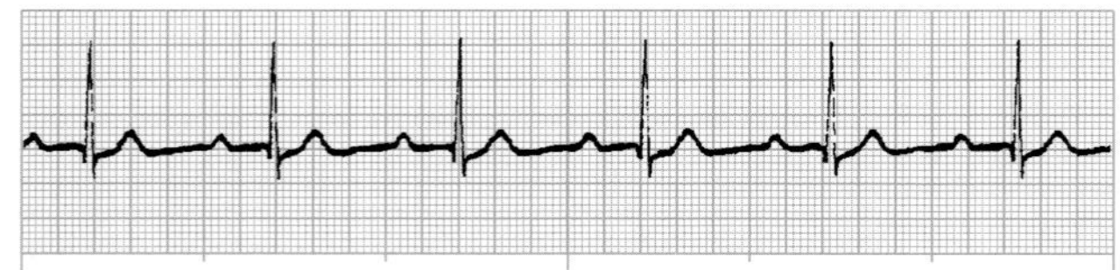

二度:莫氏Ⅰ型/文氏阻滞

心率:60~100 次/min

节律:心房规则;心室不规则

PR 间期:P 波正常;PR 间期进行性延长直至 QRS 波脱漏(心搏脱漏);脱漏后的 PR 间期小于正常

QT 间期:QRS 波群正常,但周期性脱漏

注:运动员和药物中毒时常见。

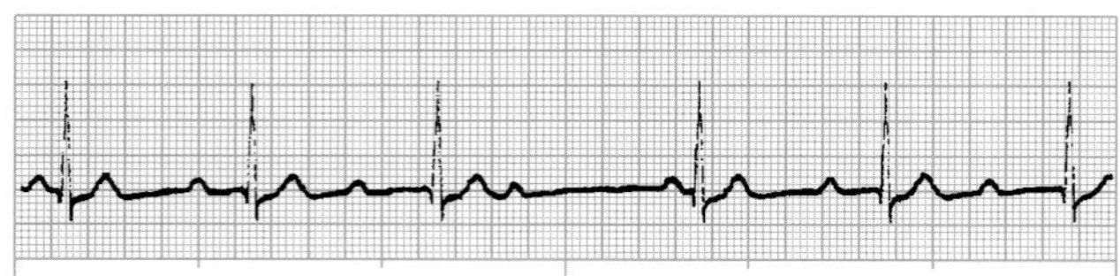

二度:莫氏Ⅱ型阻滞

心率:<100 次/min

节律:心房规则;心室规则或不规则

PR 间期:P 波正常但部分 P 波后无 QRS 波

QT 间期:正常,但是如果阻滞处于束分支水平,QRS 波会增宽。ST 段和 T 波可能异常,这取决于阻滞的位置

注:与莫氏Ⅰ型阻滞相比,PR 和 RR 间期是恒定的,与 QRS 波缺失无关。QRS 波越宽(传导系统中阻滞部位较低),心肌损伤量越大。

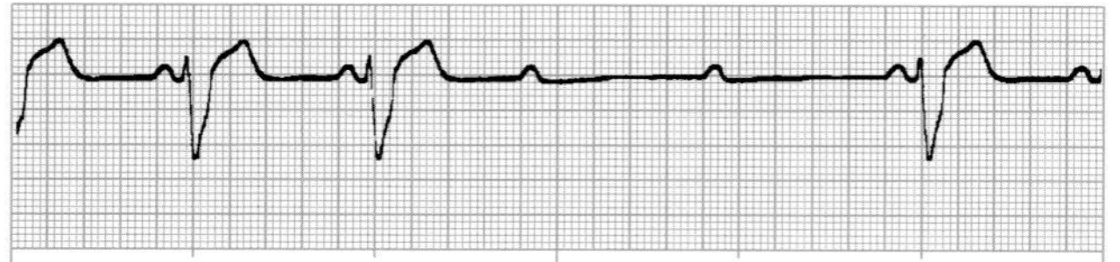

三度

心率:<45 次/min

节律:心房规则;心室规则;P 波与 QRS 波无相关性

PR 间期:可变,因为心房和心室独立跳动

QT 间期:QRS 波的形态变化取决于固有起搏系统(房室交界处与心室起搏点)的心室搏动起源;ST 段和 T 波正常

注:房室传导阻滞即心房向心室传导失败(无 P 波传导至心室)。心房率比心室率快。P 波与 QRS 波群无关(即它们是电断开的)。相反,房室分离时 P 波通过房室结传导,心房和心室率相近。心输出量减少时,应立即用阿托品(atropine)或异丙肾上腺素(isoproterenol)治疗。且考虑植入起搏器。这可以被认为是二尖瓣置换术的并发症。

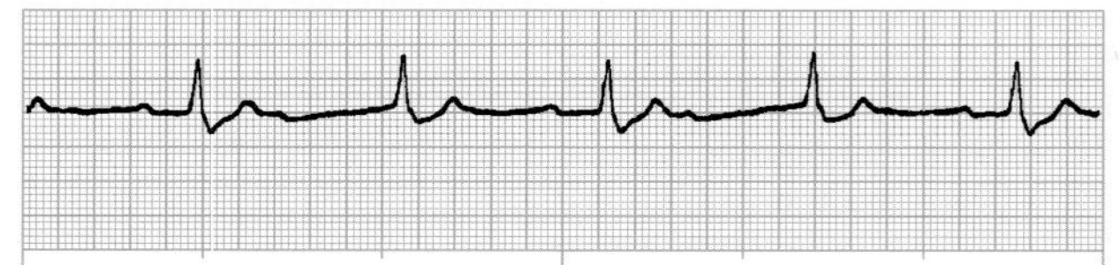

房室分离

心率:可变

节律:心房规则性;心室规则性;心室率快于心房率;P 波与 QRS 波无相关性

PR 间期:可变,因为心房和心室独立跳动

QT 间期:QRS 形态取决于心室起搏点位置;ST 段和 T 波异常

注:房室分离时,心房和心室独立跳动。P 波通过房室结传导,心房和心室率相似。相反,房室传导阻滞代表心房不能向心室传导(无 P 波传导至心室)。心房率比心室率快。p 波与 QRS 波群无关(即它们是电断开的)。洋地黄毒性可表现为房室分离。

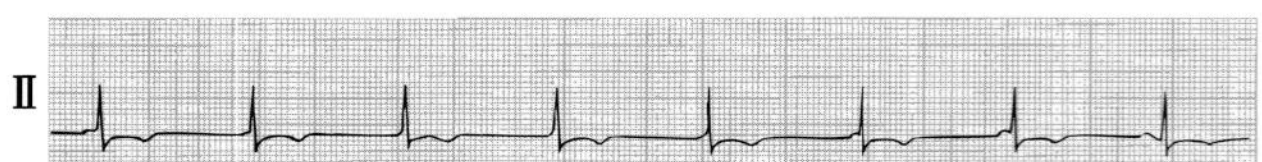

束支传导阻滞

左束支传导阻滞

心率:<100 次/min
节律:规则
PR 间期:正常
QT 间期:完全性左束支传导阻滞(left bundle branch block,LBBB;QRS>0.12 秒);不完全性左束支传导阻滞(QRS=0.10~0.12 秒);V_1 导联负向 RS 波;Ⅰ、aVL、V_6 导联 R 波增宽无 Q 或 S 波;ST 段和 T 波方向与 R 波相反

注:左束支传导阻滞见于严重心脏病且预后不良的患者。LBBB 患者,肺动脉导管的插入可能导致完全性心脏传导阻滞。

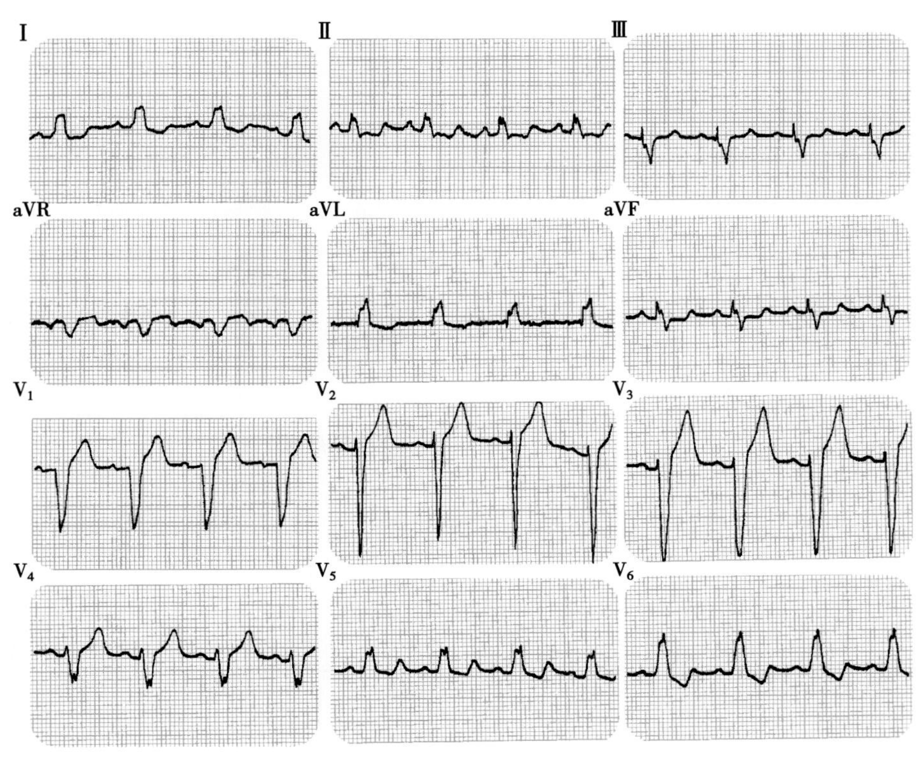

右束支传导阻滞

心率:<100 次/min
节律:规则
PR 间期:正常
QT 间期:完全性右束支传导阻滞(right bundle branch block,RBBB;QRS>0.12 秒);不完全右束支传导阻滞(QRS=0.10~0.12 秒);不同形态的 QRS 波;(V_1)rSR;RS 波,R 波增宽呈 M 形;ST 段和 T 波方向与 R 波相反

注:存在 RBBB 时,可能会出现心肌梗死(MI)的 Q 波。

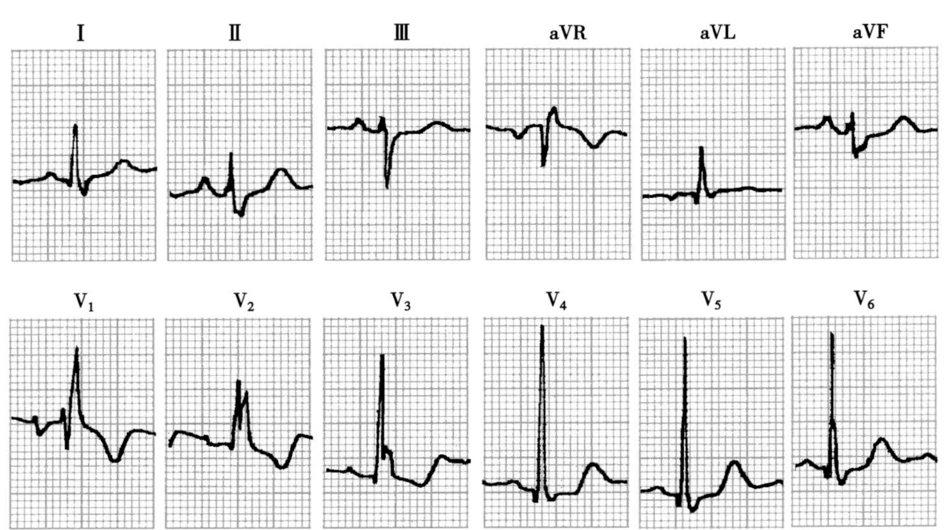

冠状动脉疾病

透壁性心肌梗死

心电图上出现 Q 波有助于诊断,预后较差,血流动力学受损更为明显。心律失常常使病程复杂化。小 Q 波可能是一个正常的变体。对于 MI,其 Q 波持续时间超过 0.04 秒,深度超过 R 波的三分之一(下壁 MI)。可用心电轴偏移区分下壁心肌梗死和右心室肥厚。

解剖部位	导联	心电图改变	冠状动脉
下壁	Ⅱ,Ⅲ,aVF	Q,↑ ST,↑ T	右

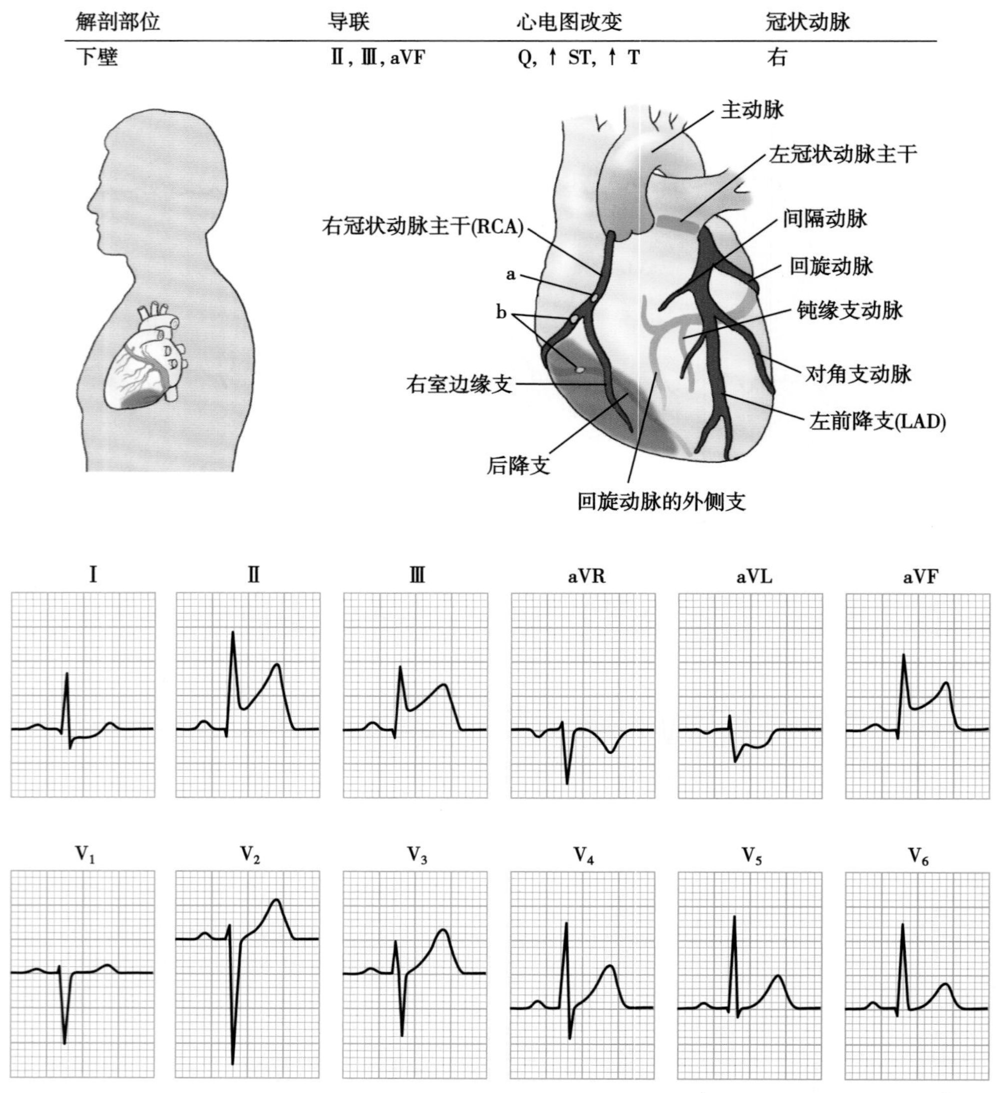

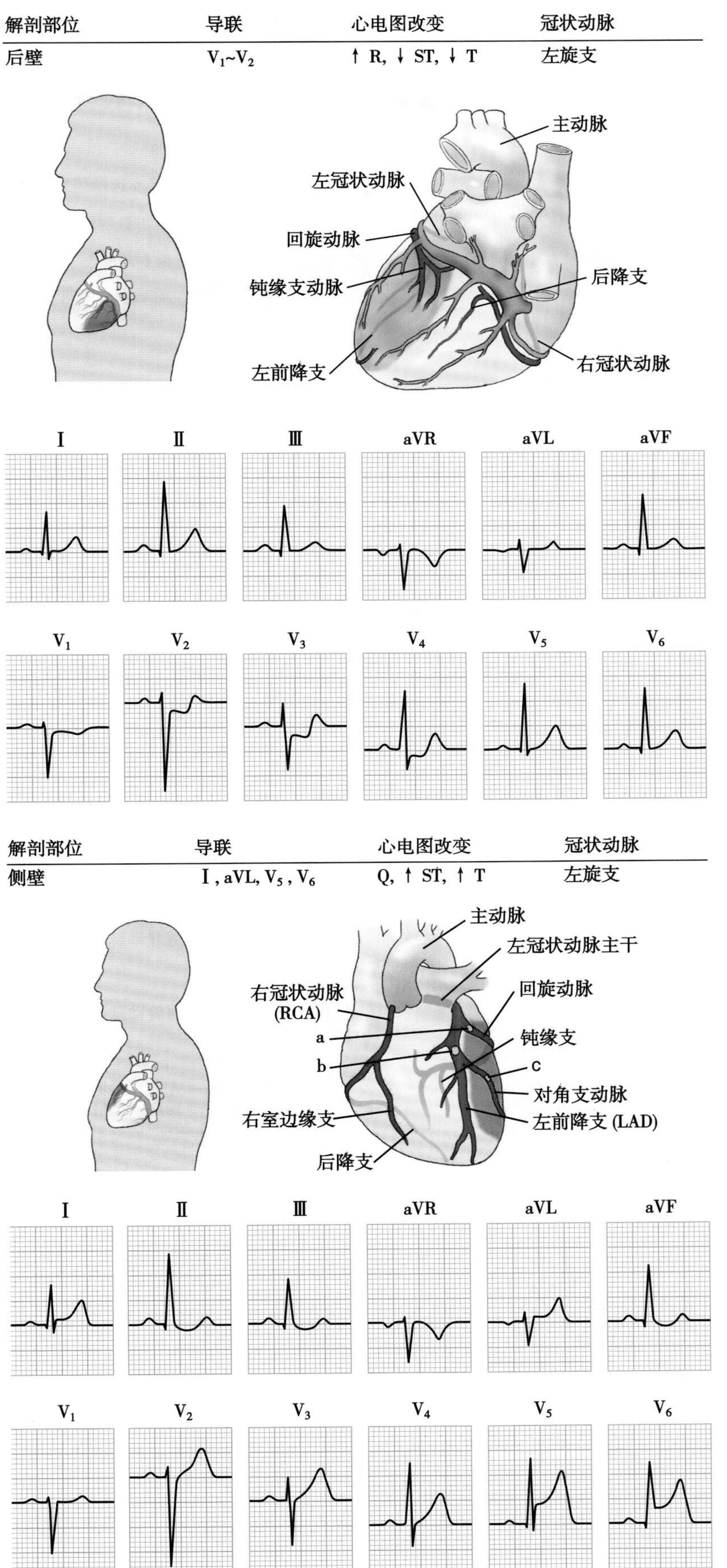

解剖部位	导联	心电图改变	冠状动脉
后壁	V_1~V_2	↑ R, ↓ ST, ↓ T	左旋支

解剖部位	导联	心电图改变	冠状动脉
侧壁	I, aVL, V_5, V_6	Q, ↑ ST, ↑ T	左旋支

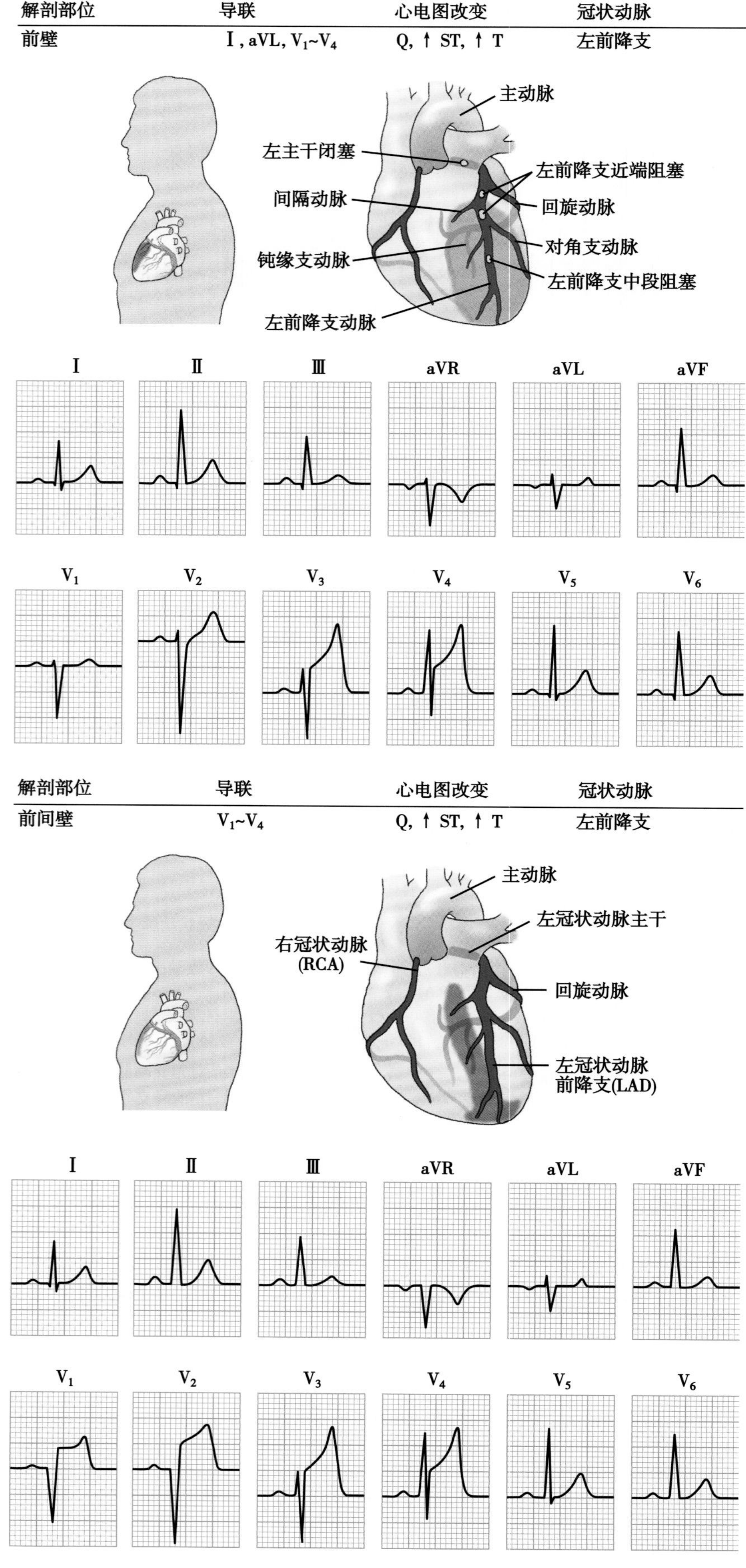

解剖部位	导联	心电图改变	冠状动脉
前壁	Ⅰ, aVL, V_1~V_4	Q, ↑ ST, ↑ T	左前降支

解剖部位	导联	心电图改变	冠状动脉
前间壁	V_1~V_4	Q, ↑ ST, ↑ T	左前降支

心内膜下心肌梗死

ST 段持续压低，T 波倒置且无 Q 波。这通常需要其他的实验室检查（如同工酶）确定诊断。冠状动脉病变部位与心电图上透壁 MI 相似。

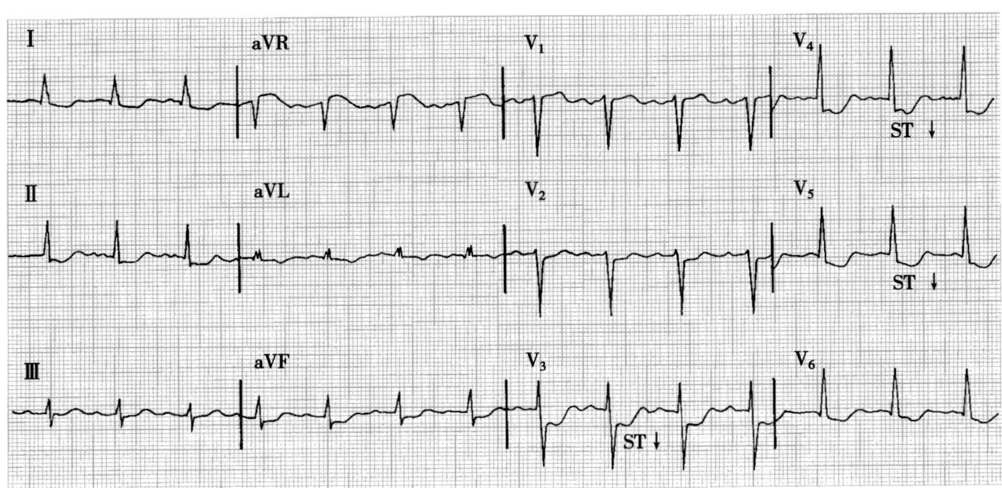

心肌缺血

心率：可变

节律：通常是规则的，但可能显示房性和/或室性心律失常

PR 间期：正常

QT 间期：ST 段压低；J 点下移；T 波倒置；传导干扰；冠状动脉痉挛（变异型）型 ST 段抬高；(A) 相对于 TP 段和 PR 间期基线的 ST 段偏移，(B) ST 段抬高，(C) ST 段压低

注：术中缺血通常出现于"正常"生命体征（如±20% 的术前值）。

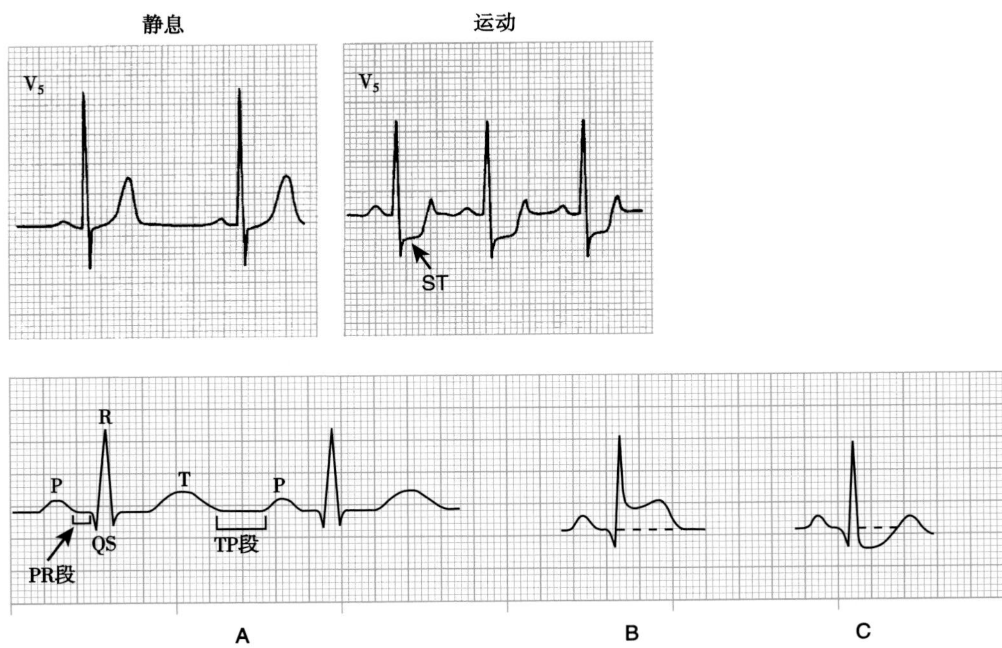

洋地黄效应

心率:<100 次/min
节律:规则
PR 间期:正常或延长
QT 间期:ST 段倾斜("洋地黄效应")

注:洋地黄毒性可能是许多常见心律失常的原因(如室性早搏,二度心脏传导阻滞)。异搏定(verapamil)、奎尼丁(quinidine)、胺碘酮(amiodarone)可导致血清洋地黄浓度增加。

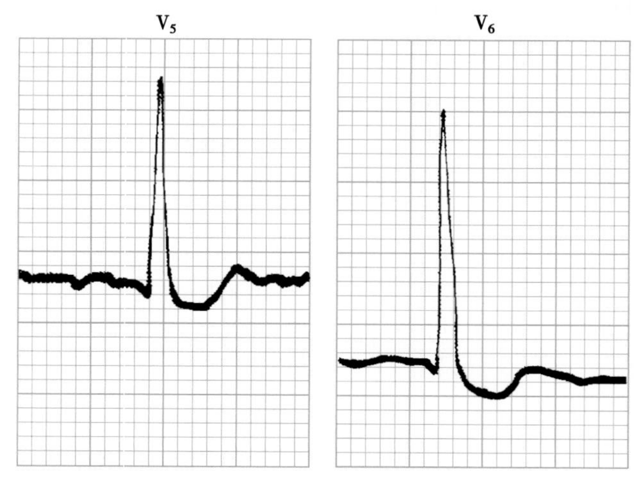

电解质紊乱

	↓钙	↑钙	↓钾	↑钾
心率	<100 次/min	<100 次/min	<100 次/min	<100 次/min
节律	规则	规则	规则	规则
PR 间期	正常	正常/延长	正常	正常
QT 间期	延长	缩短	正常	延长
其他			T 波低平 U 波	T 波高尖

注:心电图改变通常与血清钙无关。低血钙很少引起诸如低血钾情况下的心律失常。相反,血清钾浓度异常可通过心电图诊断。类似的,在临床范围内,镁的浓度罕见与特异性的心电图相关联。"u"(高度>1.5mm)波见于左主冠脉病变、某些药物作用以及长 QT 间期综合征。

钙

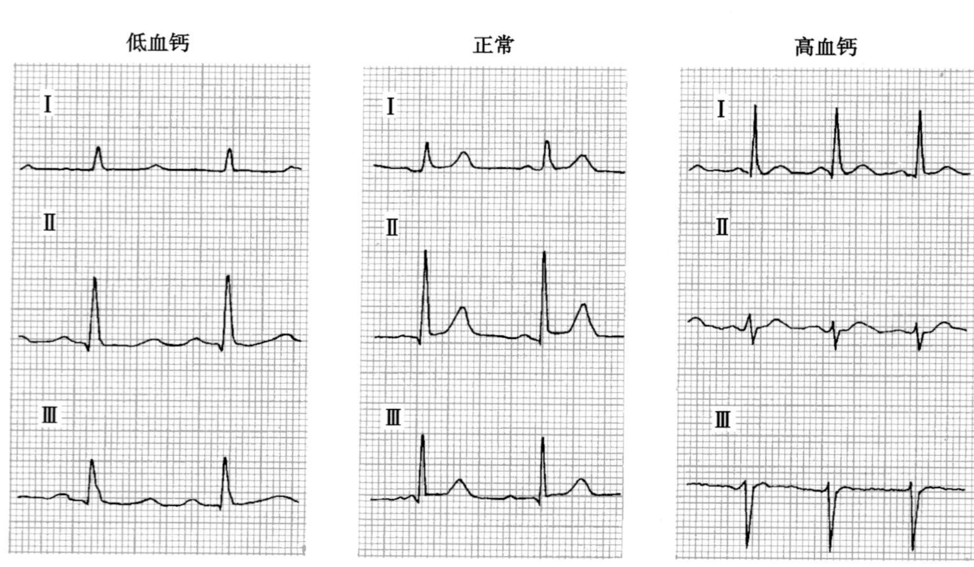

钾

低血钾(K^+=1.9mmol/L)

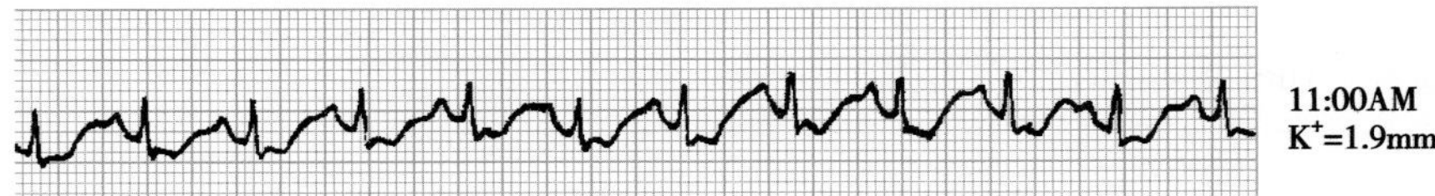

高血钾(K^+=7.9mmol/L)

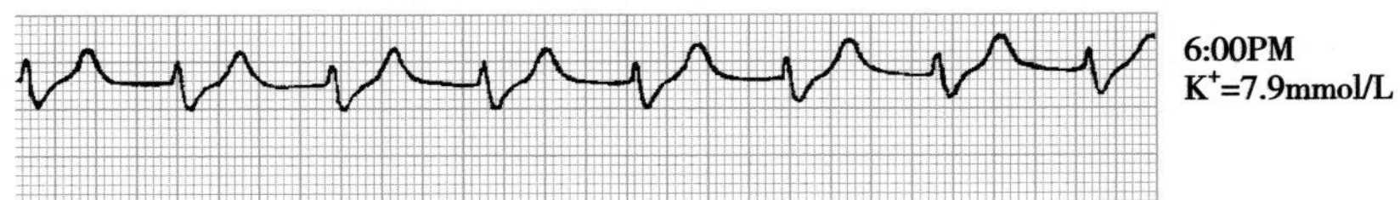

低体温

心率:<60 次/min
节律:窦性
PR 间期:延长
QT 间期:延长

注:体温低于 33℃时可见 ST 段抬高(J 点或 Osborn 波)。颤抖或者帕金森病引起的震颤会对心电图造成干扰并可能与心房扑动相混淆。这也可能是早期心室复极的正常变化。(箭头表示 J 点或 Osborn 波。)

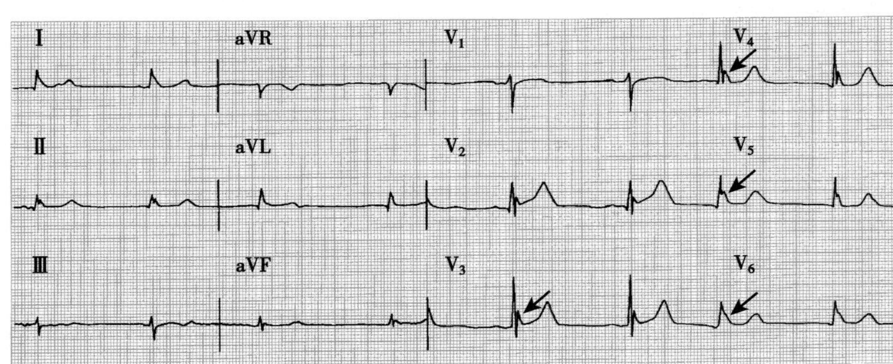

多源性房性心动过速

心率:100~200 次/min
节律:不规则
PR 间期:P 波连续出现且多变
QT 间期:正常

注:见于严重肺部疾病患者。颈动脉窦按压无效。当心率低 100 次/min 时,可能会出现游走性房性起搏点。这可能被误认为是心房颤动。治疗也是引起疾病的原因。

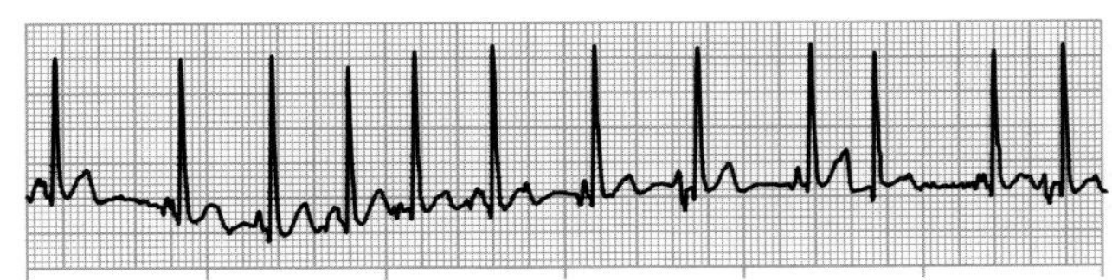

阵发性房性心动过速

心率：150~250 次/min

节律：规则

PR 间期：由于心动过速，P 波模糊难以区分；P 波可能位于 QRS 波之前、之后或重叠于 QRS 波

QT 间期：正常，但是 ST 段和 T 波可能难以区分

注：治疗取决于血流动力学损伤的程度。颈动脉窦按摩可以终止节律或降低心率。与清醒患者阵发性房性心动过速（paroxysmal atrial tachycardia，PAT）的处理相反，血流动力学不稳定的麻醉患者应优选同步电复律而不是药物治疗。

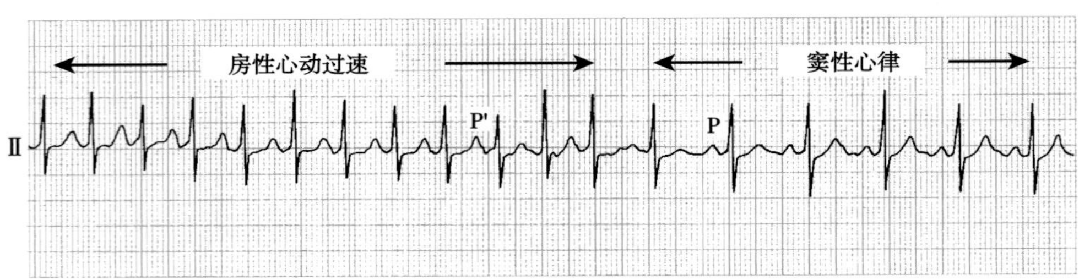

心包炎

心率：可变

节律：可变

PR 间期：正常

QT 间期：相比于 MI，在更多的导联上出现广泛的 ST 和 T 波变化，不伴有 Q 波

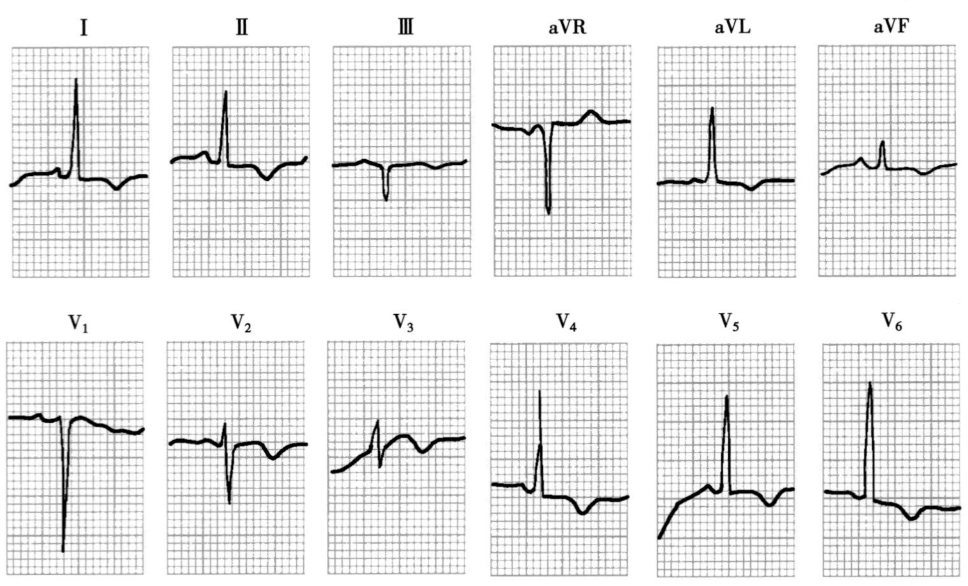

心脏压塞

心率：可变

节律：可变

PR 间期：P 波低电压

QT 间期：P、QRS 和 T 波电交替，伴有低电压以及每个心跳振幅变化

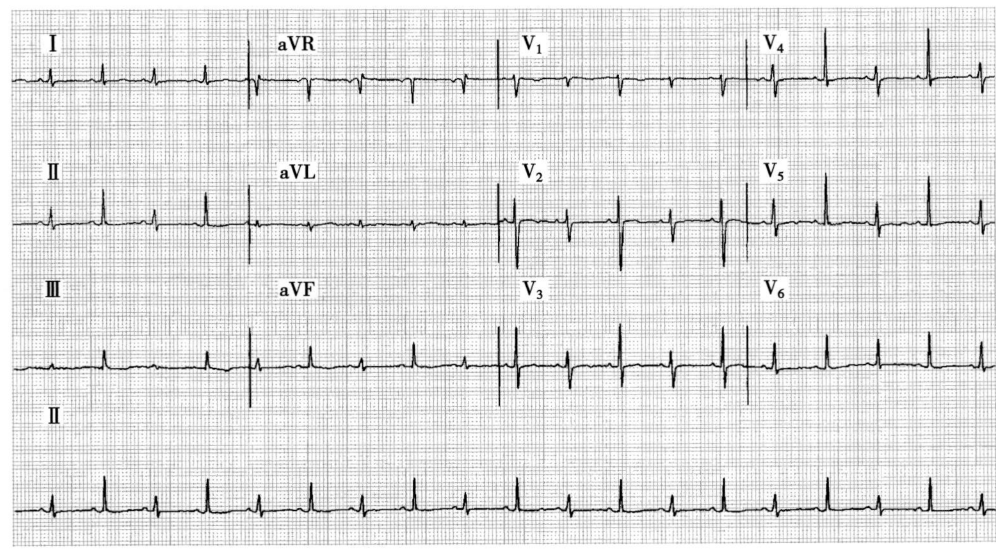

气胸

心率：可变

节律：可变

PR 间期：正常

QT 间期：正常

注：常见的心电图异常包括电轴右偏，QRS 振幅减小，以及 V_1 至 V_6 导联 T 波倒置。可区别于肺栓塞。它可能表现为电交替，因此，应排除心包积液。

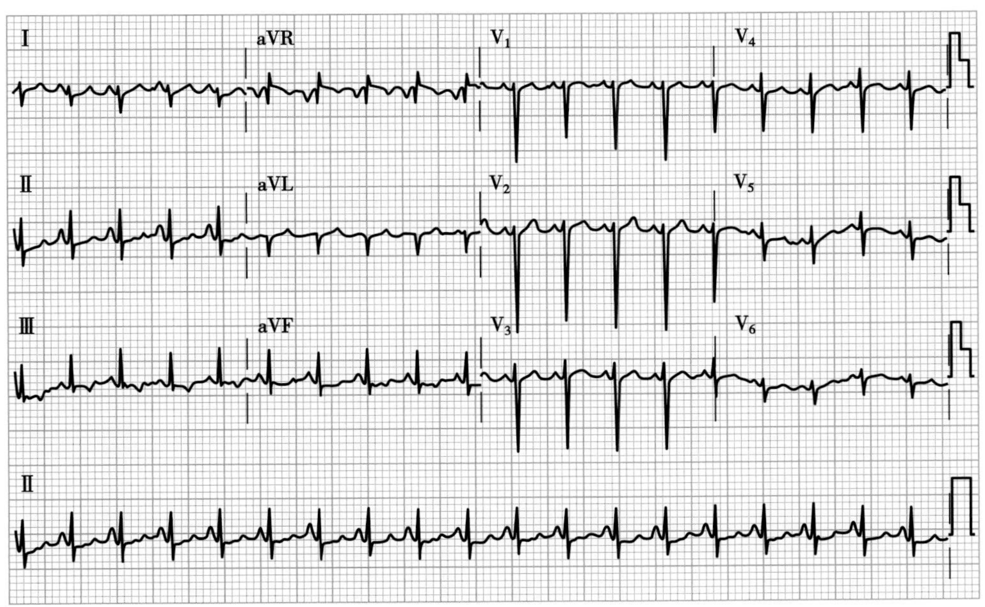

房性期前收缩

心率:<100 次/min

节律:不规则

PR 间期:P 波可能与前一 T 波重叠缺失;PR 间期变化

QT 间期:QRS 波正常;ST 段和 T 波正常

注:非传导性房性期前收缩(premature atrial contraction, PAC)外观类似于窦性停搏;PAC 的 T 波可能包含 P 波而发生变化。

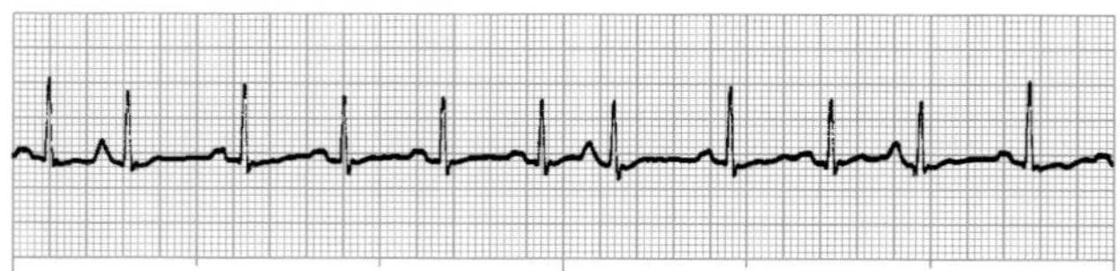

室性期前收缩

心率:通常<100 次/min

节律:不规则

PR 间期:P 波和 PR 间期缺失,P 波逆行传导

QT 间期:宽大 QRS 波(>0.12 秒);不能评估 ST 段(如缺血);T 波与代偿间歇 QRS 方向相反;第 4 次和第 8 次搏动为室性早搏

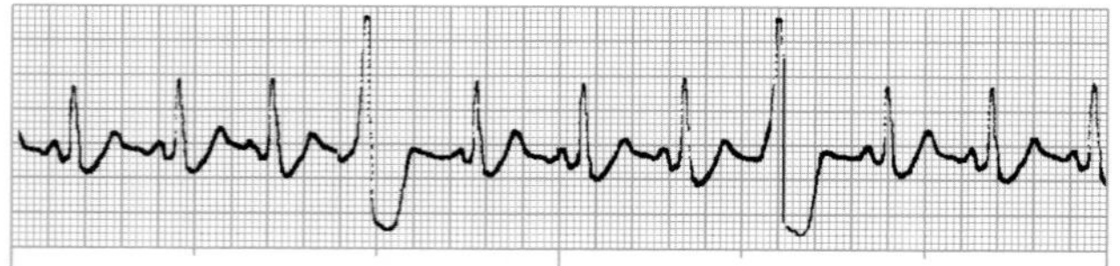

肺栓塞

心率:>100 次/min

节律:窦性

PR 间期:肺型 P 波

QT 间期:Ⅲ和 aVF 导联出现 Q 波

注:典型的心电图表现,T 波倒置和 $S_1Q_3T_3$ 也可见于右心室高压的 $V_1 \sim V_4$ 和右心室劳损(在 $V_1 \sim V_4$ 导联 ST 段压低)。它也可能表现为心房颤动或扑动。

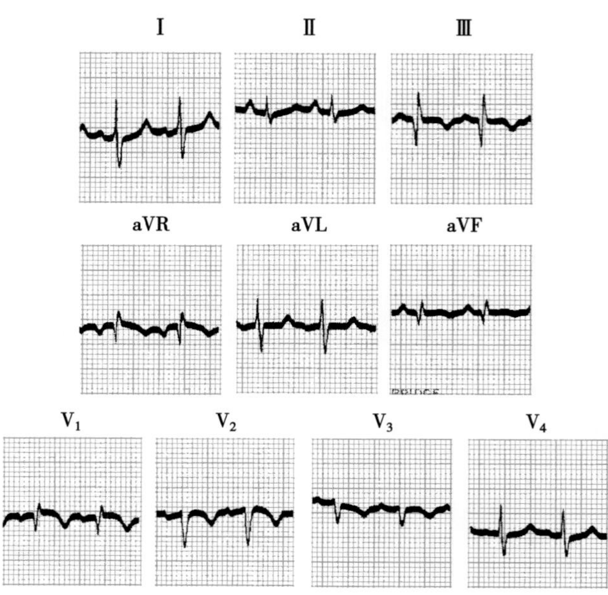

窦性心动过缓

心率:<60 次/min

节律:窦性

PR 间期:正常

QT 间期:正常

注:在受过训练的运动员中被看作是正常的。

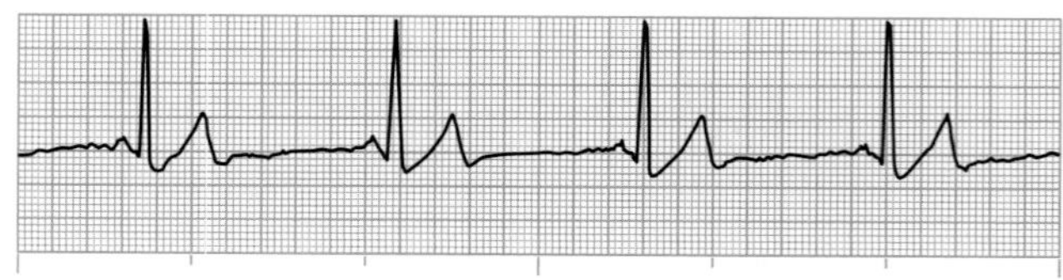

窦性心律失常

心率:60~100 次/min
节律:窦性
PR 间期:正常
QT 间期:R-R 间期可变

注:心率随吸气而增加,随呼气减少 10%~20%(呼吸影响)。与呼吸无关的窦性心律不齐可见于老年心脏病患者。也可见颅内压升高。

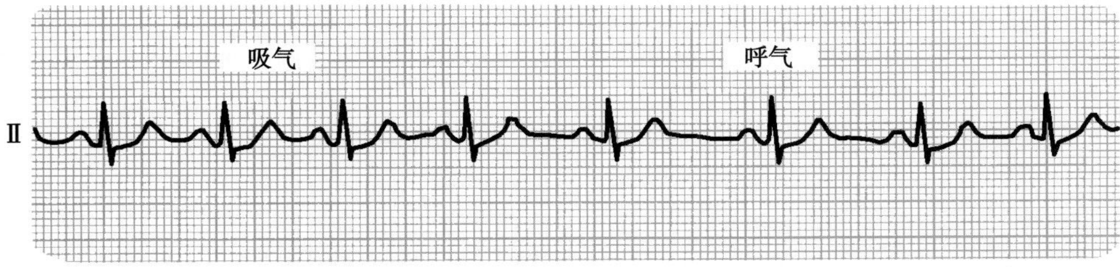

窦性停搏

心率:<60 次/min
节律:变化
PR 间期:可变
QT 间期:可变

注:节律取决于无窦房结刺激的情况下心脏起搏点的触发频率(心房起搏点,60~75 次/min;房室交界,40~60 次/min;心室,30~45 次/min)。交界性心律最常见。可能会出现临时 P 波(逆行性 P 波)。

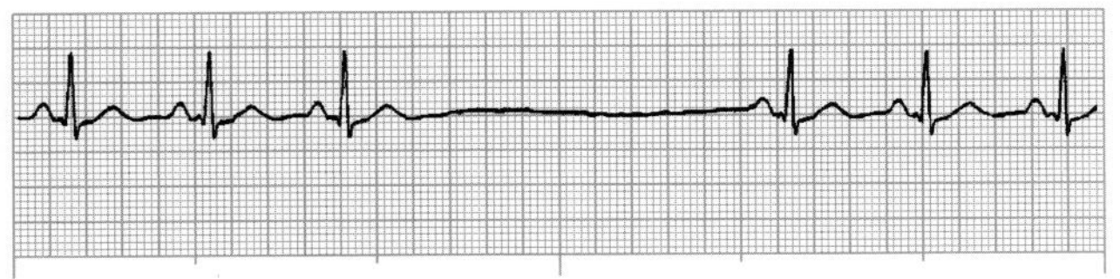

窦性心动过速

心率:100~160 次/min
节律:规则
PR 间期:正常;P 波可能很难发现
QT 间期:正常

注:应与 PAT 相区别。PAT 时,颈动脉窦按摩可终止心律失常。窦性心动过速可能会对迷走神经的刺激作出反应,而一旦刺激停止又会重新出现。

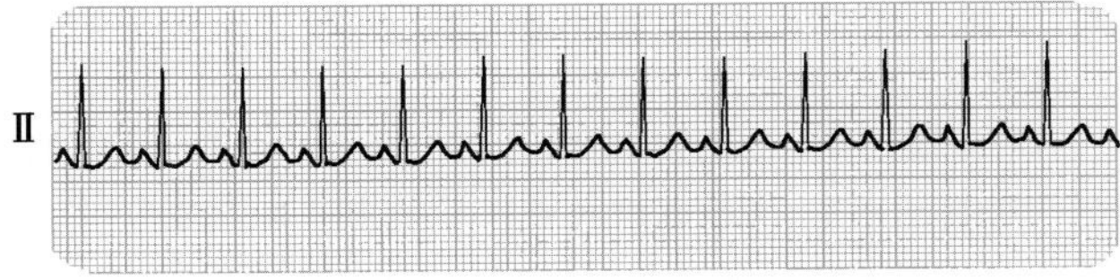

蛛网膜下隙出血

心率:<60 次/min

节律:窦性

PR 间期:正常

QT 间期:T 波倒置,加深而增宽,U 波突出;窦性心律失常;可能会出现 Q 波,类似于急性冠脉综合征

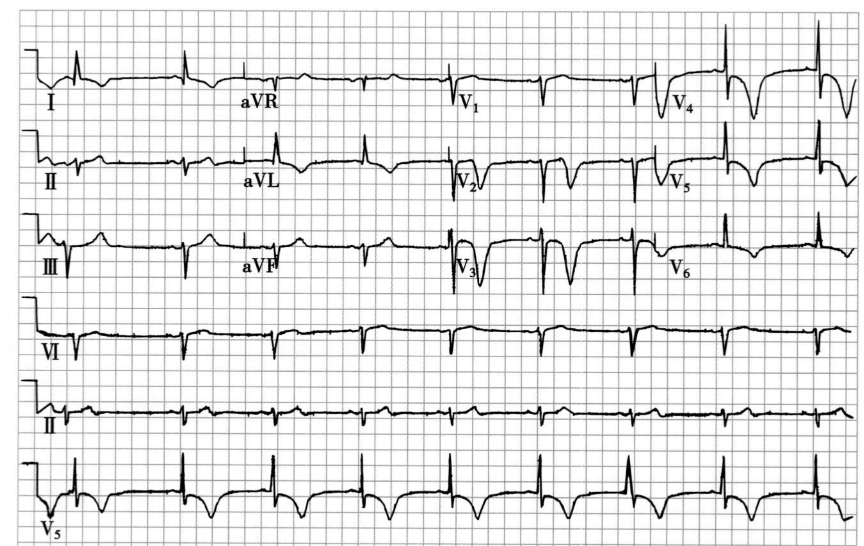

尖端扭转型室性心动过速

心率:150~250 次/min

节律:无心房成分;心室律规则或不规则

PR 间期:P 波隐藏于 QRS 波中

QT 间期:QRS 波通常增宽,其相位围绕中心轴线扭转变化(一些波指向上,一些波指向下);ST 段和 T 波难以分辨

注:这种类型的室性心动过速与 QT 间期延长有关。发生于电解质紊乱(如低血钾、低血钙、低血镁)和心动过缓时。给予一般抗心律失常药(如利多卡因、普鲁卡因胺)可能会导致尖端扭转型室性心动过速恶化。预防包括纠正电解质紊乱。治疗包括缩短 QT 间期,药物治疗或起搏;不稳定的多形性室性心动过速应立即行电除颤治疗。

持续性尖端扭转型室性心动过速

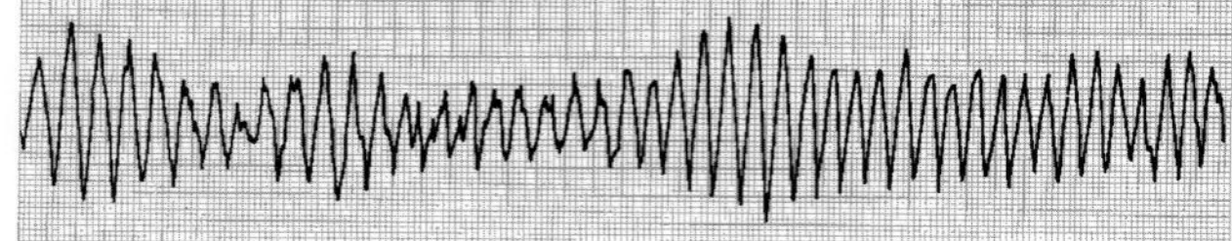

心室颤动

心率：缺失

节律：无

PR 间期：缺失

QT 间期：缺失

注："假室颤"可能是监护仪故障所致（例如心电图导联断开）。所以进行治疗之前应检查颈动脉搏动。

粗心室颤动

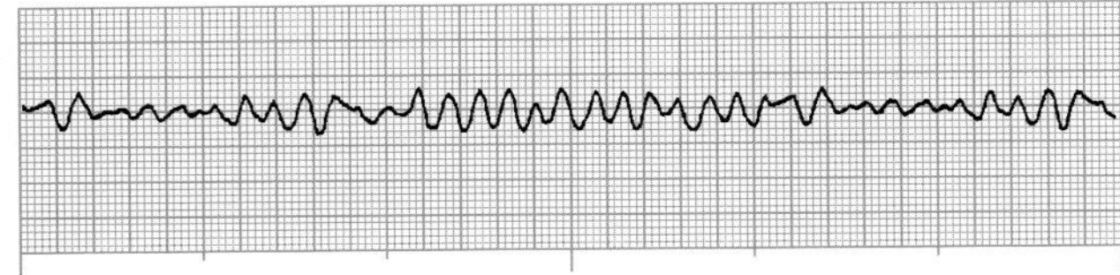

细心室颤动

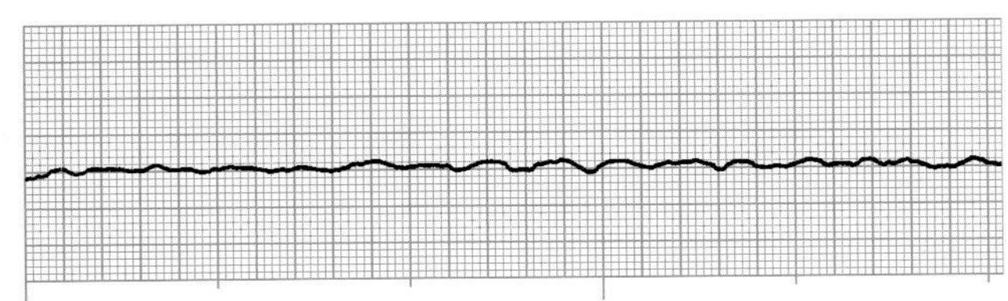

室性心动过速

心率：100~250 次/min

节律：无心房成分；心室率规则或不规则

PR 间期：缺失；QRS 波群可见逆行性 P 波

QT 间期：宽大畸形的 QRS 波；ST 段和 T 波难以辨认

注：出现血流动力学损伤时，应立即进行直流同步电复律。如果患者情况稳定，且为短时间的室性心动过速，首选药物治疗。应该区别于反常的室上性心动过速（supraventricular tachycardia with aberrancy，SVT-A）。代偿性暂停和房室分离提示心室提前收缩。而 P 波和 SR′(V_1)以及迷走神经刺激能减慢心率提示 SVT-A。

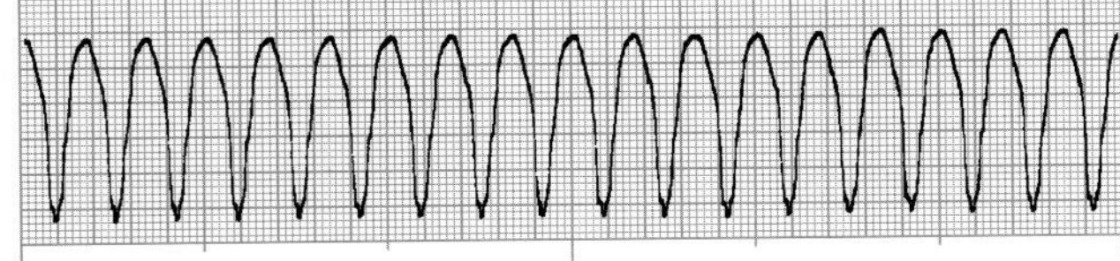

预激综合征

心率：<100 次/min

节律：规则

PR 间期：P 波正常；PR 间期缩短（<0.12 秒）

QT 间期：持续事件（>0.10 秒），QRS 波形复杂；A 型有 delta 波，RBBB，V_1 导联 QRS 波向上；B 型有 delta 波，V_1 导联 QRS 波向下；ST 段和 T 波通常正常

注：预激综合征时应避免使用地高辛，因为它可以通过辅助旁路（Kent 束）增加传导，并降低房室结传导；由此可能发生心室颤动。

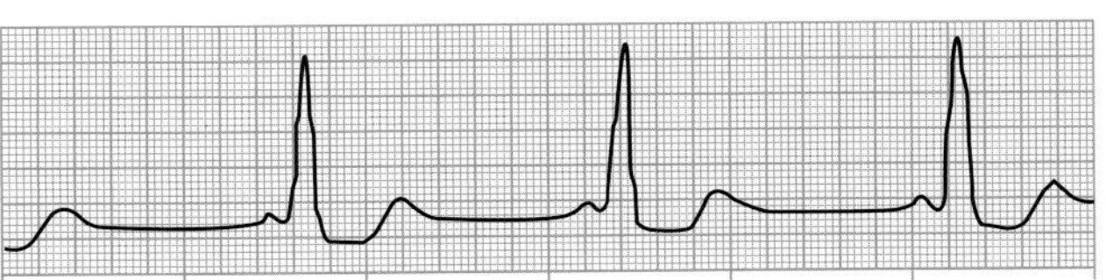

起搏器

心房起搏

当心房搏动是由房室结激动传导所致，使用该图所示的心房起搏。例如窦性心动过缓以及血压明显下降的交界性心律失常。（箭头指的是起搏器尖峰。）

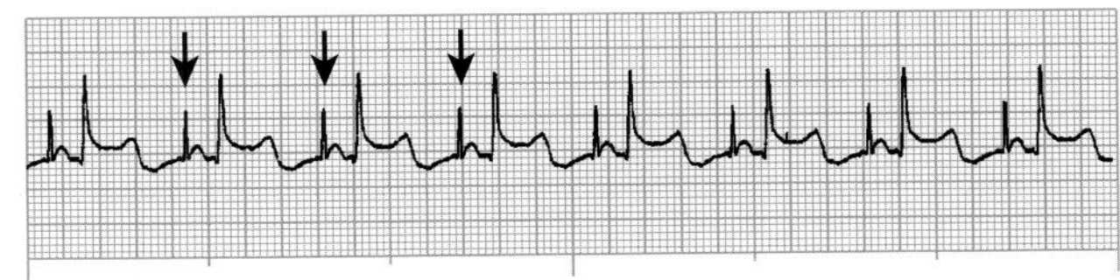

心室起搏

这种情况下，由于 QRS 波之前没有心房波（P 波）和起搏器尖峰，所以明显为心室起搏。心室起搏适用于伴有房室传导阻滞或心房颤动的心动过缓。（箭头指的是起搏器尖峰。）

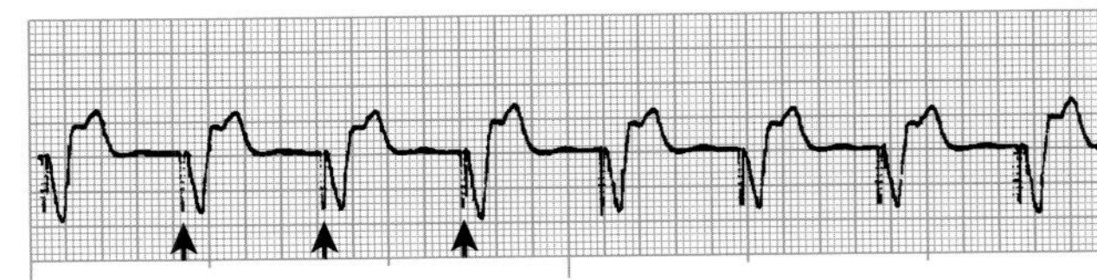

DDD 起搏

DDD 起搏器（发生器）是最常用起搏器之一，能对心房和心室进行感知和起搏。每个心房和心室波之前都有一个起搏器尖峰。

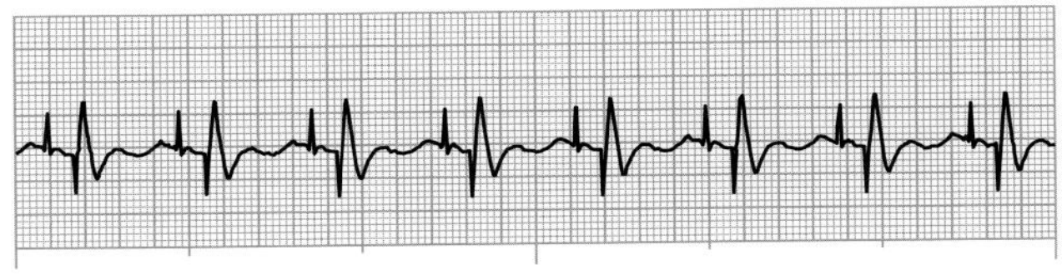

声明

本附录中的插图转载自 Aehlert B. *ECGs Made Easy*. 4th ed. St. Louis: Mosby; 2011; Goldberger AL. *Clinical Electrocardiography: A Simplified Approach*. 7th ed. Philadelphia: Mosby; 2006; Groh WJ, Zipes DP. Neurological disorders and cardiovascular disease. In: Bonow RO, Mann DL, Zipes DP, et al, eds. *Braunwald's Heart Disease: A Textbook of Cardiovascular Medicine*. 9th ed. Philadelphia: Saunders; 2012; Huszar RJ. *Basic Dysrhythmias: Interpretation and Management*. 2nd ed. St. Louis: Mosby Lifeline; 1994; and Soltani P, Malozzi CM, Saleh BA, et al. Electrocardiogram manifestation of spontaneous pneumothorax. *Am J Emerg Med*. 2009; 27: 750. e1-5.

（陈立建 译，顾尔伟 校）

参考书目

Aehlert B. *ECGs Made Easy*. 4th ed. St. Louis: Mosby; 2011:337.

Drew BJ, Ackerman MJ, Funk M, et al. Prevention of torsade de pointes in hospital settings: a scientific statement from the American Heart Association and the American College of Cardiology Foundation. *Circulation*. 2010;121:1047–1060.

Goldberger AL. *Clinical Electrocardiography: A Simplified Approach*. 7th ed. Philadelphia: Mosby; 2006:337.

Groh WJ, Zipes DP. Neurological disorders and cardiovascular disease. In: Libby P, Bonow RO, Mann DL, Zipes DP, eds. *Braunwald's Heart Disease: A Textbook of Cardiovascular Medicine*. 8th ed. Philadelphia: Saunders; 2008:2135–2154.

Huszar RJ. *Basic Dysrhythmias: Interpretation and Management*. 2nd ed. St. Louis: Mosby Lifeline; 1994:453.

Mirvis DM, Goldberger AL. Electrocardiography. In: Libby P, Bonow RO, Mann DL, Zipes DP, eds. *Braunwald's Heart Disease: A Textbook of Cardiovascular Medicine*. 8th ed. Philadelphia: Saunders; 2008:149–194.

Salonti J, Malozzi CM, Saleh BA, et al. Electrocardiogram manifestation of spontaneous pneumothorax. *Am J Emerg Med*. 2009;27:750.e1–e5.

Thaler MS. *The Only EKG Book You'll Ever Need*. 6th ed. Philadelphia: Wolters Kluwer/Lippincott Williams & Wilkins; 2010:326.

13 心血管系统监测

ALEXANDER J. C. MITTNACHT, MD | DAVID L. REICH, MD | MICHAEL SANDER, MD | JOEL A. KAPLAN, MD, CPE, FACC

要 点

1. 严重心血管疾病患者及血流动力学快速变化的手术患者应全程监测血流动力学。
2. 心脏手术患者标准的监测内容包括:有创动脉血压、心电图、中心静脉压、尿量、体温、呼末二氧化碳、脉搏血氧饱和度及血气分析。
3. 是否附加监测项目取决于患者的情况、手术和环境等因素。目前没有证据显示高级别监测能改善患者的结局,是否有潜在益处需要进一步评估。
4. 心血管麻醉医师协会和美国心脏超声协会发表了术中经食管心脏超声(transesophageal echocardiography,TEE)指南(见第 14~17 章)。推荐心脏手术患者使用 TEE,除非有探头插入禁忌证。
5. 围手术期经胸心脏超声对患者的干扰小于 TEE。
6. 超声引导血管穿刺已成为常规。
7. 肺动脉导管(pulmonary artery catheter,PAC)的应用逐渐减少。已发表的 PAC 使用指南没有特别针对心脏手术,许多医师仍然使用 PAC 指导低心排或者肺动脉高压的治疗。
8. 非侵袭性神经监测逐步拓展,包括局域氧饱和度(脑氧测定)和改良的脑电监测(如双频谱指数)(见第 18 章)。
9. 更多的创伤性监测技术,例如左心房或者冠状窦压力,脑脊液压力测定,仅适用于特殊情况。
10. 微创和非创伤性血流动力学评估技术仍在发展,虽然功能和准确度在提高,但应用于心脏手术患者监护仍需进一步评估。

血流动力学监测

监测仪器的实用性一直在提升,这些设备从完全无创到高侵入性,如肺动脉导管(PAC)。基于经常使用的低侵入性监测技术以及非侵入性监测采取的干预措施存在固有的风险,例如给低脑氧患者输血时。为了最好使用任何监测手段,从信息中得到的收益必须大于可能的并发症,风险-收益比值是高度变化的,必须根据临床可能出现的情况单独评估。

对于那些正在进行心脏或者非心脏手术且伴有高心血管发病率的许多患者来说,收益大于风险,这就解释了侵入性监测的广泛应用的原因。虽然结果的变化很难证实,但是合适的血流动力学监测方法应该能够降低主要心血管并发症的发生率。这是基于从这些监护仪器上获得的数据被正确解析和改善结局的治疗措施被及时实施的设想上。

标准化手术患者监护已经在美国麻醉医生协会指南中被定义[1]。对于进行心脏或者非心脏手术可能大量体液转移或者血流动力学不稳定的患者来说,侵入性血压测量被广泛应用,这也方便动脉血标本采集。经食管超声心动图(TEE),一种低侵入性的方法,能够提供大量血流动力学数据和其他诊断数据,这种方法在第 14~17 章被描述。心脏麻醉医生协会和美国超声医学会出版了术中 TEE 的建议[2]。除非有嵌入探查的禁忌证,建议对所有心脏手术患者都使用 TEE。非侵入性大脑监测的作用正在扩大,包括区域氧饱和度(脑氧测量)和经处理的脑电图(如双频谱指数)。由于没有关于这些方法的指南,许多机构经常给心脏手术患者使用某种神经监测,框 13.1 总结了通常在心脏和非心脏手术中使用的监测方法。

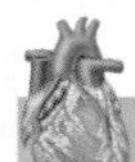

框 13.1 心脏手术患者标准监测

- (有创)血压
- 心电图
- 脉搏血氧饱和度
- 二氧化碳监测
- 体温
- 中心静脉压
- 经食管超声心动图
- 尿量
- 间断取动脉血样进行血气和实验室分析
- 神经监测(脑氧含量,经处理的脑电图)

下一层次的监测方法通常更具侵入性,包括经 PAC 热稀释心输出量(cardiac output,CO)和其他 CO 监测,以及胸主动脉术中脑脊液压力监测(见第 23 章),还有更少见的左心房压力(left atrial pressure,LAP)监测。这些复杂数据的解释需要一个熟悉患者全部情况和监测方法限制因素的明智的医生来完成。另外,随着低创伤性手术技术的扩展,麻醉医生越来越多参与到指导心肺分流插管和提供足够的心脏保护技术中。这包括在冠状窦(coronary sinus,CS)逆行心脏停搏和压力监测。更高级别的监测方法在框 13.2。

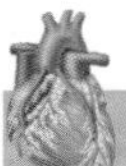

框 13.2 针对特殊患者的扩展监测

- 逆行心脏停搏压力
- 肺动脉导管
- 心输出量测量
- 左心房压
- 脑脊液压力

动脉血压监测

心脏和大型非心脏手术的麻醉通常由于血压的快速突然变化而变得复杂。突然大量失血、心脏直接受压、静脉狭窄所致回流障碍，腔静脉和主动脉导管置入，以及心律失常和可能影响右心室射血和肺静脉回流的操作都会引起血流动力学不稳定。因此，能够监测血压急性变化的安全可靠的测量方法是必不可少的。许多在临床上使用的无创性血压测量方法随后将在本章讨论。虽然无创监测技术有了很大进步，迄今为止仍没有哪种无创设备被证明是适合于监测心脏手术的。所以直接血管内监测仍然是金标准，它能提供连续的、心动周期内的动脉血压和波形监测，同时保证了频繁的动脉血气分析抽血采样得以实现。

总体原则

动脉血压波形理想的测量方法应在升主动脉进行。在外周动脉中测量的血压和在中心动脉测量的血压会因为信号沿动脉系统下传时动脉波形扭曲而不同。高频部分消失，如重搏波切迹消失，收缩峰上升，舒张低谷下降，传导延时出现。这些变化是由于外周动脉顺应性的降低和动脉系统压力波的反射和共振所致[3]。这种效应在足背动脉最为明显，足背动脉的收缩压比中心动脉压高 10～20mmHg，而舒张压低 10～20mmHg（图 13.1）[4]。尽管存在差异，通常情况下外周动脉测量的平均动脉压和中心动脉测量的平均动脉压数值基本相同。心肺分流后，外周动脉测量平均动脉压在一定时间内明显低于中心动脉测量平均动脉压[5,6]。

血压的高低取决于心输出量和体循环血管阻力。从概念

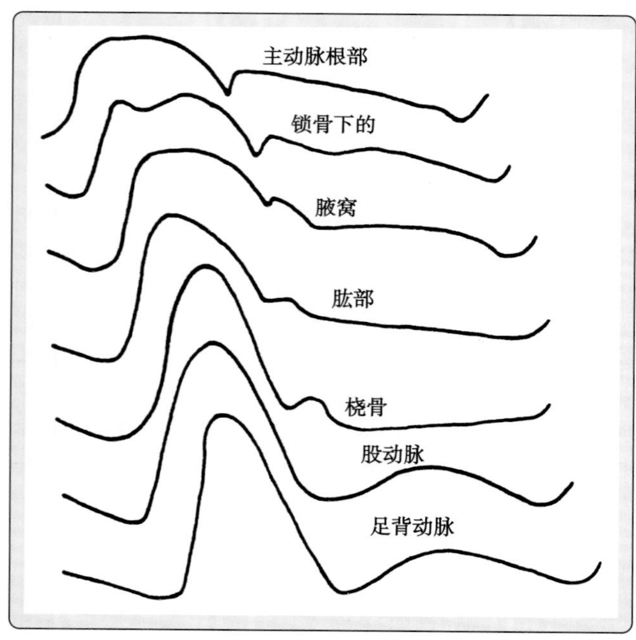

图 13.1 动脉血压的波形改变主要根据动脉内导管的位置。图上的改变显示从中心（顶）到外周（底）逐渐改变。这些改变由前波的传播和波反射造成。在外周收缩压更高，舒张压更低，平均压降低很小。（*Modified from Bedford RF. Invasive blood pressure monitoring. In*：*Blitt CD*，*ed.* Monitoring in Anesthesia and Critical Care. *New York*：*Churchill Livingstone*；*1985*：*505.*）

上讲类似于欧姆定律（电压=电流×电阻），血压类似于电压，心输出量类似于电流，体循环阻力类似于电阻。血压上升反映了心输出量和/或体循环阻力的上升。

平均动脉压在评估所有终末器官血流灌注中可能是最有用的参数。平均动脉压力可以通过整合实时动脉波形或者用公式计算测定：平均动脉压=［收缩压+（2×舒张压）］/3。心脏的血流灌注不同于大多数其他器官，左心室冠脉灌注通常发生在舒张期，右心室的冠脉血流在收缩期和舒张期都有。但是在右心室肥厚和肺动脉高压患者中，右心室血流灌注在右心室收缩期显著下降，从而更加依赖于心动周期中的舒张期和舒张压[7,8]。

可以从动脉波形中获得额外的信息以进行实时血压测量[9]。例如，动脉波形上升支的斜率和压力的倒数有关系，也可以直接估测心肌收缩。但这个信息并不是总是可靠，因为体循环阻力上升也可以引起动脉波形斜率的上升。动脉脉搏波形可以用来估测每搏量和心输出量。机械通气患者呼吸周期内的明显收缩压变化提示血容量减少[10-12]。脉搏压力降低和动脉压力曲线下面积减小提示低心输出量。然而，压力转换中的技术错误和心脏病理状态使得对参数的解读变得复杂。

压力测量系统的组成部分

在动脉或静脉中的压力波形代表着在心腔中引发的力的传导。这些力的测量需要能把机械能量转化为电信号的设备。血管内压力测量系统的组成包括血管内导管、连接好的充满液体的导管、机电传感器、电子分析器和电子储存和显示系统。对于动脉血压测量来说，建议使用短细的导管置管（20号或更小），因为他们有更好的动力反应性，与粗导管相比也更不容易形成血栓[13]。和血管内导管连接的构件被称为末端压力构件[14]。当血流突然在导管尖端停止的时候，大约会增加 2～10mmHg 的压力。相反的，导管端血块会阻塞传感系统，降低脉搏压力。配套系统通常包括压力导管，活塞和连续冲洗设备。这是监测动脉压力曲线的主要设备。血管导管应该用连续的盐水冲洗（1～3ml/h）。肝素并不作为冲洗溶液的常规推荐，因其可增加敏感患者中引起血小板减少症的风险。压力传感器的功能就是将机械压力转换成电流或者电压，可通过在惠特斯顿桥式电路中增加一个可变电阻器实现。电阻器根据通过液柱传导的机械压力改变电阻。为了避免直接接触，电阻器与液柱和血液通过隔板隔离起来。生产者采用了每毫米汞柱 5μV 的标准电压刺激，所以理论上传感器适用于各类监护仪[15]。现代一次性传感器已经被校准而且通过了生产标准，这就避免了因为零点移动所需要的再次校准所带来的困难。虽然如此，传感器-电缆-监护输入连接中仍能出现零点的改变。没有被发现的零点改变是一个严重的问题，可能导致没有保证的甚至是有潜在有害的干预措施。传感器系统临床使用存在的问题主要在于传感器相对患者放置水平是否合适。如果需要精确的测定血压，特别是在低血压状态下精确确定压力值，需要精确的将传感器放置同心脏高度水平。最常用的方法是将传感器准确放置于腋中线。或者是，手术野中引出的充满液体的导管连接到传感器，并调节传感器高度直到压力读数为零。这里必须要说一下的是传感器调

零校准和传感器高度校平是不同的。这个问题同动脉压力测量没有临床相关性,但会导致相反的处理并造成错误。

压力测量系统的特点

压力测量系统的动力反应性取决于它固有频率和阻尼[16]。这个就像用指头堵住传感器导管的一端一样。监护仪显示出的波形在基准线上下快速地振荡(固有频率),最后由于系统的摩擦力迅速回到基准线(阻尼)。如果传感器-管路-导管本身的频率和动脉压力正弦波形的频率相近(通常小于 20Hz),那么动脉压力波形的波峰和波谷会被放大。这被称为系统的共振(图 13.2)。如果想在高心率上仍能精确测量动脉压力,它的固有频率应该更高。压力传感器的固有频率至少应该是所测量正选波形频率的 8 倍。所以说对于一个最高 180 次/min 的心率来说,要求的最小固有频率是 24Hz [(180×8)/60 秒][17]。没有导管的空传感器的动态频率通常更高,在 200~500Hz 的范围内。但是安装了传感器导管和三路活塞显著降低了固有频率。总体上来说,传感器管道越长,对系统的固有频率下降程度越大,更容易放大收缩压的高度(波峰)和舒张压的深度(波谷)[16,18]。Boutros 和 Albert[19] 发现通过改变低顺应性的导管的长度从 15cm 到 183cm,固有频率从 34Hz 降到了 7Hz。随着压力传导系统固有频率的降低,通过更长导管测得的收缩压超过参考压力值达 17.3%。相反的,降低导管的长度能提高固有频率。

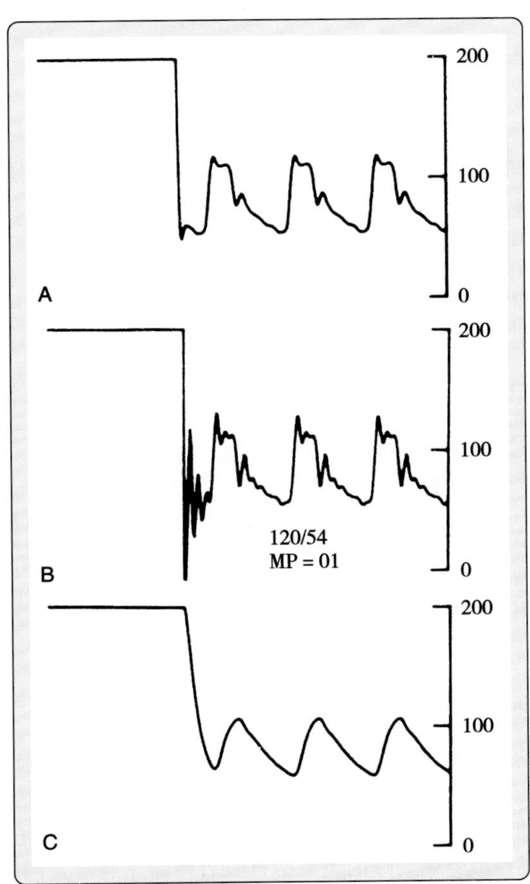

图 13.2 快速冲洗试验显示压力监测系统(如传感器、充满液体的管道和动脉内导管)的特性。最佳阻尼系统(A),压力波形一次振动后返回基准线。欠阻尼系统(B),压力波形振动后若干次高于和低于基准线。过阻尼系统(C),压力波形缓慢无振动返回基准线。(*Adapted from Gibbs NC, Gardner RM. Dynamics of invasive pressure monitoring systems: clinical and laboratory evaluation.* Heart Lung. *1988;17:43-51.*)

阻尼是一种特性,如摩擦、顺应性高的导管还有气泡可以吸收并降低波峰和波谷的幅度。最佳的阻尼是能平衡低固有频率下传感系统的扭曲效应,然而这很难实现。临床压力测量系统的阻尼可以通过观察传感器-管路-导管系统对快速高压冲击的反应测定(见图 13.2)。对于一个低阻尼系数的系统来说,一个快速冲击会导致压力恒定之前基准线的严重振荡。在一个阻尼适当的系统里,在经过一次振荡后就会回到基准线,但在阻尼过大的系统里,在一段时间间隔以后才会回到基准线并且振荡消失[20-23]。阻尼过大会造成过低的收缩压和过高的舒张压读数,但平均动脉压几乎不受影响,除非出现很明显的扭曲(如血块形成)。低阻尼会在血压读数上造成相反的效果。这些可能是造成低收缩压读数和高舒张压读数的主要原因,尽管平均动脉压相对来说不受影响。

以下是计算固有频率和阻尼系数的公式:

$$固有频率: f_n = \frac{d}{8}\sqrt{\frac{3}{\pi L\rho V_d}}$$

$$阻尼系数: \zeta = \frac{16\eta}{d^3}\sqrt{\frac{3LV_d}{\pi\rho}}$$

d=管道直径;L=管长;ρ=液体密度;Vd=传感器液体置换体积;以及 n=液体黏度系数

动脉穿刺置管位置

影响动脉穿刺置管位置的因素有手术部位,由于患者体位和手术操作带来的可能的动脉血流减少,心肺分流的穿刺和灌注技术影响和术前缺血或肢体穿刺的病史。对于那些要求顺行脑血流灌注和严重升主动脉疾病患者外科医生可能会选择腋动脉作为穿刺点[24-26]。腋动脉穿刺的并发症取决于手术技术,可能包括远端肢体缺血(直接腋动脉穿刺和心肺分流置管)或者由于全身灌注不足导致的肢体逆循环[27]。大多数医生选择一侧上肢监测动脉血压,但是一些医生也提倡同时在同侧桡动脉监测来发现手臂逆循环和低灌注,然后据此进行干预。在有复杂灌注和/或者长时间心肺分流的复杂病例中应该保证在两个或者更多的地方监测动脉血压。例如,监测桡动脉压同时监测手术野中由股动脉或者腋动脉或者主动脉本身所获得的中心动脉压[28,29]。心肺分流后从中心动脉测压较外周动脉测压有更高的准确性。尽管心肺分流之后中心和外周测量血压不同的原因还不清楚,但在一些研究中有 17%~40%的患者中已经展现出差异[28,30,31]。Kanazawa 及其同事[32] 认为可能是动脉弹性的降低导致了在心肺分流之后桡动脉测定压力偏低(和主动脉压力相比)。实时中心主动脉压力监测可以通过放置于主动脉的穿刺针(连接压力导管)或者连接于心肺分流置管或者顺行心麻痹置管的压力导管进行。中心主动脉压力监测通常只需要放置几分钟,直到问题解决。在极少情况下,需要在手术野中进行股动脉置管。通常选择的置管位置在下面的几个段落中讨论。

桡动脉和尺动脉

桡动脉经常被选择用于连续血压监测因为它很容易被插管，在术中也经常可以使用，侧支循环很丰富而且容易进行检查。大约 90% 的患者手部的大部分血流是由尺动脉提供的[33]。桡动脉和尺动脉在掌弓连接，所以能在桡动脉闭塞的时候提供侧支循环。如果尺动脉血流充足，桡动脉置管后的手指的血流灌注压也是充足的[34]。一些医生在桡动脉置管之前选择使用 Allen 试验来检测手部侧支循环，但是 Allen 试验的预测价值受到了挑战。Barbeau 及其同事[35]比较了改良 Allen 试验和脉搏血氧仪以及体积描记法在连续 1 010 位心脏导管术中经皮桡动脉置管的患者中的差异。发现侧支循环建立不足的患者中脉搏血氧仪以及体积描记法比 Allen 试验更加敏感，仅仅 1.5% 的患者不适合桡动脉置管。

Allen 试验是通过按压桡动脉和尺动脉，直到活动手变得苍白，然后松开尺动脉（手掌打开），记录手部恢复正常颜色所需的时间[36]。侧支循环正常时，在大约 5 秒内手部恢复正常颜色。如果手部需要 15 秒以上才能恢复正常颜色，那么在这一侧的桡动脉置管就是有争议的。即使手部侧支循环良好，在指头过伸或者过度展开的时候，手部也可能保持苍白[37]。使用多普勒超声探头或者脉搏氧饱和仪来记录侧支血流时也可出现 Allen 试验的变化[38-40]。如果 Allen 试验证明手部需要桡动脉来提供足够血流，那么就应该选择其他穿刺部位。极少情况下，如果其他穿刺部位不能使用，那么可以选择尺动脉[41]。

肱动脉和腋动脉

肱动脉位于肘窝肱二头肌肌腱内侧，邻近正中神经。肱动脉压力和股动脉压力相近，与桡动脉压力相比少有收缩压增加[42]。相比桡动脉压，肱动脉压在心肺分流之前和之后更能精确的反映中心主动脉压[43]。一些在围手术期进行肱动脉监测的患者证明了这项技术的相对安全性[28,44]。Armstrong 及其同事[45]发表了一项在 1 326 例有周围血管疾病的患者进行经皮肱动脉穿刺血管造影术的观察，发现高达 1.28% 的女性患者中存在血栓并发症的高风险。因为肱动脉阻塞之后手部几乎没有侧支循环建立，如果可能的话大多数医生均会选择其他部位进行穿刺。

腋动脉一般会选择三角肌和胸大肌的交界处附近进行 Seldinger 导管穿刺。因为 15~20cm 的导管尖端可能抵达主动脉弓，所以推荐使用左侧腋动脉穿刺以降低血流冲击时诱发脑血栓。侧卧位或者手臂内收会导致腋动脉的扭曲，从而增加压力。

股动脉

股动脉穿刺是心肺分流之后监测中心动脉压的可靠手段。Scheer 及其同事[46]回顾了为监测血流动力学而进行外周动脉穿刺的文献，包括 3 899 例股动脉穿刺置管病例。10 例患者（1.45%）出现暂时血流阻断，3 例患者（0.18%）发生更严重的缺血并发症而需要截肢。从文献中总结的其他的并发症包括有假性动脉瘤（0.3%）、脓毒症（0.44%）、局部感染（0.78%）、出血（1.58%）和血肿形成（6.1%）。更久之前的文献认为股区域本身是污染区，与其他监测部位相比导管相关性脓毒症和病死率明显增加。然而，目前这种论述在近期文献中已无法证明，目前的感染预防指南不推荐进行股动脉穿刺[47,48]。

对进行胸主动脉手术的患者来说，在进行主动脉阻断时要保证远端主动脉灌注（用局部心肺分流、左侧心脏搭桥或者肝素化分流器）以保证脊柱和内脏器官血流。在这些情况下，在股动脉或者分支血管（足背动脉或者胫后动脉）测量远端主动脉压力是有用的，以便得到最佳远端灌注压。在主动脉缩窄修复术中，同时监测股动脉和桡动脉压力然后记录修复后的压力梯度可以帮助确定外科手术是否完全修复狭窄。在进行股动脉穿刺之前要询问外科医生，因为这些血管可能在手术中会被用于体外灌注或者主动脉内球囊反搏。

足背动脉和胫后动脉

足部的两条主要动脉是足背动脉和胫后动脉，他们在足部组成了动脉弓，就如同桡动脉和尺动脉在手部组成的动脉弓一样。足背动脉或者胫后动脉对于桡动脉置管来说是个合适的替代位置[49]。足背动脉收缩压通常比桡动脉或者肱动脉收缩压高 10~20mmHg，舒张压低 15~20mmHg（见图 13.1）[50]。然而在糖尿病或者其他疾病导致的严重外周血管疾病患者中不应该使用这些血管。

适应证

有创动脉监测的适应证见框 13.3。

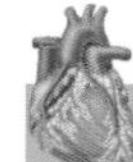

框 13.3 有创动脉监测的适应证

- 涉及大量体液转移和失血的手术过程
- 需要心肺分流手术
- 主动脉手术
- 需要监测动脉血气的肺部疾病患者
- 新近心肌梗死、不稳定型心绞痛或者严重冠脉疾病患者
- 左心衰竭（充血性心力衰竭）或者严重瓣膜疾病患者
- 有低血容量性、心源性或者感染性休克或者多器官衰竭的患者
- 需要低压或者低温的手术
- 严重创伤患者
- 右心衰竭、慢性阻塞性肺疾病、肺动脉高压或者肺栓塞患者
- 需要强心药支持或者主动脉球囊扩张的患者
- 需要经常取血样本的电解质代谢紊乱患者
- 不能进行非侵入性血压测量的患者

禁忌证

动脉穿刺置管的禁忌证包括局部感染、凝血障碍、血管闭塞和外科需要等情况。凝血障碍是一个相对禁忌证，因为可能在动脉穿刺置管过程中会出现血肿形成。在多次中心动脉导管移位或穿刺失败的患者中进行直接测压通常是困难的。所以在抗凝患者的监测中，建议考虑更多的使用外周穿刺部位。在有雷诺综合征和血栓闭塞性脉管炎病史的患者中，禁止使用桡动脉和肱动脉穿刺。在雷诺综合征围手术期患者中，这点极其重要，因为手部低温是血管痉挛的最主要触发因素[51]。建议在上诉疾病患者中使用大的血管进行动脉压监测，如股动脉或者腋动脉。

插管技术

直接插管

在动脉插管中采用合适的技术对于获得高成功率很有帮助。手腕通常背屈位置于放有一叠纱布的板子上，然后被固定在后旋位。应该避免手腕过伸，因为这样会使桡动脉截面面积变小[52]，从而可能牵拉正中神经导致其受损。进入动脉之后，针和皮肤间的角度应该减小到 10°，为了保证套管尖端也进入血管腔，针头应再进 1～2mm，然后套管再沿针芯旋转送入血管。如果血流在进针时停止了，那么针已经穿破了血管的后壁。

或者，将带有针芯的导管完全刺破动脉，然后将针芯完全退出。当导管慢慢退出时，导管尖端进入血管腔时会有搏动的血流出现。在这个时候要么导管继续进入血管腔，或者用导丝引导先进入血管腔，紧接着导管通过导丝导入动脉（改良 Seldinger 技术）。与直接穿刺方法相比，用 Seldinger 技术能提高动脉置管的成功率[53]。在极少数情况下，可能会需要外科切开置管。在动脉之上的皮肤切开，分离血管周围的组织，结扎血管的近端和远端控制失血，直视下利用带针芯的导管穿刺针进行血管穿刺。

超声和多普勒辅助技术

在高分辨率二维（2D）超声设备广泛应用之前，多普勒血流探头的信号经常用来定位穿刺血管的位置[54,55]。在现在的医学实践中，多普勒辅助技术已经被 2D 超声方法取代[56]。许多研究比较了 2D 超声辅助技术和传统触诊血管的方法，发现超声辅助技术在第一次穿刺时成功率更高且能减少穿刺次数。超声辅助技术对于严重外周血管疾病患者包括婴儿和儿童最有应用价值。Levin 及其同事[57]在一个前瞻性研究中随机分组患者到超声辅助组和经典触诊组。超声辅助组在第一次穿刺时有更高的穿刺成功率，穿刺次数更少。两个组穿刺置管所需要的时间没有明显的差异。在一个相似的研究中，Shiver 及其同事[58]把急诊科的患者随机分到超声辅助组和传统触诊组。在超声辅助组的患者穿刺时间更短，穿刺次数更少，穿刺成功所选择的穿刺的部位更少。

当给予合适的训练之后，超声辅助穿刺技术很容易学习。但是有一个学习曲线，所以据此应该研究超声辅助技术和传统触诊技术的成功率。例如，Ganesh 及其同事[59]将小儿患者随机分配为传统触诊穿刺及超声辅助穿刺两组，发现两组在穿刺时间和次数上的明显差异。然而，没有一个操作者在这项技术上拥有足够的经验。20 位中的 19 位小儿专科医生和/或全部经过训练的麻醉医生有不到 5 个病例的经验。图 13.3 展示了无菌环境下超声辅助穿刺技术。图 13.4 展示了超声辅助下三角形解剖位置进行静脉或者动脉穿刺技术。超声图像平面和针表面位于三角形解剖位置的两边，并且在组织的深部交汇处进行穿刺。有经验的操作者会根据血管深度选择距离（针穿刺点和图像平面）和穿刺角度。在刺破皮肤后，调整超声平面和针刺角度来确认断面（短轴）上针尖位置。如果没能使超声平面和针端对齐，那么会看到针杆。图 13.5 和图 13.6 展示了在短轴（横截面）穿刺中典型的超声图像。注意大的桡动脉和旁边小动脉结构上的差异。在刺破血管后，导管可以进入血管腔内。用完全刺破动脉后退针或改良 Seldinger 方法可以提高穿刺成功率。

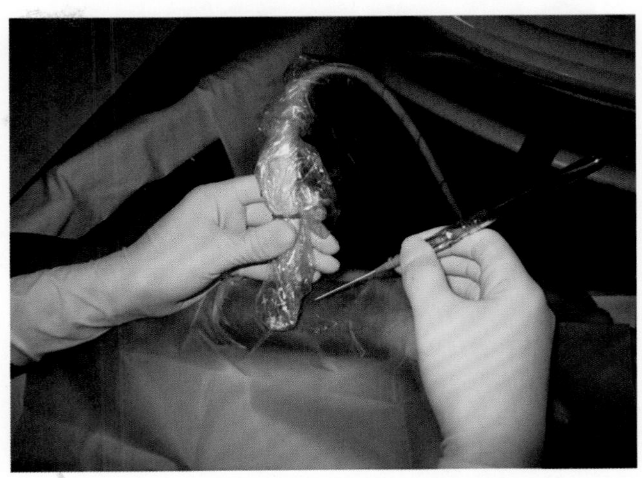

图 13.3 演示无菌操作超声引导桡动脉置管

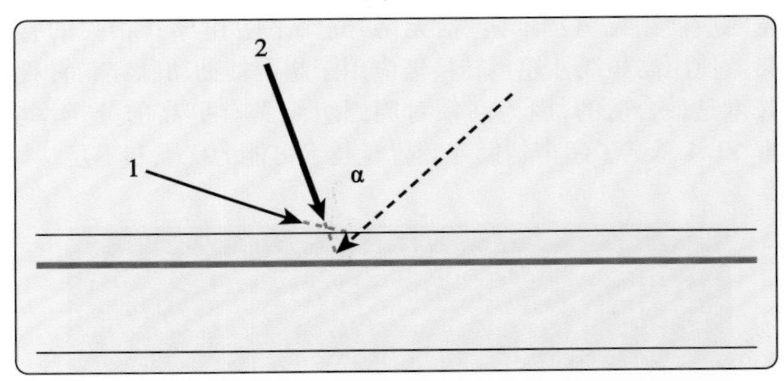

图 13.4 演示在超声引导下有代表性的"三角"操作技术进行静脉和/或动脉置管的横断面图像。回波轨迹和进针轨迹可被视为三角形的两条边并相交于深部（例如，置管企图置入的桡动脉（红线））。有经验的术者会在两条边（超声和针）之间改变角度（α）和深度（针置入位点 vs 平面），取决于组织的深度。在横断面追踪针尖（使用短轴观察血管），波的轨迹或针置入角度在针进入皮肤后可进一步调整直至刺入血管。穿入皮肤后使用较大的角度[波轨迹和皮肤的夹角（1）]观察针尖，此后使用更加垂直于皮肤的角度观察针尖进入血管管腔（2）

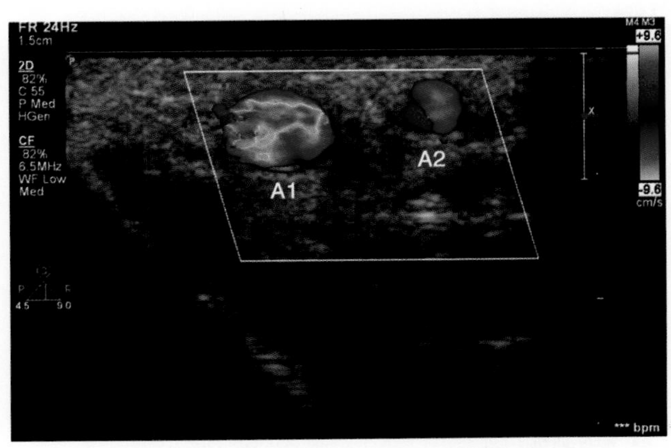

图 13.5 短轴（横断）置管的典型彩色多普勒超声图像。注意解剖变异：粗的桡动脉（A1）旁可见一条较细的动脉（A2）

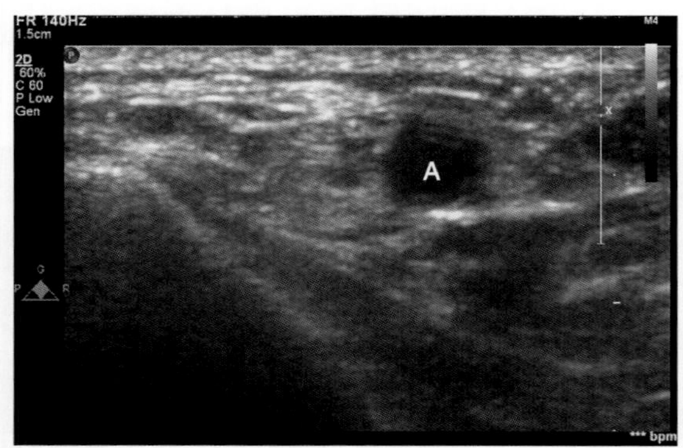

图 13.6 短轴(横断)置管的典型超声图像

如果选择纵向方法(也就是说在纵轴观察血管),那么在进针时能更容易追踪针端。但是超声平面比邻的结构不能被同时看到。在一个 2D 超声平面中,同时定位穿刺针和血管轴在技术上是比较难以实现的,特别对于血管扭曲的粥样硬化的动脉。虽然很多医生偏爱使用横截面方法,比较这两种方法的研究给出了不一样的发现[60,61]。图 13.7 展示了用纵轴方法穿刺置管桡动脉。在使用超声辅助动脉内穿刺置管技术时应使用无菌技术,包括无菌外套,来防止导管相关的感染。使用高频线性超声转换器应用于超声辅助动脉穿刺置管技术是最合适的,因为高频对周围组织具有更高的分辨率。框 13.4 总结了超声辅助穿刺置管技术可能的优点和不足。

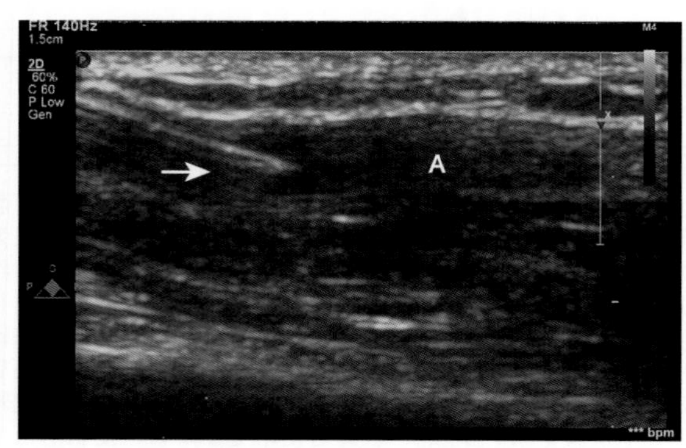

图 13.7 长轴(平面内)桡动脉置管

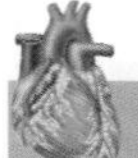

框 13.4 超声引导下动脉穿刺置管

优点
- 一次成功率高
- 穿刺次数少
- 患者舒适度好
- 更少并发症(例如凝血障碍的患者)
- 弱搏动或者无搏动的血流(无搏动辅助设备,休克)
- 无脉或者弱脉
- 紧急进入(复苏置管)

不足
- 没有使用无菌技术带来的置管相关感染
- 额外训练
- 设备花费

并发症

对于所有形式的有创监测来说,内置导管感染是常见的并发症。在一项近期的前瞻性研究中,对重症监护室总共 3 273 置管天数中的 834 个动脉置管进行评估,13% 发现有定植。11 例确诊了菌血症,血流感染率是 1.3%,或每 1 000 置管天数 3.4 例[62]。同样的,一项 meta 分析发现导管相关的血流感染率是每 1 000 置管天数 2.9 例[63]。另一项包含了总共 30 841 个动脉置管的 49 项研究的大型 meta 分析中,在 222 个病例中发现动脉置管相关的血流感染。计算得出置管相关感染率是每 1 000 导管 3.4 例感染或者每 1 000 置管天数 0.96 例。相比那些认为置管是感染来源的研究,对所有置管进行培养的研究中,感染率更高。股动脉穿刺相对于桡动脉来说感染率更高[64]。其他的研究证实了置管引起的血流感染率和定植与中心静脉置管具有同等的感染率[65,66]。这些发现明确地强调了在周围动脉置管时无菌技术的重要性。但与中心静脉置管形成对比的是,一些研究血管置管感染的数据并没有发现在动脉置管时使用无菌屏障能够降低感染风险[67,68]。

医疗感染控制咨询委员会(Healthcare Infection Control Practices Advisory Committee,HICPAC)和疾病预防控制中心(Centers for Disease Control and Prevention,CDC)已发布了预防血管内置管感染的指南[69]。总结这些指南,Ⅰ A 类证据包括保持压力监测系统的所有部件无菌性,从置管内抽取血液时使用无菌纱布而不是活塞,避免使用含有葡萄糖的冲洗液。Ⅰ B 类证据包括避免使用股动脉和腋动脉穿刺点。咨询委员会推荐在进行外周动脉穿刺时使用帽子、口罩、无菌手套和小型无菌洞巾,但在进行腋动脉和股动脉穿刺时使用最大化的无菌屏障预防措施。

分离置管导管时的出血可能引起失血。桡动脉穿刺后会出现暂时的动脉痉挛,不用去干预可以自行恢复。动脉血栓常见于长时间的留置导管[70]、较长的导管[71]和桡动脉尺寸偏小的患者(也就是说置管占据了动脉内径的大部分)[72]。但是,即使桡动脉穿刺在临床得到广泛应用,手部并发症少有报告[73-75]。血栓可能在置管移除后的几天内出现,所以在整个围手术期都应该注意观察这个并发症,应及时发现和处理任何手部缺血的迹象以减少并发症的发病率[76]。对于侧支循环良好的动脉阻塞和血栓的传统治疗方法较为保守。但是,应考虑使用纤溶药物(链激酶)、星状神经节阻滞和外科干预等方式进行治疗[77]。

被冲击到导管里的空气和不溶性颗粒物栓塞可以在动脉的近端和远端移动。腋动脉穿刺最容易导致脑栓塞,但也可能来自肱动脉和桡动脉[78,79]。主动脉弓的解剖结构和血流方向的原因,右臂来的栓子比左臂来源的栓子更容易到达脑部循环。其他影响脑栓塞可能的因素包括冲洗液的体积、注射速度和导管终端距离中心循环的距离[80,81]。

抗凝患者常出现血肿的并发症,可以使用直接压迫法控制血肿形成。如果神经和动脉位于纤维鞘内(例如臂丛)或者有限的组织空间里(例如前臂),可能会导致神经损伤[82]。在进行动脉穿刺时也可能直接导致神经损伤。正中神经邻近肱动脉,腋动脉位于臂丛神经鞘内。假性动脉瘤是迟发血管并发症[83],极少会形成动静脉瘘[84,85]。

尽管有创监测具有很大优势,我们必须认识到有创血压监测的局限性。监测系统可能存在调零错误、基准线变化或者传感器没有按推荐与心脏放在同一水平。在扭曲或者部分形成血栓的导管可能导致压力波形的阻尼。在血管收缩、失血性休克、后心肺分流时期的患者中,肱动脉和桡动脉压力可能显著低于中心动脉压。其他导致不准确测量的原因有未知的动脉狭窄,如胸廓出口综合征和锁骨下动脉狭窄。未发现的雷诺综合征也可能导致外周动脉压力读数偏差。

中心静脉压力监测

中心静脉压(central venous pressure,CVP)导管是用来测量右心室充盈压,以及评估血管内容量状态和右心室功能的。为了准备测量压力,导管的远端必须置于胸腔内的大静脉或者右心房。就像其他监测系统一样,需要一个可重复的标志作为基准线的参考,就像闭合胸腔的腋中线或者开胸手术时左心房一样可作为零压力值的参考线。与动脉压力监测相比,患者体位发生变化而没有及时调整传感器相对心脏的位置时进行测量,将产生更大的错误。

正常的 CVP 波形包括了 3 个向上的波(A、C 和 V 波)和 2 个向下的波(X 和 Y 降波)(图 13.8)。A 波是由于右心房收缩产生的,在心电图上表现在 P 波后出现。C 波是由心室等容收缩,促使三尖瓣凸入右心房。当右心室射血之后,三尖瓣离开右心房,右心房压力随之降低,形成 X 降波。右心室收缩后期右心房压充盈持续,形成 V 波。舒张期三尖瓣开放,右心房里的血进入右心室,形成 Y 降波[86]。

CVP 波形对心脏病理状态的诊断是非常有用的。例如,突然出现的心律失常和 A 波的消失提示出现房扑或者房颤。右心房收缩时三尖瓣关闭、交界性节律(房室结)、完全房室传导阻滞和室性心律失常会出现高耸的 A 波(图 13.9)。这些在临床上是相关的,因为麻醉时可以见到房室结节律,并因每搏输出量下降出现低血压。高耸 A 波在右心房排空阻力增大时也可能出现,如三尖瓣狭窄、右心室肥厚、肺动脉瓣狭窄或者肺动脉高压。收缩早期或者全收缩期宽大 V 波(或 C-V 波)会在三尖瓣反流明显时出现。由于右心室缺血或右

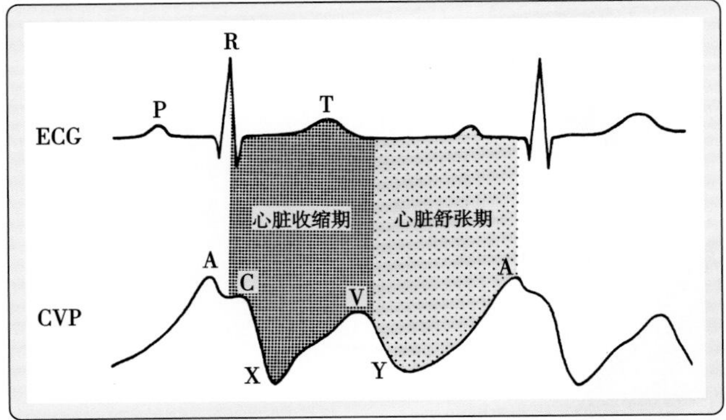

图 13.8 正常窦性节律时中心静脉压(CVP)图形与心电图之间的关系。正常 CVP 波形包括了 3 个向上的波(A、C 和 V 波)和 2 个向下的波(X 和 Y 降波)。A 波是由于右心房收缩产生的,在心电图上表现在 P 波后出现。C 波是由心室等容收缩,促使三尖瓣凸入右心房(RA)。当右心室射血之后,三尖瓣离开右心房,RA 压力随之降低,形成 X 降波。右心室收缩后期 RA 持续充盈,形成 V 波。舒张早期三尖瓣开放,RA 里的血进入右心室,形成 Y 降波。(*Adapted from Mark JB. Central venous pressure monitoring: clinical insights beyond the numbers.* J Cardiothorac Vasc Anesth. *1991;5:163-173.*)

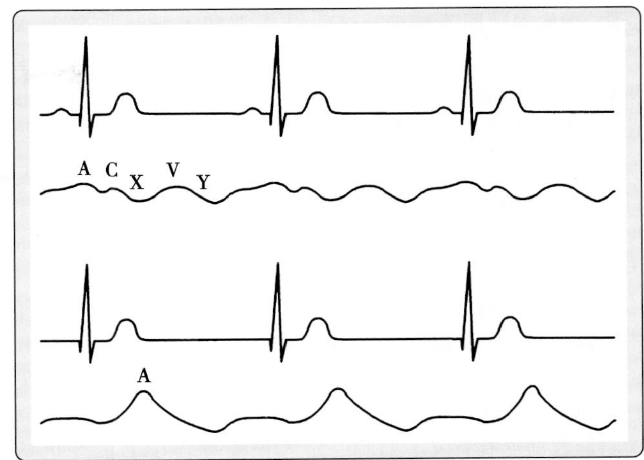

图 13.9 结合部位(房室结)节律时中心静脉压(CVP)图形与心电图之间的关系。心房收缩对抗闭合的三尖瓣形成高耸的 A 波。注意 P 波隐藏在心电图 QRS 波群中

心衰而导致的顺应性降低,大 V 波也可能在收缩后期出现。心动过速会导致波形的融合,特别是 A 波和 C 波。尽管如此,要区别认识到由于传感器监测系统造成的中心静脉压力曲线的波峰和波谷变化。关于各种病理状态下中心静脉压波形的更深刻的分析回顾已经出版[87]。

心包缩窄会产生特有的 CVP 波形(图 13.10)。心腔扩张

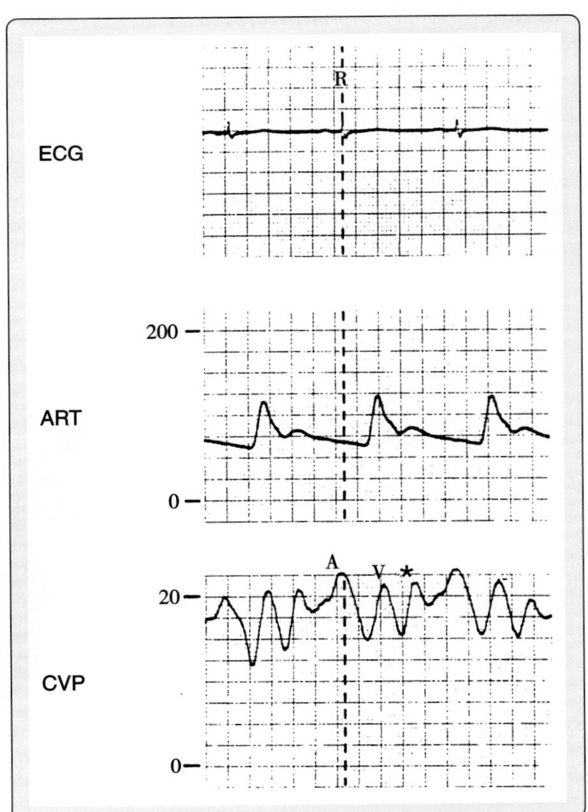

图 13.10 心包缩窄时中心静脉压(CVP)图形。独特的 M 形波,高耸的 a 和 v 波,伴随明显的 X 波和 Y 波陡降。心包压迫导致心室充盈受损可形成一个新的波(*)。ART,动脉血压;ECG,心电图。(*Adapted from Mark JB. Central venous pressure monitoring: clinical insights beyond the numbers.* J Cardiothorac Vasc Anesth. *1991;5:163-173.*)

受限，导致静脉回流减少。这使得 A 波和 V 波更加突出，X 波和 Y 波更加陡峭（出现 M 形），在右心室顺应性下降的一些疾病中表现明显。舒张充盈早期右心房到右心室血流恢复迅速（形成陡峭的 Y 波），但维持时间短并随右心室顺应性降低停止。在舒张后期右心室的压力会急剧升高然后到达一个平台期直至 A 波末。这部分波形和心室舒张期下降平台信号比较类似[87]。心包缩窄会使 X 谷加深，但是 Y 谷不会出现，因为心包积液抑制了舒张早期回流。

如果对影响因素和局限性了解透彻，CVP 是一个非常有用的监测指标。腔静脉血栓和胸膜腔内压的变化（如呼气末正压通气造成），也会影响 CVP 的测量[88]。左心充盈压和左心室前负荷的联系很小[89-92]。临床角度来看，连续测量比单次测量数据更有意义。监测一定容积输液后 CVP 的变化是体现输液反应性有用的试验。

技术和穿刺部位

经皮中心静脉穿刺置管可以使用套管针、针上导管和导丝引导导管（Seldinger）。穿刺位置的选择主要考虑到操作者的经验、入路容易程度、解剖异常和患者对于穿刺部位的耐受力程度。

颈内静脉

颈内静脉穿刺最早于 1969 年由 English 及其同事[93]描述。这种技术的优势在于解剖结构明确，穿刺有较高成功率，到右心房的距离短且直，从而能保证导管一端位于右心房或者上腔静脉，同时在外科手术台上头很容易触及。颈内静脉位于胸锁乳突肌外侧头的内侧缘（图 13.11）。颈动脉通常在颈内静脉的内侧和深部，但是这个比邻关系可能变化，所以最好使用超声辅助技术引导穿刺，避免刺入颈动脉。右侧的颈内静脉用得更多，因为它到上腔静脉的路线最为笔直，右肺尖也比左肺尖低，还有胸导管也在左侧[94]。除非有永存的左上腔静脉，右颈内静脉较左颈内静脉相比更粗。

颈内静脉穿刺的中间入路的方法如图 13.12 所示。选择头低脚高位来暴露颈内静脉，把头转向对侧，用手指触摸胸锁乳突肌的两个头和颈动脉搏动，然后以与皮肤成 45°角方向在颈动脉搏动外侧刺入皮肤并且朝同侧乳头方向进针，边进针边回抽直至静脉回血。与大口径针相比，选择小尺寸的针可以避免刺入颈动脉。当出现静脉回血，穿刺针角度降低以免刺破血管后壁，然后继续向前进针 1～2mm 直到针头刺入血管腔。在静脉置管之前必须回抽血液。美国麻醉医师协会（American Society of Anesthesiologists，ASA）发布指南[95]建议，通常也是医疗机构要求的，在进行大口径破皮针之前必须确认导管的正确位置，并给出以下方法来确保位置正确：一种方法是选用小口径导管通过无菌管道连接于传感器以观察压力波形[96-98]。另一种选择是把套管安装在无菌管道上，允许血液回流入管道[99]，向上拉直管道，就像静脉血压计一样，通过观察血柱的高度测定压力。如果导管在静脉中，那么它就会在与中心静脉压相同的高度停止，并随着呼吸变化。尽管过去曾使用过，通过辨认血流的颜色与搏动来确认导管是否在颈动脉内的方法是不准确的。导丝通过内径 18G 的导管，送入导管后退出导丝。随着超声心动图的广泛应用，也可以通过经皮探头观察 Seldinger 导丝的行迹来确认正确穿刺位置或者在颈内静脉置管前放置腔内 TEE 探头显示右心房情况。在使用更大导管或者导引器之前可使用多种方法确保引导导丝的正确位置。当确认了导丝在静脉循环当中，中心静脉导管就会穿过导丝置入静脉，然后将导丝移除。尽管本章描述的这些技术是最常用于颈内静脉穿刺的，但也有其他很多右颈内静脉穿刺方法[100-102]。另外，随着超声辅助引导穿刺技术发展，体表标志的重要性也随之降低。

超声引导颈内静脉穿刺

超声引导颈内静脉穿刺的临床证据

超声越来越多被用于中心静脉穿刺定位，特别是引导颈

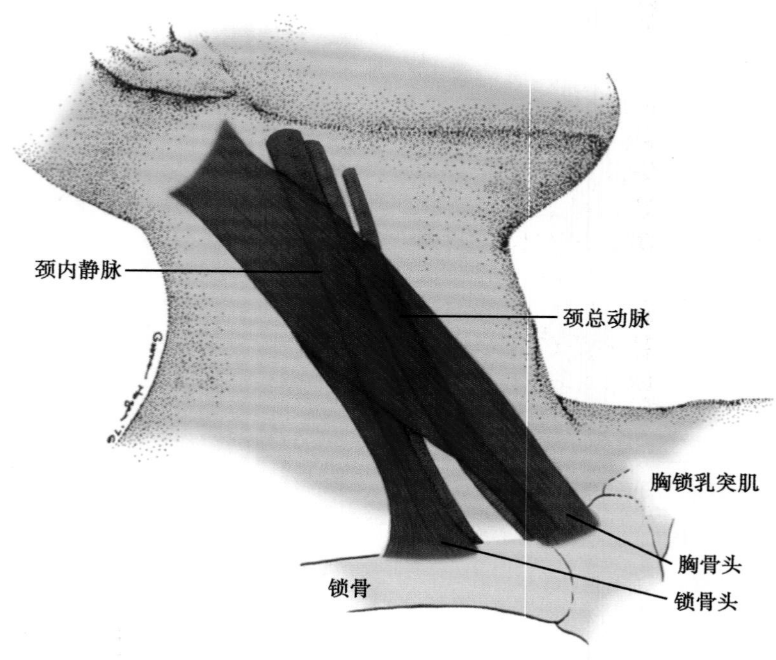

图 13.11 颈内静脉通常位于胸锁乳突肌外侧头的内侧缘，位于颈动脉外侧

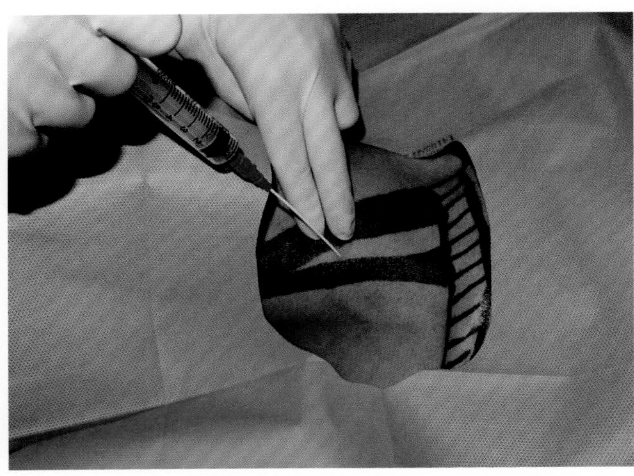

图 13.12 首选右侧颈内静脉中间入路穿刺。针尖从胸锁乳头肌胸骨头和锁骨头的三角形顶点刺入。与皮肤形成 30°~45°夹角指向同侧乳头

内静脉穿刺和确定颈内静脉变异[103]。用超声引导中心静脉穿刺可以提高成功率、预防并发症和改善患者预后。Troianos 及其同事[104]比较了超声引导颈内静脉穿刺和传统根据体表标志穿刺技术。在超声引导组,穿刺次数更少,误入颈动脉发生率也降低。许多近期前瞻性研究也证实了这些结论。在一项前瞻性观察研究中,Serafimidis 及其同事[105]比较了超声引导颈内静脉穿刺术和根据体表标志穿刺技术(分别为 347 位患者和 204 位患者)。超声引导穿刺术成功率更高,穿刺次数更少,穿刺时间更短,并发症更少。更多的证据来自一些比较超声引导穿刺术和体表标志技术的 meta 分析[106,107]。总体来说,大多数研究显示 2D 超声引导颈内静脉穿刺首次穿刺成功率更高,并发症更少[108-112]。这些发现在儿童身上同样被证实[113-118]。仅有一个研究指出在儿童中超声引导颈内静脉穿刺术成功率更低,误入颈动脉发生率更高,但在穿刺时间上与传统体表标志定位穿刺相比没有明显的差异[119]。然而,在这项研究中的操作者没有超声引导穿刺经验,只是突出了与这项技术相关的学习曲线特点。

框 13.5 列出了一些超声引导中心静脉穿刺的优点与不足。超声引导穿刺在颈部解剖结构困难(如短颈、肥胖)、之前做过颈部手术、凝血障碍和婴儿患者中具有明显优势。

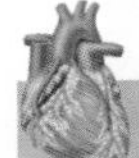

框 13.5 超声引导下的中心静脉置管

优点

- 一次成功率高
- 穿刺次数少
- 困难颈部解剖(肥胖,以前手术史)时容易进入
- 更少的并发症(颈动脉刺入,凝血障碍的患者)
- 显示穿刺血管,解剖变异
- 相对来说不昂贵的技术

不足

- 需要训练人员在使用无菌探头套时保证无菌技术
- 额外的训练
- 缺少体表解剖的观察
- 当需要紧急中心静脉穿刺置管时缺少体表标志引导能力

技术方面

超声提供了即时的颈内静脉、颈动脉和邻近解剖结构的组织关系、个体化信息(见图 13.11)。空间关系可能存在大的变异,颈内静脉可能缺如或者部分/全部覆盖在颈动脉之上[120]。Troianos 及其同事[121]发现在 54% 的患者中,超过 75% 的颈内静脉覆盖于颈动脉上,超过 60 岁的患者更容易存在这种解剖结构。图 13.13 显示了两个患者颈内静脉和颈动脉的关系。Alderson 及其同事[122]发现在儿童患者中 10% 的颈动脉走行在颈内静脉的后方。Sulek 及其同事[123]观察到相比于头旋转 0°~40°,当头旋转到 80°时颈内静脉更容易覆盖到颈动脉上。相较右侧,左侧颈内静脉对颈动脉的覆盖率更高,而距离锁骨上 2~4cm 两者无明显差异。头向另一侧过度旋转可能使正常的解剖结构错乱,增加颈动脉误穿率。超声发现 Valsalva 法会使颈内静脉横截面积增加 25%,而头低脚高位增加 37%[124]。Parry[125]将患者放置于 15°头低脚高位,用小枕头将头上抬,保持头靠近中线并且在穿刺前松开触诊颈动脉的手可以使右颈内静脉直径变大。框 13.6 总结了一些超声引导颈内静脉穿刺的参考位置。

中心静脉穿刺时必须使用完全无菌技术。患者摆好体位并对颈部进行无菌消毒后,在患者身上覆盖无菌巾,将探头用无菌护套包住。图 13.14 展示了无菌技术以及超声探头的位置。之前描述的对于桡动脉的三角形定位技术也经常在颈内静脉穿刺中使用。虽然在纵轴上可以观察针端刺入以及刺破血管的过程,但不能看到颈内静脉及其与颈动脉的关系。另外,颈部较短的患者无足够的空间,不能实施超声探头纵轴方法引导穿刺,所以大多数医生选择横轴方法来进行超声引导下的颈内静脉穿刺。观察进针过程中最重要的是避免只观察针杆而不观察针头的错误。否则,针头可能处于未成像的结构中,如颈动脉和胸膜。通过训练和练习,医生可以通过扫描针杆来发现针头。调整超声平面和针进入角度可以看到针头进入颈内静脉,进针时观察到针头非常有意义的征象就是当针头碰到血管壁的时候颈内静脉前壁出现压迹(图 13.15)。另一种可以结合纵轴和横轴优点的技术,可以持续观察颈动脉和颈内静脉的进针过程,被称为内斜路法[126]。

重要的是要认识到超声引导下的颈内静脉穿刺术只是降低,但没有完全消除误入颈动脉的可能性,也有超声引导下大口径导管进入颈动脉的事例被报道过[127-131]。在置入扩张器或者大口径导管、鞘管之前应该确认是在静脉内置管。正如之前提到的,使用测压法、压力传导、血气分析或者透视下观察引导导丝或 TEE 观察导丝成像都是在置入大口径鞘管之前确认静脉内置管的方法(图 13.16)。

目前建议

一些专家学会和国家医学机构出版了使用超声引导颈内静脉穿刺的指南。健康研究与质量机构(Agency for Healthcare Research and Quality,AHRQ)把超声引导下的中心血管置管列为可以改善患者预后的 11 种安全医学实践中的一种[129]。英国国家临床优化研究所[130]也推荐在成人和儿童使用超声引导下颈内静脉穿刺置管。最近,美国超声医学会和心血管麻醉医生学会也发布了指南支持超声引导下颈内静脉穿刺技术[131]。专家小组推荐对儿童和成人使用超声引导

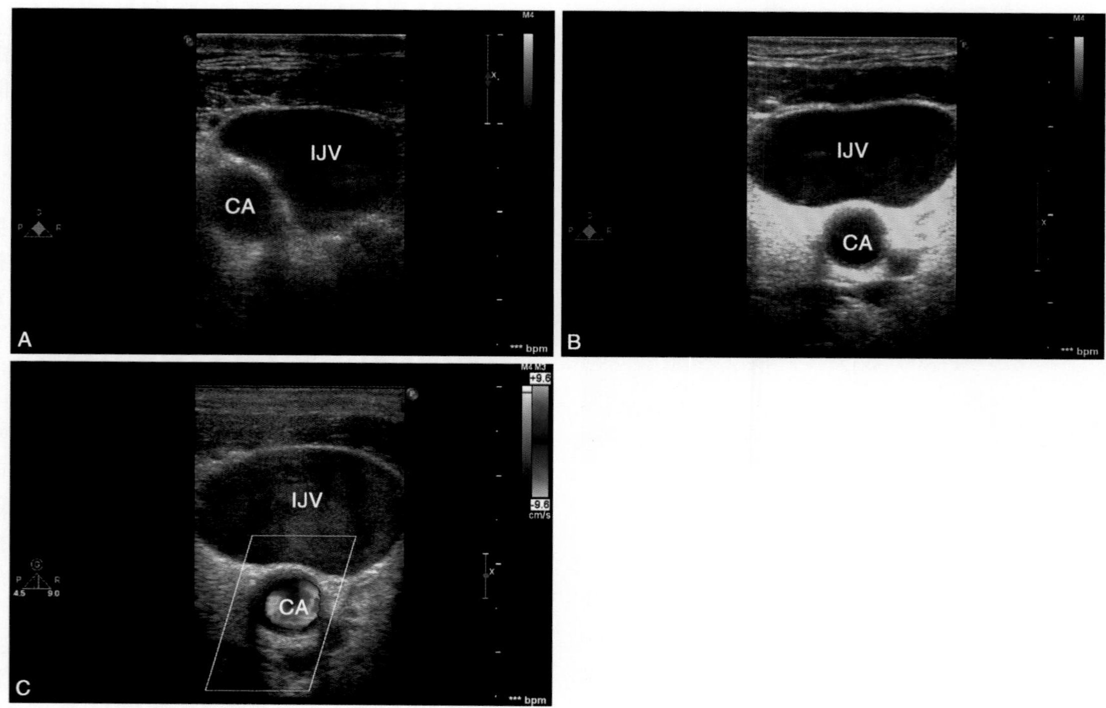

图 13.13 两名患者颈内静脉(IJV)和颈动脉(CA)之间的解剖关系。(A)颈内静脉部分覆盖颈动脉。(B)颈动脉位于颈内静脉深处。(C)颈动脉彩色多普勒显示血流

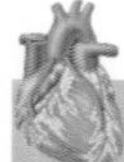

框 13.6 超声引导下右侧颈内静脉置管时的位置考虑

- 轻度头低脚高位
- 头稍微远离穿刺置管部位(太远会使颈内静脉变平并使其转到颈动脉之上)
- 应该避免头过伸,轻度昂头是有利的(过伸使颈内静脉变平)
- 触诊或用超声探头时轻度压迫,避免压迫颈内静脉
- 超声探头应该被用来浏览颈内静脉的路径以寻找最佳穿刺点(最大的颈内静脉直径和至少覆盖在颈动脉之上)

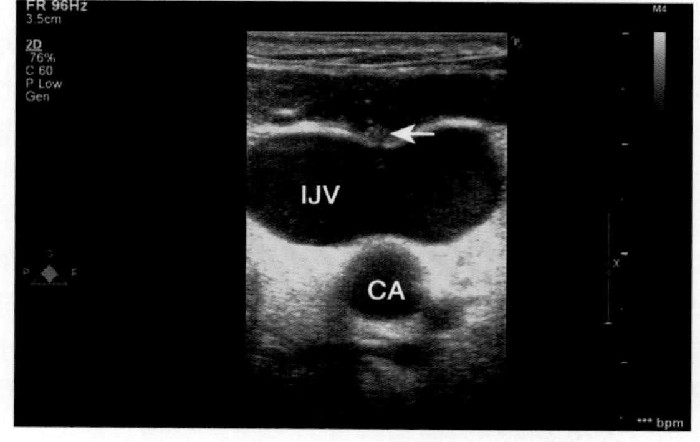

图 13.15 颈内静脉置管时颈内静脉(IJV)薄壁被刺入的针压扁(箭头)。CA,颈动脉

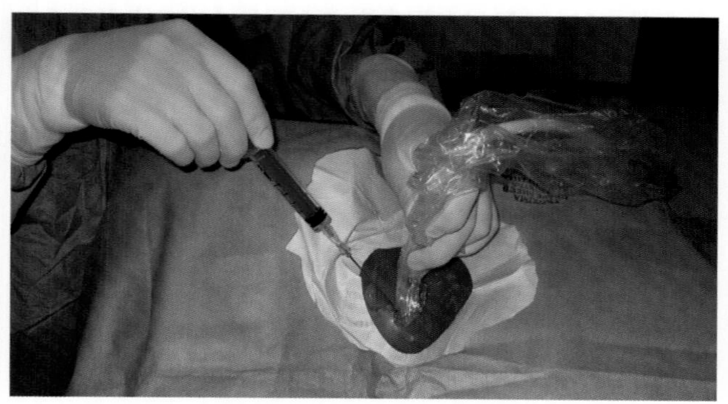

图 13.14 颈内静脉置管超声探头定位的无菌操作

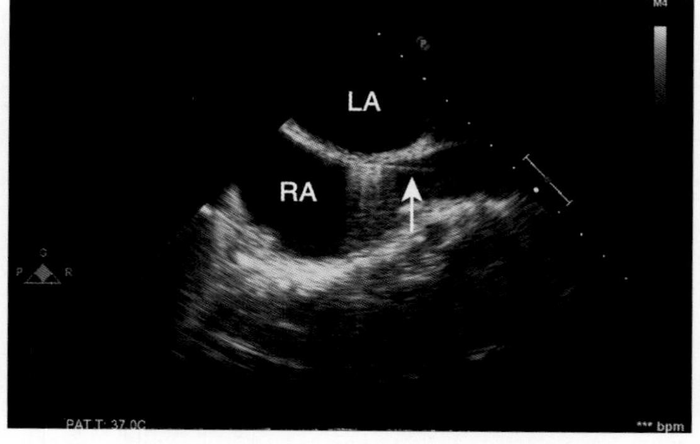

图 13.16 经食管超声检查确认导丝进入右心房(箭头)。LA,左心房;RA,右心房

下的颈内静脉穿刺来提高成功率同时降低并发症。虽然编写委员会并没有推荐超声引导作为中心静脉(比如锁骨下静脉和股静脉)和动脉置管的常规方法,但这仅仅基于现有文献提供的证据,而不是基于技术可行性、安全考虑或者是使用超声引导技术的功效。另外,ASA 出版了中心静脉置管的指南[95]。超声引导被推荐作为定位血管和引导针的方法,它可以用来在置入大导管前验证血管内位置正确性。最后,HICPAC/CDC 感染指南把使用超声引导技术(如果可实施的话)进行中心静脉置管以减少穿刺置管次数和机械并发症作为ⅠB 类证据(强烈推荐)。指南同时要求超声引导技术只能被经过充分训练的医生使用[69]。基于大量有效性和安全性的证据,超声引导下的中心静脉穿刺在许多机构已经成为标准操作。尽管这项技术得到越来越广泛应用,对于是否让超声引导成为标准操作仍然有争议,但这不是医学而是法律问题[132,133]。尽管事实上把最初硬件费用和训练费用纳入考虑范围内,超声引导中心静脉置管可以节省费用,但设备要求[134]、相应资金和训练费用仍然是无法大量引进这种技术的原因[135]。

颈外静脉

尽管颈外静脉是另一种可以进入中心循环的方法,但它的成功率更低,因为颈外静脉通路扭曲不直。在颈外静脉穿过筋膜汇入锁骨下静脉的位置通常有静脉瓣。把患者放置于头低脚高位并且使用弯头导丝(如J形导丝)能够提高置管成功率[136]。在颈外静脉和锁骨下静脉之间的弯曲通路来说弯头导丝是必要的。导丝进入锁骨下静脉时困难,活动肩膀和用手指转动引导丝可能是帮助导丝前进有用的方法。这种穿刺技术最主要的优势在于针不需要进入颈部的深层组织。

锁骨下静脉

锁骨下静脉在锁骨上和锁骨下静脉均平直,所以一直以来被作为中心静脉穿刺的方法[137]。相比颈内静脉和颈外静脉,这种方法造成气胸的风险比较大。与锁骨下静脉置管有关的其他并发症包括刺入锁骨下动脉、导管头位置错误、主动脉损伤、心脏压塞、纵隔血肿和血胸[138,139]。当进行颈动脉手术的患者需要监测中心静脉压时,锁骨下静脉可以作为穿刺置管点。也可以作为肠外营养或长期进行 CVP 监测的置管位置。因为这个位置患者忍耐度较高,而且易于长期放置。

锁骨下入路方法是将患者处于仰卧或者头低脚高位。在肩胛骨之间垫上折叠的毯子然后把肩膀往下拉,头转向另一侧[140](图 13.17)。在锁骨中点下大约 1cm 的地方刺入薄壁穿刺针或者血管内置导管,然后沿锁骨背面向胸骨上窝方向进针。当回抽出静脉血,将引导导丝穿入锁骨下静脉,然后沿导丝置入中心静脉导管。

锁骨上入路时需患者头低脚高位,头偏向对侧。因左侧容易损伤胸导管,穿刺一般不选择左侧。穿刺点为胸锁乳突肌锁骨端外侧缘,针头偏向胸锁乳突肌与锁骨的夹角平分线上 15°~20°进针。

超声的应用大大提高了锁骨上及锁骨下入路穿刺时对静脉的识别,同时避免了误穿至动脉及胸腔[141-143]。然而,与超声引导下颈内静脉置管相比需要更多的经验及培训。

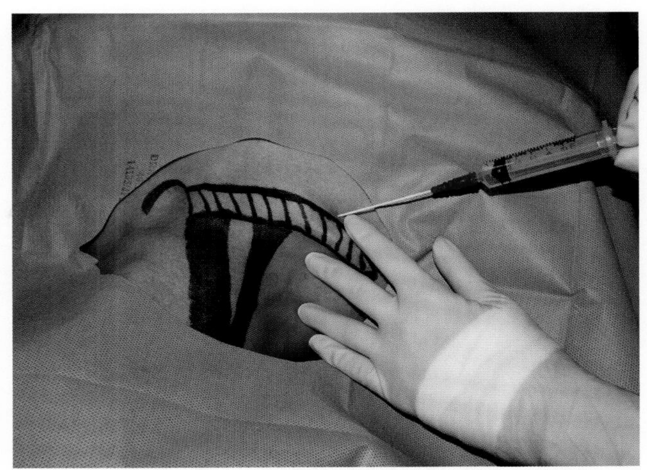

图 13.17 右锁骨下静脉入路。患者肩胛骨之间垫上折叠的毛巾以增大锁骨和第一肋之间的间隙。然后把肩膀往下拉,在锁骨中点下大约 1cm 指向胸骨静脉切迹沿锁骨下进针。针偏向尾端可能刺穿胸膜导致气胸

肘前静脉

中心静脉压监测的另一个途径是通过贵要静脉或头静脉。这种方法的优点是并发症少,术中手臂暴露易于穿刺。主要缺点是导管是否置入中央静脉往往难以保证。为确认导管的尖端放置适当,通常需要通过胸部 X 线检查确认。导管尖端的精确定位至关重要,因为手臂的移动将导致导管偏移,并可能导致心脏穿孔和压塞[144-146]。穿刺失败多是由于从肩膀或同侧颈内静脉置管的失败引起的,把头转向同侧可能有助于预防导管置入颈内静脉[147]。神经外科手术中抽吸气栓时,还需要正确的定位。传感压力波形[148]、心电图[149]、超声心动图[150]的应用也均被证明可在上腔静脉-右心房交界处进行正确定位。尽管外周放置的中心静脉导管避免了刺穿深静脉结构,但使用中仍有很大的风险[151-154],很少为了进行监测而放置经外周置入的中心导管。

股静脉

股静脉插管技术简单,成功率高。应在腹股沟韧带下约 1~2cm 处进行穿刺置管,静脉通常位于动脉的内侧。既往研究认为用这种置管方式的导管相关性脓毒症和血栓性静脉炎发生率较高。最近发表的一项大型研究 meta 分析对比了股静脉、颈内静路和锁骨下静脉 3 种通路的导管相关性血源感染率,未发现存在显著的差别[155]。这可能是与采用严格的无菌技术、一次性导尿包、改良导管测量技术及使用氯己定代替了旧的碘基杀菌剂消毒有关。尽管如此,在 HICPAC/CDC 感染指南中仍列出了ⅠA 级的证据(强烈推荐),尽量避免对成人患者使用从股静脉入路行中心静脉穿刺[69]。若患者存在上腔静脉梗阻,则需从股静脉建立静脉通路从而获得真正的 CVP 测量值。根据这些指导方针,执业人员要谨慎地说明使用股静脉进行置管监测的原因。

适应证

除了血流动力学监测外,中心静脉通路通常用于为输注血管活性或刺激性药物建立安全静脉通路、静脉快速输液以及胃肠道外全面营养。框 13.7 列出了置入中心静脉导管

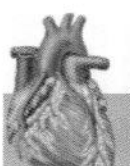

框 13.7 中心静脉置管适应证

- 大手术涉及大量体液转移或失血的心功能良好的患者
- 尿量不可信或不可估计时的血容量评估(如肾衰竭)
- 创伤大
- 手术空气栓塞风险高,如坐位开颅手术 CVP 导管可用于心内抽吸气体
- 频繁的静脉血样采集
- 静脉输注血管活性或刺激性药物
- 长期给药
- 外周静脉困难
- 快速静脉内补液(仅适用于大口径导管)
- 全胃肠外营养

的围手术期适应证。CVP 监测对评估血容量状态有一定局限性。CVP 监测的准确性和可靠性取决于许多因素,包括左、右心室的功能、肺疾病、通气情况(如 PEEP)。CVP 可反映左心充盈压,但仅限于左心室功能良好的患者。尽管存在明显的局限性,在体外循环过程中的所有患者均应监控 CVP。虽然导管尖端理论上应位于上腔静脉-右心房交界处,但在体外循环过程中需要确保传感压力来自近端导管端口或侧端(特别是双腔插管)。静脉压测量应朝头侧对向上腔静脉体外循环插管,反映颅内静脉压。由于插管错位、扭结与手术操作不当导致的上腔静脉不通畅,CVP 显著增加,必须及时纠正,恢复最佳脑灌注压(脑灌注压=平均动脉压-颅内压或中心静脉压)以避免脑水肿。由于传感器放置水平不准确、插管或外科操作所致导管腔压力增高,近导管端口的快速给药等人为因素所导致的 CVP 读值增高,上腔静脉循环可能被错误解读。

禁忌证

上腔静脉综合征是进行颈静脉,锁骨下静脉或上肢 CVP 置管的禁忌证。上腔静脉梗阻会升高头部和上肢静脉压力,不能反映右心房压力。通过阻塞的静脉注射药物,会延迟通过侧支血管到达中央循环。对阻塞静脉快速输液可能引起静脉压力迅速升高,从而出现明显的水肿。然而,轻度升主动脉综合征伴升主动脉瘤,不代表就是上半身中心静脉置管的禁忌证。某些类型的先天性心脏病患者,如 Fontan 手术后缓解的单心室患者,现在经常活到成年,可能接受心脏手术。虽然不是绝对禁忌,大多数医生避免放置大口径导管进入颈内静脉,以避免血栓形成的风险。凝血功能障碍的 CVP 置管出血的并发症风险增加,应在易置管处穿刺进针以防出现血肿。新置入的起搏器和/或自动植入型心律转复除颤器(automatic implantable cardioverter defi brillator,AICD)导丝可被中心静脉留置导管带出。如果患者起搏器依赖,那么可能导致严重的心律失常。

并发症

中心静脉置管的并发症可分为 3 类:血管通路、导管置入过程和导管留置。这些并发症总结在框 13.8 中,有关并发症的详细信息在本节中详细介绍。

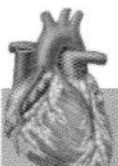

框 13.8 中心静脉置管的并发症

中心静脉通路和置管并发症

- 动脉穿刺血肿
- 动静脉瘘
- 血胸
- 乳糜胸
- 气胸
- 神经损伤
- 臂丛神经损伤
- 星状神经节损伤(霍纳综合征)
- 空气栓塞
- 导管或钢丝断裂
- 导丝脱落和栓塞
- 右心房或右心室穿孔

导管留置的并发症

- 血栓、血栓栓塞
- 感染、败血症、心内膜炎
- 心律失常
- 胸腔积液

中心静脉插管过程中不慎误穿动脉的情况并不少见[156,157]。这种现象发生的主要原因是,所有常规置管的静脉均邻近动脉(除了颈外静脉和头静脉),而静脉解剖是相当易变的。局部血肿形成较为常见,可通过使用小针定位或超声引导而最大程度避免损伤形成。当动脉创口较大或患者存在凝血障碍时会形成大血肿,在颈部可能会压迫气管进而需要紧急气管插管。如果动脉被较大导管置管误穿时,将导管或鞘管留在原位并请外科会诊协助处理[95,158]。已有报道发表成功将中心静脉置管时造成的动脉损伤经皮修复[159,160]。

中心静脉置管后导致颈动脉与颈内静脉之间的动静脉瘘也有报道[161,162]。锁骨下静脉置管时撕裂可能会导致血胸,进而出现血容量不足的症状[163]。特别是身材娇小的患者,长导管或较硬的导丝可能导致上腔静脉与无名静脉交界处或右心房穿孔,出现巨大血肿、血胸或心脏压塞。

左侧颈内静脉及锁骨下静脉穿刺置管损伤胸导管进而导致乳糜胸已有报道[164-166],这也是选择右侧颈内静脉和锁骨下进行中心静脉置管的原因。

如穿刺置管过程中进入胸腔或刺伤肺组织则可能导致气胸。如果空气因“球阀效应”继续累积,则可能出现张力性气胸。锁骨下穿刺最常出现气胸。

臂丛神经、星状神经节及膈神经均与颈内静脉和锁骨下静脉毗邻,穿刺置管过程中容易损伤[167,168]。麻醉药在臂丛、星状神经节或颈丛的沉积可导致短暂的功能缺损。中心静脉置管后形成假性动脉瘤的案例也有报道[169]。动脉穿刺后血肿及真性动脉瘤形成将导致迷走神经麻痹[170]。

静脉空气栓塞是在静脉系统出现负压时可能发生的致命并发症。如果有卵圆孔未闭或其他心内结构缺损,如房间隔或室间隔缺损,会有发生反常栓塞的风险。在中心静脉置管期间进行体位的改变如头低脚高位可增加静脉压,预防空气栓塞。一旦放置中心静脉导管,需要将导管牢固地连接到连接管。如果导管移除后皮下窦道持续存在,甚至会发生空气栓塞[171]。自主呼吸患者的空气栓塞风险较高。

当突发心动过速伴肺动脉高压和全身性低血压时，很可能出现了静脉空气栓塞。由于右心室流出道的湍流，可能会听到新发的杂音。超声心动图(经食管或经胸)和多普勒探头对监测空气栓塞高度敏感。可通过位于上腔静脉和右心房连接处的导管抽吸静脉空气栓子。在紧急情况下，特别是当发生心衰时，患者应置于左外侧头低位，以利于空气栓子从右心室流出。这种方法可暂时维持左心室充盈、心输出量和血压。

用套管针或 Seldinger 置管套件时，导管或导丝可能被探针切断，成为栓子进入右心和肺循环。置管时未拔出足够长度的导丝也可能出现导丝脱落进入患者体内[172]。导管残端或导丝位于循环的位置决定了是必须使用手术或采取经皮球囊技术拔除。为了避免导管残端栓塞，不能通过探针取出导管。不推荐再次置针，特别是套管弯曲的时候。此外，导丝通过针时遇到阻力时不应撤回，而应将针和导管或针和导丝同时撤回。

中心静脉置管时发生右心房或右心室穿孔，可能会导致心包积液或心脏压塞。当使用无法弯曲的导丝、长扩张器或导管时，这种并发症的发生概率增加。心脏压塞发生时应立即进行心包穿刺。如果导管尖端刺破至血管外或腐蚀损伤血管时，通过导管输液将导致胸腔积液，此时应进行胸腔穿刺、导管引流并请外科会诊。

用 Seldinger 技术行中心静脉置管时导丝通过右心房或右心室，常会发生房性或室性心律失常。这些心律失常最有可能是由相对硬的导丝与心内膜接触导致了心脏异常收缩[173]。导丝插入过程中的心室颤动已被报道，也有报道发现可发生完全性右束支传导阻滞[174]。迅速退出导丝可缓解上述症状，如症状持续可使用经静脉或外部的临时起搏器。

减少导管相关性感染，需要严格的无菌技术和无菌隔离预防，这也是一个质量监测指标[175]。颈内静脉、股静脉置管时进行皮下隧道中心静脉置管[176,177]、抗菌型中心静脉导管[178]、短时杀菌剂/抗生素浸润导管[179,180]已被证明可减少导管相关性感染[181]。推荐使用氯己定进行皮肤消毒[69,95]，可降低导管相关性感染，尽管研究表明聚维酮碘溶液同样有效[182-185]。中心静脉导管常规置换预防导管相关感染是不推荐的[69,186,187]。在置管过程中无法保证严格遵守无菌技术时(如紧急情况下置入导管)，应尽快更换导管[69]。

肺动脉压监测

肺动脉导管使用的临床疗效及相关趋势

在 1970 年推出热稀释法测量心输出量的肺动脉漂浮导管(PAC)时[188]，在床边可以获得的诊断信息量显著增加。一些早期的研究表明，临床医生在无肺动脉漂浮导管监测情况下通常会无视血流动力学问题或者错误预测前负荷及心排出量[189,190]。虽然 PAC 衍生的数据可以在血流动力学不稳定的情况下帮助诊断和指导治疗[191]，但其临床意义已被质疑。1996 年，Connors 及其同事[192]发表了一项大型前瞻性队列研究，收集了 1989 年至 1994 年间美国五所教学医院 5 735 名重症监护病房(ICU)危重患者的数据，发现 PAC 监测与该患者人群死亡率增加有关。进一步的前瞻性随机研究也证实了这项发现，或显示进行 PAC 监测并未带来益处。这项研究的结果对大多数临床医生来说都是惊人的，并且引起大量争议。然而，随着证据水平稳步上升，最终 PAC 使用率开始明显下降。

在 1993 至 2004 年期间，单美国入院患者的 PAC 使用量下降了 65%[193]。在急性心肌梗死患者中记录到 PAC 使用降低最为显著，而在诊断为败血病的患者中使用率下降最少。这些发现与外科手术患者群体几乎相同，PAC 在同一观察期间下降了 63%。在另一项回顾性分析中，PAC 在急性冠脉综合征住院患者中的使用量从 2000 年的 5.4% 下降到 2007 年的 3.0%[194]。同样，加拿大学术医院的大型多中心纵向研究发现，2002 年至 2006 年期间，PAC 使用量下降了 50%[195]。Leibowitz 和 Oropello[196]发表了在 8 年内进入外科 ICU 患者(每年入院约 600 名围手术期患者)的 PAC 使用情况。所使用 PAC 数量明显减少，从 2000 年所有入院患者的 23% 大幅下降到 2006 年的不到 2%。尽管观察期间该患者群体的医院和 ICU 死亡率略有下降(图 13.18)，患者风险状况[急性生理评估和慢性健康评估 Ⅱ(Acute Physiologic Assessment and Chronic Health Evaluation Ⅱ，APACHE Ⅱ)评分]却没有改变。其他 ICU 也有类似的发现[197]。

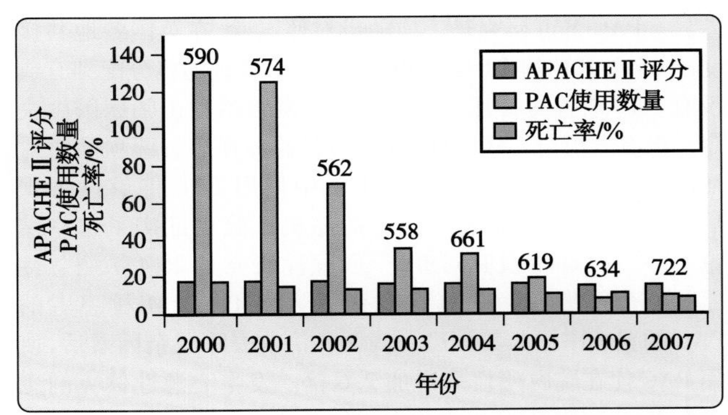

图 13.18 一个 ICU 在 8 年间由于稳定的风险评分和轻度降低死亡率，肺动脉导管(PAC)的使用逐年下降。APACHE Ⅱ，急性生理评估和慢性健康评估Ⅱ。(*From Afessa B，Spencer S，Khan W，et al. Association of pulmonary artery catheter use with in-hospital mortality.* Crit Care Med. *2001；29：1145-1148. Used with permission.*)

随着 PAC 使用的减少，超声心动图和微创的 CO 监测器使用变得越来越多，以替代 PAC 作为有效和较微创或无创性床旁诊断工具。目前，根据需要，医院和医院间的 PAC 置入率差异很大。心血管麻醉学会会员最近的一项调查发现，绝大多数医生(68.2%)仍然经常(>75%)使用 PAC 进行 CPB 治疗[198]。然而，在私人(79.2%)、学术型(64.5%)和政府(34%)医疗机构中，PAC 的使用显著不同。随着 PAC 使用减少，临床医生不太可能充分使用 PAC 衍生的血流动力学数据[199]。

在 Connors 发现 PAC 危害的证据之后，有几项大型研究已经讨论各种临床环境下与 PAC 监测相关的适应证、风险和益处。然而，随着更多研究的发表，PAC 对患者预后的影响很小或没有积极影响的证据越来越多[200-204]。

非心脏手术应用

2001 年，Polanczyk 及其同事[205]发表了对 4 059 例进行主要非选择性心脏外科手术的观察性研究，检查了 PAC 与术后心脏并发症的关系。右侧心脏导管插入术与主要术后心脏事件发生率增加有关。同样，Rhodes 及其同事[206]的一项前瞻性随机研究发现，在使用或不使用 PAC 的危重患者中，死亡率无显著差异。Murdoch 及其同事们[207]发现，通过对疾病严重程度分级，ICU 患者使用 PAC 是安全的，但没有证据表明使用 PAC 有益。Sandham 及其同事[208]报道了 1994 年预计进行大型非心脏手术后 ICU 滞留的高危患者（ASA Ⅲ或Ⅳ）使用或不使用 PAC 的前瞻、随机、对照试验，结果发现，PAC 与标准护理（不使用 PAC）相比，并未对治疗带来益处，而 PAC 组的不良事件风险较高。Yu 及其同事[209]在 1 010 例严重脓毒症患者的多中心随机对照试验中对 PAC 使用与结果之间的关系进行了前瞻性队列研究。PAC 监测没有改善这个患者人群的预后。患有休克和急性呼吸窘迫综合征（acute respiratory distress syndrome，ARDS）的患者的预后也不受 PAC 影响[210]。Sakr 及其同事[211]对 3 147 名入住 ICU 的成年患者中 PAC 使用的结果进行了研究。这是一项旨在评估欧洲国家败血症流行病学因素的大型多中心前瞻性观察研究的分析。在倾向评分匹配后，发现有或没有 PAC 放置的结果没有显著差异。有趣的是，各参与国之间报告了 PAC 使用的显著差异。PAC-Man 研究是一项随机对照试验，在英国各地共接受了 65 个 ICU 的 1 041 例患者[212]。患者被随机分配到有或没有 PAC 放置的管理组中。研究的两组治疗由临床医生决定。没有发现与 PAC 使用有关的利益和损害。两项随机对照研究并没有显示在 ARDS 患者中使用 PAC 能够改善预后[210,213]。急性心肌梗死患者的随机试验也证实了这些结论[214,215]。Cohen 及其同事[216]回顾性研究了 26 437 例急性冠脉综合征患者。2.8% 的患者置入了 PAC。美国患者的 PAC 的置入率比非美国患者高 3.8 倍。去除混杂因素后，使用 PAC 使在院内死亡率增加 2.6 倍。发生心源性休克的患者在 PAC 和非 PAC 组中均有相似的结果。

ESCAPE 试验（充血性心力衰竭和肺动脉导管效能评估研究）包括严重心力衰竭（heart failure，HF）症状的患者[217]。该多中心随机对照试验在 26 个位点招募了 433 例患者，但没有具体的治疗方法。然而，不鼓励使用强心剂，调查人员被要求遵循国家 HF 治疗指南，鼓励使用利尿剂和血管扩张剂。两组的目标是改善 HF 的临床症状。在 PAC 组中，还有一个另外的目标是使肺毛细血管楔压（pulmonary capillary wedge pressure，PCWP）为 15mmHg，CVP 为 8mmHg。总体而言，各组间死亡率无差异；然而，PAC 组记录到更多不良事件。两组患者的运动和生活质量都有所改善，调查人员报告使用 PAC 组并无更显著的统计学差异。

在日本的一项更新的前瞻性观察性多中心 HF 试验［急性失代偿性心力衰竭综合征（Acute Decompensated Heart Failure Syndromes，ATTEND）注册表］中，倾向评分匹配的回顾性分析显示，在低 SBP 或影响心肌收缩力治疗的患者中 PAC 使用的住院死亡率降低[218]。

Barone 及其同事[219]的 meta 分析认为，只有 4 项前瞻性研究进行了充分的随机分配，PAC 的使用并没有改善血管手术患者的疗效。2006 年，医疗保险和医疗补助服务中心和 AHRQ 要求塔夫茨医疗中心循证实践中心就重要护理环境中的 PAC 使用进行技术评估报告。审查的主要目标是评估 PAC 监测的作用和安全性方面的效用，以及如何影响医疗保险重症监护病房住院患者（即大于 65 岁的人）的结果[220]。一个精心设计和广泛（1966—2006 年）回顾各种文献结论和 meta 分析的综述于 2008 年发表。在这篇分析中只包括了符合既定质量标准的前瞻性随机试验。评估结果是死亡率、ICU 和住院时间及医疗事故发生率（如机械通气时间、肾衰竭）以及 PAC 使用相关并发症的总结。总体而言，作者没有找到支持 ICU 常规 PAC 使用的证据。该报告承认，PAC 提供了无与伦比的方法来评估危重患者的血流动力学数据，并建议其在个人基础上的审慎使用。

心脏手术的应用

Schwann 及其同事[221]评估了接受冠状动脉搭桥术（coronary artery bypass grafting，CABG）的 2 685 例患者的研究结果，其中是否放置 PAC 的决定是基于患者自身特征和危险因素。使用高度选择性的策略，在大多数（91%）病例中没有使用 PAC，结果相近。在另一项回顾性试验中，Ramsey 及其同事[222]发现，选择性 CABG 手术中的 PAC 使用率与住院死亡率增加，住院时间延长以及总体成本增加有关。在 PAC 的总体使用率较低的医院中，这种影响更为明显。Schwann 及其同事[223]回顾性分析了参与流行病学Ⅱ期多中心围手术期缺血（Epidemiology Ⅱ Multicenter Study of Perioperative Ischemia，McSPI）多中心研究（5 065 例，70 个中心）的患者。比较使用倾向评分匹配的 PAC 患者和不使用 PAC 的患者，发现在 PAC 使用的患者中全因死亡率和严重终末器官并发症的风险更高。

Resano 及其同事[224]观察接受瓣膜外冠状动脉旁路（off-pump coronary artery bypass，OPCAB）手术的 PAC 与 CVP 监测患者，结果没有差异。在一项前瞻性观察性研究中，Djaiani 及其同事[225]连续观察了 200 例接受 CABG 手术中放置了 PAC 的患者，外科医生和麻醉医生对 CVP 以外的数据不知情。患者按常规进行管理，如果临床需要，数据可能会被揭盲。23% 的患者需要揭盲数据；在这个亚组内，14% 的初步诊断被确诊，9% 的治疗方案被改良。揭盲组患者继续发病。调查人员得出结论，如果临床需要，PAC 可以等到在术中或 ICU 中安全情况下延迟放置。总体而言，对心肌血运重建患者的针对性研究没有明确的证据表明常规使用 PAC 与改善预后相关。

以前的研究报告评估了在各种临床环境中与 PAC 使用相关的临床结果。一些调查人员试图论证这样一种假设，即 ICU 患者疾病过重，无法使用有创血流动力学监测，而手术中的早期靶向治疗（goal-directed therapy，GDT）可以通过早期干预来预防主要的终末器官损伤[226]。后来的研究报告使用有创血流动力学监测来提高围手术期的供氧[227-230]。Heyland 及其同事[231]在其 meta 研究分析中同样认为，与 ICU 的慢性疾病状态相比，围手术期（即在不可逆器官损伤发生之前）的“最大化氧供”更有效。根据对术前 PAC 放置患者的意向治疗分析，他们报道其生存率得到提高。Chittock 及其同事[232]证实，疾病严重程度可能在定义 PAC 监测的是否可使患者受益的亚组分组中起重要作用。在ICU入院的7 310例危重患者中,APACHE Ⅱ评分大于31的PAC监测的成人患者死亡率降低,而APACHE Ⅱ评分较低的患者死亡率增加。Ivanov及其同事[233]进行的另一项meta分析显示,PAC导向策略的发病率显著降低。在前瞻性随机试验中,Pölönen及其同事[234]应用目标导向PAC指导治疗,旨在维持心脏手术后患者的混合静脉血氧饱和度>70%,血乳酸<2mmol/L。使用这一策略,他们发现在术后即刻增加氧气输送可缩短住院时间并降低发病率。在ICU(国家创伤数据库,53 312名患者)的创伤患者回顾性数据库分析中,严重创伤和老年患者与PAC使用相关的死亡率降低[235]。

可能有多种解释为什么绝大多数调查结果不利于PAC使用。放置PAC是一种高度侵入性的程序。使用大口径导管鞘置入血管结构可能导致各种并发症。最重要的是,即使在易于PAC置管和能够得到正确的数据和解释的情况下,也必须认识到PAC只是一个监控工具。因此,不能期望患者预后改变,除非基于开始进行PAC测量的治疗方案对于改善患者预后是有效的。在一些非常严重的患者,如脓毒症、ARDS或严重创伤患者中,尽管努力寻找新的治疗策略,死亡率仍然很高。此外,诊断常常只能基于临床进行,并且曾经认为能够改善患者预后的治疗策略实际上可能是有害的。

尽管有大量关于PAC的成果研究,研究设计的缺陷和统计学力量不足仍然是一个问题。最常见的设计缺陷是缺乏治疗方案、治疗算法和未进行随机分配,这些均能导致观察者偏倚[236]。医师的知识是另一个混杂的变量,如多中心研究所表明的,许多人缺乏对PAC衍生数据的解释能力,这取决于诸如训练程度和使用PAC的频率等因素[237]。在一项研究中,47%的医生无法在5mmHg以内正确确定PCWP[238]。

总之,没有令人信服的数据显示,与单独的CVP监测相比,PAC放置的心脏手术患者的预后能够得到改善[239]。围手术期的文献表明,在低风险心脏手术患者中使用PAC可能是有害的[240]。从大多数精心设计的前瞻性研究中获得的临床证据表明,进行低危心脏手术的患者可以安全地进行管理,无需进行PAC放置。然而,许多临床医生仍然考虑高风险心脏手术,特别是右侧心力衰竭或肺动脉高压患者作为PAC放置的指征(参见第26章)。因此,在可预见的未来,对肺动脉导管插入术的潜在益处和风险的了解于心脏麻醉医师是至关重要的。

肺动脉导管使用技术方面

PAC的插入点的注意事项与CVP相同。HICPAC/CDC感染指南列出了有关PAC使用的具体建议,强烈建议在置入PAC时使用无菌保护套(类别ⅠB)。因为与心脏手术细节相关的技术原因,使用右侧IJV通路仍然是许多医师的首选。这是因为颈内静脉穿刺时血管与右心房存在直接通路,同时选择锁骨下入路在导丝穿过胸骨下时频繁出现打折、扭曲[241]。然而,随着现代牵引器的改良及小切口的使用,即使是选择使用锁骨下入路,导管出现打折的情况也逐渐减少。出于预防感染的目的,HICPAC/CDC推荐使用锁骨下路径进行PAC置管。

可以通过监测导管远端的压力波形、X线透视下引导或超声心动图引导PAC置管进入肺动脉。波形监测是最常见的围手术期右心导管监测技术。首先,导管必须在球囊充气前通过导丝继续放置(15~20cm)。气球充气有助于进一步推进导管通过右心房和右心室进入肺动脉。正常的心内压力见表13.1。图13.19展示了在PAC置管期间看到的压力波形。既往存在三尖瓣瓣膜成形术、显著的右心房室瓣反流和三尖瓣狭窄患者,导管通过三尖瓣可能存在困难,甚至无法通过。调整导管以及改变体位可能有所帮助。头低脚高位定位使得右心室较右心房更有助于推动PAC通过三尖瓣。在某些情况下,通过TEE引导置管作用是非常有用的。经验丰富的超声心动图仪使用者可以通过调整导管及体位来引导导管尖端通过三尖瓣口。导管尖端穿过三尖瓣并进入右心室后可以看到右心房波形。右心室相较右心房描记图,收缩压会突然增加,而舒张压几乎没有变化。在这个时候,会出现心律失常,特别是室性期前收缩,但通常不需要处理,一旦导管尖端穿过肺门,心律失常会消失。导管通过右心室进入肺动脉。反向Trendelenburg位置和右侧斜位可减少心律失常并利于导管通过右心室流出道和肺门进入肺动脉[242]。当导管穿过肺门时,压力波形中出现重搏切迹,舒张压突然增加。将导管继续推进3~5cm直到出现伴随平均压力值出现下降的波形变化,此时可得到PCWP波形(也称为肺毛细血管楔压)。球囊充气导致肺动脉再次出现波形,引起平均压力增加。使用右侧颈内静脉置管入路方法,进入25~35cm后到达右心房,35~45cm时到达右心室,45~55cm时到达肺动脉,大多数患者的PCWP可在50~60cm获得。

表13.1 正常心内压力

心内压力	平均/mmHg	范围/mmHg
右心房压	5	1~10
右心室压	25/5	15~30/0~8
肺动脉收缩压和舒张压	23/9	15~30/5~15
平均肺动脉压	15	10~20
肺毛细血管楔压	10	5~15
左心房压	8	4~12
左心室舒张末压	8	4~12
左心室收缩压	130	90~140

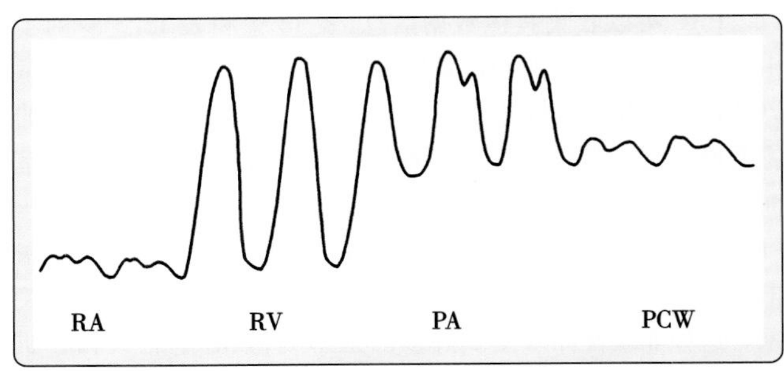

图13.19 肺动脉导管从静脉漂浮到肺毛细血管楔(PCW)的波形。注意导管进入右心室(RV)时忽然升高的收缩压,导管进入肺动脉(PA)忽然升高的舒张压,以及导管到达PCW位置降低的平均压。RA,右心房

如果导管在60cm未能进入肺动脉(从右侧颈内静脉置管入路方法),应将气囊放气并且将导管退出置右心房或右心室的流入处。然后可以使用先前描述的技术来尝试将导管推进到适当的位置。应避免过长的导管在右心房或右心室内卷曲出现打结。应在测量PCWP时进行短暂的气囊充气。应持续监测PA波形确保导管不会被嵌入血管,以免出现PA破裂或肺梗死。少数情况下,因为长期放置PAC,可能出现导管软化或导管进入肺动脉终末段,或者因为心脏体积减小进行心肺流转术时需要退出一段导管。

PCWP波形与前面讲述的CVP波形类似。在相似心动周期各时间点可见PAC充气时看到的A、C和V波(PCWP)。二尖瓣反流期间、左心室舒张功能下降、心肌缺血期可在PCWP波形上看到大V波[243]。他们也在肺动脉上看到类似于大V形波形(没有楔入PAC)稍晚于典型的肺动脉上行支出现[244]。V形波导致肺动脉波形变宽并失去重搏切迹(图13.20)。心肌缺血时出现大V波的原因可能是舒张期心室顺应性的降低,或乳头肌缺血功能障碍引起的二尖瓣反流以及心室扩张引起的球形扩张。在这种情况下,V波可能较C波发生更早出现(如图所示)随着心室收缩的开始),并被称为C-V波。

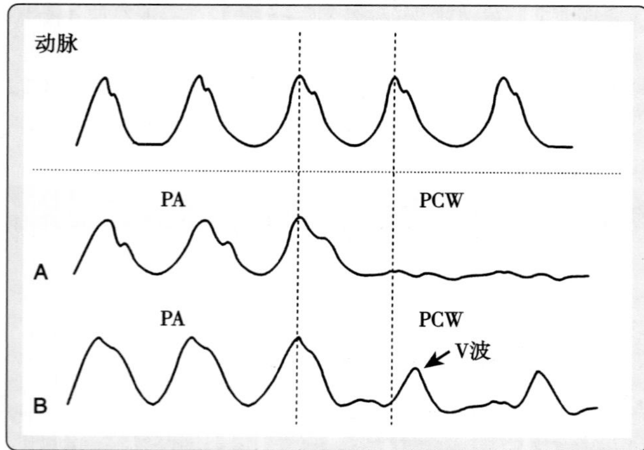

图13.20 正常情况下(A)和存在V波时(B)系统动脉波形、肺动脉(PA)波形和肺毛细血管楔压(PCW)波形的关系。注意V波出现时PA波形的宽度和重搏波切记消失。V波波峰(箭头)在系统动脉波峰之后

PAC可以收集具体数据信息,表13.2和表13.3罗列了由监测信息所计算的心血管以及肺功能数据。临床医生测量PCWP以及肺动脉舒张压(pulmonary artery diastolic,PAD)的主要原因之一是根据这些参数估计左心房压力,评估左心室前负荷[245]。左心室顺应性曲线描述了左心室舒张末期压(left ventricular end-diastolic pressure,LVEDP)和左心室舒张末期容积(left ventricular end-diastolic volume,LVEDV)的关系。这种非线性曲线受到许多因素影响,如心室肥大和心肌缺血[246-248]。这些参数的关系如图13.21所示。在超声时代,在手术中使用TEE技术能够更好评估左心室前负荷,如舒张末容量或体积。然而,PCWP或LAP的升高仍然是心力衰竭急性加重的评价标准。

表13.2 衍生血流动力学参数

公式	正常值
心排指数(CI) CI=CO/BSA	2.6~4.2L/min/m^2
每搏量(SV) SV=CO * 1000/HR	50~110ml(每搏)
心搏指数(SI) SI=SV/BSA	30~65ml/m^2(每搏)
左心室心搏做功指数(LVSWI) LVSWI=1.36 * (MAP-PCWP) * SI/100	45~60g-m/m^2
右心室心搏做功指数(RVSWI) RVSWI=1.36 * (MPAP-CVP) * SI/100	5~10g-m/m^2
全身血管阻力(SVR) SVR=(MAP-CVP) * 80/CO	900~1 400dynes·s·cm^{-5}
全身血管阻力指数(SVRI) SVRI=(MAP-CVP) * 80/CI	1 500~2 400dynes·s·cm^{-5}/m^2
肺血管阻力(PVR) PVR=(MPAP-PCWP) * 80/CO	150~250dynes·s·cm^{-5}
肺血管阻力指数(PVRI) PVRI=(MPAP-PCWP) * 80/CI	250~400dynes·s·cm^{-5}/m^2

BSA,体表面积;CO,心输出量;CVP,中心静脉压;HR,心率;MAP,平均动脉压;PAP,肺动脉压;PCWP,肺毛细血管楔压。

表13.3 氧输送参数

公式	正常值
动脉血氧含量(CaO_2) CaO_2=(1.39×Hb×SaO_2)+(0.003 1×PaO_2)	18~20ml/dl
混合静脉氧含量(CvO_2) CvO_2=1.39×Hb×SvO_2+0.003 1 * PvO_2	13~16ml/dl
动静脉血氧含量差($avDO_2$) $avDO_2$=CaO_2-CvO_2	4~5.5ml/dl
肺毛细血管氧含量(CcO_2) CcO_2=1.39×Hb×ScO_2+0.003 1×PcO_2	19~21ml/dl
肺分流系数(Qs/Qt) Qs/Qt=100×(CcO_2-CaO_2)/(CcO_2-CvO_2)	2%~8%
氧输送(DO_2) DO_2=10×CO×CaO_2	800~1 100ml/min
氧耗量(VO_2) VO_2=10×CO×(CaO_2-CvO_2)	150~300ml/min

CcO_2,毛细血管氧含量;Hb,血红蛋白;PaO_2,动脉氧分压;PcO_2,肺毛细血管氧张力;PvO_2,静脉氧张力;SaO_2,动脉氧饱和度;ScO_2,肺毛细血管氧饱和度;SvO_2,静脉氧饱和度。

From McGrath RB. Invasive bedside hemodynamic monitoring. *Prog Cardiovasc Dis*. 1986;29:129-144.

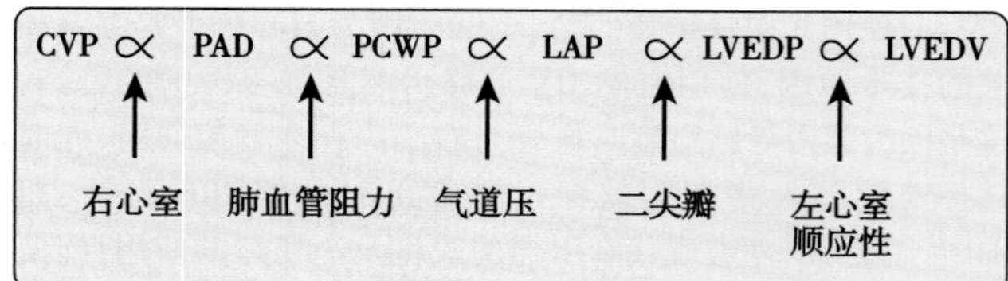

图13.21 左心室舒张末容积(LVEDV)与受左心室顺应性影响的左心室舒张末压力(LVEDP)相关。LVEDP与受经过二尖瓣的舒张压梯度影响的左心房压力(LAP)相关。肺毛细血管楔压(PCWP)与受肺毛细血管阻力影响的LAP相关。肺动脉舒张(PAD)压是PCWP的评估因素。右心室功能正常时中心静脉压(CVP)可反映PAD压力

如果PAC导管尖端未放置于正确的位置，伴随肺部血管疾病，高PEEP或二尖瓣瓣膜疾病时，PCWP和PAD压力就不能正确反映LVEDP水平。PAC的远端端口与肺动脉之间血管通道的通畅确保了PCWP和LAP之间的密切联系。这种情况仅在肺Ⅲ区才能实现（West三区），肺静脉压超过肺泡压力[249]。否则PCWP将反映肺泡压力而不是左心房压力。高PEEP降低了West三区的面积，影响了PCWP和LAP之间的相关性，这一点在血容量不足的患者身上影响尤其明显[250-252]。在高PEEP患者中不清楚增加的胸腔内压力有多少百分比实际上传输到导管尖端，同时在多大程度上影响了左心室前负荷的预估值。但不鼓励暂时降低高PEEP（例如>10mmHg），因为快速降低功能残气量和由此引发的肺不张可能导致急性呼吸不良的后果。反过来，用于预防肺不张的低PEEP可能实际上维持血管通畅和与左侧充盈压力的相关性，因为缺氧与肺血管收缩相关。在ARDS患者中，即使高达20cmH_2O的高PEEP，PCWP和LAP之间的仍存在相关性[253]。

一般来说，无论是自主呼吸的患者还是机械通气的患者，均应在呼气末测量PCWP。严重的瓣膜病大大增加了正确解释PCWP的难度。二尖瓣反流患者PCWP波形上存在大V波，导致过高估计LVEDP[254]。在二尖瓣狭窄患者中，尽管左心室预压（left ventricular preload，LVEDV）有所降低，PCWP会升高。明显的主动脉瓣反流将导致二尖瓣过早关闭；因此，LVEDV将被低估。另外，在CPB之后，PCWP在评估LAP和LVEDP时可能不准确[255]。框13.9总结了可能影响PCWP和LVEDP之间的关系的情况。

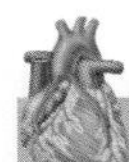

框13.9 导致肺毛细血管楔压和左心室舒张压差异的条件

PCWP>LVEDP
- 正压通气
- 高PEEP
- 胸膜腔内压升高
- 非肺西Ⅲ区PAC置管
- 慢性阻塞性肺疾病
- 肺血管阻力增加
- 左心房黏液瘤
- 二尖瓣疾病（如狭窄、反流）

PCWP<LVEDP
- 左心室顺应性降低（如缺血、肥大）
- 主动脉瓣反流（二尖瓣早闭）

LVEDP，左心室舒张末压；PAC，肺动脉导管；PCWP，肺毛细血管楔压；PEEP，呼气末正压。

Adapted from Tuman KJ, Carroll GC, Ivankovich AD. Pitfalls in interpretation of pulmonary artery catheter data. *J Cardiothorac Vasc Anesth*. Update. 1991;2:1-24.

本章稍后将会介绍临床上PAC用于连续心输出量、连续混合静脉血氧饱和度（venous oxygen saturation，SvO_2）测量、起搏和热稀释法测定右心室射血分数（right ventricular ejection fraction，RVEF）；然而，其商业用途变得越来越受限制。

适应证

总的来说，使用PAC的适应证是评估血流动力学参数，如心脏的负荷情况（前负荷、后负荷），心输出量，以及评估氧供和氧需的有用指标（即SvO_2）。在2003年，美国麻醉医师协会工作组发布了有关肺动脉导管置管的最新临床实践指南[256]。这些指南强调当决定使用肺动脉导管时，必须考虑患者、手术室和操作过程。一般来说，肺动脉导管的常规使用均是在高危患者（如ASA Ⅳ或Ⅴ）和高风险诊疗过程中进行，在此期间预期会有血流动力学不稳定以及大量液体的出入。实践是很重要的，因为证据表明在使用肺动脉导管期间，训练或经验不足的医师操作可能会增加围手术期并发症的风险。常规使用肺动脉导管的建议是，应该是在围手术期管理过程中已有充足的培训和有经验的中心中进行（框13.10）。本章作者列出可能性适应证一览表（框13.11）。

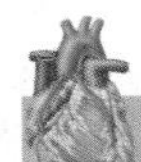

框13.10 美国麻醉医师协会关于肺动脉导管使用的操作指南

意见
- PAC能够提供可能改变治疗的新信息，临床证据关于其对临床结局或死亡率的影响弱。
- 没有大型对照试验证实术前PAC能稳定血流动力学改善结局。
- 围手术期PAC监测血流动力学参数指导的目标靶向治疗在许多试验和临床中数据矛盾。
- 快速获得PAC数据可以优先测量血流动力学不稳定需要立即准确决定液体管理和药物治疗方案的亚组患者。
- 经验和理解是PAC效能的重要因素。
- PAC不适合作为手术患者常规操作，应仅限于置管的益处超过潜在风险的病例。
- PAC可能是有害的。

建议
- 适当的PAC是综合患者，手术，操作相关因素的。
- 围手术期PAC应考虑患者器官功能障碍或严重并发症增加血流动力学不稳定的风险（如ASA Ⅳ或Ⅴ级患者）。
- 手术期间PAC置管应考虑到个体的血流动力学风险而不是普通的手术放置建议。高风险手术操作包括可预期的大量液体转移或血流动力学不稳定以及与高死亡率和发病率相关的操作。
- 由于PAC并发症的风险，此操作应由临床医生或护理人员或具有安全操作资格的操作者进行，准确的解释结果，并不能确保适当的导管维护。
- 当操作带来的血流动力学改变风险低微时，不推荐常规使用PAC。

ASA，美国麻醉医师协会；PA，肺动脉；PAC，肺动脉导管。

From American Society of Anesthesiologists. Practice guidelines for pulmonary artery catheterization. Available at: http://www.asahq.org/~/media/sites/asahq/files/public/resources/standards

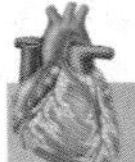

框13.11 PAC监测的可能临床适应证

主要包括大量液体转移或失血患者：
- 右心衰竭、肺动脉高压
- 对治疗无反应的严重左心衰
- 心脏病或脓毒症休克或多器官衰竭
- 原位心脏移植术
- 左心室辅助装置植入

既往看来,肺动脉导管有助于对心脏疾病患者的监测。然而,在中低危患者中围手术期PAC监测相关的风险似乎超过了其受益,而一些接受大手术的高风险患者可能受益于右侧心脏导管置入术。

禁忌证

肺动脉导管禁忌证在框13.12中进行了总结。

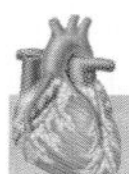

框 13.12 肺动脉导管禁忌证

绝对禁忌证
- 严重的三尖瓣或肺动脉瓣狭窄
- 右心房或右心室肿块
- 法洛四联症

相对禁忌证
- 严重心律失常
- 左束支传导阻滞(考虑起搏PAC)
- 新植入的起搏器导线,AICD或CRT
- 严重凝血病

AICD,自动植入型心律转复除颤器;CRT,心脏再同步疗法;PAC,肺动脉导管。

绝对禁忌证

使用肺动脉导管的禁忌证包括严重的三尖瓣或肺动脉瓣膜狭窄。肺动脉插管不易穿过狭窄的瓣膜,如果这样做的话可能阻碍血流。存在脆弱的右心房或右心室肿块(即肿瘤,血栓)也是置管绝对禁忌。导管可能导致部分血块碎裂,引起肺结核或血栓。

相对禁忌证

存在严重心律失常患者可能忌用肺动脉导管。在肺动脉导管放置期间常出现短暂的心房和心室心律失常。对之前存在恶性心律失常的患者进行肺动脉导管监测可能再次诱发心律失常,必须加以权衡利弊。如果需要的话,应准备抗心律失常药物,进行心肺复苏、电复律、电除颤,或者心脏起搏。对于既往存在左束支传导阻滞患者,完全性心脏阻滞可能导致严重的血流动力学不稳定。这些患者放置肺动脉导管的好处明显大于风险,考虑使用起搏或肺动脉插管,立即放置起搏器预防出现完全性心脏阻滞。另外,应在术前放置外部起搏器导联。

凝血障碍可能是使用肺动脉导管一个相对禁忌证,可能导致中央静脉入路患者出现凝血病。PAC移位或长时间气囊充气可能引起支气管出血的风险增加。

新置入起搏器导线可能是PAC的禁忌,因为在肺动脉导管插入或拔出期间,起搏器导线存在移位风险。在大概4~6周的时间,起搏器导线会嵌入心内膜而变得稳固,不太可能出现导线位移。同部位存在多个电极可能存在更高的风险,如AICD或心脏再同步治疗。

并发症

肺动脉导管放置的并发症,几乎包括所有CVP置管存在的并发症。肺动脉导管可能出现的特殊并发症相关细节列述如下。美国麻醉医师协会PAC小组总结了发生严重PAC并发症的患者是0.1%~0.5%。文献中记述的发病率更高,反映了不同的患者群体,医院设施,PAC管理经验水平和其他因素[257]。

心律失常

使用肺动脉导管最常见的并发症是瞬间心律失常,尤其是心室期前收缩[258]。然而,致命的心律失常很少被报道[259-260]。在肺动脉导管插入期间,头高5°和右侧倾斜可使恶性心律失常(相比与头低脚高位)在统计上有显著意义的降低[242]。

全心阻滞

之前存在左束支传导阻滞(LBBB)的患者,PAC插管可能出现完全性心脏阻滞[261-264]。这是一种潜在的致命性并发症。最可能是肺动脉导管尖端导致异常电刺激,当它穿过右心室流出通道时形成短暂右束支阻滞(right bundle branch block,RBBB)。在预期进行肺动脉导管置管的患者中,右束支传导阻滞的发病率是3%[265]。然而,之前存在左束支传导阻滞患者没有出现完全性心脏阻滞。在另一项47位左束支传导阻滞患者的研究中,2位左束支传导阻滞患者发生了完全性心脏阻滞[266]。在左束支传导阻滞的患者放置PAC安装外部起搏器或起搏PAC是必要的。

支气管出血

已有大量医源性肺动脉破裂的报道[267-269]。肺动脉导管引起支气管出血的发生率是0.064%~0.20%[258]。美国麻醉医师协会PAC指南回顾文献报告发病率在0.03%到1.5%[256]。不考虑确切的发病率,这一罕见的并发症死亡率很高。Hannan及其同事[270]报道28例肺动脉导管引发支气管出血的死亡率为46%,而抗凝患者死亡率为75%。从这些报道来看,有几个风险因素:老年,女性,肺动脉高压,二尖瓣狭窄,凝血障碍,导管向远端移位,球囊过度充气。在肺动脉末端进行球囊充气可能是大部分肺动脉破裂的原因,因为球囊充气产生了高压压迫肺动脉[271]。低温CPB也可能增大风险,随着心脏的运动和PAC的硬化,导管的末端可能出现移位[272,273]。当开始进行CPB时,通常做法是将肺动脉导管退出约3~5cm。

制定治疗计划时,考虑出血的原因是很重要的。如果出血量小而且并存凝血障碍,那么纠正凝血障碍可能是唯一必要的治疗。保护未出血的肺至关重要。将患者向患侧侧卧,放置双腔气管导管,并进行肺隔离,来保护健侧肺[274]。止血的策略包括应用PEEP、支气管阻塞和肺切除术[275]。不知道出血的部位时,临床医生显然是处于不利情况下。胸部X线检查通常会显示病变的位置,尽管支气管出血的原因可能不清楚,但必须尝试在手术治疗之前明确出血部位。进行少量的放射造影可能有助于查明病变是否存在活动的出血。对于严重出血和复发性出血,介入治疗已经被使用并可能成为首选治疗方法[276,277]。

肺梗死

肺梗死是一种罕见的肺动脉导管监测并发症。早期的研究表明,进行PAC监测发生肺梗死的发病率在7.2%[278]。然而,不进行肺毛细血管楔压监测(防止无意楔入导管),而持续监控PA波形并球囊充气状态不是标准的操作程序。外科手术中随时间推移,右心室运动、导管展开和导管软化时,均可能会发生肺动脉导管远端移位。在CPB期间,因为手术时右心室腔体积减小和心脏收缩会发生导管偶然楔入的情况。肺动脉导管上形成的血栓也可能导致肺梗死。

导管打结缠绕

导管缠绕可能会导致肺动脉导管打结。在X线指导下放置合适的导丝可以帮助解开导管结[279]。另外,如果不存在心内结构异常,可经皮肤沿导丝打开导管结并取出导管[280]。如果存在像乳头肌之类心脏结构缠绕在打结的导管,那么可能需要手术治疗[281,282]。心脏缝线可能会导致肺动脉导管缠绕。此类情况以及经皮移除的细节在报告中都有描述[283]。

瓣膜损伤

球囊充气时拔出导管可能损伤三尖瓣[284]或肺动脉瓣[285]。球囊放气情况下放置的PAC可能增加导管通过腱索的风险[286]。心内放置PAC也可能出现脓毒症性心内膜炎[287,288]。

血小板减少症

既往报道,轻度血小板减少症也可使用PAC[289]。虽然肝素包被的PAC导管可以降低这种风险,但是这些导管可能引发肝素相关性血小板减少症[290]。

血栓形成

PAC是诱发血栓形成的异物[291],但在带有肝素包裹的PAC导管中[292]和短期使用过程中很少见。抗纤溶治疗可能增加血栓形成的风险[293,284]。

位置错误放置

除了对远端腔内的压力波形进行监测外,还可以通过TEE指导PAC通过三尖瓣进入近端PA到达正确位置。如果没有TEE的指导,PAC位置放置不正确是常见的。最常见的情况是,PAC放置太远,可能导致导管在CPB中产生自发性的楔入。之前也描述了PAC置入肝脏的情况;肝静脉楔压类似于PA的压力波形[295]。持续左侧SVC的患者在左侧颈内静脉入路置管,可能导致PAC经由CS位置前移[296]。在有持续性的卵圆孔或房室或室间隔缺损的患者中,导管可能会进入心脏的左侧。在一个病例报告中,一个有升主动脉瘤的患者,被动脉瘤压迫的SVC直接导致PAC进入肺静脉[297]。静脉套管阻塞在CPB患者中时有发生[298-300]。静脉回流的突然受阻以及远端腔内压力消失是静脉套管阻塞的重要标志。这强调了在CPB中监测压力波形的重要性。TEE为PAC的合适放置提供了重要的证据。

气囊破裂

当导管放置数天或气囊充气超过1.5ml时,气囊破裂的情况并不罕见。PA中注入少量空气不会带来严重后果,如果注入的空气不能从气囊中抽出,气囊会破裂,吸气时血流会阻断。

心室穿孔

右心室穿孔是一种气囊在导管尖端的罕见并发症,在文献中已经报道过[301]。

人为测量错误

利用测量肺毛细血管楔压以确定患者容量状况尤其容易出现错误,这可能导致读出虚假的数值并对患者进行不正确治疗。常见的错误及干扰因素包括测量传感器放置位置不正确和机械通气的干扰(图13.22)。"Catheter whip"是能够进行PAC观察的长导管。由于导管尖端在大血管的血流中移动,导管内的流速会增加,从而产生10mmHg的重叠压力波。心脏外科手术中便于获得超声心动图,进行多种监测工具和参数的监测对确定患者的压力数值是有用的。

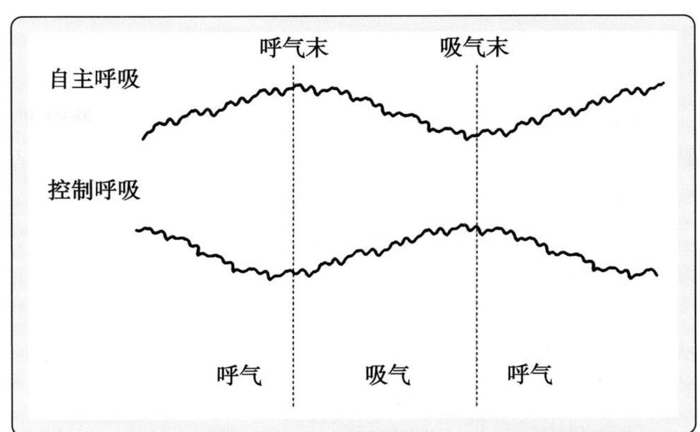

图13.22 自主呼吸和机械通气时肺毛细血管楔压的呼吸变化。自主呼吸时吸气是纵隔负压,机械通气时吸气为纵隔正压

特殊用途肺动脉导管

随着PAC的使用减少,其特殊用途的使用也在减少。

起搏肺动脉导管

电极涂层的PAC和起搏线导管已有商售。放置起搏PAC的可能适应证如框13.13所示。

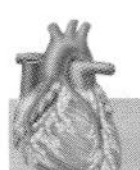

框13.13 手术期间放置起搏肺动脉导管的适应证

- 窦房结功能障碍或症状性心动过缓
- 血流动力相关二度(Mobitz Ⅱ)房室传导阻滞
- 完全(三度)房室传导阻滞
- 需要房室间顺序起搏
- 左束支传导阻滞

电极导管

这种多用途PAC包含3个心房电极和2个心室电极,用于心房、心室或房室顺序起搏。心房、心室和房室顺序捕获的内窥镜成功率分别报道为80%、93%和73%[302]。

起搏线导管

Paceport和A-V Paceport PA导管具有引入心室导线或心房和心室线的管腔,用于临时经静脉起搏。与电极起搏PAC相比,Paceport PAC的心室和AV捕获的成功率更高[303,304]。用于一系列心脏手术患者中放置起搏PAC的用途和适应证已经出版[305-307]。

混合静脉氧饱和导管

监测SvO_2是一种全面估计氧气输送量相对于各种组织需求(氧供需比)的方法。SvO_2计算公式可以通过修改Fick公式得出,并假设溶解氧在血液中的作用可以忽略不计:

$$SvO_2 = SaO_2 - \frac{\dot{V}O_2}{CO \cdot 1.34 \cdot Hb}$$

SvO_2 下降表明下列情形之一：CO 减少，耗氧量增加，动脉血氧饱和度下降，或血红蛋白(Hb)浓度降低。实验室测量 SvO_2 时，应缓慢吸取 PAC 末端血样，以免污染氧合肺泡血样。

在 PAC 中增加光纤束，采用分光光度法监测模型能够持续监测 SvO_2。此导管连接了一个包含有一个发光二极管和一个传感器的装置来测量从肺动脉返回的吸光度。SvO_2 是从饱和和不饱和血红蛋白光的波长和吸光值不同计算的[308]。所得的值与体外监测的 SvO_2 的值相契合[309-312]。

导管的用途可能主要是能够持续监测氧气输送与消耗之间的平衡[313-316]。然而，病情危重患者的严重程度常常不能通过 SvO_2 的变化预测[317-319]。London 及其同事[320]发表了一项前瞻性、多中心、观察性研究，持续监测 3 265 例心脏外科患者的 SvO_2 与标准 PAC 监测数值。在联合持续导管 SvO_2 监测中并没有得到更好的结果，仅仅是减少了一些资源使用。最近的几项研究发现，不仅在低中心静脉氧饱和度患者中，而且在高中心静脉氧饱和度患者中，SvO_2 降低和预后不良相关，包括做心脏手术的患者[321-324]。

心输出量监测

心输出量是指每分钟从心脏排出到组织的血量。它可反映整个循环系统的状态，不只是心脏，是因为它与组织自主调节有关。CO 等于 SV 与 HR 的乘积。前负荷，后负荷，心率和收缩力是 CO 的主要决定因素。本节介绍 CO 的监测方法，包括来源于 PAC 的热稀释法测量 CO。有趣的是，2014 年发表的一篇 meta 分析展示了作为优化实验部分[325]，发现 CO 可以指导非心脏外科手术的血流动力学治疗，并发症的发生会少于对照组。

Fick 法

Fick 公式是指每单位时间组织耗氧量等于每单位时间循环系统增加的氧量。循环系统增加氧量是动静脉氧含量差和 CO 的乘积：

$$VO_2 = (CaO_2 - CvO_2) \times CO$$

重新排列方程式，以计算 CO：

$$CO = \frac{VO_2}{(CaO_2 - CvO_2)}$$

其中 CO 是心输出量，VO_2 是氧气消耗，CaO_2 是动脉氧含量，CvO_2 是混合静脉氧含量。在直接 Fick 法中，耗氧量由通过测量吸气和呼气的氧浓度和容量的间接测热法计算所得。当新鲜气体流量，呼吸频率和变化率氧浓度是已知时，可计算耗氧量。测量动脉氧含量可从动脉血样中获得，混合静脉氧含量可以从 PAC 获得。由于技术上的困难，儿科患者耗氧量通常以利用性别，心率，年龄作为变量的 LaFarge 和 Miettinen 公式[326]进行评估。必须在稳定状态下测量氧气消耗和动静脉氧含量差异，因为 Fick 原则是只有当组织吸氧量等于肺吸氧量时才有效。

直接 Fick 法测定 CO 的准确性及重复性已在一系列动物及人实验中得到验证。所测定的数值通常过高[327]。直接 Fick 技术的主要局限在于所送样本及分析的偏差，术中持续获得氧摄取量的困难，气管内导管周围存在体积大的设备，或者不能维持稳态血流动力学和呼吸状况[328,329]。

其中一些问题已经通过引入测量氧耗的代谢模块来解决，这种模块不与患者监护系统中兼容，且不依赖于大型的样品采集器中收集气体。这些系统中没有流量或体积传感器[330]。相反，在恒定流量下连续测量呼气二氧化碳(CO_2)浓度允许计算患者消除的二氧化碳量。这种方法被称为"改良二氧化碳 Fick 法"。测量吸气和呼气氧气和二氧化碳浓度，以获得呼吸商，然后将其用于推导氧气消耗。

在间接 Fick 法计算 CO，呼出气体如 CO_2(间歇过程中再呼吸的部分 CO_2)或乙炔替代 Fick 方程中的耗氧量[331]。产生的二氧化碳替代氧气消耗，二氧化碳浓度测量可用于进行非侵入性 Fick 法估计 CO。这种重复呼吸技术用于估计混合静脉二氧化碳分压。在临床环境中，患者处于镇静和机械通气，测量设备连接到计算 CO 的处理器[332]。再呼吸方法测定 CO 与标准法测量 CO 的比较结果产生矛盾的结果[333-337]。Binder 和 Parkin[338]研究了术后心脏手术患者利用热稀释法测定 CO_2，结果显示两者具有良好的相关性。相比之下，van Heerden 及其同事[339]使用不同的仪器，发现使用 CO_2 再呼吸技术检测心脏手术患者的 CO 测量，结果被高估了。

指标稀释

指标稀释法是基于在循环中的一个已知量的指示剂，在其下游应该可以检测到相同的指示剂。在下游点检测到的指示剂等于随时间所产生的 CO 和指示剂浓度的变化。CO 使用 Stewart-Hamilton 方程计算：

$$CO = I \times 60 \div \int Cdt$$

其中 CO 为心输出量，I 为注射量指标，$\int Cdt$ 是指标浓度随时间的积分(60 是分转换秒)。

冷盐水(即热稀释)或锂离子用作指示剂，而目前少用染料[如吲哚菁绿(ICG)]或放射性同位素做指示剂[340]。血流量与注入指示剂量成正比，与注射部位到位于远端采样点的指示剂量成反比。

热稀释法

间歇热稀释法心输出量

使用 PAC 的热稀释法是目前用于临床上进行有创测量 CO 的最常见方法。使用这种技术，可以通过较少频次的抽血，使用惰性指示剂进行多次 CO 测量。弹丸式注射冷水到右心房中，肺动脉中的热敏电阻检测温度变化[341]。当使用热指示剂时，使用修改后的 Stewart-Hamilton 方程计算 CO：

$$CO = \frac{V(T_B - T_I) \times K_1 \times K_2}{\int_0^{\infty} \Delta T_B(t)\,dt}$$

CO 是心输出量(L/min)，V 是注射液体积(ml)，T_B 是初始血液温度(摄氏度),T_I 是初始注入温度(摄氏度)K_1 和 K_2 是常量系数,$\int_0^\infty \Delta T_B(t)\,dt$ 是血随时间的温度变化的积分。通过计算温度-时间曲线下集成面积来推导。CO 与曲线下面积成反比。

准确度

准确度描述了监控设备得出接近真实值的结果的能力。用热稀释测定 CO,以下几个因素可能会影响精度,包括注射剂的温度、速度和注入量和测量 CO 时的液体管理的错误等。

大多数有效热稀释法测量 CO 的研究来自 PAC 技术。例如 Bilfinger 及其同事[342]用室温注射液和用冰冷的生理盐水注射液,发现热稀释法测量和参考值之间的平均差异为 7%~8%和 11%~13%。在严格的体外条件控制下,稀释 CO 技术的精确性从-/+7%到+/-13%。在早期的研究中比较热稀释测量与 Fick 法,相关系数为 0.96[343,344]。Pelletier[345]用热稀释法测量 CO 测定了狗的总电流以及冠状动脉的血流量。他发现,平均而言,与电磁流相比,无论用室温注射液还是冷冻注射液,稀释法会高估全主动脉流量的 3%。比较热稀释法和 ICG 方法测量 CO,不同研究有不同的结果,一些研究者在众多结果中发现了很好的相关性,而另一些研究者认为热稀释系统地高估了 CO 的稀释度[346-348]。

温度-时间曲线是这种技术的关键,任何影响它的情况都会影响 CO 测量的准确性。热敏电阻不"冷"或者过"冷",温度基线不稳均会影响此技术测量的准确性。热敏电阻的不"冷"将导致 CO 过高估计,这可能是由于指示剂过少,指示剂过热,热敏电阻上的血栓或导管的部分楔入引起的。相反,如果过量使用太冷的注射剂或注射剂量进行测量,则会低估 CO。在心脏高分流的患者中,不推荐使用 PAC 的热稀释 CO 用于精确的 CO 测量。框 13.14 列出了 PAC 热稀释 CO 测量中的常见错误。

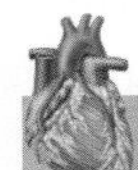

框 13.14 肺动脉导管热稀释心输出量测量中的常见错误

低估心输出量
- 注入体积大于编程体积(通常为 10ml)
- 大量液体输注与心输出量测量同时进行(快速输液应停止)
- 注射比测量温度更冷(温度探头注入旁边的发热硬件,而不是注入流体)

高估心输出量
- 注入体积小于编程体积
- 注射温度高于测量温度

其他注意事项
- 心脏手术操作
- 从主动脉 CPB 插管中给液体
- 心律失常

CPB,心肺转流。

Wetzel 和 Latson[349]观察到当静脉注射晶状体输注的给药速率引起基线血液温度的波动时,测量的 CO 的变异率高达 80%。从低温 CPB 停止后温度的快速下降导致 CO 被低估 0.6~2.0L/min[350]。在该研究中,CPB 后的温度降低了 0.14℃/min。Latson 及其同事[351]还发现,在呼吸周期发生的 PA 的正常变化似乎在低温 CPB 之后的早期阶段被放大。如果在通气周期的不同时间点间断测量 CO,可能会导致估计高峰误差高达 50%。这种效应在 CPB 30 分钟后会随热平衡显著降低。目前,这个问题不太普遍,因为低温 CPB 的使用频率较少。

TR 通常被认为导致了热稀释 CO 测定中的误差。然而,这一科学数据存在相互矛盾。一些实验报告表明,与 Fick 方法[352]和电磁流量探针[353,354]相比,TR 不会损害热稀释 CO 的准确性。相比之下,Heerdt 及其同事[355]报道,在个体急性 TR 患者中,与多普勒和电磁法测定 CO 相比较,热稀释法测定值在急性 TR 患者中误差大小有很大个体差异。TR 的严重程度在热稀释法 CO 测量中似乎也很重要,存在更严重的 TR 的情况下会低估 CO[356]。

心率下降被认为是快速注入心脏冷注射液的副作用[357]。Harris 及其同事[358]在一项前瞻性研究中指出,在 22%的测定中,使用冰注射液可使心率降低了 10%以上。Nishikawa 和 Dohi[359]报道,心率减缓更多可能发生在低心脏指数(CI),低平均肺动脉压力和高 SVR 的患者中。

精确度

精确度描述了当所有其他变量保持不变时,监控系统能够通过重复测量产生相同的结果。在体检测的精确度可以通过获得大量的热稀释 CO 测量值并计算其平均值和标准差来评估。Hoel[360]假定可以通过计算无限次热注射的平均值来测量真实的 CO。使用概率微积分,他发现两次注射只有 50%的可能性使 CO 的正确率在 5%以内。3 次注射时,有 89%的可能性使 CO 真实测定在 10%以内。为了更好地描述该技术的重复性,Stetz 及其同事[361]回顾了 14 篇关于在临床实践中使用热稀释的文献。他们得出的结论是,使用市售热稀释装置,假定通过 3 次测定得到平均测定值经统计学测定最小差异率为 12%~15%(平均为 13%)。

一些研究还评估了呼吸周期中注射时间对热稀释 CO 重复性的影响。在机械通气的狗中,Snyder 和 Powner[362]观察到每个呼吸周期中存在 CO 变化,通常大于 10%。Stevens 及其同事[363]研究了危重患者呼吸周期对热稀释 CO 的影响。他们认为在呼吸周期中的特定时间内的注射会导致较少的变异性,但可能降低其准确性。然而,他们得出结论,在临床实践中,重现性的改善比准确性的降低更重要。

注射体积和温度对热稀释 CO 变异性的影响也在危重患者中进行了研究[364]。在 18 名成年气管插管患者中研究了不同注射体积(3、5 和 10ml)和温度(冰和室温)情况下结果。注射 0℃或室温液体可以获得最佳重现率。

总而言之,热稀释法测定 CO 的精度欠佳,但是可以通过尽可能恒定精确固定每次注射的速率和持续时间来改善[365]。只要有可能,应使用 10ml 体积的注射液,在呼吸周期中注射的时间点应相同。然而,如果注射总是在呼吸周期的同一点,那么预期会有一些准确度的损失。

持续热稀释法测量心输出量

具有连续测量 CO 能力的 PAC 在 20 世纪 90 年代已被引入临床实践。通过轻度加热血液来获得最有效的临床使用方法,最初使用"伪随机推测"方式。体外和体内研究已经表明,该方法与 CO 的其他测量方法之间存在良好的相关性[366-371]。不幸的是,使用间歇热稀释法与 CO 测量的相关性是不一致的[372,373]，特别是在血流动力学变化迅速的情况下，例如在与CPB分离后的初始阶段[374]。相反，在生理稳定的时期内获得的间歇和连续CO测量之间存在极好的相关性。也许出现这种结果的原因在于上节中描述的低温CPB之后热基线的不稳定。基于现有文献未能显示出能够改善的预后，不能支持在心脏手术中常规使用连续PAC测量CO。

染料稀释法

在引入热稀释法之前，使用ICG染料的指示剂稀释法是CO测量中最流行的测量技术。将染料注射到中央静脉，并从动脉血液中连续取样，并通过密度计测量指示剂浓度随时间的变化。计算机通过计算染料浓度随时间变化的染料浓度曲线下面积计算CO。确定CO后，将取样的血液重新注入患者。指示剂的再循环扭曲了初始的时间浓度曲线，同时血液中的累积的指示剂增加了背景浓度，限制了获得的总体测量数值。

引入氯化锂作为指示剂导致指示剂稀释技术测量CO的复兴[375-378]。氯化锂溶液通过中心静脉导管注入，使用锂选择性电极（连接到标准动脉内套管）测量血浆锂浓度。只需要进行动脉内和中心静脉置管。该锂稀释CO系统（LiDCO，Lake Villa，IL）仅需要用于注射小剂量锂的外周静脉导管和具有采血系统和锂传感器的动脉导管。在大多数临床环境中，PAC热稀释协议是可以接受的[379]。该系统还包括通过校准锂稀释值根据动脉脉搏波获得连续CO计算能力（见下文）。

评估心脏输出的替代技术

能够不依赖于PA导管插入术测量CO和评估体积状态的侵入性较小的技术正在迅速发展。许多基于经肺热稀释法、指示剂稀释（锂）、超声波、校准和未校准的动脉波形分析（侵入性和非侵入性）以及电生物阻抗和生物反应是可应用的。这些装置还提供以前不容易获得的血流动力学参数，如向术者提供关于流体反应性的信息。

经肺热稀释法

透肺热稀释能够估计CO、胸腔内和全身舒张末期血容量、血管外肺水（extravascular lung water，EVLW）以及描述心脏功能和肺血管通透性的其他参数（框13.15）。其应用原则为床旁监测装置，例如PiCCO$_2$（PULSION Medical Systems SE，Munich，Germany）和EV1000和VolumeView（Edwards Lifesciences，Corp.，Irvine，CA）。需要安装配备有温度和压力传感器的中心静脉导管和改良的动脉导管。动脉导管的尖端通过从股动脉（PiCCO$_2$，VolumeView）、肱动脉、腋动脉或桡动脉（仅PiCCO$_2$）通路进入中心动脉。测量和推导血流动力学参数，可用于危重患者的鉴别诊断和决策。SV、CO和CI，静态体积评估，如全身舒张末期容积指数（GEDVI）和EVLW指数，以及诸如每搏量变异度（SVV）和脉搏压力变化（PPV）的动态指标有绝对的价值和使用趋势，帮助实现GDT。经肺热稀释法所得的CO与PAC测量结果有很好的相关性[380-382]。对于连续CO测量，必须进行体内校准。通过将一定体积的冷溶液（VolumeView，PiCCO$_2$）或室温溶液（PiCCO$_2$）注入中心静脉导管来实现校准。早期的方法还包括校准技术，而不仅仅是基于温度变化，如冷ICG，作为双指示剂稀释技术。

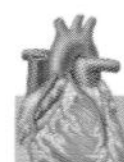

框13.15 经肺热稀释衍生的参数

不连续参数

- 热量心脏指数（CI）和每搏量（SV）指数
- 舒张末期体积指数（GEDVI）
- 心脏功能指数（CFI）
- 射血分数（GEF）
- 血管外肺水指数（EVLWI）
- 肺血管通透性指数（PVPI）
- 氧气输送指数（DO_2I）

连续参数

- 脉搏形态CI和SV指数
- 每搏量变异度（SVV）
- 脉搏压力变化（PPV）
- 心脏功率指数（CPI）
- 左心室收缩力（dPmax）

经肺后，通过植入动脉导管的尖端的热敏电阻传感器检测温度（或染料浓度）变化。记录的热稀释曲线用于利用Stewart-Hamilton方程来计算CO，类似于利用PAC所得参数测定CO。由于透肺通气和外周动脉检测计算CO时间较长，与经PAC所得CO相比，这些方法对呼吸道变化较不敏感。利用COLD系统（PULSION医疗系统，慕尼黑，德国），可使用双指示剂稀释技术。由于冷的液体在血管外可以迅速平衡，右心房、右心室的胸腔内热容量（intrathoracic thermal volume，ITTV）、肺血容量（PBV）、肺泡外水以及左心房和左心室的ITTV可以从CO和冷液体指示剂的平均转运时间（mean transit time，MTT）得出：

$$ITTV = CO \times MTT_{(冷液体指示剂)}$$

容量参数胸腔内血容量（intrathoracic blood volume，ITBV）（右心房、右心室、肺、左心房及左心室的容积）由CO和干指示剂的平均转运时间计算所得，可以与蛋白质快速结合并保留在血管系统中：

$$ITBV = CO \times MTT_{(染色指示剂)}$$

EVLW为ITTV与ITBV之间的差值：

$$EVLW = ITTV - ITBV$$

由于临床需要，前一种复杂的透肺双指标（冷液体和染色）稀释技术已被单指示器热稀释（仅限冷液体）技术替代[383]。最大的混合室[肺热容积（pulmonary thermal volume，PTV）]主要决定了下游指示剂稀释曲线的斜率，其值为热稀释曲线的下降时间（downslope time，DST）与CO的乘积。PTV的计算公式为：

$$PTV = CO \times DST_{(冷液体指示剂)}$$

通过使用该方程，可以计算全心舒张末期容积：

$$GEDV = ITTV - PTV$$

由于ITBV可以从GEDV（ITBV=1.25×GEDV）计算，使用单指示器技术[384]可以计算EVLW，使用以下公式：

$$EVLW = ITTV - ITBV = ITTV - (1.25 \times GEDV)$$

EV1000/VolumeView 的使用基于相同假设；然而，该设备运算法则稍微不同，其也允许对肺切除患者进行参数调整[385]。

已出现了将这些参数中的一些纳入治疗算法，并对患者结局的潜在影响临床相关性和效用的研究。多项研究表明，与基于压力的测量相比，容量参数如全心舒张末容积和胸腔内血容量指数在估计心脏预负荷方面具有优势[386-389]。在进行冠状动脉旁路移植术的患者中，与基于压力的参数相比，如 CVP 和 PCWP，一定容积的给药对血流动力学反应的预测得到改善[390]。然而，最近的 meta 分析还表明，可以通过动态参数（如 SVV 和 PPV）更好地预测 SV 反应[391]。许多临床医生发现从利用肺热稀释法测量的 EVLW 可以指导危重患者的治疗。EVLW 与肺水肿有关，并被证明具有良好的预测价值。在危重患者的回顾性分析中，EVLW>15ml/kg 患者的死亡率为 65%，EVLW<10ml/kg 患者的死亡率仅为 33%[392]。

使用超声技术测量心输出量

可以使用各种超声心动图技术来测量 SV 和 CO。无论是使用 2D、三维（3D），还是基本的多普勒的技术，好的图像质量在所有超声心动图中来估计 CO 中都是重要的（关于超声心动图的综合评估，包括由回声波得出的血流动力学参数，参见第 14~16 章）。

二维和三维超声心动图

二维超声心动图使用以下公式计算：

$$CO = (EDV - ESV) \times HR$$

其中 CO 是心输出量，EDV 是舒张末期容积，ESV 是收缩末期容积，HR 是心率。二维回声测定的左心室容积和 CO 是基于腔室大小和形状的几何假设（即改良的辛普森规则）。CO 估计的可靠性取决于能够精确追踪心内膜边缘的充足的图像[393-395]。一帧 3D 容积也可以评估 CO，处理器速度和超声心动图技术的进步改进已克服了这项技术的一些早期问题。与已有的方法进行比较，当容积测量的 3D 超声心动图对容量测量能够进行较好的评估时，3D 超声技术显示出良好的相关性及准确性[396-398]。在最近的指南更新中，欧洲心脏病学会推荐在可行的情况下使用三维超声技术对心室容积进行估计[399]。

近来，已出现一种小型化的单个 TEE 探头。探针可以在适当位置放置长达 72 小时，用于持续 TEE 检测血流动力学变化，但获得的视图仍有限制。然而，这项技术的好处是可以持续获得高危患者心脏成像。有限的文献报道了在复杂的心脏手术中体外膜氧合（extracorporeal membranous oxygenation，ECMO）的患者中使用连续 TEE 检测[400]，并且在术后对心室辅助装置的患者进行管理[401]。未来需要更多的实验证明与 ICU 中的常规间歇 TEE 或 TTE 成像相比持续 TEE 有何益处[402]。

多普勒超声

基于多普勒原理，超声可用于测量 CO。通过应用多普勒频移分析反映移动的红细胞的回声来得到血流信息。血液流速、方向和加速度可以瞬间确定。根据该信息，使用以下公式计算 SV 和 CO：

$$SV = VTI \times CSA$$

其中 SV 是每搏量，VTI 是多普勒速度-时间积分（即脉冲波多普勒频谱显示曲线下的面积），CSA 是流量测量位置处的横截面积。然后将 SV 乘以 HR 以计算 CO。理论上，可以在能够确定 CSA 和放置多普勒的所有解剖位点处测量 CO。这项技术的局限性包括阀门或外部管道面积计算的精度程度以及超声波束对血液流动方向的测定程度。

食管探针（CardioQ-System，Deltex Medical，Chichester，West Sussex，UK）也已经纳入了多普勒技术，可以进行 SV 和 CO 的测量。下降的主动脉血流速度，SV 和 CO 测定是基于多普勒方程和纳入患者年龄、体重和身高。局限性是使用列线图估计和多普勒校准，以及在降主动脉中的血液流量的局限性测定。只要可以避免技术错误，有效性研究发现 PAC 得出的 CO 显示出良好的相关性[403]。除了 SV 之外，该技术还可以确定收缩期流量时间，利用 HR［流量时间校正（flow time corrected，FTc）］进行了校正。作为心脏后负荷的指标，FTc 与 SVR 呈负相关；然而，临床使用 FTc 的优化容量状态作用有限。收缩期多普勒血流峰值速度与心肌收缩相关，已用于评估左心室功能和对肌力疗法的反应性。大多数研究将该技术纳入 GDT 的研究，并且已经在非心脏手术中使用了[404-406]。

在心脏手术中，食管多普勒引导血流动力学管理与减少 ICU 入住率和缩短住院时间[407]相关，并减少肠黏膜低灌注的发生率[408]。

经动脉脉搏波的分析测定心输出量

波形分析是另一种 CO 测量设备中使用的方法。动脉脉搏波可以从留置动脉导管这类有创操作中获取，也可以从容量钳这类无创操作中获取。我们知道，搏动指数与每搏输出量成正比，每搏输出量越大，产生的压力波的振幅就越大。校准不变，血管的弹性阻力和顺应性等影响因素已知，这个比例可计算心输出量[409]。之前描述的模型的各种演化仍然是现代脉搏形态分析的基础。

$$PC\text{-}SV = cal \times \int_{systole} \left(\frac{P(t)}{SVR} + C(p) \times \frac{dP}{dt} \right) dt$$

在该等式中，PC-SV 是脉搏曲线每搏输出量，cal 是校正因子，$P(t)$ 是动脉血压，$C(p)$ 是动脉顺应性，dP/dt 是动脉压曲线的形状。搏动指数常使用以下参数进行评估，如压力曲线面积，心脏收缩部分的面积或波形的标准差。

标准脉搏曲线心输出量

导出校准因子的过程则更为复杂。最常见的是首先用一些方式测量每搏输出量（如锂稀释法、经肺热稀释），测量搏动指数，然后确定单个校准因子。此校准因子随后可以用来连续计算每搏输出量的波动。几种市售设备包括 EV1000 和 $PiCCO_2$ 以及 LiDCOplus 都在使用这种方法[410]。LiDCOplus 系统使用氯化锂作为初始校准指标和校准计算因子。校准所需的锂剂量小且未发现明显毒副作用[411]。在一个修正版本中，LiDCOplus 系统，指示剂可以不需要通过中央静脉注射到外周静脉。初始校准后，自动校准算法（PulseCO 算法）用于连续性评估心动周期每搏输出量、心输出量和每搏量变异度等变量（框 13.16）[412]。$PiCCO_2$ 系统和 EV1000 临床平台使

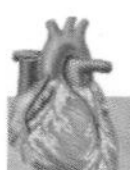

框 13.16 从脉搏曲线分析得到的参数

连续参数(不适用于所有监控设备)
- 脉搏曲线/脉搏波心指数和每搏输出量
- 每搏量变异度(SVV)
- 脉压变化(PPV)
- 外周血管阻力(SVR)
- 心功能指数(CPI)
- 左心室收缩力(dPmax)

用经肺热稀释心输出量测量去校准连续脉搏曲线心输出量算法。每4~8小时,设备需要复校一次[413]。

有研究发现,在许多临床环境中,稀释校准脉搏波分析得出的心输出量与PAC得出的心输出量在许多临床情况下是有相关性的[379,410,414],包括经过心脏手术的患者[415,416]。然而,其他研究则发现这项技术在心脏手术患者中是明显受限的。例如,脉冲算法的准确度可能在主动脉瓣膜反流、主动脉重建后、主动脉球囊反搏术后的患者群中受到影响。抑制动脉脉搏信号或促使外周动脉血管收缩可能导致不准确的心输出量读数[417]。如果这个系统在血管紧张度显著性改变时不经常重新校准(例如在撤除体外循环时),那么每搏输出量的计算也可能出现错误[418,419]。在冠状动脉旁路移植术中,$PiCCO_2$脉搏轮廓分析与PAC之间的协定是可以接受的。然而,脉冲轮廓分析的重新校准是有助于协议的进一步改进的[420]。

总之,校准脉冲轮廓CO监测装置是一种较低创伤性的可供替代以往技术来测量CO的方法。在血流动力学迅速变化以及血管紧张度的改变的情况下(例如,在撤除体外循环时或冠状动脉旁路移植术时),这些设备应经常重新校准。

未校准和自动校准的脉冲轮廓和脉冲波技术

微创CO监测技术是连续心输出量检测技术发展趋势,而且其仍不需要有创校准(即经肺热稀释)。其中两个设备,ProAQT(PULSION Medical Systems SE, Munich, Germany)和LiDCOrapid系统(LiDCO Ltd, Lake Villa, IL)使用患者人口统计学资料,如年龄、身高、体重和性别,并从动脉脉搏曲线和无需外部校准的脉搏波分析中评估CO以及动态参数如每搏量变异度和脉压变化。ProAQT系统使用的专用压力传感器可以连接到任何一个标准动脉导管上。在第3个系统中,FloTrac传感器连接一个使用动脉脉压而不是MAP的专用监视器(例如,EV1000或Vigileo)来确定每搏输出量并最小化血管阻力对测量的绝对影响。

动脉压心输出量(APCO)可以通过以下公式计算:

$$APCO = HR \times \sigma AP \times \chi$$

其中HR表示心率;σAP的乘积;χ表示每搏输出量。动脉波形用σAP(动脉压标准差)和校准因子Chi(χ)表示,这是根据患者人口统计估计的。应用算法使用高级统计模型来解释血管紧张度的变化及其对患者的脉搏压力的影响[421]。数学模型使用诸如采样动脉压数据的平均值、方差、偏度和峰度等因素来调整χ的计算。

将未校准和自动校准的脉冲轮廓和脉搏波技术与建立的校准系统(包括PAC热稀释和透肺热稀释技术)进行比较的临床试验则显示不一致的结果。一项近期针对肝脏手术患者的研究发现,LiDCOrapid心输出量装置以肺循环热稀释作为参考则未能达到准确的心输出量测量标准[422]。在进行冠状动脉旁路移植手术的患者中,体外循环前后用LiDCOrapid装置测量的心输出量与PAC得出的心输出量相比导致出现不可靠的心输出量读数(精度差);只有外部校准后,百分比误差才可降低到28%[423]。这些发现在接受心脏手术的患者的其他研究中得到证实:与热稀释心输出量相比,FloTrac等未经校准的心输出量方法具有较大的偏差和一致性的局限[415,424-426]。

然而,这些技术正在迅速发展,与热稀释CO相比,近来的软件升级提高了其准确性和精度[427-429]。在包括65项研究的meta分析中,作者得出结论,最新的FloTrac-Vigileo系统软件版本的准确性和精度在没有血管紧张度较大变化的情况下,用于"低动力或正常动力学条件"中的常规临床应用一般认为是足够的(百分误差<30%)。

总之,这些不同验证研究的结果表明,这是一种正在发展中的技术。目前,基于未校准的动脉波形分析的CO系统(特别是心脏手术患者)的应用仍将是有争议的。

无创设备监测心输出量

目前已经开发了用于血压连续监测和每搏输出量评估的完全无创设备。虽然从技术上来讲很有意义,但它们在心脏手术中的使用是有限的,因为除了血压和心输出量测量之外的原因,通常需要建立有创动脉通路。

容量钳技术监测心输出量

在20世纪80年代初,Truijen及其同事[430]开发了一种使用容量钳技术进行连续无创血压监测的方法。这种技术的原理是基于存在心脏中的动脉血容量的周期变化。使用快速反应压力袖带(容量钳)可使血液量保持不变。袖带压力和体积与血压和每搏输出量变化相关,并允许重建连续搏动血压曲线和心输出量测量[431]。第一代设备PRO(Finapres Medical Systems, Amsterdam, Netherlands)显示指动脉的实际血压。更新的设备能够显示重建肱动脉血压(ClearSight system, Edwards Lifesciences, Irvin, CA; BMEYE Nexfin monitor, St. Louis, MO)有效性研究将基于容量钳的装置与有创血压监测进行比较已经做出了一些满意效果[432],包括心脏手术患者[433-435]。然而,与有创血压监测和热稀释法心输出量检测相比,基于容量钳的装置在存在快速血流动力学变化和使用血管活性药物的患者中仍然缺乏临床应用的准确性[436,437]。

生物阻抗和生物反应技术监测心输出量

生物阻抗心输出量的原理是基于胸部大血管中血容量存在周期性增加以及由射血期间速度增加导致的胸主动脉红细胞比对引起电阻抗变化。为了测量胸部电生物阻抗,引入低振幅的交流电流,同时被在颈部周围、胸侧、腹部放置电极片所感知。胸部生物阻抗的变化是通过通气和血流波动引起的,并且通过对所测定信号的处理得到特征阻抗(Z)波形。只有对电阻抗的总变化中心脏激发的脉动分量进行时间依赖阻抗变化的分析(dZ/dt),才会得出呼吸部分。

这种技术可以用来确定包括每搏输出量、心输出量、外周阻力和胸腔液含量在内的容积和静态变量。但这种技术的局限性仍然很大[438]，特别是在进行心脏手术的患者中。

生物电抗技术是穿过胸部的电流的相对位移的频率估计心输出量的生物阻抗原理的进一步发展。较高的心脏每搏输出量与较大的位移有关。生物阻抗技术的优点是生物电抗技术心输出量较少受到电极放置、身体运动或呼吸偏移的精确度的影响。将生物电抗技术心输出量与已建立的方法进行比较的几项有效性研究出现了相互矛盾的结果[439-441]。因此，这项技术最终被评估为不适用于心脏手术患者。

CO 测量的替代方法的总结如表 13.4。

表 13.4 心输出量测量替代方法总结

技术	可用设备示例	准确度 VS PAC	潜在的不准确因素	心脏手术的潜力，优势
TEE	标准 TEE	+++	多普勒光束偏移 不准确的 2D 横截面积测量	+++ 微创 潜在非常准确 进入右侧和左侧进行分流测定
经食管多普勒	CardioQ-ODM(Deltex Medical) TECO(Medicina)	++	血流分布，下半身与上半身 作出决定前根据多普勒值必须进行调整 个别情况下参数绝对值可能的小偏差 电灼术干扰信号质量 在解剖变异方面不可行(即先天畸形)	++ 微创 术后可使用 GDT 算法 心脏外科的结果研究
2D TEE	标准 TEE	+++	辛普森定律除外(室壁瘤)	++ 微创
h TEE		+++	技术局限性： 声窗不良 无法评估所有 3 个要求的横截面视图 由于单平面探头，不可能检查到所有阀门，只能进行半定量评估	+++ 微创 与标准 TEE 相比较小的探头 直接可视化 RV，预负荷，RV 和 LV 功能和渗出，连续，可以通过可视化指导血流动力学优化
指示剂稀释法(锂)	LiDCO(LiDCO Group)	++++	技术错误，肌肉松弛剂，锂药物摄入	++ 微创
经肺热稀释法	PiCCO(PULSION Medical Systems) 容积图(Edwards Lifesciences)	++++	技术错误，胸部热变化，心律失常	+++ 较少侵入性，目标导向算法可用 心脏手术结果显示有益 SV，SVV 和 PPV 全身舒张末期容量 血管外肺水
动脉脉搏波	LiDCOrapid(LiDCO Group) ProACT(PULSION Medical Systems) FloTrac(Edwards Lifesciences)	++ ++	动脉波影 主动脉内球囊反搏 主动脉瓣关闭不全 血管张力的快速变化	++ 微创 连续 动态参数设置 无需外部校准
体积钳方法	Nexfin(BMEYE) ClearSight(Edwards Lifesciences) CNAP(CNSystems Medizintechnik) Finometer(FMS)	++	血流动力学不稳定的情形	+ 无创 连续 提供动态参数
生物阻抗测速仪	BioZ(Sonosite) LIFEGARD ICG(CAS Medical Systems) HIC-4000 (Microtronics Corporation; Bio-Impedance Technology) ICON(Osypka Medical, Cardiotronic) PhysioFlow(Manatec Biomedical) PhysioFlow(Manatec Biomedical) ECOM(ConMed Corporation) AESCULON(Osypka Medical GmbH)	++	传感器的定位在心脏手术中可能是有问题的 通气方式 肺水 打开和关闭胸部	+ 无创 连续 技术进步
Bioreactrance	NICOM(Cheetah Medical)	+++	由于呼吸或心律失常导致的胸部血容量变化引起的不准确	++ 无创 连续
Fick 再呼吸法	NICO(Philips Respironics) Innocor(Innovision A/S)	+	需要插管和机械通气，固定呼吸机设置和最小气体交换异常增加肺分流分数和血流动力学不稳定性	+ 无创 半连续或间断

撰写本文时的评估是基于当时的文献和经验。

++++非常高；+++高；++中等；+低；2D，二维；GDT，目标导向治疗；LV，左心室；PAC，肺动脉导管；PPV，脉压变化；RV，右心室；SV，每搏量；SVV，每搏量变异度；TED，经食管多普勒；TEE，经食管超声心动图。

右心室射血分数和舒张末期容积

使用与 PAC 结合的快速反应热敏电阻，可以测定从热稀释曲线的指数衰减确定的右心室射血分数。使用来自心电图的 R 波信号可以识别热稀释曲线中的舒张末期温度[442,443]。从这些数据中可以计算出每搏输出量、右心室舒张末期容积和右心室收缩末期容积。假设包括常规 RR 间期、注射液或热信号与右心室血液能够“瞬时”混合，以及不存在 TR。对于心肌梗死、右侧冠状动脉疾病、肺动脉高压、右侧心衰或原发性肺部疾病引起的严重右心室功能障碍的患者，使用这种监测方式被认为可能是合理的。然而，这种技术的准确性目前已被质疑[444,445]，况且监测右心室射血分数导管已很少使用，尤其是在经食管超声心动图在术前准备中使用多见的情况下[446]。

左心房压力监测

在这种有创操作中，导管可由外科医生放置到右上肺静脉并送进入左心房。在导管口周围行留有线头的荷包缝合，以便在移除导管时直接关闭伤口。将导管穿过皮肤，经皮下组织对位缝合。在插入导管期间，要保持气道正压或以其他方式充盈左心房，这对于防止空气进入肺静脉和左心是很重要的。已经有文献报道可以通过外科手段经颈内静脉进入继而穿过房间隔放置左心房压力监测仪。尽管从左心房压力监测中可以获得重要的信息，但这种监测技术也存在着极大的风险。冠状动脉或脑循环中存在出现空气栓塞的可能性。这个风险既可以出现在置入监测仪术中，也可出现在术后患者在重症监护室继续使用的过程当中。当移除导管时，导管上形成的血凝块和继而可能出现的栓塞也是潜在的风险；因此，持续的冲洗是很有必要的，这可以有效避免术后导管尖端血栓形成。另外，拔除导管时引起出血也是一项潜在风险。因此，当留置胸腔引流管用以诊断和治疗此类问题时，应该去除左心房压力监测仪。其他报道的并发症包括导管和人工瓣膜残留[447]。在超声波时代，很少使用左心房压力监测。

冠状静脉窦导管

在一些中心，放置冠状静脉窦导管可以方便在微创心脏外科手术过程中实施心脏部分停搏。通常心脏外科麻醉医师负责在 TEE 和透视下引导通过右侧颈内静脉放置冠状静脉窦导管。在插入导管和心脏停搏期间可以监测冠状静脉窦导管压力和波形图。这里需要注意的就是放置导管的深度以及心脏停搏时控制的压力和流量。通常我们将逆行心脏停搏流量设定在 150~200ml/min，冠脉导管压力设定为 30mmHg 以上。

即使用 TEE 和透视引导下进行冠状静脉窦导管的置管(图 13.23)也可能是很难完成的。调整 110°角的双腔示意图可以直观地显示如何从上腔静脉到冠状动脉(图 13.24)。导管进入冠状静脉窦后，通常在透视下确定其最终位置。然后将气囊充气，同时描记由左心室传导压力(心室起搏)引起的脉动压力变化所产生的特征性静脉压力(图 13.25)。正确定位的最终标志是在促使心脏停搏过程中给药时心搏停止。Lebon 及其同事[448]和 Clements 及其同事[449]的文章中展示了

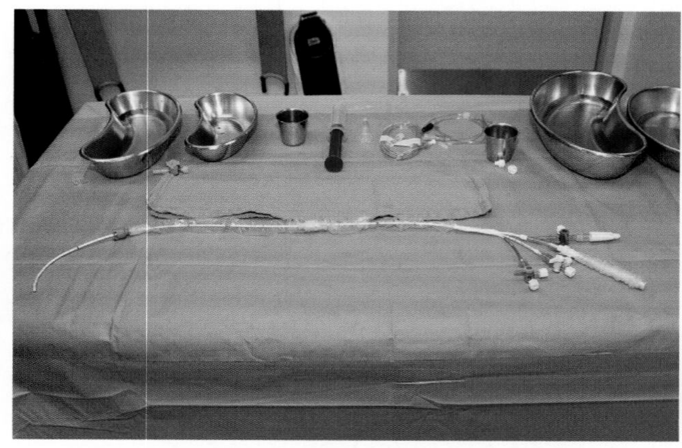

图 13.23 冠状静脉窦导管(Endoplege；Sinus Catheter，Edwards Lifesciences，Irvine，CA)。(*From Lebon JS，Couture P，Rochon AG，et al. The endovascular coronary sinus catheter in minimally invasive mitral and tricuspid valve surgery：a case series.* J Cardiothorac Vasc Anesth. *2010；24(5)：746-751.*)

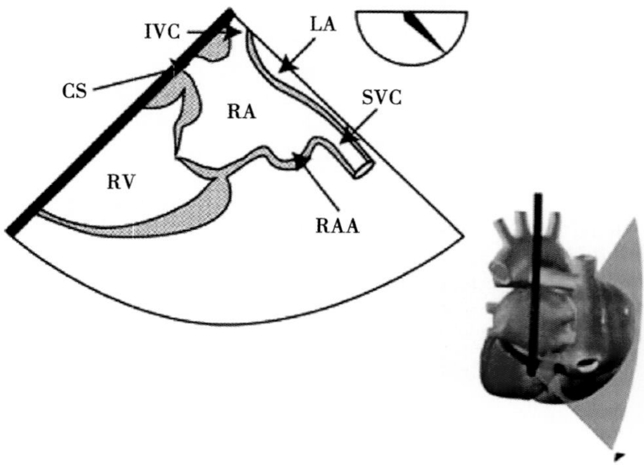

图 13.24 调整 110°的双腔示意图。CS，冠状静脉窦；IVC，下腔静脉；LA，左心房；RA，右心房 RAA，右主动脉弓；RV，右心室；SVC，上腔静脉。(*Reproduced with permission from* Denault AY. *Transesophageal Echocardiography Multimedia Manual：A Perioperative Transdisciplinary Approach.* 2nd ed. London，UK：Informa Healthcare；2010.)

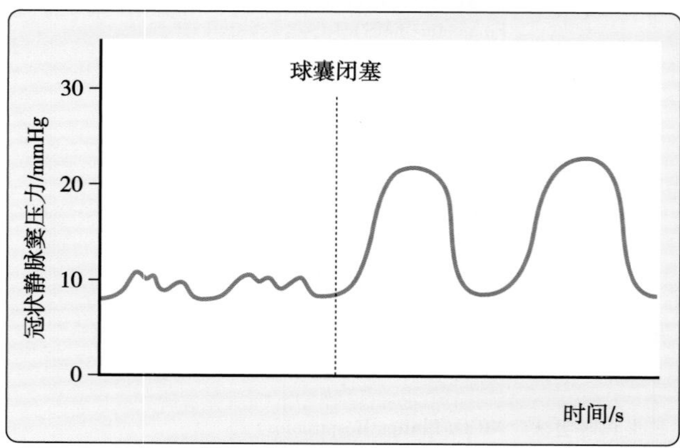

图 13.25 冠状动脉窦导管球囊充气之后心室压力变化图像。(*From Lebon JS，Couture P，Rochon AG，et al. The endovascular coronary sinus catheter in minimally invasive mitral and tricuspid valve surgery：a case series.* J Cardiothorac Vasc Anesth. *2010；24(5)：746-751.*)

置管程序的更多细节。Lebon 及其同事总结，在 96 例冠状静脉窦导管操作中，正确安放导管为 95 例，其平均耗时为 6.3 分钟。透视检查额外需要 9.1 分钟，总共约 16 分钟。在 86%的病例中出现心室失同步化，87.5%的患者冠状静脉窦压力大于 30mmHg。

这种技术操作的另一个主要关注点是安全性。许多作者报道了冠状静脉窦破裂和夹层形成等并发症[450]。应将导管作为接入 CPB，那么必须对它的位置以及可能出现的并发症进行监控（参见第 31 章和第 32 章）。

血流动力学数据的分析与解释

血流动力学监测提供的信息可以计算各种衍生参数以帮助临床评价患者病情。计算所使用的公式，正常值，单位等各种血流动力学参数见表 13.2 和表 13.3。这些参数包括 SVR、肺血管阻力（pulmonary vascular resistance，PVR）、SV、左心室做功和右心室每搏功。例如，PCWP 与 SV 的曲线图可以显示患者的生理特征；这些 Starling 曲线图可以提供关于心脏的收缩状态的信息。尽管这些参数可以很容易地使用标准公式导出，许多现代的监测设备都可以进行计算。为了比较不同体重和身型的患者之间的数据，可以通过测量体表面积来规范各种血流动力学参数。

外周和肺血管阻力

外周血管阻力是评估左心室后负荷的指标。后负荷是指阻碍或抵抗心室收缩的力。高的 SVR 引起左心室壁收缩压力增加。这具有重要的临床意义，因为左心室壁压力是一个决定心肌耗氧量的重要因素（见第 6 和 7 章）。临床上，我们常用 SVR 来评估外周血管阻力，和外周血管对血管扩张剂以及血管收缩剂的反应。可以通过计算 SVR，然后给予相应的治疗。反复多次计算 SVR，帮助临床医生适当的调整治疗方案。尽管这一方法广泛用于外科病房和 ICU，但有证据表明 SVR 并不能真实准确地反应左心室后负荷[451]。然而，SVR 的监测仍然是目前测量左心室后负荷的最有用的临床技术。

检测 PVR 是传统的测量右心室后负荷的措施。这也是一个不完善的假设，因为在没有显著肺动脉高压的患者身上，肺血管自身的修复特性违背了假设的 PVR 的计算公式[452]。当肺动脉压（PAP）增加时，健康肺的血管床扩张（增加肺西Ⅲ区的面积）[453]。肺血管横截面积的增加导致所测定 PVR 的降低。然而，当患者存在慢性高 PAP 时，肺血管床发生结构性变化，肺血管变得僵硬，因此可能无法适应 CO 的增加，从而需要增加右心室压力和右心室壁应力。PVR 和 PAP 都提供了有关肺血管的有用的临床信息，特别是在治疗肺动脉高压和右心室衰竭患者时，这在 PAC 患者中两者都很容易获得。

Frank-Starling 机制

心肌功能取决于收缩状态和心室的前负荷（舒张末期的肌纤维长度）。心室的前负荷与心肌做功（心室做功）之间的关系即是 Frank-Starling 机制。曲线的斜率表示心肌的收缩状态（图 13.26）。压力测量（即 PCWP、LAP、LVEDP）是对真实的心室前负荷的大致估计。舒张末期压力和容积之间的关系通常是非线性的（如舒张期心室顺应性曲线所描述的），并且

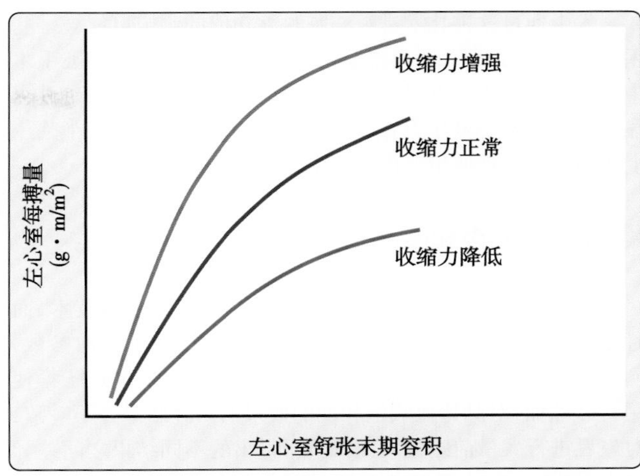

图 13.26 左心室做功量、每搏量或心输出量与左心室预负荷（即舒张末期容积）的关系称为 Frank-Starling 机制。曲线向上和向左移动表示收缩力增强。曲线向下和右侧移动意味着收缩力降低。后负荷的变化明显影响曲线的形态

这种关系通常是动态的。Frank-Starling 机制对于心脏后负荷的变化非常敏感。左心室或者右心室功能障碍的患者可能有严重的 SV 下降，并伴随着 SVR 或 PVR 的增高。

收缩末期弹性和压力-容积环

等容收缩期收缩力指标（如 Frank-Starling 机制）的一个重要的局限性是它们对于不同的心室前负荷存在高度的敏感性。为了克服这一不足，我们研究探索了使用不依赖负荷的方法。其中的一个指标就是左心室收缩末期压力-容积关系（end-systolic pressure-volume relationship，ESPVR），也被称为收缩末期弹性[454]。为了对此进行测量，最好在左心室前负荷明显改变的情况下（如下腔静脉阻塞）迅速的监测数个收缩末期压力和容积值。在压力容积图表中，由数个收缩末期压力和收缩的容积所定义的点，将被定位在一条线上。这条线的斜率不依赖负荷，与收缩力成比例关系，斜率越大，收缩力越大（图 13.27）（见第 6 章）。

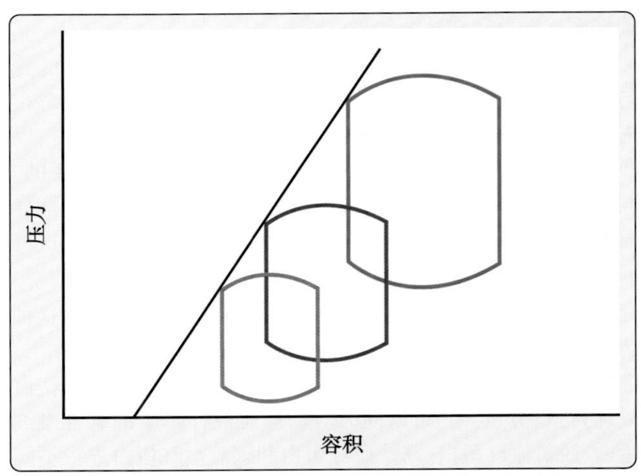

图 13.27 收缩末期压力-容积关系，也称为收缩末期弹性模量，是线连接的多个压力容积环，在不同的预载荷得到收缩末点。增加的斜率（即陡线）代表收缩力增大，下降的斜率代表收缩力减小。这种测量方法对于后负荷变化相对不敏感

术中通过这种技术进行心脏收缩功能的测定可能被一些困难所阻碍，如难以获得准确的心室容积和压力。心脏手术中通过使用左心室电导和经肺静脉引入的微测压导管，可以显示持续的左心室压力容积循环[455]。ESPVR 不是一个临床上实用的或常规使用评价左心室收缩力的方法。

脉搏血氧饱和度测定

脉搏血氧饱和度监测仪是一种重要的麻醉监测技术，而且已被广泛接受作为一项术中监测标准。反映了当前参数，同时被 ASA 公布的关于围手术期麻醉监测的意见推荐使用[1]。然而，对脉搏血氧饱和度的效果的研究结果并不一致，对患者进行大量前瞻性对照试验所得出的不同结果之间差异过大[456-458]。在一项对于对照试验的 meta 分析中（Cochrane 对照试验中心，登记搜索时间段 1956—2009 年）共有 22 992 例患者进入研究分析，结果显示：在外科病房和康复室中，通过在围手术期使用脉搏血氧仪，可以降低低氧血症的发生率[459]。然而，术后认知功能不受脉搏血氧饱和度监测的影响。无论患者是否监测脉搏血氧饱和度，术后并发症（如心血管、呼吸、神经、传染）的发生率并无差异。

通过讨论该方法的优点和局限性，可以防止对脉搏血氧仪设备提供的数据进行误解。氧合血红蛋白正常与降低的情况相比，吸收光谱明显不同。氧合血红蛋白吸收大部分红外线（850～1 000nm），同时允许红光（600～750nm 处）穿过；而脱氧血红蛋白吸收红光，同时允许红外光穿过。脉搏氧饱和度仪就是利用这一原理来确定血液中的氧合血红蛋白相对浓度。

除了动脉血液之外，还有一些东西可以吸收组织中的红光和红外光。这些包括毛细血管血液、静脉血、表皮层中的黑色素，存在于线粒体呼吸链内的细胞色素 C 氧化酶，以及软组织、脂肪和骨骼也有较小程度的吸收作用。脉搏血氧仪采用脉搏组成部分的吸光度来计算动脉血氧浓度。许多因素影响脉搏血氧饱和度的准确性。这些因素包括组织灌注减少（如肢体缺血、低温、血管收缩药物）、环境光线、静脉注射着色剂、碳氧血红蛋白和高铁血红蛋白[460]。

由于脉冲信号强度的下降与组织的连续吸收有关，红光与红外光的吸收率接近于统一。这时的饱和度通常为 85%。进一步用体积描记法来探究这具有代表性的 85% 饱和度，以及使用另一项独立的技术来确认这一结果都是非常重要的。同时我们也必须认识到，标准的血液气体分析仪计算或推导血液中的动脉血氧饱和度有赖于监测的氧分压（PaO_2），这可能导致明显的错误，进而不能准确地发现低血氧饱和度[461]。标准的脉搏血氧仪设备通常没有标注动脉血氧饱和度，而这种情况可以出现在许多混合先天性心脏病变的观察中[462-464]。准确测定血氧饱和度的金标准是，需要使用一台设备（CO 血氧计）进行分析。它可以同时对动脉血液样本中的氧合血红蛋白、脱氧血红蛋白、高铁血红蛋白和碳氧血红蛋白进行不同波长的光吸收度的比较。

在心脏手术的另一个问题是，体积描记法跟踪所得到的数据经常在整个手术过程中不断减小，直到信噪比太低，难以准确地测量血氧饱和度。这很可能是由于术中的低温，但也有可能与体位、低血容量、高儿茶酚胺水平和年龄相关。

大量实验已证明，在进行体外循环操作的前后，13mmHg 的灌注压和 24℃ 温度是准确测定脉搏血氧仪读数的最低要求[465]。

Reich 及其同事[466]的研究结果表明，在心脏外科设置的脉搏血氧仪故障的发生率是非常高的。发生一次持续 10 分钟或者 10 分钟以上的故障的发生率，大概高达 31%。脉搏血氧饱和度数据预测失效的独立因素包括术前 ASA Ⅲ、Ⅳ或Ⅴ和心脏手术。术中体温过低、低血压、高血压和病程长短也都是独立的危险因素。

然而，脉搏血氧饱和度的主要缺点是，在设备将开始检测到任何变化之前，动脉血氧分压必须低于 100mmHg；而发生快速的变化之前，氧分压会低于 60mmHg。这样一来，该设备对于变化范围过大的氧分压的敏感性就会降低，而这样的氧分压通常具有临床意义。

氧传输计算

循环的最终目的是向组织输送氧气。氧与血红蛋白结合，同时也溶解在血浆中（更小的程度）。如果血红蛋白浓度、动脉和混合静脉血气及 CO 都是可信的，那么就可以进行氧传输的计算。然后对这些参数进行优化，以改善组织的供氧量和吸收量。这些计算如表 13.2 所示。

监测冠状动脉灌注

冠状动脉灌注压（coronary perfusion pressure，CPP）主要发生在舒张期，它被定义为舒张动脉血压（diastolic arterial blood pressure，DAP）减去左心室舒张末压：

$$CPP = DAP - LVEDP$$

在舒张期，LVEDP 的升高会降低脆弱的心内膜血管中血流的变化梯度，同时 DBP 也会有所下降[467]。如果同时合并冠状动脉疾病的存在，显著的狭窄会使得冠状动脉舒张压低于主动脉舒张压，同时 LVEDP 的升高，会对心脏造成严重危害[468]。LVEDP 的增加主要有两方面的不利：①减少冠状动脉血流量；②增加心肌对氧的需求，这也解释了缺血的同时可以观察到的左心室扩张。心动过速也是不利的，因为它降低冠状动脉充盈时间和增加对氧气的需求。心内膜下心肌缺血通常出现心动过速伴随 LVEDP 升高（见第 6 和 20 章）。

脑血氧饱和度

第 18 章对近红外光谱（near-infrared spectroscopy，NIRS）和脑氧饱和度监测设备的临床应用进行了更详细说明。脑组织的饱和度是一个和静脉血相关的连续测量信号。因此，它与颈静脉球饱和度密切相关，其较高的读数可归因于脑组织中 25%～30% 动脉血的混合[469]。在实际应用中，测量值反映脑氧供需之间的微妙平衡，有点类似于全身灌注和混合静脉血氧饱和度。多种变量共同影响脑氧饱和度，包括 CO（CPP＝MAP－ICP 或 CVP）、携氧能力、低碳酸血症和高碳酸血症、麻醉的深度、脑温和技术方面的考虑（如 SVC 插管错位）。

它在心脏外科中的应用一直在稳步增加，这归功于该技术的无创性和可导出的临床相关数据的数量。监测血流动力学稳定的条件下获得的基线值的趋势稳定,以及绝对值的门槛较低,已经在临床实践决策中得到推广。虽然有一些研究显示低脑氧饱和度和不良事件之间有一定的关联,但是很少有研究表明进行脑氧饱和度监测干预可以改善预后。

Murkin 及其同事[470]监测 NIRS 和靶向治疗对冠状动脉旁路移植术患者的脑组织氧饱和度的影响。当他们在麻醉诱导前对目标采取导向治疗,将脑饱和度的变化控制在 25% 以内时,他们发现通过一系列综合性的办法可以极大地改善治疗组的术后器官功能障碍的情况。其中一个进行脑氧饱和度监测的优势是对灾难性事件的早期检测,特别是在非搏动灌注时期,如在 CPB 手术中,或使用左心室辅助装置时,又或者使用 ECMO 时[471-473]。

总结

选择合适的监测项目是一项困难的任务。尽管已经积累了多年的临床经验,但仍然没有令人信服的结果和数据显示有创监测技术优于微创监测技术。因此临床医生必须根据以下条件做出合理的决定:

- 患者的基础病情
- 血流动力学的稳定程度、心肌缺血的风险和所建议的手术可能引起的血流变化
- 麻醉药品和技术对患者心血管系统的影响
- 从业医生的技术和他们对风险的理解能力,以及对不同的血流动力学监测设备的优秀的选择能力
- 围手术期血流动力学监测与 TEE 的综合应用

(丁倩 译,孙绪德 校)

参考文献

1. American Society of Anesthesiologists. *Standards for basic anesthetic monitoring*. Available at: <http://www.asahq.org/~/media/Sites/ASAHQ/Files/Public/Resources/standards-guidelines/standards-for-basic-anesthetic-monitoring.pdf>.
2. American Society of Anesthesiologists and Society of Cardiovascular Anesthesiologists Task Force on Transesophageal Echocardiography. Practice guidelines for perioperative transesophageal echocardiography. An updated report by the American Society of Anesthesiologists and the Society of Cardiovascular Anesthesiologists Task Force on Transesophageal Echocardiography. *Anesthesiology*. 2010;112:1084–1096.
3. Remington JW. Contour changes of the aortic pulse during propagation. *Am J Physiol*. 1960;199:331–334.
4. Husum B, Palm T, Eriksen J. Percutaneous cannulation of the dorsalis pedis artery. *Br J Anaesth*. 1979;51:1055.
5. Carmona MJ, Barboza Junior LC, Buscatti RY, et al. Evaluation of the aorta-to-radial artery pressure gradient in patients undergoing surgery with cardiopulmonary bypass. *Rev Bras Anesthesiol*. 2007;57:618–629.
6. Gravlee GP, Wong AB, Adkins TG, et al. A comparison of radial, brachial, and aortic pressures after cardiopulmonary bypass. *J Cardiothorac Anesth*. 1989;3:20–26.
7. Gold FL, Bache RJ. Transmural right ventricular blood flow during acute pulmonary artery hypertension in the sedated dog. Evidence for subendocardial ischemia despite residual vasodilator reserve. *Circ Res*. 1982;51:196–204.
8. Brooks H, Kirk ES, Vokonas PS, et al. Performance of the right ventricle under stress: relation to right coronary flow. *J Clin Invest*. 1971;50:2176–2183.
9. Esper SA, Pinsky MR. Arterial waveform analysis. *Best PractRes Clin Anaesthesiol*. 2014;28:363–380.
10. Dorje P, Tremper K. Systolic pressure variation: a dynamic measure of the adequacy of intravascular volume. *Semin Anesth Periop Med Pain*. 2005;24:147–153.
11. Gunn SR, Pinsky MR. Implications of arterial pressure variation in patients in the intensive care unit. *Curr Opin Crit Care*. 2001;7:212.
12. Coriat P, Vrillon M, Perel A, et al. A comparison of systolic blood pressure variations and echocardiographic estimates of end-diastolic left ventricular size in patients after aortic surgery. *Anesth Analg*. 1994;78:56.
13. Kim JM, Arakawa K, Bliss J. Arterial cannulation: factors in the development of occlusion. *Anesth Analg*. 1975;54:836.
14. Grossman W, Baim DS. *Cardiac Catheterization, Angiography, and Intervention*. 6th ed. Baltimore: Lippincott Williams & Wilkins; 2000.
15. Hill DW. *Physics Applied to Anaesthesia*. 4th ed. London: Butterworth; 1980.
16. Heimann PA, Murray WB. Construction and use of catheter-manometer systems. *J Clin Monit*. 1993;9:45.
17. Gorback MS. Considerations in the interpretation of systemic pressure monitoring. In: Lumb PD, Bryan-Brown CW, eds. *Complications in Critical Care Medicine*. Chicago: Year Book; 1988:296.
18. Todorovic M, Jensen EW, Thogersen C. Evaluation of dynamic performance in liquid-filled catheter systems for measuring invasive blood pressure. *Int J Clin Monit Comput*. 1996;13:173.
19. Boutros A, Albert S. Effect of the dynamic response of transducer-tubing system on accuracy of direct blood pressure measurement in patients. *Crit Care Med*. 1983;11:124.
20. Kleinman B, Frey K, Stevens R. The fast-flush test—is the clinical comparison equivalent to its in vitro simulation? *J Clin Monit Comput*. 1998;14:485.
21. Kleinman B, Powell S, Kumar P, et al. The fast-flush test measures the dynamic response of the entire blood pressure monitoring system. *Anesthesiology*. 1992;77:1215.
22. Schwid HA. Frequency response evaluation of radial artery catheter-manometer systems: Sinusoidal frequency analysis versus flush method. *J Clin Monit*. 1988;4:181.
23. Gibbs NC, Gardner RM. Dynamics of invasive pressure monitoring systems: Clinical and laboratory evaluation. *Heart Lung*. 1988;17:43.
24. Shimazaki Y, Watanabe T, Takahashi T, et al. Minimized mortality and neurological complications in surgery for chronic arch aneurysm: axillary artery cannulation, selective cerebral perfusion, and replacement of the ascending and total arch aorta. *J Card Surg*. 2004;19:338.
25. Strauch JT, Spielvogel D, Lauten A, et al. Axillary artery cannulation: routine use in ascending aorta and aortic arch replacement. *Ann Thorac Surg*. 2004;78:103.
26. Sinclair MC, Singer RL, Manley NJ, et al. Cannulation of the axillary artery for cardiopulmonary bypass: safeguards and pitfalls. *Ann Thorac Surg*. 2003;75:931.
27. Shekar PS, Ehsan A, Gilfeather MS, et al. Arterial pressure monitoring during cardiopulmonary bypass using axillary arterial cannulation. *J Cardiothorac Vasc Anesth*. 2005;19:665–666.
28. VanBeck JO, White RD, Abenstein JP, et al. Comparison of axillary artery or brachial artery pressure with aortic pressure after cardiopulmonary bypass using a long radial artery catheter. *J Cardiothorac Vasc Anesth*. 1993;7:312.
29. Stern DH, Gerson JL, Allen FB, et al. Can we trust the direct radial artery pressure immediately after cardiopulmonary bypass? *Anesthesiology*. 1985;62:557.
30. Mohr R, Lavee J, Goor DA. Inaccuracy of radial artery pressure measurement after cardiac operations. *J Thorac Cardiovasc Surg*. 1987;94:286.
31. Rich G, Lubanski R, McLoughlin T. Differences between aortic and radial artery pressure associated with cardiopulmonary bypass. *Anesthesiology*. 1992;77:63.
32. Kanazawa M, Fukuyama H, Kinefuchi Y, et al. Relationship between aortic-to-radial arterial pressure gradient after cardiopulmonary bypass and changes in arterial elasticity. *Anesthesiology*. 2003;99:48.
33. Mozersky DJ, Buckley CJ, Hagood C, et al. Ultrasonic evaluation of the palmar circulation. *Am J Surg*. 1973;126:810.
34. Palm T. Evaluation of peripheral arterial pressure in the thumb following radial artery cannulation. *Br J Anaesth*. 1977;49:819.
35. Barbeau GR, Arsenault F, Dugas L, et al. Evaluation of the ulnopalmar arterial arches with pulse oximetry and plethysmography: Comparison with the Allen's test in 1010 patients. *Am Heart J*. 2004;147:489.
36. Allen EV. Thromboangiitis obliterans: methods of diagnosis of chronic occlusive arterial lesions distal to the wrist with illustrated cases. *Am J Med Sci*. 1929;178:237.
37. Greenhow DE. Incorrect performance of Allen's test: ulnar artery flow erroneously presumed inadequate. *Anesthesiology*. 1972;37:356.
38. Brodsky JB. A simple method to determine patency of the ulnar artery intraoperatively prior to radial artery cannulation. *Anesthesiology*. 1975;42:626.
39. Nowak GS, Moorthy SS, McNiece WL. Use of pulse oximetry for assessment of collateral arterial flow. *Anesthesiology*. 1986;64:527.
40. Castella X. A practical way of performing Allen's Test to assess palmar collateral circulation. *Anesth Analg*. 1993;77:1085.
41. Kahler AC, Mirza F. Alternative arterial catheterization site using the ulnar artery in critically ill pediatric patients. *Pediatr Crit Care Med*. 2002;3:370.
42. Pascarelli EF, Bertrand CA. Comparison of blood pressures in the arms and legs. *N Engl J Med*. 1964;270:693.
43. Bazaral MG, Welch M, Golding LAR, Badhwar K. Comparison of brachial and radial arterial pressure monitoring in patients undergoing coronary artery bypass surgery. *Anesthesiology*. 1990;73:38.
44. Handlogten KS, Wilson GA, Clifford L, et al. Brachial artery catheterization: an assessment of use patterns and associated complications. *Anesth Analg*. 2014;118:288–289.
45. Armstrong PJ, Han DC, Baxter JA, et al. Complication rates of percutaneous brachial artery access in peripheral vascular angiography. *Ann Vasc Surg*. 2003;17:107.
46. Scheer B, Perel A, Pfeiffer UJ. Clinical review: complications and risk factors of peripheral arterial catheters used for haemodynamic monitoring in anaesthesia and intensive care medicine. *Crit Care*. 2002;6:199.
47. Frezza EE, Mezghebe H. Indications and complications of arterial catheter use in surgical or medical intensive care units: analysis of 4932 patients. *Am Surg*. 1998;64:127.
48. Haddad F, Zeeni C, El Rassi I, et al. Can femoral artery pressure monitoring be used routinely in cardiac surgery? *J Cardiothorac Vasc Anesth*. 2008;22:418–422.
49. Franklin CM. The technique of dorsalis pedis cannulation. An overlooked option when the radial artery cannot be used. *J Crit Illn*. 1995;10:493–498.
50. Johnstone RE, Greenhow DE. Catheterization of the dorsalis pedis artery. *Anesthesiology*. 1973;39:654.
51. Porter JM. Raynaud's syndrome. In: Sabiston DC, ed. *Textbook of Surgery*. Philadelphia: WB Saunders Company; 1985:1925–1932.
52. Schwemmer U, Arzet HA, Trautner H, et al. Ultrasound-guided arterial cannulation in infants improves success rate. *Eur J Anaesthesiol*. 2006;23:476–480.
53. Mangar D, Thrush D, Connell G, et al. Direct or modified Seldinger guidewire-directed technique for arterial catheter insertion. *Anesth Analg*. 1993;76:714.
54. Fukutome T, Kojiro M, Tanigawa K, Sese A. Doppler-guided "percutaneous" radial artery cannulation in small children. *Anesthesiology*. 1988;69:434.
55. Morray JP, Brandford GH, Barnes LF, et al. Doppler-assisted radial artery cannulation in infants and children. *Anesth Analg*. 1984;63:346.
56. Weiner MM, Geldard P, Mittnacht AJ. Ultrasound-guided vascular access: a comprehensive review. *J Cardiothorac Vasc Anesth*. 2013;27:345–360.
57. Levin PH, Sheinin O, Gozal Y. Use of ultrasound guidance in the insertion of radial artery catheters. *Crit Care Med*. 2003;31:481–484.
58. Shiver S, Blaivas M, Lyon M. A prospective comparison of ultrasound-guided and blindly placed radial arterial catheters. *Acad Emerg Med*. 2006;13:1275–1279.
59. Ganesh A, Kaye R, Cahill AM, et al. Evaluation of ultrasound-guided radial artery cannulation in children. *Pediatr Crit Care Med*. 2009;10:45–48.
60. Blaivas M, Brannam L, Fernandez E. Short- axis versus long-axis approaches for teaching ultrasound-guided vascular access on a new inanimate model. *Acad Emerg Med*. 2003;10:1307–1311.
61. Berk D, Gurkan Y, Kus A, et al. Ultrasound-guided radial arterial cannulation: long axis/in-plane versus short axis/out-of-plane approaches? *J Clin Monit Comput*. 2013;27:319–324.
62. Safdar N, O'Horo JC, Maki DG. Arterial catheter-related bloodstream infection: incidence, pathogenesis, risk factors and prevention. *J Hosp Infect*. 2013;85:189–195.
63. Maki D, Kluger D, Crnich CJ. The risk of bloodstream infection in adults with different intravascular devices: a systematic review of 200 published prospective studies. *Mayo Clinic Proc*. 2006;81:1159–e1171.
64. O'Horo JC, Maki DG, Krupp AE, Safdar N. Arterial catheters as a source of bloodstream infection: a systematic review and meta-analysis. *Crit Care Med*. 2014;42:1334–1339.
65. Koh DB, Gowardman JR, Rickard CM, et al. Prospective study of peripheral arterial catheter infection and comparison with concurrently sited central venous catheters. *Crit Care Med*. 2008;36:397–402.
66. Traoré O, Liotier J, Souweine B. Prospective study of arterial and central venous catheter colonization and of arterial- and central venous catheter-related bacteremia in intensive care units. *Crit Care Med*. 2005;33:1276–1280.
67. Rijnders BJ, Van Wijngaerden E, Wilmer A, Peetermans WE. Use of full sterile barrier precautions during insertion of arterial catheters: a randomized trial. *Clin Infect Dis*. 2003;36:743.
68. Sherertz RJ. Update on vascular catheter infections. *Curr Opin Infect Dis*. 2004;17:303.

69. O'Grady N, Alexander M, Burns L, et al. *Guidelines for the Prevention of Intravascular Catheter-Related Infections, 2011*. Centers for Disease Control and Prevention Healthcare Infection Control Practices Advisory Committee. Available at: <http://www.cdc.gov/hicpac/pdf/guidelines/bsi-guidelines-2011.pdf>.
70. Bedford RF, Wollman H. Complications of percutaneous radial artery cannulation: an objective prospective study in man. *Anesthesiology*. 1973;38:228.
71. Bedford RF. Radial arterial function following percutaneous cannulation with 18- and 20-gauge catheters. *Anesthesiology*. 1977;47:37.
72. Bedford RF. Wrist circumference predicts the risk of radial arterial occlusion after cannulation. *Anesthesiology*. 1978;48:377.
73. Wong AY, O'Regan AM. Gangrene of digits associated with radial artery cannulation. *Anaesthesia*. 2003;58:1034.
74. Green JA, Tonkin MA. Ischaemia of the hand in infants following radial or ulnar artery catheterisation. *Hand Surg*. 1999;4:151.
75. Bright E, Baines DB, French BG, et al. Upper limb amputation following radial artery cannulation. *Anaesth Intensive Care*. 1993;21:351.
76. Vender JS, Watts RD. Differential diagnosis of hand ischemia in the presence of an arterial cannula. *Anesth Analg*. 1982;61:465.
77. Garg K, Howell BW, Saltzberg SS, et al. Open surgical management of complications from indwelling radial artery catheters. *J Vasc Surg*. 2013;58:1325–1330.
78. Lowenstein E, Little JW, Lo HH. Prevention of cerebral embolization from flushing radial artery cannulae. *N Engl J Med*. 1971;285:1414.
79. Chang C, Dughi J, Shitabata P, et al. Air embolism and the radial arterial line. *Crit Care Med*. 1988;16:141.
80. Weiss M, Balmer C, Cornelius A, et al. Arterial fast bolus flush systems used routinely in neonates and infants cause retrograde embolization of flush solution into the central arterial and cerebral circulation. *Can J Anaesth*. 2003;50:386–391.
81. Murphy GS, Szokol JW, Marymont JH, et al. Retrograde blood flow in the brachial and axillary arteries during routine radial arterial catheter flushing. *Anesthesiology*. 2006;105:492–497.
82. Qvist J, Peterfreund R, Perlmutter G. Transient compartment syndrome of the forearm after attempted radial artery cannulation. *Anesth Analg*. 1996;83:183.
83. Edwards DP, Clarke MD, Barker P. Acute presentation of bilateral radial artery pseudoaneurysms following arterial cannulation. *Eur J Vasc Endovasc Surg*. 1999;17:456.
84. Ranganath A. Hanumanthaiah D. Radial artery pseudo aneurysm after percutaneous cannulation using Seldinger technique. *Indian J Anaesth*. 2011;55:274–276.
85. Knight CG, Healy DA, Thomas RL. Femoral artery pseudoaneurysms: risk factors, prevalence, and treatment options. *Ann Vasc Surg*. 2003;17:503.
86. O'Rourke RA, Silverman ME, Shaver J, et al. The history, physical examination, and cardiac auscultation. In: Fuster V, Alexander RW, O'Rourke RA, eds. *The Heart*. 11th ed. New York: McGraw-Hill; 2004:217–294.
87. Mark JB. Central venous pressure monitoring: clinical insights beyond the numbers. *J Cardiothorac Anesth*. 1991;5:163.
88. Luecke T, Roth H, Herrmann P, et al. Assessment of cardiac preload and left ventricular function under increasing levels of positive end-expiratory pressure. *Intensive Care Med*. 2004;30:119.
89. Kumar A, Anel R, Bunnell E, et al. Pulmonary artery occlusion pressure and central venous pressure fail to predict ventricular filling volume, cardiac performance, or the response to volume infusion in normal subjects. *Crit Care Med*. 2004;32:691.
90. Buhre W, Weyland A, Schorn B, et al. Changes in central venous pressure and pulmonary capillary wedge pressure do not indicate changes in right and left heart volume in patients undergoing coronary artery bypass surgery. *Eur J Anaesthesiol*. 1999;16:11.
91. Godje O, Peyerl M, Seebauer T, et al. Central venous pressure, pulmonary capillary wedge pressure and intrathoracic blood volumes as preload indicators in cardiac surgery patients. *Eur J Cardiothorac Surg*. 1998;13:533.
92. Lichtwarck-Aschoff M, Beale R, Pfeiffer UJ. Central venous pressure, pulmonary artery occlusion pressure, intrathoracic blood volume, and right ventricular end-diastolic volume as indicators of cardiac preload. *J Crit Care*. 1996;11:180.
93. English IC, Frew RM, Pigott JF, Zaki M. Percutaneous catheterization of the internal jugular vein. *Anesthesia*. 1969;24:521–531.
94. Muralidhar K. Left internal versus right internal jugular vein access to central venous circulation using the Seldinger technique. *J Cardiothorac Anesth*. 1995;9:115.
95. American Society of Anesthesiologists Task Force on Central Venous Access, Rupp SM, Apfelbaum JL, et al. Practice guidelines for central venous access: a report by the American Society of Anesthesiologists Task Force on Central Venous Access. *Anesthesiology*. 2012;116:539–573.
96. Leibowitz AB, Rozner MA. PRO: manometry should routinely be used during central venous catheterization. *Anesth Analg*. 2009;109:3–5.
97. Ezaru CS, Mangione MP, Oravitz TM, et al. Eliminating arterial injury during central venous catheterization using manometry. *Anesth Analg*. 2009;109:130–134.
98. Jobes DR, Schwartz AJ, Greenhow DE, et al. Safer jugular vein cannulation: recognition of arterial puncture. *Anesthesiology*. 1983;59:353.
99. Fabian JA, Jesudian MC. A simple method for improving the safety of percutaneous cannulation of the internal jugular vein. *Anesth Analg*. 1985;64:1032.
100. Pittiruti M, Malerba M, Carriero C, et al. Which is the easiest and safest technique for central venous access? A retrospective survey of more than 5,400 cases. *J Vasc Access*. 2000;1:100–107.
101. Petty C. Alternate methods of internal jugular venipuncture for monitoring central venous pressure. *Anesth Analg*. 1975;54:157.
102. Suarez T, Baerwald JP, Kraus C. Central venous access: the effects of approach, position, and head rotation on internal jugular vein cross-sectional area. *Anesth Analg*. 2002;95:1519–1524.
103. Denys BG, Uretsky BF. Anatomical variations of internal jugular vein location: impact on central venous access. *Crit Care Med*. 1516;19:1991.
104. Troianos CA, Jobes DR, Ellison N. Ultrasound-guided cannulation of the internal jugular vein: a prospective, randomized study. *Anesth Analg*. 1991;72:823.
105. Serafimidis K, Sakorafas GH, Konstantoudakis G, et al. Ultrasound-guided catheterization of the internal jugular vein in oncologic patients; comparison with the classical landmark technique: a prospective study. *Int J Surg*. 2009;7:526–528.
106. Randolph AG, Cook DJ, Gonzales CA, Pribble CG. Ultrasound guidance for placement of central venous catheters: a meta-analysis of the literature. *Crit Care Med*. 1996;24:2053.
107. Hind D, Calvert N, McWilliams R, et al. Ultrasonic locating devices for central venous cannulation: meta-analysis. *BMJ*. 2003;327:361.
108. Karakitsos D, Labropoulos N, De Groot E, et al. Real-time ultrasound-guided catheterisation of the internal jugular vein: a prospective comparison with the landmark technique in critical care patients. *Crit Care*. 2006;10:R162.
109. Leung J, Duffy M, Finckh A. Real-time ultrasonographically-guided internal jugular vein catheterization in the emergency department increases success rates and reduces complications: a randomized, prospective study. *Ann Emerg Med*. 2006;48:540–547.
110. Gratz I, Ashar M, Kidwell P, et al. Doppler-guided cannulation of the internal jugular vein: a prospective, randomized trial. *J Clin Monit*. 1994;10:185.
111. Riopelle J, Ruiz D, Hunt J, et al. Circumferential adjustment of ultrasound probe position to determine the optimal approach to the internal jugular vein: a noninvasive geometric study in adults. *Anesth Analg*. 2005;100:512–519.
112. Denys BG, Uretsky BF, Reddy PS. Ultrasound assisted cannulation of the internal jugular vein. A prospective comparison to the external landmark-guided technique. *Circulation*. 1993;87:1557.
113. Xiao W, Yan F, Ji H, et al. A randomized study of a new landmark-guided vs traditional para-carotid approach in internal jugular venous cannulation in infants. *Paediatr Anaesth*. 2009;19:481–486.
114. Froehlich CD, Rigby MR, Rosenberg ES, et al. Ultrasound-guided central venous catheter placement decreases complications and decreases placement attempts compared with the landmark technique in patients in a pediatric intensive care unit. *Crit Care Med*. 2009;37:1090–1096.
115. Asheim P, Mostad U, Aadahl P. Ultrasound-guided central venous cannulation in infants and children. *Acta Anaesthesiol Scand*. 2002;46:390.
116. Liberman L, Hordof AJ, Hsu DT, et al. Ultrasound-assisted cannulation of the right internal jugular vein during electrophysiologic studies in children. *J Interv Card Electrophysiol*. 2001;5:177.
117. Verghese ST, McGill WA, Patel RI, et al. Ultrasound-guided internal jugular venous cannulation in infants: a prospective comparison with the traditional palpation method. *Anesthesiology*. 1999; 91:71.
118. Verghese ST, McGill WA, Patel RI, et al. Comparison of three techniques for internal jugular vein cannulation in infants. *Paediatr Anaesth*. 2000;10:505.
119. Grebenik CR, Boyce A, Sinclair ME, et al. NICE guidelines for central venous catheterization in children. Is the evidence base sufficient? *Br J Anaesth*. 2004;92:827.
120. Gordon AC, Saliken JC, Johns D, et al. US-guided puncture of the internal jugular vein: complications and anatomic considerations. *J Vasc Interv Radiol*. 1998;9:333–338.
121. Troianos CA, Kuwik R, Pasqual J, et al. Internal jugular vein and carotid artery anatomic relation as determined by ultrasonography. *Anesthesiology*. 1996;85:43.
122. Alderson PJ, Burrows FA, Stemp LI, et al. Use of ultrasound to evaluate internal jugular vein anatomy and to facilitate central venous cannulation of paediatric patients. *Br J Anaesth*. 1993;70:145.
123. Sulek CA, Gravenstein N, Blackshear RH, Weiss L. Head rotation during internal jugular vein cannulation and the risk of carotid artery puncture. *Anesth Analg*. 1996;82:125.
124. Mallory DL, Showker T, Evans G, et al. Effects of clinical maneuvers on sonographically determined internal jugular vein size during venous cannulation. *Crit Care Med*. 1990;18:1269.
125. Parry G. Trendelenburg position, head elevation and a midline position optimize right internal jugular vein diameter. *Can J Anaesth*. 2004;51:379.
126. Dilisio R, Mittnacht AJ. The "medial-oblique" approach to ultrasound-guided central venous cannulation–maximize the view, minimize the risk. *J Cardiothorac Vasc Anesth*. 2012;26:982–984.
127. Parsons AJ, Alfa J. Carotid dissection: a complication of internal jugular vein cannulation with the use of ultrasound. *Anesth Analg*. 2009;109:135–136.
128. Blaivas M, Adhikari S. An unseen danger: frequency of posterior vessel wall penetration by needles during attempts to place internal jugular vein central catheters using ultrasound guidance. *Crit Care Med*. 2009;37:2345–2349.
129. Shojania KG, Duncan BW, McDonald KM, et al. Making health care safer: a critical analysis of patient safety practices. *Evid Rep Technol Assess (Summ)*. 2001;43:1–668.
130. Calvert N, Hind D, McWilliams RG, et al. *The effectiveness and cost-effectiveness of ultrasound locating devices for central venous access*. National Institute for Clinical Excellence. Available at: <https://www.nice.org.uk/guidance/ta49/documents/the-effectiveness-and-costeffectiveness-of-ultrasound-locating-devices-for-central-venous-access2>.
131. Troianos CA, Hartman GS, Glas KE, et al. Special articles: guidelines for performing ultrasound guided vascular cannulation: recommendations of the American Society of Echocardiography and the Society of Cardiovascular Anesthesiologists. *Anesth Analg*. 2012;114:46–72.
132. Augoustides JG, Cheung AT. Pro: ultrasound should be the standard of care for central catheter insertion. *J Cardiothorac Vasc Anesth*. 2009;23:720–724.
133. Hessel EA 2nd. Con: we should not enforce the use of ultrasound as a standard of care for obtaining central venous access. *J Cardiothorac Vasc Anesth*. 2009;23:725–728.
134. Bailey PL, Glance LG, Eaton MP, et al. A survey of the use of ultrasound during central venous catheterization. *Anesth Analg*. 2007;104:491–497.
135. Calvert N, Hind D, McWilliams R, et al. Ultrasound for central venous cannulation: economic evaluation of cost-effectiveness. *Anaesthesia*. 2004;59:1116–1120.
136. Blitt CD, Wright WA, Petty WC, Webster TA. Central venous catheterization via the external jugular vein: a technique employing the J-WIRE. *JAMA*. 1974;229:817–818.
137. Defalque RJ. Subclavian venipuncture: a review. *Anesth Analg*. 1968;47:677.
138. Lefrant JY, Muller L, De La Coussaye JE, et al. Risk factors of failure and immediate complication of subclavian vein catheterization in critically ill patients. *Intensive Care Med*. 2002;28:1036.
139. Fangio P, Mourgeon E, Romelaer A, et al. Aortic injury and cardiac tamponade as a complication of subclavian venous catheterization. *Anesthesiology*. 1520;96:2002.
140. Kitagawa N, Oda M, Totoki T, et al. Proper shoulder position for subclavian venipuncture: a prospective randomized clinical trial and anatomical perspectives using multislice computed tomography. *Anesthesiology*. 2004;101:1306–1312.
141. Bertini P, Frediani M. Ultrasound guided supraclavicular central vein cannulation in adults: a technical report. *J Vasc Access*. 2013;14:89–93.
142. O'Leary R, Ahmed SM, McLure H, et al. Ultrasound-guided infraclavicular axillary vein cannulation: a useful alternative to the internal jugular vein. *Br J Anaesth*. 2012;109:762–768.
143. Jordan JR, Moore EE, Haenel J, Burlew CC. Ultrasound-guided supraclavicular access to the innominate vein for central venous cannulation. *J Trauma Acute Care Surg*. 2014;76:1328–1331.
144. Nadroo AM, Lin J, Green RS, et al. Death as a complication of peripherally inserted central catheters in neonates. *J Pediatr*. 2001;138:599.
145. Nadroo AM, Glass RB, Lin J, et al. Changes in upper extremity position cause migration of peripherally inserted central catheters in neonates. *Pediatrics*. 2002;110:131.
146. Loewenthal MR, Dobson PM, Starkey RE, et al. The peripherally inserted central catheter (PICC): a prospective study of its natural history after cubital fossa insertion. *Anaesth Intensive Care*. 2002; 30:21.
147. Burgess GE, Marino RJ, Peuler MJ. Effect of head position on the location of venous catheters inserted via the basilic vein. *Anesthesiology*. 1977;46:212.
148. Mongan P, Peterson R, Culling R. Pressure monitoring can accurately position catheters for air embolism aspiration. *J Clin Monit*. 1992;8:121.
149. Artru AA, Colley PS. Placement of multiorificed CVP catheters via antecubital veins using intravascular electrocardiography. *Anesthesiology*. 1988;69:132.
150. Roth S, Aronson S. Placement of a right atrial air aspiration catheter guided by transesophageal echocardiography. *Anesthesiology*. 1995;83:1359.
151. Kumar M, Amin M. The peripherally inserted central venous catheter: friend or foe? *Int J Oral Maxillofac Surg*. 2004;33:201.
152. Parikh S, Narayanan V. Misplaced peripherally inserted central catheter: an unusual cause of stroke. *Pediatr Neurol*. 2004;30:210.
153. Pettit J. Assessment of infants with peripherally inserted central catheters. Part 1. Detecting the most frequently occurring complications. *Adv Neonatal Care*. 2002;2:304.
154. Smith JR, Friedell ML, Cheatham ML, et al. Peripherally inserted central catheters revisited. *Am J Surg*. 1998;176:208.
155. Marik PE, Flemmer M, Harrison W. The risk of catheter-related bloodstream infection with femoral venous catheters as compared to subclavian and internal jugular venous catheters: a systematic review of the literature and meta-analysis. *Crit Care Med*. 2012;40:2479–2485.
156. Applebaum RM, Adelman MA, Kanschuger MS, et al. Transesophageal echocardiographic identification of a retrograde dissection of the ascending aorta caused by inadvertent cannulation of the common carotid artery. *J Am Soc Echocardiogr*. 1997;10:749.
157. Eckhardt W, Iaconetti D, Kwon J, et al. Inadvertent carotid artery cannulation during pulmonary artery catheter insertion. *J Cardiothorac Vasc Anesth*. 1996;10:283.
158. Guilbert MC, Elkouri S, Bracco D, et al. Arterial trauma during central venous catheter insertion: case series, review and proposed algorithm. *J Vasc Surg*. 2008;48:918–925.
159. Fraizer MC, Chu WW, Gudjonsson T, Wolff MR. Use of a percutaneous vascular suture device for closure of an inadvertent subclavian artery puncture. *Catheter Cardiovasc Interv*. 2003;59:369.
160. Berlet MH, Steffen D, Shaughness G, Hanner J. Closure using a surgical closure device of inadvertent subclavian artery punctures during central venous catheter placement. *Cardiovasc Intervent Radiol*. 2001;24:122.
161. Gobeil F, Couture P, Girard D, Plante R. Carotid artery-internal jugular fistula: another complication following pulmonary artery catheterization via the internal jugular venous route. *Anesthesiology*.

1994;80:230–232.
162. Robinson R, Errett L. Arteriovenous fistula following percutaneous internal jugular vein cannulation: a report of carotid artery-to-internal jugular vein fistula. *J Cardiothorac Anesth*. 1988;2:488.
163. Kim J, Ahn W, Bahk JH. Hemomediastinum resulting from subclavian artery laceration during internal jugular catheterization. *Anesth Analg*. 2003;97:1257.
164. Kwon SS, Falk A, Mitty HA. Thoracic duct injury associated with left internal jugular vein catheterization: anatomic considerations. *J Vasc Interv Radiol*. 2002;13:337.
165. Khalil DG, Parker FB, Mukherjee N, Webb WR. Thoracic duct injury: a complication of jugular vein catheterization. *JAMA*. 1972;221:908.
166. Teba L, Dedhia HV, Bowen R, Alexander JC. Chylothorax review. *Crit Care Med*. 1985;13:49.
167. Porzionato A, Montisci M, Manani G. Brachial plexus injury following subclavian vein catheterization: a case report. *J Clin Anesth*. 2003;15:582.
168. Parikh RD. Horner's syndrome: a complication of percutaneous catheterization of the internal jugular vein. *Anaesthesia*. 1972;27:327.
169. Abissegue Y, Lyazidi Y, Chtata HT, Taberkant M. Late complication of a femoral monitoring catheter: a case of femoral false aneurysm treated surgically. *Ann Vasc Surg*. 2014;28:1032, e17-20.
170. Nakayama M, Fulita S, Kawamata M, et al. Traumatic aneurysm of the internal jugular vein causing vagal nerve palsy: a rare complication of percutaneous catheterization. *Anesth Analg*. 1994;78:598.
171. Turnage WS, Harper JV. Venous air embolism occurring after removal of a central venous catheter. *Anesth Analg*. 1991;72:559.
172. Akazawa S, Nakaigawa Y, Hotta K. Unrecognized migration of an entire guidewire on insertion of a central venous catheter into the cardiovascular system. *Anesthesiology*. 1996;84:241.
173. Royster RL, Johnston WE, Gravlee GP, et al. Arrhythmias during venous cannulation prior to pulmonary artery catheter insertion. *Anesth Analg*. 1985;64:1214.
174. Eissa NT, Kvetan V. Guidewire as a cause of complete heart block in patients with preexisting left bundle-branch block. *Anesthesiology*. 1990;73:772.
175. Hu KK, Lipsky BA, Veenstra DL, Saint S. Using maximal sterile barriers to prevent central venous catheter-related infection: a systematic evidence-based review. *Am J Infect Control*. 2004;32:142.
176. Timsit JF, Sebille V, Farkas JC, et al. Effect of subcutaneous tunneling on internal jugular catheter-related sepsis in critically ill patients: a prospective randomized multicenter study. *JAMA*. 1996;276:1416.
177. Timsit JF, Bruneel F, Cheval C, et al. Use of tunneled femoral catheters to prevent catheter-related infection. A randomized, controlled trial. *Ann Intern Med*. 1999;130:729.
178. Leon C, Alvarez-Lerma F, Ruiz-Santana S, et al. antiseptic chamber-containing hub reduces central venous catheter-related infection: a prospective, randomized study. *Crit Care Med*. 2003;31:1318.
179. Veenstra DL, Saint S, Saha S, et al. Efficacy of antiseptic-impregnated central venous catheters in preventing catheter-related bloodstream infection: a meta-analysis. *JAMA*. 1999;281:261.
180. McGee D, Gould M. Preventing complications of central venous catheterization. *N Engl J Med*. 2003;348:1123.
181. Cicalini S, Palmieri F, Petrosillo N. Clinical review: new technologies for prevention of intravascular catheter-related infections. *Crit Care*. 2004;8:157.
182. Maki DG, Ringer M, Alvarado CJ. Prospective randomised trial of povidone-iodine, alcohol, and chlorhexidine for prevention of infection associated with central venous and arterial catheters. *Lancet*. 1991;338:339.
183. Mimoz O, Pieroni L, Lawrence C, et al. Prospective, randomized trial of two antiseptic solutions for prevention of central venous or arterial catheter colonization and infection in intensive care unit patients. *Crit Care Med*. 1818;24:1996.
184. Chaiyakunapruk N, Veenstra DL, Lipsky BA, Saint S. Chlorhexidine compared with povidone-iodine solution for vascular catheter-site care: a meta-analysis. *Ann Intern Med*. 2002;136:792.
185. Humar A, Ostromecki A, Direnfeld J, et al. Prospective randomized trial of 10% povidone-iodine versus 0.5% tincture of chlorhexidine as cutaneous antisepsis for prevention of central venous catheter infection. *Clin Infect Dis*. 2000;31:1001.
186. Mermel LA. Prevention of intravascular catheter-related infections. *Ann Intern Med*. 2000;132:391.
187. Polderman KH, Girbes AR. Central venous catheter use. Part 2. Infectious complications. *Intensive Care Med*. 2002;28:18.
188. Swan HJ, Ganz W, Forrester JS, et al. Catheterization of the heart in man with the use of a flow-directed balloon-tipped catheter. *N Engl J Med*. 1970;283:447.
189. Connors AF, McCaffree DR, Gray BA. Evaluation of right-heart catheterization in the critically ill patient. *N Engl J Med*. 1983;308:263.
190. Waller JL, Johnson SP, Kaplan JA. Usefulness of pulmonary artery catheters during aortocoronary bypass surgery. *Anesth Analg*. 1982;61:221.
191. Iberti T, Fisher CJ. A prospective study on the use of the pulmonary artery catheter in a medical intensive care unit-Its effect on diagnosis and therapy. *Crit Care Med*. 1983;11:238.
192. Connors AF Jr, Speroff T, Dawson NV, et al. The effectiveness of right-heart catheterization in the initial care of critically ill patients. SUPPORT Investigators. *JAMA*. 1996;276:889–897.
193. Wiener RS, Welch HG. Trends in use of the pulmonary artery catheter in the United States, 1993-2004. *JAMA*. 2007;298:423–429.
194. Ruisi CP, Goldberg RJ, Kennelly BM, et al. Pulmonary artery catheterization in patients with acute coronary syndrome. *Am Heart J*. 2009;158:170–176.
195. Koo KK, Sun JC, Zhou Q, et al. Pulmonary artery catheters: evolving rates and reasons for use. *Crit Care Med*. 2011;39:1613–1618.
196. Leibowitz AB, Oropello JM. The pulmonary artery in anesthesia practice in 2007: an historical overview with emphasis on the past 6 years. *Semin Cardiothorac Vasc Anesth*. 2007;11:162–176.
197. Gershengorn HB, Wunsch H. Understanding changes in established practice: pulmonary artery catheter use in critically ill patients. *Crit Care Med*. 2013;41:2667–2676.
198. Judge O, Ji F, Fleming N, Liu H. Current use of the pulmonary artery catheter in cardiac surgery: a survey study. *J Cardiothorac Vasc Anesth*. 2015;29:69–75.
199. Tukey MH, Wiener RS. The current state of fellowship training in pulmonary artery catheter placement and data interpretation: a national survey of pulmonary and critical care fellowship program directors. *J Crit Care*. 2013;28:857–861.
200. Rajaram SS, Desai NK, Kalra A, et al. Pulmonary artery catheters for adult patients in intensive care. *Cochrane Database Syst Rev*. 2013;(2):CD003408.
201. Shah MR, Hasselblad V, Stevenson LW, et al. Impact of the pulmonary artery catheter in critically ill patients. *JAMA*. 2005;294:1664–1670.
202. Afessa B, Spencer S, Khan W, et al. Association of pulmonary artery catheter use with in-hospital mortality. *Crit Care Med*. 2001;29:1145–1148.
203. Gattinoni L, Brazzi L, Pelosi P, et al. A trial of goal-oriented hemodynamic therapy in critically ill patients. *N Engl J Med*. 1995;333:1025–1032.
204. Taylor RW. Controversies in pulmonary artery catheterization. *New Horizons*. 1997;5:173–296.
205. Polanczyk CA, Rohde LE, Goldman L, et al. Right-heart catheterization and cardiac complications in patients undergoing noncardiac surgery: an observational study. *JAMA*. 2001;286:309.
206. Rhodes A, Cusack RJ, Newman PJ, et al. A randomised, controlled trial of the pulmonary artery catheter in critically ill patients. *Intensive Care Med*. 2002;28:256.
207. Murdoch SD, Cohen AT, Bellamy MC. Pulmonary artery catheterization and mortality in critically ill patients. *Br J Anaesth*. 2000;85:611.
208. Sandham JD, Hull RD, Brant RF, et al. A randomized, controlled trial of the use of pulmonary artery catheters in high-risk surgical patients. *N Engl J Med*. 2003;348:5.
209. Yu DT, Platt R, Lanken PN, et al. Relationship of pulmonary artery catheter use to mortality and resource utilization in patients with severe sepsis. *Crit Care Med*. 2003;31:2734.
210. Richard C, Warszawski J, Anguel N, et al. Early use of the pulmonary artery catheter and outcomes in patients with shock and acute respiratory distress syndrome: a randomized controlled trial. *JAMA*. 2003;290:2713.
211. Sakr Y, Vincent JL, Reinhard K, et al. Use of the pulmonary artery catheter is not associated with worse outcome in the ICU. *Chest*. 2005;128:2722–2731.
212. Harvey S, Harrison DA, Singer M, et al. Assessment of the clinical effectiveness of pulmonary artery catheters in management of patients in intensive care (PAC-Man): a randomised controlled trial. *Lancet*. 2005;366:472–477.
213. National Heart, Lung, and Blood Institute Acute Respiratory Distress Syndrome (ARDS) Clinical Trials Network, Wheeler AP, Bernard GR, et al. Pulmonary-artery versus central venous catheter to guide treatment of acute lung injury. *N Engl J Med*. 2006;354:2213–2224.
214. Guyatt G, Ontario Intensive Care Group. A randomised control trial of right heart catheterization in critically ill patients. *J Intensive Care Med*. 1991;6:91–95.
215. Gore JM, Goldberg RJ, Spodick DH, et al. A community-wide assessment of the use of pulmonary artery catheters in patients with acute myocardial infarctions. *Chest*. 1987;92:721–727.
216. Cohen MG, Kelly RV, Kong DF, et al. Pulmonary artery catheterization in acute coronary syndromes: insights from the GUSTO IIb and GUSTO III trials. *Am J Med*. 2005;118:482–488.
217. Binanay C, Califf RM, Hasselblad V, et al. Evaluation study of congestive heart failure and pulmonary artery catheterization effectiveness: the ESCAPE trial. *JAMA*. 2005;294:1625–1633.
218. Sotomi Y, Sato N, Kajimoto K, et al; Investigators of the Acute Decompensated Heart Failure Syndromes (ATTEND) Registry. Impact of pulmonary artery catheter on outcome in patients with acute heart failure syndromes with hypotension or receiving inotropes: from the ATTEND Registry. *Int J Cardiol*. 2014;172:165–172.
219. Barone JE, Tucker JB, Rassias D, Corvo PR. Routine perioperative pulmonary artery catheterization has no effect on rate of complications in vascular surgery: a meta-analysis. *Am Surg*. 2001;67:674.
220. Balk E, Raman G, Chung M, et al. *Evaluation of the evidence on benefits and harms of pulmonary artery catheter use in critical care settings*. Rockville (MD): Agency for Healthcare Research and Quality (US); AHRQ Technology Assessments. 2008 Available at: <http://www.cms.gov/Medicare/Coverage/DeterminationProcess/downloads/id55TA.pdf>.
221. Schwann TA, Zacharias A, Riordan CJ, et al. Safe, highly selective use of pulmonary artery catheters in coronary artery bypass grafting: an objective patient selection method. *Ann Thorac Surg*. 2002;73:1394–1401.
222. Ramsey SD, Saint S, Sullivan SD, et al. Clinical and economic effects of pulmonary artery catheterization in nonemergent coronary artery bypass graft surgery. *J Cardiothorac Vasc Anesth*. 2000;14:113–118.
223. Schwann NM, Hillel Z, Hoeft A, et al. Lack of effectiveness of the pulmonary artery catheter in cardiac surgery. *Anesth Analg*. 2011;113:994–1002.
224. Resano FG, Kapetanakis EI, Hill PC, et al. Clinical outcomes of low-risk patients undergoing beating-heart surgery with or without pulmonary artery catheterization. *J Cardiothorac Vasc Anesth*. 2006;20:300–306.
225. Djaiani G, Karski J, Yudin M, et al. Clinical outcomes in patients undergoing elective coronary artery bypass graft surgery with and without utilization of pulmonary artery catheter-generated data. *J Cardiothorac Vasc Anesth*. 2006;20:307–310.
226. Haupt M. Goal-oriented hemodynamic therapy. *N Engl J Med*. 1996;334:799. author reply 800.
227. Shoemaker WC, Appel PL, Kram HB, et al. Prospective trial of supranormal values of survivors as therapeutic goals in high-risk surgical patients. *Chest*. 1988;94:1176.
228. Boyd O, Grounds RM, Bennett ED. The beneficial effect of supranormalization of oxygen delivery with dopexamine hydrochloride on perioperative mortality. *JAMA*. 1993;270:2699.
229. Rao TLK, Jacobs KH, El-Etr AA. Reinfarction following anesthesia in patients with myocardial infarction. *Anesthesiology*. 1983;59:499.
230. Moore CH, Lombardo TR, Allums JA, Gordon FT. Left main coronary artery stenosis: hemodynamic monitoring to reduce mortality. *Ann Thorac Surg*. 1978;26:445.
231. Heyland DK, Cook DL, King D, et al. Maximizing oxygen delivery in critically ill patients: a methodologic appraisal of the evidence. *Crit Care Med*. 1996;24:517.
232. Chittock DR, Dhingra VK, Ronco JJ, et al. Severity of illness and risk of death associated with pulmonary artery catheter use. *Crit Care Med*. 2004;32:911.
233. Ivanov R, Allen J, Calvin JE. The incidence of major morbidity in critically ill patients managed with pulmonary artery catheters: a meta-analysis. *Crit Care Med*. 2000;28:615.
234. Pölönen P, Ruokonen E, Hippeläinen M, et al. A prospective, randomized study of goal-oriented hemodynamic therapy in cardiac surgical patients. *Anesth Analg*. 2000;90:1052–1059.
235. Friese RS, Shafi S, Gentilello LM. Pulmonary artery catheter use is associated with reduced mortality in severely injured patients: a National Trauma Data Bank analysis of 53,312 patients. *Crit Care Med*. 2006;34:1597–1601.
236. Sandham JD. Pulmonary artery catheter use—refining the question. *Crit Care Med*. 2004;32:1070.
237. Gnaegi A, Feihl F, Perret C. Intensive care physicians' insufficient knowledge of right-heart catheterization at the bedside: time to act? *Crit Care Med*. 1997;25:213.
238. Iberti TJ, Fischer EP, Leibowitz AB, et al. A multicenter study of physicians' knowledge of the pulmonary artery catheter. Pulmonary Artery Study Group. *JAMA*. 1990;264:2928–2932.
239. Tuman KJ, McCarthy RJ, Spless BD, et al. Effect of pulmonary artery catheterization on outcome in patients undergoing coronary artery surgery. *Anesthesiology*. 1989;70:199–206.
240. Stewart RD, Psyhojos T, Lahey SJ, et al. Central venous catheter use in low-risk coronary artery bypass grafting. *Ann Thorac Surg*. 1998;66:1306–1311.
241. Mantia AM, Robinson JN, Lolley DM, et al. Sternal retraction and pulmonary artery catheter compromise. *J Cardiothorac Anesth*. 1988;2:430.
242. Keusch DJ, Winters S, Thys DM. The patient's position influences the incidence of dysrhythmias during pulmonary artery catheterization. *Anesthesiology*. 1989;70:582.
243. Schmitt EA, Brantigan CO. Common artifacts of pulmonary artery pressures: recognition and interpretation. *J Clin Monit*. 1986;2:44.
244. Moore RA, Neary MJ, Gallagher HD, Clark DL. Determination of the pulmonary capillary wedge position in patients with giant left atrial V waves. *J Cardiothorac Anesth*. 1987;1:108.
245. Lappas D, Lell WA, Gabel JC, et al. Indirect measurement of left atrial pressure in surgical patients—pulmonary-capillary wedge and pulmonary-artery diastolic pressures compared with left-atrial pressure. *Anesthesiology*. 1973;38:394–397.
246. Raper R, Sibbald WJ. Misled by the wedge? *Chest*. 1986;89:427.
247. Nadeau S, Noble WH. Misinterpretation of pressure measurements from the pulmonary artery catheter. *Can Anaesth Soc J*. 1986;33:352.
248. Tuman KJ, Carroll G, Ivankovich AD. Pitfalls in interpretation of pulmonary artery catheter data. *J Cardiothorac Anesth*. 1989;3:625–641.
249. West JB. *Ventilation/Blood Flow and Gas Exchange*. 2nd ed. Oxford: Blackwell Scientific Publications; 1970.
250. Shasby DM, Dauber IM, Pfister S, et al. Swan-Ganz catheter location and left atrial pressure determine the accuracy of the wedge pressure when positive end-expiratory pressure is used. *Chest*. 1981;80:666–670.
251. Lozman J, Powers SR Jr, Older T, et al. Correlation of pulmonary wedge and left atrial pressure: a study in the patient receiving positive end-expiratory pressure ventilation. *Arch Surg*. 1974;109:270.
252. Kane PB, Askanazi J, Neville JF Jr, et al. Artifacts in the measurement of pulmonary artery wedge pressure. *Crit Care Med*. 1978;6:36.
253. Teboul JL, Zapol WM, Brun-Buisson C, et al. A comparison of pulmonary artery occlusion pressure and left ventricular end-diastolic pressure during mechanical ventilation with PEEP in patients with severe ARDS. *Anesthesiology*. 1989;70:261.
254. Haskell RJ, French WJ. Accuracy of left atrial and pulmonary artery wedge pressure in pure mitral regurgitation in predicting left ventricular end-diastolic pressure. *Am J Cardiol*. 1988;61:136.
255. Entress JJ, Dhamee S, Olund T, et al. Pulmonary artery occlusion pressure is not accurate immediately after cardiopulmonary bypass. *J Cardiothorac Anesth*. 1990;4:558.
256. American Society of Anesthesiologists Task Force on Pulmonary Artery Catheterization. Practice guidelines for pulmonary artery catheterization: an updated report by the American Society of Anesthesiologists Task Force on Pulmonary Artery Catheterization. *Anesthesiology*. 2003;99:988.
257. Poses RM, McClish DK, Smith WR, et al. Physicians' judgments of the risks of cardiac procedures. Differences between cardiologists and other internists. *Med Care*. 1997;35:603.
258. Shah KB, Rao TLK, Laughlin S, El-Etr AA. A review of pulmonary artery catheterization in 6245 patients. *Anesthesiology*. 1984;61:271.

259. López-SendopezLón J, LopezLópez de Sá E, Gonza Sález Maqueda I, et al. Right ventricular infarction as a risk factor for ventricular fibrillation during pulmonary artery catheterization using Swan-Ganz catheters. *Am Heart J*. 1990;119:207.
260. Sprung CL, Pozen RG, Rozanski JJ, et al. Advanced ventricular arrhythmias during bedside pulmonary artery catheterization. *Am J Med*. 1982;72:203.
261. Barbara DW, White RD. Ventricular asystole during pulmonary artery catheter insertion. *Anesthesiology*. 2015;123:669.
262. Patil AR. Risk of right bundle-branch block and complete heart block during pulmonary artery catheterization. *Crit Care Med*. 1990;18:122.
263. Abernathy WS. Complete heart block caused by a Swan-Ganz catheter. *Chest*. 1974;65:349.
264. Thomson IR, Dalton BC, Lappas DG, et al. Right bundle-branch block and complete heart block caused by the Swan-Ganz catheter. *Anesthesiology*. 1979;51:359.
265. Sprung CL, Elser B, Schein RM, et al. Risk of right bundle-branch block and complete heart block during pulmonary artery catheterization. *Crit Care Med*. 1989;17:1.
266. Morris D, Mulvihill D, Lew WY. Risk of developing complete heart block during bedside pulmonary artery catheterization in patients with left bundle-branch block. *Arch Intern Med*. 1987;147:2005.
267. Kalra A, Heitner S, Topalian S. Iatrogenic pulmonary artery rupture during Swan-Ganz catheter placement–a novel therapeutic approach. *Catheter Cardiovasc Interv*. 2013;81:57–59.
268. Villaverde RV, Vanhaebost J, Grabherr S, Palmiere C. Pulmonary artery rupture during Swan-Ganz catheterisation: a case report. *Leg Med (Tokyo)*. 2014;16:76–80.
269. McDaniel DD, Stone JG, Faltas AN, et al. Catheter-induced pulmonary artery hemorrhage. Diagnosis and management in cardiac operations. *J Thorac Cardiovasc Surg*. 1981;82:1.
270. Hannan AT, Brown M, Bigman O. Pulmonary artery catheter-induced hemorrhage. *Chest*. 1984;85:128.
271. Durbin CG. The range of pulmonary artery catheter balloon inflation pressures. *J Cardiothorac Anesth*. 1990;4:39.
272. Dhamee MS, Pattison CZ. Pulmonary artery rupture during cardiopulmonary bypass. *J Cardiothorac Anesth*. 1987;1:51.
273. Cohen JA, Blackshear RH, Gravenstein N, Woeste J. Increased pulmonary artery perforating potential of pulmonary artery catheters during hypothermia. *J Cardiothorac Vasc Anesth*. 1991;5:234.
274. Stein JM, Lisbon A. Pulmonary hemorrhage from pulmonary artery catheterization treated with endobronchial intubation. *Anesthesiology*. 1981;55:698.
275. Purut CM, Scott SM, Parham JV, Smith PK. Intraoperative management of severe endobronchial hemorrhage. *Ann Thorac Surg*. 1991;51:304.
276. Laureys M, Golzarian J, Antoine M, Desmet JM. Coil embolization treatment for perioperative pulmonary artery rupture related to Swan-Ganz catheter placement. *Cardiovasc Intervent Radiol*. 2004;27:407.
277. Abreu AR, Campos MA, Krieger BP. Pulmonary artery rupture induced by a pulmonary artery catheter: a case report and review of the literature. *J Intensive Care Med*. 2004;19:291.
278. Foote GA, Schabel SI, Hodges M. Pulmonary complications of the flow-directed balloon-tipped catheter. *N Engl J Med*. 1974;290:927.
279. Mond HG, Clark DW, Nesbitt SJ, Schlant RC. A technique for unknotting an intracardiac flow-directed balloon catheter. *Chest*. 1975;67:731.
280. England MR, Murphy MC. A knotty problem. *J Cardiothorac Vasc Anesth*. 1997;11:682.
281. Georghiou GP, Vidne BA, Raanani E. Knotting of a pulmonary artery catheter in the superior vena cava: surgical removal and a word of caution. *Heart*. 2004;90:e28.
282. Arnaout S, Diab K, Al-Kutoubi A, Jamaleddine G. Rupture of the chordae of the tricuspid valve after knotting of the pulmonary artery catheter. *Chest*. 1742;120:2001.
283. Lazzam C, Sanborn TA, Christian F. Ventricular entrapment of a Swan-Ganz catheter: a technique for nonsurgical removal. *J Am Coll Cardiol*. 1989;13:1422.
284. Boscoe MJ. deLange S: Damage to the tricuspid valve with a Swan-Ganz catheter. *BMJ*. 1981;283:346.
285. O'Toole JD, Wurtzbacher JJ, Wearner NE, Jain AC. Pulmonary valve injury and insufficiency during pulmonary artery catheterization. *N Engl J Med*. 1979;301:1167.
286. Kainuma M, Yamada M, Miyake T. Pulmonary artery catheter passing between the chordae tendineae of the tricuspid valve. *Anesthesiology*. 1995;83:1130.
287. Rowley KM, Clubb KS, Smith GJ, Cabin HS. Right-sided infective endocarditis as a consequence of flow-directed pulmonary artery catheterization. A clinicopathological study of 55 autopsied patients. *N Engl J Med*. 1984;311:1152.
288. Greene JF Jr, Fitzwater JE, Clemmer TP. Septic endocarditis and indwelling pulmonary artery catheters. *JAMA*. 1975;233:891.
289. Kim YL, Richman KA, Marshall BE. Thrombocytopenia associated with Swan-Ganz catheterization in patients. *Anesthesiology*. 1980;53:261.
290. Moberg PQ, Geary VM, Sheikh FM. Heparin-induced thrombocytopenia: a possible complication of heparin-coated pulmonary artery catheters. *J Cardiothorac Anesth*. 1990;4:226.
291. Hofbauer R, Moser D, Kaye AD, et al. Thrombus formation on the balloon of heparin-bonded pulmonary artery catheters: an ultrastructural scanning electron microscope study. *Crit Care Med*. 2000;28:727.
292. Mangano DT. Heparin bonding and long-term protection against thrombogenesis. *N Engl J Med*. 1982;307:894.
293. Böhrer H, Fleischer F, Lang J, Vahl C. Early formation of thrombi on pulmonary artery catheters in cardiac surgical patients receiving high-dose aprotinin. *J Cardiothorac Anesth*. 1990;4:222.
294. Dentz M, Slaughter T, Mark JB. Early thrombus formation on heparin-bonded pulmonary artery catheters in patients receiving epsilon aminocaproic acid (case reports). *Anesthesiology*. 1995;82:583.
295. Tewari P, Kumar M, Kaushik S. Pulmonary artery catheter misplaced in liver. *J Cardiothorac Vasc Anesth*. 1995;9:482.
296. Rodríguez-López JM, Sánchez-Conde P, Palomero-Rodríguez MA. Pulmonary artery catheter detected in the coronary sinus on intraoperative transesophageal echocardiogram. Diagnosis? *J Anesth*. 2014;28(6):956.
297. Saad R, Loubser P, Rokey R. Intraoperative transesophageal and contrast echocardiographic detection of an unusual complication associated with a misplaced pulmonary artery catheter. *J Cardiothorac Vasc Anesth*. 1996;10:247.
298. Gilbert T, Scherlis M, Fiocco M, et al. Pulmonary artery catheter migration causing venous cannula obstruction during cardiopulmonary bypass. *Anesthesiology*. 1995;82:596.
299. Meluch A, Karis JH. Obstruction of venous return by a pulmonary artery catheter during cardiopulmonary bypass. *Anesth Analg*. 1990;70:121.
300. Oyarzun JR, Donahoo JS, McCormick JR, Herman S. Venous cannula obstruction by Swan-Ganz catheter during cardiopulmonary bypass. *Ann Thorac Surg*. 1996;62:266.
301. Karakaya D, Baris S, Tür A. Pulmonary artery catheter-induced right ventricular perforation during coronary artery bypass surgery. *Br J Anaesth*. 1999;82:953.
302. Zaidan J, Freniere S. Use of a pacing pulmonary artery catheter during cardiac surgery. *Ann Thorac Surg*. 1983;35:633.
303. Mora CT, Seltzer JL, McNulty SE. Evaluation of a new design pulmonary artery catheter for intraoperative ventricular pacing. *J Cardiothorac Anesth*. 1988;2:303–308.
304. Trankina MF, White RD. Perioperative cardiac pacing using an atrioventricular pacing pulmonary artery catheter. *J Cardiothorac Anesth*. 1989;3:154–162.
305. Vernick WJ, Szeto WY, Li RH, et al. The utility of atrioventricular pacing via pulmonary artery catheter during transcatheter aortic valve replacement. *J Cardiothorac Vasc Anesth*. 2015;29:417–420.
306. Levin R, Leacche M, Petracek MR, et al. Extending the use of the pacing pulmonary artery catheter for safe minimally invasive cardiac surgery. *J Cardiothorac Vasc Anesth*. 2010;24:568–573.
307. Risk SC, Brandon D, D'Ambra MN, et al. Indications for the use of pacing pulmonary artery catheters in cardiac surgery. *J Cardiothorac Vasc Anesth*. 1992;6:275–280.
308. Krouskop RW, Cabatu EE, Chelliah BP, et al. Accuracy and clinical utility of an oxygen saturation catheter. *Crit Care Med*. 1983;11:744.
309. Reinhart K, Kuhn HJ, Hartog C, Bredle DL. Continuous central venous and pulmonary artery oxygen saturation monitoring in the critically ill. *Intensive Care Med*. 1572;30:2004.
310. Scuderi P, MacGregor D, Bowton D, et al. A laboratory comparison of three pulmonary artery oximetry catheters. *Anesthesiology*. 1994;81:245.
311. Pond CG, Blessios G, Bowlin J, et al. Perioperative evaluation of a new mixed venous oxygen saturation catheter in cardiac surgical patients. *J Cardiothorac Vasc Anesth*. 1992;6:280.
312. Armaganidis A, Dhainaut JF, Billard JL, et al. Accuracy assessment for three fiberoptic pulmonary artery catheters for SvO2 monitoring. *Intensive Care Med*. 1994;20:484.
313. Heiselman D, Jones J, Cannon L. Continuous monitoring of mixed venous oxygen saturation in septic shock. *J Clin Monit*. 1986;2:237.
314. Nelson LD. Continuous venous oximetry in surgical patients. *Ann Surg*. 1986;203:329.
315. Thys DM, Cohen E, Eisenkraft JB. Mixed venous oxygen saturation during thoracic anesthesia. *Anesthesiology*. 1988;69:1005.
316. Linton D, Gilon D. Advances in noninvasive cardiac output monitoring. *Ann Card Anaesth*. 2002;5:141.
317. Boutrous AR, Lee C. Value of continuous monitoring of mixed venous blood oxygen saturation in the management of critically ill patients. *Crit Care Med*. 1986;14:132.
318. Jastremski MS, Chelluri L, Beney K, et al. Analysis of the effects of continuous on-line monitoring of mixed venous oxygen saturation on patient outcome and cost-effectiveness. *Crit Care Med*. 1989;17:148.
319. Pearson KS, Gomez MN, Moyers JR, et al. A cost/benefit analysis of randomized invasive monitoring for patients undergoing cardiac surgery. *Anesth Analg*. 1989;69:336.
320. London MJ, Moritz TE, Henderson WG, et al. Standard versus fiberoptic pulmonary artery catheterization for cardiac surgery in the Department of Veterans Affairs: a prospective, observational, multicenter analysis. *Anesthesiology*. 2002;96:860.
321. Perz S, Uhlig T, Kohl M, et al. Low and "supranormal" central venous oxygen saturation and markers of tissue hypoxia in cardiac surgery patients: a prospective observational study. *Intensive Care Med*. 2011;37:52–59.
322. Textoris J, Fouché L, Wiramus S, et al. High central venous oxygen saturation in the latter stages of septic shock is associated with increased mortality. *Crit Care*. 2011;15:R176.
323. Pope JV, Jones AE, Gaieski DF, et al; Emergency Medicine Shock Research Network (EMShockNet) Investigators. Multicenter study of central venous oxygen saturation (ScvO(2)) as a predictor of mortality in patients with sepsis. *Ann Emerg Med*. 2010;55:40–46, e1.
324. Laine GA, Hu BY, Wang S, et al. Isolated high lactate or low central venous oxygen saturation after cardiac surgery and association with outcome. *J Cardiothorac Vasc Anesth*. 2013;27:1271.
325. Pearse RM, Harrison DA, MacDonald N, et al. Effect of a perioperative, cardiac output-guided hemodynamic therapy algorithm on outcomes following major gastrointestinal surgery: a randomized clinical trial and systemic review. *JAMA*. 2014;311:2181–2190.
326. LaFarge CG, Miettinen OS. The estimation of oxygen consumption. *Cardiovasc Res*. 1970;4:23.
327. Wood EH, Bowers D, Shepherd JT, Fox U. O2 content of mixed venous blood in man during various phases of the respiratory and cardiac output cycles in relation to possible errors in measurement of cardiac output by conventional applications of the Fick method. *J Appl Physiol*. 1955;7:621–628.
328. Grossman W. Fick oxygen method. In: Grossman W, ed. *Cardiac Catheterization and Angiography*. 3rd ed. Philadelphia: Lea and Febiger; 1986:105.
329. Guyton AC. The Fick principle. In: Guyton AC, Jones CE, Coleman TG, eds. *Circulatory Physiology: Cardiac Output and Its Regulation*. 2nd ed. Philadelphia: WB Saunders Company; 1973:21.
330. Tissot S, Delafosse B, Bertrand O, et al. Clinical validation of the Deltatrac monitoring system in mechanically ventilated patients. *Intensive Care Med*. 1995;21:149.
331. Johnson BD, Beck KC, Proctor DN, et al. Cardiac output during exercise by the open circuit acetylene washing method: comparison with direct Fick. *J Appl Physiol*. 1650;88:2000.
332. Jaffe MB. Partial CO2 rebreathing cardiac output: operating principles of the NICOTM system. *J Clin Monit*. 1999;15:387.
333. Rocco M, Spadetta G, Morelli A, et al. A comparative evaluation of thermodilution and partial CO2 rebreathing techniques for cardiac output assessment in critically ill patients during assisted ventilation. *Intensive Care Med*. 2004;30:82.
334. Nilsson LB, Eldrup N, Berthelsen PG. Lack of agreement between thermodilution and carbon dioxide-rebreathing cardiac output. *Acta Anaesthesiol Scand*. 2001;45:680.
335. Arnold JH, Stenz RI, Grenier B, et al. Noninvasive determination of cardiac output in a model of acute lung injury. *Crit Care Med*. 1997;25:864.
336. Russell AE, Smith SA, West MJ, et al. Automated non-invasive measurements of cardiac output by the carbon dioxide rebreathing method: comparisons with dye dilution and thermodilution. *Br Heart J*. 1990;63:195.
337. Arnold JH, Stenz RI, Thompson JE, Arnold LW. Noninvasive determination of cardiac output using single-breath CO2 analysis. *Crit Care Med*. 1701;24:1996.
338. Binder JC, Parkin WG. Non-invasive cardiac output determination: comparison of a new partial-rebreathing technique with thermodilution. *Anaesth Intensive Care*. 2001;29:19.
339. van Heerden PV, Baker S, Lim SI, et al. Clinical evaluation of the non-invasive cardiac output (NICO) monitor in the intensive care unit. *Anaesth Intensive Care*. 2000;28:427.
340. Kurita T, Morita K, Kato S, et al. Comparison of the accuracy of the lithium dilution technique with the thermodilution technique for measurement of cardiac output. *Br J Anaesth*. 1997;79:770.
341. Forrester JS, Ganz W, Diamond G, et al. Thermodilution cardiac output determination with a single flow-directed catheter. *Am Heart J*. 1972;83:306.
342. Bilfinger TV, Lin CY, Anagnostopoulos CE. In vitro determinations of accuracy of cardiac output measurements by thermal dilution. *J Surg Res*. 1982;33:409.
343. Goodyer AVN, Huvos A, Eckhardt WF, et al. Thermal dilution curves in the intact animal. *Circ Res*. 1959;7:432.
344. Pavek K, Lindquist O, Arfors KE. Validity of thermodilution method for measurement of cardiac output in pulmonary oedema. *Cardiovasc Res*. 1973;7:419.
345. Pelletier C. Cardiac output measurement by thermodilution. *Can J Surg*. 1979;22:347.
346. Runciman WB, Ilsley AH, Roberts JG. Thermodilution cardiac output—a systematic error. *Anaesth Intensive Care*. 1981;9:135.
347. Sorensen MB, Bille-Brahe NE, Engell HC. Cardiac output measurement by thermodilution. *Ann Surg*. 1976;183:67.
348. Weisel RD, Berger RL, Hechtman HB, et al. Measurement of cardiac output by thermodilution. *N Engl J Med*. 1975;292:682.
349. Wetzel RC, Latson TW. Major errors in thermodilution cardiac output measurement during rapid volume infusion. *Anesthesiology*. 1985;62:684.
350. Bazaral M, Petre J, Novoa R. Errors in thermodilution cardiac output measurements caused by rapid pulmonary artery temperature decreases after cardiopulmonary bypass. *Anesthesiology*. 1992;77:31.
351. Latson TW, Whitten CW, O'Flaherty D, et al. Ventilation, thermal noise, and errors in cardiac output measurements after cardiopulmonary bypass. *Anesthesiology*. 1993;79:1233.
352. Hamilton MA, Stevenson LW, Woo M, et al. Effect of tricuspid regurgitation on the reliability of the thermodilution cardiac output in congestive heart failure. *Am J Cardiol*. 1989;64:945.
353. Buffington CW, Nystrom EUM. Neither the accuracy nor the precision of thermal dilution cardiac output measurements is altered by acute tricuspid regurgitation in pigs. *Anesth Analg*. 2004;98:884.
354. Kashtan HI, Maitland A, Salerno TA, et al. Effects of tricuspid regurgitation on thermodilution cardiac output: studies in an animal model. *Can J Anaesth*. 1987;34:246.
355. Heerdt PM, Pond CB, Blessios GA, Rosenbloom M. Inaccuracy of cardiac output by thermodilution during acute tricuspid regurgitation. *Ann Thorac Surg*. 1992;53:706.
356. Balik M, Pachl J, Hendl J, et al. Effect of the degree of tricuspid regurgitation on cardiac output measurements by thermodilution. *Intensive Care Med*. 2002;28:1117.
357. Nishikawa T, Dohi S. Slowing of heart rate during cardiac output measurement by thermodilution. *Anesthesiology*. 1982;57:538.
358. Harris AP, Miller CF, Beattie C, et al. The slowing of sinus rhythm during thermodilution cardiac output determination and the effect of altering injectate temperature. *Anesthesiology*. 1985;63:540.

359. Nishikawa T, Dohi S. Hemodynamic status susceptible to slowing of heart rate during thermodilution cardiac output determination in anesthetized patients. *Crit Care Med*. 1990;18:841.
360. Hoel BL. Some aspects of the clinical use of thermodilution in measuring cardiac output. With particular reference to the Swan-Ganz thermodilution catheters. *Scand J Clin Lab Invest*. 1978;38:383.
361. Stetz CW, Miller RG, Kelly GE, Raffin TA. Reliability of the thermodilution method in the determination of cardiac output in clinical practice. *Am Rev Respir Dis*. 1982;126:1001–1004.
362. Snyder JV, Powner DJ. Effects of mechanical ventilation on the measurement of the cardiac output by thermodilution. *Crit Care Med*. 1982;10:677.
363. Stevens JH, Raffin TA, Mihm FG, et al. Thermodilution cardiac output measurement: effects of the respiratory cycle on its reproducibility. *JAMA*. 1985;253:2240.
364. Pearl RG, Rosenthal MH, Nieson L, et al. Effect of injectate volume and temperature on thermodilution cardiac output determination. *Anesthesiology*. 1986;64:798.
365. Nelson LD, Houtchens BA. Automatic versus manual injections for thermodilution cardiac output determinations. *Crit Care Med*. 1982;10:190.
366. Neto EP, Piriou V, Durand PG, et al. Comparison of the two semicontinuous cardiac output pulmonary artery catheters after valvular surgery. *Crit Care Med*. 1999;27:2694.
367. Jacquet L, Hanique G, Glorieux D, et al. Analysis of the accuracy of continuous thermodilution cardiac output measurement. Comparison with intermittent thermodilution and Fick cardiac output measurements. *Intensive Care Med*. 1996;22:1125.
368. Jakobsen CJ, Melsen NC, Andresen EB. Continuous cardiac output measurements in the perioperative period. *Acta Anaesthesiol Scand*. 1995;39:485.
369. Mihaljevic T, von Segesser LK, Tonz M, et al. Continuous thermodilution measurements of cardiac output: in-vitro and in-vivo evaluation. *Thorac Cardiovasc Surg*. 1994;42:32.
370. Hogue CW, Rosenbloom M, McCawley C, Lappas DG. Comparison of cardiac output measurements by continuous thermodilution with electromagnetometry in adult cardiac surgical patients. *J Cardiothorac Vasc Anesth*. 1994;8:631.
371. Zollner C, Polasek J, Kilger E, et al. Evaluation of a new continuous thermodilution cardiac output monitor in cardiac surgical patients: a prospective criterion standard study. *Crit Care Med*. 1999;27:293.
372. Zollner C, Goetz AE, Weis M, et al. Continuous cardiac output measurements do not agree with conventional bolus thermodilution cardiac output determination. *Can J Anaesth*. 2001;48:1143.
373. Leather HA, Vuylsteke A, Bert C, et al. Evaluation of a new continuous cardiac output monitor in off-pump coronary artery surgery. *Anaesthesia*. 2004;59:385.
374. Bottiger BW, Rauch H, Bohrer H, et al. Continuous versus intermittent cardiac output measurement in cardiac surgical patients undergoing hypothermic cardiopulmonary bypass. *J Cardiothorac Vasc Anesth*. 1995;9:405.
375. Reuter DA, Huang C, Edrich T, et al. Cardiac output monitoring using indicator-dilution techniques: basics, limits, and perspectives. *Anesth Analg*. 2010;110:799–811.
376. Linton RA, Band DM, Haire KM. A new method of measuring cardiac output in man using lithium dilution. *Br J Anaesth*. 1993;71:262.
377. Linton R, Band D, O'Brian T, et al. Lithium dilution cardiac output measurement: a comparison with thermodilution. *Crit Care Med*. 1997;25:1767.
378. Garcia-Rodriguez C, Pittman J, Cassell CH, et al. Lithium dilution cardiac output measurement: a clinical assessment of central venous and peripheral venous indicator injection. *Crit Care Med*. 2002;30:2199.
379. Costa MG, Della Rocca G, Chiarandini P, et al. Continuous and intermittent cardiac output measurement in hyperdynamic conditions: pulmonary artery catheter vs. lithium dilution technique. *Intensive Care Med*. 2008;34:257–263.
380. Monnet X, Persichini R, Ktari M, et al. Precision of the transpulmonary thermodilution measurements. *Crit Care*. 2011;15:R204.
381. Staier K, Wilhelm M, Wiesenack C, et al. Pulmonary artery vs. transpulmonary thermodilution for the assessment of cardiac output in mitral regurgitation: a prospective observational study. *Eur J Anaesthesiol*. 2012;29(9):431–437.
382. Petzoldt M, Riedel C, Braeunig J, et al. Stroke volume determination using transcardiopulmonary thermodilution and arterial pulse contour analysis in severe aortic valve disease. *Intensive Care Med*. 2013;39(4):601–611.
383. Sakka SG, Reuter DA, Perel A. The transpulmonary thermodilution technique. *J Clin Monit Comput*. 2012;26:347–353.
384. Sakka SG, Ruhl CC, Pfeiffer UJ, et al. Assessment of cardiac preload and extravascular lung water by single transpulmonary thermodilution. *Intensive Care Med*. 2000;26:180–187.
385. Kiefer N, Hofer CK, Marx G, et al. Clinical validation of a new thermodilution system for the assessment of cardiac output and volumetric parameters. *Crit Care*. 2012;16(3):R98.
386. Mutoh T, Kazumata K, Ishikawa T, Terasaka S. Performance of bedside transpulmonary thermodilution monitoring for goal-directed hemodynamic management after subarachnoid hemorrhage. *Stroke*. 2009;40:2368–2374.
387. Huber W, Umgelter A, Reindl W, et al. Volume assessment in patients with necrotizing pancreatitis: a comparison of intrathoracic blood volume index, central venous pressure, and hematocrit, and their correlation to cardiac index and extravascular lung water index. *Crit Care Med*. 2008;36:2348–2354.
388. Sakka SG, Bredle DL, Reinhart K, Meier-Hellmann A. Comparison between intrathoracic blood volume and cardiac filling pressures in the early phase of hemodynamic instability of patients with sepsis or septic shock. *J Crit Care*. 1999;14:78–83.
389. Goedje O, Seebauer T, Peyerl M, et al. Hemodynamic monitoring by double-indicator dilution technique in patients after orthotopic heart transplantation. *Chest*. 2000;118:775–781.
390. Sander M, Spies CD, Grubitzsch H, et al. Prediction of volume response under open-chest conditions during coronary artery bypass surgery. *Crit Care*. 2007;11(6):R121.
391. Marik PE, Cavallazzi R, Vasu T, Hirani A. Dynamic changes in arterial waveform derived variables and fluid responsiveness in mechanically ventilated patients: a systematic review of the literature. *Crit Care Med*. 2009;37(9):2642–2647.
392. Sakka SG, Klein M, Reinhart K, Meier-Hellmann A. Prognostic value of extravascular lung water in critically ill patients. *Chest*. 2002;122:2080–2086.
393. Liu N, Darmon PL, Saada M, et al. Comparison between radionuclide ejection fraction and fractional area changes derived from transesophageal echocardiography using automated border detection. *Anesthesiology*. 1996;85:468–474.
394. Ryan T, Burwash I, Lu J, et al. The agreement between ventricular volumes and ejection fraction by transesophageal echocardiography or a combined radionuclear and thermodilution technique in patients after coronary artery surgery. *J Cardiothorac Vasc Anesth*. 1996;10:323–328.
395. Urbanowicz JH, Shaaban MJ, Cohen NH, et al. Comparison of transesophageal echocardiographic and scintigraphic estimates of left ventricular end-diastolic volume index and ejection fraction in patients following coronary artery bypass grafting. *Anesthesiology*. 1990;72:607–612.
396. Arai K, Hozumi T, Matsumura Y, et al. Accuracy of measurement of left ventricular volume and ejection fraction by new real-time three-dimensional echocardiography in patients with wall motion abnormalities secondary to myocardial infarction. *Am J Cardiol*. 2004;94:552–558.
397. Jenkins C, Bricknell K, Hanekom L, Marwick TH. Reproducibility and accuracy of echocardiographic measurements of left ventricular parameters using real-time three-dimensional echocardiography. *J Am Coll Cardiol*. 2004;44:878–886.
398. Nosir YF, Fioretti PM, Vletter WB, et al. Accurate measurement of left ventricular ejection fraction by three-dimensional echocardiography. A comparison with radionuclide angiography. *Circulation*. 1996;94:460.
399. Lang RM, Badano LP, Mor-Avi V, et al. Recommendations for cardiac chamber quantification by echocardiography in adults: an update from the American Society of Echocardiography and the European Association of Cardiovascular Imaging. *Eur Heart J Cardiovasc Imaging*. 2015;16:233–270.
400. Cavarocchi NC, Pitcher HT, Yang Q, et al. Weaning of extracorporeal membrane oxygenation using continuous hemodynamic transesophageal echocardiography. *J Thorac Cardiovasc Surg*. 2013;146(6):1474–1479.
401. Haglund NA, Maltais S, Bick JS, et al. Hemodynamic transesophageal echocardiography after left ventricular assist device implantation. *J Cardiothorac Vasc Anesth*. 2014;28(5):1184–1190.
402. Fletcher N, Geisen M, Meeran H, et al. Initial clinical experience with a miniaturized transesophageal echocardiography probe in a cardiac intensive care unit. *J Cardiothorac Vasc Anesth*. 2015;29:582–587.
403. Lefrant JY, Bruelle P, Aya AG, et al. Training is required to improve the reliability of esophageal Doppler to measure cardiac output in critically ill patients. *Intensive Care Med*. 1998;24:347–352.
404. Rahbari NN, Zimmermann JB, Schmidt T, et al. Meta-analysis of standard, restrictive and supplemental fluid administration in colorectal surgery. *Br J Surg*. 2009;96:331–341.
405. Feldheiser A, Conroy P, Bonomo T, et al. Development and feasibility study of an algorithm for intraoperative goal-directed haemodynamic management in noncardiac surgery. *J Int Med Res*. 2012;40:1227–1241.
406. Kuper M, Gold SJ, Callow C, et al. Intraoperative fluid management guided by oesophageal Doppler monitoring. *BMJ*. 2011;342:d3016.
407. McKendry M, McGloin H, Saberi D, et al. Randomised controlled trial assessing the impact of a nurse delivered, flow monitored protocol for optimisation of circulatory status after cardiac surgery. *BMJ*. 2004;329:258.
408. Mythen MG, Webb AR. Perioperative plasma volume expansion reduces the incidence of gut mucosal hypoperfusion during cardiac surgery. *Arch Surg*. 1995;130(4):423–429.
409. Wesseling KH, Jansen JR, Settels JJ, Schreuder JJ. Computation of aortic flow from pressure in humans using a nonlinear, three-element model. *J Appl Physiol*. 1993;74(5):2566–2573.
410. Gödje O, Höke K, Goetz AE, et al. Reliability of a new algorithm for continuous cardiac output determination by pulse-contour analysis during hemodynamic instability. *Critical Care Med*. 2002;30(1):52–58.
411. Jonas MM, Kelly FE, Linton RAF, et al. A comparison of lithium dilution cardiac output measurements made using central and atecubital venous injection of lithium chloride. *J Clin Monit Comput*. 1999;15:525–528.
412. Pearse R, Ikram K, Barry J. Equipment review: an appraisal of the LiDCO plus method of measuring cardiac output. *Crit Care*. 2004;8:190–195.
413. Hamilton TT, Huber LM, Jessen ME. PulseCO: a less-invasive technique to monitor cardiac output from arterial pressure after cardiac surgery. *Ann Thorac Surg*. 2002;74:S1408–S1412.
414. Linton R, Band D, O'Brien T, et al. Lithium dilution cardiac output measurement: a comparison with thermodilution. *Crit Care Med*. 1997;25:1796–1800.
415. Sander M, Spies CD, Grubitzsch H, et al. Comparison of uncalibrated arterial waveform analysis in cardiac surgery patients with thermodilution cardiac output measurements. *Crit Care*. 2006;10:R164.
416. Mora B, Ince I, Birkenberg B, et al. Validation of cardiac output measurement with the LiDCO™ pulse contour system in patients with impaired left ventricular function after cardiac surgery. *Anaesthesia*. 2011;66:675–681.
417. Sundar S, Panzica P. LiDCO systems. *Int Anesthesiol Clin*. 2010;48(1):87–100.
418. Sander M, von Heymann C, Foer A, et al. Pulse contour analysis after normothermic cardiopulmonary bypass in cardiac surgery patients. *Crit Care*. 2005;9:R729–R734.
419. Yamashita K, Nishiyama T, Yokoyama T, et al. The effects of vasodilation on cardiac output measured by PiCCO. *J Cardiothorac Vasc Anesth*. 2008;22:688–692.
420. Halvorsen PS, Espinoza A, Lundblad R, et al. Agreement between PiCCO pulse-contour analysis, pulmonal artery thermodilution and transthoracic thermodilution during off-pump coronary artery by-pass surgery. *Acta Anaesthesiol Scand*. 2006;50(9):1050–1057.
421. Pratt B, Roteliuk L, Hatib F, et al. Calculating arterial pressure-based cardiac output using a novel measurement and analysis method. *Biomed Instrum Technol*. 2007;41:403–411.
422. Costa MG, Chiarandini P, Scudeller L, et al. Uncalibrated continuous cardiac output measurement in liver transplant patients: LiDCOrapid™ system versus pulmonary artery catheter. *J Cardiothorac Vasc Anesth*. 2014;28:540–546.
423. Broch O, Renner J, Höcker J, et al. Uncalibrated pulse power analysis fails to reliably measure cardiac output in patients undergoing coronary artery bypass surgery. *Crit Care*. 2011;15:R76.
424. Østergaard M, Nielsen J, Nygaard E. Pulse contour cardiac output: an evaluation of the FloTrac method. *Eur J Anaesthesiol*. 2009;26:484–489.
425. Manecke GR Jr. Cardiac output from the arterial catheter: deceptively simple. *J Cardiothorac Vasc Anesth*. 2007;21:629–631.
426. Lorsomradee S, Lorsomradee S, Cromheecke S, De Hert SG. Uncalibrated arterial pulse contour analysis versus continuous thermodilution technique: effects of alterations in arterial waveform. *J Cardiothorac Vasc Anesth*. 2007;21:636–643.
427. Hofer CK, Senn A, Weibel L, Zollinger A. Assessment of stroke volume variation for prediction of fluid responsiveness using the modified FloTrac and PiCCOplus system. *Crit Care*. 2008;12:R82.
428. Slagt C, Malagon I, Groeneveld AB. Systematic review of uncalibrated arterial pressure waveform analysis to determine cardiac output and stroke volume variation. *Br J Anaesth*. 2014;112:626–637.
429. Mayer J, Boldt J, Poland R, et al. Continuous arterial pressure waveform-based cardiac output using the FloTrac/Vigileo: a review and meta-analysis. *J Cardiothorac Vasc Anesth*. 2009;23:401–406.
430. Truijen J, van Lieshout JJ, Wesselink WA, Westerhof BE. Noninvasive continuous hemodynamic monitoring. *J Clin Monit Comput*. 2012;26:267–278.
431. Bogert LWJ, Wesseling KH, Schraa O, et al. Pulse contour cardiac output derived from non-invasive arterial pressure in cardiovascular disease. *Anaesthesia*. 2010;65:1119–1125.
432. Maggi R, Viscardi V, Furukawa T, Brignole M. Non-invasive continuous blood pressure monitoring of tachycardic episodes during interventional electrophysiology. *Europace*. 2010;12:1616–1622.
433. Hofhuizen CM, Lemson J, Hemelaar AEA, et al. Continuous non-invasive finger arterial pressure monitoring reflects intra-arterial pressure changes in children undergoing cardiac surgery. *Br J Anaesth*. 2010;105:493–500.
434. Hofhuizen C, Lansdorp B, van der Hoeven JG, et al. Validation of noninvasive pulse contour cardiac output using finger arterial pressure in cardiac surgery patients requiring fluid therapy. *J Crit Care*. 2014;29(1):161–165.
435. Broch O, Renner J, Gruenewald M, et al. A comparison of the Nexfin® and transcardiopulmonary thermodilution to estimate cardiac output during coronary artery surgery. *Anaesthesia*. 2012;67:377–383.
436. Fischer MO, Coucoravas J, Truong J, et al. Assessment of changes in cardiac index and fluid responsiveness: a comparison of Nexfin and transpulmonary thermodilution. *Acta Anaesthesiol Scand*. 2013;57:704–712.
437. Monnet X, Picard F, Lidzborski E, et al. The estimation of cardiac output by the Nexfin device is of poor reliability for tracking the effects of a fluid challenge. *Crit Care*. 2012;16:R212.
438. Peyton PJ, Chong SW. Minimally invasive measurement of cardiac output during surgery and critical care: a meta-analysis of accuracy and precision. *Anesthesiology*. 2010;113:1220–1235.
439. Squara P, Denjean D, Estagnasie P, et al. Noninvasive cardiac output monitoring (NICOM): a clinical validation. *Intensive Care Med*. 2007;33:1191–1194.
440. Kupersztych-Hagege E, Teboul JL, Artigas A, et al. Bioreactance is not reliable for estimating cardiac output and the effects of passive leg raising in critically ill patient. *Br J Anaesth*. 2013;111:961–966.
441. Denman WT, Hutchison C, Levy B. Bioreactance is not reliable for estimating cardiac output and the effects of passive leg raising in critically ill patients. *Br J Anaesth*. 2014;112:943–944.
442. Kay HR, Afshari M, Barash P, et al. Measurement of ejection fraction by thermal dilution techniques. *J Surg Res*. 1983;34:337–346.
443. Spinale FG, Zellner JL, Mukherjee R, Crawford FA. Placement considerations for measuring thermodilution right ventricular ejection fraction. *Crit Care Med*. 1991;19:417–421.
444. Hein M, Roehl A, Baumert J, et al. Continuous right ventricular volumetry by fast-response thermodilution during right ventricular ischemia: head-to-head comparison with conductance catheter measurements. *Crit Care Med*. 2009;37:2962–2967.
445. Leibowitz AB. Pulmonary artery catheter determined right ventricular ejection fraction and right ventricular end-diastolic volume: another case of "The Emperor Has No Clothes". *Crit Care Med*. 2009;37:2992.
446. Akhtar MI, Hamid M, Amanullah M, Ahsan K. Transatrial access for left atrial pressure (LAP) monitoring line placement in arterial switch operation (ASO) in neonates. *J Pak Med Assoc*. 2013;

63:1430–1432.
447. Carvalho R, Loures D, Brofman P, et al. Left atrial catheter complications. *J Thorac Cardiovasc Surg*. 1986;92:162.
448. Lebon JS, Couture P, Rochon AG, et al. The endovascular coronary sinus catheter in minimally invasive mitral and tricuspid valve surgery: a case series. *J Cardiothorac Vasc Anesth*. 2010;24(5): 746–751.
449. Clements F, Wright SJ, de Bruijn N. Coronary sinus catheterization made easy for port-access minimally invasive cardiac surgery. *J Cardiothorac Vasc Anesth*. 1998;12:96–101.
450. Miller GS, Siwek LG, Mokadam NA, Bowdle A. Percutaneous coronary sinus catheterization for minimally invasive cardiac surgery—more questions than answers? *J Cardiothorac Vasc Anesth*. 2010;24(5):743–745.
451. Lang RM, Borow KM, Neumann A, Janzen D. Systemic vascular resistance: an unreliable index of left ventricular afterload. *Circulation*. 1986;74:1114–1123.
452. Gorback MS. Problems associated with the determination of pulmonary vascular resistance. *J Clin Monit*. 1990;6:118.
453. West JB. Recruitment in networks of pulmonary capillaries. *J Appl Physiol*. 1975;39:976.
454. Suga H, Sagawa K. Instantaneous pressure-volume relationships and their ratio in the excised, supported canine left ventricle. *Circ Res*. 1974;35:117.
455. Schreuder JJ, Biervliet JD, van der Velde ET, et al. Systolic and diastolic pressure-volume relationships during cardiac surgery. *J Cardiothorac Vasc Anesth*. 1991;5:539.
456. Pedersen T, Petersen P, Moller AM. Pulse oximetry for perioperative monitoring. *Cochrane Database Syst Rev*. 2001;(2):CD002013.
457. Moller JT, Pedersen T, Rasmussen LS, et al. Randomized evaluation of pulse oximetry in 20,802 patients: I. Design, demography, pulse oximetry failure rate, and overall complication rate. *Anesthesiology*. 1993;78:436.
458. Moller JT, Johannessen NW, Espersen K, et al. Randomized evaluation of pulse oximetry in 20,802 patients: II. Perioperative events and postoperative complications. *Anesthesiology*. 1993;78:445.
459. Pedersen T, Moller AM, Hovhannisyan K. Pulse oximetry for perioperative monitoring. *Cochrane Database Syst Rev*. 2009;(7):CD002013.
460. Tremper KK, Barker SJ. Pulse oximetry. *Anesthesiology*. 1989;70:98.
461. Nierman DM, Schechter CB. Mixed venous O2 saturation: measured by co-oximetry versus calculated from PVO2. *J Clin Monit*. 1994;10:39–44.
462. Ross PA, Newth CJ, Khemani RG. Accuracy of pulse oximetry in children. *Pediatrics*. 2014;133:22–29.
463. Lebecque P, Shango P, Stijns M, et al. Pulse oximetry versus measured arterial oxygen saturation: a comparison of the Nellcor N100 and the Biox III. *Pediatr Pulmonol*. 1991;10:132–135.
464. Carter BG, Carlin JB, Tibballs J, et al. Accuracy of two pulse oximeters at low arterial hemoglobin-oxygen saturation. *Crit Care Med*. 1998;26:1128–1133.
465. Pälve H, Vuori A. Minimum pulse pressure and peripheral temperature needed for pulse oximetry during cardiac surgery with cardiopulmonary bypass. *J Cardiothorac Vasc Anesth*. 1991;5:327.
466. Reich DL, Timcenko A, Bodian CA, et al. Predictors of pulse oximetry data failure. *Anesthesiology*. 1996;84:859–864.
467. Gamble WJ, LaFarge CG, Fyler DC, et al. Regional coronary venous oxygen saturation and myocardial oxygen tension following abrupt changes in ventricular pressure in the isolated dog heart. *Circ Res*. 1974;34:672.
468. Hoffman JIE, Buckberg GD. Regional myocardial ischemia: causes, prediction and prevention. *Vasc Surg*. 1974;8:115.
469. Watzman HM, Kurth CD, Montenegro LM, et al. Arterial and venous contributions to near-infrared cerebral oximetry. *Anesthesiology*. 2000;93:947–953.
470. Murkin JM, Adams SJ, Novick RJ, et al. Monitoring brain oxygen saturation during coronary bypass surgery: a randomized, prospective study. *Anesth Analg*. 2007;104(1):51–58.
471. Chan SK, Underwood MJ, Ho AM, et al. Cannula malposition during antegrade cerebral perfusion for aortic surgery: role of cerebral oximetry. *Can J Anaesth*. 2014;61:736–740.
472. Han SH, Kim CS, Lim C, Kim WH. Obstruction of the superior vena cava cannula detected by desaturation of the cerebral oximeter. *J Cardiothorac Vasc Anesth*. 2005;19:420–421.
473. Zheng F, Sheinberg R, Yee MS, et al. Cerebral near-infrared spectroscopy monitoring and neurologic outcomes in adult cardiac surgery patients: a systematic review. *Anesth Analg*. 2013;116:663–676.

术中基础经食管超声心动图检查

RONALD A. KAHN, MD | TIMOTHY MAUS, MD, FASE | IVAN SALGO, MD, MBA |
MENACHEM M. WEINER, MD | STANTON K. SHERNAN, MD

要 点

1. 超声波束是由换能器或声波发生装置发射的连续或间断的成串声波，具有压力和能量密度的固有属性。超声波的特性包括：波长、频率和速度。
2. 多普勒频移分析可用于获得血流速度、移动方向、红细胞加速的相关信息，频移的方向和大小与探测目标的移动方向和速度相关。可以通过流体速度的测量计算压力阶差和血流量。
3. 轴向分辨率指与超声束平行的方向上，两个相邻界面的最小分辨能力并将这两个不同界面在超声图像上呈现。侧向分辨率指与超声束垂直方向上，两个相邻界面的最小分辨能力。垂直分辨率指超声影像上显示不同厚度信息的能力。
4. 气管插管患者应用经食管超声心动图的绝对禁忌证包括：食管狭窄、憩室、肿瘤、近期手术缝合和已知的食管破裂。相对禁忌证包括：有症状的食管裂孔疝、食管炎、凝血功能障碍、食管静脉曲张和不明原因的上消化道出血。
5. 通过在食管中前进和后退超声探头，可获得不同水平面的超声图像（食管上段，20~25cm；食管中段，30~40cm；经胃，40~45cm；胃深，45~50cm）。多平面探头允许成像平面轴向旋转最大至180°，从而使复杂解剖结构的评估更容易。
6. 舒张功能不全可分为3个时期：舒张功能受损，舒张功能假性正常和限制型心肌病。对舒张功能的评估可采用以下方法：二尖瓣入流血流或肺静脉血流的多普勒分析，彩色M型超声传播速度和二尖瓣环组织多普勒分析。
7. 主动脉瓣狭窄可通过面积测量、跨主动脉瓣压差或连续方程的方法进行评估。由于主动脉瓣钙化的存在，限制了面积测量法的应用。在胃深或经胃长轴平面应用连续多普勒，可以测量跨主动脉瓣的峰值和平均压力梯度。连续方程法通过测量流经左室流出道和主动脉瓣的血流，来计算主动脉瓣的面积。
8. 主动脉瓣反流的定量评估方法：舒张期左室流出道彩色血流多普勒分析。最可靠的测量指标包括：缩流颈宽度和近端射流宽度占左室流出道宽度的比值。主动脉瓣反流血流的压力半降时间为反流严重程度的评估提供了更多的信息。
9. 通过经胃基底部短轴切面，可以对二尖瓣面积进行直接测量来评估二尖瓣狭窄的程度。跨二尖瓣多普勒频谱分析中，可以通过E峰的压力半降时间来计算二尖瓣平均跨瓣压差和二尖瓣面积。
10. 在心室收缩期，通过彩色血流多普勒分析对二尖瓣反流进行定量评估。通过测量肺静脉血流速度或采用近端等速面积法计算反流口面积，可以对二尖瓣反流的严重程度进行进一步的定量评估。

心脏麻醉中，术中超声心动图检查是发展最迅速的领域之一。经食管超声心动图（transesophageal echocardiography，TEE）首次在外科领域应用可追溯至20世纪80年代早期，主要用于评估左心室整体及局部的功能状态。从那时起，TEE技术经历了许多技术革新，包括：双平面和多平面探头，多频率探头，扫描分辨率的提升，彩色血流多普勒（color-flow Doppler，CFD）、脉冲多普勒（pulsed-wave Doppler，PWD）、连续多普勒（continuous-wave Doppler，CWD）、边界自动描记、多普勒组织成像（Doppler tissue imaging，DTI）、三维重建和影像数字处理技术。伴随着技术的进步，TEE的临床应用也越来越广泛。TEE应用最广泛的领域包括：①对瓣膜结构和功能的评估；②胸部主动脉的评估；③心内结构异常的检查；④心内肿物的探查；⑤心包渗出的评估；⑥心腔内气体和血栓的探查；⑦对心室收缩和舒张功能的评估。在以上这些领域中，TEE能提供独特而重要的信息，这在既往常规的外科实践中是难以实现的（框14.1）。

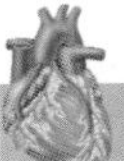

框 14.1 经食管超声心动图（TEE）的临床应用

- 瓣膜结构和功能的评估
- 胸部主动脉的评估
- 心内结构异常的检查
- 心包渗出的评估
- 心腔内气体、血栓或肿物的探查
- 心室收缩和舒张功能的评估
- 心肌缺血的评估

基本概念

超声的特性

超声心动图检查中，声波的频率超出人类的听阈，心脏和大血管结构却能受到超声波的作用。进入胸腔中的超声波，遇到心脏结构后一部分声波被反射。利用这些反射的声波，能得到胸腔内结构的位置、运动速度和组织密度等信息。

超声波束是由换能器或声波发生装置发射的连续或间断的成串声波。超声波是具有压力和能量密度特性的声波，并且能在除真空外的所有介质中传播（图14.1）。超声波的特性包括：波长、频率和速度[1]。超声波束中两个相邻的等压力或等能量密度点之间的距离被定义为波长，速度是超声波在

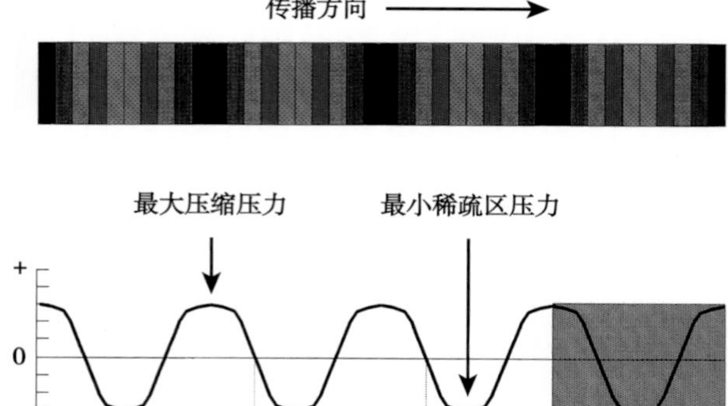

图 14.1 声波是一系列的压缩和稀疏波。一个压缩和一个稀疏波的组合代表了一个周期。一个周期的起始点(压缩峰值)和下一个周期的起始点之间的距离就是波长。(*From Thys DM, Hillel Z. How it works: basic concepts in echocardiography. In: Bruijn NP, Clements F, eds.* Intraoperative Use of Echocardiography. *Philadelphia: JB Lippincott; 1991: 255-318.*)

某一种介质中的传播速度。在超声波束传播的过程中,声波通过某一固定的质点,这一点的声波压力在最高值和最低值之间规律且连续地循环。每秒钟产生声波的循环个数被定义为声波的频率[度量单位为赫兹(Hz)]。超声波的频率超过20 000Hz,这一频率是人类听阈的上限。声波的频率(f)、波长(λ)和速度(ν)之间的关系可用如下公式表示:

$$\nu = f \times \lambda \quad \text{(公式 14.1)}$$

超声波在某种介质中的传播速度因介质的不同特性而不同。在低密度的气体中,在遇到邻近的分子之前某一分子必须很长的距离,因此超声波的传播速度低。与此相对的,在固体中,分子被束缚在一起,超声波的传播速度相对快。对于软组织,超声波传播速度波动于1 475~1 620m/s,近似于1 540m/s。相较于软组织,超声波在空气中的速度为330m/s,在骨组织中的速度为3 360m/s。超声波的频率由发射声波的换能器决定并且其在软组织中的传播速度相对恒定,因此从公式14.1可知,超声波的波长与频率呈反比例关系。

超声波在特定的介质中传播能量,能量传输的速率以"功率"表示,其单位为焦耳/秒(J/s)或瓦特(W)[1]。因引用超声通常聚焦于小块区域,因此声波强度可用单位面积功率或"强度"表示。多数情况下,以标准声波强度作为参照来反应超声波的强度。例如,可以把初始声波与反射回来的声波强度进行对比来反应相对强度。因为超声波的波幅常以10^5或更高数量级变化,所以波幅通常以对数形式表示。通常以分贝为单位进行超声波强度比较,分贝的定义为:

$$\text{分贝(dB)} = 10 \times \log(I_1/I_0) \quad \text{(公式 14.2)}$$

I_1 代表目标声波的强度,I_0 代表参照声波的强度。

通过公式14.2可知,正值代表目标声波强度大于参照声波,负值代表相反情况;将声波强度增大10倍,则声波强度增加10dB,声波强度加倍的时候增加3dB。

超声波束

压电晶体可将超声波与电信号进行相互转换。最常见的应用于临床的压电晶体是陶瓷铁电体,其中最常见的包括铁酸钡、偏铌酸铅和锆钛酸铅。当压电晶体接受高频电信号后,就能产生超声波;反之亦然,当接受超声波振动的能量后,能将其转化为电信号。通常情况下压电晶体发射短脉冲的超声波信号并向拟成像区域传播。这一短脉冲超声的时程通常为1~2秒。发射脉冲超声波之后,压电晶体转化工作模式等待接受反射回来的超声波信号,此后压电晶体暂停工作一段时间后再次进入下一个循环,这一个循环时间为脉冲重复频率(pulse repetition frequency, PRF)。这一循环的时间必须足够长,以便允许超声波到达拟成像区域并且返回到超声探头。通常,PRF的频率为1~10kHz,与之对应的脉冲信号的间隔时间为0.1~1毫秒。当超声波信号返回压电晶体后被转换为电信号,经处理后显示在显示屏上。从超声波发射到返回超声探头的时间被记录下来,因为超声波在组织中传播的速度相对恒定,因此可以得到探头到拟成像组织之间的精确距离信息。而回到探头的超声波的波幅和强度,能为我们提供成像组织的其他特征。

超声波束是三维结构的,而这一立体结构的特性依赖于超声波信号的特性及换能器的结构设计。未聚焦的超声波束形状类似倒置的漏斗,靠近探头的圆柱状部分叫作近场(也叫 Fresnel 区),接着向外形成发散的圆锥状波束被叫作远场(也叫 Fraunhofer 区)。近场的长度与超声探头换能器的直径平方成正比,与超声波的波长成反比,如下公式所示:

$$F_n = D^2/4\lambda \quad \text{(公式 14.3)}$$

其中 F_n 代表近场的长度,D 代表超声探头换能器的直径,λ 代表超声波的波长。提高超声波的频率能增加近场的长度。在近场中,超声波束的能量被限定于有限的宽度之内,这一宽度不大于探头换能器的直径。医疗超声心动图中需要长距离的近场,可以通过增大探头换能器直径和高频率的超声波来实现。远场超声波束的会聚角(θ)与超声波长成正比,与探头换能器的直径成反比,如下公式所示:

$$\sin\theta = 1.22\lambda/D \quad \text{(公式 14.4)}$$

通过加装声透镜或改变压电晶体的形状,可进一步改变超声波束的几何形状。理想情况下,成像应在近场或聚焦的超声波束区域进行,因为在此区域中超声波束大部分呈平行状态被发射出去且能量密度更集中,同时在此区域中组织临界面大部分与超声波束呈垂直关系。

衰减、反射与散射

声波与穿行的介质发生相互作用,并且声波之间也能相互作用。声波之间的相互作用叫作干涉。超声波与介质的相互作用方式,取决于介质的密度和均质性。当声波在非均一的介质中传播时(所有的活体组织都是非均质的),声波一部分被吸收,一部分被反射,还有一部分被散射。

当被探测物体的宽度大于超声波波长的四分之一时,超声波能够被探测物体反射。因为超声波在软组织中的传播速度是近似恒定的,所以可以通过提高超声波频率的方法来获得较短波长的超声波(见公式14.1)。利用低频率(长波长)的超声波即可对较大的物体进行显像,然而对于较小的物体要借助高频率(短波长)的超声波进行显像。另外,被探查物体与处于它前方的物体的超声阻抗（Z）应有明显的差别。某一特定介质的超声阻抗等于介质密度与超声波在其中传播速度的乘积。空气的密度低并且超声波在其中的传播速度慢，所以空气的超声阻抗低。骨组织的密度高并且超声波在其中传播速度快，因此骨组织的超声阻抗高。对于垂直入射的声波，反射声波占入射声波的比例可以表示为：

$$I_r = (Z_2 - Z_1)^2 / (Z_2 + Z_1)^2 \quad \text{（公式 14.5）}$$

其中 I_r 表示声强反射系数，Z_1 和 Z_2 代表两种介质的声阻抗。

在某一界面，两物体之间的超声阻抗差别越大，被反射的超声波越多。因为空气或骨组织与血液的超声阻抗很大，因此在这些组织的界面超声波被大量反射，限制了超声波向深层结构穿透。限制超声波向深层结构穿透的现象导致了声影的出现，将在本章后面内容进行讨论。基于上述原因，针对肺或含气组织以及骨组织的超声检查不能实现。反射声波，也叫作镜面回波，通常比散射回波强度大。明显不均质的介质中，例如装有石头的水桶或心腔中的瓣膜和其中的血液，因为水-石或血液-瓣膜界面上两种介质的超声阻抗明显不同，因此将产生较强的镜面反射。另外如果超声波束与两物体界面的角度不是垂直的，则反射声波将以一定的角度被折射而不能回到换能器成像。

与镜面反射或折射不同，若与超声波长相比所探测的物体较小，则超声波被散射。在微观水平上密度不均一的介质，例如肌肉组织，因为所探测目标较小且相邻组织界面的超声阻抗差异较小，因此将产生更多的散射而不是镜面反射。这类较小的探测物体产生的超声回波，将以较大的角度范围向各个方向散射出去，仅有一小部分能够返回到换能器。向四周散射的超声波，将以相长或相消的方式被叠加到一起，从而产生一种干涉现象叫散斑干涉。与镜面反射回波相比，散射产生的超声回波信号波幅较低，在屏幕上显示为较暗的信号。尽管借助高频超声波能对较小的物体进行显像，但高频率将导致大量的信号衰减，因此限制了高频超声波穿透深部。

衰减指的是随着超声波穿过组织其能量的减少。组织衰减的决定因素包括：超声的反射、折射以及吸收。被反射和散射的超声波越多，则穿透声部组织的能力越差，深部结构的分辨率也越差，当采用高频超声波成像时这一现象更明显。然而，通常情况下吸收才是造成超声波衰减的主要因素[2]。超声波在组织中传播造成了组织的震动从而产生衰减。组织的震动会造成组织之间的摩擦，超声波能量会在这一摩擦过程中被转换为热。更具体地说，超声波在组织中的传播会造成组织中分子的移位，而分子的移位过程也就是分子被压缩的过程，这一过程需要将动能转化为势能。在压缩达到最大时，动能最小而势能最大。而伴随着被压缩分子回到原来的位置，需要将势能转化为动能。大多数情况下，这种能量的转换（不管是动能转化为势能或者相反）效率都不是 100% 的，一部分能量会以热量的形式丧失[1]。

超声波被吸收多少的决定因素包括超声波穿透组织的特性以及超声波的频率。在某种介质中，超声波穿透特定深度（χ）的衰减程度可以表示为：

$$\text{衰减(dB)} = a \cdot freq \cdot \chi \quad \text{（公式 14.6）}$$

其中 a 代表衰减系数（单位为 dB/cm/MHz），freq 代表超声波频率（单位为 MHz）。

表 14.1 给出了某些组织的衰减系数示例。水，血液和肌肉组织中的超声衰减很少，但空气和骨组织中的超声衰减却很强，因此限制了超声波在此类组织中的穿透。表 14.2 给出了不同组织中，频率为 2MHz 的超声波能量或波幅减半的距离（半功率距离）。

表 14.1 衰减系数

组织	系数/(dB/cm/MHz)	组织	系数/(dB/cm/MHz)
水	0.002	空气	12
脂肪	0.66	骨骼	20
软组织	0.9	肺	40
肌肉	2		

表 14.2 频率 2MHz 时的半功率距离

组织	半功率距离/cm
水	380
血液	15
软组织（除肌肉外）	1~5
肌肉	0.6~1.0
骨骼	0.2~0.7
空气	0.08
肺	0.05

成像技术

M 型

M 型超声心动图是最基本的超声成像技术。在这种成像模式下，在超声束（沿一条线）径路上的所有组织的密度和位置信息都将在显示器屏幕上以滚动形式展示。在几秒钟的间隔内，组织切面的信息都以实时连续变化的形式滚动显示。因为这是一种实时的动态显示（正常心脏组织总是在运动中），因此也被称为 M 型超声。因为一次仅能显示有限的心脏组织并且图像的解读需要专业知识，因此现今 M 型超声不被作为主要的成像技术。然而，M 型超声经常被用于确定某一事件处于心动周期中的确切时点，并且经常与 CFD 联合用于确定异常血流的时点（见彩色血流多普勒部分）。对于大小、距离和速度的定量测量，借助 M 型超声也可轻松实现而不需要复杂的分析计算软件。因为 M 型图像的更新频率可达 1 000 次/s，与二维超声心动图相比它的时间分辨率更高，因此能发现心脏运动或大小方面更细微的变化。

B 型

因为不同心脏结构超声反射能力不同，因此造成反射的超声波的差异。反射回的不同超声波波幅信号被转换为亮度信息，并且以亮度型或 B 型图像的形式显示。在某一特定区域内进行快速重复的扇形扫描（扇区），超声心动图就能显示心脏某一切面的二维图像。这一图像与解剖切面相似，因此与 M 型超声相比这种图像更容易解读。二维图像上显示关于结构与运动的信息，这些信息每秒更新 20～40 次，这种不停的更新将产生心脏的实时图像。二维超声心动图借助电子控制的超声束(相控阵换能器)对心脏进行成像。

谐波成像

谐频是以初始超声波频率的整数倍发送。举个例子，如果基频为 4MHz，则第二个谐波频率为 8MHz，然后第三个基频为 12MHz，以此类推。谐波成像是一种 B 型成像技术，超声信号以给定的频率发送，但仅会接收众多谐波回声中的一个[3,4]。当超声波通过组织时，组织会出现与声波相对应的轻微受压与膨胀，从而暂时改变局部组织密度。因为超声传送的速度与密度成正比，波峰的传送速度略快于波谷。波峰和波谷的这种传送速度差会导致传播的正弦波失真，从而产生峰值更高的波形。这个变高的波形里包含着基频和谐频(图 14.2)。尽管在近场中发生的失真很小，但随着超声波峰值变得更高，这些谐波中包含的能量随着超声波的距离而增加。最后，衰减对这些谐波产生显著影响，谐波振幅随后会下降。由于高频超声受衰减影响最大，所以通常采用二次谐波。

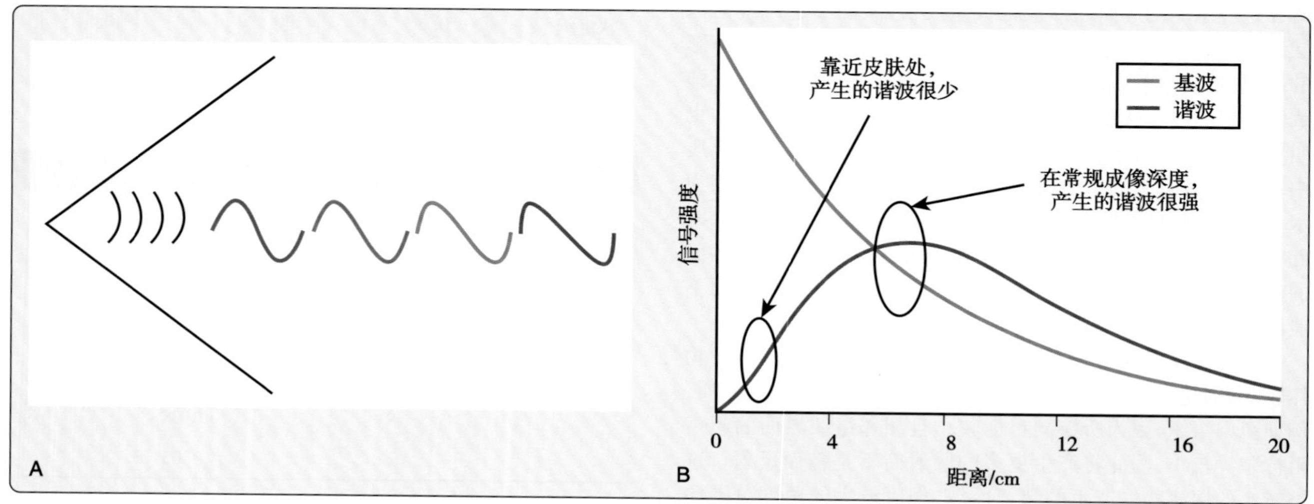

图 14.2 谐波成像。(A)因为超声传送的速度与密度成正比，波峰的传送速度略快于波谷。波峰和波谷的这种传送速度差会导致传播的正弦波失真，从而产生峰值更高的波形。(B)示意图用于说明基频成像和谐频成像之间距离与强度的关系。随超声脉冲的传送距离加大，基频的信号强度下降，而谐频的信号强度增加。在心脏结构成像的正常距离位置，谐频的信号强度最大。注：谐频强度在本示意图中被夸大。谐频信号强度明显低于基频信号强度。(*B, Used with permission. Thomas JD, Rubin DN. Tissue harmonic imaging: why does it work?* J Am Soc Echocardiogr *1998; 11: 803-808.*)

组织谐波成像的使用与 B 模式成像的提高有关。近场散射在基频成像中很常见。谐波成像时，由于近场的超声波还未失真，因此近场谐波能量很少，这样会使近场散射最小化。同时由于使用更高的频率，故而可获得更高的分辨率。总之，组织谐波成像会显著减少旁瓣伪影、提高侧向分辨率。

多普勒技术

现代超声心动设备集合了多普勒功能和二维成像功能。二维超声获得预期的心脏图像后，由光标代表的多普勒声束，被叠加显示于二维图像上。操作者尽可能将光标置于与血流方向平行的位置，依据经验调整超声声束方向使反射的多普勒信号最优化。现今依靠多普勒技术，最少可通过四种不同的方式测量血流速度，包括脉冲、高重复频率、连续波和彩色血流。尽管每种方法有其特殊的适用条件，几种方法很少同时使用。

多普勒效应

移动的红细胞能够反射声波，通过对反射的回声进行多普勒频移分析就能得到血流动力学的信息[5,6]，能够同时测量血流速度、方向和加速度。这些信息完全不同于二维图像得到的信息，是对二维图像的补充。

超声心动图中的多普勒原理可表述为：运动物体所反射回的超声波频率与固定物体所反射的不同，这一频率差异称为频移。频移的幅度和方向与移动物体的速度和方向有关。应用多普勒公式计算得出的物体移动速度：

$$\nu=(cf_d)/(2f_0\cos\theta) \qquad \text{(公式 14.7)}$$

ν 代表移动物体速度(血流速度)，c 代表组织中超声波传播速度，f_d 代表频移，f_0 代表由探头发射的超声波频率，θ 代表超声波束与目标血流方向之间的夹角。对该公式进行变型可得到：

$$f_d=\nu(2f_0\cos\theta)/c \qquad \text{(公式 14.8)}$$

由公式 14.8 可知，目标物体的移动速度越快，超声声束的多普勒频移越大。另外，频移的幅度与探头发出的超声波频率成正比(图 14.3)。探头发射超声波频率越低，产生的多普勒频移也越小；与之相反，高频率产生较大的频移。这一现象在图像失真中发挥重要作用，将在接下来的内容讨论。公式 14.7 中，超声波束方向指的是发射声波的方向还是反射声波的方向并未说明。但是，常规情况下多普勒技术是通过对反射声波进行分析来显像，因此若血流方向与反射声波的方向一致，则入射角为零，公式中 $\cos\theta$ 的值则为+1。综上公式

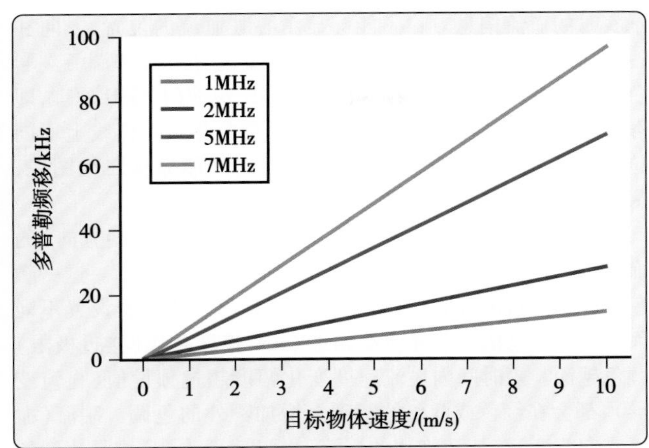

图 14.3 不同超声波发射频率的多普勒频移与速度的关系图。对于给定的速度，较低的超声波发射频率会产生较小的多普勒频移。这种较低的多普勒频移能够在发生混叠之前测量较高的速度

中的超声波方向指的是反射声波的方向。因此，在血流方向与反射声波方向一致即 cosθ 为+1，反射声波的频率高于发射声波的频率。

临床上应用的超声仪器，将血流速度的多普勒图像以波形的形式展现。波形中包括纵坐标上速度的频谱分析以及横坐标上的时间信息。通常情况下，朝向超声探头的血流显示在基线以上。如果血流背离探头，则入射角为 180°，cosθ 的值为-1，波形则在基线以下。当血流方向与超声波束方向垂直时，入射角为 90°或 270°，cosθ 的值为 0，此时无法探及血流信息。公式 14.7 中的 cosθ 值为一变量，当超声波束方向与血流方向平行时，测得的血流速度最准确。临床实践中，两方向之间夹角≤20°是可接受的，其产生的误差≤6%。

脉冲多普勒

在脉冲多普勒（PWD）中，通过以特定的频率发射重复的短脉冲超声波并以同样的采样频率（f_s）对反射回声的频移进行分析，就能得到特定部位的血流参数。发射的超声脉冲信号与反射信号之间的时间延迟，代表血流速度信息的采样深度；这一时间延迟与超声探头和采样点之间的距离成正比。在某一深度（D）采样时，需要充足的时间让超声波传播 2D 的距离（2D 代表探头到采样容积的来回距离）。时间延迟 T_d，即发射信号到接收到反射信号之间的时间间隔，与 D 和组织中的声速（c）相关，可用如下公式表示：

$$D=cT_d/2 \qquad \text{（公式 14.9）}$$

操作者通过改变发射超声波信号与接收反射信号之间的时间间隔，达到在不同深度采样的目的。在实践中，采样点或采样容积由一个标识代表，通过在多普勒光标上下移动这一标识，可以把采样点定位在多普勒光标的任一位置。在某些超声设备上，还能够调节取样容积的宽度和高度。

当血流速度很快时 PWD 测得的信息不准确，这是 PWD 为了测量某一具体位置的速度信息所做出的妥协。信息学原理提示为了获得如基频等基本信息，周期性信号在每个循环中至少要被采样两次；所以 PWD 中的 PRF 至少是血流产生的多普勒频移的两倍[7]。如果不能达到，则多普勒频移是采样不足的。换句话说，因为频移的采样不足，所以超声仪器得到的频移是被低估的[1]。

通过西方电影的放映原理，可以很好地解释这一现象。当马车前进时，轮辐也会向行进的方向滚动。当达到某一特定速度时，观察到轮辐向着相反的滚动，这是因为摄影机的帧频太低，以至于不能正确地显示轮辐滚动方向。在 PWD 中，当多普勒频移（f_D）与采样频率（f_s）在同一频率范围内时（单位为千赫兹，kHz），测得的信息就会出现误差。为了避免误差，f_D 要小于 $1/2f_s$，如下所示：

$$f_D<f_s/2 \qquad \text{（公式 14.10）}$$

$f_s/2$ 也叫作奈奎斯特极限。当多普勒频移超过奈奎斯特极限时会产生伪像，叫作失真或重叠伪像，而 PWD 图像上的血流方向将与正常方向相反（图 14.4）。朝向超声探头的高速血流，将产生基线上下两部分血流速度图形。PWD 能测得的最快血流速度为：

$$V_m=c^2/8Rf_0 \qquad \text{（公式 14.11）}$$

其中 V_m 代表能准确测量的最快速度，c 代表组织中的声速，R 代表测量点到探头的距离，f_0 代表探头发射的超声波频率。

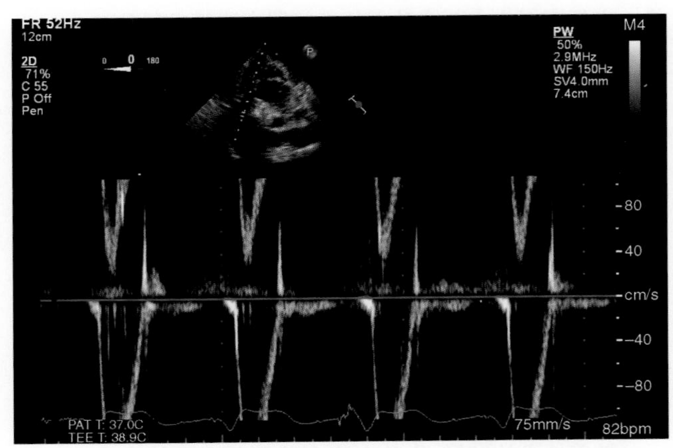

图 14.4 超声混叠示例（经胃深部切面）。图中显示了经过主动脉瓣的脉冲多普勒。由于通过主动脉瓣的血流速度非常高，当使用脉冲多普勒进行速度测量时，图像会在测量速度范围内发生反转

由公式 14.11 可知，同样速度条件下，可以通过减小 R 或 f_0 来避免失真伪像。减小取样容积或取样点的深度，实质上是增大了采样频率（f_s）。提高采样频率可以精确测量较大的多普勒频移（或是较高的血流速度）。另外，超声发射频率（f_0）是与多普勒频移（f_D）相关的（见公式 14.7），在某一速度下，低发射频率将产生较小的多普勒频移（见图 14.3）。因此借助低 f_0 产生的低 f_D，利用低 f_0 超声可以测量更高速的血流而避免了失真。

高脉冲重复频率多普勒

在一些超声设备上，PWD 模式可调整为高脉冲重复频率（高 PRF）模式。在传统的 PWD 模式中，特定时间内只有一束超声波脉冲在体内传播；但是在高 PRF 模式下，有 2~5 个取样容积/取样点同时存在。返回超声探头的超声波信息，其

深度可能是初始选定采样容积深度的2、3或4倍。返回的超声波信号是混合信号,混合了包括由远距离波门和第一距离波门返回的超声波信号。

由于超声探头不需要等待远距离波门的信号返回后再发射下一个超声脉冲,所以高PRF模式可以提高采样频率;但是超声探头也是在一特定的时间窗内接收返回信息。因为采用了高采样频率,与PWD模式相比此种模式能测量高速移动物体;但是用于成像的超声信号是由具体的哪一个位置返回的却不清楚(距离模糊)(框14.2)。

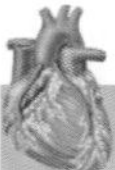

框14.2 脉冲与连续多普勒分析

- 脉冲多普勒
  - 空间信息准确
  - 高速测量不准确
- 连续多普勒
  - 高速测量准确
  - 空间信息不准确

连续多普勒

连续多普勒(CWD)技术利用连续发射的超声波脉冲成像。由超声探头中两个独立的换能器来连续发射和接收超声波。因此,CWD所测量的血流动力学信息是不能具体定位的。因为不同深度的信息同时被测量,所以返回超声探头的频率范围也很大。这一较大范围的返回频率对应的是较大的血流速度差异。这一较大的血流速度范围叫作频谱增宽。CWD中由于频谱增宽,其图像与PWD中的均一包络线状图像形成明显对比(图14.5)。由于采样频率提高,所以即使血流速度很快,它的速度也能被准确测量。在瓣膜及先天性心脏病患者的评估中,CWD有优势,因为在此类患者中通常有高压力-高速血流信号。若想从多普勒信号中提取血流动力学信息,CWD模式也是最常选用的。

彩色血流多普勒

随着技术的发展,彩色血流多普勒(CFD)技术应用于临床,它能够在显示二维黑白图像的同时,以不同的颜色叠加显示实时的血流信息。除了能够显示心脏血流的位置,方向和速度信息外,还能显示血流的加速以及区分层流和湍流。彩色血流多普勒超声心动图成像基于多距离波门PWD原理,即存在多条采样线覆盖整个成像扇面,沿着各条采样线上不同位置的血流速度信息均被采样[8],同时还能显示二维图像,最后形成两者的叠加图像。

心脏中朝向超声探头方向(即扇面图像的顶端方向)的血流以红色显示。背离探头方向的血流以蓝色显示。这一颜色分配是随机的,随着设备制造厂家及用户的色彩设置不同而不同。常见的彩色血流编码方案中,速度越快(接近极限)颜色越深。短时间内血流速度变化幅度超过预设值(血流变异),都会在红色或蓝色的基础上增加额外的色调。湍流(血流方向改变)与快速加速的层流(血流速度改变)均是速度快速改变。综上,任一位置和时间点的红色或蓝色的明亮程度均与血流速度成正比,而色调的变化与血流速度的瞬时变化幅度成正比。

造影超声心动图

通常红细胞散射超声波的能力较弱,使之在超声检查中呈黑色。造影超声心动图通过注射含有微气泡的无毒溶液来产生额外的气-液交界面,从而使反射信号的强度增加。这一增加信号强度的方法可用来更好地描记心内膜边界,优化多普勒图像上的包络线,评估心肌的灌注。

1968年,Gramiak等[9]首次报道了造影超声心动图的应用,他们在左心导管检查中通过这种方法观察到了主动脉瓣关闭不全(框14.3)。自此,造影超声心动图被用于评估心内分流[10],瓣膜关闭不全[11]和心包积液[12]。除此之外,左心室内直接注射手动搅拌的微气泡溶液被用于半定量测定左心室心内膜边界[13]、心输出量(CO)[14]及瓣膜反流量[15]。

造影剂是微气泡结构,由内部气体及外部的外壳组成。最初的造影剂是向盐水或血液盐水混合溶液中掺入空气制成的。这种方法制成的微气泡体积大并且不稳定,很难通过肺循环,因此只能被用于右心造影。因为此类微气泡外壳很薄,内部气体快速溢出到血液中,导致这些微气泡很快的溶解在血液中。因此能够更稳定存在的造影剂被研发出来。

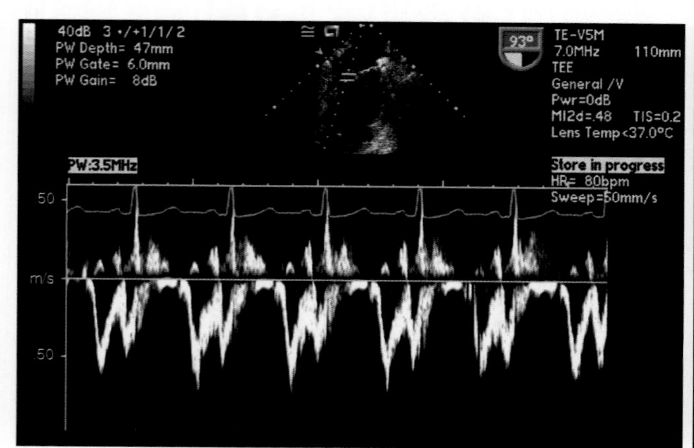

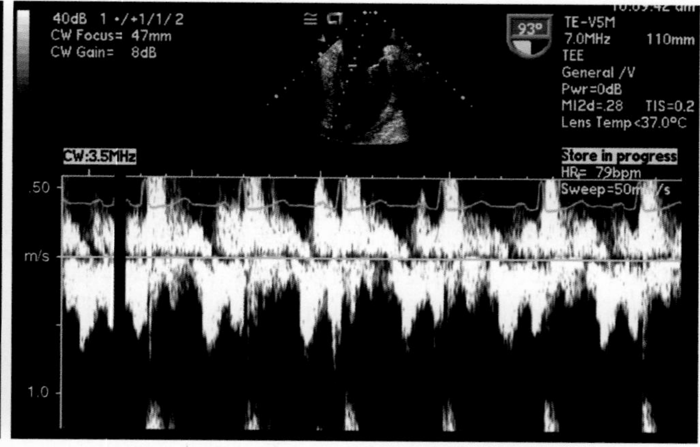

图14.5 脉冲多普勒(PWD)与连续波多普勒(CWD)的对比。两个图像都是通过二尖瓣血流的多普勒频谱图。左边是使用PWD。由于多普勒选通门选定了特定的拟成像区域,因此显示的是包络线清晰的跨二尖瓣多普勒血流图。右边是使用CWD。由于失去了空间上的特定性,所有速度的频谱都会被显示

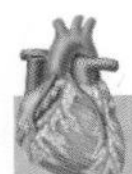

框 14.3 造影超声心动图在诊断中的应用

- 先天性心脏病的评估
- 改善心内膜边界的显影，以便定性评估室壁运动异常
  - 左心室功能评估
  - 瓣膜反流的定量测量
  - 改善彩色血流多普勒信号质量
- 评估心肌灌注
  - 冠状动脉搭桥术后对恢复灌注心肌区域进行测量
  - 对冠状动脉桥血管的质量及心脏停搏液的分布进行评估
  - 对室间隔缺损修补手术的效果进行评价

先进的造影剂对包绕微气泡的外壳及内部气体均进行了改良。微气泡外壳能有效阻止内部气体外溢，并且对微气泡溶解前的抗压能力进行强化[16]。微气泡外壳对内含气体的通透性较低，同时气体在血液中的饱和浓度也较低，这样在血液与微气泡之间的气体移动很快能达到平衡，所以气体能较稳定地存在于微气泡内。对微气泡外壳的改良，使其能够更好地耐受超声波能量的冲击并且能阻止其内含气体向血液中溢出；从而使微气泡在体内的维持时间更长。与此同时，微气泡外壳还要具有一定的脆性，超声波信号作用于其上时能使微气泡破裂释放出气体，从而人为制造声阻抗差异明显的交界面。应用大分子量和低溶解性的气体也能延长造影剂在体内的存留时间。现在全氟化碳是最常用的造影剂气体。微气泡要足够的小使其能通过肺循环，大部分微气泡的大小与红细胞大小相近。体积较大的微气泡数量要尽可能少，以减少肺毛细血管被其阻塞的风险。因为造影剂对超声波的反射很强，所以在交界面的超声衰减很强，不能继续向深部穿透，造成了深部组织结构显像不清。

超声在介质中传播时，会造成介质的压缩和扩张。当这一压缩-扩张作用于微气泡时，也会使其相应的压缩和扩张[17]。这会导致气泡的体积发生变化，这一变化使气泡发生震动，继而影响超声波的回波信号。超声造成的气泡震动，会使其直径以 20 倍或更大的倍数变化[18]。

微气泡的声学特性与超声波的振幅相关。超声波信号的振幅被定义为机械指数(mechanical index，MI)，由超声波的峰值负压除以超声频率的平方根得到。通常情况下，微气泡在其固有共振频率下受到超声波的作用就会发生震动，在超声波的波峰时微气泡压缩，在波谷时扩张。理想的微气泡应该在成像所使用的超声波频率范围内产生震动[19]。在超声波振幅低(MI<0.1)时，微气泡在超声波频率内发生震动，其压缩和扩张的幅度一样，这一现象叫作线性震荡。在基波成像中，不产生特殊的造影超声心动图信号[20]。随着振幅的增大(MI 0.1~0.7)，微气泡的扩张幅度超过压缩幅度，从而产生非线性振荡。这一非线性振荡将在发射超声波的谐波频率上产生谐波。尽管在所有的振幅下都会发生微气泡的破坏，但是随着超声波振幅增大(MI 0.8~1.9)会产生更多的破坏。这种微气泡破坏的现象叫作闪烁，会产生短暂但高强度输出信号，超声图像上表现为造影剂的搅动。因为微气泡的大量破坏，因此超声图像要间断成像以允许造影剂的补充。大部分造影超声成像设备都是通过抑制线性回波，通过非线性回波来展示组织结构及其运动[21]。

可以通过谐波成像的方法进一步提高所获取图像的质量[18]。如前所述，非线性振荡会产生谐波。理论上来讲，若超声探头接收所发出超声波的一次谐波，则用于成像的信号主要来自这些一次谐波，从而能提升图像的信噪比。因为组织也能产生谐波，所有组织灰阶成像质量也会得到提升。随着亚谐波和超谐波成像的发展，更特异性的造影剂成像成为可能。利用谐波成像技术，TEE 中的心内膜显像以及心肌灌注的评估能力得到改善[22]。与谐波灰阶成像相比，谐波能量多普勒在探测远场的基底部灌注情况时更敏感[23]。

第一代造影剂包括 Albunex 和 Levovist。现在美国应用的造影剂包括 Optison(Mallinckrodt，St. Louis，MO)和 Definity(DuPont Pharmaceuticals，Waltham，MA)；欧洲批准应用的造影剂有 Levovist 和 SonoVue(Bracco Diagnostics，Princeton，NJ)。Albunex 不再应用。Albunex 利用白蛋白包裹 4μm 大小的气泡从而使左心室显像，但是它会影响微血管的灌注。Levovist 外壳为脂肪酸，内包绕着空气。

Optison 是 Albunex 的改良产品，白蛋白外壳内包裹着全氟丙烷。Definity 利用脂质体外壳包裹全氟丙烷。SonoVue 为磷脂外壳内包绕六氟化物。研发中的新一代造影剂，可能会使用伸展性及大小更容易精确控制的聚合物外壳。这些新的造影剂会在特定的器官成像中发挥作用。

要时刻警惕造影剂超声心动图的安全风险。对于造影剂本身，必须有较高的治疗指数。大量的大体积气泡会阻塞肺的微循环。由高振幅超声波造成的微气泡破坏，会损伤毛细血管及周围组织[24]。威胁生命的过敏反应很少见，发生率约为 1/10 000[21]。有报道指出高强度触发成像时会出现室性早搏[25]。但在 MI 为 1 时的超声成像过程中，其他研究者未发现室性早搏的增多[26]。含有全氟丙烷的造影剂应用禁忌证包括：肺动脉高压，严重的室性心律失常，严重的肺部疾病，心脏分流，对全氟丙烷、血液、血液制品及白蛋白过敏。若遵守最新使用推荐，造影超声心动图很少导致严重副作用[16]。

超声心动图扫描仪

反射回波到动态二维图像的转换，包含了复杂的电子和数字处理过程。举例来说，若想生成 60Hz 的二维超声心动图图像，则扫描心脏的频率为 16.7ms/次或者是 60 次/s。通过将这些扫描线组合起来，构成了超声图像。将连续扫描的图像连接起来构成每帧 1/30 秒的动态图像，这一过程叫作交叉。因为人眼不能分辨 1/30 秒帧频的图像，所以超声设备中的微处理器对每帧图像进行实时处理，最后得到运动的心脏图像。显示屏的余辉亮度会改善图像质量，使成像更平滑。

分辨率

分辨率是将两个目标区别开的能力。超声图像的分辨率可以分为轴向，侧向和水平分辨率(框 14.4)。轴向分辨率指沿超声声束方向的相邻两个交界面的最小分辨能力，即在超声图像上能显示为两个不同的界面。沿轴向的分辨率是超声图像上最精确的分辨率。超声波的频率越高，其波长越短，因此轴向分辨率越高。超声波脉冲越短(短脉冲长度)，轴向分辨率越高。脉冲长度不应超过超声波发射到接收这一循环长

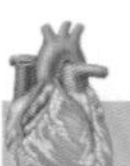

框 14.4 分辨率的优化

- 轴向分辨率
  - 高频率超声
  - 短脉冲时间超声
  - 宽频带宽度
- 侧向分辨率
  - 窄声束宽度
- 水平分辨率
  - 超声波束的厚度

度的 1~3 倍,否则较长的脉冲长度会降低 B 型超声的帧频。超声波中所包含的不同的频率范围被称为频带宽度。通常情况下,超声波的脉冲越短,频带宽度越大,即频率的上下限越大。正因为短脉冲与宽频带宽度之间的关系,所以宽频带宽度对应着更好的轴向分辨率。超声探头的频带宽度越大,所包含的低频率超声信号也越多,所以对于深部组织结构的分辨率也越好。深度不影响轴向分辨率。

侧向分辨率是在与超声束垂直的方向上,将超声扇面上呈弧形排列的两个目标区分开的能力。决定侧向分辨率的最重要因素是:超声束宽度(或超声束聚焦)和声线间距。对于聚焦来说,声束宽度越窄,侧向分辨率越好。对于声线间距来说,间距越小,侧向分辨率越好。如果超声近场有小的目标物体,则其侧向影像能被很好地解析;但如果同样的目标物体出现在远场,由于超声束宽度及声线之间距离的增加,其图像的侧向分辨率会降低。水平分辨率,或者叫平面外分辨率,是能够鉴别成像平面不同厚度信息的能力。水平分辨率的决定因素是超声束的厚度。在双平面实时成像及三维成像中,3 种不同方向的分辨率均十分重要。

前处理

超声回波被换能器接收并被转换为电信号。在现代超声心动扫描仪上,模拟电信号被转换为数字信号之前要经过数次修饰,并最终以图像的形式显示。前处理指的就是在图像被显示或存储之前,对模拟或数字信号所进行的修饰过程。

动态范围调节

超声心动图的信号强度,从很弱到很强有很大的变化范围。较高的动态范围(dynamic range,DR)允许从较弱到较强的信号均在同一图像上显示。过强的信号(例如,金属瓣膜的活动)超过了电路的饱和上限,会产生白色明亮的过饱和信号,从而使分辨率下降。过弱的信号,未达到仪器能够探测到的强度下限,则不能在图像上显示。DR 是超声仪器能够探测到的强和弱信号的极限值之间的范围;在超声仪器硬件允许的条件下,DR 由操作者控制(图 14.6)。通过这种方式,包含无用信息和噪声的低强度信号,可以被选择性地接收或者拒绝。

宽的 DR 可以提升整体分辨率,但窄 DR 可以帮助区分真实影像信号和噪声。在临床实践中,致密组织(如心脏瓣膜)产生的强超声信号与疏松组织(如心肌)产生的弱信号是关注的重点。在 DR 中为了更好地显示强度较弱的信号,可以通过放大器将信号强度由线性转换为对数形式。虽然这种方法将强度较弱的信号放大后能更好地被接收和显像,但是这一方法同时放大了噪声。

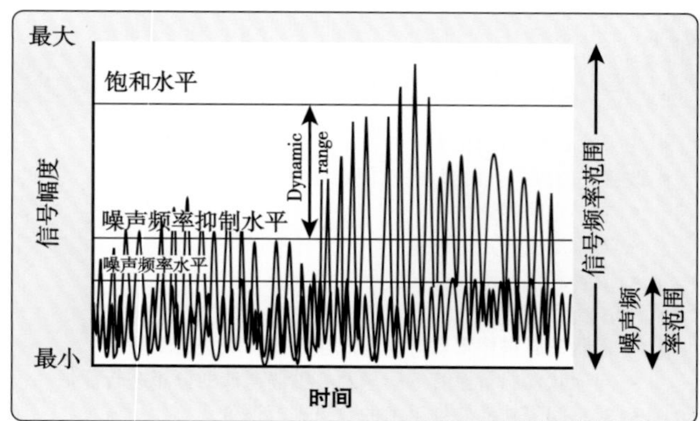

图 14.6 超声心动图显示系统中有代表性的动态范围。所有的超声信号都是从零信号水平开始的,并且可以增加幅度,直至达到饱和的信号强度。许多强度低的信号属于背景噪声的范围,因此被掩盖了。所有的超声机器都有一个内置的抑制系统。它既能消除系统噪声,又能消除刚好在噪声频率水平之上的低强度回波即背景噪声。系统的动态范围是在噪声抑制水平和饱和水平之间的频率范围。处在动态范围内的信号会显像。(*From Thys DM, Hillel Z. How it works: basic concepts in echocardiography. In: Bruijn NP, Clements F, eds.* Intraoperative Use of Echocardiography. *Philadelphia: JB Lippincott; 1991: 255-318.*)

传输功率和整体增益

声波传输功率与声波振幅成正比。超声波系统在安全范围内工作以避免组织灼伤。可通过 MI 测量传输功率。增加 MI 能够使距探头较远的超声回波信号增强。与此相反,超声扫描仪接收到的信号的整体增益调节,对传输功率没有影响。超声扫描仪以容量控制的方式,对接收到的超声信号强度进行等比例的放大或缩小。

时间增益补偿

超声波在组织中传播,随着距离的延长声波会衰减,因此与近场物体反射回换能器的回波相比,需要对处于远场的同样密度的物体反射回来的较弱回波进行补偿。深度补偿,或叫作时间增益补偿(time-gain compensation,TGC),是对不同的回波振幅进行补偿(图 14.7)。因为深部组织的反射回波回到换能器的时间晚,所以时间被用于识别不同的深度。TGC 可以手动或自动调节。

侧向增益补偿是在超声图像的一侧到另一侧,以一定的角度对某一区域进行增益补偿。这种增益补偿方式,能使与超声束平行的组织结构(例如,经乳头肌短轴平面的间隔壁和侧壁心肌)的图像质量得到改善。因此在短轴切面对心肌组织成像时,侧向增益补偿能改善图像质量(图 14.8)。

边缘强化

边缘强化是另一种前处理方法,用来锐化图像。超声波反射回波信号经过半波整流和平滑处理后形成被包络的信号(图 14.9A 和 B)。经放大器区分后,平滑的包络信号的边缘转化为数学参数(图 14.9C),然后在图像上形成窄而亮的光点(图 14.9D 和 E)。二维超声心动图图像包含了很多向外发射的平行扫描线,过强的边缘强化会使超声束传播方向上的光点变窄(轴向而非侧向)。由于以上原因,边缘强化主要应用于 M 型超声,在二维成像时很少应用。因此 M 型超声图像的分辨率较高,更适合于定量测量。

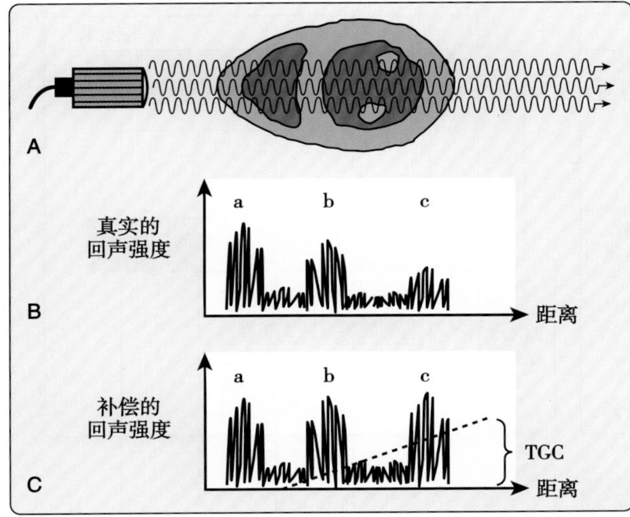

图 14.7 (A)当超声波束准备穿过心脏时,在右心室壁(a)、室间隔(b)和左心室壁(c)处会产生镜面回声。(B)由于超声波束在心脏中传播时其强度会逐渐降低,因此超声心动图的信号强度也会随之下降。(C)时间增益补偿(TGC)可以选择性地增加远场信号的强度。(*From Thys DM, Hillel Z. How it works: basic concepts in echocardiography. In: Bruijn NP, Clements F, eds.* Intraoperative Use of Echocardiography. *Philadelphia: JB Lippincott; 1991: 255-318.*)

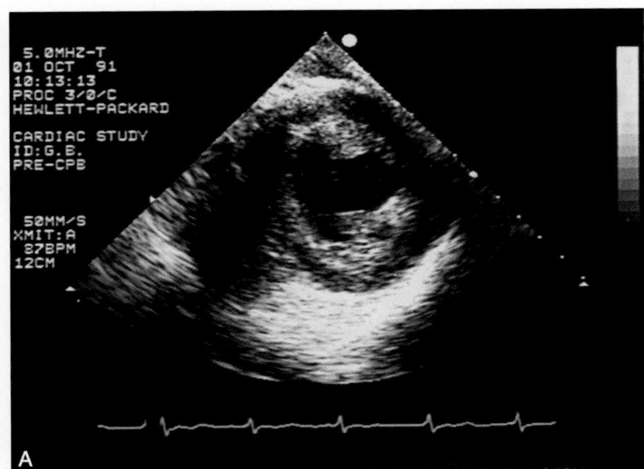

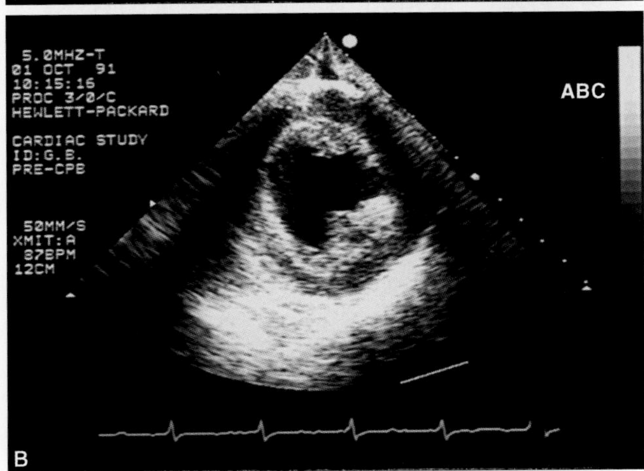

图 14.8 (A)乳头肌水平上的标准左心室二维短轴视图。请注意,在室间隔和侧壁(室壁的垂直部分)出现了超声图像的失落。(B)应用侧向增益调整后,同样的切面所展现的图像。间隔壁和侧壁看起来更亮,并且图像的失落变少了

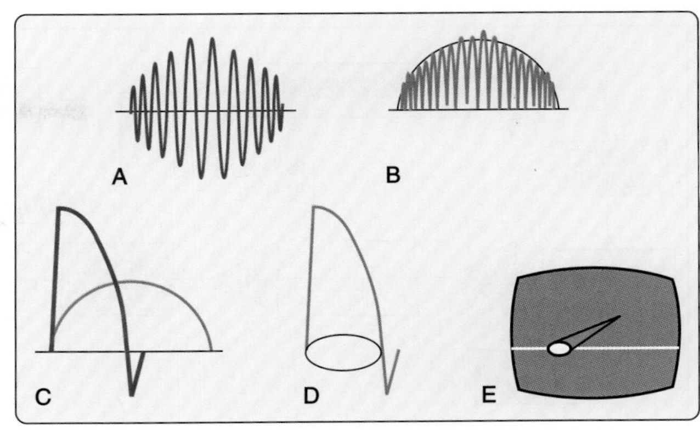

图 14.9 边缘强化技术。(A)射频(RF)型的超声心动图。(B)这个图像代表射频信号上半部分的平均波形高度。(C)通过对图像中的射频信号求一阶微分来进行区分。(D,E),强度调制将信号的振幅转换为强度,将信号从波峰转化为点状。(*From Thys DM, Hillel Z. How it works: basic concepts in echocardiography. In: Bruijn NP, Clements F, eds.* Intraoperative Use of Echocardiography. *Philadelphia: JB Lippincott; 1991: 255-318.*)

后处理

数字扫描转换

完成模拟信号前处理后,超声设备中的模数转换器将超声图像数据进行数字化处理(图 14.10)。当数据信息存储至存储器或由存储器输出时,会进行进一步的处理(输入/输出处理)。超声束的边缘被去除,像手电筒的光束一样。图像显示屏以矩形格式工作。为了在屏幕上显示图像,数字化处理的前期步骤是利用扫描转换器,将扇面状散射的扫描线所获得的信息转换为矩形格式。

拿图像的数字信息存储形式来举例。例如,计算机存储器存储图像上相邻两列的信息——128。同样,两列图像在水平方向上的信息也要存储,例如,显示器上 512 条图像线(光栅线)的信息。因此,显示屏上的超声心动图图像信息包括 128 列和 512 行,共 65 536 像素。尽管显示器对于每一个像素只能显示 64 个不同灰度,但是每个像素信息被存储于长度为 10 的二进制存储单元中时,其中包含 1 024 种不同的亮度信息——每个像素信息在存储器中被存储在 10 个二进制的长度的存储单元中,则会有 2^{10}(1 024)不同的组合。而每个像素实际的内存存储长度,依据超声软件系统及制造商设置会有所不同。

瞬时处理

随着数字数据存储于存储器内,可以对数据进行瞬时平均;换句话说,超声图像信息可以叠加并平均以改善成像质量。在可变余辉模式,前面的图像信息与当前图像信息进行叠加。老的和新的数据进行加权处理后,最为新的叠加数据存储于内存。通过超声设备内置程序,可以将不同的老图像数据信息叠加到现在的新图像上。不同的输入处理选项中,可以计算新数据和多达前 9 帧老数据的平均值。这一数据平均处理方式的缺点是降低了图像的瞬时分辨率和观察快速运动结构的能力。

灰阶修正

由内存提取的数据,经扫描转化器处理后可用于生成图像。在提取数据时,可对其进行直方图修正或灰度渐变处理。这一处理过程将依据处理后的数据对每个像素的灰度进行重

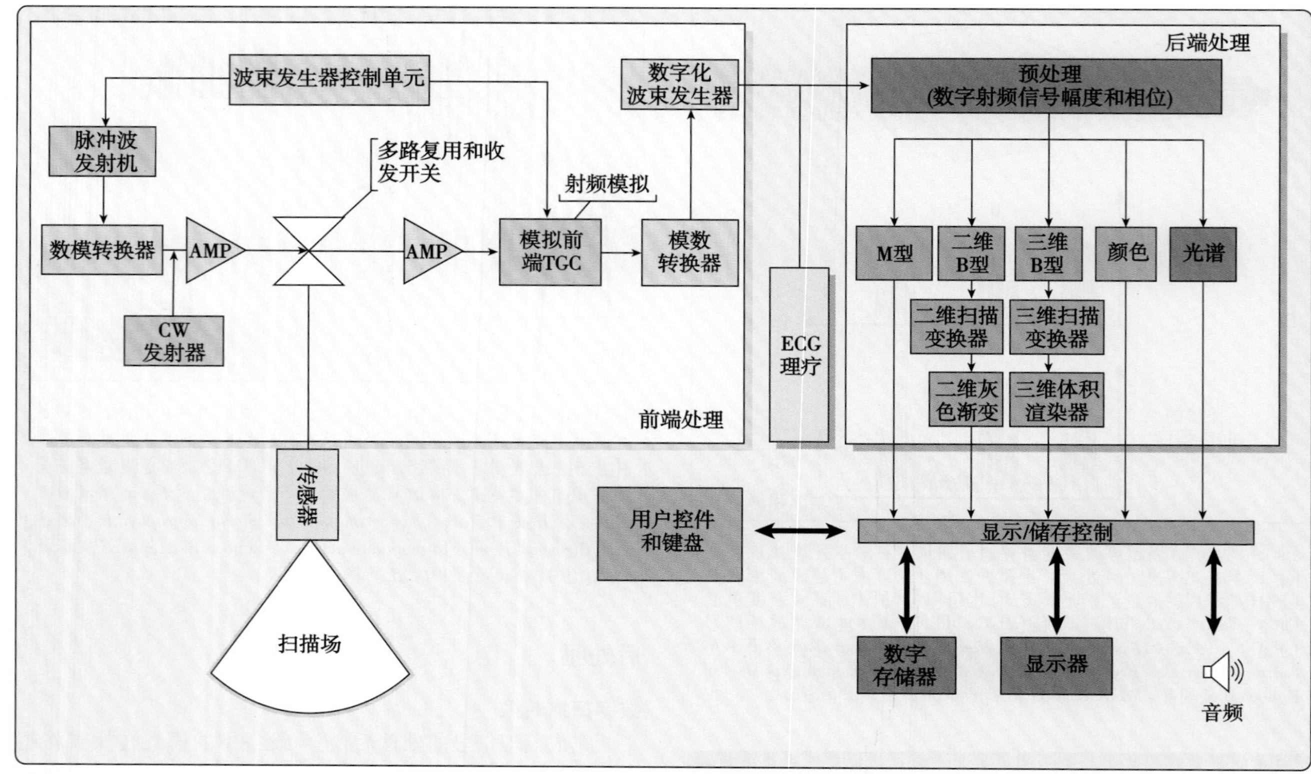

图 14.10 现代超声机的示意图。AMP,电子放大镜;CW,连续波;ECG,心电图;TGC,时间增益补偿

新分配,以便显示较暗的像素点和抑制较明亮的像素点。设备制造厂家集中精力研发灰度渐变技术,使图像具有制造商特色。图像中所有水平的灰度信息都能被显示,尽管原始图像中包含的灰度范围较窄。

设备

因为脂肪,骨骼和含气的肺组织会影响声波的穿透,所以在肥胖,肺气肿或胸部解剖结构异常的患者很难获得清晰的经胸超声心动图图像。为了规避这一问题,TEE 应运而生。由食管探头发射的声波只需要穿过食管壁和心包即可到达心脏,因此能提高成像质量并且获得高质量的声窗。TEE 的其他优势还包括探头位置的稳定性,获得心脏运动的连续图像。

在 1975 年进行了首个 TEE 检查。当时所采用的探头只能进行 M 型超声检查,并且其方向控制能力差。二维 TEE 具有机械系统[27],系统中包括水平和垂直的机械扫描仪各一个,并与封装在油袋内的大小为 12mm×20mm×6mm 的 3.5MHz 的超声换能器相连。通过可弯曲的手柄,换能器通过单项换向器电机进行旋转。接下来,相控阵换能器被整合到 TEE 探头上[28,29]。因为这种探头高度的弯曲特性和便捷的操控性,可以从多个平面对心脏进行二维扫描,这也是现代 TEE 探头的雏形。

所有的 TEE 探头有一些共同的特点。现今应用的所有探头,在探头体部的尖端都装备了多频换能器。大部分超声心动图检查所采用的超声频率都介于 3.5 到 7MHz 之间。通过调节手柄上的旋钮,可以改变探头尖端的方向。大部分成人探头上有两个旋钮,一个负责控制探头前端前后向运动,另一个负责控制侧向运动。多平面探头还能够在 0~180°范围内调节超声心动图的扫描平面。因此,将探头的前进后退操作与扫描平面转动的操作结合起来,可使超声心动图的多平面成像成为可能。另一个特点是,大部分探头都装备有温度探头,能够预防换能器过热对食管造成的灼伤。

目前,大多数成人超声心动图探头是多平面的(扫描平面方向可变),而小儿探头则是多平面或双平面的(横向和纵向方向,与超声探头柄平行)。成人探头的柄长通常为 100cm,直径在 9~12mm。与探头柄相比,探头的尖端在形状和大小上略有不同,但一般比柄宽 1~2mm。患者的体重要达到 20kg 才能应用此类探头。根据制造商的不同,成人探头每个扫描平面包含 32~64 个阵元。一般来说,图像质量与阵元数量直接相关。儿科探头安装在一个较窄、较短的柄上,换能器也较小。这些探头可用于体重仅有 1kg 的患者。由于尺寸的限制,这些探头可能不具备侧向的控制旋钮。在所有患者身上使用小儿探头以减少食管损伤的风险已经受到质疑。因为较小的探头提供的诊断信息较少。阵元的数量减少,成像范围更小,探头尖端的可控范围小,而且较小的尖端通常不能很好地与成人食管贴合。这些因素综合在一起,显著地降低了图像质量。

TEE 探头的另一个重要的特点是能够改变扫描频率。较低的频率,如 3.5MHz,具有更强的穿透力,更适合经胃(transgastric,TG)平面的检查。它也提高了多普勒速度极限。反之,较高的频率可以产生更好的分辨率,能更好地显示图像的细节。TEE 的局限性之一是离探头很近的组织结构只能在很窄的扇面内显像。新一代探头可以使近场成像更宽,便于观察靠近探头的组织结构。新一代探头可以多个平面同时进行扫描。非机械性的矩阵探头使用一个晶体堆,可以横向和纵向扫描。这种二维矩阵可以创建三维超声图像,也可以同时创建相交的二维图像。这种类型的探头需要装备声束成形器,用来进行三维重建。

图像存储

现代超声心动图扫描仪允许操作者在显示屏上储存或冻结一张超声心动图图像。这一功能可以对任何非正常的解剖或生理结构的瞬时变化进行细致的观察与评估。冻结后的图像还可以进行一些简单的定量测量。然而,由于心脏是连续运动的,精确捕捉到某一帧进行分析往往是困难的。出于这个原因,已经开发了获取几个连续帧的技术。

电影存储

激活后,该模式可在数字存储器中捕捉一连串的超声心动图图像。由于采用了数字存储技术,存储图像的质量很高。这些图像可以通过几种不同的方式再次显示。其中一种显示方法是:操作者用轨迹球手动控制从一帧到下一帧的转换,相对应的图像也被逐帧显示。可以对每帧图像进行细致的观察,没有时间的限制。图像也可以连续循环播放,播放速度可以与原始记录速度相同,也可以自行设置播放速度。

录像带

许多超声心动图扫描仪都配备了 1/2 英寸家用录像系统(video home system,VHS)、超级 VHS(sVHS),或 3/4 英寸的录像机(video cassette recorder,VCR)。它们的优点是成本低,能够记录多个心动周期的图像,便于在检查者的脑海中形成三维图像[30]。因为录像机是以模拟格式存储图像,所以目前录像图像的质量不如实时显示、数字电影存储或数字存储。在美国,录像带是使用国家电视标准委员会(National Television Standards Committee,NTSC)格式来记录图像。当使用录像带时,分辨率受到 NTSC 格式的限制,而在数字存储中不受限制[30]。录像带其他缺点包括不能任意访问当前超声检查或以前检查的某部分内容,难以与同事分享检查内容,以及随着时间的推移录像带的质量会下降[30]。

数字存储

数字化图像存储正迅速替代录像带存储。尽管超声心动图的数字化存储增加了其复杂性,但美国超声心动图学会(American Society of Echocardiography,ASE)和其他机构认为数字化存储比其他方式更有优势(框 14.5)[31,32]。这些优势包括以下几点:

1. 读取的效率更高。在使用 VCR 录像带时,研究者需要回顾整个 10~30 分钟的超声心动图内容,其中既有重要的信息,也有冗余的信息。使用数字存储,研究者可以将注意力集中在特定的片段上,数据可以随机存取,而不重要的片段则不需要查看。

2. 由于研究报告储存在中央服务器上,研究者可以在任何有工作站的地方阅读研究报告。如果存储系统配置得当,研究报告可以在校内通过机构内网读取,也可在校外读取。

3. 由于既往研究的集中化索引目录建立和数字存储系统的归类存档,可以快速访问既往研究,以便与当前的研究进行比较。不需要在陈旧的录像带中翻阅查找既往特定检查。

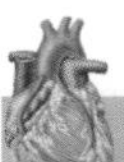

框 14.5 超声心动图数字化存储的优势

1. 读取更高效
2. 可以在不同地方对报告进行读取
3. 可以方便地与既往研究进行对比
4. 可以便捷地进行定量测量
5. 可以将图像整合到检查报告中,以便供转诊医生参考
6. 高图像质量
7. 随着时间的推移,无图像的衰减
8. 与 VCR 相比,所需存储空间小
9. 将超声图像与报告整合到医院电子病历系统
10. 更详细的图像研究
11. 更容易推行临床质量促进项目
12. 提升检查的准确性和可重复性
13. 使医学教育变得简单
14. 降低医疗法律风险

这种研究的集中化,减少了临床人员低效检索和加载物理存储媒介(如录像带或数字存储)内信息的时间。由于更容易获得这些较早的研究,减少了不必要的重复程序,患者的护理质量得以提高。

4. 由于医学数字图像和通信(Digital Imaging and Communications in Medicine,DICOM)文件中包含了研究报告的采集信息,空间、时间和速度校准都包含在每张图像中,量化可以在分析程序中快速完成,无需特殊工具。

5. 与转诊医生的沟通更加方便,因为报告中包括研究图像。

6. VHS 图像的标准分辨率相当于 480×320 像素,而 sVHS 的标准分辨率则相当于 560×480 像素。数字图像的分辨率为 800×600 像素或更高,与超声机记录的完全一样。在将图像从超声机传输到数字存储系统的过程中,不会发生衰减。而向录像带传输过程中会出现的衰减。

7. 随着时间的推移,录像带图像质量降低。磁带的磁力重新调整,从而导致图像质量下降。数字化超声心动图存储提供了一个更稳定的图像质量。

8. VCR 的物理存储需要大量的空间,这在医院或办公室中通常需要额外的投资建设。

9. 超声心动图的报告可以整合到医院的电子病历中。

10. 因为有了高质量的图像,可以进行更细致的研究。与核心实验室的沟通也变得简单。

11. 临床质量保障计划更容易实施,在这个计划中,超声心动图可以定期进行随机复查。如果有必要进行咨询,则可通过数字网络与院内院外的同事分享研究结果。

12. 因为医生可将注意力集中在超声心动图检查的重要方面,从而提高超声心动图检查的准确性和可重复性。

13. 因为运动图像可以很容易地加入幻灯片演示中,对医学教育的促进作用更大。

14. 由于研究报告可以很容易和可靠地检索到,医疗法律风险就会就会降低。

由于这些优势,ASE 建议所有的超声心动图检查都应以数字方式进行采集和存储[31]。Mathewson 和他的同事[33]已经证明了超声心动图数字化存取的效率更高,他们对约 750

例儿科超声心动图检查的采集和分析进行了计时。作为一个研究分组，数字采集图像组含有更多的血流动力学测量数据，因此需要更多的采集时间。录像带组的平均采集时间为26.0±8.9分钟，数字采集组的平均时间为28.4±11.5分钟。相比之下，使用数字方法对这些研究的解释更为迅速，录像带的平均解释时间为6.5±3.7分钟，而数字法为4.6±3.9分钟。

图像术语

生成图像

一幅静态超声心动图是由屏幕上的一些点或像素呈现的。图像的分辨率由显示的像素的列数和行数决定，对于医学超声来说，通常为800和600。图像的每个像素由其红色、绿色和蓝色成分描述，并用3个字节的数据表示；每个字节都包含一个从0~255的数字，代表像素的三原色水平。如果这3种原色中的每一种都有可能有256个级别，那么总共有1 680万种颜色(256^3)可以被代表。一段视频片段由一系列按顺序显示的静态图像组成。大多数超声心动图的视频片段每秒约有30帧。如果不使用任何压缩方法，那么超声心动图视频片段的数字存储空间要求就会大。一幅图像需要921 600字节的数据(640列×480行×每像素3字节)。如果采用每秒钟30帧的时间分辨率，那么一个未经压缩的10分钟检查将需要16 588 800 000字节或15.4千兆字节(GB)的存储空间。

临床压缩

由于存储空间要求较大，超声检查必须进行压缩。压缩的两个主要类别是临床和数字压缩。在进行超声心动图检查时，在图像采集过程中可能会获得许多心动周期的图像。在使用录像带技术对检查的模拟信号进行存储时，录像带连续运行，采集了整个检查过程的信号。通过临床压缩，借助储存短的片段来代表相关的超声心动图视图。通常情况下，几秒钟或几个心动周期被记录下来，采用循环播放的形式以供图像解读。临床压缩对超声心动图的解读有影响吗？Haluska和他的同事们报告说[34]，成人超声心动图检查中，录像带与数字化检查的解读结果一致性很高。大多数观察到的不一致差别较小，数字方法报告的数值较小。例如，与录像带相比，数字方法评估的二尖瓣反流(mitral regurgitation，MR)程度较轻。最主要的不一致出现在以下情况时，评估主动脉瓣和二尖瓣(mitral valve，MV)增厚情况以及MR的严重程度时；作者认为主要的不一致是由取样不足而非图像质量造成的。常规采集较长的视频片段不一定能提高数字超声心动图解读的准确性。Shah和他的同事[35]对102名瓣膜反流性疾病患者进行了评估，通过分析1个、2个和3个心动周期的图像，分别比较录像带与数字方式的解读结果。录像带和一个心动周期的数字显示进行比较时，一致性较高。当2个或3个心动周期以数字方式呈现时，一致性没有增加。

数字压缩

数字图像压缩有两种基本类型：无损和有损。无损压缩通过在一个给定的图像数据集中用重复的单一值替换相似值来减小文件。这种类型的数字压缩能够精确地重建数据集，不会导致数据的损失。因为没有数据丢失，所以图像质量也不会下降。创建无损数据集需要强大的算力支持，并可能影响文件操作的速度。无损压缩可使文件大小缩小2/3。相比之下，有损压缩通过永久删除非必要的图像信息来减小图像大小。尽管有损压缩的目标是在不损失图像质量的情况下进行图像压缩，但过度的有损压缩可能会导致图像质量下降。有损压缩可以使图像大小减少20倍。

在对sVHS和数字运动图像专家组1(Moving Pictures Expert Group 1，MPEG-1)格式的图像进行定量测量的比较中，Garcia及其同事[36]证明了线性、面积和多普勒测量方面，两种格式之间的出色一致性。与sVHS图像相比，MPEG-1图像的测量是可重复性好，并提供了更高的图像质量。其他研究也证实了MPEG-1格式的压缩图像的诊断价值[37,38]。Harris和他的同事[39]比较了sVHS和MPEG-2格式压缩图像的质量，并比较了四位检查者的80份匹配检查结果的解读。他们报告的总体一致率为94%。大多数差异(共4%)都很轻微。他们的结论是：MPEG-2压缩格式图像与sVHS图像的解读结果具有很好的一致性。新的压缩方案如MPEG-4，也可以得到类似的高质量压缩图像[40]。

医学标准中的数字成像和通信

随着医学影像使用的增加，开发了图像存储的标准化格式，以便做到采集、存储和分发检查结果的统一。1983年，美国放射学会(American College of Radiology，ACR)和美国国家电气制造商协会(National Electrical Manufacturers Association，NEMA)成立了一个联合委员会，创建了一个用于存储和传输医学图像的标准格式，并于1985年公布。这个最初的协议仅限于单帧灰度图像，并且需要非常特殊的非标准硬件来传输和存储信息。图像是以专用格式存储的；因此，图像的查看很困难。后来，这种格式得到了进一步发展，并更名为DICOM[41]。其目前的版本可以在NEMA的网站上找到；目前使用的是PS3版本。每个DICOM文件都包含文件头和图像数据。文件头数据包含各种患者的人口统计信息、采集参数和图像尺寸。信息化对象的定义指定了数据的来源，决定哪些数据是必需的，哪些是可选的，并定义了数据操作的有效方法。以超声心动图为例，二维、彩色和多普勒超声心动图技术都得到支持。可以得到线性、时间和速度的校准信息。信息可以通过不同的方法进行交换。

图像采集、传输、分析和存储

图像采集

大多数现代超声设备都能以DICOM兼容的格式存储电子研究报告，以便传输到图片存档和通信系统(Picture Archiving and Communication System，PACS)，并具有模态工作列表功能。这种模态的工作列表功能使一台成像设备能够从DICOM工作表服务器上以电子方式获得患者和预定检查的细节。由于图像传输的需要，每台超声机必须进行适当的配置。必须分配给该机器一个适当的应用协议条目(Application Entry，AE)和互联网协议(Internet protocol，IP)地址，这将是该机器在网络上的唯一标识。必须输入网关的IP地址以及PACS和DICOM工作列表服务器的IP地址，机器要通过它进行通信。

在进行检查前，必须正确识别患者。如果超声机上存在模态工作列表，那么患者的信息就已经预先填入了。最基本的检查应包括所有28个ASE/SCA(心血管麻醉师协会)推荐的标准多平面TEE切面，以及合适的多普勒和彩色多普勒频谱图[42,43]。这些图像大多以视频片段的形式被保存，多普勒图像以静态图像的形式被保存。如果条件允许,还应该采集三维图像。对于二维和多普勒频谱图像,用于离线分析的校准信息(如长度、时间、速度)会被自动保存。受限于数据集的大小,通常不具备对三维图像的校准信息及数据集进行修改的能力。因为使用心电图监测,所以可以识别特定数量心动周期的图像片段并自动保存。因为电刀可能会干扰特定数量心动周期的辨别,所以可以改为存储特定的时间段(如1~2秒)内的图像。通常超声心动图检查的数据大小在50~100MB,但还取决于存储的视频片段的时间长短和静态图像的数量。检查结束后,所有的检查信息可以通过局域网(local area network,LAN)传送到PACS服务器上。

研究报告的传输

通常情况下,超声心动图报告会储存在超声设备的内部硬盘中。这些研究报告通常会被保留,直到被终端用户删除。由于存储在超声机器上的研究报告不能通过全局PACS进行访问,因此必须经过传输后集中存储。尽管研究报告可以复制到可移动存储设备上,如数字录像带(digital videodisk,DVD)、光盘(compact disk,CD)、通用串行总线(universal serial bus,USB)设备或磁带,并手动传输到服务器上("sneakernetted"),但通过局域网传输是最有效的。信息交换的速度受限于局域网的传输速度。尽管旧的局域网可提供每秒10Mbps的传输速度,但通常超声设备和PACS服务器之间的传输速度需要达到至少100Mbps。PACS服务器和检查回顾工作站之间的传输速率要达到100Mbps至1Gbps(表14.3)。除了传输速度外,网络结构(如网关、桥接器、交换机、服务器的互联性)对网络的性能也有重要作用。大多数超声设备支持具有自动协商功能的网络交换机,可以快速传输信息。一些老旧的设备可能只支持较低的传输速度和/或效率较低的双工模式,在自动协商模式的交换机上可能无法正常工作。网络连接可能需要进行特定的设置,以便能与这些老旧设备进行通信。

表14.3 50MB大小的研究报告的传输时间

网络连接速度	报告传输时间
28.8kbps 调制解调器	3.9小时
112kbps ISDN	1小时
768kbps DSL或缆线调制解调器	8.6分钟
1.54Mbps T1(中继)线路	4.4分钟
10Mbps 以太网	40秒
100Mbps 以太网	4秒
1Gbps 以太网	0.4秒

DSL,数字用户线路;Gbps,千兆字节每秒;ISDN,综合业务数字网;kbps,千字节每秒;Mbps,兆字节每秒。

Adapted from Thomas JD, Adams DB, Devries S, et al; Digital Echocardiography Committee of the American Society of Echocardiography. Guidelines and recommendations for digital echocardiography. *J Am Soc Echocardiogr*. 2005;18:287-297.

图像存储:图片存档和通信系统服务器

在DICOM工作表服务器创建一个研究项目后,工作表服务器会分配一个采集号。如前所述,该信息被发送到超声机上,但也会被发送到PACS服务器上。重要的人口统计学信息,以及超声心动图检查的细节都被储存起来。检验的细节。检查完成后,研究报告将从超声设备发送到PACS服务器。通常情况下,研究报告会在PACS服务器储存一段时间(几天),然后再被发送到长期存储。在多数情况下,这些数据也会被镜像到一个异地备用服务器进行存储。近期的检查报告(通常是6个月到几年内的)通常被存储在独立磁盘冗余阵列(RAID),以便快速检索数据。而较早的研究(超过几年)则可能存储在价格较低、速度较慢的媒体上,如DVD、数字线性磁带或先进的智能磁带。随着RAID的价格不断下降,更多的检查报告可被存储在这种介质上以便快速访问。

检查报告的分发和分析

专用工作站

对超声检查进行分析的需求在很大程度上取决于医生的工作流程。在典型的心脏麻醉实践中,绝大部分的超声检查都是由医生在检查的时候解读和生成报告。相比之下,大多数门诊超声心动图检查是由技术员操作,并将检查结果传送到数字存储器中。然后再由心脏科医生对这些检查结果进行回顾、分析、解读和生成报告。大多数数字存储解决方案将为图像回顾、分析和报告生成提供专门的工作站。和报告生成的能力,而麻醉医生有权使用这些资源。通常情况下,这些工作站能与PACS服务器快速连接,能够将特定的检查报告传送到工作站以供分析,并且多个检查结果可以同时显示以进行比较。通常情况下,用户可以调整图像配置,也可以进行更进一步的离线图像调整(如亮度、对比度)。视频片段回放的速度可以进行控制,包括开始或停止,并对某一检查的任一片段进行回放。因为图像校准信息已经纳入检查报告中,所以可以进行离线计算。图像或视频片段能以标准的图像或视频文件进行输出,并纳入教学材料中。图像分析工作站可以选装检查报告生成软件。测量结果和定性描述结果可存储于工作站中,以便生成检查报告并对结构化查询语言(structured query language,SQL)数据库进行人群推广,该数据库可用于医疗服务质量改进或医学研究。

检查结果的院外分发

超声心动图图像也可以在院外进行分发。通常情况下,最有效的方法是将最近获得的检查报告镜像到一个单独的服务器上(网络服务器),以应对所有院外检查报告的分发问题。检查报告的分发受到两个基本限制:安全和通信。大多数医疗图像的院外分发使用互联网浏览器应用程序,能够从PACS中检索检查报告,并为用户显示这些检查报告。在美国,一个通过公共互联网能够访问的开放系统可能会对健康保险可携性和责任法案(Health Insurance Portability and Accountability Act,HIPAA)的隐私规定提出挑战。这些医疗信息的安全必须通过以下方式来保证:①登录系统,对访问患者信息的登录人员进行审查;②虚拟个人网络(virtual personal network,VPN),能够通过VPN远程访问医疗机构的LAN。

如前所述,单个检查报告可能有50~100MB大小。如果有高速网络连接(如1Gbp),那么一份50MB的研究报告可以在不到1秒的时间内传输到工作站上(见表14.3)。但是,医院LAN以外的用户通常无法获得这种高速连接。如果要在医院以外获得检查报告,必须使用互联网来下载和查看;传输速度可能会限制检查结果的显示。老式的拨号调制解调器可能需要近4小时才能下载50MB的检查报告,而1.54Mbps的

T1 线路可能需要约 5 分钟。由于网络传输速度的限制,必须在传输前对检查报告进行压缩。最常见的是使用有损压缩。虽然会有一些图像失真,但对于一些诊断性工作来说,图像质量仍然可以接受。实际上是压缩格式的图像文件而不是实际获取的 DICOM 图像原文件通过网络进行传输,所以文件中的校准信息就会丢失;因此,远程的院外超声图像测量和计算可能不切实际。

并发症

术中 TEE 导致的并发症可分为两类:气道和食管的直接创伤和 TEE 的间接影响(框 14.6)。在直接创伤中,可能发生的并发症包括食管出血、灼伤、撕裂、吞咽困难和喉部不适。探头尖端对食管和气道的压迫是导致这些并发症发生的原因。在大多数患者中,探头达到最大弯曲时对食管或气管黏膜施加的压力不会超过 17mmHg,但在极少数情况下,即使在没有食管疾病的情况下,也会出现压力超过 60mmHg 的情况[44]。为了更深入地研究 TEE 对食管的影响,借助动物解剖进行研究。在重量只有 5kg 的狗身上实施心肺转流(cardiopulmonary bypass,CPB)和全身肝素化,探头达到最大弯曲位置并且固定 6 小时后,未发现食管黏膜肉眼可见或显微结构的损伤[45]。

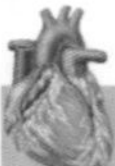

框 14.6 术中经食管超声心动图的并发症

- 直接损伤气道和食管
  - 食管出血、灼烧、撕裂
  - 吞咽困难
  - 喉部不适
  - 菌血症
  - 声带麻痹
- 间接影响
  - 气道操作影响血流动力学和肺部
  - 影响患者护理

在为数不多的有关并发症的报告中,明确证实了 TEE 的食管损伤发生率很低。在一项对 10 000 例 TEE 检查的研究中,有一例下咽部穿孔(0.01%),两例颈部食管穿孔(0.02%),无胃穿孔的病例(0%)[46]。Kallmeyer 及其同事[47]报告了 TEE 相关的并发症发生率和死亡率分别为 0.2% 和 0%。严重的吞咽困难是最常见的 TEE 相关并发症,研究人群的发生率约为 0.1%,牙齿损伤(0.03%),气管内导管异位(0.03%),上消化道出血(0.03%),食管穿孔(0.01%)。Piercy 等[48]报道胃肠道并发症的发生率约为 0.1%,在 70 岁以上的患者和女性患者人群中更易出现。Lennon 等[49]报道的上消化道并发症的发生率为 1.2%,这与某项研究中调查的 516 例心脏手术患者接受 TEE 检查出现相关并发症的发生率是一致的。在这项研究中,0.38% 的患者在早期就出现了并发症的相关表现,而其余的患者则在后期才出现。如果在前进探头时遇到阻力,则应停止对探头的操作,以避免潜在的致命并发症。

食管创伤的另一个可能并发症是菌血症。研究表明,接受上消化道内镜检查或 TEE 检查的患者中,血培养阳性的发生率为在接受上消化道内镜检查的患者和接受 TEE 的患者中,血培养阳性率分别为 4% ~ 13%[50,51]和 0% ~ 17%[52-54]。虽然可能发生菌血症,但并不一定导致心内膜炎。根据美国心脏协会(American Heart Association,AHA)的指南,不推荐常规预防性应用抗生素,但对于植入人工瓣膜或瓣膜存在病变的患者或易患心内膜炎的高危患者,可以选择性应用抗生素[55]。

在早期关于 TEE 的研究中,报道了两名接受神经外科手术的患者出现短暂的声带麻痹,术中患者体位为坐位并且头部最大限度地弯曲,并且应用了加强型气管插管[56]。TEE 探头对喉部产生的压力是导致这一并发症的原因。除了最初这一例的报道,在使用较新的设备后,没有再出现这类问题的报道。

第二类 TEE 相关的并发症包括探头操作所引起的血流动力学和肺部影响,以及 TEE 操作导致的分心从而对患者的管理不到位,这种现象对于 TEE 操作新手来说是普遍存在的。幸运的是,在麻醉的患者中,放置食管探头引起的血流动力学波动是罕见的,而且没有专门针对这一问题的研究。对麻醉医生来说,更重要的是因分神而造成的麻醉管理问题。虽然在文献中鲜有报道,但作者耳闻几例麻醉医生因在 TEE 检查过程中没有注意到气管导管管路断开,以至于出现了血氧饱和度降低的情况。此外,也有报道称,由于专注于超声心动图检查操作,而未及时发现严重的血流动力学异常。显然,新手应在超声心动图检查过程中,获得一名助手的协助,以更好地监护患者。在积累了足够的经验后,将不再需要助手的辅助。确保在超声心动图检查过程中,所有的呼吸和血流动力报警都处于激活状态。文献中报道过,在 TEE 检查过程中,食管听诊器不慎被推入患者的胃中;直到患者出现小肠梗阻时才发现[57]。

安全指南和禁忌证

为持续推进 TEE 的安全性,特提出以下建议。每次插入前应检查探头的清洁度和结构完整性。如果可能的话,还应该检查电绝缘情况。探头应轻轻插入;如果遇到阻力,则应中止操作。应尽量调低换能器的功率,不使用时应将图像冻结。最后,当不进行成像时,探头应置于中立、解锁的位置,以避免对食管黏膜的长期压迫。

带气管插管患者进行 TEE 检查的绝对禁忌证包括食管狭窄、食管憩室、肿瘤、新近的缝合伤口及确诊的食管断裂。相对禁忌证包括有症状的食管裂孔疝、食管炎、凝血功能障碍、食管静脉曲张,以及不明原因的上消化道出血。值得注意的是,尽管有这些相对禁忌证,TEE 仍被用于接受肝移植的患者,而且没有相关并发症的报道[58,59]。

资格认证

在当今时代,遵守医疗专业人员的培训、资格认证、认证和再认证的标准已经变得越来越普遍。虽然有人警告[60]和反对[61],麻醉医生不应在术中进行诊断或对手术决策进行干预,但没有任何内在的理由不让麻醉师为患者提供这种服务。

1990 年,美国医师协会、美国心脏病学院(American College of Cardiology,ACC)和 AHA 的一个特别小组制订了超声心动图的初步通用指南[62]。ASE 也对超声心动图的培训提出了建议,并推出了测定相关能力的自我评估测试。这些组织建议将超声心动图的能力分为三个等级,并规定了达到每个等级要求的最少病例数:第一级为初步了解及掌握适应证(120 例二维和 60 例多普勒);第二级为独立完成检查并对结果进行解读(240 例二维和 180 例多普勒);第三级为对别人进行指导和培训(590 例二维和 530 例多普勒)[61,63]。然而,这些指南的指导意义是有限的,因为它们不是基于客观数据或所达成目标来制订的。此外,由于不同个体的学习速度不同,达到这些标准并不能确保具备相应能力,达不到这些标准也不能否定已具备相应能力。

与详细地了解超声心动图各个方面相比,在特定的环境中(如围手术期)借助有限的临床应用案例(如判断室壁运动状况、整体心脏功能、MR 严重程度),反而能更有效地实现对超声心动图的熟练掌握。美国麻醉师协会(American Society of Anesthesiologists,ASA)和 SCA 共同制订了一份关于围手术期 TEE 的实践参数指南[64,65]。随后,SCA 成立了围手术期 TEE 认证工作组,以制订 TEE 基础能力认证流程,并为 SCA/ASA 实践指南所指出的 TEE 高级能力认证提供展示平台。1998 年,国家超声心动图委员会正式成立。目前,围手术期经食管超声心动图检查(perioperative transesophageal echocardiography examination,PTEeXAM)有两个级别的执照认证:基础和高级。基础级别仅限于"……在麻醉科的常规工作中进行非诊断性监测"。相比之下,高级认证允许"……利用围手术期 TEE 的全部诊断潜力,包括指导手术决策过程"。两种认证都要求:①持有行医执照;②在某一医学领域获得有效的执照认证,如麻醉学;③合并有心血管疾病外科患者的围手术期管理方面的培训和/或经验。基础级认证要求对 150 例超声心动图检查进行研读(其中 50 例需要在指导医生的监督下进行),并通过基础或高级的 PTEeXAM;高级认证需要对 300 例超声心动图检查进行研读(其中 150 例需要在指导医生的监督下进行),并通过基础或高级的 PTEeXAM。

培训和质量保证

TEE 培训应该从一个专门的培训期开始。这种培训在心脏麻醉住院医培训期间最易完成,但也可以在研究生阶段完成。这一培训目标可以通过教师辅导、科学的课程回顾、自学教学视频、互动学习项目以及参加超声心动图阅读会等措施来实现[66,67]。通常情况下,这一培训过程中,麻醉医生可以与心脏科医生建立互学互助关系,麻醉医生可以教授其气道管理的基础知识、外科医生对于生理变化的考量,以及局部麻醉药的使用;同时可以向心脏科医生学习超声心动图的原理。

2006 年,ASE 和 SCA 提出了推进围手术期 TEE 质量改进的指南[68]。指南的最低限度要求为:每例超声心动图检查都应以标准化的方式进行记录,并出具书面报告,在与麻醉和外科医生讨论后,将书面报告纳入患者的病历。尽管超声图像可以被复制并被保存于患者病历中,但 ASE 明确建议所有超声检查均应以数字形式获取和保存[31]。应仔细记录并发症的发生。为了确保获得合适的图像并且对图像的解读是正确的,应定期对检查结果进行回顾。回顾的内容应包括超声检查适应证和知情同意的书面记录,超声系统的合理应用,图像平面的对于信息的呈现是否准确完整,以及评估存储的图像是否支持书面报告的记载[68]。这种回顾过程为心脏科医生和麻醉科医生提供了合作的机会,并且使这种合作富有成效。

实践参数

2010 年,ASA 和 SCA 经食管超声心动图协作组更新了 1996 年的围手术期 TEE 使用指南[64,65]。这些指南的主要变化是建议对所有接受心脏或胸主动脉手术的成年患者,在没有 TEE 禁忌证的情况下,都应进行围手术期 TEE 检查。所有患者都应进行完整的 TEE 检查,其目的如下:①确认和完善术前诊断;②发现新的病理情况;③相应调整麻醉和手术计划;④评估手术干预的结果。

对于导管室的患者,使用 TEE 可能是有益的。特别是在经导管的瓣膜置换和成型以及经导管心内介入操作时,顾问委员会和 ASA 成员都认为应该使用 TEE。在非心脏手术中,TEE 的应用对确诊或疑似合并心血管病变的患者可能是有益的,因为此类患者合并的心血管疾病可能会导致严重的血流动力学、肺部或神经系统的功能异常。在危及生命的循环不稳定情况下,TEE 仍然是适用的。对于危重患者,顾问委员会和 ASA 成员也持类似观点。可以借助 TEE 获取诊断信息,以期改变患者的管理策略。特别是在重症监护室,当经胸超声图像质量不佳或不能及时获得其他诊断手段时。

Minhaj 等[69]发表的一项研究发现,在心脏手术中常规使用 TEE 能够发现术前未发现的心脏病理状况从而改变 30% 患者的诊断,继而导致 25% 的患者手术方案改变。Eltzchig 等[70]在一个更大规模的队列研究中进一步证实了这一发现,显示围手术期 TEE 的应用可以改善患者预后。该组研究人员报告说,在连续的 12 566 例 TEE 检查中,有 7% 的患者的手术决策受其影响被改变。围手术期 TEE 的应用经常会影响联合手术(冠状动脉旁路移植术、瓣膜手术)的手术决策。所有接受 TEE 检查的队列研究人群中,由于术中 TEE 的检查结果直接导致 0.05% 的手术被取消的。

实践指南是系统化梳理证据之后提出的建议,在医疗决策中发挥辅助作用。根据临床需要和受限于条件,这些建议可以被采纳、修改或拒绝。实践指南不是作为标准或硬性要求,同时使用遵循指南并不能保证达到任何预期的效果。随着医学知识、技术和工艺的发展,实践指南会定期进行修订。对当前文献的分析和专家意见的综合,公开论坛的评论和临床可行性数据是制订指南的基础。

插入探头的技术

麻醉医生可能需要为清醒或麻醉的患者插入 TEE 探头。清醒状态下的插入技术与清醒状态下的上消化道内镜检查相似,应在患者空腹时进行。使用牙垫也很重要。探头的插入通常需要口腔和咽部的表面麻醉和适度的镇静。探头要充分润滑,插入前要测试方向控制功能。绝大多数患者都能通过吞咽动作来帮助探头通过咽部。然而,TEE 探头可能会使麻醉诱导时的气道管理变得棘手。因此,大多数麻醉医生在气管插管后插入 TEE 探头。在插入探头前通过抽吸排空胃部的气体,可以提高图像质量。

麻醉患者中,TEE 探头通过口腔和咽腔时可能会遇到挑战。通常的技术是将充分润滑的探头置于口咽腔的后部,换能器指向前下方。将控制手柄和探头的近端绕过操作者的颈部和肩部以达到稳定探头位置的目的。然后,操作者将左手拇指插入牙齿后面,用手指抓住下颌下区,然后轻轻地将下颌骨抬高。随着探头的前进,会遇到轻微但均匀的阻力,直到探头尖端通过咽下括约肌后阻力消失,这一阻力消失的深度在新生儿中距嘴唇约 10cm,在成人中距嘴唇约 20cm。可以在超声心动图图像的引导下,对探头进行进一步的调节。

TEE 探头插入困难的原因可能是探头尖端受阻于梨状窝、会厌谷、舌后部或食管憩室。气管导管套囊的过度充气也可能阻碍探头的通过。通过改变颈部位置,重新调整 TEE 探头的位置,抬高下颌角以增加下颌的推力可能有助于探头的通过。也可以在喉镜的辅助下插入探头。遇到阻力时探头不应强行通过,这可能会导致气道创伤或食管穿孔。

全面的术中多平面超声心动图检查

在过去的 30 年里,围手术期 TEE 作为一种血流动力学监测和诊断工具,已受到越来越多人的认可。1993 年,ASE 成立了术中超声心动图委员会,以应对快速增长的围手术期 TEE 应用的相关问题,以及应对 TEE 应用对麻醉和手术决策产生的重要影响。1997 年,该委员会成员与 SCA 一起,决定制订 ASE/SCA 全面的术中多平面 TEE 检查的相关指南[42],其中包括一套被集体认可的标准 20 个解剖学横断面视图和相应切面的命名。正如 1999 年发表的初始版本所指出的那样[42],制订这些指南是为了:

1. 提供一个框架,用来发展必要的知识和技能,从而促进术中 TEE 的培训。

2. 提高和改善每个 TEE 检查个案的操作技术质量和检查完整性。

3. 促进各医疗中心间术中超声心动图数据的交流,为多中心协作提供基础。

4. 规范术中超声心动图数据的描述,从而促进高效、快速的标记、存储和分析系统的工业化发展。

2014 年,ASE 和 SCA 更新了关于进行全面 TEE 检查的建议,其中包括 28 个推荐解剖切面视图[43]。这份更新的建议制订的初衷是考虑到 TEE 不仅在手术中应用,其应用范围已扩展至重症监护室、导管室和门诊。随着 TEE 的广泛应用,其作为心脏功能的监测工具及介入操作的影像引导功能逐渐被人们所重视。因此,心脏外科医生、麻醉医生、心脏介入医生和临床心脏医生都更加重视 TEE 作为诊断心脏病理状况、监测心脏功能和指导介入手术的工具。

术中 TEE 检查指南并不是要包罗万象,而是要为正常患者的心脏和大血管解剖结构进行系统而完整的检查提供一个框架,并作为以后图像比较的基准[42,43]。虽然最新的全面 TEE 检查指南提出了一个建议的图像采集方案,但该指南的作者也意识到,依据不同的适应证,采集图像的顺序和数量可能也不同。因此,对于适当的患者建议进行全面的术中 TEE 检查,包括心内和心外解剖结构的描述,先天性心脏缺陷的描述,以及定性和定量的多普勒分析。理想情况下,一个完整的术中 TEE 检查不仅可以提供与特定诊断相关的信息,而且还能发现可能对围手术期管理有重大影响的意外发现(如卵圆孔未闭、心房血栓、严重的主动脉粥样硬化)。

多平面 TEE 探头操作:描述性术语和技术

要想获得全面的术中多平面 TEE 检查结果,需要对探头操作的术语和技术具备基本的理解(图 14.11)。高效的探头操作可以最大限度地减少食管损伤,并有利于获取和快速扫查二维图像。水平成像平面是以门牙为参照,通过在食管内的不同深度上下移动 TEE 探头获得的(近端和远端)(食管上段,20~25cm;食管中段,30~40cm;TG,40~45cm;TG 深段,45~50cm)。通过手动将探头转向患者的左侧或右侧来获得垂直成像平面。通过手动旋转探头手柄上的两个控制轮中的一个,使探头尖端向左或向右或向前或向后弯曲,可以进一步调整成像平面。多平面探针可以进一步促进对复杂的解剖结构的探查。复杂的解剖结构,如中枢神经系统,因为它允许探针的轴向旋转达 180°。多平面探头可以进一步辅助复杂的解剖结构的检查,如二尖瓣,因为它能在不对探头进行任何手动操作的情况下使成像平面轴向旋转 180°。

全面的术中 TEE 检查:成像平面和结构分析

左心室和右心室

对左心室的整体和局部功能应进行仔细检查,借助于多个成像平面、不同的成像深度、不同的旋转方向和角方向(图 14.12)。尽管已经建立了评估局部心室功能的 17 节段模型(图 14.13),原先的全面术中 TEE 检查提出了局部功能的评估方案,需要用系统的方法来评估 16 个独立的左心室节段:6 个基底段、6 个中段和 4 个心尖段(见图 14.13)[42,43,71]。对

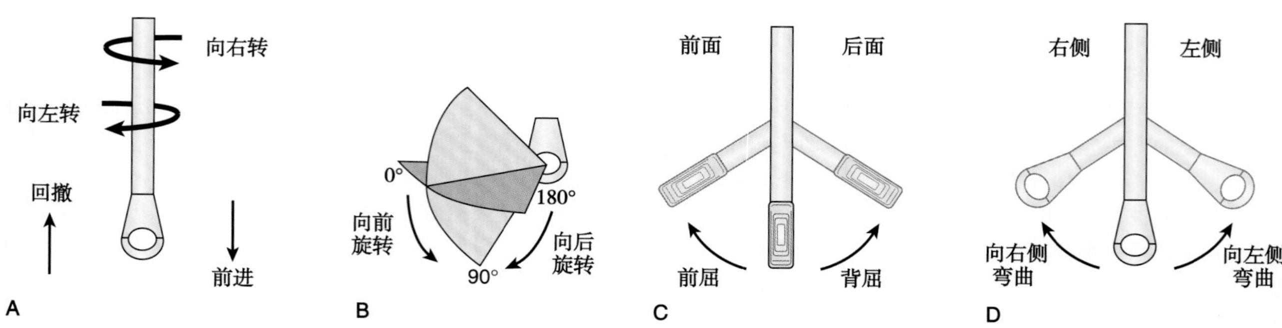

图 14.11 调整探头的方法。(A)探头在食管内的移动。(B)通过旋转晶体获得不同的扫描角度。(C)探头前部向前和向后移动。(D)探头前部的侧向移动

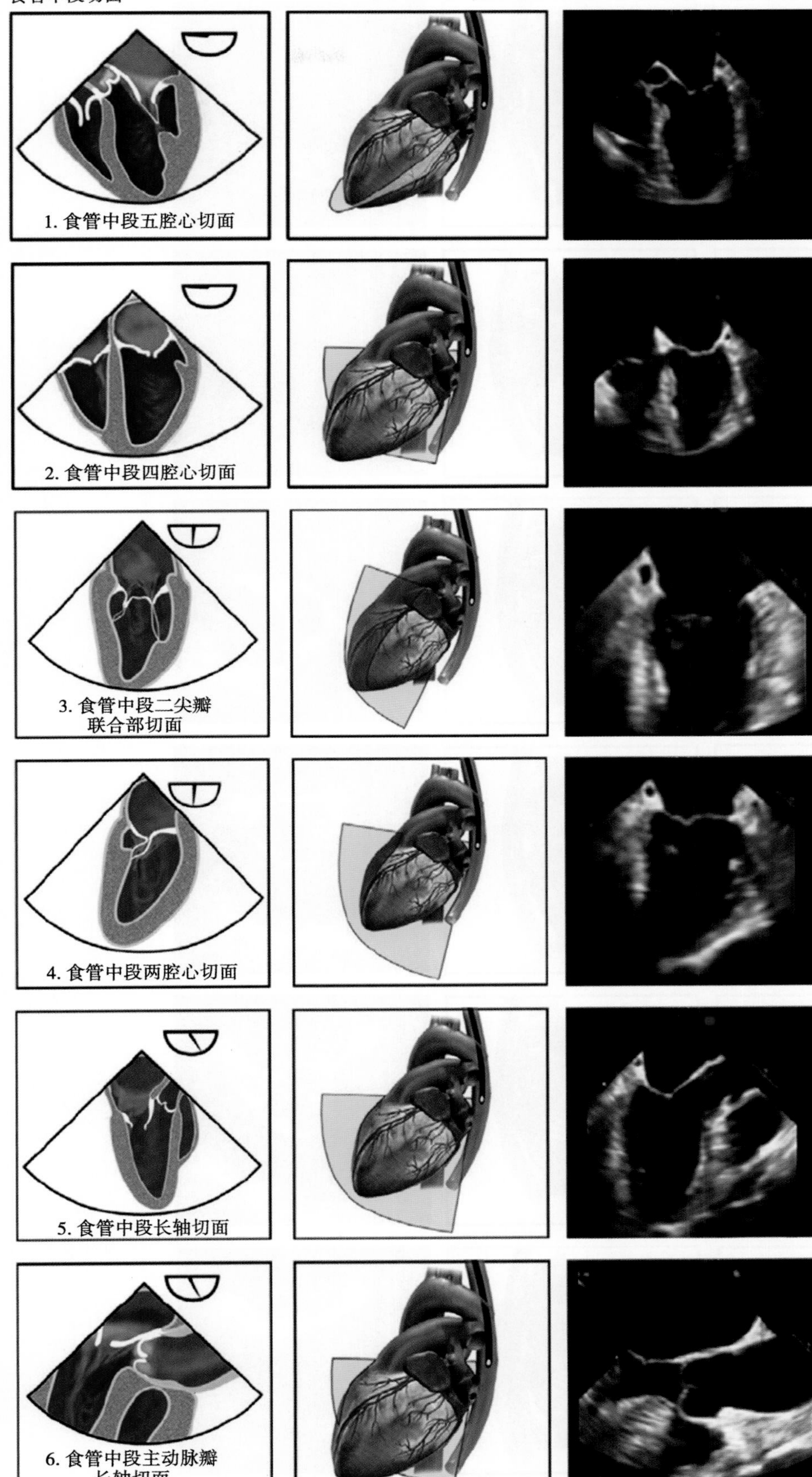

图 14.12 全面检查的示意图。(From Hahn RT, Abraham T, Adams MS, et al. Guidelines for performing a comprehensive transesophageal echocardiographic examination: recommendations from the American Society of Echocardiography and the Society of Cardiovascular Anesthesiologists. J Am Soc Echocardiogr. 2013; 9: 921-964.)

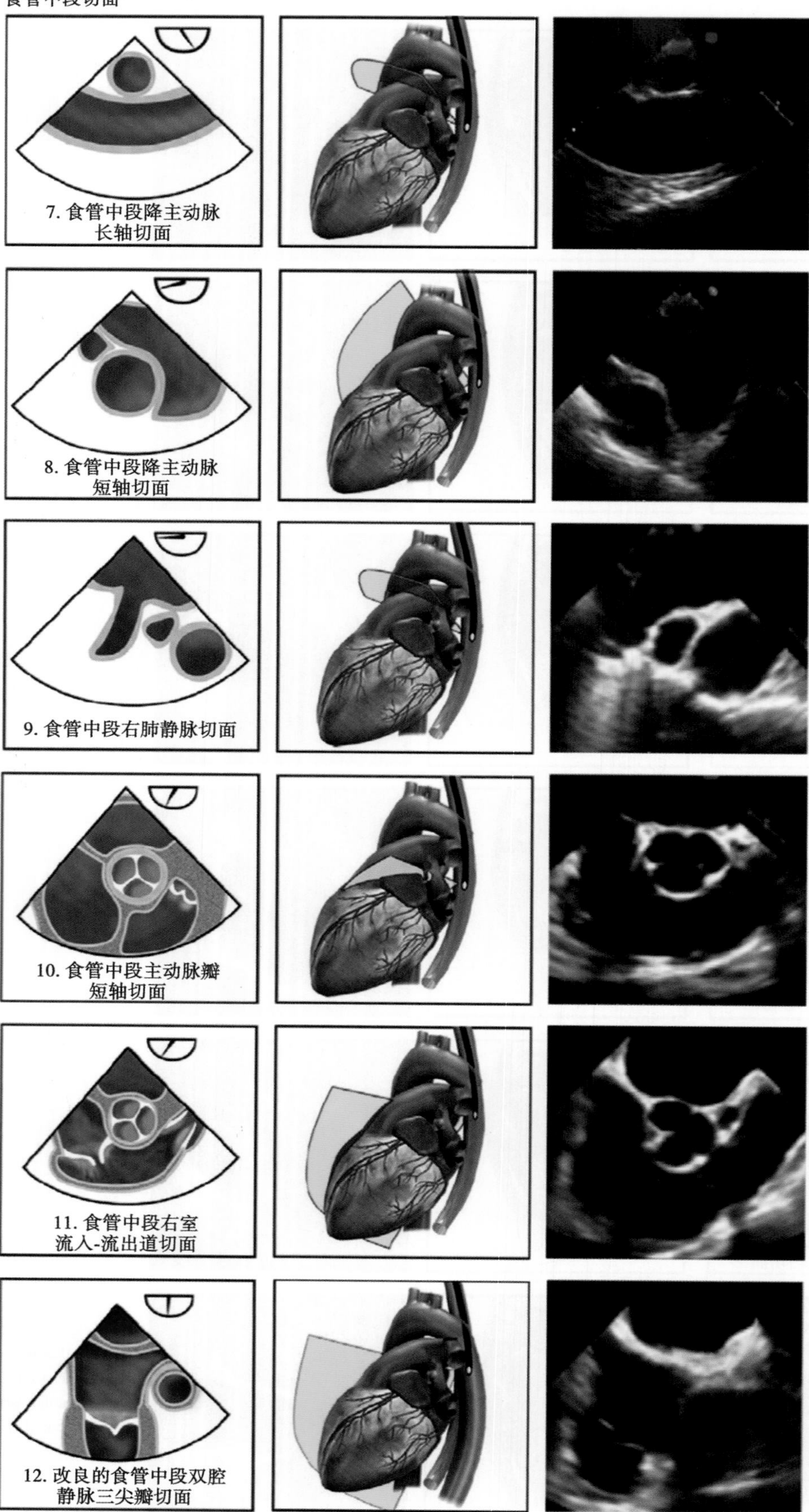
食管中段切面
7. 食管中段降主动脉
长轴切面
8. 食管中段降主动脉
短轴切面
9. 食管中段右肺静脉切面
10. 食管中段主动脉瓣
短轴切面
11. 食管中段右室
流入-流出道切面
12. 改良的食管中段双腔
静脉三尖瓣切面

图 14.12(续)

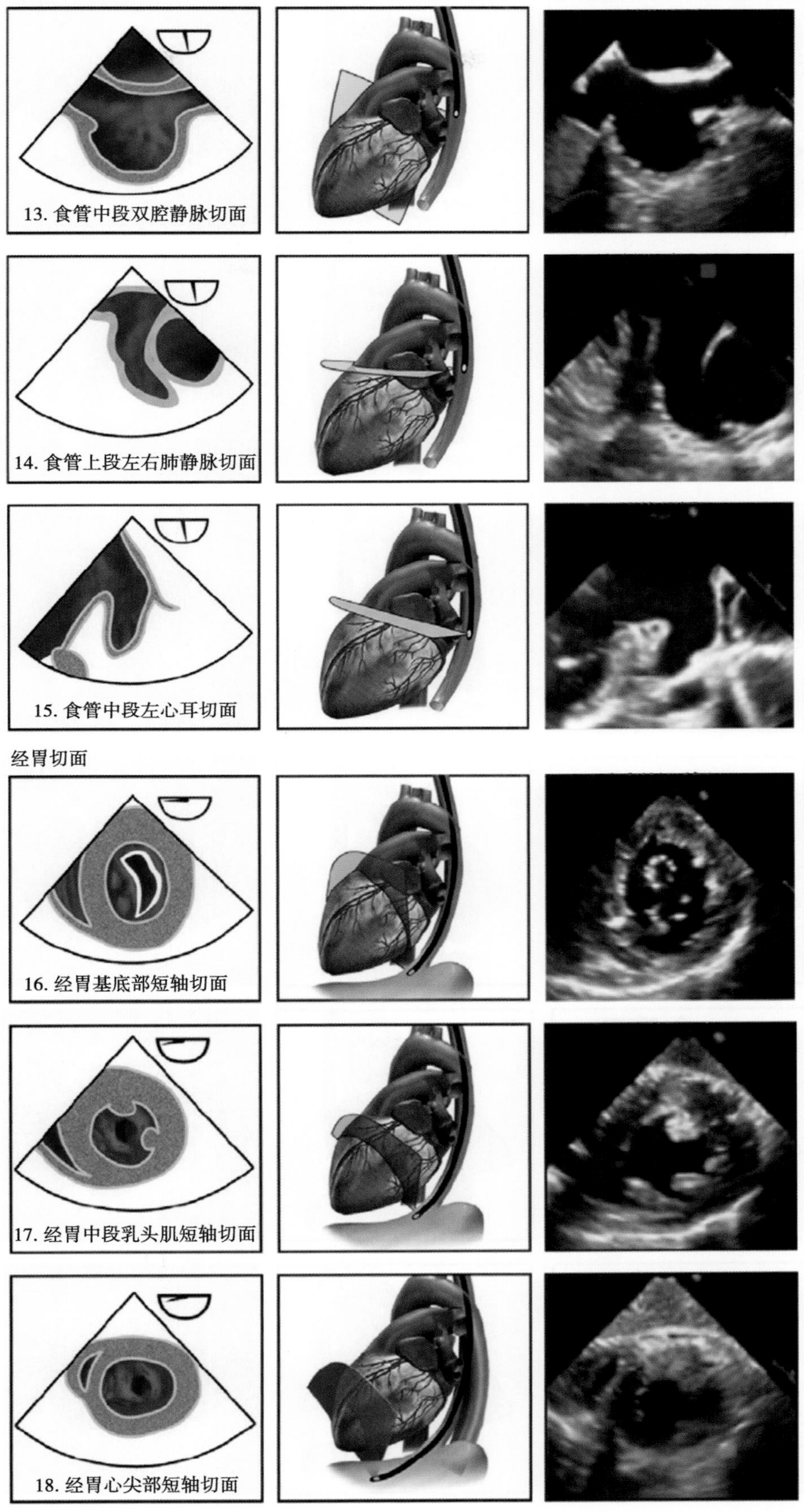
食管中段切面
13. 食管中段双腔静脉切面
14. 食管上段左右肺静脉切面
15. 食管中段左心耳切面
经胃切面
16. 经胃基底部短轴切面
17. 经胃中段乳头肌短轴切面
18. 经胃心尖部短轴切面

图 14.12(续)

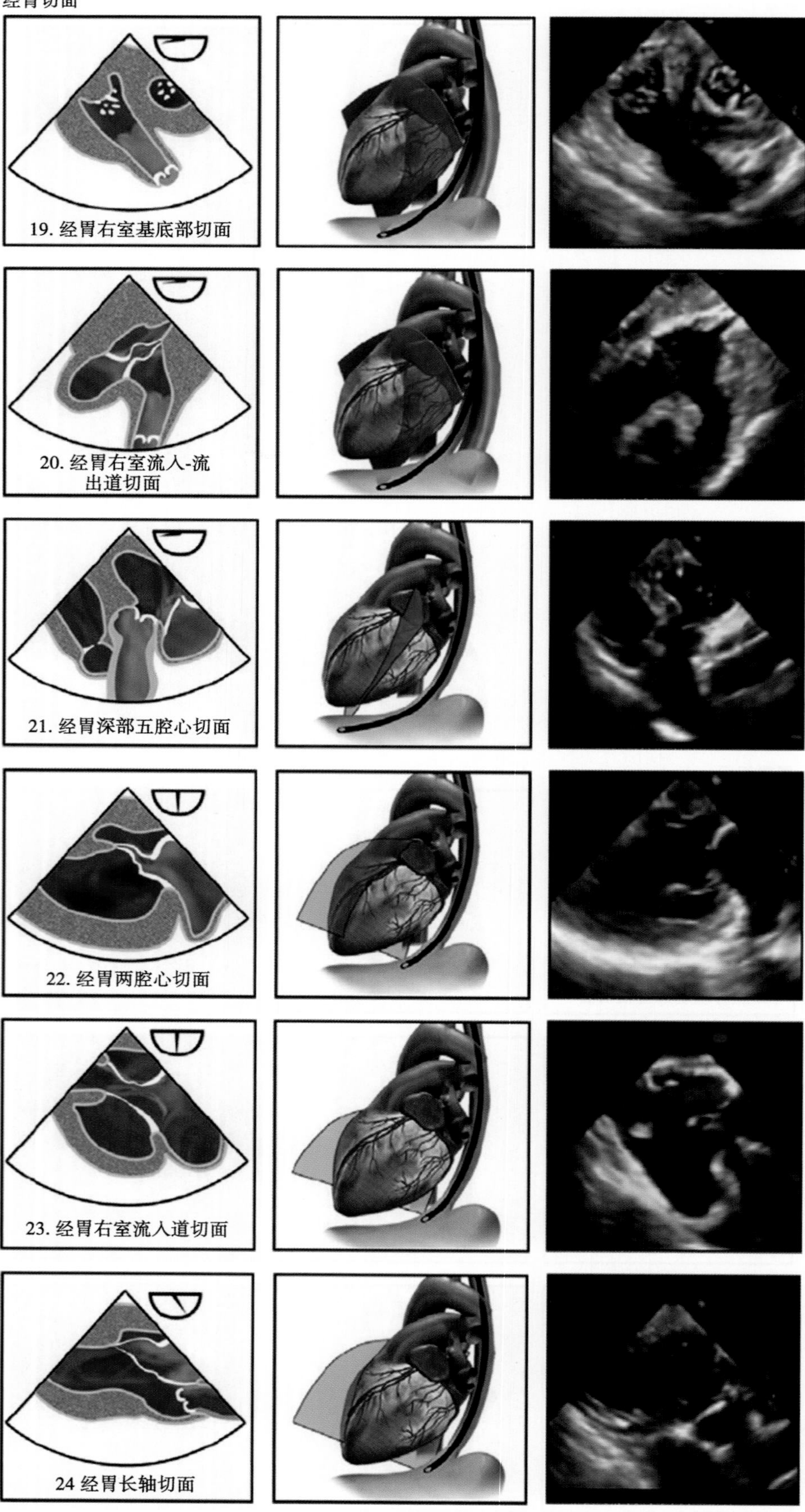
经胃切面
19. 经胃右室基底部切面
20. 经胃右室流入-流出道切面
21. 经胃深部五腔心切面
22. 经胃两腔心切面
23. 经胃右室流入道切面
24 经胃长轴切面

图 14.12(续)

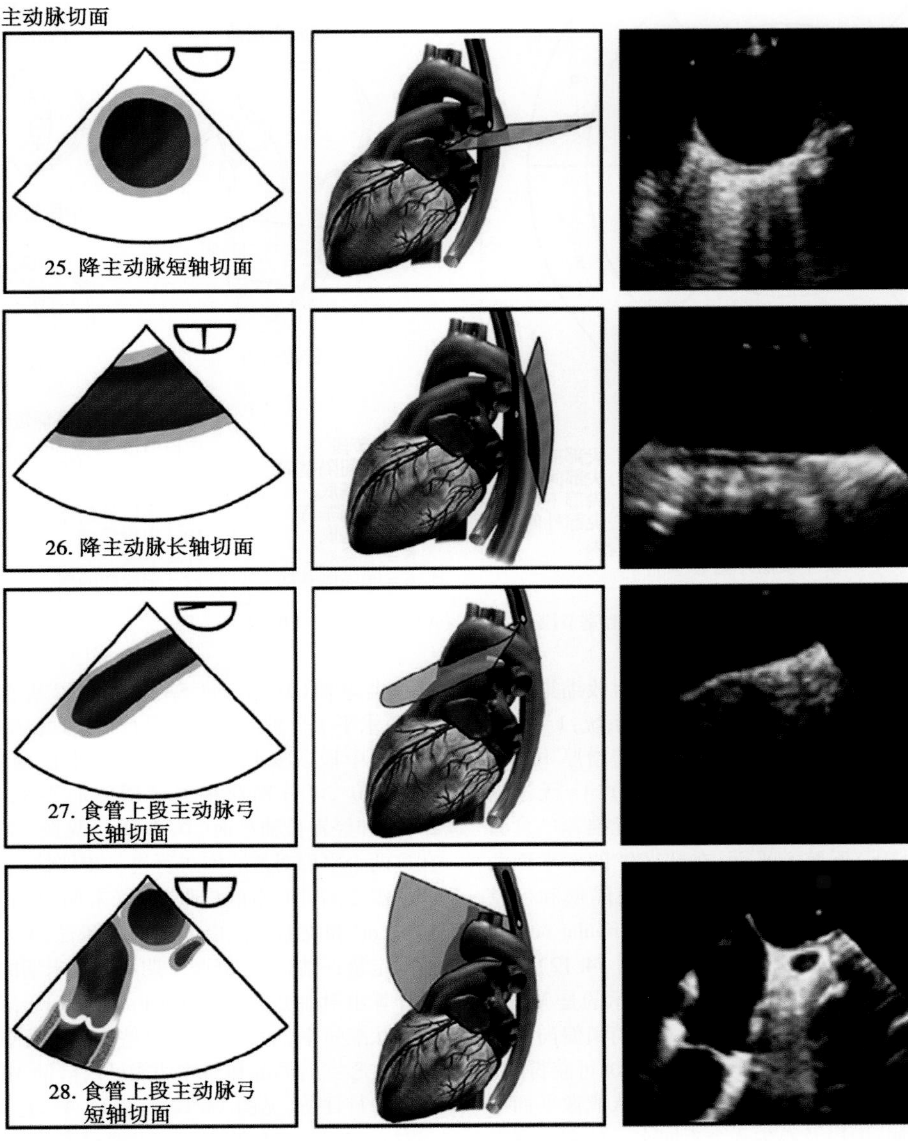
主动脉切面
25. 降主动脉短轴切面
26. 降主动脉长轴切面
27. 食管上段主动脉弓长轴切面
28. 食管上段主动脉弓短轴切面

图 14.12(续)

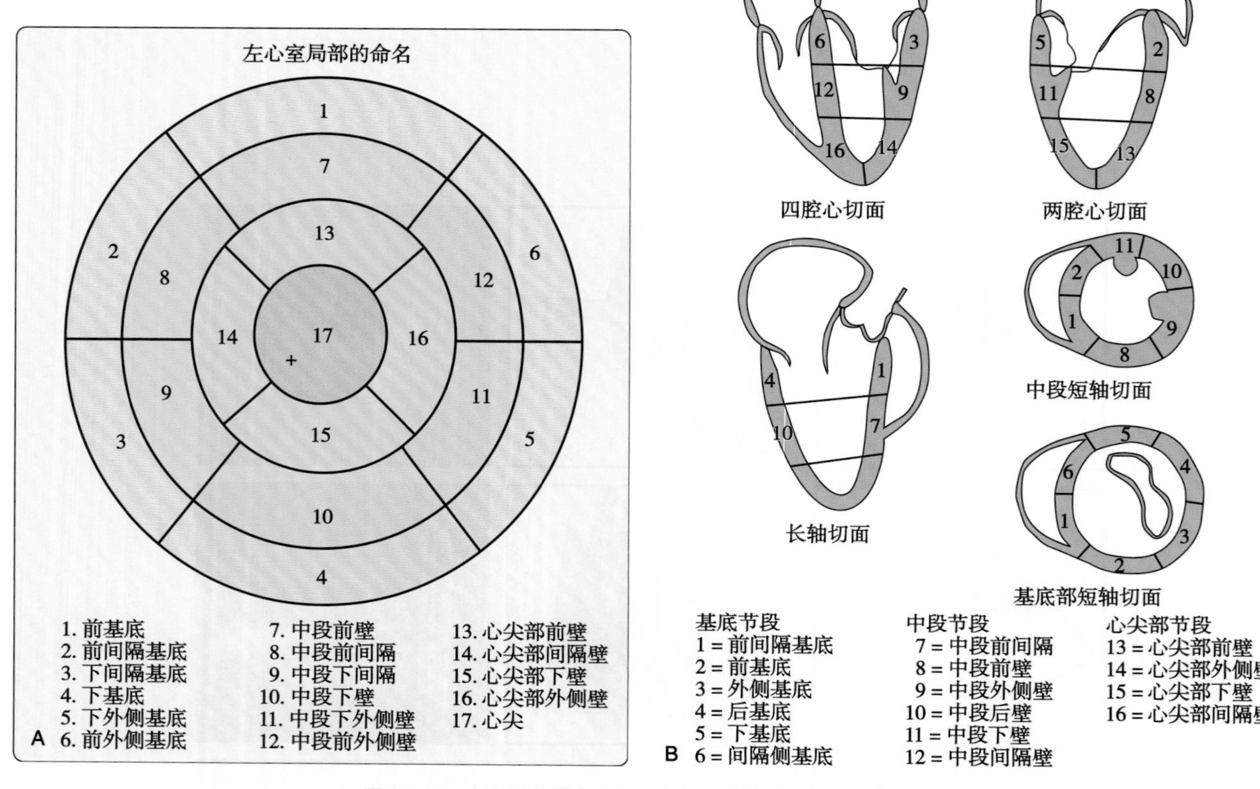

图 14.13 左心室节段命名法。(A)17 个节段。(B)16 个节段

节段功能的分析是基于定性的视觉评估,包括对收缩期左心室壁厚度和运动(心内膜边界的偏移)的评分系统:1=正常(室壁增厚>30%);2=轻度运动功能减低(室壁增厚 10%~30%);3=严重运动功能减低(室壁增厚<10%);4=无运动(室壁无增厚);5=运动障碍(矛盾运动)。最近推荐的食管中段(midesophageal,ME)五腔心平面,在 0~20°的多平面角度内,能够观察从基底部到心尖部的左心室间隔壁和侧壁(略微靠前)的情况,以及左心室流出道(left ventricular outflow tract,LVOT)、右心室和两个心房(表 14.4;见图 14.12)。稍微前进 TEE 探头,LVOT 从图像中消失,此时显示的是 ME 四腔心平面(见图 14.12 和表 14.4),显示出一个稍稍偏向中下的平面。TEE 探头多平面角度旋转至约 80°~100°可获得 ME 两腔心切面(见图 14.12 和表 14.4),右侧心腔从成像平面中消失,但可观察到基底、中段及心尖 3 个不同水平的左心室下壁和前壁。多平面角度增大到 120°~160°可得到 ME 长轴(ME long-axis,LAX)平面(见图 14.12 和表 14.4),可以评估余下的左心室前间隔壁和下侧壁(后部)节段。与真正的水平面相比,左心室的方向通常指向下,因此探头尖端可能需要轻微后屈,以使左心室的投影缩减最小。多平面角度为 0°~20°时,可获得经胃中段乳头肌短轴平面(TG mid-SAX)(见图 14.12 和表 14.4),此平面是监测左心室功能最常用的切面,因为它可以在中段乳头肌水平,评估由相应的冠状动脉(右冠状动脉、左旋支动脉和左前降支动脉)供应的左心室节段的运动情况。还可以在该平面对心包积液进行定性和定量的评估。在 TG 成像的深度,前进或回撤探头,可以在相应的经胃心尖短轴(TG apical SAX)和经胃基底部短轴(TG basal SAX)水平上分别对左心室进行评估(见图 14.12 和表 14.4)。在经胃中段乳头肌水平,调整多平面角度至 80°~100°或 90°~120°,可分别获得经胃两腔心平面(见图 14.12 和表 14.4)和经胃长轴平面(TG LAX)(见图 14.12 和表 14.4),可在这两个平面对左心室进行进一步评估。全面的左心室功能评估需要测量心室的扩张(舒张末期>6cm),肥厚(舒张末期>1.2cm)和收缩力。借助平面测量法,对心室功能进行更全面的定量评估,测定舒张末期和收缩末期的心室面积,从而可以计算出射血分数(ejection fraction,EF)、心室容积、CO 和平均环状缩短率,下文会针对这些指标进行更深入的介绍。

右心室的局部和整体功能可以借助 ME 五腔心和四腔心切面进行评估(见图 14.12 和表 14.4),这两个切面可以观察到右心室间隔壁和游离壁。虽然对于右心室游离壁还没有制订节段性评估方案,但可以对间隔壁进行节段性评估。将探头向右转,在 ME 的深度略微前进探头,可以观察到三尖瓣(tricuspid valve,TV)、冠状窦(coronary sinus,CS)和右心室(right ventricle,RV)心尖部。将探头多平面角度旋转至 60°~90°,可看到食管中段右心室流入-流出道平面(ME RV inflow-outflow view)(见图 14.12 和表 14.4),此平面中主动脉瓣(aortic valve,AV)位于图像中央,而右心房(right atrium,RA)、TV、RV 下游离壁、右心室流出道(right ventricular outflow tract,RVOT)、肺动脉瓣(pulmonic valve,PV)和主肺动脉(pulmonary artery,PA)围绕在 AV 周围。这一平面中多普勒波束的方向是最佳的,可用于 TV 的评估;也可借助此平面指导 PA

表 14.4 全面的术中经食管超声心动图

切面	食管中段五腔心切面
多平面角度	0~20°
解剖结构	左室流出道 左心室和左心房 右心室和右心房 二尖瓣和三尖瓣 房间隔和室间隔
临床应用	评价心室功能:整体与局部 心腔内团块:血栓、肿瘤、空气;异物 二尖瓣和三尖瓣的评估:病理和生理情况 先天性或获得性的房间隔/室间隔缺损 肥厚性梗阻型心肌病的评估 心室舒张功能评估:通过跨二尖瓣或肺静脉血流多普勒血流图的分析 心包的评估:心包炎、心包积液
切面	食管中段四腔心切面
多平面角度	0~20°
解剖结构	左心室和左心房 右心室和右心房 二尖瓣和三尖瓣 房间隔和室间隔 左肺静脉 右肺静脉 冠状窦
临床应用	评价心室功能:整体与局部 心腔内团块:血栓、肿瘤、空气;异物 二尖瓣和三尖瓣的评估:病理和生理情况 先天性或获得性的房间隔/室间隔缺损 肥厚性梗阻型心肌病的评估 心室舒张功能评估:通过跨二尖瓣或肺静脉血流多普勒血流图的分析 心包的评估:心包炎、心包积液 冠状窦的评估:冠状窦置管、继发于永存左上腔静脉的扩张
切面	食管中段二尖瓣联合部切面
多平面角度	60°~70°
解剖结构	左心室和左心房 二尖瓣
临床应用	评价左心室功能:整体与局部 左心室与左心房内团块:血栓、肿瘤、空气;异物 二尖瓣的评估:病理和生理情况 心室舒张功能评估:通过分析跨二尖瓣多普勒血流图
切面	食管中段两腔心切面
多平面角度	80°~100°
解剖结构	左心室、左心房、左心耳 二尖瓣 左肺静脉 冠状窦
临床应用	评价左心室功能:整体与局部 左心室与左心房内团块:血栓、肿瘤、空气;异物 二尖瓣的评估:病理和生理情况 心室舒张功能评估:通过分析跨二尖瓣和肺静脉多普勒血流图 冠状窦的评估:冠状窦置管、继发于永存左上腔静脉的扩张
切面	食管中段长轴切面
多平面角度	120°~160°
解剖结构	左心室和左心房 左心室流出道 主动脉瓣 二尖瓣 升主动脉
临床应用	评价左心室功能:整体与局部 左心室与左心房内团块:血栓、肿瘤、空气;异物 二尖瓣的评估:病理和生理情况 心室舒张功能评估:通过分析跨二尖瓣多普勒血流图 主动脉瓣的评估:病理和生理情况 升主动脉病理情况评估:粥样硬化、动脉瘤、夹层 肥厚性梗阻型心肌病的评估
切面	食管中段主动脉瓣长轴切面
多平面角度	120°~160°
解剖结构	主动脉瓣 近端升主动脉 左心室流出道 二尖瓣 右肺动脉
临床应用	主动脉瓣的评估:病理和生理情况 升主动脉病理情况评估:粥样硬化、动脉瘤、夹层 二尖瓣的评估:病理和生理情况
切面	食管中段升主动脉长轴切面
多平面角度	100°~150°
解剖结构	升主动脉 右肺动脉
临床应用	升主动脉病理情况评估:粥样硬化、动脉瘤、夹层 顺行性灌注心脏停搏液的评估 肺动脉的栓子、血栓
切面	食管中段升主动脉短轴切面
多平面角度	0~60°
解剖结构	升主动脉 上腔静脉(短轴) 肺动脉主干 左肺动脉 右肺动脉 肺动脉瓣
临床应用	升主动脉病理情况评估:粥样硬化、动脉瘤、夹层 肺动脉瓣的评估:病理和生理情况 肺动脉栓子、血栓的评估 上腔静脉病理情况评估:血栓、静脉窦型房间隔缺损 肺动脉导管的放置

续表

切面	食管中段右肺静脉切面	切面	食管中段双腔静脉切面
多平面角度	0~30°	多平面角度	80°~110°
解剖结构	中段升主动脉 上腔静脉 右肺静脉	解剖结构	左、右心房 上腔静脉(长轴) 下腔静脉开口:前进探头并向右转,可看到下腔静脉长轴、肝脏、肝静脉和门静脉 房间隔 右肺静脉:向右转探头 冠状窦和冠状窦瓣 腔静脉瓣
临床应用	升主动脉夹层、动脉瘤、斑块 上腔静脉血栓 右肺静脉多普勒血流速度	临床应用	左、右心房内团块:血栓、栓子、空气、肿瘤、异物 上腔静脉的病理情况:血栓、静脉窦型房间隔缺损 下腔静脉的病理情况:血栓、肿瘤 股静脉导管的放置 冠状窦内导管的放置 右肺静脉的评估:肺静脉异位引流、左室舒张功能的多普勒评估 先天性或获得性房间隔缺损的评估 心包积液的评估
切面	食管中段主动脉瓣短轴切面	切面	食管上段左、右肺静脉切面
多平面角度	30°~60°	多平面角度	90°~100°
解剖结构	主动脉瓣 房间隔 冠状动脉开口和冠状动脉 右室流出道 肺动脉瓣	解剖结构	肺静脉 肺动脉 升主动脉
临床应用	主动脉瓣的评估:病理和生理情况 升主动脉病理情况评估:粥样硬化、动脉瘤、夹层 左、右心房内团块:血栓、栓子、肿瘤、空气、异物 先天性或获得性房间隔缺损的评估	临床应用	肺静脉病理情况评估 升主动脉瘤、夹层的评估 肺静脉血栓、栓子的评估
切面	食管中段右心室流入-流出道切面	切面	食管中段左心耳切面
多平面角度	60°~90°	多平面角度	90°~110°
解剖结构	右心室和右心房 左心房 三尖瓣 主动脉瓣 右心室流出道 肺动脉瓣和肺动脉主干	解剖结构	左肺静脉 左心耳
临床应用	右心室和左、右心房内团块:血栓、栓子、肿瘤、异物 肺动脉瓣和瓣下结构评估:病理和生理情况 肺动脉导管的放置 三尖瓣:病理和生理情况 主动脉瓣:病理和生理情况	临床应用	左肺静脉多普勒血流速度评估 左心耳血栓
切面	改良的食管中段双腔静脉三尖瓣切面	切面	食管中段升主动脉短轴切面
多平面角度	50°~70°	多平面角度	0~60°
解剖结构	左、右心房 上腔静脉(长轴) 下腔静脉开口 房间隔 右肺静脉 冠状窦和冠状窦瓣 腔静脉瓣 三尖瓣	解剖结构	升主动脉 上腔静脉(短轴) 肺动脉主干 左肺动脉 右肺动脉 肺动脉瓣
		临床应用	升主动脉的病理情况:粥样硬化、动脉瘤、夹层
		切面	经胃基底部短轴切面
		多平面角度	0~20°
		解剖结构	左、右心室 二尖瓣 三尖瓣
临床应用	左、右心房内团块:血栓、栓子、空气、肿瘤、异物 上腔静脉的病理情况:血栓、静脉窦型房间隔缺损 下腔静脉的病理情况:血栓、肿瘤 股静脉导管的放置 冠状窦内导管的放置 右肺静脉的评估:肺静脉异位引流、左室舒张功能的多普勒评估 先天性或获得性房间隔缺损的评估 心包积液的评估 三尖瓣狭窄、反流的评估,利用反流法估测肺动脉压	临床应用	二尖瓣的评估(鱼嘴图):生理和病理情况 三尖瓣的评估:生理和病理情况 左心室基底部功能评估 右心室基底部功能评估

续表

切面	经胃中段乳头肌切面
多平面角度	0~20°
解剖结构	左、右心室 乳头肌
临床应用	左、右心室中段局部和整体功能评估 心腔内容量状态
切面	**经胃心尖部短轴切面**
多平面角度	0~20°
解剖结构	左、右心室
临床应用	左、右心室心尖部局部功能评估 室壁瘤的评估
切面	**经胃右心室基底部切面**
多平面角度	0~20°
解剖结构	左、右心室 右心室流出道 三尖瓣（短轴） 肺动脉瓣
临床应用	左、右心室局部和整体功能的评估 心腔内容量状态 三尖瓣的病理情况 肺动脉瓣狭窄、反流的评估
切面	**经胃右心室流入-流出道切面**
多平面角度	60°~90°
解剖结构	右心室和右心房 左心房 三尖瓣 主动脉瓣 右室流出道 肺动脉瓣和肺动脉主干
临床应用	右心室和左、右心房内团块：血栓、栓子、肿瘤、异物 肺动脉瓣和瓣下结构评估：病理、生理情况 肺动脉导管的放置 三尖瓣的评估：病理和生理情况 主动脉瓣的评估：病理和生理情况
切面	**经胃两腔心切面**
多平面角度	80°~100°
解剖结构	左心房和左心室 二尖瓣：腱索和乳头肌 冠状窦
临床应用	左心室局部和整体功能的评估（包括心尖部） 左心室和左心房内团块：血栓、栓子、空气、肿瘤、异物 二尖瓣的评估：病理、生理情况
切面	**经胃右心室流入道切面**
多平面角度	100°~120°
解剖结构	右心房和右心室 三尖瓣：腱索和乳头肌
临床应用	右心室局部和整体功能的评估 右心室和右心房内团块：血栓、栓子、肿瘤、异物 三尖瓣的评估：病理、生理情况
切面	**经胃长轴切面**
多平面角度	90°~120°
解剖结构	左心室和流出道 二尖瓣 主动脉瓣
临床应用	左心室局部和整体功能的评估 二尖瓣的评估：病理、生理情况 主动脉瓣的评估：病理、生理情况
切面	**经胃深部长轴切面**
多平面角度	0~20°（前屈探头）
解剖结构	左心室和流出道 室间隔 主动脉瓣和升主动脉 二尖瓣 左心房 右心室 肺动脉瓣
临床应用	主动脉瓣和瓣下结构评估：病理、生理情况 二尖瓣的评估：病理、生理情况 左、右心室整体功能的评估 左、右心室内团块：血栓、栓子、肿瘤、异物 先天性或获得性室间隔缺损的评估
切面	**食管上段主动脉弓长轴切面**
多平面角度	0
解剖结构	主动脉弓；左侧头臂静脉；左侧锁骨下和颈总动脉；右侧头臂动脉
临床应用	升主动脉和主动脉弓的病理情况：粥样硬化、动脉瘤、夹层 CPB 中主动脉插管位置的评估
切面	**食管上段主动脉弓短轴切面**
多平面角度	90°
解剖结构	主动脉弓；左侧头臂静脉；左侧锁骨下和颈总动脉；右侧头臂动脉；肺动脉主干和肺动脉瓣
临床应用	升主动脉和主动脉弓的病理情况：粥样硬化、动脉瘤、夹层 肺动脉血栓 肺动脉瓣的评估（关闭不全、狭窄、Ross 手术） 肺动脉导管的放置
切面	**降主动脉短轴**
多平面角度	0
解剖结构	胸部降主动脉 左侧胸膜腔
临床应用	降主动脉的病理情况：粥样硬化、动脉瘤、夹层 主动脉内球囊位置的评估 左侧胸腔积液的评估
切面	**降主动脉长轴**
多平面角度	90°~110°
解剖结构	胸部降主动脉 左侧胸膜腔
临床应用	降主动脉的病理情况：粥样硬化、动脉瘤、夹层 主动脉内球囊位置的评估 左侧胸腔积液的评估

导管的漂浮和定位操作。将探头深入到TG平面的深度,可以从另一个不同的角度观察同样的右心结构,这一平面叫作经胃右心室流入-流出道平面(TG RV inflow-outflow view)(见图14.12和表14.4)。经胃中段乳头肌短轴平面(见图14.12和表14.4)显示了新月形的、壁较薄的右心室,其位于左心室的左侧。稍稍回撤探头,能够显示经胃右心室基底部平面(TG RV basal view)(见图14.12和表14.4),此平面可以观察到靠近基底部的右心室结构和PV。将探头向右转,使右心室位于图像的中央,并将多平面角度旋转至100°~120°来获得的经胃右心室流入道平面(TG RV inflow view)(见图14.12和表14.4),可以通过此平面观察RV下游离壁。使探头稍微前倾,前进探头,并将多平面角度调整至0,可以显示RVOT和PV。尽管右心室形状不对称,但仍可通过ME五腔心和四腔心平面、TG乳头肌中段平面和TG RV基底部SAX平面、ME RV流入-流出道平面和TG RV流入-流出平面来评估右心室整体功能,其定量评估方案类似于左心室的评估方案。诊断为右心整体功能障碍的患者,定量超声心动图检查可发现:右心室扩张和肥大,房间隔和室间隔变平或左移,三尖瓣反流(tricuspid regurgitation,TR),以及扩张的CS。RV评估的详细讨论见本章后面内容。

二尖瓣

二尖瓣的超声心动图评估需要对其瓣叶(前叶和后叶)、瓣环及瓣下结构(腱索、乳头肌及邻近的左室壁)进行全面评估,以确定病变位置,并确定疾病的原因和严重程度。二尖瓣瓣叶可进一步分为后叶的扇形分区:外侧(P1)、中间(P2)和内侧(P3),相应的前叶也可以分为三区:外侧三分之一(A1)、中间三分之一(A2)和内侧三分之一(A3)。瓣叶在前外侧和后内侧交界处汇合在一起。ME四腔心平面(见图14.12和表14.4)在图像的左侧显示较大的二尖瓣前叶(A2,3),图像右侧显示二尖瓣后叶(P2,1);而在ME五腔心平面则更多地显示A1和P1。探头前屈可对二尖瓣的前外侧部分进行显像,而逐渐推进并且背屈探头,可对二尖瓣的后内侧部分进行成像。将探头保持在ME的深度,并将多平面角度旋转至60°~70°,得到ME二尖瓣联合部切面(ME mitral commissural view)(见图14.12和表14.4),其中A2的右侧是P1,左侧是P3,在整个心动周期中,A2在图像上不断循环地出现和消失,看起来像个"陷阱门"。将探头多平面角度调整至80°~100°,得到ME两腔心平面(ME two-chambe)(见图14.12和表14.4)P3位于图像的左侧A1位于右侧。将探头多平面角度调整至120°~160°,得到ME长轴平面(ME LAX view)(见图14.12和表14.4),图像中P2位于左侧A2位于右侧。将探头从左心室的乳头肌中段水平稍稍回撤并前屈探头,就可以得到TG基底部短轴切面(TG basal SAX view)(见图14.12和表14.4),此切面可以观察到MV的两个瓣叶(也叫作"鱼嘴图")。在这个切面中,后内侧交界位于图像左上方,前外侧交界位于右下方,MV后叶位于图像右侧,MV前叶位于图像左侧。将探头多平面角度调整为80°~100°,可获得TG两腔心切面(见图14.12和表14.4),可在此平面对腱索和相应的乳头肌进行评估。对二尖瓣功能的进一步评价需要对跨二尖瓣血流和肺静脉血流进行多普勒定量评估(PWD、CWD和CFD),以评估MR、狭窄性和左心室舒张功能。

主动脉瓣、主动脉根部和左心室流出道

调整探头多平面角度至30°~60°,得到食管中段主动脉瓣短轴切面(ME AV SAX view)(见图14.12和表14.4),此切面可以同时观察到3个半月形的AV。无冠瓣位于图像上方,靠近房间隔;右冠瓣位于图像下方;左冠瓣位于图像右侧,指向左心耳(left atrial appendage,LAA)方向。在这个切面可以对AV瓣口进行平面测量,评估AV的先天性异常(如主动脉瓣二叶化),并且可以使用CFD对主动脉反流(aortic insufficiency,AI)进行定性评估。将探头从瓦式窦/主动脉窦平面稍稍回撤,可以在图像的下方看到右冠状动脉,并且观察到左冠状动脉主干分为左前降支和左旋支冠状动脉。保持探头深度不变,将多平面角度调整至120°~160°,可以得到食管中段主动脉瓣长轴切面(ME AV LAX view)(见图14.12和表14.4),这一切面上可以看到LVOT、主动脉瓣环和瓣叶(右冠瓣、无冠瓣或左冠瓣二者之一)、瓦式窦(主动脉窦)、窦管交界处和近端升主动脉。在以下情况时此切面非常重要:借助CFD评估AI,二尖瓣收缩期前向运动(systolic anterior motion,SAM)和近端主动脉的病理状况(如夹层、动脉瘤)。将探头多平面角度调整为0~20°,得到ME五腔心切面,可以从另一个角度对以上结构进行观察。将探头前进至胃部,达到TG切面的深度,多平面角度调整至90°~120°,可获得经胃长轴切面(TG LAX view)(见图14.12和表14.4)。在此视图中,LVOT和AV位于图像的右下方,此时多普勒波束的方向与血流的方向平行,因此是评估血流和压力梯度的最优切面(主动脉瓣狭窄、梗阻性肥厚型心肌病)。将多平面角度调整至0~20°,进一步将探头深入胃部并前屈探头,使探头头部靠近心尖部,可以得到经胃深部长轴切面,现在叫作经胃深部五腔心切面(deep TG five-chamber view)(见图14.12和表14.4),此切面中多普勒波束的方向最佳,因此也可用于测量跨主动脉瓣和LVOT血流速度,也可以用于评估肌部室间隔缺损的异常血流和左心室心尖部的病变(血栓、动脉瘤)。

三尖瓣

对三尖瓣(TV)的超声心动图评估需要对其3个瓣叶(前叶、后叶和隔叶)、瓣环、腱索、乳头肌和相应的右心室壁进行全面评估。在食管中段五腔心切面中,三尖瓣隔叶位于图像的右侧,前叶通常位于左侧瓣环上。稍稍深入探头,可以得到食管中段四腔心切面(见图14.12和表14.4),此切面中三尖瓣隔叶位于图像右侧,三尖瓣后叶位于左侧瓣环上。将多平面角度调整至50°~70°,可得到食管中段右室流入-流出道切面(见图14.12和表14.4),图像左侧显示的是三尖瓣后叶,图像右侧邻近AV显示的是三尖瓣前叶。在食管中段双腔静脉切面(ME bicaval view)向右微微转动探头,可以得到改良的食管中段双腔静脉三尖瓣切面(ME-modified bicaval TV view)(见图14.12和表14.4),此切面中三尖瓣前叶在图像右侧,后叶在图像左侧。在改良的食管中段双腔静脉三尖瓣切面中,CWD波束和三尖瓣反流的血流之间夹角较小,可以借此来估测肺动脉压力(PAP)。将探头深入胃部并将多平面角度调整至100°~120°,可以获得的经胃右室流入道切面(TG RV inflow view)(见图14.12和表14.4)。该切面是观察右心室中腱索和乳头肌的理想切面。将多平面角度调整至0~20°获得经胃中段短轴切面,从此切面深度稍稍回撤探头以获得经胃右室基底部切面(TG RV basal view),可获得TV的横断面短轴影像,在图像的远场是三尖瓣前叶,在近场的左侧是三尖瓣后叶,近场右侧是三尖瓣隔叶。要想对TV的病理生理状况进行更全面的定量分析,需要借助多普勒超声心动图(PWD、CWD和CFD),选用食管中段四腔心切面、食管中段右室流入-流出道切面或改良的食管中段双腔静脉切面,以内在以上切面中多普勒波束方向与跨三尖瓣血流方向近似平行。

肺动脉瓣和肺动脉

肺动脉瓣是一个半月形的三叶瓣膜。ME AV SAX切面(见图14.12和表14.4)显示了RVOT和PV之间的移行。在此切面将探头多平面角度调整至0并稍稍回撤探头,可得到食管中段升主动脉短轴切面(ME ascending aortic SAX view)(见图14.12和表14.4),显示了PV和主肺动脉的移行及肺动脉分叉。尽管将探头转向右侧可以轻松的观察到右肺动脉,但左肺动脉往往被充气的左主支气管所遮挡。由于多普勒波束与血流的方向平行,可在该切面上利用多普勒超声心动图评估PV的病理生理状况,同时还可对肺动脉栓子进行定位。也可借助食管中段右室流入-流出道切面对PV和肺动脉主干进行评估,此切面中PV和肺动脉主干位于图像的左侧邻近AV;尽管新推荐的TG RV流入-流出视图(见图14.12和表14.4)也可用于评估PV和主PA,它们位于图像的右侧,与AV相邻;在经胃右室流入-流出道切面(见图14.12和表14.4)中,PV位于图像右侧;在食管上段(upper esophageal, UE)主动脉弓短轴切面(见图14.12和表14.4)中,可以看到主动脉弓的横断面图像,而PV位于其左侧,在此切面中多普勒波束的方向与血流方向平行,因此在此切面上评估肺动脉瓣反流或狭窄更为可靠。得到经胃深部五腔心切面(见图14.12和表14.4)后,稍稍回撤并前屈探头并向右转探头,可以在远场的左侧观察到RVOT和PV,可以在此平面利用多普勒超声心动图来评估肺动脉瓣下和PV的病理情况。

左心房、左心耳、肺静脉和房间隔

左心房是离食管中的TEE探头最近的心脏结构。因此,在扇形的二维图像上,左心房通常清晰地显示于图像上部。ME五腔心和四腔心切面(见图14.12,表14.4)中,显示了整个左心房,当稍稍回撤探头时,LAA显像于图像的上部侧方。LAA内的梳状肌肌束不应与血栓相混淆。将探头进一步回撤并向左转探头,将多平面角度调整至约90°,就能得到食管上段左肺静脉切面(见图14.12和表14.4),这一切面上可观察到左上肺静脉(left upper pulmonary vein, LUPV)在前-后的方向上汇入左心房,并且LUPV以华法林嵴(warfarin ridge)为界与LAA的侧缘分隔开来。LUPV汇入左心房是前-后方向上的,因此与多普勒声束的方向平行;与LUPV形成对比的是,左下肺静脉(left lower pulmonary vein, LLPV)在LUPV下方以外-内的方向汇入左心房,这一方向通常与多普勒波束的方向垂直。肺静脉多普勒血流速度可用于定性和定量的评估左心室舒张功能。在这一深度将探头转向右侧得到食管上段右肺切面(见图14.12和表14.4),将探头稍稍前进并调整多平面角度至0,就可以得到ME右肺静脉切面(见图14.12和表14.4),这一切面分别显示了以前-后方向汇入左心房的右上肺静脉(right upper pulmonary vein, RUPV)和右肺动脉/上腔静脉(superior vena cava, SVC)。稍稍前进探头,有时可以看到右下肺静脉(right lower pulmonary vein, RLPV)在垂直于左心房长轴的方向上汇入左心房。房间隔(interatrial septum, IAS)由较厚的边缘区围绕较薄的卵圆窝构成,可以在ME四腔心切面中观察(见图14.12和表14.4)。IAS的良性脂肪瘤性肥大必须与病理性病变(如心房黏液瘤)区分开来。应通过多普勒超声心动图和静脉注射微气泡生理盐水,来评估IAS的缺损以及是否存在卵圆孔未闭(PFO)或先天性房间隔缺损(atrial septal defect, ASD)。

前进探头并将多平面角度调整至80°~100°,得到食管中段两腔心切面(见图14.12和表14.4),可以从左到右进一步对左心房进行成像。将探头稍稍向左转,得到食管中段左心耳切面(ME LAA view),可以看到LAA和LUPV(见图14.12和表14.4)。在这一深度将探头向右旋转,并将多平面角度调整至80°~110°,就可以得到ME双腔静脉切面(见图14.12和表14.4),该切面可以看到SVC从图像的右侧汇入RA,而下腔静脉(inferior vena cava, IVC)则从图像的左侧汇入RA;在这一切面的图像中央可以看到IAS将左、右心房分开。将探头进一步向右转,转到SVC的长轴视图刚好不再显影,在这一位置通常可以看到RUPV和RLPV。这种通过转动探头实现图像转换的方法与多普勒超声心动图相结合,可以用来诊断静脉窦型ASD和肺静脉异常回流。

右心房和冠状窦

在ME五腔心和ME四腔心切面(见图14.12和表14.4)中,将探头转向患者的右侧,可以很容易地观察到RA;在ME RV流入-流出道切面也可以观察到RA(见图14.12和表14.4)。在这些切面中,可以看到整个RA,可以对其大小、整体功能和有无肿块(血栓、肿瘤)进行评估。将多平面角度调整至80°~110°,可获得ME双腔静脉切面(见图14.12和表14.4),这一切面内显示RA及其内部结构(下腔静脉瓣、希阿里网、界嵴)。在这一切面可以观察到,SVC位于右心耳的上方,从右侧汇入RA,IVC从左侧汇入RA。前进探头并向右转动,可以对IVC的肝内段和肝静脉进行定性评估。在TG切面的深度,TG RV流入-流出道切面和TG RV流入道切面都是更理想的成像切面,可以用来观察RA和其附属结构。起搏器电极和用于血流动力学监测或CPB的中心静脉置管,可以在这个视图中观察到。

CS位于房室沟的后方,在房间隔的下部汇入RA。通过在ME四腔心切面前进并略微背屈探针,可以观察到CS的长轴,并且CS在三尖瓣环的上方汇入RA(见图14.12和表14.4)。在ME双腔切面图像的左上方,可以看到横断的CS短轴图像。在此切面水平向左转动探头,因为CS穿过房室沟,因此可以看到CS的长轴图像。在改良的ME双腔静脉切面中,可以在图像的左上方看到CS和下腔静脉瓣(见图14.12和表14.4),并且可以看到IVC以钝角汇入RA。借助超声心动图观察CS,可以指导CPB中CS导管的放置。

胸主动脉

在ME升主动脉SAX切面中,可以看到近段和中段升主动脉的短轴(见图14.12和表14.4)。通过前进和后退探头,可以观察从窦管交界处到AV上方4~6cm处的胸主动脉,可以检查此段主动脉是否存在动脉瘤和夹层。将多平面角度调整至 100°~150°,得到 ME 升主动脉 LAX 切面(见图 14.12 和表 14.4),此切面可以清晰地显示主动脉的前后壁,可用于测量近段和中段升主动脉的直径。在 ME-AV LAX 切面(见表 14.4 和图 14.6)稍稍回撤探头并转向左侧,也可以得到相同的图像。

主动脉弓的 TEE 成像常常被夹在主动脉与探头之间的、充满空气的气管所遮挡。在 ME 升主动脉短轴切面(见图 14.12 和表 14.4),保持探头多平面角度为 0,回撤探头并向左转动,可以获得 UE 主动脉弓 LAX 切面(见图 14.12 和表 14.4),此切面显示了近段主动脉弓、与之相连的中段主动脉弓和大血管(头臂干动脉、左颈总动脉和左锁骨下动脉)以及远段主动脉弓,随后与近段胸部降主动脉相连;此切面是观察主动脉弓的最佳切面。保持探头位置不变,将多平面角度调整至 90°,得到 UE 主动脉弓 SAX 切面(见图 14.12 和表 14.4)。在此切面中,将探头向左旋转,可以对远段主动脉弓过渡为近端降主动脉进行显像。将探头向右转并稍稍回撤,可以在图像的右侧观察到中段主动脉弓及其大血管分支。随后前进探头并调整多平面角度至 120°以获得 ME 主动脉 LAX 切面(见图 14.12 和表 14.4),可以对远段升主动脉进行成像。主动脉表面超声的应用,可以更准确地评估升主动脉和主动脉弓病变的范围(例如:动脉瘤、夹层、动脉粥样硬化),以指导 CPB 期间主动脉阻断和主动脉插管位置的选择。

将探头从 ME 四腔心切面向左转,可获得降主动脉 SAX 切面(见图 14.12 和表 14.4),此切面显示的是胸部降主动脉的 SAX 图像。将探头的多平面角度从 0 调整至 90°~110°,显示的是降主动脉 LAX 图像,此切面即为降主动脉 LAX 切面(见图 14.12 和表 14.4)。应该对胸部降主动脉的全程进行扫查,从远段主动脉弓开始,不断前进探头并随着前进略微向左旋转,直到看到从腹主动脉的前表面分出的腹腔动脉和肠系膜上动脉为止,此时探头应该位于胃内。为了评估动脉瘤或夹层的远端累及范围,有必要对降胸主动脉进行全面的扫查。此外,降主动脉 SAX 和 LAX 切面可用于确认主动脉内球囊的位置是否合适。

解剖学变异和伪影

解剖变异可能会与病理情况相混淆。超声图像的伪影是与超声物理学特质有关的成像缺陷,导致产生不存在的结构或结构的正常图像改变。

解剖学变异

右心房

右心房存在众多的正常解剖学变异;其中许多结构是胚胎的残余,可能会与血栓或肿块相混淆。下腔静脉瓣是在子宫内形成的,它将来自 IVC 的氧合血液引向 PFO。如果这个结构在成年后未能退化,那么在 ME 双腔静脉切面上,可以在 IVC 和 RA 的交界处看到一个长短不一的细长结构(见图 14.14)。尽管下腔静脉瓣可能被误认为为血栓,但它可能是感染性心内膜炎的来源,或与 PFO 发病率增加有关[72,73]。另一个从 IVC-RA 交界处发出的静脉窦残余结构是希阿里网(见图 14.15)。与下腔静脉瓣不同的是,希阿里网是一个活动度很大的有孔的网状结构,并与 PFO 和房间隔瘤密切相关[72]。

界嵴是位于 SVC-RA 交界处的纤维肌性隆起,将光滑的 RA 后部和具有小梁状结构的 RA 前部(右心耳位于右房前部)分隔开;这些结构在 ME 双腔静脉切面中显像最清晰(见图 14.16)。界嵴的大小各异。当界嵴很大时,它在图像上可能表现为一个有蒂的肿块,会被误认为是血栓或肿瘤。在 ME 双腔静脉切面中可以看到 IAS 的脂肪肥大(见图 14.17)。这种脂肪肥大是 IAS 内脂肪组织的聚集,并且保留薄弱的卵圆窝(第一房间隔),形成经典的"哑铃"形状。肥大的房间隔可能被误诊为心脏肿瘤,如心房黏液瘤。房间隔扩大的另一个原因是瓣膜手术后血肿渗入心脏的纤维骨架。

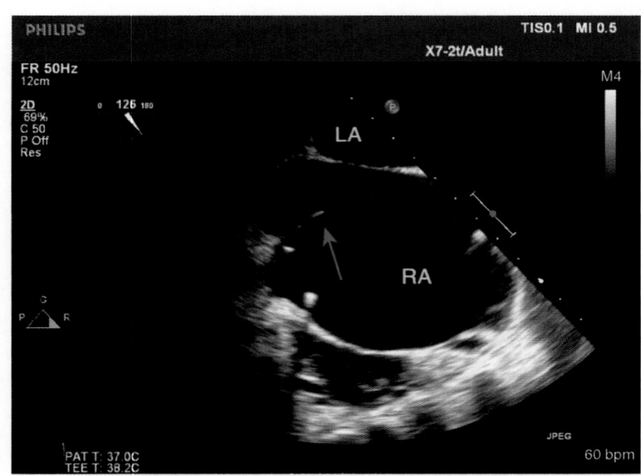

图 14.14 食管中段双腔静脉切面。右心房严重扩大的患者,红色箭头所示为下腔静脉瓣。LA,左心房;RA,右心房

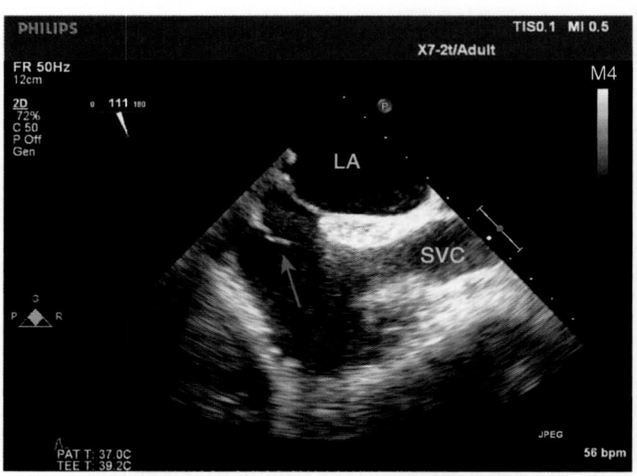

图 14.15 食管中段双腔静脉切面。红色箭头指示 Chiari 网。与相对坚硬的下腔静脉瓣相比,Chiari 网是纤薄而呈波浪状的。LA,左心房;SVC,上腔静脉

改良的 ME 双腔静脉切面常被用来识别屏幕左侧的 CS,对 CS 导管的放置特别有用。有些患者可能存在一个叫作冠状窦瓣的小瓣膜,冠状静脉循环的血液经此瓣膜返回 RA(见图 14.18)。这个瓣膜可能会影响 CS 逆行心脏停搏液导管的放置。

永存左上腔静脉(persistent left superior vena cava,PLSVC)是一种先天性的胸腔静脉系统异常。左臂和颈部的静脉回流不是汇入左锁骨静脉,随后汇入右 SVC;而是汇入 PLSVC,随

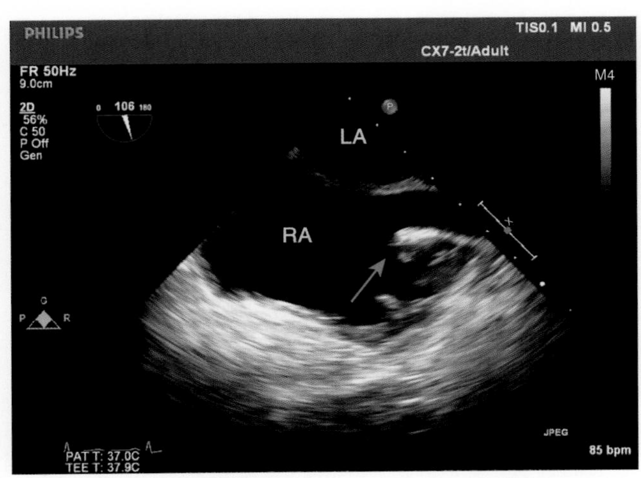

图 14.16 食管中段双腔静脉切面。红色箭头指示突起的界嵴，将上腔静脉与左心耳分隔开。LA，左心房；RA，右心房

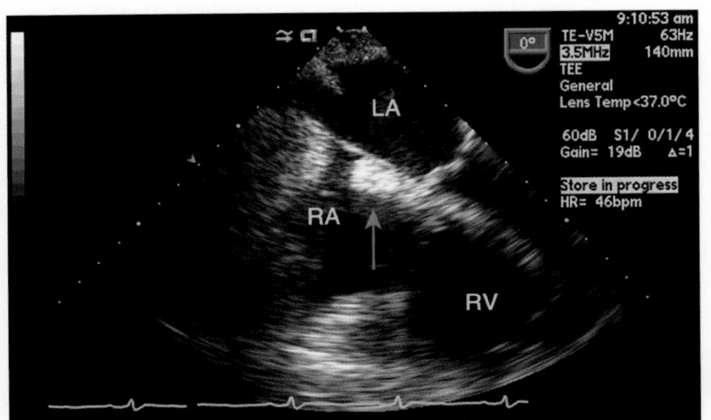

图 14.17 食管中段四腔心切面，探头轻微向右旋转。红色箭头指示房间隔的脂肪瘤性肥厚。注意卵圆窝仍然很薄，没有任何脂肪浸润。LA，左心房；RA，右心房；RV，右心室

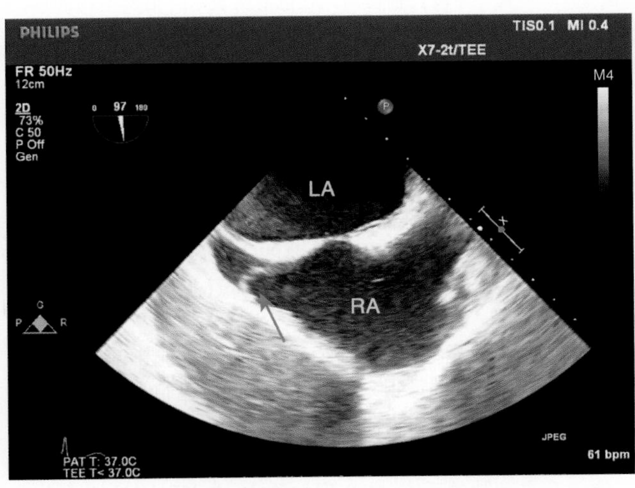

图 14.18 改良的食管中段双腔静脉切面，冠状窦位于图像左侧。红色箭头指示在冠状窦口处有一个突出的冠状窦瓣。LA，左心房；RA，右心房

后汇入 CS。这种变异在超声心动图上可能被认为是扩张的 CS 汇入 RA（见图 14.19）。在这种情况下，CS 的直径通常大于 1cm。在 ME 四腔心切面上，可以看到扩张的 CS 位于左心

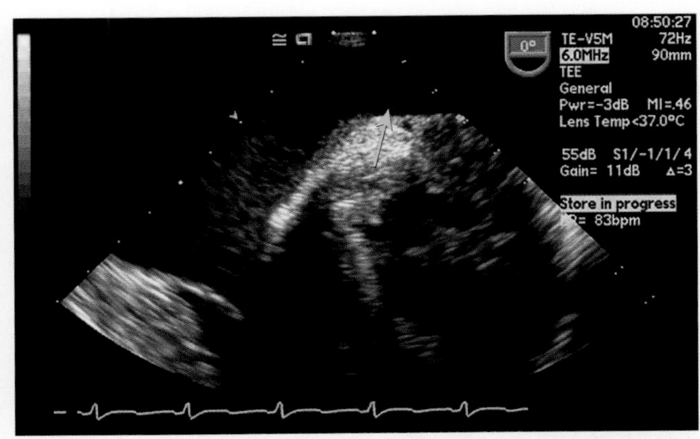

图 14.19 左下腔静脉。可以看到一个较大的冠状动脉窦汇入右心房

房的右侧。PLSVC 的诊断可以通过在左臂静脉注射对比剂（微气泡盐水）来确认[74]。

右心室

右心室与右心房相似，有一个光滑的流入道，而游离壁和心尖有小梁结构。当心室肥大时，小梁结构可能随之增大并与血栓混淆。除小梁外，还有数条肌束带环绕着右心室。节制索在多个 RV 切面上都最为明显并且易于识别（见图 14.20）。这条肌束包含了右束支，连接着右室游离壁和室间隔，在四腔心切面上可能会被误认为是附着在右室游离壁或室间隔上的肌肉结构[75]。

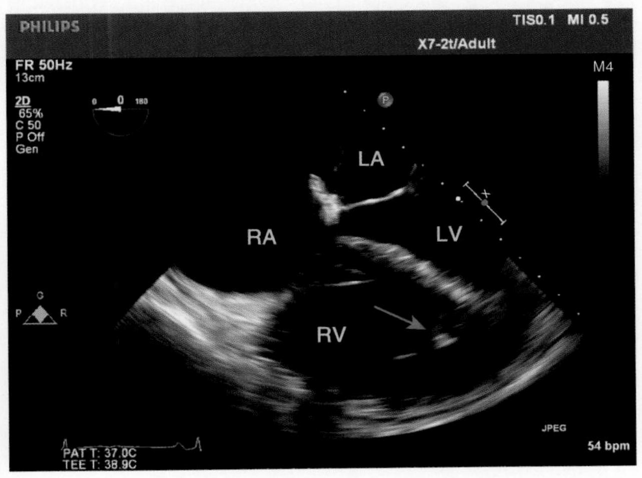

图 14.20 一名严重肺动脉高压患者的食管中段四腔心图像，可以看到扩张且功能失调的右心室和右心房。红色箭头表示一个突起的节制索。LA，左心房；LV，左心室

左心房

左上肺静脉与 LAA 之间有一个小的组织隆起，通常在 ME 两腔心切面中可以看到（见图 14.21）。这一组织隆起，被称为“马歇尔韧带”，也通常被人们称为华法林嵴，因为它曾被误诊为心房血栓，而后又不适当地给予抗凝治疗。它在超声心动图上的图像是多样的，能延伸到左心房，并与心房血栓混淆。

左心室

尽管左心室的心内膜比 RV 光滑，但左心室内也有小梁

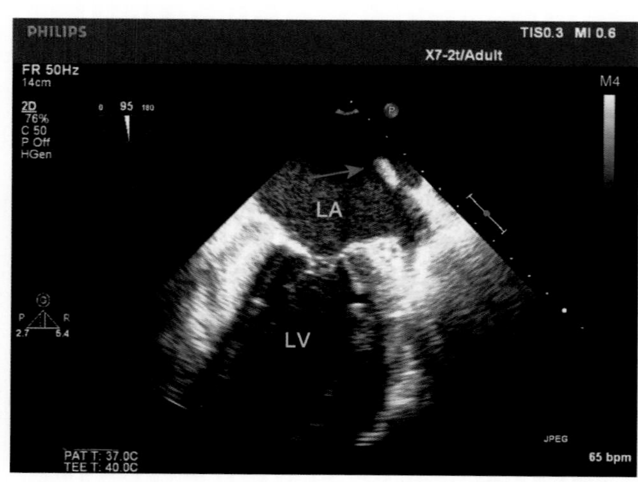

图 14.21 食管中段两腔心切面。红色箭头表示马歇尔韧带，通常被称为华法林嵴。该结构将位于上方的左上肺静脉和下面的左心耳分隔开。LA，左心房；LV，左心室

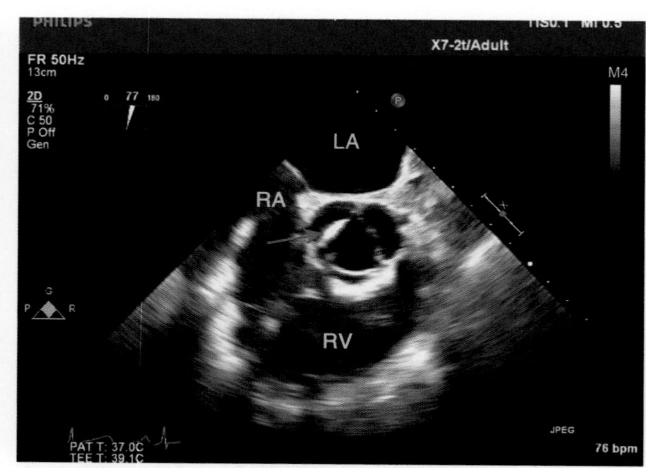

图 14.23 食管中段主动脉瓣短轴切面。红色箭头表示主动脉瓣无冠瓣的增厚部分，构成了半月瓣结。LA，左心房；RA，右心房；RV，右心室

结构。当小梁结构肥大时，可能被误认为是心室内血栓。左心室内也有类似于右心室的节制索样的心腔内肌束，虽然不易被发现并且这些肌束更细。这些心腔内的肌束被称为假腱索，通常没有临床意义，在 ME 四腔心切面中位于靠近心尖的部位（见图 14.22）。

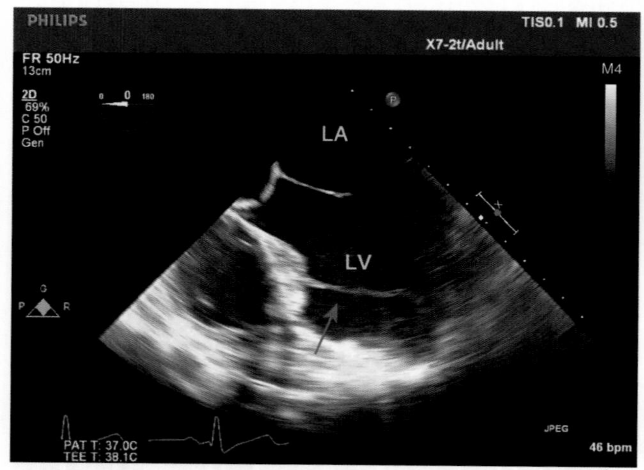

图 14.22 食管中段五腔心切面。红色箭头指示左心室（LV）的假腱索。LA，左心房

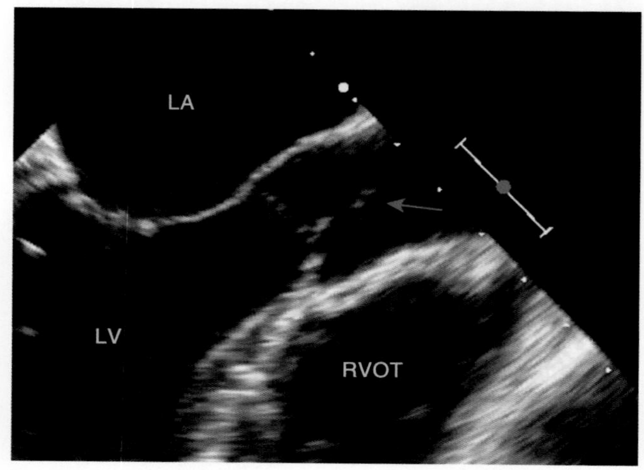

图 14.24 食管中段长轴切面。红色箭头表示兰伯赘生物，即从主动脉瓣关闭处发出的长条丝状可移动的结构。LA，左心房；LV，左心室；RVOT，右心室流出道

主动脉瓣

AV 的一些正常解剖学变异可能被误诊为心内膜炎、心脏肿块或血栓。半月瓣结节可能被认为是 AV 瓣叶上增厚的中心区域（见图 14.23）。虽然没有重要临床意义，但它们可能变肥大并被误认为是心脏肿块。兰伯赘生物是纤薄的纤维组织突起，由一层内皮细胞覆盖，常由 AV 延伸出去，在瓣膜关闭时可通过超声心动图识别（见图 14.24）。在 ME AV LAX 切面中，它们常被认为是纤薄的可移动结构，从 AV 瓣叶突入到主动脉腔。它们没有重要的临床意义；但是，在极少数情况下他们可能会发展为较大的叶状结构并且可能会造成栓塞，继而造成脑部并发症，这些需要抗凝治疗或手术切除[76]。乳头状弹力纤维瘤是良性肿瘤，比兰伯赘生物更厚或更大，血栓栓塞的发生率也更高。在瓣膜关闭时可以观察到这些移动的带蒂肿块；然而，它们在超声图像上表现为带蒂的肿块，而不是像兰伯赘生物一样线性地附着在 AV 上（见图 14.25）。由于栓塞风险增加，它们需要手术切除[77]。最后，如果在 AV 的表面进行成像，正常情况下纤薄的主动脉瓣尖可能会表现为瓣膜上的一个肿块，这是成像中的伪像（见图 14.26）[78]。

心包

心包是一个囊状结构，围绕着心脏以及进出心脏的大血管。心包有一些回声区域，这些区域的心包自身折叠，形成窦。一般来说，这些区域在超声心动图上并不明显，直到有少量液体集聚于心包内，在这些回声区内形成无回声区域。横窦位于升主动脉的后方，左心房的前方，在 ME LAX 切面上表现为一个无回声的区域，偶尔也包含一些脂肪组织（见图 14.27）。这一无回声区可能会被误认为心脏脓肿。另一个心包回声区域，即斜窦，可在心包积液聚集时观察到，影像上表现为左心房和肺静脉后方的无回声区。

图像伪影

图像伪影可能导致亮度错误或真实性错误。声影会导致

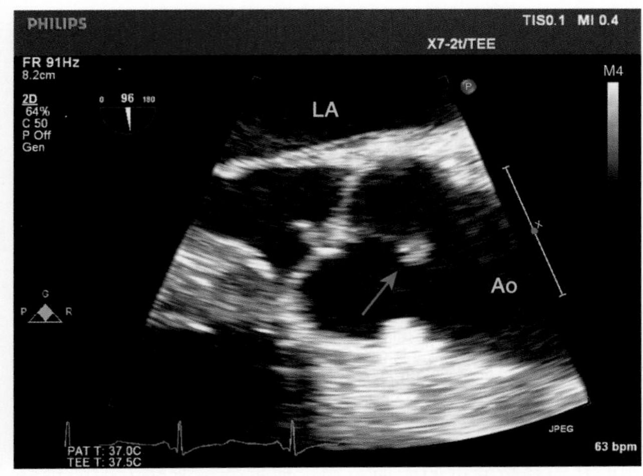

图 14.25 食管中段主动脉瓣长轴切面。红色箭头表示乳头状纤维弹性瘤，是一个有蒂的、可移动的肿块，附着在主动脉瓣上。LA，左心房；Ao，升主动脉

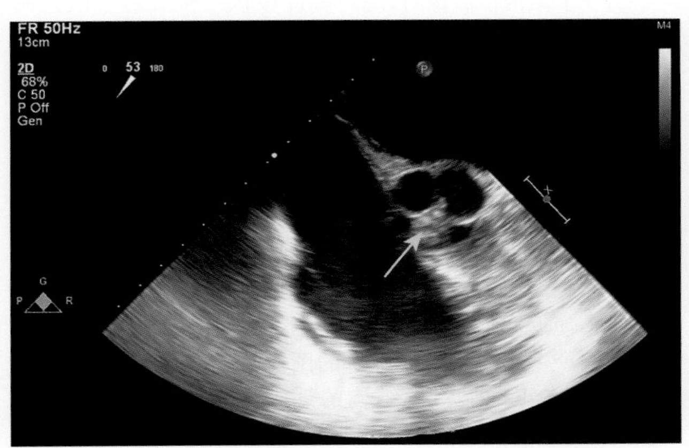

图 14.26 食管中段主动脉瓣短轴（偏角）切面。主动脉瓣的右冠瓣（黄色箭头所示）呈正面成像，所以它表现为一个肿块。但是主动脉瓣的其他切面是正常的

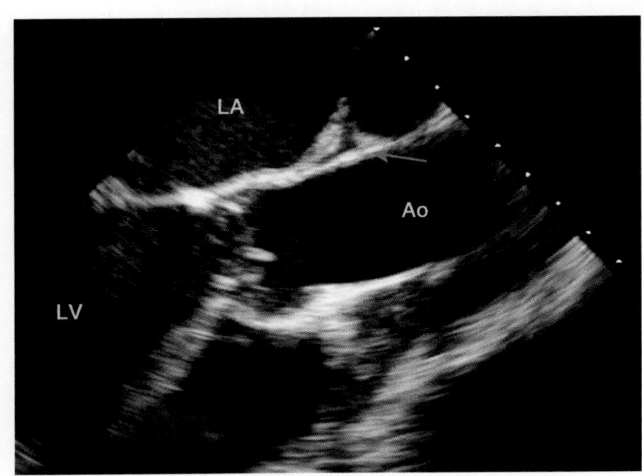

图 14.27 食管中段长轴切面。红色箭头表示横窦，这是一个少量心包积液的患者，升主动脉和左心房（LA）之间的无回声区即为横窦。LV，左心室；Ao，升主动脉

超声能量的损失，从而在造成声影的成像物体远处产生黑色的影像。声阻抗由组织的密度和超声波在该组织中传播速度决定；声阻抗的差异越大，反射的信号就越多。当某一界面的两种介质声阻抗有较大差异时，就会出现声影。当超声波遇到声阻抗与水明显不同的介质（如钙化的人工瓣膜、空气）时，大量的超声波被反射回超声探头，几乎没有超声波可以向更深的组织穿透（见图 14.28）。其结果是在超声图像上出现一个高回声的结构，而在远处有一个无回声的结构。必须使用多个不同的切面对声影内的结构进行评估。衰减是指超声能量的损失，从而导致图像变暗。当超声波能量传播时，部分能量会因反射、吸收或折射而损失，从而不能再反射回超声探头。衰减的结果是离探头较远的物体逐渐变暗。衰减的程度可以通过调整超声频率来控制。尽管较低的频率会导致分辨率降低，但同时衰减也会减少，从而可以对远处的结构进行成像。

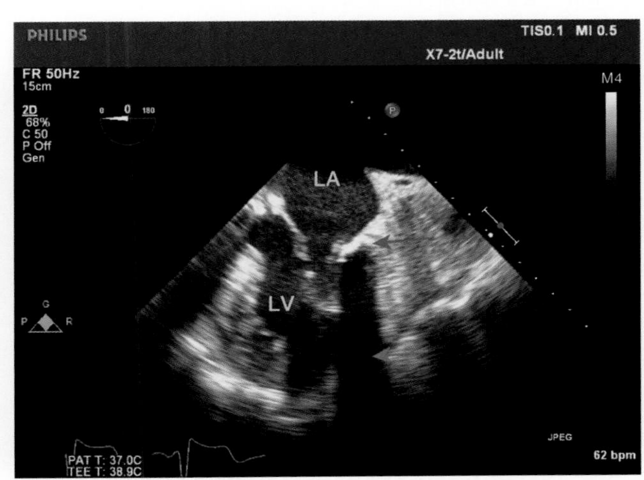

图 14.28 食管中段五腔心切面，探头轻微向左侧旋转。绿色箭头表示严重钙化的二尖瓣后叶，而红色箭头表示远端的声影区域，声影继发于近段的强反射钙化组织。LA，左心房；LV，左心室

为了产生超声信号，压电晶体以高频率振动。虽然晶体的振动是产生超声波的必要条件，但它们可能会干扰近超声探头的组织的成像，导致近场杂波。这种伪影通常出现在主动脉表面超声检查中，当相控阵探头放置于升主动脉的前表面时会出现此伪影。近场杂波限制了主动脉前壁的成像。这种杂波可以通过在换能器和拟成像物体之间使用透声的间隔物来消除；借助此方法，将拟成像物体与换能器的近场分隔开。

另外，其他的图像伪影也可能会产生明亮的图像。如果一个浅层结构是弱反射体或衰减较少，那么超声能量将不会被反射回换能器；因此，更多的超声能量能够向更远的结构传播。这种向远处结构传播的能量增加可以产生明亮的深层结构的图像（见图 14.29）。可以通过调节增益或 TGC 来优化图像。噪声在超声成像中也起着一定的作用。过高的增益设置不仅增加了返回信号的亮度，也增加了系统中噪声的亮度。这种对返回噪声的放大导致了图像中明亮区域的过度扩大，而正常情况下这些区域不应该出现此明亮图像（见图 14.30）。电刀是手术室中另一个常见的噪声源。

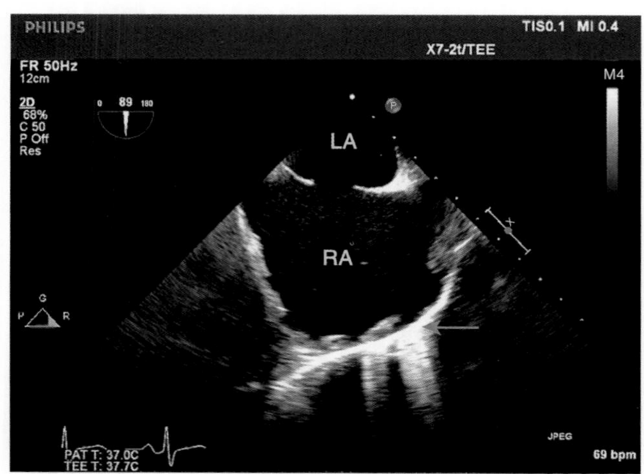

图 14.29 继发孔型房间隔缺损患者的食管中段双腔静脉切面。扩大的右心房允许更多的超声能量穿透到更深的地方，使位于深部的心包的显像增强（红色箭头）。LA，左心房；RA，右心房

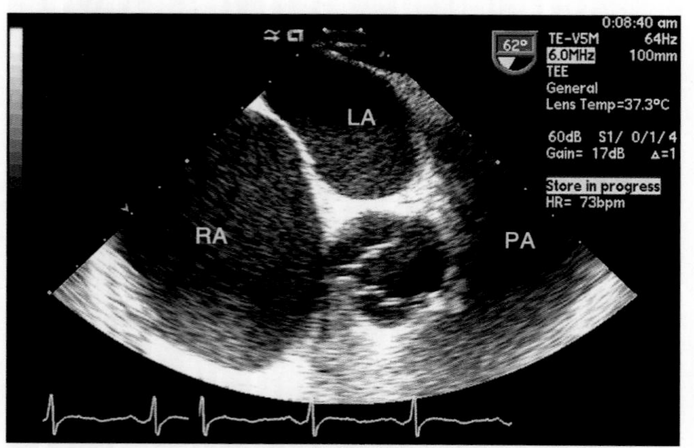

图 14.30 严重右心房扩大患者的食管中段右心室流入-流出道切面。注意过高的增益，造成心肌组织的"冲蚀"外观，以及无回声的充血心室出现回声。这种伪影被误诊为超声心动图的自发性显影并被误认为有形成血栓的风险。LA，左心房；PA，肺动脉；RA，右心房

超声波成像需要声波信号在换能器和拟成像物体之间直线来回传播。拟成像物体的深度是由超声信号从发射到返回超声换能器的时间决定的。强的镜面反射体，如人工瓣膜，可能会导致一部分超声波以一定角度反射，而不是向探头方向反射。如果超声波随后从另一物体上被反射，然后朝向超声探头传播，那么超声图像上就会出现伪影。这一现象被称为多次反射效应，伪影信号反射回超声探头的时间增加，超声机器会错误地认为这一伪影与真实成像物体在相同的路径上，只是位置更深（图 14.31）。因此，这种图像伪影会造成一个虚假的回声区，而这个回声区并非真正存在。

如果把一支铅笔插入水杯中，并以斜角观察，那么由于光的折射，铅笔会显得弯曲。超声波折射与多次反射效应类似；只是在这种情况下，超声波束以斜角通过物体时，会发生弯曲从而导致波束的方向改变。如果这一改变方向的折射声波遇到另一个物体并被反射回探头，那么超声机器将显示该物体，就像它是沿着最初传递的超声波路径显像一样（图 14.32）。

当一个结构被成像时，超声脉冲被该结构反射一次并回到超声探头。当超声波被捕获于某一物体内时，声波在该物体内来回反射，从而产生混响、振铃和镜像伪影。如果该物体很薄，如气管环或主动脉钙化，那么捕获超声波的组织就很薄，那么该物体内超声波的来回反射会造成多个反射声波回到超声探头。这些多个反射声波，称为振铃，图像上表现为从成像结构向远处延伸的明亮的手电筒光束一样的伪影，并且会影响深部结构的成像（见图 14.33）。如果捕获超声波的物体较大，如主动脉壁的两侧壁，则两个主动脉壁之间的振铃会使返回探头的超声波延迟，从而在正常主动脉壁图像的远端产生第二个主动脉壁的图像，称为镜像伪像。在超声图像中，在正确显像的结构的远端出现了一个重复的结构，如"双管主动脉"（图 14.34）。除了身体的组织结构外，超声探头本身也可成为一个捕获超声波的物体，也能产生振铃和镜像伪影。

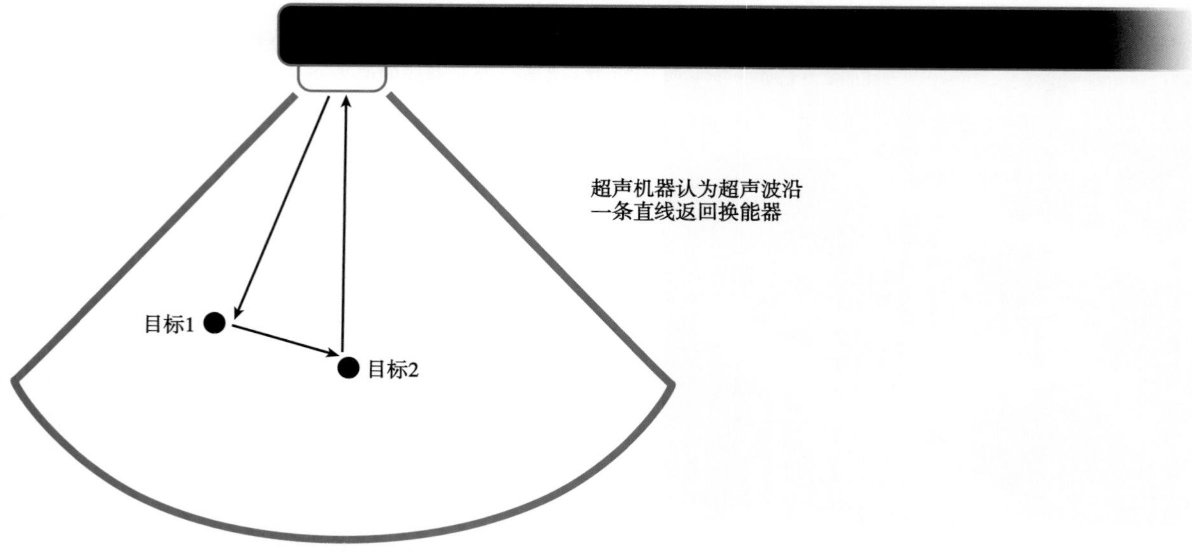

图 14.31 多次反射伪像涉及超声波在返回探头之前在两个物体之间反射。超声波返回信号的延迟导致超声机器软件错认为：此超声回波来自原来超声传播路径上的深层组织

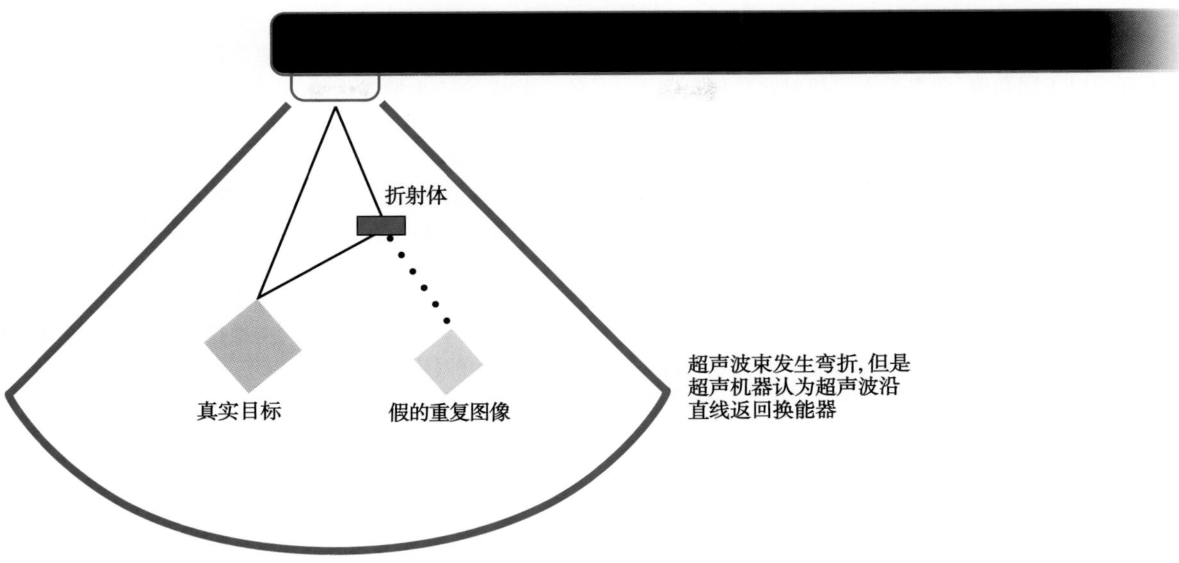

图 14.32 超声波呈斜角透过物体时，超声波发生弯折，产生折射伪像。在此例中，一些偏离轴线的超声波被折射回到探头，会在另一角度的径路上产生一个伪影

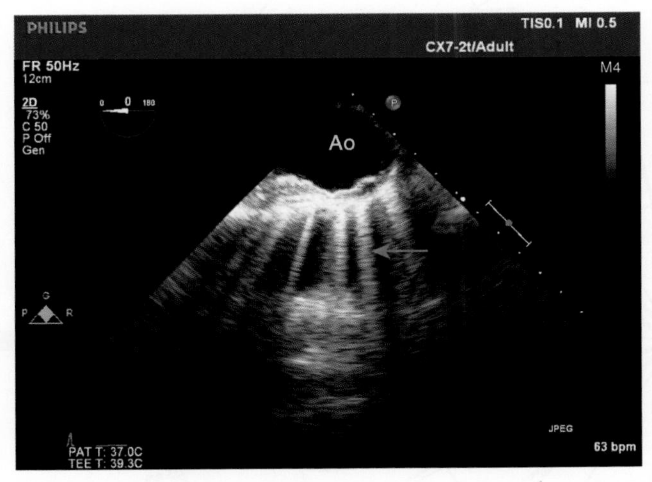

图 14.33 四级动脉粥样硬化患者的降主动脉短轴切面。注意振铃伪像，有明亮的“手电筒光束”从主动脉壁延伸出来（红色箭头）。Ao，降主动脉

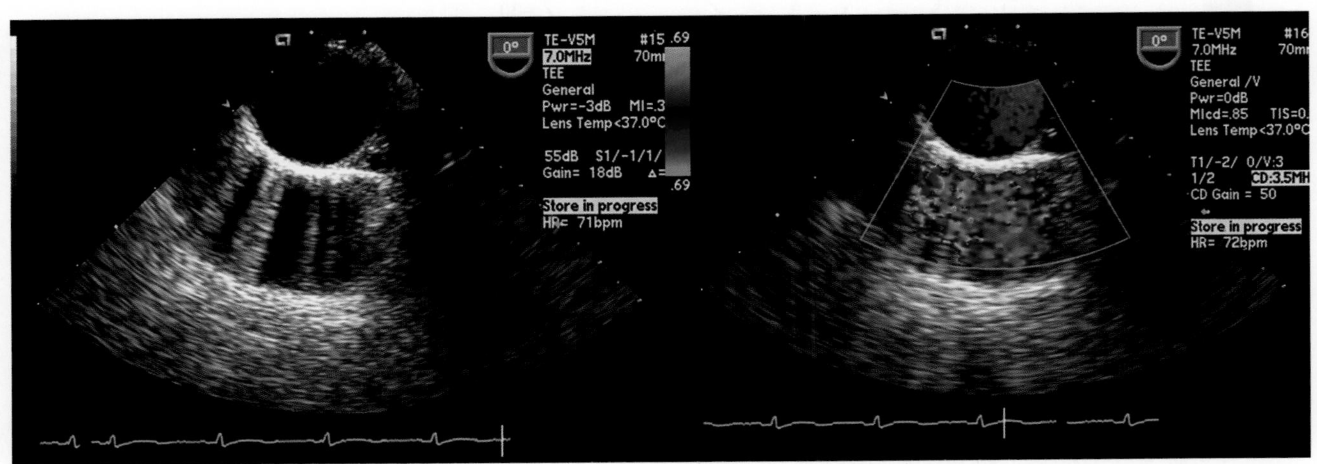

图 14.34 镜像伪像；降主动脉短轴切面。降主动脉在图像的顶部成像效果最好。由于超声波在主动脉壁内来回反射，因此在原始图像的深处会出现一个重复图像。右图中当彩色血流多普勒图像被叠加显示于图像中时，血流同时出现在顶部的原始图像和镜像伪像中

超声机器软件系统假设超声波是线性传播的，并从探头的中心发出。这个假设并不完全正确。超声波信号实际上是从超声探头孔径中以不同角度，向多个方向放射状传播出去的，其超声波能量以相加和相减的总和模式存在。主波波束能量最大，随着旁瓣与主波束（主瓣）之间的角度变大，旁瓣的能量密度逐渐下降；因此大部分成像集中在能量较强的主瓣波束中（图 14.35）。能量较弱的旁瓣区域若存在强反射体，超声波就会被反射回到探头；然而，超声机器软件将把该物体不恰当地显示在的主瓣显示区域内，这被称为旁瓣伪像。旁瓣伪像通常出现在无回声区域。例如，中心静脉导管的旁瓣伪像可能显示在无回声的升主动脉内，并被误认为主动脉夹层。当显示单独的一帧图像时，多个旁瓣伪像最终会产生一个弯曲的图像（图 14.36）。当超声元件的间距超过超声波长的一半时，会产生栅瓣伪像，是旁瓣的一种类型，导致角度更大的旁瓣。这种伪像不常见，因为超声制造商会确保超声原件的间距与常用的超声波长相匹配。

由于角度范围模糊，一个物体可能成像在一个错误的位置。在发射一个超声脉冲后，超声机器需要时间“听”返回的超声信号。如果前一个超声信号从深层结构返回，而此时超声探头在等待接收它后面一个超声脉冲的返回信号，那么前一个深层组织返回的超声信号可能被误认为是从一个明显更浅的位置返回的（图 14.37）。

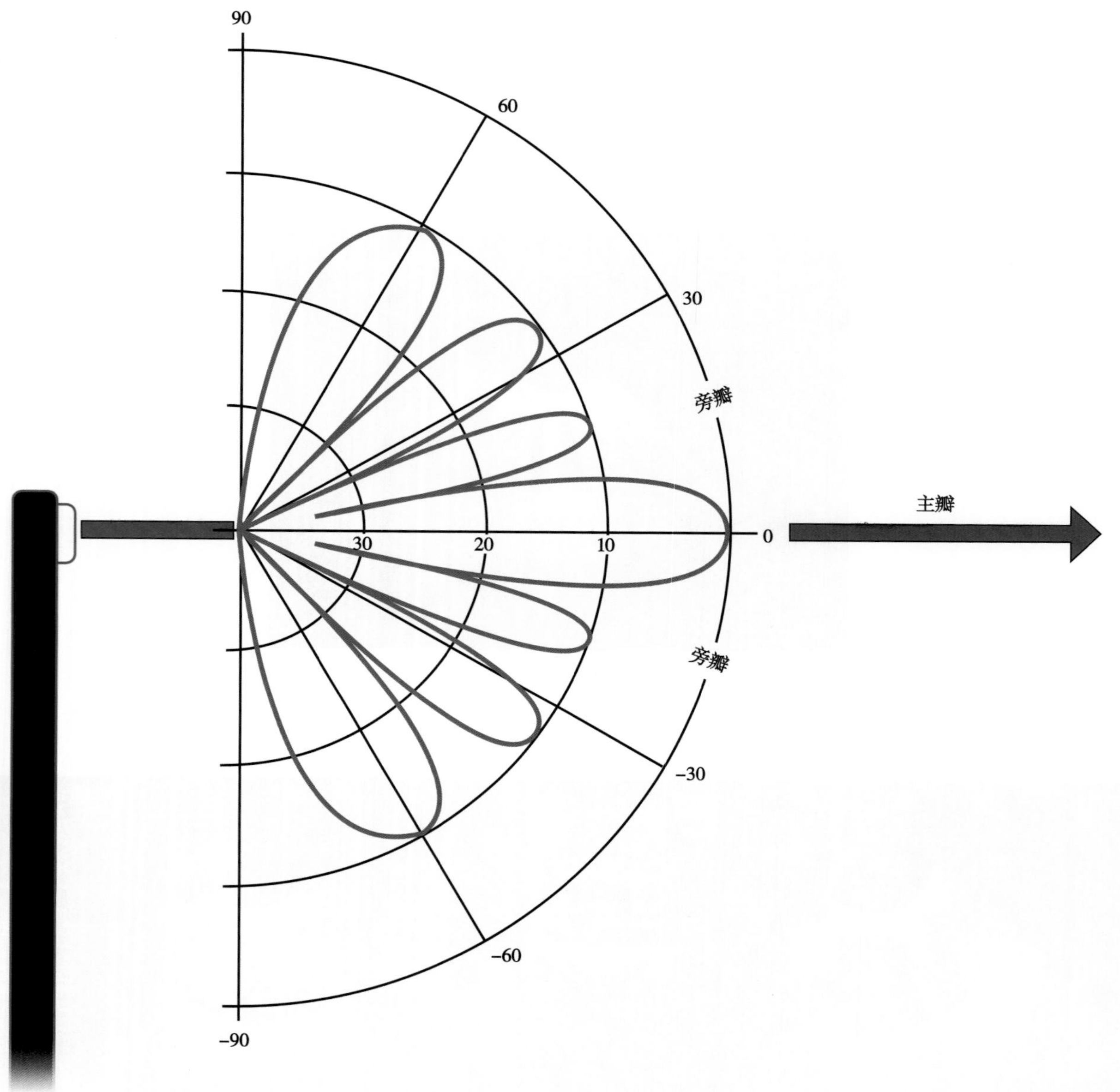

图 14.35 超声波信号实际上是从超声探头孔径中以不同角度，向多个方向放射状传播出去的，其超声波能量以相加和相减的总和模式存在。主波波束能量最大，随着旁瓣与主波束（主瓣）之间的角度变大，旁瓣的能量密度逐渐下降。尽管能量密度低，但是旁瓣遇到强反射体时是产生伪像的主要来源

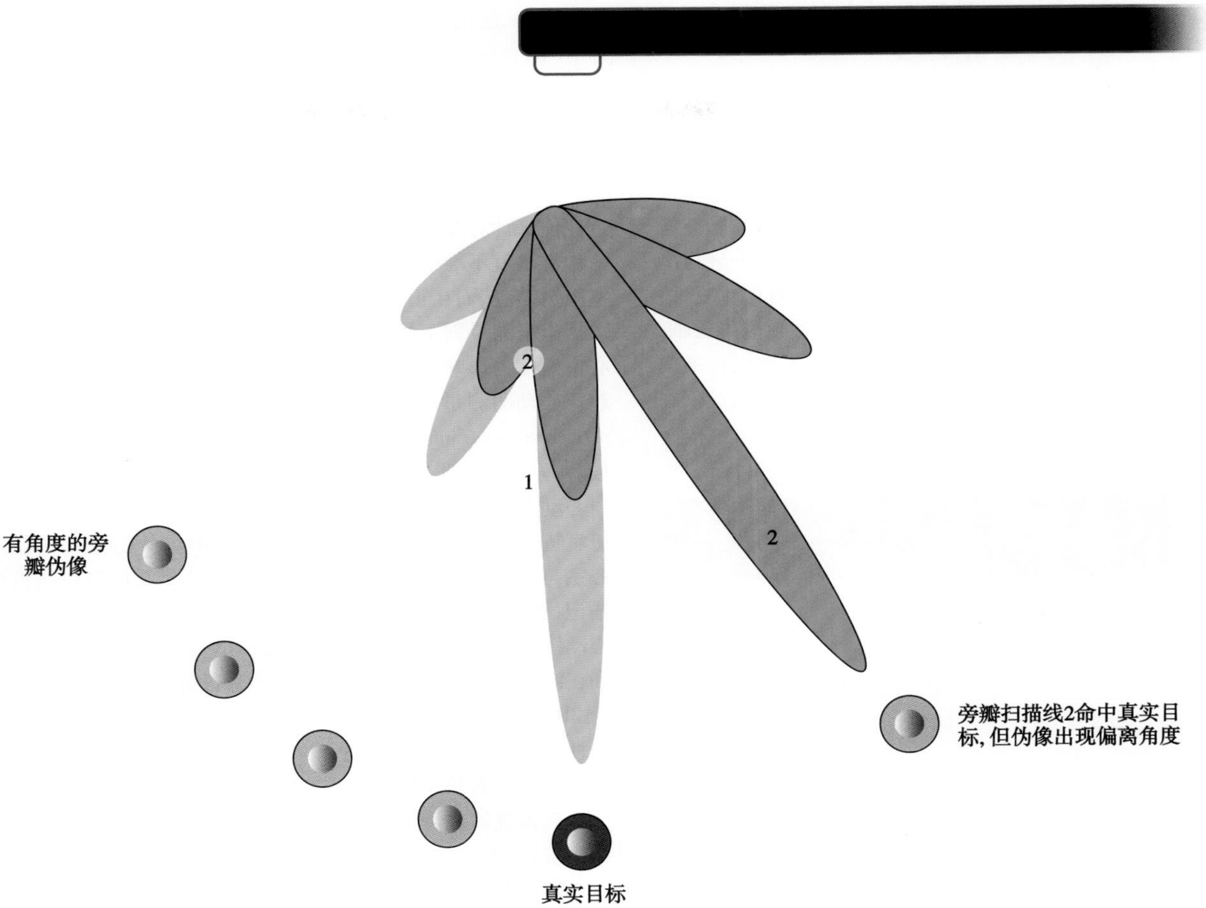

2
1
2
有角度的旁瓣伪像
旁瓣扫描线2命中真实目标，但伪像出现偏离角度
真实目标

图 14.36 多个旁瓣伪像可产生一个弯曲的图像，该图像可归因于波束振荡以产生一帧图像和彼此相邻显示的多个伪影

15cm
伪像
15cm
上一个超声发生循环的超声回波
真实目标

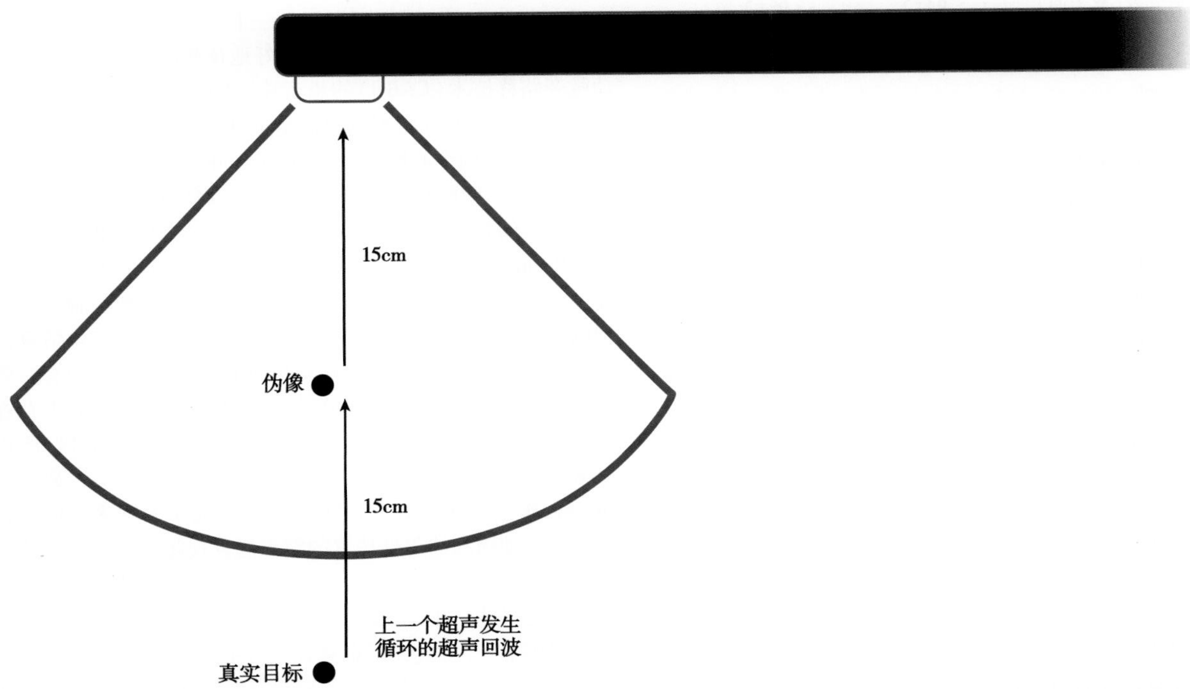

图 14.37 范围模糊：前一个超声信号从深层结构返回，此时超声换能器正在准备接收其后一个超声脉冲回波，因此会导致超声机器在明显较浅的位置显示一个伪像

临床应用

左心室的评估

左心室大小的评估

左心室的大小可以通过 M 型、2D 或 3D 超声心动图来测量[79](表 14.5)。当对左心室内径进行径线测量时,取样线应与左心室长轴垂直,并在二尖瓣瓣尖或紧贴瓣尖下进行测量。M 型测量具有高时间分辨率的特点,因此具有可重复性;但是可能只能在单一轴向上进行测量,并且经常会偏离长轴。左心室径线的 2D 测量由于可以提供额外的关于轴线校准的信息,因此可以提高测量的准确性。然而,这种 2D 测量仅在左心室形态正常时才具代表性。

表 14.5 左心室大小与功能的二维超声心动图正常值

	男性	女性
	平均值±标准差	平均值±标准差
左心室内径		
舒张期/mm	50.2±4.1	45.0±3.6
收缩期/mm	32.4±3.7	28.2±3.3
左心室容积(双平面)		
左心室舒张末容积/ml	106±22	76±15
左心室收缩末容积/ml	41±10	28±7
经体表面积标准化的左心室容积		
左心室舒张末容积/(ml/m²)	54±10	45±8
左心室收缩末容积/(ml/m²)	21±5	16±4
左心室射血分数(双平面)	62±5	64±5

From Lang RM, Badano LP, Mor-Avi V, et al. Recommendations for cardiac chamber quantification by echocardiography in adults: an update from the American Society of Echocardiography and the European Association of Cardiovascular Imaging. *J Am SocEchocardiogr*. 2015;28:1-39.

超声心动图发展的早期,Feigenbaum 和他的同事[80]对超声心动图和血管造影容积进行了比较。他们把 M 型超声心动图得出的径线立方后,与血管造影的结果相当,从而证实 M 型超声心动图的测量和心室的实际大小相关。尽管获得了很好的相关性,他们从来没有打算在临床中测量心室容积时使用 M 型测得的心室直径。

左心室容量可以用双平面圆盘叠加法或面积-长度法通过 2D 超声心动图或 3D 数据组来测得。因为通过左心室径线测值估算容量时,假设左心室为一固定的几何学形,因此,在 2015 年 ASE 的指南[79]中,不再推荐基于径线测量的容量计算方法(如 Teichholz 和 Quinones 法)在临床中继续应用。由于双平面圆盘叠加法(改良的 Simpson 法)可以矫正扭曲的形态,因此现在都推荐这种方法作为 2D 超声心动图最常用的计算测量容量的方法。双平面圆盘叠加法通过一叠椭圆形盘累积相加计算出左心室的总容量。在心脏两腔和四腔切面上获得左心室长轴的两个长度值,取较大长度值的一段作为每个圆盘的高度。圆盘的横截面积(cross-sectional area,CSA)通过测量圆盘的直径后获得,随后可以估算出圆盘的容积。将所有圆盘的容积相加就可以获得左心室的容积(图 14.38)。与双平面圆盘叠加法不同,面积-长度法将左心室假定为子弹状,然而这种假设不一定一直准确。这两种 2D 超声心动图的测量方法,都受心尖短缩的限制,从而降低测量的准确性。

在左心室正常呈椭圆形时,可以接受用这些方法测得的近似值来计算左心室的容积,但是当左心室有病理性改变时,这种方法就不准确了。此外,2D 平面的放置错误,会导致房室腔短缩,从而在正常的左心室也会发生测量错误。使用 3D 数据集来测量则不受几何构型假设的限制,同时也不会受到心室短缩的影响(图 14.39)。有些研究将 2D 超声心动图、3D 超声心动图测量的左心室容量,左心室质量与磁共振(magnetic resonance imaging,MRI)这一金标准测得的结果进行比较后,发现 3D 超声心动图与 MRI 之间的相关性要优于 2D 超声心动图与 MRI 之间的相关性[81-83]。Jenkins 等[84]对 110 名患者进行试验,通过 2D 超声心动图和 3D 超声心动图测量左心室与 MRI 测量进行对比。3D 超声心动图既可以在线进行描记,也可以离线使用边缘检测。他们发现尽管所有的超声心动图测量都会低估左心室容量,EF 测量也是近似的。MRI 和在线 3D 超声心动图的测量结果有很好的相关性,并且优于 2D 超声心动图;然而,离线 3DE 能够提供与 MRI 最好的相关性。

通过舒张末容积评估左心室前负荷

在传统的血流动力学监测中,前负荷通常是通过测量左心充盈压[肺毛细血管楔压(pulmonary capillary wedge pressure,PCWP)、左心房压(left atrial pressure,LAP)或左心室舒张末压(left ventricular end-diastolic pressure,LVEDP)]来估测。超声心动图可以通过测量左心室舒张末容积或计算 LVEDP 来估测前负荷。M 型超声心动图只能测量单一心室的直径,而 2D 超声心动图可以记录一个或多个断层切面。有人提出舒张末期容积比 PCWP 能更好地预测前负荷。在行冠状动脉旁路移植术(CABG)的患者中,通过比较 PCWP 和乳头肌水平短轴(SAX)面积测得的舒张末容量(end-diastolic volume,EDV)这两个心脏指数(cardiac index,CI)的预测因子后发现,舒张末期面积(end-diastolic area,EDA)或 EDV 与 CI 之间有显著的相关性,而 PCWP 和 CI 之间没有显著相关性[85]。

Beaupre 等[86]在一个纳入 32 名行心血管手术患者的研究中,对比了同一时刻左心室 SAX 面积的变化和经肺动脉导管测得的 PCWP 的变化。他们发现由 SAX 面积变化估算的每搏量(SV)和经热稀释法测得数据在 91% 的患者中有一致性。而 EDA 的变化和 PCWP 的变化只在 23% 的患者中存在相关性。因为在心脏手术中左心室顺应性变化很快,所以 PCWP 不能很好地反应左心室前负荷。Clements 等[87]研究了 14 例行腹主动脉瘤切除术的患者,他们在手术中多次同时记录超声心动图和放射性核素的结果后发现超声心动图和放射性核素的相关性极好。不过实际上这两种技术估算出的结果和 PAP 没有相关性。因此 TEE(而不是肺动脉导管)给麻醉医生提供了一个直接的、定量评估左心室前负荷和射血分数的方法。不过,如果有严重的局部室壁运动异常(regional wall motion abnormality,RWMA),从单个横切面得到的信息可能不足以用来评估这些参数。

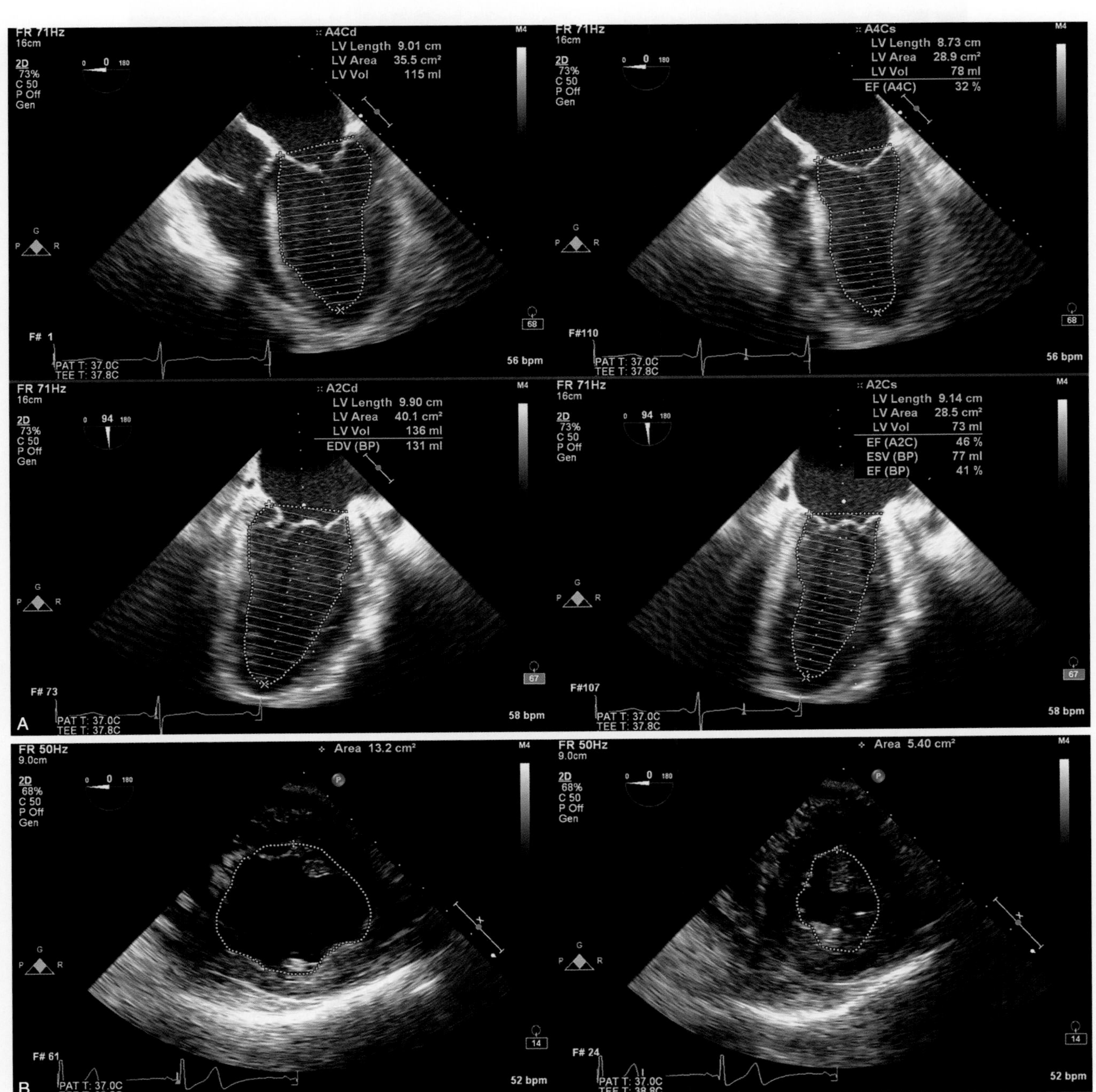

图 14.38 (A)通过改良 Simpson 法来测量左心室容积。第一排是食管中段四腔心切面。第二排是食管中段两腔心切面。左侧一列是舒张期,右侧一列是收缩期。双平面圆盘叠加法通过一叠椭圆形盘累积相加计算出左心室的总容积。在心脏两腔和四腔切面上获得左心室长轴的两个长度值,取较大长度值的一部分作为每个圆盘的高度。圆盘的横截面积通过测量圆盘的直径后获得,随后可以估算出圆盘的容积。将所有圆盘的容积相加就可以获得左心室的容积。(B)从经胃中段乳头肌切面来测量面积变化分数。分别在舒张期和收缩期测量左心室面积大小。面积变化分数就等于舒张期面积减去收缩期面积,然后再除以舒张期面积

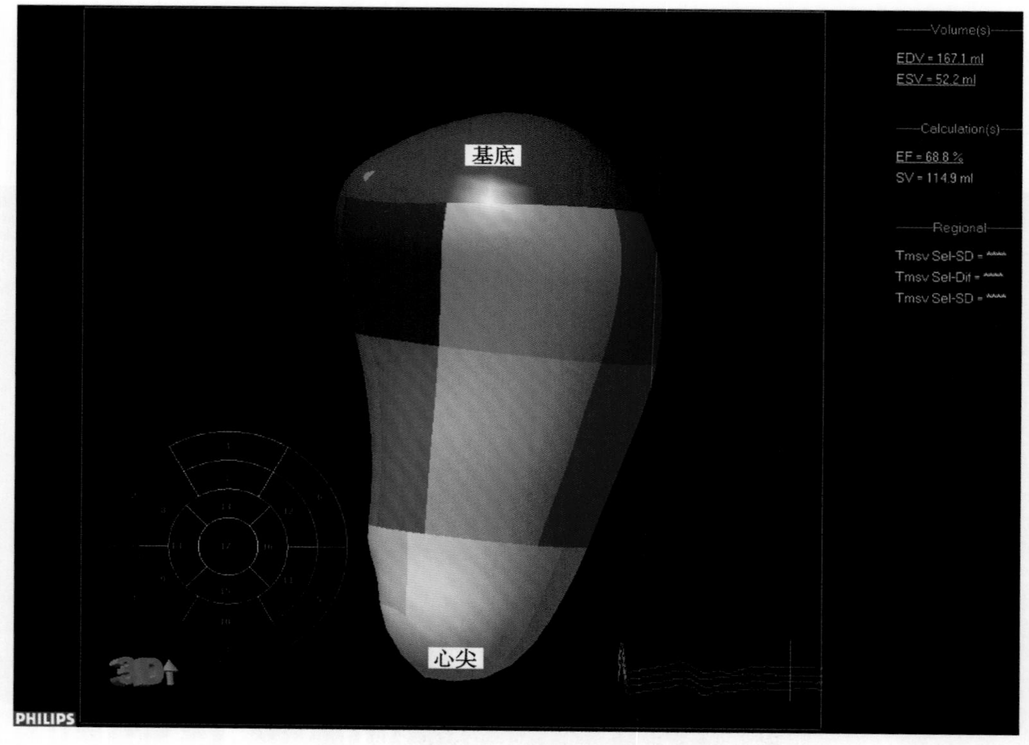

图 14.39 通过三维重建来测量左心室容积

TEE 经常被限制在只使用乳头肌水平左心室 SAX 这一个切面。一些证据表明在这个水平切面测得的 SAX EDA 和通过心表超声心动图测得的结果以及同一时刻经放射性核素测得的 EDV 有着合理的相关性。然而，Urbanowicz 等[88]的研究得到了不同结论。他们使用放射性核素和热稀释法相结合的方法，发现 TEE 测得的左心室舒张末期面积（left ventricular end-diastolic area，LVEDA）和 LVEDV 的相关性系数只有 0.74。此外，他们发现 9 个患者中有 4 个出现不一致的变化。总的来说，现有的证据表明尽管存在多变的负荷状态，左心室 SAX 面积的变化可以反映左心室压力或左心室顺应性因素的变化。前负荷减低有 2 个主要的超声心动图表现：

1. EDA 的降低（$<5.5cm^2/m^2$）常常反映血容量不足。然而，给 EDA 设定一个上限，当低于这一上限时，就可以确诊血容量不足是不容易的。尤其是对于收缩功能受损的患者，这些患者前负荷代偿性的基线增加导致超声心动图很难诊断血容量不足。

2. 在严重血容量不足时，伴随着 EDA 的降低出现收缩末期面积的消失（心室接吻征）。

左心室质量

根据心室壁厚度、心室腔大小及心室质量，左心室的几何构型可以分为 4 种截然不同的类型。它们分别是：正常的几何构型，向心性肥厚，离心性肥厚，以及向心性重塑（图 14.40）[89-91]。当左心室压力过负荷时，如 AS 或者高血压时，就会发生向心性肥厚，从而使室壁厚度以及左心室的肌肉质量增加，但是左心室不会扩张。当左心室容量过负荷时，比如主动脉或二尖瓣瓣反流时，就会发生离心性肥厚，从而使左心室肌肉质量增加并导致左心室扩张。因此无论是压力还是容量的过负荷，都会使左心室质量（left ventricular mass，LVM）增加。通过计算室壁相对厚度（公式 14.12，表 14.6）可以将 LVM 增加分为向心性肥厚和离心性肥厚。向心性重塑是向心性肥厚的前体状，它是指室壁的厚度增加但是心室肌的整体质量并没有增加。上述几种心室的异常形态与肥厚性梗阻型心肌病导致的非对称性肥厚是不同的，非对称性肥厚表现是只有左心室的室间隔发生肥厚。

LVM 等于左心室壁的容积乘以心肌的密度（1.04g/ml）。左心室壁容积通过心外膜所勾划的容积减去左心室腔容量来测得[92]。室壁相对厚度是建立在室壁厚度及舒张末期心腔大小基础上的一个参数。它是通过以下公式计算出来的[93]：

$$室壁相对厚度=(2\times ILWTd)/LVIDd \qquad (公式 14.12)$$

其中，ILWTd 是指舒张末期下外侧壁厚度，LVIDd 是指左心室舒张末期内径。

室壁相对厚度大于 0.42 被认为是增高。当患者 LVM 正常，而室壁相对厚度升高时，就被认为是发生了向心性重塑。

ASE 指南[93]推荐的 LVM 的评估方法基于把左心室几何构型假定为一个美式足球（一个长轴：短轴为2:1的扁椭圆体）并且使用 2D 或 M 型超声心动图在左心室 SAX 平面的径线测量值来计算[92]。ASE 推荐的线性公式[93]使用 ILWTd、舒张末期前室间隔厚度（anteroseptal wall thickness at end-diastole，ASWTd）及 LVIDd（都以 cm 为单位）：

$$LVM(g)=0.8\times\{1.04[(LVIDd+ILWTd+ASWTd)^3-(LVIDd)^3]\}+0.6 \qquad (公式 14.13)$$

许多超声心动图的软件系统都包含了计算 LVM 必要的一些参数。上述计算公式要求对心内膜边界有精准的识别，因为即使是一个很小的误差，在立方后误差都会被放大。尽

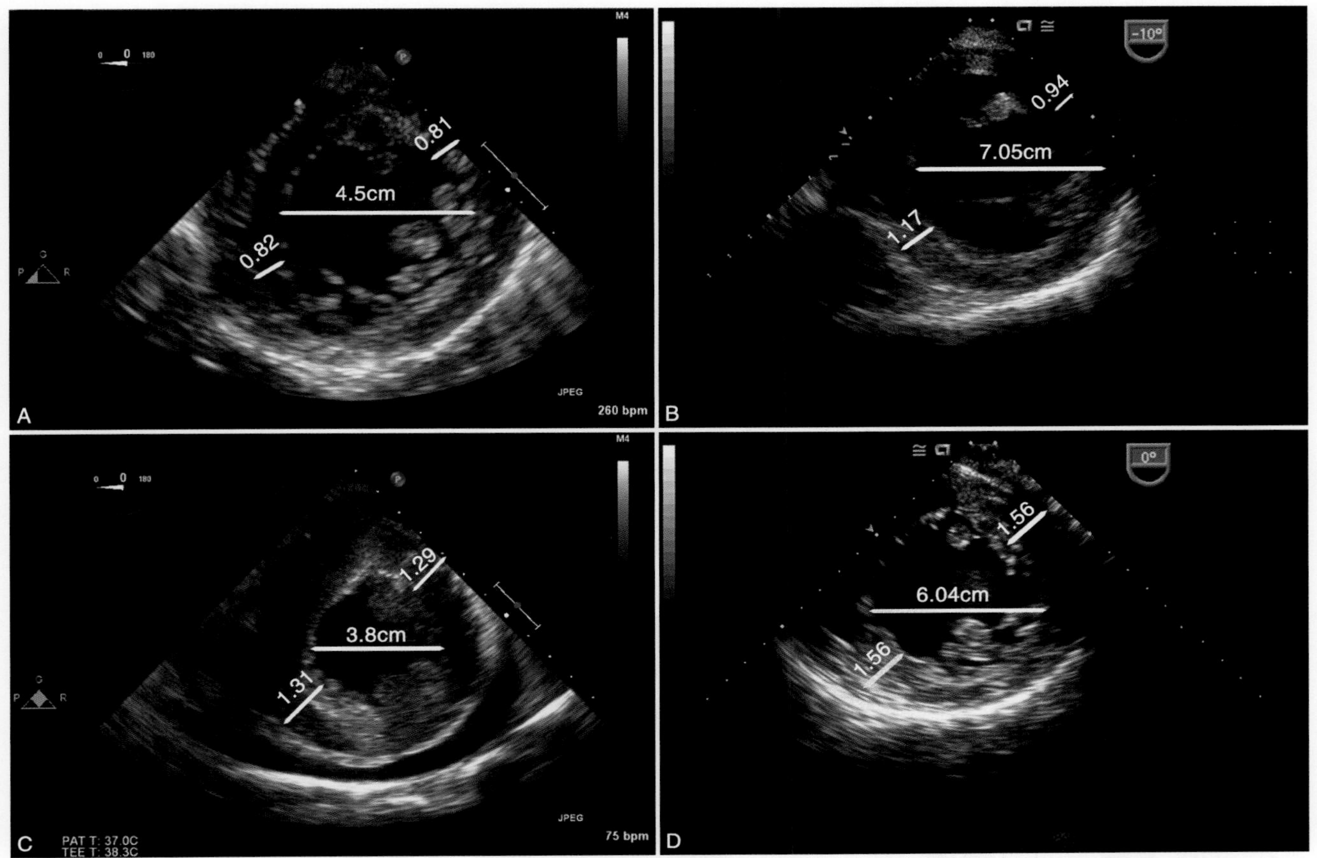

图 14.40 左心室四种几何构型的经食管超声心动图图示。(A)正常;(B)离心性肥厚;(C)向心性重塑;(D)向心性肥厚。(*From Weiner M, Kahn RA, Evans AS. Transesophageal echocardiographic assessment of left ventricular mass.* Anesth Analg. *2015;121:323-328.*)

表 14.6 左心室几何构型

		左心室质量/g	
		正常:≤224(男性),≤162(女性)	肥厚>224(男性),>162(女性)
室壁相对厚度	正常(≤0.42)	正常几何构型	离心性肥厚
	增加(>0.42)	向心性重塑	向心性肥厚

管过去 ASE 常规测量结构边缘之间的距离,现在图像处理技术的改进提高了真实所见室壁厚度图像的分辨率,从而能够从一侧心内膜到另一侧心内膜来测得心室的大小[93]。勾画心内膜边界时应该将肌小梁及其所占的空间排除在外。由于 M 型超声测量时声束方位时常偏离轴线,其应用受到限制;而 2D 超声心动图的图像更加准确,所以被推荐为标准的测量方法。ASE 指南推荐在标准的经胃中段短轴图平面(图 14.41A)[93]测量 ILWTd 和 ASWTd。LVIDd 最好在食管中段两腔心切面(图 14.41B)或者经胃两腔心切面(图 14.41C)测得,选择一个图像质量更高的即可[93]。LVIDd 的测量方法是,在左心室长轴基底中下三分之一相交点(恰好在乳头肌尖端上方),测量此处垂直于长轴的前壁心内膜至下壁心内膜之间的水平距离。当这两个切面不能合理显示真实的左心室长、短轴时,LVIDd 可以在经胃中段短轴切面测量从一侧心内膜到对侧心内膜的距离(见图 14.41A)。ASE 推荐的参考值见于表 14.7。不过需要注意,通过 TEE 测得的 LVM 的数值要平均偏大 $6g/m^2$,因为通过 TEE 测得的下侧壁厚度有一些微小的差异[94]。

左心室收缩功能

超声心动图对整体和局部的左心室功能评估包括使用 2D、3D 或多普勒对心脏结构的评估。

使用超声心动图时,最常用射血时相相关指数来评估心室收缩力。已经存在一系列的射血时相参数,但所有这些参数均需要测量舒张末期和收缩末期的径线。在 M 型超声心动图中,上述径线通常表现为简单的、线性的左心腔内径。下面的比率:

$$FS=(LVIDd-LVID)/LVIDd \qquad (公式 14.14)$$

其中 LVIDd 是指左心室舒张期内径,LVID 是指左心室收缩期内径,可以得出缩短分数(fractional shortening,FS),它是一个基本的表示收缩力的射血时期指数。这个一维的测量左心室收缩功能的方法,在有明显的 RWMA 时会不准确。

利用 2D 超声心动图,可以获得多个切面并用多种公式来计算心室容积,譬如改良的 Simpson 公式(见图 14.38A)[95]。利用心室容积,射血分数(EF)可以用下面这个标准公式来计算:

$$EF=(LVEDV-LVESV)/LVEDV \qquad (公式 14.15)$$

其中 LVEDV 是指左心室舒张末期容积,LVESV 是左心室收

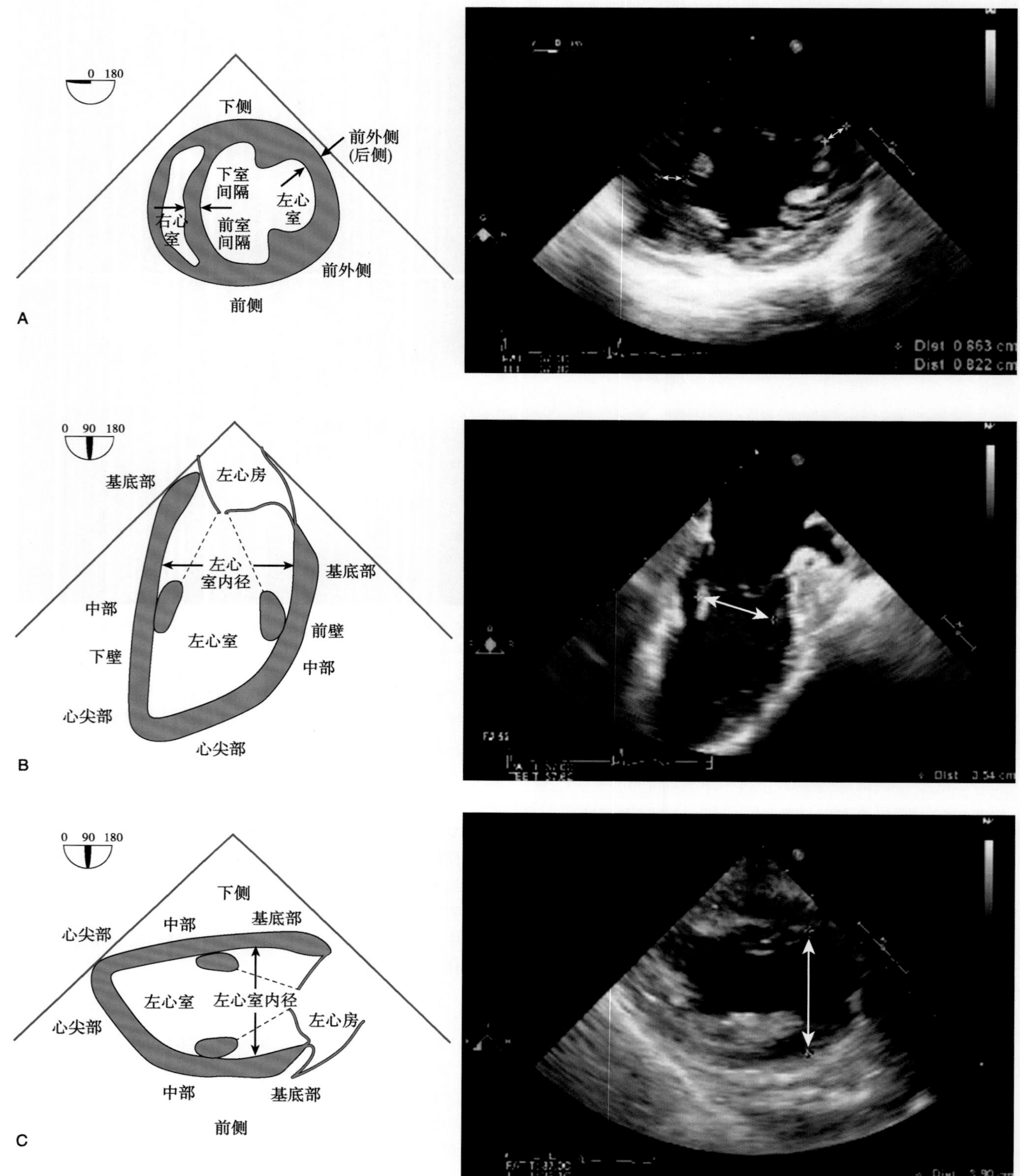

图 14.41 左心室质量计算用到的经食管超声图像。(A)推荐经胃中段乳头肌短轴切面,测量舒张末期下外侧壁厚度(ILWTd)和前室间隔厚度(ASWTd)。(B)在食管中段两腔心切面测量左心室舒张末内径(LVIDd)。(C)在经胃两腔心切面测量 LVIDd。使用公式:左心室质量(g)= 0.8×(1.04[(LVIDd+ILWTd+ASWTd)3-(LVIDd)3])+0.6。这个病的左心室质量为 84.6g。(*Permission pending from Weiner M, Kahn RA, Evans AS. Transesophageal echocardiographic assessment of left ventricular mass.* Anesth Analg. *2015;121:323-328.*)

表 14.7 左心室质量超声心动图参考值

	男性				女性			
	正常范围	轻度异常	中度异常	重度异常	正常范围	轻度异常	中度异常	重度异常
左心室质量/g	88~224	225~258	259~292	≥293	67~162	163~186	187~210	≥211
左心室质量/体表面积/(g/m^2)	49~115	116~131	132~148	≥149	43~95	96~108	109~121	≥122
左心室质量/身高(g/m)	52~126	127~144	145~162	≥163	41~99	100~115	116~128	≥129
左心室质量/身高$^{2.7}$/($g/m^{2.7}$)	20~48	49~55	56~63	≥64	18~44	45~51	52~58	≥59

美国超声心动图学会目前的指南没有左心室质量/身高的参考值[89,91]。

From Lang RM, Bierig M, Devereux RB, et al; Chamber Quantification Writing Group; American Society of Echocardiography's Guidelines and Standards Committee; European Association of Echocardiography. Recommendations for chamber quantification: a report from the American Society of Echocardiography's Guidelines and Standards Committeeand the Chamber Quantification Writing Group, developed in conjunction with the European Association of Echocardiography, a branch of the European Society of Cardiology. *J Am Soc Echocardiogr*. 2005; 18: 1440-1463.

缩末期容积。

异常的左心室收缩功能一般是指 EF 在男性低于 52,或者在女性低于 54[79]。

术中 TEE 在中乳头肌水平监测单一的经胃 SAX 切面非常方便。一旦舒张末期和收缩末期心内膜区域在描记软件的帮助下完成描绘,收缩性能就可以用面积变化分数(FAC)或者射血分数面积(EFA)来表示(见图 14.38B):

$$FAC=(LVEDA-LVESA)/LVEDA \quad (公式 14.16)$$

其中 LVEDA 为左心室舒张末期面积,LVESA 为左心室收缩末期面积。

TEE 通常不能区分心脏负荷对心脏收缩力的影响(比如重度 MR 时受损的收缩力和假性高 EF 值或者重度 AS 时正常的收缩功能和假性低 EF 值)。此外,几乎所有传统的超声心动图测量方法都只能一次测量一个左心室内径或者一次只检查一个切面。考虑到在食管中段切面经常发生左心室短缩或者存在室壁节段性异常(尤其是冠心病患者),就很容易理解为什么用这些方法来评估左心室整体收缩功能是不可靠的。

2015 年 ASE 发表的指南推荐使用通过 2D(使用改良的 Simpson 法)或 3D(见图 14.39)超声心动图获得的 EDV 和收缩末期容积(end-systolic volume, ESV)来计算 EF[79]。如果心内膜不能很好地显示,这时可以使用造影剂。左心室功能的三维和组织多普勒测量方法将在 15 章进行讨论。

左心室舒张功能

舒张功能的评估,需要在舒张期充盈时对左心室压力-容积关系进行评估。这种关系只能在血流动力学上测量得到。超声心动图对舒张功能评估试图从血流的模式和时间上评估舒张期充盈量,例如从左心房到左心室的血液或从肺静脉到左心房的血流。血流的主要决定因素是两腔间的压力差[96]。舒张早期左心房和左心室之间的压力差主要反映左心室舒张速率。因此,如果充盈延迟,就表示有舒张功能的受损。其他重要的因素,如心室和心肌的顺应性,左心室容量负荷、心室间相互作用及心脏压塞,都可以影响心室充盈率。评估舒张功能可以使用左心房大小、二尖瓣流入血流和肺静脉血流的多普勒分析,彩色 M 型的传播速度,以及二尖瓣瓣环的组织多普勒分析[97-100]。

评价指数

左心房大小

在食管中段两腔心或四腔心切面可以很精确地测量左心房的大小[79]。虽然多普勒速度和时间间期的测量反映的是瞬时间的充盈压,而左心房大小的测量反映的是在一段时间内充盈压累积的作用[99]。没有舒张功能不全时,也有可能存在左心房扩大。如果左心房扩大,这种测量结果必须结合其他左心室舒张功能的指标一起来解释其意义。

经二尖瓣多普勒分析

经二尖瓣多普勒频谱可使用脉冲多普勒(PWD)测量。通常情况下,PWD 的取样容积放在食管中段(ME)四腔心切面二尖瓣瓣叶尖端[99]。通常,经二尖瓣频谱包括舒张早期阶段(E 波)和心房收缩相关的舒张末期阶段(A 波)(图 14.42A)。肺部或心包疾病的患者中可见到血流随着呼吸而变化,因此应先使用 25~50mm/s 的扫描速度初步评估呼吸对血流速度的影响,随后可将扫描速度增至 100mm/s。E 峰最大速度,A 峰最大速度,A 峰持续时间,E 峰减速时间(deceleration time, DT)都需要被测量。E 峰 DT 是指从 E 波峰值一直到真实的或推测的速度为零时的时间间隔。此外,测量等容舒张时间(isovolemic relaxation time, IVRT)时,应将 CWD 光标放置到 LVOT 以便同时观测主动脉射血和心室血液流入。正常的值列于表 14.8。一般来说,随着年龄的增加,E 峰流速和 E/A 比值会下降,而 A 峰流速和 DT 会升高。

二尖瓣 E 峰流速主要取决于舒张早期的左心房-左心室压力梯度,这一压力梯度受左心房前负荷和左心室舒张的影响[101]。A 峰速率受左心室的顺应性和左心房收缩功能的影响[99]。最后,E 峰 DT 受左心室舒张,二尖瓣开放后左心室的舒张压以及左心室顺应性的影响。舒张功能正常时,二尖瓣血流 E/A 比值在 0.8 到 1.5 之间,E 峰 DT 大于 140 毫秒。舒张功能受损时,A 峰流速增加,E/A 比值小于 0.8(图 14.42B)。E 峰 DT 正常值通常大于 200 毫秒。舒张功能进一步恶化会使 LAP 增加,从而使 E 峰流速增加。E 峰流速增加会导致 E/A 比值的"假性正常化"(图 14.42C)。如果进一步发展为限制型心肌病则会导致舒张早期心室压力迅速增加,从而缩短舒张早期充盈时间。这将表现为 E/A 比值大于 1.5 以及 E 峰 DT 小于 140 毫秒(图 14.42D)。

肺静脉血流分析

如前面所述,肺静脉可在很多切面上显像。利用 CFD 可能会优化肺静脉的位置。理想的情况下,可将 2~3mm 的 PWD 取样容积放置在肺静脉内超过 0.5cm 的位置,并确保肺静脉血流的方向与多普勒波束相平行。正常肺静脉的描记图像包括一个大的正向收缩波(譬如流入左心房的血流),一个较小的舒张波,以及一个负向心房波(图 14.43A)。收缩波可

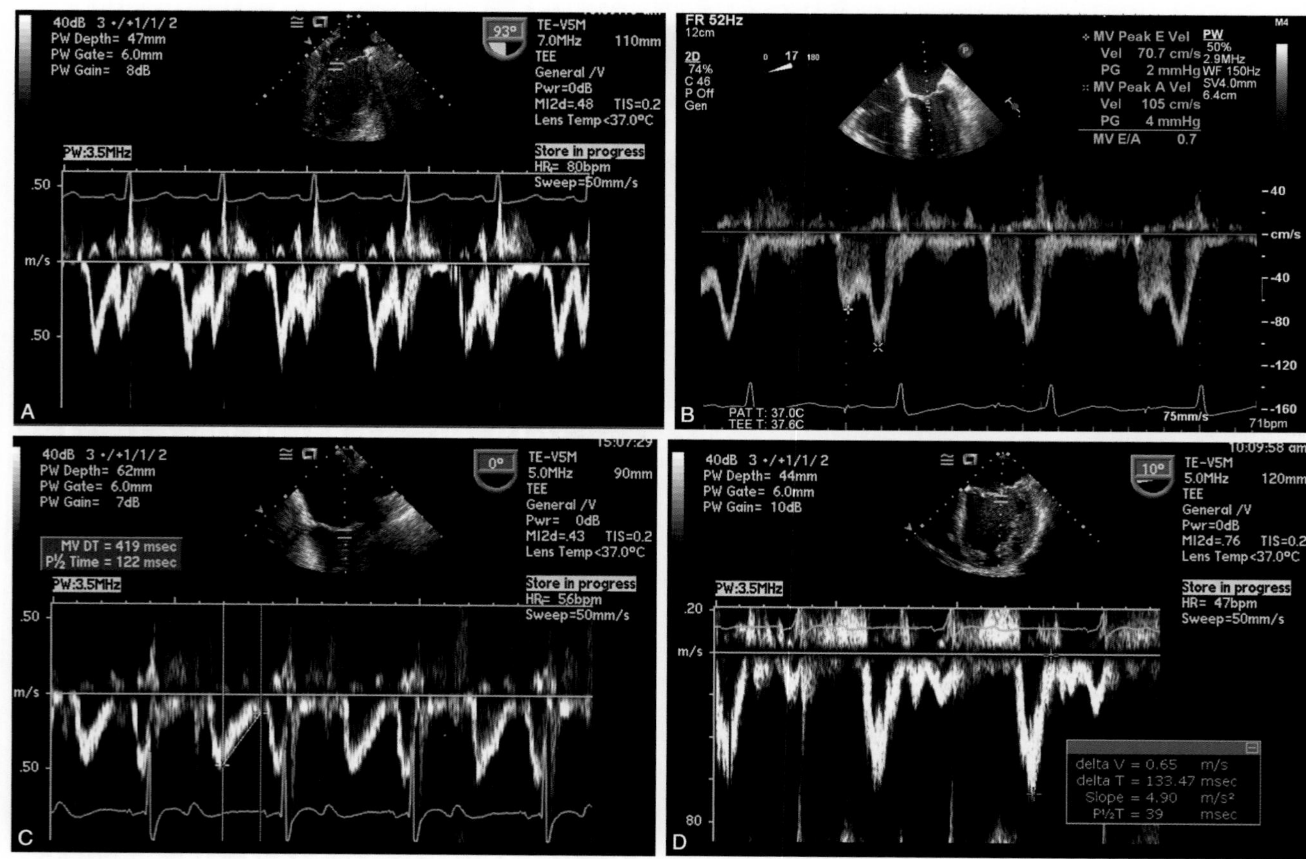

图 14.42 经二尖瓣血流频谱与舒张功能不全。(A)经二尖瓣正常频谱包括舒张早期阶段(E 峰)和与心房收缩相关的舒张末期阶段(A 峰),E 峰的速度一般大于 A 峰的速度。(B)舒张延迟。当舒张延迟时,E 峰的速度小于 A 峰的速度。(C)假性正常化。当舒张功能进一步恶化时,左心房压的升高伴随着 E 峰速度的升高。尽管 E 峰减速时间增加,还需要其他一些舒张功能的指标来区别假性正常化与正常的舒张功能。(D)限制型舒张功能不全时,E 峰成为主导,而且 E 峰减速时间变短

表 14.8 舒张功能测量正常值[99,100]

测量项目	年龄(岁)			
	16~20	21~40	41~60	>60
IVRT/ms	50±9(32~68)	67±8(51~83)	74±7(60~88)	87±7(73~101)
E/A 比值	1.88±0.45(0.98~2.78)	1.53±0.40(0.73~2.33)	1.28±0.25(0.78~1.78)	0.96±0.18(0.6~1.32)
减速时间/ms	142±19(104~18)	166±14(138~194)	181±19(143~219)	200±29(142~258)
A 峰持续时间/ms	113±17(79~147)	127±13(101~153)	133±13(107~159)	138±19(100~176)
PV S/D 比值	0.82±0.18(0.46~1.18)	0.98±0.32(0.34~1.62)	1.21±0.2(0.81~1.61)	1.39±0.47(0.45~2.33)
PV Ar/(cm/s)	16±10(1~36)	21±8(5~37)	23±3(17~29)	25±9(11~39)
PV Ar 持续时间/ms	66±39(1~144)	96±33(30~162)	112±15(82~142)	113±30(53~173)
室间隔 e′/(cm/s)	14.9±2.4(10.1~19.7)	15.5±2.7(10.1~20.9)	12.2±2.3(7.6~16.8)	10.4±2.1(6.2~14.6)
室间隔 e′/a′比值	2.4[a]	1.6±0.5(0.6~2.6)	1.1±0.3(0.5~1.7)	0.85±0.2(0.45~1.25)
侧壁 e′/(cm/s)	20.6±3.8(13~28.2)	19.8±2.9(14~25.6)	16.1±2.3(11.5~20.7)	12.9±3.5(5.9~19.9)
侧壁 e′/a′比值	3.1[a]	1.9±0.6(0.7~3.1)	1.5±0.5(0.5~2.5)	0.9±0.4(0.1~1.7)

数据均用平均值±标准差来表示(标准差;95%置信区间)。

[a]表示无标准差数据来源。

Ar,心房反向波;IVRT,等容舒张时间;PV,肺动脉瓣;S/D,收缩期/舒张期。

From Nagueh SF, Appleton CP, Gillebert TC, et al. Recommendations for the evaluation of left ventricular diastolic function by echocardiography. J Am Soc Echocardiogr. 2009;22;107-133;Klein AL, Burstow DJ, Tajik AJ, et al. Effects of age on left ventricular dimensions and filling dynamics in 117 normal persons. *Mayo Clin Proc*. 1994;69;212-224.

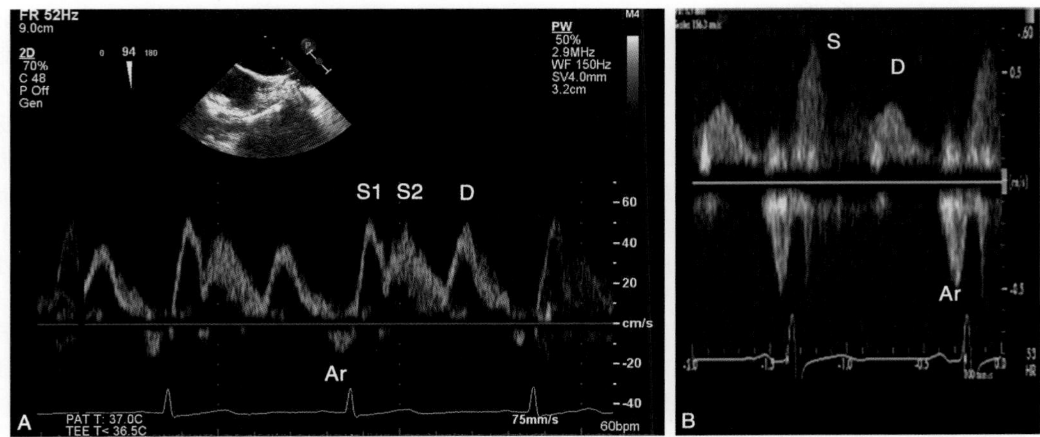

图 14.43 肺静脉图像描记。(A)一个正常的肺静脉血流描记,包括收缩期(S)和舒张期(D)流向左心房的血流(朝向探头)以及心房收缩时的逆向血流。收缩期的波在 QRS 波群后立即发生,包括 S1 和 S2 两个波。其中,S1 波与左心房舒张时"吸"的作用有关,S2 波代表右心室收缩导致的血流。舒张期(D)的血流量正常情况下小于收缩期。心房的收缩会在心室收缩前产生一个心房反向波(Ar)。(B)当左心室功能降低时,心房 Ar 波的速度和持续时间增加。左边展示的是经胸二尖瓣血流多普勒频谱,右侧是肺静脉血流频谱。可以看到肺静脉 Ar 峰速明显增加至 50cm/s,与二尖瓣口(舒张晚期)A 峰相比,Ar 持续时间延长且大于 200ms。(*B, Reproduced with permission from Nagueh SF, Appleton CP, Gillebert TC, et al. Recommendations for the evaluation of left ventricular diastolic function by echocardiography.* J Am Soc Echocardiogr. *2009;22:107-133.*)

能同时包括 S1 和 S2 两个波。S1 波与左心房舒张时"吸"的作用有关,而 S2 波则与右心室推动血液经过肺循环有关[102]。收缩期和舒张期的峰值速度以及心房反向波(Ar)流速和持续时间都应该被测量。如果肺静脉血流收缩的 S1 和 S2 两个波分都存在,那么 S2 速度应被用于计算,因为 S1 与心房舒张相关。经二尖瓣多普勒频谱测量后,需要计算 Ar 波持续时间和 A 波持续时间之间的差异。肺静脉血流中心房收缩部分(如 Ar)的速度通常是小于 35cm/s,其持续时间通常短于经二尖瓣测得的 E 波持续时间。

正如 Nagueh 等[99]总结到,S1 的速度主要是受左心房压力变化以及左心房收缩和舒张的影响,而 S2 则与 SV 及 PA 分支的 PW 传导有关。D 峰流速主要受左心室充盈及顺应性影响,它随二尖瓣 E 峰的变化而变化。肺静脉 Ar 波流速及持续时间主要受左心室舒张晚期压、心房前负荷及左心房收缩力影响。左心房顺应性减低及左心房压升高可使 S 峰流速减低,D 峰流速增高,从而使 S/D 比值<1,收缩期充盈指数<40%,D 峰的 DT 缩短,通常<150 毫秒。随着 LVEDP 升高,不但 Ar 波流速及持续时间增加,而且 Ar 波持续时间与二尖瓣区 A 波持续时间之间的时间差也会增加。LAP 的升高,使得肺静脉血流收缩期部分波形较肺静脉血流的舒张期部分变圆钝了。当 LVEDP 进一步升高时,Ar 波速度会超过 35cm/s,并且 Ar 波持续时间比经二尖瓣 E 波持续时间长 30ms 以上(图 14.43B)。

彩色 M 型血流传播速度

二尖瓣至心尖的传播速度(Vp)可采用彩色 M 型成像来测量。找到可以清晰显示左心室流入道血流的切面。将 CFD 取样框叠加在左心室流入道血液之上,调整心室流入道血流中心的彩色图像直至显示出混叠信号[103]。将 M 型扫描线放置在张开的瓣叶到心尖部的延长线上。Vp 通过测量收缩早期从二尖瓣进入左心室腔大约 4cm 处混叠速度的斜率(图 14.44A)。Vp 正常值>50cm/s[99]。这一早期充盈波由左心室基底段与心尖之间的压力梯度所驱动。这种压力梯度实际上是引发左心室复原及松弛的一种抽吸力。Vp 的降低可作为左心室舒张功能障碍的半定量指标(图 14.44B)。大多数舒张功能不全的情况下,其他的舒张功能相关的指标是可以获

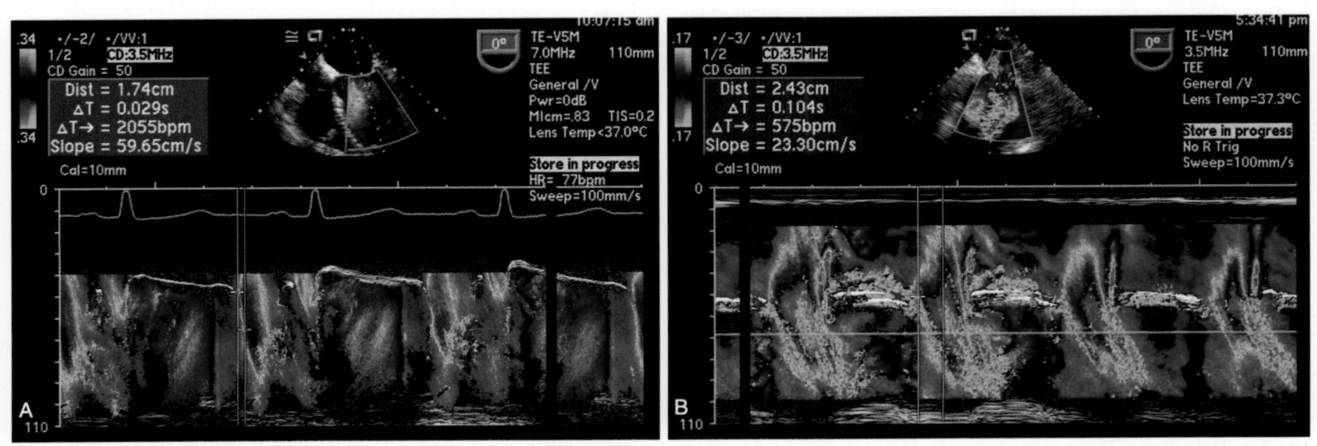

图 14.44 彩色 M 型血流传播速度。(A)正常的。左心室流入道血流的彩色 M 型斜率大于 50cm/s。(B)当舒张功能降低时,M 型血流传播速度减低

得的;如果这些指标不能得出结论,那么 Vp 可以为 LVEDP 的评估提供有用的信息。

组织多普勒

频谱多普勒通常被用来测量血液流速。由于这些速度是相对较高的,而多普勒信号的振幅是低的,因此高振幅-低速的超声波信号通常会被忽略。相反地,组织多普勒检查的主要优势在于捕获心肌产生的高振幅-低速超声信号,而低振幅-高速信号则被忽略。二尖瓣瓣环的 DTI 可以用来评价舒张功能[104]。绝大多数现代的超声机都预置了针对组织多普勒分析优化的功能,包括通常被排除的高振幅-低速这一经常被排除的信号。样本取样容积应放置在二尖瓣环与室间隔和侧壁相交 1cm 以内的位置,并且应在收缩期及舒张期均能覆盖二尖瓣瓣环长轴位移[99]。通常,DTI 波由两个舒张期波组成:舒张早期波(e′)和舒张晚期波(a′)(图 14.45)。应在上述两个取样点测量并求平均值。室间隔 e′波一般比侧壁 e′波速度低。需要测量 e′和 a′的峰值速度并计算 e′/a′和 E/e′比值。这两个信号与二尖瓣流入道血流的方向相反。e′波速度的主要影响因素有左心室舒张、前负荷、收缩功能和左心室最小的压力。当有瓣环严重钙化、二尖瓣狭窄(mitral stenosis, MS)、人工二尖瓣或瓣环、缩窄性心包炎时,这些指标可能就不太准确了。由于前负荷对 e′波速度的影响很小,因此舒张功能障碍时,可用 E/e′比值来校正 E 波的速度。表 14.8 中列出这些参数的正常参考值。室间隔 E/e′比率低于 8 和室间隔 e′速度大于 8cm/s 通常表示正常的左心室充盈压,而室间隔 E/e′比值大于 16 和室间隔 e′的速度小于 8cm/s(侧壁 e′波速度小于 8.5cm)通常表示左心室充盈压的升高[97,99]。

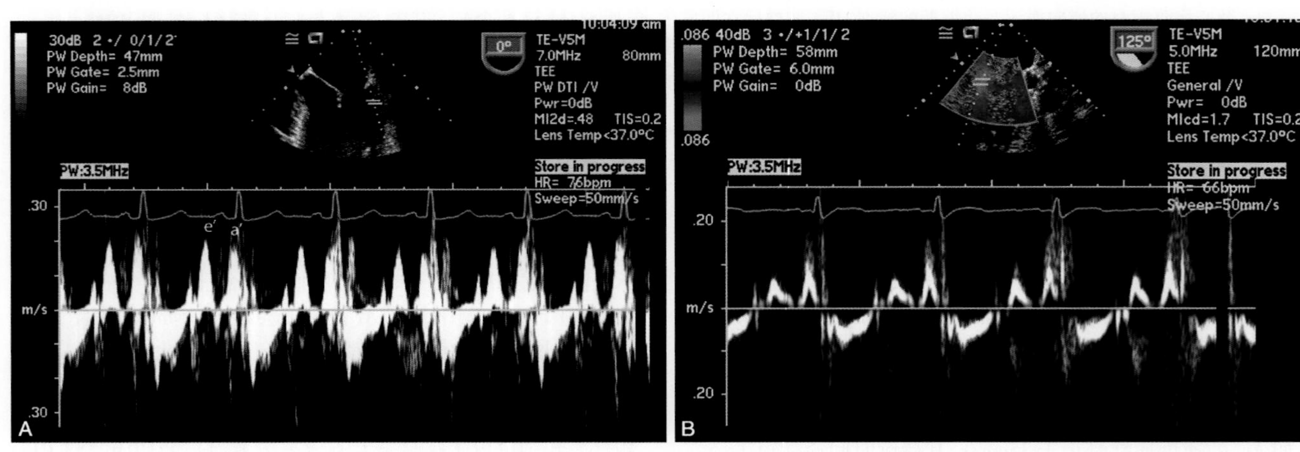

图 14.45 组织多普勒测量。(A)正常组织多普勒频谱。e′大于 a′,且大于 8cm/s。(B)当左心室舒张功能降低时,e′流速降低

舒张功能障碍的分级

舒张功能障碍有 3 个主要的阶段——舒张受损、假性正常化和限制型心肌病,可用图 14.46 中的各指标来进行分级[99]。当患者有轻度舒张功能不全(舒张受损)时表现为二尖瓣 E/A 比值小于 0.8,DT 超过 200 毫秒,IVRT 大于等于 100 毫秒,肺静脉血流收缩期大于舒张期,瓣环 e′的速度小于 8cm/s,E/e′比值小于 8。上述患者在大多数这些情况下,LAP 没有增加。当患者病情进展到中度舒张功能不全时,左心室充盈压表现为轻度至中度增加。随着 LAP 的增加,舒张早期左心房-左心室的压力梯度增加,从而导致 E/A 比值(0.8~1.5)假性正常化。Valsalva 运动可使这一比值下降超过 50%。其他诊断中度舒张功能不全的支持数据包括 E/e′比值增大到 9~12,e′小于 8cm/s,肺静脉 Ar 速度大于 30cm/s,肺静脉血流速度舒张期大于收缩期,肺静脉心房反向波持续时间与经二尖瓣 A 波持续时间之间的差值(Ar-A)大于或等于 30 毫秒。最后,重度的舒张功能障碍(左心室限制性充盈)的诊断包括以下一些指标:E/A 比值大于等于 2,DT 小于 160 毫秒,IVRT 小于等于 60 毫秒,肺静脉收缩期充盈分数为舒张期的 40%或更低,经二尖瓣 A 波持续时间比 Ar 波持续时间短,E/e′比值的平均值大干 13(间隔壁 E/e′大于等于 15 或外侧壁 E/e′大于等于 12)。

左心房压

评估 LAP 的指标已经在前面舒张功能评估的部分详细讨论过。目前指南推荐建立在 EF 基础上的不同的 LAP 估算的方法[99]。这些推荐算法的总结见图 14.47 和图 14.48。二尖瓣流入道血流形态用于评估 EF 减低患者的 LAP 有着可靠的准确性。如果 E/A 比值小于 1,而且 E 波速度小于等于 50cm/s,那么 LAP 就可能在正常范围。如果 E/A 比值大于 2,DT 小于 150 毫秒,那么 LAP 有可能增加。如果 E/A 比值居于 1 和 2 之间,或者 E 波速度增高,那么还得考虑其他的指标。与正常 LAP 一致的指标包括 E/e′小于 8,E/vp 小于 1.4,肺静脉收缩压大于舒张速度,Ar-A 持续时间小于 0 毫秒,肺动脉收缩期压力小于 30mmHg。然而,如果 E/e′大于 15,E/Vp 大于或等于 2.5,肺静脉收缩期速度小于舒张期速度,Ar-A 持续时间大于 30ms,收缩期肺动脉压力大于 35mmHg,那么就应考虑 LAP 的升高。

如果 EF 正常,那么应该首先考虑应用 E/e′比值来评估 LAP(图 14.48)。如果 E/e′比值在间隔壁、侧壁或两者的平均值小于或等于 8,那么 LAP 是正常的[105]。如果 E/e′比值在间隔壁大于或等于 15,在外侧壁大于或等于 12,或者两者的平均值大于或等于 13,那么 LAP 是升高的。当 E/e′比值在中间值时,还应参考与舒张功能相关的其他一些因素。左心房容积大于 $34mL/m^2$,Ar-A 持续时间大于 30ms,PA 收缩压大于 35mmHg,或者 $IVRT/T_{E-e'}$(T_{E-e} 定义为 QRS 波的 R 波波峰至 e′起始时间减去 R 波至二尖瓣 E 峰起始时间)小于 2 都支持 LAP 增高的诊断。如果存在上述几种情况中的两种或以

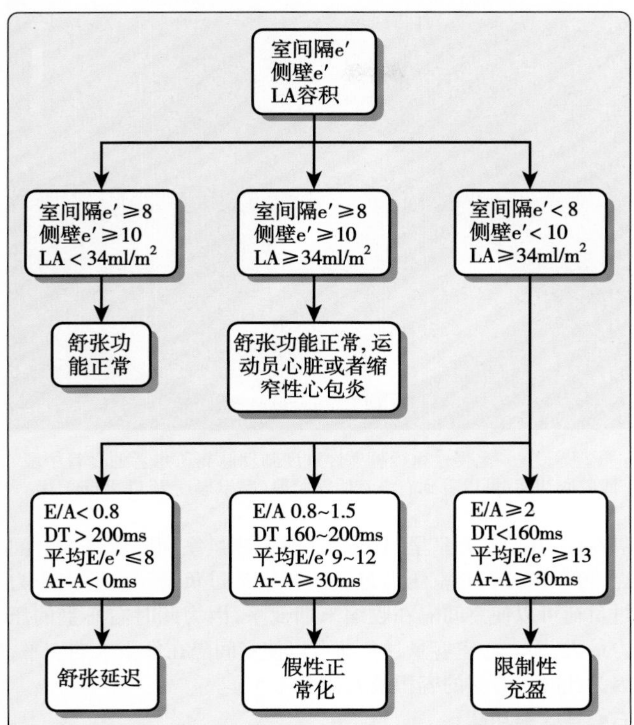

图 14.46 舒张功能的分级。A，舒张晚期二尖瓣口速度；Ar-A，肺静脉血流心房反向波持续时间与二尖瓣口 A 峰持续时间差值；DT，E 峰减速时间；E，舒张早期二尖瓣口速度；e′，舒张早期组织多普勒速度；LA，左心房

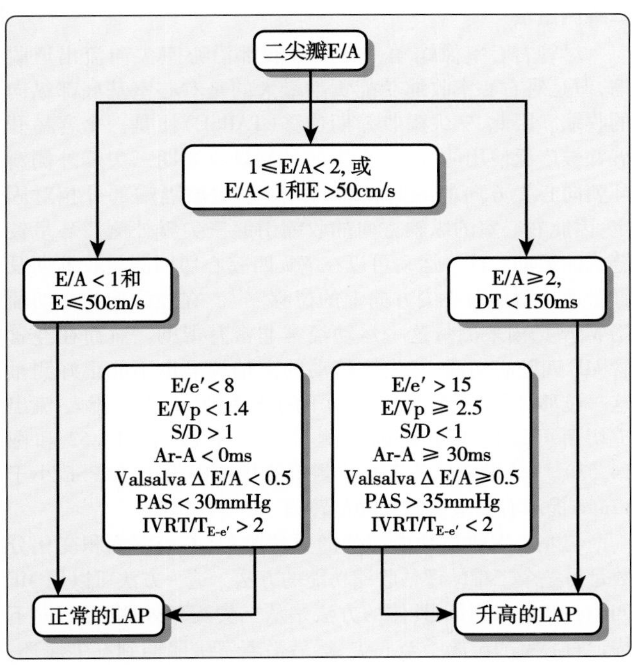

图 14.47 射血分数降低时左心房压（LAP）的评估。A，舒张晚期二尖瓣口速度；Ar-A，肺静脉血流心房反向波持续时间与二尖瓣口 A 峰持续时间差值；DT，E 峰减速时间；E，舒张早期二尖瓣口速度；e′，舒张早期组织多普勒速度；IVRT，等容舒张时间；PAS，肺动脉收缩压

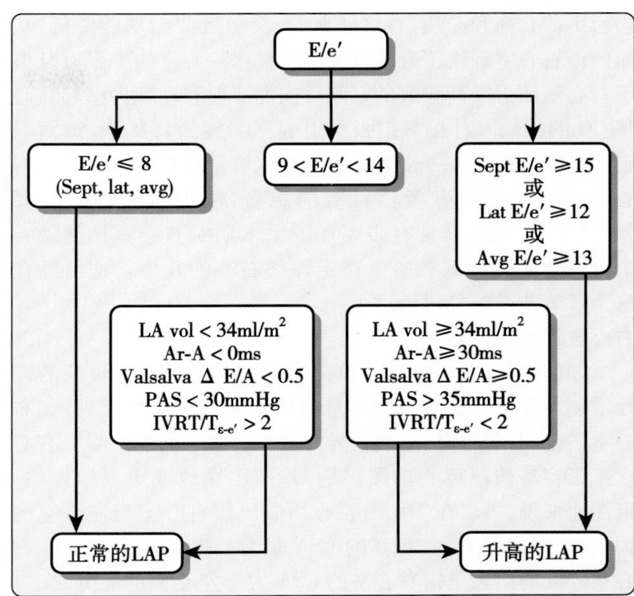

图 14.48 射血分数正常时左心房压（LAP）的评估。A，舒张晚期二尖瓣口速度；Ar-A，肺静脉血流心房反向波持续时间与二尖瓣口 A 峰持续时间差值；avg，平均；DT，E 峰减速时间；E，舒张早期二尖瓣口速度；e′，舒张早期组织多普勒速度；IVRT，等容舒张时间；LA，左心房；Lat，侧壁；PAS，肺动脉收缩压；Sept，室间隔

上，那么应有很大的信心得出 LAP 升高的结论。左心房容积小于 34mL/m²，Ar-A 持续时间小于 0 毫秒，PA 收缩压小于 30mmHg，或者 IVRT/$T_{E-e'}$ 大于 2 都支持 LAP 正常的判断。

右心室功能

右心室是一个将静脉血泵入正常情况下低压-低阻力肺动脉循环的复杂结构。由于既往将研究的重点都放在循环的左心系统，缺少右心室形状的几何构型假说，以及右心系统成像的难度很大，因此直到最近几年有关右心室的信息才多了起来。当右心室功能以及容量正常时，右心室在 ME 四腔心切面上是经典的三角形，在经胃（TG）乳头肌中段切面是新月形。右心室由 3 部分组成：①三尖瓣附近的流入道部分、腱索和乳头肌；②有小梁的心室尖的心肌；③靠近室间隔以及 PV 的 RVOT。上述 3 个部分使得右心室呈现出“包绕的”形态，这一形态在 ME 右心室流入-流出道切面最为明显。与左心室的活塞式收缩方式不同，右心室先是流入道的收缩，随后是右心室心尖及流出道的顺序收缩，呈现出蠕动样的收缩。尽管右心室与左心室的 SV 是一样的，但是由于肺循环低阻力-高顺应性的特点，使得右心室的 SV 在正常情况下只有左心室的 25%[106]。由于右心室的后负荷是低的，所以右心室的室壁厚度大约只有左心室的一半，右心室的心肌质量只有左心室的六分之一。最终，在心包膜包绕的心包腔中，由于右心室与左心室毗邻的关系，它们共同享有室间隔[107,108]。左右心室之间这一互相依赖的关系在右心室病理生理性功能不全中扮演着非常重要的角色，因为一般情况下室间隔贡献了将近三分之一的右心室 SV[109]。

肺循环后负荷增加以及肺动脉高压会导致右心室功能不全，从而导致右心室室壁张力升高和右心室氧供与氧耗之间的不平衡。心肌缺血是另一个导致右心室功能不全的原因。当后负荷升高和/或右心室缺血时，会导致收缩功能降低，从而使得右心室舒张压升高以及心室扩张。心室的扩张以及由于右心室压力升高导致的室间隔向左心室移动都会引起右心室CO的减低。右心室扩张会引起三尖瓣瓣环扩张，继而引起TR、RA增大，进一步会导致右心室容量过负荷。合并有右心室功能不全的患者比没有的患者，围手术期的预后要差[110,111]。因此，非常有必要在围手术期对右心室功能做一个合理全面的TEE检查。特定评估右心的几个切面已经在这个章节前面部分讨论过了。

右心室解剖学评估

如前所述，右心室对后负荷增加尤其敏感。后负荷的慢性增加会导致右心室出现容量或压力相关的一些表现，如右心室扩张、心肌肥厚、室间隔异常及右心室心功能衰竭。右心室扩张容易被超声心动图识别，并被定性地或定量地评估。定性地来说，可以在ME四腔心切面比较右心室与左心室的大小，正常情况下，右心室的CSA是左心室的三分之二。右心室轻度的扩大是指右心室的CSA大于左心室的三分之二；中度的扩大是指右心室与左心室大小相当；重度的扩大是指右心室的面积比左心室大(图14.49)。定量地来说，右心室的评估非常困难，因为右心室的形态非常复杂，而且右心室大小的测量在不同测量者之间的重复性非常差。目前心腔定量测量的指南指出，在经胸以右心室为主的心尖四腔心切面，右心室内径的上限值在基底段为4.1cm，在中间段为3.5cm[79]。专门介绍TEE测量的指南目前还没有。

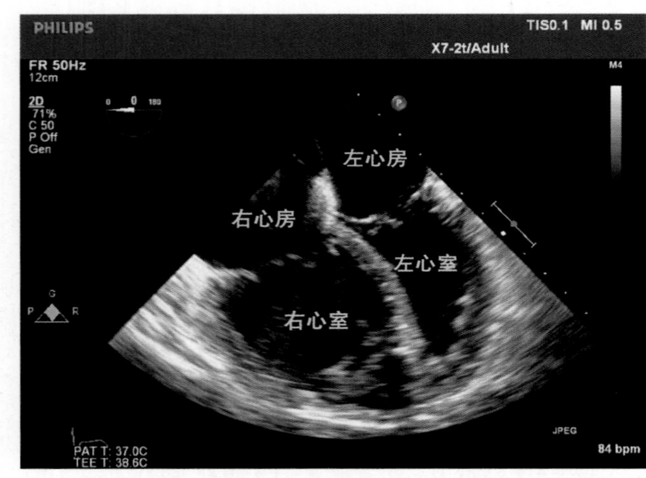

图14.49 在食管中段四腔心切面，将探头向患者右侧旋转以便更好地显示右心房与右心室。可以看到，右心室比左心室的面积要大，这说明右心室重度扩大

肺动脉高压导致的右心室心肌肥厚是指舒张末期右心室的游离壁厚度大于5mm。慢性重度肺动脉高压经常可以致使右心室游离壁厚度大于10mm。右心室游离壁厚度可以在ME四腔心切面，右心室流入-流出道切面或TG右心室流入道切面用M型超声心动图来测得(图14.50)。

在TG乳头肌中段SAX切面可以容易地分辨右心室压力或容量过负荷导致的室间隔变形或变平。右心室的过负荷以及因为右心室CO减低造成的左心室充盈不足，会导致室间

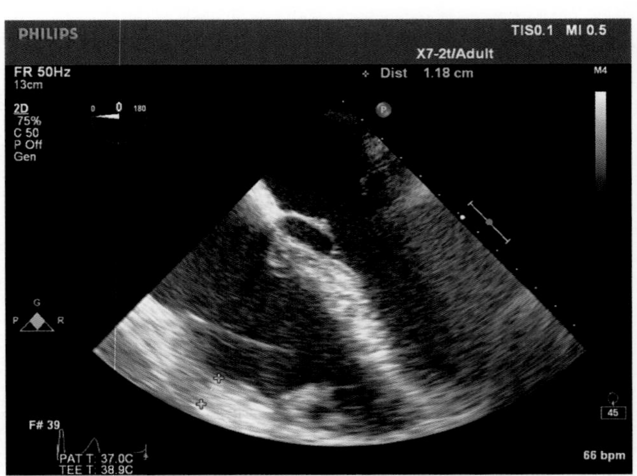

图14.50 一名慢性血栓栓塞性重度肺动脉高压患者的食管中段四腔心切面，可以看到右心室明显肥厚(室壁厚度为11.8mm)

隔左移，并使左心室呈"D形"。根据测量室间隔变平的时间点，可以区分右心室压力过负荷和容量过负荷。右心室压力过负荷可以使室间隔在收缩末期变平，因为此时右心室的压力最大；而右心室容量过负荷可以使室间隔在舒张末期变平，因为此时右心室的容积最大(图14.51)。

右心室收缩功能

同解剖学评估的困难一样，右心室非对称性的结构使右心室收缩功能的评估也很有挑战性。已经有很多方法来评估RV功能，包括2D、多普勒、应变及3D辅助的方法。这些方法中的大多数已经被经胸超声心动图(TTE)测得的参考值所验证。现在这些数据已经可以推广到TEE中。

二维测量法

尽管右心室像蠕动一样从基底部沿心室尖向流出道收缩，但是对右心室收缩功能贡献最大的是右心室基底部纵向的收缩。因此，三尖瓣收缩期位移(TAPSE)便是一个容易开展并被广泛使用的方法，它指的是测量收缩期三尖瓣外侧瓣环朝向心尖方向的纵向收缩。由于三尖瓣隔瓣部分相对固定，因此右心室的纵轴方向的收缩引起三尖瓣外侧瓣环呈铰链式的运动。这一运动可以在ME四腔心切面测量收缩期及舒张期从瓣环向心尖方向上的位移[112]。在经胸四腔心切面用M型扫描来测量这一运动经常非常有帮助。然而在经食管ME四腔心切面，三尖瓣移动的离轴校准也不能很好测量这一位移，因此一个M型辅助下的改良TG右心室流入-流出道切面可以用来更准确地测量这一位移(图14.52和图14.53)[95]。最新的关于心腔测量的指南中指出TAPSE小于17mm提示右心室的收缩功能障碍。

与左心室收缩功能评估的方法类似，右心室面积变化分数是另一个二维的评估收缩功能的方法。这一方法可以用ME四腔心切面来测量，具体的方法是从三尖瓣环外侧开始，向下描记右心室的游离壁至心尖，然后沿着室尖隔回到三尖瓣环。然后将舒张期与收缩期这一面积的变化用百分数来计算(图14.54)。如果使用TTE，那么应调整到以右心室为主的心尖四腔心切面；如果使用TEE，应该前屈或进一步插入探头从而获得以右心室为主的ME四腔心切面以防止右心室的短缩[113]。右心室的面积变化分数小于35%提示右心室收缩功能不全。

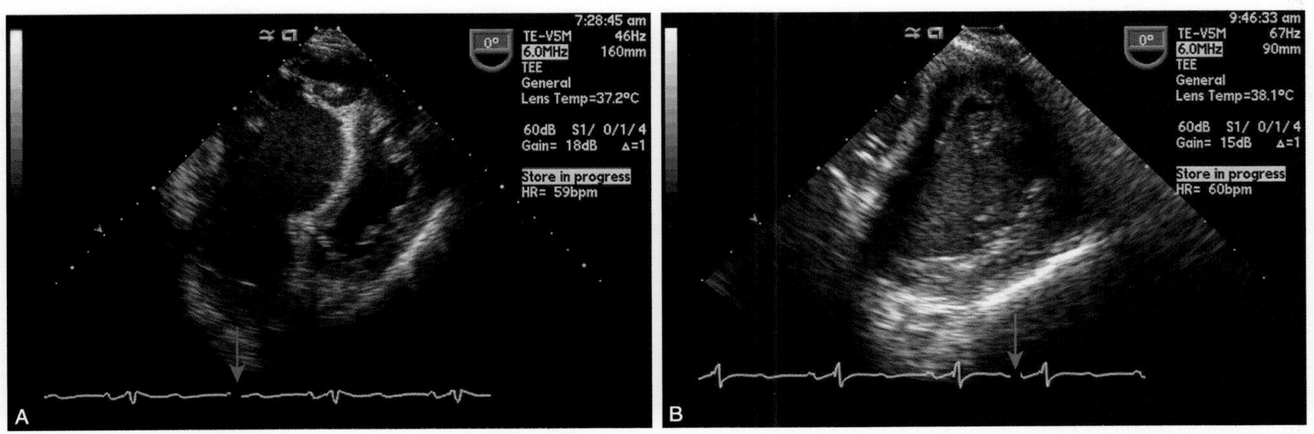

图 14.51 在经胃中段乳头肌短轴切面,通过观察室间隔变平的时相可以识别右心室负荷过量的类型。(A)在舒张末期观察到 D 形室间隔,表明右心室容量负荷过量。红色箭头指向心电图 P 波终点的位置,代表舒张末。(B)收缩末期室间隔弓向改变证明右心室压力负荷过量。红色箭头指向心电图 T 波终点,代表收缩末期

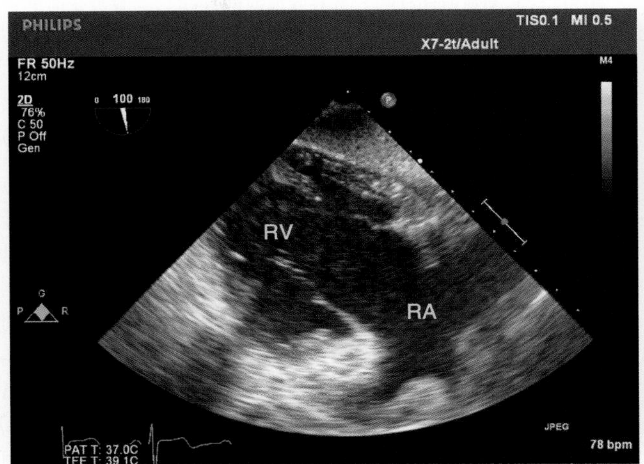

图 14.52 在传统的经胃右心室流入道切面,将食管超声探头插入更深并前曲,获得改良后的经胃右心室流入道切面,从而获得改善的三尖瓣环校准以便进行 M 型与组织多普勒检查。RA,右心房;RV,右心室。

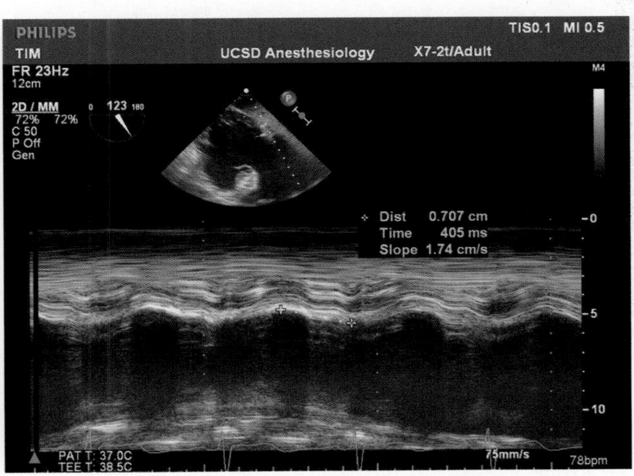

图 14.53 在改良的经胃右心室流入道切面对三尖瓣环进行 M 型超声检查。在肺动脉高压和右心功能降低患者中测量显示三尖瓣环收缩期位移(TAPSE)降低

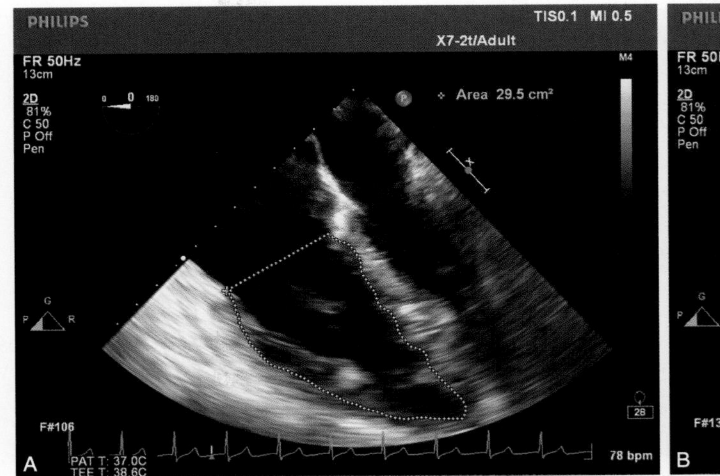

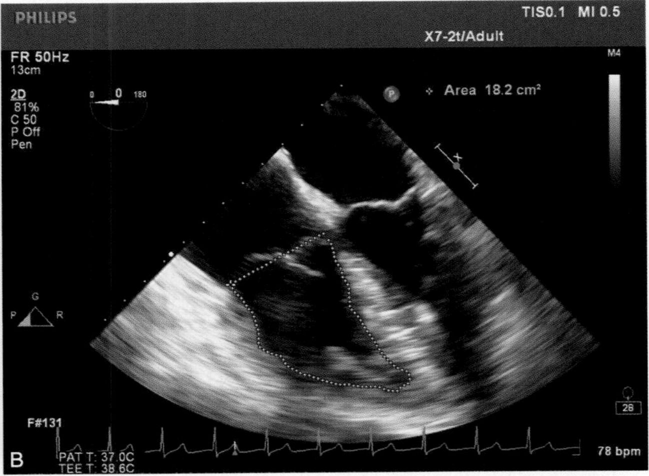

图 14.54 在经食管四腔心切面,分别在舒张期(A)和收缩期(B)描记右心室心内膜边界。具体的方法是从三尖瓣环外侧开始,向下描记至心尖,然后沿着室间隔回到三尖瓣环。这个病人的右心室收缩功能正常,FAC 为 38.3%。FAC=(EDA-ESA)/EDA。EDA,舒张末期面积;ESA,收缩末期面积;FAC,面积变化分数

由于左心室有着典型的几何构型，因此可以用来估算容积（例如圆盘叠加法）。但是右心室由于其不对称的特性，导致不能准确地估算容积。当使用 2D 的方法尝试去评估右心室容积时，与 MRI 测得的结果相比，结果常常会低估。然而 3D 超声心动图可以克服这一缺点，将在随后的部分进过讨论。

多普勒测量法

压力升高的速率（dP/dt）可以用来评估右心室的收缩功能。使用 TR 反流束的 CWD 信号以及简化的 Bernoulli 方程，测量反流速度从 0.5m/s 到 2m/s 时压力的变化，以及产生压力变化所需要的时间（图 14.55）。dP/dt 小于 400mmHg/s 提示右心室功能异常；不过目前还缺少正常人的数据[113]。

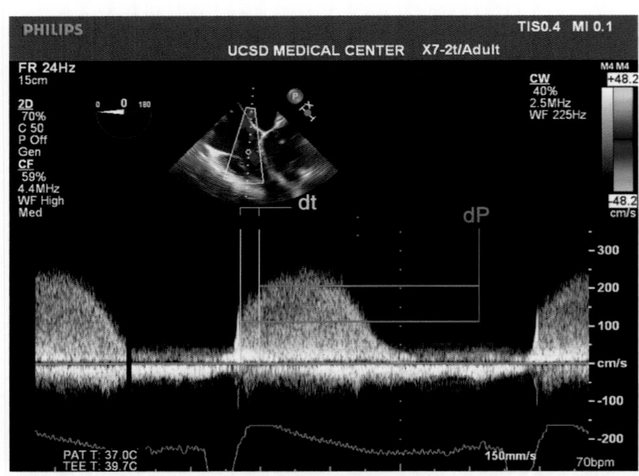

图 14.55 通过三尖瓣反流束的多普勒频谱分析来计算右心室压力升高速率（*dP/dt*）。图中标示了血流速度为 1 和 2m/s 时的两个点，这两个点之间的时间间隔也被测量出来，并将单位由毫秒转化成秒。这个例子中，压力变化为 16－4＝12mmHg。*dP/dt* 可以用 12mmHg 除以时间（单位是秒）来计算。当这一比值小于 400mmHg/s 时，提示右心功能障碍

右心室心肌运动的组织多普勒成像可用于评价右心室整体和局部的收缩功能。靠近三尖瓣瓣环处右心室外侧壁基底段的 PWD 组织多普勒频谱可用于测量最高收缩期速度（S'）和右心室心肌工作指数（RIMP）。

正如前面有关 TAPSE 的描述中所说的，右心室外侧壁长轴方向上的收缩对右心室收缩功能的贡献很大。右心室侧壁三尖瓣瓣环处最高收缩期速度的测量是一个容易实现的评估右心室功能的方法（图 14.56）。同样，多普勒声束的角度非常重要，因此 ME 四腔心切面不是最佳的选择，而改良的右心室流入道切面可以提供更好的角度调整[95]。这个方法与 MRI 测得的右心室 EF 相关性非常高，不过结果容易受重度 TR 的影响[114,115]。与 TAPSE 一样，这个方法也是从右心室局部收缩功能的评估外推到整体收缩功能的评估。目前的指南指出最高收缩期速度小于 9.5cm/s 提示有右心室收缩功能障碍[79]。

最后，RIMP 可以用来评估右心室的整体收缩功能和舒张功能。RIMP 的定义为等容时间［等容舒张时间（isovolumetric relaxation time，IVRT）和等容收缩时间（isovolumetric contraction time，IVCT）］与射血时间（ejection time，ET）的

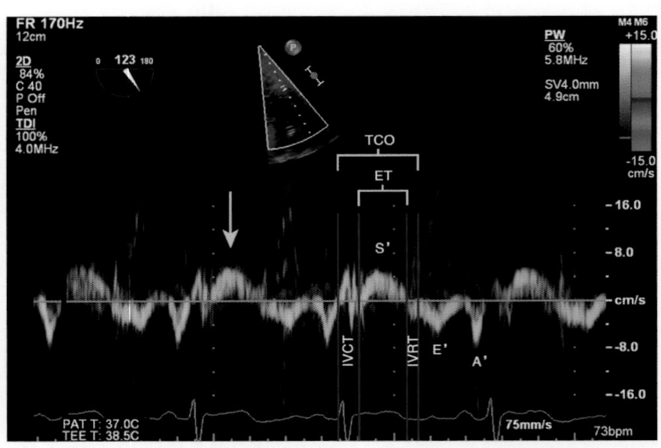

图 14.56 在改良的经胃右心室流入道切面对侧壁三尖瓣环处进行脉冲波组织多普勒显像。黄色箭头指向组织最高（峰值）速度处（S'）。当 S'小于 9.5cm/s 时，提示右心功能障碍。这个图像还可以用组织多普勒方法来计算右心室心肌工作指数（RIMP），计算方法为（TCO－ET）/ET。A'，三尖瓣心房波速度；E'，三尖瓣舒张早期速度；ET，射血时间；IVCT，等容收缩时间；IVRT，等容舒张时间；S'，三尖瓣收缩期峰值速度；TCO，三尖瓣关闭打开时间

比值：

$$RIMP=[(IVRT+IVCT)/ET] \quad (公式 14.17)$$

这些时间的测量可以使用 PWD 的方法或者组织多普勒的方法。不过使用不同的方法，测得的 RIMP 的正常值是不一样的。PWD 的测量方法使用两个独立的心动循环周期。ET 是指在 UE 主动脉弓 SAX 切面或 TG 右心室流入流出道切面测量流经 RVOT 血流的持续时间。在另外一个独立的心动周期，IVRT 和 IVCT 可以用三尖瓣关闭-开放时间（tricuspid closure opening time，TCO）减去 ET 来测得（TCO 是指从三尖瓣 A 波结束到 E 波开始之间的时间段，包括 IVRT、IVCT 和 ET）。这一测量可以在 ME 四腔心切面或 ME 改良双腔静脉切面测得。RIMP 也可以用下列公式测得（图 14.57）：

$$RIMP=(TCO-ET)/ET \quad (公式 14.18)$$

然而，组织多普勒方法可以在一个心动周期完成测量，从而减少 PWD 方法中心率变异带来的影响。三尖瓣瓣环附近右心室基底部的组织多普勒频谱提供 S'、E'和 A'的测量。ET 是指 S'的持续时间，而 TCO 是指从 A'结束到 E'开始之间持续的时间。RIMP 的计算方法［（TCO－ET）/ET］与之前介绍的一样（见图 14.56）。RIMP 的升高提示右心室整体功能障碍，PWD 方法与组织多谱勒方法对应的正常值是不一样的。目前的指南指出，RIMP 的正常值上限对于 PWD 方法来说是 0.43，而对于组织多普勒方法来说是 0.54[79]。RIMP 的升高与心脏 MRI 测得右心室 EF 严重下降之间存在相关性，并且提示血流动力学的不稳定和心脏瓣膜手术的死亡率[114,116]。

应变测量法

正如第 15 章所述，应变是指心肌发生形变的变化百分数，而应变率代表心肌形变对于时间的变化率。当把这一概念应用到右心室时，可以在 ME 四腔心切面通过评估从基底段到心尖的心肌形变来得到纵向应变（图 14.58）。通过右心室游离壁应变测量求平均值可以得到右心室整体纵向应变（global longitudinal strain，GLS），已经证明右心室 GLS 可以作

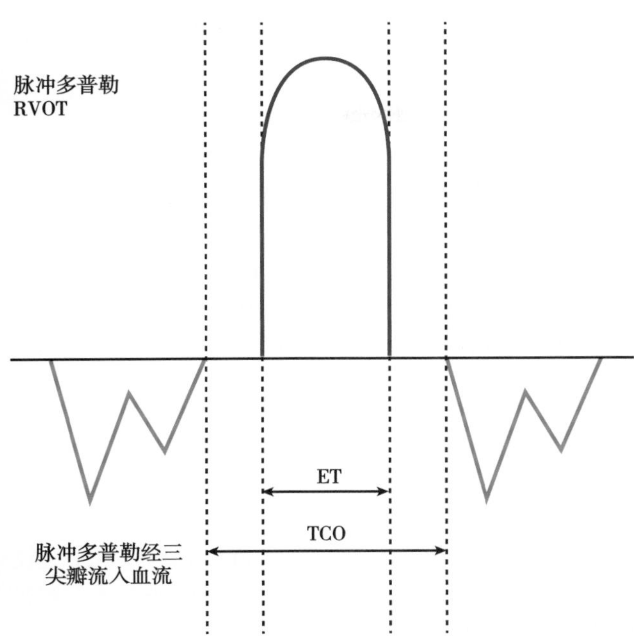

图 14.57 右心室流出道(RVOT)和经三尖瓣血流多普勒检查中时间间隔示意图。基线以上的图形是 RVOT(从食管上段主动脉弓短轴切面获得)的经食管超声(TEE)多普勒频谱;基线下的图形是对经三尖瓣流入血流(例如从食管中段四腔心切面获得)的 TEE 多普勒频谱测量。心肌工作指数用(TCO-ET)/ET 来计算。ET,射血时间;TCO,三尖瓣关闭打开时间

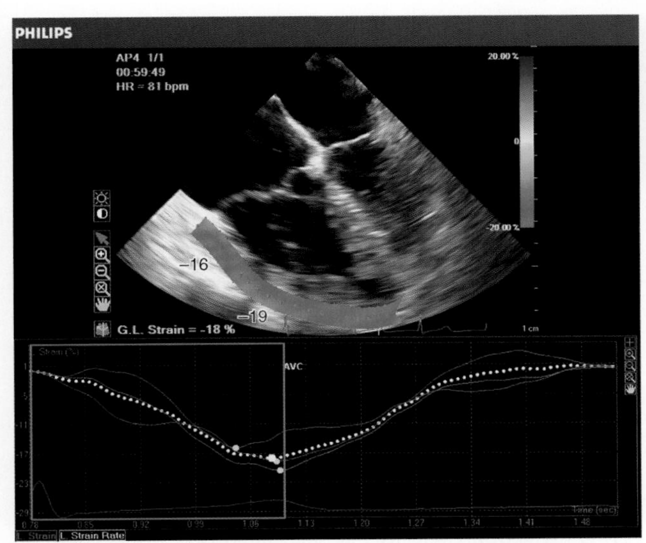

图 14.58 在一个右心室(RV)扩大合并肺动脉高压患者的经食管四腔心切面,进行斑点追踪测量应变。RV 整体纵向应变(RV GLS)通过计算右心室游离壁应变测量值的平均值得出。游离壁包括基底段,中间段以及 RV 心尖节段

为右心室功能障碍的敏感标志物,并且有可能预测早期的右心室功能障碍,还跟死亡率密切相关[117-119]。无论是组织多普勒测量应变还是斑点追踪测量应变,都需要在线下进行分析,它们使用不同公司提供的计算方法,因此使得正常值的整合变得复杂。目前的指南建议,右心室 GLS 小于 20% 提示右心室功能异常,将来还需要进一步研究这一数值在围手术期扮演的角色[79]。

三维测量法

三维超声心动图(有离线半自动检测边界功能)可以对心室进行容积重建,还可以用来测量右心室舒张末容积、右心室收缩末容积、SV 和 EF,而且这些参数的测量都不依赖几何构型的假设。目前已经有一种商业化的软件包叫四维右心室功能(4D RV-function)(TomTec Imaging System, Munich, Germany),它使用 TTE 或 TEE 来源的以右心室为主的 3D 超声心动图数据组,进行半自动的容积重建并提供右心室容积和 EF[120](图 14.59)。术中通过 TEE 获得数据组后可以使用这个软件包进行分析[117,121]。3D 超声心动图测得的右心室容积与心脏 MRI 及右心室放射核素显像的结果相关,而术中 3D 超声心动图测得的右心室 EF 则与 TTE 测得的 3D 超声心动图右心室 EF 和 2D 测得的右心室功能譬如 FAC、TAPSE 相关[121-123]。目前的指南指出,3D 超声心动图测得的右心室 EF 小于 45% 提示右心室功能障碍[79]。

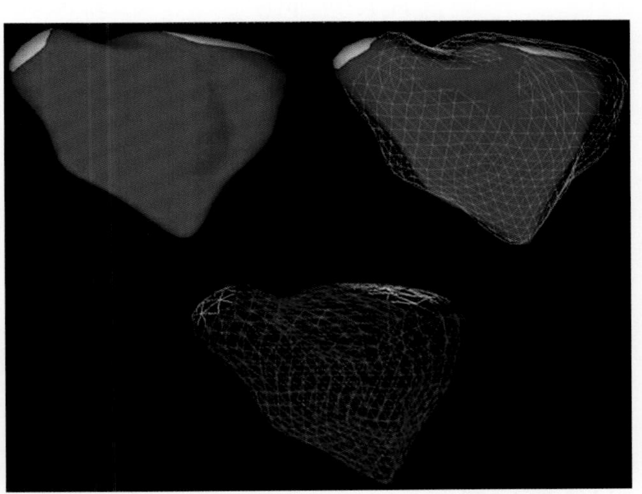

图 14.59 利用线下四维右心室功能软件(Tom Tec Imaging System, Germany)进行右心室的三维容积分析。(*Reproduced with permission from Jainandunsing JS, Matyal R, Shahul SS, et al. 3-dimensional right ventricular volume assessment.* J Cardiothorac Vasc Anesth. *2013;27:367-375.*)

血流动力学评估

血管内压力

超声心动图技术可以用来估算心脏内和血管内的压力梯度。牛顿的能量守恒定律指出在一个封闭系统内的能量不会发生变化。如果血液流经一段狭窄的区域,那么潜在的能量(表现为高的压力)必须转化成动能,可以观察到高血流速度。此外,如果系统是搏动的,那么能量就会因为血液加速和减速而消耗。最后,因为摩擦而产生黏滞力也会使一部分能力以热能的方式损失掉。这些关系可以用伯努利方程来描述:

$$p_1-p_2=1/2\rho(v_2^{\,2}-v_1^{\,2})+\rho\int(dv/dt)ds+R(\mu) \quad (公式 14.19)$$

其中 p_1 是指梗阻部位近端某点的压力;p_2 是指梗阻部位近端

另一点的压力；p_1-p_2 是指梗阻部位两点间点的压力差；v_1 是指梗阻部位近端某点的速度；v_2 是指指梗阻部位近端另一点的速度；ρ 是指血液的密度，大约为 1.06gm/mL；$\int(dv/dt)\,ds$ 是指在一定距离范围内血流加速度的积分；$R(\mu)$ 是指阻力（R）和血液黏滞度（μ）的函数。

公式中的第一部分代表动能消耗并转化为血液流过梗阻部位时的加速度。公式的第二个部分代表泵出血液不规则地加速和减速。这两部分为惯性的部分。公式最后一部分代表黏性摩擦力导致的动能损失。伯努利方程合理地假设血液是不能压缩的。在临床实践中，由于血液循环加速和减速导致的能量消耗，以及黏滞力导致的能量损失都是可以忽略不计的，因此只剩下公式的第一部分。此外，因为两个速度都被平方，而且 v_2 远大于 v_1（$v_2 \gg v_1$），所以 v_1 也可以被忽略，公式从而可以简化为：

$$p_1-p_2=0.5\rho(v_2^{\,2}) \qquad \text{（公式 14.20）}$$

对于临床超声心动检查来说，简化的伯努利方程可以进一步修改，将国际单位（帕[Pa]，kg/m²）转化为 mmHg。因为 1mmHg 等于 133.3Pa，所以：

$$p_1-p_2\times 133.3=0.5\times 1\,060\times v_2^{\,2}$$

从而 $p_1-p_2=3.976v_2^{\,2}$

因此临床上相关的简化伯努利方程为：

$$p_1-p_2=4v_2^{\,2} \qquad \text{（公式 14.21）}$$

假定取消了一些参数并使用这一简化后的公式，测量通过一个固定孔的压力梯度与实际值应该非常接近。可以将这一方法应用到血管内压力的测量以及通过狭窄孔压力梯度的测量。

测定血管内压力

测量血液通过反流的瓣膜时的速度是压力梯度计算的一个直接的应用，可以用来计算心脏内的压力。例如，TR 速度反映了右心室与右心房之间收缩压的差值。右心室收缩压可以通过收缩期三尖瓣跨瓣收缩压梯度加上估算或测量的右心房压（right atrial pressure，RAP）来获得。其中收缩压梯度可以通过 4（TR 速度）^{2} 来估算。当没有 RVOT 梗阻时，PA 收缩压与右心室收缩末压力（right ventricular end-systolic pressure，RVESP）相等。例如：

如果 TR 速度 = 3.8m/s，RAP = 10mmHg，那么

RVESP =（TR 速度）^{2}×4+RAP

4(3.8)^2 = 58mmHg+10mmHg

RVESP = PA 收缩压 = 68mmHg

同样的，肺动脉反流（pulmonary regurgitation，PR）速度反映了肺动脉和右心室舒张期压力的差值。因此，PA 舒张末期压力 = 右心室舒张末期压力（RVEDP）+4（PR 舒张末期速度）^{2}。注意 RVEDP 等于 RAP（测量或估算的）。MR 速度反映了左心室和左心房收缩期压力的差值。在没有 LVOT 梗阻或 AS 的患者中，收缩压（systolic blood pressure，SBP）基本等于左心室收缩压，因此，LAP = SBP − 4（MR 速度）^{2}。最后，主动脉反流（aortic regurgitation，AR）速度反映了主动脉和左心室舒张期的压力梯度。总而言之：

收缩期 PAP = RVESP = 4(TR)^2+RAP

舒张期 PAP = 4(PR)^2+RAP

LAP = SBP − 4(MR)^2

LVEDP = DBP − 4(AR)^2

Stevenson[124] 比较了 6 种不同的测量 PAP 的超声心动图的技术。与直接测量相比，一些技术呈现高度精确的相关性（r = 0.97），但是它们并不总是适用于所有的患者。

心排血量

二维超声心动图测量

SV 是通过 EDV 和 ESV 之间的差值来计算的。ASE 建议舒张期容积测量时与心电图上的 Q 波一致。收缩末期容积的测量最好在心内膜后壁向下移动至最低点时。在行心脏手术的患者中使用 TEE 来获得心室容积时，超声心动图和热稀释法指标之间的相关性为 r = 0.72，而在危重患者中，这一相关性 r = 0.97[125]。行 CABG 的患者，SV 通过超声心动图在 2D SAX 切面测得[126]。同时对比超声心动图和热稀释法得到的 CI，其相关系数 0.80。

多普勒测量

血流速度的测量除了可以估测压力梯度以外，还可以用来评估一个给定结构内的流量。函数的导数是指曲线在某一特定点的斜率，而函数的积分是指沿着 X 轴上两点之间曲线下的面积。给定一个描述通过的距离的方程式，在任意一点的时间导数或者斜率代表了这点的速度，任意一点速度的时间导数就是这点的加速度（图 14.60）。同样的道理，给定一个加速度和时间的曲线图，那么对它求积分就可以测得速度；对速度-时间曲线图求积分，可以获得通过的距离（忽略初始条件）。CWD 的流速剖面图展示了速度与时间的关系。如果对流速剖面图在两个时间点之间求积分，也就是计算曲线下的面积，那么就可以估算在这段时间内这一"血流区域"通过的距离。因为在一个血流周期内，血流速度不是恒定的，所以为了测量这一"血流区域""通过的距离"，需要对整个射血期的血流速度求积分。这一在一定时间内血流速度的积分被称为速度-时间积分（velocity-time integral，VTI），它的单位是厘米（cm）。当需要 LVOT 或主动脉中某一特定位置的血流时（例如空间特异性有必要时），需要使用 PWD，从而获得的速度不会超过尼奎斯特极限。也可以使用高 PRF。可能会看到很多感兴趣的区域，这意味着出现光标的测距模糊。如果速度非常高，那么在没有假定条件的情况下，确定血流速的位置是不可能的。

VTI 可以用来计算血流量。一个圆形孔，例如 LVOT 的横截面积（cross-sectional area，CSA）是：

$$CSA=\pi(D/2)^2 \qquad \text{（公式 14.22）}$$

这里 D 代表 2D 成像获得的直径。流过一个给定圆孔的血流

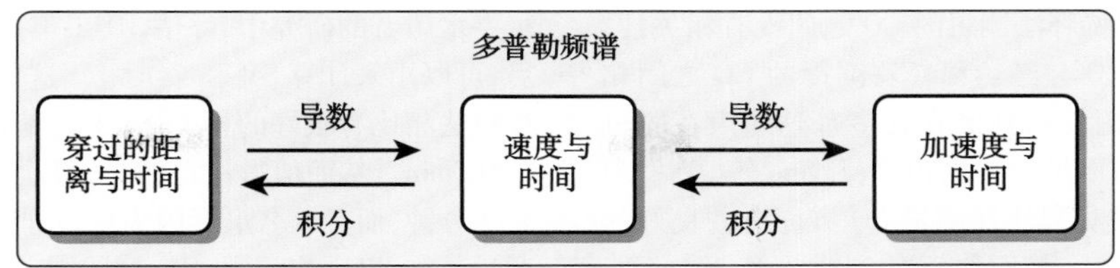

图 14.60 距离、速度与加速度三者间的关系。对距离时间方程求导数可以得出它的速度;对速度在任意给定的点求导数可以得到这点的加速度。同理,加速度求积分是速度,速度求积分是穿过的距离。多普勒频谱展示的是速度对时间的频谱。如果对这一频谱上两个时间点之间求积分,那么相当于计算曲线下面的面积,从而可以计算出这段时间内穿过的距离

量或者 SV 与这一圆孔的 CSA 和一个心动周期血流流过距离的乘积相等,血流流过的距离可以用 VTI 来计算。SV 和 CO 从而可以用如下公式来计算:

$$SV = CSA \times VTI \qquad (公式 14.23)$$

$$CO = SV \times HR \qquad (公式 14.24)$$

在使用这些公式时,有许多假设的条件,包括:①观测区域的血流是层流;②血流速度剖面图是平坦或钝的,从而确保流经整个观察区域 CSA 的血流是一致的;③多普勒声束与血流主要方向之间的多普勒入射角小于 20°,从而使对血流速度的低估小于 6%。

图 14.61A 展示了一个使用 PWD 来测量 SV 的例子,使用 ME LAX 切面来获得 LVOT。LVOT 的直径为 2.2cm,也就是说,它的半径是 1.1cm。用前面介绍的公式:

$$CSA = \pi r^2 = 3.14(1.1)^2 = 3.80cm^2$$

在图 14.61B 中,在胃深切面,使用 PWD 频谱来测量 LVOT,可以测得 VTI 为 19cm,所以 SV 就可以这样计算:

$$SV = CSA \times VTI = 3.8cm^2 \times (19cm) = 72cm^3$$

有许多多普勒的方法被用来计算 SV。其中最广为人知且被人接受的方法是通过 LVOT 来计算。还有人尝试通过二尖瓣、三尖瓣、肺动脉孔来测量 SV,但得到了不同的结果。它们每一种方法的准确性取决于多普勒超声信号与血流方向的夹角。需要注意的是,尽管角度非常重要,但是无论用哪种方法来估算 SV,结果差异性的最主要的决定因素是准确地测量 CSA。如公式 14.20 所示,CSA 的测量与半径的平方成比例;因此任何直径测量的误差都会在最终的结果中被平方放大。

测量血流量的差异性的第二个因素涉及适当地记录可重复的多普勒信号。如果选择 LVOT 作为 CSA,那么 VTI 也应该在这个水平通过多普勒信号获得。为此,可以从深 TG 或者 TG LAX 平面图获得收缩期前向血流。PWD 的取样容积应该准确地放在与测量直径的水平相同的 LVOT 较高的部分。偶尔,多普勒信号很难获得,因此频谱的形态学结构不是圆钟形血流信号,而像是一个三角形,且尖端在峰值流速处。在这样的情况下,评估 VTI 是不恰当的,因为过高或过低的评估对结果来说都是一样的。如果注意使用恰当的记录技术,那么在正常受试者中测量主动脉 VTI 的观察者间结果的变异性应该小于 5%。

当对不同的研究结果进行比较时,了解 VTI 和 CSA 的计算方法,以及多普勒取样容积的位置很重要。因为 PWD 获得的是瞬时速度的频谱显示,因此平均速度或速度的模式被用来计算血流速度的积分。需要在不同的角度反复测量二尖瓣口直径。大家公认在不同的血流量下测得的二尖瓣口大小是不同的。很多研究都指出样本容积位置的重要性[127]。当取样容积放置在二尖瓣叶尖端时,SV 会被过低评估,当放置在二尖瓣环时 SV 会被过高评估。

Roewer 等[128]使用 TEE 计算了 27 个患者的 SV。他们比较多普勒和热稀释法测得的 CO,发现两者有良好的相关性($r=0.95$)。LaMantia 等[129]在 13 例心脏外科手术的患者中做了类似的研究,他们发现两者只有中度相关性($r=0.68$)。其他学者使用肺动脉多普勒血流速度积分和估算的血管截面积进行离线计算 SV 和 CO[130]。Muhiudeen 等[131]发现经二尖

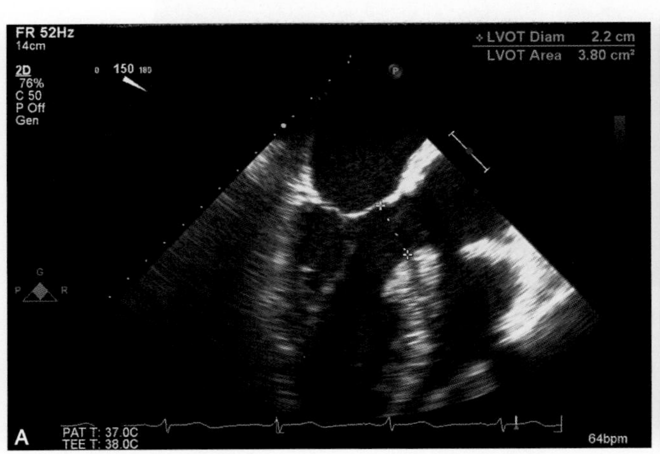

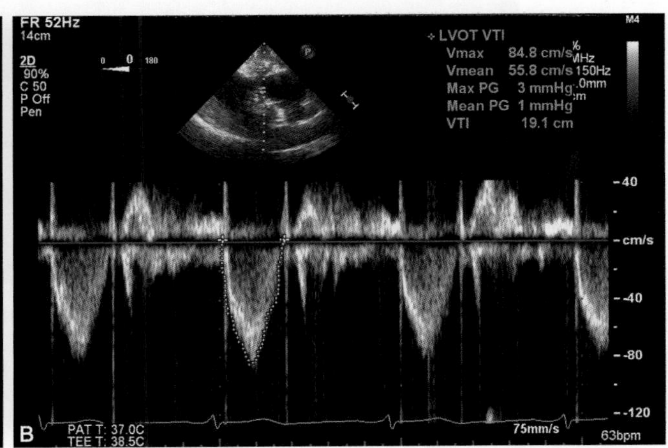

图 14.61 心输出量的计算。(A)食管中段长轴切面。图示测量左心室流出道的直径。(B)左心室流出道的速度时间积分。考虑到空间特异性,需要使用脉冲多普勒频谱

瓣多普勒测得 CO 和经热稀释法测得的 CO 之间没有相关性，而经肺动脉多普勒测得 CO 与经热稀释法测得的 CO 之间相关性很低（r=0.65）。他们总结到经食管多普勒超声在脱机监测 CO 方面有着严重的不足。与之相反，Savino 等[130]发现经食管肺动脉多普勒和热稀释法在测量 CO 方面有着良好的一致性和相关性（r=0.93）。然而他们在 24% 的患者中不能完全看到主肺动脉。而且，这个方法很烦琐，也不适合应用目前的设备和软件进行在线分析。

在 50 名心脏手术的患者中，比较了热稀释法和在深 TG 切面获得 LVOT 后用 PWD 这两种评估 CO 的方法[132]。这些患者中有 7 例因为无法进行多普勒测量被排除。结果显示两种方法有很好的相关性，其中偏倚为 0.015L/min，误差为 29%。作者认为在检出 CO 至少 10% 的变化方面，经多普勒评估 CO 的方法有着 92% 的敏感性和 71% 的特异性。

使用 3D 超声心动图可能会增加 CO 测量的准确性。因为这些测量数据的几何差异性很容易被抵消，因此可以计算出 ESV 和 EDV，从而得到 CO。Culp 等[133]在 20 名心脏手术患者进行体外循环前，对比了 3D 超声心动图和热稀释这两种获得 CO 的方法。他们的研究平均偏倚 0.27L/min，一致性限值为±35%。他们发现两种测量结果之间有着很好的相关性；然而却有显著的偏倚和广泛的一致性限值。3D 超声心动图像的脱机分析可以用来估计 CO。在一项包括 40 例心脏移植手术患者的研究中，评估 3D 超声重塑的 LVEDV 和 LVESV 后，可以用来计算 SV 和 CO[127]。这些方法测得的 CO 与经热稀释法相比有很好的相关性，平均偏倚 0.06L/min，标准差为 0.4L/min。然而值得注意的是，每次测量在每个患者大约需要 3 分钟，而且 4 名患者因为得不到清晰的图像而无法分析。通过三维 TTE 测得的 SV 和导管获得数据有很好的相关性[134]。这些 3D 数据设置容易低估 SV 7.5ml 或 17%。

就如前面描述的，在多普勒测量中我们假设同质层流和圆柱形流出道。然而，实际情况却不是这样的。3D 彩色多普勒超声心动图可以被用来更精确的定义 LVOT 或二尖瓣的 CSA，同时也可以精确测量通过这些平面的血流量。当使用 3D 彩色多普勒测量 CO 时，需要在特定的切面获得多重 2D 超声切面图以及与之对应的多普勒数据。血流量数据可以通过高斯控制表面理论计算得到的[135]。高斯理论是指，在弯曲的表面，通过这个表面的流量等于与这个表面垂直的所有速度成分的总和（图 14.62）。

在 47 例心脏移植术后的患者中，使用热稀释法测得 CO，同时在 LVOT 和二尖瓣行 2D 和 3D 多普勒超声心动图估测 CO[136]。3D 超声心动图测量的结果有着更低的偏倚和更窄的一致性限值，其中经 LVOT 测量为（-1.84±16.8ml vs -8.6±36.2ml），在二尖瓣流入道测量为（-0.2±15.6ml vs 10.0±26ml）。

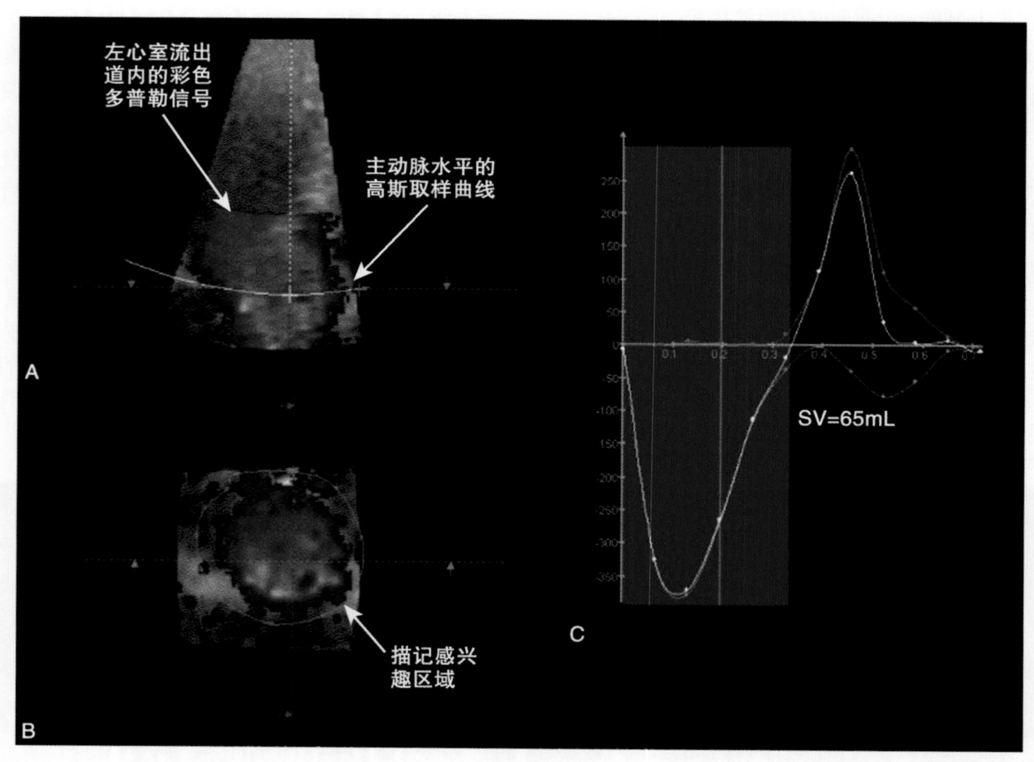

图 14.62 利用高斯控制表面理论计算血流量。（A）将取样曲线放置在主动脉瓣（AV）水平，对容积进行实时三维多普勒超声心动测量。这是两个垂直平面中的一个。（B）从左心室腔看过来的第三个平面，可以看到感兴趣的区域，图中圆形描记的是左心室流出道（LVOT）内的多普勒信号。（C）在取样曲线水平，对感兴趣区域内的多普勒信号求积分后得到的流速-时间曲线，其中绿色部分代表整个收缩期。SV，每搏量。（*Reproduced with permission from Pemberton J, Ge S, Thiele K, et al. Real-time three-dimensional color Doppler echocardiography overcomes the inaccuracies of spectral Doppler for stroke volume calculation.* J Am Soc Echocardiogr. *2006;19:1403-1410.*）

心脏声学造影应用

心肌声学造影的临床应用包括通过定性评估房室壁运动异常来增强心内膜边界、左心室功能测量、先天性心脏病评估、瓣膜反流的定量测量、CFD 信号增强以及心肌灌注的评估等。在心脏手术中，心肌声学造影(contrast echocardiography, MCE)的独特功能发挥了很大作用，例如在 CABG 术后测算灌注区域，评价冠状动脉桥血管质量和心脏停搏液的分布，以及正确评估室间隔缺损修补术的效果等。而在非心脏手术的应用包括评估肾脏和骨骼肌的灌注等。此外，有研究正在探索心脏声学造影技术在脑血流分析方面的潜力。

右心结构增强

手震微气泡生理盐水仍然可以有效增强右心结构。这些生理盐水溶液很容易制备，可通过一个三通连接两个 10ml 的螺旋注射器，然后用手震动两个注射器之间的盐水制成；在其中加入少量血液或空气可以帮助增加右心造影的浊化作用。这项技术最常用于右心房和右心室浊化造影以利于诊断心房内和心室内的分流，以及增强肺动脉的多普勒信号。最常见的适应证是检测 PFO。在获得双腔静脉切面后，嘱患者做 Valsalva 动作并将手震微气泡生理盐水溶液注射入大静脉中。在右心房浊化显影后，停止 Valsalva 动作并检查左心房造影(图 14.63)。

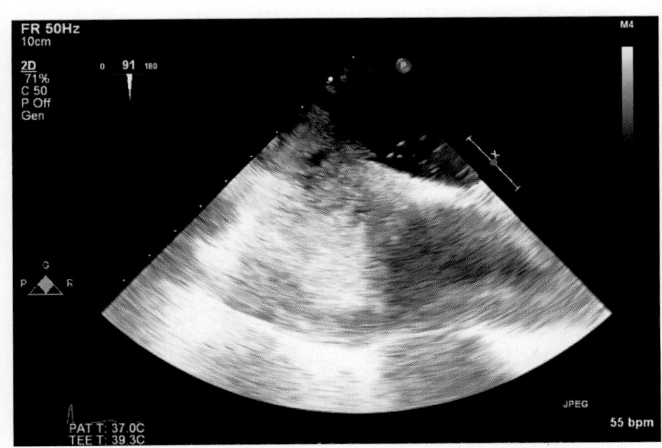

图 14.63 注入手震生理盐水。通过中心静脉注入手震生理盐水可以使右心房浊化。当通过房间隔未闭的卵圆孔时，可以看到左心房有许多气泡

左心室显影

如今市面上的造影剂均可用于左心室显影(left ventricular opacifi cation, LVO)。通常选用机械指数相对较低(小于 0.2)的造影剂，以尽量避免微气泡在探测过程中破裂。在成像过程中，组织产生的线性散射被全消除，只留下微气泡造影剂产生的非线性散射信号。LVO 可用来增强左心室心内膜边界[137,138]，尤其可应用于肥胖伴肺部疾病的患者，重症患者或需要呼吸机维持通气的患者[21]。与电子束计算机断层扫描测量相比，LVO 的使用可以大大提高左心室容量估算的准确性。此外它的使用还可以降低不同观察者之间带来的人为差异并且提高负荷超声心动图准确性以获得更多的心肌节段数目[139,140]。在标准超声心动图中，左心室容积常被低估，而采用了 LVO 技术后这一偏差可被消除[141]。综上可知，LVO 可以对心脏结构异常情况提供更好的可视化描述，包括心尖肥厚、心肌致密化不全、心室血栓、心内膜纤维化、左心室心尖球囊综合征(Takotsubo 心肌病)、左心室动脉瘤和假性动脉瘤及心肌破裂等[21]。

主动脉夹层

心脏声学造影可用于诊断主动脉夹层。主动脉腔内造影剂的同质分布可以帮助鉴别真假主动脉夹层[21]。心脏声学造影可以使主动脉内膜片显像，区分夹层的入口和出口，更容易发现延伸至主动脉主要分支的夹层。心肌声学造影进一步增加了分辨主动脉夹层真腔和假腔的准确性。

多普勒增强

注射造影剂可使原本很弱或不理想的超声多普勒频谱信号增强[142]。这种增强在协助评估 AS 上尤为重要，并且也有助于经二尖瓣评估、肺静脉血流评估以及三尖瓣反流评估等(图 14.64)。然而与 2D 成像相比，多普勒检测造影剂的阈值要低很多，所以使用造影剂后，应首先进行 2D 成像。

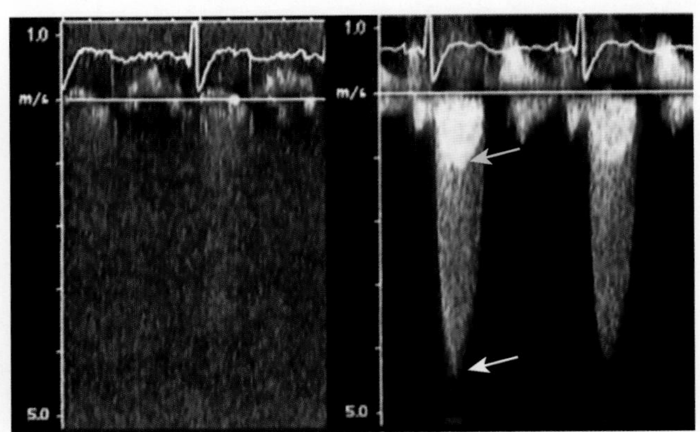

图 14.64 主动脉狭窄的多普勒增强。图像展示了一个主动脉狭窄患者左心室流出道的多普勒频谱。左侧的图片没有使用造影剂，右侧的图片是造影剂增强后的效果。右侧的图中可以清晰看到与主动脉狭窄一致的高速波形，而在左侧是看不到的。黄色箭头指示通过左心室流出道的血流速度，白色箭头指示流经主动脉瓣血流的速度。(*Reproduced with permission from Mulvagh SL, Rakowski H, Vannan MA, et al. American Society of Echocardiography Consensus Statement on the Clinical Applications of Ultrasonic Contrast Agents in Echocardiography.* J Am Soc Echocardiogr. *2008;21:1179-1201.*)

心肌灌注

第二代对比剂可用于心肌微循环灌注，从而能够评估灌注模式、冠状动脉狭窄情况，以及急性冠脉综合征时处于危险中的心肌[20]。目前，只有 Imagify 获美国食品药品管理局批准可用于心肌灌注成像。

Lindner 等[143]提出了应用心脏声学造影来定量检测心肌血流的方法。若匀速注入造影剂，则血液中的造影剂浓度和心肌中造影剂浓度将逐步趋于平衡。当单次高振幅(例如高 MI)超声脉冲射向感兴趣的心肌区域时，造影剂中的微气泡

将会被破坏,含对比剂的血液灌注心肌时可重新补充造影剂。造影剂补充的速率和心肌血流直接相关。超声脉冲以较短的频率重复发出直至获得最强的 MCE 信号。继而可建立时间-心肌造影剂密度曲线。心肌声学造影测得的心肌灌注率已被多项类似研究证实具有可重复性[144]。

表 14.9 概括了心脏声学造影与传统超声心动图联合下,心肌不同的血流模式。在静息和负荷状态下均无运动且灌注缺失可诊断为固定的心肌缺损。当一个节段在静息时具有正常的灌注和心壁运动,而在负荷状态下表现灌注缺损且伴有 RWMA,则提示该节段存在心肌缺血。静息时心壁处于低运动状态且心肌灌注正常时可诊断为心肌顿抑。而静息时心壁处于低运动状态且心肌灌注减低可诊断为心肌冬眠。MCE 可增加潘生丁负荷超声心动图的敏感性,但不提升其特异性。Moir 等[145]研究者将前两者结合起来对 85 名患者进行了检查。结果在 43 名患者中检测到 69 个明显狭窄的冠状动脉。联合 MCE 可提升冠状动脉病变检出的敏感性(91% vs 74%;$P=0.02$),并且可提升病变程度诊断的准确性(87% vs 65%;$P=0.003$)。

表 14.9 根据灌注和室壁运动来诊断固有的心肌缺损、心肌缺血、心肌顿抑和心肌冬眠

	静息灌注	负荷灌注	静息室壁运动	负荷室壁运动
固定心肌缺损	缺失	缺失	无运动	无运动
心肌缺血	正常	缺失	正常	局部室壁运动异常
心肌顿抑	正常		局部室壁运动异常	
心肌冬眠	低灌注		运动功能减退	

瓣膜评估

主动脉瓣评估

二维 TEE 可以提供瓣膜区域、瓣叶结构及其活动性的信息。主动脉瓣(aorta valve,AV)由 3 个附着在主动脉根部的纤维尖瓣组成,分别是右冠瓣、左冠瓣和无冠瓣。每个瓣都有一个小结节,被称为 Arantius 结节,这个结节位于 3 个瓣交汇点,游离缘的中心。这些瓣膜与主动脉附着部分之间的空间被称为联合部,这些联合部环状连接后形成窦管交界。主动脉壁在每一个瓣膜后向外膨出,被称为 Valsalva 窦。窦管交界、Valsalva 窦、瓣膜、主动脉瓣与室间隔交界以及二尖瓣前叶组成主动脉瓣复合体。主动脉环与室间隔在同一水平,是这个复合体最低最狭窄的部分。主动脉瓣的 3 个瓣叶很容易被看到,赘生物或者钙化可以通过基本的横向或纵向显像来识别。

主动脉狭窄

主动脉狭窄(AS)可能由先天性单尖瓣、二尖瓣、三尖瓣、四尖瓣、风湿热或老年人瓣膜退变钙化(图 14.65 和图 14.66)引起[146,147]。主动脉狭窄病人瓣膜的特征是增厚、有回声、钙化、瓣叶不活动而且通常伴有左心室向心性肥厚和主动脉根部扩张。收缩期瓣叶可能呈圆顶状,这个发现足够诊断 AS[148]。

AS 的定量测量总结在表 14.10。主动脉瓣口面积(aortic valve area,AVA)可以通过平面几何法算出来(图 14.67)[149]。使用食管中段 AV SAX 切面可以获得 AV 孔的横截面,在钙化不严重的情况下,通过它测得的 AVA 与 TTE 和心导管测得的结果一致。当钙化严重时,超声心动图的声影非常明显,这会降低测量的准确性。

然而,AS 的严重程度可以通过 CWD 超声心动图来定量测量(图 14.68)[150]。不过狭窄严重程度的评估取决于超声声束与通过 LVOT 血流的方向是否在一条直线上。在胃深或经胃 LAX 切面两者基本在一条直线上。因为重度的狭窄限制 AV 开放,所以实际的主动脉瓣口的显影可能有困难。将 CFD 频谱叠加在钙化的 AV 上可以指导 CWD 光标正确的定位(图 14.69)。正常穿过主动脉瓣的多普勒信号的速度小于 1.5m/s,且在收缩早期达到峰值。随着 AS 的不断加重,流速逐渐增加,峰值速度的出现在收缩期推迟。重度 AS 的特点是峰值速度大于 4m/s,而且经常伴有平均压力梯度大于 40mmHg[151]。这些高流速限制了 PWD 的使用,使得有必要使用 CWD 或高 PRF 多普勒。

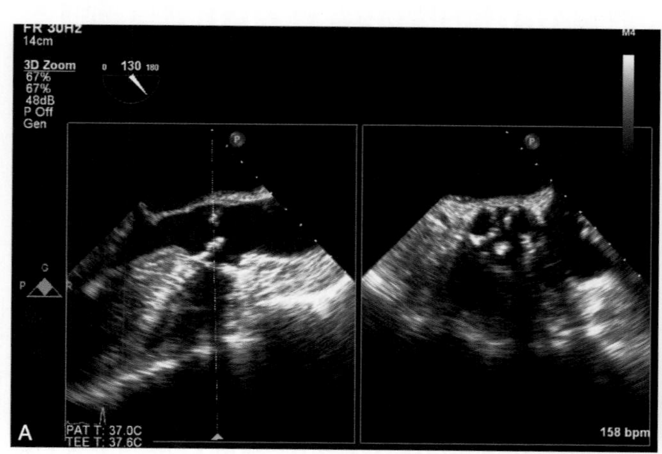

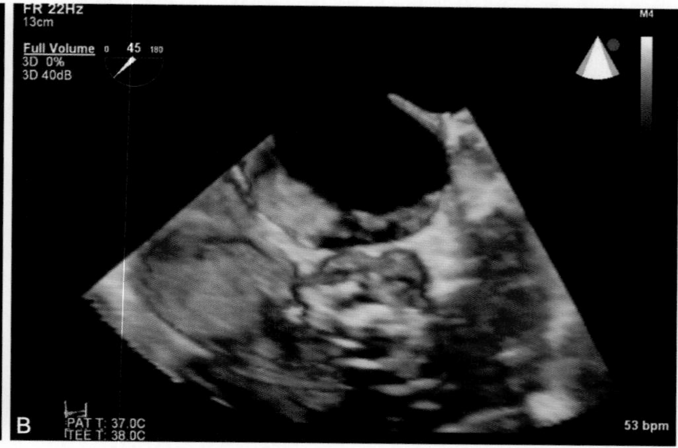

图 14.65 主动脉狭窄。(A)分别是食管中段主动脉短轴和长轴切面。主动脉瓣狭窄,增厚,钙化,瓣膜开放明显受限。(B)三维重建。从升主动脉方向看主动脉瓣

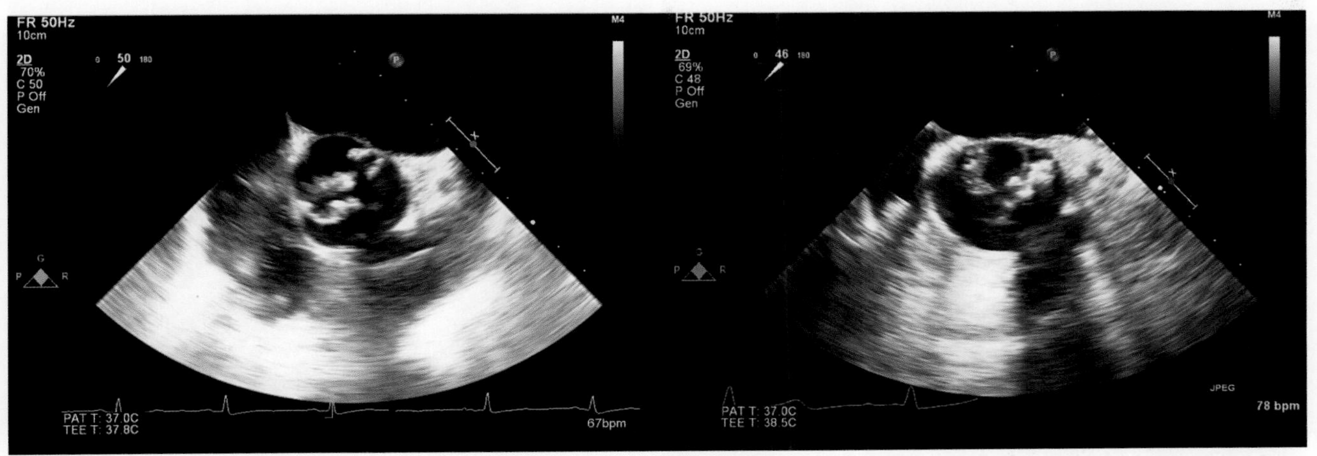

图 14.66 主动脉狭窄。二叶主动脉瓣狭窄与单叶主动脉瓣狭窄。食管中段主动脉短轴切面。(左)二叶化主动脉瓣。图示左右冠状动脉瓣融合,表现为二叶化主动脉瓣。(右)单叶化主动脉瓣是指瓣膜融合以一个整体为单位在联合处打开与关闭

表 14.10 主动脉瓣狭窄分级总结

	主动脉硬化	轻度	中度	重度		主动脉硬化	轻度	中度	重度
峰值流速/(m/s)	≤2.5	2.6~2.9	3.0~4.0	>4.0	瓣口面积/cm^2		>1.5	1.0~1.5	<1.0
平均压差/mmHg		<20	20~40	>40	瓣口面积指数/(cm^2/m^2)				≤0.6

Adapted from Baumgartner H, Hung J, Bermejo J, et al. Echocardiographic assessment of valve stenosis: EAE/ASE recommendations for clinical practice. *J Am Soc Echocardiogr*. 2009;22:1-23.

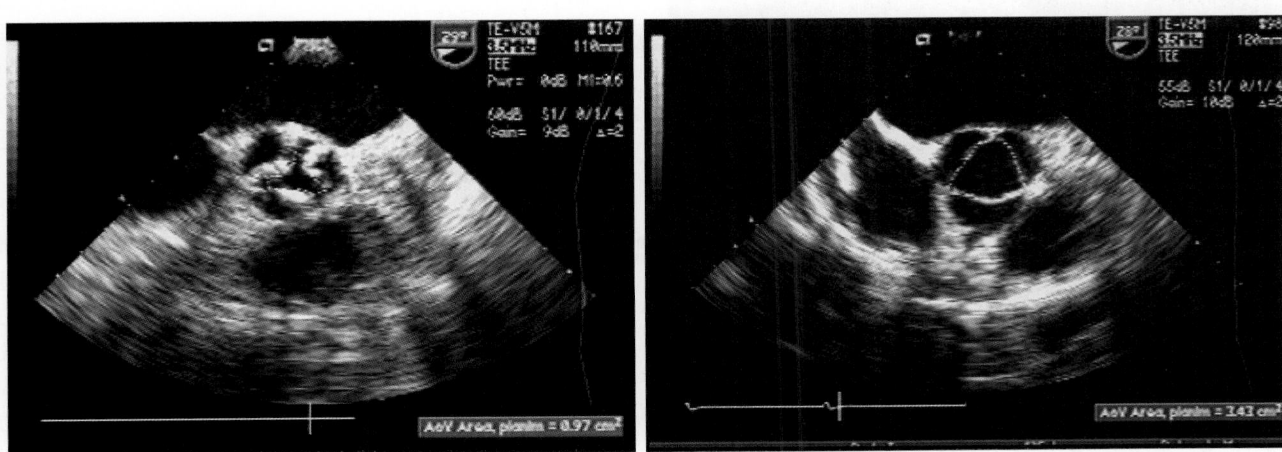

图 14.67 测面积法测量主动脉瓣狭窄。左,主动脉狭窄;右,正常主动脉瓣。当钙化不严重时,可以用测面积法来估测主动脉瓣口面积

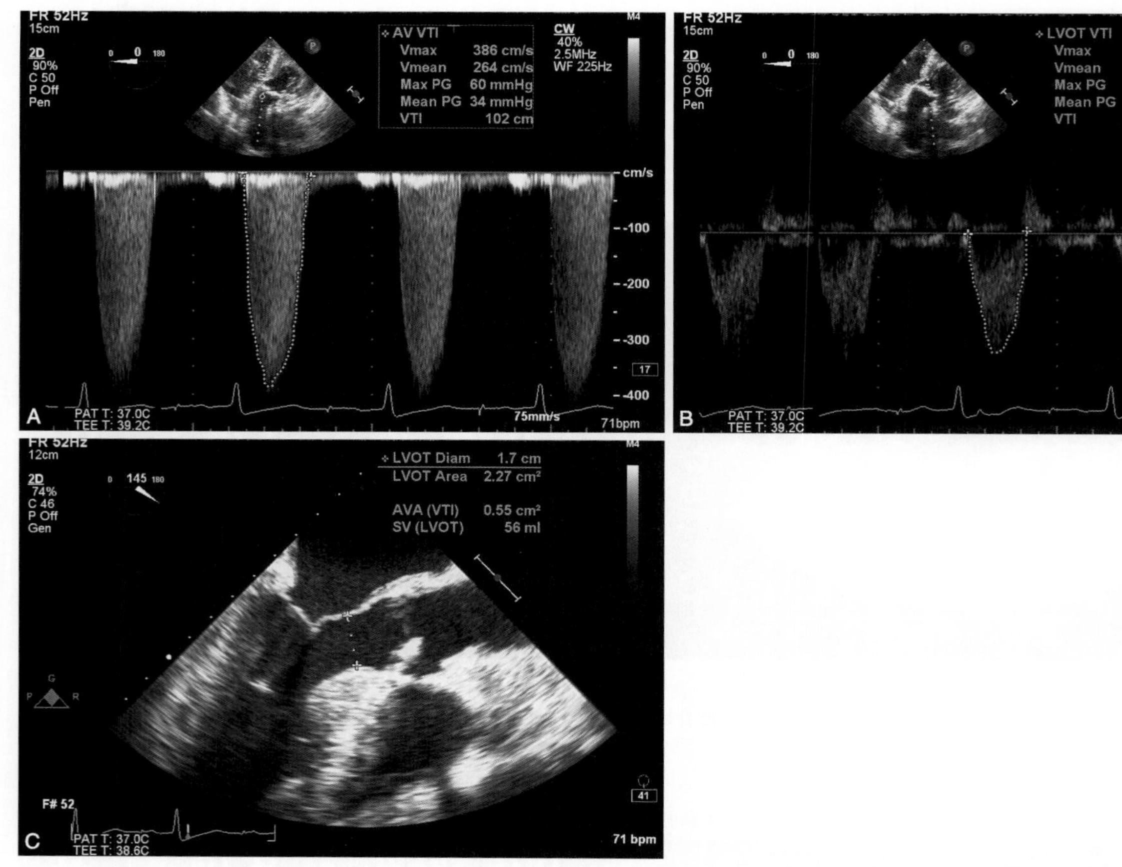

图 14.68 主动脉狭窄严重程度的测定。(A)狭窄主动脉瓣的多普勒频谱。在胃深切面，将连续多普勒光标置于左心室流出道和主动脉瓣。可以看到高速的主动脉峰值流速，提示存在重度主动脉狭窄。(B)左心室流出道的脉冲多普勒频谱。(C)测量左心室流出道的直径。利用连续方程，可以计算出主动脉瓣口面积

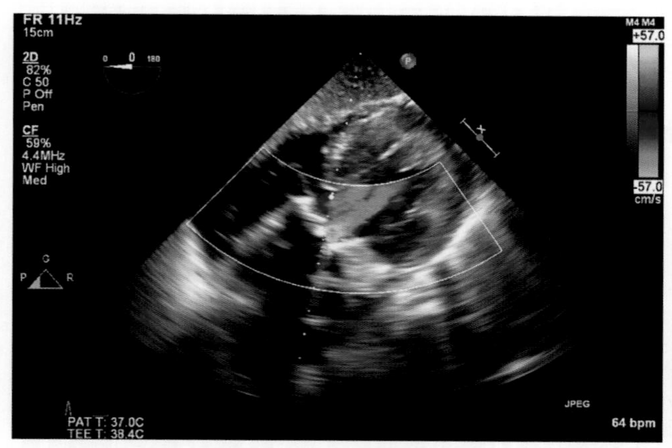

图 14.69 对齐光标：胃深切面。将彩色多普勒置于狭窄的主动脉瓣之上，从而可以更好地识别受限制的主动脉开口。根据这一信息，可以指导光标的放置，从而获得准确的连续多普勒频谱

高速中心喷射血流的特点是高音调音频，而且多普勒信号呈现一个很精细的羽毛状，且通常比瓣膜远端较厚的喷射旁血流密度低。利用信号测得的峰值和平均速度可以分别计算出跨瓣膜的峰值和平均压力梯度。通过多普勒超声测得的峰值压力梯度往往比通过心导管实验室测得的高，这是因为多普勒测得的峰值压力梯度是即时的，而心导管实验室测得的是不同峰之间收缩压的差值。此外，因为压力恢复效应，多普勒测量可能过高估计峰值压力梯度(图 14.70)。当血流通过狭窄的 AV 后，高压左心室潜在的能量被转换成动能；压力降低的同时伴随着速度的增加。在瓣口的远端，血流再次减速，丢失的动能转换成热能，还有一些动能转换成潜在的能量并伴随着相应压力的增加。这一狭窄远端压力的增加被称为压力恢复效应[152]。尽管这一效应通常很小，但是对于小的主动脉和中重度 AS 来说，观测到的压力梯度的差值就会更加明显[153]。

或者，我们可以利用连续性方程，比较通过 LVOT 和通过 AV 的血流来计算 AVA(图 14.68)。正如前面详细描述的那样，SV 可以通过一个特定圆孔的 CSA 乘以一个心动周期内通过这一圆孔血流的 VTI 来评估。连续性方程描述的物理量的守恒，也就是能量与质量的守恒。心脏内某一部分的血流量一定与另一部分的血流量相同。连续性方程的这一应用经常被用来计算 AVA。在这种情况下，假定在 LVOT 水平测量的血流量一定与通过 AV 的血流量相同。在胃深或经胃 LAX 切面，都可以获得 AV 和 LVOT 的多普勒频谱。由于 LVOT 测量有空间特异性，因此需要使用 PWD。由于探测到的通过狭窄 AV 的血流速度非常快，所以不能使用 PWD，因为可以出现混叠现象(例如，超过了尼奎斯特极限)，所以只能使用 CWD。虽然 CWD 可以用来测量很高的速度，但是它缺乏空间特异性。不过空间特异性的缺乏在这种情况下并不重要，因为从生理学上来说，如果狭窄的 AV 是最小孔，那么这些高速血流

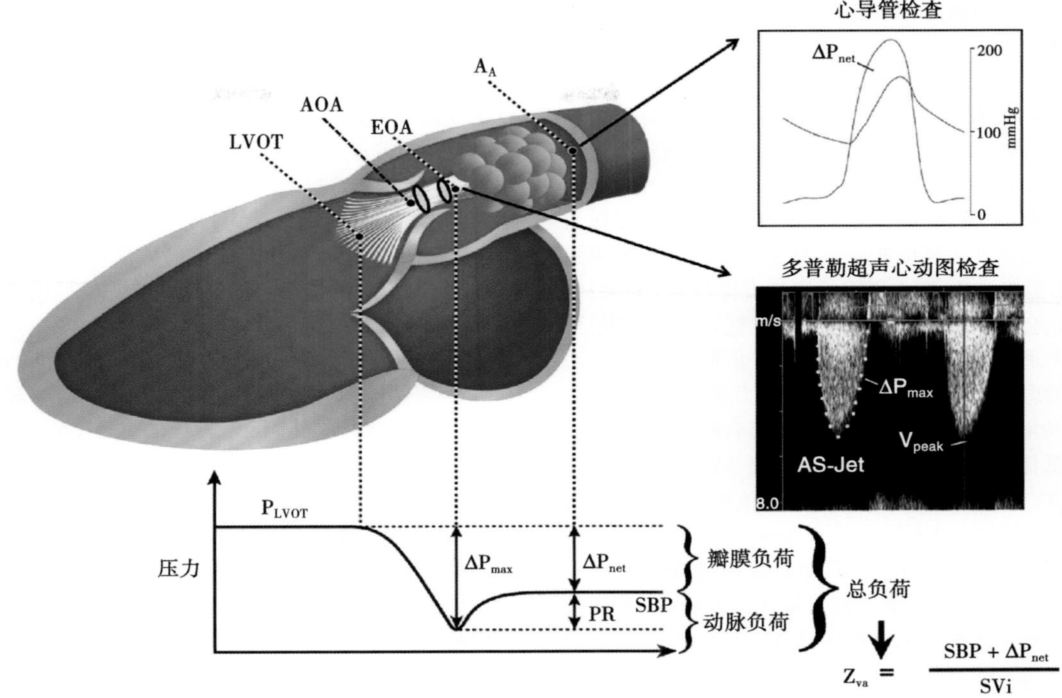

图 14.70 压力恢复效应。当血流通过一个狭窄的孔(解剖孔面积[AOA])时会收缩,血液潜在能量中的一部分(也就是压力)会转化成动能(也就是速度),从而导致压力下降,流速增快。在缩流颈的下游(有效孔面积[EOA])处,由于湍流,使一大部分动能不可逆地以热能的形式耗散。剩余的动能重新转化成潜在的能量,这一现象被称为压力恢复(PR)。A_A,窦管交界水平主动脉的横截面;ΔP_{max},在缩流颈处测得的最大跨瓣压差(通过多普勒测得的平均压差);ΔP_{net},压力恢复后测得的净跨瓣压差(心导管测得的平均压差);LVOT,左心室流出道;P_{LVOT},左心室流出道压力;SBP,收缩压;SVi,每搏量指数;V_{peak},最大主动脉流速;Z_{va},瓣膜动脉阻抗。(*Reproduced with permission from Pibarot P, Dumesnil JG. Improving assessment of aortic stenosis.* J Am Coll Cardiol. *2012;60:169-180.*)

一定会通过它的。一旦获得了多普勒频谱,一个心动周期内,通过这些结构血流的 VTI 就可以被计算出来。LVOT 的直径可以在食管中段 LAX 切面测得。需要记住:

$$SV=CSA\times VTI \quad (公式\ 14.25)$$

其中 SV 是每搏量,CSA 是横截面积,VTI 是速度时间积分。连续方程可以表达为:

$$SV_{LVOT}=SV_{AV} \quad (公式\ 14.26)$$

其中 LVOT 是左心室流出道,AV 是主动脉瓣。

将 SV 的公式代入连续性方程:

$$CSA_{LVOT}\times VTI_{LVOT}=CSA_{AV}\times VTI_{AV} \quad (公式\ 14.27)$$

重新排列后,得到:

$$CSA_{AV}=CSA_{LVOT}\times VTI_{LVOT}/VTI_{AV} \quad (公式\ 14.28)$$

因为 LVOT 类似于圆柱体,因此 CSA_{LVOT} 可以用下列公式来评估:

$$CSA_{LVOT}=\pi(半径_{LVOT})^2 \quad (公式\ 14.29)$$

因为 CSA_{LVOT}、VTI_{LVOT} 和 VTI_{AV} 都是已知的,所以 CSA_{AV} 或 AVA 就可以被计算出来(图 14.68 是一个 AVA 计算的例子)。

利用连续性方程计算 AVA 受许多不同来源的误差影响[154]。LVOT 测量的误差范围在 5% 至 8%;当在连续性方程中将 LVOT 测量值平方后,它就会成为一个很大的误差来源。在计算 SV 时,为了提高准确性,假设通过 LVOT 的血流为层流,所以任何来源的湍流都会影响结果。当合并主动脉瓣反流(AI)时,获得的收缩期高速血流会导致一个异常的血流特征。前面提到过,当患者有小的主动脉和中重度 AS 时,压力恢复差效应会非常明显,从而会过高估计压力梯度的严重性,从而低估 AVA。Garcia 等[155]提出了一个指数,被称为能量损失系数(ELCo):

$$ELCo=(AVA\times A_a)/(A_a-AVA) \quad (公式\ 14.30)$$

其中 A_a 是指窦管交界下 1cm 测得的主动脉横截面积。这一系数与心导管测得的 AVA 非常接近,而且更能够表达因为狭窄造成的能量损失以及心室负担的增加[156]。

AS 的严重程度可以用最大流速,平均压力梯度和 AVA 来描述。根据主动脉流速可以将 AS 分为轻度(2.5~2.9m/s)、中度(3~4m/s)和重度(大于 4m/s)。正常的 AVA 为 3~4cm²。当 AVA 大于 1.5cm² 时为轻度 AS,当 AVA 在 1.0~1.5cm² 时为中度 AS,当 AVA 小于 1 或 0.6cm² 时为重度 AS[154,157]。

尽管从多个 TEE 平面用测面积法计算 AVA 会受主动脉瓣严重钙化的影响而使结果有瑕疵,但是与 Gorlin 得到的数值相比,使用连续性方程计算的结果是准确的[158,159]。Stoddard 等[160]人在一项使用 TEE 的研究中指出,连续性方程和测面积法两种测量 AVA 的方法之间有着很好的相关性;不过他们还指出获得一个合适的经胃 LAX 切面有着非常陡峭的学习曲线,因为这一切面需要尽量使通过 AV 的血流与超声声束在一条直线上。

典型的低流量低压力梯度 AS,反常性低流量低压力梯度 AS 和假性重度 AS

除了在 EF 和 CO 正常的患者中观察到的正常血流量,高压力梯度 AS 外,还有一小部分患者表现出低流量低压力梯度 AS[161]。特别地,当患者因重度收缩或舒张功能障碍而导致 SV 降低时,他们可能会因 AVA 而被定量诊断为重度 AS,此时表现为低跨主动脉瓣压力梯度。在典型的低流量低压力梯度 AS 中,测得的压力梯度低估了 AS 的严重程度。如果通过 AV 的阻力是持续的,那么压力梯度就直接与 CO 相关;当 CO 减低时,就会导致跨 AV 的压力梯度减低。换句话说,当患者有同样严重程度 AS 时,与心室功能降低的患者相比,心室功能正常的患者表现为更高的跨 AV 压力梯度。当患者有严重左心室功能衰竭且合并明显的 AV 疾病时,就可能会表现为典型的低流量低压力梯度 AS,也就是 AVA 减小而且伴有轻中度跨 AV 压力梯度。这些表现为低流量低压力梯度的重度 AS 患者,他们的 AVA 通常小于 $1cm^2$ 或 $0.6cm^2/m^2$,平均跨瓣压力梯度小于 40mmHg,而且左心室 EF 较低。

与假性重度 AS 的鉴别是在低流量低压力梯度 AS 评估诊断时的一个非常大的挑战。在评估 AV 压力梯度时,必须考虑到左心室功能的情况。尽管在测量 AVA 时考虑到 CO,但是不同的血流速度也会得到不同的 AVA[162]。虽然这一作用在左心室功能正常时的临床意义并不大,但是当左心室功能不正常时,这一作用就非常显著了,因为最大限度地打开 AV 需要有一个最低的血流量。当左心室收缩功能障碍足够严重时,就会没有足够的能量来打开 AV。当心肌功能障碍以致于 AV 不能打开时,就是我们所说的假性重度 AS。当心肌收缩力增加时,AV 就会打开至接近正常的面积;换句话说,重度 AS 是一个瓣膜疾病,而假性重度 AS 是心肌疾病;因此假性重度 AS 患者一般不会从 AV 置换术获益[161]。多巴酚丁胺负荷试验可以用来鉴别伴有左心室收缩功能不全的重度 AS 和伴有其他原因导致的左心室功能不全的轻中度 AS。对于典型的低流量低压力梯度 AS 患者来说,当心功能改善后,跨瓣压力梯度会增加,但是 AVA 不会有变化。对于假性重度 AS 患者来说,当心功能改善后,不仅跨瓣压力梯度会增加,而且 AVA 会变大。

与伴有严重收缩功能不全和典型低流量低压力梯度重度 AS 的患者相反,当患者因向心性重塑而使心室变小而肥厚后,可能表现为正常的 EF 或者反常性低流量低压力梯度 AS[163,164]。这些病人的 EF 虽然正常(大于 50%),但是 SV 小于 $35ml/m^2$,而且伴有明显的舒张功能不全(例如,限制型心肌病)。当患者患有这种限制性的疾病时,SV 和血流量都会下降;因此即使 EF 是正常的,左心室可能也不能产生一个足以通过狭窄 AS 的压力梯度。这些病人都有着典型的舒张功能不全的超声心动图特征,包括高的 E/A 比值,E 峰 DT 时间减少,彩色 M 型传播速度减低以及组织多普勒 e' 峰速度减低。这种病人表现为有着正常的 EF,向心性肥厚或心肌纤维化,低至中度 AV 压力梯度以及与疾病严重程度一致的 AVA(参见第 21 章)。

主动脉瓣反流

主动脉瓣反流(AR)可由主动脉瓣叶或主动脉根部疾病收起[165]。导致 AR 的瓣膜病变包括瓣叶的赘生物及钙化,瓣叶穿孔或脱垂。AR 也可由瓣环的扩张引起,引起瓣环扩张的原因有很多,包括主动脉瓣环扩张,马方综合征,主动脉夹层,胶原血管性疾病以及梅毒。

检查时需要确定瓣叶的病理学特征(如是否冗长、是否活动受限、动度、厚度、完整性)、联合部的变化(如融合、外展、对齐、附着点)以及根部形态学上的特点(如室间隔肥厚、根部的直径)[165,166]。为了进一步地了解潜在的病理学特征,需要测量瓣叶的活动情况(过度、受限或正常)、反流束的起源(中心型或外周型)和反流束的方向(偏心的或中心的)。其他与 AR 有关的特征包括舒张期二尖瓣的高频扑动、二尖瓣的提早关闭或二尖瓣反向凸起[167,168]。

根据瓣叶活动的情况可以将 AR 进行分型(表 14.11)[165,169]。Ⅰ型功能不全的原因有主动脉瓣环扩张、瓦氏窦扩张,或者排除其他反流原因的窦管交界扩张(图 14.71 和 14.72)。扩张后由于 AV 瓣环与窦管交界之间内径不匹配,从而使得 AV 瓣叶受到牵拉回缩[170]。这种功能性 AR 表现为 AV 在解剖结构上是正常的,瓣叶对合高度(是指瓣尖对合点到瓣环之间的最大距离)大于 8~10mm,窦管交界与瓣环内径比值大于 1.6,从而表现为中心性的反流束。Ⅱ型损伤可引起偏心性反流束。瓣叶的组织在数量和质量上正常的。瓣叶的脱垂或连枷样运动被分类为Ⅱa 型功能不全(图 14.73)。瓣叶脱垂可以进一步再被分为瓣叶连枷样运动、部分瓣叶脱垂和全瓣叶脱垂。瓣叶连枷样运动是瓣叶整体翻转

表 14.11 主动脉瓣反流的分型

类型	描述	超声心动图表现
Ⅰ型	主动脉根部增大,瓣膜正常	主动脉根部扩张,导致瓣叶回缩
Ⅱa 型	瓣叶脱垂	
	• 连枷瓣叶	在长轴切面可见瓣叶完全翻转至左心室流出道
	• 瓣叶部分脱垂	瓣叶远端脱垂至左心室流出道(在长轴切面可见瓣叶体明显弯曲,在短轴切面可见瓣叶游离缘附近一个小的圆形结构)
	• 瓣叶完全脱垂	瓣叶的游离缘超过主动脉瓣环平面,同时瓣叶的整个体部弯向左心室流出道(在短轴切面紧贴瓣膜下可见一大的圆形或卵圆形结构)
Ⅱb 型	瓣叶穿孔	没有瓣叶脱垂证据的情况下出现偏心性的主动脉瓣反流束
Ⅲ型	瓣叶组织数量与质量较差	瓣膜变厚,变硬,活动受限;组织损坏(感染性心内膜炎);大的钙化斑点或者所有瓣叶广泛性钙化从而影响瓣叶活动

Adapted from Lancellotti P, Tribouilloy C, Hagendorff A, et al. Recommendations for the echocardiographic assessment of native valvular regurgitation: an executive summary from the European Association of Cardiovascular Imaging. *Eur Heart J Cardiovasc Imaging*. 2013;14(7):611-644; and le Polain de Waroux JB, Pouleur AC, Goffi net C, et al. Functional anatomy of aortic regurgitation: accuracy, prediction of surgical repairability, and outcome implications of transesophageal echocardiography. *Circulation*. 2007;116:264-269.

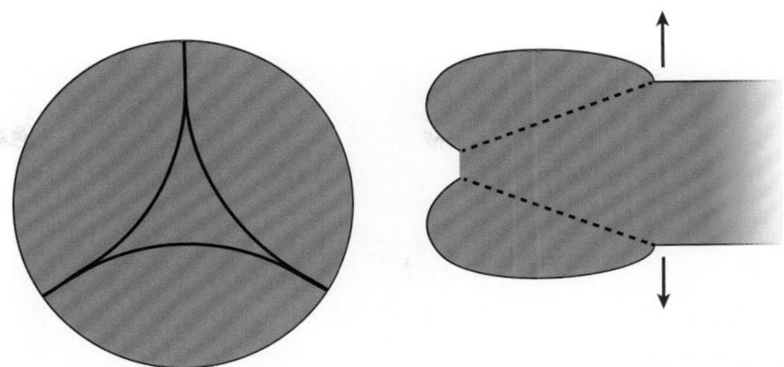

图 14.71 Ⅰ型主动脉反流的机制。点状线代表瓣尖与窦管交界相连接。正常情况下，瓣叶尖端在舒张期完全对合（短轴切面），而且窦管交界的直径与瓣环基底部的直径基本相同。这张图展示了当窦管交界相对于主动脉瓣环扩大（箭头处）时，瓣叶不能完全关闭，导致瓣叶受牵拉并形成一个持续扩张的孔。（*Reproduced with permission from Movsowitz HD, Levine RA, Hilgenberg AD, Isselbacher EM. Transesophageal echocardiographic description of the mechanisms of aortic regurgitation in acute type A aortic dissection: implications for aortic valve repair.* J Am Coll Cardiol. *2000;36:884-890.*）

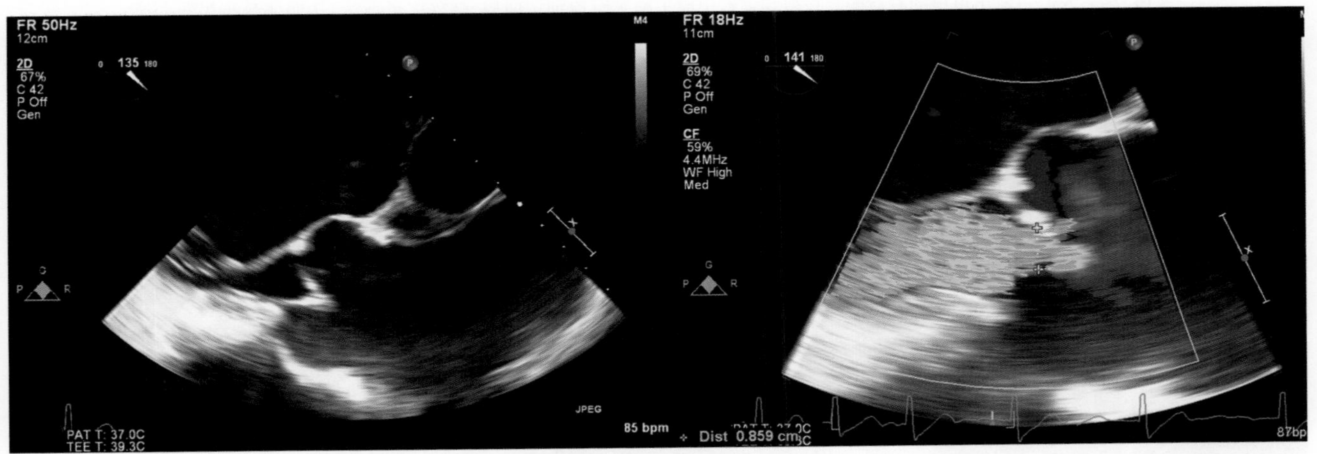

图 14.72 Ⅰ型主动脉瓣反流。食管中段主动脉瓣长轴切面示继发于升主动脉瘤的主动脉功能性反流。（左）瓦氏窦较主动脉瓣环严重扩张。这一扩张导致主动脉瓣受牵拉。主动脉瓣叶对合面明显远离主动脉瓣环平面。（右）加用彩色多普勒提示重度主动脉瓣反流

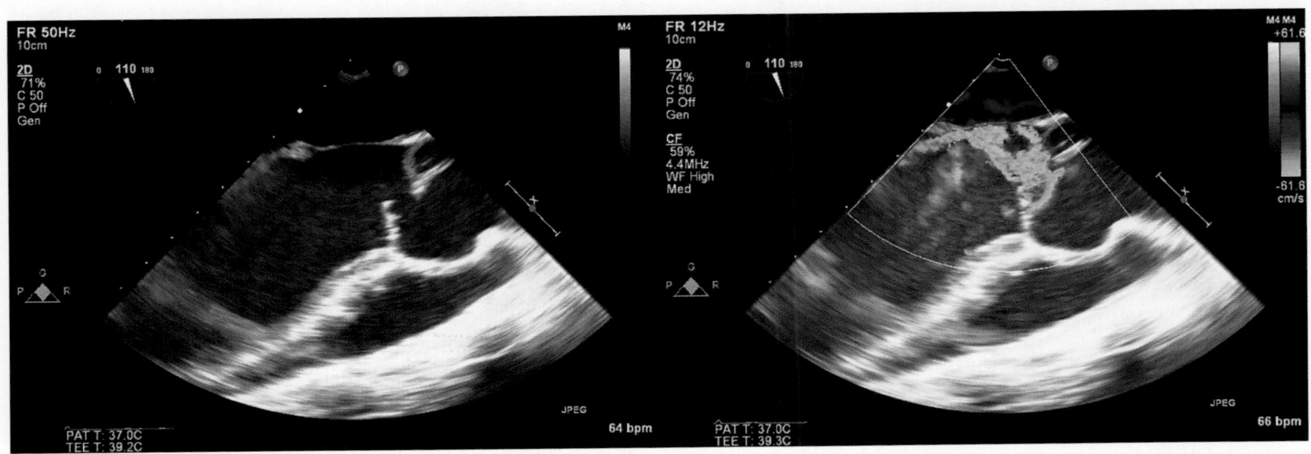

图 14.73 Ⅱ型主动脉瓣反流。食管中段主动脉瓣长轴图切面示：（左）右冠状动脉瓣（最前端）脱垂至左心室流出道。（右）加用彩色多普勒显示一个大的向后的反流束。可以在主动脉瓣的主动脉一侧看到一个明显包含近端等速表面积的贝壳状区域

进入 LVOT，通常可以在食管中段 LAX 切面看得最清楚。当瓣叶的远端脱垂到 LVOT 时，被称为部分瓣叶脱垂。在 LAX 切面可以看到瓣叶明显的弯曲，在 SAX 切面可以看到靠近瓣叶游离缘出现一个圆形或卵圆形的结构。全瓣叶脱垂是指瓣叶的游离缘超过 AV 平面并且伴有瓣叶向 LVOT 方向翻腾样运动。当从 SAX 切面可以看到 LVOT 时，翻腾样的瓣叶呈现圆形或椭圆形图像（图 14.74）。Ⅱb 型功能不全是指游离缘的穿孔，这一类型表现为偏心性的主动脉反流束并且没有确切的瓣叶脱垂的证据。最后，Ⅲ型功能不全是由瓣叶组织质量和数量上的异常引起的（图 14.75）。可能的原因有瓣叶的增厚、变硬，以及心内膜炎或钙化导致的瓣膜损伤。如果存在钙化的情况，那么就应该对钙化进行分级（表 14.12）。

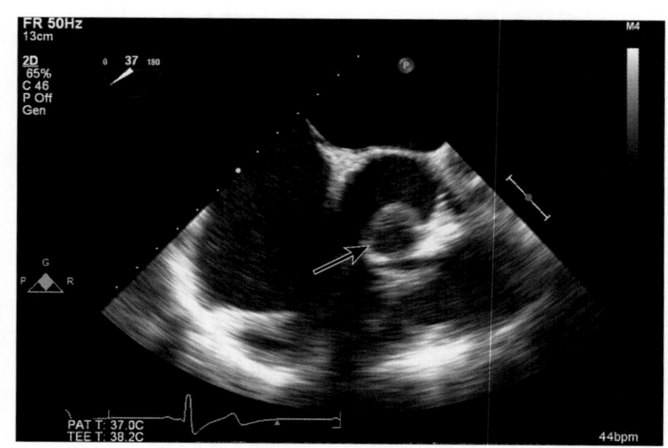

图 14.74 左心室流出道里的右冠瓣。在得到食管中段主动脉瓣短轴切面后，继续前进探头，从而能显示出左心室流出道。这时有可能会在主动脉瓣环下方左心室流出道内看到呈圆状结构的右冠瓣(见图 14.73)(箭头)。这张图提供了右冠瓣脱垂的证据

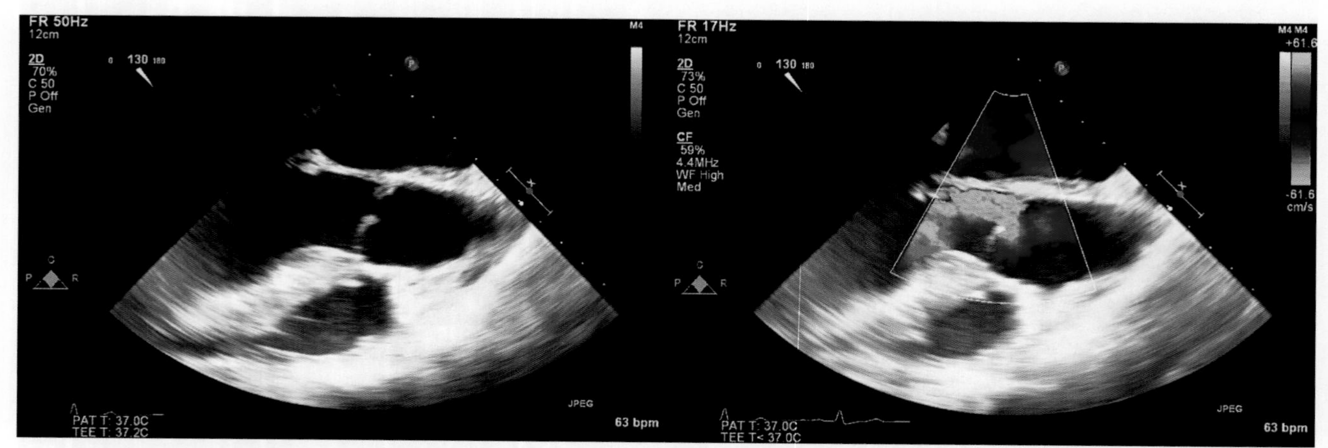

图 14.75 Ⅲ型主动脉瓣反流。(左)食管中段主动脉瓣长轴切面可见前面的右冠瓣结构正常，相对靠后的瓣叶(左冠瓣和无冠瓣)变小，挛缩。瓣叶挛缩导致主动脉瓣有一个大的缺口。(右)加用彩色多普勒后，可以看到一个大的反流束起自主动脉瓣的后侧，并沿着左心室流出道后壁分布

表 14.12 主动脉瓣钙化分级

分级	描述
1 级	没有钙化
2 级	单独的小钙化点
3 级	较大的钙化点，影响到瓣膜的运动
4 级	所有瓣膜都有广泛的钙化，导致瓣膜运动受限

Adapted from Lancellotti P, Tribouilloy C, Hagendorff A, et al. Recommendations for the echocardiographic assessment of native valvular regurgitation: an executive summary from the European Association of Cardiovascular Imaging. *Eur Heart J Cardiovasc Imaging*. 2013;14(7):611-644.

影响 AR 严重程度评估的生理因素有主动脉舒张压、LVEDP、心率及左心室顺应性[171]。当存在偏心性反流束时，会低估 AR 的严重程度。此外，许多技术因素，例如超声平面与血流方向的严重不齐，置换的二尖瓣影响超声波穿透，增益的设置，以及 PRF，也会影响反流严重程度的感知。

表 14.13 总结了 AR 定量分级的一些指标。通常使用 CFD 来评价瓣膜反流的严重程度。尼奎斯特极限应将混叠速度设置在 50~60cm/s，并将彩色增益设置在恰好能够消除不动区域的随机彩色花斑[172]。通过 LVOT 的主动脉反流血流的特点是在舒张期延伸到 LVOT 和左心室的高速湍流。除了提供反流束面积以外，还应仔细明确反流束的起点和宽度以及空间的定向。可以通过对反流束宽度的 CFD 测量来评估 AR 的严重程度。不过，仅仅通过反流束面积的测量来评估 AI 严重程度是值得商榷的，可能只能用来辨别轻度与重度反流[173]。此外，反流束长度与面积的测量非常依赖左心室舒张压力梯度和左心室的顺应性，因此不推荐用这两个参数来定量评估 AR 的严重程度[165]。当增益过高，或尼奎斯特极限设置过低时，可能会高估反流的严重程度。此外，当 CFD 的取样面积过大时，可能会导致帧频的过度下降。

缩流颈是指瓣口或瓣下反流束最窄的部分(图 14.76)。缩流颈的宽度与 AR 的严重程度成正比，此处血流的特点为高速的层流，这一宽度通常略小于反流孔的大小[172]。缩流颈直径小于 0.3cm 符合轻度 AR，直径大于 0.6cm 符合重度 AR。需要注意的是，反流束的形状可能会影响反流严重程度

表 14.13 主动脉瓣反流的定量

	轻度	中度		重度
		轻中度	中重度	
左心房大小	正常	正常或扩张		经常会扩张
主动脉瓣叶	正常或异常	正常或异常		异常，连枷瓣叶或大的对合缺口
LVOT 内反流束宽度[a]	中央型反流束较小	中等		中央型反流束较大；偏心性反流束宽度不一
反流束连续多普勒频谱密度	不完整或稀疏	致密		致密
反流束减速率(压力减半时间)/ms	较慢>500	中等 200~500		较陡<200
缩流颈宽度[a]/cm	<0.3	0.3~0.6		≥0.6
反流束宽度/LVOT 宽度[a]/%	<25	25~45	46~64	≥65
反流束 CSA/LVOT CSA[a]/%	<5	5~20	21~59	≥60
反流孔面积/cm^2	<0.1	0.10~0.19	0.20~0.29	≥0.3
反流量/(ml/搏)	<30	30~44	45~59	≥60
反流分数/%	<30	30~39	40~49	≥50

[a] 尼奎斯特极限在 50~60cm/s。

CSA，横截面积；LVOT，左心室流出道。

Adapted from Nishimura RA, Otto CM, Bonow RO, et al. 2014 AHA/ACC guideline for the management of patients with valvular heart disease: executive summary: a report of the American College of Cardiology/American Heart Association Task Force on Practice Guidelines. *J Am Coll Cardiol*. 2014; 63(22): 2438-2488; Lancellotti P, Tribouilloy C, Hagendorff A, et al. Recommendations for the echocardiographic assessment of native valvular regurgitation: an executive summary from the European Association of Cardiovascular Imaging. *Eur Heart J Cardiovasc Imaging*. 2013; 14(7): 611-644; and Zoghbi WA, Enriquez-Sarano M, Foster E, et al. Recommendations for evaluation of the severity of native valvular regurgitation with two-dimensional and Doppler echocardiography. *J Am Soc Echocardiogr*. 2003; 16: 777-802.

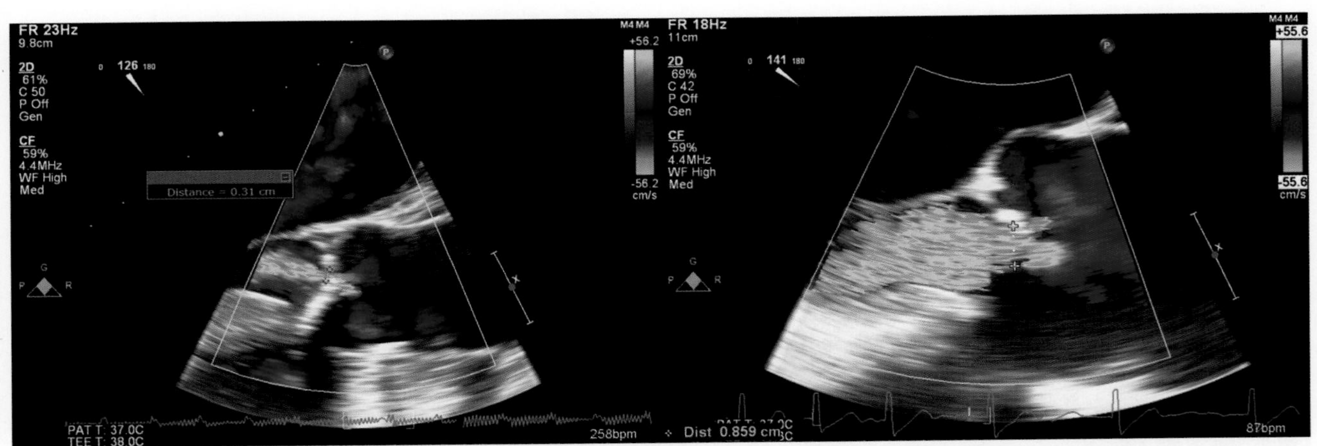

图 14.76 主动脉瓣反流的彩色多普勒频谱。食管中段主动脉瓣长轴切面可见左心室流出道内出现主动脉瓣反流束。(左)缩流颈大约为 3mm，提示轻度反流。(右)缩流颈大于 8mm，提示重度主动脉瓣反流

的评估。一个偏心性的反流束可能会被局限在 LVOT 内，从而使反流束显得很窄，继而低估了反流的严重程度。同理，中心性反流束可以在 LVOT 内完整地延伸，从而高估了反流的严重程度。通过标准化反流束宽度与 LVOT 直径的比值可以提高测量的准确性，具体的做法是测量反流束近端的宽度与 LVOT 宽度的比值(W_J/W_{LVOT})[174,175]。使用彩色 M 型超声心动图可以提高这一比值测量的准确性(图 14.77)。可以在食管中段 LAX 切面或主动脉 LAX 切面进行测量。将 CFD 取样容积放在图像上，将取样光标置于 AV 心室一侧从而同时包括了 LVOT 和反流束。获得 M 型图像后，就可以测量 LVOT 的宽度(W_{LVOT})和主动脉瓣反流束的宽度(W_J)。W_J/W_{LVOT} 比值为 0.25 可以鉴别轻中度反流，当比值为 0.65 时，可以鉴别中重度反流[151,172]。

反流束的 CWD 测量可以用来评估 AR 的程度(图 14.78)。一个非常低密度的信号提示轻微的 AR，而一个高密度的信号代表更多的反向血流。此外，还可以测量主动脉瓣反流束的压力减半时间或斜率。正常功能的主动脉瓣会在舒张期维持主动脉与左心室之间一个很大的压力梯度。当有轻微的主动脉反流时，会有少量的血流经主动脉瓣流入左心室，导致舒张期左心室压力缓慢增高。多普勒测量显示在大部分的舒张期会持续出现的高速反向血流(与一个长的压力减半时间相符)。当主动脉瓣反流变得越来越严重，主动脉和左心室之间的压力会越快达到平衡，在舒张末期压力梯度达到最低点。当压力达到平衡后，使得穿过主动脉瓣的驱动压力降

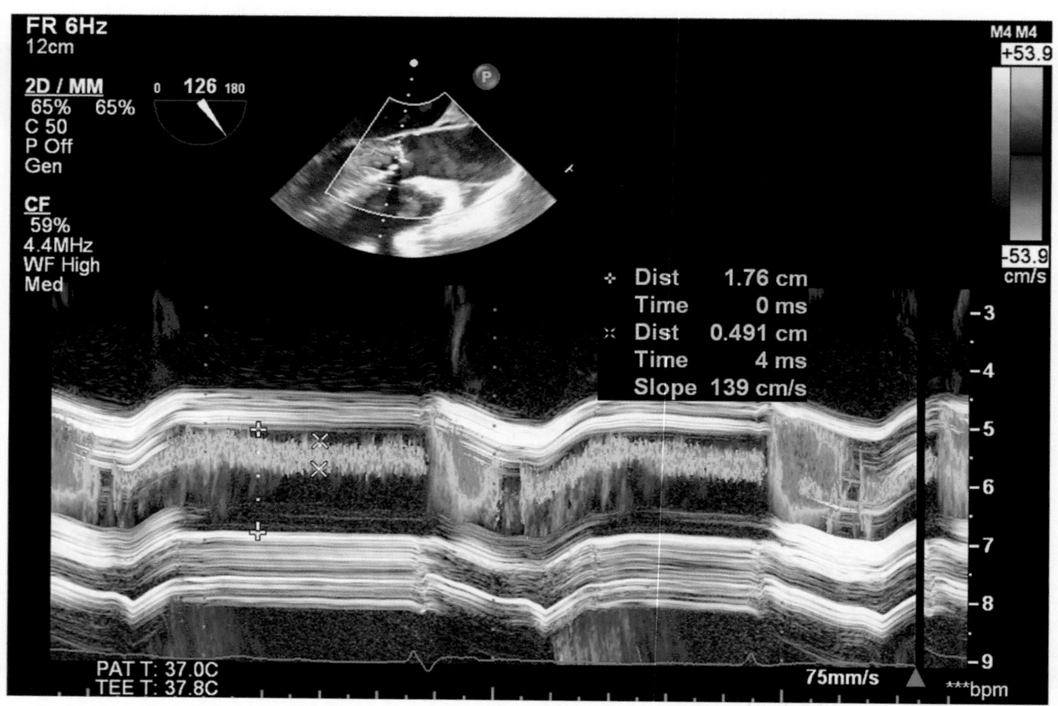

图 14.77 缩流颈的彩色 M 型成像。将彩色多普勒置于左心室流出道(LVOT),并将光标放在主动脉反流血流起始的处的下游。这样可以得到高时间分辨率的图像,从而可以准确测量缩流颈和 LVOT 的宽度。在本病例中,缩流颈为 0.49cm,LVOT 为 1.76cm。缩流颈与 LVOT 的比值为 0.28,提示有中度主动脉反流

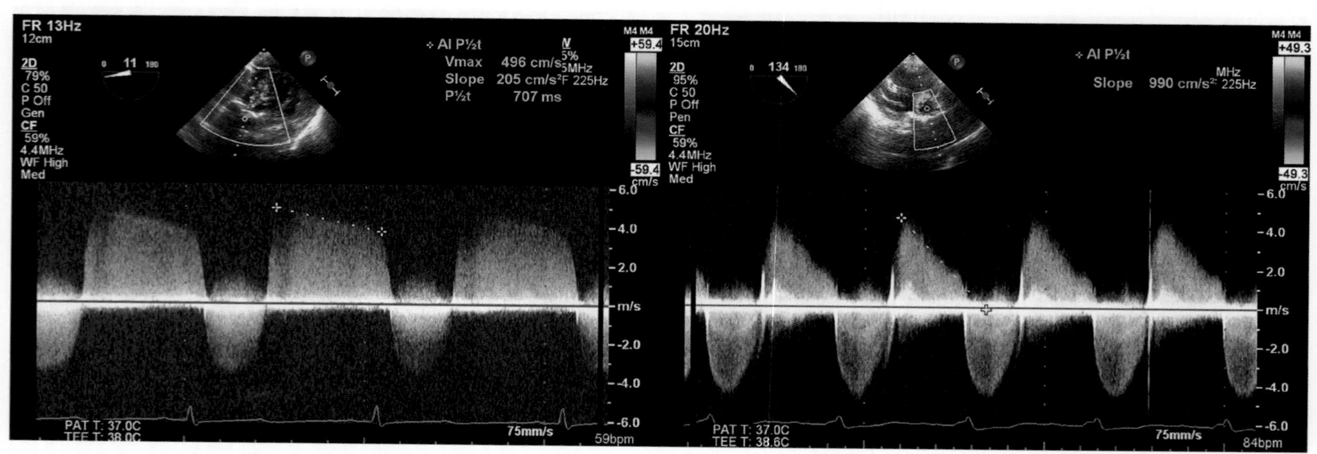

图 14.78 主动脉瓣反流严重程度的连续多普勒测量。图像展示的是通过反流的主动脉瓣膜的,从主动脉到左心室的持续逆向血流的连续多普勒频谱。(左)在这个例子中,血流速度在舒张期缓慢下降,形成一个平坦的斜坡。这一较低的斜率提示轻度主动脉瓣反流。(右)重度主动脉反流可以产生一个较大斜率的反流束多普勒频谱,提示重度主动脉瓣反流

低,而且舒张期多普勒测量的主动脉瓣反流速度降低。此时 AI 血流的特征是有短的压力减半时间。

压力减半时间的测量已经被证实可用于 AR 严重程度的评估[176]。压力减半时间小于 200 毫秒被认为存在重度的 AR,而压力减半时间大于 500 毫秒被认为是轻度的 AR[172]。这项技术的精确性可能受生理学的变量影响[177]。较高的外周血管阻力增加衰减的速率,而心室顺应性的降低会增加心室内压力增加的速率,从而在不影响瓣膜的功能的情况下影响舒张期的斜率。然而,针对后负荷或血管收缩力的药物处理可能导致主动脉瓣反流斜率和压力减半时间的变化,从而得出与其他反流测量相矛盾的结果。压力减半时间频谱的密度不能提供针对 AR 严重程度的有用信息[165]。

近端等速表面积法(proximal isovelocity surface area,PISA)测量或血流汇聚法是第二种用来评估 AI 严重程度的方法。关于它们计算的细节将会在这章后面 MR 部分详细讨论。PISA 测量可以用来准确定量评估 AR 的严重程度[178]。此外,主动脉舒张期反向反流也可以作为评估反流严重程度的指标。随着 AR 的加重,血流的速度和持续时间都会增加;出现全舒张期反向血流提示至少是中度 AR[179]。最后,假设二尖瓣和肺动脉瓣膜没有或只有很小的反流,可以比较计算通过 LVOT 的 SV 与通过二尖瓣或肺动脉瓣的 SV。SV 的差值就等同于反流血流量。

二尖瓣评估

二尖瓣由两个瓣叶、腱索、两个乳头肌和一个瓣环组成。前叶大于后叶，且呈半圆形；但后叶与二尖瓣瓣环的环形连接比前叶长[180]。后叶可以分成三个扇形区域，分别为外侧区(P1)、中间区(P2)和内侧区(P3)。这两个瓣叶被连续性瓣叶组织相互连接起来，连接处分别被称为前外侧联合部和后内侧联合部。腱索结构起自乳头肌，随着它们的延伸，并与瓣叶游离缘以及前后瓣叶心室面边缘内几毫米处相连接，可以将腱索细分为一级、二级和三级腱索[181]。二尖瓣瓣环主要支持后叶，而前叶与室间隔、AV 及主动脉是膜性连接的。

二尖瓣狭窄

二尖瓣狭窄(MS)最常见的病因是风湿性心脏病；其他的病因有先天性的瓣膜狭窄，瓣叶有赘生物或钙化，降落伞形二尖瓣和瓣环钙化。除了瓣叶结构不正常以外，MS 还可能由非瓣膜因素导致，例如心房内肿物(黏液瘤或血栓)或者外源性缩窄性瘢痕[182,183]。总之，MS 具有特征性的瓣叶活动受限，流出孔缩小，以及舒张期穹窿样改变(图 14.79)[184]。当二尖瓣不能调节使左心房所有的血液流入左心室，就会出现舒张期穹窿样改变，从而使瓣叶体部更加远离了边缘。风湿性心脏病患者的瓣叶和瓣下结构会钙化，也会增厚、变形，前外侧联合部和后内侧联合部的瓣叶会融合，从而表现为特征性的鱼嘴状喷射口[185]。其他的特征可能与左心房流出道慢性梗阻有关，包括左心房增大，超声心动图自发显影现象或者烟雾征(这与低速血流使红细胞缗钱状形成有关[186])(图 14.80)、血栓形成及右心室扩大。

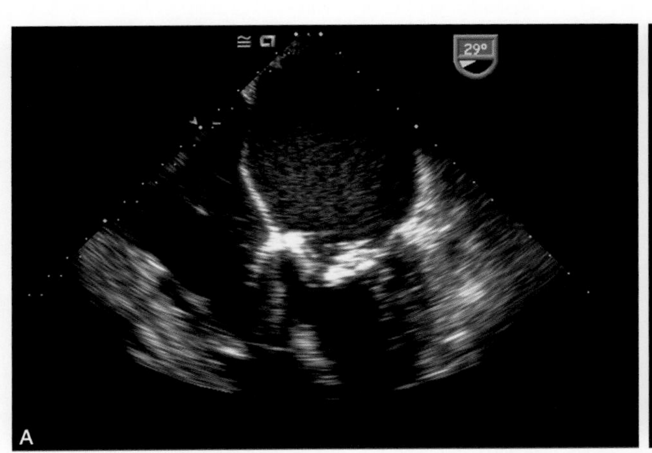

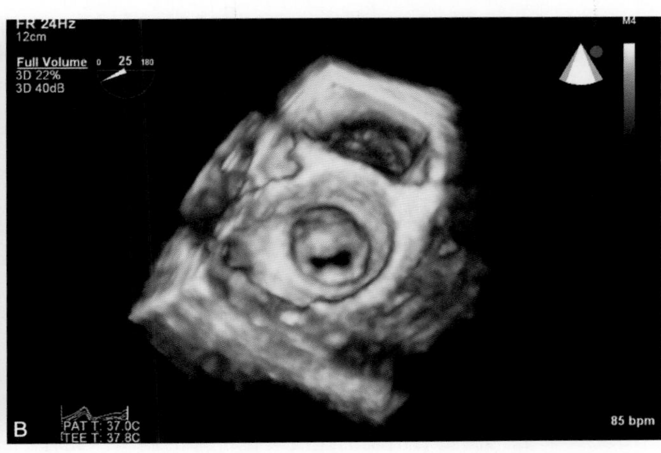

图 14.79 二尖瓣狭窄。(A)食管中段四腔心切面示一个重度狭窄的二尖瓣，可以看到瓣环和瓣叶严重钙化，并伴有严重的左心房扩大。(B)另一个风湿性心脏病人三维重建后可见明显的联合部融合以及瓣叶活动明显受限

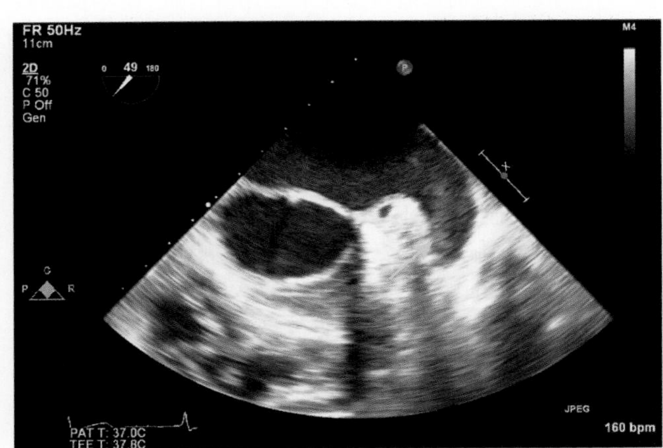

图 14.80 超声心动图自发显影现象。由于左心房内血流速度较慢，低速血流使红细胞缗钱状形成(黄色箭头)

瓣叶、瓣环、腱索和乳突肌可以通过食管中段四腔心切面，二尖瓣联合部切面，两腔心切面和 LAX 切面获得。如果存在明显的瓣环钙化，那么有必要通过经胃的切面来评估瓣膜下结构。由于有一定的血栓形成倾向，因此应仔细检测整个左心房及 LAA 有无血栓。

由于使用测面积法测量二尖瓣瓣口不受血流情况的假设、心室顺应性及相关瓣膜病变的影响，因此它可以作为评估 MS 患者二尖瓣瓣口面积(MVA)的参考标准[154]。经胃基底部 SAX 切面可以最好地显示瓣口的打开，舒张中期为测量瓣口面积的最佳时机。虽然有时存在一定技术上的困难，但是需注意瓣口的显示应在瓣尖水平。二尖瓣严重钙化会对 MVA 的测量产生一定的干扰，同样对于存在明显瓣膜下狭窄的患者，当用测面积法测量 MVA 时，会出现低估血流动力学紊乱的程度[148]。

二尖瓣狭窄的多普勒评估

经二尖瓣多普勒频谱可沿经二尖瓣口血流的轴向方向进行测量，通常在经食管中段四腔心或两腔心切面进行测量(图 14.81)。经二尖瓣血流的特点是包含两个背离传感器方向的波峰。第一个波峰(E 峰)表示舒张早期充盈，而第二个波峰(A 峰)表示心房收缩。跨瓣压力梯度的计算可使用修正的伯努利方程来估测：压力梯度 = 4×流速^2[187]。由于峰值压力梯度明显地受到左心房顺应性及左心室舒张功能的影响，因此临床上常采用平均压力梯度[154]。通过这种方法得到的数值与心导管检查时通过房间隔穿刺测得的数值具有很高的相关性[188]。由于 MS 常存在高速血流，这在一定程度上限制了 PWD 超声心动图的使用，此时我们应该使用 CWD 超声心动图进行测量。

在正常情况下，在舒张早期二尖瓣开放时，通过它的血流急骤增加，而在心舒张后期左心房心室压力达到平衡时，血流

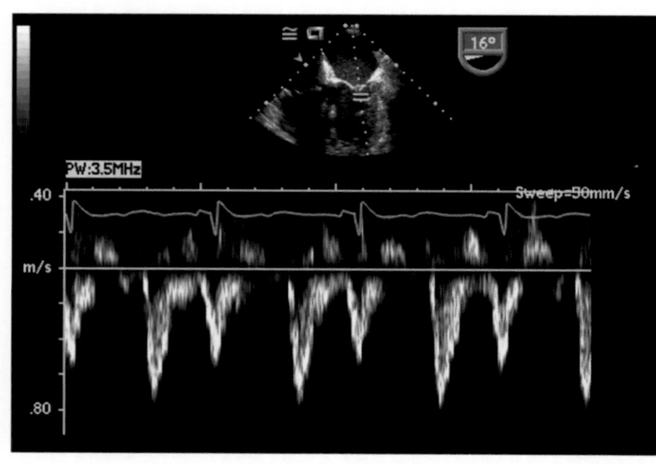

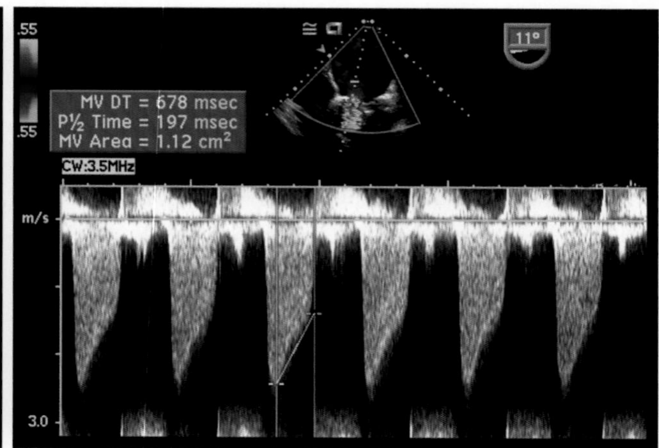

图 14.81 经二尖瓣多普勒频谱。左侧的图是用脉冲多普勒测量一个正常的经二尖瓣血流。可以看到一个清晰的包络曲线，其中 E 峰大于 A 峰。这两个峰的速度都小于 1m/s，且减速时间在正常范围内。右侧的图显示了狭窄二尖瓣的跨瓣血流。由于压差较大，所以使用连续多普勒测量。可以看到高速的梯度，较长的压力减半时间提示明显的二尖瓣狭窄

迅速降为零。而存在 MS 时，左心房与左心室之间压力梯度则会持续较长的一段时间。这种压力差的持续存在，使早期通过二尖瓣的血流斜率降低。E 峰速度的下降率可以用压力减半时间来描述，压力减半时间是指从 E 峰峰值流速到跨瓣压降至其最大值一半的时间。压力减半时间与 MVA 成反比[189]：

$$MVA = 220/压力减半时间 \quad (公式\ 14.31)$$

E 峰可能具有双峰特征，首先是心脏舒张早期经二尖瓣血流速度的快速下降，然后是舒张晚期血流速度相对缓慢的下降。当出现双峰时，应测量后出现的速度缓慢下降的斜率。此种技术的优势在于不依赖于瓣膜本身的几何构型。此公式假设二尖瓣至少存在轻度的狭窄。当存在 MR 或 AR 时，会降低压力减半时间测量的准确性，从而影响其评估 MS 的严重程度[190]。若存在 AR，应注意测量经二尖瓣的血流时不能将主动脉瓣的反流束包含在内[191]。如果不小心将主动脉瓣反流血流包含在内，会导致测量的经二尖瓣血流流速增加及压力减半时间减少的假象[192]。此外，AR 会导致左心室舒张期压力迅速增加，从而降低经二尖瓣血流速度。连续方程可作为评估 AS 严重程度的第二种方法，可以使用 LVOT 或 PA 及 PISA 方法。

MS 的分级评估总结在表 14.14 中。平均跨瓣压差及由压力减半降时间计算所得的 MVA 为主要参考的测量值；然而，当由这两项标准所评估出的结果存在较大差异时，可使用测面积法来评估[154]。PISA 测量值或连续方程不应作为评估 MS 严重程度的主要参考参数。

表 14.14 二尖瓣狭窄的定量分级

	轻度	中度	重度
瓣口面积/cm^2	>1.5	1.0~1.5	<1.0
平均压差/mmHg	<5	5~10	>10

Adapted from Baumgartner H, Hung J, Bermejo J, et al. Echocardiographic assessment of valve stenosis: EAE/ASE recommendations for clinical practice. *J Am Soc Echocardiogr.* 2009;22:1-23.

二尖瓣反流

二尖瓣反流（MR）可以分为原发性或继发性两种。原发性反流的原因是结构或组织方面的，而继续性反流的原因是功能方面的，且没有二尖瓣结构异常的证据。原发性 MR 的常见病因有退行性疾病（巴洛病、纤维弹性组织退行性病变、马方综合征、Ehlers-Danlos 综合征、瓣环钙化）、风湿性疾病、中毒性瓣膜病及心内膜炎[165]。二尖瓣结构的任何部分出现问题都可能导致 MR，尤其是瓣环、瓣叶、腱索及乳头肌。慢性 MR 时，瓣环和左心房扩大，瓣环失去正常的椭圆形而变得更圆[193]。瓣环的扩大反过来会导致瓣叶对合不良以及瓣膜功能不全的进一步恶化。尽管左心房、左心室内径的增加可能提示严重的 MR，但是当内径相对较小时也不能完全排除 MR 的诊断[194]。

发达国家慢性原发性 MR 最常见的病因是二尖瓣脱垂[151]。年轻一点的患者可能患有巴洛综合征，而年长一些的患者可能患有纤维弹性组织缺乏病。巴洛综合征患者瓣膜的特点是腱索结构以及前叶与后叶多节段明显的冗余（图 14.82）。瓣叶面积变大并且翻腾造成多个脱垂的区域[195]。经常看到腱索延长而不是断裂。瓣叶因为黏液变性而增厚。瓣叶的心房化（例如瓣叶连接处向心房移位）也有可能发生。瓣环经常严重地扩大并且发生钙化。

与之相反，纤维弹性组织缺乏病只影响单一的节段（图 14.83）。受影响的瓣节段增厚，而不受影响的瓣叶相对较薄。腱索的延长可能导致一个或两个与之连接的瓣叶脱垂；如果只有一个瓣叶受到影响，那么心脏收缩时会出现瓣叶排列不齐。舒张期瓣尖附近过度活动的结构可能是延长的腱索或断裂的小腱索。这些结构不会在收缩期脱垂进入心房。相反，主要腱索断裂时，则能在收缩期心房内观察到颤动的薄状结构，这与受影响瓣叶明显地脱垂有关；这种情况下，这一瓣膜节段被称为"连枷"。连枷瓣叶节段通常指向左心房，这种瓣叶指向的方向性可以作为区别连枷瓣叶与重度瓣膜脱垂的主要标准[196,197]。连枷瓣叶最常见的原因是腱索断裂，较少见于乳头肌断裂。

当乳头肌邻近的左心室心肌梗死时，乳头肌也会发生梗死，由于这些结构失去正常的牵拉功能，也会导致二尖瓣反流。当乳头肌邻近存在动室壁瘤时，室壁运动障碍可以通过限制收缩期二尖瓣叶的正常运动而影响瓣膜的正常对

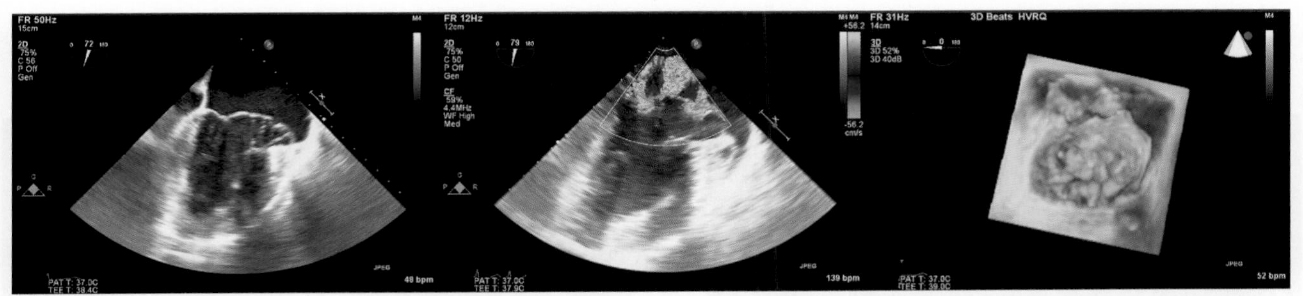

图 14.82 巴洛病。(左图和中图)食管中段二尖瓣叶交界切面检查巴洛氏病患者,可以看到二尖瓣前叶或后叶的多个部分以及腱索变得冗长。瓣叶隆起,翻腾,多个区域出现脱垂。腱索偶尔看见破裂,变长更为常见。会出现瓣叶的心房化(例如瓣叶连接附着处朝向心房),尤其是图像右侧的 P1 起始部。可以看到瓣环扩张。(中图)加用彩色多普勒,可以看到多个区域复杂的反流。(右图)三维重建后可以看到瓣叶冗长,瓣叶多个部分脱垂

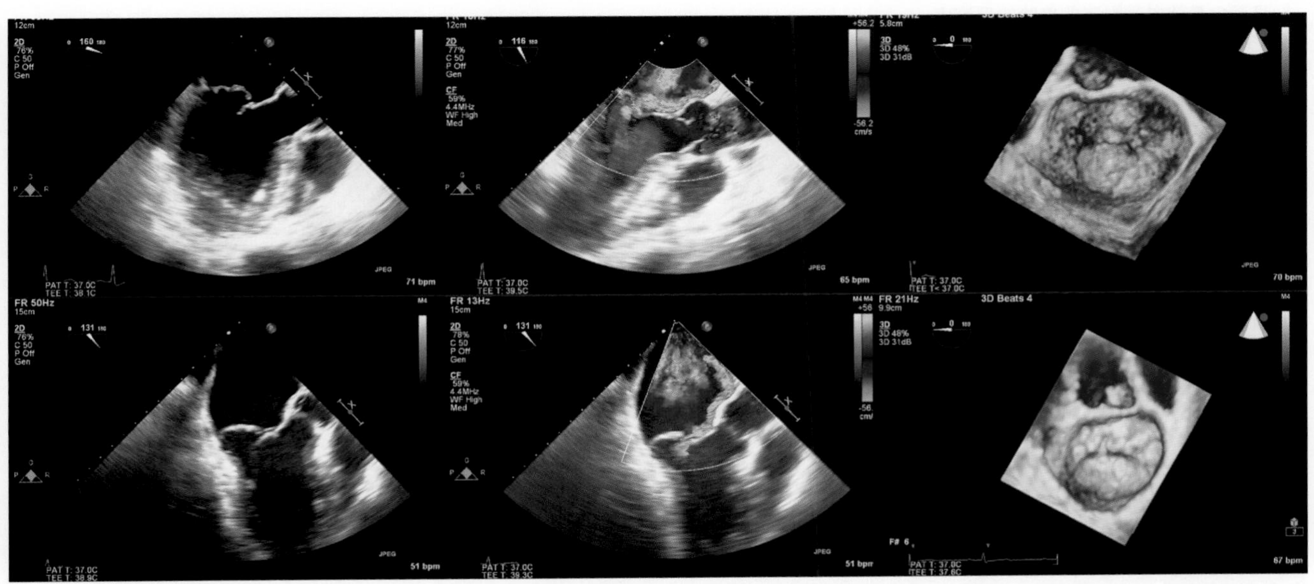

图 14.83 纤维弹性组织缺乏病:脱垂与连枷。左侧与中间的图是食管中段长轴切面。上排图像展示的是后叶(P2)中央扇形部分的脱垂。可以看到瓣叶高于瓣环平面,不过瓣尖指向心室方向。当使用彩色多普勒时(中图),可以看到大量的前向反流束。(右图)从心房方向看瓣膜的三维重建,后叶在图像的下方。可以看到脱垂的部分明显高于二尖瓣其他部分的水平。(下排左图)与脱垂不同,P2 节段为连枷。腱索与 P2 相连接,在收缩期骑跨在前叶的上方。P2 的尖端指向心房。彩色多普勒可以看到与脱垂类似的大量偏心性反流束。(右图)三维重建可以清楚看到与 P2 相关的腱索断裂

合[198]。心肌变薄、乳头肌坏死、节段性室壁运动障碍都提示既往存在心肌梗死。乳头肌坏死通常表现为其尺寸变小且在 SAX 切面超声密度增加。而这种乳头肌尺寸的减小会导致腱索缩短继而出现 MR。乳头肌断裂的典型表现为收缩期脱垂进入左心房的一个肿物(乳头肌头),它与瓣叶仅通过与其附着的腱索相连接。除了上述这些结构的异常外,导致 MR 的原因还有左心室容量负荷过重,收缩亢进的左心室的扩大,EF 过高,以及收缩期左心房的扩大[199]。

近期患有心内膜炎的病人,瓣叶或腱索上可能会有赘生物的附着。风湿性瓣膜病患者,通常伴有瓣叶的增厚或钙化,瓣叶活动受限以及瓣膜下结构不同程度上的缩短或增厚。黏液瘤样变性可以导致瓣叶的膨胀和扇形扩张以及局部区域的增厚或变薄,这些改变可以通过超声心动图观察。随着二尖瓣叶黏液瘤样变性的进展,会影响二尖瓣的功能继而导致反流(图 14.84)。

对于继发性或功能性 MR 来说,二尖瓣的结构是正常的(图 14.85)[151,165]。继发于心肌梗死或特发性心肌病的左心室扩大,会导致乳头肌的移位与瓣环的扩大,从而影响二尖瓣瓣叶的牵拉,使瓣叶对合不完整。由于瓣膜反流仅是原发疾病过程中的一部分,因此它的进展要比原发性 MR 更差,治疗也不是很明确。

总的来说,一般使用 Carpentier 分类法来描述 MR 的机制,具体总结在表 14.15 及图 14.86 中[200]。这种方法是以瓣叶的活动情况为分类基础。Ⅰ型的瓣膜活动是正常的(图 14.87)。MR 的原因可能是继发于瓣环扩张的瓣叶对合不良,也可能由瓣叶裂缝或穿孔引起。Ⅱ型的瓣膜活动过度或者脱垂(图 14.83)。这种情况通常是由于腱索断裂引起。Ⅲ型分为Ⅲa 和Ⅲb 两种类型。Ⅲa 型是指收缩期及舒张期瓣膜活动均受限(图 14.84)。此种类型通常由于二尖瓣本身的病变导致其功能受损,如风湿性心脏病。Ⅲb 型也被称为功能性 MR,瓣膜活动只在收缩期受限(图 14.85)。这是继发于左心室扩大的功能性 MR 最常见的发病机制。此型二尖

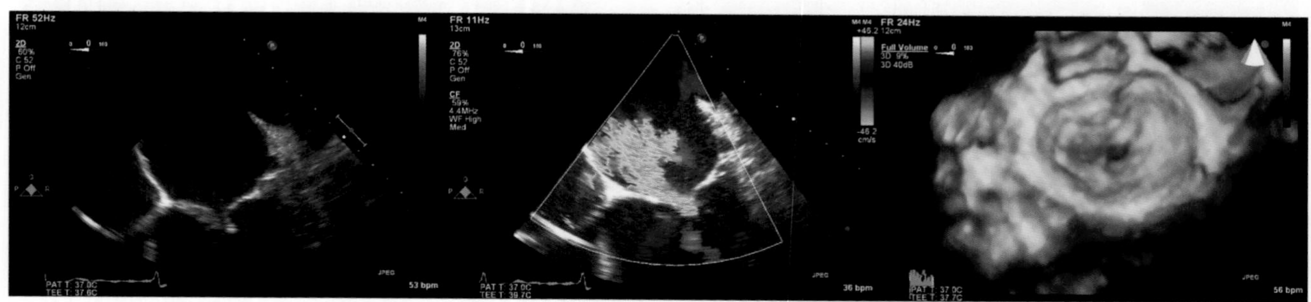

图 14.84 Ⅲa 型二尖瓣反流。(左图与中图)食管中段四腔心切面可见增厚的瓣叶在瓣环水平以下对合。尽管在静态图上看不到明显活动受限,但是在收缩期和舒张期,瓣叶的活动都受到限制,这符合Ⅲa 型反流的特点。在本病例中,前叶增厚,活动明显受限。(中图)彩色多普勒显示大量朝向受限制的前叶的反流束

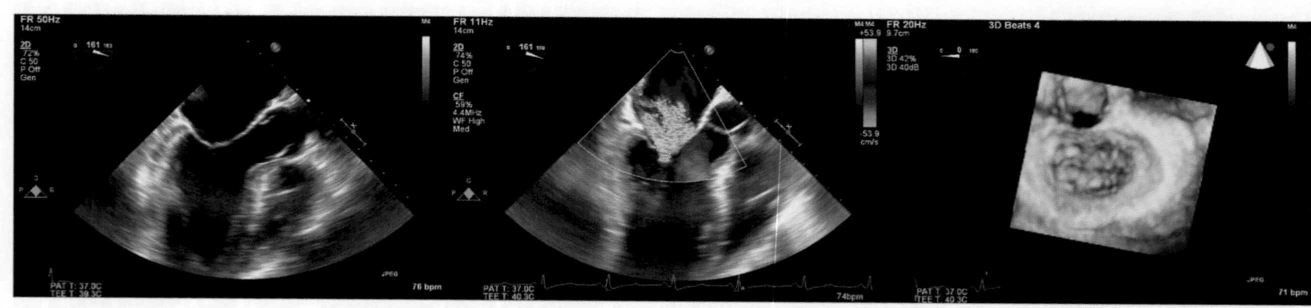

图 14.85 Ⅲb 型二尖瓣反流。(左图与中图)食管中段长轴图显示薄的解剖学正常的前叶与后叶。可以看到两个瓣叶在二尖瓣瓣环水平以下对合。尽管在静态的图像上没有明显异常,但是瓣叶在舒张期运动良好不过在收缩期活动受限。(中图)应用彩色多普勒可以看到大量二尖瓣反流束。由于反流的原因是有功能性的,因此反流口面积大于 0.2cm^2 就被认定为重度反流。(右图)三维重建前叶与后叶;两个瓣叶在二尖瓣瓣环水平以下对合,引起对合不良

表 14.15 二尖瓣反流 Carpentier 分型[200]

	瓣叶活动	病因
Ⅰ型	正常	瓣环扩张;瓣叶穿孔
Ⅱ型	过度(脱垂)	腱索变长或断裂;乳头肌变长或断裂
Ⅲa 型	收缩期及舒张期瓣叶活动受限	瓣叶及腱索增厚(例如风湿性心脏病)
Ⅲb 型	收缩期活动受限	左心室扩大

Adapted from Carpentier A. Cardiac valve surgery-the "French correction." *J Thorac Cardiovasc Surg*. 1983;86:323-337.

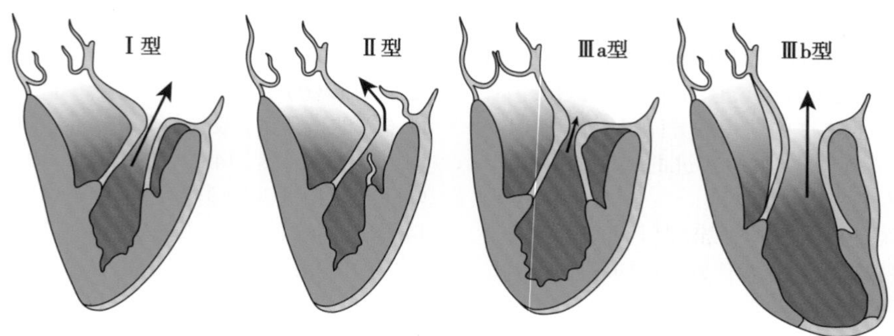

图 14.86 图示二尖瓣反流 Carpentier 分型。[*Adapted from Adams D. Understanding degenerative disease (the pathophysiologic triad). Available at*: http://www.mitralvalverepair.org/content/view/58/.]

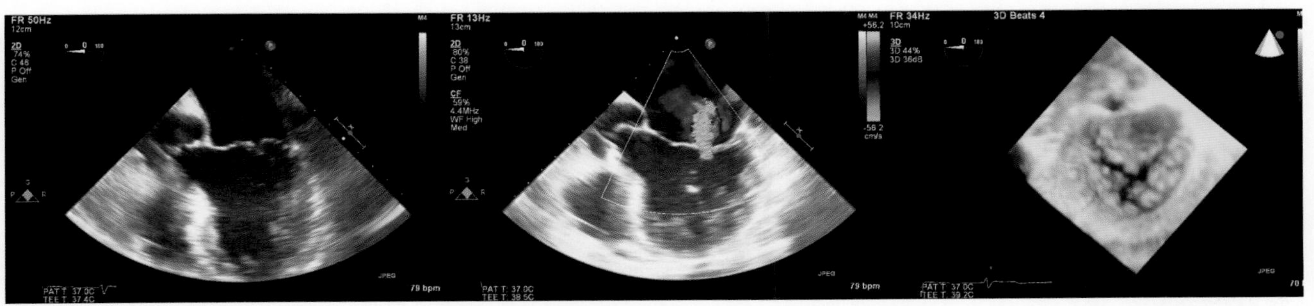

图 14.87 Ⅰ型二尖瓣反流。(左图与中图)食管中段五腔心切面显示前叶与后叶在二尖瓣瓣环水平对合,不过两个瓣叶间有明显的距离。(中图)彩色多普勒可见中心性反流束。(右图)三维重建除了可以看到前叶与后叶的不良对合外,还可以看到后叶有一个大的裂缝,这与反流有关

瓣本身的解剖结构通常是正常的,然而腱索过度的牵拉影响了瓣膜在舒张期的完全闭合。此种类型 MR 通常伴有左心室扩大,通常会导致 P2 和 P3 受限。

使用彩色多普勒进行定性分级

MR 的诊断主要依赖于彩色多普勒血流显像。当血流方向与超声波束相平行时,检测的结果最准确,而且由于很多二尖瓣反流束很细且具有偏心性,因此应从不同的切面观测左心房,寻找二尖瓣反流的证据。需要牢记的是,由于紊乱的反流血流束是呈复杂几何结构的 3D 速度场,因此我们需要从多重成像平面取样,从而获得精确评估的 CFD 信号的最大空间范围。经常可以检测到恰好延伸到二尖瓣上方或后方的轻微程度的 MR。与 TTE 相比,经常使用 TEE 来检测 MR,此外使用 TEE 检查得到的二尖瓣反流程度的分级比 TTE 检查的结果更严重[201,202]。

根据反流束偏心喷射的方向能佐证瓣叶结构的异常,如瓣叶脱垂、腱索延长、腱索断裂或乳头肌断裂(图 14.88)。例如,沿左心房后壁向外侧喷射的血流常提示二尖瓣前叶脱垂。同理,二尖瓣前叶后侧向内的反流束常提示后叶脱垂。

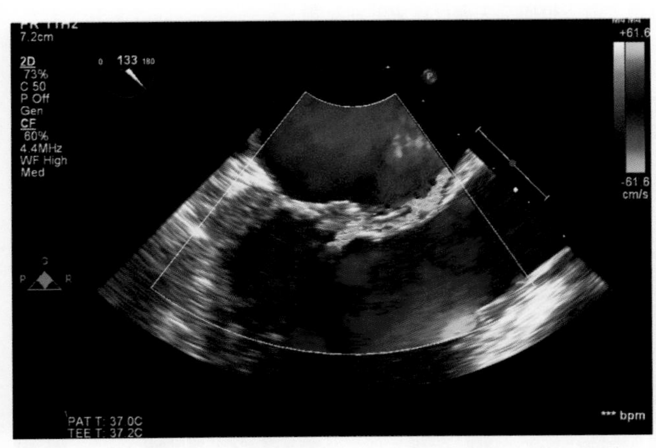

图 14.88 偏心性二尖瓣反流束。一个偏心性反流束指向前方。如果单纯使用反流束的面积来评估反流的严重程度,那么会低估反流的严重程度

房室瓣关闭不全可半定量地分级为轻度、中度和重度,具体见表 14.16。比轻度反流还小的反流被定义为轻微反流或微量反流。一些学者建议将中度反流进一步分为轻中度反流和中重度反流[165,172]。MR 严重程度分级最常用的方法是使用 CFD 探测左心房内反流束的情况。将尼奎斯特限值设置在 50~60cm/s,当反流束面积小于 4cm^2 或左心房大小的 20% 时,定义为轻度反流;而当反流束面积超过 10cm^2 或左心房大小的 40% 时,则为重度反流[172]。反流束面积的多普勒测量可能受到一些技术因素方面的影响,如增益的设置,传感器的载波频率,低速血流的成像,血流位移造成反流的变异,多个反流束或涡流造成的复杂的反流束几何构型,心脏收缩时导致反流束大小的时间变异性,以及不同彩色多普勒显示机器之间的差异[203]。此外,在进行分级时,应考虑到反流束的喷射方向,因为偏心性反流束紧贴心房壁(附壁效应),它的面积会比反流量及反流分数相同的中心性反流的反流束的面积小[204-206]。正是因为这些减弱因素的存在,2013 欧洲心血管成像指南不推荐使用反流束面积来定量 MR 的严重程度[165]。另一种 MR 的分级方法则是基于缩流颈的宽度(图 14.89)[207]。尽管缩流颈通常情况下是圆形的,但是当存在继发性原因或功能性反流时,它也可以表现为椭圆形[165]。当缩流颈为椭圆形时,需要在多个切面沿着不同的轴线来进行测量并求平均值。缩流颈宽度小于 0.3cm 提示轻度 MR,而大于 0.7cm 则为重度 MR。

CWD 也可以用于评估 MR 的严重程度(图 14.90)[208]。心脏收缩早期所出现的指向左心房的具有峰值流速的血流提示 MR,记录的强度与反流的程度成正比[209]。密集完整的信号提示重度 MR,而不完整且微弱的信号则提示相对较轻的反流。

肺静脉血流模式

TEE 所获得的肺静脉血流情况能为评估反流严重程度提供有效的信息[210]。通常情况下,肺静脉的血流是由心房收缩的逆向血流及心室收缩和舒张两个阶段的前向血流组成。因为有效的心房舒张会增加收缩期肺静脉血流,所以收缩期肺静脉前向血流通常大于舒张期肺静脉前向血流。当存在 MR 时,心室收缩时 LAP 增加,这会减少收缩期肺静脉的前向性血流,而当存在严重的 MR 时会导致收缩期逆向性血流的出现(图 14.91)。收缩期肺静脉逆向血流是重度 MR 的一个特异性表现[165]。

同时检查左肺及右肺静脉内血流是非常重要的。在偏心性反流的情况下,反流束指向的肺静脉内的逆向血流更为显著。不过,中心性 MR 也会引起两侧肺静脉内血流模式的不一致[211]。尽管肺静脉血流模式不一致的情况常见于偏心性二尖瓣反流,且通常表现为右上肺静脉内出现收缩期逆向血流,一些中心性二尖瓣反流患者也会出现这种情况。

表 14.16 二尖瓣反流总结

	轻度	中度		重度
		轻中度	中重度	
左心房大小	正常	正常或扩大		常见扩大
彩色反流束面积[a]	小的中心性反流束(<4cm² 或<左心房面积的 20%)			大的中央性反流束(>10cm² 或>左心房面积 40%)或不同大小的附壁反流束
肺静脉血流	收缩血流为主	收缩期变钝		收缩期逆向血流
连续多普勒频谱轮廓	抛物线	一般为抛物线		早峰三角形
连续多普勒频谱密度	不完整或较稀疏	致密		致密
缩流颈宽度/cm	<0.3	0.3~0.69		≥0.7
反流孔面积/cm²	<0.20	0.20~0.29	0.30~0.39	≥0.40

[a] 尼奎斯特极限设置在 50~60cm/s。2013 欧洲心血管成像指南不推荐使用这个方法。

Adapted from Lancellotti P, Tribouilloy C, Hagendorff A, et al. Recommendations for the echocardiographic assessment of native valvular regurgitation: an executive summary from the European Association of Cardiovascular Imaging. *Eur Heart J Cardiovasc Imaging*. 2013;14(7):611-644; and Zoghbi WA, Enriquez-Sarano M, Foster E, et al. Recommendations for evaluation of the severity of native valvular regurgitation with two-dimensional and Doppler echocardiography. *J Am Soc Echocardiogr*. 2003;16:777-802.

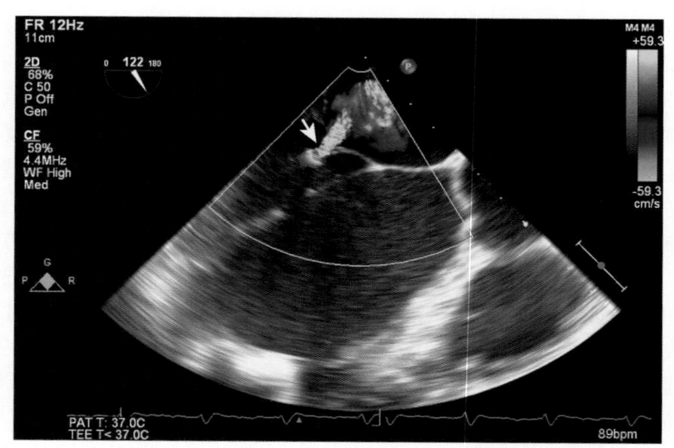

图 14.89 食管中段长轴切面示二尖瓣缩流颈。箭头指向二尖瓣反流束的缩流颈

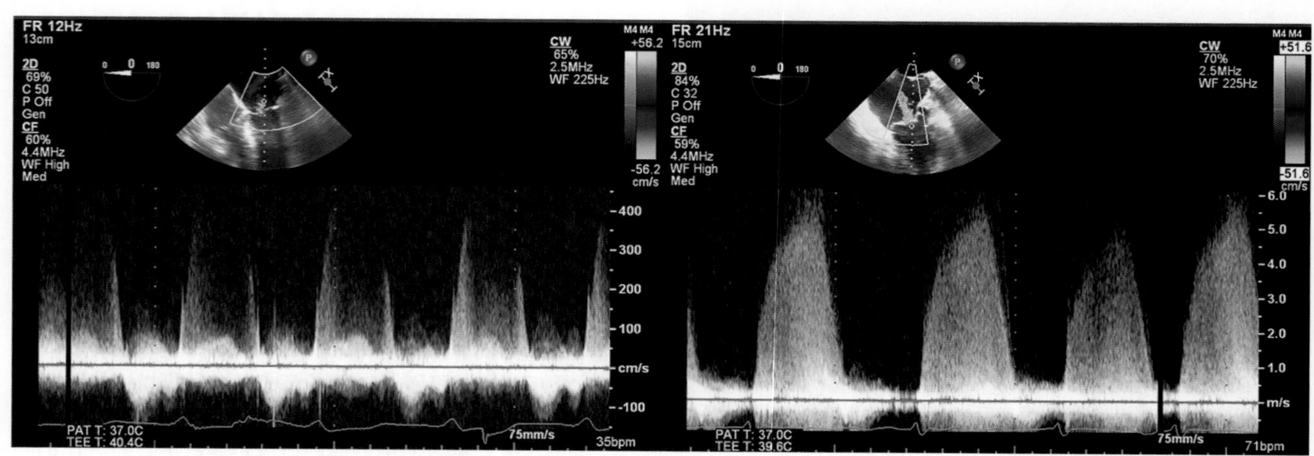

图 14.90 二尖瓣反流多普勒频谱。(左图)轻度的二尖瓣反流，当看到反流束时，可产生一个较稀疏不完整的多普勒频谱。(右图)重度二尖瓣反流，多普勒频谱变得更加致密和高尖

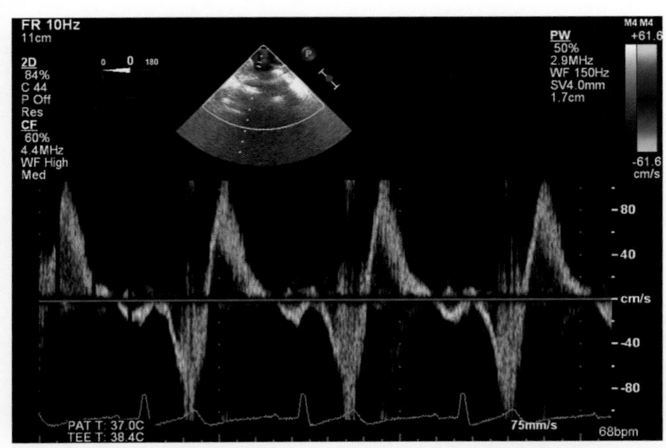

图 14.91　重度二尖瓣反流的肺静脉血流多普勒频谱。肺静脉波形描记的收缩期部分在 QRS 波后立即发生，提示有远离心房的血流（远离传感器）。收缩期肺静脉逆向血流的出现，提示重度二尖瓣反流

近端等速表面积法（PISA）

除了前面提到的关于 MR 分级的参数，血流会聚和血流容积也可用于评估 MR 的程度（图 14.92）[212]。利用 PISA 量化 MR 时，其假定血流流经反流病变处时，血流呈放射状汇聚。这种汇聚沿增速的等速半球在反流病变处汇聚。CWD 可以用来确定病变部位近端增速的半球（通过混叠来确定），血流量也可以被确定。在进行 PISA 计算之前，必须获得轮廓清晰的半球显像。可以通过降低尼奎斯特极限或向血流方向移动 CFD 的成像基线来实现。通过这一清晰半球的血流量为：

$$\text{血流量} = \text{半球的表面积} \times \text{半球的速度} \quad （公式 14.32）$$

$$\text{如果半球的表面积} = 2\pi r^2 \quad （公式 14.33）$$

其中，r 为半球的半径。

$$\text{那么半球的血流量} = 2\pi r^2 v_n \quad （公式 14.34）$$

其中，v_n 为尼奎斯特极限。

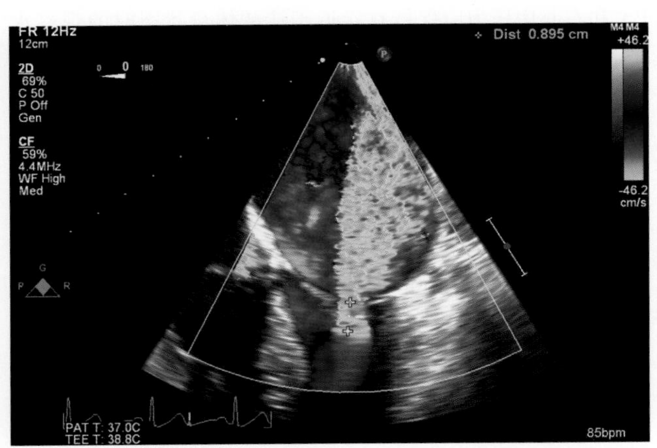

图 14.92　用近端等速表面积（PISA）法评估二尖瓣反流。假定血流动力学正常，那么二尖瓣反流量的反流孔（ROA）面积可以被评估。将奎尼斯特极限设置在 40cm/s 左右，测量 PISA 扇形区域的半径（r），单位为厘米（cm）。ROA 以平方毫米（mm^2）为单位，约等于 $r^2/2$。在本例中，PISA 的半径大约为 0.9cm，那么可以算出 ROA 约为 $40mm^2$

因为通过这些等速球的血流量等于通过反流病变的血流量，

$$2\pi r^2 v_n = \text{ROA}\ V_o \quad （公式 14.35）$$

其中，ROA 为反流口面积，V_o 为最大反流速度。求解 ROA，可以得到：

$$\text{ROA} = 2\pi r^2 v_n / V_o \quad （公式 14.36）$$

由于反流量等于反流病变的面积乘以反流速度的 VTI（VTI_{regurg}）：

$$\text{反流量} = VTI_{regurg}(\text{ROA}) = VTI_{regurg}(2\pi r^2 v_n / V_o) \quad （公式 14.37）$$

如果半球的基底部是不平坦的（即 180°），那么应该对球壁进行校正，具体的做法是乘以球壁形成的角度与 180° 的比率[172]。

使用 PISA 确定 MR 是非常耗时的；但它被证实为一种确诊重度 MR 的方法[213]。总体来说，与偏心性反流相比，它对中心性反流束的测量最准确。由于计算中半球的半径会被平方，因此我们必须注意确定获得一个轮廓清晰的贝壳状图形并进行计算。如果尼奎斯特极限设定为 40cm/s，并假设患者的收缩压"正常"（左心室收缩压与 LAP 的差值约为 100mmHg），那么 ROA 的计算可估计为[214]：

$$\text{ROA} = r^2/2 \quad （公式 14.38）$$

其中，r 为 PISA 半球的半径，单位为 cm（图 14.92）。

慢性功能性 MR（例如Ⅲb 型）严重程度的定量分析更为复杂。因为原发的机制为严重的左心室功能不全和心室扩张，也可以继发于缺血性或非缺血性心肌病。与其他原因导致的 MR 相比，它的有效反流口面积的计算结果相对较小，并与不良预后有关[151]。由于反流孔呈新月形，所以基于 2D 的测量会低估反流的严重程度。2014 年 AHA/ACC 发布的关于瓣膜疾病治疗的指南指出，当 ROA 大于 0.2cm²，反流量大于 30mL 以及反流分数大于 50% 时，可以考虑为重度 MR。

三尖瓣

三尖瓣包括三个瓣叶、一个瓣环、腱索，以及多个乳头肌[215]。前叶通常是最大的，其次是后叶和隔叶。三尖瓣的隔叶通常比二尖瓣在室间隔的附着点更加向远端靠近心尖。腱索可以发自单一大的乳头肌，也可发自两个或多个室间隔乳头肌，还可以发自多个小的后壁乳头肌，并与相应的右心室壁连接。TEE 能准确地显示三尖瓣固有的结构异常，包括风湿性三尖瓣狭窄、三尖瓣的类癌病变、三尖瓣脱垂、连枷样三尖瓣、Ebstein 畸形以及三尖瓣心内膜炎。三尖瓣的风湿性病变通常伴发二尖瓣病变，其特点是增厚的瓣叶（尤其是在对合缘），联合部的融合和腱索结构的缩短，从而导致了瓣叶活动的受限[216]。类癌综合征导致三尖瓣和 PV 的弥漫性增厚以及右心结构心内膜的增厚，从而导致三尖瓣活动的受限（同时有狭窄和反流）[217]。

瓣上、瓣膜或瓣下结构的受限都可以导致三尖瓣狭窄。三尖瓣狭窄最常见的原因是风湿性心脏病，而较常见的原因包括类癌综合征和心内膜心肌纤维化。三尖瓣狭窄的特征是穹窿状增厚的瓣膜并且活动受限。TR 可能继发于瓣环或右

心室扩张、瓣叶或瓣下结构的病变。使用CWD测量通过三尖瓣的流入血流速度后，通过改良的伯努利方程，可以估计三尖瓣舒张期平均跨瓣压差[218]。在经食管显像窗，很难使多普勒光标与三尖瓣流入血流相平行，以达到最佳的校准。然而可以将探头深入胃内，使右心室心尖处于扇形扫描的顶端以实现校准。此外，将探头置于更加靠近头侧的水平，可以在AVSAX切面（多平面晶片定位在25°～30°）显示与AV毗邻的三尖瓣，这方法适用于CWD检查。

尽管TR可能有原发性病因，但是最常见的是三尖瓣瓣环扩大（大于40mm）或右心室扩大导致的继发性或功能性TR（图14.93和图14.94）[165]。右心室扩大可以引起瓣环扩大和乳头肌移位过度牵拉三尖瓣瓣叶。过度牵拉瓣叶可能引起瓣叶对合不良。这种TR可以进一步使右心室扩大继而过度牵拉瓣叶并加重TR。

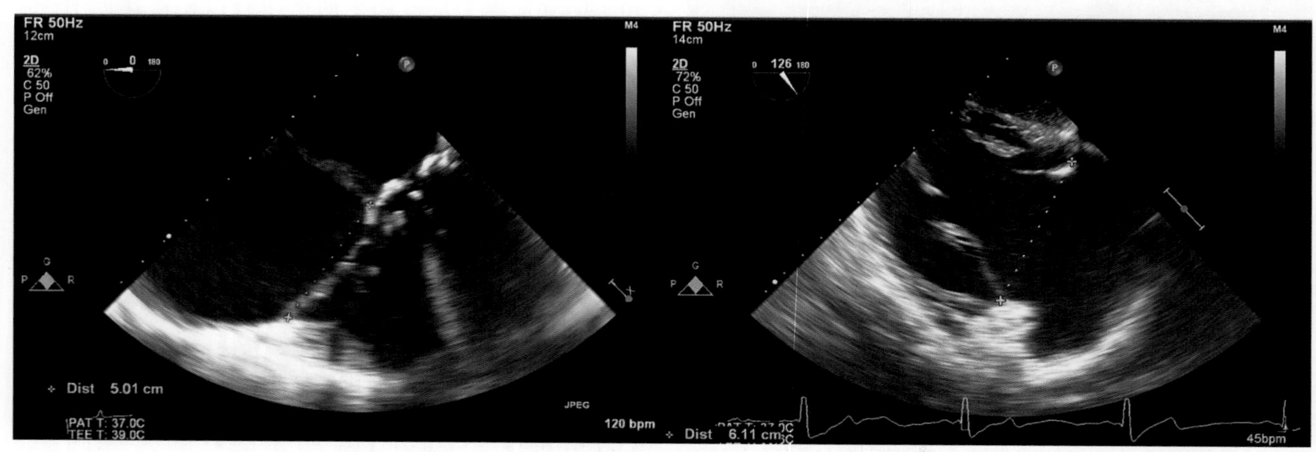

图14.93 三尖瓣瓣环测量。展示了常用的测量三尖瓣瓣环直径的切面。（左图）为食管中段四腔心切面。（右图）为经胃右心室流入道切面

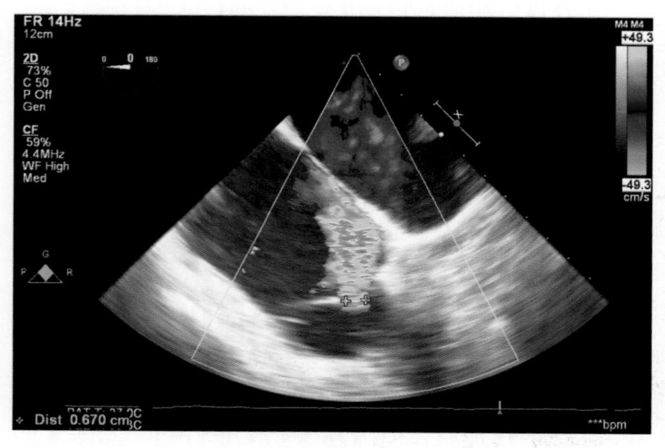

图14.94 三尖瓣反流束的缩流颈。在食管中段四腔心切面可以看到大量三尖瓣反流束。测量反流束的宽度大于0.6cm，提示重度三尖瓣反流

三尖瓣结构异常的原发性病因包括风湿性疾病、三尖瓣脱垂、先心病、放射、感染、类癌、胸壁钝性创伤、右心室心内膜心肌组织活检相关性创伤及瓣环内右心室起搏器或植入型心律转复除颤器[151]。三尖瓣脱垂时可以观察到肥大而过长的瓣叶超过三尖瓣环平面，进入RA内呈翻腾样运动。有明显连枷样三尖瓣的患者，其破坏的瓣叶组织脱入RA，表现为收缩期高频震颤。感染性心内膜炎的损害过程，三尖瓣结构心内膜心肌活检时不小心造成的瓣膜创伤，以及腱索的自发性断裂，都可以导致部分性连枷样三尖瓣结构。

与MR类似，TR的机制也可以使用Carpentier分类法进行分类。Ⅰ型：瓣叶穿孔或单纯瓣环扩大；Ⅱ型：瓣叶活动增加（例如脱垂或连枷样运动）；Ⅲ型：限制性病程，可以是原发的或功能性的[165]。在食管中段四腔心切面，三尖瓣瓣环直径的正常值为28±5mm；当直径超过35mm时，可以认为三尖瓣瓣环扩大（图14.93）[165]。当患者有二尖瓣疾病，严重的左心室收缩功能不全和继发性右心功能障碍或者长期肺动脉高压导致的右心室功能不全时，常常需要评估TR的严重程度。

TR的严重程度定量分级总结于表14.17。TR的严重程度对右心的容量负荷状态极为敏感。因此，术中评估TR时，PA和右心房压力应保持在接近于清醒休息状态时的观察水平。有学者提出，TR的严重程度可通过TR彩色血流的视观尺寸（给定成像平面的面积，三维重建计算体积）相对于右心房的大小来进行评估[219]。中心反流束面积小于5cm^{2}属于轻度反流，大于10cm^{2}属于重度反流[172]。不过，最近发表的指南指出，不应使用反流束的彩色血流面积来评估TR的严重程度[165]。缩流颈宽度小于0.3mm提示轻度反流，而超过0.7cm则属于重度反流（图14.94）[220]。尽管它的应用受到限制，但是TR的严重程度还可以使用血流会聚（PISA）来定量分析[221]。将尼奎斯特极限设定为28cm/s，PISA半径小于5mm提示轻度TR，而当半径大于9mm时则提示重度TR；ROA大于40mm^{2}或反流容积大于45mL同样提示重度TR。为了进一步协助评估TR时的血流动力学改变，可将食管超声探头置于胃深以检测肝静脉血流（图14.95）。收缩期圆钝的肝静脉血流提示中度TR，收缩期出现逆向血流则提示TR引起了严重的血流动力学改变。

表 14.17 三尖瓣反流的定量评估

	轻度	中度	重度
右心房大小	正常	正常或扩大	常见扩大
三尖瓣瓣叶	一般正常	正常或异常	异常/连枷或广泛对合不良
反流束面积-中心性反流束[a]	<5mm²	5~10mm²	>10mm²
连续多普勒频谱密度	柔和的抛物线	致密,外形多样	致密,早期达到峰值的三角形
缩流颈宽度[a]	无定义	<0.7cm	>0.7cm
PISA 半径[b]	≤0.5cm	0.6~0.9cm	>0.9cm
ROA	无定义	无定义	>40mm²
反流量	无定义	无定义	>45ml
肝静脉血流	收缩相为主	收缩相变钝	收缩期逆向血流

[a] 尼奎斯特极限设在 50~60cm/s;[b] 尼奎斯特极限设为 28cm/s。

PISA,近端等速表面积;ROA,反流口面积。

Adapted from Lancellotti P, Tribouilloy C, Hagendorff A, et al. Recommendations for the echocardiographic assessment of native valvular regurgitation: an executive summary from the European Association of Cardiovascular Imaging. *Eur Heart J Cardiovasc Imaging*. 2013;14(7):611-644; and Zoghbi WA, Enriquez-Sarano M, Foster E, et al. Recommendations for evaluation of the severity of native valvular regurgitation with two-dimensional and Doppler echocardiography. *J Am Soc Echocardiogr*. 2003;16:777-802.

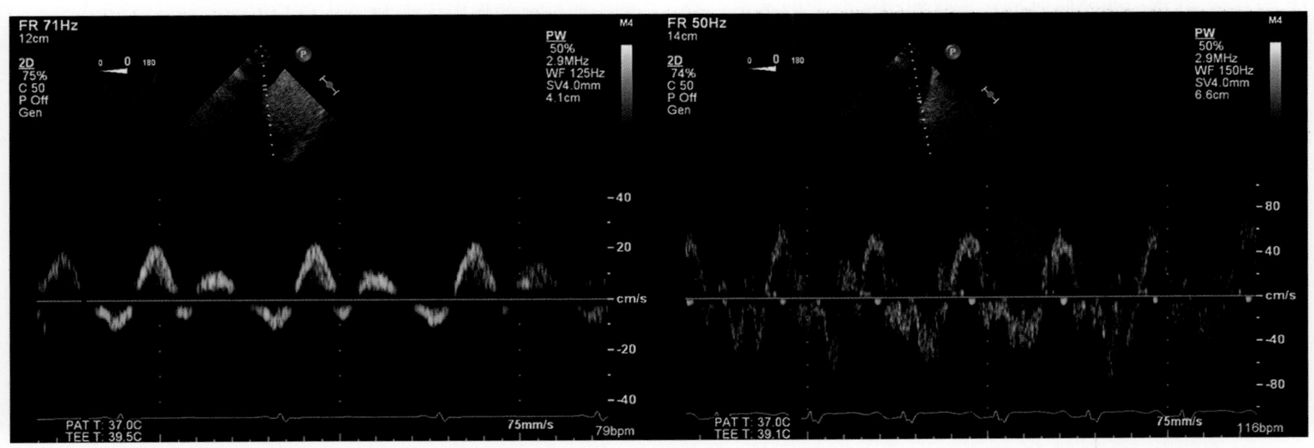

图 14.95 肝静脉血流。(左图)正常的肝静脉多普勒频谱显示在收缩期和舒张期朝向右心房的血流。(右图)当存在重度三尖瓣反流时,收缩期血流远离右心房

心肌缺血监测

局部室壁运动和收缩期室壁增厚

几十年来,超声心动图一直被用于评估与心肌缺血相关的 RWMA[222]。由于诊断和治疗需求,准确可靠地发现 RWMA 具有重要的临床意义。然而,必须指出并非每个 RWMA 都可以诊断为心肌缺血,因此 TEE 发现的 RWMA 必须结合临床具体情况加以解释。心肌炎,心室起搏和束支传导阻滞均能导致室壁运动障碍,从而有可能导致对患者进行错误的治疗管理。

当描述 RWMA 时,应使用通用的分级标准来描述其解剖定位和功能失调的程度,以便于超声心动图医生与非超声医生交流。此外,还应该记录疾病的进程。ASE 已发表了左心室 16 节段划分法和 17 切段分法(见图 14.13A)[79,223]。该模型将左心室划分为 3 个区域(基底部、中部和心尖部)。基底部(节段 1~6)和中部(节段 7~12)各自又进一步划分为 6 个节段,而心尖部则只包括 4 个节段(切段 13~16)。美国心脏协会心脏分段和心脏影像注册写作组发表的另一个模型中增加了第 17 个节段。第 17 个节段是指前面描述 16 个节段的模型中的心尖帽部。

基于对冠状动脉解剖位置的了解,超声心动图医生可根据室壁活动异常的部位来做出关于冠状动脉潜在病变部位的推断。依据 ASE 模型的节段划分法,LAD 的分布区域在 1、2、7、13、14 和 17 节段。回旋支分布于 5、6、11、12 和 16 节段,而节段 3、4、9、10 和 15 属于右冠状动脉(见图 14.13B)。但由于冠状动脉存在变异性,以上的血管节段分布也存在变化。除定位左心室解剖节段外,还必须对节段的增厚和偏移加以分级。

室壁运动

评估室壁活动的最简单方法是肉眼观察较早提到的 ASE 模型中每一个左心室节段的活动情况。室壁运动的定性评估可以划分为正常、运动下降、运动不能、运动障碍和动脉瘤。然后每种情况分别被评为 1~5 分。室壁运动指数由各观察

节段的总分数除以被观察的节段数来获得。分数 1 代表正常心室。分数越高则心室异常越严重。该分数可以被用来预测心脏手术的预后以及患者的不良心脏事件风险分层[224-226]。

除了运动以外，正常心肌在心脏收缩时还会增厚。室壁增厚既可定性评估，也可通过下列公式计算的收缩期室壁增厚率来定量评估：

$$PSWT = SWT - DWT / SWT \times 100 \qquad \text{（公式 14.39）}$$

其中，PSWT 是指收缩期室壁增厚率，SWT 是指收缩末期室壁厚度；DWT 是指舒张末期室壁厚度。

增厚的程度也可用于评价被观察节段的总体功能。增厚大于 30% 为正常，10% ~ 30% 代表有轻度运动减弱，0% ~ 10%代表严重运动减弱，无增厚代表运动不能。如果某节段在收缩时膨胀，则意味着运动障碍。

缺血诊断

多个研究已在包括经皮腔内冠状动脉成形术（percutaneous transluminal coronary angioplasty，PTCA）在内的急性缺血模型中，研究了血流受到阻断后心肌功能改变的准确顺序[227-229]。舒张功能障碍通常先于收缩功能改变的发生。心室功能正常对于心室充盈十分重要，其依赖于心室的舒张功能，顺应性和心房的收缩。心室舒张功能可以通过监测与心腔体积变化相关的充盈速度加以评估（见本章前面讨论部分）。局部收缩功能可通过 TEE 在心室的 LAX 和 SAX 切面测量收缩期心室壁增厚和运动加以评估。左心室乳头肌水平 SAX 切面可以显示被三条主要冠状动脉灌注的心肌的情况，因此非常有用。不过，SAX 切面不能显示左心室的心尖情况，而该部分经常发生缺血，因此，通过 LAX 切面和心室纵切向切面进行监测也具有重要临床意义[230]。

虽然室壁增厚反映缺血较室壁运动更有特异性，但在测量时，需要观察到心外膜，不过经常难以实现。或者可以观察收缩期心内膜朝向心腔中心运动的情况，收缩期室壁运动容易观察评估。随着心肌氧供需平衡的恶化，收缩期室壁运动异常的分级由轻度运动下降进展到严重运动下降，运动不能，最终发展为运动障碍[231]。正常的收缩定义为心室中央到心内膜边界的半径缩短超过 30%。轻度运动下降定义为与正常收缩相比，收缩期内向性收缩减慢并且强度下降，其半径缩短为 10% ~ 30%。严重的运动下降定义为半径缩短小于 10%。运动下降严重程度的准确区分较为困难。运动不能定义为收缩期室壁运动消失或心内膜无内向性运动。运动障碍定义为心室收缩期有反常性室壁运动或外向性运动（见第 20 章）。以上这些局部室壁活动的测量均以室腔中心为基础。但是，由于心脏运动，该中心在心脏周期中不断改变。因此，人们建立了两套参考系统，分别是固定参考和浮动参考。由于相对简单且心脏运动在多数情况下产生的影响较小，固定参考系统被广泛应用。在某些特定的情况下，如 CPB 后，复杂的浮动参考系统则更为适合[232]。

与其他监测的关系

临床研究已证实 RWMA 出现较早，并较 ECG 和 PAC 检查更为敏感[233-239]。在一个研究中，30 名接受 PTCA 的患者同时监测 12 导联 ECG 和超声心动图[236]，所有患者患有孤立的 LAD 阻塞性病变，稳定型心绞痛，正常 ECG 基线，正常心功能基线，无既往心肌梗死病史，血管造影显示没有侧支。在研究中，所有的患者在冠状动脉阻塞后大约 10 秒出现 RWMA。而其中 27 名患者在冠状动脉阻塞后 22 秒才在心电图方面出现变化。

在外周血管和心脏手术中，Smith 等[235]使用多导联 ECG 和 TEE 评估了 50 名具有心肌缺血高危因素的患者。该研究中，6 名患者有缺血性复极化改变，24 名患者有 RWMA 的新证据。ECG 复极化改变经常伴有相应的 RWMA。出现 ST 段改变的患者中有 50% 的患者 RWMA 的发生较 ECG 变化早几分钟。3 名有新发 RWMA 证据的患者发生了围手术期心肌梗死。然而，仅有 1 名患者出现了 ST 段的改变。

有研究对 PCWP 监测缺血的价值与 TEE 评估的左心室局部功能改变进行了比较。在一个研究中，对 98 名拟行 CABG 的患者按设定的时间间隔进行了 PCWP，12 导联 ECG 和左心室壁运动监测[237]。TEE 诊断出 14 名患者有心肌缺血，其中的 10 名有 ECG 复极化改变。PCWP 增加至少 3mmHg 作为缺血的指标，仅在 33% 的时间内敏感，而阳性预测价值仅为 16%。总体而言，大多研究认为左心室壁运动预测心肌缺血的作用优于 PCWP 和 ECG。

局限性

虽然 TEE 与传统的心肌缺血术中监测技术相比有很多优势，但仍有潜在的局限性。最常见的局限性是 TEE 监测无法在缺血的高发期，如诱导、喉镜置入、气管插管、复苏和拔管阶段进行监测。此外，RWMA 分析的准确性受伪像的影响[240]。超声系统本身或特定的切线部分均可能产生伪像。

对室间隔运动和厚度的评估必须格外注意[240,241]。室间隔由低位的肌部和基底膜部组成。基底部分的收缩程度与肌部并不相当。基底部的最上部分，室间隔与主动脉流出道相连接。心室收缩期间，它的运动在该水平一般呈反常活动。同时，室间隔是左心室的特殊部分，因为其同样为右心室的组成部分，所以，室间隔同时受到两个心室压力的影响。此外，胸骨切开、心包切开和 CPB 都可以改变胸腔内心脏的移位和旋转，进而引起室间隔运动的改变[241]。

由于上述原因，在手术期间，推荐使用浮动参考系统。评估室壁运动的准确成像切面十分重要。左心室乳头肌中部的 SAX 切面被用于作为内部标志参考（前和后乳头肌）和用于监测室间隔肌部。但必须指出，该切面虽能最佳地反映冠状动脉对心肌的供血情况，但一个超声成像平面不能充分反映其他的心肌部分和可能的低灌注心肌[242]。该问题的解决方案是，频繁地改变探头的位置，从其他切面观测心脏。

另外可能存在的问题是，由于束支传导阻滞或心室起搏导致的不协调收缩可影响对 RWMA 的评测。在这些情况下，评测 RWMA 的系统必须对心脏的总体运动进行补偿（通常通过浮动框架参考来完成），并同时评估局部心内肌室壁运动和心肌增厚。

并不是所有的 RWMA 均意味着心肌缺血或梗死。很明显，在正常情况下，心脏均不是以均匀一致的方式进行收缩[243]。然而，有理由认为在大多数情况下，术中心脏局部收缩模式的急性改变都可以归因于心肌缺血。该原则一个重要的例外见于急性冠状动脉阻塞模型。在这些模型中，缺血区中央的心肌功能发生异常，而与缺血区相邻的心肌区域亦发生功能障碍。大量研究指出,功能障碍的心肌总面积会超出缺血和梗死的心肌面积[244,245]。非缺血组织的功能损伤被认为可能由牵拉效应(图 14.96)所引起。当与尸检研究进行对比时发现,受牵拉的组织或正常灌注的非收缩组织很可能造成超声检查对梗死面积的持续高估[246]。

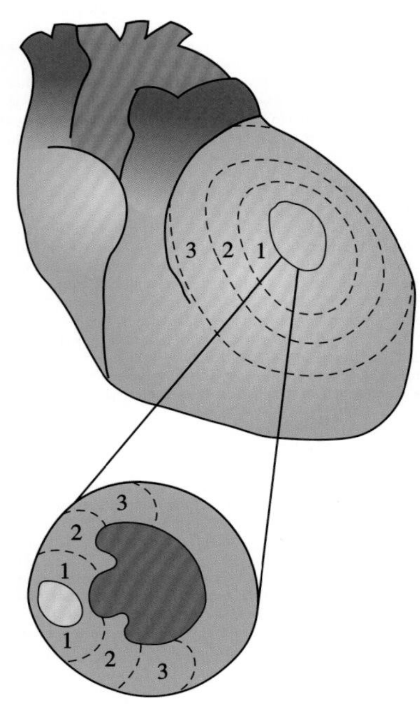

图 14.96 牵拉作用。在缺血区域的中央以及与缺血区域邻近的部分,心肌功能均变得异常。与不能收缩的组织(中央区域)相连接,使得邻近正常灌注的组织(从 1 区到 3 区)发生机械性损伤

另一个术中 RWMA 分析的局限是它难以区分顿抑或冬眠心肌与急性缺血,它也无法判断缺血是因供氧不足或是需氧增多所致[247]。最后必须提出的是,后负荷改变可能使先前的缺血和瘢痕区域发生改变并表现为新的 RWMA[248]。这在大血管手术中,显得尤为重要,因其后负荷改变十分明显。

结果的意义

关于术中监测 RWMA 意义的数据显示,未伴有血流动力学和 ECG 变化的短暂的异常可能并不提示严重的缺血并且通常与术后并发症无关[249]。轻度灌注减少可导致心肌运动减弱,而严重灌注不足则导致运动不能和运动障碍。因此,运动减少对术后并发症的预测价值不大[235,250,251]。

多个外周血管手术研究表明,术中新发或持续恶化的 RWMA 与术后心脏事件相关。在该类型的手术中,新发 RWMA 较为常见;但大多数情况下,它们非常短暂且缺乏临床意义[249-251]。相反的,直到手术结束仍持续存在的新发 RWMA 往往提示急性围手术期心肌梗死。因而,术中出现的 RWMA 有可能为假的,治疗或不治疗后可逆的,或不可逆的。前者的临床意义在于短期缺血,后者则意味着严重的缺血和梗死[235,250,251]。

术中 TEE 对预测 CABG 术后情况有帮助。对术前有功能障碍的心肌节段进行 CABG 术后,局部的心肌功能会立即出现改善(是持续性的)[252,253]。此外,有报道指出,CABG 术前过度收缩的节段在成功 CABG 后会立即转向正常[254]。CABG 术后持续的 RWMA 与术后不良临床事件相关,但无证据表明,CABG 术后的 RWMA 与术后心脏并发症相关。

负荷超声心动图

20 世纪 70 年代末首次提出使用负荷超声心动图进行动态造影,该方法可以更好地区分存活和非存活心肌。负荷超声心动图利用机械的,药物的或其他负荷作用于心脏,以获得预定的负荷峰值。负荷超声心动图从一开始就被作为一种安全和敏感的冠心病检测方法,并作为闪烁扫描术的廉价替代方法。由短暂心肌缺血所引发的可逆性 RWMA 是冠心病的特点。诱导应激反应的方法包括运动、心房起搏,静脉注射双嘧达莫、腺苷以及多巴酚丁胺。运动和多巴胺可显著增加心率,收缩压和收缩力进而减少引起心肌缺血。而双嘧达莫则主要引起血流分布异常,从而使狭窄的冠状动脉供应的心内膜下血流进一步减少。由于双嘧达莫主要减少供/需比例中的供应部分,因此血流异常分布并不是每次都严重到引发心内膜下缺血。所以,检测缺血性心脏疾病的敏感性以运动后复合多巴酚丁胺为佳,而特异性则以双嘧达莫为宜。对接受大血管手术患者的研究显示,负荷超声心动图是一种安全和廉价的方法用于区分心血管事件高危和低危人群。Mantha 等[255]的 meta 分析显示其对围手术期风险分层的阳性预测价值与双嘧达莫-铊,Holter ECG 以及放射性核素心室造影相当(见第 1、2 和 43 章)。

短暂的氧供需失衡可导致缺血。舒张功能障碍的症状出现后发生 RWMA,均出现在 ECG 变化和胸痛之前。所以,超声心动图是一种实用的工具,因其能同时诊断舒张功能障碍和 RWMA。因为心肌代谢平衡是一种动态现象,所以经常使用负荷试验来增加氧耗。历史上曾用单车和脚踏车来激发 RWMA,但是这种负荷的模式仅能用于能够忍受运动的患者,且需要快速获得超声图像。所以,临床上更偏向使用药物激发负荷状态。多巴酚丁胺优于腺苷和双嘧达莫,因其激发 RWMA 的效果更确切。

多巴酚丁胺激发试验是根据预设方案[5、10、20、30、40μg/(kg·min)],每隔 3 分钟增加药物注入量。其目标是增加心率和代谢需要以激发能被超声心动图识别的 RWMA。如果患者出现以下情况则终止试验,包括:心率达到[(220-年龄)×0.85],ST 段压低超过 2mm,出现显著心动过速,有症状的严重低血压,收缩压大于 240mmHg 或舒张压大于 140mmHg。该试验引发的严重并发症十分少见(1/1 000)[256]。多巴酚丁胺负荷超声心动图的准确性良好,敏感性和特异性分别为 82% 和 81%[257]。这些结果与灌注成像技术相当,优于负荷 ECG。与其他负荷检查类似,血管病变越严重(单支对比三支血管病变),检查准确性越高[258]。

心缺血相关诊断

超声心动图被广泛用于缺血性心脏病患者,它可以用来检查心脏的解剖特征,也可以用多普勒技术对心内血流速度进行分析。对于危及生命的心肌梗死并发症,如室间隔破裂和乳头肌破裂,TEE 被证明能够极大地提高对它们的诊断能力[259,260]。TEE 还可发现轻微的,但可能造成严重后果的问题,例如冠状动脉起源异常[261]和心房梗死,这些问题可能使

缺血性心脏病患者的治疗管理复杂化。此外，需要注意术中超声心动图能完成左右心功能的评估。术中缺血监测时对左右心损伤的评估十分必要，因为右心室功能障碍可能是一种限制性因素，它将影响围手术期的治疗策略。

（王涛 夏正远 董伟 译，韩建阁 校）

参考文献

1. Hendee WR, Ritenour ER. *Medical Imaging Physics*. 4th ed. New York: Wiley-Liss; 2002.
2. Hangiandreou NJ. AAPM/RSNA physics tutorial for residents: topics in US. B-mode US: basic concepts and new technology. *Radiographics*. 2003;23:1019–1033.
3. Kerut EK, McIlwain EF, Plotnick GD. *Handbook of Echo-Doppler Interpretation*. 2nd ed. Elmsford, New York: Blackwell Futura; 2004.
4. Thomas JD, Rubin DN. Tissue harmonic imaging: why does it work? *J Am Soc Echocardiogr*. 1998;11:803–808.
5. Hatle L, Angelsen B. *Doppler Ultrasound in Cardiology*. 2nd ed. Philadelphia: Lea & Febiger; 1984.
6. Kisslo J, Adams D, Mark DB. *Basic Doppler Echocardiography*. New York: Churchill Livingstone; 1986.
7. Evans DH, McDicken WN, Skidmore R, Woodcock JP. *Doppler Ultrasound: Physics, Instrumentation, and Clinical Applications*. New York: John Wiley and Sons; 1989.
8. Kisslo J, Adams DB, Belkin RN. *Doppler Color Flow Imaging*. New York: Churchill Livingstone; 1988.
9. Gramiak R, Shah PM, Kramer DH. Ultrasound cardiography: contrast studies in anatomy and function. *Radiology*. 1969;92:939–948.
10. Serwer GA, Armstrong BE, Anderson PA, et al. Use of ventricular septal defects. *Circulation*. 1978;58:327–336.
11. Melzer RS, Hoogenhuyze DV, Serruys PW. Diagnosis of tricuspid regurgitation by contrast echocardiography. *Circulation*. 1981;63:1093–1099.
12. Roelandt J. Contrast echocardiography. *Ultrasound Med Biol*. 1982;8:471–492.
13. Armstrong WF, West SR, Mueller TM, et al. Assessment of location and size of myocardial infarction with contrast-enhanced echocardiography. *J Am Coll Cardiol*. 1983;2:63–69.
14. DeMaria A, Bommer W, Kuan OL, et al. In vivo correlation of thermodilution cardiac output and videodensitometry indicator-dilution curves obtained from contrast two-dimensional echocardiograms. *J Am Coll Cardiol*. 1984;3:999–1004.
15. Goldman ME, Mindich BP, Teicholz LE, et al. Intraoperative contrast echocardiography to evaluate mitral valve operations. *J Am Coll Cardiol*. 1984;4:1035–1040.
16. Raisinghani A, DeMaria AN. Physical principles of microbubble ultrasound contrast agents. *Am J Cardiol*. 2002;90:3J–7J.
17. Frinking PJ, Bouakaz A, Kirkhorn J, et al. Ultrasound contrast imaging: current and new potential methods. *Ultrasound Med Biol*. 2000;26:965–975.
18. Stewart MJ. Contrast echocardiography. *Heart*. 2003;89:342–348.
19. Kaul S. Instrumentation for contrast echocardiography: technology and techniques. *Am J Cardiol*. 2002;18:8J–14J.
20. Miller AP, Nanda NC. Contrast echocardiography: new agents. *Ultrasound Med Biol*. 2004;30:425–434.
21. Mulvagh SL, Rakowski H, Vannan MA, et al. American Society of Echocardiography consensus statement on the clinical applications of ultrasonic contrast agents in echocardiography. *J Am Soc Echocardiogr*. 2008;21:1179–1201.
22. Ward RP, Collins KA, Balasia B, et al. Harmonic imaging for endocardial visualization and myocardial contrast echocardiography during transesophageal echocardiography. *J Am Soc Echocardiogr*. 2004;17:10–14.
23. Masugata H, Yukiiri K, Takagi Y, et al. Potential pitfalls of visualization of myocardial perfusion by myocardial contrast echocardiography with harmonic gray scale B-mode and power Doppler imaging. *Int J Cardiovasc Imaging*. 2004;20:117–125.
24. Skyba DM, Price RJ, Linka AZ, et al. Direct in vivo visualization of intravascular destruction of microbubbles by ultrasound and its local effects on tissue. *Circulation*. 1998;98:290–293.
25. van Der Wouw PA, Brauns AC, Bailey SE, et al. Premature ventricular contractions during triggered imaging with ultrasound contrast. *J Am Soc Echocardiogr*. 2000;13:288–294.
26. Raisinghani A, Wei KS, Crouse L, et al. Myocardial contrast echocardiography (MCE) with triggered ultrasound does not cause premature ventricular complexes: evidence from PB127 MCE studies. *J Am Soc Echocardiogr*. 2003;16:1037–1042.
27. Hisanaga K, Hisanaga A, Nagata K, Yoshida S. A new transesophageal real-time two—dimensional echocardiographic system using a flexible tube and its clinical application. *Proc Jpn J Med Ultrasonogr*. 1977;32:43.
28. Matsumoto M, Oka Y, Strom J, et al. Application of transesophageal echocardiography to continuous intraoperative monitoring of left ventricular performance. *Am J Cardiol*. 1980;46:95–105.
29. Schluter M, Langenstein B, Polster J, et al. Transesophageal cross-sectional echocardiography with a phased array transducer system. Technique and initial clinical results. *Br Heart Jr*. 1982;48:68–72.
30. Sable C. Digital echocardiography and telemedicine applications in pediatric cardiology. *Pediatr Cardiol*. 2002;23:358–369.
31. Thomas JD, Adams DB, Devries S, et al.; Digital Echocardiography Committee of the American Society of Echocardiography. Guidelines and recommendations for digital echocardiography: a report from the digital echocardiography committee of the American Society of Echocardiography. *J Am Soc Echocardiogr*. 2005;18:287–297.
32. Thomas JD, Greenberg NL, Garcia MJ. Digital echocardiography 2002: now is the time. *J Am Soc Echocardiogr*. 2002;15:831–838.
33. Mathewson JW, Dyar D, Jones FD, et al. Conversion to digital technology improves efficiency in the pediatric echocardiography laboratory. *J Am Soc Echocardiogr*. 2002;15:1515–1522.
34. Haluska B, Wahi S, Mayer-Sabik E, et al. Accuracy and cost- and time-effectiveness of digital clip versus videotape interpretation of echocardiograms in patients with valvular disease. *J Am Soc Echocardiogr*. 2001;14:292–298.
35. Shah DJ, Diluzio S, Ambardekar AV, et al. Evaluation of valvular regurgitation severity using digital acquisition of echocardiographic images. *J Am Soc Echocardiogr*. 2002;15:241–246.
36. Garcia MJ, Thomas JD, Greenberg N, et al. Comparison of MPEG-1 digital videotape with digitized sVHS videotape for quantitative echocardiographic measurements. *J Am Soc Echocardiogr*. 2001;14:114–121.
37. Segar DS, Skolnick D, Sawada SG, et al. A comparison of the interpretation of digitized and videotape recorded echocardiograms. *J Am Soc Echocardiogr*. 1999;12:714–719.
38. Soble JS, Yurow G, Brar R, et al. Comparison of MPEG digital video with super VHS tape for diagnostic echocardiographic readings. *J Am Soc Echocardiogr*. 1998;11:819–825.
39. Harris KM, Schum KR, Knickelbine T, et al. Comparison of diagnostic quality of motion picture experts group-2 digital video with super VHS videotape for echocardiographic imaging. *J Am Soc Echocardiogr*. 2003;16:880–883.
40. Frankewitsch T, Söhnlein S, Müller M, Prokosch HU. Computed quality assessment of MPEG4-compressed DICOM video data. In: Engelbrecht R, Geissbuhler A, Lovis C, Mihalus G, eds. *Connecting Medical Informatics and Bio-Informatics*. Amsterdam, Netherlands: IOS Press; 2005:447–452.
41. Graham RN, Perriss RW, Scarsbrook AF. DICOM demystified: a review of digital file formats and their use in radiological practice. *Clin Radiol*. 2005;60:1133–1140.
42. Shanewise JS, Cheung AT, Aronson S, et al. ASE/SCA guidelines for performing a comprehensive intraoperative multiplane transesophageal echocardiography examination: recommendations of the American Society of Echocardiography Council for Intraoperative Echocardiography and the Society of Cardiovascular Anesthesiologists Task Force for Certification in Perioperative Transesophageal Echocardiography. *Anesth Analg*. 1999;89:870–884.
43. Hahn RT, Abraham T, Adams MS, et al. Guidelines for performing a comprehensive transesophageal echocardiographic examination: recommendations from the American Society of Echocardiography and the Society of Cardiovascular Anesthesiologists. *J Am Soc Echocardiogr*. 2013;9:921–964.
44. Urbanowicz JH, Kernoff RS, Oppenheim G, et al. Transesophageal echocardiography and its potential for esophageal damage. *Anesthesiology*. 1990;72:40–43.
45. O'Shea JP, Southern JF, D'Ambra MN, et al. Effects of prolonged transesophageal echocardiographic imaging and probe manipulation on the esophagus-an echocardiographic-pathologic study. *J Am Coll Cardiol*. 1991;17:1426–1429.
46. Min JK, Spencer KT, Furlong KT, et al. Clinical features of complications from transesophageal echocardiography: a single-center case series of 10,000 consecutive examinations. *J Am Soc Echocardiogr*. 2005;18:925–929.
47. Kallmeyer IJ, Collard CD, Fox JA, et al. The safety of intraoperative transesophageal echocardiography: a case series of 7200 cardiac surgical patients. *Anesth Analg*. 2001;92:1126–1130.
48. Piercy M, McNicol L, Dinh DT, et al. Major complications related to the use of transesophageal echocardiography in cardiac surgery. *J Cardiothorac Vasc Anesth*. 2009;23:62–65.
49. Lennon MJ, Gibbs NM, Weightman WM, et al. Transesophageal echocardiography-related gastrointestinal complications in cardiac surgical patients. *J Cardiothorac Vasc Anesth*. 2005;19:141–145.
50. Everett ED, Hirschman JV. Transient bacteremia and endocarditis prophylaxis. A review. *Medicine (Baltimore)*. 1977;56:61–77.
51. Botoman VA, Surawicz CM. Bacteremia with gastrointestinal endoscopic procedures. *Gastrointest Endosc*. 1986;32:342–346.
52. Nikutta P, Mantey-Stiers F, Becht I, et al. Risk of bacteremia induced by transesophageal echocardiography: analysis of 100 consecutive procedures. *J Am Soc Echocardiogr*. 1992;5:168–172.
53. Melendez LJ, Chan KL, Cheung PK, et al. Incidence of bacteremia in transesophageal echocardiography: a prospective study of 140 consecutive patients. *J Am Coll Cardiol*. 1991;18:1650–1654.
54. Steckelberg JM, Khandheria BK, Anhalt JP, et al. Prospective evaluation of the risk of bacteremia associated with transesophageal echocardiography. *Circulation*. 1991;84:177–180.
55. Dajani AS, Bisno AAL, Chung KJ, et al. Prevention of bacterial endocarditis. Recommendations by the American Heart Association. *JAMA*. 1990;264:2919–2922.
56. Cucchiara RF, Nugent M, Seward JB, Messick JM. Air embolism in upright neurosurgical patients: detection and localization by two-dimensional transesophageal echocardiography. *Anesthesiology*. 1984;60:353–355.
57. Humphrey LS. Esophageal stethoscope loss complicating transesophageal echocardiography. *J Cardiothorac Anesth*. 1988;3:356–358.
58. Ellis JE, Lichtor JL, Feinstein SB, et al. Right heart dysfunction, pulmonary embolism, and paradoxical embolization during liver transplantation. *Anesth Analg*. 1989;68:777–782.
59. Suriani RJ, Cutrone A, Feierman D, Konstadt S. Intraoperative transesophageal echocardiography during liver transplantation. *J Cardiothorac Vasc Anesth*. 1996;10:699–707.
60. Kaplan JA. Monitoring technology: advances and restraints. *J Cardiothorac Anesth*. 1989;3:257–259.
61. Pearlman AS, Gardin JM, Martin RP, et al. Guidelines for physician training in transesophageal echocardiography: recommendations of the American Society of Echacardiography for Physician Training in Echocardiography. *J Am Soc Echocardiogr*. 1992;5:187–194.
62. Popp RL, Williams WL Jr. Clinical competence in adult echocardiography. A statement for physicians from the ACP/ACC/AHA Task Force on Clinical Privileges in Cardiology. *J Am Coll Cardiol*. 1990;15:1465–1468.
63. Pearlman AS, Gardin JM, Martin RP, et al. Guidelines for optimal physicain training in echocardiography. Recommendations of the American Society of Echocardiography Committee for Physician Training in Echocardiography. *Am J Cardiol*. 1987;60:158–163.
64. Practice guidelines for perioperative transesophageal echocardiography. A report by the American Society of Anesthesiologists and the Society of Cardiovascular Anesthesiologists Task Force on Transesophageal Echocardiography. *Anesthesiology*. 1996;84:986–1006.
65. American Society of Anesthesiologists and Society of Cardiovascular Anesthesiologists Task Force on Transesophageal Echocardiography. Practice guidelines for perioperative transesophageal echocardiography. An updated report by the American Society of Anesthesiologists and the Society of Cardiovascular Anesthesiologists Task Force on Transesophageal Echocardiography. *Anesthesiology*. 2010;112:1084–1096.
66. Calahan MK, Foster E. Training in transesophageal echocardiography: in the lab or on the job? *Anesth Analg*. 1995;81:217–218.
67. Savage RM, Licina MG, Koch CG, et al. Educational program for intraoperative transesophageal echocardiography. *Anesth Analg*. 1995;81:399–403.
68. Mathew JP, Glas K, Troianos CA, et al. ASE/SCA recommendations and guidelines for continuous quality improvement in perioperative echocardiography. *Anesth Analg*. 2006;103:1416–1425.
69. Minhaj M, Patel K, Muzic D, et al. The effect of routine intraoperative transesophageal echocardiography on surgical management. *J Cardiothorac Vasc Anesth*. 2007;21(6):800–804.
70. Eltzschig HK, Rosenberger P, Löffler M, et al. Impact of intraoperative transesophageal echocardiography on surgical decisions in 12,566 patients undergoing cardiac surgery. *Ann Thorac Surg*. 2008;85(3):845–852.
71. Cerqueira M, Weissman NJ, Dilsizian V. Standardized myocardial segmentation and nomenclature for tomographic imaging of the heart: a statement for healthcare professionals from the Cardiac Imaging Committee of the Council on Clinical Cardiology of the American Heart Association. *J Am Soc Echocardiogr*. 2002;15(5):463–467.
72. Tan CO, Harley I. Perioperative transesophageal echocardiographic assessment of the right heart and associated structures: a comprehensive update and technical report. *J Cardiothorac Vasc Anesth*. 2014;28:1112–1133.
73. Schuchlenz HW, Saurer G, Weihs W, Rehak P. Persisting eustachian valve in adults: relation to patent foramen ovale and cerebrovascular events. *J Am Soc Echocardiogr*. 2004;17:231–233.
74. Goyal SK, Punnam SR, Verma G, Ruberg FL. Persistent left superior vena cava: a case report and review of literature. *Cardiovasc Ultrasound*. 2008;6:50.
75. Keren A, Billingham ME, Popp RL. Echocardiographic recognition and implications of ventricular hypertrophic trabeculations and aberrant bands. *Circulation*. 1984;70:836–842.
76. Aziz F, Baciewicz FA Jr. Lambl's excrescences: review and recommendations. *Tex Heart Inst J*. 2007;34:366–368.
77. Jha NK, Khouri M, Murphy DM, et al. Papillary fibroelastoma of the aortic valve–a case report and literature review. *J Cardiothorac Surg*. 2010;5:84.
78. Neustein SM, Narang J. Transesophageal echocardiographic artifact mimicking an aortic valve tumor. *J Cardiothorac Vasc Anesth*. 1992;6:724–727.
79. Lang RM, Badano LP, Mor-Avi V, et al. Recommendations for cardiac chamber quantification by echocardiography in adults: an update from the American Society of Echocardiography and the European Association of Cardiovascular Imaging. *J Am Soc Echocardiogr*. 2015;28:1–39.
80. Feigenbaum H, Popp RL, Wolfe SB, et al. Ultrasound measurements of the left ventricle: a correlative study with angiocardiography. *Arch Intern Med*. 1972;129:461–467.
81. Gopal AS, Schnellbaecher MJ, Shen Z, et al. Freehand three-dimensional echocardiography for determination of left ventricular volume and mass in patients with abnormal ventricles: comparison with magnetic resonance imaging. *J Am Soc Echocardiogr*. 1997;10:853–861.
82. Takeuchi M, Nishikage T, Mor-Avi V, et al. Measurement of left ventricular mass by real-time three-dimensional echocardiography: validation against magnetic resonance and comparison with two-dimensional and m-mode measurements. *J Am Soc Echocardiogr*. 2008;21(9):1001–1005.
83. Mor-Avi V, Sugeng L, Lang RM. Three-dimensional adult echocardiography: where the hidden dimension helps. *Curr Cardiol Rep*. 2008;10(3):218–225.
84. Jenkins C, Chan J, Hanekom L, Marwick TH. Accuracy and feasibility of online 3-dimensional echocardiography for measurement of left ventricular parameters. *J Am Soc Echocardiogr*. 2006;19(9):

1119–1128.
85. Thys DM, Hillel Z, Goldman ME, et al. A comparison of hemodynamic indices by invasive monitoring and two-dimensional echocardiography. *Anesthesiology*. 1987;67:630–634.
86. Beaupre PN, Kremer PF, Cahalan MK, et al. Intraoperative changes in left ventricular segmental wall motion by transesophageal two-dimensional echocardiography. *Am Heart J*. 1984;107:1021–1023.
87. Clements FM, Harpole D, Quill T, et al. Simultaneous measurements of cardiac volumes, areas and ejection fractions by transesophageal echocardiography and first pass radionuclide angiography. Meeting Abstracts. *Anesthesiology*. 1988;69:A4.
88. Urbanowicz JH, Shaaban MJ, Cohen NH, et al. Comparison of transesophageal echocardiographic and scintigraphic estimates of left ventricular end-diastolic volume index and ejection fraction in patients following coronary artery bypass grafting. *Anesthesiology*. 1990;72:607–612.
89. Weiner M, Kahn RA, Evans A. Transesophageal echocardiographic assessment of left ventricular mass. *Anesth Analg*. 2015;121:323–328.
90. Gaasch WH, Zile MR. Left ventricular structural remodeling in health and disease: with special emphasis on volume, mass, and geometry. *J Am Coll Cardiol*. 2011;58:1733–1740.
91. Lorell BH, Carabello BA. Left ventricular hypertrophy: pathogenesis, detection, and prognosis. *Circulation*. 2000;102:470–479.
92. Armstrong AC, Gidding S, Gjesdal O, et al. LV mass assessed by echocardiography and CMR, cardiovascular outcomes, and medical practice. *JACC Cardiovasc Imaging*. 2012;5:837–848.
93. Lang RM, Bierig M, Devereux RB, et al. Recommendations for chamber quantification: a report from the American Society of Echocardiography's Guidelines and Standards Committee and the Chamber Quantification Writing Group, developed in conjunction with the European Association of Echocardiography, a branch of the European Society of Cardiology. *J Am Soc Echocardiogr*. 2005;18:1440–1463.
94. Colombo PC, Municino A, Brofferio A, et al. Cross-sectional multiplane transesophageal echocardiographic measurements: comparison with standard transthoracic values obtained in the same setting. *Echocardiography*. 2002;19:383–390.
95. David JS, Tousignant CP, Bowry R. Tricuspid annular velocity in patients undergoing cardiac operation using transesophageal echocardiography. *J Am Soc Echocardiogr*. 2006;19:329–334.
96. Rakowski H, Appleton C, Chan K, et al. Canadian consensus recommendations for the measurement and reporting of diastolic dysfunction by echocardiography. *J Am Soc Echocardiogr*. 1996;9:736–760.
97. Khouri SJ, Maly GT, Suh DD, Walsh TE. A practical approach to the echocardiographic evaluation of diastolic function. *J Am Soc Echocardiogr*. 2004;17:290–297.
98. Redfield MM, Jacobsen SJ, Burnett JC Jr, et al. Burden of systolic and diastolic ventricular dysfunction in the community: appreciating the scope of the heart failure epidemic. *JAMA*. 2003;289:194–202.
99. Nagueh SF, Appleton CP, Gillebert TC, et al. Recommendations for the evaluation of left ventricular diastolic function by echocardiography. *J Am Soc Echocardiogr*. 2009;22:107–133.
100. Klein AL, Burstow DJ, Tajik AJ, et al. Effects of age on left ventricular dimensions and filling dynamics in 117 normal persons. *Mayo Clin Proc*. 1994;69:212–224.
101. Appleton CP, Hatle LK, Popp RL. Relation of transmitral flow velocity patterns to left ventricular diastolic function: new insights from a combined hemodynamic and Doppler echocardiographic study. *J Am Coll Cardiol*. 1988;12:426–440.
102. Smiseth OA, Thompson CR, Lohavanichbutr K, et al. The pulmonary venous systolic flow pulse—its origin and relationship to left atrial pressure. *J Am Coll Cardiol*. 1999;34:802–809.
103. De Mey S, De Sutter J, Vierendeels J, Verdonck P. Diastolic filling and pressure imaging: taking advantage of the information in a colour M-mode Doppler image. *Eur J Echocardiogr*. 2001;2:219–233.
104. Ommen SR, Nishimura RA. A clinical approach to the assessment of left ventricular diastolic function by Doppler echocardiography: update 2003. *Heart*. 2003;89(suppl III):iii18–iii23.
105. Rivas-Gotz C, Manolios M, Thohan V, Nagueh SF. Impact of left ventricular ejection fraction on estimation of left ventricular filling pressures using tissue Doppler and flow propagation velocity. *Am J Cardiol*. 2003;91:780–784.
106. Lee FA. Hemodynamics of the right ventricle in normal and disease states. *Cardiol Clin*. 1992;10:59–67.
107. Kaul S. The interventricular septum in health and disease. *Am Heart J*. 1986;112:568–581.
108. Lindqvist P, Morner S, Karp K, Waldenstrom A. New aspects of septal function by using 1-dimensional strain and strain rate imaging. *J Am Soc Echocardiogr*. 2006;19:1345–1349.
109. Klima U, Guerrero JL, Vlahakes GJ. Contribution of the interventricular septum to maximal right ventricular function. *Eur J Cardiothorac Surg*. 1998;14:250–255.
110. Itagaki S, Hosseinian L, Varghese R. Right ventricular failure after cardiac surgery: management strategies. *Semin Thorac Cardiovasc Surg*. 2012;24:188–194.
111. Vlahakes GJ. Right ventricular failure after cardiac surgery. *Cardiol Clin*. 2012;30:283–289.
112. Perrino AC, Reeves ST. *A Practical Approach To Transesophageal Echocardiography*. 2nd ed. Philadelphia: Wolters Kluwer Health/Lippincott Williams & Wilkins; 2008.
113. Rudski LG, Lai WW, Afilalo J, et al. Guidelines for the echocardiographic assessment of the right heart in adults: a report from the American Society of Echocardiography endorsed by the European Association of Echocardiography, a registered branch of the European Society of Cardiology, and the Canadian Society of Echocardiography. *J Am Soc Echocardiogr*. 2010;23:685–713, quiz 786–788.
114. Pavlicek M, Wahl A, Rutz T, et al. Right ventricular systolic function assessment: rank of echocardiographic methods vs. cardiac magnetic resonance imaging. *Eur J Echocardiogr*. 2011;12:871–880.
115. Hsiao SH, Lin SK, Wang WC, et al. Severe tricuspid regurgitation shows significant impact in the relationship among peak systolic tricuspid annular velocity, tricuspid annular plane systolic excursion, and right ventricular ejection fraction. *J Am Soc Echocardiogr*. 2006;19:902–910.
116. Haddad F, Denault AY, Couture P, et al. Right ventricular myocardial performance index predicts perioperative mortality or circulatory failure in high-risk valvular surgery. *J Am Soc Echocardiogr*. 2007;20:1065–1072.
117. Ternacle J, Berry M, Cognet T, et al. Prognostic value of right ventricular two-dimensional global strain in patients referred for cardiac surgery. *J Am Soc Echocardiogr*. 2013;26:721–726.
118. Focardi M, Cameli M, Carbone SF, et al. Traditional and innovative echocardiographic parameters for the analysis of right ventricular performance in comparison with cardiac magnetic resonance. *Eur Heart J Cardiovasc Imaging*. 2015;16:47–52.
119. Lu KJ, Chen JX, Profitis K, et al. Right ventricular global longitudinal strain is an independent predictor of right ventricular function: a multimodality study of cardiac magnetic resonance imaging, real time three-dimensional echocardiography and speckle tracking echocardiography. *Echocardiography*. 2015;32:966–974.
120. Jainandunsing JS, Matyal R, Shahul SS, et al. 3-dimensional right ventricular volume assessment. *J Cardiothorac Vasc Anesth*. 2013;27:367–375.
121. Fusini L, Tamborini G, Gripari P, et al. Feasibility of intraoperative three-dimensional transesophageal echocardiography in the evaluation of right ventricular volumes and function in patients undergoing cardiac surgery. *J Am Soc Echocardiogr*. 2011;24:868–877.
122. Cacciapuoti F. Echocardiographic evaluation of right heart function and pulmonary vascular bed. *Int J Cardiovasc Imaging*. 2009;25:689–697.
123. Karhausen J, Dudaryk R, Phillips-Bute B, et al. Three-dimensional transesophageal echocardiography for perioperative right ventricular assessment. *Ann Thorac Surg*. 2012;94:468–474.
124. Stevenson JG. Comparison of several noninvasive methods for estimation of pulmonary artery pressure. *J Am Soc Echocardiogr*. 1989;2:157–171.
125. Terai C, Uenishi M, Sugimoto H, et al. Transesophageal echocardiographic dimensional analysis of four cardiac chambers during positive end-expiratory pressure. *Anesthesiology*. 1985;63:640–646.
126. Mueller X, Stauffer JC, Jaussi A, et al. Subjective visual echocardiographic estimate of left ventricular ejection fraction as an alternative to conventional echocardiographic methods: comparison with contrast angiography. *Clin Cardiol*. 1991;14:898–902.
127. Hoole SP, Boyd J, Ninios V, et al. Measurement of cardiac output by real-time 3D echocardiography in patients undergoing assessment for cardiac transplantation. *Eur J Echocardiogr*. 2008;9(3):334–337.
128. Roewer N, Bednarz F, Dziadka A, et al. Intraoperative cardiac output determination from transmitral and pulmonary blood flow measurements using transesophageal pulsed Doppler echocardiography. Meeting Abstracts. *Anesthesiology*. 1987;67:A639.
129. LaMantia K, Harris S, Mortimore K, Davis E. Transesophageal pulse-wave Doppler assessment of cardiac output. *Anesthesiology*. 1988;69:A1.
130. Savino JS, Troianos CA, Aukburg S, et al. Measurement of pulmonary blood flow with two-dimensional echocardiography and Doppler echocardiography. *Anesthesiology*. 1991;75:445–451.
131. Muhiudeen IA, Kuecherer HF, Lee E, et al. Intraoperative estimation of cardiac output by transesophageal pulsed Doppler echocardiography. *Anesthesiology*. 1991;74:9.
132. Parra V, Fita G, Rovira I, et al. Transoesophageal echocardiography accurately detects cardiac output variation: a prospective comparison with thermodilution in cardiac surgery. *Eur J Anaesthesiol*. 2008;25(2):135–143.
133. Culp WC Jr, Ball TR, Burnett CJ. Validation and feasibility of intraoperative three-dimensional transesophageal echocardiographic cardiac output. *Anesth Analg*. 2007;105(5):1219–1223.
134. Fleming SM, Cumberledge B, Kiesewetter C, et al. Usefulness of real-time three-dimensional echocardiography for reliable measurement of cardiac output in patients with ischemic or idiopathic dilated cardiomyopathy. *Am J Cardiol*. 2005;95(2):308–310.
135. Pemberton J, Ge S, Thiele K, et al. Real-time three-dimensional color Doppler echocardiography overcomes the inaccuracies of spectral Doppler for stroke volume calculation. *J Am Soc Echocardiogr*. 2006;19:1403–1410.
136. Lodato JA, Weinert L, Baumann R, et al. Use of 3-dimensional color Doppler echocardiography to measure stroke volume in human beings: comparison with thermodilution. *J Am Soc Echocardiogr*. 2007;20(2):103–112.
137. Dolan MS, Riad K, El-Shafei A, et al. Effect of intravenous contrast for left ventricular opacification and border definition on sensitivity and specificity of dobutamine stress echocardiography compared with coronary angiography in technically difficult patients. *Am Heart J*. 2001;142:908–915.
138. Cohen JL, Cheirif J, Segar DS, et al. Improved left ventricular endocardial border delineation and opacification with Optison (FS069), a new echocardiographic contrast agent: results of a phase III multicenter trial. *J Am Coll Cardiol*. 1998;32:746–752.
139. Thomson HL, Basmadjian AJ, Rainbird AJ, et al. Contrast echocardiography improves the accuracy and reproducibility of left ventricular remodeling measurements: a prospective, randomly assigned, blinded study. *J Am Coll Cardiol*. 2001;38:867–875.
140. Plana JC, Mikati IA, Dokainish H, et al. A randomized cross-over study for evaluation of the effect of image optimization with contrast on the diagnostic accuracy of dobutamine echocardiography in coronary artery disease: the OPTIMIZE trial. *JACC Cardiovasc Imaging*. 2008;1:145–152.
141. Yu EH, Sloggett CE, Iwanochko RM, et al. Feasibility and accuracy of left ventricular volumes and ejection fraction determination by fundamental, tissue harmonic, and intravenous contrast imaging in difficult-to-image patients. *J Am Soc Echocardiogr*. 2000;13:216–224.
142. Nakatani S, Imanishi T, Terasawa A, et al. Clinical application of transpulmonary contrast-enhanced Doppler technique in the assessment of severity of aortic stenosis. *J Am Coll Cardiol*. 1992;20:973–978.
143. Lindner JR, Wei K, Kaul S. Imaging of myocardial perfusion with SonoVue® in patients with a prior myocardial infarction. *Echocardiography*. 1999;16:753–760.
144. Palmieri V, Arezzi E, Pezzullo S, et al. Inter- and intra-study reproducibility of contrast echocardiography for assessment of interventricular septal wall perfusion rate in humans. *Eur J Echocardiogr*. 2004;5:367–374.
145. Moir S, Haluska BA, Jenkins C, et al. Incremental benefit of myocardial contrast to combined dipyridamole-exercise stress echocardiography for the assessment of coronary artery disease. *Circulation*. 2004;110:1108–1113.
146. Carabello BA. Clinical practice. Aortic stenosis. *N Engl J Med*. 2002;346:677–682.
147. Rapaport E, Rackley CE, Cohn LH. Aortic valve disease. In: Schlant RC, Alexander RW, O'Rourke RA, et al., eds. *Hurst's The Heart: Arteries and Veins*. 8th ed. New York: McGraw Hill; 1994:1457–1481.
148. Feigenbaum H. Acquired valvular heart disease. In: *Echocardiography*. 5th ed. Philadelphia: Lea & Febiger; 1994:239–349.
149. Stoddard MF, Arce J, Liddell NE, et al. Two dimensional transesophageal echocardiographic determination of aortic valve area in adults with aortic stenosis. *Am Heart J*. 1991;122:1415–1422.
150. Otto CM. Valvular aortic stenosis: disease severity and timing of intervention. *J Am Coll Cardiol*. 2006;47:2141–2151.
151. Nishimura RA, Otto CM, Bonow RO, et al. 2014 AHA/ACC guideline for the management of patients with valvular heart disease: executive summary: a report of the American College of Cardiology/American Heart Association Task Force on Practice Guidelines. *J Am Coll Cardiol*. 2014;63(22):2438–2488.
152. Cape EG, Jones M, Yamada I, et al. Turbulent/viscous interactions control Doppler/catheter pressure discrepancies in aortic stenosis. The role of the Reynolds number. *Circulation*. 1996;94:2975–2981.
153. Niederberger J, Schima H, Maurer G, Baumgartner H. Importance of pressure recovery for the assessment of aortic stenosis by Doppler ultrasound. Role of aortic size, aortic valve area, and direction of the stenotic jet in vitro. *Circulation*. 1996;15:1934–1940.
154. Baumgartner H, Hung J, Bermejo J, et al. Echocardiographic assessment of valve stenosis: EAE/ASE recommendations for clinical practice. *J Am Soc Echocardiogr*. 2009;22:1–23.
155. Garcia D, Pibarot P, Dumesnil JG, et al. Assessment of aortic valve stenosis severity: a new index based on the energy loss concept. *Circulation*. 2000;101:765–771.
156. Pibarot P, Dumesnil JG. Improving assessment of aortic stenosis. *J Am Coll Cardiol*. 2012;60:169–180.
157. Bonow RO, Carabello BA, Chatterjee K, et al. 2008 focused update incorporated into the ACC/AHA 2006 guidelines for the management of patients with valvular heart disease: a report of the American College of Cardiology/American Heart Association Task Force on Practice Guidelines (Writing Committee to Revise the 1998 Guidelines for the Management of Patients With Valvular Heart Disease). Endorsed by the Society of Cardiovascular Anesthesiologists, Society for Cardiovascular Angiography and Interventions, and Society of Thoracic Surgeons. *Circulation*. 20087;118(15):e523–e661.
158. Cormier B, Iung B, Porte JM, et al. Value of multiplane transesophageal echocardiography in determining aortic valve area in aortic stenosis. *Am J Cardiol*. 1996;77:882–885.
159. Hoffmann R, Flachskampf FA, Hanrath P. Planimetry of orifice area in aortic stenosis using multiplane transesophageal echocardiography. *J Am Coll Cardiol*. 1993;22:529.
160. Stoddard MF, Hammons RT, Longaker RA. Doppler transesophageal echocardiographic determination of aortic valve area in adults with aortic stenosis. *Am Heart J*. 1996;132:337–342.
161. Pibarot P, Dumesnil JG. Low-flow, low-gradient aortic stenosis with normal and depressed left ventricular ejection fraction. *J Am Coll Cardiol*. 2012;60:1845–1853.
162. Lancellotti P, Lebois F, Simon M, et al. Prognostic importance of quantitative exercise Doppler echocardiography in asymptomatic valvular aortic stenosis. *Circulation*. 2005;112(9 suppl):I377–I382.
163. Hachicha Z, Dumesnil JG, Bogaty P, Pibarot P. Paradoxical low-flow, low-gradient severe aortic stenosis despite preserved ejection fraction is associated with higher afterload and reduced survival. *Circulation*. 2007;115:2856–2864.
164. Clavel MA, Pibarot P, Dumesnil JG. Paradoxical low flow aortic valve stenosis: incidence, evaluation, and clinical significance. *Curr Cardiol Rep*. 2014;16:431.
165. Lancellotti P, Tribouilloy C, Hagendorff A, et al. Recommendations for the echocardiographic assessment of native valvular regurgitation: an executive summary from the European Association of Cardiovascular Imaging. *Eur Heart J Cardiovasc Imaging*. 2013;14(7):611–644.
166. Cohen GI, Duffy CI, Klein AL, et al. Color Doppler and two-dimensional echocardiographic determination of the mechanism of aortic regurgitation with surgical correlation. *J Am Soc Echocardiogr*. 1996;9:508–515.
167. Robertson WS, Stewart J, Armstrong WF, et al. Reverse doming of the anterior mitral leaflet with severe aortic regurgitation. *J Am Coll Cardiol*. 1984;3:431–436.
168. Ambrose JA, Meller J, Teichholz LE, Herman MV. Premature closure of the mitral valve: echocardiographic clue for the diagnosis of aortic dissection. *Chest*. 1978;73:121–123.
169. le Polain de Waroux JB, Pouleur AC, Goffinet C, et al. Functional anatomy of aortic regurgitation: accuracy, prediction of surgical repairability, and outcome implications of transesophageal echocardiography. *Circulation*. 2007;116:264–269.

170. La Canna G, Maisano F, De Michele L, et al. Determinants of the degree of functional aortic regurgitation in patients with anatomically normal aortic valve and ascending thoracic aorta aneurysm. Transesophageal Doppler echocardiography study. *Heart*. 2009;95:130–136.
171. Perry GJ, Helmcke F, Nanda NC, et al. Evaluation of aortic insufficiency by Doppler color flow mapping. *J Am Coll Cardiol*. 1987;9:952–959.
172. Zoghbi WA, Enriquez-Sarano M, Foster E, et al. Recommendations for evaluation of the severity of native valvular regurgitation with two-dimensional and Doppler echocardiography. *J Am Soc Echocardiogr*. 2003;16:777–802.
173. Reimold SC, Thomas JD, Lee RT. Relationship between Doppler color flow variables and invasively determined jet variables in patients with aortic regurgitation. *J Am Coll Cardiol*. 1992;20:1143.
174. Ishii M, Jones M, Shiota T, et al. Evaluation of eccentric aortic regurgitation by color Doppler jet and color Doppler-imaged vena contracta measurements: an animal study of quantified aortic regurgitation. *Am Heart J*. 1996;132:796–804.
175. Dolan MS, Castello R, St. Vrain JA, et al. Quantification of aortic regurgitation by Doppler echocardiography: a practical approach. *Am Heart J*. 1995;129:1014–1020.
176. Grayburn PA, Handshoe R, Smith MD, et al. Quantitative assessment of the hemodynamic consequences of aortic regurgitation by means of continuous wave Doppler recordings. *J Am Coll Cardiol*. 1987;10:135–141.
177. Griffin BP, Flachskampf FA, Siu S, et al. The effects of regurgitant orifice size, chamber compliance, and systemic vascular resistance on aortic regurgitant velocity slope and pressure half-time. *Am Heart J*. 1991;122:1049–1056.
178. Tribouilloy CM, Enriquez-Sarano M, Fett SL, et al. Application of the proximal flow convergence method to calculate the effective regurgitant orifice area in aortic regurgitation. *J Am Coll Cardiol*. 1998;32:1032–1039.
179. Touche T, Prasquier R, Nitenberg A, et al. Assessment and follow-up of patients with aortic regurgitation by an updated Doppler echocardiographic measurement of the regurgitant fraction in the aortic arch. *Circulation*. 1985;72:819–824.
180. Ranganathan N, Lam JH, Wigle ED, Silver MD. Morphology of the human mitral valve. II. The valve leaflets. *Circulation*. 1970;41:459–467.
181. Perloff JK, Roberts WC. The mitral apparatus: functional anatomy of mitral regurgitation. *Circulation*. 1972;46:227–239.
182. Hammer WJ, Roberts WC, deLeon AC. "Mitral stenosis" secondary to combined "massive" mitral annular calcific deposits and small, hypertrophied left ventricles: hemodynamic documentation in four patients. *Am J Med*. 1978;64:371–376.
183. Pai RG, Tarazi R, Wong S. Constrictive pericarditis causing extrinsic mitral stenosis and a left heart mass. *Clin Cardiol*. 1996;19:517–519.
184. Felner JM, Martin RP. The echocardiogram. In: Schlant RC, Alexander RW, O'Rourke RA, et al., eds. *Hurst's The Heart: Arteries and Veins*. 8th ed. New York: McGraw Hill; 1994:375–422.
185. Roberts WE. Morphological features of the normal and abnormal mitral valve. *Am J Cardiol*. 1983;51:1005–1028.
186. Chen YT, Kan MN, Chen JS, et al. Contributing factors to formation of left atrial spontaneous echo contrast in mitral valvular disease. *J Ultrasound Med*. 1990;9:151–155.
187. Currie PJ, Seward JB, Reeder GS, et al. Continuous-wave Doppler echocardiographic assessment of severity of calcific aortic stenosis: a simultaneous Doppler-catheter correlative study in 100 adult patients. *Circulation*. 1985;71:1162.
188. Nishimura RA, Rihal CS, Tajik AJ, Holmes DR Jr. Accurate measurement of the transmitral gradient in patients with mitral stenosis: a simultaneous catheterization and Doppler echocardiographic study. *J Am Coll Cardiol*. 1994;24:152–158.
189. Gorcsan J, Kenny WM, Diana P. Transesophageal continuous-wave Doppler to evaluate mitral prosthetic stenosis. *Am Heart J*. 1991;121:911.
190. Chang KC, Chiang CW, Kuo CT, et al. Effect of mitral regurgitation and aortic regurgitation on Doppler-derived mitral orifice area in patients with mitral stenosis. *Changgeng Yi Xue Za Zhi*. 1993;16:217–222.
191. Moro E, Nicolosi GL, Zanuttini D, et al. Influence of aortic regurgitation on the assessment of the pressure half-time and derived mitral-valve area in patients with mitral stenosis. *Eur Heart J*. 1988;9:1010–1017.
192. Flachskampf FA, Weyman AE, Gillam L, et al. Aortic regurgitation shortens Doppler pressure half-time in mitral stenosis: clinical evidence, in vitro simulation, and theoretic analysis. *J Am Coll Cardiol*. 1990;16:396–404.
193. Ormiston JA, Shah PM, Tei C, Wong M. Size and motion of the mitral valve annulus in man. *Circulation*. 1981;64:113–120.
194. Burwash IG, Blackmore GL, Koilpillai CJ. Usefulness of left atrial and left ventricular chamber sizes as predictors of the severity of mitral regurgitation. *Am J Cardiol*. 1992;70:774–779.
195. Anyanwu AC, Adams DH. Etiologic classification of degenerative mitral valve disease: Barlow's disease and fibroelastic deficiency. *Semin Thorac Cardiovasc Surg*. 2007;19:90–96.
196. Mintz GS, Kotler MN, Segal BL, Parry WR. Two-dimensional echocardiographic recognition of ruptured chordae tendineae. *Circulation*. 1978;57:244.
197. Ogawa S, Mardelli TJ, Hubbard FE. The role of cross-sectional echocardiography in the diagnosis of flail mitral leaflet. *Clin Cardiol*. 1978;1:85–90.
198. Carpentier A, Loulmet D, Deloche A, Perier P. Surgical anatomy and management of ischemic mitral valve incompetence. *Circulation*. 1987;76(suppl IV):IV–446.
199. Felner JM, Williams BR. Noninvasive evaluation of left ventricular overload and cardiac function. *Prac Cardiol*. 1979;5:158–196.
200. Carpentier A. Cardiac valve surgery-the "French correction". *J Thorac Cardiovasc Surg*. 1983;86: 323–337.
201. Smith MD, Harrison MR, Pinton R, et al. Regurgitant jet size by transesophageal compared with transthoracic Doppler color flow imaging. *Circulation*. 1991;83:79–86.
202. Smith MD, Cassidy J, Gurley JC, et al. Echo Doppler evaluation of patients with acute mitral regurgitation: superiority of transesophageal echocardiography with color flow imaging. *Am Heart J*. 1995;129:967.
203. Stevenson JG. Two-dimensional color Doppler estimation of the severity of atrioventricular valve regurgitation: important effects of instrument gain setting, pulse repetition frequency, and carrier frequency. *J Am Soc Echocardiologr*. 1989;2:1–10.
204. Omoto R, Ky S, Matsumura M, et al. Evaluation of biplane color Doppler transesophageal echocardiography in 200 consecutive patients. *Circulation*. 1992;85:1237–1247.
205. Sadoshima J, Koyanagi S, Sugimachi M, et al. Evaluation of the severity of mitral regurgitation by transesophageal Doppler flow echocardiography. *Am Heart J*. 1992;123:1245–1251.
206. Chen C, Thomas JD, Anconina J, et al. Impact of impinging wall jet on color Doppler quantification of mitral regurgitation. *Circulation*. 1991;84:712–720.
207. Tribouilloy CB, Shen WF, Quere JP, et al. Assessment of severity of mitral regurgitation by measuring regurgitant jet width at its origin with transesophageal Doppler color flow imaging. *Circulation*. 1992;85:1248–1253.
208. Kisanuki A, Tei C, Minagoe S, et al. Continuous wave Doppler echocardiographic evaluations of the severity of mitral regurgitation. *J Cardiol*. 1989;19:831.
209. Utsunomiya T, Patel D, Doshi R, et al. Can signal intensity of the continuous wave Doppler regurgitant jet estimate severity of mitral regurgitation? *Am Heart J*. 1992;123:166–171.
210. Klein AL, Obarski TP, Stewart WJ, et al. Transesophageal Doppler echocardiography of pulmonary venous flow: a new marker of mitral regurgitation severity. *J Am Coll Cardiol*. 1991;18:518.
211. Mark JB, Ahmed SU, Kluger R, Robinson SM. Influence of jet direction on pulmonary vein flow patterns in severe mitral regurgitation. *Anesth Analg*. 1995;80:486–491.
212. Enriquez-Sarano M, Miller FA Jr, Hayes SN, et al. Effective mitral regurgitant orifice area: clinical use and pitfalls of the proximal isovelocity surface area method. *J Am Coll Cardiol*. 1995;25: 703–709.
213. Xie GY, Berk MR, Hixson CS, et al. Quantification of mitral regurgitant volume by the color Doppler proximal isovelocity surface area method: a clinical study. *J Am Soc Echocardiogr*. 1995;8:48–54.
214. Lambert AS. Proximal isovelocity surface area should be routinely measured in evaluating mitral regurgitation: a core review. *Anesth Analg*. 2007;105:940–943.
215. Silver MD, Lam JH, Ranganathan N, Wigle ED. Morphology of the human tricuspid valve. *Circulation*. 1971;43:333–348.
216. Guyer DE, Gillam LD, Foale Ra, et al. Comparison of the echocardiographic and hemodynamic diagnosis of rheumatic tricuspid stenosis. *J Am Coll Cardiol*. 1984;3:1135–1144.
217. Lundin L, Landelius J, Andrea B, Oberg K. Transesophaeal echocardiography improves the diagnostic value of cardiac ultrasound in patients with carcinoid heart disease. *Br Heart J*. 1990;64:190–194.
218. Perez JE, Ludbrook PA, Ahumada GG. Usefulness of Doppler echocardiography in detecting tricuspid valve stenosis. *Am J Cardiol*. 1985;55:601–603.
219. Miyatake K, Okamoto M, Kinoshita N, et al. Evaluation of tricuspid regurgitation by pulsed Doppler and two-dimensional echocardiography. *Circulation*. 1982;66:777–784.
220. Tribouilloy CM, Enriquez-Sarano M, Bailey KR, et al. Quantification of tricuspid regurgitation by measuring the width of the vena contracta with Doppler color flow imaging: a clinical study. *J Am Coll Cardiol*. 2000;36:472–478.
221. Tribouilloy CM, Enriquez-Sarano M, Capps MA, et al. Contrasting effect of similar effective regurgitant orifice area in mitral and tricuspid regurgitation: a quantitative Doppler echocardiographic study. *J Am Soc Echocardiogr*. 2002;15:958–965.
222. Nixon JV, Brown CN, Smitherman TC. Identification of transient and persistent segmental wall motion abnormalities in patients with unstable angina by two-dimensional echocardiography. *Circulation*. 1982;65(7):1497–1503.
223. Schiller NB, Shah PM, Crawford M, et al. Recommendations for quantitation of the left ventricle by two-dimensional echocardiography. American Society of Echocardiography Committee on Standards, Subcommittee on Quantitation of Two-Dimensional Echocardiograms. *J Am Soc Echocardiogr*. 1989;2:358–367.
224. Nath S, Haines DE, Kron IL, et al. Regional wall motion analysis predicts survival and functional outcome after subendocardial resection in patients with prior anterior myocardial infarction. *Circulation*. 1993;88(1):70–76.
225. Nath S, DeLacey WA, Haines DE, et al. Use of a regional wall motion score to enhance risk stratification of patients receiving an implantable cardioverter-defibrillator. *J Am Coll Cardiol*. 1993;22(4):1093–1099.
226. Kapetanopoulos A, Ahlberg AW, Taub CC, et al. Regional wall-motion abnormalities on post-stress electrocardiographic-gated technetium-99m sestamibi single-photon emission computed tomography imaging predict cardiac events. *J Nucl Cardiol*. 2007;14(6):810–817.
227. Massie BM, Botvinick EH, Brundage BH, et al. Relationship of regional myocardial perfusion to segmental wall motion: a physiological basis for understanding the presence of reversibility of asynergy. *Circulation*. 1978;58:1154–1163.
228. Alam M, Khaja F, Brymer J, et al. Echocardiographic evaluation of left ventricular function during coronary angioplasty. *Am J Cardiol*. 1986;57:20–25.
229. Labovitz AJ. Lewen MK, Kern M, et al. Evaluation of left ventricular systolic and diastolic dysfunction during transient myocardial ischemia by angioplasty. *J Am Coll Cardiol*. 1987;10:748–755.
230. Shah PM, Kyo S, Matsumura M, et al. Utility of biplane transesophageal echocardiography in left ventricular wall motion analysis. *J Cardiothorac Vasc Anesth*. 1991;5:316–319.
231. Pandian NG, Kerber RE. Two-dimensional echocardiography in experimental coronary stenosis. I. Sensitivity and specificity in detecting transient myocardial dyskinesis: comparison with sonomicrometers. *Circulation*. 1982;66:597–602.
232. Thys DM. The intraoperative assessment of regional myocardial performance: is the cart before the horse? *J Cardiothorac Anesth*. 1987;1:273–275.
233. Battler A, Froelicher VF, Gallagher KP, et al. Dissociation between regional myocardial dysfunction and ECG changes during ischemia in the conscious dog. *Circulation*. 1980;62:735–744.
234. Tomoike H, Franklin D, Ross J Jr. Detection of myocardial ischemia by regional dysfunction during and after rapid pacing in conscious dogs. *Circulation*. 1978;58:48–55.
235. Smith JS, Cahalan MK, Benefiel DJ, et al. Intraoperative detection of myocardial ischemia in high-risk patients: electrocardiography versus two-dimensional transesophageal echocardiography. *Circulation*. 1985;72:1015–1021.
236. Wohlgelernter D, Jaffe CC, Cabin HS, et al. Silent ischemia during coronary occlusion produced by balloon inflation: relation to regional myocardial dysfunction. *J Am Coll Cardiol*. 1987;10:491–498.
237. van Daele ME, Sutherland GR, Mitchell MM, et al. Do changes in pulmonary capillary wedge pressure adequately reflect myocardial ischemia during anesthesia? A correlative preoperative hemodynamic, electrocardiographic, and transesophageal echocardiographic study. *Circulation*. 1990;81:865–871.
238. Leung JM, O'Kelley B, Browner WS, et al. Prognostic importance of postbypass regional wall-motion abnormalities in patients undergoing coronary artery bypass graft surgery. SPI Research Group. *Anesthesiology*. 1989;71:16–25.
239. Leung JM, O'Kelley BF, Mangano DT. Relationship of regional wall motion abnormalities to hemodynamic indices of myocardial supply and demand in patients undergoing CABG surgery. *Anesthesiology*. 1990;73:802–814.
240. Clements FM, de Bruijn NP. Perioperative evaluation of regional wall motion by transesophageal two-dimensional echocardiography. *Anesth Analg*. 1987;66:249–261.
241. Lehmann KG, Lee FA, McKenzie WB, et al. Onset of altered intraventricular septal motion during cardiac surgery. Assessment by continuous intraoperative transesophageal echocardiography. *Circulation*. 1990;82:1325–1334.
242. Chung F, Seyone C, Rakowski H. Transesophageal echocardiography may fail to diagnose perioperative myocardial infarction. *Can J Anaesth*. 1991;38:98–101.
243. Pandian NG, Skorton DJ, Collins SM, et al. Heterogeneity of left ventricular segmental wall motion thickening and excursion in 2-dimensional echocardiograms of normal human subjects. *Am J Cardiol*. 1983;51:1667.
244. Lieberman AN, Weiss JL, Judutt BD, et al. Two-dimensional echocardiography and infarct size: relationship of regional wall motion and thickening to the extent of myocardial infarction in the dog. *Circulation*. 1981;63:739–746.
245. Lima JA, Becker LC, Melin JA, et al. Impaired thickening of nonischemic myocardium during acute regional ischemia in the dog. *Circulation*. 1985;71:1048–1059.
246. Force T, Kemper A, Perkins L, et al. Overestimation of infarct size by quantitative two-dimensional echocardiography: the role of tethering and of analytic procedures. *Circulation*. 1986;73: 1360–1368.
247. Braunwald E, Kloner RA. The stunned myocardium: prolonged, postischemic ventricular dysfunction. *Circulation*. 1982;66:1146–1149.
248. Buffington CW, Coyle RJ. Altered load dependence of postischemic myocardium. *Anesthesiology*. 1991;75:464–474.
249. London MJ, Tubau JF, Wong MG, et al. The "natural history" of segmental wall motion abnormalities in patients undergoing noncardiac surgery. S.P.I. Research Group. *Anesthesiology*. 1990;73: 644–655.
250. Roizen MF, Beaupre PN, Alpert RA, et al. Monitoring with two-dimensional transesophageal echocardiography. Comparison of myocardial function in patients undergoing supraceliac, suprarenal-infraceliac, or infrarenal aortic occlusion. *J Vasc Surg*. 1984;1:300–305.
251. Gewertz BL, Kremser PC, Zarins CK, et al. Transesophageal echocardiographic monitoring of myocardial ischemia during vascular surgery. *J Vasc Surg*. 1987;5:607–613.
252. Topol EJ, Weiss JL, Guzman PA, et al. Immediate improvement of dysfunctional myocardial segments after coronary revascularization: detection by intraoperative transesophageal echocardiography. *J Am Coll Cardiol*. 1984;4:1123–1134.
253. Koolen JJ, Visser CA, van Wezel HB, et al. Influence of coronary artery bypass surgery on regional left ventricular wall motion: an intraoperative two-dimensional transesophageal echocardiographic study. *J Cardiovasc Anesth*. 1987;1:276–283.
254. Voci P, Billotta F, Aronson S, et al. Changes in myocardial segmental wall motion, systolic wall thickening, and ejection fraction immediately following CABG: an echocardiographic analysis comparing

dysfunctional and normal myocardium. *J Am Soc Echocardiogr*. 1991;4:289.
255. Mantha S, Roizen MF, Barnard J, et al. Relative effectiveness of four preoperative tests for predicting adverse cardiac outcomes after vascular surgery: a meta-analysis. *Anesth Analg*. 1994;79: 422–433.
256. Picano E, Mathias W Jr, Pingitore A, et al. Safety and tolerability of dobutamine-atropine stress echocardiography: a prospective, multicentre study. Echo Dobutamine International Cooperative Study Group. *Lancet*. 1994;344:1190–1192.
257. Picano E, Bedetti G, Varga A, Cseh E. The comparable diagnostic accuracies of dobutamine-stress and dipyridamole-stress echocardiographies: a meta-analysis. *Coron Artery Dis*. 2000;11:151–159.
258. Sawada SG, Segar DS, Ryan T, et al. Echocardiographic detection of coronary artery disease during dobutamine infusion. *Circulation*. 1991;83:1605–1614.
259. Koenig K, Kasper W, Hofman T, et al. Transesophageal echocardiography for diagnosis of rupture of the ventricular septum or left ventricular papillary muscle during acute myocardial infarction. *Am J Cardiol*. 1987;59:362.
260. Patel AM, Miller FA Jr, Khandheria BK, et al. Role of transesophageal echocardiography in the diagnosis of papillary muscle rupture secondary to myocardial function. *Am Heart J*. 1989;118: 1330–1333.
261. Gaither NS, Rogan KM, Stajduhar K, et al. Anomalous origin and course of coronary arteries in adults: identification and improved imaging utilizing transesophageal echocardiography. *Am Heart J*. 1991;122:69–75.

经食管超声心动图：进阶超声心动图概念

SASHA K. SHILLCUTT, MD, FASE | FEROZE MAHMOOD, MD, FASE | NIKOLAOS J. SKUBAS, MD, FACC, FASE, DSc | NICHOLAS W. MARKIN, MD, FASE | CANDICE R. MONTZINGO, MD, FASE | GREGORY W. FISCHER, MD | ANDREW MASLOW, MD | RONALD A. KAHN, MD | TIMOTHY MAUS, MD, FASE

要 点

1. 经食管超声心动图(transesophageal echocardiography, TEE)在心脏介入治疗中扮演重要角色，指导经间隔穿刺、评估左房血栓、封闭瓣周漏、经导管瓣膜置入和经静脉心内导线拔除。介入医生和心脏超声医生可以利用实时三维(three-dimensional, 3D)TEE 指导和监测介入治疗。
2. 在一维或二维状态下测量组织速度和变形性是精确评估左心室功能和同步性的特色方法。标准化为初始长度的心肌纤维收缩期变形称为心肌应变，而应变率表示变形的速度。多普勒组织成像利用多普勒信号，斑点追踪成像应用二维心肌斑点图像计算应变、应变率、速度和移位。
3. 心内肿瘤罕见，当发现心脏肿物时，往往是血栓或赘生物。
4. 肥厚型心肌病是最常见的遗传性心肌病，常表现为室间隔非对称性肥厚和动态流出道梗阻(>30mmHg 压差为显著性)。心肌炎可以呈现暴发性(过急性)临床表现，心肌增厚水肿，左心室或左右心室射血分数显著降低。患者常常病情危重，但是支持度过疾病的最初阶段后，往往预后较好。
5. 主动脉瓣环直径的测量应于收缩期从瓣环根部到根部测量，而主动脉根部和升主动脉的测量应于舒张末期测量。从瓣环根部到根部测量的直径等同于 CT 和 MRI 检查下内径的测量。
6. 心包填塞的诊断有赖于病理生理学诊断，既要有心包积液的表现，又要有心包压力增加限制心室充盈的表现。当心包压力超过心腔内压力时，诊断心包填塞的超声心动图表现包括右房收缩早期塌陷和舒张期右心室塌陷。
7. 经胸超声心动图和 TEE 在围手术期的应用，如术前评估门诊、麻醉后恢复室、重症监护病房可以临床围手术期超声心动图会诊机制的形成而实现。质量保证、继续教育、适当标准的建立对会诊机制的形成至关重要。
8. 实时，3D TEE 为诊断瓣膜缺陷和预测二尖瓣瓣膜修复的成功提供了更好的方法。
9. 所有人工瓣膜需要超声心动图仔细评估瓣的位置和类型，评估瓣叶活动度，频谱多普勒血流状态，和彩色血流多普勒评估。瓣叶活动、彩色血流、或多普勒表现的异常都提示人工瓣膜功能障碍。

围手术期超声心动图检查的发展

心脏麻醉在过去几年中不断发展，也要求具备更高技术的超声心动图检查。许多心脏麻醉医生可利用多种仪器设备提供会诊服务，例如经胸超声心动图(TTE)、经食管超声心动图(TEE)和复杂的三维(3D)成像。超声心动图检查的应用贯穿于整个围手术期，包括术前门诊评估、术后麻醉恢复室和重症监护室。这使得许多专业人员不仅在手术间内，也在手术间外进行超声心动图检查。紧急超声心动图(rescue echocardiography)，无论 TTE 还是 TEE，均可能改变关键的内科和外科决策。并且已经有许多医院为此在急救和非心脏手术的快速响应团队中增加了心脏超声评估[1]。麻醉科也开始在术前评估门诊中实施现场 TTE 检查，门诊医生可以和一位有 TTE 经验的同事一起评估，即刻可获得 TTE 结果。由于大量非心脏病例对临床超声心动图检查也有很多需求，一些医疗中心逐渐开始发展围手术期超声心动图检查[2]。本章将简要地介绍围手术期超声心动图检查的发展历程。

围手术期超声心动图的医师培训

目前麻醉医师可以获得基础和进阶的围手术期 TEE 认证培训，同时受培训人员在培训计划中也大量接触到围手术期超声技术，这些改变使得在同一机构内存在多种不同水平的超声心动图培训和专家。对于建立和发展一项临床服务而言，最难的部分也许就是教育和培训出一大批围手术期超声心动图的专业人员。明确队伍职责、建立培训和认证标准、授权医师进行操作和服务，不仅耗费时间，也耗费大量资源，却是成功必不可少的。尽管队伍中大部分成员可能是受过高级训练的心脏麻醉医师，但随着整个围手术期的超声心动图服务的不断扩展，必然会有仅受过基础培训的医师在内。因此在提供正式的临床服务前，机构应当支持、培训医师，提供并确立完善的评估和质控措施。

同时进行 TTE 和 TEE 培训已经变得越来越普遍。和 TEE 不同，虽然目前还没有针对麻醉医生的围手术期 TTE 认证，但许多重症医学和麻醉医师已经在临床实践中学习和应用 TTE(见第 17 章)。

超声心动图设备要求

在提供临床超声心动图检查服务前，应当准备好固定的设备和空间(见第 14 章)。随着便携式超声设备和手提电脑的出现，对不稳定的重症患者行快速超声心动评估(fast echocardiography assessment)已经越来越方便快捷。虽然手持式超声心动图仪器(handheld ultrasound devices)的使用和存放非常简便,但由于多普勒成像质量问题,并不能提供急救情况下的血流动力学和瓣膜评估。如果能像急诊那样获取到可快速移动的超声仪将改进这项检查的应用。

图像的存储和报告

图像采集和报告适当存储的重要性再强调也不为过。围手术期需要 TTE 或者 TEE 检查的患者通常处于不稳定状态或正在进行手术,不同专业的医师为了进行医疗决策均需要获得超声图像和报告。在系统早期建设中就要能够对图像进行存储和传输。将图像通过数字传输到医院的超声心动图数据库,并建立标准化的报告系统非常重要。由于超声检查是跨专业的,因此检查结果的获取也应当是跨专业的。报告结果应当遵循美国超声心动图协会(American Society of Echocardiography)和跨行业认证协会(Intersocietal Accreditation Commission)的建议原则[3,4]。Schillcutt 和同事最近报道了开展围手术期超声心动图服务后的机构财务收支情况和临床路径[2]。

临床实施范围

围手术期超声心动图检查可用于多个不同麻醉领域的医疗决策。围手术期超声心动图会诊服务包括中高危非心脏手术患者或有严重心脏疾病患者的术前评估、紧急超声心动图检查(手术间、恢复室或重症监护病房的不稳定外科患者评估),以及将要进行急诊手术而心脏状态不明的患者的评估。一项对非心脏手术患者进行超声心动图检查的单中心研究发现,与其他领域相比,普通外科手术使用围手术期超声心动图检查会诊服务是最多的,其次是血管外科和重症监护病房[2]。对非心脏手术而言,最常见的 TEE 和 TTE 指征是低血压(49% 的病例)、冠心病病史(16% 的病例)和心力衰竭病史(12% 的病例)[2]。

多项研究显示,围手术期超声心动图检查可影响医疗和外科手术决策[5-8]。未来还需要更多研究来判断围手术期超声心动图检查对手术室利用效率和患者预后的影响。

三维重建经食管超声心动图

三维重建

超声心动图已经成为心脏麻醉中的一项重要工具。20 世纪 80 年代早期超声心动图即被应用于手术中,经过不断发展、改进,从一维(如 M 型超声)发展到 2D 成像、频谱多普勒(spectral Doppler)及基于 2D 成像的实时彩色血流成像。然而,心脏毕竟是一个 3D 器官。尽管可以通过将 TEE 探头旋转 0°至 180°的方法实现多层 2D 成像,最终仍需操作者在头脑中将不同的 2D 图像整合在一起得到 3D 水平的理解,但是将这种头脑中的图像呈现给手术者很难实现。直接将 3D 图像呈现在显示器上,超声医生和心外科医生就可在术前、术中和术后评估患者的心脏解剖结构和功能,并进行讨论[9]。

历史回顾

3D 超声心动图(3DE)的概念最早于 20 世纪 70 年代提出[10]。由于当时硬件及软件的不足,建立 3D 图像所需的捕获时间(acquisition times)限制了它在临床的广泛应用,一般仅用于研究。20 世纪 90 年代科技的进步使得多平面 2D 图像发展为 3D 重建。超声探头间隔 2°~3°旋转探测 180°范围内的感兴趣区(region of interest,ROI),并捕获相应图像,并可经后处理软件进一步分析。为消除运动伪像,可采用心电图机呼吸门控技术成像。这项技术的不足在于,生成和完善 3D 图像所需时间较长,以及不能实现心脏的实时成像。

2007 年,转换器头部内置压电晶体矩阵列的实时 3D TEE 探头面市。与传统的 2D 成像转换器相比,该 3D 成像矩阵列不仅有单一的 1D 平面纵列,还设有横排。也即,除了内置设有 128 个部件的单一纵列,该矩阵列还设有多于 50 个的横排和纵列(图 15.1)。尽管"矩阵"技术过去已用于经胸(心前区)扫描,期望实现将这种技术应用于扫描 TEE 探头前的有限区域仍需工程设计上的很大突破。

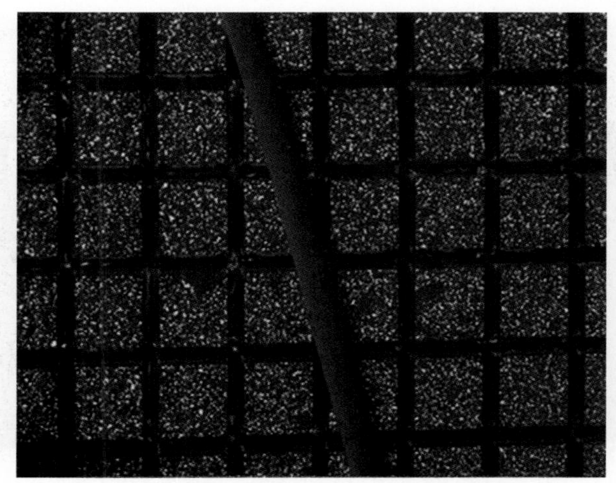

图 15.1 转换器矩阵列(matrix array transducer)包含 50 横排和 50 纵列的压电部件(piezoelectric elements)。一根人类头发用于说明每一单一部件的尺寸

三维成像的不足

3D 成像遵循 2D 成像的声学规律。与 2D 超声、M 型超声一样,响铃(ringing)、混响(reverberation)、声影(shadowing)、衰减(attenuation)等伪像在 3D 成像中也会同样发生。另外,需要注意,帧频(frame rate)、扇面大小/容量大小(sector or volume size)以及图像分辨率的乘积是固定的。因此,增大上述变量中的任一变量,将会降低另外一个或两个变量的大小。例如,增大扇面大小,则帧频或图像分辨率中的一个或两种均会减小。目前超声仪器通常辅助以大功率计算机,在呈现较大 2D 区域图像时,仍可保证较高的图像分辨率和帧频,但这并不适用于实时 3D 成像。由于需要接受和处理的信息量很大,这就要求操作者减小探测区域以保证足够的分辨率和帧频。对于 3D 成像,限制其速率的因素并非运转速率,而是组织内超声的传播速度。

三维成像显像

2D TEE 经典的 20 幅标准切面在 3DE 中已并不需要,这是因为 3DE 操作者可依据自己的喜好和需求对完整的容量数据组(volumetric data sets)进行空间定向(orientation)和裁切(crop)。近期,美国超声心动图协会发表了关于 3D TEE 获取及展示心脏解剖结构的详细指南。这些经专家指定的图像,很好解释了术中所示的手术视野[11]。在手术期间,需尽最大可能将 3D 瓣膜成像展现为与手术视角相同,以便于与外科医生沟通。

上文中已经提到,限制 3DE 的因素不是运算速率,而是组织内部超声的传播速度(1 540m/s)。尽管部件的矩阵排列(matrix configuration)能够实现扫描的实时、动态,为保证足够的图像分辨率和帧频,扫描区域大小仍受限制。如果需要扫描更大区域,通过整合 4~8 个脉冲,可以在保证帧频和分辨率的条件下增大扫描容积,不受超声波传播时间的限制。下文将分别介绍 3DE 的一些种类。

窄扇面(实时 3D)——实时

这种类型可获得 3D 容量锥体(3D volume pyramid),实时成像。它可同 2D 成像一样实现随转换器移动呈现 3D 图像的变化。操控 TEE 探头(例如,旋转、改变位置)可在显示器上获得实时图像变化(图 15.2)。

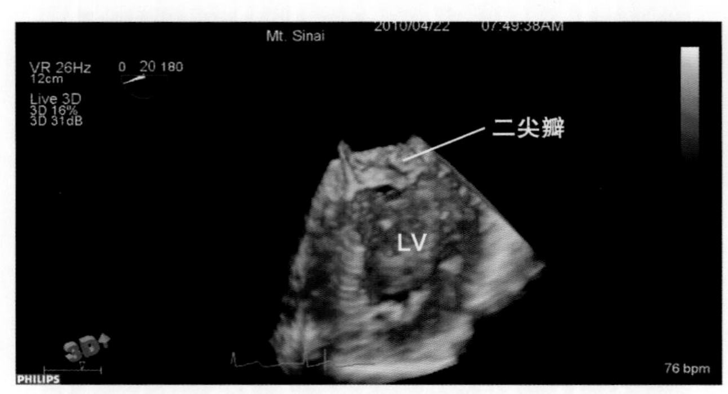

图 15.2 二尖瓣及左心室(LV)的实时三维成像。由于超声转换器的矩阵列结构(matrix structure),这个图片显示的是实时图像。操作者改变经食管超声心动图探头位置,将会导致实时容量数据组的改变

宽扇面变焦(3D 变焦)——实时

如果只需对某一特定 ROI 成像,可使用在 2DE 中类似的变焦模式(zoom mode)。该类型常用于二尖瓣(MV)检查。3D 变焦模式可根据密度设定,将一小容量椎体(pyramidal volume)在 20×20 倍至 90×90 倍范围放大。这种小数据组(data set)可由超声心动图操作者经过判断后进行空间定向。该类型的主要优势在于其实时 3D 成像不受旋转伪像(rotational artifacts)的影响,而在心电图(ECG)3D 成像时旋转伪像经常出现(图 15.3)。

大扇面(全容积)——门控

在进行实时扫描时,为保证帧频大于 20Hz 和足够分辨率,超声波在大容积内返回和前进的时间并不足够,克服这一限制的方法之一是整合 4~8 个脉冲形成"全容积"模式(full volume mode)。这些门控的"板"(slabs)或"亚容积"(subvolumes)表示 3D 锥体数据组(pyramidal 3D data set),在实时 3D 成像时获得。这种技术可在帧频大于 30Hz 时产生大于 90°的扫描容积(scanning volumes)。增大门控会产生更小的 3D 板;这可以在容积(锥体)增大的同时保证帧频和(或)分辨率(图 15.4)。

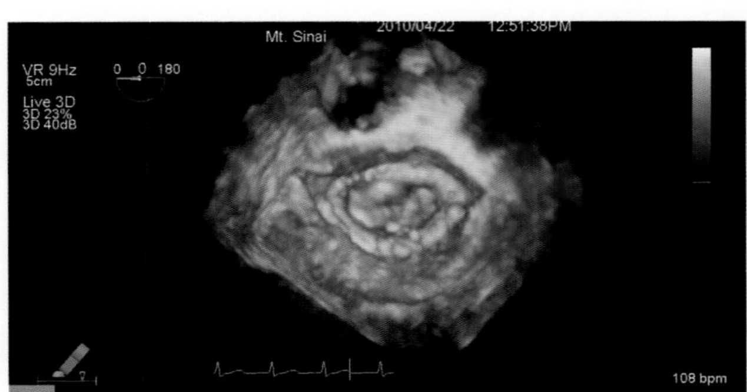

图 15.3 经左心房角度获得的二尖瓣修复的三维(3D)变焦图。此图可清晰展示瓣环成形术。与实时 3D 成像相比,3D 变焦技术可得到瞬时图像

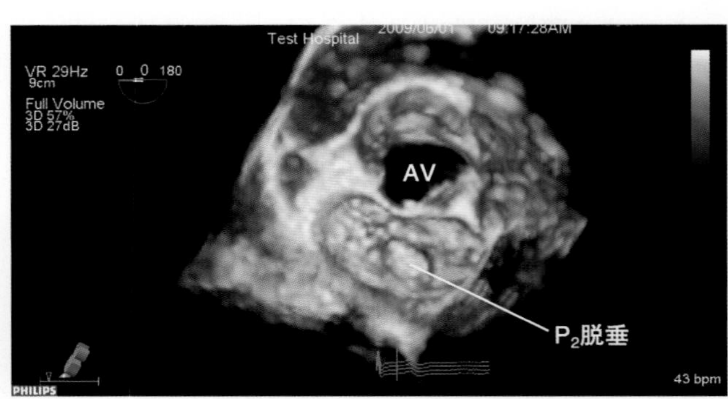

图 15.4 经左心房角度获得的二尖瓣的全容积图(full-volume mode acquisition)。尽管扇面大小(sector size)与图 15.3 相近,但可以看出 4 次采集所得到的图像在分辨率上的提高(9Hz vs 29Hz)。该模式不能实现瞬时"实时"成像。AV,主动脉瓣

然而,对于传统的门控技术,将各个数据组整合时,心律失常患者经常出现运动伪像(motion artifacts);但是,只要 RR 间期在一个合理的范围内,依然可以通过整合数据组进行全容积成像(例如心房纤颤患者,应用电烧产生伪像的患者)。该模式获取的实时 3D 数据可通过 3D 操作系统整合软件进一步裁切、分析、定量等(QLAB;Philips Healthcare, Andover, Mass;图 15.5)。

三维彩色多普勒——门控

由于三维多普勒模式需要采用大量的数据,我们需要使用到与全容积成像模式相似的门控方法。为了采集到足够的数据量,需要 8 至 11 次心搏中数据之和才能成像。采用这种方法可以轻松地获得血流束方向(jet direction),范围以及几何学方面的特征。自 20 世纪 90 年代后期就开始不断涌现相关研究,研究者提出此种方法的优势在于可以定量判断反流的严重程度,且通过和诊断金标准血管造影来对比发现,3D 成像定量评估二尖瓣反流的准确程度优于 2D 成像[12]。一项试验表明,3D 成像比 2D 成像或 M 型超声定量分析准确性更高(3D 成像低估反流程度 2.6%),2D 成像及 M 型超声更容易低估反流量(分别为 44.2% 和 32.1%,图 15.6)[13]。

临床应用

右心室

右心室是一个复杂的新月形三维结构,很难像左心室那样进行几何建模(geometric assumption),其 2D 成像也是艰巨

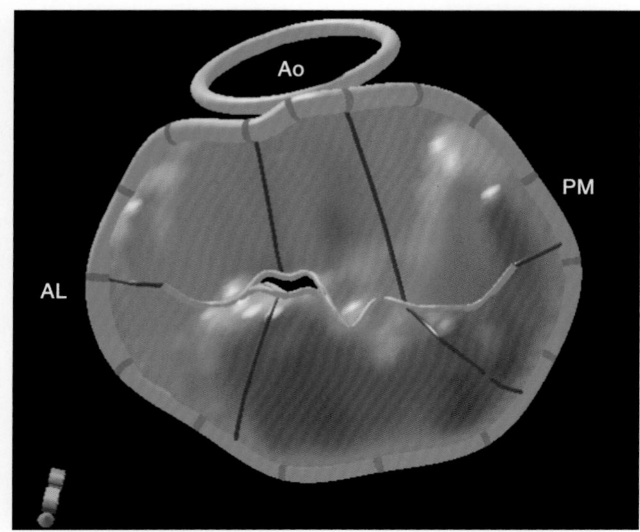

图 15.5 经全容积模式获得的二尖瓣定量分析。瓣膜的红色部分显示超出瓣环平面的区域(Ⅱ型功能不全)。AL,前外侧;Ao,主动脉;PM,后内侧

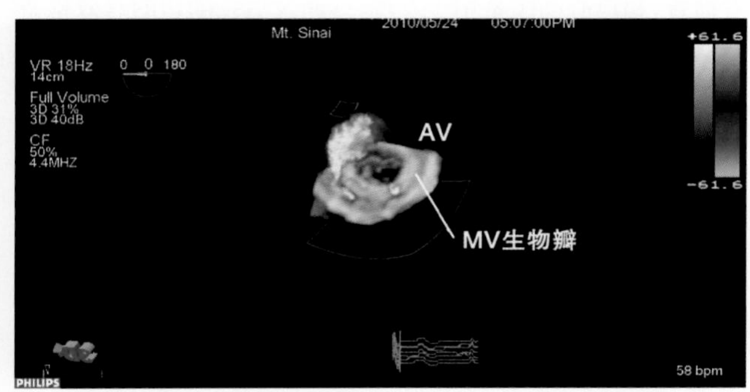

图 15.6 二尖瓣(MV)生物瓣彩色三维图像。主动脉瓣(AV)为协助定位。图中可见三处瓣周漏

的挑战。大量的研究显示右心室(right ventricle,RV)功能是心肺疾病的预后指标,因此如何用超声心动图的方法量化评估右心室功能引发了广泛的研究[14]。

一项之前的研究指出,与心脏核磁共振成像(magnetic resonance imaging,MRI)相比,3D 超声心动图的结果会轻微低估右心室容积,且与 MRI 的一致性和计算机断层扫描(coumputed tomography,CT)与 MRI 的一致性一样好[15]。在该领域的进一步研究一定会增进对围手术期 RV 功能的认识。

二尖瓣结构

为了确保 MV 重建的高成功率,心脏麻醉医生必须理解并洞察导致反流的病变细节,并且能在超声心动图检查中正确识别出来。二尖瓣结构的最佳观察模式是 3D 变焦模式(3D zoom mode)。获得的 3D 数据图像应当旋转至从左房向左心室观察的视角,并且将主动脉瓣旋转至屏幕正上方(12 点钟方向)。该视角将 MV 摆放成解剖矫正位,通常也被称为外科医生视角(图 15.7)。该 3D 模式对房颤(一种二尖瓣疾病常伴有的心律失常)患者特别有用,因为它实时显示即时的图像,不受拼接伪像(gating artifacts)的干扰。偶尔地,某些 Barlow 氏病的患者,瓣膜过度冗余增生需要更大的扇形面积,且在牺牲时间分辨率(temporal resolution)的情况下,才能将

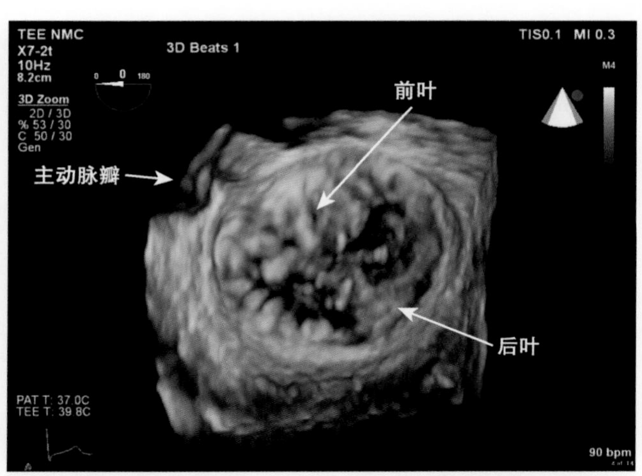

图 15.7 三维经食管超声心动图所示的经外科医生视角的二尖瓣

整个瓣膜成像,此时选择 3D 全容积模式(full-volume mode)可以在时间分辨率(temporal resolution)可接受的前提下展现整个瓣膜形态。

虽然大部分情况下,全面综合地进行 2D 超声心动图检查可以帮助医生鉴别二尖瓣反流的机制,3D 超声不仅能帮助鉴别反流机制,还能提供瓣环和瓣叶空间形态(geometry)这些 2D 无法获得的信息。可以很容易进行如下测量:①瓣环的三维解剖主要径线,即前后直径(anteroposterior diameter)和前外-后内直径(anterolateral-posteromedial diameter),以及瓣环高度(annular height);②瓣叶的 3D 曲线长度(curvilinear leaflet lengths)和每个节段(segments)的面积(A_1,A_2,A_3,P_1,P_2,P_3);③前叶和后叶的实际表面积和功能表面积;④二尖瓣瓣环和主动脉瓣瓣环之间夹角(主动脉-二尖瓣夹角,aortomitral angle),过小的夹角提示二尖瓣修复术后易出现 SAM(图 15.8)。

主动脉瓣和三尖瓣

与二尖瓣不同,主动脉瓣和三尖瓣较难获得高质量的三维图像。一个主要原因是主动脉瓣和三尖瓣的瓣叶较薄,另一个原因是瓣膜走形与超声束较平行,都使得瓣叶不能很好

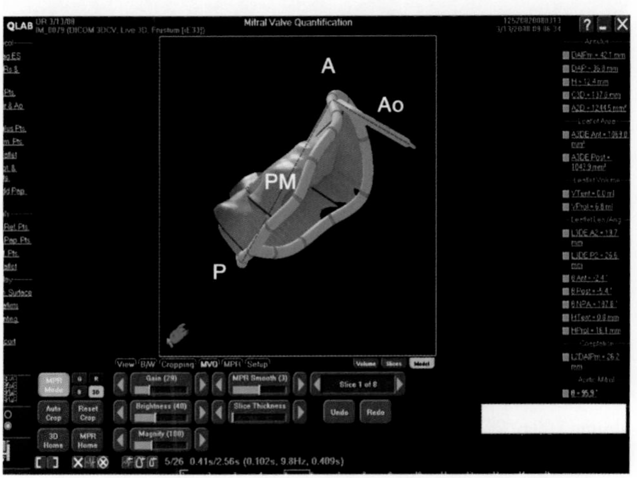

图 15.8 二尖瓣定性测量所示主动脉-二尖瓣夹角为 95.9°。患者在二尖瓣修复术后容易发生收缩期前向运动(systolic anterior motion)。A,前;Ao,主动脉;P,后;PM,后内

反射超声波而成像。由于瓣叶声学信号强度较弱(weaker acoustic signal length)的原因,使得机器进行 3D 容积渲染(3D volume renderer)时更倾向于将血液和空腔渲染在这些信号区域,导致这些瓣叶在 3D 图像中看不见。超声心动图的检查人员需要注意不要将这样的缺失伪像误诊为瓣叶穿孔。主动脉瓣和三尖瓣都需要按照外科手术视角来展示,如图 15.9 和图 15.10 分别所示。这些视角的视图展示方法可以在下列专著中找到:*Reich and Fischer's Perioperative Transesophageal Echocardiography:A Companion to Kaplan's Cardiac Anesthesia*[16]。

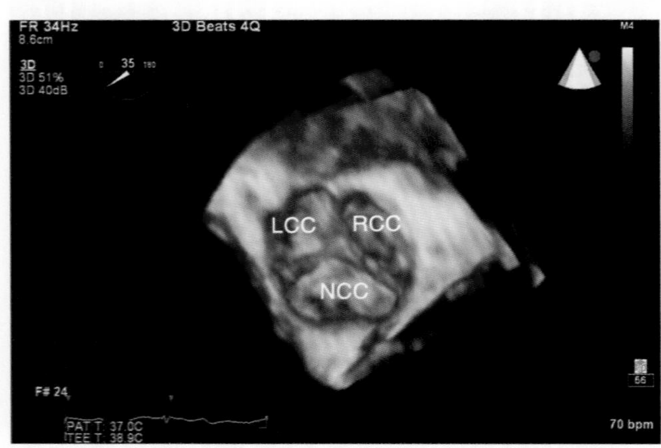

图 15.9 三维经食管超声心动图所示外科医生视角的主动脉瓣。LCC,左冠瓣;NCC,无冠瓣;RCC,右冠瓣

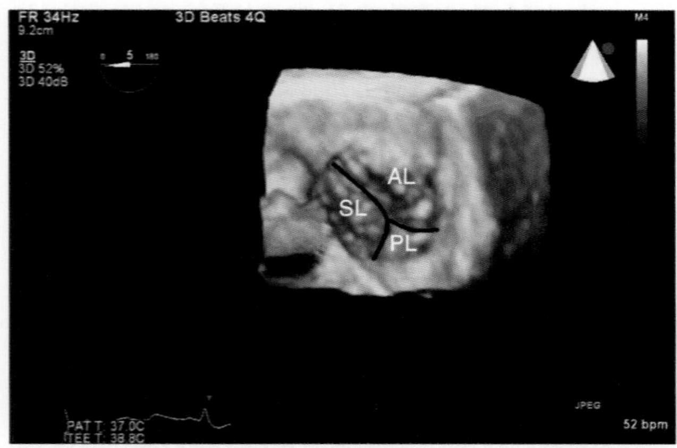

图 15.10 三维经食管超声心动图所示外科医生视角的三尖瓣。AL,前叶;PL,后叶;SL,隔叶

先天性心脏病及外科治疗

先天性心脏病通常较复杂且以变异多为特点。3D 超声心动图检查可以帮助更好地认识先天性心脏病的解剖特点。3D 超声图像允许从各个角度观察房间隔或室间隔缺损(ventricular septal defects,VSDs)的形态以及它们和周边结构的关系,是理解这类复杂疾病的里程碑。心内分流(intracardiac shunts)的位置和大小为是否要进行介入治疗的决定性因素。3D 超声心动图可以极大地帮助了解先天性瓣膜疾病的病变(如二尖瓣裂、Ebstein 畸形)。因此,实时 3D 超声心动图能更好地诊断瓣膜病变和预测瓣膜的外科修复能否成功(图 15.11)。

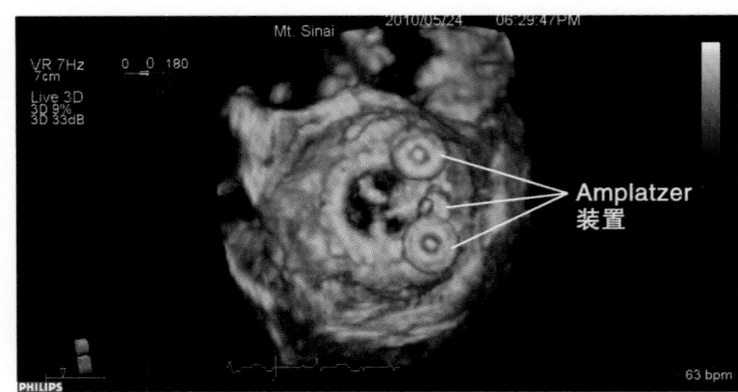

图 15.11 图中所示患者存在多个瓣周漏。经皮介入操作成功撑开 3 个 Amplatzer 装置

围手术期瓣膜的超声心动图评估

经食管超声有着多种用途,可以为医务工作者提供关于患者的各种有用信息,用于评估新发心脏杂音,心律失常,血栓栓塞事件,以及(或)心衰等。对于疑诊瓣膜功能不全的患者而言,超声心动图是用于发现,诊断及后续随访的有效检查手段[17-20]。充分理解瓣膜功能不全以及随之带来的血流动力学及心肺系统改变对于疾病诊疗至关重要。

评估自然瓣膜(native valves)的基本原则同样适用于评估人工心脏瓣膜;后者的评估更加困难,因为不同的人工瓣膜有不同的特点,包括血流频谱特征,预计多普勒流速,以及反流等[21,22]。此外,人工材料产生的伪像可能影响超声成像,因此,需要操作者从多个平面多个角度评估人工瓣膜。充分了解各类人工瓣膜的正常功能很有必要。

虽然超声评估自然瓣膜以及人工瓣膜的重点在评估瓣膜本身,操作者仍需要对整个心脏结构及功能进行整体评估,并还需要评估并存疾病或继发异常及功能不全[23]。临床决策是基于患者症状,瓣膜功能不全的严重程度,以及心脏代偿能力而决定的[24-27]。

瓣膜功能不全主要分为以下 3 种病理类型:反流,狭窄,以及心内膜炎/肿物/栓塞事件。然而在多数情况下,瓣膜功能不全是由于心内膜炎肿物所导致的,有些患者可能仅表现出轻度反流。

瓣膜评估纲要

瓣膜评估纲要用于协助评估心脏瓣膜,因此,需要应用各种类型超声对心脏进行多平面多角度的评估(参见第 14 章)。由此,可对瓣膜结构进行 3D 重建。随着技术的进步,实时成像 3D 重建终将成为超声心动图检查的常规。

对于瓣膜结构、正常功能以及异常功能的理解可以用于解释心脏血流动力学以及继发的心血管改变和患者临床症状。除了可以评估瓣膜功能不全的严重程度,超声心动图所提供的心功能失代偿的证据可以协助制定诊疗计划,包括需要何种级别的治疗监护以及何时采取有创治疗措施。虽然,急性瓣膜功能不全通常不能被患者耐受,慢性瓣膜功能不全的患者往往有足够的时间使心脏可以代偿并耐受容量/压力过负荷的状况。代偿机制最初包括心肌肥厚,心肌收缩力增强。进一步进展,将导致心肌肥厚程度增加,心腔扩张,出现功能不全,直到表现出明显的临床症状。阻塞性病变往往导致更明显的心肌肥厚，与之相反，反流性病变心脏扩张性改变更为明显。

瓣膜功能不全有多种病因，有些病因在四个瓣膜中是共有的，有些病因仅特发于某些瓣膜[17-22]。可以按照以下几种方式分类对病因分类：累及瓣膜，急性或慢性，瓣膜病变，非瓣膜病变（表 15.1 及表 15.2）。瓣膜病变可通过瓣叶活动度来描述，例如在描述二尖瓣反流（mitral regurgitation，MR）及主动脉瓣反流（aortic regurgitation，AR）时。超声心动图是诊断评估并定性瓣膜功能及功能不全的主流影像学检查。同时还可以评估心脏代偿/失代偿程度，协助医务工作者制定更合理的诊疗计划，并在理想状况下，达到预防、逆转、减少长期心功能损伤的目的。

表 15.1 急性/慢性瓣膜狭窄病因

瓣膜	急性狭窄	慢性狭窄
主动脉瓣	血栓/肿物 急性人工瓣膜功能不全 裂开/变形 修复后医源性狭窄	瓣膜狭窄 三瓣叶钙化性疾病 二瓣化畸形 单瓣叶 瓣膜下梗阻 瓣下隔膜 先天性 LVOT 狭窄 动态 LVOT 梗阻 瓣膜上梗阻 医源性 Williams 综合征 肿瘤/肿物 人工瓣膜异常
二尖瓣	血栓/肿物 急性人工瓣膜功能不全 裂开/变形 修复后医源性狭窄	瓣膜狭窄 风湿性瓣膜炎 钙化性狭窄 先天畸形 伞形瓣膜 狼疮 类癌 心内膜心肌纤维化 非瓣膜性狭窄 三房心 肺静脉狭窄（消融） 肿瘤/肿物 人工瓣膜功能不全
三尖瓣	血栓/肿物 急性人工瓣膜功能不全 裂开/变形 修复后医源性狭窄	瓣膜狭窄 风湿性瓣膜炎 先天畸形：闭锁 类癌 心内膜心肌纤维化 嗜酸性细胞增多症 非瓣膜性狭窄 肿瘤/肿物 人工瓣膜功能不全
肺动脉瓣	血栓/肿物 急性人工瓣膜功能不全 裂开/变形 修复后医源性狭窄 移植后医源性狭窄（瓣膜上狭窄）	瓣膜狭窄 纤维化增厚/融合 二瓣化畸形 钙化（罕见） 发育不良 类癌 瓣下梗阻 先天性 RVOT 狭窄 动态 RVOT 梗阻 瓣上梗阻 闭锁 肿瘤/肿物 人工瓣膜功能不全

LVOT，左心室流出道；RVOT，右心室流出道。

表 15.2 急性/慢性瓣膜反流病因

瓣膜	急性反流	慢性反流
主动脉瓣	心内膜炎 主动脉夹层（A 型） 破裂穿孔 胸部创伤/连枷-破裂 人工瓣膜功能不全	Ⅰ型：主动脉根部扩张 Ⅱ型：瓣叶脱垂或穿孔 Ⅲ型：瓣叶异常/瓣叶回缩 类风湿，XRT，药物 二瓣/三瓣/四瓣
二尖瓣	腱索断裂 乳头肌断裂 乳头肌功能不全/缺血 心内膜炎 急性风湿热 急性心肌病 人工瓣膜功能不全	Ⅰ型：瓣叶活动度正常，瓣环扩大，心内膜炎，瓣叶穿孔 Ⅱ型：瓣叶活动度增大 黏液样变 弹力纤维缺乏 乳头肌断裂 心内膜炎 Ⅲ型：瓣叶活动度减小 风湿性心脏病，XRT，缺血/心肌梗死 扩张性心肌病
三尖瓣	腱索断裂 乳头肌断裂 乳头肌功能不全/缺血 心内膜炎 急性风湿热 急性心肌病 人工瓣膜功能不全	功能性：瓣叶正常 肺动脉高压 三尖瓣瓣环扩张 RAE，RVE 牵系 瓣膜异常 Ebstein 畸形 风湿性瓣膜炎 黏液样变 XRT，药物（苯丁胺） 类癌 狼疮消耗性心内膜炎 结缔组织病
肺动脉瓣	心内膜炎 急性肺动脉高压 胸部创伤/连枷-破裂 人工瓣膜功能不全	功能性：瓣叶正常 肺动脉高压 瓣膜异常 风湿性瓣膜炎 先天性缺失 类癌综合征 法洛四联症 医源性（导丝/起搏器/修复术） 肺动脉扩张

RAE，右房增大；RVE，右心室增大；XRT，放疗。

人工瓣膜评估纲要

人工瓣膜种类

人工瓣膜通常可大致分为生物瓣和机械瓣两大类[21,22]。生物瓣（图 15.12）包含 3 个生物瓣叶，瓣环结构和自体瓣膜相似。所有的生物瓣共同点在于开口都是圆形的，由 3 个瓣叶组成，跨瓣血流频谱特点与自体瓣膜类似。为了更好解读其超声影像，有必要了解生物瓣是支架瓣还是无支架瓣。

支架生物瓣由覆膜金属支架和缝在支架上组织瓣叶构成。瓣膜的支撑结构/支架可在超声成像上导致声影或混响（reverberations）。瓣膜生产商标注的瓣膜大小是指瓣膜缝合环（sewing ring）外径的大小，而不是实际瓣膜口径的大小。

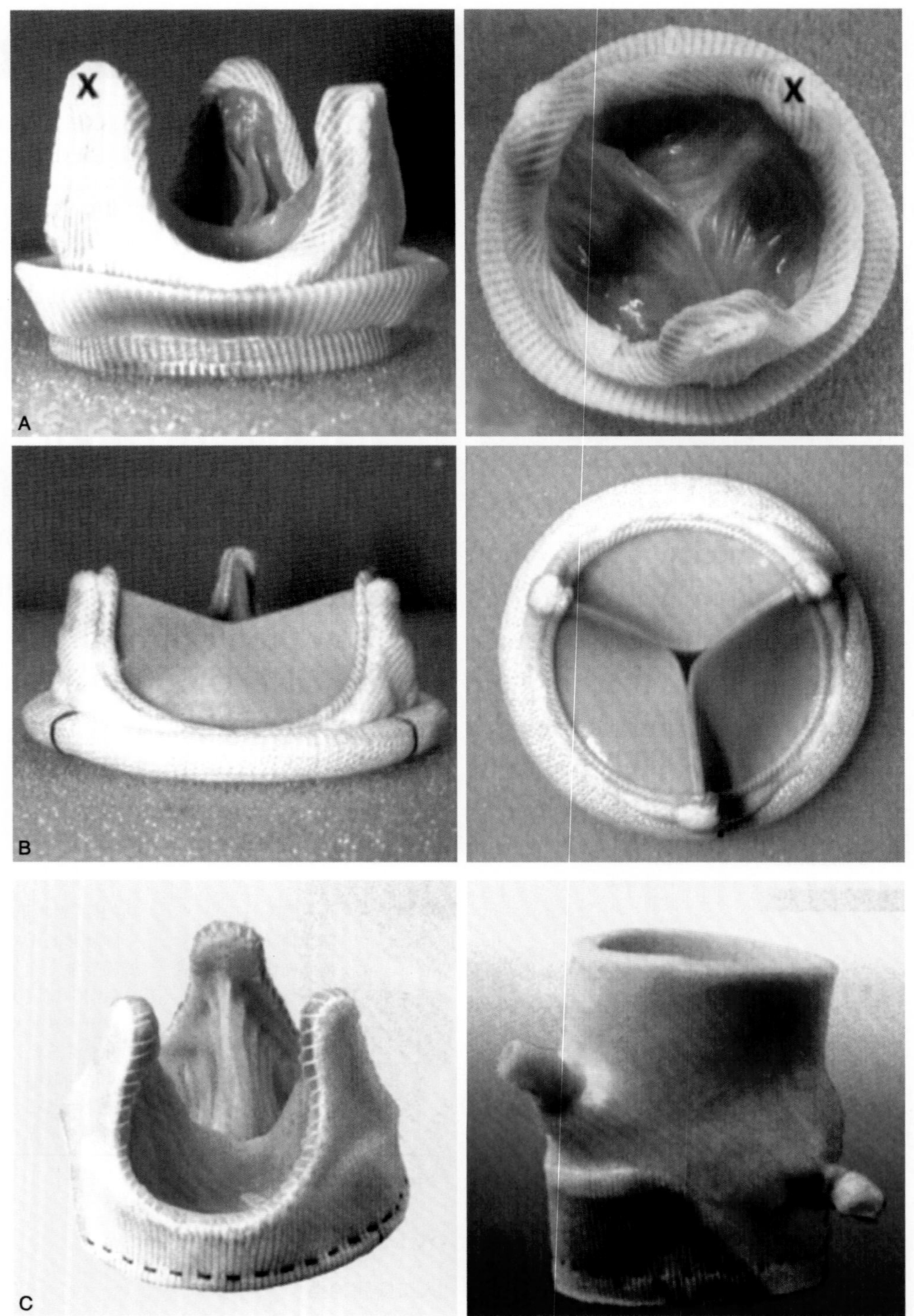

图 15.12 生物瓣。3个植入主动脉和/或二尖瓣的生物瓣/组织瓣示例。(A)Hancock 猪生物瓣，有覆膜支架(cloth-covered stent)，这种瓣膜没有中心开口。(B)Carpentier Edwards 心包瓣。注意这种瓣膜中心有开口。(C)无支架瓣，瓣环边缘可塑性更强，覆膜，与自体组织缝合在一起。左，Toronto/StJude Medical valve；右，MedtronicFreestyle valve

无支架生物瓣包括多种不含任何支架的瓣膜。例如，St Jude Medical 瓣膜以及 Medtronic 瓣膜(图 15.12)。无支架瓣可被视为异种移植物(xenografts)，其主体结构可能是处理后的猪主动脉瓣或塑形后的牛心包瓣，不伴有额外的瓣角结构支持(strut support)。不同异种移植物间的区别在于保存瓣膜以及防止钙化和沉积物的方法不同，瓣膜支架和缝合环的构造也有所不同。也有来自人尸体的 AV 或肺动脉瓣(PVs)，为器官采摘后快速冷冻保存而制成的生物瓣。通常在采摘捐献器官时，会连同部分的心室流出道及大血管作为一个整体保存起来，在行移植手术时再进行裁剪。同种移植物(homografts)仅用于主动脉瓣及肺动脉瓣，以及带瓣管道(valved conduits)的置换。

目前市面上存在各种各样的机械瓣(图 15.13)。虽然各个机械瓣之间多少存在一些差异,它们也有很多共同特性。最常用的机械瓣是一种双叶瓣,两个半圆形叶片围绕瓣架上两个铰链旋转运动。瓣膜开放时形成两个较大的外周瓣口,和一个较小的中心瓣口。过去还曾经应用过其他各种类型的机械瓣,在某些患者中也会遇到。球笼型瓣(ball-in-cage

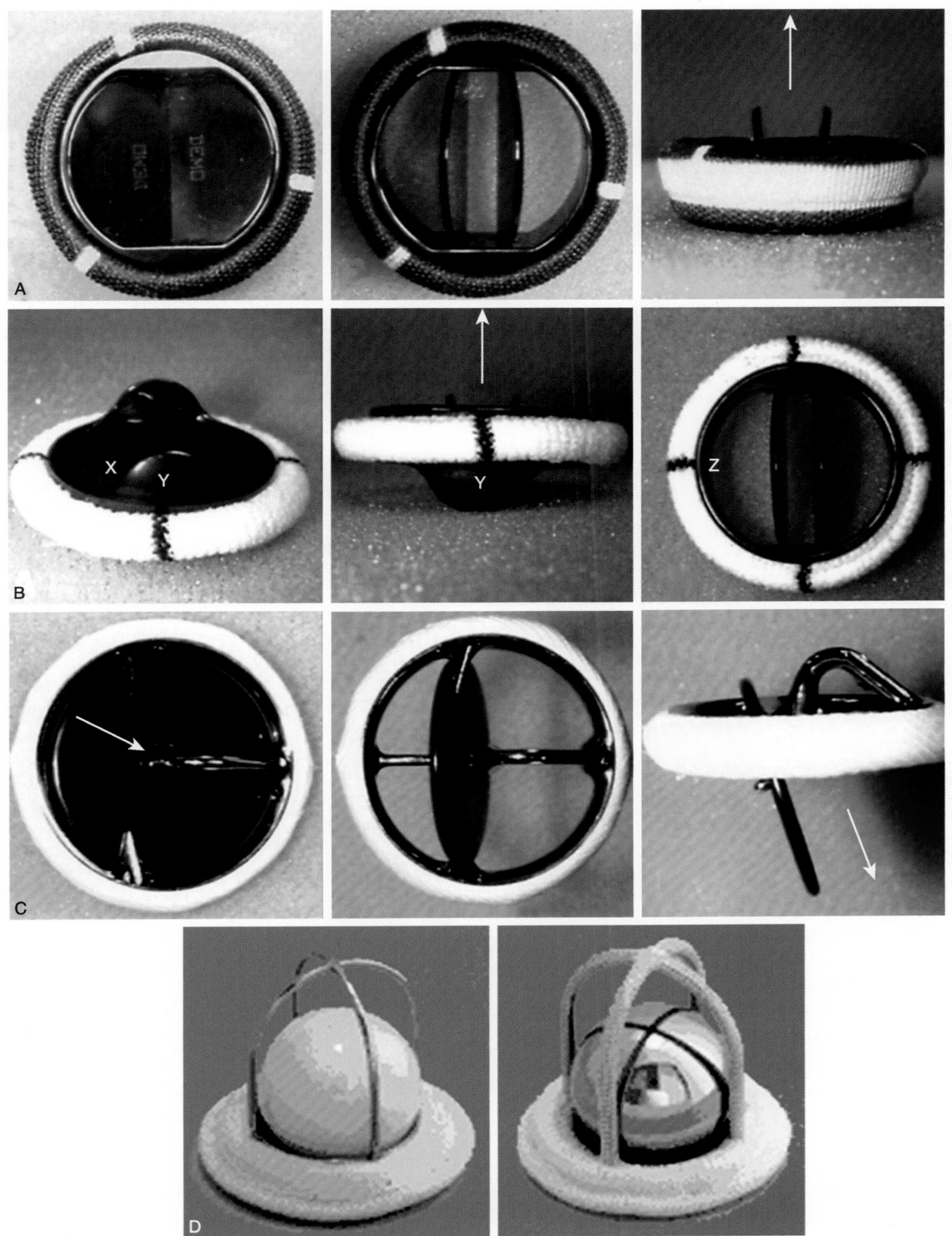

图 15.13 机械瓣。4 个置于主动脉和/或二尖瓣位置的机械瓣示例。图中箭头(*arrows*)代表跨瓣血流的方向。(A)及(B)所示双叶机械瓣,为目前最为常见的机械瓣。(A)所示瓣膜由 Carbomedics 生产,(B)所示瓣膜由 St Jude 生产,两者的区别在于 St Jude 瓣膜包含一个瓣轴固定器(a pivot gard)由 Y 所示。(C)由 Medtronic-Hall 生产的单叶瓣。(D)Starr-Edwards 球-笼型瓣,如今已停止使用

valve）由一个球形的阻塞器（spherical occluder）和金属支架组成。这个球体在瓣膜关闭状态可以完全封闭瓣口，在前向血流的冲击下球体则可脱离瓣口。单叶倾碟瓣（single tilting disc valve）由单一的圆形瓣膜和一个金属的瓣角（strut）构成，开放时倾碟瓣与瓣环平面成角。

由于人工瓣膜的构造有很大共性，发生瓣膜功能不全的原因也有相似之处（框 15.1 和框 15.2）。

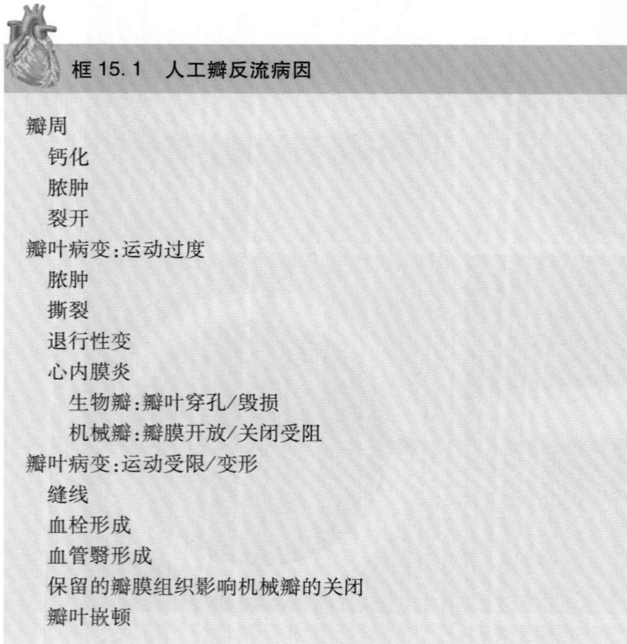

框 15.1 人工瓣反流病因

瓣周
- 钙化
- 脓肿
- 裂开

瓣叶病变：运动过度
- 脓肿
- 撕裂
- 退行性变
- 心内膜炎
  - 生物瓣：瓣叶穿孔/毁损
  - 机械瓣：瓣膜开放/关闭受阻

瓣叶病变：运动受限/变形
- 缝线
- 血栓形成
- 血管翳形成
- 保留的瓣膜组织影响机械瓣的关闭
- 瓣叶嵌顿

框 15.2 人工瓣狭窄/梗阻病因

人工瓣狭窄
- 瓣叶嵌顿
- 血栓形成
- 血管翳形成

非瓣膜狭窄
- 裂开
- 残留自体组织所致狭窄
- 瓣下梗阻（主动脉瓣和肺动脉瓣）
- 收缩期前向运动（主动脉瓣和肺动脉瓣）
- 瓣上狭窄（主动脉瓣和肺动脉瓣）

多普勒因素/伪像/误差：瓣膜功能正常
- 检测到其他血流束（如在对主动脉瓣评估时检测到的二尖瓣反流束）
- 瓣下梗阻
- 高心输出量
- 显著的主动脉瓣关闭不全

患者-瓣膜不匹配

顺应性相关因素（净变化）影响压力半降时间

利用多普勒超声心动图评估人工瓣膜

与正常自体瓣膜相比，人工瓣膜的有效瓣口面积（effective orifice area，EOA）较小。跨越功能正常人工瓣膜的前向血流速度和压力梯度较正常自体瓣膜要高。充分了解自体瓣膜和人工瓣膜血流动力学特点有助于判断瓣膜功能是否正常。生产商会发布每一款人工瓣膜每一个型号的特性（表 15.3）。在瓣膜置换术后，心脏学家可以通过这些数据来判断每款人工瓣膜每一个型号的功能是否正常。

表 15.3 人工主动脉瓣和二尖瓣正常瓣口面积和压力梯度范围

直径/mm	峰值梯度/mmHg	平均梯度/mmHg	有效瓣口面积/cm^2
带支架生物主动脉瓣			
19	32~44	24~26	0.8~1.2
21	25~28	17~21	1.1~1.5
23	21~29	12~16	1.3~1.7
25	16~24	9~13	1.9
27	19~22	6~12	2.2
29	18~22	10~12	2.8
无支架主动脉瓣			
19		12~13	1.2~1.3
21	17~40	7.5~18	1.2~1.6
23	18~29	7~18	1.6~2.2
25	14~28	5~17	1.6~2.3
27	26	4.7~18	1.9~2.7
29	24	4	2.4
主动脉双叶机械瓣			
16	40~50	25~30	0.6
17	30~40	20~25	0.9~1.0
19	30~40	12~20	0.9~1.2
21	25~30	13~20	1.2~1.4
23	19~25	11~20	1.4~1.8
25	17~23	9~12	1.9~2.2
27	14~20	8~11	2.3~2.5
29	10~20	6~9	2.8~3.1
31	10~15	5~10	3.1
二尖瓣双叶机械瓣			
25	10	4	1.8~2.7
27	8~11	3~4	1.8~2.9
29	8~10	5	1.8~2.3
31	8~12	4~5	2.0~2.8
33	8~9	4~5	3.0
带支架生物二尖瓣			
25	10~15	5.9~6.3	2.0~2.4
27	9.5~16	5.4~6.2	2.0~2.6
29	5~13	3.6~4.6	2.4~2.6
31	4~13.5	2.0~5.0	2.3~2.4
33	12.8	3.8	3.4

虽然由多普勒超声测量的跨自体瓣膜及单孔生物瓣膜的峰值压力梯度和平均压力梯度是比较稳定的，但多普勒超声测量跨双孔（如机械瓣）瓣膜压力梯度就比较复杂了（图 15.14 和图 15.15）。后一种情况是，跨各孔径的压力梯度由孔径大小和几何构型所决定。虽然目前还没有充分研究证明，但考虑到压力和流速是直接相关的，故不论超声束是平行

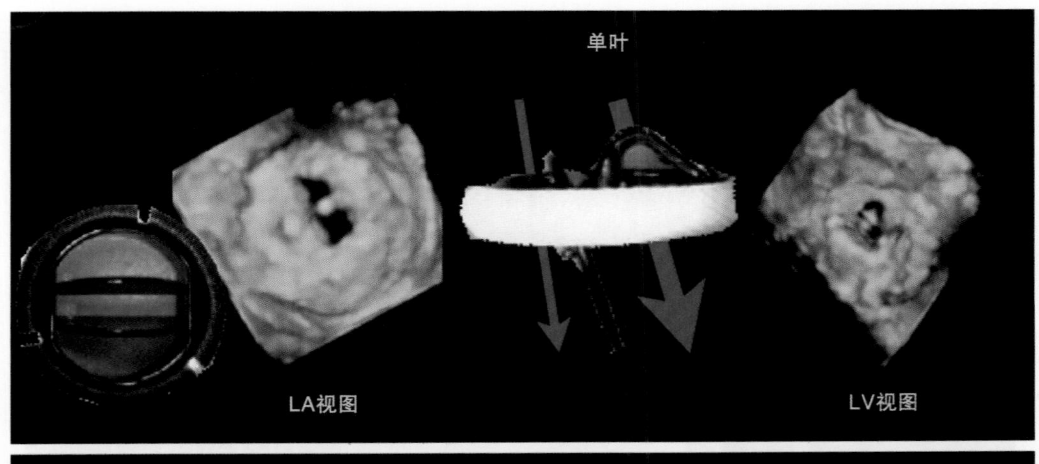

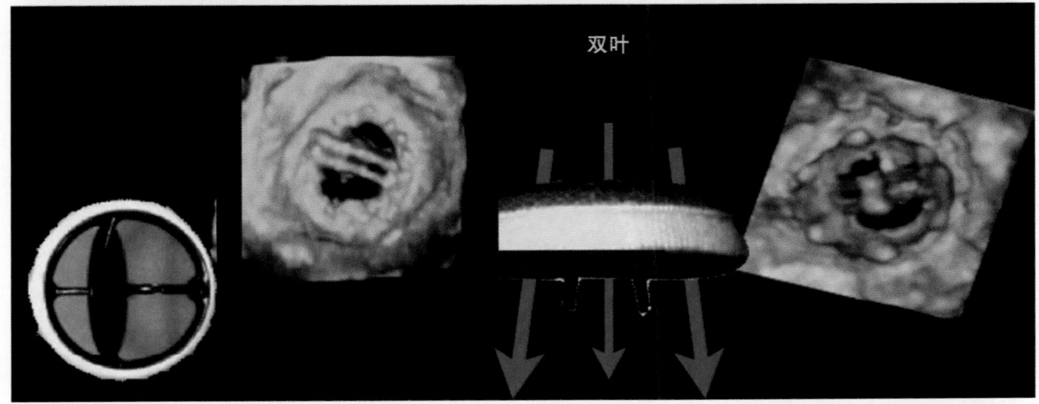

图 15.14 跨机械人工瓣血流。这张图着重示意单叶和双叶机械人工瓣膜形态及跨瓣血流的差异。三维超声心动图影像分别从左心房(LA)和左心室(LV)显示位于二尖瓣位置的瓣膜,重点显示跨瓣血流通路

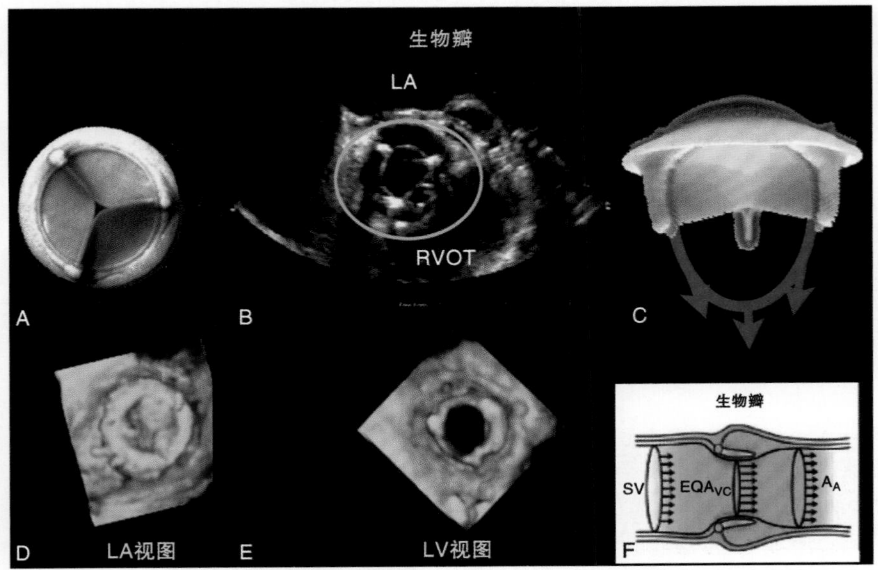

图 15.15 跨生物瓣血流。这张图着重显示生物瓣形态和跨瓣血流。所示瓣膜分别位于二尖瓣及主动脉瓣水平。(A 和 B)图显示从血流下游看到的瓣膜短轴图像。(C)图重点显示跨过单一主孔的血流形态。(D)和(E)图分别为从左心房(LA)角度看到的收缩期二尖瓣以及左心室(LV)角度看到的舒张期二尖瓣的三维超声心动图表现。(F)另一张显示跨过单一主孔血流的切面。A_A,升主动脉;EQA_{VC},定性估测的最小喷流直径面积;RVOT,右心室流出道;SV,每搏输出量

于较大孔径还是较小孔径,都能获得比较准确的数据。经研究测出双叶机械瓣的血流模式(图 15.14 至图 15.16)。两个连在铰链上的半圆形瓣叶开放时将形成两个较大的位于外周的半圆形开口,和一个较小的裂隙样中心开口。通过中心开口的血流束较窄,由于局部加速度所致血流速度快。通过连续波多普勒(continuous-wave Doppler)测得穿过外周较大开口的血流速度与穿过较小中心开口的血流速度是否一样尚不清楚。从理论上来讲,与双开口人工瓣膜相似,由于血流流过瓣膜各个开口的量与开口面积相关,故血流跨较窄开口的压力梯度应与跨外周开口的相同[21,22,28]。

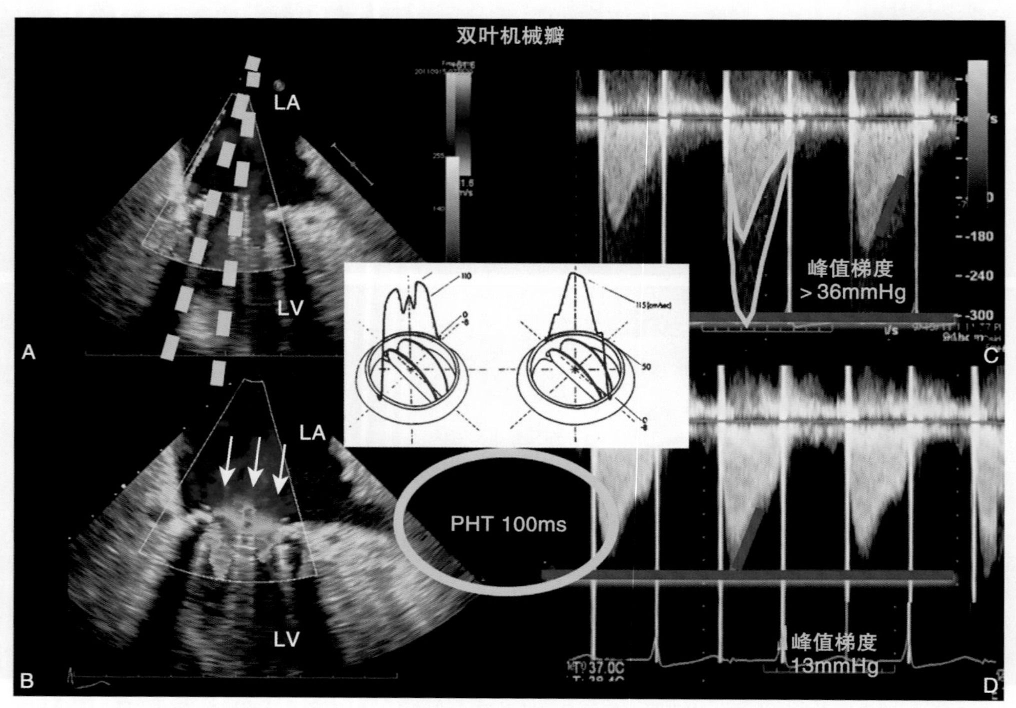

图 15.16 跨双叶机械瓣的正常血流。(A 和 B)显示垂直双叶机械瓣平面的图像。可见三束前向血流分别通过外周两个瓣孔和一个中心瓣孔。通过这些孔径的血流略微错开,如图中中间所示。(C)跨中心瓣孔的血流速度较高,所获得的压力梯度可能大于真实的跨瓣膜压力梯度。多普勒超声频谱分析显示两个成分:一个峰值较低密度更高的频谱,提示为跨瓣大部分血流的频谱特点,也是跨外周瓣孔的血流频谱特点;还显示一个峰值较高低密度频谱(此部分血流红细胞量较少),为跨中心瓣孔的血流频谱。此多普勒频谱测得峰值压力较高,为跨中心瓣孔的峰值压力,不能利用压力半降时间(PHT)法准确获得二尖瓣瓣口面积($220/100ms = 2.2cm^2$)。(D)分析跨外周瓣孔的密度更高的血流频谱,利用 PHT 测算所得瓣膜面积与实际更相符。LA,左心房;LV,左心室

考虑到各不同类型人工瓣膜跨瓣压力梯度相差甚远,测算瓣膜 EOA,或测算非形态依赖指数(dimensionless index)将为诊疗提供更有用的信息。最起码,测量瓣膜面积,可以对多普勒超声测算的速度、压力梯度等指标进行补充。将瓣膜面积除以体表面积(body surface area,BAS)进行指数化,将更好的针对个体患者进行瓣膜评估。相对患者 BSA,瓣膜面积较小,则称为患者-瓣膜不匹配(patient-prosthesis mismatch,PPM)[29]。PPM 概念将更多地在 AV 手术中被提及和讨论。PPM 与患者近期、远期不良预后相关[29]。

彩色血流多普勒超声

正常自体瓣膜血流速度相对较慢。多于 70% 的跨瓣血流正常的患者在超声心动图检查时可能表现为微量或轻度的二尖瓣、三尖瓣、及 PV 反流,而并没有明显的瓣膜缺陷[20]。与之相反,仅有约 15% 的微量或轻度主动脉关闭不全(AI)的患者不伴有明显的病变[20]。

所有机械瓣(mechanical valves)超声上均表现出正常反流束,有时被称为冲洗反流束(washing jets)(图 15.17)[20-22,28]。这些血流束被认为可在血流瘀滞部位预防血栓形成。这些反流束通常较小(最小缩流直径<3mm,vena contracta),速度较慢,血流颜色规整(最多存在极少量的混叠),并且反流束不会太远离瓣膜平面。彩色血流多普勒(color-flow Doppler,CFD)所示反流束特征对于各类机械瓣各不相同,与各自机械瓣的流体动力学相符。虽然这些易于识别的冲洗反流在超声

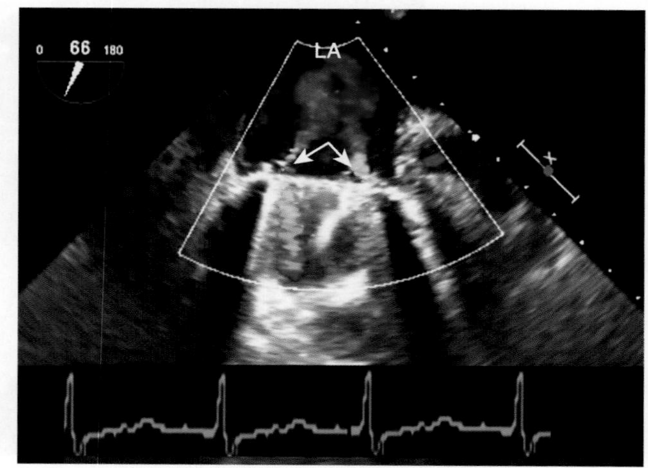

图 15.17 双叶机械瓣血流特点。平行于双叶机械瓣瓣膜的超声图像,显示双叶机械瓣的特征性冲洗反流束(白色箭头)。当平行于机械瓣成像时,可见两个指向内侧的反流束。LA,左心房

上表现为特征性的“反流羽翼(regurgitant plumes)”,但反流分数均不会超过 10%~15%[21]。

球笼型瓣在开放状态时,前向血流绕过球体(ball occluder)周围通过瓣架的开口(cage orifice)[21,22]。闭合时,球体坐落在瓣口上,CDF 可显示少量围绕球体的反流束。通过单叶倾碟瓣(single tilting disc valve)的前向血流,其 CFD 特征为通过大孔和小孔的两束血流。CFD 所示血流为非层流、不对称的,血流沿着开放的瓣膜倾斜表面加速。在闭合状态,单叶倾碟瓣(single tilting disc valve)的反流束通常位于主孔边缘远离缝合环的方向。一般依据手术偏好决定瓣叶开放的方向,从而决定了瓣膜闭合状态时反流束的方向。双叶瓣(the bilieaflet valve)在 CFD 成像上的血流特征比较复杂(图 15.16)。在开放状态,CFD 显示前向血流分别通过两个较大外周瓣膜开口,以及一个较小的中心开口。当在闭合状态成像时,可出现多个正常的平行于瓣膜开放平面的冲洗反流束。所有反流束均位于缝合环之内,其中两束血流来自瓣叶和瓣架(housing)接触的位置,第三束位于两个瓣叶对合的位置。

生物瓣同样在超声上表现有特征性的跨瓣血流。带支架和无支架生物瓣超声所示跨瓣前向血流均和正常的自体瓣膜相似,为通过单孔的血流。正常反向血流或反流束为中心性的,并且不会远离闭合的瓣膜平面,反流面积局限,反流束色彩均匀。

虽然近端等速表面积(proximal isovelocity surface area,PISA)原理测得数值多数情况下还是准确的,近期 3D 超声数据显示,PISA 原理的几何建模可能存在错误;就是说,近端血流汇聚并不一定是半球形的,缺损处也不一定是圆形的(图 15.18)[30]。将三维超声与 CFD 相结合可以着重显示狭窄及反流束更精细的特征,有助于解释为什么更简单的 2D 评估准确性并没有那么高(图 15.19~图 15.21)。尤其是,这些测算公式和原理所依赖几何建模并不在所有情况下都准确。在 3 个不同水平(瓣前、瓣膜及瓣后)观察血流特征可以充分展示跨瓣血流特征(图 15.19~图 15.21)。上述公式在评估

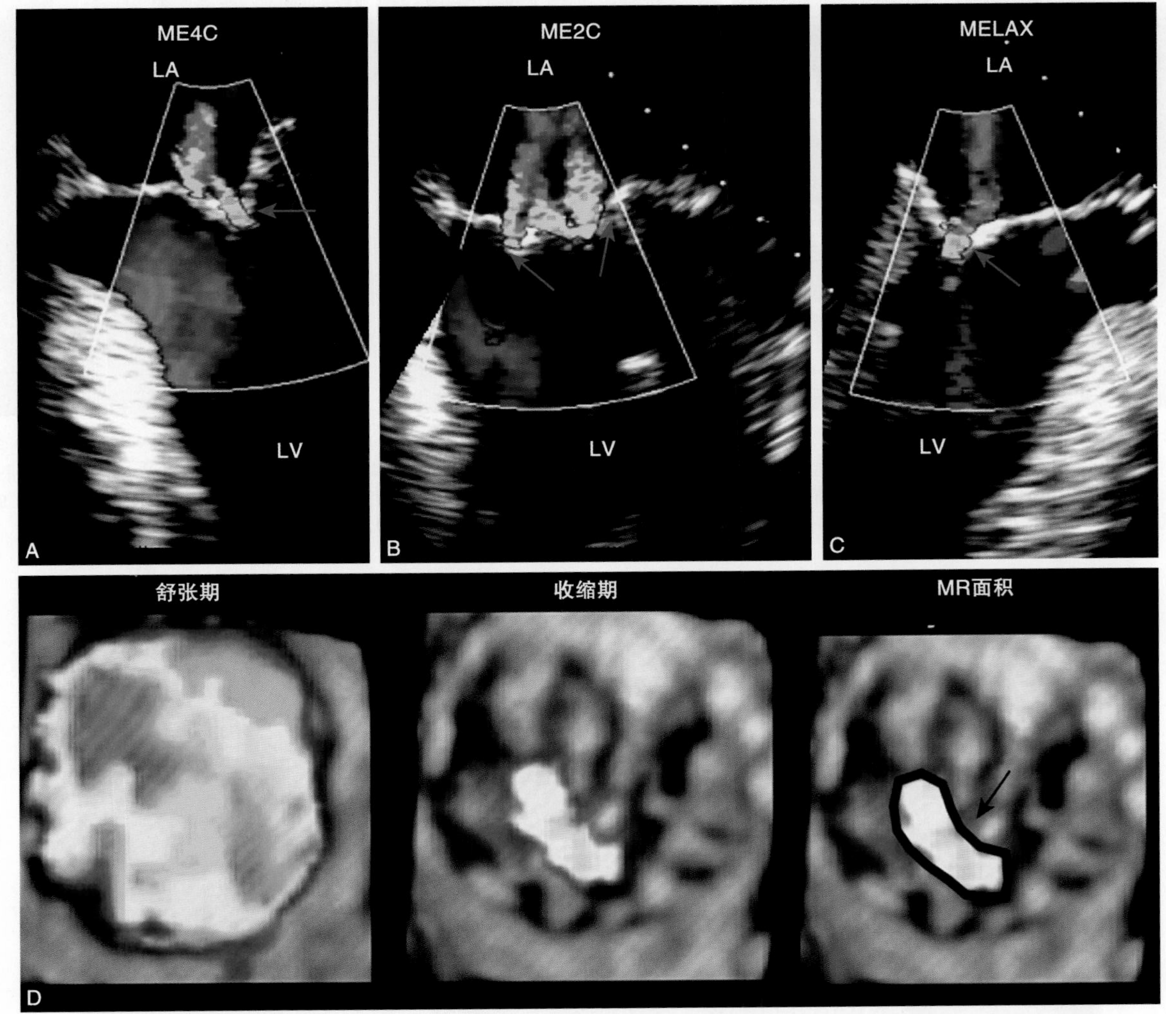

图 15.18 反流口三维(3D)超声图像。(A~C)同一个二尖瓣反流束在 ME 不同切面的 2D 超声图像:分别为四腔心(4C)、两腔心(2C)和长轴(LAX)。在 ME4C 和 MELAX 切面测得的最小喷流直径能更准确地反映二尖瓣反流(MR)的严重程度,原因是在这两个切面上图像是垂直于 MR 反流束测量的,然而在 ME2C 切面上,图像与 MR 反流束平行。(D)上述理论可在 3D 超声成像上被证实。图示从左心室(LV)角度在舒张期(左图)和收缩期(中间图)对反流束成像。反流孔在收缩期(右图)呈椭圆形。3D 呈现显示有效反流口并不是圆形的,同时血流汇聚[近端等速表面积(PISA)]也不是由多个半球组成,而 PISA 原理推论得出的方程式正是建立在上述两个假设上的,所以 PISA 法的方程式可能是错误的。当可行时,均应进行三维成像,可以直接测量反流口面积(右图中黑笔描绘出的)

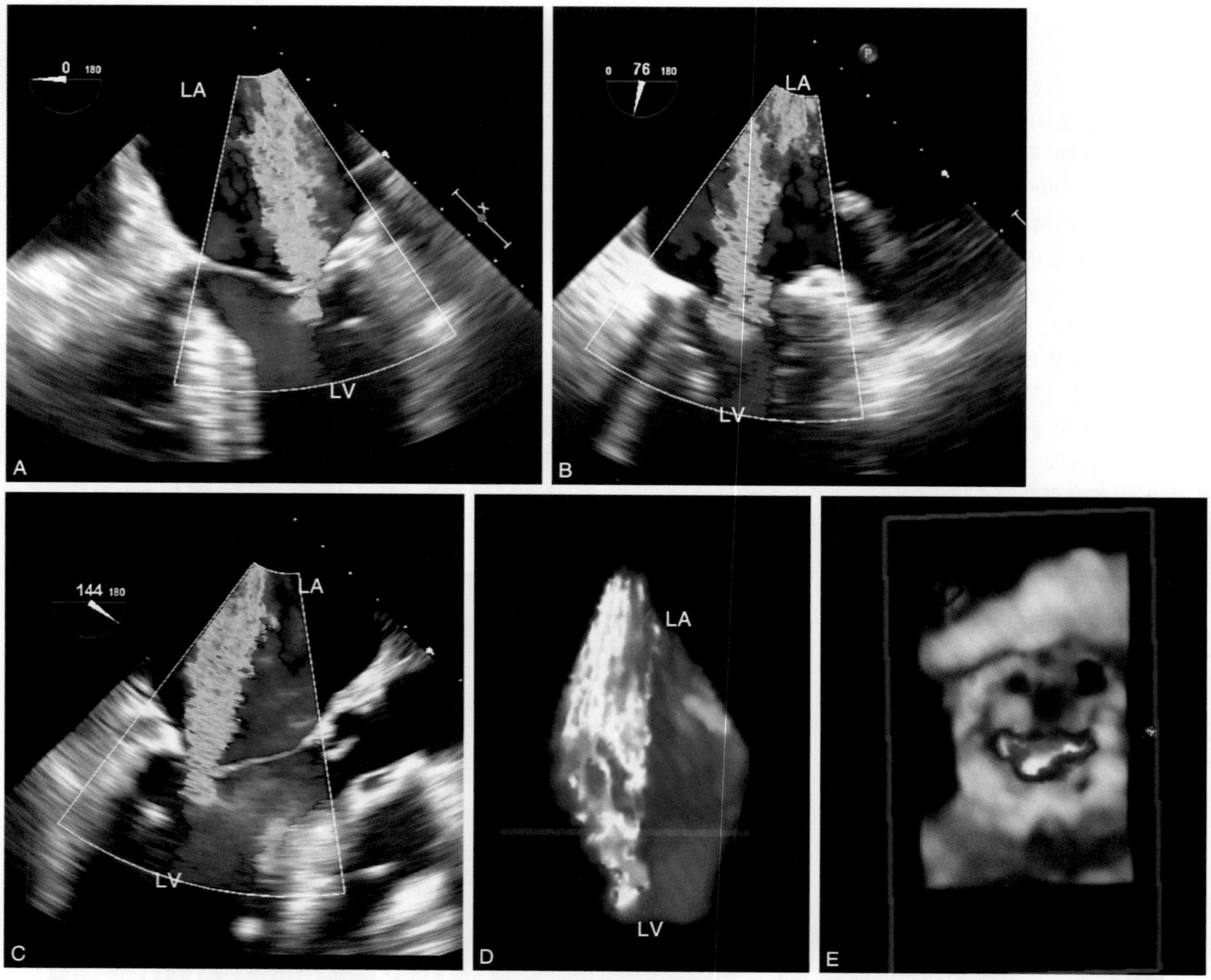

图 15.19 评估二尖瓣反流(MR)血流束。(A~C)二维(2D)彩色多普勒超声所示中心性 MR 反流束。(D)和(E)三维(3D)彩色多普勒超声评估同一反流束。(D)在 3 个层面上(瓣下、瓣上及二尖瓣水平)的 MR 反流束显示反流束在跨过反流口后迅速扩张。(E)与图 15.16 相似,此图所示反流口为椭圆形,与 2D 彩色多普勒超声评估(A~C)并不相似。有关 MR 反流束形状的假设被 3D 成像证实并不是那么准确。应用 3D 彩色多普勒成像,通过面积法可直接测量反流口面积。LA,左心房;LV,左心室

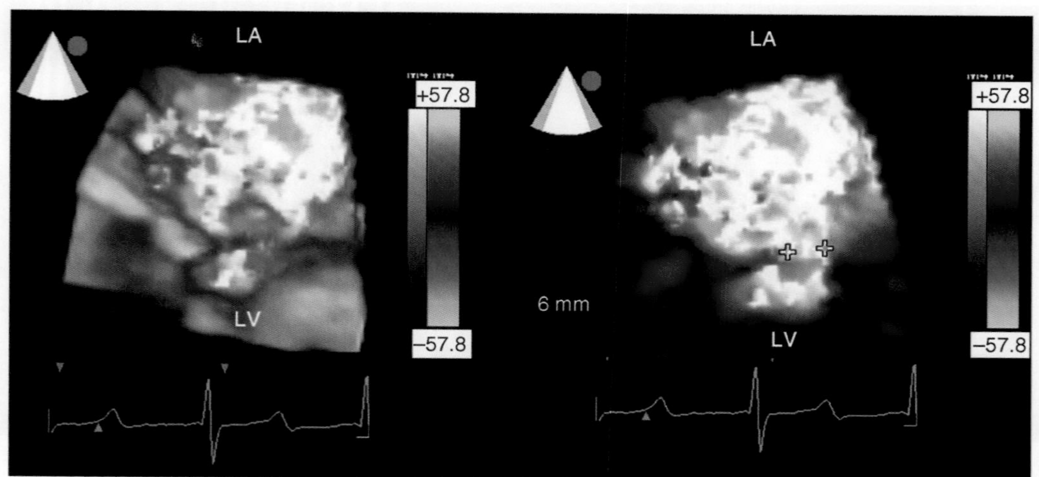

图 15.20 三维(3D)彩色多普勒成像所示二尖瓣反流束。此图展示了如何通过 3D 彩色多普勒在多个层面成像以展示(如此图)反流束的整体形状。此图所示为评估二尖瓣人工瓣膜瓣周漏的超声图像。反流束在瓣下,二尖瓣,以及瓣上水平均被显示出来,由此可以更准确地测量最小喷流直径(vena contracta)。如图 15.18 所示,在心房面可以看见反流束的扩张。这种扩张有助于理解为什么反流束面积并不能准确地反映反流口的大小。如这个病例所示,3D 超声成像有助于选择封堵器的大小和数量

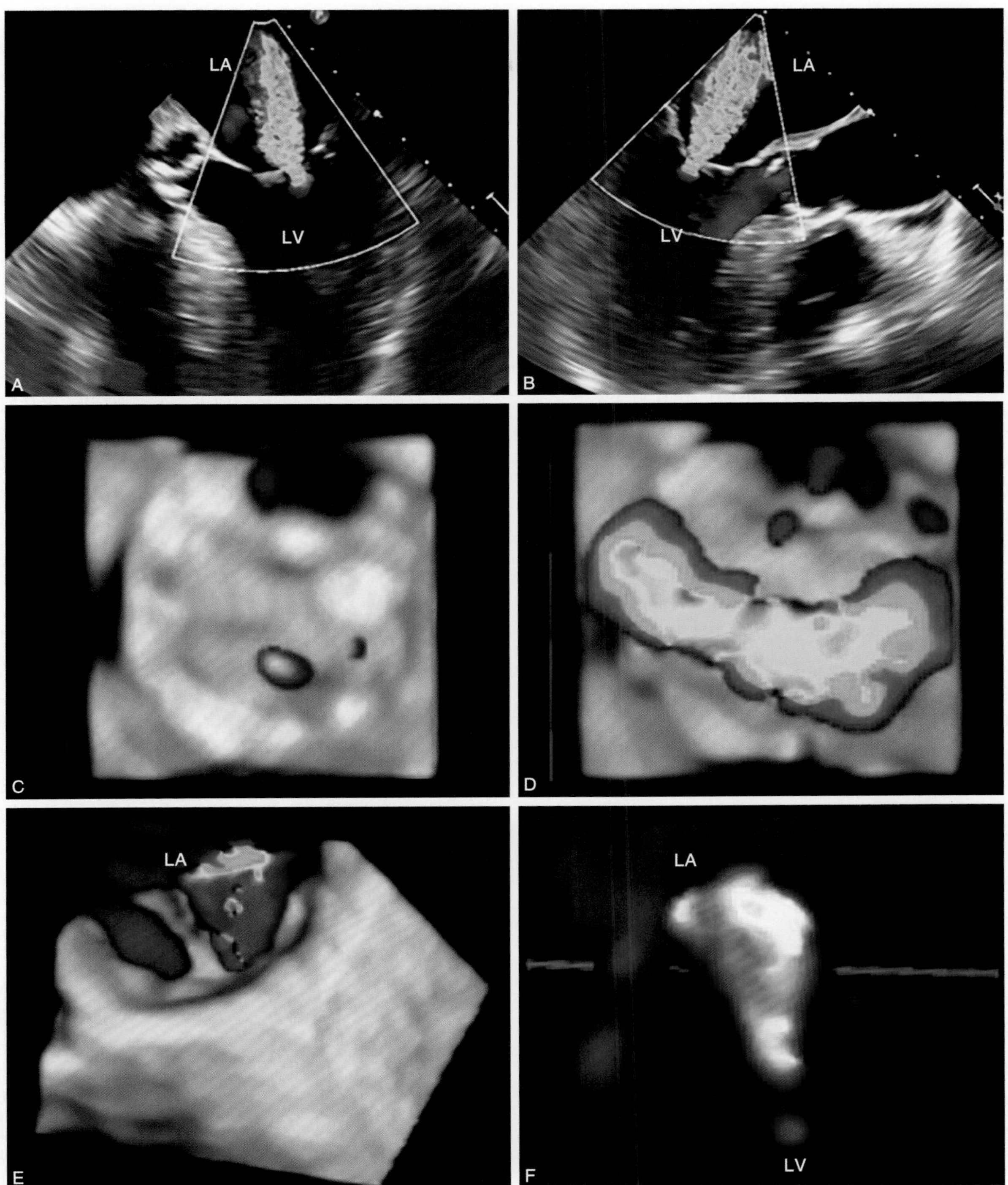

图 15.21　反流束的夹带作用。(A 和 B)食管中段切面中心反流束。(C)收缩期心室角度所示反流口。(D)舒张期血流。(E 和 F)反流束通过反流瓣膜口的三维形状。由于夹带作用,反流束似乎扩张了。这就解释了为什么最小缩流直径(vena contracta)能比之后的反流面积更好地反映反流口大小,后者由于夹带作用会高估反流口面积。LA,左心房;LV,左心室

轻度和重度瓣膜缺陷时比较准确，但是在评估中度瓣膜功能不全时准确性并没有那么高。虽然血流汇聚（flow convergence）法能对于中度瓣膜功能不全的评估提供更多信息，目前认为该方法也存在不准确性。近期3D成像的进步使得通过面积法（planimetry）评估面积更为准确（图15.21）。后续章节将应用这些超声心动图基本原则来评估瓣膜功能。这些原则可应用在不同瓣膜上。众所周知，左心评估的可信度依旧高于右心评估。

二尖瓣

二尖瓣的正常结构及功能

二尖瓣（MV）的正常解剖及功能已经在此前充分讨论过（参见第14章），对于MV正常功能及功能不全的充分认知促使了二尖瓣修复术的成功展开[31,32]。正常的MV由薄薄的两个瓣叶组成（瓣叶厚度<2mm），分为前叶和后叶，和相应的瓣环位置对应。每个瓣叶进一步被分为几个节段（segments）或小叶（scallops），有Carpentier和Duran命名（图15.22）[33-38]。两位研究者均将二尖瓣后叶分为3个节段或小叶，靠近前外侧的上叶（P_1）、中叶（P_2），以及靠后外侧的下叶（P_3）。Duran将二尖瓣前叶分为两个较大的节段[命名为前（A_1）和后（A_2）]以及两个较小的联合部节段（命名为C1和C2）。与之不同的，Carpentier将二尖瓣前叶依照和后叶的对应关系，分为A_1、A_2和A_3三个节段，分别和后叶的P_1、P_2和P_3相对应。虽然，二尖瓣后叶占据二尖瓣瓣环周长的2/3，二尖瓣后叶仅占瓣叶闭合面积（coapt area）的1/3，而前叶则占据2/3（图15.22）。功能上来看，后叶似乎为面积更大的前叶提供一个对合表面（coapting surface）。在二尖瓣闭合时，两个瓣叶重叠至少6mm，并且对合平面最低点位于瓣环平面以下6mm以内，且不会超过瓣环平面。瓣叶高度、长度以及对合点很重要，影响着血液流入流出左心室的方向[39-42]。在左心室舒张期，二尖瓣前叶凸入左心室，引导血流顺着左心室后壁流向心尖部（图15.23）。此后，在左心室收缩前及收缩时，血流顺着左心室前间壁流向左心室流出道（left ventricular outflow tract，LVOT）。在此期间，二尖瓣前叶凸入左房，在左心室收缩前及左心室射血时增大LVOT。这种形式的血流运动方向最为有效和节能，可有效的将血流送达房室交界水平。其余解剖构造及形变所致血流动向都没有此类型效率高。

腱索将二尖瓣瓣叶和两个乳头肌（前外侧和后内侧）以及心室壁相连，是连接二尖瓣结构以及左心室心肌的重要结构（图15.24）。前外侧乳头肌与二尖瓣前后叶中靠近前外侧的部分相连，后内侧乳头肌则与前后叶靠近后内侧的部分相连。腱索的主要功能是通过收缩期乳头肌产生张力，从而防止瓣叶脱垂或连枷。有几种不同类型的腱索。一级腱索主要防止瓣叶脱垂，二级、三级、四级腱索主要连接二尖瓣瓣叶和左心室壁。这些腱索帮助维持左心室的正常形状和功能。

正常二尖瓣瓣环是一个3D的动态结构（图15.25）[39,43]。瓣环形状和位置随着心动周期而改变，以优化前向血流从左房流入左心室，防止反流，并为左心室收缩期前向血流提供空间。在舒张期，二尖瓣瓣环趋向于一个平面结构，更趋向于左心室，处于开放状态，引导血流顺着左心室后外侧壁流向心尖部，形成一股涡流，并继续顺着前间壁流向LVOT，形成收缩期射血。在舒张末期和心室收缩开始时，二尖瓣瓣环开始朝向后外侧收缩，靠近膜部，并凸入左房，上述形态学改变均有助于增加LVOT大小，增加左心室射血前的容积，最大程度上减少收缩期前向血流和二尖瓣瓣叶之间的干扰。

人工二尖瓣或修复后二尖瓣

了解外科手术的细节很重要，包括，置换了什么类型的瓣膜或者如何修复的瓣膜。有关各个正常瓣膜或成功修复后瓣膜的超声心动图认知将有助于分辨外科手术后的瓣膜形态是否正常。这些细节包括，是否进行了生物瓣或机械瓣的置换，什么类型的人工瓣膜，有几个瓣叶。对于瓣膜修复术而言，需要了解的信息包括瓣环类型（平面型，或马鞍形，全环或部分环），是否进行了瓣叶修剪，修复或加固，这些信息均有助于操作者解读超声心动图图像[21,31,32,44]。

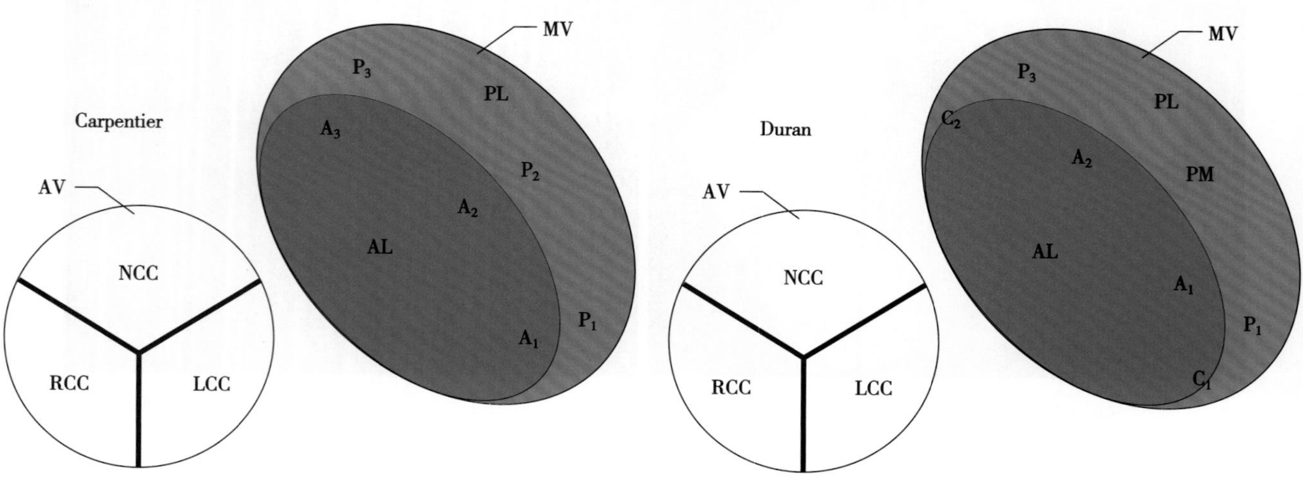

图15.22 Carpentier及Duran二尖瓣小叶命名法示意图。两种命名法均将二尖瓣后叶分为三个小叶（P_1，P_2，P_3），Duran将二尖瓣前叶分为前外侧小叶（A_1）及后内侧小叶（A_2），将前叶的外周部命名为联合小叶（C_1和C_2）。与之相对的，Carpentier命名法将二尖瓣前叶，依照和后叶的对应关系，分为A_1、A_2和A_3三个小叶。AL，前叶；AV，主动脉瓣；LCC，左冠瓣（主动脉瓣的）；MV，二尖瓣；NCC，无冠瓣；RCC，右冠瓣；PL，后叶

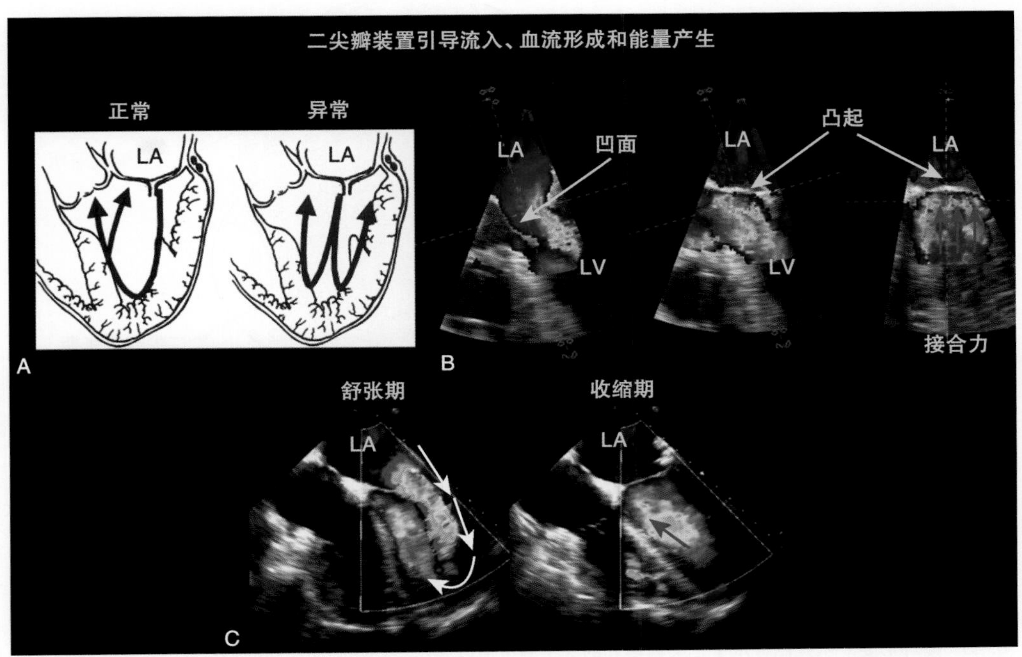

图 15.23 跨二尖瓣及心腔内血流方向。(A)正常及异常血流示意图。正常跨二尖瓣血流沿左心室后外侧壁方向指向左心室心尖部,继而沿着左心室前壁和前间壁流向左心室流出道。这种正常的血流方向将产生涡流,积攒能量,前向血流效率更高,尽可能减少前向血流在心室收缩期与二尖瓣松弛部分的碰撞,从而减少发生收缩期前向运动(SAM)的风险。与此相反,异常的血流方向积攒能量较少,效率更低。此外,跨瓣及心腔内血流方向还可能与二尖瓣松弛的瓣叶部分相接处,增加 SAM 的概率。(B 和 C)二尖瓣前叶的运动,将血流引导入左心室。正常二尖瓣的形态改变可形成正常的血流,如图中所示超声影像。LA,左心房;LV,左心室

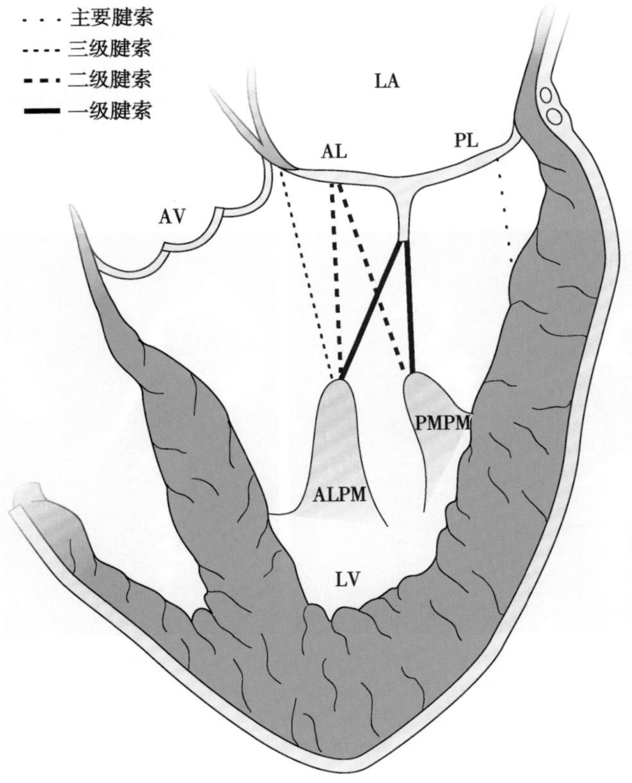

图 15.24 腱索解剖结构。示意图显示了四种维持二尖瓣结构功能正常的主要腱索,二尖瓣的功能之一包括维持左心室的正常形状和功能。一级腱索主要保证瓣叶的正常对合(coaptation)。与二级腱索相关的栓系现象(tethering phenomenon)可见于左心室心肌重塑时,为治疗Ⅲb 型二尖瓣反流时的修复手术靶点。三级腱索连接乳头肌与二尖瓣前叶基底部,而支撑腱索(strut chords)连接二尖瓣后叶基底部与左心室后外侧壁。AL,前叶;ALPM,前外侧乳头肌;AV,主动脉瓣;LA,左心房;LV 左心室;PL,后叶;PMPM,后内侧乳头肌

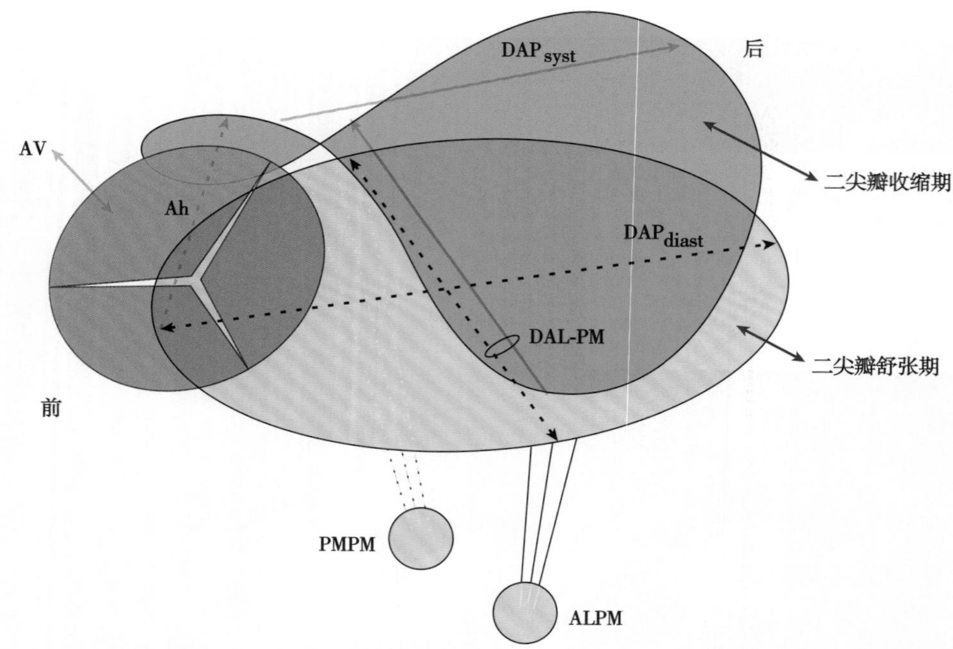

图 15.25 瓣环形变。示意图显示了二尖瓣瓣环的 3 个测量值以展示瓣环随心动周期的形状改变。黑色虚线箭头表示在心室舒张末期二尖瓣瓣环的直径。在心室收缩期，二尖瓣前后径（DAP_{syst}）减小并向侧方移动［如向远离左心室流出道（LVOT）的方向移动］。二尖瓣联合部间径线（intercommisural line，DAL-PM）减小并向后侧移动。瓣环高度（annular height）增加，并使瓣环的前半部分向远离 LVOT 的方向移动。总体来看，在左心室收缩期二尖瓣瓣环面积减小，并向远离 LVOT 的方向移动，以使得收缩期前向血流不受阻。Ah，瓣环高度；ALPM，前外侧乳头肌；AV，主动脉瓣；DAP，前后径；diast，舒张期；PMPM，后内侧乳头肌；syst，收缩期

修复后的二尖瓣主要依靠面积足够且活动度正常的前叶去覆盖对合表面（coapting surface）。而二尖瓣后叶的主要作用是为前叶提供这个对合表面（coapting surface）。通常情况下，MV 患者的二尖瓣前叶主要通过修复来处理，很少经过修剪，而后叶通常会被修剪。MV 手术的其他方式包括，将二尖瓣后叶进行修复或折叠，以提供一个更大的对合表面（coapting surface）及更大的瓣口面积（图 15.26，图 15.27）。Alfieri 修复术是二尖瓣修复的另一种方法，有效减少或预防二尖瓣脱垂[45-47]。通常在二尖瓣中心处进行修复，修复后将形成一个 8 字形的二尖瓣瓣口；然而这种修复术有时也在外周的二尖瓣联合部（commisures）进行，在舒张期形成两个 8 字形的二尖瓣瓣口（图 15.28）。对于任何超声心动图评估而言，记录当时患者的血流动力学状况将有助于解析超声心动图结果。

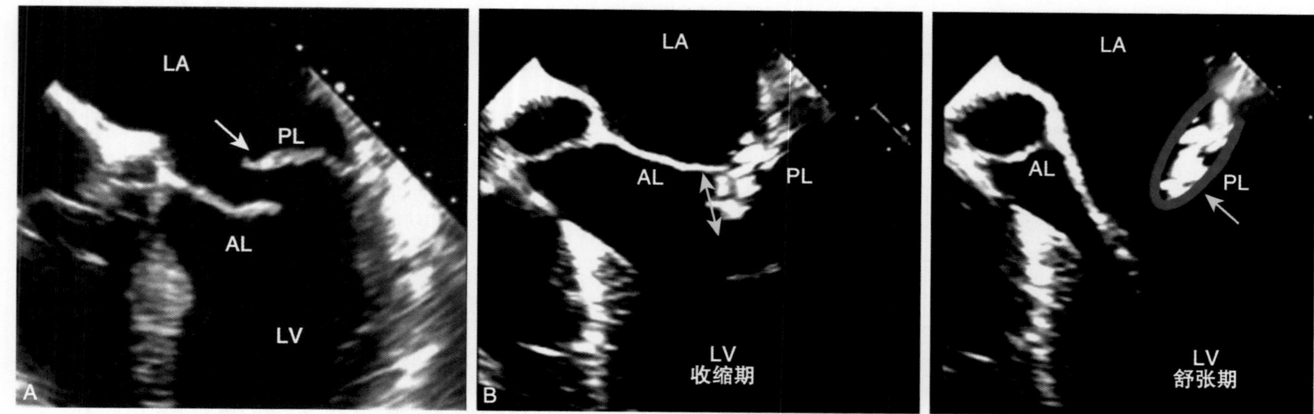

图 15.26 二尖瓣修复术前后对比。瓣叶折叠修复术（the folding leaflet plasty）是一种用于减小后叶（PL）高度而无需切割瓣叶的技术。在脱垂的瓣膜小叶（scallop）边缘缝线，从瓣叶下方［左心室（LV）切面］穿过，继而缝在相应部位的瓣环上。瓣叶被向下牵拉自身折叠，以为前叶提供一个较大的对合表面（coapting surface）。（A）患者伴有连枷的 PL。（B 和 C）同一个患者在修复术后的超声影像，分别获取于 LV 收缩期和舒张期。（B）显示折叠术后的对合区（coaptation zone）（黄色箭头），也可见于（C）（由黄色箭头所指的蓝色线条描绘区）

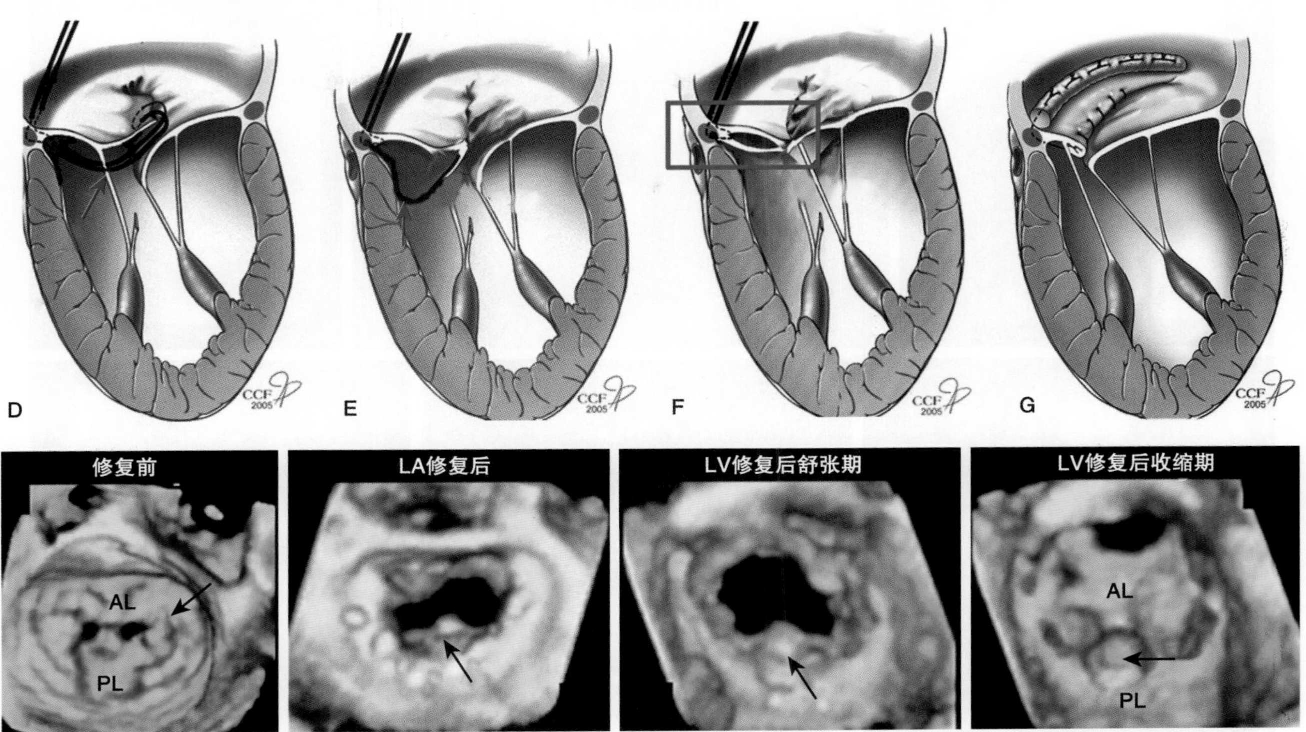

图 15.26(续) (D)和(E)修复术缝线的路径(蓝色箭头),直到如(F)所示,瓣叶被折叠(蓝色框内)。(G)支持修复术的瓣环成形术。此图的最下一行展示了二尖瓣成形的三维超声影像。左数第一张图中的黑色箭头显示了连枷的 PL 和撕裂的腱索(细黑箭头),后三张图显示了修复术后的超声图像,黑色箭头着重指出折叠后的 PL。AL,前叶;LA,左心房

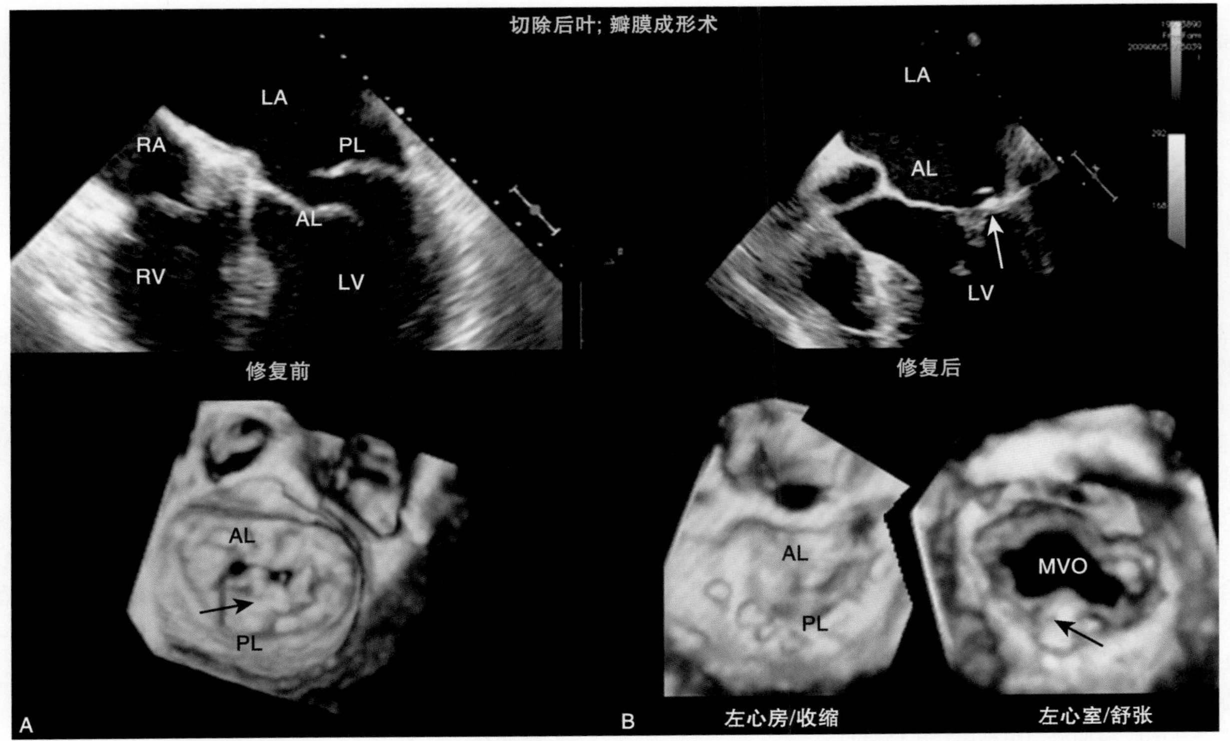

图 15.27 二尖瓣修复术前后对比。(A)修复术前,后叶(PL)有连枷(flail)表现。在三维成像中同样可见连枷的瓣叶小叶(scallop)(箭头),如此病例中,二尖瓣后叶中间小叶(P2)有连枷改变,并伴有两个腱索撕裂。(B)修复后的瓣膜主要依靠前叶(AL)来覆盖对合表面(coapting surface),虽然后叶只构成瓣膜对合面积(coapting area)的一小部分,但 PL 为面积与活动度都更大的 AL 提供了对合表面(箭头)。LA,左心房;LV,左心室;RA,右心房;RV,右心室

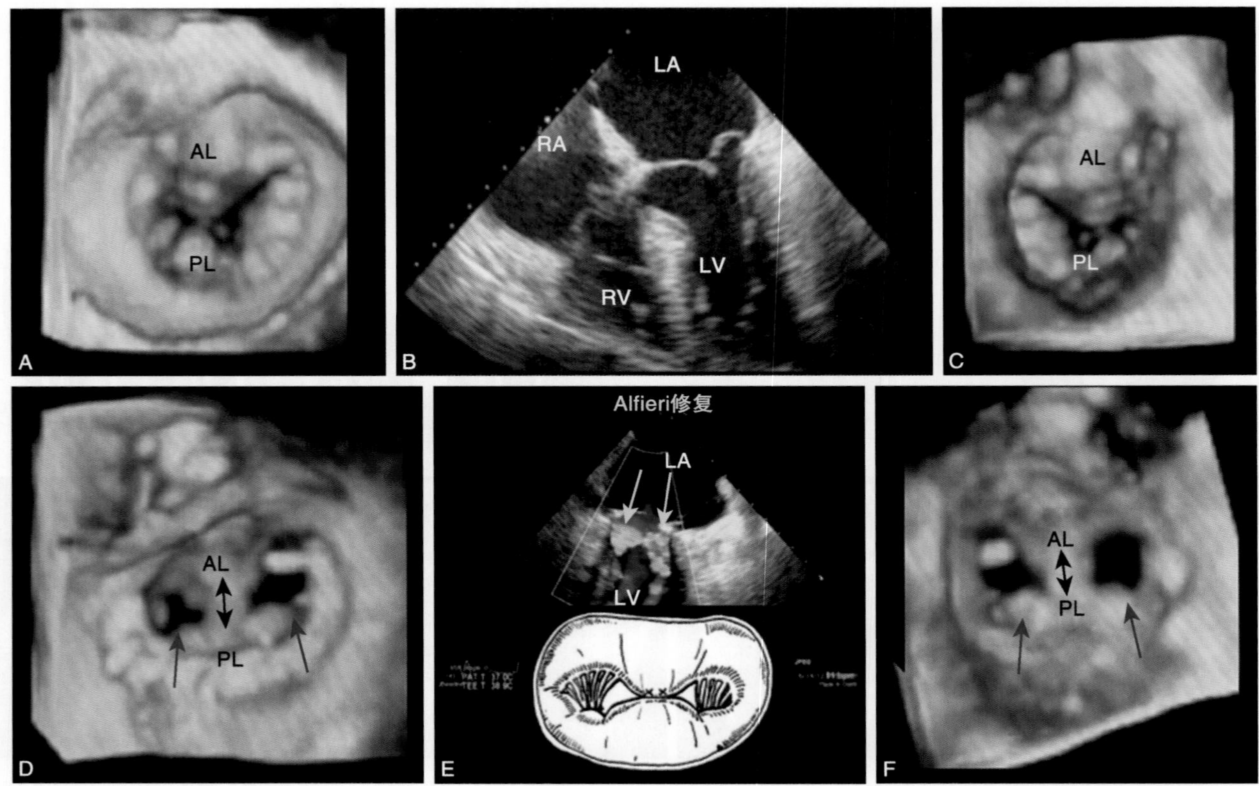

图 15.28 Alfieri 修复术。(A 和 B)显示黏液样变(myxomatous)所致的二尖瓣双叶脱垂行 Alfieri repair 修复术的超声表现。通常在瓣叶中心进行连续缝合(running suture)([D]和[F]中小黑箭头所示,[E]手术示意图也可见缝合处),有时也可在瓣叶外周缝合。中心缝合使修复后瓣膜开口呈现一个 8 字型,与(A~C)所示的单一瓣口不同。(D)和(F)为 Alfieri 修复术后表现。(D)和(F)分别展示从左心房面和左心室面看到的 8 字形瓣口。(E)二维彩色多普勒超声图像显示两个独立的血流束

超声心动图检查

2D 及多普勒超声心动图检查均是通过多个切面完成的,重点分析食管中段(ME)0°~150°的各个切面,在二尖瓣置换/修复术之前之后均需进行评估(图 15.28 至图 15.31)[21,22,31-33]。虽然经胃切面可以对二尖瓣评估进行补充,但该切面更适合于显示 LVOT 以及瓣下附属器(subvalvular apparatus)(图 15.31 至图 15.33)。

评估内容包括二尖瓣瓣叶活动度(正常,过度,受限),瓣叶厚度,以及其他活动的附属结构,后者可包括缝合材料;破碎的钙化沉积物;遗留的腱索,瓣叶,或心内膜炎。瓣下附属器(subvalvular apparatus)成像可以显示可疑的瓣膜增厚或钙化,腱索或乳头肌的活动度及连枷。二尖瓣结构在超声心动图成像中相对于周围组织应相对稳定。瓣周透光区提示可能存在感染,脓肿,撕裂或破损(图 15.34)。

对于机械瓣而言,垂直于瓣叶成像可以显示瓣膜开放及闭合时的瓣叶边缘,平行成像有助于显示典型的反流束。多个切面成像有助于提高检查的完整性和诊断价值(图 15.14、图 15.17 和图 15.35 至图 15.38)。对于生物瓣而言,还需要注意缝线的位置,确切的说,缝线是否过于靠近 LVOT,以至于造成潜在的收缩期流出道梗阻(图 15.39)。

多普勒超声检查既可以定性又可以定量的评估通过自体瓣膜、机械瓣、生物瓣、修复后瓣膜的正常及异常血流的方向及宽度。采用多个切面综合评估有助于区分正常或异常的前向血流和反流束。ME 切面是探头最接近二尖瓣的一组切面,且此时血流方向和超声束的方向最为切合。虽然采用定量 CFD 评估时,出现混淆(湍流)(aliasing/turbulence)提示存在高速血流,但并不意味着一定是异常血流。需要进一步定量测量评估。

不同的人工瓣膜有各自特有的血流特点[21,28]。生物瓣膜通常表现为较大的中心性血流,有些伴有少量中心性反流束(图 15.35 至图 15.38)。一个单叶倾碟瓣(single tilting disk)或双叶机械瓣(bileaflet mechanical valve)通常包含两个或三个前向血流以及特征性反流束(图 15.38)。单叶瓣在超声上通常表现一个或两个较小的中心性反流束(一个反流束明显大于另一个)。双叶机械般通常表现为两个大小相等的中心性反流束。

二尖瓣修复术后的血流形态由修复术种类决定。通常情况下表现为单一的较大的指向后外侧壁的血流,流向心尖,进一步沿前间壁流向 LVOT,和通过正常自体瓣膜的血流形态相似(图 15.23)。任何其他形式的血流都将增加收缩期前向运动。此外,中心型 Alfieri 修补术后,二尖瓣开口呈 8 字形,将表现为两束前向血流(图 15.28)。

二尖瓣反流

正常轻度 MR 在自体瓣膜中发生率高达 75%,并不会造成明显的瓣膜功能不全或存在瓣膜结构异常。异常 MR 通常是由二尖瓣结构中一个或多个组成部分功能不全所导致的

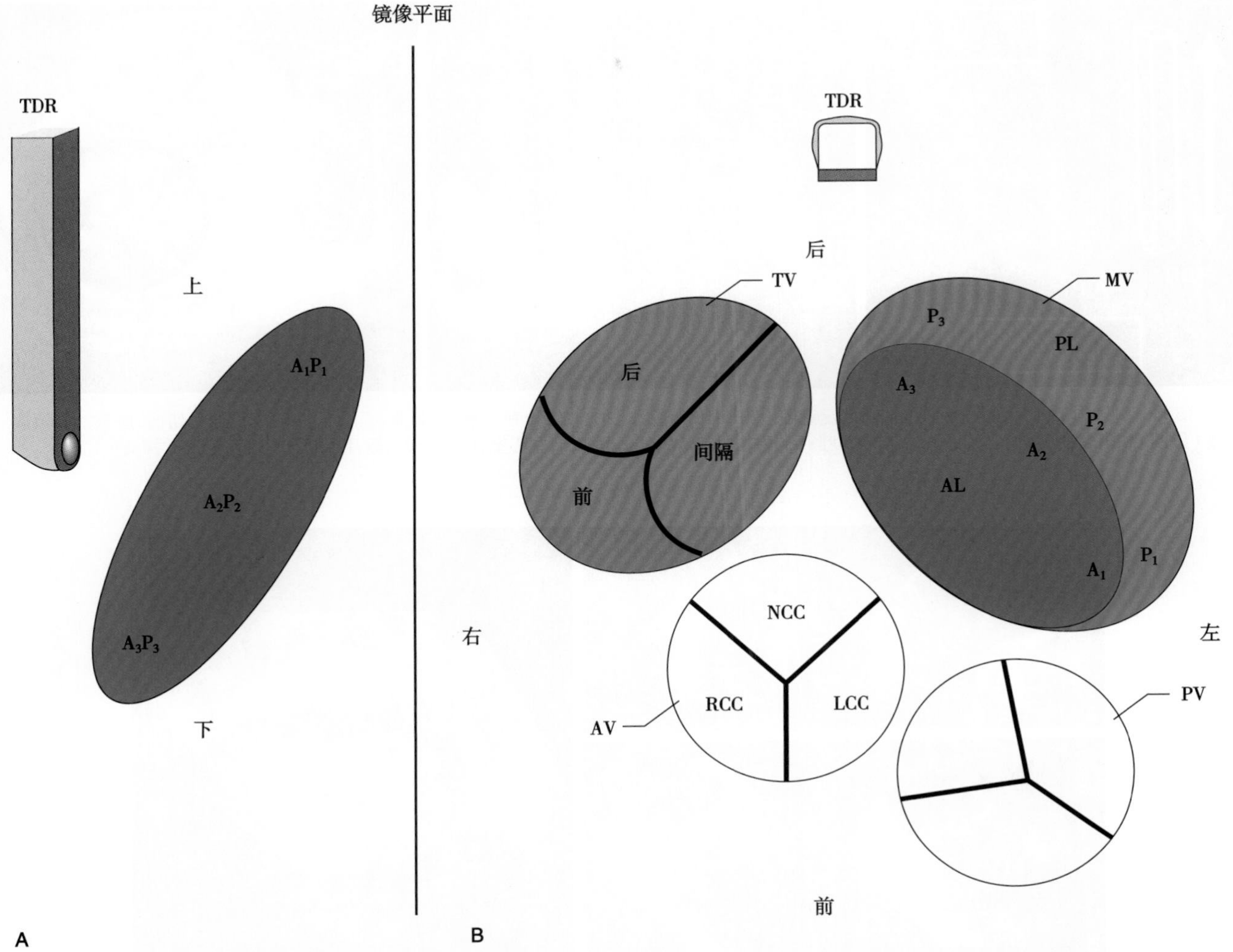

镜像平面

TDR

上

A_1P_1

A_2P_2

A_3P_3

下

A

TDR

后

TV

MV

P_3

PL

后

A_3

P_2

间隔

A_2

前

AL

P_1

A_1

NCC

右

左

RCC

LCC

AV

PV

前

B

图 15.29 成像切面。显示垂直瓣膜切面(A)和平行瓣膜切面(B)的二尖瓣,后者还显示超声探头所示的二尖瓣与周围组织结构的位置关系。A_1,A_2,A_3,前叶小叶;AL,前叶;AV,主动脉瓣;LCC,左冠瓣(主动脉瓣的);NCC,无冠瓣;P_1,P_2,P_3,后叶小叶;PL,后叶;PV,肺动脉瓣;RCC,右冠瓣;TDR,探头;TV,三尖瓣

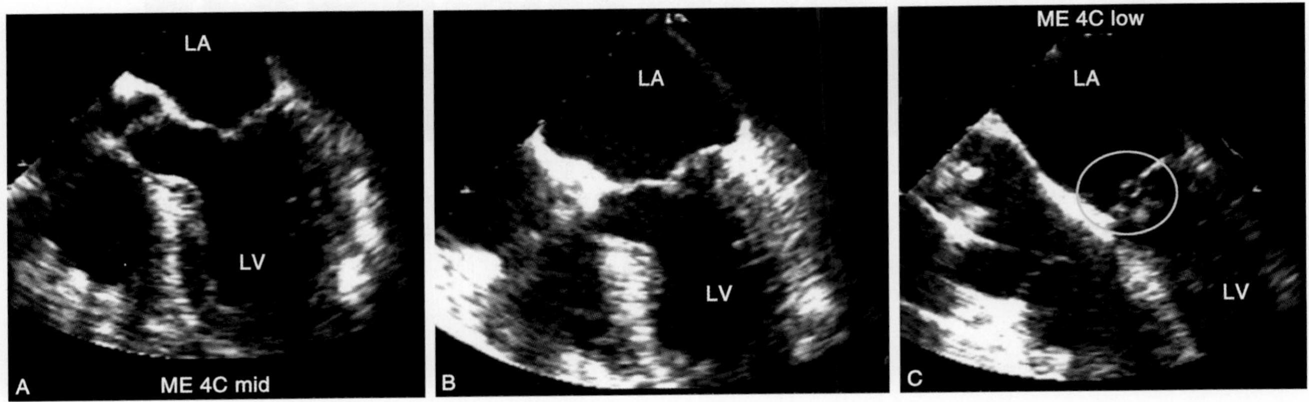

图 15.30 P_3 连枷表现:垂直瓣膜切面。后叶 P_3 小叶连枷改变瓣腱索撕裂的多切面超声成像。(A~C)超声探头从食管中段(ME)四腔心(4C)切面不断深入到食管下段,显示 P_3 缺陷(黄圈)

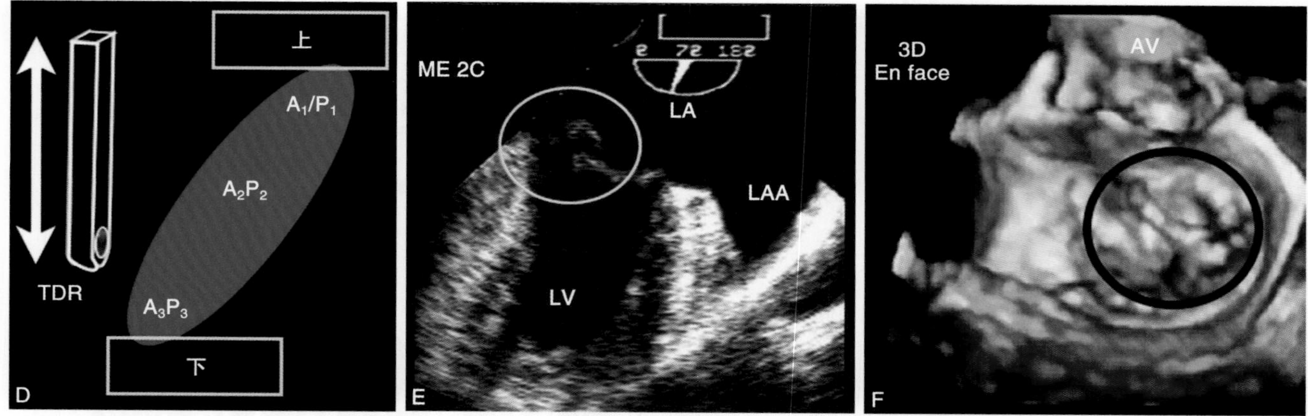

图 15.30(续) (D)二尖瓣在垂直方向上的示意图。(E)ME 两腔心(2C)切面上所示病变(黄圈)。(F)三维(3D)前位切面,所示二尖瓣病变(黑圈)和撕裂的腱索。A_1,A_2,A_3,前叶小叶;LA,左心房;LAA,左心耳;LV,左心室;P_1,P_2,P_3,后叶小叶;PL,后叶;TDR,探头

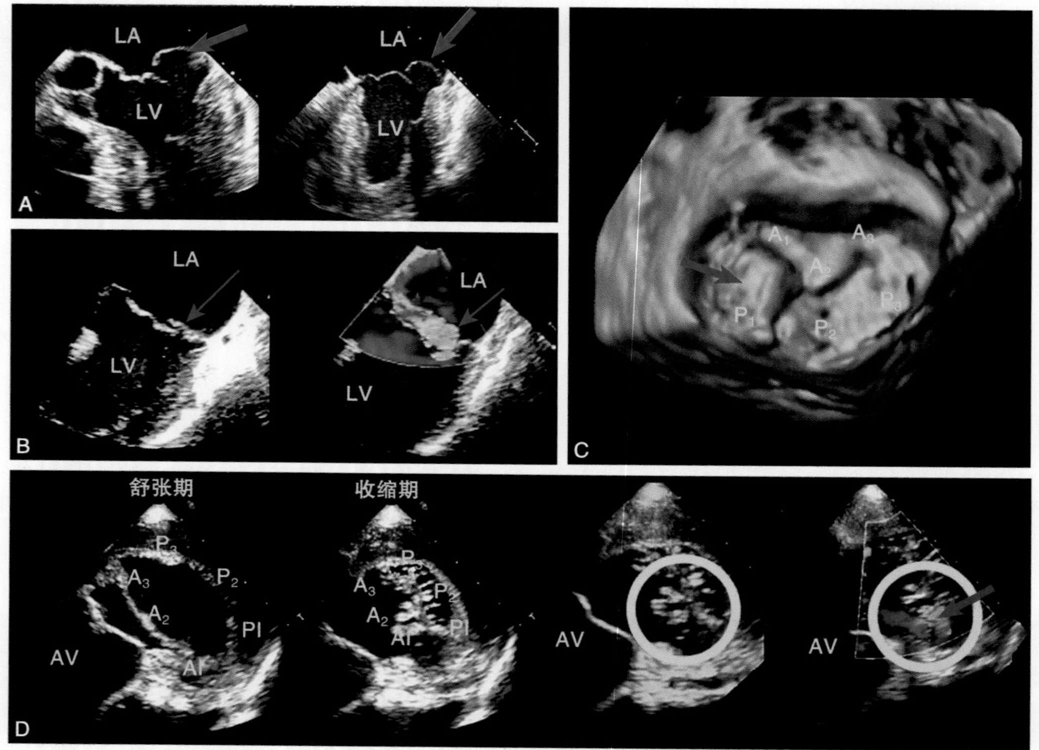

图 15.31 P_1 脱垂:多个切面。二尖瓣多个超声心动图切面,着重显示 P_1 脱垂。(A)0°(左图)及 50°(右图)超声切面,显示脱垂的二尖瓣 P_1 小叶(蓝箭头)。(B)探头转到 80°时超声成像,显示 P_1 反流束的起始部位(蓝箭头)。(C)脱垂的 P_1 小叶(蓝箭头)和其他小叶的关系。(D)一系列经胃超声切面,显示二尖瓣短轴成像,提示 P_1 小叶脱垂(黄圈),以及反流束(蓝箭头)。A_1,A_2,A_3,前叶小叶;AL,前叶;AV,主动脉瓣;LA,左心房;LV,左心室;P_1,P_2,P_3,后叶小叶;PL,后叶

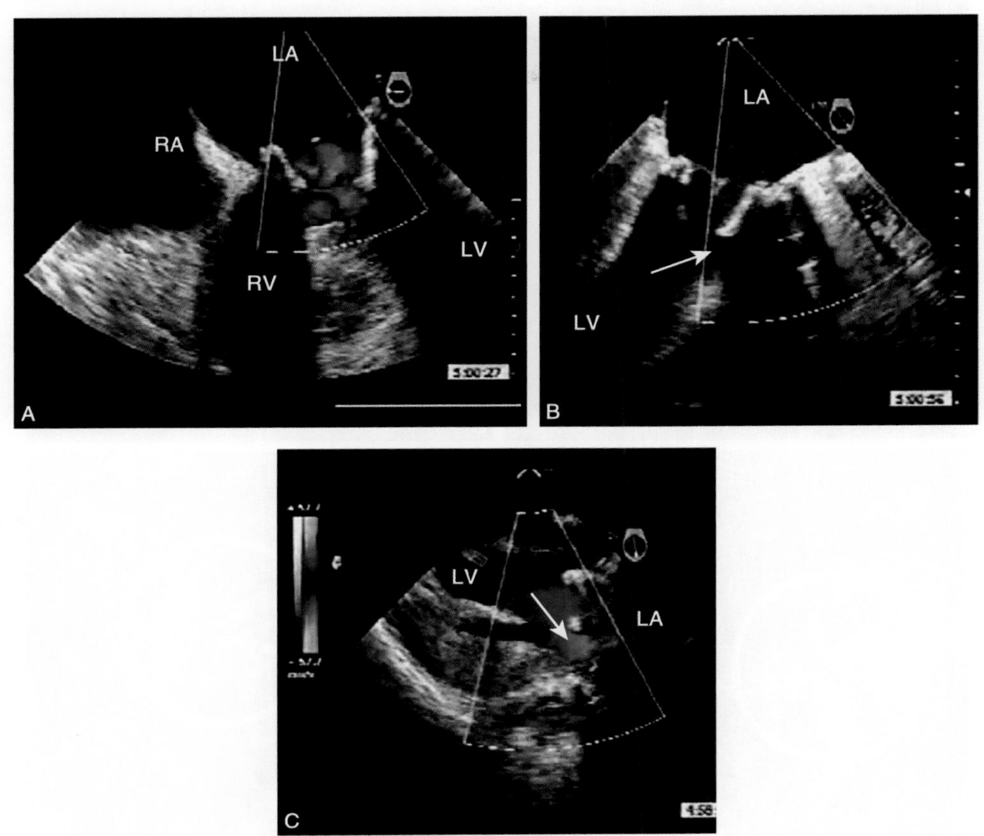

图 15.32 二尖瓣生物瓣以及左心室流出道(LVOT)。(A 和 B)食管中段所示生物瓣,其瓣角(struts)(箭头)似乎使得 LVOT 变窄。(C)经胃切面显示 LVOT 彩色多普勒超声未见湍流。虽然二维超声成像有其局限性,当结合多普勒超声技术时,检查者仍可获得足够信息得出临床印象及诊断。箭头指示彩色多普勒血流。LA,左心房;LV,左心室;RA,右心房;RV,右心室

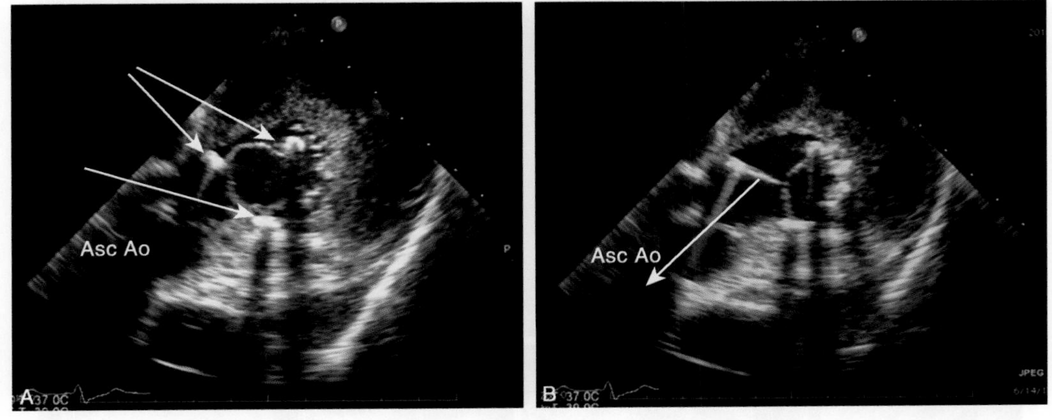

图 15.33 二尖瓣生物瓣:经胃(TG)成像。包含 TG 切面的全面的二维经食管超声检查可以为临床提供能多的信息。(A)带瓣角(白箭头)的二尖瓣生物瓣并不位于左心室流出道(LVOT)内。(B)白箭头显示通过 LVOT 以及主动脉瓣的血流没有阻碍。Asc Ao,升主动脉

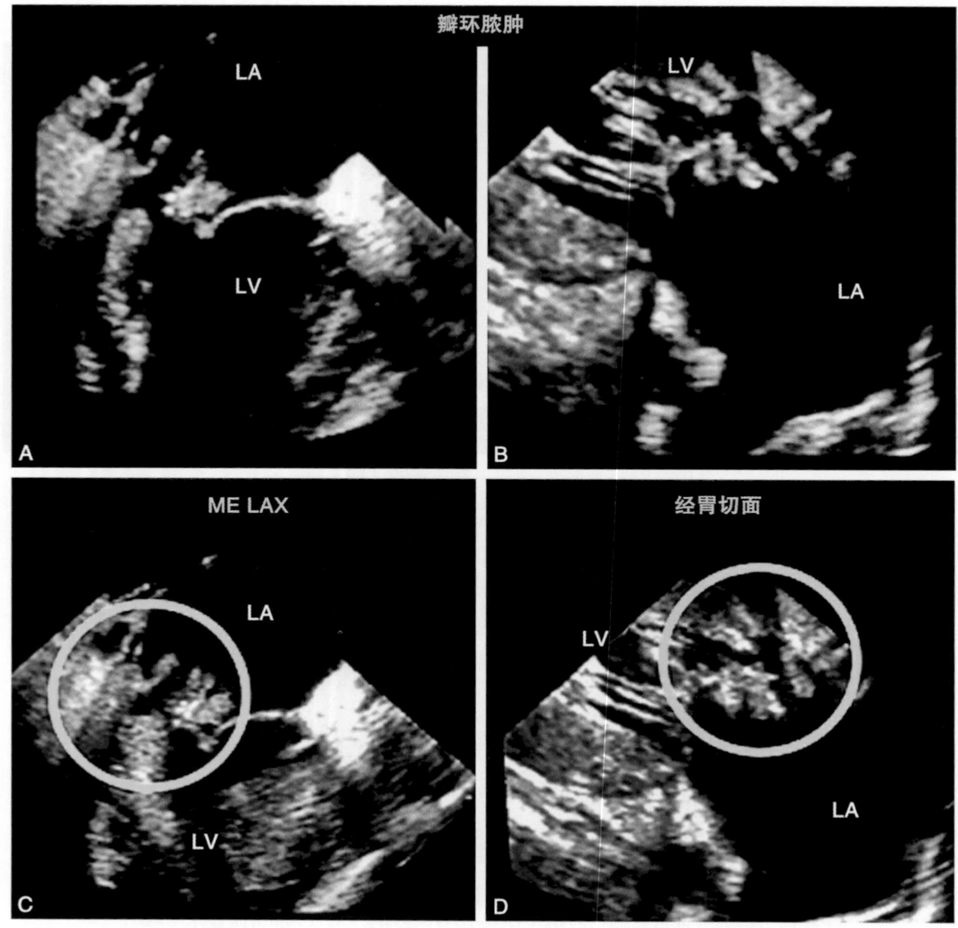

图 15.34 二尖瓣瓣环脓肿:二尖瓣及周围组织的感染。(A)和(C)为食管中段切面,(B)和(D)为经胃切面,显示复杂的超声透光区,混杂有破碎的瓣膜组织影像(黄圈),与感染性心内膜炎及瓣周脓肿的特征相符。LA,左心房;LV,左心室;ME LAX,食管中段长轴(切面)

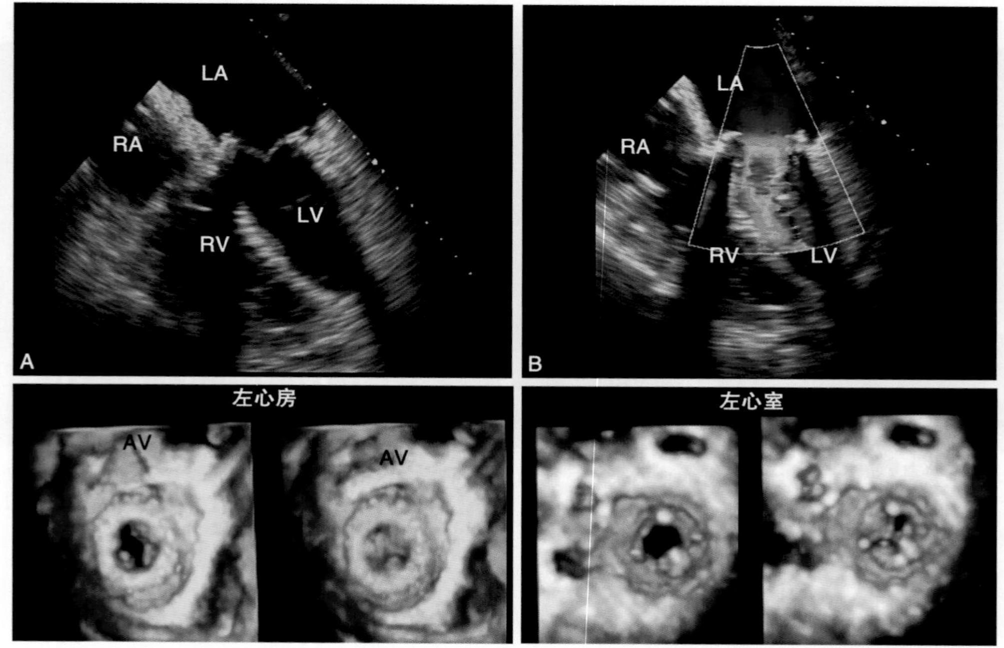

图 15.35 功能正常的二尖瓣生物瓣:三维(3D)成像。(A 和 B)生物瓣正常的二维超声及多普勒表现。下列图像显示 3D 超声模式从 LA 面所见舒张期及收缩期瓣膜图像,以及(左侧两幅图)从左心室面所见舒张期及收缩期瓣膜图像。LA,左心房;LV,左心室;RA,右心房;RV,右心室

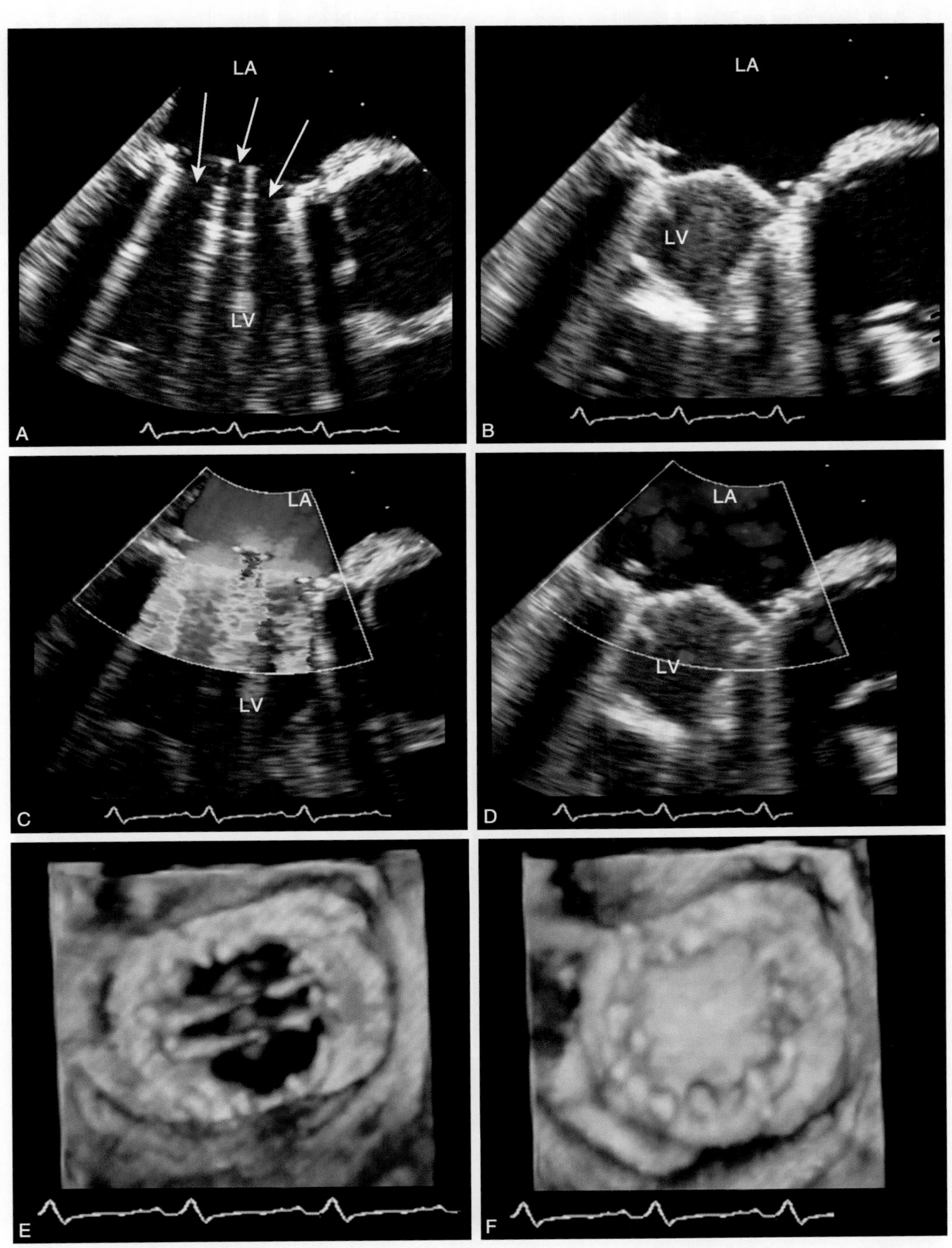

图 15.36　正常二尖瓣机械瓣。双叶机械瓣在舒张期(A、C 和 E)以及收缩期(B、D 和 F)多个切面的二维超声成像(上排图示),彩色多普勒成像(中间图示),以及三维成像(下排图示),后者为左心房面视角。(A)中箭头指向舒张期机械瓣的 3 个开口。LA,左心房;LV,左心室

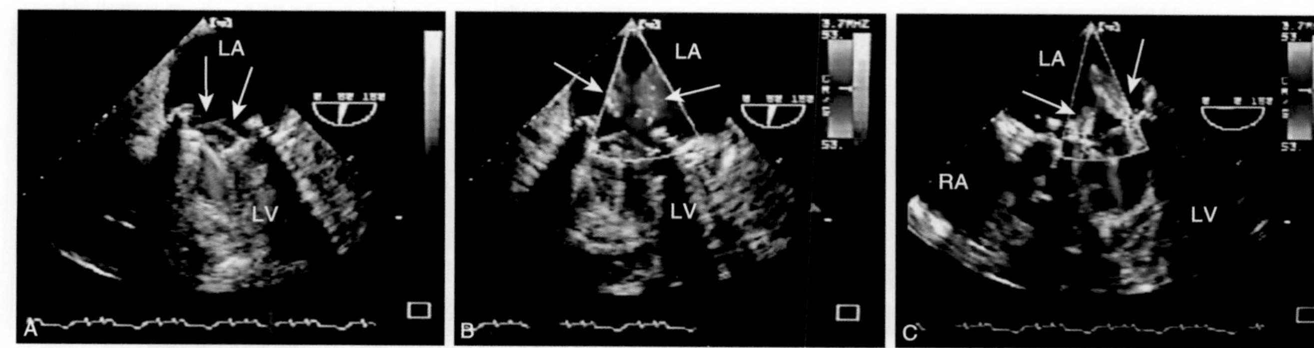

图 15.37 正常二尖瓣机械瓣。图像在心室收缩期获得。(A 和 B)垂直于瓣叶方向成像,虽然彩色多普勒成像可见两个反流束(箭头),但反流束的起点和反流方向却不能明确。(C)平行于瓣叶方向成像,可以更清楚地显示此瓣膜所伴有的两个指向中心的冲洗反流束(箭头)。LA,左心房;LV,左心室;RA,右心房

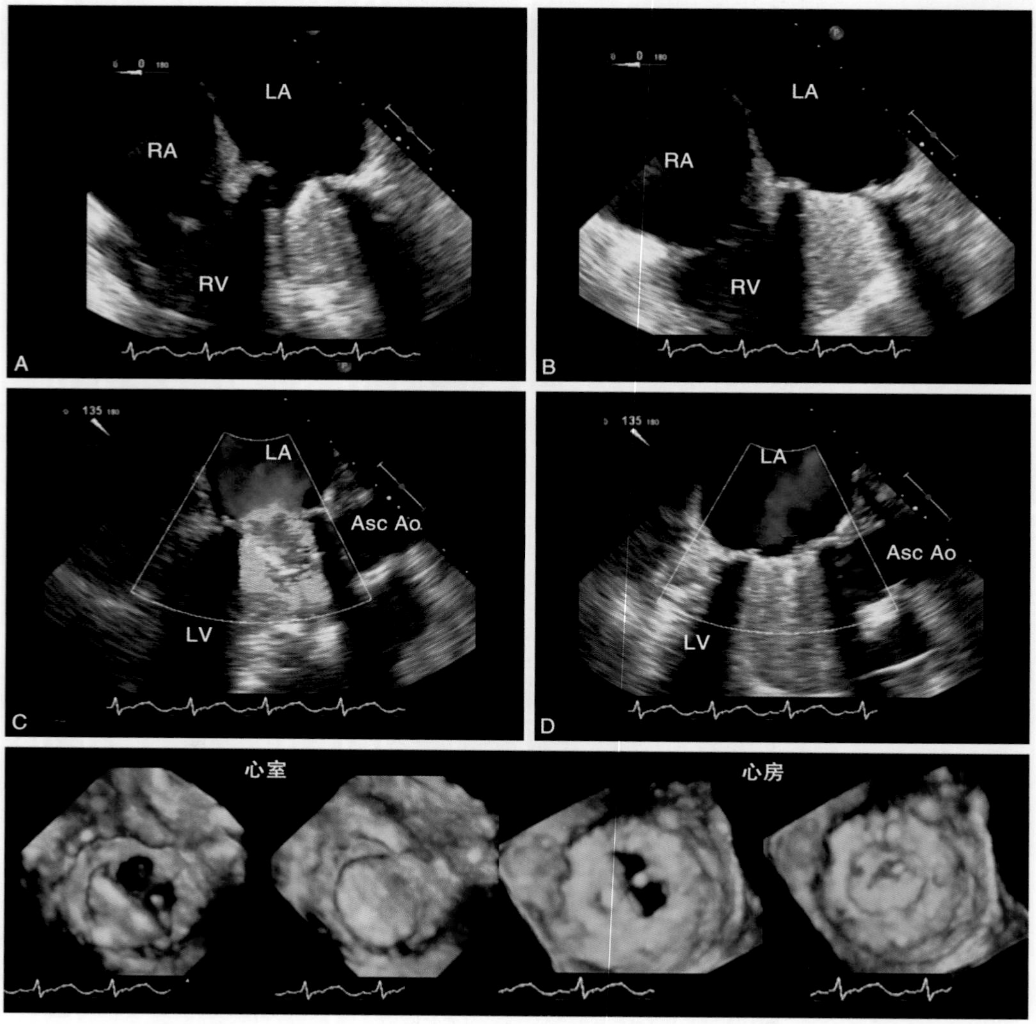

图 15.38 正常单叶机械瓣。舒张期(A 和 C)以及收缩期(B 和 D)的二维超声成像。下列图示显示 3D 从左心室面和心房面所见舒张期及收缩期的瓣膜成像。Asc Ao,升主动脉;LA,左心房;LV,左心室;RA,右心房;RV,右心室

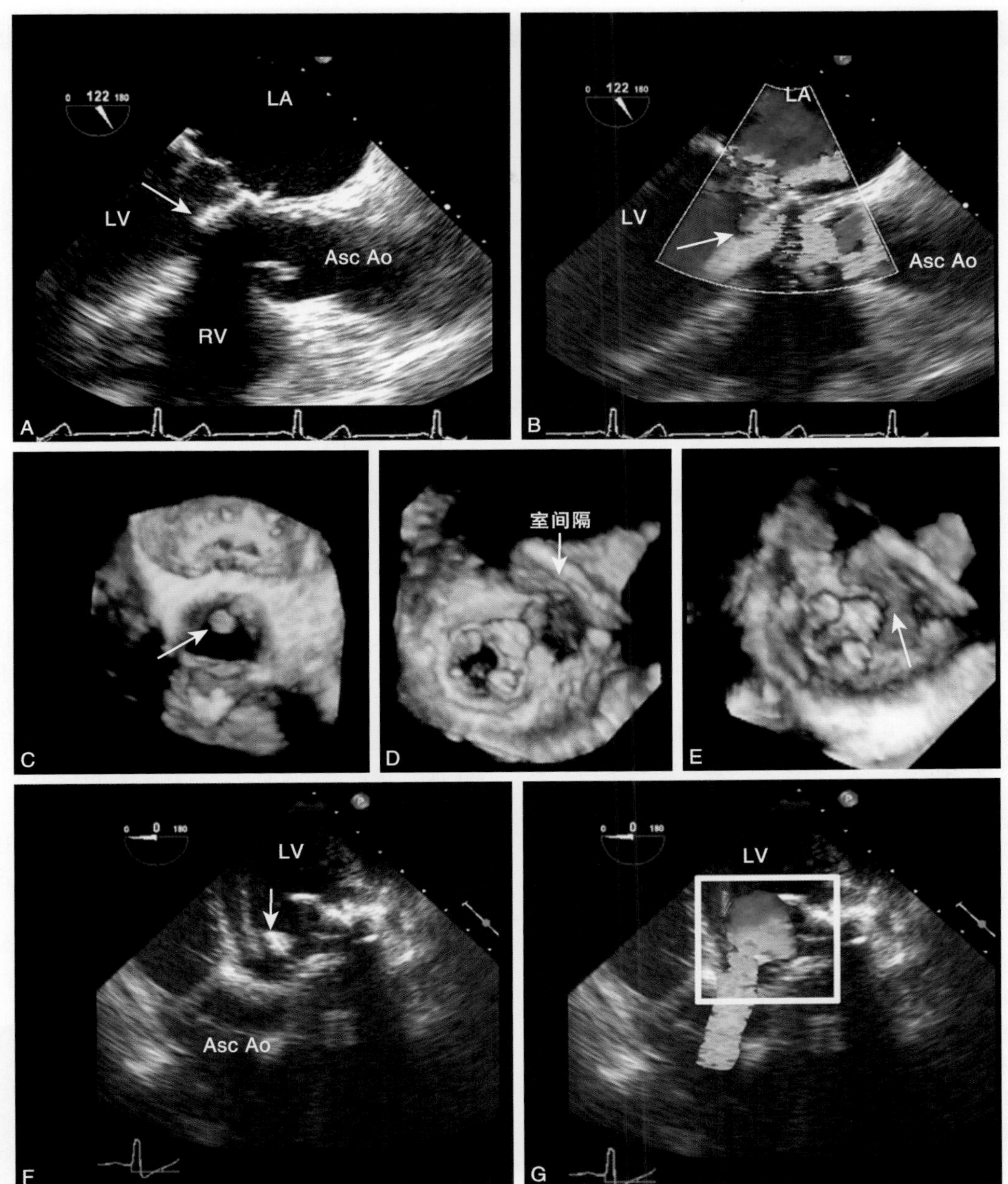

图 15.39　此图展示二尖瓣生物瓣与左心室流出道(LVOT)的关系。(A)二维(2D)超声以及(B)彩色多普勒超声所示食管中段长轴切面,显示生物瓣的瓣角(箭头)与 LVOT 关系紧密。彩色多普勒超声成像显示 LVOT 存在湍流(黑箭头)。三维超声分别显示从(C)主动脉视角,以及 LV 视角(D)舒张期和(E)收缩期时的主动脉瓣。(D)可见 LOVT 一侧一个圆形高回声区(箭头)。该影像为更靠前方的瓣角尖端,与 LVOT 关系密切。(E)在收缩期,生物瓣前方的瓣角(箭头)与室间隔关系密切。经胃切面的(F)2D 以及(G)彩色多普勒超声图像,既显示了瓣角(箭头)与 LVOT 的密切关系,也显示了此部位的血流湍流。(G)该处、狭窄比较显著,足以造成血流汇聚现象(白框)。Asc Ao,升主动脉;LA,左心房;LV,左心室;RV,右心室

(表 15.4)。MR 反流可以分为 3 种类型。Ⅰ型 MR,瓣叶活动正常(图 14.87),Ⅱ型瓣叶活动过度(图 14.83),Ⅲ型瓣叶活动受限[31,32,37,38]。Ⅲ型还可以依据瓣叶活动在心动周期的不同时间受限而进一步被分为以下几种情况。Ⅲa 型表现为心脏舒张期瓣膜活动受限,或在收缩期及舒张期瓣膜活动均受限,如风湿性心脏病时 MR 表现,此时瓣叶、腱索均受累(图 14.84)。Ⅲb 型表现为收缩期瓣叶活动受限,例如由心肌缺血/心肌梗死或心肌病导致的功能性 MR,一般是腱索栓系或心肌重塑所致的(图 14.85)。MR 分型总结可参见图 14.86。

Ⅰ型 MR 可见于二尖瓣瓣环扩张或瓣叶穿孔。瓣环扩张更常发生于肌肉及膜性成分较多的瓣环的后侧及外侧。随着瓣环逐渐扩张(>4.0cm),瓣环形状也逐渐趋向于更为扁平的圆形。反流束可以是中心性的也可以是偏心性的。瓣环功能不全的程度越重,瓣膜修复术的远期效果就越差,最终可能仍需瓣膜置换。瓣膜穿孔通常发生于心内膜炎患者中,且多为前叶穿孔。

表 15.4 二尖瓣反流严重程度分级

	轻度	中度	重度
血管造影分级	1+	2+	3~4+
彩色多普勒反流面积/cm^2	<4 或<25% LA 面积		>7 或>50% LA 面积
最小缩流直径/cm	<0.3	0.3~0.69	>0.7
反流口面积[a]/cm^2	<0.20	0.20~0.49	>0.7
反流容积[a]/ml	<30	30~60	>60
反流分数[a]/%	<30	30~50	>50
肺静脉血流	收缩期血流为主	收缩期血流低钝	收缩期血流反向
继发表现	LAE,LVE,LVSD,PHTN		

[a] 表示通过近端等速表面积法测量的。
LV,左心房;LAE,左心房增大;LVE,左心室增大;LVSD,左心室收缩功能障碍;PHTN,肺动脉高压。

对于Ⅱ型 MR,需描述收缩期瓣叶相对于瓣环平面(annular plane)的位移(systolic excursion)。瓣叶脱垂(prolapse)的定义是,瓣叶运动超过瓣环平面以上大于 2mm,且瓣叶尖端朝下。连枷状瓣叶的定义与瓣叶脱垂相似,不同在于瓣叶尖端高于瓣环平面且朝上。瓣叶运动过度(excessive leaflet motion)通常伴有腱索冗长或撕裂(redundant or torn),或者为心肌梗死(myocardial infarction,MI)或创伤所致乳头肌撕裂或断裂(torn or rupture)。二尖瓣退行性变或黏液样变所致的二尖瓣反流可表现为一个或两个瓣膜的一个或多个分区的脱垂或连枷样改变。瓣叶运动过度可能是由腱索撕裂或瓣叶增厚(黏液样改变)所致。通常情况下,二尖瓣后叶 P2 部分最容易受累(大于 40% ~50% 的情况)[35,48-50]。其次容易受累的为二尖瓣前叶 A2 部分。大于 40% 的情况下表现为二尖瓣的前后叶均受累。二尖瓣前后叶各分区的病变情况对手术方式有很重要的指导意义,可用于预测实行二尖瓣修复术是否可行。

Ⅲb 型 MR 常见于扩张性心肌病(dilated cardiomyopathy,DCM)以及(或)缺血性心肌病,可表现为正常的瓣膜形态;然而,由于腱索栓系,使得已经降低的收缩期瓣膜闭合进一步恶化[49]。需要定量研究评估是否存在栓系现象及其严重程度,由此来预测瓣膜修复术的效果。评估方法包括测量栓系高度及面积,以及对合角度(angle of coaptation)(图 15.40 和图 15.41)。栓系高度>1cm 或栓系面积>1.6cm^2 则提示病变时间长,病变程度严重,且左心室功能障碍、扩张以及心肌重塑也更严重(图 15.41 和图 15.42)[51-53]。随着病程进展,瓣叶顺应性以及活动度将逐渐下降。风湿性心脏病及放疗患者通常表现为瓣膜形态异常伴活动受限(Ⅲa 型)。此时可有瓣叶增厚,缩短以及(或)瓣下结构(腱索或乳头肌)受累。虽然在风湿性心脏病时,舒张期二尖瓣前叶可有"曲棍球棒样"改变,但这并不是诊断风湿性心脏病的必要条件。

人工瓣膜都有自身正常的标志性的反流束,需要与异常血流相鉴别(图 15.17、图 15.32 和图 15.36~图 15.38)[21,28]。正常的或可接受的反流束宽度通常小于 3mm,且不会扩散到离瓣膜太远的地方[54,55]。所有瓣周反流束均被认为是不正常的。然而,宽度小于 3mm 的反流束从长远来看通常不会导致什么问题,尤其是没有明确并存疾病的情况下(图 15.43)。宽度大于 3mm 的反流束以及(或)偏心性反流束所致 MR 进展或需要再次治疗干预的风险更高(图 15.44)[56]。这种异常血流可由多种原因造成,包括:瓣叶运动受限,或运动过度,心内膜炎,以及(或)瓣环断裂(图 15.45 至图 15.47)[19]。

通常对于二尖瓣反流采用 MV 修复术[37,38]。虽然手术目的是消除反流,然而,术后少量或微量反流是可以接受的,但更严重的反流则会有 MV 进展以及需要再次手术的风险(图 15.47)。反流束的位置及方向取决于术前瓣膜功能不全的情况以及修复方式[31,32,37,38]。诊断二尖瓣修复术后导致 MR 的病因对于决定是否需要进一步修复或进行二尖瓣置换有重要的指导意义。

有时还需要对 MR 的急性、慢性病程进行描述。区分 MR 病程的急慢性与患者临床表现及代偿、失代偿情况息息相关。急性 MR 时,LA 和 LV 的顺应性没有时间去适应,这将导致心腔内压增高,进一步逆向增加肺血管床的压力,最终导致肺水肿。可不伴有心室或心房的扩张。慢性 MR 时常伴有心脏的

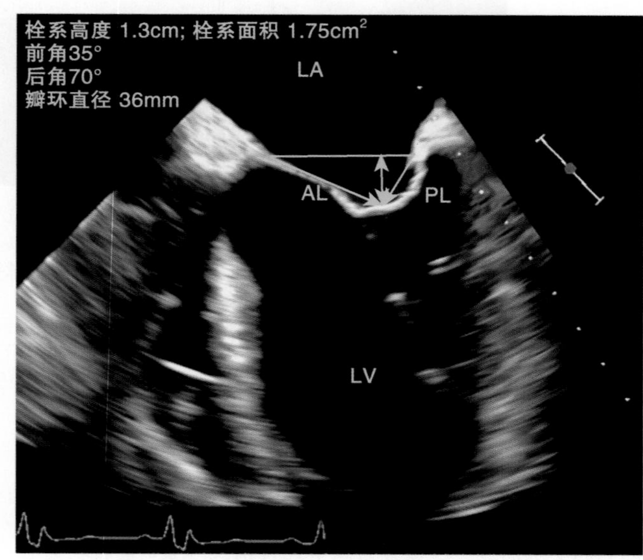

图 15.40 瓣环及瓣叶测量指标。从经食管中段单一一个切面即可测量栓系以及瓣叶活动度及运动幅度等指标。此病例伴有明显的栓系现象,表现为栓系高度(tethering height)大于 1.0cm,栓系面积(tethering area)大于 1.6cm^2,以及后角(posterior angle)大于 60°。AL,前叶;LA,左心房;LV,左心室;PL,后叶

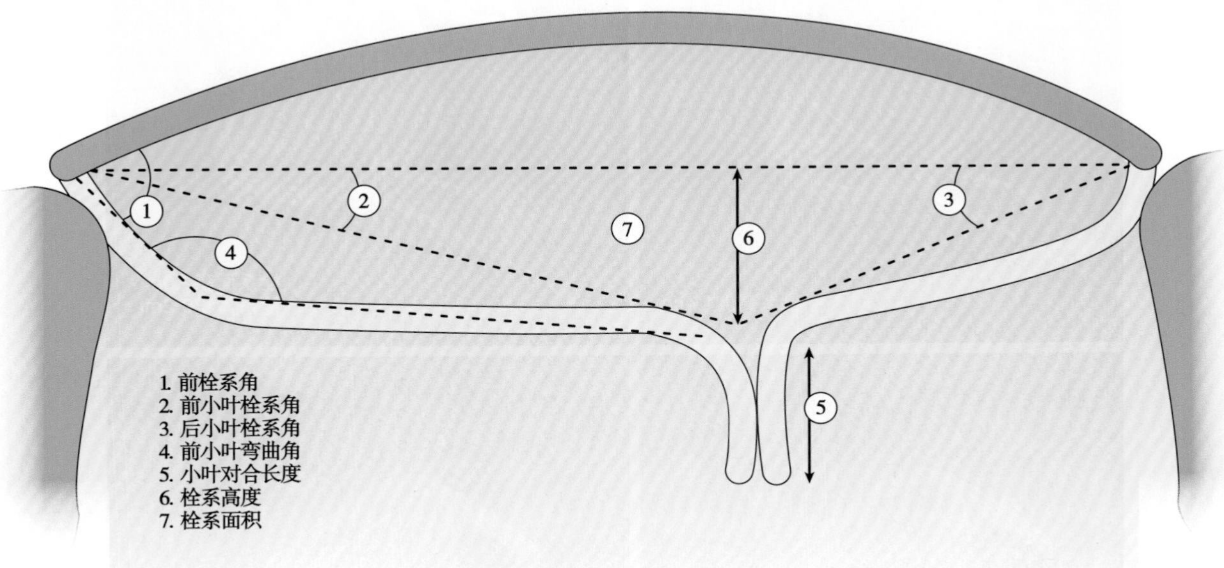

图 15.41 功能性二尖瓣反流(MR):瓣环测量指标。虽然图示的 7 个瓣环测量指标对于所有类型的 MR 均有意义,但是它们对于功能性 MR 的患者相关性更大,原因在于这些测量指标重点关注了二尖瓣结构由于心室重塑所致的改变。除了第 5 个测量指标,其他测量指标增大均提示心室重塑,具体表现为乳头肌向心尖以及心室侧壁移位,由此导致二尖瓣瓣叶栓系现象。当发生这种改变时,瓣叶对合长度或对合区域越来越小,导致瓣膜功能不全

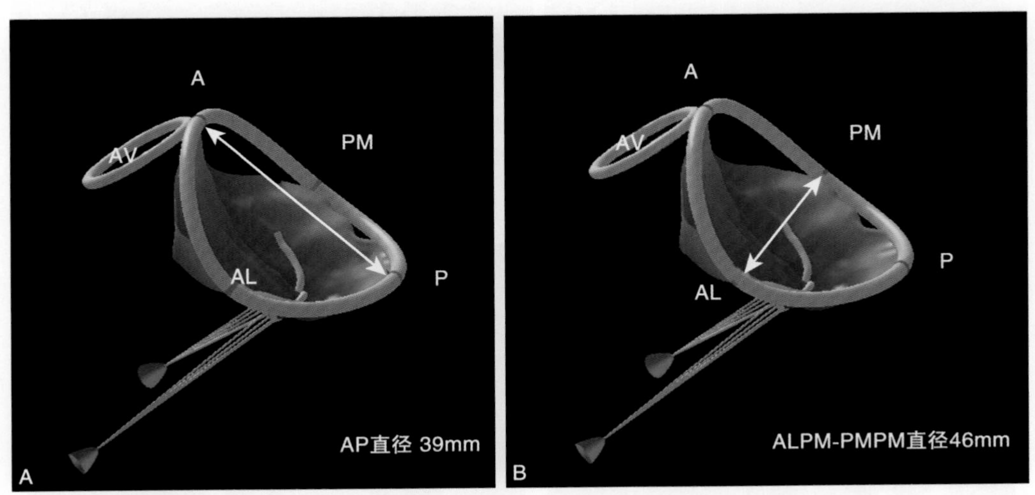

图 15.42 功能性二尖瓣反流 QLAB 测量参数。利用 QLAB(Philips Healthcare, Andover, Mass)可从三维容量数据组分析测算出一系列指标。在此图中测算出的数据包括:(A)瓣环前后直径,(B)瓣环前外-后内直径

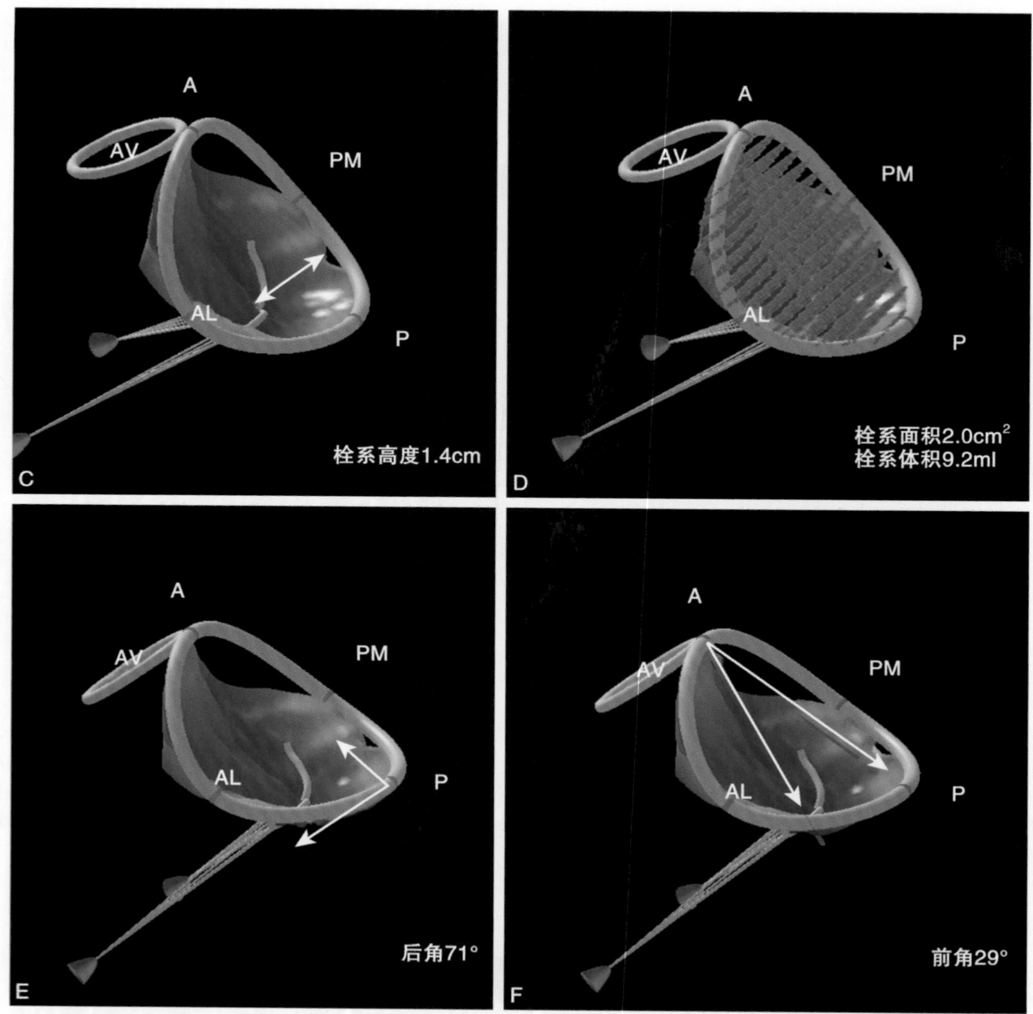

图 15.42(续) (C)张力高度,(D)张力面积/容积,(E)后侧瓣环角度(posterior annular angle),以及(F)前侧瓣环角度(anterior annular angle)。此图所示病例表现出增大的瓣环直径,张力高度大于 1.0cm,张力面积大于 1.6cm^2,以及后侧瓣环角大于 45°,符合严重栓系现象的特点。A,前;AL,前外侧;AV,主动脉瓣;P,后,PM 后内侧

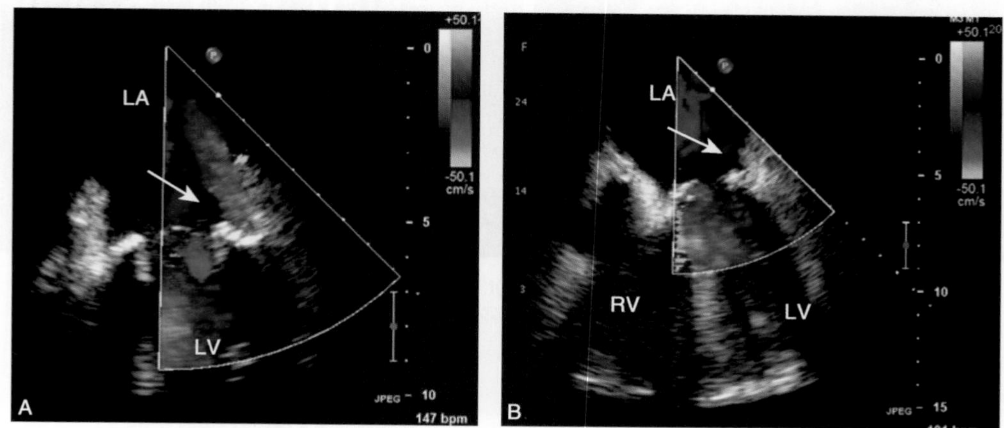

图 15.43 二尖瓣置换术后的瓣周漏。二尖瓣生物瓣,瓣周漏逐渐减轻(由左至右)。(A)血流束似乎不是湍流性质的,或者流速较低;(B)彩色多普勒超声所示反流面积显示在应用鱼精蛋白后反流明显减少。LA,左心房;LV,左心室;RV,右心室

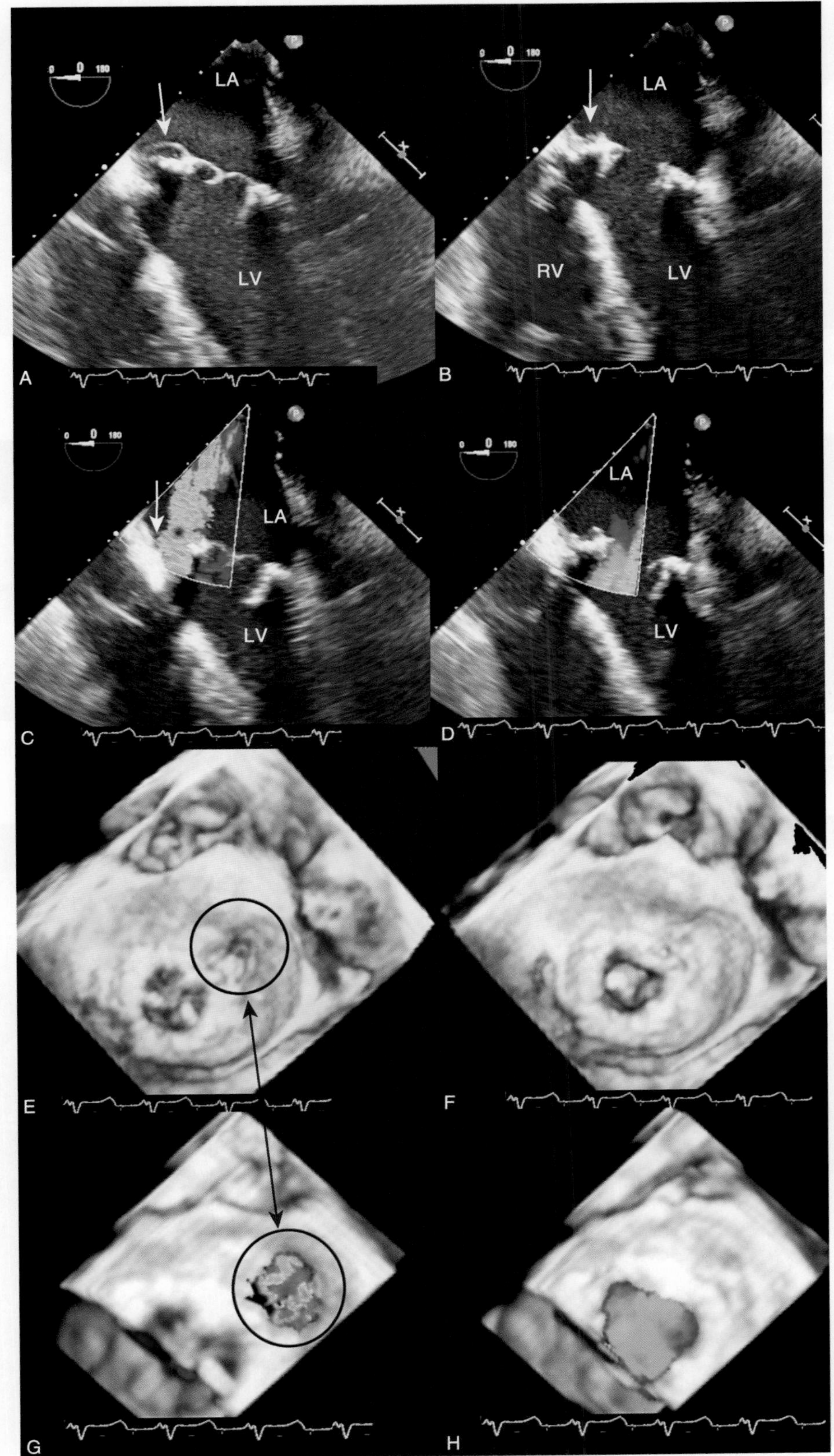

图 15.44 二尖瓣置换术后的大量瓣周漏。(A 和 C)收缩期,以及(B 和 D)舒张期,可见瓣周沿室间隔一侧大量反流束(白色及黑色箭头)。(C)大量反流束。(E-H)采用三维成像在收缩期(E)和(G),进一步对瓣膜缺陷(黑圈)进行定性分析(继而还有定量分析)。(F)和(H)为舒张期成像,并未显示缺损部位。LA,左心房;LV,左心室;RV,右心室

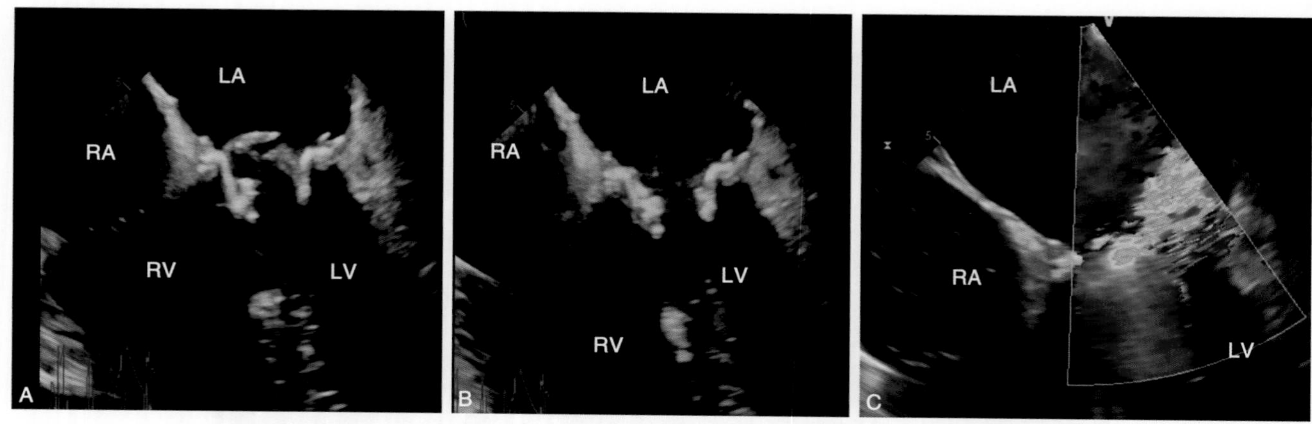

图 15.45 人工瓣膜心内膜炎。(A 和 B)中可见收缩期附着于人工瓣膜上的一个高回声的活动的团块(高于瓣环平面),并伴随(C)明显的二尖瓣反流。LA,左心房;LV,左心室;RA,右心房;RV,右心室

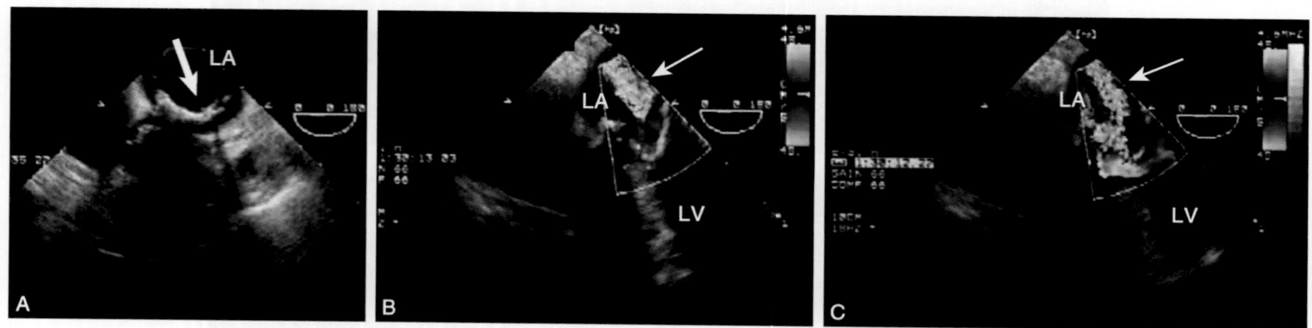

图 15.46 沿二尖瓣瓣环后侧的人工瓣膜撕裂。(A)随着经食管超声心动图探头不断深入,可见人工瓣环下超声透光(箭头)区。(B 和 C)可见伴随的严重二尖瓣反流(白箭头)。LA,左心房;LV,左心室

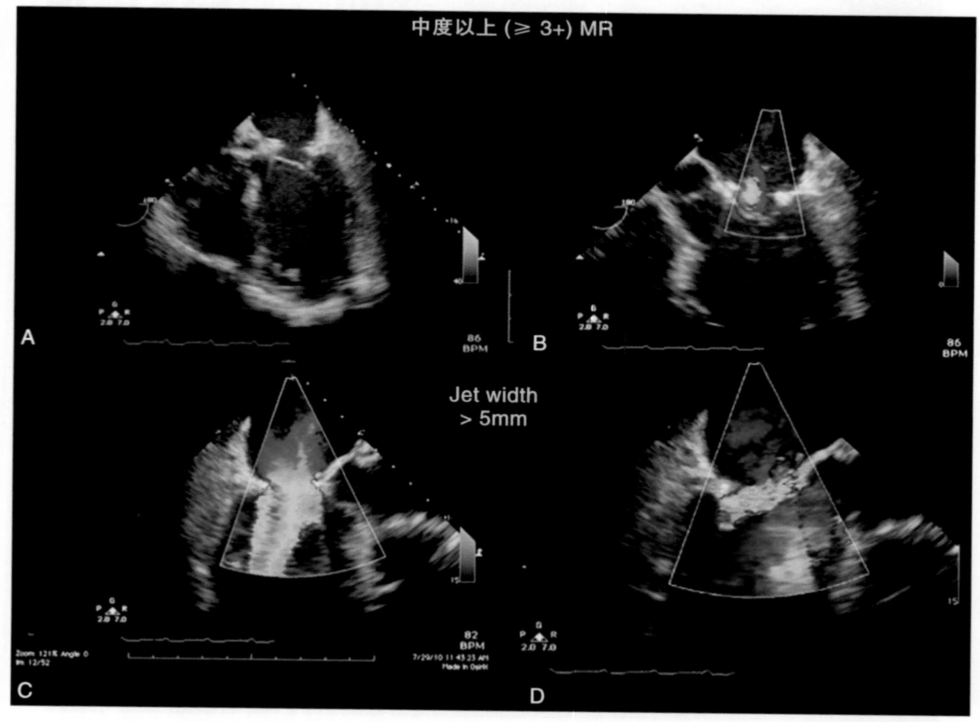

图 15.47 二尖瓣修复术后即刻进行的二尖瓣反流(MR)评估。(A 和 B)显示闭合状态时的瓣叶,其中(B)可见轻度 MR。(C)和(D)为随诊超声。(D)显示显著的 MR,表现为反流束宽度大于 5mm

代偿以保证前向血流。初期代偿包括心肌肥厚及心腔扩张。起初,由于部分血流反流入压力较低的左心房和肺血管床,左心室整体后负荷下降。在严重 MR 情况下,正常左心室射血分数应大于 60%。随着 MR 情况逐渐恶化,心腔扩张愈发明显,进一步发展为收缩功能不全。此时通常已经出现临床心功能失代偿的表现。最终,长期的容量过负荷以及心腔压力的逐渐增长,将导致 LA 功能不全,肺血管压力及阻力增加,最终导致右心功能不全。心律失常也是心脏病变及失代偿的一个表现。

对自体瓣膜行二维超声定性研究有助于预测瓣膜手术的效果[31,32,34,35,37,38]。对于反流瓣膜,超声心动图影像有助于操作者判读瓣膜修复的可行性以及指导瓣膜修复的方法。对于狭窄瓣膜,超声心动检查有助于操作者判断瓣膜成形术是否为一个可行的手术方案。

对瓣膜反流时瓣膜修复术有指导意义的超声心动图测量指标包括:瓣环直径,瓣叶长度(前叶,后叶),对合高度(coaptation height),张力高度或面积(tenting height or area),不同的对合角度(angles of coaptation),瓣叶对合时瓣叶与心室(特别是室间隔)的位置关系(图 15.40~图 15.42 和图 15.48)[31,32]。上述信息有助于操作者预测术后 SAM 或 LVOT 梗阻等并发症的风险(图 15.48)[57]。总体来讲,修复术越复杂,术后出现并发症以及需要再次手术的概率就越高。

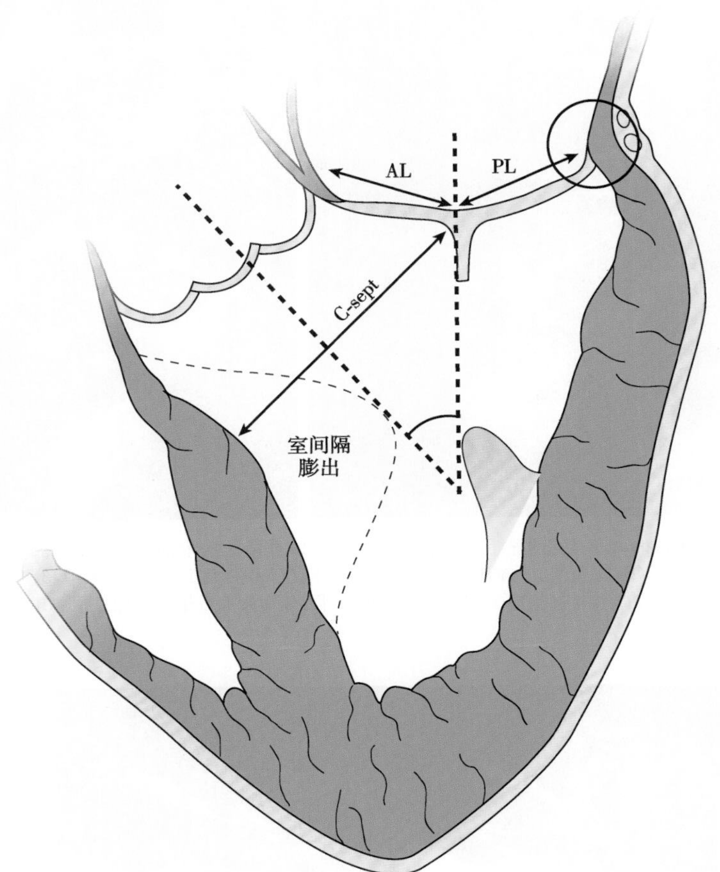

图 15.48 出现收缩期前向运动(SAM)的预测因素。虽然目前已确定有多种出现 SAM 征的预测因素,此示意图着重展示两个比较常见的因素。二尖瓣前叶(AL)和后叶(PL)比值和高度可很大程度上导致瓣叶松弛部分更为靠近左心室流出道(LVOT)。此现象可同样表现为对合点(coaptation point)与室间隔间(C-sept)的距离缩短。出现明显的室间隔膨出(prominent septal bulge)同样可以缩窄 LVOT,同时拉近二尖瓣瓣叶以及(或)造成高速血流,可能将产生文丘里效应,将二尖瓣瓣叶松弛部分拽向 LVOT。二尖瓣流入道(mitral inflow):主动脉流出道(aortic outflow)角度(虚线所示)可代表两种情况,一种是解剖学上二尖瓣瓣叶更加靠近 LVOT,还有一种情况是,影响跨二尖瓣血流,进一步影响心室内血流方向,导致收缩期流出道(当角度更大时)的血流更多地和二尖瓣瓣叶相接处。最后,正常瓣环收缩期运动受阻可能降低 LVOT 面积,减少二尖瓣瓣叶和 LVOT 之间的距离。黑圈所标注的后外侧瓣环显示瓣环钙化,伴随瓣环前后向收缩减少

功能性/缺血性 MR 患者和退行性变所致 MR 患者,瓣膜修复术失败的预测因素是不一样的[31,32,51-53]。对于所有类型的患者,严重瓣环扩张(>50mm)均提示 MV 病程已很长(终末期疾病),其瓣膜修复术的失败风险都很高。对于功能性或缺血性疾病所致 MR 的患者,术前栓系现象越明显或心肌重塑程度越高,术后再发 MR 的概率就越高(图 15.41、图 15.42 和图 15.49)。超声心动图征象包括:张力高度(tenting height)大于 1cm,或张力面积(tenting area)大于 1.6cm^2,后外侧对合角(posterolateral coaptation angle)大于 45°,下壁及侧壁运动异常,LV 扩张(LV 舒张末直径>65mm;LV 收缩末直径>55mm;或 LV 收缩末容积>75ml/m^2),以及(或)球体指数(sphericity index)大于 0.7。上述指标均提示明显的心室功能不全以及心肌重塑。虽然已有乳头肌破裂修复的病例报道,但此类情况多数采用瓣膜置换术。

退行性瓣膜功能不全瓣膜修复术失败的预测因素包括:瓣叶多个分区受累,前叶疾病,双瓣疾病,以及伴有瓣膜破坏的心内膜炎[48,58-61]。上述瓣膜需要复杂的修复手段。此外,在瓣环直径正常时发生的严重 MR,或者二尖瓣前叶缩短(<26mm)、后叶缩短(<10mm)时,行瓣膜修复均比较困难。后面提到的这个预测因素反映了通过超声心动图判断瓣膜可修复性的重要性,以及要有足够的瓣膜高度,才适合行瓣膜修复术。

其他二尖瓣修复困难或修复术效果不佳的预测因素包括:由风湿性疾病引发的 MR;由放疗所致 MR;瓣膜、瓣环及(或)瓣下结构严重钙化;以及瓣叶对合平面移至心房内(图 15.50 和图 15.51)[48,59,60]。前 3 个预测因素反应了缺乏可修复的瓣膜组织,或瓣膜高度不够。最后一个预测因素反应了退行性疾病的终末期状态。

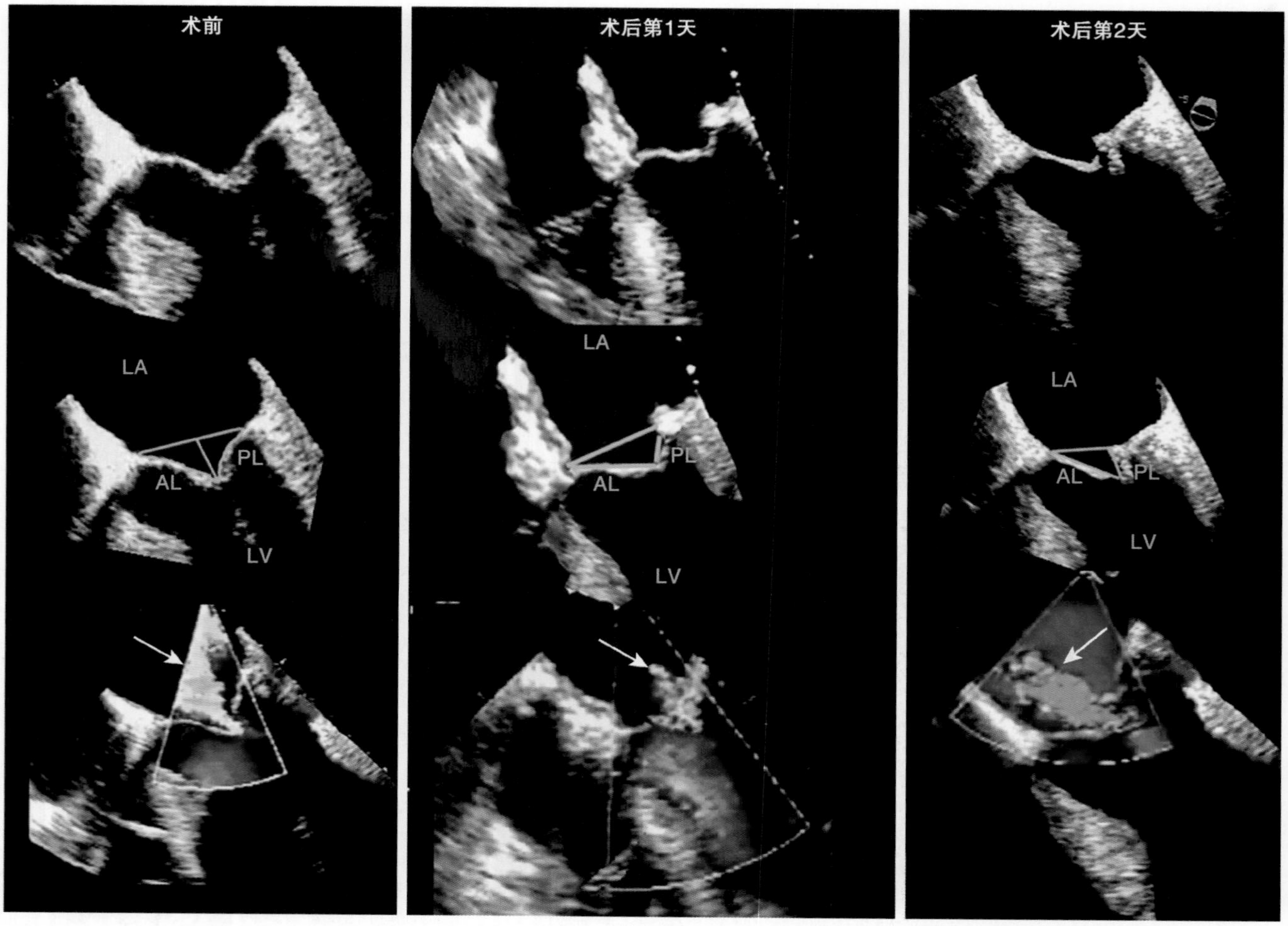

图 15.49 Ⅲb 型二尖瓣反流(MR)修复:瓣环成形术(annuloplasty)。此图显示了患者术前,术中,以及第二次术前(再次手术)时的超声心动图成像。术前图像显示瓣叶栓系(黄三角,中排图像)以及 MR(白箭头,下排图像)。在植入瓣环成形术的人工瓣环后,术中超声图像显示栓系现象减轻(黄三角,中排图像),伴随 MR 程度减轻(白箭头)。如同其余关于Ⅲb 型 MR 修复术的报道,术后超声图像显示 MR 复发(白箭头)。AL,前叶;LA,左心房;LV,左心室;PL,后叶

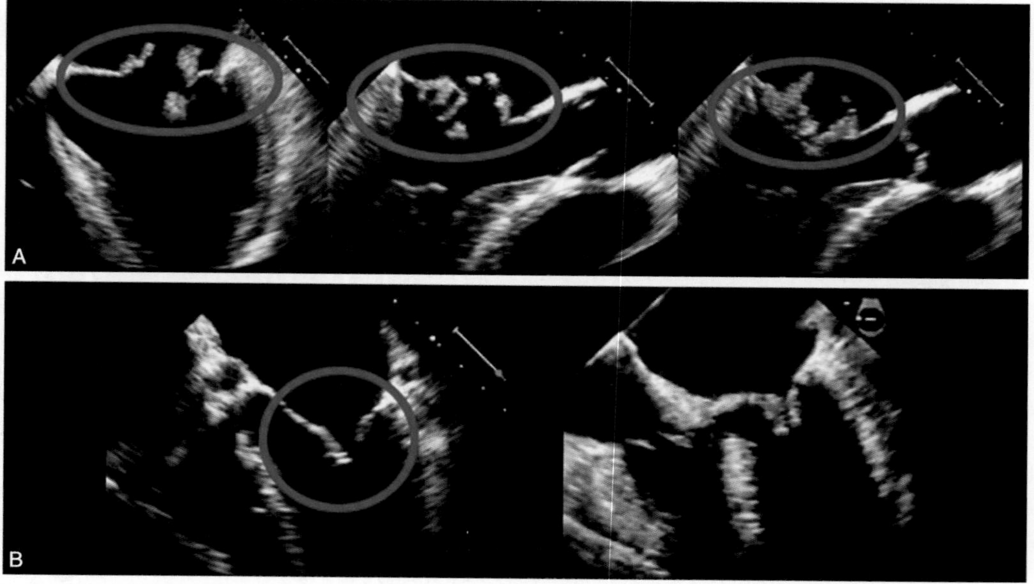

图 15.50 修复困难或未行复术的病例。虽然广泛的感染不是行修复术的绝对禁忌证,这种临床情况将大大增加修复术的难度,并降低远期效果。(A)广泛瓣叶受损。(B)风湿性瓣叶;考虑到二尖瓣反流复发风险和再穿孔风险较高(25%),通常采用瓣膜置换术

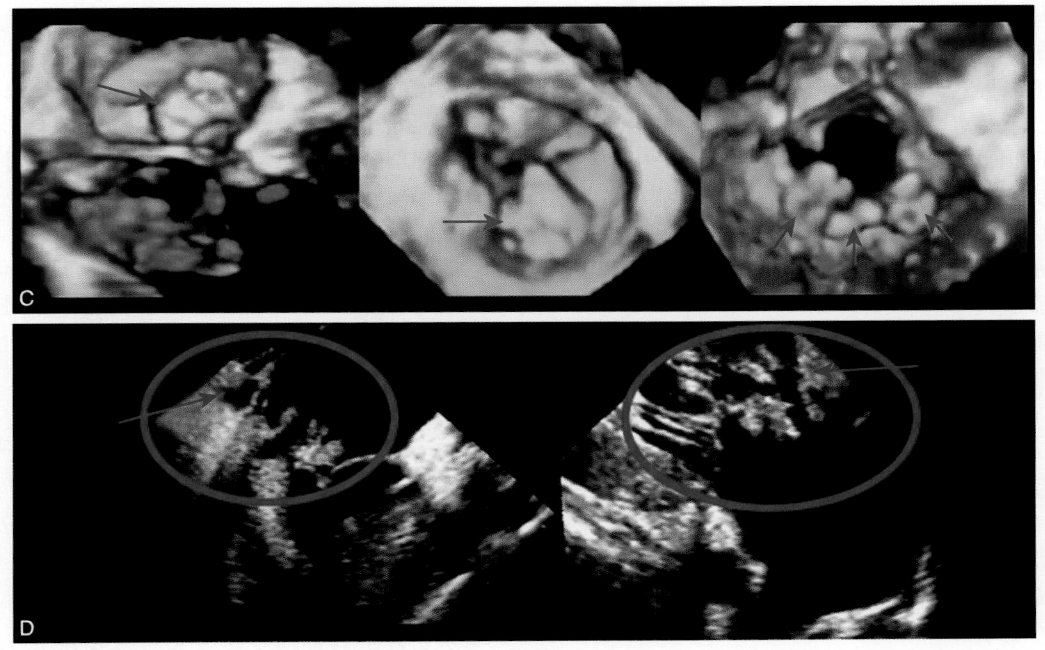

图 15.50（续）　（C）三维超声成像着重显示广泛瓣环钙化（蓝箭头）。（D）显著瓣叶损害及瓣环受累

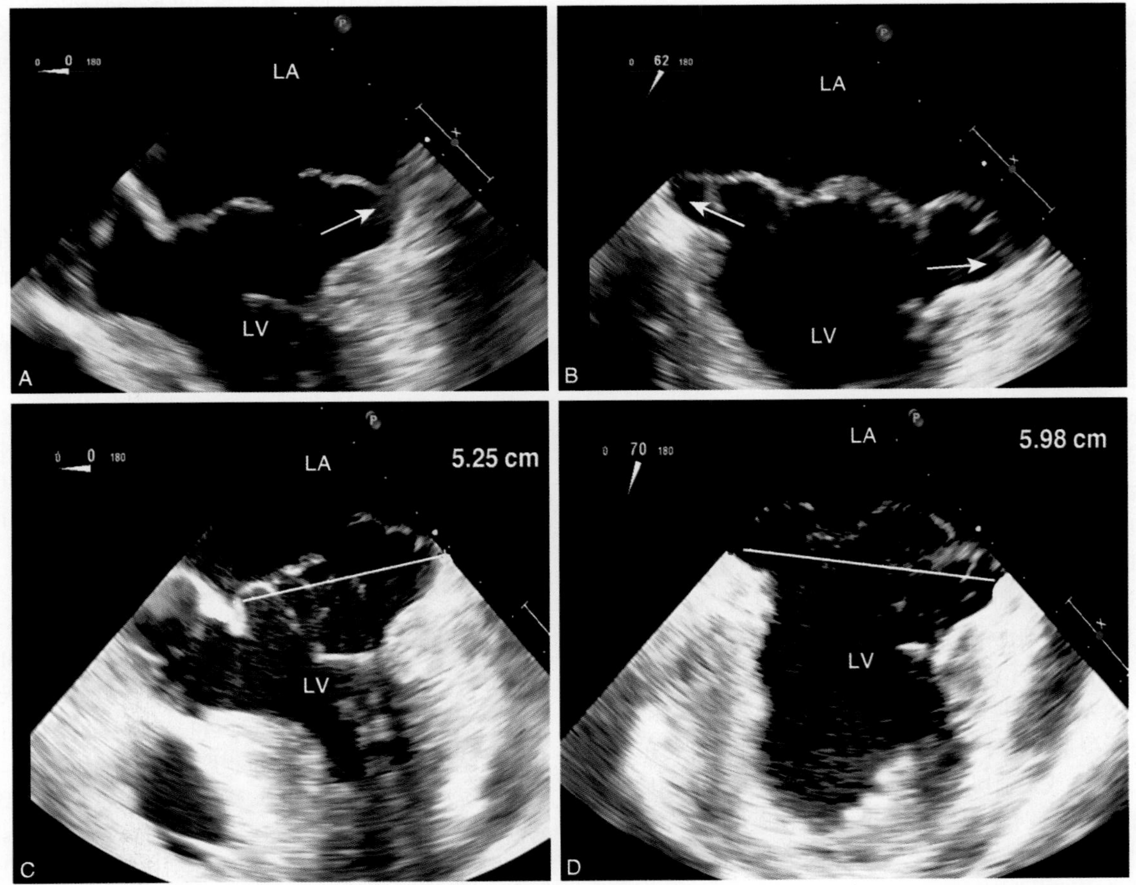

图 15.51　终末期二尖瓣病变或二尖瓣心房化（atrialization）。（A～D）显著双瓣叶脱垂，以及出现瓣叶插入心房（箭头）。当伴随严重瓣环增大时（5.25cm），上述表现与严重，或是终末期黏液样变疾病的特征相符，提示瓣膜修复术困难，且远期效果有限。LA，左心房；LV，左心室

评估反流严重程度

评估二尖瓣自体瓣膜反流严重程度与评估人工瓣膜反流严重程度的方法相似(表 15.4)。检查项目包括诊断、发现二尖瓣反流并评估严重程度。同时评估 MR 对心功能影响的继发效果,也用于支持判断瓣膜反流严重程度评估,以及决定治疗方式。以下几种表现提示存在重度、慢性以及(或)失代偿的 MR:收缩功能障碍(LVEF<60%),LA 及 LV 扩张(LV 收缩末容积>70ml/m^2),左心系统压力上升,出现肺动脉高压,以及出现右心功能不全。评估反流严重程度需要应用各种成像模式进行全面检查。

发现并确定瓣叶结构及活动度,并评估瓣环及瓣下组织,对于确定导致 MR 的病因,以及若要手术干预,采用修复手术是否可行,均非常重要。瓣膜的稳定性反映了周围组织的完整性。超声心动图上表现出瓣膜摆动,或在瓣环结构或人工瓣膜与周围组织之间存在超声无回声区,则可能提示存在感染或脓肿,或在人工瓣膜置入的情况下,提示存在人工瓣膜撕裂。MV 人工瓣膜撕裂更常发生于后外侧瓣环,原因是这部分结构手术显露欠佳,且在此处进行缝合时还需要顾虑不要伤及左冠脉回旋支(图 15.46)。

多普勒超声检查可以发现反流束,并确定该反流束对于自体瓣膜而言是否在正常范围内,或者评估该反流束是否属于人工瓣膜所特有的正常反流束。偏心性反流束均被视为不正常的。

反流严重程度评估可以间接地或直接地反映反流口面积(regurgitant orifice area,ROA)。测量反流束面积对于评估 MR 严重程度的特异性及敏感性均不高[62-64]。反流束面积将低估偏心性反流的严重程度,却会高估中心性反流的严重程度。然而,当反流束面积很大(>7cm^2vs<4cm^2),延展至左房后壁(>50%),或覆盖超过 50% LA 面积时,可认定存在中度至重度反流[18-21]。若存在血流汇聚现象,将进一步支持中重度反流的判断。疑诊中重度 MR 的多普勒超声表现还包括,出现收缩期肺静脉血流低钝或反向(见图 14.91)。连续波多普勒(continuous wave Doppler)反流束的信号强度表现为高密度,波形更为完整时,也支持中重度反流。

更为精确的二尖瓣反流严重程度定量测量指标包括 VC 宽度、ROA、反流容积,以及反流分数,这些测量指标在第 14 章已详细讲述。后 3 项测量指标均通过血流汇聚法或 PISA 法,或通过连续方程而测算出的。虽然 VC 测量值很容易测得,但是其测量准确性主要用于判断轻度或重度 MR,在评估中度 MR 时准确性不高[20,30,65-70]。同时还需注意,要在垂直于反流束的方向上测量 VC 宽度,而不是在平行于反流束的方向上进行测量(见图 15.18)。对于自体瓣膜,需要在 ME 四腔心,五腔心或长轴切面上测量 VC,而不是在 ME 两腔心,或联合部切面上测量,因为后两个平面的测量结果会高估 MR 的严重程度。VC 宽度小于 3mm 以及大于 6mm 分别对应于轻度及重度 MR[20,30,65-70]。

血流汇聚法或 PISA 法可用于定性评估或定量评估[17,18,20,21,30,71-73]。没有较大血流汇聚表现、(尤其当尼奎斯特极限<20cm/s 时)则支持中度或更为轻微的 MR 诊断。同理推论,在尼奎斯特极限>40cm/s 时出现 PISA 时,则提示存在中重度到重度的 MR。

通过血流汇聚法测量得出 ROA 面积大于 40mm^2,以及(或)反流容积大于 60ml,均符合严重 MR 表现。血流汇聚法测量的准确性取决于假定 PISA 面均为半球形,且 ROA 为圆形。3D 超声测量显示上述假设并不在所有时候都是准确的。3D 彩色超声的优势就在于可以直接通过面积法测量 ROA。

以下方法可对血流汇聚法测量方程进行简化,即设定尼奎斯特极限为 40cm/s,并假定通过 MR 的峰流速为 5m/s,则计算 ROA 的公式可以简化为:

$$r^2/2$$

若假定尼奎斯特极限为 30cm/s,则公式简化为:

$$r^2/3.8$$

非形态依赖指数为通过 MV 的时间速度积分(time-velocity integral,TVI)与通过 AV 的 TVI 的比值。

$$(TVI_{MV}/TVI_{AV})$$

在不存在 AI 的情况下,该指数<1 对应于轻度 MR,>1.4 对应于重度 MR。

已有文献报道不同严重程度 MR 的预后预测因素。重度 MR 的定义是,有效 ROA 大于 40mm^2,并且和短期及长期死亡率相关[64,74]。虽然已明确,重度 MR 需要手术干预,程度较轻的 MR 的治疗措施尚不明确。该研究同时指出,有效 ROA(20~39mm^2)同样与预后不良有关,但一般在疾病进展 2~3 年后才会体现出来[64,74]。

手术指征

对于有临床症状的重度 MR 患者,应考虑手术治疗[24-26](图 15.52)。对于无症状的重度 MR 患者,以下情况应考虑手术治疗:预计瓣膜修复术效果持久;若出现 LV 失代偿表现(LVEF<60%,LV 收缩末直径>45mm),尤其是内科保守治疗反应不佳的患者;若认为 MR 已经导致或促使出现心律失常以及(或)肺动脉高压[肺动脉(PA)收缩压>50mmHg]时;或当 LA 增大明显,并合并有心律失常及肺动脉高压时。对于中度 MR 患者,以下情况需考虑手术修复,如患者因其他原因行心脏手术,尤其是当认为二尖瓣修复手术可在远期内(>5~10 年)降低 MR 发生率时。

二尖瓣狭窄

正常二尖瓣口面积在 4~6cm^2 之间,跨瓣流速小于 1m/s(表 15.5)。常见的导致二尖瓣狭窄(mitral stenosis,MS)的病因包括风湿性狭窄,钙化性狭窄,以及较为少见的先天性 MS。超声心动图检查应包括 2D 超声和多普勒技术,以用于诊断和评估是否存在 MS 及其严重程度(图 15.53 和图 15.54)。

风湿性瓣膜炎(rheumatic valvitis)是最常见的导致 MS 的病因,该疾病将导致二尖瓣联合部融合(commissural fusion),腱索缩短/融合,以及瓣叶增厚,且上述结构均可出现钙化。瓣叶尖端出现融合,导致狭窄。虽然风湿性二尖瓣病变通常表现为狭窄,但其瓣膜及腱索异常也可导致 MR(Carpentier 分型Ⅲa 型)。此外,心脏其他瓣膜和组织同时受累也并不少见,包括 AV 关闭不全,以及三尖瓣反流(tricuspid regurgitation,TR)。

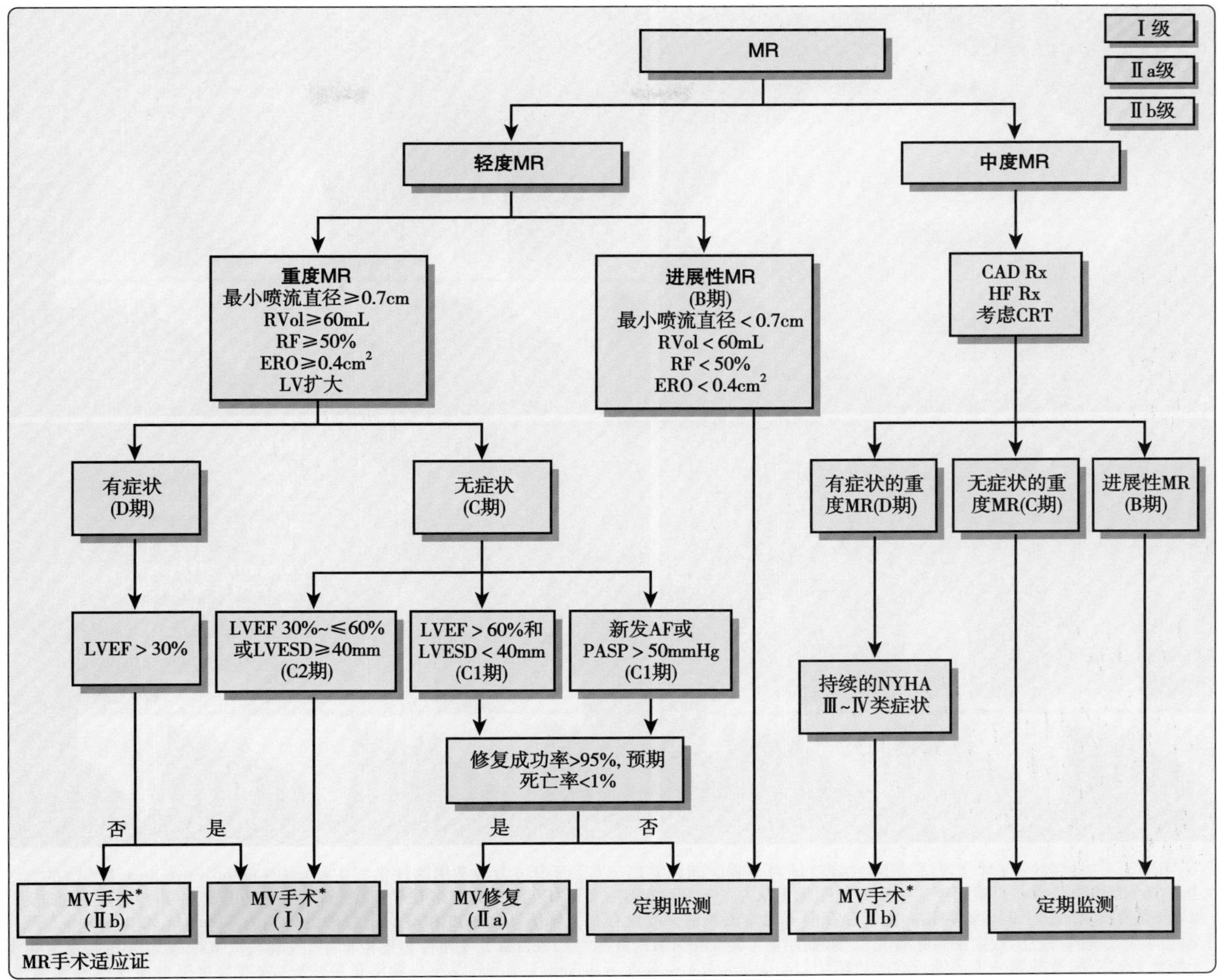

图 15.52 二尖瓣反流(MR)临床决策图:何时干预。此临床决策图为基于预后数据分析的专家共识。临床决策证据级别分为Ⅰ级、Ⅱa级和Ⅱb级,前者表示有充分证据支持进行临床干预,而后两者表示基于多项临床研究(Ⅱa级)或单一临床研究或非随机研究(Ⅱb级)证据显示,干预措施的益处大于风险,施行临床干预是合理的。是否对MR进行干预需要考虑多个因素,包括:病因,临床表现(症状),心肺功能的改变,以及时机(如是否拟行其余心脏手术操作,或瓣膜的可修复性是多大)。CAD,冠心病;ERO,有效反流口面积;HF,心衰;LV,左心室;LVEF,左心室射血分数;LVESD,左心室收缩末直径;MV,二尖瓣;NYHA,纽约心脏协会;PASP,肺动脉收缩压;RF,反流分数;RVol,反流容积;Rx,处方。(*Reprinted with permission from Nishimura RA, Otto CM, Bonow RO, et al. 2014 AHA/ACC guideline for the management of patients with valvular heart disease: a report of the American College of Cardiology/American Heart Association Task Force on Practice Guidelines. J Am Coll Cardiol. 2014; 63: e57-e185.*)

表 15.5 二尖瓣狭窄:严重程度分级

	轻度	中度	重度
峰值血流速度/(m/s)	<1.8	1.8~2.2	>2.2
峰值压力梯度/mmHg	<12	12~18	>18
平均压力梯度/mmHg	<6	6~10	>10
MV 面积/cm² 压力半降时间、连续方程、面积法	>2.0	1~2	<1.0
MV 面积指数/(cm²/m²)	<1.25		
速度比(TVI_{MV}/TVI_{LVOT})	<2.2	2.2~2.5	>2.5
压力半降时间/ms	<130	130~200	>200
继发表现	LAE, PHTN, RAE, RVE, TR		

LVOT,左心室流出道;MV,二尖瓣;PHTN,肺动脉高压;RAE,右心房增大;RVE,左心房增大;TVI,时间速度积分。

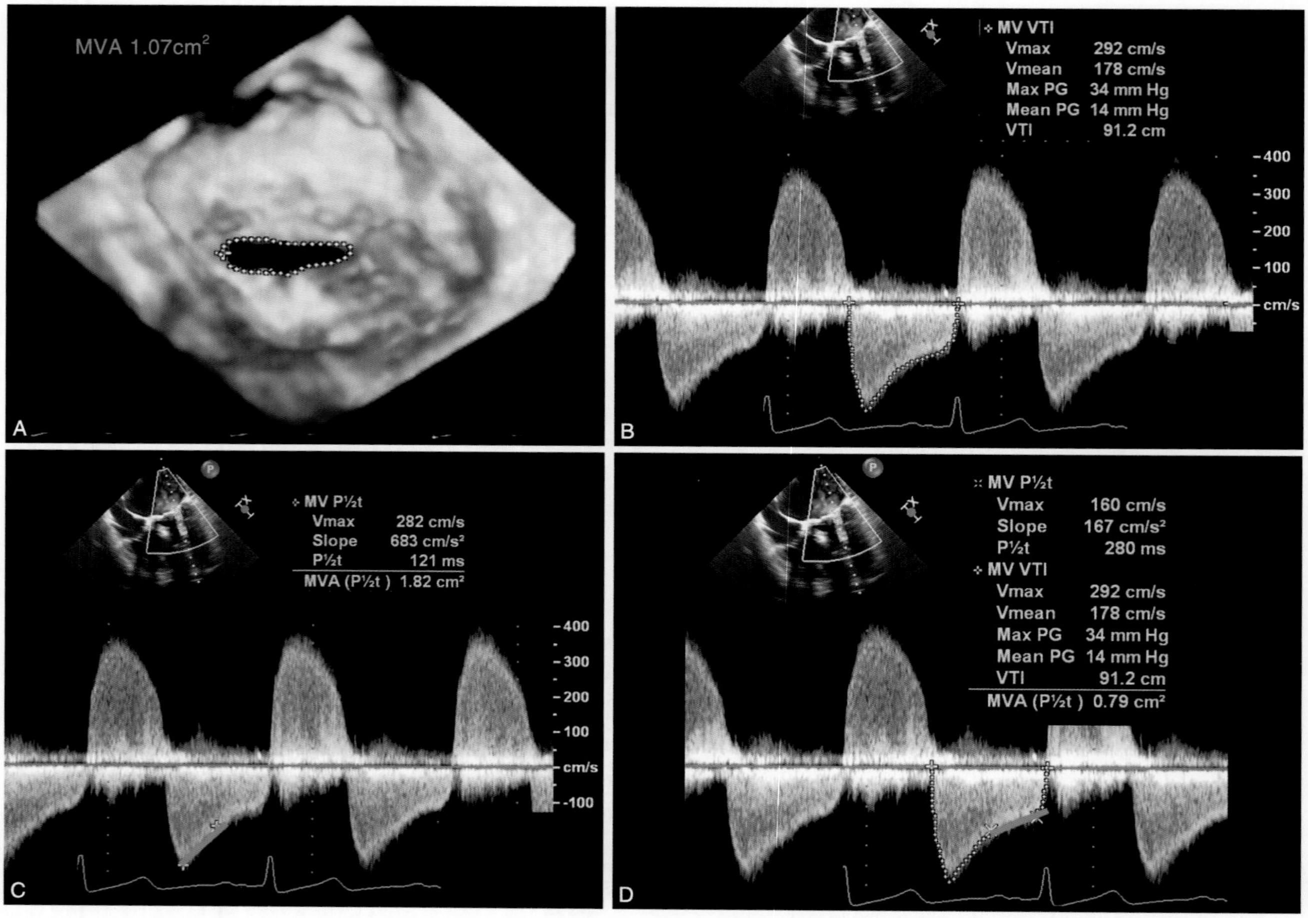

图 15.53 二尖瓣狭窄(MS)评估。压力梯度,压力半降时间(PHT),以及面积法为最常用的评估二尖瓣面积(mitral valve area,MVA)的方法。(A)面积法通常在三维超声二尖瓣开放图像上从左心室角度测得。(B~D)跨二尖瓣多普勒血流频谱特点。可确定同时并存二尖瓣反流,表现为收缩期朝上的血流频谱。由于存在向下的血流频谱,MS 也存在。峰值压力梯度和平均压力梯度分别为 34mmHg,和 14mmHg。跨瓣前向血流频谱特点为双向的(biphasic)。若采用第一项测算 PHT,MVA 为 1.82cm^2。然而,如果依据第二项测算,MVA 则为 0.79cm^2。由于血流频谱双向波的第一项可能反应速度阻力(initial opening velocity resistance),血流,以及心输出量等情况,故推荐对第二项进行测算,后者更能代表平稳的跨瓣血流状态,从而更好地反映有效瓣口面积

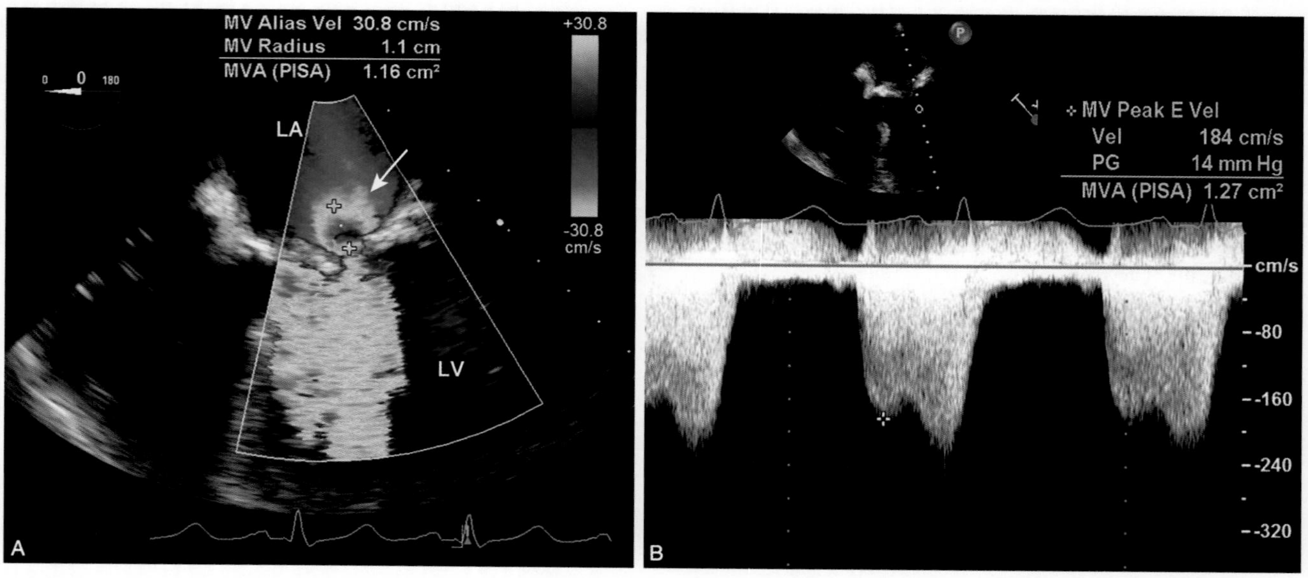

图 15.54 采用近端等速表面积法(PISA)评估二尖瓣面积(MVA)。通过较小孔径的血流将会产生血流汇聚现象。这一现象对于狭窄瓣膜和反流瓣膜都可能存在。PISA 法可用于测算反流口面积,同理也可以测算狭窄瓣口面积。如此图所示,MVA 大约为 1.3cm^2。LA,左心房;LV,左心室

钙化的二尖瓣退行性病变主要累及二尖瓣瓣环,不常导致二尖瓣狭窄,除非同时伴有瓣叶增厚。

MS 的患者可以完全没有临床症状,或依据疾病严重程度及病程长短的不同,可能表现出不同程度的 LV 和 RV 衰竭、心律失常等。随着心脏失代偿情况愈发严重,跨过二尖瓣流入左心室的前向血流逐渐减少,同时,LA 压力、大小及功能持续恶化。继续进展,肺血管压力及梯度均会逐渐增加,导致肺水肿,右心压力负荷显著增加,右心扩张及功能不全。患者将出现乏力、咯血以及右心衰竭的症状。TR 可能由原发风湿性心脏病所致,也可能是继发于肺动脉高压的改变。某些患者可能以心房纤颤及脑卒中起病,而发生脑卒中的患者中很大一部分是由心耳血栓导致的。胸部 X 线片及心电图显示左心房及右心扩大,以及肺水肿的征象。

评估 MV 狭窄的目的之一是为了确定是否需要有创操作干预,以及确定操作时机。有创操作是指瓣膜成形术或瓣膜置换术。Wilkins 评分基于此目的创建,现在被用于预测瓣膜成形术的预后。该评分系统包括评估瓣叶厚度,活动度,钙化,以及瓣下结构的增厚情况,每一项分值从 1 到 14[64]。分数小于 8 提示瓣膜更适合于成形术进行修复。基于此评分系统的变体和其他评分系统也逐渐被提出,其中包括一个 3D 成像的评分系统。所有结果一致性指出增厚越明显,存在钙化,以及活动度越差时,瓣膜成形术的预后越差[75]。

评估跨越人工 MV 的前向血流以确定是否存在异常血流,以及瓣膜功能不全的严重程度,与评估自体瓣膜的方法类似。正如前文所述,不同的人工瓣膜有不同的前向血流特点(forward flow projection)。生物瓣膜表现为单一的前向血流,而机械瓣则有 2 个(单瓣)或 3 个(双瓣)前向血流。对于人工瓣膜的信息了解越充分,就越容易区分跨瓣的正常及异常血流。人工瓣膜狭窄的情况发生于瓣叶受限,增厚,以及(或)血栓形成等情况(图 15.55 和图 15.56)。

定量描述跨越自体瓣膜及人工瓣膜前向血流的方法基本相似,且包括超声心动图各种模式下的评估。测量指标包括间接和直接测量 MVA(见表 15.5)。最直接的测量指标为 2D 超声模式下面积法,或近期发展的 3D 成像[76]。在 MV 开放到最大时,找到并沿着 MV 内缘进行描记可得出解剖学瓣口面积(anatomical orifice area)。这种测量的可行性更高,也许比 3D 成像测量更为准确[77]。2D 面积法是在 TG MV 短轴切面测量的,而 3D 成像面积法是在 ME 切面上获取容量数据(volumetric data)测算出的。

美国超声心动图协会 I 级证据推荐,评估二尖瓣通畅程度的测量指标包括,峰值跨瓣血流速度(peak transvalvular jet velocity),压力梯度(pressure gradient),以及通过压力半降时间(pressure half time,PHT)或面积法测量的 MVA(见图 15.53 和图 15.54)[17,21,63,77]。峰值压力梯度(peak pressure gradi-

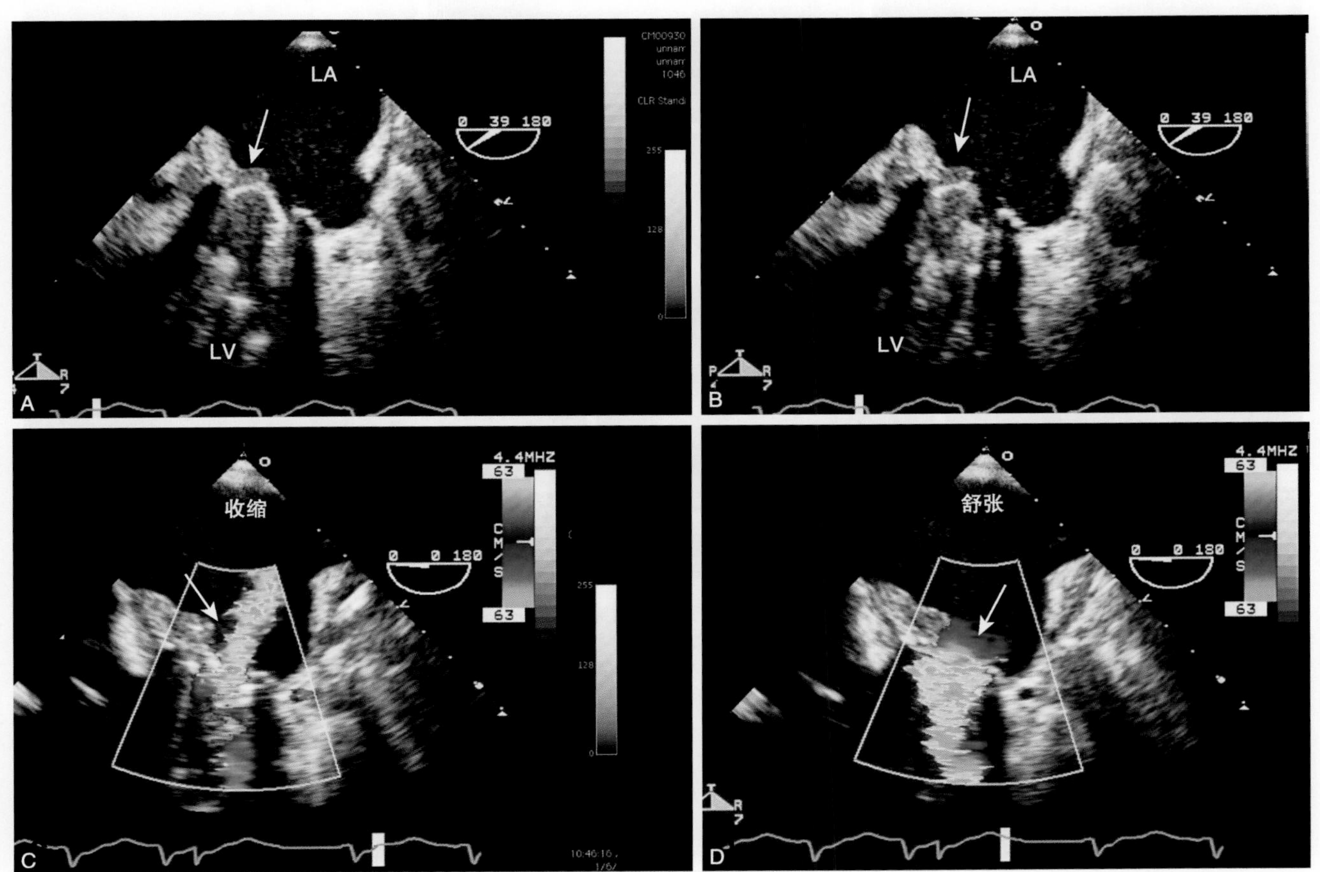

图 15.55 在二尖瓣机械瓣置换术后:瓣叶嵌顿(stuck leaflet):血栓。此图显示在二尖瓣水平双叶瓣机械瓣的由血栓导致的瓣叶嵌顿。内侧瓣叶(白箭头)似乎被卡在闭合状态,周围组织增厚,与血栓形成特征相符,(A)为收缩期,(B)为舒张期。彩色多普勒成像显示符合(C)反流及(D)狭窄表现的湍流。LA,左心房;LV,左心室

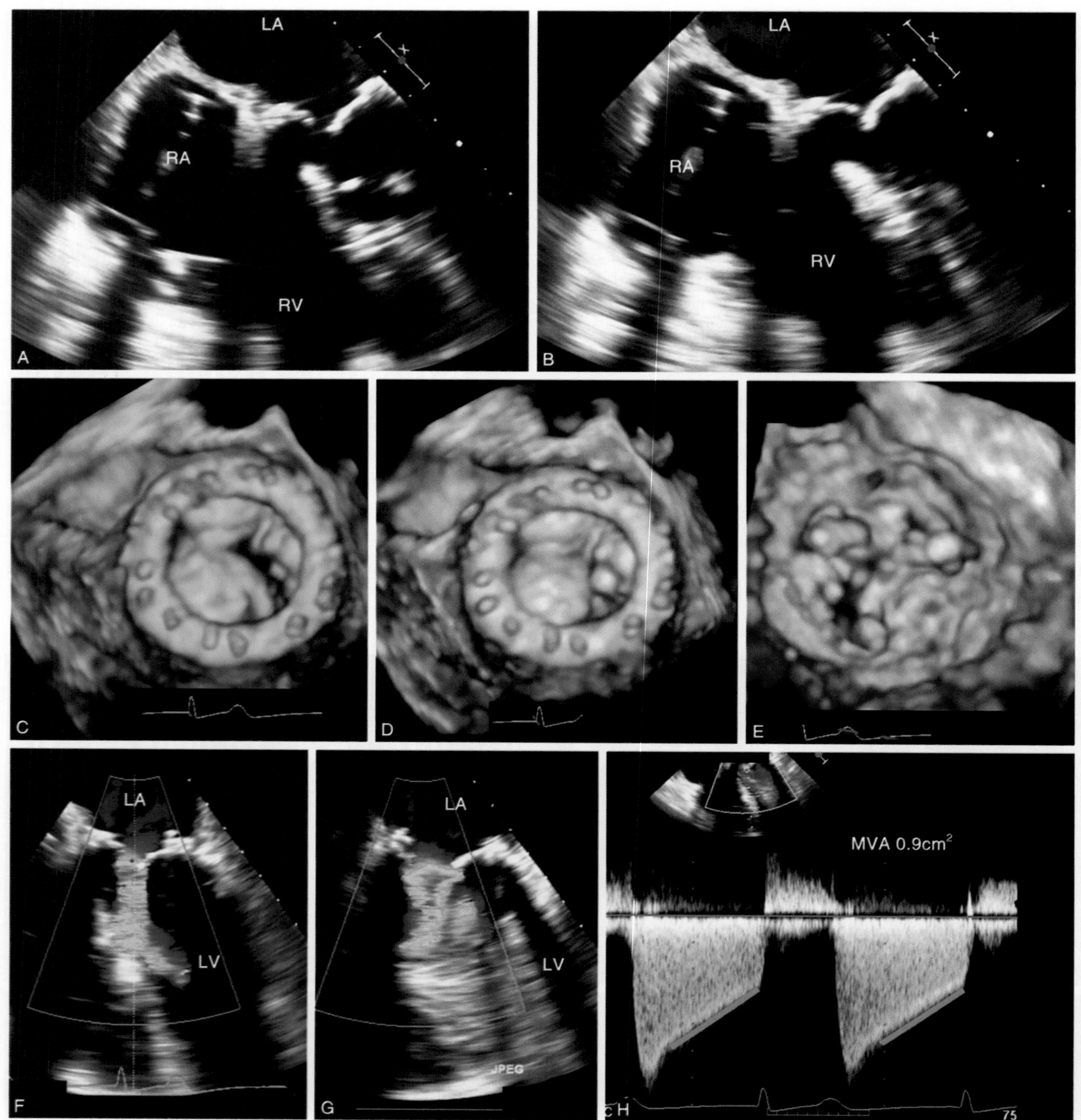

图 15.56 在二尖瓣生物瓣置换术后：退化/增厚/狭窄。这些图像展示了生物瓣置换术后的瓣叶相关并发症，很可能由炎症所致，并发症表现为瓣叶增厚，顺应性及活动度减低。此病例显示显著的二尖瓣狭窄。(A 和 B)为二维超声图像，显示舒张期(左图)及收缩期(右图)高回声的增厚且固定的人工生物瓣叶。(C)三维超声图像显示从左心房角度可见舒张期很小的瓣膜开口。(D)瓣膜位于收缩期的形态。(E)三维超声凸从左心室角度可见舒张期很小的瓣膜开口。(F)和(G)舒张期前向血流表现为湍流，与狭窄相符，并由(H)连续波多普勒频谱特点所证实。LA，左心房；LV，左心室；MVA，二尖瓣面积；RA，右心房；RV，右心室

ent)是通过峰值跨瓣血流速度(peak transvalvular jet velocity)经简化伯努利方程(simplified Bernoulli equation)计算得出的。平均压力梯度(mean pressure gradient)是通过描记跨 MV 的时间速度积分(TVI)，整合多个血流速度计算得出的。由于峰值压力梯度更容易受左心房左心室顺应性的影响，故平均压力梯度的意义更大[78,79]。

多普勒超声数据会受到心脏前后负荷，以及是否并存瓣膜疾病或先天疾病的影响。除了心输出量(cardiac output，CO)外，其余影响因素还包括顺应性，并存 MR，AV 功能不全，以及房间隔缺损(atrial septal defect，ASD)[1,3]。能增加 LA 压力或减小 LV 压力以及(或)增加跨二尖瓣血流的因素均使算出的血流速度以及跨瓣压力增加，可能高估 MS 的严重程

度[24]。多普勒超声评估 MS 的指标,包括 PHT,同样受到上述因素的影响[78,79]。导致 LA 压力减小或 LV 压力增加的因素对测量指标的作用恰好相反。例如,当患者存在 ASD 伴左向右分流,或存在中重度 AI,或 LV-LA 顺应性增加时,PHT 测得数值偏小,将高估 MVA。利用经验性获得的参数,可通过 PHT 测算 MVA(图 14.81)。

$$MVA = 220/PHT$$

减速时间(deceleration time,DT)是 PHT 的一个延伸,定义为从跨瓣峰流速降至流速为 0 所用的时间。若想通过 DT 测算 MVA,需要明确 PHT 占据 DT 的 29%。

$$PHT = 0.29 \times DT$$

$$\text{因为 } MVA = 220/PHT,$$

$$MVA = 220/0.29 \times DT \text{ 或 } 759/DT$$

跨二尖瓣 TVI 可以表现双峰,初始的压力快速减速期和伴随其后的压力缓慢减速期。建议在缓慢减速期测量 PHT 更能反映实际 MVA 大小[80]。

评估二尖瓣自体瓣膜或人工瓣膜狭窄程度的指标相似。显著的(严重程度高于轻度的)MS 定位为峰流速大于 1.8m/s,平均跨瓣压力大于 6mmHg,峰值梯度大于 12mmHg,以及(或)MVA 小于 1.5~2.0cm^2。对于 MV 也存在患者-瓣膜不匹配(patient-prosthetic mismatch,PPM)[81],通过测算瓣膜面积指数[EOAi;cm^2/BSA(m^2)](indexed valve area)判断是否存在 PPM,当 EOAi 小于 1.25cm^2/m^2 时,对于 MV 则考虑存在 PPM。可以用多种方法测量 EOA,包括 PHT,连续方程(continuity equation),以及血流汇聚法。连续方程可以简化为(图 15.57)[82]。

$$EOA_{MV} = SV/TVI_{MV}$$

每搏输出量(stroke volume,SV)的测量方法包括,在某参考点通过多普勒超声心动图测量(如 PA 或 LVOT);无创方法(动脉脉搏描记法),或者,当存在 PA 导管时,通过热稀释法测量 CO 计算 SV。最后,与评估 MR 时原理相同,可以利用 PISA 或血流汇聚原理评估 MS,基于几何学假设的变量存在于自体瓣膜,但可能不适用于人工瓣膜(图 15.54)[83]。

为了避免几何学假设的限制,以及其余影响因素,多普勒速度指数(Doppler velocity index,DVI)同样可以用来评估人工 MV 的通畅程度[84]。

$$TVI_{MV}/TVI_{LVOT}$$

$$<2.2 \text{ 视为正常}$$

对于成像困难度的病例,可使用改良 Gorlin 方程,用 CO 除以峰值跨二尖瓣压力的平方根[74]。

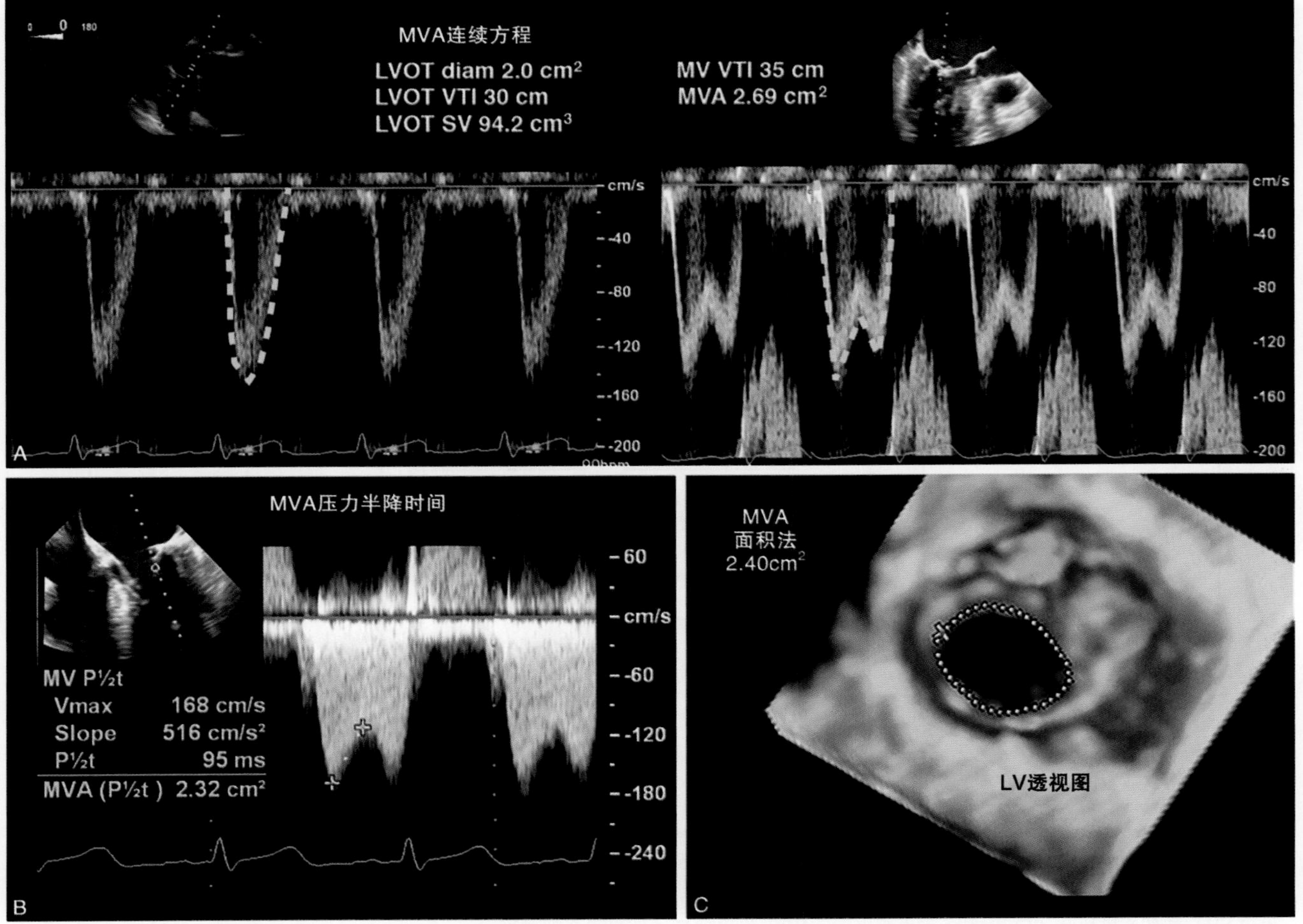

图 15.57 测量二尖瓣面积(MVA)。此图展示了 3 种不同的测量 MVA 的方法。(A)利用连续方程,采用左心室流出道(LVOT)为参考点。(B)利用压力半降时间,而(C)直接在三维超声成像上通过面积法测量 MVA

手术指征

伴有临床症状的重度 MS(MVA<1.5cm^2)患者具有手术或经皮瓣膜成形术(percutaneous valvuloplasty)指征[24-27](图 15.58)。目前更倾向于行经皮二尖瓣联合部成形术(percutaneous mitral commissuroplasty,PMC),只有在该操作存在禁忌证时才会采用手术治疗,这些禁忌证包括 MVA 大于 1.5cm^2,LA 血栓形成,并存明显的 MR(分级>2+),解剖结构不利于 PMC,以及(或)当患者同时拟行其他心脏手术等情况。

主动脉瓣

主动脉瓣的正常结构及功能

正常 AV 由 3 个半月形的瓣叶构成,较薄(<2mm),瓣口面积在 2~4cm^2。3 个瓣叶大小相等,结构对称,并依据其和冠脉开口的解剖位置,被分别命名为左冠瓣,右冠瓣,及无冠瓣[17,20,21,85-87]。3 个瓣膜面积总和大于瓣口面积 40%,提示瓣膜之间存在明显的相互覆盖。对合长度(coapting length)(如瓣叶之间相互覆盖的长度)通常大于 6mm。不存在瓣膜脱垂的情况下,主动脉瓣 3 个瓣叶在中心区沿着瓣膜上增厚的区域对合,且对合点在瓣环平面以上。

AV 是构成 LVOT 的一部分,而整个 LVOT 包括瓣下到瓣膜上的结构,即由二尖瓣前叶和紧邻 AV 的室间隔构成,向远一直延伸到 AV 所附着的窦管交界部(sinotubular junction,STJ)(图 15.59)。瓣上组织包括瓦氏窦(sinuses of Valsalva)和 STJ,后者一直延伸至升主动脉。有 3 个瓦氏窦:左冠窦、右冠窦和无冠窦。每个窦由冠脉开口(左或右)以及无冠脉开口而定义的。这些窦为向外突起的结构,功能重要,其中一个功能便是贮存舒张期血流,以优化冠脉充盈及血流。瓣膜依据主动脉及左心室压力梯度变化而开启(心室收缩)和关闭(心室舒张)。虽然这是驱使瓣膜运动的主要动力,AV 和周围组织的相对解剖关系也是促成瓣膜开放闭合的因素。瓣膜以及周围组织/肌肉的相互关联能减少运动阻力和瓣膜张力,协助瓣膜的开放及关闭。在心室射血之前,升主动脉开始

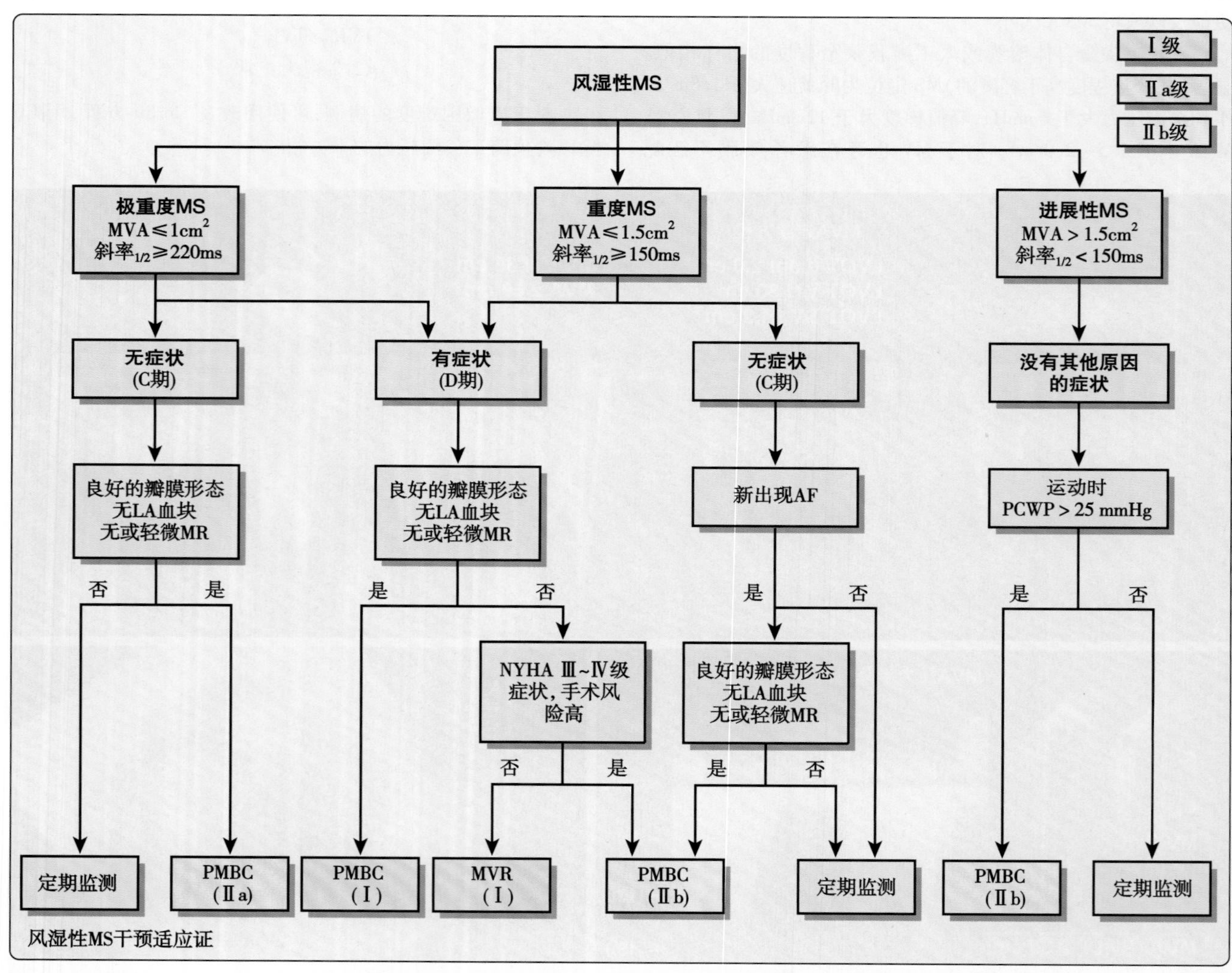

图 15.58 二尖瓣狭窄(MS)临床决策图:何时干预。此临床决策图为基于预后数据分析的专家共识。临床决策证据级别分为Ⅰ级、Ⅱa 级和Ⅱb 级,前者表示有充分证据支持进行临床干预,而后两者表示基于多项临床研究(Ⅱa 级)或单一临床研究或非随机研究(Ⅱb 级)证据显示,干预措施的益处大于风险,施行临床干预是合理的。MS 的治疗方法通常包括经皮介入治疗。治疗决策时需考虑如下几个因素,包括病变严重程度,临床表现(症状),心肺功能的改变,以及瓣膜成形术是否可行。AF,心房纤颤;LA,左心房;MR,二尖瓣反流;MVR,二尖瓣置换术;NYHA,纽约心脏协会;PCWP,肺毛细血管嵌压;PMBC,经皮球囊二尖瓣联合部成形术。(*Reprinted with permission from Nishimura RA, Otto CM, Bonow RO, et al. 2014 AHA/ACC guideline for the management of patients with valvular heart disease: a report of the American College of Cardiology/American Heart Association Task Force on Practice Guidelines. J AmColl Cardiol. 2014;63:e57-e185.*)

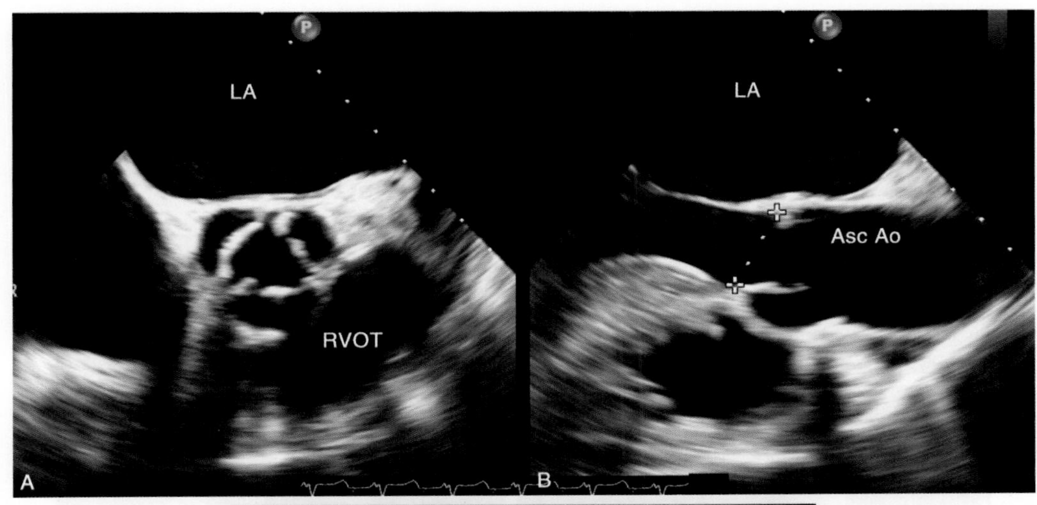

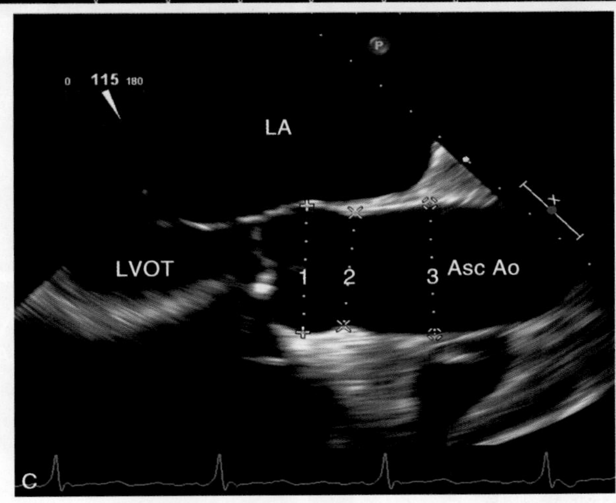

图 15.59 主动脉根部直径。(A~C)左心室流出道(LVOT)二尖瓣前叶底部的瓣下区域一直延伸到窦管交接(STJ)。在这一空间内,主动脉瓣附着于主动脉上,并明确的将瓣下及瓣上组织结构所区分。重要的径线包括(B)瓣环、(C1)窦、(C2)STJ,以及(C3)升主动脉。这些测量指标不仅可以解释导致主动脉瓣关闭不全的病因,同时还可以指导治疗决策,包括是否需要手术置换。Asc Ao,升主动脉;LA,左心房;RVOT,右心室流出道

扩张,导致最初的 AV 瓣叶分离。在心室舒张前,血液开始在冠状动脉窦出聚集,产生漩涡状压力,启动瓣膜闭合。

主动脉瓣或修复后主动脉瓣

在评估人工瓣膜或修复后 AV 之前,需要着重了解手术操作,包括置换了何种型号的人工瓣膜,或者瓣膜修复的具体方式[21,22,87]。此前,对于正常瓣膜或成功修复后瓣膜的超声心动图表现的认知,将有助于判断术后瓣膜的超声表现是否正常。了解是否置入机械瓣或生物瓣对于预估术后超声心动图表现也十分重要。不同的瓣膜有不同特征的超声心动图表现。对于机械瓣,了解机械般的种类及瓣叶数量很重要,而对于生物瓣,了解是支架瓣或无支架瓣膜很重要,这样才能更好的预估瓣膜置换术后应有的成像及血流特征。通常,通过瓣环大小来描述人工瓣膜,最常用的为 19、21 和 23mm 瓣膜。一般来讲,19、21 和 23mm 瓣膜对应 EOA 分别为 1.1、1.4 和 1.6cm^2(表 15.3)[21,22,88-91]。一个功能正常的人工瓣膜瓣口面积相对该解剖位置的自体瓣膜总是相对较小。

对于瓣膜修复术,了解瓣膜原发病以及修复术本身的相关信息有助于解读术后超声心动图图像。虽然有对先天性主动脉狭窄进行修复术的报道,但对于成年患者而言,大多数修复术被用于治疗 AI。虽然修复术后的瓣膜超声心动图特征由具体所施行的修复术种类而决定,但大体上讲,修复后的瓣膜应与正常自体瓣膜形态相似。术后超声心动图评估的主要内容包括 AV 功能以及预测远期修复效果,即评估瓣叶对合长度及对合面位置,以及应用多普勒超声评估跨瓣血流。对于任何超声心动图评估而言,记录患者当时的血流动力学状态将更好解读超声影像。

超声心动图检查

AV 的 2D 检查同时还包括对瓣上结构和瓣下结构的评估。通常需要若干超声心动图切面来完善评估。在不同部位不同角度成像可以构建出瓣膜及血流的 3D 影像,有助于进一步区分正常与异常瓣膜。几个比较重要的切面包括:ME 短轴和 ME 长轴切面,可分别在短轴和长轴水平评估 AV 以及瓣上及瓣下组织。虽然 TG 切面对于定量多普勒测量更有意义,TG 切面的 2D 成像也可对 ME 切面影像进行补充,尤其是在超声伪像影像了 ME 切面的成像质量时。

AV 超声心动图检查的目的之一就是评估反流 AV 是否有手术修复的可能性[87]。为了评估修复术的可行性,需要首先确定 AI 的机制。与其他瓣膜相似,瓣膜功能不全可依据瓣膜活动度和(或)瓣叶病变进行分类。Ⅰ型瓣膜功能不全包括由于主动脉根部扩张导致的 AI(图 15.60)。主动脉根部扩

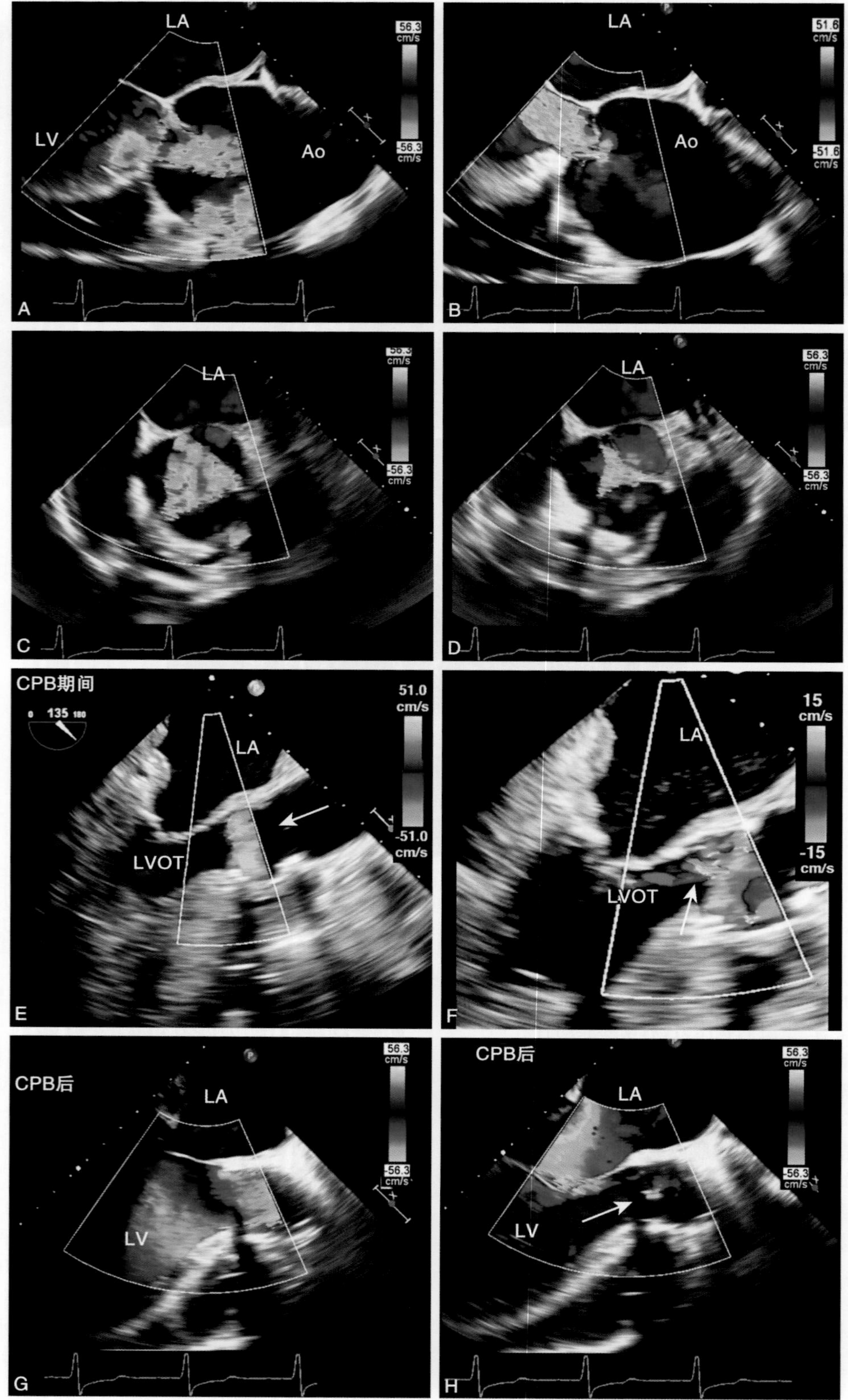

图 15.60 主动脉关闭不全(AI)。(A~D)修复术前彩色多普勒超声所示;(A 和 B)长轴及(C 和 D)短轴切面,可见多个重度中心性 AI。左边一列的图像在收缩期获取,而右边一列的图像在舒张期获取。(E 和 F)为主动脉瓣膜修复术后,体外循环(CPB)期间获取的图像。利用彩色多普勒成像,并将尼奎斯特极限从 51m/s 降至 15cm/s 以提高发现残余 AI 的敏感度。通过 CPB 向近端主动脉根部注入 80mmHg 压力的心脏停搏液,来判断是否还有残留 AI。(G 和 H)为脱离体外循环患者血流动留学平稳时获得的图像,(G)为收缩期,(H)为舒张期,显示有微量 AI。Ao,主动脉;LA,左心房;LV,左心室

张包括延伸至 STJ 的所有组织扩张,而不包括 STJ 远心端的扩张(如,升主动脉部分)。Ⅱ型瓣膜功能不全反映了瓣叶运动过度(图 15.61 和图 15.62)。瓣叶运动过度的特征表现为一个或多个瓣叶的脱垂或连枷,而穿孔表现为瓣叶上一个或多个区域的连续性受损。Ⅲ型瓣膜功能不全同样反映了瓣叶运动受限或心内膜炎(图 15.63)。瓣膜修复术适用于Ⅰ型和Ⅱ型的瓣膜功能不全。

AV 自体瓣膜与人工瓣膜的成像相似。超声检查包括评估瓣膜功能及病变情况,具体内容为瓣叶数量,瓣叶厚度,活动度,是否存在肿物,其中后者可能为心内膜炎、缝线组织,或破碎钙化沉积(fractured calcified deposits)的超声表现。任何提示瓣膜不稳定,和(或)主动脉壁间或人工瓣膜与瓣环之间存在超声透光区(hypolucency)的证据,均可能提示存在瓣膜撕裂,以及(或)感染/脓肿(图 15.64 和图 15.65)[21,22]。最后,对瓣膜周围组织成像可能发现导致 AI 的继发因素,例如主动脉根部脓肿或主动脉夹层(图 15.64)。在不同切面成像有助于克服超声伪像,增加诊断的信心。

在瓣膜手术后,超声心动图检查需要能够区分瓣膜修复术和置换术,对于后者,还需要进一步分辨置入是机械瓣还是生物瓣(图 15.66)。可通过是否有瓣架和瓣角来区分是带支架生物瓣(stented bioprosthetic valve)还是无支架生物瓣(stentless bioprosthetic valve)(图 15.67)。人工瓣膜周围增厚是由于组织水肿或血肿导致的,在术后早期可以逐渐恢复[92]。对于无支架瓣膜或瓣膜修复术后患者,上述改变可能导致在术后早期 EOA 变小,而在术后 3-6 个月内,随着瓣周肿胀的缓解,EOA 将显著增大(图 15.67)[92]。瓣叶活动度、厚度、完整性及瓣环内瓣叶的稳定性均为超声检查内容。

多普勒超声检查可以提供定性以及定量评估,包括发现在人工瓣膜内部及瓣膜周围的正常及异常血流,以及评估血流方向及宽度[54,93]。超声可显示 3 个水平的反流束,可用于更好地描述 AI 的解剖基础和严重程度[70]。虽然超声定性成像既包括经食管(TE)切面也包括 TG 切面,多数定量评估最好在经胃切面进行,原因是这些切面上血流方向和多普勒超声束的方向可以更好地平行,以便于测量到最大血流速度(图 15.66 和图 15.68)[17,20-22]。

主动脉瓣反流

AI/AR 可由原发主动脉瓣叶/瓣膜异常所致,也可继发于升主动脉病变[21,22,85,87,92,93]。微量及轻度 AI 可能不伴有明确病变,然而只有少数病例(20%)是此种表现。与 MV 相似,可依据瓣叶病理改变及瓣叶活动度(正常,运动过度,运动受限)对反流性瓣膜病变进行分类。原发瓣膜病理改变包括:AV 二瓣化畸形,四瓣化畸形,黏液样退行性变(myxomatous

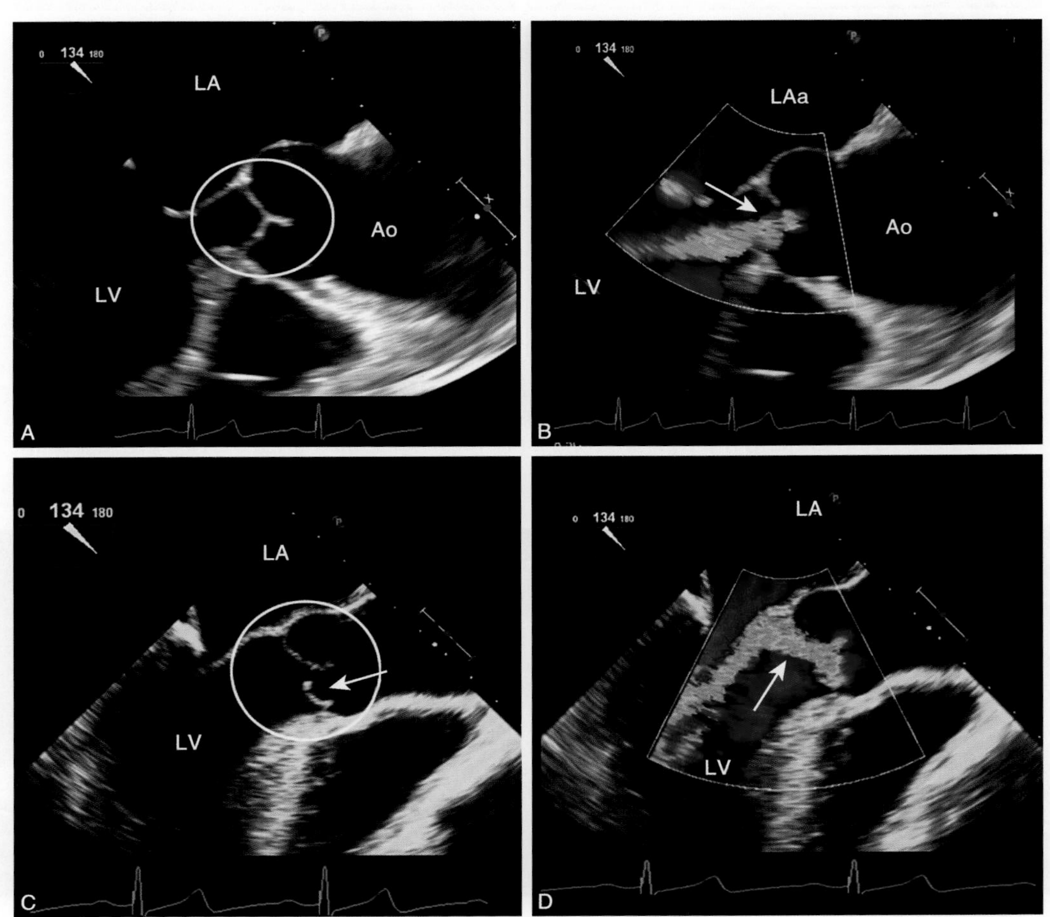

图 15.61 主动脉关闭不全(AI)血流束方向。AI 血流束可以是中心性也可以是偏心性的。(A)中心性 AI,符合各个瓣叶受损程度相似的超声表现;(B)偏心性关闭不全,提示瓣叶功能不全的程度不一致。(C 和 D)显示右冠瓣脱垂(C 中圆圈),AI 反流束(D 中箭头)指向远离受累瓣膜的方向。Ao,主动脉;LA,左心房;LV,左心室

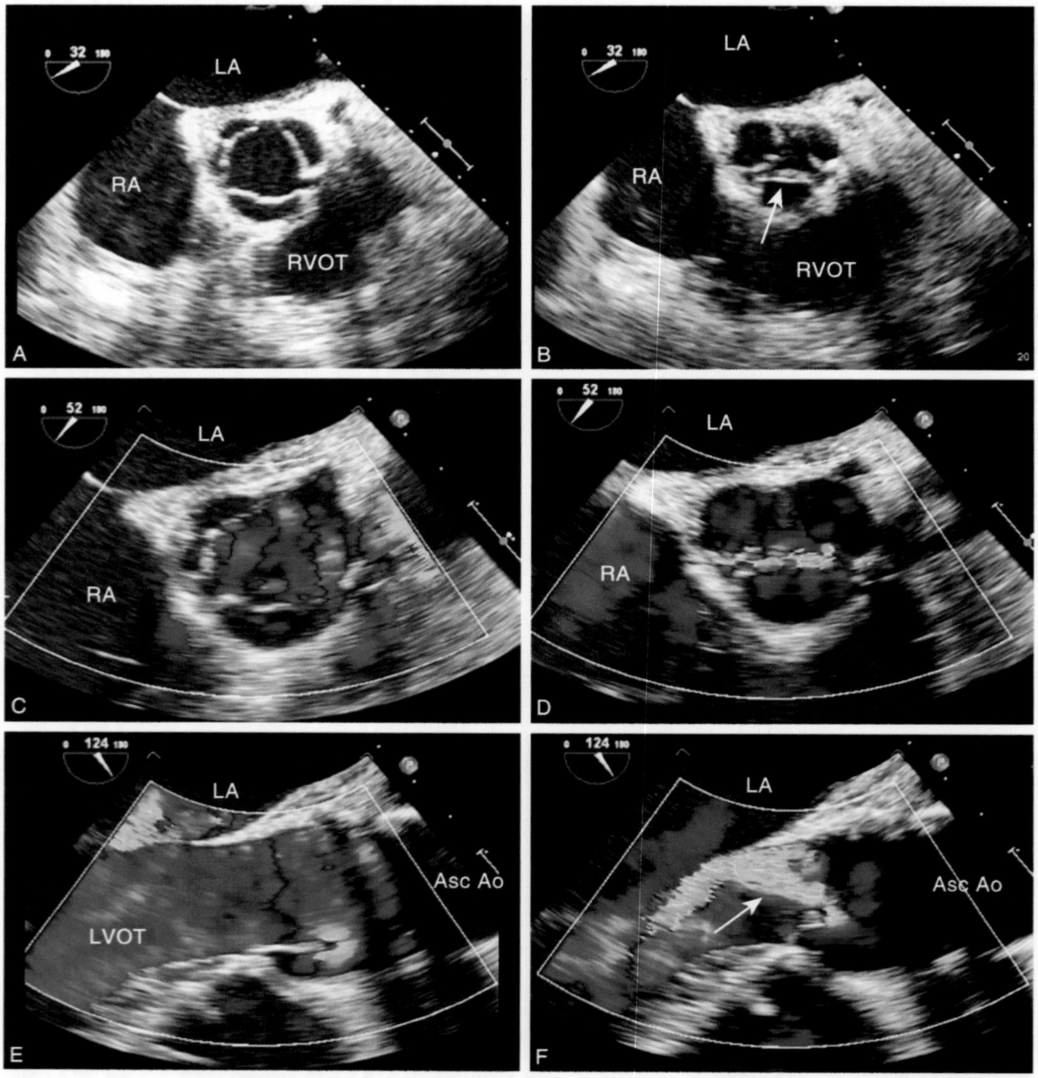

图 15.62 主动脉瓣(AV)瓣叶穿孔。在收缩期(左列)及舒张期(右列)所示的短轴(A~D)及长轴(E 和 F)AV 图像。(B)右冠瓣(箭头)似乎显得冗长。(D)在同样水平显示 AV 关闭不全,且伴有瓣叶冗长(E)。(F)显示偏心性主动脉关闭不全反流束,看上去远离右冠瓣的方向。Asc Ao,升主动脉;LA,左心房;LVOT,左心室流出道;RA,右心房;RVOT,右心室流出道

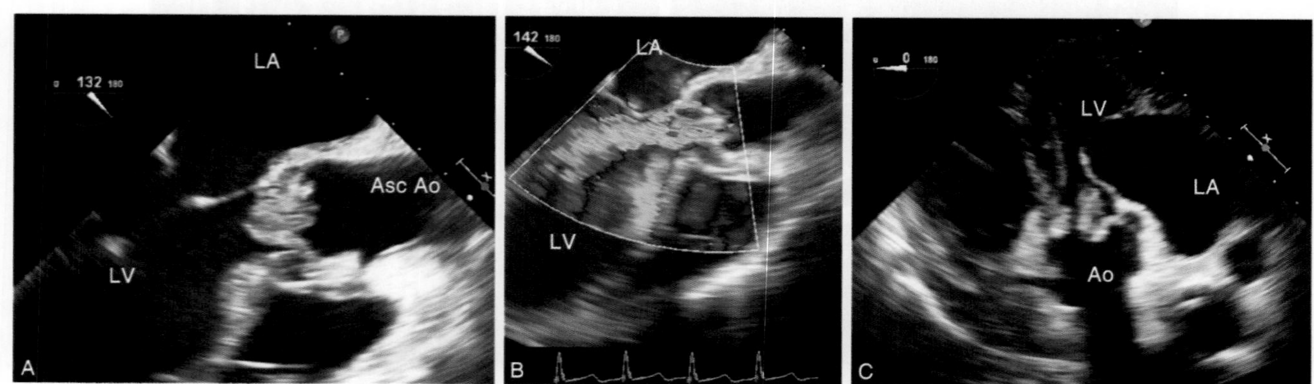

图 15.63 由心内膜炎所致主动脉关闭不全。主动脉瓣(aortic valve,AV)的心内膜炎表现可包括一系列病变,包括瓣叶/瓣环/主动脉疾病及关闭不全。(A 和 B)显著瓣叶受累及重度关闭不全。(C)经胃切面超声成像显示 AV 受累。(A~C)显示 AV 瓣叶增厚,形态不规整以及出现连枷改变,伴随较大的活动性肿物

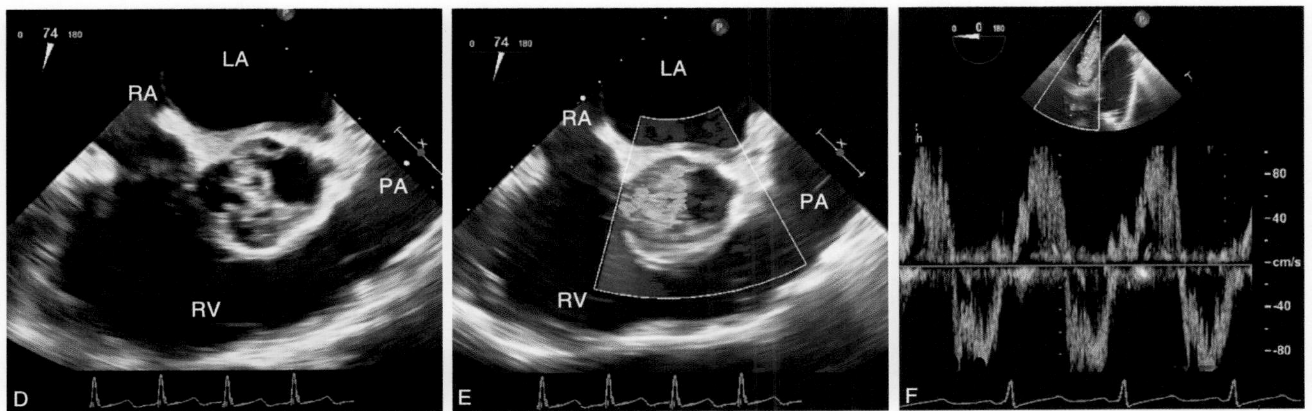

图 15.63（续）　（D 和 E）显示 AV 短轴切面的彩色多普勒超声成像，提示存在重度关闭不全。（F）脉冲波多普勒对升主动脉成像，显示舒张期血流反向（diastolic flow reversal），与主动脉瓣严重功能不全的特征相符。Asc Ao，升主动脉；LA，左心房；LV，左心室；PA，肺动脉；RA，右心房；RV，右心室

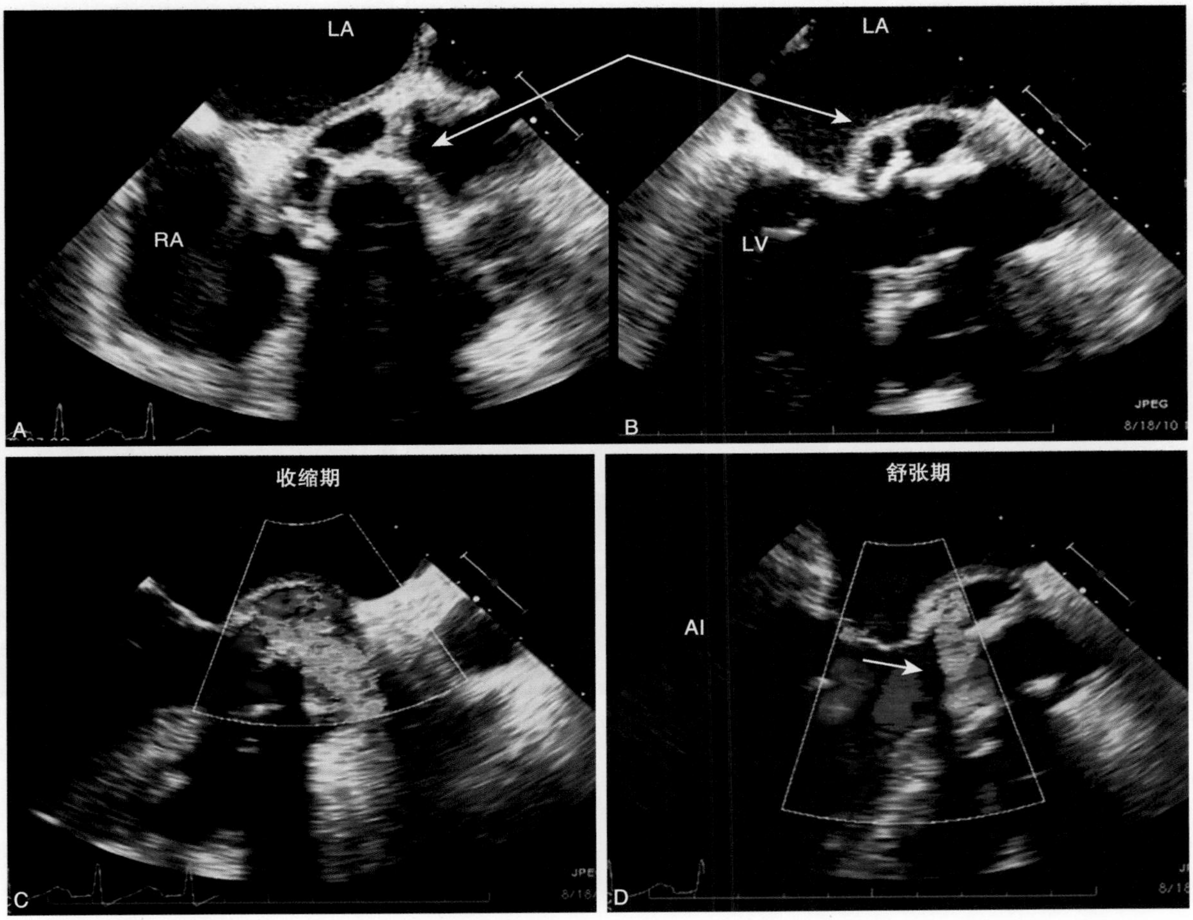

图 15.64　主动脉周围脓肿。人工主动脉瓣周脓肿表现为环绕此前植入的人工瓣膜的超声透光区（echolucent space）。（A 和 B）分别为短轴和长轴切面。（C 和 D）为收缩期及舒张期彩色多普勒超声长轴切面，后者显示主动脉关闭不全（AI）。LA，左心房；LV，左心室；RA，右心房

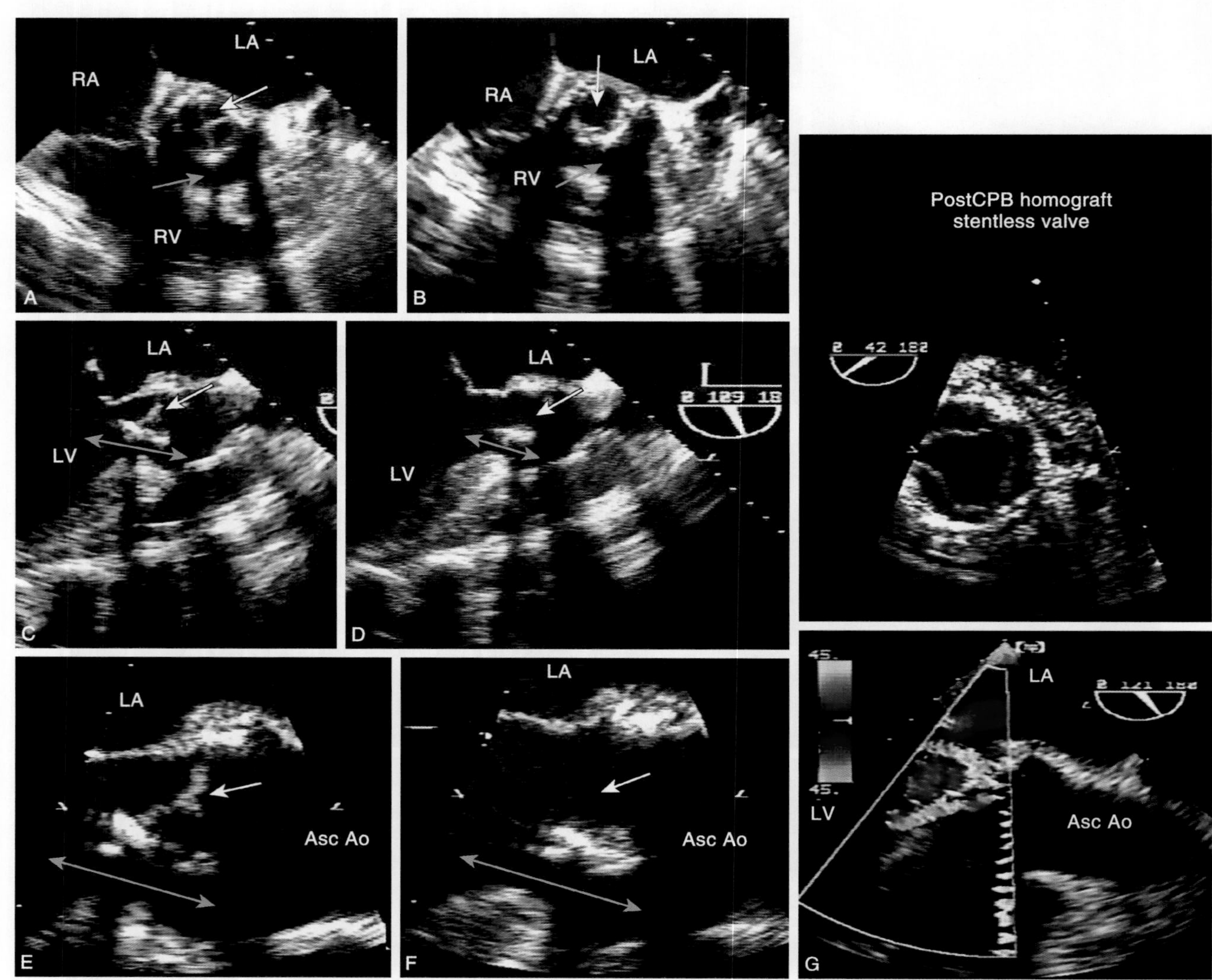

图 15.65 主动脉生物瓣撕裂。超声多切面展示功能正常的生物瓣,在自体瓣环的前侧发生瓣膜瓣环分离(如撕裂)。(A、C 和 E)为舒张期超声成像。(B、D 和 F)为收缩期超声成像。黄箭头指向撕裂部位。(G)复杂偏心性反流束的彩色多普勒特点。右上角,体外循环后(PostCPB)植入此前生物瓣位置的自体移植物。Asc Ao,升主动脉;LA,左心房;LV,左心室;RA,右心房;RV 右心室

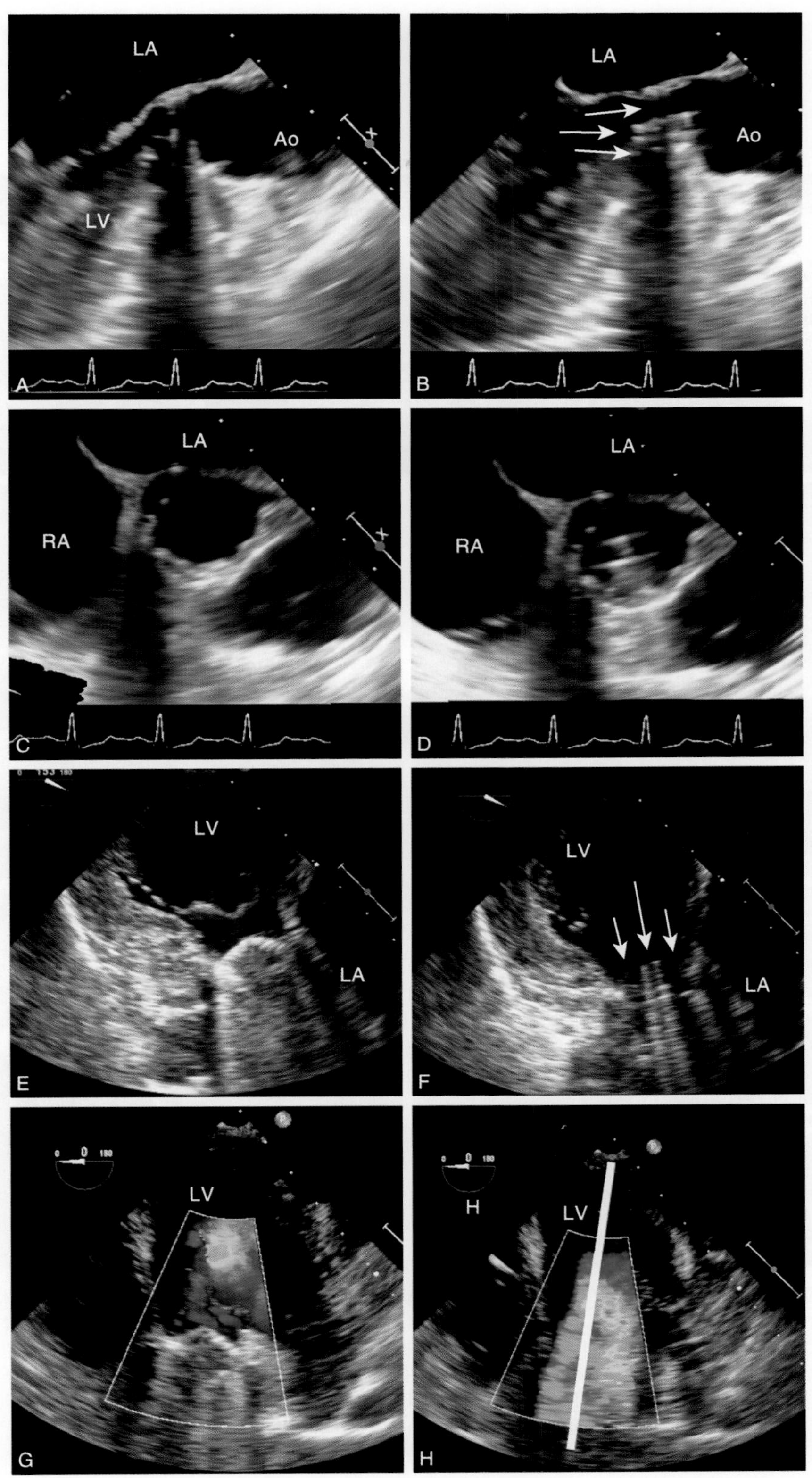

图 15.66 主动脉瓣置换术:机械瓣。位于主动脉位置的功能正常的双叶机械瓣。左侧图像为舒张期获取,右侧图像为收缩期获取的。(A~D)食管中段长轴(A 和 B)及短轴(C 和 D)二维瓣膜成像。正常瓣叶活动度表现为在心室收缩期看见两个瓣叶的边缘,如图(B)和(D)所示。(E~H)经胃切面可对经食管切面进行补充。彩色多普勒成像(G)显示非显著性的关闭不全以及(H)正常收缩期多普勒血流频谱特点。Ao,主动脉;LA,左心房;LV,左心室;RA,右心房

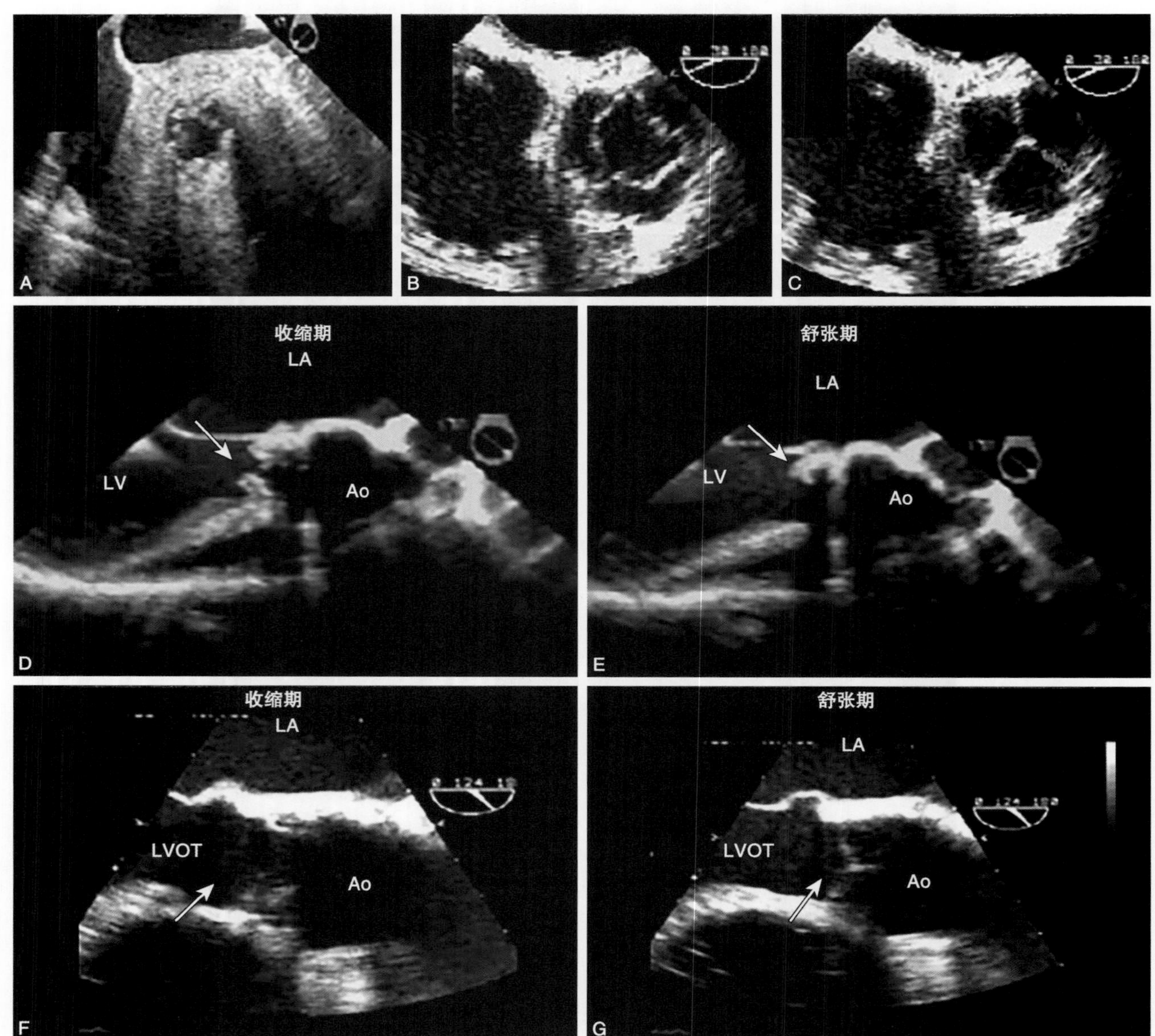

图 15.67 对主动脉瓣部位无支架瓣膜的成像。(A~C)行无支架主动脉瓣置换术某患者主动脉瓣短轴成像。脱离体外循环后即刻(A)显示由水肿或血肿所致的瓣轴增厚,在(B 和 C)48 小时后基本完全缓解。(D~G)第二个病例,显示行无支架主动脉瓣置换术某患者主动脉瓣长轴成像。(D 和 E)为脱离体外循环后即刻超声图像,显示覆膜无支架瓣(白箭头)的膜边缘在流出道内。这种超声表现通常伴有较高的收缩压力梯度及收缩期梗阻。(F 和 G)术后 6 个月是随访的超声图像,显示覆膜无支架瓣的膜边缘已经变平,融合入 LVOT 组织中,同时伴有跨瓣压力减小,测算的有效瓣口面积增加。目前所知,无支架瓣膜的血流动力学指标在术后 24 小时和 6 个月内可能会有改善。Ao,主动脉;LA,左心房;LV,左心室;LVOT,左心室流出道

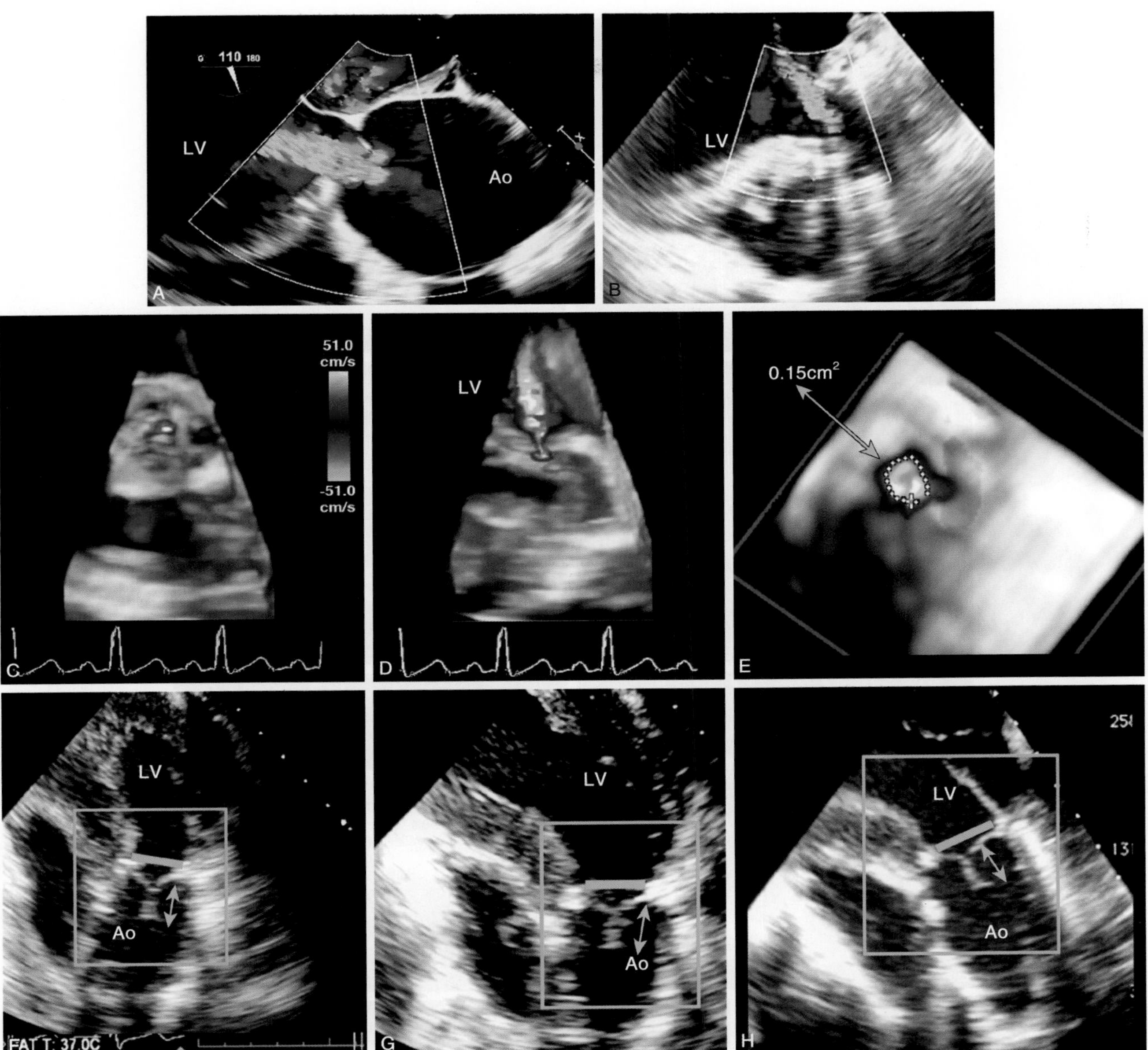

图 15.68 主动脉关闭不全(AI)及修复术。这些图像显示了利用不同超声模式在多个切面(经食管和经胃切面)进行瓣膜评估的益处。(A)修复术前和(B)修复术后食管中段长轴彩色多普勒成像显示显著的 AI。术后超声成像可以清晰显示彩色多普勒血流频谱但瓣膜不能被很好地成像。(C)食管中段和(D)及(E)所示经胃切面,三维容量彩色数据组(three-dimensionalvolumetric color data sets)可以很好地显示瓣下,瓣膜,以及瓣膜水平的反流束。(D)瓣膜水平存在较窄的主动脉关闭不全反流束,之后由于夹带而扩大。对数据组进行编辑使得平面法测量反流束成为可能,测得反流面积为 0.15cm^2,符合轻度 AI。(F~H)经胃二维超声成像可以显示主动脉瓣对合水平(如无残余脱垂;实线)以及对合长度(箭头线)。Ao,主动脉;LV,左心室

degeneration)(弹力纤维疾病),瓣叶穿孔,心内膜炎,钙化(通常伴有主动脉 AS),放疗,风湿性疾病,以及创伤(图 15.61~图 15.63、图 15.69 和表 15.6)。存在瓣下隔膜(subvalvular membrane)或 VSD 时,AV 也可能受累(图 15.70)。瓣叶可表现为脱垂或连枷、出现瓣膜穿孔(fenestrations)、肿物,或钙化。主动脉瓣反流的继发因素包括主动脉根部病变,例如扩张,夹层,以及感染,此时主动脉瓣叶可能被累积,也可能形态正常(图 15.60 和图 15.64)。确定导致 AI 的病因有助于确定最佳治疗方案很重要,能预测是否可行瓣膜修复术,或者需要行瓣膜置换术。

人工主动脉瓣或修复后主动脉瓣的反流

人工瓣膜超声心动图上表现有特征性的或可预计的“正常”反流束,应与人工瓣膜“异常”血流加以鉴别。正常或无临床意义的反流宽度应小于 3mm,并不会冲过瓣膜太远[21,22,87,92,93]。生物瓣通常表现为中心性反流束,而机械瓣通常依瓣膜种类不同表现出不同的反流束。平行于瓣叶方向成像将更好地显示向心性的两束正常反流束。单叶瓣(或倾碟瓣)(single leaflet valve,or tilting disk valve)有一个较大的反流束和一个较小的反流束,而球笼型瓣(ball-in-cage valve)周边有若干细小的反流束。异常瓣周漏宽度通常大于 3mm,并

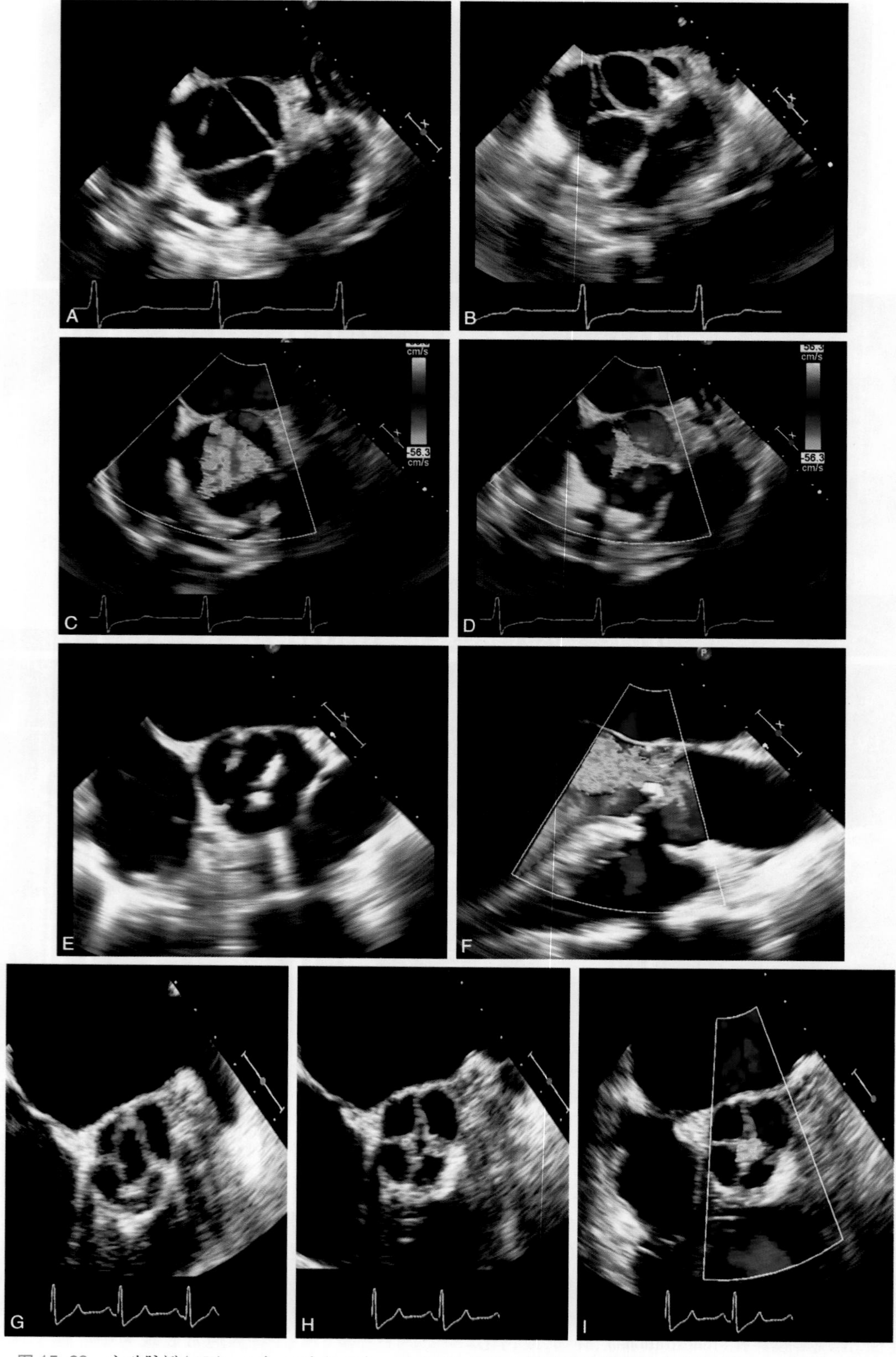

图 15.69 主动脉瓣(AV):二叶、三叶和四叶。(A 和 B)显示主动脉三叶瓣伴有主动脉扩张。(C)同一个瓣膜,在心室收缩期超声影像。(D)中心性主动脉关闭不全(aortic insufficiency,AI)反流束。(E 和 F)主动脉二瓣化畸形瓣 AI。二叶主动脉瓣可表现为原发性狭窄,反流,或混合型功能不全。相伴随的病变还可能包括主动脉根部扩张,主动脉缩窄,以及(或)二尖瓣退行性变。(G~I)主动脉四瓣化畸形,在收缩期(左图)及舒张期(中间及右图)的超声影像。彩色多普勒分析显示轻度到中度的 AV 关闭不全。AV 关闭不全是主动脉四瓣化畸形最主要的临床表现/功能不全形式。值得注意的是,单叶主动脉(此图中未显示)主要表现为狭窄

表 15.6 主动脉瓣反流:严重程度分级

	轻度	中度	重度
血管造影分级	1+	2+	3~4+
反流束密度/形态	薄弱/不完全	-	致密/完全
彩色多普勒反流束宽度/LVOT 宽度	<0.25	0.25~0.65	>0.65
多普勒最小喷流直径/cm	<0.3	0.3~0.6	>0.6
压力半降时间/ms	>450	250~450	<250
脉冲多普勒升主动脉/降主动脉	-	-	血流反向
反流容积/(ml/心搏)	<30	30~60	>30
反流分数/%	<30	30~60	>30
反流口面积/cm^2	<0.3	-	>0.3
继发表现	LAE,LVE,LVSD,PHTN		

LAE,左心房扩大;LVE,左心室扩大;LVOT,左心室流出道;LVSD,左心收缩功能障碍;PHTN,肺动脉高压。

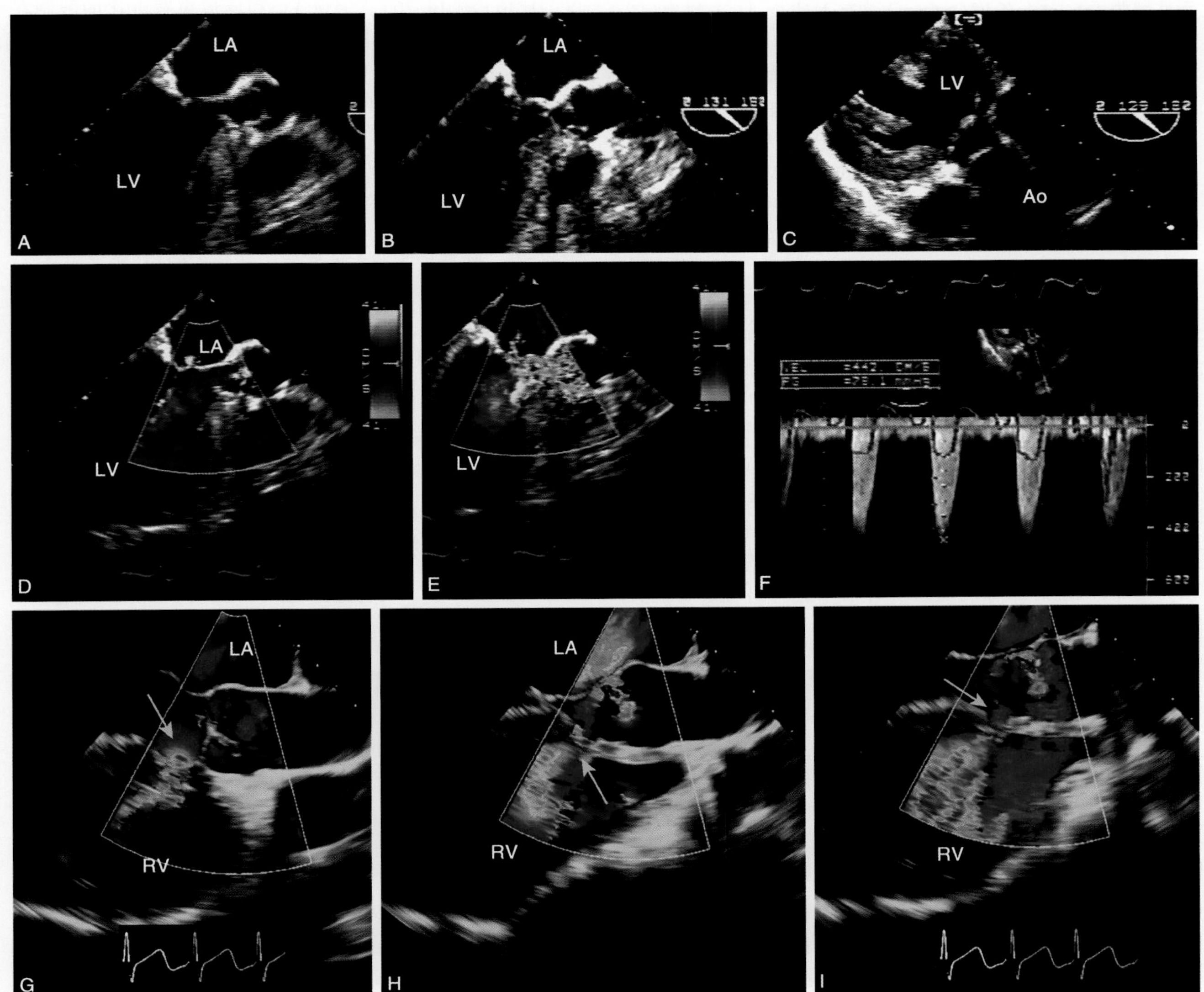

图 15.70 (A)收缩期所示瓣下隔膜,伴有很好的主动脉瓣(AI)收缩期运动。(B)收缩期所示主动脉瓣下隔膜。(C)经胃切面显示主动脉瓣下隔膜与闭合的主动脉瓣平行。(D)彩色多普勒成像显示轻度 AV 关闭不全。(E)流出道湍流,与合并流出道梗阻的病变特点相符。采用连续波多普勒分析跨左心室流出道血流记录到大于 70mmHg 的压力。考虑到主动脉瓣叶运动形态正常,过高的压力梯度可能由瓣下梗阻所致。(G)VSD(黄箭头)。(H)和(I)VSD 以及伴发(或相关的)AV 关闭不全。Ao,主动脉;LA,左心房;LV,左心室

且/或表现为偏心性反流[56]。有时,较小的反流束也被视为异常,但在未发现明显病理改变时(活动的组织材料;瓣膜不稳定),这些异常反流往往不会随时间而进展[54]。导致异常血流的因素有很多。导致人工瓣膜功能不全(prosthetic valve incompetence)与自体瓣膜功能不全的病因相似,再加上几个额外因素。这些包括:心内膜炎,瓣膜 deteriotation 或退行性变,瓣膜运动受限,或瓣膜撕裂/脓肿。和其他人工瓣膜一样,病变可发生在主动脉人工瓣膜本身或周围(瓣周病变)。

瓣膜修复术通常用于治疗反流性病变的瓣膜[54,85,87,93]。虽然手术目的是消除,轻度及以下级别的 AI 是可以接受的(图 15.60)。反流束的位置和方向取决于瓣膜修复术前病变及修复方法。可在脱离体外循环之前,通过向近端主动脉冲水对主动脉瓣膜产生压力,来对修复瓣膜进行评估(图 15.60)。通过观察超声自显影(spontaneous echo contrast)或降低彩色增益(color gain),可能可以对残余反流进行评估。远期瓣膜功能(AI 复发,或需再次手术)可通过对合水平(有无残留脱垂)、对合长度(>6mm)及有无残余 AI 来预测(图 15.60 和图 15.68)[85,87,92]。

AI 所致血流动力学及心脏病生理改变取决于病程的急慢性。由主动脉夹层、心内膜炎,或创伤所致的急性 AI,将导致急性左心室容量过负荷,增加心室内压、室壁张力,以及心肌耗氧量。由于左心室还没有代偿的时间,LV 舒张末期容量增加没有 LV 舒张末期压力增加得明显。这些改变逆向传导至左心房和肺血管,导致肺水肿。为了保证前向血流,LV 收缩力及心率均会增加。

慢性 AI 所致的心血管改变是由心室长期容量及压力过负荷导致的,最终将致心肌延长/心室扩张,进一步导致心肌耗氧量增加(MVO_2)。最初出现向心性或偏心性心肌肥厚,而心肌收缩力不受影响。随着病程进展,心室扩张较心肌肥厚的改变更为明显。心室壁逐渐变薄,此时 LV 内压力并未增加。AI 将影响心室的等容舒张,并导致脉压差增大,外周舒张压降低为主。由于 MVO_2 的增加以及外周舒张压的降低影响冠脉灌注,可导致心肌缺血(继发于左心扩张及 LV 压力增加)。上述所有改变最终将导致 LVEF 下降,左心及肺血管压力增加,出现后两种病理改变时临床上将出现心功能失代偿。

评估自体 AV 反流和人工 AV 反流的指标相似(表 15.6)。有必要了解自体瓣膜应有的超声学表现,以及可接受的人工瓣膜超声学表现。例如,对于机械单叶瓣(倾碟瓣)将表现为远离主孔边缘缝合环的反流束。移植瓣膜不应存在任何反流束,然而这也取决于剪切、准备移植前自体瓣膜的功能。2D 成像可以显示瓣叶数量、活动度及完整性,以及评估瓣膜周围组织的瓣膜稳定性。超声心动图上瓣膜表现出晃动,或者在主动脉壁间,或人工瓣膜及周围组织间出现超声透光区,则提示可能存在感染及(或)撕裂。

评估 AI 严重程度的第一步为采用 CFD 找到反流束及其方向,进行最初的定性评估[20]。虽然已经提到过通过彩色多普勒血流来评估反流,在评估 AI 严重程度时并没有那么精确。现有更加精确的间接或直接测量方法去判断 AI 的严重程度[69,94]。间接方法包括评估 VC 宽度(刚刚通过 AV 反流口的最窄的反流束宽度),近端反流束宽度和 LVOT 宽度的比值(图 14.76)。测量 VC 和反流束宽度比的限制在于,当 LVOT 因为人工瓣膜所致超声伪像而显像不清时,或当 AI 反流束为偏心行以及(或)为复杂反流束时[62,70]此法应用受限。测量指标 PHT 和 DT 用来评估跨反流口的压力变化,从而算出 ROA[95,96]。较小的 PHT 数值(<450ms)提示存在明显(中度到重度)AI(图 15.71)。然而,PHT 受到心腔顺应性的影响。对于一确定严重程度的 AI,PHT 数值将随着 LV 舒张末压力的增加而缩短,随着血管扩张剂的应用而缩短,随着扩张顺应性好的主动脉而缩短,或者慢性 AI 患者的 PHT 数值延长[20,96]。由此,PHT 仅可作为辅助评估 AI 严重性的指标。

利用 PISA 原理可以测算出 ROA,以及反流容积(图 15.72)[70]。

$$CSA_{AI} \times V_{PeakAIVel} = (2pr_{PISA}{}^2 \times V_{NL})$$
$$CSA_{AI} = (2pr_{PISA}{}^2 \times V_{NL}) / V_{PeakAIVel}$$

如果将 EOA 乘以 TVI(连续波多普勒),将得出每个心动周期跨越反流口的血流量。对于反流瓣膜,利用该公式可以测算出反流量。

$$反流量\ AI = EOA_{AI} \times TVI_{AI}$$

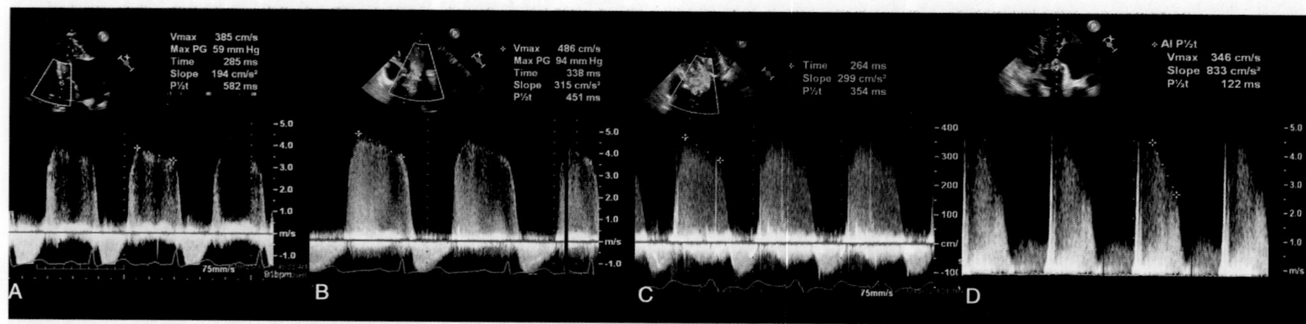

图 15.71 压力半降时间(PHT):主动脉关闭不全(AI)。(A~D)从左至右所示由多普勒血流频谱测得的 PHT 为 582ms 至 122ms,符合程度越来越重的 AI。PHT 测量的局限性在于此测算值依赖于心腔的净顺应性,而后者可受患者本身多个因素所影响,包括 AI 病程的急慢性,是否并存主动脉瓣狭窄,以及是否有高血压病史。虽然可为不同严重程度的 AI 提供诊断支持,但 PHT 不应作为唯一的评估 AI 严重程度的指标。定量测量方面,多普勒血流频谱特点(A)显示密度不高,外形不够完整,可反映反流容积。有更多的细胞跨过反流口,则血流频谱密度越高

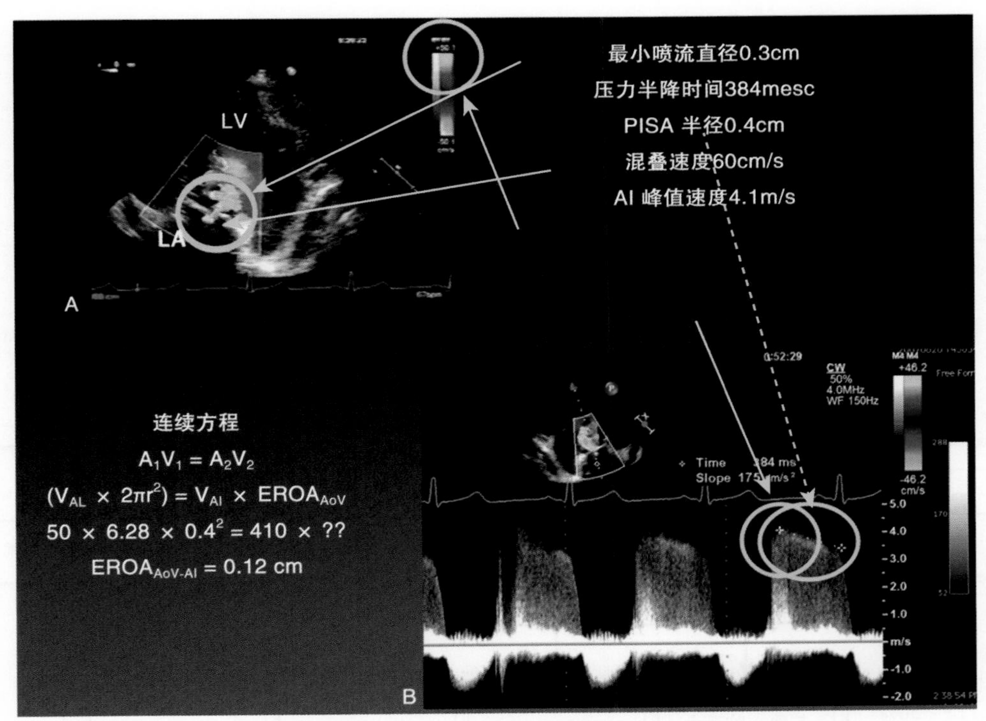

图 15.72 利用血流汇聚法评估主动脉反流(AI)的严重程度。在这个病例中,有效反流口面积(effective regurgitant orifice area,EROA)为 0.12cm^2,符合轻度 AI。同时与最小喷流直径为 0.3cm 的测量相符。压力半降时间为 384ms,提示可能为中度 AI,但是这个测量指标很大程度上受到主动脉(Ao)和左心室间相对顺应性的影响。LA,左心房;PISA,近端等速表面积

其他多普勒评估方法包括记录在升主动脉及降主动脉是否存在舒张期反向血流(提示重度 AI)(diastolic flow reversal),前者敏感性更强,而后者特异性更高。连续方程式可通过测量经过 PA 及 AV 的 SV 差值而确定主动脉瓣反流容积。

$$SV_{PA}=SV_{AV}-\text{反流容积}_{AI}$$

当可行时,还可以通过 2D 或 3D 超声面积法,直接测量 ROA。

对自体 AV 瓣膜及人工 AV 瓣膜反流量行定量评估严重程度的方法相似(表 15.6)。对于人工瓣膜,反流束宽度<3mm 提示为人工瓣膜的正常反流束,或者远期内不太可能进展的异常反流束。支持显著异常的 AR 人工瓣膜的超声学表现包括:致密或完整的反流束,VC 大于 0.3cm,反流束宽度/LVOT 直径大于 25%,PHT 小于 400ms,ROA 大于 0.3m^2,反流容积大于 30ml/心搏,以及反流分数大于 30%。严重 AR 的定义是 VC 大于 0.6cm,以及 ROA 大于 0.6cm^2。主动脉舒张期反向血流支持中度以上的 AR。血流汇聚法也被用于评估 AR,但相关研究较少。轻度、中度和重度被分别定义为 ROA 小于 15、15~30 和大于 30mm^2。相应 ROA 对应反流容积为小于 30、30~60 及大于 60ml/心搏。对于慢性 AR,存在继发性心脏结构及功能改变支持存在显著(中度以上)AR,这些改变包括:心室扩张,收缩功能障碍,LA 增大,以及肺动脉高压。

手术指征

实施 AI 手术的目的在于预防远期功能障碍(图 15.73)。手术指征包括伴有临床症状的重度 AI 患者。对于无临床症状,但并存重度 AI 及 LV 收缩功能不全(LVEF<50%),以及(或)左心室扩张(LV 收缩末直径>50mm,LV 舒张末直径>70mm,以及(或)LV 舒张末容量指数大于 110ml/m^2)[97]。拟行其余心脏手术以及(或)升主动脉手术的重度 AI 患者,即使无临床表现,也推荐同期手术治疗 AI[24-26]。

主动脉瓣狭窄

自体 AV 的构造会随着年龄的增长而逐渐改变,大于 65 岁的患者中 20% 以将出现瓣叶增厚,大于 85 岁的患者中 4% 以上发上 AS。大多数自体瓣膜的 AS 是三叶瓣随年龄增长(老年性)钙化所致,次为常见的病因为主动脉瓣二瓣化畸形所致 AS,以及风湿性 AS(图 14.64 和图 14.65;表 15.7)。其余较为少见的导致流出道梗阻的病因包括:单瓣畸形(unicuspid valve),瓣上梗阻(如 Williams 综合征),以及瓣下梗阻,如瓣下隔膜(图 15.70)。肥厚型梗阻性心肌病表现为动态梗阻,需要与固有梗阻(fixed obstruction)相鉴别(参见第 24 章)。此外,还可能多个不同水平的梗阻并存。

三叶瓣钙化性 AS(trileaflet calcified AS)的特征为瓣叶边缘钙化沉积。当出现瓣叶联合部融合,三个瓣叶增厚,且瓣膜开口呈三角形时,则应考虑风湿性 AS 的诊断。风湿性 AV 病变通常合并有 MV 病变。主动脉瓣二瓣化畸形由瓣膜联合部融合所致,可伴或不伴有钙化。最常见的二瓣化畸形的构造为左冠瓣和右冠瓣融合,伴或不伴界脊(raphe)形成。左冠瓣和无冠瓣的融合最为少见。瓣下隔膜可能仅仅为一部分组织突起,也可表现为瓣膜环形狭窄。瓣上梗阻表现为沙漏样畸形,伴或不伴有冠脉异常。正确区分是哪个水平的梗阻对于

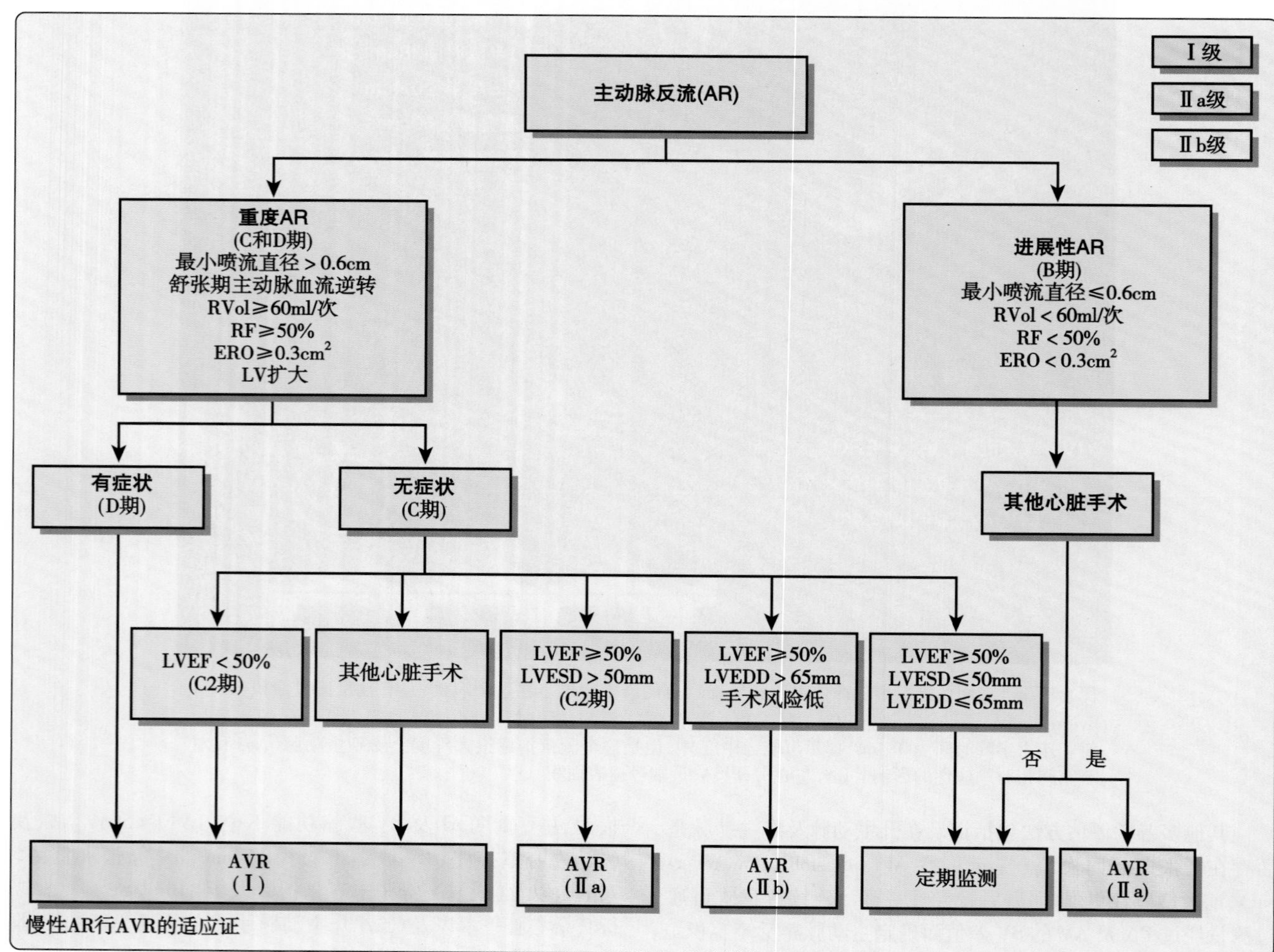

图 15.73 主动脉瓣关闭不全(AI)临床决策图。此临床决策图为基于预后数据分析的专家共识。临床决策证据级别分为Ⅰ级、Ⅱa级和Ⅱb级,前者表示有充分证据支持进行临床干预,而后两者表示基于多项临床研究(Ⅱa级)或单一临床研究或非随机研究(Ⅱb级)证据显示,干预措施的益处大于风险,施行临床干预是合理的。AI的治疗方法通常包括经皮介入治疗。治疗决策时需考虑如下几个因素,包括:病变严重程度,临床表现(症状),心肺功能的改变,瓣膜的可修复性,以及时机(如是否同时进行其他心脏手术)。AR,主动脉反流;AVR,主动脉瓣置换术;ERO,有效反流口面积;LV,左心室;LVEF,左心室射血分数;LVEDD,左心室舒张末直径;LVESD,左心室收缩膜直径;RF,反流分数;RVol,反流容积。(*Reprinted with permission from Nishimura RA, Otto CM, Bonow RO, et al. 2014 AHA/ACC guideline for the management of patients with valvular heart disease: a report of the American College of Cardiology/American Heart Association Task Force on Practice Guidelines. J AmColl Cardiol. 2014;63:e57-e185.*)

表 15.7 主动脉瓣狭窄:严重程度分级

	轻度	中度	重度
血流速度/(m/s)	<3.0	3.0~4.0	>4.0
加速时间/ms	<100		>100
平均压力梯度/mmHg	<25	25~40	>40
AV 面积/(cm^2)	>1.5	1.0~1.5	<1.0
AV 面积指数/(cm^2/m^2)	>0.85	0.65~0.85	<0.65
速度比(TVI_{LVOT}/TVI_{AV})	0.30~0.35	0.25~0.30	<0.25
继发表现	LAE,LVE,PHTN,RAE,RVE,RVSD,TR		

AV,主动脉瓣;LAE,左心房增大;LVE,左心室增大;PHTN,肺动脉高压;RAE,右心房增大;RVE,右心室增大;RVSD,右心室收缩功能不全;TR,三尖瓣反流;TVI,时间速度积分。

临床决策的制定至关重要。

人工主动脉瓣狭窄

对于多数人工主动脉瓣置换术而言,术后存在轻度人工瓣膜 AS 并不少见[21,22]。瓣环大小相同时,人工主动脉瓣膜通常较自体 AV 的面积要小。虽然对于不同的人工瓣膜 AVA 数据也不尽相同,但总体来讲,19、21 或 23mm 人工 AV 通常对应的 EOA 大致分别为 1.1、1.3 及 1.5cm^2(表 15.3)[88,90,91]。存在以下情况时提示存在异常的人工瓣膜狭窄,包括出现心衰及疲劳等临床症状,测得跨瓣压力偏高,以及(或)AVA 小于预期。导致人工 AS 的病因包括瓣叶活动受限或肿物阻塞(图 15.74)[21,22]。人工瓣膜功能正常但仍存在跨瓣压力增高的情况包括:瓣下梗阻(肥厚型梗阻性心肌病或存在瓣下隔膜),瓣上梗阻,以及 PPM。正确区分频谱多普勒血流特点可以对动态流出道梗阻、瓣膜狭窄及 MR 加以鉴别(图 15.75)[20,98]。

由超声心动图测量的压力梯度和由心导管测量的压力梯度存在差异,这种差异是由压力恢复现象,或测量方法的差别所导致的。多普勒超声心动图测得的最高瞬时压较高,而有创心导管检查测得的峰间压偏低。尽管如此,两种方法测得的平均压力梯度是相似的。

流出道梗阻将导致流出道阻力增加,LV 室壁张力以及 LV 压力增加。机体为了代偿(例如,为了维持前向血流),将逐渐出现左心室肥厚,伴左心室收缩力增加,以对抗增大的阻力。虽然,左心室肥厚是一项重要的代偿机制,但这种改变同时却会导致舒张功能障碍。随着左心室肥厚以及舒张功能障碍不断进展,血流动力学的稳定将逐步依赖于维持规律的心律,保证心房收缩时间、舒张期血流充盈时间,以及维持足够心室前负荷。随着病情继续进展,室壁张力进一步增加,更为严重的左心室肥厚,舒张功能障碍以及增加的 M_{VO2} 同时伴发的冠脉血流减少将导致心肌缺血,收缩功能异常,CO 下降,以及心肌纤维化的发生。此时将出现血流动力学及临床症状失代偿的表现,即使解除了梗阻,左心室肥厚也很难逆转。此外,继发性病变例如,心房扩大以及心房功能不全、心律失常、肺动脉高、肺水肿将进一步使病情恶化。房性心律失常将进一步促使临床症状恶化,同时肺血管床的病理改变将增加右心功能不全的严重程度。

评估通过 AV 自体瓣膜以及人工瓣膜的前向血流有助于定义瓣膜功能不全的严重程度(表 15.7)。严重程度评估方式与评估自体 AV 时相似。依据人工瓣膜种类的不同,前向血流形态也不尽相同。生物瓣表现为单一的前向血流,而机械瓣表现为 2 个(单瓣)或 3 个(双瓣)前向血流束。对于正常人工瓣膜血流的认知有助于与异常人工瓣膜相鉴别。

评估应包括定性评估与定量评估两个方面,定性评估可以发现湍流或高速血流,进一步指导多普勒超声束进行定量分析。虽然 ME 切面的多普勒成像有助于瓣膜定性评估,但是定量评估多在 TG 成像平面进行,后者超声束方向能更好地和跨瓣血流平行。虽然导致狭窄多为瓣膜病变所致,心室流出道梗阻在瓣下(瓣下隔膜,或肥厚型梗阻性心肌病)和瓣上(瓣上狭窄)水平均可以发生。并发 AI 将增加跨瓣血流,

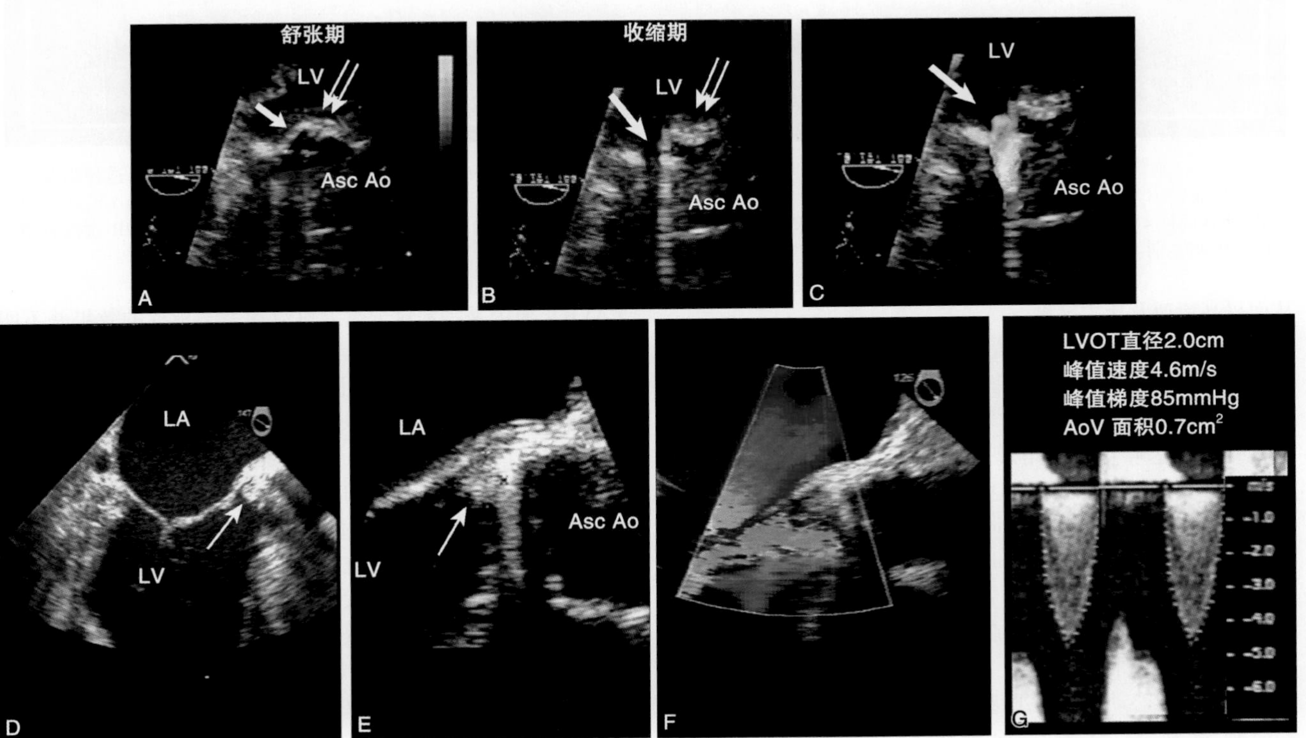

图 15.74 人工瓣膜狭窄。两种导致人工瓣膜狭窄的病因包括:机械瓣嵌顿(A~C),以及存在梗阻性肿物(D~G),后者可能为血栓或血管翳形成(pannus)。(A 和 B)中箭头指向机械瓣瓣叶。经胃切面分别在(A)舒张期和(B)收缩期获得。在舒张期(A),单箭头和双箭头指向闭合的瓣叶。在收缩期(B)单箭头指向开放的瓣叶而双箭头所指的瓣叶处于持续关闭状态,彩色多普勒成像(C)所示单一跨瓣血流(箭头)进一步证实了瓣叶嵌顿的诊断。(D~G)在一主动脉机械瓣置换术后患者的超声成像上可见高回声肿物阻塞主动脉瓣开口。考虑到患者近期停用华法林,此肿物(D 和 E 中箭头所示)可能为形成的血栓。(F)彩色及(G)连续波多普勒成像显示混合性瓣膜功能不全,既包括关闭不全又包括狭窄。Asc Ao,升主动脉;AoV,主动脉瓣;LA,左心房;LV,左心室;LVOT,左心室流出道

区分血流特点和起源

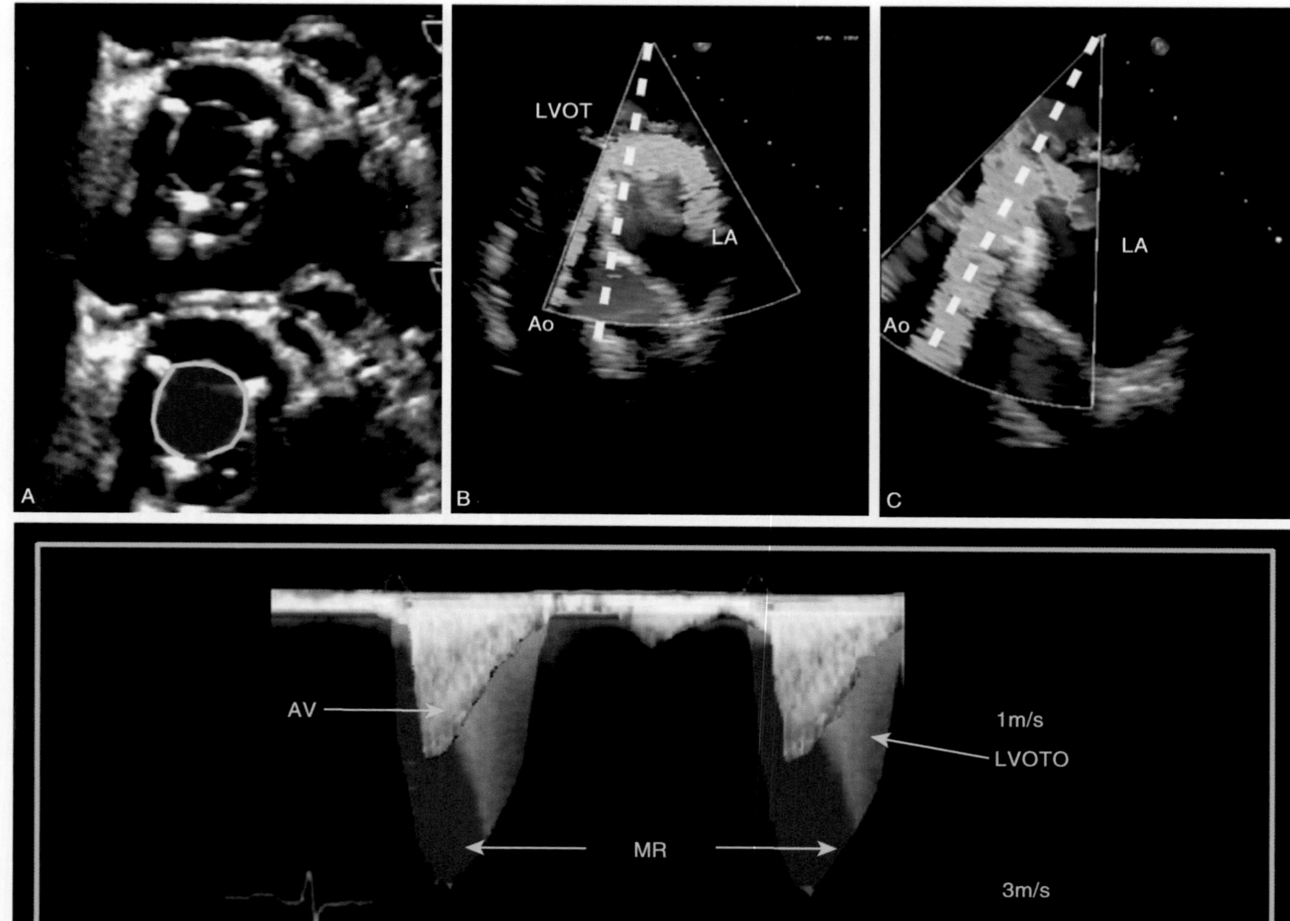

图 15.75 血流特点。(A)主动脉生物瓣换瓣术后即可短轴成像所示正常的瓣膜。(B 和 C)脱离体外循环期间并发动态流出道梗阻及二尖瓣反流(MR)。(D)在经胃切面采用多普勒分析时,可得到 3 种多普勒血流频谱图像。瓣膜频谱(AV)速度更低(大约 1.5m/s),达峰较早(加速时间<80ms)。左心室流出道梗阻(LVOTO)频谱特点为血流速度更快,达峰时间晚。上述两种频谱特点与全收缩期 MR 血流频谱特点可相鉴别。Ao,主动脉;LA,左心房

从而提高流速及压力梯度。

定性分析方面,CFD 检查出现湍流(超过尼奎斯克极限的血流)时,以及(或)通过跨瓣 TVI 形态判断,可考虑诊断 AS(图 14.67 和图 14.68)[17,21,22]。正常的 AV 血流频谱特点为收缩早期达峰且呈三角形(图 15.75)。随着狭窄程度加重,血流频谱外形更加圆滑,达峰推后。伴随血流频谱形状改变的还有加速时间(acceleration time)的改变,正常情况下达到峰值流速的时间很短(<80ms),发生 AS 时达峰值流速的加速时间变长(>100ms)[17,21,22]。AS 的血流频谱特点应该与瓣下 LVOT 梗阻以及 MR 的血流频谱特点相鉴别,上述三者均发生在收缩期(图 15.76)。

美国超声心动图协会 I 级证据推荐,AS 评估应包括测量跨瓣血流速度,计算平均跨瓣压力梯度,以及评估 AVA[17,21,22,88,89]。前两项反应 AS 的指标会受心腔压力以及血流的影响[88,89]。最后一项指标,在可能的情况下,可直接通过面积法测得,或通过连续方程计算得出。

预后相关数据以及治疗决策图均与跨瓣血流速度和瓣膜面积有关[99]。对于<3m/s 的跨瓣血流,不推荐 AV 置换术(AVR),原因是手术对于改善血流动力学指标的效果并不明显。当跨瓣血流>4m/s 时,考虑存在重度 AS,此时推荐 AVR 治疗。中等血流速度,需要同时参考其他临床指标,如 AVA,以及并存 AI 严重程度,来决定治疗方案。虽然治疗决策图看似简单易行,但需要注意的是,跨瓣流速有很多影响因素,如血流束本身,CO,或者测量时超声束是否和血流束平行。

利用伯努利方程可通过流速计算出跨瓣峰压及平均压力梯度。当瓣下(LVOT)血流速度较快(>1.4m/s)时需注意将瓣下速度整合进方程式。大约有 10%~15% 的 AS 病例合并存在瓣下流出道狭窄或梗阻(图 15.76)。虽然平均压力梯度<40mmHg 不能诊断严重 AS,却也不能除外严重 AS。通过面积法直接测量瓣膜解剖面积或连续方程式计算 EOA 能更准确判断 AS 的严重程度[17,21,22]。通常在 ME AV 短轴平面应用面积法。由于存在瓣膜钙化,超声伪像,以及很难在同一平面内显示 AV 所有边缘,故并不是所有情况下都能用面积法进行测量[17,88]。连续方程式(物质守恒)是通过多普勒超声数据用来计算 AVA 以及 LVOT 直径(瓣下)的方法。临床资料显示,可将连续方程中的 TVI 可用峰流速替换(V_{LVOT} 和 V_{AV})。

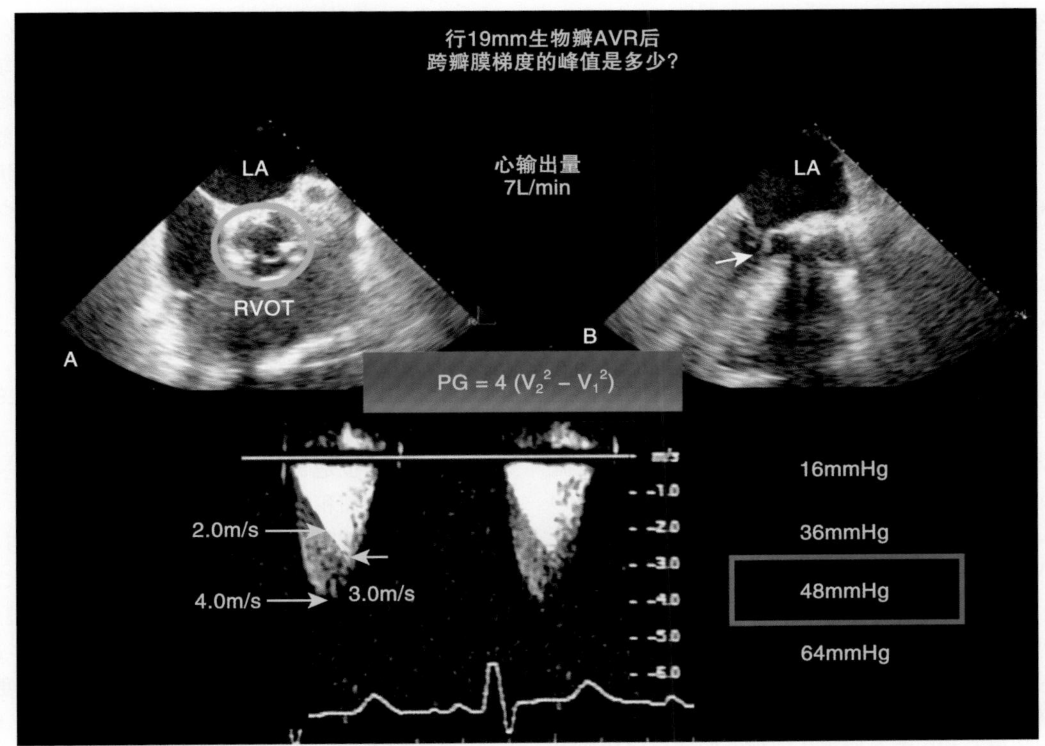

图 15.76 正常主动脉瓣(AV)和左心室流出道(LVOT)。AV 在收缩期的短轴及长轴切面。(A)显示功能正常的 19mm 主动脉生物瓣。(B)LVOT 狭窄。连续波多普勒血流频谱特点显示两个特征性的频谱。峰值较高的频谱为 AV 产生，而内侧达峰较晚的频谱反映动态 LVOT 梗阻。这使得在评估跨瓣压力梯度时存在两难的局面，由于瓣下血流速度足够高，故不可以将其从伯努利方程中忽略掉。虽然峰值流速为 4m/s(由此对应压力梯度为 64mmHg)，当考虑到瓣下血流时，测算出的更精准的跨瓣压力梯度更接近于 48mmHg。AVR，主动脉瓣置换术；LA，左心房；PG，压力梯度；RVOT，右心室流出道

不同病例中的瓣膜面积具有不同的临床意义。对于 BSA 为 1.5 和 2.0 的患者，当 AVA 为 1.0 时其临床意义显然不同；依据患者体型或 BSA 将 AVA 指数化显然更有意义。AVA 指数(AVAi)<0.6cm²/m² 符合重度 AS 表现，而 AVAi>0.85cm²/m² 则支持轻度 AS[29]。

导致连续方程测算 AVA 误差的一个原因可能是，该测算方法需要测量 LVOT 的直径，同时假设 LVOT 是圆形的，而这个假设就可能是不准确的。二维测量误差可达到 5%~10%，当将 LVOT 直径减半转化为半径，并带入公式进行平方时，总体误差可高达 15%~20%。AVA 小于 1.0cm² 提示存在重度 AS。

简化的非形态依赖指数，即速度比(velocity ratio, VR)，不受二维超声测量误差以及几何学假设误差的影响，该指数对比跨 LVOT 以及 AV 的 TVI 或峰值流速[17,22,88,89,91]。

$$VR = TVI_{LVOT}/TVI_{AV} \text{ 或 } V_{LVOT}/V_{AV}$$

VR<0.25 符合重度 AS。该指数可以被看作是连续方程的简化版，只是不需要任何 2D 或 3D 超声测量。对于大多数患者，LVOT 直径均小于 2.2cm。当带入连续方程式时，VR=0.25 时对应 AVA<1.0cm²。即使 LVOT 直径高达 2.5cm，VR 数值为 0.2 时也符合重度 AS 表现。

提示异常 AV 人工瓣膜梗阻(大于轻度的梗阻)的测量参数与评估自体瓣膜梗阻参数相似，包括跨瓣血流速度>3m/s，平均压力梯度>25mmHg，以及加速时间大于 100ms[21,22]。由于压力梯度受血流动力学影响，有必要通过测算 AVA 来精确评估瓣膜功能。对于所有评估方法，均应记录学流动力学参数以更好解读多普勒超声数据。

为了避免测算 AVA 时产生误差，可通过 DVI 或 VR 等指标初步判断人工瓣膜的开放是否正常。VR 值小于 0.35 符合人工瓣膜狭窄表现，提示需要进一步的评估。相反而言，VR>0.35 的临床意义不甚明确。对于较小的人工瓣膜(19mm 和 21mm)，VR>0.35 提示瓣膜开口正常，而对于较大人工瓣膜(23mm)，VR>0.4 才被视为正常[21,22]。

依据 BSA 对 AVA 指数化更适用于分析不同患者的临床情况。更具有临床意义的是人工瓣膜的 EOA 指数或 AVA 指数(AVA/BS；cm²/m²)。患者体型大小和所需活动量是选取人工瓣膜时需要考虑的因素。PPM 即描述了所选人工瓣膜面积(AVA)以及患者体型大小(BSA)之间的不匹配。

$$AVAcm^2/BSAm^2$$

PPM 可被分为轻度、中度及重度，分别对应于 iEOA 数值为 0.85~1.0、0.65~0.85 及小于 0.65cm²/m²[29]。预后研究数据显示选取合适大小的人工瓣膜将提高患者的近期及远期预后。严重 PPM(如<0.65cm²/m²)对患者预后影响更为明显。PPM 对于年老患者(年龄大于 75 岁)以及体型较小患者(BSA<1.75cm²)的预后影响可能较小。

其他

应在患者血流动力学状态(CO/SV)最为优化的时候,或者最起码在可以明确患者血流动力学状态的时候,进行超声心动图测算。这点对于评估低压力梯度的 AV 狭窄尤其重要。

$$AVA(EOA)<1.0cm^2$$
$$平均压力梯度<30\sim40mmHg$$

低压力梯度的 AV 狭窄可见于 CO 或 LVEF 下降(<40%),心律失常,以及显著 MR 的患者[100]。在这种情况下,跨 AV 血流减少,故导致较低的跨瓣压力梯度。对于这些病例,有必要测算 AVA。如果 AVA 小于 1.0cm²,需考虑行超声心动图负荷试验(stress echocardiogram)(运动试验或多巴胺试验)以区分真性 AS 和假性-AV 狭窄(pseudo-AV stenosis),后者是由驱动瓣膜开放动力不足导致的。该负荷试验的血流动力学目标包括心率提升 10~20 次/min,或心率提升至 100 次/min 以上,以及(或),SV 抑或是射血分数提升 15%~20%。真性 AS 的特征表现为,对于 AVA 小于 1.0cm² 的患者,平均压力梯度上升超过 40mmHg。若负荷试验到时 AVA 增大至 1.0cm² 以上,则支持假性-AV 狭窄的诊断。若负荷试验中血流动力学表现为无反应(如 LVEF 无改变),则提示基本没有心肌收缩储备,同时提示术后并发症和病死率的增高。

其他影响超声心动图测算所得压力梯度的情况包括超声束与血流方向不平行,此时可低估真正的血流速度,进而低估测算出的压力梯度。存在 AI 和(或)高血流状态时,将增加所测血流束的速度,从而高估 AV 梗阻的严重性。误将二尖瓣反流血流束看做跨主动脉瓣血流将高估真正的跨主动脉瓣血流速度。前者为全收缩期血流束,而后者血流频谱特征为伴有增强和减弱血流频谱(图 15.75)。最后,临近 AV 的狭窄(瓣上或瓣下狭窄或梗阻)将影响真实的跨 AV 压力梯度的测算(图 15.76)。

通过心导管测量的跨瓣压力梯度与通过超声心动图测算的存在差异,原因在于超声束与血流方向的不平行,导致应用多普勒超声测量将低估血流速度。超声心动图测量的峰值压力梯度为顺势峰值压力梯度,大于由心导管测得的峰值压力梯度,后者测算的是跨瓣峰压与 LV 峰压的差值,在心导管测量时,两个峰值发生在不同时间。第三个导致测量差异的原因为,我们称之压力恢复现象。当血流通过狭窄的 AV 时,势能(potential energy)转化为动能(kinetic energy),所记录的压力梯度较高[17,21,101,102]。然而,在狭窄瓣膜的下游,由于湍流和黏性力(viscous forces),会有能量的损失。能量可能被转换回势能,导致压力上升,或我们所说的压力恢复。压力恢复的多少与升主动脉横截面面积(cross-sectional area,CSA)的差异相关。

$$PR=4v^2\times2EOA/AoA\times(1-EOA/AoA)$$

压力恢复与 EOA/AoA 比值,或 AV 的 EOA 以及升主动脉 CSA 相关。压力恢复现象在升主动脉直径小于 3.0cm 的患者中最为突出。

手术或介入操作

开放手术或经皮 AVR 适用于有临床症状的 AS[8-10,24-26](图 15.77)。对于拟行其他心脏手术或主动脉手术的 AS 患者,以及面临左心收缩功能不全(LVEF<50%)又找不到其他病因的患者,伴有异常运动试验/心肌负荷试验结果的患者,以及(或)具有 TAVR 指征得患者,即使无明显临床症状,也应考虑同期手术 AVR。对于拟行其余心脏手术的中度 AS 患者,也推荐 AVR 手术。其余手术指征包括无症状但 AS 异常严重者(峰值流速>5.5m/s),压差低(平均压差<40mmHg)记录储备功能并且 AS 合并低血流状态。

三尖瓣

正常解剖及功能

正常 TV 面积 4~6cm²,正常瓣环直径小于 28mm。TV 由 3 个面积不等的瓣叶组成(膈瓣、前瓣和后瓣)。与二尖瓣环相似,TV 瓣环也是 3D 马鞍状椭球面结构,随着心动周期改变自己的形状和面积[103,104]。

三尖瓣膈瓣附着在中间室壁或室间隔上,与心脏的纤维三角联为一体。3 个瓣叶中后瓣最小,前瓣最大。瓣叶通过腱索与 3 个乳头肌相连,每个乳头肌至少发出腱索至两个瓣叶。先天性变异包括 2~9 个乳头肌,瓣叶可以多达 6 个。

右心室扩大或衰竭时,三尖瓣环扩大,瓣环更加平面化。三尖瓣的间隔部分连接到纤维三角,相对稳定。瓣环扩张倾向于远离纤维骨架结构向前和向侧面发展,继而出现三尖瓣反流。

人工瓣膜或三尖瓣修复

TV 功能的重要性及其对右心功能和患者预后的影响越来越受到关注[105-109]。因此,三尖瓣手术增加,可以单独进行或者与左心手术一起进行。大多数三尖瓣手术是治疗三尖瓣反流,超过 80% 的病例是修复手术。然而,如果是瓣膜本身的疾病(心内膜炎,风湿性瓣膜病,类癌综合征,创伤性破裂)或修复后怀疑反流复发的患者,通常实施瓣膜置换手术[110,111]。

应该评估 TV 的疾病、功能和手术指征。严重的 TV 功能不全是手术的指征。中度 TV 功能不全时,如果患者接受左心系统的手术,应该考虑同时进行 TV 手术。原发性 TV 瓣叶的疾病增加瓣膜置换手术的可能性。瓣膜反流首选修复手术;但是,如果反流预计会复发并且/或者有原发性瓣叶损害无法修复,则应该进行瓣膜置换。超声心动图的益处不能被夸大。

为便于评估 TV 修复或者置换术后的效果,了解手术操作的细节非常重要,包括置换了何种瓣膜或者如何修复的。先前获得的某个瓣膜和(或)成功修复的瓣膜的正常超声心动图特征有益于描述正常和异常所见。具体内容包括是否置换了生物瓣膜或机械瓣膜,什么类型的瓣膜,有几个瓣叶等。对于瓣膜修复,了解瓣环的类型(扁平 vs 马鞍型,完全环 vs 部分环),瓣叶切除或修复,或提升有助于操作者理解超声影像。TV 修复主要包括用人工瓣环或者缝线(DeVega 手法)进行瓣环缩减。与 MR 修复类似,基础疾病所致的瓣膜功能损害越严重,修复失败的可能性越高;往往需要置换。对所有超声心动图评估,记录患者的血流动力学状态有助于提高对评估的认识。

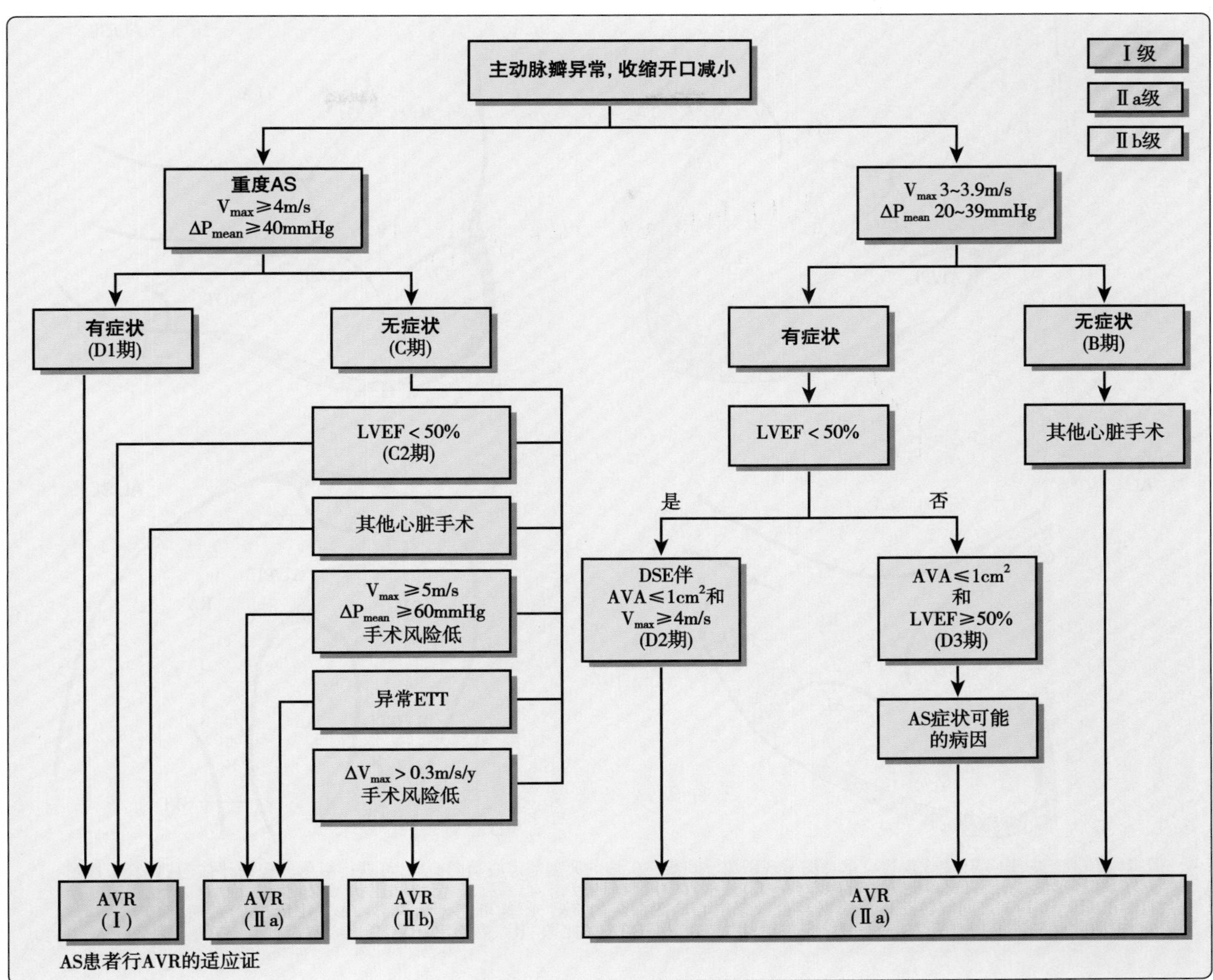

图 15.77 主动脉瓣狭窄(AS)临床决策图。此临床决策图为基于预后数据分析的专家共识。临床决策证据级别分为Ⅰ级、Ⅱa级和Ⅱb级,前者表示有充分证据支持进行临床干预,而后两者表示基于多项临床研究(Ⅱa级)或单一临床研究或非随机研究(Ⅱb级)证据显示,干预措施的益处大于风险,施行临床干预是合理的。AS的治疗方法通常包括经皮介入治疗。治疗决策时需考虑如下几个因素,包括:病变严重程度,临床表现(症状),心肺功能的改变,以及时机(是否拟行其他心脏手术)。AS,主动脉瓣狭窄;AVA,主动脉瓣面积;AVR,主动脉瓣置换术;LVEF,左心室射血分数。(*Reprinted with permission from Nishimura RA, Otto CM, Bonow RO, et al. 2014 AHA/ACC guideline for the management of patients with valvular heart disease: a report of the American College of Cardiology/American Heart Association Task Force on Practice Guidelines. J Am Coll Cardiol. 2014;63:e57-e185.*)

超声心动图检查

2D检查包括TV及其周围组织的可视化程度[112](图15.78)。应评估瓣环组织内的瓣叶活动度、厚度、完整性、质量和稳定性[17,18,20]。手术前后的外来可动结构或材料可能代表心内膜炎、瓣膜下装置的破裂或撕裂,或瓣膜手术后缝合或保留的天然组织。摇摆或不稳定的环状运动或回声透明的空间可能表明假体脓肿或裂开。小叶疾病的数量越多,提示更换瓣膜的可能性越大。

2D检查的目的一部分是确定反流TV是否应该并且可以被修复,或者是否需要更换瓣膜。确定TR是进展还是退化涉及许多变量。TV瓣叶病变范围越大,TR改善和修复的可能性就越小[105,110,111]。由环状扩张和/或瓣叶栓系引起的TR可以修复。修复的远期效果可通过评估TV的几何形状来确定(见图14.92)。当TV环直径大于2cm/m² 时,TR可能会进展,特别是如果心动周期中瓣环直径的变化小于20%时[18-20]。存在显著的长期反流以及瓣环变化可逆性较差的表现[113]。与MV类似,瓣叶的几何形状或系留可用于预测修复的成功性。系绳高度大于0.8cm和/或系绳面积大于1.6cm² 提示显著的几何变化,与严重的TR相关,并且考虑到长期无事件生存方面不太可能成功修复[110,114,115](见图15.79和图15.80)。

以前的数据表明TV环应该从TG而不是TE窗口测量[112]。由于TV环很复杂,多视图和测量会产生更完整的评估,并且应测量最大的瓣环直径。最近的3D数据证实,瓣环向前扩张,瓣环可以是椭圆形或圆形,后者反映长期和严重的TR(图15.81和图15.82)。尽管3D数据突出了TV环的复杂性,但迄今为止的数据均基于2D成像,因而在此期间应寻找最大直径。

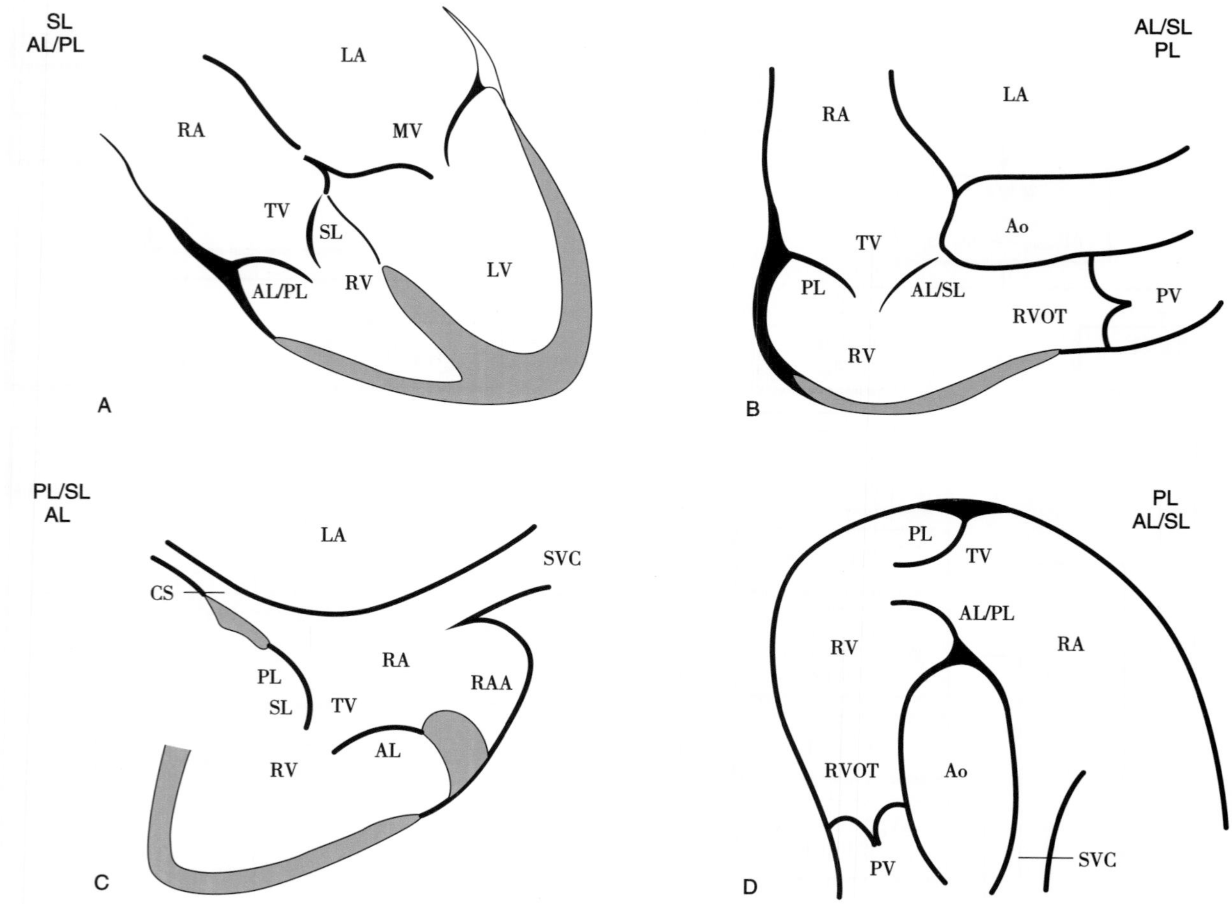

图 15.78 三尖瓣(TV)成像窗口。示意图呈现了用于观察三尖瓣的典型超声心动图窗口,可进行彩色多普勒评估(从食管中段窗更好)和环形测量,经胃窗可能更为准确。(A~C)从食管中段窗(四腔、右心室流入/流出和冠状窦观)获得,而(D)是经胃窗从换能器在 110°和 140°之间旋转获得。根据经食管超声心动图探头的旋转,图像可能显示前部(AL)、中隔(SL)或后部(PL)瓣叶。Ao,主动脉;LA,左心房;LV,左心室;MV,二尖瓣;RA,右心房;RAA,右心耳;RV,右心室;RVOT,右心室流出道;SVC,上腔静脉

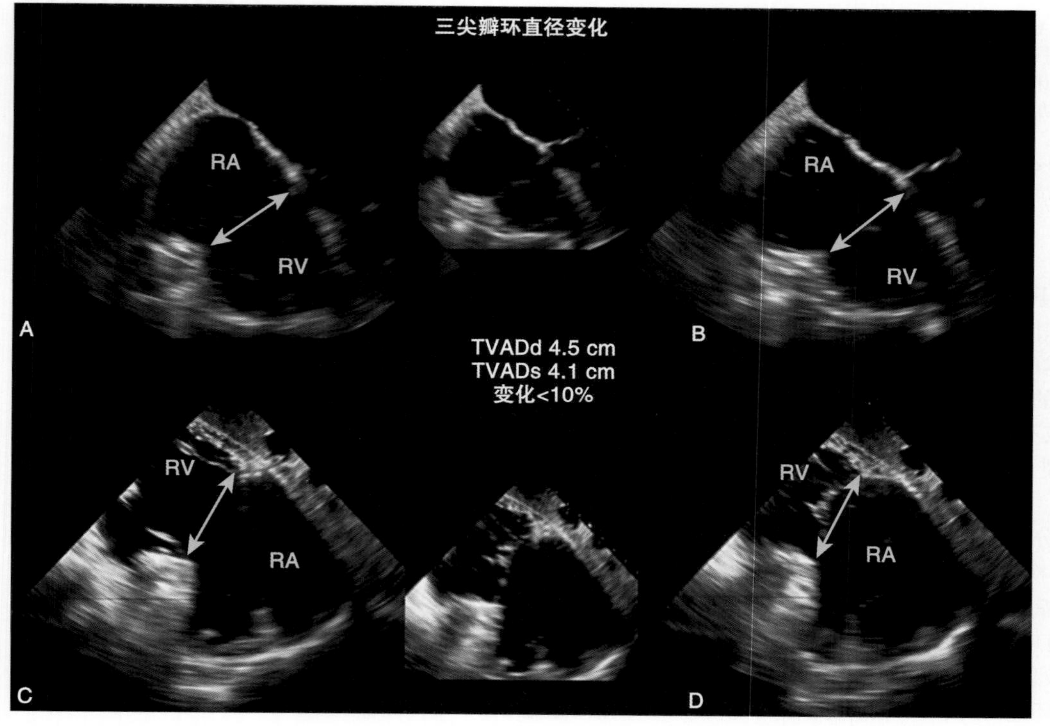

图 15.79 三尖瓣环变化的评估。使用 2 个超声心动图窗口,三尖瓣环直径(TVAD)的变化在心动周期中被评估以协助确定三尖瓣反流(TR)的可逆性从而确定是否需行瓣膜修补术。(A)和(B)食管中段四腔心视图。(C)和(D)经胃视图。如果 TR 存在且变化<10% 支持行三尖瓣手术。RA,右心房;RV,右心室

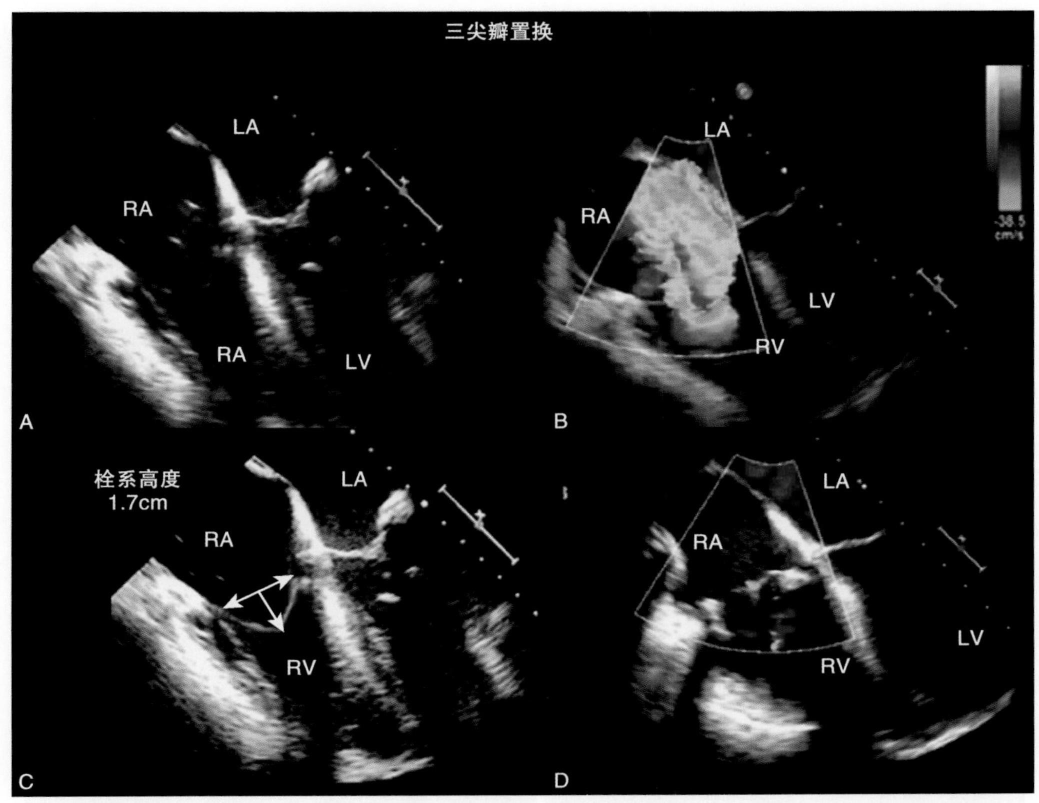

图 15.80 重度功能性三尖瓣反流(TR)和瓣膜束缚。(A)和(B)从食管中段四腔心,展示了一例重度三尖瓣反流(TR)的病例。(C)测量瓣环尺寸和隆起高度以确定三尖瓣功能障碍的严重程度。(D)与二尖瓣束缚类似,显著的三尖瓣束缚提示心室重构。对于三尖瓣,当隆起高度>1.0cm 时心室的改变可能非常严重以至于三尖瓣修补术并不能完全消除反流。对于这种情况,应考虑行瓣膜置换。LA,左心房;LV,左心室;RA,右心房;RV,右心室

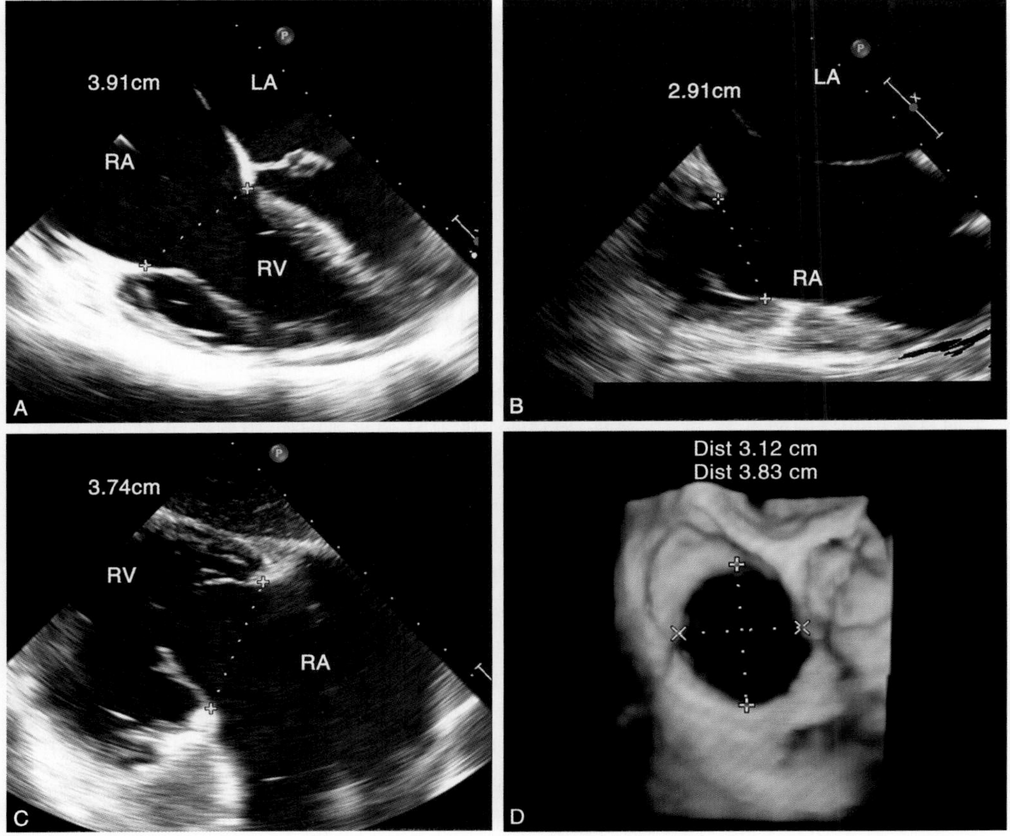

图 15.81 2D 和 3D 成像下瓣环直径的评估。3D 成像表明三尖瓣(TV)瓣环的形状不易于预测。(A~C) 2D 瓣环直径的显著变化可能代表经食管超声心动图探头的成像平面和旋转的变化。(D)3D 图像能够识别这些变化且可能获得三尖瓣环尺寸更准确的评估。然而,迄今为止,三尖瓣反流的预后评估仍基于 2D 图像。LV,左心室;RA,右心房;RV,右心室

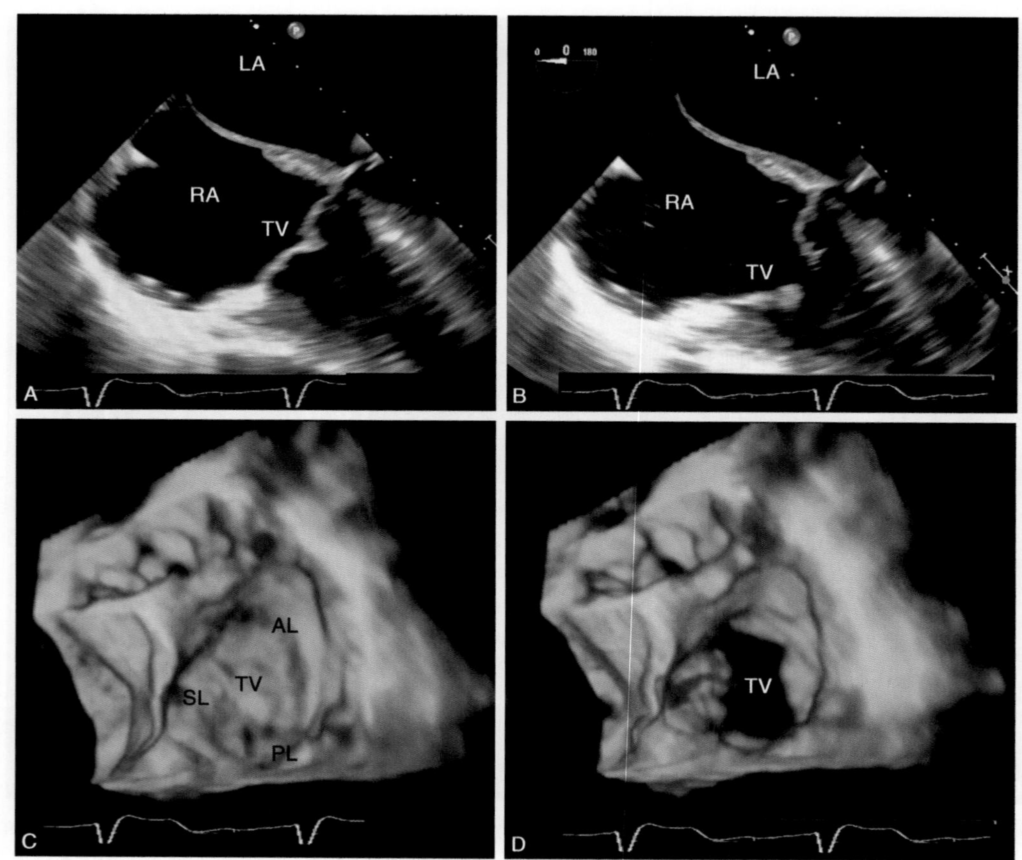

图 15.82 三尖瓣环(TR)的二维(A 和 B)和三维(3D)(C 和 D)为图像以及心动周期中的瓣叶成像。尽管对 TV 瓣叶的 3D 评估是可能的,但是我们的经验认它缺乏一致性,这可能与瓣叶变薄有关。AL,前叶;LA,左心房;PL,后叶;RA,右心房;SL,中隔小叶

多普勒检查包括彩色多普勒(CFD)、脉冲波和连续波技术。前者允许进行定性和定量评估,包括流入人工瓣膜及其周围的正常及异常血流的产生、方向和宽度。正常跨瓣血流速度小于 0.7m/s。CFD 高亮区域的湍流表明血液的高速流动。可通过流经 TV 的血流的常规和彩色多普勒成像进行定量分析。其他的定量多普勒评估包括三尖瓣峰值速度、肺动脉瓣关闭不全(PI)和利用伯努利方程计算 RV 和 PV 压力。

超声心动图评估人工瓣膜的功能和外观。图像与其他心脏位置上的相同瓣膜的图像相似。评估包括多个窗口以确定其功能,评估疾病,帮助确定进一步手术的必要性(图 15.83)。

三尖瓣反流

正常轻度的 TR 见于 75% 无明显疾病和诱因的患者,可认为是正常的(图 15.84)[116]。病理性 TR 主要见于原发性瓣膜疾病,或继发于原发性右心室功能不全或肺动脉高压和后负荷增加。类似于其他瓣膜反流,TR 可用瓣叶的流动性来描述(即正常、过度和受限)(表 15.8)。

无论何种原因的 TR 都会引起容量超负荷状态,从而导致右心衰的进展和更严重的 TR。患者出现疲劳、心房纤颤和/或反映右心衰竭的体征和症状(腹水、肝肿大、外周性水肿、颈静脉怒张)。超声心动图检查能够识别 TR 的存在和原因,并对反流的严重程度进行评估。根据超声心动图的发现,外科医生可以决定进行瓣膜修补或置换。如果 TV 瓣叶存在显著的开放受限或原发性瓣膜导致无法完全修复的可选择瓣膜置换(如仅瓣环变薄)。

TR 最常见的主要原因包括风湿性炎症(限制性)、黏液瘤性变性(增生性)和心内膜炎(增生性)[105]。创伤也可导致血流加快。大多数 TR 为继发性原因所致,瓣叶表现正常伴正常或活动受限。继发性 TR 与右心功能不全,扩张和瓣环变性有关,后者包括扩张,扁平以及发生圆形改变(从椭圆形)[113]。根据功能障碍的严重程度,瓣叶可能表现为受限或束缚,反映乳头肌功能障碍或 RV 重塑。导致 TR 的其他原因包括辐射或导管或导线存在并穿过瓣叶阻止了其闭合。

超声心动图检查有助于明确诊断,评价功能障碍的严重程度,以及是否具有手术指征;还可确定是否存在血流过度,如黏液性/退行性变化、心内膜炎或创伤、限制性/束缚性改变见于功能性 TR,或短暂性增厚的瓣叶(风湿性瓣膜炎、辐射、类癌等)(图 15.85~图 15.87)。外观正常的瓣叶伴或不伴正常的活动性提示 TR 是由继发性右心功能障碍和/或肺动脉高压所致。

超声心动图表现可指导手术方式的选择。大多数 TR 可以修复(>80%),尤其是伴有正常外观和活动性瓣叶的瓣环扩张(>2cm/m^2)。然而,TR 在存在显著的瓣叶病理学改变和/或由突起高度大于 1.0cm 或突起面积大于 1.6cm^2 的束缚导致的活动受限等情况下,不太可能通过修复改善症状,甚至会加速 TR 进展(见图 15.79、图 15.80 和图 15.87)。减压瓣膜成形术的实际目的可能有所不同,从使其恢复正常(<3.0cm)至比术前基线减少 25%(图 15.88)。

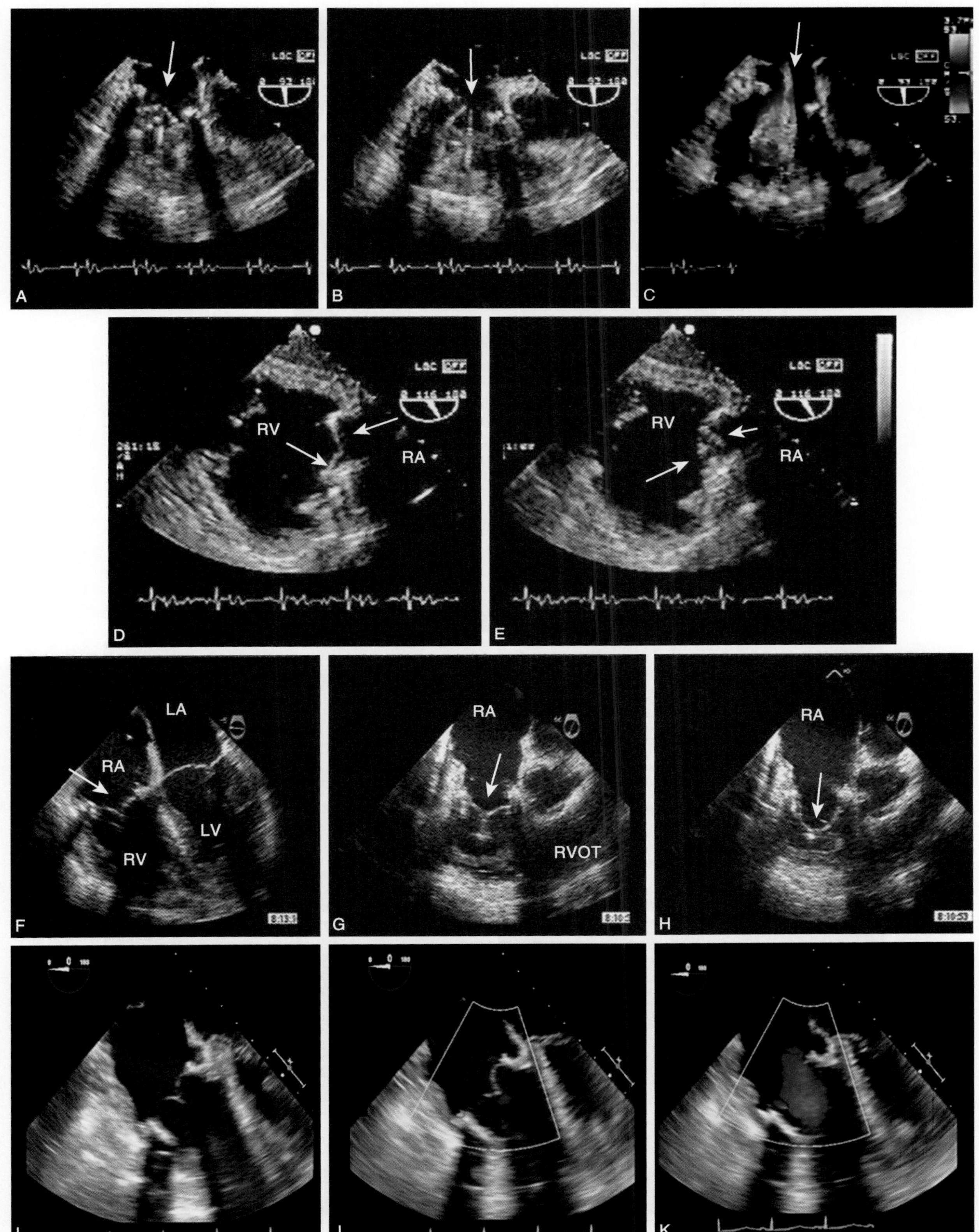

图 15.83 三尖瓣位置上的正常人工瓣膜。二维和彩色多普勒成像下位于三尖瓣位置上正常工作的机械瓣膜(A~E)和生物瓣膜(F~K)。可以看出,这取决于手术位置和瓣膜旋转,成像包括各种传感器角度和探头位置。LA,左心房;LV,左心室;RA,右心房;RV,右心室;RVOT,右心室流出道

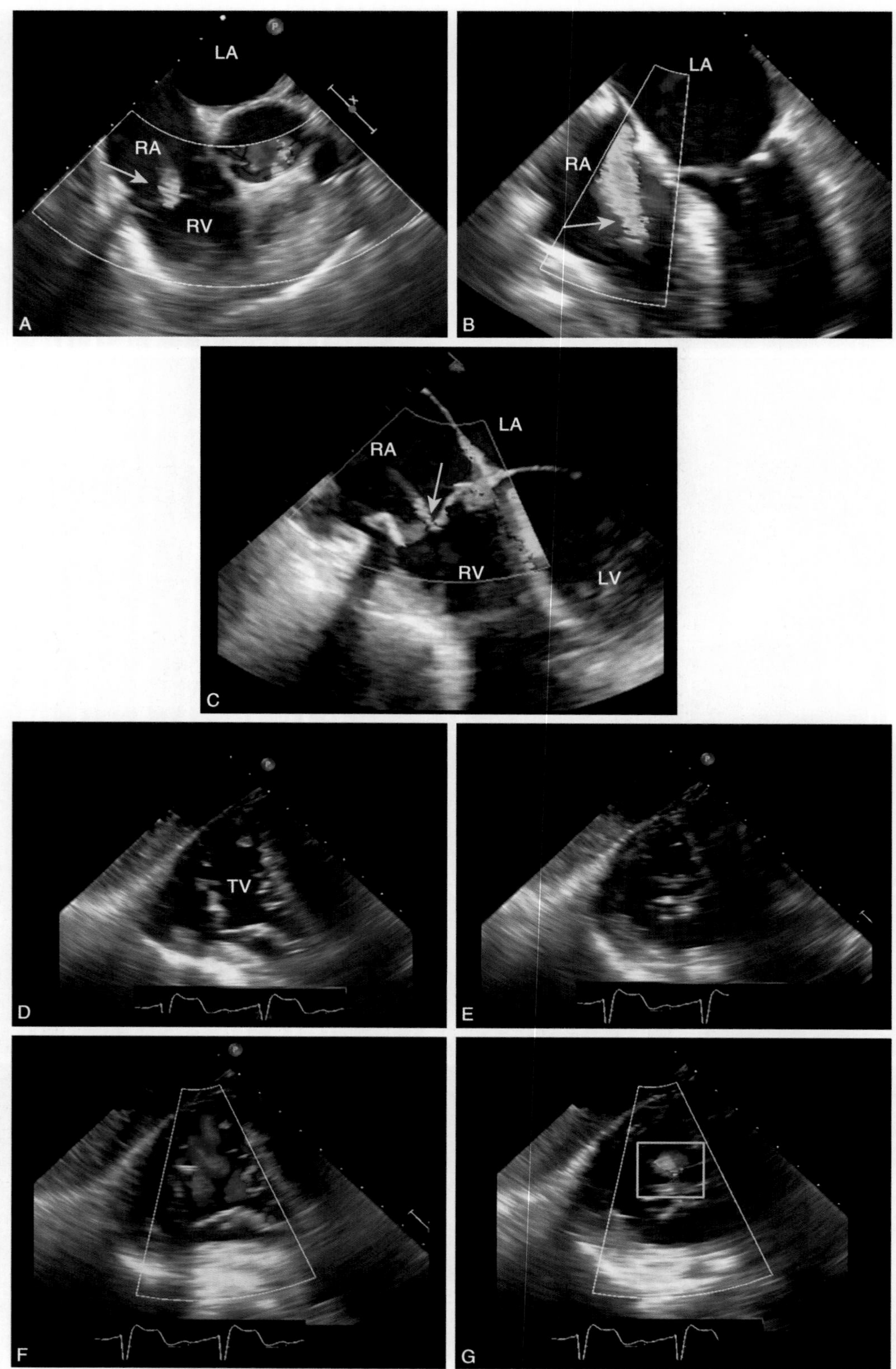

图 15.84 三尖瓣射流宽度。图像来自四位不同的患者。基于测定的射流紧缩的(A)轻度、(B)重度的三尖瓣反流。(C)存在小的中央型反流但功能正常的生物瓣膜(箭头)。(D~G)三尖瓣(TV)及其反流程度可从 TV 经胃短轴观图像进行评估。LA,左心房;LV,左心室;RA,右心房;RV,右心室

表 15.8 三尖瓣反流:严重程度

	轻度	中度	重度
血管造影评分	1	2	3
彩色多普勒喷流区/cm^2	<5	5~8	>8
缩脉宽/cm	-	<0.7	>0.7
有或无呼吸变异的腔静脉宽度/cm	50%变异率,≤1.5	可变的呼吸影响,1.5~2.0	无变异,>2.0
腔静脉和/或肝静脉血流	收缩压升高	收缩压降低	收缩压降低或逆转
回流区/cm^2	-	-	>0.4
回流容积/ml	-	-	>45
PISA 半径/mm(NL 15~40cm/s)	<5mm=轻度 >9mm=重度		
次要表现	IVC/SVC 扩张,PHTN,RAE,RVE		

IVC/SVC,下腔静脉/上腔静脉;NL,尼奎斯特极限;PHTN,肺动脉高压;PISA,等速表面积法;RAE,右心房增大;RVE,右心室扩大。

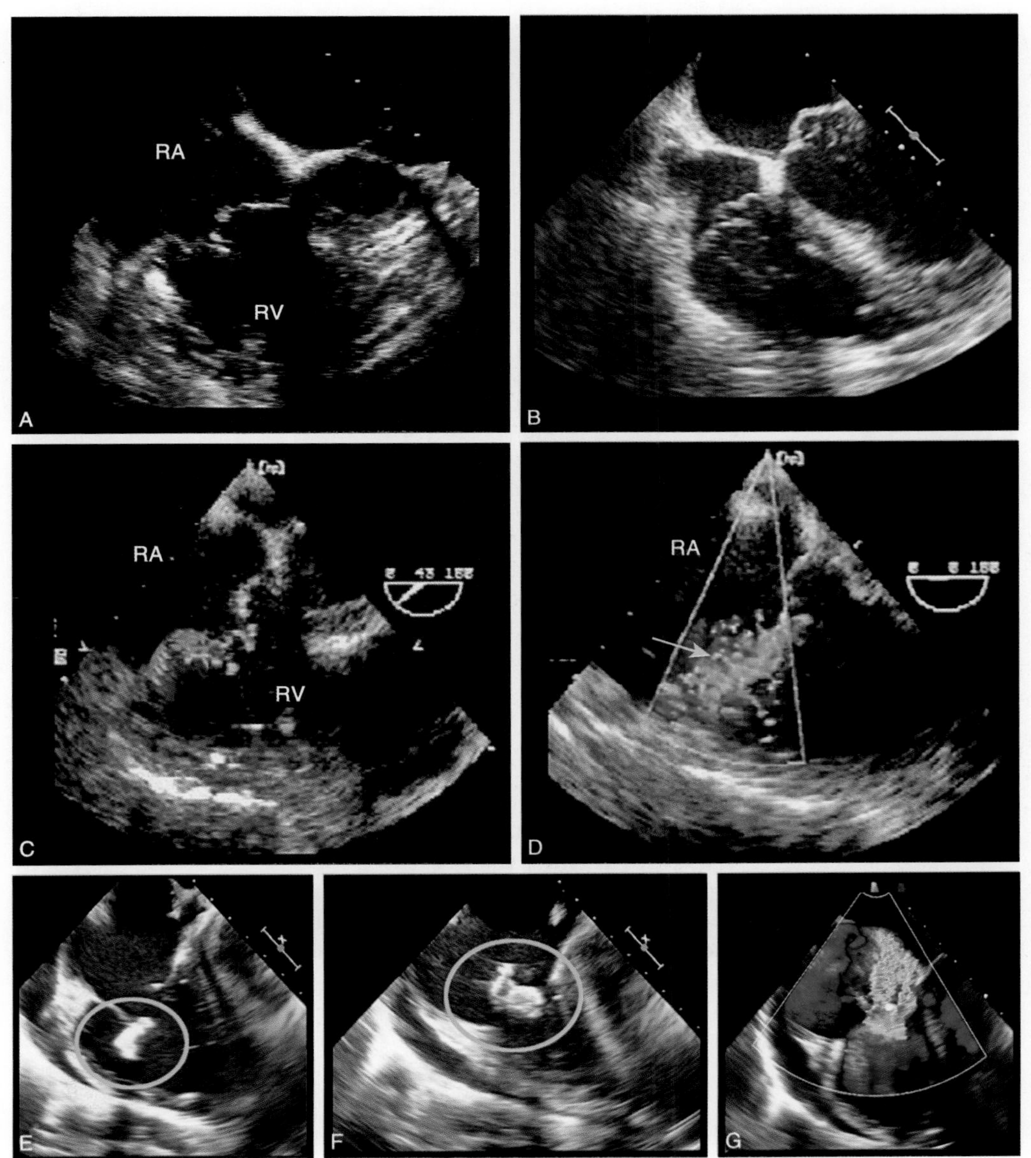

图 15.85 三尖瓣叶活动过度。图像来自四位不同的患者。(A)和(B)瓣叶黏液样改变。(C)和(D)重度异常三尖瓣反流(TR)远离脱垂的小叶间隔(箭头)。(E~G)心内膜炎伴重度 TR(圆圈)

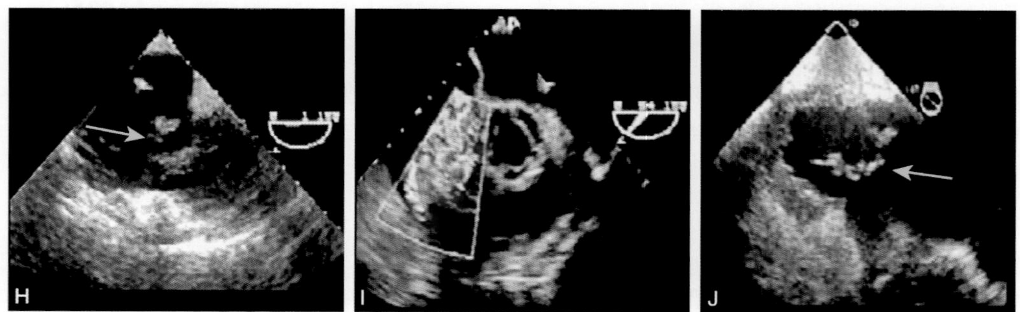

图 15.85(续) (H~J)外伤性前叶破裂导致重度 TR(箭头)。RA,右心房;RV,右心室

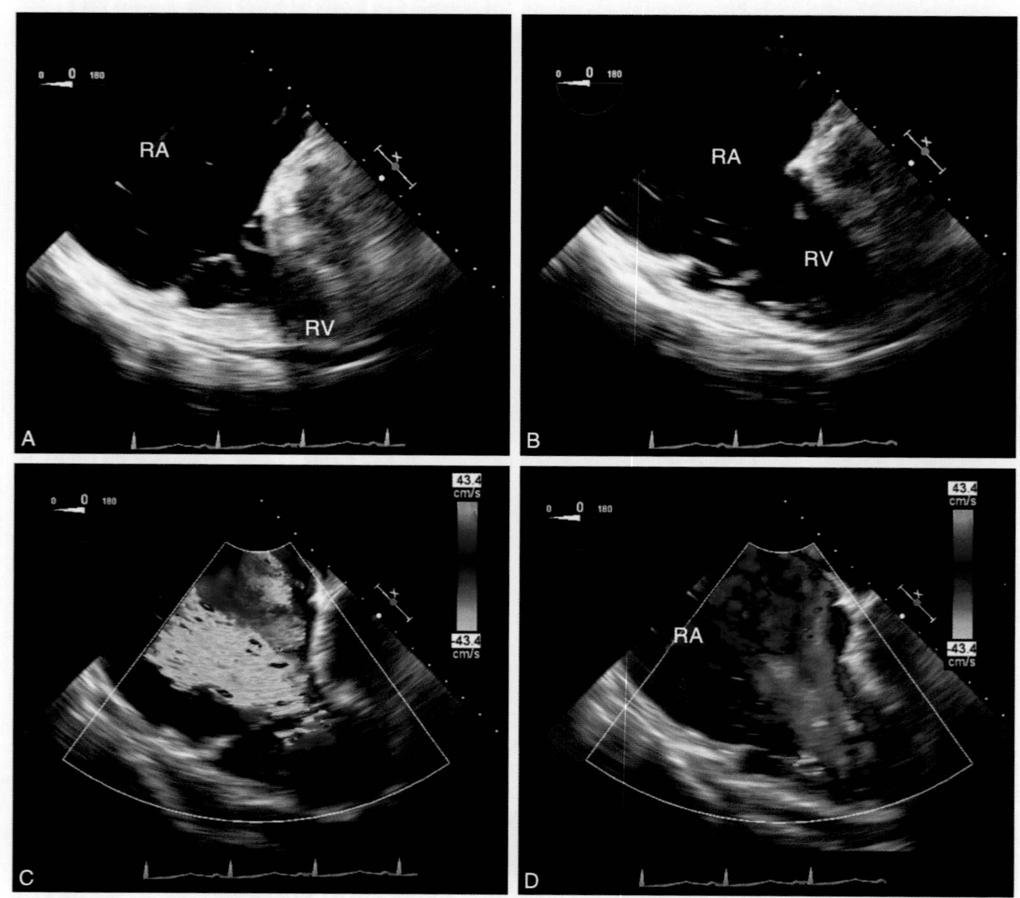

图 15.86 三尖瓣(TV)瓣叶受限。对比图 15.85,图像取自两个不同的三尖瓣瓣叶受限导致严重三尖瓣反流(TR)的病例。(A~D)来源于一位风湿性疾病患者(经病理检查确诊)经二维和彩色多普勒超声获取的(A 和 C)收缩和(B 和 D)舒张期图像。(C)重度 TR

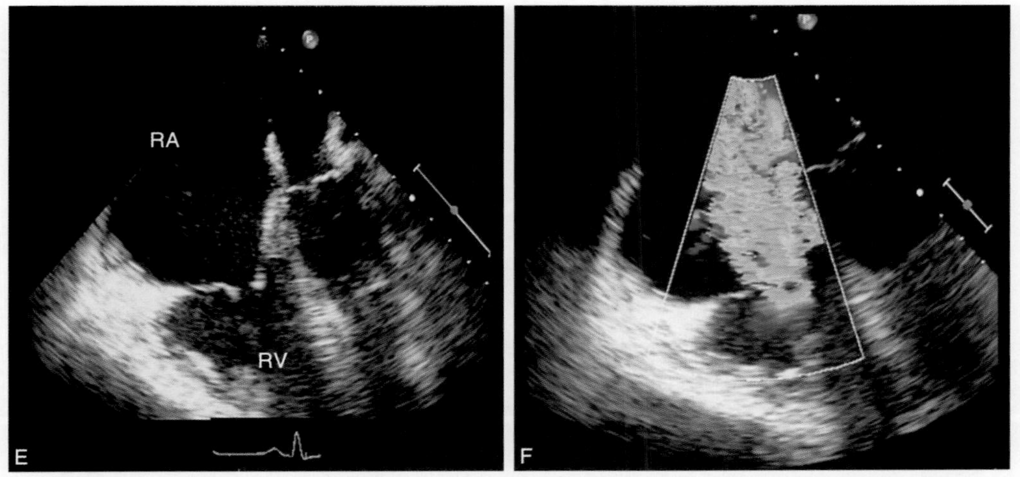

图 15.86(续) (E 和 F)TV 类癌(病理分析证实)。这两种情况均存在重度 TR 且均需进行瓣膜置换术。RA,右心房;RV,右心室

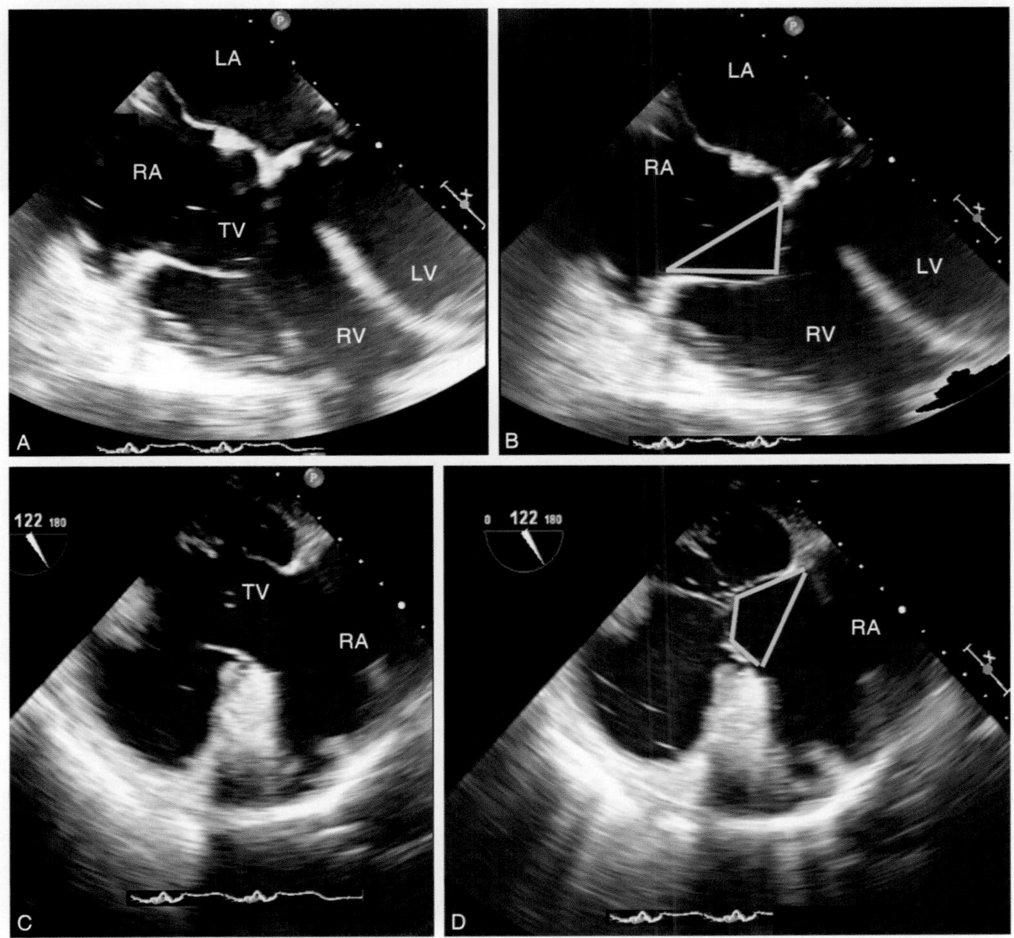

图 15.87 三尖瓣瓣叶束缚。(A~D)该患者合并重度功能性三尖瓣反流以及由于右心室扩张和重构引起的显著三尖瓣瓣叶被束缚。从(B)食管中段和(D)经胃视图测得的隆起高度均>1.0cm。行瓣膜置换术。LA,左心房;LV,左心室;RA,右心房;RV,右心室

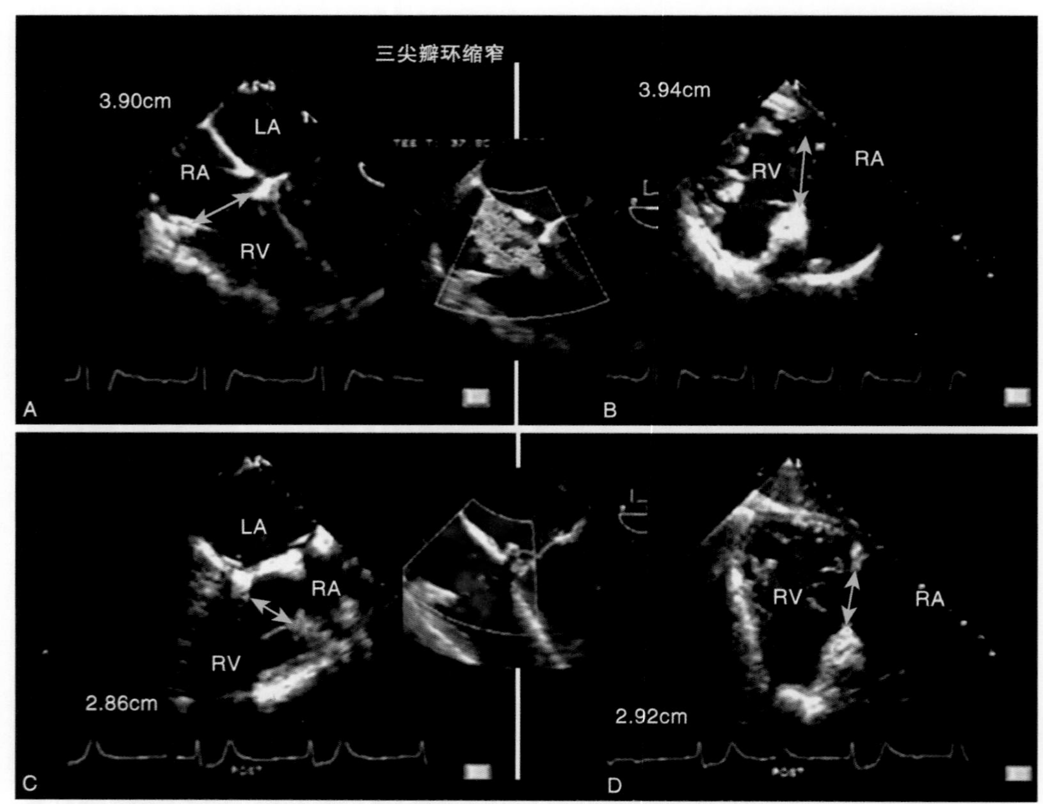

图 15.88 三尖瓣环复位术。(A)和(B)扩张的瓣环伴重度反流(修复前)。(C)和(D)显著的瓣环直径和反流减少(修复后即刻)。LA,左心房;RA,右心房;RV,右心室

人工瓣膜(或修复瓣膜)反流的评估与原发性 TV 类似。反流是由瓣膜活动过度或限制所致。人工瓣膜可发生瓣周漏。诊断包括心内膜炎,小叶退化,瓣叶受限或束缚,和/或瓣膜破裂/脓肿。

评估自体瓣膜和人工瓣膜的反流方法类似(见表 15.8)。多普勒成像分析有助于操作者检查、描述和量化 TR。成像包括 TE 和 TG 窗口用于评估血液反流的存在、严重程度和反流原因。70%~80%的患者伴有轻度 TR,而无结构异常,在未合并疾病状况下可认为是正常的[116]。正常或可接受的反流射流通常宽度小于 3mm[69]。对于人工瓣膜,任何瓣周反流射流均是异常的;然而,如果射流宽度小于 3mm,可能保持稳定或后续下降;反流束大于 3mm 意味着严重程度大于轻度 TR。

评估自体瓣膜、修复后瓣膜以及人工瓣膜反流严重程度的方法类似(见表 15.8)。与异常和轻度以上的 TR 相关的参数包括下腔静脉直径大于 1.5cm 并在呼吸周期有一定(<50%)变异[105]。与 MV 相比,TR 射流的具体评估尚未得到充分的研究。连续多普勒观察到的定性,密集和完整的外观与显著的 TR 一致。尽管彩色多普勒射流区域对各种严重程度的反流不具有特异性,但面积大于 $8cm^2$ 时与重度反流相一致[18-20,69]。VC 大于 0.3cm(>3mm)是异常的[69]。VC 大于 7mm 提示重度 TR。虽然可以假定 VC 介于 0.3~0.7cm 提示中度 TR,文献报道的特异度和灵敏度相对较低[69]。认为血流汇聚的存在是异常的。量化有效的反流口面积(EROA)、反流量和反流分数尚缺乏充分的研究。然而,奈奎斯特极限设定在 15~40cm/s,大于 9mm 的 PISA 半径与重度 TR 一致,而小于 5mm 与轻度 TR 一致[18-20,69]。EROA 大于 $40mm^2$ 以及反流量大于 45ml 与重度 TR 一致。对于异常 TR 射流,至少识别以及可能量化,血流汇集的价值已被证明,使用 VC 射流区域评估严重程度和测量 VC 可能较为困难[117]。

附加数据提示导致显著 TR 的产生或存在的原因包括 RV 和右心房(RA)功能障碍,以及 PA 压力升高[118]。RA 和 RV 扩张和功能障碍可能由于 TR 通过瓣环扩张和/或瓣叶开放受限所致,而且,持续性反流是次要影响因素。如果绝大多数 TR 是功能性和继发性的,那么肺动脉高压的存在提示致病因素,也可能成为一个治疗目标。腔静脉或肝静脉收缩期血流逆转与中度或更严重的 TR 相关。扩张的腔静脉在心动周期中变化不大,见于 TV 功能障碍引起的容量和/或压力超负荷状态。

手术适应证[24-26](图 15.89)

手术治疗适用于重度 TR 有症状的患者(右心衰竭)。手术也适用于接受其他心脏外科手术的重度 TR(伴或不伴症状)患者。在计划进行其他心脏手术且存在 TV 瓣环扩张(>40mm 或>$20mm/m^2$)的患者行手术治疗时应考虑轻度、中度或重度 TR。

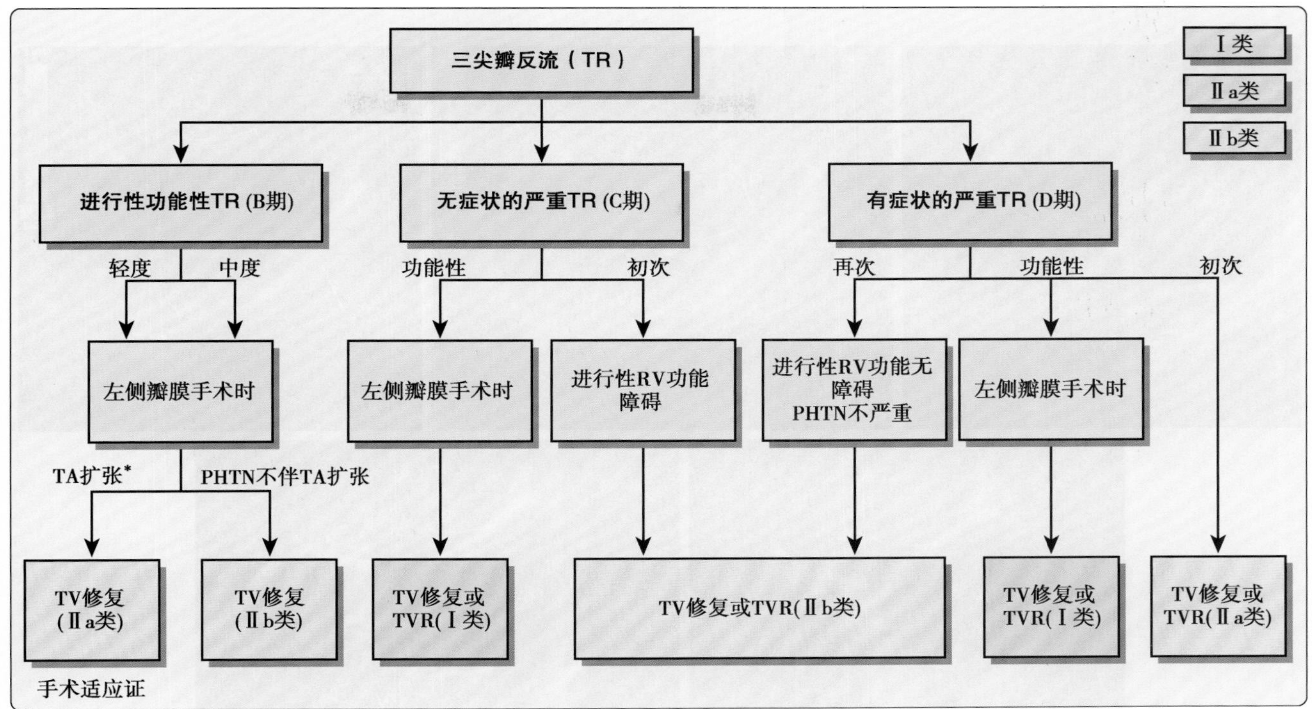

图 15.89 三尖瓣(TV)介入治疗的干预决策。该决策算法作为专家小组的共识,并基于数据结果和解释。决策分为Ⅰ、Ⅱa、Ⅱb三类,前者得到充足的证据支持可进行干预,后两者得到的证据支持表明干预治疗的益处大于风险,且基于多个(Ⅱa)或独立试验或非随机数据(Ⅱb)的干预是合理的。对三尖瓣反流的干预基于多种考虑包括原因、表现(症状),心肺功能的改变,可修复性以及时机(如是否有计划进行其他心脏手术)。PHTN,肺动脉高压;RV,右心室;TA,三尖瓣环;TR,三尖瓣反流;TVR,三尖瓣置换术。(*Reprinted with permission from Nishimura RA, Otto CM, Bonow RO, et al. 2014 AHA/ACC guideline for the management of patients with valvular heart disease: a report of the American College of Cardiology/American Heart Association Task Force on Practice Guidelines. J Am Coll Cardiol. 2014;63:e57-e185.*)

三尖瓣狭窄

三尖瓣狭窄(tricuspid valve stenosis,TS)较为少见。病因包括风湿性心瓣膜炎、梗阻性肿瘤或肿块,先天性疾病的病理及浸润过程,每一种原因都可能与反流相关[105]。最常见的原因是风湿性瓣膜病,但很少发生于无其他风湿性瓣膜受累时,如 MS/MR(表 15.9)。

表 15.9 三尖瓣狭窄:严重程度

	轻度	中度	重度
峰值射流速度/(m/s)	≤1.5	–	>1.7
平均压力梯度/mmHg	<5~6	–	>7
压力减半时间/ms	<200	≥200	>230
三尖瓣面积/cm^2	–	–	<1.0
有或无呼吸变异的腔静脉宽度/cm	有变异,≤1.5	–	无变异,2.0
次要表现	IVC/SVC 扩张,RAE,RVE,右向左中隔弯曲		

IVC/SVC,上/下腔静脉;RAE,右心房增大。

对狭窄 TV 的评估发现瓣叶出现活动受限、增厚、钙化、肿块和/或舒张隆起(图 15.90)。TV 功能障碍的次要发现包括右心房扩大和腔静脉扩张。对 RA 和 RV 功能及尺寸的评估可能提示 TV 功能障碍的临床影响。按照 MV 的病例,风湿性心瓣膜炎可导致瓣叶和腱索增厚。其他导致梗阻的原因基于病史和超声心动图检查。人工瓣膜狭窄的原因取决于瓣膜的类型,与心脏其他部位瓣膜狭窄的原因相似。这些包括:组织瓣膜的退化或增厚,受限或组织卡压或机械瓣叶,血凝块,阻塞团块或导线的存在(图 15.91)。

前向血流梗阻导致导致右心房和腔静脉急剧扩张。心房纤颤的发生率增高。尽管右心室不一定出现扩张或功能失调,但临床表现为右心衰竭[105]。

评估通过 TV 的前向血流并判断其是否正常取决于瓣膜是否为自体的、修复的还是人工的(见表 15.9)。根据人工瓣膜的类型,前向血流量以不同的方式投射。与其他部位的生物瓣膜和人工瓣膜类似,正常的信号流动被描述为生物瓣膜具有单一前向血流和机械瓣膜具有两个(单瓣叶)或三个(双瓣叶)前向喷射血流[119-121]。向向血流的评价包括定性和定量评估,后者包括跨瓣血流速度、压力梯度和人工瓣膜面积的计算。

正常的跨瓣流速显著低于 MV。前向流速通常小于 0.7m/s[105]。平均梯度通常小于 2mmHg。TS 报告的平均梯度数据为 2~10mmHg,平均 5mmHg[23,122-124]。评估 TS 的跨瓣血流速度和压力梯度的问题在于依赖 RA 功能,伴随持续,下降的 TS,使得压力产生可能受到影响。尽管如此,当流速超过 1~2m/s 时应考虑梗阻。该评估包括定性(彩色多普勒)和定量评估(脉冲波和连续波多普勒),后者包括跨瓣流速和压力梯度。多普勒评估主要从 TE 窗口进行,因为此种形式下多普勒超声束与跨瓣血流更易对齐。鉴于多普勒数据的局限性以及缺乏不同方式的验证,特异性、灵敏度、TV、右心功能、腔静脉/肝血流和直径的附加分析可能预测功能障碍和后续诊断。

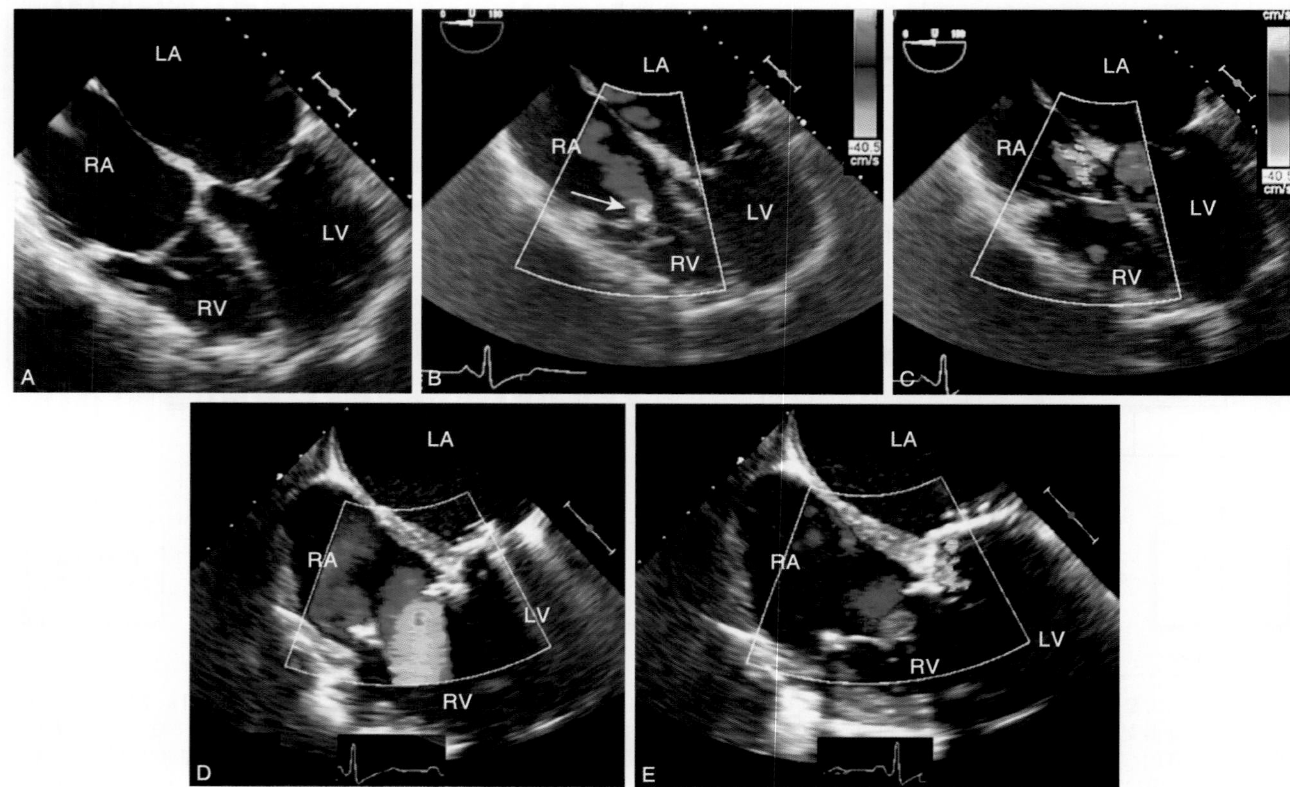

图 15.90 风湿性三尖瓣狭窄。上面的图像是瓣膜置换术前获得的，显示为(A)三尖瓣(TV)瓣叶的典型隆起。瓣膜还显示小叶尖部融合，并发三尖瓣狭窄(B)和(C)反流。有趣的是缺乏跨TV的指示性湍急的前向血流。由于血流速度决定彩色多普勒成像的外观，湍流的缺乏并不能否定异常血流的存在。(B)中的箭头指向舒张期的血流会聚区，提示在瓣膜水平存在梗阻或相对狭窄。该患者还合并二尖瓣狭窄，已接受二尖瓣和TV置换术。(D)和(E)为生物瓣膜置换术。LA，左心房；LV，左心室；RA，右心房；RV，右心室

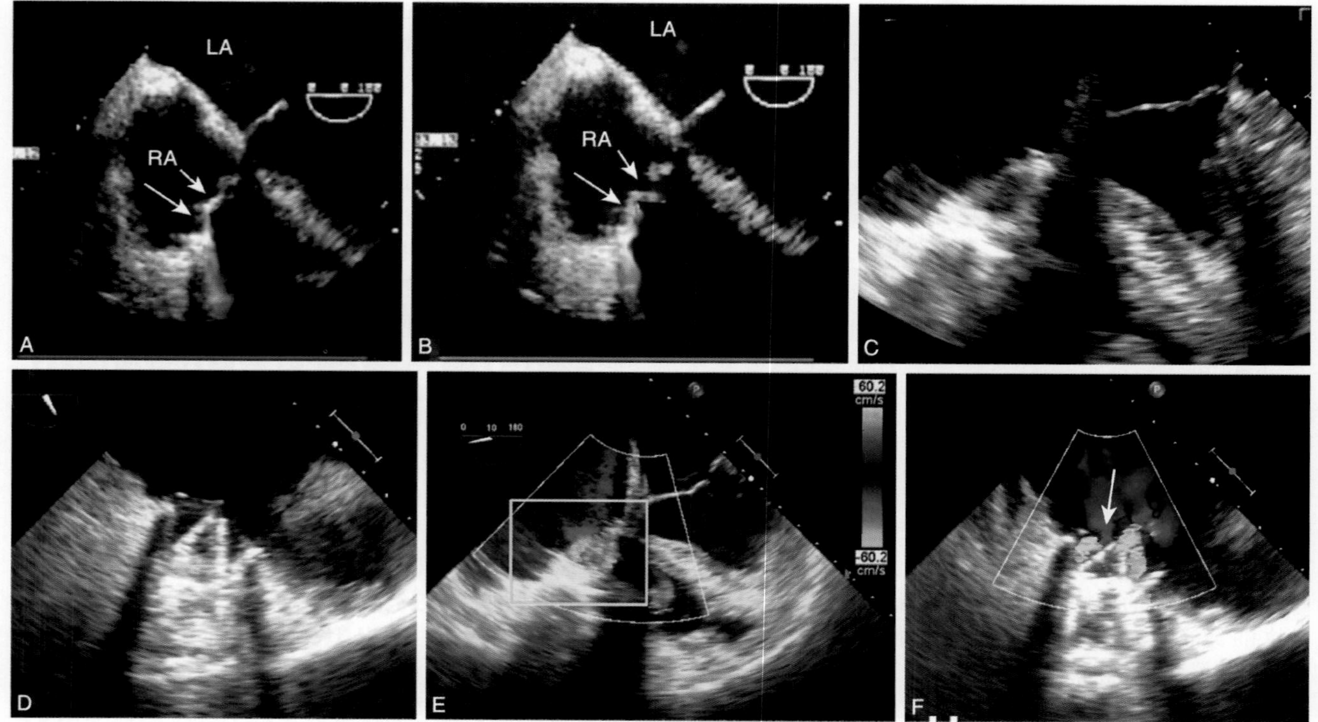

图 15.91 三尖瓣位置被卡住的机械瓣叶。两个案例(A/B和C~H)展示了双叶机械瓣膜的其中一个机械瓣叶在关闭位置被卡住(A和B中箭头所指)。(E和F)由于存在伪影，行彩色多普勒是无价值的(图中方框和箭头所示)

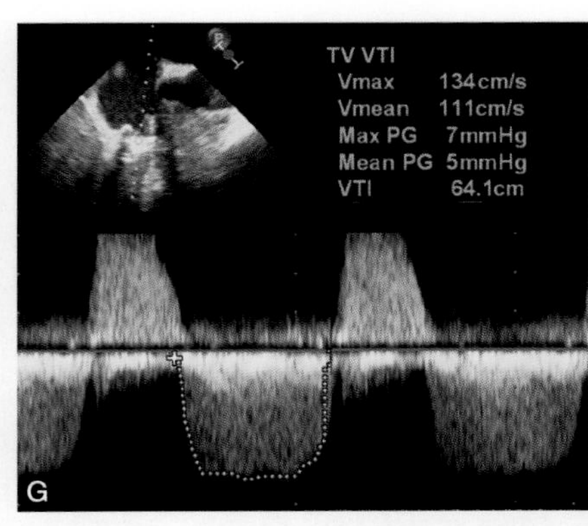

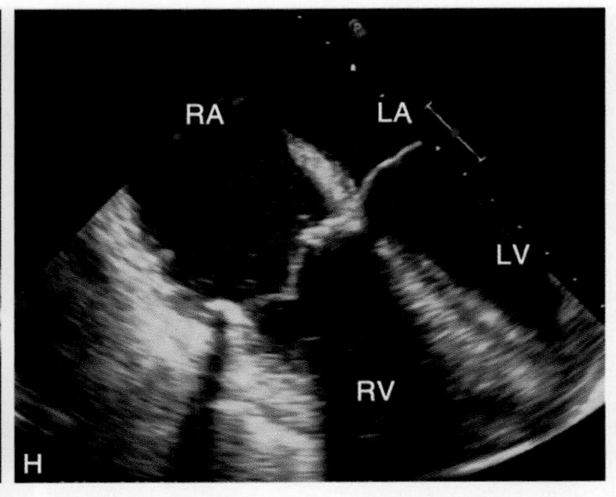

图 15.91(续) 然而,(G)连续波多普勒显示了与伴有 5mmHg 梯度压力的三尖瓣狭窄相一致的轮廓。在两个案例中,(H)均进行了生物瓣膜置换。LA,左心房;LV,左心室;RA,右心房;RV,右心室

与异常前向流或梗阻相一致的多普勒数据包括峰值射流速度大于 1.5m/s 和平均压力梯度大于 5mmHg。类似用于 MVs 的 PHT 尚未被证实可用于 TV[17]。然而,PHT 高于 190~200ms 已被描述且与非梗阻性血流相一致[24,122]。瓣膜面积的评估和计算可使用连续性方程或面积法;后者可能由于瓣叶边缘的可视化存在困难而不可行。连续性方程可以假设一个参考点(PA 或 LVOT)或可评估或应用的方法测量 SV,除以 TV 血流水平线或 TVI,可得到瓣膜面积[124]。

$$\text{TV 面积}=\text{SV}/\text{TVI}_{\text{TV}}$$

其他与重度 TS 相一致的多普勒表现为跨瓣 TVI 大于 60cm,瓣膜面积小于 $1cm^2$。存在中度或更严重的 TR 采用连续性方程并提高 TVI 可能导致瓣膜面积估计不足(过高估计严重程度)。通常情况下,腔静脉直径小于 1.5cm,自主呼吸时变化超过 50%。腔静脉扩张伴呼吸改变减少时提示可能由 TS 引起的右心压力/容量升高和功能障碍。

手术适应证

外科手术和球囊成形术适用于重度或有症状的 TV 狭窄或伴右心衰竭的重度 TS[24-26]。

肺动脉瓣

正常解剖学和功能学特征

PV 包含 3 个瓣叶,结构上与 AV 相似,瓣叶较薄,系统压力较低[18]。与 LVOT 类似,右室流出道(RVOT),包括瓣膜下、瓣膜和瓣膜上组织。PV 位于 RVOT 的中间。在心室动脉交界区,PV 由圆形的 PA 壁支撑,围绕三个瓣叶结构的是 STJ 下三个较小的窦道。

明确植入的是何种类型的人工瓣膜假并掌握 2D 和 CFD 图像的相关知识非常重要[21,22]。对于所有的超声心动图评估,记录患者的血流动力学状态可改善评估时的视角。大多数瓣膜是有支架或无支架(异种移植物)的生物瓣膜。人工瓣膜植入可在瓣环水平或更远处,以便置换更大尺寸的瓣膜。经皮瓣膜置换术已越来越流行,并可能取代外科手术植入。目前尚缺乏人工肺动脉瓣膜功能的定量数据。正常和异常的功能测定与自体瓣膜相似。

超声心动图检查

PV 的 2D 和 CFD 检查是从一系列 TE 和 TG 超声心动图窗口获取的。多部位和多角度成像有助于建立人工瓣膜和血流的 3D 图像。关于多普勒定量评估,TE 和 TG 窗口易于使超声束和血流对齐[125](图 15.92~图 15.94)。

2D 检查包括 TE 和 TG 窗口下 PV 及其周围组织的可视化。评估应包括瓣叶的存在、活动性、完整性、肿块和周围组织。应确定瓣膜的稳定性和人工瓣膜是否摇摆。不稳定性可能意味着人工瓣膜裂开和/或周围支持组织感染。

瓣上和瓣下区域的图像也应获取以评估 RVOT/瓣下狭窄程度以及 PA 病理表现(见图 15.94)。由于它的位置靠前和存在伪像的可能性,TEE 可能难以对人工 PV 成像。心外膜成像可能是术中评估的最佳方式。PV 功能障碍的次要证据包括右心衰竭和扩张、RV 压力升高和/或显著的 TR。

多普勒检查包括彩色多普勒、脉冲波和连续波多普勒。前者允许进行定性和定量评估,包括正常和异常血流的发生,方向和宽度。定性和定量成像包括 TE 和 TG 视图(图 15.94 和图 15.95)。从多个窗口观察 PV 以增加将超声束与血流方向对齐的机会非常重要。由于右心血流速度低于左心,可能有必要降低色阶以突出湍流射流以及识别潜在的异常血流。

肺动脉瓣关闭不全

肺动脉瓣关闭不全患者中高达 75% 的患者因缺乏异常表现而被认为是正常的[18](见图 15.95),其反流束位于中央。异常肺动脉瓣关闭不全具有较大的近端射流宽度,其反流束直径超过 3mm,和/或反向流动(表 15.10)。轻至中度肺动脉瓣关闭不全患者往往伴有中至重度肺动脉高压(如功能性肺动脉瓣关闭不全)。另外,重度肺动脉瓣关闭不全往往由原发的瓣膜疾病导致,包括两叶或四叶式瓣膜瓣叶脱垂、瓣叶发育不良、法洛四联症术后、类癌综合征、心内膜炎或风湿性瓣膜炎[18,105](图 15.96 和图 15.97)。

假体瓣膜瓣叶退化、感染、裂开或瓣叶开关受限导致假体瓣膜反流。在评估肺动脉瓣人工瓣膜反流程度时,正常或在接受范围内的反流束和异常反流束应区分开来。在未合并其他疾病的情况下,生物瓣膜中心微量/轻度的肺动脉瓣反流是正常的,人工机械瓣膜往往有两到三条反流束。异常反流束包括:反流束直径大于 3mm,反流束占右心室流出道的比例大于 25%,偏离中心的反流束和/或舒张期肺动脉的反向流动[21,22]。

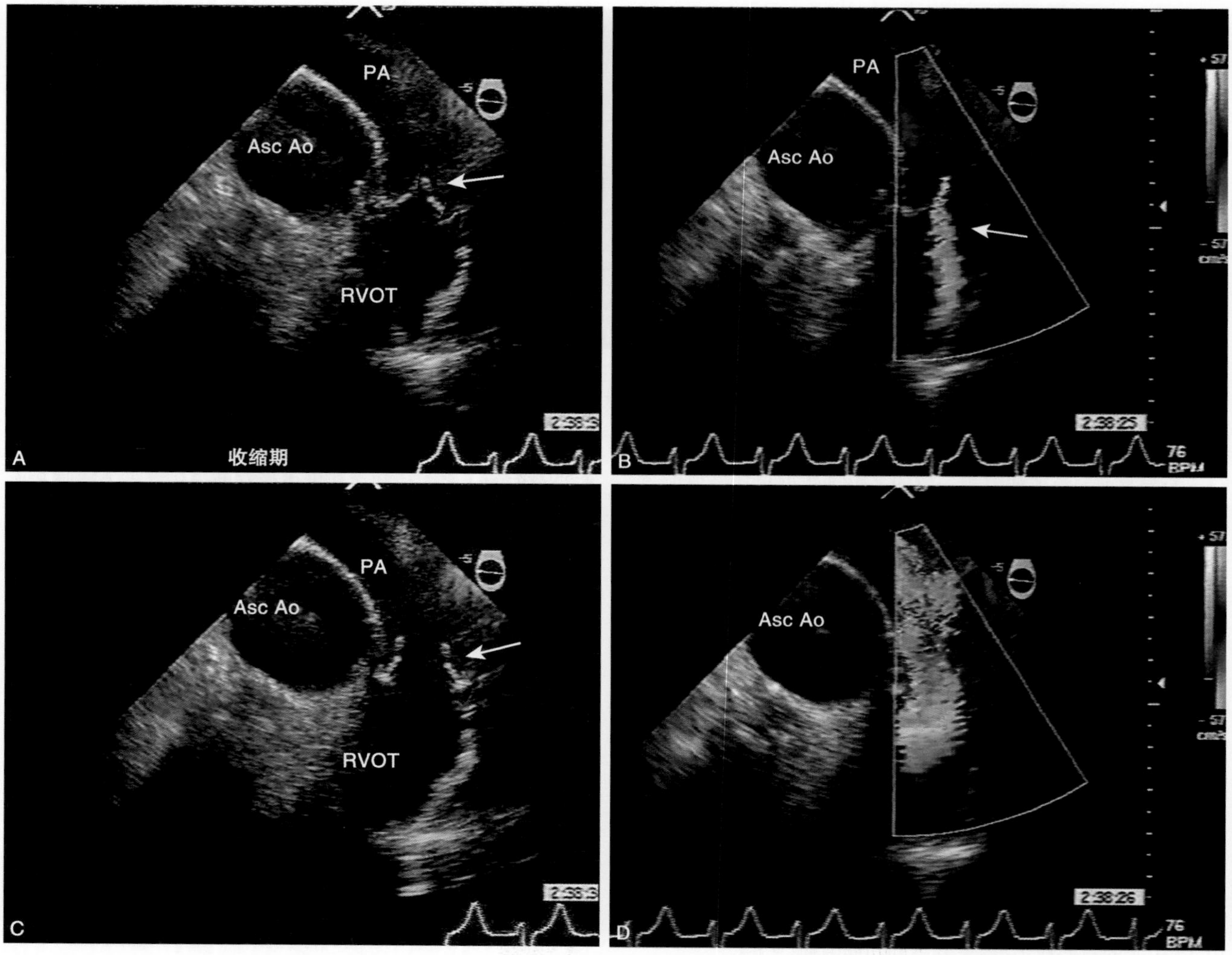

图 15.92 肺动脉瓣置换：生物瓣膜。(A～D)是经食管上段获取的肺动脉(PA)主干以及降主动脉(Asc Ao)横断面视图。彩色多普勒显示(B)预期的中央型反流束以及(D)生物瓣膜的正常前向血流。RVOT，右心室流出道

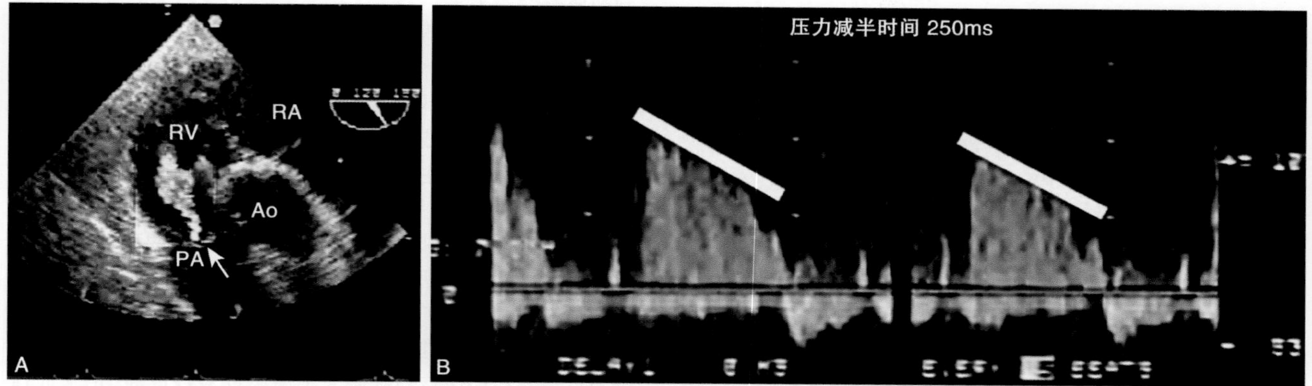

图 15.93 肺功能不全。经胃视图显示右心室的流入和流出道。(A)肺动脉瓣彩色多普勒显示反流，(B)压力减半时间 250ms 支持这一结论。Ao，主动脉；PA，肺动脉；RA，右心房；RV，右心室

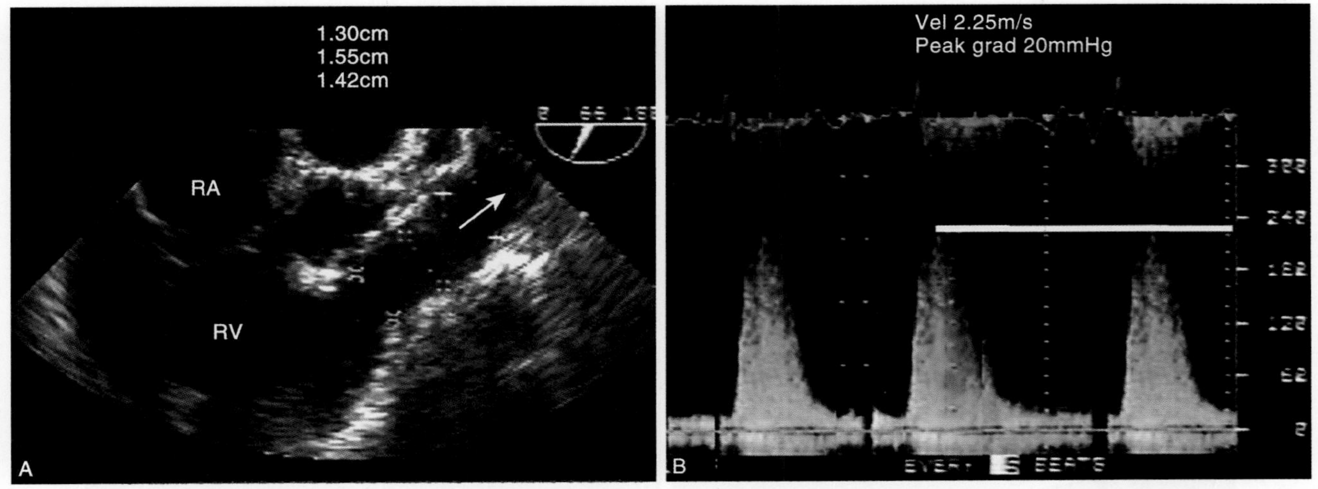

图 15.94 右心室流出道狭窄。从这些食管中段视图可以看出(A)右心室流出道逐渐变窄。(B)连续多普勒提示压力梯度升高 20mmHg。梗阻的缓解需要人工修复和流出道扩大。Peak grad,峰值梯度;RA,右心房;RV,右心室;Vel,速度

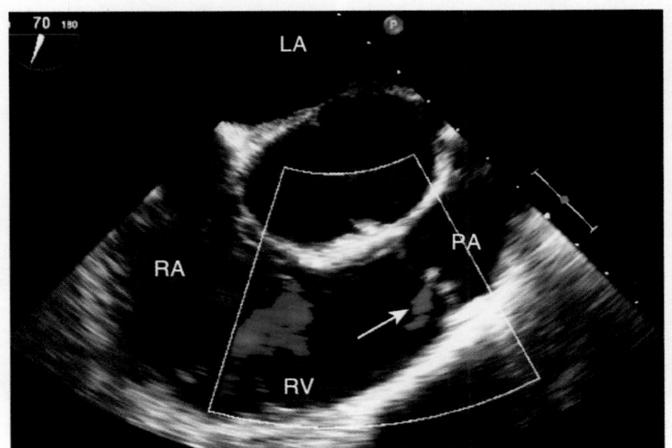

图 15.95 正常肺动脉瓣关闭不全。约 75% 的患者有轻微的肺动脉瓣关闭不全(考虑在正常范围内),但不伴临床症状。箭头所指为肺动脉关闭不全反流束

表 15.10 肺动脉瓣反流严重程度分级

	轻度	中度	重度
反流束密集程度	不完全,模糊	致密	致密
反流口宽度	—	—	>6
彩色多普勒中反流束宽度/右心室流出道宽度/%	≤25	26~50	>50
压差减半时间/ms	500	200~500	<200
反流分数/%	<30	30~60	>60
舒张期肺动脉血流反向流动	无或短暂存在	存在	全舒张期
伴随症状	腔静脉扩张,右心房扩大,右心室扩大,右心室流出道改变,三尖瓣反流		

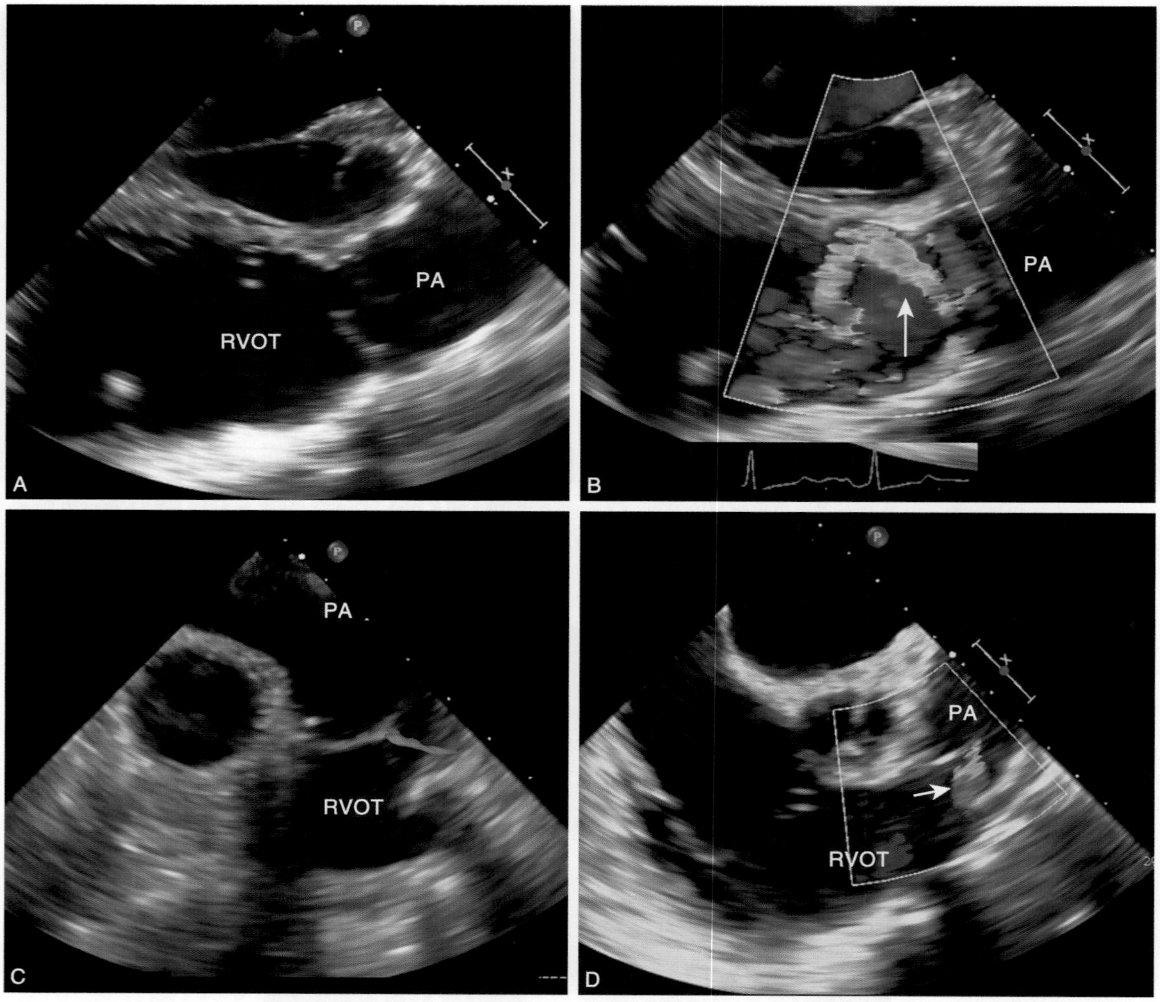

图 15.96 肺动脉瓣脱垂或连枷。从中食管窗(A)可以看到肺动脉瓣瓣叶脱垂或连枷,在 B 中可以看到和瓣叶脱垂或连枷相关的重度反流(箭头所指)。(C 和 D)显示的是生物瓣瓣膜置换后的血流情况。箭头所指为最小的反流。PA,肺动脉;RVOT,右心室流出道

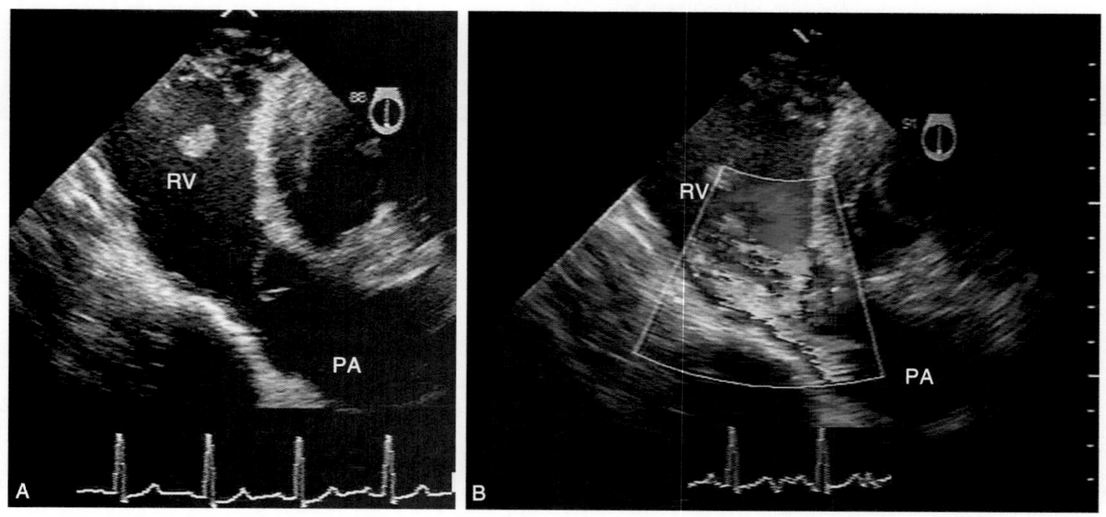

图 15.97 先天性瓣膜关闭不全。(A)先天性瓣膜关闭不全和肺动脉瓣瓣膜缺失伴重度肺动脉瓣关闭不全(B)。RV,右心室;PA,肺动脉

肺动脉瓣的二维成像阐明了瓣膜的生理解剖、瓣叶的数量、活动度和增厚过程。然而,和主动脉瓣相比,肺动脉瓣的瓣叶更加纤薄,更难被 TTE 和 TEE 观察到。多窗口多角度的观察有助于获得更好的肺动脉瓣图像。

在计算右心室流出道的流体力学时可观察到肺动脉瓣关闭不全。它的严重程度取决于在连续波多普勒中的表现,反流束和右心室流出道的比例,以及肺动脉高压。和主动脉瓣关闭不全相比,肺动脉瓣关闭不全的分级(轻度、中度、重度)缺乏有效的验证。除非存在重度肺动脉瓣关闭不全,否则肺动脉瓣不易为 PV 过程所评估。超声心动图只需区分重度和非重度肺动脉瓣关闭不全[24]。更密集和更完整的肺动脉瓣关闭不全组织成像表现往往提示更严重的瓣膜功能不全[18]。多普勒测量表现为反流束和右心室流出道宽度比值大于50%~65%,压差减半时间小于 100ms,反流分数超过 60%,以及舒张期肺动脉血流方向翻转和严重的肺动脉瓣关闭不全表现相一致[18,19,105,126,127]。

在慢性病状态下,缺乏右心室扩大或功能不全的表现提示肺动脉瓣关闭不全或许并不严重。手术时间的选择应基于易疲劳、晕厥、右心衰竭、心律不齐等症状。建议在依据右心室的功能状态以及患者长期获益的概率的基础上决定手术时间。其中包括右心室舒张末期容积指数大于 163ml/m^2 或右心室收缩末期容积指数大于 80ml/m^2[128]。

肺动脉瓣狭窄

和肺动脉瓣关闭不全相比,肺动脉瓣狭窄较少见(表15.11)。出生时即患肺动脉狭窄的患者大多有先天性疾病,可能会被诊断为瓣膜缺如,双尖瓣膜或混合型瓣膜[17,105]。瓣叶可能呈圆顶状附着在动脉壁上,瓣叶的附着边较游离边增厚[129](图 15.98)。肺动脉瓣狭窄也可能作为先天性综合征(法洛四联症、房室管畸形、右心室双出口、努南综合征或威廉姆斯综合征等)的一部分出现。右心室流出道受阻也可能由非瓣膜疾病导致(瓣膜上或瓣膜下),且与室间隔缺损、肥厚型心肌病(HCM),或继发于原发性瓣膜狭窄的疾病等相关[18,105]。血液的流动可能受到类癌综合征及风湿性瓣膜病的影响,然而,这两种疾病也和其他的瓣膜疾病相关。血栓和肿瘤能够导致肺动脉流出道受阻。

表 15.11　肺动脉瓣狭窄严重程度分级

	轻度	中度	重度
反流峰速/(m/s)	<3	3~4	>4
平均压力梯度/mmHg	<20	20~35	>35

使用多普勒测定肺动脉瓣狭窄的严重程度主要通过测定跨瓣反流的速率以及变化率[18,25-27,105,127]。反流的峰值速度小于 3m/s 或大于 4m/s,分别提示非严重和严重的肺动脉瓣狭窄。这些值分别与低于 36mmHg 或高于 64mmHg 的压力梯度相关。平均压力梯度小于 20mmHg、20~35mmHg 及大于35mmHg 分别提示轻度、中度和重度血液顺流通过肺动脉瓣障碍(图 15.98)。区分是正常反流还是瓣膜下疾病(右心室肥厚),瓣膜上疾病(肺动脉瓣闭锁)导致的梗阻至关重要(图15.99)。

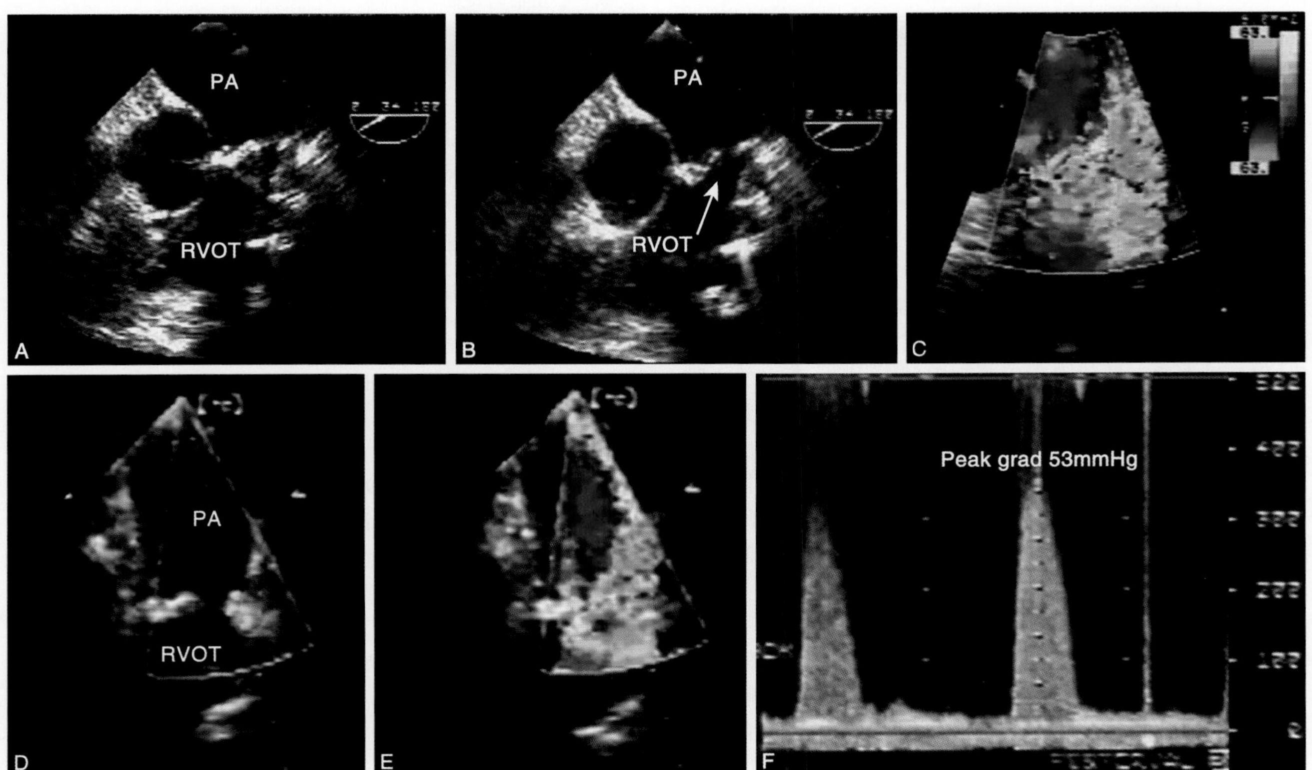

图 15.98　肺动脉瓣狭窄。图像从食管中段窗不同角度采集获得,转动探头可见流经瓣膜的血流,并使多普勒波的传播方向与血流方向一致。(A 和 B)生物瓣合并梗阻。(C)瓣膜梗阻的彩色血流多普勒图像,显示瓣膜周围存在显著的湍流。(D)增厚的瓣叶。(E)反常的多普勒血流信号。(F)连续波多普勒显示重度肺动脉瓣狭窄的压力变化率大于 50mmHg。PA,肺动脉;Peak grad,峰值梯度;RVOT,右心室流出道

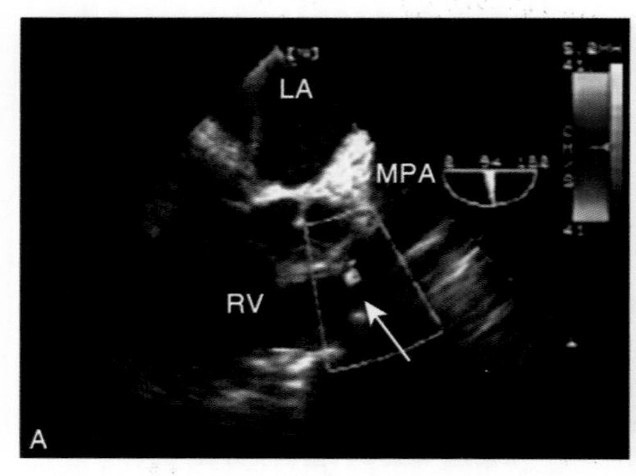

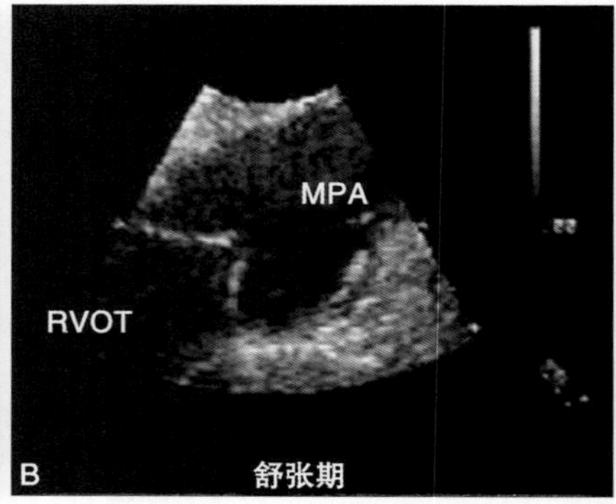

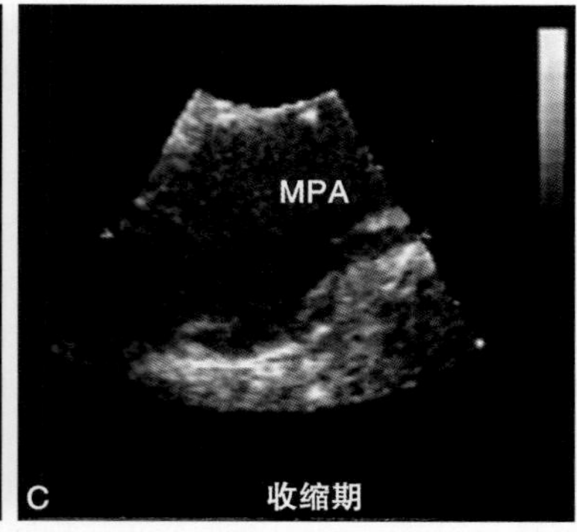

图 15.99 右心衰：心外膜扫描。显示的图像是通过 ROSS 手术的一部分即同种肺动脉瓣置换术后得到的。图像显示严重右心衰竭。经食管超声心动图成像是不可能的，然而心外膜成像展示了一个功能正常的肺动脉瓣。进一步评估显示，肺动脉吻合导致了严重的狭窄和梗阻

肺动脉瓣狭窄导致的其他效应包括：右心室肥厚（右心室壁增厚超过 8mm），右心功能障碍。右心房及腔静脉扩张。用连续方程评价肺动脉瓣区域的数据较少，多数评估基于压力梯度。

手术时间主要基于症状、跨瓣膜（压力）阶差以及与肺动脉瓣狭窄相关的继发性改变。峰速大于 4m/s，或压力阶差大于 50mmHg 提示无病生存率显著降低，建议予以干预[25-27,130]。瓣膜狭窄不严重者无需干预[131]。尽管球囊扩张瓣膜成形术得到了越来越广泛的应用，不适于接受该术式的患者应考虑进行外科手术，例如右心室流出道肥厚以及梗阻需要扩大手术的患者。

经食管超声心动图在介入治疗中的应用

1929 年，年轻的外科实习医生 Werner Forssmann（最终成为诺贝尔奖获得者），描述了自行开展的第 1 例心导管手术[132]。介入心脏病学在 Andreas Gruentzig 1976 年发明球囊扩张血管成形术后得到了迅速发展，这些进步目前可作为心脏手术的一种选择或辅助手段[133]。长期数据显示导管介入手术有助于降低发病率和死亡率，并且多数认为这些手术及其适应证未来将得到广泛应用[134]（见第 3 章和第 27 章）。传统应用荧光镜检查引导介入治疗，但其辐射大，需要静脉造影，以及潜在的毒性使得应用受到限制[135,136]。新兴的心脏介入手术已从经食管超声心动图的引导中获益，因此介入超声心动图的应用势在必行[137]。经食管超声心动图目前已从一般的监测方式转变为术中不可或缺的程序性辅助手段。与此同时，心脏麻醉医师也逐渐成为一名超声心动图医师[138]。经食管超声心动图目前已成为心脏手术患者围手术期制订管理方案的重要组成部分[139]。

在心脏介入手术中，TEE 通常用于术前评估、制订手术计划、术中指导及术后效果评价。房间隔穿刺、左心房附壁（LAA）血栓的评估以及瓣周漏的关闭是经食管超声心动图在介入治疗中潜在应用前景[137]。一些常见的获益于经食管超声心动图的介入治疗总结见框 15.3。TEE 相对其他成像方式的一个重要优势在于成本低、可移动性增加及其提供实时信息的能力[140]。这些特点使得 TEE 成为提高经皮心脏介入治疗安全性及效率的宝贵资源[141]。

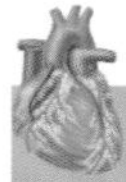

框 15.3 从经食管超声心动图引导获益的择期心脏介入手术

卵圆孔未闭
房间隔缺损
室间隔缺损
二尖瓣球囊成形术
微创二尖瓣手术
机械二尖瓣手术
二尖瓣夹治疗
经皮介入封闭瓣膜旁泄漏
放置心室辅助装置
左心耳排斥
导丝拔除

在本节中我们讨论了心脏介入手术应用 TEE 的相关问题，探讨了超声心动图用于具体介入手术的适应证，以及 3D TEE 在手术引导中的日益重要作用。然而，重要的是需要说明心内超声心动图和 TTE 也常用于介入治疗[142]。

成立经食管超声心动图小组为介入手术提供服务

心脏介入手术应在心内导管室或专门的杂交手术室进行。在许多医疗机构，心脏麻醉医师负责提供麻醉和超声心动图服务。辐射知识也很重要，因为介入手术大大增加了医护人员的辐射暴露[143]。

超声心动图仪在介入治疗小组中的作用

超声心动图检查对确认手术适应证，评估禁忌证，在关键时刻提供实时引导（如房间隔穿刺），确认手术成功以及发现并发症是必要的。当使用 TEE 指导介入治疗时，超声心动图仪就是介入操作者的眼睛，可提供荧光透视显示器缺失的视觉及结构指导。因此，在杂交手术室或导管室，小组所有成员之间的沟通是必要的[144]。

超声心动图设备和设置

一般来说，杂交手术室或导管室的超声系统应具有明确特点。超声系统应具有可选择的不同频率的探头：一个适应于血管通路成像的高频线性探头，一个适用于 TTE 的心脏探头，以及一个具有 3D 成像功能的 TEE 探头。3D 成像探头应

具有实时 3D 成像和双平面成像以及 R 波门控重建的功能,并应安装有进行多平面格式重建及 3D 定量分析的软件。最后,具有与施术者的显示器能够共享图像的超声系统是令人满意的。未来,对融合成像功能的需求将会增加[145]。一个典型的配备 TEE 系统的杂交手术室和导管室如图 15.100 所示。

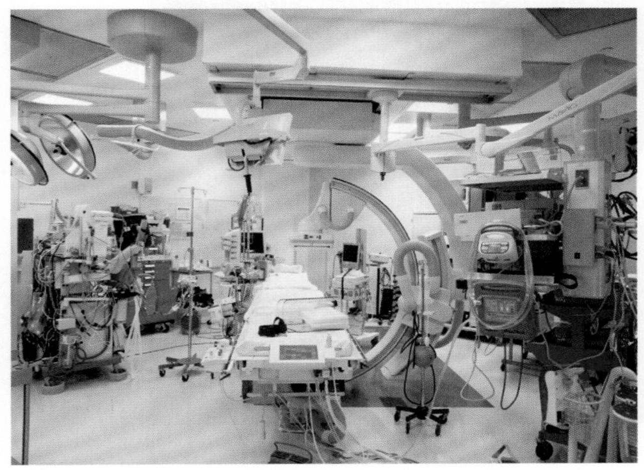

图 15.100 一个典型的杂交手术室

经食管超声心动图评估在具体手术过程中的应用

房间隔穿刺

一些介入手术需进入左心房,如经皮穿刺二尖瓣瓣膜成形术,LAA 封堵器置入,房颤射频消融术。不幸的是,左心房是经皮穿刺最难到达的腔室[146]。房间隔穿刺(interatrial septum,IAS)允许从更直接的全身静脉系统进入左心房。虽然经隔膜纤维穿刺是相对安全的方式,但仍然可能导致致命的并发症,特别是操作者缺乏经验,反复穿刺,以及患者存在房间隔解剖结构异常[147-149]。TEE 是一种引导房间隔穿刺的常用成像方式,三维 TEE 使房间隔表面以及鉴别房间隔及其周围结构的解剖关系变得可视化[150]。

超声心动图评估

进行一次全面的 TEE 检查是为了评估心脏的结构和功能,以及两心房的尺寸。检查左心房和左心耳以排除血栓。评估 IAS 动脉瘤的存在,希阿里网、腔静脉瓣、脂肪性房间隔肥大、卵圆孔未闭(patent foramen ovale,PFO)以及房间隔缺损等十分重要,因为这些都可能对手术造成影响。

对 IAS 在不同平面进行重点评估以确保选择最佳的穿刺点(通常在卵圆窝)。用 3D TEE 进行 IAS 穿刺点评估可以先获取一个 ME 的双腔视图[151]。获得图像后,使用广角 3D 变焦功能,并对横向和高程平面进行优化使整个 IAS 可视化。深度平面应设置为仅包括 IAS 左侧和右侧。尽管所得图像的帧率较低,但 IAS 的相对不动性仍然可以实现充分的可视化[150]。为获得 IAS 的正面视图,可旋转三维空间,使上腔静脉位于 12 点钟的位置。必要时可转动图像以观察左心房和右心房的透视图像[152]。观察主动脉瓣和主动脉根部与 IAS 的关系非常重要,因为这些结构的穿孔可能导致潜在危及生命的后果。观察到 IAS 后,穿刺针、扩张器和鞘应放在上腔静脉和右心房交界处附近。当穿刺针靠近 IAS 时,应在 TEE 和荧光屏透视的共同监视下进行穿刺。随着鞘向卵圆窝施加压力,可观察到 IAS 的隆起(图 15.101)。针在左心房的位置(图 15.102)可通过 TEE 下注射生理盐水,或在荧光显示器监视下注射造影剂来确定。

无论介入操作的过程如何,在穿过中隔的操作结束后应使用 TEE 排除心包积液或心脏压塞的可能性,房间隔的 CFD 检查也用来评估房间隔穿刺导致的剩余房间隔缺损的大小及特征(图 15.103)。

卵圆孔未闭封堵术

卵圆孔即卵圆窝的开口,位于原发隔与继发隔的重叠处。新生儿期,由于心房间的压力差卵圆孔在出生后发生功能性和解剖闭合。PFO 发病率高[153]。卵圆孔封堵术推荐用于某些特定患者,尤其是隐源性卒中或短暂性脑缺血患者[154]。

超声心动图评估

TEE 对卵圆孔未闭封堵术的评估包括明确诊断,测量卵圆孔未闭的直径,评估封堵术的适用性,以及排除可能影响介入手术的其他疾病(如异常肺静脉回流或者大的 IAS 动脉瘤)[155]。由于这些缺口血流量相对较低,降低尼奎斯特极限(20~30cm/s)有助于缺口血流量的可视化[156]。也可经外周静脉注射生理盐水。在左向右分流的患者,由于血液自左心房流入,可在右心房看到对比被清除(图 15.104)。Valsalva 动作短暂增加 RA 压力,并可能显示为造影剂右向左的逆流。因此使用生理盐水仍存在争议[157]。PFO 封堵术的超声评估和引导与房间隔缺损(atrial septal defect,ASD)封堵十分相似,将在下一节中讨论。

房间隔缺损封堵术

ASD 约占美国先天性心脏病住院治疗的 50%[158]。约 75% 的 ASD 为适宜经皮闭塞的继发孔型[159]。事实上,继发孔型 ASD 经皮闭合术已被证实可降低围手术期并发症的发

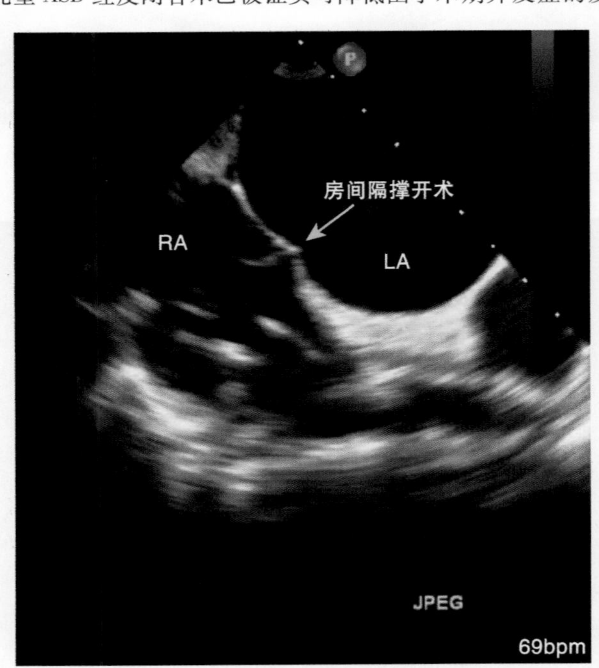

图 15.101 当穿刺针施加压力时,可观察到房间隔。LA,左心房;RA,右心房

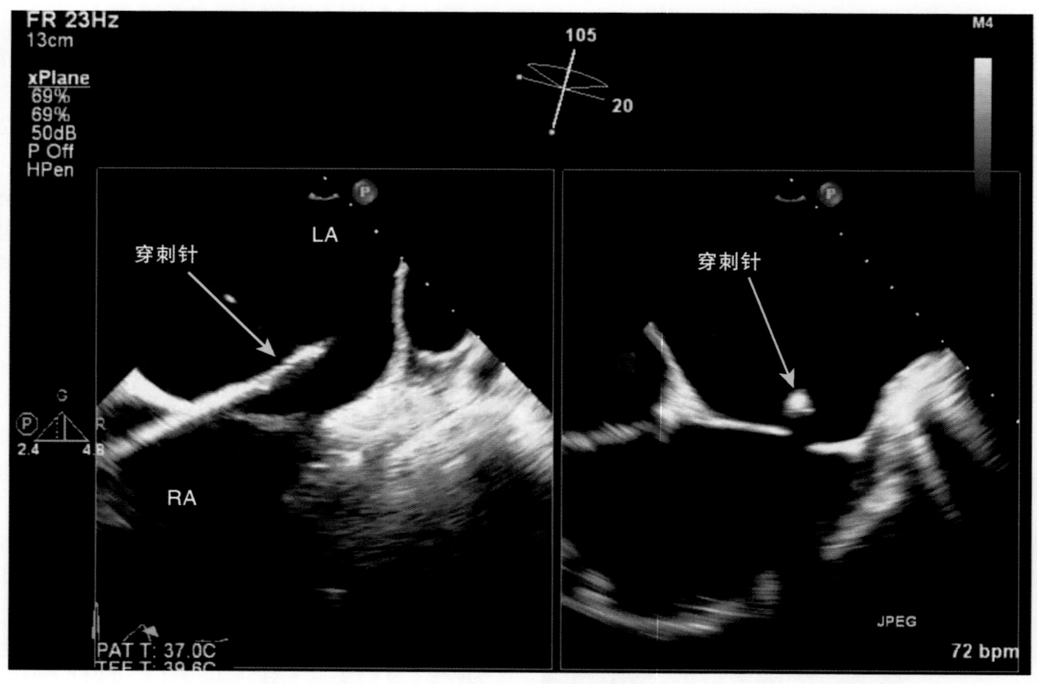

图 15.102 双平面显像显示针在左心房的位置。LA,左心房;RA,右心房

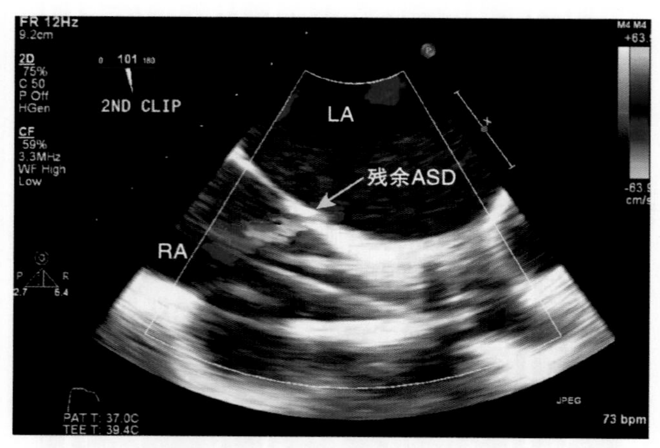

图 15.103 食管中段两腔示意图显示穿刺后残留的小的房间隔缺损。ASD,房间隔缺损;LA,左心房;RA,右心房

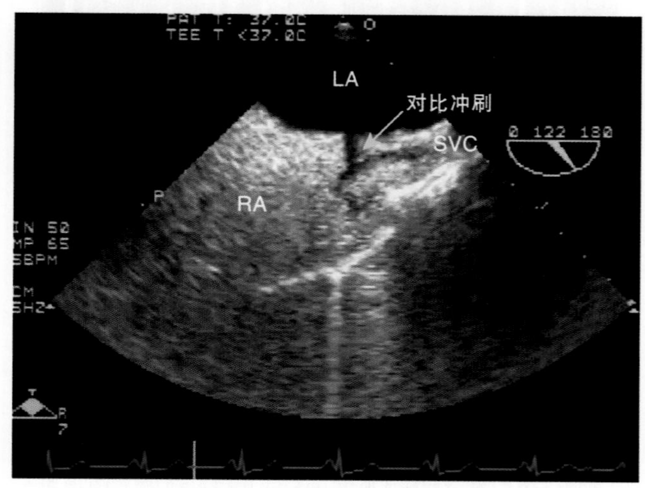

图 15.104 正反向对比。食管中段双腔静脉切面显示血液从左心房(LA)进入右心房(RA)时右心房出现的对比冲刷。SVC,上腔静脉

生率,缩短住院时间并增加生存益处[160,161]。目前,绝大多数继发孔型 ASD 均采取经皮闭合的手术方式。

超声心动图的引导对 ASD 关闭术尤为有用,并且 TEE 和心内超声均已成功应用[162]。实时 3D TEE 成像对具有复杂几何结构 ASD 的评估发挥着重要作用(图 15.105)[163]。

超声心动图评估

通过 TEE 对 IAS 进行 CFD 检查通常用于确认是否存在继发型 ASD 或 PFO。ME AV 短轴,ME 双腔静脉以及 ME 四腔心视图常用于评估 2D TEE 下的 ASD。应注意评估所有肺静脉以排除任何位置和数量的先天性异常。

不适于接受经皮闭合的患者主要包括缺损较大(直径>38mm),异常肺静脉分流或除继发型 ASD 以外的类型(即原发型 ASD、窦静脉 ASD 或冠状动脉窦缺损型)[164]。

对 ASD 闭合术患者完成 TEE 检查有助于排除相关的先天性异常,IAS 动脉瘤和心房或 LAA 血栓,以及寻找 LA 压力超负荷和舒张功能障碍的迹象。在 TEE 评估期间,评估 ASD 的缺损直径也很重要。缺损下缘超过 5mm(如邻近下腔静脉)需稳定的装置定位[165]。

进行 ASD 经皮闭合术,介入医师将一根导丝经 RA 通过 ASD 向左心房移动并将其锚定在左上肺静脉从而实施经皮 ASD 封堵。然后置入球囊并充气以测量缺损的大小(图 15.106)。用 TEE 测量充气球囊腰部直径以计算即将置入的装置尺寸。球囊膨胀法进行 CFD 检查对证实 ASD 无分流有重要意义(图 15.107)。然后将装置放置于输送鞘管上并向前推进。LA 圆盘在 TEE 和荧光镜引导下展开,紧靠心房表面。用 TEE 确认圆盘对齐 IAS,并根据需要重新调整。然后展开 RA 圆盘,与隔膜保持平行对齐并利用 TEE 确认设备的位置适宜。当每个心房内显示一个半圆盘时证明装置放置位置适宜,ASD 环位于两个半圆盘之间,LA 圆盘不会因鞘管的移动而通过 ASD 环,无邻近结构的破坏(特别是左心房顶部

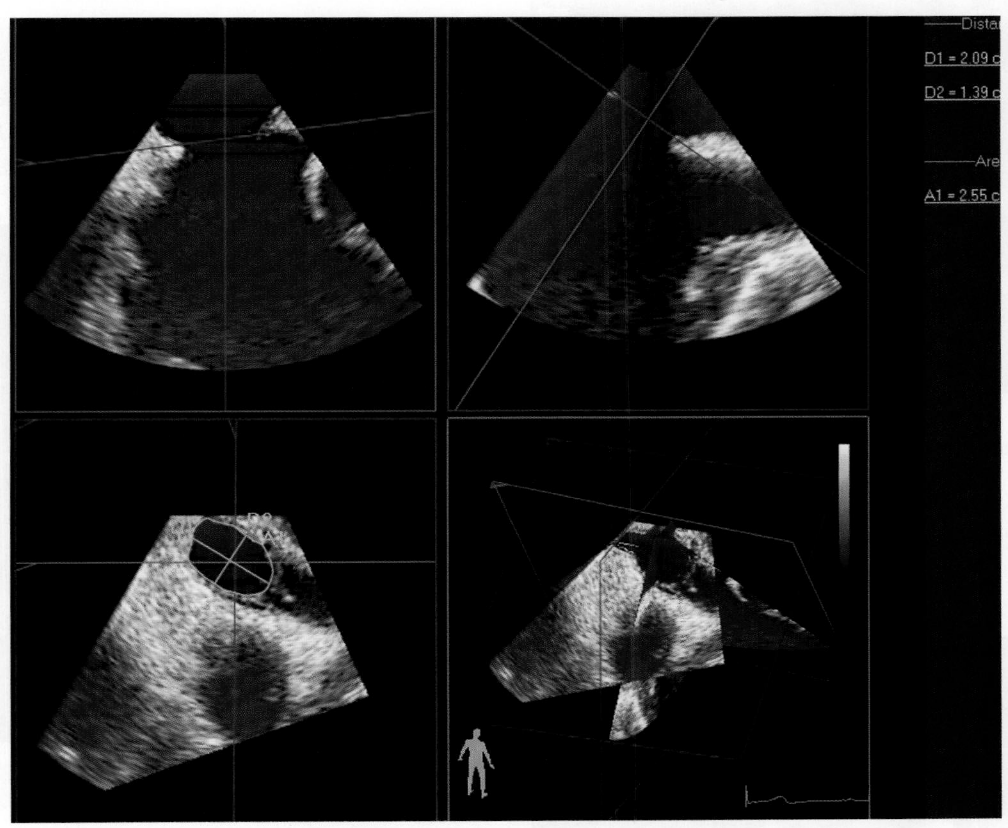

图 15.105 具有多平面重组的三维经食管超声心动图用于评估不规则、椭圆形的房间隔缺损

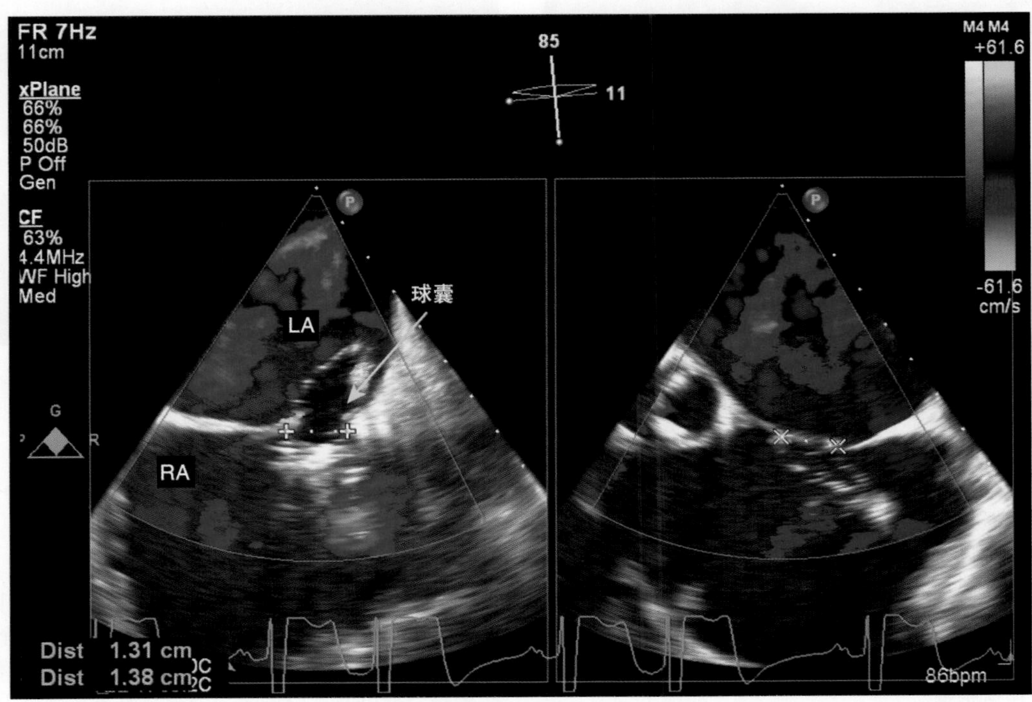

图 15.106 彩色多普勒双平面成像在球囊扩张过程中测量房间隔缺损的大小。LA,左心房;RA,右心房

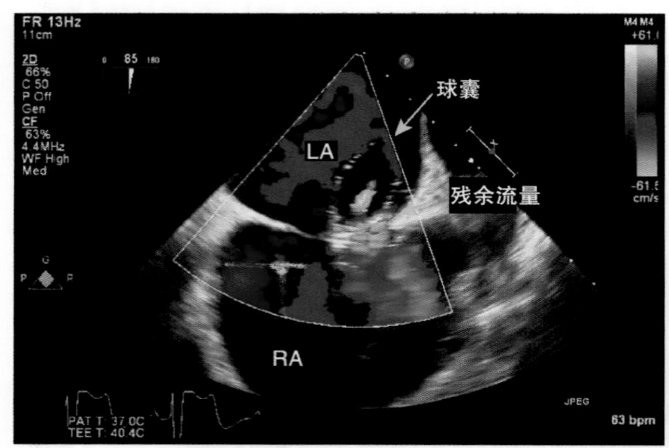

图 15.107 彩色多普勒食管中段双腔切面显示尽管球囊扩张，仍存在通过房间隔缺损的持续血流。LA，左心房；RA，右心房

和主动脉根部），不阻塞静脉流入、冠状窦或右肺静脉。确认放置位置满意后，释放机制被激活以启动装置（图 15.108）[166]。

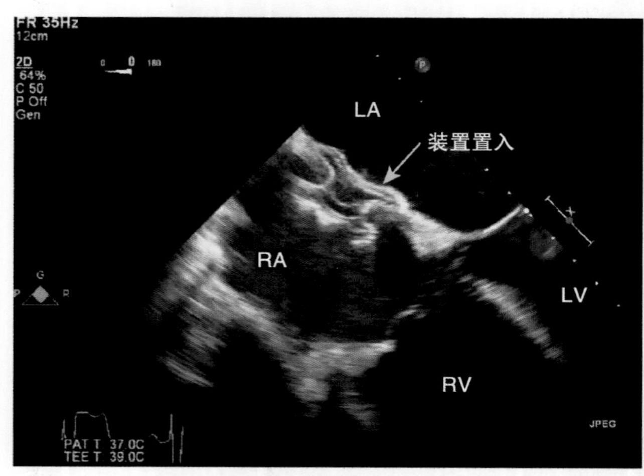

图 15.108 食管中段四腔心切面显示 Amplatzer 封堵器置入位置满意。LA，左心房；LV，左心室；RA，右心房；RV，右心室

装置放置后用 TEE 监测患者几分钟以评估并发症，如器械栓塞，MV 或 TV 的撞击，起搏线的夹带以及侵犯心脏结构导致的心包积液或填塞[167-169]。用 CFD 评估通过 ASD 的残余流量。可预期通过设备网格的少量血流量，但会随着装置的内皮化而停止。

室间隔缺损封堵术

在成年患者，经皮 VSD 封堵术通常用于获得性心肌梗死后继发缺损[170]。在极少数情况下，先天性肌部或膜部 VSD 或手术修复后缺损仍持续存在的患者需行经皮封堵术。尽管该技术相对安全，但仍存在危及生命的围手术期并发症和死亡等风险[171]。这在一定程度上归因于手术并发症（如完全性心脏传导阻滞），同时也与接受上述手术操作的高危患者相关[172]。

超声心动图的评估步骤

实时 2D 和 3D TEE 评估对于描述 VSD 的解剖结构非常有用。由于心肌梗死后 VSD 形状不规则，因而三维 TEE 的评估尤为有用（图 15.109）[173,174]。缺陷的位置和大小及其与三尖瓣、二尖瓣和 AV 的空间关系十分重要。完善评估瓣膜功能障碍、肺动脉高压和 LV 功能是 TEE 术中监测的优点。使用 TEE 进行 VSD 评估最有用的切面是 ME 四腔心、ME 长轴、TG 短轴和深部 TG 切面（图 15.110）。外科补片或其他假体材料可产生声影，使 TEE 可视化变得困难或无法进行。

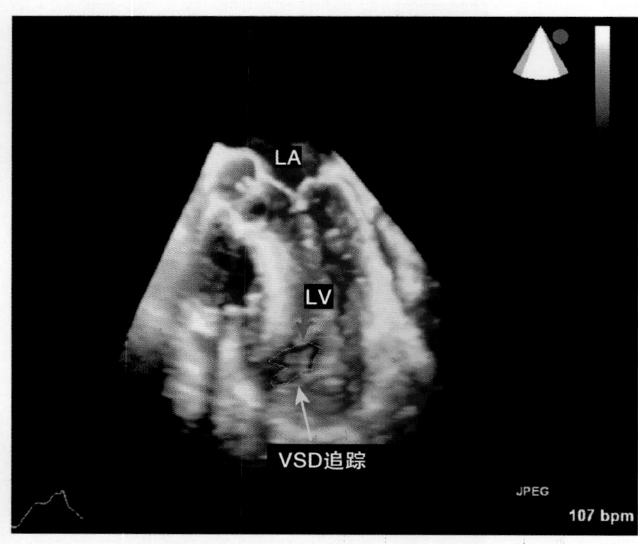

图 15.109 左心室切面全方位观察心肌梗死后室间隔缺损（VSD）。LA，左心房；LV，左心室

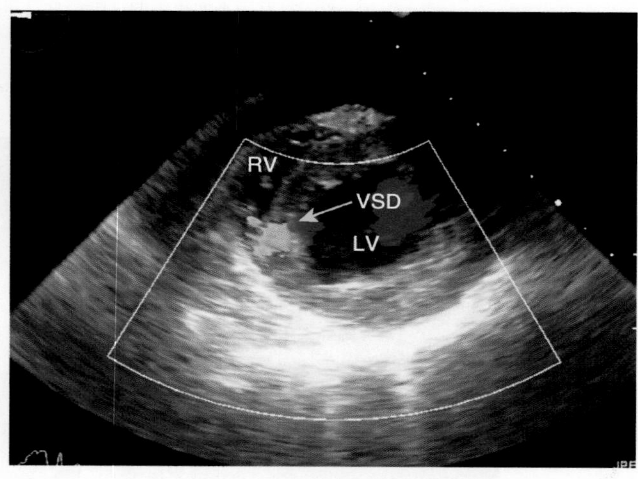

图 15.110 彩色多普勒经胃中短轴切面显示流经心肌梗死后室间隔缺损（VSD）的血流。可见心包积液。LV，左心室；RV，右心室

手术过程中，导丝通过股动脉进入左心室。然后导丝经过 VSD 的静脉侧。在舒张期通过 TEE 或球囊扩张评估 VSD 的大小。然后，通过颈内静脉或股静脉引导一个勒除器拉动导丝，形成一个动静脉环作为置入封堵器的轨道。在该环中，导管通过颈内静脉或股静脉引入，然后在 TEE 引导下进入左心室。接着，置入 LV 圆盘，避免碰撞二尖瓣。确认位置适宜后，置入 RV 圆盘。放置后需进行 TEE 检查以评估残余分流，装置稳定性以及二尖瓣或三尖瓣是否存在碰撞[175]。

经皮冠状动脉窦导管置入术

微创心脏手术自 20 世纪 90 年代以来不断发展。约 20%

的二尖瓣手术采用微创方式,其中 50% 是机器人手术[176]。尽管微创心脏手术的益处尚存争议,但它在患者满意度和美容外观方面具有明确的优势[177]。一些研究显示其缩短了住院时间和输血率,且患者可及早恢复日常活动[178]。尽管如此,在死亡率获益方面尚未明确被证实[179]。TEE 对确保接受逆行心脏停搏的微创心脏外科手术患者的手术成功具有重要作用,主要用于引导冠状窦插管(见第 13 和 21 章)[180]。

超声心动图评估

微创心脏手术插管前必须进行全面的 TEE 检查。因为很大比例的微创心脏手术需进行单肺通气,探针插入和操作时须格外小心,以防止肺隔离设备错位或移位。应特别注意评估情况复杂或排除逆行性心脏停搏的患者,如冠状窦瓣、Chiari 网络和永存左上腔静脉。

微创心脏手术过程中,逆行心脏停搏采用通过右颈内静脉放置的冠状动脉窦导管实施。使用 TEE 引导冠状窦插管,被证实是较荧光镜引导经右颈内静脉行冠状窦置管的有效辅助方式[181]。

将鞘置入右颈内静脉后,置入逆行心脏停搏导管。这种导管可测量远端压力和输送心脏停搏液,并有一个球囊可膨胀阻断冠状窦。导管置入后,首先到达 RA-上腔静脉交界处。通过 TEE ME 双腔切面或修正的 ME 双腔切面监测导管的进入。一旦到达腔静脉-心房交界处,导管沿着冠状窦口的方向缓慢前进,可直接从修正的 ME 双腔切面观察到(图 15.111)。轻微旋转和置入/退出导管以准确插入冠状窦[182]。ME 四腔切面下轻微翻转和/或推进探头可显示冠状窦的另一个长轴切面,有助于确认导管位置[183]。

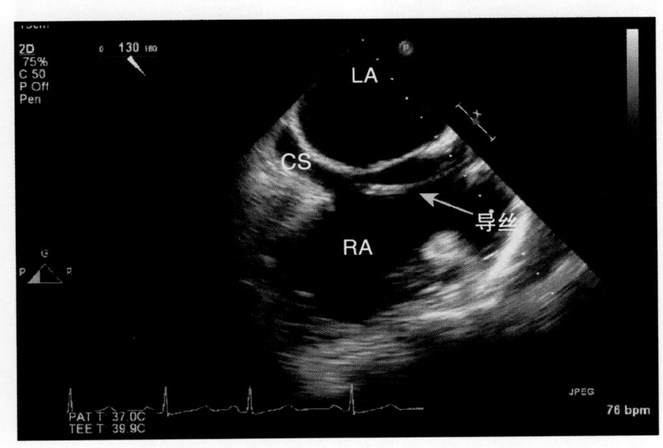

图 15.111 超声心动图引导冠状窦(*CS*)置管。经食管中段双腔切面显示导丝朝着 CS 方向前进。LA,左心房;RA,右心房

在一些患者,3D TEE 可能有助于逆行心脏停搏液导管的放置,特别是导管和冠状窦难以对齐的患者(图 15.112)。因此为获得足够的冠状窦视图,首先要获得一个 ME 四腔心切面。将图像聚焦在 TV 上,激活广角 3D 变焦功能,在 TV 稍下方放大 ROI 将 RA 覆盖。一旦获得 3D 图像,旋转它以便看到冠状窦的正面视图[184]。尽管这种成像模式具有优势,但与冠状窦导管操作相关的显著伪像可能掩盖图像。

由于 TEE 难以实现导管尖端的可视化,可采用其他方法确认冠状窦插管。若球囊膨胀,则出现舒张压下降。荧光镜

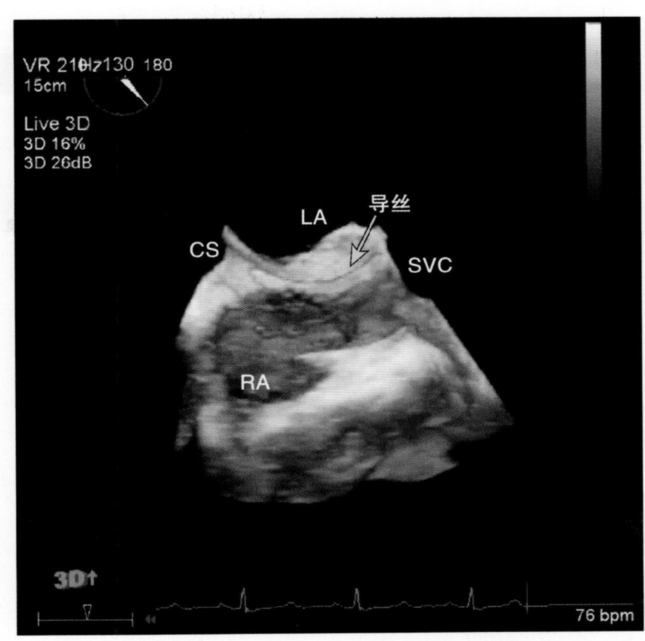

图 15.112 冠状窦(*CS*)置管过程中的实时三维(3D)成像。在 3D 超声心动图下引导导丝与 CS 对齐。LA,左心房;RA,右心房;SVC,上腔静脉

下注射造影剂也可用于评估导管尖端的位置。冠状窦置管成功率约 87.5%,并发症的发生率相对较低。然而,置管成功所需时间有所不同,有经验的操作者大约需要 16.1min,且导管置入后常常出现移位[181]。最严重的并发症是冠状窦穿孔,可能表现为新发的心包积液或填塞。在一些患者,通过 ME 双腔切面观察到冠状窦短轴切面附近的左后房室沟内存在空气和液体,可作为冠状窦破裂的早期征兆[184]。

经皮二尖瓣介入治疗

球囊瓣膜成形术

虽然风湿性二尖瓣狭窄(MS)在美国相对少见,但在发展中国家却很常见[185]。自 20 世纪 80 年代中期发展以来,经皮球囊二尖瓣扩张成形术(percutaneous balloon mitral valvuloplasty,PBMV)已成为单纯风湿性 MS 的首选技术[186,187]。其他类型 MS(例如,先天性)中,PBMV 可能适用于特定病例。一次成功的 PBMV 可显著改善患者的短期和长期预后。对于无临床症状的患者,PBMV 通常用于中度或重度瓣膜狭窄(MVA<1.5cm^2)伴肺动脉高压的患者[26]。

尽管不是强制性的,但 TEE 对于 PBMV,特别是 IAS 穿刺的引导确实是可取的。此外,TEE 引导可提高球囊放置的成功率并减少总的辐射时间[188]。在这种情况下,TEE 经常在轻度镇静下进行,所以向患者清楚解释操作并获取知情同意非常重要。

超声心动图评估

术中 TEE 评估应确认患者符合手术适应证。重度二尖瓣环钙化的患者行 PBMV 预后较差[189]。此外,合并 LA 血栓,中度至重度二尖瓣关闭不全(MR)以及明显三尖瓣关闭不全(TR)的患者也不适合接受 PBMV。三维 TEE 特别适用于测量二尖瓣环直径和计算瓣膜成形术球囊的大小[190]。PBMV 成功的可能性可通过基于超声心动图的评分来预测(表 15.12)[75]。这些评分也与总花费相关[191]。

表 15.12 二尖瓣超声心动图分级(Wilkins 评分)

级别	可动性	瓣膜下增厚	增厚	钙化
1	高度移动,瓣尖活动受限	最小	4~5mm	单一区域强回声
2	中部和基底部正常	腱索增厚达长度的 1/3	瓣叶边缘增厚 5~8mm,中部厚度正常	局限于瓣叶边缘的散在强回声区
3	舒张期从基底部向前运动	远端 1/3 处弦状增厚	瓣叶整体增厚(5~8mm)	高回声区延伸至小叶中部
4	舒张期瓣叶轻微运动	乳头肌广泛增厚	瓣叶显著增厚(>8mm)	大部分瓣叶呈现强回声

PBMV 从 IAS 穿刺开始以便进入左心房。实时 3D TEE 引导尤其适用于该部分的手术操作。IAS 刺穿后,球囊经 IAS 从静脉循环进入左心房。然后引导球囊通过 MV 孔进入左心室。该部分操作最好在宽扇区实时 3D TEE 引导下完成。ME 四腔心切面可用于评估导管的位置。TEE 也用于排除球囊充气之前瓣膜下结构受累。随后,球囊在 TEE 引导下充气,最理想的是使用实时 3D 或双平面成像(图 15.113)[192]。球囊膨胀后,应确认连合处有无裂开并测量二尖瓣口面积(MVA)。若手术成功,MVA 应大于 1.5cm^2。如果 MVA 仍然减少,可尝试再次进行球囊充气。MV 的 CFD 成像用来评估术后 MR 的严重程度及医源性 IAS 缺损。

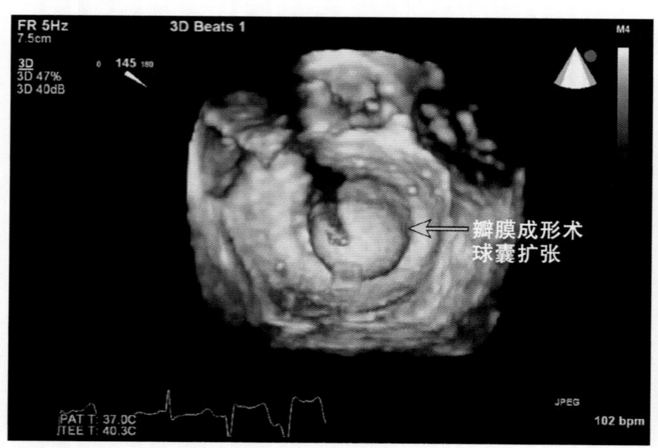

图 15.113 二尖瓣正面观显示经皮瓣膜成形术过程中的球囊扩张

经导管二尖瓣修复术(MitraClip)

重度 MR 已成为日益普遍的疾病,对患者的生存产生巨大的影响[193]。虽然手术对由于二尖瓣脱垂或纤维肌性不足引起的 MR 患者有益,但对功能性反流患者是否有益仍存在争议[194]。此外,由于年龄增长,心室功能差或大量的合并症使得许多患者不适于接受手术治疗[195]。尽管已经提出多种经皮 MV 修复术,MitraClip(Abbott Vascular,Santa Clara,Calif)是目前唯一经美国食品药品管理局(FDA)批准的经皮 MR 修复术。该装置适用于重度(3~4+)原发性 MR。最初受到 Alfieri 边缘对边缘的 MV 修复术启发,它包含一个夹子系统,将前后瓣叶夹在一起,可减少反流孔面积并形成一个双孔 MV。该装置通过股静脉引入,穿过 IAS(房间隔穿刺)通过 MV 进入左心室。TEE 和荧光透视组合用于将装置引导至左心室并放置(见第 3、21 和 27 章)。

超声心动图评估

由于探头接近 MV,因而 TEE 被证明在评估 MV 的结构和功能方面特别有用。此外,使用 3D TEE 使得许多使用 2D TEE 评估复杂 MV 结构的几何假设和心理重建被克服[196]。由于 MV 不能被荧光透视充分观察到,TEE 是 MitraClip 不可或缺的部分也是其成功的关键。

MitraClip 手术 TEE 检查应该首先确认 MR 的存在及其严重程度。由于通常在全身麻醉下进行手术,较低的外周血管阻力可能减轻 MR 严重程度[197]。

评估涉及的特定扇区评估和反流喷射方向也很重要,因为 MitraClip 更适于在瓣叶接合线中三分之二起源的不连续反流射血的患者(图 15.114)[194]。平面 MVA 应被确认>4.0cm^2,且瓣叶钙化最小。如果存在连枷状瓣叶,连枷部分的宽度应小于 15mm[198]。此外也应注意增加围手术期风险的并存条件,如主动脉的高度钙化或重度肺动脉高压。

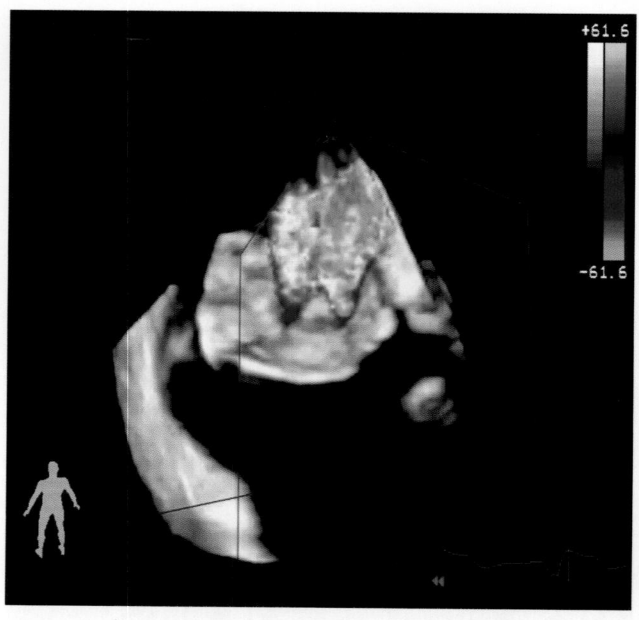

图 15.114 二尖瓣的三维彩色多普勒评估显示在瓣叶接合线的中三分之二处存在大量反流

手术过程中需进行 IAS 穿刺引导。一旦鞘被推进到左心房,输送系统应垂直于二尖瓣环。可通过 3D TEE 确认对齐。当装置垂直于瓣环,抓臂张开并进入左心室(图 15.115)。当瓣叶进入抓臂时装置关闭。抓臂关闭后,应确认装置的稳定性并评估 MR 的严重程度。MitraClip 手术成功将 MR 从重度降低到中等程度(等级 2+或以下)[199]。如果存在较大的 MR,可能需重新打开夹子并再次尝试抓住瓣叶,或者可能放置第二个夹子[200]。放置夹子之后应评估残余 MVA,确认有足够的二尖瓣血流量(图 15.116)。采用某些方法如 PHT 在 MitraClip 手术后量化 MVA 可能是不可靠的[201]。

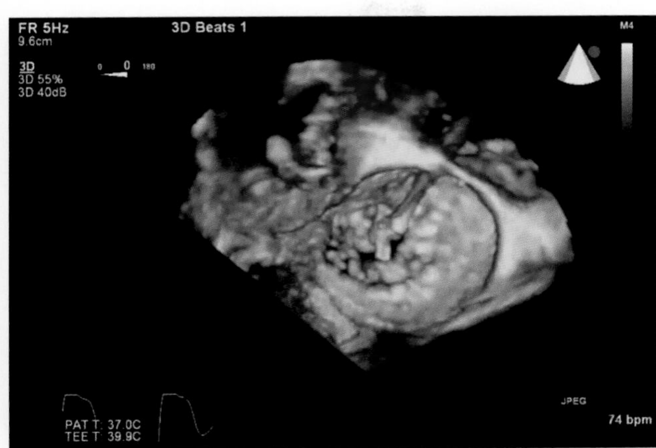

图 15.115　左心房内观察到 MitraClip 装置,其抓臂处于开放状态

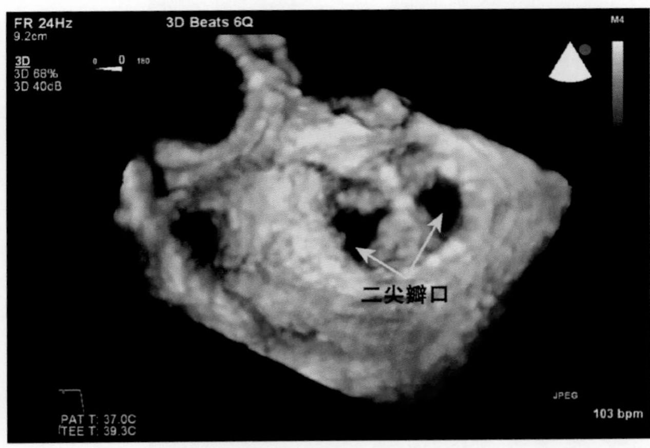

图 15.116　三维 R 波门控图像显示舒张期修复二尖瓣产生的两个和(黄色箭头)

经皮主动脉瓣介入治疗

重度 AS 显著影响生活质量,并与高死亡率相关[24]。目前主动脉瓣置换(AVR)是重度 AS 的首选治疗措施。然而,AVR 也与一些患者围手术期并发症和死亡率高发有关。对于无法接受手术治疗的高风险患者,经导管 AVR(TAVR)是一种治疗的选择[202]。此外,对于 AVR 可能存在技术困难或存在高并发症风险的患者(如瓷主动脉),TAVR 可能是一种合适的替代方案。

目前,市面上有两种经导管主动脉瓣(AV):Medtronic CoreValve(Medtronic,Minneapolis,Minn)和 Edwards SAPIEN II 瓣膜(Edwards Lifesciences,Irvine,Calif)。两种瓣膜的主要特点见表 15.13。这些装置通常经股动脉逆行插入;也可通过腋动脉或锁骨下动脉插入,若股动脉过度钙化可通过升主动脉插入。也可通过顺行经心尖途径插入(见第 3、21 和 27 章)[203]。

超声心动图评估

大多数医院在 TAVR 期间通常更倾向于 TEE 评估。AVR 期间外科医生可直接观察手术视野,而与 AVR 手术相反,成像对 TAVR 手术起着至关重要的指导作用。TEE 和荧光透视组合常用于 TAVR。由于需要 TEE 成像,这些手术通常在全身麻醉下进行。

表 15.13　Medtronic(Minneapolis,Minn)CoreValve 和 Edwards Lifesciences(Irvine,Calif)SAPIEN II 经导管主动脉瓣移植的主要特点

特点	CoreValve	SAPIEN
框架构件	镍钛合金	钴铬合金
瓣叶构件	猪心包	牛心包
尺寸	23、26、29 和 31mm	20、23、26 和 29mm
患者瓣环直径	18~29mm	16~27mm
经心尖进入	否	是
球囊打开	否	是
自主张开	是	否
重新放置	是	否
环形固定	是	是
主动脉固定	是	否
置入后起搏器需求	14%~40%	3%~8%

手术过程中,TEE 评估用于确认三尖瓣型 AV 的存在。最初的 TAVR 试验排除了二尖瓣型 AV 患者。一些研究者发现由于主动脉瓣环不对称和主动脉瓣重度钙化,二尖瓣型患者行 TAVR 与术后 AI 的发生率升高有关。最近,这种关联已被学术界争议[204]。

TEE 评估也是准确测量主动脉瓣环直径的必要条件,因为瓣膜尺寸有限(见表 15.13)。主动脉瓣环直径小于 18mm 或大于 27mm 的患者不适合行 TAVR[205]。测量主动脉环的尺寸 TEE 较 TTE 更为精确,尤其存在显著钙化的时候。主动脉瓣环直径是在收缩期使用 2D TEE 经 ME AV 长轴视图在 AV 瓣叶的两个转折点之间测得的。双平面成像对于确保前后径测量不受斜面影响是有益的(图 15.117)。一些超声心动图操作者更喜欢使用具有多平面正交对齐重组平面的 3D TEE 以获得更精确的直径(图 15.118)[206,207]。一些中心提倡将假体尺寸扩大 5% 至 10% 以降低瓣周漏的可能性[208,209]。

除了主动脉直径,应测量主动脉窦间主动脉根部的宽度、STJ 直径和升主动脉直径。为确保 TAVR 成功,升主动脉直径应在 3cm 以内,主动脉瓣环直径应小于等于 43mm。同时应评估升主动脉粥样硬化和钙化的程度。主动脉瓣环到冠状动脉窦口的距离可通过 3D TEE 确定。该距离应大于 11mm 以降低装置放置后冠状动脉口阻塞的风险[210]。术前认真进行患者 LV 功能以及是否存在 MR(包括严重程度和机制)的评估是必需的,以便进行瓣膜放置后再评估和与基线进行对比。

TAVR 手术首先由选择点引入导丝。导丝在 TEE 引导下穿过狭窄的 AV 前缘(图 15.119)。该导丝将用于定位假体。导丝应使用 TEE 明视以确保 MV 设备不受冲击。假体的位置应慎重选择,因为如果定位太低可能栓塞左心室或碰撞 MV,如果定位太高可能栓塞主动脉,阻塞冠状动脉或导致瓣周漏[211]。

对于 SAPIEN 瓣膜,一旦导丝就位,球囊就在荧光透视的引导下穿过 AV 被推进和定位,然后使用 TEE 确认。放置设备时需快速心室起搏以避免装置误入主动脉。使用 CoreValve 时不需快速心室起搏[212]。

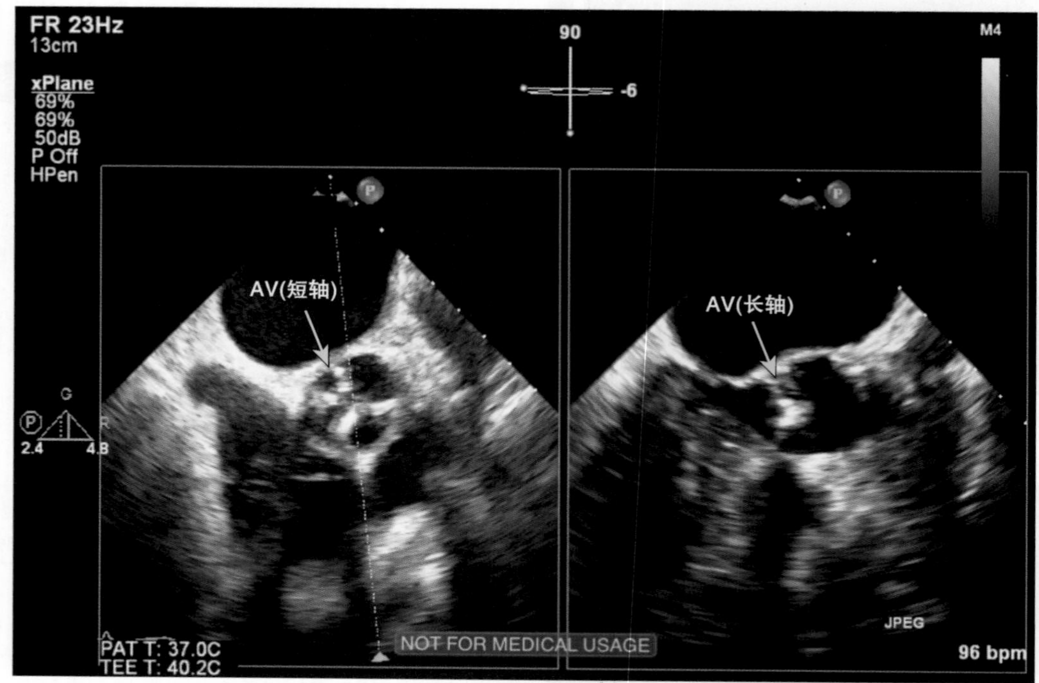

图 15.117 主动脉瓣环的双平面成像。AV,主动脉瓣

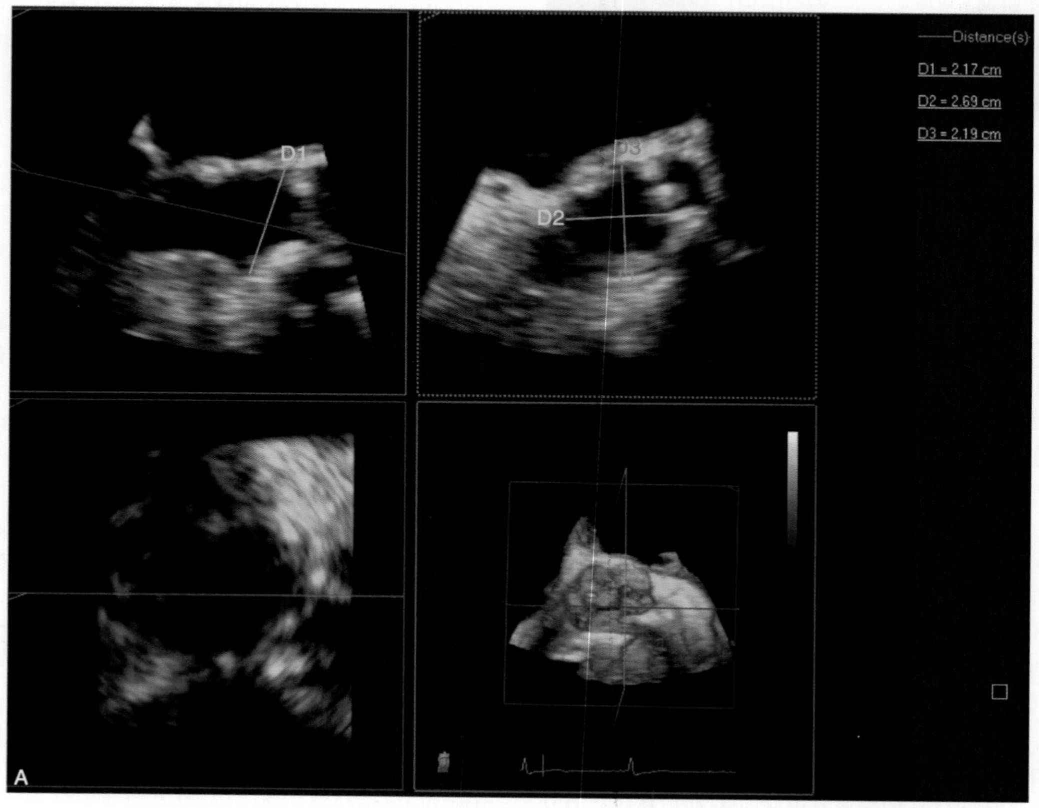

图 15.118 (A 和 B)来自两个不同的供应商,多平面重组平面对齐主动脉瓣环以同时测量瓣环直径

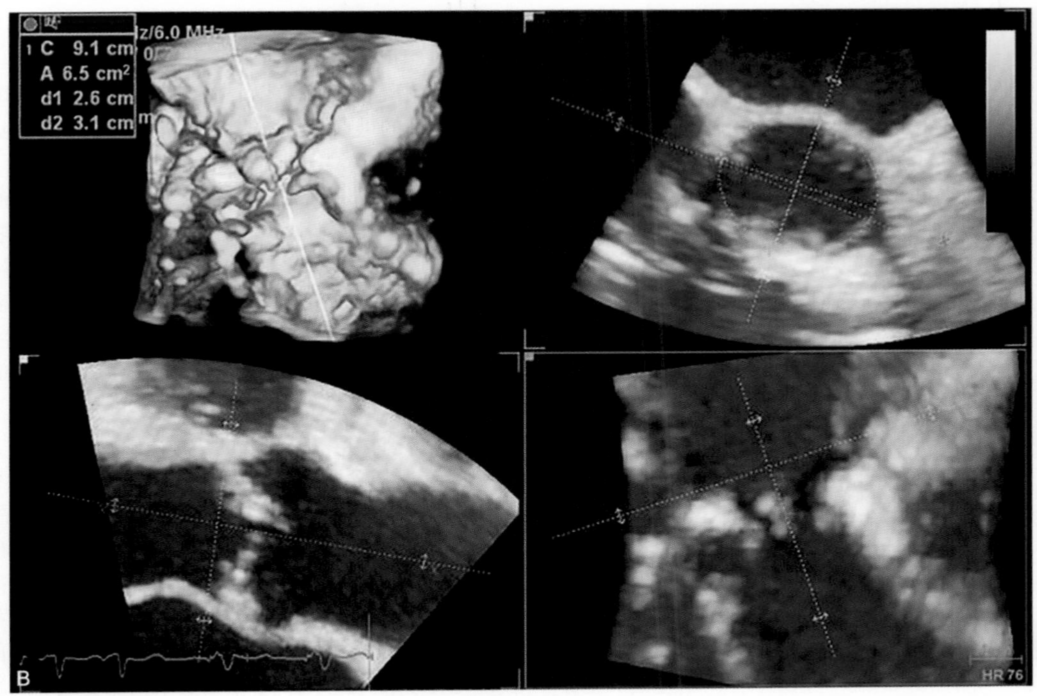

图 15.118(续)

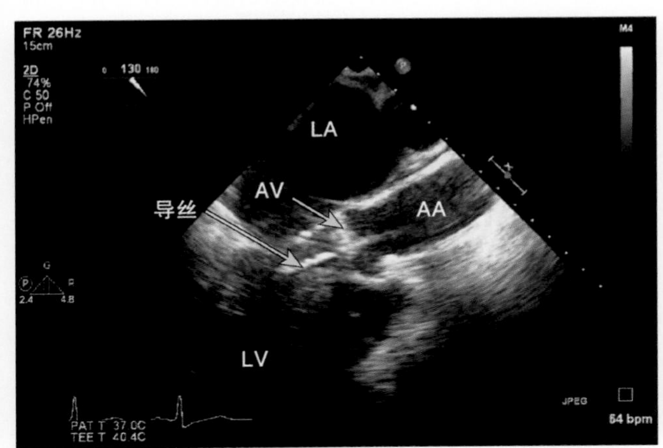

图 15.119 食管中段长轴视图。通过狭窄的主动脉瓣放置导丝。AA,升主动脉;AV,主动脉瓣;LA,左心房;LV,左心室

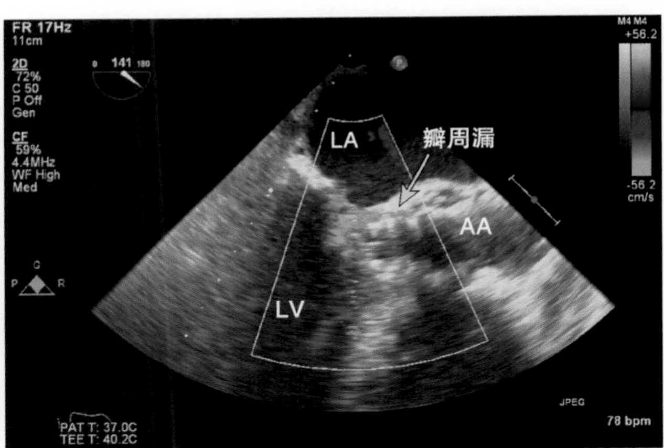

图 15.120 食管中段长轴视图可见经皮主动脉瓣置换后的瓣周漏。AA,升主动脉;LA,左心房;LV,左心室

放置后,进行 TEE 检查以确保瓣膜支架在主动脉根部正中央,并且瓣膜充分开放。CFD 用来评估瓣周漏的程度(图 15.120)。微量-轻度中央型 AR 预计发生于导丝存在处(图 15.121)。在瓣膜泄漏的患者,可将假体重新膨胀,或放置第二个瓣膜[213]。LV 功能也要评估,新发的或恶化的局部室壁运动异常(RWMA)可能提示冠状动脉窦口阻塞。心包积液或填塞以及主动脉夹层的存在也应评估。

AR 与 TAVR 后死亡率上升有关。由于它通常是偏心的且和多个反流点相关(图 15.122),传统方法难以评估 TAVR 术后 AR。第二届瓣膜学术研究联盟(Valve Academic Research Consortium)描述了一项对 TAVR 术后 AR 进行分类的半定量方法(表 15.14)[214]。

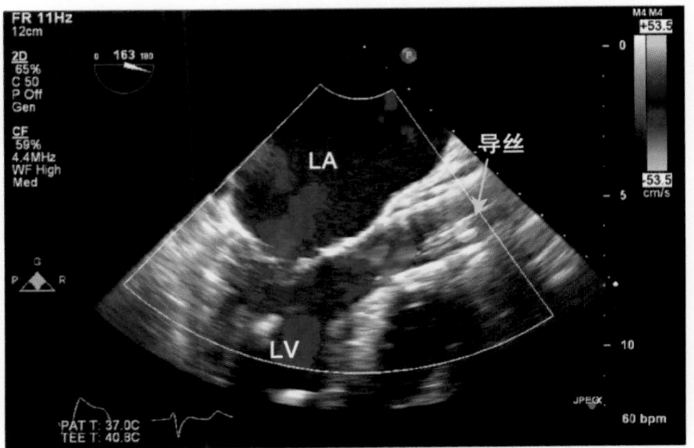

图 15.121 食管中段长轴视图显示与导丝相关的轻微至轻度中央型主动脉瓣反流(AR)。LA,左心房;LV,左心室

经皮瓣周漏封堵术

瓣周漏是 MVR 和 AVR 的常见并发症。尽管绝大多数瓣

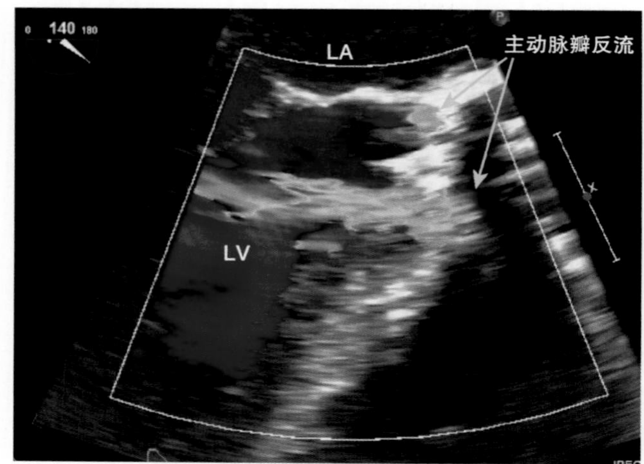

图 15.122 食管中段主动脉瓣长轴视图。可见两个与主动脉瓣修复术相关的主动脉瓣关闭不全点。LA,左心房;LV,左心室

表 15.14 经皮主动脉瓣置换术后主动脉瓣反流严重程度的半定量参数

	轻度	中度	重度
脉冲波多普勒下降主动脉舒张期反流	舒张早期无反流或短暂反流	中期	显著和全舒张期
人工瓣膜瓣周漏的圆周范围	<10%	10%~29%	≥30%

周漏是轻微的,但在 2%~5% 患者可发生显著瓣周漏[215]。二尖瓣假体瓣周漏的发生率是主动脉瓣假体瓣周漏的二倍,这可能是由于预先存在的因素,例如感染性心内膜炎,二尖瓣环钙化和组织脆性。瓣周漏可导致由于反流和/或溶血的显著发病。溶血性贫血在机械瓣膜置换的患者比生物瓣膜更为常见。换瓣后再次手术与高发病率和死亡率相关,甚至大于与首次手术相关因素。

超声心动图评估

经皮瓣周漏封堵术已成为适应证患者合理的手术替代选择。由于导致瓣周漏的反流孔通常不规则(月牙形或长圆形)、多重和匐行的,经皮封堵术前行 3D TEE 检查有助于评估缺损的大小和形状[216-218]。瓣周漏的大小可通过 3D TEE 多平面重组和平面法进行评估。这种方法只是解剖学上的测量而无法测量有效的反流孔(ERO),而且大小可能因机器设置不同而不同。利用 CFD 的三维 TEE 可以提高对 ERO 的测量[216]。进行 TEE 评估必须注意泄漏的位置和数量。有瓣周漏以及缝合环开裂超过四分之一的患者不适合经皮闭塞[219]。

对于人工二尖瓣瓣周漏,常选择经 IAS 穿刺。TEE 有助于引导 IAS 穿刺并校准导丝位置。经左心房的 3D 多平面成像可辅助导丝在左心房的定位。对于冠状动脉狭窄,由于封堵器可能阻塞冠状动脉血流,因此应仔细测量冠状动脉开口的位置。封堵器放置后,应重新评估瓣膜功能是否完好,RWMA 或填塞物消失。

心室辅助装置

心室辅助装置(ventricular assist device,VAD)作为心脏移植的桥梁或目标治疗正广泛用于心力衰竭患者。目前几种 VADs,可供从短期到长期系统的选择(见第 28 章)。HeartMate II(Thoratec Corporation,Pleasanton,Calif)是唯一被 FDA 批准的用于心脏移植或目标治疗的恒流式 LVAD;因此,它是这里讨论的重点,尽管大多数相同的一般原则也适用于其他设备。

HeartMate II VAD 是一个流动系统,由一个置入 LV 顶部的流入套管和一个放置在升主动脉前的流出套管组成。泵壳体单元放置在位于腹部皮下的袋中,并且经皮导线将电缆连接到佩戴在皮带和肩膀皮套上的电池组和控制器。泵壳体单元连接叶轮,作为唯一的运动部件,和电机。产生的流量取决于设备上的压力梯度。流量随 LV 压力的升高和主动脉压力的降低而增加[220]。

超声心动图评估

最初,检查左心室并记录其大小和基线心室功能。LA 压力、容积以及二尖瓣环的尺寸也应确定。如果存在 MS,通常需要在放置 VAD 前通过连合部切开术或进行瓣膜置换来矫正,因其可限制 LV 充盈[221]。必须在要放置 LV 套管的部位排除血栓的存在。血栓形成是 VADs 的常见并发症,发生率为 9% 至 16%[222]。先前存在的 LA 或 LV 血栓可能导致栓塞和突发性泵功能障碍、卒中以及末梢器官或外周缺血。

认真评估 RV 功能对 VAD 手术至关重要。部分区域面积改变、Tei 指数和三尖瓣环平面收缩期偏移是评估 RV 功能的首选方法之一[220]。必须注意 RV 收缩功能低下和/或 TR 的存在,同时测量三尖瓣环。VAD 被激活后,RV 衰竭可能导致左心室充盈不足,伴随 LV 压力降低和 VAD 产生负压的可能性。流入套管周围左心室塌陷可能产生空气夹带。这可能导致右冠状动脉空气栓塞,进一步降低 RV 功能。此外,左心室塌陷可引起室间隔左移,加重原本存在的 TR[223]。

当左心室负荷下降引起 LA 压力降低时 VAD 激活后 PFO 可以引起反常性栓塞或低氧血症[224]。因此,VAD 放置前应仔细检查 IAS 以排除分流病变。双心室功能不全的患者常常伴有双心房压力升高;心房间可能不存在显著的压力梯度,通过 PFO 的流量可能无法监测到。然而,装置激活后 RA 压力升高导致静脉回流增加,并且 LA 压力降低,因此必须再次检查 IAS 以寻找 PFO。

VAD 放置后 AR 对患者不利。AR 导致 LV 前负荷增加,增加泵流量,流过装置和流出套管的血流量增加,反过来又增加了 AR。这会造成无效循环,导致全身灌注降低。中度或重度的 AR 需在放置 VAD 之前进行手术矫正。矫正手术可通过一期 AV 关闭或生物假体瓣膜置换术完成[225,226]。

VAD 激活之前,仔细进行 TEE 评估以确认心脏排气对于防止空气栓塞很重要。检查容量状态,因为血容量不足会导致 LV 塌陷以及 VAD 产生负压。应评估左心室顶端流入导管的位置(图 15.123)。套管应立即放置在 MV 下方,不撞击心室壁任何部位。流入导管连续多普勒检查应显示的速率为 1~2m/s。此外,应评估流出套管在主动脉的位置。将人工血管材料吻合到升主动脉难以实现可视化,但 CFD 可证实主动脉内的血流流动。流出套管的连续多普勒检查显示速度小于 2m/s;速度升高时高度怀疑套管扭曲[222]。

左心耳血栓的排除

LAA 封堵术是一种用于预防房颤患者全身性栓塞的经

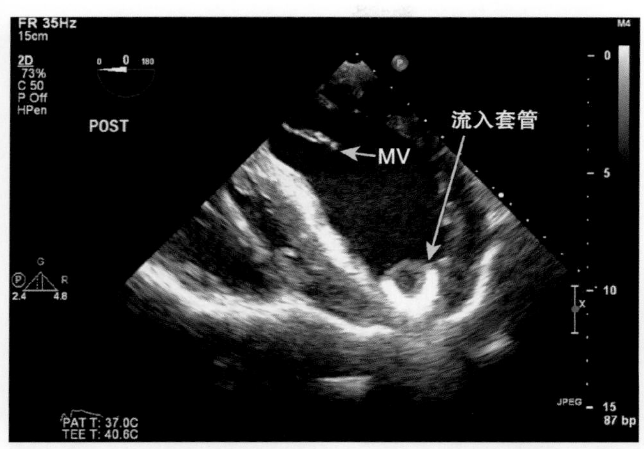

图 15.123 低位食管中段四腔心视图显示 HeartMate II 流入套管的适宜心尖位置。MV,二尖瓣

皮技术。最近有人推测,LAA 封堵术可能与华法林抗凝预防卒中一样有效[227]。

LAA 封堵术时行 TEE 检查应评估 LV 收缩功能,检查 IAS 以避免 PFO,评估 LAA 解剖结构。三维评估可能对评估 LAA 形态尤其有用。LAA 共四种形态类型:风标型、鸡翼型、仙人掌型和菜花型。其中,鸡翼型是经皮最难排除的[228]。

对于使用腔内装置的 LAA 封堵术(如 Watchman LAA closure device;Boston Scientific,Marlborough,Mass),首先进行 TEE 引导下 IAS 穿刺。然后在 TEE 引导下将设备与 LAA 对齐并放置。对于使用心外膜装置(Lariat 手术)的 LAA 封堵术,除心外膜途径外,应进行 TEE 引导的 IAS 穿刺(图 15.124)。通过经 IAS 途径或心外膜途径,置入磁导线以建立连续性。一种套索式装置(例如,LARIAT suture delivery device;SentreHEART,Redwood City,Calif)在心耳上的心外膜导线上被推进(腔内磁导线作为引导)。一旦定位,套索式 LARIAT 缝合输送装置就被附在心耳上。放置后无论采用任何技术,均应使用 TEE 评估装置的位置并排除血栓。然后进行

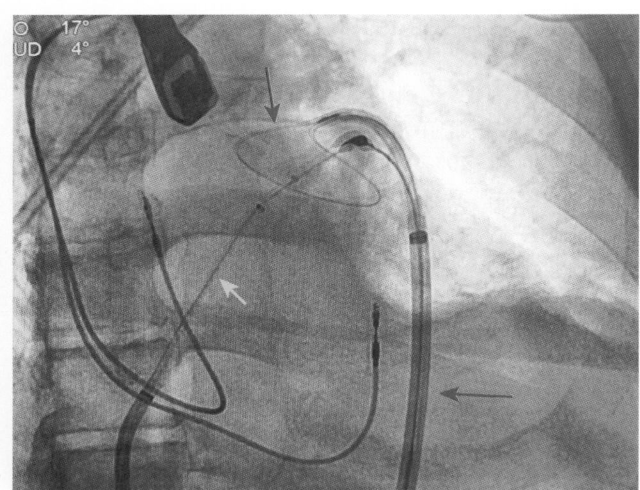

图 15.124 Lariat 手术术中荧光透视成像。绿色箭头表示靠近左心耳的含有磁性导线的心外膜通路。黄色箭头表示经由腔内左心耳途径的穿刺方法还包含心耳内的一根磁导线。红色箭头表示在闭合前 LARIAT 缝合输送装置放置在左心耳周围

CFD 检查来检测装置外周的残余流量。最终,在房间隔穿刺位点检查 IAS 以评估残余 ASD。

起搏器电极线的拔除

心脏植入式电子设备的适应证越来越广泛[229],患者的生存率也有所升高。因此,由于设备故障或感染导致的经静脉引导拔除越来越常见(图 15.125)。

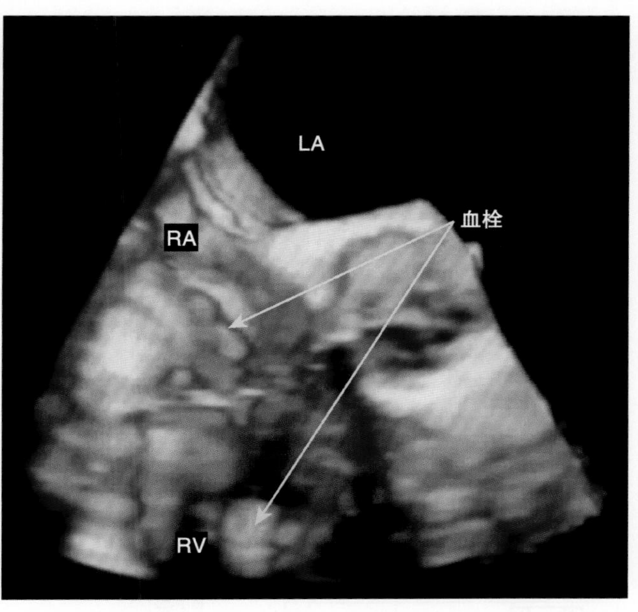

图 15.125 R 波门控采集一患者的导线拔除。图像显示起搏导线周围广泛血栓形成。LA,左心房;RA,右心房;RV,右心室

在所有医疗机构中经静脉导线拔除时 TEE 评估不是强制的。然而,欧洲心律协会和美国心律协会推荐 TEE、TTE 或心内超声心动图的即时可用性[230]。TEE 对于检测导线拔除导致的危及生命的并发症尤为有用,如心室穿孔、TR、栓塞和心脏压塞[231]。

TEE 评估应包括对 RV 和 LV 功能的评估。许多该类患者存在重度 LV 收缩功能受损。TR 和肺动脉高压的基线严重程度也应评估,因为导线拔除可能造成 TV 损伤同时导致原有的反流程度加重。评估患者 PFO 或其他分流病变也很重要,特别是当进行激光辅助导线拔除时。激光可使细胞液发生光热蒸发并产生微泡,如果存在分流病变可导致反常性栓塞[232]。由于心脏结构撕裂是导线拔除过程中最可怕的并发症之一,TEE 监测可用于评估心包积液或填塞。早期发现心包积血可以挽救生命,因为可以早期进行外科手术治疗。

应变,应变率和多普勒组织成像

多普勒[多普勒组织成像(Doppler tissue imaging,DTI)和多普勒应变超声心动图]和超声[二维散斑跟踪成像(speckle-tracking imaging,STI)]在信号处理方面的最新技术进步是能够测量一维或二维组织运动速度和形变,提供实时的关于局部和/或全心肌功能的高质量、精准、客观的信息,减少主观性解释并提升诊断的准确性。

心肌结构与运动

心肌纤维呈层状结构，在心外膜下形成左螺旋并在心内膜下过渡为右螺旋（图 15.126）。由于 LV 体积在心动周期中保持恒定，这种心肌纤维排列导致收缩期纵向（沿长轴方向）和周向（与外周相切）变薄以及放射状（沿最短轴）增厚，舒张期变化相反[233]。常规 TEE 不能很好地观察到全心运动，只能评估径向运动（与中层心肌功能相关的 MG 或 TG 视图下向心内偏移和心肌增厚）。纵向（ME 视图）和圆周运动（TG 视图）较难评估。然而，径向和纵向运动都很重要。在收缩期，径向增厚占主导地位；40% 的径向增厚伴随 14% 的纵向缩短[234]。另一方面，受缺血影响的第一层心肌是提供纵向运动的心内膜[235]。由于不收缩区段的被动运动，常规 TEE 检查中区域 LV 运动的主观评价受限，由于拴在临近区段，无法被可靠排除。许多局限性可通过心肌形变（应变）的评估予以克服。

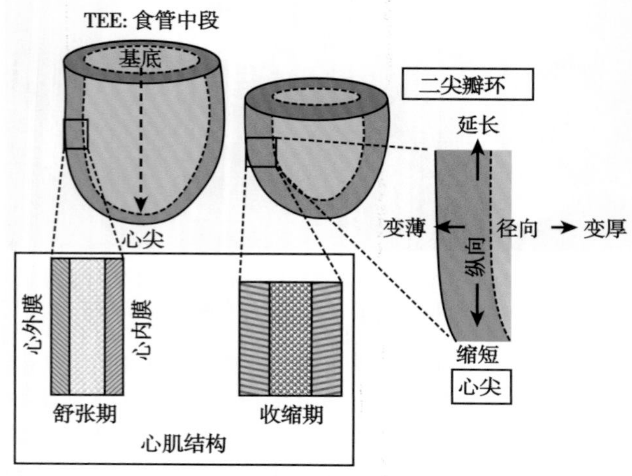

图 15.126 心肌结构由心肌纤维的螺旋（心外膜呈左螺旋和心内膜呈右螺旋）和周围（中层心肌）层构成。这种纤维排列在心脏收缩和舒张期产生纵向（二尖瓣环至心尖）、径向（心外膜至心内膜）和周向（与心外膜相切）运动。TEE，经食管超声心动图

形变

心肌应变（S 或 e）是心肌纤维的（收缩期）形变，归一化为初始长度：

$$S=\frac{L_1-L_0}{L_0}\cdot 100(\%)$$

其中 L_0 是基线（舒张末期）长度，L_1 是收缩末期长度[236]。

根据定义，收缩尺寸增加（心肌纤维延长或增厚）时应变为正值，收缩期尺寸减小（心肌纤维缩短或变薄）时为负值。因此，径向增厚与正性应变（$L_1>L_0$）相关，而纵向缩短和周向变薄与负性应变（$L_1<L_0$）相关。径向应变与从心内膜到心外膜的运动相关；周向应变与沿左心室的圆周运动相关（曲率）；纵向应变与从基底部到 LV 顶端的运动相关。

超声心动图测量的应变与时间（t）相关，称为拉格朗日应变：$\varepsilon 1(t)=[L(t)-L(t_0)]/L(t_0)$，其中 $L(t_0)$ 是舒张末期的形状。对于 2D 物体，存在正常形变（运动垂直于物体的边界并沿 x 轴和 y 轴发生）和剪切形变（运动平行于物体边界发生）。对于 3D 物体，如心肌区段，有 3 个正常应变（沿 x、y 和 z 轴）和 6 个剪切应变（沿不同轴的组合）[237]。由于纤维收缩引起心肌变形，应变是衡量心肌收缩功能的指标。超声心动图形变可通过使用 DTI［或非多普勒散斑追踪（STI）］测量速度梯度来进行测量[238,239]。

应变率（SR）反映了局部心肌形变（应变）发生的速度；即 SR 表示形变速度：

$$SR=S/t(\%/s)$$

其中 t 是该形变的持续时间（图 15.127）。

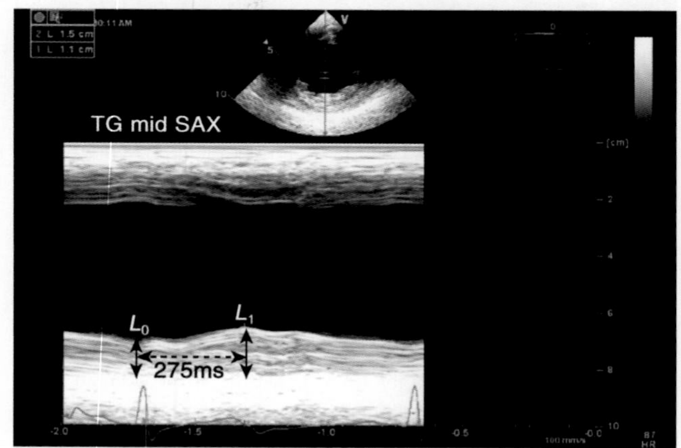

$$应变=\frac{L_1-L_0}{L_0}=\frac{1.5-1.1}{1.1}=36\%$$

$$应变率=\frac{应变}{\Delta t}=\frac{36}{275}=0.13/s$$

图 15.127 使用 M 模式评估左心室中下段和左心室中段的应变和应变率的示例。L_0，舒张末期长度；L_1，收缩末期长度；Δt，收缩时间间隔；SAX，短轴；TG，经胃

两种超声心动图应变测量都已经过声纳微测量法或 MRI 证实，r 值为 0.96，SR 值为 0.94[239-243]。对于正常心肌，SR 反映局部收缩功能，因其相对不依赖于心率，而收缩应变反映 SV 的变化[244,245]。通过 DTI 或示踪心脏 MRI 评估，LV 局部应变从基底部到心尖，从心内膜到心外膜逐渐增加[237,246,247]。正常值为 -16% 至 -24%（纵向应变）、+48%（径向应变）和 -20%（周向应变）[248-250]。一些研究者发现女性应变值显著高于男性[251]。纵向 RV 应变和 SR 值不同，且大于左心室[252]。应变和 SR 提供补充信息，两者均应进行测量和评估。例如，长时间收缩也可能产生正常应变，尽管 SR 较低。因此，认为 SR 比应变对心肌疾病的诊断更为敏感。

SR 在等容收缩期与 +dP/dt（$r=0.74$），在等容舒张期与 -dP/dt（$r=0.67$）呈良好的相关性[252]。应变呈现负荷依赖性且不比射血分数，缩短分数以及其他传统的反映收缩功能的指标对于负荷的敏感度低。例如，通过从健康受试者抽取 500ml 血液而引起急性血容量不足导致纵向 DTI 应变降低（-28% ±8% 至 -21% ±4%），而 SR 保持不变（-1.5±0.35/s 至 -1.4±0.4/s）[243,252,253]。类似地，STI 应变呈现前负荷和后负荷依赖性；终末期肾脏病患者血液透析后纵向应变降低

(-18.4%±2.9%至-16.9%±3.2%),径向应变在患者接受治疗AS的AVR术后立即升高(22.7%±2%至23.7%±1.8%),在治疗AR的AVR术后降低(23.1%±3.5%至21%±3.8%)[254,255]。然而,其他研究已证实纵向DTI应变(记录为健康受试者)在前负荷操作期间保持不变(基线-18%±3%,垂头仰卧位前负荷增加-18%±3%,血管扩张时前负荷降低-17%±3%),因而心肌速度受到影响[256]。研究设计,应变测量技术和前负荷操作程度解释了先前的研究结果差异。但是,不将应变视为收缩功能的负荷依赖参数会更安全。

多普勒组织成像和多普勒应变的原理

如前所述,当发射的超声波反射到运动目标上(多普勒效应)时会产生频率偏移。对于传统超声心动图,多普勒算法设置为仅使用高增益设置(用于放大快速运动的血流的低振幅信号)和一个高通滤波器(减少由心肌缓慢运动产生的噪声)检查从血池返回的信号。修改过滤器的设置(减少增益放大和绕过高通滤波器)将抑制移动血液产生的信号并允许记录心肌运动信号,心肌运动信号更强(大约40dB的幅度)但速度更慢(<25cm/s),从而实现DTI和应变测量[257]。DTI的原理及其应用和局限性近期已被回顾,第14章舒张功能部分进行了部分总结[258]。

对于DTI应变,彩色DTI在传统的CFD中获得,在感兴趣的心肌壁上设置一个彩色区域。使用自相关分析计算平均心肌速度,如果指示远离传感器显示为蓝色,若指示朝向传感器显示为红色,并叠加于灰度2D层析图上(图15.128A)[259]。在彩色DTI模式下,在感兴趣的心肌区域(见图15.128B)放置取样容积(见下文分步说明)可计算变形参数SR(见图15.128C)和该取样容积内的应变(见图15.128D):

应变是由时间积分法导出的。

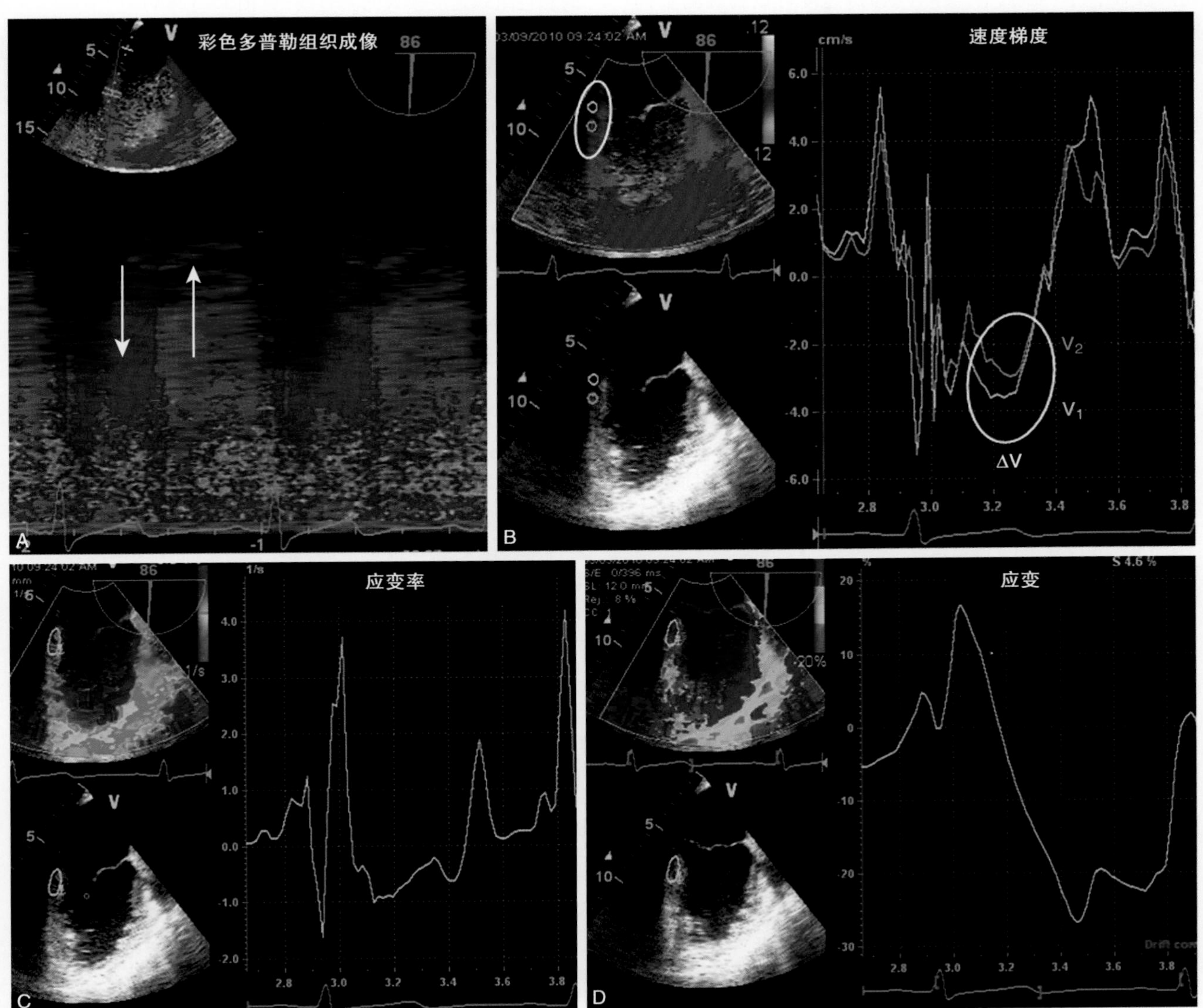

图15.128 多普勒应变和应变率。(A)多普勒组织成像(DTI)功能以M模式(经食管双腔视图中的下壁)用彩色表示心肌速度成像。收缩期速度远离传感器(蓝色表示),舒张期朝向传感器(红色表示)。(B)取样容积内心肌速度的光谱(左侧插入平面)显示速度梯度(ΔV)。由于下壁沿其长轴缩短,基底速度(V_1)大于心尖速度(V_2)。(C)这些点的速度梯度(ΔV)用于计算应变率(SR)。(D)应变随着时间推移(Δt)的SR整合

SR 和应变可被束缚到功能相邻的区段，导致功能受损区域产生收缩假象。这可以用拖车作为例子进行比较；虽然拖车的发动机没有运行，但是汽车有速度。当被检查的区段无速度梯度时，不会产生变形且 SR（和应变）将为零。

通过动物声纳微测量法和人体标记 MRI 由心肌速度梯度计算出的应变和 SR 已被证实具有宽泛的数值[235,241,260,261]。然而，收缩应变在健康受试者与 MRI 的相关性好于疾病个体[262]。DTI 应变和 SR 是反映 LV 收缩功能的强大非侵入性指数；DTI 应变和 SR 在使用多巴酚丁胺时增加，使用艾司洛尔时降低，并与实验设置的 LV 弹性峰值相关[245]。

DTI 应变耗时，技术要求高且有重要的局限性。相邻结构的混响或脱落伪影可能影响测量的速度梯度并干扰变形参数的计算。最重要的是，DTI 应变是一种多普勒技术，只能显示单一维度的形变，即超声平面。因此，显示值（SR 和应变）可能与真实（纵向，径向或周向）形变无关。在 ME 视图中，当超声波束平行于心肌壁，实际（纵向）速度可以精确测量，但径向（横向）形变速度将为零，因为径向运动垂直于超声波束。任何偏离 0 度的角度，径向形变对速度测量的贡献将增大[263]。最终，当使用 TEE 时，纵向应变和 SR 只能从 ME 视图记录，径向应变和 SR 从 TG 视图记录。此外，如果多普勒和运动平面的夹角大于 20°，真实的心肌速度梯度（计算的应变和 SR）将被低估[261]。以 45° 的角度，测得的 DTI 应变为零[243]。这在 RWMA 存在的情况下会更有问题[264]。由于角度依赖性，DTI 应主要用于评估纵向形变参数。

如何获取多普勒应变的分步指南

超声心动图系统必须具有成像预设功能并能测量组织速度以获得多普勒应变参数。最重要的是 2D 成像的最佳质量以及血池和心肌之间的清晰差别（如果可行，可使用二次谐波成像来优化）。需要高帧率（通常超过 100 帧/s）显示心肌速度的超微变化。这是通过缩小感兴趣的心肌壁扇区宽度来实现的。带有明确定义的 QRS 和 P 波的最佳心电图描记是必不可少的，同样二尖瓣和主动脉血流的脉冲波或 CFD 超声心动图也不可或缺（收缩开始和结束时）。这些时间的记录应与应变数据采集同时进行。

首先，应激活 DTI[258]。然后，TEE 探头的放置应以心肌运动和超声波平面互相平行（或角度≤20°）的方式放置。检查顺序应标准化并标记视图，因为狭窄的扇区可能去除用于识别的相邻结构。选择适当的奈奎斯特极限，通常约为 ±20cm/s，以避免混淆，同时增加了空间和时间分辨率。接下来，优化扇区宽度和深度。操作员有两个选择；无论是传统的扇区宽度，可以并排比较直径相对的部分/心肌壁，还是狭窄的扇区（包括深浅选择），最大限度提高帧速率（DTI 应变>180 帧/s 最佳）。呼吸机可在采集图像期间关闭，然后对其进行检测和数字存储。应捕获并储存至少 3 次（窦性心律）或高达八次（心律失常）[265]。用于多普勒应变的 TEE 图像是 3 个标准 ME 视图（用于长轴心肌变形）、基底-中 TG 和中短轴视图。断层平面的选择是基于被检查的运动平面和超声波方向的平行定位的需求（如前所述）。在彩色 DTI 速度上增加 M 模式线显示一条沿着具有良好时间分辨率的 M 模式探头的彩色组织速度模式的垂直线（见图 15.128A）[266]。

在初始超声心动图系统或专用工作站上作进一步分析。目前，多普勒应变技术使用的是专有软件并且仅分析来自同一系统的数字存储图像。在所需的 LV 区域上放置适当大小（6mm×10mm）的样品量，记住较大的样品量会导致应变信号变平滑，与此同时，时空分辨率降低。样品量的大小决定了计算速度梯度的长度（L_0）。为使 ROI 在心肌边界内，L_0 通常纵向为 10mm，径向为 5mm[267]。漂移补偿是在应变曲线中校正漂移的默认设置（例如，舒张末期心肌未恢复原始长度），但应注意其可在评估中引入错误，因此也应考虑到。由于应变是 SR 的时间积分，因此应变是比 SR 更平滑的曲线。应将 SR 曲线视为标示 ROI 和漂移次优追踪的嘈杂曲线。在这种情况下，最好重新定位样品量。

样品量沿心肌壁长度（基底，中部和顶端）朝向心内膜表面（ME 视图）或心肌中部（TG 视图）放置并在整个心动周期中进行追踪。操作者应该通过逐帧滚动并观察样本体积与心肌节段的并行运动来验证这种情况。计算每个样品体积、SR、应变和 QRS 波峰值时间（图 15.129）。据报道应变测量的可重复性小于 15%[265]。建议的测量和计算见表 15.15。

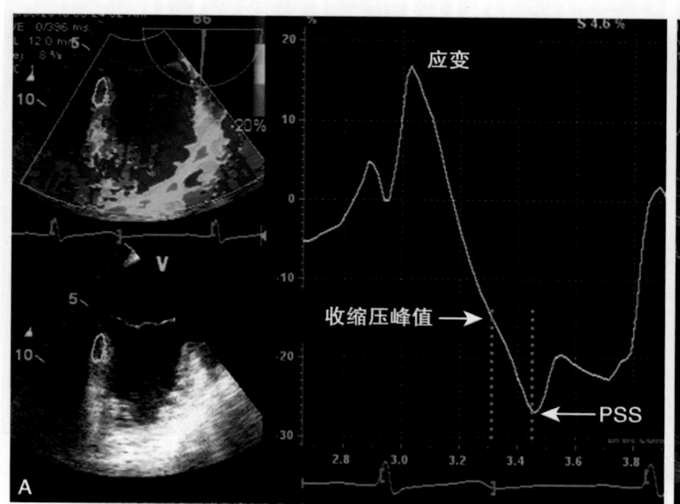

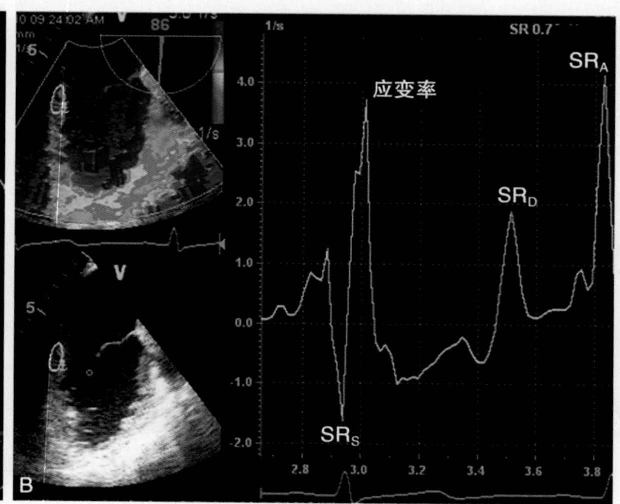

图 15.129 多普勒应变超声心动图测量包括（A）收缩期峰值（SR_S）、舒张早期（SR_D）、舒张末期（SR_A）应变率和（B）收缩末期应变。主动脉瓣膜闭合后记录的应变被称为收缩期后应变（PSS）

表 15.15 应变超声心动图的测量和计算

舒张末期	超声心动图 R 波
收缩末期	主动脉瓣关闭(AVC)
收缩末期应变(S_{SYS})	在舒张末期和收缩末期收缩期形变幅度(AVC)
应变峰值(S_{PEAK})	平均 RR 间隔的最大收缩期形变 • 纵向或周向应变的最小值 • 径向应变的最大值
收缩期后应变(S_{PS} 或 PSS)	S_{PEAK} 和 S_{SYS} 之间的差值 $S_{PS}=S_{PEAK}-S_{SYS}$
收缩期后应变指数(PSI)	AVC 发生后,代表缺血相关节段增厚或缩短的相对数量 $PSI=S_{PS}/S_{PEAK}=(S_{PEAK}-S_{SYS})/S_{PEAK}$ $S_{ps}-S_{es}/S_{es}$
收缩应变率(SP_{PEAK})	收缩末期之前最大 SR
收缩应变率峰值(SP_{PEAK})	最大 SR
旋转	基底顺时针旋转(初始,收缩早期旋转是逆时针的):(+)ve°值 尖部逆时针旋转(初始,收缩早期旋转是顺时针的):(-)ve°值
扭转	基底旋转-心尖旋转

散斑跟踪成像和二维应变原理

超声与心肌的相互作用产生反射和散射。这些相互作用产生一个精细的灰色阴影斑点图案。这个斑点图案对于每个心肌区域都是特定的并且在整个心动周期中保持相对稳定。斑点作为声学标记;他们在心肌内均匀分布,并根据周围的心肌形变或组织运动改变位置。在 STI 中,预定义 ROI 内的斑点自动逐帧跟踪,并利用它们的几何位置(对应于局部组织运动)变化来提取应变、SR、速度和位移。由于这些声学标记可以在任何方向被追踪,因而 STI 是一种非多普勒、与角度无关的二维心脏形变计算技术。因此,径向和纵向形变可在 ME 视图中测量,在 TG 短轴视图中测量径向和圆周形变[263]。

虽然这项非多普勒技术被认为是测量心脏形变的唯一合理方法[264],但也存在局限性:①由于滑行而导致灵敏度降低;②错误跟踪静态回响产生的形变计算错误(当组织移动时,散斑干涉图案可能不会完全按照组织运动而移动)[266];③清晰显示心内膜边界以获得可靠的径向和横向追踪的必要性;④心动过速患者采样过疏是因为最佳帧速率应小于 100 帧/s。同样重要的是,STI 计算程序要求心肌在整个心脏周期中可视化。回声消失和二尖瓣环钙化分别在 TG 或 ME 视野下减弱了心肌成像,导致无法对超声心动图斑点进行足够的跟踪。

剪切应变和扭转

心肌结构中心外膜和心内膜纤维将在心动周期中产生剪切应变(当心肌层相互滑动时变形平行于参考平面;见图 15.126)。这导致心脏的基底部和心尖以相反的方向旋转。使用 TEE 观察,基底呈顺时针旋转(由于心内膜下纤维的早期活化,之前有一个收缩早期逆时针旋转),心尖部呈逆时针旋转(之前有一个收缩早期顺时针旋转)。心室扭转与心尖和心底的旋转不同,原理类似拧干毛巾[234]。因此,由于相对定向的顶端和基底旋转,在心动周期中,有收缩期扭转和沿其长轴左心室舒张早期的非扭转。旋转角度和扭转可使用 STI 进行测量,且该测量与声纳微测量法和标记 MRI 相关性良好[268,269]。由于基底部和顶端的旋转方向相反,它们之间的某处(称为赤道)是一个方向向另一个方向旋转变化的水平面[268]。

左心室扭转主要通过心尖逆时针旋转实现。扭转被认为是收缩与舒张功能之间的机械关联:收缩期扭转储存弹性势能,其能量在等容舒张期释放,扭转解旋后产生心室内压力梯度,促使左心室在低灌注压时依然能够充盈[233]。在健康受试者心肌收缩时,LV 扭转增加,容量降低;然而,在舒张期,快速解旋(舒展)与容积增加呈非线性关系。开始解旋是促进舒张早期舒张和舒张早期充盈的早期和关键机制,可能比收缩期基底部下降后复位更重要[270]。

LV 扭转呈现前负荷依赖性,并随心肌收缩力的增加而增加[271]。约 40% 的左心室解扭转发生在等容舒张期,MV 打开后达到最大值,此时大约 20% 的 SV 进入左心室。舒张早期充盈达峰值(E 波),80% 至 90% 解旋完成,并伴随舒张充盈 E 波基本结束而结束,由于心脏在短轴和长轴的扩张 LV 容积增加。左心室扭转和快速解旋随运动增加显著增快,储存附加势能并在舒张压增加时释放。这就是为什么心动过速舒张期缩短时,心脏舒张期充盈率仍会增加。HCM 患者表现为解旋延迟,运动不会显著增加[272]。这解释了如若 LA 压力无显著增加,患者在运动过程中就无法增加充盈量。扭转程度关键取决于 LV 基底部或其他参考点的相对测量水平。STI 在记录扭转时的局限性之一在于左心室沿纵轴运动时成像面由内向外运动。选择可重复的解剖标志对于测量(和报告)可重现的值至关重要。在基底部水平,二尖瓣纤维环用于定位,这使得可重现的图像平面更容易获得。对于心尖部的记录,图像平面应该在收缩期管腔闭合的基底部水平(收缩末期应有一个可辨认的心尖腔)。

散斑跟踪成像的分步指导

非多普勒应变分析技术已用于门诊心脏病患者的检查[263,273]。与 DTI 相比,STI 要求较低,更接近于标准成像(无需多普勒,并以正常帧速率进行)。对麻醉状态下的心脏手术患者进行 STI 的步骤是相似的,下文会详细讲述。随着时间的推移,在专用工作站(EchoPAC;GE Vingmed,Holton,Norway)中,二维斑点应变参数的分析和测量可能离线。到目前为止,分析只能用于同一供应商的数字采集和存储图像(不存在来自不同供应商系统之间的串扰)。

操作者通过获取数字存储的左心室 2 DE 图像开始工作。以 40~80 帧/s 的速率采集 3 个 ME 视图(四室、两腔和长轴)以及 3 个 TG 视图(基底部、中部和顶部),并有适当的扇区宽度和深度对心内膜和心外膜进行成像。麻醉状态下的患者最好停止机械通气以避免图像平移。同样重要的是获得最佳质量的 2D 图像以消除任何具有回声消失的心肌区域(无斑点,无分析)。收缩时间由心电图的 R 波决定,收缩末期是使用 AV 的 M 模式或脉冲波多普勒测定跨主动脉瓣血流来定义的。这个间隔是通过软件来定义的收缩时间;因此,在一个

ME 长轴视图中启动后处理是可行的，该视图中，AV 可见，然后移动到其他 ME 和 TG 视图中。此外，迅速获取图像以及确保心率（和心律）以及血流动力学的相对稳定也很重要。否则，收缩间隔应在每次应变分析前重新定义。

在每个存储的 LV 视图中，操作员手动跟踪收缩状态下的 LV 内膜，此处最好定义/成像。基于该初始的心内膜描记法，软件产生一个 ROI，包括 LV 心外膜和心内膜之间的整个心壁厚度。ROI 可由操作员手动调整以便使内边界跟踪心内膜，ROI 覆盖整个心动周期中的全部心肌。获得软件绘制的心肌壁图像后，在该区域内每次进行一个心动周期的斑点追踪分析。

在每个视图中，LV 心肌被自动分为 6 段，跟踪质量得分为可接受的或不可接受的。如果超过 2 段质量得分不可接受，则应重新定义 ROI 或选择不同的节律。多数情况下，产生不可接受的区段是由于心肌脱落或较低质量的 2D 成像；不能通过处理后纠正。

如果追踪质量可以接受，操作员确认采样区段，软件为每个区段提供各种变形参数：应变、应变率、速度、位移和旋转（扭转）[263,274]。非多普勒应变测量的举例见图 15.130。由于 2D 图像（在 ME 和 TG 视图中）的获取是一次全面的 TEE 检查中的标准过程，适当存储后，可以离线分析高质量的 2D 图像（只要分析系统是同一制造商），并提供 STI 参数。

三点法（自动功能成像），通过操作者在二尖瓣环两侧和左心室顶点（ME 视图）锚定三个点，进一步简化了基于 2D 应变的峰值应变跟踪和分析过程。计算机化评估可将数据以参数（颜色）、解剖的 M 模式、应变曲线和靶心显示的方式呈现。自动化功能成像的用处在于容易生成形变数据，并容易被无操作经验的操作员所理解。

多普勒和非多普勒应变测量的区别见表 15.16[263]。变形值见表 15.17[275]。

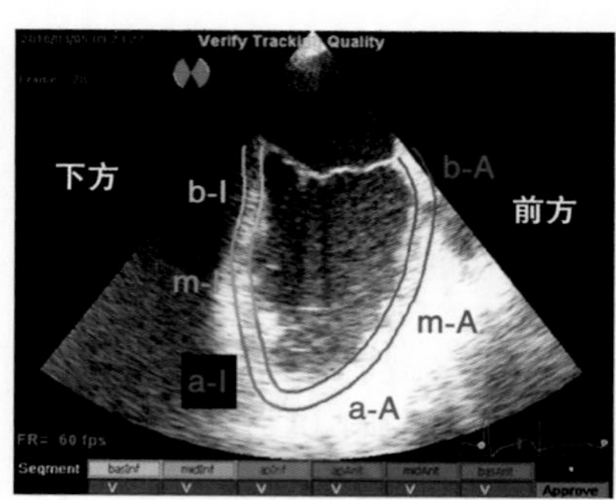

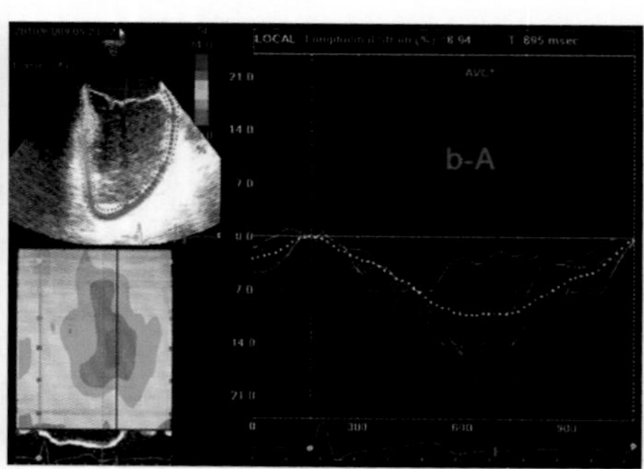

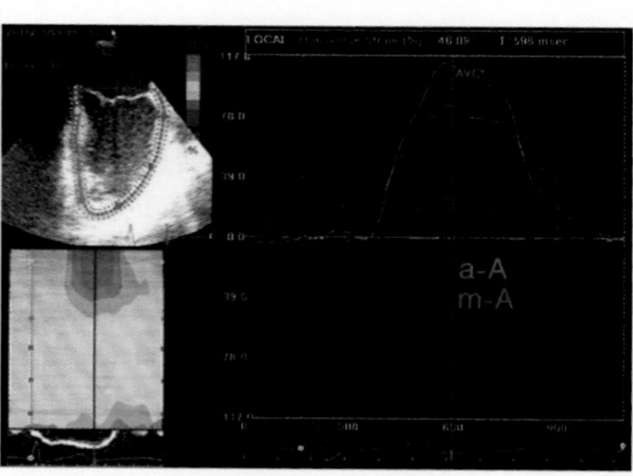

图 15.130 散斑组织成像。来自食管中段四腔左心室视图的（A）纵向应变和（B）横向应变。白色虚线代表全心（平均）纵向应变。每个心肌区段均为彩色编码。基底外侧段的纵向应变异常（纵向扩展）。横向应变仅在基底部和下间壁中段是正常的（横向增厚）。左心室经胃中段短轴视图的（C）周向和（D）径向应变。白色虚线表示全心（平均）周向应变。变形均匀（与［A］和［B］相比）。b-A，基底段前壁；a-A，心尖段前壁；a-I，心尖段下壁；b-I，基底部下壁；m-A，中段前壁；m-I，中段下壁

表 15.16 超声心动图应变：成像方式

	多普勒组织成像	散斑追踪成像
技术	多普勒信号处理 • 壁滤波器的消除 • 低增益放大 应变由速度梯度计算出来，使用固定参考（换能器）来测量	声学指标的追踪 • 心肌内的灰色斑点逐帧追踪 应变是通过声学标记跟踪（斑点）直接测得
表现	彩色图（±M 模式） 特定区域的脉冲波（仅区域值）	彩色图 光谱显示（局部和整体值）
测量	从彩色图谱（离线）： • 应变率 • 应变（拉格朗日） • 速度（平均值） • 位移 从脉冲波（实时）： • 速度（峰值） • 位移	• 应变率 • 应变（拉格朗日） • 速度 • 位移 • 扭转
局限性	仅用于测量与超声波束平行的形变 受翻译和束缚的影响 需要高帧速率	需要较低的帧速率（采集连续图像间隔的时间≥10ms） 如果组织含有较强的散射结构，解释可能更可靠 离线实施（非实时） 沿轴向和横向波束方向的图像分辨率不同（食管中段长轴和径向观以及经胃径向和周向观） 取决于最佳成像 经平面图像的基底运动可能导致空间分辨率较差

表 15.17 形变值

参考文献	应变模式	临床表现			
Reisner et al, 2004[250]	STI	n=12 整体纵向应变=-24.1%±2.9% 整体纵向应变率=-1.02/s±0.09/s	n=27 心肌梗死后 整体纵向应变=-14.7%±5.1% 整体纵向应变率=-0.57/s±0.23/s	室壁运动得分与整体纵向应变和应变率相关性良好	隔断: 整体纵向应变<-21% 整体纵向应变率<-0.9/s 用于心肌梗死后患者的检测
Jamal et al, 2002[307]	DTI	n=14 区域纵向应变 基底部:-18%±5% 中部:-21%±8% 顶端:-20%±9% 区域纵向应变率 基底部:-1.1/s±0.4/s 中部:-1.3/s±0.5/s 顶端:-1.3/s±0.3/s	n=40 心肌梗死后 区域纵向应变(室壁运动得分=2) 基底部:-10%±6% 中部:12%±6% 顶端:-11%±9% 区域纵向应变率 基底部:-0.7/s±0.3/s 中部:-0.8/s±0.4/s 顶端:-0.8/s±0.5/s 区域应变(室壁运动得分=3) 基底部:-4%±4% 中部:-7%±6% 顶端:-6%±6% 区域应变率 基底部:-0.4±0.2/s 中部:-0.6/s±0.3/s 顶端:-0.6/s±0.4/s		隔断: 应变<-13% 应变率<-0.8/s 梗死部分
Serri et al, 2006[246]	DTI	n=45 纵向应变 -19.12%±3.39%			
	STI	n=45 纵向应变 -18.92%±2.19%			
Bogaert and makers, 2001[237]	MRI 标记	n=87 纵向应变-17% 径向应变 38% 周向应变-40%			
Kowalski et al, 2001[248]	DTI	n=40 纵向应变-20% 纵向应变率-1.5/s~2.0/s 径向应变 46% 径向应变率 3/s			右心室室壁较长的应变和应变率 右心室的不均匀值
Hurlburt et al, 2007[251]	STI	n=60 纵向应变=-18.4%±4%(男) -20.8%±4.3%(女) 周长应变=-20.9%±4.3%(男) -25.4%±6.3%(女) 径向应变=35%±10.2(男) 40%±15.6%(女)			
Andersen et al, 2004[256]	DTI	n=32 纵向应变=-17.93%±2.65%			
Abali et al, 2005[253]	DTI	n=101 纵向应变=-28%±8% 纵向应变=-1.5/s±0.35/s			

续表

参考文献	应变模式		临床表现	
Zhang et al, 2005[313]	DTI	n=720 段 纵向应变率=-1. 58/s±0. 38/s		
Kukulski et al, 2003[304]	DTI	n=20 纵向应变=-18. 9%±3. 7% 径向应变=25%±14%		
Andersen, 2003[247]	DTI	n=55 平均纵向应变率=-1. 5/s±0. 3/s	基础纵向应变率-1. 8/s±0. 6/s 中点纵向应变率-1. 4/s±0. 3/s 心尖纵向应变率-1. 4/s±0. 3/s	
Simmons et al, 2002[281]	DTI	n=13(隔膜) 纵向应变=-0. 17%±0. 04% n=11(下) 纵向应变=-0. 13%±0. 04%		
Mizuguchi et al, 2008[315]	STI	n=30 纵向应变=-22%±2. 1% 径向应变=73. 2%±10. 5% 周向应变=22. 1%±3. 4% 扭转=19. 3°±7. 2°		
Helle-Valle, 2005[268]	STI	n=29 基础旋转 4. 6°±1. 3° 心尖旋转-10. 9°±3. 3° 扭转-14. 5°±3. 2°		
Opdahl et al, 2008[271]	STI	n=18 基础旋转-5. 9°±1. 3° 心尖旋转 12. 2°±3. 8° 扭转 17. 8°±3. 7°	N=9(射血分数>50%) 基础旋转-6°±3° 心尖旋转 13. 6°±2. 1° 扭转 19. 1°±4. 1°	N=18(射血分数<50%) 基础旋转-4. 8°±2. 9° 心尖旋转 7. 6°±3° 扭转 11. 6°±3. 9°
Takeuchi et al, 2007[285]	STI	n=15 径向应变基点=52. 8%±11. 5% 径向应变顶点=26. 5%±13. 5% 周向应变基数=-16. 2%±3. 4% 周向应变顶点=-20. 6%±3. 3% 扭转=9. 3°±3. 6°	WMI=16(射血分数>45%) 径向应变基=35. 8%±10. 7% 径向应变顶点=16. 5%±9% 周向应变基数=-13. 7%±4% 周向应变顶点=-13. 5%±4. 1% 扭转=9. 8°±4°	WMI=14(射血分数<45%) 径向应变基数=27. 4%±10. 3% 径向应变顶点=12. 8%±5. 4% 周向应变基=10. 7%±5. 1% 周向应变顶点=-7. 3%±2. 6% 扭转=5. 6°±2. 6°
Teske et al, 2008[280]	DTI	n=22 右心室纵向应变=-30%±7. 6% 右心室纵向 SR 应变率=-1. 77/s±0. 55/s	STI 右心室纵向应变=-29. 4%±5. 6% 右心室纵向应变率=-1. 75/s±0. 55/s	
Chow et al, 2008[275]	STI	n=27 右心室整体纵向应变=26. 3%±2. 9% 右心室整体纵向应变率=1. 33/s±0. 23/s		

DTI,多普勒组织成像;SR,应变率;STI,散斑跟踪成像。

多普勒组织成像与散斑跟踪成像之间的应变相关性

如果 DTI 或 STI 能精确测量变形,则对应的应变值应相互关联并且相同。在 30 例无急性 MI 的患者中,纵向应变值差异仅 0.6%±6.0%(r=0.53;P<0.001),径向应变值差异为 1.8%±13.4%(r=0.46;P<0.001)[260]。根据受试者的工作特征曲线,与 DTI 应变相比,STI 显示出更大的曲线下面积以区分功能失调的区段。类似的,DTI 和 STI 值在健康受试者和心肌病患者中是相同的[242,246,248,250]。

STI(使用 TTE)对接受多巴酚丁胺负荷试验的患者的诊断能力在左右回旋支低于前循环[276]。与 DTI 相反,STI 取决于成像质量。成像不良导致斑点外观减少,心肌追踪不良。

右心室功能

由于右心室的复杂几何形状和薄壁结构,常规 2D 和 M 模式不适用于右心室的量化。试验时,无论 RV 的负荷状况如何,通过 DTI 获得的收缩应变值,无论在流入或流出道,与声纳微测量法获得的值相当(一种测量实际长度变化的方法)[277]。RV 的长轴功能优于短轴功能;RV 流入道,以右心室游离壁基底部为代表,是整个 RV 收缩和舒张功能的主要贡献者。因此,纵向 RV 流入形变的测量对整个 RV 功能的测量更有意义。DTI 纵向应变测量显示随年龄增长无显著下降(在 54 名健康受试者中平均值为 31%)[248,278]。在开放性心包实验中,PA 收缩后增加的后负荷导致心肌收缩早中期至收缩末期甚至舒张期缩短(收缩期后缩短[PSS]),而由下腔静脉闭塞引起的前负荷减少导致收缩早期缩短[277]。然而,在门诊健康受试者中,RV 流入的 DTI 应变(从基底部,三尖瓣环外侧)不随前、后负荷的增加而改变[279]。DTI 和 STI 的 RV 收缩期峰值应变值的相关性良好(r=0.73),DTI 值总是较大,高出收缩期峰值 SR 0.64%。SR 的相关性更好(r=0.90)。

手术室内的改变

DTI 应变是一种检查和定位心肌缺血的敏感手段,与心肌的运动速度相反。术中 TEE 测量 DTI 与经胸超声评估相似,心包切开术对其无影响[281]。正如预期,由于多普勒的角度及心脏位移运动使得多普勒应变测量在径向不易获取[282]。DTI 应变更适于研究心脏纵向形变。在非体外循环左前降支(LAD)动脉血运重建术中,DTI 应变对局部心肌缺血的检测与评估优于心肌速度的测量。DTI 应变显示 LAD 血流中断时心尖间隔收缩期延长以及间隔中部纵向缩短。这些改变的发生伴随室壁运动的恶化,并局限于 LAD 区域,因而由右冠状动脉供血的基底间隔无改变[283]。同时,在 LAD 血流中断期间,心尖部 DTI 速率保持不变,可能由基底节牵引所致。

旋转和扭转

心尖旋转(12.2°±3.8°)对左心室扭转(73%±15%)有显著贡献,并在血流动力学范围内反映左心室扭转,是一种无创,可行的反映左心室扭转的临床指标[271]。从心尖旋转评估 LV 扭转消除了两个单独记录的需要(一个用于基部,一个用于顶部),也消除了因为节拍差异的旋转变化可能导致的计算问题,以及左心室图像平面移动的差异变化。在慢性缺血但保留 LVEF 的患者中,旋转和扭转与健康受试者相似;但在 LVEF 降低的患者中,心尖的旋转和扭转减少[271]。

舒张功能不全者(DTI E′<8cm/s),舒张早期功能障碍时 LV 扭转峰值增加,主要由于 LV 心尖旋转更加有力且扭转增加[284]。左心室扭转和解旋运动的机制是否依赖于舒张性心力衰竭患者潜在的心肌舒张以及是否取决于充盈压力尚不得而知(扭转随充盈压力的增加而减少)[284]。在前壁 MI 及 LV 收缩功能异常的患者其收缩期扭转受到抑制而舒张期解旋时间延长。这些异常与心尖旋转及周向应变减少有关[285]。相比之下,前壁 MI 和 LVEF>45% 的患者收缩期扭转可保持正常。这是由于心尖的周向应变轻度降低,可能轻微影响 LV 的扭转行为。

心室同步

在正常心脏中,心室电激活发生于心房收缩后,通过浦肯野纤维在心室内迅速传播(40ms 以内),并与 2 个心室的同步区域性机械收缩相关。在机械运动不同步的患者,心室的激活延迟(室间不同步),或在 LV 不同区段或区域内存在延迟(心室内不同步;图 15.131)。通常,体表心电图出现一个复

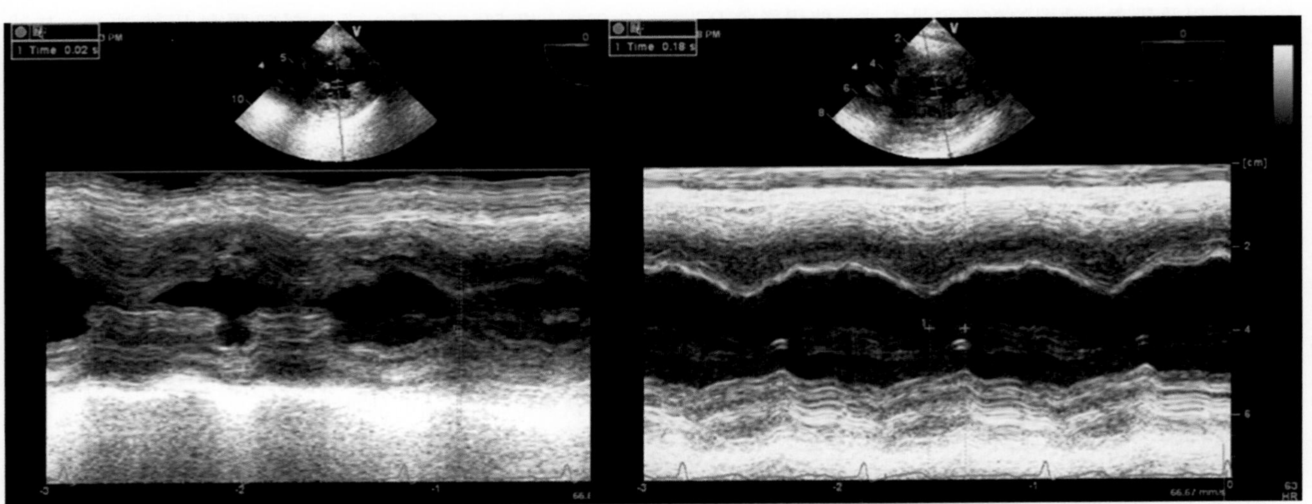

图 15.131　无意义的不同步图片。左侧,室间隔延迟:20ms。右侧,室间隔延迟:180ms

杂延长的 QRS 波群。一个经典的不同步类型就是左束支传导阻滞,其中存在室间隔的早期电激活和 LV 下段的晚期电激活。早期间隔收缩导致下外侧伸展和后外外侧收缩从而产生间隔伸展。也就是说,一侧壁向对侧壁施加压力,导致收缩功能异常,因为早期的室间隔收缩不利于射血,这是由于其发生于 LV 压力低时。因此,非同步是有害的,它将产生左心室进行性扩张和扭曲,破坏二尖瓣的几何形状,并导致 LV 收缩功能低下,LV 收缩末期容积、室壁应力增加,舒张延迟以及二尖瓣反流。LV 不同步已成为心力衰竭患者的一个重要概念。这一比例在伴左束支传导阻滞的心衰患者和 QRS 持续时间正常的患者中很高。LV 不同步的存在已被用于预测终末期心力衰竭患者心脏再同步治疗(CRT)的反应。

CRT(双心室起搏)导致心室逆向重构,随时间的推移 LV 的尺寸和功能逐渐改善,非缺血性患者预后更好[286],并通过改善乳头肌机械激活的时间协调性来减少二尖瓣反流[287]。CRT 适用于严重心力衰竭患者(NYHA Ⅲ或Ⅳ级),QRS>120ms,LVEF<35%。然而,机械不同步也可能存在于 LV 功能低下和 QRS 波较窄的患者。因此,25%～35%接受 CRT 治疗的患者症状未得到改善,这可能由于增宽的 QRS 波不能作为不同步的最理想标记。对 CRT 缺乏反应的其他相关因素包括缺血性疾病伴瘢痕组织增生抑制了逆向重建,CRT 后心肌梗死,或放置位置不佳(见第 4 章和第 5 章)。用于检测不同步的技术优化对于识别那些对 CRT 作出反应的患者至关重要,因为轻微或无不同步的患者对 CRT 反应概率较低,行 CRT 后预后较差。

不同的超声心动图模式已被用于检测不同步[288]。

1. M-模式,光标穿过间隔和下外侧(后)区段。对侧区段之间的收缩期峰值偏移延迟通常>130ms,可合理预测患者对 CRT 的反应性(定义为 LV 收缩末期容积减少 15%以及临床症状得到改善)[289]。然而,由于可重复性不理想以及缺乏对室间隔和后壁收缩期偏移的确切定义不均匀的再现性和缺乏对隔膜和后壁的收缩期偏移的清晰定义,M 模式测量(LV 不同步的一维评估)是其他超声心动图模式的补充手段,如 DTI[290]。

2. DTI 测量心肌纵向运动速度已成为近期研究中使用的主要方法以及超声心动图的首选测量方式。使用彩色 DTI,运动方向被色彩编码并用于识别在对侧 LV 区段由内向外运动的转换。将样品放置于基底部、室间隔和 LV 区段外侧产生平均心肌运动速率的频谱。测量收缩期心肌偏移之间的时间延迟(两点法),以及收缩期峰值延迟超过 65ms 可预测对 CRT 的临床反应和逆向重构[291]。随后的研究人员还使用了 4 或 6 个基底区段。不同步指数是指 12 区段时间与局部心肌收缩速度峰值的标准差;大于 32ms 被认为是对 CRT 的最佳反应预测[292]。一种被称为组织同步成像的时间对收缩期速度峰值的自动彩色编码已被开发。心肌收缩期速度频谱可通过实时脉冲波 DTI 产生。然而,由于呼吸,患者体动和平移,该技术被认为是耗时的,且易受到人为因素的影响。DTI 技术的主要局限性在于其对主动收缩的追踪而无法区分被动运动的区段。

3. 由于平移或受限,心脏形变(应变)可用于区分主动的心肌收缩或被动运动导致的形变,也用于研究不同步[293]。由于受多普勒角度增加的影响,纵向(在 ME 视图中成像收缩变形)或径向(TG 视图中的径向增厚)应变可能是具有挑战性的,然而,测量的可重复性由于信噪比差而受到限制。一些人认为,在检测不适于 CRT 的不同步时,DTI 速度远优于应变参数[294]。使用 STI 研究形变是一种新的模式,它有望克服 DTI 形变的局限性[295]。STI 的径向同步与临床和超声心动图参数无关[296]。

4. 全容积模式能够从四个方位捕获整个左心室[297]。使用集成软件程序,可以在几分钟内创建左心室的 3D 模型,从而使成像仪能够查看整个心室的 3D 动力学,包括独立于其方向的区域室壁运动时间(图 15.132)。因此,3DE 被认为是 TDI 的一种替代方法,用于量化 LV 的不同步,显示与门控单光子发射计算机断层摄影(SPECT)图像相位分析的良好相关性[288,298]。利用半自动轮廓跟踪算法可实现区域室壁运动模式的可视化和量化[297]。其主要的局限性在于相对较低的帧速率。

最佳 AV 延迟被定义为允许心房在舒张期对心室充盈的贡献,产生心室收缩的最佳前负荷。AV 延迟过短会中断舒张晚期波(A),而 AV 延迟过长则造成 LV 前负荷不理想。尽管存在上述问题,LV 再同步更为重要[299]。

多普勒组织成像和散斑跟踪成像的衍生应变

DTI 衍生应变能够精确测量心脏形变[241],对早期心肌缺血敏感,可用于评估 MI 后心肌的生存力;可提供比 DTI 速度或视觉室壁运动评分更准确的结果[300,301]。远离缺血区域的 DTI 衍生应变仍保持正常,具有相反的频谱 DTI 速度,成像受限[243,261]。急性局部缺血导致收缩期射血过程中节段性收缩迅速减少,区域缩短/增厚减少与心肌血流量减少成正比。收缩后,心肌舒张随 PSS/增厚的出现而延迟。

DTI 应变可作为局部 LV 功能障碍的视觉评估的重要补充。相对组织速度,DTI 应变和 SR 是更直观地检测区域功能的手段,由于束缚受到其他区域心肌收缩功能的影响[243]。17 例前降支阻塞(>75%阻塞),基线射血分数和室壁运动评分(WMS)正常的患者,几乎所有患者行前降支球囊闭塞期间,DTI 应变检测到心尖段收缩期纵向扩张(基线-17.7%±7.2% vs 7.5%±6.5%)或中部间隔段压缩减少(基线-21.8%±8.2% vs -13.1%±4.1%)。LAD 不供血的区段未表现出任何应变变化。DTI 应变在检测局部缺血时较 DTI 速度更为敏感;后者仅显示 2/3 受累区段的纵向扩张[302]。

DTI 应变指数可区分急性缺血性心肌与正常和功能失调的心肌,即使在视觉正常的部分。局部心肌血流量的急剧下降将在几秒内诱发局部收缩功能障碍,从而改变了局部形变模式。因此,在收缩过程中,缺血区段的放射性增厚和周向/纵向缩短减少。此外,在缺血性损伤期间,节段性舒张受到显著损伤,生理性早期舒张径向变薄和周向/纵向延长分别被持续的收缩后增厚和缩短替代。这种舒张早期形变的一致性变化被认为是局部缺血的早期标志。

PSS 是心肌缺血的一个重要特征。当与收缩期运动功能减弱或运动障碍相关时,它提示潜在存活的心肌的主动收缩。综合实验和临床研究的结果,PSS 可能是心肌不同步的表达。在收缩期不发生形变的区段,当 LV 压力升高时,但这样做时

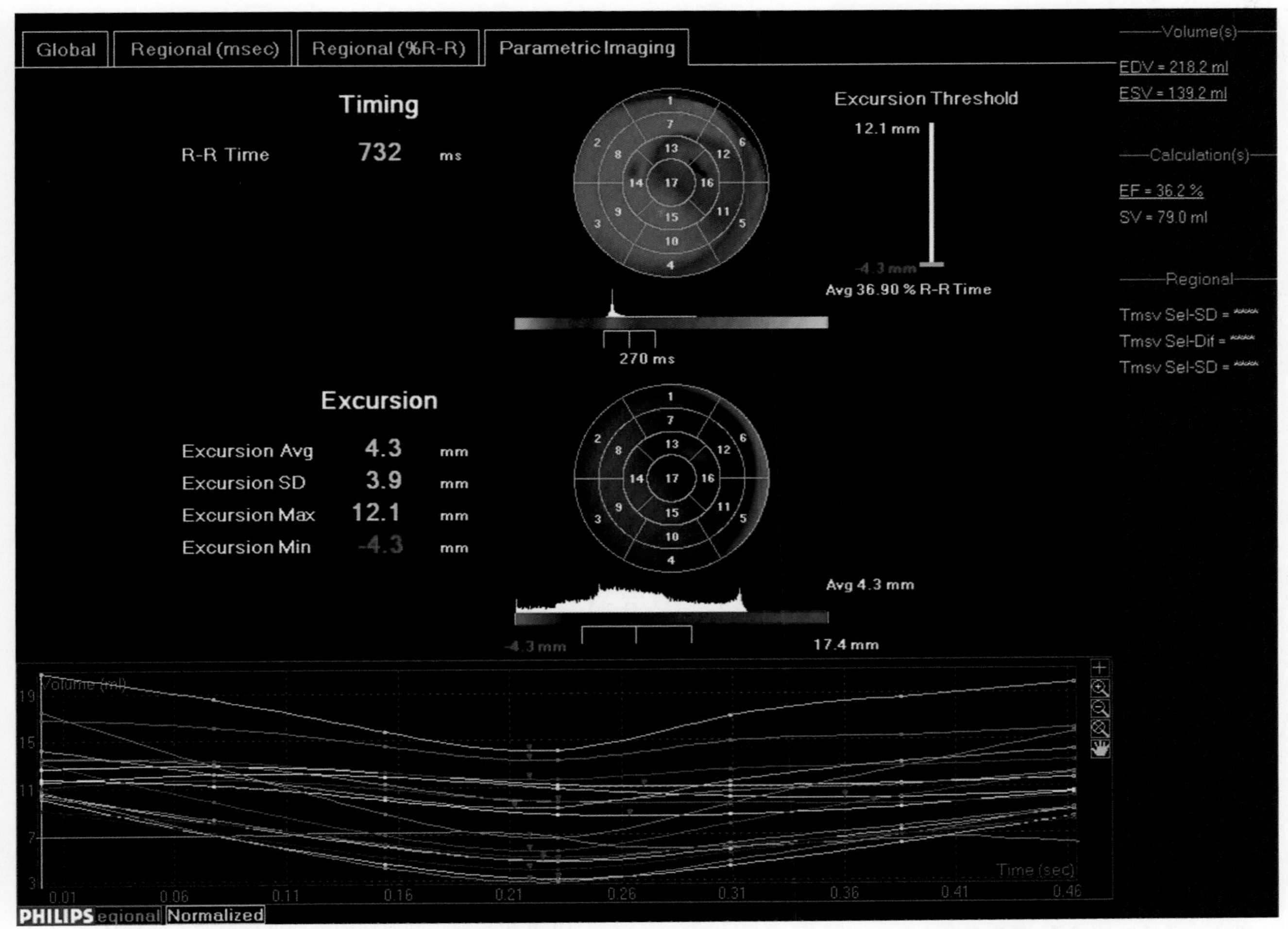

图 15.132 左心室参数成像。侧壁显示严重收缩延迟,但偏移仅轻微下降。该技术有助于心室同步的优化

LV 压力在等容舒张期将显著降低,不太可能出现被动形变。DTI 可量化 PSS。实验中,在中度(运动减弱或运动障碍的心肌)以及严重缺血(运动障碍的心肌)时 PSS 会被记录下来[303]。LAD 血流量减少 50% 时,运动减弱伴随纵向 DTI 收缩应变降低(从-12.3%±1.1%到-6.6%±1.3%)以及大量的 PSS(从 0.9%±0.2%到 5.1%±0.9%)。LV 压力区段长度和应力区段长度同步循环分析表明 PSS 是活跃的。叠加后负荷以一种类似于 LAD 阻塞的方式增加了上述变化;在这两种情况下,运动障碍伴随更为显著的 PSS[303]。

在 90 例 90%以上冠状动脉阻塞、接受经皮冠状动脉成形术的冠状动脉疾病患者中,风险区段(具有正常 WMSs)的基线应变值与对照组患者相似(径向,49%±6.9% vs 56.3%±11.7%;纵向,-21.2%±4.5% vs -23.3%±4.7%)。与正常及风险区段 WMS 正常的情况相比,风险分段 WMSs 异常的患者其应变值降低(径向,21.9%±11%;纵向,-5.2%±4.5%),收缩期形变增加(径向,0.18±0.14;纵向,0.32±0.26)。冠状动脉闭塞导致径向和纵向应变减少 50%,这在舒张早期达到峰值,并在所有危险区段收缩后形变增大(不考虑 WMS)。这些改变是可逆的,并且冠状动脉再灌注 2 分钟后,节段性变形参数将恢复到闭塞前状态。相邻部分未发生任何改变,且抵抗物的存在减少了闭塞相关应变参数的变化(较少的 PSS)[304]。DTI 心肌运动速度在冠状动脉闭塞期间仅在基线功能异常的部位发生改变,与应变相比具有较低的诊断准确性[305]。

临床上由于束缚和平移效应,RWMA 可能无法被 DTI 心肌运动速度检测到。只有应变和应变率提供定量和客观参数的情况下才提示缺血。在多巴酚丁胺运动试验中观察到,DTI 应变下降,缺血期间 PSS 显著增加,而 DTI 心肌运动速度没有发现任何变化[306]。

使用 STI,整体纵向应变小于 21%(正常:24.1%±2.9%),SR 小于-0.9/s(正常:-1.02/s±0.09/s)时对心肌梗死后患者的检查有较高的敏感度和特异性(分别为 92%和 89%,92%和 96%),与 WMS 指标有较好的线性相关性[250]。STI 衍生的周向和径向应变对急性心肌灌注减少非常敏感。在实施球囊闭塞期间,圆周应变(基线为-18.5%±7.2%~-10.5%±3.8%)和径向应变(基线为 46.5%±19.4%~35.7%±20.8%)显著下降,周期和径向应变峰值的时间显著延长[284]。

纵向变形参数在识别和量化细微缺血引起的区域收缩变化方面具有潜在优越性。当 DTI 应变参数与冠状动脉造影相关时,收缩应变和应变率在狭窄冠状动脉的正常动力节段显著降低(>70%),但在无明显管腔狭窄的冠状动脉正常动力节段无降低[307]。与心肌运动速度相比,收缩期应变和应变率与正常收缩节段不同。梗死累及区段与正常心肌的区分是通过应变截断值小于-13%，SR 小于-0.8/s[307]。

DTI 径向 SR 与室壁运动相一致，其在缺乏运动和不运动的区段（分别为 0.6/s±0.5/s 和 0.008/s±0.3/s）显著低于正常运动的区段（2/s±0.6/s）。SR 反映了多巴酚丁胺诱导的 WMS 变化；在呈现室壁运动增强的区域升高（从 2/s±0.7/s 到 4.7/s±1.7/s），在呈现室壁运动恶化或不变的区域降低（从 2.1/s±1/s 到 1.7/s±0.8/s）[308]。

径向和周向 STI 应变能够以高度可重复且观察者与观察者间变异性小的方式（分别为 5.3%±2.6% 和 8.4%±3.7%）区分静息状态下正常动力的，运动功能减退的和不能运动的节段（由心脏 MRI 定义）[309]。径向应变的临界值小于 29% 定义为从正常运动区段到运动功能减退，其灵敏度和特异性为 83%，径向应变的临界值小于 21% 时定义为从运动功能减退到运动不能，其灵敏度和特异性为 94%。

使用心脏增强 MRI 分析透壁性 MI 时，发现 STI 径向应变具有类似的鉴别能力。径向应变随着相对强度的增加而显著下降：27.7%±8%（正常区段），20.5%±9.7%（非透壁性梗死区段），11.6%±8.5%（透壁性梗死区段）。径向应变截止值大于 16.5% 时，可区分非透壁性心肌梗死与透壁性梗死区段[310]。

在一个急性 LAD 缺血/再灌注的实验模型中，梗死程度与径向和周围 STI 应变相关性良好。梗死面积超过 50% 的部分与梗死面积小于 50% 的相比（通过死后组织学证实），具有较低的收缩末期径向、周向应变和较高的峰值应变时间。在检测梗死面积大于 50% 的心脏实验中，小于 2% 的收缩末期径向应变具有 88% 的灵敏度和 95% 的特异性[311]。

STI 应变进行长轴和短轴心脏功能的综合评估允许慢性心肌梗死的透壁性分化，因此可以克服 DTI 应变的角度限制，并可靠地评估纵向功能。在心内膜梗死中，STI 径向应变（32.4%±20%）和周向应变（-15.4%±6.9%）被保留，而纵向应变减小（-13.2%±5.6%）。相比之下，跨壁梗死中，短轴和长轴 STI 应变显著降低（圆周应变的截止值小于-13.6%，灵敏度 73%，特异性 72%）[312]。

准确识别梗死心肌，从存活心肌中找到梗死部分，以及找到运动功能减退的部分具有重要临床意义；血运重建仅对有存活心肌量足够的患者有益，而对存在透壁性心肌梗死的患者意义不大。心肌梗死后的患者，与 DTI 心肌运动速度相反，当与非透壁性心肌梗死（-1.06/s±0.29/s）、心内膜下心肌梗死（-1.21/s±0.41/s）以及正常区段（-1.58/s±0.38/s）相比，透壁梗死区段的纵向 DTI SRs（-0.51/s±0.17/s）显著降低。与正常区段相比，SRs 在心内下心肌梗死患者亦显著降低。应变率的临界值大于-0.59/s 可将透壁性心肌梗死与非透壁性心肌梗死和心内膜下心肌梗死区分开来，临界值-0.98/s>SR>-1.26/s 时可鉴别心内膜下梗死和正常区段[313]。

STI 径向应变可识别心肌功能障碍，并用峰值径向应变大于 17.2% 的临界值预测功能恢复。未能恢复的区段其峰值径向应变（15.2%±7.5%）低于手术或经皮血运重建术后功能得到改善的患者（22.6%±6.3%）。通过对比增强 MRI，该预测值（灵敏度为 70.2%，特异性为 85.1%）与增强 MRI 的增强成像相似[314]。

对于存在心血管危险因素但无明显心脏病的患者，其纵向应变与 SR 降低，二尖瓣血流速度正常者，环向应变增加（E/A>1）。这可能意味着左心室收缩功能和充盈被心室收缩期的周期性缩短所代偿[315]。

心肌病

*心肌疾病和心肌病是一个泛指术语，用来描述一系列局限于组织水平的心肌固有功能的疾病状态。*上述情况应与导致继发性功能障碍的原因，如缺血或梗死，继发于瓣膜病的心肌功能或质量改变，或由于心包或心包外疾病导致的正常功能受限。

评价心肌可以追溯既往是否存在与缺血性心脏病相关的 RWMA。心脏麻醉医师经常被叫来评估不明原因血流动力学不稳定的患者，因而具有广博的心肌功能障碍鉴别诊断的知识是至关重要的。在本节中，我们将探讨导致导致心室功能不全的心肌疾病的常见病因以及可能有助于评估的影像学发现。

肥厚型心肌病

HCM 最初是在 1970 年被提出的，除了出现杂音、晕厥和猝死外，部分个体还存在不对称的间隔增厚。早期报告发现，室间隔肥厚时其间隔（前）后（下侧）壁的厚度比值大于 1.3 提示存在该疾病[316]。研究发现该病可能存在遗传性，有家族倾向；但是仅 30%~40% 的家庭成员出现与该疾病相关的症状[317]。基因突变的位置首先被分离到第 14 条染色体的长臂（14q1）并且编码一种构成粗链丝一部分的蛋白质[318,319]。关于 HCM 患者遗传异质性的早期证据被质疑，目前已鉴定出多达 18 种不同的突变基因[320,321]。总的来说，这是最常见的遗传性心肌病，0.2%（500 人中有 1 人）的人群存在基因突变并罹患 HCM 的风险[322]（见第 8 和 24 章）。

按间隔轮廓的外观将该表型分为 4 种不同类型，可通过超声心动图识别：乙状窦型、中立间隔型、反曲率型和顶端变异型。

虽然 M 型超声心动图可进行初步识别，隔膜的形态分为 3 种不同的间隔曲线[323]。后来，Yamaguchi 及其同事发现了第四种表现为顶端肥大的表型变异体[324]。这些类型总结于图 15.133。顶端变异型可能与左心室心肌致密化不全混淆，其在标准 2D 成像上看起来相似，可通过微泡超声心动图对比加以区分。

遗传突变对舒张期充盈有更显著的影响，导致舒张功能障碍（假性正常或受限），绝大多数个体出现与三相充盈相一致的舒张期 L 波。其他可能存在较多的阻塞症状和相对较厚的间隔直径，这些患者往往有粗丝突变倾向。

室间隔肥厚最严重的并发症是左心室射血受阻，引发二尖瓣的收缩前运动最终导致左心室流出道梗阻。这种阻塞既是动态的又是可变的。存在动态左心室流出道阻塞且压力梯度大于 30mmHg 是有意义的，动态左心室流出道梗阻分为 4 类：①非阻塞性；②潜在（可诱导）梗阻；③不稳定梗阻；④静止性梗阻[325]。框 15.4 提供了左心室流出道梗阻的定义及 SAM 分级的总结。

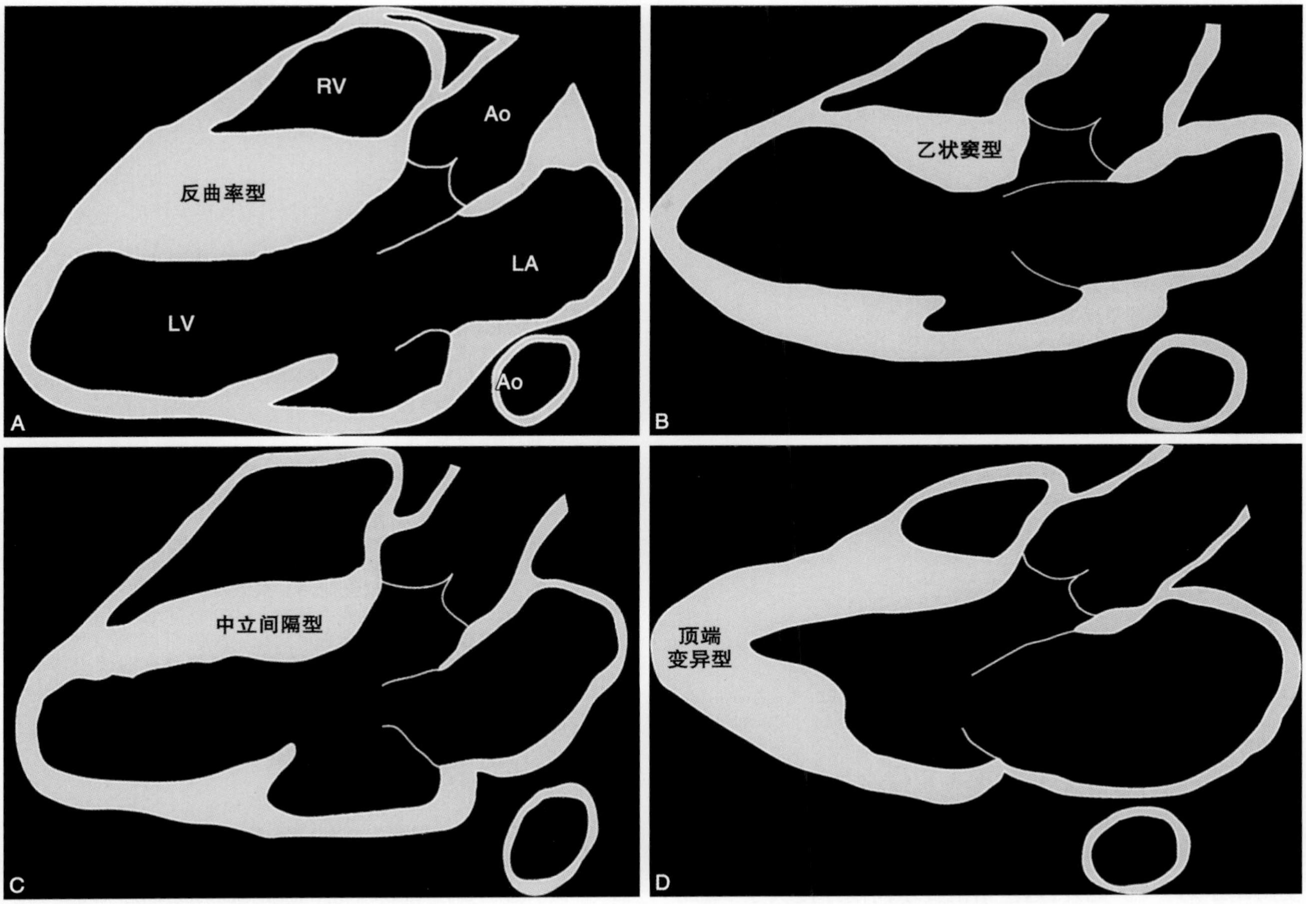

图 15.133 肥厚型心肌病患者超声心动图所见的表现型变异。(A)反曲率型显示明显增厚的隔膜,心内膜曲线凸起而非预期的凹形外观。(B)乙状窦型显示一个流出道不对称性间隔增厚的分离区域。(C)中立间隔型显示均匀增厚的隔膜伴预期的凹形外观。(D)顶端变异型显示心尖段不对称肥大。Ao,主动脉;LA,左心房;LV,左心室;RV,右心室。(*Adapted from Syed IS, Ommen SR, Breen JF, Tajik AJ. Hypertrophic cardiomyopathy: identification of morphological subtypes by echocardiography and cardiac magnetic resonance imaging. JACC Cardiovasc Imaging. 2008; 1: 377-379.*)

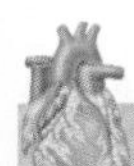

框 15.4 肥厚型心肌病左心室流出道梗阻的定义

基于血流动力学发现的梗阻程度

非梗阻性:休息和无梯度诱导刺激时不出现左心室流出道压力梯度

潜在梗阻:静息时无左心室流出道梯度变化,但激惹将导致左心室流出道梗阻(梯度>30mmHg)

不稳定梗阻:静息时左心室流出道不稳定性梗阻,偶尔发生梗阻时梯度>30mmHg,激惹将产生持续性、高梯度梗阻

静息性梗阻:静息时左心室流出道持续性阻塞伴梯度>30mmHg;不推荐激惹

二尖瓣收缩前向运动的鉴定

无 SAM/Chordal SAM:二尖瓣前叶距离隔膜>10mm,无阻塞或湍流的相关证据

轻度 SAM:前小叶被拉向隔膜,但距离始终>10mm

中度 SAM:前叶距离隔膜<10mm 或短暂接触隔膜,但时间短于射血期的 30%

重度 SAM:前小叶与隔膜的接触时间超过射血期的 30%,有明显的梗阻和二尖瓣关闭不全

LVOT,左心室流出道;SAM,收缩前向运动。

Adapted from Gilbert BW, Pollick C, Adelman AG, Wigle ED. Hypertrophic cardiomyopathy: subclassifi cation by M mode echocardiography. Am J Cardiol. 1980; 45: 861-872.

大多数症状与 SAM 和动态左心室流出道梗阻时 CO 间歇性下降相关。静息状态出现 SAM,狭窄的主动脉角度和显著的间隔突出(乙状型)与更多的症状性疾病相关[326]。这些麻醉患者的监护应集中在改善左心室舒张期充盈,维持较低的正常心率和正常的血管阻抗,由于低血管阻力状态可能引发 SAM。SAM 的存在不仅导致前向 CO 减少,并因此导致细胞灌注不良,还可能导致更为显著的 MR[327]。LVOT 梯度增加和 MR 增加的关系存在潜在后果,即急性重度 MR 导致 PA 压力升高,并可引发肺水肿的形成。SAM 应采取积极的药物治疗如 α-肾上腺素能激动剂和 β-受体阻滞剂以及静脉注射药物等。

除动态 LOVT 梗阻外,肥厚型心肌病患者可出现收缩期和舒张功能障碍。由于壁厚增加使得舒张功能障碍更常见,收缩功能障碍常伴有慢性梗阻。Barac 及其同事发现,LVOT 内速度显著升高之前出现的速度轻微下降是潜在的收缩功能障碍的标志,这可能解释了那些 LV 扩张的患者最终发展为终末期 HCM[328]。HCM 可与其他导致全部或区域性心肌肥厚的疾病相鉴别。框 15.5 列出了可能导致 SAM 以及可能与 HCM 相似的许多常见疾病。

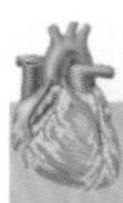

框 15.5 除外肥厚型心肌病伴或不伴梗阻存在或出现收缩期前向运动的情况

SAM 不伴梗阻
正常变异
高动力状态
主动脉瓣关闭不全
二尖瓣脱垂(后叶)
SAM 伴梗阻和间隔厚度正常
低血容量
高动力状态
低血管阻力
(以上条件的组合)
SAM 伴梗阻和隔膜厚度增加
高血压心脏病
大血管错位
Beckwith Weidemann 综合征
弗里德赖希共济失调
糖原贮积症Ⅱ型

SAM,收缩期前向运动。

Adapted from Gilbert BW,Pollick C,Adelman AG,Wigle ED. Hypertrophic cardiomyopathy:subclassifi cation by M mode echocardiography. Am J Cardiol. 1980;45:861-872.

监测和治疗指南建议任何疑似患有 HCM 的患者应接受 TTE 检查作为初步评估的一部分(Ⅰ级,证据水平 B)[329]。患有头晕,晕厥前期或晕厥症状的个体应接受 TTE 评估(适当使用评分 9)[330]。此外,这些指南提示间隔厚度大于 30mm 罹患 HCM 相关死亡的风险大大增加[329]。有关超声心动图和药物治疗的选择建议见框 15.6。至今依然沿用的早期非手术治疗是 DDD 起搏。这被证明优于单纯的 RA 起搏,RA 起搏器电极线导致症状和 SAM 引起的动态 LVOT 梗阻的改善[331]。胺碘酮可能降低 HCM 患者心源性猝死的风险,但使用 β 受体阻滞剂和钙通道阻滞剂并未使风险降低[332]。

当患者出现诱导性梗阻或静息梗阻伴压力梯度大于 50mmHg 或更高时,手术切除是治疗 HCM 的主要方法[329,333]。Morrow 及其同事最先提出此法,该技术通过 MV 接触的主动脉切开术去除隔膜部分,打开 LVOT 横截面并降低 SAM 的发生率[334,335]。超声心动图检查者应该看到 LVOT 区域隔膜尺寸减小和 SAM 减少。多普勒超声心动图应显示 LVOT 梯度降低(<30mmHg)或无梯度。该技术可能导致医源性 VSDs,在体外循环后的成像过程中应记录这种并发症的发生。框 15.7 总结了 HCM 侵袭性治疗的建议。

这种间隔切除技术已显示出良好的耐久性,特别是当预后良好的个体存在不对称肥大,严重 SAM 和等容舒张时间延长时可选择[336,337]。一系列研究发现,如果患者满足:①年龄小于 50 岁;②左心房尺寸小于 46mm;③无心房纤颤史,接受手术切除将改善预后[338]。另一项研究显示,90% 行心肌间隔切开术的患者 NYHA 心力衰竭功能分级至少改善一级[339]。术中对 LVOT 梗阻和较低多普勒超声梯度的测量为手术的进行提供了指导,导致其中 4% 的患者需接受心肺转流术而进行额外的切除;然而,该系列中有一部分(39%)没有足够的术中成像来测量 LVOT 梯度[340]。

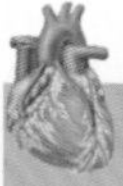

框 15.6 症状性肥厚型心肌病患者选择超声心动图和药物治疗的Ⅰ类建议

超声心动图
Ⅰ类建议
- 建议对所有疑似 HCM 的患者进行 TTE 初步评估。(证据级别:B)
- 对出现临床症状改变或新的 CV 事件的 HCM 患者建议复诊 TTE。(证据级别:B)
- TEE 推荐用于手术切除的术中指导。(证据级别:B)
- TTE 或 TEE 并冠状动脉内造影剂注入推荐用于室间隔穿孔患者室间隔酒精消融的术中指导(证据级别:B)
- TTE 用于评估手术切除或室间隔酒精消融对阻塞性 HCM 的影响。(证据级别:C)

药物治疗
Ⅰ类建议
- β 受体阻滞剂推荐用于成年梗阻性或非梗阻性 HCM 患者的症状性治疗(心绞痛或呼吸困难),但应慎用于窦性心动过缓或严重传导疾病的患者。(证据级别:B)
- 若低剂量 β 受体阻滞剂用于控制 HCM 患者的症状(心绞痛或呼吸困难)无效,则将剂量滴定至静息心率低于 60 至 65 次/min 时是有效的。(证据级别:B)
- 维拉帕米(起始采取低剂量并滴定至 480mg/d)推荐用于治疗梗阻性或非梗阻性 HCM 患者出现相应症状(心绞痛或呼吸困难),且 β 受体阻滞剂治疗无效、有副作用或存在使用禁忌时。然而,维拉帕米慎用于高级别的晚期心力衰竭或窦性心动过缓的患者。(证据级别:B)
- 静脉注射去氧肾上腺素(或另外一种单纯的血管收缩剂)推荐用于处理液体治疗无效的梗阻性 HCM 患者的急性低血压。(证据级别:B)

CV,心血管的;HCM,肥厚型心肌病;TEE,经食管超声心动图;TTE,经胸超声心动图。

Adapted from Gersh BJ,Maron BJ,Bonow RO,et al. 2011 ACCF/AHA guideline for the diagnosis and treatment of hypertrophic cardiomyopathy. *J Am Coll Cardiol. 2011;58:e212-e260.*

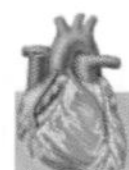

框 15.7 肥厚型心肌病侵袭性治疗的选择建议

Ⅰ类建议
- 间隔减量治疗应经全面的 HCM 临床治疗后由经验丰富的操作者进行,并且仅用于治疗满足具有严重药物难治性症状和 LVOT 的患者。(证据级别:C)

Ⅱa 类建议
- 室间隔心肌切除术在治疗经验丰富的医院进行可能是有益的,是大多数具有严重药物难治性症状和 LVOT 患者的首选。(证据级别:B)
- 当因严重并发症或高龄而成为手术禁忌或风险不为接受时,酒精间隔消融术,在治疗经验丰富的医院进行时,对于 LVOT 梗阻和严重药物难治性症状的患者可能有益(通常为 NYHA 功能Ⅲ或Ⅳ级)。(证据级别:B)

Ⅱb 类建议
- 经权衡和深入探讨,患者倾向于间隔消融术,在治疗经验丰富的医院接受酒精室间隔消融术,可考虑作为成年伴严重药物难治性症状或 LVOT 梗阻的 HCM 患者手术切除外的一种替代治疗措施。(证据级别:B)
- 酒精室间隔消融术对于显著室间隔肥厚(即>30mm)的患者疗效不确切,因此不推荐这些患者接受该术式。(证据级别:C)

Ⅲ类(有害)建议
- 间隔减量治疗不能用于无症状的运动耐量正常或经最佳药物治疗后症状得到控制或缓解的成年患者。(证据级别:C)
- 酒精室间隔消融不应用于年龄小于 21 岁以及如果心肌切除术是一种可行的选择亦不推荐 40 岁以下的成年患者采用。(证据级别:C)

HCM,肥厚型心肌病;LVOT,左心室流出道;NYHA,纽约心脏协会。

Adapted from Gersh BJ,Maron BJ,Bonow RO,et al. 2011 ACCF/AHA guideline for the diagnosis and treatment of hypertrophic cardiomyopathy. *J Am Coll Cardiol. 2011;58:e212-e260.*

酒精间隔消融术是另一种选择。靶血管闭塞和超声心动图造影剂可协助预先确定目标血管尚未延伸的坏死区域[341]。成功的室间隔酒精消融术显示 TTE 随访表现为早期 LVOT 降低[342]。

心肌炎

心肌炎是心肌的一种炎症过程,可能由病毒直接感染所致,或由于自身免疫导致的宿主对心肌的反应。大多与病毒起源相关且病原体存在地域和时间差异。史上最常见的病原体为柯萨奇病毒 B,直至 20 世纪 90 年代腺病毒成为最常见的病因[343,344]。近来,细小病毒 B19 已成为更常见的病因,虽然已发现存在一系列与慢性心肌炎形成相关的病毒;包括人类免疫缺陷病毒、丙型肝炎病毒、巨细胞病毒、人类疱疹病毒 6 型和 Epstein Barr 病毒[4,344,345]。其他病毒和非病毒原因总结见框 15.8。

表型不同,心肌炎的临床病理分型分为 4 组。分别是:①暴发型;②急性;③慢性活动型;④慢性持续型。表 15.18 包括 4 类心肌炎的临床表现、自然病史和超声心动图表现。暴发性心肌炎和急性心肌炎是心肌功能急性恶化的两种最常见形式,尽管这两种类型各自具有独有的特征。

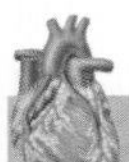

框 15.8 心肌炎的病因

病毒
柯萨奇病毒 B
腺病毒
细小病毒 B19
丙型肝炎
人类免疫缺陷病毒
巨细胞病毒
人类疱疹病毒 6
爱泼斯坦-巴尔病毒
甲型流感病毒
细菌
结核分枝杆菌
葡萄球菌
链球菌
肺炎链球菌
白喉棒状杆菌
衣原体
真菌
曲霉
放线菌
念珠菌
隐球菌
寄生虫
伯氏疏螺旋体
埃立克体
巴贝
克氏锥虫
贝氏柯克斯体
斑疹伤寒立克次体
细粒棘球绦虫
药物(心脏毒性)
乙醇
蒽环类药物
可卡因
药物(过敏性)
青霉素类
磺胺类药物
头孢菌素类抗生素
四环素类抗生素
三环类抗抑郁药
氯氮平
袢利尿剂
噻嗪类利尿药
嗜酸性粒细胞增多
莱夫勒的心内膜心肌纤维化
Churg Strauss 综合征
接种后的嗜酸性心肌炎
急性坏死性嗜酸细胞性心肌炎
自身免疫
心脏结节病
巨细胞性心肌炎
免疫球蛋白抗体(分子模拟)
腹腔疾病
Crohn 病
溃疡性结肠炎
类风湿性关节炎
红斑狼疮
川崎病
铜
铁

Adapted from Cooper LT. Myocarditis. *New Engl J Med*. 2009;360:1526-1538;Lauer B,Schannwell M,Kühl U,et al. Antimyosin autoantibodies are associated with deterioration of systolic and diastolic left ventricular function in patients with chronic myocarditis. *J Am Coll Cardiol*. 2000;35:11-18;and Kindermann I,Barth C,Mahfoud F,et al. Update on myocarditis. *J Am Coll Cardiol. 2012;59;779-792.*

表 15.18 心肌炎的临床和超声心动图特点

	暴发型	急性	慢性活动型	慢性持续型
临床特征				
病因	明确	多种/不明	不明	不明
表现	心源性休克	LV 功能障碍	LV 功能障碍	无 CHF 症状/不明
自然病史	康复或死亡	不完全恢复或扩张型心肌病	扩张型心肌病	持续性非 CHF 症状并 LV EF 正常
超声心动图特点				
室壁厚度	增厚	正常	正常或变薄	正常
LV 大小	正常	扩张	正常或扩张	正常
LV 收缩功能	严重 LV 功能障碍	LV 功能障碍	LV 功能障碍	LV 功能正常

CHF,充血性心力衰竭;EF,射血分数;LV,左心室。
Adapted from Lieberman EB,Hutchins GM,Herskowitz A,et al. Clinicopathologic description of myocarditis. *J Am Coll Cardiol*. 1991;18:1617-1626.

暴发性心肌炎有明显的症状和体征,处于极端情况下的个体会出现严重的左心室功能障碍[346,347]。左心室壁增厚,左心室收缩功能严重降低,可能出现不在标准冠状动脉分布区的 RWMA 成像[347]。暴发性心肌炎的一个标志是左心室壁极度增厚伴收缩功能严重降低,这是急性炎症过程导致心肌水肿的结果。随着心肌恢复,水肿消退,心室壁厚度和左心室收缩功能同时得到改善[348]。图 15.134 为一例暴发性心肌炎患者的 TTE 所见;收缩功能恢复后,左心室壁厚有所改善。更复杂的超声技术,例如使用集成反向散射来观察心肌结构,表明反向散射模式将在收缩功能恢复之前正常化,但并未得到广泛应用[349]。

暴发性心肌炎患者在急性失代偿 2 至 4 周后恢复其重要部分的心脏功能需积极的干预措施。2000 年,McCarthy 及其同事报道了 15 例暴发性心肌炎患者;除 1 名患者行心脏移植外,其余所有患者的心脏功能均得以恢复[350]。虽然 McCarthy 的实验显示只有 1 名患者需要机械循环支持,但随后的一系列研究证实了侵袭性机械循环支持在暴发性心肌炎患者的适用性和成功性[351]。该方法旨在启动暴发性心肌炎患者的机械循环支持,然后每日行连续的超声心动图检查以评估心肌恢复程度,包括室壁厚度和 LV 收缩功能,2 周内观察到心肌恢复时,开始撤机[351]。

鉴别暴发性心肌炎与急性心肌炎,一系列患者的资料显示所有暴发性心肌炎患者的室间隔厚度、左心室舒张功能正常,左心室射血分数降低[352]。急性心肌炎是一种不同的临床实体,影像学的应用有助于鉴别诊断。临床上,急性心肌炎表现为正常的室壁厚度,左心室扩张,收缩功能减弱,起病常不明显。通常基于一些感染性的过程,以及心肌功能不佳和心力衰竭而导致延迟恢复[346]。然而不幸的是,急性心肌炎的恢复往往是不完全的,仅不到 50% 的患者可恢复正常的心功能,从而避免心脏移植。影像学在心肌炎诊断中的重要作用在于其不仅有助于危重病患者和失代偿患者的护理,而且也能将恶化的原因与其他常见病因区分开来。

如前所述,若存在心肌水肿,正常心室大小,左心室射血分数降低时应区分暴发性心肌炎与急性心肌炎,但心肌炎的病因诊断往往是未知的或未被确认的。在一系列包含 45 例呈现典型胸痛但冠状动脉造影正常的急性冠脉综合征患者中,35 例患者经心内膜心肌活检术后确诊为心肌炎[353]。该情况由于上述患者中 62% 存在室壁节段性运动异常及左心室射血分数降低(<50%)而被进一步复杂化[353]。尽管上述合并室壁运动幅度异常的非冠心病心肌炎患者已于 20 世纪 80 年代被发现,但室壁节段性运动异常的患者并不总伴随冠脉病变[354]。这导致了一个建议,对疑似心肌炎的患者,应采用多种成像模式,包括心肌应变率成像,心脏 MRI 以及抗肌球蛋白抗体滴度进行心肌评价[355-357]。

尽管在过去的 20 年中对心肌炎的病理生理和临床进展

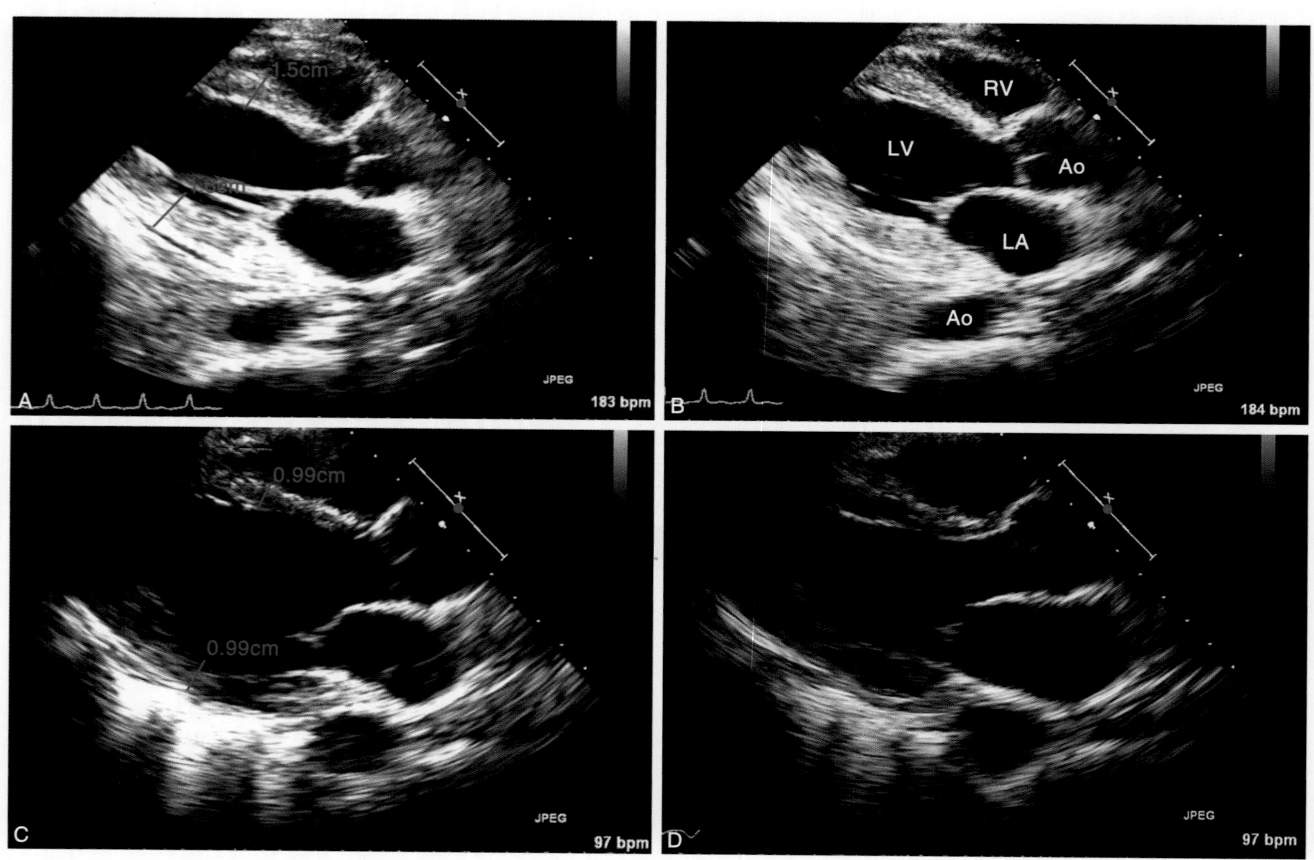

图 15.134 一例暴发性心肌炎患者的初步影像学表现。所有图像均为胸骨旁左心室长轴切面超声心动图的图像。(A)严重心肌增厚时的舒张末期结构。(B)同一层面的收缩末期结构显示室腔变化最小提示收缩功能差。(C)34 天后的舒张末期结构显示正常壁厚的心肌水肿征象。(D)收缩末期结构显示了以收缩末期室腔尺寸改变为主的收缩功能改善。Ao,主动脉;LA,左心房;LV,左心室;RV,右心室

有了更好的了解,但其治疗方案和预后却尚未发生显著改善[358]。活检证实,心肌炎治疗后 5 年内死亡率接近 20%,这进一步对所有临床医生强调了在评估一个心功能异常的患者时对心肌炎进行鉴别诊断的必要性[359]。自身免疫过程涉及心肌炎和心脏结节病等疾病,其预后较其他原因导致的心肌炎要好,进一步支持了进行广泛心室功能障碍原因分析的必要性[360]。心肌炎的病因总结见表 15.8。

心肌炎发病前的左心室收缩功能是与心肌炎预后相关的预测因素之一[361]。不幸的是,相当多的患者不能恢复,长期转归是发展为肥厚型心肌病。这种扩张是心肌功能受损的结果,它被认为是随着时间的推移,继发于炎症心肌的微血管痉挛导致的纤维化和扩张[362]。

扩张型心肌病

扩张型心肌病(DCM)是一系列可导致左心室收缩功能障碍的疾病的共同最终转归。高达 50% 的心肌炎患者可进展为 DCM,约 20% 被认为是病毒性心肌炎导致的结果[362-364]。已在 1/3 先天性 DCM 患者中发现特定病毒持久性存在,如科萨奇病毒 B[365]。其他原因包括缺血性改变、糖尿病的微血管病变和家族原因等。

伴随心肌的损伤(感染、缺血、外伤、代谢)及时间的推移,剩余心肌活组织开始重塑,左心室腔开始扩张[366]。改善心肌血流量、心肌能量、肾素-血管紧张素-醛固酮系统都有助于提高左心室舒张末期压力,降低随后由于左心室收缩功能降低导致的左心室扩张[367-369]。

实时超声心动图检查应意识到由于患者心肌收缩功能降低、功能储备降低,上述紊乱与 DCM 相关。图 15.135 显示了一位接受左心室辅助装置植入治疗收缩期心力衰竭的 DCM 患者的 TEE 图像。这些患者的左心室舒张末期压升高,肺水肿的风险增加。DCM 患者起初的心肌功能紊乱可能并不单单与左心室有关,其右心室可能存在临床或亚临床功能障碍。增大的心室腔和相对运动功能减退或与心肌病相关的室壁运动幅度异常可能支持左心室和左心耳血栓形成。左心室扩张也可促发室性和房性心律失常,而这些心律失常往往不能得到很好的耐受。

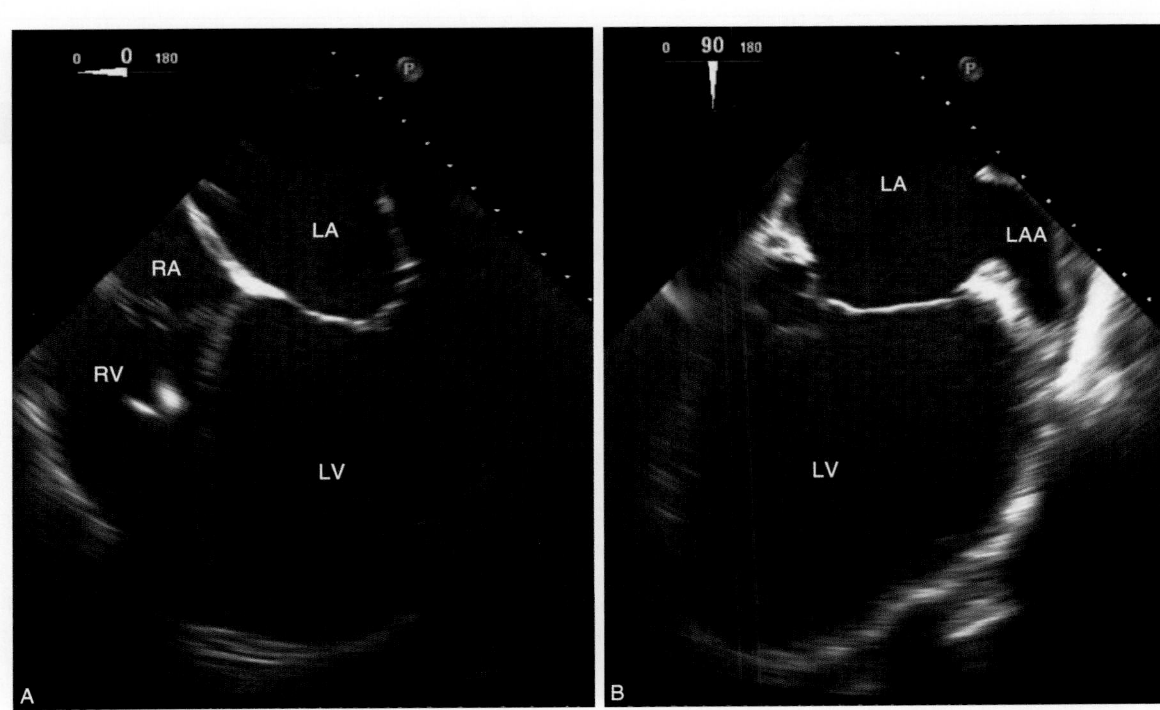

图 15.135 经食管超声心动图画面仍然呈现了一位病毒感染后心肌炎导致扩张型心肌病的患者食管中段四腔心(A)和食管中段两腔心(B)的结构。注意:肥大的左心室(LV)与二尖瓣瓣膜顶部隆起。LA,左心房;LAA,左心耳;RA,右心房;RV,右心室

浸润性心肌病

浸润性心肌病是一种未预期的某种物质浸润到心肌层的疾病过程。嗜酸性细胞可以导致异常蛋白的浸润和沉积。淀粉样变性是一种浸润性的过程,通过组织内淀粉样纤维异常沉积导致心脏功能障碍。淀粉样变性分为系统性 AA 淀粉样变性,传统上包含肾脏受累而心脏不受累,与系统性 AL 淀粉样变性相比,后者 90% 心脏受累,而 TTR 型淀粉样变性则 100% 心脏受累[370]。淀粉样纤维在室壁内的沉积是淀粉样变的临床表现[371]。舒张功能受损随后发生舒张期心力衰竭。淀粉样变性通常是一种进行性舒张性疾病,已被命名为僵硬心脏综合征,其特征是一个限制性过程[372,373]。疾病越浸润心肌,舒张功能障碍越严重,直到疾病的最后阶段也会出现由于浸润导致的收缩功能障碍。

超声心动图长期以来一直是一项检测淀粉样心脏病的存在和程度的有用技术。在 20 世纪 80 年代,它表明,TTE 上显示的任何可识别的心肌异常与心律失常风险增加相关,特别是与 AL 变异相关[374]。随后,淀粉样物有典型的表现,即壁增

厚,心肌闪烁,舒张功能不全。当与经淀粉样变筛选但活检阴性的个体相比,淀粉样变患者具备较小的舒张末期和收缩末期容积,可比较的左心室射血分数,限制性舒张期充盈率增加[375]。心脏淀粉样变性的常见超声心动图结果见表15.19。心肌舒张功能不全不仅仅局限于左心室,右心室舒张功能异常也较常见[371]。当左心室舒张末期压力增加,左房压力升高时,肺静脉血流变为舒张期占主导[376]。这对于右心室同样适用,但在肝静脉正常的四相模式下使得观察更具挑战性。心肌增厚、舒张期充盈异常使心脏淀粉样变性更类似于肥厚型心肌病(HCM);这在其他类型的浸润性心肌病同样适用[372]。浸润性心肌病与肥厚型心肌病在心室增厚、左心室质量增加等临床表现的相似点总结见表15.20。由于胸痛和心电图非特异性ST段改变,使得急性嗜酸细胞性心肌炎的临床诊断易与急性心肌梗死(MI)相混淆[377]。嗜酸性粒细胞的绝对计数有助于诊断,而类固醇的治疗应及时,因为这种情况下患者的死亡率接近100%[377]。表15.21总结了与梗死样临床表现相关的其他疾病。了解这些因素的相关知识尤为重要,因为浸润性心肌病的及时诊断和治疗是改善患者临床过程的关键。

表 15.19 淀粉样变性与疑似但活检阴性患者的超声心动图表现比较

超声心动图表现	淀粉样变性患者(n=47)	非淀粉样变性患者(n=115)	超声心动图表现	淀粉样变性患者(n=47)	非淀粉样变性患者(n=115)
左心室舒张末期内径(均数)	4.2cm	5.2cm	下侧壁厚度(均数)	1.6cm	1.2cm
左心室收缩末期内径(均数)	3.1cm	3.7cm	舒张功能受限	30%	11%
左心室射血分数(均数)	44%	42%	闪闪发光的外观	26%	4%
前壁厚度(均数)	1.6cm	1.2cm			

Adapted from Rahman JE, Helou EF, Gelzer-Bell R. Noninvasive diagnosis of biopsy-proven cardiac amyloidosis. *ACC Curr J Rev*. 2004;13:43.

表 15.20 浸润性心肌病与肥厚型心肌病相似点比较

诊断	年龄	临床表现	超声心动图表现	心电图检查结果
淀粉样物	>30岁	心脏衰竭,肾病综合征,肝肿大	对称的双心室肥厚、心房增大、心肌斑点出现	QRS低电压
高血压	成年人群体	高血压	对称性左心室肥厚,左心室射血分数正常	QRS高电压
Fabry病	男性:11岁 女性:23岁	神经病理性疼痛,出汗	对称的双心室肥厚,左心室射血分数正常	QRS电压正常或升高
Friedreich共济失调	2~50岁	步态异常	左心室壁厚度增加,左心室射血分数受限	QRS电压正常,室性心动过速
心源性草酸盐血症	>20岁	青少年肾结石、肾钙质沉着症	斑点出现,对称双心室肥厚,左心室射血分数正常	QRS电压正常或升高,完全性心脏传导阻滞
黏多糖症	1~24岁	发育迟缓,面部特征,骨骼畸形	不对称性室间隔肥厚,左心室射血分数正常	可变的QRS电压,恶性心律失常
溶酶体储积症	<20岁	智力发育迟缓,骨骼肌病	左心室严重肥厚(20~60mm),右心室肥大	QRS电压正常或升高,δ波

Adapted from Seward JB, Casaclang-Verzosa G. Infi ltrative cardiovascular diseases. *J Am Coll Cardiol*. 2010;55:1769-1779.

表 15.21 浸润性心肌病与缺血性或扩张型心肌病相似点鉴别诊断

诊断	年龄	临床表现	超声心动图表现	心电图检查结果
结节病	青壮年	充血性心力衰竭	壁厚差异较大 整体运动功能减退 左心室动脉瘤	希氏束下传导阻滞 非典型心肌梗死
韦格纳肉芽肿病	青壮年	慢性上呼吸道和下呼吸道感染	区域性运动功能减退 左心室收缩功能障碍 二尖瓣关闭不全 心包积液	心房纤颤 房室传导阻滞

续表

诊断	年龄	临床表现	超声心动图表现	心电图检查结果
血色素沉着症	男性:>30 岁 女性:各年龄段	遗传形式: 肝功能不全 色素沉着 糖尿病 次要形式: 溶血性贫血 多次输血	左心室扩张 整体收缩功能障碍	室上性心律失常 传导异常罕见
扩张型心肌病	成年人	充血性心力衰竭(病因不明)	左心室扩张 整体收缩功能障碍	心房颤动

Adapted from Seward JB, Casaclang-Verzosa G. Infi ltrative cardiovascular diseases. *J Am Coll Cardiol*. 2010;55:1769-1779.

主动脉的评估

由于主动脉与食管的密切解剖关系,TEE 有助于诊断主动脉疾病。正常主动脉由 3 层组成:内膜、中膜和外膜。内膜是一种薄的内皮衬里结构,很容易损坏。中膜由平滑肌以及提供抗张强度、具有扩张性和弹性的多层弹性膜构成[378]。外膜主要含有胶原蛋白和营养血管。虽然主动脉可分为 5 个主要解剖成分(主动脉根部、管状升主动脉、主动脉弓、降胸和腹主动脉),但通常将其分成 8 个部分(图 15.136)。Ⅰ段包括主动脉根部,由房室环、主动脉瓣尖和主动脉窦构成。升主动脉分为 2 段:Ⅱa 段从窦管交界(STJ)延伸到肺动脉水平。Ⅱb 段延伸至头臂动脉的起始处。Ⅲ段为主动脉弓。胸降主动脉分为两段:近端胸降主动脉至肺动脉水平段命名为Ⅳa 段和远端部分被命名为Ⅳb 段。近端腹主动脉至肾动脉为Ⅴa 段,远端腹主动脉为Ⅴb 段(见第 23 章)。

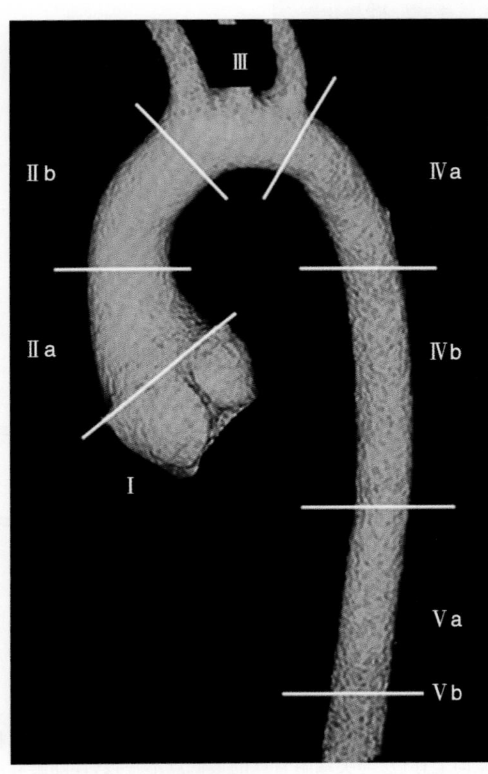

图 15.136 主动脉 CT 重建显示了主动脉段的细分:Ⅰ段,主动脉根部;Ⅱ段,管式升主动脉{细分为Ⅱa[窦管交界(STJ)处的肺动脉(PA)水平]和Ⅱb(PA 至头臂动脉水平)};Ⅲ段,主动脉弓;Ⅳ段,胸降主动脉[细分为Ⅳa(从左锁骨下动脉至 PA 水平)和Ⅳb(从 PA 到膈水平)];Ⅴ段,腹主动脉[再细分为Ⅴa(上腹部主动脉,从膈肌到肾动脉)和Ⅴb(从肾动脉到髂分叉处)])。(*Reproduced with permission from Goldstein SA, Evangelista A, Abbara S, et al. Multimodality imaging of diseases of the thoracic aorta in adults:from the American Society of Echocardiography and the European Association of Cardiovascular Imaging. J Am Soc Echocardiogr. 2015;28[2]:119-182.*)

正常主动脉直径根据位置和性别而异,见表 15.22。值得注意的是,这些值与体表面积(BSA)和年龄密切相关[379]。

表 15.22 正常主动脉直径

位置	报道的平均直径/cm
根部(女性)	3.50~3.72±0.38
根部(男性)	3.63~3.91±0.38
升部(男性和女性)	2.86(SD 未见报道)
降支中部(女性)	2.45~2.64±0.31
降支中部(男性)	2.39~2.98±0.31
膈肌(女性)	2.40~2.44±0.32
膈肌(男性)	2.43~2.69±0.27~0.40

Adapted from Abe S, Ono S, Murata K, et al. Usefulness of transesophageal echocardiographic monitoring in transluminal endovascular stent-graft repair for thoracic aortic aneurysm. *Jpn Circ J*. 2000;64:960-964.

在主动脉瓣段,关于主动脉根部的测量文献报道较多,见表 15.23。除了对尺寸和年龄的依赖,主动脉根部的尺寸也因运动员训练中血流动力学效应的影响而增加[380]。主动脉根部直径的增加相对较小,所以明显的增大应该被认为是病理过程的标志。主动脉瓣环、主动脉窦和窦管交界(STJ)应准确测量(图 15.137)。主动脉瓣环直径应在主动脉瓣收缩期的内径处进行内径测量[379]。虽然环通常是圆形的,在老年人可能成为椭圆形;如果需要精确的测量,多平面的三维超声成像是必要的。测量应确保主动脉的平面内最大平行于主动脉长轴[381]。对于三叶瓣的患者,其关闭线应位于主动脉的中央,关闭的叶应在连接主动脉瓣(AV)的直线的主动脉侧显示(图 15.138)。如果闭合点不是中心,那么图像很可能是斜的。虽然一些医生赞成测量剩余主动脉段的内径,但欧洲超声心动图协会 2010 年指南和美国超声学会 2015 年指南均建议测量其前缘至舒张末期前缘的差值[378,379,381]。这种前缘至前缘的测量方法可与 CT、MRI 测量的内缘到内缘的距离相媲美,是可重复的,将大量的历史数据连接在一起[378]。尽管如

表 15.23 正常主动脉根部直径

		年龄/岁					
		15~29	30~39	40~49	50~59	60~69	>70
男性(体表面积 2.0m²)	正常均值/cm	3.3	3.4	3.5	3.6	3.7	3.8
	正常均值上限/cm(95% CI)	3.7	3.8	3.9	4.0	4.1	4.2
女性(体表面积 1.7m²)	正常均值/cm	2.9	3.0	3.2	3.2	3.3	3.4
	正常均值上限/cm(95% CI)	3.7	3.4	3.6	3.6	3.7	3.9

对于男性,BSA 超过 2.0m²,BSA 每增加 0.1m² 均值增加 0.5mm,BSA 不足 2.0m²,BSA 每降低 0.1m² 均值减去 0.5mm。

对于男性,BSA 超过 2.0m²,BSA 每增加 0.1m² 均值增加 0.5mm,BSA 不足 2.0m²,BSA 每降低 0.1m² 均值减去 0.5mm。

CI,置信区间。

Adapted from Evangelista A, Flachskampf FA, Erbel R, et al. Echocardiography in aortic diseases: EAE recommendations for clinical practice. *Eur J Echocardiogr.* 2010; 11:645-658.

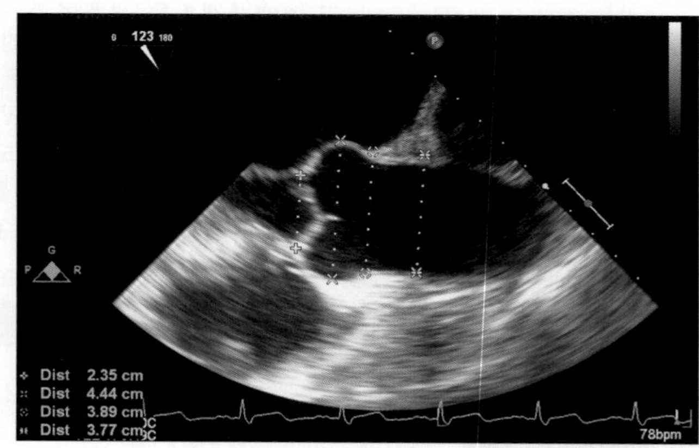

图 15.137 升主动脉直径。主动脉环、主动脉窦、窦管交界(STJ)和升主动脉直径的测量如图所示。主动脉瓣环直径的测量应在主动脉瓣中点进行测量,窦管交界、主动脉窦以及升主动脉的测量则通过近端到近端进行测量

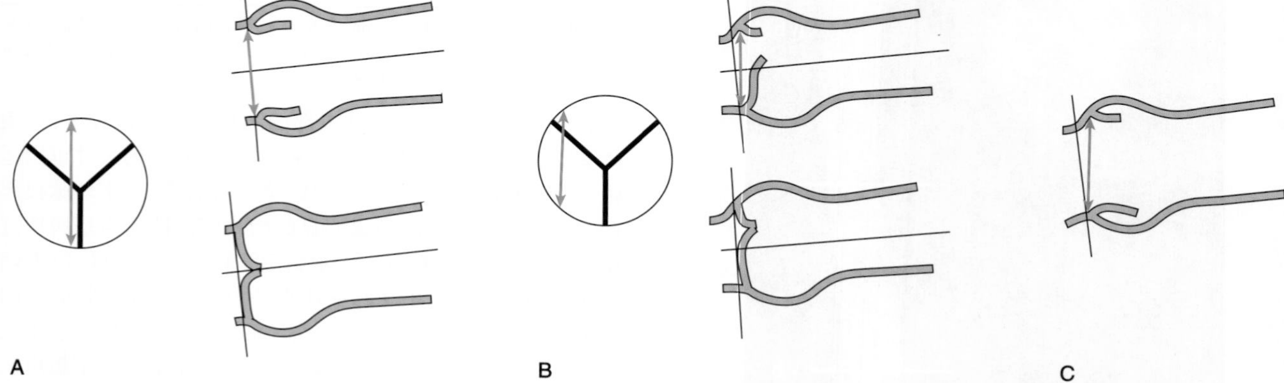

图 15.138 正确和不正确的主动脉环测量(双箭头)。(A)正确测量。中心定位的直径和小叶的中心关闭。细线与升主动脉长轴相对应,并且垂直方向上校正环状直径的方向。(B)偏心不正确,环测量。中心点稍微向上移位,与尖端附着点的最低点不一致,伴随瓣叶不完全打开和闭合。(C)不正确,倾斜环形测量。环是"虚拟"的且仅定义为三个瓣叶的中心点。因此,许多环没有明显的解剖结构。然而,它的位置在任何二维视图的长轴可近似估计,因为平面的虚拟环大致垂直于主动脉长轴。当在矢状面将环的尺寸一分为二,超声心动图将在前方呈现右冠状动脉窦(RCC),在后方呈现位于左冠状动脉窦和非冠状动脉窦之间的纤维三角。由于只能看到一个解剖标志(RCC 中点),因此相反的环必须用垂直于主动脉长轴的方法进行测量。试图测量什么通常被认为是 2 个中心点应测量主动脉窦内和高估的瓣环。(*Reproduced from Lang RM, Badano LP, Mor-Avi V, et al. Recommendations for cardiac chamber quantifi cation by echocardiography in adults: an update from the American Society of Echocardiography and the European Association of Cardiovascular Imaging. J Am Soc Echocardiogr. 2015; 28: 1-39. e14.*)

此,随着近期超声心动图成像和质量的改进,前缘与内径测量之间的差异越来越小[379]。舒张末期值的使用增加了测量的可重复性(因为主动脉压在这段时间内是最稳定的)。所有的测量都要沿着主动脉长轴进行。理想情况下,测量应参考其他结构如窦管交界(STJ)或肺动脉(PA)[378]。主动脉窦直径应与前右冠状窦到后窦测量(通常是非冠状动脉)。最大直径应与主动脉环平行并垂直于主动脉长轴。

主动脉疾病可分为动脉瘤、动脉粥样硬化、夹层或外伤。主动脉成像时必须包括多种因素(框 15.9)[382]。主动脉畸形的位置必须准确识别。在主动脉扩张或动脉瘤疾病时,应报告最大直径。阵列角度应小心控制,以确保获得一个真正的短轴图像;斜切将给予一个错误的更大直径。如果怀疑是急性主动脉综合征,应定义其程度和解剖特征,应描述主动脉瓣关闭不全的严重程度和机制;应有高度怀疑主动脉破裂的证据,如假性动脉瘤、心包积血或血胸。

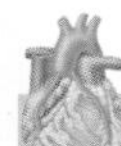

框 15.9 超声心动图主动脉成像的基本要素

- 主动脉位置异常
- 从垂直于血流方向的内径测量的任何扩张的最大直径
- 对于存在罹患主动脉根部疾病风险的患者,应该尝试测量主动脉瓣环、主动脉窦,窦管交界处以及升主动脉
- 血栓或动脉粥样化的证据
- 壁内血肿、穿透性主动脉溃疡和钙化的存在
- 主动脉异常延长至分支血管
- 主动脉破裂的证据,如假性动脉瘤主动脉破裂、心包积血或血胸

Adapted from Lang RM, Badano LP, Mor-Avi V, et al. Recommendations for cardiac chamber quantifi cation by echocardiography in adults: an update from the American Society of Echocardiography and the European Association of Cardiovascular Imaging. *J Am Soc Echocardiogr*. 2015;28:1-39. e14.

主动脉瘤

动脉瘤,或真性动脉瘤,是一种特定动脉包含 50% 3 层结构(内膜、中膜和外膜)的局部扩张。其他可接受的形式包括扩张,这是动脉扩张小于正常动脉的 50%,以及大动脉多段动脉弥漫性扩张超过 50%[382]。它可以用非特异性主动脉扩张来描述扩张性和动脉瘤性疾病。在升主动脉,5cm 通常被认为是主动脉瘤性疾病的阈值,即使它小于经典的动脉瘤阈值的定义。相反,假动脉瘤或假性动脉瘤,是动脉壁破裂,包含在动脉周围结缔组织中的血液外渗的结果;假性动脉瘤壁不包含正常的 3 个动脉层。

与其他方法不同的是,TEE 被认为是评价胸主动脉瘤病的第三线建议[378]。虽然它是评价主动脉瓣关闭不全(AI)机制和主动脉根部、近端升主动脉、主动脉弓和降主动脉的一种很好的方式,但它与 CT 和 MRI 相比存在许多缺点;远端升主动脉和弓血管显示不良,对于连续检查,其标志是有限的。如果主动脉迂曲,直径测量可能变得很困难。主动脉瓣反流(AR)可能是由于主动脉扩张引起的,因此,如果存在,则应仔细阐明 AR/AI 的机制。功能性 AR 的一个常见机制是主动脉瓣尖被束缚导致主动脉瓣环和 STJ 直径错配的结果(图 15.139)[383]。这将导致主动脉退化,瓣膜关闭不严,因而导致了反流。超声心动图诊断主动脉瓣解剖结构正常的功能性 AR 的决定性因素包括接合瓣叶的高度(如瓣尖接合到瓣环平面的最大距离超过 8~10mm 以及 STJ 与纤维环的比值大于 1.6。伴随主动脉瘤修复,由于瓣膜接合的改善可能出现主动脉根部几何结构修复以及反流的严重程度降低。

主动脉粥样硬化

心肺转流术后的神经损伤仍然是心脏外科手术的一个毁灭性并发症。可能的原因包括低灌注和气体或颗粒物导致的脑血管栓塞,主要来自动脉粥样硬化性疾病。胸主动脉是这种栓子的潜在来源,因为它常常含有粥样硬化斑块,可能在心脏手术中多次出现。动脉粥样硬化的特点通常是由于内膜病变被称为粥样斑块的存在所致。这些病变可能突入管腔,可钙化,损伤血管壁的完整性。腹主动脉粥样硬化较降主动脉粥样硬化更为常见,后者较升主动脉粥样硬化更为常见。这些动脉粥样硬化病变是动态的,随着时间的推移进展和消退[384]。除了定义的解剖位置,TEE 以其观察的可靠性可提供斑块的流动,溃疡,构成等信息[385]。动脉粥样硬化性疾病的严重程度的分级系统依赖于最大内膜或粥样硬化斑块的厚度,复杂程度以

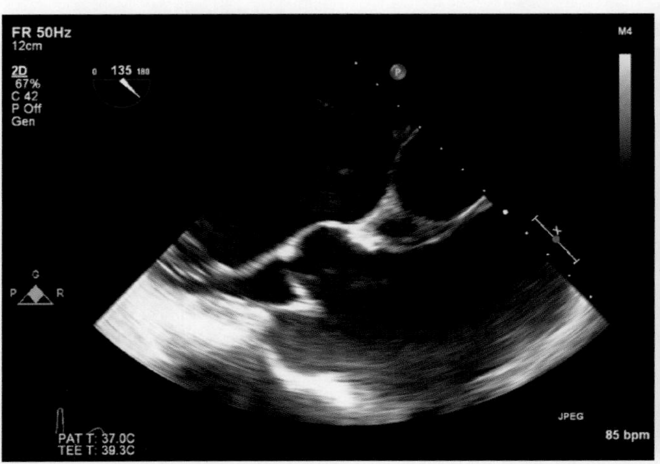

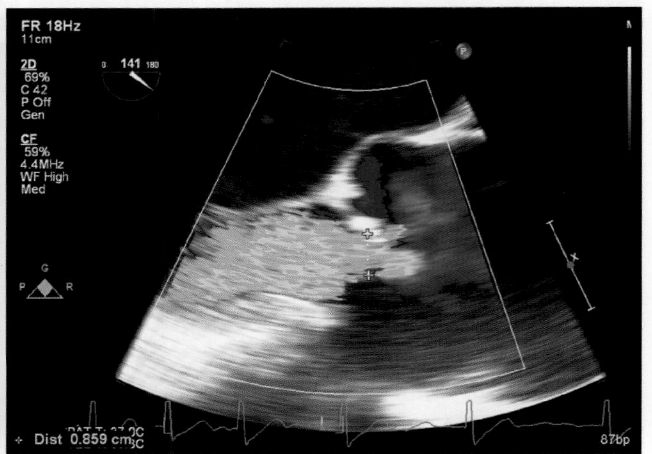

图 15.139 继发于升主动脉瘤的功能性主动脉反流(AR)。食管中段主动脉瓣(AV)长轴观(左)。主动脉窦相对于主动脉瓣环显著扩大。这种扩大源于主动脉瓣被束缚。主动脉瓣叶的接合面显著位于主动脉瓣环平面的远端(右)。彩色多普勒超声显示重度主动脉瓣反流

及是否存在溃疡或活动性成分。Katz 和他的同事们[386]描述了一个分类系统,该系统由美国超声心动图学会于 2015 更新。两者的总结见表 15.24,如图 15.140 所示。正常的主动脉内膜厚度小于 2mm,定义为 1 级。内膜增厚和粥样斑块分级的增加程度,从 2 到 4(即轻度、中度、重度),主要取决于斑块的最大厚度。如果存在活动或溃疡的组成部分,则定义为 5 级病变。动脉粥样硬化性疾病的严重程度和活动性组分的存在与心脏手术后的神经系统不良结局密切相关[387]。这种半定量测量斑块厚度被认为是相对客观和可重复的。

TEE 是观察升主动脉近端、主动脉弓远端和降主动脉的敏感方式,远端升主动脉和近端主动脉弓不一致,而观察升主动脉远端、主动脉弓近端效果欠佳[388]。尽管如此,TEE 可以作为检测主动脉粥样硬化碎片的屏幕[389]。在可视化的部分动脉粥样硬化性疾病的存在增加了在主动脉不显影部分发现动脉粥样硬化改变的可能性。通过向气管和左主支气管置入一个充满生理盐水的球囊,可能使得 TEE 对远端升主动脉粥样硬化探查的敏感性大幅提高(A-View;Cordatec Inc,Zoersel,Belgium)[390]。这种技术可以显著改善对远端升主动脉和近端主动脉弓的成像能力。在另一项研究中,所有置入该充满生理盐水的球囊的患者均可见右侧无名动脉,而仅 5% 未置入该球囊的患者行 TEE 检查时可见右侧无名动脉[391]。该技术并非没有并发症。因为它需要在气管导管内操纵气囊,可能出现轻微的气管黏膜损伤。在一个案例中,出现了气管导管脱落导致的实质性低氧血症[391]。

表 15.24 主动脉粥样硬化症的定量研究

分级	严重程度	描述 Katz et al[386]	ASE 2015 年指南[381]
Ⅰ	正常	正常至轻度内膜增厚(1~3mm)	内膜厚度<2mm
Ⅱ	轻度	严重的内膜增厚(3~5mm) 没有突出的斑块	轻度内膜增厚 2~3mm
Ⅲ	中度	粥样硬化斑块突出腔内<5mm	粥样硬化斑块 3~5mm
Ⅳ	重度	粥样硬化斑块突出腔内≥5mm	粥样硬化斑块>5mm
Ⅴ	复杂	任何带有可活动斑块或成分的增厚	分级 2、3、4 级合并活动性或溃烂成分

ASE,美国超声心动图学会。

Adapted from Katz ES, Tunick PA, Rusinek H, et al. Protruding aortic atheromas predict stroke in elderly patients undergoing cardiopulmonary bypass: experience with intraoperative transesophageal echocardiography. *J Am Coll Cardiol*. 1992;20:70-77.

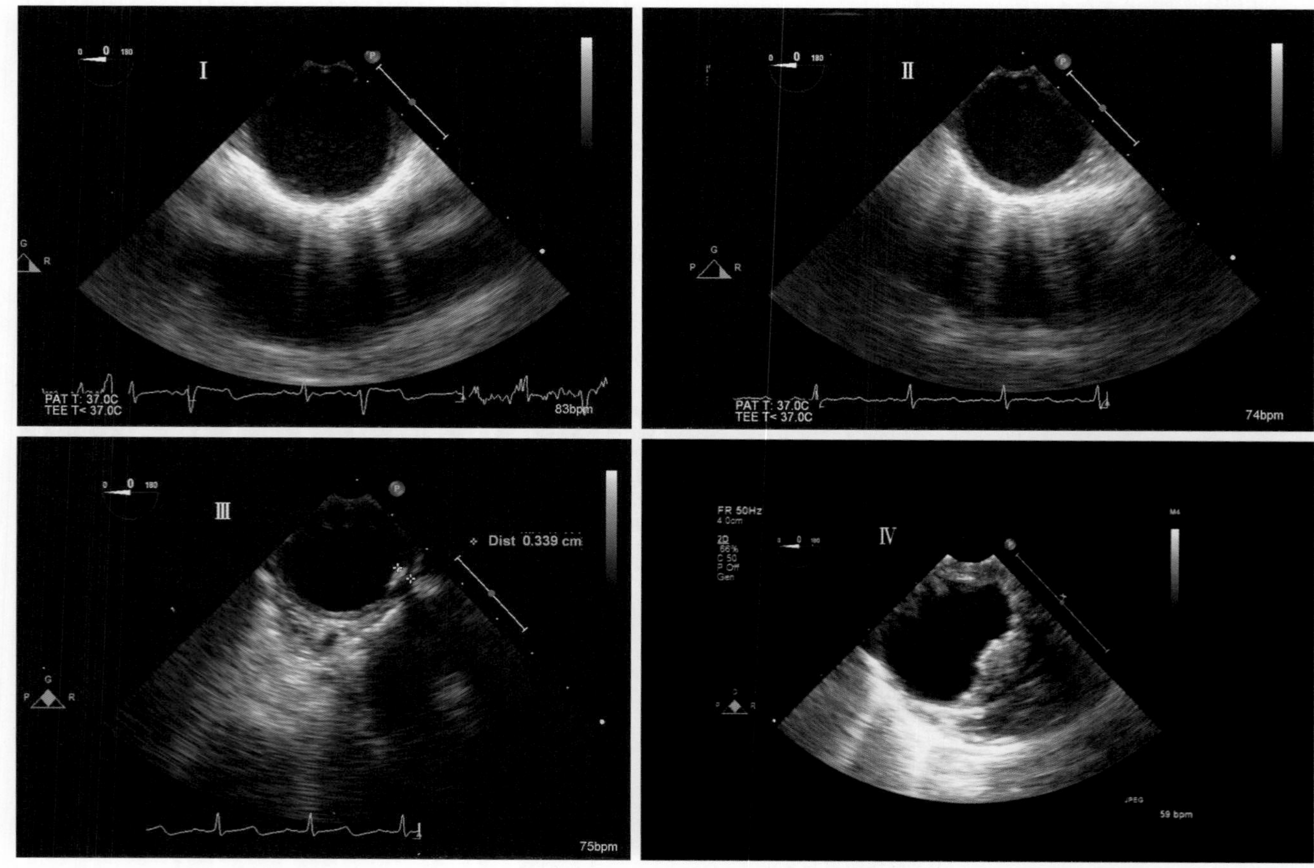

图 15.140 动脉粥样硬化性疾病的分级。Ⅰ级,正常至轻度内膜增厚。Ⅱ级,轻度:严重内膜增厚。Ⅲ级,中度:粥样斑块突出小于 5mm。Ⅳ级,重度:粥样斑块突出大于 5mm

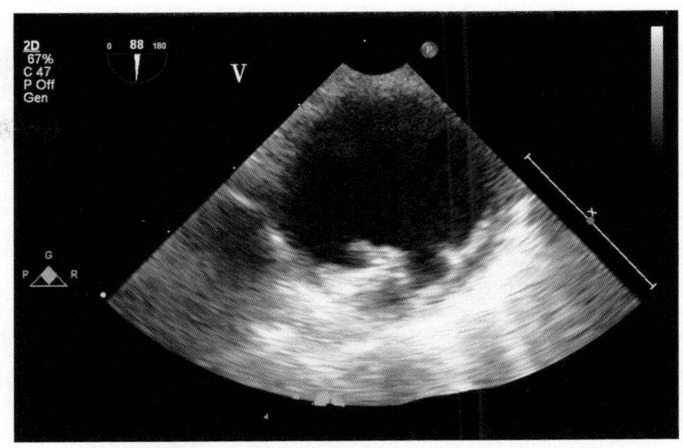

图 15. 140(续) V级,复杂:大的粥样硬化斑块且包含活动性成分

术中更常见的是使用主动脉周超声检查对可能的主动脉切开术和十字钳闭位点进行成像。与 TEE 相比,主动脉周扫描提供了更高的分辨率,更少的伪像,无盲点,以及中、远端升主动脉粥样硬化病变的优势定位[392]。在动脉粥样硬化性疾病的检测方面主动脉周扫描比手指触诊更加敏感,它的应用改善了心脏外科手术期间的外科治疗[393]。虽然主动脉周扫描可适用于所有进行心脏外科手术的患者,但栓塞风险增加的患者(包括脑血管或外周血管疾病史)和存在任何形式主动脉病变证据的患者,应认真考虑其使用情况[394]。在一项包括 100 名患者的研究中,90% 的患者行主动脉周超声检查发现主动脉粥样硬化,但仅 16% 的患者通过触诊发现粥样硬化斑块[395]。主动脉周超声检查确定了严重粥样硬化的 38 个独立部分,触诊和 TEE 仅可分别识别严重粥样硬化的 2 个和 3 个部分。在一项包括 105 例接受冠状动脉搭桥手术患者的小型研究中,主动脉周超声检查改变了 28% 的患者外科手术的实施[396],在对 6 000 多名患者进行的一项更大规模的研究中,它改变了 4. 1% 的患者的手术决定[397]。这些改变包括对诱导期心脏骤停的担忧,需进行经皮腔内斑块旋切术,非体外循环手术要求,主动脉横断钳闭术和插管的细节。

主动脉周超声可以通过在主动脉上方直接放置一个无菌包裹的探头进行。一旦定义了该疾病,在使用器械治疗时希望可以避免和预防神经损伤。高分辨率(即大于 7MHz)应用于优化分辨率。相位或线性阵列探头均可用于升主动脉成像。相控阵探头产生扇形成像区域,由于成像区域呈扇形,导致主动脉的最前部不能充分显示,除非传感器和主动脉之间有一个支架。这可能通过一个专用支架设备来实现,但通常最方便的是用盐水填充心包支架,在扫描时将探头放置在主动脉前约 1cm 处。主动脉的整个宽度通常可以在扇形区域看到。或者,也可以使用线性阵列探头。线阵探头增加了近场成像能力(即主动脉靠近探头本身),同时减少了相控阵探头所需的距离。他们的主要缺点是减少了主动脉的侧面显影;探头需要从一侧移动到另一侧以可视化整个感兴趣区域。

一个完整的主动脉周检查应包括短轴切面近、中、远升主动脉和升主动脉和主动脉弓长轴切面[394]。这些观察点将有助于评估主动脉的 12 个区域:近、中、远端升主动脉的前、后、左、右侧壁。升主动脉近端被定义为 STJ 至右肺动脉的近交叉口。升主动脉中段包括临近右侧肺动脉的主动脉部分。升主动脉远端从右肺动脉远端交叉口延伸至无名动脉起点。

主动脉周探头最初被放置在升主动脉近端靠近主动脉瓣处[394]。操纵探头时应确保主动脉位于视野中央,同时旋转探头以确保获取真实的短轴观图像;前后和内外侧的尺寸应该是相似的。探头向头侧移动可见到升主动脉的中段和远端。在这个过程中,探头可能需要顺时针旋转,以确保真正的短轴定位。获得这些短轴切面后,将探头向近端移动并旋转得到升主动脉长轴观。探头再次向头侧移动到达主动脉弓。主动脉弓和无名动脉起始处,左颈动脉和左锁骨下动脉图像应获取。在升主动脉和主动脉弓的各部分检查过程中应注意以下几点:①最大斑块厚度;②升主动脉内最大斑块的位置;③活动斑块的存在。动脉粥样硬化的严重程度分类及描述见表 15. 24。所有信息均应与手术组进行沟通。

主动脉夹层

在主动脉夹层的诊断中,TEE 克服了其他诊断方法(CT、MRI)的主要缺点。诊断的解剖基础是基于内膜瓣的存在。与其他方法相比,TEE 具有高灵敏度和特异性[398,399]。根据 2010 年主动脉疾病的诊断和管理指南,建议将 TEE、CT 和 MRI 作为确定或排除胸主动脉夹层的明确方法[382]。有人建议将 TEE 作为主动脉夹层的诊断方式[379]。检测近端主动脉夹层的敏感性为 88% ~98% ,特异性为 90% ~95% [400]。随着技术的进一步完善,TEE 检测主动脉夹层的方法敏感性接近 100% [378]。与 CT 或 MRI 相反,它是便携式的,不需要电离辐射或静脉造影。检查可在 15~20 分钟内完成,通常可以同时获得诊断。

TEE 应在手术室内对所有 A 型主动脉夹层的患者使用。超声心动图评价主动脉夹层的诊断目标总结于表 15. 25。主动脉夹层的特征是内膜摆动(图 15. 141)。应使用多个角度和超声心动图窗来确认皮瓣。通常,解剖瓣与周围结构相比具有独立的运动,内膜瓣应包含在主动脉腔内。CFD 应该被用来识别每个内腔内的两个不同的流动模式;血液流动不容易通过剥离皮瓣。真假主动脉管腔应该被鉴别(图 15. 142)。假腔通常较大,舒张时扩张。假腔内的血流可能不存在,延迟或反转,而真正的管腔通常有层流。这种缓慢的血流可以被看作是自发的回声对比或血栓。可以用 CFD 成像分析真假腔的血流。

表 15.25 超声心动图在主动脉夹层评价中的作用

诊断目标	超声心动图定义
内膜瓣的鉴别	瓣膜将两腔分开
主动脉夹层范围的定义	瓣膜扩张以及位于主动脉根部(升主动脉/主动脉弓/降主动脉)的真/假腔隙
真腔的鉴别	收缩期扩张,舒张性塌陷,收缩期血液射离管腔,无自发的收缩期前向血流对比
假腔的鉴别	舒张末期内径增大,自发的血流对比和/或血栓形成,反向/延迟或血流缺失
假性腔内血栓形成的鉴别	假腔内与内膜瓣和主动脉壁分离的肿块
内膜破口的定位	瓣膜连续性中断伴内膜边缘扑动或断裂,多普勒显示破口处有血流流入或流出
评估主动脉瓣关闭不全的存在、严重程度及机制	瓣膜的解剖学定义(两叶,退化,正常伴或不伴瓣叶脱垂);主动脉不同节段扩张;皮瓣内陷进入瓣膜;经典的超声心动图评估的严重程度
冠状动脉受累程度评估	皮瓣内陷进入冠状动脉口,阻塞瓣口,冠状动脉血流缺失,形成新的室壁运动异常
侧支受累评估	皮瓣内陷进入主动脉分支
心包积液或胸腔积液的检查	心包/胸膜无回声的区域
心脏压塞的检查	典型的超声心动图和多普勒心脏压塞征象

Adapted from Goldstein SA, Evangelista A, Abbara S, et al. Multimodality imaging of diseases of the thoracic aorta in adults: from the American Society of Echocardiography and the European Association of Cardiovascular Imaging. *J Am Soc Echocardiogr.* 2015;28:119-182.

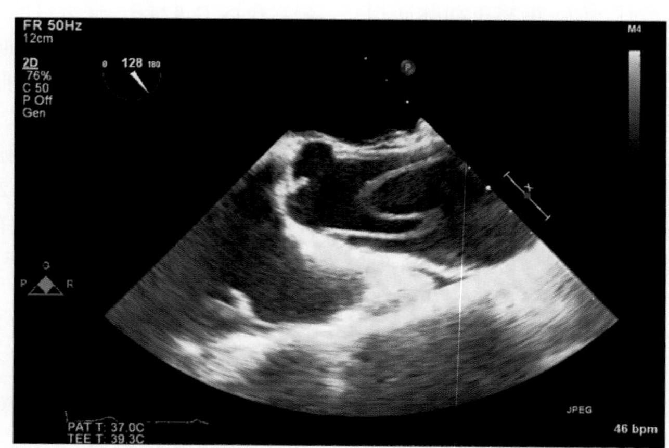

图 15.141 内膜瓣。食管中段升主动脉长轴观。一个大型复杂的内膜瓣是从窦管交界远端延伸至升主动脉

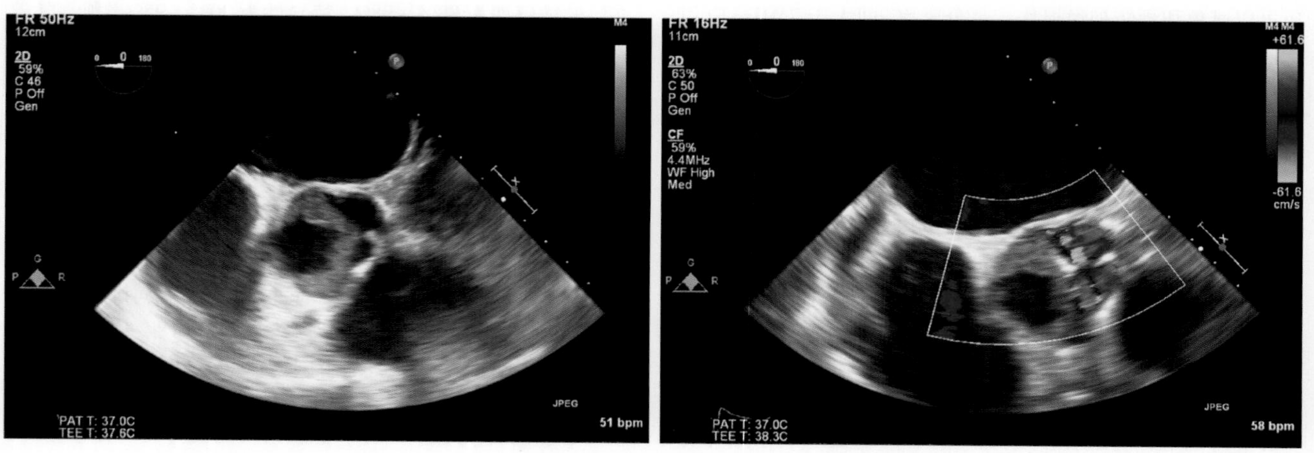

图 15.142 主动脉夹层以及显示的真假腔。左,A 型主动脉夹层。屏幕左侧可见内含血栓的较大假腔。右,彩色血流多普勒显示收缩期真腔内的血流叠加

内膜撕裂表现为内膜瓣的断裂或不连续(图 15.143)。理想情况下,特定的入口和出口位点也可被识别。在收缩过程中,由于内膜撕裂导致流过真腔的血液进入假腔。可以用 TEE 来鉴别 78%~100% 的病例其内膜撕裂的部位[401]。区分主要的内膜撕裂和较小的交流是很重要的。主要的撕裂通常直径超过 5mm[378]。它常常是位于 A 型夹层主动脉近端并立即出现在 B 型夹层左锁骨下动脉起源的下面。多个较小的次级交通可在降主动脉中得到,这可能对应于肋间动脉或内脏动脉的起源。

TEE 是实时进行的,因为它具有提供功能性和血流动力学信息的独特能力。这可以检测主动脉夹层的常见并发症:AR、心包和胸腔积液,以及在剥离过程中继发于冠状动脉受累的左心室功能不全。应定义 AR 的机制以协助外科手术的规划。这些机制如图 15.144 所示。与主动脉夹层相关的 AR 有多种明确的机制[402]。最常见的机制是带有瓣叶活动受限的假腔引起主动脉扩张导致主动脉瓣尖接合不严以及继发性或功能性反流。如果剥离皮瓣延伸至接近 STJ 进入主动脉窦,AV 接合处可能从主动脉壁处被破坏。如果接合中断,主动脉瓣叶不会从 STJ 处暂停,而是发生脱垂导致 AR。如果有一个长的复杂的近端剥离皮瓣,皮瓣本身可能通过 AV 发生脱垂从而干扰正常 AV 的功能。最终,患者可能先前存在 AI 而与夹层无关。

心包积液常见于急性主动脉夹层[382]。心包积液最常见的原因是液体自假腔的薄壁内渗出进入到心包膜。这种渗出液通常是温和的,不会因心包积液导致血流动力学改变。另外,主动脉破裂血液可能直接进入心包膜导致心脏压塞和血流动力学改变。存在严重的心包积液预后不良。由于假腔扩张压迫近端冠状动脉或剥离皮瓣延伸至冠状动脉可能导致冠状动脉血流减少[403]。虽然具有挑战性,CFD 可能检测冠状动脉血流的存在或不存在。另外,RWMA 可能提供有关冠状动脉血流的有关信息。除了常见的主动脉夹层后遗症外,TEE 还可以发现主动脉内膜套叠的一种罕见但潜在致命的并发症[404]。虽然 TEE 可提供有关内脏灌注不良的信息,但 CT 是定义这个并发症更好的诊断方式。

TEE 的主要局限性在于出现作为内膜瓣的混响或镜像伪影(图 15.145)。在升主动脉,44%~55% 的 TEE 研究可以看到线性混响伪影[405]。这些伪影可能模仿剥离皮瓣,导致诊断困难。这在升主动脉扩张的患者最为常见。在近端升主动脉,这些混响伪影可能起源于左心房的前壁;在升主动脉的中段,它们可能起源于右肺动脉后壁。主动脉根部的腔内混响位于距离传感器至主动脉后壁距离的 2 倍远处;升主动脉的混响位于距离右肺动脉后壁至主动脉后壁距离的 2 倍远处[405]。TEE 的另一个主要缺陷包括缺乏潜在的可用性以及操作者对精确诊断的依赖性。由于左无名静脉平行于主动脉弓,这可能被误认为是一种主动脉弓夹层(图 15.146)。镇静可能是必要的,镇静不足可能导致显著的交感神经兴奋。虽然已经报道过在行 TEE 检查过程中出现主动脉破裂的孤立病例,但其发病率很低,且很可能与内在疾病的进展有关而并非与使用的诊断方式有关[380]。由于气管或左主支气管在食管和气管之间的插入可能导致升主动脉远端和主动脉弓近端不能得到充分的可视化。与 CT 或 MRI 不同,TEE 不能实现腹腔分支血管的连续可视化。

壁内血肿和穿透性溃疡

壁内血肿(intramural hematoma,IMH)可能是一个非常具有挑战性的超声心动图诊断(图 15.147)。相对于经典的主动脉夹层,一个明显的内膜瓣通常不具备特异性。这些 IMHs 表现为新月形长回声或沿主动脉壁长度延伸的同心圆结构,与经典的夹层相比,这些 IMHs 更加局部化。它们出现的部位大动脉增厚,有时很难区分 IMH 与弥漫性主动脉粥样硬化或主动脉壁长血栓。通常,IMHs 将导致主动脉壁增厚超过 5mm;IMH 厚度大于 10、12 或 15mm(根据研究);最大主动脉直径超过 40~50mm 可预测进展的危险性[378]。含有 IMH 的主动脉表层趋于光滑,而主动脉粥样斑块的内表面则呈现不

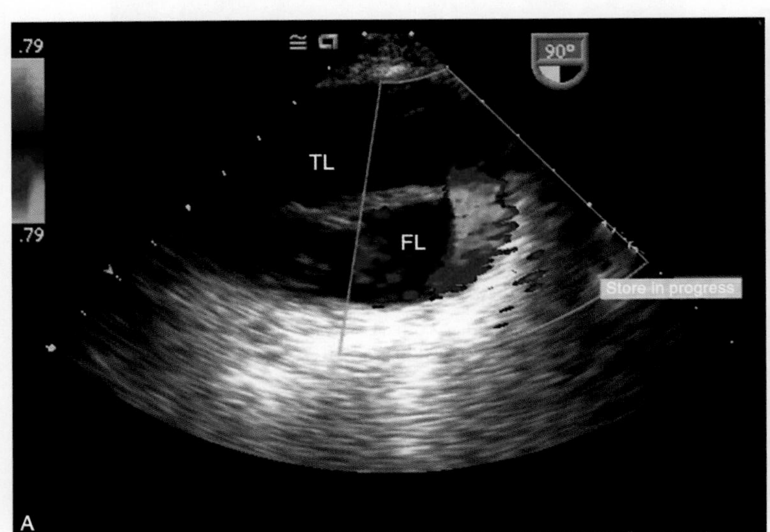

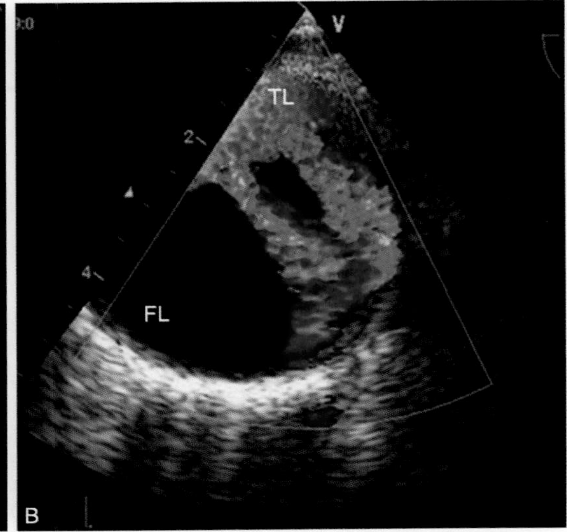

图 15.143 内膜撕裂。(A)初级剥离皮瓣。降主动脉长轴观立刻到达左锁骨下动脉远端。可见一个大的剥离皮瓣伴有无限制血液流动从真腔(TL)到假腔(FL)。(B)次级交通。可见几股从真腔(TL)到(FL)的小交通,这可能代表肋间动脉的起源。(*From Evangelista A, Flachskampf FA, Erbel R, et al. Echocardiography in aortic diseases: EAE recommendations for clinical practice. Eur J Echocardiogr. 2010;11:645-658.*)

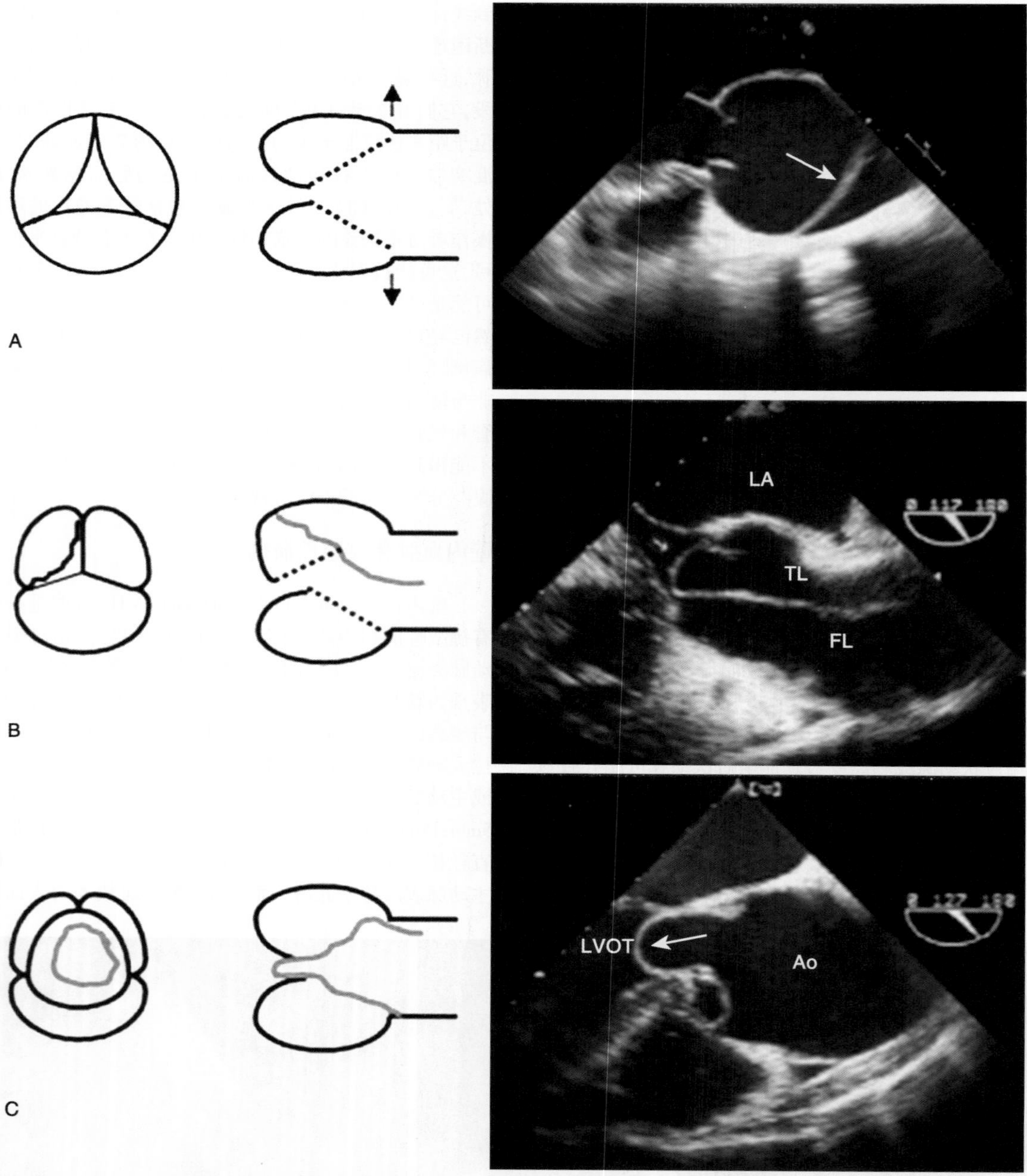

图 15.144 主动脉瓣关闭不全伴主动脉夹层的机制。A 型主动脉夹层主动脉瓣反流(AR)的机制。虚线代表的小叶尖端贴附于窦管交界(STJ)。通常小叶尖端在心脏舒张期接合紧密(短轴观),STJ 的直径与瓣环底部直径相似。(A)不完全瓣叶关闭即 STJ(箭头)相对于主动脉瓣环扩张时导致瓣叶受限和持续性存在的舒张孔隙。(B)主动脉瓣脱垂时夹层延伸至主动脉根部和扰乱正常小叶附着于主动脉壁,从而导致异常的瓣叶接合以及主动脉瓣反流(AR)。通常在一个或多个小叶舒张期出现脱垂并进入左心室流出道(LVOT)处的长轴观可获得最佳视野。(C)剥离皮瓣脱垂发生在多余皮瓣通过固有正常主动脉瓣小叶发生脱垂导致主动脉瓣反流(AR)时往往是短暂的,也可以是间歇性的。(*Reproduced with permission from Goldstein SA, Evangelista A, Abbara S, et al. Multimodality imaging of diseases of the thoracic aorta in adults: from the American Society of Echocardiography and the European Association of Cardiovascular Imaging. J Am Soc Echocardiogr. 2015; 28: 119-182; and Movsowitz HD, Levine RA, Hilgenberg AD, Isselbacher EM. Transesophageal echocardiographic description of the mechanisms of aortic regurgitation in acute type A aortic dissection: implications for aortic valve repair. J Am Coll Cardiol. 2000; 36: 884-890.*)

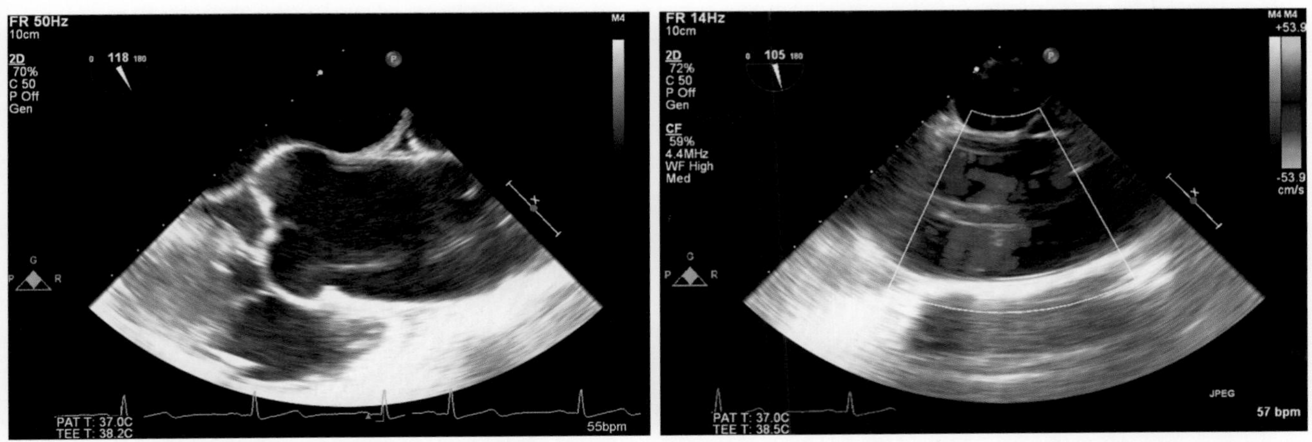

图 15.145　线性混响伪影。食管中段升主动脉长轴观。升主动脉呈线性混响伪影。彩色血流多普勒没有显示伪影对血流模式的任何影响

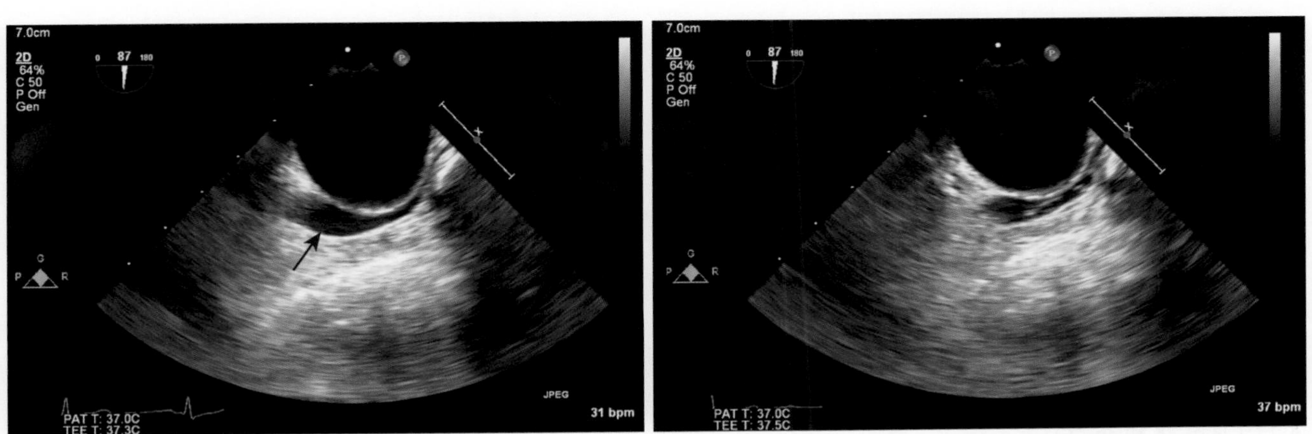

图 15.146　左无名静脉。主动脉弓食管上段短轴观。可见左无名静脉(黑色箭头)沿较小的主动脉弓曲率行走。在左侧上肢静脉注射生理盐水后显示其自发显影

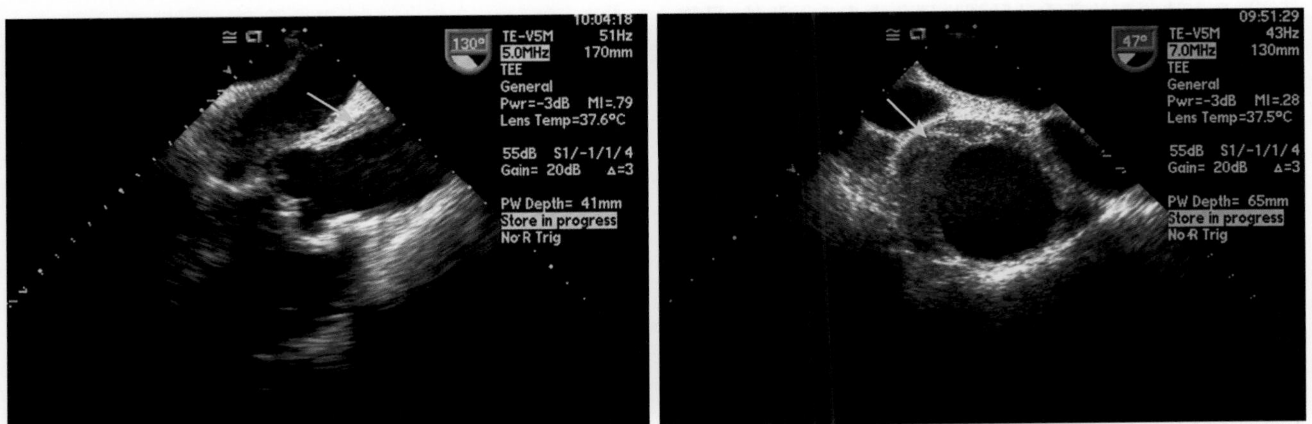

图 15.147　壁内血肿(IMH)。食管中段升主动脉长轴观(左)和短轴观(右)。观察到 IMH(箭头)在升主动脉的远端和右侧部分从主动脉根部向远端延伸。与粥样硬化改变相反,它呈新月形且内膜光滑

规则性。虽然通常没有多普勒证据显示血肿和真腔之间的沟通,一些 CFD 活动可在内腔被观察到。相对于 IMH,附壁血栓可能有不规则的表面,导致主动脉管腔狭窄,延伸距离并未如此之长。

一种穿透性动脉粥样硬化性主动脉溃疡的特征是粥样硬化病变的溃疡穿透内膜进入中膜(图 15.148)[406,407]。穿透性溃疡表现为广泛粥样硬化的主动脉壁上的火山口状结构。尽管在一些患者表现为主动脉管腔表面光滑,一般有凸出的纤维化或钙化斑块提示复杂性动脉粥样硬化病。这些损伤与不同程度的 IMH 的形成相关,无论是限制性或广泛性主动脉夹层、动脉瘤性扩张,还是假性动脉瘤或主动脉破裂。限制性主动脉夹层继发于这些溃疡的特点是:①明显增厚的剥离皮瓣(0.8~1.1cm),钙化,不规则,非活动性,或低运动性;②有限的纵向延伸(小于 10mm);③真腔相似或大于假腔[407]。

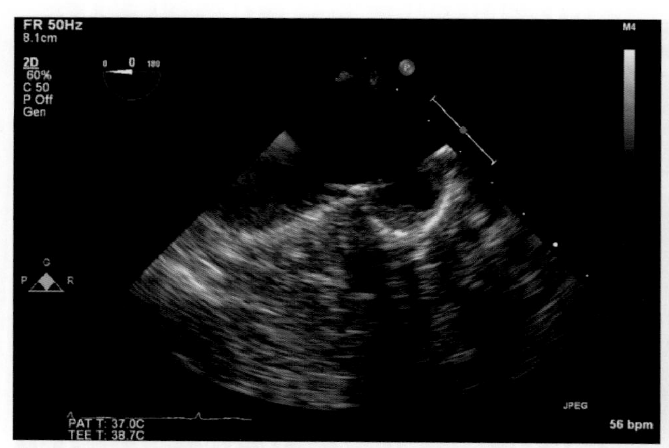

图 15.148 穿透性主动脉溃疡。主动脉弓下壁可见穿透性主动脉溃疡。它的特点是充满血栓的主动脉壁外翻

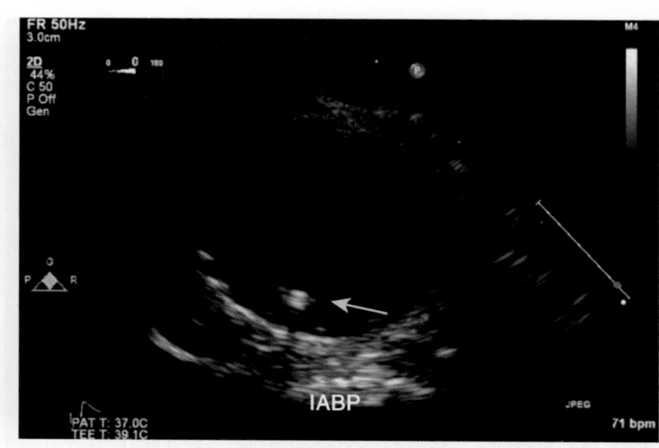

图 15.149 一个主动脉内球囊反搏泵的置入定位(IABP;箭头)

TEE 引导下主动脉内球囊反搏泵的置入

主动脉内球囊反搏(intraaortic balloon pump,IABP)是一种将基于导管的气球放置于胸主动脉降段远端至左锁骨下动脉的技术。氦气填充的气球在心脏舒张期膨胀、收缩期收缩以增加冠脉和内脏血流量,降低全身血管阻力和心室预负荷。重要的是导管的远端未封闭主动脉弓分支动脉,避免由此产生上肢或脑缺血。理想情况下,导管应位于左锁骨下动脉远端 1~2cm 处[408]。IABP 的放置远离左锁骨下动脉使得腹主动脉闭塞的风险升高而导致内脏缺血。荧光透视是确定 IABP 的标准方式,而 TEE 是围手术期更为便捷的诊断方式[409](见第 28 和 36 章)。

放置 IABP 之前,应排除放置 IABP 的禁忌证。应仔细评估 AI 的严重程度。应检查胸主动脉降支是否存在球囊置入可能导致斑块脱落的严重动脉粥样硬化性疾病。此外,尽管存在主动脉夹层置入 IABP 的报道[410],主动脉夹层的存在应被视为球囊放置的禁忌证。

股动脉插管后,导丝进入降主动脉。它可能被定义为一种薄层状结构。鉴于降主动脉短轴观准确显示了导丝的存在或缺失,长轴图像更准确地显示了导丝的位置。应避免将导丝侵略性地向主动脉弓分支或升主动脉推进。一旦在降主动脉中准确地看到导丝,IABP 可通过导丝进入降主动脉(图 15.149)。由于很难区分球囊和导丝,最终确认放置 IABP 前应将导丝取出。如前所述,气囊远端应位于左锁骨下动脉远端 1~2cm 处。该距离可通过使用降主动脉长轴观识别 IABP 头端以及退回 TEE 探头直至上段食管主动脉短轴切面可见左锁骨下动脉进行测量[403]。该距离可根据 TEE 退回的距离进行判断。另外,IABP 头端可定位于主动脉弓小弯处[411]。在胸主动脉降支短轴切面可实现主动脉内球囊反搏的可视化。由于 TEE 探头的撤回,IABP 的尖端应被可视化然后随着主动脉弓在患者的右侧可见而消失。在降主动脉长轴切面,当探头转到患者的右侧时 IABP 远端的位置可与主动脉弓小弯在同一水平。IABP 放置以后,球囊的充气和放气可能被可视化。因为存在 0.5%IABP 置入后医源性主动脉夹层的发生率,因此球囊置入后应再次检查降主动脉和主动脉弓[412]。

胸主动脉支架置入术的围手术期经食管超声心动图表现

TEE 在胸主动脉腔内修复术中较围手术期造影具有显著的优势[413](见第 23 和 48 章)。TEE 可提供单纯平面造影很难获得的精确的血管和病变的大小及定位。鉴于食管靠近主动脉的优势,TEE 是诊断主动脉疾病的绝佳工具。TEE 可提供主动脉的实时图像,以及与正常和病变胸主动脉相关的部署前导丝和内植物的位置。这在 B 型主动脉夹层修复过程中特别重要,这期间确保导丝和输送装置保持在真腔内至关重要。覆膜支架输送系统可通过厚度及回声强度的差异区别于导丝(图 15.150)。同样,支架是由金属支架铸造可以其独特的回声模式和阴影与覆膜支架输送系统进行区分。通过区分覆膜支架与其输送系统,TEE 可以用来确保腔内移植物桥接起病变的主动脉段。尽管不能对所有患者进行成像,较大的肋间动脉已被成像,因而可避免主动脉支架移植物的意外阻塞;然而,不能保证在所有患者实现肋间动脉的连续可视化。尽管 TEE 可对主动脉疾病置入支架的展开实现可视化,但是 TEE 探头将在荧光透视检查中产生显著的干扰;因此,TEE 仅可在荧光透视检查的间隙使用。支架置入后,排除血流由主动脉进入动脉瘤通常通过 CFD 成像证实。

内漏是由于血管腔内隔绝术后对动脉瘤囊持续加压所致。这可能由于移植结束的一个漏洞(1 型)、通过分支动脉的囊填充(2 型)、继发于机械故障导致的移植材料漏洞(3 型)、有意设置的多孔植入物(4 型)或内张力(5 型)所致。一个移植物组件间内漏的例子见图 15.151。研究报道,TEE 在评估内漏方面的敏感性和特异性为 100%,与术后 CT 检查和血管造影相同[414]。在一项包含 25 例行降主动脉腔内修复术患者的系列研究中,8 例患者存在内漏;其中围手术期 TEE 识别了全部 8 例内漏,但血管造影仅识别了其中的 2 例[415]。这些监测到的内漏多发生于移植结束或位于移植物组件之间。TEE 诊断排除可预测中期动脉瘤的消退[414]。在另一项包含 9 例胸主动脉瘤和 2 例慢性 B 型主动脉夹层的研究中,主动脉 X 光摄影术和 TEE 均在 11 例患者中检测出 9 例 1 型内漏[416]。除了减少静脉注射造影剂的需要外,该技术的使用可能对移植物周围泄露和血栓形成的评估是有用的。

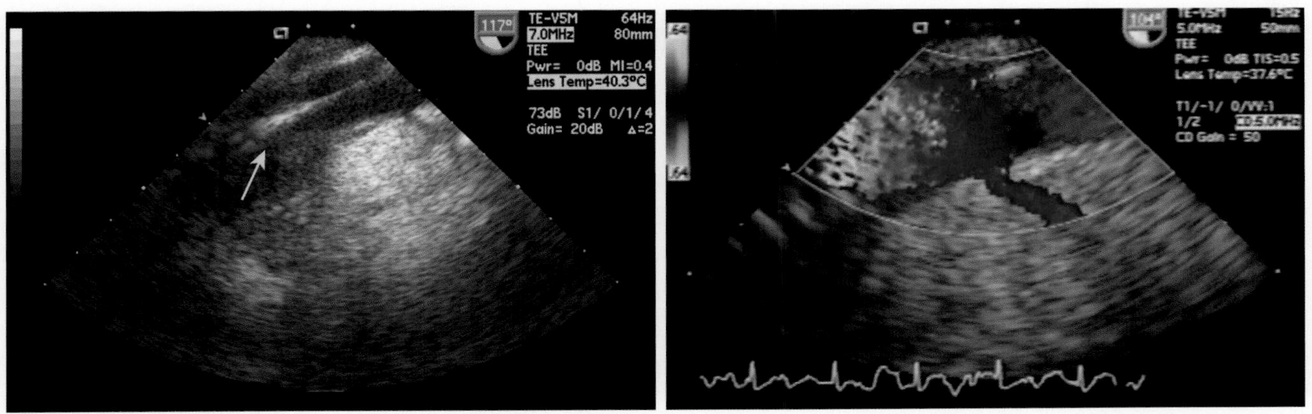

图 15.150　血管内支架移植系统。左，看到一个血管内覆膜支架（箭头）通过假性动脉瘤向胸主动脉降支推进。右，调整后，出现了通过明显的肋间动脉排除假性动脉瘤的良好血流。

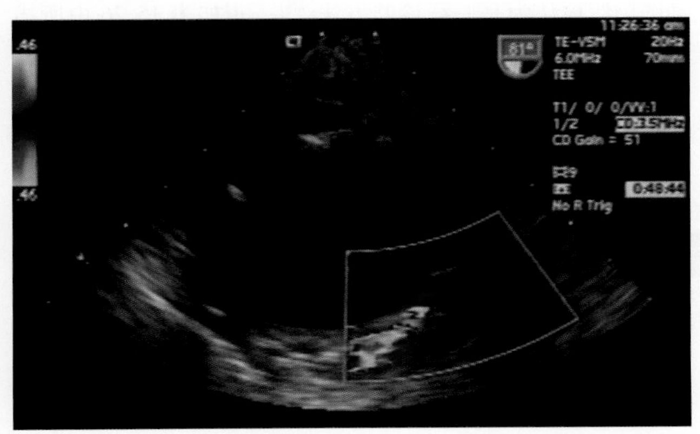

图 15.151　内漏。食管上段主动脉弓短轴切面。一个内漏显示于一个不能为血管造影成像的主动脉支架的两部分之间。彩色多普勒显示血流由支架管腔进入动脉瘤

胸主动脉钝性损伤

胸主动脉钝性损伤（blunt aortic injury，BAI）的发生是由于血管最大限度地暴露于与创伤相关的剪切力和静水压力中，导致血流在固定和可动主动脉段交界处迅速减速的结果[417]。BAI 病例中机动车事故占 75%；其他原因包括高处坠落、挤压伤、爆炸和胸部直接打击。这种损伤最常见的部位是主动脉峡部恰好位于左锁骨下动脉远端，其次是升主动脉瓣上部。这种损伤通常是主动脉内膜的损伤并延伸到外膜。2015 指南描述了多种可由 BAI 导致的主动脉瓣病变[378]：

1. 后主动脉破裂累及内膜和中膜伴随不完整的圆周延伸。在这过程中遇到的最常见的病变成像，有一个离散的撕裂累及内膜及潜在的中膜。被破坏的主动脉壁（内膜和中膜）通常突入主动脉管腔，通过被破坏的主动脉壁，主动脉管腔与一个壁仅由外膜构成的腔隙（囊状的假性动脉瘤）相交通。主动脉内表面显示一个突然的中断，外表面由于假性动脉瘤而变形。突出的撕裂的主动脉壁进入主动脉管腔可产生"狭窄"伴随血液流速和流率的增加（假性狭窄）。

2. 后主动脉破裂累及内膜和中膜伴随完整的圆周延伸（主动脉横断）。这种病变导致梭形假性动脉瘤。由于内膜和中膜的撕裂是周向的，不会发生撕裂的膜突入腔内的现象。动脉瘤内表面光滑，完全由外膜构成。因此，主动脉壁菲薄且脆弱。成像通常显示主动脉直径的突变改变。

3. IMH。血液积聚在中膜可能由继发于滋养血管破坏或小的内膜撕裂导致的主动脉钝性创伤所致。主动脉壁呈局限性，通常为新月形增厚（通常>5mm）。主动脉内表面光滑，主动脉腔部分狭窄，外主动脉轮廓无改变。血肿内无瓣，无血流信号。

4. 外伤性主动脉夹层。主动脉壁的弹性纤维和胶原纤维呈放射状分布且非常强劲，但暴露于轴向应力时可能较易。正如自发性主动脉夹层，主动脉损伤可能导致中膜分离。这种病变不常见，类似自发性主动脉夹层，但有显著差异。它通常局限于主动脉损伤区域，不会向髂动脉远端扩展。它通常不能产生两个通道，并且可能存在一个与主动脉纵轴相反的方向。因此，由此产生的"瓣"通常比经典的内膜瓣厚且活动性差。主动脉通常呈对称性扩大。

5. 主动脉分支病变。部分或全部撕脱、假性动脉瘤、夹层和血栓形成的发生可能由与 BAI 相关的分支动脉孤立性损伤所致。

6. 仅累及内膜的浅表病变。随着成像技术的进步，越来越细微的病变正在被识别。最小主动脉损伤这一术语常被用来描述一种相对较低的破裂风险。10% 的 BAI 患者通过使用高分辨率技术进行诊断获得了最小的主动脉损伤。尽管大多数内膜损伤可自愈，因此可能不需要手术修复，这些损伤的自然病史尚不清楚。Frank 撕裂是由 BAI 产生的，但仅限于内膜，呈现起自主动脉壁的薄、线性、活动性的腔内突起。主动脉的外径或外形无改变。血栓，通常是可移动的，可能存在于主动脉管腔内，大概位于暴露的胶原所在区域。最小的主动脉损伤从成像的角度考虑是内膜瓣小于 10mm 的损伤，伴有轻微或不伴腹主动脉旁纵隔血肿。

TEE 被认为是评价 BAI 的二线方式。主动脉峡部通常显示良好。当 CT 或主动脉造影不能良好成像，TEE 可能对小血管内膜损伤的诊断有用。然而，正如前面所讨论的，主动脉弓远端和弓血管不易实现可视化。这种模式是依赖于操作者且对于合并不稳定的颈、口咽或食管损伤患者可能是不安全的。BAI 患者的 TEE 检查结果见框 15.10。自发性主动脉夹层的患者有类似的表现[378]。

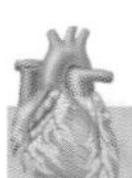

框 15.10 主动脉钝性损伤的 TEE 特征

- 峡部扩张
- 主动脉轮廓异常
- 管腔内侧皮瓣
- 假性动脉瘤
- 新月体或主动脉壁环状增厚(壁内血肿)
- 附着于主动脉壁伴有内膜撕裂或血栓的活动性线性回声增强

From Goldstein SA, Evangelista A, Abbara S, et al. Multimodality imaging of diseases of the thoracic aorta in adults: from the American Society of Echocardiography and the European Association of Cardiovascular Imaging. *J Am Soc Echocardiogr*. 2015;28:119-182.

心包疾病

心包是一层薄的(1~2mm)的从浆膜脏层到纤维壁层的两层结构。优越的是,它大约距离大血管起源处 1~2cm,包绕在肺静脉周围,在下方它附属于横膈膜的中央腱[418,419]。前方,心包膜附着于胸骨的胸骨心包韧带。纤维壁层由胶原纤维和散在的短弹性纤维构成。浆膜层,也被称为外膜,由一层间皮构成。在心包脏层与心肌之间可见大量的心外膜脂肪,沿房室间和室间槽之间以及右心室上方最为丰富。在心动周期中,正常情况下心包内液体含量不超过 50ml 时心脏均可无摩擦运动[420]。心包液是心外膜和顶叶毛细血管的超滤液[421]。它还含有间皮细胞和内皮细胞分泌的调节心脏反射和冠状动脉张力的前列腺素[422]。此外,心包可限制短期的心室扩张,有助于维持心室的几何形状。如前所述,心包壁层富含胶原纤维,使其成为一个具有较低顺应性的结构限制了心脏四腔的容积。正常心包限制的影响超过了右侧结构正常舒张压影响的 50%[421]。这种低顺应性系统导致了收缩期心室的相互依存,即一个腔室体积增大时,需要另一个腔室体积减小。伴随正常心包液体量(因此心包压力正常),这种相互依赖的心室充盈无临床意义。随着心包液量的增加,这种相互依赖性变得更为重要,并成为一个重要的诊断特征[423]。

虽然心脏 CT 和心脏 MRI 可以用来评估心包疾病,超声心动图仍然被认为是一线诊断方法[424]。正如表 15.26 中所描述,超声心动图的主要优势包括其广泛的可用性,可评估解剖学和生理学特征,成本低,安全以及便携使得其可用于血流动力学不稳定患者的床边诊断[421]。利用这些优点,TEE 是筛选和随访心包积液和心脏压塞并评估缩窄性心包炎的最佳方法。

表 15.26 评估心脏疾病方法的优势与局限性

	超声心动图	心脏 CT	CMR
优势	• 一线的影像诊断和随访工具 • 广泛使用 • 成本低 • 安全 • 可在床边进行	• 需要更好的解剖学描述 • 心外疾病的评估 • 术前规划 • 心包钙化的检查	• 需要更好的解剖学描述 • 较好的组织特定性
局限性	• 视野狭窄 • 肥胖、阻塞性肺疾病是技术难题 • 运营商的依赖性 • 心包的低信噪比 • 有限的组织特定性	• 使用电离辐射 • 使用碘造影剂 • 功能研究仅限于回顾性门控研究 • 对快速型心律失常或不稳定心律诊断困难 • 需要屏气 • 仅适用于血流动力学稳定的患者	• 耗费时间,成本高 • 最好有稳定的心脏节律 • 起搏器或除颤器植入患者是禁忌 • 对肺组织分辨率不高 • 对组织钙化分辨率不高 • 晚期肾功能不全的患者禁用钆造影 • 需使用一些屏气序列 • 仅适用于血流动力学稳定的患者

CMR,心脏磁共振(成像);CT,计算机断层扫描。

Modified from Spodick D. Pericardial diseases. In: Braudwald E, Zipes D, Libby P, eds. *Heart Disease: A Textbook of Cardiovascular Medicine*. 6th ed. Philadelphia: Saunders; 2001: 1823-1876.

心包疾病可分为多种疾病,包括心包积液和心脏压塞、急性和复发性心包炎、缩窄性心包炎、心包包块和先天性心包异常。心包疾病的病因学分类包括感染、自身免疫、MI 后、手术后,以及自身相关的原因[425]。

心包积液

正常情况下,超声心动图检查是无法看清两层之间的液体薄膜。在疾病条件下,积液可能会导致心包积液的形成(图 15.152),导致心包积液的典型原因见表 15.27。这些积液可能是漏出液,渗出液,心包积血,或心包积脓。渗出性积液可能出现滞留、粘连或分布不均匀。根据 2013 年指南,少量胸腔积液通常定义为 50~100ml,中度为 100~500ml,大于 500ml 为大量胸腔积液[421]。积液的大小与血流动力学影响不相关;累积速度对血流动力学影响较大。不同来源的心包

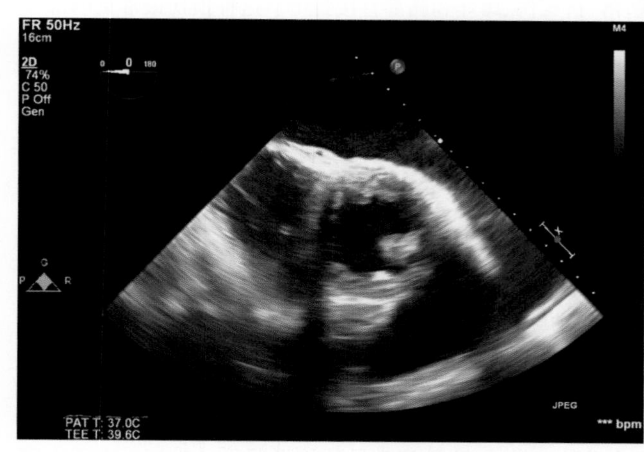

图 15.152 心包大量积液。胃短轴乳头状切面。左心室下、外侧和前壁周围有大量心包积液

表 15.27 心包积液的原因

特发性	感染	炎症	心肌梗死	全身性疾病	恶性肿瘤	其他
急性	病毒性	系统性红斑狼疮	心肌梗死后综合征	尿毒症	直接病变	创伤后
慢性	细菌性 真菌性	类风湿性关节炎	急性透壁性梗死	肝硬化 甲状腺功能减退症	淋巴管阻塞	手术后 CHF

积液具有特征性的大小和发展变化。特发性或病毒性感染可导致少量心包积液,大量积液可能与甲状腺功能减退症,肺结核,或肿瘤有关。快速心包血积聚可能来自钝性损伤、升主动脉夹层或心脏破裂(继发于 MI 或医源性原因,如侵入性心脏手术)[426]。游离型积液常见于医源性原因,而包裹性积液见于手术后或炎症过程(图 15.153)。然而在许多患者,心包积液的起源必须归类为特发性。

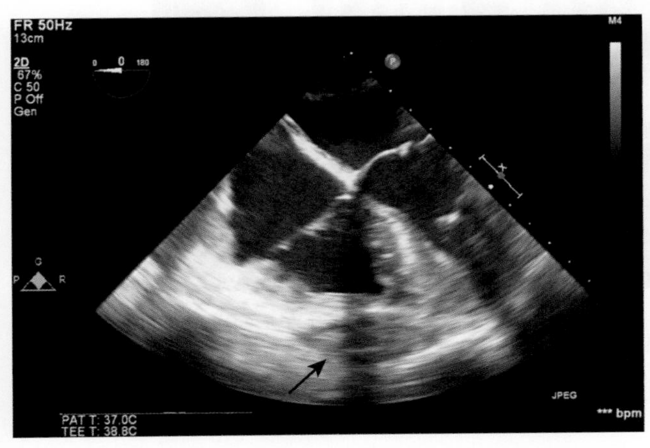

图 15.153 包裹性心包积液。食管中段四腔心。心脏手术后,可见一个心包血栓(黑箭头)压迫右心室的外侧和下方的游离壁

定性分级系统通常用来表征心包积液的量。这种定性分级使用两个维度的积液直径。2013 年指南概述见表 15.28。轻度积液仅见于收缩期,轻度积液小于 1cm,大量积液直径大于 2cm。此外,积液可以围绕整个心脏(免于)或被包裹。与 TTE 相比,TEE 已被证实是一种诊断包裹性积液或心包腔内血块更为敏感的方法[427]。明确积液的解剖关系至关重要。如对主要位于心脏下方的包裹性积液选择剑突下入路进行穿刺抽液可能导致右心室意外损伤。

表 15.28 心包积液严重程度

严重程度	积液的宽度	严重程度	积液的宽度
轻微	仅在收缩期可见	大量	>20mm
少量	<10mm	极大量	>25mm
中度	10~20mm		

Adapted from Klein AL, Abbara S, Agler DA, et al. American Society of Echocardiography clinical recommendations for multimodality cardiovascular imaging of patients with pericardial disease. *J Am Soc Echocardiogr*. 2013;26:965-1012. e1015.

左侧胸腔积液和心包积液较难区分。左侧胸腔积液可被认定为降主动脉与心脏之间的液体。识别胸降主动脉是一个很好的线索;因为心包反射通常位于胸降主动脉前方,心包积液通常出现在主动脉的前部和右侧。扩张的胸主动脉、巨大的心房或心耳,或扩张的冠状窦必须被视为鉴别诊断的组成部分[428]。

心脏压塞

心脏压塞和心包积液不是同义词。心包积液是一种解剖学上的诊断,可能导致或可能不导致血流动力学改变。心脏压塞则是一种病理生理诊断。

纤维心包压迫心腔。这种纤维收缩将导致一种非线性的心包内压力-容积关系。正常心包有 150~250ml 容量储备,这里由心包腔初期容积增加产生的心包腔内压增加可以忽略不计[428,429]。体积小,曲线平坦,心包压力轻微增加。在某一拐点,曲线变陡;液体的进一步小幅增加均将导致心包压力显著增加。急性,少量心包液增加可能导致临床显著的心脏压塞。相反,如果心包积液逐渐增加,心包可以伸展,增加顺应性,压力容积曲线右移。这种缓慢累积的液体很长一段时间都不会被发现,将导致其体积超过 1L。然而,一旦超过心包拉伸的极限时,心包压力的升高将限制舒张期充盈[429]。

心包内压通常与胸腔内压相同;自主呼吸时,该压力在吸气末可能为-6mmHg,呼气末-3mmHg[423]。吸气时该压力表现为心包压降低,心脏右侧跨壁压升高,从而使右室回心血量增加(即三尖瓣跨瓣血流)。由于主动脉瓣压力增加和迟发性肺交通,使得左心室回心血量有所减少(即二尖瓣跨瓣血流)。正压通气时变化相反。

随着心包内压力增加,心脏总血容量受限,这将导致对呼吸循环的过度反应。由于心包的顺应性较低,心室大小的任何增加都将导致心包压力的显著增加从而限制对侧心室的充盈:右心室充盈的增加限制左心室充盈,反之亦然。正常情况下,动脉血压的呼吸变异小于 10mmHg。奇脉是指动脉收缩压随呼吸循环超过 10mmHg 的改变。如果心包积液尚未缓解,心室舒张压之间将出现平衡现象。伴随增加的心包压力,左心房和右心房的压力势必增加以维持心室的充盈。当代偿机制无法保证高充盈压下的前负荷,将发生失代偿(见第 24 和 38 章)。超声心动图下,心脏压塞可被确认为舒张期右心房和右心室塌陷。该塌陷发生于心包内压超过心室内压时。右心房最大塌陷发生于 QRS 波群附近放电后的心室早期收缩,此时右心房压力最低。右心室塌陷在 T 波后早期心室舒张时最大。该塌陷的严重程度及持续时间随着心包压力的进一步增加而增加。右心房塌陷持续时间超过心脏循环时间的 1/3 对临床心脏压塞诊断的敏感性和特异性接近 100%[430]。由于右心室的厚度高于右心房,右心室舒张期塌陷需要一个更高的心包压力;右心室塌陷是心脏压塞的一个更特异性但低敏感性的信号[431]。低血容量可导致心室塌陷而无填塞,心包压力高时,严重的右心室肥厚合并心室顺应性下降或肺动脉高压可预防心室塌陷[418]。包裹性积液或分离可能导致局部填塞。这种填塞最常见于心脏手术后或心肌梗死后。除心包积液外,填塞的其他征象包括下腔静脉扩张,肝静脉充盈并心脏收缩抑制肝血流速度,伴随呼吸的室间隔运动过度以及左心室体积小。下腔静脉大于 2.1cm 并吸气时直径减少不足 50% 表明伴随心包压力增加而出现的全身静脉压力升高[432]。

心脏压塞的更细微征象可采用多普勒检查(图 15.154)。如前所述,由于心脏压塞,一侧心脏的充盈只能发生在另一侧心脏塌陷的情况下。该现象可能由二尖瓣或三尖瓣血流速度出现显著的呼吸变异所致。呼吸变异的计算:

$$(\text{E 波速度}_{\text{呼气}}-\text{E 波速度}_{\text{吸气}})/\text{E 波速度}_{\text{呼气}}$$

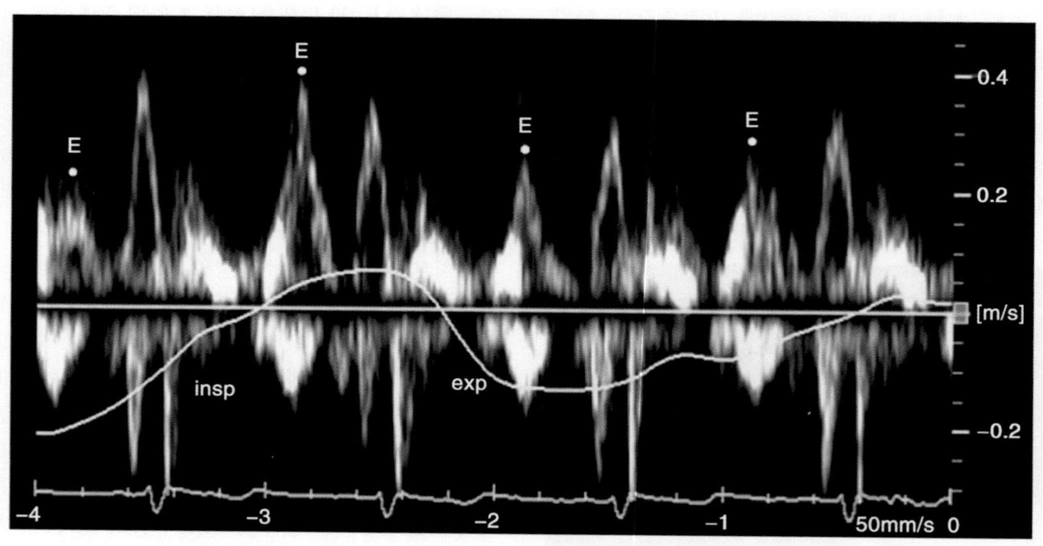

图 15.154 经三尖瓣观察到的心脏压塞时自主呼吸的多普勒频谱。由于使用了经胸成像,与经食管超声心动图相比,血流方向相反。与呼气时(exp)的低 E 波速度相比,吸气时(insp)E 波速度增加。(*From Klein AL, Abbara S, Agler DA, et al. American Society of Echocardiography clinical recommendations for multimodality cardiovascular imaging of patients with pericardial disease. J Am Soc Echocardiogr. 2013;26:965-1012. e1015.*)

正常情况下,自主呼吸时呼吸变异率为 5%。美国超声心动图学会 2013 年指南建议呼吸变异在早期峰值血流≥30%或经三尖瓣舒张期血流速度≥60%可诊断为心脏压塞[421]。该测量可通过在 MV 或 TV 的小叶尖端定位脉冲波来获得。虽然大量心包积液与心脏压塞密切相关,仍存在其他原因可导致跨瓣血流速度的呼吸变异(例如,高气道压、血肿、血容量不足);心脏压塞的诊断不应在有呼吸变异而无填塞的其他证据下进行。

除了三尖瓣和二尖瓣血流的多普勒改变,肝静脉血流速度的相关变化亦可被发现。正常情况下,收缩期肝静脉血流速度约 50cm/s,大于舒张期肝静脉血流速度[433]。充盈受限时,收缩期肝静脉血流速度降至 20~40cm/s[421]。中度填塞时,舒张期血流几乎消失但仍可能显示呼吸变异。重度压塞时,舒张期血流完全消失。除吸气(自主呼吸)或呼气(控制通气)以外发现肝血流消失表明心脏骤停迫在眉睫。

心包炎

心包炎的超声心动图征象是非特异性的。许多急性心包炎患者超声心动图检查是正常的[421]。更常见的是,患者可能有或小、或大、或广泛或局限的心包积液。在一些患者,心包积液可导致心脏压塞。心包内纤维蛋白链表明炎症引起或血凝块,而心包内肿块可见于原发性或继发性心包肿瘤或伴有炎症过程。急性心包炎患者约 5%存在 RWMA。

缩窄性心包炎

缩窄性心包炎定义为心包膜的慢性纤维增厚和钙化(图 15.155)。这种增厚会导致心包顺应性下降,限制心室充盈并增加充盈压[434]。虽然通常是特发性的,但在发达国家引起缩窄性心包炎的其他原因包括先前心脏手术史、纵隔放疗和出血性心包炎。在发展中国家,结核性心包炎的瘢痕更为常见。心包的心肌包裹使心脏与呼吸期间的正常胸腔内压力变化隔离开来。这种心室隔离导致呼吸时心内和胸腔内压力的

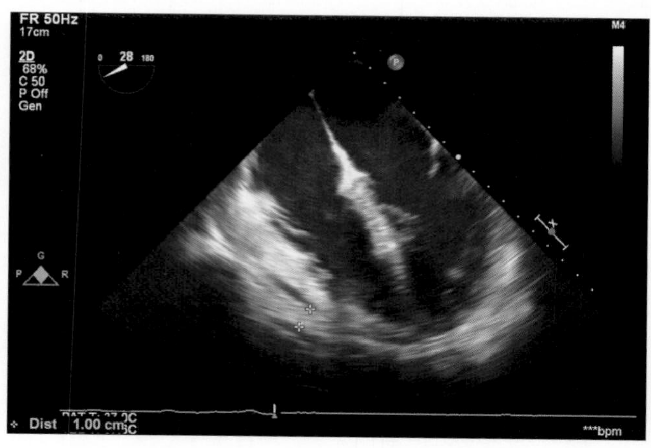

图 15.155 缩窄性心包炎。食管中段四腔镜。横线之间可见增厚的心包,导致缩窄性心包炎

解离以及心室充盈的相互依赖性[435,436]。根据 Troughton 及其同事的说法,“吸气时,胸腔内压力下降,但不会传递到左心房。肺静脉到左心房的压力梯度降低导致流入左心房的血量下降,跨越 MV 进入左心室。舒张期左心室充盈减少使得右心室充盈有了更多的空间,导致室间隔移位和右侧血液流入增加。呼吸时正好相反。”[418]与心脏压塞生理学相似,缩窄性心包炎在舒张期心室流入期间导致呼吸变异过大。与心脏压塞不同的是,舒缩性心包炎的早期舒张期充盈速度比正常情况更快,因为心包的限制作用直到舒张中期才出现,此后即使心房收缩,也几乎看不到心室充盈。心脏压塞和缩窄性心包炎的比较见表 15.29[376]。其他特点包括心包增厚,心肌束缚,间隔反弹和下腔静脉充血[437]。TTE 对心包厚度的精确测量可能具有挑战性;然而,TEE 测量与 CT 测量密切相关[398]。二尖瓣血流模式类似限制型心肌病:观测到持续时间短的高流速 E 波伴 A 波速率降低。相反,限制性疾病,通常有一个突出的 e′速度(即舒张早期组织多普勒速度)以及彩色 M 型传播速度在收缩早期是正常或增加的。在一项包含 122 例患者的研究中,89%经手术证实的缩窄性心包炎患者拥有正常的 e′速度,73%的限制性疾病患者 e′速度降低[438]。对于缩窄性心包炎患者,由于其二尖瓣环外侧环束缚至心包,外侧环 e′速度低于内侧环(“环面反向”)。缩窄性心包炎生理学和限制性疾病之间的超声心动图区别见表 15.30。

表 15.29 缩窄性心包炎与限制型心肌病的鉴别诊断

指标	限制性	缩窄性
间隔运动	正常	呼吸移位
二尖瓣 E/A 比值	>1.5	>1.5
二尖瓣 DT/ms	<160	<160
二尖瓣血流呼吸变异	消失	通常存在
肝静脉多普勒	舒张期吸气相血流反转	舒张期呼气相血流反转
二尖瓣环间隔 e′	通常<7cm/s	通常>7cm/s
二尖瓣外侧环 e′	高于室间隔 e′	低于室间隔 e′
室间隔应变	降低	通常正常

Adapted from Nagueh SF, Appleton CP, Gillebert TC, et al. Recommendations for the evaluation of left ventricular diastolic function by echocardiography. *J Am Soc Echocardiogr*. 2009;22:107-133.

表 15.30 缩窄性心包炎与心脏压塞的比较

心脏压塞	缩窄性心包炎
心脏容积限制性心脏充盈(心室充盈的呼吸变异)	心脏容积限制性心脏充盈(心室充盈的呼吸变异)
相互依存(室间隔移位)	相互依存(室间隔移位)
增高的和相等的中心静脉压、肺静脉压和心室舒张压	增高的和相等的中心静脉压、肺静脉压和心室舒张压
显著的收缩期充盈(Y 下降减弱)	显著的舒张早期充盈(Y 下降增加)
吸气 Y 胸腔内压不传递到心脏(心内压和胸腔内压分离)	吸气 Y 胸腔内压不传递到心脏(心内压和胸腔内压分离)
奇脉常见	奇脉不常见
无 Kussmaul 征	Kussmaul 征

Adapted from Klein AL, Abbara S, Agler DA, et al. American Society of Echocardiography clinical recommendations for multimodality cardiovascular imaging of patients with pericardial disease. *J Am Soc Echocardiogr*. 2013;26:965-1012. e1015.

心包囊肿及肿块

心包囊肿可能是先天性,炎症,或包虫病[425]。先天性心包囊肿直径 1~5cm,可呈现单房(室)或多房(室)。炎性囊肿可能是囊肿或包裹性心包积液其一。这些炎性囊肿的病因包括风湿性心包炎、细菌感染、外伤或心脏手术。最后,包虫囊肿可能由于肝或肺包虫囊肿破裂导致。与此相反,心包憩室通过心包缺损向外伸出或突出。与心包囊肿相反,这些憩室的大小可能在短时间内发生迅速改变。与囊肿相反,憩室与心包囊沟通。在超声心动图上,它们表现为与心包相邻的独特回声空间。它们通常毗邻并挤压右心房。心包肿瘤可以是良性或恶性的。原发性心包肿瘤较转移性肿瘤少见[425]。心包膜最常见的原发性良性肿瘤有畸胎瘤、脂肪瘤、纤维瘤、血管瘤和淋巴管瘤。这些肿瘤体积可能很小或很大,造成压迫,可见于腔壁或心包的外膜。心包膜最常见的恶性原发性肿瘤是间皮瘤,其次是血管肉瘤,而最常见的转移瘤来源是肺癌、乳腺癌、恶性黑素瘤、淋巴瘤和白血病。这些恶性肿瘤可能造成或大或小的浆液性血性心包积液而最终导致心脏压塞(见第 24 章)。

虽然心包肿块可能容易被超声心动图鉴别,但其他方式通常用于进一步的组织分类和描绘。通常它们在心包膜上表现为回声团块。它们可能是结节或导致一般心包增厚。恶性肿瘤往往呈弥漫性生长型。肿块可以是同质或异质的、囊性的,或者具有更复杂的分离模式。

心包肿块的评估

心包肿块被定义为心脏内或紧邻心脏的异常结构。心包肿块通常分为 3 类:血栓、赘生物和肿瘤。在超声心动图中识别不熟悉的结构应导致对正常解剖结构的进一步分析和区分。另外,需要考虑心内导管(中心静脉或肺动脉导管,透析导管)和心脏起搏导线的存在。

不熟悉的结构应评估其位置、解剖特征(形状,流动性)、在整个心动周期内与其他已知心脏结构的空间关系,以及对血流动力学的影响。所有肿块应在两个或多个成像平面上进行评估,优化频率和深度,以避免伪影误诊的可能性[439]。经常导致不正确的心内肿块诊断的心内结构见框 15.11。

血栓

当确诊为心包肿块时,往往是血栓或赘生物[440]。心内血栓形成见于血流速度低或淤血时。诱发患者左心房血栓形成的病症包括左心房增大、MS 和心房纤颤。继发于严重 MR 的左心房增大不会导致患者血栓形成。反流的血液发生湍流以及随后缺乏淤血使血栓形成不太可能。左心房血栓常常为同质的,边界清晰,通常位于左心耳;必须将它们与梳状肌进行区分。应特别注意患者左心房的自发性显影。脉冲多普勒应放置在左心耳内 1cm 以确定血流速度。速度<40cm/s 表明低流量和血栓形成的可能性增加。三维 TEE 和双向评价大大提高了左心耳成像并已被证实有助于血栓的诊断。

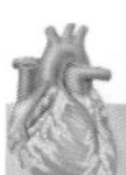

框 15.11 心内肿块常被混淆的正常解剖结构和装置

右心房
起搏器导线，导管，希阿里网，界嵴
咽鼓管瓣膜，右心耳，脂肪瘤
房间隔肥大
左心房
左心耳变异，梳状肌，Coumadin 嵴（左心耳和左上肺静脉之间的中缝）
右心室
起搏器导线，肺动脉导管，小梁，节制索
左心室
假腱索，乳头肌，钙化的二尖瓣腱索
主动脉瓣
Arantius 小结，Lambl 赘生物

左心室血栓形成通常见于存在严重的全心收缩功能障碍，左心室动脉瘤和显著 RWMA 的区域，特别是心尖区域。尽管使用 TTE 可以观察到心尖部血栓，但若可以避免左心室的收缩，使用 TEE 进行检查是可能的。位于左心室中的血栓可能是无蒂、光滑的，并且难以与心肌进行区分，或可能是大的、不规则的和移动的。若高度怀疑，左半结肠造影剂的使用有助于左心室血栓的检出。正如人工制品一样，在多个成像视图和整个心动周期中进行血栓评估对于确保正确的诊断是必要的。

右心房或右心室血栓形成很少见，往往与留置导管或起搏导线有关。如果没有相关的外来物质存在，血栓可能起源于全身静脉系统，并转移到 PA。

赘生物

赘生物是发生于瓣膜或瓣下结构的高移动性，形状不规则的肿块。它们可能是感染性的，可导致细菌或真菌性心内膜炎，或呈非感染性。它们常见于反流束中瓣膜的上游（低压）一侧。与瓣膜或腱索的明亮结缔组织外观相比，回声性质类似于软组织或心肌。如果有导管或起搏导线，赘生物可能附着在异物上。在这种情况下，使用超声鉴别血栓将成为一项挑战。

心内肿瘤

虽然许多心内肿瘤具有特征性表现，但使用超声心动图评价的目的不是为了获得病理诊断，而是评估肿瘤的位置、解剖范围和生理影响（见第 24 章）。

原发性心脏肿瘤

原发性心脏肿瘤罕见，发生率比非原发性心脏肿瘤低 20 倍[440]。病理学上，75% 的这些肿瘤是良性的。大多数良性心脏肿瘤是黏液瘤，其代表超过 85% 的手术切除的心脏肿块。黏液瘤通常是单一、有蒂的，并且外表光滑，但偶尔具有不规则的葡萄簇外观（见表 24-3）。它们通常具有不均匀的回声，并且可能具有钙化区域。超过 75% 的黏液瘤来自左心房侧的 IAS。其他起源部位包括右心房，右心室或左心室较为罕见。虽然是良性的，但这些肿瘤可能相当大，并且如果它们在心脏舒张期跨越 MV 将导致左心室充盈受阻。

乳头状弹性纤维瘤是良性心内肿瘤的第二种常见类型，通常与心脏瓣膜相关。通常被误诊为瓣膜赘生物，乳头状弹性纤维瘤起源于原生瓣膜组织。这些肿瘤的直径通常小于 1cm，并且流动性很强。它们通常位于二尖瓣和主动脉瓣；然而，可见于右侧心脏瓣膜，或很少起源于非瓣膜区域[441]。对于大乳头状弹性纤维瘤是否提供全身栓塞来源以及是否需要切除或抗凝是有争议的。儿科人群中最常见的良性心脏肿瘤是横纹肌瘤和左心室纤维瘤。

恶性原发性心脏肿瘤远不及良性肿瘤常见。成人群体中最常见的恶性原发心脏肿瘤是血管肉瘤、横纹肌肉瘤、间皮瘤和纤维肉瘤[442]。恶性肿瘤通常是不动的，因为它们倾向于浸润邻近的心脏解剖结构。与转移性疾病相似，恶性原发性心脏肿瘤常常导致心包积液。

非原发性心脏肿瘤

非原发性肿瘤由 4 类构成：来自远处原发性肿瘤（肝，结肠）的转移，由淋巴扩散（淋巴瘤）导致的转移，直接侵犯邻近恶性肿瘤（肺癌，乳腺癌），或通过下腔静脉从远端恶性肿瘤直接蔓延（肾细胞癌）。肺癌、淋巴瘤、乳腺癌和白血病构成了成人转移性心脏肿瘤的前四位来源[441]。非原发性肿瘤累及心包比心肌更普遍，造成心包积液可能导致心脏压塞。在黑色素瘤或淋巴瘤中，心肌受累更常见[441]。

（郭文娟 陈淼 译，于春华 韩雪萍 陈淼 校）

参考文献

1. Shillcutt SK, Markin NW, Montzingo CR, Brakke TR. Use of rapid "rescue" perioperative echocardiography to improve outcomes after hemodynamic instability in noncardiac surgical patients. *J Cardiothorac Vasc Anesth*. 2012;26(3):362–370.
2. Shillcutt SK, Brakke TR, Thomas WR, et al. The development of a perioperative echocardiography consult service: the Nebraska experience. *J Cardiothorac Vasc Anesth*. 2015;29(3):777–784.
3. Gardin JM, Adams DB, Douglas PS, et al. Recommendations for a standardized report for adult transthoracic echocardiography: a report from the American Society of Echocardiography's Nomenclature and Standards Committee and Task Force for a Standardized Echocardiography Report. *J Am Soc Echocardiogr*. 2002;15(3):275–290.
4. *IAC Standards and Guidelines for Adult Echocardiography Accreditation*. <http://www.intersocietal.org/echo/main/echo_standards.htm>.
5. Cowie B. Focused cardiovascular ultrasound performed by anesthesiologists in the perioperative period: feasible and alters patient management. *J Cardiothorac Vasc Anesth*. 2009;23(4):450–456.
6. Canty DJ, Royse CF, Kilpatrick D, et al. The impact of pre-operative focused transthoracic echocardiography in emergency non-cardiac surgery patients with known or risk of cardiac disease. *Anaesthesia*. 2012;67(7):714–720.
7. Denault AY, Couture P, McKenty S, et al. Perioperative use of transesophageal echocardiography by anesthesiologists: impact in noncardiac surgery and in the intensive care unit. *Can J Anaesth*. 2002;49(3):287–293.
8. Mahmood F, Christie A, Matyal R. Transesophageal echocardiography and noncardiac surgery. *Semin Cardiothoracic Vasc Anesth*. 2008;12(4):265–289.
9. Vegas A, Meineri M. Three-dimensional transesophageal echocardiography is a major advance for intraoperative clinical management of patients undergoing cardiac surgery. *Anesth Analg*. 2010;110(6):1548–1573.
10. Dekker DL, Piziali RL, Dong E. A system for ultrasonically imaging the human heart in three dimensions. *Comput Biomed Res*. 1974;7(6):544–553.
11. Lang RM, Badano LP, Tsang W, et al. EAE/ASE recommendations for image acquisition and display using three-dimensional echocardiography. *J Am Soc Echocardiogr*. 2012;25(1):3–46.
12. De Simone R, Glombitza G, Vahl CF, et al. Three-dimensional color Doppler: a clinical study in patients with mitral regurgitation. *J Am Coll Cardiol*. 1999;33(6):1646–1654.
13. Coisne D, Erwan D, Christiaens L, et al. Quantitative assessment of regurgitant flow with total digital three-dimensional reconstruction of color Doppler flow in the convergent region: in vitro validation. *J Am Soc Echocardiogr*. 2002;15(3):233–240.
14. Samad BA, Alam M, Jensen-Urstad K. Prognostic impact of right ventricular involvement as assessed by tricuspid annular motion in patients with acute myocardial infarction. *Am J Cardiol*. 2002;90(7):778–781.
15. Sugeng L, Mor-Avi V, Weinert L, et al. Multimodality comparison of quantitative volumetric analysis of the right ventricle. *JACC Cardiovasc Imaging*. 2010;3(1):10–18.
16. Reich DL, Fischer GW. *Perioperative Transesophageal Echocardiography: a Companion to Kaplan's Cardiac Anesthesia*. Philadelphia: Saunders; 2014.
17. Baumgartner H, Hung J, Bermejo J, et al. Echocardiographic assessment of valve stenosis: EAE/ASE recommendations for clinical practice. *Eur J Echocardiogr*. 2009;10(1):1–25.
18. Lancellotti P, Tribouilloy C, Hagendorff A, et al. Recommendations for the echocardiographic assessment of native valvular regurgitation: an executive summary from the European Association of Cardiovascular Imaging. *Eur Heart J Cardiovasc Imaging*. 2013;14(7):611–644.
19. Lancellotti P, Moura L, Pierard LA, et al. European Association of Echocardiography recommendations for the assessment of valvular regurgitation. Part 2: mitral and tricuspid regurgitation (native valve disease). *Eur J Echocardiogr*. 2010;11(4):307–332.

20. Zoghbi W. Recommendations for evaluation of the severity of native valvular regurgitation with two-dimensional and Doppler echocardiography. *J Am Soc Echocardiogr*. 2003;16(7):777–802.
21. Zoghbi WA, Chambers JB, Dumesnil JG, et al. Recommendations for evaluation of prosthetic valves with echocardiography and Doppler ultrasound. *J Am Soc Echocardiogr*. 2009;22(9):975–1014.
22. Maslow AD, Bert AA. Echocardiographic evaluation of prosthetic valves. In: Oxom DC, ed. *Intraoperative Echocardiography*. Philadelphia: Saunders; 2012:95–130.
23. Quiñones MA, Otto CM, Stoddard M, et al. Recommendations for quantification of Doppler echocardiography: a report from the Doppler quantification task force of the nomenclature and standards committee of the American Society of Echocardiography. *J Am Soc Echocardiogr*. 2002;15(2): 167–184.
24. Nishimura RA, Otto CM, Bonow RO, et al. 2014 AHA/ACC guideline for the management of patients with valvular heart disease: a report of the American College of Cardiology/American Heart Association Task Force on Practice Guidelines. *Circulation*. 2014;129(23):e521–e643.
25. Vahanian A, Alfieri O, Andreotti F, et al. Guidelines on the management of valvular heart disease (version 2012): The Joint Task Force on the Management of Valvular Heart Disease of the European Society of Cardiology (ESC) and the European Association for Cardio-Thoracic Surgery (EACTS). *Eur Heart J*. 2012;33(19):2451–2496.
26. Bonow RO, Carabello BA, Chatterjee K, et al. ACC/AHA 2006 guidelines for the management of patients with valvular heart disease: a report of the American College of Cardiology/American Heart Association Task Force on Practice Guidelines (writing committee to revise the 1998 Guidelines for the Management of Patients With Valvular Heart Disease): developed in collaboration with the Society of Cardiovascular Anesthesiologists: endorsed by the Society for Cardiovascular Angiography and Interventions and the Society of Thoracic Surgeons. *Circulation*. 2006;114(5): e84–e231.
27. Bonow RO, Carabello BA, Chatterjee K, et al. 2008 focused update incorporated into the ACC/AHA 2006 guidelines for the management of patients with valvular heart disease. *J Am Coll Cardiol*. 2008;52(13):e1–e142.
28. Jones M, Eidbo EE. Doppler color flow evaluation of prosthetic mitral valves: experimental epicardial studies. *J Am Coll Cardiol*. 1989;13(1):234–240.
29. Pibarot P, Weissman NJ, Stewart WJ, et al. Incidence and sequelae of prosthesis-patient mismatch in transcatheter versus surgical valve replacement in high-risk patients with severe aortic stenosis. *J Am Coll Cardiol*. 2014;64(13):1323–1334.
30. Yosefy C, Levine RA, Solis J, et al. Proximal flow convergence region as assessed by real-time 3-dimensional echocardiography: challenging the hemispheric assumption. *J Am Soc Echocardiogr*. 2007;20(4):389–396.
31. Maslow A. Mitral valve repair: an echocardiographic review: part 1. *J Cardiothorac Vasc Anesth*. 2015;29(1):156–177.
32. Maslow A. Mitral valve repair: an echocardiographic review: part 2. *J Cardiothorac Vasc Anesth*. 2015;29(2):439–471.
33. Lambert AS, Miller JP, Merrick SH, et al. Improved evaluation of the location and mechanism of mitral valve regurgitation with a systematic transesophageal echocardiography examination. *Anesth Analg*. 1999;88(6):1205–1212.
34. Maslow A, Schwartz C, Bert A. Pro: Single-plane echocardiography provides an accurate and adequate examination of the native mitral valve. *J Cardiothorac Vasc Anesth*. 2002;16(4):508–514.
35. Foster GP, Isselbacher EM, Rose GA, et al. Accurate localization of mitral regurgitant defects using multiplane transesophageal echocardiography. *Ann Thorac Surg*. 1998;65(4):1025–1031.
36. Kumar N, Kumar M, Duran CM. A revised terminology for recording surgical findings of the mitral valve. *J Heart Valve Dis*. 1995;4(1):70–75, discussion 76–77.
37. Carpentier A, Chauvaud S, Fabiani JN, et al. Reconstructive surgery of mitral valve incompetence: ten-year appraisal. *J Thorac Cardiovasc Surg*. 1980;79(3):338–348.
38. Carpentier A. Cardiac valve surgery—the "French correction." *J Thorac Cardiovasc Surg*. 1983;86(3):323–337.
39. He S, Fontaine AA, Schwammenthal E, et al. Integrated mechanism for functional mitral regurgitation: leaflet restriction versus coapting force: in vitro studies. *Circulation*. 1997;96(6): 1826–1834.
40. Rodevand O, Bjornerheim R, Edvardsen T, et al. Diastolic flow pattern in the normal left ventricle. *J Am Soc Echocardiogr*. 1999;12(6):500–507.
41. Hong G-R, Pedrizzetti G, Tonti G, et al. Characterization and quantification of vortex flow in the human left ventricle by contrast echocardiography using vector particle image velocimetry. *JACC Cardiovasc Imaging*. 2008;1(6):705–717.
42. Kvitting JPE, Bothe W, Goktepe S, et al. Anterior mitral leaflet curvature during the cardiac cycle in the normal ovine heart. *Circulation*. 2010;122(17):1683–1689.
43. Glasson JR, Komeda M, Daughters GT, et al. Three-dimensional regional dynamics of the normal mitral anulus during left ventricular ejection. *J Thorac Cardiovasc Surg*. 1996;111(3):574–585.
44. Rosenhek R. Normal values for Doppler echocardiographic assessment of heart valve prostheses. *J Am Soc Echocardiogr*. 2003;16(11):1116–1127.
45. Maisano F. The double-orifice technique as a standardized approach to treat mitral regurgitation due to severe myxomatous disease: surgical technique. *Eur J Cardiothorac Surg*. 2000;17(3):201–205.
46. Maisano F, Redaelli A, Pennati G, et al. The hemodynamic effects of double-orifice valve repair for mitral regurgitation: a 3D computational model. *Eur J Cardiothorac Surg*. 1999;15(4):419–425.
47. Maisano F. The edge-to-edge technique: a simplified method to correct mitral insufficiency. *Eur J Cardiothorac Surg*. 1998;13(3):240–246.
48. Omran AS, Woo A, David TE, et al. Intraoperative transesophageal echocardiography accurately predicts mitral valve anatomy and suitability for repair. *J Am Soc Echocardiogr*. 2002;15(9): 950–957.
49. Grewal J, Mankad S, Freeman WK, et al. Real-time three-dimensional transesophageal echocardiography in the intraoperative assessment of mitral valve disease. *J Am Soc Echocardiogr*. 2009;22(1): 34–41.
50. Pepi M, Tamborini G, Maltagliati A, et al. Head-to-head comparison of two- and three-dimensional transthoracic and transesophageal echocardiography in the localization of mitral valve prolapse. *J Am Coll Cardiol*. 2006;48(12):2524–2530.
51. Agricola E, Oppizzi M, Pisani M, et al. Ischemic mitral regurgitation: mechanisms and echocardiographic classification. *Eur J Echocardiogr*. 2008;9:207–221.
52. Lee APW, Acker M, Kubo SH, et al. Mechanisms of recurrent functional mitral regurgitation after mitral valve repair in nonischemic dilated cardiomyopathy: importance of distal anterior leaflet tethering. *Circulation*. 2009;119(19):2606–2614.
53. Kongsaerepong V, Shiota M, Gillinov AM, et al. Echocardiographic predictors of successful versus unsuccessful mitral valve repair in ischemic mitral regurgitation. *Am J Cardiol*. 2006;98(4):504–508.
54. Lau WC, Carroll JR, Deeb GM, et al. Intraoperative transesophageal echocardiographic assessment of the effect of protamine on paraprosthetic aortic insufficiency immediately after stentless tissue aortic valve replacement. *J Am Soc Echocardiogr*. 2002;15(10):1175–1180.
55. Morehead AJ, Firstenberg MS, Shiota T, et al. Intraoperative echocardiographic detection of regurgitant jets after valve replacement. *Ann Thorac Surg*. 2000;69(1):135–139.
56. Sheikh KH, de Bruijn NP, Rankin JS, et al. The utility of transesophageal echocardiography and Doppler color flow imaging in patients undergoing cardiac valve surgery. *J Am Coll Cardiol*. 1990;15(2):363–372.
57. Maslow AD, Regan MM, Haering JM, et al. Echocardiographic predictors of left ventricular outflow tract obstruction and systolic anterior motion of the mitral valve after mitral valve reconstruction for myxomatous valve disease. *J Am Coll Cardiol*. 1999;34(7):2096–2104.
58. Gillinov AM, Cosgrove DM, Blackstone EH, et al. Durability of mitral valve repair for degenerative disease. *J Thorac Cardiovasc Surg*. 1998;116(5):734–743.
59. Flameng W. Recurrence of mitral valve regurgitation after mitral valve repair in degenerative valve disease. *Circulation*. 2003;107(12):1609–1613.
60. David TE, Ivanov J, Armstrong S, et al. A comparison of outcomes of mitral valve repair for degenerative disease with posterior, anterior, and bileaflet prolapse. *J Thorac Cardiovasc Surg*. 2005;130(5):1242–1249.
61. Chaudhry FA, Upadya SPY, Singh VP, et al. Identifying patients with degenerative mitral regurgitation for mitral valve repair and replacement: a transesophageal echocardiographic study. *J Am Soc Echocardiogr*. 2004;17(9):988–994.
62. Cape EG, Yoganathan AP, Weyman AE, Levine RA. Adjacent solid boundaries alter the size of regurgitant jets on Doppler color flow maps. *J Am Coll Cardiol*. 1991;17(5):1094–1102.
63. Chen CG, Thomas JD, Anconina J, et al. Impact of impinging wall jet on color Doppler quantification of mitral regurgitation. *Circulation*. 1991;84(2):712–720.
64. Enriquez-Sarano M, Avierinos J-F, Messika-Zeitoun D, et al. Quantitative determinants of the outcome of asymptomatic mitral regurgitation. *New Engl J Med*. 2005;352(9):875–883.
65. Yosefy C, Hung J, Chua S, et al. Direct measurement of vena contracta area by real-time 3-dimensional echocardiography for assessing severity of mitral regurgitation. *Am J Cardiol*. 2009;104(7):978–983.
66. Fehske W, Omran H, Manz M, et al. Color-coded Doppler imaging of the vena contracta as a basis for quantification of pure mitral regurgitation. *Am J Cardiol*. 1994;73(4):268–274.
67. Heinle SK, Hall SA, Brickner ME, et al. Comparison of vena contracta width by multiplane transesophageal echocardiography with quantitative Doppler assessment of mitral regurgitation. *Am J Cardiol*. 1998;81(2):175–179.
68. Tribouilloy C, Shen WF, Quere JP, et al. Assessment of severity of mitral regurgitation by measuring regurgitant jet width at its origin with transesophageal Doppler color flow imaging. *Circulation*. 1992;85(4):1248–1253.
69. Tribouilloy CM, Enriquez-Sarano M, Bailey KR, et al. Assessment of severity of aortic regurgitation using the width of the vena contracta: a clinical color Doppler imaging study. *Circulation*. 2000;102(5):558–564.
70. Tribouilloy CM, Enriquez-Sarano M, Fett SL, et al. Application of the proximal flow convergence method to calculate the effective regurgitant orifice area in aortic regurgitation. *J Am Coll Cardiol*. 1998;32(4):1032–1039.
71. Bargiggia GS, Tronconi L, Sahn DJ, et al. A new method for quantitation of mitral regurgitation based on color flow Doppler imaging of flow convergence proximal to regurgitant orifice. *Circulation*. 1991;84(4):1481–1489.
72. Simpson IA, Shiota T, Gharib M, Sahn DJ. Current status of flow convergence for clinical applications: is it a leaning tower of "PISA"? *J Am Coll Cardiol*. 1996;27(2):504–509.
73. Schwammenthal E, Chen C, Benning F, et al. Dynamics of mitral regurgitant flow and orifice area. Physiologic application of the proximal flow convergence method: clinical data and experimental testing. *Circulation*. 1994;90(1):307–322.
74. Enriquez-Sarano M, Tajik AJ, Bailey KR, Seward JB. Color flow imaging compared with quantitative Doppler assessment of severity of mitral regurgitation: influence of eccentricity of jet and mechanism of regurgitation. *J Am Coll Cardiol*. 1993;21(5):1211–1219.
75. Wilkins GT, Weyman AE, Abascal VM, et al. Percutaneous balloon dilatation of the mitral valve: an analysis of echocardiographic variables related to outcome and the mechanism of dilatation. *Heart*. 1988;60(4):299–308.
76. Faletra F, Pezzano A, Fusco R, et al. Measurement of mitral valve area in mitral stenosis: four echocardiographic methods compared with direct measurement of anatomic orifices. *J Am Coll Cardiol*. 1996;28(5):1190–1197.
77. Maslow A, Mahmood F, Poppas A, Singh A. Three-dimensional echocardiographic assessment of the repaired mitral valve. *J Cardiothorac Vasc Anesth*. 2014;28(1):11–17.
78. Nishimura RA, Rihal CS, Tajik AJ, Holmes DR. Accurate measurement of the transmitral gradient in patients with mitral stenosis: a simultaneous catheterization and Doppler echocardiographic study. *J Am Coll Cardiol*. 1994;24(1):152–158.
79. Thomas JD, Newell JB, Choong CY, Weyman AE. Physical and physiological determinants of transmitral velocity: numerical analysis. *Am J Physiol*. 1991;260(5 Pt 2):H1718–H1731.
80. Gonzalez MA, Child JS, Krivokapich J. Comparison of two-dimensional and Doppler echocardiography and intracardiac hemodynamics for quantification of mitral stenosis. *Am J Cardiol*. 1987;60(4):327–332.
81. Lam B-K, Chan V, Hendry P, et al. The impact of patient-prosthesis mismatch on late outcomes after mitral valve replacement. *J Thorac Cardiovasc Surg*. 2007;133(6):1464–1473.e1463.
82. Nakatani S, Masuyama T, Kodama K, et al. Value and limitations of Doppler echocardiography in the quantification of stenotic mitral valve area: comparison of the pressure half-time and the continuity equation methods. *Circulation*. 1988;77(1):78–85.
83. Messika-Zeitoun D. Sequential assessment of mitral valve area during diastole using colour M-mode flow convergence analysis: new insights into mitral stenosis physiology. *Eur Heart J*. 2003;24(13):1244–1253.
84. Fernandes V, Olmos L, Nagueh SF, et al. Peak early diastolic velocity rather than pressure half-time is the best index of mechanical prosthetic mitral valve function. *Am J Cardiol*. 2002;89(6): 704–710.
85. Vanoverschelde JL, van Dyck M, Gerber B, et al. The role of echocardiography in aortic valve repair. *Ann Cardiothorac Surg*. 2013;2(1):65–72.
86. Walmsley R. Anatomy of left ventricular outflow tract. *Heart*. 1979;41(3):263–267.
87. le Polain de Waroux J-B, Pouleur A-C, Robert A, et al. Mechanisms of recurrent aortic regurgitation after aortic valve repair. *JACC Cardiovasc Imaging*. 2009;2(8):931–939.
88. Maslow Na, Mashikian J, Douglas PS, et al. TEE evaluation of native aortic valve area. *Anesth Analg*. 1999;88(suppl):100SCA.
89. Maslow AD, Haering JM, Heindel S, et al. An evaluation of prosthetic aortic valves using transesophageal echocardiography: the double-envelope technique. *Anesth Analg*. 2000;91(3):509–516.
90. Chafizadeh ER, Zoghbi WA. Doppler echocardiographic assessment of the St. Jude Medical prosthetic valve in the aortic position using the continuity equation. *Circulation*. 1991;83(1):213–223.
91. Wiseth R, Levang OW, Sande E, et al. Hemodynamic evaluation by Doppler echocardiography of small (=21 mm) prostheses and bioprostheses in the aortic valve position. *Am J Cardiol*. 1992;70(2):240–246.
92. Van Dyck M, Glineur D, de Kerchove L, El Khoury G. Complications after aortic valve repair and valve-sparing procedures. *Ann Cardiothorac Surg*. 2013;2(1):130–139.
93. Hall T, Shah P, Wahi S. The role of transesophageal echocardiography in aortic valve preserving procedures. *Indian Heart J*. 2014;66(3):327–333.
94. Perry GJ, Helmcke F, Nanda NC, et al. Evaluation of aortic insufficiency by Doppler color flow mapping. *J Am Coll Cardiol*. 1987;9(4):952–959.
95. Teague SM, Heinsimer JA, Anderson JL, et al. Quantification of aortic regurgitation utilizing continuous wave Doppler ultrasound. *J Am Coll Cardiol*. 1986;8(3):592–599.
96. Griffin BP, Flachskampf FA, Siu S, et al. The effects of regurgitant orifice size, chamber compliance, and systemic vascular resistance on aortic regurgitant velocity slope and pressure half-time. *Am Heart J*. 1991;122(4):1049–1056.
97. Klodas E, Enriquez-Sarano M, Tajik AJ, et al. Optimizing timing of surgical correction in patients with severe aortic regurgitation: role of symptoms. *J Am Coll Cardiol*. 1997;30(3):746–752.
98. Hess OM, Schneider J, Turina M, et al. Asymmetric septal hypertrophy in patients with aortic stenosis: an adaptive mechanism or a coexistence of hypertrophic cardiomyopathy. *J Am Coll Cardiol*. 1983;1(3):783–789.
99. Otto CM, Burwash IG, Legget ME, et al. Prospective study of asymptomatic valvular aortic stenosis: clinical, echocardiographic, and exercise predictors of outcome. *Circulation*. 1997;95(9):2262–2270.
100. Maslow AD, Mahmood F, Poppas A, Singh A. Intraoperative dobutamine stress echocardiography to assess aortic valve stenosis. *J Cardiothorac Vasc Anesth*. 2006;20(6):862–866.
101. Levine RA, Jimoh A, Cape EG, et al. Pressure recovery distal to a stenosis: potential cause of gradient "overestimation" by Doppler echocardiography. *J Am Coll Cardiol*. 1989;13(3):706–715.
102. Vandervoort PM, Greenberg NL, Pu M, et al. Pressure recovery in bileaflet heart valve prostheses: localized high velocities and gradients in central and side orifices with implications for Doppler-catheter gradient relation in aortic and mitral position. *Circulation*. 1995;92(12):3464–3472.
103. Maffessanti F, Gripari P, Pontone G, et al. Three-dimensional dynamic assessment of tricuspid and mitral annuli using cardiovascular magnetic resonance. *Eur Heart J Cardiovasc Imaging*.

2013;14(10):986–995.
104. Owais K, Taylor CE, Jiang L, et al. Tricuspid annulus: a three-dimensional deconstruction and reconstruction. *Ann Thorac Surg.* 2014;98(5):1536–1542.
105. Bruce CJ, Connolly HM. Right-sided valve disease deserves a little more respect. *Circulation.* 2009;119(20):2726–2734.
106. Koelling TM, Aaronson KD, Cody RJ, et al. Prognostic significance of mitral regurgitation and tricuspid regurgitation in patients with left ventricular systolic dysfunction. *Am Heart J.* 2002;144(3):524–529.
107. Lee J-W, Song J-M, Park JP, et al. Long-term prognosis of isolated significant tricuspid regurgitation. *Circ J.* 2010;74(2):375–380.
108. Messika-Zeitoun D, Thomson H, Bellamy M, et al. Medical and surgical outcome of tricuspid regurgitation caused by flail leaflets? *J Thorac Cardiovasc Surg.* 2004;128(2):296–302.
109. Nath J, Foster E, Heidenreich PA. Impact of tricuspid regurgitation on long-term survival. *J Am Coll Cardiol.* 2004;43(3):405–409.
110. Dreyfus GD, Martin RP, Chan KMJ, et al. Functional tricuspid regurgitation. *J Am Coll Cardiol.* 2015;65(21):2331–2336.
111. Moraca RJ, Moon MR, Lawton JS, et al. Outcomes of tricuspid valve repair and replacement: a propensity analysis. *Ann Thorac Surg.* 2009;87(1):83–89.
112. Maslow AD, Schwartz C, Singh AK. Assessment of the tricuspid valve: a comparison of four transesophageal echocardiographic windows. *J Cardiothorac Vasc Anesth.* 2004;18(6):719–724.
113. Badano LP, Agricola E, de Isla LP, et al. Evaluation of the tricuspid valve morphology and function by transthoracic real-time three-dimensional echocardiography. *Eur J Echocardiogr.* 2009;10(4):477–484.
114. Fukuda S. Determinants of recurrent or residual functional tricuspid regurgitation after tricuspid annuloplasty. *Circulation.* 2006;114(1_suppl):I-582–I-587.
115. Kim H-K, Kim Y-J, Park J-S, et al. Determinants of the severity of functional tricuspid regurgitation. *Am J Cardiol.* 2006;98(2):236–242.
116. Shiran A, Sagie A. Tricuspid regurgitation in mitral valve disease. *J Am Coll Cardiol.* 2009;53(5):401–408.
117. Grossmann G. Comparison of the proximal flow convergence method and the jet area method for the assessment of the severity of tricuspid regurgitation. *Eur Heart J.* 1998;19(4):652–659.
118. Rudski LG, Lai WW, Afilalo J, et al. Guidelines for the echocardiographic assessment of the right heart in adults: a report from the American Society of Echocardiography. *J Am Soc Echocardiogr.* 2010;23(7):685–713.
119. Aoyagi S, Nishi Y, Kawara T, et al. Tricuspid valve replacement with the St. Jude Medical valve. *Surg Today.* 1994;24(1):6–12.
120. Connolly HM, Miller FA, Taylor CL, et al. Doppler hemodynamic profiles of 82 clinically and echocardiographically normal tricuspid valve prostheses. *Circulation.* 1993;88(6):2722–2727.
121. Kobayashi Y, Nagata S, Ohmori F, et al. Serial Doppler echocardiographic evaluation of bioprosthetic valves in the tricuspid position. *J Am Coll Cardiol.* 1996;27(7):1693–1697.
122. Fawzy ME, Mercer EN, Dunn B, et al. Doppler echocardiography in the evaluation of tricuspid stenosis. *Eur Heart J.* 1989;10(11):985–990.
123. Hatle L. Noninvasive assessment of valve lesions with Doppler ultrasound. *Herz.* 1984;9(4):213–221.
124. Karp K, Teien D, Eriksson P. Doppler echocardiographic assessment of the valve area in patients with atrioventricular valve stenosis by application of the continuity equation. *J Intern Med.* 1989;225(4):261–266.
125. Maslow A, Comunale ME, Haering JM, Watkins J. Pulsed wave Doppler measurement of cardiac output from the right ventricular outflow tract. *Anesth Analg.* 1996;83(3):466–471.
126. Puchalski MD, Askovich B, Sower CT, et al. Pulmonary regurgitation: determining severity by echocardiography and magnetic resonance imaging. *Congenit Heart Dis.* 2008;3(3):168–175.
127. Silversides CK, Veldtman GR, Crossin J, et al. Pressure half-time predicts hemodynamically significant pulmonary regurgitation in adult patients with repaired tetralogy of fallot. *J Am Soc Echocardiogr.* 2003;16(10):1057–1062.
128. Lee C, Kim YM, Lee C-H, et al. Outcomes of pulmonary valve replacement in 170 patients with chronic pulmonary regurgitation after relief of right ventricular outflow tract obstruction. *J Am Coll Cardiol.* 2012;60(11):1005–1014.
129. Stamm C, Anderson RH, Ho SY. Clinical anatomy of the normal pulmonary root compared with that in isolated pulmonary valvular stenosis. *J Am Coll Cardiol.* 1998;31(6):1420–1425.
130. Hayes CJ, Gersony WM, Driscoll DJ, et al. Second natural history study of congenital heart defects. Results of treatment of patients with pulmonary valvar stenosis. *Circulation.* 1993;87(2 suppl):I28–I37.
131. Drossner DM, Mahle WT. A management strategy for mild valvar pulmonary stenosis. *Pediatr Cardiol.* 2008;29(3):649–652.
132. Berry D. History of cardiology: Werner Forssmann, MD. *Circulation.* 2006;113(7):f27–f28.
133. Faxon DP, Williams DO. The changing face of interventional cardiology. *Circ Cardiovasc Interv.* 2012;5(3):325–327.
134. Bouleti C, Himbert D, Iung B, et al. Long-term outcome after transcatheter aortic valve implantation. *Heart.* 2015;101(12):936–942.
135. Gross WL, Shook DC. TEE and interventional cardiology. *J Am Soc Echocardiogr.* 2011;24(7):A22.
136. Polkampally P, Jovin I, Bottinor W. Adverse reactions to iodinated contrast media. *Int J Angiol.* 2013;22(03):149–154.
137. Rubenson D. The emergence of a sub-specialty: the interventional echocardiographer. *J Am Soc Echocardiogr.* 2011;24(1):A24.
138. Bergman R, Mahmood F. Anesthesiologists and transesophageal echocardiography: echocardiographers or echocardiologists? *J Cardiothorac Vasc Anesth.* 2013;27(3):627.
139. Montealegre-Gallegos M, Mahmood F. Intraoperative transesophageal echocardiography: Monere to Decidere. *J Cardiothorac Vasc Anesth.* 2014;28(6):1700–1701.
140. Silvestry FE, Kerber RE, Brook MM, et al. Echocardiography-guided interventions. *J Am Soc Echocardiogr.* 2009;22(3):213–231.
141. Neelankavil J, Chua J, Howard-Quijano K, Mahajan A. Intracardiac echocardiography. *J Cardiothorac Vasc Anesth.* 2015;29(2):502–505.
142. Hudson PA, Eng MH, Kim MS, et al. A comparison of echocardiographic modalities to guide structural heart disease interventions. *J Interv Cardiol.* 2008;21(6):535–546.
143. Katz JD. Radiation exposure to anesthesia personnel: the impact of an electrophysiology laboratory. *Anesth Analg.* 2005;1725–1726.
144. Walker J. Communication in the cardiac operating room: a surgeon's perspective. *J Am Soc Echocardiogr.* 2010;23(10):A21.
145. van der Hoeven BL, Schalij MJ, Delgado V. Multimodality imaging in interventional cardiology. *Nat Rev Cardiol.* 2012;9(6):333–346.
146. Earley MJ. How to perform a transseptal puncture. *Heart.* 2008;95(1):85–92.
147. Hu YF, Tai CT, Lin YJ, et al. The change in the fluoroscopy-guided transseptal puncture site and difficult punctures in catheter ablation of recurrent atrial fibrillation. *Europace.* 2008;10(3):276–279.
148. Roelke M, Smith AJC, Palacios IF. The technique and safety of transseptal left heart catheterization: the Massachusetts General Hospital experience with 1,279 procedures. *Cathet Cardiovasc Diagn.* 1994;32(4):332–339.
149. Tomlinson DR, Sabharwal N, Bashir Y, Betts TR. Interatrial septum thickness and difficulty with transseptal puncture during redo catheter ablation of atrial fibrillation. *Pacing Clin Electrophysiol.* 2008;31(12):1606–1611.
150. Faletra FF, Nucifora G, Ho SY. Imaging the atrial septum using real-time three-dimensional transesophageal echocardiography: technical tips, normal anatomy, and its role in transseptal puncture. *J Am Soc Echocardiogr.* 2011;24(6):593–599.
151. Saric M, Perk G, Purgess JR, Kronzon I. Imaging atrial septal defects by real-time three-dimensional transesophageal echocardiography: step-by-step approach. *J Am Soc Echocardiogr.* 2010;23(11):1128–1135.
152. Roberson DA, Cui VW. Three-dimensional transesophageal echocardiography of atrial septal defect device closure. *Curr Cardiol Rep.* 2014;16(2).
153. Fisher DC. The incidence of patent foramen ovale in 1,000 consecutive patients. *Chest.* 1995;107(6):1504.
154. Pristipino C, Anzola GP, Ballerini L, et al. Management of patients with patent foramen ovale and cryptogenic stroke: a collaborative, multidisciplinary, position paper. *Catheter Cardiovasc Interv.* 2013;82(1):E38–E51.
155. Rana BS, Thomas MR, Calvert PA, et al. Echocardiographic evaluation of patent foramen ovale prior to device closure. *JACC Cardiovasc Imaging.* 2010;3(7):749–760.
156. Augoustides JG, Weiss SJ, Weiner J, et al. Diagnosis of patent foramen ovale with multiplane transesophageal echocardiography in adult cardiac surgical patients. *J Cardiothorac Vasc Anesth.* 2004;18(6):725–730.
157. Bassett G, Lin J, Tran M, Sistino J. Evaluating the potential risks of bubble studies during echocardiography. *Perfusion.* 2014;30(3):219–223.
158. Rodriguez FH, Moodie DS, Parekh DR, et al. Outcomes of hospitalization in adults in the United States with atrial septal defect, ventricular septal defect, and atrioventricular septal defect. *Am J Cardiol.* 2011;108(2):290–293.
159. Lindsey JB, Hillis LD. Clinical update: atrial septal defect in adults. *Lancet.* 2007;369(9569):1244–1246.
160. Jones TK, Latson LA, Zahn E, et al. Results of the U.S. Multicenter pivotal study of the HELEX septal occluder for percutaneous closure of secundum atrial septal defects. *J Am Coll Cardiol.* 2007;49(22):2215–2221.
161. Suchon E, Pieculewicz M, Tracz W, et al. Transcatheter closure as an alternative and equivalent method to the surgical treatment of atrial septal defect in adults: comparison of early and late results. *Med Sci Monit.* 2009;15(12):CR612–CR617.
162. Koenig PR, Abdulla RI, Cao QL, Hijazi ZM. Use of intracardiac echocardiography to guide catheter closure of atrial communications. *Echocardiography.* 2003;20(8):781–787.
163. Huang X, Shen J, Huang Y, et al. En face view of atrial septal defect by two-dimensional transthoracic echocardiography: comparison to real-time three-dimensional transesophageal echocardiography. *J Am Soc Echocardiogr.* 2010;23(7):714–721.
164. Warnes CA, Williams RG, Bashore TM, et al. ACC/AHA 2008 Guidelines for the Management of Adults with Congenital Heart Disease: Executive Summary: a report of the American College of Cardiology/American Heart Association Task Force on Practice Guidelines. *Circulation.* 2008;118(23):2395–2451.
165. Bartel T, Muller S. Device closure of interatrial communications: peri-interventional echocardiographic assessment. *Eur Heart J Cardiovasc Imaging.* 2013;14(7):618–624.
166. Kazmouz S, Kenny D, Cao QL, et al. Transcatheter closure of secundum atrial septal defects. *J Invasive Cardiol.* 2013;25(5):257–264.
167. Amin Z, Hijazi ZM, Bass JL, et al. Erosion of Amplatzer septal occluder device after closure of secundum atrial septal defects: review of registry of complications and recommendations to minimize future risk. *Catheter Cardiovasc Interv.* 2004;63(4):496–502.
168. Cooke JC, Gelman JS, Harper RW. Chiari network entanglement and herniation into the left atrium by an atrial septal defect occluder device. *J Am Soc Echocardiogr.* 1999;12(7):601–603.
169. Kamouh A, Osman MN, Rosenthal N, Blitz A. Erosion of an Amplatzer septal occluder device into the aortic root. *Ann Thorac Surg.* 2011;91(5):1608–1610.
170. Trivedi KR, Aldebert P, Riberi A, et al. Sequential management of post-myocardial infarction ventricular septal defects. *Arch Cardiovasc Dis.* 2015;108(5):321–330.
171. Holzer R, Balzer D, Amin Z, et al. Transcatheter closure of postinfarction ventricular septal defects using the new Amplatzer muscular VSD occluder: Results of a U.S. Registry. *Catheter Cardiovasc Interv.* 2004;61(2):196–201.
172. Serpytis P, Karvelyte N, Serpytis R, et al. Post-infarction ventricular septal defect: risk factors and early outcomes. *Hellenic J Cardiol.* 2015;56(1):66–71.
173. Halpern DG, Perk G, Ruiz C, et al. Percutaneous closure of a post-myocardial infarction ventricular septal defect guided by real-time three-dimensional echocardiography. *Eur J Echocardiogr.* 2009;10(4):569–571.
174. Van Der Velde ME, Sanders SP, Keane JF, et al. Transesophageal echocardiographic guidance of transcatheter ventricular septal defect closure. *J Am Coll Cardiol.* 1994;23(7):1660–1665.
175. Al-Kashkari W, Balan P, Kavinsky CJ, et al. Percutaneous device closure of congenital and iatrogenic ventricular septal defects in adult patients. *Catheter Cardiovasc Interv.* 2010;77(2):260–267.
176. Gammie JS, Zhao Y, Peterson ED, et al. Less-invasive mitral valve operations: trends and outcomes from the society of thoracic surgeons adult cardiac surgery database. *Ann Thorac Surg.* 2010;90(5):1401–1408, 1410.e1.
177. Cheng DC, Martin J, Lal A, et al. Minimally invasive versus conventional open mitral valve surgery. *Innovations (Phila).* 2011;6(2):84–103.
178. Yamada T, Ochiai R, Takeda J, et al. Comparison of early postoperative quality of life in minimally invasive versus conventional valve surgery. *J Anesth.* 2003;17(3):171–176.
179. Cao C, Gupta S, Chandrakumar D, et al. A meta-analysis of minimally invasive versus conventional mitral valve repair for patients with degenerative mitral disease. *Ann Cardiothorac Surg.* 2013;2(6):693–703.
180. Wang Y, Gao C-q, Wang J-l, Yang M. The role of intraoperative transesophageal echocardiography in robotic mitral valve repair. *Echocardiography.* 2010;28(1):85–91.
181. Lebon J-S, Couture P, Rochon AG, et al. The endovascular coronary sinus catheter in minimally invasive mitral and tricuspid valve surgery: a case series. *J Cardiothorac Vasc Anesth.* 2010;24(5):746–751.
182. Demirsoy E, Ozbek U, Bayindir O, Sonmez B. Clinical experience with coronary sinus catheterization in minimally invasive aortic valve surgery under transesophageal echocardiography guidance. *Int J Cardiovasc Imaging.* 2002;18(6):453–455.
183. Clements F, Wright SJ, de Bruijn N. Coronary sinus catheterization made easy for port-access minimally invasive cardiac surgery. *J Cardiothorac Vasc Anesth.* 1998;12(1):96–100.
184. D'Alonzo RC, Rodriquez E, Ryan JW. Percutaneous coronary sinus catheter placement aided by 3-dimensional transesophageal echocardiography. *Anesth Analg.* 2010;110(3):722–724.
185. Damasceno A, Mayosi BM, Sani M, et al. The causes, treatment, and outcome of acute heart failure in 1006 Africans from 9 countries. *Arch Intern Med.* 2012;172(18):1386.
186. Lock JE, Khalilullah M, Shrivastava S, et al. Percutaneous catheter commissurotomy in rheumatic mitral stenosis. *N Engl J Med.* 1985;313(24):1515–1518.
187. Turi ZG, Reyes VP, Raju BS, et al. Percutaneous balloon versus surgical closed commissurotomy for mitral stenosis. A prospective, randomized trial. *Circulation.* 1991;83(4):1179–1185.
188. Park S-HG, Kim M-AG, Hyon M-SG. The advantages of on-line transesophageal echocardiography guide during percutaneous balloon mitral valvuloplasty. *J Am Soc Echocardiogr.* 2000;13(1):26–34.
189. Cannan CR, Nishimura RA, Reeder GS, et al. Echocardiographic assessment of commissural calcium: a simple predictor of outcome after percutaneous mitral balloon valvotomy. *J Am Coll Cardiol.* 1997;29(1):175–180.
190. Zamorano J, Perezdeisla L, Sugeng L, et al. Non-invasive assessment of mitral valve area during percutaneous balloon mitral valvuloplasty: role of real-time 3D echocardiography. *Eur Heart J.* 2004;25(23):2086–2091.
191. Eisenberg MJ, Ballal R, Heidenreich PA, et al. Echocardiographic score as a predictor of in-hospital cost in patients undergoing percutaneous balloon mitral valvuloplasty. *Am J Cardiol.* 1996;78(7):790–794.
192. Eng MH, Salcedo EE, Quaife RA, Carroll JD. Implementation of real time three-dimensional transesophageal echocardiography in percutaneous mitral balloon valvuloplasty and structural heart disease interventions. *Echocardiography.* 2009;26(8):958–966.
193. Bursi F. Heart failure and death after myocardial infarction in the community: the emerging role of mitral regurgitation. *Circulation.* 2005;111(3):295–301.
194. Perlowski A, St. Goar F, Glower DG, Feldman T. Percutaneous therapies for mitral regurgitation. *Curr Probl Cardiol.* 2012;37(2):42–68.
195. Al Amri I, van der Kley F, Schalij MJ, et al. Transcatheter mitral valve repair therapies for primary and secondary mitral regurgitation. *Future Cardiol.* 2015;11(2):153–169.
196. Mahmood F, Warraich HJ, Gorman JH 3rd, et al. Changes in mitral annular geometry after aortic valve replacement: a three-dimensional transesophageal echocardiographic study. *J Heart Valve Dis.* 2012;21(6):696–701.

197. Chin J-H, Lee E-H, Choi D-K, Choi I-C. The effect of depth of anesthesia on the severity of mitral regurgitation as measured by transesophageal echocardiography. *J Cardiothorac Vasc Anesth.* 2012;26(6):994–998.
198. Wunderlich NC, Siegel RJ. Peri-interventional echo assessment for the MitraClip procedure. *Eur Heart J Cardiovasc Imaging.* 2013;14(10):935–949.
199. Feldman T, Kar S, Rinaldi M, et al. Percutaneous mitral repair with the MitraClip system: safety and midterm durability in the initial EVEREST (Endovascular Valve Edge-to-Edge REpair Study) cohort. *J Am Coll Cardiol.* 2009;54(8):686–694.
200. Armstrong EJ, Rogers JH, Swan CH, et al. Echocardiographic predictors of single versus dual MitraClip device implantation and long-term reduction of mitral regurgitation after percutaneous repair. *Catheter Cardiovasc Interv.* 2013;82(4):673–679.
201. Biaggi P, Felix C, Gruner C, et al. Assessment of mitral valve area during percutaneous mitral valve repair using the MitraClip system: comparison of different echocardiographic methods. *Circ Cardiovasc Imaging.* 2013;6(6):1032–1040.
202. Fassl J, Augoustides JG. Transcatheter aortic valve implantation—part 1: development and status of the procedure. *J Cardiothorac Vasc Anesth.* 2010;24(3):498–505.
203. Bruschi G, De Marco F, Modine T, et al. Alternative transarterial access for CoreValve transcatheter aortic bioprosthesis implantation. *Expert Rev Med Devices.* 2015;12(3):279–286.
204. Mylotte D, Lefevre T, Søndergaard L, et al. Transcatheter aortic valve replacement in bicuspid aortic valve disease. *J Am Coll Cardiol.* 2014;64(22):2330–2339.
205. Webb JG. Percutaneous aortic valve implantation retrograde from the femoral artery. *Circulation.* 2006;113(6):842–850.
206. Jilaihawi H, Doctor N, Kashif M, et al. Aortic annular sizing for transcatheter aortic valve replacement using cross-sectional 3-dimensional transesophageal echocardiography. *J Am Coll Cardiol.* 2013;61(9):908–916.
207. Khalique OK, Kodali SK, Paradis JM, et al. Aortic annular sizing using a novel 3-dimensional echocardiographic method: use and comparison with cardiac computed tomography. *Circ Cardiovasc Imaging.* 2013;7(1):155–163.
208. Willson A, Webb J, LaBounty T, et al. Three-dimensional aortic annular assessment by multidetector computed tomography predicts moderate or severe paravalvular regurgitation after transcatheter aortic valve replacement: a multicenter retrospective analysis. *J Am Coll Cardiol.* 2012;59(13):E325.
209. Walther T, Möllmann H, van Linden A, Kempfert J. Transcatheter aortic valve implantation transapical: step by step. *Semin Thorac Cardiovasc Surg.* 2011;23(1):55–61.
210. Klein AA, Skubas NJ, Ender J. Controversies and complications in the perioperative management of transcatheter aortic valve replacement. *Anesth Analg.* 2014;119(4):784–798.
211. Eggebrecht H, Schmermund A, Kahlert P, et al. Emergent cardiac surgery during transcatheter aortic valve implantation (TAVI): a weighted meta-analysis of 9,251 patients from 46 studies. *EuroIntervention.* 2013;8(9):1072–1080.
212. Popma JJ, Adams DH, Reardon MJ, et al. Transcatheter aortic valve replacement using a self-expanding bioprosthesis in patients with severe aortic stenosis at extreme risk for surgery. *J Am Coll Cardiol.* 2014;63(19):1972–1981.
213. Piazza N, Grube E, Gerckens U, et al. Procedural and 30-day outcomes following transcatheter aortic valve implantation using the third generation (18 Fr) CoreValve ReValving System: results from the multicentre, expanded evaluation registry 1-year following CE mark approval. *EuroIntervention.* 2008;4(2):242–249.
214. Kappetein AP, Head SJ, Genereux P, et al. Updated standardized endpoint definitions for transcatheter aortic valve implantation: the Valve Academic Research Consortium-2 consensus document (VARC-2). *Eur J Cardiothorac Surg.* 2012;42(5):S45–S60.
215. Remadi J-P, Bizouarn P, Baron O, et al. Mitral valve replacement with the St. Jude medical prosthesis: a 15-year follow-up. *Ann Thorac Surg.* 1998;66(3):762–767.
216. Franco E, Almería C, de Agustín JA, et al. Three-dimensional color Doppler transesophageal echocardiography for mitral paravalvular leak quantification and evaluation of percutaneous closure success. *J Am Soc Echocardiogr.* 2014;27(11):1153–1163.
217. Lazaro C, Hinojar R, Zamorano JL. Cardiac imaging in prosthetic paravalvular leaks. *Cardiovasc Diagn Ther.* 2014;4(4):307–313.
218. Rihal CS, Sorajja P, Booker JD, et al. Principles of percutaneous paravalvular leak closure. *JACC Cardiovasc Interv.* 2012;5(2):121–130.
219. Pate GE, Thompson CR, Munt BI, Webb JG. Techniques for percutaneous closure of prosthetic paravalvular leaks. *Catheter Cardiovasc Interv.* 2005;67(1):158–166.
220. Ammar KA, Umland MM, Kramer C, et al. The ABCs of left ventricular assist device echocardiography: a systematic approach. *Eur Heart J Cardiovasc Imaging.* 2012;13(11):885–899.
221. Mohite PN, Zych B, Popov AF, et al. Mitral commissurotomy through the left ventricle apical orifice with Heart Ware left ventricular assist device implantation. *J Cardiothorac Surg.* 2013;8(1):147.
222. Catena E, Milazzo F, Merli M, et al. Echocardiographic evaluation of patients receiving a new left ventricular assist device: the Impella recover 100. *Eur J Echocardiogr.* 2004;5(6):430–437.
223. Bouabdallaoui N, Abi Akar R, Ennezat PV, et al. Left ventricular assist device implantation induced tricuspid valve prolapse. *Circ Heart Fail.* 2013;6(6):e71–e72.
224. Kyo S, Matsumura M, Takamoto S, Omoto R. Transesophageal color Doppler echocardiography during mechanical assist circulation. *ASAIO Trans.* 1989;35(3):722–724.
225. Wang TS, Hernandez AF, Felker GM, et al. Valvular heart disease in patients supported with left ventricular assist devices. *Circ Heart Fail.* 2014;7(1):215–222.
226. Feldman C, Silver M, Sobieski M, Slaughter M. Management of aortic insufficiency with continuous flow left ventricular assist devices: bioprosthetic valve replacement. *J Heart Lung Transplant.* 2006;25(12):1410–1412.
227. Holmes DR, Lakkireddy DR, Whitlock RP, et al. Left atrial appendage occlusion. *J Am Coll Cardiol.* 2014;63(4):291–298.
228. Di Biase L, Santangeli P, Anselmino M, et al. Does the left atrial appendage morphology correlate with the risk of stroke in patients with atrial fibrillation? *J Am Coll Cardiol.* 2012;60(6):531–538.
229. Arribas F, Auricchio A, Boriani G, et al. Statistics on the use of cardiac electronic devices and electrophysiological procedures in 55 ESC countries: 2013 report from the European Heart Rhythm Association (EHRA). *Europace.* 2014;16(suppl 1):i1–i78.
230. Wilkoff BL, Love CJ, Byrd CL, et al. Transvenous lead extraction: Heart Rhythm Society expert consensus on facilities, training, indications, and patient management. *Heart Rhythm.* 2009;6(7):1085–1104.
231. Regoli F, Caputo M, Conte G, et al. Clinical utility of routine use of continuous transesophageal echocardiography monitoring during transvenous lead extraction procedure. *Heart Rhythm.* 2015;12(2):313–320.
232. Shillcutt SK, Schulte TE. Transesophageal echocardiography findings associated with transvenous lead extraction. *Anesth Analg.* 2012;115(6):1282–1285.
233. Sengupta PP, Korinek J, Belohlavek M, et al. Left ventricular structure and function. *J Am Coll Cardiol.* 2006;48(10):1988–2001.
234. Thomas JD, Popovic ZB. Assessment of left ventricular function by cardiac ultrasound. *J Am Coll Cardiol.* 2006;48(10):2012–2025.
235. Gallagher KP, Matsuzaki M, Koziol JA, et al. Regional myocardial perfusion and wall thickening during ischemia in conscious dogs. *Am J Physiol.* 1984;247(5 Pt 2):H727–H738.
236. Marwick TH. Measurement of strain and strain rate by echocardiography. *J Am Coll Cardiol.* 2006;47(7):1313–1327.
237. Bogaert J, Rademakers FE. Regional nonuniformity of normal adult human left ventricle. *Am J Physiol Heart Circ Physiol.* 2001;280(2):H610–H620.
238. Marwick TH. Clinical applications of tissue Doppler imaging: a promise fulfilled. *Heart.* 2003;89(12):1377–1378.
239. Korinek J, Wang J, Sengupta PP, et al. Two-dimensional strain-a Doppler-independent ultrasound method for quantitation of regional deformation: validation in vitro and in vivo. *J Am Soc Echocardiogr.* 2005;18(12):1247–1253.
240. Amundsen BH, Helle-Valle T, Edvardsen T, et al. Noninvasive myocardial strain measurement by speckle tracking echocardiography. *J Am Coll Cardiol.* 2006;47(4):789–793.
241. Edvardsen T. Quantitative assessment of intrinsic regional myocardial deformation by Doppler strain rate echocardiography in humans: validation against three-dimensional tagged magnetic resonance imaging. *Circulation.* 2002;106(1):50–56.
242. Modesto K, Cauduro S, Dispenzieri A, et al. Two-dimensional acoustic pattern derived strain parameters closely correlate with one-dimensional tissue Doppler derived strain measurements. *Eur J Echocardiogr.* 2006;7(4):315–321.
243. Urheim S, Edvardsen T, Torp H, et al. Myocardial strain by Doppler echocardiography : validation of a new method to quantify regional myocardial function. *Circulation.* 2000;102(10):1158–1164.
244. Weidemann F, Jamal F, Sutherland GR, et al. Myocardial function defined by strain rate and strain during alterations in inotropic states and heart rate. *Am J Physiol Heart Circ Physiol.* 2002;283(2):H792–H799.
245. Greenberg NL. Doppler-derived myocardial systolic strain rate is a strong index of left ventricular contractility. *Circulation.* 2002;105(1):99–105.
246. Serri K, Reant P, Lafitte M, et al. Global and regional myocardial function quantification by two-dimensional strain. *J Am Coll Cardiol.* 2006;47(6):1175–1181.
247. Andersen N. Evaluation of the longitudinal contraction of the left ventricle in normal subjects by Doppler tissue tracking and strain rate. *J Am Soc Echocardiogr.* 2003;16(7):716–723.
248. Kowalski M, Kukulski T, Jamal F, et al. Can natural strain and strain rate quantify regional myocardial deformation? A study in healthy subjects. *Ultrasound Med Biol.* 2001;27(8):1087–1097.
249. Leitman M, Lysyansky P, Sidenko S, et al. Two-dimensional strain-a novel software for real-time quantitative echocardiographic assessment of myocardial function. *J Am Soc Echocardiogr.* 2004;17(10):1021–1029.
250. Reisner SA, Lysyansky P, Agmon Y, et al. Global longitudinal strain: a novel index of left ventricular systolic function. *J Am Soc Echocardiogr.* 2004;17(6):630–633.
251. Hurlburt HM, Aurigemma GP, Hill JC, et al. Direct ultrasound measurement of longitudinal, circumferential, and radial strain using 2-dimensional strain imaging in normal adults. *Echocardiography.* 2007;24(7):723–731.
252. Hashimoto I, Li X, Hejmadi Bhat A, et al. Myocardial strain rate is a superior method for evaluation of left ventricular subendocardial function compared with tissue Doppler imaging. *J Am Coll Cardiol.* 2003;42(9):1574–1583.
253. Abali G, Tokgözoglu L, Özcebe OI, et al. Which Doppler parameters are load independent? A study in normal volunteers after blood donation. *J Am Soc Echocardiogr.* 2005;18(12):1260–1265.
254. Becker M, Kramann R, Dohmen G, et al. Impact of left ventricular loading conditions on myocardial deformation parameters: analysis of early and late changes of myocardial deformation parameters after aortic valve replacement. *J Am Soc Echocardiogr.* 2007;20(6):681–689.
255. Choi J-O, Shin D-H, Cho SW, et al. Effect of preload on left ventricular longitudinal strain by 2D speckle tracking. *Echocardiography.* 2008;25(8):873–879.
256. Andersen NH, Terkelsen CJ, Sloth E, Poulsen SH. Influence of preload alterations on parameters of systolic left ventricular long-axis function: a Doppler tissue study. *J Am Soc Echocardiogr.* 2004;17(9):941–947.
257. Waggoner AD, Bierig SM. Tissue Doppler imaging: a useful echocardiographic method for the cardiac sonographer to assess systolic and diastolic ventricular function. *J Am Soc Echocardiogr.* 2001;14(12):1143–1152.
258. Skubas N. Intraoperative Doppler tissue imaging is a valuable addition to cardiac anesthesiologists' armamentarium: a core review. *Anesth Analg.* 2009;108(1):48–66.
259. Wilkenshoff UM, Sovany A, Wigström L, et al. Regional mean systolic myocardial velocity estimation by real-time color Doppler myocardial imaging: a new technique for quantifying regional systolic function. *J Am Soc Echocardiogr.* 1998;11(7):683–692.
260. Cho G-Y, Chan J, Leano R, et al. Comparison of two-dimensional speckle and tissue velocity based strain and validation with harmonic phase magnetic resonance imaging. *Am J Cardiol.* 2006;97(11):1661–1666.
261. Skulstad H, Urheim S, Edvardsen T, et al. Grading of myocardial dysfunction by tissue Doppler echocardiography. *J Am Coll Cardiol.* 2006;47(8):1672–1682.
262. Herbots L, Maes F, D'Hooge J, et al. Quantifying myocardial deformation throughout the cardiac cycle: a comparison of ultrasound strain rate, grey-scale M-mode and magnetic resonance imaging. *Ultrasound Med Biol.* 2004;30(5):591–598.
263. Teske AJ, De Boeck BWL, Melman PG, et al. Echocardiographic quantification of myocardial function using tissue deformation imaging, a guide to image acquisition and analysis using tissue Doppler and speckle tracking. *Cardiovasc Ultrasound.* 2007;5(1):27.
264. Thomas G. Tissue Doppler echocardiography - a case of right tool, wrong use. *Cardiovasc Ultrasound.* 2004;2:12.
265. Gilman G, Khandheria BK, Hagen ME, et al. Strain rate and strain: a step-by-step approach to image and data acquisition. *J Am Soc Echocardiogr.* 2004;17(9):1011–1020.
266. Sutherland GR, Bijnens B, McDicken WN. Tissue Doppler echocardiography. *Echocardiography.* 1999;16(5):445–453.
267. D'Hooge J, Bijnens B, Thoen J, et al. Echocardiographic strain and strain-rate imaging: a new tool to study regional myocardial function. *IEEE Trans Med Imaging.* 2002;21(9):1022–1030.
268. Helle-Valle T. New noninvasive method for assessment of left ventricular rotation: speckle tracking echocardiography. *Circulation.* 2005;112(20):3149–3156.
269. Notomi Y, Lysyansky P, Setser RM, et al. Measurement of ventricular torsion by two-dimensional ultrasound speckle tracking imaging. *J Am Coll Cardiol.* 2005;45(12):2034–2041.
270. Foster E. New untwist on diastole: what goes around comes back. *Circulation.* 2006;113(21):2477–2479.
271. Opdahl A, Helle-Valle T, Remme EW, et al. Apical rotation by speckle tracking echocardiography: a simplified bedside index of left ventricular twist. *J Am Soc Echocardiogr.* 2008;21(10):1121–1128.
272. Notomi Y. Enhanced ventricular untwisting during exercise: a mechanistic manifestation of elastic recoil described by Doppler tissue imaging. *Circulation.* 2006;113(21):2524–2533.
273. Perk G, Tunick PA, Kronzon I. Non-Doppler two-dimensional strain imaging by echocardiography-from technical considerations to clinical applications. *J Am Soc Echocardiogr.* 2007;20(3):234–243.
274. Winter R, Jussila R, Nowak J, Brodin L-A. Speckle tracking echocardiography is a sensitive tool for the detection of myocardial ischemia: a pilot study from the catheterization laboratory during percutaneous coronary intervention. *J Am Soc Echocardiogr.* 2007;20(8):974–981.
275. Chow PC, Liang XC, Cheung EWY, et al. New two-dimensional global longitudinal strain and strain rate imaging for assessment of systemic right ventricular function. *Heart.* 2008;94(7):855–859.
276. Hanekom L, Cho GY, Leano R, et al. Comparison of two-dimensional speckle and tissue Doppler strain measurement during dobutamine stress echocardiography: an angiographic correlation. *Eur Heart J.* 2007;28(14):1765–1772.
277. Jamal F, Bergerot C, Argaud L, et al. Longitudinal strain quantitates regional right ventricular contractile function. *Am J Physiol Heart Circ Physiol.* 2003;285(6):H2842–H2847.
278. Kjaergaard J, Sogaard P, Hassager C. Quantitative echocardiographic analysis of the right ventricle in healthy individuals. *J Am Soc Echocardiogr.* 2006;19(11):1365–1372.
279. Kjaergaard J, Snyder EM, Hassager C, et al. Impact of preload and afterload on global and regional right ventricular function and pressure: a quantitative echocardiography study. *J Am Soc Echocardiogr.* 2006;19(5):515–521.
280. Teske AJ, De Boeck BWL, Olimulder M, et al. Echocardiographic assessment of regional right ventricular function: a head-to-head comparison between 2-dimensional and tissue Doppler-derived strain analysis. *J Am Soc Echocardiogr.* 2008;21(3):275–283.
281. Simmons LA, Weidemann F, Sutherland GR, et al. Doppler tissue velocity, strain, and strain rate imaging with transesophageal echocardiography in the operating room: a feasibility study. *J Am Soc Echocardiogr.* 2002;15(8):768–776.
282. Norrild K, Pedersen TF, Sloth E. Transesophageal tissue Doppler echocardiography for evaluation of myocardial function during aortic valve replacement. *J Cardiothorac Vasc Anesth.* 2007;21(3):367–370.
283. Skulstad H, Andersen K, Edvardsen T, et al. Detection of ischemia and new insight into left ventricular physiology by strain Doppler and tissue velocity imaging: assessment during coronary bypass operation of the beating heart. *J Am Soc Echocardiogr.* 2004;17(12):1225–1233.

284. Park S-J, Miyazaki C, Bruce CJ, et al. Left ventricular torsion by two-dimensional speckle tracking echocardiography in patients with diastolic dysfunction and normal ejection fraction. *J Am Soc Echocardiogr*. 2008;21(10):1129–1137.
285. Takeuchi M, Nishikage T, Nakai H, et al. The assessment of left ventricular twist in anterior wall myocardial infarction using two-dimensional speckle tracking imaging. *J Am Soc Echocardiogr*. 2007;20(1):36–44.
286. Sutton MG, Plappert T, Hilpisch KE, et al. Sustained reverse left ventricular structural remodeling with cardiac resynchronization at one year is a function of etiology: quantitative Doppler echocardiographic evidence from the Multicenter InSync Randomized Clinical Evaluation (MIRACLE). *Circulation*. 2006;113(2):266–272.
287. Kanzaki H, Bazaz R, Schwartzman D, et al. A mechanism for immediate reduction in mitral regurgitation after cardiac resynchronization therapy: insights from mechanical activation strain mapping. *J Am Coll Cardiol*. 2004;44:1619–1635.
288. Gorcsan J, Abraham T, Agler DA, et al. Echocardiography for cardiac resynchronization therapy: recommendations for performance and reporting-a report from the American Society of Echocardiography Dyssynchrony Writing Group endorsed by the Heart Rhythm Society. *J Am Soc Echocardiogr*. 2008;21(3):191–213.
289. Pitzalis MV, Iacoviello M, Romito R, et al. Ventricular asynchrony predicts a better outcome in patients with chronic heart failure receiving cardiac resynchronization therapy. *J Am Coll Cardiol*. 2005;45(1):65–69.
290. Marcus GM, Rose E, Viloria EM, et al. Septal to posterior wall motion delay fails to predict reverse remodeling or clinical improvement in patients undergoing cardiac resynchronization therapy. *J Am Coll Cardiol*. 2005;46(12):2208–2214.
291. Bax JJ, Bleeker GB, Marwick TH, et al. Left ventricular dyssynchrony predicts response and prognosis after cardiac resynchronization therapy. *J Am Coll Cardiol*. 2004;44(9):1834–1840.
292. Yu CM. High prevalence of left ventricular systolic and diastolic asynchrony in patients with congestive heart failure and normal QRS duration. *Heart*. 2003;89(1):54–60.
293. Breithardt OA, Stellbrink C, Herbots L, et al. Cardiac resynchronization therapy can reverse abnormal myocardial strain distribution in patients with heart failure and left bundle branch block. *J Am Coll Cardiol*. 2003;42(3):486–494.
294. Yu CM. Tissue Doppler velocity is superior to displacement and strain mapping in predicting left ventricular reverse remodelling response after cardiac resynchronisation therapy. *Heart*. 2006;92(10):1452–1456.
295. Suffoletto MS. Novel speckle-tracking radial strain from routine black-and-white echocardiographic images to quantify dyssynchrony and predict response to cardiac resynchronization therapy. *Circulation*. 2006;113(7):960–968.
296. Ng AC, Tran DT, Newman M, et al. Left ventricular longitudinal and radial synchrony and their determinants in healthy subjects. *J Am Soc Echocardiogr*. 2008;21(9):1042–1048.
297. Kapetanakis S. Real-time three-dimensional echocardiography: a novel technique to quantify global left ventricular mechanical dyssynchrony. *Circulation*. 2005;112(7):992–1000.
298. Marsan NA, Henneman MM, Chen J, et al. Real-time three-dimensional echocardiography as a novel approach to quantify left ventricular dyssynchrony: a comparison study with phase analysis of gated myocardial perfusion single photon emission computed tomography. *J Am Soc Echocardiogr*. 2008;21(7):801–807.
299. Auricchio A, Stellbrink C, Block M, et al. Effect of pacing chamber and atrioventricular delay on acute systolic function of paced patients with congestive heart failure. *Circulation*. 1999;99(23):2993–3001.
300. Voigt JU. Strain-rate imaging during dobutamine stress echocardiography provides objective evidence of inducible ischemia. *Circulation*. 2003;107(16):2120–2126.
301. Hoffman R, Altiok E, Nowak B, et al. Strain rate measurement by Doppler echocardiography allows improved assessment of myocardial viability in patients with depressed left ventricular function. *J Am Coll Cardiol*. 2002;39:443–449.
302. Edvardsen T, Skulstad H, Aakhus S, et al. Regional myocardial systolic function during acute myocardial ischemia assessed by strain Doppler echocardiography. *J Am Coll Cardiol*. 2001;37(3):726–730.
303. Skulstad H, Edvardsen T, Urheim S, et al. Postsystolic shortening in ischemic myocardium: active contraction or passive recoil? *Circulation*. 2002;106(6):718–724.
304. Kukulski T, Jamal F, Herbots L, et al. Identification of acutely ischemic myocardium using ultrasonic strain measurements. *J Am Coll Cardiol*. 2003;41(5):810–819.
305. Kukulski T, Jamal F, D'Hooge J, et al. Acute changes in systolic and diastolic events during clinical coronary angioplasty: a comparison of regional velocity, strain rate, and strain measurement. *J Am Soc Echocardiogr*. 2002;15(1):1–12.
306. Voigt J. Comparison of deformation imaging and velocity imaging for detecting regional inducible ischaemia during dobutamine stress echocardiography. *Eur Heart J*. 2004;25(17):1517–1525.
307. Jamal F, Kukulski T, Sutherland GR, et al. Can changes in systolic longitudinal deformation quantify regional myocardial function after an acute infarction? An ultrasonic strain rate and strain study. *J Am Soc Echocardiogr*. 2002;15(7):723–730.
308. Nakatani S, Stugaard M, Hanatani A, et al. Quantitative assessment of short axis wall motion using myocardial strain rate imaging. *Echocardiography*. 2003;20(2):145–149.
309. Becker M. Analysis of myocardial deformation based on pixel tracking in two dimensional echocardiographic images enables quantitative assessment of regional left ventricular function. *Heart*. 2006;92(8):1102–1108.
310. Becker M, Hoffmann R, Kuhl HP, et al. Analysis of myocardial deformation based on ultrasonic pixel tracking to determine transmurality in chronic myocardial infarction. *Eur Heart J*. 2006;27(21):2560–2566.
311. Migrino RQ, Zhu X, Pajewski N, et al. Assessment of segmental myocardial viability using regional 2-dimensional strain echocardiography. *J Am Soc Echocardiogr*. 2007;20(4):342–351.
312. Chan J, Hanekom L, Wong C, et al. Differentiation of subendocardial and transmural infarction using two-dimensional strain rate imaging to assess short-axis and long-axis myocardial function. *J Am Coll Cardiol*. 2006;48(10):2026–2033.
313. Zhang Y, Chan AKY, Yu C-M, et al. Strain rate imaging differentiates transmural from non-transmural myocardial infarction. *J Am Coll Cardiol*. 2005;46(5):864–871.
314. Becker M, Lenzen A, Ocklenburg C, et al. Myocardial deformation imaging based on ultrasonic pixel tracking to identify reversible myocardial dysfunction. *J Am Coll Cardiol*. 2008;51(15):1473–1481.
315. Mizuguchi Y, Oishi Y, Miyoshi H, et al. The functional role of longitudinal, circumferential, and radial myocardial deformation for regulating the early impairment of left ventricular contraction and relaxation in patients with cardiovascular risk factors: a study with two-dimensional strain imaging. *J Am Soc Echocardiogr*. 2008;21(10):1138–1144.
316. Henry WL, Clark CE, Epstein SE. Asymmetric septal hypertrophy: echocardiographic identification of the pathognomonic anatomic abnormality of IHSS. *Circulation*. 1973;47(2):225–233.
317. Henry WL, Clark CE, Epstein SE. Asymmetric septal hypertrophy (ASH): the unifying link in the IHSS disease spectrum: observations regarding its pathogenesis, pathophysiology, and course. *Circulation*. 1973;47(4):827–832.
318. Jarcho JA, McKenna W, Pare JAP, et al. Mapping a gene for familial hypertrophic cardiomyopathy to chromosome 14q1. *N Engl J Med*. 1989;321(20):1372–1378.
319. Hejtmancik JF, Brink PA, Towbin J, et al. Localization of gene for familial hypertrophic cardiomyopathy to chromosome 14q1 in a diverse US population. *Circulation*. 1991;83(5):1592–1597.
320. Epstein ND, Fananapazir L, Lin HJ, et al. Evidence of genetic heterogeneity in five kindreds with familial hypertrophic cardiomyopathy. *Circulation*. 1992;85(2):635–647.
321. Maron BJ, Maron MS, Semsarian C. Genetics of hypertrophic cardiomyopathy after 20 years. *J Am Coll Cardiol*. 2012;60(8):705–715.
322. Ramaraj R. Hypertrophic cardiomyopathy. *Cardiol Rev*. 2008;16(4):172–180.
323. Syed IS, Ommen SR, Breen JF, Tajik AJ. Hypertrophic cardiomyopathy: identification of morphological subtypes by echocardiography and cardiac magnetic resonance imaging. *JACC Cardiovasc Imaging*. 2008;1(3):377–379.
324. Yamaguchi H, Ishimura T, Nishiyama S, et al. Hypertrophic nonobstructive cardiomyopathy with giant negative T waves (apical hypertrophy): ventriculographic and echocardiographic features in 30 patients. *Am J Cardiol*. 1979;44(3):401–412.
325. Gilbert BW, Pollick C, Adelman AG, Wigle ED. Hypertrophic cardiomyopathy: subclassification by M mode echocardiography. *Am J Cardiol*. 1980;45(4):861–872.
326. Nakatani S, Lever HM, Marwick TH, Thomas JD. Resting echocardiography identifies hypertrophic cardiomyopathy patients with latent left ventricular outflow obstruction. *J Am Coll Cardiol*. 1995;25(2):273A.
327. Yu EHC, Omran AS, Wigle ED, et al. Mitral regurgitation in hypertrophic obstructive cardiomyopathy: relationship to obstruction and relief with myectomy. *J Am Coll Cardiol*. 2000;36(7):2219–2225.
328. Barac I, Upadya S, Pilchik R, et al. Effect of obstruction on longitudinal left ventricular Shortening in Hypertrophic Cardiomyopathy. *J Am Coll Cardiol*. 2007;49(11):1203–1211.
329. Gersh BJ, Maron BJ, Bonow RO, et al. 2011 ACCF/AHA Guideline for the Diagnosis and Treatment of Hypertrophic Cardiomyopathy. *J Am Coll Cardiol*. 2011;58(25):e212–e260.
330. Douglas P, Garcia M, Haines D, et al. ACCF/ASE/AHA/ASNC/HFSA/HRS/SCAI/SCCM/SCCT/SCMR 2011 Appropriate Use Criteria for Echocardiography. *J Am Soc Echocardiogr*. 2011;24(3):229–267.
331. Fananapazir L, Cannon RO, Tripodi D, Panza JA. Impact of dual-chamber permanent pacing in patients with obstructive hypertrophic cardiomyopathy with symptoms refractory to verapamil and beta-adrenergic blocker therapy. *Circulation*. 1992;85(6):2149–2161.
332. Efthimiadis GK, Zegkos T, Meditskou S, Hadjimiltiades S. Perspectives on sudden death prevention in hypertrophic cardiomyopathy. *Cardiol Rev*. 2014;22(5):210–216.
333. Maron BJ. Surgical myectomy remains the primary treatment option for severely symptomatic patients with obstructive hypertrophic cardiomyopathy. *Circulation*. 2007;116(2):196–206.
334. Morrow AG, Reitz BA, Epstein SE, et al. Operative treatment in hypertrophic subaortic stenosis. Techniques, and the results of pre and postoperative assessments in 83 patients. *Circulation*. 1975;52(1):88–102.
335. Spirito P, Maron BJ, Rosing DR. Morphologic determinants of hemodynamic state after ventricular septal myotomy-myectomy in patients with obstructive hypertrophic cardiomyopathy: M mode and two-dimensional echocardiographic assessment. *Circulation*. 1984;70(6):984–995.
336. McCully RB, Nishimura RA, Bailey KR, et al. Hypertrophic obstructive cardiomyopathy: preoperative echocardiographic predictors of outcome after septal myectomy. *J Am Coll Cardiol*. 1996;27(6):1491–1496.
337. ten Berg JM, Suttorp MJ, Knaepen PJ, et al. Hypertrophic obstructive cardiomyopathy. Initial results and long-term follow-up after Morrow septal myectomy. *Circulation*. 1994;90(4):1781–1785.
338. Woo A. Clinical and echocardiographic determinants of long-term survival after surgical myectomy in obstructive hypertrophic cardiomyopathy. *Circulation*. 2005;111(16):2033–2041.
339. Dearani JA, Ommen SR, Gersh BJ, et al. Surgery Insight: septal myectomy for obstructive hypertrophic cardiomyopathy–the Mayo Clinic experience. *Nat Clin Pract Cardiovasc Med*. 2007;4(9):503–512.
340. Ashikhmina EA, Schaff HV, Ommen SR, et al. Intraoperative direct measurement of left ventricular outflow tract gradients to guide surgical myectomy for hypertrophic cardiomyopathy. *J Thorac Cardiovasc Surg*. 2011;142(1):53–59.
341. Faber L, Welge D, Seggewiss H, et al. Echo-guided septal ablation for hypertrophic obstructive cardiomyopathy: six years of experience. *J Am Coll Cardiol*. 2003;41(6):144.
342. Tann SM, Nielsen C, Killip D, et al. B-type natriuretic peptide levels in patients with hypertrophic obstructive cardiomyopathy treated with alcohol septal ablation. *J Am Coll Cardiol*. 2003;41(6):144.
343. Cooper LT. Myocarditis. *N Engl J Med*. 2009;360(15):1526–1538.
344. Lauer B, Schannwell M, Kühl U, et al. Antimyosin autoantibodies are associated with deterioration of systolic and diastolic left ventricular function in patients with chronic myocarditis. *J Am Coll Cardiol*. 2000;35(1):11–18.
345. Kindermann I, Barth C, Mahfoud F, et al. Update on myocarditis. *J Am Coll Cardiol*. 2012;59(9):779–792.
346. Lieberman EB, Hutchins GM, Herskowitz A, et al. Clinicopathologic description of myocarditis. *J Am Coll Cardiol*. 1991;18(7):1617–1626.
347. Nelson KH, Li T, Afonso L. Diagnostic approach and role of MRI in the assessment of acute myocarditis. *Cardiol Rev*. 2009;17(1):24–30.
348. Pinamonti B, Alberti E, Cigalotto A, et al. Echocardiographic findings in myocarditis. *Am J Cardiol*. 1988;62(4):285–291.
349. Omi W, Nagai H, Takata S, et al. Ultrasonic tissue characterization in acute myocarditis. *Circ J*. 2002;66(4):416–418.
350. McCarthy RE, Boehmer JP, Hruban RH, et al. Long-term outcome of fulminant myocarditis as compared with acute (nonfulminant) myocarditis. *N Engl J Med*. 2000;342(10):690–695.
351. Asaumi Y. Favourable clinical outcome in patients with cardiogenic shock due to fulminant myocarditis supported by percutaneous extracorporeal membrane oxygenation. *Eur Heart J*. 2005;26(20):2185–2192.
352. Felker GM, Boehmer JP, Hruban RH, et al. Echocardiographic findings in fulminant and acute myocarditis. *J Am Coll Cardiol*. 2000;36(1):227–232.
353. Sarda L, Colin P, Boccara F, et al. Myocarditis in patients with clinical presentation of myocardial infarction and normal coronary angiograms. *J Am Coll Cardiol*. 2001;37(3):786–792.
354. Nieminen MS, Heikkilä J, Karjalainen J. Echocardiography in acute infectious myocarditis: relation to clinical and electrocardiographic findings. *Am J Cardiol*. 1984;53(9):1331–1337.
355. Friedrich MG, Sechtem U, Schulz-Menger J, et al. Cardiovascular magnetic resonance in myocarditis: A JACC White Paper. *J Am Coll Cardiol*. 2009;53(17):1475–1487.
356. Hsiao J-F, Koshino Y, Bonnichsen CR, et al. Differentiating acute myocarditis from acute myocardial infarction: diagnostic value of LV deformation by 2-D speckle tracking echocardiography. *J Am Coll Cardiol*. 2011;57(14):E309.
357. Skouri HN, Dec GW, Friedrich MG, Cooper LT. Noninvasive imaging in myocarditis. *J Am Coll Cardiol*. 2006;48(10):2085–2093.
358. Mason JW. Basic research on myocarditis. *J Am Coll Cardiol*. 2013;62(19):1746–1747.
359. Grün S, Schumm J, Greulich S, et al. Long-term follow-up of biopsy-proven viral myocarditis. *J Am Coll Cardiol*. 2012;59(18):1604–1615.
360. Okura Y, Dec GW, Hare JM, et al. A clinical and histopathologic comparison of cardiac sarcoidosis and idiopathic giant cell myocarditis. *J Am Coll Cardiol*. 2003;41(2):322–329.
361. Anzini M, Merlo M, Sabbadini G, et al. Long-term evolution and prognostic stratification of biopsy-proven active myocarditis. *Circulation*. 2013;128(22):2384–2394.
362. Sole MJ, Liu P. Viral myocarditis: a paradigm for understanding the pathogenesis and treatment of dilated cardiomyopathy. *J Am Coll Cardiol*. 1993;22(4):A99–A105.
363. Feldman AM, McNamara D. Myocarditis. *N Engl J Med*. 2000;343(19):1388–1398.
364. Neumann DA, Lynne Burek C, Baughman KL, et al. Circulating heart-reactive antibodies in patients with myocarditis or cardiomyopathy. *J Am Coll Cardiol*. 1990;16(4):839–846.
365. Fujioka S, Kitaura Y, Ukimura A, et al. Evaluation of viral infection in the myocardium of patients with idiopathic dilated cardiomyopathy. *J Am Coll Cardiol*. 2000;36(6):1920–1926.
366. Kawai C. From myocarditis to cardiomyopathy: mechanisms of inflammation and cell death: learning from the past for the future. *Circulation*. 1999;99(8):1091–1100.
367. Dorfman T, Aqel R, Allred J, et al. Takotsubo cardiomyopathy induced by treadmill exercise testing. *J Am Coll Cardiol*. 2007;49(11):1223–1225.
368. McMurray JJV. Systolic heart failure. *N Engl J Med*. 2010;362(3):228–238.
369. Witteles RM, Tang WHW, Jamali AH, et al. Insulin resistance in idiopathic dilated cardiomyopathy. *J Am Coll Cardiol*. 2004;44(1):78–81.
370. Selvanayagam JB, Hawkins PN, Paul B, et al. Evaluation and management of the cardiac amyloidosis. *J Am Coll Cardiol*. 2007;50(22):2101–2110.
371. Klein AL, Hatle LK, Burstow DJ, et al. Comprehensive Doppler assessment of right ventricular diastolic function in cardiac amyloidosis. *J Am Coll Cardiol*. 1990;15(1):99–108.
372. Seward JB, Casaclang-Verzosa G. Infiltrative cardiovascular diseases. *J Am Coll Cardiol*. 2010;55(17):1769–1779.
373. Tei MFC. Doppler index combining systolic and diastolic myocardial performance: clinical value in cardiac amyloidosis. *J Am Coll Cardiol*. 1996;28(3):658–664.

374. Falk RH, Rubinow A, Cohen AS. Cardiac arrhythmias in systemic amyloidosis: correlation with echocardiographic abnormalities. *J Am Coll Cardiol.* 1984;3(1):107–113.
375. Rahman JE, Helou EF, Gelzer-Bell R. Noninvasive diagnosis of biopsy-proven cardiac amyloidosis. *ACC Curr J Rev.* 2004;13(5):43.
376. Nagueh SF, Appleton CP, Gillebert TC, et al. Recommendations for the evaluation of left ventricular diastolic function by echocardiography. *J Am Soc Echocardiogr.* 2009;22(2):107–133.
377. Thambidorai SK, Korlakunta HL, Arouni AJ, et al. Acute eosinophilic myocarditis mimicking myocardial infarction. *Tex Heart Inst J.* 2009;36(4):355–357.
378. Goldstein SA, Evangelista A, Abbara S, et al. Multimodality imaging of diseases of the thoracic aorta in adults: from the American Society of Echocardiography and the European Association of Cardiovascular Imaging. *J Am Soc Echocardiogr.* 2015;28(2):119–182.
379. Evangelista A, Flachskampf FA, Erbel R, et al. Echocardiography in aortic diseases: EAE recommendations for clinical practice. *Eur J Echocardiogr.* 2010;11(8):645–658.
380. Iskandar A, Thompson PD. A meta-analysis of aortic root size in elite athletes. *Circulation.* 2013;127(7):791–798.
381. Lang RM, Badano LP, Mor-Avi V, et al. Recommendations for cardiac chamber quantification by echocardiography in adults: an update from the American Society of Echocardiography and the European Association of Cardiovascular Imaging. *J Am Soc Echocardiogr.* 2015;28(1):1–39.e14.
382. Hiratzka LF, Bakris GL, Beckman JA, et al. 2010 ACCF/AHA/AATS/ACR/ASA/SCA/SCAI/SIR/STS/SVM guidelines for the diagnosis and management of patients with thoracic aortic disease: executive summary: a report of the American College of Cardiology Foundation/American Heart Association Task Force on Practice Guidelines, American Association for Thoracic Surgery, American College of Radiology, American Stroke Association, Society of Cardiovascular Anesthesiologists, Society for Cardiovascular Angiography and Interventions, Society of Interventional Radiology, Society of Thoracic Surgeons, and Society for Vascular Medicine. *Circulation.* 2010;121(13):1544–1579.
383. La Canna G, Maisano F, De Michele L, et al. Determinants of the degree of functional aortic regurgitation in patients with anatomically normal aortic valve and ascending thoracic aorta aneurysm. Transoesophageal Doppler echocardiography study. *Heart.* 2008;95(2):130–136.
384. Montgomery DH, Ververis JJ, McGorisk G, et al. Natural history of severe atheromatous disease of the thoracic aorta: a transesophageal echocardiographic study. *J Am Coll Cardiol.* 1996;27(1):95–101.
385. Zaidat OO, Suarez JI, Hedrick D, et al. Reproducibility of transesophageal echocardiography in evaluating aortic atheroma in stroke patients. *Echocardiography.* 2005;22(4):326–330.
386. Katz ES, Tunick PA, Rusinek H, et al. Protruding aortic atheromas predict stroke in elderly patients undergoing cardiopulmonary bypass: experience with intraoperative transesophageal echocardiography. *J Am Coll Cardiol.* 1992;20(1):70–77.
387. van der Linden J, Hadjinikolaou L, Bergman P, Lindblom D. Postoperative stroke in cardiac surgery is related to the location and extent of atherosclerotic disease in the ascending aorta. *J Am Coll Cardiol.* 2001;38(1):131–135.
388. Konstadt SN, Reich DL, Quintana C, Levy M. The ascending aorta. *Anesth Analg.* 1994;78(2):240–244.
389. Konstadt SN, Reich DL, Kahn R, Viggiani RF. Transesophageal echocardiography can be used to screen for ascending aortic atherosclerosis. *Anesth Analg.* 1995;81(2):225–228.
390. Nierich AP, van Zaane B, Buhre WF, et al. Visualization of the distal ascending aorta with A-Mode transesophageal echocardiography. *J Cardiothorac Vasc Anesth.* 2008;22(5):766–773.
391. van Zaane B, Nierich AP, Buhre WF, et al. Resolving the blind spot of transoesophageal echocardiography: a new diagnostic device for visualizing the ascending aorta in cardiac surgery. *Br J Anaesth.* 2007;98(4):434–441.
392. Whitley WS, Glas KE. An argument for routine ultrasound screening of the thoracic aorta in the cardiac surgery population. *Semin Cardiothoracic Vasc Anesth.* 2008;12(4):290–297.
393. Djaiani G, Ali M, Borger MA, et al. Epiaortic scanning modifies planned intraoperative surgical management but not cerebral embolic load during coronary artery bypass surgery. *Anesth Analg.* 2008;106(6):1611–1618.
394. Glas KE, Swaminathan M, Reeves ST, et al. Guidelines for the performance of a comprehensive intraoperative epiaortic ultrasonographic examination: recommendations of the American Society of Echocardiography and the Society of Cardiovascular Anesthesiologists; endorsed by the Society of Thoracic Surgeons. *Anesth Analg.* 2008;106(5):1376–1384.
395. Sylivris S, Calafiore P, Matalanis G, et al. The intraoperative assessment of ascending aortic atheroma: epiaortic imaging is superior to both transesophageal echocardiography and direct palpation. *J Cardiothorac Vasc Anesth.* 1997;11(6):704–707.
396. Bolotin G, Domany Y, de Perini L, et al. Use of intraoperative epiaortic ultrasonography to delineate aortic atheroma. *Chest.* 2005;127(1):60–65.
397. Rosenberger P, Shernan SK, Löffler M, et al. The influence of epiaortic ultrasonography on intraoperative surgical management in 6051 cardiac surgical patients. *Ann Thorac Surg.* 2008;85(2):548–553.
398. Ballal RS, Nanda NC, Gatewood R, et al. Usefulness of transesophageal echocardiography in assessment of aortic dissection. *Circulation.* 1991;84(5):1903–1914.
399. Simon P, Owen AN, Havel M, et al. Transesophageal echocardiography in the emergency surgical management of patients with aortic dissection. *J Thorac Cardiovasc Surg.* 1992;103(6):1113–1117, discussion 1117–1118.
400. Shiga T, Wajima Zi, Apfel CC, et al. Diagnostic accuracy of transesophageal echocardiography, helical computed tomography, and magnetic resonance imaging for suspected thoracic aortic dissection. *Arch Intern Med.* 2006;166(13):1350.
401. Erbel R, Oelert H, Meyer J, et al. Effect of medical and surgical therapy on aortic dissection evaluated by transesophageal echocardiography. Implications for prognosis and therapy. The European Cooperative Study Group on Echocardiography. *Circulation.* 1993;87(5):1604–1615.
402. Movsowitz HD, Levine RA, Hilgenberg AD, Isselbacher EM. Transesophageal echocardiographic description of the mechanisms of aortic regurgitation in acute type A aortic dissection: implications for aortic valve repair. *J Am Coll Cardiol.* 2000;36(3):884–890.
403. Neri E, Toscano T, Papalia U, et al. Proximal aortic dissection with coronary malperfusion: presentation, management, and outcome. *J Thorac Cardiovasc Surg.* 2001;121(3):552–560.
404. Hudak AM, Konstadt SN. Aortic intussusception. *Anesthesiology.* 1995;82(5):1292–1294.
405. Evangelista A, Garcia-del-Castillo H, Gonzalez-Alujas T, et al. Diagnosis of ascending aortic dissection by transesophageal echocardiography: utility of M-mode in recognizing artifacts. *J Am Coll Cardiol.* 1996;27(1):102–107.
406. Braverman AC. Penetrating atherosclerotic ulcers of the aorta. *Curr Opin Cardiol.* 1994;9(5):591–597.
407. Vilacosta I, San Román JA, Aragoncillo P, et al. Penetrating atherosclerotic aortic ulcer: documentation by transesophageal echocardiography. *J Am Coll Cardiol.* 1998;32(1):83–89.
408. Papaioannou TG, Stefanadis C. Basic principles of the intraaortic balloon pump and mechanisms affecting its performance. *ASAIO J.* 2005;51(3):296–300.
409. Klopman MA, Chen EP, Sniecinski RM. Positioning an intraaortic balloon pump using intraoperative transesophageal echocardiogram guidance. *Anesth Analg.* 2011;113(1):40–43.
410. Nakatani S, Beppu S, Tanaka N, et al. Application of abdominal and transesophageal echocardiography as a guide for insertion of intraaortic balloon pump in aortic dissection. *Am J Cardiol.* 1989;64(16):1082–1083.
411. Shanewise JS, Sadel SM. Intraoperative transesophageal echocardiography to assist the insertion and positioning of the intraaortic balloon pump. *Anesth Analg.* 1994;79(3):577–580.
412. Arafa OE, Pedersen TH, Svennevig JL, et al. Vascular complications of the intraaortic balloon pump in patients undergoing open heart operations: 15-year experience. *Ann Thorac Surg.* 1999;67(3):645–651.
413. Moskowitz DM, Kahn RA, Konstadt SN, et al. Intraoperative transoesophageal echocardiography as an adjuvant to fluoroscopy during endovascular thoracic aortic repair. *Eur J Vasc Endovasc Surg.* 1999;17(1):22–27.
414. Orihashi K, Matsuura Y, Sueda T, et al. Echocardiography-assisted surgery in transaortic endovascular stent grafting: role of transesophageal echocardiography. *J Thorac Cardiovasc Surg.* 2000;120(4):672–678.
415. Fattori R, Caldarera I, Rapezzi C, et al. Primary endoleakage in endovascular treatment of the thoracic aorta: importance of intraoperative transesophageal echocardiography. *J Thorac Cardiovasc Surg.* 2000;120(3):490–495.
416. Abe S, Ono S, Murata K, et al. Usefulness of transesophageal echocardiographic monitoring in transluminal endovascular stent-graft repair for thoracic aortic aneurysm. *Jpn Circ J.* 2000;64(12):960–964.
417. Johnston KW, Rutherford RB, Tilson MD, et al. Suggested standards for reporting on arterial aneurysms. *J Vasc Surg.* 1991;13(3):452–458.
418. Troughton RW, Asher CR, Klein AL. Pericarditis. *Lancet.* 2004;363(9410):717–727.
419. Ishihara T, Ferrans VJ, Jones M, et al. Histologic and ultrastructural features of normal human parietal pericardium. *Am J Cardiol.* 1980;46(5):744–753.
420. Levy-Ravetch M, Auh YH, Rubenstein WA, et al. CT of the pericardial recesses. *AJR Am J Roentgenol.* 1985;144(4):707–714.
421. Klein AL, Abbara S, Agler DA, et al. American Society of Echocardiography clinical recommendations for multimodality cardiovascular imaging of patients with pericardial disease. *J Am Soc Echocardiogr.* 2013;26(9):965–1012.e1015.
422. Miyazaki T, Pride HP, Zipes DP. Prostaglandins in the pericardial fluid modulate neural regulation of cardiac electrophysiological properties. *Circ Res.* 1990;66(1):163–175.
423. Spodick D. Pericardial diseases. In: Braudwald E, Zipes D, Libby P, eds. *Heart Disease: A Textbook of Cardiovascular Medicine.* 6th ed. Philadelphia: Saunders; 2001:1823–1876.
424. Verhaert D, Gabriel RS, Johnston D, et al. The role of multimodality imaging in the management of pericardial disease. *Circ Cardiovasc Imaging.* 2010;3(3):333–343.
425. Maisch B, Seferovic P, Ristic A, et al. Guidelines on the diagnosis and management of pericardial diseases executive summary; The Task force on the diagnosis and management of pericardial diseases of the European society of cardiology. *Eur Heart J.* 2004;25(7):587–610.
426. Sagristà-Sauleda J, Mercé J, Permanyer-Miralda G, Soler-Soler J. Clinical clues to the causes of large pericardial effusions. *Am J Med.* 2000;109(2):95–101.
427. Berge KH, Lanier WL, Reeder GS. Occult cardiac tamponade detected by transesophageal echocardiography. *Mayo Clin Proc.* 1992;67(7):667–670.
428. Goldstein JA. Cardiac tamponade, constrictive pericarditis, and restrictive cardiomyopathy. *Curr Probl Cardiol.* 2004;29(9):503–567.
429. Spodick DH. Acute cardiac tamponade. *N Engl J Med.* 2003;349(7):684–690.
430. Gillam LD, Guyer DE, Gibson TC, et al. Hydrodynamic compression of the right atrium: a new echocardiographic sign of cardiac tamponade. *Circulation.* 1983;68(2):294–301.
431. Wann S, Passen E. Echocardiography in pericardial disease. *J Am Soc Echocardiogr.* 2008;21(1):7–13.
432. Himelman RB, Kircher B, Rockey DC, Schiller NB. Inferior vena cava plethora with blunted respiratory response: a sensitive echocardiography sign of cardiac tamponade. *J Am Coll Cardiol.* 1988;12(6):1470–1477.
433. Appleton CP, Hatle LK, Popp RL. Superior vena cava and hepatic vein Doppler echocardiography in healthy adults. *J Am Coll Cardiol.* 1987;10(5):1032–1039.
434. Bertog SC, Thambidorai SK, Parakh K, et al. Constrictive pericarditis: etiology and cause-specific survival after pericardiectomy. *J Am Coll Cardiol.* 2004;43(8):1445–1452.
435. Oh JK, Hatle LK, Seward JB, et al. Diagnostic role of Doppler echocardiography in constrictive pericarditis. *J Am Coll Cardiol.* 1994;23(1):154–162.
436. Santamore WP, Bartlett R, Van Buren SJ, et al. Ventricular coupling in constrictive pericarditis. *Circulation.* 1986;74(3):597–602.
437. Ling LH, Oh JK, Tei C, et al. Pericardial thickness measured with transesophageal echocardiography: feasibility and potential clinical usefulness. *J Am Coll Cardiol.* 1997;29(6):1317–1323.
438. Sengupta PP, Mohan JC, Mehta V, et al. Accuracy and pitfalls of early diastolic motion of the mitral annulus for diagnosing constrictive pericarditis by tissue Doppler imaging. *Am J Cardiol.* 2004;93(7):886–890.
439. Peters PJ, Reinhardt S. The echocardiographic evaluation of intracardiac masses: a review. *J Am Soc Echocardiogr.* 2006;19(2):230–240.
440. Bruce CJ. Cardiac tumours: diagnosis and management. *Heart.* 2010;97(2):151–160.
441. Abraham KP, Reddy V, Gattuso P. Neoplasms metastatic to the heart: review of 3314 consecutive autopsies. *Am J Cardiovasc Pathol.* 1990;3(3):195–198.
442. Maraj S, Pressman GS, Figueredo VM. Primary cardiac tumors. *Int J Cardiol.* 2009;133(2):152–156.

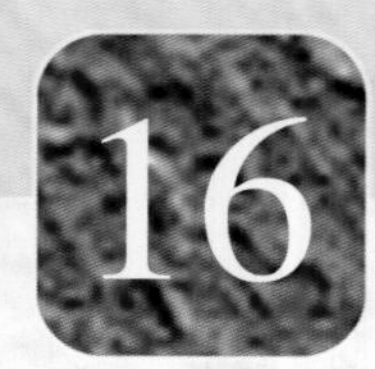

16 决策与围手术期经食管超声心动图

JARED W. FEINMAN, MD | JOSEPH S. SAVINO, MD | STUART J. WEISS, MD, PhD

要 点

1. 决策的第一步是定义问题构架的参数、问题的优先次序和相关标准。
2. 第二步是直接获取数据,即"数据收集"。其中包括所有相关信息,不管是支持的、还是反对的,并应考虑术前评估中的补充信息。
3. 全面系统的经食管超声心动图(TEE)检查可以获得并解释大多数心血管疾病的定性和定量的超声心动图数据。漏诊和误诊是最大的风险和错误来源,会导致不恰当的处理。
4. 对解剖异常的患者的管理应采取循证的方法来反映病变的严重性、共存因素、患者的意愿和当前的文献共识。
5. 应客观、有效地描述术中的发现,并与相关临床医生、外科医生或心内科医生及患者家属进行讨论。
6. 应通过报告文件把决定和建议提供给其他医务人员进行正式沟通。
7. 要有一个从以往的决策结果(质量改进计划)和继续教育中学习的系统程序,这对于将来术中 TEE 工作的成功都是至关重要的。

"你在如此重要的事情上征求我的意见,我不想去寻求貌似充足的理由以告诉你决策,但如果愿意的话,我会告诉你如何去决定。"

Benjamin Franklin

在医学实践中,很多急重症的决策要在不具备周全的数据、证据和框架的糟糕情况下做出。超声心动图临床疗效研究存在不足,尤其是在围手术期,使得循证决策的可能性渺茫。在缺乏循证指导实践的情况下,制定决策往往依赖以往的经验、临床印象及工作惯性。由于缺乏循证指南,而日常工作的信息量在与日俱增,因此开发的一个系统路径势在必行,以处理数据流、梳理观念和思路、找出并明确优先考虑的问题,以便由深思熟虑的决定影响处理。这种程序化的方法(图 16.1)能够提高术中超声心动图的质量、解读的正确性,并将研究结果传达给手术及非手术团队的其他成员,以提高其信心。糟糕的决定非出于恶意,更可能原因是他们医学知识有限、视野局限及脆弱的依赖心理(例如,超声心动图检查者过于信任他或她的外科医生的能力,并未认真检查成形的瓣膜功能,而没有先入为主观念的人通常是不会这样做的)。

在缺乏结构化的决策模式的情况下,能力或经验较低的临床医生做决策时是非常令人担忧的。不胜任的临床医生往往会高估自己的能力,从而使自己成了技能有限和决策机制缺乏的薄弱环节[1]。

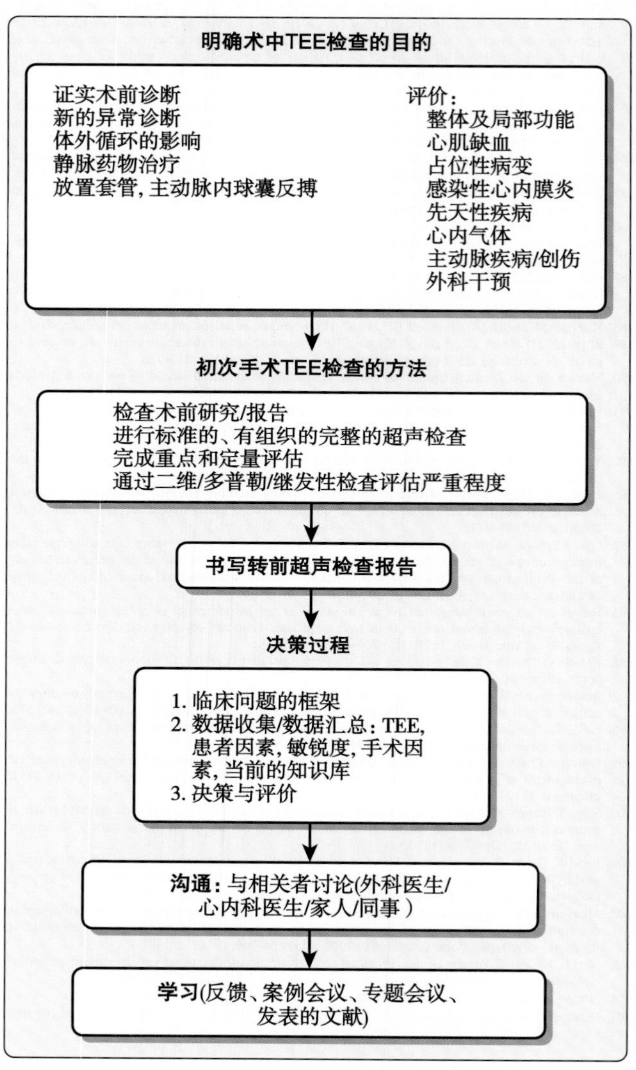

图 16.1 决策过程。TEE,经食管超声心动图

知识是从经验中获得,并且可以不断总结提高,但这并不能改变认知力,也不能完全让医生避免决策失误。直觉和经验不是成功的可靠预测因素,即使是经验丰富的医生也可能会受到启发式的决策方法的影响,从而产生一种系统的、可预测的偏差。错误是可以被接受的,但是,始终如一地错在同一个方向是不可以的。结构化的过程(即认知引擎)能够评估所有的数据和权衡各种可能性,使医生能够制定一个简洁而有组织的方法,以解决问题、交流发现以及制定管理方案。超

声心动图检查者需要知道海量的资料(框 16.1～框 16.3),最好的方法是进行系统全面的心脏和大血管的经食管超声心动图(TEE)检查,这有助于防止遗漏或者由于偏见、直觉而忽略重要信息。

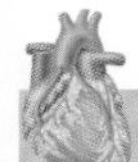

框 16.1　患者病史及体征

- 症状:气短
- 纽约心脏协会心力衰竭分级
- 活动水平
- 功能残疾
- 年龄
- 体征:生命体征、啰音、外周水肿,末梢循环
- 心脏和非心脏并发症,包括食管疾病
- 患者的偏好(如长期抗凝)

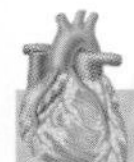

框 16.2　患者相关资料

- 术中经食管超声心动图
- 左心室:收缩或舒张功能、射血分数、室腔大小、室壁厚度、局部室壁运动
- 瓣膜功能:病理改变、严重性、位置、反流宽度,瓣环的大小,腔室大小,压差,流度分布
- 心导管术
- 胸片、心电图、血液检查、核素检查,正电子发射断层扫描,应力测试,经胸超声心动图
- 血流动力学
- 病理特征的外科检查

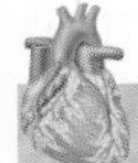

框 16.3　手术因素

- 计划手术的复杂性(如再次开胸、既往瓣膜成形术、感染病程)
- 计划外科手术的备用方案
- 失败介入手术的预期风险
- 原手术方式不成功的替代方案
- 设备的可用性(如心室辅助装置的备份、特殊拉钩、特殊瓣膜、同种移植物)
- 手术团队的专业程度和经验

认知和情感有可能限制临床医生的知识灵活性而影响决策。非常糟糕的决策会导致问题糟糕的解决和不良预后。然而,一系列小错误决策的“蠕变效应”也会逐渐地导致不利的结果。由于对最初决策的延续,持续一个糟糕的处理过程在医学中是很常见的。在围手术期,这一情况对生存几乎无希望的危重患者最是如此。持续物资消耗和干预往往造成患者更多的不适和花销,丝毫无益于提高生命质量和延长寿命,这种状况会形成恶性循环。在手术过程中,超声心动图的决定可以成为术中诊断和治疗的一部分,其最佳作用可以完全纠正错误的治疗方向。初次二尖瓣(MV)修复失败后会尝试再次修复,最后才会考虑瓣膜置换。长时间体外循环(CPB)和主动脉阻断肯定是会增加并发症的。放弃修复术改为瓣膜置换是很难下决心的,但明智的术者会当机立断。

完整的术中 TEE 检查可以纠正术前诊断错误或发现隐匿性疾病。随着越来越多强调减少术前检查、避免重复检查以降低成本,导致有些时候直到手术前都不能做出准确诊断。可对术中 TEE 需求越来越高是明智的,这给了术中超声心动图检查者更大的压力和责任。术前评估中未发现隐匿性疾病常影响手术方案,需要根据新获得的资料重新分析考虑。例如,在升主动脉发现移动的粥样硬化斑块,会影响主动脉插管和阻断的位置,由此改变体外循环管理和手术[2-4]。对于没有临床症状的疾病的处理常常会引起争议。手术的改变通常没有与患者讨论,因为这些发现是意料之外的。术中诊断发现术前漏诊的中度主动脉瓣反流(AR)会带来两个挑战,心脏停搏液的灌注及是否更换主动脉瓣(AV)。因此,决定是否要做 AV 置换(AVR),需要超声心动图检查者做出瓣膜反流及机制的诊断、明确相关的因素(充血性心力衰竭、术前症状、心室大小和功能、肺动脉高压),并与外科医生和其他有关人员沟通以做出决策。决定给患者行 AVR 并不常受 AR 程度的影响,而是由心室扩张和功能障碍的程度所决定。术中发现 AR,如果心室收缩功能及大小、左心房压力正常且术前无充血性心力衰竭史,可继续原手术计划,术后使用降低后负荷等药物治疗并超声心动图检查随访。相反,对于有原因不明的呼吸急促、肺动脉高压和左心室扩张的患者,中度 AR 的存在通常考虑 AVR。要给出足够的时间来判断术中新发现对手术的影响。

决策过程

决策的过程本质上是“决定如何决定”[5]。必须解决的主要问题是什么?这个决定的缺点是什么?这个决定的后果是什么?决策者需要什么样的工具和资源?做出明智的决定需要什么信息?证据支持一个决定而不是另一个吗?决策者需要多长时间做出决定?即使效率和工作量很大的手术室中,也没有任何理由不花足够的时间来做出深思熟虑的决定。“最近一个病例”的经验往往会误导发生偏见。如果医生仍然是医疗和资源的分发者,那么他们必须认识到他们的决定对所有患者的影响,而不仅仅是躺在手术台上的患者。没有证据地增加医疗支出是不恰当的。我们将 Russo 和 Schoemake 的方法[5]用于医学决策中:框架、数据收集、决策和实施,学习从知识到智慧。

框架

框架定义了影响决策者的问题和因素。框架设置决策者的有利位置,并定义边界、参数和优先级。在问题解决的早期阶段制订一个框架,就能够突出重点、保证合理性。然而,关注某一特定问题的代价可能是忽视周边问题。选择一个狭窄的有利位置可能会无意中导致显著的偏见和限制。应该从各种有利的角度做出一个决策,以便考虑到所有方面。不在同一个概念框架之内工作,可能会导致团队成员之间的沟通困难。在一个复杂的 MV 修复设置,术中超声心动图检查者通常要关注 TEE 检查、血流动力学异常的治疗效果、手术效果及记录资料。如果超声心动图检查也是麻醉师,他或她的框架扩大到包括患者的安全性、舒适性及麻醉深度及体液平衡。外科医生的框架包括他或她的成形手术的能力和局限、备用术式、与患者和家属签署手术协议(如成形与置换,生物瓣与机械瓣)、患者的总体预后以及外科医生自己的声誉。患者考虑的可能与手术组不同。患者希望是成形术、症状缓解、恢复到正常状态并且远期效果好,可以继续骑哈雷摩托车,否则如果是瓣膜置换,他或她将终身服用华法林(香豆素)。因此,作为一个决策者,扩大对问题的理解和考虑多个框架将有助于多方利益。

数据收集

数据收集旨在减少不确定性。不确定性是永远不会消除的,因此必须加以管理。围手术期超声心动图检查者应对这种不确定性,不是通过精准的预测而是通过不确定性估测。在决策过程中,必须系统地查明可能导致决策失败的原因,并量化这些原因发生的可能性。

基于超声心动图检查的完整和定量才能得出正确结论。不完整和定性的评估可能会导致漏诊或欠准确的诊断。所谓"轻到中度"这样的划分并非总是可以避免的。要有能力做实诊断并建立可量化的功能障碍指标,才能够在治疗前后进行一系列随访和比较。定量测量对于重复性和随访追踪是必要的,因而势在必行。

TEE 决策的重要性和影响得到了普遍的承认和接受。做出正确决策基于全面的检查。证实信息是有用的,正如矛盾信息一样。决策过程还包括定义不收集什么样的信息。收集尽可能多的数据通常会导致推理过程中的混乱和丢失方向。超声心动图检查者有个常见的危险倾向,由于临床需求多或过度依赖术前检查,而删减检查记录内容。从术中检查和相关决定中得出的结论不应操之过急,应以检查的各个方面为基础。虽然 TEE 检查中的身体损伤是一个严重的问题,但更糟糕的是导致错误处理和不良预后的漏诊或误诊[6-11]。美国超声心动图学会和心血管麻醉学会联合出版了全面的 TEE 检查指南[12]。如果时间允许,鼓励超声心动图检查者同步文字记录转前 TEE 发现。即便后来才发现它与手术探查不一致也是可以被接受。这种做法促进了学习和系统化过程,编写报告的过程确保了对 TEE 检查的正式评估。

决策与实施

临床决策是基于知识、框架和信息的整合(框 16.4)。初级知识是"知道你知道"和"了解你所不知道的,"后者促使医生寻求帮助。二级知识是"不知道你不知道什么";因此会导致漏诊而不是误诊。初级知识的范围越广,决策者就越见多识广,决策就越可靠。超声心动图检查者是术中的顾问,发现重要的信息,对术中处理和决策的直接影响。作为顾问,超声心动图检查者提供意见和建议,但极少作为手术团队的总指挥。通过书面报告和口头沟通的方式,这些意见和建议与相关人员共享(医生、体外循环治疗师、护士、心内科医生、术后重症监护

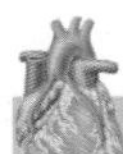

框 16.4 决策过程

体现以下因素的影响:
- 疾病的进展
- 再次手术的风险
- 短期和长期预后
- 相关风险(如抗凝)
- 人工材料的尺寸不匹配
- 长时间体外循环对术后即刻疗效的影响

做决策的考虑
- 不一致(二维图像、多普勒图像、患者症状、术前评估)
- 另一种解释的合理性
- 替代疗法
- 目前文献
- 术前评估
- 患者相关因素(如年龄、心脏状况、耐受抗凝能力)

医师、家人及患者)。决策常常伴随着讨论和说服。只有在有效地传达给外科手术医生、并针对解剖问题选择了正确的外科手术方法,才能使患者受益。然而,临床判断必须考虑到手术组的技能和每个干预措施的缺陷。说服一个外科医生进行一个复杂的成形术似乎是超声心动图检查者应该做的,但如果是外科医生不熟悉的情况就罢了(如瓣膜结构很差)。

从知识到智慧的学习

要从过去的决策结果中系统地学习,目的是提高决策者的主要知识基础并定义新的有效的临床质量改进计划。成功或失败的能力可能取决于决策者从过去的决策和他人的决定中学习的能力[5]。坚实的知识要通过训练、医学继续教育、阅读和规律的操作来获得,以保持超声心动图检查的技巧。虽然获得决策对长期预后的影响较为困难,但这方面的努力和积累是值得的,有益于以后相似的患者处理。可以从各种来源寻求反馈:外科医生、内科医生、和门诊超声心动图数据文件等等。很有效的一个方法是,与心血管麻醉医生、心内科医生、心脏外科医生一起共同参与质量改进论坛,他们往往对患者做长期随访,可以从他们那里获得信息。

在不确定中评估绩效的一个重大限制是,它通常不是由决策过程来判断,而是由单个病例结果来判断。如果某一决策得到了良好的结果,决策者往往会被称赞,而很少考虑到达成明智结论的能力。不利的结果并不一定意味着一个糟糕的过程或一个糟糕的决定。尽管有可靠的决定,但高危手术处理在许多情况下也可能导致不良后果。因此,在医学界,医生往往不愿意作出任何决定,因为他们知道可能会有一个糟糕的结果,而且这将与他们的决策有关。绩效考核的现实是,如果坚持继续治疗,预后不佳往往会给超声心动图检查者、麻醉师、外科医生和手术队带来负面影响。相反,一个好的结果并不意味着一个好的过程或者一个好的决定[5]。超声发现的二尖瓣环扩张、瓣叶活动好,外科医生据此进行后叶楔形切除和滑动瓣环成形术,通常可以获得完美修复 MV 且远期效果良

好。进行后向滑动瓣膜成形术的决定可能是也可能不是一个明智的决定。置入成形环而非楔形切除瓣叶也可能取得同样好的结果。只有使用了恰当的测量值,测量的结果才是对质量的有效评估[13]。结果不能是随机的,否则就没有估计质量的基础。

案例 1:木匠的二尖瓣反流

一位 48 岁的无症状的妇女,接受择期 MV 修复时,除轻度肺动脉高压和左心室(LV)迅速增加外,其他情况良好。她是一名工会木匠,绝对拒绝接受终生抗凝治疗。体检时被发现响亮的全收缩期杂音从心尖到腋下,呼吸音清,基线心电图(ECG)正常,所有实验室血液检查均正常。术前经胸超声心动图检查大量二尖瓣反流、无节段性室壁运动异常(SWMAs)及 MV 连枷运动。术中全麻诱导气管插管后,二维(2D)和三维(3D)TEE 表现出严重的扩张的左心房和左心室、后叶中部连枷运动且增厚,一级和二级腱索断裂,前叶脱垂并有小穿孔。双交界短轴切面的三维彩色血流图像显示有三个反流口。外科医生擅长复杂的二尖瓣修复和腱索转移。外科医师及超声心动图检查者协商后,决定行 MV 修复,切除后瓣叶过多的组织,转移腱索至前叶、补片修补穿孔,未处理瓣环。CPB 停机后使用肾上腺素,但转后 TEE 发现残留中度中央性 MR 及前叶脱垂。很明确没有 MV 收缩期前向运动(SAM),左心室与主动脉之间无压差。再次此转机,尽管患者还年轻,外科医生选择心包生物瓣行瓣膜置换术。患者需要输血浆和血小板,并在手术当天晚上因纵隔出血而返回手术室。患者术后 1 天出现水肿和谵妄,心脏功能显示每分钟心脏指数为 $2.4L/m^2$,轻度肺动脉高压和末梢循环差。术后第 7 天神经功能恢复正常。当初修复 MV 的决定是正确的吗? 手术的初步结果是否表明这个决定很糟糕? 初次尝试失败后再进行第二次修复是明智的吗? 直接进行 MV 置换术、以减少 CPB 和主动脉阻断时间是更好的决策吗?

二尖瓣黏液样变性及二尖瓣反流

框架

MV 的黏液样变性是 MR 的常见原因,往往是其他方面健康年轻的患者。通常术前诊断明确、为择期手术,但是急性瓣叶或腱索断裂导致急性肺水肿时而需要急诊手术。于此需要明确以下内容做出决策:外科医生能否行 MV 修复术、还是需要瓣膜置换术? 如必须是 MV 置换术,患者喜欢机械或生物瓣膜? 外科医生需要知道哪些来评估修复的可能性以及如何完成它? MV 修复可能的并发症有哪些? MV 修复可以接受吗?

数据收集

超声心动图检查者要做出的第一个决策是有无 TEE 检查指征。术中 TEE 在二尖瓣病变患者的应用已被广泛接受。尽管如此,TEE 的使用与否对于改善患者预后的对比研究仍为罕见。在心脏手术过程中应用 TEE 是有实践预期和共识的。为了开发以证据为基础的方法以推广此项技术,美国麻醉医师协会和心血管麻醉医师协会共同组成了一个工作小组,制定围手术期 TEE 应用指南。尽管支持 TEE 在围手术期应用的结果数据稀缺,TEE 迅速为心脏外科医生和心脏麻醉师采用,作为常规监测和诊断心脏外科手术期间。1996 年,工作小组发布了指南,旨在确立 TEE 的科学价值,并将其用于确定的患者人群中[14]。根据支持的证据或专家的意见和改善预后的情况,将适应证分为 3 类(框 16.5):Ⅰ类适应证,强有力的证据或专家认为 TEE 有助于改善临床结果;Ⅱ类适应证表明薄弱的证据或专家意见;Ⅲ类适应证为基本没有应用价值、不支持 TEE 应用(见第 14、15 和 17 章)。这些指南在 2010 进一步更新,涵盖了几乎所有成人心脏外科手术(框 16.6)[15]。

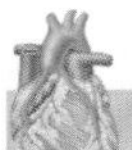

框 16.5 经食管超声心动图的适应证

Ⅰ类
- 心脏瓣膜修复
- 先天性心脏病手术
- 肥厚性梗阻型心肌病
- 心内膜炎
- 急性主动脉夹层
- 急性、不稳定的主动脉瘤
- 主动脉夹层的主动脉瓣功能
- 创伤性胸主动脉破裂
- 心脏压塞

Ⅱ类
- 心肌缺血和冠状动脉疾病
- 血流动力学紊乱的风险增加
- 心脏瓣膜置换术
- 心脏的动脉瘤
- 腔内肿块
- 心内异物
- 空气栓塞
- 心腔内血栓形成
- 大量肺栓塞
- 创伤性心脏损伤
- 慢性主动脉夹层
- 慢性主动脉瘤
- 检测主动脉粥样病变为栓子来源
- 心包切开术的效果评价
- 心肺移植
- 机械循环支持

Ⅲ类
- 其他类型的心肌病
- 骨科手术过程中的栓子
- 单纯性心包炎
- 胸膜疾病
- 置入主动脉内球囊反搏或肺动脉导管
- 监测心脏停搏液的使用

Modified from Practice guidelines for perioperative transesophageal echocardiography: a report by the American Society of Anesthesiologists and the Society of Cardiovascular Anesthesiologists Task Force on Transesophageal Echocardiography. *Anesthesiology*. 1996;84:986. Ⅰ

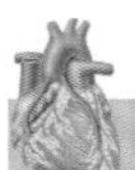

框 16.6 2010 经食管超声心动图的最新建议

心脏和胸主动脉外科
- 所有成人开心手术(如瓣膜)和胸主动脉外科手术
- 考虑冠状动脉旁路移植术
- 经导管心内手术

重症监护
- 经胸超声心动图或其他方式无法提供需要的诊断信息

Modified from Practice guidelines for perioperative transesophagealechocardiography:an updated report by the American Society of Anesthesiologists and the Society of Cardiovascular Anesthesiologists Task Force on Transesophageal Echocardiography. *Anesthesiology*. 2010;112:1084.

TEE 并不是没有严重的并发症。术中 TEE 的风险包括口腔、牙齿和食管的损伤,以及错误解读图像导致错误的处理。在决定是否进行术中 TEE 时,医生要权衡适应证和风险。如果没有合适的设备、安全措施和熟练的检查者,则不能执行 TEE。在这种情况下,外科医生不能依靠视觉、在停跳后松软的心脏上,直视探查 MR 的机制。因此,术中 TEE 往往是至关重要,可以协助外科医生制定正确的手术计划并在 CPB 后检查修复效果。

术中 TEE 检查的关注点有:MR、左心房、左心室和右心室。二维和彩色血流多普勒检查一直是标准的评估工具,但最近的三维超声心动图已成为检查 MV 疾病的一种推荐方式[16]。MR 的 TEE 检查应首先量化评估反流的程度,这可能与术前超声心动图所见不同,因为血流动力学和负荷条件的往往有显著不同。传统的检查方法是使用二维彩色多普勒方法[17],尽管三维超声心动图技术在一些研究中显示出了新希望[18-21]。

明确反流严重程度后,探查 MV 的解剖、发现引起反流的原因。瓣膜的典型表现包括瓣叶活动幅度大、多余的瓣叶组织和二尖瓣环扩张,瓣叶通常脱垂入扩张的左心房,其程度是基于病程长短。腱索断裂比较常见,导致连枷运动和严重的 MR,必须对精确描述 MV 病变的解剖学,包括连枷或脱垂部分的位置、可能并存的穿孔或瓣裂。越来越多的证据表明,三维超声心动图可能比二维超声心动图更准确,尤其是有助于经验不足的检查者[22-24]。测量以下参数:前、后叶的宽度、二尖瓣环径(短径和长径)、环形钙化的严重程度(单纯缺血性病变或黏液样变性中不常见)及左心房的大小,准确地传达给外科医生,对于制定手术方案非常有意义。

SAM 征发生的风险也应该在 MV 修复之前评估。Maslow 等[25]研究了 MV 修复术后左心室流出道(LVOT)梗阻的预测因子。在这项研究中的患者为黏液样变性瓣膜病修复,33 例患者中 11 发生了 SAM 和流出道梗阻。主要的预测因子是一个较小的前后长度比(瓣环至闭合线;0.99 vs 1.95)及从间隔到 MV 的闭合线距离短(2.53 vs 3cm)。外科医生可以选择行后向滑动成形术,使闭合线侧移,从而降低 SAM 相关的流出道梗阻和二尖瓣关闭不全的风险(见 21 章)。

CPB 停机后、在正常负荷状况下,对修复 MV 进行仔细检查,观察瓣膜的开放和关闭情况,发现有无残余反流、狭窄和流出道梗阻的存在。体外循环后的检查至关重要,确定瓣膜修复效果是否满意,如果不满意则要指导后续处理。修复后的收缩期瓣膜功能障碍为残余 MR,这并不少见,如果等级是轻微或轻微,则无必要进行再次修复。二尖瓣舒张期功能是通过多普勒显像测量跨瓣血流,以确保没有狭窄,测量通过跨瓣峰值血流速度和压力减半时间,计算跨瓣压差和瓣口面积。

讨论

对于黏液样变性的 MV 手术,越来越多的医生倾向于修复而不是置换。术中超声心动图检查者很快就会熟悉其外科同事的能力强弱。瓣膜修复术的效果较置换术可能更多地取决于某个外科医生的能力。因此,追踪这些手术的近期(术中)效果需要谨慎,因为这不是国家数据库提供,而是由个人在掌握。一般来说,成功修复的可能性取决于二尖瓣叶的受累程度和范围。后叶中部脱垂致偏心 MR 伴前叶正常的情况往往修复的成功率高。以下情况下修复成功率明显低[26],两个瓣叶广泛的退行性伴脱垂、多发腱索断裂、心内膜炎致瓣叶破裂、两个或两个以上的反流孔的存在以及广泛的钙化。保留瓣下结构的瓣膜置换术患者远期效果良好,保留的瓣下结构有利于维持左心室长轴的缩短率,因而远期心衰的发病率降低[27,28]。在一项对比研究中,无腱索转移患者射血分数(EF)较术前下降 24%,而有腱索转移者维持术前心功能[28]。

修复后往往有一定程度的残余 MR。大多数医生不接受剩余 2+及以上的 MR,会进一步处理。在体外循环后低负荷状况(低后负荷伴低血容量)评估瓣膜功能,是不能准确反映正常血流动力学参数下 MR 的。同样,收缩减低且扩大的左心室,在转后往往对正性肌力药反应良好,因而会增加 MR 程度。

如果在 LV 功能和负荷条件调整到理想状态后,瓣膜留下了明显的反流,那么修复就失败了,必须确定失败的原因。残留轻度反流伴持续性瓣叶脱垂可能需要进一步小叶切除。在看上去"正常"的 MV 残留轻度反流可能让外科医生难以接受。中心性 MR 可能需要调整瓣环大小(如缩小)或考虑边缘到边缘修复(即 Alfieri 缝合)。再次修复或瓣膜置换的决定常常是困难的,需要权衡再次手术风险和残余反流风险。患者的个体特性(如年龄、预期活动水平、耐受 CPB 的能力)最终决定可接受的残余反流量。

除了残余反流,二尖瓣修复术后必须评估是否存在 SAM 引起的 LVOT 梗阻。这种现象是瓣叶闭合线向室间隔移位造成,在收缩晚期,前叶没有移向左房侧,而是相反移动至 LVOT(图 16.2)[29]。移位的前叶在左室射血期间(Venturi 效应)导致流出道梗阻、AV 提前关闭并加重 MR。随着对 SAM 易发因素和管理策略的理解,其发生率和需要再次手术修复的情况已明显下降和减少。SAM 可能是间歇性的,并依赖于负荷条件。如果可能的话,应适当扩充容量并用尽可能少的正性肌力支持。大多数 SAM 采取保守措施,包括 β 受体阻滞剂、血管收缩剂和补充液体以增加前负荷。单中心回顾性分析 2 076 例 MV 修补术患者,术中 SAM 发生率为 8.4%(174 例)[30]。只有 2 例患者在初次手术时与 SAM 相关而再次修复或瓣膜置换术。然而,如果持续的严重的 SAM、左心室与主动脉存在很高的压差,则应该考虑再次 CPB 重新修复 MV(如后向滑动成形术,使闭合线侧移),进行边对边缝合,或可能 MV 置换术。手术室出现短暂流出道 SAM 或湍流的患者,在术后早期可能有高风险(图 16.3)。临床超声心动图的重要作用是发现潜在危险,会影响患者处理和长期预后(见第 14、15、21 和 24 章)。

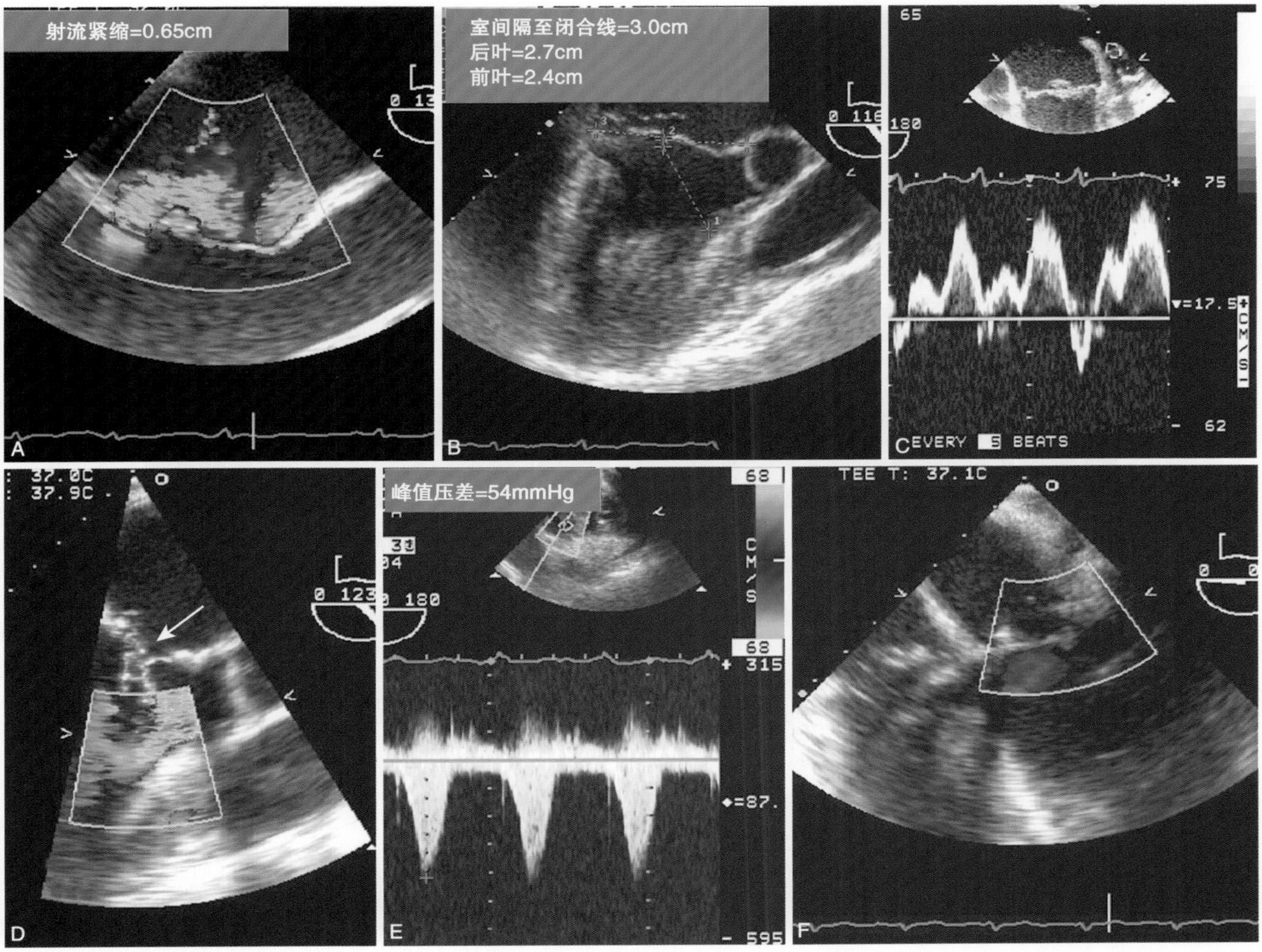

图 16.2 复杂二尖瓣(MV)置换术或再次修复术。患者 58 岁,女,重度二尖瓣反流(MR)伴充血性心力衰竭、肺水肿及高血压史,计划行二尖瓣关闭不全的手术修复。(A)转前经食管超声心动图特点为 MV 重度反流、瓣叶轻度增厚、黏液样变性,多条腱索断裂、瓣环明显增大与慢性病过程一致,后叶脱垂导致 MR 射流覆盖前叶。(B)虽然从室间隔到 MV 闭合线的距离大于 Maslow 预测术后 SAM 的预测值,前、后叶长度的比例(0.89)提示存在左心室流出道梗阻的风险[39]。食管中段长轴切面显示严重腱索断裂或导致 MR 的射流紧缩缩宽 0.65cm。(C)肺静脉收缩期血流受阻与重度 MR 的诊断一致。外科医生进行后叶楔形切除,置入 30 号 Physio 瓣环。(D)转后食管中段图像显示瓣膜闭合不良,如箭头所示,并在左心室流出道出现湍流。由于腱索过长,闭合点内侧移位,在收缩期左室射血是被卷入左室流出道。(E)在胃底长轴切面使用连续波多普勒测量,流出道梗阻的峰值压差(PG pk)54mmHg。通过增加容积负荷和减少正性肌力药均无法解除 MR 和流出道梗阻。再次体外循环,外科医生进一步切除后叶并扩大到 34 号。(F)患者顺利停机,左室流出道梗阻解除,恢复正常血流动力学,MR 减少到微量(F)

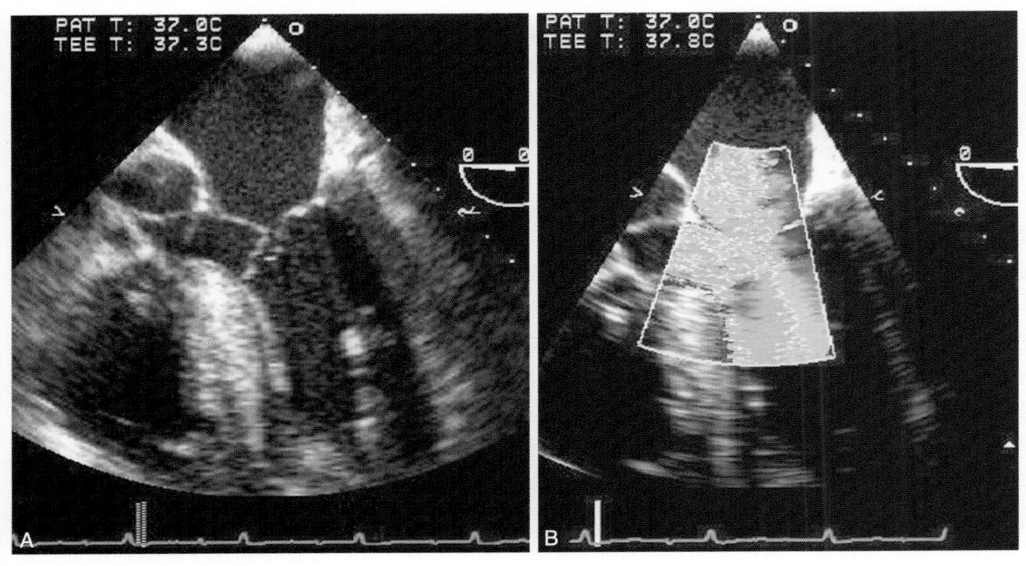

图 16.3 急性术中血流动力学恶化。患者 65 岁,男性,患有高血压、睡眠呼吸暂停,有吸烟史,拟行结肠癌切除术。在肠切除术中,患者发生了严重的低血压和新发缺氧。虽然使用肾上腺素和麻黄碱之初血流动力学有所改善,但随后出现肺水肿,低血压和缺氧加重。紧急申请经食管超声心动图检查、以诊断心血管衰竭的原因并指导治疗。(A)食管中段四腔心切面显示中度左室壁肥厚。左室(LV)收缩时二尖瓣、腱索位移到流出道,由此导致严重的二尖瓣反流(MR)和左室流出道梗阻。(B)停止使用正性肌力药物(肾上腺素和麻黄碱),改为补充容量和升压药

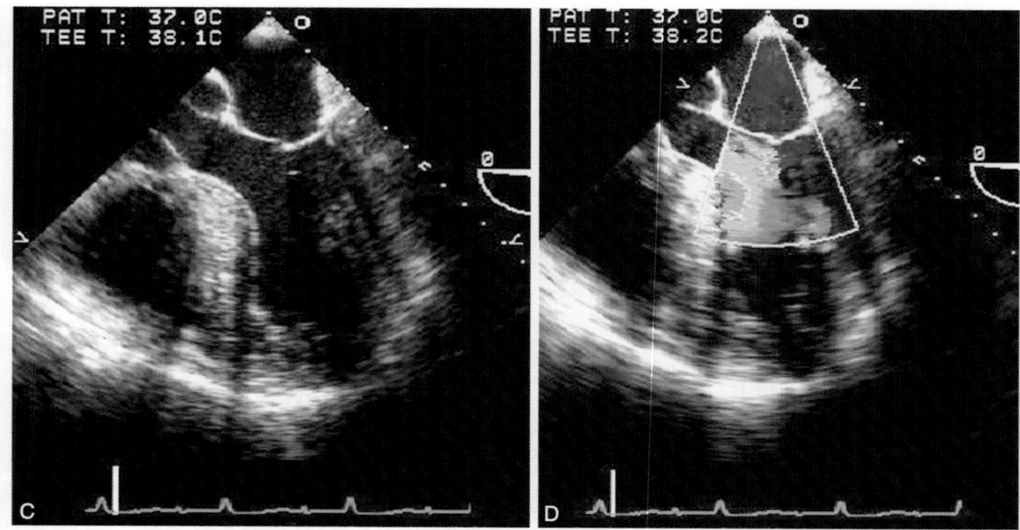

图 16.3(续) (C)和(D)血流动力学恢复正常,10 分钟后复查。二尖瓣瓣叶及腱索回到之初位置,MR 和流出道梗阻亦消失。可以有把握地讲是这样的过程,肠道上的操作导致患者血管活性物质的释放、产生了严重的全身血管阻力的急剧下降,其血流动力学紊乱的始发原因是相对低血容量和药物的使用,导致动态左室流出道梗阻。缺氧和肺水肿伴随着严重的 MR 和左心房压力的产生,随着 MR 的减少而减少。经食管超声心动图的应用对正确诊断、改变治疗策略及正确治疗至关重要

冠状动脉旁路移植术中缺血性二尖瓣反流的处理

框架

缺血性心脏病是美国二尖瓣关闭不全的最常见原因。瓣膜功能不全的机制是多种多样的,包括环形扩张、乳头肌缺血而功能不全、乳头肌断裂、左心室重塑而乳头肌异位,从而导致二尖瓣装置的约束作用减低。MR 可导致肺动脉高压、肺血管充血和肺水肿,并伴有肺功能障碍。随着左心室容量超负荷,室腔扩张,心室功能恶化。如果不及时治疗,严重的缺血性心脏病预后不佳,因此诊断和治疗势在必行[31-33]。MR 分级程度对功能状态和长期发病率和死亡率的影响尚待确定。冠状动脉旁路移植术(CABG)的患者常伴有轻度或中度的 MR[34]。术中团队面临是否在冠状动脉手术中手术治疗 MV 的决定。

二尖瓣手术是否值得?反流的机制是什么?MR 的等级和病程如何?MR 有可能仅仅通过冠状动脉血运重建来改善吗?

数据收集

相关的数据,包括术前功能状态和评估,必须与术中资料一起综合全面地分析,一定要回顾术前超声心动图和心室造影。术中血流动力学数据与 TEE 信息同步记录,完成决策过程中所需的数据集。尽管三维超声心动图使用越来越多,TEE 评估 MR 严重程度使用传统评价方法(如缩流宽度或面积、反流束面积、反流孔面积、肺静脉前向血流速度)[18-21]。另外,还要确定瓣叶的牵拉程度和角度。长期存在的缺血性 MR 常引起其他心脏结构的改变,并可能与左房扩大、肺动脉高压和右心室功能不全有关。室壁运动评价和心电图用于可逆性心肌功能评估,是否可能在血运重建后恢复。血流动力学调节联合和 TEE 分析可以进行 MV 激发试验,模拟在正常状态而非麻醉下的 MV 功能。瓣膜结构正常的术前轻至中度 MR 在全麻下可能完全消失[35-37]。

讨论

大多数缺血性 MR 归类为“功能性”而非结构性。在一项对 482 例缺血性 MR 患者的研究中,76% 有功能性缺血性 MR,而 24% 有明显乳头肌功能障碍[38]。缺血性 MR 的机制是继发于左室扩大的环形扩张和区域性左室重塑导致的乳头肌向心尖移位、瓣叶收缩期活动受限[39]。乳头肌移位导致缺血性 MR 的机制在动物实验得到复制[40]。

在 CABG 患者中,重度 MR 几乎均行瓣膜修复或置换术,微量或轻度 MR 的病例通常不处理。然而,在 CABG 患者中如何处理中度缺血性 MR 更困难。有证据表明,如果不治疗的话,轻度至中度 MR 的患者心血管死亡的风险会增加[41],但尚不清楚单纯的血运重建是否能改善反流程度,从而改变死亡率。多项研究对此问题没有明确的解释。单独行冠状动脉旁路移植术后,MR 的程度在术后即刻有所改善,但许多患者在几周后出现中度或更大的 MR[42,43]。通过 Penicka 等[44]发现,在没有乳头肌功能不全的情况下、具有五段以上的存活心肌,可以预测单独血运重建术可以改善缺血性 MR(图 16.4)。

二尖瓣修复术最常用的技术是使用限制性(即缩小)成形环。不幸的是,部分患者术后会再发生中度或更高 MR,尤其是患者的左室舒张末内径大于 65mm、闭合深度大于 10mm、后叶牵引角度大于 45 度的情况[45-47]。美国心肺血液研究所(National Heart,Lung,and Blood Institute)心胸外科试验网络对于这个问题进行了第一个大型随机对照研究,入组 301 名来自美国和加拿大 26 个中心的中度缺血性 MR 患者,随机分组行单纯冠状动脉搭桥术或冠状动脉搭桥术同期二尖瓣环成形术。研究发现 1 年后死亡率和左室收缩容积无差别

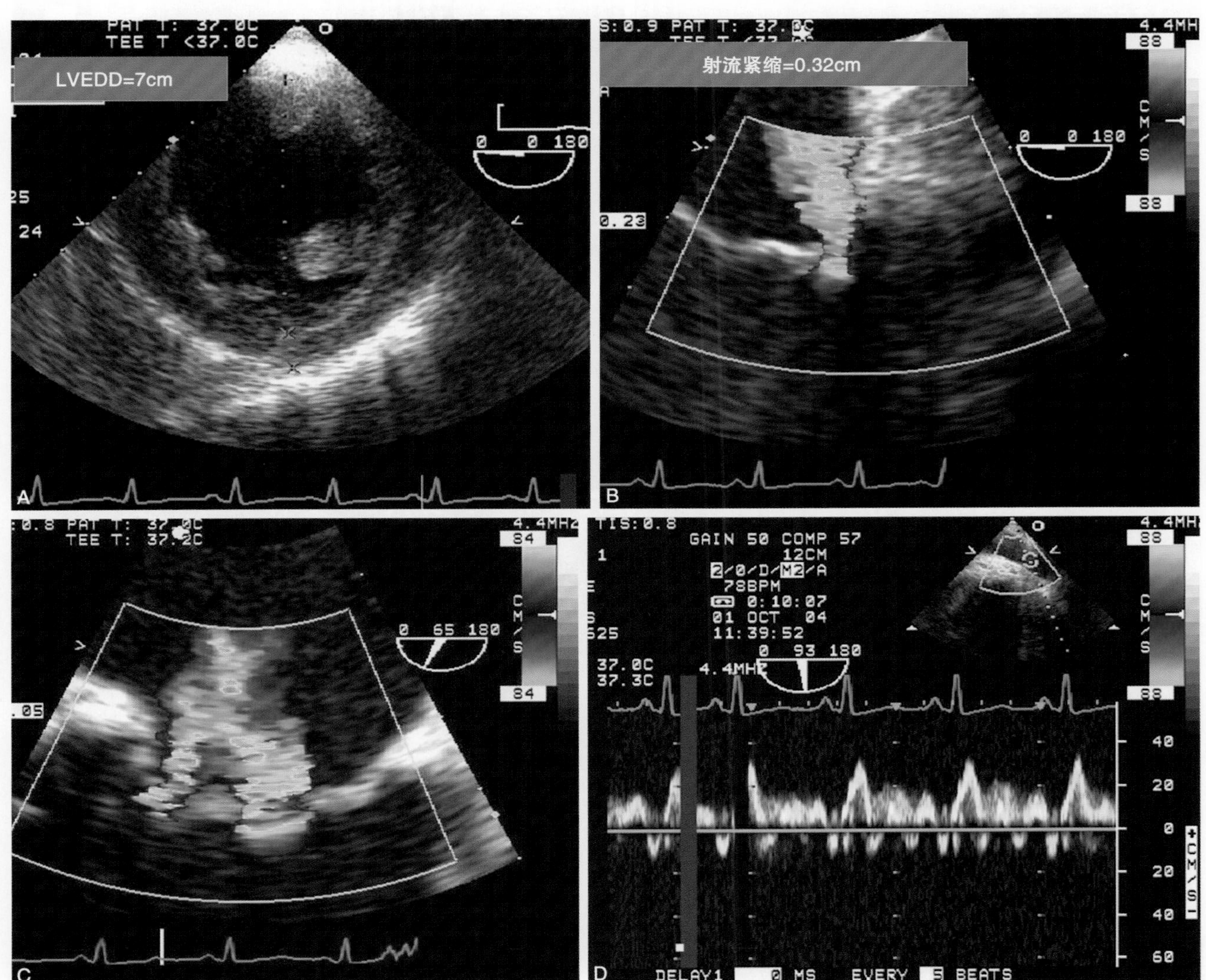

图 16.4 冠状动脉旁路移植术后二尖瓣反流（MR）的评价。男，63 岁，将接受非体外循环冠状动脉血运重建术。患者有进展性充血性心力衰竭病史，无急性肺水肿征象。体检心尖搏动弥散、增强、向外侧移位，心尖区收缩期杂音向腋下传导。（A）患者接受术中经食管超声心动图检查评估 MR，发现左心室扩张、舒张末期内径（LVEDD）7cm，收缩功能下降、估计的射血分数 40%。（B）彩色多普勒超声表现为轻度至中度的中心性 MR，其分级是根据长轴切面反流面积和缩流宽度。MR 的发病机制被认为是功能性的，是由于左心室扩张引起的瓣叶运动受限所致。（C）前、后叶闭合线在瓣膜平面以下。（D）在左下肺静脉血流频谱无反向血流，支持中度 MR 诊断。鉴于瓣环没有显著扩张（短轴测量 2.97cm）和 MR 分为轻度中度，外科医生按原计划进行非体外循环下冠状动脉旁路移植术。MR 在血运重建后立即下降，预期随后负荷进一步减低患者的症状会继续改善

（随后 3 年和 5 年随访结果将引起极大的兴趣）。瓣膜成形组患者 CPB 时间和住院时间延长、神经系统并发症多，但残余中重度 MR 较单纯 CABG 组确实少（11% vs 31%）[48]。第二项随机试验正在进行中，应该能为这一问题的解决带来曙光[49,50]。没有在任何一个方向有明确的证据，2014 最新版 American College of Cardiology/American Heart Association（ACC/AHA）指南指出，中度 MR 患者在接受其他心外手术同时是否行 MV 修复，要应根据具体情况（Ⅱb 类推荐，证据水平 C）。除限制瓣环的成形技术外，其他技术包括乳头肌迁移、二级腱索切除、后叶扩展，以及经皮技术如 MitraClip 装置（Abbott Vascular，Santa Clara，CA），需要进一步的研究来确定其作用，是否能够降低缺血性 MR 成形后的残余反流[51]。

主动脉瓣狭窄的功能性二尖瓣反流

框架

瓣膜病往往不是单独发生的，可能是同一病理生理损伤，也可能是继发性原有瓣膜病变。重度主动脉瓣狭窄（AS）患者大约 2/3 有显著二尖瓣关闭不全[52]。需要行主动脉瓣置换术（AVR）的患者通常有 MR，问题是是否要修复或替换 MV（图 16.5）？这并非没有风险，接受双瓣膜置换术的患者与接受单瓣手术的患者相比，死亡率增加[53,54]。

接受 AVR 的 AS 患者，若合并中度 MR、需要同期手术解决吗？AVR 后 MR 的严重程度是否减少？什么因素可以预测哪些患者将受益于同期二尖瓣修复术？哪些患者将有望在

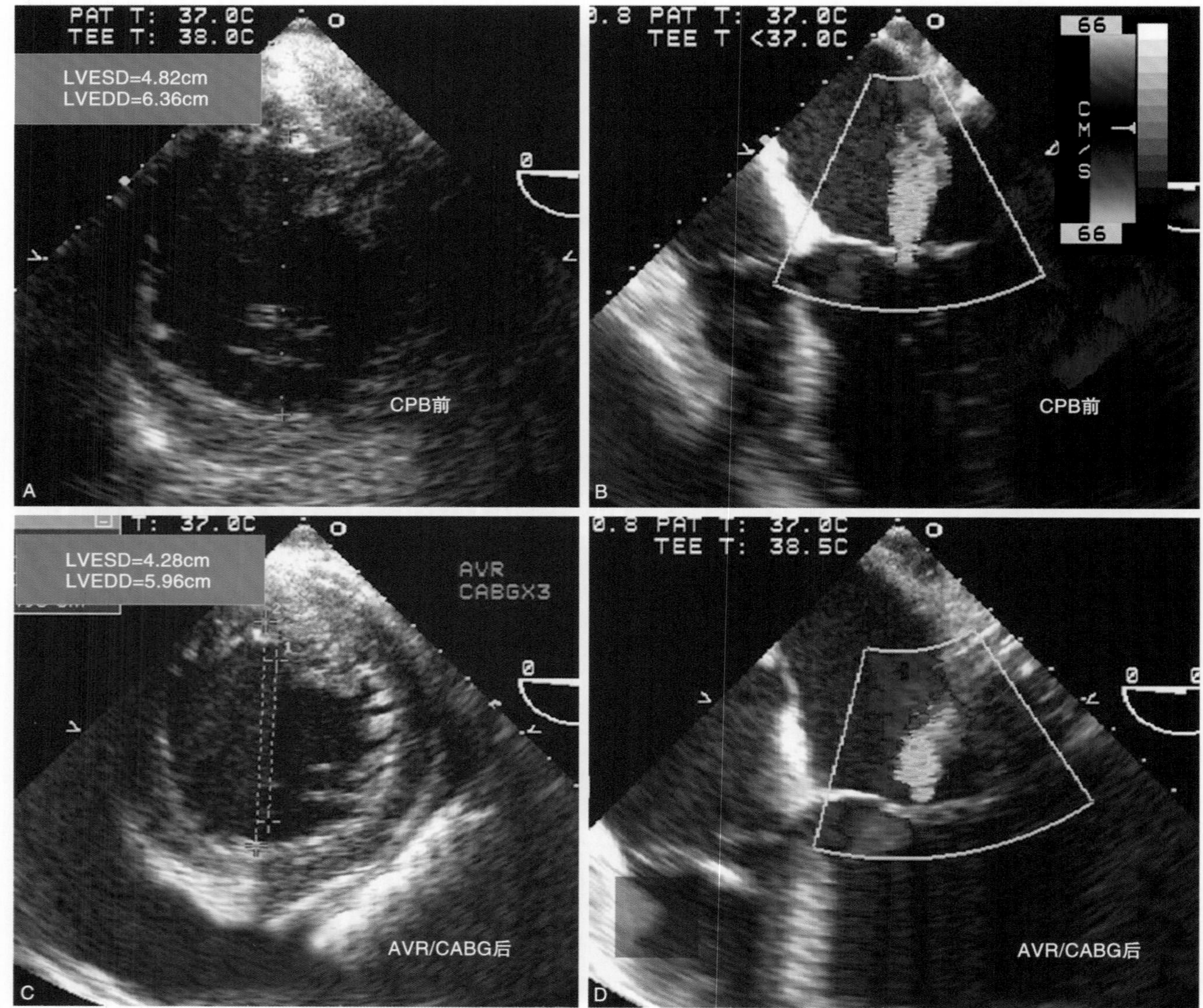

图 16.5 主动脉瓣狭窄(AS)患者主动脉瓣置换术(AVR)同期二尖瓣反流(MR)的处理。患者 70 岁,急诊 AVR,有高血压病史,中度 MR,心衰,气短。(A)左心室(LV)功能中度减低、左室扩张[舒张末期内径(LVEDD)= 6.36cm]。(B)中心性 MR,分级为轻度;环部轻度扩张,瓣叶及瓣下结构只是轻度增厚。肺静脉收缩期血流轻微压低,与 MR 无临床意义及左心房的压力轻微升高、相一致。术中经食管超声心动图(TEE)与术前检查 MR 的严重程度的差异较大,反映了全麻后负荷状态的改变。鉴于转前 TEE 检查和病史,就决定执行 AVR。因为患者的年龄,外科医生选择生物瓣膜,以避免抗凝。因为他被认为 MR 是功能性的,随着 AS 解除,预计将随着时间的推移 MR 将减少。根据术前 TEE 测量选择 23 号心包人工瓣膜。(C)和(D)术后 TEE 检查记录,AV 跨瓣压差由 74mmHg 下降至 18mmHg,显示心功能改善(C)、MR 减少(D)

AVR 降低左室后负荷后 MR 减少?

数据收集

MV 解剖、MR 分级及原因(即风湿性疾病、缺血性、黏液样变性)和 AV 面积都是重要的考虑因素。患者可能有 AS、MR 和肺动脉高压的症状和体征。术前经胸检查可能低估了 MR 分级,TEE 能够更好地探查 MR。增大的左心房提示 MR 是慢性的而不是急性的。

讨论

MR 是 AS 不断加重的继发不良后果,AV 跨瓣压差越大、MR 就越倾向于增加,加之左室不断扩张、收缩功能恶化则会进一步增加[55,56]。如果 MV 的解剖特征明显异常,而反流严重,则决定比较明显:AVR 同期修复或替换。如果 MV 在解剖学上正常(没有瓣叶脱垂、没有穿孔、没有风湿性改变),反流是轻微或轻微的,这个决定也比较明显:纠正 AS,不要手术治疗 MV。

更具争议性的决定是,AVR 患者是否要同期手术治疗轻到中度反流的 MV。目前对这一问题的证据冲突。一些研究表明,AVR 同期修复 MV 死亡率不变或增加[57,58],提示单独 AVR 是明智的决定。然而,其他研究人员发现,单独 AVR 后残留的中度或更大的 MR 患者的死亡率增加,而对同期瓣膜修复的死亡率没有实际影响[59,60]。一般来说,重度 AS 患者在 AVR 后,中度的功能性 MR 会减少至少一个等级(见图 16.5),轻度至中度 MR 基本都会改善[61]。Harris[62] 等将 AVR 后 MR 减少归因于以下几个解剖改变:二尖瓣环面积减小，左房大小及左室长度的减小，同时随着 AS 的解除、驱动压力的降低，所有这三种解剖学改变都改变了 MV 和心室的结构，有助于减少功能性的 MR。

合并中度及以上的 MR 在经导管主动脉瓣置换（TAVR）的患者也非常常见，接近 20% 的发病率。与开胸 AVR 相同，处理显著 MR 与否在 TAVR 术后影响也是矛盾的。意大利和德国 TAVR 注册表明，中度及以上的 MR 是预测 TAVR 晚期死亡的独立因子。与此相反，另外一项研究结果显示，这些患者死亡率与没有或轻度 MR 的患者没有差异。大约 50% 的患者会在 TAVR 术后 MR 减少，而其余的保持不变或甚至恶化。也有一些证据表明，改进型气囊膨胀的 Edwards 瓣（Edwards Lifesciences，Irvine，CA）比自膨胀的 Core 瓣（Medtronic，inneapolis，MN）能够更好地减少 MR，当然这必须进一步研究确认[63]（见第 27 章）。

无论是开胸 AVR 还是 TAVR，预测重度 MR 减少的因素有：功能性的（非结构），LV 射血分数较差、LV 扩张严重及主动脉瓣跨瓣压差大[64-66]。预测 MR 不减少的因素有：MV 结构性病变、二尖瓣环钙化明显、左心房增大（>5mm）、肺动脉高压和心房颤动[67,68]。

术前漏诊的主动脉瓣疾病的处理

框架

评估先前未诊断的 AV 病变，是超声心动图检查者不时面临的问题，需要明确新的诊断：AV 二叶畸形，狭窄及反流的情况？使患者就医的症状是什么？患者的基线功能是什么？AV 的解剖学是什么？AR 或 AS 的严重程度是多少？在术中发现 AV 疾病如何不同于术前评估？手术修复或更换 AV 有益于患者的短期或长期的结果吗？原计划的手术是什么？如果根据新的发现改变术式，风险如何？是否需要另外的医务人员参与决定是否手术治疗瓣膜？AV 病变的严重程度是否需要此刻即手术治疗？

主动脉瓣的数据收集和特征分析

多平面 TEE 能够精确评估 AV 面积、病变情况、反流和狭窄的严重程度及继发心脏改变。AS 瓣膜功能障碍的严重程度是通过测量跨瓣压差确定，采用连续性方程计算收缩期 AV 面积。TEE 的 AV 口面积与导管更密切相关（使用 Gorlin 公式），优于经胸超声心动图（TTE）（$R=0.91$ 和 0.84），三维 TEE 评估可能比二维的方法获得更准确[69,70]。有瓣膜病变时，还要除外瓣下病变如主动脉瓣下纤维隔膜，以及仔细检查主动脉根部及升主动脉有无异常（图 16.6）。AS 的继发改变取决于患者的病情沿着自然病程发展的，通常与左心室肥厚和左心室充盈异常有关。舒张功能往往由于室壁增厚、顺应性差而受损。因此，MV 和肺静脉血流速度显示心室被动充盈期异常。收缩功能往往正常或高动力。LV 腔室大小正常或小。然而，长期进展为心室收缩功能不全和心力衰竭、左心室扩张。随着心室失代偿，心输出量（CO）降低而导致跨瓣压差下降，此时 AV 跨瓣压差会误导和低估 AS 严重的程度。

TEE 的彩色血流多普勒成像将 AR 严重程度进行分级，

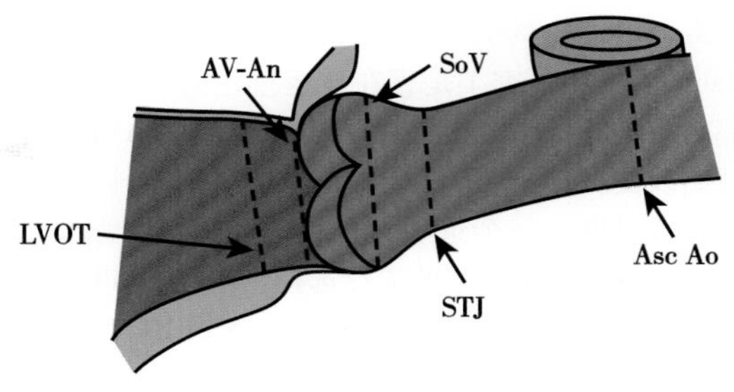

图 16.6 主动脉根部解剖。主动脉瓣长轴显示主动脉根部结构，包括窦管交界（STJ）、Valsalva 窦（SoV）及主动脉瓣环（AV-An）。Asc Ao，升主动脉；LVOT，左室流出道

根据反流宽度与左室流出道宽度的比例。TEE 对即使非常微量的 AR 都很敏感，因而有高估倾斜，较 TTE 高估反流量相比[71]。还应检查 AV 的结构，以确定是否有赘生物、穿孔、增厚或钙化或脱垂。主动脉根部和升主动脉应仔细检查，评估有无扩张或其他结构异常可能会增加 AR。

AV 二叶畸形有其独特的病理过程，因其存在更高的退行性变和钙化的风险，导致 AR 和钙化性 AS。二叶 AS 导致患者升弓主动脉形成动脉瘤[72,73]，且常常合并主动脉缩窄和房间隔缺损（ASD）。因此，二叶 AV 诊断后应及时探查其他相关的常见畸形。单发无症状二尖瓣 AV 如无 AS 或 AR 则不需要手术治疗，二叶 AV 甚至可以到 70 岁都没有显著的血流动力学异常[74]。相反，许多患者的主动脉根部逐渐扩、产生 AR，或瓣膜过早钙化、产生 AS[75-78]。患者在第四十多岁时需要手术的，病变多是 AR，在年轻患者越来越多地采用外科修复[79-82]。随着年龄的增加，二叶 AV 的主要病变是 AS[83]。二叶 AV 手术必须考虑到主动脉根部的大小，以及在不太遥远的未来即需要主动脉根部手术的可能性。二叶 AV 患者升主动脉扩张率可能高达 0.9mm/年[84]。

讨论：意外轻至中度主动脉狭窄

心脏手术时轻度至中度 AS 的术中处理仍存在争议。患者手术择期 CABG，被送进手术室才发现轻度或中度 AS，术前未被发现。手术组必须决定是否以手术方式治疗 AV。对于如果没有症状的重度 AS，ACC/AHA 工作组建议在 CABG 同期瓣膜置换术，但也承认支持轻度或中度患者干预的数据非常有限。在这种情况下，进展的速率是有价值的，但很少能得到。年轻患者瓣膜钙化快会迅速成为狭窄，使得手术团队倾向于 AVR。联合手术（CABG/AVR）增加了围手术期的风险，以及人工瓣膜植入术远期的风险。推迟 AVR 在以后患者可能要在冠状动脉血管通畅的情况下二次开胸。如果在 CABG 中不进行 AV 治疗，症状发展可能会延迟或可能不会发生。

胸外科学会国家数据库中的一项研究中，1 344 100 名患者接受 CABG、CABG、AVR 或 AVR，做出了很好的决策模式的建议[85]。研究根据已发表的报告假设 AV 疾病进展率（跨瓣压差为每年 5mmHg）、瓣膜相关的发病率和年龄校正的死亡率。这些研究人员提出了 3 个因素：考虑 CABG 或 AVR/CABG：年龄（预期寿命）、峰值压差和 AS 进展率（如已知）。由于进展率难以识别，分析假定疾病进展的平均速率，建议当峰值压差超过 30mmHg 时，患者应进行 AVR/CABG。对于 70 岁以上的患者来说，增加两种手术同期做的阈值（压差），因

为预期寿命的缩短减少了这些患者出现 AV 疾病症状的可能性。Rahimtoola 也研究了是否在血运重建同期 AVR[86]，他主张不那么激进的做法。然而这一切都在随着 TAVR 的广泛采用而开始改变。TAVR 不仅给不能接受开胸外科手术的老年及高危患者提供了一个选项，也给合并轻至中度 AS 的心脏手术患者提供了一个未来的治疗选择。不在 CABG 或其他手术同期 AVR，这样会增加死亡率。患者 5 到 10 年后有症状需要手术时可以选择 TAVR，没有二次手术切口带来的风险。到目前为止，TAVR 的结果已经相当不错，虽然长期的结果仍然不确定。

跨瓣压差是迄今作为 AS 分级的工具，但其对 CO 依赖，流量低时会低估狭窄程度，即使对重度 AS 亦是如此。左心室功能障碍患者和 CO 降低的情况下常表现为轻度的跨瓣压差(<30mmHg)。鉴别患者低 CO 和重度患者轻中度是有限困难的(图 16.7)。评估是 AV 区严重程度的标准是 AV 面积，使用连续方程计算或面积积分法测量。低梯度患者伴有严重左心功能不全的 AVR 患者生存和功能状态优于未瓣膜置换的患者[87-89]。

多巴酚丁胺负荷试验可以在低跨瓣压差的患者明确真正的 AV 面积。区分真正的狭窄和“假性狭窄”依赖于 CO 增加后血流动力学和结构大小的特征变化。这种检查通常不在手术环境中进行，而是用于术前评估。AV 面积的增加与 CO 的增加有关，并归因于原有心功能不全的部分逆转[90-93]。如果多巴酚丁胺改善 CO 并增加 AV 面积，很可能基线计算高估了 AS 的严重程度。多巴酚丁胺负荷如下：低跨瓣压差患者接受静脉多巴酚丁胺每分钟 5μg/kg，逐步增加剂量[91]。患者可能表现出 AV 面积明显增加(0.8～1.1cm²)和瓣膜阻力下降。确定的重度 AS 患者瓣膜面积的无改变、瓣膜阻力增加。

虽然大多数低跨瓣压差患者 EF 降低，但少数(由平均压差<40mmHg 和 AV 面积小于 1cm²)EF 是正常的。这些患者往往有严重的心室腔小、左室壁向心性肥厚、后负荷增加，限

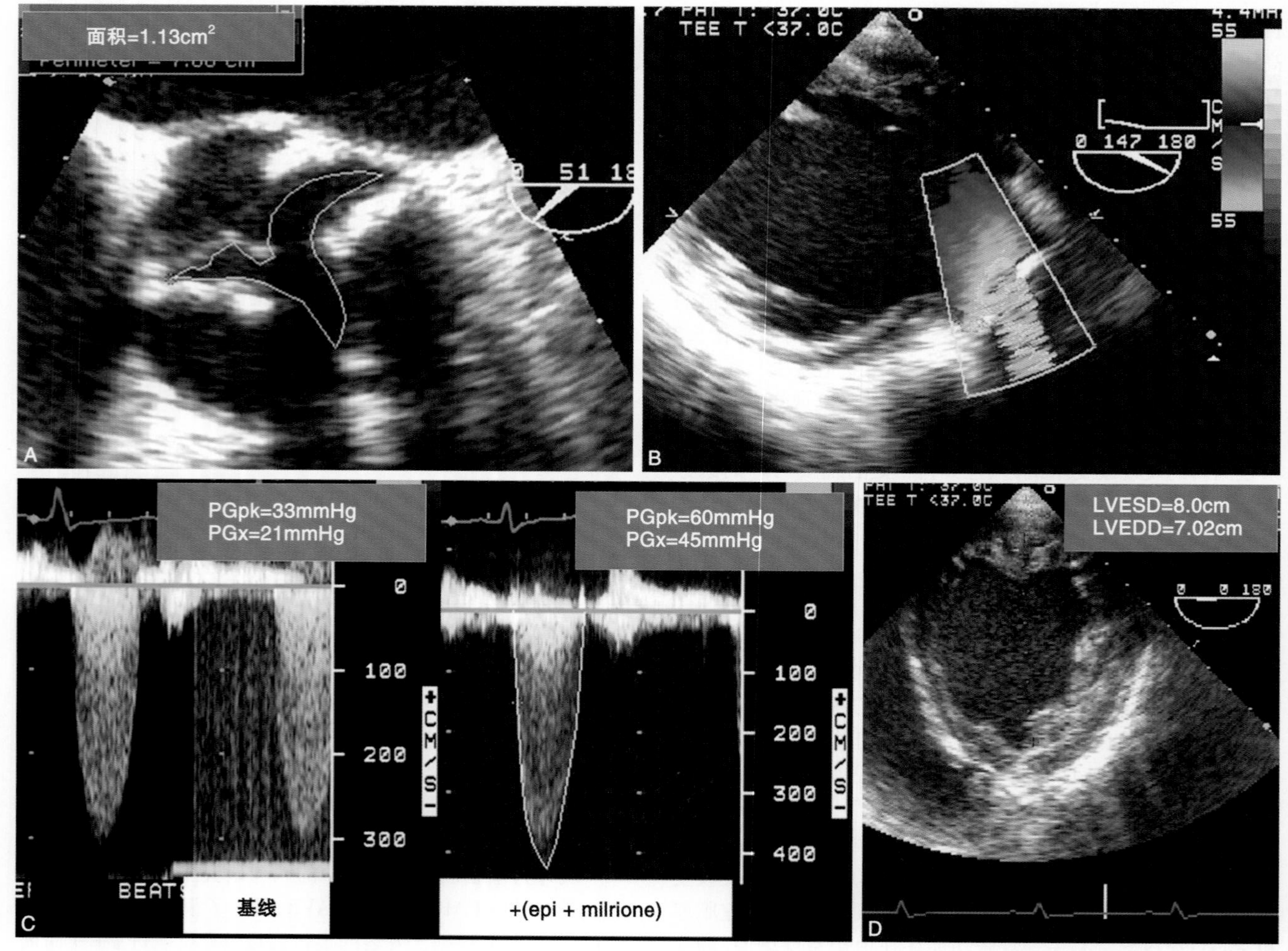

图 16.7 低跨瓣压差的重度主动脉瓣狭窄(AS)。患者男，76 岁，严重恶病质，拟手术纠正二尖瓣关闭不全(MR)和可能有的临床意义的重度 AS。(A)食管中段主动脉瓣(AV)短轴切面显示 AV 三叶、高度钙化、活动受限。面积积分法测量 AV 面积 1.13cm²，被认为由于严重钙化的伪影导致低估狭窄程度。(B)胃底左室长轴切面测量左室流出道和 AV 的血流速度频谱。(C)虽然患者被诊断为严重 AS，峰值压差(PGpk)和平均压差(PGX)分别只为 33mmHg 和 21mmHg。使用连续性方程计算 AV 的面积为 0.83cm²。(D)左室功能的特点是严重的扩张型心肌病与射血分数 8%，左心室收缩末期内径(LVESD)7cm，以及左室舒张末期内径(LVEDD)8cm。考虑了低跨瓣压差 AS，开始输注米力农和肾上腺素。CO 从 2.4L/min 提高到 4.5L/min，压差(C)增加到峰值 60mmHg 和平均 41mmHg。虽然给药期间计算的瓣口面积略有增加到 0.9cm²。经食管超声心动图显示跨瓣压差明显增加，与低跨瓣压差 AS 诊断一致，并证实心功能储备的存在

制性生理、和/或心内膜下心肌纤维化增加[94]。这一亚组患者是否要行瓣膜置换术仍不清楚，但早期的数据表明，单独药物治疗的结果优于无论跨瓣压差高或低的 EF 降低患者，结果可能与轻到中度患者相似[95]。

讨论：意外的主动脉瓣关闭不全

许多接受心脏外科手术的老年患者有一定程度的 AR。多数情况下，患者无症状，AR 的严重程度可分为微量至轻度。AR 的存在对循环管理、心脏停搏液的管理、血流动力学的管理以及手术计划都可能有影响。AR 的存在需要超声心动图检查在体外循环、心脏停搏及顺行灌注期间监测左心室扩张。主动脉阻断开放后，心脏不会立即恢复到有组织的节奏跳动，左室没有射血从而容易诱发心室扩张，这在有 AR 的情况下尤其是个问题。是否手术处理瓣膜功能不全手术不应基于 CPB 时 LV 扩张的数据，而是要根据以往资料、成人 AR 的自然历史、公认的指南、发表的预后结果及患者个体情况，如前所述。

慢性 AR 通常以缓慢和隐息的方式发展，在长期无症状期间发病率很低。一些轻度 AR 患者可能无症状数十年。其他人表现出的反流进行性增加，进而发生左室收缩功能不全、最终导致心脏衰竭。LV 的大小和功能的评估是很重要的，因为症状和心脏疾病的严重程度之间的相关性较差。关于代偿和非代偿期之间的过渡性质知之甚少。LV 功能正常的无症状患者不考虑瓣膜置换术（图 16.8）。早期手术可使患者面临围手术期死亡和并发症，以及人工瓣膜的长期并发症。最近的 AR 患者手术操作指南于 2014 年由 ACC/AHA 工作组出版[49]。对于有症状的慢性、重度 AR 患者，以及无其他原因的无收缩功能障碍的无症状患者，AVR 有明确的指征。然而，对于中度 AR 的无症状患者，瓣膜置换的决定是不太明显的。已发表的建议称，对于无症状的中度 AR 患者，由于其他原因正在接受手术治疗或左室收缩末期大于 50 毫米的患者，进行瓣膜置换是合理的。

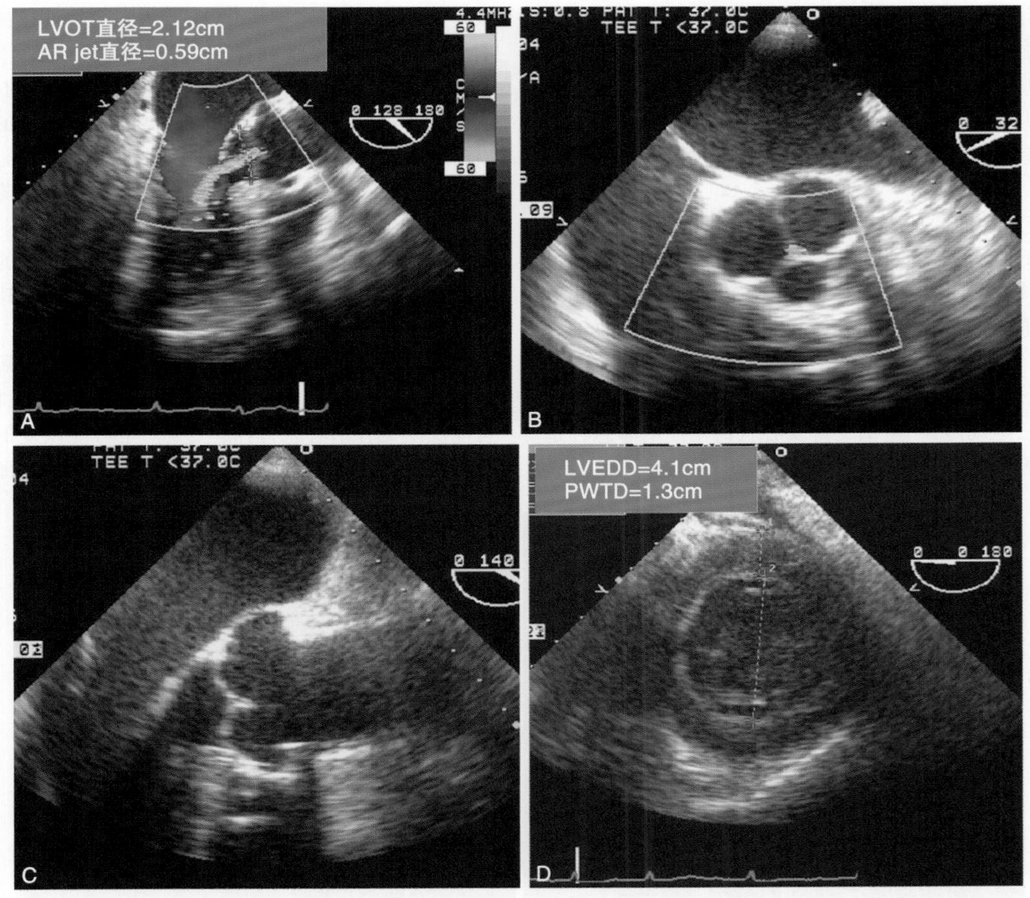

图 16.8 非瓣膜性心脏手术中隐匿性主动脉瓣反流（AR）的检测。66 岁，女，计划接受体外循环支持冠状动脉旁路移植术。（A）在术中经食管超声心动图检查发现中心性 AR 延伸到左心室的一半。AR 的严重程度为轻度，评估方法是在食管中段长轴切面彩色多普勒显像观察左室（LV）流出道（LVOT）内的反向血流。AR 程度是通过比较 AR 射流宽度（0.59cm）与左室流出道宽度（2.12cm）的比例（0.28）定为轻度。（B 和 C）瓣叶的解剖是一个正常的三叶结构仅轻度增厚，无钙化、脱垂、赘生物、瓣环及根部扩张存在，此外，经多普勒检查无明显主动脉瓣狭窄。（D）左室腔大小正常，左室舒张末期内径（LVEDD）为 4.14cm，与左室肥厚的存在是符合高血压。由于 AR 的严重程度在临床上并不显著，而且预期不会显著增加，因此主动脉瓣的外科干预被推迟。然而，据此改变了灌注管理，提醒在顺行灌注时超声心动图监测左室大小，并补充逆行灌注。PWTD，脉冲波组织多普勒

心脏功能与新出现的局部室壁运动异常

框架

心室功能是心脏外科手术后预后的预测因子，也是心血管疾病患者长期预后的预测指标。明显 EF 减低的心衰患者在代偿期可能仅有轻微的症状。心室功能不全通常是由心肌缺血或梗死引起的。因此，迫切需要检测心室功能障碍并进行治疗，以防止急性或长期的不良后果。心室功能正常还是异常？功能异常是整体的还是局部的？什么是与节段性室壁运动异常（SWMA）相关的冠状动脉分布？心室是大的还是小的？心肌是变薄或肥厚？异常功能是新的还是旧的？内科或外科手术能改善或减少心室功能吗？

数据收集

超声心动图评估左室收缩功能的是基于整体和局部室壁运动的分析。评估方法包括：局部壁厚度改变、心内膜短轴缩短率、面积变化分数、二尖瓣环收缩期心尖位移。EF 和 LV 体积的定量评估可以经大多数现代超声心动图机内置的软件计算，使用二维（Simpson 方程）或三维数方法。特别是三维技术，与左室磁共振成像（MRI）对照，已经证明定量结果的准确[96]。斑点追踪和测量 LV 应变也有希望成为评估 LV 功能新的模式。

局部室壁运动的评估提供了心肌状况的指标，可以与冠状动脉解剖和血流联系起来。虽然 TEE 不测量冠状动脉血流量，但左前降支、左回旋支和右冠状动脉灌注的区域是相对固定的，可以通过全平面 TEE 成像检查，经胃底左室短轴和长轴切面最广泛用于评价室壁运动异常。局部心肌缺血引起的局部室壁运动异常早于心电图改变[97]，表现为从正常运动到减弱或消失，运动障碍、室壁变薄及心肌钙化提示非急性过程，可能陈旧梗死。

右心室收缩功能的评价是更为困难，因为不易定量。新月形右心室不能定量测量心动周期中心室大小的差异。右心室的描述有以下方法：右室与左室大小的比较、右室游离壁和室间隔的收缩功能。三维超声心动图技术的早期研究表明其评估 RV 功能是有前途的[98,99]，但这些研究结果在很大程度上依赖于第三方软件的离线分析，从而不适合使用在手术室的实时应用。

心室功能衰竭可由舒张功能不全引起：心室舒张期充盈的容纳能力受损。舒张功能不全的超声心动图评价是通过二尖瓣或三尖瓣充盈血流和组织多普勒检查瓣环运动。不同阶段的心室充盈异常（如心室松弛受损、限制性异常、顺应性减低）在多普勒血流速度频谱记录中产生特征性变化。通过舒张功能异常可以洞察循环不稳定的机制（见第 14 章和第 15 章）。

讨论

术前存在的心室功能异常预示手术风险增加、远期预后较差，并有可能在术中恶化，需要大量药物或机械的支持。术前 EF 为 10% 的患者在择期 CABG 和 MV 修复术中，术中缺血、急性心脏衰竭和转后即刻血流动力学不稳的可能性增加，因此应考虑转前放置主动脉内球囊反搏泵或在股动脉置管（图 16.9）、辅助循环期间使用正性肌力药（见第 36 章）。

主动脉开放后的心功能明显下降或意外下降可能是由于心肌保护不良和转中心脏扩大造成，监测心电图、肺动脉压力以及右心室和左心室的扩张，可以降低其发生的风险。心脏的有效排气常常难以通过视觉检查来辨别，尤其是通过小切口微创手术。TEE 能检测 AR 引起的心室扩张。

不是所有的已经存在的 SWMAs 都受益于冠状动脉血运重建术。无运动和反向运动的节段通常是心肌梗死的结果，可能反映无存活心肌，当然“冬眠”是可能恢复的。低运动节段一般是存活的，可能代表活性缺血[100]。术前正电子发射

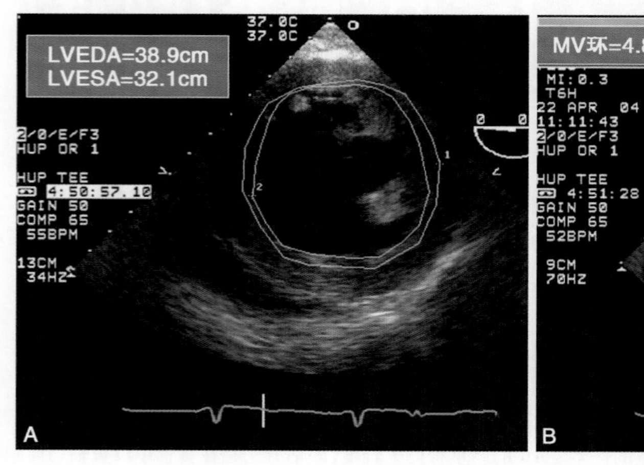

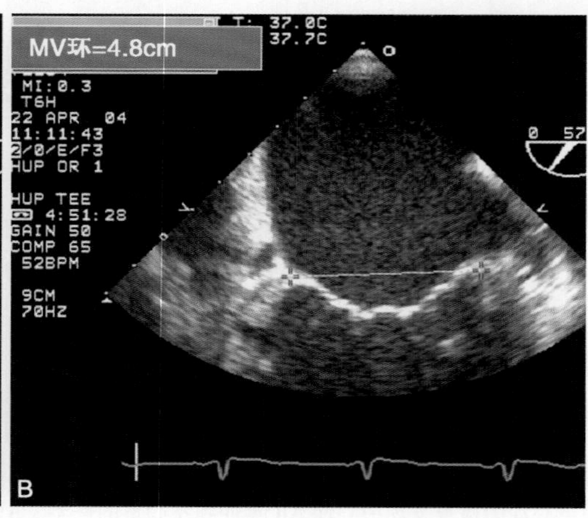

图 16.9 术前经食管超声心动图（TEE）检查预测转后循环管理的价值。一位有高血压病史、充血性心力衰竭、肺水肿、扩张型心肌病、糖尿病和肥胖症的 63 岁妇女接受冠状动脉旁路移植术（CABG）和二尖瓣（MV）修复。术前评估记录中重度二尖瓣反流（MR）与收缩期肺静脉血流反转。（A）术前食管中段 TEE 四腔心切面显示明显扩张的左心室（LV）和轻度扩张的右室（RV）及整体心功能轻度降低。经胃底切面显示严重的整体心功能减低，左室舒张末期内径 6.6cm，面积变化分数（FAC）17%｛FAC=［左室舒张末期面积（LVEDA）-左心室收缩末期面积（LVESA）］/LVEDA×100｝。单纯血运重建不太可能显著改善 MV 功能。（B）食管中段 MV 瓣尖切面显示 MV 环明显扩张（长轴=4.8cm），由于左室扩张导致瓣叶牵拉点低于瓣叶水平。于股动脉置管检查中心动脉压并备用放置主动脉内球囊反搏泵。患者接受三支旁路血管移植及 MV 成形，停机很困难的，需要米力农，肾上腺素、血管升压素及主动脉内球囊反搏泵

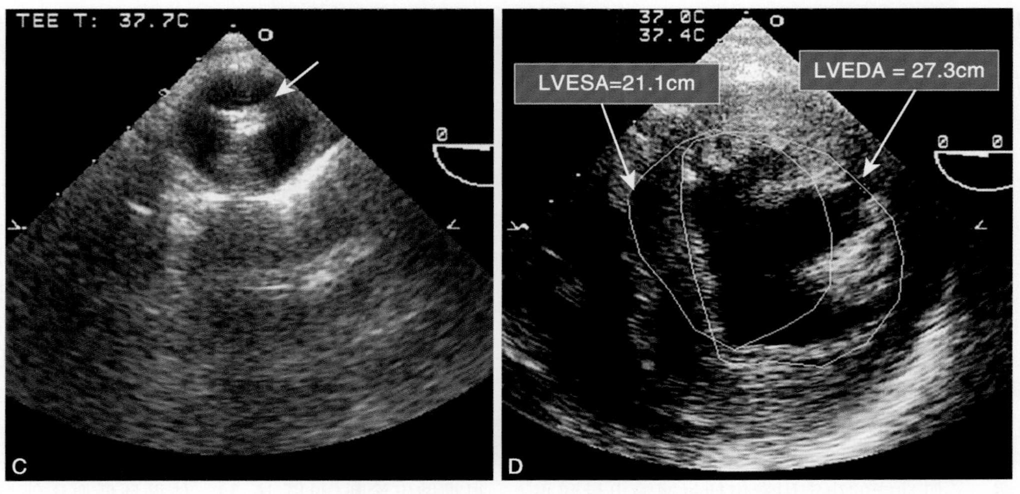

图 16.9(续)　(C)TEE 先用来确定动脉导丝的位置，后确定球囊泵在左锁骨下动脉的正下方。(D)右心功能降低恶化的一系列特征：中心静脉压升高、新发的三尖瓣反流、室间隔运动减弱、RV 扩张。左室射血分数没有像预期的那样降低；修复 MR 后，转后的 FAC 略有提高，从 17% 提高到 22%。心功能持续改善，术后一日停用主动脉内球囊反搏、无并发症发生；米力农与肾上腺素注射持续了数日

断层扫描可以探测冬眠心肌，并可有效地指导 CABG[101-103]。检测到慢性缺血的低运动冬眠心肌区域以指导外科医生对相对应的狭窄冠状动脉进行再血管化。相反，梗死后闭塞的冠状动脉可能无法从血运重建中获益，因为收缩功能可能不可逆转地丧失。然而，在后一种情况下，梗死后血运重建可能有助于降低室壁瘤形成的风险[104]。

在长期随访中，舒张功能不全与死亡率显著增加有关[105]。对舒张功能异常的识别可以更好地分析循环不稳定和低血压的原因。左室壁严重肥厚时顺应性差，在高动力状态但容量负荷不足时会产生严重的心衰。由肺动脉导管获得的血流动力学指数可能是误导性的。TEE 发现左室小、二尖瓣充盈血流受阻、面积变化分数增加的征象，揭示低血压的原因。尽管肺动脉压高，也很可能必须补充容量。

如果术中检查发现新的心室功能不全，必须确定病因和严重程度，然后制定治疗方案。其他原因(如左束支传导阻滞或心室起搏)引起的 SWMAs 可能很难鉴别。保守治疗中的功能减退是否可逆，还是应该考虑其他干预措施？心肌缺血的治疗可能包括以下几个方面：优化血流动力学、给予抗凝药、硝酸盐、钙通道阻滞剂、β-受体阻滞剂、主动脉内球囊反搏泵或行体外循环下冠状动脉血运重建术。停机后新发的 SWMAs 要考虑到心肌缺血。即使患者没有冠心病，仍然由于低血压处于危险之中，影响冠状动脉血流的因素有气体、杂物进入冠脉循环或冠状动脉痉挛。在接受 CABG 的冠心病患者除可能有上述所有风险外，还有以下可能：吻合部位的技术困难，冠状动脉损伤(如：缝合钩住冠脉后壁；MV 手术缝闭塞了回旋支)，或因旁路血管血栓形成，或主动脉夹层。应仔细检查冠状动脉、旁路血管和吻合口的通畅和血流。手术室内旁路通畅性难以确定，方法包括手动分离及灌冲、手持多普勒流量计测量冠状动脉血流、注入超声造影剂(见第 14 和 15 章)。杂交手术室越来越多，目的是在手术时提供冠脉造影术[106]。旁路血管灌注区出现新的 SWMA 可以依从表 16.1 中列出的决策策略(见第 20、36 和 38 章)。

表 16.1　转后新发心肌缺血的处理策略

缺血原因	诊断	合理的治疗
冠脉旁路血管闭塞	心电图改变，新壁运动异常，收缩功能障碍	修改冠状动脉移植
冠脉气体栓塞	心电图改变，新壁运动异常，收缩功能障碍，心肌回声增强	增加冠脉灌注压
冠脉钙化或粥样硬化栓子	心电图改变，新壁运动异常，收缩功能障碍	循环支持，增加冠脉灌注压
主动脉夹层	升主动脉或主动脉根部夹层或血肿	修复夹层
冠脉痉挛	心电图改变，新壁运动异常，收缩功能障碍	使用冠脉扩张药

经食管超声心动图作为抢救装置：严重血流动力学不稳定的处理

框架

围手术期的许多情况下，患者可能表现出渐进性、持续性血流动力学恶化或循环衰竭。超声心动图为诊断低血压的原因和迅速、准确的处理策略提供了一种通用的方法(见第 15 和 46 章)。

超声心动图检查者可能会在对患者了解很少或根本不了解的情况下，被召唤到手术室、ICU 或急诊室来评价不稳定的患者。通常情况下，无法获得 TEE 的知情同意，虽然偶尔家庭成员可以代为患者同意。在颈椎损伤或食管损伤的外伤患者中，TEE 可能需要延期，因为头部和颈部的被动运动增加脊髓损伤的危险性。除非颈椎已被证明是稳定的，要避免 TEE，可以选择 TTE。对穿透性创伤患者必须考虑到进一步食管损伤的危险性，对可疑食管损伤的患者先行食管镜检查。然而，延误诊断并非没有代价。时间是宝贵的，因为低血压和灌注不良长时间持续可能会导致重要器官的永久损伤。应该考虑

几个问题来指导合理管理策略的讨论和制定。

低血压的原因是什么？TEE 检测的心脏或血管异常能解释血压下降吗？心脏是大的还是小的？是满的还是空的？两心室的整体功能如何？有 SWMAs 吗？心包里有积液吗？心脏功能减退是原发的、还是血压下降的后果？这一事件是否与患者的病史或目前的手术计划有关？哪些具体的心室参数可能有助于解释目前的低血压发作？可以采取什么干预或治疗来改善血流动力学？一旦开始治疗，应该监测哪些指标或参数来指导进一步处理？

数据收集

临床医生在分析急性发作时血流动力学不稳定的原因时，不能低估病史、主诉和手术过程的重要性。重要的血流动力学指标包括心脏节律、心率、血压、呼出二氧化碳浓度、中心静脉或肺动脉压等。超声心动图可根据心脏表现的关键因素制定合理的方案。心脏功能的决定因素包括每搏输出量和心率，由以下公式阐明：CO＝每搏量×心率。3 个因素可以影响 SV：前负荷、后负荷和心肌收缩力。虽然定量分析是可行的，但在线的定性分析一般能获得足够的信息，从而形成初始治疗干预的基础。心室的前负荷可以通过评估舒张末期面积确定，后负荷可以通过评估收缩末期面积估计，和收缩力评估可以通过短轴缩短速度、面积变化分数或 EF。必须考虑低血压的机械原因（如心包积液）。

讨论

初始检查明确两心室的心脏大小和整体收缩功能。左室舒张末期面积和 EF 的估计为心室负荷和整体功能提供了一个指标。注意 RV 和 LV 的大小和功能有助于区分不同的应激事件。

术中或围手术期发生低血压的通常原因包括血管内血容量不足、心肌缺血、心肌梗死、全身血管扩张，或者由于感染和炎症，或者医源性的药物（如万古霉素）。低血压的机械原因通常与压迫心脏有关（如心包液、张力性气胸）。要检查有无 MV 功能不全，这在无急性心肌缺血或梗死时 MR 罕见。动态流出道梗阻在围手术期不常见，在没有 TEE 监测的情况下，很难做出诊断（见图 16.3）。体循环低血压伴与右室扩张、左室受压变小提示原发右心衰（如右冠状动脉分布区的心肌缺血或梗死的）或肺血管阻力增加继发急性右心衰竭［如肺栓塞（图 16.10）、气胸或鱼精蛋白过敏］。

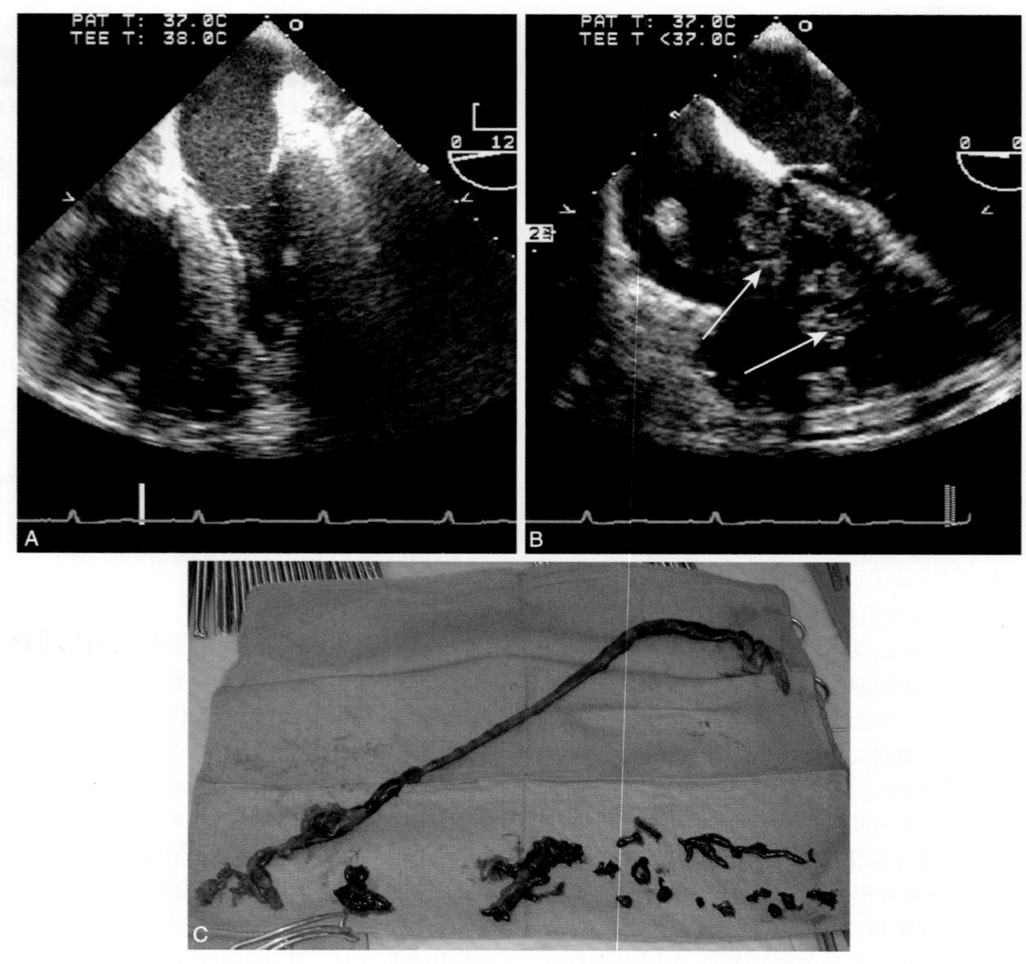

图 16.10 心脏手术后进行性低氧和低血压。58 岁的病态肥胖患者，有高血压病史、糖尿病和吸烟史，最近接受三支旁路血管 CABG。术后 5 天，患者出现新发房颤，并伴有进行性缺氧和低血压，需要再次入院 ICU。患者的病情继续恶化，需要气管插管、呼吸机支持和输注血管活性药物。经食管超声心动图（TEE）进行评估心脏功能，排除心包积液。（A）食管中段四腔切面显示右室扩张（RV）、左室（LV）受压及室间隔异常。室间隔左移与右室功能不全和 RV 容积超负荷一致。（B）右心扩张、右室壁运动减低，并可见强回声血栓从右房移行进入右室，缠绕三尖瓣腱索结构。虽然没有在肺动脉内检出血栓，仍诊断肺栓塞并急诊手术取栓。（C）切开右房，发现 64cm 长的血栓从 RV 延伸至左、右肺动脉。转后 TEE 表明右心室功能和左心室充盈改善。TEE 对诊断和指导治疗的决定至关重要

脓毒症或全身炎症反应导致的全身血管阻力下降时，表现为收缩末期面积减少、心室收缩力增加（短轴缩短速度增加），同时 EF 和面积变化分数也随之升高。心脏功能的增加可以通过测量 CO 来定量。低血压伴 CO 显著升高，治疗应选择血管收缩剂的管理，如苯肾上腺素或加压素。如果全身血管阻力降低而 CO 维持，应该使用升压药物，如肾上腺素或去甲肾上腺素。

多数患者的右冠状动脉系统分布（右优势系统）包括右心室和冠状动脉后降支，供血左室下壁和下间隔。急性 RV 功能不全在主动脉阻断开放后并不少见。与左心室相比，右心室的保护更不可靠，因为它暴露于周围的室温和冠状动脉循环的变异性。开胸手术增加了心内积气引起的 RV 功能障碍的风险。在仰卧位患者，右冠状动脉开口位于主动脉根部最上部，从而容易发生气泡栓塞。空气栓塞右冠状动脉产生急性 ST 段的变化、严重的整体 RV 功能障碍及左室下壁 SWMAs（图 16.11）。可采用保守治疗，在 CPB 支持下提高血压以增加冠状动脉灌注。

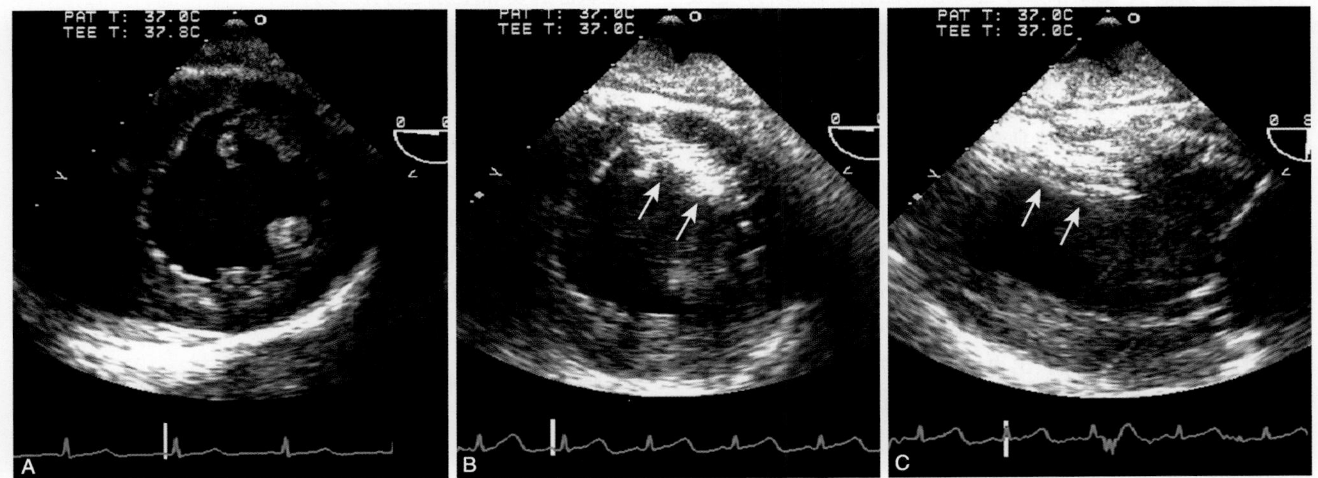

图 16.11 开胸手术术后空气栓塞。患者 57 岁，手术治疗严重二尖瓣反流（MR）和 2 支病变冠心病。二尖瓣（MV）修复后，在右上肺静脉口放置引流管排气。患者仰卧头低位、开放主动脉阻断钳后，心室复跳，左房和左室没有明显积气，而拔出左房引流管。经停跳液灌注管继续排查升主动脉气体。患者为窦性心律、血流动力学稳定，顺利停机。（A）转后初期经食管超声心动图（TEE）显示正常的心室功能和充盈。注射鱼精蛋白后不久血压下降，心电图显示 ST 段变化提示缺血。停止鱼精蛋白、快速给升压药和正性肌力药。TEE 显示右室功能不良、左室下壁运动减低。注意在 B 和 C 中观察到的 ST 段显著高于基线（A）。无肺动脉压和左室充盈压升高，不支持急性过敏性鱼精蛋白反应或肺栓塞的诊断。最可能的原因是空气栓塞导致暂时性心肌缺血。气泡从左室腔内移动至位于主动脉窦最前部的右冠状动脉，阻塞其开口。TEE 快速评估和诊断低血压病因中起着至关重要的作用。推注升压药和强心药物暂时维持血流动力学稳定，并完成了鱼精蛋白剂量。患者被转移到 ICU，没有发生任何进一步的事故

心包积液和心脏压塞

框架

心脏手术后少量心包积液是常见的，尤其是胸腔引流管拔除后。单纯的心包积液不需要外科介入治疗。心包积液（或任何相邻的结构）的压力明显压迫心脏会导致心脏压塞，限制心脏的某一腔室的舒张充盈，引起 CO 下降。心脏压塞属急症，需要及时诊断和干预（见第 24 和 29 章）。

心包积液存在吗？如果有，是否会导致心功能不全和患者目前的血流动力学不稳？积液的原因（急性或慢性）是什么？心包积液是另一个心血管事件或过程的后遗症（如主动脉夹层或心脏导管术）吗？右心房、右心室游离壁、左心房有受压塌陷吗？是自由流动或包裹性积液？在哪里？超声心动图评估是否符合压塞？凝血状态是什么？

数据收集

超声心动图是诊断心包积液的标准方法。然而，心脏压塞的诊断是基于血流动力学和患者病情的临床诊断。心输出量低、低血压、脉压差小、静脉高压是心脏压塞的征象。与心脏压塞一致的超声心动图发现包括心包液的存在、心房的压迫、右心室的压迫和心室流入血流速度随呼吸波动消失。

TEE 检查快速确定是否存在心包积液、位置（包裹性，自由流动）及对心腔充盈的影响。积液的位置对是否需要紧急心包穿刺减压最重要。右房和 RV 塌陷是心包压力增加最敏感的征象。心包积液不一定量很大才会对心功能有显著影响。心脏术后心包血凝块往往比慢性、可自由流动渗液更少、更倾向局限包裹。对心脏血流动力学的临床意义由于以下因素变得更为复杂：不稳定的血流动力学、低血管血容量、低心功能、机械通气和肺功能异常、软组织变化、胸腔引流管干扰超声心动图声窗。多普勒检查是评估压塞的血流动力学紊乱的补充方法，确定积液的临床意义。超声心动图检查要分析通过三尖瓣和 MV 血流随呼吸的变化。即使压塞不确定，流入道血流速度随呼吸的变化可以提示心包压力增加。这一变化也见于心包炎或与胸膜腔内压变化的情况下，如呼吸功增强、哮喘、正压通气，尤其是呼气末正压通气。另外，还要考虑到凝血状态，这与查找原因和进一步处理均有关系。

讨论

ACC/AHA/ASE(美国超声心动图学会)工作组就超声心动图在心包腔出血中的应用提出了Ⅰ类建议。超声心动图是便携式、快速、无创性的,是检测和评估心包积液的一种敏感而特异的方法。TTE 或 TEE 可诊断心包积液和对心血管功能的影响。然而,心脏手术后正压通气、胸管和敷料可能会严重限制 TTE 评估心包液。

心包积液不一定量很大才会对心功能有显著影响。包裹性积液常常需要在非常规 TTE 声窗探查,有些可能只影响左心房、并不均衡地压迫右房和右室使之塌陷。心脏外科手术后,尤其是在拔除引流管后、心脏大小与心包腔大小不匹配的心脏移植受者中,心包积液是常见的。没有心脏切开的患者出现心包积液必须积极地查找导致积液的原因。主动脉根部积液要仔细检查是否出现主动脉夹层。创伤患者心包积液要想到心脏破裂、心室挫伤或异物损伤的可能。

没有心脏切开的患者,即使 60~100ml 的积液就会出现急性心脏压塞。原因可能包括 A 型主动脉夹层破裂、心肌梗死、急性心包炎、恶性疾病、出血、心肌挫伤,或穿透伤的心肌穿孔。这些危及生命的状况可表现为低血压、心动过速、多血症与颈静脉扩张,其他典型的表现包括脉压差小、奇脉、胸片纵隔增宽、心电图电交替。治疗包括引流出部分积液降低心包压,这作为暂时的措施可以挽救生命,直到有更明确的治疗。

并非所有心包积液都需要立即干预。心脏压塞的发展与心包积液的累积速度、心包扩张、容纳液体的能力有关。慢性心包积液发生在恶性疾病、尿毒症、结缔组织病、Dressler 综合征和感染后心包炎,通常不需要急救干预。心肌切开后的急性心包积液往往引起血流动力学不稳,一般需要处理(见第 24 和 38 章)。

潮气量调整可以通过改变胸膜腔内压(降低气道峰压)而使血流动力学短时改善,但患者仍可能需要积液引流。慢性恶性积液患者在心包穿刺后可以有改善,但往往需要更有效的善心包开窗术。急性主动脉综合征或心脏外伤导致积液需要及时手术干预。心脏手术患者可能需要紧急二次开胸探查、清理血肿并查找出血点。但如果开胸后仅发现很小血块但血流动力学改善,则可能是生理性压塞,与组织广泛水肿和肺功能障碍有关。在心功能差的情况下,胸骨切口可能需要保持开放并覆盖无菌敷料直到水肿消退、心功能改善。

隐匿性先天性异常:永存左上腔静脉

框架

永存左上腔静脉(SVC)是一种不常见的偶然的发现,但其诊断对 CPB 管理有重要的影响。超声心动图检查哪些发现提示永存左侧 SVC? 可以进行什么检查进一步明确? 发现永存的左侧 SVC 对 CPB 有意义吗?

数据收集

超声心动图检查如果冠状窦明显扩张或如放置肺动脉导管明显困难,应该怀疑永存左侧 SVC。冠状静脉窦扩张的鉴别诊断包括右心压力升高相关的疾病,确定方法是在左手臂静脉注入震荡盐水做声学造影,如永存 SVC 存在,冠状静脉窦内出现造影剂早于右房和右室前。一旦确诊,应该寻找其他相关的先天性异常,包括房间隔缺损或无顶冠状静脉窦(冠状静脉窦和左房之间有交通)。

讨论

永存左侧 SVC 是胚胎发育变异导致左头臂静脉血流注入冠状静脉窦后流入右房(见第 22 章)。因此,在逆行心脏停搏时使用冠状静脉窦插管对心脏灌注停跳液、提供心脏保护是无效的。一旦确诊后,外科医生将改变 CPB 期间心脏保护措施。如果 TEE 无法确诊(无左臂静脉通路注射造影剂),外科医生可以通过直接检查确认其存在。

隐匿性先天性畸形:房间隔缺损和卵圆孔未闭

框架

在因为其他原因进行 TEE 中,偶然发现 ASD 或卵圆孔未闭(PFO)是一种常见情况,因为 TEE 对其非常敏感[107]。心内缺损的临床意义包括分流、卒中、头痛、肺动脉高压、RV 功能障碍和反常栓塞。如果房间隔因缺损存在跨隔血流,一般是左向右,因为左房压在整个心动周期都高于右房。双向分流是由于右心房压力短暂升高,能够在正常的呼吸动作观察到短暂的增加(即 Valsalva 动作、咳嗽、身体紧张)[108,109]。虽然不常见,但右向左分流可产生相对缺氧和反常栓塞。在大多数患者,ASD 或 PFO 的耐受性良好,经常是无症状到成年。

发现间隔缺损后,必须回答几个问题。什么类型的房间隔缺损,是原发孔型、继发孔型、静脉窦型或卵圆孔未闭? 缺陷大小是多少? 缺陷是否产生跨隔血流? 分流分数(Qs/Qt)是多少? 患者是否有任何症状,如充血性心力衰竭、呼吸急促、卒中或短暂性脑缺血发作史,或难治性缺氧? 肺动脉压和右心室功能如何? 患者是否有任何相关的先天性异常,如用原发孔型合并 MV 裂? 最初计划的手术需要使用 CPB 吗? 如果是这样的话,是单腔还是双腔插管? 也许最重要的是,房间隔缺损是否需要闭合?

数据收集

应用二维超声心动图、彩色血流多普勒成像及声学造影,在食管中段四腔心切面和双静脉切面可以很好地探查 ASD 和 PFO。这些发现的临床意义取决于类型。PFO 见于大约 25% 的成年人;它的发生是由于第二隔未关闭或是左心房压力升高时伸展拉开(图 16.12)。继发孔型房间隔缺损占 70% 的 ASD,位于卵圆窝的位置,是由于第二隔发育不良或原发隔

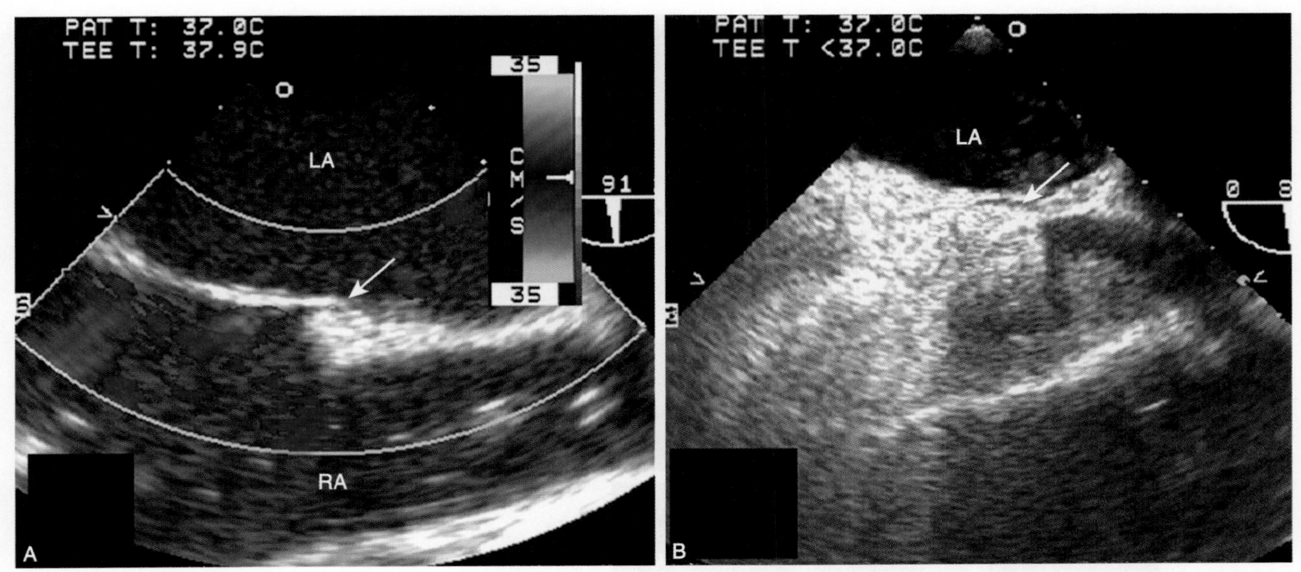

图 16.12 心脏手术患者检测到卵圆孔未闭(PFO)。一位 68 岁的患者拟接受两支血管非体外循环冠状动脉旁路移植术。除了冠状动脉疾病,患者有高血压病史、2 型糖尿病和不明原因卒中。(A)术中经食管超声心动图检查,在食管中段四腔心切面和双静脉切面探查房间隔,新的发现房间隔瘤样膨出及 PFO(箭头所示)。彩色血流多普勒显示微量的左房(LA)向右房(RA)分流。(B)PFO 的存在(箭头)首先由彩色多普勒成像诊断(A),然后通过静脉注射造影剂的瞬间进入 LA(箭头)进一步证实。激发试验如 Valsalva 动作使 RA 压瞬时增加、高于 LA 压,从而增加 PFO 检测的灵敏度[47]。由于患者的隐源性卒中史,改变了手术计划,患者在充分肝素化和体外循环支持下行冠状动脉旁路移植术及 PFO 封闭

过量吸收。MV 脱垂见于高达 70% 的这类患者,可能与右室容量负荷过重压迫 LV 致其几何形状改变有关。当房间隔不能在基底部与心内膜垫融合则发生原发孔 ASD,通常都伴有 MV 前叶裂及 MR,三尖瓣也可能会异常。ASD 的最后一种类型是静脉窦缺损,仅占 ASD 的 10%,常伴肺静脉异位引流入右房或 SVC。

讨论

总的来说,患者受益于 ASD 关闭。虽然常无症状,ASD 可能引起房性心律失常、心脏杂音、明显的心电图异常、呼吸困难、脑血管损伤或卒中或偏头痛。继发孔型 ASD 内科治疗和外科手术对比的随机试验显示,外科手术降低发病率和死亡率[110]。然而,关于术中发现的隐匿型 ASD 或 PFO 的治疗策略和结果尚罕见。在尚缺公认指南共识的情况下,决定继续进行最终关闭应基于以下因素:无明确原因的神经系统病史、因反复的卒中而接受抗凝治疗、显著分流通过缺陷、可能源于心内分流的一过性缺氧、右心室功能降低或以前的反常栓塞。原发孔或静脉窦缺损需要更复杂的手术过程,合并畸形也必须检出并解决。作为外科手术的替代,经皮静脉封堵装置越来越多。心内科医生可以通过导管技术,经静脉导管用介入的方法封堵 ASD,但仅适用于继发孔型 ASD 或 PFO(图 16.13)。大约 30% 的继发孔型 ASD 可以介入治疗[111],要求 ASD 大小适中、至少 5mm 的残余组织边缘,以防止阻塞冠状窦或撞击 AV(见第 3 和 22 章)。

卵圆孔未闭是最常见的先天性发现,通常是无症状的。然而,一些研究发现隐源性卒中(如不确定的心脏或大血管来源的栓塞)患者中 PFO 和房间隔瘤发病率高[112-118]。一项荟萃研究分析这些病例发现,PFOS、房间隔瘤或两者伴发时,与年龄 55 岁以下的患者缺血性卒中相关[119];然而,与 55 岁以上患者的神经事件之间的关系还不太清楚。证据还表明,PFO 的形态在隐源性卒中患者可能不同于在无卒中史者;前者往往较大(3.9 和 2.9mm)呈长隧道样且房间隔瘤发生率较高[120]。对于房间隔异常患者一级或二级卒中预防的数据是有限的,Orgera 等[121]发现,华法林治疗优于其他抗血小板治疗、媲美外科 PFO 封堵术。

在美国心胸外科的一项调查指出,对术中发现 PFO 的处理差别很大[122]。27.9% 的外科大夫在体外循环 CABG 中闭合术中发现的 PFO,10.3% 不会。只有 11% 的外科医生将计划中的非体外循环手术改为体外循环下关闭 PFO。但如果患者有可能发生反常栓塞的话,关闭率增加到 96%。俄亥俄州克利夫兰诊所一项 13 092 名心脏手术患者的大型回顾性研究,2 277(17%)名被术中 TEE 发现有卵圆孔未闭,其中 639 名封闭了 PFO,虽然这组患者较未封闭组卒中的风险更高(2.8% vs 1.2%),但手术生存率接近[123]。有证据表明,PFO 的存在增加心脏外科术后房颤的风险[124]。

积极处理没有其他异常的房间隔是否有益尚不确切,这与对 ASD 的处理不同,尚有更多的争议。外科手术有时需要对手术计划进行重大改变,从而显著增加手术风险。如果非体外循环 CABG 发现 PFO,需要很大地改变对手术操作和循环管理。患者行非体外循环冠状动脉旁路的小 PFO 通常仍然不予处理。在尚无公认指南共识的情况下,最终决定关闭 PFO 应基于以下因素:没有明确原因的神经系统病史、反复卒中而接受抗凝治疗、缺损的形态、分流明显、心内分流相关的缺氧病史、相关 RV 功能障碍或反常栓塞史。

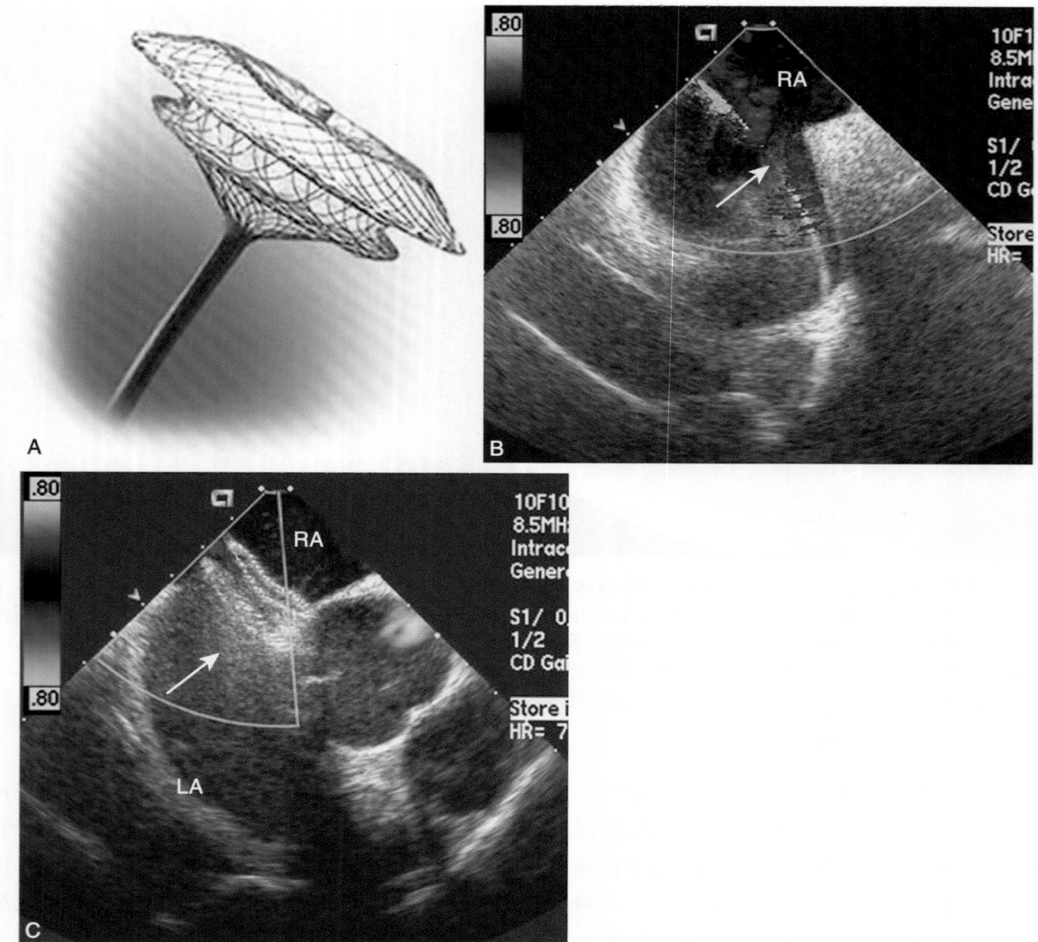

图 16.13 经静脉途径房间隔缺损(ASD)封堵术。卵圆孔未闭和继发孔型 ASD 可以通过静脉途径输送闭合装置,作为替代外科手术的一种方式。(A)自膨胀式 Amplatzer 封堵器(AGA 医药有限公司,Plymouth,MN),是用金属丝编织成的两个相互连接的盘片。该装置从股静脉输送,通过经食管超声心动图或血管内超声定位。(B)血管内超声彩色多普勒图像显示输送导管进入右心房(RA)、穿过继发孔型房间隔缺损(箭头)。(C)彩色流多普勒超声图像显示 Amplatzer 封堵器(箭头)在房间隔的位置,从而阻止 ASD 分流。LA,左心房

升主动脉:栓塞的一个来源

框架

心脏手术后最致残的并发症是卒中。常见的术后并发症有局灶和非局灶的主要神经功能缺损、认知减退和昏迷。脑损伤的发病机制是多方面的,栓塞是主要的病因,其他因素包括低血压、低流量、再灌注损伤和炎症。栓塞事件与动脉粥样硬化性疾病的严重程度密切相关,即主动脉上有厚度大于4mm 的斑块、溃疡斑块、移动且突出的斑块[125,126]。TEE 测定的降主动脉粥样硬化的严重程度是 CABG 术后心脏和神经系统不良后果的显著危险因素和独立预测因子[127]。外科手术在胸主动脉上的操作会使碎片从病变主动脉组织脱离。经颅多普勒成像检测到微血管栓塞的过程,见于以下操作时候:主动脉插管、主动脉阻断、开始体外循环及心室复跳射血。远端栓塞的临床后果取决于栓子的数量、组成(如气泡、脂肪颗粒、血小板聚集物、钙沉积)、大小和栓塞位置(见第 14、15、18、20、21、23、31 和 40 章)。

患者术后神经功能不全的风险高吗?主动脉外膜周超声检查或 TEE 显著提高动脉粥样硬化疾病的检测吗?改进麻醉、监护、体外循环或心脏外科手术的哪些操作可以减少风险?主动脉外膜超声检查必要吗?

数据收集

由于远场成像分辨率相对差及在开胸后暴露于空气中,升主动脉前壁的 TEE 成像受限,中、远端升主动脉的成像受气道(位于食管和主动脉之间)干扰。主动脉外膜超声检查可以提供这些隐藏部分主动脉的高清成像,提高升主动脉粥样斑块检测的灵敏度,优于 TEE[3,128]。降主动脉紧邻食管,用传统的 TEE 很容易成像。通常要对胸降主动脉仔细检查,如果于此没有动脉粥样硬化性,那么升主动脉和主动脉插管位置有危险斑块的可能性不大;如果降主动脉粥样斑块有高危或移动斑块,应用主动脉外膜超声仔细扫查主动脉插管和阻断位置(图 16.14)。

讨论

以往外科医生通过触诊升主动脉、感知动脉粥样硬化情况来选择合适的位置插管、阻断及近端移植吻合。然而,触诊

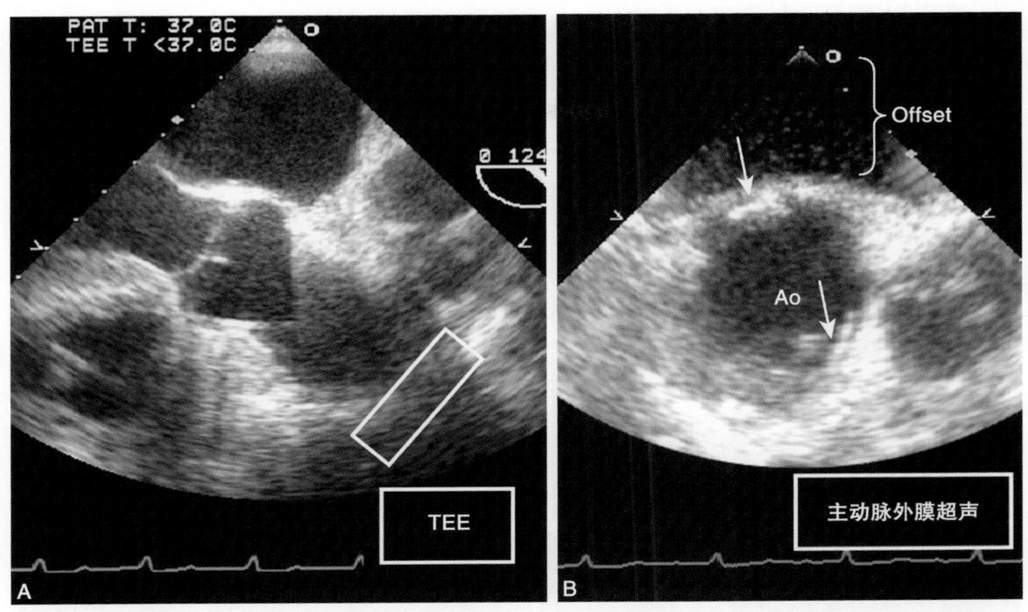

图 16.14 主动脉外膜超声检测粥样斑块。一位 67 岁的患者计划接受三支血管病变冠状动脉旁路移植术。TEE 检查评估二尖瓣关闭不全、评估是否需要手术干预。胸降主动脉的常规检查发现严重的粥样硬化病变特征的几块溃疡面和 4mm 厚度的斑块。由于降主动脉的动脉粥样硬化疾病的严重程度预示着升主动脉的显著疾病[127]，尝试升主动脉检查。(A)升主动脉阻断和插管位置的 TEE 检查受远场分辨率差和气管干扰(白色矩形)。(B)使用无菌套囊包裹的手持式探头检查主动脉。套囊底部填充生理盐水使主动脉(Ao)前壁更清晰。检测到几个钙化斑块(箭头)。基于主动脉外膜的扫描结果，外科医生改变插管位置，使用单钳技术避免近端吻合时第二次钳夹主动脉

是相当粗糙的探查[129-131,128]。心脏外科手术后患者升主动脉瘤的发生可高达 60%~90%[130,132]。高龄、高血压、糖尿病是主动脉动脉粥样硬化疾病和心脏手术后卒中的危险因素[133]。主动脉的超声成像明确了动脉粥样硬化疾病的部位和严重程度，可以指导医生更恰当地选择插管、阻断与吻合口位置。

对心脏手术和 CPB 进行可能的修改包括以下内容：

1. 改变插管位置；
2. 终止 CPB、进行非体外循环 CABG；
3. 不阻断主动脉手术；
4. 进行主动脉斑块旋切术或置换升主动脉；
5. 尝试用深低温停循环“无接触”技术。

主动脉外膜超声检查通过改进手术技术，显著降低冠状动脉旁路移植术患者 1 周和 1 个月术后经颅多普勒检测到的栓子数量和神经系统异常[134]，降低 CABG 神经系统并发症[2]。

主动脉外膜超声检查在所有心脏外科手术患者的应用是有争议的，因为这需要时间、专业解读、还增加切口潜在的污染。尽管高危患者(高龄、糖尿病、高血压)最有可能获益[135,136]，数据尚不足以支持它在所有心脏病患者中的应用。随着心脏手术年龄的增加，患者的主动脉粥样硬化发生率更高，并且伴随着术后并发症的危险因素存在。超声心动图检查者在手术室工作需要掌握手持式主动脉外膜超声检查技术，并能够引导手术的外科医生。这种扫描对高危患者可能是救命的。升主动脉和弓部的诊断扫描及插管和阻断位置的评估可以在几分钟内完成。术中主动脉外膜和心外膜全面检查的标准化是有益的[137]。

案例 2：综合起来：急性主动脉综合征的病例

这是一个阴沉雨夜的午夜。医院直升机呼叫“……年轻女子，无限制的驾驶员，减速伤，方向盘撞击，胸部挫伤，无意识，低血压，气管插管双侧呼吸音好，血压 70/40mmHg，心率 125 次/min，窦性心动过速。给患者补充容量并直接运送到心脏手术室。”病情太不稳定无法行 MRI 或 CT 扫描(CT)。经过急诊室行便携式 X 线胸片，显示纵隔增宽。尽管多巴胺 10μg/公斤/每分钟，生命体征没有改变。腹股沟和颈部可触及脉搏。患者被转移到手术床上，所有人都转向麻醉医生兼超声心动图检查者，外科主治医生说，“我需要知道是否存在这些情况：心脏前挫伤、升主动脉损伤、血性心脏压塞、主动脉峡部或弓损伤，以及是否需要手术?”升主动脉需要正中劈胸骨，而降主动脉峡部损伤需要左侧切口。“如果我们做出了不正确的决定，患者肯定会死”。患者在手术室稳定，插入 TEE 探头。TEE 显示心包无积血，主动脉根部完整、无 A 型夹层，发现左锁骨下动脉部位的内膜呈台阶征(step-up)和少量左胸腔积液。将患者置于左侧卧位，手术顺利挽救了一个年轻的生命。

框架

疑似急性主动脉疾病或损伤的不稳定的患者往往是 TEE 最具挑战性的病例诊断，这几乎是最紧迫的情况了，需要术中超声心动图检查者对急性主动脉损伤性质和程度做出快速准确的诊断。低血压和呼吸窘迫可能会妨碍完整和全面的术前评估(图 16.15)，病史往往难以获得，于是超声心动图检查成为一个“侦探”。很快地从现有的临床表现、病史及相关体格检查中搜集线索，通常 TEE 是被用来确定诊断和确定手术方

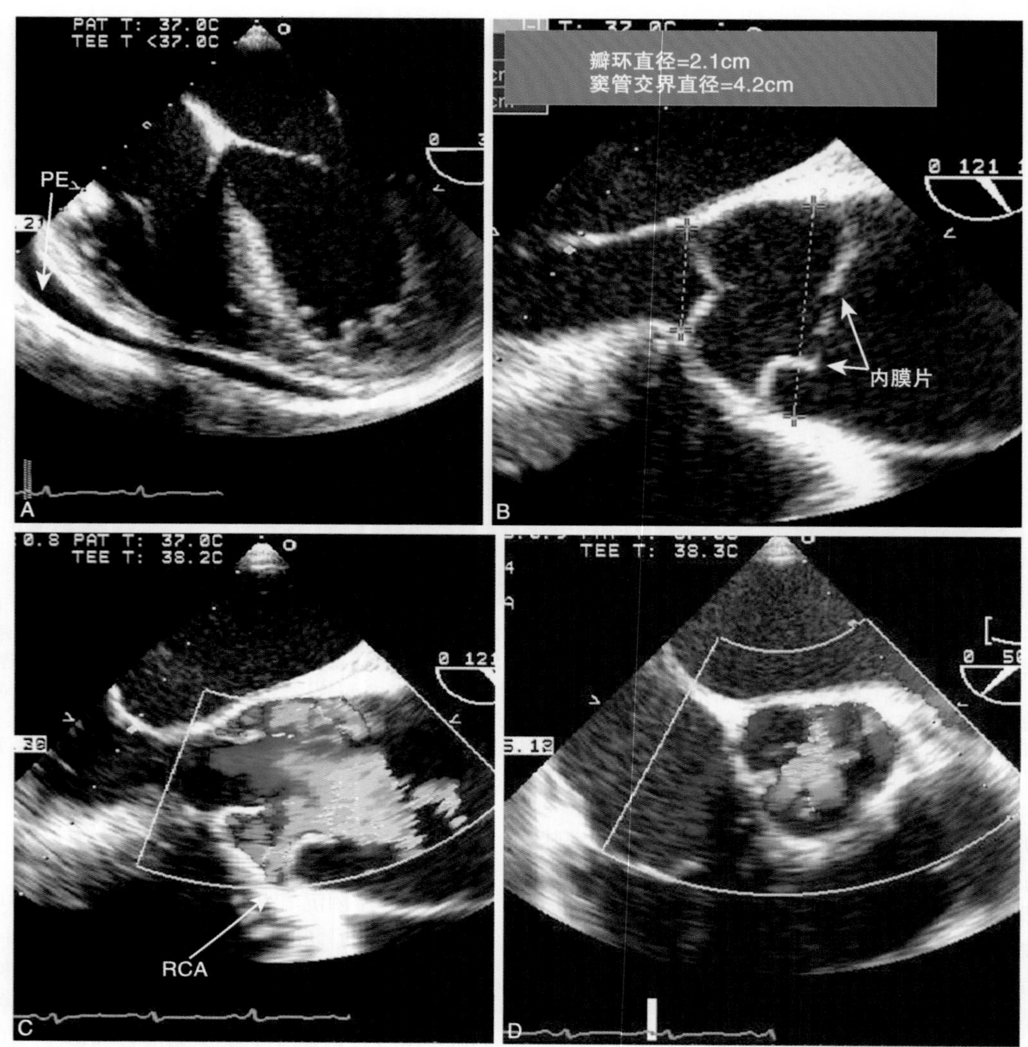

图 16.15 急性主动脉综合征是血流动力学损害的原因。一个 62 岁既往健康的司机发生了车祸。到达急诊室时，患者低血压（血压 = 90/45mmHg）和心率（心率为 120 次/min）。他描述伴有严重胸痛的意识丧失，但不记得是否在事故之前。胸片显示严重肋骨骨折、纵隔扩大、胸腔积液。患者变得越来越不稳定，转移到手术室进行诊断性经食管超声心动图，如明确则进行外科手术。快速的经胸超声心动图检查证实存在心包积液，与心脏压塞征象一致。在液体复苏和麻醉诱导后，进行了经食管超声心动图检查。（A）食管中段四腔心切面显示心包积液的存在（PE），右心房充盈受损。（B）食管中段主动脉长轴切面显示 A 型夹层的特点，撕脱的内膜片自主动脉根部向远端延伸到胸降主动脉。主动脉瓣环大小正常，但窦部和根部显著增大（窦管交界直径 = 4.22cm）。（C）夹层扩展到无冠窦和右冠窦，右冠状动脉血流变细（箭头）。虽然心电图没有显示急性缺血，右心室功能和左心室下壁轻度运动减弱。（D）虽然在这个年龄组的升主动脉瘤、主动脉根部扩张、急性夹层通常提示先天性二叶主动脉瓣，本例主动脉瓣的短轴切面显示三叶主动脉瓣、无冠瓣关闭不全。外科医生未处理主动脉瓣，行升主动脉和半弓人工血管替换。瓣膜修复成功，术后仅 1 级主动脉瓣关闭不全，心脏恢复正常。RCA，右冠状动脉

案的唯一方式。

TEE 检测和诊断胸主动脉损伤或疾病的敏感性和特异性均明显优于 TTE，媲美 CT、MRI[138,139]，能够提供有关心脏状况和其他重要后遗症的信息，对决定外科手术的方法和时机非常重要。因此，即使 MRI 或 CT 扫描证实了诊断，仍需要 TEE 进一步确诊。

患者或家属同意吗？在这些紧急情况下，可能更明智的决定是进行 TEE 检查，而不是因寻找家庭成员而延迟诊断和治疗。纵隔扩大的鉴别诊断是什么？TEE 如何区分纵隔扩大的不同原因？TEE 是在患者清醒、焦虑的状态下进行，还是在麻醉、气管插管后条件可控下进行？颈椎有损伤风险吗？食管有损伤风险吗？TEE 探头插入是否会进一步影响纵隔结构的通畅？心包里有液体吗？双心室功能如何？是否存在心肌破裂？主动脉破裂是否存在？胸主动脉完整吗？有内膜片和夹层存在吗？有组织横断损伤吗？胸腔或主动脉旁有积液或血肿存在吗？有主动脉壁内血肿（IMH）吗？哪些因素决定了干预的紧迫性和管理策略？

数据收集

由于诊断和病因不确定，在确定治疗开始之前要检查整个纵隔，包括左胸膜腔。超声心动图检查者基本上都没有足够的时间做一个完整的 TEE 检查。手术团队通常只能凭借处理危重患者的信心，在有限 TEE 检查的情况下实施治疗。主动脉夹层的主要事件是内膜撕裂和剥脱，发生过程及机制

是原发性内膜破裂继发中膜剥脱、还是中膜出血导致覆于其上的内膜撕裂？尚不清楚。收缩期的喷射力使血液通过撕裂处进入主动脉中膜，导致内膜与周围介质的分离，从而产生假腔。通过破口相连的真、假腔内都可以有血流。分辨出真腔与假腔在主动脉夹层中是最重要的，对体外循环动脉插管有重要意义。通常，真腔在收缩过程中扩张、收缩血流更早和更强有力，并小于假腔，但这些特征中并非见于所有病例。在可能的情况下，从主动脉壁找到内膜的破口并沿圆周方向追踪，从而确定哪个管腔是完全由内膜包围的（真腔），这可能是最准确的。主动脉夹层有两种分类方法（DeBakey 和 Stanford）。主动脉横断的表现是主动脉峡部周围血肿和内中膜壁的“台阶”征（见第 23 章）。

讨论

急性主动脉夹层（Stanford A 型或 DeBakey Ⅰ型或Ⅱ型夹层累及升弓主动脉）需要外科急诊手术，因为其并发症如 AR、心脏压塞、心肌梗死、破裂和卒中危及生命，发病后死亡率每小时增加 1% ~ 2%[140]，无论是急性心肌缺血和脑梗死都应紧急干预。虽然进展中的脑卒中患者由于术中抗凝而导致出血性脑梗死的风险增加，也就是导致出血性卒中，但是我们已经看到了几个神经系统恢复迅速的患者。升主动脉夹层手术死亡率为在有经验的中心从 7% 到 36% 不等，远低于保守治疗的 50%[141-147]。

相反，局限于降主动脉夹层（左锁骨下动脉以远，Stanford B 型或 DeBakey Ⅲ型）通常进行药物保守治疗，除非患者显示向近端延伸、出血或灌注不良。国际急性主动脉夹层的注册表的数据表明，384 例 B 型夹层 73% 例药物治疗死亡率的为 10%（而外科手术患者为 32%）[148]，药物治疗后的 4~5 年长期生存率为 60% ~ 80%，10 年为 40% ~ 45%[148-152]。如果这些患者出现急性复杂的 B 型夹层（特点是动脉瘤样扩大、破裂或灌注不良），胸主动脉腔内支架修复（TEVAR）已成为标准的治疗方案，死亡率低（5% ~ 6%）、脊髓缺血少（2% ~ 3%）[152]。TEVAR 术也开始越来越多地用于无并发症的 B 型夹层的治疗，有研究表明，与单纯药物治疗相比，可以降低 5 年死亡率和疾病进展[153]。（见第 48 章）。

主动脉 IMH 通常被认为是主动脉夹层的一个变种[154]。虽然许多患者出现胸痛或背痛，但无其他相关的后遗症，如心包积液或胸腔积液、卒中和心肌梗死[155,156]。IMH 的特点是无内膜撕裂，其形成可能是由于滋养血管破入主动脉壁产生。在一个荟萃分析称，急性 IMH 经常与长期高血压有关；6% 由于外伤[157]。另一个 143 例患者荟萃分析中，81% 例经 CT 诊断，其余患者为 MRI 和/或 TEE 诊断。TEE 检测 IMH 的敏感性和特异性分别是 100% 和 91%[155,157]。诊断的特点是没有内膜片或内膜破裂，局部增厚的主动脉壁大于 7mm，呈新月形或圆形。发生于升主动脉时（占 33% ~ 57%），IMH 似乎代表一个经典夹层的早期阶段[156-160]。而创伤性 IMH 通常涉及胸降主动脉[159]。急性病例的处理与经典主动脉夹层相似。

创伤性主动脉破裂是危及生命的血管损伤，常导致致命性出血。在 274 名患者的多中心临床试验中，总死亡率达到 31%，其中 63% 的死亡归因于主动脉破裂[161]。主动脉横断和破裂通常发生在主动脉峡部（左锁骨下动脉和第一肋间动脉之间），由无限制正面碰撞产生的剪切力引起[162]。尽管血管造影术一直被认为是诊断主动脉横断的金标准，TEE 和增强螺旋 CT 和 MRI 在目前更受青睐，尤其是对肾功能不全患者[163-166]。血管内超声是诊断主动脉损伤的一种潜在的诊断手段[167]。外伤性主动脉破裂必须与主动脉夹层区别开来，夹层影像通常在多层次显示主动脉真假腔，局灶性主动脉横断是局限性的，在粗略检查时可能被忽视。一个潜在的诊断问题是主动脉的粥样硬化的突起可能很难与部分主动脉破裂相鉴别。峡部附近短轴与长轴切面显示增厚和腔内不规则的内膜片，相当于主动脉内膜和中膜层的破坏，在长轴切面，内膜片几乎垂直于主动脉壁，因为外伤性损伤通常局限于左锁骨远端的几厘米以内。常见局部假动脉瘤破裂形成[164-168]。彩色多普勒和频谱多普勒成像可用于检测主动脉缺损处非层流的湍流，存在一定的压差。传统的治疗方法是直接手术，右侧卧位，切开主动脉置入旁路血管，但 TEVAR 越来越成为首选的治疗方法，因其避免了开放性手术、单肺通气及大剂量抗凝在多处严重合并伤患者的使用[152]。

总之，术中超声心动图检查者面临着一系列的疾病，需要在围手术期进行现场决策。做出合理决策的关键点是广泛的知识库（数据库）、关注所有有利点和框架的系统方法，以及对相关问题的识别、处理和优化。

（李永青 译）

参考文献

1. Kruger J, Dunning D. Unskilled and unaware of it: how difficulties in recognizing one's own incompetence lead to inflated self-assessments. *J Pers Soc Psychol*. 1999;77:1121–1134.
2. Royse AG, Royse CF, Ajani AE, et al. Reduced neuropsychological dysfunction using epiaortic echocardiography and the exclusive Y graft. *Ann Thorac Surg*. 2000;69:1431–1438.
3. Sylivris S, Calafiore P, Matalanis G, et al. The intraoperative assessment of ascending aortic atheroma: epiaortic imaging is superior to both transesophageal echocardiography and direct palpation. *J Cardiothorac Vasc Anesth*. 1997;11:704–707.
4. Ura M, Sakata R, Nakayama Y, et al. Extracorporeal circulation before and after ultrasonographic evaluation of the ascending aorta. *Ann Thorac Surg*. 1999;67:478–483.
5. Russo JE, Schoemaker PJH. *The Power of Frames*. New York: Doubleday; 2002.
6. Kallmeyer IJ, Collard CD, Fox JA, et al. The safety of intraoperative transesophageal echocardiography: a case series of 7200 cardiac surgical patients. *Anesth Analg*. 2001;92:1126–1130.
7. MacGregor DA, Zvara DA, Treadway RM Jr, et al. Late presentation of esophageal injury after transesophageal echocardiography. *Anesth Analg*. 2004;99:41–44.
8. Olenchock SA Jr, Lukaszczyk JJ, Reed J 3rd, Theman TE. Splenic injury after intraoperative transesophageal echocardiography. *Ann Thorac Surg*. 2001;72:2141–2143.
9. Pong MW, Lin SM, Kao SC, et al. Unusual cause of esophageal perforation during intraoperative transesophageal echocardiography monitoring for cardiac surgery: a case report. *Acta Anaesthesiol Sin*. 2003;41:155–158.
10. Savino JS, Hanson CW 3rd, Bigelow DC, et al. Oropharyngeal injury after transesophageal echocardiography. *J Cardiothorac Vasc Anesth*. 1994;8:76–78.
11. Venticinque SG, Kashyap VS, O'Connell RJ. Chemical burn injury secondary to intraoperative transesophageal echocardiography. *Anesth Analg*. 2003;97:1260–1261.
12. Hahn RT, Abraham T, Adams MS, et al. Guidelines for performing a comprehensive transesophageal echocardiographic examination: recommendations from the American Society of Echocardiography and the Society of Cardiovascular Anesthesiologists. *J Am Soc Echocardiogr*. 2013;26:921–964.
13. Silber JH. *Using Outcomes Analysis to Assess Quality of Care: Applications for Cardiovascular Surgery, Outcome Measurements*. Philadelphia: Lippincott Williams & Wilkins; 1999.
14. Practice guidelines for perioperative transesophageal echocardiography: a report by the American Society of Anesthesiologists and the Society of Cardiovascular Anesthesiologists Task Force on Transesophageal Echocardiography. *Anesthesiology*. 1996;84:986–1006.
15. Practice guidelines for perioperative transesophageal echocardiography: an updated report by the American Society of Anesthesiologists and the Society of Cardiovascular Anesthesiologists Task Force on Transesophageal Echocardiography. *Anesthesiology*. 2010;112:1084–1096.
16. Lang RM, Badano LP, Tsang W, et al. EAE/ASE recommendations for image acquisition and display using three-dimensional echocardiography. *J Am Soc Echocardiogr*. 2012;25:3–46.
17. Zoghbi WA, Enriquez-Sarano M, Foster E, et al. Recommendations for evaluation of the severity of native valvular regurgitation with two-dimensional and Doppler echocardiography. *J Am Soc Echocardiogr*. 2003;16:777–802.
18. Thavendiranathan P, Phelan D, Thomas JD, et al. Quantitative assessment of mitral regurgitation: validation of new methods. *J Am Coll Cardiol*. 2012;60:1470–1483.
19. Zeng X, Levine RA, Hua L, et al. Diagnostic value of vena contracta area in the quantification of mitral regurgitation severity by color Doppler 3D echocardiography. *Circ Cardiovasc Imaging*. 2011;4:506–513.
20. Matsumura Y, Fukuda S, Tran H, et al. Geometry of the proximal isovelocity surface area in mitral regurgitation by 3-dimensional color Doppler echocardiography: difference between functional mitral regurgitation and prolapse regurgitation. *Am Heart J*. 2008;155:231–238.
21. Little SH, Igo SR, Pirat B, et al. In vitro validation of real-time three-dimensional color Doppler

echocardiography for direct measurement of proximal isovelocity surface area in mitral regurgitation. *Am J Cardiol*. 2007;99:1440–1447.
22. Chandra S, Salgo IS, Sugeng L, et al. Characterization of degenerative mitral valve disease using morphologic analysis of real-time three-dimensional echocardiographic images: objective insight into complexity and planning of mitral valve repair. *Circ Cardiovasc Imaging*. 2011;4:24–32.
23. Tamborini G, Muratori M, Maltagliati A, et al. Pre-operative transthoracic real-time three-dimensional echocardiography in patients undergoing mitral valve repair: accuracy in cases with simple vs. complex prolapse lesions. *Eur J Echocardiogr*. 2010;11:778–785.
24. Grewal J, Mankad S, Freeman WK, et al. Real-time three-dimensional transesophageal echocardiography in the intraoperative assessment of mitral valve disease. *J Am Soc Echocardiogr*. 2009;22:34–41.
25. Maslow AD, Regan MM, Haering JM, et al. Echocardiographic predictors of left ventricular outflow tract obstruction and systolic anterior motion of the mitral valve after mitral valve reconstruction for myxomatous valve disease. *J Am Coll Cardiol*. 1999;34:2096–2104.
26. Hellemans IM, Pieper EG, Ravelli AC, et al. Prediction of surgical strategy in mitral valve regurgitation based on echocardiography: Interuniversity Cardiology Institute of the Netherlands. *Am J Cardiol*. 1997;79:334–338.
27. Lee EM, Shapiro LM, Wells FC. Superiority of mitral valve repair in surgery for degenerative mitral regurgitation. *Eur Heart J*. 1997;18:655–663.
28. Rozich JD, Carabello BA, Usher BW, et al. Mitral-valve replacement with and without chordal preservation in patients with chronic mitral regurgitation: mechanisms for differences in postoperative ejection performance. *Circulation*. 1992;86:1718–1726.
29. Charls LM. SAM-systolic anterior motion of the anterior mitral valve leaflet post-surgical mitral valve repair. *Heart Lung*. 2003;32:402–406.
30. Brown ML, Abel MD, Click RL, et al. Systolic anterior motion after mitral valve repair: is surgical intervention necessary? *J Thorac Cardiovasc Surg*. 2007;133:136–143.
31. Grigioni F, Enriquez-Sarano M, Zehr KJ, et al. Ischemic mitral regurgitation: long-term outcome and prognostic implications with quantitative Doppler assessment. *Circulation*. 2001;103:1759–1764.
32. Feinberg MS, Schwammenthal E, Shlizerman L, et al. Prognostic significance of mild mitral regurgitation by color Doppler echocardiography in acute myocardial infarction. *Am J Cardiol*. 2000;86:903–907.
33. Grossi EA, Goldberg JD, LaPietra A, et al. Ischemic mitral valve reconstruction and replacement: comparison of long-term survival and complications. *J Thorac Cardiovasc Surg*. 2001;122:1107–1124.
34. Aronson D, Goldsher N, Zukermann R, et al. Ischemic mitral regurgitation and risk of heart failure after myocardial infarction. *Arch Intern Med*. 2006;166:2362–2368.
35. Bach DS, Deeb GM, Bolling SF. Accuracy of intraoperative transesophageal echocardiography for estimating the severity of functional mitral regurgitation. *Am J Cardiol*. 1995;76:508–512.
36. Choi H, Lee K, Lee H, et al. Quantification of mitral regurgitation using proximal isovelocity surface area method in dogs. *J Vet Sci*. 2004;5:163–171.
37. Grewal KS, Malkowski MJ, Piracha AR, et al. Effect of general anesthesia on the severity of mitral regurgitation by transesophageal echocardiography. *Am J Cardiol*. 2000;85:199–203.
38. Gillinov AM, Wierup PN, Blackstone EH, et al. Is repair preferable to replacement for ischemic mitral regurgitation? *J Thorac Cardiovasc Surg*. 2001;122:1125–1141.
39. Yiu SF, Enriquez-Sarano M, Tribouilloy C, et al. Determinants of the degree of functional mitral regurgitation in patients with systolic left ventricular dysfunction: a quantitative clinical study. *Circulation*. 2000;102:1400–1406.
40. Gorman JH 3rd, Gorman RC, Jackson BM, et al. Annuloplasty ring selection for chronic ischemic mitral regurgitation: lessons from the ovine model. *Ann Thorac Surg*. 2003;76:1556–1563.
41. Lamas GA, Mitchell GF, Flaker GC, et al. Clinical significance of mitral regurgitation after acute myocardial infarction: Survival and Ventricular Enlargement Investigators. *Circulation*. 1997;96:827–833.
42. Aklog L, Filsoufi F, Flores KQ, et al. Does coronary artery bypass grafting alone correct moderate ischemic mitral regurgitation? *Circulation*. 2001;104(suppl 1):I68–I175.
43. Lam BK, Gillinov AM, Blackstone EH, et al. Importance of moderate ischemic mitral regurgitation. *Ann Thorac Surg*. 2005;79:462–470, discussion 470.
44. Penicka M, Linkova H, Lang O, et al. Predictors of improvement of unrepaired moderate ischemic mitral regurgitation in patients undergoing elective isolated coronary artery bypass graft surgery. *Circulation*. 2009;120:1474–1481.
45. Braun J, van de Veire NR, Klautz RJ, et al. Restrictive mitral annuloplasty cures ischemic mitral regurgitation and heart failure. *Ann Thorac Surg*. 2008;85:430–436, discussion 436–437.
46. Calafiore AM, Di Mauro M, Gallina S, et al. Mitral valve surgery for chronic ischemic mitral regurgitation. *Ann Thorac Surg*. 2004;77:1989–1997.
47. Magne J, Pibarot P, Dagenais F, et al. Preoperative posterior leaflet angle accurately predicts outcome after restrictive mitral valve annuloplasty for ischemic mitral regurgitation. *Circulation*. 2007;115:782–791.
48. Smith PK, Puskas JD, Ascheim DD, et al. Surgical treatment of moderate ischemic mitral regurgitation. *N Engl J Med*. 2014;371:2178–2188.
49. Nishimura RA, Otto CM, Bonow RO, et al. 2014 AHA/ACC guideline for the management of patients with valvular heart disease: a report of the American College of Cardiology/American Heart Association Task Force on Practice Guidelines. *J Am Coll Cardiol*. 2014;63:e57–e185.
50. Fann JI, St. Goar FG, Komtebedde J, et al. Beating heart catheter-based edge-to-edge mitral valve procedure in a porcine model: efficacy and healing response. *Circulation*. 2004;110:988–993.
51. Condado JA, Velez-Gimon M. Catheter-based approach to mitral regurgitation. *J Interv Cardiol*. 2003;16:523–534.
52. Come PC, Riley MF, Ferguson JF, et al. Prediction of severity of aortic stenosis: accuracy of multiple noninvasive parameters. *Am J Med*. 1988;85:29–37.
53. Galloway AC, Grossi EA, Baumann FG, et al. Multiple valve operation for advanced valvular heart disease: results and risk factors in 513 patients. *J Am Coll Cardiol*. 1992;19:725–732.
54. Mueller XM, Tevaearai HT, Stumpe F, et al. Long-term results of mitral-aortic valve operations. *J Thorac Cardiovasc Surg*. 1998;115:1298–1309.
55. Palta S, Gill KS, Pai RG. Role of inadequate adaptive left ventricular hypertrophy in the genesis of mitral regurgitation in patients with severe aortic stenosis: implications for its prevention. *J Heart Valve Dis*. 2003;12:601–604.
56. Brener SJ, Duffy CI, Thomas JD, Stewart WJ. Progression of aortic stenosis in 394 patients: relation to changes in myocardial and mitral valve dysfunction. *J Am Coll Cardiol*. 1995;25:305–310.
57. Wan CK, Suri RM, Li Z, et al. Management of moderate functional mitral regurgitation at the time of aortic valve replacement: is concomitant mitral valve repair necessary? *J Thorac Cardiovasc Surg*. 2009;137:635e1–640e1.
58. Barreiro CJ, Patel ND, Fitton TP, et al. Aortic valve replacement and concomitant mitral valve regurgitation in the elderly: impact on survival and functional outcome. *Circulation*. 2005;112(suppl):I443–I447.
59. Moazami N, Diodato MD, Moon MR, et al. Does functional mitral regurgitation improve with isolated aortic valve replacement? *J Card Surg*. 2004;19:444–448.
60. Christenson JT, Jordan B, Bloch A, Schmuziger M. Should a regurgitant mitral valve be replaced simultaneously with a stenotic aortic valve? *Tex Heart Inst J*. 2000;27:350–355.
61. Absil B, Dagenais F, Mathieu P, et al. Does moderate mitral regurgitation impact early or mid-term clinical outcome in patients undergoing isolated aortic valve replacement for aortic stenosis? *Eur J Cardiothorac Surg*. 2003;24:217–222.
62. Harris KM, Malenka DJ, Haney MF, et al. Improvement in mitral regurgitation after aortic valve replacement. *Am J Cardiol*. 1997;80:741–745.
63. Nombela-Franco L, Ribeiro HB, Urena M, et al. Significant mitral regurgitation left untreated at the time of aortic valve replacement: a comprehensive review of a frequent entity in the transcatheter aortic valve replacement era. *J Am Coll Cardiol*. 2014;63:2643–2658.
64. Barbanti M, Webb JG, Hahn RT, et al. Impact of preoperative moderate/severe mitral regurgitation on 2-year outcome after transcatheter and surgical aortic valve replacement: insight from the Placement of Aortic Transcatheter Valve (PARTNER) Trial cohort A. *Circulation*. 2013;128:2776–2784.
65. Tzikas A, Piazza N, van Dalen BM, et al. Changes in mitral regurgitation after transcatheter aortic valve implantation. *Catheter Cardiovasc Interv*. 2010;75:43–49.
66. Hekimian G, Detaint D, Messika-Zeitoun D, et al. Mitral regurgitation in patients referred for transcatheter aortic valve implantation using the Edwards Sapien prosthesis: mechanisms and early postprocedural changes. *J Am Soc Echocardiogr*. 2012;25:160–165.
67. Tassan-Mangina S, Metz D, Nazeyllas P, et al. Factors determining early improvement in mitral regurgitation after aortic valve replacement for aortic valve stenosis: a transthoracic and transesophageal prospective study. *Clin Cardiol*. 2003;26:127–131.
68. Ruel M, Kapila V, Price J, et al. Natural history and predictors of outcome in patients with concomitant functional mitral regurgitation at the time of aortic valve replacement. *Circulation*. 2006;114(suppl):I541–I546.
69. Stoddard MF, Arce J, Liddell NE, et al. Two-dimensional transesophageal echocardiographic determination of aortic valve area in adults with aortic stenosis. *Am Heart J*. 1991;122:1415–1422.
70. Furukawa A, Abe Y, Tanaka C, et al. Comparison of two-dimensional and real-time three-dimensional transesophageal echocardiography in the assessment of aortic valve area. *J Cardiol*. 2012;59:337–343.
71. Smith MD, Harrison MR, Pinton R, et al. Regurgitant jet size by transesophageal compared with transthoracic Doppler color flow imaging. *Circulation*. 1991;83:79–86.
72. Olearchyk AS. Congenital bicuspid aortic valve disease with an aneurysm of the ascending aorta in adults: vertical reduction aortoplasty with distal external synthetic wrapping. *J Card Surg*. 2004;19:144–148.
73. Fedak PW, de Sa MP, Verma S, et al. Vascular matrix remodeling in patients with bicuspid aortic valve malformations: implications for aortic dilatation. *J Thorac Cardiovasc Surg*. 2003;126:797–806.
74. Fenoglio JJ Jr, McAllister HA Jr, DeCastro CM, et al. Congenital bicuspid aortic valve after age 20. *Am J Cardiol*. 1977;39:164–169.
75. Osler W. The bicuspid condition of the aortic valves. *Trans Assoc Am Physicians*. 1886;1.
76. Grant RT, Wood JE Jr, Jones TD. Heart valve irregularities in relation to subacute bacterial endocarditis. *Heart*. 1928;14.
77. Keith JD. Bicuspid aortic valve. In: *Heart Disease in Infancy and Childhood*. New York: Macmillan; 1978:728–735.
78. Larson EW, Edwards WD. Risk factors for aortic dissection: a necropsy study of 161 cases. *Am J Cardiol*. 1984;53:849–855.
79. Cosgrove DM, Rosenkranz ER, Hendren WG, et al. Valvuloplasty for aortic insufficiency. *J Thorac Cardiovasc Surg*. 1991;102:571–576, discussion 576–577.
80. Haydar HS, He GW, Hovaguimian H, et al. Valve repair for aortic insufficiency: surgical classification and techniques. *Eur J Cardiothorac Surg*. 1997;11:258–265.
81. Moidl R, Moritz A, Simon P, et al. Echocardiographic results after repair of incompetent bicuspid aortic valves. *Ann Thorac Surg*. 1995;60:669–672.
82. Casselman FP, Gillinov AM, Akhrass R, et al. Intermediate-term durability of bicuspid aortic valve repair for prolapsing leaflet. *Eur J Cardiothorac Surg*. 1999;15:302–308.
83. Novaro GM, Tiong IY, Pearce GL, et al. Features and predictors of ascending aortic dilatation in association with a congenital bicuspid aortic valve. *Am J Cardiol*. 2003;92:99–101.
84. Ferencik M, Pape LA. Changes in size of ascending aorta and aortic valve function with time in patients with congenitally bicuspid aortic valves. *Am J Cardiol*. 2003;92:43–46.
85. Smith WT, Ferguson TB, Ryan T, et al. Should coronary artery bypass graft surgery patients with mild or moderate aortic stenosis undergo concomitant aortic valve replacement? A decision analysis approach to the surgical dilemma. *J Am Coll Cardiol*. 2004;44:1241–1247.
86. Rahimtoola SH. "Prophylactic" valve replacement for mild aortic valve disease at time of surgery for other cardiovascular disease?...No. *J Am Coll Cardiol*. 1999;33:2009–2015.
87. Pereira JJ, Lauer MS, Bashir M, et al. Survival after aortic valve replacement for severe aortic stenosis with low transvalvular gradients and severe left ventricular dysfunction. *J Am Coll Cardiol*. 2002;39:1356–1363.
88. Brogan WC 3rd, Grayburn PA, Lange RA, Hillis LD. Prognosis after valve replacement in patients with severe aortic stenosis and a low transvalvular pressure gradient. *J Am Coll Cardiol*. 1993;21:1657–1660.
89. Connolly HM, Oh JK, Schaff HV, et al. Severe aortic stenosis with low transvalvular gradient and severe left ventricular dysfunction: result of aortic valve replacement in 52 patients. *Circulation*. 2000;101:1940–1946.
90. Ford LE, Feldman T, Chiu YC, Carroll JD. Hemodynamic resistance as a measure of functional impairment in aortic valvular stenosis. *Circ Res*. 1990;66:1–7.
91. deFilippi CR, Willett DL, Brickner ME, et al. Usefulness of dobutamine echocardiography in distinguishing severe from nonsevere valvular aortic stenosis in patients with depressed left ventricular function and low transvalvular gradients. *Am J Cardiol*. 1995;75:191–194.
92. Bermejo J, Garcia-Fernandez MA, Torrecilla EG, et al. Effects of dobutamine on Doppler echocardiographic indexes of aortic stenosis. *J Am Coll Cardiol*. 1996;28:1206–1213.
93. Lin SS, Roger VL, Pascoe R, et al. Dobutamine stress Doppler hemodynamics in patients with aortic stenosis: feasibility, safety, and surgical correlations. *Am Heart J*. 1998;136:1010–1016.
94. Tribouilloy C, Rusinaru D, Marechaux S, et al. Low-gradient, low-flow severe aortic stenosis with preserved left ventricular ejection fraction: characteristics, outcome, and implications for surgery. *J Am Coll Cardiol*. 2015;65:55–66.
95. Romero J, Chavez P, Goodman-Meza D, et al. Outcomes in patients with various forms of aortic stenosis including those with low-flow low-gradient normal and low ejection fraction. *Am J Cardiol*. 2014;114:1069–1074.
96. Soliman OI, Kirschbaum SW, van Dalen BM, et al. Accuracy and reproducibility of quantitation of left ventricular function by real-time three-dimensional echocardiography versus cardiac magnetic resonance. *Am J Cardiol*. 2008;102:778–783.
97. Battler A, Froelicher VF, Gallagher KP, et al. Dissociation between regional myocardial dysfunction and ECG-changes during ischemia in the conscious dog. *Circulation*. 1980;62:735–744.
98. Niemann PS, Pinho L, Balbach T, et al. Anatomically oriented right ventricular volume measurements with dynamic three-dimensional echocardiography validated by 3-Tesla magnetic resonance imaging. *J Am Coll Cardiol*. 2007;50:1668–1676.
99. Jenkins C, Chan J, Bricknell K, et al. Reproducibility of right ventricular volumes and ejection fraction using real-time three-dimensional echocardiography: comparison with cardiac MRI. *Chest*. 2007;131:1844–1851.
100. Foster E, O'Kelly B, LaPidus A, et al. Segmental analysis of resting echocardiographic function and stress scintigraphic perfusion: implications for myocardial viability. *Am Heart J*. 1995;129:7–14.
101. Jacklin PB, Barrington SF, Roxburgh JC, et al. Cost-effectiveness of preoperative positron emission tomography in ischemic heart disease. *Ann Thorac Surg*. 2002;73:1403–1409, discussion 1410.
102. Landoni C, Lucignani G, Paolini G, et al. Assessment of CABG-related risk in patients with CAD and LVD: contribution of PET with [18F]FDG to the assessment of myocardial viability. *J Cardiovasc Surg (Torino)*. 1999;40:363–372.
103. Kozman H, Cook JR, Wiseman AH, et al. Presence of angiographic coronary collaterals predicts myocardial recovery after coronary bypass surgery in patients with severe left ventricular dysfunction. *Circulation*. 1998;98(suppl):I157–I161.
104. Premaratne S, Razzuk AM, Koduru SB, et al. Incidence of postinfarction aneurysm within one month of infarct: experiences with sixteen patients in Hawaii. *J Cardiovasc Surg (Torino)*. 1999;40:473–476.
105. Redfield MM, Jacobsen SJ, Burnett JC Jr, et al. Burden of systolic and diastolic ventricular dysfunction in the community: appreciating the scope of the heart failure epidemic. *JAMA*. 2003;289:194–202.
106. Nollert G, Wich S. Planning a cardiovascular hybrid operating room: the technical point of view. *Heart Surg Forum*. 2009;12:E125–E130.
107. Augoustides JG, Weiss SJ, Weiner J, et al. Diagnosis of patent foramen ovale with multiplane transesophageal echocardiography in adult cardiac surgical patients. *J Cardiothorac Vasc Anesth*. 2004;18:725–730.
108. Movsowitz C, Podolsky LA, Meyerowitz CB, et al. Patent foramen ovale: a nonfunctional embryological remnant or a potential cause of significant pathology? *J Am Soc Echocardiogr*. 1992;5:259–270.
109. Langholz D, Louie EK, Konstadt SN, et al. Transesophageal echocardiographic demonstration of

distinct mechanisms for right to left shunting across a patent foramen ovale in the absence of pulmonary hypertension. *J Am Coll Cardiol.* 1991;18:1112–1117.
110. Attie F, Rosas M, Granados N, et al. Surgical treatment for secundum atrial septal defects in patients >40 years old: a randomized clinical trial. *J Am Coll Cardiol.* 2001;38:2035–2042.
111. Ferreira SM, Ho SY, Anderson RH. Morphological study of defects of the atrial septum within the oval fossa: implications for transcatheter closure of left-to-right shunt. *Br Heart J.* 1992;67:316–320.
112. Mugge A, Daniel WG, Angermann C, et al. Atrial septal aneurysm in adult patients: a multicenter study using transthoracic and transesophageal echocardiography. *Circulation.* 1995;91:2785–2792.
113. Belkin RN, Kisslo J. Atrial septal aneurysm: recognition and clinical relevance. *Am Heart J.* 1990;120:948–957.
114. Cabanes L, Mas JL, Cohen A, et al. Atrial septal aneurysm and patent foramen ovale as risk-factors for cryptogenic stroke in patients less-than 55 years of age: a study using transesophageal echocardiography. *Stroke.* 1993;24:1865–1873.
115. Mattioli AV, Aquilina M, Oldani A, et al. Atrial septal aneurysm as a cardioembolic source in adult patients with stroke and normal carotid arteries: a multicentre study. *Eur Heart J.* 2001;22:261–268.
116. Agmon Y, Khandheria BK, Meissner I, et al. Frequency of atrial septal aneurysms in patients with cerebral ischemic events. *Circulation.* 1999;99:1942–1944.
117. Pearson AC, Nagelhout D, Castello R, et al. Atrial septal aneurysm and stroke: a transesophageal echocardiographic study. *J Am Coll Cardiol.* 1991;18:1223–1229.
118. Lechat P, Mas JL, Lascault G, et al. Prevalence of patent foramen ovale in patients with stroke. *N Engl J Med.* 1988;318:1148–1152.
119. Overell JR, Bone I, Lees KR. Interatrial septal abnormalities and stroke: a meta-analysis of case-control studies. *Neurology.* 2000;55:1172–1179.
120. Goel SS, Tuzcu EM, Shishehbor MH, et al. Morphology of the patent foramen ovale in asymptomatic versus symptomatic (stroke or transient ischemic attack) patients. *Am J Cardiol.* 2009;103:124–129.
121. Orgera MA, O'Malley PG, Taylor AJ. Secondary prevention of cerebral ischemia in patent foramen ovale: systematic review and meta-analysis. *South Med J.* 2001;94:699–703.
122. Sukernik MR, Goswami S, Frumento RJ, et al. National survey regarding the management of an intraoperatively diagnosed patent foramen ovale during coronary artery bypass graft surgery. *J Cardiothorac Vasc Anesth.* 2005;19:150–154.
123. Krasuski RA, Hart SA, Allen D, et al. Prevalence and repair of intraoperatively diagnosed patent foramen ovale and association with perioperative outcomes and long-term survival. *JAMA.* 2009;302:290–297.
124. Djaiani G, Phillips-Bute B, Podgoreanu M, et al. The association of patent foramen ovale and atrial fibrillation after coronary artery bypass graft surgery. *Anesth Analg.* 2004;98:585–589.
125. Amarenco P, Cohen A, Tzourio C, et al. Atherosclerotic disease of the aortic arch and the risk of ischemic stroke. *N Engl J Med.* 1994;331:1474–1479.
126. Davila-Roman VG, Barzilai B, Wareing TH, et al. Atherosclerosis of the ascending aorta: prevalence and role as an independent predictor of cerebrovascular events in cardiac patients. *Stroke.* 1994;25:2010–2016.
127. Hartman GS, Yao FS, Bruefach M 3rd, et al. Severity of aortic atheromatous disease diagnosed by transesophageal echocardiography predicts stroke and other outcomes associated with coronary artery surgery: a prospective study. *Anesth Analg.* 1996;83:701–708.
128. Konstadt SN, Reich DL, Quintana C, Levy M. The ascending aorta: how much does transesophageal echocardiography see? *Anesth Analg.* 1994;78:240–244.
129. Katz ES, Tunick PA, Rusinek H, et al. Protruding aortic atheromas predict stroke in elderly patients undergoing cardiopulmonary bypass: experience with intraoperative transesophageal echocardiography. *J Am Coll Cardiol.* 1992;20:70–77.
130. Marshall WG Jr, Barzilai B, Kouchoukos NT, Saffitz J. Intraoperative ultrasonic imaging of the ascending aorta. *Ann Thorac Surg.* 1989;48:339–344.
131. Hosoda Y, Watanabe M, Hirooka Y, et al. Significance of atherosclerotic changes of the ascending aorta during coronary bypass surgery with intraoperative detection by echography. *J Cardiovasc Surg (Torino).* 1991;32:301–306.
132. Ohteki H, Itoh T, Natsuaki M, et al. Intraoperative ultrasonic imaging of the ascending aorta in ischemic heart disease. *Ann Thorac Surg.* 1990;50:539–542.
133. Davila-Roman VG, Barzilai B, Wareing TH, et al. Intraoperative ultrasonographic evaluation of the ascending aorta in 100 consecutive patients undergoing cardiac surgery. *Circulation.* 1991;84:III47–III53.
134. Hammon JW Jr, Stump DA, Kon ND, et al. Risk factors and solutions for the development of neurobehavioral changes after coronary artery bypass grafting. *Ann Thorac Surg.* 1997;63:1613–1618.
135. Wilson MJ, Boyd SY, Lisagor PG, et al. Ascending aortic atheroma assessed intraoperatively by epiaortic and transesophageal echocardiography. *Ann Thorac Surg.* 2000;70:25–30.
136. Konstadt SN, Reich DL, Kahn R, Viggiani RF. Transesophageal echocardiography can be used to screen for ascending aortic atherosclerosis. *Anesth Analg.* 1995;81:225–228.
137. Eltzschig HK, Kallmeyer IJ, Mihaljevic T, et al. A practical approach to a comprehensive epicardial and epiaortic echocardiographic examination. *J Cardiothorac Vasc Anesth.* 2003;17:422–429.
138. Nienaber CA, von Kodolitsch Y, Nicolas V, et al. The diagnosis of thoracic aortic dissection by noninvasive imaging procedures. *N Engl J Med.* 1993;328:1–9.
139. Roudaut RP, Billes MA, Gosse P, et al. Accuracy of M-mode and two-dimensional echocardiography in the diagnosis of aortic dissection: an experience with 128 cases. *Clin Cardiol.* 1988;11:553–562.
140. Suzuki T, Mehta RH, Ince H, et al. Clinical profiles and outcomes of acute type B aortic dissection in the current era: lessons from the International Registry of Aortic Dissection (IRAD). *Circulation.* 2003;108(suppl 1):II312–II317.
141. Mehta RH, Suzuki T, Hagan PG, et al. Predicting death in patients with acute type A aortic dissection. *Circulation.* 2002;105:200–206.
142. Miller DC, Mitchell RS, Oyer PE, et al. Independent determinants of operative mortality for patients with aortic dissections. *Circulation.* 1984;70:I153–I164.
143. Haverich A, Miller DC, Scott WC, et al. Acute and chronic aortic dissections: determinants of long-term outcome for operative survivors. *Circulation.* 1985;72:II22–II34.
144. Pansini S, Gagliardotto PV, Pompei E, et al. Early and late risk factors in surgical treatment of acute type A aortic dissection. *Ann Thorac Surg.* 1998;66:779–784.
145. Sabik JF, Lytle BW, Blackstone EH, et al. Long-term effectiveness of operations for ascending aortic dissections. *J Thorac Cardiovasc Surg.* 2000;119:946–962.
146. Kawahito K, Adachi H, Yamaguchi A, Ino T. Preoperative risk factors for hospital mortality in acute type A aortic dissection. *Ann Thorac Surg.* 2001;71:1239–1243.
147. Lai DT, Robbins RC, Mitchell RS, et al. Does profound hypothermic circulatory arrest improve survival in patients with acute type A aortic dissection? *Circulation.* 2002;106(suppl 1):I218–I228.
148. Nienaber CA, Eagle KA. Aortic dissection: new frontiers in diagnosis and management. Part I: from etiology to diagnostic strategies. *Circulation.* 2003;108:628–635.
149. Doroghazi RM, Slater EE, DeSanctis RW, et al. Long-term survival of patients with treated aortic dissection. *J Am Coll Cardiol.* 1984;3:1026–1034.
150. Bernard Y, Zimmermann H, Chocron S, et al. False lumen patency as a predictor of late outcome in aortic dissection. *Am J Cardiol.* 2001;87:1378–1382.
151. Umana JP, Lai DT, Mitchell RS, et al. Is medical therapy still the optimal treatment strategy for patients with acute type B aortic dissections? *J Thorac Cardiovasc Surg.* 2002;124:896–910.
152. Appoo JJ, Tse LW, Pozeg ZI, et al. Thoracic aortic frontier: review of current applications and directions of thoracic endovascular aortic repair (TEVAR). *Can J Cardiol.* 2014;30:52–63.
153. Nienaber CA, Kische S, Rousseau H, et al. Endovascular repair of type B aortic dissection: long-term results of the randomized investigation of stent grafts in aortic dissection trial. *Circ Cardiovasc Interv.* 2013;6:407–416.
154. Svensson LG, Labib SB, Eisenhauer AC, Butterly JR. Intimal tear without hematoma: an important variant of aortic dissection that can elude current imaging techniques. *Circulation.* 1999;99:1331–1336.
155. Kang DH, Song JK, Song MG, et al. Clinical and echocardiographic outcomes of aortic intramural hemorrhage compared with acute aortic dissection. *Am J Cardiol.* 1998;81:202–206.
156. Moizumi Y, Komatsu T, Motoyoshi N, Tabayashi K. Clinical features and long-term outcome of type A and type B intramural hematoma of the aorta. *J Thorac Cardiovasc Surg.* 2004;127:421–427.
157. Maraj R, Rerkpattanapipat P, Jacobs LE, et al. Meta-analysis of 143 reported cases of aortic intramural hematoma. *Am J Cardiol.* 2000;86:664–668.
158. Song JK, Kim HS, Song JM, et al. Outcomes of medically treated patients with aortic intramural hematoma. *Am J Med.* 2002;113:181–187.
159. Vilacosta I, San Roman JA, Ferreiros J, et al. Natural history and serial morphology of aortic intramural hematoma: a novel variant of aortic dissection. *Am Heart J.* 1997;134:495–507.
160. Song JK, Yim JH, Ahn JM, et al. Outcomes of patients with acute type A aortic intramural hematoma. *Circulation.* 2009;120:2046–2052.
161. Fabian TC, Richardson JD, Croce MA, et al. Prospective study of blunt aortic injury: multicenter trial of the American Association for the Surgery of Trauma. *J Trauma.* 1997;42:374–380, discussion 380–383.
162. Fisher RG, Hadlock F. Laceration of the thoracic aorta and brachiocephalic arteries by blunt trauma: report of 54 cases and review of the literature. *Radiol Clin North Am.* 1981;19:91–110.
163. Ben-Menachem Y. Assessment of blunt aortic-brachiocephalic trauma: should angiography be supplanted by transesophageal echocardiography? *J Trauma.* 1997;42:969–972.
164. Vignon P, Lang RM. Use of transesophageal echocardiography for the assessment of traumatic aortic injuries. *Echocardiography.* 1999;16:207–219.
165. Vignon P, Boncoeur MP, Francois B, et al. Comparison of multiplane transesophageal echocardiography and contrast-enhanced helical CT in the diagnosis of blunt traumatic cardiovascular injuries. *Anesthesiology.* 2001;94:615–622, discussion 5A.
166. Patel NH, Stephens KE, Mirvis SE, et al. Imaging of acute thoracic aortic injury due to blunt trauma: a review. *Radiology.* 1998;209:335–348.
167. Malhotra AK, Fabian TC, Croce MA, et al. Minimal aortic injury: a lesion associated with advancing diagnostic techniques. *J Trauma.* 2001;51:1042–1048.
168. Goarin JP, Catoire P, Jacquens Y, et al. Use of transesophageal echocardiography for diagnosis of traumatic aortic injury. *Chest.* 1997;112:71–80.

超声心动图的模拟与教学

KHURRAM OWAIS, MD | FEROZE MAHMOOD, MD, FASE

要 点

1. 经食管超声心动图(transesophageal echocardiography, TEE)是一种侵入式的检查,需要反复练习才能熟练掌握,是模拟培训的理想对象。
2. 经过20年的发展,现代超声心动图模拟培训系统的质量得到不断提高。
3. 目前超声心动图模拟培训系统已经得到广泛认同,但随着新模拟培训技术的发展及应用,仍需要对其进一步研究以达到最佳应用效果。
4. 了解不同模拟培训平台关键术语、定义及特征对教学和研究都非常重要。
5. 未来,超声心动图模拟培训可能将被正式纳入培训课程、评估和认证过程。

患者对于接受医学培训的学员来说就像飞机对于飞行学员一样,是必不可少的。然而,学员练习新技能有可能给患者带来伤害,而模拟培训系统可以解决两者的矛盾。长期以来,医学模拟培训发展较慢,临床教育工作者只能使用初级模拟系统,如人体模型、模拟患者等[1]。随着技术的发展,模拟系统已经可以适应医学训练的发展[2]。

20世纪90年代起,微创外科手术开启了模拟培训系统的发展,早期的模拟培训系统主要包含解剖模型,用来练习及提高腹腔镜手术技巧,初学者经过反复的操作,可以明显地降低学习曲线[3]。这类模拟系统出现后,很快被纳入培训项目,让初学者熟悉和提高手术技巧。UltraSim(MedSim, Fort Lauderdale, FL)是第一代超声模拟系统,它自身带有一个数据库,包含正常人及患者的解剖数据[4](图17.1)。

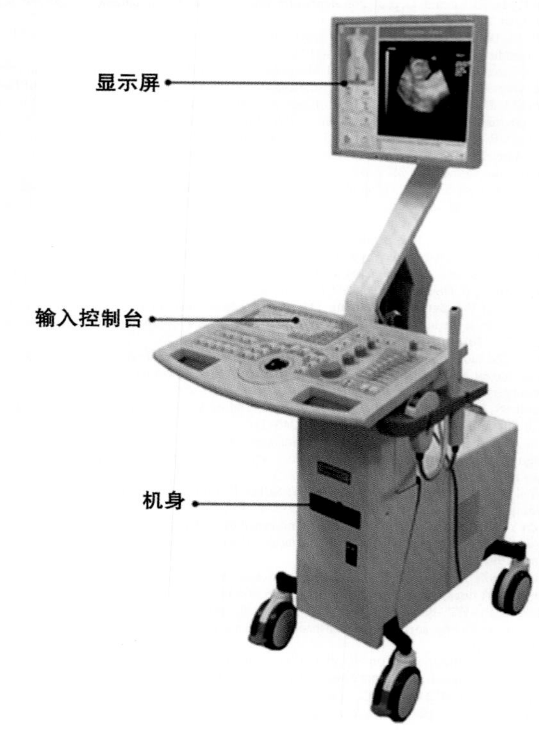

图17.1 最新版本的UltraSim。请注意,随着不断的发展,模拟器的硬件和软件接口已经完全接受了实际超声机的外观和感觉。(*Courtesy MedSim, Fort Lauderdale, FL.*)

传统模式下,在患者就诊的过程中进行心脏超声培训,这种培训模式与理想的模式相比面临许多挑战。首先,从医院及医生的责任出发,要求对患者"不伤害",在这种原则下,患者利益在任何情况下都要优于教学。其次,从患者的角度出发,每个患者仅能接受有限次数的检查,能够由初学者完成的机会变得更少,这也不利于初学者反复学习、提高操作技巧。再次,在临床工作中每天所遇到的疾病都不完全相同,所能学习到的经验也不一样;而且,疾病往往是错综复杂的,不能人为地划分难易程度,供初学者学习。操作中,超声心动图专家往往会根据自身经验进行想象及重建心脏,快速滑动探头和更换视角等,使学习者也很难跟上节奏[5,6]。

早期的医学模拟培训,是设定培训时间,所有的培训者达到一定的培训时间即达到要求;而最新的医学培训已经从单纯记录培训时间长短转变为评价熟练程度[7]。由于培训项目中加入了工作时效的概念,现在的住院医生希望在更短的时间里学习并掌握更多技能。这些促进了模拟培训系统的发展,缩短在常规诊疗活动中所需学习时间。目前在内镜手术、腹腔镜手术和麻醉危机管理中,模拟培训系统已取得明显成果[8]。

超声心动图在手术室内外的使用越来越多,这也要求给超声心动图操作者提供更好的培训工具[9]。与其他成像系统不同的是,超声心动图要求操作者既能熟练地获取图像,也能熟练地解读图像内容。超声心动图的复杂性与非直观性,心脏复杂的几何结构和方向,使其很难掌握。例如,经胸超声心动图(transthoracic echocardiography, TTE)和TEE,其在屏幕上的图像均是左右翻转的;而且在TTE图像中靠前的结构,在TEE图像中则是靠后。同时,要想熟练操作,必须拥有较强的空间想象能力。

目前在美国,通过心脏麻醉培训认证,是获得围手术期TEE高级认证的唯一途径[5]。而由麻醉医师协会和危重病医学会提供的课程里,没有TEE的操作训练。美国国家超声心动图委员会仅为非心脏麻醉医师进行基础的 TEE 认证，进一步提示在该领域临床培训资源的缺乏[5]。高保真超声心动图模拟系统不仅可以培训麻醉医师，也可以培训其他经常使用超声心动图的医务工作者，如心脏病医师、急诊医师、重症医师及护理人员、护士等。本章主要内容是回顾超声心动图模拟培训的发展历史，超声心动图技术的进展，探讨超声心动图目前发展状况及未来发展方向。

早期发展

超声心动图模拟系统能够准确模拟出真实患者的情况才能认定为好的模拟系统。在数字化图像出现以前，实时有效的图像成像是开发模拟系统的主要障碍，采用患者的真实数据可以解决问题。使用真实数据，需要通过一些技术，如实境扩增技术，操作者才可以进行操作。而虚拟现实技术可以通过计算机生成的环境，模拟出真实情况，并允许操作者像实际情况一样进行操作。同时拥有实境扩增技术及虚拟现实技术的模拟系统被称为混合模拟系统。

Weidenbach 等在 2000 年报道了第一代 TEE 模拟系统，包含了虚拟的三维心脏模型（虚拟现实技术）和真实的二维超声心动图图像（实境扩增技术）[10]。该系统的探头里含有追踪传感器，可感应探头的移动，利用探头产生的虚拟扫描平面对虚拟心脏进行扫描，可以得到相应的二维图像[10]（图 17.2）。虽然历经发展，但超声心动图模拟系统的基本原理依然不变：虚拟心脏模型、使用与虚拟扫描平面相对应的探头进行扫描。

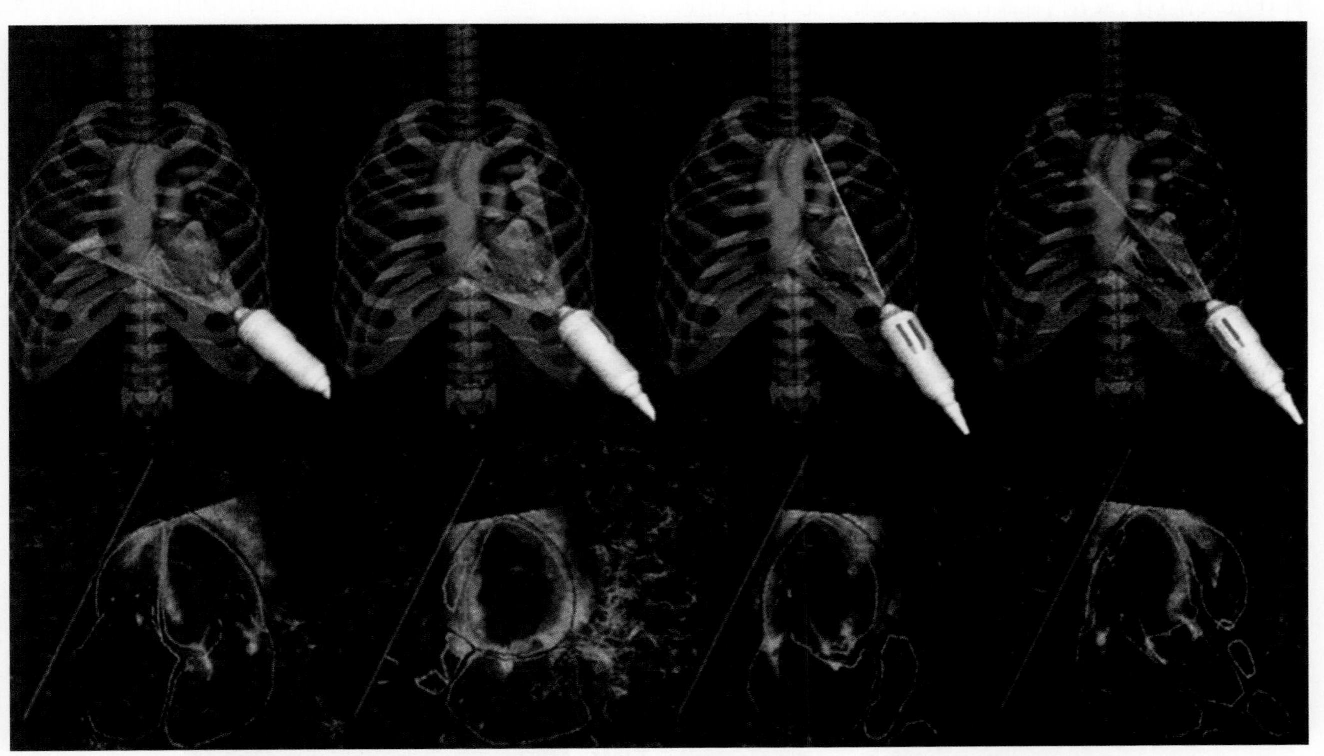

图 17.2 在第一个 EchoComTTE 超声心动图模拟器中从不同探头位置获得的图像。第一行显示虚拟心脏模型和虚拟探头和扫描平面（虚拟现实）。第二行显示了在相应的探头位置预期的实际超声心动图图像。这些图像也被标记为轮廓和彩色扫描平面边界，以方便理解图像方向和底层和覆盖的解剖结构（增强现实）

Weidenbach 团队在改进的模拟系统里，配备了物理探头和人体模型，并采用三维电磁追踪系统。操作者利用探头在人体模型上扫描，屏幕上可以得到相应区域的超声心动图图像。通过模拟系统，操作者可以训练心脏空间结构的想象能力，并提高手眼协调能力[11]。

经胸超声心动图模拟系统的发明在心脏超声模拟培训中走出了第一步，但作为半侵入式的 TEE 检查，大家对其培训模拟系统寄予了更大期待。2007 年出现了 EchoComTEE 模拟系统，它采用与早前出现的 TTE 模拟系统相同的技术[12]，操作者可以模拟 TEE 检查，且没有在手术室患者身上操作的时间或次数限制。EchoComTEE 模拟系统采用了与 TTE 模拟系统相同的心脏模型，由于其建模时只采用了心尖切面，所以不具有食管上段切面及大血管切面。

商业化

研究为目的的 EchoComTEE 模拟系统出现后，即引起了 TEE 模拟培训系统的商业化讨论。目前，已有数家企业推出这种以人体模型为基础的 TTE 模拟系统或 TEE 模拟系统。扫描心脏模型的同时，屏幕上生成超声心动图图像，这些图像和现实中真实的心脏超声二维图像是一样的。新一代的模拟系统与之前不同，EchoComTEE 完全采用虚拟现实技术，因此，操作者移动探头的时候，超声心动图图像可以实时变化，得到相应的图像。

所有的模拟系统都提供多种显示模式供用户选择，包括单独显示心脏模型图像、超声图像或两者同时显示。新版的模拟系统还包括定量超声心动图模型，甚至还有脚控开关，以方便操作者双手操作时采集图片或进行其他操作。除去 Blue Phantom 具有的人体模拟功能外，其余的模拟系统都比较类似，但也各具特征。

HeartWorks

HeartWorks TEE 模拟系统由英国 Inventive 医疗公司生产，于 2008 年进入市场，是最早面世的商业化 TEE 模拟系统[13]（图 17.3）。该系统的最大特点，是使用最先进的动画技术构建高保真度的心脏及大血管模型，使区分可疑的结构变为可能，而且还可以在个人电脑上对图像进行进一步处理。目前，从单独的 TEE 模拟系统开始，该系统包含多种形式的产品，如 TEE 模拟系统、TTE 模拟系统、TTE-TEE 模拟系统、便携式模拟系统等。每套模拟系统，包含一个橡胶人体模型和 TEE（或者 TTE，或者两者都有）探头，每套系统均包含相应的模拟系统软件。

系统中的图像的控制，可以由鼠标、键盘完成，也可以通过移动人体模型上的探头完成。每套系统中还包含详细的文字说明，供用户快速查阅。系统可对 160 个心内结构添加标签并高亮显示，以便于和其他心内结构区分，这使得其在模拟教学方面的价值大大增加（图 17.4）。最新版的系统还包含彩色血流多普勒图像、连续多普勒图像及频谱多普勒图像。虽然制造商对装配好的系统进行定期升级，但每次升级均需要使用 DVD 驱动器卸载旧软件，安装新软件，显得费时费力。

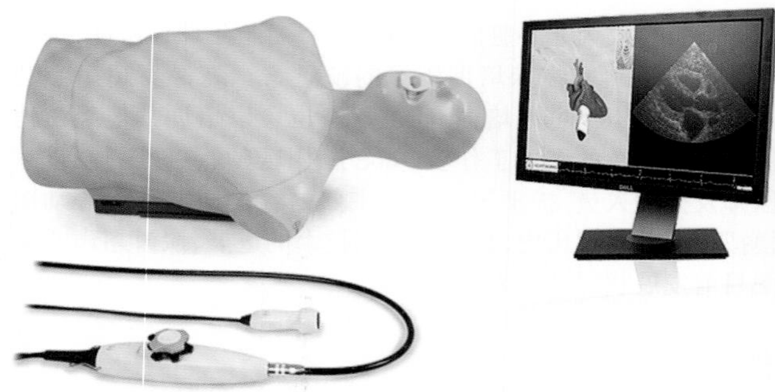

图 17.3 HeartWorks TEE 模拟系统。（*Courtesy Inventive Medical, London, United Kingdom.* © *Inventive Medical Ltd.*）

CAE Vimedix

Vimedix 首先由一独立公司开发，后来转到 CAE Healthcare（Montreal, Canada；图 17.5）公司，然后又被其出售。与

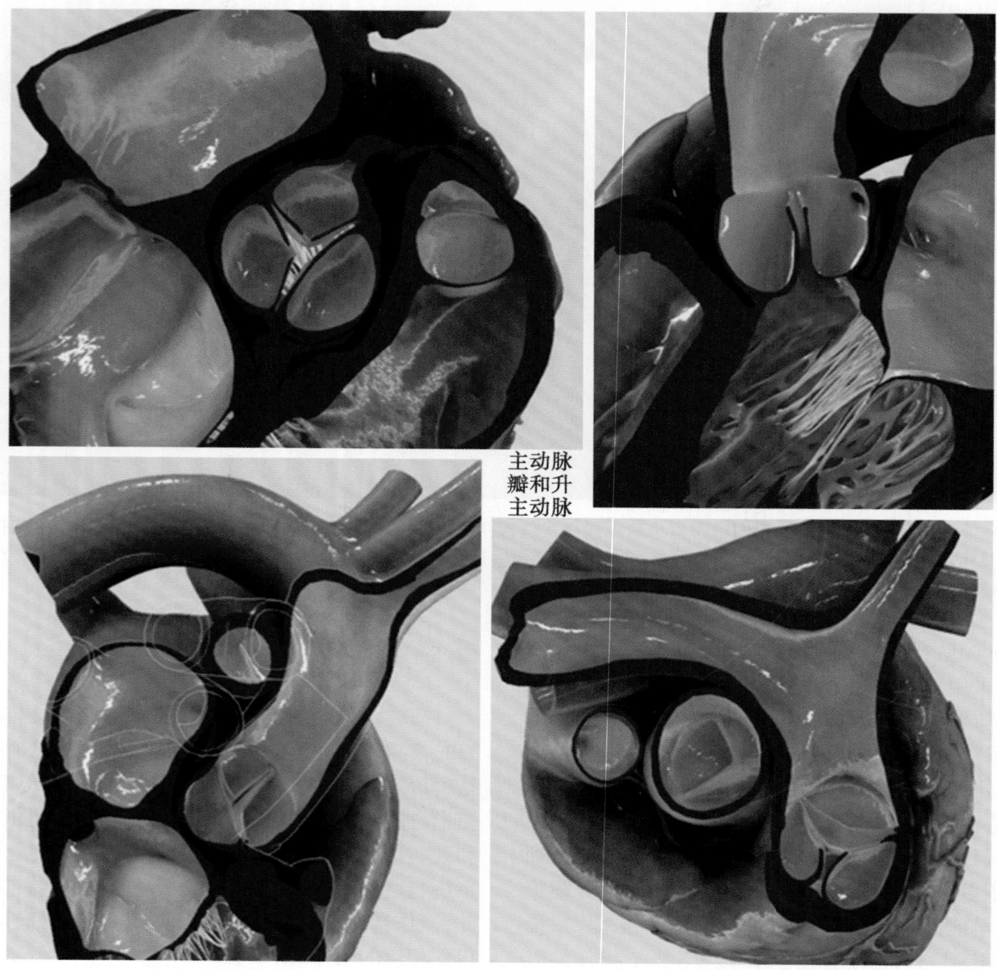

图 17.4 剖面图通过虚拟心脏模型内置于 HeartWorks 超声心动图仿真中心。第一行显示主动脉瓣短轴（左）和长轴（右）视图。第二行显示升主动脉短轴（左）和长轴（右）视图。请注意，为了方便可视化，已删除覆盖结构的模糊边缘。（*Courtesy Inventive Medical, London, United Kingdom.*）

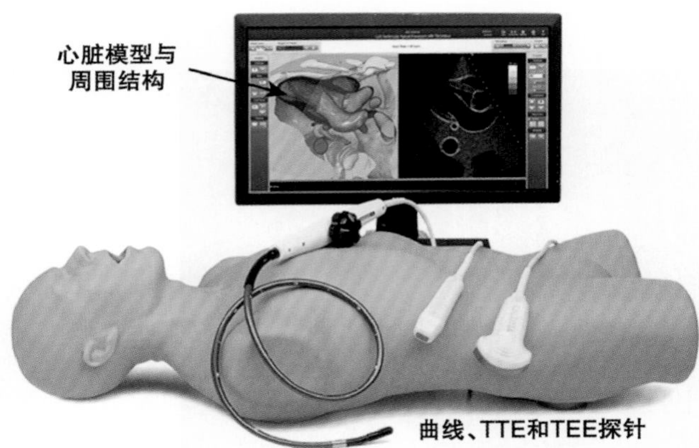

图 17.5 Vimedix 超声心动图模拟系统。这个模拟器内置的虚拟心脏模型周围是邻近结构的模型,包括肋骨、胃、肺、脊柱等。该模拟器还包括一个曲线探头和用于腹部超声模拟的虚拟腹部解剖。TTE,经胸超声心动图;TEE,经食管超声心动图。(*Courtesy CAE Healthcare,Montreal,Canada.* © *CAE Healthcare,Inc.*)

HeartWorks 一样,Vimedix 模拟系统也是采用数字模拟心脏模型。除此之外,它还包含其他的胸部及腹内器官,如肋骨、肺、肝、胃、膀胱等,以便于初学者进行解剖定位(图 17.5)。正因为如此,Vimedix 模拟系统不仅可以进行 TEE 模拟训练及 TTE 模拟训练,也可以进行腹部超声模拟[14]。如果用户需要,还可以配备曲线阵探头,以便模拟腹部超声。由于 Vimedix 模拟系统可以模拟胸腹部超声,所以特别适合培训急诊医务工作者。

当前版本的系统允许用户使用以下功能:运用 M 型超声和多普勒检查;消除肺组织和肋骨的图像;通过设置增益和深度对超声图像降噪;移动探头位置获取最佳图像;和真实操作一样出具超声心动图报告。虽然 Vimedix 模拟系统可以自动、无缝更新,但其模拟心脏模型和相应的超声心动图质量还需要进一步提升。

Simbionix

Simbionix 模拟系统由 3D Systems(Cleveland,OH)公司开发,是近期进入市场的新产品(图 17.6)。其与之前介绍的产品基本相似,同时又具有一些新的特征:每步都有检查说明、记录和播放(包括暂停和重播),具有压力敏感性的模拟探头。该系统同时支持超声心动图模拟及腹部超声模拟,也增大了它的适用范围。就超声心动图模拟方面,该系统包括床旁超声心动图、高级 TTE 以及 TEE。总体来说,Simbionix 模拟系统给初学者提供了独立学习超声心动图的可能。

Blue Phantom 培训系统

Blue Phantom 模拟培训系统也是由 CAE 公司生产,它拥有一个真人大小的模型。该模型包含口腔和食管,其材料与人体组织类似;胸腔内还有复合材料制成的心脏模型,心脏模型在体外可以通过解剖精确定位(图 17.7)。Blue Phantom 培训系统最大的优势,在于初学者可以使用真实的超声系统和 TEE 探头进行训练、检查,并提高操作技术[5]。由于培训所使用的超声和技术与实际的操作一样,培训后更易转化至临床。Blue Phantom 培训系统可以在心包腔内注入液体,模拟超声引导下心包穿刺,因此也适合培训急诊医务人员及心脏病专科医务人员。

由于具有以上特点,Blue Phantom 培训系统特别适合于针对超声心动图最新进展的培训,如三维心脏超声,学习和掌握检查的流程。目前的超声心动图模拟系统缺少模拟三维超声的技术条件,而且心脏手术室环境不允许太多医生进行现场学习,所以 Blue Phantom 培训系统可以提供相对廉价且有效的培训。

Blue Phantom 培训系统在图像上虽然不能完全和真实的超声心动图相比,但已经足够初学者练习操作。相对于其他产品,该系统在一些细节方面提供了逼真的模拟,如插入探头、图像优化、旋钮等。

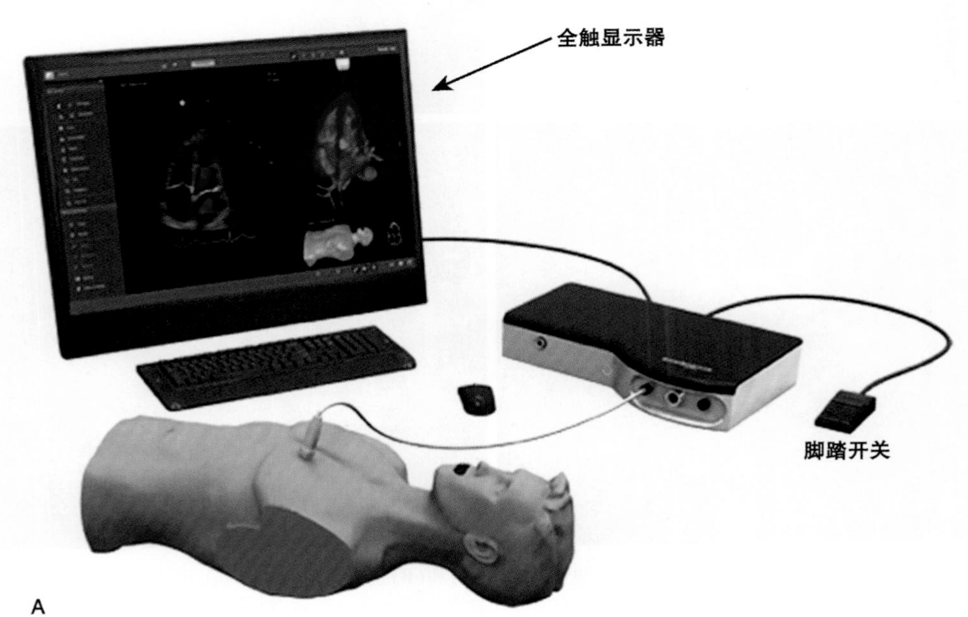

图 17.6 Simbionix 超声心动图模拟器。(A)模拟器硬件包括一个全触控显示器和一个脚踏开关,以便在双手经食管超声心动图检查时实现图像捕获功能

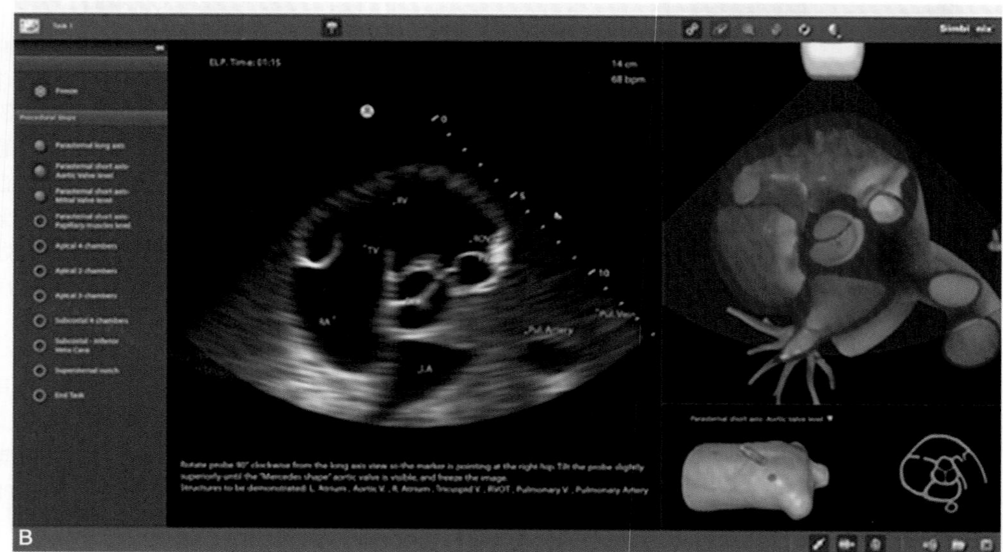

图 17.6(续) (B)功能包括在灰度渲染图像上打开心脏结构标签的能力，以及一个循序渐进的、自我管理的检查，要求考生连续获得不同的视图，从而通过脚开关捕获他们的窗口。视图列表可以在左边看到，绿点代表准确的获取。(*Courtesy 3D Systems, Cleveland, Ohio.* © *3D Systems, Inc.*)

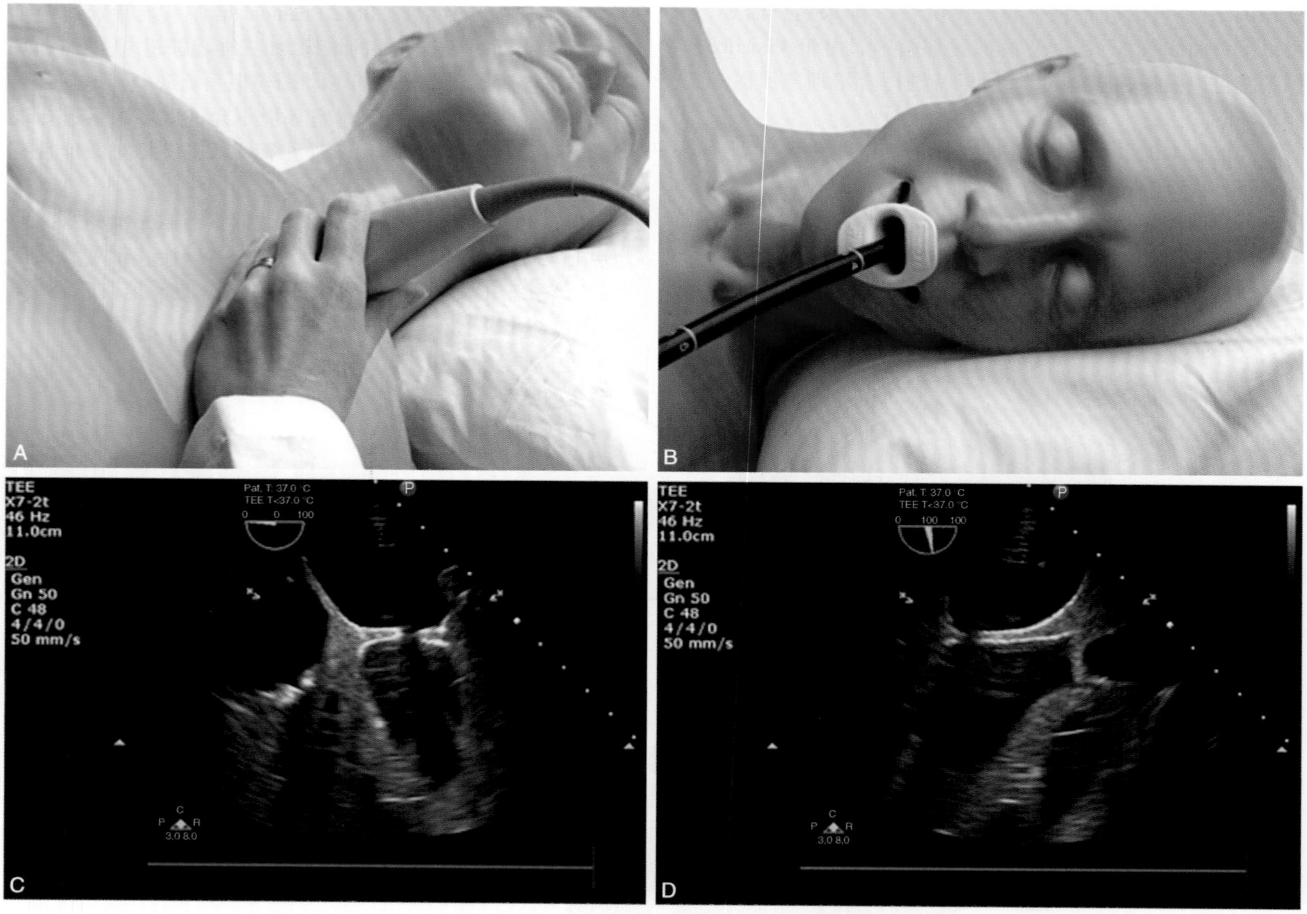

图 17.7 Blue Phantom 模拟培训系统。这个系统包括一个塑料心脏。(A)和(B)使用经胸超声心动图和经食管超声心动图探头在真实机器上练习图像采集和优化技能的能力。(C)和(D)经食管超声心动图在食管中四室和主动脉瓣长轴视图上获得的图像质量。(*Courtesy CAE Healthcare, Montreal, Canada.*)

在线学习

超声心动图模拟系统发展的时期也是信息技术快速发展的时期。超声心动图的操作及图像高度依赖于操作者,形象的、互动的操作模式比单纯文字叙述更容易理解,因此,网络教学在早期就被认为是一种有效的互动教学方式。早期的模拟软件由心脏模型、TEE 探头和旋钮组成,这些组件显示在屏幕上,由鼠标进行控制(图 17.8)。通过软件界面,可以完全控制探头与心脏模型的关系,包括插入深度、前后屈、左右屈、旋转、调整换能器角度[15];也可以选择头侧位观察(大多数麻醉医生),或者前后位观察(大多数心脏病医生)[15]。该模拟软件虽然最先出现,该项目没有完成在网络上推广。

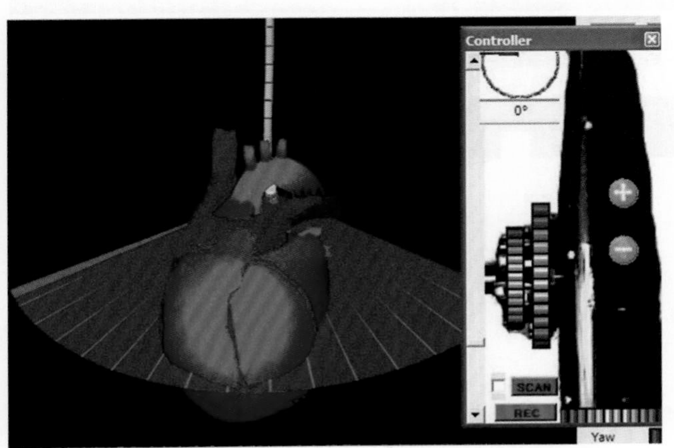

图 17.8 Hartman 及其同事早期开发的虚拟经食管超声心动图模拟器。(*From Hartman GS, Christopher W, Mullin M. A virtual reality transesophageal echocardiography (TEE) simulator to facilitate understanding of TEE scan planes. Anesthesiology. 2001;95:A545.*)

2009 年,一款相似的名为 CT2 TEE 的非营利性超声心动图模拟学习软件登录互联网[16]。该软件由 Aleksander Kempny 公司和 Adam Piórkowski 公司联合开发,免费供初学者学习(http://www.ct2tee.agh.edu.pl,也可免费下载 Flash 版)。该模拟软件采用 CT 图像展示特定超声扫描层面上的解剖结构(图 17.9A),CT 图像包含完整的三维解剖模型,操作者可以模拟移动(或旋转)探头至任意角度或方位,从而得到相应的超声心动图图像。模拟软件界面中的滑块按钮可以通过键盘和鼠标来控制,从而使操作者能够将探头放入食管特定的扫描平面。探头位置固定后,软件产生一个与 CT 平面相对应二维超声图像。对于同一组织,CT 和超声表现出不同的图像灰度值,但该模拟软件很好地为初学者展示解剖特征,并且生成与 TEE 类似的超声图像(图 17.9B 和 C)。

也许多伦多大学 Michael Corrin 开发的 TEE 模拟软件是网上最全面、最方便的免费超声心动图学习软件(http://pie.med.utoronto.ca/TEE/)。该软件的操作界面包含一个静态的心脏模型、一个虚拟的 TEE 探头和一个可旋转的扫描平面,扫描平面由键盘和鼠标控制。初学者可以选择特定的模式或者三维 TEE 模式。标准模式中包含 20 个标准 TEE 切面,在每个切面中都有心脏的扫面平面以及相对应的超声心动图图像(图 17.10);每个视图中,操作者也可以旋转心脏,或者去除部分解剖结构,以观察被遮盖的部分。

备选的 19 个非标准 TEE 切面视图也可以完成模拟 TEE 检查,包含从插入探头、根据心脏模型位置调整探头。在频谱多普勒和彩色多普勒模式中,可进行标准心脏结构评估。使用说明和互动测验可以帮助初学者了解 TEE 常见疾病。初学者也可以在移动设备上使用标准模式、替换模式及彩色多普勒模式。总的来说,在线 TEE 模拟是一个强大的学习工具,在接触模拟培训系统以前它可以被初学者用来掌握超声解剖[17-19]。

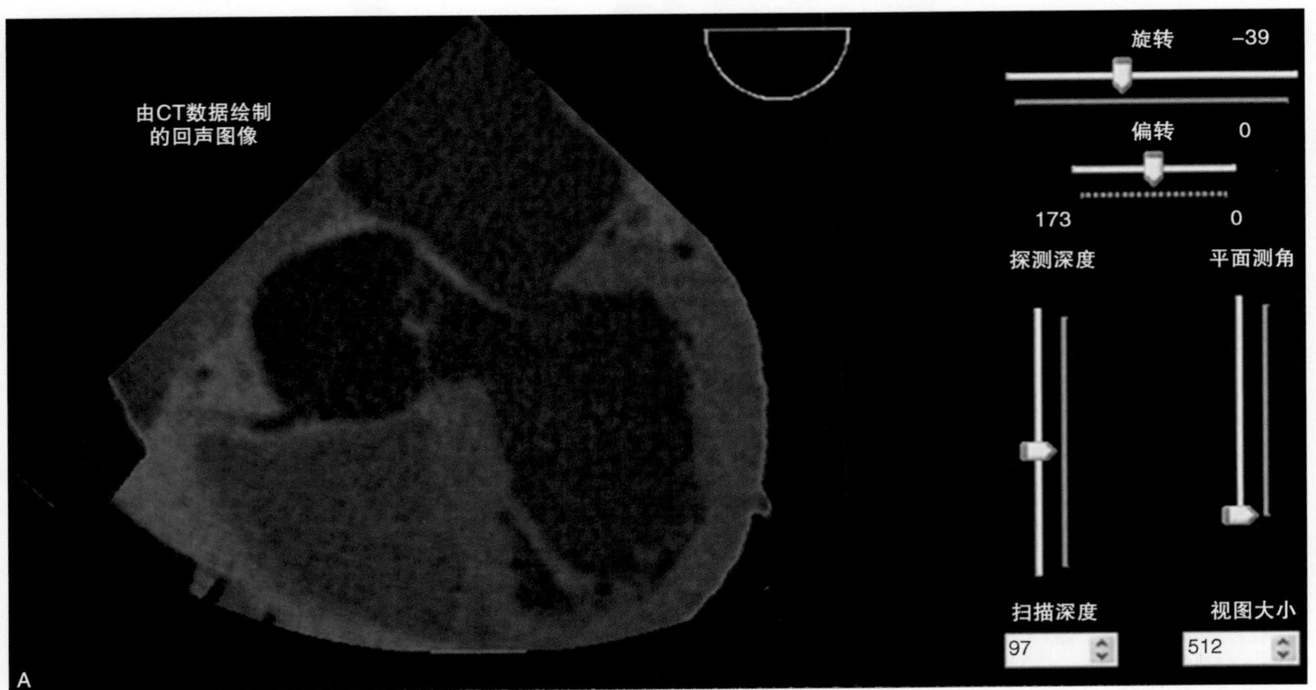

图 17.9 CT2 TEE 虚拟模拟器。(A)注意,通过操纵诸如探头深度、平面角度和旋转等控制,相应的超声心动图(Echo)窗口使用计算机断层扫描(CT)数据呈现

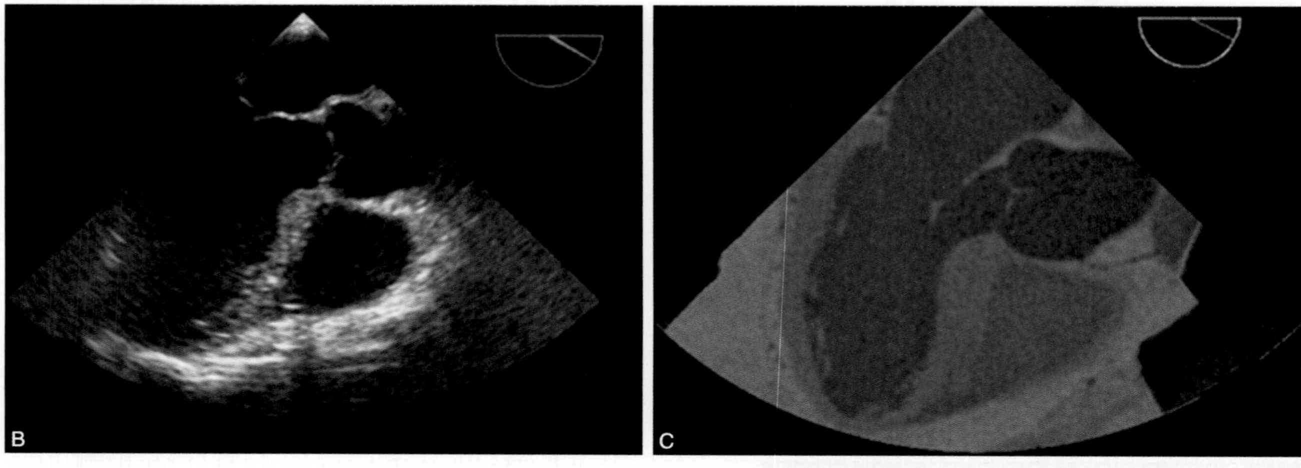

图 17.9（续） （B）和（C）分别使用实际经食管超声心动图和 CT2 TEE 模拟器获得的相同视图的比较

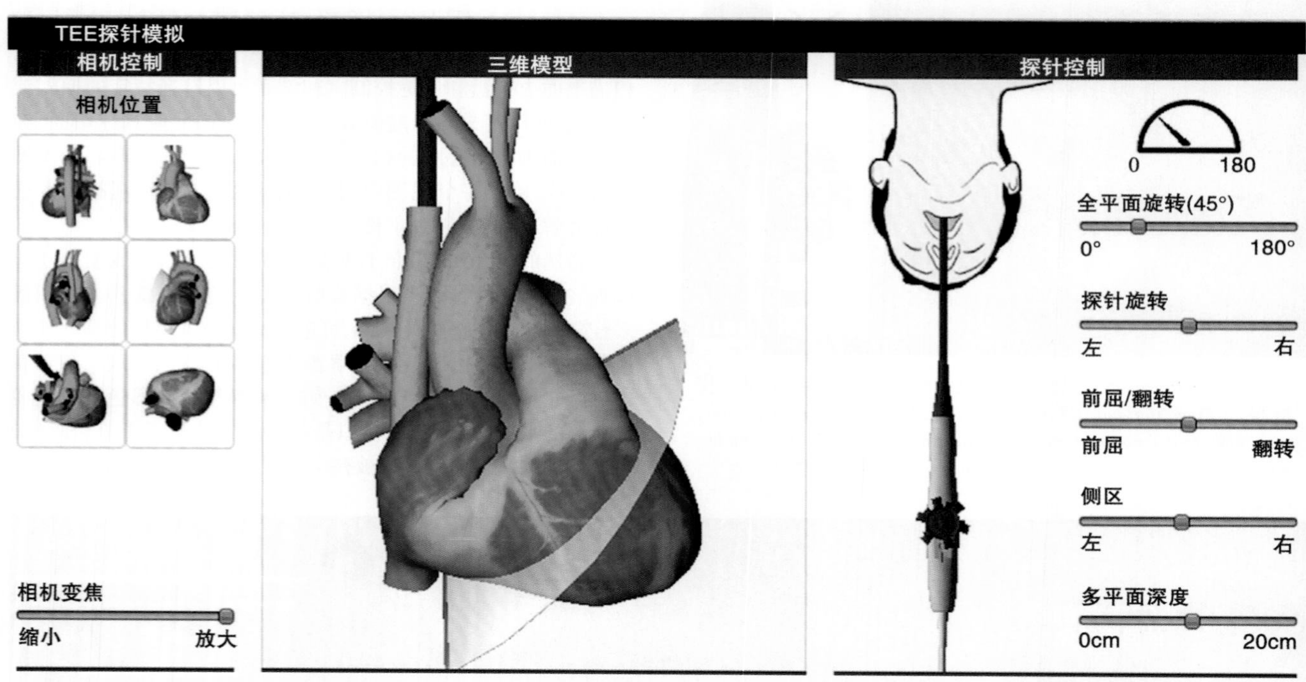

图 17.10 多伦多大学开发的虚拟经食管超声心动图模拟器。模拟器提供了从多个有利位置（相机位置，左）的视图，以可视化特定的探针位置。探针控制部分（右）允许用户操作不同的控件，并看到三维模型（中）上相应的效果。（*Courtesy University of Toronto*，*Perioperative Interactive Education*：*https*：//*pie. med. utoronto. ca/TEE/*.）

商业化的网上课程

目前从互联网可以学习到的课程包括：开发 HeartWorks 的 Inventive 医疗公司提供的课程（http：//www. inventivemedical. com/elearn-a-complete-introduction-to-tee/）和开发 Vimedix 的 CAE 医疗公司提供的课程（http：//www. caeiccu. com/lms），Inventive 公司的课程只能学习 TEE，而 CAE 公司的课程可以分别学习 TEE 和 TTE（每项都要单独购买）。这些课程包括基础 TEE（或基础 TTE）的影像资料、动画、生动的插图、教程和测试。对于超声心动图，一些自学者和小规模培训中心没有模拟培训系统，因此模拟培训系统的生产商们为他们提供了一种经过精心设计的、强大的、有效的学习工具——电子学习课程。更重要的是，美国超声心动图协会认可了这些课程，完成课程学习的学习者可以获得医学继续教育学分。

病理状态下的模拟

模拟解剖异常和病理状态的能力，是模拟医学教育的关键，初学者经过模拟病理状态的培训，才能及时发现异常的结构和功能，并采取相应的措施。所以，一款成功的模拟系统在为初学者演示完正常解剖结构后，还必须能演示异常的解剖结构和功能，这才有利于初学者将学习到的经验转化至临床工作。

自从超声心动图模拟系统产生以来，生产商就开始研制各种病理状态的模式。早期的 EchoComTEE 模拟系统就包含病理模块,如心包积液、二尖瓣脱垂、左心室血栓及左心耳血栓等[12];在该模拟系统的 TTE 模式中,也包含先天性心脏病的模拟,如大动脉转位、法洛四联症、室间隔缺损、房间隔缺损等[20]。目前,市面上以人体模型为基础的模拟系统,均包含各种模拟成人和先天性疾病的软件包(图 17.11)。以 Vimedix 模拟系统为例,它的模块中包含超过 50 种疾病,学习者可以使用 TEE 或 TTE 进行模拟训练,并学习诊断技巧。不过,以 Vimedix 模拟系统的基础模块中只包含少数几种疾病:扩张型心肌病、左心室高动力和新近发生的心肌梗死,其余的疾病被分为 10 个扩展包,需要另行购买。同样的,HeartWorks 模拟系统的基础模块中只包含心室、瓣膜、血管以及结构功能障碍。

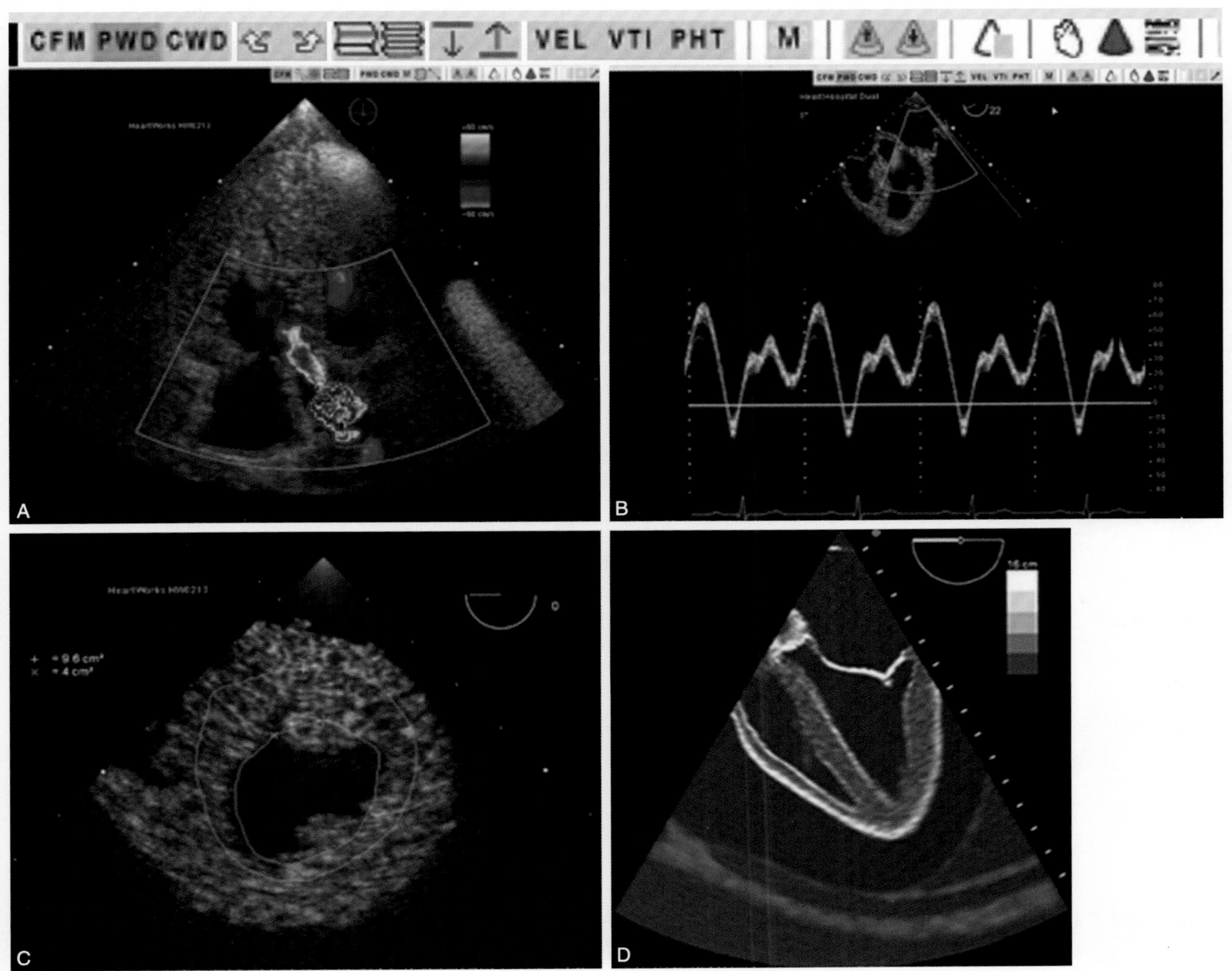

图 17.11 在不同的模拟器上看到的疾病。目前的模拟器提供了充足的机会来练习多普勒和 M 模式(M),以及定量超声心动图技能,如计算速度时间积分(VTI)和压力半程(PHT)。顶部的条形图显示了 HeartWorks 模拟器的多普勒模块中的控制条。(A)主动脉狭窄彩色血流多普勒成像(HeartWorks)。(B)全局左心室功能不全(HeartWorks)。(C)收缩期和舒张期左心室乳头正中平面测量分别显示面积为 $4cm^2$ 和 $9.6cm^2$,前壁功能障碍明显(HeartWorks)。(D)心脏压塞伴心包积液(CAE Vimedix)。CFM,彩色血流成像;CWD,连续波多普勒;PWD,脉冲波多普勒;VEL,速度。(*A~C, Courtesy Inventive Medical, London, United Kingdom; D, Courtesy CAE Healthcare, Montreal, Canada.*)

Simbionix 模拟系统也可以模拟病理状态,特别是对各种严重程度的模拟。这是一个重要的改变,动态病理变化的模拟需要进一步发展。在实际临床中,疾病的表现甚至在手术过程中都会发生变化,而在目前的模拟系统中,病理改变却是不会动态变化的,如心脏压塞不会加重、室壁运动没有变化[21]。在未来的发展中,模拟系统根据学员处理不同病情相应加重或好转的情况,培训受训者的危机管理能力。这样的模拟系统,才能成为准临床医生应对临床压力和挑战的有力工具。

论证

迄今为止,已经有大量的研究讨论超声心动图模拟系统作为一种培训工具的有效性和效率。在这些研究中,一些探讨将模拟系统作为传统教学辅助手段的优劣性[19,22-29];一些研究探讨模拟系统相对于教师或志愿者模拟的优劣性[26,30](表 17.1)。

表 17.1 迄今为止开展的研究调查了基于模拟的超声心动图训练的现实性、可行性和有效性

作者(年份)	研究数量	研究类型	模拟器	结论
Weidenbach et al[12](2007)	56	使用模拟器后的意见问卷调查(专家25人,新手31人)	EchoComTEE[a]	该模拟器被专家评为“逼真”;新手在空间定位方面有所改善,这在刚开始的时候可能特别重要
Weidenbach et al[20](2008)	43	前瞻性观察(专家12人,中级16人,初学者15人);通过诊断先天性缺陷的准确性来评估有效性	EchoComTEE[a]	构念效度在3组间有显著差异;专家对几乎所有数据集的诊断都是正确的
Bose et al[22](2011)	14	第一年麻醉住院医师前瞻性随机分为两组,并使用前测试和后测试进行评估	HeartWorks TEE[b]	两组之间有统计学上的显著差异,模拟组在后测试得分更高;模拟在解剖相关、结构识别和图像采集教学中具有优势
Jerath et al[17](2011)	10	前瞻性观察性;在3天的平均130分钟的访问后,使用预测试和后测试评估效益	UofT virtual TEE;标准模块	在审查在线申请后,TEE的心脏解剖学知识有了显著改善;经过短时间的训练后,测试后的分数与测试前相比有了显著的提高
Platts et al[23](2012)	82	40名实习超声医师;42名TEE研讨会参与者;评估可用性和现实性的前瞻性观察调查	Vimedix TTE and TEE[c]	模拟提供了一种真实的图像采集训练方法,并改善了空间定向
Neelankavil et al[24](2012)	61	麻醉住院医师前瞻性随机化;通过对志愿者进行前测试和后测试进行评估	HeartWorks TTE[b]	模拟组在所有标准上得分更高:书面后测试、受试者图像质量、解剖识别和正确视图百分比;仿真教学方法优于基于课堂的教学方法
Vegas et al[18](2013)	10	超声心动图新手的前瞻性观察模拟1小时后通过前测试和后测试评估效果	UofT virtual TEE;标准模块	接触虚拟TEE模拟1小时后,测试后得分显著提高;在线模拟的使用提高了导航20个标准TEE视图的知识
Damp et al[25](2013)	27	前瞻性随机;采用37种不同观点的核对表和自评问卷进行评估	HeartWorks TEE[b]	TEE模拟器培训提高了心脏病学研究员的熟练程度,并有助于加快学习TEE
Sohmer et al[26](2013)	30	前瞻性随机;TEE新手接受模拟和真人讲师或模拟和幻灯片演示	Vimedix TEE[c]	无论采用何种教学方法,两组基于模拟器的图像采集后测得分均有显著且相似的提高;基于模拟的课程可以避免对教师的需求
Sharma et al[45](2013)	28	前瞻性随机;在基于互联网和模拟的培训之后,通过前测试和后测试来评估效益	UofT virtual TEE;HeartWorks TEE[b]	与传统方法相比,基于网络和模拟的教学方法显著提高了超声心动图初麻醉住院医师TEE知识
Jelacic et al[27](2013)	30	前瞻性观察性;高级麻醉科住院医师在模拟器教学前后进行MCQ评估	HeartWorks TEE[b]	未接受超声心动图检查的住院医师在超声心动图解剖评分上有显著改善,但在患者安全性、临床应用、探针操作或病理方面没有显著改善
Wagner et al[28](2013)	10	儿科住院医师的前瞻性观察;使用MCQ和基于绩效的前测试和后测试来评估效益	EchoComTEE[a](儿童人体模型)	在MCQ和评估图像定向的性能测试以及识别和诊断先天性心脏缺陷的能力方面,得分均有显著改善
Ferrero et al[29](2014)	42	前瞻性随机教学与模拟训练;通过对麻醉患者的检查来评估	HeartWorks TEE[b]	经过模拟器训练的麻醉住院医师表现出优越的图像采集技能;图像质量评分的平均差异在初级和无超声心动图经验的患者中最大
Edrich et al[30](2014)	46	模拟和现场志愿者培训的前瞻性随机化;书面前测试,然后是书面和实际后测试	Vimedix TTE[c]	在基于模拟器和志愿者的指导下,实际图像采集和笔试成绩都有类似的显著提高;在超声心动图教育中,模拟器并不亚于真人模型
Matyal et al[37](2014)	18	前瞻性观察性;在模拟课程中使用运动学分析跟踪学员的表现	Vimedix TEE[c]	在整个过程中,新手表现出获得图像所需时间的减少和更大的运动经济性;模拟的好处可以量化,以便进行评估;证实了临床可转移性

[a]EchoComTEE,developed by Weidenbach et al[12]。

[b]HeartWorks,Inventive Medical,London,United Kingdom。

[c]Vimedix,CAE Healthcare,Montreal,Canada。

MCQ,选择题;TEE,经食管超声心动图;TTE,经胸超声心动图;UofT,多伦多大学。

受限于研究规模及临床工作中的患者优先原则，这些研究的研究对象数量较少，特别是使用模拟系统的学员数量少。然而，结果却高度一致：模拟培训可以提高学习效率。大部分参与研究的学员对模拟系统感到满意，并且愿意将接受模拟系统培训作为他们培训计划的一部分。

模拟系统对于初学者，尤其是刚接触超声心动图的住院医师，模拟系统所起的作用最大，可以帮助他们缩短学习曲线；而对于经验丰富的超声心动图专家，模拟系统所起的作用将越来越小[29]。

评估

模拟系统在超声心动图培训和教学方面的重要性已经很明确，特别是对于初学者；而将来作为超声心动图教学和认证的重要工具它的作用会更明显[31]。以腹腔镜手术的模拟系统为例，模拟手术作为培训课程的一部分，必须完成后才能成功取得认证。与之相似，超声心动图模拟课程也将成为认证的必要环节，但还需要客观的评估指标，用来评估初学者的能力，并能应用于所有的初学者。到目前为止，笔试和后期测试是评估初学者能力的主要方法，虽然这样的测试可以检测到初学者已经掌握的理论知识，但并不能很好地反映他们在图像采集和解读及动手能力方面的情况。在早期的研究报告中，初学者的熟练程度是主要的评估指标，但缺乏对图像质量以及整体的评估[25]。

目前，市面上的模拟系统也试图在他们的软件平台上加入对图像采集和图像质量的评估。例如，HealWorks 模拟系统包含一个学员评估工具，通过这个工具，教师可以建立学员的账号和档案，系统根据学员的熟练程度分配不同的测试，如基础 TTE 操作、基础 TEE 操作、二尖瓣检查等。在同一模拟系统登录自己的账号，不同学员可以在同一套模拟系统上进行测试检查，并上传自己的测试成绩及图像。考官在自己的时间里通过同一模拟系统，对初学者上传的图像进行评估，并对其打分(0~2 分)。这种评估方式不需要初学者及考官同时在场，增加了评估的可操纵性，但它并不能在熟练程度、正确放置探头、移动探头及检查耗时方面进行评估。为了改进评估模式，在未来还将增加一个录像功能，可以评估初学者的操作。

Simbionix 系统更进一步，它拥有测试模式，可以为初学者提供任务，并自动判断他们是否根据分配的任务获取了正确的图像。在测试模式中，程序会要求初学者在人体模型上(见图 17.6B)获取标准 TEE 不同切面图像。获取图像后，初学者可以通过足部控制开关采集并确认图像。应用程序比较初学者采集的图像与自身预存的图像，判定是否通过测试。虽然在测试时可以设置难度(或误差度)等级(分简单、中等、困难三级)，但要使采集的图像和预存图像完全一致却很困难。这种评估方式在初学者自学时进行自我评价具有优势，但难度设置与现实不符；而且，评估内容再次受限于获取图像的质量，而忽略了其他评价超声心动图能力的指标。

为了使模拟超声心动图的评估具有广泛的有效性和适用性，主观评价图像质量的模式需要转变，通过量化超声心动图测量熟练程度可以解决这一问题。客观的技能测量能够弥补初学者超声心动图临床经验的不足。而超声心动图能力，是指是否能够在有限的时间里安全地完成完整的超声心动图检查(包括所有标准视图)。这是一种初学者在为真正的患者做超声心动图检查获得临床经验前的一种初级技能[6]。近年来，在客观评估方面取得了重大进展，其中最大的进展是在超声心动图模拟中引入了运动学分析[32,33]。

运动学分析

运动学是指对运动和运动物体的研究。在超声心动图中，它可以定义为对操作者尝试获取某个图像时探头运动的研究。在纯粹的物理术语中，运动可以用加速度和速度等参数来描述，这两种参数又都包含其他一些参数，如时间、方向(或角度)和距离。因此，探头运动可以分解成几个不同的部分，从而产生运动学分析这个术语。在此之前，这种运动分析被用于评估内镜手术的培训，并确定学员是否需要进一步指导[34,35]。在模拟超声心动图的背景下制定标准和目标，将学习过程游戏化，有助于提高初学者参与课程的积极性[36]。

要想对超声心动图模拟系统进行运动学分析，则必须精确地确定原点，在移动探头的过程中跟踪并记录其在 *X*、*Y* 和 *Z* 轴的位置变化，并同时记录探头的运动(包含左右旋转、上下移动和前后屈)。这里的 *X* 轴指探头左右旋转；*Y* 轴指上下(头-尾)移动；*Z* 轴指探头前后屈[37](图 17.12)。

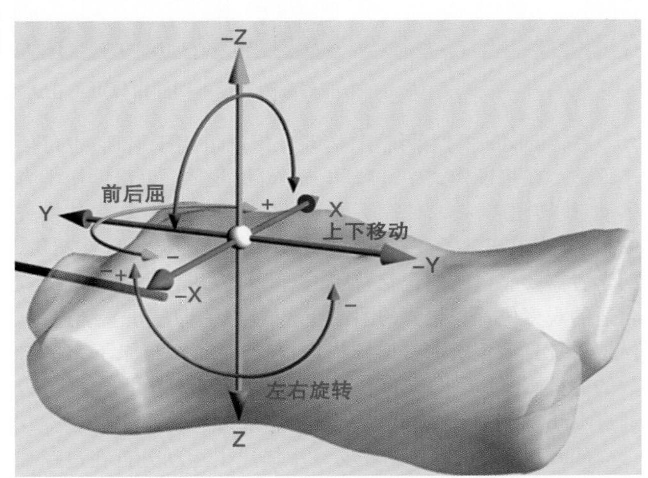

图 17.12 CAE Vimedix 系统在运动跟踪过程中测量的几何数据。(*Courtesy CAE Healthcare, Montreal, Canada. © CAE Healthcare, Inc.*)

电磁追踪技术可以在某一特定区域探测并记录探头的运动轨迹，如果没有这项技术，就不会有超声心动图模拟系统。所以，在第一台模拟系统诞生之时，就已经在使用这项技术。然而，直到近年来才将这项技术用于追踪、记录并评估初学者在模拟系统上的操作。要达到这个目的，首先必须确定一个目标，在超声心动图领域，这个目标就是初学者必须获取的目标图像或目标切面。通常，目标图像是由超声心动图专家获取的理想的二维超声图像，并存储于系统中备用。当选择并开始某个目标图像，“运动记录”功能即被激活，它可以记录初学者探头运动的开始、停止、旋转、转向、加速等，直到获取到一个与所选择的目标图像相对应的最终图像。图像获取成功后,“运动记录”功能即停止,系统会根据自身的评估标准对图像获取过程进行评估,并给出相应的成绩[33]。

目前,只有 Vimedix 模拟系统具有运动学分析功能,它的界面有 4 个窗口(图 17.13):

1. 具有 2 个重叠扫描平面的模拟三维心脏模型:红色的、静止的平面,代表目标图像的扫描平面;蓝色的、动态的平面,代表初学者的扫面平面,并且跟随初学者探头的移动而变化。

2. 电脑模拟目标图像:超声心动图图像。

3. 电脑模拟的与学员的扫描平面对应的二维超声图像,该图像随着初学者探头的移动而改变。

4. 扫描平面与人体表面解剖位置的关系。

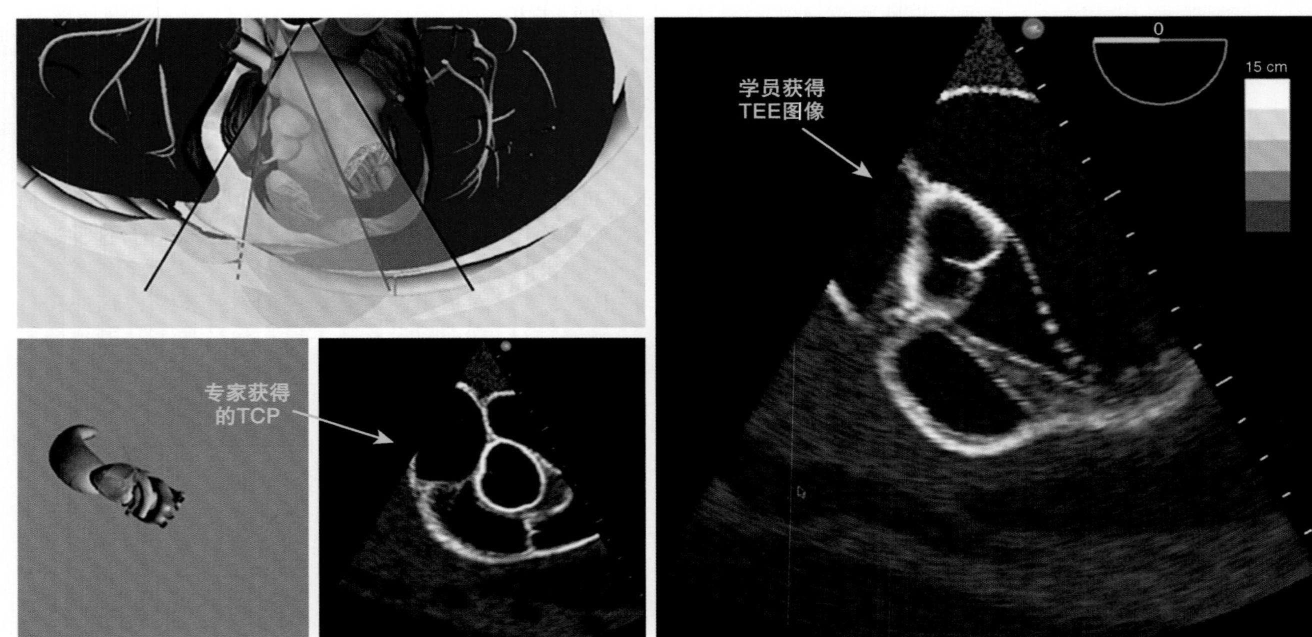

图 17.13 一个屏幕截图显示不同的窗口可见在运动跟踪采集。TCP,目标扫描平面;TEE,经食管超声心动图

在 Vimedix 模拟系统中,运动分析既可用于培训,也可用于评估。在培训模式中,屏幕上显示目标图像,以帮助初学者移动、旋转超声探头,使探头处于最佳观察位置。在评估模式中,系统要求初学者获取某个图像,屏幕上不显示目标图像,初学者需要靠自己的记忆、认知以及手眼灵活性移动探头到合适的观察位置。想要的图像获取成功后,即停止三维追踪,模拟系统自动生成一份详细报告,包括对每个记录下来的参数的分析、评估(图 17.14)。模拟系统所生成的报告也可以通过 USB 接口输出。

Matyal 和他的课题组在文章中描述了运动分析在追踪和评估初学者表现方面的功能[37]。在文章中,他们定义并报道了几个参数,并认为这些参数在模拟课程中的作用有所提高。这些参数包括:

1. 获取图像的时间(s):从激活追踪系统到获取满意图像为止;

2. 移动距离(cm):包括线性移动及角度移动的总和;

3. 反应时间(s):得到获取某个图像的指示后,到开始移动探头的时间;

4. 加速次数:包括探头加速及方向改变的总次数;

5. 距离与时间的比值(即时间及运动的时效性)。

总移动距离和加速次数(图 17.15)也有助于区分初学者和专家,从而强调了这些参数作为认证指标的重要性。更重要的是,在这些考核指标方面取得进步,表明初学者已具有临床超声心动图检查能力,可在手术室实地地对患者进行完整、标准的 TEE 检查。同时,超声心动图的另一个重要概念是“自主性”,即无需思考就能完成操作的能力[38]。据报道,在模拟培训过程中表现出自动性的外科住院医师,与没有自动性的外科住院医师相比,能够更好地把培训所得的技能转化

实际扫描平面与目标扫描平面的比较

参数	数值
总位置差(cm)	16.8535
总角差(cm)	165.3490
时间(sec)	20.4999
距离初始移动的时间(sec)	5.1580
总移动距离(cm)	11.6659
总角移动(degree)	183.6045
从静止到加速的次数	19
横向(x)位置差(cm)	-10.4056
纵向(y)位置差(cm)	8.5449
前后(z)位置差(cm)	10.1366
转动差(degree)	-82.2843
纵倾差异(degree)	-8.5513
偏航差异(degree)	-126.8527
光束景深差(cm)	-1.0000
波束角差(degree)	0.0000

图 17.14 由 CAE Vimedix 运动跟踪算法在单个视图的指标采集结束时生成的数据

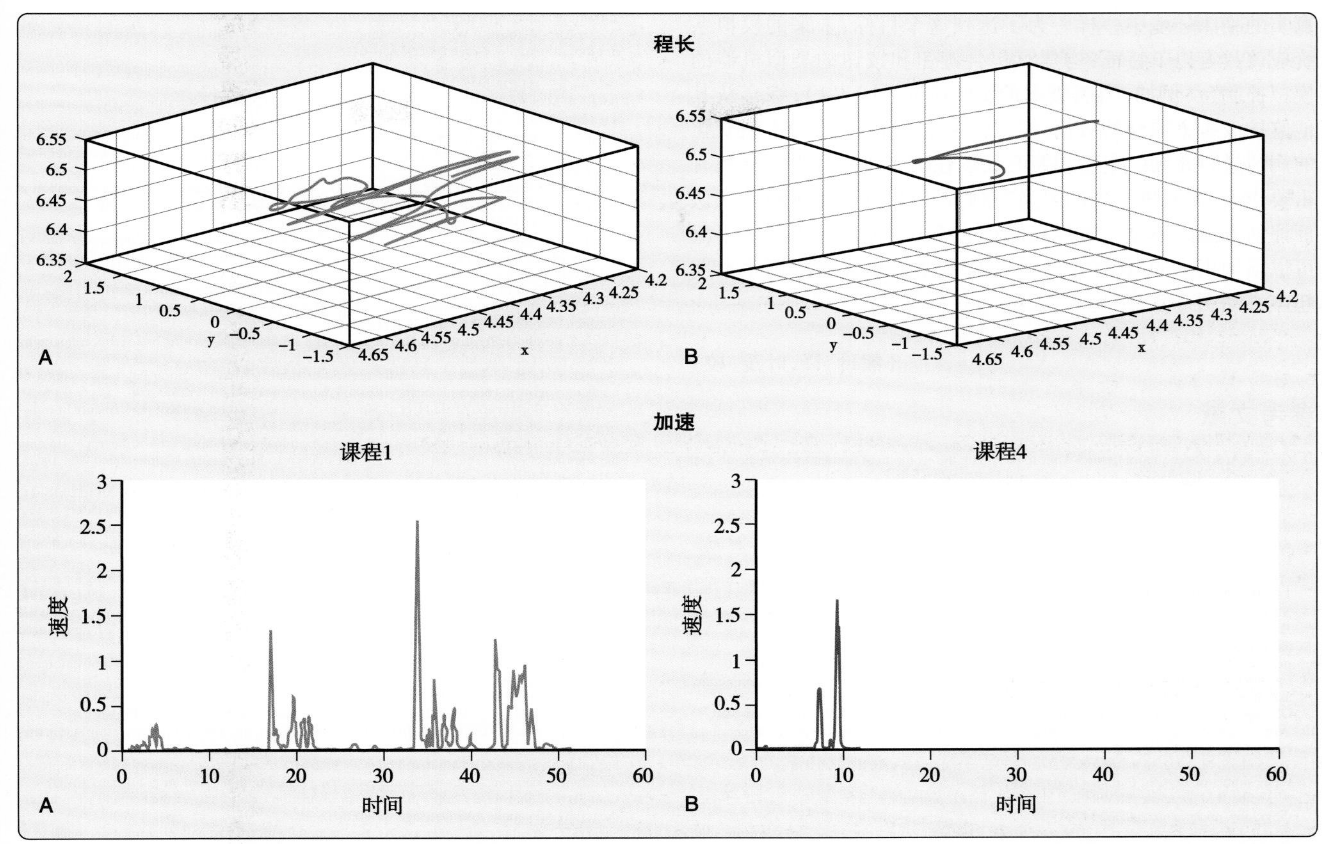

图 17.15 在基于课程的模拟课程中,模拟训练课程的进展。(上)一个特定的受训者在试图获得食管中四腔视图时,探头移动的总距离减少。(下)在采集过程中,通过速度(探针的速度或方向)的变化来证明加速次数。最后一个阶段显示了加速次数和获取图像所需时间的减少

至临床工作中[39]。在超声心动图的培训和临床实践之间是否有这样的相关性还需要进一步探讨。

超声心动图培训的未来

近年来,将超声作为诊断、引导和监护工具的作用日益增加,超声心动图作为围手术期医生不可或缺的工具也有了巨大的发展。由于使用人数的增加,对超声心动图技术进行有效培训的需求空前强烈[40]。更重要的是,鉴于超声心动图在快速诊断和临床决策中的现状与发展,对超声心动图操作技术和手术中的应用进行充分的培训对患者的安全和预后有直接的改善[41,42]。鉴于这些需求,模拟超声心动图模拟系统的出现是一个及时可喜的进步。目前,对超声心动图进行大规模且有效培训的需求日益增长,为了满足这种增长,现有的模拟系统必须不断地改进和发展,以实现它在临床实践中,特别是在减少学习曲线以及基础和高级认证的客观评估方面的作用。

尽管超声心动图模拟系统在技术上取得巨大进步,但其在正式的超声心动图培训中的作用尚未确定。展望未来,一种以课程为基础,包括教学讲座、在线教学和操作模拟培训相结合的培训方法,具有重要的前景[43]。同时使用多种模式有助于同时向大量初学者进行统一的、循序渐进的、互动的教学。例如,学员可以通过教学或在线讲座来学习血流动力学的基础知识,然后练习定量超声心动图及其在瓣膜面积计算中的应用。同样的互动学习策略可以应用于所有的超声心动图学习领域,包括室壁运动评估和主动脉瓣、二尖瓣和三尖瓣评估[44]。目前,超声心动图培训依靠的是"自上而下"的方法,为最终完成认证设定终点。在培训课程中采用模拟技术可以使"自下而上"的方法得以实现,同时作为开始临床超声心动图培训的前提条件[6]。在模拟培训中心取得基本超声原理、超声解剖定位和对机器操作等知识后,初学者可以从第一次接触临床超声检查就获得更有意义和更全面的学习经验。

限制超声心动图模拟系统进一步发展的一个重要因素就是它的成本。在美国,目前市面上可用的超声模拟系统一般要 55 000 美元以上,每年的软件及硬件升级,以及服务都需要额外的费用。此外,存储成本,教学时间和初学者的时间也不少。在模拟培训中心,大的培训项目可以帮助降低人员成本和时间成本[21]。有证据表明,超声心动图模拟培训作为超声培训课程的一部分,被更广泛采用。然而,实现规模经济的责任仍然在于设备生产商,他们可以通过控制价格的方式实现更广泛的应用。如果没有做到这一点,模拟系统可以做可行的性价比探索。一些研究评估并证明了模拟工具在降低超声心动图学习曲线方面的有效性[17,18,45],虽然这些工具缺乏灵活度训练,但在缺乏基于人体模型的模拟系统的情况下,它们确实解决了理论和认知上的空白。

尽管模拟系统从诞生到目前已取得很大的进步,但它们在很多潜在的领域仍有待改进。未来的模拟系统应该能从技术、认知和行为反应方面对急性不稳定患者进行评估,如同在

真实的临床环境中一样。为了达到这个目标，未来的模拟系统应该具有以下特征：构建有包含旋钮和按钮的类似机器的模拟控制台（例如，当前版本的 UltraSim；图 17.1）；综合从其他监护设备上得到的数据；模拟病理生理学变化；对不断变化的病情进行诊断。定量超声心动图在临床诊断及决策中具有重要作用，需要进一步的发展，它们可以填补在临床经验及认证评估方面的不足。这样高保真的超声心动图模拟系统不仅可以培训出好的"图像采集者"，也能培养出优秀的围手术期超声心动图专家[46]。

（熊玲 译，叶茂 校）

参考文献

1. Grenvik A, Schaefer J. From Resusci-Anne to Sim-Man: the evolution of simulators in medicine. *Crit Care Med.* 2004;32:S56–S57.
2. Ziv A, Wolpe PR, Small SD, et al. Simulation-based medical education: an ethical imperative. *Simul Healthc.* 2006;1:252–256.
3. Rosen KR. The history of medical simulation. *J Crit Care.* 2008;23:157–166.
4. Knudson MM, Sisley AC. Training residents using simulation technology: experience with ultrasound for trauma. *J Trauma.* 2000;48:659–665.
5. Shakil O, Mahmood F, Matyal R. Simulation in echocardiography: an ever-expanding frontier. *J Cardiothorac Vasc Anesth.* 2012;26:476–485.
6. Mahmood F. Training in echocardiography-top-down or a bottom-up approach? *J Am Soc Echocardiogr.* 2014;27:18A–19A.
7. Sawyer T, White M, Zaveri P, et al. Learn, see, practice, prove, do, maintain: an evidence-based pedagogical framework for procedural skill training in medicine. *Acad Med.* 2015;90:1025–1033.
8. Vassiliou MC, Dunkin BJ, Marks JM, et al. FLS and FES: comprehensive models of training and assessment. *Surg Clin North Am.* 2010;90:535–558.
9. Glas KE. Training in perioperative echocardiography. *Curr Opin Anaesthesiol.* 2006;19:640–644.
10. Weidenbach M, Wick C, Pieper S, et al. Augmented reality simulator for training in two-dimensional echocardiography. *Comput Biomed Res.* 2000;33:11–22.
11. Weidenbach M, Trochim S, Kreutter S, et al. Intelligent training system integrated in an echocardiography simulator. *Comput Biol Med.* 2004;34:407–425.
12. Weidenbach M, Drachsler H, Wild F, et al. EchoComTEE: a simulator for transoesophageal echocardiography. *Anaesthesia.* 2007;62:347–353.
13. Bose R, Matyal R, Panzica P, et al. Transesophageal echocardiography simulator: a new learning tool. *J Cardiothorac Vasc Anesth.* 2009;23:544–548.
14. Matyal R, Bose R, Warraich H, et al. Transthoracic echocardiographic simulator: normal and the abnormal. *J Cardiothorac Vasc Anesth.* 2011;25:177–181.
15. Hartman GS, Christopher W, Mullin M. A virtual reality transesophageal echocardiography (TEE) simulator to facilitate understanding of TEE scan planes. *Anesthesiology.* 2001;95:A545.
16. Kempny A, Piórkowski A. CT2TEE: a novel, internet-based simulator of transoesophageal echocardiography in congenital heart disease. *Kardiol Pol.* 2010;68:374–379.
17. Jerath A, Vegas A, Meineri M, et al. An interactive online 3D model of the heart assists in learning standard transesophageal echocardiography views. *Can J Anaesth.* 2011;58:14–21.
18. Vegas A, Meineri M, Jerath A, et al. Impact of online transesophageal echocardiographic simulation on learning to navigate the 20 standard views. *J Cardiothorac Vasc Anesth.* 2013;27:531–535.
19. Sharma V, Fletcher SN. A review of echocardiography in anaesthetic and peri-operative practice. Part 2: training and accreditation. *Anaesthesia.* 2014;69:919–927.
20. Weidenbach M, Rázek V, Wild F, et al. Simulation of congenital heart defects: a novel way of training in echocardiography. *Heart.* 2008;95:636–641.
21. Owais K, Mitchell JD. Con: simulation training in transesophageal echocardiography. *J Cardiothorac Vasc Anesth.* 2014;28:1412–1413.
22. Bose RR, Matyal R, Warraich HJ, et al. Utility of a transesophageal echocardiographic simulator as a teaching tool. *J Cardiothorac Vasc Anesth.* 2011;25:212–215.
23. Platts DG, Humphries J, Burstow DJ, et al. The use of computerised simulators for training of transthoracic and transoesophageal echocardiography: the future of echocardiographic training? *Heart.* 2012;21:267–274.
24. Neelankavil J, Howard-Quijano K, Hsieh TC, et al. Transthoracic echocardiography simulation is an efficient method to train anesthesiologists in basic transthoracic echocardiography skills. *Anesth Analg.* 2012;115:1042–1051.
25. Damp J, Anthony R, Davidson MA, et al. Effects of transesophageal echocardiography simulator training on learning and performance in cardiovascular medicine fellows. *J Am Soc Echocardiogr.* 2013;26:1450–1452.
26. Sohmer B, Hudson C, Hudson J, et al. La simulation de l'échocardiographie transœsophagienne est un outil efficace pour enseigner des compétences psychomotrices aux nouveaux échocardiographistes. *Can J Anaesth.* 2014;61:235–241.
27. Jelacic S, Bowdle A, Togashi K, et al. The use of TEE simulation in teaching basic echocardiography skills to senior anesthesiology residents. *J Cardiothorac Vasc Anesth.* 2013;27:670–675.
28. Wagner R, Razek V, Gräfe F, et al. Effectiveness of simulator-based echocardiography training of noncardiologists in congenital heart diseases. *Echocardiography.* 2013;30:693–698.
29. Ferrero NA, Bortsov AV, Arora H, et al. Simulator training enhances resident performance in transesophageal echocardiography. *Anesthesiology.* 2014;120:149–159.
30. Edrich T, Seethala RR, Olenchock BA, et al. Providing initial transthoracic echocardiography training for anesthesiologists: simulator training is not inferior to live training. *J Cardiothorac Vasc Anesth.* 2014;28:49–53.
31. Macario A. Can physician performance be assessed via simulation? *Anesthesiology.* 2014;120:18–21.
32. Sheehan FH, Otto CM, Freeman RV. Echo simulator with novel training and competency testing tools. *Stud Health Technol Inform.* 2013;184:397–403.
33. Shakil O, Mahmood B, Matyal R, et al. Simulation training in echocardiography: the evolution of metrics. *J Cardiothorac Vasc Anesth.* 2013;27:1034–1040.
34. Stefanidis D, Scott DJ, Korndorffer JR. Do metrics matter? Time versus motion tracking for performance assessment of proficiency-based laparoscopic skills training. *Simul Healthc.* 2009;4:104–108.
35. Stefanidis D, Yonce TC, Korndorffer JR Jr, et al. Does the incorporation of motion metrics into the existing FLS metrics lead to improved skill acquisition on simulators? A single blinded, randomized controlled trial. *Ann Surg.* 2013;258:46–52.
36. Stefanidis D, Acker CE, Greene FL. Performance goals on simulators boost resident motivation and skills laboratory attendance. *J Surg Educ.* 2010;67:66–70.
37. Matyal R, Mitchell JD, Hess PE, et al. Simulator-based transesophageal echocardiographic training with motion analysis: a curriculum-based approach. *Anesthesiology.* 2014;121:389–399.
38. Stefanidis D, Scerbo MW, Korndorffer JR Jr, et al. Redefining simulator proficiency using automaticity theory. *Am J Surg.* 2007;193:502–506.
39. Stefanidis D, Scerbo MW, Montero PN, et al. Simulator training to automaticity leads to improved skill transfer compared with traditional proficiency-based training. *Ann Surg.* 2012;255:30–37.
40. Clau-Terré F, Sharma V, Cholley B, et al. Can simulation help to answer the demand for echocardiography education? *Anesthesiology.* 2014;120:32–41.
41. Shear TD, Greenberg SB, Tokarczyk A. Does training with human patient simulation translate to improved patient safety and outcome? *Curr Opin Anaesthesiol.* 2013;26:159–163.
42. McGaghie WC, Draycott TJ, Dunn WF, et al. Evaluating the impact of simulation on translational patient outcomes. *Simul Healthc.* 2011;6:S42–S47.
43. Beraud A-S, Rizk NW, Pearl RG, et al. Focused transthoracic echocardiography during critical care medicine training: curriculum implementation and evaluation of proficiency. *Crit Care Med.* 2013;41:e179–e181.
44. Mitchell JD, Mahmood F, Bose R, et al. Novel, multimodal approach for basic transesophageal echocardiographic teaching. *J Cardiothorac Vasc Anesth.* 2014;28:800–809.
45. Sharma V, Chamos C, Valencia O, et al. The impact of internet and simulation-based training on transoesophageal echocardiography learning in anaesthetic trainees: a prospective randomised study. *Anaesthesia.* 2013;68:621–627.
46. Bergman R, Mahmood F. Anesthesiologists and transesophageal echocardiography: echocardiographers or echocardiologists? *J Cardiothorac Vasc Anesth.* 2013;27:627.

中枢神经系统监测

HARVEY L. EDMONDS, Jr, PhD | EMILY K. GORDON, MD | WARREN J. LEVY, MD

要 点

1. 心脏手术相关脑损伤时常发生,为多因素导致,大多数可以预防。
2. 脑电图能够发现脑缺血和缺氧、癫痫波以及监测麻醉深度。
3. 中潜伏期听觉诱发电位可以客观地显示浅麻醉。
4. 脑干听觉诱发电位可以监测降温和复温对深部脑结构的影响。
5. 体感诱发电位可以发现皮层和皮层下脑组织以及外周神经出现的损伤。
6. 经颅电刺激运动诱发电位可监测下行运动神经传导通路的功能。
7. 经颅多普勒超声检查可以评估颅内大动脉的血流方向和血流特点并发现微栓。
8. 脑氧饱和度,利用具有空间分辨力的经颅近红外光谱技术,能连续监测大脑氧供和氧耗平衡的变化情况。
9. 综合使用以上技术,可以减少脑损伤的发生率,保证足够的镇静深度。

每年全世界行心脏手术的患者高达一百万,约半数患者可能会出现短暂的神经、认知或神经心理学方面的功能障碍;其中四分之一患者的病情长期持续[1]。在美国,仅心肌血管重建这一项手术,相关脑损伤的保险直接支出预计高达 20 亿美金[2]。而且,该手术除导致中枢神经系统(central nervous system,CNS)损伤外,还会影响其他重要脏器的功能。因此,大量临床和经济方面的因素都促使在心脏手术中加强对中枢神经系统的保护。

历史上,由于推测微血栓是神经功能损害的关键原因,所以对心脏手术中进行神经生理监测热情不高。当时普遍认为,成人心脏手术脑功能损害的主要原因在于相关血管操作使粥样和钙化的物质从硬化的血管壁脱落,在脑内形成血栓。直到临床采用不需要体外循环或心肺流程(cardiopulmonary bypass,CPB)和主动脉钳夹的心肌血管重建术后,发现 CNS 功能损害仍很常见且难以避免和治疗。

技术发展改变了之前的观点。第一,尽管实施新技术减少了在主动脉上的操作,如冠状动脉旁路移植术(coronary artery bypass grafting,CABG)和主动脉手术,但 CNS 功能损害仍然发生[3]。第二,神经生理学研究证实 CNS 损害的主要原因是低灌注和低氧合[4,5](框 18.1)。鉴于这些功能障碍是可监测和可纠正的,推动了神经生理学监测在器官保护方面作用的研究(见第 40 章)。

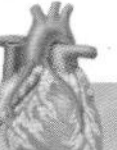

框 18.1 心脏手术脑损伤的相关因素

- 主动脉操作导致粥样栓子脱落
- 心脏切开后吸引的残留血液未经清洗,其中的脂质微栓子进入循环
- 由于漏气或气体空腔产生的气体微栓子
- 脑的低灌注或高灌注
- 脑温高
- 脑氧合障碍

心脏麻醉医生对神经功能监测的熟悉程度变得日趋重要。现在已有了综合脑电活动、脑血流速度和脑氧合参数的紧凑简易监测仪,信息可以集成到一个统一的显示器上,以便于心脏麻醉医生处理。本章的目的是重点强调有关神经监测技术的实际应用问题。且仅限于美国食品药品管理局(Food and Drug Administration,FDA)批准的设备。由于这些监测技术的实际应用问题多数有相似性,本章将先介绍基础的技术和生理知识,后半部分介绍临床应用。

脑电图

自首例 CPB 手术开始,脑电图(electroencephalographic,EEG)就被用来监测脑缺血[6]然而,与其广泛用于颈动脉内膜剥脱术(carotid endarterectomy,CEA)不同的是,心脏手术的 EEG 监测主要用于儿科手术或科研目的。这种应用的限制有以下几种原因。

第一,小型、实用、经济上可负担的 EEG 监测近年来才面世。举例来说,现在使用一个书本大小的电路设备和笔记本电脑,就可以显示多通道原始脑电图和处理后的脑电信号以及双侧经颅多普勒(transcranial Doppler,TCD)超声谱和脑氧饱和度。所有获得的数据可通过高速数据线传输得到在线专家会诊或做档案分析和析因分析。

第二,传统局灶脑缺血的 EEG 诊断方法,依赖于识别 21 通道模拟 EEG 波形的复杂模式[7]。这种分析模式需要大量前期训练和随时关注 EEG 变化。因此在心脏手术中由麻醉医生直接监测 EEG 数据并不现实。然而在围手术期或重症监护病房,使用较少电极排列却包含双侧大脑电活动的 EEG,也能有效地发现皮层缺血和癫痫波[8]。针对麻醉医生的培训主要使麻醉医生了解识别 EEG 干扰的基本知识[9]和快速解读脑电波[10-12]。此外,经计算机处理的脑电信号提供了简化的脑电变化趋势有助于克服原先脑电解释中的多种复杂问题[13]。

第三，心脏手术中的脑电分析常受到麻醉用药、低体温、体外循环滚子泵（roller pump）的影响[14]。庆幸的是这些技术问题已经得到了解决：①不用或替换滚子泵改用离心泵；②常规行浅低温或正常温度体外循环；③采用快通道麻醉技术避免 EEG 抑制。

脑电图的生理基础

将 EEG 作为干预目标来纠正心脏手术中大脑低灌注，需要理解神经电生理基础。头皮电极记录的脑电信号反映了皮层锥体神经细胞产生的持久的（10～100 毫秒）突触后电位的时间和空间总和（图 18.1）。这些电位是由神经元细胞体和树突表面分布的正负电荷产生。锥体神经细胞拥有一个长而垂直分布的顶树突以及许多从细胞体发出较短的、呈放射分布的基树突。邻近的树突细胞膜的近同步兴奋（或抑制）产生垂直偶极的高波幅空间总和，而细胞体位置形成放射状电流层。两个区域同时形成的电流会在远处表面电极呈现自身抵消。除此之外，传统 EEG 信号记录仅体现电压差的变化，而非绝对电压。因此，持续的高频神经元电活动可能会产生较大但不变的表面电势差，而不能被传统 EEG 监测发现。当分析低波幅脑电信号时，需要了解这些重要的 EEG 特征；它们并不一定表示静止的突触电活动。

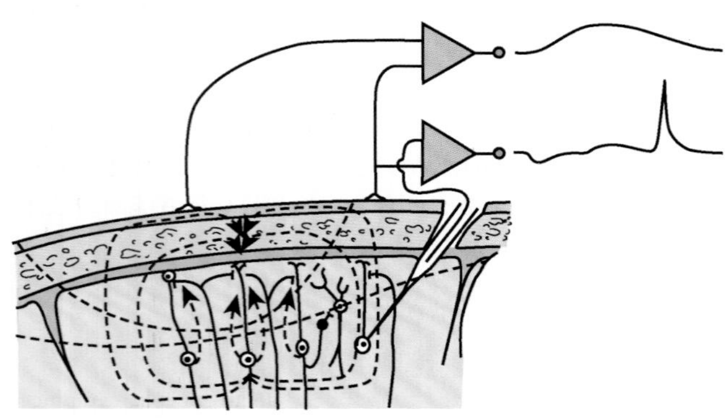

图 18.1 脑电波的形成。通过头皮电极记录皮层神经元细胞膜的突触后电位之间的电位差。闭合的虚线环路代表由突触后电位产生的细胞外电流的总和。开放的虚线节段连接所有电压相等的位点。两个头皮电极记录了电势差随时间改变的情况（图片右上顶端的波形）。下方的波形是由植入单个皮层神经元的微电极记录的，其与 EEG 综合波关系不大。（*Modified from Fisch BJ.* EEG Primer. *3rd ed. New York*：*Elsevier*，*1999*：*6.*）

EEG 节律代表相同波形和时长的脑电波规律出现的情况。这些脑电波形的产生依赖神经细胞群的同步兴奋。传统 EEG 记录把脑电信号作为正弦波，通过［测定每秒波形数（cps，次/s）或赫兹（Hz）］描述其特征并依据波幅和频率分类。用来描述最常见脑电波形模式的不同频带术语，见图 18.2。另外，表 18.1 还列出了另一种高频 γ 频带（25～55Hz）脑波。

表 18.1 脑电波频带

Delta（δ）	0.1～4Hz
Theta（θ）	4～8Hz
Alpha（α）	8～14Hz
Beta（β）	14～25Hz
Gamma（γ）	25～55Hz

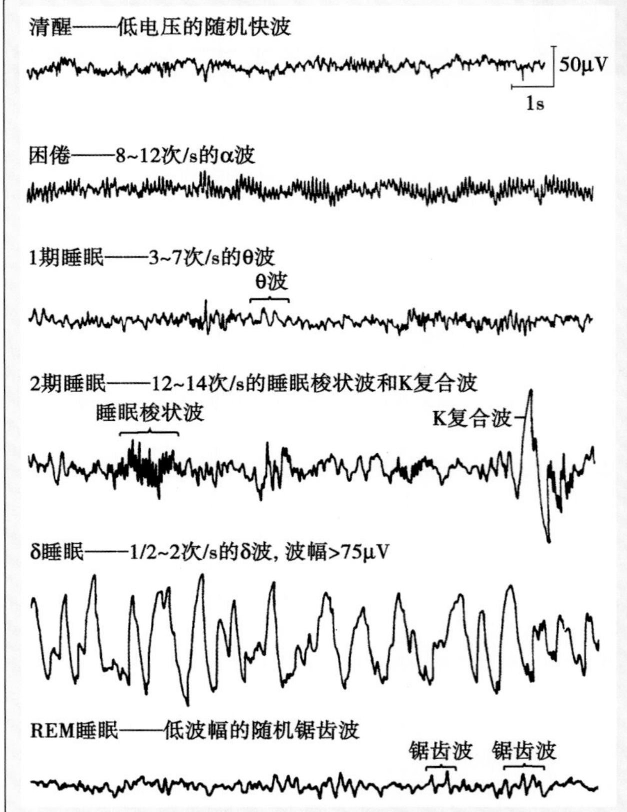

图 18.2 人睡眠-觉醒循环周期中特异的脑电特征。共出现 4 种最常见的脑波频带，从最低频的 delta 波到 theta 和 alpha 波直至高频 beta 波。（*Modified from Yli-Hankala A，ed.* Handbook of Four-Channel EEG in Anesthesia and Critical Care. *Helsinki，Finland*：*GE Medical Datex-Ohmeda Division*；*2004*：*5*，*with permission of the publisher.*）

EEG 的波形模式是特殊神经细胞网络的功能表现。皮层在邻近的神经细胞柱间信号处理的范围影响头皮记录的脑电波同步化的程度，且不一定依赖皮层下介导的觉醒水平。皮层在进行活跃的信号处理时，每一神经细胞栏栅层的功能相对独立。因此造成脑电信号低波幅，代表众多去同步化微电位的距离加权均值。大量的小幅度电位形成的 EEG 模式，其特征是高主频波（14～25Hz 的 β 波）。这种脑电波形式可见于不同的警觉状态，如清醒和精神兴奋状态（见图 18.2，最上层波形）对快动眼睡眠（如做梦）（见图 18.2，底部波形）。当人处于放松、困倦状态，大脑信号处理减少时出现皮层柱部分同步化，产生高波幅低频的脑电波（见图 18.2，8～14Hz 的 α 波）。皮层进一步抑制伴随 4～8Hz 低频 θ 波的出现。信号处理活跃度最低的低觉醒状态，如深昏迷、深睡眠、脑缺血、缺氧以及外科麻醉状态时出现极高波幅，低频的超同步 0.1～4Hz 的 δ 波。

皮层柱的同步化受到皮层下结构包括丘脑（图 18.3）和网状激活系统（图 18.4）的影响。网状结构受抑制可阻断感觉信号经丘脑投射至大脑的传导。这种功能上的传入神经阻滞会导致意识消失，意识消失既是自然睡眠也是外科麻醉的共同要素[15]。然而，现代平衡麻醉技术的不同成分对感觉加工和觉醒的独立控制机制有不同影响。因此提示低觉醒状态（如外科催眠状态）的脑电波并不能保证没有皮层下的感知

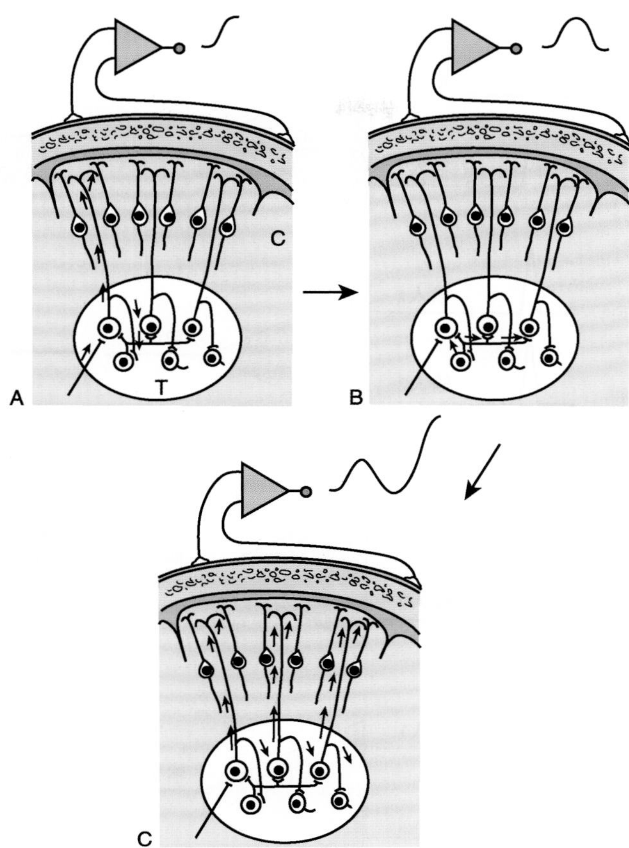

图 18.3 节律性脑电活动产生的过程。(A)来源于位于丘脑(T)的中继神经元(TCR)的传入兴奋形成了脑电波起始段,兴奋随后被同时传递到皮层和丘脑抑制性中间神经元。(B)丘脑抑制性中间神经元的传出信号抑制邻近的 TCR 神经元,导致第一个脑电波的终止。(C)在抑制期之后,其他的 TCR 去极化产生另一个脑电波。(*Modified from Fisch BJ.* EEG Primer. *3rd ed. New York*:*Elsevier*, *1999*:*10.*)

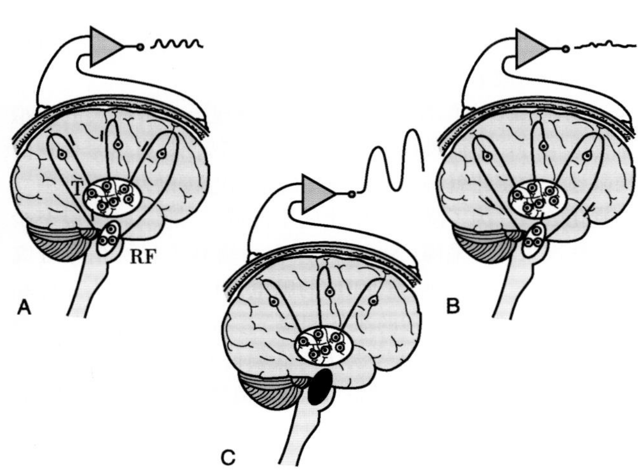

图 18.4 中脑网状结构(RF)对形成节律性脑电活动的作用。(A)当 RF 传入兴奋较弱时,丘脑起搏细胞产生节律性 EEG。(B)RF 传入抑制性信号到丘脑时,抑制节律性脑电波并产生去同步化模式。(C)相反,麻醉药或催眠药对 RF 的抑制作用增加脑电的节律性。(*Modified from Fisch BJ.* EEG Primer. *3rd ed. New York*:*Elsevier*, *1999*:*12.*)

(即无意识地对疼痛刺激的反射性反应)[16]。而且由于形成 EEG 的神经基础是大脑皮质,因此许多单变量的 EEG 波幅和频率参数与主要作用于皮层下结构的麻醉药效果或主要位于皮层下结构的病理改变相关性很差,就一点也不意外了。

脑电图记录和信号处理的方法

要将微小的脑电电位转化为可解读的脑电图形,首先要选择适合的头皮电极(皮下针状电极,金属盘状电极,或银-氯化银凝胶自粘贴片)及其放置位点。以上 3 种电极均可提供高质量信号。一次性使用的无菌针状电极便于使用但相对有创、价格偏贵,清醒患者不易耐受。用于肝素化的患者还易造成血肿和出血。可重复使用的盘状电极,与导电凝胶、无凝胶的自抛光塑料固定器组合在一起或放置于尼龙网帽内,可用于清醒患者且花费低廉。自粘贴片电极一般用于无毛发的皮肤表面,价格介于前两者之间。

标准电极放置遵循国际 10~20 脑电头皮电极位置系统(图 18.5)。它规定了和头围大小无关的统一的电极位置,在头皮不同位置与特定的大脑皮质区域相对应。此体系共用到四个解剖标志—鼻根,枕骨隆突和双侧耳前位点。电极放置于两个解剖标志连线长度的 10% 或 20% 的位点。每一位点有由字母数字组成的名称:第一个大写字母代表头颅的区域(如 F 代表前额,C 代表中央,T 代表颞骨,P 代表顶骨,O 代表枕骨,A 代表耳,M 代表乳突)。第二个(有时第三个)字母是小写形式,进一步描述位置(如 p 代表额极,z 表示零或中线)。下标的数字代表左(奇数)或右(偶数)侧大脑半球或特定的脑半球位置:离中线最近处数字最小。符号′用来表示某些诱发电位电极所在特定的位置(如 C_3′和 C_4′表示 C_3 和 C_4 位置后 2cm,位于上肢感觉皮层正上方)。

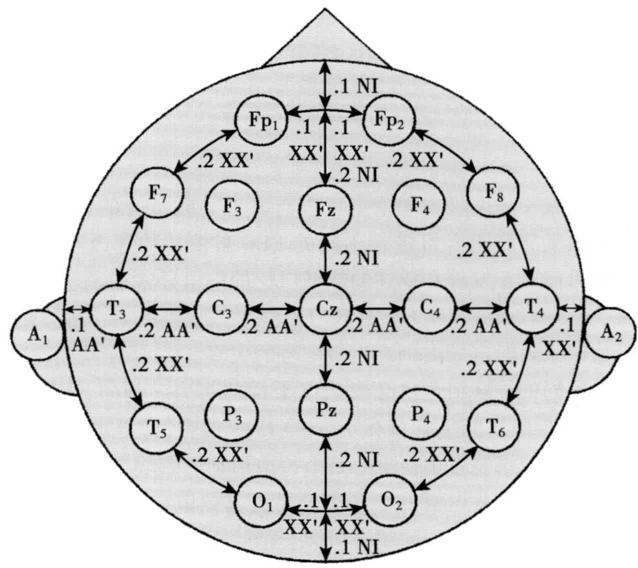

图 18.5 国际 10~20 系统标准脑电图电极位置。矢状半环连线(标记为 AA′)是从一侧颧骨根部(恰好位于耳前凹)经颅顶至另一侧。经一侧颧骨根部上方冠状半环 10% 长度的位置做同侧半环连线(标记为 XX′)。除前额(F_3,F_4)和顶骨(P_3,P_4)电极外,所有头皮电极的位置都可定位在这些相互交叉的线上。前额和顶骨电极位于前额或顶骨冠状线上的中间电极与大脑圆周环线上标记电极之间的中点位置

测量EEG两个电极信号传入点的电势差时需要使用差分放大器。通常情况，输入1电极相对于输入2电极的电压为负时，导致电波向上偏转。通过对选用的信号记录通道设置参考电极(导联组合)(图18.6,左)，多个通道的输入2头皮电极被连至单一的参考电极，而输入1参考电极则与不同位置的头皮电极连接。(这个方法偶尔被误称为"单极导联")。另一种方法，也称双极导联，不使用共同的参考电极(图18.6,右)。

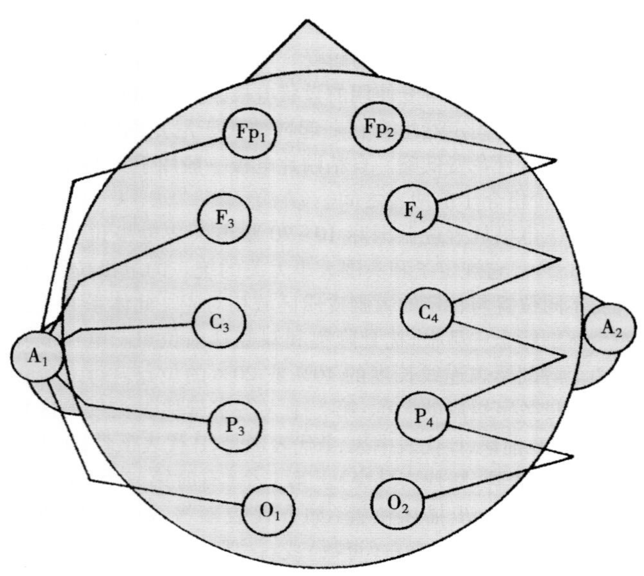

图18.6 双极和共用参考电极的脑电图导联组合。左侧旁矢状线上的头皮电极与一个左耳垂共用参考电极(A_1)相连的导联组合。共记录五个通道的脑电图，每一通道的脑电信号均源自旁矢状线电极和耳垂电极。每一通道记录的都是旁矢状线电极与耳垂电极之间的脑电活动差异，因此这些通道之间的差异代表不同的旁矢状线电极对应的不同脑区之间兴奋性的差异。与之相比，右侧旁矢状线电极通过双极导联链相连。在此种设置下，只能记录四个通道的脑电信号。每一通道的信号代表两个头皮电极之间的电活动差异

大量头皮电极在理论上可以有多种导联组合的可能性，快速改变导联组合可进行不同的EEG监测。快速改变导联组合可能对于发现和描述局部或广泛的脑电异常来说至关重要。使用双极导联组合(图18.7)，如果放大器的两个输入电极均位于瞬时电场内则会出现信号的失真。

不同的导联组合也会影响抗干扰的能力。例如，毫伏大小的ECG电压能干扰微伏大小的EEG信号，此外即使高质量的脑电记录装置也会受心脏节律电活动的影响。耳或乳突参考电极与头皮电极的导联组合易受其他电信号干扰，而从前到后方向的双极导联组合可能会消除干扰。极度偏外侧放置的耳或乳突参考电极受心脏产生的垂直朝向的高电压电荷的影响，受干扰最大。

脑电信号的频率范围称为带宽。带宽的上下界由滤波器控制，滤波器滤掉高于和低于带宽频率的电信号。未经处理的原始脑电图波形和单变量数字化脑电图参数如平均主频(mean dominant frequency,MDF)都受由使用者控制的高频和

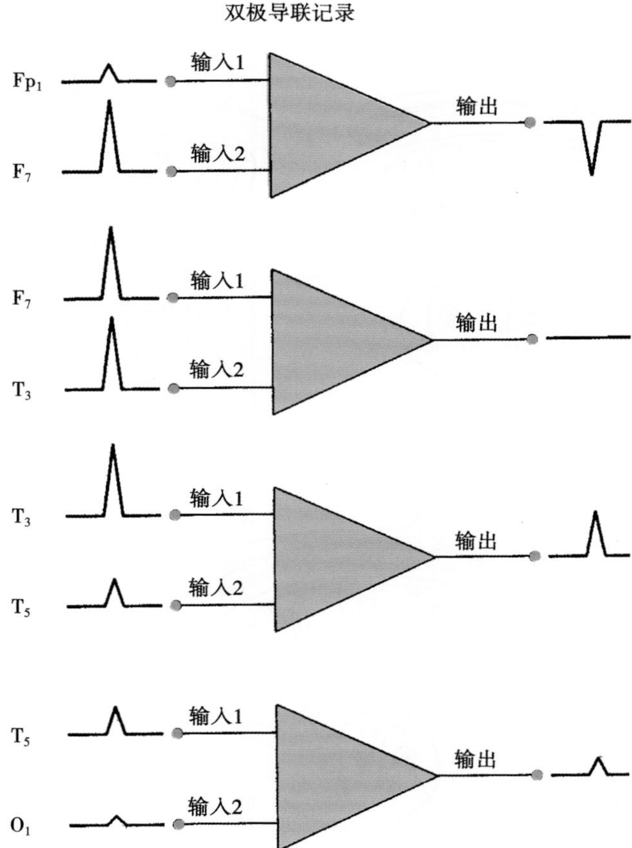

图18.7 发现局部异常脑电图。要精准监测到异常脑电信号需要放大器的一个输入电极位于瞬时EEG异常放电区域外。如果两个输入电极均位于异常脑电区域，由于同相抵消作用无法记录到异常信号。(*Modified from Goldensohn ES, Legatt AD, Koszer S, et al, eds.* Goldensohn's EEG Interpretation. *2nd ed. Armonk, NY: Futura; 1999: 16 with permission of the publisher.*)

低频滤波设置限定的信号带宽的重要影响(图18.8)。因此，即使是相同的脑生物电信号，不同的EEG设备记录时也可能得到不同的波形和数值。

现代EEG监测仪使用数字化微处理器分析放大的模拟生物电信号。然而模拟电信号数字化的转变具有信号处理的局限性。数字化就是将连续变化的生物电转化为一系列独立的量化数值。为了降低数字化的不准确性，每一时间段至少需要两次采样。采样(Nyquist)频率必须高于目标信号最高频率的两倍。例如，带宽50Hz的脑电，可接受的最小采样频率是100Hz(如10毫秒的采样间隔)。高于采样频率的复杂生物电可能会将高频信号误认为低频信号称为混叠。因此，多数EEG监测仪有抗混叠滤波器，大幅降低高于采样频率的脑电成分。滤波器的细节内容也属于不同生产商加工脑电图方法的特殊性之一。

连续模拟信号也常简化为不连续、固定时长(采样单元)的信号片段。窗函数虽不能完全消除但能最小化因突然截断连续脑电波所致的数字失真。这些窗函数是与采样单元含有等量要素的数字序列。窗函数的目的是减少采样单元两端要素的数值。除了使用窗函数，商业化EEG分析仪还常使用另一种信号处理方法，即白化。脑电波的所有频率所含能量都

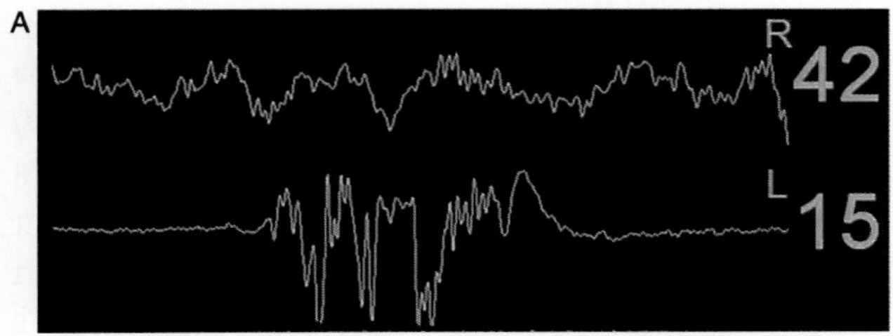

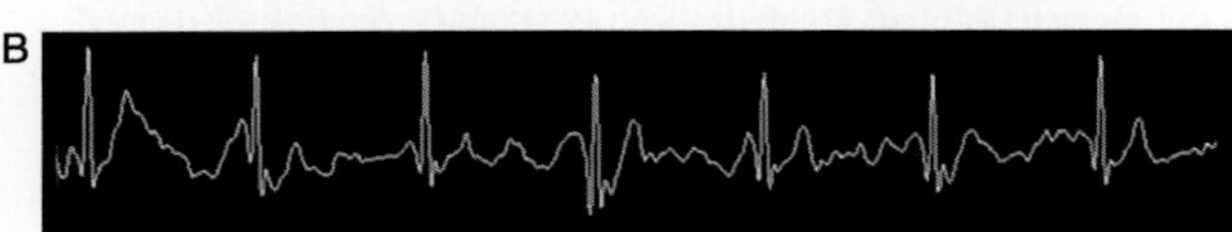

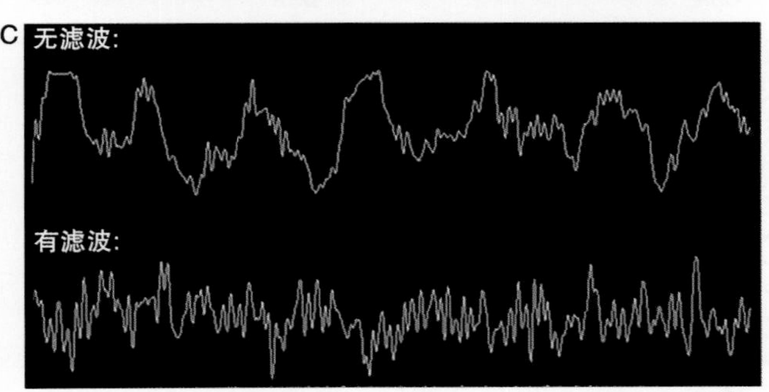

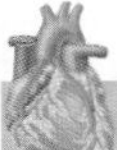

Scale:　3 seconds　20 microvolts

图 18.8　脑电图(EEG)波形特点与双频谱指数(BIS)。(A)两道脑电波形与相应的 BIS 值。假定记录双侧前额 EEG。右侧通道显示脑电以慢 δ 波为主,并存高频波(如快 δ 波、θ 波和 α 波)。左侧通道显示脑电图的暴发抑制波形。出现这种不对称的脑电图说明一侧(左侧)前额脑低灌注。(B)BIS 监测仪上显示的脑电波。体外循环开始后,患者脑电图出现持续抑制表现。在持续抑制状态的脑电图中会出现明显的心电干扰。有经验的麻醉医生较易识别这种心电干扰,而仪器的自动分析表现相对不足。(C)EEG 滤波后的图形。第一道脑电波显示典型全麻状态以慢 δ 波为主的脑波。其中也可见高频波(如快 δ 波、θ 波和 α 波)。第二道脑电波,仍可见高频波,但通过人为设定的低频滤波器导致基础的慢波信号减弱。BIS 监测仪默认自动输出滤波后的脑电图;这些滤波器会丢失有用的信息。在滤波的情况下,深麻醉时出现的高幅 δ 波被滤除,使得麻醉医生难以识别真正的麻醉深度。(*From Kertai MD, Whitlock EL, Avidan MS. Brain monitoring with electroencephalography and the electroencephalogram-derived bispectral index during cardiac surgery.* Anesth Analg. *2012;114:533, with permission of the publisher, Lippincott Williams & Wilkins, Baltimore.*)

不相同,但主要能量明显趋向于低频波。白化能在数学上改变瞬时频率-波幅关系并使每倍频程的能量近似相等,有助于脑电波分析时的模式识别。反混叠、窗函数和白化的应用不仅在不同的脑电监测设备间有所变化,而且同一设备的不同软件版本也可能不同。仪器使用者应该知道标准未经处理的模拟脑电波信号产生的处理后数字化指标和数值在每一种监测仪以及不同软件版本的监测仪都不同。

脑电图信息分析

时阈分析

传统的脑电图是以时间为横轴,生物电电压为纵轴所描记的图形,即时阈分析。EEG 诊断的目的是及时发现某一时间点的异常情况。通常情况下,获取诊断性 EEG 需满足某些特定条件,遵循特定流程。记录到的 EEG 波形要与参考图形进行比较。对 EEG 的解读基于识别出对特定临床情况有诊断意义的特殊脑电波模式。相反,EEG 监测的目的是发现个体基础脑电出现的有临床意义的改变。与诊断性 EEG 的解读不同的是,脑电监测需要在存在电干扰、复杂、不可控的环境中对连续变化的电信号做快速评估。因此,脑电监测肯定不能依赖模式识别而需依赖脑电变化的特征统计分析。这样数字化指标就成为 EEG 监测的重要组成部分。

EEG 的诊断和监测的解读都部分遵循“脑电图的基本原则”(框 18.2)。原则之一是脑电波波幅与频率呈负相关。如前所述,同步形成的突触后电位会导致高幅生物电。然而,膜时间常数越大则越限制每秒发生变化的次数(如高幅、低频)。相反,空间弥散分布的非同步电位的叠加会呈现低幅但相对高频的 EEG 信号。因此在细胞代谢状态不变的情况下,这种波幅和频率的反向关系维持稳定。波幅和频率同步升高见于某些高代谢状态如癫痫发作,而两者同步下降可见于低代谢状态如低温。没有以上因素影响时,波幅和频率的同步降低说明脑缺血或缺氧(图 18.9);同步升高可能是由于存在干扰(图 18.10)。

框 18.2　脑电图的基本原则

- 正常情况下,脑电波波幅与频率呈负相关。
- 两者同时下降说明脑缺血,缺氧,或过度镇静
- 两者同时升高说明癫痫或干扰

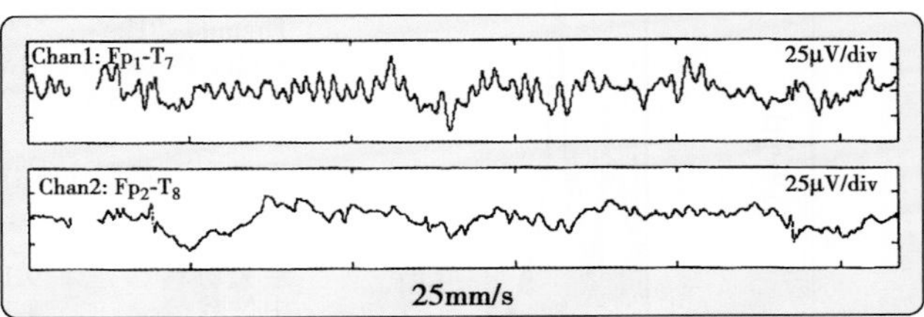

图 18.9　脑电基线描记的重要性。麻醉诱导后,为放置中心静脉导管摆放头位之前立刻记录两通道的脑电图。麻醉诱导使清醒 EEG 中已经存在但不明显的不对称性更加显著。此患者既往有轻微脑血管意外和短暂脑缺血发作史,但术前神经学评估正常。(*Modified from Yli-Hankala A, ed.* Handbook of Four-Channel EEG in Anesthesia and Critical Care. *Helsinki, Finland: GE Medical Datex-Ohmeda Division; 2004: 31, with permission of the publisher.*)

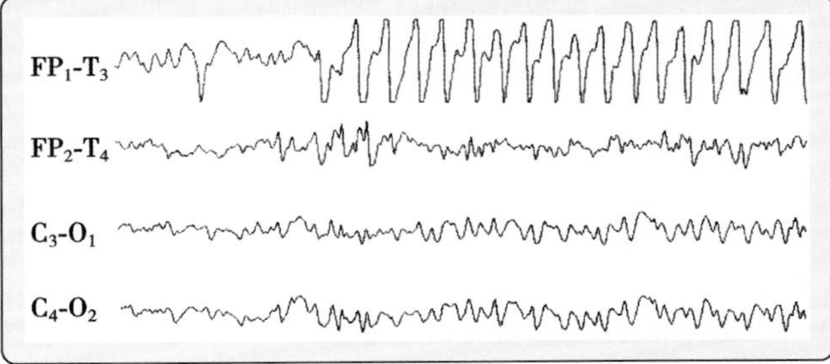

图 18.10　脑电图的电干扰图形。左额颞来源的 2Hz 高波幅三角波(顶部波形图)是由于电刺激颞肌收缩造成的干扰波。从电刺激处传至 EEG 记录电极的电流可以通过选择下颌角处适当的面神经刺激位点而最小化。(*Modified from Yli-Hankala A, ed.* Handbook of Four-Channel EEG in Anesthesia and Critical Care. *Helsinki, Finland: GE Medical Datex-Ohmeda Division; 2004: 18, with permission of the publisher.*)

传统脑电图的时阈分析应用线性的脑电波幅(如电压)和时间标尺。EEG 信号的波幅范围很大(数百微伏),反映中间频率趋势的单变量统计参数会包含有用的临床信息[17]。此外,幅值的波动能提示某些频域分析所不能反映的临床重要变化。EEG 波幅整合技术的进步促使人们再次关注这个简单分析方法的作用,尤其是儿科方面的应用[18]。

频域分析

另一种分析方法是频域分析,类似把白光通过棱镜分解为不同频率组分(如,有色光谱)的方法。傅里叶定理作为频谱分析的基础,指出一个周期性函数可以部分由一个基频正弦波以及无数个整数倍频率波(即,谐波)组成。特定频率的傅里叶函数等于相关正弦波的波幅和相角。振幅和相角作为频率函数的图称为傅里叶谱(即谱分析)。EEG 波幅标尺(图 18.11)取电压值的平方以便去除波幅负值的干扰。平方后改变了波幅的单位,由微伏变为皮瓦(pW)和纳瓦(nW)。但是,功率幅度标尺强化了高幅波的变化。易于在未处理线性 EEG 中被识别的低幅波成分的临床变化在功率谱中变得不再明显。

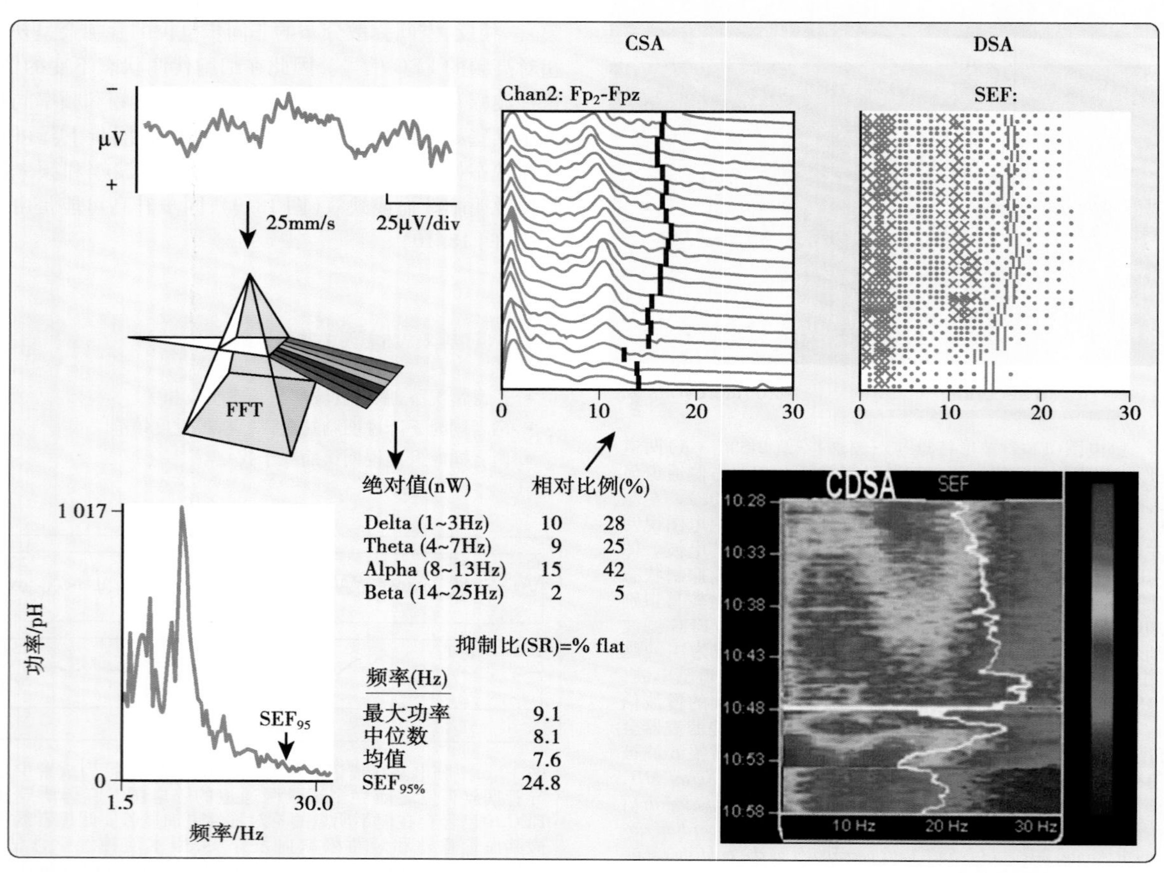

图 18.11 时域和频域脑电图分析的比较。左上图为传统的模拟脑电信号,是头皮电极记录的波幅(μV)作为时间的函数图。EEG 片段(采样单元)经快速傅里叶变换(FFT),由计算机处理得到数字化的指标。FFT 的作用类似棱镜,将复杂的脑电信号分解为一系列不同频率的正弦波。瞬时的频率功率关系以功率谱的方式(左下图)图示出来,频域图即功率(μV^2 或 pW)作为频率的函数图。谱边界频率(SEF)确定了信号波幅的上界。三维压缩谱阵(CSA)描绘的是以时间变化为 z 轴的连续功率谱(上图中间)。密度谱阵(DSA;右上图)使用点密度显示信号波幅(功率)便于数据的压缩。采用彩色点密度作图的色度密度谱阵(CDSA)使波幅的分辨率得以提高,见右下图。CDSA 图中的白色垂线为 SEF。注意每一谱阵图底部显示脑电抑制

简化大量频谱信息主要通过应用单变量的数字化参数。通常,对特定的传统 EEG 频率带(δ,θ,α,β)的功率分别计算其绝对值,相对值和标准化值。相对振幅是指特定频率带(相对 δ 功率=δ 功率/总功率×100)在总功率中(总功率;0.1~55Hz)的占比。标准化值是将连续采样单元的总功率与任意参考总功率等值化后,再计算相对功率(δ 功率从以前的个体化的基础值变为 z 分数)。后两个衍生参数主要用于降低对频谱变化的误判。举例来说,低体温时,绝对 δ 功率随脑代谢下降而降低,此时 δ 功率占总功率的相对比值未变化。在这种情况下,如仅注意绝对 δ 功率值会误判为麻醉程度加深。

最常用的单变量频率参数如下(框 18.3):

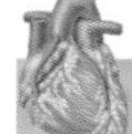

框 18.3 监测脑缺血的常用单变量脑电参数

- 总功率(TP)
- 峰值功率频率(PPF)
- 平均主频(MDF)
- 95% 谱边界频率(SEF)
- 抑制比(SR)

1. 总功率(total power,TP)。
2. 峰值功率频率(peak power frequency,PPF),频谱中具

有最高振幅的脑波频率。

3. 平均主频(MDF),频谱中所有频率带的功率乘以频率再除以总功率的数值之和。

4. 谱边界频率(spectral edge frequency,SEF),功率低于功率谱总功率预设的比值时所对应的频率,通常是 90%或 95%。

5. 抑制比(suppression ratio,SR),采样单元中脑电波呈直线状态的占比。

CPB 时 3 个前述的指标(PPF,MDF,SEF)发生的趋势性变化见图 18.12。

Pronk 分析了 CPB 前、中、后反映脑电图变化的单变量计算机处理参数[19]。除了某些低振幅波,MDF 足以反映所有 EEG 的变化。增加一个单波幅因素能使准确率达到 90%,再增加并不能继续提高准确率。

目前已开发多变量(由数个变量组成)参数来改进反映临床脑电特征变化的数字指标。多变量参数是通过特殊算法产生单一数值来反映一个采样单元内波幅-频率-相位的相互关系。一些商业监测仪计算得出无单位的数值并以人为设定标尺(即 0~100)量化。每个监测仪给出的病人对语言指令有反应的概率不尽相同。当前用于麻醉监测的仪器见表 18.2。BIS(双频谱指数)、NT(NarcoTrend)、PSI 和 SNAP Ⅱ 是源于患者脑电实验数据的专利设备。CSI 采用基于模糊逻辑算法,而状态熵(state entropy,SE)将标准熵公式用于 EEG 分析。每个监测设备都需要使用专利的自粘前额传感器。总之,这些设备已经广泛用于客观评价麻醉效果。

表 18.2 常用监测麻醉深度的商业多变量定量脑电参数

缩写字母	名称	模式	生产商
BIS	Bispectral(双频谱指数)	双侧	Covidien,Boulder,Colo
CSI	Cerebral state(脑状态指数)	单侧	Danmeter A/S,Odense,Denmark
NT	Narcotrend	双侧	MonitorTechnik,Bad Bramstedt,Germany
PSI	Patient state(患者状态指数)	双侧	Masimo,Irvine,Calif
SE	State entropy(状态熵)	单侧	GE Healthcare/Datex-Ohmeda,Helsinki,Finland
SNAP Ⅱ	SNAP Ⅱ	单侧	Stryker Instruments,Kalamazoo,Mich

头皮记录的脑生物电是综合的生理学信号。反映了皮层突触电活动(即脑电图)、面上部肌肉收缩[即颜面肌电图(facial electromyogram,fEMG)]和眼动(眼电图)产生的电压变化的总代数和。当清醒和浅镇静时,高频 γ 波功率(25~55Hz)来源于脑电图和皮层下中枢支配的面部肌电活动。因为信号源更靠近记录电极,因此肌肉收缩在其中占比更大。催眠和麻醉药能同时抑制脑和肌电活动,降低 γ 波功率。由于上部面肌对肌松药不敏感,疼痛刺激时仍可能有收缩反应[20]。伤害性刺激能导致与经典低频 EEG 无关的突然 γ 波功率增高。

上述脑电分析仪或单独定量分析 EEG 的高频成分或将其整合成为镇静指数。例如,熵指数模块单独计算 32Hz 到 47Hz 频带的频谱熵,称为反应熵(response entropy,RE)。厂家除 RE 外还计算低频 SE 以便区分催眠和镇痛,尽管支持如此划分的证据还需大量严密设计、随机、前瞻的研究来验证。EEG 抑制情况下,两种熵指标都会下降,是由于通常认为无噪声的平直脑电波的熵值接近于零。然而,心脏手术中,EEG 信号完全抑制时有时出现反常高熵值。为了减少这种情况的发生,SE 应用了特殊算法,设定零熵值为完全抑制 EEG。

除了定量脑电数字化指标,众多监测仪还显示连续功率谱的伪三维时间函数图。这一频域分析法最初由 Joy 首创[21],经 Bickford 推广,并称之为"压缩谱阵"(CSA)[22]。CSA 得以广泛应用部分由于可以对大量数据进行压缩。例如,4 小时的传统脑电描记所含的基本信息以未处理脑电波形式打印需 1 000 页纸,而以 CSA 形式仅需一张纸。

通过 CSA(见图 18.11 和图 18.12),把时间上连续的短(2~60 秒)采样单元 EEG 功率谱显示为一系列波幅作频率的函数直方图连成的平滑曲线。谱的压缩是通过对时间 z 轴上的连续频谱进行部分重叠。隐线抑制能避免连续频谱的重叠从而增强清晰度。这种描记图看起来美观,但也有缺点。频谱重叠造成的数据丢失程度取决于非标准轴的旋转情况,这在不同的监测仪上是不同的。更重要的是,采样时间的长短和频率(即,更新率)显著影响临床脑电图的变化图形。例如,共发现 3 种不同的爆发-抑制 CSA 模式:高幅爆发,等电位线,或两者结合[23]。

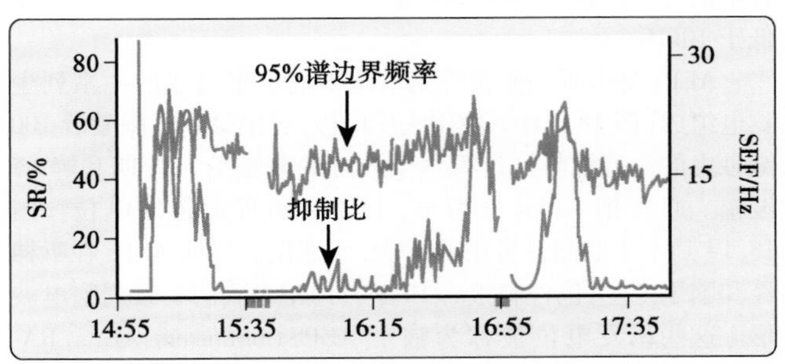

图 18.12 某些单变量脑电参数尤其易受电干扰的影响。注意抑制比(SR)的趋势图虽在 17:00 出现一波峰,仍能准确反映 EEG 的抑制状态。相反,由于一直存在低强度电干扰导致谱边界频率无明显变化

Fleming 和 Smith 设计了另一种 CSA 描记法以减少数据丢失[24]。密度调节谱阵(密度谱阵,DSA)采用单色点做二维的频率函数的时间矩阵图(图 18.11)。点的密度反映在某特定时频水平的波幅大小(如,高密度提示高波幅)。DSA 比 CSA 能更轻易地及早发现频率的明显变化。但对波幅变化的分辨率下降。因此,出现彩色 DSA(CDSA),增强了波幅分辨率(见图 18.11)。CSA、DSA 和 CDSA 并不适合非稳定信号和瞬间信号如暴发抑制或癫痫样电活动。

总之,快速评估 EEG 时域和频域变化的重点是:①最大峰-峰波幅;②最大波幅和主频的关系;③波幅和频率变异性;④等位(即,每个大脑半球的相同位置)EEG 出现新发和渐进的不对称。要掌握这些情况需同时关注原始脑电和处理后波形,并了解每种方法的利弊(框 18.4)。

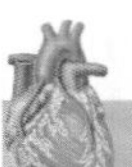

框 18.4 脑电图变化的测定指标

- 最大峰-峰波幅(或总功率)
- 最大波幅和主频的关系
- 波幅和频率变异性
- 左右脑对称性

听觉诱发电位

听觉诱发电位(auditory-evoked potentials,AEPs)测试脑干、中脑和听觉皮层的特定区域。由于其操作简单、可重复性好,AEPs适用于心血管手术患者的术中监测。主要监测体温变化对脑干功能的影响以及评估麻醉深度。随着适合手术室用的生理监测仪开发出EEG/AEP模块,使用AEP监测的麻醉医生人数逐渐增多。

听觉刺激诱发由听神经传至大脑皮质的同步去极化电活动并形成综合的神经反应。头顶头皮电极和耳垂电极记录的电信号,包含AEPs、其他无关EEG和肌电活动。从高幅背景电信号中提取相对低幅的AEP需使用信号平均技术[25]。由于给予重复听刺激时AEP的特征保持稳定,多次刺激取平均使信号的AEP波幅呈线性增加,而不稳定的背景电压仅增加信号均值的平方根。这样可提高信噪比10~30倍。最常用的听觉感官刺激是可听到的咔嗒声。这种宽频带信号是由一种单向方形短脉冲(40~500毫秒)发生器产生,其频谱功率低于10kHz。

AEPs是由听刺激在听觉系统不同水平形成的一系列生物电组成(图18.13)。使用头皮电极,可记录到听刺激后100毫秒内的系列波峰。计算每个波峰的刺激后潜伏期和峰-峰波幅。通常把AEPs分为早、中潜伏期听觉诱发电位。图18.14是术中监测最常用的AEPs示意图。早期AEPs在听神经和脑干产生,包含刺激后10毫秒内记录到的一系列脑电波形。这些诱发电位被称为脑干AEPS(brainstem AEPs,BAEPs)。成人BAEPs有七个特征脑电波峰(Ⅰ~Ⅶ)。通常认为峰Ⅰ和Ⅱ由第八对脑神经的远端和近端部分产生,峰Ⅲ由耳蜗神经核形成。峰Ⅳ的来源包括上橄榄复合体,耳蜗神经核和外侧丘系核团。峰Ⅴ的来源包括外侧丘系和内侧丘系。峰Ⅵ和Ⅶ的发源仍不详,但有可能产自内侧膝状体和听辐射。BAEPs可用于评估术中脑干和皮层下的神经功能,部分原因在于它们不易受多数麻醉药的抑制作用影响[26]。

听觉刺激后10~100毫秒内的中潜伏期AEPs(middle-latency AEPs,MLAEPs),形成于中脑和初级听觉皮层。清醒成人的MLAEPs包含3个主波——Na、Pa和Nb,相应潜伏期分别为15、28和40毫秒(见图18.14)。全麻的儿童常表现为成人MLAEP类似的(Na、Pa和Nb)的三峰波形,但是婴儿的Pa波可能很小[27]。有催眠作用的多种药物能浓度依赖地延长潜伏期和抑制Pa和Nb的波幅[26]。这说明潜伏期和波幅的改变可有效反映心脏手术中的意识和疼痛刺激[28]。此外,同时监测MLAEP和定量脑电图指标(BIS)有助于区别催眠和镇痛的麻醉成分[28]。这一技术已成功用于客观评估儿科心脏手术患者的术后镇静[29]。

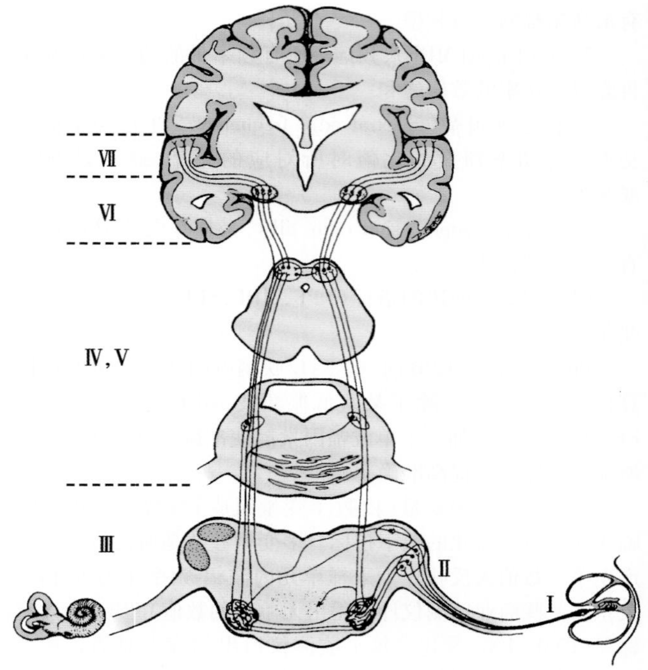

图18.13 可能产生脑干听觉诱发电位的神经系统位置包括耳蜗神经,耳蜗神经核,梯形复合体,外侧丘系,内侧丘系,内侧膝状体和听辐射。峰Ⅰ由近螺旋神经节的远端耳蜗神经产生,峰Ⅱ由近脑干的近端耳蜗神经产生。其他诱发电位波由偏背侧脑干内的多位点形成,位点间有相互联系。(*Modified from Friedman WA, et al: Advances in anesthesia. Chicago: Yearbook Medical Publishers, 1989, p 244.*)

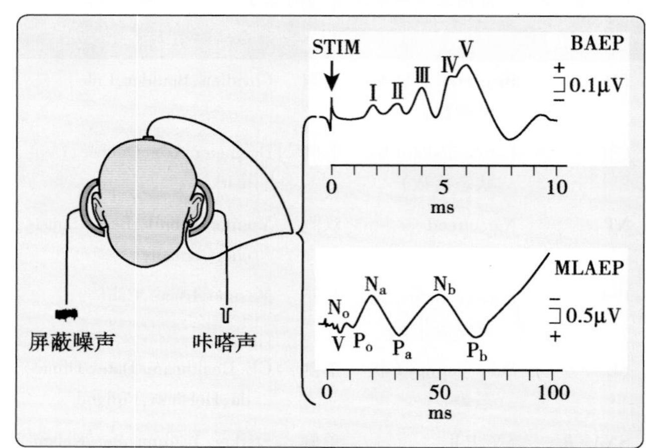

图18.14 脑干听觉诱发电位(BAEP)和中潜伏期听觉诱发电位(MLAEP)的波形。给予一侧听刺激,通过同侧耳垂和头顶电极记录到一系列诱发电位波峰,并可使用两种不同的记录速度和增益设置来描记波形。以较短的10毫秒时基和高增益可记录到组成BAEP的前五个波峰。以较长的100毫秒时基和低增益可显示MLAEP波形。通过一种更复杂的设置,可将BAEP描记为正向波峰,而MLAEP描记为负向波峰。(*Modified from Spehlmann R. Evoked Potential Primer. Boston: Butterworth; 1985: 196, with permission of the publisher.*)

为方便术中连续监测,每一MLAEP主波的波幅和潜伏期被整合为一个专利自回归线性函数(A-line Danmeter A/S,丹麦)[30]。随后,又扩展出A-line自回归指数,即AAI,内含定量脑电参数:①暴发抑制比;②β比率(即EEG总功率中高频

β频带的百分比）[31]。

体感诱发电位

体感诱发电位（somatosensory-evoked potential，SSEP）和AEP在很多方面有相似点。在上肢或下肢或同时两处给予外周电刺激，追踪电刺激沿脊髓和皮层下结构传递的过程，不同时间不同神经结构产生不同的正向或负向诱发电位波形。据此，SSEPs可以客观评价上行感觉传导通路的功能。与AEPs相似，都是对大量刺激诱发电位使用信号平均技术，每次给予刺激的频率越低则描记的持续时间就越长。吸入麻醉药对SSEPs有一定抑制作用，但在平衡麻醉中使用强效麻醉药或追加麻醉药对其影响不大。图18.15A显示适用于心脏手术监测的上肢感觉传导通路涉及的关键神经结构。

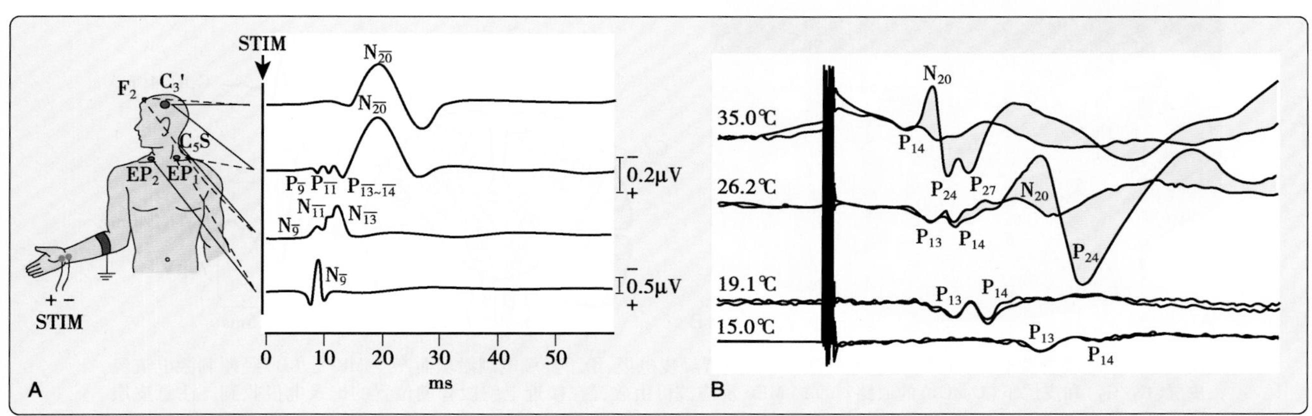

图18.15 上肢体感诱发电位（SSEP）波形图。（A）给予正中神经电刺激后的上行中枢反应。对照非头部参考电极，N_9锁骨（Erb点）电压变化反映信号经颈丛传导，而N_{13}电位反映颈部和脑干丘系通路结构的激活。头皮刺激电极和头部参考电极记录的经皮层投射和感觉皮层传导的信号导致N_{20}电位。（B）每对上肢SSEP波形都是由刺激正中神经的同侧和对侧头顶电极描记信号叠加形成。有颜色区域代表皮层产生的信号。降温至26℃皮层和皮层下形成的诱发电位潜伏期均延长，导致出现第二个（即P_{13}）脑干电位。尽管19.1℃的深低温抑制皮层活性，脑干P_{13}和P_{14}反应波形仍旧存在。（*A，From Misulis KE，Fakhoury T.* Spehlmann's Evoked Potential Primer. *3rd ed. Boston：Butterworth-Heinemann；2001：98，with permission of the publisher. B，Modified from Guérit JM. Intraoperative monitoring during cardiac surgery. In：Nuwer MR，ed.* Handbook of Clinical Neurophysiology. *Vol. 8.* Intraoperative Monitoring of Neural Function. *New York：Elsevier；2008：834.*）

运动诱发电位

通过经颅运动诱发电位（motor-evoked potentials，MEPs）技术给予患者一个快速脉冲刺激串，可用来连续监测下行运动传导通路的完整性[32]。目前最常用到此项新监测技术的心胸手术是切开或介入下行降主动脉修补[33]。当前对脊髓保护的要求仍很迫切，这是因为即使使用了现代脊髓保护技术，Ⅰ和Ⅱ型主动脉瘤修补术仍有令人不安的高脊髓梗死发生率[33]。

MEP的神经生理学基础见（图18.16）图示。单次高强度经颅电刺激可直接或通过激活中间神经元间接使皮层运动神经元的轴丘部位去极化。单次电刺激通过突触传递至脊髓α运动神经元，虽可使突触后膜电位降低但不足以激活神经细胞放电。因此使用成串脉冲电刺激取代单个电刺激，通过多个单次电刺激引发阈下反应在时间上叠加最终激活下级运动神经元放电。

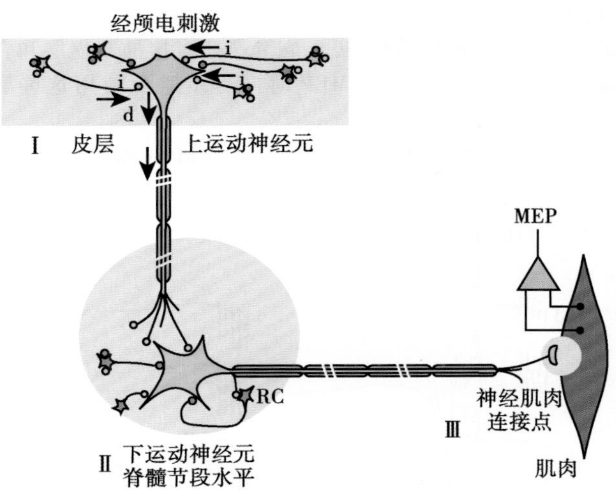

图18.16 经颅运动诱发电位（MEP）的神经冲动形成。高强度经颅电或磁刺激直接激活上运动神经元（d）。此外，经颅电刺激激活水平方向兴奋性（浅色）和抑制性神经元（深色）而间接激活运动神经元（i）。下行运动诱发电位经皮层脊髓束、红核脊髓束、顶盖脊髓束、前庭脊髓束和小脑脊髓束单向传导至脊髓前外侧的下级运动神经元（α）。没有肌松药完全作用时，α运动神经元的动作电位导致肌肉纤维收缩并可被肌电图记录。（*Modified from Journee JL. Motor EP physiology，risks and specific anesthetic effects. In：Nuwer MR，ed.* Handbook of Clinical Neurophysiology. *Vol. 8.* Intraoperative Monitoring of Neural Function. *New York：Elsevier；2008：219.*）

准确的皮下刺激电极放置位置（图18.17A）至关重要，电极位置会影响激活运动通路的效果。由近距离间隔电极产生的经颅刺激电流，导致离散的皮层区域去极化，这样只能控制有限的肌肉活动。相反，远距离间隔电极产生的刺激电流能免受对麻醉药敏感的皮层神经元影响。这样，刺激电流直接引发同时支配上肢和下肢的下行运动通路神经元去极化（图18.17B）。尽管下肢MEPs对监测胸腰段脊髓下行

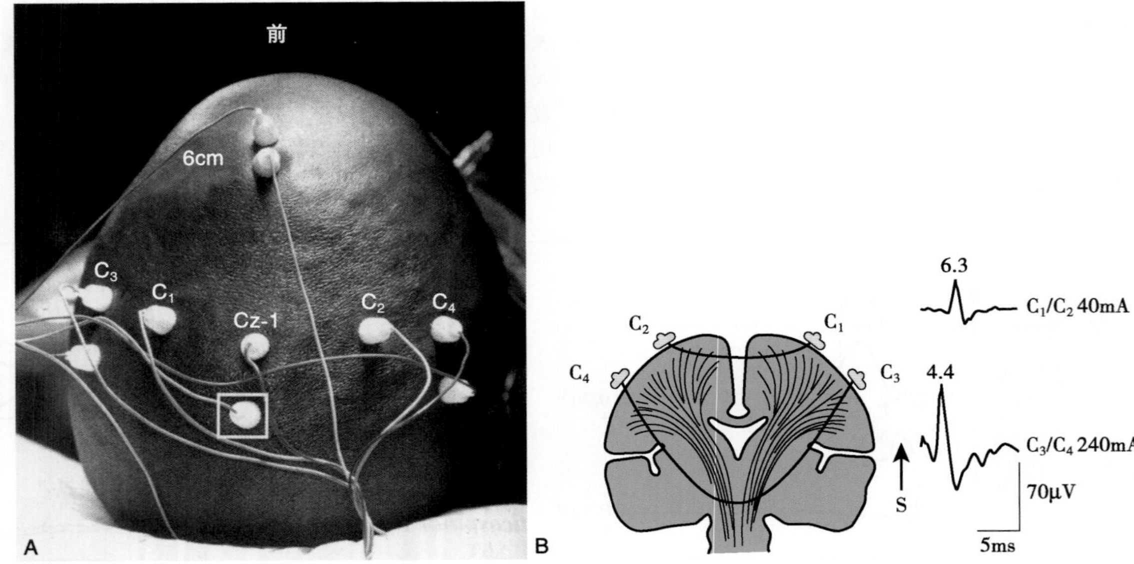

图 18.17 运动诱发电位(MEP)经颅电刺激。(A)放置经皮电极，给予经颅电刺激从而产生 MEP。(B)经颅刺激电流经皮层(C_1/C_2)和皮层下(C_3/C_4)的通路。直接 MEP 反应波可由放置在接近上胸段脊髓位置的记录电极收到。注意皮层下刺激电流需高达 240mA，刺激(S)与 C_3/C_4 波之间的潜伏期缩短，这是由于刺激电极和记录电极的距离更近。(*A and B, Modified from Deletis V, Sala F. Corticospinal tract monitoring with D-and I-waves from the spinal cord and muscle MEPs from limb muscles. In: Nuwer MR, ed.* Handbook of Clinical Neurophysiology. *Vol. 8.* Intraoperative Monitoring of Neural Function. *New York: Elsevier; 2008: 236-237.*)

运动通路完整性必不可少，但上肢 MEPs 也同样重要。上肢运动反应确定总体 MEP 抑制作用。产生这种抑制作用的原因包括麻醉药导致的突触抑制，低碳酸血症，低体温，体位相关的脑或支配上肢的运动通路缺血，或两者都有(图 18.18)。麻醉药对诱发电位的影响汇总见表 18.3。除了以上普遍的影响外，吸入麻醉药还直接抑制皮层和脊髓的运动神经元。监测 MEP 时应尽量避免使用这些麻醉药[34]。

与 AEPs 和 SSEPs 相比，高波幅的 MEP 不需使用信号平均技术。但是，由于 MEP 反应存在个体差异(见图 18.18)，与较稳定的平均的体感诱发电位相比准确定量 MEP 峰值和潜伏期更加困难。尽管如此，Kawanishi 等发现 MEP 对运动通路异常的敏感性高达 100%，特异性高达 98%[35]。他们的研究中 MEP 有显著意义的变化标准是持续的峰-峰波幅下降达 25%。正确解释 MEP 波幅的变化需要精密监测和控制肌松药的使用[36]。肌松程度的信息可通过监测双上下肢四个成串刺激的肌电表现来确定，并以此指导肌松药使用和检测肢体缺血。

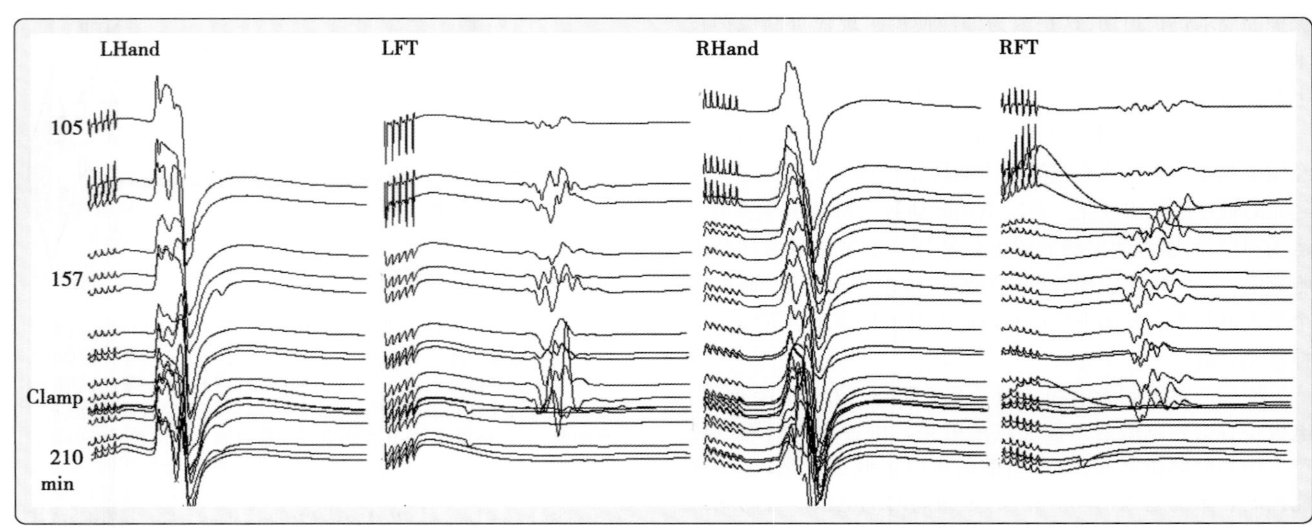

图 18.18 运动诱发电位(MEP)可发现脊髓低灌注。行胸腹主动脉瘤修补术夹闭降主动脉时分别记录手[左手(LHand)和右手(RHand)]和足[左足(LFT)和右足(RFT)]的 MEP 反应变化。钳夹后，可见双下肢 MEP 反应消失。MEP 监测有助于指导左心转流以及肠系膜上动脉和肾动脉再植入主动脉手术的处理

表 18.3 麻醉药[a]对感觉和运动诱发电位的影响

药理学分类	药物	SSEP	AEP	MEP
非特异抑制剂	异氟醚	抑制	抑制	抑制
	七氟醚	抑制	抑制	抑制
	地氟醚	抑制	抑制	抑制
	巴比妥	抑制	抑制	抑制
GABA 激动剂	丙泊酚	抑制[b]	抑制	抑制[b]
α_2 激动剂	可乐定	抑制[b]	?	抑制[b]
	右美托咪定	抑制[b]	?	抑制[b]
NMDA 拮抗剂	氧化亚氮	抑制	—	抑制
	氯氨酮	增加	—	抑制[b]
	氙	抑制[b]	抑制[b]	抑制[b]

[a] 等量于 1MAC。
[b]低至最小作用。
AEP,听觉诱发电位;GABA,γ-氨基丁酸,MAC,最小肺泡有效浓度;MEP,运动诱发电位;NMDA,N-甲基-D-天冬氨酸;SSEP,体感诱发电位。

经颅多普勒超声

超声技术

临床 TCD 超声仪的探头内置电活化压电晶体,经颅骨最薄处(声窗)将低功率 1~2MHz 的声波(受声波)传至脑组织。因此,受年龄、性别、种族影响的颅骨解剖变异会导致某类人口学人群(如老年非洲裔美国妇女)的相当一部分不能做 TCD 监测[37]。总体来说,约四分之三的老年患者可能存在双侧功能性颅骨窗[37]。大动脉和静脉内的血液成分(主要是红细胞)把声波反射回超声探头。由于血液的层流现象,血管内处于中间层的红细胞比近血管壁处的红细胞流速更快(图 18.19)。这样,在任一血管段内(即样本容积),产生了与流速变化有关的一组回声。发出的声波信号和回声声波信号之间的频率差与血流速度成正比,而血流速度可由多普勒方程测定(见图 18.19)。尽管多条颅内大动脉都能经颅骨窗接受声波,由于大脑中动脉约占大脑半球 40% 的血流,故作为心脏手术常用的监测目标。

脉冲波谱

脉冲波多普勒检查可监测颅骨下某一人为设定深度(即单通道)位置的回声。与定量脑电图频谱分析法相同,这些回声的频率成分可通过傅里叶变换来分析(见图 18.19)。经分析产生了一个瞬时波幅作为血流速度(多普勒频移)的函数图。通过图中的一段垂直条带来反映这种关系(见图 18.19,右上)。随机回声背景中的每一频率成分的波幅经 log 转换(即分贝)。每秒 100 次的瞬时分析,可生成血流速度随时间变化的波谱。

每一时间点频移信号的波幅大小由单色点密度或有色点颜色深浅来表示。最大速度,即速度谱的上界(速度谱的封顶值,类似于 EEG 的 SEF),代表血管中心处最大多普勒频移(红细胞流速)。收缩期峰流速和舒张末速度源自波谱的上下界。通过计算血管横截面所有多普勒波谱信号强度的均值经加权后得到强度加权的平均速度。多部位回声采样(多通道)可生成每一探头-采样点距离相应的波谱(图 18.20)。

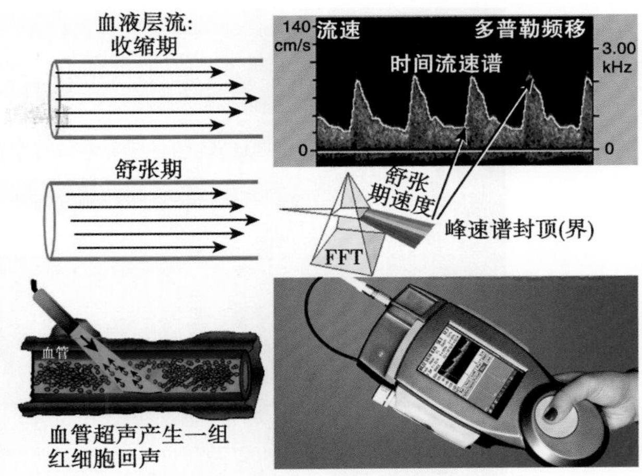

图 18.19 经颅多普勒(TCD)超声成像的生理基础。大血管的层流导致血管横截面红细胞流速的不同,最低流速近血管壁。血管超声产生一组红细胞回声。发出的声波信号和回声声波信号之间的频率差(即多普勒频移)与红细胞流速和血流方向成正比。对混合回声进行快速傅里叶变换(FFT)分析,产生类似脑电图分析结果的瞬时功率谱。按时间排序的连续多普勒频移谱(右上)与动脉压波形相似,但实际反映每一心动周期红细胞流速的变化。现在某些先进的 TCD 小到可以手持或与多模式神经生理信号分析仪整合。(*Image of the 500P Pocket Transcranial Doppler courtesy Multigon Industries, Inc, Yonkers, NY.*)

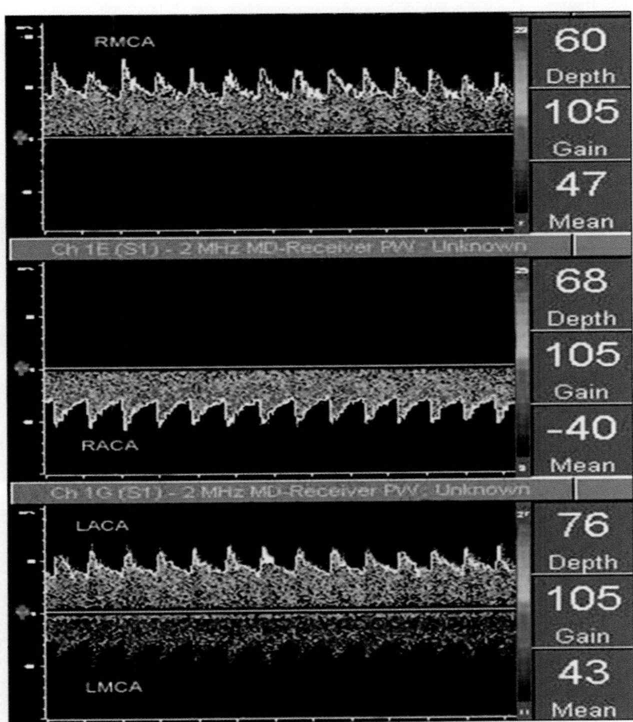

图 18.20 多通道经颅多普勒超声图像。多通道脉冲波多普勒信号可以同时显示不同颅内位置的回声谱。LACA,左侧大脑前动脉;LMCA,左侧大脑中动脉;RACA,右侧大脑前动脉;RMCA,右侧大脑中动脉

M 型超声

脉冲波多普勒回声的另一分析方法是 M 型多普勒(PMD)(图 18.21)。与多通道脉冲产生的一组频谱图不同的是,PMD 的每一检查深度都有对应的随时间变化的信号幅度

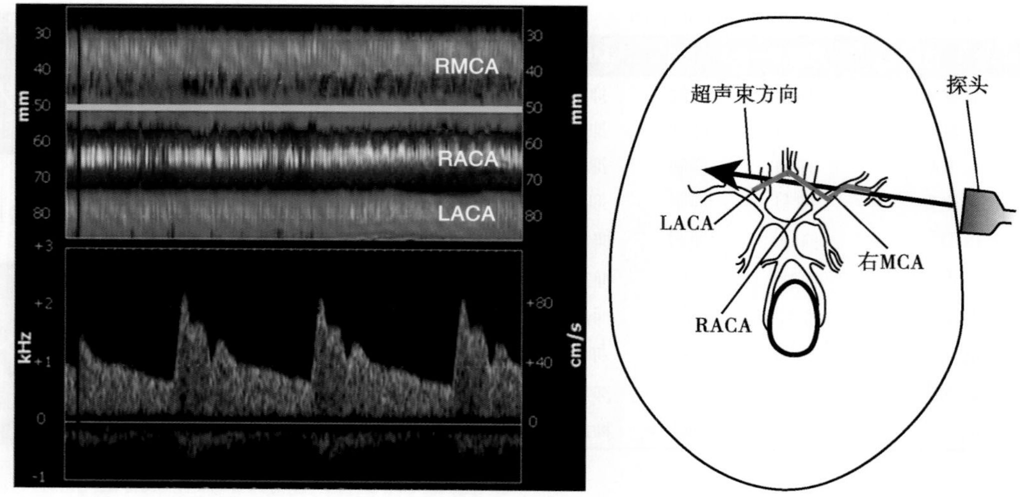

图 18.21 M 型经颅多普勒(TCD)和脉冲波谱的比较。M 型 TCD 的连续波(左上)和脉冲波谱的(左下)波形比较。M 型超声的多条水平带表示一组不同深度的多普勒回声。30~50mm 深度范围(上方红色带)的信号代表与超声探头同侧的右大脑中动脉(右 MCA)的血流。红色表明血流方向朝向探头(右图)。距探头 55~70mm 深度获得的回声是由同侧(右)大脑前动脉(RACA)产生,在 M 型超声图像中呈中间的蓝色条带。72~85mm 深度的信号产自对侧(左)ACA(LACA),其血流方向也朝向探头(下方红色带)。M 型超声图中深度 50mm 处的黄色带即为左下 TCD 脉冲波频谱的测量位点。(*Courtesy Dr. Mark Moehring, Spencer Technologies, Seattle, Wash.*)

(功率)和深度的图像。颜色标尺代表血流方向(红色表示血流朝向探头;蓝色代表血流远离探头),而颜色的深浅代表信号功率。

栓子检测

红细胞(约 500 万个/ml)是血液中最主要的反射回声的非病理性成分(即有最大声波阻抗)。然而,气体和微粒栓子与红细胞相比能更好地反射声波。无论使用 PMD 还是 TCD,当出现高强度短暂信号(HITS)时都能表示有栓子的存在[38]。由于气体或微粒栓子不可能在探头下全部深度的位置显影,使用 PMD 或多通道脉冲波谱能有助于区分栓子和声学伪影(轻敲超声探头可产生探头下全层出现高强度短暂声学伪影)。

图 18.22 显示两个 TCD 图像中出现 HITS。底部脉冲波

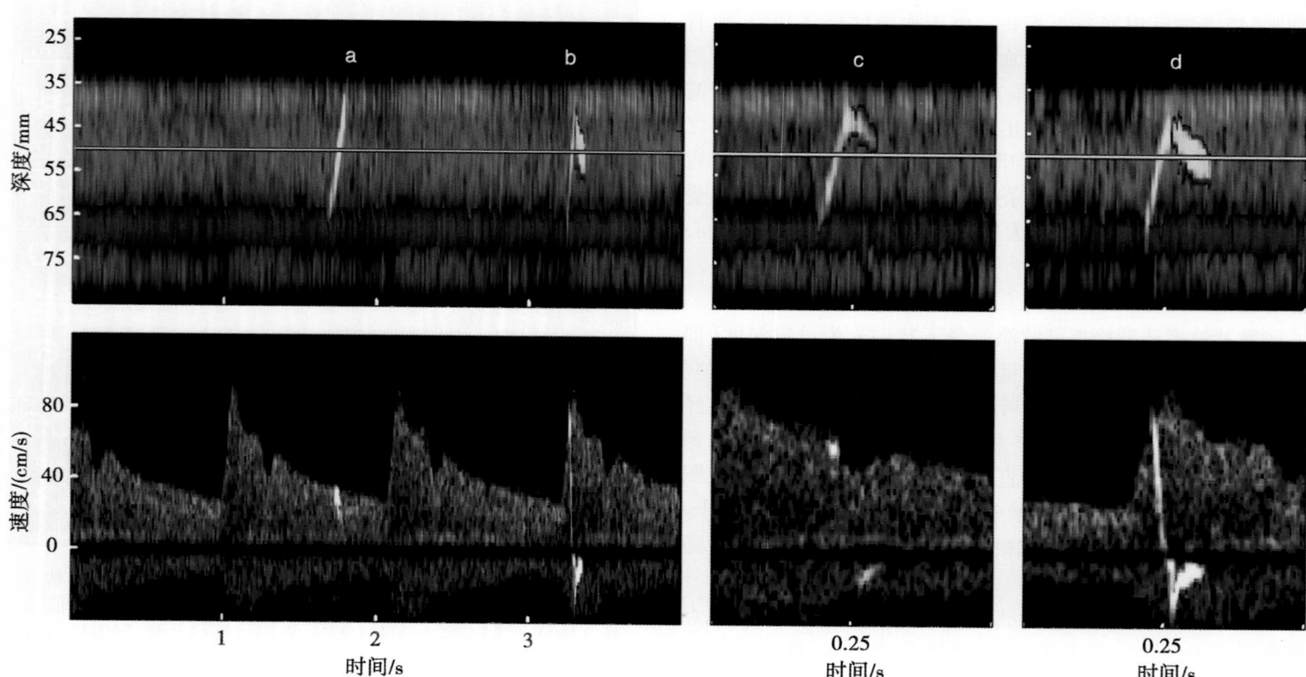

图 18.22 经颅多普勒 M 型超声和脉冲波谱检测到的栓子信号。M 型超声和脉冲频谱检测栓子的高强度短暂信号(HITS)图像比较。深度 50mm 的白色水平线标志沿血管走行的检测位置。HITS(白色短信号)代表同侧大脑中动脉 M2 段栓子的线性位移。当栓子经过 50mm 深度检测位置时在脉冲波谱上显示为 HITS(白点)。相比之下,位于其他截面的栓子突然改变方向提示进入更小的分支血管。HITSb 和 HITSd 的栓子方向改变在波谱图上显示为特征性的 λ 征。然而,由于 HITSc 的栓子方向改变在采样容积范围外,易被误认为两个栓子。(*Courtesy Dr. Mark Moehring, Spencer Technologies, Seattle, Wash.*)

谱图像来自距探头深度(50±3)mm(6mm 采样容积)的小血管。上方 PMD 图像以 50mm 处浅色水平线标记采样中点。上方 PMD 图像中的栓子轨迹“a”显示单个栓子朝向探头移动(与探头表面的距离逐渐缩短)。栓子轨迹“b”和“d”代表特征性的λ(lambda)声波信号。PMD 显示的这种特征图形说明在采样容积内栓子的方向发生反转。脉冲波谱中反常轨迹“c”(声波信号的起止点不相连)的栓子真实运动情况在 PMD 视图中一目了然。由于位于采样区域外,脉冲波谱无法显示轨迹“c”的方向反转现象。目前已有的脉冲波谱或 PMD 经颅多普勒仅靠 HITS 不能明确栓子的大小和成分。术中监测用的 TCD 装置通常对 HITS 的总数进行半定量评估,而不考虑栓子来源(框 18.5)。尽管如此,HITS 总数还是能够预测主动脉手术后的神经功能障碍[39]。

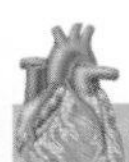

框 18.5 经颅多普勒超声

- 监测颅内血流变化
- 监测颗粒或气体栓子

干预阈值

由于红细胞流速和血流受到血管直径[40]、血液黏滞性[41]、pH[41]及温度[41]的不同影响,因此 TCD 并不能提供可靠的测量脑血流的方法。然而,在血液未被稀释的情况下,TCD 测得的流速改变与脑血流变化密切相关[41]。连续 TCD 监测易于发现流速或方向的突然大幅变化。在清醒行心脏电复率除颤器植入和倾斜实验的患者中已经评估了 TCD 监测有临床意义的流速变化值[42]。在这两种情况下,平均流速下降超过 60% 且舒张期无流速会出现大脑低灌注的临床表现。在大血管手术中,术前基础值下降超过 80% 是脑缺血的阈值[43]。

总之,流速下降伴随 EEG 活动的明显降低提示严重脑缺血[42]。但是,如果有充足的软脑膜侧支血流,即使存在严重的大脑中动脉流速下降或消失可能也不会出现脑功能改变[43]。以上发现是 TCD 监测干预阈值的理论基础。在心脏手术中,平均流速下降超过 80% 或舒张期流速消失提示出现严重大脑低灌注。

颈静脉球氧饱和度

将传导 3 种波长光的氧饱和度导管置入脑静脉循环可直接和持续地测量脑(颈静脉球)静脉氧饱和度(jugular venous oxygen saturation, $SjVO_2$)。商业化的监测装置是在最先用于测量肺循环氧饱和度导管的基础上进行了改良。为准确测量需要在置入前校准导管的氧饱和度并记录导管在颈静脉球内的位置。也可依据血样数值行体内校准。反射光信号经平均、滤过后显示出来。影响测量准确性的因素包括导管缠绕、导管周围血流情况、血细胞比容的改变、导管周围纤维蛋白沉积和温度变化。$SjVO_2$ 正常值范围较广,定于 55%~70% 之间[44]。但是,有研究使用 X 线照相定位导管位置,证实正常人 $SjVO_2$ 范围可扩大到 45% 到 70%[45]。

此项技术主要有两大局限。第一,$SjVO_2$ 反映的是非特异性颅脑区总的静脉回流的血氧测量值。由于大脑和颅外静脉解剖变异大,临床难以解释测量值的变化。有研究举例说明了这些困难情况[46]。研究者采用新的磁共振成像技术,即速度选择激发和动脉设零,来定量大脑静脉氧饱和度。大静脉的平均氧饱和度($SjVO_2$)数值因代表微循环情况的局部氧饱和度(regional hemoglobin oxygen saturation, rSO_2)检测模式不同而有很大差异。第二,要想准确测量颈静脉氧饱和度需要有持续且足够的流经导管的血流量。低流量或无流量状态如严重低灌注或缺血导致 $SjVO_2$ 数值不准[47]。尽管存在以上局限性,监测脑氧合平衡已成功用于:①作为输血指征[48];②能够发现轻度脑温升高所造成的危害[49];③比较冠脉搭桥术中使用或不使用体外循环出现脑氧合下降的频率[50]。

脑氧饱和度

近红外光技术

人类骨骼可透过红外光,因此可通过经颅近红外光谱(near-infrared spectroscopy, NIRS)无创监测颅内血管内 rSO_2(图 18.23)。在光洁头皮表面粘贴内置红外光源的自粘贴片,发射光子经下方组织达大脑皮质外层。邻近接收传感器把从皮肤、肌肉、骨骼和硬脑膜反射回的光子分离出来(图 18.24)。NIRS 测量由搏动性或非搏动性、直径小于 1mm 气体交换血管组成的混合微血管床内的所有血红蛋白[51]。测量值中静脉血占比约 70%[51]。脑氧饱和度能可靠定量偏离个体基础值的变化,并提供评估区域低灌注的客观手段[52]。与脉搏氧饱和度和颈静脉球氧饱和度不同的是,脑氧饱和度可用于停循环和非搏动性 CPB 灌注期间的测量。

与 TCD 监测相似的是,脑氧饱和度主要用于定量变化值,这是因为 NIRS 个体基础值的差异巨大难以建立可靠的提示组织损伤的阈值[53]。氧合血红蛋白比例下降说明氧供氧耗平衡的恶化。在纳入高速离心重力诱发意识消失研究[54]、可植入心脏复率-除颤实验[42]、倾斜实验[42]、颈动脉阻断[55]和颅内动脉球囊阻断[56]的清醒受试者和患者中,已经证实了氧合血红蛋白比例会出现显著变化。在任一情况,比例下降超过 20% 都有晕厥或局部脑缺血的表现。在成人[52,57]或儿科[58,59]心脏手术中,脑氧合下降的程度和持续时间与住院成本增加以及临床不良反应的发生率和严重程度有关。

首个获 FDA 批准用于监测 rSO_2 的商业设备是单通道 INVOS3100 脑氧饱和度监测仪(Somanetics Corporation, Troy, Mich)。最新版的 5100C(Covidien, Boulder, Colo),是准许监测体重大于 2.5kg 患者的脑和身体组织氧饱和度的四通道装置。通过安放一些自粘贴片来检测 rSO_2,每个贴片内置一个发光二极管(LED)红外光源(光极)和两个红外传感器。由于已知不可吸收光子穿过含发色团的媒介时呈抛物线形轨迹,光源和传感器间隔 30mm 或以上可保证信号源于颅外和颅内组织[51]。两个不同波长的红外光足以确定组织氧合情况,即氧合血红蛋白占血红蛋白总量的比例[51]。空间分辨技术通过控制传感器信号比值来抑制颅外血红蛋白吸收光子和

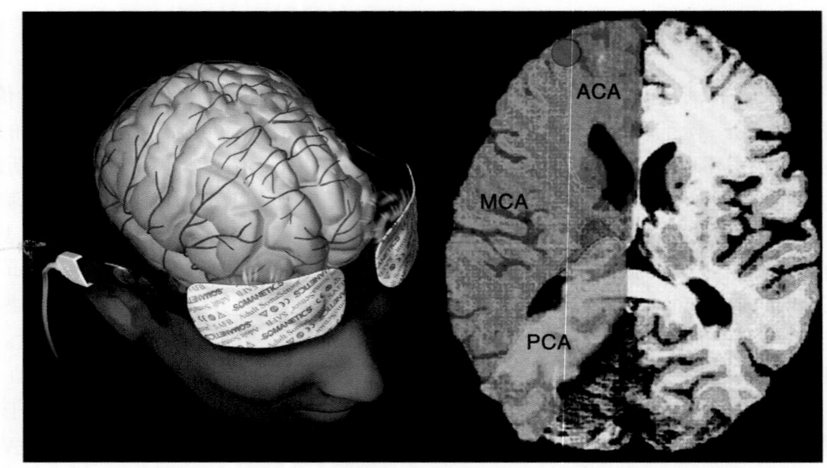

图 18.23 脑氧饱和度监测脑前动脉支配分水岭区域。通过双眼上方前额位置放置传感器可监测额叶大脑前动脉(ACA)和大脑中动脉(MCA)支配的分水岭区域的脑氧饱和度。右侧示意图显示前动脉(绿色)和中动脉(粉色)的流量分布,以及氧饱和度采样区的大概定位和大小(红点)。PCA,大脑后动脉。(*Courtesy Covidien,Boulder,Colo.*)

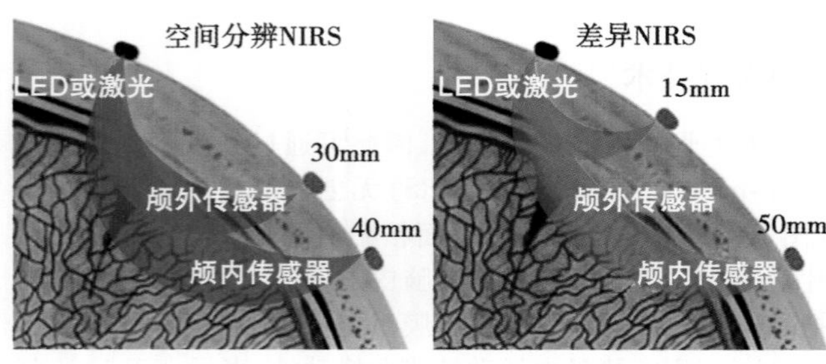

图 18.24 经颅空间分辨近红外光谱(空间分辨 NIRS)和差异 NIRS 的比较。不可吸收光子从头皮处的红外光源经颅骨到邻近传感器的运行轨迹为抛物线(香蕉形)。这些反射光子的平均穿透深度等于光源与传感器间距的平方根。空间分辨近红外光谱有一对距光源足够远距离的传感器,以保证两者检测到的反射光子信号都来自颅外和颅内组织(左图)。颅外和颅内两点测量可部分去除颅外信号和患者颅内光子散射的个体差异。因此颅内脑氧饱和度测量值约为 65%。相比之下,NIRS 使用一个接近光源的传感器以记录单纯颅外信号,以及一个更远间距的传感器来记录颅外和颅内信号(右图)。单点减法能去除大部分颅外信号,而不能减少患者颅内光子散射的个体差异。可通过使用其他波长的红外光来尽量减少这种影响。代表颅内组织的差异区域血氧饱和度信号的比例尚未建立。LED,光电二极管。(*Spatially resolved NIRS diagram courtesy Covidien,Boulder,Colo.*)

颅内光子散射个体差异的影响[51]。因此 rSO_2 颅内数值约为 65%[60]。

其他 3 种脑氧饱和度监测仪也已获 FDA 批准。和 INVOS 一样,CAS(Branford,Conn)也使用一个 LED 光源和两个传感器[61]。较短的 15mm 光源与近端传感器间距用来单独检测经颅外组织产生的光子信号;而较长的 50mm 间距检测来源于颅内和颅外组织的光子信号(见图 18.24,右侧图)。脑氧饱和度相当于近端和远端传感器之间的信号差。尽管这种方法似乎可去除颅外信号干扰,但单点颅内测量可能受颅内光子散射个体差异的影响。因此需额外使用不同波长的红外光以减少光子散射差异对 rSO_2 测量的影响[62]。

Nonin 公司(Minneapolis,Minn)生产的 EquanOX 7600 型脑氧饱和度监测仪,具有 2 个 LED 光源和 4 个波长的红外光[63]。rSO_2 值相当于两个邻近颅外和颅内光子信号差值的平均[64]。目前已有相关报道证实其广泛应用于包括心脏手术在内的临床监测效果[65]。

Ornim 公司(Foxborough,Mass)的 CerOX 通过结合使用多波长近红外光和脉冲超声监测大脑或周围组织的微循环 rSO_2 和血流[66]。此技术理论上具有独特优势:超声使红细胞产生震动,当红外光作用于红细胞时可传递震动的光学信号(声光偶联)。选取脉冲超声后特定时间的光学信号可以得到光学信号产生的特定组织深度。此装置也可测相对血流。已有文献介绍其用于监测脑外伤患者[67],但由于是新技术所以现有资料不能全面评价用于心脏手术术中监测的效果。

脑氧饱和度监测的临床效果依不同装置而易[53]。某一装置阳性反应的指标并不一定适用于其他装置。由于缺乏普遍接受的局部脑组织微循环氧饱和度标准参考值,对相关监测装置进行客观比较仍有一定困难。

技术局限

脑氧饱和度监测的技术局限主要包括影响光子移动的因素。由于毛发会形成环境光通路而干扰测量,脑和脊髓周围传感器目前只能放置于无体毛的皮肤表面。前额位置的传感器便于放置但不利于监测重要的大脑前、中和后动脉结合的后部分水岭位置(图 18.23)。Mouth 等克服了这一限制,在剃头后的脑外科手术患者顶颞区放置光极成功监测血管痉挛的治疗效果[68]。信号弱的原因也可能是因为血肿或传感器位于静脉窦上方[69]。无论哪种情况,大量血红蛋白的存在产生光子下沉的作用。反之,过量信号也会导致记录失败,例如存在颅骨缺损的患者[70]。如果光极放置于鼻窦上方也同样会有问题,因为光子通过(围绕)含大量空气的鼻窦与在含水或骨组织中的传递差异显著。

成人与儿童颅骨解剖区别很大,光信号尤易通过儿童颅骨传播。因此,从儿童研究的结果推论成人必须持谨慎态度。

有效性

rSO_2 值监测的有效性已在成人和儿童动脉和颈静脉球氧饱和度测量值得到验证[71,72]。可及时发现接近颅骨光感受器部位的大脑缺氧。除脑缺血或 CPB 时,$SjVO_2$ 与 rSO_2 在饱和度中位数范围有相关性，但在饱和度极值范围可能有一定差距[73]。评价 rSO_2 值的有效性还可以通过与微探头直接测得的脑组织氧分压进行比较。这两种测量方法看起来有直接和显著相关性；然而，心脏手术多不适合使用有创监测组织氧合[74]。

正常值

Kishi 等研究了外科手术患者人口学因素对 rSO_2 的影响[75]。测量值不受体重、身高、头部大小、或性别的影响，但与年龄成反比、与血红蛋白含量成正比。当传感器从眼球上方推荐位置向外侧移动时也会影响 rSO_2 测量值。INVOS 监测仪在健康成人 rSO_2 的正常值为 71%±6%[71]，显著高于心脏手术患者的测量值[76]。健康婴儿[77]和患有先天性心血管病的婴儿[59]的 rSO_2 也有显著差异。鉴于之前谈及的氧饱和度监测仪技术上存在差别，临床医生应注意不同仪器有不同的正常值且不可互换[78]。

多模式神经功能监测

鉴于每种监测模式仅能评价一部分中枢神经系统功能，多模式监测貌似能更全面提供神经系统的监测结果（表 18.4）。神经监测技术以及显示方法的多样性通常令麻醉医生在某一手术过程或麻醉方案中尝试掌握监测数据的含义时感到困惑。麻醉记录是基于时间的记录（时间轴），以每页显示数小时的速度记录。脑氧饱和度和 BIS 的数值看似相近，而原始脑电图也有水平的时间基线但记录速度仅为每页数秒。加工脑电图、经颅多普勒超声和诱发电位的显示方法常以时间为横轴，但当强调左右脑对称性（或非对称性）时，加工脑电图和 TCD 超声通常以频率为横轴、左右大脑半球分别以相反方向显示数据。目前需要工程学方面大幅度改进或显示技术的革新，才能使心脏手术麻醉医生能在术中有效便捷地应用这些监测。

表 18.4 心脏手术使用的多模式神经功能监测

模式	功能
脑电图	皮层突触活动
脑干听觉诱发电位	耳蜗、听神经、脑干听觉通路功能
中潜伏期听觉诱发电位	皮层下-皮层听觉传入通路功能
体感诱发电位	外周神经、脊髓、脑躯体感觉传入通路功能
经颅运动诱发电位	皮层、皮层下、脊髓、外周运动神经通路功能
经颅多普勒超声	脑血流改变和检测血栓
组织氧饱和度	局部组织氧平衡

普通手术

心脏手术中可能造成的神经系统损害种类很多，很多损伤可被不止一种监测仪发现。由于相关损害的实际发生率通常很低，临床研究普遍监测替代事件以提供有效数据并支持应用此类商业监测仪。举例来说，局部氧饱和度的变化常被用作评价 NIRS 系统功能时局部脑缺血的替代指标。不幸的是，替代指标的使用常常高估这些监测的价值，尤其当缺乏严密的生理阈值时。

主动脉手术

近年来通过行升主动脉和主动脉弓置换或修补术治疗动脉瘤愈发普遍。由于相关手术肯定会改变正常脑灌注甚至暂停循环，通常会采取各种手段监测 CNS 功能。根据手术种类和临床情况选择特殊的监测方法（见第 23 章）。

停循环

当手术涉及含或不含逆行脑灌注的停循环操作时，首先要保证大脑充分降温以耐受大脑缺血的时限。通过降温使脑电图无电活动能最大程度地保护大脑皮质，因为由此可降低因脑电活动消耗的 60% 脑代谢。降温产生的脑电活动降低为程度依赖性（图 18.25）[79]，复温时也是随温度增加而呈现电活动增强的模式但变化幅度不一定一致或恢复到基线水平。脑电图无电活动时的实际温度为 11～18℃[80]，因此仅依赖降温会不必要地延长降温时间（以及相应的复温和体外循环时间）。

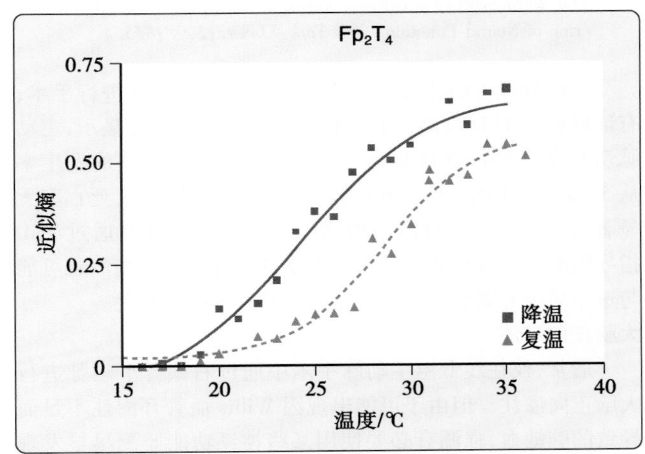

图 18.25 停循环期间降温和复温脑电曲线。计算停循环期间当体温降至 18℃以及随后复温时单通道脑电图的近似熵值。以鼻温为横轴，近似熵为纵轴的曲线清晰显示出脑电活动恢复出现延迟。（*From Levy WJ, Pantin E, Mehta S, et al. Hypothermia and the approximate entropy of the electroencephalogram.* Anesthesiology. *2003; 98: 53-57, with permission of the publisher.*）

BIS 并非监测脑电波无活动的有效手段。因其固有的脑电处理方式使得脑电波幅小于 5μV 时显示 EEG 活动受抑制[81]、波幅小于 2μV 时常提示等电位线[80]，从而出现与实际情况不符的问题。

降温延长 SSEP 波峰出现时间以及峰间潜伏期，并且显著抑制皮质电活动波幅（见图 18.15B）。因此，SSEP 也可用来监测评价降温效果[82]。但与脑电图相比，皮层下 SSEP 反应很少涉及突触活动，当皮层神经元因降温彻底停止电活动时皮层下 SSEP 常未被抑制。当 EEG 无活动时（图 18.26），可用 SSEP 来监测脑缺血。由于依据 EEG 指导降温的临床效果不错[80]，SSEP 监测能否带来益处还不清楚。

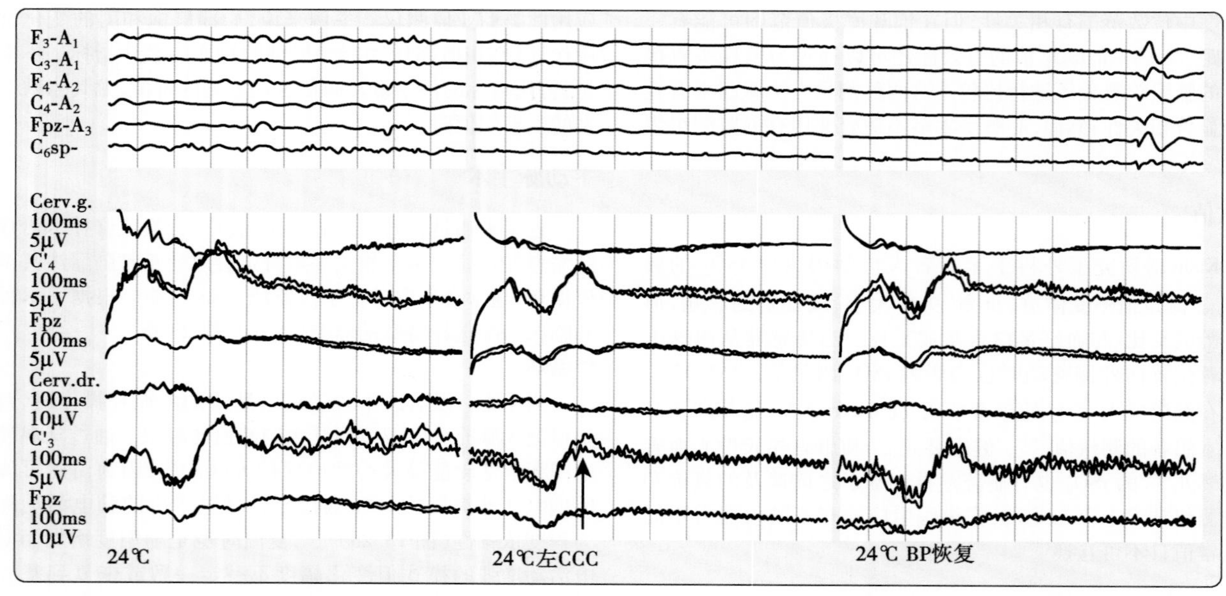

图 18.26 脑电图(EEG)和体感诱发电位(SSEP)在大脑局部低灌注时的比较。上部分曲线代表 24℃低温抑制双侧大脑半球(头皮电极 Fpz、F_3、F_4、C_3 和 C_4)、颈髓电极(C_6sp)和耳垂电极(A_1、A_2 和 A_3)记录的电活动。下部分曲线代表同时出现的双侧大脑半球和双上肢 SSEP 的反应。左颈总动脉钳夹(CCC)时出现箭头指示的左半球 N_{20} 抑制。血压(BP)增加时 N_{20} 波幅恢复。低温抑制的 EEG 不会有这种局部大脑低灌注的表现。Cerv. dr. ,刺激右侧正中神经;Cerv. g. ,刺激左侧正中神经。(*Modified from Guérit JM. Intraoperative monitoring during cardiac surgery. In*:*Nuwer MR*,*ed.* Handbook of Clinical Neurophysiology. *Vol. 8.* Intraoperative Monitoring of Neural Function. *New York*:*Elsevier*;*2008*:*835.*)

一部分行主动脉切开术的患者需在停循环下进行手术,有证据表明 TCD 监测可能有利。一项前瞻性研究显示,主动脉切开修补术中 TCD 监测可将短暂神经功能障碍的发生率从 52%降至 15%,但卒中发生率、住院时间或 30 天死亡率无显著改变。减少短暂神经功能障碍发生率部分是通过 TCD 指导脑灌注导管放置以及调节大脑逆行灌注[83],当然还可能与这个单中心观察性研究涉及的特殊手术技术有关。

大脑正向灌注

通常,仅在浅低温主动脉手术中通过右锁骨下动脉进行大脑正向灌注。但由于可能出现因 Willis 血管环灌注不足而导致的脑缺血,强调有必要使用某些神经功能监测尽早发现这种情况。仅有小部分(25%)患者的 Willis 环血运正常,多数异常情况是由于单一节段血管发育不全(非缺失)但不会导致患者有脑缺血倾向。Papantchev 等[84]解剖了尸体的 Willis 环变异现象,发现 42.4%的标本存在变异,当进行单侧选择性脑灌注时会引起脑血流的显著变化。由于脑灌注不足的区域不能进行常规预测,因此理论上支持使用多通道 EEG 的组合监测。实际上,当监测脑区出现灌注不足时,TCD、NIRS 和 BIS 都能发现指标双侧不对称的现象。而且无论哪种监测方法出现的急性不对称都与开始行右锁骨下动脉的大脑正向灌注有关,提示有必要改变这一外科技术。在使用简便性方面,NIRS 和 BIS 监测与多通道 EEG 和 TCD 技术相比具有优势。术中出现 rSO_2 不对称情况也已经大量病例报告和临床观察证实[85-89]。证明更复杂监测技术临床应用价值的对照研究由于需要大样本量,至今未做且做的可能性不大。

浅低温加大脑正向灌注技术有可能导致患者出现其他神经系统并发症:脊髓缺血。由于大脑得到灌注而身体并无血流,理论上有脊髓神经元功能损害的可能,从而有必要进行 SSEP 监测。采用大脑正向灌注技术的主动脉修补术,临床报告显示术后的脊髓并发症并不常见,说明这一并发症只是理论上存在可能性。Minatoya 等[90]比较了行主动脉弓手术行双侧选择性脑灌注的 3 组患者($N=229$),停循环时的体温分别降至 20、25 和 28℃。研究发现 3 组间脑卒中和短暂神经功能障碍的发生率无显著差异,也未出现术后截瘫。

降主动脉手术

胸部降主动脉手术常采用部分转流技术(左心房至左股动脉),完全停循环,或完全血管内介入技术。如果由于不能进行近端阻断而使用完全停循环技术时,与前面探讨的与停循环有关的问题仍然需要考虑。此外,不管是否进行转流,降主动脉手术有发生脊髓缺血的显著风险,因此有必要进行神经功能监测以便及早诊断和治疗脊髓缺血。共有 3 种监测方法能发现脊髓缺血,包括 $SSEP_S$、MEP_S 和组织氧饱和度,但目前认为后者还处于实验阶段。如前所述,SSEP 通过外周神经和脊髓后柱的传导监测感觉功能,而 MEP 通过脊髓前部传导监测运动功能。供应脊髓血供的血管解剖学提示脊髓前部的血供由发自主动脉的根动脉提供,与椎动脉供血的脊髓后部相比有较大缺血风险。因此建议 MEP 的监测更为适用。然而,当没有 MEP_S 监测设备时,SSEP 监测可用来诊断脊髓缺血和指导治疗。使用 SSEP 监测的研究证实持续 SSEP 缺失与预后不良有显著相关性[91]。研究表明,如果 MEP 和 SSEP 诱发电位均持续消失则强烈预示出现脊髓缺血。如果诱发电位消失持续时间短,$SSEP_S$ 比 MEP_S 出现神经损伤假阳性预测的概率小,进一步说明 $SSEP_S$ 和 MEP_S 监测有同等重要性。其他研究支持优先使用 MEP_S 监测来指导去除或再植肋间动脉[92]。SSEP 监测的另一个优势是其不易受肌松药和麻醉药的影响,因此可术中使用。与之相比,如计划使用 MEP 监测会严重影响麻醉方案的实施。

常规 NIRS 光极和靛氰绿示踪技术可用来监测经椎板的脊髓周围氧饱和度（SsO_2）。这项神经监测技术能证明局部血流的自动调节和二氧化碳反应[93]。将成人经颅组织氧饱和度的光极放置在下胸段胸椎和上段腰椎表面就可监测 SsO_2。无论是开放手术还是介入手术的病例报告和临床研究都表明这些光学技术有一定作用[94-97]。但是，这些技术不能区别脊髓前部和后部缺血，而且由于使用经验不足以致难以确定干预治疗的阈值或推荐这种未被临床验证的技术。

常规冠脉搭桥和瓣膜手术

关于 CPB 中应用的神经功能监测，由麻醉医生单独进行的监测技术和必须由至少一名专业技术人员（如果不是神经科医生或神经生理专家，至少是有丰富经验解读术中指标变化的含义）实施的神经功能监测技术是有区别的。加工 EEG 和 NIRS 属于前者，而多通道脑电图，诱发电位，以及 TCD 超声常归于后者。后一类监测方法花费较高且操作复杂，适用于对患者预后有明确益处者，但通常缺乏相关数据支持。但 NIRS 和加工 EEG 的使用并无严格限制，花费适中，较受临床欢迎。

NIRS 是近年来研究最全面的神经监测技术。对这项技术感兴趣的原因主要是由于其使用简便以及厂商促进使用普及。如前所述，不同设备提取信号时采用不同的专利技术，可能导致相同条件下测得的 rSO_2 数据有差异。因此此类监测的临床干预阈值制定相对随意，导致评价标准主要基于能改善 rSO_2 的数值，而非减少并发症的发生。Deschamps 等依据此标准已经制定了心脏手术的干预流程[98]。具体的阈值仍须前瞻随机对照研究验证。

颈动脉内膜剥脱术联合冠脉搭桥术和瓣膜手术

联合行 CEA 和 CABG 或瓣膜手术患者的神经功能监测需要进行额外的讨论（见第 24 章）。不幸的是，此类特殊人群的监测数据尚不能广泛应用。一篇涵盖了最大数量已发表 CEA 联合 CABG 手术文献的综述，在比较联合手术方案时甚至没有考虑是否使用神经功能监测或不同种类的监测手段[99]。即使是单纯关于 CEA 手术的文献，也缺乏强有力数据支持。一项比较了常规手术和行选择性分流术，以及根据多种神经功能监测结果决定实施分流术的系统评价[100]，仅找到 6 篇随机或准随机对照研究，共包含 1 270 个病例。文章未证明有改善愈后的作用，也未能推荐特殊类型的神经监测方法。一项引用美国外科医师学会（American College of Surgeons）国家外科手术质量改进方案（National Surgical Quality Improvement Program，NSQIP）数据的回顾性研究也得到了类似的结论[101]。

由于没有可靠数据支持行选择性分流术，限制使用特殊的神经功能监测技术就不让人感到意外了。已发表的监测方法的比较：脑氧饱和度和 BIS[102]；SSEPs、MEPs 和脑电图[103]；脑氧饱和度和 16 通道脑电图[104]；脑氧饱和度和 TCD 超声[105]。一篇比较脑氧饱和度与其他监测方法（TCD，脑电图，残端压，SSEPs）的综述指出了脑氧饱和度的应用价值，但也不能明确其干预阈值[106]。BIS 监测用于清醒行 CEA 手术患者使用价值的研究，既有支持[107,108]也有反对[109]的结论。尽管临床上将多通道脑电图作为 CEA 手术的监测金标准，仍有大量证据表明任何神经监测方法，只要应用得当都可使用。

体外膜氧合

体外膜氧合（extracorporeal membrane oxygenation，ECMO）用于心肺功能衰竭患者的支持治疗日渐普及（见 33 章）。这种全面的支持治疗可以完全避开对患者自身的心肺功能的依赖；但尽管 ECMO 流量可以基本满足全身氧需求，心脏通常仍有射血。小量心脏射血进入肺脏，在呼吸衰竭的患者可导致氧合不足。由于这些低氧血液优先灌注无名动脉，因此即使动脉血气（于股动脉或桡动脉内置导管采样）结果正常时右侧大脑半球也可能接受到低氧含量的血液。尽管通过双侧手指脉氧监测能发现右侧低氧合现象，但在 ECMO 过程中的脉搏波常不足以测量脉搏氧饱和度。而脑氧饱和度适用于对此类患者进行长达数天或数周的脑氧合不足监测（单侧）。

麻醉深度

BIS 或其他加工脑电图技术是评价麻醉深度最常用的方法。这些装置能提供临床上有价值的信息。然而，它们的一些本质差异会造成因监测手段而异的结果，术中监测时也就不会出现一致的结论。因此也不应该把由一种监测指标得到的临床转归推广到其他监测设备[110-115]。心脏手术术中知晓的发生率据报道高达 0.2% ~2%，是普通手术的 10 倍[116-119]。3 项关于 BIS 监测对术中知晓影响的随机临床研究，其中行心脏手术（27%、49% 和 36%）或肺移植或联合手术的患者比例较高[116,118,119]。根据相应的研究数据，美国麻醉医师协会发布了术中知晓和脑功能监测指南，建议对包括 BIS 在内的脑功能监测的使用，应该根据每一个患者情况而定，不作为常规监测[120]。

总结

心脏手术相关的神经损伤风险、可能遭受危险的神经系统占比、明确有损伤需要治疗的患者比例有较大差异。对临床并不显著或不确定的改变进行过度积极的治疗可能会引起与预期治疗收益相反的未知风险。必须了解相关的方法学、生理学基础及治疗手段，才能在心脏手术中合理使用适当的监测技术。

（张忱 译，岳云 校）

参考文献

1. Dabrowski W, Rzecki Z, Pilat J, et al. Brain damage in cardiac surgery patients. *Curr Opin Pharmacol*. 2012;12:1.
2. Edmonds HL Jr. Protective effect of neuromonitoring during cardiac surgery. *Ann N Y Acad Sci*. 2005;1053:12.
3. Tsai JY, Pan W, Lemaire SA, et al. Moderate hypothermia during aortic arch surgery is associated with reduced risk of early mortality. *J Thorac Cardiovasc Surg*. 2013;146:662.
4. Ono M, Brady K, Easley RB, et al. Duration and magnitude of blood pressure below cerebral autoregulation threshold during cardiopulmonary bypass is associated with major morbidity and operative mortality. *J Thorac Cardiovasc Surg*. 2014;147:483.
5. Scott JP, Hoffman GM. Near-infrared spectroscopy: exposing the dark (venous) side of the circulation. *Paediatr Anaesth*. 2014;24:74.
6. Theye RA, Patrick RT, Kirklin JW. The electroencephalogram in patients undergoing open intracardiac operations with the aid of extracorporeal circulation. *J Thorac Surg*. 1957;34:709.
7. Blume WT, Sharbrough FW. EEG monitoring during carotid endarterectomy and open heart surgery. In: Niedermeyer E, Lopes Da Silva F, eds. *Electroencephalography*. 4th ed. Philadelphia: Lippincott Williams & Wilkins; 1999:797–808.
8. Hunter GRW, Young GB. Seizures after cardiac surgery. *J Cardiothorac Vasc Anesth*. 2011;25:299.

9. Tatum WO, Dworetzky BA, Schomer DL. Artifact and recording concepts in EEG. *J Clin Neurophysiol.* 2011;28:252.
10. Barnard JP, Bennett C, Voss LJ, Sleigh JW. Can anaesthetists be taught to interpret the effects of general anaesthesia on the electroencephalogram? *Br J Anaesth.* 2007;99:532.
11. Bottros MM, Palanca BJA, Mashour GA, et al. Estimation of the bispectral index by anesthesiologists. *Anesthesiology.* 2011;114:1093.
12. Seneviratne U. Rational manipulation of digital EEG: pearls and pitfalls. *J Clin Neurophysiol.* 2014; 31:507.
13. Edmonds HL Jr. Monitoring during cardiopulmonary bypass. In: Koht A, Sloan TB, Toleikis BR, eds. *Monitoring the Nervous System for Anesthesiologists and Other Health Care Professionals.* New York: Springer; 2012:723–735.
14. Levy WJ. Monitoring of the electroencephalogram during cardiopulmonary bypass: know when to say when. *Anesthesiology.* 1992;76:876.
15. Timofeev I, Contreras D, Steriade M. Synaptic responsiveness of cortical and thalamic neurons during various phases of slow sleep oscillation in cat. *J Physiol (Lond).* 1996;494:265.
16. John ER, Prichep LS. The anesthetic cascade: a theory of how anesthesia suppresses consciousness. *Anesthesiology.* 2005;102:447.
17. Prior PM, Maynard DE, Sheaff PC, et al. Monitoring cerebral function: clinical experience with a new device for continuous recording of electrical activity of the brain. *Br Med J.* 1971;2:215.
18. Werther T, Olischar M, Giordano V, et al. Bispectral index and lower margin amplitude of the amplitude-integrated electroencephalogram in neonates. *Neonatology.* 2015;107:34.
19. Pronk RAF. *EEG Processing in Cardiac Surgery.* Utrecht, Netherlands: Institute of Medical Physics TNO; 1982.
20. Paloheimo M. Quantitative surface electromyography (qEMG): applications in anaesthesiology and critical care. *Acta Anaesthesiol Scand Suppl.* 1990;93:1.
21. Joy RM. Spectral analysis of long EEG samples for comparative purposes. *Neuropharmacology.* 1971;10:471. (abstract).
22. Myers RR, Stockard JJ, Fleming NI, et al. The use of on-line telephonic computer analysis of the EEG in anaesthesia. *Br J Anaesth.* 1973;45:664.
23. Pichylmayr I, Lips U. EEG monitoring in anesthesiology and intensive care. *Neuropsychobiology.* 1983;10:239.
24. Fleming RA, Smith NT. An inexpensive device for analyzing and monitoring the electroencephalogram. *Anesthesiology.* 1979;50:456.
25. Seubert CN, Herman M. Auditory evoked potentials. In: Koht A, Sloan TB, Toleikis JR, eds. *Monitoring the Nervous System for Anesthesiologists and Other Health Care Professionals.* New York: Springer; 2012:47–68.
26. Sloan TB. General anesthesia for monitoring. In: Koht A, Sloan TB, Toleikis JR, eds. *Monitoring the Nervous System for Anesthesiologists and Other Health Care Professionals.* New York: Springer; 2012:319–336.
27. Kraus N, Smith DI, Reed NL. Auditory middle latency responses in children: effects of age and diagnostic category. *Electroencephalogr Clin Neurophysiol.* 1985;62:343.
28. Musialowicz T, Niskanen M, Yppärilä-Wolters H, et al. Auditory-evoked potentials in bispectral index-guided anaesthesia for cardiac surgery. *Eur J Anaesthesiol.* 2007;24:571.
29. Lamas A, López-Herce J, Sancho L, et al. Assessment of the level of sedation in children after cardiac surgery. *Ann Thorac Surg.* 2009;88:144.
30. Struys M, Jensen EW, Smith W, et al. Performance of the ARX-derived auditory evoked potential index as an indicator of anesthetic depth. *Anesthesiology.* 2002;96:803.
31. Bonhomme V, Llabres V, Dewandre P-Y, et al. Combined use of bispectral index and A-Line autoregressive index to assess the anti-nociceptive component of balanced anesthesia during lumbar arthrodesis. *Br J Anaesth.* 2006;93:353.
32. Jameson LC. Transcranial motor evoked potentials. In: Koht A, Sloan TB, Toleikis JR, eds. *Monitoring the Nervous System for Anesthesiologists and Other Health Care Professionals.* New York: Springer; 2012:27–46.
33. Sloan TB, Jameson LC. Surgery on thoracoabdominal aortic aneurysms. In: Koht A, Sloan TB, Toleikis JR, eds. *Monitoring the Nervous System for Anesthesiologists and Other Health Care Professionals.* New York: Springer; 2012:705–722.
34. Chen Z. The effects of isoflurane and propofol on intraoperative neurophysiologic monitoring during spinal surgery. *J Clin Monit Comput.* 2004;18:303–308.
35. Kawanishi Y, Munakata H, Matsumori M, et al. Usefulness of transcranial motor evoked potentials during thoracoabdominal aortic surgery. *Ann Thorac Surg.* 2007;83:456.
36. Sloan TB, Jäntti V. Anesthetic effects on evoked potentials. In: Nuwer MR, ed. *Handbook of Clinical Neurophysiology.* Vol. 8. *Intraoperative Monitoring of Neural Function.* New York: Elsevier; 2008:94–126.
37. Suri MFK, Georgiadis AL, Tariq N, Vazquez G. Estimated prevalence of acoustic cranial windows and intracranial stenosis in the US elderly population: ultrasound screening in adults for intracranial disease study. *Neuroepidemiology.* 2011;34:64.
38. Georgiadis D, Siebler M. Detection of microembolic signals with transcranial Doppler ultrasound. *Front Neurol Neurosci.* 2006;21:194–205.
39. Bismuth J, Garami Z, Anaya-Ayala JE, et al. Transcranial Doppler findings during thoracic endovascular aortic repair. *J Vasc Surg.* 2011;54:364.
40. Zuj KA, Greaves DK, Hughson RL. WISE-2005: reduced cerebral blood flow velocity with nitroglycerin. Comparison with common carotid artery blood flow. *J Gravit Physiol.* 2007;14: P65.
41. Polito A, Ricci Z, Di Chiara L, et al. Cerebral blood flow during cardiopulmonary bypass in pediatric cardiac surgery: the role of transcranial Doppler—a systematic review of the literature. *Cardiovasc Ultrasound.* 2006;4:47.
42. Edmonds HL Jr, Singer I, Sehic A, et al. Multimodality neuromonitoring for neurocardiology. *J Interv Cardiol.* 1998;11:197.
43. McCarthy RJ, McCabe AE, Walker R, Horrocks M. The value of transcranial Doppler in predicting cerebral ischaemia during carotid endarterectomy. *Eur J Vasc Endovasc Surg.* 2001;21: 408.
44. Samra SK, Rajajee V. Monitoring of jugular venous oxygen saturation. In: Koht A, Sloan TB, Toleikis JR, eds. *Monitoring the Nervous System for Anesthesiologists and Other Health Care Professionals.* New York: Springer; 2012:255–277.
45. Chieregato A, Calzolari F, Frasforini G, et al. Normal jugular bulb saturation. *J Neurol Neurosurg Psychiatry.* 2003;74:784.
46. Guo J, Wong EC. Venous oxygenation mapping using velocity-selective excitation and arterial nulling. *Magn Reson Med.* 2012;68:1458.
47. deVries JW, Visser GH, Bakker PFA. Neuromonitoring in defibrillation threshold testing: a comparison between near-infrared spectroscopy and jugular bulb oximetry. *J Clin Monit Comput.* 1997;13:303.
48. Vallet B. Physiologic transfusion triggers. *Best Pract Res Clin Anaesthesiol.* 2007;21:173.
49. Shaaban AM, Harmer M, Kirkham F. Cardiopulmonary bypass temperature and brain function. *Anaesthesia.* 2005;60:365.
50. Diephuis JC, Moons KG, Nierich AN, et al. Jugular bulb desaturation during coronary artery surgery: a comparison of off-pump and on-pump procedures. *Br J Anaesth.* 2005;94:715.
50a. Sørensen H, Rasmussen P, Siebenmann C, et al. Extra-cerebral oxygenation influence on near-infrared-spectroscopy-determined frontal lobe oxygenation in healthy volunteers: a comparison between INVOS-4100 and NIRO-200NX. *Clin Physiol Funct Imag.* 2015;35(3):177–184.
51. Ferrari M, Quaresima V. Near infrared brain and muscle oximetry: from the discovery to current applications. *J Near Infrared Spectrosc.* 2012;20:1.
52. Edmonds HL Jr, Isley MR, Balzer JR. Near-infrared spectroscopy. In: Koht A, Sloan TB, Toleikis JR, eds. *Monitoring the Nervous System for Anesthesiologists and Other Health Care Professionals.* New York: Springer; 2012:219–254.
53. Bickler PE, Feiner JR, Rollins MD. Factors affecting the performance of 5 cerebral oximeters during hypoxia in healthy volunteers. *Anesth Analg.* 2013;117:813.
54. Tripp LD, Warm JS, Matthews G, et al. On tracking the course of cerebral oxygen saturation and pilot performance during gravity-induced loss of consciousness. *Hum Factors.* 2009;5:775.
55. Ritter JC, Green D, Slim H, et al. The role of cerebral oximetry in combination with awake testing in patients undergoing carotid endarterectomy under local anaesthesia. *Eur J Vasc Endovasc Surg.* 2011;41:499.
56. Boas DA, Franceschini MA. Haemoglobin oxygen saturation as a biomarker: the problem and a solution. *Philos Trans A Math Phys Eng Sci.* 2011;369:4407.
57. Zheng F, Sheinberg R, Yee M-S, et al. Cerebral near-infrared spectroscopy monitoring and neurologic outcomes in adult cardiac surgery patients: a systematic review. *Anesth Analg.* 2013;116:198.
58. Ghanayem NS, Wernovsky G, Hoffman GM. Near-infrared spectroscopy as a hemodynamic monitor in critical illness. *Pediatr Crit Care Med.* 2011;12(suppl):S27.
59. Hoffman GM, Brosig CL, Mussatto KA, et al. Perioperative cerebral oxygen saturation in neonates with hypoplastic left heart syndrome and childhood neurodevelopmental outcome. *J Thorac Cardiovasc Surg.* 2013;146:1153.
60. Sørensen H, Rasmussen P, Siebenmann C, et al. Extra-cerebral oxygenation influence on near-infrared-spectroscopy-determined frontal lobe oxygenation in healthy volunteers: a comparison between INVOS-4100 and NIRO-200NX. *Clin Physiol Funct Imaging.* 2015;35:177.
61. Ikeda K, MacLeod DB, Grocott HP, et al. The accuracy of a near-infrared spectroscopy cerebral oximetry device and its potential value for estimating jugular venous oxygen saturation. *Anesth Analg.* 2014;119:1381.
62. Wintermark P, Hansen A, Warfield SK, et al. Near-infrared spectroscopy versus magnetic resonance imaging to study brain perfusion in newborns with hypoxic-ischemic encephalopathy treated with hypothermia. *Neuroimage.* 2014;85:287.
63. MacLeod DB, Ikeda K, Vacchiano C, et al. Development and validation of a cerebral oximeter capable of absolute accuracy. *J Cardiothorac Vasc Anesth.* 2012;26:1007.
64. Kisch-Wedel H, Bernreuter P, Kemming G, et al. Does the estimation of light attenuation in tissue increase the accuracy of reflectance pulse oximetry at low oxygen saturations in vivo? *IEEE Trans Biomed Eng.* 2009;56:2271.
65. Apostolidou I, Morissette G, Sarwar MF, et al. Cerebral oximetry during cardiac surgery: the association between cerebral oxygen saturation and perioperative patient variables. *J Cardiothorac Vasc Anesth.* 2012;26:1015.
66. Racheli N, Ron A, Metzger Y, et al. Non-invasive blood flow measurements using ultrasound modulated diffused light. *Proc SPIE Int Soc Opt Eng.* 2012;8223:82232A.
67. Rosenthal G, Furmanov A, Itshayek E, et al. Assessment of a noninvasive cerebral oxygenation monitor in patients with severe traumatic brain injury. *J Neurosurg.* 2014;120:901.
68. Mutoh T, Ishikawa T, Suzuki A, Yasui N. Continuous cardiac output and near-infrared spectroscopy monitoring to assist in management of symptomatic cerebral vasospasm after subarachnoid hemorrhage. *Neurocrit Care.* 2010;13:331.
69. Shafer R, Brown A, Taylor C. Correlation between cerebral blood flow and oxygen saturation in patients with subarachnoid hemorrhage and traumatic brain injury. *J Neurointerv Surg.* 2011;3:395.
70. Sehic A, Thomas MH. Cerebral oximetry during carotid endarterectomy: signal failure resulting from large frontal sinus defect. *J Cardiothorac Vasc Anesth.* 2000;13:444.
71. Kim MB, Ward DS, Cartwright CR. Estimation of jugular venous O_2 saturation from cerebral oximetry or arterial O_2 saturation during isocapnic hypoxia. *J Clin Monit Comput.* 2000;16:191.
72. Nagdyman N, Ewert P, Peters B, et al. Comparison of different NIRS cerebral oxygenation indices with central venous and jugular oxygenation saturation in children. *Paediatr Anaesth.* 2008;18:160.
73. Yamanaka H, Hayashi Y, Kamibayashi T, Mashimo T. Effect of olprinone, a phosphodiesterase III inhibitor, on balance of cerebral oxygen supply and demand during cardiopulmonary bypass. *J Cardiovasc Pharmacol.* 2011;57:579.
74. Leal-Noval SR, Marín-Caballos A, Padilla V, et al. Invasive and noninvasive assessment of cerebral oxygenation in patients with severe traumatic brain injury. *Intensive Care Med.* 2010;36:1309.
75. Kishi K, Kawaguchi M, Yoshitani K. Influence of patient variables and sensor location on regional cerebral oxygen saturation measured by INVOS 4100 near-infrared spectrometer. *J Neurosurg Anesthesiol.* 2003;15:302.
76. Heringlake M, Garbers C, Käbler J-H, et al. Preoperative cerebral oxygen saturation and clinical outcomes in cardiac surgery. *Anesthesiology.* 2011;114:58.
77. Bernal NP, Hoffman GM, Ghanayem NS, Arca MJ. Cerebral and somatic near-infrared spectroscopy in normal newborns. *J Pediatr Surg.* 2010;45:1306.
78. Kok WF, van Harten AE, Koene BM, et al. A pilot study of cerebral tissue oxygenation and postoperative cognitive dysfunction among patients undergoing coronary artery bypass grafting randomized to surgery with or without cardiopulmonary bypass. *Anaesthesia.* 2014;69:613.
79. Levy WJ, Pantin E, Mehta S, McGarvey M. Hypothermia and the approximate entropy of the electroencephalogram. *Anesthesiology.* 2003;98:53–57.
80. Stecker MM, Cheung AT, Pochettino A, et al. Deep hypothermic circulatory arrest. I. Effects of cooling on electroencephalogram and evoked potentials. *Ann Thorac Surg.* 2001;71:14–21.
81. Rampil IJ. A primer for EEG signal processing in anesthesia. *Anesthesiology.* 1998;89:980–1002.
82. Guérit J-M, Verhelst R, Rubay J, et al. The use of somatosensory evoked potentials to determine the optical degree of hypothermia during circulatory arrest. *J Card Surg.* 1994;9:596.
83. Estrera AL, Garami Z, Miller CC III, et al. Cerebral monitoring with transcranial Doppler ultrasonography improves neurologic outcome during repairs of acute type A aortic dissection. *J Thorac Cardiovasc Surg.* 2005;129:277.
84. Papantchev V, Hristove S, Todorova D, et al. Some variations of the circle of Willis, important for cerebral protection in aortic surgery: a study in Eastern Europeans. *Eur J Cardiothorac Surg.* 2007;31(27):982.
85. Agostini M, Di Gregorio V, Bertora M, et al. Near-infrared spectroscopy-detected cerebral ischemia resolved by cannulation of an axillo-femoral graft during surgical repair of type A aortic dissection. *Heart Surg Forum.* 2012;15:E221.
86. Harrer M, Waldenberger FR, Weiss G, et al. Aortic arch surgery using bilateral antegrade selective cerebral perfusion in combination with near-infrared spectroscopy. *Eur J Cardiothorac Surg.* 2010;38:51.
87. Orihashi K, Sueda T, Okada K, Imai K. Malposition of selective cerebral perfusion catheter is not a rare event. *Eur J Cardiothorac Surg.* 2005;27:644.
88. Merkkola P, Tulla H, Ronkainen A, et al. Incomplete circle of Willis and right axillary artery perfusion. *Ann Thorac Surg.* 2006;82:74.
89. Senanayake E, Komber M, Nassef A, et al. Near-infrared spectroscopy monitoring with antegrade cerebral perfusion during aortic surgery. *J Card Surg.* 2012;27:211.
90. Minatoya K, Ogino H, Matsuda H, et al. Evolving selective cerebral perfusion for aortic arch replacement: high flow rate with moderate hypothermic circulatory arrest. *Ann Thorac Surg.* 2008;86(6):1827–1831.
91. Becker DA, McGarvey ML, Rojvirat C, et al. Predictors of outcome in patients with spinal cord ischemia after open aortic repair. *Neurocrit Care.* 2013;70–74.
92. Etz CD, van Aspern K, Gudehus S, et al. Near-infrared spectroscopy monitoring of the collateral network prior to, during, and after thoracoabdominal aortic repair: a pilot study. *Eur J Vasc Endovasc Surg.* 2013;46:651.
93. Amiri AR, Lee CH, Leung TS, et al. Intraoperative assessment of human spinal cord perfusion using near infrared spectroscopy with indocyanine green tracer technique. *Spine J.* 2013;13:1818.
94. Badner NH, Nicolaou G, Clarke CFM, Forbes TL. Use of spinal near-infrared spectroscopy for monitoring spinal cord perfusion during endovascular thoracic aortic repairs. *J Cardiothorac Vasc Anesth.* 2011;25:316.
95. Moerman A, Van Herzeele I, Vanpeteghem C, et al. Near-infrared spectroscopy for monitoring spinal cord ischemia during hybrid thoracoabdominal aortic aneurysm repair. *J Endovasc Ther.* 2011;18:91.
96. Demir A, Erdemli Ö, Ünal U, Taşoğlu I. Near-infrared spectroscopy monitoring of the spinal cord during type B aortic dissection surgery. *J Card Surg.* 2013;28:291.
97. Edmonds HL Jr. Standard of care status for cardiac surgery central nervous system monitoring.

J Cardiothorac Vasc Anesth. 2010;24:541.
98. Deschamps A, Lambert J, Cuture P, et al. Reversal of decreases in cerebral saturation in high-risk cardiac surgery. *J Cardiothorac Vasc Anesth*. 2013;27:1260.
99. Venkatachalam S, Gray BH, Shishehbor MH. Open and endovascular management of concomitant severe carotid and coronary artery disease: tabular review of the literature. *Ann Vasc Surg*. 2012;26(1):125–140.
100. Chongruksut W1, Vaniyapong T, Rerkasem K. Routine or selective carotid artery shunting for carotid endarterectomy (and different methods of monitoring in selective shunting). *Cochrane Database Syst Rev*. 2014;(6):CD000190.
101. Bennet KM, Scarborough JE, Shortell CK. Predictors of 30-day postoperative stroke or death after carotid endarterectomy using the 2012 carotid endarterectomy-targeted American College of Surgeons National Surgical Quality Improvement Program database. *J Vasc Surg*. 2015;61:103–111.
102. Perez W, Dukatz C, El-Dalati S, et al. Cerebral oxygenation and processed EEG response to clamping and shunting during carotid endarterectomy under general anesthesia. *J Clin Monit Comput*. 2015;29:713.
103. Wuamett JC, Lantis JC 2nd, Ulkatan S, et al. Outcomes of combined somatosensory evoked potential, motor evoked potential, and electroencephalography monitoring during carotid endarterectomy. *Ann Vasc Surg*. 2014;28(3):665–672.
104. Mauermann WJ, Crepeau AZ, Pulido JN, et al. Comparison of electroencephalography and cerebral oximetry to determine the need for in-line arterial shunting in patients undergoing carotid endarterectomy. *J Cardiothorac Vasc Anesth*. 2013;27(6):1253–1259.
105. Ali AM, Green D, Zayed H, et al. Cerebral monitoring in patients undergoing carotid endarterectomy using a triple assessment technique. *Interact Cardiovasc Thorac Surg*. 2011;12(3):454–457.
106. Pennekamp CWA, Bots ML, Kappelle LJ, et al. The value of near infrared spectroscopy measured cerebral oximetry duiring carotid endarterectomy in perioperative stroke prevention: a review. *Eur J Vasc Endovasc Surg*. 2009;38:539–544.
107. Estruch-Perez MJ, Ausina-Aguilar A, Barbera-Alacreu M, et al. Bispectral index changes in carotid surgery. *Ann Vasc Surg*. 2010;24:393–399.
108. Estruch-Perez MJ, Barbera-Alacreu M, Ausina-Aguilar A, et al. Bispectral index variations in patients with neurological deficits during awake carotid endarterectomy. *Eur J Anaesthesiol*. 2010;27:359–363.
109. Deogaonkar A, Vivar R, Bullock RE, et al. Bispectral index monitoring may not reliably indicate cerebral ischaemia during awake carotid endarterectomy. *Br J Anaesth*. 2005;94:800–804.
110. Rampil I. EEG processing and the bispectral index. *Anesthesiology*. 1998;89:815.
111. Hoymork SC, Hval K, Jensen EW, et al. Can the cerebral state monitor replace the bispectral index in monitoring hypnotic effect during propofol/remifentanil anaesthesia? *Acta Anaesthesiol Scand*. 2007;51:210.
112. Russell IF. The Narcotrend "depth of anaesthesia" monitor cannot reliably detect consciousness during general anaesthesia: an investigation using the isolated forearm technique. *Br J Anaesth*. 2006;96:346.
113. Drover D, Ortega H. Patient state index. *Best Pract Res Clin Anaesthesiol*. 2006;20:121.
114. Viertiö-Oja H, Maja V, Särkelä M, et al. Description of the Entropy™ algorithm as applied in the Datex-Omeda S/5™ Entropy module. *Acta Anaesthesiol Scand*. 2004;48:154.
115. Wong CA, Fragen RJ, Fitzgerald P, McCarthy RJ. A comparison of the SNAP II and BIS XP indices during sevoflurane and nitrous oxide anaesthesia at 1 and 1.5 MAC and at awakening. *Br J Anaesth*. 2006;97:181.
116. Avidan MS, Jacobsohn E, Glick D, et al. Prevention of intraoperative awareness in a high-risk surgical population. *N Engl J Med*. 2011;365:591–600.
117. Serfontein L. Awareness in cardiac anesthesia. *Curr Opin Anaesthesiol*. 2010;23:103–108.
118. Dowd NP, Cheng DC, Karski JM, et al. Intraoperative awareness in fast-track cardiac anesthesia. *Anesthesiology*. 1998;89:1068–1073.
119. Avidan MS, Zhang L, Burnside BA, et al. Anesthesia awareness and the bispectral index. *N Engl J Med*. 2008;358:1097–1108.
120. Practice advisory for intraoperative awareness and brain function monitoring: a report by the American Society of Anesthesiologists Task Force on Intraoperative Awareness. *Anesthesiology*. 2006;104:847–864.

凝血监测

LINDA SHORE-LESSERSON, MD | LIZA J. ENRIQUEZ, MD | NATHAEN WEITZEL, MD

要 点

1. 激活凝血时间(activated coagulation time, ACT)是监测肝素抗凝效果的指标,低温和血液稀释可使ACT延长,而血小板激活或血小板疾病可使ACT缩短。
2. 肝素耐药可以为先天性或获得性。近期使用过肝素的患者易发生肝素耐药,可能因为抗凝血酶Ⅲ(antithrombin Ⅲ, AT Ⅲ)缺乏、血小板被激活或外源性凝血途径被激活。
3. 肝素诱导血小板减少症是由肝素-血小板4因子复合物介导的异常免疫反应,是血栓前疾病状态,有时伴有明显的血栓栓塞。
4. 鱼精蛋白中和肝素可导致"鱼精蛋白反应",表现为血管舒张性低血压、过敏反应和肺动脉高压危象(分别为Ⅰ、Ⅱ、Ⅲ型鱼精蛋白反应)。
5. 在输血浆前,明确肝素的抗凝作用是否已被中和非常重要,通常用肝素酶中和试验或鱼精蛋白中和试验来验证。
6. 现在有多种床旁(point-of-care, POC)检测技术用于指导输血,可监测凝血因子活性(标准化比值、激活部分凝血酶时间等)和血小板功能。
7. 如不进行抗纤溶治疗,体外循环后常发生纤溶亢进。
8. 肝素禁忌证患者可使用新型凝血酶抑制剂抗凝治疗,蝰蛇毒凝血时间或校正的ACT可监测其抗凝效果。比伐卢定和水蛭素是心脏外科手术最常用的凝血酶抑制剂。
9. 血小板功能异常是体外循环后出血的最常见原因,床旁检测技术能够检测血小板的某些特定功能。
10. 应用标准或床旁检测设备测定血小板抑制程度可以减少冠脉介入术后缺血事件的发生。然而,服用抗血小板药物患者心脏手术后出血风险会增高。

凝血监测在心脏手术中至关重要。若不能有效防止血液在体外循环管路内发生凝集体外循环技术将无法实施。20世纪早期,人们发现肝素具有抗凝作用。直到现在,肝素仍是体外循环(cardiopulmonary bypass, CPB)中最常用的抗凝药物。虽然有多种药物和方法可中和肝素,最常用的是鱼精蛋白。

由于血液与体外循环管路接触,CPB可引起"全身炎症反应",包括白细胞激活、炎症介质释放、自由基形成、补体激活、缓激肽释放、血小板激活和凝血-纤溶级联反应激活。通过复杂的相互作用最终导致凝血异常,表现为微循环血栓形成、血小板功能障碍和纤溶亢进[1,2]。CPB期间发生的凝血扰乱是CPB后凝血功能障碍的主要原因。

由于对抗凝监测的迫切需要,心脏外科成为评价和使用凝血监测的主要领域。快速、准确识别凝血异常的临床需求极大地促进了床旁检测技术的发展,床旁检测是可以在床旁或手术室内操作的技术。对心脏手术患者而言,能及时、有效诊断并指导治疗具体的凝血功能异常是凝血监测的主要目的。本章首先讨论正常凝血机制及CPB对其影响,然后讨论现有的凝血系统的实验室检测技术和床旁检测技术。止血概述、输血治疗以及CPB后凝血功能障碍和异常出血将在第34和35章详细讨论。

止血

止血是机体对血管损伤的正常反应,涉及体内多系统复杂的相互作用,目的是帮助修复损伤的血管内皮,防止过度失血。止血包括3个主要部分:血管内皮、血小板(初期止血)和凝血级联反应糖蛋白(二期止血)。纤维蛋白溶解是对血块形成的正常生理反应,保证凝血局限于受损伤的血管部位(见第35章)。

体外循环的抗凝

在开始CPB前血液必须充分抗凝。理想的抗凝剂应方便使用、快速起效、可滴定、可预测、可床旁监测和中和。肝素具有起效快,便于监测和中和的特点,仍是CPB最常用的抗凝剂。

肝素是AT Ⅲ的激动剂,促进AT Ⅲ和凝血酶的结合[3-5]。若AT Ⅲ缺乏,则肝素无法发挥抗凝效果。足够的AT Ⅲ活性对于需要肝素化的心脏手术十分必要[6-9]。

肝素效果的监测

由于缺乏简单易行的床旁监测技术来监测肝素的抗凝效果,在几十年的时间里,心脏手术中肝素的应用是凭经验给予首次剂量和间断追加维持量。目前已有很多方法来监测CPB手术的肝素抗凝,包括测定肝素抗凝效果的功能性检测,或定量分析循环中肝素水平。

监测肝素效果的第一种方法是全血凝固时间(whole blood-clotting time, WBCT)或Lee-White WBCT[10]。该方法是将全血置于玻璃试管中,在37℃环境下手动倾斜试管,直至血液完全凝固。这种方法需要专人全神贯注观察30分钟,过于耗费人力。虽然试管的玻璃可以激活FⅫ,但心脏手术中使用的肝素剂量能明显延长WBCT,因此,WBCT不适用于心脏手术[11]。为了加速凝血过程,方便临床使用,在试管中加入激动剂,即产生了激活凝血时间(ACT)[12]。

激活凝血时间

1966年Hattersley首次提出ACT,自那时起ACT一直广泛用于心脏外科手术中监测肝素的抗凝效果[13]。把全血加入含有硅藻土或白陶土的试管中,通过接触激活方式,激活内源性凝血途径。ACT可以手工检测,检测结果是记录从操作者把全血注入试管至试管壁产生血块的时间。目前更常用的是自动检测的ACT仪,有Hemochron(International Technidyne Corp,Edison,NJ)和ACT Plus(Medtronic Perfusion Services,Minneaplis,MN)。在自动ACT检测中,试管需在设备内加温至37℃然后再加入血液。Hemochron的原理是将2ml全血加入含有硅藻土和小铁棒的试管并旋转,血块形成前,小铁棒在试管的底部滚动,当形成血块时,小铁棒不能自由滚动,会脱离磁场探测器,仪器会发出信号,检测结束,得到凝血时间。ACT正常范围为80~120秒。Hemochron系统也可以使用高岭土作为激动剂,采用相似的方法进行监测(图19.1)。

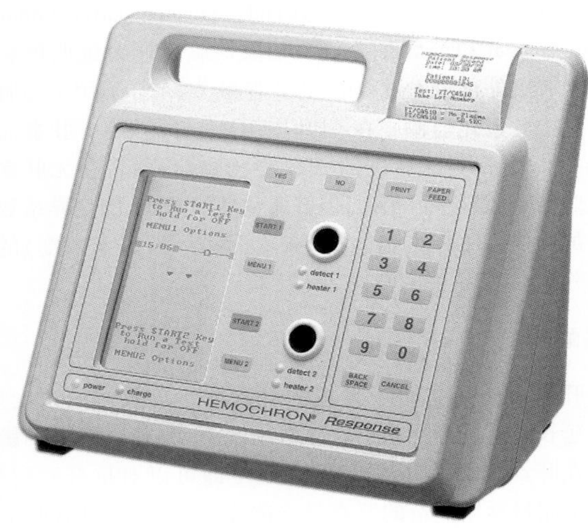

图19.1 Hemochron Response(Accriva Diagnostics/International Technidyne Corp,Edison,NJ)是运用Hemochron技术测量凝血时间的双通道床旁检测仪。它可以通过软件对数据进行计算、分析和贮存。(*Courtesy International Technidyne,Edison,NJ.*)

ACT Plus(原Hemotec ACT)装置是一个置于加热装置内的含高岭土的双室测试盒。往两个室内分别加入0.4ml全血,菊花形的活塞在室内上下活动。当血凝块形成时活塞下降的速度减慢,通过图像-光学系统检测到后,仪器发出信号,检测结束,得到ACT。许多研究发现,在低浓度肝素时,Hemochron和Hemotec测得的ACT有显著差异[14]。由于肝素浓度、激活剂浓度及测量技术的不同,两种方法测得的ACT不能互换。在成人给予肝素300U/kg进行体外循环,虽然Hemochron测量的ACT在两个时间点较Hemotec明显延长,但是两者在所有时间点测得的ACT均达到转机的标准[15](图19.2)。

由于小儿肝素代谢速度快,这种差异更为明显(图19.3)。低温CPB期间,与ACT Plus比较,Hemochron测得的ACT延长,可能与需要加温至37℃的血样量较多(2ml与0.4ml)有关[15]。

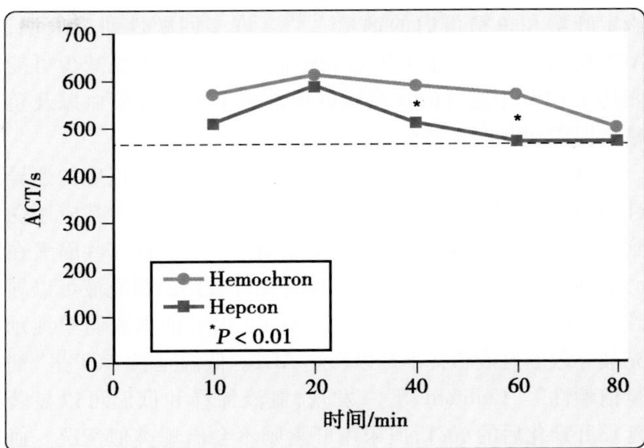

图19.2 20例成人患者CPB中5个时间点Hemochron(International Technidyne Corp.,Edison,NJ;圆圈)和Hemotec(Hepcon,Medtronic Perfusion Services,Minneapolis,MN;方块)测量的ACT的比较。在40min和60min时,Hemochron测得ACT显著延长。(*From Horkay F,Martin P,Rajah SM,Walker DR. Response to heparinization in adults and children undergoing cardiac operations.* Ann Thorac Surg. *1992;53:822-826,by permission of The Society of Thoracic Surgeons.*)

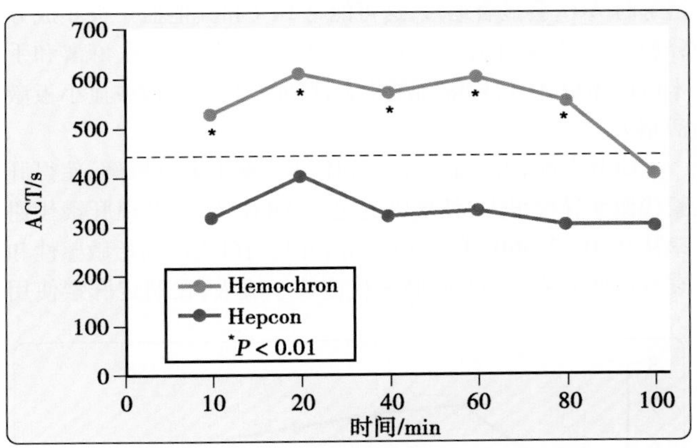

图19.3 22例小儿患者CPB过程中6个时间点Hemochron(International Technidyne Corp.,Edison,NJ;绿色圆圈)和Hemotec(Hepcon,Medtronic Perfusion Services,Minneapolis,MN;紫色圆圈)测量的ACT的比较。在5个时间点,Hemochron测得ACT显著延长。(*From Horkay F,Martin P,Rajah SM,Walker DR. Response to heparinization in adults and children undergoing cardiac operations.* Ann Thorac Surg. *1992;53:822-826,by permission of The Society of Thoracic Surgeons.*)

另一项有关肝素监测和ACT分析的研究表明,这两种最常用的ACT仪具有相关性,虽然其中一个有明显的偏差[16]。还有一项观察性研究发现通过抗FXa血浆活性测定肝素浓度时,许多ACT与血浆肝素浓度相关性差[17]。Patteril及其同事[18]发现,当用新的ACT仪进行监测时,尽管给了更多的肝素来维持ACT≥480s,但新仪器测得的ACT比之前的偏低(557s vs 618s)。

在血样中加入肝素酶可监测校正的ACT,从而了解在CPB过程中消除肝素的抗凝作用后患者本身的凝血状况。通过比较加入肝素酶前后ACT的变化,可以迅速评估CPB后循环中是否残留肝素或肝素样物质[19]。

随着ACT监测应用于心脏外科,临床医生可以更精确地滴定肝素和鱼精蛋白的剂量[12,20]。许多回顾性研究表明，ACT 监测可以减少手术失血和输血[21]。术后出血减少可能归功于 CPB 中充分的抗凝更好地抑制了微血管凝血以及鱼精蛋白中和肝素监测水平的提高[22]。

ACT 监测肝素抗凝也有其缺点，如 ACT 具有极度的变异性，并且与血浆肝素水平缺乏相关性(图 19.4)，使其应用受到质疑。研究表明许多因素可以影响 ACT，并且这些因素在心脏外科手术中很常见。例如体外循环管路的预充液可以导致血液稀释，理论上可能会延长 ACT。但有证据表明单纯预充液导致的血液稀释不足以影响 ACT。低温延长 ACT 呈“剂量依赖性”。Culliford 等[23]发现，血液稀释和低温可以显著延长肝素化后的 ACT，但未用肝素则不会出现类似情况。血小板对 ACT 的影响更不确定，轻至中度血小板减少不会影响 ACT，但当血小板计数低于(30~50)×10^9/L 时，ACT 可能会延长[24]。患者若服用血小板抑制剂，如前列环素、阿司匹林或血小板膜受体拮抗剂，与未服用的患者相比肝素化后 ACT 会延长[25]。但这种延长不能单用血小板第 4 因子(platelet factor 4，PF4)(可中和肝素)水平下降来解释，因为使用其他不被 PF4 中和的抗凝药物时，这种情况也会发生。然而，血小板溶解时 ACT 会显著缩短，这可能与 PF4 和其他血小板膜成分释放、中和肝素有关[26]。Gravlee 及其同事[27]发现，麻醉和手术可以缩短 ACT，形成高凝状态，可能与促凝反应或血小板激活相关。

CPB 期间，由于血液稀释和低温影响肝素的降解，使得肝素代谢变异性很大，且难以测定。Mabry 等[28]发现肝素代谢率从 0.01~3.86IU/kg/min 不等，并且与肝素的初始敏感性和衰减速度无关。小儿的肝素代谢快于成人，在制定肝素使用方案时应注意其药物分布容积大、清除快、半衰期短等特点。在监测小儿肝素抗凝效果时，应延长最小 ACT 或者增加其他监测方法。图 19.2 所示的 Hemochron 和 Hemotec 所测得 ACT 的差异在小儿更为明显(见图 19.3)。因此，有学者建议先天性心脏病患儿在手术期间应同时监测 ACT 和肝素血药浓度，从而保证良好的抗凝效果[29-30]。

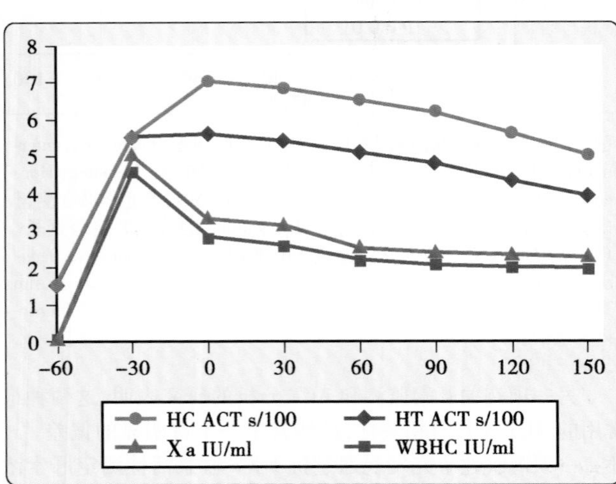

图 19.4 在基线(-60min)、肝素化(-30min)及 CPB 中 6 个时间点监测抗凝效果。提示抗 FXa(Xa；三角)活性与全血肝素浓度(WBHC；方块)密切相关，而后者与 Hemochron(International Technidyne Corp.，Edison，NJ)测得的 ACT(HC ACT；圆圈)及 Hemotec(Medtronic Perfusion Services，Minneapolis，MN)测得的 ACT(HT ACT；菱形)的变化均缺乏相关性。(*Modified from Despotis GJ, Summerfield AL, Joist JH. Comparison of activated coagulation time and whole blood heparin measurements with laboratory plasma anti-Xa heparin concentration in patients having cardiac operations.* J Thorac Cardiovasc Surg. *1994;108:1076-1082.*)

Cascade Point-of-Care 系统

Cascade 床旁检测仪(Helena，Beaumont，Tex；原先的 Rapid Point Coagulation Analyzer Bayer Diagnostics，Tarrytown，NY)采用完全不同的技术监测肝素的抗凝效果。它包含一次性测试卡片，卡片内有硅藻土激动剂。这种新型的 ACT 监测方法叫作肝素治疗剂量监测(herparin management test，HMT)。卡片内含有顺磁性氧化铁颗粒，受仪器内摆动磁场的作用而移动。当血液凝固时，氧化铁颗粒的运动减少，仪器发出信号，检测结束，得到 ACT。该装置可以监测凝血酶原时间(prothrombin time，PT)和活化部分凝血活酶时间(activated partial thromboplastin time，aPTT)，详细介绍见后文。临床研究证明该装置适用于心脏外科手术过程中 ACT 监测[31,32]，亦适用于心脏介入治疗中肝素化监测。在 CPB 中 HMT 与抗 FXa 肝素活性的相关性较好，且比标准的 ACT 更为稳定，两者在无肝素时基线监测的变异系数相似，但肝素化期间 HMT 的变异系数是 ACT 的 3 倍。HMT 与血浆抗 FXa 肝素活性(肝素浓度)的一致性并未在 CPB 手术中得到广泛验证[33]。

肝素耐药

肝素耐药是指给予足量的肝素并达有效血药浓度后，ACT 延长未达到预期水平。多数情况下，尤其当肝素不敏感或存在肝素抑制剂时，增加肝素用量即可以对抗肝素耐药。若给予超过预期剂量的肝素最终能充分延长凝血时间，应该称之为肝素快速耐药或者“肝素反应性改变”。人们普遍接受的，心脏手术 CPB 过程中 ACT 的最小安全值为 300~400s，实际上是基于较少的临床研究和相对匮乏的科学数据得出的。肝素耐药患者若 ACT 不能达到该水平，可能发生微循环消耗性凝血或 CPB 管路内凝血。Yong 等[34]在恒河猴试验中发现，如果 ACT 低于 400s 将会发生纤维蛋白单体增加和血小板、纤维蛋白原消耗。然而，Metz 和 Keats[35]报道 51 例 ACT 低于 400s 的患者进行 CPB 没有发现血栓形成和出血增多。在猪的模型中，ACT 维持在 250~300s 组与维持 ACT>450s 组相比，未发现凝血因子过度消耗、纤维蛋白单体形成增加和氧合功能下降[36]。

肝素耐药的原因有很多[37]，脓毒血症、肝脏疾病和药物因素是其中一部分[38,39](表 19.1)。许多研究者发现术前使用肝素会导致 AT Ⅲ水平下降[40]，其他人则未发现[41]。Esposito 等[42]监测术前使用肝素注射患者的凝血因子水平，发现与术前未使用肝素的患者相比，较低的基础 ACT 是预测肝素耐药的唯一危险因素。

当使用 ACT 监测抗凝效果时，术前肝素治疗的患者通常术中需要更大剂量的肝素才达到预期的 ACT。这种“肝素耐

表 19.1 易发生肝素耐药的疾病

疾病或状态	说明
新生儿	6 个月内者 AT Ⅲ水平下降
静脉血栓形成	FⅧ水平可能增加肝素清除率加快
肺栓塞	肝素清除率加快
先天性 AT Ⅲ缺乏	AT Ⅲ浓度为正常值的 40%~60%
Ⅰ型	AT Ⅲ合成减少
Ⅱ型	AT Ⅲ分子缺陷
获得性 AT Ⅲ缺乏	ATⅢ浓度<正常值的 25%
先兆子痫	正常受孕时 AT Ⅲ未改变
肝硬化	蛋白质合成减少
肾病综合征	尿中 AT Ⅲ排除增加
DIC	AT Ⅲ消耗增加
既往肝素治疗	AT Ⅲ清除加快,其浓度仅为正常值的 85%
雌激素治疗	肝素化后甘油三酯水解酶的活性降低
细胞毒药物治疗(左旋天门冬酰胺酶)	蛋白质合成减少

药”可能与 AT Ⅲ水平下降或活性降低有关[39,42-45]。其他可能原因包括 FⅧ活性增强和血小板功能异常,降低了 ACT 对肝素的反应。Levy 等[45]发现体外添加 AT Ⅲ可以增强 ACT 对肝素的反应。Lemmer 和 Despotis[44]证明通过 ACT 发现的肝素耐药与术前 AT Ⅲ水平无关。由于理想的 ACT 和监测技术仍未明确,因此,这些患者在 CPB 中肝素用量增加的原因未明。Nicholson 等[46]证明 ACT 和 AT Ⅲ浓度在 CPB 中并不平行相关,认为 AT Ⅲ缺乏并不是 CPB 中肝素耐药的唯一原因。在该项研究中,较低的 ACT(<480s)没有出现不良结局。

AT Ⅲ浓缩物是人血制品经热处理提取或经重组的方式获得,可用于 AT Ⅲ缺乏的患者(框 19.1)。当肝素耐药患者使用 AT Ⅲ时,体外和体内试验均表明能提高 ACT 对肝素的反应性(ACT 延长)。在一项多中心、随机对照研究中,试验组患者输注 75IU/kg 重组 AT Ⅲ,结果与对照组相比试验组需要较少的新鲜冰冻血浆即能延长 ACT,且 CPB 中凝血激活较少[47]。但使用 AT Ⅲ浓缩物的患者有出血增多的趋势,这可能与 AT Ⅲ的使用剂量相关,仍需要进一步研究[48,49]。

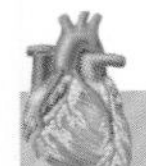

框 19.1 肝素耐药

- 小儿肝素耐药主要是由于 AT Ⅲ缺乏
- 成人心脏手术患者肝素耐药是多因素的
- 继发性肝素耐药患者所需的 ACT 临界值仍未确定
- 肝素耐药可能预示发生肝素诱导血小板减少症

肝素诱导血小板减少症

肝素诱导血小板减少症(heparin-induced thrombocytopenia,HIT)是一种危及生命的疾病,发生于使用普通肝素(unfractionated heparin,UFH)后,低分子量肝素(low-molecular-weight heparin,LMWH)很少发生。0.2%~5%的患者使用肝素后会发生 HIT,有报道心脏外科手术患者 HIT 的发生率高达 15%~20%。HIT 常发生在肝素治疗后 5~14 天,由肝素-PF4 复合物与抗体结合所介导。该复合物可与血小板结合,激活血小板并导致血小板减少。免疫介导的内皮细胞损伤和补体激活可导致血小板黏附、聚集和血小板血栓(白色血栓)形成。在 HIT 患者中,约 20% 发生血栓相关并发症,死亡率高达 40%。

HIT 的诊断需要临床证据(血小板减少和血栓形成)和实验室检查相结合。实验室检查包括功能检测和抗体检测。功能检测包括血清素释放试验(serotonin release assay,SRA)和肝素诱导血小板激活(heparin-induced platelet activation,HIPA)试验。这两种试验是将健康献血者的血小板用患者的血清孵育,目的是检测肝素依赖性抗体。SRA 的主要优势是敏感性和特异高,但该检测方法对技术水平要求较高,不能广泛应用。HIPA 试验的特异性高,但是敏感性较低。最常用的抗体检测是酶联免疫吸附试验,可检测与肝素-PF4 复合物相结合的免疫球蛋白 G(immunoglobulin G,IgG)、IgM 或 IgA。虽然该检测的特异度不如 SRA,但已应用于临床。正在开发的杂交试验可以克服以上试验的缺点。Warkentin 和 Heddle 提出一种可以帮助诊断 HIT 的评分系统,叫作“4Ts”[50]。该系统根据临床表现和一些辅助指标来评估 HIT 的可能性,包括:血小板减少、血小板计数衰减时间、血栓形成和一些其他可能导致血小板减少的原因。与实验室检查联合使用,该评分系统对 HIT 的预测能力最高[50,51](表 19.2)。

HIT 的风险和疾病发展过程仍不清楚,因为有时停用肝素数周后仍无法检测出与 HIT 相关的抗体。而且,再次使用肝素时,并不一定再次出现 HIT 的临床症状,甚至有时症状可以消失。许多患者尽管实验结果阳性,但并不发生血栓和弥散性血管内凝血(disseminated intravascular coagulation,DIC)。术前使用肝素治疗的患者若术中发生肝素耐药,应考虑发生 HIT 的可能。

HIT 的治疗方法很少。若情况允许可停用肝素数周,待抗体消失后可再肝素化行 CPB,并且无并发症发生[52-55]。若之前使用牛肺肝素,也可选择另一种组织来源的肝素。某些类型的 LMWH 可用于 HIT 患者,但应做体外试验来明确该类 LMWH 是否会激活患者的血小板。有报道联合使用肝素和血小板抑制剂,如前列环素、伊洛前列素、阿司匹林或潘生丁,可以达到较好的效果。替罗非班和 UFH 联合应用也有报道。血浆置换可能会降低抗体的水平。使用凝血酶抑制剂如阿加曲班、水蛭素或比伐卢定可替代肝素,已成为 HIT 患者的标准抗凝方法(框 19.2)。对患有 HIT 而必须实施 CPB 手术的患者,使用比伐卢定进行 CPB 已有多中心临床研究[56]。美国胸科医师学会颁布的基于循证医学证据的实践指南支持需紧急实施心脏手术的急性或亚急性 HIT 患者应用比伐卢定[55]。CPB 期间对凝血酶抑制剂效果的监测将在本章的后文中讨论。

表 19.2 HIT 预测评分系统:4Ts

4Ts	2 分	1 分	0 分
血小板减少	血小板数降低>50%或其最低值≥$20×10^9/L$[a]	血小板数降低 30%~50%或其最低值为($10~19$)$×10^9/L$	血小板数降低<30%或其最低值<$10×10^9/L$
血小板减少出现的时间	明确在用肝素后 5~10 天;或过去 30 天内接受肝素治疗,再次用肝素≤1 天[b]	用肝素后 5~10 天,但不确定;或用肝素后>10 天[c];或过去 30~100 天内接受肝素治疗,再次用肝素≤1 天	用肝素后≤4 天且近期无应用肝素史
血栓形成或其他后遗症	新发血栓形成(确诊);皮肤坏死[d];静脉肝素注射后出现急性全身反应	进展性或复发性血栓形成[e];非坏死性皮肤损害(红斑)[d];可疑血栓形成(未证实)[f]	无血栓形成
其他导致血小板减少的因素	无明显原因	有可能的原因[c]	有明确的原因[c]

[a]Greifswald,德国(GW):血小板计数减少>50%,或其最小值为($20~100$)$×10^9/L$;Hamilton,加拿大(非 GW):由于外科手术导致血小板计数减少>50%,记 1 分而不是 2 分。

[b]GW:5~14 天出现 HIT(非 5~10 天);1 天内出现血小板数目减少(近 100 天内使用肝素)。

[c]GW:14 天后出现 HIT。

[d]肝素注射部位皮肤损伤。

[e]进展性指客观上证实血栓面积增加(通常使用超声发现深静脉血栓延长);复发性指在以前受累的部位出现新的血小板血栓(通常,曾经发生肺栓塞的病人新的血流灌注较差)。

[f]在 GW,可疑血栓形成(未证实)不能作为一项标准。研究人员可决定进一步明确是否存在导致血小板减少的其他原因。

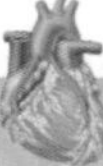

框 19.2 肝素诱导血小板减少

- 免疫反应由肝素-PF4 复合物产生的抗体介导
- 同一患者,HIT 也会有不同临床表现
- HIT 患者血栓形成的可能性为 30%
- 血栓形成死亡率高达 50%

肝素敏感性测定

即使不存在肝素耐药,患者对单次静脉注射肝素的反应性存在很大差异[57]。此差异源于内源性肝素结合蛋白(外连蛋白和 PF4)浓度不同。无论测肝素浓度或 ACT 均无法避免该差异,测 ACT 时尤为显著。由于肝素反应性存在巨大个体差异,且可能发生肝素耐药,因此心脏手术患者监测肝素抗凝效果尤为重要。Bull 等[58]证明给予 200IU/kg 肝素后 ACT 范围相差可达 3 倍,肝素衰减率也存在相似差异,因此建议根据患者个体化的剂量反应曲线来决定最佳肝素剂量。这即是肝素剂量反应(heparin dose-response,HDR)检测的理论基础。

HDR 曲线可根据基础 ACT 和体内或体外给予一定剂量肝素后的 ACT 变化手工绘制。据此推断出为达到目标 ACT 所需追加的肝素剂量。当得到患者对某剂量肝素的实际 ACT 后,可以根据目标 ACT 和实际 ACT 的均值计算出需要追加的肝素剂量(图 19.5)。Bull 等[58]第一次提出这种方法,并成为 Hemochron 和 Hemotec 设备的自动剂量反应系统的专利技术。Hemochron RxDx(International Technidyne Corp,Edison,NJ)系统使用肝素反应性测试方法,该方法是使用已知剂量(3IU/ml)肝素测定 ACT。根据患者的基础 ACT、估计血容量和肝素反应性试验结果生成该患者的肝素剂量-反应曲线,据此计算达到目标 ACT 所需要的肝素剂量。用该方法测得的 ACT 除以 3IU/ml 迅速得到该患者的肝素敏感性(单位:s/IU/ml)。

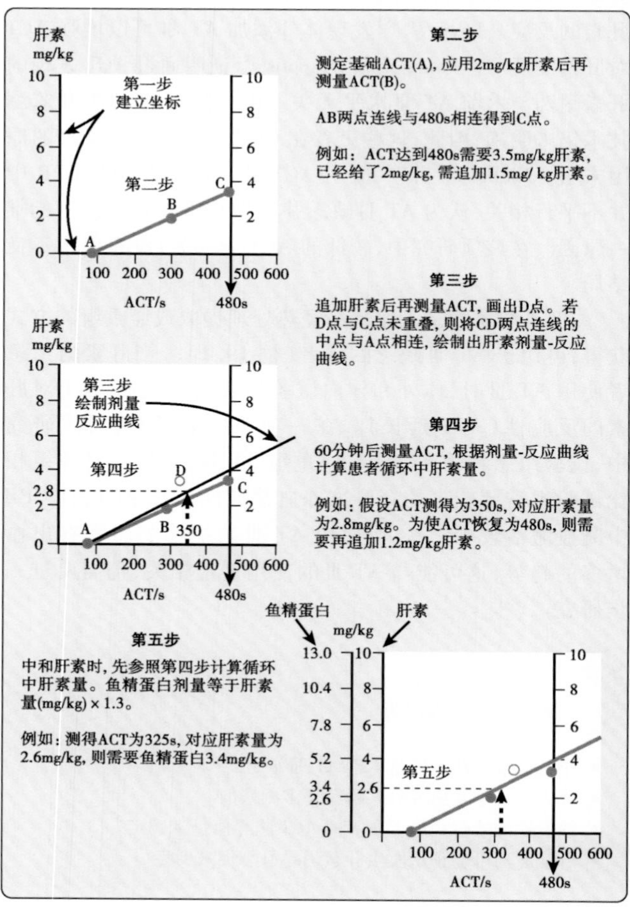

图 19.5 建立肝素剂量反应曲线。ACT,激活凝血时间。(*From Bull BS, Huse WM, Brauer FS, et al. Heparin therapy during extracorporeal circulation. II. The use of a dose-response curve to individualize heparin and protamine dosage.* J Thorac Cardiovasc Surg. *1975; 69: 685-689.*)

Hemochron RxDx 还可以根据鱼精蛋白反应试验(protamine-response test,PRT)提供个体化的鱼精蛋白剂量。该试验根据 ACT 和两种肝素浓度(2 或 3IU/ml)计算出鱼精蛋白剂量。通过患者肝素后化的 ACT、PRT 和估计血容量可计算出将 ACT 降至基础值所需的鱼精蛋白剂量。Jobes 等[59]报道应用 Hemochron RxDx 提供的肝素剂量会使 ACT 远长于目标 ACT。应用 Hemochron RxDx 监测的患者,实际肝素敏感性高于体外试验。但与按肝素和鱼精蛋白固定比例方法相比,鱼精蛋白的用量减少、术后出血量和异体输血量均减少。一项关于肝素反跳标准化治疗的大样本研究,证实了应用该方法可减少鱼精蛋白用量,但是未发现能减少出血量[60]。与按体重给予鱼精蛋白方法相比,使用 PRT 可有效减少血管外科手术中鱼精蛋白用量[61]。

Hepcon HMS(Medtronic Perfusion Services,Minneapolis,MN)系统使用 Hepcon 设备中的 HDR 测试盒(图 19.6)。每个测试盒包括 6 个小室,室 1 和室 2 含 2.5U/ml 的肝素,室 3 和室 4 的肝素浓度为 1.5U/ml,而室 5 和室 6 不含肝素。输入患者体重、身高和 CPB 预充量等信息后,得到 ACT 的基线值(室 5 和室 6)和 HDR 曲线。当肝素浓度在 1.5~2.5U/ml 之间时,其与 ACT 是一种递增关系,根据 HDR 曲线可推算出理想的目标 ACT 和肝素浓度,并计算出需要的肝素剂量[37,62]。

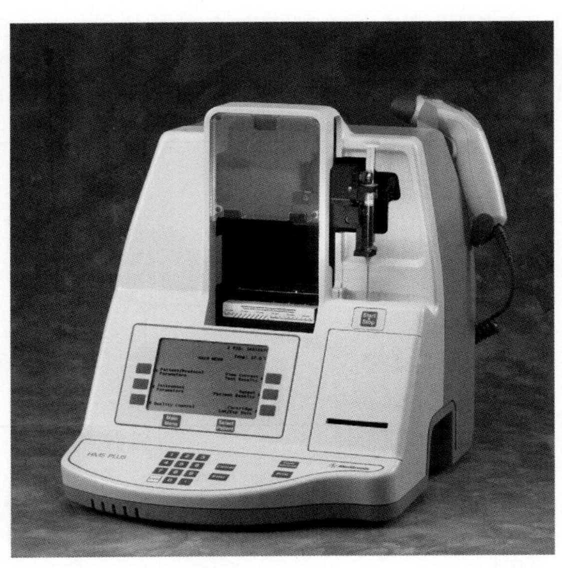

图 19.6 HMS 肝素管理系统(Medtronic Perfusion Services,Minneapolis,MN)有一个自动分配器,将适当的全血容量放入测试药盒的每个腔室。根据使用的药筒不同,可以在该仪器中进行多种检测。(*Courtesy Medtronic Perfusion Services,Minneapolis,MN.*)

肝素浓度

支持用 ACT 监测指导 CPB 中肝素抗凝者认为,监测肝素抗凝效果是必须的,并且 ACT 的变化反映了患者真实的凝血状态的变化。而反对者认为 CPB 期间 ACT 对肝素的敏感性发生了变化,ACT 与肝素浓度或抗 FⅩa 活性并不相关。肝素浓度可通过 Hepcon HMS 系统,使用自动化鱼精蛋白滴定技术进行监测。方法是用一个包括 4 或 6 个小室的测试盒,每个小室分别放入组织凝血酶原以及不同剂量已知浓度的鱼精蛋白,分别自动加入 0.2ml 全血。第一个形成凝血块的小室里的鱼精蛋白浓度与血样中的肝素浓度最相匹配,既无剩余的肝素也无剩余的鱼精蛋白。由于 1mg 鱼精蛋白能中和 100IU 肝素,据此可计算出血样中肝素的浓度。测试时,首先用一个能测定肝素浓度阈值较宽的测试盒,然后根据测试结果选一个较窄浓度范围的测试盒。由于 CPB 期间血液稀释和低温增加了 ACT 对肝素的敏感性,为了维持稳定的肝素浓度而不是特定的 ACT,通常需要更大剂量肝素。尽管肝素浓度测定的精确度和误差还不足以使其单独应用于临床(图 19.8),但有研究表明与 ACT 比较,肝素浓度与抗 FⅩa 活性的相关性更好[63](图 19.7)。

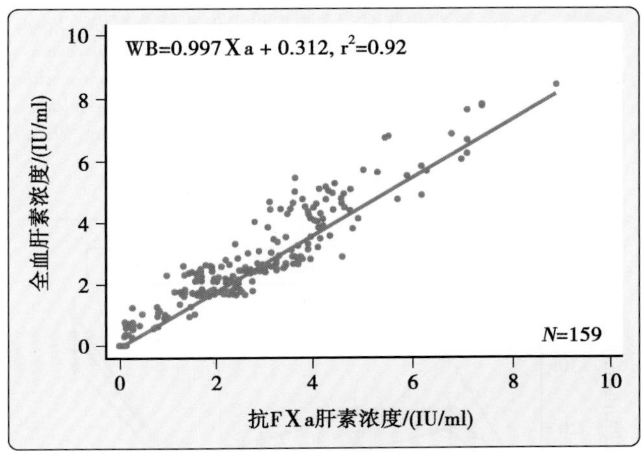

图 19.7 全血肝素浓度与血浆抗 FⅩa 肝素浓度(Xa heparin conc)具有很强的线性关系。全血肝素浓度用 Hepcon(Medtronic Perfusion Services,Minneapolis,MN)鱼精蛋白滴定法测量,依据血细胞比容校正。抗 FⅩa 血浆肝素浓度用酶标法测定。(*From Despotis GJ,Summerfield AL,Joist JH. Comparison of activated coagulation time and whole blood heparin measurements with laboratory plasma anti-Xa heparin concentration in patients having cardiac operations.* J Thorac Cardiovasc Surg. *1994;108:1076-1082.*)

在一项比较监测 ACT 和肝素浓度的小规模前瞻性随机对照研究中,Gravlee 等[64]证明监测肝素浓度组患者术后出血量增加应归因于较高的肝素总量。然而,当时并未系统地评估肝素反跳。随后的随访研究中研究者发现监测肝素浓度组肝素反跳的发生率较高,经过治疗后,监测 ACT 组和肝素浓度组的术后出血量无显著差异[65]。在一项前瞻性随机试验中,Despotis 等[66]发现与监测 ACT 指导肝素应用相比,依据 Hepcon 的肝素管理与输血规范相结合可以显著减少出血量和非红细胞类血液制品的用量。研究者将该结果归因于高剂量肝素可以更好地保护凝血系统,因为使用 Hepcon 监测组肝素剂量几乎为 ACT 监测组的 2 倍。但是 Gravlee 等[64]未能证实 CPB 期间使用 Hepcon 系统监测可以抑制进行性的凝血的发生。因为除了低温体外循环期间,纤维蛋白肽 A(fibrinopeptide A,FPA)水平在肝素浓度监测组和 ACT 监测组并无差别(图 19.9)。但 Hepcon 仍是检测鱼精蛋白中和后是否残余肝素的较敏感方法。因为即使在肝素浓度低到 0.4IU/ml 时,也可通过鱼精蛋白滴定法测出肝素浓度(见后文)。

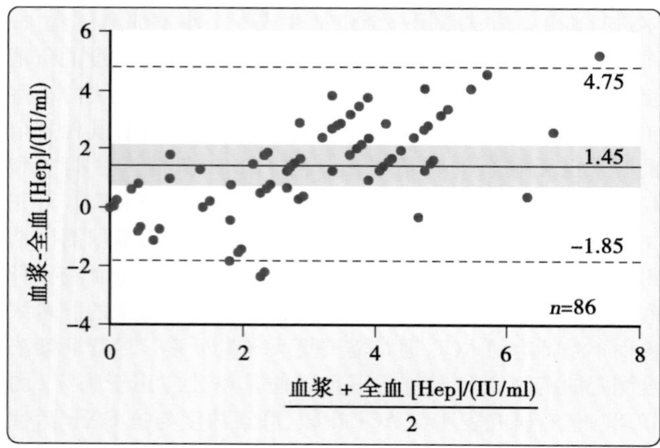

图 19.8 分析全血肝素浓度与血浆抗 FXa 肝素浓度一致性的范围的 Bland-Altman 散点图。一致性范围取决于偏差(1.45)和两个标准差。发现一致性的范围不在预先设定的差异范围内。*From Hardy JF, Belisle S, Robitaille D, et al. Measurement of heparin concentration in whole blood with the Hepcon/HMS device does not agree with laboratory determination of plasma heparin concentration using a chromogenic substrate for activated factor X.* J Thorac Cardiovasc Surg. *1996; 112:154-161.*)

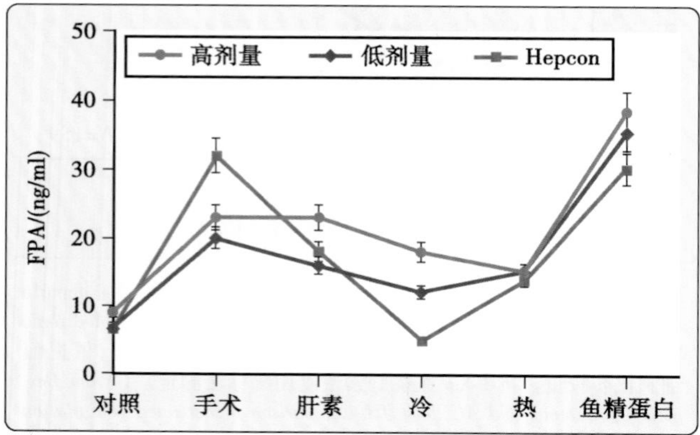

图 19.9 在麻醉诱导前(对照)、肝素给药后(肝素)、CPB 期间温度最低时(冷)、食管温度>36℃时(热)和鱼精蛋白中和后 5min(鱼精蛋白)分别检测 3 组患者纤维蛋白肽 A(FPA)水平;第一组,患者使用 300IU/kg 肝素并监测 ACT 管理肝素浓度;第二组,患者使用 250IU/kg 肝素并监测 ACT 管理肝素浓度;第三组,患者使用 400IU/kg 肝素并使用 Hepcon 监测管理肝素浓度。除了第三组和第一组在食管温度最低时的 FPA 水平不同,其余各组 FPA 水平无差异;$P<0.05$。(*From Gravlee GP, Haddon WS, Rothberger HK, et al. Heparin dosing and monitoring for cardiopulmonary bypass: a comparison of techniques with measurement of subclinical plasma coagulation.* J Thorac Cardiovac Surg. *1990;99:518-527*)

其他监测肝素浓度的方法包括 1,5-二甲基-1,5-二氮十一亚甲基聚甲溴化物滴定法(功能类似于鱼精蛋白滴定)和 FXa 抑制实验。后者需分离血浆,因此并不适用于围手术期监测。改良的凝血酶时间(thrombin time,TT)可用来监测肝素水平。将已知剂量的纤维蛋白酶加入患者全血或血浆中,与纤维蛋白产物混合后,可通过荧光定量法检测纤维蛋白产物的裂解。只有那些未与肝素-AT Ⅲ复合物结合的纤维蛋白酶才能够分解纤维蛋白,因此产生了一种间接测定肝素浓度的方法。

高剂量凝血酶时间

高剂量凝血酶时间(high-dose thrombin time,HiTT;International Technidyne Corp.,Edison,NJ)是一种测定肝素抗凝效果的功能试验,与血液中肝素水平有很好的相关性。TT 是指凝血酶将纤维蛋白原转化为纤维蛋白形成血块的时间。肝素、低纤维蛋白原血症和纤维蛋白原功能不全会延长凝血酶时间。由于低水平肝素就会影响 TT,为了在 CPB 中精确测定高剂量的肝素,需要使用高剂量的凝血酶测量 TT。HiTT 的测试是向一个预先加热、水化的含有冻干法制备的凝血酶的试管中加入 1.5ml 全血,将试管插入 Hemochron 测试器中,随后测定血块形成时间。离体试验显示,当肝素浓度在 0~4.8IU/ml 时,HiTT 与 ACT 评估肝素抗凝效果的能力是相当的(图 19.10)。与 ACT 不同的是,CPB 期间 HiTT 不受血液稀释和低温的影响,且与肝素浓度的相关性更好[67]。在 CPB 期间,肝素浓度和 HiTT 是降低的,而 Hemochron ACT 和 Hepcon ACT 是增加的(图 19.11)。

使用 HiTT 监测的另一个潜在优势是对那些使用抑肽酶的患者。有肝素存在时,抑肽酶使硅藻土 ACT 时间延长[68],可能由于其抑制激肽释放酶的作用延长了 FⅫa 激活的内源性凝血途径。这一结果不能解释为代表抗凝效果的增强。高岭土 ACT 较硅藻土 ACT 受抑肽酶影响小,可能因为与硅藻土不同,高岭土是直接刺激 FⅪ以激活内源性凝血途径[69]。另一些研究者认为高岭土与抑肽酶结合,在离体试验中降低了抑肽酶的抗凝效果。然而,在使用抑肽酶时,肝素化的高岭土 ACT 仍然有一定程度的延长。HiTT 不受抑肽酶治疗的影响,

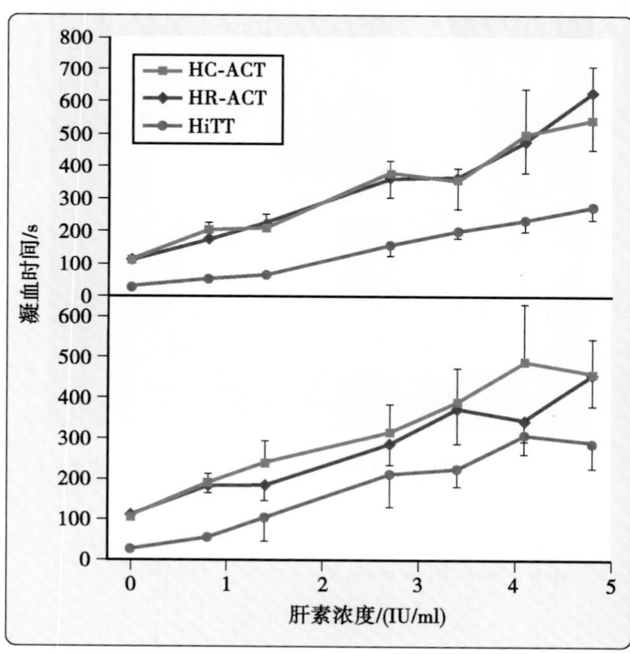

图 19.10 不同体外肝素浓度下监测 Hemochron(International Technidyne Corp.,Edison,NJ)ACT(HC-ACT;方块)、Hepcon(Medtronic Perfusion Services,Minneapolis,MN)ACT(HR-ACT;菱形)和高剂量凝血酶时间(HiTT;圆圈),每组均呈线性关系。(*From Wang JS, Lin CY, Karp RB. Comparison of high-dose thrombin time with activated clotting time for monitoring of anticoagulant effects of heparin in cardiac surgical patients.* Anesth Analg. *1994;79:9-13.*)

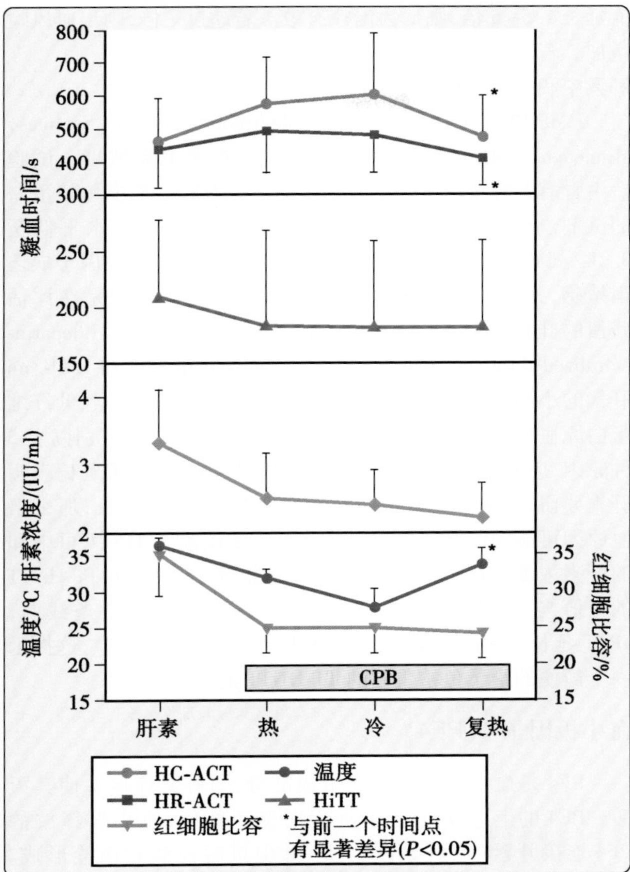

图 19.11 心脏外科患者 Hemchron(International Technidyne Corp., Edison, NJ) ACT(HC-ACT;绿圈)、Hepcon(Medtronic Perfusion Services, Minneapolis, MN) ACT(HR-ACT;方块)和高剂量凝血酶时间(HiTT;正三角)随时间的变化。CPB 期间 HiTT 不受温度(蓝圈)和血细胞比容(倒三角)的影响。CPB 开始后,HC-ACT 和 HR-ACT 增加,而肝素浓度和 HiTT 下降。(*From Wang JS, Lin CY, Karp RB. Comparison of high-dose thrombin time with activated clotting time for monitoring of anticoagulant effects of heparin in cardiac surgical patients.* Anesth Analg. *1994;79:9-13.*)

从而能监测 CPB 中使用抑肽酶患者肝素化的效果[68]。高剂量促凝血酶原激酶时间是另一种不受抑肽酶影响的监测抗凝效果的方法[70]。这是一种 WBCT,用 0.3ml 的兔脑促凝血酶原激酶取代硅藻土加入 1.2ml 全血中。该方法通过激活外源性凝血途径监测凝血时间。由于心包腔中含有丰富的促凝血酶原激酶,因此心包切开时,也能激活这条凝血途径。

肝素中和

鱼精蛋白对凝血监测的影响

鱼精蛋白是最常用来逆转肝素抗凝的药物。从生物学特性上讲,鱼精蛋白与带正电荷的基团(如磷酸化基团)相结合,并且可能在血管生成和免疫功能上也起着重要作用。目前已提出许多不同的成功的剂量方案[71,72]。推荐剂量是每 100IU 肝素使用 1~1.3mg 鱼精蛋白,但是这种剂量常常导致鱼精蛋白过量。

鱼精蛋白注入体内可能产生血流动力学方面的副作用[73]。鱼精蛋白反应分为 3 种[74],最常见的是Ⅰ型反应,特点是低血压。Ⅱ型(免疫源性)反应又分为ⅡA(过敏性反应)、ⅡB(过敏样反应)和ⅡC(非心源性肺水肿)。Ⅲ型反应表现为由低血压和灾难性肺动脉高压导致的右心衰竭[38,61,75]。

除了血流动力学方面的副作用,鱼精蛋白在凝血方面也有副作用[76]。大剂量鱼精蛋白可能通过抑制凝血酶来延长 WBCT 和 ACT[77]。在动物和人体内,鱼精蛋白与血小板减少有关,可能由于激活了补体级联反应[73]。鱼精蛋白的抗凝效果可能是由抑制血小板聚集,使血小板的外膜表面发生变化,或抑制血小板对各种激动剂的反应引起[77-79]。这些血小板功能上的变化是由于肝素-鱼精蛋白复合物的存在,而不仅是鱼精蛋白的作用。鱼精蛋白-肝素复合物在体外激活 ATⅢ并导致了补体激活。当给予的鱼精蛋白量远远超过临床使用的剂量时,游离的鱼精蛋白便产生了抗凝效应。然而,考虑到与肝素相结合的鱼精蛋白可被快速清除,那么游离鱼精蛋白产生止血困难的危险也是很小的。

肝素反跳的监测

肝素反跳现象是指鱼精蛋白中和肝素后重新出现肝素化状态。现已有多种对肝素反跳的解释[9,65,80,81]。最常用的假设是鱼精蛋白给予后短期内发生的快速分布和清除,导致在鱼精蛋白被清除后未结合的肝素残留。而且,内源性的肝素拮抗物较鱼精蛋白的作用周期短,并快速被清除,导致了游离肝素的浓缩。也可能是一些被认为是储存肝素的组织(内皮、结缔组织)释放了肝素。内皮细胞通过 PF4 结合和释放肝素。摄取到网状内皮系统细胞内的和血管平滑肌及细胞外液体中的肝素可能导致肝素抗凝效应再激活,即肝素反跳[9]。

残留的低水平的肝素可以在鱼精蛋白中和后的第 1 小时由敏感的肝素浓度监测仪检测出,并且可延续到术后 6 小时。Gravlee 及其同事[65]的研究表明,术后若没有仔细监测肝素反跳,可能会因为肝素反跳而出现出血增多,尤其是应用大剂量肝素时。可使用能检测出低水平循环肝素的试验来监测肝素反跳[61,66,82,83]。这些试验也适用于 CPB 结束时确认肝素中和的监测(见后文)。

肝素中和监测

为了能在 CPB 结束时给予适量的鱼精蛋白,最好可以监测循环中肝素的浓度,以及给予剂量足以中和循环中肝素的鱼精蛋白。由于肝素的代谢和消除及存在的个体差异,用来中和肝素的鱼精蛋白的需求量会随时间的延长而逐渐减少。而且,鱼精蛋白拮抗肝素的抗 FⅡa 效应比抗 FⅩa 的效应更加有效,因此鱼精蛋白的中和效果取决于肝素的来源和其抗 FⅡa 所占比例。给予固定的大剂量鱼精蛋白或依据肝素总量给予鱼精蛋白已不再是治疗的标准,并且可能导致更多的鱼精蛋白相关的副作用。合适剂量的鱼精蛋白很重要,因为未被中和的肝素可能导致出血,而鱼精蛋白过多又会造成凝血功能异常。使用个体化的鱼精蛋白剂量-反应曲线均可以减少鱼精蛋白的用量和术后出血[58,82]。Hemochron PRT 试验即是剂量-反应试验,通过测定含有已知剂量鱼精蛋白的肝素化血样的ACT。通过ACT、PRT和估算的血容量推算需要中和残存肝素的鱼精蛋白的剂量。Hepcon装置也可做PRT,但使用鱼精蛋白滴定分析法。试剂盒中,最先发生凝血的小室中的鱼精蛋白刚好中和循环中的肝素。由此可测出循环中肝素的水平。需要中和肝素的鱼精蛋白可由特定的肝素/鱼精蛋白剂量比算出。

在心脏外科手术所需的肝素化水平,对肝素敏感的监测不发生凝血。ACT对肝素相对不敏感,适合监测高剂量肝素的抗凝效果,但太不精确而不足以检测不完全中和的肝素。Reiner等[84]报道,当ACT>225s时,ACT对充分抗凝(通过实验室检测aPTT确认)有较高的预测价值,但是当ACT<225s时,其对抗凝不足的预测价值很低。肝素中和不完全时低水平的肝素,最好由其他更敏感的肝素诱导抗凝试验如肝素浓度、aPTT和TT来检测。因此,CPB后需应用对肝素抗凝敏感的试验来证实已恢复到非抗凝状态[85-88](框19.3)。

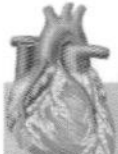

框 19.3 肝素中和

- 心脏手术后轻微出血是肝素残留导致
- 治疗可使用鱼精蛋白或其他肝素中和物
- 极少需要输注异体血制品
- 可用以下方法测量残留肝素:
  - 鱼精蛋白滴定分析
  - 肝素中和的凝血酶时间分析
  - 比较肝素酶ACT和普通ACT
  - 其他的肝素酶试验,比较加与不加肝素酶的区别

凝血酶时间

凝血酶时间(thrombin time,TT)是指将凝血酶加入全血或血浆中,纤维蛋白原转化为纤维蛋白血块所需的时间。纤维蛋白在数秒内形成,可使用标准的实验室设备监测纤维蛋白的形成,包括将全血或血浆置于含有光学或电探针的小室内,当纤维蛋白形成时,探测器会感受到探测针的运动或电场(电探测)的产生,标志着监测结束。International Technidyne公司制造了Hemochron床旁TT检测,在一个含有冻干法制备的凝血酶的试管中加入1ml全血,采用如前所述的ACT所用的标准Hemochron技术识别纤维蛋白形成。厂家建议全血正常TT为39~53s,枸橼酸化的血液TT为43~68s。由于TT特异性监测凝血酶的激活,因此对肝素诱导的ATⅢ活性增强十分敏感。当PT和aPTT均延长时,TT可用于辨别CPB结束后出血的原因,因为它排除了内源性和外源性凝血途径的一些支路,并能评估FⅠ到FⅠa的转化。使用肝素、低纤维蛋白原血症、纤维蛋白原功能不全、淀粉样变性以及存在纤维蛋白酶抗体可以使TT延长[89]。当循环中的纤维蛋白原浓度很低时,纤维蛋白降解产物的存在会使TT延长。

对于接受溶栓治疗的患者,TT适合用于监测纤溶活性。通过检测纤维蛋白原、纤溶酶原或纤溶过程中产生的血浆蛋白的水平很难用来解释和预测溶栓剂量的调整。溶栓药物激活溶栓系统产生纤溶酶,溶解血块并减少纤维蛋白原和纤维蛋白的数量。这种效应可通过TT监测。应在纤溶治疗前测量TT基线值,并在治疗后3~4小时再次测量。若TT较基线值延长1.5~5倍,则认为治疗有效。若超过7倍,则出血风险增加。若TT没有改变,则说明未激活纤溶系统。

肝素中和的床旁检测

HMS Plus止血管理系统(Medtronic Perfusion Services, Minneapolis,MN)使用鱼精蛋白滴定法检测肝素浓度。试验盒中含有各种浓度范围的鱼精蛋白。含有较低浓度鱼精蛋白的试剂盒可用于检测循环中残存的肝素,当肝素水平低至0.2U/ml时也很敏感。全血PT和aPTT分析对凝血因子缺乏很敏感,并且对低水平的肝素非常敏感(aPTT),但是在评估残留的肝素化时缺乏特异性。肝素中和凝血酶时间(heparin-netralized thrombin time,HNTT)是一种含有足以中和1.5U/ml肝素的小剂量鱼精蛋白的TT分析法。因为使用肝素、低纤维蛋白原血症和纤维蛋白原功能不全会增加TT,为区别以上3种原因,应同时监测HNTT和TT。HNTT正常而TT延长表明肝素残留,应给予鱼精蛋白。若HNTT和TT均延长,那么出血原因可能为纤维蛋白原异常或肝素浓度高于HNTT可中和的肝素浓度。在一项比较床旁抗凝监测的研究中,TT-HNTT的差值与aPTT延长显著相关。使用最合适的一条线时,aPTT延长1.5倍与TT和HNTT差值达到31s相对应,这提示一个简便的给予鱼精蛋白的TT-HNTT的阈值[89]。

血小板因子4(PF4)

PF4是血小板α颗粒的组成部分,与肝素连接并使其灭活。PF4的生理功能是在血管损伤的部位,血小板释放的PF4连接肝素(或肝素样物质)并促进凝血酶和血栓形成。PF4充分中和了肝素对FⅩa和FⅫa的抑制,可能比鱼精蛋白中和抗FⅩa的效果更好。动物实验数据表明,PF4可避免使用鱼精蛋白产生的一些血流动力学不良反应,而且可以被快速注入体内[90,91]。通过监测WBCT、ACT和肝素浓度,在PF4的浓度为40U/ml可中和肝素,几乎是鱼精蛋白的2倍[83]。Levy等[92]后来发现,同鱼精蛋白相比,中和肝素所用PF4的量接近60U/ml,而且ACT和血块形成的黏弹性测量值相近。

肝素酶

肝素酶是一种通过裂解肝素分子内的类多糖连接来特异性地降解肝素的酶。通过监测ACT发现,5mg/kg的肝素酶可以成功中和健康志愿者和行CPB的患者体内的肝素。7mg/kg的肝素酶在使ACT恢复到基础值更为有效。在一个犬模型中,剂量足够中和300IU/kg肝素的肝素酶对血流动力学无显著影响[93]。与已报道的鱼精蛋白相关的血小板功能障碍相比,研究者未发现与肝素酶相关的血小板抑制效应[78]。通过监测ACT或肝素浓度可以明确使用肝素酶后是否恢复到非抗凝状态。

凝血检测

PT和aPTT是检测加入了抗凝物枸橼酸的血浆的标准凝血检测。由于这些试验检测的是血浆,需由全血离心获得,因此不适合床旁检测。aPTT检测内源性凝血途径和凝血途径最终阶段的完整性,对低水平的肝素较ACT更加敏感。FⅨ

和FⅩ对肝素最敏感，因此当肝素水平很低时aPTT也会延长。这种试验使用磷脂底物来刺激血小板膜在FⅫ激活中的交互作用（促凝血酶原激酶是含有组织因子和磷脂的组织提取物，部分促凝血酶原激酶是仅指磷脂）。当FⅫ、FⅪ、FⅨ、FⅧ、高分子量激肽原（high-molecule-weight kininogen，HMWK）和激肽释放酶缺乏时，aPTT会延长。aPTT反应较PT慢，测试时加入硅藻土或高岭土等激活剂以加速FⅫ的激活。当血浆、磷脂和激动剂共同孵育后，加入钙即可测出血块形成时间。aPPT的正常值是28～32s，通常用于同一实验室的对照血浆样本的比值来表达。这很重要，因为部分促凝血酶原激酶试剂对肝素的敏感性不同，在不同的肝素浓度范围内，许多与肝素间呈非线性关系。

PT检测外源性凝血途径和凝血共同通路的完整性。当FⅦ缺乏、华法林钠（香豆素）治疗或维生素K缺乏时，PT延长。大剂量的肝素由于使FⅡ失活，也可以延长PT。在枸橼酸化的血浆中加入促凝血酶原激酶会导致外源性凝血途径的激活。经过3分钟孵育和再钙化处理，测定血块形成时间并记录为PT。PT的正常值为12～14s，但是由于使用促凝血酶原激酶的质量和数量不同，PT绝对值不标准且很难在不同检测中心间相比较。国际标准化比值（international normalized ratio，INR）已被用作监测凝血的标准。INR是国际标准化的实验室数值，是患者的PT与使用国际参考配制物来取代试验室试剂时的结果的比值。每个试验室使用与国际参考配制物有特异敏感性（国际敏感指数［ISI］）的试剂。每一套特定试剂的ISI由厂商提供，因此可得到INR值。

凝血的床旁检测

对全血进行检测的PT和aPTT可用于手术室或床旁。Hemochron PT试管含有丙酮干化的兔脑促凝血酶原激酶，加入2ml全血并将其插入标准化的Hemochron机器。其正常值在50～72s之间波动，可由电脑自动转化为与血浆相当的PT、INR值。Hemochron aPTT设备含有白陶土激活剂和血小板因子替代物，检测方法与PT类似。aPTT对浓度低至0.2IU/ml的肝素也敏感，并且当肝素浓度在0.2～1.5IU/ml时，aPTT与肝素浓度呈线性关系。

以前的溶栓评估系统（TAS；Pharmanetics，Raleigh，NC），现在的Cascade POC（Helena，Beaumont，TX），之前讨论的是其通过HMT检测肝素的能力，同样可检测PT和aPTT。将血样加入含有可在磁场内振动的顺磁氧化亚铁颗粒的试剂片内。每次检测使用特定的激动剂。使用的分析物包括用于监测PT的兔脑凝血酶原激酶，用于监测aPTT的硅酸镁铝，和用于监测HMT的硅藻土。血液通过虹吸作用而移动并与顺磁氧化亚铁颗粒及试管内的试剂相混合。当血块形成时，可以光学检测到颗粒的运动减小，最终时间以秒和INR表示。

CoaguChekProDM（Roche Diagnostics，Mannheim，Germany；原先的CoaguCheck-plus，Ciba Corning Biotrack 512）是进行床旁PT和aPTT检测的凝血监测仪，将0.1ml全血注入一个可降解的塑料试剂盒中用于检测PT或aPTT。样本经虹吸作用进入加温的试剂盒小室中后与试剂发生作用。测PT时使用兔脑促凝血酶原激酶，而测aPTT时要用大豆磷脂酸作为血小板替代物，以及牛脑黄脂酸作为激活剂。在反应室内，血液通过一条反应通路，在该通路内可通过激光光学系统来检测血块的形成。血块形成的最终时间通过控制编码的微处理器转化为对照值的比值。

许多研究者已研究过Ciba Corning Biotrack系统在不同临床情况下用于抗凝监测。对接受口服抗凝药治疗的患者而言，Biotrack 512适用于监测PT和INR。Reiner等[84]对比接受肝素治疗的心脏介入手术患者床旁Biotrack aPTT和实验室aPTT及肝素水平。结果发现，Biotrack aPTT和医院实验室检测的aPTT具有强相关性（$r=0.89$）。而Biotrack aPTT与医院实验室测得的肝素水平之间的相关性并不明显，可能因为体内有诸多影响肝素浓度的因素，如肝素中和与清除[94]。在另一项对接受肝素治疗患者的研究中，比较了Ciba Corning Biotrack aPTT与标准的实验室aPTT之间的关系，发现Biotrack对肝素的敏感性较差；然而，这两项试验的相关系数为$r=0.82$[95]。对使用华法林治疗的患者，Biotrack aPTT较实验室aPTT更为敏感且所测aPTT值一直较高。在一项非外科操作而行抗凝治疗的患者的研究中，在简单的治疗规范中预测治疗效果方面，床旁aPTT与标准aPTT具有相似性。然而，在更复杂的临床情况下，两者的一致性较差[96]。

在一项比较心脏外科手术后床旁凝血监测的研究中，Reich等[89]报道Hemochron和Ciba Corning Biotrack测得的PT与标准实验室血浆PT相比，在一个可接受的精确度水平，使其具有围手术期监测的潜在价值。然而，与标准实验室血浆aPTT相比，Hemochron aPTT和Ciba Corning Biotrack aPTT都没达到临床应用标准。其他研究者证实该监测系统监测PT比监测aPTT更为精确[97]。由于检测周期短，这些POC凝血监测可用于心脏术后预测患者是否会出血[98]，而且成功用于输血规范以减少心脏手术患者异体血的输注量[99,100]。

纤维蛋白形成的监测

“FⅩ酶复合物”由因子和辅助因子组成，包括FⅩa、与血小板结合的FⅤa、血小板因子3和钙。这些都黏附于血小板表面并将凝血酶原（FⅡ）的裂解物转化为凝血酶（FⅡa）。凝血酶将纤维蛋白原裂解为纤维蛋白单体、纤维蛋白肽A和纤维蛋白肽B。这些纤维蛋白原裂解的最终产物通常作为血浆标志物进行检测，从而帮助定量分析在某种实验或者临床情况下的凝血程度。

其中一种实验情况是在CPB期间使用肝素涂抹的CPB管路以期减少凝血酶的激活和纤维蛋白的形成。使用肝素涂抹的CPB管路使其更具生物相容性，从而减少甚至避免管路引起的炎症反应。肝素涂抹管路已被广泛研究，由于其可以减少患者对CPB的炎症反应，被认为具有优势。人体研究表明肝素涂抹管路可使标志白细胞激活的酶减少，因此表现出一种与白细胞清除技术（见第31～33章）相似的减少全身炎症反应的作用[101-103]。

生物相容性的进一步的优势包括减少白细胞激活和保护血小板功能。凝血酶生成的减少难以被证实[104]。使用肝素涂抹管路时纤维蛋白原片段F1.2和D-二聚体水平的升高与使用未涂抹肝素的管路时相似[105,106]。人体研究发现，使用肝素涂抹管路并减少全身肝素使用剂量时，出血量和输血需求均减少[107,108]。在这种情况下，凝血酶生成的标志物比使用全剂量肝素和未涂抹管道时更多。实际上，不管是否使用肝素涂抹管路和肝素剂量大小，在 CPB 期间和给予鱼精蛋白后，纤维蛋白肽 A、凝血酶原片段 F1.2、凝血酶-AT Ⅲ复合物、D-二聚体和纤溶酶原激活等均增多[109]。尽管如此，减少肝素剂量和使用肝素涂抹管道在无并发症的同时，可以明显减少输血量和胸管引流量[106,110]。由于微血管凝血没有被完全抑制，并不能系统地提倡减少肝素剂量，且应用时需谨慎。

纤维蛋白原水平

传统上检测纤维蛋白原浓度是使用蛋白凝结法、终点检测技术或免疫化学检测。蛋白凝结法是最常使用的依赖 Clauss 方法的纤维蛋白原检测技术。该方法将血浆稀释 10 倍，从而保证纤维蛋白原在血凝块形成过程中是一个限速步骤。之后加入过量的凝血酶于样本中，由此测出血块形成的时间。该时间与纤维蛋白原的浓度成反比。因为该检测依赖于检测出实际的血凝块，所以它可能受纤维蛋白降解产物、聚合作用抑制剂或其他纤维蛋白形成抑制剂的影响。由于凝血酶是过量的，所以小剂量的肝素浓度在采用 Clauss 技术时，并不影响纤维蛋白原的检测。

Hemochron 系统可以用于床旁全血纤维蛋白原检测。这种特殊的试管中含有冻干法制备的人凝血酶、蛇毒提取物、鱼精蛋白、缓冲液和钙离子稳定剂。试管在使用时加入 1.5ml 蒸馏水孵育后在 Hemochron 设备内加热 3 分钟。将全血放入一个稀释小管进行 2 倍稀释，然后从中吸取 0.5ml 稀释的全血放入特殊的纤维蛋白原检测试管。使用如前所述的标准 Hemochron 技术测出凝血时间。纤维蛋白原浓度通过与用于这种测试的标准曲线的比较得出。纤维蛋白原浓度的正常值是 180~220mg/dl，与其对应的凝血时间为 54±2.5 秒。当纤维蛋白原缺乏为 50~75mg/dl 时，对应的凝血时间为 150±9.0 秒。

与 Clauss 方法不同的是，终点检测分析是靠检测血凝块形成时血浆浑浊度的改变。这种技术并不需要稳定的交联的纤维蛋白产物（无功能）的存在，因此即使有抑制物存在时，也不会低估所测的纤维蛋白原的水平。虽然免疫化学法检测纤维蛋白原浓度是一种直接、精确的方法，但是该方法较昂贵、耗时，并且需要特殊的实验室设备。凝血检测和纤维蛋白原检测也可以使用黏弹性测试来进行，后文将会讨论。

纤维蛋白溶解的监测

纤维蛋白溶解，即纤维蛋白的降解，是止血的正常调节，从而保证凝血不会无限制进行。纤溶发生在血凝块附近，当局部内皮开始修复时溶解血凝块。纤溶是由血浆丝氨酸蛋白酶调节，后者是纤溶酶原被组织型纤溶酶原激活物（tissue plasminogen activator，tPA）降解时形成的产物。纤溶是血块形成引发的正常现象；当纤溶广泛发生时，代表一种病理状态。

纤溶可以是原发性，也可以是继发性。当纤溶激活剂释放或生成过多时，就会发生原发性纤溶，这不是对凝血过程的反应。例如，肝移植外科手术时纤溶酶原的激活或给予外源性的纤溶成分，如链激酶。原发性纤溶时，纤溶酶裂解纤维蛋白原，生成纤维蛋白原降解产物。这些终产物可以通过免疫技术检测。

当纤溶是凝血系统激活增强的结果时，便会发生继发性纤溶。DIC 是继发性纤溶亢进的一种广为人知的极端形式，在该情况下凝血和纤溶系统均亢进。在 CPB 期间，即使给予大剂量肝素来抑制，还是可能由于微血管凝血而继发纤溶[111,112]。

通过直接检测血块溶解时间（人工或黏弹性测试）或纤维蛋白降解终产物，可以证实纤溶的存在。人工血块溶解时间只需将全血注入试管中，血会在几分钟内凝固。通过肉眼观察判断血块溶解的终点，这段时间即为血块溶解时间。这种技术耗时，并且需要测试者持续观察。

黏弹性测试

黏弹性测试是检测血块的特性，包括血块的形成、生长、强化和溶解。因此此方法测定的纤溶需要从血块开始形成便记录时间。血块溶解的参数可在血块形成和血小板-纤维蛋白连接之后测出。因此黏弹性测试探测到纤溶的开始常需要 1 个多小时，但如果纤溶亢进时，可在 30 分钟内得出结果。

纤维蛋白降解的终产物

另一些量化纤溶的检测方法包括纤维蛋白降解终产物的检测。纤维蛋白降解产物是纤维蛋白单体和多聚体裂解的结果，并且可通过乳胶凝聚试验检测。当纤溶酶裂解两个交联的纤维蛋白时，来自相邻两个纤维蛋白的 D 区形成 D-二聚体。在临床和实验室研究中研究者们经常检测这些 D-二聚体。D-二聚体可通过酶联免疫吸附法（enzyme-linked immunosorbent assays，ELASA）或乳胶凝聚法测出，因此不适用于现场检测。D-二聚体水平或纤维蛋白降解产物是否是检测纤溶最敏感的试验现仍存在争议，但是多数研究者认为 D-二聚体的存在是交联的纤维蛋白降解的最特异性检测[113]。

凝血酶抑制剂的监测

一些新药，如选择性凝血酶抑制剂，是 CPB 期间替代肝素抗凝的有效选择。这些药物包括水蛭素、阿加曲班、比伐卢定和其他实验药物。与肝素相比，这些药物的主要优势为能以不依赖 AT Ⅲ的形式抑制血块结合的凝血酶[114]。血小板凝血酶受体被认为是血栓形成状态如冠状动脉成形术后凝血酶促凝效应的中心。因为能更有效地抑制表面结合的凝血酶，所以与肝素-AT Ⅲ复合物抗凝相比，使用该类药物在体内抗凝水平较低时就可以有效地减少凝血酶的生成。因此可减少出血，尽管缺乏临床有用的凝血酶抑制剂的解毒药[115,116]。凝血酶抑制剂对 PF4 中和不敏感，因此在血小板激活所在的内皮处不会被中和。凝血酶拮抗剂对 HIT 的患者也适用，这些患者使用肝素后发生的抗体诱导的血小板聚集很危险[117]。水蛭素和其他凝血酶抑制剂未能在 CPB 手术中广泛应用，原因在于缺少潜在的拮抗剂（如鱼精蛋白）和其作用时间较长[119-121]。

水蛭素

水蛭素是从药用水蛭的唾液腺中分离出的凝血抑制剂，是凝血酶的强力抑制剂，与肝素不同的是，它的作用不依赖于

AT Ⅲ,能抑制与血块连接的凝血酶和液相的凝血酶。水蛭素不需要辅助因子,并且不受 PF4 中和的影响。这对那些有潜在血小板激活和血栓形成的患者是有益的。重组水蛭素给药的首次剂量为 0.25mg/kg,持续给药维持水蛭素浓度为 2.5μg/ml,该浓度是在 Koster 等的研究中通过蛇静脉酶凝血时间监测得出[118-126]。可用于 Cascade POC 分析仪的改良的蛇静脉酶凝血时间,已被用于大量 HIT 患者[118-123]。与肝素或低分子量肝素的标准化治疗相比,当肾功能正常时,用重组水蛭素的患者可以维持正常的血小板计数和血红蛋白水平,并且很少有出血并发症[124,125]。水蛭素是一种经肾脏清除的小分子物质(分子量,7KDa),并且在 CPB 结束时容易被血滤滤出[126]。对于肾功能异常的患者,比伐卢定优于水蛭素。此种情况下还可使用普通肝素和血小板拮抗剂,如替罗非班,可以防止 HIT 患者出现血小板过度聚集[125]。

比伐卢定

比伐卢定是一种含有 20 个氨基酸的小分子,血浆半衰期为 24 分钟。它是一种合成的水蛭素的衍生物,是凝血酶的直接抑制剂。它同时与催化结合位点和离子结合点结合作用于液相的凝血酶和与血块结合的凝血酶。与凝血酶连接的分子部分被凝血酶本身裂解,所以比伐卢定的清除独立于特定器官的代谢。比伐卢定作为肝素的替代物成功应用于心脏介入治疗中。实际上,在心脏介入治疗中,与肝素加血小板抑制剂相比,它能减少出血,缺血事件发生也相同[127]。这可能归因于它既是凝血酶抑制剂,也是作用于血小板的抗凝血酶物质。Merry 等[128]研究表明,在非停跳冠脉搭桥手术中,使用比伐卢定(首次剂量为 0.75mg/kg,维持量为 1.75mg/kg/h)在术后出血和桥血管血流量增加方面,与肝素同样有效。病例报道证实了比伐卢定用于 CPB 是安全的[129-131]。

多中心临床研究证明了比伐卢定与肝素相比用于非停跳冠脉搭桥手术[132]以及 CPB 手术[133]的非劣性。两组间的抗凝效果和出血量相似,表明比伐卢定用于 CPB 是安全有效的。这些多中心临床试验使用 ACT 监测术中的抗凝效果,但是理想的监测是蛇静脉酶凝血时间,与水蛭素相同[134]。与 ACT 相比,蛇静脉酶凝血时间与抗 FⅡa 的活性以及血浆药物水平的相关性更好。因此,如果能监测蛇静脉酶凝血时间,那么标准的 ACT 监测并非首选。血浆改良的 ACT 分析凝血酶抑制剂的抗凝效果较传统的 ACT 更准确。但该监测需要添加外源性血浆,因此不适用于床旁检测[135]。

ACT、aPTT 或 TT 可用于监测凝血酶拮抗剂的抗凝效果。出血时间(bleeding time,BT)也可能会延长。在一个犬 CPB 模型中,使用合成的凝血酶抑制剂与肝素治疗相比,术后出血量减少而且血小板计数较高;然而,接受大量凝血酶抑制剂者 CPB 后 2 小时 ACT 仍升高[136]。两组间血流动力学无差异。

对不稳定心绞痛患者行冠脉成形术时使用比伐卢定效果优于肝素[137]。aPTT 延长的半衰期约为 40 分钟,纤维蛋白肽 A 的减少证明了凝血酶的抑制和纤维蛋白原的保护。由于停止给药后可能会有促凝状态反弹的发生,可能导致心绞痛复发,因此应仔细监测(框 19.4)。

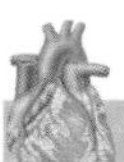

框 19.4 凝血酶抑制剂

- 这些抗凝药物优于肝素
- 它们同时抑制与血块结合的和可溶的凝血酶
- 它们不需要辅助因子,不激活血小板而且无免疫原性
- 这些药物包括水蛭素、阿加曲班和比伐卢定
- 由于肝素使用安全性由来已久,有特效拮抗剂鱼精蛋白,因此仍被广泛应用。

aPTT 延长的评估

评估的第一步是排除肝素污染导致的 aPTT 延长。其他可能导致 aPTT 延长的原因包括凝血因子缺乏或者使用凝血抑制剂。凝血因子缺乏时,可将患者血浆与等量的健康志愿者的血浆混合,通过混合试验排除。因为若存在凝血因子缺乏,混合正常血浆后凝血因子浓度升高以满足正常的凝血需要,则 aPTT 能恢复正常。若使用凝血抑制剂,则混合试验不会使 aPTT 恢复正常。

FⅧ和 FⅨ抑制剂与“狼疮性抗凝物”是最常见的凝血抑制剂。“狼疮性抗凝物”是与凝血所需的磷脂表面相互作用后形成的抗磷脂抗体,因此延长凝血时间。对于那些没有系统性红斑狼疮的患者,这种情况则称为原发性抗磷脂综合征。凝血抑制剂可用 aPTT 或稀释的蝰蛇毒液时间检测,后者包括毒液激活 FⅩ和检测凝血时间。当有凝血抑制剂存在时,该检测的时间延长。也可使用免疫分析法检测抗心磷脂抗体。患者血清用固态心磷脂孵育,然后检测结合的免疫球蛋白。

血小板功能监测

循环中的血小板通过血小板表面受体与外露的胶原连接后黏附于内皮细胞并被激活。因为胶原是潜在的血小板激活剂,所以该过程激活了血小板。未激活的血小板是圆盘形的,当被激活时形状发生变化,变成球形、伸出伪足,表达更多的激活的表面受体,可通过检测激活的表面受体来量化血小板的反应程度。这种血小板激活的强度与血小板刺激物的量和性质成比例,其增加与激动剂浓度的增加呈梯度关系。糖蛋白Ⅱb/Ⅲa(GpⅡb/Ⅲa)受体是与纤维蛋白原连接和血小板栓形成有关的主要受体。

血小板计数

心脏外科手术中的许多事件可导致患者血小板相关的止血缺陷。血小板减少症和血小板质量缺陷是两种主要的类型。心脏外科手术期间发生血小板减少症的原因是血液稀释、血小板潴留和非内皮表面的破坏。血小板计数通常降到 100 000/μl 或更低;然而,最终的血小板计数很大程度上依赖于初始值和血小板破坏因素(如 CPB)的持续时间[138]。血小板计数在 10 000/μl 到 100 000/μl 之间时,出血时间直接缩短;但是当血小板计数大于 50 000/μl 时,出血时间和血小板计数与心脏外科患者术后出血无关。另一方面,血小板的大小和平均血小板容积与止血功能相关。大且年轻的血小板比小的血小板止血功能好[139]。平均血小板容积与血小板数目的乘积可以估计整体血小板容积,称之为"血小板压积"。当使用一种测量方法(如血小板压积)评估血小板活性时,明确血小板容积和血小板计数之间呈反相关非常重要。因为平均血小板容积依赖于样本收集方法、使用的抗凝剂以及贮藏条件的温度,它的可重复性依赖于标准化的实验室程序。

CPB 期间血小板质量缺陷较数量减少更为常见。血小板功能障碍的可能原因包括创伤性体外循环技术、药物治疗、低体温和纤维蛋白溶解;随着 CPB 时间的延长,止血受损的程度也增加[140]。鼓泡肺的使用(虽然不常见)、非肝素涂抹的体外循环管路和心脏切开吸引引起不同程度的血小板激活,导致血小板因子释放,并部分性地减少了血小板内含的 α 颗粒。这些变化许多与 CPB 是暂时相关的。Khuri 等[141]总结了 85 例患者与 CPB 相关的止血变化,血小板数目下降并在 CPB 2 小时后达到平台期,平均血小板容积在 CPB 2 小时达到最低点,然后在接下来的 72 小时开始升高(图 19.12 和图 19.13)。心脏手术后 72 小时见到的相对的血小板减少症并不常与出血倾向相关。相同的是,凝血蛋白纤维蛋白原、FⅧ-vWF 因子和 FⅧ-C 在 CPB 后 2 小时到 72 小时也高于基线水平(图 19.14)。

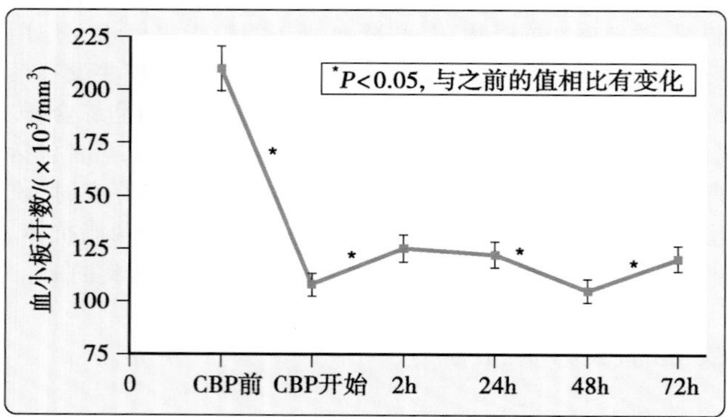

图 19.12 CPB 患者血小板计数变化。CPB 开始时,血小板计数明显减少,并持续到术后至少 72 小时。(*From Khuri SF, Wolfe JA, Josa M, et al. Hematologic changes during and after cardiopulmonary bypass and their relationship to the bleeding time and nonsurgical blood loss.* J Thorac Cardiovasc Surg. *1992;104:94-107.*)

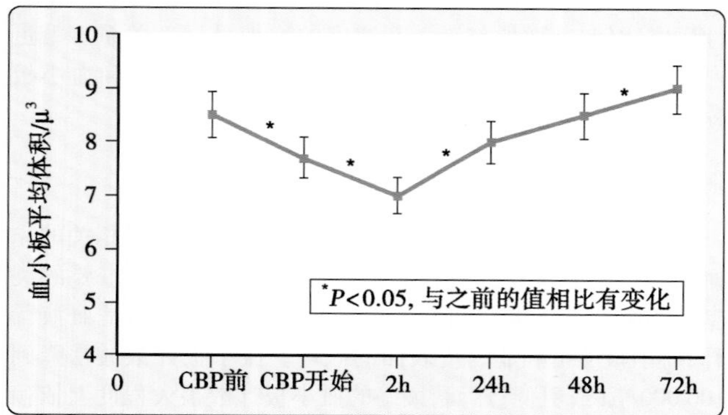

图 19.13 CPB 患者平均血小板容积(mean platelet volume, MPV)的变化。MPV 在 CPB 期间下降,但术后 24h 恢复并超过基线值。(*From Khuri SF, Wolfe JA, Josa M, et al. Hematologic changes during and after cardiopulmonary bypass and their relationship to the bleeding time and nonsurgical blood loss.* J Thorac Cardiovasc Surg. *1992;104:94-107.*)

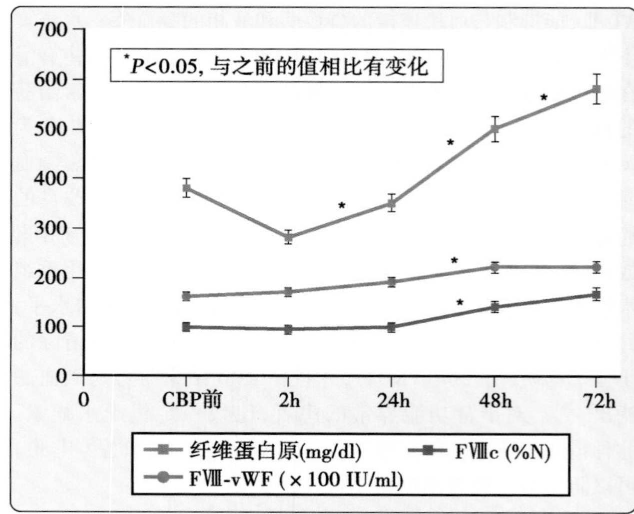

图 19.14 CPB 期间纤维蛋白原(绿色方块)水平下降。CPB 后 24~72h,3 种凝血蛋白均增高至超过基线水平。FⅧc,因子Ⅷc(紫色方块);FⅧ-vWF,因子Ⅷ-血管性血友病因子(圆)。(*From Khuri SF, Wolfe JA, Josa M, et al. Hematologic changes during and after cardiopulmonary bypass and their relationship to the bleeding time and nonsurgical blood loss.* J Thorac Cardiovasc Surg. *1992;104:94-107.*)

大剂量肝素可以降低血小板聚集能力及血块强度[77]。这种作用在给予鱼精蛋白后并不能逆转,但是可以被预防性应用抑肽酶或其他血小板保护药缓解[142]。肝素对血小板功能影响的副作用可能归因于其抑制凝血酶的形成,而凝血酶是最强的血小板激活剂[143]。然而,肝素也可以激活纤溶系统,该系统通过血浆酶和其他激活剂经其他途径抑制血小板功能。在一个体外狒狒模型中,静脉给予肝素导致纤溶酶活性、免疫反应的纤溶酶轻链的数量和免疫反应的纤维蛋白原片段 E 均增加[144]。另外,CPB 后发生各种程度的纤溶。循环中的纤溶酶引起 GP Ⅰb 血小板受体分解并减少血小板的黏附。因为纤溶是给予肝素或 CPB 后血小板功能失常的部分原因,因此抗纤溶药作为止血药的有效性应得到更好的认识。除了降低血小板与 vWF 的黏附,纤维蛋白降解产物还可抑制血小板对激动剂的反应[145,146]。

CPB 后鱼精蛋白-肝素复合物和鱼精蛋白本身可以抑制血小板。轻度到中度低温可造成可逆性血小板激活和血小板功能障碍[147]。总之,常温 CPB 与低温 CPB 相比,其潜在的凝血优势还需设计良好的随机对照试验来进一步研究(框 19.5)。

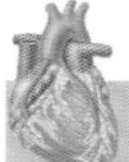

框 19.5 血小板功能

- 血小板计数与心脏手术后出血无相关性
- 虽然通常有些患者的血小板数目极少,但由于其功能正常,因此不会出血
- 血小板功能监测与心脏手术后出血相关
- 血栓弹力图的最大振幅(MA)、平均血小板容积和其他血小板功能试验可用于指导输血

出血时间

出血时间(bleeding time,BT)是做皮肤切口并测量血液通过血小板血栓形成血块所需时间。Ivy BT 是在前壁的掌面完成的,在切口上方用袖带充气加压至 40mmHg(高于静脉压)。使用模板作 2 个平行的切口,每隔 30 秒用滤纸吸干切口渗血,直到出血停止。从作切口到出血停止的时间即为标准化出血时间。Duke BT 是通过耳垂采血,因为便于操作而且很少受低温下外周血管收缩的影响,所以更适用于心脏外科手术患者。然而,由于 Duke BT 无法控制切口的宽度和深度以及静脉压,所以 Ivy BT 为首选。出血时间的正常值为 4~10 分钟。

多项前瞻性双盲研究证实,BT 对预测心脏术后大量出血具有很少甚至毫无价值[148]。即使在接受治疗剂量阿司匹林的患者中,如果强化应用自体输血和血液保护技术,BT 延长并不一定预示着纵隔引流量或输血量的增加。有证据表明,输注血小板或使用醋酸加压素进行的血小板为导向的治疗可以缩短出血患者延长的 BT[149]。Khuri 等[141]对 85 例接受 CPB 的患者进行研究,结果表明 CPB 期间 BT 异常,虽然术后 24 小时血小板激活的标志物已回到基线水平,但 BT 在术后 72 小时仍未恢复到基线值(图 19.15)。虽然存在 BT 这一检测,但大部分学者认为该检测已经过时,并很少用于临床。

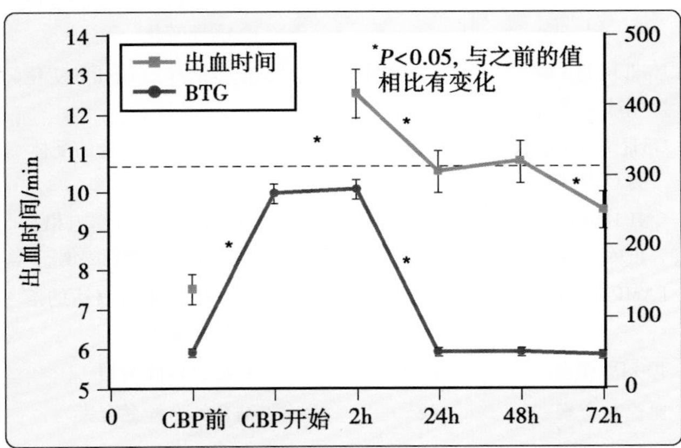

图 19.15 CPB 期间出血时间(方形)延长,并持续到术后 72 小时。然而,CPB 期间血小板激活达到高峰,β-血栓球蛋白(β-thromboglobulin,BTG;圆形)提示血小板激活,在 CPB 开始时增加,术后 24h 后回到基线值。(*From Khuri SF, Wolfe JA, Josa M, et al. Hematologic changes during and after cardiopulmonary bypass and their relationship to the bleeding time and nosurgical blood loss.* J Thorac Cardiovasc Surg. *1992;104:94-107.*)

聚合度测定

激活的血小板发生聚集,最初是一种可逆的过程。血小板激活也导致血小板 α 颗粒、致密颗粒和溶酶体内的物质释放。由于血小板颗粒中含有许多血小板激动剂,因此颗粒内容物的释放会进一步激活血小板从而出现血小板聚集的第二时相。血小板聚集的第二时相依赖于血栓烷和血小板颗粒释放的其他物质,这是一个耗能且不可逆的过程。

聚合度测定是检测血小板对各种不同激动剂反应的有用的研究工具。最终结果,即血小板聚集,是血小板激活的客观检测方法。血小板聚合度测定使用一种图像-光学设备,检测全血或富血小板血浆样本的透光度。血小板激活早期时相其形状由盘状变为球形,因此富血小板血浆的透光度减少。当暴露于血小板激动剂,如凝血酶、二磷酸腺苷(adenosine diphosphate,ADP)、肾上腺素、胶原或瑞斯托菌素,初始的可逆性血小板聚集开始,使得样本浑浊度减少,透光度增加。已知主要的血小板激动剂见表 19.3。血小板聚集越大,透光度越高。若没有进一步激活,解聚开始,血浆样本开始浑浊。然而当血小板释放反应发生,血小板 α 颗粒释放血栓烷和其他激活剂,不可逆的血小板聚集第二时相开始。这将导致样本透光度的进一步增加。

血小板聚集缺陷见于血小板贮存池缺陷、巨大血小板综合征或血小板无力症,也见于服用水杨酸的患者。研究显示 CPB 后出现血小板聚集功能受损,但研究者们难以证明聚集功能受损与临床出血的相关性[150,151]。一项体外研究表明,血小板聚集与术后 3 小时出血量显著相关;然而当术前检测时使用全血标本,而术后检测使用富血小板血浆时,相关性最明显[151]。使用全血聚集度测定时,对阿司匹林引起的血小板缺陷的评估更敏感。由于该方法对轻度血小板功能缺陷非常敏感,所以该方法对出血的阴性预测值很高,而阳性预测值低。但由于血小板聚合度测定临床应用不方便,因此目前只作为一种研究工具及偶尔应用于临床。

表 19.3 与血块形成相关的主要的血小板激动剂

试剂	受体及主要作用
胶原	GpⅥ,整合素 $\alpha_2\beta_1$ 对血小板稳定黏附于受损部位至关重要
vWF	GpⅠb 先与胶原黏附,减慢血小板旋转
凝血酶	GpⅠb,PAR 1,PAR 4 激活血小板使其聚集和血块形成
AA	血栓烷 A_2 受体 激活血小板并使其聚集 阿司匹林抑制血栓烷 A_2 合成酶 COX 1
ADP	GPCR 受体($P2Y_1$/$P2Y_{12}$) 激活血小板并使其聚集 与氯吡格雷结合,不可逆性抑制 $P2Y_{12}$ 受体
肾上腺素	血小板膜上的肾上腺素受体 较弱的激活和聚集血小板的作用
纤维蛋白原	GpⅡb/Ⅲa 受体 血小板聚集时连接血小板 阿昔单抗或依替巴肽阻滞该受体并抑制血小板聚集

AA,花生四烯酸;ADP,二磷酸硝甘;COX,环氧化酶;Gp,糖蛋白;GPCR,G 蛋白耦连七个跨膜受体;PAR,蛋白酶活化受体;vWF,血管性血友病因子。

Reproduced with permission from Stafford M, Weitzel N. Point of care testing in cardiac surgery: diagnostic modalities to assess coagulation and platelet function. *Drug Dev Res.* 2013;74:418-427.

血小板介导的力量转导

一种检测血块收缩时血小板产生的力量的设备已被证实与血小板浓度和功能直接相关[152,153]，这种设备叫作止血分析系统(Hemostasis Analysis System)(Hemodyne Inc.,Bethesda,MD)。该仪器包括一个杯子和一个并列置于其上的盘子，杯子装有全血或含血小板的溶液，盘子降至正在凝结的溶液上方。血块形成并黏附于杯子的外缘和上方的盘子上，滴上一薄层油于其表面来隔绝空气。上方的盘子与一位位移转换器相偶联，将血小板收缩发生的移位转换为力。一些研究者已提出血小板力量的正常值[152]。已用该仪器评估肝素的抗血小板效果。研究者使用该仪器发现高浓度肝素可以完全阻断血小板力量的产生[77]。而且，足够中和肝素抗凝效果的鱼精蛋白的浓度并不能逆转肝素的抗血小板效应。使用该仪器也可评估鱼精蛋白的抗血小板效应。

荧光流式细胞仪

荧光流式细胞仪引入到临床实验室，为血小板功能异常的病因学分析提供了一种敏感且特异的方法。体外分析如剪切力和血块收缩力检测的不足在于是血小板缺陷的非特异性标志物。血小板激活的特异性血浆标志物，如β-血栓球蛋白和PF4，可被检测；但是这些检测的血浆收集技术复杂，并且分析结果常受其他代谢功能的影响。聚合度测定是一种半定量的方法，并且需要较高浓度的血小板才能获得理想的光学效果。

流式细胞仪是一种在大量细胞中检测低浓度特异性蛋白的理想工具。这些蛋白可以是血小板表面的静态成分，也可以是血小板激活后的动态产物。血小板释放反应能使血小板α-颗粒膜中的特异性整联蛋白通过类似于胞吐作用的机制整合于血小板的表面膜。GP Ⅱb/Ⅲa 受体的一部分也是α-颗粒膜中的一种蛋白，血小板激活后该蛋白暴露于血小板膜表面。流式细胞仪作为一种免疫荧光技术的创新，能对许多表面膜成分进行检测和定量分析。

流式细胞仪技术随着特异性单克隆抗体技术的发展而提高，单克隆抗体可以识别血小板(或白细胞)表面的抗原。当血小板表面的配体与其激动剂结合时，则启动和促进血小板的黏附和聚集(表 19.4)。由于抗体具有特异性，因此可以检测出同一 GPⅡb/Ⅲa 分子上在受体激活不同时期的不同的配体连接位点。一些已发现的单克隆抗体的表位包括：血小板激活标志物——血小板激活依赖颗粒外膜(platelet activation-dependent granule-external membrane,PADGEM)和血小板α颗粒膜蛋白-140(α-granule membrane protein-140,GMP-140)；激活的 GⅡb/Ⅲa 复合体；GpⅠb 受体[154-156]。许多单克隆抗体可识别特异性血小板连接位点(表 19.5)。抗体特异性连接到激活的血小板，但与未激活的血小板很少连接，这叫作“激活依赖性”。利用激活依赖性的单克隆抗体，流式细胞仪可以检测血小板发生的反应或添加血小板激动剂后的反应。这种检测技术可以使用全血或富血小板血浆。这种作用于一种特异的血小板膜蛋白的荧光标记的单克隆抗体值可由流式细胞仪进行定量，该仪器采用激光或一种特定波长的光源。通过收集光学分散数据来区别血小板与其他细胞。荧光抗体监测的结果以总颗粒数目的百分比或荧光强度来表示。

表 19.4 血小板黏附和聚集

配体	受体	作用
胶原	GpⅠa/Ⅱa,GpⅡb/Ⅲa,GpⅣ	黏附，聚集，分泌
血栓黏合素	GpⅣ,$\alpha_v\beta_3$	黏附，抗黏附
vWF	GpⅠb/Ⅸ,GpⅡb/Ⅲa	黏附
纤维蛋白原	GpⅡb/Ⅲa	聚集
层粘连蛋白	GpⅠc/Ⅱa	附着
玻璃粘连蛋白	$\alpha_v\beta_3$,GpⅡb/Ⅲa	$\alpha_v\beta_3$ = 玻璃粘连蛋白受体
纤维粘连蛋白	GpⅠc/Ⅱa,GpⅡb/Ⅲa	附着，扩散

Gp，糖蛋白；vWF，血管性血友病因子。

表 19.5 血小板抗原的单克隆抗体

抗体结合位点(其他名称)	可获得的抗体	结合/功能活性的条件
GpⅠb(CD42b)	AP-1;6D1	vWF 受体；血小板黏附
GpⅨ	FMC25	血小板黏附于内皮
GpⅡb/Ⅲa 复合体(αⅡBβ$_3$,CD41)	7E3;10E5;4F10;A2A9	纤维蛋白原受体；血小板聚集
GpⅡb/Ⅲa(αⅡBβ$_3$,CD41a)	PAC1	仅 GpⅡb/Ⅲa 活化构型
纤维蛋白原	2G5;9F9	纤维蛋白原引发的受体诱导变化
GpⅡb/Ⅲa 中 GpⅡb 重链	P2;PMI-1	配体诱导的 GpⅡb 变化
GpⅢb/Ⅱa 中Ⅲa 部分(CD61)	AP6;Ab15;Y2/51	纤维蛋白原结合的受体
GMP140(CD62P,p-选择素)	S12;KC4;VH10	介导血小板-白细胞相互作用的α颗粒膜蛋白
LAMP-1(CD63)	CLB-gran/12;H5G11	血小板分泌后表达的溶酶体膜蛋白
40-kDa 蛋白	D495	致密颗粒膜蛋白
血栓黏合素	P8	结合的血栓黏合素
FⅧa 轻链	1B3	出现在促凝物质表面
FVa 轻链	V237	出现在促凝物质表面

GMP，颗粒膜蛋白；Gp，糖蛋白；LAMP，溶酶体膜蛋白。

荧光流式细胞仪可以特异性识别血小板缺陷的功能十分有助于一些出血性疾病的识别，如巨大血小板综合征和血小板无力症[157,158]。在心脏手术中，流式细胞仪可以帮助诊断由 CPB 和鱼精蛋白导致的血小板功能异常[159,160]。Kestin 等[143]用流式细胞仪技术研究 CPB 对在体源于出血伤口的血液中的 P-选择素时间依赖性上调的影响。结果示 P-选择素在肝素化后和 CPB 期间表达受抑制，CPB 结束后 2 小时左右恢复正常。相反，用血小板激动剂巴豆醇十四酸酯酸盐在体外激活 CPB 血液，在任何时间点都不能显示出 P-选择素表达的抑制。另一些学者使用另一种血小板激动剂(凝血酶受体激动肽)和流式细胞仪，并未发现 CPB 早期出现 P-选择素表达受抑制，但 CPB 开始后 90 分钟和给予鱼精蛋白后都表现出抑制作用[161]。

针对 CPB 引发的 GP Ⅰb 受体调节仍存在一些不确定性。George 等[162]应用流式细胞仪发现 CPB 期间血小板表面的 Gp Ⅰb 轻度减少。然而，Oeveren 等[163]在后续研究中证实，将血小板离心和通过一些诱导血小板体外人工激活的处理后，Gp Ⅰb 有所减少。Kestin 等[143]使用在 Gp Ⅰb 上表达的许多表位的单克隆抗体，证实在 CPB 期间这种受体的表达并未减少。

由于许多单克隆抗体与 CP Ⅱb/Ⅲa 受体上特异性位点直接作用，因此学者们对 CPB 期间该受体变化的研究已产生各种结果。虽然并非所有的研究都采用全血检测，但是一些研究证实 Gp Ⅱb/Ⅲa 表达存在轻度减少。Rinder 等[159]使用全血检测技术证实 Gp Ⅱb/Ⅲa 表达轻度减少。已有可以与 Gp Ⅱb/Ⅲa 上纤维蛋白原结合位点连接的单克隆抗体，其他的可以识别受体连接的纤维蛋白原。流式细胞仪技术也有助于阐明一些围手术期有止血作用潜能的药物的作用机制。

床旁凝血和血小板功能检测

黏弹性检测：血栓弹力图、血栓弹力描记图和 Sonoclot

在 19 世纪晚期，研究者们开始探索血液的黏弹性检测提供凝血相关信息的可能性。血液凝结成血块时在黏度上产生的变化可以被研究和检测，提供的信息能反映凝血功能的某些方面。在 20 世纪初期，使用这种基本的机制和原理开发出了许多原始的黏度仪，而这正是现代黏弹性测试的基础。以这些原理为基础的床旁凝血检测证明了其在实时诊断（如 CPB 期间凝血治疗）方面的价值，同时还有风险分层和出血风险预测的前景。关于黏弹性检测的研究越来越多，然而该技术被可靠性和重复性的问题所困扰。2011 年，TEG-ROTEM 国际工作组对 9 个不同实验室使用富血小板血浆和乏 FⅧ血浆比较这两种设备的可重复性并使其标准化进行研究[164]，结果表明，两种技术所有参数的总变异系数超过 10%，其中一些参数的变异系数高达 40%。不同地区所测参数的差异是这类技术在可接受性和可靠性方面最主要的障碍。

血栓弹力图

凝血黏度计是在 20 世纪 20 年代发展的，并形成黏弹性凝血检测的基础，现称其为血栓弹力图（thrombelastograph，TEG）。当代的血栓弹力图是 Hartert 在 1948 年开发的，现已在不同的临床情况中用于诊断凝血异常[165]。虽然血栓弹力图仪（TEG，Haemonetics，Braintree，MA）还不能真正地做到便携，但可以在手术室或者实验室即时检测，提供血块形成和溶解信息的快速全血分析（表 19.6 和图 19.16）。数分钟内，就可以获得与凝血级联反应、血小板功能、血小板-纤维蛋白结合和纤维蛋白溶解相关的信息。原理如下：在一个塑料杯中加入 0.36ml 全血，其内悬浮一塑料探针；该探针与一可扭曲的与放大器偶联并可被记录的导线相连；测试杯在 37℃的环境下以 4°的弧度旋转 45 分钟。当全血为液态时，探针并不随测试杯的运动而运动。然而，随着血块形成，探针可随测试杯运动而运动，导线产生信号并被记录。记录下来的曲线可以在计算机内储存，相关参数通过内置软件计算出来。或者，血栓弹力图曲线可以 2mm/min 的速度在线记录。生成的特征性图形即为 TEG 的标志（图 19.17）。最新的血栓弹力图仪将黏弹性检测整合为试剂盒检测，从而消除加样过程和震动对结果的干扰。

表 19.6 即时血小板功能监测的机制

设备	机制	血小板激动剂	临床用途
TEG（Haemonetics，Braintree，MA）[168]	黏弹性	凝血酶（天然的）、ADP、花生四烯酸	CPB 后、肝移植、儿科、产科、药物效应
Sonoclot（Sienco，Arvada，CO）[287]	黏弹性	凝血酶（天然的）	CPB 后、肝移植
ROTEM（TEM Systems，Durham，NC）[169]	黏弹性	凝血酶（天然的）	CPB 后、输血指导
HemoSTATUS（Medtronic Perfusion Services，Minneapolis，MN）[149]	ACT 减少	PAF	CPB 后，DDAVP、输血指导
Plateletworks（Helena Laboratories，Beaumont，TX）[269]	血小板计数比例	ADP、胶原	CPB 后、药物治疗
PFA-100（Siemens Medical Solutions USA，Malvern，PA）[288]	体外出血时间	ADP、肾上腺素	vWD、先天凝血异常、阿司匹林治疗、CPB 后
VerifyNow（Accriva Diagnostics，Accumetrics，San Diego，CA）[289]	凝集	TRAP、ADP	Gp Ⅱb/Ⅲa 受体阻滞治疗、药物治疗、CPB 后
血块信号分析仪（Xylum，Scarsdale，NY）[290]	剪切诱导的离体出血时间	胶原（只有一个通道）	CPB 后、药物效果
全血聚合度分析仪[151]	电阻抗	多种	CPB 后
Impact Cone and Plate(let) Analyzer（Matis Medical，Beersel，Belgium）[291]	剪切诱导的血小板功能	无	CPB 后、先天凝血异常、药物效果
Multiplate Analyzer（Roche Diagnostics，Indianapolis，IN）[292]	电阻抗	ADP、花生四烯酸、胶原、瑞斯托菌素、TRAP-6	药物治疗、先天异常、CPB 后

ACT，激活凝血时间；ADP，二磷酸腺苷；CPB，体外循环；DDAVP，去氨加压素；Gp，糖蛋白；PAF，血小板激活因子；ROTEM，旋转血栓弹力描记仪；TRAP，凝血酶受体激动肽；vWD，von Willebrand 疾病。

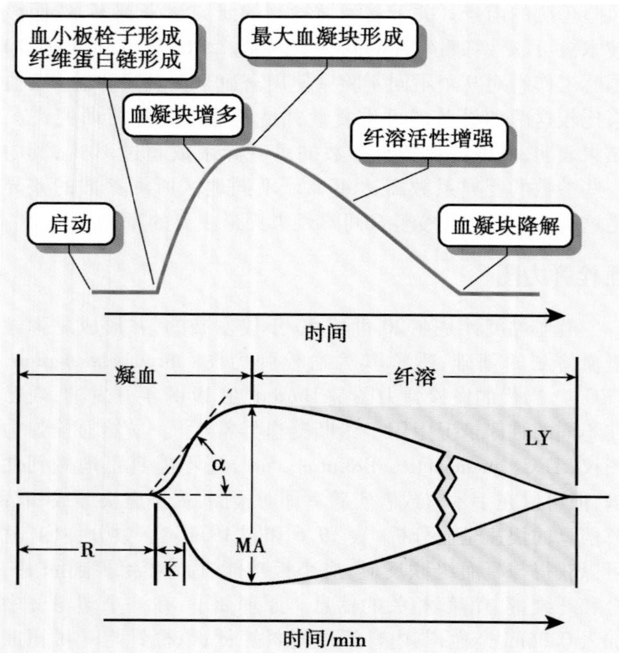

图 19.16 正常血栓弹力图(TEG,Haemonetics,Braintree,MA)曲线及其标准参数。R 值是反应时间,即从血样置入测试杯到血块开始形成,曲线振幅达 2mm 所需的时间(主要与凝血因子的数量和功能有关)。K 值是曲线振幅从 2mm 到 20mm 所需的时间(反应纤维蛋白原的水平)。α 是最大曲线弧度的切线与描记图中央水平线形成的夹角(可预测最大振幅)。MA 是最大振幅(TEG 曲线中最大宽度),代表凝血酶诱导血小板激活和血块形成的最大强度(血块的总体强度代表血小板功能和血块的相互作用)。LY 是溶解指数,表示溶解的比例,LY30 是测量形成 MA 后 30 分钟后的溶解比例

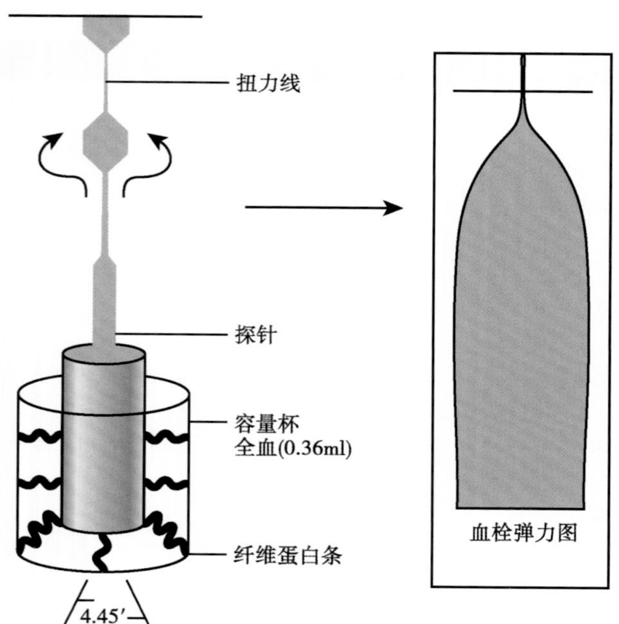

图 19.17 TEG 设备原理示意图(左)和曲线示例(右)。在悬有塑料探针的容量杯中加入全血标本,塑料探针和与放大器和记录器偶联的可扭转导线相连。(*From Mallett SV, Cox DJ. Thromboelastography.* Br J Anaesth. *1992;69:307-313.*)

TEG 检测的特征性参数包括反应时间(R 值)、凝血时间(K 值)、α 角、最大振幅(maximal amplitude,MA)、MA 后 60 分钟后的振幅(A60)和 MA 后 30 分钟和 60 分钟的血块溶解指数(分别为 LY30 和 LY60)(图 19.18)。R 值代表纤维蛋白开始形成的时间,检测内源性、外源性和最终共同凝血途径。R 值测量的是从检测开始至纤维蛋白开始形成,即曲线振幅达 2mm 时所需的时间。其正常值受所用激动剂的影响,使用硅藻土为激动剂时其正常值的范围为 7~14 分钟,而在快速 TEG 中用组织因子作为激动剂时为 1~3 分钟。K 值是检测血块形成速度的指标,测量从 R 时间结束至振幅达到 20mm 的时间。其正常值(3~6 分钟)也随激动剂类型的不同而变化。α 角是另一项检测血块形成速率的指标,是水平线与振幅为 20mm 时曲线切线的夹角,其正常值为 45°~55°。因为 K 值和 α 角都是检测血块形成速率的指标,因此当有功能的纤维蛋白原水平增高时会缩短 K 值和增加 α 角。MA(正常值为 50~60mm)是检测血块强度的指标,受血小板功能、纤维蛋白交联以及血小板和聚合的纤维蛋白间相互作用的影响。血块强度的峰值或剪切力弹性系数"G"与 MA 呈曲线相关,定义为:G=(5 000MA)/(96-MA)。MA 后 30 分钟 MA 值减少的百分比反应了纤维蛋白溶解的活性,其正常值≤7.5%。

可通过识别特征性的 TEG 图形判定特定的凝血缺陷。R 值延长提示凝血因子活性缺陷或水平不足,典型的见于肝脏疾病和使用抗凝药物如华法林(香豆素)或肝素的患者。MA 和 α 角减小与血小板功能障碍或血小板减少症相关,当纤维蛋白原缺乏时,则进一步减少。LY30 或 MA 后 30 分钟时的溶解指数增加提示纤溶亢进。这些特征性的图形见图 19.19。

由于心脏手术患者可能存在不同的潜在的凝血功能缺陷,TEG 可用于该类患者围手术期凝血障碍的诊断和治疗[166,167]。15~30 分钟内,即可获得凝血系统完整性、血小板功能、纤维蛋白原功能和纤溶的实时信息[168,169]。加入肝素酶后,可在 CPB 期间监测 TEG,并可获得与凝血状态相关的实时有效信息[170]。因为 TEG 是一种黏弹性检测,可以评估全血的血液成分及其相互作用,因此与常规凝血检测相比,TEG 可以更准确地预测术后出血[168,170,171]。POC 监测的反对者指出,早期设备监测结果的变异性,并认为常规凝血检测参数与出血的相关性更好[163,172]。对于手术患者,使用中心实验室的常规凝血检测存在弊端。在一项关于 897 例心脏手术患者术后 16 小时出血的前瞻性研究中,Gravlee 等[173]报道了在手术室内肝素中和后立即进行常规凝血检测的结果。这些结果的弱相关性和低预测价值证实常规凝血检测预测出血的效果较差。TEG 并未用于该项研究。目前黏弹性凝血检测其最有价值的应用领域是目标导向输血治疗。

TEG 的改进

TEG 最初是通过给枸橼酸抗凝全血加钙或使用硅藻土做激活剂。近期对最初 TEG 检测的改进包括快速 TEG(rapid TEG)、功能性纤维蛋白原和血小板图(Haemonetics,Braintree,MA)。快速 TEG 使用重组人组织因子作为激动剂来加速凝血酶、纤维蛋白和稳定血块的形成[174]。快速 TEG 大部分情况下用于创伤患者,因为添加的组织因子可以将 R 时间缩短

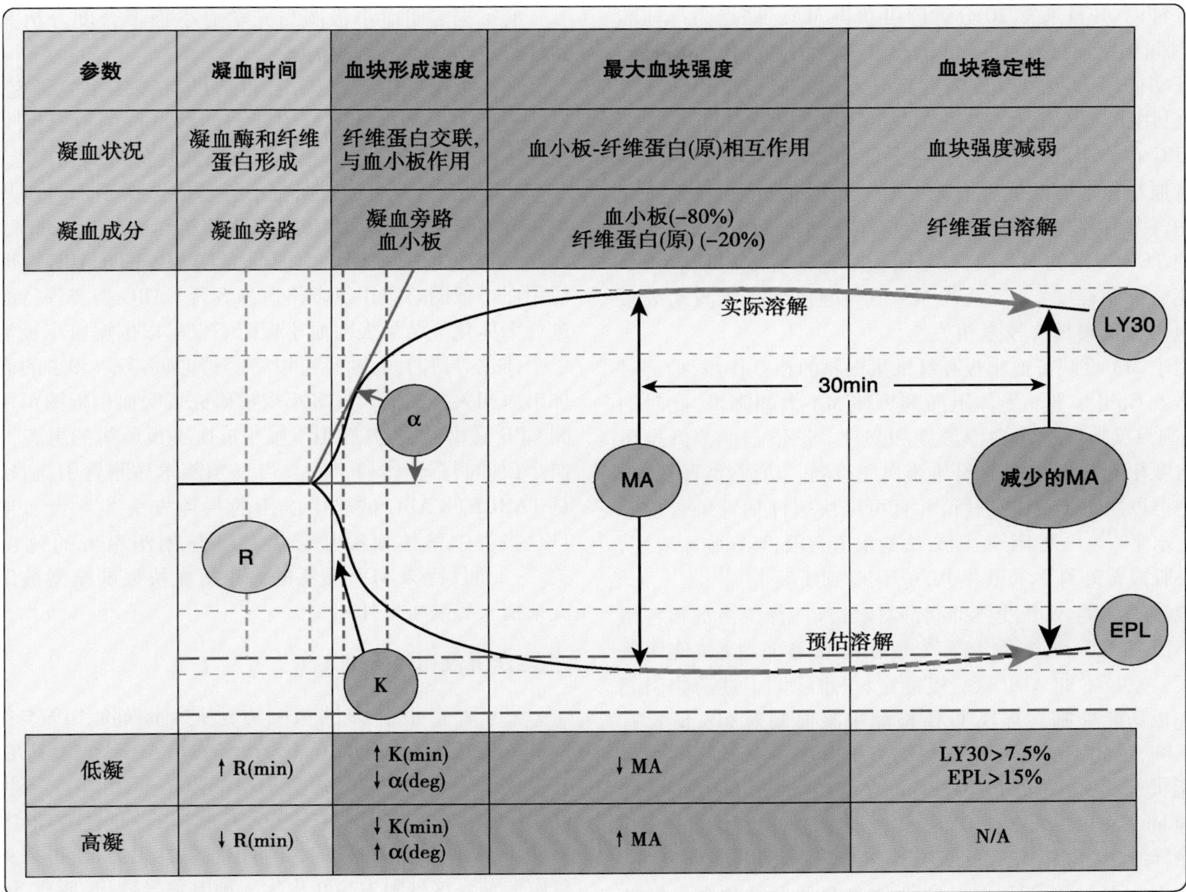

参数
凝血时间
血块形成速度
最大血块强度
血块稳定性
凝血状况
凝血酶和纤维蛋白形成
纤维蛋白交联,与血小板作用
血小板-纤维蛋白(原)相互作用
血块强度减弱
凝血成分
凝血旁路
凝血旁路 血小板
血小板(~80%) 纤维蛋白(原)(~20%)
纤维蛋白溶解
实际溶解
LY30
30min
α
MA
减少的MA
R
EPL
预估溶解
K
低凝
↑R(min)
↑K(min) ↓α(deg)
↓MA
LY30>7.5% EPL>15%
高凝
↓R(min)
↓K(min) ↑α(deg)
↑MA
N/A

图 19.18　正常的血栓弹力图(TEG,Haemonetics,Braintree,Mass)及其标准参数。α,最大曲线弧度的切线与描记图中央水平线形成的夹角(可预测 MA);K,曲线振幅从 2mm 到 20mm 所需的时间(反应纤维蛋白原的水平);LY,溶解指数;MA,最大振幅,代表凝血酶诱导的血小板活性和血块形成的最大强度(总血块强度代表血小板功能和血块相互作用);R,反应时间或将全血置于容量杯至血块开始形成、TEG 曲线振幅达 2mm 所需的时间(主要与凝血因子的功能或数量相关)

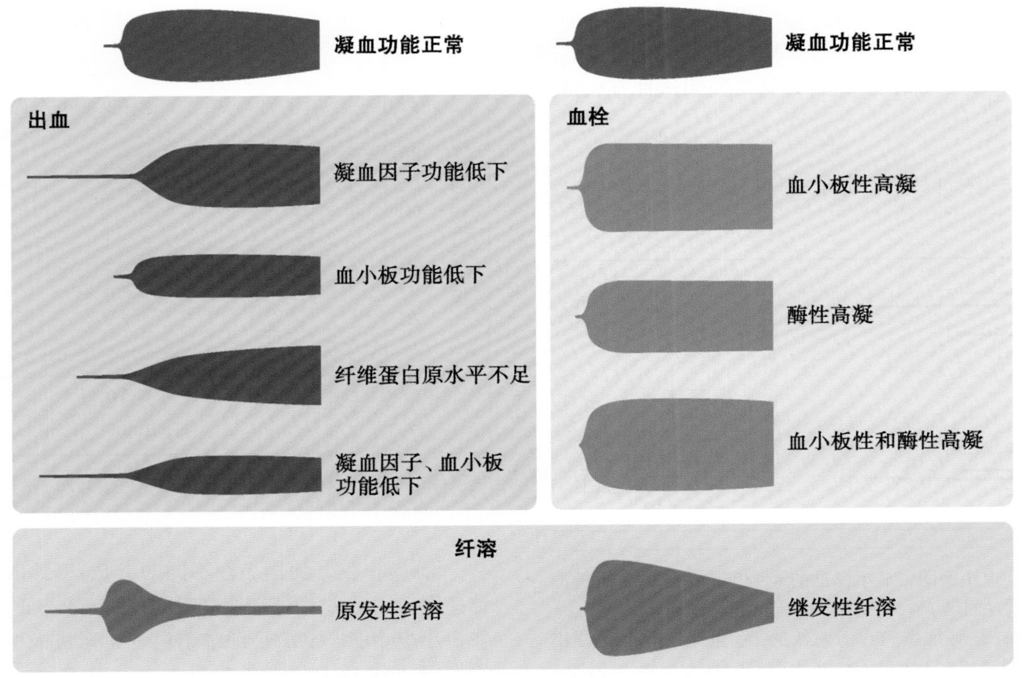

图 19.19　不同凝血状态下血栓弹力图(TEG,Haemonetics,Braintree,MA)曲线

至1分钟内，并且通常20分钟即可获得MA。缺点为与标准的R时间相比，对凝血因子的敏感性有所下降。创伤相关的研究证实使用TEG可以诊断创伤导致的凝血异常和纤溶增强，并已用于与创伤死亡率相关的危险因素预测模型[174-178]。

TEG在临床上一个新的用途是监测服用特异性抗血小板药患者血小板功能的抑制情况[179,180]。在富血小板血浆研究模型中，使用组织因子加速并添加高浓度GpⅡb/Ⅲa受体阻滞剂的TEG得出的MA值，较基线值降低的程度即反应血小板功能受抑制程度[179]。这些MA值与凝血酶受体激动剂激活的血小板聚集具有较强相关性。

由于MA反映了血小板和纤维蛋白原的相互作用，检测时加入强效GpⅡb/Ⅲa受体阻滞剂可使MA大幅降低，此时的MA值则只反映纤维蛋白原浓度和强度。该值与血浆纤维蛋白原浓度相关，用于功能性纤维蛋白原检测。功能性纤维蛋白原检测可以用TEG系统进行，并且可以快速评估纤维蛋白原的功能水平[181]。关于该检测方法的报道有限，其在临床应用，如在心脏或普外科手术患者中的应用受到质疑[182,183]。

硫铵嘧啶类ADP受体抑制剂氯吡格雷、普拉格雷和替格瑞洛广泛应用于心血管疾病[184]（见第35章）。除非使用复杂的实验室技术如ADP聚合度测定，很难检测上述药物引起的血小板功能抑制。常规TEG检测中凝血酶对MA值具有绝对影响，因此不能评估硫铵嘧啶类抗血小板药引起的血小板功能状态。血小板图是TEG的改良，它通过花生四烯酸（arachidonic acid，AA）或ADP受体激动剂激活的MA（MA_{pi}），在排除纤维蛋白原（MA_f）的影响后MA与血小板活性最大激活时的MA（MA_{kh}）进行比较，来评估这两种途径的血小板功能。血小板图检测采用肝素化的全血，因而抑制了凝血酶对血小板的激活。当加入凝血酶和FⅩⅢ作为激活剂时，产生的MA即为“无血小板活性”MA或MA_f（纤维蛋白）。MA_{pi}是使用特定的血小板激动剂（ADP或AA）将血小板和纤维蛋白最大程度活性时的MA值。将MA_{pi}（当使用该途径血小板抑制剂时）曲线与血小板最大活性时的MA_{kh}比较，并排除MA_f的影响。（图19.20）。下面的公式可计算出使用这种方法得到的血小板抑制率：

$$\%抑制度=100-[(MA_{pi}-MA_f)/(MA_{kh}-MA_f)\times100]$$

TEG分析结果

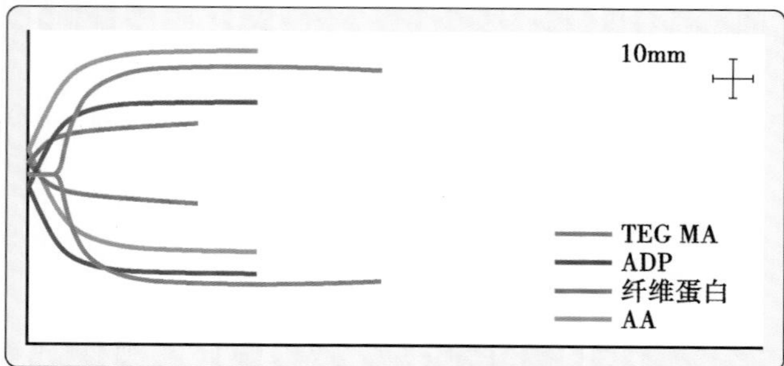

图19.20 TEG血小板图中显示标准的4个反应曲线。血小板抑制率根据以下公示计算：%抑制度=100-[($MA_{pi}-MA_f$)/($MA_{kh}-MA_f$)×100]，MA_f是纤维蛋白激活曲线的最大振幅，MA_{pi}是使用特殊的血小板激动剂（ADP或AA）产生曲线的最大振幅，TEG MA是高岭土激活的TEG的最大振幅

有证据表明血小板图与光学血小板聚合度分析具有一致性[185-187]。

血小板图可用于临床，且目前已有很多相关研究发表。有研究证实了血小板图检测阿司匹林抵抗的敏感性[188]，并更新了氯吡格雷停药后血小板功能恢复的时间窗[189]。2012年Mahla等[190]发表了依据血小板功能选择手术时机从而减少氯吡格雷相关的冠状动脉旁路移植（coronary artery bypass graft，CABG）围手术期出血的研究（TARGET-CABG），该研究使用血小板图对服用氯吡格雷患者行CABG需要等待的时间进行个体化。结果表明血小板图不仅可以依据血小板活性用于个体化等待时间，而且可以将等待时间减少50%的而不增加出血相关并发症。许多小规模研究表明血小板图可用于预测CPB后出血，尤其适用于服用抗血小板药物的患者[191-193]。血小板抑制百分比和MA_{ADP}可以预测术后胸管引流量，这也是TARGET-CABG试验中应用的一种方法[190,191,193]。最后，TEG报告中整体血凝块强度（G）与创伤患者的死亡率相关[194]，而且特殊ADP激活的血小板血块强度模型被认为与支架植入后缺血事件相关。

声凝分析仪（Sonoclot）

另一种血液黏弹性检测方法是Sonoclot。1975年Von Kaulla提出了Sonoclot Analyzer（Sienco，Arvada，CO），它通过一个放入凝血样中的超声探头检测阻抗变化[195]。管状探头以1μm振幅和200Hz频率在含有血样的一次性容器内上下振动。随着纤维蛋白形成，样本出现黏性阻力，使得探头不能自由振动。这种阻力会转化为一种电信号输出，叫作Sonoclot信号（图19.21）。Sonoclot信号反映了实时的凝血状态，从纤维蛋白形成开始、纤维蛋白交联、血小板介导血块增强至最后血块收缩和纤维蛋白溶解。

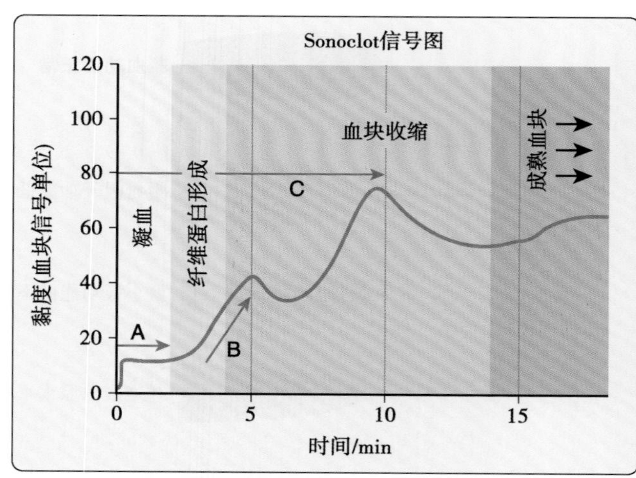

图19.21 Sonoclot（Sienco，Arvada，CO）信号图。A，开始时间或激活的凝血时间；B，血块形成速率；C，达峰时间，或血小板功能时间

Sonoclot信号使用3种不同的参数：开始时间或ACT、凝结速率（clot rate，CR）和达峰时间（time to peak，TP），TP也称作血小板功能。ACT是纤维蛋白开始形成的时间，定义为曲线振幅达到1mm（图19.21中A点）所需的时间。该时间以秒计，与Hemocron方法所测的ACT相当，且通常较TEG中R

时间更短一些,因为TEG中R时间反映纤维蛋白血块形成的一个更成熟的阶段[187]。在信号曲线中CR阶段包含两个峰,依据纤维蛋白形成速率,CR代表最大斜率。第一个峰增高的速率(图19.21中B点)表达为每单位时间峰振幅的百分比(正常值为18%~45%)。在第二次振幅升高之前曲线会下降并随后出现高峰,这个峰值是血小板和纤维蛋白作用导致血块收缩的结果。由于血块从容器壁上退缩,引起振动阻力降低。随着纤维蛋白原转化为纤维蛋白和纤维蛋白多聚体,血块形成速度和血小板-纤维蛋白相互作用以TP表示(图19.21中C点)。当纤维蛋白原浓度高时,由于较大的振动阻力,一个大的凝血团块表现为第二峰更大的振幅。该峰的振幅因此与正常功能纤维蛋白原浓度有关。随后下降的斜坡是由于血小板介导的血块收缩,引起血浆分离和血块体积减小,因此阻力降低。血块收缩的程度反映了血小板的数量和功能。图19.22中的曲线分别表示了正常和不正常的血小板功能。

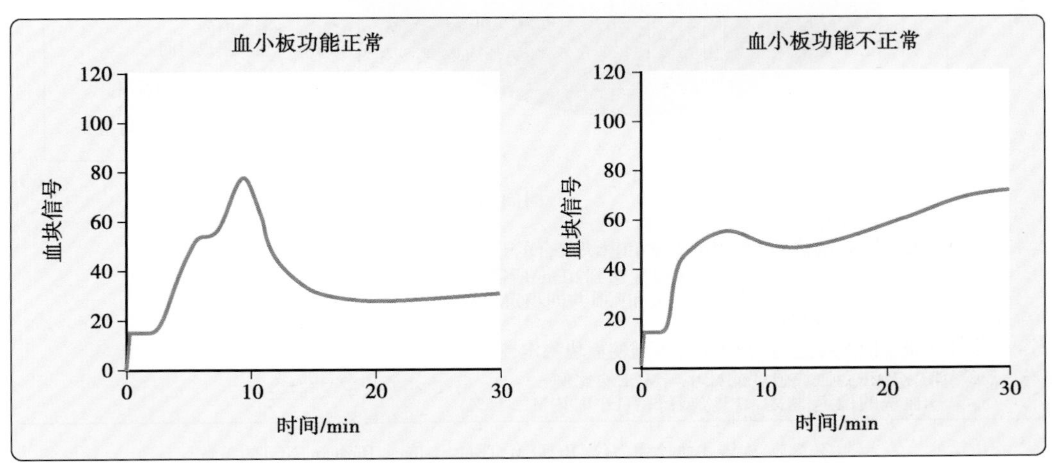

图19.22 正常Sonoclot(Sienco,Arvada,CO)曲线与血小板功能低下的Sonoclot曲线的比较。注意右图曲线没有血块收缩,并且上升缓慢

Sonoclot用于临床和实验室的使用和研究。与其他POC设备相似,Sonoclot常用于围手术期、导管室、重症监护室(intensive care unit,ICU)和特殊的临床情况[196-199]。早期研究表明,在预测心脏外科术后出血方面,Sonoclot的准确度为74%,TEG的准确度为88%[170]。黏弹性检测能成功地预测术后出血,与其能够检测血小板功能这一术后止血的决定因素有关[200]。有研究报道特定的Sonoclot参数与血小板计数和凝血因子分析显著相关。这种可重复性使得Sonoclot也可用于对肝移植患者凝血异常进行预测和成功治疗[201]。有研究表明Sonoclot用于CPB期间凝血异常[199],可以监测重组FⅦa的使用[202]和使用胶体淀粉导致的凝血改变[197]。一项新的Sonoclot的应用是评估女性口服避孕药产生的高凝状态[196]。而且,Sonoclot的使用与HIT相结合可以研究血块对肝素的反应,并且可能会成为筛查HIT的有效工具[203]。

旋转式血栓弹力仪

旋转式血栓弹力仪(rotational thrombelastometry,ROTEM,TEM Systems,Durham,NC)对全血中血块强度进行黏弹性检测。将少量的血液和凝血激活剂加入一次性样品杯中,然后置于加温装置内。固定在旋转轴尖端的一次性探测针浸入全血样本中。血样凝固时弹性的减弱导致旋转轴转动的改变,后者通过连接在旋转轴上的小镜子对光的反射进行探测。探测器随着时间的变化记录旋转轴的转动,并将其转化为曲线图或血栓弹力图。ROTEM检测血栓形成过程中黏弹性变化的方式与TEG相似,但有一些重要的差异。

标准的ROTEM曲线中主要的描述性参数(图19.23)包括:

- 凝血时间(clotting time,CT):从检测开始到曲线振幅增加到2mm所需的时间,以秒为单位,表示凝血的启动、凝血酶形成和血块聚合的开始。
- 血块形成时间(clotting formation time,CFT):曲线振幅从2mm增加到20mm需要的时间,以秒为单位。表明纤维蛋白聚合,并且与血小板和FⅩⅢ共同稳定血块。
- α角:曲线上振幅为2mm的点所做曲线的切线与水平线的夹角。反应了血块形成的速率,因此α角增大反映了由凝血酶激活的血小板、纤维蛋白和活化的FⅩⅢa介导的快速血栓形成。α角越大,则CFT越短,这两个参数密切相关。
- 10分钟时的振幅大小(A10):与最大血块强度直接相关,并且可以预测MCF和血小板功能。
- 最大血块强度(maximum clot firmness,MCF):曲线中的最大振幅,以毫米为单位。与血小板数量、功能以及纤维蛋白原的水平相关。
- 30分钟时的溶解百分比(LI30):表示固定时间点(通常为30分钟)的纤维蛋白溶解的参数,与MCF相关(残留血块百分比)。
- 最大纤溶(maximum lysis,ML):最大血块强度后出现的最低振幅与最大血块强度的比值。与LI30类似,该参数可以评估纤溶亢进。

ROTEM在欧洲已广泛应用,2011年美国食品药品管理局(FDA)批准后,在美国的应用也越来越多。ROTEM通过使

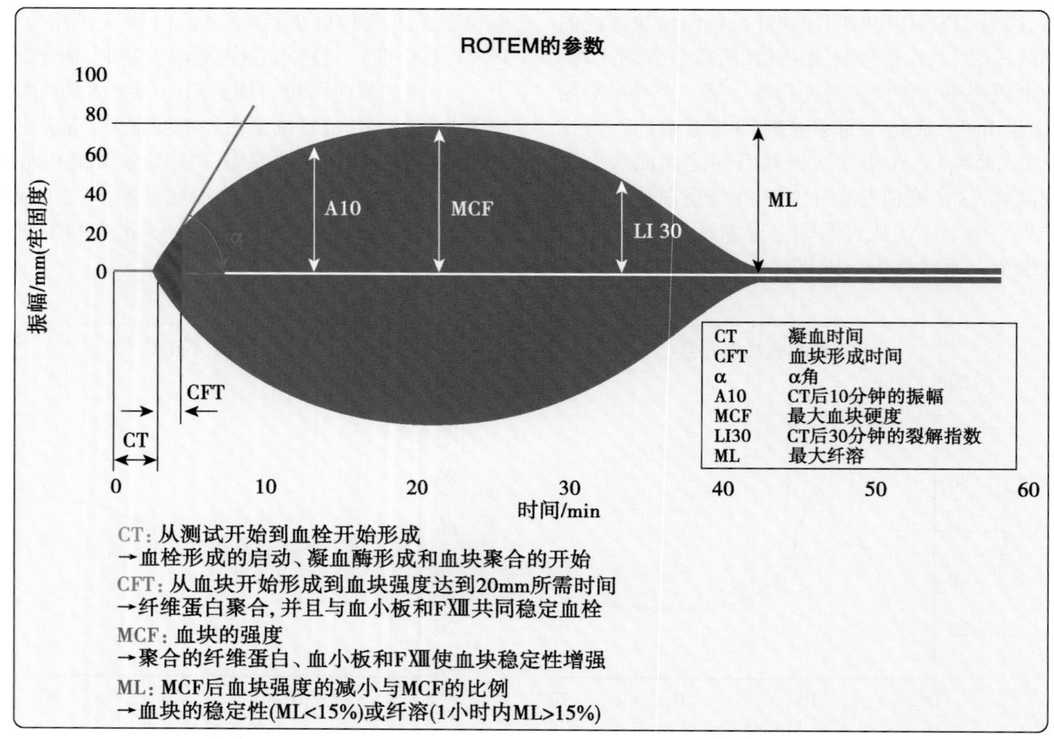

图 19.23 旋转式血栓弹力仪(ROTEM,TEM Systems,Durham,NC)的参数

用不同的试剂（表 19.7）检测凝血功能，其中最常用的包括 INTEM（内源性系统）、EXTEM（外源性系统）、HEPTEM（肝素存在时内源性系统）、FIBTEM（检测纤维蛋白原活性）和 APTEM（组织因子激活+氨甲环酸或抑肽酶）。标准 ROTEM 反应在 ROTEM Delta 平台上进行（图 19.24）。图 19.25 分别为凝血功能正常和血小板功能障碍的患者的 ROTEM 监测结果。

2015 年，ROTEM 增加了一个与标准 Delta 平台相连的模块，从而可以检测 3 种血小板激动剂（ADP、AA 和 TRAP）作用下血小板的聚合功能，分别叫作 ADPTEM、ARATEM 和 TRAPTEM。该系统采用与标准全血聚合度测定相同的概念，并且与多平台聚合度测定仪（Multiplate aggregometer）相似（详细描述见后文）。ROTEM 和 TEG 的不同包括黏弹性的检测方法和对运动的敏感度。研究者们认为 ROTEM 检测的变异度较 TEG 低[204]。大量关于成人和儿童的研究支持使用 ROTEM 监测凝血异常的不同方面[169,205-219]。

输血规范、出血预测和黏弹性检测的比较

Espinosa 等[218]对 TEG、ROTEM 和 Sonoclot 进行比较，选择 35 位接受择期 CABG 手术的患者为研究对象，分别在 CPB 前、术后 1 小时和术后 24 小时采集血液样本使用 3 种方法检测。所测得的 TEG 的所有参数、ROTEM 中的 CT/CFM 和 Sonoclot 的 ACT 均在 CPB 后发生了变化，可以用来监测手术过程中的凝血改变。血浆纤维蛋白原水平在所有时间点均与 TEG、ROTEM 和 Sonoclot 的相关性很好。很难解释这些检测与标准实验室检测的相关性，并且强调使用全血 POC 检测和使用血浆检测的不同。INR 与 TEG 的 R 值、ROTEM 的 CT 或 Sonoclot 的 ACT 不相关。

表 19.7 标准旋转式血栓弹力仪使用试剂和检测模式

EXTEM	组织因子激活；FⅦ、FⅩ、FⅤ、FⅡ、FⅠ、血小板和纤溶
INTEM	接触面激活；FⅫ、FⅪ、FⅨ、FⅧ、FⅡ、FⅠ、血小板和纤溶
FIBTEM	EXTEM+细胞松弛素 D（血小板阻滞剂）；检测纤维蛋白原
APTEM	EXTEM+抑肽酶；与 EXTEM 相比可以排除纤溶
HEPTEM	INTEM+肝素酶；检测肝素残留

APTEM，组织因子激活+氨甲环酸或抑肽酶；EXTEM，外源性系统；FIBTEM，检测纤维蛋白原活性；HEPTEM，肝素存在时内源性系统；INTEM，内源性系统。

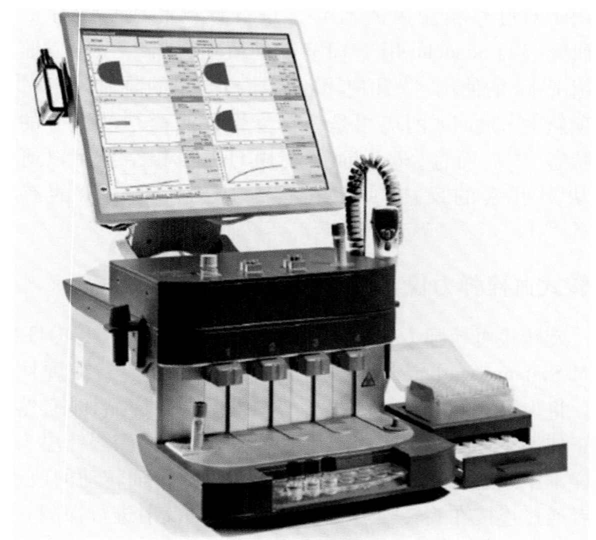

图 19.24 旋转式血栓弹力仪 ROTEM（TEM Systems，Durham，NC）用于检测血小板聚集的血小板模块。（*Courtesy TEM Systems USA，Durham，NC/Tem Innovations GmbH，Munich，Germany.*）

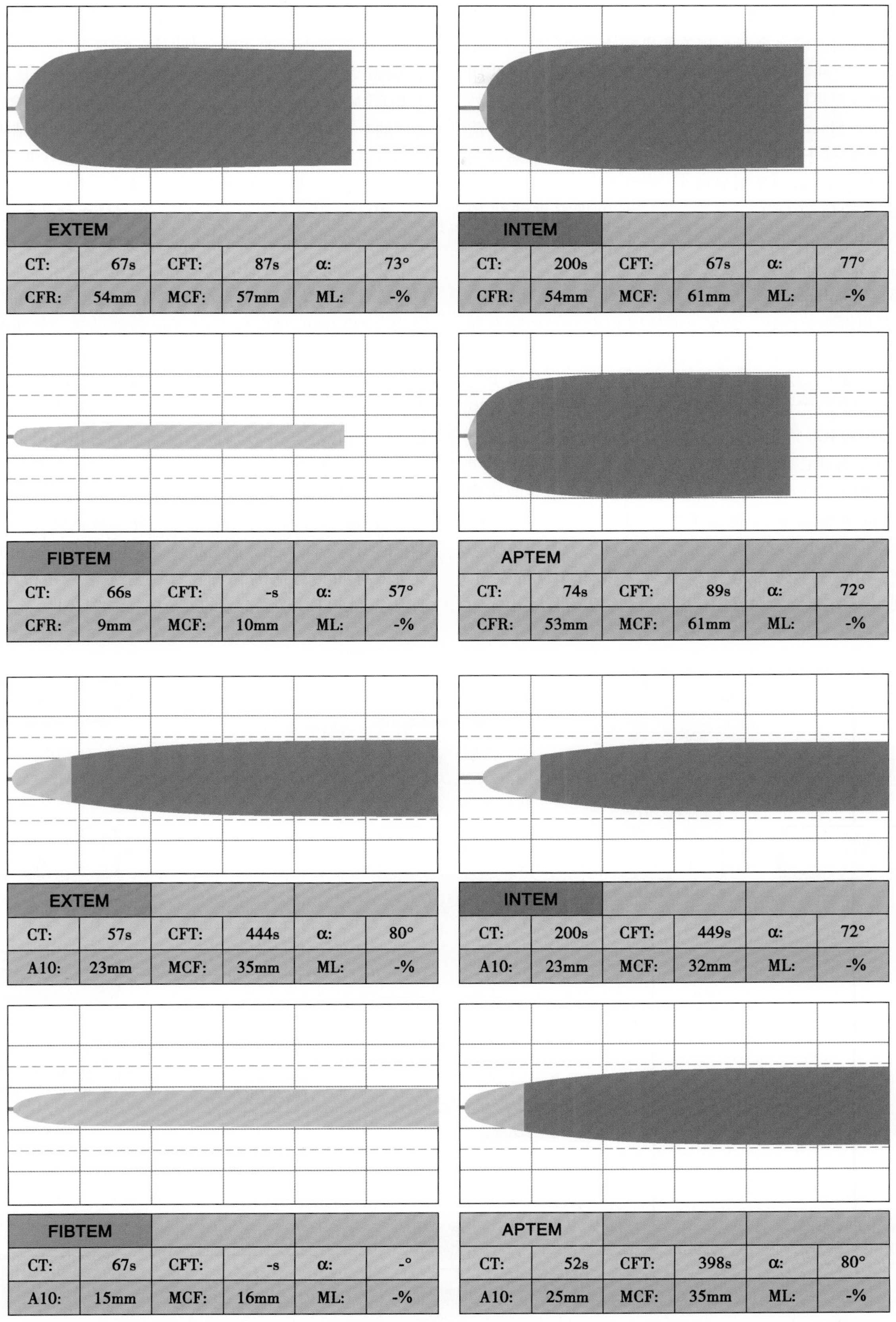

图 19.25 左，旋转式血栓弹力仪（ROTEM，TEM Systems，Durham，NC）中 4 种标准参数的正常曲线。右，血小板功能障碍，显示为外源性系统（EXTEM）和内源性系统（INTEM）中血栓形成时间（CFT）延长、最大血块强度（MCF）减小。A10，CT 后 10 分钟的振幅；APTEM，组织因子激活+氨甲环酸/抑肽酶；CFR，血栓形成时间；CT，凝血时间；FIBTEM，纤维蛋白原活性检测

然而,目前 POC 检测最大的优势在于形成基于 POC 检测结果的目标导向的输血规范。相关的研究始于 20 世纪 90 年代,Spiess 等[219]回顾分析了 1 000 多名患者,发现一项使用 TEG 的输血规范可以显著减少纵隔探查发生率和异体血制品输注率。随后 Shore-Lesserson 等[220]对 105 名患者进行了前瞻性研究,比较基于规范的输血决策与临床判断。结果表明 POC 检测组使用的血制品明显减少,并为未来关于基于规范的途径输血的研究打下了基础[220]。大量研究支持应用 TEG、ROTEM 和血小板功能检测如多平台聚集度测定仪(Multiplate Aggregometry,MEA)(见后文)。

2013 年,Gorlinger 等[221]对 16 项回顾性和前瞻性研究,共 8 507 名患者进行综述。结果表明使用 POC 指导的输血规范可持续减少输血量,且对复杂凝血异常的患者有最好的临床效果,可以减少二次开胸止血和大量输血的发生率,减少总住院费用[169,217,219,220,222-234]。其中 4 项研究表明可以改善患者的预后,包括 ICU 停留时间、血栓事件、肺功能障碍、机械通气时间和 6 个月死亡率均减少[217,224,225,234]。2011 年,一篇不包含以上一些研究的 Cochrane 综述表明,使用 POC 指导的输血规范可以减少输血和出血相关并发症[235]。近期,Mishra 等[236]发表了一项小样本观察性研究,研究对象为服用抗血小板药物的 GABG 手术患者,使用标准 TEG 和 MEA 进行检测。研究发现 MEA 结果异常对服用抗血小板药物患者发生出血并发症的预测能力最好。由于标准的 TEG 不能通过比较的方式特异性检测血小板的功能,因此这一结果并不令人惊讶[236]。Karkouti 等[237]发表了一项回顾性对照研究,研究比较一项使用 ROTEM 和 Plateletworks 血小板功能检测的新的输血规范实施后的 1 170 位患者与实施前的 1 311 位患者。其结果与之前的研究结果一致,实施新的输血规范可以减少所有血制品(包括浓缩红细胞、新鲜冰冻血浆和血小板)的输注量。

2014 年,Welsh 等[238]发表了一项对输血规范的有趣创新。该临床团队针对出血风险高的患者(如心脏手术患者)建立了一个基于中心实验室的快速检测的规范来指导输血。这些研究人员可以获得快速的标准临床实验室检测结果,如纤维蛋白原、PT/PTT/INR、TEG 和 VerifyNow 检测结果。最初的研究结果表明该方法可以在 15~30 分钟内获得检测结果,并且可以减少血制品的输注[238]。POC 指导的输血规范不仅可以应用于心脏手术,还适用于创伤的患者[239]。Tapia 等[239]报道基于 TEG 的输血规范与 1∶1∶1的大量输血方案相比可以降低创伤患者的死亡率,并且在一些情况下输注更高比例的血浆或血小板可能更具优势。总之,POC 可能在复杂凝血功能障碍患者和指导临床输血方面的作用最大。比使用规范更重要的是规范本身的内容。除了异体血制品外,药理作用不同的止血药物和重组试剂如纤维蛋白原浓缩物、凝血酶原复合物和 FⅦa,也逐渐被包含在 POC 检测指导的规范内(图 19.26)。

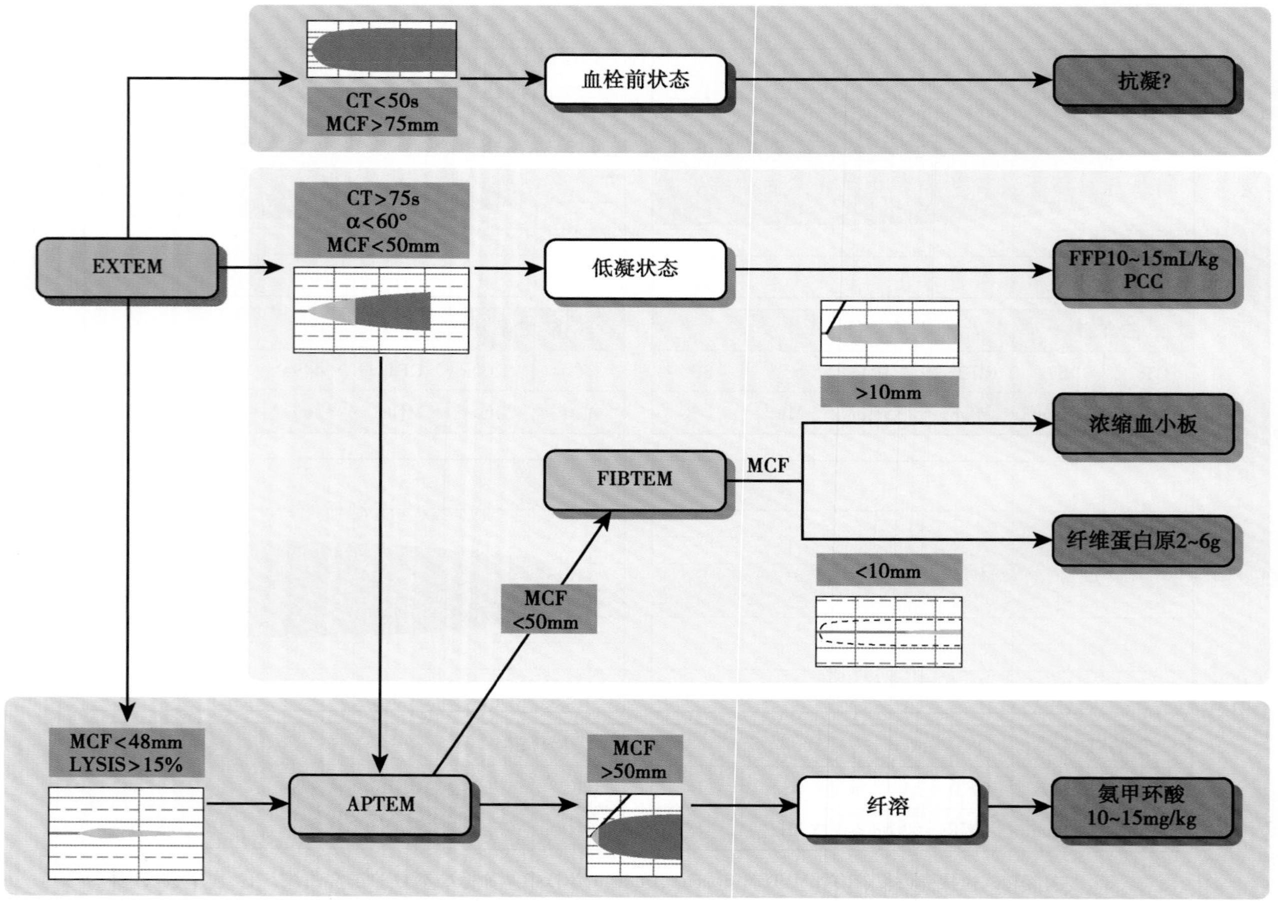

图 19.26 旋转式血栓弹力仪(ROTEM,TEM Systems,Durham,NC)指导下凝血管理流程。α,α 角;APTEM,组织因子激活+氨甲环酸/抑肽酶;CT,凝血时间;EXTEM,外源性系统;FFP,新鲜冰冻血浆;FIBTEM,纤维蛋白原活性检测;MCF,最大血块强度;PCC,凝血酶原复合物

血小板对激动剂反应的床旁检测

与黏弹性检测相比，现在可以使用POC设备等不同的平台来检测激动剂对血小板功能的影响。虽然大部分检测系统都已经过实验室的光比浊法聚集仪（light transmission aggregometry，LTA）的验证，一些系统经过先前描述的黏弹性检测的验证，但是每一种系统使用其独有的概念。考虑到有些方法现已不在临床应用，因此在此描述仅考虑其历史意义，而其他的方法现已应用于临床。

HemoSTATUS

HemoSTATUS（Medtronic Perfusion Systems，Minneapolis，MN）是一种床旁血小板功能分析仪，使用Hepcon HMS监测系统检测血小板的反应性。用6通道的试剂盒来检测肝素化的高岭土剂激活的ACT，通道1和2不加血小板激动剂，通道3~6逐渐增加血小板激动剂（PAF）的剂量，分别为1.25、6.25、12.25和150nmol/L。通道3~6的每一个ACT缩短的程度，即ACT与未加PAF的ACT的比率，称为"凝结比率"，由1-（$ACT_{激活}/ACT_{对照}$）来计算。患者的凝结比率与最大凝结比率（正常志愿者测得）相比后产生一种血小板功能的相对检测结果，称为"最大血小板功能百分比"。20世纪90年代一些学者使用该检测进行研究，但现在这种床旁血小板功能分析已不再应用于临床[161,240-243]。

VerifyNow

VerifyNow（Accumetrics，San Diego，CA）是一种床旁监测仪（以前名为Ultegra），最初用来检测血小板对凝血酶受体激动肽（TRAP）的反应，并被美国FDA批准用于血小板功能分析。在全血中，它通过使用光学检测系统来检测TRAP激活诱导的血小板与纤维蛋白原包被的粒子的凝集。将抗凝全血加入检测室中，如果对激动剂有反应，那么血小板就会被激活。血小板上激活的GpⅡb/Ⅲa受体通过粒子表面的纤维蛋白原与相邻的血小板结合，从而导致血液和粒子凝集。测量室的透光率随着凝集程度的增加而增加并被测量出来，类似于标准的聚合度测定。抗血栓药物的作用使凝集度（通过透光率测量）减弱，因而可以量化血小板的抑制程度。VerifyNow使用激动剂检测GpⅡb/Ⅲa抑制剂、阿司匹林和氯吡格雷的抗血小板活性，并且可以量化血小板的抑制度，与光比浊法聚集仪（LTA）的相关性较好[244-246]。然而，该系统评估阿司匹林耐药方面的敏感性较血小板图稍差[188]。VerifyNow作为一种术前血小板功能检测工具成为新型的基于病理的输血规范中的一部分[238]。VerifyNow检测血小板功能的作用被广泛用于研究血小板对抗血小板药物的反应。充足的证据表明对抗血小板药物无反应者，在心脏外科手术和冠状动脉支架植入术中其主要心脏不良事件均增加[247-250]。

血凝块信号分析仪

血凝块信号分析仪（clot signature analyzer，CSA；Xylum，Scarsdale，NY）是一种全面的止血筛查方法，可以评估血小板的功能和纤维蛋白血块形成[251]。该检测包括3种成分：血小板止血时间（platelet hemostasis time，PHT）、凝结时间（clot time，CT）和胶原诱导的血栓形成（collagen-induced thrombus formation，CITF）。全血在60mmHg的连续驱动压力作用下进入一个合成容器，容器远端的压力可被测出。管状的合成容器有孔，并可测出远端压力的衰减。远端压力恢复的时间（PHT）是血小板血栓发展的作用，因此PHT可以检测血小板功能。后续所测时间是容器堵塞时压力完全消失所需的时间（CT）。血块是凝血和血块形成的共同结果，第二次压力下降所需时间反映了凝血功能。该设备的另一个检测室含有胶原包被的纤维，血小板黏附于其上并形成血栓。相似的压力监测技术检测血小板血栓的形成，得出CITF。对于心脏手术患者，术前血小板反应性不能准确预测出血[252]。目前尚缺乏评估CSA预测术后出血的数据。

血小板功能分析仪

血小板功能分析仪（platelet function analyzer，PFA-100；Siemens Medical Solutions USA，Malvern，PA）是血小板黏附能力的监测仪，目前已被美国FDA批准，在诊断并鉴别药物引起的血小板异常、von Willebrand病及其他获得性或先天性血小板缺陷方面有价值[253,254]。该检测可作为是离体BT的改良。全血由真空吸入一个检测室并流经激动剂（肾上腺素或ADP）涂抹的胶原膜孔。血小板黏附和形成聚集物从而堵塞小孔，即得出PFA-100所测的"关闭时间"[253,255]。对于心脏手术患者，术前PFA-100的关闭时间与术后出血显著相关（$r=0.41$；$P=0.022$）[256]。然而，随后的研究未能证实PFA-100能区分出血少和出血多的患者[257]。PFA-100也证实了心脏瓣膜手术患者由于剪切力导致的血小板功能障碍[258,259]，并且在一项研究中PFA-100可用于指导去氨加压素的使用[260]。虽然PFA-100在检测Ⅰ型von Willebrand病方面不可靠，但可用于Ⅱ型von Willebrand病的筛查[261,262]。与其他血小板功能检测一样，PFA-100在评估冠状动脉疾病患者、冠脉支架置入患者和心脏手术术后患者阿司匹林抵抗方面应用价值最高[263-265]。有证据表明PFA-100在评估抗血小板药物方面的敏感性与多平台血小板分析仪相似，但不如VerifyNow[246]。样本的收集、转移和运输更容易影响其精确度[266-268]。

血小板工作站（Plateletworks）

Plateletworks（Helena Laboratories，Beaumont，TX）是一项通过血小板计数比率来评估血小板反应性的测试。该仪器是一种Coulter计数器，在一个含有乙二胺四乙酸的标准试管内检测血小板计数，并与胶原、ADP和AA等激动剂激活后的血小板计数相比较。将血液加入含有的激动剂的试管中可使血小板激活，并黏附在试管上，从而有效地减少血小板计数。激活后的血小板计数与未激活的血小板计数的比率即血小板反应功能。检测结果在5分钟内即可获得。早期在心脏手术患者的研究中表明该检测可以提供血小板计数，并且能检测CPB期间血小板功能障碍[269]（框19.6）。

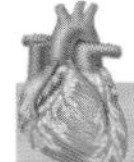

框19.6 血小板功能检测

- 血小板功能试验的选择取决于可疑的血小板缺陷
- TEG、ROTEM、TEM和其他的黏弹性检测可用于检测体外循环后血小板缺陷。VerifyNow和Multiplate可用于检测糖蛋白Ⅱb/Ⅲa、ADP受体阻滞剂和阿司匹林的使用效果
- PFA-100可用于检测阿司匹林对血小板黏附的抑制效果
- 理解血小板缺陷类型对正确使用检测方法十分重要

虽然 Plateleworks 在检测阿司匹林和非甾体抗炎药效果方面的敏感性不如血小板图，但是它与 LTA 的相关性好[186,270]。Plateleworks 可用于术前检测和预测 CPB 后胸管引流量，并与 CABG 术后输血量相关[271,272]。Plateleworks 也可用来监测去氨加压素(desmopressin，DDAVP)治疗血小板功能障碍的反应[273]。在血小板功能分析仪是否可预测术前服用氯吡格雷的行择期 PCI 患者临床结局(POPULAR)的研究中，使用不同的血小板功能床旁检测方法检测 PCI 患者对氯吡格雷的耐药性，结果发现所有使用的检测方法均可以将反应者与无反应者区别开来。LTA、VerifyNow、Plateletworks 和 PFA-100 也与由全因死亡、非致死性急性心肌梗死、支架内血栓和缺血性卒中组成的复合终点相关[274,275]。2014 年，Orlov 等[276]对 100 例 CPB 患者进行前瞻性研究，发现复温过程中和给予鱼精蛋白后低胶原反应性可以预测大量出血。这一发现与使用胶原激动剂的血小板图分析所得结果一致，后者发现低胶原反应性可以预测出血[192]。

Impact Cone and Plate(let) Analyzer

在 Impact Cone and Plate(let) Analyzer(Matis Medical，Beersel，Belgium)中，将全血标本加入测试杯内，通过圆锥体旋转产生一致的剪切力，目的是模拟生理性血液流动的情况下检测血小板功能，因此可获得血小板功能最准确的模式。经过自动染色，血小板黏附于测试杯可通过图像分析软件检测。该检测产生两个参数：平均大小和表面覆盖度，反映了血小板的黏附和聚集功能。这些值构成了一般的血小板功能参数。该装置可以辨别先天性和获得性的血小板缺陷，以及抗血小板药物如 Gp Ⅱb/Ⅲa 拮抗剂、阿司匹林和氯吡格雷的效果[277]。研究表明 Impact Cone and Plate(let) Analyzer 是检测围手术期血小板功能的有用工具，并且可能有助于预测术后出血[278]。目前关于该检测的应用经验和临床报道仍有限，但有少量研究关注该检测对抗血小板药物的反应型和无反应型的辨别[279]。

多平台血小板分析仪(Multiplate Analyzer)

Multiplate Analyzer(Roche Diagnostics，Indianapolis，IN)是使用阻抗法聚合度测定的一种全血血小板功能检测方法[280,281]。该检测在 2005 年首次提出，现在成为欧洲最广泛应用的血小板聚合度仪。该分析仪在一次性检测室内进行，室内含有一个磁性搅动棒和两个独立的阻抗感受器。激活的血小板在电极上黏附聚集，电阻抗就相应地增加。样本检测室有标准(600μl)和小型(360μl)两种。每种检测室均可以提供可靠的结果，但是不同大小检测室的结果之间没有可比性[282]。阻抗的变化转化为任意聚集单元(arbitrary aggregation units，AUs)并随着时间绘制下来。聚集曲线下面积可以量化聚集反应，并以单元(1 单元相当于 10AU/min)来表示。两个独立测定值的平均值以聚集度曲线下面积来表示(图 19.27)。多个通道或检测可以同时进行来检测血小板抑制的途径。几个特定的试剂可用于检测药物导致的血小板功能改变以及获得性或遗传性血小板异常。包括 TRAP 检测(凝血酶)、ASPI 检测(阿司匹林)、COL 检测(胶原)、ADP 检测(氯吡格雷)和 RISTO 检测(瑞斯托菌素因子)。这些试剂可用来检测许多常见的抗血小板药物导致的血小板功能异常[187]。

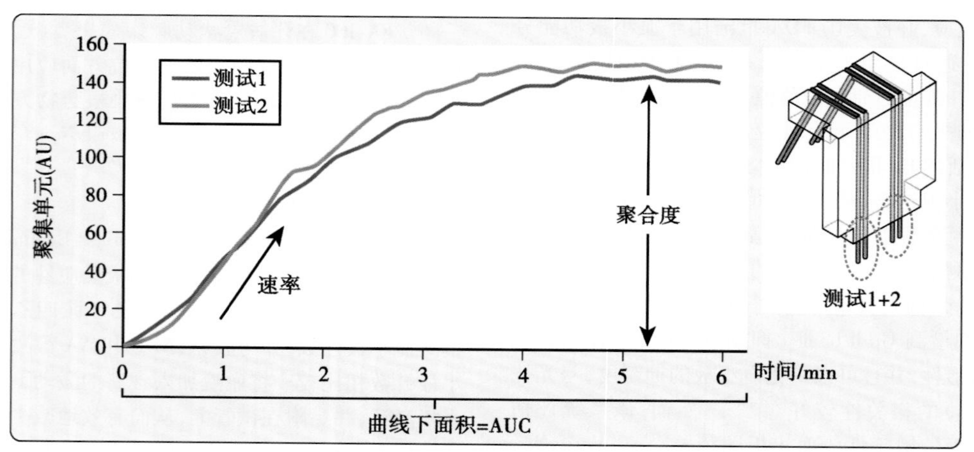

图 19.27 Multiplate Analyzer(Helena Laboratories，Beaumont，TX)曲线。血小板黏附于 Multiplate 感受器上使得阻抗增加，阻抗被转化为任意聚集单元(aggregation units，AU)并随时间记录。在 6 分钟的检测时间内，软件计算出的参数即两条曲线的平均值。(*From* http://www.multiplate.net.)

该系统对抗血小板药物(阿司匹林、氯吡格雷、普拉格雷和 Gp Ⅱb/Ⅲa 拮抗剂)敏感性高[266]，而且可以预测血小板抑制剂无反应的支架植入患者血栓栓塞并发症[283]。目前许多研究发现 Multiplate Analyzer 可以预测心脏手术中的输血需求[236,280,281,284-286]。MEA 在欧洲广泛应用，但是在美国和加拿大仅用于研究。

总结

心脏外科围手术期，在选择合适的凝血检测前，应先了解体外循环导致的止血异常的复杂性。对那些易发生凝血缺陷可能导致术后严重凝血异常的患者，术前、术中和术后的凝血检测是必要的。甚至对于止血功能正常的患者，由于 CPB 后可能发生的肝素残留、血小板功能障碍、纤溶亢进和凝血因子缺陷，可通过临床实验室检测进行精确诊断。随着血小板抑制剂广泛应用，CPB 后的凝血异常更为常见。本章介绍了止血的基本原理，以及常用的凝血、血小板功能和纤溶异常的检测方法。此外，由于人们对卫生经济学的日益重视，心脏手术患者也需要快速周转及尽量减少异体输血。预防性措施如肝素涂抹管路和抗纤溶治疗已经降低了心脏手术患者出血发生率。当真正发生出血时，手术室内的床旁凝血检测能够实现快速诊断和治疗。若无法实施床旁检测，或者不能提供足够的关于患者凝血异常的实时信息，那么心脏手术患者的输血治疗仍是盲目的，或者充其量是经验性的。

（邹肖爽　汪雍媛 译，纪宏文 校）

参考文献

1. Khuri SF, Valeri CR, Loscalzo J, et al. Heparin causes platelet dysfunction and induces fibrinolysis before cardiopulmonary bypass. *Ann Thorac Surg*. 1995;60:1008.
2. van Oeveren W, Harder MP, Roozendaal KJ, et al. Aprotinin protects platelets against the initial effect of cardiopulmonary bypass. *J Thorac Cardiovasc Surg*. 1990;99:788, discussion 796.
3. Marciniak E. Physiology of antithrombin III. *Ric Clin Lab*. 1984;14:475.
4. Marciniak E, Gora-Maslak G. Enhancement by heparin of thrombin-induced antithrombin III proteolysis: its relation to the molecular weight and anticoagulant activity of heparin. *Thromb Res*. 1982;28:411.
5. Marciniak E, Romond EH. Catabolism and distribution of functionally heterogeneous human antithrombin III. *J Lab Clin Med*. 1987;109:89.
6. Marciniak E. Thrombin-induced proteolysis of human antithrombin III: an outstanding contribution of heparin. *Br J Haematol*. 1981;48:325.
7. Hashimoto K, Yamagishi M, Sasaki T, et al. Heparin and antithrombin III levels during cardiopulmonary bypass: correlation with subclinical plasma coagulation. *Ann Thorac Surg*. 1994;58:799, discussion 804.
8. Heller EL, Paul L. Anticoagulation management in a patient with an acquired antithrombin III deficiency. *J Extra Corpor Technol*. 2001;33:245.
9. Teoh KH, Young E, Bradley CA, Hirsh J. Heparin binding proteins: contribution to heparin rebound after cardiopulmonary bypass. *Circulation*. 1993;88:II420.
10. Lee RI, White PD. A clinical study of the coagulation time of blood. *Am J Med Sci*. 1913;145: 495–503.
11. Jaberi M, Bell WR, Benson DW. Control of heparin therapy in open-heart surgery. *J Thorac Cardiovasc Surg*. 1974;67:133.
12. Roth JA, Cukingnan RA, Scott CR. Use of activated coagulation time to monitor heparin during cardiac surgery. *Ann Thorac Surg*. 1979;28:69.
13. Hattersley PG. Activated coagulation time of whole blood. *JAMA*. 1966;96:150–154.
14. Reich DL, Zahl K, Perucho MH, Thys DM. An evaluation of two activated clotting time monitors during cardiac surgery. *J Clin Monit*. 1992;8:33.
15. Horkay F, Martin P, Rajah SM, Walker DR. Response to heparinization in adults and children undergoing cardiac operations. *Ann Thorac Surg*. 1992;53:822.
16. Welsby IJ, McDonnell E, El-Moalem H, et al. Activated clotting time systems vary in precision and bias and are not interchangeable when following heparin management protocols during cardiopulmonary bypass. *J Clin Monit Comput*. 2002;17:287–292.
17. Raymond PD, Ray MJ, Callen SN, Marsh NA. Heparin monitoring during cardiac surgery. Part 1: Validation of whole-blood heparin concentration and activated clotting time. *Perfusion*. 2003;18:269–276.
18. Patteril M, Stafford-Smith M, Toffaletti JG, et al. Changing systems for measuring activated clotting times: impact on the clinical practice of heparin anticoagulation during cardiac surgery. *Clin Chim Acta*. 2005;356:218–224.
19. Despotis GJ, Summerfield AL, Joist JH, et al. In vitro reversal of heparin effect with heparinase: evaluation with whole blood prothrombin time and activated partial thromboplastin time in cardiac surgical patients. *Anesth Analg*. 1994;79:670.
20. Jobes DR, Schwartz AJ, Ellison N, et al. Monitoring heparin anticoagulation and its neutralization. *Ann Thorac Surg*. 1981;31:161.
21. Niinikoski J, Laato M, Laaksonen V, et al. Use of activated clotting time to monitor anticoagulation during cardiac surgery. *Scand J Thorac Cardiovasc Surg*. 1984;18:57.
22. Babka R, Colby C, El-Etr A, Pifarre R. Monitoring of intraoperative heparinization and blood loss following cardiopulmonary bypass surgery. *J Thorac Cardiovasc Surg*. 1977;73:780.
23. Culliford AT, Gitel SN, Starr N, et al. Lack of correlation between activated clotting time and plasma heparin during cardiopulmonary bypass. *Ann Surg*. 1981;193:105.
24. Ammar T, Fisher CF, Sarier K, Coller BS. The effects of thrombocytopenia on the activated coagulation time. *Anesth Analg*. 1996;83:1185.
25. Ammar T, Scudder LE, Coller BS. In vitro effects of the platelet glycoprotein IIb/IIIa receptor antagonist c7E3 Fab on the activated clotting time. *Circulation*. 1997;95:614.
26. Bode AP, Lust RM. Masking of heparin activity in the activated coagulation time (ACT) by platelet procoagulant activity. *Thromb Res*. 1994;73:285.
27. Gravlee GP, Whitaker CL, Mark LJ, et al. Baseline activated coagulation time should be measured after surgical incision. *Anesth Analg*. 1990;71:549.
28. Mabry CD, Read RC, Thompson BW, et al. Identification of heparin resistance during cardiac and vascular surgery. *Arch Surg*. 1979;114:129.
29. Andrew M, Ofosu F, Schmidt B, et al. Heparin clearance and ex vivo recovery in newborn piglets and adult pigs. *Thromb Res*. 1988;52:517.
30. Andrew M, MacIntyre B, MacMillan J, et al. Heparin therapy during cardiopulmonary bypass in children requires ongoing quality control. *Thromb Haemost*. 1993;70:937.
31. Papaconstantinou C, Radegran K. Use of the activated coagulation time in cardiac surgery: effects on heparin-protamine dosages and bleeding. *Scand J Thorac Cardiovasc Surg*. 1981;15:213–215.
32. Roth JA, Cukingnan RA, Scott CR. Use of activated coagulation time to monitor heparin during cardiac surgery. *Ann Thorac Surg*. 1979;28:69–72.
33. Flom-Halvorsen HI, Ovrum E, Abdelnoor M, et al. Assessment of heparin anticoagulation: comparison of two commercially available methods. *Ann Thorac Surg*. 1999;67:1012–1016, discussion 6–7.
34. Young JA, Kisker CT, Doty DB. Adequate anticoagulation during cardiopulmonary bypass determined by activated clotting time and the appearance of fibrin monomer. *Ann Thorac Surg*. 1978; 26:231.
35. Metz S, Keats AS. Low activated coagulation time during cardiopulmonary bypass does not increase postoperative bleeding. *Ann Thorac Surg*. 1990;49:440.
36. Cardoso PF, Yamazaki F, Keshavjee S, et al. A reevaluation of heparin requirements for cardiopulmonary bypass. *J Thorac Cardiovasc Surg*. 1991;101:153.
37. Gravlee GP, Brauer SD, Roy RC, et al. Predicting the pharmacodynamics of heparin: a clinical evaluation of the Hepcon System 4. *J Cardiothorac Anesth*. 1987;1:379.
38. Utley JR. Pathophysiology of cardiopulmonary bypass: current issues. *J Card Surg*. 1990;5:177.
39. Young E, Prins M, Levine MN, Hirsh J. Heparin binding to plasma proteins, an important mechanism for heparin resistance. *Thromb Haemost*. 1992;67:639.
40. Marciniak E, Gockerman JP. Heparin-induced decrease in circulating antithrombin-III. *Lancet*. 1977;2:581.
41. Linden MD, Schneider M, Baker S, et al. Decreased concentration of antithrombin after preoperative therapeutic heparin does not cause heparin resistance during cardiopulmonary bypass. *J Cardiothorac Vasc Anesth*. 2004;18:131.
42. Esposito RA, Culliford AT, Colvin SB, et al. Heparin resistance during cardiopulmonary bypass: the role of heparin pretreatment. *J Thorac Cardiovasc Surg*. 1983;85:346.
43. Kanbak M. The treatment of heparin resistance with antithrombin III in cardiac surgery. *Can J Anaesth*. 1999;46:581.
44. Lemmer JH Jr, Despotis GJ. Antithrombin III concentrate to treat heparin resistance in patients undergoing cardiac surgery. *J Thorac Cardiovasc Surg*. 2002;123:213.
45. Levy JH, Montes F, Szlam F, Hillyer CD. The in vitro effects of antithrombin III on the activated coagulation time in patients on heparin therapy. *Anesth Analg*. 2000;90:1076.
46. Nicholson SC, Keeling DM, Sinclair ME, Evans RD. Heparin pretreatment does not alter heparin requirements during cardiopulmonary bypass. *Br J Anaesth*. 2001;87:844.
47. Avidan MS, Levy JH, van Aken H, et al. Recombinant human antithrombin III restores heparin responsiveness and decreases activation of coagulation in heparin-resistant patients during cardiopulmonary bypass. *J Thorac Cardiovasc Surg*. 2005;130:107–113.
48. Avidan MS, Levy JH, Scholz J, et al. A phase III, double-blind, placebo-controlled, multicenter study on the efficacy of recombinant human antithrombin in heparin-resistant patients scheduled to undergo cardiac surgery necessitating cardiopulmonary bypass. *Anesthesiology*. 2005;102:276–284.
49. Lobato RL, Despotis GJ, Levy JH, et al. Anticoagulation management during cardiopulmonary bypass: a survey of 54 North American institutions. *J Thorac Cardiovasc Surg*. 2010;139:1665–1666.
50. Warkentin TE, Heddle NM. Laboratory diagnosis of immune heparin-induced thrombocytopenia. *Curr Hematol Rep*. 2003;2:148–157.
51. Lo GK, Juhl D, Warkentin TE, et al. Evaluation of pretest clinical score (4 T's) for the diagnosis of heparin-induced thrombocytopenia in two clinical settings. *J Thromb Haemost*. 2006;4:759–765.
52. Warkentin TE, Kelton JG. Temporal aspects of heparin-induced thrombocytopenia. *N Engl J Med*. 2001;344:1286–1292.
53. Warkentin TE, Greinacher A. Heparin-induced thrombocytopenia and cardiac surgery. *Ann Thorac Surg*. 2003;76:638.
54. Steele J, Kadosh B, Gulkarov IM, Salemi A. Heparin induced thrombocytopenia and cardiac surgery: a comprehensive review. *J Blood Disord Transfus*. 2011;Suppl 2(Suppl 2):3.
55. Linkins LA, Dans AL, Moores LK, et al. Treatment and prevention of heparin-induced thrombocytopenia: antithrombotic therapy and prevention of thrombosis, 9th ed: American College of Chest Physicians evidence-based practice guidelines. *Chest*. 2012;141(suppl):e495s–e530s.
56. Koster A, Dyke CM, Aldea G, et al. Bivalirudin during cardiopulmonary bypass in patients with previous or acute heparin-induced thrombocytopenia and heparin antibodies: Results of the CHOOSE-ON trial. *Ann Thorac Surg*. 2007;83:572–577.
57. Mabry CD, Thompson BW, Read RC. Activated clotting time (ACT) monitoring of intraoperative heparinization in peripheral vascular surgery. *Am J Surg*. 1979;138:894.
58. Bull BS, Huse WM, Brauer FS, Korpman RA. Heparin therapy during extracorporeal circulation. II. The use of a dose-response curve to individualize heparin and protamine dosage. *J Thorac Cardiovasc Surg*. 1975;69:685.
59. Jobes DR, Aitken GL, Shaffer GW. Increased accuracy and precision of heparin and protamine dosing reduces blood loss and transfusion in patients undergoing primary cardiac operations. *J Thorac Cardiovasc Surg*. 1995;110:36.
60. Shore-Lesserson L, Reich DL, DePerio M. Heparin and protamine titration do not improve haemostasis in cardiac surgical patients. *Can J Anaesth*. 1998;45:10.
61. Szalados JE, Ouriel K, Shapiro JR. Use of the activated coagulation time and heparin dose-response curve for the determination of protamine dosage in vascular surgery. *J Cardiothorac Vasc Anesth*. 1994;8:515.
62. Despotis GJ, Levine V, Joiner-Maier D, Joist JH. A comparison between continuous infusion versus standard bolus administration of heparin based on monitoring in cardiac surgery. *Blood Coagul Fibrinolysis*. 1997;8:419.
63. Despotis GJ, Summerfield AL, Joist JH, et al. Comparison of activated coagulation time and whole blood heparin measurements with laboratory plasma anti-Xa heparin concentration in patients having cardiac operations. *J Thorac Cardiovasc Surg*. 1994;108:1076.
64. Gravlee GP, Haddon WS, Rothberger HK, et al. Heparin dosing and monitoring for cardiopulmonary bypass: a comparison of techniques with measurement of subclinical plasma coagulation. *J Thorac Cardiovasc Surg*. 1990;99:518.
65. Gravlee GP, Rogers AT, Dudas LM, et al. Heparin management protocol for cardiopulmonary bypass influences postoperative heparin rebound but not bleeding. *Anesthesiology*. 1992;76:393.
66. Despotis GJ, Joist JH, Hogue CW Jr, et al. The impact of heparin concentration and activated clotting time monitoring on blood conservation: a prospective, randomized evaluation in patients undergoing cardiac operation. *J Thorac Cardiovasc Surg*. 1995;110:46.
67. Wang JS, Lin CY, Karp RB. Comparison of high-dose thrombin time with activated clotting time for monitoring of anticoagulant effects of heparin in cardiac surgical patients. *Anesth Analg*. 1994;79:9.
68. Wang JS, Lin CY, Hung WT, Karp RB. Monitoring of heparin-induced anticoagulation with kaolin-activated clotting time in cardiac surgical patients treated with aprotinin. *Anesthesiology*. 1992;77:1080.
69. Dietrich W, Dilthey G, Spannagl M, et al. Influence of high-dose aprotinin on anticoagulation, heparin requirement, and celite- and kaolin-activated clotting time in heparin-pretreated patients undergoing open-heart surgery: a double-blind, placebo-controlled study. *Anesthesiology*. 1995;83:679, discussion 29A.
70. Tabuchi N, Njo TL, Tigchelaar I, et al. Monitoring of anticoagulation in aprotinin-treated patients during heart operation. *Ann Thorac Surg*. 1994;58:774.
71. Dercksen SJ, Linssen GH. Monitoring of blood coagulation in open heart surgery. II. Use of individualized dosages of heparin and protamine controlled by activated coagulation times. *Acta Anaesthesiol Belg*. 1980;31:121.
72. Dercksen SJ, Linssen GH. Monitoring of blood coagulation in open heart surgery. I. Effects of conventional dosages of heparin and protamine. *Acta Anaesthesiol Belg*. 1980;31:113.
73. Ellison N, Jobes DR, Schwartz AJ. Implications of anticoagulant therapy. *Int Anesthesiol Clin*. 1982;20:121.
74. Jobes DR. Safety issues in heparin and protamine administration for extracorporeal circulation. *J Cardiothorac Vasc Anesth*. 1998;12:17.
75. Habazettl H, Conzen PF, Vollmar B, et al. Effect of leukopenia on pulmonary hypertension after heparin-protamine in pigs. *J Appl Physiol*. 1992;73:44.
76. Warkentin TE, Crowther MA. Reversing anticoagulants both old and new. *Can J Anaesth*. 2002;49:S11.
77. Carr ME Jr, Carr SL. At high heparin concentrations, protamine concentrations which reverse heparin anticoagulant effects are insufficient to reverse heparin anti-platelet effects. *Thromb Res*. 1994;75:617.
78. Ammar T, Fisher CF. The effects of heparinase 1 and protamine on platelet reactivity. *Anesthesiology*. 1997;86:1382.
79. Carr ME Jr. Measurement of platelet force: the Hemodyne hemostasis analyzer. *Clin Lab Manage Rev*. 1995;9:312.
80. Martin P, Horkay F, Gupta NK, et al. Heparin rebound phenomenon: much ado about nothing? *Blood Coagul Fibrinolysis*. 1992;3:187.
81. Jobes DR, Schwartz AJ, Ellison N. Heparin rebound (letter). *J Thorac Cardiovasc Surg*. 1981; 82:940.
82. LaDuca FM, Zucker ML, Walker CE. Assessing heparin neutralization following cardiac surgery: sensitivity of thrombin time-based assays versus protamine titration methods. *Perfusion*. 1999;14:181.
83. Ohata T, Sawa Y, Ohtake S, et al. Clinical role of blood heparin level monitoring during open heart surgery. *Jpn J Thorac Cardiovasc Surg*. 1999;47:600.
84. Reiner JS, Coyne KS, Lundergan CF, Ross AM. Bedside monitoring of heparin therapy: comparison of activated clotting time to activated partial thromboplastin time. *Cathet Cardiovasc Diagn*. 1994;32:49.
85. D'Ambra M. Restoration of the normal coagulation process: advances in therapies to antagonize heparin. *J Cardiovasc Pharmacol*. 1996;27:S58.
86. Martindale SJ, Shayevitz JR, D'Errico C. The activated coagulation time: suitability for monitoring heparin effect and neutralization during pediatric cardiac surgery. *J Cardiothorac Vasc Anesth*.

1996;10:458.
87. Moriau M, Masure R, Hurlet A, et al. Haemostasis disorders in open heart surgery with extracorporeal circulation: importance of the platelet function and the heparin neutralization. *Vox Sang.* 1977;32:41.
88. Shigeta O, Kojima H, Hiramatsu Y, et al. Low-dose protamine based on heparin-protamine titration method reduces platelet dysfunction after cardiopulmonary bypass. *J Thorac Cardiovasc Surg.* 1999;118:354.
89. Reich DL, Yanakakis MJ, Vela-Cantos FP, et al. Comparison of bedside coagulation monitoring tests with standard laboratory tests in patients after cardiac surgery. *Anesth Analg.* 1993;77:673.
90. Williams RD, D'Ambra MN, Maione TE, et al. Recombinant platelet factor 4 reversal of heparin in human cardiopulmonary bypass blood. *J Thorac Cardiovasc Surg.* 1994;108:975.
91. Cook JJ, Niewiarowski S, Yan Z, et al. Platelet factor 4 efficiently reverses heparin anticoagulation in the rat without adverse effects of heparin-protamine complexes. *Circulation.* 1992;85:1102.
92. Levy JH, Cormack JG, Morales A. Heparin neutralization by recombinant platelet factor 4 and protamine. *Anesth Analg.* 1995;81:35.
93. Michelsen LG, Kikura M, Levy JH, et al. Heparinase I (Neutralase) reversal of systemic anticoagulation. *Anesthesiology.* 1996;85:339.
94. Bain B, Forster T, Sleigh B. Heparin and the activated partial thromboplastin time: a difference between the in-vitro and in-vivo effects and implications for the therapeutic range. *Am J Clin Pathol.* 1980;74:668.
95. Ray MJ, Carroll PA, Just SJ, et al. The effect of oral anticoagulant therapy on APTT results from a bedside coagulation monitor. *J Clin Monit.* 1994;10:97.
96. Werner M, Gallagher JV, Ballo MS, Karcher DS. Effect of analytic uncertainty of conventional and point-of-care assays of activated partial thromboplastin time on clinical decisions in heparin therapy. *Am J Clin Pathol.* 1994;102:237.
97. Samama CM, Quezada R, Riou B, et al. Intraoperative measurement of activated partial thromboplastin time and prothrombin time with a new compact monitor. *Acta Anaesthesiol Scand.* 1994;38:232.
98. Nuttall GA, Oliver WC, Beynen FM, et al. Determination of normal versus abnormal activated partial thromboplastin time and prothrombin time after cardiopulmonary bypass. *J Cardiothorac Vasc Anesth.* 1995;9:355.
99. Despotis GJ, Santoro SA, Spitznagel E, et al. Prospective evaluation and clinical utility of on-site monitoring of coagulation in patients undergoing cardiac operation. *J Thorac Cardiovasc Surg.* 1994;107:271.
100. Despotis GJ, Grishaber JE, Goodnough LT. The effect of an intraoperative treatment algorithm on physicians' transfusion practice in cardiac surgery. *Transfusion.* 1994;34:290.
101. Borowiec J, Bagge L, Saldeen T, Thelin S. Biocompatibility reflected by haemostasis variables during cardiopulmonary bypass using heparin-coated circuits. *Thorac Cardiovasc Surg.* 1997;45:163.
102. Jansen PG, te Velthuis H, Huybregts RA, et al. Reduced complement activation and improved postoperative performance after cardiopulmonary bypass with heparin-coated circuits. *J Thorac Cardiovasc Surg.* 1995;110:829.
103. Gu YJ, Boonstra PW, Rijnsburger AA, et al. Cardiopulmonary bypass circuit treated with surface-modifying additives: a clinical evaluation of blood compatibility. *Ann Thorac Surg.* 1998;65:1342.
104. Gorman RC, Ziats N, Rao AK, et al. Surface-bound heparin fails to reduce thrombin formation during clinical cardiopulmonary bypass. *J Thorac Cardiovasc Surg.* 1996;111:1–discussion 11.
105. Baufreton C, Jansen PG, Le Besnerais P, et al. Heparin coating with aprotinin reduces blood activation during coronary artery operations. *Ann Thorac Surg.* 1997;63:50.
106. Ovrum E, Holen EA, Tangen G, et al. Completely heparinized cardiopulmonary bypass and reduced systemic heparin: clinical and hemostatic effects. *Ann Thorac Surg.* 1995;60:365.
107. Aldea GS, Doursounian M, O'Gara P, et al. Heparin-bonded circuits with a reduced anticoagulation protocol in primary CABG: a prospective, randomized study. *Ann Thorac Surg.* 1996;62:410.
108. Weiss BM, von Segesser LK, Turina MI, et al. Perioperative course and recovery after heparin-coated cardiopulmonary bypass: low-dose versus high-dose heparin management. *J Cardiothorac Vasc Anesth.* 1996;10:464.
109. Kuitunen AH, Heikkila LJ, Salmenpera MT. Cardiopulmonary bypass with heparin-coated circuits and reduced systemic anticoagulation. *Ann Thorac Surg.* 1997;63:438.
110. Ovrum E, Brosstad F, Am Holen E, et al. Effects on coagulation and fibrinolysis with reduced versus full systemic heparinization and heparin-coated cardiopulmonary bypass. *Circulation.* 1995; 92:2579.
111. Muller N, Popov-Cenic S, Buttner W, et al. Studies of fibrinolytic and coagulation factors during open heart surgery. II. Postoperative bleeding tendency and changes in the coagulation system. *Thromb Res.* 1975;7:589.
112. Umlas J. Fibrinolysis and disseminated intravascular coagulation in open heart surgery. *Transfusion.* 1976;16:460.
113. Whitten CW, Greilich PE, Ivy R, et al. D-dimer formation during cardiac and noncardiac thoracic surgery. *Anesth Analg.* 1999;88:1226.
114. Weitz J, Klement P. Bivalirudin as an alternative anticoagulant to heparin in cardiopulmonary bypass: data from a porcine model (abstract A627). *Anesthesiology.* 2003;99.
115. Lincoff AM, Bittl JA, Kleiman NS, et al. Comparison of bivalirudin versus heparin during percutaneous coronary intervention (the Randomized Evaluation of PCI Linking Angiomax to Reduced Clinical Events [REPLACE] trial). *Am J Cardiol.* 2004;93:1092.
116. Merry AF. Bivalirudin, blood loss, and graft patency in coronary artery bypass surgery. *Semin Thromb Hemost.* 2004;30:337.
117. Greinacher A. The use of direct thrombin inhibitors in cardiovascular surgery in patients with heparin-induced thrombocytopenia. *Semin Thromb Hemost.* 2004;30:315.
118. Koster A, Kuppe H, Hetzer R, et al. Emergent cardiopulmonary bypass in five patients with heparin-induced thrombocytopenia type II employing recombinant hirudin. *Anesthesiology.* 1998; 89:777.
119. Koster A, Crystal GJ, Kuppe H, Mertzlufft F. Acute heparin-induced thrombocytopenia type II during cardiopulmonary bypass. *J Cardiothorac Vasc Anesth.* 2000;14:300.
120. Koster A, Hansen R, Kuppe H, et al. Recombinant hirudin as an alternative for anticoagulation during cardiopulmonary bypass in patients with heparin-induced thrombocytopenia type II: a 1-year experience in 57 patients. *J Cardiothorac Vasc Anesth.* 2000;14:243.
121. Koster A, Loebe M, Hansen R, et al. A quick assay for monitoring recombinant hirudin during cardiopulmonary bypass in patients with heparin-induced thrombocytopenia type II: adaptation of the ecarin clotting time to the act II device. *J Thorac Cardiovasc Surg.* 2000;119:1278.
122. Koster A, Kuppe H, Crystal GJ, Mertzlufft F. Cardiovascular surgery without cardiopulmonary bypass in patients with heparin-induced thrombocytopenia type II using anticoagulation with recombinant hirudin. *Anesth Analg.* 2000;90:292.
123. Koster A, Hansen R, Grauhan O, et al. Hirudin monitoring using the TAS ecarin clotting time in patients with heparin-induced thrombocytopenia type II. *J Cardiothorac Vasc Anesth.* 2000;14:249.
124. Koster A, Pasic M, Bauer M, et al. Hirudin as anticoagulant for cardiopulmonary bypass: importance of preoperative renal function. *Ann Thorac Surg.* 2000;69:37.
125. Koster A, Loebe M, Mertzlufft F, et al. Cardiopulmonary bypass in a patient with heparin-induced thrombocytopenia II and impaired renal function using heparin and the platelet GP IIb/IIIa inhibitor tirofiban as anticoagulant. *Ann Thorac Surg.* 2000;70:2160.
126. Koster A, Merkle F, Hansen R, et al. Elimination of recombinant hirudin by modified ultrafiltration during simulated cardiopulmonary bypass: assessment of different filter systems. *Anesth Analg.* 2000;91:265.
127. Maroo A, Lincoff AM. Bivalirudin in PCI: an overview of the REPLACE Trial. *Semin Thromb Hemost.* 2004;30:329.
128. Merry AF, Raudkivi PJ, Middleton NG, et al. Bivalirudin versus heparin and protamine in off-pump coronary artery bypass surgery. *Ann Thorac Surg.* 2004;77:925.
129. Davis Z, Anderson R, Short D, et al. Favorable outcome with bivalirudin anticoagulation during cardiopulmonary bypass. *Ann Thorac Surg.* 2003;75:264.
130. Gordon G, Rastegar H, Schumann R, et al. Successful use of bivalirudin for cardiopulmonary bypass in a patient with heparin-induced thrombocytopenia. *J Cardiothorac Vasc Anesth.* 2003;17:632.
131. Vasquez JC, Vichiendilokkul A, Mahmood S, Baciewicz FA Jr. Anticoagulation with bivalirudin during cardiopulmonary bypass in cardiac surgery. *Ann Thorac Surg.* 2002;74:2177.
132. Smedira NG, Dyke CM, Koster A, et al. Anticoagulation with bivalirudin for off-pump coronary artery bypass grafting: the results of the EVOLUTION-OFF study. *J Thorac Cardiovasc Surg.* 2006;131:686–692.
133. Dyke CM, Smedira NG, Koster A, et al. A comparison of bivalirudin to heparin with protamine reversal in patients undergoing cardiac surgery with cardiopulmonary bypass: the EVOLUTION-ON study. *J Thorac Cardiovasc Surg.* 2006;131:533–539.
134. Koster A, Spiess B, Chew DP, et al. Effectiveness of bivalirudin as a replacement for heparin during cardiopulmonary bypass in patients undergoing coronary artery bypass grafting. *Am J Cardiol.* 2004;93:356.
135. McDonald SB, Kattapurum BM, Saleem R, et al. Monitoring hirudin anticoagulation in two patients undergoing cardiac surgery with a plasma-modified act method. *Anesthesiology.* 2002;97:509–512.
136. Chomiak PN, Walenga JM, Koza MJ, et al. Investigation of a thrombin inhibitor peptide as an alternative to heparin in cardiopulmonary bypass surgery. *Circulation.* 1993;88:II407.
137. Bittl JA, Strony J, Brinker JA, et al. Treatment with bivalirudin (Hirulog) as compared with heparin during coronary angioplasty for unstable or postinfarction angina. Hirulog Angioplasty Study Investigators. *N Engl J Med.* 1995;333:764.
138. Zilla P, Fasol R, Deutsch M, et al. Whole blood aggregometry and platelet adenine nucleotides during cardiac surgery. *Scand J Thorac Cardiovasc Surg.* 1988;22:165.
139. Halbmayer WM, Haushofer A, Radek J, et al. Platelet size, fibrinogen and lipoprotein(a) in coronary heart disease. *Coron Artery Dis.* 1995;6:397.
140. Despotis GJ, Filos KS, Zoys TN, et al. Factors associated with excessive postoperative blood loss and hemostatic transfusion requirements: a multivariate analysis in cardiac surgical patients. *Anesth Analg.* 1996;82:13.
141. Khuri SF, Wolfe JA, Josa M, et al. Hematologic changes during and after cardiopulmonary bypass and their relationship to the bleeding time and nonsurgical blood loss. *J Thorac Cardiovasc Surg.* 1992;104:94.
142. Bertolino G, Locatelli A, Noris P, et al. Platelet composition and function in patients undergoing cardiopulmonary bypass for heart surgery. *Haematologica.* 1996;81:116.
143. Kestin AS, Valeri CR, Khuri SF, et al. The platelet function defect of cardiopulmonary bypass. *Blood.* 1993;82:107.
144. Upchurch GR, Valeri CR, Khuri SF, et al. Effect of heparin on fibrinolytic activity and platelet function in vivo. *Am J Physiol.* 1996;271:H528.
145. Adelman B, Michelson AD, Loscalzo J, et al. Plasmin effect on platelet glycoprotein Ib–von Willebrand factor interactions. *Blood.* 1985;65:32.
146. Adelman B, Michelson AD, Greenberg J, Handin RI. Proteolysis of platelet glycoprotein Ib by plasmin is facilitated by plasmin lysine-binding regions. *Blood.* 1986;68:1280.
147. Michelson AD, MacGregor H, Barnard MR, et al. Reversible inhibition of human platelet activation by hypothermia in vivo and in vitro. *Thromb Haemost.* 1994;71:633.
148. Burns ER, Billett HH, Frater RW, Sisto DA. The preoperative bleeding time as a predictor of postoperative hemorrhage after cardiopulmonary bypass. *J Thorac Cardiovasc Surg.* 1986;92:310.
149. Despotis GJ, Levine V, Filos KS, et al. Evaluation of a new point-of-care test that measures PAF-mediated acceleration of coagulation in cardiac surgical patients. *Anesthesiology.* 1996;85:1311.
150. Mohr R, Martinowitz U, Lavee J, et al. The hemostatic effect of transfusing fresh whole blood versus platelet concentrates after cardiac operations. *J Thorac Cardiovasc Surg.* 1988;96:530.
151. Ray MJ, Hawson GA, Just SJ, et al. Relationship of platelet aggregation to bleeding after cardiopulmonary bypass. *Ann Thorac Surg.* 1994;57:981.
152. Carr ME Jr. Measurement of platelet force: the Hemodyne hemostasis analyzer. *Clin Lab Manage Rev.* 1995;9:312–314, 6-8, 20.
153. Greilich PE, Carr ME Jr, Carr SL, Chang AS. Reductions in platelet force development by cardiopulmonary bypass are associated with hemorrhage. *Anesth Analg.* 1995;80:459–465.
154. Adelman B, Michelson AD, Handin RI, Ault KA. Evaluation of platelet glycoprotein Ib by fluorescence flow cytometry. *Blood.* 1985;66:423.
155. Michelson AD, Barnard MR. Thrombin-induced changes in platelet membrane glycoproteins Ib, IX, and IIb-IIIa complex. *Blood.* 1987;70:1673.
156. Nieuwenhuis HK, van Oosterhout JJ, Rozemuller E, et al. Studies with a monoclonal antibody against activated platelets: evidence that a secreted 53,000-molecular weight lysosome-like granule protein is exposed on the surface of activated platelets in the circulation. *Blood.* 1987;70:838.
157. Michelson AD. Flow cytometric analysis of platelet surface glycoproteins: phenotypically distinct subpopulations of platelets in children with chronic myeloid leukemia. *J Lab Clin Med.* 1987;110:346.
158. LaRosa CA, Rohrer MJ, Benoit SE, et al. Neutrophil cathepsin G modulates the platelet surface expression of the glycoprotein (GP) Ib-IX complex by proteolysis of the von Willebrand factor binding site on GPIb alpha and by a cytoskeletal-mediated redistribution of the remainder of the complex. *Blood.* 1994;84:158.
159. Rinder CS, Mathew JP, Rinder HM, et al. Modulation of platelet surface adhesion receptors during cardiopulmonary bypass. *Anesthesiology.* 1991;75:563.
160. Sloand JA, Sloand EM. Studies on platelet membrane glycoproteins and platelet function during hemodialysis. *J Am Soc Nephrol.* 1997;8:799–803.
161. Shore-Lesserson L, Ammar T, DePerio M, et al. Platelet-activated clotting time does not measure platelet reactivity during cardiac surgery. *Anesthesiology.* 1999;91:362–368.
162. George JN, Pickett EB, Saucerman S, et al. Platelet surface glycoproteins: studies on resting and activated platelets and platelet membrane microparticles in normal subjects, and observations in patients during adult respiratory distress syndrome and cardiac surgery. *J Clin Invest.* 1986;78:340–348.
163. van Oeveren W, Harder MP, Roozendaal KJ, et al. Aprotinin protects platelets against the initial effect of cardiopulmonary bypass. *J Thorac Cardiovasc Surg.* 1990;99:788–796, discussion 96–97.
164. Chitlur M, Sorensen B, Rivard GE, et al. Standardization of thromboelastography: a report from the TEG-ROTEM working group. *Haemophilia.* 2011;17:532–537.
165. Hartert H. Thrombelastography, a method for physical analysis of blood coagulation. *J Exp Med.* 1951;117:189–203.
166. Thiele RH, Raphael J. A 2014 Update on coagulation management for cardiopulmonary bypass. *Semin Cardiothorac Vasc Anesth.* 2014;18:177–189.
167. Weber CF, Klages M, Zacharowski K. Perioperative coagulation management during cardiac surgery. *Curr Opin Anaesthesiol.* 2013;26:60–64.
168. Tuman KJ, Spiess BD, McCarthy RJ, Ivankovich AD. Comparison of viscoelastic measures of coagulation after cardiopulmonary bypass. *Anesth Analg.* 1989;69:69–75.
169. Spalding GJ, Hartrumpf M, Sierig T, et al. Cost reduction of perioperative coagulation management in cardiac surgery: value of "bedside" thrombelastography (ROTEM). *Eur J Cardiothorac Surg.* 2007;31:1052–1057.
170. Tuman KJ. McCarthy RJ, Djuric M, et al. Evaluation of coagulation during cardiopulmonary bypass with a heparinase-modified thromboelastographic assay. *J Cardiothorac Vasc Anesth.* 1994;8: 144–149.
171. Mongan PD, Hosking MP. The role of desmopressin acetate in patients undergoing coronary artery bypass surgery: a controlled clinical trial with thromboelastographic risk stratification. *Anesthesiology.* 1992;77:38–46.
172. Welsh KJ, Padilla A, Dasgupta A, et al. Thromboelastography is a suboptimal test for determination of the underlying cause of bleeding associated with cardiopulmonary bypass and may not predict a hypercoagulable state. *Am J Clin Pathol.* 2014;142:492–497.
173. Gravlee GP, Arora S, Lavender SW, et al. Predictive value of blood clotting tests in cardiac surgical patients. *Ann Thorac Surg.* 1994;58:216–221.
174. Gonzalez E, Pieracci FM, Moore EE, Kashuk JL. Coagulation abnormalities in the trauma patient: the role of point-of-care thromboelastography. *Semin Thromb Hemost.* 2010;36:723–737.
175. Cotton BA, Faz G, Hatch QM, et al. Rapid thrombelastography delivers real-time results that predict

transfusion within 1 hour of admission. *J Trauma*. 2011;71:407–414, discussion 14–17.
176. Cuffolo G, Katz-Summercorn AC, Hossain MA. The role of rapid thromboelastography in trauma. *Expert Rev Med Devices*. 2014;11:435–438.
177. Hampton DA, Lee TH, Diggs BS, et al. A predictive model of early mortality in trauma patients. *Am J Surg*. 2014;207:642–647, discussion 7.
178. Kashuk JL, Moore EE, Wohlauer M, et al. Initial experiences with point-of-care rapid thrombelastography for management of life-threatening postinjury coagulopathy. *Transfusion*. 2012;52:23–33.
179. Khurana S, Mattson JC, Westley S, et al. Monitoring platelet glycoprotein IIb/IIIa-fibrin interaction with tissue factor-activated thromboelastography. *J Lab Clin Med*. 1997;130:401–411.
180. Mousa SA. In-vitro efficacy of different platelet glycoprotein IIb/IIIa antagonists and thrombolytics on platelet/fibrin-mediated clot dynamics in human whole blood using thrombelastography. *Blood Coagul Fibrinolysis*. 2007;18:55–60.
181. Carroll RC, Craft RM, Chavez JJ, et al. Measurement of functional fibrinogen levels using the Thrombelastograph. *J Clin Anesth*. 2008;20:186–190.
182. Agarwal S, Johnson RI, Shaw M. A comparison of fibrinogen measurement using TEG functional fibrinogen and Clauss in cardiac surgery patients. *Int J Lab Hematol*. 2015;37:459–465.
183. Agren A, Wikman AT, Ostlund A, Edgren G. TEG(R) functional fibrinogen analysis may overestimate fibrinogen levels. *Anesth Analg*. 2014;118:933–935.
184. Tang XF, Fan JY, Meng J, et al. Impact of new oral or intravenous P2Y12 inhibitors and clopidogrel on major ischemic and bleeding events in patients with coronary artery disease: a meta-analysis of randomized trials. *Atherosclerosis*. 2014;233:568–578.
185. Craft RM, Chavez JJ, Bresee SJ, et al. A novel modification of the Thrombelastograph assay, isolating platelet function, correlates with optical platelet aggregation. *J Lab Clin Med*. 2004;143:301–309.
186. Craft RM, Chavez JJ, Snider CC, et al. Comparison of modified Thrombelastograph and Plateletworks whole blood assays to optical platelet aggregation for monitoring reversal of clopidogrel inhibition in elective surgery patients. *J Lab Clin Med*. 2005;145:309–315.
187. Stafford M, Weitzel N. Point of care testing in cardiac surgery: diagnostic modalities to assess coagulation and platelet function. *Drug Dev Res*. 2013;74:418–427.
188. Carroll RC, Craft RM, Snider CC, et al. A comparison of VerifyNowR with PlateletMappingR–detected aspirin resistance and correlation with urinary thromboxane. *Anesth Analg*. 2013;116:282–286.
189. Cattano D, Altamirano AV, Kaynak HE, et al. Perioperative assessment of platelet function by Thromboelastograph platelet mapping in cardiovascular patients undergoing non-cardiac surgery. *J Thromb Thrombolysis*. 2013;35:23–30.
190. Mahla E, Suarez TA, Bliden KP, et al. Platelet function measurement-based strategy to reduce bleeding and waiting time in clopidogrel-treated patients undergoing coronary artery bypass graft surgery: the timing based on platelet function strategy to reduce clopidogrel-associated bleeding related to CABG (TARGET-CABG) study. *Circ Cardiovasc Interv*. 2012;5:261–269.
191. Preisman S, Kogan A, Itzkovsky K, et al. Modified thromboelastography evaluation of platelet dysfunction in patients undergoing coronary artery surgery. *Eur J Cardiothorac Surg*. 2010;37:1367–1374.
192. Weitzel NS, Weitzel LB, Epperson LE, et al. Platelet mapping as part of modified thromboelastography (TEG(R)) in patients undergoing cardiac surgery and cardiopulmonary bypass. *Anaesthesia*. 2012;67:1158–1165.
193. Chowdhury M, Shore-Lesserson L, Mais AM, Leyvi G. Thromboelastograph with PlateletMapping(TM) predicts postoperative chest tube drainage in patients undergoing coronary artery bypass grafting. *J Cardiothorac Vasc Anesth*. 2014;28:217–223.
194. Pezold M, Moore EE, Wohlauer M, et al. Viscoelastic clot strength predicts coagulation-related mortality within 15 minutes. *Surgery*. 2012;151:48–54.
195. Hett DA, Walker D, Pilkington SN, Smith DC. Sonoclot analysis. *Br J Anaesth*. 1995;75:771–776.
196. Brandy KR, Meyer RM, Luo X, et al. Evaluation of the coagulation profile among oral and vaginal combined hormonal contraceptive users using Sonoclot coagulation analyzer. *Clin Appl Thromb Hemost*. 2012;18:576–581.
197. Casutt M, Kristoffy A, Schuepfer G, et al. Effects on coagulation of balanced (130/0.42) and non-balanced (130/0.4) hydroxyethyl starch or gelatin compared with balanced Ringer's solution: an in vitro study using two different viscoelastic coagulation tests ROTEM™ and Sonoclot™. *Br J Anaesth*. 2010;105:273–281.
198. Lee B, Al-Waili N, Butler G, Salom K. Assessment of heparin anticoagulation by Sonoclot Analyzer in arterial reconstruction surgery. *Technol Health Care*. 2011;19:109–114.
199. Yamada T, Katori N, Tanaka KA, Takeda J. Impact of Sonoclot hemostasis analysis after cardiopulmonary bypass on postoperative hemorrhage in cardiac surgery. *J Anesth*. 2007;21:148–152.
200. Stern MP, DeVos-Doyle K, Viguera MG, Lajos TZ. Evaluation of post-cardiopulmonary bypass Sonoclot signatures in patients taking nonsteroidal anti-inflammatory drugs. *J Cardiothorac Anesth*. 1989;3:730–733.
201. Chapin JW, Becker GL, Hulbert BJ, et al. Comparison of Thromboelastograph and Sonoclot coagulation analyzer for assessing coagulation status during orthotopic liver transplantation. *Transplant Proc*. 1989;21:3539.
202. Ganter MT, Schmuck S, Hamiel CR, et al. Monitoring recombinant factor VIIa treatment: efficacy depends on high levels of fibrinogen in a model of severe dilutional coagulopathy. *J Cardiothorac Vasc Anesth*. 2008;22:675–680.
203. Wanaka K, Asada R, Miyashita K, et al. Novel HIT antibody detection method using Sonoclot(R) coagulation analyzer. *Thromb Res*. 2015;135:127–129.
204. Anderson L, Quasim I, Steven M, et al. Interoperator and intraoperator variability of whole blood coagulation assays: a comparison of thromboelastography and rotational thromboelastometry. *J Cardiothorac Vasc Anesth*. 2014;28:1550–1557.
205. Lee GC, Kicza AM, Liu KY, et al. Does rotational thromboelastometry (ROTEM) improve prediction of bleeding after cardiac surgery? *Anesth Analg*. 2012;115:499–506.
206. Hayashi T, Sakurai Y, Fukuda K, et al. Correlations between global clotting function tests, duration of operation, and postoperative chest tube drainage in pediatric cardiac surgery. *Paediatr Anaesth*. 2011;21:865–871.
207. Gronchi F, Perret A, Ferrari E, et al. Validation of rotational thromboelastometry during cardiopulmonary bypass: a prospective, observational in-vivo study. *Eur J Anaesthesiol*. 2014;31:68–75.
208. Ghavidel AA, Toutounchi Z, Shahandashti FJ, Mirmesdagh Y. Rotational thromboelastometry in prediction of bleeding after cardiac surgery. *Asian Cardiovasc Thorac Ann*. 2015;23:525–529.
209. Davidson SJ, McGrowder D, Roughton M, Kelleher AA. Can ROTEM thromboelastometry predict postoperative bleeding after cardiac surgery? *J Cardiothorac Vasc Anesth*. 2008;22:655–661.
210. Reinhofer M, Brauer M, Franke U, et al. The value of rotation thromboelastometry to monitor disturbed perioperative haemostasis and bleeding risk in patients with cardiopulmonary bypass. *Blood Coagul Fibrinolysis*. 2008;19:212–219.
211. Mittermayr M, Velik-Salchner C, Stalzer B, et al. Detection of protamine and heparin after termination of cardiopulmonary bypass by thrombelastometry (ROTEM): results of a pilot study. *Anesth Analg*. 2009;108:743–750.
212. Haas T, Spielmann N, Mauch J, et al. Comparison of thromboelastometry (ROTEM®) with standard plasmatic coagulation testing in paediatric surgery. *Br J Anaesth*. 2012;108:36–41.
213. Haas T, Spielmann N, Mauch J, et al. Reproducibility of thrombelastometry (ROTEM®): point-of-care versus hospital laboratory performance. *Scand J Clin Lab Invest*. 2012;72:313–317.
214. Ogawa S, Szlam F, Chen EP, et al. A comparative evaluation of rotation thromboelastometry and standard coagulation tests in hemodilution-induced coagulation changes after cardiac surgery. *Transfusion*. 2012;52:14–22.
215. Tanaka KA, Bolliger D, Vadlamudi R, Nimmo A. Rotational thromboelastometry (ROTEM)–based coagulation management in cardiac surgery and major trauma. *J Cardiothorac Vasc Anesth*. 2012;26:1083–1093.
216. Solomon C, Sorensen B, Hochleitner G, et al. Comparison of whole blood fibrin-based clot tests in thrombelastography and thromboelastometry. *Anesth Analg*. 2012;114:721–730.
217. Weber CF, Gorlinger K, Meininger D, et al. Point-of-care testing: a prospective, randomized clinical trial of efficacy in coagulopathic cardiac surgery patients. *Anesthesiology*. 2012;117:531–547.
218. Espinosa A, Stenseth R, Videm V, Pleym H. Comparison of three point-of-care testing devices to detect hemostatic changes in adult elective cardiac surgery: a prospective observational study. *BMC Anesthesiol*. 2014;14:80.
219. Spiess BD, Gillies BS, Chandler W, Verrier E. Changes in transfusion therapy and reexploration rate after institution of a blood management program in cardiac surgical patients. *J Cardiothorac Vasc Anesth*. 1995;9:168–173.
220. Shore-Lesserson L, Manspeizer HE, DePerio M, et al. Thromboelastography-guided transfusion algorithm reduces transfusions in complex cardiac surgery. *Anesth Analg*. 1999;88:312–319.
221. Gorlinger K, Dirkmann D, Hanke AA. Potential value of transfusion protocols in cardiac surgery. *Curr Opin Anaesthesiol*. 2013;26:230–243.
222. Rahe-Meyer N, Solomon C, Winterhalter M, et al. Thromboelastometry-guided administration of fibrinogen concentrate for the treatment of excessive intraoperative bleeding in thoracoabdominal aortic aneurysm surgery. *J Thorac Cardiovasc Surg*. 2009;138:694–702.
223. Rahe-Meyer N, Pichlmaier M, Haverich A, et al. Bleeding management with fibrinogen concentrate targeting a high-normal plasma fibrinogen level: a pilot study. *Br J Anaesth*. 2009;102:785–792.
224. Gorlinger K, Dirkmann D, Hanke AA, et al. First-line therapy with coagulation factor concentrates combined with point-of-care coagulation testing is associated with decreased allogeneic blood transfusion in cardiovascular surgery: a retrospective, single-center cohort study. *Anesthesiology*. 2011;115:1179–1191.
225. Hanke AA, Herold U, Dirkmann D, et al. Thromboelastometry based early goal-directed coagulation management reduces blood transfusion requirements, adverse events, and costs in acute type A aortic dissection: a pilot study. *Transfus Med Hemother*. 2012;39:121–128.
226. Gorlinger K, Fries D, Dirkmann D, et al. Reduction of fresh frozen plasma requirements by perioperative point-of-care coagulation management with early calculated goal-directed therapy. *Transfus Med Hemother*. 2012;39:104–113.
227. Anderson L, Quasim I, Soutar R, et al. An audit of red cell and blood product use after the institution of thromboelastometry in a cardiac intensive care unit. *Transfus Med*. 2006;16:31–39.
228. Avidan MS, Alcock EL, Da Fonseca J, et al. Comparison of structured use of routine laboratory tests or near-patient assessment with clinical judgement in the management of bleeding after cardiac surgery. *Br J Anaesth*. 2004;92:178–186.
229. Manikappa S, Mehta Y, Juneja R, Trehan N. Changes in transfusion therapy guided by thromboelastograph in cardiac surgery. *Ann Card Anaesth*. 2001;4:21–27.
230. Royston D, von Kier S. Reduced haemostatic factor transfusion using heparinase-modified thrombelastography during cardiopulmonary bypass. *Br J Anaesth*. 2001;86:575–578.
231. Nuttall GA, Oliver WC, Santrach PJ, et al. Efficacy of a simple intraoperative transfusion algorithm for nonerythrocyte component utilization after cardiopulmonary bypass. *Anesthesiology*. 2001;94:773–781, discussion 5A-6A.
232. Ak K, Isbir CS, Tetik S, et al. Thromboelastography-based transfusion algorithm reduces blood product use after elective CABG: a prospective randomized study. *J Card Surg*. 2009;24:404–410.
233. Westbrook AJ, Olsen J, Bailey M, et al. Protocol based on thromboelastograph (TEG) out-performs physician preference using laboratory coagulation tests to guide blood replacement during and after cardiac surgery: a pilot study. *Heart Lung Circ*. 2009;18:277–288.
234. Girdauskas E, Kempfert J, Kuntze T, et al. Thromboelastometrically guided transfusion protocol during aortic surgery with circulatory arrest: a prospective, randomized trial. *J Thorac Cardiovasc Surg*. 2010;140:1117–1124.
235. Afshari A, Wikkelso A, Brok J, et al. Thrombelastography (TEG) or thromboelastometry (ROTEM) to monitor haemotherapy versus usual care in patients with massive transfusion. *Cochrane Database Syst Rev*. 2011;(3):CD007871.
236. Mishra PK, Thekkudan J, Sahajanandan R, et al. The role of point-of-care assessment of platelet function in predicting postoperative bleeding and transfusion requirements after coronary artery bypass grafting. *Ann Card Anaesth*. 2015;18:45–51.
237. Karkouti K, McCluskey SA, Callum J, et al. Evaluation of a novel transfusion algorithm employing point-of-care coagulation assays in cardiac surgery: a retrospective cohort study with interrupted time-series analysis. *Anesthesiology*. 2015;122:560–570.
238. Welsh KJ, Nedelcu E, Bai Y, et al. How do we manage cardiopulmonary bypass coagulopathy? *Transfusion*. 2014;54:2158–2166.
239. Tapia NM, Chang A, Norman M, et al. TEG-guided resuscitation is superior to standardized MTP resuscitation in massively transfused penetrating trauma patients. *J Trauma Acute Care Surg*. 2013;74:378–385, discussion 85–86.
240. Isgro F, Rehn E, Kiessling AH, et al. Platelet function test HemoSTATUS 2: tool or toy for an optimized management of hemostasis? *Perfusion*. 2002;17:27–31.
241. Coiffic A, Cazes E, Janvier G, et al. Inhibition of platelet aggregation by abciximab but not by aspirin can be detected by a new point-of-care test, the hemostatus. *Thromb Res*. 1999;95:83–91.
242. Ereth MH, Nuttall GA, Santrach PJ, et al. The relation between the platelet-activated clotting test (HemoSTATUS) and blood loss after cardiopulmonary bypass. *Anesthesiology*. 1998;88:962–969.
243. Ereth MH, Nuttall GA, Klindworth JT, et al. Does the platelet-activated clotting test (HemoSTATUS) predict blood loss and platelet dysfunction associated with cardiopulmonary bypass? *Anesth Analg*. 1997;85:259–264.
244. Malinin A, Pokov A, Swaim L, et al. Validation of a VerifyNow-P2Y12 cartridge for monitoring platelet inhibition with clopidogrel. *Methods Find Exp Clin Pharmacol*. 2006;28:315–322.
245. Gremmel T, Steiner S, Seidinger D, et al. Comparison of methods to evaluate clopidogrel-mediated platelet inhibition after percutaneous intervention with stent implantation. *Thromb Haemost*. 2009;101:333–339.
246. Grove EL, Hvas AM, Johnsen HL, et al. A comparison of platelet function tests and thromboxane metabolites to evaluate aspirin response in healthy individuals and patients with coronary artery disease. *Thromb Haemost*. 2010;103:1245–1253.
247. Aradi D, Komocsi A, Price MJ, et al. Efficacy and safety of intensified antiplatelet therapy on the basis of platelet reactivity testing in patients after percutaneous coronary intervention: systematic review and meta-analysis. *Int J Cardiol*. 2013;167:2140–2148.
248. Parodi G, Bellandi B, Valenti R, et al. Comparison of double (360 mg) ticagrelor loading dose with standard (60 mg) prasugrel loading dose in ST-elevation myocardial infarction patients: the Rapid Activity of Platelet Inhibitor Drugs (RAPID) primary PCI 2 study. *Am Heart J*. 2014;167:909–914.
249. Youn YN, Yi G, Lee S, et al. Posttreatment platelet reactivity on clopidogrel is associated with the risk of adverse events after off-pump coronary artery bypass. *Am Heart J*. 2014;167:818–825.
250. Viviani Anselmi C, Briguori C, Roncarati R, et al. Routine assessment of on-clopidogrel platelet reactivity and gene polymorphisms in predicting clinical outcome following drug-eluting stent implantation in patients with stable coronary artery disease. *JACC Cardiovasc Interv*. 2013;6:1166–1175.
251. Fricke W, Kouides P, Kessler C, et al. A multicenter clinical evaluation of the Clot Signature Analyzer. *J Thromb Haemost*. 2004;2:763–768.
252. Ratnatunga CP, Rees GM, Kovacs IB. Preoperative hemostatic activity and excessive bleeding after cardiopulmonary bypass. *Ann Thorac Surg*. 1991;52:250–257.
253. Bock M, De Haan J, Beck KH, et al. Standardization of the PFA-100(R) platelet function test in 105 mmol/l buffered citrate: effect of gender, smoking, and oral contraceptives. *Br J Haematol*. 1999;106:898–904.
254. Escolar G, Cases A, Vinas M, et al. Evaluation of acquired platelet dysfunctions in uremic and cirrhotic patients using the platelet function analyzer (PFA-100): influence of hematocrit elevation. *Haematologica*. 1999;84:614–619.
255. Mammen EF, Comp PC, Gosselin R, et al. PFA-100 system: a new method for assessment of platelet dysfunction. *Semin Thromb Hemost*. 1998;24:195–202.

256. Wahba A, Sander S, Birnbaum DE. Are in-vitro platelet function tests useful in predicting blood loss following open heart surgery? *Thorac Cardiovasc Surg*. 1998;46:228–231.
257. Fattorutto M, Pradier O, Schmartz D, et al. Does the platelet function analyser (PFA-100) predict blood loss after cardiopulmonary bypass? *Br J Anaesth*. 2003;90:692–693.
258. Pappalardo F, Della Valle P, Maj G, et al. Perioperative evaluation of primary hemostasis in patients undergoing mitral valve repair. *HSR Proc Intensive Care Cardiovasc Anesth*. 2010;2:119–127.
259. Sucker C, Litmathe J, Feindt P, Zotz R. Platelet function analyzer (PFA-100) as a useful tool for the prediction of transfusion requirements during aortic valve replacement. *Thorac Cardiovasc Surg*. 2011;59:233–236.
260. Steinlechner B, Zeidler P, Base E, et al. Patients with severe aortic valve stenosis and impaired platelet function benefit from preoperative desmopressin infusion. *Ann Thorac Surg*. 2011;91:1420–1426.
261. Naik S, Teruya J, Dietrich JE, et al. Utility of platelet function analyzer as a screening tool for the diagnosis of von Willebrand disease in adolescents with menorrhagia. *Pediatr Blood Cancer*. 2013;60:1184–1187.
262. Weiss DR, Strasser EF, Ringwald J, et al. High resolution multimer analysis and the PFA-100 platelet function analyser can detect von Willebrand disease type 2A without a pathological ratio of ristocetin cofactor activity and von Willebrand antigen level. *Clin Lab*. 2012;58:1203–1209.
263. Hobikoglu GF, Norgaz T, Aksu H, et al. The effect of acetylsalicylic acid resistance on prognosis of patients who have developed acute coronary syndrome during acetylsalicylic acid therapy. *Can J Cardiol*. 2007;23:201–206.
264. Coma-Canella I, Velasco A, Castano S. Prevalence of aspirin resistance measured by PFA-100. *Int J Cardiol*. 2005;101:71–76.
265. Marcucci R, Gori AM, Paniccia R, et al. Residual platelet reactivity is associated with clinical and laboratory characteristics in patients with ischemic heart disease undergoing PCI on dual antiplatelet therapy. *Atherosclerosis*. 2007;195:e217–e223.
266. Velik-Salchner C, Maier S, Innerhofer P, et al. Point-of-care whole blood impedance aggregometry versus classical light transmission aggregometry for detecting aspirin and clopidogrel: the results of a pilot study. *Anesth Analg*. 2008;107:1798–1806.
267. Lippi G, Ippolito L, Zobbi V, et al. Sample collection and platelet function testing: influence of vacuum or aspiration principle on PFA-100 test results. *Blood Coagul Fibrinolysis*. 2013;24:666–669.
268. Lippi G, Fontana R, Avanzini P, et al. Influence of mechanical trauma of blood and hemolysis on PFA-100 testing. *Blood Coagul Fibrinolysis*. 2012;23:82–86.
269. Carville DG, Schleckser PA, Guyer KE, et al. Whole blood platelet function assay on the ICHOR point-of-care hematology analyzer. *J Extra Corpor Technol*. 1998;30:171–177.
270. van Werkum JW, Kleibeuker M, Postma S, et al. A comparison between the Plateletworks-assay and light transmittance aggregometry for monitoring the inhibitory effects of clopidogrel. *Int J Cardiol*. 2010;140:123–126.
271. Ostrowsky J, Foes J, Warchol M, et al. Plateletworks platelet function test compared to the thromboelastograph for prediction of postoperative outcomes. *J Extra Corpor Technol*. 2004;36:149–152.
272. Dalen M, van der Linden J, Lindvall G, Ivert T. Correlation between point-of-care platelet function testing and bleeding after coronary artery surgery. *Scand Cardiovasc J*. 2012;46:32–38.
273. Vucelic D, Golubovic M, Bjelovic M. PFA-100 test in the detection of platelet dysfunction and monitoring DDAVP in a patient with liver cirrhosis undergoing inguinal hernia repair. *Srp Arh Celok Lek*. 2012;140:782–785.
274. Breet NJ, van Werkum JW, Bouman HJ, et al. Comparison of platelet function tests in predicting clinical outcome in patients undergoing coronary stent implantation. *JAMA*. 2010;303:754–762.
275. Bouman HJ, Harmsze AM, van Werkum JW, et al. Variability in on-treatment platelet reactivity explained by CYP2C19*2 genotype is modest in clopidogrel pretreated patients undergoing coronary stenting. *Heart*. 2011;97:1239–1244.
276. Orlov D, McCluskey SA, Selby R, et al. Platelet dysfunction as measured by a point-of-care monitor is an independent predictor of high blood loss in cardiac surgery. *Anesth Analg*. 2014;118:257–263.
277. Spectre G, Brill A, Gural A, et al. A new point-of-care method for monitoring anti-platelet therapy: application of the cone and plate(let) analyzer. *Platelets*. 2005;16:293–299.
278. Gerrah R, Brill A, Tshori S, et al. Using cone and plate(let) analyzer to predict bleeding in cardiac surgery. *Asian Cardiovasc Thorac Ann*. 2006;14:310–315.
279. Shenkman B, Einav Y, Salomon O, et al. Testing agonist-induced platelet aggregation by the Impact-R [Cone and plate(let) analyzer (CPA). *Platelets*. 2008;19:440–446.
280. Rahe-Meyer N, Winterhalter M, Boden A, et al. Platelet concentrates transfusion in cardiac surgery and platelet function assessment by multiple electrode aggregometry. *Acta Anaesthesiol Scand*. 2009;53:168–175.
281. Rahe-Meyer N, Winterhalter M, Hartmann J, et al. An evaluation of cyclooxygenase-1 inhibition before coronary artery surgery: aggregometry versus patient self-reporting. *Anesth Analg*. 2008;107:1791–1797.
282. Lee KR, Verheyden VJ, Mumford AD. Evaluation of multiple electrode aggregometry in whole blood using Multiplate Mini Test cells. *Thromb Res*. 2012;129:e59–e64.
283. Sibbing D, Braun S, Morath T, et al. Platelet reactivity after clopidogrel treatment assessed with point-of-care analysis and early drug-eluting stent thrombosis. *J Am Coll Cardiol*. 2009;53:849–856.
284. Velik-Salchner C, Maier S, Innerhofer P, et al. An assessment of cardiopulmonary bypass-induced changes in platelet function using whole blood and classical light transmission aggregometry: the results of a pilot study. *Anesth Analg*. 2009;108:1747–1754.
285. Ranucci M, Colella D, Baryshnikova E, Di Dedda U. Effect of preoperative P2Y12 and thrombin platelet receptor inhibition on bleeding after cardiac surgery. *Br J Anaesth*. 2014;113:970–976.
286. Schimmer C, Hamouda K, Sommer SP, et al. The predictive value of multiple electrode platelet aggregometry (multiplate) in adult cardiac surgery. *Thorac Cardiovasc Surg*. 2013;61:733–743.
287. Whitten CW, Allison PM, Latson TW, et al. Evaluation of laboratory coagulation and lytic parameters resulting from autologous whole blood transfusion during primary aortocoronary artery bypass grafting. *J Clin Anesth*. 1996;8:229.
288. Slaughter TF, Sreeram G, Sharma AD, et al. Reversible shear-mediated platelet dysfunction during cardiac surgery as assessed by the PFA-100 platelet function analyzer. *Blood Coagul Fibrinolysis*. 2001;12:85–93.
289. Steinhubl SR, Talley JD, Braden GA, et al. Point-of-care measured platelet inhibition correlates with a reduced risk of an adverse cardiac event after percutaneous coronary intervention: results of the GOLD (AU-Assessing Ultegra) multicenter study. *Circulation*. 2001;103:2572.
290. Faraday N, Guallar E, Sera VA, et al. Utility of whole blood hemostatometry using the Clot Signature Analyzer for assessment of hemostasis in cardiac surgery. *Anesthesiology*. 2002;96:1115.
291. Savion N, Varon D. Impact—the cone and plate(let) analyzer: testing platelet function and anti-platelet drug response. *Pathophysiol Haemost Thromb*. 2006;35:83–88.
292. Mengistu AM, Wolf MW, Boldt J, et al. Evaluation of a new platelet function analyzer in cardiac surgery: a comparison of modified thromboelastography and whole-blood aggregometry. *J Cardiothorac Vasc Anesth*. 2008;22:40–46.

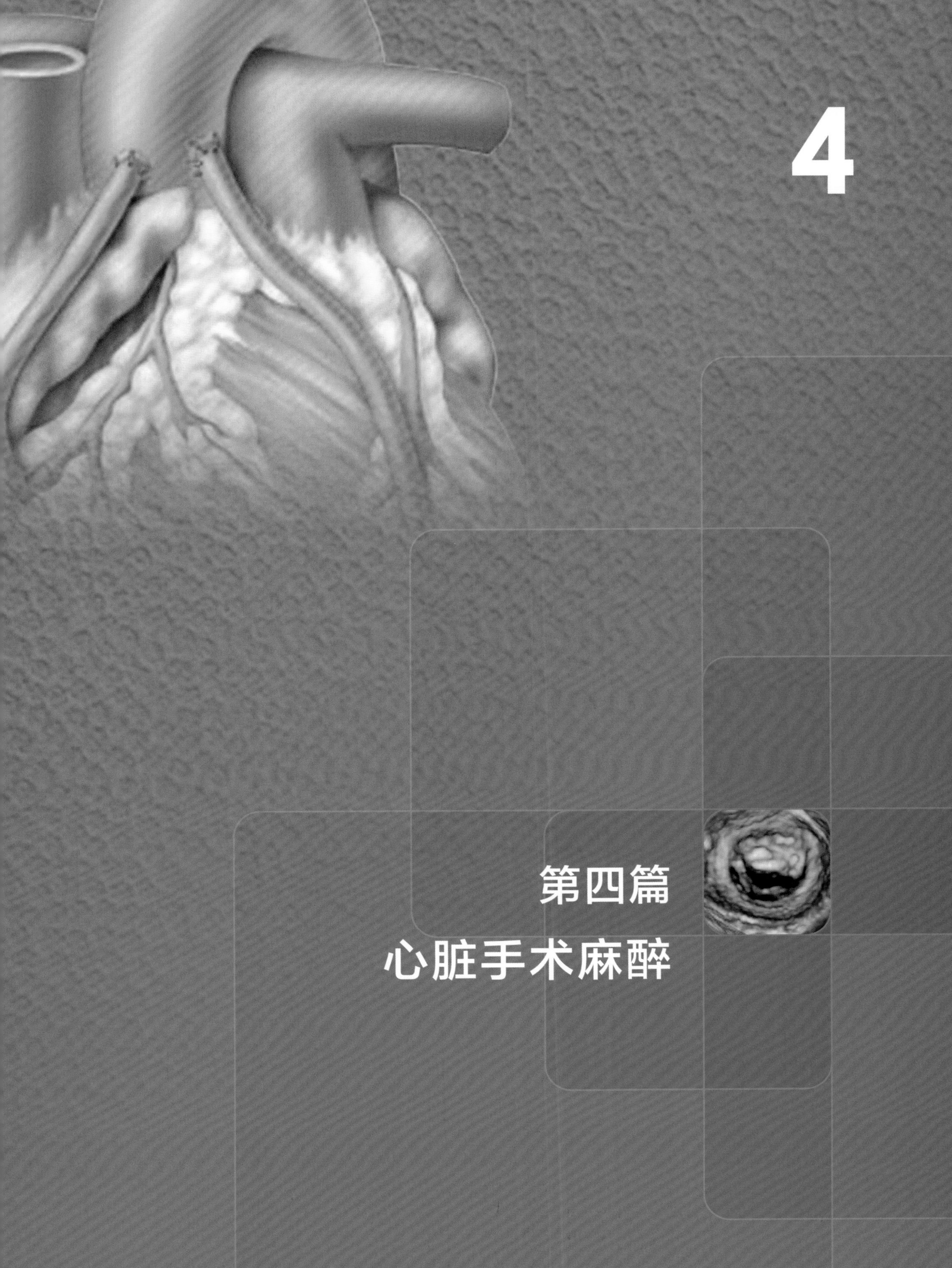

4

第四篇 心脏手术麻醉

心肌血运重建术的麻醉

ALEXANDER J. C. MITTNACHT, MD | MARTIN J. LONDON, MD | JOHN D. PUSKAS, MD | JOEL A. KAPLAN, MD, CPE, FACC

要 点

1. 新版指南中针对冠状动脉多支病变患者，重点强调了外科心肌血运重建术的有效性。
2. 医生应仔细设计患者的治疗方案，包括降血压、抗血小板及控制心绞痛在内的所有药物治疗，以此来降低围手术期风险。
3. 对预计行心肌血管重建术且伴有严重瓣膜疾病的患者，应认真评估他们的手术治疗方案。
4. 非体外循环下冠状动脉旁路移植术（off-pump coronary artery bypass surgery，OPCAB）是体外循环下心肌血运重建术［即冠状动脉旁路移植（coronary artery bypass grafting，CABG）］的一种替代方法。两种术式的选择及预后都高度依赖外科医生的技术水平。尽管前者具有避免体外循环（cardiopulmonary bypass，CPB）的明显优势，但是大多数对低危患者的前瞻性研究表明，OPCAB 的死亡率并没有明显地降低。
5. 冠状动脉血运重建术中，是否应该对合并缺血性二尖瓣反流（mitral regurgitation，MR）的患者同时行二尖瓣修复术，仍有争议。对于瓣环扩大，中度及中度以上二尖瓣关闭不全的患者，可以考虑二尖瓣修复术。
6. 肺动脉漂浮导管在 CABG 术中应用的适应证包括：肺动脉高压、右心衰竭、严重左心室功能不全及术后需监测心输出量者。
7. “快通道”麻醉（包括早期拔管和出院）已经广泛应用于心肌血运重建术中。
8. 麻醉药物，特别是吸入性麻醉药，可通过其预处理及后处理作用预防及改善 CPB 和阻断主动脉期间引起的心肌损伤，但对预后的影响仍存在争议。

在心肌血管重建术患者的围手术期管理过程中，麻醉医生的作用越来越重要。过去 20 年里，麻醉医生致力于为患者提供更安全的麻醉，包括实现快速康复及提供更好的监测，如经食管超声心动图（transesophageal echocardiography，TEE）已成为心脏手术室的一项常规监测项目。目前，在患者管理方面还取得了一些新的突破，包括“围手术期之家”，这一新概念的提出，旨在加强心肌血管重建术患者的围手术期管理。

最佳的围手术期管理需要心脏团队中各个专业的密切协作，这个过程中麻醉医生起到了至关重要的作用[1,2]。包括协助确定外科手术适应证，最佳的术前准备，最先进的术中、术后管理及出院后的康复治疗[3-5]。

流行病学

根据 2014 年美国心脏协会发布的心脏病与卒中的统计数据[6]，心血管疾病相关的总体死亡率下降 31%，冠心病相关死亡率从 2000 年到 2010 年下降了 39.2%。其中部分可归因于急性冠脉综合征（ACS）的早期治疗，心肌梗死（MI）后的二级预防，急性心力衰竭（HF）的治疗，慢性冠心病的血运重建术及其他预防措施的改进。但是，心血管疾病的患病率仍然很高，在美国所有死亡病例中，心血管疾病占 31.9%。目前估计，到 2030 年，43.9% 的美国人口将患有某种心血管疾病。在 2010 年，美国有 1 540 万人患有冠心病，每 6 个死亡人口中约有 1 人死于缺血性心脏病。同时，在 2010 年，美国有 379 559 人死于冠心病，每 34 秒就有 1 人发生冠脉事件。

2000—2010 年，美国择期心血管手术患者总人数增加了 28%，2010 年共进行了 7 588 000 例心血管手术，其中约 219 000 名患者接受了 397 000 例 CABG 术（图 20.1）。尽管 CABG 术患者的合并疾病增加，但住院期间死亡率却降低了 50%。2010 年仅冠心病的治疗花费就超过 440 亿美元，成为最“昂贵”的疾病。2010 年用于心血管疾病和卒中的直接及间接费用总计达 3 154 亿美元，花销最大。

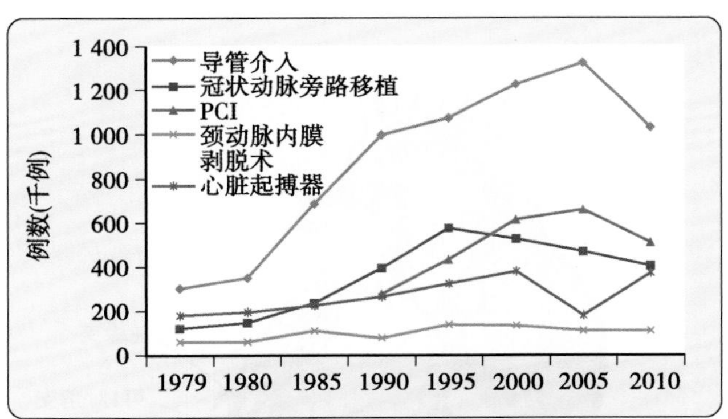

图 20.1 1979—2010 年心血管住院患者手术及介入治疗趋势。PCI，经皮冠状动脉介入治疗。（*From Mozaffarian D, Benjamin EJ, Go AS, et al. American Heart Association Statistics Committee and Stroke Statistics Subcommittee. Heart disease and stroke statistics: 2015 update. A report from the American Heart Association.* Circulation. *2015; 131: e29.*）

冠状动脉疾病的病理生理学

解剖学

为了读懂冠脉造影结果，麻醉医生应该对冠状动脉的解剖有一定的了解。麻醉医生在心脏病学和心脏外科学相关的教材及期刊中，可以得到广泛系统的心脏解剖知识[7,8]。以下是心外膜冠状动脉解剖的简要描述。图 20.2～图 20.4 显示了冠脉循环和 CABG 术中常见的远端血管吻合口位置。

右冠状动脉起源于右 Valsalva 窦,在冠脉血管造影左前斜位显示最清楚(图 20.2)。向前行几毫米后,行走于右心房室沟内,绕向心脏后方行走至十字交叉处,即室间隔与房室沟交汇处。84% 的病例中,右冠状动脉终止于后降支。后降支

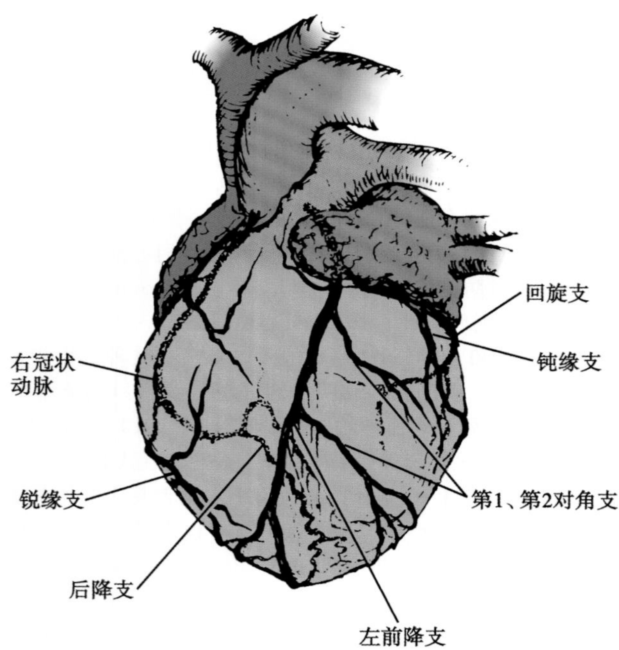

图 20.2 冠脉血管造影(30°左前斜位):显示右冠状动脉的最佳体位。画线处表示静脉桥远端吻合口位置。(*From Stiles QR, Tucker BL, Lindesmith GG, et al.* Myocardial Revascularization: A Surgical Atlas. *Boston, Little, Brown; 1976.*)

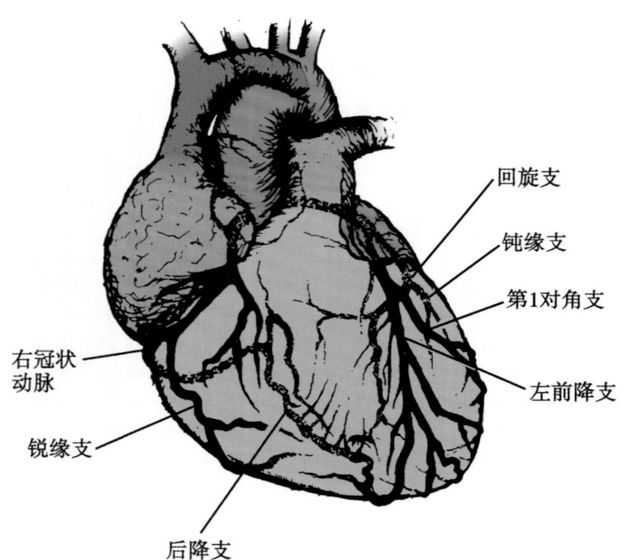

图 20.3 冠脉血管造影(10°右前斜位):显示左主冠状动脉及其分支:左前降支和回旋支的最佳体位。画线处表示远端血管吻合口位置。(*From Stiles QR, Tucker BL, Lindesmith GG, et al.* Myocardial Revascularization: A Surgical Atlas. *Boston: Little, Brown; 1976.*)

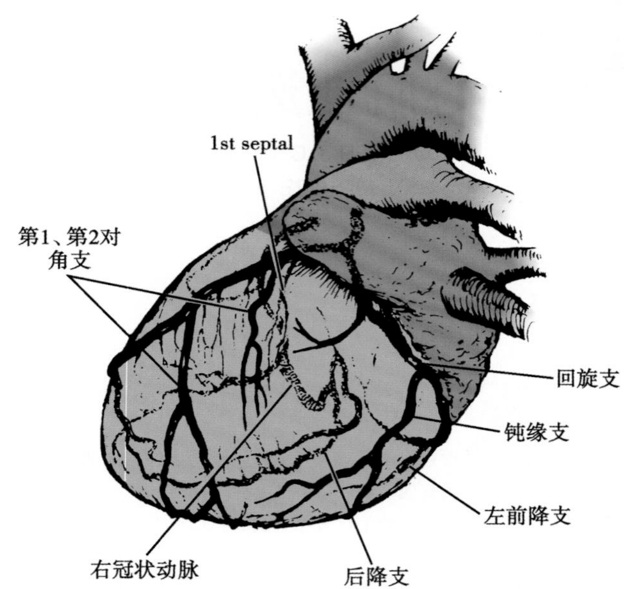

图 20.4 冠脉血管造影(75°左前斜位):显示冠状动脉左前降支和回旋支的最佳体位。画线处表示远端血管吻合口位置。(*From Stiles QR, Tucker BL, Lindesmith GG, et al.* Myocardial Revascularization: A Surgical Atlas. *Boston: Little, Brown; 1976.*)

是右冠状动脉最重要的分支,是室间隔后上方唯一的血供来源。60% 窦房结的血液由右冠状动脉供给,85% 房室结的血液由右冠状动脉供给。解剖学家认为,无论后降支起自何处,右冠状动脉越过心脏的十字交叉后,继续在房室沟内行走,都会成为优势动脉。然而,介入科医生认为,无论是右冠状动脉还是左冠状动脉(如左旋支),能最终形成后降支的才是优势动脉。

右冠状动脉开口因为垂直向上,在主动脉插管、体外循环和直视下心脏瓣膜手术中,很容易进气。当气泡达到足够量时,左室下壁及右心室就会发生心肌缺血(图 20.5)。与之相比,左主冠状动脉开口较低,较少发生气栓。

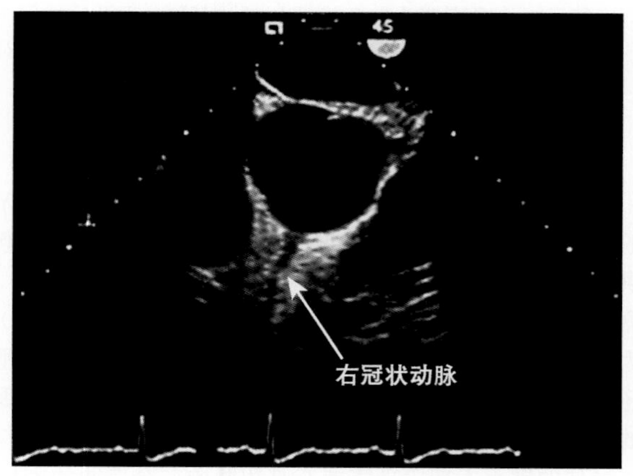

图 20.5 经食管超声心动图(TEE):右冠状动脉从主动脉根部垂直向上发出的图像。食管内 TEE 换能器探头在屏幕上方,患者胸壁在屏幕下方。如有空气更易进入右冠,可导致下壁心肌缺血,取决于进入空气的量和冠脉灌注压力。通常使用去氧肾上腺素升高灌注压来治疗冠脉气栓。左主干冠状动脉在图中大约 3 点钟方向(本图无法显示)。(*From Courtesy Martin J. London, MD, University of California, San Francisco, CA* [www.ucsf.edu/teeecho].)

左冠状动脉自左 Valsalva 窦发出后成为左主干，在冠脉血管造影右前斜位左冠状动脉显示最清楚（图 20.3）。左主干向左前方行至主动脉与肺动脉之间，主要分支为左前降支和左回旋支。左前降支沿前室间沟行走，绕过心尖，绕至左室膈面。主要向心尖部及左室间隔前上 2/3 供血。沿途发出对角支和前室间隔支。对角支是左前降支的主要分支，向左心室游离壁供血。前室间隔支行走于其后，供应室间隔的大部分。左前降支发出许多对角支和前室间隔支，其中第一对角支和第一前室间隔支是描述左前降支病变的重要分支（图 20.4）。

左回旋支近乎呈直角从左主干发出，沿左心房室沟行走。当左回旋支形成后降支时为左冠优势型，由左冠脉向整个室间隔和房室结供血。40% 窦房结的血液供应来源于左回旋支的分支。多达 4 支钝缘支起自回旋支，向左心室侧壁供血（图 20.4）。

上述所有心外膜血管分支都会发出小血管，供应外 1/3 的心肌，同时发出透壁心肌血管，与心内膜下的血管丛吻合。该毛细血管丛独特之处在于它处于特定动脉系统的末端，每条心外膜下小动脉都供应一个毛细血管丛，并形成一个终末回路，而不是与邻近的另一心外膜动脉的毛细血管吻合[9]。在微循环水平并不存在有意义的侧支循环。

这种毛细血管的解剖特点解释了为什么某一支心外膜动脉的阻塞通常只会引起某一固定区域的心肌缺血或梗死。冠心病通常发生于心外膜血管，而心内膜血管损伤少见（移植心脏除外）。但目前发现正常冠脉血管的患者也会发生严重微循环障碍和主要的冠脉代偿性血管损害，尤其在糖尿病、女性患者和变异心绞痛患者中多见[10-12]。所有器官都可能在其血管分叉处外缘出现动脉粥样硬化，因为这些区域的血流较慢且有方向地改变，其剪切力（即单位面积的摩擦力）较其余部位低[13]。低剪切力诱导了内皮细胞介导的动脉粥样硬化过程。

冠脉血管病变可单发，但常为多发。右冠状动脉加左冠状动脉的两个分支同时出现损伤则称为三支血管病变。

心肌的静脉血主要汇集于冠状静脉窦，流入下腔静脉和三尖瓣之间的右心房内。剩余小部分血流通过心最小静脉直接流入心腔[14]。

心肌缺血和梗死

冠心病患者通常是因为心肌耗氧量超过了狭窄冠脉的供氧能力，而出现心肌缺血（图 20.6）。健康人及冠心病患者的冠脉血流作用机制详见第 7 章。

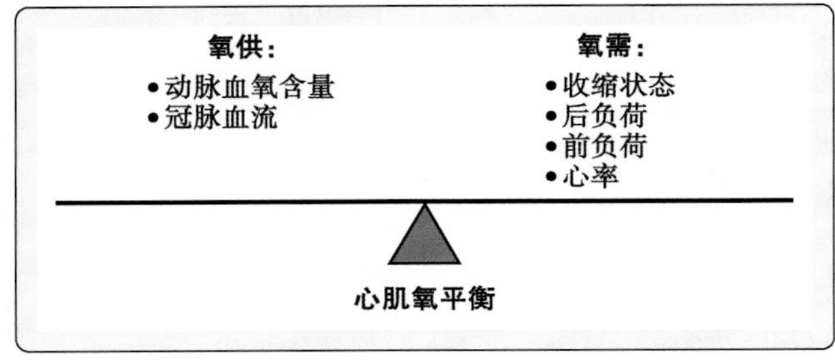

图 20.6 决定心肌氧供和氧需的因素

动脉粥样硬化性心脏病的基本病变特点是冠状动脉内壁脂质斑块形成，进而导致慢性狭窄，周期性血栓形成，以及斑块破裂导致的完全性闭塞（图 20.7 和图 20.8）。这些脆弱的斑块包含一个坏死的脂质核心，一个薄的纤维帽，以及逐渐减少的平滑肌细胞和增多的吞噬细胞[15]。慢性炎症和诸如斑块破裂等急性病变都会促使血小板和白细胞释放血管活性物质，造成血管内皮细胞功能障碍、血管收缩，进一步降低冠脉血流量[15,16]。较大的斑块破裂或持续的血栓栓塞将会导致伴 Q 波改变的透壁性心肌梗死。

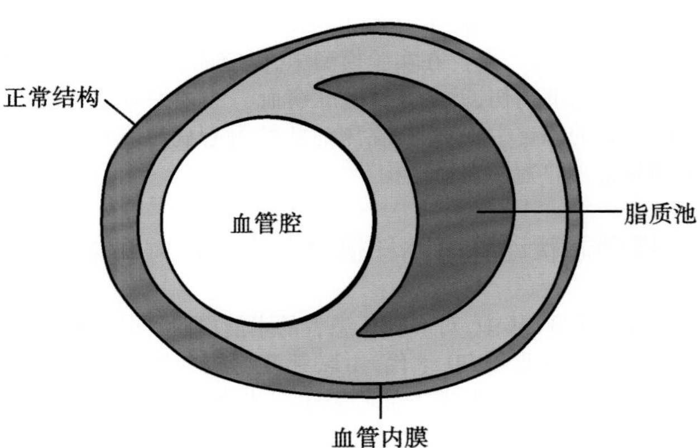

图 20.7 冠状动脉脂质斑块损害。（*From Davies MJ. A macro and micro view of coronary vascular insult in ischemic heart disease.* Circulation *82(3 suppl):II 38,1990.*）

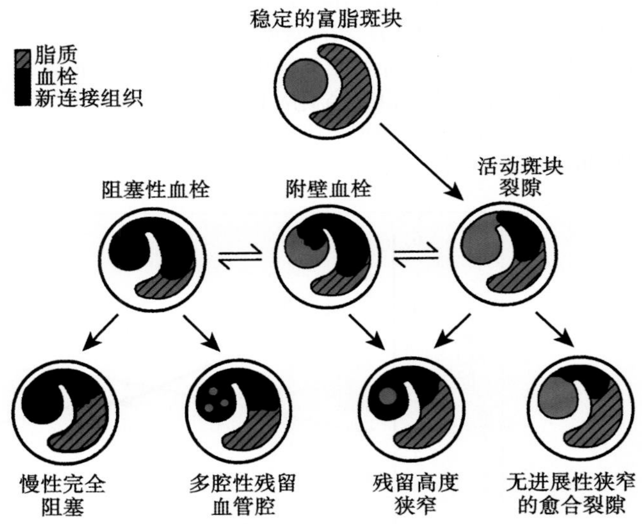

图 20.8 内膜斑块破裂可能导致的后果。（*From Davies MJ. A macro and micro view of coronary vascular insult in ischemic heart disease.* Circulation *82[3 suppl]:II38,1990.*）

一些研究发现，冠状动脉的慢性中度栓塞就能导致急性心肌梗死[17,18]。决定心肌梗死范围和程度的主要是斑块破裂和血栓形成的程度，而非血管的狭窄程度。冠状动脉严重阻塞患者往往存在广泛的侧支循环来保护缺血心肌，在非心脏手术的患者中也有相似的发现[19-21]。

动脉粥样硬化性病变会使冠脉灌注压（CPP）产生压力梯度，远端冠脉灌注压力降低，程度取决于冠脉病变的严重程度及病变长度。病变部位的远端灌注压取决于受累冠脉的舒张能力[22]和病变部位的血流量。狭窄病变部位的血流加快会使病变部位远端灌注压下降;而流速降低则会使压力增高(详见第21章)。由动脉硬化斑块引起的血流加快会降低压力,使远端灌注压进一步下降[23]。完整的自主调节机制包括远端血管扩张,然而,在重度狭窄血管的远端,即使是静息状态下,微血管也已经最大限度地扩张,缺血风险大。

心脏本身存在侧支循环,而在冠心病患者中,侧支循环的数量和大小都增加[24]。在缺血区和邻近非缺血区(由不同血管支配)两者之间都会产生侧支循环。虽然这些侧支循环在静息时有所帮助,但在运动或耗氧量增加时,冠脉血流将会从缺血心肌处经侧支循环流入正常非缺血区,这一过程称为“冠状动脉窃血”[25]。在实验模型中,供应侧支血管的心外膜动脉发生局部损伤,就会导致冠脉窃血[26]。在一项大型冠状动脉造影的调查中,23%有临床症状的冠心病患者存在这种解剖异常,即“冠脉窃血结构”[27]。

择期冠状动脉旁路移植术患者的风险评估

在过去30年中,对CABG患者的术前风险评估发生了巨大的变化。20世纪70年代,由联邦政府授权的一事务所专门评估美国退伍军人事务部心脏手术患者的预后,建立了第一个大样本、多中心外科手术预后的数据库,并根据严谨的统计学方法来比较各中心的预后数据[28,29]。该机构使用多种容易获得并严格定义的有意义的围手术期变量(通常是专家共识),来评估每个患者的严重程度(即风险评估)。此后即可使用该统计模型计算预期值(如死亡率)。通过简单比较手术操作(如CABG术)的“实际观察死亡率(O)”和“预期死亡率(E)”,就可以对某个特定系统中的医院进行排序,从最好的(低O/E比)到最差的(高O/E比)[30]。

虽然可以用该统计模型来比较预后从而促进手术操作规范(如外科手术部位感染的预防),但专家们提醒,利用不精确的数据作为变量来评估系统的质量是该模型存在的一个固有问题[31]。尽管如此,此方法及其参数仍被广泛应用,许多机构仍将其作为医疗质量的判断方法[29,32]。例如,胸科医师协会(STS)在20世纪90年代初利用这种方法创立了一个志愿者临床数据库系统,由于心脏外科组越来越感兴趣将他们实践管理的行为标准与其他系统进行比较,所以目前该系统还在不断地扩大[33-36]。STS国家心脏数据库中包含了美国每年98%以上的病例。而纽约和许多其他国家仍对医院及单独执业医生使用强制性的风险评估报告系统[37-39]。

围手术期的并发症可以通过许多临床和非临床参数来评估。手术风险评估最重要的指标是死亡率,在STS数据库中死亡的定义为所有死亡病例包括手术住院期间和术后30天内已出院的病例[40]。死亡率因患者的手术风险、疾病严重程度、联合手术(例如,CABG、瓣膜置换术)和既往心脏手术史的不同而有很大的差别。20世纪90年代以来,尽管患者手术风险不断增加,但死亡率却显著下降(图20.9)[41]。过去几年里,STS数据库中单纯CABG患者的风险调整死亡率一直在1.5%至2%之间[42]。但短期死亡率对远期预后和远期死亡率的评价意义不大[43,44],而其他预后指标(如再住院率)则越来越受到重视[45,46]。

围手术期死亡率或者远期死亡率对心脏麻醉医生来说似乎实际价值有限,他们更关注的是如何预测患者是否会存在难以脱离的体外循环,需药物或机械辅助支持的急性心衰,节律异常或需长时间机械通气等情况。Duke大学一项对1 009例CABG术患者的研究中,每位患者术中均进行TEE监测,结果发现39%的患者脱机时需要正性肌力药物支持,发现6个提示术中需使用正性肌力药物的独立危险因素(图20.10,表20.1)[47]。因为许多危险因素与手术室或重症监护室(ICU)急性并发症相关,同时也出现在预测CABG术死亡率的风险预测评分中,所以在围手术期患者管理中该评分对麻醉医生来说很重要[48,49](框20.1)。

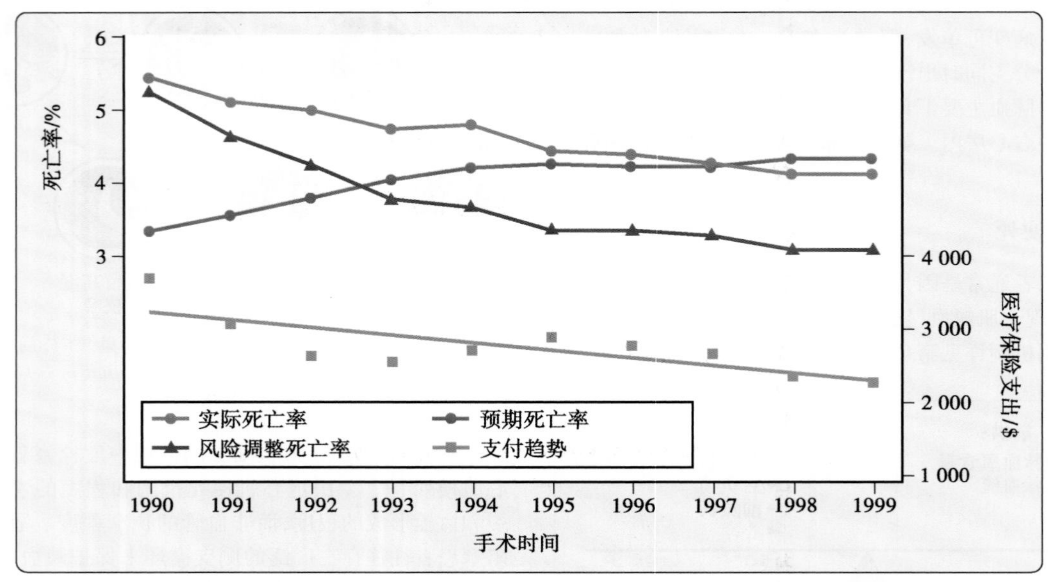

图20.9 组合图形显示1990—1999年接受CABG术患者的手术风险增加,但死亡率降低;B部分显示相应的医疗保险支出减少。(*From Ferguson TB Jr, Hammill BG, Peterson ED, et al. A decade of change—risk profiles and outcomes for isolated coronary artery bypass grafting procedures, 1990—1999: a report from the STS National Database Committee and the Duke Clinical Research Institute. Society of Thoracic Surgeons.* Ann Thorac Surg. *2002;73:480.*)

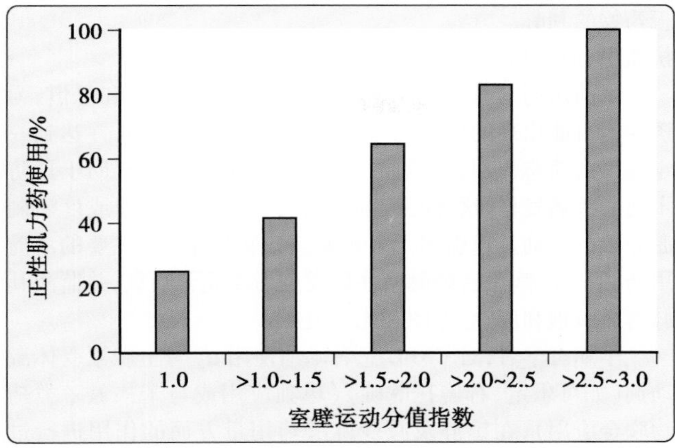

图 20.10 体外循环前室壁运动异常程度(由室壁运动分值指数反映)与脱机时正性肌力药用量的相关性。(*From McKinlay KH, Schinderle DB, Swaminathan M, et al. Predictors of inotrope use during separation from cardiopulmonary bypass.* J Cardiothorac Vasc Anesth. *2004;18:404.*)

表 20-1 正性肌力药使用的多变量预测

参数	参数估计	优势比(95% CI)	*P* 值
截距	−3.282 7		
主动脉阻断时间/min	0.013 3	1.013(1.008~1.019)	<.001
WMSI	1.438 9	4.216(2.438~7.292)	<.001
再次手术	0.856 2	2.375(1.083~5.212)	<.001
CABG+MVRR	1.282 9	3.607(1.376~9.456)	.009
中度/重度 MR	0.414 4	2.277(1.169~4.435)	.016
LVEF<35%	0.865 4	2.376(1.303~4.332)	.005

CABG,冠状动脉旁路移植;CI,可信区间;LVEF,左心室射血分数;MR,二尖瓣反流;MVRR,二尖瓣修补或置换;WMSI,室壁运动评分指数。

From McKinlay KH, Schinderle DB, Swaminathan M, et al. Predictors of inotrope use during separation from cardiopulmonary bypass. *J Cardiothorac Vasc Anesth.* 2004;18:404.

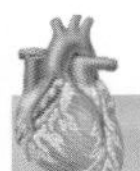

框 20.1 术前高危因素

1. 急性不稳定型心绞痛,急性心肌梗死,充血性心力衰竭失代偿期,心源性休克
2. 冠脉左主干病变,左前降支近端病变
3. 射血分数<30%(正常>55%)
4. 合并重度瓣膜疾病
5. 高龄(>70 岁)
6. 心电图提示急性或持续性缺血表现
7. 主动脉钙化(如不能钳夹阻断主动脉)
8. 颈动脉重度闭塞
9. 合并神经功能受损

常用于预测 CABG 预后的两个风险评分模型分别是北美的 STS 评分和欧洲的欧洲心脏手术风险评估系统(EuroSCORE)。这两个评分都是在线免费提供的,风险评分可自动计算[50,51]。许多研究对比了 STS 和 EuroSCORE 评分对 CABG 术患者围手术期死亡率的预测能力[52-54]。两种评分都能准确地预测心脏手术的死亡率。然而,随着越来越多的心肌血运重建外科手术方式的产生,如体外循环下冠状动脉旁路移植术、非体外循环下冠状动脉旁路移植术(OPCAB)、微创手术和杂交血运重建手术,使得这些评分的使用和预测结局的可比性变得更加复杂[55,56]。

发病率和死亡率也受到术中多项事件的影响,如 CPB 时间、主动脉阻断时间、血运重建是否充分、并发症如心血管功能失代偿或出血等。研究人员试图找出围手术期事件和血流动力学数据与大队列患者预后的关系。例如,Reich 等[57]将 1993—1995 年纽约两家医院 2 149 例体外循环下 CABG 患者的电子麻醉记录数据,与来自国家数据库中的患者预后资料进行合并分析,发现了 4 个独立的死亡预测因子:CPB 前高平均肺动脉压(PAP)(>30mmHg;OR=2.1),CPB 时低平均动脉压(MAP)(40~49mmHg;OR=1.3),CPB 后心动过速(HR>120 次/min;OR=3.1)和肺动脉舒张压升高(>20mmHg;OR=1.2)。

新的监测技术如脑血氧饱和度被用来评估心脏手术患者的预后。例如 de Tournay-Jetté 等[58],发现术中脑氧饱和度下降与 CABG 术后认知功能障碍相关。

许多与 CABG 术明显相关的早期并发症多在 CPB 后或心外科 ICU 出现。一些学者已经制定出用于评估危重患者死亡风险的具体评分,其中一些评分已经应用于心脏外科手术[59-63]。然而,一般重症监护评分系统对心脏手术患者作用往往有限。例如,Doerr 等[64]比较了 4 种用于心脏术后重症监护预后预测评分系统[即急性生理和慢性健康评估Ⅱ(APACHE Ⅱ)、简化急性生理评分Ⅱ(SAPS Ⅱ)、序贯器官衰竭评估(SOFA)和心脏外科心脏手术后患者评分(CASUS)]。其中两项重症评分(即 APACHE Ⅱ和 SAPS)不能对心脏手术患者进行可靠的风险分级。

医疗资源的有效利用变得越来越重要,而预测 ICU 停留时间则是其至关重要的一项内容。现有的预测模型已经被检验,新开发的预测模型主要被用来预测医疗资源的使用,特别是 ICU 停留时间。例如,在一项研究中,将手术操作评估(SPA)评分与其他 4 项预测心脏术后患者 ICU 停留时间的重症监护评分进行对比[65]。结果发现,对于复杂手术的患者术前使用 SPA 评分评估能可靠地预测 ICU 停留时间,并优于其他测试结果。在另一项研究中,Parsonnet 评分能可靠地预测心脏术后患者 ICU 停留时间和术后并发症[66]。

因为在心脏外科手术中 STS 和 EuroSCORE 评分的日益普及,许多其他重症风险评分几乎不用。一些研究已经证实,EuroSCORE 和 STS 评分适用于与心脏手术相关的风险评估。通过比较常用的 6 种风险评分发现,对心脏手术患者 30 天死亡率来说,EuroSCOR 评分具有最高预测价值(STS 评分不包括在内)[67]。在另一项研究中,比较 EuroSCORE 与 20 世纪 90 年代中期提出的心脏麻醉风险评估(CARE)评分,发现两个评分系统都能很好地预测心脏外科手术死亡率[68]。Ettema 等[69]纳入了 11 000 例以上的心脏手术患者,测评了 20 个风险评分模型预测 ICU 停留时间的能力。其中,Parsonnet 评分和 EuroSCORE 评分均能良好地识别出 ICU 停留时间延长的患者。然而,这些常用的风险评估并没有考虑到一些重要的合并症(如肝功能不全)和心理社会因素(如精神状态、心态、家人的支持等),这些都对患者的预后和 ICU 停留时间有很大影响。

在过去的几十年里，经皮冠状动脉介入治疗（PCI）和冠状动脉支架技术持续发展。随着新的治疗方法的出现，对冠脉疾病患者的最佳治疗方案（选择外科手术或介入治疗），一直随着新的试验证据的出现在不断更新[70]。

在欧洲和美国，SYNTAX（SYNergy between percutaneous coronary intervention with TAXus drug-eluting stent and cardiac surgery）试验是一项前瞻性、随机、多中心实验，用来为左主干加三支病变冠心病患者评估出最佳的血运重建策略[71]。为了能对该实验进行风险分层，SYNTAX 评分能更好地描述冠脉病变的复杂性。SYNTAX 评分是基于现有的分类，将冠状动脉病变的数量、位置、复杂性和对功能的影响综合起来进行评价[72]。伴有复杂疾病和潜在预后不良的患者 SYNTAX 评分更高。初步的分析表明，在评分分别为低、中、高的 3 组患者中，随机进行手术的患者的预后［主要的心脑血管不良事件（MACCE）］没有显著差异（MACCE 分别为 14.4%、11.7% 和 10.7%）[73]。

然而，在随机进行 PCI 的患者中，SYNTAX 评分预测低、中、高危三组患者 12 个月的不良预后的发生率分别为 13.5%、16.6% 和 23.3%。比较随机进行手术和 PCI 的患者，发现低 SYNTAX 评分（<22）的患者预后相似，与治疗方式无关。但在 SYNTAX 评分（23~32）或高 SYNTAX 评分（>32）的患者中，手术治疗患者的生存率更高，主要不良心脑血管事件发生率更低。SYNTAX 实验的长期随访（持续到术后 5 年）中，证实了对中度或高度复杂的冠心病患者来说，手术治疗比 PCI 术具有更高的生存优势，并且随着随访时间的延长而增加。

冠状动脉旁路移植术的麻醉

麻醉医生在为冠状动脉血运重建术患者提供麻醉方案时，不仅要考虑到患者自身及手术因素，还应参照冠心病患者围手术期治疗的最新建议和指南。

心脏手术发展早期，CABG 患者的麻醉管理主要集中在维持血流动力学稳定和防止缺血事件的发生上。这反映了当时缺少对血流动力学影响小的麻醉药物。后期，关注的重点转移到血流动力学调控的技巧上（即不是用什么，而是怎么用的问题）[74,75]。

随着现代麻醉药的发展，人们的注意力转移到各种治疗方案和技术手段上，研究如何能进一步改善心肌血运重建患者的预后。例如，大量的数据表明，使用强效吸入麻醉药[76,77]或交感神经阻滞[78]能减少心肌缺血及术后心肌梗死标志物的产生，进而加快康复和缩短住院时间等。然而，这些数据多来自离体实验。而临床研究大多存在统计效能不足且数据多来自单中心等缺陷，在标准确立和结果汇报方面也存在一定的问题。这些研究并没有表现出明显的临床优势，目前尚缺乏使用这些技术能有效降低发病率或者死亡率的大规模多中心的队列研究[79,80]。

术前用药

术前用药的概念已经超越了传统的镇静催眠药或者减轻患者焦虑及促进遗忘作用的范畴。心脏麻醉医生必须权衡使用各种药物其中包括抗心绞痛药物、β 受体阻滞剂和抗血小板药物的利弊。

抗焦虑、遗忘和镇痛

术前用药的目的是应用药物减少患者的焦虑和恐惧，为诱导前可能出现的疼痛（如血管穿刺等）进行镇痛，并达到一定程度的遗忘作用。在冠心病患者中，术前用药有助于预防术前心绞痛发作，这种心绞痛相对常见并可由焦虑或疼痛刺激导致的心动过速引起。短效苯二氮䓬类药物是主要的术前用药，给冠心病患者静脉滴注该类药后需充分给氧，并监测其脉搏血氧饱和度、心电图和无创血压。

早期有学者，对 CABG 患者术前使用 α_2 肾上腺素受体激动剂（如可乐定、右美托嘧啶）（单独应用或与苯二氮䓬类药物联合应用），在镇静及减少麻醉药用量方面的作用进行过研究[81-85]。由于该类药物有降低心率、平均动脉压（MAP）和心输出量（CO），抑制心肌收缩力，短暂增加全身血管阻力（SVR）等副作用，建议对于容易出现心肌缺血的冠心病患者谨慎应用。目前，α_2 肾上腺素受体激动剂较少用做心肌血运重建术患者的术前用药。

术前用药管理

进行心肌血运重建术的患者术前通常需服用多种药物来预防急性冠脉事件、缺血恶化或心衰症状。其中许多药物会影响麻醉的管理，麻醉医生应该熟悉这些药物围手术期应用的最新指南和建议（框 20.2）（详见第 1 和 11 章）。

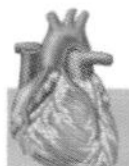

框 20.2 术前药物治疗

1. β 肾上腺素能受体阻滞剂：
   - 择期冠状动脉旁路移植术（CABG）的患者，若无禁忌证（如低血压、三度房室传导阻滞、支气管痉挛），应至少在术前 24 小时开始使用 β 受体阻滞剂。
   - 无禁忌证患者，CABG 术后应尽快重新使用 β 受体阻滞剂。
2. 他汀类：所有接受 CABG 且无禁忌证的患者都应使用他汀类药物。
3. 钙通道阻滞剂：原来已经使用钙离子通道阻滞剂的患者围手术期应当继续使用。
4. 血管紧张素转化酶抑制剂：
   - 术前是否停药具有争议（如增加了低血压及血管麻痹综合征的发生风险）。
   - 无禁忌证患者，CABG 术后应长期使用。
5. 利尿剂：无标准推荐方案，但如使用利尿剂，应确保患者血清钾离子在正常水平。
6. 阿司匹林：术前应进行规范管理。术前是否及何时停用阿司匹林，取决于患者自身的情况，如自身出血风险及是否存在急性冠脉综合征等。术后应尽早恢复使用阿司匹林（即术后 6 至 24 小时内）。
7. 抗血小板药物如口服噻吩 P2Y12 受体抑制剂：推荐术前几天停药，因为它会增加出血风险。然而，对于高风险患者和/或放置了药物洗脱支架的患者，虽然使用糖蛋白Ⅱb/Ⅲa 抑制剂或坎格雷洛可能会增加出血风险，但仍然推荐围手术期继续使用。
8. 肝素：具体用法取决于外科医生。一般情况良好的患者通常术前 4 小时停药，严重左主干病变或急性不稳定心绞痛患者持续用药到体外循环之前，并且在体外循环全程使用。
9. 口服降糖药：无标准推荐方案；可以考虑术前停药。但必须确保控制血糖。
10. 预防性使用抗生素：最佳使用时间及剂量（抗生素最重要的特征是组织渗透率低，如万古霉素）。通常二代头孢如头孢唑林（2g，静脉注射）或头孢呋辛（1.5g，静脉注射）在切皮前 20~60 分钟使用；万古霉素（15mg/kg）缓慢滴注避免发生低血压和过敏（由于万古霉素组织渗透率低，需在切皮前 20~30 分钟完成输注）。

β受体阻滞剂

许多冠心病患者常规服用β受体阻滞剂。早在20世纪70年代中叶，Kaplan就提出行心脏或非心脏手术的缺血性心脏病患者，即使心室功能不全，持续使用β受体阻滞剂也是安全的[86,87]。许多前瞻性、随机临床试验证实了围手术期持续使用β受体阻滞剂的安全性。Slogoff等[88]进行了一项随机试验，在术后12小时内评估术前给予普萘洛尔的安全性。因为停用普萘洛尔明显增加CPB前患者心肌缺血的风险，故推荐术前连续使用该药至手术当日。20世纪80年代进一步的研究证实了手术过程中持续使用β受体阻滞剂可减少CPB前心肌缺血的发生，且其作用优于钙离子通道拮抗剂[89-93]。

早期研究着重于探索围手术期β受体阻滞剂使用的安全性及停药后带来的危害问题。在过去的20年里，有几项重要研究发现，β受体阻滞剂能够降低围手术期并发症和死亡率。例如，Mangano等[94]在进行非心脏手术的高危患者中，对比阿替洛尔和安慰剂的作用，结果显示阿替洛尔能降低死亡率及心血管并发症的发生率。一些观察性研究证明β受体阻滞剂可降低CABG患者围手术期死亡率[95,96]。Ferguson等[97]对STS数据库中629 877例患者（1996—1999年）进行统计，发现30天风险校正死亡率显著下降。在许多高危组中也观察到这种治疗效果，但EF<30%的患者死亡率却有所增加。

在一项荟萃分析中，Wiesbauer等[98]发现围手术期使用β受体阻滞剂能够减少心脏手术围手术期心律失常的发生率，但这类药物对于患者心肌梗死发生率或死亡率并没有影响。基于现有的一些随机对照试验、回顾性研究和荟萃分析的证据，许多专家组推荐CABG术的患者及容易发生心脏不良事件行非心脏手术的高危患者使用β受体阻滞剂。重要机构如STS和美国心脏病学会（ACC），正在努力推行现有的指南，建议患者出院后用药除了阿司匹林、他汀类药物及血管紧张素转换酶（ACE）抑制剂，也使用β受体阻滞剂[99-101]。

β受体阻滞剂的优异表现引起了医学界的广泛兴趣和思考，也对以往研究数据的缺陷提出质疑[102]。围手术期缺血评估（POISE）试验[103]就对以往指南推荐的外科手术患者使用大剂量β受体阻滞剂的益处提出了质疑，并指出了这种做法潜在的危害。

围手术期应用β受体阻滞剂作是国家质控标准，大多数CABG患者术前都使用β受体阻滞剂。毫无疑问，突然停用β受体阻滞剂会引起停药反应：心动过速、高血压及心衰恶化等不良反应，心肌缺血患者尤甚。即便如此，对于低风险CABG术患者，β受体阻滞剂的常规使用还是受到了质疑。Brinkman等[104]回顾分析了在STS数据库中505 110例（2008—2012年）行择期CABG术的成年患者，经风险调整后发现，使用β受体阻滞剂的患者与没有使用的患者相比，他们的主要临床结局并无显著差异，其中主要结局包括手术死亡率、卒中、机械通气时间延长、肾衰竭、胸骨伤口感染和二次手术等，但在手术24小时内才使用β受体阻滞剂的患者新发房颤的发生率更高。

Lapar等[105]分析了STS数据库中，在2001—2011年行单纯CABG术的43 747名患者的信息，结果发现其中80%的患者在术前使用了β受体阻滞剂。尽管β受体阻滞剂组与非β受体阻滞剂组相比患者预估死亡率更低，但两组患者的实际死亡率、并发症发病率、住院时间及与再次住院率却无差别。由此，研究人员得出结论，CABG患者β受体阻滞剂的使用不应该作为一种常规。

尽管存在争议，2011年版美国心脏病学会基金会和美国心脏协会（ACCF/AHA）CABG手术指南[106]仍然推荐，除非有用药禁忌证，所有行CABG术的患者应至少在术前24小时开始使用β受体阻滞剂，以减少术后房颤的发生及其临床后遗症。该指南还指出，射血分数大于30%的CABG患者使用β受体阻滞剂，可有效降低院内死亡率及围手术期心肌缺血事件的发生率。对于左室功能严重下降的患者（射血分数<30%），术前使用β受体阻滞剂是否能降低院内死亡率还不能确定。在CABG术后，所有无禁忌证的患者应尽早重新开始使用β受体阻滞剂。

2015年AHA发布了一篇科学声明，对CABG术后二级预防指南进行了补充说明[107]。专家支持患者在术前使用β受体阻滞剂，包括没有禁忌证（如心动过缓、严重的气道高反应性疾病）的心肌梗死患者。还特别推荐对于已经出现了心衰症状及射血分数低于40%的心肌梗死患者，应给予β受体阻滞剂治疗。

目前的共识是，对于有心肌缺血及不良心脏事件风险的手术患者，给予β受体阻滞剂治疗是有益的。今后的研究应着重在β受体阻滞剂应用的细化指征、排除标准、给药方式以及应达到的确切临床目标上（如将心率控制在多少最合适等）[108]。

抗血小板药物

根据目前的指南，大多数CABG患者都使用血小板抑制剂治疗。阿司匹林是公认的所有缺血性心脏病患者的一级和二级预防用药[109,110]。目前冠状动脉支架植入术后常规使用氯吡格雷，并推荐急性冠脉综合征患者联合应用氯吡格雷与阿司匹林[111-113]。20世纪80年代的研究证实了抗血小板治疗的益处，包括预防CABG术后早期桥血管血栓的形成[114]。抗血小板治疗的其他好处也得到了证实，例如，Mangano等[115]在70家医院5 065例患者中进行了一项大样本观察性研究，发现术后48小时内使用阿司匹林可降低患者全因死亡率（4%降到1.3%），并可减少心脏、脑、肾和胃肠等器官的缺血性并发症。

在治疗急性冠脉综合征及预防CABG术后早期桥血管血栓形成方面，阿司匹林与强效血小板功能抑制剂如氯吡格雷联合应用比单一用药更为有效[116]。然而，关于术前何时停止抗血小板药物治疗仍存在很大争议。

临床医生应该权衡使用抗血小板药物的利弊。几个荟萃分析总结了CABG患者使用抗血小板药物治疗的出血风险。Sun[117]等发现，患者术前服用阿司匹林会增加纵隔出血风险以及血制品的使用。在另一项荟萃分析中，较晚停用二磷酸腺苷（ADP）受体拮抗剂（CABG术前2~7天）与患者死亡率的增高及因出血导致的二次手术增加相关[118]。另一项荟萃分析明确了抗血小板药物在急性冠脉综合征患者中的作用，但也建议在CABG术前至少5天停用氯吡格雷，以达到足够的清除时间[119]。Biancari等[120]发现，CABG患者术前使用氯吡格雷会增加术后死亡率、因出血导致的二次手术、失血以及输血风险[120]。一些回顾性和观察性研究报道称，CABG患者术前服用氯吡格雷与出血风险及使用血制品的增加相关[121,122]。Filsoufi 等[123]也发现，术前接受氯吡格雷治疗的患者，术后 ICU 停留时间、住院时间、全因死亡率及发病率都有所增加[123]。同样在 Berger 等[124]的多中心回顾性研究中，接受氯吡格雷治疗的患者，他们的再次手术风险、大出血风险及住院时间也都有所增加。

目前各专业学会已出版了有关外科手术患者的抗血小板药物治疗指南，并定期更新。最近一次是在 2012 年，STS 更新了 CABG 患者的抗血小板药物治疗指南[125]。最高水平的证据（Ⅰ类推荐）建议，术后 6~24 小时内无出血的患者应给予阿司匹林治疗，以保持移植静脉通畅；急性冠脉综合征患者 CABG 术后排除出血风险后，应尽早给予双联抗血小板治疗，来降低患者不良心血管事件发生率。Ⅰb 类推荐，患者在手术前几天应停用嘌呤 P2Y12 受体抑制剂（即 ADP 的化学感受器），以此来降低出血风险和减少输血。

2012 年相关专家组提到，目前仍缺乏足够的数据来明确手术前停药时间的定义，具体情况受许多因素影响，包括个体药物反应性和血栓形成的风险等。一项 B 类证据Ⅱa 类推荐指出，对于具有高出血风险及非急性冠脉综合征患者来说，术前几天停用阿司匹林是安全的。而对于应用双联抗血小板药物治疗的患者来说，手术应推迟一至两天，以降低出血风险。

2011 年版 ACCF/AHA 的 CABG 手术指南[106]推荐，CABG 患者术前应常规使用阿司匹林。对于择期 CABG 术来说，至少术前 5 天停用氯吡格雷和替卡格雷，术前 7 天停用普拉格雷，以减少围手术期输血。对于急诊手术来说，至少术前 24 小时应停用氯吡格雷和替卡格雷以减少出血。同时应于术后 6 小时内开始使用阿司匹林。对阿司匹林过敏的患者应改用氯吡格雷。低剂量阿司匹林应持续使用。2015 年 AHA 最新 CABG 术后二级预防的科学声明建议[107]，术后阿司匹林和氯吡格雷的双联抗血小板治疗疗程应为 1 年。

HMG-CoA 还原酶抑制剂

目前的研究已经证明了 3-羟基-3-甲基戊二酰辅酶 A（HMG-CoA）还原酶抑制剂（即他汀类药物）具有强效的抗炎、抗血栓形成以及促进内皮细胞功能和血管再生的作用[126-129]。PCI 术中紧急给予他汀类药物[130-132]，可以直接抑制血小板聚集，强化纤溶酶原激活物抑制剂（如 tPA）的作用[133,134]。他汀类药物对 CABG 患者的预后也有益[135-138]，包括减轻体外循环后心肌的再灌注损伤[139]，降低患者短期及长期死亡率，并降低 CABG 患者早期移植血管闭塞风险[140-145]。

Liakopoulos 等[146]进行了一项大规模的荟萃分析，评估了术前使用他汀类药物对心脏手术后不良临床预后方面的影响，结果显示术前使用他汀类药物能显著降低术后全因死亡率。一项共纳入 14 834 例行心肌血运重建术（PCI 或 CABG）患者的回顾性分析显示，他汀类药物的使用能显著降低随访期间主要不良心血管事件的发生率[147]。他汀类药物也能减少患者术后肾脏替代治疗的需要，但是他汀类药物能减少术后急性肾损伤这一结论仍具有争议[142,148]。同时有研究表明他汀类药物能减少心脏手术后房颤的发生率[149]。Collard CD 等在研究中发现 CABG 术后停用他汀类药物与术后院内死亡率增加是独立相关的[143]。

越来越多的证据表明他汀类药物对心肌血运重建术患者有良好的治疗效果，因此相关指南进行了更新调整。2011 年版 ACCF/AHA 的 CABG 手术指南[106]推荐，所有行 CABG 的患者除禁忌证外均应接受他汀类药物治疗，目标是将低密度脂蛋白（LDL）至少降低 30% 或低于 100mg/dl。而对高风险患者来说，LDL 目标值应低于 70mg/dl。最新 AHA 关于 CABG 术后二级预防措施的科学声明中提到，他汀类药物治疗应在术前开始，并在手术后继续使用[107,150]。

血管紧张素转换酶抑制剂

血管紧张素转换酶抑制剂（ACEI）被认为具有血管保护作用，特别是对急性心肌梗死后的心室重塑有益，并且可以减少缺血再灌注后的心肌损伤[151]。目前已有研究显示 ACEI 能改善缺血性心脏病及心肌血运重建术后患者的预后[151,152]。在喹那普利与血管紧张素转化酶和心肌缺血的关系（QUO VADIS）研究[153]中显示，CABG 术前应用 ACEI 的患者缺血性事件发生率显著降低。

尽管 ACEI 的治疗对缺血性心脏病患者和心衰患者有益，但它对许多 CABG 术后患者的临床转归尚未明确。一些研究发现 CABG 术前使用 ACEI 能降低术后急性肾损伤[154]，并能预防新发房颤[155]。但因为该药物的扩血管效应，ACEI 也与诱导时严重低血压，在体外循环期间及停机时严重的血管舒张（血管麻痹综合征）有关[156-163]。低血压和血管麻痹会增加不良事件的发生率。例如，在一项对 10 000 多例行 CABG 术患者的大型回顾性观察研究中，患者术前应用 ACEI 治疗与其围手术期低血压发生率增高有关，并且发现术前使用 ACEI 是患者死亡率、术后肾功能不全、需正性肌力药物治疗和新发房颤的独立预测因子[164]。

在随后的回顾性分析中，Shi 等[165]将 1 239 例接受 ACEI 治疗的患者与对照组进行了对比，结果发现，研究组患者的急性肾损伤发生率、手术死亡率及败血症发生风险均明显降低。但一项荟萃分析（共纳入 13 项研究，包括 31 390 例患者）发现，术前应用 ACEI 与低血压、术后心肌梗死和肾功能不全有关，但尚未发现它对患者的死亡率有影响[166]。

Miceli 等[164]的研究发现，术前应用 ACEI 会使患者死亡风险增加一倍，且与正性肌力药的应用具有独立相关性。Bandeali 等[167]回顾分析了 8 889 例行 CABG 的患者，其中 3 983 例患者术前使用了 ACEI。使用 ACEI 的患者发生主要不良事件的风险较高，以肾功能不全和房颤为主。Drenger 等[168]对 4 224 例行 CABG 术患者的 ACEI 使用情况进行了调查。术前及术后持续应用和术后开始应用 ACEI 的患者能改善其住院预后。停用 ACEI 与非致死性院内缺血事件发生相关，但死亡率无差异。

2011 年版 ACCF/AHA 的 CABG 手术指南[106]推荐，术前应用 ACEI 和血管紧张素Ⅱ受体阻滞剂（ARB）治疗的患者，在术后状态稳定后应立即恢复使用 ACEI 和 ARB，有禁忌证患者除外。而无论患者（特别是 CABG 患者）术前是否使用 ACEI 或 ARB，除禁忌证外都应在术后尽快开始使用。专家组强调，慢性病患者术前应用 ACEI 或 ARB 治疗的安全性尚未得到确定。最新 AHA 关于 CABG 术后二级预防措施的科学声明中提出，应在 CABG 术后对所有左室功能障碍的患者使用 ACEI 或 ARB 治疗[107,150]。

钙通道拮抗剂

早期的观察性研究认为与β受体阻滞剂相比，钙通道拮抗剂在治疗和预防心肌缺血方面作用不大[89,90]。20世纪90年代中期发现短效钙通道拮抗剂(特别是硝苯地平)会导致患者死亡率升高，可能与其急性血管扩张作用引起反射性肾上腺素能激活有关[169]。

2003年发布的两项荟萃分析评估了钙通道拮抗剂在非心脏手术中的应用，二者结果相互矛盾[170,171]。但是，另外一项荟萃分析及一项应用倾向性评分法的大型观察性队列研究表明，钙通道拮抗剂可能会降低CABG患者的死亡率[172,173]。对于长期服用钙通道拮抗剂的患者来说，围手术期应继续服用，此时必须考虑到药物的相互作用。有数据表明钙通道拮抗剂能降低氯吡格雷介导的血小板抑制作用，这在冠心病患者的治疗管理中至关重要[174]。

监测

心电图

行CABG术的患者进入手术室后，需常规监测脉搏血氧饱和度、无创血压和心电图。五导联心电图是心脏手术患者的标准监测。V_5导联和Ⅱ导联能够监测到90%的心肌缺血，同时也能够诊断各种房性或室性心律失常。心电图对心肌缺血的诊断参见第12章(框20.3)。

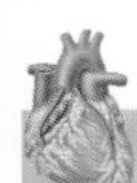

框20.3 心肌血运重建术的术中监测

1. ECG：V5导联对心肌缺血最敏感；Ⅱ导联对下壁心肌缺血和心律失常最敏感。
2. 动脉血压：根据术中需要持续有创动脉压监测及通过留置的动脉导管行血气分析[如术中取桡动脉、二次手术和经腋动脉插管体外循环术需双侧桡动脉测压，主动脉球囊反搏(intraaortic balloon pump，IABP)行股动脉置管，经中央动脉插管(如腋动脉、股动脉)用于体外循环后更精确的监测血压]。
3. PAC：尚无证据表明使用肺动脉导管能够改善患者预后。肺动脉导管可指导ICU的患者治疗，尤其是严重心室功能障碍和肺动脉高压的患者。
4. TEE：推荐所有心脏手术使用。TEE有助于体外循环前的心功能评估，尤其是合并瓣膜病变(包括功能性二尖瓣反流)，评估主动脉的粥样斑块(如主动脉插管和阻断的位置，是否能实施"no-touch"技术)，监测卵圆孔未闭，永存的左上腔静脉插管(心脏逆灌)，CPB插管定位(包括逆行心脏灌注插管定位，主动脉插管定位和相关并发症如医源性主动脉夹层、静脉插管)，评估容量状态、心室功能、对正性肌力药物的反应性，以及主动脉开放后及停机时的排气效果等。
5. 神经电生理监测：越来越多的证据表明监测脑氧饱和度有助于检测到严重不良事件的发生，但仍需大规模前瞻性研究数据进一步证实。
6. 体温监测：在体外循环下，建议监测膀胱或食管温度(即核心温度)和鼻咽部或鼓膜温(即脑部温度)，以尽量减少复温过程中的温度差及防止大脑温度过高。对于OPCAB，监测膀胱温度已足够。
7. 所有患者都应放置Foley导尿管。

CPB，体外循环；ECG，心电图；IABP，主动脉球囊反搏；ICU，重症监护室；OPCAB，非体外循环下冠状动脉旁路移植术；PAC，肺动脉导管；TEE，经食管超声心动图。

动脉血压监测

桡动脉穿刺测压是CABG患者常用的监测手段。动脉测压的最佳穿刺部位主要取决于外科手术具体要求以及不同的医院和操作者的习惯。既往桡动脉穿刺置管术(TRAC)、取桡动脉或体外循环下腋动脉插管等，都有可能影响有创动脉置管位置的选择。新的TRAC管鞘可能并不适用于急救监测，并且与许多并发症相关[175]。既往曾行桡动脉穿刺置管的位置不适合再次穿刺置管。

随着现代胸骨撑开器的应用，术中游离乳内动脉(IMA)有时会影响同侧动脉测压，由此一些麻醉医生选择进行双侧动脉置管，或选择更接近中心的动脉如腋动脉或股动脉置管，以确保体外循环后能够准确地监测血压。现已证明，在低温体外循环后桡动脉测压是不准确的。许多临床观察发现，体外循环后桡动脉压明显低于主动脉压，并且通常要20~60分钟才能恢复[176-180]。前臂血管阻力的下降被认为是造成这种现象的原因。临时解决方法是从主动脉根部通过穿刺针或心脏停搏液的灌注管直接测压。

中心静脉置管

心脏手术麻醉常规放置中心静脉测压导管，在监测右心房压力的同时还可以输注血管活性药物。有些医疗中心常规放置两根中心静脉导管，一根粗的用于输液，另一根细的用于测压及输注血管活性药物。中心静脉导管的放置和中心静脉压(CVP)的监测详见第13章。

肺动脉导管技术

肺动脉导管(pulmonary artery catheter，PAC)在医疗和手术中的应用呈逐年下降趋势，主要是因为大量随机研究表明，主要的临床预后(特别是死亡率)并没有因使用了PAC而得到改善，并且还应考虑使用PAC的副作用。在心肌血运重建术中或ICU中使用PAC，虽然可以获取大量血流动力学参数，但患者的转归与PAC的使用无关。

Tuman等[181]做了一项前瞻性观察研究，纳入1 094例CABG患者(PAC组=537，CVP组=557)，观察PAC对患者预后的影响。尽管没有左心室功能的直接数据，但是CVP组与PAC组患者左心室功能不全发生率并无差异。虽然CVP组有7%的患者后来需加用PAC监测，但PAC的使用对预后并无影响。

以下几项研究关注于PAC在CABG术中的应用价值。Stewart等[182]回顾性分析1996年312例行CABG术患者的数据，因患者均为低风险，所以适合单独使用CVP监测。其中32%的患者使用了PAC并接受了容量液体治疗，体重有所增加而且拔管时间延长。Ramsey等[183]回顾分析了来自56家医院行择期CABG术的13 907例患者的数据(由商业性医疗机构的标准数据库提供)(图20.11)。58%的患者在围手术期使用PAC监测，经过风险调整后得出PAC组死亡率更高(相对危险度=2.1)，住院时间更长，总花费更多，特别是那些平时PAC使用率低的医院。

Schwann等[184]回顾分析了来自一所私人医疗中心1994—1998年行CABG术的2 685例患者的情况，其PAC的使用是"高选择性的"(即基于多个心脏危险因素的考虑，只有9%的患者使用PAC)。在这些使用PAC的患者中，6.6%的患者是有计划使用的，其余为因术中发生恶性事件而放置

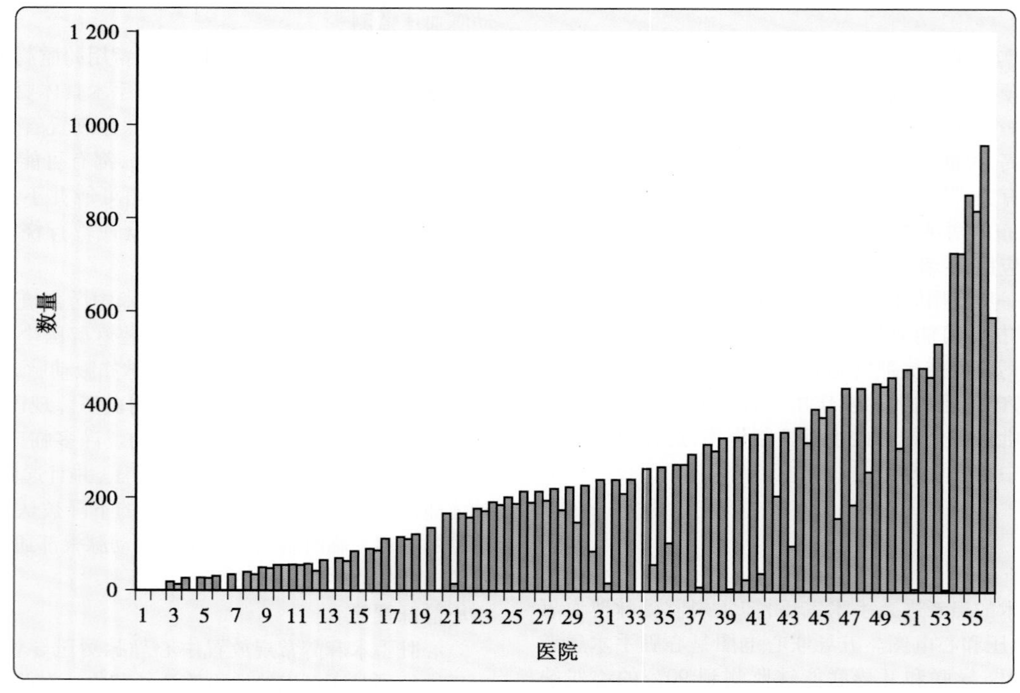

图 20.11 1997 年 26 个州 56 家社区医院,13 907 例择期 CABG 患者中使用 PAC 数量的变化,数据来自健康预后管理标准数据库。58% 的患者使用了 PAC,与院内死亡率的风险增高有关,且住院时间更长和花费更多,尤其在以往 PAC 使用率低的医院。紫色条表示 CABG 术病例的总数;绿色条表示使用 PAC 患者的数量。(*From Ramsay SD, Saint S, Sullivan SD, et al. Clinical and economic effects of pulmonary artery catheterization in nonemergent coronary artery bypass graft surgery.* J Cardiothorac Vasc Anesth. *2000;14:113.*)

PAC 导管。多因素分析发现 PAC 使用的独立预测因子有:EF、STS 风险指数、IABP 的使用、充血性心力衰竭、二次手术及纽约心脏协会(NYHA)Ⅳ级评分等。

在另一项多中心前瞻性观察研究中,共纳入了 1996—2000 年行 CABG 术的 5 065 例患者[185]。应用倾向评分来校正 PAC 组患者基线的差异。在这组患者中,CABG 术中应用 PAC 与患者死亡率的增加(PAC 组 3.5%,对照组 1.7%)及严重终末器官并发症的风险增高相关。

London 等[186]发表了一项大规模多中心的观察性研究结果。其中纳入了来自退伍军人事务部数据库里 1994—1996 年 3 256 例接受 CABG 的患者,在该研究中,超过 95% 的患者使用了 PAC 监测,其中 49% 的患者使用了更昂贵的混合静脉血氧饱和度导管。这种导管的中心通路是特制的,虽然可以减少术后血气分析的次数并可通过热稀释法测量心排血量,但使用此类导管与常规 PAC 相比,患者的预后并无差异。在一项回顾性研究中,Resano 等[187]对比了使用 CVP 监测与使用 PAC 监测的两组患者,发现患者的死亡率、转为体外循环下手术或正性肌力药物使用等方面并无显著差异。

Judge 等[188]调查了心血管麻醉医师协会会员 PAC 的使用情况。心肌血运重建术中 PAC 的使用是依医疗机构类型不同而有差异,使用 PAC 进行术中血流动力学监测最多的是私立医院的麻醉医生,其次是学术机构和公立医院的麻醉医生。对非体外循环下及微创冠状动脉旁路移植术,PAC 监测更常见。

根据现有文献,CABG 术患者放置 PAC 的指征尚不明确,主要取决于医疗机构的不同和医生的偏好。大多数接受心肌血运重建术的患者无须使用 PAC 也可以获得安全的围手术期管理。严重的心室功能受损、显著的肺动脉高压和右心衰竭的患者可能需要使用 PAC 监测。而一些学者则持中立态度。Djaiani 等[189]在一项前瞻性观察研究中表明,CABG 术中和术后,只有在临床需要的时候再放置 PAC 是安全且有效的。

2011 年版 ACCF/AHA 的 CABG 手术指南[106]推荐,对心源性休克或血流动力学不稳定的患者使用 PAC 监测是有意义的。更详细的 PAC 使用说明见第 13 章。

经食管超声心动图(TEE)

心肌缺血的早期症状是舒张功能障碍,之后是在急性冠脉堵塞后几秒钟内即可出现的收缩期室壁运动异常(regional wall motion abnormality,RWMA)。CABG 术后节段性室壁运动异常的恶化会增加心脏远期并发症的发生,同时也是心血管不良预后的预测指标[190]。在手术期间新出现的 RWMA,主要由非缺血性或缺血性原因引起的,如心脏负荷的改变、心脏电传导的改变、体外循环后起搏器的使用、停止体外循环前或者期间因缺血引起的心肌顿抑或心肌保护不佳等。TEE 对心肌局部缺血具有很高的敏感性,但缺乏特异性[191,192]。此外,TEE 也有它的局限性,因为不是所有的室壁节段都能实时连续监测,并能与术前检查结果进行对比的。

在 CABG 患者中使用 TEE,除了能监测心肌缺血外,还可以评估 CPB 前患者心功能,评估和量化瓣膜病变(如存在功能性二尖瓣反流、主动脉瓣狭窄等)以指导选择合适的手术方式和体外循环管理模式。

2011 年版 ACCF/AHA 的 CABG 手术指南[106]推荐,对于

CABG 术联合瓣膜病变者,可合并以下手术操作:对中度主动脉瓣狭窄的患者同时行主动脉瓣置换术;对重度二尖瓣反流患者同时行二尖瓣成形或置换术(Ⅰa 类推荐 B 类证据);对中度二尖瓣反流患者同时行二尖瓣成形或置换术(Ⅱa 类推荐 B 类证据)。然而,在 CABG 术中是否应同时行二尖瓣成形术仍存在争议。一项前瞻性随机试验发现,CABG 联合二尖瓣成形并没有改善患者术后 1 年的预后[193]。相信今后随着更多的远期随访证据的出现,指南推荐可能会进行调整。

TEE 可以帮助评估主动脉粥样斑块的存在情况及严重程度,以确定主动脉插管和主动脉阻断位置或者采用完全避免主动脉的操作(即 no-touch 技术)。TEE 还可以帮助判断体外循环某些特殊插管的位置是否准确,如心脏停搏液的逆行插管、永存左上腔静脉插管、静脉插管、主动脉弓插管等。TEE 还能帮助检测出并发症如医源性主动脉夹层动脉瘤,并能指导主动脉开放后排气。TEE 还可以指导体外循环后血流动力学的管理,包括对心室功能、容量状态以及对正性肌力药物反应性的评估。

美国麻醉医师傅协会(ASA)和心血管麻醉医师协会(SCA)在 1996 年联合制定了围手术期 TEE 的实践指南[194]。指南在 2010 年进行了更新[195],推荐所有的心脏或胸主动脉手术都应常规使用 TEE,包括所有行 CABG 或 OPCAB 手术的患者。ASA 专家组认识到 TEE 获取的信息不仅能够影响围手术期麻醉与手术的管理,甚至可以影响患者的预后。因此推荐在 CPB 前后或 OPCAB 完成后,应进行一次全面的 TEE 检查[196,197]。

尽管现有的指南推荐所有心脏手术的患者都应使用 TEE,但许多中心对择期 CABG 术患者并未常规使用 TEE。2000 年,Morewood 等[198]通过心血管麻醉医师协会获得了超过 1 800 份的手术调查结果,总计 1 500 余名参与 CABG 术管理的医生中,有 11% 从未使用过 TEE,有 30% 多经常或总是使用 TEE。由于 TEE 技术的不断普及,使用 TEE 的数量可能会更多。适当的培训和认证是很重要的,指南已经出版有关的培训和认证要求(详见第 17 章)[199,200]。培训的目的是减少这项微创操作虽罕见但十分严重的并发症[201-206]。围手术期 TEE 监测参见第 14~17 章。

神经电生理监测

卒中和神经认知功能障碍发生率高,是 CABG 术的严重并发症,且与是否使用 CPB 无关[207-209],需采取措施加以预防和改善。心脏手术患者发生术中知晓的报道也比较常见。脑血氧饱和度及脑电图监测已被广泛应用,在患者的管理和监测不良事件中起着重要作用。

虽然监测本身并不能改善患者预后,但及早发现潜在的不良事件以及尽早给予相关干预措施是有益的。目前尚未出台关于神经监测模式的专家共识。但是,越来越多的专家推荐使用神经监测,来降低与心脏手术(包括 CABG 和 OPCAB)相关的不良预后的发生率。2011 年版 ACCF/AHA 的 CABG 手术指南[106]推荐,接受心肌血运重建术的患者都应进行中枢神经系统监测(Ⅱb 类推荐)。同时,他们也认识到需要更多的证据来进一步说明神经监测的优势,而从现有的数据来看,监测脑血流灌注的有效性仍证据不足。2013 年美国体外循环技术协会(AmSECT)灌注实施的标准和指南中也推荐使用神经功能监测[210]。

脑血氧饱和度监测

有关近红外线技术-脑血氧饱和度监测的技术背景介绍详见第 18 章[211-213]。推荐心脏外科手术患者使用脑血氧饱和度监测是因为,在连续监测局部组织氧合作用方面,甚至在体外循环下低心输出量和非搏动性心室装置辅助时,它都是最佳选择。许多病例报道提出,脑氧饱和度仪能够监测到一些严重不良事件,这些是不能被其他如脉搏氧饱和度监测仪等装置所监测到的[214-216]。大脑皮质是指示器官,有自主调节机制,但脑组织的氧供仍与全身氧输送和氧耗相关[217]。

目前仍需大型随机对照研究数据,通过明确的治疗方案和预后评估方法,来证明脑血氧饱和度监测能够改善 CABG 患者的预后。有两项针对 CABG 患者的前瞻性实验研究已经发表。Slater 等[218]将 265 例 CABG 患者随机分成双盲对照组和非盲干预组。两组患者的认知功能下降和术后主要并发症(如脑血管意外、心肌梗死、肾功能不全、因出血再次手术)之间无显著统计学差异,研究人员将此结果归因于治疗方案依从性差。多元变量分析显示,无论在哪个研究组中,长时间的脑血氧饱和度低下都是术后认知功能下降的独立风险因素。

Murkin 等[219]在一项类似的研究中发现,对大脑血氧饱和度降低的治疗能够改善 CABG 患者的预后。他们将 200 例 CABG 患者随机分成试验组和对照组,试验组对降低的脑血氧饱和度按照方案进行干预,使脑血氧数值保持在基准值及以上,而对照组中研究者不知道脑血氧饱和度数值。该假设认为大多数优化脑血氧饱和度的干预措施同样也会影响全身系统的灌注。结果显示,两组患者术后每种并发症的发生率分别比较时差异并无统计学意义,但发生术后主要并发症或不良预后的总和,如死亡、机械通气超过 48 小时、脑卒中、心肌梗死和再次手术探查等,对照组要高。

对术中低脑氧饱和度的治疗能否改善术后认知功能障碍还需要进一步的研究证明。同时还需确定一个阈值,当低于这个阈值时,术后认知功能障碍的发生风险将会增加。

脑电图监测

脑电图监测是利用单通道脑电图仪经患者前额的电极片采集数据,然后进行快速傅里叶变换及双频谱分析(详见第 18 章)。一些设备已经通过了美国食品药品管理局(FDA)[220-223]的批准。脑电图监测常与麻醉深度监测相关,以减少术中知晓的发生。术中知晓被定义为术后对术中发生事件能够回忆起来,在全身麻醉中是一种罕见但公认的现象[224,225]。记忆分为外显记忆(即对术中事件有意识的回忆)和内隐记忆(即有主观意识的体验),后者更为常见[226-228]。

行心脏手术的患者发生术中知晓的风险更大,在较早的统计中,心脏手术患者术中知晓发生率可高达 23%[229]。这种情况可能是由于术中麻醉医生有意识地避免使用高剂量吸入麻醉药(如以大剂量阿片类药物为基础的麻醉)导致,常出现在的血流动力学不稳定,CPB 后心脏血管收缩功能减退和出血等情况下,此时医生为了维持循环的稳定会减浅麻醉。在现代麻醉方案中,使用吸入麻醉药和短效苯二氮䓬类药物能降低这类手术术中知晓的发生风险[230]。Ranta 等[231]发现在行心脏手术的患者中,明确的术中知晓有 0.5%。在 Dowd 等[232]的报告中,术中知晓发生率很低,仅有 0.3%,这与持续使用吸入性麻醉药或丙泊酚有关。

脑电图监测(如脑电双频指数)在预防心脏手术患者发生术中知晓方面的作用尚未明确。Myles 等[233]进行了一项前瞻性随机双盲多中心研究,选取了2 463例术中知晓高危患者,其中45%的患者进行的是容易发生知晓的心脏手术或OPCAB术。结果显示,所有患者中有3例可能的术中知晓,而无论是否使用脑电双频指数监测,可能的术中知晓还是会发生。同样,在一项小型研究中,Barr 等[234]发现,接受心脏手术的患者,脑电双频指数分析出的麻醉深度与术中知晓的发生并没有相关性。

除监测麻醉深度外,脑电图监测在指导静脉麻醉药的有效使用剂量中也发挥着作用,并可提高 CABG 患者的满意度[235,236]。原始的脑电图数据也有助于在深低温停循环时确保有足够的爆发抑制。

全麻的诱导和维持

拟行 CABG 的患者在选择麻醉诱导方式时应考虑其左心室功能及冠状动脉病变严重程度。麻醉方法的选择并无单一的固定模式,经验丰富的麻醉医生将镇静催眠药、阿片类药物及吸入麻醉药以不同方式组合,用于麻醉诱导和麻醉维持,并取得了良好的效果。通过限制阿片类药物的用量或应用短效药物,可以实施快通道麻醉和早期拔管。使用现代心脏停搏技术,如手术中无重大不良事件发生,且患者心脏功能维持良好,通常能在术后6小时内拔除气管导管(框20.4)。

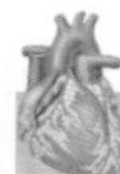

框 20.4 心肌血运重建术患者的麻醉诱导及维持原则

1. 麻醉诱导应维持血流动力学稳定(如避免心动过速、低血压),特别是病变位于左主干或左前降支近端的患者。
2. 快通道麻醉旨在使大多数患者能够早期拔管。
3. 越来越多的证据表明吸入麻醉药具有预处理的心肌保护作用,强效吸入麻醉药应作为麻醉的一部分,但应避免使用氧化亚氮(笑气)以防止气体栓塞。
4. 维持冠状动脉灌注压的同时不增加心肌氧耗(如使用去氧肾上腺素、硝酸甘油,避免心动过速)。
5. 给予抗纤溶治疗(如 ε-氨基己酸或氨甲环酸),但 OPCAB 患者除外。抑肽酶在美国不再应用。
6. 给予小潮气量机械通气及无呼气末正压有利于游离 LIMA。
7. 通常在钳夹 LIMA 前给予肝素以避免血栓形成。罂粟碱由手术医生注射进入 LIMA 时,常会引起低血压。
8. 肝素用量为300~400IU/kg,或用滴定法计算。激活全血凝固时间(ACT)>480秒和/或肝素水平>2.5U/ml 才能行 CPB。

ACT,激活全血凝固时间;CABG,冠状动脉旁路移植;CPP,冠状动脉灌注压;LIMA,左乳内动脉;OPCAB,非体外循环下冠状动脉旁路移植术;PEEP,呼气末正压。

麻醉药物

常用的诱导药物对心脏功能的影响已经研究了很多年,有些结果仍存在争议(详见第10章)。一种药物对心脏和循环的直接或间接作用很复杂,其总效应受心肌收缩力、血管张力、自主神经系统及压力感受器的反应性等多种因素影响。除此之外,诱导药物的选择还与手术的急缓、类型(如急性或慢性的、开胸或非开胸),以及拟采用的诱导方式和速度密切相关,通常不是仅使用某一种药物,而是应用平衡麻醉。所有药物都应循序渐进的精准用药,以避免低血压、高血压、心动过速及心肌抑制的发生。

硫喷妥钠曾在 CABG 患者的麻醉诱导中使用了数十年,但现在几乎不再使用。在美国,硫喷妥钠甚至已被淘汰。该药直接抑制心肌收缩力、扩张血管及使中枢交感神经递质减少,从而降低平均动脉压、心输出量,同时轻度增快心率。多数报道认为,硫喷妥钠负性肌力作用比丙泊酚强[237-240]。但也有少量研究认为丙泊酚的负性肌力作用更强[241],可能与丙泊酚较强的血管扩张作用有关,而血管张力与心输出量关系密切[242,243]。硫喷妥钠还会导致气道阻力增加、支气管痉挛及术后恶心呕吐发生率增加,所以目前该药的使用越来越少。

依托咪酯通常是心功能低下患者的首选诱导剂,因为它不具有或仅有微弱的直接负性肌力作用而且有轻度的拟交感作用[237,240]。在离体兔心脏实验中,Komai 等[244]发现,极高浓度的依托咪酯会抑制细胞外钙的内流,但对参与兴奋收缩偶联的细胞内钙并无影响。尽管该药具有血流动力学的稳定性,但会引起注射痛(特别是在浅静脉中),疼痛会给患者带来不适,同时可引起心动过速和高血压从而增加了心肌耗氧量。因此,必须与足量的阿片类药物合用,才能减轻插管反应。小剂量的依托咪酯就可以抑制肾上腺线粒体羟化酶的活性,导致类固醇生成减少[245,246],但是对心脏手术患者的预后的影响并无定论[247,248]。在非肌松状态时可以看到肌束颤动,同时,术后恶心呕吐也是使用依托咪酯的不良反应之一。

丙泊酚常用于 CABG 患者的麻醉诱导、维持以及术后 ICU 的镇静[249-251]。由于实验模型不同,单独应用丙泊酚对心肌收缩力的影响仍存在争议。采用 TEE 可精确评价丙泊酚对 CABG 患者心肌收缩力的影响。TEE 主要通过评估前负荷调节最大能力和非负荷依赖的心肌收缩力,结论显示尽管丙泊酚可降低前、后负荷,但四个不同血浆浓度(0.6~2.6mg/ml)对收缩力影响无差异[252]。针对正常或低射血分数的 CABG 患者的麻醉诱导和维持,之前有较多的临床研究,比较丙泊酚+阿片类药物与吸入麻醉+阿片类药物这两种组合的麻醉作用,结果发现这两种麻醉方法对血流动力学的影响以及在心肌缺血发生率方面差异甚微[253-258]。然而,目前许多更精确和更大样本的研究,评估脱离 CPB 后的心室功能并检测围手术期心肌缺血标志物,结果表明应用吸入麻醉药物比全凭丙泊酚静脉麻醉有更好的心肌保护作用,这与吸入麻醉药的预处理和后处理作用有关(见第10章)。

丙泊酚和吸入麻醉药各有千秋,吸入麻醉药物在减轻心肌损伤方面有优势,而丙泊酚有强大的自由基清除能力,可以明显减弱心房组织的脂质过氧化程度[259]。一项多中心前瞻性研究,比较了吸入麻醉与全凭静脉麻醉对 CABG 联合瓣膜手术患者的影响,结果显示七氟烷组患者的 ICU 停留时间、肌钙蛋白水平及死亡等复合结局指标并未优于丙泊酚组患者[260]。一项包括133项研究,纳入14 516例心脏、非心脏手术患者的大型荟萃分析显示,使用丙泊酚与未使用丙泊酚的患者相比,死亡率并无差异[261]。在一项前瞻性随机对照试验中,患者被随机分配到吸入麻醉组和丙泊酚麻醉组[262],吸入组患者的拔管时间较短,而低血压需要缩血管药物支持的发生率较高,两组死亡率、ICU 停留时间和住院时间并没有差别。右美托嘧啶是另一种可供选择的 ICU 镇静药物,许多临床试验对比了丙泊酚和右美托嘧啶这两种药物,但实验结果却不尽相同[263,264]。

CABG 患者很少使用氯胺酮。对于左室功能严重下降的患者,依托咪酯通常是首选药物。氯胺酮可以通过间接刺激中枢和外周交感神经,引起心率和平均动脉压的增加(抑制神经元再摄取儿茶酚胺)。但在儿茶酚胺耗竭和离体试验中,氯胺酮可表现出直接的负性肌力和血管舒张效应[265],并降低舒张顺应性[266]。Zilberstein 等[267]在其随机双盲对照试验中提出,小剂量氯胺酮(0.25mg/kg)具有强效抗炎作用(在体外循环后抑制超氧阴离子的生成,并持续至术后几日)。

苯二氮䓬类药物常用于 CABG 患者术前镇静和麻醉诱导。过去,地西泮联合大剂量吗啡或芬太尼是 CABG 患者首选麻醉用药[268-270]。随着短效苯二氮䓬类药物的普及,特别是咪达唑仑的出现,地西泮在心脏手术麻醉诱导和维持中已经几乎被淘汰[271-282]。

咪达唑仑对血流动力学影响很小,即使是严重心脏功能障碍的患者也能使用。目前较少有关咪达唑仑直接影响心脏功能的报道,且因它常与其他药物合用,在临床上很难对其做出评价。Messina 等[283]对 40 例 CABG 患者进行临床研究,在给予硫喷妥钠,芬太尼和泮库溴铵诱导插管后加用 0.1mg/kg 的咪达唑仑,结果显示咪达唑仑抑制了心肌收缩力,同时使后负荷也相应降低,但对心指数无影响。

1969 年,Lowenstein 等[284]首次将大剂量阿片类药物用于心脏手术麻醉,其目的是给严重瓣膜性心脏病及心功能受损的患者提供更安全的麻醉方式,避免心肌抑制。大剂量吗啡的应用对心功能不全患者的麻醉产生了革命性变化,但同时吗啡的很多缺点亦不容忽视,如释放组胺导致血管扩张,增加液体入量和血管收缩药物用量,使患者呼吸抑制时间延长等。即使吗啡用于左室功能正常的 CABG 患者,手术应激仍能引起血流动力学急剧波动,麻醉深度也常常不足而导致术中知晓。大剂量吗啡麻醉的时代已经远去。

20 世纪 70 年代末,Stanley 等[269,270,285]首次报道了大剂量芬太尼联合或不联合苯二氮䓬类药物应用于 CABG 的麻醉。麻醉医生普遍认为芬太尼不会导致组胺释放这一特性是非常有益的,因此迅速将芬太尼应用于临床[286-292]。但术中知晓仍然是一个问题[293]。更为强效的舒芬太尼也在同一时间被推出,大量关于舒芬太尼的研究报告出现在 20 世纪 80 年代末期[272,279,280,294-300]。尽管其在大剂量特别是在合用非去极化肌松药时会引起明显的心动过缓,但仍被广泛应用[301,302]。与芬太尼相比,舒芬太尼的成本更高,这也限制了它的使用。大多数证据表明,舒芬太尼能够缩短拔管时间,但总住院费用及住院时间相比于芬太尼并没有差别[79,303,304]。

20 世纪 90 年代中期,雷米芬太尼问世,与此同时快通道麻醉炙手可热,所以有很多学者研究了雷米芬太尼应用于快通道麻醉的有效性[305-314]。快通道麻醉时,麻醉医生需精确计算何时停药并给予足够的术后持续镇痛,也可以联合使用椎管内麻醉[315]。

上述阿片类药物都是单纯的阿片受体激动剂,即便是高血浆浓度,也不能提供完全的麻醉。完全的麻醉定义为即使无限增大剂量也不能完全抑制应激反应和减少内源性儿茶酚类激素的释放(尤其是去甲肾上腺素)[316-318]。在以往的研究中,即便应用了大剂量阿片类药物麻醉(芬太尼或舒芬太尼),麻醉诱导、插管及手术刺激(如胸骨劈开)仍会引起血压升高和心动过速[292,319]。图 20.12 和图 20.13 显示了这种与血浆药物浓度无关的血流动力学变化。

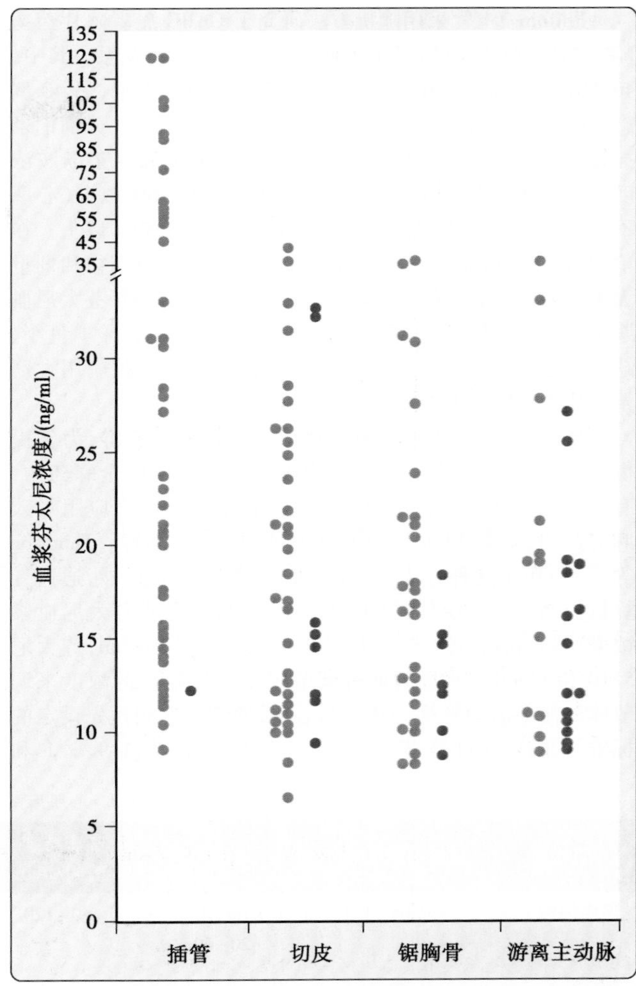

图 20.12 在每个研究观察阶段,有高血压反应的病例数与芬太尼血浆浓度的关系。紫色圈代表高血压状态,绿色圈代表正常血压状态。(*From Wynands JE, Townsend GE, Wong P, et al. Blood pressure response and plasma fentanyl concentrations during high and very high-dose fentanyl anesthesia for coronary artery surgery.* Anesth Analg. *1983;62:661.*)

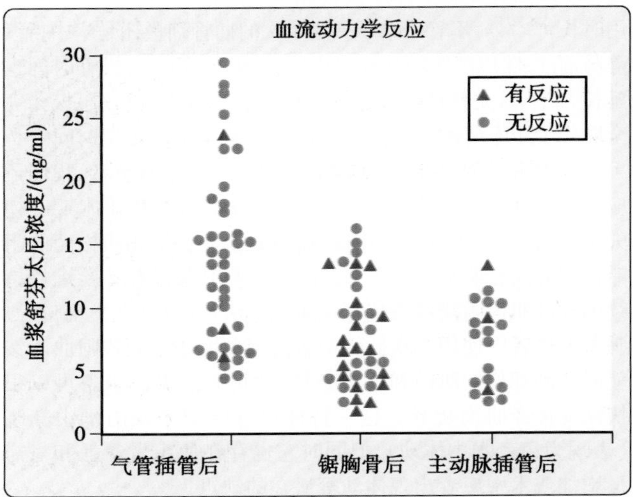

图 20.13 患者血浆舒芬太尼浓度与对应的血流动力学效应,也包括无血流动力学反应者的血浆舒芬太尼浓度。治疗开始于最初的反应,但针对这些患者没有更多的数据观察点。(*From Philbin DM, Rosow CE, Schneider RC, et al. Fentanyl and sufentanil anesthesia revisited: how much is enough?* Anesthesiology. *73:5, 1990.*)

Philbin 等[320]采用随机方法研究了 CABG 患者阿片药物(芬太尼和舒芬太尼)剂量和血流动力学变化的关系。其中,40 例患者术前给予单次剂量的芬太尼或舒芬太尼,另 40 例患者给予单次剂量舒芬太尼后持续输注舒芬太尼。分别记录插管后和胸骨劈开后阿片类药物的血浆浓度和儿茶酚胺浓度。血流动力学反应阳性定义为收缩压增高 15% 以上(心率不考虑),应激反应阳性定义为激素水平升高 50% 以上。在单次给药组,血流动力学反应阳性发生的频率与药物和剂量无关。同样,在舒芬太尼输注组,阳性反应频率与舒芬太尼血浆水平无关。尽管这项研究在设计上有缺陷(如样本量小、缺乏实际的血流动力学监测),但仍然可证实单独应用大剂量阿片类药物并不能提供完全的麻醉效果。

目前,很少仅使用大剂量阿片类药物维持麻醉,为了提供完全的麻醉,通常需联合应用吸入性或静脉内全麻药物,有效降低了阿片类药物的总用量。特别是当联合应用吸入麻醉药时,能较快地恢复自主呼吸及早期拔管。Thomson 等[321]应用了这种方法,并将 Philbin[322]的概念扩展,通过计算机控制输注系统使 CABG 患者的舒芬太尼或芬太尼血浆浓度达到目标浓度(舒芬太尼 0.4、0.8 和 1.2ng/ml;芬太尼 5、10 和 15ng/ml),同时通过调节呼气末异氟烷的浓度来调节体外循环前的平均动脉压和心率,使它们达到预先设定的标准。在这期间舒芬太尼组的药物用量为 1.9、3.1 和 4.9μg/kg,芬太尼组为 18.8、33.9 和 50.4μg/kg。结果显示低剂量阿片药物组的呼气末异氟烷平均浓度明显高于中、高剂量组,而中、高剂量组之间无差异;血流动力学反应大多数都表现为平均动脉压升高。

在该研究中,回归分析显示,CPB 前的多数时间点的样本中,血浆阿片类药物浓度和异氟烷的浓度有明显的相关性。通过分析,可以确定异氟烷快速增加的拐点阿片类血药浓度(舒芬太尼组 0.71±0.13ng/ml,芬太尼组 7.3±1.1ng/ml),该拐点恰好表明,超过该浓度后,各组阿片类药物开始对血流动力学控制不良。就全部病例而言,在快通道麻醉整个过程中给予 20μg/kg 的芬太尼或 3μg/kg 的舒芬太尼,似乎并不能达到上述拐点浓度。因此,术中仍需同时给予 β 受体阻滞剂,α_2 受体激动剂及其他药物如苯二氮䓬类药物来维持血流动力学稳定。

神经肌肉阻滞剂为 CABG 术患者提供良好的插管条件和肌松作用(表 20.2)。传统观点提倡使用泮库溴铵联合大剂量镇静麻醉药,因为前者能抵消阿片类药物引起的心动过缓。尽管出现了一些有效的短效肌松药,泮库溴铵在 10~15 年前仍然是多数体外循环和非体外循环下心脏手术患者的首选药物[323]。然而,长期的实践使人们认识到,在麻醉诱导期间,出现明显的心动过速进而引起心肌缺血,是由于使用了大剂量芬太尼和泮库溴铵[324]。

表 20.2 心脏麻醉常用的非去极化肌松药

肌松药	插管剂量/(mg/kg)	维持剂量	临床持续时间/min	血流动力学效应	注释
泮库溴铵	0.08~1.12	0.01mg/kg q20~60min	60~120	临床剂量引起强迷走神经抑制,释放去甲肾上腺素	肾功能不全时减少剂量或避免使用
维库溴铵	0.08~0.2	0.8~2μg/kg/h	45~90	不明显	长时间使用活性代谢产物累积
顺式阿曲库铵	0.15~0.2	1~2μg/kg/min	40~75	不明显	霍夫曼清除
罗库溴铵	0.4~1.0	0.01mg/kg/min	35~75	轻度抑制迷走神经(高剂量)	无活性代谢产物

一些研究比较了泮库溴铵和短效肌松药如罗库溴铵的作用时长[325-327]。不管是给予一个单次的插管剂量还是术中持续静脉输注,泮库溴铵的神经肌肉阻滞效应都更长,拔管时间也延长[328-330]。尤其是在快通道心脏手术麻醉中,短效肌松药完全取代了泮库溴铵,以实现早期拔管和缩短 ICU 停留时间[331]。

针对有其他合并症(如慢性肾功能不全)的患者,我们还应该考虑到其对药代动力学的影响。为了预防围手术期心律失常,心脏手术患者常使用镁剂,这时候非去极化肌松药的阻滞作用时间会明显延长[332]。心脏手术中是否有必要维持持续的神经肌肉阻滞状态仍存在争议。Gueret 等[333]发现,在心脏手术患者中使用单次插管剂量的阿曲库铵或顺式阿曲库铵就能达到理想的肌松和手术条件,使得心脏术后患者可以很快恢复神经肌肉传导。这一特性也可以用来预防术中知晓(表现为患者术中体动),但同时它也存在使患者氧耗和氧需量增加或术中患者出现体动等潜在的缺点。

α_2 受体激动剂有助于防止诱导插管、手术刺激引起的以及麻醉过程中出现的高血压和心动过速,并能降低血浆儿茶酚胺浓度[334-338]。Zhang 等[334]总结了右美托嘧啶在心脏手术患者中的应用。目前,α_2 受体激动剂很少作为术前用药,而多用于术后转运及 ICU 镇静。

Jalonen 等[83]在一项随机双盲实验中,于 CABG 诱导开始前 30 分钟给予患者右美托嘧啶或安慰剂,一直持续到手术结束。结果显示输注右美托嘧啶的患者的血浆去甲肾上腺素水平更低,血流动力学更稳定(诱导插管时平均动脉压及心率的增加幅度减小,术中动脉收缩压变化减小)。与安慰剂组相比,右美托嘧啶能减少术中(5% vs 32%)及术后(4% 和 40%)心动过速的发生。右美托嘧啶组患者很少使用 β 受体阻滞剂来治疗心动过速,但在 CPB 期间低血压(平均动脉压<30mmHg)的发生率更高(右美托嘧啶组 vs 安慰剂组为 22% vs 0%)。这些数据表明,右美托嘧啶可以有效地降低交感神经应激反应,尽管这种作用可能会导致患者出现低血压。

吸入麻醉药与心肌保护

目前,吸入麻醉药已常规用于 CABG 手术。原因之一是顺应大剂量阿片类药物麻醉到快通道麻醉理念的转变;另一个原因是,有越来越多的证据表明,强效吸入麻醉药可以通过类似于缺血预处理的作用,保护心肌免受缺血损伤[76,77,339-348]。

Murry 等[349]最早报道在长时间的冠脉血流阻断之前,进行短暂的缺血操作,可明显减少心肌再灌注后心肌梗死的面积,这一概念被称作缺血预处理。短时间的缺血能够激活信号通路,使心肌对接下来长时间的缺血产生耐受(即记忆效应)[350]。在反复的刺激后,自我保护机制可以通过自身调整来适应这种刺激。短暂的缺血之后(即预处理信号),心肌对接下来的一定时间窗内发生的较长时间的缺血会有更强的耐受力。研究发现预处理有两个时间窗,一个是早期(2 小时)的预处理,另一个是延迟或晚期(24~72 小时)的预处理。

尽管人们想到了很多办法在 CPB 中进行心脏保护(如血液心脏停搏液、局部降温、辅助药物等),但阻断主动脉导致的心肌缺血仍会在再灌注后引起暂时或长久的心功能障碍[351,352]。临床研究表明对 CABG 患者行缺血预处理可产生心肌保护效果。在发生心室纤颤前,短时间阻断主动脉,并间隔一段时间后再灌注,有助于 CABG 患者维持 ATP 水平,降低心肌损伤标志物(如 cTNI)水平,改善心功能[353-356]。然而,缺血预处理在临床实践中并不实用,因为很难达到目标心肌缺血时间,既麻烦又危险[357]。反复钳夹有动脉粥样硬化的主动脉可引起血管内皮损伤,或导致斑块脱落形成栓塞,增加患者死亡率[358]。通过心脏远端的器官或组织短暂的反复的缺血也可以产生心肌保护作用,称为远隔缺血预处理,这一方法提高了缺血预处理的实用性[359-363]。

有研究表明,药物如强效吸入麻醉药和阿片类药物等能够产生与缺血预处理相同的效应,这一概念被称为药物预处理或麻醉前预处理[364,365]。但并不是所有麻醉药物都有预处理作用。例如,常用的诱导剂依托咪酯和氯胺酮就不具有心脏保护作用[366,367]。

心肌预处理相关的通路中包括一系列激发因子、介质、受体和效应器[368]。目前认为肌纤维膜的活化和线粒体上的 ATP 敏感钾通道(K^+_{ATP})在预处理过程中起到关键性作用[369]。这些开放了的通道通过阻止细胞质和线粒体内的钙超载来保护心肌。预处理的确切机制复杂,有待进一步研究。

给予一个预处理信号(如缺血或某些药物)后,膜结合受体(如腺苷 A_1、肾上腺素能受体、缓激肽、毒蕈碱和 δ_1-阿片受体)与抑制性 G 蛋白的结合就被激活[370-375]。随后细胞内传导通路的产物(如蛋白激酶 C、酪氨酸激酶、MAP 激酶)介导线粒体内 ATP 敏感钾通道的开放及稳定,这在预处理中起主要作用[376,377]。一氧化氮(NO)[378-380]、氧自由基[368]和环氧合酶 2[381]等酶形成的增多也是预处理过程中的一部分。

心肌保护的延迟阶段可能远超过文献中所述的 24~72 小时,这可能与保护性蛋白的转录改变有关[382,383],这或许可以解释早期和晚期预处理的时间差[384]。吸入麻醉药在心肌再灌注后也能保护心脏功能,并可减少缺血引起的冠脉内多形核中性粒细胞和血小板的黏附[385-389]。

早前在离体实验或者 PCI 中获得的实验结果能否适用于心脏外科手术,大量临床试验已经进行了研究。例如,Belhomme 等[344]在 CPB 开始但未阻断主动脉前,予 2.5MAC 的异氟烷进行 5 分钟的预处理,结果显示异氟烷组与对照组相比,cTNI 及 CK-MB 的水平虽没有明显变化,但异氟烷组患者的 5-核苷酸酶(PKC 活性的标志物)活性增加,这是预处理作用途径激活的早期证据,与先前离体研究的结果相似。

Julier 等[342]进行了一项双盲、安慰剂对照、多中心试验,研究七氟烷的预处理作用对 CABG 患者相关心肌及肾功能异常的生化指标的影响,在 CPB 前 10 分钟接受七氟烷预处理的患者,其心肌及肾损伤相关生化指标均降低,脑钠肽(BNP)作为心脏功能不全的标志物,其水平也明显下降。

Conzen 等[341]随机对 OPCAB 手术患者进行了研究,比较静脉输注丙泊酚与持续吸入七氟烷两种麻醉方法,结果显示七氟烷组的肌钙蛋白 I 水平更低,左室功能也更好。Nader 等[346]的一项小样本随机研究,在 CABG 术中将 2% 七氟烷加入到低温心脏停搏液中,发现七氟烷组炎症反应标志物(即嗜中性 β-整合蛋白、肿瘤坏死因子-α、白细胞介素-6)水平较对照组低,心脏功能(通过每搏做功指数和室壁运动分析评价)得到更好的保护(图 20.14)。

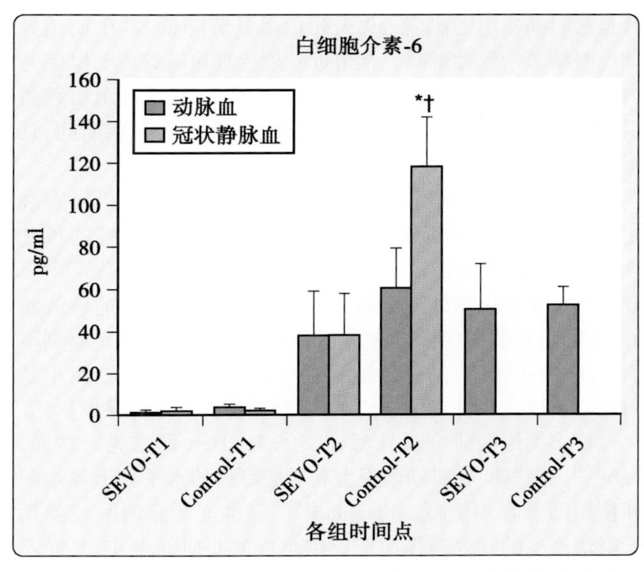

图 20.14 患者心脏停搏液中加入 2% 七氟烷,使体外循环诱发的白细胞介素-6 水平增加钝化(1.4±1.2~38.2±21.6pg/ml vs 4.1±1.4~118.2±23.5pg/ml,$P<0.05$)。体外循环停机后 6 小时的白细胞介素-6 水平类似。CS,冠状静脉窦;T1,基础;T2,体外循环停机;T3,停机后 6 小时。(*From Nader ND, Li CM, Khadra WZ, et al. Anesthetic myocardial protection with sevoflurane.* J Cardiothorac Vasc Anesth. *2004;18:269.*)

心脏转归生化标志物的改善能否意味着死亡率的降低或远期预后的提高,尚未明确。Garcia 等[343]在一项前瞻性、随机试验研究中报道了七氟烷预处理后(主动脉阻断前 10 分钟)的远期心脏事件,包括手术后 6 个月和 12 个月患者的冠状动脉再闭塞、充血性心力衰竭和心源性死亡事件,结论是七氟烷预处理组的远期心脏事件发生率明显下降。在另一项前瞻性、随机、非盲法研究中,De Hert 等[77]对 GABG 术高风险的患者,将吸入地氟烷和七氟烷与持续静脉输注丙泊酚的全凭静脉麻醉进行比较,结果显示与丙泊酚静脉麻醉相比,吸入麻醉的心肌功能保护更好,cTNI 水平更低,ICU 停留和住院时间更短[76]。Guarrancino 等[390]研究也显示对于 OPCAB 患者,地氟烷麻醉与丙泊酚麻醉相比,能使 cTNI 释放减少,正性肌力药物使用减少以及需长期住院患者总数量减少。

几项荟萃分析研究了心脏手术患者预处理与死亡率或远期预后的关系。在一个仅包括七氟烷和地氟烷的荟萃分析中,Landoni[391]等证实了预处理能降低心脏手术死亡率及术后心肌梗死发生率。但另外两个包括异氟烷的荟萃分析却没有发现同样的结果[392,393]。

Landoni 等随后发表了一项荟萃分析，应用贝叶斯方法对比各种吸入麻醉药，将它们按照效应大小排序，结果表明，与静脉麻醉相比，吸入麻醉能降低死亡率，吸入麻醉药中七氟醚和地氟醚效应最大[394]。

一项纳入了来自丹麦多中心数据库中 10 533 例患者的回顾性研究显示，以丙泊酚为基础的麻醉与以七氟烷为基础的麻醉相比，两者手术死亡率或术后心肌梗死发生率无差别[395]。为进一步研究，Bignami 等[396]对来自 64 家意大利心脏外科中心的 CABG 患者进行了一项纵向研究，探讨吸入麻醉与 30 天死亡率的关系，结果显示术中使用吸入麻醉药，尤其是长时间使用的患者，30 天死亡率显著降低，其中使用异氟烷时结果一致性最高。在最近一项比较地氟烷或七氟烷与丙泊酚麻醉的多中心研究中，De Hert 等[397]发现两组肌钙蛋白释放虽无差异，但使用吸入麻醉药能降低患者住院时间，且吸入麻醉组患者的一年死亡率更低。

吸入麻醉药的最佳给药时间和持续吸入时间仍没有确定。一些研究在主动脉阻断前用吸入麻醉药做短暂的预处理，另一些研究在手术期间全程使用挥发性麻醉药[398-401]。较早的关于使用预处理的研究显示，短暂的预处理能够改善心功能，但心肌损伤标志物，如 CK-MB、cTNI 与对照组差别不大。De Hert 等[340]的研究显示手术全程使用七氟烷，而不是只在心肌缺血事件发生前使用，心肌能得到更好的保护。

许多类似的研究设计都证实了 De Hert 的结论。然而，Bein[401]等发现，心肌细胞损害和功能障碍的水平在七氟烷间断使用的患者中更低。Frassdorf[400]等也证实多时间段使用七氟烷产生的预处理作用能提供更好的心肌保护作用，而不是单次短暂使用。在冠状动脉吻合术完成后吸入七氟烷（即后处理）与单独丙泊酚麻醉相比，心肌能较快地得到恢复。然而，手术操作中全程使用七氟烷的患者，肌钙蛋白 I 水平最低，与基础值比较每搏量变化最小。总之，大部分数据表明，不要将吸入麻醉药局限于短暂的使用，而应长时间使用。

药物产生的预处理的研究不只局限于吸入麻醉药。越来越多的证据表明，一系列围手术期药物都具有通过预处理通路保护心脏的作用。除吸入麻醉药外，阿片类药物（δ-阿片受体）、腺苷（腺苷 A1 受体）和缓激肽的预处理作用正在被研究，且已获得了许多结果[364,365,402,403]。

心脏手术中，几项已知的预处理触发因素同时出现，它们的作用可以相加或协同。Toller 等[404]报道中，七氟烷联合机械性缺血的预处理作用较单一刺激更强，能更明显减少心肌梗死面积。Ludwig 等[364]证实了异氟烷和吗啡联用在减少梗死范围上有累加作用。

目前证据尚不足以证明吸入性麻醉药对 OPCAB 和体外循环下 CABG 术患者的益处有无不同，但一些初步的研究结果显示，OPCAB 患者的获益更大[405]。

一些临床因素可能会妨碍预处理的保护作用。在 PCI 过程中，糖尿病及女性患者似乎减弱了机体对机械性预处理信号的应答[406]。术中高血糖会阻断预处理作用，但这一过程可以被一种氧自由基清除剂——N-乙酰半胱氨酸来逆转[366,407-410]。

目前也开始探索后处理的作用[411,412]。在心肌再灌注前的短时间内给予缺血再灌注处理（即后处理），可以激活心肌细胞防御机制，减小心肌梗死的面积。目前认为线粒体 K^+_{ATP} 通道、NO 和蛋白激酶 C 在后处理中起重要作用[384,413-415]。缺血后处理的有益作用在急性心肌梗死后行冠状动脉成形术被证实[416,417]。与远隔缺血预处理一样，同样可以进行远隔缺血后处理[418]。后处理可以提高收缩功能[419]和改善缺血后心律失常[420]。然而与预处理一样，后处理在临床实践中重复阻断主动脉后再灌注必然带来栓塞卒中等风险。

吸入麻醉药可产生与后处理相同的作用，也能有效地减弱缺血再灌注损伤及心脏手术后炎症反应综合征[421,422]。目前的数据表明，强效吸入麻醉药的保护作用可能不只局限于心肌，同样有益于其他脏器[423-426]。

2011 年版 ACCF/AHA 的 CABG 手术指南[106]推荐，心肌血运重建术患者应使用吸入性麻醉药为基础的麻醉（A 类证据），以减少围手术期心肌缺血和梗死的风险。而 2014 年版 ACCF/AHA 的非心脏手术患者管理指南，则没有对应优先考虑吸入还是静脉麻醉进行推荐（A 类证据，Ⅱa 类推荐）[427]，这与其在非心脏手术中保护作用的相关数据缺乏有关。

总之，越来越多的证据表明，吸入麻醉药应作为心脏手术患者麻醉的一部分，特别是对于 CABG 术或 OPCAB 手术的患者[428]。

椎管内阻滞麻醉的作用

CABG 的麻醉方式常采用静吸复合麻醉，也有使用椎管内麻醉的报道，其中以欧洲和亚洲居多[429-431]。胸段交感神经阻滞有益于心脏和冠脉循环[432]，有文献证实胸段硬膜外阻滞（thoracic epidural anesthesia，TEA）有扩张冠脉血管作用，硬膜外置管还可用于术后镇痛[433-438]。

但在美国，TEA 并未被广泛接纳，原因如下：①硬膜外置管有可能损伤神经（虽然罕见但非常严重），最好术前一晚置管，但多数择期的 CABG 手术患者是手术当日早晨才入院，而且存在硬膜外置管部位出血而导致手术取消的可能；②冠心病患者普遍使用强效抗血小板药物，实施 TEA 和拔出导管前停药的具体时间尚不明确；③虽然符合快通道麻醉理念，TEA 能达到早拔管效果，但可被其他许多技术所替代；④吸入麻醉药同样具有胸段交感阻滞的心脏保护作用。

高位 TEA 用于 OPCAB 的报道多来自美国之外的国家[439-446]。Karagoz 等[447]的研究中包含了 137 例 CABG，其中大部分病例为左乳内动脉到左前降支的单根血管搭桥，少数病例为 2~3 根血管搭桥。总体上，完成清醒 TEA 的占 97%，置管失败占 2%~3%，改为全身麻醉的占 2%~3%。术后患者恢复快，无须进入 ICU，部分患者甚至手术当天就能出院，因此患者满意度甚高。上述观察对象中未见 TEA 相关的并发症。对于那些有着不同医疗体系，资源有限和社会文化不同的国家，TEA 极具潜在优势，也因此逐渐引得广泛关注。

尽管 TEA 在技术层面上有可操作性，但其是否有益于不停搏 CABG 患者的临床结局尚未明确。无法进行双盲研究、存在操作者误差和试验者偏倚是有关 TEA 研究存在的缺陷。大部分研究显示椎管内麻醉与全身麻醉或者复合麻醉相比，在主要的预后指标如围手术期死亡率和主要发病率上没有显著差异[74,75,448,449]。但许多报道显示了次要预后指标的差异，如镇痛效果和拔管时间[450,451]。Priestley 等[452]的一项前瞻性随机对照研究表明，TEA 可以提高镇痛效果以及缩短拔管时间，但是并没有证明其有利于心肺功能或者减少住院时间。

2006 年，Hansdottir 等[453]将全麻心脏手术患者的术后镇痛分为 TEA（术前置管）组和吗啡（静脉注射）组，发现 TEA 可以缩短拔管时间，但其他结局两组无显著差异，因此认为全麻复合 TEA 并不优于单独全麻。

Bracco 等[454]发现与单独使用全身麻醉相比，TEA 复合全身麻醉下行心脏手术的患者，术后并发症如谵妄、肺炎、急性肾衰竭和心肌梗死的发生率减少。由于使用 TEA 缩短了患者 ICU 停留时间和机械通气时间，他们计算出每位患者可以节省 8 800 美元。另一项研究[455]纳入了接受 OPCAB 手术的肥胖患者（BMI>30kg/m²），表明 TEA 联合全身麻醉可以加强镇痛效果，改善肺功能，缩短拔管时间和 ICU 停留时间。

Liu 等[456]进行了一项包含 15 个关于 TEA 随机试验的荟萃分析，共纳入患者 1 178 例，该分析结果与早期的混合性荟萃分析[457]（即心脏和非心脏手术，观察性与随机性）不同，该分析证明 TEA 对术后心肌梗死发生率或死亡率没有影响，但在抗心律失常、减少肺部并发症、缩短拔管时间及减少视觉疼痛模拟评分方面有着显著效果。Stenger 等[458]用 EcuroSCORE 标准评价择期心脏手术患者中使用 TEA 组和对照组（每组分别 508 人），发现 TEA 组患者的 6 个月死亡率及心肌梗死发生率低于对照组，术后透析率也有所降低［OR = 0.22（0.06～0.74）］。

以下研究专门探讨了 TEA 在改善心功能方面的潜在优势。Berendes 等[78]报道了 TEA 可以提高左心室功能（通过心室壁运动评分指数衡量），降低患者的肌钙蛋白 I 与心房和脑利钠肽水平。但该实验的对照组采取的是全凭静脉麻醉，试验结论是否适用于吸入麻醉尚不可知。

Barrington 等[459]将 120 例接受全身麻醉的患者随机分为应用高位 TEA 组和对照组，证明 TEA 有助于早期拔管，改善术后镇痛，但两组的肌钙蛋白水平无显著差异。Crescenzi 等[460]证明 TEA 复合全身麻醉可以减少老年患者 CABG 术后 NT-proBNP 的释放。

Lee 等[461]在全麻诱导前进行全脊髓阻滞（布比卡因 37.5mg），观察到布比卡因组的患者在 CPB 1 小时后体内的 β 受体功能障碍较少，儿茶酚胺水平较低，心指数较高，且肺血管阻力指数也较低。在其他研究中，Bektas 等[462]将 34 名 CABG 手术患者在诱导后分为静脉吗啡镇痛组和高位 TEA 组（输注左布比卡因），两组麻醉方法均为全凭静脉麻醉，结果提示 TEA 可降低肌钙蛋白 Ⅰ 和 CK-MB 的水平，提高心指数。

长期使用抗血小板药物、术中抗凝，以及 CPB 可能导致凝血功能障碍这几大要素一直是心脏手术患者使用椎管内麻醉时的主要顾虑。目前严重并发症（尤其是硬膜外血肿）的发生率未明[463,464]。TEA 的硬膜外血肿发生率估计值为 1/12 000，95% 可信区间为 1/68 000～1/2 100，99% 可信度为 1/1 000[465]。心脏手术中椎管内麻醉时导管相关硬膜外血肿发生率估计值为 1/5 493，95% 可信区间为 1/31 114～1/970。

多个大样本回顾性研究均表明，椎管内麻醉可以安全应用于心脏手术：①Chakravarthy 等[466]研究包含 2 113 例样本，未观察到永久性神经损伤发生（观察期为 13 年），其中硬膜穿破率为 0.9%，暂时神经损害率为 0.2%；②Jack 等[467]分析了 2 837 例样本，其中无硬膜外血肿发生；③Royse 等[468]回顾分析了 874 例样本，未发现导管相关并发症（观察期为 7 年）；④Pastor 等[469]分析了 714 例病例（观察期为 7 年），强调了他们执行的安全指南，即术前 7 天抗血小板药物减量和术后常规进行凝血实验和神经系统检查。即便有了这些报道，使用椎管内麻醉的主要顾虑仍是术中肝素的使用及心脏手术后的常规抗凝治疗。少数报道未使用椎管内麻醉的患者在心脏术后也发生了硬膜外血肿，这使得问题更为复杂化[470,471]。

对心外科患者计划行椎管内麻醉，必须重视椎管内麻醉使用抗凝和抗血小板药物安全的最新指南。美国局部麻醉与疼痛医院学会所发布了“椎管内麻醉与抗凝共同声明”[472]，推荐在椎管内麻醉前适当取消抗凝和抗血小板治疗。

总之，尽管椎管内麻醉可用于心肌血运重建术，但与患者的自身因素与外科医生的手术技术相比，麻醉方式的选择对发病率和死亡率等主要预后结局影响甚微。因此 TEA 的风险-效益比是具有争议性的。

血运重建手术中的心肌缺血

麻醉医生另一大主要职责是术中心肌缺血的防治。CABG 手术 2011 年的 ACCF/AHA 指南[106]推荐术中监测冠脉灌注的关键指标（如心率、舒张压或平均动脉压，以及右心室或左心室的舒张末压），以降低围手术期缺血风险。血运重建手术中最重要的就是监测血流动力学参数，及时诊断并治疗心肌缺血。

TEE 或肺动脉漂浮导管可监测舒张功能异常，这是心肌缺血后最早出现的改变之一，通常发生在收缩功能异常之前。室壁运动异常也是心肌缺血的早期信号，常在血流或氧供异常的即刻发生。相对于心电图的 ST 段改变，TEE 监测室壁运动异常在诊断 CABG 术中心肌缺血更为敏感[191]。但主要缺点就是发现微小的室壁运动异常时需要 TEE 的多切面同时监测。图 20.15 显示手术刺激（切皮）引起不合并心动过速的血压增高（管壁压力增高）会引起肺动脉高压，肺毛细血管压（PCWP）增高，PCWP 的 A 波和 V 波突出。注射硝酸甘油可缓解心肌缺血症状（见第 11～16 章）[473]。

术中心肌缺血的治疗

血流动力学管理的核心是保证充足的冠脉灌注压（舒张压与左室舒张末压力之差）与控制心率；心率是心肌氧耗的决定性因素。表 20.3 总结了急性围手术期心肌缺血的治疗方案。下面将就围手术期心肌缺血的常用药物治疗进行讨论（见第 11 章）。

静脉注射硝酸甘油

自从 1976 年 Kaplan 等提出心肌缺血可通过 V_5 导联诊断[474]并用静脉注射硝酸甘油（nitroglycerin，NTG）治疗[475]，NTG 就成为了围手术期心肌缺血治疗的常规用药。静脉注射 NTG 可立即降低左心室前负荷和室壁张力，小剂量时降低静脉张力，大剂量时可以减少动脉阻力和心外膜冠脉阻力[476-478]。NTG 对急性心肌缺血所致的心室功能不全（表现为左心室舒张末压和肺动脉压升高）有显著改善作用。NTG 对改善左心室前负荷和室壁张力升高所致的心内膜缺血区的灌注不足十分有效（图 20.16）。

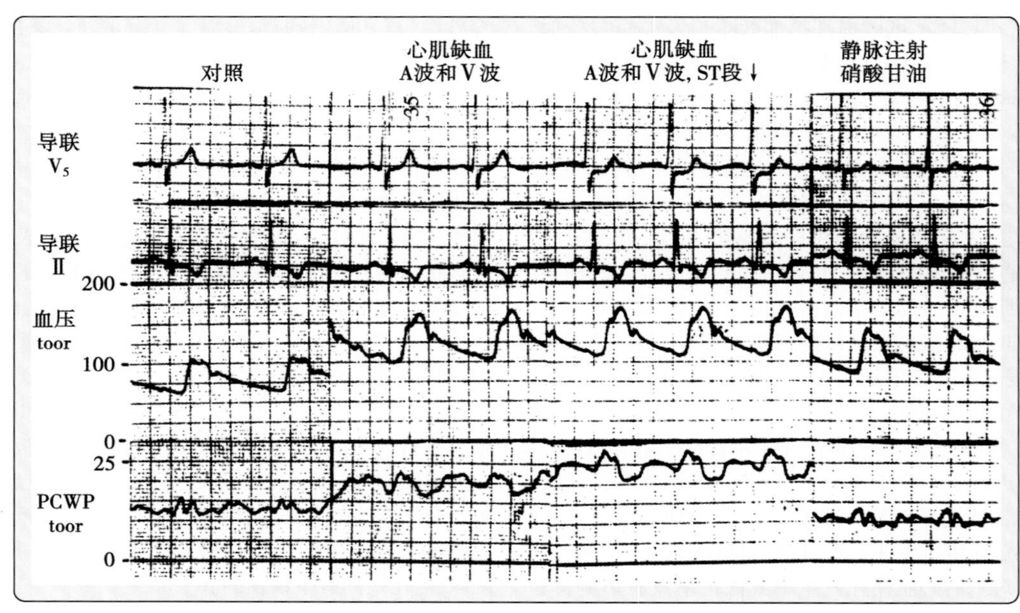

图 20.15 硝酸甘油改善插管后术中心肌缺血，证据是PCWP有大的V波和ST段压低。(*From Kaplan JA, Wells PH: Early diagnosis of myocardial ischemia using the pulmonary arterial catheter.* Anesth Analg. *1981;60:789.*)

表 20.3 术中可疑心肌缺血的紧急治疗[a]

血流动力学改变	治疗	剂量
高血压，心动过速[b]	加深麻醉	
	静脉注射β受体阻滞剂	艾司洛尔，20~100mg±50~200μg/kg/min(必要时) 美托洛尔，0.5~2.5mg 拉贝洛尔，2.5~10mg
	静脉注射硝酸甘油	硝酸甘油，10~500μg/min[c]
正常血压，心动过速[b]	确保足够的麻醉深度，调整麻醉方案	
	静脉注射β受体阻滞剂	β受体阻滞剂，如上
高血压，正常心率	加深麻醉	
	静脉注射尼卡地平或硝酸甘油	尼卡地平，1~5mg±1~10μg/kg/min 硝酸甘油，10~500μg/min[c]
低血压，心动过速[b]	静脉注射α-受体激动剂	苯肾上腺素，25~100μg 去甲肾上腺素，2~4μg
	调整麻醉方案(如减浅)	
	血压正常后静脉注射硝酸甘油	硝酸甘油，10~500μg/min[c]
低血压，心动过速	减浅麻醉	
	静脉注射麻黄碱	麻黄碱，5~10mg
	静脉注射肾上腺素	肾上腺素，4~8μg
	静脉注射阿托品	阿托品，0.3~0.6mg
	血压正常时静脉滴注硝酸甘油	硝酸甘油，10~500μg/min[c]
低血压，正常心率	静脉注射α-受体激动剂/麻黄碱	α-受体激动剂，如上
	静脉注射麻黄碱	肾上腺素，4~8μg
	调整麻醉方案(如减浅)	
	血压正常时静脉滴注硝酸甘油	硝酸甘油，10~500μg/min[c]
无异常	静脉注射硝酸甘油 静脉注射尼卡地平	硝酸甘油，10~500μg/min[c] 尼卡地平，1~5mg±1~10μg/kg/min

[a] 保证良好的氧供，通气和静脉容量，并考虑手术因素，如冠脉移植时心脏位置的改变。
[b] 快速型心律失常(如阵发性房性心动过速，心房纤颤)可使用同步电复律或药物立即处理。
[c] 首剂(20~50μg)和快速注射。

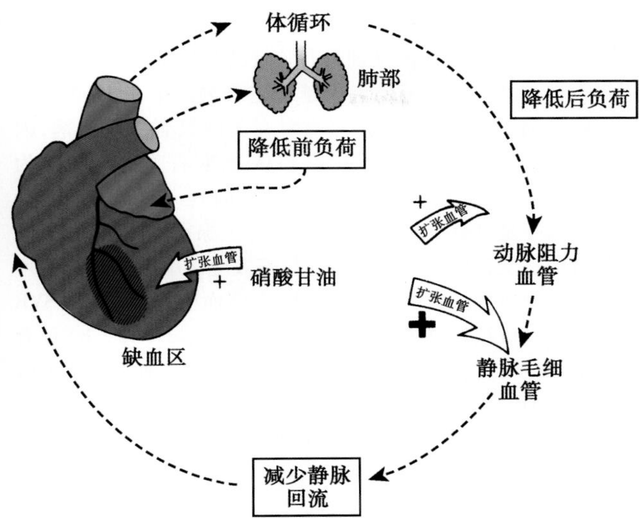

图 20.16 硝酸甘油类主要有扩张静脉和降低前负荷的作用，同时也轻微扩张动脉降低后负荷，扩张冠脉，有益于心肌缺血的治疗。(*From Opie LH*:*Drugs and the heart*:*II. Nitrates*. Lancet. *1980*;*1*:*750.*)

术前，NTG 常用于治疗不稳定型心绞痛或缺血性二尖瓣反流[479,480]。在 CPB 前和 OPCAB 术中，NTG 用于处理 ST 段下移的心肌缺血、麻醉药不能控制的高血压、心功能不全、或冠脉痉挛（框 20.5）。在 CPB 时，NTG 用于控制平均动脉压[481]，但只有 60% 患者有反应，这是由于 CPB 时药效和药代动力学的改变，包括：CPB 管道的附着、血流改变、血液稀释和低温等。Booth 等[482]认为不同的氧合器和过滤器可在 CPB 时过滤掉循环中 90% 的 NTG。血运重建后，NTG 可用于治疗残余的心肌缺血或冠脉痉挛，降低前后负荷。它可以与血管收缩药（如去甲肾上腺素）合用，通过增加冠脉灌注压治疗冠脉气栓（框 20.6）。

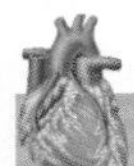

框 20.5 术中静脉使用硝酸甘油

- 高血压
- 肺动脉压升高
- 新发 AC 与 V 波（缺血性二尖瓣反流）
- 急性缺血（ST 变化>1mm）
- TEE 新发现室壁运动异常
- 收缩功能障碍
- 收缩功能障碍（充足冠脉灌注压）
- 冠状动脉痉挛

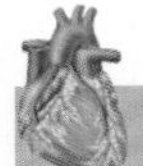

框 20.6 体外循环后静脉使用硝酸甘油

- 心肌缺血或者心肌抑钝
- 舒张功能障碍
- PAP 或 PCWP 或 CVP 或 PVR 或 SVR 升高
- 与缩血管药物合用增加冠状动脉灌注压
- 预防动脉桥痉挛（如桡动脉）
- 冠状动脉痉挛
- 输入体外循环机器血

PAP，肺动脉压；PCWP，肺毛细血管楔压；CVP，中心静脉压；PVR，肺血管阻力；SVR，全身血管阻力。

NTG 对预防围手术期心肌缺血的研究有着不同结果，大多数研究发现 NTG 对围手术期心肌缺血并无预防作用[483-485]。在一个前瞻双盲安慰对照试验中，Zvara 等[486]将 CABG 患者分为两组，均使用快通道麻醉，诱导前开始使用 NTG 2μg/(kg·min) 或安慰剂用至 ICU 拔管后 6 小时，结果发现 NTG 组与安慰组的心肌缺血发生率、症状的严重程度和持续时间相似（分别为 37% 和 35%）。尽管安慰剂组有更多患者出现心电图提示的心肌梗死和酶学阳性体征，但无统计学意义。同样，在另一前瞻随机对照研究中，在 CABG 手术中主动脉开放后开始使用 NTG[0.5~1μg/(kg·min)]，并不降低术后心肌缺血的发生率[487]。

也有将静脉使用 NTG 与其他扩血管药物如硝普钠和钙通道阻滞剂进行比较的研究。Kaplan 等[476]认为 CABG 术中使用 NTG 优于硝普钠，两种药都可降低术中高血压和心肌氧耗，但 NTG 可改善心肌缺血引起的心电图改变，而硝普钠没有这种功能。硝普钠使得大约 1/3 的患者因 CPP 降低或冠脉窃血而发生心肌缺血。

钙通道阻滞剂

钙通道阻滞剂是一组结构不同的药物，能阻止钙离子通过细胞膜上的慢通道。这些药物能松弛血管平滑肌，但对静脉床血管基本无作用。除了相同的作用机制，各种钙通道阻滞剂的作用方式和血流动力学效应各不相同。例如，硝苯地平作用于血管平滑肌，但对房室结无作用。相反，维拉帕米主要作用于心脏传导系统，而对血管平滑肌作用甚微。地尔硫䓬和维拉帕米对提高冠状动脉血流或持续性降低冠脉血管阻力都无明显作用，麻醉期间使用该两种药时可导致伴随心肌抑制和传导障碍的血流动力学改变[488,489]。这限制了它们对于围手术期心肌缺血的治疗。

尼卡地平是一种短效的二氢吡啶类钙通道阻滞剂，与硝苯地平相似，但其酯链端有三胺结构。尼卡地平因其稳定性可用于静脉注射[490]，它具有特殊的作用模式，包括抗冠脉痉挛和扩血管作用，以及体循环血管舒张作用。在所有钙通道阻滞剂中，尼卡地平的独特处在于其可增加冠状动脉血流，强效舒张冠脉血管床。对于缺血性心脏病的患者，尼卡地平有轻微的心肌抑制与显著改善心脏舒张功能的作用[491,492]。尽管有如上诸多优势，但尼卡地平却未能成为治疗 CABG 术中心肌缺血的首选药物，而由于该药起效快恢复快，反而成为围手术期治疗高血压的重要用药[493-498]。

Van Wezel 等[499]使用 3~12μg/(kg·min) 尼卡地平与 1~3μg/(kg·min) 硝普钠静脉注射比较，两种药都能有效地控制血压，但硝普钠组有 24% 发生 ST 段下移，尼卡地平组仅为 9%。Van Wezel 等[500]同样对 CABG 术中使用 NTG 与维拉帕米、硝苯地平进行了比较，发现 NTG 控制血压时不引起心动过速（硝苯地平组）或心肌抑制和传导阻滞（维拉帕米组），认为 NTG 是首选药物。

Apostolidou 等[487]将行 CPB 下 CABG 患者随机分为尼卡地平组[0.7~1.4μg/(kg·min)]、NTG 组[0.5~1μg/(kg·min)]和安慰组，冠脉血运重建后（从开放主动脉到手术结束），尼卡地平组出现心肌缺血概率最小（分别为 0%、10% 和 24%）。在术后一段时间内，3 组药物心肌缺血发生率无差异。

氯维地平（clevidipine）也可用于治疗高血压[501]。氯维地平是超短效静脉用二氢吡啶钙通道阻滞剂，选择性舒张动脉，其药效很快被血液和组织内酯酶灭活。在一项随机双盲安慰剂对照多中心试验中，氯维地平显著降低心脏手术患者的动脉血压[502]。围手术期高血压试验评估组（ECLIPSE）对心脏外科患者急性高血压治疗的研究，将氯维地平与 NTG、硝普钠和尼卡地平的疗效进行比较[503]，发现氯维地平可将动脉血压维持在一个较精确的范围内，而且明显降低患者死亡率（$P=0.04$）。

β 受体阻滞剂

围手术期因交感神经刺激导致的高血压、心动过速、心律失常和心肌缺血都十分常见。早年使用的 β 受体阻滞剂对治疗心肌缺血有效，但其半衰期和作用时间长的属性限制了它们在手术中和术后早期的应用[504]。艾司洛尔是一种超短效、选择性心脏 β_1-受体阻滞剂，半衰期为 9 分钟。艾司洛尔于 20 世纪 80 年代被发现，并很快被广泛应用于心肌缺血的预防和治疗中。艾司洛尔的平均用量为 17±16mg/min，剂量范围 8~24mg/min，通过提高心排出量来有效缓解不稳定型心绞痛患者的胸痛[505]。

Kirshenbaum 等[506]证实艾司洛尔能有效地治疗急性心肌缺血，还可用于左室功能较差的患者（PCWP 15~25mmHg）。在这类患者中，艾司洛尔用至 300μg/（kg · min）能降低心率、血压和心指数，但不可逆转 PCWP 的改变。这些结果表明，即使合并中度左心室功能异常的急性心肌缺血患者，艾司洛尔也可安全地降低血压和心率。

因具极佳的药效特点和乐观的临床试验结果，艾司洛尔很快被广泛用于治疗 CABG 手术中的高血压和心动过速，预防心肌缺血[507-509]。在新的心脏固定器械出现前，艾司洛尔还被用于 OPCAB 术中控制心率。

冠脉血运重建术后脱离体外循环

第 36 章已对成功脱离 CPB 的各种方法和技术作了详细介绍，包括冠脉移植术后停机的影响因素和特殊考虑等。显然，精湛的外科技术，除了要保证血管吻合的质量，还要做好主动脉阻断期间的心肌保护，这是影响脱离体外循环早期心脏功能的关键因素。由于冠状动脉的狭窄，顺行灌注心脏停搏液有时心肌保护效果不佳，可辅以低温、顺行灌注与逆行灌注联合的方法。

术前心功能正常的患者，仅需少量或不需要强心药；术前心室功能受损的患者，停机前即时的 TEE 评估，可为选择强心、血管扩张或血管收缩药提供指导。对术前已置入 IABP 的患者，这种机械支持应持续至术后。对心室功能差的患者，放置 IABP 有利于脱离 CPB 时心功能的维持[510,511]。一项荟萃分析表明[512]，CABG 术前放置 IABP 可减少术后 30 天死亡率（实验组 vs 对照组为 3.5% vs 11%）。

术后早期

镇静

镇静有利于术后将患者转运至 ICU，直到平稳过渡至拔除气管导管（见第 37 章）。右美托嘧啶、丙泊酚和咪达唑仑为常用的静脉镇静药物。

α_2 肾上腺素受体激动剂具有独特的药物属性（框 20.7），近年来在心脏外科领域的应用越来越普遍。早在 1974 年可乐定就得到了 FDA 的认可，但当时在美国只有口服制剂，因此广泛应用受到限制。1999 年，FDA 批准右美托嘧啶作为 ICU 持续静脉镇静药物（最长可达 24 小时）。与可乐定相比，右美托嘧啶是具有更高选择性的 α_2 肾上腺素受体激动剂，同时具有中枢交感阻滞和外周血管收缩效应。单次静脉给药可因激动外周血管平滑肌 α 受体、β_2 受体而引起 MAP 和 SVR 短暂升高。持续输注右美托嘧啶 0.2~0.8μg/（kg · h）具有剂量依赖性血流动力学效应，持续性降低心率、血浆儿茶酚胺水平和 MAP[513,514]。较大剂量的右美托嘧啶可产生显著的镇静、镇痛作用，大剂量可升高 MAP、SVR 及 PAP[515]。

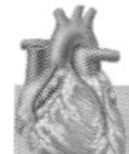

框 20.7 α_2 受体激动剂特点

- 抗焦虑
- 镇痛
- 血流动力学稳定
- 中枢交感抑制作用
- 降低血压和心率
- 降低外周氧耗
- 降低血浆儿茶酚胺浓度
- 降低心律失常发生率
- 抑制组胺释放引起的支气管收缩
- 防止术后寒战
- 防止术后谵妄
- 12 减轻吸毒和酗酒的药物戒断症状
- 可能抑制炎症反应的作用

有动物实验结果提示右美托嘧啶有潜在的冠脉收缩和心肌抑制作用[83,516-518]。冠脉收缩作用主要见于负荷剂量超过 10μg/kg，在推荐的负荷剂量（0.5~2μg/kg）和维持剂量［0.2~0.7μg/（kg · h）］下，右美托嘧啶对心肌灌注很可能有益[519]。Roekaerts 等[520,521]通过狗心肌缺血模型，发现缺血后心肌的心内外血流比增加，并伴有总体心肌氧耗降低，且在基础心率和动脉血压增加时，氧耗降低的程度最大。

右美托嘧啶在镇静的同时呼吸抑制作用小，且产生近似生理睡眠的效果，这使其成为术后早期镇静的有效药物[522]。与对照组相比，术后患者持续输注右美托嘧啶，其呼吸频率、氧饱和度、动脉 pH 和二氧化碳分压的变化无统计学意义[523]。在充分镇静的同时，患者能被唤醒并可以配合医生的语言指令[524]。右美托嘧啶的镇痛作用可以减少 ICU 机械通气患者阿片类镇痛药物的使用量[525-257]。

α_2 肾上腺素受体激动剂已被成功用于术后谵妄患者[528]，酒精或药物成瘾患者的戒断治疗，且可减少寒颤发生率[529,530]。一项纳入了 724 名 CABG 患者的研究显示，CPB 结束至整个 ICU 期间持续输注右美托嘧啶，可降低术后谵妄发生率，并提高术后 30 天和一年生存率[531]。越来越多的数据表明右美托嘧啶可降低心脏手术后心动过速风险，但增加心动过缓发生率[246,532]。

丙泊酚已广泛应用于术中及 ICU 镇静。几项研究对术后应用丙泊酚和右美托嘧啶做了比较[533,534]。Venn 等[524]在一项小样本随机对照试验中，比较了心肌血运重建术后早期分别使用丙泊酚和右美托嘧啶进行镇静，结果发现右美托嘧啶能减少术后阿片类镇痛药物的用量，降低心率，但两者对血压影响无明显差异。

在一项多中心随机试验中，Herr 等[263]比较了 ICU 中 CABG 术后患者使用右美托嘧啶和丙泊酚镇静治疗的效果。两组在拔除气管插管时间上无明显差异，但右美托嘧啶可显著减少辅助镇痛药物的需求量（丙泊酚组平均吗啡需求量是右美托嘧啶组的 4 倍），同时减少止吐药物和利尿剂的用量，还降低需要 β 受体阻滞剂治疗的心动过速发生率（丙泊酚组发生率为 5%，右美托嘧啶组未发生）；但右美托咪啶组更容易发生低血压（右美托嘧啶组为 24%，丙泊酚组为 16%）（图 20.17）；大约 25% 的右美托嘧啶相关性低血压发生于研究中的第一个小时内，尤其是在给与 1μg/kg 负荷剂量后的最初 10 分钟内。在临床实践中，负荷剂量的使用正逐渐减少以避免低血压的发生，而提前开始使用维持剂量的右美托嘧啶可使患者在出手术室时就达到有效的血药浓度。

在患者满意度方面，尚缺乏充足的数据证明右美托嘧啶和丙泊酚孰优孰劣。Corbett 等[535]将 89 名 CABG 术后成年患者随机分为丙泊酚组和右美托嘧啶组，比较了两组患者的意识水平、记忆力、总体舒适度、疼痛分级、与医护及家人的互动能力、焦虑感、睡眠与休息的质量以及在 ICU 的总体满意度等。研究结果显示，两组患者在意识水平和额外的吗啡与咪达唑仑需求量上无显著差别，丙泊酚组患者的睡眠质量与休息满意度更高，右美托嘧啶组的患者疼痛不适发生率更高。因此作者认为右美托嘧啶在 CABG 术后短期镇静方面并不比丙泊酚有优势。右美托嘧啶组疼痛发生率较高这一结果令人吃惊，毕竟大多数研究都显示 α_2 肾上腺素受体激动剂可减少阿片类药物的需求量。

Barletta 等[536]比较了应用右美托嘧啶和丙泊酚对 CABG、瓣膜手术或者两者联合手术后患者在快通道恢复室的情况，根据手术类型及左心室功能对患者（100 人）进行匹配，结果显示右美托嘧啶组可以减少阿片类药物需求量，但并不能缩短机械通气时间、改善镇静效果及降低副作用发生率。

总之，尽管 CABG 术后应用右美托嘧啶镇静具有理论上的优势，但并没有被明确证实，且右美托嘧啶镇静的医疗费用较高。

冠状动脉与动脉桥血管痉挛

自从 1981 年 Buxton 等[537]首次报道了 CABG 术后出现冠状动脉痉挛以来，大量类似报道相继出现。冠状动脉痉挛时常出现心电图 ST 段显著抬高、低血压、严重心功能不全及心肌应激性增高。关于冠状动脉痉挛的发生机制有多种假说[538]（图 20.18），但最可能是与变异性心绞痛时发生冠脉痉挛的机制相似。

诸多扩张血管药物如 NTG、钙通道阻滞剂、米力农或 NTG

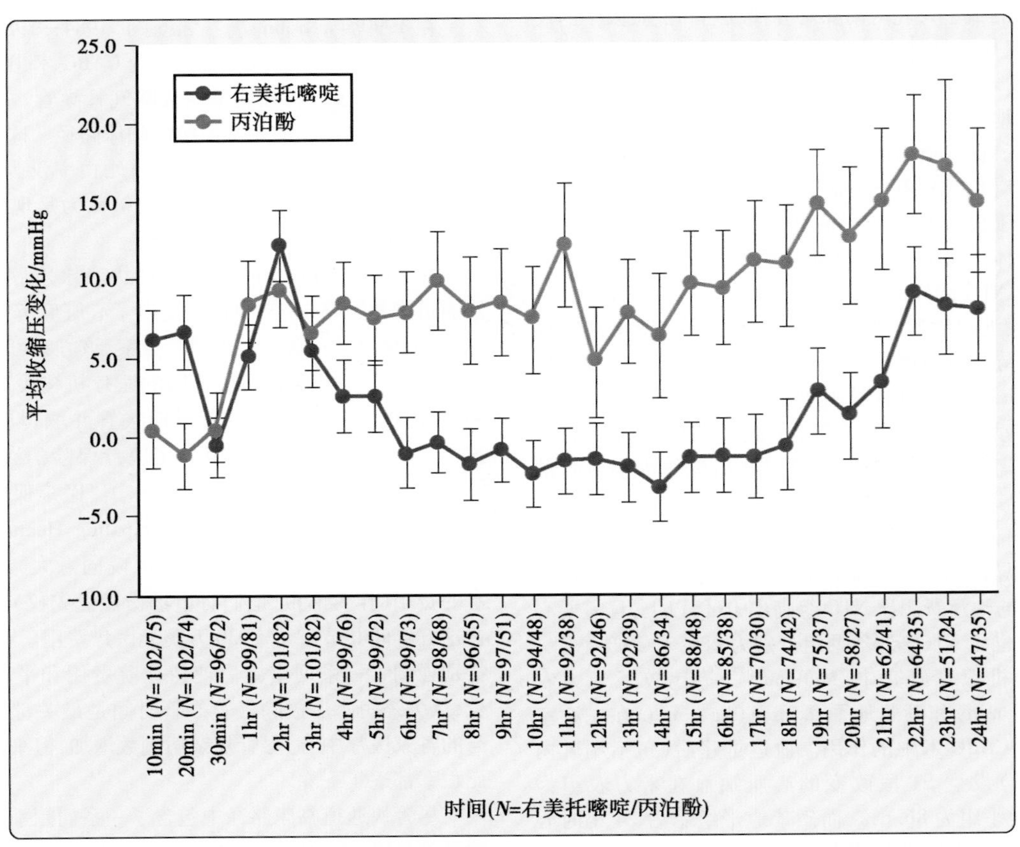

图 20.17　CABG 术后患者使用右美托嘧啶及丙泊酚镇静后，收缩压相对基础值的改变。基础值为每组关胸前的平均收缩压。两组患者数（X 轴）在术后拔管后逐渐减少。（*From Herr DL, Sum-Ping ST, England M: ICU sedation after coronary artery bypass graft surgery: dexmedetomidine-based versus propofol-based sedation regimens.* J Cardiothorac Vasc Anesth. *2003; 17: 576.*）

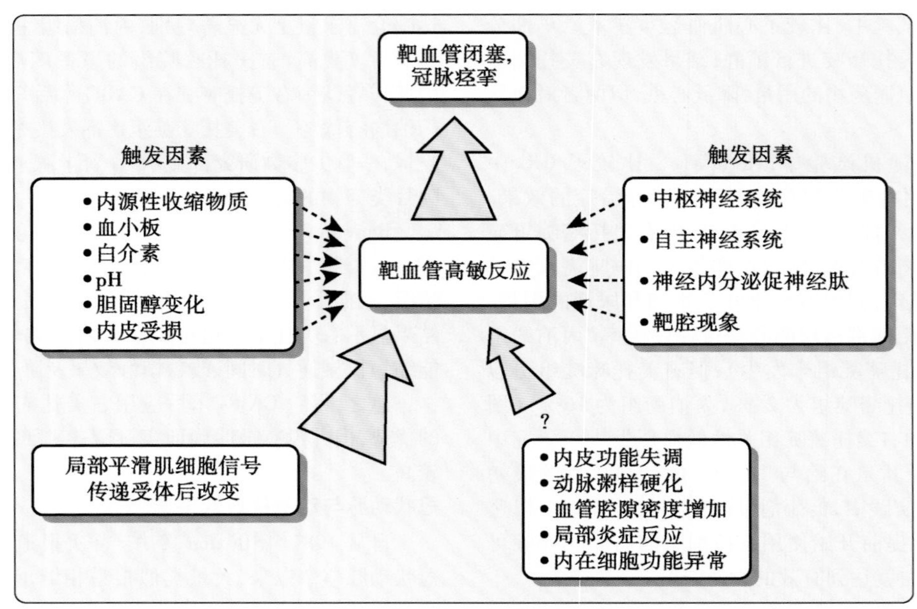

图 20.18　冠状动脉痉挛发病机制示意图

联合钙通道阻滞剂等均可有效治疗冠状动脉痉挛。动脉桥血管如左乳内动脉，尤其是桡动脉在移植后易发生痉挛，其预防和诊断对防止严重并发症的发生十分重要[539]。

He 等[540]测试了人乳内动脉对各种收缩和舒张因子的反应，发现血栓素是其最强的收缩因子，其次为去甲肾上腺素、5-羟色胺、去氧肾上腺素及氯化钾。NTG、NO、罂粟碱和钙通道阻滞剂硝苯地平、维拉帕米及地尔硫䓬以及米力农等对其均有舒张作用。在一项相似的研究中，Mussa 等[541]发现局部应用酚苄明具有长时间阻止缩血管因子所致的缩血管（>5h）效果。其次为维拉帕米/NTG（5h）以及罂粟碱（1h）。预防乳内动脉痉挛的体内研究表明，以地尔硫䓬为代表的钙通道阻滞剂可产生与 NTG 同样的效果[542-544]。

然而，使用地尔硫䓬预防和治疗冠状动脉痉挛可能会导致低心排或传导异常等严重不良反应。地尔硫䓬的费用也比 NTG 高。Shapira 等[545]对移植血管的体内（桡动脉）和体外（桡动脉、乳内动脉、大隐静脉）研究中证实，NTG 扩张血管作用优于地尔硫䓬。他们也研究了使用桡动脉作为桥血管的 CABG 患者，将其分为两组，分别在麻醉诱导后静脉注射 NTG 和地尔硫䓬，两种药物皆连续应用至术后 6 个月。两组临床结局无显著差异（死亡率、心肌梗死发生率、CK-MB），但地尔硫䓬组 6 个月的治疗费用比 NTG 组高出 16 倍以上，且需要心脏起搏的患者也比 NTG 组多（两组分别为 28% 和 13%）[546]。

在一项随机双盲研究中，Mollhoff[547]等比较了米力农 0.375μg/（kg・min）和硝苯地平 0.2μg/（kg・min）在左心室功能受损患者 CABG 术中的作用。血运重建后（包括用乳内动脉做桥血管）发生 ST 段改变的心肌缺血在米力农组为 33.8%，硝苯地平组为 86.6%，而硝苯地平组术后 24 小时心肌损伤标志物（CK-MB，肌钙蛋白Ⅰ）也明显增高。

冠状动脉旁路移植术的快通道策略

20 世纪 70 年代末 80 年代初，当 CABG 患者的医疗费用开始受到强烈关注时，快通道策略应运而生。与此同时，为降低医院医疗报销成本，诊断相关小组（Diagnosis-related groups DRGs）也随之出现。在这种模式下，缩短 ICU 和术后住院时间从而减少了医疗耗材使用，开始与医院的经济利益挂钩。

在 1990 年，Krohn 等[548]报道了 1984—1986 年间加利福尼亚南部一所私人医院 240 例接受 CABG 术患者的临床新策略，他们描述了一种强调早期拔除气管导管、快速药物代谢、术中液体控制以及应用类固醇的临床路径。这一策略可使术后平均住院时间缩短了 4 天，院内死亡率仅为 2%。该策略诞生于激烈的市场竞争背景下，也被认为是现代心脏手术中所谓“快通道”的鼻祖。

在 1994 年，Engelman 等在“冠状动脉旁路移植术患者的快通道恢复策略”一文中正式提出了心脏麻醉“快通道”的概念，文中提出了一套完整的治疗方案，该方案可缩短患者术后住院时间[549]。与此同时，英国的医疗机构受到财政支出限制，也出现了有关 ICU 患者早期拔管并取得明显成功的报道[550,551]。这些公开报道引起了医疗保险的兴趣，为了减少支出，在 1991—1996 年间他们推出了“医疗保险参与的心脏搭桥中心示范”（Medicare Participating Heart Bypass Center Demonstration）项目，参与的 7 家医院同意大幅度降低 CABG 术的费用（作为回报，他们有市场份额优先权）[552]。据统计，在这五年间共节省了 5 030 万美元医疗费用。在总结报告中，特别强调了一系列措施后使得住院费用和平均住院时间减少，认为缩短术后拔除气管导管时间是最关键的一步。在参与的各家医疗中心，尽管复杂病例数增加，但平均住院时间和死亡率都逐年下降。

尽管快通道临床路径中包含了一系列围手术期和出院后的管理策略，但术后早期拔除气管导管可能是最受关注的一步（框 20.8）[553,554]。早期拔除气管导管是快通道临床策略中最重要组成部分，也被看作是快通道实践细则中最具有颠覆性的变化（20 世纪 90 年代中晚期，框 20.9）。

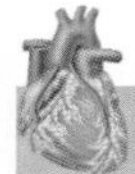

框 20.8 快通道策略中的围手术期目标

- 术前相关教育
- 条件允许下手术当天入院
- 有益于早期拔除气管导管的麻醉技术
- 有效的术后镇痛
- 灵活使用术后恢复室(如用麻醉后监护室代替重症监护室)
- 以系列方案为指导的治疗
- 早期活动
- 尽早转出重症监护室或及早出院
- 出院后的随访(打电话或门诊随访)
- 多学科的持续质量改进策略

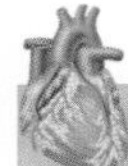

框 20.9 早期拔除气管导管的参考标准

- 体温稳定并>35℃
- 酸碱度正常
- 最少的正性肌力药达到稳定的血流动力学
- 止血彻底,纵隔引流量减少或稳定
- 心率稳定
- 自主呼吸,有足量的潮气量和吸气动力
- 胸片无显著异常(如轻度肺不张等)
- 尿量正常
- 足量的肌松药拮抗剂
- 意识清楚、感知良好、查体合作、运动自如

关于心脏术后延长机械通气的报道最早见于 20 世纪 50 年代(主要为瓣膜手术,那时 CABG 手术尚未开展),随后到了 20 世纪 60 年代(已出现 CABG 早期报道)[555],强烈建议常规应用长时间机械通气,这也与当时使用大剂量吗啡及芬太尼、舒芬太尼有关[269,284]。

早在 1974 年,得益于吸入麻醉的使用,开始有主张早期拔除气管导管的报道出现[556]。1980 年 Quasha 等[557]首次报道了 CABG 患者的小样本随机对照研究($n=38$),其中 89% 的患者在术后 8 小时内拔除气管导管。Rassy 等[558]报道了另一组小样本随机对照研究($n=20$),阿片类受体拮抗剂纳布啡被使用,但这导致术后疼痛发生率剧增。1996 年 Cheng 等[559]所作的大样本随机对照研究($n=100$)中,平均拔管时间为 4.1 小时,产生较大影响。快通道策略在不同人群中均有报道,包括医学院[79,560]、私立医院[309,561-564]、老人院[565-567]、农村卫生所,以及美国和许多其他国家的退伍军人事务中心[80,568]等。快通道策略现在已作为许多医疗机构质量进步的标志[79,560,569]。在其中的一些医疗机构中,ICU 传统模式也在改变,尽管有些常规治疗并未改变,ICU 住院时间却有所缩短[570](见第 37 章)。

第一篇有关早期拔除气管导管的荟萃分析是建立在一定数量随机对照研究基础上的。Myles 等[553]回顾了从 1989—2002 年间涉及 CABG 的 10 项研究($n=1\,800$),将快通道定义为使用更少的阿片药物(芬太尼<20μg/kg)及术后 10 小时内拔除气管导管,研究对象主要为接受 CABG 手术的患者。结果符合预期,快通道组拔除气管导管时间明显缩短(<8.1 小时),但总体发病率与死亡率无显著差异,且只有一例二次气管插管,ICU 平均停留时间缩短了 5.4 小时,但总住院天数并未缩短。

Hawkes 等[571]的荟萃分析数据来源于英国考克兰协作网(UK-based Cochrane Collaboration),纳入的均为随机对照研究,所选病例拔管时间均为术后 8 小时内,还特别纳入了死亡率(分为 ICU 死亡率、术后 30 天死亡率、1 年内死亡率),术后心肌缺血发生率(心肌标志物或心电图改变)以及呼吸系统并发症(再次气管插管、呼吸功能不全等)等指标;同时还分析了 ICU 次要临床结局及平均住院时间。经过层层筛选,只有 6 项研究符合标准($n=871$),其中纳入的研究对象一半出自一项研究(Reyes 等)[557-559,572-575]。Reyes 等[574]的研究独特之处在于,不同于以往快通道研究中使用小剂量芬太尼的特点,该研究中实验组和对照组均使用了大剂量芬太尼,但这并未影响其研究结果。荟萃分析结果显示,两组患者的 ICU 和术后 30 天死亡率无明显差别;1 年内死亡率有差别(只评估了 1 项研究);其他结局如术后心肌缺血发生率、24 小时内的二次气管插管发生率(1.6%)、大于 24 小时的二次气管插管发生率以及肺不张发生率,两组均无显著差异;快通道组的 ICU 停留时间减少了 7 小时,术后住院时间减少了 1.1 天。

部分医疗机构采取的是更为激进的"超快通道"策略。在 Walji 等[564]的报道中,术后 4 天出院率为 56%,术后两天出院率为 23%,其中再次入院率为 3.9%,无早期死亡病例。来自挪威的 Ovrum 等[576]纳入了 5 658 例 CABG 患者,术后 5 小时内拔管率为 99%(中位数为 1.5 小时),二次气管插管率为 1.1%,99% 以上的患者次日清晨转入普通病房。

尽管有关术后疼痛的管理在第 42 章有详细陈述,但这里仍需强调一点的是,快通道麻醉中常采用的是非阿片类镇痛药。非甾体抗炎药用于 CABG 术后镇痛是存在争议的,2005 年 FDA 对其用于心脏手术患者发出了黑色警告,而最新的数据又表明该类药物可以安全用于心脏手术的麻醉镇痛[577-579],但定论有待更多试验数据支持。

非体外循环下冠状动脉旁路移植

引言

非体外循环下冠状动脉旁路移植术(OPCAB)在 20 世纪 90 年代后期开始普及,但其实早在 20 世纪 50 年代和 60 年代早期,在体外循环下的 CABG 普及之前,就已经有医生能在跳动的心脏上做手术了。当时的体外循环下 CABG 受到了缺少设备和技术不足等多方面限制。但随着 CPB 技术和设备的逐渐成熟,许多外科医生更愿意在体外循环心脏停搏下进行冠脉吻合术。但体外循环和主动脉阻断所带来的风险一直存在,这也是 CABG 术后死亡率和发病率增加的主要危险因素。因此,在 20 世纪 90 年代中后期,随着研究人员设计出减少心脏吻合部位运动的有效固定装置,OPCAB 手术得以推广。

不同于常规 CABG 手术,OPCAB 时外科操作会造成心脏解剖结构的几何扭转,从而导致明显血流动力学改变[580]。手术团队所有人员之间需要进行良好交流,以最大限度地减少血流动力学变化对心脏和其他重要脏器的不良影响。严重的血流动力学改变时甚至需要紧急体外循环支持。

OPCAB 对心血管的影响

OPCAB 的血流动力学改变的主要原因，一是医生固定和悬挂固定器所致的左右房室的扭转；二是吻合血管时阻断血流所致的心肌缺血。术中为了暴露心脏后面的后降支和回旋支，会使用心尖或前侧壁吸引装置、心包回缩缝合、悬吊等技术尽量减少对血流动力学的影响，在此帮助下可完成多支血管吻合。抬起心脏使其处于垂直位可以完成心脏后面血管的吻合，而相反放下心脏就可以完成前降支和对角支的操作(图 20.19-图 20.21)。

有关心脏位置包括垂直位的影响，已经有大量的人体和动物模型研究。Grundeman 等[581]用 β 受体阻滞剂的猪模型，研究麻醉状态下，当使用 Octopus 负压吸引固定装置(Medtronic, Minneapolis, MN)使心脏后壁向前 90°移位至垂直位时(如 OPCAB 中吻合回旋支动脉)，记录其血流动力学、冠脉血流和心脏超声的变化。他们发现仅使用固定装置时，SV 减少 44%，CO 减少 32%，MAP 减少 26%，HR 减少 26%，其中 20%可通过头低位改善。

他们还使用血流探头评估冠脉三个分支的血流情况[582]，当 CO 下降 42%时，三支冠脉血流都下降，回旋支下降最明显(50%)。当采用头低脚高位时这些情况有所改善。在 Octopus 固定装置两臂间放置多平面探头检测对右心室的潜在压迫，发现舒张期右心室截面下降 62%，而左心室截面只下降 20%(图 20.22)。研究未发现瓣膜功能不全，建立右心体外循环可恢复所有血流动力学指标，左心室转流仅仅在吻合边缘支时有效果。这些数据都提示在 OPCAB 术中压迫薄壁、低压的右心室对血流动力学会产生很大的影响。

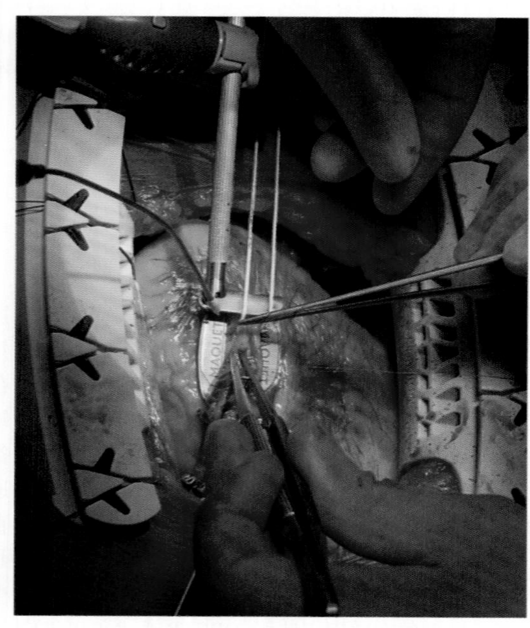

图 20.19 在 OPCAB 期间，左乳内动脉(LIMA)与左前降支(LAD)吻合，图片从患者头位视野拍摄。采用 Maquet 固定装置与血管圈套器短暂夹闭动脉，在使用湿化二氧化碳吹雾管改善血管吻合视野的情况下，正将左乳内动脉吻合于左前降支。(*Courtesy Alexander Mittnacht, MD, Mount Sinai School of Medicine, New York, NY.*)

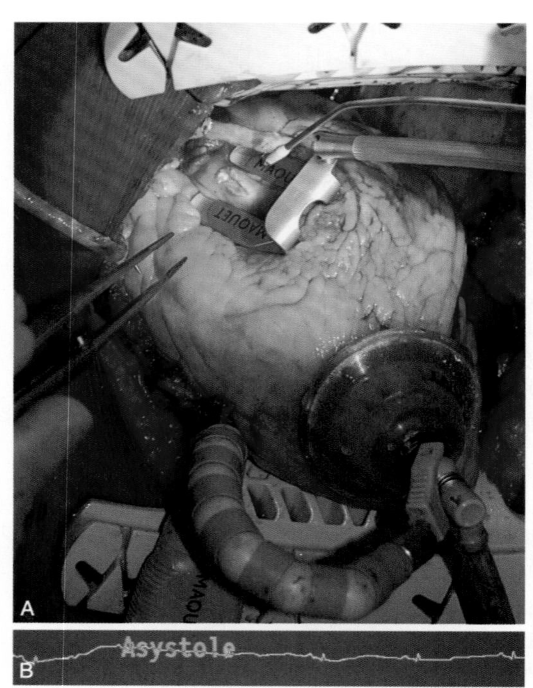

图 20.20 (A)描述在 OPCAB 中大隐静脉移植与后降支吻合。此图于患者头位拍摄。为了方便进入左室下方，Maquet 固定装置应用负压吸引定位心脏(垂直位)。图中显示在固定装置下，吻合后降支(PDA)。(B)描述在非体外循环的冠状动脉移植术中，为了便于后降支的吻合，在心脏垂直位暴露后降支时的心电图。心脏手术操作改变了心脏和体表电极之间的关系。因此，心电图波形有所改变并且波幅也降低。心电图显示的低电压是因为在此固定装置影响下，未能监测到心肌的"收缩"，监护仪发生报警，提示操作者此心电图形为"无收缩"。(*Courtesy Alexander Mittnacht, MD, Mount Sinai School of Medicine, New York, NY.*)

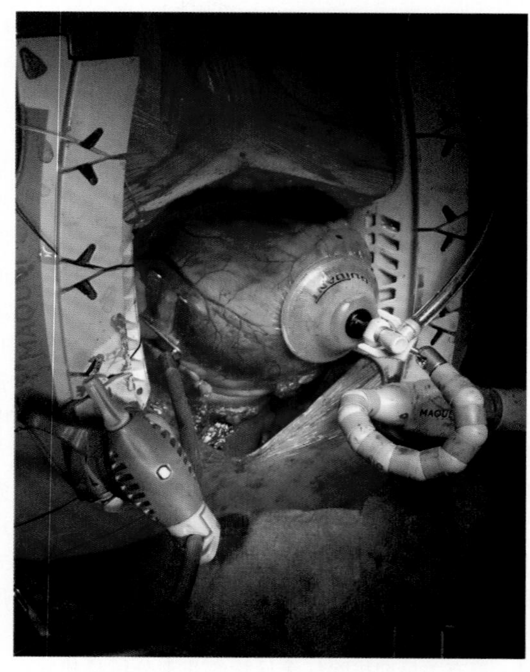

图 20.21 本图描述在非体外循环的冠状动脉移植术大隐静脉吻合于第一钝缘支(OM1)。此图于患者头位拍摄。可见已经吻合完毕的左乳内动脉-左前降支。Maquet 心脏固定装置应用负压吸力定位心脏(垂直位)，有利于冠脉回旋支的操作。(*Courtesy Alexander Mittnacht, MD, Mount Sinai School of Medicine, New York, NY.*)

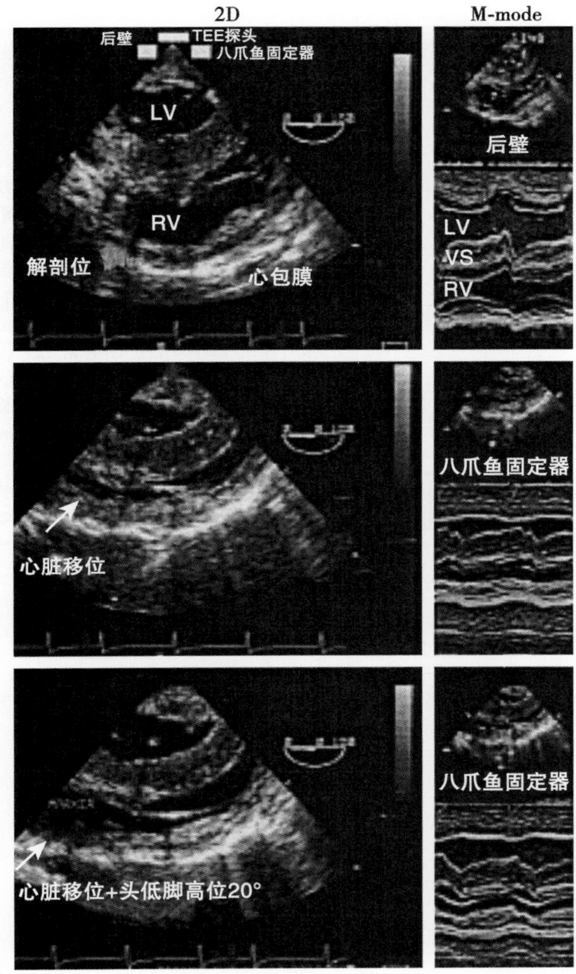

图 20.22 TEE 探头置于心脏后壁的固定装置两臂之间，显示猪开胸模型心脏呈垂直位时和采用头低脚高位时左右心室腔大小变化。二维显像（左图）和 M-模式显像（右图）。（*From Grunderman PF, Borst C, Verlaan CW, et al. Exposure of circumflex branches in the tilted, beating porcine heart: echocardiographic evidence of right ventricular deformationand the effect of right or left heart bypass.* J Thorac Cardiovasc Surg. *1999;118:316.*）

作者还报道了在猪模型中使用另外一种固定装置——Starfish 心尖吸引装置（Medtronic, Minneapolis, MN）[581,583]，对循环的影响较轻，SV 只减少 6%，MAP 减少 5%，冠脉血流无改变，右心室和左心室舒张末压增加 30%。当采用头低脚高位时，SV 和 MAP 仅轻度回升，但右心室和左心室舒张末压却明显升高，说明并不需要头低脚高位。

Porat 等[584]建立了羊模型，使用右心内引流管道系统将血从右心房引入肺动脉，从而使受压的右心室得以分流，CO 和 MAP 明显升高，CVP 下降 49%。

临床试验中也有血流动力学变化的报道[585,586]。大部分数据来自正常或轻度心室功能抑制、无明显瓣膜疾病的患者。Mathison 等[587]监测了 44 位患者的右心室和左心室舒张末压，探讨了头低脚高位时，使用 Octopus 固定装置时对心脏的影响；结果发现，RVDEP 在各种体位时都增加，特别是暴露回旋支时（图 20.23）；暴露回旋支时 SV 下降最明显（29%），而暴露后降支和左前降支时分别是 22% 和 18%；当比较 EF 高于或低于 40% 的患者时发现，低 EF 时 MAP 和 CO 并无明显下降趋势；31 位患者使用 TEE 发现暴露回旋支和后降支时出现中到重度双心室功能抑制。

Nierich 等[588]在 150 例患者中使用 Octopus 固定装置，其中包括 54 名前外侧开胸暴露左前降支或对角支，并对血流动力学变化进行监测，结果发现暴露左前降支时 SV 下降 6%，暴露回旋支时 SV 下降 14%，暴露钝缘支时 SV 下降 21%，吻合左前降支时仅 50% 需头低脚高位，而吻合钝缘支时则 100% 需头低脚高位，吻合左前降支时仅 5% 需要使用多巴胺，而吻合钝缘支时多巴胺使用率达 30%（图 20.24）。

Mishra 等[589]进行了一项 OPCAB 患者的大样本随机对照临床试验，所有患者均使用 TEE 和 PAC，其中高危患者约 40%，结果显示为暴露后壁而采取的垂直位导致 MAP 减少 18%，CVP 增加 60%，SV 减少 36%，CI 减少 45%，新发节段性室壁运动异常很常见（60%），有相似比例（60%）的心脏功能明显下降，暴露后壁时使用正性肌力药较前壁多（79% vs 22%）。但仅 11% 需要 IABP，0.7% 需行紧急体外循环。经过多因素分析发现，EF<25%、1 个月内心肌梗死、充血性心力衰竭和术前循环不稳定（后者不显著）可作为独立预测因子。

OPCAB 患者的麻醉要点

OPCAB 患者的麻醉技术与体外循环下冠状动脉移植术基本类似（框 20.10）。麻醉方式因人而异，所有的考虑因素都取决于 OPCAB 的适应证。OPCAB 手术的目的之一就是缩短 ICU 和住院时间，这点尤其适用左心室功能良好的患者[590,591]。

高龄、升主动脉严重病变、左室功能低下、合并多种疾病的患者通常选择 OPCAB，这样可以避免阻断主动脉，有时候也仅选择单纯的左乳内动脉和左前降支吻合。这些患者均不适合超快通道麻醉。椎管内麻醉可用于术后镇痛或作为基本的麻醉技术，但术中肝素化以及术前抗血小板药物的使用明显限制了椎管内麻醉的应用。

心脏位置变动对血流动力学的影响是 OPCAB 麻醉期间的挑战之一。肺动脉压力、PCWP 和 CVP 在此期间都会升高，出现大 V 波提示发生急性心肌缺血或二尖瓣反流。通过 TEE 可以观察到室壁的异常运动和明显的急性二尖瓣反流。恶化或新发的二尖瓣反流可能与搬动心脏导致心脏结构的变化（如瓣环扭曲）、固定器的使用或心肌缺血有关[592,593]。

OPCAB 术在进行冠状动脉脉远端吻合时，可通过头低脚高位、补充容量以及短暂应用缩血管药物来维持冠状动脉脉灌注压。打开右侧胸腔可缓解右室受压，改善血流动力学。为避免右房右室接触右侧胸骨，常规用旋转塔抬高右侧胸骨牵引器，同样为了避免右房右室压迫右心包边缘，当心脏旋转到右侧位时应松开右侧心包牵引线。在远端吻合时，维持冠脉的灌注压非常重要，最好将平均动脉压维持在 80mmHg 以上。

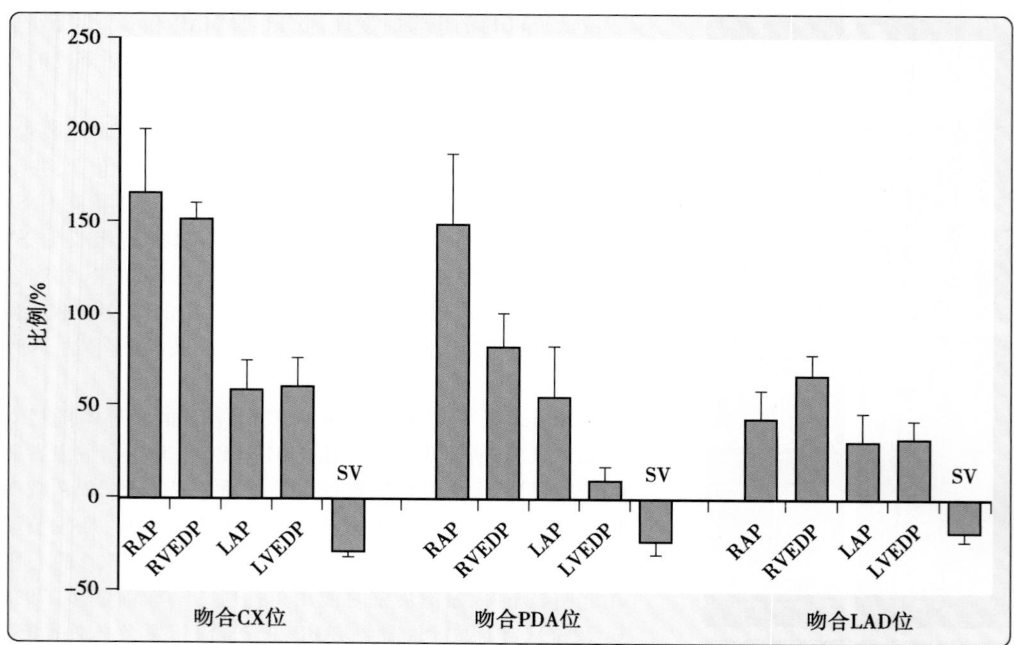

图 20.23 44 名 OPCAB 患者使用心脏固定装置后，心脏位置所致的血流动力学改变（均数±标准差）。CX，回旋支；LAD，左前降支；LAP，左心房压；LEVDP，左心室舒张压；PDA，后降支；RAP，右心房压；RVEDP，右心室舒张末压；SV，每搏量。（*From Mathison M，Edgerton JR，Horswell JL，et al. Analysis of hemodynamic changes during beating heart surgical procedures.* Ann Thorac Surg. *2000；70：1355.*）

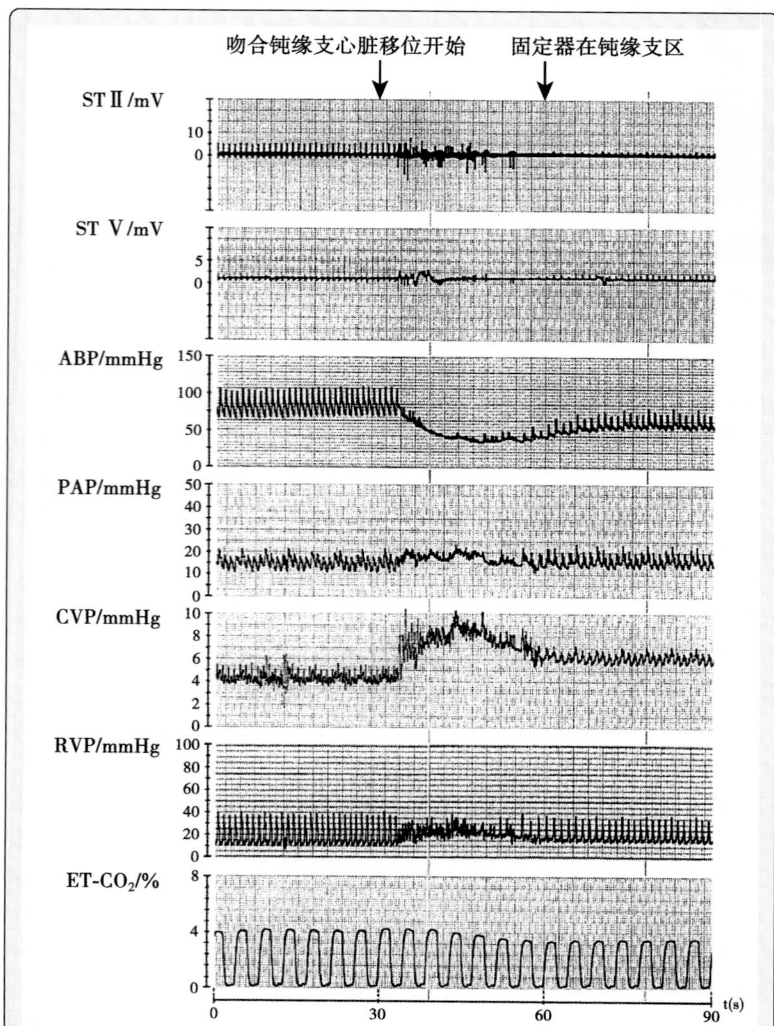

图 20.24 一例 OPCAB 患者在垂直位和放置固定器装置时，所致的急性血流动力学改变。包括：心电图电压下降，肺动脉楔压改变，ET-CO_2 下降，CVP 增高。固定装置放置后，这种变化有所缓解。ABP，动脉血压；CVP，中心静脉压；RVP，右心室压；ET-CO_2，呼气末二氧化碳分压；PAP，肺动脉压。（*From Nierich AP，Diephuis J，Jansen EW，et al. Heart displacement during off-pump CABG：how well is it tolerated?* Ann Thorac Surg. *2000；70：466.*）

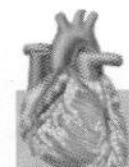

框 20.10 非体外循环下冠脉旁路移植术时麻醉注意事项

1. 标准监测包括有创动脉压和中心静脉压监测。
2. LV 严重低下或严重二尖瓣反流的 OPCAB 患者推荐放置 PAC。
3. 除非有使用 TEE 禁忌证,行 OPCAB 患者推荐使用 TEE 监测。
4. 术中应用加温器保证患者体温正常。
5. 术中肝素剂量依据指南或术者习惯。
6. 宜采用快通道麻醉包括早期拔除气管导管,也是非体外循环手术的目的之一。
7. 椎管内麻醉可用于围手术期镇痛或作为主要麻醉方式,但应充分考虑椎管内麻醉禁忌证(如抗血小板治疗)。
8. 心脏位置的变换或固定装置的使用可导致血流动力学改变。掌握心脏位置搬动技巧,恰当的容量管理和血管活性药物应用以保持血流动力学的稳定。应做好心肺转流的准备。

LV,左心室;OPCAB,非体外循环冠状动脉搭桥术;PAC,肺动脉导管;TEE,经食管超声心动图。

根据病变的严重程度和侧支循环情况可以判断心肌缺血及节段性室壁运动异常(RWMA)。侧支血管代偿较差时,在夹闭目标血管后会引起严重的血流动力学改变。所以,对于外科医生来说,在手术过程中尽快完成远端吻合,并开放侧支血管的灌注是至关重要的。这就避免了危险情况的发生,保证了在阻断靶血管进行血运重建时,心肌有良好的侧支血管供血。

仅在发生严重的血流动力学改变时,才可以在缩血管药物、容量治疗的基础上使用正性肌力药物。正性肌力药物可能会使已经缺血的心肌耗氧量进一步增加,而增加心肌损伤的风险。对非心肌缺血导致的严重二尖瓣反流患者,后负荷的增加只会加重病情。如果在血管吻合期间,外科医生无法将心脏放置在合适的位置,可以积极地临时使用正性肌力药物。外科医生可通过使用冠脉内分流栓保证末端冠脉的血流灌注,但有关冠脉分流栓究竟是可以保护心肌还是会引起血管内皮损伤的问题一直存在争议[594-596]。

OPCAB 术中应随时做好 CPB 的准备,一旦出现严重血流动力学紊乱而不能被药物所纠正时,应立即紧急进行体外循环。在吻合主动脉近端桥血管时,需要部分阻断主动脉(侧壁阻断),此时应控制性降压以避免并发症的发生。采用自动吻合装置可以不用部分阻断主动脉[597-599],能减少 OPCAB 术后脑栓塞及神经系统并发症。通常需要在吻合主动脉近端时把 MAP 控制在 60mmHg 左右,可以单次给予或持续输注 NTG 等扩血管药物来控制血压。

由于没有体外循环中维持温度的热量交换器,OPCAB 时的低体温风险相对较高。因此,如果进行快通道早期拔除气管导管,必须考虑低体温问题,应注意调节手术室温度及使用患者加温装置。

OPCAB 的抗凝仍是一个具有争议的问题,麻醉医生和外科医生应在麻醉诱导前达成共识。一些外科医生常使用小剂量的肝素(如 100~200U/kg)使 ACT 时间在 250~300 秒;而有些医生则给予全量的肝素(如 300U/kg)。应该每 30 分钟测一次 ACT,并根据结果适当追加肝素。

患者术中制动、接受大手术及高凝状态时血栓发生风险较高。需警惕 OPCAB 患者桥血管栓塞而导致的致命性后果,如血运重建后突发心源性猝死。因此,一些医生主张将抗血小板药物服用至手术当日,新一代抗血小板药物如氯吡格雷可在术后即刻恢复使用。在制订麻醉计划时,考虑到椎管内麻醉有可能是抗血小板治疗患者的禁忌证,进行椎管内置管必须依据当前指南。

OPCAB 的预后

有关 OPCAB 的研究逐渐增多,但哪些患者能从 OPCAB 中获益尚无定论[600-602]。OPCAB 的临床结局与外科医生手术技巧密不可分,因此即使有大规模随机对照试验也很难得出结论[602-604]。

Rajia 和 Dreyfus 等回顾了随机试验数据,通过对器官系统和治疗措施等文献的分析为 OPCAB 的疗效进行评分[601]。尽管这个评分系统并不是官方正式的(因为缺乏专家小组的统一意见),但它是由 Cheng 等[600]对随机试验进行荟萃分析的结果。这些研究者分析了包含 3 369 名患者的 37 个随机对照试验,排除两种手术搭桥支数的差异性(OPCAB 组 2.6 支,CABG 组 2.8 支)。所有研究(除一个以外)都排除了高危患者。尽管定义各不相同,高危患者都包括低 EF、再次手术、肾脏衰竭,有些试验还排除了回旋支病变患者。研究发现两种手术方式的 30 天或 1~2 年死亡率、心肌梗死、脑卒中、肾功能不全、IABP 的使用、伤口感染或因出血再次手术、因缺血需要介入治疗等方面均无显著差异。

OPCAB 组患者的房颤发生率(OR=0.58)、输血率(OR=0.43)、呼吸系统感染率(OR=0.41)以及正性肌力药物的需求量(OR=0.48)均明显下降,而且 OPCAB 组机械通气时间(均方差 3.4 小时)、ICU 停留时间(均方差 0.3 天)、住院天数(均方差 1 天)也显著减少。术后即刻认知功能障碍两组无明显差异,OPCAB 组 2~6 个月有明显改善(OR=0.57),但 12 个月后两组无差异。

仅有四个研究评估了移植血管的通畅性,根据试验标准做了结果分析(有 2 个试验观察 3 个月时血管通畅性,另 2 个试验观察 12 个月时血管通畅性)。仅有一个试验报道 OPCAB 组患者的回旋支血管通畅性下降,由于样本量偏小,不足以进行荟萃分析。

4 个随机、对照试验评估了患者术后的生活质量,荟萃分析发现不同手术方法对术后生活质量的影响没有差异。20 个试验分析了 OPCAB 术中体外循环的发生率,8% 的 OPCAB 患者需要改为体外循环 CABG 术。中低危患者 OPCAB 术中转为 CABG 数量已经如此多,可以预见高危患者特别是有严重疾病,如有多支病变或心室功能减退等,这种情况可能更多,因为高危患者难以耐受心脏固定器和垂直位搬动心脏对血流动力学的影响。综合分析后发现,每 1 000 例 OPCAB 患者中,OPCAB 同 CABG 相比,房颤减少 91 例,输血减少 143 例,需要强心治疗减少 83 例,呼吸系统感染减少 53 例,充血性心功能不全减少 100 例,ICU 时间减少 300 天和住院时间减少 1 000 天。令人吃惊的是脑卒中、肾衰竭、心肌梗死和死亡率并没有显著差异。但上述资料基本都排除了高危患者,如果加上高危患者的数据再进行分析,结果可能会有所不同。

美国心脏病协会(AHA)的一个心血管外科和麻醉工作

组对近期文献和少数荟萃分析进行了研究，但不同于早期Cheng等的分析报道。他们认为OPCAB手术出血量、肾功能不全发生率、短期神经认知功能障碍（特别是主动脉钙化患者）发生率和住院天数均有所降低。然而与CABG术相比，OPCAB术对手术者的技术要求更高，“学习曲线”更长，其术后远期血管桥畅通率更低[602]。因对操作技术要求更高，外科医生倾向于减少搭桥支数，这种不完善的血运重建会影响患者的远期转归。AHA强调需要更多的大样本随机研究数据对此进行分析。

Shroyer等[605]做了一项关于OPCAB和CABG的随机对照研究，结果显示OPCAB组预后不良，且移植血管通畅率降低，同时指出了OPCAB对术者技术要求更高，其学习曲线也更长。然而，此研究受到批评，因为在OPCAB组中，进行OPCAB医生的技术不够娴熟（要求外科医生至少做过20例的OPCAB），术中转为体外循环下手术的比率为12.4%（而有经验医生仅<1%[606]），进而导致更高的死亡率[607]和不完全血运重建（搭桥数量不足）。另外，2 203名患者几乎都为男性（女性患者是高风险患者，更利于从OPCAB获益[608]）。当把转为体外循环的患者从分析中排出后，1年内两组主要临床终点事件并无明显差异。

Puskas等[609]回顾了自1997—2006年完成的12 812名患者数据，比较OPCAB和CABG后院内主要不良事件和长期生存率。OPCAB和体外循环下CABG的长期预后结果（10年追踪观察）并无显著性差异。行OPCAB的患者术后短期不良预后指标显著降低，如手术死亡率、脑卒中和主要心脏不良事件。进一步数据分析显示，两组中低风险患者（STS预测死亡风险）的短期预后（手术死亡率）并无显著差异，然而高危患者的死亡率在OPCAB组中明显降低[610]。两组中女性患者的死亡率、脑卒中、心肌梗死和其他主要心血管不良事件发生率更高。与体外循环下CABG相比，女性接受OPCAB术可以明显降低死亡率。

Bakaeen等[611]进行了一项大样本多中心观察研究，对1997—2011年在VA医院接受心肌血运重建术的65 097名患者数据进行分析，倾向性评分匹配的两组患者术后30天或院内死亡率无明显差异。但在远期临床结局方面，研究显示OPCAB组术后5年或10年的死亡率高于体外循环下的CABG组[612]。

众所周知，主动脉粥样硬化斑块是CPB心脏手术后神经系统不良事件的重要因素，OPCAB减少或避免了对主动脉的操作，从而降低了围手术期卒中、短暂性脑缺血与认知功能障碍的发生率。Daniel[613]等报道，与单次阻断主动脉相比，体外循环CABG手术时两次阻断（完全阻断+侧壁钳）组术后卒中发生风险明显增加（OR=2.6，一共100 504人），OPCAB手术时侧壁钳部分阻断主动脉与应用辅助装置不阻断主动脉相比，术后卒中风险也明显增加（OR=1.46）。

Edelman等[614]针对不阻断主动脉与部分阻断主动脉下OPCAB术后卒中的发生率，以及不阻断主动脉的OPCAB与CPB下CABG术后的卒中发生率进行了荟萃分析，结果得出，减少或避免阻断主动脉可以显著降低围手术期卒中发生率。Emmert等[615]比较了部分阻断主动脉与应用Heartstring装备不阻断主动脉，OPCAB术后的卒中与MACCE发生率，发现不阻断主动脉可显著降低神经系统不良事件发生率。

总之，不断增加的数据表明OPCAB是安全可行的，可能对某些特殊的患者更有利。但需要关注的是不完全血运重建问题，特别是靶血管条件较差的患者，外科医生的学习“曲线”和临床经验也值得关注。选择合适的患者是取得良好结果的关键所在。随着手术技术的提高，其适应证将不断扩大，适应更复杂的外科情况。

微创冠状动脉手术

微创冠状动脉旁路移植术（minimally invasive direct coronary artery bypass，MIDCAB）最先报道于1967年，仅限于左侧开胸和心脏不停搏下的左乳内动脉移植于左前降支的冠脉移植术中[616]。接下来40多年里，通过正中胸骨切开行冠状动脉移植已经成为最受欢迎的手术方式。心脏手术早期，胸骨正中切开伤口很大，常有伤口感染和臂丛神经损伤等并发症。外科医生发明小切口技术，以减少此类并发症的发生率，促进患者早期康复，减少住院时间以及提高患者满意度（如手术切口更加美观）。以下术语常用于描述各种不同外科术式。

最初的MIDCAB是通过前侧开胸切口游离左乳内动脉，直接与左前降支吻合（图20.25）[617-619]。这可通过非体外循环或股动脉插管体外循环下完成。胸腔镜和机器人技术的应用可以减少胸壁收缩及其他相关并发症[620-622]。机器人辅助下CABG的经验有限，其临床效益尚未明确[623]。由于这种微创方法无法完成所有冠状动脉分支的吻合，因此常联合使用经皮冠状动脉支架植入术来完成其他冠脉的血运重建（杂交手术）[624]，杂交手术适用于左前降支近端开口狭窄合并典型的其他冠脉局限狭窄能够植入支架的病例。

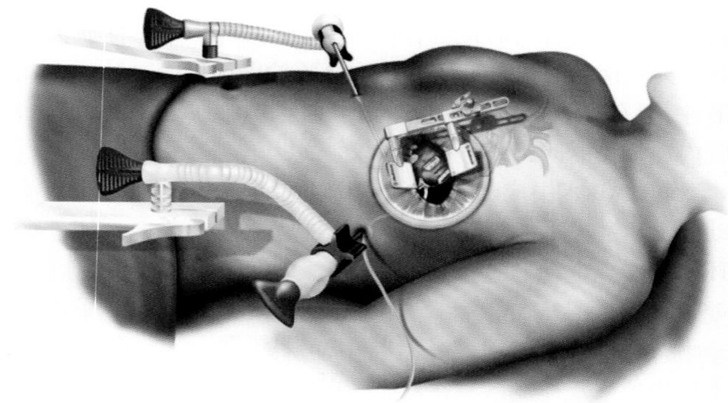

图20.25 小切口开胸冠脉血运重建时，采用专门开胸器固定左前降支

全内镜下冠状动脉血运重建（totally endoscopic coronary revascularization，TECAB）是通过胸壁小切口，使用胸腔镜器械和机器人操作的外科血运重建方式，而不是在胸壁切口下直接暴露冠状动脉（图20.26）[625]。这种手术可以在体外循环或非体外循环下操作，后者被称为“不停搏的全内镜下冠状动脉血运重建”[626]。内镜辅助下CABG的发展避免了使用机器人带来的高额费用[627]。内镜辅助下CABG采用胸腔镜和可重复使用的器械来游离左乳内动脉。冠状动脉的吻合是在跳动的心脏上进行的。

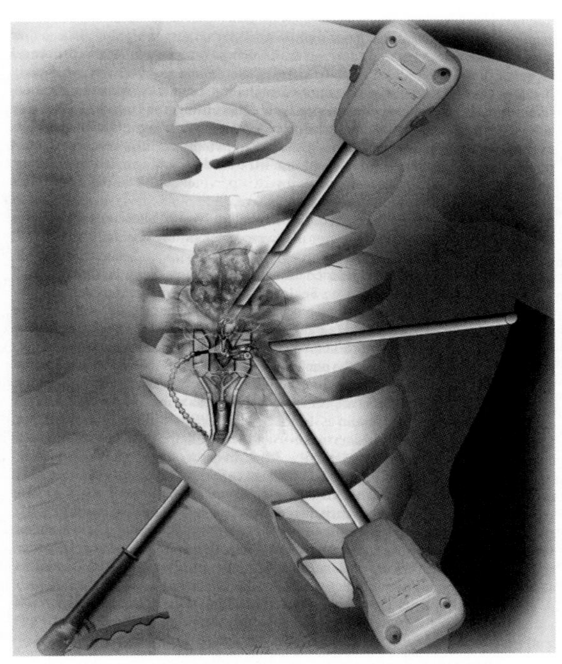

图 20.26 在不停搏心脏上进行全内镜下冠状动脉血运重建:经剑突下插入固定器

各种微创技术的优缺点可参考其他书籍的详细讲解。患者预后主要取决于手术适应证与外科医生的临床经验[628]。下面介绍微创冠状动脉旁路移植术时的麻醉要点。

大部分微创冠状动脉移植术对技术要求较高,需要外科医生和麻醉医生一起制订手术麻醉方案,包括手术切口的类型和位置,是否需要体外循环,术中患者切口的控制(特别是有机器人辅助时),以及快通道麻醉中的早期拔管和充分的术后镇痛。虽然快通道麻醉经常用于此类手术,但麻醉诱导和维持与常规的胸骨正中切开手术并无差异(框 20.11)。

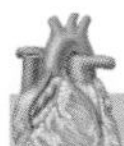

框 20.11 微创冠状动脉手术的麻醉总则

1. 实施快通道麻醉技术,充分的术后镇痛。
2. 术中监测包括中心静脉压、有创动脉血压和经食管超声心动图。在多支血管冠状动脉移植术中,放置肺动脉导管的益处可能超过其放置风险(无证据证明)。
3. 根据手术切口准确放置除颤电极板的位置。
4. 非体外循环手术,术中可能需要肺隔离技术。
5. 胸腔内冲入二氧化碳可能引起血流动力学改变。
6. 手术时间长时,应监测全身灌注和氧供需平衡情况。
7. 常规备体外循环和紧急开胸。

微创或者胸腔镜不停搏心脏手术中需要手术切口侧肺塌陷。包括双腔气管导管和标准的支气管内封堵管在内的肺隔离技术已有详细报道[629-631]。另外,有报道显示高频通气可使此手术操作更方便[632]。与常规胸部手术单肺通气不同,为了便于胸腔内器械的操作和不停搏心脏上血管的吻合,胸腔内常需要吹入 CO_2,这将会导致血流动力学的变化。一般来说,吹入二氧化碳压力需要在 10~15mmHg 以下,即使这样,CVP 和 PAP 仍会明显升高。[633-635]

有报道称胸腔吹入 CO_2 会导致节段性室壁运动异常[636],而更高的压力甚至会导致心输出量的减少[637]。因此,这类手术中经常应用液体补充、缩血管药物和正性肌力药物来维持血流动力学的稳定。尿量、血乳酸和混合静脉血氧饱和度(SVO_2)应该常规监测,尤其适用于长时间手术。

如果不能维持血流动力学稳定,或术中遇到突发状况(如不能控制的术中出血),利用股动脉-股静脉间插管快速建立体外循环可以挽救患者的生命。吹入 CO_2 会导致胸腔正压,使 CO_2 吸收增加,因此,任何难以解释的呼气末 CO_2 的升高都应引起警惕。术野持续正压吹入 CO_2,有时会遇到突然呼气末 CO_2 降低,这时应警惕大面积的 CO_2 栓塞的可能[638-639]。

在手术时间长的病例中,胸腔的 CO_2 充气和长时间单肺通气会导致血流动力学改变,应充分监测血流动力学和氧和参数[640],推荐术中常规使用 TEE 监测。尽管缺乏预后数据支持,但 PAC 仍应用于多数手术中,特别是预计除了左乳内动脉吻合,还有别的血管吻合时。

因为手术入路的限制,除颤电极需要在患者摆放体位之前放置好。因手术器械和左胸壁切口的干扰,所以除颤电极的放置应适当根据情况调节。快通道麻醉可以让患者早期活动、尽早出院,已经成为围手术期管理策略之一。对绝大部分患者而言,胸壁镜小切口(使用开胸器)手术的疼痛程度甚至比胸骨正中切口手术还要大,因此快通道麻醉必须以充分的术后镇痛做保障。肋间神经或椎旁神经阻滞能帮助患者平稳度过围手术期[641]。

结论

随着外科方法和技术、麻醉药理学、术中监测技术以及基础科学、临床和流行病学研究的不断进步,心肌血运重建手术的麻醉也在持续发展。作为多学科团队中的一员,麻醉医生正逐步参与到这类患者的围手术期管理中。心脏血运重建治疗消耗了相当大量的医疗资源,因此进一步控制医疗花费和减少住院时间显得非常必要。麻醉医生必须顺应当前的医疗环境,不断调整麻醉技术,开展快通道麻醉减少住院时间,保证高质量的医疗服务,在冠心病患者的治疗中承担更多的责任。

(张丛雅 雷桂玉 译,王古岩 方仲蓉 校)

参考文献

1. Wagner CE, Bick JS, Kennedy J, et al. Minimally invasive thoracic LVAD implantation: Demonstrating an integrated multidisciplinary strategy. *J Cardiothorac Vasc Anesth*. 2015;29:271–274.
2. Aronson S, Mathew JP, Cheung AT, et al. The rationale and development of an adult cardiac anesthesia module to supplement the STS Database. *Anesth Analg*. 2014;118:925–932.
3. Fleming IO, Garratt C, Guha R, et al. Aggregation of marginal gains in cardiac surgery: feasibility of a perioperative care bundle for enhanced recovery in cardiac surgical patients. *J Cardiothorac Vasc Anesth*. 2016;30(3):665–670.
4. Labriola C, Greco F, Braccio M, et al. Percutaneous coronary sinus catheterization with the ProPlege catheter under transesophageal echocardiography and pressure guidance. *J Cardiothorac Vasc Anesth*. 2015;29(3):598–604.
5. Wacker J, Staender S. The role of the anesthesiologist in perioperative patient safety. *Curr Opin Anaesthesiol*. 2014;27(6):649–656.
6. Go AS, Mozaffarian D, Roger VL, et al. on behalf of the American Heart Association Statistics Committee and Stroke Statistics Subommittee writing group. Heart disease and stroke statistics—2014 update: a report from the American Heart Association. *Circulation*. 2014;129:1.
7. Nakagawa Y, Nakagawa K, Sdringola S, et al. A precise, three-dimensional atlas of myocardial perfusion correlated with coronary arteriographic anatomy. *J Nucl Cardiol*. 2001;8:580.
8. Wei K, Kaul S. The coronary microcirculation in health and disease. *Cardiol Clin*. 2004;22:221.
9. Factor SM, Okun EM, Minase T, et al. The microcirculation of the human heart: end-capillary loops with discrete perfusion fields. *Circulation*. 1982;66:1241.
10. Panting JR, Gatehouse PD, Yang GZ, et al. Abnormal subendocardial perfusion in cardiac syndrome

X detected by cardiovascular magnetic resonance imaging. *N Engl J Med*. 2002;346:1948.
11. Egashira K, Inou T, Hirooka Y, et al. Evidence of impaired endothelium-dependent coronary vasodilatation in patients with angina pectoris and normal coronary angiograms. *N Engl J Med*. 1993;328:1659.
12. Rajappan K, Rimoldi OE, Dutka DP, et al. Mechanisms of coronary microcirculatory dysfunction in patients with aortic stenosis and angiographically normal coronary arteries. *Circulation*. 2002;105:470.
13. Malek AM, Alper SL, Izumo S. Hemodynamic shear stress and its role in atherosclerosis. *JAMA*. 1999;282:2035.
14. Tian G, Dai G, Xiang B, et al. Effect on myocardial perfusion of simultaneous delivery of cardioplegic solution through a single coronary artery and the coronary sinus. *J Thorac Cardiovasc Surg*. 2001;122:1004.
15. Virmani R, Burke AP, Farb A, et al. Pathology of the unstable plaque. *Prog Cardiovasc Dis*. 2002; 44:349.
16. Shah PK. Pathophysiology of coronary thrombosis: role of plaque rupture and plaque erosion. *Prog Cardiovasc Dis*. 2002;44:357.
17. Naghavi M, Libby P, Falk E, et al. From vulnerable plaque to vulnerable patient: a call for new definitions and risk assessment strategies. Part I. *Circulation*. 2003;108:1664.
18. Naghavi M, Libby P, Falk E, et al. From vulnerable plaque to vulnerable patient: a call for new definitions and risk assessment strategies. Part II. *Circulation*. 2003;108:1772.
19. Dawood MM, Gutpa DK, Southern J, et al. Pathology of fatal perioperative myocardial infarction: Implications regarding pathophysiology and prevention. *Int J Cardiol*. 1996;57:37.
20. Cohen MC, Aretz TH. Histological analysis of coronary artery lesions in fatal postoperative myocardial infarction. *Cardiovasc Pathol*. 1999;8:133.
21. Ellis SG, Hertzer NR, Young JR, et al. Angiographic correlates of cardiac death and myocardial infarction complicating major nonthoracic vascular surgery. *Am J Cardiol*. 1996;77:1126.
22. Schwartz JS. Effect of distal coronary pressure on rigid and compliant coronary stenoses. *Am J Physiol*. 1983;245:H1054.
23. Brown BG, Bolson EL, Dodge HT. Dynamic mechanisms in human coronary stenosis. *Circulation*. 1984;70:917.
24. Gregg DE, Patterson RE. Functional importance of the coronary collaterals. *N Engl J Med*. 1980;303:1404.
25. Bache RJ, Dymek DJ. Local and regional regulation of coronary vascular tone. *Prog Cardiovasc Dis*. 1981;24:191.
26. Becker LC. Conditions for vasodilator-induced coronary steal in experimental myocardial ischemia. *Circulation*. 1978;57:1103.
27. Buffington CW, Davis KB, Gillispie S, et al. The prevalence of steal-prone coronary anatomy in patients with coronary artery disease: an analysis of the Coronary Artery Surgery Study Registry. *Anesthesiology*. 1988;69:721.
28. Grover FL, Shroyer AL, Hammermeister KE. Calculating risk and outcome: the Veterans Affairs database. *Ann Thorac Surg*. 1996;62:S6.
29. Grover FL, Cleveland JC Jr, Shroyer LW. Quality improvement in cardiac care. *Arch Surg*. 2002;137:28.
30. Daley J, Henderson WG, Khuri SF. Risk-adjusted surgical outcomes. *Annu Rev Med*. 2001;52:275.
31. Shahian DM, Normand SL, Torchiana DF, et al. Cardiac surgery report cards: comprehensive review and statistical critique. *Ann Thorac Surg*. 2001;72:2155.
32. Shahian DM, Blackstone EH, Edwards FH, et al. Cardiac surgery risk models: a position article. *Ann Thorac Surg*. 2004;78:1868.
33. Shahian DM, O'Brien SM, Filardo G, et al. Society of Thoracic Surgeons Quality Measurement Task Force. The Society of Thoracic Surgeons 2008 cardiac surgery risk models: part 1—coronary artery bypass grafting surgery. *Ann Thorac Surg*. 2009;88:S2.
34. Shahian DM, O'Brien SM, Filardo G, et al. Society of Thoracic Surgeons Quality Measurement Task Force. The Society of Thoracic Surgeons 2008 cardiac surgery risk models: part 3—valve plus coronary artery bypass grafting surgery. *Ann Thorac Surg*. 2009;88:S43.
35. Grover FL. The Society of Thoracic Surgeons National Database: current status and future directions. *Ann Thorac Surg*. 1999;68:367.
36. Shroyer AL, Coombs LP, Peterson ED, et al. The Society of Thoracic Surgeons: 30-day operative mortality and morbidity risk models. *Ann Thorac Surg*. 2003;75:1856.
37. New York State Department of Health. *Cardiovascular disease data and statistics*. <http://www.health.ny.gov/statistics/diseases/cardiovascular/>. Revised 11.15.
38. Hannan EL, Kilburn H Jr, O'Donnell JF, et al. Adult open heart surgery in New York State: an analysis of risk factors and hospital mortality rates. *JAMA*. 1990;264:2768.
39. Hannan EL, Kilburn H Jr, Racz M, et al. Improving the outcomes of coronary artery bypass surgery in New York State. *JAMA*. 1994;271:761.
40. Overman DM, Jacobs JP, Prager RL, et al. Report from the Society of Thoracic Surgeons National Database Workforce: clarifying the definition of operative mortality. *World J Pediatr Congenit Heart Surg*. 2013;4:10.
41. Ferguson TB Jr, Hammill BG, Peterson ED, et al. A decade of change—risk profiles and outcomes for isolated coronary artery bypass grafting procedures, 1990–1999: a report from the STS National Database Committee and the Duke Clinical Research Institute. The Society of Thoracic Surgeons. *Ann Thorac Surg*. 2002;73:480.
42. The Society of Thoracic Surgeons, Duke Clinical Research Institute. *Isolated CAB procedures: data summary. STS period ending 12/31/2009*. <http://www.sts.org/sites/default/files/documents/pdf/ndb2010/Isolated_CAB_Data_Summary_92-109.pdf>.
43. Ferguson TB Jr. Mortality in coronary artery bypass grafting: what's next? *Circulation*. 2012;125: 2409.
44. Shahian DM, O'Brien SM, Sheng S, et al. Predictors of long-term survival after coronary artery bypass grafting surgery: results from the Society of Thoracic Surgeons Adult Cardiac Surgery Database (the ASCERT study). *Circulation*. 2012;125:1491.
45. Li Z, Armstrong EJ, Parker JP, et al. Hospital variation in readmission after coronary artery bypass surgery in California. *Circ Cardiovasc Qual Outcomes*. 2012;5:729.
46. Wu C, Camacho FT, Wechsler AS, et al. Risk score for predicting long-term mortality after coronary artery bypass graft surgery. *Circulation*. 2012;125:2423.
47. McKinlay KH, Schinderle DB, Swaminathan M, et al. Predictors of inotrope use during separation from cardiopulmonary bypass. *J Cardiothorac Vasc Anesth*. 2004;18:404.
48. Rao V, Ivanov J, Weisel RD, et al. Predictors of low cardiac output syndrome after coronary artery bypass. *J Thorac Cardiovasc Surg*. 1996;112:38.
49. Ferraris VA, Ferraris SP. Risk factors for postoperative morbidity. *J Thorac Cardiovasc Surg*. 1996; 111:731.
50. The Society of Thoracic Surgeons. *Online STS adult cardiac surgery risk calculator*. <http://riskcalc.sts.org/stswebriskcalc/#/>.
51. *The official website of the EuroSCORE cardiac surgery scoring system*. <http://www.euroscore.org>.
52. Ad N, Barnett SD, Speir AM. The performance of the EuroSCORE and the Society of Thoracic Surgeons mortality risk score: the gender factor. *Interact Cardiovasc Thorac Surg*. 2007;6:192.
53. Nilsson J, Algotsson L, Höglund P, et al. Early mortality in coronary bypass surgery: the EuroSCORE versus The Society of Thoracic Surgeons risk algorithm. *Ann Thorac Surg*. 2004;77:1235.
54. Farrokhyar F, Wang X, Kent R, Lamy A. Early mortality from off-pump and on-pump coronary bypass surgery in Canada: a comparison of the STS and the EuroSCORE risk prediction algorithms. *Can J Cardiol*. 2007;23:879.
55. Hirose H, Noguchi C, Inaba H, et al. The role of EuroSCORE in patients undergoing off-pump coronary artery bypass. *Interact Cardiovasc Thorac Surg*. 2010;10:771.
56. Parolari A, Pesce LL, Trezzi M, et al. Performance of EuroSCORE in CABG and off-pump coronary artery bypass grafting: single institution experience and meta-analysis. *Eur Heart J*. 2009;30:297.
57. Reich DL, Bodian CA, Krol M, et al. Intraoperative hemodynamic predictors of mortality, stroke, and myocardial infarction after coronary artery bypass surgery. *Anesth Analg*. 1999;89:814.
58. de Tournay-Jetté E, Dupuis G, Bherer L, et al. The relationship between cerebral oxygen saturation changes and postoperative cognitive dysfunction in elderly patients after coronary artery bypass graft surgery. *J Cardiothorac Vasc Anesth*. 2011;25:95.
59. Tu JV, Jaglal SB, Naylor CD. Multicenter validation of a risk index for mortality, intensive care unit stay, and overall hospital length of stay after cardiac surgery. Steering Committee of the Provincial Adult Cardiac Care Network of Ontario. *Circulation*. 1995;91:677.
60. Tuman KJ, McCarthy RJ, March RJ, et al. Morbidity and duration of ICU stay after cardiac surgery: a model of preoperative risk assesment. *Chest*. 1992;102:36.
61. Ariyaratnam P, Loubani M, Biddulph J, et al. Validation of the Intensive Care National Audit and Research Centre Scoring System in a UK adult cardiac surgery population. *J Cardiothorac Vasc Anesth*. 2015;29:565.
62. Becker RB, Zimmerman JE, Knaus WA, et al. The use of APACHE III to evaluate ICU length of stay, resource use, and mortality after coronary artery by-pass surgery. *J Cardiovasc Surg (Torino)*. 1995;36:1.
63. Higgins TL, Estafanous FG, Loop FD, et al. ICU admission score for predicting morbidity and mortality risk after coronary artery bypass grafting. *Ann Thorac Surg*. 1997;64:1050.
64. Doerr F, Badreldin AM, Heldwein MB, et al. A comparative study of four intensive care outcome prediction models in cardiac surgery patients. *J Cardiothorac Surg*. 2011;6:21.
65. Wagener G, Minhaz M, Wang S, et al. The Surgical Procedure Assessment (SPA) score predicts intensive care unit length of stay after cardiac surgery. *J Thorac Cardiovasc Surg*. 2011;142:443.
66. Lawrence DR, Valencia O, Smith EE, et al. Parsonnet Score is a good predictor of the duration of intensive care unit stay following cardiac surgery. *Heart*. 2000;83:429.
67. Geissler HJ, Hölzl P, Marohl S, et al. Risk stratification in heart surgery: comparison of six score systems. *Eur J Cardiothorac Surg*. 2000;17:400.
68. Tran DT, Dupuis JY, Mesana T, et al. Comparison of the EuroSCORE and Cardiac Anesthesia Risk Evaluation (CARE) score for risk-adjusted mortality analysis in cardiac surgery. *Eur J Cardiothorac Surg*. 2012;41:307.
69. Ettema RG, Peelen LM, Schuurmans MJ, et al. Prediction models for prolonged intensive care unit stay after cardiac surgery: systematic review and validation study. *Circulation*. 2010;122:682.
70. Coronary Revascularization Writing Group, Patel MR, Dehmer GJ, Hirshfeld JW, et al. ACCF/SCAI/STS/AATS/AHA/ASNC/HFSA/SCCT 2012 appropriate use criteria for coronary revascularizationfocused update: a report of the American College of Cardiology Foundation Appropriate Use Criteria Task Force, Society for Cardiovascular Angiography and Interventions, Society of Thoracic Surgeons, American Association for Thoracic Surgery, American Heart Association, American Society of Nuclear Cardiology, and the Society of Cardiovascular Computed Tomography. *J Thorac Cardiovasc Surg*. 2012;143:780.
71. Kappetein AP, Dawkins KD, Mohr FW, et al. Current percutaneous coronary intervention and coronary artery bypass grafting practices for three-vessel and left main coronary artery disease: insights from the SYNTAX run-in phase. *Eur J Cardiothorac Surg*. 2006;29:486.
72. Sianos G, Morel MA, Kappetein AP, et al. The SYNTAX score: an angiographic tool grading the complexity of coronary artery disease. *EuroIntervention*. 2005;1:219.
73. Serruys PW, Onumo Y, Garg S, et al. Assessment of the SYNTAX score in the Syntax study. *EuroIntervention*. 2009;5:50.
74. Slogoff S, Keats AS. Randomized trial of primary anesthetic agents on outcome of coronary artery bypass operations. *Anesthesiology*. 1989;70:179.
75. Tuman KJ, McCarthy RJ, Spiess BD, et al. Does choice of anesthetic agent significantly affect outcome after coronary artery surgery? *Anesthesiology*. 1989;70:189.
76. De Hert SG, Van der Linden PJ, Cromheecke S, et al. Choice of primary anesthetic regimen can influence intensive care unit length of stay after coronary surgery with cardiopulmonary bypass. *Anesthesiology*. 2004;101:9.
77. De Hert SG, Cromheecke S, ten Broecke PW, et al. Effects of propofol, desflurane, and sevoflurane on recovery of myocardial function after coronary surgery in elderly high-risk patients. *Anesthesiology*. 2003;99:314.
78. Berendes E, Schmidt C, Van Aken H, et al. Reversible cardiac sympathectomy by high thoracic epidural anesthesia improves regional left ventricular function in patients undergoing coronary artery bypass grafting: a randomized trial. *Arch Surg*. 2003;138:1283.
79. Butterworth J, James R, Prielipp RC, et al. Do shorter-acting neuromuscular blocking drugs or opioids associate with reduced intensive care unit or hospital lengths of stay after coronary artery bypass grafting? CABG Clinical Benchmarking Data Base Participants. *Anesthesiology*. 1998;88:1437.
80. London MJ, Shroyer AL, Coll JR, et al. Early extubation following cardiac surgery in a veterans population. *Anesthesiology*. 1998;88:1447.
81. Thomson IR, Peterson MD, Hudson RJ. A comparison of clonidine with conventional preanesthetic medication in patients undergoing coronary artery bypass grafting. *Anesth Analg*. 1998;87:292.
82. Howie MB, Hiestand DC, Jopling MW, et al. Effect of oral clonidine premedication on anesthetic requirement, hormonal response, hemodynamics, and recovery in coronary artery bypass graft surgery patients. *J Clin Anesth*. 1996;8:263.
83. Jalonen J, Hynynen M, Kuitunen A, et al. Dexmedetomidine as an anesthetic adjunct in coronary artery bypass grafting. *Anesthesiology*. 1997;86:331.
84. Wijeysundera DN, Naik JS, Beattie WS. Alpha-2 adrenergic agonists to prevent perioperative cardiovascular complications: a meta-analysis. *Am J Med*. 2003;114:742.
85. Dorman BH, Zucker JR, Verrier ED, et al. Clonidine improves perioperative myocardial ischemia, reduces anesthetic requirement, and alters hemodynamic parameters in patients undergoing coronary artery bypass surgery. *J Cardiothorac Vasc Anesth*. 1993;7:386.
86. Kaplan JA, Dunbar RW, Bland JW, et al. Propranolol and cardiac surgery: a problem for the anesthesiologist? *Anesth Analg*. 1975;54:571.
87. Kaplan JA, Dunbar RW. Propranolol and surgical anesthesia. *Anesth Analg*. 1976;55:1.
88. Slogoff S, Keats AS, Ott E. Preoperative propranolol therapy and aortocoronary bypass operation. *JAMA*. 1978;240:1487.
89. Slogoff S, Keats AS. Does chronic treatment with calcium entry blocking drugs reduce perioperative myocardial ischemia? *Anesthesiology*. 1988;68:676.
90. Chung F, Houston PL, Cheng DC, et al. Calcium channel blockade does not offer adequate protection from perioperative myocardial ischemia. *Anesthesiology*. 1988;69:343.
91. Pasternack PF, Imparato AM, Baumann FG, et al. The hemodynamics of beta-blockade in patients undergoing abdominal aortic aneurysm repair. *Circulation*. 1987;76(3 Pt 2):III1.
92. Stone JG, Foëx P, Sear JW, et al. Myocardial ischemia in untreated hypertensive patients: effect of a single small oral dose of a beta-adrenergic blocking agent. *Anesthesiology*. 1988;68:495.
93. Stone JG, Foëx P, Sear JW, et al. Risk of myocardial ischaemia during anaesthesia in treated and untreated hypertensive patients. *Br J Anaesth*. 1988;61:675.
94. Mangano DT, Layug EL, Wallace A, et al. Effect of atenolol on mortality and cardiovascular morbidity after noncardiac surgery. *N Engl J Med*. 1996;335:1713.
95. Weightman WM, Gibbs NM, Sheminant MR, et al. Drug therapy before coronary artery surgery: nitrates are independent predictors of mortality and beta-adrenergic blockers predict survival. *Anesth Analg*. 1999;88:286.
96. ten Broecke PW, De Hert SG, Mertens E, et al. Effect of preoperative beta-blockade on perioperative mortality in coronary surgery. *Br J Anaesth*. 2003;90:27.
97. Ferguson TB Jr, Coombs LP, Peterson ED. Preoperative beta-blocker use and mortality and morbidity following CABG surgery in North America. *JAMA*. 2002;287:2221.
98. Wiesbauer F, Schlager O, Domanovits H, et al. Perioperative beta-blockers for preventing surgery related mortality and morbidity: asystemic review and meta-analysis. *Anesth Analg*. 2007;104:27.
99. Kumbhani DJ, Fonarow GC, Cannon CP, et al., Get With the Guidelines Steering Committee and Investigators. Temporal trends for secondary prevention measures among patients hospitalized with coronary arterydisease. *Am J Med*. 2015;128:426.e1.
100. Fleisher LA, Beckman JA, Brown KA, et al. ACC/AHA 2007 guidelines on perioperative cardiovascular evaluation and care for noncardiac surgery. A report of the American College of Cardiology/American Heart Association task force on practice guidelines. *Circulation*. 2007;116:e418.
101. Ferguson TB Jr, Peterson ED, Coombs LP, et al. Use of continuous quality improvement to increase

use of process measures in patients undergoing coronary artery bypass graft surgery: a randomized controlled trial. *JAMA*. 2003;290:49.

102. Chopra V, Eagle KA. Perioperative mischief: the price of academic misconduct. *Am J Med*. 2012; 125:953.
103. POISE Study Group, Devereaux PJ, Yang H, et al. Effects of extended release metoprolol succinate in patients undergoing non-cardiac surgery (POISE trial): a randomized controlled trial. *Lancet*. 2008;371:1839.
104. Brinkman W, Herbert MA, O'Brien S, et al. Preoperative β-blocker use in coronary artery bypass grafting surgery: national database analysis. *JAMA Intern Med*. 2014;174:1320.
105. LaPar DJ, Crosby IK, Kron IL, et al. Preoperative beta-blocker use should not be a quality metric for coronary artery bypass grafting. *Ann Thorac Surg*. 2013;96:1539.
106. Hillis LD, Smith PK, Anderson JL, et al. 2011 ACCF/AHA Guideline for Coronary Artery Bypass Graft Surgery: A report of the American College of Cardiology Foundation/American Heart Association Task Force on Practice Guidelines. *Circulation*. 2011;124:e652.
107. Kulik A, Ruel M, Jneid H, et al., American Heart Association Council on Cardiovascular Surgery and Anesthesia. Secondary prevention after coronary artery bypass graft surgery: a scientific statement from the American Heart Association. *Circulation*. 2015;131:927.
108. DiNicolantonio JJ, Beavers CJ, Menezes AR, et al. Meta-analysis comparing carvedilol versus metoprolol for the prevention of postoperative atrial fibrillation following coronary artery bypass grafting. *Am J Cardiol*. 2014;113:565.
109. Denton TA, Fonarow GC, LaBresh KA, et al. Secondary prevention after coronary bypass: the American Heart Association "Get with the Guidelines" program. *Ann Thorac Surg*. 2003;75: 758.
110. Berger JS, Brown DL, Becker RC. Low-dose aspirin in patients with stable cardiovascular disease: a meta-analysis. *Am J Med*. 2008;121:43.
111. Bomb R, Oliphant CS, Khouzam RN. Dual antiplatelet therapy after coronary artery bypass grafting in the setting of acute coronary syndrome. *Am J Cardiol*. 2015;116:148.
112. Clark MG, Beavers C, Osborne J. Managing the acute coronary syndrome patient: evidence based recommendations for anti-platelet therapy. *Heart Lung*. 2015;44:141.
113. Huber K, Bates ER, Valgimigli M, et al. Antiplatelet and anticoagulation agents in acute coronary syndromes: what is the current status and what does the future hold? *Am Heart J*. 2014;168:611.
114. Chesebro JH, Clements IP, Fuster V, et al. A platelet-inhibitor-drug trial in coronary-artery bypass operations: benefit of perioperative dipyridamole and aspirin therapy on early postoperative vein-graft patency. *N Engl J Med*. 1982;307:73.
115. Mangano DT. Aspirin and mortality from coronary bypass surgery. *N Engl J Med*. 2002;347:1309.
116. Fox KA, Mehta SR, Peters R, et al. Benefits and risks of the combination of clopidogrel and aspirin in patients undergoing surgical revascularization for non-ST-elevation acute coronary syndrome: the Clopidogrel in Unstable angina to prevent Recurrent ischemic Events (CURE) trial. *Circulation*. 2004;110:1202.
117. Sun JC, Whitlock R, Cheng J, et al. The effect of pre-oprative aspirin on bleeding, trasfusion, myocardial infarction, and mortality in coronary artery bypass surgery: a systematic review of randomized and observational studies. *Eur Heart J*. 2008;29:1057.
118. Morici N, Moja L, Rosato V, et al. Time from adenosine diphosphate receptor antagonist discontinuation to coronary bypass surgery in patients with acute coronary syndrome: meta-analysis and meta-regression. *Int J Cardiol*. 2013;168:1955.
119. Cao C, Indraratna P, Ang SC, et al. Should clopidogrel be discontinued before coronary artery bypass grafting for patients with acute coronarysyndrome? a systematic review and meta-analysis. *J Thorac Cardiovasc Surg*. 2014;148:3092.
120. Biancari F, Airaksinen KE, Lip GY. Benefits and risks of using clopidogrel before coronary artery bypass surgery: systematic review and meta-analysis of randomized trials and observational studies. *J Thorac Cardiovasc Surg*. 2012;143:665.
121. Miceli A, Duggan SM, Aresu G, et al. Combined clopidogrel and aspirin treatment up to surgery increases the risk of postoperative myocardial infarction, blood loss and reoperation for bleeding in patients undergoing coronary artery bypass grafting. *Eur J Cardiothorac Surg*. 2013;43:722.
122. Mehta RH, Roe MT, Mulgund J, et al. Acute clopidogrel use and outcomes in patients with non-ST-segment elevation acute coronary syndromes undergoing coronary artery bypass surgery. *J Am Coll Cardiol*. 2006;48:281.
123. Filsoufi F, Rahmanian PB, Castillo JG, et al. Clopidogrel treatment before coronary artery bypass graft surgery increases post-operative morbidity and blood product requirements. *J Cardiothorac Vasc Anesth*. 2008;22:60.
124. Berger JS, Frye CB, Harshaw Q, et al. Impact of clopidogrel in patients with acute coronary syndromes requiring coronary artery bypass surgery: a multi-center analysis. *J Am Coll Cardiol*. 2008;52:1693.
125. Ferraris VA, Saha SP, Oestreich JH, et al., Society of Thoracic Surgeons. 2012 update to the Society of Thoracic Surgeons guideline on use of antiplatelet drugs in patients having cardiac and noncardiac operations. *Ann Thorac Surg*. 2012;94:1761.
126. Ray KK, Cannon CP. The potential relevance of the multiple lipid-independent (pleiotropic) effects of statins in the management of acute coronary syndromes. *J Am Coll Cardiol*. 2005;46:1425.
127. Chello M, Mastroroberto P, Patti G, et al. Simvastatin attenuates leucocyte-endothelial interactions after coronary revascularisation with cardiopulmonary bypass. *Heart*. 2003;89:538.
128. Chello M, Carassiti M, Agro F, et al. Simvastatin blunts the increase of circulating adhesion molecules after coronary artery bypass surgery with cardiopulmonary bypass. *J Cardiothorac Vasc Anesth*. 2004;18:605.
129. Chello M, Patti G, Candura D, et al. Effects of atorvastatin on systemic inflammatory response after coronary bypass surgery. *Crit Care Med*. 2006;34:660.
130. Chan AW, Bhatt DL, Chew DP, et al. Early and sustained survival benefit associated with statin therapy at the time of percutaneous coronary intervention. *Circulation*. 2002;105:691.
131. Chan AW, Bhatt DL, Chew DP, et al. Relation of inflammation and benefit of statins after percutaneous coronary interventions. *Circulation*. 2003;107:1750.
132. Patti G, Pasceri V, Colonna G, et al. Atorvastatin preteatment improves outcomes in patients with acute coronary syndromes undergoing early percutaneous coronary intervention: results of the ARMYDA-ACS randomized trial. *J Am Coll Cardiol*. 2007;49:1272.
133. Pretorius M, Murphey LJ, McFarlane JA, et al. Angiotensin-converting enzyme inhibition alters the fibrinolytic response to cardiopulmonary bypass. *Circulation*. 2003;108:3079.
134. Le Manach Y, Coriat P, Collard CD, Riedel B. Statin therapy within the perioperative period. *Anesthesiology*. 2008;108:1141.
135. de Waal BA, Buise MP, van Zundert AA. Perioperative statin therapy in patients at high risk for cardiovascular morbidity undergoing surgery: a review. *Br J Anaesth*. 2015;114:44.
136. Kalavrouziotis D, Buth KJ, Cox JL, Baskett RJ. Should all patients be treated with an angiotensin-converting enzyme inhibitor after coronary artery bypass graft surgery? the impact of angiotensin-converting enzyme inhibitors, statins, and β-blockers after coronary artery bypass graft surgery. *Am Heart J*. 2011;162:836.
137. Oddsson SJ, Sigurdsson MI, Helgadottir S, et al. Lower mortality following coronary arterial revascularization in patients taking statins. *Scand Cardiovasc J*. 2012;46:353.
138. Kuhn EW, Liakopoulos OJ, Stange S, et al. Meta-analysis of patients taking statins before revascularization and aortic valve surgery. *Ann Thorac Surg*. 2013;96:1508.
139. Lazar HL, Bao Y, Zhang Y, Bernar SA. Pretreatment with statins enhances myocardial protection during coronary revascularization. *J Thorac Cardiovasc Surg*. 2003;125:1037.
140. Une D, Kulik A, Voisine P, et al. Correlates of saphenous vein graft hyperplasia and occlusion 1 year after coronary artery bypass grafting: analysis from the CASCADE randomized trial. *Circulation*. 2013;128(11 suppl 1):S213.
141. Dotani MI, Morise AP, Haque R, et al. Association between short-term simvastatin therapy before coronary artery bypass grafting and postoperative myocardial blood flow as assessed by positron emission tomography. *Am J Cardiol*. 2003;91:1107.
142. Pan W, Pintar T, Anton J, et al. Statins are associated with a reduced incidence of perioperative mortality after coronary artery bypass graft surgery. *Circulation*. 2004;110(11 suppl 1):II45.
143. Collard CD, Body SC, Shernan SK, et al. Preoperative statin therapy is associated with reduced cardiac mortality after coronary artery bypass graft surgery. *J Thorac Cardiovasc Surg*. 2006;132:392.
144. Liakopoulos OJ, Choi YH, Kuhn EW, et al. Statins for prevention of atrial fibrillation after cardiac surgery: a systemic literature review. *J Thorac Cardiovasc Surg*. 2009;138:678.
145. Tabata M, Khalpey Z, Cohn LH, et al. Effect of preoperative statins in patients without coronary artery disease who undergo cardiac surgery. *J Thorac Cardiovasc Surg*. 2008;136:1510.
146. Liakopoulos OJ, Choi YH, Haldenwang PL, et al. Impact of preoperative statin therapy on adverse postoperative outcomes in patients undergoing cardiac surgery: a meta-analysis of over 30,000 patients. *Eur Heart J*. 2008;29:1548.
147. Natsuaki M, Morimoto T, Furukawa Y, et al., CREDO-Kyoto PCI/CABGRegistry Cohort-2 Investigators. Effect of statin therapy on cardiovascular outcomes after coronary revascularization in patients ≥ 80 years of age: observations from the CREDO-Kyoto Registry Cohort-2. *Atherosclerosis*. 2014;237:821.
148. Tabata M, Khalpey Z, Pirundini PA, et al. Renoprotective effect of preoperative statins in coronary artery bypass grafting. *Am J Cardiol*. 2007;100:442.
149. Patti G, Chello M, Candura D, et al. Randomized trial of atorvastatin for reduction of post-operative atrial fibrillation in patients undergoing cardiac surgery: results of the ARMYDA-3 (Atorvastatin for Reduction of MYocardial Dysrhythmia After cardiac surgery) study. *Circulation*. 2006;114:1455.
150. Sodha NR, Sellke FW. The effect of statins on perioperative inflammation in cardiac and thoracic surgery. *J Thorac Cardiovasc Surg*. 2015;149:1495.
151. Lazar HL. Role of angiotensin-converting enzyme inhibitors in the coronary artery bypass patient. *Ann Thorac Surg*. 2005;79:1081.
152. Halcox JP, Deanfield JE. Beyond the laboratory: clinical implications for statin pleiotropy. *Circulation*. 2004;109(suppl 1):II42.
153. Oosterga M, Voors AA, Pinto YM, et al. Effects of quinapril on clinical outcome after coronary artery bypass grafting: the QUO VADIS Study (QUinapril On Vascular Ace and Determinants of ISchemia). *Am J Cardiol*. 2001;87:542.
154. Benedetto U, Sciarretta S, Roscitano A, et al. Preoperative angiotensin-converting inhibitors and acute kidney injury after coronary artery bypass grafting. *Ann Thorac Surg*. 2008;86:1160.
155. Dabrowski R, Sosnowski C, Jankowska A, et al. ACE inhibitor therapy: possible effective prevention of new-onset atrial fibrillation following cardiac surgery. *Cardiol J*. 2007;14:274.
156. Coriat P, Richer C, Douraki T, et al. Influence of chronic angiotensin-converting enzyme inhibition on anesthetic induction. *Anesthesiology*. 1994;81:299.
157. Tuman KJ, McCarthy RJ, O'Connor CJ, et al. Angiotensin-converting enzyme inhibitors increase vasoconstrictor requirements after cardiopulmonary bypass. *Anesth Analg*. 1995;80:473.
158. Brabant SM, Bertrand M, Eyraud D, et al. The hemodynamic effects of anesthetic induction in vascular surgical patients chronically treated with angiotensin II receptor antagonists. *Anesth Analg*. 1999;89:1388.
159. Pigott DW, Nagle C, Allman K, et al. Effect of omitting regular ACE inhibitor medication before cardiac surgery on haemodynamic variables and vasoactive drug requirements. *Br J Anaesth*. 1999; 83:715.
160. Bertrand M, Godet G, Meersschaert K, et al. Should the angiotensin II antagonists be discontinued before surgery? *Anesth Analg*. 2001;92:26.
161. Meersschaert K, Brun L, Gourdin M, et al. Terlipressin-ephedrine versus ephedrine to treat hypotension at the induction of anesthesia in patients chronically treated with angiotensin converting-enzyme inhibitors: a prospective, randomized, double-blinded, crossover study. *Anesth Analg*. 2002;94:835.
162. Levin M, Lin HM, Castillo JG, et al. Early on-cardiopulmonary bypass hypotention and other factors associated with vasoplegic syndrome. *Circulation*. 2009;120:1664.
163. Deakin CD, Dalrymple-Hay MJ, Jones P, et al. Effects of angiotensin converting enzyme inhibition on systemic vascular resistance and vasoconstrictor requirements during hypothermic cardiopulmonary bypass. *Eur J Cardiothorac Surg*. 2003;26:387.
164. Miceli A, Capoun R, Fino C, et al. Effects of angiotensin-converting enzyme inhibitor therapy on clinical outcome in patients undergoing coronary artery bypass grafting. *J Am Coll Cardiol*. 2009;54.
165. Shi P, Li Z, Young N, et al. The effects of preoperative renin-angiotensin system inhibitors on outcomes in patients undergoing cardiac surgery. *J Cardiothorac Vasc Anesth*. 2013;27:703.
166. Zhang Y, Ma L. Effect of preoperative angiotensin-converting enzyme inhibitor on the outcome of coronary artery bypass graft surgery. *Eur J Cardiothorac Surg*. 2015;47:788.
167. Bandeali SJ, Kayani WT, Lee VV, et al. Outcomes of preoperative angiotensin-converting enzyme inhibitor therapy in patients undergoing isolated coronary artery bypass grafting. *Am J Cardiol*. 2012;110:919.
168. Drenger B, Fontes ML, Miao Y, et al., Investigators of the Ischemia Research and Education Foundation; Multicenter Study of Perioperative Ischemia Research Group. Patterns of use of perioperative angiotensin-converting enzyme inhibitors in coronary artery bypass graft surgery with cardiopulmonary bypass: effects on in-hospital morbidity and mortality. *Circulation*. 2012;126:261.
169. Opie LH, Yusuf S, Kubler W. Current status of safety and efficacy of calcium channel blockers in cardiovascular diseases: a critical analysis based on 100 studies. *Prog Cardiovasc Dis*. 2000;43:171.
170. Stevens RD, Burri H, Tramer MR. Pharmacologic myocardial protection in patients undergoing noncardiac surgery: a quantitative systematic review. *Anesth Analg*. 2003;97:623.
171. Wijeysundera DN, Beattie WS. Calcium channel blockers for reducing cardiac morbidity after noncardiac surgery: a meta-analysis. *Anesth Analg*. 2003;97:634.
172. Wijeysundera DN, Beattie WS, Rao V, et al. Calcium antagonists are associated with reduced mortality after cardiac surgery: a propensity analysis. *J Thorac Cardiovasc Surg*. 2004;127:755.
173. Wijeysundera DN, Beattie WS, Rao V, et al. Calcium antagonists reduce cardiovascular complications after cardiac surgery: a meta-analysis. *J Am Coll Cardiol*. 2003;41:1496.
174. Gremmel T, Steiner S, Seidinger D, et al. Calcium-channel blockers decrease clopidogrel-mediated platelet inhibition. *Heart*. 2010;96:186.
175. Awad H, Quevedo E, Abas M, et al. Can the anesthesiologist use the radial artery for monitoring after transradial artery catheterization? *A A Case Rep*. 2015;4:159.
176. Rich GF, Lubarski RE, McLoughlin TM. Differences between aortic and radial artery pressure associated with cardiopulmonary bypass. *Anesthesiology*. 1992;77:63.
177. Thrush DN, Steighner ML, Rasanaen J, et al. Blood pressure after cardiopulmonary bypass: which technique is accurate? *J Cardiothorac Vasc Anesth*. 1994;8:269.
178. Dorman T, Breslow MJ, Lipsett PA, et al. Radial artery pressure monitoring underestimates central arterial pressure during vasopressor therapy in critically ill surgical patients. *Crit Care Med*. 1998;26:1646.
179. Chauhan S, Saxena N, Mehrotra S, et al. Femoral artery pressures are more reliable than radial artery pressures on initiation of cardiopulmonary bypass. *J Cardiothorac Vasc Anesth*. 2000;14:274.
180. Kanazawa M, Fukuyama H, Kinefuchi Y, et al. Relationship between aortic-to-radial arterial pressure gradient after cardiopulmonary bypass and changes in arterial elasticity. *Anesthesiology*. 2003;99:48.
181. Tuman KJ, McCarthy RJ, Spiess BD, et al. Effect of pulmonary artery catheterization on outcome in patients undergoing coronary artery surgery. *Anesthesiology*. 1989;70:199.
182. Stewart RD, Psyhojos T, Lahey SJ, et al. Central venous catheter use in low-risk coronary artery bypass grafting. *Ann Thorac Surg*. 1998;66:1306.
183. Ramsey SD, Saint S, Sullivan SD, et al. Clinical and economic effects of pulmonary artery catheterization in nonemergent coronary artery bypass graft surgery. *J Cardiothorac Vasc Anesth*. 2000;14:113.
184. Schwann TA, Zacharias A, Riordan CJ, et al. Safe, highly selective use of pulmonary artery catheters in coronary artery bypass grafting: an objective patient selection method. *Ann Thorac Surg*. 2002;73:1394.
185. Schwann NM, Hillel Z, Hoeft A, et al. Lack of effectiveness of the pulmonary artery catheter in cardiac surgery. *Anesth Analg*. 2011;113:994.
186. London MJ, Moritz TE, Henderson WG, et al. Standard versus fiberoptic pulmonary artery catheterization for cardiac surgery in the Department of Veterans Affairs: a prospective, observational, multicenter analysis. *Anesthesiology*. 2002;96:860.

187. Resano FG, Kapetanakis EI, Hill PC, et al. Clinical outcomes of low-risk patients undergoing beating heart surgery with or without pulmonary artery catheterization. *J Cardiothorac Vasc Anesth*. 2006;20:300.
188. Judge O, Ji F, Fleming N, Liu H. Current use of the pulmonary artery catheter in cardiac surgery: a survey study. *J Cardiothorac Vasc Anesth*. 2015;29:69.
189. Djaini G, Karski J, Yudin M, et al. Clinical outcomes in patients undergoing elective coronary artery bypass graft surgery with and without utilization of pulmonary artery catheter-generated data. *J Cardiothorac Vasc Anesth*. 2006;20:307.
190. Swaminathan M, Morris RW, De Meyts DD, et al. Deterioration of regional wall motion immediately after coronary artery bypass graft surgery is associated with long-term major adverse cardiac events. *Anesthesiology*. 2007;107:739.
191. Comunale ME, Body SC, Ley C, et al. The concordance of intraoperative left ventricular wall-motion abnormalities and electrocardiographic S-T segment changes: association with outcome after coronary revascularization. Multicenter Study of Perioperative Ischemia (McSPI) Research Group. *Anesthesiology*. 1998;88:945.
192. Skidmore KL, London MJ. Myocardial ischemia. Monitoring to diagnose ischemia: how do I monitor therapy? *Anesthesiol Clin North America*. 2001;19:651.
193. Smith PK, Puskas JD, Ascheim DD, et al., Cardiothoracic Surgical Trials Network Investigators. Surgical treatment of moderate ischemic mitral regurgitation. *N Engl J Med*. 2014;371:2178–2188.
194. Task Force on Perioperative Transesophageal Echocardiography, Thys DM, Abel M, et al. Practice guidelines for perioperative transesophageal echocardiography. A report by the American Society of Anesthesiologists and the Society of Cardiovascular Anesthesiologists Task Force on Transesophageal Echocardiography. *Anesthesiology*. 1996;84:986.
195. American Society of Anesthesiologists Task Force on Perioperative Transesophageal Echocardiography, Thys DM, Abel MD, et al. Practice guidelines for perioperative transesophageal echocardiography: an updated report by the American Society of Anesthesiologists and the Society of Cardiovascular Anesthesiologists Task Force on Transesophageal Echocardiography. *Anesthesiology*. 2010;112:1.
196. Hahn RT, Abraham T, Adams MS, et al. Guidelines for performing a comprehensive transesophageal echocardiographic examination: recommendations from the American Society of Echocardiography and the Society of Cardiovascular Anesthesiologists. *J Am Soc Echocardiogr*. 2013;26:921.
197. Shanewise JS, Cheung AT, Aronson S, et al. ASE/SCA guidelines for performing a comprehensive intraoperative multiplane transesophageal echocardiography examination: recommendations of the American Society of Echocardiography Council for Intraoperative Echocardiography and the Society of Cardiovascular Anesthesiologists Task Force for Certification in Perioperative Transesophageal Echocardiography. *Anesth Analg*. 1999;89:870.
198. Morewood GH, Gallagher ME, Gaughan JP, et al. Current practice patterns for adult perioperative transesophageal echocardiography in the United States. *Anesthesiology*. 2001;95:1507.
199. Jacka MJ, Cohen MM, To T, et al. The use of and preferences for the transesophageal echocardiogram and pulmonary artery catheter among cardiovascular anesthesiologists. *Anesth Analg*. 2002;94:1065.
200. Cahalan MK, Stewart W, Pearlman A, et al. American Society of Echocardiography and Society of Cardiovascular Anesthesiologists task force guidelines for training in perioperative echocardiography. *J Am Soc Echocardiogr*. 2002;15:647.
201. Hogue CWJ, Lappas GD, Creswell LL, et al. Swallowing dysfunction after cardiac operations: associated adverse outcomes and risk factors including intraoperative transesophageal echocardiography. *J Thorac Cardiovasc Surg*. 1995;110:517.
202. Brinkman WT, Shanewise JS, Clements SD, et al. Transesophageal echocardiography: not an innocuous procedure. *Ann Thorac Surg*. 2001;72:1725.
203. Han YY, Cheng YJ, Liao WW, et al. Delayed diagnosis of esophageal perforation following intraoperative transesophageal echocardiography during valvular replacement: a case report. *Acta Anaesthesiol Sin*. 2003;41:81.
204. Lecharny JB, Philip I, Depoix JP. Oesophagotracheal perforation after intraoperative transoesphageal echocardiography in cardiac surgery. *Br J Anaesth*. 2002;88:592.
205. Massey SR, Pitsis A, Mehta D, et al. Oesophageal perforation following perioperative transoesophageal echocardiography. *Br J Anaesth*. 2000;84:643.
206. Zalunardo MP, Bimmler D, Grob UC, et al. Late oesophageal perforation after intraoperative transoesophageal echocardiography. *Br J Anaesth*. 2002;88:595.
207. Diegeler A, Hisch R, Schneider F, et al. Neuromonitoring and neurocognitive outcome in off-pump versus conventional coronary bypass operation. *Ann Thorac Surg*. 2000;69:1162.
208. Zimpfer D, Czerny M, Vogt F, et al. Neurocognitive deficit following coronary artery bypass grafting: a prospective study of surgical patients and nonsurgical controls. *Ann Thorac Surg*. 2004;78:513.
209. Filsoufi F, Rahmanian PB, Castillo JG, et al. Incidence, imaging analysis, and early and late outcomes of stroke after cardiac valve operation. *Am J Cardiol*. 2008;101:1472.
210. Baker RA, Bronson SL, Dickinson TA, et al., International Consortium for Evidence-Based Perfusion for the American Society of ExtraCorporeal Technology. Report from AmSECT's International Consortium for Evidence-Based Perfusion: American Society of Extracorporeal Technology standards and guidelines for perfusion practice, 2013. *J Extra Corpor Technol*. 2013;45:156.
211. Fischer GW. Recent advances in application of cerebral oximetry in adult cardiovascular surgery. *Semin Cardiothorac Vasc Anesth*. 2008;12:60.
212. Wahr JA, Tremper KK, Samra S, Delpy DT. Near-infrared spectroscopy: theory and applications. *J Cardiothorac Vasc Anesth*. 1996;10:406.
213. Watzman HM, Kurth CD, Montenegro LM, et al. Arterial and venous contributions to near-infrared cerebral oximetry. *Anesthesiology*. 2000;93:947.
214. Fischer GW, Stone ME. Cerebral air embolism recognized by cerebral oximetry. *Semin Cardiothorac Vasc Anesth*. 2009;13:56.
215. Sakamoto T, Duebener LF, Laussen PC, Jonas RA. Cerebral ischemia caused by obstructed superior vena cava cannula is detected by near-infrared spectroscopy. *J Cardiothorac Vasc Anesth*. 2004;18:293.
216. Han SH, Kim CS, Lim C, Kim WH. Obstruction of the superior vena cava cannula detected by desaturation of the cerebral oximeter. *J Cardiothorac Vasc Anesth*. 2005;19:420.
217. Murkin JM, Arango M. Near-infrared spectroscopy as an index of brain and tissue oxygenation. *Br J Anaesth*. 2009;103(suppl 1):i3.
218. Slater JP, Guarino T, Stack J, et al. Cerebral oxygen desaturations predicts cognitive decline and longer hospital stay after cardiac surgery. *Ann Thorac Surg*. 2009;87:36.
219. Murkin JM, Adams SJ, Novick RJ, et al. Monitoring brain oxygen saturation during coronary bypass surgery: a randomized, prospective study. *Anesth Analg*. 2007;104:51.
220. White PF, Tang J, Ma H, et al. Is the patient state analyzer with the PSArray2 a cost-effective alternative to the Bispectral Index monitor during the perioperative period? *Anesth Analg*. 2004;99:1429.
221. Bauer M, Wilhelm W, Kraemer T, et al. Impact of Bispectral Index monitoring on stress response and propofol consumption in patients undergoing coronary artery bypass surgery. *Anesthesiology*. 2004;101:1096.
222. Schmidt GN, Bischoff P, Standl T, et al. SNAP index and Bispectral Index during different states of propofol/remifentanil anaesthesia. *Anaesthesia*. 2005;60:228.
223. Ellerkmann RK, Liermann VM, Alves TM, et al. Spectral entropy and Bispectral Index as measures of the electroencephalographic effects of sevoflurane. *Anesthesiology*. 2004;101:1275.
224. Ranta SO, Laurila R, Saario J, et al. Awareness with recall during general anesthesia: incidence and risk factors. *Anesth Analg*. 1998;86:1084.
225. Lennmarken C, Bildfors K, Enlund G, et al. Victims of awareness. *Acta Anaesthesiol Scand*. 2002;46:229.
226. Adams DC, Hilton HJ, Madigan JD, et al. Evidence for unconscious memory processing during elective cardiac surgery. *Circulation*. 1998;98(19 suppl):II289.
227. Sebel PS, Bowdle TA, Ghoneim MM, et al. The incidence of awareness during anesthesia: a multicenter United States study. *Anesth Analg*. 2004;99:833.
228. Kerssens C, Klein J, Bonke B. Awareness: monitoring versus remembering what happened. *Anesthesiology*. 2003;99:570.
229. Goldmann L, Shah MV, Hebden MW. Memory of cardiac anaesthesia: psychological sequelae in cardiac patients of intra-operative suggestion and operating room conversation. *Anaesthesia*. 1987;42:596.
230. Phillips AA, McLean RF, Devitt JH, et al. Recall of intraoperative events after general anaesthesia and cardiopulmonary bypass. *Can J Anaesth*. 1993;40:922.
231. Ranta SO, Herranen P, Hynynen M. Patients' conscious recollections from cardiac anesthesia. *J Cardiothorac Vasc Anesth*. 2002;16:426.
232. Dowd NP, Cheng DC, Karski JM, et al. Intraoperative awareness in fast-track cardiac anesthesia. *Anesthesiology*. 1998;89:1068.
233. Myles PS, Leslie K, McNeil J, et al. Bispectral Index monitoring to prevent awareness during anaesthesia: the B-Aware randomised controlled trial. *Lancet*. 2004;363:1757.
234. Barr G, Anderson RE, Samuelsson S, et al. Fentanyl and midazolam anaesthesia for coronary bypass surgery: a clinical study of bispectral electroencephalogram analysis, drug concentrations and recall. *Br J Anaesth*. 2000;84:749.
235. Forestier F, Hirschi M, Rouget P, et al. Propofol and sufentanil titration with the Bispectral Index to provide anesthesia for coronary artery surgery. *Anesthesiology*. 2003;99:334.
236. Lehmann A, Karzau J, Boldt J, et al. Bispectral Index-guided anesthesia in patients undergoing aortocoronary bypass grafting. *Anesth Analg*. 2003;96:336.
237. Gelissen HP, Epema AH, Henning RH, et al. Inotropic effects of propofol, thiopental, midazolam, etomidate, and ketamine on isolated human atrial muscle. *Anesthesiology*. 1996;84:397.
238. Mulier JP. Cardiodynamic effects of propofol in comparison to thiopental: use of the end-systolic pressure-volume relationship and arterial elastance. *Anesth Analg*. 1993;76:677.
239. Mulier JP, Wouters PF, Van Aken H, et al. Cardiodynamic effects of propofol in comparison with thiopental: assessment with a transesophageal echocardiographic approach. *Anesth Analg*. 1991; 72:28.
240. De Hert SG, Vermeyen KM, Adriaensen HF. Influence of thiopental, etomidate, and propofol on regional myocardial function in the normal and acute ischemic heart segment in dogs. *Anesth Analg*. 1990;70:600.
241. Mather LE, Duke CC, Ladd LA, et al. Direct cardiac effects of coronary site-directed thiopental and its enantiomers: a comparison to propofol in conscious sheep. *Anesthesiology*. 2004;101:354.
242. Rouby JJ, Andreev A, Leger P, et al. Peripheral vascular effects of thiopental and propofol in humans with artificial hearts. *Anesthesiology*. 1991;75:32.
243. Gauss A, Heinrich H, Wilder-Smith OH. Echocardiographic assessment of the haemodynamic effects of propofol: a comparison with etomidate and thiopentone. *Anaesthesia*. 1991;46:99.
244. Komai H, DeWitt DE, Rusy BF. Negative inotropic effect of etomidate in rabbit papillary muscle. *Anesth Analg*. 1985;64:400.
245. Donmez A, Kaya H, Haberal A, et al. The effect of etomidate induction on plasma cortisol levels in children undergoing cardiac surgery. *J Cardiothorac Vasc Anesth*. 1998;12:182.
246. Jackson WL Jr. Should we use etomidate as an induction agent for endotracheal intubation in patients with septic shock? a critical appraisal. *Chest*. 2005;127:1031.
247. Heinrich S, Schmidt J, Ackermann A, et al. Comparison of clinical outcome variables in patients with and without etomidate-facilitated anesthesia induction ahead of major cardiac surgery: a retrospective analysis. *Crit Care*. 2014;18(4):R150.
248. Wagner CE, Bick JS, Johnson D, et al. Etomidate use and postoperative outcomes among cardiac surgery patients. *Anesthesiology*. 2014;120:579.
249. Shafer SL. Advances in propofol pharmacokinetics and pharmacodynamics. *J Clin Anesth*. 1993;5:14S.
250. Barr J, Egan TD, Sandoval NF, et al. Propofol dosing regimens for ICU sedation based upon an integrated pharmacokinetic-pharmacodynamic model. *Anesthesiology*. 2001;95:324.
251. Hall RI, MacLaren C, Smith MS, et al. Light versus heavy sedation after cardiac surgery: myocardial ischemia and the stress response. *Anesth Analg*. 1997;85:971.
252. Schmidt C, Roosens C, Struys M, et al. Contractility in humans after coronary artery surgery. *Anesthesiology*. 1999;91:58.
253. Bell J, Sartain J, Wilkinson GA, et al. Propofol and fentanyl anaesthesia for patients with low cardiac output state undergoing cardiac surgery: comparison with high-dose fentanyl anaesthesia. *Br J Anaesth*. 1994;73:162.
254. Hall RI, Murphy JT, Moffitt EA, et al. A comparison of the myocardial metabolic and haemodynamic changes produced by propofol-sufentanil and enflurane-sufentanil anaesthesia for patients having coronary artery bypass graft surgery. *Can J Anaesth*. 1991;38:996.
255. Hall RI, Murphy JT, Landymore R, et al. Myocardial metabolic and hemodynamic changes during propofol anesthesia for cardiac surgery in patients with reduced ventricular function. *Anesth Analg*. 1993;77:680.
256. Jain U, Body SC, Bellows W, et al. Multicenter study of target-controlled infusion of propofol-sufentanil or sufentanil-midazolam for coronary artery bypass graft surgery. Multicenter Study of Perioperative Ischemia (McSPI) Research Group. *Anesthesiology*. 1996;85:522.
257. Engoren MC, Kraras C, Garzia F. Propofol-based versus fentanyl-isoflurane-based anesthesia for cardiac surgery. *J Cardiothorac Vasc Anesth*. 1998;12:177.
258. Sorbara C, Pittarello D, Rizzoli G, et al. Propofol-fentanyl versus isoflurane-fentanyl anesthesia for coronary artery bypass grafting: effect on myocardial contractility and peripheral hemodynamics. *J Cardiothorac Vasc Anesth*. 1995;9:18.
259. Sayin MM, Ozatamer O, Tasoz R, et al. Propofol attenuates myocardial lipid peroxidation during coronary artery bypass grafting surgery. *Br J Anaesth*. 2002;89:242.
260. Landoni G, Guarracino F, Cariello C, et al. Volatile compared with total intravenous anaesthesia in patients undergoing high-risk cardiac surgery: a randomized multicentre study. *Br J Anaesth*. 2014;113:955.
261. Pasin L, Landoni G, Cabrini L, et al. Propofol and survival: a meta-analysis of randomized clinical trials. *Acta Anaesthesiol Scand*. 2015;59:17.
262. Jerath A, Beattie SW, Chandy T, et al., Perioperative Anesthesia Clinical Trials Group. Volatile-based short-term sedation in cardiac surgical patients: a prospective randomized controlled trial. *Crit Care Med*. 2015;43:1062.
263. Herr DL, Sum-Ping ST, England M. ICU sedation after coronary artery bypass graft surgery: dexmedetomidine-based versus propofol-based sedation regimens. *J Cardiothorac Vasc Anesth*. 2003;17:576.
264. Lin YY, He B, Chen J, Wang ZN. Can dexmedetomidine be a safe and efficacious sedative agent in post-cardiac surgery patients? a meta-analysis. *Crit Care*. 2012;16(5):R169.
265. Pagel PS, Kampine JP, Schmeling WT, et al. Ketamine depresses myocardial contractility as evaluated by the preload recruitable stroke work relationship in chronically instrumented dogs with autonomic nervous system blockade. *Anesthesiology*. 1992;76:564.
266. Pagel PS, Schmeling WT, Kampine JP, et al. Alteration of canine left ventricular diastolic function by intravenous anesthetics in vivo: ketamine and propofol. *Anesthesiology*. 1992;76:419.
267. Zilberstein G, Levy R, Rachinsky M, et al. Ketamine attenuates neutrophil activation after cardiopulmonary bypass. *Anesth Analg*. 2002;95:531.
268. Stanley TH, Bennett GM, Loeser EA, et al. Cardiovascular effects of diazepam and droperidol during morphine anesthesia. *Anesthesiology*. 1976;44:255.
269. Stanley TH, Webster LR. Anesthetic requirements and cardiovascular effects of fentanyl-oxygen and fentanyl-diazepam-oxygen anesthesia in man. *Anesth Analg*. 1978;57:411.
270. Liu WS, Bidwai AV, Stanley TH, et al. The cardiovascular effects of diazepam and of diazepam and pancuronium during fentanyl and oxygen anaesthesia. *Can Anaesth Soc J*. 1976;23:395.
271. Brown CR, Sarnquist FH, Canup CA, et al. Clinical, electroencephalographic, and pharmacokinetic studies of a water-soluble benzodiazepine, midazolam maleate. *Anesthesiology*. 1979;50:467.
272. Raza SM, Masters RW, Zsigmond EK. Haemodynamic stability with midazolam-ketamine-sufentanil analgesia in cardiac surgical patients. *Can J Anaesth*. 1989;36:617.
273. Gordon AR, O'Connor JP, Ralley FE, et al. Midazolam-ketamine vs sufentanil for rapid sequence induction of anaesthesia for CABG surgery. *Can J Anaesth*. 1990;37:S43.
274. Samuelson PN, Reves JG, Kouchoukos NT, et al. Hemodynamic responses to anesthetic induction with midazolam or diazepam in patients with ischemic heart disease. *Anesth Analg*. 1981;60:802.
275. Schulte-Sasse U, Hess W, Tarnow J. Haemodynamic responses to induction of anaesthesia using midazolam in cardiac surgical patients. *Br J Anaesth*. 1982;54:1053.

276. Heikkila H, Jalonen J, Arola M, et al. Midazolam as adjunct to high-dose fentanyl anaesthesia for coronary artery bypass grafting operation. *Acta Anaesthesiol Scand*. 1984;28:683.
277. Kawar P, Carson IW, Clarke RS, et al. Haemodynamic changes during induction of anaesthesia with midazolam and diazepam (Valium) in patients undergoing coronary artery bypass surgery. *Anaesthesia*. 1985;40:767.
278. Raza SM, Zsigmond EK, Barabas E. Midazolam causes no adverse hemodynamic effects in cardiac patients. *Clin Ther*. 1987;10:40.
279. Raza SM, Masters RW, Vasireddy AR, et al. Haemodynamic stability with midazolam-sufentanil analgesia in cardiac surgical patients. *Can J Anaesth*. 1988;35:518.
280. Tuman KJ, McCarthy RJ, el-Ganzouri AR, et al. Sufentanil-midazolam anesthesia for coronary artery surgery. *J Cardiothorac Anesth*. 1990;4:308.
281. van der Maaten JM, Epema AH, Huet RC, et al. The effect of midazolam at two plasma concentrations of hemodynamics and sufentanil requirement in coronary artery surgery. *J Cardiothorac Vasc Anesth*. 1996;10:356.
282. Driessen JJ, Giart M. Comparison of isoflurane and midazolam as hypnotic supplementation to moderately high-dose fentanyl during coronary artery bypass grafting: effects on systemic hemodynamics and early postoperative recovery profile. *J Cardiothorac Vasc Anesth*. 1997;11:740.
283. Messina AG, Paranicas M, Yao FS, et al. The effect of midazolam on left ventricular pump performance and contractility in anesthetized patients with coronary artery disease: effect of preoperative ejection fraction. *Anesth Analg*. 1995;81:793.
284. Lowenstein E, Hallowell P, Levine FH, et al. Cardiovascular response to large doses of intravenous morphine in man. *N Engl J Med*. 1969;281:1389.
285. Lunn JK, Stanley TH, Eisele J, et al. High dose fentanyl anesthesia for coronary artery surgery: plasma fentanyl concentrations and influence of nitrous oxide on cardiovascular responses. *Anesth Analg*. 1979;58:390.
286. Tomicheck RC, Rosow CE, Philbin DM, et al. Diazepam-fentanyl interaction: hemodynamic and hormonal effects in coronary artery surgery. *Anesth Analg*. 1983;62:881.
287. Bovill JG, Sebel PS. Pharmacokinetics of high-dose fentanyl: a study in patients undergoing cardiac surgery. *Br J Anaesth*. 1980;52:795.
288. Prakash O, Verdouw PD, de Jong JW, et al. Haemodynamic and biochemical variables after induction of anaesthesia with fentanyl and nitrous oxide in patients undergoing coronary artery by-pass surgery. *Can Anaesth Soc J*. 1980;27:223.
289. Sebel PS, Bovill JG, Schellekens AP, et al. Hormonal responses to high-dose fentanyl anaesthesia: a study in patients undergoing cardiac surgery. *Br J Anaesth*. 1981;53:941.
290. Waller JL, Hug CC Jr, Nagle DM, et al. Hemodynamic changes during fentanyl-oxygen anesthesia for aortocoronary bypass operation. *Anesthesiology*. 1981;55:212.
291. Walsh ES, Paterson JL, O'Riordan JB, et al. Effect of high-dose fentanyl anaesthesia on the metabolic and endocrine response to cardiac surgery. *Br J Anaesth*. 1981;53:1155.
292. Sonntag H, Larsen R, Hilfiker O, et al. Myocardial blood flow and oxygen consumption during high-dose fentanyl anesthesia in patients with coronary artery disease. *Anesthesiology*. 1982;56:417.
293. Hilgenberg JC. Intraoperative awareness during high-dose fentanyl-oxygen anesthesia. *Anesthesiology*. 1981;54:341.
294. Dubois-Primo J, Dewachter B, Massaut J. Analgesic anesthesia with fentanyl (F) and sufentanil (SF) in coronary surgery: a double blind study. *Acta Anaesthesiol Belg*. 1979;30:113.
295. de Lange S, Boscoe MJ, Stanley TH, et al. Antidiuretic and growth hormone responses during coronary artery surgery with sufentanil-oxygen and alfentanil-oxygen anesthesia in man. *Anesth Analg*. 1982;61:434.
296. de Lange S, Boscoe MJ, Stanley TH, et al. Comparison of sufentanil-O2 and fentanyl-O2 for coronary artery surgery. *Anesthesiology*. 1982;56:112.
297. Bovill JG, Sebel PS, Fiolet JW, et al. The influence of sufentanil on endocrine and metabolic responses to cardiac surgery. *Anesth Analg*. 1983;62:391.
298. O'Young J, Mastrocostopoulos G, Hilgenberg A, et al. Myocardial circulatory and metabolic effects of isoflurane and sufentanil during coronary artery surgery. *Anesthesiology*. 1987;66:653.
299. Thomson IR, Hudson RJ, Rosenbloom M, et al. A randomized double-blind comparison of fentanyl and sufentanil anaesthesia for coronary artery surgery. *Can J Anaesth*. 1987;34:227.
300. Helman JD, Leung JM, Bellows WH, et al. The risk of myocardial ischemia in patients receiving desflurane versus sufentanil anesthesia for coronary artery bypass graft surgery. The S.P.I. Research Group. *Anesthesiology*. 1992;77:47.
301. Spiess BD, Sathoff RH, El-Ganzouri ARS, et al. High-dose sufentanil: four cases of sudden hypotension on induction. *Anesth Analg*. 1986;65:703.
302. Starr NJ, Sethna DH, Estafanous FG. Bradycardia and asystole following the administration of sufentanil with vecuronium. *Anesthesiology*. 1986;64:521.
303. Sanford TJ, Smith NT, Dec-Silver H, et al. A comparison of morphine, fentanyl, and sufentanil anesthesia for cardiac surgery: induction, emergence, and extubation. *Anesth Analg*. 1986;65:259.
304. London MJ, Shroyer ALW, Grover FL. Fast tracking into the new millennium: an evolving paradigm. *Anesthesiology*. 1999;91:936.
305. Egan TD, Lemmens HJ, Fiset P, et al. The pharmacokinetics of the new short-acting opioid remifentanil (GI87084B) in healthy adult male volunteers. *Anesthesiology*. 1993;79:881.
306. Latham P, Zarate E, White PF, et al. Fast-track cardiac anesthesia: a comparison of remifentanil plus intrathecal morphine with sufentanil in a desflurane-based anesthetic. *J Cardiothorac Vasc Anesth*. 2000;14:645.
307. Olivier P, Sirieix D, Dassier P, et al. Continuous infusion of remifentanil and target-controlled infusion of propofol for patients undergoing cardiac surgery: a new approach for scheduled early extubation. *J Cardiothorac Vasc Anesth*. 2000;14:29.
308. Cheng DC, Newman MF, Duke P, et al. The efficacy and resource utilization of remifentanil and fentanyl in fast-track coronary artery bypass graft surgery: a prospective randomized, double-blinded controlled, multi-center trial. *Anesth Analg*. 2001;92:1094.
309. Engoren M, Luther G, Fenn-Buderer N. A comparison of fentanyl, sufentanil, and remifentanil for fast-track cardiac anesthesia. *Anesth Analg*. 2001;93:859.
310. Howie MB, Cheng D, Newman MF, et al. A randomized double-blinded multicenter comparison of remifentanil versus fentanyl when combined with isoflurane/propofol for early extubation in coronary artery bypass graft surgery. *Anesth Analg*. 2001;92:1084.
311. Mollhoff T, Herregods L, Moerman A, et al. Comparative efficacy and safety of remifentanil and fentanyl in 'fast track' coronary artery bypass graft surgery: a randomized, double-blind study. *Br J Anaesth*. 2001;87:718.
312. Myles PS, Hunt JO, Fletcher H, et al. Remifentanil, fentanyl, and cardiac surgery: a double-blinded, randomized, controlled trial of costs and outcomes. *Anesth Analg*. 2002;95:805.
313. Reddy P, Feret BM, Kulicki L, et al. Cost analysis of fentanyl and remifentanil in coronary artery bypass graft surgery without cardiopulmonary bypass. *J Clin Pharm Ther*. 2002;27:127.
314. Winterhalter M, Brandl K, Rahe-Meyer N, et al. Endocrine stress response and inflammatory activation during CABG surgery: a randomized trial comparing remifentanyl infusion to intermittent fentanyl. *Eur J Anaesthesiol*. 2008;25:326.
315. Lena P, Balarac N, Lena D, et al. Fast-track anesthesia with remifentanyl and spinal analgesia for cardiac surgery: the effect on pain control and quality of recovery. *J Cardiothorac Vasc Anesth*. 2008;22:536.
316. Wynands JE, Townsend GE, Wong P, et al. Blood pressure response and plasma fentanyl concentrations during high- and very-high-dose fentanyl anesthesia for coronary artery surgery. *Anesth Analg*. 1983;62:661.
317. Lacoumenta S, Yeo TH, Paterson JL, et al. Hormonal and metabolic responses to cardiac surgery with sufentanil-oxygen anaesthesia. *Acta Anaesthesiol Scand*. 1987;31:258.
318. Thomson IR, Hudson RJ, Rosenbloom M, et al. Catecholamine responses to anesthetic induction with fentanyl and sufentanil. *J Cardiothorac Anesth*. 1988;2:18.
319. Sonntag H, Stephan H, Lange H, et al. Sufentanil does not block sympathetic responses to surgical stimuli in patients having coronary artery revascularization surgery. *Anesth Analg*. 1989;68:584.
320. Philbin DM, Rosow CE, Schneider RC, et al. Fentanyl and sufentanil anesthesia revisited: how much is enough? *Anesthesiology*. 1990;73:5–11.
321. Thomson IR, Henderson BT, Singh K, et al. Concentration-response relationships for fentanyl and sufentanil in patients undergoing coronary artery bypass grafting. *Anesthesiology*. 1998;89:852.
322. Philbin DM, Rosow CE. Fentanyl and sufentanil anesthesia revisited. *J Cardiothorac Vasc Anesth*. 1991;5:651.
323. Murphy GS, Szokol JW, Vender JS, et al. The use of neuromuscular blocking drugs in adult cardiac surgery: results of a national postal survey. *Anesth Analg*. 2002;95:1534.
324. O'Connor JP, Ramsay JG, Wynands JE, et al. The incidence of myocardial ischemia during anesthesia for coronary artery bypass surgery in patients receiving pancuronium or vecuronium. *Anesthesiology*. 1989;70:230.
325. Jellish WS, Brody M, Sawicki K, et al. Recovery from neuromuscular blockade after either bolus and prolonged infusions of cisatracurium or rocuronium using either isoflurane or propofol-based anesthetics. *Anesth Analg*. 2000;91:1250.
326. Reich DL, Hollinger I, Harrington DJ, et al. Comparison of cisatracurium and vecuronium by infusion in neonates and small infants after congenital heart surgery. *Anesthesiology*. 2004;101:1122.
327. Murphy GS, Szokol JW, Marymont JH, et al. Recovery of neuromuscular function after cardiac surgery: pancuronium versus rocuronium. *Anesth Analg*. 2003;96:1301.
328. McEwin L, Merrick PM, Bevan DR. Residual neuromuscular blockade after cardiac surgery: pancuronium vs rocuronium. *Can J Anaesth*. 1997;44:891.
329. Murphy GS, Szokol JW, Marymont JH, et al. Impact of shorter-acting neuromuscular blocking agents on fast-track recovery of the cardiac surgical patient. *Anesthesiology*. 2002;96:600.
330. Thomas R, Smith D, Strike P. Prospective randomised double-blind comparative study of rocuronium and pancuronium in adult patients scheduled for elective 'fast-track' cardiac surgery involving hypothermic cardiopulmonary bypass. *Anaesthesia*. 2003;58:265.
331. Cammu G, De Keersmaecker K, Casselman F, et al. Implications of the use of neuromuscular transmission monitoring on immediate postoperative extubation in off-pump coronary artery bypass surgery. *Eur J Anaesthesiol*. 2003;20:884.
332. Pinard AM, Donati F, Martineau R, et al. Magnesium potentiates neuromuscular blockade with cisatracurium during cardiac surgery. *Can J Anaesth*. 2003;50:172.
333. Gueret G, Rossignol B, Kiss G, et al. Is muscle relaxant necessary for cardiac surgery? *Anesth Analg*. 2004;99:1330.
334. Zhang X, Zhao X, Wang Y. Dexmedetomidine: a review of applications for cardiac surgery during perioperative period. *J Anesth*. 2015;29:102.
335. Menda F, Köner O, Sayin M, et al. Dexmedetomidine as an adjunct to anesthetic induction to attenuate hemodynamic response to endotracheal intubation in patients undergoing fast-track CABG. *Ann Card Anaesth*. 2010;13:16.
336. Talke P, Chen R, Thomas B, et al. The hemodynamic and adrenergic effects of perioperative dexmedetomidine infusion after vascular surgery. *Anesth Analg*. 2000;90:834.
337. Hogue CW Jr, Talke P, Stein PK, et al. Autonomic nervous system responses during sedative infusions of dexmedetomidine. *Anesthesiology*. 2002;97:592.
338. Lawrence CJ, De Lange S. Effects of a single pre-operative dexmedetomidine dose on isoflurane requirements and peri-operative haemodynamic stability. *Anaesthesia*. 1997;52:736.
339. De Hert SG, ten Broecke PW, Mertens E, et al. Sevoflurane but not propofol preserves myocardial function in coronary surgery patients. *Anesthesiology*. 2002;97:42.
340. De Hert SG, Van der Linden PJ, Cromheecke S, et al. Cardioprotective properties of sevoflurane in patients undergoing coronary surgery with cardiopulmonary bypass are related to the modalities of its administration. *Anesthesiology*. 2004;101:299.
341. Conzen PF, Fischer S, Detter C, et al. Sevoflurane provides greater protection of the myocardium than propofol in patients undergoing off-pump coronary artery bypass surgery. *Anesthesiology*. 2003;99:826.
342. Julier K, da Silva R, Garcia C, et al. Preconditioning by sevoflurane decreases biochemical markers for myocardial and renal dysfunction in coronary artery bypass graft surgery: a double-blinded, placebo-controlled, multicenter study. *Anesthesiology*. 2003;98:1315.
343. Garcia C, Julier K, Bestmann L, et al. Preconditioning with sevoflurane decreases PECAM-1 expression and improves one-year cardiovascular outcome in coronary artery bypass graft surgery. *Br J Anaesth*. 2005;94:159.
344. Belhomme D, Peynet J, Louzy M, et al. Evidence for preconditioning by isoflurane in coronary artery bypass graft surgery. *Circulation*. 1999;100(suppl):II340.
345. Penta de Peppo A, Polisca P, Tomai F, et al. Recovery of LV contractility in man is enhanced by preischemic administration of enflurane. *Ann Thorac Surg*. 1999;68:112.
346. Nader ND, Li CM, Khadra WZ, et al. Anesthetic myocardial protection with sevoflurane. *J Cardiothorac Vasc Anesth*. 2004;18:269.
347. Tomai F, De Paulis R, Penta de Peppo A, et al. Beneficial impact of isoflurane during coronary bypass surgery on troponin I release. *G Ital Cardiol*. 1999;29:1007.
348. Haroun-Bizri S, Khoury SS, Chehab IR, et al. Does isoflurane optimize myocardial protection during cardiopulmonary bypass? *J Cardiothorac Vasc Anesth*. 2001;15:418.
349. Murry CE, Jennings RB, Reimer KA. Preconditioning with ischemia: a delay of lethal cell injury in ischemic myocardium. *Circulation*. 1986;74:1124.
350. Zaugg M, Lucchinetti E, Uecker M, et al. Anaesthetics and cardiac preconditioning. Part I: signalling and cytoprotective mechanisms. *Br J Anaesth*. 2003;91:551.
351. Stein KL, Breisblatt W, Wolfe C, et al. Depression and recovery of right ventricular function after cardiopulmonary bypass. *Crit Care Med*. 1990;18:1197.
352. Breisblatt WM, Stein KL, Wolfe CJ, et al. Acute myocardial dysfunction and recovery: a common occurrence after coronary bypass surgery. *J Am Coll Cardiol*. 1990;15:1261.
353. Illes RW, Swoyer KD. Prospective, randomized clinical study of ischemic preconditioning as an adjunct to intermittent cold blood cardioplegia. *Ann Thorac Surg*. 1998;65:748.
354. Jenkins DP, Pugsley WB, Alkhulaifi AM, et al. Ischaemic preconditioning reduces troponin T release in patients undergoing coronary artery bypass surgery. *Heart*. 1997;77:314.
355. Laurikka J, Wu ZK, Iisalo P, et al. Regional ischemic preconditioning enhances myocardial performance in off-pump coronary artery bypass grafting. *Chest*. 2002;121:1183.
356. Baldwin D, Chandrashekhar Y, McFalls E, et al. Ischemic preconditioning prior to aortic cross-clamping protects high-energy phosphate levels, glucose uptake, and myocyte contractility. *J Surg Res*. 2002;105:153.
357. Landoni G, Fochi O, Tritapepe L, et al. Cardiac protection by volatile anesthetics: a review. *Minerva Anestesiol*. 2009;75:269.
358. Piriou V, Chiari P. Con: ischemic preconditioning is not necessary because volatile agents can accomplish it. *J Cardiothorac Vasc Anesth*. 2004;18:803.
359. Hausenloy DJ, Yellon DM. Remote ischaemic preconditioning: underlying mechanisms and clinical application. *Cardiovasc Res*. 2008;79:377.
360. Kharbanda RK, Nielsen TT, Redington AN. Translation of remote ischaemic preconditioning into clinical practice. *Lancet*. 2009;374:1557.
361. Takagi H, Manabe H, Kawai N, et al. Review and meta-analysis of randomized controlled clinical trials of remote ischemic preconditioning in cardiovascular surgery. *Am J Cardiol*. 2008;102:1487.
362. Venugopal V, Hausenloy DJ, Ludman A, et al. Remote ischaemic preconditioning reduces myocardial injury in patients undergoing cardiac surgery with cold-blood cardioplegia: a randomised controlled trial. *Heart*. 2009;95:1567.
363. Hoole SP, Heck PM, Sharples L, et al. Cardiac Remote Ischemic Preconditioning in Coronary Stenting (CRISP Stent) study: a prospective, randomized control trial. *Circulation*. 2009;119:820.
364. Ludwig LM, Patel HH, Gross GJ, et al. Morphine enhances pharmacological preconditioning by isoflurane: role of mitochondrial K(ATP) channels and opioid receptors. *Anesthesiology*. 2003;98:705.
365. Bolling SF, Badhwar V, Schwartz CF, et al. Opioids confer myocardial tolerance to ischemia: interaction of delta opioid agonists and antagonists. *J Thorac Cardiovasc Surg*. 2001;122:476.
366. Zaugg M, Lucchinetti E, Spahn DR, et al. Differential effects of anesthetics on mitochondrial K(ATP)

channel activity and cardiomyocyte protection. *Anesthesiology*. 2002;97:15.
367. Smul TM, Lange M, Redel A, et al. Propofol blocks desflurane-induced preconditioning, but not ischemic-induced preconditioning. *Anesthesiology*. 2005;103:A462.
368. Tanaka K, Ludwig LM, Kersten JR, et al. Mechanisms of cardioprotection by volatile anesthetics. *Anesthesiology*. 2004;100:707.
369. Riess ML, Stowe DF, Warltier DC. Cardiac pharmacological preconditioning with volatile anesthetics: from bench to bedside? *Am J Physiol Heart Circ Physiol*. 2004;286:H1603.
370. Kudo M, Wang Y, Xu M, et al. Adenosine A(1) receptor mediates late preconditioning via activation of PKC-delta signaling pathway. *Am J Physiol Heart Circ Physiol*. 2002;283:H296.
371. Zhao TC, Hines DS, Kukreja RC. Adenosine-induced late pre-conditioning in mouse hearts: role of p38 MAP kinase and mitochondrial K(ATP) channels. *Am J Physiol Heart Circ Physiol*. 2001;280:H1278.
372. Leesar MA, Stoddard MF, Dawn B, et al. Delayed preconditioning-mimetic action of nitroglycerin in patients undergoing coronary angioplasty. *Circulation*. 2001;103:2935.
373. Leesar MA, Stoddard MF, Manchikalapudi S, et al. Bradykinin-induced preconditioning in patients undergoing coronary angioplasty. *J Am Coll Cardiol*. 1999;34:639.
374. Cohen MV, Yang XM, Liu GS, et al. Acetylcholine, bradykinin, opioids, and phenylephrine, but not adenosine, trigger preconditioning by generating free radicals and opening mitochondrial K(ATP) channels. *Circ Res*. 2001;89:273.
375. Pagel PS. Remote exposure to xenon produces delayed preconditioning against myocardial infarction in vivo: additional evidence that noble gases are not biologically inert. *Anesth Analg*. 2008;107:1768.
376. Wolfrum S, Schneider K, Heidbreder M, et al. Remote preconditioning protects the heart by activating myocardial PKCepsilon-isoform. *Cardiovasc Res*. 2002;55:583.
377. da Silva R, Grampp T, Pasch T, et al. Differential activation of mitogen-activated protein kinases in ischemic and anesthetic preconditioning. *Anesthesiology*. 2004;100:59.
378. Smul TM, Lange M, Redel A, et al. Desflurane-induced cardioprotection against ischemia-reperfusion injury depends on timing. *J Cardiothorac Vasc Anesth*. 2009;23:607.
379. Laude K, Favre J, Thuillez C, et al. NO produced by endothelial NO synthase is a mediator of delayed preconditioning-induced endothelial protection. *Am J Physiol Heart Circ Physiol*. 2003;284:H2053.
380. Bell RM, Yellon DM. The contribution of endothelial nitric oxide synthase to early ischaemic preconditioning: the lowering of the preconditioning threshold—an investigation in eNOS knockout mice. *Cardiovasc Res*. 2001;52:274.
381. Alcindor D, Krolikowski JG, Pagel PS, et al. Cyclooxygenase-2 mediates ischemic, anesthetic, and pharmacologic preconditioning in vivo. *Anesthesiology*. 2004;100:547.
382. Rizvi A, Tang XL, Qiu YM, et al. Increased protein synthesis is necessary for the development of late preconditioning against myocardial stunning. *Am J Physiol Heart Circ Physiol*. 1999;46:H874.
383. Zaugg M, Schaub MC. Signaling and cellular mechanisms in cardiac protection by ischemic and pharmacological preconditioning. *J Muscle Res Cell Motil*. 2003;24:219.
384. Frassdorf J, De Hert S, Schlack W. Anaesthesia and myocardial ischaemia/reperfusion injury. *Br J Anaesth*. 2009;103:89.
385. Kowalski C, Zahler S, Becker BF, et al. Halothane, isoflurane, and sevoflurane reduce postischemic adhesion of neutrophils in the coronary system. *Anesthesiology*. 1997;86:188.
386. Heindl B, Becker BF, Zahler S, et al. Volatile anaesthetics reduce adhesion of blood platelets under low-flow conditions in the coronary system of isolated guinea pig hearts. *Acta Anaesthesiol Scand*. 1998;42:995.
387. Heindl B, Reichle FM, Zahler S, et al. Sevoflurane and isoflurane protect the reperfused guinea pig heart by reducing postischemic adhesion of polymorphonuclear neutrophils. *Anesthesiology*. 1999;91:521.
388. Heindl B, Conzen PF, Becker BF. The volatile anesthetic sevoflurane mitigates cardiodepressive effects of platelets in reperfused hearts. *Basic Res Cardiol*. 1999;94:102.
389. Hu G, Salem MR, Crystal GJ. Isoflurane and sevoflurane precondition against neutrophil-induced contractile dysfunction in isolated rat hearts. *Anesthesiology*. 2004;100:489.
390. Guarrancino F, Landoni G, Tritapepe L, et al. Myocardial damage prevented by volatile anesthetics: a multicenter randomized controlled study. *J Cardiothorac Vasc Anesth*. 2006;20:477.
391. Landoni G, Biondi-Zoccai GG, Zangrillo A, et al. Desflurane and sevoflurane in cardiac surgery: a meta-analysis of randomized clinical trials. *J Cardiothorac Vasc Anesth*. 2007;21:502.
392. Symons JA, Myles PS. Myocardial protection with volatile anesthetic agents during coronary artery bypass surgery: a meta-analysis. *Br J Anaesth*. 2006;97:127.
393. Yu CH, Beattie WS. The effects of volatile anesthetics on cardiac ischemic complications and mortality in CABG: a meta analysis. *Can J Anaesth*. 2006;53:906.
394. Landoni G, Greco T, Biondi-Zoccai G, et al. Anaesthetic drugs and survival: a Bayesian network meta-analysis of randomized trials in cardiac surgery. *Br J Anaesth*. 2013;111:886.
395. Jakobsen CJ, Berg H, Hindsholm KB, et al. The influence of propofol versus sevoflurane anesthesia on outcome in 10,535 cardiac surgical procedures. *J Cardiothorac Vasc Anesth*. 2007;21:664.
396. Bignami E, Biondi-Zoccai GG, Landoni G, et al. Volatile anesthetics reduce mortality in cardiac surgery. *J Cardiothorac Vasc Anesth*. 2009;23:594.
397. De Hert S, Vlasselaers D, Barbe R, et al. A comparison of volatile and non volatile agents for cardioprotection during on-pump coronary surgery. *Anaesthesia*. 2009;64:953.
398. Kehl F, Krolikowski JG, Mraovic B, et al. Is isoflurane-induced preconditioning dose related? *Anesthesiology*. 2002;96:675.
399. Riess ML, Kevin LG, Camara AK, et al. Dual exposure to sevoflurane improves anesthetic preconditioning in intact hearts. *Anesthesiology*. 2004;100:569.
400. Frassdorf J, Borowski A, Ebel D, et al. Impact of preconditioning protocol on anesthetic-induced cardioprotection in patients having coronary artery bypass surgery. *J Thorac Cardiovasc Surg*. 2009;137:1436.
401. Bein B, Renner J, Caliebe D, et al. The effects of interrupted or continuous administration of sevoflurane on preconditioning before cardio-pulmonary bypass in coronary artery surgery: comparison with continuous propofol. *Anaesthesia*. 2008;63:1046.
402. Wei M, Wang X, Kuukasjarvi P, et al. Bradykinin preconditioning in coronary artery bypass grafting. *Ann Thorac Surg*. 2004;78:492.
403. Muraki S, Morris CD, Budde JM, et al. Experimental off-pump coronary artery revascularization with adenosine-enhanced reperfusion. *J Thorac Cardiovasc Surg*. 2001;121:570.
404. Toller WG, Kersten JR, Pagel PS, et al. Sevoflurane reduces myocardial infarct size and decreases the time threshold for ischemic preconditioning in dogs. *Anesthesiology*. 1999;91:1437.
405. Ghosh S, Galinanes M. Protection of the human heart with ischemic preconditioning during cardiac surgery: role of cardiopulmonary bypass. *J Thorac Cardiovasc Surg*. 2003;126:133.
406. Laskey WK, Beach D. Frequency and clinical significance of ischemic preconditioning during percutaneous coronary intervention. *J Am Coll Cardiol*. 2003;42:998.
407. Kersten JR, Schmeling TJ, Orth KG, et al. Acute hyperglycemia abolishes ischemic preconditioning in vivo. *Am J Physiol*. 1998;275:H721.
408. Kehl F, Krolikowski JG, Mraovic B, et al. Hyperglycemia prevents isoflurane-induced preconditioning against myocardial infarction. *Anesthesiology*. 2002;96:183.
409. Kehl F, Krolikowski JG, Weihrauch D, et al. N-acetylcysteine restores isoflurane-induced preconditioning against myocardial infarction during hyperglycemia. *Anesthesiology*. 2003;98:1384.
410. Kersten JR, Toller WG, Gross ER, et al. Diabetes abolishes ischemic preconditioning: role of glucose, insulin, and osmolality. *Am J Physiol Heart Circ Physiol*. 2000;278:H1218.
411. Zhao ZQ, Corvera JS, Halkos ME, et al. Inhibition of myocardial injury by ischemic PostC during reprofusion: comparision with ischemic preconditioning. *Am J Physiol Heart Circ Physiol*. 2003;285:H579.
412. Lie RH, Hasenkam JM, Nielsen TT, et al. Post-conditioning reduces infarct size in an open-chest porcine acute ischmia-reperfusion model. *Acta Anaesthesiol Scand*. 2008;52:1188.
413. Penna C, Rastaldo R, Mancardi D, et al. Post-conditioning induced cardioprotection requires signaling through a redox-sensitive mechanism, mitochondrial ATP-sensitive K+ channel and protein kinase C activation. *Basic Res Cardiol*. 2006;101:180.
414. Kaur S, Jaggi AS, Singh N. Molecular aspects of ischaemic postconditioning. *Fundam Clin Pharmacol*. 2009;23:521.
415. Penna C, Mancardi D, Raimondo S, et al. The paradigm of postconditioning to protect the heart. *J Cell Mol Med*. 2008;12:435.
416. Staat P, Rioufol G, Piot C, et al. PostC the human heart. *Circulation*. 2005;112:2143.
417. Ma XJ, Zhang X, Li C, et al. Effect of PostC on coronary blood flow velocity and endothelial function and LV recovery after myocardial infarction. *J Interv Cardiol*. 2006;19:367.
418. Gritsopoulos G, Iliodromitis EK, Zoga A, et al. Remote postconditioning is more potent than classic postconditioning in reducing the infarct size in anesthetized rabbits. *Cardiovasc Drugs Ther*. 2009;23:193.
419. Bopassa JC, Ferrera R, Gateau-Roesch O, et al. PI3-kinase regulates the mitochondrial transition pore in controlled reperfusion and PostC. *Cardiovasc Res*. 2006;69:178.
420. Kloner RA, Dow J, Bhandari A. PostC markedly attenuates ventricular arrhythmias after ischemia-reperfusion. *J Cardiovasc Pharmacol Ther*. 2006;11:55.
421. El Azab SR, Rosseel PM, De Lange JJ, et al. Effect of sevoflurane on the ex vivo secretion of TNF-alpha during and after coronary artery bypass surgery. *Eur J Anaesthesiol*. 2003;20:380.
422. De Hert SG, Preckel B, Hollman MW, Schlack WS. Drugs mediating myocardial protection. *Eur J Anaesthesiol*. 2009;26:985.
423. Adamczyk S, Robin E, Simerabet M, et al. Sevoflurane pre- and post-conditioning protect the brain via the mitochondrial K ATP channel. *Br J Anaesth*. 2010;104:191.
424. De Hert SG, Preckel B, Schlack WS. Update on inhalational anaesthetics. *Curr Opin Anaesthesiol*. 2009;22:491.
425. Eberlin KR, McCormack MC, Nguyen JT, et al. Ischemic preconditioning of skeletal muscle mitigates remote injury and mortality. *J Surg Res*. 2008;148:24.
426. Vianna PT, Castiglia YM, Braz JR, et al. Remifentanil, isoflurane, and preconditioning attenuate renal ischemia/reperfusion injury in rats. *Transplant Proc*. 2009;41:4080.
427. Fleisher LA, Fleischmann KE, Auerbach AD, American College of Cardiology; American HeartAssociation, et al. 2014 ACC/AHA guideline on perioperative cardiovascular evaluation and management of patients undergoingnoncardiac surgery: a report of the American College of Cardiology/American Heart Association Task Force on practice guidelines. *J Am Coll Cardiol*. 2014;64:e77–e137.
428. Zaugg M, Lucchinetti E, Garcia C, et al. Anaesthetics and cardiac preconditioning. Part II: clinical implications. *Br J Anaesth*. 2003;91:566.
429. Liem TH, Booij LH, Hasenbos MA, et al. Coronary artery bypass grafting using two different anesthetic techniques. Part 1: hemodynamic results. *J Cardiothorac Vasc Anesth*. 1992;6:148.
430. Liem TH, Hasenbos MA, Booij LH, et al. Coronary artery bypass grafting using two different anesthetic techniques. Part 2: postoperative outcome. *J Cardiothorac Vasc Anesth*. 1992;6:156.
431. Liem TH, Booij LH, Gielen MJ, et al. Coronary artery bypass grafting using two different anesthetic techniques. Part 3: adrenergic responses. *J Cardiothorac Vasc Anesth*. 1992;6:162.
432. Meissner A, Rolf N, Van Aken H. Thoracic epidural anesthesia and the patient with heart disease: benefits, risks, and controversies. *Anesth Analg*. 1997;85:517.
433. Blomberg S, Curelaru I, Emanuelsson H, et al. Thoracic epidural anaesthesia in patients with unstable angina pectoris. *Eur Heart J*. 1989;10:437.
434. Gramling-Babb P, Miller MJ, Reeves ST, et al. Treatment of medically and surgically refractory angina pectoris with high thoracic epidural analgesia: initial clinical experience. *Am Heart J*. 1997;133:648.
435. Olausson K, Magnusdottir H, Lurje L, et al. Anti-ischemic and anti-anginal effects of thoracic epidural anesthesia versus those of conventional medical therapy in the treatment of severe refractory unstable angina pectoris. *Circulation*. 1997;96:2178.
436. Overdyk FJ, Gramling-Babb PM, Handy JR Jr, et al. Thoracic epidural anesthesia as the last option for treating angina in a patient before coronary artery bypass surgery. *Anesth Analg*. 1997;84:213.
437. Gramling-Babb PM, Zile MR, Reeves ST. Preliminary report on high thoracic epidural analgesia: Relationship between its therapeutic effects and myocardial blood flow as assessed by stress thallium distribution. *J Cardiothorac Vasc Anesth*. 2000;14:657.
438. Onan IS, Onan B, Korkmaz AA, et al. Effects of thoracic epidural anesthesia on flow and endothelium of internal thoracic artery in coronary artery bypass graft surgery. *J Cardiothorac Vasc Anesth*. 2011;25:1063.
439. Watanabe G, Tomita S, Yamaguchi S, Yashiki N. Awake coronary artery bypass grafting under thoracic epidural anesthesia: great impact on off-pump coronary revascularization and fast-track recovery. *Eur J Cardiothorac Surg*. 2011;40:788.
440. Noiseux N, Prieto I, Bracco D, et al. Coronary artery bypass grafting in the awake patient combining high thoracic epidural and femoral nerve block: first series of 15 patients. *Br J Anaesth*. 2008;100:184.
441. Aybek T, Kessler P, Khan MF, et al. Operative techniques in awake coronary artery bypass grafting. *J Thorac Cardiovasc Surg*. 2003;125:1394.
442. Aybek T, Kessler P, Dogan S, et al. Awake coronary artery bypass grafting: utopia or reality? *Ann Thorac Surg*. 2003;75:1165.
443. Chakravarthy M, Jawali V, Patil TA, et al. High thoracic epidural anesthesia as the sole anesthetic for performing multiple grafts in off-pump coronary artery bypass surgery. *J Cardiothorac Vasc Anesth*. 2003;17:160.
444. Kessler P, Neidhart G, Bremerich DH, et al. High thoracic epidural anesthesia for coronary artery bypass grafting using two different surgical approaches in conscious patients. *Anesth Analg*. 2002;95:791.
445. Meininger D, Neidhart G, Bremerich DH, et al. Coronary artery bypass grafting via sternotomy in conscious patients. *World J Surg*. 2003;27:534.
446. Watanabe G, Yamaguchi S, Tomiya S, Ohtake H. Awake subxyphoid minimally invasive direct coronary artery bypass grafting yielded minimum invasive cardiac surgery for high risk patients. *Interact Cardiovasc Thorac Surg*. 2008;7:910.
447. Karagoz HY, Kurtoglu M, Bakkaloglu B, et al. Coronary artery bypass grafting in the awake patient: three years' experience in 137 patients. *J Thorac Cardiovasc Surg*. 2003;125:1401.
448. Royse C, Royse A, Soeding P, et al. Prospective randomized trial of high thoracic epidural analgesia for coronary artery bypass surgery. *Ann Thorac Surg*. 2003;75:93.
449. Salvi L, Parolari A, Veglia F, et al. High thoracic epidural anesthesia in coronary artery bypass surgery: a propensity-matched study. *J Cardiothorac Vasc Anesth*. 2007;21:810.
450. Onan B, Onan IS, Kilickan L, Sanisoglu I. Effects of epidural anesthesia on acute and chronic pain after coronary artery bypass grafting. *J Card Surg*. 2013;28:248.
451. Scott NB, Turfrey DJ, Ray DA, et al. A prospective randomized study of the potential benefits of thoracic epidural anesthesia and analgesia in patients undergoing coronary artery bypass grafting. *Anesth Analg*. 2001;93:528.
452. Priestley MC, Cope L, Halliwell R, et al. Thoracic epidural anesthesia for cardiac surgery: the effect on tracheal intubation time and length of hospital stay. *Anesth Analg*. 2002;94:275.
453. Hansdottir V, Philip J, Olsen MF, et al. Thoracic epidural versus intravenous patient-controlled analgesia after cardiac surgery. *Anesthesiology*. 2006;104:142.
454. Bracco D, Noiseux N, Dubois MJ, et al. Epidural anesthesia improves outcome and resource use in cardiac surgery: a single-center study of a 1293-patient cohort. *Heart Surg Forum*. 2007;10:E449.
455. Sharma M, Mehta Y, Sawhney R, et al. Thoracic epidural analgesia in obese patients with body mass index of more than 30 kg/m2 for off pump coronary bypass surgery. *Ann Card Anaesth*. 2010; 13:28.
456. Liu SS, Block BM, Wu CL. Effects of perioperative central neuraxial analgesia on outcome after coronary artery bypass surgery: a meta-analysis. *Anesthesiology*. 2004;101:153.
457. Beattie WS, Badner NH, Choi P. Epidural analgesia reduces postoperative myocardial infarction: a meta-analysis. *Anesth Analg*. 2001;93:853.
458. Stenger M, Fabrin A, Schmidt H, et al. High thoracic epidural analgesia as an adjunct to general anesthesia is associated with better outcome in low-to-moderate risk cardiac surgery patients. *J Cardiothorac Vasc Anesth*. 2013;27:1301.
459. Barrington MJ, Kluger R, Watson R, et al. Epidural anesthesia for coronary artery bypass surgery compared with general anesthesia alone does not reduce biochemical markers of myocardial damage. *Anesth Analg*. 2005;100:921.

460. Crescenzi G, Landoni G, Monaco F, et al. Epidural anesthesia in elderly patients undergoing coronary artery bypass graft surgery. *J Cardiothorac Vasc Anesth*. 2009;23:807.
461. Lee TW, Grocott HP, Schwinn D, et al. High spinal anesthesia for cardiac surgery: effects on beta-adrenergic receptor function, stress response, and hemodynamics. *Anesthesiology*. 2003;98:499.
462. Bektas SG, Turan S, Karadeniz U, et al. Does high thoracic epidural analgesia with levobupivacaine preserve myocardium? a prospective randomized study. *Biomed Res Int*. 2015;2015:658678.
463. Rosen DA, Hawkinberry DW 2nd, Rosen KR, et al. An epidural hematoma in an adolescent patient after cardiac surgery. *Anesth Analg*. 2004;98:966.
464. Ho AM, Chung DC, Joynt GM. Neuraxial blockade and hematoma in cardiac surgery: estimating the risk of a rare adverse event that has not (yet) occurred. *Chest*. 2000;117:551.
465. Bracco D, Hemmerling T. Epidural analgesia in cardiac surgery: an updated risk assessment. *Heart Surg Forum*. 2007;10:E334.
466. Chakravarthy M, Thimmangowda P, Krishnamurthy J, et al. Thoracic epidural anesthesia in cardiac surgical patients: a prospective audit of 2,113 cases. *J Cardiothorac Vasc Anesth*. 2005;19:44.
467. Jack ES, Scott NB. The risk of vertebral canal complications in 2837 cardiac surgery patients with thoracic epidurals. *Acta Anaesthesiol Scand*. 2006;51:722.
468. Royse CF, Soeding PF, Royse AG. High thoracic epidural analgesia for cardiac surgery: an audit of 874 cases. *Anaesth Intensive Care*. 2007;35:374.
469. Pastor MC, Sanchez MJ, Casas MA, et al. Thoracic epidural analgesia in coronary artery bypass graft surgery: seven years' experience. *J Cardiothorac Vasc Anesth*. 2003;17:154.
470. Kin H, Mukaida M, Koizumi J, et al. Spontaneous spinal epidural hematoma presenting as paraplegia after cardiac surgery. *Gen Thorac Cardiovasc Surg*. 2016;64:153.
471. Karlekar A, Dutta D, Dev Arora K, Mishra YK. Spinal-epidural hematoma presenting as paraplegia following mitral valve surgery: a case report. *J Cardiothorac Vasc Anesth*. 2015;29:139.
472. Horlocker TT, Wedel DJ, Benzon H, et al. Regional anesthesia in the anticoagulated patient: defining the risks (The Second ASRA Consensus Conference on Neuraxial Anesthesia and Anticoagulation). *Reg Anesth Pain Med*. 2003;28:172.
473. Kaplan JA, Wells PH. Early diagnosis of myocardial ischemia using the pulmonary arterial catheter. *Anesth Analg*. 1981;60:789.
474. Kaplan JA, King SB 3rd. The precordial electrocardiographic lead (V5) in patients who have coronary-artery disease. *Anesthesiology*. 1976;45:570.
475. Kaplan JA, Dunbar RW, Jones EL. Nitroglycerin infusion during coronary-artery surgery. *Anesthesiology*. 1976;45:14.
476. Kaplan JA, Jones EL. Vasodilator therapy during coronary artery surgery: comparison of nitroglycerin and nitroprusside. *J Thorac Cardiovasc Surg*. 1979;77:301.
477. Parker JD, Parker JO. Nitrate therapy for stable angina pectoris. *N Engl J Med*. 1998;338:520.
478. Kelly RA, Han X. Nitrovasodilators have (small) direct effects on cardiac contractility: is this important? *Circulation*. 1997;96:2493.
479. Jugdutt BI, Warnica JW. Intravenous nitroglycerin therapy to limit myocardial infarct size, expansion, and complications: effect of timing, dosage, and infarct location [erratum in *Circulation* 79:1151, 1989]. *Circulation*. 1988;78:906.
480. Fujita M, Yamanishi K, Hirai T, et al. Significance of collateral circulation in reversible left ventricular asynergy by nitroglycerin in patients with relatively recent myocardial infarction. *Am Heart J*. 1990;120:521.
481. Townsend GE, Wynands JE, Whalley DG, et al. A profile of intravenous nitroglycerin use in cardiopulmonary bypass surgery. *Can Anaesth Soc J*. 1983;30:142.
482. Booth BP, Henderson M, Milne B, et al. Sequestration of glyceryl trinitrate (nitroglycerin) by cardiopulmonary bypass oxygenators. *Anesth Analg*. 1991;72:493.
483. Gallagher JD, Moore RA, Jose AB, et al. Prophylactic nitroglycerin infusions during coronary artery bypass surgery. *Anesthesiology*. 1986;64:785.
484. Lell W, Johnson P, Plagenhoef J, et al. The effect of prophylactic nitroglycerin infusion on the incidence of regional wall-motion abnormalities and ST segment changes in patients undergoing coronary artery bypass surgery. *J Card Surg*. 1993;8(suppl):228.
485. Thomson IR, Mutch WA, Culligan JD. Failure of intravenous nitroglycerin to prevent intraoperative myocardial ischemia during fentanyl-pancuronium anesthesia. *Anesthesiology*. 1984;61:385.
486. Zvara DA, Groban L, Rogers AT, et al. Prophylactic nitroglycerin did not reduce myocardial ischemia during accelerated recovery management of coronary artery bypass graft surgery patients. *J Cardiothorac Vasc Anesth*. 2000;14:571.
487. Apostolidou IA, Despotis GJ, Hogue CW Jr, et al. Antiischemic effects of nicardipine and nitroglycerin after coronary artery bypass grafting. *Ann Thorac Surg*. 1999;67:417.
488. Kates RA, Kaplan JA. Cardiovascular responses to verapamil during coronary artery bypass graft surgery. *Anesth Analg*. 1983;62:821.
489. Griffin RM, Dimich I, Jurado R, Kaplan JA. Haemodynamic effects of diltiazem during fentanyl-nitrous oxide anaesthesia: an in vivo study in the dog. *Br J Anaesth*. 1988;60:655.
490. Turlapaty P, Vary R, Kaplan JA. Nicardipine, a new intravenous calcium antagonist: a review of its pharmacology, pharmacokinetics, and perioperative applications. *J Cardiothorac Anesth*. 1989;3:344.
491. Ogawa T, Sekiguchi T, Ishii M, et al. Acute effects of intravenous nicardipine on hemodynamics and cardiac function in patients with a healed myocardial infarction and no evidence of congestive heart failure. *Am J Cardiol*. 1991;68:301.
492. Aroney CN, Semigran MJ, Dec GW. Left ventricular diastolic function in patients with left ventricular systolic dysfunction due to coronary artery disease and effect of nicardipine. *Am J Cardiol*. 1991;67:823.
493. Kaplan JA. Clinical considerations for the use of intravenous nicardipine in the treatment of postoperative hypertension. *Am Heart J*. 1990;119:443.
494. Parmley W. New calcium antagonists: relevance of vasoselectivity. *Am Heart J*. 1990;120(Pt 1):1408.
495. Pepine CJ, Lambert CR. Effects of nicardipine on coronary blood flow. *Am Heart J*. 1988;116(Pt 1):248.
496. Begon C, Dartayet B, Edouard A, et al. Intravenous nicardipine for treatment of intraoperative hypertension during abdominal surgery. *J Cardiothorac Anesth*. 1984;3:706.
497. Kwak YL, Oh YJ, Bang SO. Comparison of the effects of nicardipine and sodium nitroprusside for control of increased blood pressure after coronary artery bypass graft surgery. *J Int Med Res*. 2004;32:342.
498. Halpern NA, Goldberg M, Neely C, et al. Postoperative hypertension: a multicenter, prospective, randomized comparison between intravenous nicardipine and sodium nitroprusside. *Crit Care Med*. 1992;20:1637.
499. Van Wezel HB, Koolen JJ, Visser CA, et al. The efficacy of nicardipine and nitroprusside in preventing poststernotomy hypertension. *J Cardiothorac Anesth*. 1989;3:700.
500. Van Wezel HB, Bovill JG, Schuller J, et al. Comparison of nitroglycerin, verapamil and nifedipine in the management of arterial pressure during coronary artery surgery. *Br J Anaesth*. 1986;58:267.
501. Kenyon KW. Clevidipine: an ultra short-acting calcium channel antagonist for acute hypertension. *Ann Pharmacother*. 2009;43:1258.
502. Levy JH, Mancao MY, Gitter R, et al. Clevidipine effectively and rapidly controls blood pressure preoperatively in cardiac surgery patients: the results of the randomized, placebo-controlled efficacy study of clevidipine assessing its preoperative antihypertensive effect in cardiac surgery-1. *Anesth Analg*. 2007;105:918.
503. Aronson S, Dyke CM, Stierer KA, et al. The ECLIPSE trials: comparative studies of clevidipine to nitroglycerin, sodium nitroprusside, and nicardipine for acute hypertension treatment in cardiac surgery patients. *Anesth Analg*. 2008;107:1110.
504. Kaplan JA. Role of ultrashort-acting beta-blockers in the perioperative period. *J Cardiothorac Anesth*. 1988;2:683.
505. Barth C, Ojile M, Pearson AC, Labovitz AJ. Ultra short-acting intravenous beta-adrenergic blockade as add-on therapy in acute unstable angina. *Am Heart J*. 1991;121(Pt 1):782.
506. Kirshenbaum JM, Kloner RF, McGowan N, Antman EM. Use of an ultrashort-acting beta-receptor blocker (esmolol) in patients with acute myocardial ischemia and relative contraindications to beta-blockade therapy. *J Am Coll Cardiol*. 1988;12:773.
507. Reves JG, Croughwell NC, Hawkins E, et al. Esmolol for treatment of intraoperative tachycardia and/or hypertension in patients having cardiac operations: bolus loading technique. *J Thorac Cardiovasc Surg*. 1990;100:221.
508. Nicolson SC, Jobes DR, Quinlan JJ. Cardiovascular effects of esmolol in patients anesthetized with sufentanil-pancuronium for myocardial revascularization. *J Cardiothorac Anesth*. 1990;4(suppl 2):55.
509. Girard D, Shulman BJ, Thys DM, et al. The safety and efficacy of esmolol during myocardial revascularization. *Anesthesiology*. 1986;65:157.
510. Dyub AM, Whitlock RP, Abouzahr LL, et al. Preoperative intra-aortic balloon pump in patients undergoing coronary bypass surgery: a systematic review and meta-analysis. *J Card Surg*. 2008;23:79.
511. Ferguson JJ 3rd, Cohen M, Freedman RJ Jr, et al. The current practice of intra-aortic balloon counterpulsation: results from the Benchmark Registry. *J Am Coll Cardiol*. 2001;38:1456.
512. Zangrillo A, Pappalardo F, Dossi R, et al. Preoperative intra-aortic balloon pump to reduce mortality in coronary artery bypass graft: a meta-analysis of randomized controlled trials. *Crit Care*. 2015;19:10.
513. Bloor BC, Ward DS, Belleville JP, et al. Effects of intravenous dexmedetomidine in humans: II. Hemodynamic changes. *Anesthesiology*. 1992;77:1134.
514. Talke P, Richardson CA, Scheinin M, et al. Postoperative pharmacokinetics and sympatholytic effects of dexmedetomidine. *Anesth Analg*. 1997;85:1136.
515. Ebert TJ, Hall JE, Barney JA, et al. The effects of increasing plasma concentrations of dexmedetomidine in humans. *Anesthesiology*. 2000;93:382.
516. Flacke WE, Flacke JW, Bloor BC, et al. Effects of dexmedetomidine on systemic and coronary hemodynamics in the anesthetized dog. *J Cardiothorac Vasc Anesth*. 1993;7:41.
517. Coughlan MG, Lee JG, Bosnjak ZJ, et al. Direct coronary and cerebral vascular responses to dexmedetomidine: significance of endogenous nitric oxide synthesis. *Anesthesiology*. 1992;77:998.
518. Talke P, Lobo E, Brown R. Systemically administered alpha2-agonist-induced peripheral vasoconstriction in humans. *Anesthesiology*. 2003;99:65.
519. Lawrence CJ, Prinzen FW, de Lange S. The effect of dexmedetomidine on the balance of myocardial energy requirement and oxygen supply and demand. *Anesth Analg*. 1996;82:544.
520. Roekaerts PM, Prinzen FW, de Lange S. Coronary vascular effects of dexmedetomidine during reactive hyperemia in the anesthetized dog. *J Cardiothorac Vasc Anesth*. 1996;10:619.
521. Roekaerts PM, Prinzen FW, De Lange S. Beneficial effects of dexmedetomidine on ischaemic myocardium of anaesthetized dogs. *Br J Anaesth*. 1996;77:427.
522. Hsu YW, Cortinez LI, Robertson KM, et al. Dexmedetomidine pharmacodynamics. Part I: crossover comparison of the respiratory effects of dexmedetomidine and remifentanil in healthy volunteers. *Anesthesiology*. 2004;101:1066.
523. Venn RM, Hell J, Grounds RM. Respiratory effects of dexmedetomidine in the surgical patient requiring intensive care. *Crit Care*. 2000;4:302.
524. Venn RM, Grounds RM. Comparison between dexmedetomidine and propofol for sedation in the intensive care unit: patient and clinician perceptions. *Br J Anaesth*. 2001;87:684.
525. Martin E, Ramsay G, Mantz J, et al. The role of the alpha2-adrenoceptor agonist dexmedetomidine in postsurgical sedation in the intensive care unit. *J Intensive Care Med*. 2003;18:29.
526. Triltsch AE, Welte M, von Homeyer P, et al. Bispectral index-guided sedation with dexmedetomidine in intensive care: a prospective, randomized, double blind, placebo-controlled phase II study. *Crit Care Med*. 2002;30:1007.
527. Arain SR, Ruehlow RM, Uhrich TD, et al. The efficacy of dexmedetomidine versus morphine for postoperative analgesia after major inpatient surgery. *Anesth Analg*. 2004;98:153.
528. Pasin L, Landoni G, Nardelli P, et al. Dexmedetomidine reduces the risk of delirium, agitation and confusion in critically Ill patients: a meta-analysis of randomized controlled trials. *J Cardiothorac Vasc Anesth*. 2014;28:1459.
529. Dobrydnjov I, Axelsson K, Berggren L, et al. Intrathecal and oral clonidine as prophylaxis for postoperative alcohol withdrawal syndrome: a randomized double-blinded study. *Anesth Analg*. 2004;98:738.
530. Kranke P, Eberhart LH, Roewer N, et al. Single-dose parenteral pharmacological interventions for the prevention of postoperative shivering: a quantitative systematic review of randomized controlled trials. *Anesth Analg*. 2004;99:718.
531. Ji F, Li Z, Young N, et al. Perioperative dexmedetomidine improves mortality in patients undergoing coronary artery bypass surgery. *J Cardiothorac Vasc Anesth*. 2014;28:267.
532. Turan A, Bashour CA, You J, et al. Dexmedetomidine sedation after cardiac surgery decreases atrial arrhythmias. *J Clin Anesth*. 2014;26:634.
533. Wanat M, Fitousis K, Boston F, Masud F. Comparison of dexmedetomidine versus propofol for sedation in mechanically ventilated patients after cardiovascular surgery. *Methodist Debakey Cardiovasc J*. 2014;10:111.
534. Curtis JA, Hollinger MK, Jain HB. Propofol-based versus dexmedetomidine-based sedation in cardiac surgery patients. *J Cardiothorac Vasc Anesth*. 2013;27:1289.
535. Corbett SM, Rebuck JA, Greene CM, et al. Dexmedetomidine does not improve patient satisfaction when compared with propofol during mechanical ventilation. *Crit Care Med*. 2005;33:940.
536. Barletta JF, Miedema SL, Wiseman D, et al. Impact of dexmedetomidine on analgesic requirements in patients after cardiac surgery in a fast-track recovery room setting. *Pharmacotherapy*. 2009;29:1427.
537. Buxton AE, Goldberg S, Harken A, et al. Coronary-artery spasm immediately after myocardial revascularization: recognition and management. *N Engl J Med*. 1981;304:1249.
538. Kaski JC. Mechanisms of coronary artery spasm. *Trends Cardiovasc Med*. 1991;1:289.
539. Apostolidou IA, Skubas NJ, Despotis GJ, et al. Occurrence of myocardial ischemia immediately after coronary revascularization using radial arterial conduits. *J Cardiothorac Vasc Anesth*. 2001;15:433.
540. He GW, Rosenfeldt FL, Buxton BF, Angus JA. Reactivity of human isolated internal mammary artery to constrictor and dilator agents: implications for treatment of internal mammary artery spasm. *Circulation*. 1989;80(suppl I):I141.
541. Mussa S, Guzik TJ, Black E, et al. Comparative efficacies and durations of action of phenoxybenzamine, verapamil/nitroglycerin solution, and papaverine as topical antispasmodics for radial artery coronary bypass grafting. *J Thorac Cardiovasc Surg*. 2003;126:1798.
542. He GW, Buxton BF, Rosenfeldt FL, et al. Pharmacologic dilatation of the internal mammary artery during coronary bypass grafting. *J Thorac Cardiovasc Surg*. 1994;107:1440.
543. Jett GK, Guyton RA, Hatcher CR, Abel PW. Inhibition of human internal mammary artery contractions: an in vitro study of vasodilators. *J Thorac Cardiovasc Surg*. 1992;104:977.
544. Du ZY, Buxton BF, Woodman OL. Tolerance to glyceryl trinitrate in isolated human internal mammary arteries. *J Thorac Cardiovasc Surg*. 1992;104:1280.
545. Shapira OM, Xu A, Vita JA, et al. Nitroglycerin is superior to diltiazem as a coronary bypass conduit vasodilator. *J Thorac Cardiovasc Surg*. 1999;117:906.
546. Shapira OM, Alkon JD, Macron DS, et al. Nitroglycerin is preferable to diltiazem for prevention of coronary bypass conduit spasm. *Ann Thorac Surg*. 2000;70:883, discussion 888.
547. Mollhoff T, Schmidt C, Van Aken H, et al. Myocardial ischaemia in patients with impaired left ventricular function undergoing coronary artery bypass grafting: milrinone versus nifedipine. *Eur J Anaesthesiol*. 2002;19:796.
548. Krohn BG, Kay JH, Mendez MA, et al. Rapid sustained recovery after cardiac operations. *J Thorac Cardiovasc Surg*. 1990;100:194.
549. Engelman RM, Rousou JA, Flack JE 3rd, et al. Fast-track recovery of the coronary bypass patient. *Ann Thorac Surg*. 1994;58:1742.
550. Chong JL, Pillai R, Fisher A, et al. Cardiac surgery: moving away from intensive care. *Br Heart J*. 1992;68:430.
551. Chong JL, Grebenik C, Sinclair M, et al. The effect of a cardiac surgical recovery area on the timing of extubation. *J Cardiothorac Vasc Anesth*. 1993;7:137.
552. Cromwell J, Dayhoff DA, McCall NT, et al. *Medicare participating heart bypass center demonstration*. Extramural research report. US Department of Health and Human Services, Health Care Financing Administration; 1998.
553. Myles PS, Daly DJ, Djaiani G, et al. A systematic review of the safety and effectiveness of fast-track cardiac anesthesia. *Anesthesiology*. 2003;99:982.

554. Hawkes CA, Dhileepan S, Foxcroft D. Early extubation for adult cardiac surgical patients. *Cochrane Database Syst Rev*. 2003;(4):CD003587.
555. Lefemine AA, Harken DE. Postoperative care following open-heart operations: routine use of controlled ventilation. *J Thorac Cardiovasc Surg*. 1966;52:207.
556. Midell AI, Skinner DB, DeBoer A, et al. A review of pulmonary problems following valve replacement in 100 consecutive patients. *Ann Thorac Surg*. 1974;18:219.
557. Quasha AL, Loeber N, Feeley TW, et al. Postoperative respiratory care: a controlled trial of early and late extubation following coronary-artery bypass grafting. *Anesthesiology*. 1980;52:135.
558. Ramsay JG, Higgs BD, Wynands JE, et al. Early extubation after high-dose fentanyl anaesthesia for aortocoronary bypass surgery: reversal of respiratory depression with low-dose nalbuphine. *Can Anaesth Soc J*. 1985;32:597.
559. Cheng DC, Karski J, Peniston C, et al. Morbidity outcome in early versus conventional tracheal extubation after coronary artery bypass grafting: a prospective randomized controlled trial. *J Thorac Cardiovasc Surg*. 1996;112:755.
560. Butterworth J, James R, Prielipp R, et al. Female gender associates with increased duration of intubation and length of stay after coronary artery surgery. CABG Clinical Benchmarking Database Participants. *Anesthesiology*. 2000;92:414.
561. Arom KV, Emery RW, Petersen RJ, et al. Cost-effectiveness and predictors of early extubation. *Ann Thorac Surg*. 1995;60:127.
562. Arom KV, Emery RW, Petersen RJ, et al. Patient characteristics, safety, and benefits of same-day admission for coronary artery bypass grafting. *Ann Thorac Surg*. 1996;61:1136.
563. Habib RH, Zacharias A, Engoren M. Determinants of prolonged mechanical ventilation after coronary artery bypass grafting. *Ann Thorac Surg*. 1996;62:1164.
564. Walji S, Peterson RJ, Neis P, et al. Ultra-fast track hospital discharge using conventional cardiac surgical techniques. *Ann Thorac Surg*. 1999;67:363.
565. Ott RA, Gutfinger DE, Miller MP, et al. Rapid recovery after coronary artery bypass grafting: is the elderly patient eligible? *Ann Thorac Surg*. 1997;63:634.
566. Ott RA, Gutfinger DE, Miller M, et al. Rapid recovery of octogenarians following coronary artery bypass grafting. *J Card Surg*. 1997;12:309.
567. Lee JH, Graber R, Popple CG, et al. Safety and efficacy of early extubation of elderly coronary artery bypass surgery patients. *J Cardiothorac Vasc Anesth*. 1998;12:381.
568. London MJ, Shroyer AL, Jernigan V, et al. Fast-track cardiac surgery in a Department of Veterans Affairs patient population. *Ann Thorac Surg*. 1997;64:134.
569. Holman WL, Sansom M, Kiefe CI, et al. Alabama coronary artery bypass grafting project: results from phase II of a statewide quality improvement initiative. *Ann Surg*. 2004;239:99.
570. Probst S, Cech C, Haentschel D, et al. A specialized post anaesthetic care unit improves fast-track management in cardiac surgery: a prospective randomized trial. *Crit Care*. 2014;18:468.
571. Hawkes CA, Dhileepan S, Foxcroft D. Early extubation for adult cardiac surgical patients. *Cochrane Database Syst Rev*. 2003;(4):CD003587.
572. Berry PD, Thomas SD, Mahon SP, et al. Myocardial ischaemia after coronary artery bypass grafting: early vs late extubation. *Br J Anaesth*. 1998;80:20.
573. Michalopoulos A, Nikolaides A, Antzaka C, et al. Change in anaesthesia practice and postoperative sedation shortens ICU and hospital length of stay following coronary artery bypass surgery. *Respir Med*. 1998;92:1066.
574. Reyes A, Vega G, Blancas R, et al. Early vs conventional extubation after cardiac surgery with cardiopulmonary bypass. *Chest*. 1997;112:193.
575. Silbert BS, Santamaria JD, O'Brien JL, et al. Early extubation following coronary artery bypass surgery: a prospective randomized controlled trial. The Fast Track Cardiac Care Team. *Chest*. 1998; 113:1481.
576. Ovrum E, Tangen G, Schiott C, et al. Rapid recovery protocol applied to 5,658 consecutive "on-pump" coronary bypass patients. *Ann Thorac Surg*. 2000;70:2008.
577. Ruffin RT Jr, Kluger J, Baker WL, et al. Association between perioperative NSAID use and post-cardiothoracic surgery atrial fibrillation, blood transfusions, and cardiovascular outcomes: a nested cohort study from the AF Suppression Trials (AFIST) I, II and III. *Curr Med Res Opin*. 2008;24:1131.
578. Acharya M, Dunning J. Does the use of non-steroidal anti-inflammatory drugs after cardiac surgery increase the risk of renal failure? *Interact Cardiovasc Thorac Surg*. 2010;11:461.
579. Oliveri L, Jerzewski K, Kulik A. Black box warning: is ketorolac safe for use after cardiac surgery? *J Cardiothorac Vasc Anesth*. 2014;28:274.
580. Chassot PG, van der Linden P, Zaugg M, et al. Off-pump coronary artery bypass surgery: physiology and anaesthetic management. *Br J Anaesth*. 2004;92:400.
581. Grundeman PF, Verlaan CW, van Boven WJ, et al. Ninety-degree anterior cardiac displacement in off-pump coronary artery bypass grafting: the Starfish cardiac positioner preserves stroke volume and arterial pressure. *Ann Thorac Surg*. 2004;78:679.
582. Grundeman PF, Borst C, van Herwaarden JA, et al. Vertical displacement of the beating heart by the octopus tissue stabilizer: influence on coronary flow. *Ann Thorac Surg*. 1998;65:1348.
583. Grundeman PF, Budde R, Beck HM, et al. Endoscopic exposure and stabilization of posterior and inferior branches using the endo-starfish cardiac positioner and the endo-octopus stabilizer for closed-chest beating heart multivessel CABG: hemodynamic changes in the pig. *Circulation*. 2003;108(suppl 1):II34.
584. Porat E, Sharony R, Ivry S, et al. Hemodynamic changes and right heart support during vertical displacement of the beating heart. *Ann Thorac Surg*. 2000;69:1188.
585. Kwak YL, Oh YJ, Jung SM, et al. Change in right ventricular function during off-pump coronary artery bypass graft surgery. *Eur J Cardiothorac Surg*. 2004;25:572.
586. Biswas S, Clements F, Diodato L, et al. Changes in systolic and diastolic function during multivessel off-pump coronary bypass grafting. *Eur J Cardiothorac Surg*. 2001;20:913.
587. Mathison M, Edgerton JR, Horswell JL, et al. Analysis of hemodynamic changes during beating heart surgical procedures. *Ann Thorac Surg*. 2000;70:1355.
588. Nierich AP, Diephuis J, Jansen EW, et al. Heart displacement during off-pump CABG: how well is it tolerated? *Ann Thorac Surg*. 2000;70:466.
589. Mishra M, Shrivastava S, Dhar A, et al. A prospective evaluation of hemodynamic instability during off-pump coronary artery bypass surgery. *J Cardiothorac Vasc Anesth*. 2003;17:452.
590. Lee JH, Capdeville M, Marsh D, et al. Earlier recovery with beating-heart surgery: a comparison of 300 patients undergoing conventional versus off-pump coronary artery bypass graft surgery. *J Cardiothorac Vasc Anesth*. 2002;16:139.
591. Djaiani GN, Ali M, Heinrich L, et al. Ultra-fast-track anesthesia technique facilitates operating room extubation in patients undergoing off-pump coronary revscularization surgery. *J Cardiothorac Vasc Anesth*. 2001;15:152.
592. George SJ, Al-Ruzzeh S, Amrani M. Mitral annulus distorsion during beating heart surgery—a potential cause for hemodynamic disturbance: a three dimensional echocardiography reconstruction study. *Ann Thorac Surg*. 2002;73:1424.
593. Kinjo S, Tokumine J, Sugahara K, et al. Unexpected hemodynamic deterioration and mitral regurgitation due to a tissue stabilizer during left anterior descending coronary anastomosis in off-pump coronary artery bypass graft surgery. *Ann Thorac Cardiovasc Surg*. 2005;11:324.
594. Hangler H, Mueller L, Ruttmann E, et al. Shunt or snare: coronary endothelial damage due to hemostatic devices for beating heart coronary surgery. *Ann Thorac Surg*. 2008;86:1873.
595. Collison SP, Agarwal A, Trehan N. Controversies in the use of intraluminal shunts during off-pump coronary artery bypass grafting surgery. *Ann Thorac Surg*. 2006;82:1559.
596. Demaria AG, Malo O, Carrier M, Perrault LP. Influence of intracoronary shunt size on coronary endothelial function during off-pump coronary artery bypass. *Heart Surg Forum*. 2003;6:160.
597. Biancari F, Mosorin M, Lahtinen J, et al. Results with the Heartstring anastomotic device in patients with diseased ascending aorta. *Scand Cardiovasc J*. 2006;40:238.
598. Douglas JM Jr, Spaniol SE. A multimodal approach to the prevention of postoperative stroke in patients undergoing coronary artery bypass surgery. *Am J Surg*. 2009;197:587.
599. Athanasiou T, Ashrafian H, Krasopoulos G, et al. Clampless arterial coronary artery bypass grafting with the use of magnetic coupling devices. *Heart Surg Forum*. 2006;9:E607.
600. Cheng DC, Bainbridge D, Martin JE, et al. Does off-pump coronary artery bypass reduce mortality, morbidity, and resource utilization when compared with conventional coronary artery bypass? a meta-analysis of randomized trials. *Anesthesiology*. 2005;102:188.
601. Raja SG, Dreyfus GD. Off-pump coronary artery bypass surgery: to do or not to do? Current best available evidence. *J Cardiothorac Vasc Anesth*. 2004;18:486.
602. Sellke FW, DiMaio JM, Caplan LR, et al. Comparing on-pump and off-pump coronary artery bypass grafting: numerous studies but few conclusions: A scientific statement from the American Heart Association Council on Cardiovascular Surgery and Anesthesia in collaboration with the Interdisciplinary Working Group on Quality of Care and Outcomes Research. *Circulation*. 2005; 111:2858.
603. Puskas JD, Williams WH, Mahoney EM, et al. Off-pump vs conventional coronary artery bypass grafting: early and 1-year graft patency, cost, and quality of life outcomes. A randomized trial. *JAMA*. 2004;291:1841.
604. Song HK, Peterson RJ, Sharoni E, et al. Safe evolution towards routine off-pump coronary bypass: negotiating the learning curve. *Eur J Cardiothorac Surg*. 2003;24:947.
605. Shroyer AL, Grover FL, Hatler B, et al., for the Veteran Affairs Randomized On/Off Bypass (ROOBY) Study Group. On-pump versus off-pump coronary-artery bypass surgery. *N Engl J Med*. 2009;361:1827.
606. Reeves BC, Ascione R, Caputo M, et al. Morbidity and mortality following acute conversion from off-pump to on-pump coronary surgery. *Eur J Cardiothorac Surg*. 2006;29:941.
607. Jin R, Hiratzka LF, Grunkemeier GL, et al. Aborted off-pump coronary artery bypass patients have much worse outcomes than on-pump or successful off-pump patients. *Circulation*. 2005; 112(suppl):I332.
608. Puskas JD, Kilgo PD, Kutner M, et al. Off-pump techniques disproportionally benefit women and narrow the gender disparity in outcomes after coronary artery surgery bypass surgery. *Circulation*. 2007;116(suppl):I192.
609. Puskas JD, Kilgo PD, Lattouf OM, et al. Off-pump coronary bypass provides reduced mortality and morbidity and equivalent 10-year survival. *Ann Thorac Surg*. 2008;86:1139.
610. Puskas JD, Thourani VH, Kilgo P, et al. Off-pump coronary artery bypass disproportionally benefits high-risk patients. *Ann Thorac Surg*. 2009;88:1142.
611. Bakaeen FG, Chu D, Kelly RF, et al. Perioperative outcomes after on- and off-pump coronary artery bypass grafting. *Tex Heart Inst J*. 2014;41:144.
612. Bakaeen FG, Chu D, Kelly RF, et al. Performing coronary artery bypass grafting off-pump may compromise long-term survival in a veteran population. *Ann Thorac Surg*. 2013;95:1952.
613. Daniel WT 3rd, Kilgo P, Puskas JD, et al. Trends in aortic clamp use during coronary artery bypass surgery: effect of aortic clamping strategies on neurologic outcomes. *J Thorac Cardiovasc Surg*. 2014;147:652.
614. Edelman JJ, Yan TD, Bannon PG, et al. Coronary artery bypass grafting with and without manipulation of the ascending aorta: a meta-analysis. *Heart Lung Circ*. 2011;20:318.
615. Emmert MY, Seifert B, Wilhelm M, et al. Aortic no-touch technique makes the difference in off-pump coronary artery bypass grafting. *J Thorac Cardiovasc Surg*. 2011;142:1499.
616. Kolessov VL. Mammary artery-coronary anastomoses as a method of treatment for angina pectoris. *J Thorac Cardiovasc Surg*. 1967;54:535.
617. Thiele H, Neumann-Schniedewind P, Jacobs S, et al. Randomized comparison of minimally invasive direct coronary artery bypass surgery versus sirolimus-eluting stenting in isolated proximal left anterior descending coronary artery stenosis. *J Am Coll Cardiol*. 2009;53:2324.
618. Kofidis T, Emmert MY, Paeschke HG, et al. Long-term follow-up after minimal invasive direct coronary artery bypass grafting procedure: a multi-factorial retrospective analysis at 1000 patient-years. *Interact Cardiovasc Thorac Surg*. 2009;9:990.
619. Jaffery Z, Kowalski M, Weaver WD, et al. A meta-analysis of randomized control trials comparing minimally invasive direct coronary bypass grafting versus percutaneous coronary intervention for stenosis of the proximal left anterior descending artery. *Eur J Cardiothorac Surg*. 2007;31:691.
620. Loulmet D, Carpentier A, d'Attellis N, et al. Endoscopic coronary artery bypass grafting with the aid of robotic assisted instruments. *J Thorac Cardiovasc Surg*. 1999;118:4.
621. Bonaros N, Schachner T, Wiedemann D, et al. Quality of life improvement after robotically assisted coronary artery bypass grafting. *Cardiology*. 2009;114:59.
622. Turner WF Jr, Sloan JH. Robotic-assisted coronary artery bypass on a beating heart: initial experience and implications for the future. *Ann Thorac Surg*. 2006;82:790.
623. Cavallaro P, Rhee AJ, Chiang Y, et al. In-hospital mortality and morbidity after robotic coronary artery surgery. *J Cardiothorac Vasc Anesth*. 2015;29:27.
624. Bonatti J, Schachner T, Bonaros N, et al. Simultaneous hybrid coronary revascularization using totally endoscopic left internal mammary artery bypass grafting and placement of rapamycin eluting stents in the same interventional session: the COMBINATION pilot study. *Cardiology*. 2008; 110:92.
625. Bonatti J, Schachner T, Bonaros N, et al. Robotic totally endoscopic double-vessel bypass grafting: a further step toward closed-chest surgical treatment of multivessel coronary artery disease. *Heart Surg Forum*. 2007;10:E239.
626. Nishida S, Watanabe G, Ishikawa N, et al. Beating-heart totally endoscopic coronary artery bypass grafting: report of a case. *Surg Today*. 2010;40:57.
627. Vassiliades TA Jr, Reddy VS, Puskas JD, Guyton RA. Long-term results of the endoscopic atraumatic coronary artery bypass. *Ann Thorac Surg*. 2007;83:979.
628. Argenziano M, Katz M, Bonatti J, et al. Results of the prospective multicenter trial of robotically assisted totally endoscopic coronary artery bypass grafting. *Ann Thorac Surg*. 2006;81:1666.
629. Campos JH. An update on bronchial blockers during lung separation techniques in adults. *Anesth Analg*. 2003;97:1266.
630. Cohen E. Pro: the new bronchial blockers are preferable to double-lumen tubes for lung isolation. *J Cardiothorac Vasc Anesth*. 2008;22:920.
631. Slinger P. Con: the new bronchial blockers are not preferable to double-lumen tubes for lung isolation. *J Cardiothorac Vasc Anesth*. 2008;22:925.
632. Ender J, Brodowsky M, Falk V, et al. High-frequency jet ventilation as an alternative method compared to conventional one-lung ventilation using double-lumen tubes: a study of 40 patients undergoing minimally invasive coronary artery bypass graft surgery. *J Cardiothorac Vasc Anesth*. 2010;24:602.
633. Ohtsuka T, Imanaka K, Endoh M, et al. Hemodynamic effects of carbon dioxide insufflation under single-lung ventilation during thoracoscopy. *Ann Thorac Surg*. 1999;68:29.
634. Byhahn C, Mierdl S, Meininger D, et al. Hemodynamics and gas exchange during carbon dioxide insufflation for totally endoscopic coronary artery bypass grafting. *Ann Thorac Surg*. 2001;71:1496.
635. Wolfer RS, Krasna MJ, Hasnain JU, et al. Hemodynamic effects of carbon dioxide insufflation during thoracoscopy. *Ann Thorac Surg*. 1994;58:404.
636. Mierdl S, Byhahn C, Lischke V, et al. Segmental myocardial wall motion during minimally invasive coronary arery bypass grafting using open and endoscopic surgical techniques. *Anesth Analg*. 2005;100:306.
637. Brock H, Rieger R, Gabriel C, et al. Haemodynamic changes during thoracoscopic surgery: the effects of one-lung ventilation compared with carbon dioxide insufflation. *Anaesthesia*. 2000;55:10.
638. Lin SM, Chang WK, Tsao WM, et al. Carbon dioxide embolism diagnosed by transesophageal echocardiography during endoscopic vein harvesting for coronary artery bypass grafting. *Anesth Analg*. 2003;96:683.
639. Kypson AP, Greenville NC. Sudden cardiac arrest after coronary artery bypass grafting as a result of massive carbon dioxide embolism. *J Thorac Cardiovasc Surg*. 2005;130:936.
640. Ceballos A, Chaney MA, LeVan PT, et al. Robotically assisted cardiac surgery. *J Cardiothorac Vasc Anesth*. 2009;23:407.
641. Mehta Y, Arora D, Sharma KK, et al. Comparison of continuous thoracic epidural and paravertebral block for postoperative analgesia after robotic-assisted coronary artery bypass surgery. *Ann Card Anaesth*. 2008;11:91.

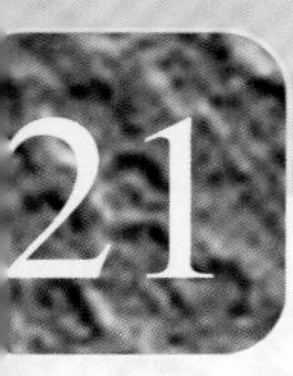

瓣膜性心脏疾病：置换和修复

HARISH RAMAKRISHNA, MD, FASE, FACC | RYAN C. CRANER, MD | PATRICK A. DEVALERIA, MD | DAVID J. COOK, MD | PHILIPPE R. HOUSMANS, MD, PhD | KENT H. REHFELDT, MD, FASE

要 点

1. 虽然各类型的心脏瓣膜受损会引起不同的生理变化，但所有瓣膜性心脏病的共同特征是心室负荷异常。
2. 正常情况下，左心室通过提高前负荷以代偿后负荷的增加。根据 Laplace 定律，心室舒张末期心肌纤维的伸长或心室腔半径的增大均增加室壁张力，从而减少了心脏收缩时心肌纤维的缩短。由于在高负荷的情况下心肌收缩力增加，而使 SV 得以保持。
3. 影响心功能的因素包括后负荷压力、前负荷储备、心室顺应性、心肌收缩力和心脏已存在的病理改变如瓣膜损害和心室肥大。
4. 肥厚性梗阻型心肌病是一种相对常见的遗传性心脏病变，治疗措施包括使用β受体阻滞剂、钙通道阻滞剂和室间隔部分心肌切除术。最新的治疗方法还包括双腔起搏和乙醇注入室间隔消减（消融）术。
5. 主动脉瓣关闭不全症状的严重程度和持续时间与血流动力学改变及心肌收缩力受损程度之间没有明显相关性。误认为相关性较好而延误手术时机将导致患者病情进行性加重。
6. 二尖瓣关闭不全会导致左心室容量超负荷。治疗方法取决于发病机制，包括早期再灌注治疗、应用血管紧张素转化酶抑制剂及二尖瓣修复或置换手术。
7. 风湿性疾病和先天性异常是二尖瓣狭窄的主要病因，病情进展缓慢，手术治疗包括闭式和开放式分离术以及经皮二尖瓣分离术。
8. 需手术治疗的三尖瓣疾病大部分都合并有严重的主动脉瓣和二尖瓣病变，麻醉的管理主要取决于左心瓣膜病变的严重程度。
9. 瓣膜修复手术的创新包括主动脉瓣修复以及二尖瓣关闭不全闭式和开放式手术。

从各方面来看，冠心病（coronary artery disease，CAD）手术已经相当成熟。尽管在某些方面仍在逐步提升如非体外循环手术、连接吻合器及内镜血管采集，但由于介入心脏病学的发展，很大程度上冠心病手术再难有突破性发展。而瓣膜手术并非如此，在瓣膜手术发展很好的机构中，瓣膜手术量保持稳定，这反映了人口老龄化进程和介入性心脏病学对心脏瓣膜病（valvular heart disease，VHD）的影响较小。

从麻醉管理的观点来看，瓣膜手术与冠状动脉旁路移植（coronary artery bypass grafting，CABG）有很大的不同。在VHD 的病程发展中，生理学变化明显。手术期间的生理状况和血流动力学变化非常大，而且容易受到麻醉的影响。对于某些类型的瓣膜病，在手术前可能相对难以预测心脏将如何应对瓣膜修复或置换引起的负荷改变。

了解成人获得性瓣膜缺陷的病程发展和病理生理学变化是十分重要的。临床医师还必须掌握有利于瓣膜修复和置换的手术时机。与晚期手术相比，在病程发展中选择恰当的时机行瓣膜手术会获得更好的效果。各种类型瓣膜病的病程发展和病理生理改变影响着麻醉计划的制定，麻醉计划包括根据需要改变心脏前负荷、起搏心律和节律，使用正性或负性肌力药物以及使用血管舒张药物或血管收缩药物改变心脏负荷状态。

尽管不同类型的瓣膜病可引起不同的生理学变化，但共识中认为心室负荷异常是所有心脏瓣膜病的共同特征。心室的状态会随着病程发展而改变，因为心室功能状态和瓣膜受损程度会随着容量或压力超负荷的加重而改变。VHD 患者的病情复杂多变，可能在心肌收缩力和射血分数正常的情况下出现心室失代偿，负荷异常也可导致心脏泵血功能和心肌内在收缩力的差异。心脏功能和心肌收缩力之间的这种差异来自对心室负荷异常特异的生理性代偿机制。

在分析左心室（left ventricle，LV）对各种异常负荷情况的生理反应时，考虑后负荷匹配不佳和前负荷储备这两个因素是很有必要的[1]，它们构成探讨个体化病理生理变化的基础。了解 VHD 及其病程进展必不可少的其他概念还有压力-容量环和收缩末期压力-容量关系曲线（end-systolic pressure-volume relationship，ESPVR），前者提供了在单次心搏中心室压力-容量关系的图形分析，后者是在多次心脏收缩中量化心肌内在收缩力的一种方法，且在一定程度上不受心脏负荷状态改变的影响（参见第 6 和 13～16 章）。

病理生理学

压力-容量环

正常心动周期中的压力和容量改变如图 21.1 所示。在单次收缩期间，将与心室压力相对应的心室容量进行标绘即形成压力-容量环（图 21.2）。了解正常心功能条件下的左心室压力-容量环为分析负荷非敏感的收缩指标 ESPVR 提供了依据。

图 21.2 的第 1 段显示心室舒张期充盈，表示心脏收缩前的负荷（前负荷）。在心室舒张早期和中期，心室快速充盈，其速度取决于左心房和左心室之间的压力差。在舒张末期，左心房收缩（α 波）形成最终的左室舒张末期容积（left ventricular end-diastolic volume，LVEDV）和左室舒张末期压力（left ventricular end-diastolic pressure LVEDP）。正常情况下，心房收缩可产生 15%～20% 的心室充盈量。正常的心室充盈可以心室容积变化很大而心室舒张期压力却波动很小。

心室收缩发生在等容收缩期和射血期两个阶段。在等容（等大）收缩期（心动周期第 2 段）心室内压力显著上升。然而，由于主动脉瓣处于关闭状态，心室容量减少很小甚至不变。第 3 段代表收缩射血期。此时当心室内压力超过主动脉

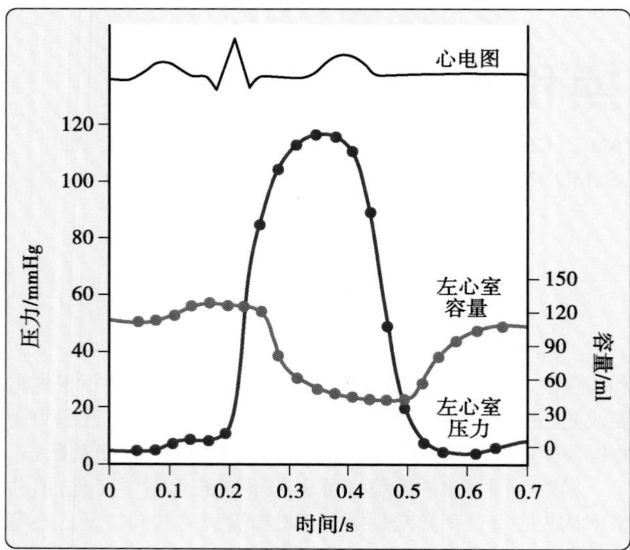

图 21.1 单次心动周期内左心室(LV)同步压力和容量。(*From Barash PG, Kopriva DJ. Cardiac pump function and how to monitor it. In: Thomas SJ, ed.* Manual of Cardiac Anesthesia. *New York: Churchill Livingstone; 1984: 1.*)

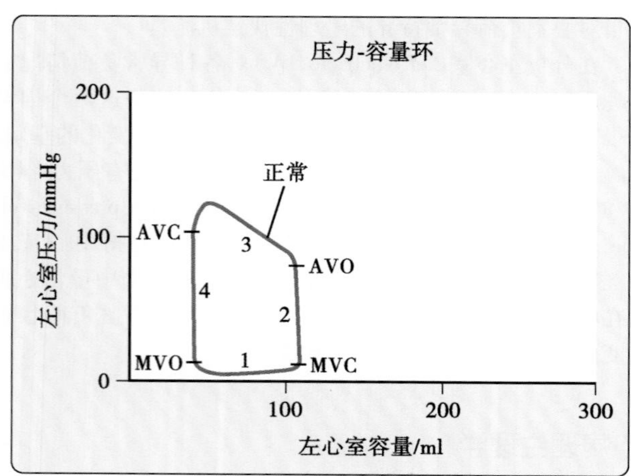

图 21.2 单次心动周期内理想的压力-容量环。AVC,主动脉瓣关闭;AVO,主动脉瓣开放;MVO,二尖瓣开放;MVC,二尖瓣关闭;1~4,心动周期各个阶段。(*From Jackson JM, Thomas SJ, Lowenstein E. Anesthetic management of patients with valvular heart disease.* Semin Anesth. *1982; 1: 239.*)

压力,主动脉瓣打开,心脏射血开始。主动脉瓣在第 3 段末期关闭,该点即为收缩末期压力-容量点,能够特异性地反映心脏的收缩功能。

后负荷压力和前负荷储备

图 21.3 显示了在单次心搏的压力-容量环中,左心室对后负荷变化的反应情况(保持前负荷不变)。这些曲线是通过注入纯 α 肾上腺素能受体激动剂,同时测量相应的收缩末期容积(end-systolic volume, ESV)而绘制成的。这些曲线描述了舒张末期压力-容量关系(心室顺应性)和在给定的心肌收缩力下的收缩末期压力-容量曲线。

每个环沿着逆时针方向表示一个心动周期。从第 1~3 段,每搏量(stroke volume, SV)随着射血阻力的增加而降低,

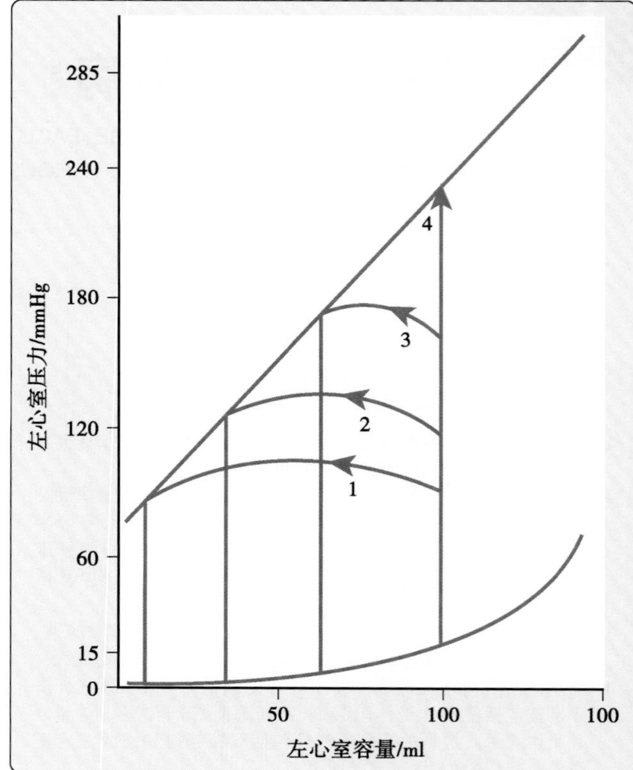

图 21.3 压力-容量环显示前负荷保持不变的情况下左心室对后负荷逐渐增加(1~4 阶段)的反应。(*From Ross J Jr. Afterload mismatch in aortic and mitral valve disease: implications for surgical therapy.* J Am Coll Cardiol. *1985; 5: 811.*)

这种状态一直持续到第 4 段,此时心室收缩峰压不足以打开主动脉瓣,仅发生等容收缩[1]。后负荷和 SV 的这种反比关系(如压力和速度成反比关系),是在 LVEDV 保持不变的犬类实验中证实的(图 21.4)[2]。

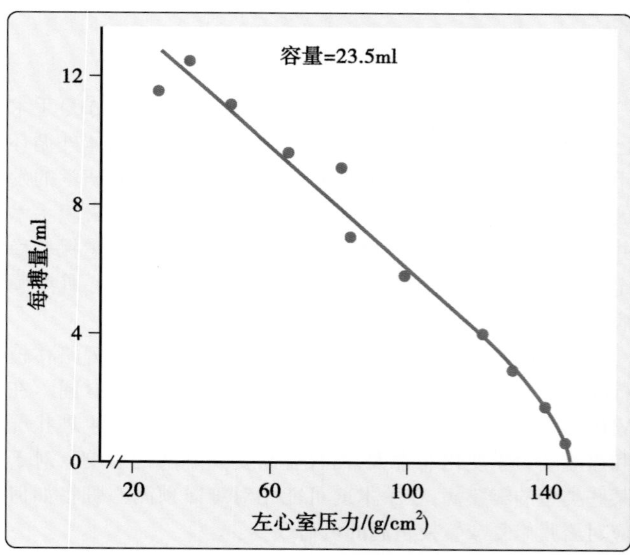

图 21.4 当心室舒张末期容积保持恒定时,左心室每搏量与收缩期压力的关系(压力-速度成反比关系)。(*From Burns JW, Covell JW, Ross J Jr. Mechanics of isotonic left ventricular contractions.* Am J Physiol. *1973; 224: 725.*)

正常心脏的后负荷受到左心室大小和动脉压力的影响[3]。图 21.5 总结了它在心血管调节中的重要作用。后负荷也被认为是收缩射血期室壁张力或心室壁每单位横断面积所承受的力[4]。Laplace 定律为计算室壁张力提供了数学表达式[5](P 代表心室内压力,R 代表球形室腔半径,h 代表室壁厚度)。

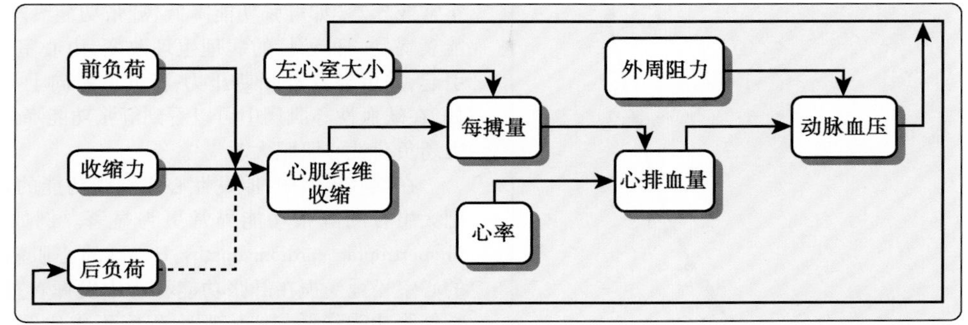

图 21.5 后负荷在心脏调节中的作用。(*From Braunwald E. Regulation of the circulation.* N Engl J Med. *1974;290:1124.*)

室壁张力=P×R/2h

由于心室后负荷受到不断变化的心室内压力和室腔半径的影响,这意味着在收缩期心室后负荷也在不断变化。临床上很难准确地对后负荷进行量化,通常采用血压或全身血管阻力(systemic vascular resistance,SVR)近似地代表后负荷,这一习惯性做法并不合适,因为它们不能反映瞬时的压力-容量变化。

左心室的大小和前负荷是 SV 和后负荷的决定因素[6]。通常,左室通过增加前负荷以代偿后负荷的增加。根据 Laplace 定律,舒张末期心肌纤维长度和心室半径增加,进一步增加室壁张力并导致心肌纤维缩短相应减少(压力-速度反比关系)。尽管心肌缩短相对减少,但由于心肌收缩力在较高前负荷的条件下增加了,因此,SV 得以维持(Starling 机制或长度-主动张力效应)。LVEDV 较高时心肌收缩力会增加,这可能是由于拉长的心肌对细胞外钙离子的敏感性增强了[7-9]。

前负荷的储备功能使得后负荷压力增加 LV 也可维持其 SV[1],如图 21.6 所示[1]。后负荷的增加(第 2 段)导致舒张末期容积(end-diastolic volume,EDV)(第 3 段)代偿性增加。因此,即使在较高后负荷的情况下,SV 也得以维持。然而,当心室过度扩张处于前负荷储备极限时,即使心室再扩张,前负荷也不会进一步增加,反而,随着收缩期压力的进一步增大,SV 会见减少(后负荷失代偿,第 4 段)。这是压力-速度反比关系的必然结果。

心室顺应性

由于诸多实际因素的限制,将生理分析直接运用于临床工作并非易事。其中最重要的一点是 LVEDV 和 LVEDP 的关系并非一直不变。正常哺乳类动物的 LV 舒张期压力-容量呈曲线函数关系(图 21.7)[3,10]。曲线的斜率代表心室顺应性(dV/dP)(即舒张期心室容量和压力的变化量之比)。尽管在生理范围内,正常心室的顺应性非常好,但是随着舒张期充盈量的增加,瞬时顺应性也会降低。在心室容量达到极限时,压力-容量曲线的斜率进行性增加也更为明显。此时,心室容量进一步增加则会导致舒张末期压力(end-diastolic pressure,EDP)呈指数增长。急性主动脉瓣反流(aortic regurgitation,AR)的患者会发生这种机制的血流动力学变化。心室充盈压力的急剧增加反映了心室容量的绝对超负荷,并且是心室顺应性急剧恶化的必然结果。

反应血流动力学上下急性波动的单一顺应性曲线必须与心室顺应性慢性病理改变相区别,后者可导致整条舒张期压力-容量曲线移位。例如,在慢性容量超负荷的动物模型中,整个压力-容量曲线向右移位,并且在心室容量大幅增加时,

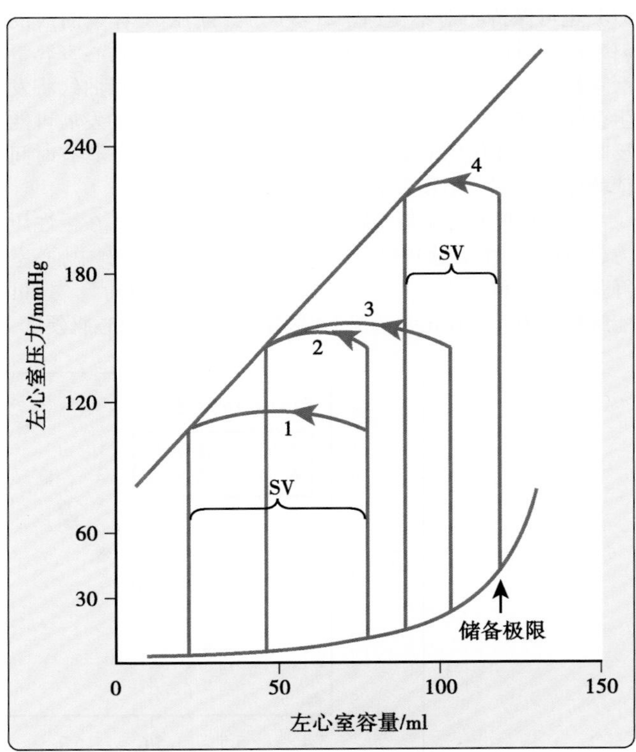

图 21.6 压力-容量环图解前负荷储备的概念。后负荷(1~4)增加引起左心室舒张末期容积代偿性增加,因此在较高后负荷下,每搏量得以维持。(*From Ross J Jr. Afterload mismatch in aortic and mitral valve disease: implications for surgical therapy.* J Am Coll Cardiol. *1985;5:811.*)

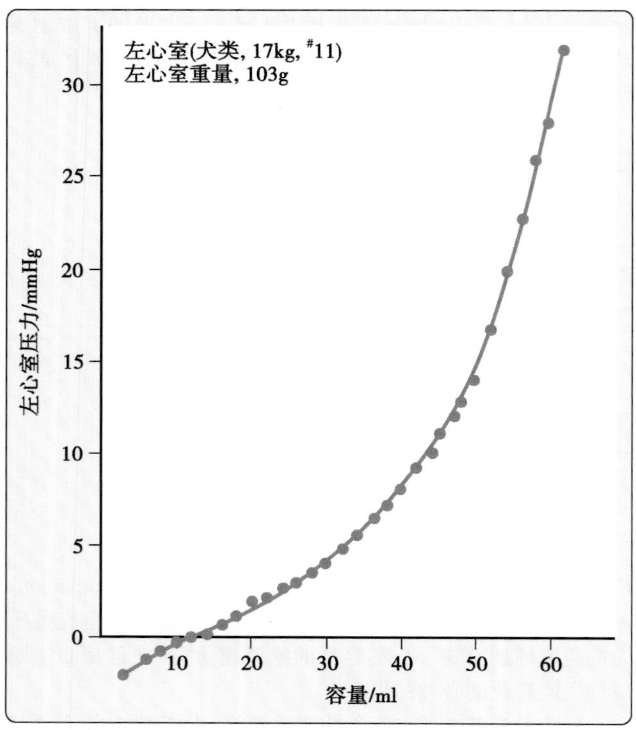

图 21.7 正常的舒张期压力-容量关系。(*From Spotnitz HM, Sonnenblick EH, Spiro D. Relation of ultrastructure to function in the intact heart: sarcomere structure relative to pressure-volume curves of the intact left ventricles of dog and cat.* Circ Res. *1966;18:49.*)

EDP 也可保持相对不变(图 21.8)[11]。新压力-容量曲线的斜率(顺应性)会降低。同样地,在由慢性 AR 导致心室容量严重超负荷的患者中,具有时间依赖性的压力-容量曲线将发生整体右移[12]。在这些例子中,压力和容量关系的发展可能反映了生理变化的渐变过程以及在恒定压力水平下具有时间依赖性的心室大小和室壁厚度的变化情况[4]。

室壁厚度是心室舒张顺应性的重要决定因素。在慢性压力超负荷(如主动脉狭窄、慢性高血压)的临床病例中,心室舒张顺应性和室壁厚度呈线性反比关系(图 21.9)[13]。这可能解释了为什么在正常情况下,尽管两者有相似的心肌硬度,但室壁较薄的右心室(right ventricle,RV)比左心室顺应性更好[3,14]。心室病理性肥大和舒张期顺应性降低的关系依据充分但未被充分理解。

在某些疾病状态下,我们习惯性地描述心室舒张功能为正常或异常(如舒张功能降低、舒张功能衰竭)[15,16]。舒张功能衰竭是一种独特的病理生理改变,由心室充盈阻力的增加引起,并可导致舒张期压力-容量关系向上异常移位[17]。例如,在缺血性心肌病中可以看到舒张功能降低,尤其伴随有压力超负荷性心肌肥大时[18]。

在某些疾病中,原发性心室舒张功能的紊乱可能比心室肥大患者的舒张功能异常更为显著。例如,肥厚型心肌病(hypertrophic cardiomyopathy,HCM)的心肌病变过程中,内在的心室松弛受损在舒张功能异常中发挥着重要作用,因为通常舒张功能降低与心室肥大程度不成比例[19,20]。病理性肥大对舒张期顺应性和心室松弛的影响复杂,这部分内容将会在"主动脉瓣狭窄"和"肥厚型心肌病"章节中更详细地论述。

一侧心室的充盈以及心室结构或者顺应性的变化均可显著改变另一侧心室的舒张期压力-容量关系[21,22]。右心室充盈程度的逐渐增加使得左心室顺应性曲线向左和向上移位。这种效应在右心室高充盈压下表现最为明显,并且由于心包的限制这种效应还会被加强[23]。右心室扩张严重时,室间隔会侵占左心室,左心室减小,几何形状改变,使其顺应性降低[21]。此时,左心室充盈压可能无法反映左心室大小的变化趋势[24]。

心肌收缩力

心肌收缩力是在既定前负荷条件下心脏产生收缩力的能力[25]。虽然大多数临床医生和研究者对心脏收缩的直观感受感到满意,但是对定量测定心肌收缩力的标准一直未达成共识。能够对心肌收缩力准确和重复地测量,其实际意义远大于理论研究,因为心脏收缩力是判断大多数心脏病患者预后的关键因素,也是决定 VHD 患者手术时机的关键。

一直以来,基于对心脏等容收缩期或射血期的分析,评价心脏收缩功能的方法被分为两类[4]。临床测定和可重复测定的细节不属于本章的讨论范围,获取更多信息可参阅相关文献[4,26,27]及本书第 6 和 13 章。评价等容收缩期的指标包括

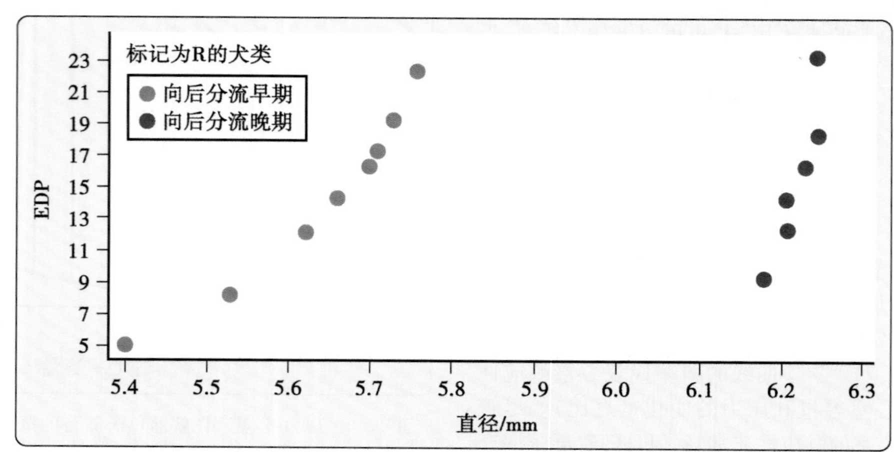

图 21.8 在慢性容量超负荷(即动静脉瘘)的动物模型中,早期(绿点)和晚期(紫点)左心室(LV)舒张末期压力(EDP)和容量(直径)之间的关系。(*From McCullagh WH, Covell JW, Ross J Jr. Left ventricular dilation and diastolic compliance changes during chronic volume overloading.* Circulation. *1972;45:943.*)

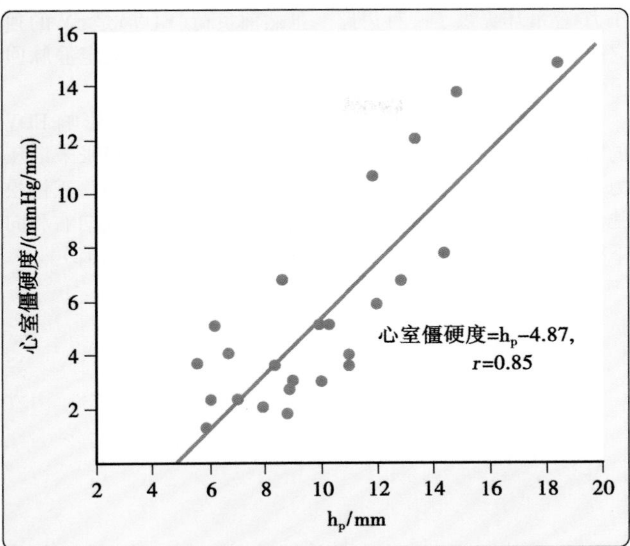

图 21.9 心室僵硬度（ΔP/ΔD，与顺应性成反比）与心室壁厚度（h_p）的关系。(*From Grossman W, McLaurin P, Moos SP, et al. Wall thickness and diastolic properties of the left ventricle.* Circulation. *1974; 49:129*)

心肌纤维收缩时的最大速度（V_{max}）、峰压变异性（dP/dt）及某一顺时压力下对应的峰压变异性（dP/dt/P）。这些指标对心室负荷的改变相对不敏感，且难以反应心肌收缩力的基础水平。这些指标用于比较不同患者的心肌收缩力及反映同一患者心肌收缩力随时间变化的趋势都是不可靠的[26]。

射血期指标如射血分数（ejection fraction，EF），在一定程度上由心肌内在的收缩状态所决定，同时也被用于界定收缩力的基础水平[26]。这些指标对于评估冠心病患者或心室负荷无明显改变患者的心室功能是十分有用的[28]。由于射血期指标容易获取，而且是使用最为广泛的左心室功能的临床测量方法，因而被普遍接受。然而，这些指标与前负荷呈正相关，与后负荷呈负相关，对于评估大部分心脏瓣膜病患者的心室收缩功能并不可靠。

由于不受前负荷的影响，使用压力-容量图和分析 ESPVR 对左心室收缩功能评估更加准确[29]。心肌的缩短长度及收缩末期肌纤维的长度与后负荷关系密切（压力-速度成反比关系），通过这一基本特性可评估心肌收缩力。在大多数情况下，收缩末期压力（end-systolic pressure，ESP）能够替代后负荷，只有心室存在病理性肥大时，ESP 和后负荷之间才会出现明显偏离。这意味着在任何收缩力水平下，ESV 与 ESP 呈线性增长关系。无论后负荷如何变化，心室收缩性越强则 ESV 越小（心室排空越完全）。

心肌收缩状态的变化也可在理想化的压力-容量环上看到。正性肌力干预使得环向左和向上移位，从而增加了在任何既定 EDV（前负荷）条件下的心室做功。相反，负性肌力干预使得环向右和向下移位[30]（图 21.10，参见第 6 章和第 13 章）。

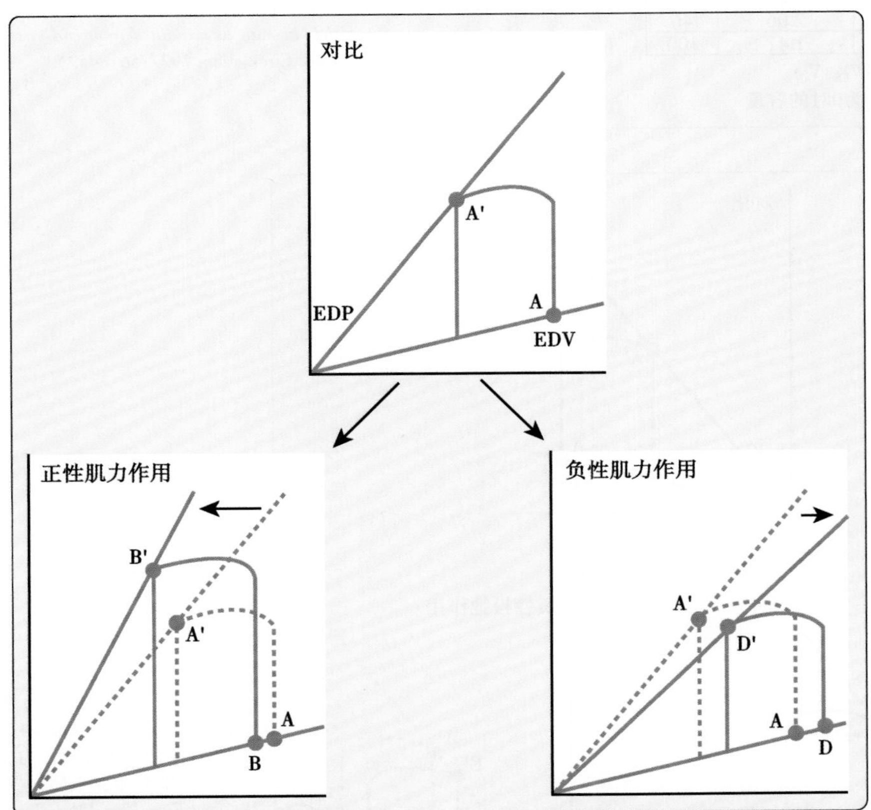

图 21.10 在既定的舒张末期容积（EDV）和舒张末期压力（EDP）下，正性肌力药物可提高心脏做功的能力。如图所示，收缩力增加并不意味着每搏量（SV）增加。尽管收缩期峰值压力较高，由于收缩末期压力-容量点向上和向左移位，SV 得以维持。负性肌力药物使得收缩末期压力-容量点向右和向下移位。SV 保持不变，但舒张末期容积和收缩末期容积增加，收缩期峰压降低。(*From Katz AM. Influence of altered inotropy and lusitropy on ventricular pressure-volume loops.* J Am Coll Cardiol. *1988;11:438.*)

不受心室负荷影响的心肌收缩指标广泛运用于研究，今后可能通过具有自动边界检测功能的超声心动图设备实时构建压力-容量环和定量测定 ESPVR[31]（参见第 14 章和第 15 章）。

对于心室负荷相对正常患者的临床研究表明，ESV 变化与射血期指标变化之间的确存在相关性（图 21.11）[32]。ESPVR 作为反映收缩性能的指标，依赖于收缩期心室压力（即后负荷），而与舒张末期肌纤维长度（即前负荷）无关[28,33,34]。对考量收缩功能（收缩性）和舒张功能（松弛性）之间的关系，压力-容量环提供了一种思路。虽然前负荷（EDV）是 SV 的独立决定因素，但是由于血流的循环特性，最终 SV 决定静脉回流量以及由此形成的下一个心动周期的前负荷[30]。

除静脉回流外，由收缩性决定的 ESV 是另一个影响 EDV 的因素。如同 ESPVR 独立地反映收缩功能一样，舒张末期压力-容量关系反映了心室的内在舒张性质（即松弛性）。正性松弛性干预可促进心室充盈和舒张末期压力-容量曲线向右和向下移动，而负性干预使得曲线向左和向上移动（图 21.12）。

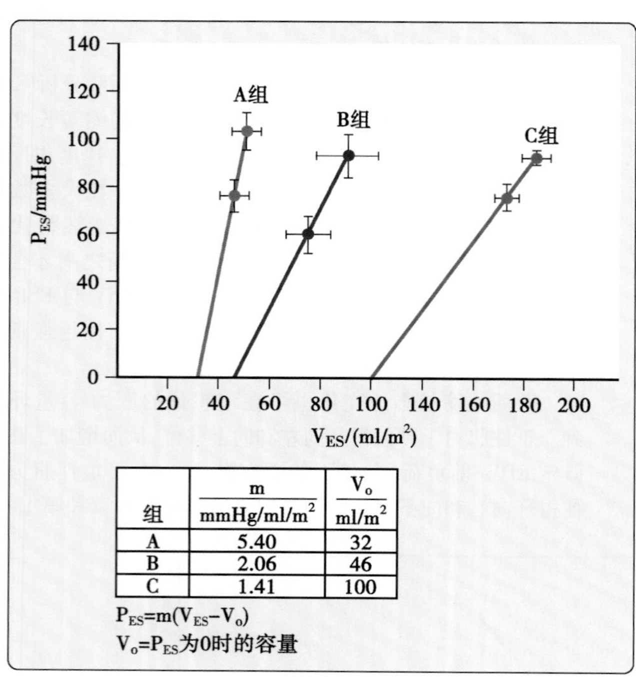

组	m mmHg/ml/m²	V_o ml/m²
A	5.40	32
B	2.06	46
C	1.41	100

$P_{ES}=m(V_{ES}-V_o)$

$V_o=P_{ES}$为0时的容量

图 21.11 两种水平后负荷下收缩末期压力（P_{ES}）平均值与收缩末期容积（V_{ES}）的比较。代表收缩性能的射血分数分 A、B 和 C 三组（A 组>0.6；B 组=0.41~0.59；C 组<0.4）。收缩末期容积与收缩力成反比。（*From Grossman W, Braunwald E, Mann T, et al. Contractile state of the left ventricle in man as evaluated from end-systolic pressure-volume relations.* Circulation. *1977*;*56*:*845.*）

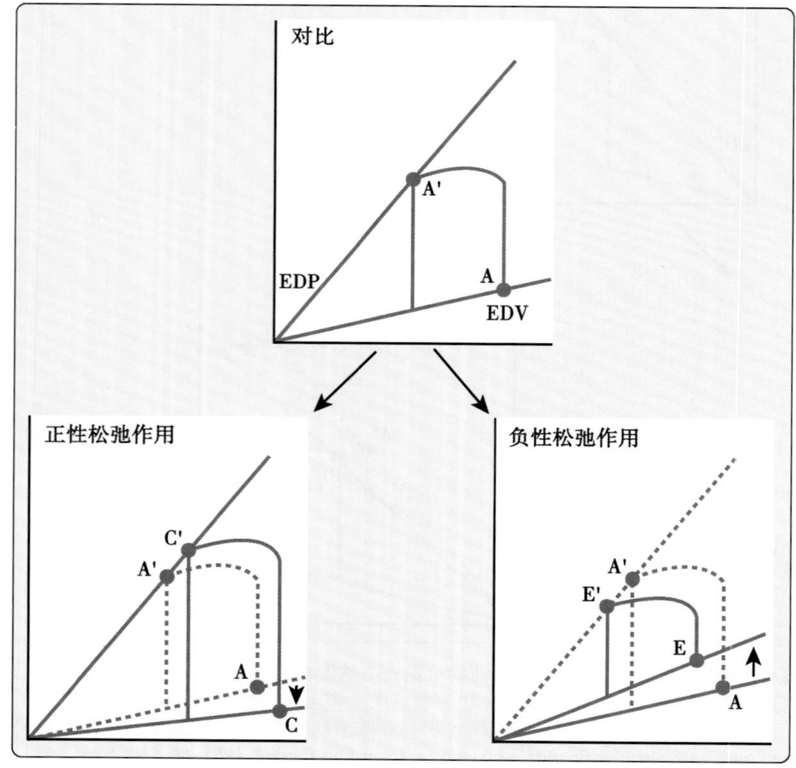

图 21.12 正性松弛药可增加舒张期充盈量，将舒张末期压力-容量环右下和向右移位。负性肌力药将舒张末期压力-容量环向上和向左移位。EDV，舒张末期容积；EDP，舒张末期压力。（*From Katz AM. Influence of altered inotropy and lusitropy on ventricular pressure-volume loops.* J Am Coll Cardiol. *1988*;*11*:*438.*）

主动脉瓣狭窄

临床特征和病程发展

在美国，主动脉瓣狭窄（aortic stenosis，AS）是最常见的心脏瓣膜病。其中有1%～2%的人群是先天性的二叶主动脉瓣畸形。随着年龄增长及人口老龄化，主动脉瓣狭窄发生率也在增高。临床上，65岁以上老年人严重主动脉瓣的发生率为2%，其中5.5%的人群年龄超过85岁[35]。主动脉瓣狭窄初期即伴有钙化和变硬，在75～80岁人群中的发病率为50%，而在85岁以上人群中高达75%。

二叶主动脉瓣畸形是一种常见的先天性心脏疾病，人群中发生率约为1%[36]。遗传系数高达89%，从而推断二叶主动脉瓣几乎全部由遗传因素决定，是导致早期主动脉瓣狭窄和升主动脉瘤的危险因素[37]。二叶瓣膜疾病中的升主动脉病变和马方综合征（Marfan syndrome）有相同的组织病理特征，如动脉中层退化、纤维蛋白-1减少、动脉壁内基质金属蛋白酶活性增强。

国际上对急性大动脉剥离的统计数据显示，在二叶主动脉瓣病变的患者中，6.14%的人群终生面临主动脉剥离的风险（是正常人群的9倍），与之相比，40%的马方综合征患者存在相同的情况，但是二叶主动脉瓣病变的发病率远高于马方综合征，因此二叶主动脉瓣疾病成为主动脉剥离的主要原因[36]。

主动脉瓣狭窄伴钙化和冠心病有一些共同的特点，包括易发于男性、老年人和高胆固醇血症的人群，以及在某种程度上都是由炎症发展而来的。临床证据表明，动脉粥样硬化的形成过程正是主动脉瓣狭窄发生的细胞学机制。主动脉瓣狭窄的发展与动脉粥样硬化危险因素之间有着明确的关系。这些危险因素包括脂蛋白增加、低密度脂蛋白（low-density lipoprotein，LDL）胆固醇增加、吸烟、高血压、糖尿病、血浆钙离子和肌酐水平升高、男性等[38]。出生于单纯性高胆固醇血症家族的孩子可能会发生严重的主动脉瓣狭窄[39]。早期的主动脉瓣硬化可能与CAD和动脉粥样硬化相关。主动脉瓣钙化的严重程度是AS患者不良预后的重要评估指标[40]。研究表明，主动脉瓣钙化是动脉粥样硬化危险因素介导的炎症发展的结果。

AS的早期病变类似于CAD的初始斑点，冠状动脉钙化与主动脉瓣大量钙化之间存在密切的相关性。主动脉瓣的病理学研究揭示了LDL的存在，提示瓣膜疾病和血管动脉粥样硬化疾病具有相同的细胞学发病机制[38]。主动脉瓣的退行性改变包括非泡沫细胞、泡沫细胞巨噬细胞、T淋巴细胞和其他炎症细胞的炎性浸润，脂质积聚在主动脉一侧瓣膜内皮层正下方的纤维中，含LDL和载脂蛋白E的脂蛋白也存在其中。

对于在狭窄的主动脉瓣钙化中合成的骨基质蛋白了解甚少。钙化由胶原基质上的羟磷灰石、骨桥蛋白和其他骨基质蛋白质组成。细胞炎症过程的机制涉及巨噬细胞、LDL和巨噬细胞分泌的转化生长因子-β和血小板衍生生长因子，共同刺激瓣膜成纤维细胞转化为产生骨蛋白的成骨细胞[38]。

3-羟基-3-甲基-戊二酰辅酶A还原酶抑制剂（即他汀类药物）可以延缓CAD和AS的进展[41,42]。与118例未经治疗的患者相比，38例接受治疗的患者AS进展的优势比为0.46[43]。其他研究也显示出类似的结果，在将来，使用他汀类药物或其他药物阻止或延缓瓣膜疾病的进展成为一种可能[38,44]。

除了炎症细胞和脂质积聚到瓣膜中以外，钙化成为导致瓣叶增厚和变硬的突出特征。早期的主动脉瓣钙化可能与维生素D受体基因型的种类或NOTCH基因突变有关[35]。钙化是一个活跃的过程，包括骨桥蛋白、骨结合蛋白、骨钙素和其他骨形态发生蛋白，它们共同调节钙化和骨化过程。活跃的成骨细胞骨形成和破骨细胞骨吸收都发生在狭窄的瓣膜中。成纤维细胞增加可产生胶原蛋白，从而导致纤维化。随着弹性蛋白降解瓣膜也在发生硬化。正常的瓣膜是无血管的，而增厚的狭窄瓣膜中可见微血管形成，以满足炎症细胞和脂质细胞的需求。

遗传流行病学的研究进展已经证实二叶主动脉瓣具有强烈的遗传性。染色体上18q、5q和13q这3个位点可能含有负责二叶主动脉瓣形成的基因[37]。其他瓣膜疾病的遗传模式尚不清楚。还没有关于主动脉瓣钙化疾病遗传性或继承性的研究报道。在较小规模的基因研究中，一些候选基因如VDR、APOE、APOB、IL10和ESR1被认为可能在主动脉瓣膜疾病中发挥重要作用。

NOTCH1信号通路的发现成为主动脉瓣疾病遗传学的一个突破。它涉及胚胎发育过程，并在此过程中的主动脉瓣内高度表达。NOTCH1蛋白抑制转录因子RUNX2调节成骨细胞发育。这一发现支持了NOTCH1信号通路可能在疾病进程中被重新激活这一观点[37]。

AS患者的瓣膜面积（aortic valve area，AVA）每年平均减少0.1cm^2，跨瓣瞬时峰压差以每年10mmHg的速度增加[45]。60岁以上男性AS的进展速度比女性要快，而75岁以上的女性AS的进展速度要快于60～74岁之间的女性[46]。血液透析治疗、补充钙剂和血清肌酐水平增高与AS的快速进展相关[47]。一定程度上心室产生的血浆脑利尿钠肽和N-末端脑利尿钠肽（NT-proBNP）可适合作为左心室肥大（left ventricular hypertrophy，LVH）的早期标志物，而心房钠尿肽和NT-proBNP可反映心房压力的增加[48]。这些标志物的重复测量可以提供关于AS发展阶段及其对血流动力学影响的信息[49]。

心绞痛、晕厥和充血性心力衰竭（congestive heart failure，CHF）是该疾病的典型症状。尸检结果表明有症状的AS患者生存期只有2～5年，因此这些症状的出现常提示预后不良[50-52]。对这些早期病历的研究完成于心导管置入术应用之前，一些患者尽管有症状，但事实上瓣膜狭窄程度可能不太严重。尽管有时难以将AS严重程度与临床症状相联系，但在心脏专科检查中经常看到“AS患者不伴有明显血流动力学杂音”的表述，但这并不预示会导致严重的后果。有证据表明，中度AS患者（即瓣膜面积0.7～1.2cm^2），当临床症状出现并进一步加重时，出现并发症的风险也会增加[53]。

根据美国心脏病学会（American College of Cardiology，ACC）和美国心脏协会（American Heart Association，AHA）指南，跨瓣血流峰速大于4m/s，平均跨瓣压差大于40mmHg，瓣

膜面积小于 1.0cm^2,诊断为血流动力学严重异常的 AS[54]。对于有症状的患者应及时进行主动脉瓣手术。在没有症状的患者中,主动脉瓣高度钙化和运动负荷试验阳性结果表明早期主动脉瓣置换(AVR)对患者是有益的。

随着时间推移,AS 患者的病程发展是否已经发生了明显改变,这里存在两种趋势[55]。在北美,第一种趋势是与风湿病患者数量不断减少有关。如今,AS 本质上是由二叶主动脉瓣畸形、瓣叶钙化及老年退行性改变引起。第二种趋势是人们的寿命延长,特别是有心脏病的病人。典型的 AS 患者年龄大,更有可能患有其他严重的疾病,包括主要并发的心脏病,最常见的是 CAD。

心绞痛是 AS 患者的常见和典型症状,约 2/3 的严重 AS 患者可出现该症状,心绞痛的患者中约一半具有明显解剖异常的 CAD[56-58]。然而,对于没有心绞痛的 AS 患者,CAD 的发生率仍然存在争议,这可能反映了疾病的病程发展发生了潜在变化。一些研究报告表明,没有心绞痛症状几乎可以排除发生动脉粥样硬化性心脏病的可能性[59,60]。相比之下,对于没有心绞痛症状的患者,血管造影显示严重(阻塞>70%)冠状动脉闭塞的发生率为 25%,其中大多数患者为单支冠脉病变[61]。然而,一项规模更大的研究发现,14% 伴有冠状动脉三支血管或左主干病变的 AS 患者没有心绞痛症状[62]。对于这个缺乏共识的话题进行回顾性研究发现,无心绞痛症状患者存在严重 CAD 的发生率在 0%~33% 之间[63]。

无症状患者的识别是重要的,因为同时存在未经治疗(即未行冠脉搭桥术)的 CAD 对 AVR 术后患者早期和晚期存活率有不利影响。即使存在上述情况,同时行 AVR 和 CABG 并不会增加围手术期死亡率[64-67]。许多共存 CAD 的 AS 患者可能还有除胸痛以外的其他症状[68]。然而,冠状动脉正常的 AS 患者和冠状动脉狭窄的 AS 患者,他们的临床症状和血流动力学异常似乎没有明显差异。

如果 AS 程度加重对共存 CAD 的老年患者的预后是非常不利的,那么有没有必要预防性地实行 AVR?随着手术效果的不断改善,这个问题已经被提出,但细化研究表明伴有血流动力学明显改变的无症状患者在症状发作前面临猝死的风险很低[69-71]。为了解决这个争论,Braunwald[72] 的一项研究证实,预防性 AVR 没有任何作用,而且"手术治疗是无症状 AS 患者猝死的最常见原因"。反对预防性手术干预的观点得到一些研究的进一步支持,研究发现:密切追踪随访没有进行预防性手术的患者,在瓣膜置换术后心脏功能得到保留,心肌肥大程度得到改善[73-75]。

当 AS 患者出现症状时再进行手术可能不算太晚[76,77]。与 AR 患者不同,大多数有症状的 AS 患者进行瓣膜置换术时左心室功能仍然正常。即使 AS 的患者发生了左心室功能受损,减轻压力超负荷的状态总能使心功能恢复正常或发生明显的改善。发病率、死亡率和临床症状明显改善,甚至采用最原始的手术方式,也可获得上述效果[78,79]。手术技术和围手术期管理的进步有助于 80 岁以上的老人接受 AVR 后取得良好的效果,最大限度地降低术后并发症发生率[80]。主要的术后并发症是呼吸衰竭。

多普勒超声心动图对 AS 患者的术前评估包括测量 AVA 和跨瓣压差[81,82]。后者是通过多普勒定量测定跨瓣血流速度计算的,在 AS 时血流速度是增加的。然后将最大速度(v)代入修正的伯努利(Bernoulli)方程,以确定 LV 和主动脉之间的压力差(pressure gradient,PG)(图 21.2):

$$PG = P(\text{左心室}) - P(\text{主动脉}) = 4(v^2)$$

跨瓣压差是心室收缩时 LV 压和主动脉压之间的最大差值[83,84]。最大瞬时跨瓣压差与通过心导管测定的峰-峰压差不同。峰-峰压差是实时对非同步事件单独测量计算得出的。更实用的是,由压力数据单独确定的平均收缩压差是对梗阻严重程度的最佳评估指标,它通过多普勒仪器[85]在线计算得出(参见第 3、6 和 13~15 章)。

与有创技术测量跨瓣压差相同,多普勒超声心动图计算跨瓣压差也会受到血流速度的影响。通过考虑极端情况可更好地理解,真正终末期的 AS 患者由于通过严重狭窄瓣膜的血流量很少,将表现为相对较低的跨瓣压差。与 AVA 的评估相比,在一定程度上,由于受跨瓣血流大小的影响,根据有创性或多普勒超声心动图计算的压差而将 AS 严重程度进行正确分类的患者占不到 50%[86]。然而,AVA 也可以通过多普勒超声心动图技术来确定。首选的方法是仅需要两个多普勒测量的速度:狭窄瓣膜近端和远端的速度。将这些值代入到连续性方程式中,可将狭窄瓣膜近端和远端的血流速度、横截面积和狭窄面积相互联系起来(图 21.3):

$$V_{max} \times AVA = \text{横截面积}(LVOT) \times V(LVOT)$$

在该方程中,AVA 是主动脉瓣面积,V 是容量,LVOT 是左心室流出道。一些研究已经证明了多普勒测定瓣膜面积的可靠性[83-86]。

尽管多普勒技术的进步能够对大量患者完善无创评估,但冠状动脉造影技术应用于所有伴发显著 AS 的 50 岁以上的患者更具有针对性。通过冠状动脉造影技术的正确评估,结合 CABG,可以改善已行 AVR 治疗的 CAD 的患者的长期预后[62]。冠状动脉造影还可以发现少数需要 CABG 治疗的 CAD 患者。

病理生理学

正常成人 AVA 为 2.6~3.5cm^2,当瓣膜横截面积小于等于 1cm^2 时通常会出现具有血流动力学意义的显著血流受阻。可接受的血流受阻的临界标准包括跨瓣收缩压差大于 50mmHg,心排血量正常及 AVA 小于 0.4cm^2。鉴于严重 AS(AVA<0.7cm^2)[55,87]的不良病程发展,此种程度主动脉瓣狭窄且有临床症状的患者通常应立即行 AVR[88]。Hakki 方程是 Gorlin 方程的简化,采用心排血量(cardiac output,CO)和跨瓣膜峰压差(PG)来计算 AVA:

$$AVA = CO/\sqrt{(PG)}$$

依据前述可以推论:当 CO 显著减少时,微小的跨瓣压差可能反映了血流受阻的临界程度(压差的产生需要一定的血流量)。临床医师早已公认这一矛盾现象:随着 AS 程度的恶化,心脏杂音(最小跨瓣膜流量)反而变小。

主动脉瓣水平的狭窄导致了左室与主动脉之间的压差,根据 Laplace 定律,为克服这种狭窄,室腔内收缩压增加直接导致室壁张力增加:

室壁张力=P×R/2h。

公式中,P 为心室内压力,R 为心室内半径,h 为室壁厚度。

室壁张力的增加直接刺激肌小节进行平行复制,从而导致了以慢性压力超负荷为特征的心室向心性肥大[89,90]。左室肥大的后果包括舒张期顺应性改变、心肌氧供需潜在失衡、心肌内在收缩力可能降低。

图 21.13 显示了 AS 患者典型的压力-容量环。与正常曲线相比,两处差异显而易见:其一,由于高的跨瓣压差,收缩期产生的峰压要大得多;其二,舒张末期曲线的斜率更陡,这反映了左室舒张期顺应性的降低与室壁厚度增加有关[13]。临床上意味着较小的舒张期容量变化会导致心室充盈压明显增加。

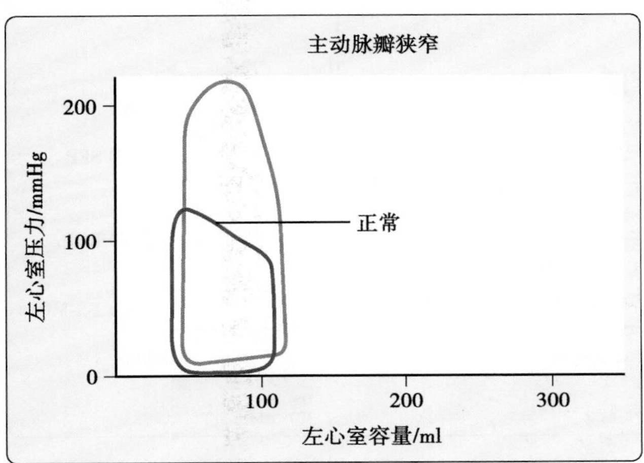

图 21.13 主动脉瓣狭窄患者(绿色)和正常患者(紫色)的压力-容量环。(*From Jackson JM, Thomas SJ, Lowenstein E. Anesthetic management of patients with valvular heart disease.* Semin Anesth. *1982*; *1*: *239.*)

心室硬度增加使心房收缩在心室充盈中起的作用更重要,心房收缩所产生的充盈量在 AS 患者中可达 LVEDV 的 40%,而在正常的左心室此比例为 15%~20%。超声心动图和放射性核素研究已经证实,由各种原因导致的心室肥大,其舒张期充盈和心室舒张均是异常的,以等容舒张期的显著延长最具特征性[91-94]。这必然使得快速充盈早期阶段持续时间缩短及充盈量减小并相对增加了心房收缩在整体舒张充盈中的作用(图 21.14)。在没有窦房结机制的情况下,需要更高的左房(left atrial, LA)平均压以扩张左心室(LV)。容量输注是交界区节律的一种治疗方法。

压力-容量环的收缩相显示了心脏泵功能的储备,SV 和 EF 得以维持可证实(见图 21.13)。利用前负荷储备和适度的 LVH 可能是维持血流前向性的主要代偿机制。临床研究证实,射血能力得以保护的代价是心肌肥厚,根据 Laplace 定律,适当的反应性心肌肥厚能够保持室壁张力正常[95-97]。LVH 被视为完成负反馈环路的代偿性生理反应(图 21.15)。然而,严重的后负荷压力和与之成比例的左心室肥大,可减少心内膜下灌注并加重缺血性收缩功能失常。

在 AS 患者中,左心室肥大(LVH)由压力负荷的增加引起,LVH 的发展及其治疗干预后的转归伴随着心肌细胞外基质的变化,这由 LVH 发展过程中 ECM1 基因表达增强导致,完全矫正后可完全复原[98]。

全身性高血压和主动脉瓣狭窄意味着 LV 后负荷的升高,均可导致左心室重塑和 LVH。在一组 193 例 AS 患者的大样本研究中,62 例伴有高血压,其症状为较大的 AVAs 和每搏做功损耗降低[99]。无论有无高血压,左心室重塑的类型(向心性或偏心性重塑和肥大)没有差异。术前心功能正常的 AS 患者,主动脉瓣置换术(AVR)后 1 年左室的质量下降 23%,此后逐渐恢复至正常范围,舒张功能也同时改善。AVR 后由于血管外压迫减少和舒张灌注时间延长,心肌血流量及冠脉舒张储备得以提高[100-102]。

对许多 AS 患者而言,射血期收缩功能的指标是异常的[103,104]。然而,使用对后负荷非常敏感的收缩功能指标来评价诸如 AS 等疾病的收缩状态并不可靠,这类患者血流动力学变化的实质是心室后负荷的严重升高。也无法排除一部分患者存在内在的心肌收缩抑制的可能性。例如,AS 患者特别容易合并缺血性心室功能异常,但这种可能性只能通过使用对负荷不敏感的收缩功能指标来评估。

在大多数患者,对负荷不敏感的收缩功能指标(如收缩末期压力-直径测定)在肥大形成前后几乎相同,这提示室壁厚度的增加代偿了后负荷压力,因而心肌收缩性维持正常以适应较高的后负荷。图 21.16 显示了 LV 对慢性压力超负荷的适应。图 21.16A 显示了向心性肥大形成之前(A 环)和之后(B 环)的压力-容量关系。ESPVR 曲线在向心性肥大形成后向左和向上移位。然而,在后负荷处于极限状态时,以 EPSVR 来评估收缩性或许并不准确或不敏感。图 21.16B 显示,当室壁张力(而非压力)作为更为准确的测量心室后负荷指标时,心肌的超常收缩性向正常化转变。向心性肥大使室壁张力正常且收缩性保持不变。

AS 患者任何心肌收缩性指标的下降,可能说明存在相对不适宜的心肌肥厚造成的室壁张力、一些内在的收缩性抑制或这两个因素均存在[56,105,106]。大部分患者 AVR 后效果满意的原因在于手术恢复了正常的心肌收缩力。

在前负荷储备耗竭时,AS 患者通常会出现 CHF 的体征和症状,而不是由于收缩性本身永久性受损。这与二尖瓣反流(mitral regurgitation, MR)和 AR 相反,他们在有显著症状之前就可能存在不可逆的心肌功能损伤。AS 患者出现的 CHF 症状与并存的 MR 有关时,则是一个例外。后者可能伴发心肌肥厚所致的左室腔或二尖瓣环的扩大。AS 患者并发的 MR 通常被认为是功能性而非器质性二尖瓣功能不全。这意味着如果二尖瓣在解剖学上正常,那么随着收缩高压的缓解 MR 可大幅度降低。术前 2 度或 3 度的 MR 在 AVR 术后通常会显著降低。

心肌内在收缩性通常是有储备的,而对肥大心室的主要威胁是对缺血的高度敏感性。心室肥大直接导致基础的心肌耗氧量增加(myocardial oxygen demand, MVO_2),影响 MVO_2 的其他主要因素还包括心率、心肌收缩性以及最为重要的室壁张力。根据 Laplace 定律,异常的心肌肥厚会直接导致室壁张力升高,而室壁张力升高可直接导致升高的收缩峰压与心室壁肥大程度之间关系的失衡,也会增加异常心室肥大患者发

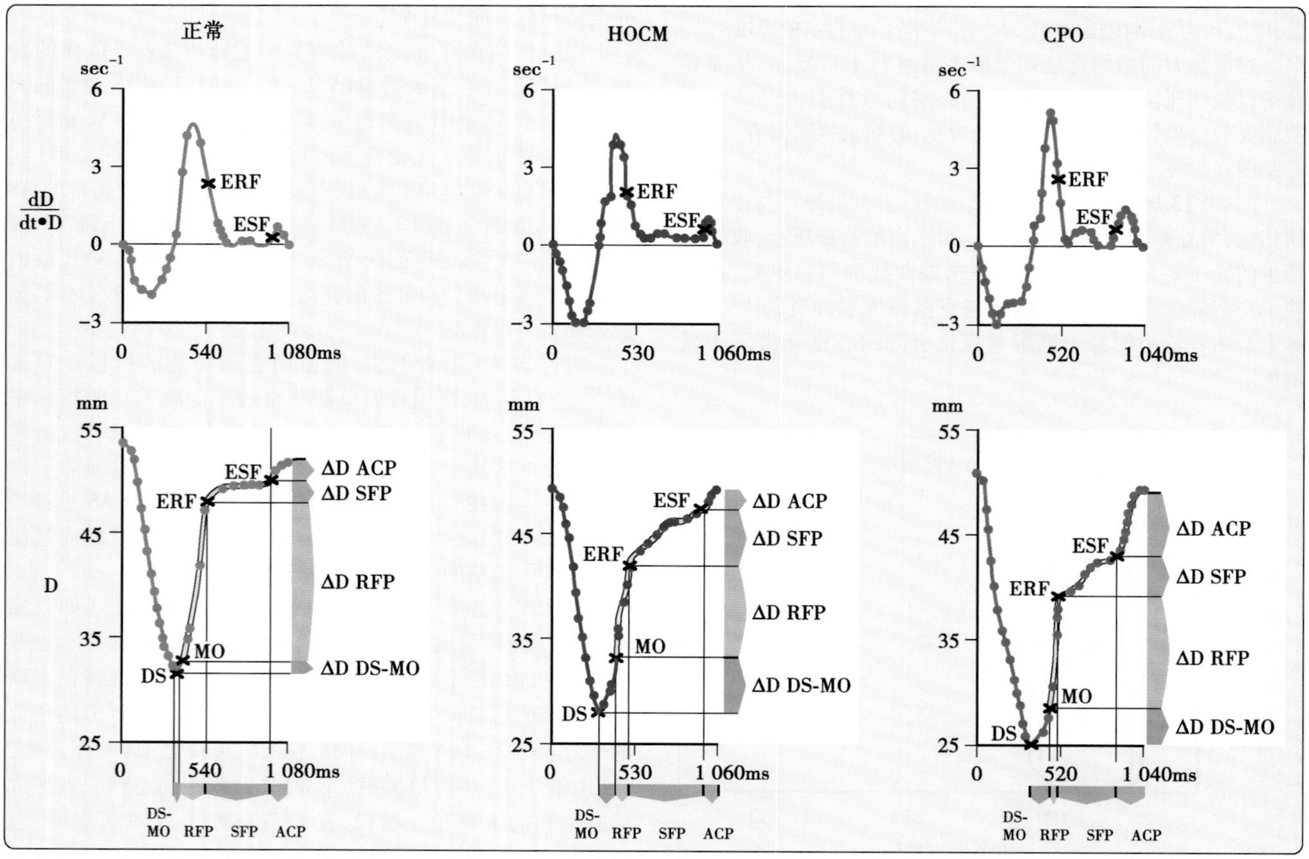

图 21.14 计算机模拟检测生成的健康受试者和心室肥大患者[如梗阻性肥厚型心肌病(HOCM)或慢性压力超负荷(CPO)]左心室腔大小的超声心动图。上组显示心室大小的变化率。下组两种类型的肥大患者,与收缩末期左心室大小(DS)相关的二尖瓣开放(MO)延迟,在该期内尺寸的变化(ΔDDS-MO)异常增大。快速充盈期(RFP)的持续时间和容量变化(ΔD RFP)相应减少。接着就是心房收缩期,在慢性压力超负荷的患者中,尺寸的增幅(ΔD ACP)较大。ERF,快速充盈期的终点;ESF,减慢充盈期的终点;SFP,减慢充盈期;DS,收缩末左心室大小;MO,二尖瓣开放;ΔD DS-MO,二尖瓣开放期左心室大小的变化量;RFP,快速充盈期;ΔD RFP,快速充盈期容积的变化量;ΔD ACP,心房收缩期的变化量。(*From Hanrath P,Mathey DG,Siegert R,et al. Left ventricular relaxation and filling pattern in different forms of left ventricular hypertrophy:an echocardiographic study.* Am J Cardiol. *1980;45:15.*)

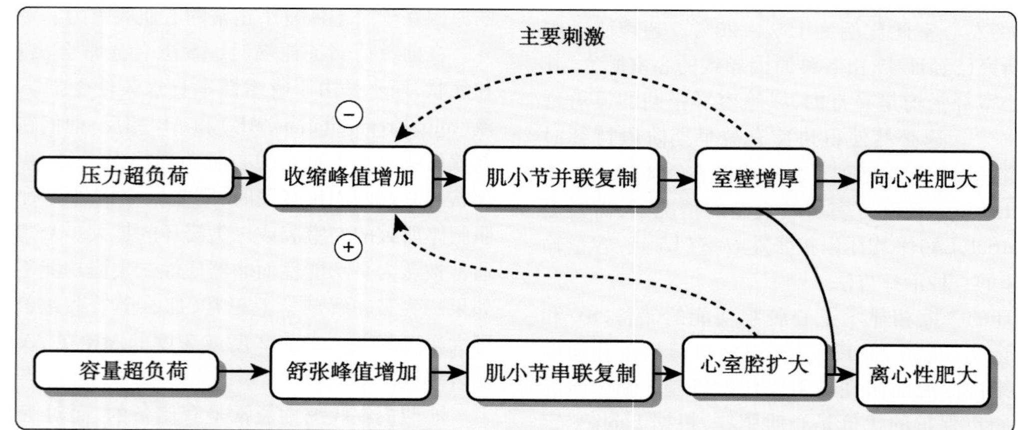

图 21.15 由慢性压力超负荷引起的收缩期室壁张力峰值增加(σm)直接刺激心室发生向心性肥大,这将会抵消或正常化升高的室壁张力。(*From Grossman W,Jones D,McLaurin LP. Wall stress and patterns of hypertrophy in the human left ventricle.* J Clin Invest. *1975;56:56.*)

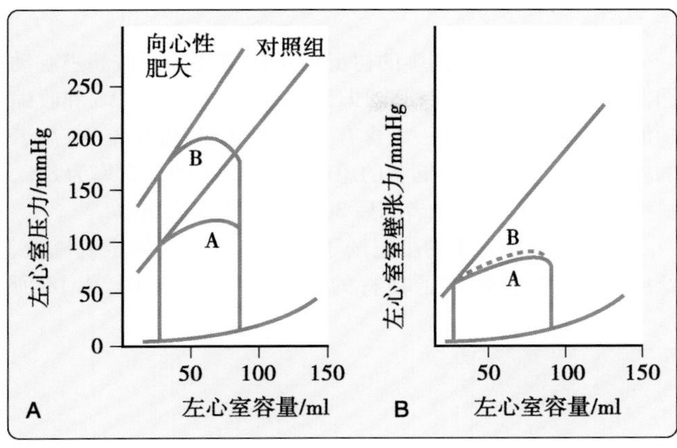

图 21.16　压力超负荷的适应。(A)心室向心性肥大发生之前(A组)和之后(B组)压力-容量曲线和收缩末期压力-容量关系曲线。肥大后，收缩末期压力-容量关系曲线向左和向上移位(即明显超常收缩)。(B)根据同样关系绘制室壁张力-容量环。向心性肥大发生前后两环基本相同，达到同一收缩末期室壁张力-容量点(即收缩性不变)。(*From Ross J Jr. Afterload mismatch in aortic and mitral valve disease:implications for surgical therapy.* J Am Coll Cardiol. *1985;5:811.*)

生缺血性心肌收缩异常的可能性。尽管大量证据证实 AS 患者心肌氧供需关系中存在氧供失常，但临床数据也支持 MVO_2 增加是发生心肌缺血的重要原因。

在氧供方面，心室顺应性的降低、LVEDP 的升高，不可避免地减少了舒张期冠脉灌注压(coronary perfusion pressure，CPP)差。当伴有严重的流出道阻塞、SV 降低和随之产生的全身性低血压，可能严重影响冠脉灌注。由于缺血导致的舒张期松弛异常可使顺应性恶性降低，进一步缩小 CPP 压差[107]。此恶性循环可导致缺血性收缩功能异常、SV 进一步降低及严重低血压。

心脏肥大与冠脉循环结构的异常有关(图 21.17)[108,109]。动物模型证实，当 LV 处于慢性压力超负荷状态时，心外膜冠脉血管不能与之成比性地扩张[110,111]。伴有慢性高血压时，LVH 的发生与冠状动脉壁腔比率增加有关，这一变化限制血管扩张和增加血管的主动收缩[112,113]。动物模型也表明压力引起的心肌肥大，其毛细血管密度降低约 20%~30%[108,110,112-116]。在由压力超负荷引起的 LVH 中，冠脉血管储备功能的减少可能是心肌缺血发作的基础[117,118](参见第 6 章和第 7 章)。

AS 患者无论是否伴有心绞痛，超声心动图和血流动力学对心肌氧供需平衡的评估无明显差异[119]。大量数据表明，与氧供相关的因素可能是这些患者心绞痛发病机制的决定因素[120]。一些临床研究表明，伴有严重左心室或右心室肥大(right ventricular hypertrophy，RVH)的成人或小儿患者，其冠状血管储备减少[121-123]。进一步推测，心内膜下缺血反复发作导致的心内膜下纤维化为缺血性收缩障碍的原因之一[108]。

心肌缺血可能是心室舒张功能受损的基础，这已在由于各种原因引起的心肌肥厚患者中得到了验证[91,93,94]。心室松弛延长和随之产生的舒张功能异常(顺应性差)可能是临床心肌缺血的普遍特征[124-128]。研究数据表明，缺血导致的肌质网集钙作用受损可能是心室舒张硬度增加的基础[129]。预防缺血导致的基质钙超载可能是钙通道阻滞剂能够改善 CAD 患者舒张功能异常的作用机制[130]。这些药物也能够改

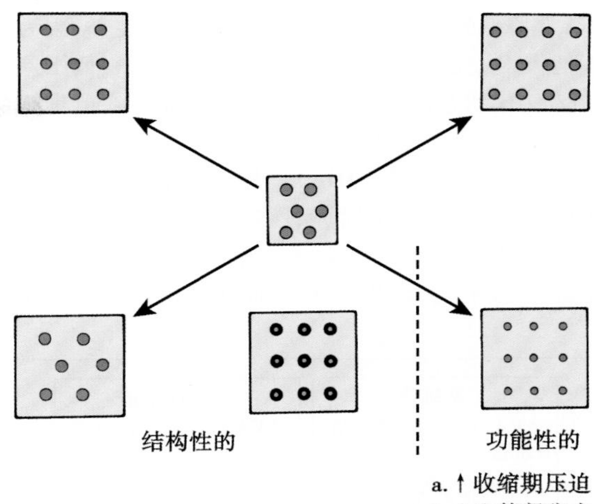

图 21.17　伴随心室肥大可能发生的冠脉循环变化。盒子的大小表示心肌质量，圆圈的面积表示冠状血管的横截面积。如左上方的盒子所示，当冠状血管床增生与心室肥大保持同步时，二者的关系可能正常。研究数据支持可能存在的两种解剖紊乱：结构正常的血管增生不足(左下)或血管增生合适但阻力血管异常增厚，其管腔面积减少(中下)。右下方的盒子表明外力压迫(a)和血管紧张力增加(b)使冠状血管管腔受压变。(*From Marcus ML. Effects of cardiac hypertrophy on the coronary circulation. In:Marcus ML, ed.* The coronary circulation in health and disease. *New York:McGraw-Hill,1983.*)

善 HCM 患者的心室松弛和舒张期充盈，但作用机制尚存争议[91,131-133]。与病理性肥大相比，生理性心室肥大不存在舒张充盈异常，也可能反映出在这两种情况下发生缺血的相对可能性[134-136]。

总之，心室对慢性压力超负荷的病理生理反应是复杂的，其特征在于心室肥大对收缩和舒张功能的影响不同，室壁肥厚增强了收缩功能，在代谢消耗最小的情况下，使机械做功达到最大。这种收缩效能的代价是冠脉微循环相对不足，从而导致松弛异常、舒张功能异常以及缺血性收缩功能异常(表 21.1)[137]。不能过分强调 LVH 可能存在的不利影响，即使没有 AS，LVH 也可被认为是一种代偿和有益的病理生理反应且对提高存活率有利[138,139]。

表 21.1　压力超负荷型心肌肥厚

有利方面	不利方面
增加心室做功	降低心室舒张扩张性
正常的室壁张力	损害心室舒张松弛性
正常的心肌收缩	损害冠脉血管储备功能，导致心内膜下缺血

From Lorell BH, Grossman W. Cardiac hypertrophy: the consequences for diastole. *J Am Coll Cardiol.* 1987;9:1189.

困难的低压差低输出量主动脉瓣狭窄

严重的 AS、左心室功能障碍和低跨瓣压差的患者手术死亡率高且预后差[140]。在低流量、低压差的 AS 中，难以准确评估 AVA，因为计算的瓣膜面积与前向的 SV 大小成比例，并且在低流量状态下 Gorlin 常数会发生变化。由于前向的 SV 不足而非解剖学上的狭窄，一些低流量、低压差 AS 患者测定

的 AVA 是降低的。手术治疗难以使这些患者受益，因为根本的病理学变化是心肌收缩力减弱。尽管低流量、低压差相关的血流动力学状态使得手术风险增加，但是存在严重解剖学 AS 的患者可能会从瓣膜置换术中受益[140]。美国心脏病学会（ACC）和美国心脏协会（AHA）倡导进行多巴酚丁胺超声心动图的评估，以将具有明确解剖学 AS 的患者和血流依赖性伴左心室功能异常的 AS 患者区分开来[141]。低流量、低压差 AS 被定义为平均压差小于 30mmHg 和计算的 AVA 小于 1.0cm^2。

在 Defrlippi 及其同事的初步研究中，多巴酚丁胺超声心动图揭示了 3 种基本反应模式，即结构性 AS、相对性 AS 和收缩功能储备缺乏[142]。在一个含有 45 例低流量、低压差 AS 患者的样本中，有收缩功能储备的患者术后 30 天的死亡率为 8%，缺少收缩功能储备的患者术后 30 天的死亡率为 50%[143]。

心脏导管插管中的多巴酚丁胺激发试验为确定低流量、低压差 AS 患者提供了独特的诊断依据，详见图 21.18 所

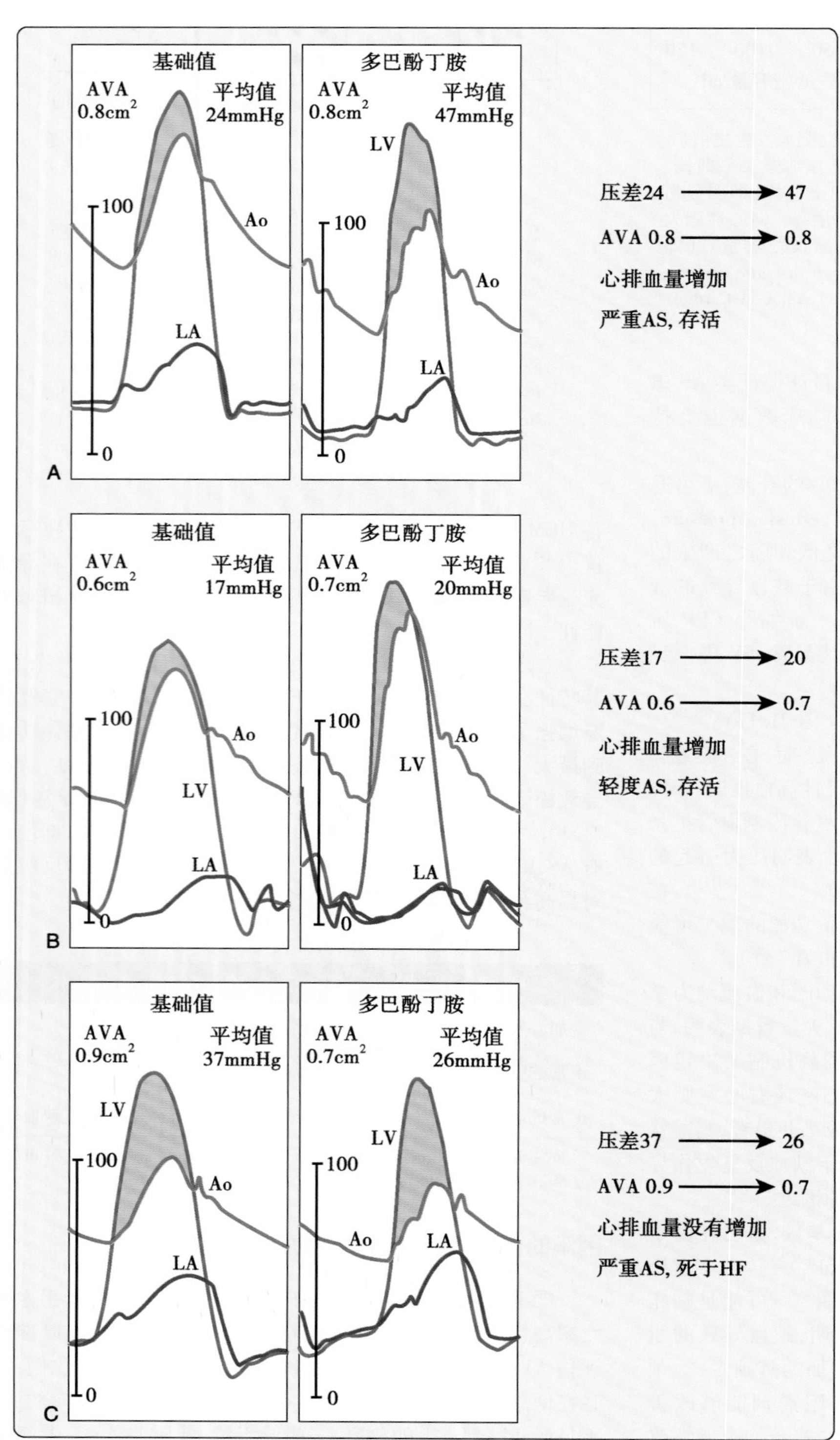

图 21.18 记录了 3 个对多巴酚丁胺有不同反应的患者的血流动力学。Ao，主动脉；AS，主动脉瓣狭窄；AV，主动脉瓣；AVA，主动脉瓣面积；HF，心力衰竭；LA，左心房；LV，左心室。（*Modified from Nishimura RA, Grantham JA, Connolly HM, et al. Low-output, low-gradient aortic stenosis in patients with depressed left ventricular systolic function: the clinical utility of the dobutamine challenge in the catheterization laboratory.* Circulation. *2002; 106: 809.*）

示[144]。图 21.18A 显示,跨瓣压差和心排血量增加而瓣膜面积不变。图 21.18B 显示,心排血量增加而跨瓣压差很小或没有变化,计算的瓣膜面积略微增加,该组患者仍可因手术获益。第三组患者心排血量并没有因多巴酚丁胺的使用而增加并且跨瓣压差降低,可见该组患者缺乏收缩储备(见图 21.18C)。在心脏导管研究中,注射多巴酚丁胺可能有助于从低流量、低压差的 AS 患者中识别出伴有真正结构性狭窄、能因瓣膜置换术获益的患者。

这些研究结果还表明,对于这些患者来说,收缩功能储备是判断预后的重要指标,多巴酚丁胺激发试验可能有助于选择适宜行瓣膜置换的患者。具有收缩功能储备和结构性 AS 的患者在行瓣膜置换术后会有一个相对良好的预后。左心室收缩功能储备似乎是决定预后的关键因素。研究的重点是低跨瓣压差和心室 EF 正常的 AS 患者,低跨瓣膜压差的病理生理学为伴随 SVR 增加的过度心室肥大引起的 EDV 降低。在一组严重 AS(AVA<0.8cm^2)的患者中,伴有心室功能障碍(EF<35%),有或无低跨瓣压差(<30mmHg),死亡率预测因子是高龄、低 EF、肾功能不全、不伴有 AR,无论心室功能如何,行 AVR 的患者的存活率显著提高[36]。

重度 AS 患者血流动力学管理进展

对于严重的 AS 患者来说,通过狭窄的瓣膜口的心排血量是相对固定的,所以使用血管扩张剂通常被列为禁忌。血管扩张剂降低 SVR 而不伴 CO 代偿性增加,从而导致严重的低血压。这种传统治疗规范在固定狭窄、严重 AS(主动脉瓣面积<1.0cm^2)和左心室功能障碍(EF<0.35)的患者有待重新考量[145]。严密血流动力学监测下小心滴定硝普钠,维持平均动脉压高于 60mmHg。24 小时以后,心脏指数从平均 1.60L/min/m^2 增加到 2.52L/min/m^2,而心率和平均动脉压无变化(图 21.19)。肺毛细血管楔压(pulmonary capillary wedge pressure,PCWP)和 SVR 降低,而 SV 增加。

这种治疗在一定程度上可以有效缓解左心室功能障碍。由于小心滴定硝普钠可使 SVR 降低而平均动脉压不受影响,左心室功能障碍的患者可因此获益。这种降低负荷的作用可能有利于严重 AS 和左心室功能障碍患者,并且可作为 AVR 或口服血管扩张剂的过渡治疗[145]。尚不清楚使用正性肌力药物是否能产生类似的效果而不增加风险。对伴有低 EF 和低跨瓣压差的 AS 患者进行诊断和治疗仍具有挑战性[146]。由于硝普钠可迅速降低前负荷,用于不伴有心室功能障碍的 AS 患者,可能不仅没有效果反而有害。

干预时机

对于无症状的 AS 患者,直到出现症状再行手术治疗似乎是相对安全的,但预后差异很大。中度或重度的瓣膜钙化伴主动脉射血流速急剧增加,提示患者预后很差。这些患者应该考虑早期行瓣膜置换术,而不应拖延到症状出现才手术[40]。

超声心动图和运动负荷试验有助于识别能从手术中获益的无症状患者[147]。在一个包含 58 名无症状患者的研究中,21 名患者运动负荷试验中首次出现症状[148]。AS 患者的 AVR 指南如图 21.20 所示。

限定手术风险因素下,80 岁以上的患者行 AVR 预后良

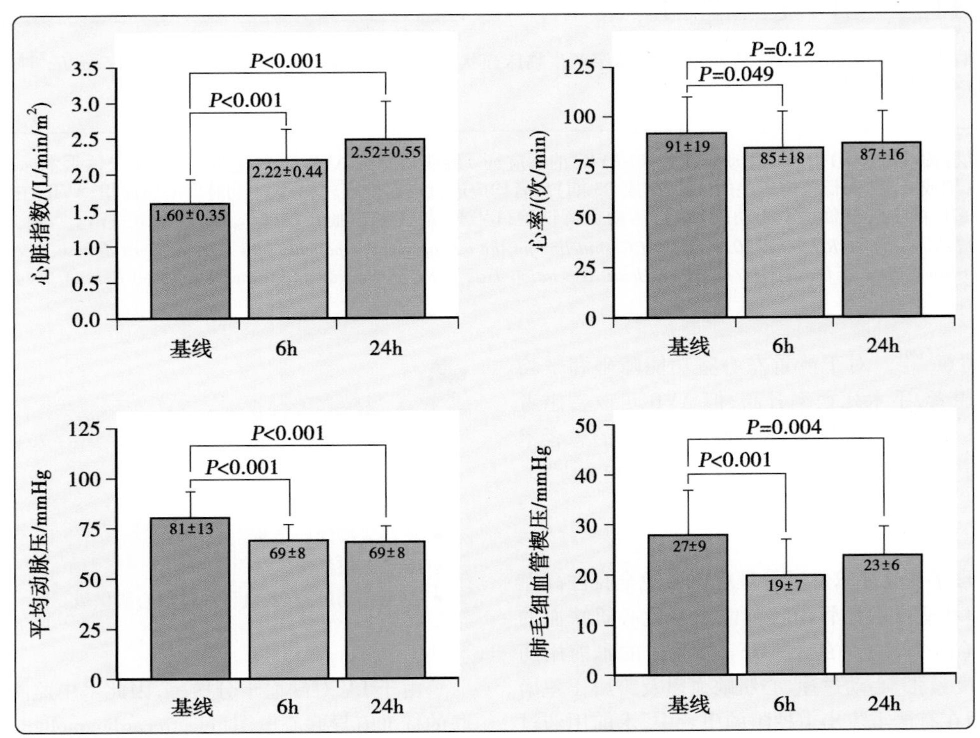

图 21.19 严重主动脉瓣狭窄和左心室功能障碍的患者,硝普钠滴定 24 小时后心脏指数、心率、平均动脉压和肺毛细血管楔压的变化情况。(*Modified from Khot UN, Novaro GM, Popovic ZB, et al. Nitroprusside in critically ill patients with left ventricular dysfunction and aortic stenosis.* N Engl J Med. *2003;348:1756.*)

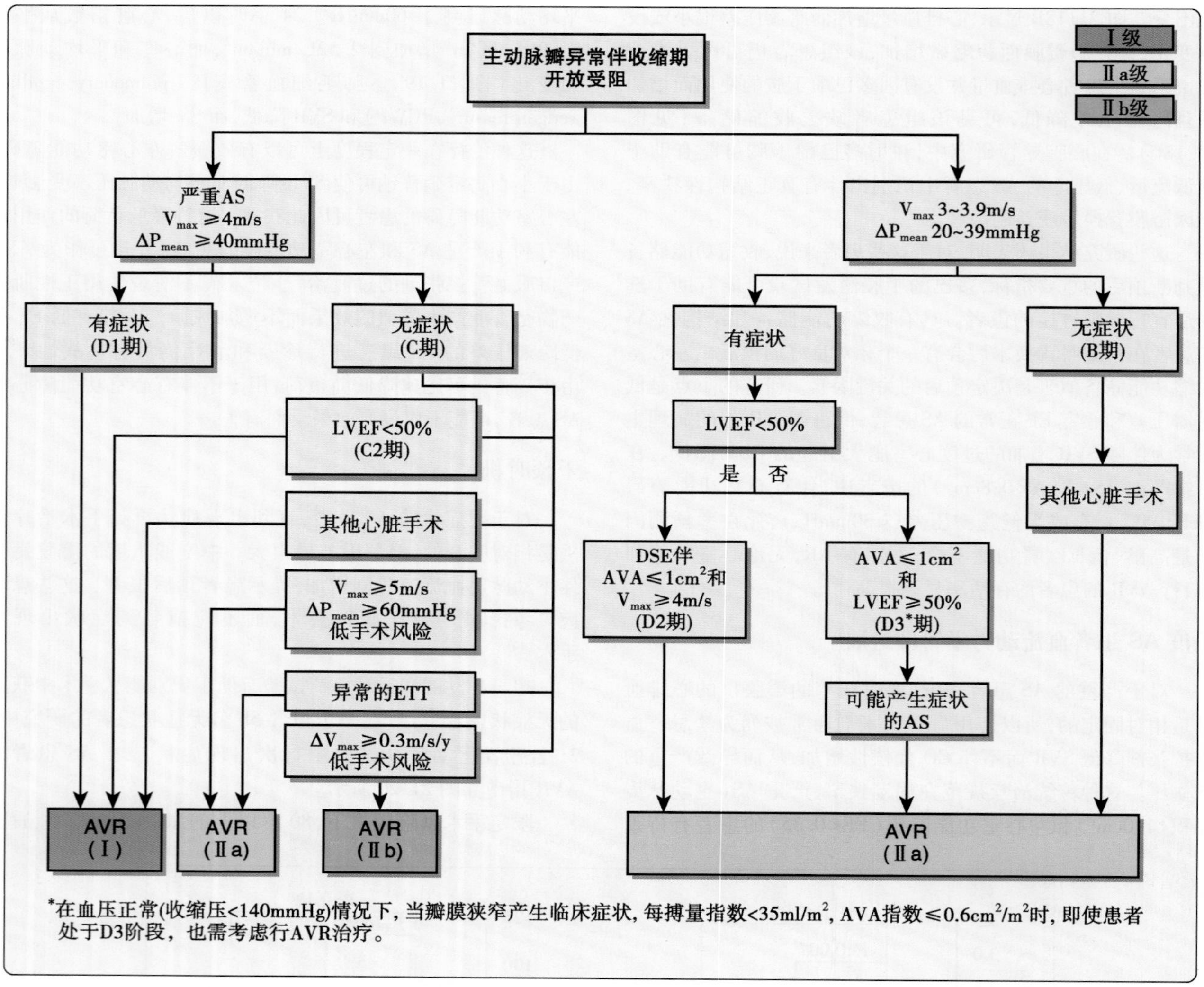

Ⅰ级

Ⅱa级

Ⅱb级

主动脉瓣异常伴收缩期开放受阻

严重AS
$V_{max}\geqslant 4m/s$
$\Delta P_{mean}\geqslant 40mmHg$

V_{max} 3~3.9m/s
ΔP_{mean} 20~39mmHg

有症状
(D1期)

无症状
(C期)

LVEF<50%
(C2期)

其他心脏手术

$V_{max}\geqslant 5m/s$
$\Delta P_{mean}\geqslant 60mmHg$
低手术风险

异常的ETT

$\Delta V_{max}\geqslant 0.3m/s/y$
低手术风险

AVR (Ⅰ)

AVR (Ⅱa)

AVR (Ⅱb)

有症状

LVEF<50%

是 否

DSE伴
$AVA\leqslant 1cm^2$和
$V_{max}\geqslant 4m/s$
(D2期)

$AVA\leqslant 1cm^2$
和
LVEF≥50%
(D3*期)

可能产生症状的AS

无症状
(B期)

其他心脏手术

AVR (Ⅱa)

*在血压正常(收缩压<140mmHg)情况下，当瓣膜狭窄产生临床症状，每搏量指数<35ml/m², AVA指数≤0.6cm²/m²时，即使患者处于D3阶段，也需考虑行AVR治疗。

图 21.20 主动脉瓣狭窄(AS)患者行主动脉瓣置换(AVR)的适应证。箭头所指为 AVR 的决策路径。对于未达手术标准的患者，包括无症状的 AS(D 期或 C 期)和低跨瓣压差的 AS(D2 或 D3 期)患者均应进行定期检查。AVA，主动脉瓣瓣膜面积；AVR，主动脉瓣置换术；BP，血压；DSE，多巴酚丁胺应激超声心动图；ETT，运动负荷试验；LVEF，左心室射血分数；ΔP_{mean}，平均压差；V_{max}，最大速度。(*From Nishimura RA, Otto CM, Bonow RO, et al. 2014 AHA/ACC guideline for the management of patients with valvular heart disease: executive summary: a report of the American College of Cardiology/American Heart Association Task Force on Practice Guidelines.* J Am Coll Cardiol. *2014;63[22]:2438-2488.*)

好，后期生存率满意[149]。对于严重左心室功能障碍和平均跨瓣压差偏低的患者，手术死亡率升高，但 AVR 可改善患者的功能状态[150]。年轻患者和置入较大的人工瓣膜的患者术后生存率最高，而中期生存率与术后功能改善程度相关[150]。

麻醉注意事项

上述病理生理学变化要求麻醉管理应以避免全身性高血压、维持窦性心律和适量的血管内容量以及避免心肌缺血的发生为基本原则(框 21.1)。在无 CHF 时，适当的术前用药能够降低术前过度紧张、心动过速、心肌缺血以及跨瓣压差增加的发生率，然而在有严重流出道梗阻的患者中，术前用药过大导致的血管扩张，降低了为克服收缩压差而相应增加的 LVEDV 和 LVEDP。对这些患者，预防性的吸氧可降低术前镇静药不良影响。

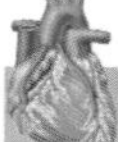

框 21.1 主动脉瓣狭窄

- 维持前负荷和收缩期充盈
- 维持窦性心律
- 维持或增加后负荷
- 避免心肌抑制
- 避免心动过速、低血压和增加心肌供氧

由于 LV 对缺血十分敏感，因此术中监测应包括含 V5 导联的标准五导联心电图(electrocardiographic, ECG)，因为术前已存在 LVH，这些患者通常会出现心电图的变化，相关的 ST 段异常(劳损波形)和心肌缺血心电图改变相似且难以区分，这使得术中判断变得困难。可迅速获得的Ⅱ导联和可能的食管心电图,有助于评估室上性心律失常时 P 波的改变(参见第 12 章)。

很少能获得前瞻性的数据为做出正确的临床决策提供依据,血流动力学监测尚存争议。当左心室顺应性降低时,中心静脉压(central venous pressure,CVP)不能评估左心室充盈量。正常的 CVP 可能显著低估 LVEDP 和 PCWP。尽管在 AS 患者中使用肺动脉导管(pulmonary artery catheter,PAC)的风险很小,但依然存在因心律失常引起的低血压以及心肌缺血发生的可能性。非同步心房收缩或快速性室上性心律失常可减少顺应性已降低的左心室舒张充盈,进而导致低血压和血流动力学急剧恶化。肺动脉导管引起的心律失常对 AS 患者十分有害,将正常低值的 CVP 作为判断心室功能良好的依据,而未对手术失血量充分补充,会引起左心室充盈量明显不足。当心室顺应性明显降低时,在一定程度上 PCWP 也可能低估 LVEDP 和 LVEDV。放置 PAC 还可测量 CO、推导血流动力学参数和混合静脉血氧饱和度(mixed venous oxygen saturation,$SvCO_2$)以及经静脉心脏起搏(参见第 13 章)。

术中液体管理旨在维持左室充盈压适当的增加。这就是为什么许多临床医师知道 PAC 有致心律失常的风险,但仍然认为其有使用价值的原因。在非心脏手术中,补充血管内容量的丢失显得十分重要,对于其中持续时间短的手术,选择吸入麻醉或是有扩张血管作用的区域麻醉更为合适。

有症状的 AS 患者通常需施行心血管手术,未行 AVR 的患者预后不佳。很少有研究确切说明这些患者对常规静脉诱导和吸入诱导的反应性。然而,对静脉麻醉性镇痛药[151,152]和非麻醉性镇痛药[153,154]的反应性,这些患者与其他类型 VHD 患者并无不同。麻醉性镇痛药的主要优点是确保在气管插管时有足够的麻醉深度,从而减弱有害的交感神经反射所引起的心动过速和心肌缺血。

许多临床医师也更喜欢单一的麻醉技术来维持麻醉。从理论上来说,吸入麻醉药的负性肌力作用会对需要克服流出道梗阻挑战的心肌产生不利影响。在临床上,这种药物的更大缺点可能是心律失常导致低血压的风险增加,尤其是结性节律相关性的低血压,结性节律使心房对肥大心室充盈过程中的重要作用消失[155,156](参见第 10 章)。

尽管存在由狭窄瓣膜形成的阻碍和看似足够的麻醉深度,手术刺激偶尔可引起高血压发生。仅为控制高血压而慎重采用低浓度吸入麻醉药可能是有效的,同时行 CO 监测也是必要的。大多数情况下应避免使用血管扩张药来控制术中高血压。鉴于心肌缺血的风险,硝酸甘油似乎成为最受人喜爱的药物,由于总是存在短暂的作用过度的风险,在有效缓解 AS 患者心内膜下缺血方面尚存争议[157,158]。肥大心室对足够 CPP 的依赖导致即使动脉压力短暂的降低也可产生严重后果。

无论何种原因引起的术中的低血压,都应立即且积极使用直接作用于 α 受体的激动剂如去氧肾上腺素进行治疗[159]。目标是尽快恢复 CPP,然后着手解决引起低血压的原因(如低血容量、心律失常)。动脉压力恢复后,应积极行诱因的治疗。然而急性输血或心脏复律时不应影响血管收缩药的使用。尽管血压得以纠正但依然存在心肌缺血症状的严重 AS 患者,对他们的治疗也应该是非常积极的。这可能意味着要立即使用正性肌力药物或尽快施行体外循环(cardiopulmonary bypass,CPB)。

对 AS 患者术中心肌缺血损伤的讨论已有一段时间,并且关于其发病机制存在多种理论解释。关于肥大心肌对缺血损伤的易损性最初由心脏外科医师推测,他们描述了严重 LVH 患者在 AVR 术后心脏不可逆缺血性挛缩的现象,他们称之为“石头心”[160]。人们已经注意到解剖学和血流动力学异常是心肌氧供需失衡的原因,这些患者似乎在心肺转流前就存在缺血性损害,但这一推断尚未被证实。

大多数研究集中在缺血性心脏停搏期间发生的心肌细胞不可逆损伤。共识认为心肌保护对于降低 CABG 后的死亡率至关重要,但有证据表明,目前的心脏停搏技术可能并未给 VHD 患者提供良好的心肌保护[161,162]。超微结构方面的证据(细胞内或线粒体水肿)表明,尽管采取了心肌保护措施,在主动脉阻断期间,肥厚心肌仍然对缺血性损伤表现出独特的易损性。虽然这些变化是在临床症状不明显的患者中观察到的,但是缺血性细胞损伤仍可能是术后频发的低心排综合征和与瓣膜手术相关的较高死亡率的病理基础[163]。

虽然关于心肌保护的详细叙述超出了本章讨论的范围,但某些方面对于 AS 患者的麻醉管理有特殊意义,心脏停搏技术的改善可能在减少手术并发症和死亡率中起重要作用。由于手术需切开升主动脉,许多外科医生常规通过冠状动脉口插管来灌注心脏停搏液,这种方法的心脏并发症虽然不多见,但也存在冠状动脉口损伤和导管置入引起的后期左冠状动脉狭窄的风险[164]。另外经冠状动脉口再次灌注心脏停搏液需中断手术。通过冠状动脉窦灌注心脏停搏液可解决这一问题,逆行灌注技术通常与顺行灌注技术中的初始剂量灌注结合使用,后者可使心脏电机械性活动停止更迅速[165-167]。

AS 患者非心脏手术

Goldman 及其同事[148]认为接受非心脏手术的 AS 患者出现心脏并发症的风险增加,包括心肌梗死、CHF 和室上性心律失常。ACC 对心脏病患者围手术期风险评估的结论与之相似,同样认为严重的或有症状的 AS 患者在围手术期发生心脏并发症的风险增加[168],此类患者可能会有围手术期严重 CHF 或休克的风险,因此,在非心脏手术之前经常需先行经皮瓣膜切开术或瓣膜置换术以减少心脏并发症的发生。

由于这类手术人群的老年化及严重 AS 多发于 50~60 岁之间,这些患者施行非心脏手术概率可能增加。根据 AS 疾病的病程发展和之前所述的 ACC 指南,建议所有 AS 患者在非心脏手术之前行 AVR。尽管这种被迫无奈的手术是合理的,由于伦理、实际和经济的限制等因素,我们期待一种更完美的解决方案。

临床经常遇到无症状但有粗糙收缩期杂音的老年患者行择期非心脏手术的情况,对无症状的患者进行手术风险的评估具有挑战性,尽管这类患者未行 AVR,预后也可能是良好的。然而,当症状与 AS 严重程度不符时,本身就提示着预后不良。对于这些患者,二维多普勒超声心动图检查可无创地评估瓣膜狭窄的程度[57],并对收缩功能进行量化评估(参见第 14 和 15 章)。中度 AS 患者近期心血管并发症的发生率更高,并且随着收缩功能受损症状或临床客观证据的出现,这种风险将进一步增加[53]。

根据超声心动图的评估结果(如,狭窄的严重程度、收缩状态),临床医师可以对相应的风险作出初步的评估。根据患者的整体临床情况,有些患者需立即行开胸或经皮主动脉瓣置换术。而对于其他患者,根据超声心动图和手术性质,严密血流动力学监测下也可行非心脏手术。尽管患者围手术期心脏病发病风险增加,在临床实践中,综合整体情况常常提示麻醉医师继续施行原有的手术计划(参见第 27 章)。

肥厚型心肌病

梗阻性肥厚型心肌病

梗阻性肥厚型心肌病(obstructive hypertrophic cardiomyopathy,HCM)是一种相对常见的遗传性心脏畸形,发病率约 1/500(参见第 24 章)。肥厚始发于室间隔并逐渐扩展到游离壁,从而形成心室向心性肥大。非对称性室间隔肥厚可导致左室心尖部和 LVOT 之间产生压力差。LVOT 阻塞又增加左心室压力,如此恶性循环,进一步加重心肌肥厚和 LVOT 阻塞程度[169]。

治疗方法包括使用 β 受体阻滞剂、钙通道阻滞剂和室间隔部分心肌切除术。40 多年以来,标准的治疗方法一直是室间隔心肌切开—部分心肌切除术,即从主动脉下的室间隔切除少量心肌[170]。近年,双腔起搏和乙醇室间隔消减(消融)术两种新的治疗方式已经得到普及。

左心室室间隔受刺激使其离开对侧室壁,从而降低 LVOT 压差,双腔 DDD 起搏正是基于上述机制。双腔起搏降低 LVOT 压差或改善症状的确切机制并不明确,可能的机制包括心室非同步运动、室间隔反常运动、负性肌力作用、增加 ESV、减弱收缩期前瓣叶运动、改变心肌灌注以及逆转 LVH[171]。必须有效的缩短 AV 间隔以保证不通过希氏束-浦肯野纤维的传导提前激动右心室心尖。尽管研究显示 LVOT 压差降低了 25%,但在改善运动耐量和症状方面仍然存在差异[171-174]。

对于伴有严重耐药性的 CHF、心绞痛和晕厥的 HCM 患者而言,应该考虑非手术方式室间隔缩减治疗。研究显示,静息状态 LVOT 压差大于 40mmHg 或使用多巴酚丁胺时压差大于 60mmHg 的 HCM 患者也被包含其中[175]。在冠状动脉造影排除明显 CAD 并放置临时起搏线之后,在静息状态和不同干预(Valsalva 动作、期外收缩、异丙肾上腺素、亚硝酸异戊酯)下测量左心室流出道压差,将带有小球囊的导管插入冠状动脉间隔支,球囊扩张以阻止血液溢入冠状动脉左前降支,根据室间隔支大小和室间隔肥厚面积,通过球囊导管缓慢注入 25ml 乙醇,85%～90% 的患者发生左心室流出道压差立即下降,6 个月后压差进一步减小[171]。

注入乙醇时室间隔心肌质量并没有明显减少,但在第一个 3～6 个月内,左心室持续重塑,临床症状持续明显地改善[169]。同时,患者运动耐量也得到增强。这种治疗最常见的不良反应包括房室传导阻滞、右束支传导阻滞和左束支传导阻滞。永久性的心脏传导阻滞发生率为 5%～10%[176]。

临床特征和病程发展

HCM 是一种家族性疾病,组织学上以室间隔异常肌小节不成比例的显著增大为特征[177-179],这种疾病有许多病理及病理生理特性,不同个体表现出不同的特征。尽管它表现为常染色体显性遗传,但发病原因和遗传方式仍然未知[179-181]。

该疾病有许多名称,包括非对称的室间隔肥大、主动脉瓣下肌性狭窄、特发性肥厚型主动脉瓣下狭窄,每个名称都强调反映了不同类型疾病患者的某些方面的突出特征。

患者的临床表现差异很大,超声心动图的使用无疑增加了无症状患者的检出率。大多数 HCM 患者是无症状的,由于其亲属患有该病后而行超声心动图检查才被确诊。后续随诊对心脏病专家来说仍然是个重要问题,因为症状轻微患者发生猝死或心搏骤停的人数超过无症状患者的一半[182]。

HCM 严重的临床症状较少见,包括呼吸困难、心绞痛和晕厥[179],与 AS 的临床表现相似,他们可能存在相同的病理生理学基础(舒张期顺应性降低)。然而,对于 HCM 患者而言,预后是不确定的。尽管心搏骤停可能是无征兆的,但是有些患者有多年的稳定型心绞痛或间歇性晕厥病史[183]。心悸的频繁发作可能与各种类型的心律失常相关。动态心电图发现,室性心律失常发生率超过了 75%,室上性心动过速为 25%,心房颤动发生率为 5%～10%[184-186]。由于顺应性差的左心室依靠心房收缩维持其充盈,当发生房颤时,心房收缩功能降低,从而使病情恶化[187]。

HCM 患者的病情发展差异很大,这些患者都有猝死的风险,但有家族史的患者是高危人群[188]。令人遗憾的是,由于他们更加频繁的参加体力活动,青少年和以前没有症状的伴有较小主动脉瓣下压力梯度的患者也可能成为猝死的高危人群[182,189]。HCM 患者所从事的剧烈体力活动是否是导致其猝死的独立危险因素尚不清楚,但以前身体健康而猝死的竞技运动员最常见的尸检解剖结果为 HCM[190]。

尽管体检中心诊断为 HCM 的通常是中青年患者,但是相似的临床症状和超声心动图改变也可在老年患者身上出现[93]。从超声心动图上可见这些患者的左心室表现出相似程度的增厚和强力收缩。他们最常见的临床症状和 CHF 相同,并认为是心室舒张期顺应性严重降低的表现。在年轻的典型 HCM 患者中,存在着明显的二尖瓣收缩期前向运动(systolic anterior motion,SAM)。老年患者二尖瓣严重钙化可引起或加重 SAM,进而导致 LVOT 更加狭窄[191]。之前无症状的患者通常在 60 多岁出现进行性发展的严重症状,并且药物治疗如常用的钙通道阻滞剂通常无效[191]。治疗方法发展的缺失可能反映了在固定的(很少有变化)主动脉瓣下狭窄形成的过程中,二尖瓣钙化起到了重要作用。由于二尖瓣钙化多发于老年女性,这也解释了为什么 HCM 以女性患者为主。目前尚不清楚晚期发作的 HCM 是否为该病的变异,在病因上是否与长期高血压相关,但后者对于非对称性室间隔肥大则无法解释[93]。

病理生理学

HCM 患者主要的病理生理异常是心肌肥厚,这些患者以心肌肥厚为主要体征,可不伴有流出道梗阻而单独出现。与AS不同,心室肥厚而非其他原因可产生流出道压差。组织学上可见心肌纤维错乱排列,解剖学上可见非对称性的室间隔增厚[192]。

关于HCM患者心肌内在收缩强度仍有争议。一些研究已经证明这些患者的心肌收缩功能指标是正常甚至是超常的[193-195]。左心室快速射血,SV的80%在收缩早期即可搏出[193,196]。这一观点并没有考虑到收缩时流出道梗阻的位置和程度。然而研究表明,相当于ESV,收缩末期压力明显降低(图21.21)[197,198]。Laplace公式(室壁张力=P×R/2h)表明,HCM患者心肌肥厚程度[室壁厚度(h)增加]可减少左心室瞬时后负荷。这使得对后负荷敏感的收缩功能指标(如EF)得以维持甚至升高[199]。

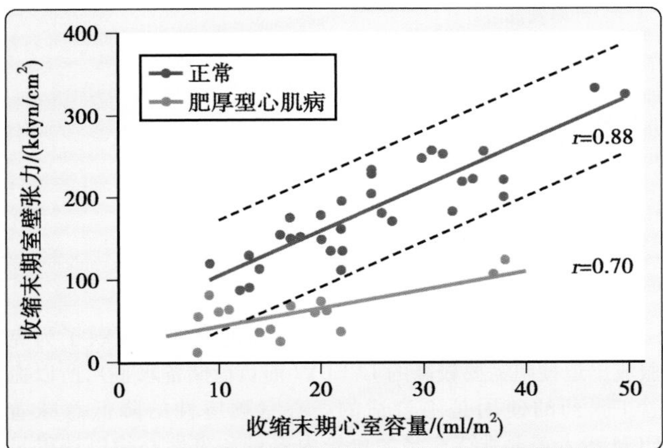

图21.21 健康受试者(紫色圆点)和肥厚型心肌病(HCM)患者(绿色圆点)的收缩末期张力与收缩末期容积的比较。虚线表示95%的可信区间。大多数HCM患者的压力-容量数据位于信号束下方和可信区间右侧(即相对于容量的收缩末期张力降低),这表明内在心肌收缩力受到抑制。(*From Pouleur H, Rousseau MF, van Eyll C, et al. Force-velocity-length relations in hypertrophic cardiomyopathy: evidence of normal or depressed myocardial contractility.* Am J Cardiol. *1983;52:813.*)

心肌肥厚,尤其是导致明显的主动脉瓣下梗阻时,增加了ESPVR,并且增大了ESPVR和更准确的指标(非负荷敏感的)即收缩末期室壁张力与ESV比率之间的差距。高收缩期峰压(即主动脉瓣下梗阻)、射血期指标升高或低ESV(减少后负荷)可能反映了不受控制的异常心肌肥厚或内在的心肌抑制。患者整体的心肌收缩功能是否正常、超常或受损,在不同的心脏区域有所差异,这可能与该病的组织学异质性特征相关[200]。

HCM患者以室间隔梗阻程度不一为特征,有些患者不存在梗阻,而另外的患者梗阻程度由轻到重变化很大。梗阻最明显的特征是其动态性(取决于收缩状态和负荷状况),其时间性(早期出现和峰压可变)及其主动脉瓣下的梗阻部位[193,201]。许多人认为主动脉瓣下的梗阻源于肥厚的室间隔占据了由室间隔和二尖瓣前叶形成的收缩期流出道。

在大部分梗阻的患者中,二尖瓣前叶在收缩期过大的前向运动(朝向室间隔)加重流出道的梗阻[202]。SAM形成的原因尚不清楚,一种可能的原因是室间隔肥厚引起方向异常的乳头肌收缩致使二尖瓣朝向室间隔方向移动[203]。另一种理论认为,肥厚的室间隔剧烈运动加快了血液流经狭窄的流出道的速度,该处液压力的形成(符合文丘里效应)可导致二尖瓣前叶接近甚至接触室间隔[204](图21.22)。当梗阻发生以后,二尖瓣前叶即被狭窄处产生的压力差压向室间隔,压力差使得狭窄口更加缩小,并通过时间依赖性反馈环进一步增大压力差[205]。该分析与观测结果相一致,即测得的压差的大小与二尖瓣前叶和室间隔接触的持续时间直接相关。尽管仍有争议[206-208],SAM的程度和压差的大小似乎有很好的相关性[209,210]。老年HCM患者存在更为严重的狭窄和室间隔向二尖瓣运动的作用更大,但SAM-室间隔接触仍是其严重主动脉瓣下梗阻特征的基础[191]。

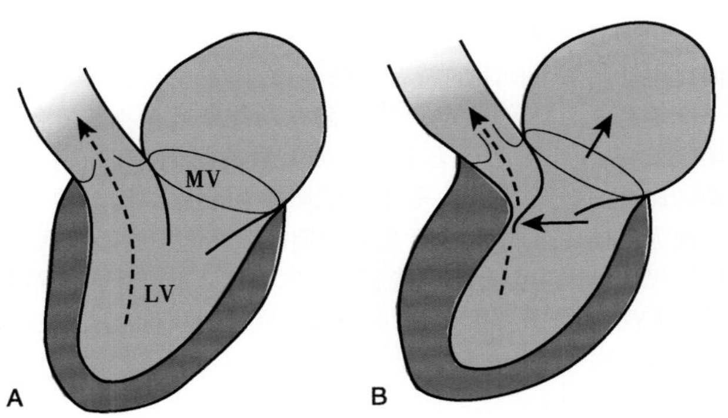

图21.22 肥厚型心肌病患者心脏早期收缩运动的预测机制。(A)通常,血液通过无障碍的流出道从左心室(LV)射出。(B)室间隔增厚限制流出道,阻塞血流进而导致血液以更高的速度射出,并且更接近二尖瓣(MV)前叶区域。由于靠近高流速通道,通过文丘里效应(左箭头),二尖瓣前叶被吸引向肥大的室间隔方向移动。(*From Wigle ED, Sasson Z, Henderson MA, et al. Hypertrophic cardiomyopathy; the importance of the site and the extent of hypertrophy—a review.* Prog Cardiovasc Dis. *1985;28;1.*)

SAM室间隔接触时机十分重要,因为主动脉瓣下压差的大小与解剖梗阻中的向前射出的流量成比例[211]。过早和较长时间的SAM-室间隔接触可导致大的压差产生,反之,可产生较小的压差[204,209]。在对具有不同程度的主动脉瓣下梗阻患者的研究中发现,在压差存在的情况下搏出的血流比例为30%~70%[209,212,213]。静息时具有收缩期梗阻症状的患者,二尖瓣前叶和室间隔接触有更长的间隔期[214]。如果SAM-室间隔接触仅发生于收缩后期,则在没有功能性血流受阻的情况下可以在室腔闭塞的基础上产生压力差[215,216]。这些患者直到收缩期中点,SV的95%即可被搏出,而此时SAM-室间隔接触刚开始[193,209]。尽管二尖瓣的SAM在导致流出道梗阻中似乎起着重要作用,但二尖瓣的SAM并非梗阻性HCM患者所特有,也可发生在无梗阻的HCM患者中[206,207,214]。

除SAM之外,大约2/3的HCM患者会有多种二尖瓣结构畸形[217],包括瓣叶的增大和伸长或异常乳头肌嵌入二尖瓣前叶。HCM不仅限于心肌病变,因为二尖瓣的这些解剖异常不可能是获得性的或由机械因素引起的。

通过三种基本机制即增加心肌收缩力、减轻后负荷和减少前负荷可加重SAM-室间隔接触的程度,并导致HCM患者出现动态梗阻。这些机制的共同作用途径是减少心室容量

(主动增加心肌收缩力,对血管扩张的直接反应或血管扩张的反射性反应或被动的减少前负荷),使得二尖瓣前叶更加接近室间隔[179,183,218]。通常损害心肌收缩功能的因素如心肌抑制、全身血管收缩和心室过度扩张均具有改善 HCM 患者心脏收缩功能和流出道梗阻的特点。

诊断学上,通过使用异丙肾上腺素(增加心肌收缩力、心动过速、减少心室容量)和 valsalva 实验(减少回心血量和心室容量)这看似矛盾的方法来量化主动脉瓣下梗阻的程度,均可见压力差的增加。在手术室,导管置入引起的异位节律或者心脏操作引起的室性期前收缩可通过期前收缩后强化作用使压差恶化。在治疗上,维持合适的容量负荷,降低心肌收缩力和缩血管均可以最大限度地减少流出道梗阻和增加前向性血流。

HCM 患者表现为严重的舒张功能紊乱。尽管在某些方面比主动脉瓣下梗阻的特有症状轻微,但同主动脉瓣下梗阻一样是严重的心脏病变[219-222]。舒张功能紊乱包括等容舒张期延长(从主动脉瓣闭合到二尖瓣开放的时间)和左室充盈期峰速度的降低[91,195]。舒张功能障碍和收缩功能障碍一样表现为多样性,可能是由于患者初期即存在潜在的心肌病变,而不仅仅是因为心室肥厚造成的[223]。HCM 的舒张期充盈异常与 LVH 的严重程度无关,即使在轻度的局限性肥大的患者中也可存在[20]。

舒张期顺应性的降低是心肌舒张功能异常在临床上最明显的表现。尽管增加了收缩期射血且 EDV 处于正常或低于正常,但左心室充盈压仍明显增加。心室容量的降低强调了本质上已处于抑制状态的肥厚心肌所起的关键作用。由心肌肥厚引起的后负荷降低,支持着心室的收缩功能,导致心排血量的增加及舒张容量的减小。然而,心肌肥厚也会降低舒张功能,导致心室舒张期顺应性的降低和心室充盈压的增高,充盈压的升高并不能反映受损心室扩张的程度,压力-容量关系曲线表明心肌已有本质上收缩功能的降低(图 21.23,框 21.2),HCM 以收缩和舒张功能异常为特征。

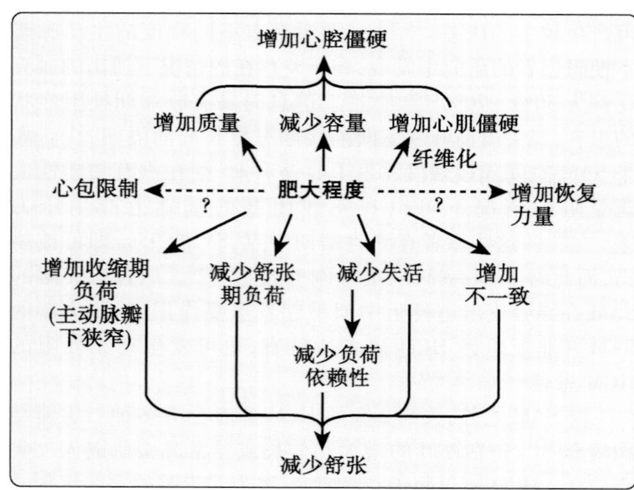

图 21.23 心肌肥厚大与心室功能其他相关特征之间的相互作用。(*From Wigle ED, Sasson Z, Henderson MA, et al. Hypertrophic cardiomyopathy: the importance of the site and the extent of hypertrophy—a review.* Prog Cardiovasc Dis. *1985;28:1.*)

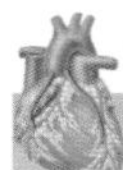

框 21.2 影响肥厚型心肌病左心室舒张期充盈的因素

心腔僵硬度[a]
松弛
　负荷
　　收缩期负荷
　　　主动脉瓣下狭窄
　　舒张期负荷
　　　舒张晚期负荷
　　　舒张末期形变(力量恢复)
　　　冠脉充盈
　　　心室充盈
　失活
　　肌质内钙超负荷
　　　原发性
　　　缺血性
　负荷和失活空间及时间的不一致性[b]
心包约束和心室肌相互作用
肥厚程度对上述因素的影响

[a] 心腔僵硬度=心肌质量×心肌僵硬度/心室容积。
[b]收缩和舒张的不均匀性。
From Wigel ED, Wilansky S. Diastolic dysfunction in hypertrophic cardiomyopathy. *Heart Fail.* 1987;3:85.

同瓣膜性 AS 患者一样,相对较高的充盈压反映了为克服流出道梗阻需要较高的 LVEDV(前负荷储备水平),所以血管扩张药的使用是不合适的。心室顺应性的降低意味着 HCM 患者需要维持充足的血管内容量和窦性心律以获得足够的舒张期充盈。与瓣膜性 AS 患者相比,HCM 患者心房收缩对心室充盈所起的作用更为重要,可达 SV 的 75%[132]。

HCM 和瓣膜性 AS 之间的另一个相似之处在于,无论是否伴有 LVOT 梗阻,心肌肥厚均可导致心肌氧供需的失衡。类似心绞痛的表现是 HCM 患者的典型症状,其发病机制可归因于 MVO_2 的增加,尤其是心肌总体质量的增加和为克服主动脉瓣下梗阻而引起收缩期室壁张力的增加。然而,如同 AS 患者一样,HCM 患者也存在心肌供氧的减少[224,225]。

HCM 患者存在几种与心肌肥厚相关的冠脉循环异常,一些类型是与病理性肥厚相关的其他情形(如 AS)且较为常见,另一些类型则是特殊类别的心肌肥厚所特有[226]。心肌毛细血管密度的降低使得血流灌注并非随着心肌质量而成比例地增加[227]。初期 HCM 患者也可存在与心肌肥厚无关的冠脉循环异常[228]。除了冠脉循环异常外,还有证据表明,肥厚的室间隔存在代谢紊乱,因其对充足的代谢底物的利用率降低[225]。

同观察到的瓣膜性 AS 患者一样,HCM 患者也存在着冠脉血管储备的减少,从而推测 MVO_2 也可能同样增加[118]。然而,心绞痛也可发生于无主动脉瓣下梗阻的 HCM 患者。基础 MVO_2 随着心肌质量成比例地增加。临床研究发现,非梗阻性心肌肥厚的患者冠脉血管异常在导致心肌缺血中起着更重要的作用[229]。

HCM 特有的血流动力学紊乱可能会加剧肥厚心肌对缺血的敏感性。LVEDP 随着 LVEDV 的增加明显的增加(舒张期顺应性降低)不可避免地减小了舒张期 CPP 压差,从而导致某些 HCM 患者出现心内膜下心肌缺血,特别是为克服收缩后期梗阻,氧需求增加的心内膜下心肌缺血更为严重[219]。有证据表明,心肌肥厚导致的心肌缺血可能是 HCM 患者舒张功能障碍的基础[230]。如同瓣膜性 AS 患者一样,HCM 患者心肌缺血导致舒张期钙异常沉积可进一步加剧舒张功能异常,如此恶性循环(图 21.24)[107,122,137,160,161,231]。

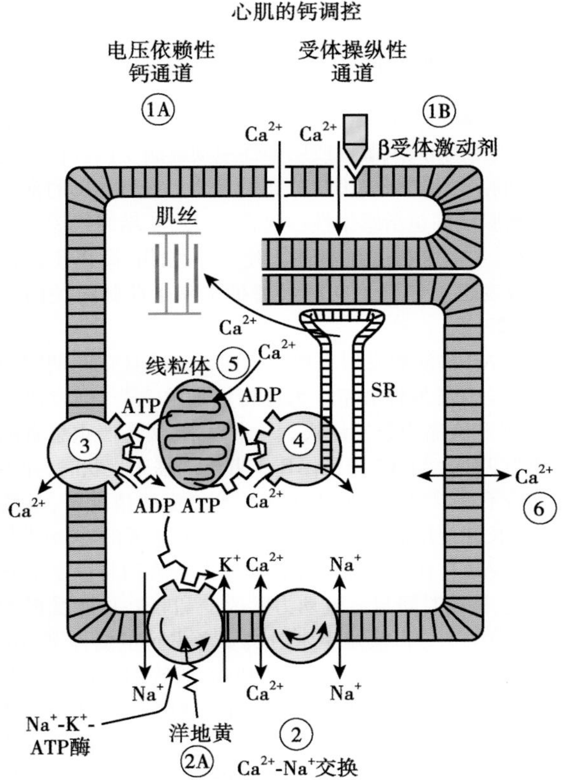

图 21.24 细胞质钙调节。心肌舒张时钙离子从肌丝的几个位点被排出。两个重要的位点,肌纤维膜和肌质网通过消耗 ATP 再摄取钙离子。ADP,二磷酸腺苷;ATP,三磷酸腺苷;SR,肌质网。(*From Braunwald E. Mechanisms of action of calcium channel blocking agents.* N Engl J Med. *1982*;*307*:*1618.*)

β 受体阻滞剂和钙通道阻滞剂是治疗 HCM 的基本药物,使用 β 受体阻滞剂抑制心交感神经和抑制快速性心律失常,从而降低主动脉瓣下压差和减轻流出道梗阻。丙吡胺也被用来降低心肌收缩力和抗心律失常[232]。无论是否存在收缩期梗阻,钙通道阻滞剂在 HCM 患者通常是有效的[233]。其作用机制包括改善心室舒张功能和在较低的 LVEDP 水平下维持较高的 LVEDV。负性肌力作用可能会降低主动脉瓣下压差,但在观察的患者中,由于过度和不可预测的血管扩张,主动脉瓣下压差可能会恶化[234,235]。

药物治疗效果不佳时即可行手术治疗(经主动脉的室间隔部分心肌切除术)。一项术后远期回顾性研究显示,手术患者的存活率明显高于药物治疗者[236]。然而,药物治疗更适合于具有动态变化的主动脉瓣下梗阻的患者[237]。通过使用维拉帕米可进一步改善外科手术治疗患者的预后,这大概反映了对该疾病收缩期(如心肌切除)和舒张期(如维拉帕米)两个方向的治疗。

使用双腔起搏治疗该病一直是个热点,一些患者可表现出主动脉瓣下压差的减小[171-174,238,239]。但心房纤颤(atrial fibrillation,AF)的患者不适于选择此方法。

心肌部分切除通常会显著地改善症状和降低主动脉瓣下压差[240]。由经验丰富的超声科医师使用超声心动图仪行术中指导和手术效果评估对于手术的成功是十分必要的[241-243]。手术成功患者的术后研究显示,患者室间隔变薄、LVOT 扩大、SAM 和 LVOT 得以改善。

任何疾病都有不同的诊断标准,所以比较各种疾病的死亡率是困难的,但单纯的室间隔心肌部分切除术的术中死亡率却小于 2%,当联合其他手术时,手术风险随之提高[244,245]。然而,临床研究显示老年患者手术的死亡率超过 15%。除了心脏传导阻滞之外,手术的其他并发症并不常见。尽管 1/3 以上的患者可经历新发生的、无临床意义的 AR[246],从 CHF 的角度来看,新发的 AR 是否会对患者构成长期风险尚不清楚,但这可能提示我们需要持续预防心内膜炎的发生。

麻醉要点

麻醉管理的首要原则是避免加重主动脉瓣下梗阻,同时注意舒张功能紊乱,其对药物治疗不敏感(框 21.3)。有必要维持适当的血管内容量,同时避免直接或反射性增加收缩力和心率,通过加深全身麻醉及其产生的直接心肌抑制作用可达到后一个目标。

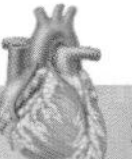

框 21.3 肥厚型心肌病

- 增加前负荷
- 增加后负荷
- 目标是抑制心肌
- 避免心动过速、正性肌力药物和血管扩张药物

无论采取何种具体治疗方法,有必要采用血管收缩药物而不是正性肌力药物维持足够的 CPP 以避免心肌缺血。合理足量的术前用药可避免焦虑引起的心动过速或心室充盈量的减少。长效 β 受体阻滞剂、钙通道阻滞剂或者两者联合使用应该维持到手术当天。术后应立即恢复使用这些药物,行非心脏手术的患者尤应如此。

术中监测应包括含有 V5 导联和 6 个肢体导联的心电图系统。Ⅱ导联的监测有助于准确诊断室上性和房室交界性心动过速。上述心律失常发生时,由于心室舒张时间缩短导致的心室充盈不足或心房对心室充盈作用的丧失,可导致血流动力学严重恶化。对于舒张期顺应性显著降低的患者,后者即心房对心室的充盈作用可谓至关重要[132]。

20%~50% 的 HCM 患者的心电图可有异常的 Q 波[179]。这些变化不代表存在陈旧性心肌梗死,相反,他们可能代表正常室间隔去极化的增强或异常心肌细胞去极化过程的延迟[247]。一些患者的 P-R 间期缩短并伴有 QRS 波起始部顿挫,由于预激而导致快速性室上性心律失常风险增加[248]。HCM 患者术中发生各种类型心律失常的风险增加,但具体的成因尚不完全清楚[249]。

由于舒张期左心室顺应性明显降低，CVP 可能不能准确反映左心室容量变化。然而，中心静脉置管对于快速给予血管活性药是必要的。与瓣膜性 AS 患者一样，置入肺动脉导管虽有引起心律失常的风险，但能提供有效的参考信息仍具有相当价值。血容量不足可加重流出道梗阻，因此临床医师对血管内容量的准确评估尤为重要。心室舒张期顺应性的降低意味着 PCWP 有可能高估患者真实的血容量水平，因此，维持 PCWP 在正常高限是合理的临床目标。具有起搏功能的 PAC 是较理想的，因为心房超速起搏可快速、有效地改善房室交界性心律失常引起的血流动力学变化（参见第 13 章）。因为突然改变体位也可导致血流动力学恶化以及急性肺水肿，所以不可过分强调患者绝对需要足够的前负荷[250]。

术中出现的心律失常需积极治疗。在心脏手术中，中心静脉导管置入可能会使房性心律失常恶化，并由此导致严重的低血压，因此，外科医生在心房操作前应先行主动脉插管。如果室上性和房室交界性快速性心律失常引发严重低血压，需要立即行心律转复。尽管维拉帕米是阵发性房性和交界性心动过速的可选药物之一，但如果引起过度的血管扩张或在严重低血压的情况下使用，会加重 LVOT 梗阻[235]。当平均主动脉压很低时心律转复更合适，同时给予去氧肾上腺素效果更好。对于伴发低血压的 HCM 患者，该药具有风险低明显改善预后的优点，可增加灌注降低压力差，常可引发有益的迷走神经反射从而改善快速性心律失常引发的低血压。

吸入麻醉药通常用于 HCM 患者。它对心肌的抑制作用呈剂量依赖性，其负性肌力作用降低了 SAM 贴靠室间隔的程度，从而降低了 LVOT 梗阻。麻醉药引起的血管扩张，可加重由血容量不足引起的低血压。对 HCM 患者使用正性肌力药物、β 受体激动剂和钙剂被列为禁忌，因为它们会加重收缩期梗阻，导致长时间的低血压。对于大多数患者而言，通过积极补充血容量并联合使用去氧肾上腺素可获得良好的效果。

一些研究人员发现，区域麻醉会加重外周血管扩张，因此在 HCM 患者的麻醉管理中被列为相对禁忌[251,252]。瓣膜性 AS 也有同样的理论基础，并且在临床上有同样的禁忌证。如果能够保持适当的血容量，并且通过血管收缩药物维持适度的血管紧张度（tight），基于这些麻醉理念和技术能给患者带来良好的临床治疗效果，可考虑应用于临床实践。相对于单次注射局麻药，椎管内麻醉技术（例如连续的脊髓麻醉或连续的硬膜外麻醉）可能更容易控制麻醉平面[253]。如果使用麻黄碱、肾上腺素或其他同样禁忌的 β 肾上腺素能受体激动剂治疗因交感神经阻滞而引起的低血压，那么毫无疑问可能会产生一系列因治疗不当而引发的并发症。

毫无疑问，超声心动图有助于该疾病的检出，但术前超声检查偶尔也可能漏诊。当其他客观数据包括体格检查、心电图结果和胸部 X 线片仅显示非特异性异常，很容易忽视胸痛、晕厥和呼吸困难等模糊或非典型的主诉，当这些症状可能合理地归因于需要手术治疗（如 CABG）的原发病时更易漏诊[254]。另一些存在同样情况的患者也被视为隐匿性 HCM 的高危人群，手术前只有一部分老年 HCM 患者得到明确诊断。麻醉医师常遇到一些老年患者长期患高血压伴无法解释的肺淤血，而其主治医师却为其处方洋地黄制剂的情况。

麻醉医师偶尔也须面临对未曾怀疑患有 HCM 或其亚型的患者做出诊断的情况。术中发生包括血容量不足、心动过速、自发或手术操作而引发的异位节律等，呈现对血管活性药物（如正性肌力药物、血管扩张药物、血管收缩药物）或麻醉药的异常反应[254,255]，观察敏锐的有经验的临床医生可识别出主动脉瓣下梗阻的迹象。

主动脉瓣关闭不全

临床特征和病程发展

主动脉瓣关闭不全（AR）的常见病因包括主动脉瓣本身异常、二尖瓣畸形、风湿性或感染性主动脉病变以及任何能够导致主动脉瓣环扩张或瓣叶分离的因素。导致 AR 的常见非风湿性瓣膜疾病包括感染性心内膜炎、创伤、结缔组织病如马方综合征、主动脉瓣中层囊性坏死[56]。创伤、高血压或慢性退行性改变也可导致主动脉根部扩张和主动脉瓣关闭不全（参见第 23 章）。

慢性 AR 的病程发展表现为长期无症状且在此期间内瓣膜关闭不全和继发性心室扩大进行性加重[3,141]，通常以非劳力性 CHF 和胸痛为首发症状。一直以来，病情严重患者的存活期约为 9 年。与 AS 相反，AR 患者出现临床症状时，并不意味着预后不良[256,257]。在没有行手术治疗的情况下，早期识别 AR 和长期使用血管扩张剂可延长这些患者的寿命[141,258]。

慢性 AR 存在一个相对独特和令人费解的特征是症状的严重程度、持续时间与血流动力学改变和收缩功能受损的程度并不相关[141,259]。决定手术时机要考虑到虽然许多 AR 患者可以持续多年无症状，但在此期间心肌收缩功能却逐渐降低。无创诊断技术（如放射性核素血管造影术、二维及多普勒超声心动图可评估后负荷对药物的反应性）可有助于检测出无明显症状患者早期即存在收缩功能紊乱[260-262]。这些特点对心脏病专家选择手术时机非常重要（参见第 1~2 章），因为术前 LV 功能低下的患者围手术期死亡率及术后顽固性心力衰竭（heart failure，HF）的发生率均较高[96,263,264]。

如同急性的二尖瓣关闭不全（MR），急性 AR 与慢性 AR 有着完全不同的生理学表现。急性 AR 的常见病因包括感染性心内膜炎、创伤和急性主动脉剥离。由于缺乏慢性代偿性反应，这些患者通常会合并有药物难以治疗的肺水肿、心力衰竭，患者出现低血压，临床上表现为心血管虚脱的边缘状态。

病理生理学

左心室容量超负荷是慢性 AR 的病理特征。容量超负荷的程度取决于反流量的大小。影响反流的因素有：反流口的大小、主动脉心室间的压差及舒张期长短。已有研究表明，AS 反流口的大小是固定的，与负荷状况的变化无关[265]。然而，在其他瓣膜性疾病（如 AS、MR）中，反流口大小并非固定，且取决于血流动力学的变化状况。急性 AR 的实验模型表明，反流口的大小随着跨瓣膜压差的改变而变化[266]。当 AR 不伴有瓣膜纤维化或钙化时（即瓣膜弹性良好），降低后负荷有利于缩小反流口面积。

心率变化导致的血流动力学效应并非如设想得那样简

单[267]。理论上，心动过速通过缩短舒张期反流时间最大限度地提高前向性血流量。这一理论由 Corrigen 在 1832 年首次提出，并成为 AR 患者即使在休息时也会有肺淤血症状但却未限制其活动这一看似矛盾现象的病理生理学基础。反射性的血管扩张、心肌收缩力增加及心动过速均有助于在等容收缩期提高 AR 患者的 CO[268]。类似的反射性血流动力学变化长期存在均有助于扩张小动脉[269]。外周血管通过反射性心率变化可直接影响反流量的多少，也能通过影响舒张期的长短改变容量负荷，因此在 AR 患者的整个病理生理变化过程中起着十分重要的作用[270,271]（图 21.25）。

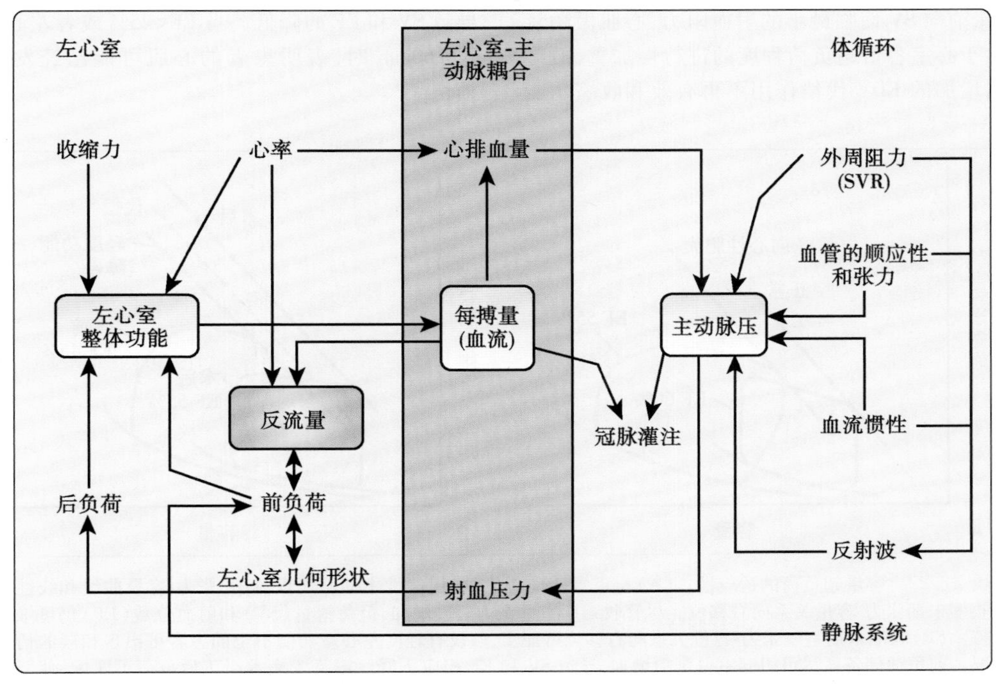

图 21.25　外周循环在支持慢性容量超负荷左心室功能方面的作用。（*From Borow KM, Marcus RH. Aortic regurgitation: the need for an integrated physiologic approach.* J Am Coll Cardiol. *1991; 17: 898.*）

尽管如此，单纯缩短舒张期并非有益于 AR 患者。对慢性 AR 患者的血管造影研究表明，起搏引起的心动过速可降低 SV、LVEDV 和 LVEDP，增加 CO[272]，但反流量占总 SV 的比值可能保持不变。出现这种情况是因为心动过速缩短了舒张期，但却增加了心脏每分钟的搏动次数，从而使得每分钟的舒张总和时间相对不变。放射性核素研究也表明了相同的结果，即心动过速可增加 CO 并降低 LVEDV，但是肺动脉压（pulmonary arterial pressure，PAP）和 PCWP 并不随着心率增快而变化[273]。心动过速对左心室容积（减小）和充盈压（不变）影响的差异反映了左心室压力-容量环向右明显移位，是长期 AR 的特征性表现。

慢性 AR 可导致左心室容量和压力超负荷，AR 引起的容量超负荷进行性加重增加了舒张末期的室壁张力（心室后负荷），并刺激肌小节的增生，从而导致离心性心肌肥大的形成[97,264]。根据 Laplace 定律，心室扩张增加了收缩期室壁张力，同时刺激心肌向心性肥厚增生，其结果是心室壁厚度与心室腔半径的比率处于正常范围内[97]。离心性肥大是能够导致心脏最大程度扩张的瓣膜性疾病，EDV 可能是正常值的 3~4 倍，CO 可以维持在很高水平[274]。

图 21.26 显示了急性与慢性 AR 患者的压力-容量环。慢性 AR 患者舒张压-容量曲线明显右移，表明 LVEDV 显著增加时左室充盈压可以变化很小，这种特性被称为舒张期高顺应性[274]。然而，慢性左心室容量超负荷的动物模型表明舒张压-容量曲线反而整体右移（见图 21.8）[11]，可以解释左心室低充盈压而高容量这看似矛盾的现象。

舒张压-容量曲线整体平移又称位移，是疾病过程中生理变化的表现。与（心室的）大小在施加压力（在本病为容量超负荷）作用下发生时间依赖性增加有关，在本病中表现为由于容量超负荷而发生了室腔随时间变化而扩大。由于存在慢性适应的过程，左心室充盈压可低于正常，且对血容量的变化

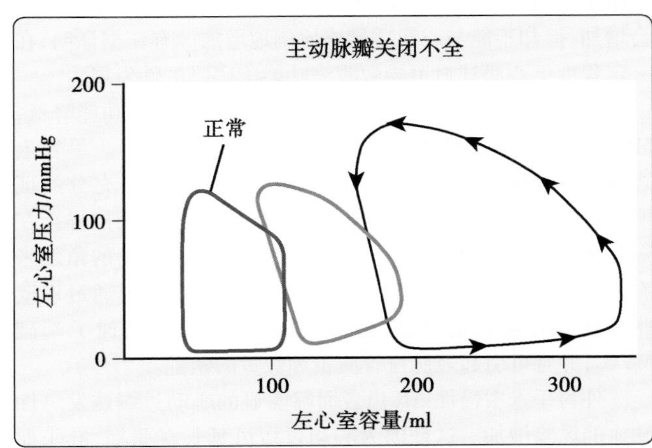

图 21.26　主动脉瓣反流（AR）中的压力-容量环。（*Modified from Jackson JM, Thomas SJ, Lowenstein E. Anesthetic management of patients with valvular heart disease.* Semin Anesth. *1982; 1: 239.*）

相对不敏感。因此,将心室充盈压的增高视为容量超负荷和心室扩张的可靠标志并不正确。

由于心室肥大可代偿前负荷的增加,根据 Frank-Starling 机制,CO 得以维持,尽管收缩力有可能降低,但心脏衰竭不会发生[258]。由于心室在整个舒张期充盈,实际上并不存在等容舒张期。由于降低的主动脉舒张压,心室等容收缩期也很短暂。此时,大量前向 SV 面临最小的射血阻力,心肌做功氧耗减少。然而由于心室容量超负荷程度的进行性加重,最终导致心室肥厚对增加的 EDV 代偿作用不再有效和收缩功能下降。心室收缩末期容积进一步增大,左心室室壁张力增加。心室后负荷加大左心功能进一步受损。甚至心室功能呈现进行性和快速下降。图 21.27A 显示:当 AR 患者处于代偿期时,左心室离心性扩张可通过前负荷储备维持 SV 和 EF,室壁张力只是轻微增加。图 21.27B 显示:前负荷储备已达极限时,收缩末期压力-容量环向右移位,室壁张力的增加必然会导致 SV 和 EF 的降低。当 EF<25% 或者左心室收缩末期直径>60mm 时,表明患者的心肌可能已经发生了不可逆的损伤[141]。

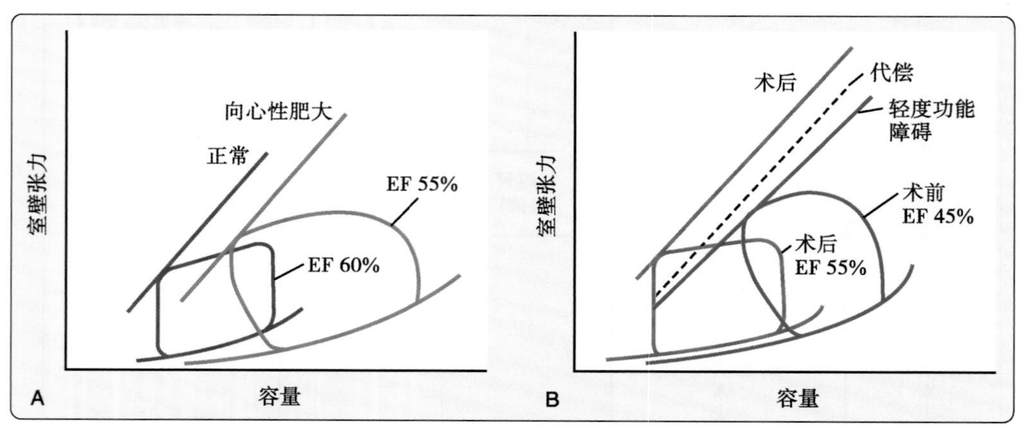

图 21.27 容量超负荷的适应性。(A)与正常标准相比,在代偿性主动脉瓣反流中,张力-容量曲线和线性收缩末期张力-容量关系向右移位。尽管收缩期室壁张力轻度增加,但每搏量(SV)和射血分数(EF)仍可维持。(B)收缩末期室壁张力-容量关系向右移位可证实,假设有轻度左心室功能不全的患者可出现相同的情况。前负荷储备耗尽可引起室壁张力增加,导致 SV 和 EF 相应下降。瓣膜置换术纠正后负荷不匹配,使舒张末期和收缩末期的容量关系向左移位,降低室壁张力使 EF 恢复正常。(*From Ross J Jr. Afterload mismatch in aortic and mitral valve disease;implications for surgical therapy.* J Am Coll Cardiol. *1985;5:811.*)

在慢性 AR 患者中,MVO_2 的决定因素(收缩力和室壁张力)通常没有明显加重。尽管心肌做功可能为正常的 2 倍,心肌做功主要用于肌纤维缩短,而室壁张力耗氧几乎没有增加,因此 MVO_2 只是轻微地增加[275]。

尽管 MVO_2 相对正常,1/3 严重 AR 患者在不伴发 CAD 时仍可出现心绞痛症状[276],是由于在慢性 AR 患者中心肌肥大可引起冠脉循环异常,进而使心肌缺血的风险增高。总的心肌质量的增加可导致基础 MVO_2 增加,尽管冠脉血流量也会增加,但却不能与心肌质量成比例地增加。有证据证明,在一定程度上心肌缺血可导致收缩功能障碍隐匿性发展[277]。

尽管心肌收缩力增加了,但由于冠脉血管储备功能降低,MVO_2 的增加会给慢性 AR 患者造成生命威胁[278]。尽管上述现象在慢性压力引起的心肌肥厚患者中得到了充分的证明,但一些研究表明在左心室容量超负荷的患者中,同样存在冠脉血管储备功能受损[279,280]。从心肌氧供需平衡的角度来看,心肌肥厚是一把双刃剑,一方面,心肌肥厚使得通过室壁张力测得的耗氧量降低,另一方面,心肌肥厚增加了基础 MVO_2,并且可引起冠脉血管质量和数量的紊乱。

外科手术中慢性 AR 患者面临明显的心动过缓诱发急性缺血的风险增加。这是因为心动过缓可延长舒张期,舒张期时间增加导致反流量增加,进而使得左心室舒张期压力和室壁张力迅速增加。同时由于舒张期主动脉的反流,心室内压力增加 CPP 随之下降[281]。在这些情况下心肌灌注压力不足,临床上可迅速出现失代偿。缺血的心室迅速扩张并导致收缩末期心室半径进行性增大,缺血和心室衰竭相互作用形成恶性循环。

手术方案

准确评估心肌收缩力对选择手术时机十分关键,因为慢性主动脉瓣关闭不全患者的临床病史并不能可靠地反映心肌收缩功能。无临床症状的患者可能已存在心室功能降低,而有临床症状的患者并不一定存在心肌抑制。为选择合适的手术时机,许多判断预后的指标被用来识别早期的心室功能障碍。评价临床病情的指标,如运动耐量和纽约心脏病学会(New York Heart Association,NYHA)心功能分级以及无创或有创的实验室检查均已被采用。反映血流动力学变化的参数,如收缩末期压力-容量关系以及评价左心室收缩功能状态的指标用于评估和预测正在恶化的左心室功能。

尽管射血期指标(如 EF)最为麻醉科医师所熟悉,但事实上慢性容量超负荷时,这些指标用以量化评估患者的心室功能根本不可靠,因为即使存在长期的心肌抑制,根据 Starling 机制,SV 也可持续增长。甚至存在明显的心肌收缩功能降低,通过左心室扩张、代偿性心肌肥厚和降低后负荷均可维持 EF 在正常范围内[258]。而且前负荷对心率和全身血管张力的变化非常敏感,因此,射血分数不能够充分地反映心室功能状态[282,283]。通常报告的反流量和反流分数也存在上述同样的情况,具有负荷依赖性却与心室收缩功能无良好的相关性[284]。

多种反映收缩末期的指标则用于慢性主动脉瓣关闭不全的监测,这些指标对心肌收缩状态的评估呈现非负荷依赖性。尽管左室收缩末期容积(left ventricular end-systolic volume, LVESV)受前负荷影响不大,却随着心肌收缩力和后负荷而变化。收缩末期容积的增加可能反映了心肌收缩力的降低,反映了室腔半径或压力增加导致的左心室后负荷的增加[282]。有证据表明当心室发生偏心性肥厚时,因左室收缩末期容积具有非负荷依赖性特点,致使其应用受到限制[25]。研究表明在长期容量超负荷的情况下收缩末期容量的增加预示着不良的预后,反应心肌收缩功能明显降低[261,285]。

在心室失代偿后行瓣膜手术治疗无论近期还是远期效果均不理想,心力衰竭的发生导致患者术后死亡率明显升高[264,286]。在心室失代偿前及时手术治疗,术后 2 周即发生左心室重塑同时左心室体积减小,心室功能明显恢复[141,264]。手术治疗的效果很明显而延迟手术则可能产生严重后果,临床数据表明应该早期行瓣膜置换术,提倡症状轻微的患者也应及时手术治疗[264]。

基于循证医学证据,ACC 和 AHA 制定了慢性主动脉瓣关闭不全患者行手术治疗的相关指南[141]。针对左心室收缩功能障碍的无症状患者建议行瓣膜置换术。如果无症状患者已存在心室扩张,即使射血分数在正常范围也应考虑手术治疗。针对有症状但心室功能正常的患者,ACC 和 AHA 建议对无关的病因应行进一步评估,对临床症状则应进一步观察。对这些病例行连续超声心动图检查和评估是必要的,出现了左心室功能障碍的征象则应手术治疗[13]。

急性主动脉瓣关闭不全

急性 AR 左心室难以适应舒张期容量突然超负荷增加导致 EDP 急剧增高,因为此时心室功能处于舒张期压力-容量曲线最陡峭的部位(图 21-26)[287]。严重的 AR 患者舒张晚期的 LVEDP 与主动脉舒张压相等且超过左心房压力,足以造成心房收缩前二尖瓣关闭[288]。这种超声心动图的重要发现提示严重的主动脉瓣关闭不全[289]。尽管上述现象最初能使肺毛细血管免受急剧升高的 LVEDP 损害,但这种保护作用可能是短暂的[290],随后通常发生严重的左心室扩张,并导致二尖瓣环的扩大和功能性二尖瓣关闭不全。

主动脉瓣关闭不全急性失代偿时不可避免地造成 SV 下降,从而诱发反射性的交感神经兴奋,通常导致心动过速和外周血管阻力增加。适度的心动过速有助于缩短反流时间,但却不会造成心室充盈量的减少[291]。外周血管收缩以主动脉-心室压差及反流量增加为代价以维持冠脉灌注压(CPP)。

急性主动脉瓣关闭不全的患者发生心肌缺血的风险更高,与慢性主动脉瓣关闭不全和心动过缓的患者一样,急性主动脉瓣关闭不全的患者动脉舒张压降低和 LVEDP 急剧增加会导致冠脉灌注降低。CPP 的下降程度可能是非常严重的,致使患者心外膜血供模式转向以收缩为主[292]。冠状动脉口撕裂很少发生,但经常导致急性主动脉瓣关闭不全致患者死亡。除结构异常阻碍心肌氧供外,恶性低血压和高 LVEDP 的双重作用会加重心肌缺血和心室扩张。对使用正性肌力药物和血管扩张药物治疗无效的患者,及时手术治疗成为挽救患者生命的唯一希望。尝试通过主动脉内球囊反搏来维持缺血心肌的血供通常被视为禁忌,因为动脉舒张压的增加会加重反流程度。

急性主动脉瓣关闭不全最常见于感染性心内膜炎和主动脉夹层,术中经食管超声心动图(transesophageal echocardiography, TEE)对该病的诊断及决定是否手术治疗至关重要[293]。TEE 对于诊断感染性心内膜炎具有高度的敏感性和特异性,远高于经胸部超声心动图[294],TEE 尤其适于心内膜炎相关脓肿的诊断[295],并可检测出未曾察觉的异常情况。

尽管 TEE 被广泛使用,但目前还没有一个令人非常满意的无创性方法来量化严重的主动脉瓣关闭不全。二尖瓣的提前关闭,主动脉瓣反流压力半降时间的测定和彩色反流的射出口宽度估测及其相对于左心室流出道的大小比例都是经常采用的技术手段[296-298](参见第 14、15 和 23 章)。

麻醉注意事项

因为存在发生心肌缺血的可能性,所以术中的监测应包括有外侧心前区导联的心电图系统(框 21.4)。对于大多数瓣膜手术而言,PAC 能够提供有用的信息。PAC 能够测定基础充盈压和心输出量,在获得的临床病史和 EF 不可靠性的情况下,这种测定对慢性 AR 患者非常有用。

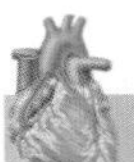

框 21.4 主动脉瓣反流

- 前负荷增加
- 后负荷降低
- 目标是增加前向血流
- 避免心动过速

同样重要的是,PAC 能够准确监测心室前负荷和 CO 对药物治疗的反应性。在围手术期,积极使用血管扩张剂改善心室功能衰竭,通常被认为是适宜的治疗措施,但可能降低心室已经长期适应的前负荷。因此应用药物调控后负荷时,在肺动脉舒张压或 PCWP 指导下增加前负荷,这一治疗措施对调节最佳 CO 十分重要[299-301](参见第 11、13 章、36 章和 38 章)。

当需要时,PAC 也可行心脏起搏功能。之前已经论述了心动过缓对 AR 患者的不利影响。进入手术室后患者心率低于 70 次/min 或难以快速建立心外起搏(例如,再次手术的患者),是放置起搏导线的指征。通常,适宜放置心室起搏导线,心室起搏比心房起搏更可靠,因为在 AR 患者中,心房收缩对心室舒张期充盈的作用很小。由于慢性 AR 患者的心室腔明显扩大,采用经静脉放置 PAC 起搏线可能变得困难。

因为 AR 患者的心肌功能受损程度差异很大,麻醉管理必须遵循个体化原则。无论是心脏还是非心脏手术,血流动力学的管理目标是保持轻度的心动过速、正性心肌收缩状态和降低外周血管阻力。对于心脏手术,多巴胺或多巴酚丁胺、泮库溴铵、氯胺酮和硝普钠的使用颇为适宜。对于急性 AR 患者,血流动力学管理的目标是一样的,但必须强调紧急情况下的处理。通过积极地使用正性肌力药物(如肾上腺素)和血管扩张药物来迅速降低舒张末期和收缩末期心室容积十分必要。但令人担心的是,正性肌力药物会增加主动脉壁的剪切力,从而可能增加急性 AR 患者主动脉根部撕裂的风险。尽管存在上述理论上的担忧,但也不应停止使用正性肌力药物改善术中病情的恶化,应在维持血流动力学稳定的情况下,尽可能为建立体外循环争取宝贵时间。

在急性和慢性 AR 患者中,无论后负荷(systemic pressure)如何变化,通过 CO 的连续监测可以判断心室大小和 CO 是否达到最佳状态。TEE 对于观察心室大小是必要的,然而连续监测并调控 CO 使其最大化,比 TEE 单独观察心室大小更接近治疗目标。在急性 AR 和二尖瓣提早关闭的情况下,PAP 可能严重低估 LVEDP,这是因为 LVEDP 在主动脉舒张期反流血量的影响下会持续升高。对于 AR 患者行非心脏手术时,选择适宜的麻醉技术如硬膜外或其他区域麻醉对患者是有利的。硬膜外麻醉通常优于脊髓麻醉,因为脊髓麻醉可导致 SVR 急剧降低。

由于心室的收缩功能无法确定,那么难以预测 AR 患者对麻醉的反应性。虽然心脏功能状态或 EF 的减少是广泛使用的评估预后不良的指标,但连续的 EF 或心室 ESV 的监测可能是最具参考价值的。慢性 AR 患者的心室功能持续快速下降,近期 EF 减少或心室大小增加最能说明手术的挑战性。

CPB 的早期阶段和后期阶段对 AR 手术来说是困难时期,尤其对于再次手术的患者。在放置主动脉阻断钳之前,如果心室不能有效的射血或引流排空,则有扩张的风险。如果在 CPB 期间左心室发生扩张,则心室内压力可能与主动脉根部压力相等。在这些情况下,由于冠状动脉没有灌注,心室可能迅速扩张并发生严重的心肌缺血。也可能在放置主动脉阻断钳之前就存在心动过缓、心室纤颤、心动过速,或者存在损害心肌机械活动的快速性室上性心律失常。应采取相应的纠正措施,如:维持心脏正常节律、起搏、阻断主动脉或左心室充分引流。

除 AR 以外,上述问题也可能发生于其他心脏手术中。未确诊的或未矫正的 AR 患者中,如果不能迅速复律和保证心脏射血,则松开主动脉钳同样会引起心室扩张和心肌缺血。因此,维持心室排空或心脏起搏直至有效的自主节律产生是十分有必要的。轻度或中度 AR 患者单纯行 CABG 手术而未行 AVR 手术,以及在术中未用 TEE 监测的患者,同样需要注意这些问题。

二尖瓣关闭不全

临床特征和病程发展

二尖瓣狭窄(mitral stenosis,MS)通常是由风湿性疾病引起的心脏瓣膜病变。与 MS 不同,二尖瓣关闭不全(MR)可由许多疾病引起,这些疾病通过影响瓣叶、腱索、乳头肌、瓣环或左心室而导致二尖瓣关闭不全。MR 有器质性和功能性之分。器质性 MR 为疾病导致瓣叶或腱索结构变形、破坏和断裂。在西方国家,MR 最常见的病因是退行性改变导致瓣叶脱垂,伴有或不伴腱索断裂[300]。器质性 MR 的其他常见病因还包括感染性心内膜炎、二尖瓣环钙化、风湿性瓣膜病、结缔组织病如马方综合征或埃莱尔-当洛综合征(Ehlers-Danlos syndrome)。器质性 MR 不太常见的病因包括先天性二尖瓣裂,食物药物或麦角胺中毒和伴有代谢活跃的肺类癌肿瘤瓣膜性疾病或伴有心室内右向左分流的瓣膜性疾病[302]。

二尖瓣脱垂(mitral valve prolapse,MVP)是一种常见的(2.4%)遗传性很强的疾病。一些基因在心脏瓣膜的形成中发挥了重要作用,这些基因包括钙调神经磷酸酶催化和调节亚基、Wnt 基因/β-连环索信号通路、成纤维细胞生长因子 4(FGF4)、同源基因(SOX4)和下游的调节转化生长因子 β 超家族信号转导调控蛋白(SMAD6)。染色体 11、13 和 16 号上存在这些基因型。家族性 MVP 的基因突变与结缔组织综合征没有相关性,与 X 连锁丝状体 A 的突变相关,这表明 MVP 可能是常见的多基因缺陷疾病。

功能性 MR 指瓣叶和腱索结构正常下出现 MR。这是由于 LV 或二尖瓣环功能或几何形状的改变,常出现在缺血性心脏病中,因此,功能性 MR 有时也被称为缺血性 MR。然而,功能性 MR 也可发生在没有明显冠心病的患者中,如特发性扩张型心肌病和二尖瓣环扩张。所以,缺血性 MR 这一概念可能最适用于已知缺血性病因的功能性 MR 患者。乳头肌断裂与重度急性 MR 有时难以区分。虽然通常急性心肌梗死(acute myocardial infarction,AMI)的后遗症未见瓣叶和腱索异常,但是也伴有二尖瓣其他结构的明显受损。

MR 的病程发展差异很大,因为它可能是由各种各样的病因引起的[302]。即使是急性起病的病人,病程发展也因为反流机制和病人对治疗的反应性不同而有差异。例如,由乳头肌断裂引起的严重的急性 MR,不行手术治疗,结果不容乐观[302]。然而,如果患者对抗生素治疗反应性较好,那么由心内膜炎引起的急性 MR 的病程发展有良好的转归[302]。尽管那些慢性 MR 患者通常进入病程发展的初期代偿阶段,多无临床症状,但进展为左心室功能不全和症状性心力衰竭的时间是不可预料的[302]。有文献表明 MR 的病程发展差异很大,5 年的存活率为 27%~97%[303]。选择偏倚,小样本以及难以界定的 MR 的严重程度可能解释这些差异存在的原因[304]。

后期的研究更好地说明了 MR 某些亚型患者的临床病程。例如 Ling 等[305]查阅了二尖瓣瓣叶粘连所致的 MR 患者的病程发展,发现这一组患者年死亡率为 6.3%,10 年内死亡率和手术率总计为 90%[305]。二尖瓣粘连成为猝死的高危因素[306]。Grigioni 和他的同事[306]报道正在接受治疗的二尖瓣粘连患者中每年会有 1.8% 的患者猝死。手术治疗会降低该人群猝死率[306]。

量化多普勒超声心动图在 MR 研究中的应用使研究人员能够记录病情的发展情况。Enriquez Sarano 及其同事[307]发现,MR 患者平均每年反流量增加 7.5ml,有效反流口面积增加 5.9mm^2。然而 MR 患者病情进展也存在很大的差异,病情急速恶化见于二尖瓣粘连患者,但其二尖瓣反流量减少 11%[307]。

病理生理学

MR 可导致左心室容量超负荷。反流量取决于正常左心房容积和舒张期反流入左心室的血流量。前负荷增加可导致肌小节拉长增加,根据 Frank-Starling 机制,在疾病过程的初始阶段,左心室射血功能增强。收缩期左心室内的血液被射入相对低压的左心房（left atrium，LA），进一步增强了左心室的收缩功能。

MR 患者的临床症状取决于该疾病特殊情况的病理生理改变，包括发病机制、严重程度和病情进展程度。在严重的急性 MR 患者，例如急性心肌梗死导致乳头肌的破裂，在前负荷突然增加的情况下，通过 Frank-Starling 机制左心室收缩功能得以提升，尽管前负荷已有增加，但起初 LV 的大小是正常的。在急性期，大小正常的左心室有能力将血液射入低压力系统（即 LA）导致后负荷降低。在严重的急性 MR 患者中，尽管前向的 SV 减少，但左心室 EF 可达 75%[302]。然而，由于 LA 尚未扩张以适应较大的反流量，左心房压力急剧升高，从而可能导致急性肺淤血、肺水肿以及呼吸困难[302]。

许多 MR 患者，尤其是瓣膜病变发展较慢的患者，可能进入慢性代偿期。在这个阶段，慢性容量超负荷通过促进离心性肥大而使左心室扩大（见图 21. 15）。增加前负荷持续地增强左心室收缩功能。同时，LA 扩张以适应进行性增加的反流量。虽然 LA 扩张保持低压力状态，有利于左心室收缩射血，根据 Laplace 定律，左心室腔半径的增加导致室壁张力加大。

与急性 MR 所具有的左心室大小正常和后负荷降低的特征不同，慢性代偿性 MR 患者后负荷仍保持在正常范围内[308]。在慢性代偿性 MR 患者中观察到的变化如图 21. 28 所示。由于左心室收缩早期血液即被射入低压力的 LA，左心室等容收缩期也相应缩短。因为左心室扩张和顺应性提高，因而在充盈压接正常甚至低于正常值时舒张期充盈量增加，一些医师认为，在慢性 MR 的患者中，左心室舒张功能得到了提升[308]。而左侧心腔扩张允许在低于正常或正常充盈压下即可完成左心室充盈，同时逐步扩张二尖瓣环。随时间推移，反流口面积增大，反流量增加。由于前负荷增加能够维持左心室射血功能，因此患者可良好耐受代偿期 MR 许多年。在此期间出现的症状进展，经常与前向的 CO 减少相关，因为反流分数可能超过 50%。除了呼吸困难或肺淤血的症状外，疲劳和虚弱为主要临床表现。

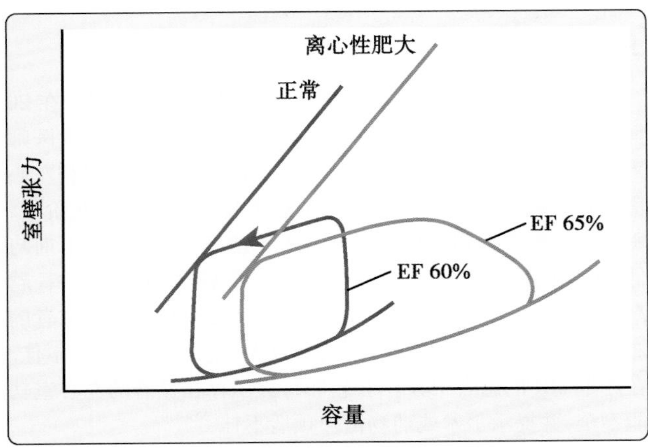

图 21. 28　二尖瓣反流（MR）导致容量超负荷。如同主动脉瓣反流导致容量超负荷，左室离心性肥大导致左心室的室壁张力-容量环向右移动。然而，在慢性 MR 中，血液反流入低压的左心房，室壁张力降低，射血分数（EF）得以维持。（*From Ross J Jr. Afterload mismatch in aortic and mitral valve disease: implications for surgical therapy.* J Am Coll Cardiol. *1985;5:811.*）

随着左心室收缩功能的下降，最终患者进入失代偿期。进行性左心室扩张增加了室壁张力和后负荷，导致左室功能进一步恶化[302]、二尖瓣环扩张加重和二尖瓣反流增加。左心室收缩末期压力也增大。左心室充盈压的增加导致左心房压力增加，随着时间推移，可发生肺淤血，肺动脉高压和右心室功能不全。除了疲劳和虚弱外，失代偿的慢性 MR 患者也可出现呼吸困难、端坐呼吸。临床上，难以预测病人何时发展到失代偿期。病人病程进展取决于 MR 发病的根本病因、严重程度、LV 对容量超负荷的反应，以及医疗效果[302,309]。

尽管对 MR 患者左心室功能的评估尚存争议，但对临床决策却很重要[303]。同 AR 一样，MR 负荷的特征性变化打乱了传统的负荷依赖性左心室收缩功能的测定指标如 EF。虽然已经提出了许多评估左心室功能的方法，但仍没有达成共识[303]。尽管有其局限性，但 EF 仍然是评价 MR 患者左心室功能和临床预后的最常用指标。例如，术前 EF 是评估术后长期生存率的最重要的预测指标[310]，术前 EF 也能预测 MR 术后 EF 及 CHF 的发生率[311,312]。

在前负荷增加和血液向低压的 LA 反流双重作用的影响下，功能正常的 LV 能够增加明显二尖瓣反流患者的 EF。相反，在 MR 患者中，正常的 EF 可能表示左心室功能减退。在严重 MR 患者中，EF 在 50%～60% 的范围内可能表示左心室功能明显降低，并且是手术治疗的指征[141]。Enriquez-Sarano 及其同事[310]报道，术前 EF 小于 60% 的 MR 患者，二尖瓣修复或置换术后存活率仍然会下降。

一些研究揭示了 MR 患者发生左心室功能不全的起因。在该疾病的动物模型中，心肌质量的增加主要是由于细胞成分的自然降解减少所致，而并非由于蛋白质合成率的增加[313-315]。与之不同，在建立 AS 和左心室压力超负荷的模型后，心肌蛋白在最初几个小时内便可合成增加[316]。来自 MR 和左心室功能不全的动物模型的组织学样本显示，单个心肌细胞内的收缩成分减少了 35%[317]。

压力-容量环形象地反映了 AS 和 MR 两种疾病（见图 21. 13 和图 21. 27）。如果观察每个环中包含的区域，可以看出，两种疾病的曲线面积或每搏做功是相似的。然而，与 MR 患者相比，AS 患者的心肌肥大程度更高。但是，MR 患者每克质量心肌每搏做功更多，这一结果也可能成为解释这类患者左心室功能不全的原因[308]。

缺血性二尖瓣关闭不全

缺血性二尖瓣关闭不全（ischemic mitral regurgitation，IMR）指的是二尖瓣反流发生在缺血性心脏病的患者中，瓣叶或瓣环结构无明显异常。虽然一些临床医生等价地使用 IMR 和功能性 MR 这两个术语，但 IMR 更准确地描述了在 CAD 中发生的功能性 MR。乳头肌断裂总是作为 AMI 的后遗症而存在，也被归类于 IMR，尽管二尖瓣存在明显的器质性缺陷。

因为 IMR 很常见，所以临床医生也逐渐认识到它的重要性。通过超声心动图检查可以发现，AMI 后 MR 的发生率为 39%～73%[309]，并且在 13%～29% 的患者中，IMR 的严重程度至少为中度[309]。IMR 也意味着临床预后不良。例如，在缺血性疾病发生后的第一年，AMI 后伴发缺血性 MR 患者的心血管死亡率增加了 2～6 倍[318]。伴发严重 IMR 患者 1 年的死亡率接近50%[319]。

在评估可能是IMR的患者时，临床医生应尽量确定反流的严重程度、发病时间以及可能导致瓣膜功能不全的机制，因为这些因素会影响预后和治疗。例如，AMI早期伴发轻度IMR的患者几乎不会因为二尖瓣反流而导致循环并发症，而乳头肌缺血性断裂的患者通常会伴发急性的CHF，若未行手术治疗，则预后极差。

研究者已发现与IMR易发人群的某些特征。高龄、下壁或后壁AMI、左心室呈球形以及累及多支血管的CAD等因素存在的患者IMR的发病率较高[309,320]。与IMR发生率增加相关的其他因素还包括左心房扩大、二尖瓣环扩张和EF降低[309]。AMI后乳头肌直接断裂的发生率为1%，通常涉及后内侧乳头肌，因为其血液供应来源于单支冠状动脉。

对IMR基础病理生理学的认识在不断探讨之中。早期研究者提出缺血性乳头肌功能障碍是导致IMR的主要原因[321-323]。继后的研究表明，单纯的一个或两个乳头肌的缺血断裂不会导致明显的MR[324-327]。相反，乳头肌及其毗邻心肌的缺血是构成IMR的必要条件[309,324,326,327]。心肌缺血可能导致局部或全部左心室膨隆，随着时间推移，心室重塑更倾向于球形发展。这种几何形状的变化导致乳头肌外移。与慢性IMR关系最密切的发现正是乳头肌外移[309,328]。当乳头肌向外移位时，二尖瓣接合点向顶端移动，远离二尖瓣环，导致二尖瓣隆起。

除了LV向外膨隆外，乳头肌的瘢痕和回缩可形成二尖瓣小叶圈合(tethering)，并导致不完全的瓣叶对合和二尖瓣关闭不全。一些研究者认为某些患者乳头肌功能障碍可能会降低IMR的严重程度[329,330]。Komeda及其同事[330]的研究表明，乳头肌收缩性的降低可能会抵消缺血引起的心肌"圈合"的影响，从而使瓣叶对合与瓣环更加紧凑。

发生IMR的另一种可能机制是二尖瓣后叶的收缩性降低。在收缩期瓣环收缩使二尖瓣瓣口面积减少25%[331-333]。因为二尖瓣环的前部含有更多的纤维，所以二尖瓣环的后部收缩成为二尖瓣口面积减小的主要原因。在心肌缺血的患者中，在心肌缺血时二尖瓣环的后部收缩功能的丧失可导致IMR的发生。

IMR的临床治疗方法取决于疾病自身的发病机制。在乳头肌破裂的情况下，经常需要及时行手术治疗。对于AMI伴发IMR但二尖瓣完好的患者而言，早期再灌注治疗可改善局部和整体左心室功能，减少心室扩张并降低不良重塑和相关的乳头肌移位的可能性[329,334-337]。心室功能和几何结构的改善可减少缺血性MR的发生。

临床医生经常给缺血性心脏病患者开出血管紧张素转换酶抑制剂。尽管缺乏有效的数据支持，仍然认为长期服用血管紧张素转换酶抑制剂，可以通过防止左心室重塑来降低IMR的发生率和严重程度[329]。

二尖瓣关闭不全的评估

临床医师根据患者现有的临床症状、既往病史或物理检查结果评估MR。具有二维和多普勒(包括彩色血流)成像技术的超声心动图是评估MR的优选的诊断方法。经胸部超声心动图(transthoracic echocardiography，TTE)作为无创的检查技术，在大多数地区是容易获得的，它能够提供MR的发病机制、严重程度及其对心室大小和功能影响方面详细的信息。TTE还可获得的信息包括根据三尖瓣反流信号的峰速来计算右心室收缩压，并估算右心房压力。超声医师应尽可能对MR的严重程度进行定量评估。

能够测定有效反流瓣口面积、反流量或反流分数的技术包括近端等速表面积(proximal isovelocity surface area，PISA)法和连续性方程法。超声心动图发现收缩期肺静脉逆向血流，则提示严重的MR，超声结果应给予报告。对LA反流口大小的评估可能有助于对MR严重程度进行粗略估计，但受到左心房大小、压力和机器设置如彩色血流增益、高速伪像以及反流束方向等因素的影响。严重程度相同的情况下，沿着左房壁传播的偏心反流束通常显示小于沿中心传播的反流束。

当TTE不理想时可选用TEE。由于TEE传感器探头位置可更接近二尖瓣，通常对二尖瓣成像更加清晰。术中进行TEE检查时，麻醉医师需要了解负荷状况的改变，如麻醉引起SVR的下降，可能有利于增大前向的CO，并减少二尖瓣反流量。超声心动图对二尖瓣的评估在第1和14~16章均已讨论过。

心导管左心室造影技术也可用来评估MR的严重程度。这种有创性的评估方法通常被保留，只有当超声心动图数据不太理想、矛盾或者与临床症状不一致时才应用[302]。通过心室造影来评估MR严重程度时，需要分析由LV进入LA的造影剂的量。然而出现在LA中的造影剂的量取决于MR的严重程度、左心房容积、导管位置和造影剂注射速率[302]。对有显著MR的患者，行右心导管检查时v波出现与否不确定。左心房顺应性的升高使得V波的出现更加少见(参见第3章)。

其他常用于MR患者的检查方法还包括心电图(electrocardiogram，ECG)和胸部X线片。MR患者可有心房颤动、左心房扩大、ST段异常等ECG改变，但并不具有特异性[301]。与之相似，胸部X线片可见左心腔扩大和肺充血，但这些结果对于MR的诊断同样无特异性。

手术决策

MR的手术方式随着其病理生理学的发展而发展。在20世纪80年代与MR手术相关的高死亡率导致许多临床医师采取保守的治疗方法[303,304,338]。由于适宜的负荷状况和左心房良好的顺应性，使得严重MR的患者长期处于无症状阶段，所以许多患者直到症状出现才行手术治疗。MR患者术前与低EF相关的临床症状越严重，术后CHF发生率越高[304,311,312]。既往由于临床医师在术前没能对有症状患者的左心室功能不全进行正确评估，导致MR患者术后预后不佳。在严重MR的患者中，EF小于60%提示存在显著的左心室功能不全，并提示手术或药物治疗预后不佳[305,310]。

20世纪80年代常见手术方式也可能导致患者预后不佳。例如，虽然机制尚不清楚，但二尖瓣置换术瓣膜下结构的切除降低了左心室收缩功能[339]。由于手术方法的改善，在一些医学中心，年龄在75岁以下的器质性MR患者的手术死亡率约为1%[310]。除保留瓣膜下结构外，瓣膜成形术是改善预后的另一种手术方法[304,340]。虽然不能适用于所有患者，如并存活动性风湿性疾病等,但行瓣膜成形术的患者呈持续增长。

研究表明二尖瓣成形术有许多优点。例如,在考虑基本特征后与二尖瓣置换术相比,行二尖瓣成形术的患者手术死亡率较低,存活时间较长,主要是因为术后左室功能得到了改善[304,340]。在行瓣膜成形和 CABG 联合手术的患者中也可观察到瓣膜成形术术后的生存优势[340]。

与瓣膜置换术相比,瓣膜成形术不会增加再次手术的风险[340]。虽然瓣膜成形既往最常用于后叶疾病,现在外科医师亦常规实施二尖瓣前叶修复,而且取得了很好的效果[341]。当修复前叶脱垂时,外科医师可能置入人工腱索[342,343]。治疗连枷的或脱垂的二尖瓣后叶的方法通常是切除一部分瓣叶[343]。除了切除部分瓣叶和赘生物之外,常放置人工二尖瓣环可以减少二尖瓣口面积并使瓣环恢复至更近似解剖的形状[343]。一些外科医师喜欢一种柔韧的部分后叶瓣膜成形瓣环,这可能会改善后环的收缩功能和术后左心室功能[332,343,344]。

及时适当的外科治疗有助于改善 MR 患者的手术预后,临床医师应了解该人群的手术风险因素[303]。在严重的 MR 患者中,与手术风险最为密切的相关因素包括年龄在 75 岁以上,术前已存在严重的 CHF 症状和伴有 CAD[310,345,346]。尽管具有上述因素代表高危人群,但与内科保守治疗相比,瓣膜修复或置换具有更高的生存率,所以伴随有心力衰竭症状的重症 MR 患者仍应考虑手术治疗[333,305]。同样,具有左心室功能不全证据的患者,如 EF 小于 60%或收缩末期左心室直径高达 45mm 以上,为防止左心室功能进一步不可逆地恶化,仍应行手术治疗[141,303]。无症状的患者如存在 AF、室性心动过速或肺动脉高压等情况或者有效的反流瓣口直径大于 40mm,即使没有伴发左心室功能不全,患者也应考虑手术治疗[2,141,303]。积累的经验,尤其是在瓣膜修复等治疗方法中,是临床医师考虑早期手术治疗的重要因素[303]。

二尖瓣微创术

在 20 世纪 90 年代中期,几个团队采用微创手段进行二尖瓣修复[347,348]。最初通过低位胸骨或右胸骨旁切口进行,通过胸部主动脉插管实现 CPB,将静脉管置于股静脉[347]或右心房[348]中。使用标准手术修复技术。

McClure 及其同事[347]对 707 例二尖瓣微创修复患者调查,其中手术死亡率为 0.4%,卒中发生率为 2%,需要再次手术的病例为 4.8%,长期随访显示 11 年以上的生存率为 83%。与常规胸骨切开二尖瓣修复术相比,这些研究者还表明二尖瓣微创修复术能够缩短患者住院时间、主动脉钳夹时间和总 CPB 时间[347,349]。

Svensson 及其同事[348]报道了微创手术的其他优点。从 1995 年至 2004 年进行二尖瓣微创修复的患者群中,研究者选择其中的 590 例病例,与 590 例接受常规开胸行二尖瓣修复的患者相比较,该研究表明,微创手术术后疼痛评分和第 1 秒呼气量(FEV1)得到改善,减少围手术期出血量和输血需求量。微创手术成功率并没有降低,而对该患者的 1 年和 5 年随访评估中,有 3+或 4+剩余的 MR 患者更少。

20 世纪 90 年代后期,随着胸腔镜和机器人辅助手术的出现,二尖瓣修复术的创伤进一步减少。在 1996 年,Carpentier[350]演示了第一例视频辅助下通过室颤性停搏小切口二尖瓣修复术。第二年,机器人辅助二尖瓣修复的时代到来了,当时 Mohr 及其同事[351]使用了一个语音控制的机器人手臂(即内镜系统自动最佳位置定位),通过右侧胸廓 4cm 小切口进行的二尖瓣修复术可视化手术。

在 1998 年,Carpentier 使用原型机器人系统(达·芬奇,Intuitive Surgical,Mountain View,CA)进行二尖瓣修复[352]。虽然比普通腹腔镜手术早 2 年,达·芬奇机器人系统直到 2002 年才在美国获得实施二尖瓣手术的 FDA(US Food and Drug Administration)认证[353]。胸部外科医师协会成人心脏手术数据库(The Society of Thoracic Surgeons Adult Cardiac Surgical Database,STS ACSD)显示从 2004 年到 2008 年微创二尖瓣技术(直接或机器人辅助)的使用率从 12%增加到了 35%[354]。在 6 年这段时间内,共有超过 200 篇关于机器人辅助心脏手术的文章被发表,其中 60 篇文章出自同一位研究者[355]。一些中心已经发表了 100 多篇借助达·芬奇的手术案例[356-358]。

微创二尖瓣手术通常是指通过在右侧乳房下即第四或第五肋间隙开一 3 或 4cm 切口完成瓣膜修复(图 21.29)。在主切口周围再切开几个 1cm 的切口便于放置机器人手臂或其他胸腔镜仪器。经股动脉内动脉置管(图 21.30)或在直视下通过胸部切口直接插入升主动脉行 CPB。

在 TEE 引导下,通过股静脉途径将具有多个侧孔的外周导管置入,从而能够将静脉血引流出来(图 21.31)。在一些中心,增加静脉引流的方法包括,在 CPB 期间经右颈内静脉置入 15~17Fr 导管或经肺动脉置入尾端多孔的导管引流静脉血。

心脏停搏液的灌注方法包括通过主动脉根部顺行灌注和通过冠状窦逆行灌注这两种方法。外科医师通常选用以下两种方法中的一种来实施顺行灌注以达到心脏停搏的效果。第一种,通过右胸骨旁切口,在胸腔镜提供的视野引导下将导管尖端置入到升主动脉中。该方法与标准的经中位胸骨切开顺行灌注心脏停搏液相似。通过右侧胸壁上的切口放置长轴主动脉钳夹,以夹闭套管远端的主动脉。顺行性灌注心脏停搏液的第二种方法是,将专门的主动脉内套管置入股动脉内,在 TEE 引导下将该套管远端的球囊固定在升主动脉内。气囊扩张,阻断升主动脉,同时通过该装置远部尖端顺行灌注停搏液。

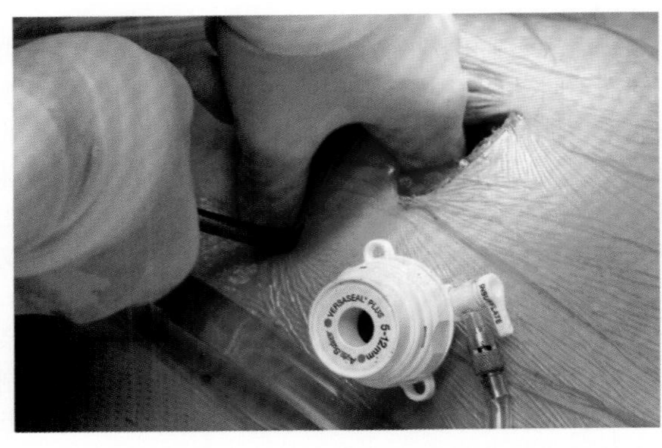

图 21.29 机器人辅助二尖瓣修复术的胸部切口的特写镜头。外科医生将他的左手示指插入位于第四肋间的 4cm 主切口内

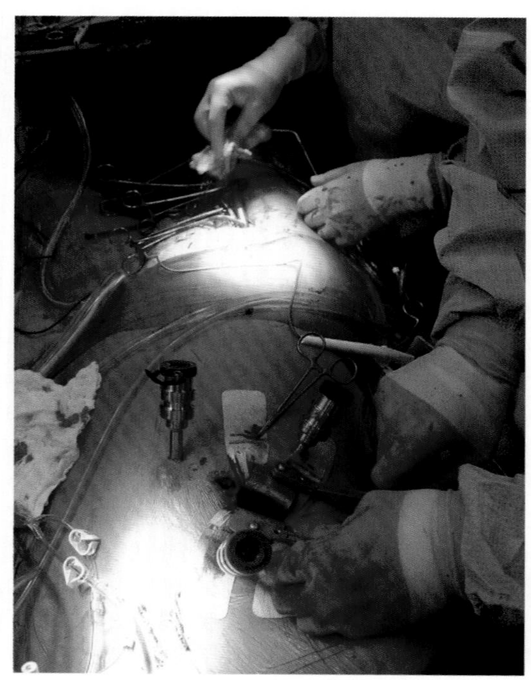
图 21.30 在机器人辅助二尖瓣修复术前,从患者头部附近拍摄的术中照片。图上部为 CPB 股动脉插管已经完成。图下部为主要手术切口和操作区域

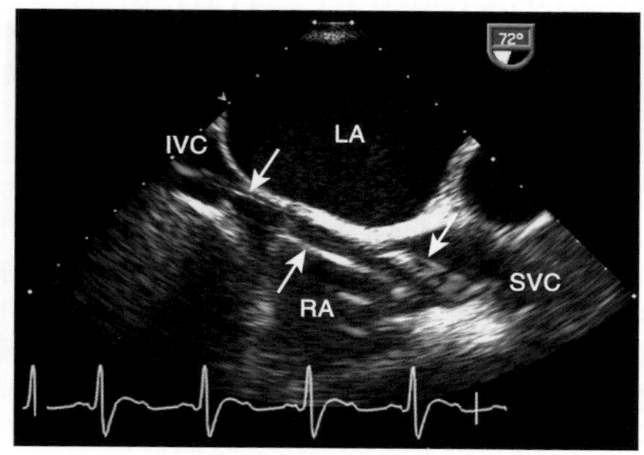

图 21.31 食管中段,双腔,经食管超声心动图显示静脉导管(箭头处),该导管通过下腔静脉(IVC)穿过右心房(RA)进入上腔静脉(SVC)。左心房(LA)可见于图像的顶部

顺行灌注心脏停搏的方法选择依据手术医师和医疗机构的不同而不同,但使用主动脉内钳夹和灌注心脏停搏液系统与发病率、费用升高,主动脉夹闭时间延长和主动脉切除的风险有关[359,360]。可以通过经皮置入右颈内静脉的冠状静脉窦导管施行逆行心脏灌注停搏(参见第 13 章和第 15 章)。当经右侧胸壁小切口途径进行手术时,可选用长柄胸腔镜仪器(图 21.32)或机器人辅助进行瓣膜修复。

尽管使用的是机器人系统,但将诸如达・芬奇类的系统称为远程控制台可能更合适。这些装置接收来自远程控制台中的外科医生手和脚的指令信息,并将这些信息转换成患者胸部内的手术操作动作(图 21.33)。与微创胸腔镜手术相比,机器人辅助二尖瓣修复手术的支持者列出以下几个优点[353]。当外科医生坐在控制台前进行操作时,与显示屏幕上看到的二维图像相比,该装置成像更具有立体感。机器人装置能够对手术操作进行缩放以及平稳移动从而避免手术操作时的晃动。由于机械臂的远端有灵活的"手腕",外科医生可以在患者胸部内进行 7 个角度的自由运动,类似于开胸手术。相比之下,长柄胸腔镜仪器之间相互平行,只能进行 4 个角度的自由运动。

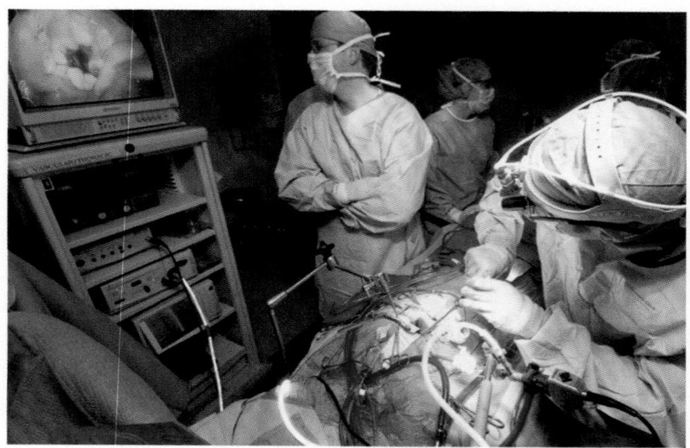
图 21.32 胸腔镜二尖瓣修复微创手术。术者(右)通过右侧小切口放入的长杆设备进行修复二尖瓣。通过电视显示屏可以看到胸腔镜修复二尖瓣的视野(左图)

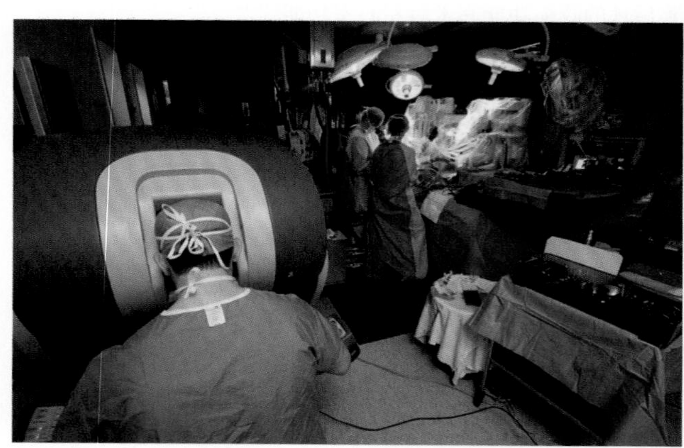
图 21.33 机器人辅助二尖瓣修复。术者(左下方)坐在远离患者的控制台上操控机器的手臂

胸腔镜和机器人辅助手术与标准开胸式修复手术有着相同的手术技术。经验丰富的外科医师均会行包括瓣叶切除术、腱索置入和转移术、二尖瓣滑动成形术(sliding 技术)、双孔法成形修复术和瓣环成形置入术。采用机器人修复术需要更长的手术时间、更高的花费以及训练所有手术组成员。

在大的实验样本中可见,机器人辅助二尖瓣修复术的成功率和死亡率似乎与传统的手术方法类似。对于首批行机器人辅助二尖瓣修复术的 300 个患者,Chitwood 及其同事[356]报道了术后 30 天死亡率为 0.7%,脑卒中率为 0.7%。平均 CPB 时间为 159 分钟,平均主动脉钳夹时间为 122 分钟,89 例患者伴随其他手术,如 Maze 手术和房间隔缺损修补术。在一个平均 815 天的随访期限内,93% 的患者没有或仅残留有轻微的 MR。由于技术的失败,如修复瓣膜裂开,3.3% 的患者需要再次手术治疗。平均住院时间为 5.2 天。

Cheng 等[357]报道了他们第一批行机器人辅助二尖瓣修复

术的120例患者的结果,与Chitwood等[356]的报道类似,Cheng的团队[357]报道患者术后30天死亡率小于1%,平均CPB时间为157分钟,平均主动脉钳夹时间为117分钟,其中53人伴随其他手术。由于手术的失败,5%的患者需要重新手术。根据程序性学习曲线,调查者发现所有失败的修复发生在最初的74例患者中。所有患者的平均住院时间为6.3天。

微创二尖瓣修复术还适用于先前已通过切开中位胸骨进行心脏手术的患者。重复胸骨切开行心脏手术会在术中发生一系列致命的不良事件,包括损伤旁路移植物、右心室和大血管。Roselli及其同事[361]评估了1 847例需再次手术的患者,发现这些事件的发生率为7%,增加患者预后不佳及花费。

完成二尖瓣手术并避免重复胸骨切开术风险的能力是令人渴望的,并且已被几位研究者报告。Arciddi及其同事[362]报道了之前已接受CABG或瓣膜手术再次行瓣膜修复或置换术且存活已超过14年的167患者,30天的死亡率为3%(总共5例患者),由于出血需再次手术的发生率为3%。每个连续的经验间的死亡率呈下降的趋势,2006至2010年期间,手术量最高(51%),但30天内的死亡率为0%,平均CPB和主动脉钳夹时间分别为167和113分钟。

Murzi及其伙伴[363]报道了先前已行胸骨切开术需再次行二尖瓣手术(即修复或置换)的173例患者。其中2名患者需要再次行胸骨切开术,其中30天死亡率为4.1%,6.3%的患者由于出血需再次手术。平均CPB时间为160分钟,平均钳夹时间为82分钟。53例接受二尖瓣修复的患者在术后随访中,通过超声心动图检查可见其中7例有中度MR,其余均为轻微或没有MR。

正如治疗瓣膜性AS的导管技术已经被开发,研究者们正努力开发治疗MR的经皮干预技术(参见第3章和第27章)。一些使用不同方法来改善发病机制的技术正在被开发。Chiam和Ruiz[364]基于解剖目的和设施的干预措施提出了以下分类标准:

1. 瓣叶:经皮穿刺的二尖瓣边对边缝合成形术或二尖瓣瓣叶消融成形术。

2. 瓣环:经冠状窦间接瓣环成形术或直接瓣环成形术,包括经皮途径和混合途径。

3. 腱索:经皮或经心尖腱索置入术。

4. 左心室:外部因素改善左心室重塑。

临床经验最丰富的设备是二尖瓣钳夹术(MitraClip)系统(Abbott Laboratories,Abbott Park,IL)(参见第27章)。二尖瓣瓣叶折叠成形术是基于Alfieri及其同事[365]报道的开放式二尖瓣修复技术形成的。它通过缝合反流口处的二尖瓣游离缘,形成双孔二尖瓣口,从而改善瓣叶接合情况并减少反流量。MitraClip使用经皮股静脉输送系统,在造影和超声心动图引导下,张开含钴钳夹固定二尖瓣瓣叶。

血管内瓣膜边缘对边缘修复研究(Endovascular Valve Edge-to-Edge Repair,EVEREST)对该系统进行了评估[366]。在这项安全性和可行性研究中,107例患者经历了两次以上的二尖瓣钳夹,这些患者有3+级或更大程度的MR,伴发有症状或无症状,左室功能均受损(EF<60%),反流束来源于A2到P2,而且由于瓣膜结构异常需要行钳夹术。急性手术成功(APS)即指79例患者(74%)有2级及以下程度的MR,12个月后,66%的患者仍然有2级及以下程度的MR。院内死亡率低于1%,30天内发生主要不良事件的人数为10例(9.1%),并发症包括穿刺房间隔、机械通气时间延长和需要输血的出血。在680天的中位随访中,75例(70%)的患者仍然手术失败。在随访期间,研究对象中的32人进行了开放式二尖瓣手术,其中23人之前已放过二尖瓣夹子。

2011年报告的EVEREST Ⅱ[367]是一项随机对照试验,它将MitraClip治疗的严重MR患者与传统的需CPB支持的二尖瓣手术患者进行比较。对患者30天内的主要不良事件和1年临床手术成功率进行随访。在30天时,调查人员分析了主要不良事件的复合终点,包括死亡、AMI、二尖瓣再次手术、脑卒中、肾衰竭、伤口深部感染。永久性AF、机械通气时间超过48小时和输血量超过2个单位。经皮穿刺瓣叶修复组的主要不良事件发生率为15%,常规手术组为48%。如果将输血除外,MitraClip组的不良事件发生率可缩小到5%,而常规手术组为10%。1年时,在随机分入MitraClip组的患者中,28例(20%)患有严重的MR,37例(20%)由于二尖瓣功能障碍,接受了手术治疗,而传统组分别为3例(4%)患有严重MR和2例(2%)需要再次进行手术治疗。

二尖瓣环在维持二尖瓣功能中起重要作用,瓣环病理性扩张可导致瓣叶接合不良和MR。通常,二尖瓣环分为两部分:前半环为纤维性和后瓣环为肌性。前瓣环相对固定,而后瓣环与心房肌和心室肌相延续,并受到心室扩张的影响。功能性MR随着LV或二尖瓣环的功能或几何形状的改变而发生。大多数治疗功能性MR的外科手术通过放置瓣环成形术环作为支撑,从而缩小瓣环口面积。

经皮技术尝试使用一些装置改善二尖瓣环的病理状态,这些装置根据冠状窦和二尖瓣环的解剖关系,间接地牵引后环向前移位[364]。Carillon间接二尖瓣环成形装置(Carillon Mitral Contour System)就是其中之一(图21.34)。它包括由镍钛诺桥连接的自膨式镍钛诺(即镍-钛合金)近端锚和远端锚。系统施加张力牵引二尖瓣后环向前移位,从而缩短了室间隔-二尖瓣侧环距离。

一项前瞻性、非随机、多中心的TITAN试验[368],其中包含53例扩张型或非缺血性心肌病患者(EF<40%),且MR在中度(2+)以上。在这些患者中,36例接受永久的瓣环置入,而17例因临床原因(例如,短暂性冠状动脉痉挛,MR降低幅度<1级)需紧急置入,并将其作为对照组。总体而言,在30天时置入组的主要不良事件发生率为0%,从超声心动图评估的MR严重程度和患者表现的运动耐量情况来看,在12个月时这些情况在统计学上有明显的改善。器械相关的局限性包括由于弯曲的动脉挨着冠状窦(coronary sinus,CS)[369]可能引起冠状动脉损伤、远端锚的滑脱和器械打折。

经皮导管二尖瓣置换装置正处于临床前期和临床早期评估阶段[370]。两种主要的经皮穿刺技术包括边缘对边缘修复术和成形瓣环置入术[371]。边缘对边缘修复在Alfieri及其同事[365]进行的开放式二尖瓣手术中得到普及。使用经皮输送的钳夹将前叶和后叶固定,从而形成双孔二尖瓣口。虽然不同制造商正在开发几种专有设备,但是在完成Ⅱ期多中心VEREST Ⅱ试验后,仅MitraClip(Evalve,Menlo Park,CA)在2013年获得FDA认证用于手术治疗风险过高的患者[372]。

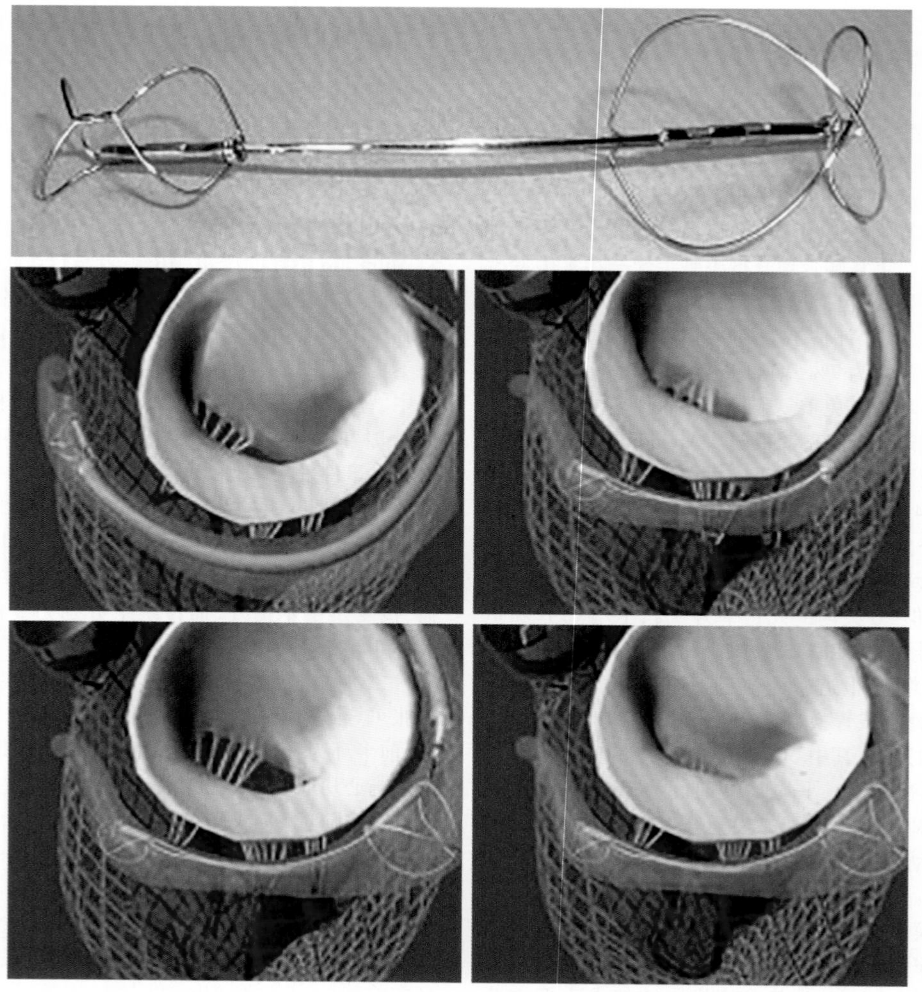

图 21. 34　Carillon 二尖瓣修复手术（上部），二维图像上显示的手术操作步骤（底部）。（*From Chiam PT, Ruiz CE. Percutaneous transcatheter mitral valve repair: a classifi cation of the technology.* JACC Cardiovasc Intv. *2011;4:1-13.*）

这些高危患者人群的 1 年随访结果仍然是令人满意的，死亡率低，不良事件发生率低[373,374]。然而，EVEREST Ⅱ试验的 4 年随访结果显示，对经皮或手术修复治疗的患者后期仍需要开放式手术治疗[375]。

麻醉管理

MR 患者存在的风险因素差异很大，包括病程长短、临床症状、血流动力学稳定性、心室功能以及右心脏和肺循环受累及的情况（框 21.5）。例如，急性乳头肌断裂可引起患者发生严重的 MR，患者进入手术室时可能存在心源性休克伴发肺淤血，此时需要主动脉内球囊反搏术维持血流动力学。另有一名新诊断为二尖瓣后叶退行性改变的患者，进入手术室时可能处于左心室功能代偿的无症状期，LA 良好的顺应性可能防止肺淤血、肺动脉高压和右心室功能不全的发生。

尽管论述方面存在差异，但总体管理目标仍然是相似的，包括维持前向的 CO 和降低二尖瓣反流分数。麻醉医师一定要改善患者的右心室功能，避免肺淤血和肺动脉高压的加重。根据临床症状，需要采取相应的治疗方法来实现上述血流动力学管理目标。

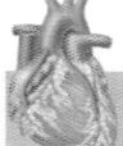

框 21. 5　二尖瓣反流

- 前负荷增加
- 后负荷降低
- 目标是轻度心率增快、血管扩张
- 避免心肌抑制

术前访视和术前检查使麻醉医师对患者血流动力学变化情况有更深刻的了解。例如，在休息或轻微活动时就发生呼吸困难的患者可能存在明显的肺淤血和右心室功能受损。结合术前 TTE 报告的肺动脉收缩压估计值，有助于麻醉师为应对患者术中可能发生的右心功能不全而进行准备。对于这些患者而言，最好避免由于术前过度用药而导致的反应迟钝、换气不足和 PAP 增加的发生。心脏听诊可能会发现心律失常例如 AF 以及 MR 收缩期杂音的存在。然而，在严重的急性 MR 的情况下，左心房压力的显著升高降低了与左心室之间的收缩压差，并可导致 MR 杂音减弱甚至消失[302]。

有创血流动力学监测提供了大量有用的信息。动脉导管对于监测由于各种手术和麻醉操作而引起的血压变化是非常重要的。PAC 便于麻醉医师对术中的患者进行多方面的管理。术中使用 PAC 可以更加准确地改善左心室充盈压。虽然 PCWP 和舒张期 PAP 取决于左心房和左心室的顺应性和充盈压,但是监测这些变量的术中变化趋势有助于麻醉医师对前负荷进行恰当的调控,同时避免容量超负荷。CO 定期测量能够更加客观地评估患者对诸如液体管理或正性肌力药物等治疗的反应性。PCWP 上 v 波的出现或大小与 MR 的严重程度没有良好的相关性,因为 v 波的出现及大小取决于左心房的顺应性。

如同对 AR 患者的管理一样,PAC 置入的好处是放置心室起搏线以快速纠正能够导致血流动力学异常的明显的心动过缓。在右心室功能降低的患者中,CVP 的发展趋势对于麻醉医师是有用的。通过分析 CVP 而检测到的三尖瓣反流(TR)提示可能存在右心室扩张,这一结果可能是由肺动脉高压引起的[376]。

在 MR 手术期间,TEE 的使用提供了非常宝贵的信息。它真实地反映了 MR 的发病机制,从而指导手术[377],并客观地显示了心室的大小和功能。TEE 可以确定血流动力学异常的原因,便于进行恰当的治疗。例如,在瓣膜修复之后,SAM 的出现使得麻醉医师根据具体情况可选择液体治疗或药物治疗如艾司洛尔或去氧肾上腺素。在特殊情况下,尽管经过上述治疗,但依然存在能够导致血流动力学异常的明显的 SAM,外科医生可以选择进一步瓣膜修复或瓣膜置换。TEE 还明确了手术时需注意的其他病理改变,例如心房水平分流和其他的瓣膜疾病(参见第 14~16 章)。

在微创和机器人辅助二尖瓣手术中,TEE 是必不可少的。右侧小切口路径可避免经胸部插管体外循环术。代替的是经股静脉置管,可补充行上腔静脉或肺动脉置管引流。实时的 TEE 成像通常指导 CPB 插管。如果使用主动脉球囊阻塞血流,超声心动图仪可确保气囊位于升主动脉中正确的位置。如果选择经胸主动脉钳夹,则经股动脉置入的主动脉导管通常不能用 TEE 观察到。然而,需要确定降主动脉中的导丝位置以排除通向对侧髂动脉的可能性。股静脉插管尖端的期望位置是有变化的;有些术者喜欢选择上腔静脉内的顶端,而其他人选择右心房或下腔静脉与右心房交界处。

对于静脉插管的所有位置,TEE 成像可以发现导管或导丝的错位(图 21.35)。经过未闭的卵圆孔放置导丝对左心耳穿孔进行填塞已被报道[378]。TEE 对指导经皮放置冠状静脉窦导管来逆行灌注停搏液中也起了很重要的作用(图 21.36A 和 B)。对于术中 TEE 发现严重的 AR 患者,行逆行性心脏停搏是有益的。

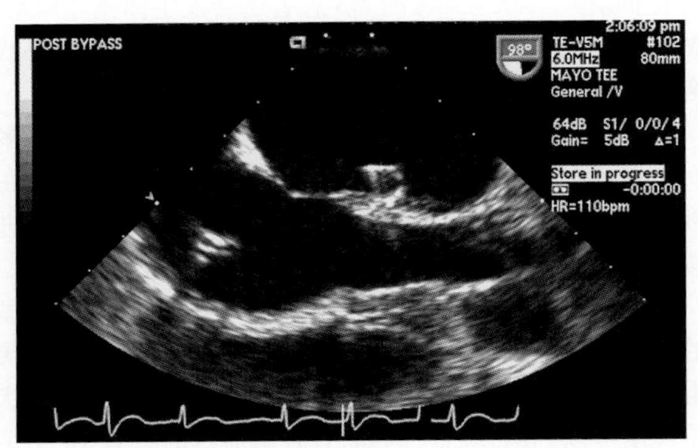

图 21.35 经食管超声心动图,食管中段双腔心切面,显示通过股静脉导管穿过卵圆孔的 J 形导丝

除了 TEE 在置管中应用外,选择微创或机器人辅助的二尖瓣修复术还需要在麻醉管理上做一些变化。虽然不是普遍使用,但在许多地区单肺通气被广泛推崇。单肺通气可通过通常的技术来实现,例如双腔气管插管或支气管封堵。在这些手术过程中,在 CPB 终止时使用单肺通气,可能发生血氧饱和度的下降[379]。

手术医师和麻醉医师需要特别注意心脏停搏液的灌注。如果使用主动脉内球囊技术,则应使用一种或多种方法来验证其在正确位置。除 TEE 之外,一些发达地区将动脉导管置于左侧和右侧桡动脉内,右侧桡动脉波形的衰减可能提示气囊向无名动脉方向移动。如果通过经皮放置的导管实行逆行性灌注心脏停搏液,无论是否使用透视检查,都需要 TEE 良好监测器位置。在球囊扩张和灌注心脏停搏液期间都应监测冠状窦压力并使其处于基础水平。通常在患者准备手术之前就应注备好体外除颤仪。多模式镇痛有助于这些患者的早期拔管。一些发达地区还会联合使用区域麻醉技术包括神经鞘内注射阿片类镇痛药或椎旁神经阻滞。

在 CPB 建立之前,MR 患者麻醉管理的重点是改善前向的 CO、最大限度地减少二尖瓣反流和预防 PAP 的恶化。维持足够的左心室前负荷是至关重要的,扩大的 LV 处于 Frank-Starling 曲线的较高点,需要有足够的充盈量,同时也应避免容量超负荷,因为它可能导致二尖瓣环不必要的扩张和 MR 的恶化。过多的液体治疗可能导致肺淤血和肺动脉高压患者发生右心室衰竭。改善前负荷还可借助于 PAC 监测和 TEE 图像所提供的信息。

由于许多 MR 患者存在显著的左心室功能不全,因此需要选择个体化的麻醉诱导和维持方案以避免进一步加重左心室功能不全。过去大剂量的麻醉药被广泛使用[151,152],而其他研究者已经表明,较小剂量的麻醉药与具有扩血管作用的吸入麻醉药联合使用可维持术中血流动力学稳定[380,381]。通过减少麻醉药用量,并联合具有扩血管作用的吸入麻醉有助于术后早期拔管。目前,由于无症状患者早期行二尖瓣修复术成为一种趋势,因此能够减少术后机械通气时间的麻醉方案对患者是有利的。

在严重左心室功能不全的患者中,可能需要正性肌力药物如多巴胺、多巴酚丁胺或肾上腺素以维持足够的心输出量。磷酸二酯酶抑制剂如米力农也可增强心室收缩功能并降低肺血管和外周血管阻力,通过降低肺血管和外周血管阻力,有助于增加前向的 CO。减少心室射血阻力,可供选择的药物包括硝酸甘油和硝普钠。如果患者显示出对正性肌力药物和血管扩张药物的疗效较差时,则需要考虑置入主动脉内球囊泵(参见第 11、13~16、28、36 和 38 章)。

部分患者可能需要通过调节心率来改善血流动力学。通常应避免心动过缓,因为较慢的心率会引起左心室充盈量剧增,可导致左心室和二尖瓣环扩张;随着心率的减慢反流量也会增加。心率轻度增快,尤其伴随左心室收缩力增强时,有利于缩小二尖瓣环面积和降低反流分数。维持窦性心律和心房

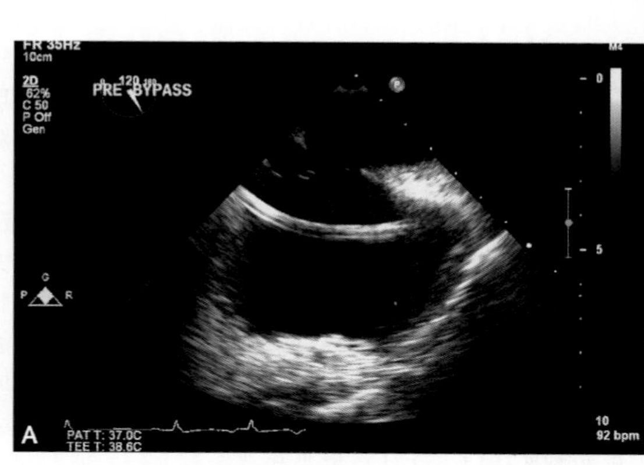

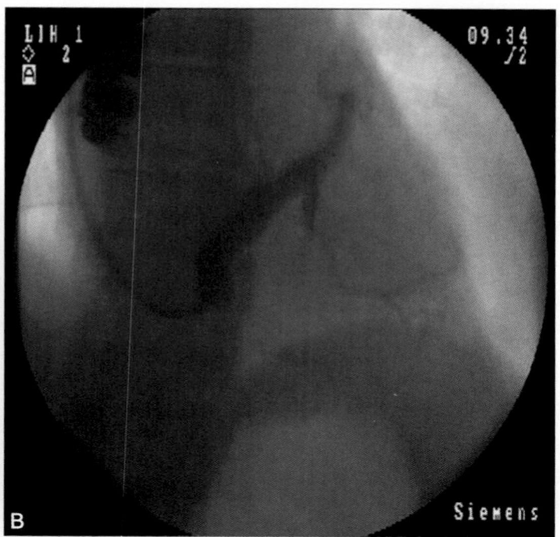

图 21.36 (A)经食管超声心动图，改良的食管中段双腔心切面，显示经皮放置地进入冠状窦(左侧)的导管。(B)术中将对比剂注射到放置在冠状静脉窦导管的远端后获得的 X 线透视成像

收缩储备功能对 MR 患者不如瓣膜狭窄者重要。大多数长期 MR 的患者都会伴发二尖瓣扩张。仅存在 MR 的患者通常没有左心室充盈阻力，并且对 AF 的耐受性通常比瓣膜狭窄患者要好。

因为严重的 MR 可能导致肺动脉高压和右心室功能不全，因此术中的管理应以避免高碳酸血症、缺氧和酸中毒为原则。轻度的过度通气对某些患者可能是有益的。氧化亚氮对肺血管阻力(PVR)和肺动脉高压的影响尚存争议。一些研究显示，当 CAD 或 VHD 患者麻醉时使用氧化亚氮，PVR 没有变化[382-384]。对 MS 患者的其他研究表明，用氧化亚氮麻醉后，PVR 会增加，人体外数据表明氧化亚氮会增加肺动脉合成的去甲肾上腺素的释放[385-387]。

CPB 后发生严重右心室功能不全的治疗是特别困难的，除了避免增加 PVR 的已知因素外，这些患者没有其他选择。具有扩血管作用的正性肌力药物如多巴酚丁胺、异丙肾上腺素和米力农，可增加右心室收缩功能并降低 PVR，但经常由于全身性低血压的发生而使用受限。前列腺素 E_1(PGE_1)降低 PVR 的效果确切，并在肺循环中首次代谢[388,389]。虽然 PGE1 在 CPB 后可降低 PAP，但可能引起全身性低血压并且需要通过左心房导管注射血管收缩药物来纠正[390-393]。

吸入一氧化氮是治疗肺动脉高压引起的右心室衰竭的另一种方法。一氧化氮效果确切，可以扩张肺血管，然后立即与血红蛋白结合并失活。研究表明，一氧化氮治疗期间发生全身性低血压的可能性很小[394,395](参见第 11、26 和 39 章)。

左心室功能不全可能导致 CPB 后血流动力学不稳定。随着二尖瓣功能恢复，射血时左心室瓣膜口低压情况可消失。扩大的 LV 一定会将全部的回心血量泵入主动脉。由于左心室扩张导致室壁压增加，因此 CPB 后经常会出现后负荷增加的情况。同时，MR 引发的前负荷增加会消失。MR 手术治疗后，LV 的收缩功能常常会下降，CPB 后的紧急治疗包括使用正性肌力药物和血管扩张药物，如有必要可使用主动脉内气囊反搏术(参见第 26 和 39 章)。

二尖瓣狭窄

临床特征和病程发展

临床上，风湿病是成人严重二尖瓣狭窄常见的病因，先天性二尖瓣畸形是年轻患者的常见病因。其他的少见情况还包括冠状动脉病变、左心房巨大肿瘤和肺静脉栓塞，这些病变不直接损伤二尖瓣，但可限制血液流入左心室并表现出类似 MS 的临床症状[396]。

风湿性 MS 的初始阶段以几十年之久的无症状为特征。二尖瓣瓣口面积(mitral valve area，MVA)由正常的 4~6cm^2(图 21.37)减小到 2.5cm^2 以下时，患者才会出现临床症状[397]。当 MVA 在 1.5~2.5cm^2 之间时，只有在心率或心输出量增加的情况下，症状才会出现，具体情况包括运动、发热、受孕或 AF 等[398,399]。当 MVA 降低到 1.5cm^2 后，休息时也可能出现症状。一些患者通过逐渐降低其活动水平而长期处于无症状期[396]。

MS 患者通常以呼吸困难作为首发症状，反映了左心房压力升高和肺淤血发生。除呼吸困难之外，患者还可能出现心悸，表明发生了房颤。10%~20%的 MS 患者还会发生体循环栓塞，且与 MVA 或左心房大小无关[398]。少数 MS 患者可有类似心绞痛的胸痛发生，可能是由 RVH 导致的，而不是 CAD 导致[398]。

MS 的发病年龄已经发生了变化[398]。以前，20~30 多岁的女性患者居多[398,400,401]，自 20 世纪 90 年代早期以来，在美国以 40~50 多岁的患者居多[398,402,403]，也许是因为疾病进展缓慢。

在症状出现之后，MS 仍进展缓慢。在发展到活动明显受限的 NYHA Ⅲ级和Ⅳ级症状之前，患者可处于轻微症状期(如运动性呼吸困难)长达 10~20 年。根据患者临床症状的严重程度可以判断预后。例如，有轻微症状的患者 10 年生存率接近 80%，但活动明显受限且未接受手术治疗的患者 10 年生存率仅为 15%[398,403-405]。

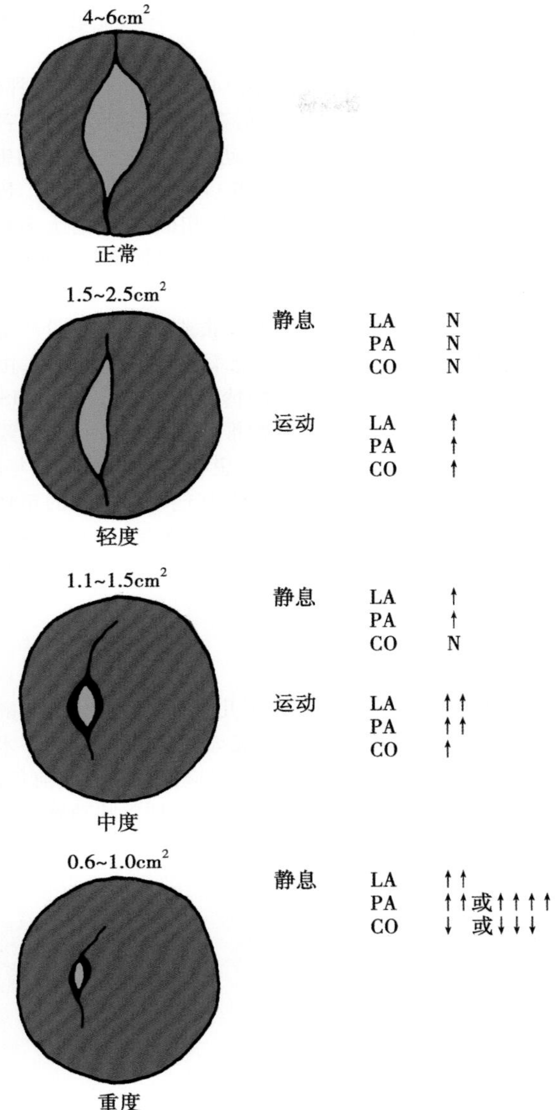

图 21.37 二尖瓣逐渐狭窄导致的血流动力学变化。(*From Rapaport E. Natural history of aortic and mitral valve disease.* Am J Cardiol. *1971*;*35*:*221.*)

病理生理学

风湿性 MS 可导致瓣膜增厚和瓣膜交界处粘连。在疾病发展的后期还可能会发生瓣叶钙化和腱索融合[398]。这些改变共同导致有效的 MVA 减少,从而阻止舒张期血液流入 LV。由于固定的狭窄阻塞血液流入左心室,左心房压力增加,左心房压力升高限制肺静脉回流,导致 PAP 增加[310]。随着时间延长,肺动脉压长期增加可导致肺动脉高压[311]。肺动脉高压可能引起右心室舒张末期容积(right ventricular end-diastolic volume,RVEDV)和压力(right ventricular end-diastolic pressure,RVEDP)升高,有些患者可能出现右心室衰竭的表现,如腹水或周围性水肿[400,401]。左心房扩大是 MS 患者的共同表现,还是导致 AF 的危险因素。

MS 患者不能耐受心动过速的发生。由于二尖瓣病变限制血液流入左心室,当心动过速时,舒张期不成比例的下降又进一步减少流入左心室的血量。通过狭窄瓣膜口的血液流速必须增加,以便在较短的舒张期内维持左心室充盈量。由于瓣膜口面积固定不变,LA 和 LV 之间的压差随着流速增加的平方而增加,根据 Gorlin 公式,其中 PG 是跨瓣压差:

$$瓣口面积=跨瓣流速/常数\times\sqrt{PG}$$

心动过缓必然会显著增加跨瓣压差,并会使清醒的患者感觉到呼吸困难。房颤时,心室率的增加最为不利,而不是心房收缩的丧失[312]。尽管调节心房收缩总是有益的,但 MS 和 AF 患者的主要治疗目标应该是控制心室率。

MS 可导致左心室前负荷储备功能降低。如图 21.38 所示的压力-容量环,SV 随着 LVEDV 和 LVEDP 下降而减少。对这些患者来说,LV 收缩功能尚存争议。Gash 及其同事[406]表明,在 MS 患者中,近三分之一的患者 EF 小于 50%。在一部分患者中,前负荷的降低可能是导致 EF 降低的原因。然而在一些患者中,术后左心室收缩功能不全依然存在表明可能有其他原因导致左心室功能不全。虽然风湿性心肌炎会导致心脏功能不全,但其在引发左心室收缩功能不全中所起的作用尚不明确[406]。其他研究人员发现室壁后基底部的局部运动异常也许是由二尖瓣增厚和钙化引起的[314,315]。CO 减少引发的反射性血管收缩也可能损害左心室射血功能[407]。由于心室壁厚度不足,后负荷可能会增加[406]。根据 Laplace 定律,室壁厚度不足导致室壁张力增加。

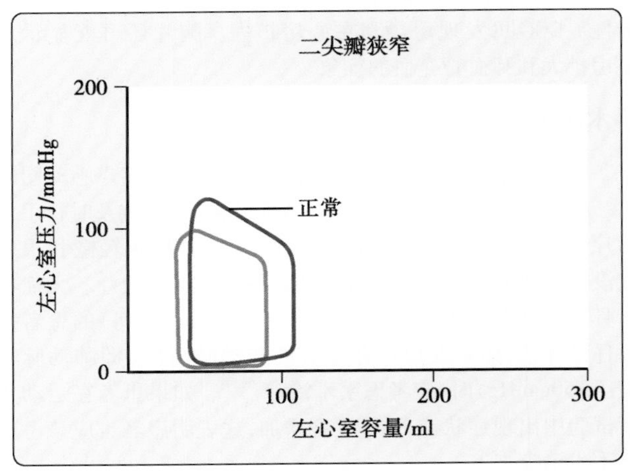

图 21.38 二尖瓣狭窄患者的压力-容量环(绿色)。(*From Jackson JM, Thomas SJ, Lowenstein E. Anesthetic management of patients with valvular heart disease.* Semin Anesth. *1982*;*1*:*239.*)

除收缩功能异常之外,MS 患者可能还有舒张功能的受损,MS 可损害左心室舒张期充盈。随着风湿病的进展,LV 内在顺应性也降低。通过使用电导心导管和微量测压计技术,Liu 及其同事[408]发现在一组准备行二尖瓣球囊成形术的 MS 患者中,其左心室顺应性已经受损。在瓣膜成形术后立即进行重复测量,研究者观察到左心室顺应性显著增加。因为心室顺应性增加是在瓣膜成形术后立即发生的,所以医师们推测与风湿性 MS 相关的变化导致了左心室顺应性的降低。

二尖瓣狭窄的评估

如同 MR 一样,超声心动图是疑似 MS 者选择的诊断方式[396,409,410]。二维和多普勒超声心动图技术可以准确、无创地测量跨瓣压差和 MVA。因为跨瓣压差随跨瓣流速和舒张期长短而变化，所以 MS 严重程度的评估应该基于测量或计算的 MVA[396]。用于获得 MVA 的超声心动图方法包括压力减半时间、连续性方程、瓣膜口面积测量和 PISA 分析。通过超声心动图的测量而获得的其他宝贵信息还包括心室的大小、功能以及 PAP 的估计值。

当患者的症状和静息超声心动图测量数据不一致时，可以使用运动负荷超声心动图测量[409]。在这些情况下，如患者进行仰卧蹬自行车运动时，超声心动图也可进行测量。如果在运动过程中，二尖瓣跨瓣压差或 PAP 显著增加，MS 可能是导致患者出现症状的原因[409]。

随着超声心动图准确性的提高和广泛使用，心脏导管置入和有创的血流动力学监测已经很少需要[398,410]。即使是准备行冠状动脉造影术的患者，如果术前已经获得了足够的超声心动图数据，也不需要在介入时进行有创血流动力学监测[410]。通过导管进行血流动力学评估的方法仅适用于超声心动图测量结果不太理想或与临床症状相反的情况，因为有创的二尖瓣血流动力学监测方法是复杂和有限的[398]。例如，为直接测量左心房与左心室之间的压差，需要经房间隔穿刺，但可引起诸如心脏压塞、主动脉损伤和心脏停搏等[398]。如果使用 PCWP 代替直接左心房测压，则推导出的跨瓣压差不如使用多普勒超声心动图测量的准确[319]。

与 MR 相似，MS 患者的心电图和胸片检查结果不具有特异性。ECG 可发现房颤和左心房扩大。胸片还可能显示左心房扩大和肺血管充血的征象。

手术决策

恰当的手术治疗需要综合分析临床症状和超声心动图结果。有严重症状的患者（即 NYHAⅢ级和Ⅳ级）应及时行手术治疗，因为药物治疗效果不佳[313,398]。只有症状轻微和很少或没有症状的患者可以通过定期评估进行保守治疗。无症状但具有中度 MS（即 MVA 介于 1.0 至 1.5cm^2 之间）的患者需要仔细评估，如果发现存在显著的肺动脉高压（即肺动脉收缩压>50mmHg）时，应考虑手术治疗[313]。如果患者在运动负荷试验中出现症状或 PAP 显著增加，这表明患者也应该考虑行手术治疗[398]。

治疗 MS 的手术方式在不断发展。闭式二尖瓣扩张术在 20 世纪 20 年代首次进行，外科医生分离融合的二尖瓣交界部，在 20 世纪 40 年代开始流行，目前在发展中国家仍然被用来治疗 MS[409]。随着 CPB 在 20 世纪 50 年代的到来，开放式二尖瓣扩张术出现，这一技术的发展允许外科医生在分离融合之前直视下检查瓣膜[409]。闭合和开放性式二尖瓣分离扩张术的共同目标是增加有效的 MVA 和降低左心房-左心室之间的压差，从而缓解患者的症状。

经皮球囊二尖瓣分离扩张术（percutaneous mitral commissurotomy，PMC）是通过导管治疗 MS 的方法，其对患者的创伤更小。Inoue 及其同事在 1984 年首次提出了该术式[411]，目前在全球各地广为流行，每年 PMC 的手术量超过 10 000 例[412]。PMC 的技术包括将气囊导管穿过狭窄的二尖瓣，特殊设计的球囊可以顺序扩张球囊的远端和近端部分，在装置的中间部分扩张分离融合瓣膜之前，应确保其穿过二尖瓣时的位置正确[413]。

选择 PMC 的患者需要通过超声心动图进行仔细的评估。超声心动图分级标准已被用来评估瓣叶的活动度、增厚、钙化及瓣膜下融合的程度[414]。超声心动图评估适宜 PMC 的患者（例如，瓣叶活动度良好且无钙化者）可进行手术治疗。PMC 的成功率与之前其他扩张术的成功率相似，在术后大多数患者的有效 MVA 可扩大一倍[409]。MR 程度加重是 PMC 最常见的并发症[409]。

并非所有患者均适合行手术扩张或 PMC。瓣膜严重钙化或重度 MR 的患者手术效果可能不佳。在西方国家，由于二尖瓣解剖异常而不适合 PMC 的情况更为常见，此类 MS 患者的平均年龄普遍较大[412]，通常推荐这些患者行二尖瓣置换术。二尖瓣置换术的风险取决于患者本身的状况，如年龄、功能状态和其他并存疾病[409]，没有其他并存疾病的年轻患者手术风险通常低于 5%。相反，对于存在与 MS 相关的严重症状和多种疾病并存的老年患者，手术风险可能为 10% 至 20%[409]。

麻醉注意事项

明显 MS 的麻醉管理应以以下几个重要目标作为麻醉的基本原则。第一，麻醉医师应防止心动过速，一旦在围手术期内发生应及时纠正（框 21.6）。第二，应保持左心室前负荷，而又不会引起肺淤血加重。第三，应避免加重肺动脉高压和损害右心室功能的因素。

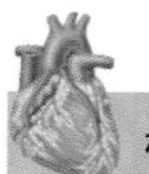

框 21.6 二尖瓣狭窄

- 前负荷正常或增加
- 后负荷正常
- 目标是控制心室反应
- 避免心动过速、肺血管扩张

预防和治疗心动过速是围手术期管理的核心。心动过速可以缩短舒张期的充盈时间。此时，为了在缩短的舒张期维持左心室前负荷，需要增加跨瓣流速，而这会导致左心房-左心室压差增加。避免心动过速应从术前开始。由于焦虑导致的心动过速可以用小剂量的麻醉药或苯二氮䓬类药物治疗。然而，镇静过度可能适得其反，由此引发的通气不足可导致低氧血症或高碳酸血症，从而加剧患者的肺动脉高压，并且由于大剂量的术前用药可能会损害患者有限的左心室前负荷。对于接受术前麻醉药物或苯二氮䓬类药物的患者，应考虑适当的监测并给予吸氧。

术前服用的控制心室率的药物，如洋地黄、β 受体阻滞剂、钙通道拮抗剂或胺碘酮，应该在术中继续使用。术中可能需要增加 β 受体阻滞剂和钙通道拮抗剂的用量，尤其是在控制 AF 患者的心室率时。心室率的控制仍然是房颤患者麻醉管理的主要目标，但也不应在房性快速性心律失常引起患者血流动力学不稳定时而放弃使用心脏复律。麻醉药物通常有助于避免术中心动过速。然而，临床医师应该意识到，这些患者可能正在接受迷走神经激动药物治疗，如果大剂量使用麻醉药物,则有可能发生严重的心动过缓[326,327]。肌肉松弛药物如泮库溴铵有助于防止大剂量麻醉药引起的心动过缓。

对于左心室充盈有固定限制的患者来说,维持前负荷稳定是重要的麻醉管理目标。适当补充失血量和预防麻醉过深引起血管扩张有助于维持术中血流动力学稳定。有创的血流动力学监测可以使麻醉医师维持适宜的前负荷,同时避免由于过度的液体治疗而加重肺淤血。动脉导管的放置有助于及时发现血流动力学紊乱。PAC 在治疗显著 MS 的过程中非常有价值。虽然 PCWP 可能高估肺动脉高压患者的左心室充盈压和肺动脉舒张压,从而无法准确反映左心室容积,但可以更容易地评估患者对治疗的变化趋势和反应。心动过速可高估 LA 和 LV 之间的压差。心率增快时可扩大 PCWP 与真实的 LVEDP 之间的差异。尽管存在上述限制,PAC 仍然是一个有用的监测工具,可提供关于 CO 和 PAP 的信息。

许多 MS 患者存在肺动脉高压。避免 PVR 增加的麻醉技术可能有利,并防止右心室功能进一步恶化。仔细分析动脉血气结果有助于适当地调整通气参数。血管扩张药物治疗肺动脉高压通常是无效的,因为静脉扩张可进一步降低左心室充盈,不能改善心输出量。可能受益于血管扩张药物治疗的患者,仅仅是那些并存 MR 或有严重肺动脉高压和右心室功能不全的患者,肺血管舒张药物可以促进肺动脉血液回流和改善左心室充盈量[325]。右心室功能不全的治疗在前面已经讨论过(参见第 26 和 38 章)。

三尖瓣关闭不全

临床特征和病程发展

三尖瓣即右侧房室瓣膜,在正常条件下通过低的跨瓣压差将右心室和右心房分割开来。如果 PAP 和阻力很低,即使不存在三尖瓣,心脏也可维持正常的 CO,并且由于大多数三尖瓣疾病是没有临床症状的,所以通常被称为被遗忘的瓣膜(forgotten valve)[415]。

三尖瓣疾病是由瓣叶结构缺陷或功能受损引起的,可导致三尖瓣明显受损的原发性疾病包括先天性疾病(即 Ebstein 畸形)、风湿性瓣膜病、瓣叶脱垂、辐射、类癌综合征、钝性胸部创伤、心内膜活检和右心室起搏器/除颤引发的创伤[416-419]。在风湿性疾病中,46% 的患者可能发生三尖瓣组织学改变,但在临床上不严重,患者通常还合并三尖瓣狭窄[56,420]。

尽管导致三尖瓣关闭不全的原发性疾病很多,但也只占 TR 发病率的 20%,其余的 TR 则是功能性的。左侧瓣膜疾病,例如 MR 也通常会引起 TR。功能性三尖瓣关闭不全也可能由 MS、AR、AS 或单独的肺动脉高压引起。功能性 TR 的原因包括由右心室扩张和重塑导致的瓣环扩张和瓣叶粘连[416,417]。心肌纤维化引起的心肌病、心肌炎或心肌节段性运动障碍以及 CAD 引起的右心室乳头肌缺血、梗死或断裂也可导致整个右心室功能不全[415,421]。当二尖瓣疾病严重到需要行瓣膜修复或置换时,30% ~ 50% 的患者可能合并有 TR[422-428]。

在没有并发肺动脉高压的情况下,TR 的症状通常较轻。静脉药物成瘾而发生三尖瓣心内膜炎是典型的例子。在这些患者中,瓣膜的结构性损伤可能相当严重,但是由于它们没有并存其他心脏疾病,所以即使完全切除三尖瓣,他们也可以耐受而几乎没有不利影响[429]。切除三尖瓣在心内膜炎患者中是常见的,因为将瓣膜假体置于感染区域的效果不佳[419]。如果在结构上瓣膜还可以修复,行瓣膜成形术可能是更好的选择。

另外一个因素是由于瓣膜置换并发血栓的发生率较高,因此普遍认为三尖瓣更适于修复而非置换。血栓的发生是由于瓣膜所处的位置血流量和压力均较低。三尖瓣瓣膜置换也越来越多地用于不可逆的风湿性瓣膜疾病、心内膜炎导致的瓣膜完全破坏以及罕见的先天性疾病[430-436]。文献显示,从长期效果来看,瓣膜修复比瓣膜置换能更好地改善患者的预后[437]。

右心室扩张引起的慢性 TR 与单纯的三尖瓣疾病临床表现差异很大。血流动力学紊乱通常是与二尖瓣或主动脉瓣疾病相关。长期肺动脉高压可引起 RV 后负荷压力的增加,继而 RV 扩张,此时舒张末期纤维拉长(即前负荷储备)增加促进了由 Starling 机制介导的 SV 的增加。然而,相对于右心室后负荷的增加,由于 RVH 相对不足,所以上述效果被增加的后负荷抵消了[438]。通过三尖瓣反流右心室壁张力降低了,但有效的前向 SV 也随之减少了。

右心室扩大的一个重要表现是室间隔向左移动并占用左室腔[439],这会降低左心室大小和左室舒张期压力-容量曲线斜率,导致左心室顺应性降低[440-442]。室间隔左移可能通过左心室顺应性降低使左心室充盈量减少,并显著增加 LVEDP。RV 衰竭通过有效 SV 的减少和解剖机制(即室间隔位移)导致左心容量负荷不足(参见第 26 章)。

在功能性 TR 进展过程中,右心室衰竭可能相对较轻,但随着时间延长,三尖瓣反流加重,从而进一步扩张右心室导致右心室容量负荷过大,这使 TR 更加恶化[418]。与 MR 一样,功能不全的三尖瓣在右心室收缩期,血液通过瓣口进入右心房,随着时间的推移,RA 和腔静脉的容量可以显著增加。如果未给予治疗,最终导致外周静脉淤血、肝淤血、外周严重水肿和腹水。

因为不伴有肺动脉高压的三尖瓣功能不全是罕见的,所以难以证明慢性容量超负荷和心室扩张是导致右心室心肌病的原因。然而,当在肺动脉瓣功能不全的情况下右心室发生容量超负荷,右心衰竭来源于容量超负荷[443]。临床经验还支持严重 TR 存在导致右心室心肌病的可能性。在三尖瓣功能不全的后期,即使行三尖瓣修复术,术后的右心室功能也下降。

AHA/ACC 指南将 TR 分为 4 个阶段(即 A、B、C 和 D)。从四个特征来区分这些阶段,包括瓣膜解剖结构异常及其导致的血流动力学变化、血流动力学变化后果和临床症状[444]。A 级患者存在发生功能性 TR 的风险以及瓣膜有轻度的器质性改变,包括轻度脱垂、风湿性病变、早期瓣环扩张、需要心脏起搏器或在无血流动力学或临床症状的情况下也需植入型心律转复除颤器(implantable cardioverter-defi brillator,ICD)。B 级患者 TR 进行性无症状发展,通过超声心动图可见早期瓣环扩张、瓣叶中度增厚或脱垂、轻度或中度 TR。轻度 TR 定义为中心反流束面积小于 5.0cm^2 和收缩期为主的肝静脉血流回流,呈柔和的抛物线和连续性的多普勒波形。中度 TR 的中心反流束面积为 5~10cm^2,反流束宽度大于 0.7cm,密集的多普勒连续波,肝静脉血流收缩期波形较钝。中度 TR 患者可能有轻度的下腔静脉、右心房扩大和正常右心房压力,并且通常没有症状。

阶段 C 和 D 均定义为通过超声心动图识别的严重 TR,但 D 期与临床症状相关,包括疲劳、心悸、呼吸困难、腹胀、厌食或水肿以及在晚期右心室功能下降。严重 TR 的超声心动图定义包括瓣叶增厚和严重扭曲、瓣环严重扩张(>40mm 或 21mm/m^2)、明显的瓣叶粘连、中心反流束面积大于 10.0cm^2、反流束宽度大于 0.70cm,伴随着肝静脉收缩早期峰值及血液反流出现,密集的多普勒连续波信号呈三角形。

严重 TR 患者的治疗方法有限,治疗应以功能性 TR 的病因为主。然而,对于严重 TR 的患者,症状常常伴随右心功能衰竭(即 D 阶段)而出现,AHA/ACC 指南建议利尿治疗以帮助减轻容量超负荷[445]。肺动脉高压是 TR 进展的独立预测因素。对于具有严重功能性 TR(即 C 期和 D 期)的患者,在有创性检查期间为防止症状加重应该考虑扩张肺血管[445]。

手术决策

对结构性三尖瓣功能不全而言,做出瓣膜修复或瓣膜置换的决定并不困难。但对于功能性 TR 的患者,则很难抉择。因为大多数功能性 TR 是左侧瓣膜疾病伴发右侧心室超负荷的结果,在主动脉瓣或二尖瓣修复或置换后,TR 通常会显著改善(至少一个等级)。在左侧瓣膜手术中,同时行三尖瓣手术是否必要很难决定。这种情况下,术中 TEE 发挥着重要的作用。如果在 CPB 前评估为严重的 TR,通常有必要行三尖瓣手术[422]。然而,当三尖瓣反流为中度时,则抉择是困难的。一些外科医师选择在中度 TR 的情况下修复三尖瓣,但有些则主张继续观察病情变化[422,424,446]。

伴有中度或重度 TR 的左侧瓣膜手术中,通常先完成左侧瓣膜手术,当心脏充盈和射血后再用 TEE 重新评估三尖瓣的情况[447,448]。如果左侧瓣膜修复后仍有中度以上的 TR,许多外科医师则行三尖瓣手术。如果反流为中度以下,三尖瓣手术的必要性仍难以确定。

同一医疗中心的回顾性研究评估了:未接受手术治疗的中度或重度的功能性 TR 对二尖瓣疾病患者术后的影响。患者分为两组,A 组没有或仅存在轻度 TR(n=102),B 组存在中度至重度 TR(n=63)。两组患者均仅接受了二尖瓣手术,出院前两组患者的 TR 严重程度均有改善。然而在后续随访期间,B 组患者 TR 程度与术前相同甚或恶化,且中度或重度 TR 亦与患者较低的 5 年生存率相关[449]。

一些实施了左侧瓣膜手术的患者,将来还需再次行三尖瓣手术,来自梅奥诊所的数据表明这种情况可能还会增加[450]。再次手术的发病率和死亡率显著高于同期行主动脉瓣或二尖瓣和三尖瓣手术的患者。

在行左心瓣膜手术的同时,对轻度至中度功能性 TR 进行处理,这一做法在过去 15 至 20 年间得到了广泛发展,支持印证了 AHA/ACC 指南[425]。所报道的临床试验通过多普勒分析或三尖瓣环直径或两者兼顾,TEE 检测到 TR 的严重程度,据此确定患者的手术方案。例如,一项前瞻性、单中心、观察性研究评估了三尖瓣瓣环成形术对于已接受手术的严重二尖瓣反流患者的影响[425]。无论三尖瓣反流程度如何,当外科医生测量的三尖瓣环直径大于 70mm(即超过两倍正常值),这些患者则同期行三尖瓣瓣环成形术。样本量为 311 例患者中,148 例接受了二尖瓣修复和三尖瓣瓣环成形术。接受联合手术的患者,术后 TR 程度和 NYHA 功能分级均有显著改善。上述两组患者院内死亡率或 10 年生存率没有显著差异[425,451]。

第二个单中心试验评价了对已实施二尖瓣手术治疗存有中度以上二尖瓣反流的患者,无论其收缩期三尖瓣瓣环直径是否大于 24mm,进而实施三尖瓣瓣环成形术的效果。在已行三尖瓣瓣环成形术(N=298)的 167 例患者中,108 例存在中度或重度的 TR,其中 59 例是根据收缩期三尖瓣环直径大于 24mm 评估得出的。由于外科医生评估标准不尽相同,81 例收缩期三尖瓣瓣环直径大于 24mm 的轻度 TR 患者,未行三尖瓣瓣环成形术。术后 1 年随访期内,治疗组患者的 TR 严重程度持续降低。对未行三尖瓣手术治疗的患者随访期内的数据进行回归性分析,表明收缩期三尖瓣瓣环直径大于 24mm,是重度 TR 的风险因素[452]。

三尖瓣手术的其他试验表明术后右心室重塑[453,454]、CHF 风险率[30]、6 分钟步行试验[29]以及 TR 严重程度均明显改善,这种状态可持续 3~5 年[455-458]。尽管所有这些结果仍然存在,但长期发病率和死亡率不会在上述基础上进一步改善[459]。

临床上,功能性 TR 是左心室辅助装置置入术术后常见的重要并发症,对患者具有重要临床意义。在左室 AD 置入的单中心试验中,中度或重度功能性 TR 的发生率为 49%,且持续存在,与住院时间延长和变力支持相关[460]。德国一项单中心试验表明,术前三尖瓣环扩张达 43mm 以上,LVAD 植入术后生存率降低[461]。

在左室 AD 置入的同时行三尖瓣手术,早期预后似乎令人满意,包括逆转右心室重塑和降低 TR 的严重程度[462]。在临床试验的晚期,左室 AD 置入同时行三尖瓣手术对预后很少有或没有积极的影响[460,463-466]。一项荟萃分析表明,完成三尖瓣手术需要更长时间的 CPB 支持,且在右心室辅助装置(RVAD)置入、急性肾衰竭或早期死亡等方面的发生率无明显改善[466]。需要进一步的研究来解决左室 AD 置入后 TR 的最佳治疗方法[425]。

由于无法严格测量三尖瓣反流和右心室功能不全的严重程度,因此对功能性 TR 患者进行诊治变得更加复杂[450]。如同二尖瓣反流和左室的关系一样,因为反流会导致 EF 假性升高,所以当存在显著的 TR 时,则难以准确评估右心室功能。在没有精准的超声心动图评估时,如用脉冲多普勒测定右心室压力增加的速率,通常将右心室扩大和 RVEF 降低认为是失代偿的指征[450,467]。

临床经验表明,肺动脉高压可能是三尖瓣手术后右心室衰竭的指征,但是缺乏大样本的研究。像评估右心室功能一样,TR 严重程度的分级也是半定量的。彩色多普勒血流成像显示 RA 内的瓣膜反流束容积是标准的方法[437],也可以使用脉冲多普勒寻找门静脉的收缩期血液反流信号作为补充诊断[468]。虽然评估左侧瓣膜手术后的残余 TR 很重要,但有时难以用 TEE 检测,主动脉瓣、二尖瓣人工瓣膜的存在使评估更加困难。

麻醉注意事项

因为大多数三尖瓣关闭不全的患者都并存有显著的主动脉或二尖瓣疾病,麻醉管理的原则主要取决于左侧瓣膜病变。当有明显的肺动脉高压和右心室衰竭时例外。这时,术后血流动力学稳定性的主要影响因素是右心室衰竭而非左心功能。

如果预测可能出现右心室功能不全,即使行三尖瓣置换术,放置 PAC 也是非常有用的。如果由于三尖瓣置换而必须拔出 PAC,仍可在 CPB 前获得 CO 和肺动脉压数据,有助于了解右心室功能并预测可能需要的血流动力学支持。PAC 比单独置入静脉导管更有用,CVP 难以准确反应血管充盈和 TR 程度。因 RA 和腔静脉具有高度的顺应性,在接受大量的血液反流时,压力变化也相对较小。

即使术中使用 TEE,PAC 也是非常有用的。如同主动脉瓣关闭不全与左室的关系一样,慢性 TR 左室扩张及容量超负荷,需要大的 EDV 来维持前向血流。由于 CVP 作为反应充盈的指标是不可靠的,有可能使 TR 和右心室衰竭患者容量超负荷。通过使用血管扩张药物可增加右心室衰竭患者的心脏输出量,虽然右心室大小可以通过术中 TEE 进行监测,但最大限度地改善 CO(有时以体循环血压的降低为代价)最好通过一系列 CO 的测量(正如在主动脉反流时一样)来实现。当右心室扩张明显时,应仔细考虑室间隔移位和随之发生的左心室舒张期顺应性的降低,超声心动图对此做评估有其独特的价值。

单纯三尖瓣手术患者 CPB 建立后的麻醉管理通常很简单。这些患者通常没有明显的右心室衰竭或肺动脉高压,并且通常只需要短时间的 CPB 而无须需阻断主动脉。大部分患者,尤其是继发于 AS 的 TR 患者,通常脱离 CPB 时不需要右心功能支持。这些患者感觉症状减轻,因为 AVR 后 AS 患者的左心室功能明显改善,通常足以显著降低肺动脉压,并且减轻右心室负荷。当左侧瓣膜手术是二尖瓣的手术时,右心室功能改善通常不明显,并且提示需要大量的正性肌力药物来维持右心室功能。磷酸二酯酶抑制剂、血管扩张药物和儿茶酚胺药物的联合使用对患者有利。连续 CO 测量对于调节外周血管压力与右心室输出和充盈至关重要。

三尖瓣修复和置换术的麻醉管理还包括其他一些要点。第一,由于三尖瓣反流,患者右心压力长期增高,因此在开始 CPB 之前,确定是否存在卵圆孔未闭和右向左分流的病变非常重要。第二,这类患者的血管内容积可能较高,通常在体外循环前通过血液透析来避免红细胞不必要输注很实用。第三,如果患者存在明显的右心室功能不全、外周水肿或腹水,可能会出现与肝脏淤血有关的凝血功能障碍,应给予对症处理。第四,中心静脉管路尤其是 PAC 不应被缝合在右心内。

瓣膜修复的创新

介入心脏病学对 CABG 的手术量有着显著影响,随着时间的推移介入性心脏病学必将改变 VHD 的手术方式。多样化、微创二尖瓣瓣膜修复手术正在接受动物研究和临床试验。并且在经皮主动脉瓣置换中取得了重大进展。外科瓣膜修复手术也在不断创新,其中包括主动脉瓣修复术以及闭式和开放式二尖瓣反流手术。

主动脉瓣修复

在过去几年中,退行性二尖瓣疾病患者手术方式由瓣膜置换术到瓣膜修复术,发生了重大的转变。但主动脉瓣手术的发展却并非如此,因为大多数患者的瓣膜病变不一样,并且由于主动脉瓣区域的高流量和高压力的血流条件导致修复难以成功。虽然主动脉瓣修复手术越来越多,仍需进一步发展与改进。

瓣膜修复术已广泛应用于因主动脉根部裂开或扩张导致的主动脉瓣反流[469,470],但单纯的瓣修复术较少见。越来越多的数据表明,在年轻患者中,对由主动脉瓣二叶畸形引起的主动脉瓣关闭不全,瓣膜修复优于瓣膜置换[469,471]。与 AVR 相比,主动脉瓣修复术不需要机械瓣膜置换术后的抗凝治疗,同时降低了由瓣膜置换失败再次手术的风险。

主动脉二叶畸形导致反流,通常由瓣叶交接处的退变、脱垂或两者共同作用引起,修复手术采用三角形切除,以缩短和抬高交接尖端部,从而改善瓣叶对合。虽然没有长期的随访结果报道,但梅奥诊所的一个平均随访时间为 4.2 年的大样本资料显示,修复手术的晚期失败为 160 例患者中有 14 例需再次手术修复。大多数失败病例出现在十五年随访期的头十年[469]。

基于这种经验,主动脉瓣修复手术可能会增加。对于这种情况,尽管主动脉瓣反流中的瓣膜修复的临床适应证与瓣膜置换相同,麻醉管理通常是简单的。对麻醉医师而言,这些情况下最为重要的问题是对需要修复的瓣膜进行超声心动图评估,以确定其是否适合修复以及手术修复后的效果是否令人满意。

无缝线瓣膜修复

外科主动脉瓣置换手术仍然是治疗有严重症状的主动脉瓣狭窄的金标准。与单独使用药物相比,经导管主动脉瓣置换术(TAVR)降低了不宜手术患者的死亡率和心脏症状发生率[472]。与开放手术相比,该手术使高危患者的 1 年死亡率降低[473]。然而,这些手术并非没有风险。对已行 TAVR 治疗的高风险外科手术患者的回顾性研究发现,30 天死亡率在 0%~25%之间,包括缓慢心律失常、需要永久起搏器置入、心脏穿孔、心肌梗死、其他手术接触区域相关并发症以及瓣膜相关并发症,如瓣周渗漏和未发现的代偿性改变[474](参见第 3 章和第 27 章)。

对于可以从较短时间的主动脉阻断获益但却不能耐受手术的患者,无缝线 AVR 治疗主动脉瓣膜疾病非常有利[475]。在 20 世纪 60 年代初,Magovern 及其同事[476]报道了特殊制作的无缝合主动脉瓣和二尖瓣瓣膜的植入(图 21.39),实现快速不需缝合的目标,同时减少了 CPB 次数;然而,随着瓣周渗漏和瓣膜相关的血栓栓塞事件的发生,该技术随后被弃用。

随着经导管瓣膜技术和材料的快速发展,无缝线 AVR 被认为是伴有重度 AS 的高危患者的替代治疗方案。无缝线

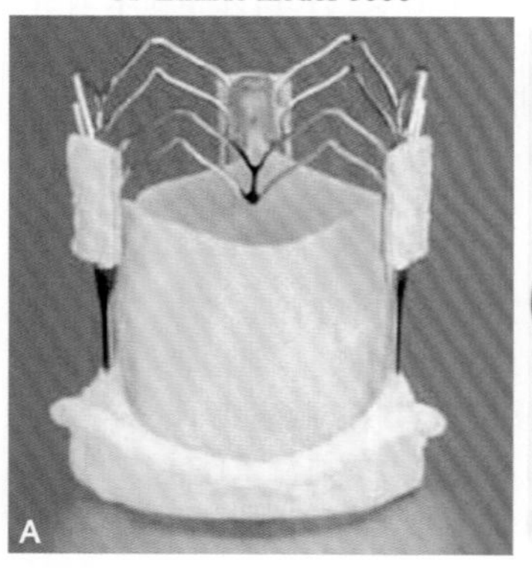

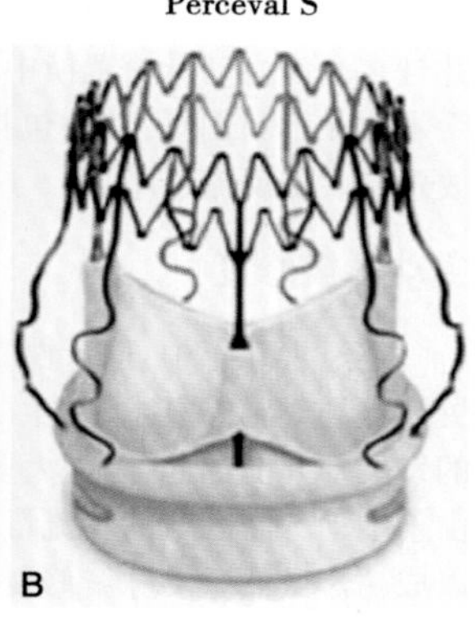

图 21.39 ATS 3 Enable(A)和 Perceval S(B)为非缝合式人工生物瓣膜。(*A, Courtesy ATS Medical, Minneapolis, MN. B, Courtesy of Sorin Biomedica Cardio Srl, Saluggia, Italy.*)

AVR 的优点包括通过微创的手术方法去除病变的和钙化的主动脉瓣,同时减少主动脉阻断时间和 CPB 时间。

Perceval S 和 ATS 3f Enable 瓣膜由可以自膨胀的镍钛诺骨架及其上的牛或马的心包组成。在进入主动脉瓣并且切除患病瓣膜之后,使用专用的筛选器选择合适的瓣膜尺寸。3f Enable 瓣膜通过用温盐水冲洗而使其展开,镍钛诺框架在环上方膨胀[477]。Perceval S 瓣膜通过球囊来完成瓣膜的膨胀[478]。

使用这些设备早期似乎是有效的。Eichstaedt 及其同事[479]对 120 例患者进行了单中心回顾性分析,这些患者采用 ATS 3f 启动装置进行单纯的 AVR 或 AVR 与其他心血管手术相联合。在单纯的 AVR 组中,平均 CPB 时间为 62±18 分钟,平均主动脉阻断时间为 37±11 分钟。研究人员发现,理论上,主动脉阻断时间可少于 20 分钟。以下 10 例患者需要多次主动脉阻断;其原因包括瓣膜旁漏(7 例)、瓣膜急性移位入左室(2 例)和升主动脉(1 例)。30 天死亡率平均为 6.7%(120 例患者中 8 例),再手术率为 4.3%(120 例患者中有 5 例)。长期耐受性方面尚未有报道。

Folliguet 等[478]对 Perceval S 瓣膜在国际、多中心、前瞻性、非随机研究中的 208 例高风险患者进行了观察,这些患者无论是否接受了外科手术治疗都需要行 AVR。95.6% 的患者植入成功。在单纯 AVR 组中,CPB 时间为 50±22 分钟,主动脉阻断时间为 30±12 分钟。在随访期间,4%(9 例)发生瓣膜渗漏需要再次手术。其中两名患者发生瓣膜内泄漏,其中一例由心内膜炎引起,另一例由于支架上的血管翳向内生长,导致瓣叶活动受限。虽然没有报道 30 天的死亡率,但在住院期间,2.4%(5 例)死亡,没有尸体解剖证据表明存在与瓣膜相关的病理学改变。

无缝合主动脉瓣的发展对于微创 AVR 发展具有特殊意思。Gilmanov 及其同事[480]在回顾性观察队列研究中比较了共 515 名接受手术 AVR 的患者,其中右侧前路小切口放置了无缝合线瓣膜($n=246$)或普通($n=269$)主动脉瓣膜。在进行无缝合瓣膜植入的患者中,CPB 时间显著缩短。可以在无缝合组中植入较大的瓣膜。瓣膜移位、出血需重新检查、重症监护病房或普通病房住院时间以及总体生存率,两组间无明显差异。

二尖瓣修复的新技术

二尖瓣反流通常与 CHF 的发生有关。在扩张型和缺血性心肌病中,二尖瓣环扩大导致二尖瓣瓣叶对合不良和二尖瓣关闭不全。虽然心脏手术是一种有效的治疗方法,但发病率可能较高。已有三种方法来治疗(非病理二尖瓣结构导致的)二尖瓣瓣叶对合不良,包括在瓣叶水平、瓣环水平以及调节室间隔与心室侧壁的解剖关系来解决瓣叶对合不良。

改变心室结构以减少二尖瓣反流

瓣膜和瓣膜修复技术在本章的前部和第 3 章和第 27 章中进行了描述。闭式二尖瓣修复的方法包括改变左心室侧壁和室间隔的几何形状,使瓣膜对合良好。商业性的 Coapsys 设备已进入临床试验,这种装置由两个在心脏外的前部和后部两个衬垫组成,两衬垫间有连接。开胸后,衬垫横跨心室并放置在瓣膜下位置,调好张力后,再将心外膜的衬垫固定[481]。这样可有效地将心室壁相互靠拢,改善瓣叶对位并改善二尖瓣反流。TEE 用于调节衬垫间的长度和衬垫位置。

与基于叶和基于环的方法相比,Coapsys 方法需要开胸但不需要 CPB。心外膜血管的位置及其与下腔静脉的关系可能造成明显的风险,但该装置已成功应用于动物实验。

经皮瓣膜置换术

手术,特别是主动脉瓣疾病手术的适应证已经扩大到老年人,但仍有部分患者无法承受手术风险。对此微创技术正在发展,如经皮瓣膜置换术。

于 2002 年报道了临床首例经皮主动脉瓣置换术[482]。由于经验的积累和技术的发展,导致了经导管 AVR 的两种方法:通过股动脉逆行进入主动脉,跨越主动脉瓣;通过一个较小的胸廓切口,使用一个带瓣的导管顺行穿过心尖部,此时新的瓣膜正好顺从血流方向到达位置(参见第 3 章和第 27 章)。

Covello 等[483]报道了 18 例经皮股动脉逆行性 AVR 的治疗策略和围手术期结果。Fassl 及其同事报告了 100 例经腹主动脉顺行性 AVR 的治疗[484]。虽然人工瓣膜置入的技术方面存在差异,但常规注意事项包括:严格评估主动脉瓣、主动脉根部和冠状动脉解剖结构;多学科协调、协作进行患者评估和临床管理;在瓣膜置入期间使用快速心室起搏来减少 CO;突发性的循环衰竭需及时处理。

在 Covello 等的逆行股动脉 AVR 报告中[483],早期使用了全身麻醉,根据经验选择麻醉监护设备。这与其他中心的麻醉医师的麻醉管理形成对比,该中心实施了相对较多的经股动脉逆行 AVR 手术。全身麻醉的优点包括快速心室起搏、瓣膜成形术和瓣膜置换中保持患者不动。全身麻醉有助于手术修复股动脉插管部位,这可能是必需的。如果需要紧急胸骨切开或 CPB,实施全身麻醉能够延长 TEE 成像时间,使 TEE 能够快速提供可利用信息(参见第 27 章)。

由于股动脉和髂动脉存在血管病变、狭窄或者扭曲以及严重的主动脉粥样硬化性疾病而时,通常选择经心尖导管行 AVR。在综合手术室全身麻醉之后,在左胸前开一个小口,暴露心尖部。进行球囊成形,在造影和超声心动图仪的双重指导作用下,通过球囊置入使主动脉瓣固定于指定位置。

这些微创手术之间以及与传统手术方法进行比较,远期效果如何不得而知。一些研究发现这些技术可以用于高风险患者作姑息治疗,如替代二次手术,联合行经皮 CAD。这些技术将要广泛使用,同时给临床带来更大的考验。筛选适宜手术的患者以及对患者预后进行长期随访成为这些技术面临的突出问题。

病例分享 1:经皮主动脉瓣植入术

基本情况

- 男性,89 岁,11 年前行 GABA(4 支冠脉血管)。
- CAD 反复发作,1 个月前将 2 个裸金属支架通过左乳内动脉(LIMA)放入左前降支(LAD)动脉吻合口远端。
- 劳力性呼吸困难伴轻度胸闷,休息时可缓解。
- AS,症状明显,患者不愿再次行开胸手术。
- 患者股动脉的解剖不利于经皮穿刺经股动脉逆行主动脉瓣置换术,考虑经心尖主动脉置换术。
- NYHA 评分心功能为Ⅱ级。
- 胸外科医师学会(STS)死亡风险评估为 20.9%。

药物及手术史

严重的 AS,瓣膜面积为 0.73,轻度至中度主动脉瓣反流,平均主动脉内跨瓣压差为 44mmHg。

- CAD,11 年前行 CABG(4 支血管)。
- 1 个月前两个裸金属支架置入术。
- 中度二尖瓣反流。
- 动脉粥样硬化性脑血管疾病,2 年前行双侧颈动脉内膜剥脱术。
- 轻度肺动脉高压
- 2 型糖尿病
- 高胆固醇血症
- 高血压
- 慢性肾脏疾病
- 外周血管疾病
- 睡眠呼吸暂停

目前的药物

- 呋塞米,40mg,每天 1 次。
- 格列吡嗪,10mg,每天 2 次。
- 肼苯哒嗪,25mg,每天 3 次。
- 美托洛尔,25mg,每天 3 次。
- 硝酸甘油(硝酸甘油),0.4mg,必要时。
- 罗舒伐他汀,20 mg。
- 噻吗洛尔,0.5%静滴。
- 没有药物过敏史。

生命体征

- 身高:154.80cm
- 体重:61kg
- 身体质量指数(BMI):25.5kg/cm^2
- 体表面积(BSA):1.64 m^2
- 无发热
- 脉搏 58 次/min
- 血压:156/61mmHg
- 胸部 X 线片
  - 胸骨切开术后
  - 左侧乳房阴影
  - 基底部纤维化
  - 钙化肉芽肿
  - 左侧颈部留有手术夹
  - 与之前的 X 线片相比,未见明显变化
- 心电图
  - 心室率:56 次/min
  - 窦性心动过缓,左心室伴 ST-T 异常。
  - 不能排除前间壁心肌梗死
  - 其他无明显变化

实验室结果

- 血红蛋白:12.8g/dl
- 血小板:164 000/μl
- 国际标准比(INR):1.0
- 钠(Na^+):138mmol/L
- 钾(K^+):4.0mmol/L
- 葡萄糖:109mg/dl
- 肌酐:2.2mg/dl

数据采集和分析

胸部、腹部和骨盆的 CT

主动脉瓣环直径为 33mm。左主动脉瓣瓣环直径为 18mm。主动脉窦口直径为 35mm。窦管结合处 31mm。升主动脉直径为 34mm。主动脉弓直径为 24mm。横膈处主动脉直径为 24mm。广泛的血管疾病包括冠状动脉钙化,广泛的主动脉瓣和二尖瓣环状钙化。

双侧肾萎缩。腹主动脉为 10mm×12mm。右髂总动脉为 10mm×11mm。右髂外动脉为 8mm×8mm。右股动脉为 5mm×6mm。左髂总动脉为 10mm×9mm。左髂外动脉为 9mm×9mm,左侧共同股动脉为 5mm×5mm。

心脏导管检查术和经皮冠状动脉腔内成形术摘要

患者之前已行 4 根血管的 GABA。血管造影显示开放的静脉流入 OM 的第一和第二支,还有对角支。自 LIMA 流入冠脉左前降支的血管有严重病变。患者本身右冠状动脉病变严重,但是当他进行 CABG 手术时,该支血管却未能行冠脉搭桥。

患者还有慢性肾功能不全,由于负荷的限制,限制了通过多支血管经皮冠状动脉腔内血管成形术(PTCA)治疗的可能性。他成功地实施了中部 LAD 动脉和远端转流入 LAD 动脉中部的乳内动脉的 PTCA。

手术过程描述

患者于仰卧位进行全身麻醉,在左侧第五肋骨上缘即左乳房下做切口。心尖的侧面进行荷包缝合。给予肝素使 ACT 保持在 300 秒以上。用针刺穿心尖部,在造影引导下将导丝

置入并穿过主动脉瓣。导丝进入近端升主动脉，一个长 23cm 的 7Fr 鞘穿过主动脉瓣。取出 7Fr 鞘然后没有阻力地插入 Ascendra 鞘。球囊进入穿过主动脉瓣。进行快速心室起搏并完成球囊主动脉瓣膜成形术。球囊被移除，但是患者仍然低血压且伴有肺动脉压增高，大量肾上腺素难以纠正。快速放置瓣膜。

建立快速心室起搏，瓣膜定位良好。取出球囊停止快速的心室起搏，但是患者仍处于低血压。除去 Ascendra 鞘和导丝，TEE 显示瓣膜功能良好，无明显主动脉反流。通过 TEE 可见患者肺动脉压明显升高，右心功能较差，准备行股股旁路转流。

导丝引导下经皮动脉置管，股动脉扩张没有阻力，放置 15Fr 导管动脉，然后插入 22Fr 静脉导管，开始 CPB。在此期间，患者发生低血压，并立即行胸外心脏按压。患者反复室颤，除颤后心律稳定。

肺动脉压开始下降，心脏功能开始改善。然而 CPB 时容量不能维持，逆行动脉造影显示右髂总动脉分叉处造影剂有外渗。尝试放入血管内支架。在腹主动脉中进行球囊充气，以逐步脱离 CPB。动脉流入接管移入静脉导管继续给予血供，局部血管造影证实了近端侧髂内动脉的血流中断。但病人血压仍不能维持，病人情况恶化心跳停止。心肺复苏无效患者死亡。

病例讨论

该病例描述了进行经心尖 AVR 时，关于患者评估和护理的一系列主要临床要点。经导管方法的临床适应证：

1. 患者拒绝开胸手术。
2. 患者有先前多支 CABG 的病史。
3. 围手术期危险因素，包括高年，弥漫性血管病变和慢性肾功能不全。

经导管介入治疗的评估应包括主动脉瓣膜、静脉窦和冠状动脉解剖是否适宜导管的放置，但当有严重的髂动脉和股动脉血管病变时则应放弃经动脉置管途径。

评估和优化术前准备需要包括心脏外科学、超声心动图、介入心脏病学、麻醉学和放射科等多学科的参与。患者已行心脏导管置入术、PTCA、平扫 CT，手术需延期 1 个月，以利于肾脏功能恢复。

该病例在综合手术室内进行，配备有介入心脏病学、心血管外科专家、备用 CPB 和一对一的心脏麻醉医生。手术完全按计划进行。股骨血管应提前穿刺置管，并且根据经验，顺利地将瓣膜放到指定位置。然而，该技术的 3 个并发症是相对常见的，包括快速心室起搏后的恶性低血压，由于股动脉和髂动脉狭窄和钙化，难以快速建立 CPB 支持以及髂动脉破裂。经导管 AVR 比开胸手术创伤小，但与传统的心脏手术相比，可能需要充分的手术计划、复杂的评估和多学科协作。另外，大多数患者具有合并症，使他们不宜接受外科手术治疗，且手术中的不良事件可能危及患者生命。

病例分享 2：机器人辅助二尖瓣修复

基本情况

患者女性，46 岁，近 4 个月对剧烈活动的耐受力下降。作为一名广告公司的执行官和业余铁人三项运动员，她说，越来越容易感到疲劳，以至于在一天内不能完成超过 6.4km 的慢跑。她的私人医生发现了一个新出现的收缩期杂音，而后她进行超声心动图检查。

TTE 显示了后叶连枷二尖瓣，偏心的前内侧喷射的严重二尖瓣反流。不可能通过 PISA 方法对反流量进行准确测量。然而，通过右上肺静脉行多普勒检查，确定了收缩期反流的存在，还显示在收缩和舒张期左心室大小正常，EF 为 67%。左房轻度扩大，右心室腔大小正常，计算出的右心室收缩压为 35mmHg。

通过心脏病专家的问诊，建议进行二尖瓣修复术。而患者担心几个星期的术后恢复会丢失工作且无法开车，因此对接受手术比较犹豫。她还担心胸骨中位切开会影响美观，而且由于只在剧烈运动时才出现症状，所以她不确定目前是否需要进行外科手术。

数据采集和分析

尽管可视化的 TEE 对于检查二尖瓣优于 TTE，但连枷二尖瓣经胸部 TTE 检查通常可被发现。这名患者的连枷二尖瓣可能是由腱索断裂引起的。虽然在 TTE 检查期间，通过 PISA 方法定量测定二尖瓣反流量或有效反流面积是不可能的，但是在右上肺静脉处显示的收缩期反流量反映了反流的严重程度。在使用 TTE 心尖四腔视野检查时，右上肺静脉通常是最容易观察到的。由于难以将多普勒光标与反流的重要部分对齐，因此，对一些伴有偏心反流的患者进行 PISA 分析是困难的，从而无法测量峰值反流速度并获得完整的反流速度-时间积分。除了检测严重的器质性二尖瓣反流之外，在 TTE 检查期间也能获得其他重要信息。例如，没有左室增大的证据，计算出的 EF 为 67%。轻度左心房扩大与她 4 个月的病史相一致。由于严重二尖瓣反流长期存在，可能导致左心房进一步扩张。计算值 35mmHg 的右心室收缩压对应小于 25mmHg 的平均肺动脉压，表示不存在肺动脉高压。

如果考虑介入手术治疗，也需要获得其他的信息，如二尖瓣反流的机制，并且通过术中 TEE 能够对前叶病理改变进行全面的检查。卵圆孔是否未闭也可通过术中 TEE 发现。在 46 岁的运动女性中是否需要进行术前冠状动脉造影取决于是否有早期 CAD 的其他危险因素以及医师的意见。术前应检查心电图以确定是否存在房性快速心律失常，如房颤。如果房颤存在，可能还需要考虑同时行其他手术，如迷宫手术或排除左心耳血栓的手术。

决策和重新评估

在决定是否应该给予患者行手术时，必须考虑以下几个因素。实质上她的二尖瓣反流是器质性的，因手术治疗不太可能阻止随时间发展的心脏器质性病变，如左心室扩张。如果不进行手术治疗，二尖瓣反流的严重程度会加重[307]。况且已经证实二尖瓣粘连会轻度增加心脏猝死风险，而通过手术修复会降低这种风险[306]。患者的左室 EF 目前是可接受的，推迟手术有可能致左心室收缩功能不全继续发展。EF 降低到 60% 以下，二尖瓣手术后的生存率会降低[310]。所有这些因素以及许多心脏中心的手术死亡率都小于 1%，所以建议应早期选择二尖瓣修复。

由于担心术后美观和不能按时返回工作岗位等问题，可以通过向患者提供使用或不使用机器人的微创外科手术来解决。右乳房下的4cm切口为许多女性提供了极好的美容效果。微创技术，包括机器人辅助手术，可以降低患者术后疼痛评分、早期出院和早期恢复工作。

一位在机器人辅助下行二尖瓣修复术有经验的医生为患者行手术治疗。在手术当天，麻醉医师在麻醉诱导前为患者进行了多次椎旁注射，通过双腔气管插管实现单肺通气。术中TEE确定了二尖瓣后叶中部呈扇形粘连伴发乳头肌多处断裂，没有发现其他的瓣膜病变，房间隔完好无损。由术中TEE指导的CPB插管包括股动脉和股静脉，以及通过右颈内静脉经皮放置的16Fr上腔静脉导管。经右胸骨旁切口放置在主动脉中的导管顺行性灌注心脏停搏液。通过右侧胸壁的穿刺口放入长轴钳夹来阻断主动脉。二尖瓣修复是通过机器人辅助进行的，包括把二尖瓣后叶的中部扇形病变做三角切除术以及再置入弹性的后叶成形带。

患者在手术结束时顺利地脱离CPB并且在手术室拔管，术后病情平稳。

病例分享3：旁路二尖瓣修复术后伴发SAM的再次手术

患者男性，66岁，需行二尖瓣修复术。他有一个明确的中度二尖瓣反流史7年。最近慢性气短症状开始加重。与6个月前相比，超声心动图可见显示左室进一步扩大，二尖瓣反流量达79ml，左房直径为63mm。左室舒张末期和收缩末期直径分别为58mm和33mm，EF可保持在66%。

P2段显著脱落，在CPB中可见瓣叶呈严重的黏液样改变，伴有P2脱垂和拉长以及前叶脱垂。手术修复包括一个对P2做四边形切除，扩大的滑动修复增强了30mm部分瓣环成形术带放置三角形到三角形。脱离CPB后，拉长的二尖瓣前叶和患者血流动力学的改变导致严重二尖瓣反流的发生，同时伴有二尖瓣收缩期前向运动（SAM）。

当决定通过手术来改善这些症状后。患者完全由CPB支持。心脏停止跳动，左房被重新打开，外科医生对患者整个后叶上的黏液样变进行了更为彻底的切除。

在没有正性肌力药物维持及负荷状态并非最好的条件下，患者逐渐脱离CPB。术后患者没有再发生SAM，也不存在二尖瓣反流，瓣膜功能良好。

（高金贵 译，赵砚丽 校）

参考文献

1. Ross J Jr. Afterload mismatch in aortic and mitral valve disease: implications for surgical therapy. *J Am Coll Cardiol.* 1985;5:811–826.
2. Burns JW, Covell JW, Ross J Jr. Mechanics of isotonic left ventricular contractions. *Am J Physiol.* 1973;224:725–732.
3. Braunwald E. Contraction of the normal heart. In: Braunwald ER, ed. *Heart Disease: A Textbook of Cardiovascular Medicine.* 4th ed. Philadelphia: Saunders; 1992.
4. Braunwald E, Ross J Jr, Sonnenblick EH. *Mechanisms of Contraction of the Normal and Failing Heart.* Boston: Little, Brown; 1976.
5. Badeer HS. Contractile tension in the myocardium. *Am Heart J.* 1963;66:432–434.
6. Braunwald E. Regulation of the circulation: I. *N Engl J Med.* 1974;290:1124–1129.
7. Jewell BR. Activation of contraction in cardiac muscle. *Mayo Clin Proc.* 1982;57(suppl):6–13.
8. Fabiato A, Fabiato F. Dependence of calcium release, tension generation and restoring forces on sarcomere length in skinned cardiac cells. *Eur J Cardiol.* 1976;4(suppl):13–27.
9. Gordon AM, Pollack GH. Effects of calcium on the sarcomere length-tension relation in rat cardiac muscle: implications for the Frank-Starling mechanism. *Circ Res.* 1980;47:610–619.
10. Grossman W, McLaurin LP. Diastolic properties of the left ventricle. *Ann Intern Med.* 1976;84:316–326.
11. McCullagh WH, Covell JW, Ross J Jr. Left ventricular performance following correction of free aortic regurgitation. *Circulation.* 1972;45:943–951.
12. Gault JH, Covell JW, Braunwald E, et al. Left ventricular performance following correction of free aortic regurgitation. *Circulation.* 1970;42:773–780.
13. Grossman W, McLaurin LP, Moos SP, et al. Wall thickness and diastolic properties of the left ventricle. *Circulation.* 1974;49:129–135.
14. Leyton RA, Spotnitz HM, Sonnenblick EH. Cardiac ultrastructure and function: sarcomeres in the right ventricle. *Am J Physiol.* 1971;221:902–910.
15. Gaasch WH. Diagnosis and treatment of heart failure based on left ventricular systolic or diastolic dysfunction. *JAMA.* 1994;271:1276–1280.
16. Little WC, Applegate RJ. Congestive heart failure: systolic and diastolic function. *J Cardiothorac Vasc Anesth.* 1993;7:2–5.
17. Brutsaert DL, Sys SU, Gillebert TC. Diastolic failure: pathophysiology and therapeutic implications [erratum in *J Am Coll Cardiol.* 1993;22:1272]. *J Am Coll Cardiol.* 1993;22:318–325.
18. Eberli FR, Apstein CS, Ngoy S, et al. Exacerbation of left ventricular ischemic diastolic dysfunction by pressure-overload hypertrophy: modification by specific inhibition of cardiac angiotensin converting enzyme. *Circ Res.* 1992;70:931–943.
19. Spirito P, Maron BJ. Relation between extent of left ventricular hypertrophy and diastolic filling abnormalities in hypertrophic cardiomyopathy. *J Am Coll Cardiol.* 1990;15:808–813.
20. Wigle ED. Impaired left ventricular relaxation in hypertrophic cardiomyopathy: relation to extent of hypertrophy. *J Am Coll Cardiol.* 1990;15:814–815.
21. Bemis CE, Serur JR, Borkenhagen D, et al. Influence of right ventricular filling pressure on left ventricular pressure and dimension. *Circ Res.* 1974;34:498–504.
22. Glantz SA, Parmley WW. Factors which affect the diastolic pressure-volume curve. *Circ Res.* 1978;42:171–180.
23. Spadaro J, Bing OH, Gaasch WH, et al. Pericardial modulation of right and left ventricular diastolic interaction. *Circ Res.* 1981;48:233–238.
24. Santamore WP, Lynch PR, Meier G, et al. Myocardial interaction between the ventricles. *J Appl Physiol.* 1976;41:362–368.
25. Carabello BA. Ratio of end-systolic stress to end-systolic volume: is it a useful clinical tool? *J Am Coll Cardiol.* 1989;14:496–498.
26. Braunwald ER. Assessment of cardiac function. In: Braunwald E, ed. *Heart Disease: A Textbook of Cardiovascular Medicine.* 4th ed. Philadelphia: Saunders; 1992.
27. Ross J Jr. Cardiac function and myocardial contractility: a perspective. *J Am Coll Cardiol.* 1983;1:52–62.
28. Carabello BA, Spann JF. The uses and limitations of end-systolic indexes of left ventricular function. *Circulation.* 1984;69:1058–1064.
29. Carabello BA. Clinical assessment of systolic dysfunction. *ACC Curr J Rev.* 1994;1:25.
30. Katz AM. Influence of altered inotropy and lusitropy on ventricular pressure-volume loops. *J Am Coll Cardiol.* 1988;11:438–445.
31. Gorcsan J 3rd, Romand JA, Mandarino WA, et al. Assessment of left ventricular performance by on-line pressure-area relations using echocardiographic automated border detection. *J Am Coll Cardiol.* 1994;23:242–252.
32. Grossman W, Braunwald E, Mann T, et al. Contractile state of the left ventricle in man as evaluated from end-systolic pressure-volume relations. *Circulation.* 1977;56:845–852.
33. Sagawa K, Suga H, Shoukas AA, Bakalar KM. End-systolic pressure/volume ratio: a new index of ventricular contractility. *Am J Cardiol.* 1977;40:748–753.
34. Sagawa K. The end-systolic pressure-volume relation of the ventricle: definition, modifications and clinical use. *Circulation.* 1981;63:1223–1227.
35. Helske S, Kupari M, Lindstedt KA, et al. Aortic valve stenosis: an active atheroinflammatory process. *Curr Opin Lipidol.* 2007;18:483–491.
36. Augoustides JG, Wolfe Y, Walsh EK, et al. Recent advances in aortic valve disease: highlights from a bicuspid aortic valve to transcatheter aortic valve replacement. *J Cardiothorac Vasc Anesth.* 2009;23:569–576.
37. Bosse Y, Mathieu P, Pibarot P. Genomics: the next step to elucidate the etiology of calcific aortic valve stenosis. *J Am Coll Cardiol.* 2008;51:1327–1336.
38. Rajamannan NM, Gersh B, Bonow RO. Calcific aortic stenosis: from bench to the bedside—emerging clinical and cellular concepts. *Heart.* 2003;89:801–805.
39. Sprecher DL, Schaefer EJ, Kent KM, et al. Cardiovascular features of homozygous familial hypercholesterolemia: analysis of 16 patients. *Am J Cardiol.* 1984;54:20–30.
40. Rosenhek R, Binder T, Porenta G, et al. Predictors of outcome in severe, asymptomatic aortic stenosis. *N Engl J Med.* 2000;343:611–617.
41. Carabello BA. Evaluation and management of patients with aortic stenosis. *Circulation.* 2002;105:1746–1750.
42. Novaro GM, Tiong IY, Pearce GL, et al. Effect of hydroxymethylglutaryl coenzyme A reductase inhibitors on the progression of calcific aortic stenosis. *Circulation.* 2001;104:2205–2209.
43. Bellamy MF, Pellikka PA, Klarich KW, et al. Association of cholesterol levels, hydroxymethylglutaryl coenzyme-A reductase inhibitor treatment, and progression of aortic stenosis in the community. *J Am Coll Cardiol.* 2002;40:1723–1730.
44. Mitka M. Researchers probe aortic stenosis: an active, potentially treatable disease process? *JAMA.* 2003;289:2197–2198.
45. Otto CM, Burwash IG, Legget ME, et al. Prospective study of asymptomatic valvular aortic stenosis: clinical, echocardiographic, and exercise predictors of outcome. *Circulation.* 1997;95:2262–2270.
46. Nassimiha D, Aronow WS, Ahn C, et al. Rate of progression of valvular aortic stenosis in patients > or = 60 years of age. *Am J Cardiol.* 2001;87:807–809, A9.
47. Wongpraparut N, Apiyasawat S, Crespo G, et al. Determinants of progression of aortic stenosis in patients aged > or =40 years. *Am J Cardiol.* 2002;89:350–352.
48. Qi W, Mathisen P, Kjekshus J, et al. Natriuretic peptides in patients with aortic stenosis. *Am Heart J.* 2001;142:725–732.
49. Gerber IL, Stewart RA, Legget ME, et al. Increased plasma natriuretic peptide levels reflect symptom onset in aortic stenosis. *Circulation.* 2003;107:1884–1890.
50. Ross J Jr, Braunwald E. The influence of corrective operations on the natural history of aortic stenosis. *Circulation.* 1968;37(suppl 5):61.
51. Rotman M, MorrisJr JJ, Behar VS, et al. Aortic valvular disease: comparison of types and their medical and surgical management. *Am J Med.* 1971;51:241–257.
52. Frank S, Johnson A, Ross J Jr. Natural history of valvular aortic stenosis. *Br Heart J.* 1973;35:41–46.
53. Kennedy KD, Nishimura RA, Holmes DR Jr, et al. Natural history of moderate aortic stenosis. *J Am Coll Cardiol.* 1991;17:313–319.
54. Chaliki HP, Brown ML, Sundt TM, et al. Timing of operation in asymptomatic severe aortic stenosis. *Expert Rev Cardiovasc Ther.* 2007;5:1065–1071.
55. Selzer A. Changing aspects of the natural history of valvular aortic stenosis. *N Engl J Med.* 1987;317:91–98.
56. Bonow RO, Braunwald E. Valvular heart disease. In: Zipes DP, Libby P, Bonow RO, Braunwald E, eds. *Braunwald's Heart Disease: A Textbook of Cardiovascular Medicine.* Vol. 2. 7th ed. Philadelphia: Elsevier; 2005:1553–1632.
57. Berger M, Berdoff RL, Gallerstein PE, et al. Evaluation of aortic stenosis by continuous wave Doppler ultrasound. *J Am Coll Cardiol.* 1984;3:150–156.
58. Hakki AH, Kimbiris D, Iskandrian AS, et al. Angina pectoris and coronary artery disease in patients with severe aortic valvular disease. *Am Heart J.* 1980;100:441–449.
59. Graboys TB, Cohn PF. The prevalence of angina pectoris and abnormal coronary arteriograms in severe aortic valvular disease. *Am Heart J.* 1977;93:683–686.
60. Bonchek LI, Anderson RP, Rosch J. Should coronary arteriography be performed routinely before

valve replacement? *Am J Cardiol*. 1973;31:462–466.
61. Green SJ, Pizzarello RA, Padmanabhan VT, et al. Relation of angina pectoris to coronary artery disease in aortic valve stenosis. *Am J Cardiol*. 1985;55:1063–1065.
62. Mullany CJ, Elveback LR, Frye RL, et al. Coronary artery disease and its management: influence on survival in patients undergoing aortic valve replacement. *J Am Coll Cardiol*. 1987;10:66–72.
63. Exadactylos N, Sugrue DD, Oakley CM. Prevalence of coronary artery disease in patients with isolated aortic valve stenosis. *Br Heart J*. 1984;51:121–124.
64. Lytle BW, Cosgrove DM, Loop FD, et al. Replacement of aortic valve combined with myocardial revascularization: determinants of early and late risk for 500 patients, 1967–1981. *Circulation*. 1983;68:1149–1162.
65. Magovern JA, Pennock JL, Campbell DB, et al. Aortic valve replacement and combined aortic valve replacement and coronary artery bypass grafting: predicting high risk groups. *J Am Coll Cardiol*. 1987;9:38–43.
66. Czer LS, Gray RJ, Stewart ME, et al. Reduction in sudden late death by concomitant revascularization with aortic valve replacement. *J Thorac Cardiovasc Surg*. 1988;95:390–401.
67. Lytle BW, Cosgrove DM, Gill CC, et al. Aortic valve replacement combined with myocardial revascularization: late results and determinants of risk for 471 in-hospital survivors. *J Thorac Cardiovasc Surg*. 1988;95:402–414.
68. Lombard JT, Selzer A. Valvular aortic stenosis: a clinical and hemodynamic profile of patients. *Ann Intern Med*. 1987;106:292–298.
69. Lund O. Preoperative risk evaluation and stratification of long-term survival after valve replacement for aortic stenosis: reasons for earlier operative intervention. *Circulation*. 1990;82:124–139.
70. Cheitlin MD. Should an asymptomatic patient with hemodynamically severe aortic stenosis ever have aortic valve surgery? *Cardiol Rev*. 1993;1:344–349.
71. Pellikka PA, Nishimura RA, Bailey KR, Tajik AJ. The natural history of adults with asymptomatic hemodynamically significant aortic stenosis. *J Am Coll Cardiol*. 1990;15:1012–1017.
72. Braunwald E. On the natural history of severe aortic stenosis. *J Am Coll Cardiol*. 1990;15: 1018–1020.
73. Pantely G, Morton M, Rahimtoola SH. Effects of successful, uncomplicated valve replacement on ventricular hypertrophy, volume, and performance in aortic stenosis and in aortic incompetence. *J Thorac Cardiovasc Surg*. 1978;75:383–391.
74. Kennedy JW, Doces J, Stewart DK. Left ventricular function before and following aortic valve replacement. *Circulation*. 1977;56:944–950.
75. Schwarz F, Flameng W, Schaper J, et al. Myocardial structure and function in patients with aortic valve disease and their relation to postoperative results. *Am J Cardiol*. 1978;41:661–669.
76. Croke RP, Pifarre R, Sullivan H, et al. Reversal of advanced left ventricular dysfunction following aortic valve replacement for aortic stenosis. *Ann Thorac Surg*. 1977;24:38–43.
77. Smith N, McAnulty JH, Rahimtoola SH. Severe aortic stenosis with impaired left ventricular function and clinical heart failure: results of valve replacement. *Circulation*. 1978;58:255–264.
78. Peter M, Hoffmann A, Parker C, et al. Progression of aortic stenosis: role of age and concomitant coronary artery disease. *Chest*. 1993;103:1715–1719.
79. Culliford AT, Galloway AC, Colvin SB, et al. Aortic valve replacement for aortic stenosis in persons aged 80 years and over. *Am J Cardiol*. 1991;67:1256–1260.
80. Filsoufi F, Rahmanian PB, Castillo JG, et al. Excellent early and late outcomes of aortic valve replacement in people aged 80 and older. *J Am Geriatr Soc*. 2008;56:255–261.
81. Yeager M, Yock PG, Popp RL. Comparison of Doppler-derived pressure gradient to that determined at cardiac catheterization in adults with aortic valve stenosis: implications for management. *Am J Cardiol*. 1986;57:644–648.
82. Tribouilloy C, Shen WF, Peltier M, et al. Quantitation of aortic valve area in aortic stenosis with multiplane transesophageal echocardiography: comparison with monoplane transesophageal approach. *Am Heart J*. 1994;128:526–532.
83. Hegrenaes L, Hatle L. Aortic stenosis in adults: non-invasive estimation of pressure differences by continuous wave Doppler echocardiography. *Br Heart J*. 1985;54:396–404.
84. Hatle L, Angelsen BA, Tromsdal A. Non-invasive assessment of aortic stenosis by Doppler ultrasound. *Br Heart J*. 1980;43:284–292.
85. Miller FA Jr. Aortic stenosis: most cases no longer require invasive hemodynamic study. *J Am Coll Cardiol*. 1989;13:551–553.
86. Oh JK, Taliercio CP, Holmes DR Jr, et al. Prediction of the severity of aortic stenosis by Doppler aortic valve area determination: prospective Doppler-catheterization correlation in 100 patients. *J Am Coll Cardiol*. 1988;11:1227–1234.
87. Chizner MA, Pearle DL, deLeon AC Jr. The natural history of aortic stenosis in adults. *Am Heart J*. 1980;99:419–424.
88. Schwarz F, Baumann P, Manthey J, et al. The effect of aortic valve replacement on survival. *Circulation*. 1982;66:1105–1110.
89. Hood WP Jr, Rackley CE, Rolett EL. Wall stress in the normal and hypertrophied human left ventricle. *Am J Cardiol*. 1968;22:550–558.
90. Peterson MB, Lesch M. Protein synthesis and amino acid transport in the isolated rabbit right ventricular papillary muscle: effect of isometric tension development. *Circ Res*. 1972;31:317–327.
91. Hanrath P, Mathey DG, Siegert R, et al. Left ventricular relaxation and filling pattern in different forms of left ventricular hypertrophy: an echocardiographic study. *Am J Cardiol*. 1980;45:15–23.
92. Betocchi S, Bonow RO, Bacharach SL, et al. Isovolumic relaxation period in hypertrophic cardiomyopathy: assessment by radionuclide angiography. *J Am Coll Cardiol*. 1986;7:74–81.
93. Topol EJ, Traill TA, Fortuin NJ. Hypertensive hypertrophic cardiomyopathy of the elderly. *N Engl J Med*. 1985;312:277–283.
94. Sanderson JE, Traill TA, Sutton MG, et al. Left ventricular relaxation and filling in hypertrophic cardiomyopathy: an echocardiographic study. *Br Heart J*. 1978;40:596–601.
95. Huber D, Grimm J, Koch R, et al. Determinants of ejection performance in aortic stenosis. *Circulation*. 1981;64:126–134.
96. Henry WL, Bonow RO, Borer JS, et al. Evaluation of aortic valve replacement in patients with valvular aortic stenosis. *Circulation*. 1980;61:814–825.
97. Grossman W, Jones D, McLaurin LP. Wall stress and patterns of hypertrophy in the human left ventricle. *J Clin Invest*. 1975;56:56–64.
98. Walther T, Schubert A, Falk V, et al. Regression of left ventricular hypertrophy after surgical therapy for aortic stenosis is associated with changes in extracellular matrix gene expression. *Circulation*. 2001;104:I54–I58.
99. Antonini-Canterin F, Huang G, Cervesato E, et al. Symptomatic aortic stenosis: does systemic hypertension play an additional role? *Hypertension*. 2003;41:1268–1272.
100. Kuhl HP, Franke A, Puschmann D, et al. Regression of left ventricular mass one year after aortic valve replacement for pure severe aortic stenosis. *Am J Cardiol*. 2002;89:408–413.
101. Ikonomidis I, Tsoukas A, Parthenakis F, et al. Four year follow up of aortic valve replacement for isolated aortic stenosis: a link between reduction in pressure overload, regression of left ventricular hypertrophy, and diastolic function. *Heart*. 2001;86:309–316.
102. Beyerbacht HP, Lamb HJ, van Der Laarse A, et al. Aortic valve replacement in patients with aortic valve stenosis improves myocardial metabolism and diastolic function. *Radiology*. 2001;219:637–643.
103. Liedtke AJ, Gentzler RD 2nd, Babb JD, et al. Determinants of cardiac performance in severe aortic stenosis. *Chest*. 1976;69:192–200.
104. Thompson R, Yacoub M, Ahmed M, et al. Influence of preoperative left ventricular function on results of homograft replacement of the aortic valve for aortic stenosis. *Am J Cardiol*. 1979;43:929–938.
105. Sasayama S, Franklin D, Ross J Jr. Hyperfunction with normal inotropic state of the hypertrophied left ventricle. *Am J Physiol*. 1977;232:H418–H425.
106. Gunther S, Grossman W. Determinants of ventricular function in pressure overload hypertrophy in man. *Circulation*. 1977;59:679–688.
107. Brutsaert DL, Rademakers FE, Sys SU. Triple control of relaxation: implications in cardiac disease. *Circulation*. 1984;69:190–196.
108. Marcus ML. Effects of cardiac hypertrophy on the coronary circulation. In: *The Coronary Circulation in Health and Disease*. New York: McGraw-Hill; 1983:285–306.
109. Tomanek RJ. Response of the coronary vasculature to myocardial hypertrophy. *J Am Coll Cardiol*. 1990;15:528–533.
110. Stack RS, Schirmer B, Greenfield JC. Coronary artery luminal diameters in normal and hypertrophied canine ventricles (abstract). *Circulation*. 1980;62(suppl III):III–64.
111. Alyono D, Anderson RW, Parrish DG, et al. Alterations of myocardial blood flow associated with experimental canine left ventricular hypertrophy secondary to valvular aortic stenosis. *Circ Res*. 1986;58: 47–57.
112. Yamori Y, Mori C, Nishio T, et al. Cardiac hypertrophy in early hypertension. *Am J Cardiol*. 1979;44: 964–969.
113. Hallback-Nordlander M, Noresson E, Thoren P. Hemodynamic consequences of left ventricular hypertrophy in spontaneously hypertensive rats. *Am J Cardiol*. 1979;44:986–993.
114. Henquell L, Odoroff CL, Honig CR. Intercapillary distance and capillary reserve in hypertrophied rat hearts beating in situ. *Circ Res*. 1979;41:400–408.
115. Murray PA, Baig H, Fishbein MC, et al. Effects of experimental right ventricular hypertrophy on myocardial blood flow in conscious dogs. *J Clin Invest*. 1979;64:421–427.
116. Rakusan K. Quantitative morphology of capillaries of the heart: number of capillaries in animal and human hearts under normal and pathological conditions. *Methods Achiev Exp Pathol*. 1971;5: 272–286.
117. Opherk D, Mall G, Zebe H, et al. Reduction of coronary reserve: a mechanism for angina pectoris in patients with arterial hypertension and normal coronary arteries. *Circulation*. 1984;69:1–7.
118. Marcus ML, Doty DB, Hiratzka LF, et al. Decreased coronary reserve: a mechanism for angina pectoris in patients with aortic stenosis and normal coronary arteries. *N Engl J Med*. 1982;307: 1362–1366.
119. Nadell R, DePace NL, Ren JF, et al. Myocardial oxygen supply/demand ratio in aortic stenosis: hemodynamic and echocardiographic evaluation of patients with and without angina pectoris. *J Am Coll Cardiol*. 1983;2:258–262.
120. Marcus ML, White CW. Coronary flow reserve in patients with normal coronary angiograms. *J Am Coll Cardiol*. 1985;6:1254–1256.
121. Marcus ML, Doty DB, Hiratzka LF, et al. Impaired coronary reserve in children with cyanotic congenital heart disease. *Circulation*. 1981;64(suppl):IV–127.
122. Brutsaert DL, Housmans PR, Goethals MA. Dual control of relaxation: its role in the ventricular function in the mammalian heart. *Circ Res*. 1980;47:637–652.
123. Brutsaert DL, Rademakers FE, Sys SU, et al. Analysis of relaxation in the evaluation of ventricular function of the heart. *Prog Cardiovasc Dis*. 1985;28:143–163.
124. Grossman W. Why is left ventricular diastolic pressure increased during angina pectoris? *J Am Coll Cardiol*. 1985;5:607–608.
125. McLaurin LP, Rolett EL, Grossman W. Impaired left ventricular relaxation during pacing-induced ischemia. *Am J Cardiol*. 1973;32:751–757.
126. Bourdillon PD, Lorell BH, Mirsky I, et al. Increased regional myocardial stiffness of the left ventricle during pacing-induced angina in man. *Circulation*. 1983;67:316–323.
127. Carroll JD, Hess OM, Hirzel HO, et al. Exercise-induced ischemia: the influence of altered relaxation on early diastolic pressures. *Circulation*. 1983;67:521–528.
128. Serruys PW, Wijns W, van den Brand M, et al. Left ventricular performance, regional blood flow, wall motion, and lactate metabolism during transluminal angioplasty. *Circulation*. 1984;70:25–36.
129. Paulus WJ, Serizawa T, Grossman W. Altered left ventricular diastolic properties during pacing-induced ischemia in dogs with coronary stenoses: potentiation by caffeine. *Circ Res*. 1982;50: 218–227.
130. Lorell BH, Turi Z, Grossman W. Modification of left ventricular response to pacing tachycardia in nifedipine in patients with coronary artery disease. *Am J Med*. 1981;71:667–675.
131. Bonow RO, Rosing DR, Bacharach SL, et al. Effects of verapamil on left ventricular systolic function and diastolic filling in patients with hypertrophic cardiomyopathy. *Circulation*. 1981;64:787–796.
132. Hanrath P, Mathey DG, Kremer P, et al. Effect of verapamil on left ventricular isovolumic relaxation time and regional left ventricular filling in hypertrophic cardiomyopathy. *Am J Cardiol*. 1980;45: 1258–1264.
133. Brown RO, zRosing DR, Bacharach SL. Left ventricular systolic function and diastolic filling in patients with hypertrophic cardiomyopathy. *Circulation*. 1980;62(suppl III):III–317.
134. Colan SD, Sanders SP, MacPherson D, et al. Left ventricular diastolic function in elite athletes with physiologic cardiac hypertrophy. *J Am Coll Cardiol*. 1985;6:545–549.
135. Granger CB, Karimeddini MK, Smith VE, et al. Rapid ventricular filling in left ventricular hypertrophy:I. Physiologic hypertrophy, *J Am Coll Cardiol*. 1985;5:862–868.
136. Smith VE, Schulman P, Karimeddini MK, et al. Rapid ventricular filling in left ventricular hypertrophy: II. Pathologic hypertrophy. *J Am Coll Cardiol*. 1985;5:869–874.
137. Lorell BH, Grossman W. Cardiac hypertrophy: the consequences for diastole. *J Am Coll Cardiol*. 1987;9:1189–1193.
138. Ghali JK, Liao Y, Simmons B, et al. The prognostic role of left ventricular hypertrophy in patients with or without coronary artery disease. *Ann Intern Med*. 1992;117:831–836.
139. Sullivan JM, Vander Zwaag RV, el-Zeky F, et al. Left ventricular hypertrophy: effect on survival. *J Am Coll Cardiol*. 1993;22:508–513.
140. Grayburn PA, Eichhorn EJ. Dobutamine challenge for low-gradient aortic stenosis. *Circulation*. 2002;106:763–765. Monchi, V. Gest, et al. 2001 Aortic stenosis with severe left ventricular dysfunction and low transvalvular pressure gradients: risk stratification by low-dose dobutamine echocardiography. *J Am Coll Cardiol*. 37: 2101–2107.
141. Bonow RO, Carabello B, de Leon AC, et al. ACC/AHA guidelines for the management of patients with valvular heart disease: executive summary. A report of the American College of Cardiology/ American Heart Association Task Force on Practice Guidelines (Committee on Management of Patients with Valvular Heart Disease). *J Heart Valve Dis*. 1998;7:672–707.
142. deFilippi CR, Willett DL, Brickner ME, et al. Usefulness of dobutamine echocardiography in distinguishing severe from nonsevere valvular aortic stenosis in patients with depressed left ventricular function and low transvalvular gradients. *Am J Cardiol*. 1995;75:191–194.
143. Monin JL, Karimeddini M, Smith VE, et al. Rapid ventricular filling in left ventricular hypertrophy: I. Physiologic hypertrophy. *J Am Coll Cardiol*. 1985;5:862–868.
144. Nishimura RA, Grantham JA, Connolly HM, et al. Low-output, low-gradient aortic stenosis in patients with depressed left ventricular systolic function: the clinical utility of the dobutamine challenge in the catheterization laboratory. *Circulation*. 2002;106:809–813.
145. Khot UN, Novaro GM, Popovic ZB, et al. Nitroprusside in critically ill patients with left ventricular dysfunction and aortic stenosis. *N Engl J Med*. 2003;348:1756–1763.
146. Zile MR, Gaasch WH. Heart failure in aortic stenosis: improving diagnosis and treatment. *N Engl J Med*. 2003;348:1735–1736.
147. Carabello BA. Clinical practice: aortic stenosis. *N Engl J Med*. 2002;346:677–682.
148. Goldman L, Caldera DL, Nussbaum SR, et al. Multifactorial index of cardiac risk in noncardiac surgical procedures. *N Engl J Med*. 1977;297:845–850.
149. Sundt TM, Bailey MS, Moon MR, et al. Quality of life after aortic valve replacement at the age of >80 years. *Circulation*. 2000;102:III70–III74.
150. Connolly HM, Oh JK, Schaff HV, et al. Severe aortic stenosis with low transvalvular gradient and severe left ventricular dysfunction: result of aortic valve replacement in 52 patients. *Circulation*. 2000;101:1940–1946.
151. Stanley TH, Webster LR. Anesthetic requirements and cardiovascular effects of fentanyl-oxygen and fentanyl-diazepam-oxygen anesthesia in man. *Anesth Analg*. 1978;57:411–416.
152. Bovill JG, Warren PJ, Schuller JL, et al. Comparison of fentanyl, sufentanil, and alfentanil anesthesia in patients undergoing valvular heart surgery. *Anesth Analg*. 1984;63:1081–1086.
153. Dhadphale PR, Jackson AP, Alseri SR. Comparison of anesthesia with diazepam and ketamine vs. morphine in patients undergoing heart-valve replacement. *Anesthesiology*. 1979;51:200–203.
154. Lindeburg T, Spotoft H, Bredgaard Sørensen M, et al. Cardiovascular effects of etomidate used for induction and in combination with fentanyl-pancuronium for maintenance of anaesthesia in

patients with valvular heart disease. *Acta Anaesthesiol Scand*. 1982;26:205–208.
155. Atlee JL 3rd, Alexander SC. Halothane effects on conductivity of the AV node and His-Purkinje system in the dog. *Anesth Analg*. 1977;56:378–386.
156. Atlee JL 3rd, Rusy BF, Kreul JF, et al. Supraventricular excitability in dogs during anesthesia with halothane and enflurane. *Anesthesiology*. 1978;49:407–413.
157. Perloff JG, Ronan JA, deLeon AC Jr. The effect of nitroglycerin on left ventricular wall tension in fixed orifice aortic stenosis. *Circulation*. 1965;32:204.
158. Grose R, Nivatpumin T, Katz S, et al. Mechanisms of nitroglycerin action in valvular aortic stenosis. *Am J Cardiol*. 1965;44:1371–1377.
159. Goertz AW, Lindner KH, Seefelder C, et al. Effect of phenylephrine bolus administration on global left ventricular function in patients with coronary artery disease and patients with valvular aortic stenosis. *Anesthesiology*. 1993;78:834–841.
160. Cooley DA, Reul GJ, Wukasch DC. Ischemic contracture of the heart: "stone heart. *Am J Cardiol*. 1972;29:575–577.
161. Buckberg GD. Antegrade cardioplegia, retrograde cardioplegia, or both? *Ann Thorac Surg*. 1988;45: 589–590.
162. Kirklin JW, Conti VR, Blackstone EH. Prevention of myocardial damage during cardiac operations. *N Engl J Med*. 1979;301:135–141.
163. Warner KG, Khuri SF, Kloner RA, et al. Structural and metabolic correlates of cell injury in the hypertrophied myocardium during valve replacement. *J Thorac Cardiovasc Surg*. 1987;93:741–754.
164. Menasche P, Piwnica A. Cardioplegia by way of the coronary sinus for valvular and coronary surgery. *J Am Coll Cardiol*. 1991;18:628–636.
165. Partington MT, Acar C, Buckberg GD, et al. Studies of retrograde cardioplegia: II. Advantages of antegrade/retrograde cardioplegia to optimize distribution in jeopardized myocardium. *J Thorac Cardiovasc Surg*. 1989;97:613–622.
166. Buckberg GD, Beyersdorf F, Allen BS. Integrated myocardial management in valvular heart disease. *J Heart Valve Dis*. 1995;4(suppl 2):S198–S212, discussion S212–S213.
167. Menasche P, Tronc F, Nguyen A, et al. Retrograde warm blood cardioplegia preserves hypertrophied myocardium: a clinical study. *Ann Thorac Surg*. 1994;57:1429–1434, discussion 1434–1435.
168. ACC/AHA Task Force on Practice Guidelines. ACC/AHA guidelines for perioperative cardiovascular evaluation for noncardiac surgery. *Circulation*. 1996;93:1280–1317.
169. Roberts R, Sigwart U. New concepts in hypertrophic cardiomyopathies: part II. *Circulation*. 2001;104:2249–2252.
170. Spencer WH 3rd, Roberts R. Alcohol septal ablation in hypertrophic obstructive cardiomyopathy: the need for a registry. *Circulation*. 2000;102:600–601.
171. Lakkis N. New treatment methods for patients with hypertrophic obstructive cardiomyopathy. *Curr Opin Cardiol*. 2000;15:172–177.
172. Nishimura RA, Trusty JM, Hayes DL, et al. Dual-chamber pacing for hypertrophic cardiomyopathy: a randomized, double-blind, crossover trial. *J Am Coll Cardiol*. 1997;29:435–441.
173. Maron BJ, Nishimura RA, McKenna WJ, et al. Assessment of permanent dual-chamber pacing as a treatment for drug-refractory symptomatic patients with obstructive hypertrophic cardiomyopathy: a randomized, double-blind, crossover study (M-PATHY). *Circulation*. 1999;99:2927–2933.
174. Erwin JP 3rd, Nishimura RA, Lloyd MA, et al. Dual chamber pacing for patients with hypertrophic obstructive cardiomyopathy: a clinical perspective in 2000. *Mayo Clin Proc*. 2000;75:173–180.
175. Lakkis NM, Nagueh SF, Kleiman NS, et al. Echocardiography-guided ethanol septal reduction for hypertrophic obstructive cardiomyopathy. *Circulation*. 1998;98:1750–1755.
176. Talreja DR, Nishimura RA, Edwards WD, et al. Alcohol septal ablation versus surgical septal myectomy: Comparison of effects on atrioventricular conduction tissue. *J Am Coll Cardiol*. 2004;44: 2329–2332.
177. Louie EK, Edwards LC 3rd. Hypertrophic cardiomyopathy. *Prog Cardiovasc Dis*. 1994;36:275–308.
178. Nishimura RA, Holmes DR Jr. Clinical practice: hypertrophic obstructive cardiomyopathy. *N Engl J Med*. 2004;350:1320–1327.
179. Wynne J, Braunwald E. The cardiomyopathies and myocarditides. In: Braunwald E, ed. *Heart Disease: A Textbook of Cardiovascular Medicine*. 2nd ed. Philadelphia: Saunders; 1984:1399–1456.
180. Ciro E, Nichols PF 3rd, Maron BJ. Heterogeneous morphologic expression of genetically transmitted hypertrophic cardiomyopathy: Two-dimensional echocardiographic analysis. *Circulation*. 1983;67:1227–1233.
181. Clark CE, Henry WL, Epstein SE. Familial prevalence and genetic transmission of idiopathic hypertrophic subaortic stenosis. *N Engl J Med*. 1973;289:709–714.
182. Maron BJ, Roberts WC, Edwards JE, et al. Sudden death in patients with hypertrophic cardiomyopathy: characterization of 26 patients with functional limitation. *Am J Cardiol*. 1978;41:803–810.
183. Braunwald E, Lambrew CT, Rockoff SD. Idiopathic hypertrophic subaortic stenosis. *Circulation*. 29/30: IV–1.verapamil. *Am J Cardiol*. 1964;51:1386–1391.
184. McKenna WJ, Chetty S, Oakley CM, et al. Arrhythmia in hypertrophic cardiomyopathy: exercise and 48 hour ambulatory electrocardiographic assessment with and without beta adrenergic blocking therapy. *Am J Cardiol*. 1980;45:1–5.
185. Savage DD, Seides SF, Maron BJ, et al. Prevalence of arrhythmias during 24-hour electrocardiographic monitoring and exercise testing in patients with obstructive and nonobstructive hypertrophic cardiomyopathy. *Circulation*. 1979;59:866–875.
186. McKenna WJ, England D, Doi YL, et al. Arrhythmia in hypertrophic cardiomyopathy: I. Influence on prognosis. *Br Heart J*. 1981;46:168–172.
187. Bonow RO, Frederick TM, Bacharach SL, et al. Atrial systole and left ventricular filling in hypertrophic cardiomyopathy: effect of verapamil. *Am J Cardiol*. 1983;51:1386–1391.
188. Maron BJ, Lipson LC, Roberts WC, et al. Malignant" hypertrophic cardiomyopathy: identification of a subgroup of families with unusually frequent premature death. *Am J Cardiol*. 1978;41:1133–1140.
189. Maron BJ, Roberts WC, Epstein SE. Sudden death in hypertrophic cardiomyopathy: a profile of 78 patients. *Circulation*. 1982;65:1388–1394.
190. Maron BJ, Roberts WC, McAllister HA, et al. Sudden death in young athletes. *Circulation*. 1980;62: 218–229.
191. Lewis JF, Maron BJ. Elderly patients with hypertrophic cardiomyopathy: a subset with distinctive left ventricular morphology and progressive clinical course late in life. *J Am Coll Cardiol*. 1989;13: 36–45.
192. Wigle ED, Silver MD. Myocardial fiber disarray and ventricular septal hypertrophy in asymmetrical hypertrophy of the heart. *Circulation*. 1978;58:398–402.
193. Murgo JP, Alter BR, Dorethy JF, et al. Dynamics of left ventricular ejection in obstructive and nonobstructive hypertrophic cardiomyopathy. *J Clin Invest*. 1980;66:1369–1382.
194. Pohost GM, Vignola PA, McKusick KE, et al. Hypertrophic cardiomyopathy: evaluation by gated cardiac blood pool scanning. *Circulation*. 1977;55:92–99.
195. Sutton MG, Tajik AJ, Gibson DG, et al. Echocardiographic assessment of left ventricular filling and septal and posterior wall dynamics in idiopathic hypertrophic subaortic stenosis. *Circulation*. 1978;57:512–520.
196. Wilson WS, Criley JM, Ross RS. Dynamics of left ventricular emptying in hypertrophic subaortic stenosis: a cineangiographic and hemodynamic study. *Am Heart J*. 1967;73:4–16.
197. Pouleur H, Rousseau MF, van Eyll C, et al. Force-velocity-length relations in hypertrophic cardiomyopathy: evidence of normal or depressed myocardial contractility. *Am J Cardiol*. 1983;52:813–817.
198. Hirota Y, Furubayashi K, Kaku K, et al. Hypertrophic nonobstructive cardiomyopathy: a precise assessment of hemodynamic characteristics and clinical implications. *Am J Cardiol*. 1982;50:990–997.
199. Cannon RO 3rd, Schenke WH, Bonow RO, et al. Left ventricular pulsus alternans in patients with hypertrophic cardiomyopathy and severe obstruction to left ventricular outflow. *Circulation*. 1986;73:276–285.
200. Kramer CM, Reichek N, Ferrari VA, et al. Regional heterogeneity of function in hypertrophic cardiomyopathy. *Circulation*. 1994;90:186–194.
201. Morrow AG, Braunwald E. Functional aortic stenosis: a malformation characterized by resistance to left ventricular outflow without anatomic obstruction. *Circulation*. 1959;20:181.
202. Henry WL, Clark CE, Glancy DL, et al. Echocardiographic measurement of the left ventricular outflow gradient in idiopathic hypertrophic subaortic stenosis. *N Engl J Med*. 1973;288:989–993.
203. Cape EG, Simons D, Jimoh A, et al. Chordal geometry determines the shape and extent of systolic anterior mitral motion: in vitro studies. *J Am Coll Cardiol*. 1989;13:1438–1448.
204. Wigle ED, Sasson Z, Henderson MA, et al. Hypertrophic cardiomyopathy: the importance of the site and the extent of hypertrophy. A review. *Prog Cardiovasc Dis*. 1985;28:1–83.
205. Sherrid MV, Chu CK, Delia E, et al. An echocardiographic study of the fluid mechanics of obstruction in hypertrophic cardiomyopathy. *J Am Coll Cardiol*. 1993;22:816–825.
206. King JF, DeMaria AN, Miller RR. Markedly abnormal mitral valve motion without simultaneous intraventricular pressure gradient due to uneven mitral-septal contact in idiopathic hypertrophic subaortic stenosis. *Am J Cardiol*. 1982;50:360–366.
207. Rossen RM, Goodman DJ, Ingham RE, et al. Echocardiographic criteria in the diagnosis of idiopathic hypertrophic subaortic stenosis. *Circulation*. 1974;50:747–751.
208. Feizi O, Emanuel R. Echocardiographic spectrum of hypertrophic cardiomyopathy. *Br Heart J*. 1975;37:1286–1302.
209. Pollick C, Rakowski H, Wigle ED. Muscular subaortic stenosis: the quantitative relationship between systolic anterior motion and the pressure gradient. *Circulation*. 1984;69:43–49.
210. Lin CS, Chen KS, Lin MC, et al. The relationship between systolic anterior motion of the mitral valve and the left ventricular outflow tract Doppler in hypertrophic cardiomyopathy. *Am Heart J*. 1991;122:1671–1682.
211. Levine RH, Weyman AE. Dynamic subaortic obstruction in hypertrophic cardiomyopathy: criteria and controversy. *J Am Coll Cardiol*. 1985;6:16–18.
212. Ross J Jr, Braunwald E, Gault JH, et al. The mechanism of the intraventricular pressure gradient in idiopathic hypertrophic subaortic stenosis. *Circulation*. 1966;34:558–578.
213. Maron BJ, Gottdiener JS, Arce J, et al. Dynamic subaortic obstruction in hypertrophic cardiomyopathy: analysis by pulsed Doppler echocardiography. *J Am Coll Cardiol*. 1985;6:1–18.
214. Gilbert BW, Pollick C, Adelman AG, et al. Hypertrophic cardiomyopathy: subclassification by M mode echocardiography. *Am J Cardiol*. 1980;45:861–872.
215. Criley JM, Lewis KB, White RI Jr, et al. Pressure gradients without obstruction: a new concept of "hypertrophic subaortic stenosis. *Circulation*. 1965;32:881–887.
216. Criley JM, Siegel RJ. Has 'obstruction' hindered our understanding of hypertrophic cardiomyopathy? *Circulation*. 1985;72:1148–1154.
217. Klues HG, Maron BJ, Dollar AL, et al. Diversity of structural mitral valve alterations in hypertrophic cardiomyopathy. *Circulation*. 1992;85:1651–1660.
218. Glancy DL, Shepherd RL, Beiser D, et al. The dynamic nature of left ventricular outflow obstruction in idiopathic hypertrophic subaortic stenosis. *Ann Intern Med*. 1971;75:589–593.
219. Lorell BH, Paulus WJ, Grossman W, et al. Modification of abnormal left ventricular diastolic properties by nifedipine in patients with hypertrophic cardiomyopathy. *Circulation*. 1982;65:499–507.
220. Rosing DR, Epstein SE. Verapamil in the treatment of hypertrophic cardiomyopathy. *Ann Intern Med*. 1982;96:670–672.
221. Rosing DR, Kent KM, Borer JS, et al. Verapamil therapy: a new approach to the pharmacologic treatment of hypertrophic cardiomyopathy. I: hemodynamic effects. *Circulation*. 1979;60: 1201–1207.
222. TenCate FJ, Serruys PW, Mey S, et al. Effects of short-term administration of verapamil on left ventricular relaxation and filling dynamics measured by a combined hemodynamic-ultrasonic technique in patients with hypertrophic cardiomyopathy. *Circulation*. 1983;68:1274–1279.
223. Losi MA, Betocchi S, Grimaldi M, et al. Heterogeneity of left ventricular filling dynamics in hypertrophic cardiomyopathy. *Am J Cardiol*. 1994;73:987–990.
224. O'Gara PT, Bonow RO, Maron BJ, et al. Myocardial perfusion abnormalities in patients with hypertrophic cardiomyopathy: assessment with thallium-201 emission computed tomography. *Circulation*. 1987;76:1214–1223.
225. Grover-McKay M, Schwaiger M, Krivokapich J, et al. Regional myocardial blood flow and metabolism at rest in mildly symptomatic patients with hypertrophic cardiomyopathy. *J Am Coll Cardiol*. 1989;13:317–324.
226. Maron BJ, Wolfson JK, Epstein SE, et al. Intramural ("small vessel") coronary artery disease in hypertrophic cardiomyopathy. *J Am Coll Cardiol*. 1986;8:545–557.
227. Pasternac A, Noble J, Streulens Y, et al. Pathophysiology of chest pain in patients with cardiomyopathies and normal coronary arteries. *Circulation*. 1982;65:778–789.
228. Camici P, Chiriatti G, Lorenzoni R, et al. Coronary vasodilation is impaired in both hypertrophied and nonhypertrophied myocardium of patients with hypertrophic cardiomyopathy: a study with nitrogen-13 ammonia and positron emission tomography. *J Am Coll Cardiol*. 1991;17:879–886.
229. Cannon RO 3rd, Schenke WH, Maron BJ, et al. Differences in coronary flow and myocardial metabolism at rest and during pacing between patients with obstructive and patients with nonobstructive hypertrophic cardiomyopathy. *J Am Coll Cardiol*. 1987;10:53–62.
230. Hayashida W, Kumada T, Kohno F, et al. Left ventricular regional relaxation and its nonuniformity in hypertrophic nonobstructive cardiomyopathy. *Circulation*. 1991;84:1496–1504.
231. Miyamoto MI, Rockman HA, Guth BD, et al. Effect of alpha-adrenergic stimulation on regional contractile function and myocardial blood flow with and without ischemia. *Circulation*. 1991;84: 1715–1724.
232. Pollick C. Muscular subaortic stenosis: gemodynamic and clinical improvement after disopyramide. *N Engl J Med*. 1982;307:997–999.
233. Chatterjee K, Raff G, Anderson D, et al. Hypertrophic cardiomyopathy: therapy with slow channel inhibiting agents. *Prog Cardiovasc Dis*. 1982;25:193–210.
234. Bonow RO, Ostrow HG, Rosing DR, et al. Effects of verapamil on left ventricular systolic and diastolic function in patients with hypertrophic cardiomyopathy: pressure-volume analysis with a nonimaging scintillation probe. *Circulation*. 1983;68:1062–1073.
235. Epstein SE, Rosing DR. Verapamil: its potential for causing serious complications in patients with hypertrophic cardiomyopathy. *Circulation*. 1981;64:437–441.
236. Seiler C, Hess OM, Schoenbeck M, et al. Long-term follow-up of medical versus surgical therapy for hypertrophic cardiomyopathy: a retrospective study. *J Am Coll Cardiol*. 1991;17:634–642.
237. Chahine RA. Surgical versus medical therapy of hypertrophic cardiomyopathy: is the perspective changing? *J Am Coll Cardiol*. 1991;17:643–645.
238. Fananapazir L, Cannon RO 3rd, Tripodi D, et al. Impact of dual-chamber permanent pacing in patients with obstructive hypertrophic cardiomyopathy with symptoms refractory to verapamil and beta-adrenergic blocker therapy. *Circulation*. 1992;85:2149–2161.
239. Maron BJ. Appraisal of dual-chamber pacing therapy in hypertrophic cardiomyopathy: too soon for a rush to judgment? *J Am Coll Cardiol*. 1996;27:431–432.
240. Williams WG, Wigle ED, Rakowski H, et al. Results of surgery for hypertrophic obstructive cardiomyopathy. *Circulation*. 1987;76:V104–V108.
241. Grigg LE, Wigle ED, Williams WG, et al. Transesophageal Doppler echocardiography in obstructive hypertrophic cardiomyopathy: clarification of pathophysiology and importance in intraoperative decision making. *J Am Coll Cardiol*. 1992;20:42–52.
242. Joyce FS, Lever HM, Cosgrove DM 3rd. Treatment of hypertrophic cardiomyopathy by mitral valve repair and septal myectomy. *Ann Thorac Surg*. 1994;57:1025–1027.
243. Gilligan DM, Chan WL, Stewart R, et al. Cardiac responses assessed by echocardiography to changes in preload in hypertrophic cardiomyopathy. *Am J Cardiol*. 1994;73:312–315.
244. Cohn LH, Trehan H, Collins JJ Jr. Long-term follow-up of patients undergoing myotomy/myectomy for obstructive hypertrophic cardiomyopathy. *Am J Cardiol*. 1992;70:657–660.
245. ten Berg JM, Suttorp MJ, Knaepen PJ, et al. Hypertrophic obstructive cardiomyopathy: initial results and long-term follow-up after Morrow septal myectomy. *Circulation*. 1994;90:1781–1785.
246. Sasson Z, Prieur T, Skrobik Y, et al. Aortic regurgitation: a common complication after surgery for hypertrophic obstructive cardiomyopathy. *J Am Coll Cardiol*. 1989;13:63–67.
247. Cosio FG, Moro C, Alonso M, et al. The Q waves hypertrophic cardiomyopathy: an electrophysiologic study. *N Engl J Med*. 1980;302:96–99.
248. Krikler DM, Davies MJ, Rowland E, et al. Sudden death in hypertrophic cardiomyopathy: associated accessory atrioventricular pathways. *Br Heart J*. 1980;43:245–251.

249. Anderson KP, Stinson EB, Derby GC, et al. Vulnerability of patients with obstructive hypertrophic cardiomyopathy to ventricular arrhythmia induction in the operating room: analysis of 17 patients. *Am J Cardiol.* 1983;51:811–816.
250. Wulfson HD, LaPorta RF. Pulmonary oedema after lithotripsy in a patient with hypertrophic subaortic stenosis. *Can J Anaesth.* 1993;40:465–467.
251. Thompson RC, Liberthson RR, Lowenstein ER. Perioperative anesthetic risk of noncardiac surgery in hypertrophic obstructive cardiomyopathy. *JAMA.* 1985;254:2419–2421.
252. Loubser P, Suh K, Cohen SR. Adverse effects of spinal anesthesia in a patient with idiopathic hypertrophic subaortic stenosis. *Anesthesiology.* 1984;60:228–230.
253. Larson CP Jr. Use of spinal anesthesia in patients with idiopathic hypertrophic subaortic stenosis. *Anesthesiology.* 1984;61:229.
254. Pearson J, Reves JG. Unusual cause of hypotension after coronary artery bypass grafting: idiopathic hypertrophic subaortic stenosis. *Anesthesiology.* 1984;60:592–594.
255. Lanier W, Prough DS. Intraoperative diagnosis of hypertrophic obstructive cardiomyopathy. *Anesthesiology.* 1984;60:61–63.
256. Smith HJ, Neutze JM, Roche AH, et al. The natural history of rheumatic aortic regurgitation and the indications for surgery. *Br Heart J.* 1976;38:147–154.
257. Goldschlager N, Pfeifer J, Cohn K, et al. The natural history of aortic regurgitation: a clinical and hemodynamic study. *Am J Med.* 1973;54:577–588.
258. Ishii K, Hirota Y, Suwa M, et al. Natural history and left ventricular response in chronic aortic regurgitation. *Am J Cardiol.* 1996;78:357–361.
259. Schwarz F, Flameng W, Langebartels F, et al. Impaired left ventricular function in chronic aortic valve disease: survival and function after replacement by Bjork-Shiley prosthesis. *Circulation.* 1979;60:48–58.
260. Tam JW, Antecol D, Kim HH, et al. Low dose dobutamine echocardiography in the assessment of contractile reserve to predict the outcome of valve replacement for chronic aortic regurgitation. *Can J Cardiol.* 1999;15:73–79.
261. Padial LR, Oliver A, Vivaldi M, et al. Doppler echocardiographic assessment of progression of aortic regurgitation. *Am J Cardiol.* 1997;80:306–314.
262. Levine HJ, Gaasch WH. Ratio of regurgitant volume to end-diastolic volume: a major determinant of ventricular response to surgical correction of chronic volume overload. *Am J Cardiol.* 1983;52:406–410.
263. Bonow RO, Rosing DR, Kent KM, et al. Timing of operation for chronic aortic regurgitation. *Am J Cardiol.* 1982;50:325–336.
264. Green GR, Miller DC. Continuing dilemmas concerning aortic valve replacement in patients with advanced left ventricular systolic dysfunction. *J Heart Valve Dis.* 1997;6:562–579.
265. Eichorn EJ, Konstam MA. Quantitation of aortic regurgitation. In: Gaasch WH, Levine HJ, eds. *Chronic Aortic Regurgitation.* Boston: Kluwer Academic; 1988:108.
266. Reimold SC, Byrne JG, Caguioa ES, et al. Load dependence of the effective regurgitant orifice area in a sheep model of aortic regurgitation. *J Am Coll Cardiol.* 1991;18:1085–1090.
267. Enriquez-Sarano M, Tajik AJ. Clinical practice: aortic regurgitation. *N Engl J Med.* 2004;351:1539–1546.
268. Elkayam U, McKay CR, Weber L, et al. Favorable effects of hydralazine on the hemodynamic response to isometric exercise in chronic severe aortic regurgitation. *Am J Cardiol.* 1984;53:1603–1607.
269. Greenberg BH, DeMots H, Murphy E, et al. Mechanism for improved cardiac performance with arteriolar dilators in aortic insufficiency. *Circulation.* 1981;63:263–268.
270. Devlin WH, Petrusha J, Briesmiester K, et al. Impact of vascular adaptation to chronic aortic regurgitation on left ventricular performance. *Circulation.* 1999;99:1027–1033.
271. Borow KM, Marcus RH. Aortic regurgitation: the need for an integrated physiologic approach. *J Am Coll Cardiol.* 1991;17:898–900.
272. Judge TP, Kennedy JW, Bennett LJ, et al. Quantitative hemodynamic effects of heart rate in aortic regurgitation. *Circulation.* 1971;44:355–367.
273. Firth BG, Dehmer GJ, Nicod P, et al. Effect of increasing heart rate in patients with aortic regurgitation: effect of incremental atrial pacing on scintigraphic, hemodynamic and thermodilution measurements. *Am J Cardiol.* 1982;49:1860–1867.
274. Dodge HT, Kennedy JW, Petersen JL. Quantitative angiocardiographic methods in the evaluation of valvular heart disease. *Prog Cardiovasc Dis.* 1973;16:1–23.
275. Segal J, Harvey WP, Hufnagel C. A clinical study of one hundred cases of severe aortic insufficiency. *Am J Med.* 1956;21:200–210.
276. Johnson AE, Engler RL, LeWinger M. The medical and surgical management of patients with aortic valve disease: a symposium. *West J Med.* 1977;126:460–478.
277. Kawachi K, Kitamura S, Oyama C, et al. Relations of preoperative hemodynamics and coronary blood flow to improved left ventricular function after valve replacement for aortic regurgitation. *J Am Coll Cardiol.* 1988;11:925–929.
278. Eastham CL, Doty DB, Hiratzka LF. Volume-overload left ventricular hypertrophy impairs coronary reserve in humans. *Circulation.* 1981;64(suppl IV):IV–26.
279. Strauer BE. Ventricular function and coronary hemodynamics in hypertensive heart disease. *Am J Cardiol.* 1979;44:999–1006.
280. Tauchert M, Hilger HH. Application of the coronary reserve concept to the study of myocardial perfusion. In: Schaper W, ed. *The Pathophysiology of Myocardial Perfusion.* Amsterdam: Elsevier/North-Holland; 1979:141–167.
281. Braunwald E. Valvular heart disease. In: Braunwald ER, ed. *Heart Disease: A Textbook of Cardiovascular Medicine.* 4th ed. Philadelphia: Saunders; 1992.
282. Borow KM. Surgical outcome in chronic aortic regurgitation: a physiologic framework for assessing preoperative predictors. *J Am Coll Cardiol.* 1987;10:1165–1170.
283. Gerson MC, Engel PJ, Mantil JC, et al. Effects of dynamic and isometric exercise on the radionuclide-determined regurgitant fraction in aortic insufficiency. *J Am Coll Cardiol.* 1984;3:98–106.
284. Huxley RL, Gaffney FA, Corbett JR, et al. Early detection of left ventricular dysfunction in chronic aortic regurgitation as assessed by contrast angiography, echocardiography, and rest and exercise scintigraphy. *Am J Cardiol.* 1983;51:1542–1550.
285. Tarasoutchi F, Grinberg M, Spina GS, et al. Ten-year clinical laboratory follow-up after application of a symptom-based therapeutic strategy to patients with severe chronic aortic regurgitation of predominant rheumatic etiology. *J Am Coll Cardiol.* 2003;41:1316–1324.
286. Verheul HA, van den Brink RB, Bouma BJ, et al. Analysis of risk factors for excess mortality after aortic valve replacement. *J Am Coll Cardiol.* 1995;26:1280–1286.
287. Welch GH Jr, Braunwald E, Sarnoff SJ. Hemodynamic effects of quantitatively varied experimental aortic regurgitation. *Circ Res.* 1957;5:546–551.
288. Mann T, McLaurin L, Grossman W, et al. Assessing the hemodynamic severity of acute aortic regurgitation due to infective endocarditis. *N Engl J Med.* 1975;293:108–113.
289. Botvinick EH, Schiller NB, Wickramasekaran R, et al. Echocardiographic demonstration of early mitral valve closure in severe aortic insufficiency: its clinical implications. *Circulation.* 1975;51:836–847.
290. Wigle ED, Labrosse CJ. Sudden, severe aortic insufficiency. *Circulation.* 1965;32:708–720.
291. Laniado S, Yellin EL, Yoran C, et al. Physiologic mechanisms in aortic insufficiency. I: The effect of changing heart rate on flow dynamics. II: Determinants of Austin Flint murmur. *Circulation.* 1982;66:226–235.
292. Ardehali A, Segal J, Cheitlin MD. Coronary blood flow reserve in acute aortic regurgitation. *J Am Coll Cardiol.* 1995;25:1387–1392.
293. van Herwerden LA, Gussenhoven EJ, Roelandt JR, et al. Intraoperative two-dimensional echocardiography in complicated infective endocarditis of the aortic valve. *J Thorac Cardiovasc Surg.* 1987;93:587–591.
294. Shapiro SM, Bayer AS. Transesophageal and Doppler echocardiography in the diagnosis and management of infective endocarditis. *Chest.* 1991;100:1125–1130.
295. Daniel WG, Mugge A, Martin RP, et al. Improvement in the diagnosis of abscesses associated with endocarditis by transesophageal echocardiography. *N Engl J Med.* 1991;324:795–800.
296. Teague SM, Heinsimer JA, Anderson JL, et al. Quantification of aortic regurgitation utilizing continuous wave Doppler ultrasound. *J Am Coll Cardiol.* 1986;8:592–599.
297. Perry GJ, Helmcke F, Nanda NC, et al. Evaluation of aortic insufficiency by Doppler color flow mapping. *J Am Coll Cardiol.* 1987;9:952–959.
298. Oh JK, Hatle LK, Sinak LJ, et al. Characteristic Doppler echocardiographic pattern of mitral inflow velocity in severe aortic regurgitation. *J Am Coll Cardiol.* 1989;14:1712–1717.
299. Stone JG, Hoar PF, Khambatta HJ. Influence of volume loading on intraoperative hemodynamics and perioperative fluid retention in patients with valvular regurgitation undergoing prosthetic replacement. *Am J Cardiol.* 1983;52:530–533.
300. Stone JG, Hoar PF, Calabro JR, et al. Afterload reduction and preload augmentation improve the anesthetic management of patients with cardiac failure and valvular regurgitation. *Anesth Analg.* 1980;59:737–742.
301. Cohn JN, Franciosa JA. Vasodilator therapy of cardiac failure (parts 1 and 2). *N Engl J Med.* 1977;297:27–31, 254–258.
302. Karon BL, Enriquez-Sarano M. Valvular regurgitation. In: Lloyd MA, Murphy JG, eds. *Mayo Clinic Cardiology Review.* 2nd ed. Philadelphia: Lippincott Williams & Wilkins; 2000:303–330.
303. Enriquez-Sarano M, Avierinos JF, Messika-Zeitoun D, et al. Quantitative determinants of the outcome of asymptomatic mitral regurgitation. *N Engl J Med.* 2005;352:875–883.
304. Enriquez-Sarano M, Orszulak TA, Schaff HV, et al. Mitral regurgitation: a new clinical perspective. *Mayo Clin Proc.* 1997;72:1034–1043.
305. Ling LH, Enriquez-Sarano M, Seward JB, et al. Clinical outcome of mitral regurgitation due to flail leaflet. *N Engl J Med.* 1996;335:1417–1423.
306. Grigioni F, Enriquez-Sarano M, Ling LH, et al. Sudden death in mitral regurgitation due to flail leaflet. *J Am Coll Cardiol.* 1999;34:2078–2085.
307. Enriquez-Sarano M, Basmadjian AJ, Rossi A, et al. Progression of mitral regurgitation: a prospective Doppler echocardiographic study. *J Am Coll Cardiol.* 1999;34:1137–1144.
308. Carabello BA. The pathophysiology of mitral regurgitation. *J Heart Valve Dis.* 2000;9:600–608.
309. Otsuji Y, Handschumacher MD, Kisanuki A, et al. Functional mitral regurgitation. *Cardiologia.* 1998;43:1011–1016.
310. Enriquez-Sarano M, Tajik AJ, Schaff HV, et al. Echocardiographic prediction of survival after surgical correction of organic mitral regurgitation. *Circulation.* 1994;90:830–837.
311. Enriquez-Sarano M, Tajik AJ, Schaff HV, et al. Echocardiographic prediction of left ventricular function after correction of mitral regurgitation: results and clinical implications. *J Am Coll Cardiol.* 1994;24:1536–1543.
312. Enriquez-Sarano M, Schaff HV, Orszulak TA, et al. Congestive heart failure after surgical correction of mitral regurgitation: a long-term study. *Circulation.* 1995;92:2496–2503.
313. Matsuo T, Carabello BA, Nagatomo Y, et al. Mechanisms of cardiac hypertrophy in canine volume overload. *Am J Physiol.* 1998;275:H65–H74.
314. Carabello BA, Nakano K, Corin W, et al. Left ventricular function in experimental volume overload hypertrophy. *Am J Physiol.* 1989;256:H974–H981.
315. Kleaveland JP, Kussmaul WG, Vinciguerra T, et al. Volume overload hypertrophy in a closed-chest model of mitral regurgitation. *Am J Physiol.* 1988;254:H1034–H1041.
316. Imamura T, McDermott PJ, Kent RL, et al. Acute changes in myosin heavy chain synthesis rate in pressure versus volume overload. *Circ Res.* 1994;75:418–425.
317. Urabe Y, Mann DL, Kent RL, et al. Cellular and ventricular contractile dysfunction in experimental canine mitral regurgitation. *Circ Res.* 1992;70:131–147.
318. Lehmann KG, Francis CK, Dodge HT. Mitral regurgitation in early myocardial infarction: incidence, clinical detection, and prognostic implications. TIMI Study Group. *Ann Intern Med.* 1992;117:10–17.
319. Tcheng JE, Jackman JD Jr, Nelson CL, et al. Outcome of patients sustaining acute ischemic mitral regurgitation during myocardial infarction. *Ann Intern Med.* 1992;117:18–24.
320. Lamas GA, Mitchell GF, Flaker GC, et al. Clinical significance of mitral regurgitation after acute myocardial infarction. Survival and Ventricular Enlargement Investigators. *Circulation.* 1997;96:827–833.
321. Phillips JH, Burch GE, Depasquale NP. The syndrome of papillary muscle dysfunction: its clinical recognition. *Ann Intern Med.* 1963;59:508–520.
322. Burch GE, DePasquale NP, Phillips JH. The syndrome of papillary muscle dysfunction. *Am Heart J.* 1968;75:399–415.
323. Burch GE, De Pasquale NP, Phillips JH. Clinical manifestations of papillary muscle dysfunction. *Arch Intern Med.* 1963;112:112–117.
324. Levine RA. Dynamic mitral regurgitation: more than meets the eye. *N Engl J Med.* 2004;351:1681–1684.
325. Kaul S, Spotnitz WD, Glasheen WP, et al. Mechanism of ischemic mitral regurgitation: an experimental evaluation. *Circulation.* 1991;84:2167–2180.
326. Mittal AK, Langston M Jr, Cohn KE, et al. Combined papillary muscle and left ventricular wall dysfunction as a cause of mitral regurgitation: an experimental study. *Circulation.* 1971;44:174–180.
327. Tsakiris AG, Rastelli GC, Des Amorim D, et al. Effect of experimental papillary muscle damage on mitral valve closure in intact anesthetized dogs. *Mayo Clin Proc.* 1970;45:275–285.
328. Otsuji Y, Handschumacher MD, Schwammenthal E, et al. Insights from three-dimensional echocardiography into the mechanism of functional mitral regurgitation: direct in vivo demonstration of altered leaflet tethering geometry. *Circulation.* 1997;96:1999–2008.
329. Birnbaum Y, Chamoun AJ, Conti VR, et al. Mitral regurgitation following acute myocardial infarction. *Coron Artery Dis.* 2002;13:337–344.
330. Komeda M, Glasson JR, MacIsaac A, et al. Systolic "dysfunction" of ischemic papillary muscle may serve as a compensatory mechanism for left ventricular wall motion abnormality (abstract). *Circulation.* 1995;92(suppl I):I–357.
331. Dent JM, Spotnitz WD, Kaul S. Echocardiographic evaluation of the mechanisms of ischemic mitral regurgitation. *Coron Artery Dis.* 1996;7:188–195.
332. Ormiston JA, Shah PM, Tei C, et al. Size and motion of the mitral valve annulus in man: I. A two-dimensional echocardiographic method and findings in normal subjects. *Circulation.* 1981;64:113–120.
333. Tsakiris AG, Von Bernuth G, Rastelli GC, et al. Size and motion of the mitral valve annulus in anesthetized intact dogs. *J Appl Physiol.* 1971;30:611–618.
334. Ma HH, Honma H, Munakata K, et al. Mitral insufficiency as a complication of acute myocardial infarction and left ventricular remodeling. *Jpn Circ J.* 1997;61:912–920.
335. Tenenbaum A, Leor J, Motro M, et al. Improved posterobasal segment function after thrombolysis is associated with decreased incidence of significant mitral regurgitation in a first inferior myocardial infarction. *J Am Coll Cardiol.* 1995;25:1558–1563.
336. Leor J, Feinberg MS, Vered Z, et al. Effect of thrombolytic therapy on the evolution of significant mitral regurgitation in patients with a first inferior myocardial infarction. *J Am Coll Cardiol.* 1993;21:1661–1666.
337. Kinn JW, O'Neill WW, Benzuly KH, et al. Primary angioplasty reduces risk of myocardial rupture compared to thrombolysis for acute myocardial infarction. *Cathet Cardiovasc Diagn.* 1997;42:151–157.
338. Scott WC, Miller DC, Haverich A, et al. Operative risk of mitral valve replacement: discriminant analysis of 1329 procedures. *Circulation.* 1985;72:II108–II119.
339. Rozich JD, Carabello BA, Usher BW, et al. Mitral valve replacement with and without chordal preservation in patients with chronic mitral regurgitation: mechanisms for differences in postoperative ejection performance. *Circulation.* 1992;86:1718–1726.
340. Enriquez-Sarano M, Schaff HV, Orszulak TA, et al. Valve repair improves the outcome of surgery for mitral regurgitation: a multivariate analysis. *Circulation.* 1995;91:1022–1028.
341. Mohty D, Orszulak TA, Schaff HV, et al. Very long-term survival and durability of mitral valve repair for mitral valve prolapse. *Circulation.* 2001;104:I1–I7.
342. David TE, Armstrong S, Sun Z. Replacement of chordae tendineae with Gore-Tex sutures: a ten-year experience. *J Heart Valve Dis.* 1996;5:352–355.
343. Pearson PJ, Schaff HV. Valve repair and choice of valves. In: Yusuf S, Cairns JA, Camm AJ, et al., eds. *Evidence-Based Cardiology.* 2nd ed. London: BMJ Books; 2003:809–816.
344. David TE, Komeda M, Pollick C, et al. Mitral valve annuloplasty: the effect of the type on left ven-

tricular function. *Ann Thorac Surg*. 1989;47:524–527, discussion 527–528.

345. Tribouilloy CM, Enriquez-Sarano M, Schaff HV, et al. Impact of preoperative symptoms on survival after surgical correction of organic mitral regurgitation: rationale for optimizing surgical indications. *Circulation*. 1999;99:400–405.
346. Tribouilloy CM, Enriquez-Sarano M, Schaff HV, et al. Excess mortality due to coronary artery disease after valve surgery: secular trends in valvular regurgitation and effect of internal mammary artery bypass. *Circulation*. 1998;98:II108–II115.
347. McClure RS, Cohn LH, Wiegerinck E, et al. Early and late outcomes in minimally invasive mitral valve repair: an eleven-year experience in 707 patients. *J Thorac Cardiovasc Surg*. 2009;137:70–75.
348. Svensson LG, Atik FA, Cosgrove DM, et al. Minimally invasive versus conventional mitral valve surgery: a propensity-matched comparison. *J Thorac Cardiovasc Surg*. 2010;139:926–932.
349. Mihaljevic T, Cohn LH, Unic D, et al. One thousand minimally invasive valve operations: early and late results. *Ann Surg*. 2004;240:529–534.
350. Carpentier A, Loulmet D, Carpentier A, et al. Open heart operation under videosurgery and minithoracotomy. First case (mitral valvuloplasty) operated with success]. *C R Acad Sci III*. 1996;319:219–223.
351. Mohr FW, Falk V, Diegeler A, et al. Minimally invasive port-access mitral valve surgery. *J Thorac Cardiovasc Surg*. 1998;115:567–574, discussion 574–576.
352. Carpentier A, Loulmet D, Aupecle B, et al. Computer assisted open heart surgery: first case operated on with success. *C R Acad Sci III*. 1998;321:437–442.
353. Palep JH. Robotic assisted minimally invasive surgery. *J Minim Access Surg*. 2009;5:1–7.
354. Gammie JS, Zhao Y, Peterson ED, et al. J. Maxwell Chamberlain Memorial Paper for adult cardiac surgery. Less-invasive mitral valve operations: trends and outcomes from the Society of Thoracic Surgeons Adult Cardiac Surgery Database. *Ann Thorac Surg*. 2010;90:1401–1408, discussion 1408-1410.
355. Robicsek F. Robotic cardiac surgery: time told! *J Thorac Cardiovasc Surg*. 2008;135:243–246.
356. Chitwood WR Jr, Rodriguez E, Chu MW, et al. Robotic mitral valve repairs in 300 patients: a single-center experience. *J Thorac Cardiovasc Surg*. 2008;136:436–441.
357. Cheng W, Fontana GP, DeRobertis MA, et al. Is robotic mitral valve repair a reproducible approach? *J Thorac Cardiovasc Surg*. 2010;139:628–633.
358. Deeba S, Aggarwal R, Sains P, et al. Cardiac robotics: a review and St. Mary's experience. *Int J Med Robot*. 2006;2:16–20.
359. Reichenspurner H, Detter C, Deuse T, et al. Video and robotic-assisted minimally invasive mitral valve surgery: a comparison of the Port-Access and transthoracic clamp techniques. *Ann Thorac Surg*. 2005;79:485–490, discussion 490–491.
360. Modi P, Rodriguez E, Hargrove WC 3rd, et al. Minimally invasive video-assisted mitral valve surgery: a 12-year, 2-center experience in 1178 patients. *J Thorac Cardiovasc Surg*. 2009;137:1481–1487.
361. Roselli EE, Pettersson GB, Blackstone EH, et al. Adverse events during reoperative cardiac surgery: frequency, characterization, and rescue. *J Thorac Cardiovasc Surg*. 2008;135:316–323, 323 e1-6.
362. Arcidi JM Jr, Rodriguez E, Elbeery JR, et al. Fifteen-year experience with minimally invasive approach for reoperations involving the mitral valve. *J Thorac Cardiovasc Surg*. 2012;143:1062–1068.
363. Murzi M, Miceli A, De Stefano G, et al. Minimally invasive right thoracotomy approach for mitral valve surgery in patients with previous sternotomy: a single institution experience with 173 patients. *J Thorac Cardiovasc Surg*. 2014;148:2763–2768.
364. Chiam PT, Ruiz CE. Percutaneous transcatheter mitral valve repair: a classification of the technology. *JACC Cardiovasc Interv*. 2011;4:1–13.
365. Alfieri O, Maisano F, De Bonis M, et al. The double-orifice technique in mitral valve repair: a simple solution for complex problems. *J Thorac Cardiovasc Surg*. 2001;122:674–681.
366. Feldman T, Kar S, Rinaldi M, et al. Percutaneous mitral repair with the MitraClip system: safety and midterm durability in the initial EVEREST (Endovascular Valve Edge-to-Edge REpair Study) cohort. *J Am Coll Cardiol*. 2009;54:686–694.
367. Feldman T, Foster E, Glower DD, et al. Percutaneous repair or surgery for mitral regurgitation. *N Engl J Med*. 2011;364:1395–1406.
368. Siminiak T, Wu JC, Haude M, et al. Treatment of functional mitral regurgitation by percutaneous annuloplasty: results of the TITAN Trial. *Eur J Heart Fail*. 2012;14:931–938.
369. Siminiak T, Hoppe UC, Schofer J, et al. Effectiveness and safety of percutaneous coronary sinus-based mitral valve repair in patients with dilated cardiomyopathy (from the AMADEUS trial). *Am J Cardiol*. 2009;104:565–570.
370. De Backer O, Piazza N, Banai S, et al. Percutaneous transcatheter mitral valve replacement: an overview of devices in preclinical and early clinical evaluation. *Circ Cardiovasc Interv*. 2014;7: 400–409.
371. Gillinov AM, Liddicoat JR. Percutaneous mitral valve repair. *Semin Thorac Cardiovasc Surg*. 2006;18:115–121.
372. Wong MC, Clark DJ, Horrigan MC, et al. Advances in percutaneous treatment for adult valvular heart disease. *Intern Med J*. 2009;39:465–474.
373. Whitlow PL, Feldman T, Pedersen WR, et al. Acute and 12-month results with catheter-based mitral valve leaflet repair: the EVEREST II (Endovascular Valve Edge-to-Edge Repair) High Risk Study. *J Am Coll Cardiol*. 2012;59:130–139.
374. Maisano F, Franzen O, Baldus S, et al. Percutaneous mitral valve interventions in the real world: early and 1-year results from the ACCESS-EU, a prospective, multicenter, nonrandomized post-approval study of the MitraClip therapy in Europe. *J Am Coll Cardiol*. 2013;62:1052–1061.
375. Mauri L, Foster E, Glower DD, et al. 4-year results of a randomized controlled trial of percutaneous repair versus surgery for mitral regurgitation. *J Am Coll Cardiol*. 2013;62:317–328.
376. Grose R, Strain J, Yipintosoi T. Right ventricular function in valvular heart disease: relation to pulmonary artery pressure. *J Am Coll Cardiol*. 1983;2:225–232.
377. Enriquez-Sarano M, Freeman WK, Tribouilloy CM, et al. Functional anatomy of mitral regurgitation: accuracy and outcome implications of transesophageal echocardiography. *J Am Coll Cardiol*. 1999;34:1129–1136.
378. LeVan P, Stevenson J, Develi N, et al. Cardiovascular collapse after femoral venous cannula placement for robotic-assisted mitral valve repair and patent foramen ovale closure. *J Cardiothorac Vasc Anesth*. 2008;22:590–591.
379. Kottenberg-Assenmacher E, Kamler M, Peters J. Minimally invasive endoscopic port-access intracardiac surgery with one lung ventilation: impact on gas exchange and anaesthesia resources. *Anaesthesia*. 2007;62:231–238.
380. Bastard OG, Carter JG, Moyers JR, et al. Circulatory effects of isoflurane in patients with ischemic heart disease: a comparison with halothane. *Anesth Analg*. 1984;63:635–639.
381. Smith JS, Cahalan MK, Benefiel DJ. Fentanyl versus fentanyl and isoflurane in patients with impaired left ventricular function. *Anesthesiology*. 1985;63:A18.
382. McCammon RL, Hilgenberg JC, Stoelting RK. Hemodynamic effects of diazepam and diazepam-nitrous oxide in patients with coronary artery disease. *Anesth Analg*. 1982;59:438–441.
383. Price HL, Cooperman LH, Warden JC, et al. Pulmonary hemodynamics during general anesthesia in man. *Anesthesiology*. 1969;30:629–636.
384. Stoelting RK, Reis RR, Longnecker DE. Hemodynamic responses to nitrous oxide-halothane and halothane in patients with valvular heart disease. *Anesthesiology*. 1972;37:430–435.
385. Schulte-Sasse U, Hess W, Tarnow J. Pulmonary vascular responses to nitrous oxide in patients with normal and high pulmonary vascular resistance. *Anesthesiology*. 1982;57:9–13.
386. Hilgenberg JC, McCammon RL, Stoelting RK. Pulmonary and systemic vascular responses to nitrous oxide in patients with mitral stenosis and pulmonary hypertension. *Anesth Analg*. 1980;59:323–326.
387. Rorie DK, Tyce GM, Sill JC. Nitrous oxide increases norepinephrine release from pulmonary artery. *Anesthesiology*. 1985;63:A89.
388. Hammond GL, Cronau LH, Whittaker D, et al. Fate of prostaglandins E(1) and A(1) in the human pulmonary circulation. *Surgery*. 1977;81:716–722.
389. Said SI. Pulmonary metabolism of prostaglandins and vasoactive peptides. *Ann Rev Physiol*. 1982;44:257–268.
390. Mikawa K, Maekawa N, Goto R, et al. Use of prostaglandin E1 to treat peri-anaesthetic pulmonary hypertension associated with mitral valve disease. *J Intern Med Res*. 1993;21:161–164.
391. Kunimoto F, Arai K, Isa Y, et al. A comparative study of the vasodilator effects of prostaglandin E1 in patients with pulmonary hypertension after mitral valve replacement and with adult respiratory distress syndrome. *Anesth Analg*. 1997;85:507–513.
392. D'Ambra MN, LaRaia PJ, Philbin DM, et al. Prostaglandin E1: a new therapy for refractory right heart failure and pulmonary hypertension after mitral valve replacement. *J Thorac Cardiovasc Surg*. 1985;89:567–572.
393. Vincent JL, Carlier E, Pinsky MR, et al. Prostaglandin E1 infusion for right ventricular failure after cardiac transplantation. *J Thorac Cardiovasc Surg*. 1992;103:33–39.
394. Fullerton DA, Jones SD, Jaggers J, et al. Effective control of pulmonary vascular resistance with inhaled nitric oxide after cardiac operation. *J Thorac Cardiovasc Surg*. 1996;111:753–762, discussion 762–763.
395. Fullerton DA, McIntyre RC Jr. Inhaled nitric oxide: therapeutic applications in cardiothoracic surgery. *Ann Thorac Surg*. 1996;61:1856–1864.
396. Nishimura RA. Valvular stenosis. In: Murphy JG, ed. *Mayo Clinic Cardiology Board Review*. Philadelphia: Lippincott, Williams & Wikins; 2003.
397. Gorlin R, Gorlin SG. Hydraulic formula for calculation of the area of stenotic mitral valve, other cardiac valves and central circulatory shunts: I. *Am Heart J*. 1951;41:1–29.
398. Bruce CJ, Nishimura RA. Clinical assessment and management of mitral stenosis. *Cardiol Clin*. 1998;16:375–403.
399. Hugenholtz PG, Ryan TJ, Stein SW, et al. The spectrum of pure mitral stenosis: hemodynamic studies in relation to clinical disability. *Am J Cardiol*. 1962;10:773–784.
400. Wood P. An appreciation of mitral stenosis: I. Clinical features. *Br Med J*. 1954;4870:1051–1063.
401. Wood P. An appreciation of mitral stenosis: II. Investigations and results. *Br Med J*. 1954;4871: 1113–1124.
402. Carroll JD, Feldman T. Percutaneous mitral balloon valvotomy and the new demographics of mitral stenosis. *JAMA*. 1993;270:1731–1736.
403. Selzer A, Cohn KE. Natural history of mitral stenosis: a review. *Circulation*. 1972;45:878–890.
404. Rowe JC, Bland EF, Sprague HB, et al. The course of mitral stenosis without surgery: ten- and twenty-year perspectives. *Ann Intern Med*. 1960;52:741–749.
405. Olesen KH. The natural history of 271 patients with mitral stenosis under medical treatment. *Br Heart J*. 1962;24:349–357.
406. Gash AK, Carabello BA, Cepin D, et al. Left ventricular ejection performance and systolic muscle function in patients with mitral stenosis. *Circulation*. 1983;67:148–154.
407. Carabello BA. Mitral valve disease: indications for surgery. In: Yusuf S, Cairns JA, Camm AJ, eds. *Evidence-Based Cardiology*. 2nd ed. London: BMJ Books; 2003:758–766.
408. Liu CP, Ting CT, Yang TM, et al. Reduced left ventricular compliance in human mitral stenosis: role of reversible internal constraint. *Circulation*. 1992;85:1447–1456.
409. Bruce CJ, Nishimura RA. Newer advances in the diagnosis and treatment of mitral stenosis. *Curr Probl Cardiol*. 1998;23:125–192.
410. Popovic AD, Stewart WJ. Echocardiographic evaluation of valvular stenosis: the gold standard for the next millennium? *Echocardiography*. 2001;18:59–63.
411. Inoue K, Owaki T, Nakamura T, et al. Clinical application of transvenous mitral commissurotomy by a new balloon catheter. *J Thorac Cardiovasc Surg*. 1984;87:394–402.
412. Iung B, Vahanian A. The long-term outcome of balloon valvuloplasty for mitral stenosis. *Curr Cardiol Rep*. 2002;4:118–124.
413. Nishimura RA, Holmes DR Jr, Reeder GS. Efficacy of percutaneous mitral balloon valvuloplasty with the inoue balloon. *Mayo Clin Proc*. 1991;66:276–282.
414. Abascal VM, Wilkins GT, Choong CY, et al. Mitral regurgitation after percutaneous balloon mitral valvuloplasty in adults: evaluation by pulsed Doppler echocardiography. *J Am Coll Cardiol*. 1988;11:257–263.
415. Shah PM, Raney AA. Tricuspid valve disease. *Curr Prob Cardiol*. 2008;33:47–84.
416. Vahanian A, Alfieri O, Andreotti F, et al. Guidelines on the management of valvular heart disease (version 2012): the Joint Task Force on the Management of Valvular Heart Disease of the European Society of Cardiology (ESC) and the European Association for Cardio-Thoracic Surgery (EACTS). *Eur J Cardiothorac Surg*. 2012;42:S1–S44.
417. Shinn SH, Schaff HV. Evidence-based surgical management of acquired tricuspid valve disease. *Nat Rev Cardiol*. 2013;10:190–203.
418. Messika-Zeitoun D, Thomson H, Bellamy M, et al. Medical and surgical outcome of tricuspid regurgitation caused by flail leaflets. *J Thorac Cardiovasc Surg*. 2004;128:296–302.
419. Sons H, Dausch W, Kuh JH. Tricuspid valve repair in right-sided endocarditis. *J Heart Valve Dis*. 1997;6:636–641.
420. Chopra P, Tandon HD. Pathology of chronic rheumatic heart disease with particular reference to tricuspid value involvement. *Acta Cardiol*. 1977;32:423–434.
421. Vatterott PJ, Nishimura RA, Gersh BJ, et al. Severe isolated tricuspid insufficiency in coronary artery disease. *Int J Cardiol*. 1987;14:295–301.
422. Mueller XM, Tevaearai HT, Stumpe F, et al. Tricuspid valve involvement in combined mitral and aortic valve surgery. *J Cardiovasc Surg*. 2001;42:443–449.
423. Cohn LH. Tricuspid regurgitation secondary to mitral valve disease: when and how to repair. *J Card Surg*. 1994;9:237–241.
424. Katircioglu SF, Yamak B, Ulus AT, et al. Treatment of functional tricuspid regurgitation by bicuspidalization annuloplasty during mitral valve surgery. *J Heart Valve Dis*. 1997;6:631–635.
425. Ramakrishna H, Augoustides JG, Gutsche JT, et al. Incidental tricuspid regurgitation in adult cardiac surgery: focus on current evidence and management options for the perioperative echocardiographer. *J Cardiothorac Vascular Anesth*. 2014;28:1414–1420.
426. Cohen SR, Sell JE, McIntosh CL, Clark RE. Tricuspid regurgitation in patients with acquired, chronic, pure mitral regurgitation: II. Nonoperative management, tricuspid valve annuloplasty, and tricuspid valve replacement. *J Thorac Cardiovasc Surg*. 1987;94:488–497.
427. Porter A, Shapira Y, Wurzel M, et al. Tricuspid regurgitation late after mitral valve replacement: clinical and echocardiographic evaluation. *J Heart Valve Dis*. 1999;8:57–62.
428. Matsunaga A, Duran CM. Progression of tricuspid regurgitation after repaired functional ischemic mitral regurgitation. *Circulation*. 2005;112(9 suppl):I453–I457.
429. Arbulu A, Holmes RJ, Asfaw I. Tricuspid valvulectomy without replacement: twenty years' experience. *J Thorac Cardiovasc Surg*. 1991;102:917–922.
430. Arbulu A, Asfaw I. Tricuspid valvulectomy without prosthetic replacement: ten years of clinical experience. *J Thorac Cardiovasc Surg*. 1981;82:684–691.
431. Farid L, Dayem MK, Guindy R, et al. The importance of tricuspid valve structure and function in the surgical treatment of rheumatic mitral and aortic disease. *Eur Heart J*. 1992;13:366–372.
432. Gayet C, Pierre B, Delahaye JP, et al. Traumatic tricuspid insufficiency: an underdiagnosed disease. *Chest*. 1987;92:429–432.
433. Kaul TK, Ramsdale DR, Mercer JL. Functional tricuspid regurgitation following replacement of the mitral valve. *Int J Cardiol*. 1991;33:305–313.
434. McGrath LB, Gonzalez-Lavin L, Bailey BM, et al. Tricuspid valve operations in 530 patients: twenty-five-year assessment of early and late phase events. *J Thorac Cardiovasc Surg*. 1990;99: 124–133.
435. Morrison DA, Ovitt T, Hammermeister KE. Functional tricuspid regurgitation and right ventricular dysfunction in pulmonary hypertension. *Am J Cardiol*. 1988;62:108–112.
436. Mullany CJ, Gersh BJ, Orszulak TA, et al. Repair of tricuspid valve insufficiency in patients undergoing double (aortic and mitral) valve replacement: perioperative mortality and long-term (1 to 20 years) follow-up in 109 patients. *J Thorac Cardiovasc Surg*. 1987;94:740–748.
437. Bajzer CT, Stewart WJ, Cosgrove DM, et al. Tricuspid valve surgery and intraoperative echocardiography: factors affecting survival, clinical outcome, and echocardiographic success. *J Am Coll Cardiol*. 1998;32:1023–1031.
438. Iskandrian AS, Hakki AH, Ren JF, et al. Correlation among right ventricular preload, afterload and ejection fraction in mitral valve disease: radionuclide, echocardiographic and hemodynamic evalu-

ation. *J Am Coll Cardiol.* 1984;3:1403–1411.
439. Kerber RE, Dippel WF, Abboud FM. Abnormal motion of the interventricular septum in right ventricular volume overload: experimental and clinical echocardiographic studies. *Circulation.* 1973;48:86–96.
440. Laver MB, Strauss HW, Pohost GM. Herbert Shubin Memorial Lecture. Right and left ventricular geometry: adjustments during acute respiratory failure. *Crit Care Med.* 1979;7:509–519.
441. Ross J Jr. Acute displacement of the diastolic pressure-volume curve of the left ventricle: role of the pericardium and the right ventricle. *Circulation.* 1979;59:32–37.
442. Taylor RR, Covell JW, Sonnenblick EH, et al. Dependence of ventricular distensibility on filling of the opposite ventricle. *Am J Physiol.* 1967;213:711–718.
443. Discigil B, Dearani JA, Puga FJ, et al. Late pulmonary valve replacement after repair of tetralogy of Fallot. *J Thorac Cardiovasc Surg.* 2001;121:344–351.
444. Nishimura RA, Otto CM, Bonow RO, et al. AHA/ACC guideline for the management of patients with valvular heart disease: executive summary. A report of the American College of Cardiology/American Heart Association Task Force on Practice Guidelines. *J Am Coll Cardiol.* 2014;2014(63):2438–2488.
445. Nishimura RA, Otto CM, Bonow RO, et al. AHA/ACC guideline for the management of patients with valvular heart disease. A report of the American College of Cardiology/American Heart Association Task Force on Practice Guidelines. *Circulation.* 2014;2014(129):e521–e643.
446. Shatapathy P, Aggarwal BK, Kamath SG. Tricuspid valve repair: a rational alternative. *J Heart Valve Dis.* 2000;9:276–282.
447. Wong M, Matsumura M, Kutsuzawa S, et al. The value of Doppler echocardiography in the treatment of tricuspid regurgitation in patients with mitral valve replacement: perioperative and two-year postoperative findings. *J Thorac Cardiovasc Surg.* 1990;99:1003–1010.
448. Lambertz H, Minale C, Flachskampf FA, et al. Long-term follow-up after Carpentier tricuspid valvuloplasty. *Am Heart J.* 1989;117:615–622.
449. Di Mauro M, Bivona A, Iacò AL, et al. Mitral valve surgery for functional mitral regurgitation: prognostic role of tricuspid regurgitation. *Eur J Cardiothoracic Surg.* 2009;35:635–639, discussion 639-640.
450. Staab ME, Nishimura RA, Dearani JA. Isolated tricuspid valve surgery for severe tricuspid regurgitation following prior left heart valve surgery: analysis of outcome in 34 patients. *J Heart Valve Dis.* 1999;8:567–574.
451. Dreyfus GD, Corbi PJ, Chan KM, Bahrami T. Secondary tricuspid regurgitation or dilatation: which should be the criteria for surgical repair? *Ann Thorac Surg.* 2005;79:127–132.
452. Calafiore AM, Iacò AL, Romeo A, et al. Echocardiographic-based treatment of functional tricuspid regurgitation. *J Thorac Cardiovasc Surg.* 2011;142:308–313.
453. Van de Veire NR, Braun J, Delgado V, et al. Tricuspid annuloplasty prevents right ventricular dilatation and progression of tricuspid regurgitation in patients with tricuspid annular dilatation undergoing mitral valve repair. *J Thorac Cardiovasc Surg.* 2011;141:1431–1439.
454. Benedetto U, Melina G, Angeloni E, et al. Prophylactic tricuspid annuloplasty in patients with dilated tricuspid annulus undergoing mitral valve surgery. *J Thorac Cardiovasc Surg.* 2012;143:632–638.
455. Chan V, Burwash IG, Lam BK, et al. Clinical and echocardiographic impact of functional tricuspid regurgitation repair at the time of mitral valve replacement. *Ann Thorac Surg.* 2009;88:1209–1215.
456. Yilmaz O, Suri RM, Dearani JA, et al. Functional tricuspid regurgitation at the time of mitral valve repair for degenerative leaflet prolapse: the case for a selective approach. *J Thorac Cardiovasc Surg.* 2011;142:608–613.
457. Navia JL, Brozzi NA, Klein AL, et al. Moderate tricuspid regurgitation with left-sided degenerative heart valve disease: to repair or not to repair? *Ann Thorac Surg.* 2012;93:59–67, discussion 68-69.
458. Kim JB, Yoo DG, Kim GS, et al. Mild-to-moderate functional tricuspid regurgitation in patients undergoing valve replacement for rheumatic mitral disease: the influence of tricuspid valve repair on clinical and echocardiographic outcomes. *Heart.* 2012;98:24–30.
459. Ro SK, Kim JB, Jung SH, et al. Mild-to-moderate functional tricuspid regurgitation in patients undergoing mitral valve surgery. *J Thorac Cardiovasc Surg.* 2013;146:1092–1097.
460. Piacentino V 3rd, Troupes CDE, Ganapathi AM, et al. Clinical impact of concomitant tricuspid valve procedures during left ventricular assist device implantation. *Ann Thorac Surg.* 2011;92:1414–1418, discussion 1418-1419.
461. Kukucka M, Stepanenko A, Potapov E, et al. Impact of tricuspid valve annulus dilation on mid-term survival after implantation of a left ventricular assist device. *J Heart Lung Transplant.* 2012;31:967–971.
462. Maltais S, Topilsky Y, Tchantchaleishvili V, et al. Surgical treatment of tricuspid valve insufficiency promotes early reverse remodeling in patients with axial-flow left ventricular assist devices. *J Thorac Cardiovasc Surg.* 2012;143:1370–1376.
463. Saeed D, Kidambi T, Shali S, et al. Tricuspid valve repair with left ventricular assist device implantation: is it warranted? *J Heart Lung Transplant.* 2011;30:530–535.
464. Deo SV, Hasin T, Altarabsheh SE, et al. Concomitant tricuspid valve repair or replacement during left ventricular assist device implant demonstrates comparable outcomes in the long term. *J Card Surg.* 2012;27:760–766.
465. Piacentino V 3rd, Ganapathi AM, Stafford-Smith M, et al. Utility of concomitant tricuspid valve procedures for patients undergoing implantation of a continuous-flow left ventricular device. *J Thorac Cardiovasc Surg.* 2012;144:1217–1221.
466. Dunlay SM, Deo SV, Park SJ. Impact of tricuspid valve surgery at the time of left ventricular assist device insertion on postoperative outcomes. *ASAIO journal.* 2015;61:15–20.
467. Pai RG, Bansal RC, Shah PM. Determinants of the rate of right ventricular pressure rise by Doppler echocardiography: potential value in the assessment of right ventricular function. *J Heart Valve Dis.* 1994;3:179–184.
468. Loperfido F, Lombardo A, Amico CM, et al. Doppler analysis of portal vein flow in tricuspid regurgitation. *J Heart Valve Dis.* 1993;2:174–182.
469. Minakata K, Schaff HV, Zehr KJ, et al. Is repair of aortic valve regurgitation a safe alternative to valve replacement? *J Thorac Cardiovasc Surg.* 2004;127:645–653.
470. Fraser CD Jr, Wang N, Mee RB, et al. Repair of insufficient bicuspid aortic valves. *Ann Thorac Surg.* 1994;58:386–390.
471. Casselman FP, Gillinov AM, Akhrass R, et al. Intermediate-term durability of bicuspid aortic valve repair for prolapsing leaflet. *Eur J Cardiothorac Surg.* 1999;15:302–308.
472. Leon MB, Smith CR, Mack M, et al. Transcatheter aortic-valve implantation for aortic stenosis in patients who cannot undergo surgery. *N Engl J Med.* 2010;363:1597–1607.
473. Adams DH, Popma JJ, Reardon MJ. Transcatheter aortic-valve replacement with a self-expanding prosthesis. *N Engl J Med.* 2014;371:967–968.
474. Yan TD, Cao C, Martens-Nielsen J, et al. Transcatheter aortic valve implantation for high-risk patients with severe aortic stenosis: a systematic review. *J Thorac Cardiovasc Surg.* 2010;139:1519–1528.
475. D'Onofrio A, Messina A, Lorusso R, et al. Sutureless aortic valve replacement as an alternative treatment for patients belonging to the "gray zone" between transcatheter aortic valve implantation and conventional surgery: a propensity-matched, multicenter analysis. *J Thorac Cardiovasc Surg.* 2012;144:1010–1016.
476. Magovern GJ, Cromie HW. Sutureless prosthetic heart valves. *J Thorac Cardiovasc Surg.* 1963;46:726–736.
477. Martens S, Ploss A, Sirat S, et al. Sutureless aortic valve replacement with the 3f Enable aortic bioprosthesis. *Ann Thorac Surg.* 2009;87:1914–1917.
478. Folliguet TA, Laborde F, Zannis K, et al. Sutureless perceval aortic valve replacement: results of two European centers. *Ann Thorac Surg.* 2012;93:1483–1488.
479. Eichstaedt HC, Easo J, Härle T, Dapunt OE. Early single-center experience in sutureless aortic valve implantation in 120 patients. *J Thorac Cardiovasc Surg.* 2014;147:370–375.
480. Gilmanov D, et al. Aortic valve replacement through right anterior minithoracotomy: can sutureless technology improve clinical outcomes? *Ann Thorac Surg.* 2014;98:1585–1592.
481. Inoue M, McCarthy PM, Popovic ZB, et al. The Coapsys device to treat functional mitral regurgitation: in vivo long-term canine study. *J Thorac Cardiovasc Surg.* 2004;127:1068–1076, discussion, 1076–1077.
482. Cribier A, Eltchaninoff H, Bash A, et al. Percutaneous transcatheter implantation of an aortic valve prosthesis for calcific aortic stenosis: first human case description. *Circulation.* 2002;106:3006–3008.
483. Covello RD, Maj G, Landoni G, et al. Anesthetic management of percutaneous aortic valve implantation: focus on challenges encountered and proposed solutions. *J Cardiothorac Vasc Anesth.* 2009;23:280–285.
484. Fassl J, Walther T, Groesdonk HV, et al. Anesthesia management for transapical transcatheter aortic valve implantation: a case series. *J Cardiothorac Vasc Anesth.* 2009;23:286–291.

成人先天性心脏病

VICTOR C. BAUM, MD | DUNCAN G. DE SOUZA, MD, FRCPC

要 点

1. 由于先天性心脏病治疗的进步，目前合并先天性心脏病的成人患者数量已和儿童相似，甚至更多。
2. 这类患者可能需要手术干预，其中包括治疗原发疾病，姑息手术后的根治手术，人工材料毁损或无法生长的再次手术，或使较早的术式改变为现代术式。
3. 非心脏手术麻醉医生可能遇到很多这类患者因疾病或创伤需行其他手术。
4. 合并中重度复杂先天性心脏病的成人患者行非心脏手术也应尽量安排在成人心脏病中心，可以咨询有成人心脏手术麻醉经验的麻醉医师。
5. 由麻醉医生为代表和患者的心血管医生沟通进行术前评估和分级是十分有帮助的。
6. 术前应回顾所有相关的心血管方面的检查和评估结果。
7. 画出病变的解剖变异及血流途径有助于较为简单明了地观察看起来很复杂的病变。

随着先天性心脏病患儿围手术期诊疗近数十年的发展，行姑息手术或根治手术的儿童存活至成年的数量与日俱增。关于成人先天性心脏病的文章最早发表于 1973 年[1]，现在越来越多引起学术界的关注。简单搜索词条“成人先天性心脏病”，1995—2004 年可搜到 51 篇文章，2005—2014 可搜到 433 篇文章。这一领域的研究发展迅速，其专门的学会，国际成人先天性心脏病协会于 1990 年成立。美国每年新出生的先天性心脏病患儿约 32 000 例，全世界约 150 万例[2]，其中约 85% 可以存活到成年。美国合并有先天性心脏病的成人患者约有 100 万例[3]，欧洲约 120 万例[4]，这个数值每年以 5% 的速度增长，其中约 55% 的成人患者存在中度至高度风险，美国有超过 11.5 万成人患者合并复杂畸形[5]。合并复杂畸形儿童的存活率提高也改变了成人先天性心脏病的病种概况。既往认为成人期多合并的是简单先天性心脏病，目前已逐渐在发生变化[3,6,7]。每年收治的成人先天性心脏病患者增长率已显著高于儿童先天性心脏病患儿，占到总体先天性心脏病患者的 37%[7]。其中复杂畸形所占的比例在成人和儿童是相似的。虽然美国目前心律失常仍是发绀型先天性心脏病患儿进入成年期后最主要的致死原因，但自 1990 年后冠状动脉疾病已成为非发绀型先天性心脏病患儿进入成人期后主要的致死原因，这也从侧面支持这一类患儿的存活期已有明显延长[8]。由于成人先天性心脏病中复杂畸形一类所占比例增加，其死亡率毫无意外地也相应增加，在一项大样本量研究中，心源性因素造成的死亡占到了 77%[9]。麻醉医生见到这类患者可以是治疗原发疾病，如姑息手术后的根治，人工材料毁损或缺乏生长性再次更换，或改变早期不太合理的术式等（框 22.1）。此外，这类患者也可能因其他一般原因如老龄退行性病变、创伤需要手术，合并先天性心脏病的育龄妇女如受孕，则需要应对孕期增加的生理负荷，分娩或剖宫产时也需要镇痛、麻醉。虽然有研究显示青春期或成年期行先天性心脏病矫治术的致病率和死亡率可以达到和儿童期手术相同的水平，但这一结论仅来源于年龄仍偏小的非发绀患者数据[10]。其他大部分数据显示，50 岁以后行手术的术后早期死亡率明显增加，既往手术的次数以及发绀都是危险因素[11]。

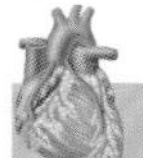

框 22.1 成人先天性心脏病手术指征

- 一期矫治手术
- 姑息手术后的根治术
- 二次根治手术
- 既往术式改变为更合理的现代术式
- 心脏移植

尽管先天性心脏病有需要终生医疗干预的指征，但有很大一部分患者，包括复杂病变患者，即使有普通医疗，也没有进行心血管系统的长期随诊[12]。负责成人时期治疗的医生可能并不了解这类患者解剖及生理上的复杂变化，儿科医生可能也不了解老龄或妊娠等对疾病造成的影响。更为复杂的是有一部分患者可能自己也不清楚自身的问题，他们会限制自己的活动，认为自己并无症状，但事实并非如此[13]。这一问题直接促进了成人先天性心脏病亚学科的建立。迄今已召开了两次会议，最近的一次是在 2001 年[14]。美国心脏学院回顾了自 2008 年的可获得的资料及发表的指南[15]，值得注意的是近期大部分推荐都是基于 C 级证据，只有共识意见或病例研究，前瞻性研究或大数据的患者登记非常少见。两次贝塞斯达会议，以及加拿大[16]、欧洲[17]的会议均建议合并中至重度先天性心脏病的患者应由专门的成人先天性心脏病中心处理。魁北克的一项研究证实在引入专门的成人先天性心脏病中心后，合并先天性心脏病的成人死亡率有明显下降，由心脏原因造成的死亡已少于 1/2[18]。这一结果和荷兰的 CONCOR 登记结果形成鲜明对比，其 77% 的死亡原因为心源性,其中26%死因为慢性心衰(平均年龄51岁),19%为心源性猝死(平均年龄39岁)[9]。另一项回顾性研究提示发绀型先天性心脏病的成年患者主要死因为慢性心衰后的心律失常。1990年以前,合并非发绀先天性心脏病成人的主要死因还是心律失常,此后转变为心肌梗死,与这类患者生存期延长相一致[19]。

为最佳化诊疗这类患者,团队中有知情的麻醉医生的参与是至关重要。贝塞斯达会议的一项建议指出,合并中重度先天性心脏病的成人患者即使行非心脏手术也应在成人先天性心脏病中心进行,由有相关麻醉经验的麻醉医生管理[14,20]。实际上,该专科的创建人之一指出,"有经验的心血管麻醉医生是至关重要的……心血管麻醉医生及心血管内科医生甚至比行手术操作的非心脏专科医生更为重要"[2]。尽管有相关建议,但大部分合并先天性心脏病的成人患者仍没有在成人先天性心脏病中心行门诊手术[21]。

合并先天性心脏病成年患者非心脏手术

近期基于国家改善外科手术质量计划的数据研究显示,既往有心脏手术史的较年轻成年人(18~39岁)行非心脏手术后严重致病率及死亡率风险均增高[22]。一项在顶尖医疗中心关于麻醉医生资历调查显示,进行过儿科及心脏麻醉训练的医生明显对成人先天性心脏病知识了解较多,而没有相关训练经历的麻醉医生对于此类患者的基础病变了解甚少,处理起来也感觉棘手[23]。高危患者包括Fontan术后、发绀型先天性心脏病、重度肺动脉高压、复杂畸形合并心衰、瓣膜疾病或其他需抗凝的情况、有恶性心律失常倾向等患者(表22.1)。

全国住院患者抽样调查显示,合并先天性心脏病的成年患者约占0.1%,2002年占0.07%,至2009年已达到0.18%[24]。先天性心脏病患者行非心脏手术所占的比例也有所增加。大部分手术在非教学医院进行[25]。数年前研究者就发现先天性心脏病患儿比非先天性心脏病患儿在行其他手术时死亡风险更高,这一特征在行非心脏手术的成人先天性心脏病患者中也得到了确认。全国住院患者数据分析表明,成人先天性心脏病患者在行非心脏手术时,死亡率及并发症发生率都比非心脏病成人患者高[24]。无论是成人还是儿童患者,合并复杂畸形的患者死亡率最高。非心脏手术的死亡危险因素包括心力衰竭,肺动脉高压和发绀[26]。

合并左向右分流或右向左分流时吸入麻醉药或静脉麻醉药的起效时间是考试中比较经典的试题。右向左分流中,一部分血液不经过肺交换,直接进入体循环,因此静脉麻醉药物起效加快,而左向右分流则相反,因为有一部分药物会在体循环和肺循环之间反复循环。吸入麻醉药物诱导时情况则相反,由右向左分流时,起效减慢,但新的水溶性较小的吸入麻醉药物差异较小,除非分流量非常大,氧饱和度低于80%,否则没有临床差异。一般来说由右向左分流的患者在麻醉诱导期间,氧饱和度会上升。氧耗量下降,使得混合静脉血也就是分流的血液氧饱和度上升,因此总的体循环动脉血氧饱和度也上升。

表22.1 先天性心脏病成年患者的心律失常

心律失常	相关情况
快速心律失常	
Wolff-Parkinson-White综合征	Ebstein畸形 先天性矫正性大动脉转位
心房扑动	Mustard术后
	Senning术后
	Fontan术后
	法洛四联症
	其他
心房颤动	二尖瓣疾病
	主动脉缩窄
	法洛四联症
	姑息性单心室手术
室性心动过速	法洛四联症
	主动脉缩窄
	其他
慢速心律失常	
窦房结功能障碍	Mustard术后
	Senning术后
	Fontan术后
原发房室传导阻滞	房室间隔缺损
	先天性矫正性大动脉转
外科导致房室传导阻滞	室间隔缺损修补术
	主动脉瓣下狭窄矫治
	房室瓣置换
	室间隔缺损封堵术

Reprinted with permission from ACC/AHA 2008 guidelines for the management of adults with congenital heart disease: a report of the American College of Cardiology/American Heart Association Task Force on Practice Guidelines (Writing Committee to Develop Guidelines on the Management of Adults With Congenital Heart Disease). Developed in Collaboration With the American Society of Echocardiography, Heart Rhythm Society, International Society for Adult Congenital Heart Disease, Society for Cardiovascular Angiography and Interventions, and Society of Thoracic Surgeons. *J Am Coll Cardiol.* 2008;52:e143-e263.

长期先天性心脏病合并的非心脏问题

长期存在的先天性心脏病变可影响身体的多个系统(见框22.2和框22.3)。由于先天性心脏病可能是多脏器基因病变或某些异常综合征在心脏的表象,因此所有的患者都应该进行全身各系统检查。

肺

任何病变如导致肺血流量增加或肺静脉阻塞,都会导致肺间质液增多,肺顺应性降低,呼吸功增加[27]。心脏病患者分钟通气量增加以维持正常二氧化碳水平[28]。这些患者对高二氧化碳血症有正常的通气反应,但对低氧血症的呼吸反应迟钝,低氧血症在矫正手术和建立常氧后恢复正常[29-31]。呼气末 CO_2 低估了肺血流量减少、正常甚至增加的发绀型患者的动脉血 $PaCO_2$[32]。

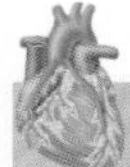

框 22.2 先天性心脏病患者潜在的非心脏器官受累

潜在的呼吸影响

- 顺应性降低(肺血流量增加或肺静脉引流障碍)
- 肺动脉扩张或高压对气道的压迫
- 细支气管的压缩
- 脊柱侧弯
- 咯血(伴终末期艾森门格综合征)
- 膈神经损伤(既往胸部手术)
- 喉返神经损伤(既往胸部手术;很少因心脏结构侵犯引起)
- 对低氧血症(有发绀)的呼吸反应迟钝
- 发绀患者呼吸末二氧化碳分压低估 $PaCO_2$ 值

潜在的血液影响

- 症状性高黏血症
- 出血体质
- 血管性血友病因子异常
- 凝血酶原/部分凝血活酶时间升高伴红细胞增加
- 血小板减少伴红细胞减少
- 胆结石

潜在的肾脏影响

- 高尿酸血症和关节炎(伴发绀)

潜在的神经影响

- 反常栓子
- 脑脓肿(右向左分流)
- 癫痫发作(源自陈旧脑脓肿灶)
- 胸内神经损伤(医源性膈神经损伤,喉返神经或交感神经干损伤)

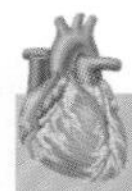

框 22.3 受长期先天性心脏病潜在影响的非心脏器官系统

- 肺
- 血液
- 肾脏
- 神经
- 血管
- 泌尿生殖(妊娠)
- 社会心理

虽然儿童肺动脉高压动脉扩大或左心房扩大可侵犯支气管,但这在成人是罕见的。艾森门格综合征晚期可导致咯血,伴艾森门格生理和红细胞增多的患者可发生上叶肺动脉血栓形成[33]。既往胸外科手术可致膈神经损伤,造成膈肌麻痹或瘫痪。

19%的先天性心脏病患者可发生脊柱侧弯,最常见的是发绀型患者。它也可以在手术解决发绀多年后的青春期发展[34]。发绀型和先天性心血管缺陷与早期外侧开胸术何者对脊柱侧弯发生的影响最大--相对于介入性技术,脊柱侧弯更多发生在开放手术,但患有缩窄或导管未闭的儿童中,接受经皮而非开放的介入治疗的人群发生率高[35]。侧弯很少严重到足以影响呼吸功能。

为了增加肺动脉血液,可能形成了来自主动脉的大的侧支血管。这些血管有时在胸外科手术前在导管室被栓塞,以防止术中失血过多。

血液

慢性 CHD 的血液表现主要是长期发绀的结果,同时合并止血和红细胞调节异常。长期低氧血症导致肾脏促红细胞生成素产生增加,并导致红细胞增多。因为单独影响红细胞产生,应该称之为促红细胞增多症,而不是红细胞增多症。然而,氧饱和度、红细胞总量和 2,3-二磷酸甘油酸酯之间关系相当差[36]。血红蛋白解离曲线正常,或最低限度地右移。大多数患者已经建立了平衡状态,在该状态下,它们具有稳定的血细胞比容和高铁状态。然而,一些患者出现血细胞比容过多并且缺铁,导致高黏性状态。缺铁红细胞的可变形性较小,导致相同的血细胞比容下黏度增加[37]。这是艾森门格综合征血栓形成的较强独立预测因子。然而,最近有一些相矛盾的证据[38]。黏血症的症状不常见,通常只在血细胞比容超过 65%时才会出现,如果患者铁足够。缺铁也会使氧合血红蛋白解离曲线右移,降低肺中的氧亲和力[39]。高黏血症的症状列在框 22.4 中。缺铁可能是通过反复静脉切开术降低血细胞比容的错误尝试的结果。尽管血细胞比容很高,但这些患者的红细胞可能是小细胞低色素的。评估铁的状态最好测定血清铁蛋白和转铁蛋白,而不是从红细胞指数推断[40]。需要小心地进行口服铁剂治疗,因为可能导致血细胞比容快速增加。

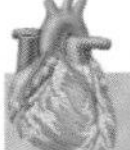

框 22.4 高黏血症的症状

- 头痛
- 昏厥、头晕、目眩
- 模糊或双重视觉
- 疲劳
- 肌萎缩,肌肉无力
- 手指、脚趾或嘴唇感觉异常
- 抑郁或分离性精神状态

症状性高黏血症是治疗指征,以暂时缓解症状。它并不是治疗其他无症状的血细胞比容升高的指征(一般血红蛋白>20 和血细胞比容>65)。治疗方法是采用部分等容血液交换,认为血细胞比容升高与脱水无关。部分等容血液交换后 24 小时内通常症状消退。很少需要交换 1 单位以上的血液。术前,如有需要,可将静脉血储存起来,供自体围手术期再次输血。选择性等容血液交换减少了手术出血并发症的发生率[41,42]。

高黏血症和红细胞增多症可以引起儿童脑静脉血栓形成,但无论血细胞比容如何,这在成人中并不是一个问题[33]。红细胞增多的患者需要避免术前长时间禁食,因为可伴随血细胞比容的快速升高。

多达 20%的患者都会发生异常出血,虽然影响程度不一,多种凝血功能异常都与发绀型先天性心脏病相关[43]。异常出血是罕见的,直到血细胞比容超过 65%,虽然外科出血过多也可能发生在较低的血细胞比容的患者中。一般来说,较高的血细胞比容与更多的凝血障碍有关。既往研究已描述了各种因素在内源和外源凝血途径异常中的作用。发绀和无发绀型患者都可能存在最大血管性血友病因子多聚体缺陷,修复手术后这些因素会恢复正常[44]。纤溶途径正常[45]。

红细胞增多的血液中,血浆容量减少可导致凝血酶原时间和部分凝血活酶时间虚高,而收集管中固定剂量的抗凝剂含量过高,因为它假定血样中的血浆体积是正常的。相同容量的红细胞增多血液中,红细胞较多,血浆较少。如果事先得知患者的血细胞比容,临床实验室可以提供适当的样本管。血细胞比容定标至 45%,试管中添加的柠檬酸盐量可计算出:

枸橼酸盐 mL=(0.1×采集的血量)×[(100-患者的血细胞比容)/55]

血小板计数通常正常或偶尔低,但出血不是由于血小板减少。报告的是每毫升血液中的血小板,而不是每毫升血浆。红细胞增多血浆比例减少,经校正后,血浆总血小板计数接近正常。尽管如此,血小板功能和寿命的异常也曾被报道过[46,47]。存在低压导管(Fontan 通路)或人工血管吻合的患者常使用抗血小板药物。

发绀型红细胞增多患者血红蛋白周转过多,成人胆红素钙结石发生率增加。胆绞痛可在心脏手术治疗数年后发生[33]。

多种机械因素也会影响发绀型先天性心脏病患者的过度手术出血。这些因素包括组织毛细血管密度增加、全身静脉压升高、主-肺动脉和经胸膜侧支增加肺血流量,以及既往胸外科手术。抑肽酶和 ε-氨基己酸改善发绀型先天性心脏病患者术后止血[48]。用氨甲环酸的结果是形形色色的[49]。

肾脏

在成人先天性心脏病患者中,一定程度的肾功能不全并不少见,严重程度是死亡的一个预测因素。中度或重度肾功能不全(估计肾小球滤过率<60ml/min/m^2)在 6 年随访时死亡的风险比肾小球滤过率正常的患者高出 5 倍,比轻度肾小球滤过率患者高出 3 倍。肾功能不全在发绀患者和心功能不全患者中尤为普遍[50]。成人发绀型先天性心脏病患者可发生肾组织学异常,肾小球细胞丰富、基底膜增厚、局灶性间质纤维化、肾小管萎缩,肾小球出入动脉透明样变[51]。发绀型先天性心脏病常伴有血浆尿酸水平升高,这是由于尿酸排泄不适当降低而导致的[52]。认为尿酸盐再吸收减少是由于肾低灌流与高滤过分数导致。尽管尿酸水平升高,尿酸盐结石和尿酸肾病仍是罕见的[53]。虽然关节炎很常见,但真正的痛风性关节炎并不像高尿酸血症程度所预期的那样频发[52]。长期发绀的成人体外循环后肾功能不全的发生率似乎有所增加[54]。

神经

存在持续性或潜在心内分流的成人仍有可能出现反常栓塞。反常栓子甚至可以通过左向右为主的分流发生,因为在心脏周期中,分流方向可能会出现短暂的小逆转。有人说,与儿童不同,患有发绀型先天性心脏病的成人,尽管存在血细胞比容,但不存在发生脑血栓形成的风险[33,55]。然而,这个说法受到 Ammash 和 Warnes[56] 的质疑,他们认为卒中不是与红细胞总量有关,而是与铁缺乏症和反复静脉注射有关。然而,成年人仍然有可能患上脑脓肿。治愈的儿童脑脓肿可以是整个一生中癫痫发作的病灶。

既往胸部手术会导致永久周围神经损伤。肺尖的手术与神经损伤的风险特别相关。这些手术包括 Blalock-Taussig 分流、动脉导管未闭结扎、肺动脉环束和主动脉缩窄修复。易受损伤的神经包括喉返神经、膈神经和交感神经链。与对照组获得性心脏病相比,先天性心脏病患者偏头痛的发生率高(45% vs 11%),在左向右、右向左、无分流组增加[57]。

血管

血管异常可以是先天性的或医源性的。这对血管是否适合麻醉医生置管或正确测压有影响。表 22.2 描述了这些异常。

表 22.2 潜在血管通路问题

血管	可能的问题
股静脉	如果心导管是通过切开来做的,股静脉可能已经被结扎。大的治疗导管常常使婴儿股静脉形成血栓
下腔静脉	一些病变,特别是与内脏异位(多脾)相关的病变,存在下腔静脉中断 导管无法从腹股沟通向右心房
左锁骨下动脉和足动脉	主动脉缩窄或锁骨下皮瓣修复(仅锁骨下动脉)时,远端血压较低,而如果术后恢复,则血压变化较大;可无脉搏或触及血压异常
锁骨下动脉	经典 Blalock-Taussig 分流一侧血压低,而改良 Blalock-Taussig 分流也是如此
右锁骨下动脉	主动脉瓣上狭窄伴高血压假象(Coanda 效应)
上腔静脉	Glenn 手术后导管相关血栓形成风险

妊娠

妊娠、产程和分娩的生理变化可显著改变先天性心脏病妇女的生理状态,且先天性心脏病母亲的死亡率和发病率明显增加[58]。有几篇文章详细讨论了患有先天性心脏病的孕妇的问题,比这里的探讨可能更详细[59-61]。同时,一项关于产妇的普通心脏手术的回顾最近完成了[62]。对几种心脏病变妊娠和分娩期间的处理和临床结果,将在后续讨论这些病变时列入。

虽然会发生心脏并发症、自然流产、早产、血栓并发症、围生期心内膜炎和胎儿结局差[63],但对于大多数先天性心脏病患者来说,成功妊娠经阴道分娩是可能的[64]。母亲和胎儿的高危因素列于框 22.5。艾森门格生理是一个特别的危险因素。高达 47% 的发绀女性在受孕期间功能恶化[65]。红细胞比容>44% 与出生体重小于第 50 百分位数有关,血红蛋白>18g/dL 或血氧饱和度<85% 胎儿死亡时胎儿死亡超过 90%,且在受孕的头 3 个月死亡最多。受孕期间每搏输出量和心输出量的增加会使已经负荷过重的心室承受压力。伴随妊娠而来的全身血管阻力的降低,对于有反流性病变的妇女来说能更好地耐受,并且明显抵消了妊娠相关血容量增加的损害。然而,全

身血管阻力降低会增加右向左分流。在心功能不全的患者中,高血容量可能是个问题。母亲发绀与早产和宫内生长迟缓的发生率增加有关。重度发绀与高自然流产率有关[66]。目前不建议在阴道分娩时预防心内膜炎[67]。新生儿复发先天性心脏病的风险:存在1位年长兄弟姐妹有先天性心脏病(任何缺陷)时为2.3%,存在2位时风险为7.3%,母亲有先天性心脏病时风险为6.7%,受父亲影响仅占2.1%[2]。然而,复发风险与母体缺陷的类型和潜在的遗传基础有关。如果可能的话,患有先天性心脏病的母亲受孕时,应该在高危产科中心进行管理,中心有成人先天性心脏病的管理经验的心脏科专家,并提供产科麻醉早期咨询服务。长期抗凝治疗的女性可能需要围生期调整用药,产后血栓栓塞是一个潜在的问题。

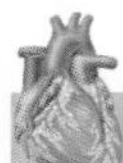

框22.5 妊娠危险因素

- 肺动脉高压
- 心室功能降低
- 伴有主动脉根部扩张的Marfan综合征
- 发绀
- 严重左心梗阻性疾病
- 压力(相对容量)病变

麻醉医生通常会在患者孕期最后3个月内与患者见面。大多数与受孕相关的主要生理变化发生在妊娠晚期之前,如果患者在这个时期保持良好的功能状态,证明他们是一个相对低风险的群体。受孕是一种压力测试,如果他们已经成功地到达中晚期3个月,他们更可能成功耐受分娩。此外,许多高危妇女被建议避免受孕。没有先验的理由倾向器械或剖宫产而不是阴道分娩。这属于产科的决定,而不是心脏科。尽管如此,人们普遍认为,患有先天性心脏病的女性不能耐受产程的"压力",特别是在第二产程。然而,功能良好的硬膜外麻醉使子宫收缩更容易耐受。此外,只要第二产程进展,避免挤压是一种选择,并可与诸如胎头吸引)或产钳等操作相结合,有助于分娩。有功能的硬膜外麻醉使子宫收缩更容易耐受。需要密切观察与第二产程相关的下坠力。第三产程可伴随胎盘血液的自体输血,或潜在的低血容量,伴随子宫收缩乏力和出血。如果需要催产素类药物,则必须牢记其血流动力学效应。催产素可降低全身血管阻力,增加心率和肺血管阻力(PVR)。甲基麦角新碱会增加全身血管阻力。负荷情况的快速变化可能对于心输出量固定的母亲较难耐受,可能发生肺水肿或心力衰竭。

一些母亲服用治疗心脏的药物,包括抗心律失常药物。一般来说,这些对婴儿来说是安全的[68]。除外能干扰胎儿生长和胎儿对分娩压力的反应的β受体阻滞剂,以及影响胎儿甲状腺功能的胺碘酮。母亲复律似乎对所有阶段的胎儿都是安全的,因为子宫电场强度低。然而,在整个过程中应该监控胎儿。植入式心内除颤仪的女性已经成功地进行足月手术[69]。如果在受孕期间需要体外循环,它会增加胎儿的风险,特别是在使用低温的情况下。第50章更详细地介绍了对产科患者的护理。

社会心理

患有先天性心脏病的青少年与其他青少年毫无区别,因此,对疾病的否认,对死亡缺少认知以及冒险行为会影响这些青少年的最佳治疗。既往手术对身体瘢痕和体能上的限制,使关注身材的青春期产生复杂的情感。虽然大多数青少年和成人先天性心脏病患者功能良好,成人先天性心脏病患者不太可能结婚或同居,更可能与他们的父母生活[70]。几篇文章报道青少年和成年患者的心理社会结果,但没有很好的对照研究[71-78]。有人认为抑郁症是常见的,并可能加重心脏缺陷的临床后果。

在美国,青少年先天性心脏病患者的医疗费用比一般人群高,在父母的医疗政策不能保障后,他们很难获得人寿保险和医疗保险[79-81]。虽然人寿保险比起过去成年先天性心脏病患者更易获得,但是,保险单在保险公司之间差别很大[82]。

否认或不了解他们的心脏状况的问题在青少年和年轻人中是非常相关的。当他们还是孩子的时候,这些患者依靠他们的父母来保证定期的心脏预约和监测超声心动图。不幸的是,患有先天性心脏病的年轻成人往往不理解他们生理上的局限性,因为他们一生都和它们生活在一起。许多人往往缺乏对心脏状况的基本知识。可悲的是,这可能导致成人先天性心脏病患者"失去随访",直到他们到达当地急诊室,出现急症需要手术。

心脏事件

心脏的解剖畸形的基本血流动力学变化可能会随着时间的推移及慢性发绀、肺动脉疾病或衰老的叠加作用而产生变化。尽管外科手术治愈一直是先天性心脏病的治疗目标,但是真正的治愈且无残余畸形、后遗症及并发症,在大部分先天性心脏病中是很难实现的,除了儿童时期的非肺动脉高压型动脉导管未闭及房间隔缺损的矫治术。尽管关于成人先天性心脏病手术已经有很多报道了,但是心脏畸形的种类繁多以及既往手术的后遗症使得成人心脏病的总结十分困难。先天性心脏病可能导致患者心功能较差,同时长期发绀及外科手术的损伤如不确切的术中心肌保护也会影响心功能[82,83],尤其是对多年前接受过心脏手术且在年纪较大时候需要接受手术的成年人来说较常见,这是由于多年前心肌保护的实施不如现阶段好。术后心律失常较为常见,尤其是在手术时心房缝合较长的人,且房性心律失常会随着时间的推移有所增加,是主要的后遗症,也是心功能减退的标志[84]。心耳内的血栓可妨碍心脏复律[85]。心脏手术对窦房结或传导束的损伤及心脏本身的畸形可以引发慢速心律失常。

心脏畸形种类及亚型繁多,且目前使用的及过时的姑息手术及矫治手术类型很多,这使得对先天性心脏病做一个很全面的讨论基本不可能。读者可参考《儿童心脏麻醉》,其对心脏畸形、心脏手术及初次修复的麻醉并发症做了详细的描述[86,87]。对于此类患者,目前已经有了一些围手术期指南,见框22.6。这一章节讨论了成人先天性心脏病人群最常见的和生理上较重要的畸形。想要完全弄清楚先天性心脏病手术的预后就像射击一个移动的靶子。既往的与目前的研究结果在短期预后及长期预后上均大不相同。

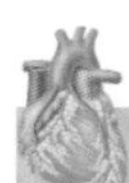

框 22.6 合并先天性心脏病患者的一般麻醉方法

一般原则

- 合并先天性心脏病的成年患者无论行心脏或非心脏手术，都应该在有处理成人先天性心脏病经验的医疗中心进行，相关人员应对成人先天性心脏病解剖、病理生理学改变、临床症状及处理原则有相应了解。

术前

- 回顾所有近期的实验室检查结果、造影、心脏超声及其他影像学检查结果，心脏专科医生给出的最近一次评估也极为重要。
- 列出患者饱和度、压力、血流方向的图表，可使得较复杂不熟悉的解剖及病理生理变化更清晰。
- 避免禁食时间过长导致血液浓缩。
- 术前用药镇静一般无禁忌。

术中

- 二次胸骨正中切口或发绀患者应建立大口径的静脉通路。
- 所有静脉管道要排除气泡，即使是以左向右分流为主的病变也可能出现短暂的右向左分流，可以使用滤器，但滤器会限制输液及输血的速度。
- 二次胸骨正中切口或心功能较差的患者要贴体外除颤电极片。
- 预防感染性心内膜炎（切皮前口服或静脉给药）。
- 适当的抗纤溶治疗（有胸骨正中切口）。
- 心脏手术应行食管超声检查。
- 应用药物及改变通气调整肺循环及体循环阻力。

术后

- 适当镇痛（发绀患者对高碳酸血症和镇痛药的反应和常人无异）。
- 维持适当的血细胞比容，保证动脉血氧饱和度。
- 当心室舒张功能受限或保留房间血流交通时，维持适当的中心静脉压及左心房压。
- 存在右向左分流时，提高吸入氧浓度可能不能明显改善氧饱和度，反之，降低吸入氧浓度可能也不会使氧分压降低过多（肺对氧和的影响较小）。

主动脉瓣狭窄

主动脉瓣狭窄是最常见的一类先天性心脏病，这一事实并未得到认识，因为患者通常要到成年期才会出现症状。大部分成年期的主动脉瓣狭窄是由于二瓣化畸形，往往中年或更晚才出现症状，感染性心内膜炎的风险终生存在。先天性主动脉瓣狭窄有一小部分可能病变较严重，在青春期或成年早期就需要外科矫治，如果瓣膜受累严重，则可能需要在婴儿期行手术。一旦出现症状（心绞痛、晕厥、近乎晕厥、心衰），则生存时间大大缩短。出现心绞痛后平均生存时间为 5 年，晕厥后为 3 年，心衰后为 2 年[88]。无论是先天性狭窄（更为常见）或后天获得的狭窄，麻醉处理并无差异（见第 21 章）。

大部分合并主动脉瓣狭窄的妇女可成功妊娠至足月并经阴道分娩。重度狭窄患者可能出现临床症状恶化，导致孕妇和胎儿死亡。分娩时应监测血流动力学指标，保证足够的前负荷，避免低血压。如果在妊娠过程中需要干预，经皮主动脉瓣球囊扩张较经典的瓣膜置换术可能更为合适。合并主动脉瓣关闭不全是球囊扩张的禁忌证，此外，球囊扩张过程中有钙化栓子脱落造成卒中的风险，此风险高于常规手术，但整体来说，不需要体外循环，对胎儿还是有益的。

主动脉肺动脉分流

根据年龄不同，成年患者可能在儿童期经历一次或多次体-肺分流以缓解发绀（图 22.1）。尽管体-肺分流有“救命”作用，但长期的缺点很明显。所有的分流效率都是有限的，因为经肺静脉回流至左心房的氧和血通过分流又回到肺，增加心室容量负荷。分流的大小也很难确定，如 Waterston 分流（升主动脉和右肺动脉侧侧吻合）和 Potts 分流（降主动脉和左肺动脉的侧侧吻合）。如果分流过小，则患儿仍有明显的发绀；如果分流过大，则肺循环超负荷，可能导致肺血管病变。Waterston 分流还可能导致血流分配不均衡，造成右肺动脉过度灌注，而左肺动脉灌注不足。当可能行根治术时，也有一些外科的问题。Waterston 分流撤除后，吻合口部位肺动脉可能变形，需要进行肺动脉成形，而 Potts 分流的吻合口较靠后，有时经正中胸骨切口无法撤除。行经典 B-T 分流手术的患者，分流侧常无法触及脉搏，上臂的长度或肌力会轻度受损[89]。即使可以触及脉搏（来自肩部侧支循环），从该侧获得的血压也较低，即使是改良 B-T 术后（应用 GORE-TEX 血管而不是行锁骨下动脉和肺动脉端侧吻合），双上肢血压可能不对称，为保证测压准确，术前应测双上肢压力（表 22.3）。

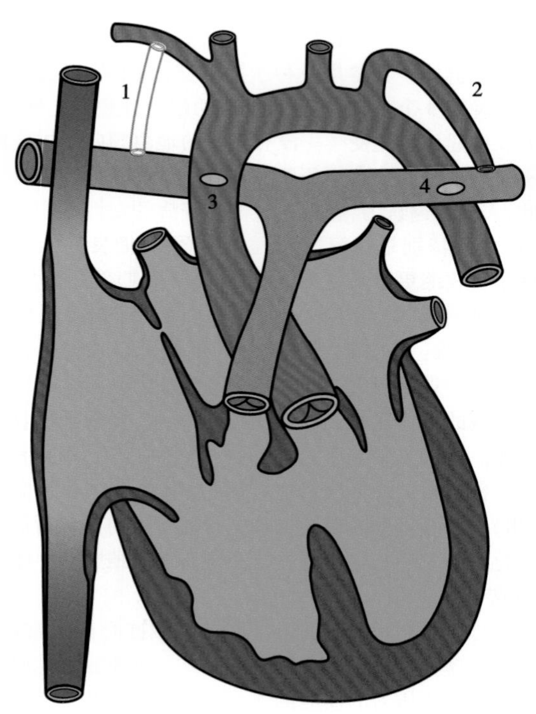

图 22.1 各种体-肺动脉分流术式。图示为法洛四联症患儿心脏，术式分别是：①改良 Blalock-Taussig 分流术；②经典 Blalock-Taussig 分流术；③Waterston（Waterston-Cooley）分流术；④Potts 分流术。（*Reprinted with permission from Baum VC. The adult with congenital heart disease.* J Cardiothorac Vasc Anesth. *1996*；*10*：*261.*）

表 22.3　体肺分流

分流	解剖	目前状态
Waterston 分流	升主动脉-右肺动脉	已弃用
Potts 分流	降主动脉-左肺动脉	已弃用
经典 B-T 分流	锁骨下动脉-同侧肺动脉	已弃用
改良 B-T 分流	GORE-TEX 血管连接锁骨下动脉-同侧肺动脉	现用术式
中心分流	GORE-TEX 血管连接升主动脉-主肺动脉	现用术式

房间隔缺损和部分肺静脉异位引流

房间隔缺损的解剖类型很多。其中最常见的应该是位于间隔中部的继发孔房间隔缺损。接近房间隔底部的原发孔缺损常常是心内膜垫缺损的一部分，是最为原始的是房室通道。静脉窦型位置较高，接近上腔静脉开口处，常合并部分肺静脉异位引流，多为右上肺静脉回流至上腔静脉下端。血液通过无顶冠状静脉窦从左心房分流至右心房是较为少见的一类房间隔缺损。这一章节只讨论继发孔房间隔缺损，但所有类型房间隔缺损自然病程都相似（框 22.7）。

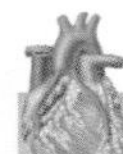

框 22.7　成人房间隔缺损的并发症

- 反常栓塞
- 劳力性呼吸困难
- 房性心动过速
- 妊娠期右心衰竭
- 肺动脉高压
- 随年龄增长，左心室舒张顺应性下降，右心衰竭风险升高
- 二尖瓣功能不全

房间隔缺损或合并部分肺静脉异位引流的自然病程和手术效果是相似的[90-92]，由于房间隔缺损的症状、临床改变很轻，有很多患者可能至成年期都没有症状，房间隔缺损患者要占到成年期发现的先天性心脏病患者 1/3，至成年期无症状常见，如果分流量大（Qp/Qs>1.5∶1），随时间推移，可能出现栓塞。≤5mm 房间隔缺损外科治疗不改变自然病程，因此 5mm 以下的房间隔缺损，如没有栓塞则没有手术指征。到 30 岁时，约 30% 患者出现劳力性呼吸困难，40 岁时，约 10% 出现房扑或房颤[90]。避免成人期出现并发症使得儿童期无症状时即手术治疗有一定合理性。未治疗的患者 40 岁后每年的死亡率约 6%，60 岁以后，几乎所有的患者都会出现症状[90-92]。大的房间隔缺损可能在患者 30～40 岁阶段因房性心动过速或右心衰造成死亡[93]。随年龄增长，左心室舒张顺应性下降，血压升高及冠状动脉病变，左向右分流逐渐增多，多数在 40 岁以后才可能出现肺血管疾病，而室间隔缺损或动脉水平分流则在儿童早期即可出现。成年患者可能出现二尖瓣关闭不全，约 15% 患者会出现大量反流[94]。反常栓塞危险是终生存在的。

5 岁以后闭合房间隔缺损，扩大的右心室可能无法完全回缩[95]。成人期闭合房间隔缺损，有出现左心功能不全的报道，中年以后才闭合房间隔缺损，可能无法阻止房性心动过速或卒中的出现[96-99]。24 岁前手术，患者可能存活不合并肺血管病变的概率最高，其次是 25～41 岁间手术，之后手术的最低[99]。近期的一系列研究显示，即使在 40 岁以后手术，整体生存率和并发症发生率也是优于单纯的药物治疗[100]。但晚期行手术后，肺动脉高压仍可能进一步发展[101]。这类患者的手术致病主要为心房颤动、心房扑动和结性心律[97]。目前在成人期如果解剖条件允许，可经血管置入封堵装置闭合房间隔缺损（图 22.2）。缺损边缘需要有足够的残端封堵器才可以附着，如果合并部分肺静脉异位引流，则不宜使用封堵器。封堵和外科手术的指征相似[102]。外科手术也逐渐向胸腔镜方向发展[103]。

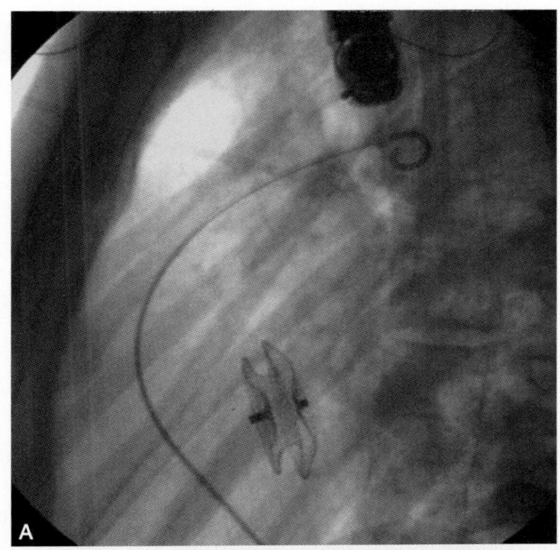

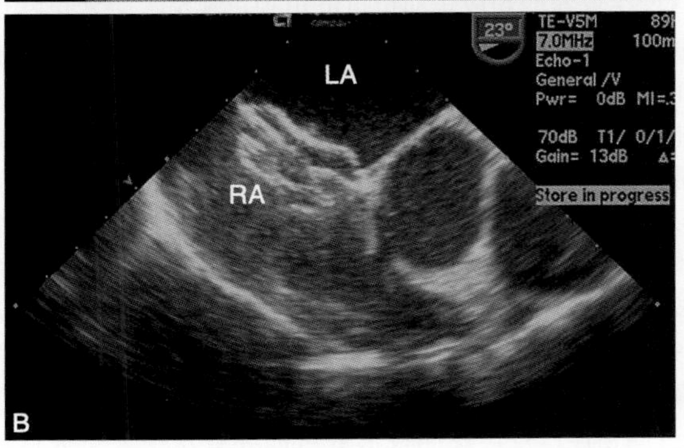

图 22.2　使用经血管封堵装置（Amplatzer 鼻中隔封堵器）闭合成人房间隔缺损。（A）X 线片。（B）超声心动图。该装置在房间隔缺损的生长和闭塞过程中清晰可见。RA，右心房；LA，左心房。（*Courtesy Dr. Scott Lim.*）

和大部分其他缺损病变不同，简单的二孔型房间隔缺损感染性心内膜炎风险并不高[104]。可能是因为虽然分流量大，但压差不大，没有湍流导致感染性心内膜炎的效应。

虽然有很多关于静脉或吸入诱导药物起效时间差异的讨论，但对于新的水溶性极低的吸入诱导药，临床差异很难察觉。热稀释法测心排血量实际反应的是肺血流，会显著多于实际体循环血流量。无需常规放置肺动脉导管。患者一般可耐受所有的麻醉药物,但合并肺动脉高压及右心衰的患者应格外小心。

大部分房间隔缺损患者可很好地耐受妊娠,但缺损较大的患者,血容量增加会可能会导致心衰。血容量增加再加上分娩可能出现右向左分流,导致肺栓塞或反常栓塞。

主动脉缩窄

合并主动脉缩窄的成年患者致病率和致死率都非常高。20 岁时死亡率达到 25%,30 岁时 50%,50 岁时 75%,60 岁时 90%[95,105-107]。左心室瘤、脑血管瘤破裂,狭窄后动脉瘤夹层都是致死原因。未矫治的患者 40 岁后可能出现左心衰竭。如果手术不是早期进行,可能在未成年期就出现冠状动脉粥样硬化[108]。即使进行了手术治疗,11~25 岁最主要的致死原因仍然是冠状动脉疾病[109]。不过近期的研究质疑了这一结论[110]。大部分缩窄患者合并主动脉瓣二瓣化畸形。尽管对于此类瓣膜病变患者,心内膜炎的风险终生存在,但患者通常要到中年后才出现瓣膜狭窄,主动脉缩窄也常合并二尖瓣病变(框 22.8)。

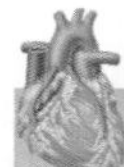

框 22.8 成人主动脉缩窄的并发症

- 左心衰竭
- 过早出现冠状动脉粥样硬化
- 脑动脉瘤破裂
- 缩窄修复部位继发动脉瘤
- 与主动脉瓣二瓣化相关的并发症
- 妊娠期高血压加重

主动脉缩窄手术部位在术后数年可能出现动脉瘤(图 22.3),在青春期和成年期也可能出现再狭窄。手术包括切除狭窄段再行端端吻合,但婴儿期行此操作常导致再狭窄,很长时间以来都是采用 Waldhausen 或锁骨下动脉补片法:切断并结扎远端的左锁骨下动脉,剖开左锁骨下动脉的近心端部分并翻转成片,来修补加宽主动脉缩窄处。狭窄段切除后动脉瘤形成是青春期及成年后要考虑的主要并发症。手术后常出现体循环长时期的高血压[111],高血压风险和狭窄未解除的时长成比例。压差≥20mmHg 即有手术指征,如果有广泛侧枝形成可能压差会更小[112]。再狭窄可以手术治疗也可以行球囊扩张置入支架[113]。外科治疗再狭窄或动脉瘤死亡率高,游离粘连以及广泛侧枝形成可能导致术中大量失血。隔离肺可获得更好的手术视野,应监测右上肢血压。球囊扩张及支架置入对此类患者是有效的[114,115]。

有一半合并持续性高血压患者在 40 岁以后才行手术,另一半中也有很多术后出现异常的高血压反应。较晚行手术的患者长时间存活率低,40 岁后行手术的患者 15 年生存率仅为 50%[109]。长时间的左心室限制性病理生理改变可能导致肺动脉高压[116]。

如果不是很明确左上肢或下肢血压不受残余狭窄或再狭窄的影响,均应监测右上肢血压。术后高血压非常常见,常须治疗数月。术后肠梗阻也很常见,需维持禁食 2 天。

未治疗的妇女,妊娠可加重已有的高血压,增加夹层或动脉破裂、心衰、心绞痛、Willis 环动脉瘤破裂的风险。大部分妊娠期动脉破裂发生在分娩期,硬膜外麻醉可能在分娩期降低高血压。

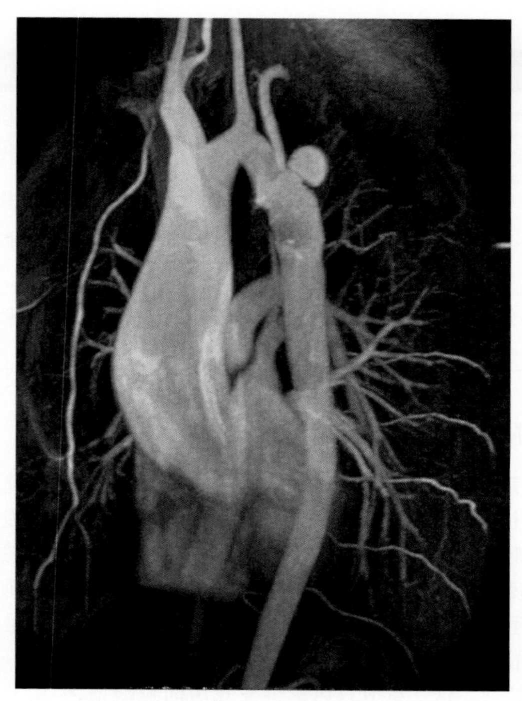

图 22.3 一位 37 岁男性的磁共振图像,显示多年前修复的缩窄处的降主动脉假性动脉瘤形成。这个患者还合并有主动脉瓣二瓣化畸形和升主动脉瘤,升主动脉瘤后期手术修复。(*Courtesy Dr. Christopher Kramer.*)

先天性矫正型大动脉错位(L 型异位,心室转位)

转位在这里仅仅指主动脉起源于肺动脉之前,不提示主动脉或肺动脉里血液的来源或者心室和血管之间的连接。L 型转位是由于胚胎期心管向左侧过度旋转,血流自正常静脉回流入右心房,经二尖瓣流入右侧的形态学左心室,经过肺循环,流入左心房,经三尖瓣进入左侧的形态学右心室,进入主动脉(图 22.4)。L 指的是主动脉起源于肺动脉前方偏左。尽管解剖上有变异,但血流是正常的,没有与此相关的分流。大血管左位型异位(L-TGV)常合并其他畸形,最常见的是室间隔缺损、肺动脉瓣下狭窄、传导阻滞、体循环房室瓣(三尖瓣)反流。如果没有这些合并畸形,L-TGV 可在婴儿期及儿童期均无症状。当 L-TGV 只是一个孤立病变时,大部分患者在成年早期能保持良好的双心室功能,预期寿命正常。然而,形态学右心室室壁较薄,不能很好地承担体循环压力射血。随年龄增大,右心室功能会逐渐衰竭,患者出现心衰。近些年,有一些中心会采用外科手术进行矫治。如果同时合并的畸形使得左心室处于高压状态,或已经行肺动脉环束术修复左心室,可以行心房调转(Senning 手术)+动脉调转或 Senning 手术+Rastelli 手术进行解剖修复,形成体循环左心室。目前还没有该手术的长期结果。手术目的是使得形态学左心室成为体循环心室,但付出的代价是极为复杂的操作以及很显著的近远期并发症。心房内板障可能梗阻,病理生理改变等同于三尖瓣或二尖瓣狭窄。同时,心房上过多的缝合可能造成远期房性心律失常。

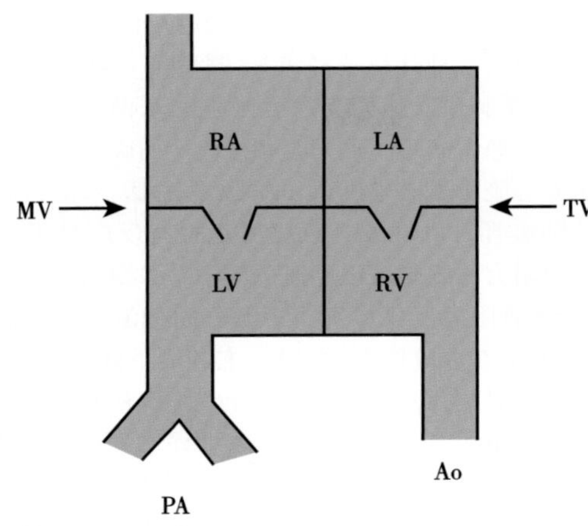

图 22.4 L-TGA 解剖图。注意，房室瓣与“正常”心室有关。Ao，主动脉；LA，左心房；LV，形态学左心室；MV，二尖瓣；PA，肺动脉；RA，右心房；RV，形态学右心室；TV，三尖瓣

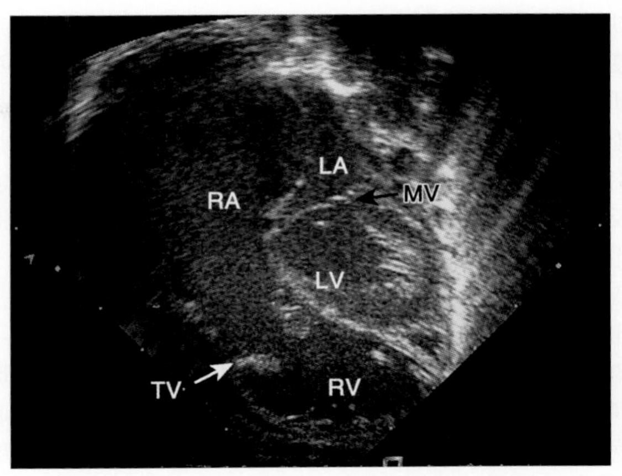

图 22.5 三尖瓣 Ebstein 畸形。超声心动图显示，心尖部移位的多余三尖瓣组织和一个巨大的右心房扩大，心房间隔向左弯曲。LA，左心房；LV，左心室；MV，二尖瓣；RA，右心房；RV，右心室；TV，三尖瓣。(*Reprinted with permission from Baum VC. Abnormalities of the atrioventricular valves. In*：*Lake CL*，*Booker P*，*eds.* Pediatric Cardiac Anesthesia，*4th ed. Philadelphia*：*Lippincott Williams and Wilkins*；*2004.*)

体循环房室瓣(三尖瓣)可能到存活晚期才会出现关闭不全，因此可能有 60% 的患者直至成年后才做出诊断[117]。随年龄增长，右(体循环)心室功能可能出现衰竭，完全无症状的患者少见[118]。至 45 岁，有合并畸形的患者 67% 出现心衰，无合并畸形的患者此比例为 25%[119]。重度心衰的再同步化治疗可能存在问题，因为患者可能合并冠状静脉窦解剖异常，心脏静脉引流异常[120]。这类患者可能出生就有传导阻滞，程度会逐渐加重。Ⅱ度或Ⅲ度传导阻滞的发生的速度约为每年 2%。超过 75% 的患者存在不同程度的传导阻滞，但起搏点往往位于希氏束以上，因此 QRS 波无增宽。长期肺动脉瓣下(形态学左心室)起搏可能和体循环心室(形态学右心室)功能退化相关[121]。左位型异位可能合并体循环房室瓣(三尖瓣)Ebstein 样病变，异常的肯特束可能导致预激综合征(WPW)，出现三尖瓣反流的比例很高，合并 Ebstein 畸形则更为显著[122]。麻醉处理取决于有没有合并畸形以及体循环心室(形态学右心室)的功能。

尽管妇女一般能很好地耐受妊娠[123]，但妊娠及分娩期循环负荷的增加可能导致心室或瓣膜功能不全，尤其是已经存在心功能不全和或体循环房室瓣关闭不全的患者。但即使这样，一般也都能顺利妊娠[123-126]。妊娠期及硬膜外阻滞降低体循环阻力对合并三尖瓣关闭不全的患者有利。分娩期急性自体输血对心室功能已处于边缘状态的患者可能造成问题。一项近期的研究显示妊娠可导致右(体循环)心室功能持续恶化[127]。

三尖瓣 Ebstein 畸形

胚胎期三尖瓣自右心室心肌分离不完全或受限，导致三尖瓣向心尖部移位，是先天性三尖瓣关闭不全最常见的原因[128]。膈叶变形最为明显，前叶往往较大、冗长。常合并卵圆孔未闭或Ⅱ孔型房间隔缺损。部分右心室房化，三尖瓣向右心室心尖移位，使得一部分右心室心肌位于三尖瓣瓣环之上，成为功能性右心房的一部分。这一部分心肌表现为心室电活动，心房压力。右心房明显增大(图 22.5)。右心室流入道成为右心房的一部分，容积减小，伴有不同程度的肺动脉瓣狭窄。大血管左位型异位(见前文)左侧的三尖瓣可出现 Ebstein 或 Ebstein 样病变。Ebstein 畸形偶见合并左心室心肌致密化不全。

症状取决于瓣膜移位的程度以及剩余右心室的大小。新生儿期可能有经卵圆孔的右向左分流，出现发绀，随肺血管阻力下降改善，直至青春期或成年后可能再次出现发绀。病变较轻的患者可无症状存活至成年，但整体报告平均死亡年龄为 20 岁，约 1/3 在 10 岁前死亡，仅 15% 可存活到 60 岁[129-131]。约 1/2 出现心律失常，常见的是室上性心动过速。一旦出现症状，将很快失去生活能力。

瓣膜成形是目前常见的选择，只有极少数情况需要行三尖瓣置换[132]。当反流逐渐加重，出现瓣膜狭窄，人工瓣膜毁损，或随生长需要再次置换时就需要进一步的处理。行瓣膜置换术后，约 25% 患者出现高度房室传导阻滞，老年期(>50 岁)行手术患者长期存活率虽不特别突出但也可接受，早期死亡率 4%，20 年存活率 65%，对照组为 74%[133]。Ebstein 畸形常合并异常传导通路导致预激综合征。这是一个需要关注的问题，25%～30% 的患者会出现室上性心动过速。右心房扩张可能导致房颤，除了影响心功能外，房颤对于合并预激综合征的患者也非常危险，因为极快的心房率可能通过旁路传导至心室。

Ebstein 畸形患者进行麻醉时主要担心的问题包括心功能下降，房水平右向左分流会导致发绀，房性心动过速倾向。这类患者的右心房非常敏感，导管或导丝进入右心房或外科操作时很容易出现心律失常。心律失常问题一直会延续到术后。室上性心律失常应该积极处理，如果合并显著的低血压，应选择电复律。

如果没有明显的发绀，患者可以很好地耐受妊娠和分娩[134]。但是早产或流产的风险会增加。有发绀的患者孩子出生体重偏低[135]。子女患先天性心脏病的概率增高。

艾森门格综合征

艾森门格描述了一类合并主动脉右旋的特殊类型大室间

隔缺损[136]。一般来说,艾森门格综合征指的是一系列临床病变,均为大量的左向右分流导致肺血管疾病,在最近的回顾性研究中均有阐述[137,138]。病变早期肺血管对血管扩张药物可能还有反应,但分流持续存在,肺动脉高压逐渐固定,肺血管对扩血管药物不再有反应。最后,肺血管阻力过高使得分流反转,出现右向左分流。临床上,患者由于右向左分流出现发绀就称为艾森门格现象,但肺血管阻力并不一定已固定。这是疾病发展至真正固定肺血管阻力的中间状态,也就是说,患者出现右向左分流,但肺血管对一些扩血管物质如氧气、一氧化氮仍保留一定反应性。导管室检查可通过测量吸空气、吸纯氧、吸氧气加一氧化氮时肺血流量来明确肺血管反应性。肺血管病变的发展主要取决于剪切流速。高剪切流速病变,如大的室间隔缺损或动脉导管,在儿童早期就可能导致肺动脉高压。而房间隔缺损虽然肺血流量大,但压力低,一般到中年晚期后才出现肺血管病变。高原上的患者肺动脉高压进程也较快。

最常见的症状是劳力性呼吸困难,其他症状包括心悸、水肿、咯血、晕厥、喘息及发绀进行性加重。中心静脉压增高导致肝脏合成功能改变。发绀导致红细胞增多,血液黏滞度增加,可能出现神经系统症状。有可能出现右心室心肌缺血。患者可能需要药物长期治疗,如静脉注射前列环素,口服磷酸二酯酶5抑制剂(如西地那非),口服内皮素受体拮抗剂(如波生坦),使用前列腺素或可溶性鸟苷酸环化酶激动剂(如利奥西呱)。同时患者可能长期抗凝避免肺栓塞风险[139]。

艾森门格综合征可耐受存活至成年期[140,141]。诊断确立后的生存率各报道不一,可能是因为诊断时的状态不同,预期寿命也相对较长。Cantor 报道的中位生存时间是 53 岁,但变异性很大[142]。Saha 等报道确诊后 10 年存活率为 80%,25 年时为 42%[143]。而 Oya 等报道确诊后 5 年存活率为 77%,10 年为 58%[144]。近期的一项研究报道的长期存活率结果更差并质疑了其他一些报道存在的方法学问题[145]。晕厥、中心静脉压升高、动脉氧饱和度低于 85% 和存活时间较短相关[140]。其他和死亡相关的因素包括晕厥、就诊年龄、体力状态、室上性心动过速、右心房压升高、肾功能不全、重度右心功能不全以及合并 21 三体综合征。大部分死亡是心源性猝死。其他死因包括心衰、咯血、脑脓肿、栓塞、妊娠及非心脏手术并发症[146]。这类患者围手术期风险极大,关于艾森门格综合征体征见框 22.9。

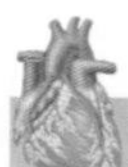

框 22.9 艾森门格综合征表现

- 体检:肺动脉第二心音亢进,第二心音分裂减窄,肺动脉瓣关闭不全的 Graham-Steell 杂音,肺动脉喷射音。
- 胸片:外周肺动脉影减少,主肺动脉段突出
- 心电图:右心室肥厚
- 活动耐量下降
- 劳力性呼吸困难
- 心悸(房扑或房颤)
- 红细胞增多或血液黏滞度增加造成的并发症
- 肺梗死、肺血管破裂、体肺侧枝均可导致咯血
- 反常栓塞并发症
- 心输出量不足或心律失常导致的晕厥
- 心衰(常为终末期)

外科手术修补肺动脉压已固定的缺损死亡率极高,肺或心肺联合移植是一种外科选择[147]。尽管有一些原发肺动脉高压行心肺、单肺或双肺移植后存活的报道,但这类患者和艾森门格综合征患者病理生理是否相似尚不明确。

如果非心脏手术必须进行,时间允许的话,术前行心导管检查确认肺血管对氧气或一氧化氮是否有反应是很有益处的。肺血管阻力固定则难以迅速适应围手术期的血流动力学变化,外周血管阻力变化将直接影响心内分流。外周血管阻力下降时,右向左分流增多,组织氧饱和度下降。此外,外周阻力迅速下降时,右心室偏移将影响左心室充盈。应用扩血管药或行区域阻滞时要格外小心。密切评估血管内容量十分重要。艾森门格综合征患者可采用硬膜外麻醉,但必须缓慢渐增给予局麻药,密切观察血压和氧饱和度[148]。术后直立性低血压同样会增加右向左分流,因此这类患者应缓慢改变体位。所有静脉通路要避免气泡。

由于多种原因,这类患者放置肺动脉导管可能有一定问题,且实用性也没有预期的那么大。肺动脉高压是肺动脉导管导致肺动脉破裂的危险因素。发绀患者红细胞增多,常合并凝血功能障碍,肺动脉破裂则更为危险。异常的心内解剖,右向左分流都使得不透视情况下肺动脉导管到位比较困难。氧饱和度可以反映肺循环体循环血管床阻力之比去,脉氧饱和度可实时监测,因此肺动脉压监测并非必须。此外,由于存在右向左分流,热稀释法测得的心排血量并不能真实反映体循环心排血量。因此这类患者使用肺动脉导管的价值不高,几乎完全可以不用。右心室压超过体循环压力的房间隔缺损患者,术后可能出现右心衰,可能是唯一的例外[150]。

肺血管阻力固定指的是对药物或病理生理学调整均无反应,如前所述,患者只有到终末期才会固定。因此仍应避免可能增加肺血管阻力的因素,如寒冷、高碳酸血症、酸中毒、低氧、α 受体激动剂。虽然肺动脉高压时通常应慎用 α 受体激动剂,但在心内分流造成的肺血管病变中,增加体循环阻力可以改善氧和。神经阻滞可以替代全身麻醉。Martin 等在一篇文章中回顾性分析行神经阻滞患者较全麻患者死亡率低,分别为 5% 和 15%,但该研究无法区分风险来源于麻醉方式还是手术种类(难易度)。

如果患者行全身麻醉,术后应进入重症监护室。由于围手术期风险较高,患者应留观过夜,尤其是近期没有手术或麻醉史的患者,因为他们对手术及麻醉的反应不可预期。镇静或神经阻滞下行简单手术可为日间手术。

尽管既往报道围手术期死亡率高达 30%[151,152],近期一系列报道显示非心脏手术及麻醉的死亡风险已较过去降低。Ammash 等 1999 年报道的一组死亡率为 7%(24 例死亡 2 例)[153],Bennett 等 2014 年报道死亡率为 3.8%(53 例死亡 2 例)[154]。当然这些报道样本量均很小,单中心、患者病情及手术复杂程度均不统一。Bennett 的报道中,26% 的患者出现了严重的低血压,17% 出现不饱和。一般低血压后就会出现不饱和。使用异丙酚或吸入麻醉诱导出现低血压的概率更高,作者发现诱导时使用缩血管药物会有一定帮助。但比较麻烦的是他所报道的两例死亡均发生在麻醉性监护中,第一例是在食管超声和电复律后两小时出现低氧呼吸衰竭,第二例是在术后第六天行食管超声、电复律,上下消化道内镜检查

后死亡。

妊娠合并极高的死亡率和早产率。20%～30%的妊娠会自然流产，约50%是早产[155]。至少一半的新生儿宫内生长迟缓30%～45%孕妇在妊娠期间或分娩后1周内死亡，初产顺利并不能保证再次妊娠时不出现死亡[156]。妊娠及分娩期的血流动力学变化均增加孕产妇的风险。肺微栓塞或大的栓塞可造成围生期死亡，甚至在产后数天仍可能出现。影响死亡率的因素包括栓塞（44%）、低血容量（26%）和子痫（18%）[155,156]。剖宫产和自然分娩的死亡率相似，均远高于自然流产的患者。Martin 等的回顾性研究发现区域阻滞下分娩产妇死亡率为24%，大部分在分娩后数小时内死亡[151]。但这样的报道误差是难以避免的。艾森门格综合征患者不应鼓励妊娠。如果确实妊娠分娩时一定要密切监测有创血压，硬膜外麻醉必须缓慢加量，可有效调整分娩期恶化的血流动力学指标。肺动脉导管意义不大。失血和低血压必须积极处理。产后必须入重症监护室观察[157,158]。

心内膜垫缺损（房室通道）

心内膜垫是指胚胎期形成心脏十字交叉的组织，包括原始（下段）房间隔、室间隔后基底部、三尖瓣隔瓣和二尖瓣前叶。心内膜垫缺损则包括以下一个或多个病变：原发孔房间隔缺损、流入道室间隔缺损、三尖瓣隔叶裂和二尖瓣前叶裂。最简单的一类病变就是完全房室通道，此时只有一组含二尖瓣三尖瓣组成部分大的房室瓣，伴大房间隔缺损和大室间隔缺损。此时瓣膜是平衡的。在更为复杂的病例里，瓣膜不平衡，其中有一个瓣较大，起主导作用，但这个瓣的中心不是正好在心室上方，导致有一个心室充盈不足。三维超声对于描述病变的特殊解剖形态非常有帮助[159]。该病变可孤立存在或合并其他复杂畸形如法洛四联症、单心室。唐氏儿有一半合并先天性心脏病，其中一半为心内膜垫缺损。该病变心电图较特殊，为Ⅰ度传导阻滞，反时针 QRS 环。尽管合并心内膜垫缺损的成人患者大部分出现肺动脉高压失去手术指征，但仍有一部分患者在成年期初次确诊存在手术指征。该病变患者房室结和希氏束位置较高手术时易损失伤出现房室传导阻滞。

手术需要建立分离的功能双房室瓣，无狭窄或关闭不全，要求操作非常精细。术后出现或残留二尖瓣关闭不全并不少见，10%～30%需要二次手术[160]。术前共同房室瓣的反流程度是预测术后是否出现二尖瓣反流的强指标。此类患者的麻醉取决于分流的程度，瓣膜是否关闭不全，以及是否有肺血管病变。

Fontan 病理生理学

1968年，Fontan 及其同事通过手术证明全部体循环静脉血可以不经右心室的泵血作用，直接进入肺循环，该类术式此后以 Fontan 命名[161]。Fontan 手术为单心室患者建立起“正常的”串联式循环，是先天性心脏病手术的一个里程碑式进展。串联式循环所付出的代价则肺循环血流为被动式血流缺乏心室的主动泵血。早期行该术式时并未预计到的并发症迫使手术操作必须加以调整。Fontan 最初的手术（图22.6）很快改为心房肺动脉连接[162]（图22.7）。最早严格的手术适应证[163]也已放宽，但符合所有适应证条件的患者其术后长期

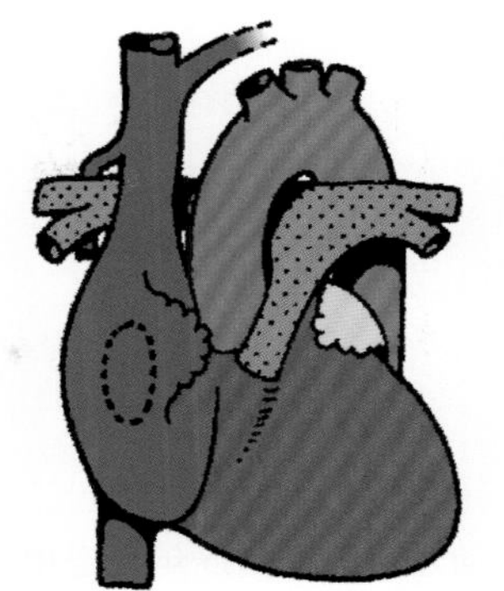
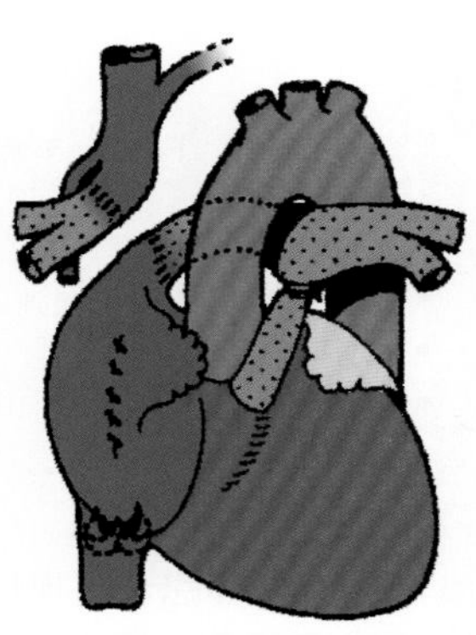

图22.6 早期 Fontan 手术：注意经典的格林手术是连接上腔静脉和右肺动脉，同种管道一端在下腔静脉汇入心房部位，连接右心房至左肺动脉。（*Reprinted with permission from Fontan F，Baudet E. Surgical repair of tricuspid atresia.* Thorax *. 1971；26：240.*）

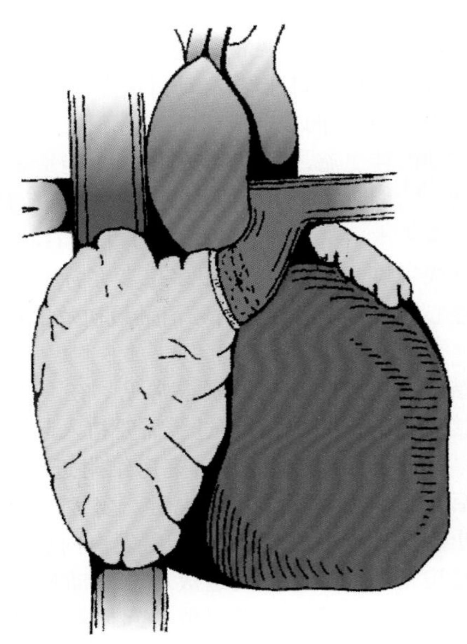

图22.7 改良心房肺动脉连接 Fontan 术式。（*Reprinted with permission from Kreutzer G，Galindez E，Bono H，et al. An operation for the correction of tricuspid atresia.* J Thorac Cardiovasc Surg. *1973；66：613.*）

存活的预后仍是最好的。20世纪80年代中期，逐渐明确 Fontan 手术成功的基础包括：体循环静脉至肺动脉通路无梗阻，肺血管无解剖上的扭曲（如之前进行了 B-T 分流），肺血管阻力低，心室功能良好无明显房室瓣反流。将心房包括在 Fontan 手术径路中结果并不令人满意。心房失去了收缩功能不能增加肺血流，还可能导致严重并发症。了解这些并发症以及 Fontan 手术是如何进展的有助于处理这类行姑息手术的复杂畸形患者。

并发症（框22.10）

扩张无收缩功能的心房仅有储血作用，易形成血栓[164-166]。肺栓塞会阻碍被动肺血流，这对维持良好的 Fontan 循环至关重要。心房血栓还可能通过残留的右向左分流造成反常栓塞。患者也可能因为轻度高凝出现动脉血栓[167,168]。考虑到血栓栓塞的致病率，有必要让所有的 Fontan 手术患者都服用阿司匹林[169]。下述患者更容易出现血栓：心排血量低，心房极度扩张伴房性心律失常，静脉压极高，可以服用华法林。

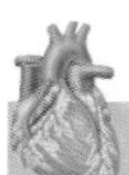

框 22.10 Fontan 手术并发症

- 心房血栓
- 房性心律失常(心动过速或过缓)
- 心室功能衰竭
- 乳糜胸
- 蛋白丢失性肠病

Fontan 手术患者出现房性心动过速的比例逐年稳定增长,至术后 20 年可超过 50%[170]。外科操作改变一部分也是为了减少房性心律失常的发生。尽管早期的结果比较乐观[171],但长时间随访显示其益处随时间消失殆尽[172]。患者耐受快速心律失常的能力极差,急性发作需要立刻处理,用药物控制心室率或电复律。延迟发作的房性心动过速常常在术后 6~10 年出现[173]。最常见的快速型心律失常是右心房内折返性心动过速。随时间推移,心动过速发作会越来越频繁。最后出现房颤,房室不同步造成活动耐量下降。

对于被动的肺血流,即使很小的压差也能造成血流动力学明显波动[174]。慢性房性心律失常的治疗包括药物、经导管射频消融及手术。基于复杂的畸形、扩大的右心房、右心房上大量的缝线瘢痕,不难理解在很多患者在标准治疗以后再次出现房性心律失常。经导管射频消融最初效果较好但并不持久[174]。

窦房结缺血造成的心动过缓很常见。在一大组行心房肺动脉连接患者的研究中,心动过缓需要植入起搏器的比例为 13%[175]。由于存在手术切口,窦房结附近组织纤维化、瘢痕化最后导致缺血窦房结功能失常。窦性或结性心动过缓时一旦出现房性期前收缩,就可能触发房内折返性心动过速。因此窦房结功能障碍也是造成房性心动过速的危险因素。有临床意义的心动过缓需要植入起搏器。但 Fontan 手术患者置入起搏器有其特殊问题,因为手术改变了解剖,不可能经静脉通路植入起搏器,必须再次开胸植入心外膜电极,所有二次手术的风险均存在。尽管通过起搏可以达到房室同步,但仍不如自身窦性心律理想行静脉肺动脉连接的患者较心房肺动脉连接患者出现窦房结功能异常的概率低[176]。然而,心外连接(见后文)较侧面隧道技术确切的优越性难以证实[177-179]。

Fontan 手术最后一个主要的并发症是蛋白丢失性肠病(protein-losing enteropathy,PLE),该并发症令人困惑且严重,其发生率在有的报道中高达 15%,但大型的国际多中心研究显示发生率为 3.7%[180]。临床上呈现出水肿状态,包括腹水、胸膜心包积液。血浆白蛋白低和肠道蛋白丢失粪便中抗胰蛋白酶含量增加可确诊。无论治疗与否,一旦确诊,5 年内死亡率达到 50%。PLE 被认为是中心静脉高压导致门静脉高压的直接结果。门静脉高压可导致静脉梗阻,淋巴回流受阻,肠蛋白丢失。然而,中心静脉压和 PLE 却没有很好的相关性[181]。应该认识到 PLE 是一个多因素的现象,其成因包括肠系膜缺血[182]、慢性炎症和肠上皮细胞功能异常[183]。对于出现 PLE 的患者要进行血流动力学的全面评估。这一点很重要,因为改善心输出量的措施已证实对 PLE 患者是有益的。任何 Fontan 通路的梗阻都必须处理,应用药物、开窗或起搏提高心排血量。如果不存在可改善的梗阻,无论手术还是心脏移植,PLE 的预后都很差。

现代 Fontan 术式

心房肺动脉连接已证实增加肺血流的效能较低,上下腔静脉间的血流对冲造成能量丢失及房内湍流[184]。血液在扩张的右心房内缓慢涡流时,推动血流入肺的能量减弱消失(图 22.8)。现代 Fontan 术式是完全的腔静脉肺动脉连接(图 22.9)。侧隧道 Fontan 可以改善肺血流,仅心房侧壁暴露于静脉高压下。心房无扩张,因此不易形成血栓。但是大量的心房缝线仍可能造成心律失常。心外 Fontan 术是进一步改良为全腔静脉肺动脉连接。房切口明显减少,希望能减少房性心律失常的发生。现代 Fontan 术式已有数据显示可改善预后,减少心律失常,提高存活率[185]。心外 Fontan 术的结果甚至比侧隧道 Fontan 术的结果还好,但随访时间还比较短。还不能确认长期并发症是减少了还是延迟出现。

术前评估

很大一部分合并 Fontan 病理生理学变化的患者是前来实施非心脏手术,包括产科手术。术前评估应包括病史询问,重点了解功能状态、是否有严重并发症。行心房肺动脉连接或体循环心室为右心室结构的患者应引起重视。Fontan 术后患者心输出量较低。即使心室功能良好,房室瓣无反流、肺血管阻力低,心输出量依然处于低水平。对一组在较大年龄行心房肺动脉连接 Fontan 术的患者研究显示,其无氧阈值及最大摄氧量较对照组均明显下降(分别低于对照组的 50% 及 33%),安静及运动状态下射血分数也明显减低[186]。但患者对活动耐量的自我评估往往高于实际情况[187],这也使得麻醉医生在面对一个自述运动量还不错的 Fontan 手术患者会比较为难。笔者认为除非是极简单的手术,经胸心脏超声都应是必需的最基本检查。根据超声检查结果进行下一步检查,同时咨询有处理成人先天性心脏病经验的心内科医生。超声提示心室功能正常只能将患者归于 Fontan 循环下较低风险一类。

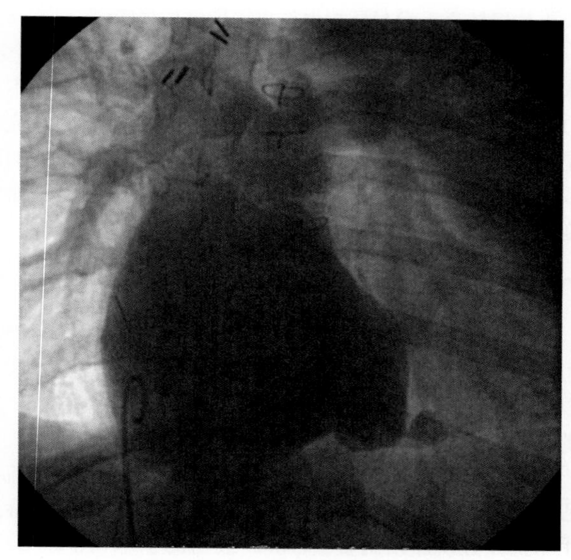

图 22.8 下腔静脉注入造影剂可见心房肺动脉连接术后,右心房明显扩张

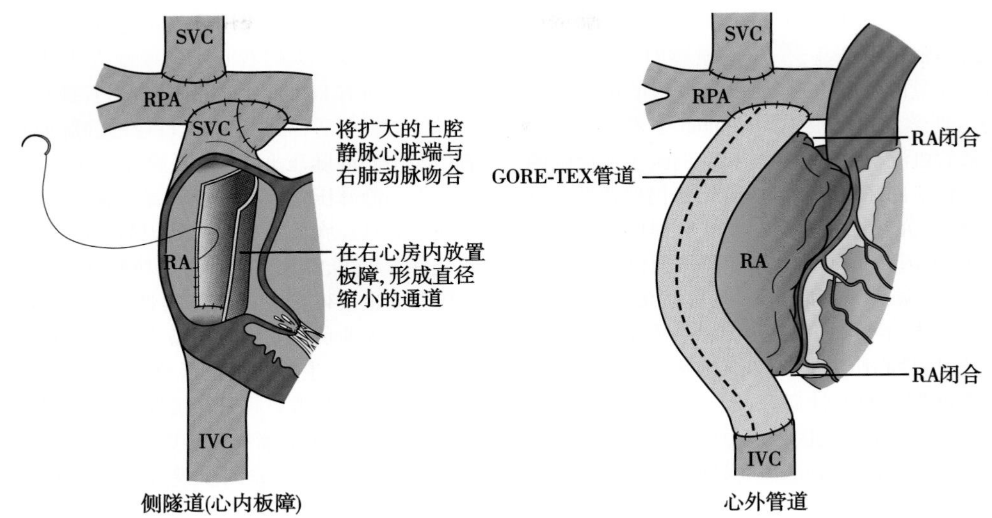

图 22.9 现代 Fontan 术式的两种术式：侧隧道及心外管道。IVC，下腔静脉；RA，右心房；RPA，右肺动脉；SVC，上腔静脉。(*Reprinted with permission from D' Udekem Y, Iyengar AJ, Cochrane AD, et al: The Fontan procedure: contemporary techniques have improved long-term outcomes.* Circulation. *2007;116[11 Suppl]: I 157.*)

Fontan 衰竭这一概念需引起麻醉医生的注意。引起衰竭的原因很多，但患者的共同表现是活动严重受限。患者会出现反复发作的心律失常、PLE、肝衰竭、低氧、充血性心衰。尽管 PLE 往往提示 Fontan 衰竭，但 Fontan 衰竭并不总是有 PLE。患者可能活动严重受限，中心静脉压升高，甚至肝活检，提示有肝硬化，但并不出现 PLE[188]。Fontan 衰竭患者需找到是否有可矫正的病变[189]。第一，Fontan 径路上的任何梗阻都必须处理，最好是通过经皮扩张或置入支架的方式。第二，非窦性心律患者要植入起搏器，如果同时合并严重的快速型心律失常，应进行改良 Fontan 手术。第三，一部分患者会出现侧枝血管，体肺动脉之间的侧枝会导致单心室渐进性容量超负荷静脉至体循环心房或心室的侧枝会导致低氧，这两种大的侧枝都应在导管室进行封堵。另一方法是开窗术，可以增加心输出量、降低中心静脉压，但是以增加右向左分流为代价的。不幸的是，不是所有的这些方法在每一个患者都适用或能奏效。如果没有可能改善的希望，唯一的选择就是心脏移植。

Fontan 手术患者的功能状态呈一系列变化，但总体可分为两类，第一类也是大部分患者所表现的，NYHA Ⅰ 和 Ⅱ 级，但较同等年龄的双心室对照组心肺储备更少。这类患者可以耐受大部分手术，风险可接受，相对较低。第二类患者较少，有 Fontan 衰竭的一个或多个表现。这类患者手术的风险很高，必须仔细咨询有成人先天性心脏病处理经验的心内科医生后进行。讨论到麻醉方法时，和冠状动脉病变患者处理类似，没有某一种特定药物对所有患者都适用，也没有某一种麻醉方法是最好的。最重要的是要清晰深入地了解患者的病理生理学改变。选用哪种药物不是关键，关键在于如何用药。Fontan 手术患者处理的一些基本原则很重要需要重视(框 22.11)。

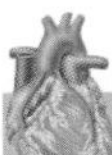

框 22.11 Fontan 手术患者处理原则

1. 维持前负荷很重要，应避免长时间禁食，且不给予静脉补液。
2. 局部麻醉或神经阻滞是较好的选择，但要特别注意容量状态。如果需要较高平面阻滞，则不宜选择硬膜外麻醉。但较之迅速起效的腰麻，可缓慢调整的硬膜外麻醉仍是较好的选择。
3. 气道管理应避免高碳酸血症，避免增加肺血管阻力。
4. 强刺激如置入喉镜时要保证足够的麻醉深度，大量儿茶酚胺释放可能导致危险的心动过速。
5. 自主呼吸可促进肺血流，但也不应不惜一切代价保留自主呼吸。深度镇静下，自主呼吸可能导致严重的高碳酸血症。此时自主呼吸对肺血管阻力的益处被高碳酸血症抵消。
6. 必须有处理心动过速的预案
7. 安装有起搏器的患者术前应对起搏器进行调整，避免术中电刀干扰，这一点对于起搏器依赖的患者尤为重要。
8. 如果预计会有明显的容量波动，应建立有创监测、中心静脉通路，建议使用经食管超声。
9. 应预备适宜的术后镇痛方案。需要抗凝的 Fontan 手术患者可能不宜采用硬膜外麻醉。
10. 围手术期诊疗团队应包括一名有处理成人先天性心脏病经验的心内科医生。

呼吸管理

为了降低肺阻力，应采用低呼吸末正压(PEEP)或持续正压通气(CPAP)维持功能残气量，避免肺容量过大。不超过 6cmH_2O 的 PEEP 或 CPAP 不会影响心输出量。一般认为自主呼吸可降低胸腔压力，促进肺血回流，但 Steven 和 McGowan[190] 指出没有强有力的证据支持这一观点。降低吸气峰压，限制吸气时间，降低呼吸次数，使用大潮气量、合适的 PEEP 维持二氧化碳水平均可降低平均气道压(胸内压)，改善心输出量。术后及早拔除气管导管，或在手术室内拔管被证实对该类患者有益[191]。

妊娠

一部分达到育龄的女性 Fontan 手术患者不可避免地会受孕，最早的报道出现在 1989 年[192,193]。遗憾的是，20 年后这一类患者虽然有大量的个案报道，但没有大型的可查阅结果。妊娠导致的生理学变化已很明确，Fontan 手术患者是否可以承受妊娠带来的血流动力学负荷？患者的医生所面临的难题是即使是功能状态良好的患者其心脏储备仍然较低。妊娠类似于“负荷试验”，究竟谁能耐受？文献所提供的数据也很矛盾。一项包括 33 例 Fontan 手术患者妊娠的研究显示患者可以很好地耐受妊娠、阵痛和分娩，但自然流产风险增加[50]。但近期一个小样本量研究显示妊娠会导致很高比例的 NYHA 评分恶化，房性心律失常，早产及宫内发育迟缓[63]。这些报道存在什么问题？回顾性研究及自我报道的通病而已。但是这些报道确实提示相关医生应重新确认的问题。首先，通常只建议功能状态相对良好的患者妊娠，这样可以排除一部分高危患者。当然，大部分成人先天性心脏病医生都会反对已出现 Fontan 衰竭的患者妊娠。功能状态良好的患者是可能妊娠至足月的，但流产和早产风险增加。一项对麻醉医生个案报道的回顾性研究显示患者可以很好地耐受硬膜外麻醉，推荐第一产程应用剖宫产比例达到 50%[64]。剖宫产时行神经阻滞除常规益处外，保留自主呼吸对 Fontan 手术患者也是有益的。但是并没有确认全麻会增加风险。围手术期并发症低，围生期心功能失代偿非常少见。这类患者产科麻醉见相关综述[194]。

转换 Fontan 术式

目前已有大量的患者行心房肺动脉连接术后出现不同程度的血栓、心律失常、PLE 或心功能不全。这类患者宜转换 Fontan 术式，这是成人先天性心脏病最常见的一类高风险手术。20 世纪 90 年代中期开始出现相关的个案报道及小样本量的病例报道。那一时期关注的重点在于该手术的适应证、预后指标及相关手术技巧。经过大约 15 年，这些问题已有一些答案。一般认为将心房肺动脉连接改为现代的 Fontan 术式可缓解严重的房性心律失常。最早行 Fontan 转换术式的患者就是出现了反复发作的房性心律失常及心功能不全[195]。目前，两个基本的转归已明确：第一，这类高风险患者围手术期的死亡率低；第二，行外管道连接术同时进行电生理手术控制心律失常效果更好，如果不同时进行射频消融，心律失常复发率很高。一组最大的数据来源于 Mavroudis，他的手术倾向于行心外管道 Fontan 手术同时进行电生理标记、射频消融和安装起搏器[196]。死亡或移植的危险因素包括：单心室为右心室或不定性心室结构，PLE，中、大量房室瓣反流，体外循环时间过长。

上述鼓舞人心的结果给了很多行心房肺动脉连接术出现心功能不全的患者以希望。患者不用过度担心手术的死亡率太高而反复地在导管室尝试进行射频消融。比较理想的患者是心室功能尚可，但有反复发作的心律失常及体能明显下降。心室功能衰竭、房室瓣反流、PLE 的患者风险较高。转换 Fontan 术式对麻醉医生来说有很多挑战。术前最重要的是心律失常的控制和心功能调整。大部分患者至少服用一种抗心律失常药，可能为窦性心律，但更大可能是房性心律用药物控制。患者很容易出现心动过速，同时血流动力学迅速恶化。长期的心律失常，心室功能储备较差，抗心律失常药物的负性肌力作用会加重病情。诱导前就要粘贴经皮除颤电极片。由于血液在极度扩大的右心房里缓慢流动，静脉诱导速度会减慢。对于所有 Fontan 手术患者，气道管理必须迅速准确，顺利诱导气管插管后，需要建立大口径的静脉通路，Fontan 手术患者由于中心静脉压升高，外周静脉常扩张，因此通道不难建立。中心静脉压置入细的静脉导管输注正性肌力药物，也有一些中心只经胸放置心房导管，尽量避免血栓形成。常规监测经食管超声，评估容量和心室功能，排查心内血栓。中心静脉压升高也使得再次开胸劈胸骨（常常是第三次或更多）时出血。保证前负荷及随时准备大容量输液，术前应和外科医生，体外循环医生共同制定紧急经股动脉建立体外循环的方案。再次开胸时需要频繁在接近心脏及起搏电极位置使用电刀，安装起搏器的患者往往难以耐受干扰，如果患者为起搏器依赖，术前应调搏为非同步模式。经皮电极应有起搏功能。体外循环前这一阶段往往是最紧张的。

脱离体外循环前，充分膨肺、吸入 100% 氧、适当过度通气，尽量降低肺阻力，及时处理其他可能增加肺阻力的问题，如酸中毒、低温等。转换 Fontan 术式耗时很长，长时间体外循环会触发一系列炎性反应增加肺血管阻力。米力农可扩张肺血管是较好的选择，尽管体外循环时间长，但阻断时间通常不长，因此体外循环后心室功能一般较好，但仍需正性肌力药物支持保证心房压、肺静脉压在较低水平。最后，应积极处理凝血问题，应随时根据床旁检查结果调整血制品的输注。关于 Fontan 转换术的麻醉方法有详细回顾[197]。

动脉导管未闭

在新生儿期之后，动脉导管的自发性闭合可能性减少。长时间中度到重度的动脉导管未闭（patent ductus arteriosus，PDA）导致左心房和左心室容量过负荷进而增加肺血管疾病风险，有发展肺血管疾病的风险。当 PDA 患者出现双向分流时，肺血管疾病的恶化相对加速。肺血管疾病的进展取决于右向左分流的容量和压力负荷。PDA 在高剪切力（即动脉压力）作用下将血液分流到肺血管床并持续整个心动周期。随着时间的推移，导管可能钙化或动脉瘤样扩张，有破裂的风险。导管钙化或动脉瘤样扩张增加手术的风险，有时需要体外循环[198]。如果 PDA 未修复，自然病程是 1/3 的 PDA 患者在 40 岁以下死于心力衰竭，肺动脉高压或心内膜炎，60 岁以上则达到 2/3[199]。虽然小 PDA 无血流动力学改变，但小 PDA 增加心内膜炎风险。所有 PDA 的成年患者都应考虑手术闭合 PDA；排除不典型的解剖变异，经血管介入闭合 PDA 是目前治疗途径之一。PDA 导管钙化和脆性增加时，介入封堵是不可行的，这时可以在主动脉或肺动脉壁进行补片。

小 PDA 不会对怀孕带来血流动力学改变。随着妊娠期全身血管阻力降低，大 PDA 的孕妇右向左分流增加。

肺动脉瓣狭窄

除外新生儿严重狭窄的病例，典型的肺动脉瓣狭窄患者可以长期无症状生存[200]。肺动脉瓣狭窄确诊后 20 年生存率达 94%，成年患者通常不需要手术干预[201]。随着年龄的增长,疾病进展到右心室纤维化和心力衰竭,这也是此类患者40岁后死亡的最常见原因。几乎所有患者,无论通过手术还是球囊扩张成形术,术后均有正常的右心功能,但长期来看,此类患者大多数需要再次手术[202]。在导管室进行经皮肺动脉瓣植入术是可供选择的治疗措施之一。但是,晚期手术矫正后并不能解决心室功能异常。单纯的肺动脉瓣膜狭窄甚至严重的此类患者通常也能很好耐受孕期所伴随的容量超负荷的情况[203]。

在右心室高压患者中,当体循环低血压和冠脉灌注下降时常伴随右心室缺血。这在心电图上表现明显。使用去氧肾上腺素提高冠状动脉灌注压时冠状动脉缺血会消失。

单心室

详情请参考本章前述"Fontan 病理生理学"部分。

法洛四联症

同许多医学事件一样,法洛四联症也是在1673年左右由Stenson率先描述的。经典的法洛四联症包括:①非限制性的VSD;②骑跨的主动脉;③漏斗部狭窄;④继发的右心室肥厚,全部起源于胚胎期圆锥间隔的向前移位。然而,法洛四联症是伴有许多缺陷的一类疾病谱,包括肺动脉瓣狭窄,肺动脉瓣环狭窄,或严重病例中肺动脉狭窄和发育不全的情况。法洛五联症是指增加一个房间隔缺损。随着遗传学上的进展,约三分之一或更多的四联症患者归因于以下几种遗传变异,包括21三体、22q11微缺失、NKX 2~5、JAG1和GATA4等。法洛四联症是成人最常见的发绀型病变。未行根治手术或者姑息手术的患者,大约25%的病例能存活至青春期,以后的死亡率是每年6.6%,只有3%存活到40岁[204]。

和儿童不同,有四联症的青少年和成人不伴有"缺氧发作",手术根治后能长期生存和良好的生活质量。据报道,有10%~15%手术20年后有症状,主要为原发性的心律失常和运动耐量下降,但32~36年的生存率为85%~86%[205-208](框22.12)。在过去,大多数四联症的患儿是通过体-肺分流术初步缓解症状如Blalock-Taussig,然后再进行彻底的根治手术。实质上,所有的患者都最终可能行根治手术。目前,大多数的患儿都是在婴儿时期进行根治手术,而不需要前期姑息性手术。

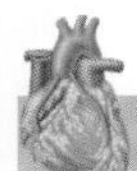

框22.12 法洛四联症术后猝死的危险因素

- 心室切开
- 大龄患者
- 严重的左心室功能不全
- 术后右心室高压(残余流出道梗阻)
- 大量的肺动脉反流
- 宽大QRS

青少年和成人法洛四联症未行手术治疗的并不常见,但是,在移民中或在幼年时被认为可能遇到因解剖变异无法手术的患者。在四联症中,右心室"适应"了肺动脉狭窄导致梗阻。PVR通常是正常偏低。右向左分流是由于右心室流出道水平造成的阻塞,右心室流出道梗阻并不受PVR的调控影响。然而,通过药物增加体循环阻力可减少右向左分流。非限制性的VSD导致成人患者发生高血压增加两个心室的负荷,而不仅仅是增加左心室的负荷。体循环血管阻力的增加导致右向左分流减少和发绀减轻,但其代价是右心室或双心室衰竭。增加心肌收缩力可造成右心室漏斗部的动力性梗阻,并使右向左分流恶化。B受体阻滞剂通常用于降低心肌收缩力。虽然氟烷曾因其心肌抑制和维持体循环阻力的作用常应用于儿童法四患者的麻醉,但目前常用的麻醉剂是七氟烷,七氟烷通常也不会降低体循环阻力[209]。成人患者的麻醉诱导可在维持全身血压的原则下,避免血容量不足,防止心肌收缩力增加,选用任何可用的麻醉药物。

患者需要闭合VSD和解决肺动脉的狭窄。虽然目前的做法是通过右心房途径手术修补VSD从而维持肺动脉瓣的完整性和减少右心室切开,大龄患者可能会通过右心室切口修复VSD。大的右心室切口增加了心律失常和猝死的风险[210]。右心室切开患者心电图表现为特异性的右束支传导阻滞。但是,与通常在成人所见的束支传导阻滞不同,这代表的只是在手术右心室切口流出道的His-Purkinje传导系统的中断。因为绝大多数His-Purkinje传导系统完整,并不增加完全性房室传导阻滞的发生风险。这类患者可能对运动负荷有反常反应。

有些患者通过跨环补片解决肺动脉瓣狭窄,但通常伴随残余的肺动脉反流。单纯的轻度至中度肺动脉反流能很好地耐受,但长期的肺动脉反流增加右心室功能障碍的风险同时伴随室性心动过速和猝死风险。青少年时期需要肺动脉瓣置换的患者通常是儿童早期的跨环补片患者,多在20多岁左右,构成成人先天性心脏病一定比例的人群。房性快速性心律失常发生在大约三分之一的成人后手术患者,其可能导致迟发性的并发症[211,212]。房扑和心房折返性心动过速往往是血流动力学代偿的先兆。心房手术瘢痕通常是异位起搏起源部位心房扩张通常触发心律失常,如三尖瓣不全合并右心室功能不全的情况。心室心律失常的发生机制同心房心律失常大概是一样的,即在手术瘢痕部位信号扩张叠加。

在某些病例,右心室流出道补片需要延伸到分支肺动脉以减轻梗阻。冠状动脉解剖异常的患者可能需要使用右心室-肺动脉管道避免在冠状动脉区域切开右心室。年龄较小的患者手术后(<12岁)可以保持较好的右心室功能[213]。

猝死或需要治疗的室性心动过速发生在5.5%术后30年以上患者的,通常术后几年[206,207,214]。这些心律失常的病灶起源点在右心室流出道的手术部位,这些手术瘢痕病灶可以在导管室消融。患者手术时年龄较大,严重的左心功能不全,来自残余或复发性流出道梗阻的术后右心室高压,大量的肺动脉反流,宽QRS(>180毫秒)都是猝死的预测指标[210,215]。室性期前收缩甚至非持续性室性心动过速并不罕见,但似乎与猝死无关联,使适当的治疗选择困难[216]。QRS延长时间超过180毫秒,虽然高度敏感,但阳性预测值仍低[217]。在未行心室切开的年轻患者中这个危险因素的影响目前还不清楚,因为他们最初的术后QRS持续时间比右心室切开的患者要窄。

虽然多年来认为这些患者的中度至重度肺动脉反流耐受良好,但其长期的后遗症包括一系列右心室功能不全以及房性和室性心动过速。出于这个原因,基于跨瓣环补片或右心室流出道部位室壁瘤形成导致的有症状的肺动脉反流的患者可能需要再次手术行肺动脉瓣生物瓣的置换同时行或者不行三尖瓣瓣环成形术[218]。有意思的是,成人患者肺动脉瓣置换术并不能降低房性心律失常的发生率,但可减少室性心律失常的发生率。右心功能不全在肺动脉瓣置换术后在多数成人患者中获得改善,提示肺动脉瓣置换术应尽早完成,而不是晚些时候。通过介入导管血管内途径输送肺动脉瓣是很有希望的治疗方式[219,220]。

其他可能的晚期并发症包括:残余 VSD,补片裂开,进行性加重的主动脉瓣反流,因冠状动脉异常手术损伤导致的左心室功能障碍到长期术前发绀,VSD 修补导致心脏传导阻滞(现在不常见)。曾经使用外管道手术的患者再次手术常因为外管道靠近或紧贴胸骨后方,劈开胸骨时有损伤外管道的风险。有时,在胸骨劈开前股动脉插管备好体外循环。

大多数成人患者需要再次手术来疏通右心室流出道或置换肺动脉瓣。其他再次手术的原因包括:右心室流出道补片部位的室壁瘤,残余 VSD 的修补或修复三尖瓣不全。通常这些患者的右心室舒张顺应性降低,因此需要高于正常的中心静脉压。术后管理包括尽量降低 PVR 并保持中心静脉压。患者经常需要以正性肌力药支持和减少后负荷进行治疗[221]。

术后无残留缺损、手术效果良好的女性患者能像正常女性耐受妊娠和分娩,但婴儿的先天性心脏病概率显著增加[222,223]。未矫正的四联症女性患者,尤其是那些发绀明显的患者,胎儿死亡发生率高(80%,血细胞比容>65%)。妊娠期体循环血管阻力下降和分娩可能会恶化发绀,妊娠期生理性容量负荷的增加导致左右心室功能衰竭。

大动脉转位(右转位)

在大动脉右转位中,心室和大动脉连接反常。主动脉(有冠状动脉)来自右心室,而肺动脉动脉来自左心室。因此,这两个循环是分离。产后生存需要两个循环之间交换血液流,通常通过卵圆孔未闭和/或 PDA 或 VSD。1 年死亡率接近 100%。所有成年右转位需要某种方式的手术干预。大龄患者通心房水平分隔转流术((Mustard 或 Senning),而在 20 世纪 80 年代中期以后出生的患儿将会进行动脉水平的调转(Jatene 手术)。一些伴有中到大 VSD 的右转位患者适合 Rastelli 术式(见后所述)。

心房水平分隔转流术通过将腔静脉血流导向左心室(从而到达转位的肺动脉)和肺静脉血流导向右心室(从而到达主动脉)。Mustard 手术使用自体心包补片缝制的管道(图 22.10),而 Senning 手术使用自体的心房组织形成管道。动脉水平调转手术通过横切的主动脉和肺动脉,然后将主动脉肺动脉连接到适当的心室上方。这一手术还需要将冠状动脉从主动脉根部移植到肺动脉根部。Rastelli 手术通过心室内补片,使左心室的通过主动脉排空然后在右心室与主肺动脉之间植入带瓣管道,使右心室血液流入肺动脉。

动脉功能矫治是将体静脉血(起自调转的肺动脉)引入左心室,肺静脉血(起自主动脉)引入右心室。Mustard 手术是利用自体心包片做内遂道(图 22.10),Senning 手术是用自体血管材料做外管道。动脉调转手术是调转横断的主动脉和肺

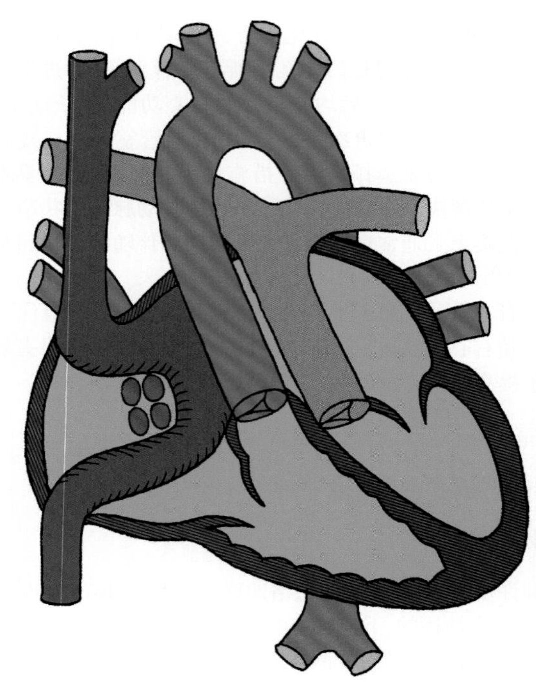

图 22.10 Mustard 手术。心房内板障将腔静脉血流通过切除后的房间隔直接导向二尖瓣口而肺静脉血流则绕过板障直接流入三尖瓣口。右心室仍然是体循环心室,而左心室仍然是肺动脉下的心室。(*Reprinted with permission from Mullins C, Mayer D.* Congenital Heart Disease. A Diagrammatic Atlas. *New York: Wiley-Liss, Inc.; 1988.*)

动脉,将之连接到正确的心室,并将冠状动脉从主动脉移植到肺动脉,从而使肺动脉根部变为主动脉根部。Rastelli 手术多将室间隔缺损修补,使左心室连接主动脉,右心室则通过带瓣管道连接到肺动脉。

心房的矫治导致右心室体循环化,患者的右心室功能会持续性减退,射血分数在 40% 左右[224]。三尖瓣中度功能不良是很常见的,但重度三尖瓣功能障碍常会进展为重度右心室功能障碍。此类手术的 10 年生存率是 85%~90%,但 20 年的小于 80%[225-227]。超过 25 年的,一半以上会发展为中度右心室功能障碍,1/3 发展为重度三尖瓣关闭不全[225,226,228-230]。尽管功能障碍总是存在,还是建议尽早手术,使右心室功能不良最小化[231]。有些已存在右心室功能不良的患者在进行动脉调转之前,为了能够使之承受体动脉的血压,还要先进行肺动脉束带术[232]。

心房矫治会导致晚期的电生理并发症,包括窦房结功能障碍(束支阻滞)、交界性逸搏节律、房室传导阻滞及室上性心律失常。20 岁左右的患者房颤的发生率是 20%,而且那时有一半的患者会进展为窦房结功能障碍[225,229]。有时,这些快速心律失常会导致猝死,可从 1∶1传导进展为室颤[225,233]。失去窦性节律的功能不良的右心室(体循环心室)也可导致晚期猝死。心房矫治后,晚期死亡的风险是合并室间隔缺损者的 3 倍,但手术 10 年以后,快速心律失常的发生率的确是下降的。

成人心房矫治失败后可以进行动脉调转手术,但一般预后很差,所以建议越年轻做越好[234],但即使很早做,10 年的存活率约为 90%[235]。动脉调转术的超长期预后仍然不清

楚,但确实术后5年的死亡率基本为0,即使需要外科再次介入,大多也是因为发生了肺动脉瓣上狭窄[236]。新主动脉根部的扩张很少需要修复,但还是要注意的长期问题[237]。虽然大部分患儿有异常的休眠心肌灌注,但仅9%有证据显示有运动诱发的心肌缺血[238]。幼时的冠状动脉疾病到成年时不清楚是否有并发症,同时还要注意调转后主动脉瓣的基本功能。有些进行Rastelli矫治的患者则需要再次手术置换人工带瓣管道。

由于进行了心房或Rastelli矫治,妊娠和分娩一般可以很好地承受,但有可能发生右心室衰竭和容积功能退化,尤其是心房矫治后的妇女并发症发生率增加,在这些妇女中,早产和小样儿的发生率会增加[239]。

永存动脉干

永存动脉干起源于胚胎的原始动脉干发育缺陷,未能发育成主动脉和肺动脉,致使仅形成一个单一的大血管,从心脏仅发出一组和共干(半月)瓣膜。共干瓣膜是主动脉和肺动脉瓣的融合,因此包含3~6瓣,此外,共干的瓣膜形态异常很常见。两心室之间存在一个大的高位室间隔缺损。肺动脉起自升主动脉。虽然共干根据肺动脉起源的确切解剖被分为各种类型,在实际临床中,更常见的是Ⅰ~Ⅲ型。Ⅳ型或假性动脉干,描述的是肺动脉闭锁合并室间隔缺损,闭锁肺动脉内的血供来自降主动脉发出的侧支循环。此型的修复是关闭室间隔缺损,并用同种带瓣管道连接右心室和主肺动脉(或多支肺动脉)。

由于儿童期存在充血性心脏衰竭的高风险,还有经主动脉射入肺动脉的高血流的肺血管疾病,1年生存率小于10%。基本上所有能存活至青春期的患者,要么已进行了手术矫治,要么肺血管疾病已失去手术机会。比较罕见的例外,是起源于主动脉的肺动脉开口狭窄的患者。在婴儿期行带瓣管道修复的患儿到了儿童早期,随着生长发育,即使瓣膜功能良好,也需要再次手术更换管道。童年后期放置在的管道可以满足生长到成人时的需要。持续不断的问题是共干瓣膜功能不良和狭窄(术后的功能是作为主动脉瓣),常能遇到同种带瓣管道狭窄和/或功能不良引起的终末功能障碍。在成年后主动脉扩张有时会需要手术矫正[240,241],但修复的标准仍然有些不确定。有一些使用的主动脉直径大于55mm[242],因为这些患者需要多次开胸,而带瓣管道往往就在胸骨下,距离极近。胸骨切开存在导管破裂的潜在风险非常大,所以有时在胸骨切开前,选择股血管插管进行体外循环。

室间隔缺损

室间隔缺损的自然病程已被描述得很详细[200]。超过75%的中小室间隔缺损随着在孩子的成长,缺损周围也逐渐成长而自然闭合。在这些人中,几乎所有的都在10岁时自发关闭。自然闭合的其他机制包括通过三尖瓣周围组织,主动脉瓣脱垂的瓣叶,以及感染性心内膜炎引起的闭合。一些在成年后发展为主动脉瓣关闭不全的室间隔缺损是因为主动脉瓣脱垂瓣叶脱入缺损[243]。虽然心内膜炎的风险一直存在,但成人小室间隔缺损没有血流动力学的风险。如果存在肺血管疾病,可能是因为大室间隔缺损的关闭延迟进展而来的。

尽管有一些研究报道手术修复后可能发生心室功能障碍,但这些都是以前的报告,后来的患者是以现行标准来进行手术的[244-246]。它确实显示,如果手术是在5岁或最大到10~12岁时进行,心室可以从慢性容量超负荷中成功重塑。医源性心脏传导阻滞是一种可能的手术并发症,但这在心脏手术的早期更为常见。Novick等描述说,如果肺动脉高压已经非常显著,有时可以用一个单向瓣膜片的方法完成闭合[247]。经皮闭合装置适用于特定的室间隔缺损。

虽然经常讨论静脉内或吸入诱导药物的起效时间,但对于现代的溶解度低的吸入性药物很难看到临床差异。热稀释法测心输出量反映肺血流量,会高估全身血流量。在中到大量左向右分流的患者中,肺动脉导管并不常规放置指导。吸入低浓度氧和适度高碳酸血症可避免术中因肺循环超负荷以及降低左心室扩张引起的肺循环阻力。然而,与儿童不同,由于发生艾森门格生理而不能修复病变的成人,既可以有小的分流也可以是大的分流。

在没有先前存在心力衰竭或肺动脉高压的情况下,妊娠可以很好地耐受。不管是自然闭合还是外科手术闭合缺损的妊娠患者,在没有其他心脏问题的情况下不会有额外的风险。

病例1:房间隔缺损

概述

各种形成房间隔胚胎结构的发育异常导致了不同种类的房间隔缺损(图22.11)。超声医生必须熟知各类房间隔缺损及其相关的其他心脏缺陷。继发孔房间隔缺损是最常见的,并很少伴有其他心脏缺损。需要治疗的继发性房间隔缺损如果有足够的环周房间隔组织可以"抓住",一般采用经皮封堵术治疗。超声医生对于帮助心内科医生"看见"三维心房并且指导封堵器的放置至关重要。

原发孔房间隔缺损是由于心内膜垫缺损引起的。当和入口型室间隔缺损合并发生,就成为了完全性房室通道。作为

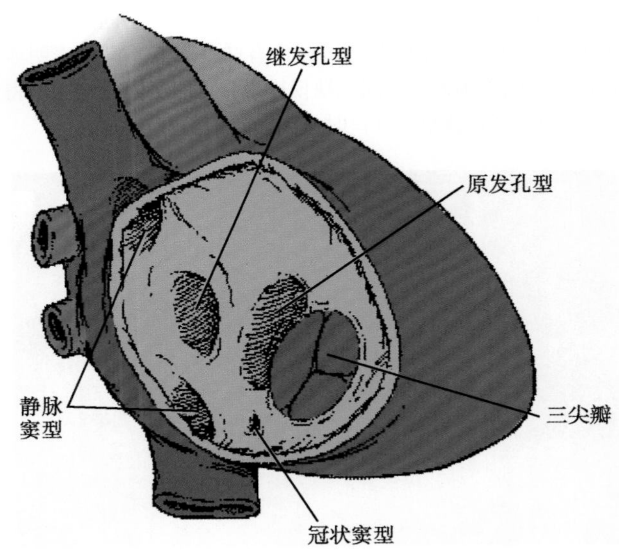

图22.11 房间隔缺损分类。(*Reprinted with permission from Nichols DG, Cameron DE, Greeley WG, et al; eds.* Critical Heart Disease in Infants and Children. *St Louis; Mosby; 1995.*)

单发性病变,原发孔房间隔缺损经常伴发由于二尖瓣前叶裂引起的二尖瓣反流。腔静脉型房间隔缺损发生在腔静脉/右心房交界处的上部或下部。上腔静脉型房间隔缺损经常伴有右上肺静脉异常回流到上腔静脉。下腔静脉型房间隔缺损与右下肺静脉异常回流到下腔静脉强烈相关。这些伴发缺损对于 TEE 检查至关重要。

数据收集与解读

术中 TEE 检查的目的是确认术前房间隔缺损的诊断并观察有无并发病变。美国心血管麻醉医生学会发布了关于术中全面 TEE 的 20 个切面[248],后来又有新的添加[249]。当详细检查一个特定心脏结构时,我们推荐使用放大功能。使用多切面功能,每次增加 15°到 30°角度,直至所有的心脏结构从 0°到 180°都获得了切面。在这个病例里,从四腔心零度切面,逐渐地增加多平面角度到 180°,提供了房间隔的全面检查。肺静脉即使对于有经验的心脏超声医生也是很困难。在四腔心零度切面,聚焦于左心房,探头轻转到患者左侧观察左侧肺静脉,轻转到右侧观察右侧肺静脉。从每侧都看到两支肺静脉很困难,因为它们进入到左心房之前都融合在一起。使用彩超可以帮助确诊肺静脉的血流。

决策与解读

患者择期手术修补房间隔缺损,术前经胸心脏超声确诊大继发孔房间隔缺损,伴有下方延伸到下腔静脉(图 22.12)。由于其尺寸过大以及下方延伸,ASD 经皮封堵不可行。TEE 确诊了术前诊断并显示了四支肺静脉都回流到左心房。左到右分流巨大(图 22.13)。右心室过容并伴有显著扩张(图 22.14)。关闭房间隔缺损停机后,发现在房间隔缺损补片下端有残余房间隔缺损(图 22.15)。比较图 22.13 和图 22.15 显示了高流量,低速度飞流和更加局限的,高流速分流的差别。TEE 机器把流向探头的血流定义为红色,把远离探头的血流定义为蓝色。速度也有一个阈值,超过时会显示为斑点状。图 22.13 有均匀的蓝色代表了大量分流。试图修补房间隔缺损后的图 22.15,显示了小的蓝色区域伴有橘色斑点。斑点表明血流速度更快,因为残余房间隔缺损比未修复的房间隔缺损小得多。当血流经过狭窄的开口时血流会加速。

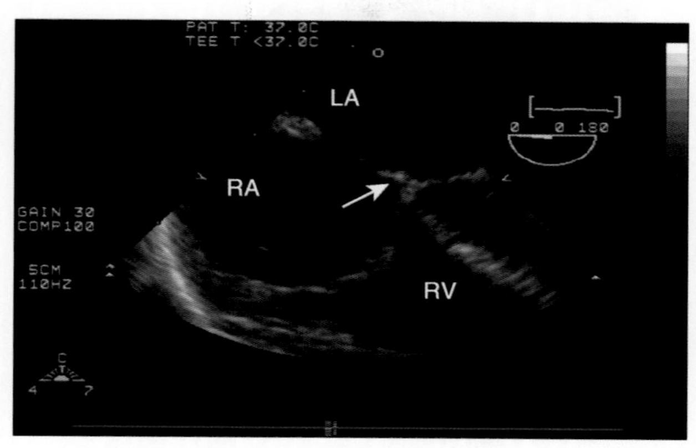

图 22.12 食管中部 0°四腔心切面,关注房间隔。巨大继发孔房间隔缺损,只有少量下部房间隔组织存在。LA,左心房;RA,右心房;RV,右心室

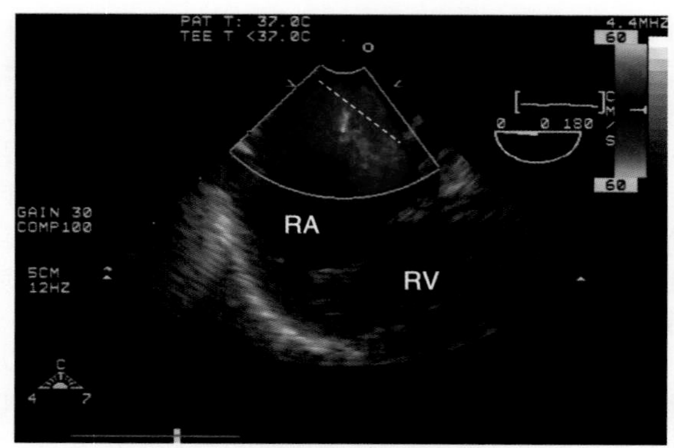

图 22.13 食管中部 0°四腔心切面彩色超声。大量穿过房间隔缺损的左向右分流(蓝色)。虚线代表 ASD 的大体位置。均一的蓝色证实了穿过大的缺损时血流速度低。RA,右心房;RV,右心室

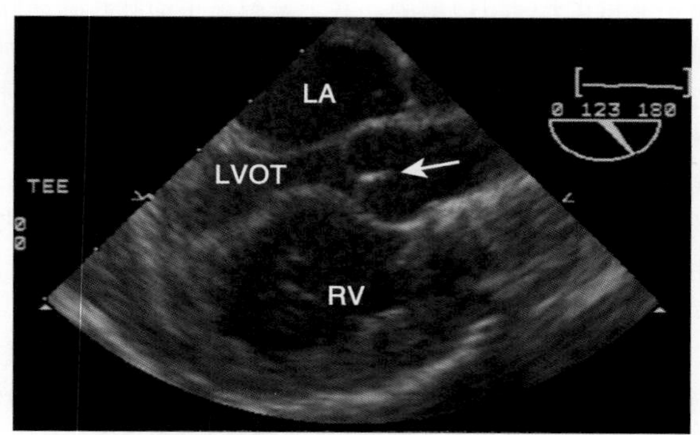

图 22.14 食管中部 123°主动脉瓣长轴图。主动脉瓣关闭提示了这是舒张期(箭头)。房间隔缺损引起了右心室的显著容量过度。舒张期右心室充血时,室间隔偏向左心室方向。LA,左心房;LVOT,左心室流出道;RV,右心室

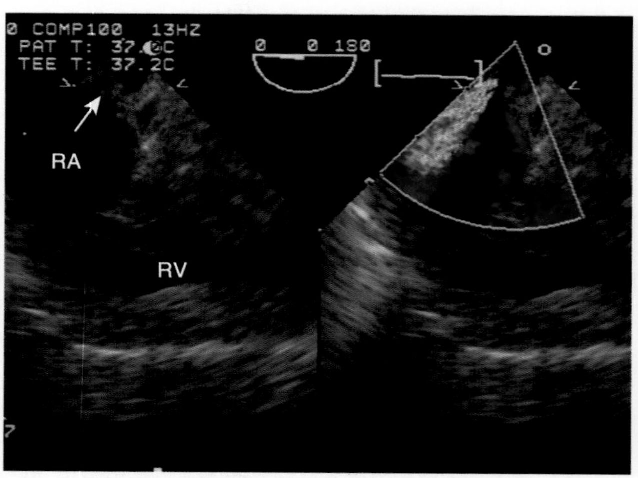

图 22.15 二维(左)和彩超图(右)。在二维图中,有可能存在下部的残余房间隔缺损(箭头)。在彩超图清晰可见残余 ASD。蓝色上的橘色斑点提示高速血流。RA,右心房;RV,右心室

残余房间隔缺损如何处理？残余缺口可以使用彩超进行定性分析。尝试修复后，不太可能还有一个很大的房间隔缺损。心外科医生需要哪些信息来决定是否转机进行修复这个小的残余缺损？这个缺损导致了左向右分流，这样就可以测量上腔静脉和肺动脉之间的"氧气陡升"。要测量这个参数，患者采用室氧浓度通气，如果吸入氧气浓度过高会导致左心房血 PaO_2 过高，则会导致高估残余房间隔缺损的分流量。平衡 5 分钟后，从上腔静脉的肺动脉取血进行分析。上腔静脉血氧饱和度 58%，肺动脉 72%。使用简单的方程可以计算出肺：体血流比例(Qp：Qs)。4 个部位的血氧饱和度输入以下方程。SVC 和肺动脉的氧饱和度直接测量，主动脉的氧饱和度使用外周脉氧饱和度代替，肺静脉氧饱和度用 100% 计算。

$$Qp:Qs=(\text{主动脉}-\text{上腔静脉})/(\text{肺静脉}-\text{肺动脉})$$
$$=(100-58)/(100-72)=1.5$$

Qp：Qs 之比为 1.5 就已经较高，如果不修复，过量的肺血流会让患者继续有症状。结合超声图像和定量分析分流程度，帮助外科医生作出重新船级，修复残余房间隔缺损。超声图像提示残余缺损不可能自发关闭。再次转机和主动脉阻断和缺血的决定应该很谨慎。外科医生认为残余缺损在日后经皮封堵不适合，并且心脏功能足够好，可以接受再次缺血和主动脉阻断。

二次修复后，患者顺利停机，TEE 检查房间隔缺损补片完整，但是下腔静脉和右心房结合处发现异常 Doppler 彩超信号。可能的原因是什么呢？这个可能是仅仅因为房间隔缺损修复区域的湍流吗？心脏超声医生必须根据病变和可能发生的并发症作出诊断。图 22.11 清楚地表明下腔静脉型房间隔缺损和下腔静脉距离很近。一个罕见但已知的并发症就是把房间隔缺损补片从下腔静脉缝到房间隔，产生了一条从下腔静脉到左心房的通道。我们的怀疑得到了证实，因为外周脉氧饱和度是 85%～88%。动脉血气分析结果一致。右向左分流必须再次进行修复。患者 3 次转机，补片取下，房间隔缺损关闭。根据前两次的修复，外科医生意识到继发孔房间隔缺损可能比影像看到的延伸到房间隔的腔静脉区更深。下腔静脉插管重新下移，更好地暴露缺损部位。修复后，患者停机顺利，TEE 检查证实了修复成功没有残余分流。这个病例表明术中超声医生不仅仅是"技术员"，而是必须结合 TEE 图像和支持的生理信息。

病例 2：左冠状动脉异常

概述

冠脉起源异常有很多种类。其中一种，左主干起源于肺动脉。一般出生后几个月，会发生由于心肌缺血引起的心衰症状。另外一种症状不明显但可以致死的冠脉起源异常是两支冠脉都起源于主动脉但位置异常。报道最多的是左主干起源于右冠窦。左主干可起源于不同开口或和右冠脉起源于同一开口(图 22.16)。如图所示，左主干的通路是异常的。首先，左主干有一小段在主动脉壁里，之后渐入心脏表面。这是壁内走行冠脉。左主干之后游离在主动脉和肺动脉之间。左主干的异常走向解释了临床上的锻炼时猝死。锻炼时导致主动脉和肺动脉扩张，从而压迫主动脉和肺动脉之间的左主干。或者由于左主干是在主动脉壁内，主动脉扩张会直接压迫左主干。两种情况都会导致左主干供血心肌的缺血和突然死亡。不幸的是，冠脉异常经常是健康年轻人突然死亡后尸检才发现。患者很少会发生锻炼时胸痛的症状，原因不明。而且，具体导致突然死亡的锻炼强度也不可预测。比如，患者以前进行强烈运动无症状，但在中度运动时反而出现心脏症状。由于以上原因，患者如果诊断有左主干异常，应及时手术以防止猝死。

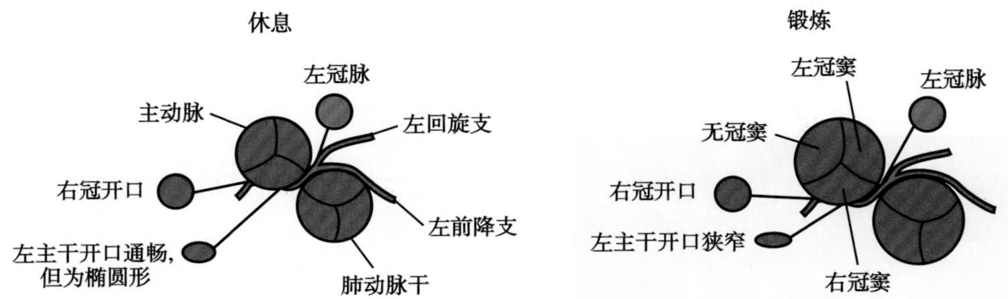

图 22.16　异常左主干冠脉。锻炼时压迫左主干。(*Reprinted with permission from Basilico FC. Cardiovascular disease in athletes.* Am J Sports Med. *1999;27:108-121*)

数据收集和解读

左主干异常通常是在心脏超声检查时偶然发现。证明结构缺失很困难，因为有可能结构其实存在，但检查时看不清晰。不管是经胸还是经食管超声都不是检查冠脉起源的诊断手段。因此，如果心脏超声看不到左主干起源，则应使用其他手段确诊。MRI 或 CT 对于准确诊断冠脉异常都具有高度的特异性和敏感性。

术式为从右冠窦游离左主干，再植入合适位置。这需要左主干的游离以确保左主干安全地植入左冠窦。左主干异常并不导致慢性缺血。TEE 检查左心室功能正常。左主干起源缺失，不过正常冠脉的患者，左主干口也经常看不清楚。

决策和解读

在诊断非特异性胸痛时，原本健康的患者诊断有左主干异常，择期手术冠脉再植入。麻醉诱导后，TEE 探头插入，发现左心室功能正常，左主干起源于右冠窦，与右冠脉同一个开口(图 22.17)。主动脉阻断，给予停跳液后，心脏停搏。停跳液通路经检查无异常。不过在主动脉阻断期间，在下次停跳液给予之前，心脏经常有电活动和机械活动。冠脉再植入后，外科医生觉得心肌保护不好，患者可能需要强心药物支持，停机时，心肌功能很差，血压低，体外循环停机后心肌功能异常的鉴别诊断是什么？ECG 上心动过速，Ⅱ和 V5 的非特异性 ST 改变。其他电极也一致。现在的问题是心肌功能异常是由于心肌保护不好还是左主干再植入失败。直观检查发现右心收缩良好。Ⅱ导联上未发现空气栓塞进入右冠状动脉引起的 ST 升高。哪个 TEE 切面评估心室功能为佳？中部乳头肌经胃短轴图经常用来评估前负荷，收缩力，和区域性心肌收缩异常。熟知冠脉对应的心肌节段可以帮助超声医生确诊由于缺血引起的节段性室壁运动异常(图 22.18)。经胃切面观察到左心室明显扩张，室间隔、前壁、侧壁和后壁无收缩。收缩期时左心室腔大小仅有很少的降低。重新植入的左主干在左冠窦也看不到起源。整体的心肌保护不好不太可能，因为右心功能依然良好。RCA 供血的下壁也运动正常。左主干供血区域的严重节段性室壁运动异常确诊了左主干再次植入的失败。广泛性的室壁运动异常提示患者是左侧为主的冠脉循环。检查左主干未发现扭曲或紧张。经和外科医生会诊和 TEE 发现，决定再次植入左主干不可行。

决定进行左乳内动脉到前降支搭桥。预期如果搭桥时连接到左前降支的最近段也可以保障左回旋支的血流。患者停机顺利。TEE 示左心室功能正常，以前看到的节段性室壁运动异常消失。侧壁和后壁功能良好，代表左乳内动脉的搭桥也为左回旋支供血。两个视频对比发现评估收缩功能应该基于收缩期室壁增厚程度。缺血区域(室间隔，前壁，侧壁，后壁)在收缩期时不增厚，但是还在运动。这是由于这些心肌是和别的正常区域连在一起的。新手超声医生会把运动和收缩力混为一谈。左乳内动脉到前降支搭桥后，之前无运动的节段室壁在收缩期时增厚超过了 50%。左心室腔的收缩期明显变小也提示了正常的射血分数。

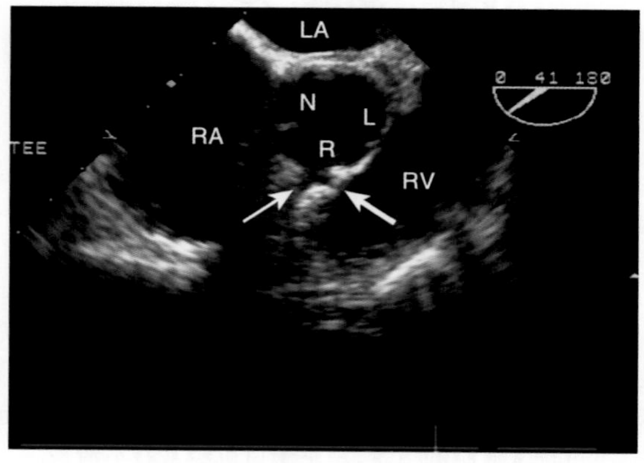

图 22.17 41 度食管中部主动脉瓣短轴图。左主干(深箭头)和右冠(浅箭头)都起源于右冠窦的同一开口。L，左冠窦；LA，左心房；N，无冠窦；R，右冠窦；RA，右心房；RV，右心室

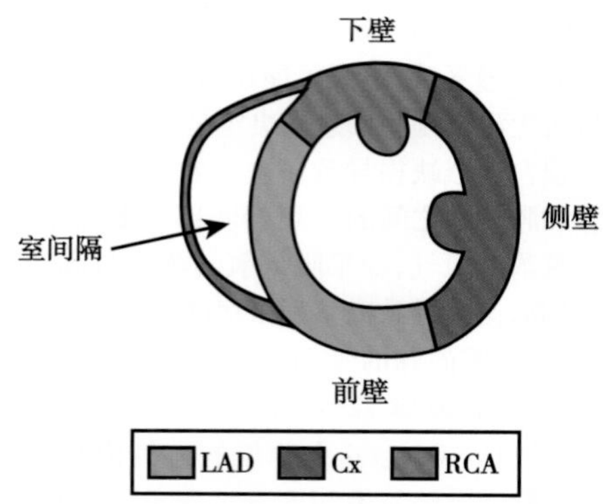

图 22.18 节段性左心室结构与相应的冠脉分布。Cx，回旋支；LAD，前降支；RCA，右冠脉。(*Reprinted with permission from Shanewise JS, Cheung AT, Aronson S, et al. ASE/SCA guidelines for performing a comprehensive intraoperative multiplane transesophageal echocardiography examination: recommendations of the American Society of Echocardiography Council for Intraoperative Echocardiography and the Society of Cardiovascular Anesthesiologists Task Force for Certifi cation in Perioperative Transesophageal Echocardiography.* Anesth Analg. *1999; 89: 870-884.*)

(王嵘 译，晏馥霞 校)

参考文献

1. Perloff JK. Pediatric congenital cardiac patient becomes a postoperative adult. The changing population of congenital heart disease. *Circulation*. 1973;47:606.
2. Perloff JK, Warnes CA. Challenges posed by adults with repaired congenital heart disease. *Circulation*. 2001;103:2637.
3. Williams RG, Pearson GD, Barst RJ, et al. Report of the National Heart, Lung, and Blood Institute Working Group on research in adult congenital heart disease. *J Am Coll Cardiol*. 2006;47:701.
4. Moons P, Engelfriet P, Kaemmerer H, et al. Delivery of care for adult patients with congenital heart disease in Europe: results from the Euro Heart Survey. *Eur Heart J*. 2006;2006:1324.
5. Warnes CA, Liberthson R, Danielson GK, et al. Task force 1: the changing profile of congenital heart disease in adult life. *J Am Coll Cardiol*. 2001;37:1170.
6. Marelli AJ, Mackie AS, Ionescu-Ittu R, et al. Congenital heart disease in the general population: changing prevalence and age distribution. *Circulation*. 2007;115:163.
7. O'Leary JM, Siddiqi OK, de Ferranti S, et al. The changing demographics of congenital heart disease hospitalizations in the United States, 1998 through 2010. *JAMA*. 2013;309:984.
8. Pillutla P, Shetty KD, Foster E. Mortality associated with adult congenital heart disease: trends in the US population from 1979 to 2005. *Am Heart J*. 2009;158:874.
9. Verheugt CL, Uiterwaal CS, van der Velde ET, et al. Mortality in adult congenital heart disease. *Eur Heart J*. 2010;31:1220.
10. Andropoulos DB, Stayer SA, Skjonsby BS, et al. Anesthetic and perioperative outcome of teenagers and adults with congenital heart disease. *J Cardiothorac Vasc Anesth*. 2002;16:731.
11. Dore A, Glancy DL, Stone S, et al. Cardiac surgery for grown-up congenital heart patients: survey of 307 consecutive operations from 1991 to 1994. *Am J Cardiol*. 1997;80:906.
12. Mackie AS, Ionescu-Ittu R, Therrien J, et al. Children and adults with congenital heart disease lost to follow-up: who and when? *Circulation*. 2009;120:302.
13. Kantoch MJ, Collins-Nakai RL, Medwid S, et al. Adult patients' knowledge about their congenital heart disease. *Can J Cardiol*. 1997;13:641.
14. Webb GD, Williams RG. Care of the adult with congenital heart disease: introduction. *J Am Coll Cardiol*. 2001;37:1166.
15. Warnes CA, Williams RG, Bashore TM, et al. ACC/AHA 2008 guidelines for the management of adults with congenital heart disease: a report of the American College of Cardiology/American Heart Association Task Force on Practice Guidelines (Writing Committee to Develop Guidelines on the Management of Adults With Congenital Heart Disease). Developed in collaboration with the American Society of Echocardiography, Heart Rhythm Society, International Society for Adult Congenital Heart Disease, Society for Cardiovascular Angiography and Interventions, and Society of Thoracic Surgeons. *J Am Coll Cardiol*. 2008;52:e143.
16. Silversides CK, Marelli A, Beauchesne L, et al. Canadian Cardiovascular Society 2009 Consensus Conference on the management of adults with congenital heart disease: executive summary. *Can J Cardiol*. 2010;26:143.
17. Baumgartner H, Bonhoeffer P, De Groot NM, et al. ESC guidelines for the management of grown-up congenital heart disease (new version 2010). *Eur Heart J*. 2010;31:2915.
18. Mylotte D, Pilote L, Ionescu-Ittu R, et al. Specialized adult congenital heart disease care. The impact of policy on mortality. *Circulation*. 2014;129:1804.
19. Pillutla P, Shetty KD, Foster E. Mortality associated with adult congenital heart disease: Trends in the US population from 1979 to 2005. *Am Heart J*. 2009;158:874.
20. Landzberg MJ, Murphy DJ Jr, Davidson WR Jr, et al. Task force 4: organization of delivery systems for adults with congenital heart disease. *J Am Coll Cardiol*. 2001;37:1187.
21. Maxwell BG, Maxwell TG, Wong JK. Decentralization of care for adults with congenital heart disease in the United States: a geographic analysis of outpatient surgery. *PLoS ONE*. 2014;9:e106730.
22. Maxwell BG, Wong JK, Lobato RL. Perioperative morbidity and mortality after noncardiac surgery in young adults with congenital or early acquired heart disease: a retrospective cohort analysis of the National Surgical Quality Improvement Program database. *Am Surgeon*. 2014;80:321.
23. Maxwell BG, Williams GD, Ramamoorthy C. Knowledge and attitudes of anesthesia providers about noncardiac surgery in adults with congenital heart disease. *Congenit Heart Dis*. 2014;9:45.
24. Maxwell BG, Wong JK, Kin C, et al. Perioperative outcomes of major noncardiac surgery in adults with congenital heart disease. *Anesthesiology*. 2013;119:762.
25. Baum VC, Barton DM, Gutgesell HP. Influence of congenital heart disease on mortality following noncardiac surgery in hospitalized children. *Pediatrics*. 2000;105:332.
26. Warnes CA. The adult with congenital heart disease: born to be bad? *J Am Coll Cardiol*. 2005;46:1.
27. Bancalari E, Jesse MJ, Gelband H, et al. Lung mechanics in congenital heart disease with increased

and decreased pulmonary blood flow. *J Pediatr*. 1977;90:192.
28. Sietsema KE, Perloff JK. Cyanotic Congenital Heart Disease: Dynamics of Oxygen Uptake and Control of Ventilation During Exercise. In: Perloff JK, Child JS, eds. *Congenital Heart Disease in Adults*. Philadelphia: Saunders; 1991:104–110.
29. Blesa MI, Lahiri S, Rashkind WJ, et al. Normalization of the blunted ventilatory response to acute hypoxia in congenital cyanotic heart disease. *N Engl J Med*. 1977;296:237.
30. Edelmann NH, Lahiri S, Braudo L, et al. The ventilatory response to hypoxia in cyanotic congenital heart disease. *New Engl J Med*. 1970;282:405.
31. Sorensen SC, Severinghaus JW. Respiratory insensitivity to acute hypoxia persisting after correction of tetralogy of Fallot. *J Appl Physiol*. 1968;25:221.
32. Burrows FA. Physiologic dead space, venous admixture, and the arterial to end-tidal carbon dioxide difference in infants and children undergoing cardiac surgery. *Anesthesiology*. 1989;70:219.
33. Perloff JK, Rosove MH, Child JS, et al. Adults with cyanotic congenital heart disease: hematologic management. *Ann Intern Med*. 1988;109:406.
34. Kawakami N, Mimatsu K, Deguchi M, et al. Scoliosis and congenital heart disease. *Spine*. 1995; 20:1252.
35. Roclawski M, Sabiniewicz R, Potaz P, et al. Scoliosis in patients with aortic coarctation and patent ductus arteriosus: does standard posterolateral thoracotomy play a role in the development of the lateral curve of the spine? *Pediatr Cardiol*. 2009;30:941.
36. Berman WJ, Wood SC, Yabek SM, et al. Systemic oxygen transport in patients with congenital heart disease. *Circulation*. 1987;75:360.
37. Linderkamp O, Klose HJ, Betke K, et al. Increased blood viscosity in patients with cyanotic congenital heart disease and iron deficiency. *J Pediatr*. 1979;95:567.
38. Broberg CS, Bax BE, Okonko DO, et al. Blood viscosity and its relationship to iron deficiency, symptoms, and exercise capacity in adults with cyanotic congenital heart disease. *J Am Coll Cardiol*. 2006;48:356.
39. Gidding SS, Stockman JA 3rd. Effect of iron deficiency on tissue oxygen delivery in cyanotic congenital heart disease. *Am J Cardiol*. 1988;61:605.
40. Spence MS, Balaratnam MS, Gatzoulis MA. Clinical update: cyanotic adult congenital heart disease. *Lancet*. 2007;370:1530.
41. Maurer HM, McCue CM, Robertson LW, et al. Correction of platelet dysfunction and bleeding in cyanotic congenital heart disease by simple red cell volume reduction. *Am J Cardiol*. 1975;35:831.
42. Wedemeyer AL, Lewis JH. Improvement in hemostasis following phlebotomy in cyanotic patients with heart disease. *J Pediatr*. 1973;83:46.
43. Tempe DK, Virmani S. Coagulation abnormalities in patients with cyanotic congenital heart disease. *J Cardiothorac Vasc Anesth*. 2002;16:752.
44. Weinstein M, Ware JA, Troll J, et al. Changes in von Willebrand factor during cardiac surgery: effect of desmopressin acetate. *Blood*. 1988;71:1648.
45. Rosove MH, Hocking WG, Harwig SS, et al. Studies of beta-thromboglobulin, platelet factor 4, and fibrinopeptide A in erythrocytosis due to cyanotic congenital heart disease. *Thromb Res*. 1983; 29:225.
46. Waldman JD, Czapek EE, Paul MH, et al. Shortened platelet survival in cyanotic heart disease. *J Pediat*. 1975;87:77.
47. Ware JA, Reaves WH, Horak JK, et al. Defective platelet aggregation in patients undergoing surgical repair of cyanotic congenital heart disease. *Ann Thorac Surg*. 1983;36:289.
48. Chauhan S, Kumar BA, Rao BH, et al. Efficacy of aprotinin, epsilon aminocaproic acid, or combination in cyanotic heart disease. *Ann Thorac Surg*. 2000;70:1308.
49. Levin E, Wu J, Devine DV, et al. Hemostatic parameters and platelet activation marker expression in cyanotic and acyanotic pediatric patients undergoing cardiac surgery in the presence of tranexamic acid. *Thromb Haemost*. 2000;83:54.
50. Dimopoulos K, Diller GP, Koltsida E, et al. Prevalence, predictors, and prognostic value of renal dysfunction in adults with congenital heart disease. *Circulation*. 2008;117:2320.
51. Spear GS. The glomerular lesion of cyanotic congenital heart disease. *Johns Hopkins Med J*. 1977; 140:185.
52. Ross EA, Perloff JK, Danovitch GM, et al. Renal function and urate metabolism in late survivors with cyanotic congenital heart disease. *Circulation*. 1986;73:396.
53. Young D. Hyperuricemia in cyanotic congenital heart disease. *Am J Dis Child*. 1980;134:902.
54. Dittrich S, Kurschat K, Dahnert I, et al. Renal function after cardiopulmonary bypass surgery in cyanotic congenital heart disease. *Int J Cardiol*. 2000;73:173.
55. Perloff JK, Marelli AJ, Miner PD. Risk of stroke in adults with cyanotic congenital heart disease. *Circulation*. 1993;87:1954.
56. Ammash N, Warnes CA. Cerebrovascular events in adult patients with cyanotic congenital heart disease. *J Am Coll Cardiol*. 1996;28:768.
57. Truong T, Slavin L, Kashani R, et al. Prevalence of migraine headaches in patients with congenital heart disease. *Am J Cardiol*. 2008;101:396.
58. Karamlou T, Diggs BS, McCrindle BW, Welke KF. A growing problem: maternal death and peripartum complications are higher in women with grown-up congenital heart disease. *Ann Thorac Surg*. 2011;92:2193.
59. Oakley C, Warnes CA. *Heart Disease in Pregnancy*. 2nd ed. Malden: Blackwell; 2007.
60. Gatzoulis M, Webb GD, Daubeney PEF. *Diagnosis and Management of Adult Congenital Heart Disease*. Philadelphia: Churchill Livingstone; 2003.
61. Warnes CA, Elkayam U. Congenital heart disease and pregnancy. In: Elkayam U, Gleicher N, eds. *Cardiac Problems in Pregnancy*. 3rd ed. New York: Wiley-Liss; 1998:39–53.
62. Chandrasekhar S, Cook CR, Collard CD. Cardiac surgery in the parturient. *Anesth Analg*. 2009;108:777.
63. Drenthen W, Pieper PG, Roos-Hesselink JW, et al. Pregnancy and delivery in women after Fontan palliation. *Heart*. 2006;92:1290.
64. Canobbio MM, Mair DD, van der Velde M, et al. Pregnancy outcomes after the Fontan repair. *J Am Coll Cardiol*. 1996;28:763.
65. Shime J, Mocarski EJ, Hastings D, et al. Congenital heart disease in pregnancy: short- and long-term implications. *Am J Obstetr Gynecol*. 1997;156:313.
66. Presbitero P, Somerville J, Stone S, et al. Pregnancy in cyanotic congenital heart disease. Outcome of mother and fetus. *Circulation*. 1994;89:2673.
67. Wilson W, Taubert KA, Gewitz M, et al. Prevention of infective endocarditis: guidelines from the American Heart Association: a guideline from the American Heart Association Rheumatic Fever, Endocarditis, and Kawasaki Disease Committee, Council on Cardiovascular Disease in the Young, and the Council on Clinical Cardiology, Council on Cardiovascular Surgery and Anesthesia, and the Quality of Care and Outcomes Research Interdisciplinary Working Group. *Circulation*. 2007;116:1736.
68. Qasqas SA, McPherson C, Frishman WH, et al. Cardiovascular pharmacotherapeutic considerations during pregnancy and lactation. *Cardiol Rev*. 2004;12:240.
69. Natale A, Davidson T, Geiger MJ, et al. Implantable cardioverter-defibrillators and pregnancy: a safe combination? *Circulation*. 1997;96:2808.
70. Foster E, Graham TP Jr, Driscoll DJ, et al. Task force 2: special health care needs of adults with congenital heart disease. *J Am Coll Cardiol*. 2001;37:1176.
71. Bromberg JI, Beasley PJ, D'Angelo EJ, et al. Depression and anxiety in adults with congenital heart disease: a pilot study. *Heart Lung*. 2003;32:105.
72. Cox D, Lewis G, Stuart G, et al. A cross-sectional study of the prevalence of psychopathology in adults with congenital heart disease. *J Psychosomat Res*. 2002;52:65.
73. Kamphuis M, Ottenkamp J, Vliegen HW, et al. Health related quality of life and health status in adult survivors with previously operated complex congenital heart disease. *Heart*. 2002;87:356.
74. Kamphuis M, Vogels T, Ottenkamp J, et al. Employment in adults with congenital heart disease. *Arch Pediatr Adolesc Med*. 2002;156:1143.
75. Lane DA, Lip GY, Millane TA. Quality of life in adults with congenital heart disease. *Heart*. 2002; 88:71.
76. Lip GY, Lane DA, Millane TA, et al. Psychological interventions for depression in adolescent and adult congenital heart disease. *Cochrane Database Syst Rev*. 2003;(3):CD004394.
77. van Rijen EH, Utens EM, Roos-Hesselink JW, et al. Psychosocial functioning of the adult with congenital heart disease: a 20-33 years follow-up. *Eur Heart J*. 2003;24:673.
78. Kovacs AH, Saidi AS, Kuhl EA, et al. Depression and anxiety in adult congenital heart disease: predictors and prevalence. *Int J Cardiol*. 2009;137:158.
79. Moons P, Siebens K, De Geest S, et al. A pilot study of expenditures on, and utilization of resources in, health care in adults with congenital heart disease. *Cardiol Young*. 2001;11:301.
80. Skorton DJ, Garson A Jr, Allen HD, et al. Task force 5: adults with congenital heart disease: access to care. *J Am Coll Cardiology*. 2001;37:1193.
81. Vonder Muhll I, Cumming G, Gatzoulis MA. Risky business: insuring adults with congenital heart disease. *Eur Heart J*. 2003;24:1595.
82. Truesdell SC, Clark EB. Health insurance status in a cohort of children and young adults with congenital cardiac diagnoses. *Circulation*. 1991;84(suppl 2):II-386.
83. Graham TP Jr, Cordell GD, Bender HW. Ventricular function following surgery. In: Kidd BS, Rowe RD, eds. *The Child With Congenital Heart Disease After Surgery*. Mt. Kisco, NY: Futura Publishing; 1995.
84. Bouchardy J, Therrien J, Pilote L, et al. Atrial arrhythmias in adults with congenital heart disease. *Circulation*. 2009;120:1679.
85. Feltes TF, Friedman RA. Transesophageal echocardiographic detection of atrial thrombi in patients with nonfibrillation atrial tachyarrhythmias and congenital heart disease. *J Am Coll Cardiol*. 1994;24:1365.
86. Andropoulos DB, Stayer SA, Russell IA, Mossad EB. *Anesthesia for Congenital Heart Disease*. 2nd ed. West Sussex, UK: Wiley-Blackwell; 2010.
87. Lake CL, Booker PD. *Pediatric Cardiac Anesthesia*. 4th ed. Philadelphia: Lippincott-Williams and Wilkins; 2004.
88. Carabello BA, Carawford FAJ. Valvular heart disease. *N Engl J Med*. 1997;337:32.
89. Le Gloan L, Marcotte F, Leduc H, et al. Impaired arm development after Blalock-Taussig shunts in adults with repaired tetralogy of Fallot. *Int J Cardiol*. 2013;168:1006.
90. Craig RJ, Selzer A. Natural history and prognosis of atrial septal defect. *Circulation*. 1968;37:805.
91. Markman P, Howitt G, Wade EG. Atrial septal defect in the middle-aged and elderly. *Q J Med*. 1965;34:409.
92. Mattila S, Merikallio E, Tala P. ASD in patients over 40 years of age. *Scand J Thorac Cardiovasc Surg*. 1979;13:21.
93. Campbell M. Natural history of coarctation of the aorta. *Br Heart J*. 1970;32:633.
94. Boucher CA, Liberthson RR, Buckley MJ. Secundum atrial septal defect and significant mitral regurgitation: incidence, management and morphologic basis. *Chest*. 1979;75:697.
95. Liberthson RR, Boucher CA, Strauss HW, et al. Right ventricular function in adult atrial septal defect. Preoperative and postoperative assessment and clinical implications. *Am J Cardiol*. 1981;47:56.
96. Davies H, Oliver GC, Rappoport WJ, et al. Abnormal left heart function after operation for atrial septal defect. *Br Heart J*. 1970;32:747.
97. Gatzoulis MA, Freeman MA, Siu SC, et al. Atrial arrhythmia after surgical closure of atrial septal defects in adults. *N Engl J Med*. 1999;340:839.
98. Konstantinides S, Geibel A, Olschewski M, et al. A comparison of surgical and medical therapy for atrial septal defect in adults. *N Engl J Med*. 1995;333:469.
99. Murphy JG, Gersh BJ, McGoon MD, et al. Long-term outcome after surgical repair of isolated atrial septal defect. Follow-up at 27 to 32 years. *N Engl J Med*. 1990;323:1645.
100. Attie F, Rosas M, Granados N, et al. Surgical treatment for secundum atrial septal defects in patients >40 years old. A randomized clinical trial. *J Am Coll Cardiol*. 2001;38:2035.
101. Gabriels C, DeMeester P, Pasquet A, et al. A different view on predictors of pulmonary hypertension in secundum atrial septal defect. *Int J Cardiol*. 2014;176:833.
102. Du ZD, Hijazi ZM, Kleinman CS, et al. Comparison between transcatheter and surgical closure of secundum atrial septal defect in children and adults: results of a multicenter nonrandomized trial. *J Am Coll Cardiol*. 2002;39:1836.
103. Wang LH, Qioa C, Zhang X, et al. Evaluation of different minimally invasive techniques in the surgical tteatment of atrial septal defect. *J Thorac Cardiovasc Surg*. 2014;148:188.
104. Dajani AS, Taubert KA, Wilson W, et al. Prevention of bacterial endocarditis. Recommendations by the American Heart Association. *JAMA*. 1997;277:1794.
105. Abbott ME. Coarctation of the aorta of adult type: II. A statistical study and historical retrospect of 200 recorded cases with autopsy, of stenosis or obliteration of the descending arch in subjects above the age of two years. *Am Heart J*. 1928;3:392.
106. Mitchell SC, Korones SB, Berendes HW. Congenital heart disease in 56,109 births. Incidence and natural history. *Circulation*. 1971;43:323.
107. Reifenstein GH, Levine SA, Gross RE. Coarctation of the aorta: A review of 104 autopsied cases of the "adult type," 2 years of age or older. *Am Heart J*. 1947;33:146.
108. Yalonetsky S, Horlick EM, Osten MD, et al. Clinical characteristics of coronary disease in adults with congenital heart defects. *Int J Cardiol*. 2013;164:217.
109. Maron BJ, Humphries JO, Rowe RD, et al. Prognosis of surgically corrected coarctation of the aorta. A 20-year postoperative appraisal. *Circulation*. 1973;47:119.
110. Roifman I, Therrien J, Ionescu-Ittu R, et al. Coarctation of the aorta and coronary artery disease: fact or fiction? *Circulation*. 2012;126:16.
111. Clarkson PM, Nicholson MR, Barratt-Boyes BG, et al. Results after repair of coarctation of the aorta beyond infancy: a 10- to 28-year follow-up with particular reference to late systemic hypertension. *Am J Cardiol*. 1983;51:1481.
112. Therrien J, Gatzoulis M, Graham T, et al. Canadian Cardiovascular Society Consensus Conference 2001 update: Recommendations for the Management of Adults with Congenital Heart Disease–Part II. *Can J Cardiol*. 2001;17:1029.
113. Hamdan MA, Maheshwari S, Fahey JT, et al. Endovascular stents for coarctation of the aorta: initial results and intermediate-term follow-up. *J Am Coll Cardiol*. 2001;38:1518.
114. Golden AB, Hellenbrand WE. Coarctation of the aorta: stenting in children and adults. *Catheter Cardiovasc Interv*. 2007;69:289.
115. Kutty S, Greenberg RK, Fletcher S, et al. Endovascular stent grafts for large thoracic aneurysms after coarctation repair. *Ann Thorac Surg*. 2008;85:1332.
116. Oliver JM, Gallego P, Gonzalez P, et al. Pulmonary hypertension in young adults with repaired coarctation of the aorta: an unrecognised factor associated with premature mortality and heart failure. *Int J Cardiol*. 2014;174:324.
117. Beauchesne LM, Warnes CA, Connolly HM, et al. Outcome of the unoperated adult who presents with congenitally corrected transposition of the great arteries. *J Am Coll Cardiol*. 2002;40:285.
118. Graham TP Jr, Parrish MD, Boucek RJJ, et al. Assessment of ventricular size and function in congenitally corrected transposition of the great arteries. *Am J Cardiol*. 1983;51:244.
119. Graham TP Jr, Bernard YD, Mellen BG, et al. Long-term outcome in congenitally corrected transposition of the great arteries: a multi-institutional study. *J Am Coll Cardiol*. 2000;36:255.
120. Hornung TS, Calder L. Congenitally corrected transposition of the great arteries. *Heart*. 2010;96:1154.
121. Yeo WT, Jarman JW, Gatzoulis MA, et al. Adverse impact of chronic subpulmonary left ventricular pacing on systemic right ventricular function in patients with congenitally corrected transposition of the great arteries. *Int J Cardiol*. 2014;171:184.
122. Connelly MS, Robertson P, Liu P, et al. Congenitally corrected transposition of the great arteries in adults: Natural history. *Circulation*. 1994;90:I-51.
123. Connolly HM, Grogan M, Warnes CA. Pregnancy among women with congenitally corrected transposition of great arteries. *J Am Coll Cardiol*. 1999;33:1692.
124. Arendt KW, Connolly HM, Warnes CA, et al. Anesthetic management of parturients with congenitally corrected transposition of the great arteries: three cases and a review of the literature. *Anesth Analg*. 2008;107:1973.
125. Cordone M, Wolfson A, Wolfson N, et al. Anesthetic management of labor in a patient with congenitally corrected transposition of the great arteries. *Int J Obstet Anesth*. 2008;17:57.

126. Therrien J, Barnes I, Somerville J. Outcome of pregnancy in patients with congenitally corrected transposition of the great arteries. *Am J Cardiol.* 1999;84:820.
127. Bowater SE, Selman TJ, Hudsmith LE, et al. Long-term outcome following pregnancy in women with a systemic right ventricle: is the deterioration due to pregnancy or a consequence of time? *Congen Heart Dis.* 2013;8:302.
128. Robiscek F. Wilhelm Ebstein and the history of surgery for Ebstein's disease. *Thorac Cardiovasc Surgeon.* 2013;61:286.
129. Celermajer DS, Cullen S, Sullivan ID, et al. Outcome in neonates with Ebstein's anomaly. *J Am Coll Cardiol.* 1992;19:1041.
130. Kumar AE, Fyler DC, Miettinen OS, et al. Ebstein's anomaly. Clinical profile and natural history. *Am J Cardiol.* 1971;28:84.
131. Spitaels SE. Ebstein's anomaly of the tricuspid valve complexities and strategies. *Cardiol Clin.* 2002;20:431, vii.
132. Stulak JM, Dearani JA, Danielson GK. Surgical management of Ebstein's anomaly. *Semin Thorac Cardiovasc Surg Pediatr Card Surg Annu.* 2007;105.
133. Attenhofer Jost CH, Connolly HM, Scott CG, et al. Outcome of cardiac surgery in patients 50 years of age or older with Ebstein anomaly: survival and functional improvement. *J Am Coll Cardiol.* 2012;59:2101.
134. Katsuragi S, Kamiya C, Yamanaka K, et al. Risk factors and fetal outcome in pregnancy complicated by Ebstein anomaly. *Am J Obstet Gynecol.* 2013;209:452.e1.
135. Connolly HM, Warnes CA. Ebstein's anomaly: outcome of pregnancy. *J Am Coll Cardiol.* 1994;23:1194.
136. Eisenmenger V. Die angeborenen Defects des Kammerscheidewand des Herzen. *Z Klin Med.* 1897;32(suppl):1.
137. Diller GP, Gatzoulis MA. Pulmonary vascular disease in adults with congenital heart disease. *Circulation.* 2007;115:1039.
138. Gatzoulis MA, Beghetti M, Landzberg MJ, Galie N. Pulmonary arterial hypertension associated with congenital heart disease: recent advances and future directions. *Int J Cardiol.* 2014;177:340.
139. Silversides CK, Granton JT, Konen E, et al. Pulmonary thrombosis in adults with Eisenmenger syndrome. *J Am Coll Cardiol.* 2003;42:1982.
140. Vongpatanasin W, Brickner ME, Hillis LD, et al. The Eisenmenger syndrome in adults. *Ann Int Med.* 1998;128:745.
141. Diller GP, Dimopoulos K, Broberg CS, et al. Presentation, survival prospects, and predictors of death in Eisenmenger syndrome: a combined retrospective and case-control study. *Eur Heart J.* 2006;27:1737.
142. Cantor WJ, Harrison DA, Moussadji JS, et al. Determinants of survival and length of survival in adults with Eisenmenger syndrome. *Am J Cardiol.* 1999;84:677.
143. Saha A, Balakrishnan KG, Jaiswal PK, et al. Prognosis for patients with Eisenmenger syndrome of various aetiology. *Int J Cardiol.* 1994;45:199.
144. Oya H, Nagaya N, Uematsu M, et al. Poor prognosis and related factors in adults with Eisenmenger syndrome. *Am Heart J.* 2002;143:739.
145. Diller GP, Kempny A, Inuzuka R, et al. Survival prospects of treatment naïve patients with Eisenmenger: a systematic review of the literature and report of our own experience. *Heart.* 2014;100:1366.
146. Daliento L, Somerville J, Presbitero P, et al. Eisenmenger syndrome. Factors relating to deterioration and death. *Eur Heart J.* 1998;19:1845.
147. Bando K, Armitage JM, Paradis IL, et al. Indications for and results of single, bilateral, and heart-lung transplantation for pulmonary hypertension. *J Thorac Cardiovasc Surg.* 1994;108:1056.
148. Holzman RS, Nargozian CD, Marnach R, et al. Epidural anesthesia in patients with palliated cyanotic congenital heart disease. *J Cardiothorac Vasc Anesth.* 1992;6:340.
149. Devitt JH, Noble WH, Byrick RJ. A Swan-Ganz catheter related complication in a patient with Eisenmenger's syndrome. *Anesthesiology.* 1982;57:335.
150. Perloff JK. *The Clinical Recognition of Congenital Heart Disease.* 3rd ed. Philadelphia: Saunders; 1987.
151. Martin JT, Tautz TJ, Antognini JF. Safety of regional anesthesia in Eisenmenger's syndrome. *Reg Anesth Pain Med.* 2002;27:509.
152. Liberthson RR. Eisenmenger's physiology, pulmonary vascular obstruction. In: Liberthson RR, ed. *Congenital Heart Disease: Diagnosis and Management in Children and Adults.* Boston: Little, Brown; 1989:87–93.
153. Ammash NM, Connolly HM, Abel MD, et al. Noncardiac surgery in Eisenmenger syndrome. *J Am Coll Cardiol.* 1999;33:222.
154. Bennett JM, Ehrenfeld JM, Markham L, Eagle SS. Anesthetic management and outcomes for patients with pulmonary hypertension and intracardiac shunts and Eisenmenger syndrome: a review of institutional experience. *J Clin Anesth.* 2014;26:286.
155. Avila WS, Grinberg M, Snitcowsky R, et al. Maternal and fetal outcome in pregnant women with Eisenmenger's syndrome. *Eur Heart J.* 1995;16:460.
156. Gleicher N, Midwall J, Hochberger D, et al. Eisenmenger's syndrome and pregnancy. *Obstet Gynecol Surv.* 1979;34:721.
157. Weiss BM, Hess OM. Pulmonary vascular disease and pregnancy: current controversies, management strategies, and perspectives. *Eur Heart J.* 2000;21:104.
158. Weiss BM, Zemp L, Seifert B, et al. Outcome of pulmonary vascular disease in pregnancy: a systematic overview from 1978 through 1996. *J Am Coll Cardiol.* 1998;31:1650.
159. Cheng H-L, Huang C-H, Tsai H-E, et al. Intraoperative assessment of partial atrioventricular septal defect with a cleft mitral valve by real-time three-dimensional transesophageal echocardiography. *Anesth Analg.* 2012;114:731.
160. Masuda M, Kado H, Kajihara N, et al. Early and late results of total correction of congenital cardiac anomalies in infancy. *Jpn J Thorac Cardiovasc Surg.* 2001;49:497.
161. Fontan F, Baudet E. Surgical repair of tricuspid atresia. *Thorax.* 1971;26:240.
162. Kreutzer G, Galindez E, Bono H, et al. An operation for the correction of tricuspid atresia. *J Thorac Cardiovasc Surg.* 1973;66:613.
163. Choussat A, Fontan F, Besse P. Selection criteria for Fontan's procedure. In: Anderson RH, Shinebourne EA, eds. *Pediatric Cardiology.* Edinburgh: Churchill Livingstone; 1978.
164. Coon PD, Rychik J, Novello RT, et al. Thrombus formation after the Fontan operation. *Ann Thorac Surg.* 2001;71:1990.
165. Monagle P, Karl TR. Thromboembolic problems after the Fontan operation. *Semin Thorac Cardiovasc Surg Pediatr Card Surg Annu.* 2002;5:36.
166. Varma C, Warr MR, Hendler AL, et al. Prevalence of "silent" pulmonary emboli in adults after the Fontan operation. *J Am Coll Cardiol.* 2003;41:2252.
167. Cromme-Dijkhuis AH, Henkens CM, Bijleveld CM, et al. Coagulation factor abnormalities as possible thrombotic risk factors after Fontan operations. *Lancet.* 1990;336:1087.
168. Odegard K, McGowan FXJ, Zurakowski D, et al. Procoagulant and anticoagulant factor abnormalities following the fontan procedure: increased factor VIII may predispose to thrombosis. *J Thorac Cardiovasc Surg.* 2003;125:1260.
169. Jacobs ML, Pourmoghadam KK, Geary EM, et al. Fontan's operation: is aspirin enough? Is coumadin too much? *Ann Thorac Surg.* 2002;73:64.
170. Weipert J, Noebauer C, Schreiber C, et al. Occurrence and management of atrial arrhythmia after long-term Fontan circulation. *J Thorac Cardiovasc Surg.* 2004;127:457.
171. Gelatt M, Hamilton RM, McCrindle BW, et al. Risk factors for atrial tachyarrhythmias after the Fontan operation. *J Am Coll Cardiol.* 1994;24:1735.
172. Durongpisitkul K, Porter CJ, Cetta F, et al. Predictors of early- and late-onset supraventricular tachyarrhythmias after Fontan operation. *Circulation.* 1998;98:1099.
173. Kirsh JA, Walsh EP, Triedman JK. Prevalence of and risk factors for atrial fibrillation and intra-atrial reentrant tachycardia among patients with congenital heart disease. *Am J Cardiol.* 2002;90:338.
174. Deal BJ, Mavroudis C, Backer CL. Arrhythmia management in the Fontan patient. *Pediatr Cardiol.* 2007;28:448.
175. Driscoll DJ, Offord KP, Feldt RH, et al. Five- to fifteen-year follow-up after Fontan operation. *Circulation.* 1992;85:469.
176. Balaji S, Gewillig M, Bull C, et al. Arrhythmias after the Fontan procedure. Comparison of total cavopulmonary connection and atriopulmonary connection. *Circulation.* 1991;84:III162.
177. Cohen MI, Bridges ND, Gaynor JW, et al. Modifications to the cavopulmonary anastomosis do not eliminate early sinus node dysfunction. *J Thorac Cardiovasc Surg.* 2000;120:891.
178. Giannico S, Hammad F, Amodeo A, et al. Clinical outcome of 193 extracardiac Fontan patients: the first 15 years. *J Am Coll Cardiol.* 2006;47:2065.
179. Balaji S, Daga A, Bradley DJ, et al. An international multicenter study comparing arrhythmia prevalence between the intracardiac lateral tunnel and the extracardiac conduit type of Fontan operations. *J Thorac Cardiovasc Surg.* 2014;148:576.
180. Mertens L, Hagler DJ, Sauer U, et al. Protein-losing enteropathy after the Fontan operation: an international multicenter study. PLE study group. *J Thorac Cardiovasc Surg.* 1998;115:1063.
181. Ostrow A, Freeze H, Rychik J. Protein-losing enteropathy after Fontan operation: investigations into possible pathophysiologic mechanisms. *Ann Thorac Surg.* 2006;82:695.
182. Rychik J, Piccoli DA, Barber G. Usefulness of corticosteroid therapy for protein-losing enteropathy after the Fontan procedure. *Am J Cardiol.* 1991;68:819.
183. Donnelly JP, Rosenthal A, Castle VP, et al. Reversal of protein-losing enteropathy with heparin therapy in three patients with univentricular hearts and Fontan palliation. *J Pediatr.* 1997;130:474.
184. de Leval MR, Kilner P, Gewillig M, et al. Total cavopulmonary connection: a logical alternative to atriopulmonary connection for complex Fontan operations. Experimental studies and early clinical experience. *J Thorac Cardiovasc Surg.* 1988;96:682.
185. d'Udekem Y, Iyengar AJ, Cochrane AD, et al. The Fontan procedure: contemporary techniques have improved long-term outcomes. *Circulation.* 2007;116:I157.
186. Harrison DA, Liu P, Walters JE, et al. Cardiopulmonary function in adult patients late after Fontan repair. *J Am Coll Cardiol.* 1995;26:1016.
187. Gratz A, Hess J, Hager A. Self-estimated physical functioning poorly predicts actual exercise capacity in adolescents and adults with congenital heart disease. *Eur Heart J.* 2009;30:497.
188. Kiesewetter CH, Sheron N, Vettukattill JJ, et al. Hepatic changes in the failing Fontan circulation. *Heart.* 2007;93:579.
189. Ghanayem NS, Berger S, Tweddell JS. Medical management of the failing Fontan. *Pediatr Cardiol.* 2007;28:465.
190. Steven JM, McGowan FX. Neuraxial blockade for pediatric cardiac surgery: lessons yet to be learned. *Anesth Analg.* 2000;90:1011.
191. Mutsuga M, Quiñonez LG, Mackie AS, et al. Fast-track extubation after modified Fontan procedure. *J Thorac Cardiovasc Surg.* 2012;144:547.
192. Carp H, Jayaram A, Vadhera R, et al. Epidural anesthesia for cesarean delivery and vaginal birth after maternal Fontan repair: report of two cases. *Anesth Analg.* 1994;78:1190.
193. Fyfe DA, Gillette PC, Jones JS, et al. Successful pregnancy following modified Fontan procedure in a patient with tricuspid atresia and recurrent atrial flutter. *Am Heart J.* 1989;117:1387.
194. Jooste EH, Haft WA, Ames WA, et al. Anesthetic carte of parturients with single ventricle physiology. *J Clin Anesth.* 2013;25:417.
195. Sheikh AM, Tang AT, Roman K, et al. The failing Fontan circulation: successful conversion of atriopulmonary connections. *J Thorac Cardiovasc Surg.* 2004;128:60.
196. Mavroudis C, Deal BJ, Backer CL, et al. Maxwell Chamberlain Memorial Paper for congenital heart surgery. 111 Fontan conversions with arrhythmia surgery: surgical lessons and outcomes. *Ann Thorac Surg.* 2007;84:1457.
197. Mossad EB, Motta P, Vener DF. Anesthetic considerations for adults undergoing Fontan conversion surgery. *Anesthesiol Clin.* 2013;31:405.
198. Fisher RG, Moodie DS, Sterba R, et al. Patent ductus arteriosus in adults—long-term follow-up: nonsurgical versus surgical treatment. *J Am Coll Cardiol.* 1986;8:280.
199. Campbell M. Natural history of patent ductus arteriosus. *Br Heart J.* 1968;30:4.
200. O'Fallon WM, Weidman WH. Long-term follow-up of congenital aortic stenosis, pulmonary stenosis and ventricular septal defect. *Circulation.* 1993;87(suppl I):I1.
201. Hayes CJ, Gersony WM, Driscoll DJ, et al. Second natural history study of congenital heart defects. Results of treatment of patients with pulmonary valvar stenosis. *Circulation.* 1993;87:I28.
202. Voet A, Rega F, de Bruaene AV, et al. Long-term outcome after treatment of isolated pulmonary valve stenosis. *Int J Cardiol.* 2012;156:11.
203. Hameed AB, Goodwin TM, Elkayam U. Effect of pulmonary stenosis on pregnancy outcomes—a case-control study. *Am Heart J.* 2007;154:852.
204. Bertranou EG, Blackstone EH, Hazelrig JB, et al. Life expectancy without surgery in tetralogy of Fallot. *Am J Cardiol.* 1978;42:458.
205. Harrison DA, Harris L, Siu SC, et al. Sustained ventricular tachycardia in adult patients late after repair of tetralogy of Fallot. *J Am Coll Cardiol.* 1997;30:1368.
206. Murphy JG, Gersh BJ, Mair DD, et al. Long-term outcome in patients undergoing surgical repair of tetralogy of Fallot. *N Engl J Med.* 1993;329:593.
207. Nollert G, Fischlein T, Bouterwek S, et al. Long-term survival in patients with repair of tetralogy of Fallot: 36-year follow-up of 490 survivors of the first year after surgical repair. *J Am Coll Cardiol.* 1997;30:1374.
208. Oechslin EN, Harrison DA, Harris L, et al. Reoperation in adults with repair of tetralogy of fallot: indications and outcomes. *J Thorac Cardiovasc Surg.* 1999;118:245.
209. Russell IA, Miller Hance WC, Gregory G, et al. The safety and efficacy of sevoflurane anesthesia in infants and children with congenital heart disease. *Anesth Analg.* 2001;92:1152.
210. Gatzoulis MA, Balaji S, Webber SA, et al. Risk factors for arrhythmia and sudden cardiac death late after repair of tetralogy of Fallot: a multicentre study. *Lancet.* 2000;356:975.
211. Harrison DA, Siu SC, Hussain F, et al. Sustained atrial arrhythmias in adults late after repair of tetralogy of fallot. *Am J Cardiol.* 2001;87:584.
212. Roos-Hesselink J, Perlroth MG, McGhie J, et al. Atrial arrhythmias in adults after repair of tetralogy of Fallot. Correlations with clinical, exercise, and echocardiographic findings. *Circulation.* 1995;91:2214.
213. Rammohan M, Airan B, Bhan A, et al. Total correction of tetralogy of Fallot in adults–surgical experience. *Int J Cardiol.* 1998;63:121.
214. Kavey RE, Blackman MS, Sondheimer HM. Incidence and severity of chronic ventricular dysrhythmias after repair of tetralogy of Fallot. *Am Heart J.* 1982;103:342.
215. Abd El Rahman MY, Abdul-Khaliq H, Vogel M, et al. Relation between right ventricular enlargement, QRS duration, and right ventricular function in patients with tetralogy of Fallot and pulmonary regurgitation after surgical repair. *Heart.* 2000;84:416.
216. Cullen S, Celermajer DS, Franklin RC, et al. Prognostic significance of ventricular arrhythmia after repair of tetralogy of Fallot: a 12-year prospective study. *J Am Coll Cardiol.* 1994;23:1151.
217. Gatzoulis MA, Till JA, Somerville J, et al. Mechanoelectrical interaction in tetralogy of Fallot. QRS prolongation relates to right ventricular size and predicts malignant ventricular arrhythmias and sudden death. *Circulation.* 1995;92:231.
218. Discigil B, Dearani JA, Puga FJ, et al. Late pulmonary valve replacement after repair of tetralogy of Fallot. *J Thorac Cardiovasc Surg.* 2001;121:344.
219. Momenah TS, El Oakley R, Al Najashi K, et al. Extended application of percutaneous pulmonary valve implantation. *J Am Coll Cardiol.* 2009;53:1859.
220. Demkow M, Ruzyllo W, Biernacka EK, et al. Percutaneous Edwards SAPIEN™ valve implantation for significant pulmonary regurgitation after previous surgical repair with a right ventricular outflow patch. *Catheter Cardiovasc Interv.* 2014;83:474.
221. Heggie J, Poirer N, Williams RG, et al. Anesthetic considerations for adult cardiac surgery patients with congenital heart disease. *Semin Cardiothorac Vasc Anesth.* 2003;7:141.
222. Veldtman GR, Connolly HM, Grogan M, et al. Outcomes of pregnancy in women with tetralogy of Fallot. *J Am Coll Cardiol.* 2004;44:174.
223. Pedersen LM, Pedersen TA, Ravn HB, Hjortdal VE. Outcomes of pregnancy in women with tetralogy of Fallot. *Cardiol Young.* 2008;18:423.
224. Graham TP Jr. Ventricular performance in congenital heart disease. *Circulation.* 1991;84:2259.

225. Gelatt M, Hamilton RM, McCrindle BW, et al. Arrhythmia and mortality after the Mustard procedure: a 30-year single-center experience. *J Am Coll Cardiol*. 1997;29:194.
226. Wilson NJ, Clarkson PM, Barratt-Boyes BG, et al. Long-term outcome after the Mustard repair for simple transposition of the great arteries. 28-year follow-up. *J Am Coll Cardiol*. 1998;32:758.
227. Oechslin E, Jenni R. 40 years after the first atrial switch procedure in patients with transposition of the great arteries: long-term results in Toronto and Zurich. *J Thorac Cardiovasc Surg*. 2000; 48:233.
228. Myridakis DJ, Ehlers KH, Engle MA. Late follow-up after venous switch operation (Mustard procedure) for simple and complex transposition of the great arteries. *Am J Cardiol*. 1994;74:1030.
229. Puley G, Siu S, Connelly M, et al. Arrhythmia and survival in patients >18 years of age after the Mustard procedure for complete transposition of the great arteries. *Am J Cardiol*. 1999;83:1080.
230. Warnes CA, Somerville J. Transposition of the great arteries: late results in adolescents and adults after the Mustard procedure. *Br Heart J*. 1987;58:148.
231. Graham TP Jr, Burger J, Bender HW, et al. Improved right ventricular function after intra-atrial repair of transposition of the great arteries. *Circulation*. 1985;72:II45.
232. Cochrane AD, Karl TR, Mee RB. Staged conversion to arterial switch for late failure of the systemic right ventricle. *Ann Thorac Surg*. 1993;56:854.
233. Garson AJ. The emerging adult with arrhythmias after congenital heart disease: management and financial health care policy. *Pacing Clin Electrophysiol*. 1990;13:951.
234. Mavroudis C, Backer CL. Arterial switch after failed atrial baffle procedures for transposition of the great arteries. *Ann Thorac Surg*. 2000;69:851.
235. Hutter PA, Kreb DL, Mantel SF, et al. Twenty-five years' experience with the arterial switch operation. *J Thorac Cardiovasc Surg*. 2001;124:790.
236. Losay J, Touchot A, Serraf A, et al. Late outcome after arterial switch operation for transposition of the great arteries. *Circulation*. 2001;104:I121.
237. Enomoto Y, Mogi K, Takahara Y. Late complications and pathological findings of the arterial switch operation. *Cardiol Young*. 2014;24:167.
238. Mahle WT, McBride MG, Paridon SM. Exercise performance after the arterial switch operation for D-transposition of the great arteries. *Am J Cardiol*. 2001;87:753.
239. Metz TD, Jackson GM, Yetman AT. Pregnancy outcomes in women who have undergone an atrial switch repair for congenital d-transposition of the great arteries. *Am J Obstet Gynecol*. 2011;205: 273.e1.
240. Rajasinghe HA, McElhinney DB, Reddy VM, et al. Long-term follow-up of truncus arteriosus repaired in infancy: a twenty-year experience. *J Thorac Cardiovasc Surg*. 1997;113:869.
241. Schreiber C, Eicken A, Balling G, et al. Single centre experience on primary correction of common arterial trunk: overall survival and freedom from reoperation after more than 15 years. *Eur J Cardio-Thorac Surg*. 2000;18:68.
242. Dearani JA, Burkhart HM, Stulak JM, et al. Management of the aortic root in adult patients with conduit anomalies. *Semin Thorac Cardiovasc Surg Pediatr Card Surg Annu*. 2009;122.
243. Wilson NJ, Neutze JM. Adult congenital heart disease: principles and management guidelines: Part II. *Aust N Z J Med*. 1993;23:697.
244. Jarmakani JM, Graham TP Jr, Canent RV Jr, et al. The effect of corrective surgery on left heart volume and mass in children with ventricular septal defect. *Am J Cardiol*. 1971;27:254.
245. Jarmakani JM, Graham TPJ, Canent RV Jr. Left ventricular contractile state in children with successfully corrected ventricular septal defect. *Circulation*. 1972;45(suppl 1):102–110.
246. Maron BJ, Redwood DR, Hirshfeld JWJ, et al. Postoperative assessment of patients with ventricular septal defect and pulmonary hypertension. Response to intense upright exercise. *Circulation*. 1973;48:864–874.
247. Talwar S, Keshri VK, Choudhary SK, et al. Unidirectional valved patch closure of ventricular septal defects with severe pulmonary arterial hypertension: Hemodynamic outcomes. *J Thorac Cardiovasc Surg*. 2014;148:2570–2575.
248. Shanewise JS, Cheung AT, Aronson S, et al. ASE/SCA guidelines for performing a comprehensive intraoperative multiplane transesophageal echocardiography examination: recommendations of the American Society of Echocardiography Council for Intraoperative Echocardiography and the Society of Cardiovascular Anesthesiologists Task Force for Certification in Perioperative Transesophageal Echocardiography. *Anesth Analg*. 1999;89:870–874.
249. Hahn RT, Abraham T, Adams MS, et al. Guidelines for performing a comprehensive transesophageal echocardiographic examination: recommendations from the American Society of Echocardiography and the Society of Cardiovascular Anesthesiologists. *Anesth Analg*. 2014;118:21–68.

胸主动脉疾病

PRAKASH A. PATEL, MD | JOHN G. T. AUGOUSTIDES, MD, FASE, FAHA | ENRIQUE J. PANTIN, MD | ALBERT T. CHEUNG, MD

要 点

1. 胸主动脉疾病偶可通过药物治疗及观察来处理,然而大多数情况下需要手术。根据疾病的进展程度,一部分可行择期手术,其他属于真正的急症手术。
2. 主动脉手术十分复杂,需要针对血流动力学、神经功能监测以及脑/脊髓灌注设定专门的管理目标。
3. 胸主动脉疾病的诊断及治疗的多学科指南总结了该疾病的挑战性证据及专家共识。
4. 胸主动脉瘤可压迫主气管、左主支气管、右心室流出道、右肺动脉及食管。
5. 人工低温是预防主动脉弓重建术中因短时间停止脑灌注所致脑缺血的最重要治疗手段。
6. 早期监测及增加脊髓灌注压是治疗胸或胸、腹主动脉瘤修复术术后迟发性脊髓缺血的有效方法。
7. 严重动脉粥样化疾病或胸、降主动脉血栓是脑卒中的危险因素。
8. 涉及升主动脉和主动脉弓的 Stanford A 型夹层是外科急症;局限于降主动脉或腹主动脉的 Stanford B 型夹层应尽早进行医疗处理。
9. 当术前缺乏足够的影像学资料时,术中经食管超声心动图可用于诊断需行急诊手术的 Stanford A 型夹层和创伤性主动脉损伤。
10. 术中经食管超声心动图及颈动脉超声影像对 Stanford A 型夹层并发的主动脉反流、心脏压塞、心肌缺血、脑灌注不良具有诊断作用。
11. 新的血管内治疗方法继续对胸主动脉疾病的择期及急症外科产生巨大影响。

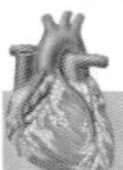

框 23.1 需要外科治疗的胸主动脉疾病

动脉瘤
先天性或发育性
　Marfan 综合征,Ehlers-Danlos 综合征
退行性
　中膜囊性退变
　主动脉环扩张
　动脉粥样硬化
创伤性
　钝性或穿透性外伤
炎症性
　Takayasu 动脉炎,Behcet 综合征,Kawasaki 病
　微血管病变(多发动脉炎)
感染性
　细菌感染,真菌感染,螺旋体感染,病毒感染
机械性
　狭窄后扩张,伴动静脉瘘
　吻合口(主动脉手术后)
假性动脉瘤
动脉夹层
　Stanford A 型
　Stanford B 型
壁内血肿
动脉粥样硬化溃疡穿透
外伤性主动脉损伤
主动脉缩窄

From Kouchoukos NT, Dougenis D. Surgery of the aorta. *N Engl J Med*. 1997;336:1876-1878.

胸主动脉疾病通常需要外科手术治疗(框 23.1)。急性主动脉夹层、动脉瘤破裂及创伤性主动脉损伤均为外科急症(emergent)。亚急性主动脉夹层及动脉瘤扩张需要紧急(urgent)手术处理。稳定的胸部或腹主动脉瘤(thoracoabdominal aortic aneurysm, TAAA)、主动脉缩窄或动脉粥样病变引起栓塞可行限期(elective)手术治疗。由于对大动脉疾病公众认识的提升,人口老龄化的增加,大血管疾病早期的诊断,影像学技术的提高以及包括血管内支架技术在内的外科手术技术的提升,使得接受胸主动脉手术的人数在稳步提高。胸主动脉疾病专科医学中心的成立,促使医疗服务质量和患者存活率均显著提升[1]。而这也导致因远期并发症需要再次手术的患者增加,包括生物瓣膜或移植血管毁损、血管吻合口假性动脉瘤形成、心内膜炎以及原发疾病进展累及残余主动脉。

胸主动脉疾病的麻醉管理有其特殊性,包括临时血流阻断导致重要脏器缺血。其麻醉管理要点包括维持脏器的血流灌注、缺血期对重要脏器的保护以及远端缺血脏器的功能监测和管理。因此,一位经验丰富并认真负责的麻醉医生对整个手术的成功尤为重要。胸主动脉手术术中常会常规采用一些在其他类手术中罕见的脏器保护措施,如部分左心转流(partial left-heart bypass, PLHB)提供远端主动脉灌注,深低温停循环(hypothermic circulatory arrest, DHCA),选择性脑灌注,以及腰大池脑脊液(cerebrospinal fluid, CSF)引流。多个学会都针对胸主动脉疾病颁布了基于循证医学和专家共识的治疗指南。本章节内容主要参考由美国心脏病学会(American College of Cardiology, ACC)和美国心脏协会(American Heart Association, AHA)颁布的推荐和证据等级[2-5](表 23.1 和表 23.2)。

表 23.1 临床推荐分级表

临床推荐	推荐分级定义
Ⅰ级	应当进行手术/治疗(获益远大于风险)
Ⅱa 级	行手术/治疗是合理的(获益仍然大于风险)
Ⅱb 级	行手术/治疗是不合理的(获益可能大于风险)
Ⅲ级	不应当进行手术/治疗,没有好处或有害(风险大于获益)

From Hiratzka LF, Bakris GL, Beckman JA, et al. 2010 ACCF/AHA/AATS/ACR/ASA/SCA/SCAI/SIR/STS/SVM guidelines for the diagnosis and management of patients with thoracic aortic disease: Executive summary. A report of the American College of Cardiology Foundation, American Heart Association Task Force on Practice Guidelines, American Association for Thoracic Surgery, American College of Radiology, American Stroke Association, Society of Cardiovascular Anesthesiologists, Society for Cardiovascular Angiography and Interventions, and Society for Vascular Medicine. *Circulation*. 2010;121:e266-e369.

表 23.2 临床推荐支持证据分级表

支持证据	确定性评估
等级 A	数据来源于多个 RCT 或 meta 分析
等级 B	数据来源于单 RCT 结果或非随机试验结果
等级 C	仅为专家共识、病例研究或医护标准

From Hiratzka LF, Bakris GL, Beckman JA, et al. 2010 ACCF/AHA/AATS/ACR/ASA/SCA/SCAI/SIR/STS/SVM guidelines for the diagnosis and management of patients with thoracic aortic disease: Executive summary. A report of the American College of Cardiology Foundation, American Heart Association Task Force on Practice Guidelines, American Association for Thoracic Surgery, American College of Radiology, American Stroke Association, Society of Cardiovascular Anesthesiologists, Society for Cardiovascular Angiography and Interventions, and Society for Vascular Medicine. *Circulation*. 2010;121:e266-e369.

主动脉解剖

主动脉起始于主动脉瓣终止于髂动脉分叉,是全身最大的动脉。主动脉既有运输血液的管道功能又因其弹性回缩的特性而具有被动泵血功能。在心室收缩期,主动脉接受全部每搏量血液而被动扩张。在舒张期,主动脉瓣关闭后,主动脉的弹性回缩推动血液向前流动。搏动波以大约 5m/s 的速度向远端传播,比主动脉血流速度快 40~50cm/s。收缩压是由心脏每搏量、动脉顺应性以及外周血管阻力多种因素共同形成。随年龄增加动脉弹性减弱,无法有效缓冲心脏每搏量进而导致单纯收缩期高血压。

胚胎发育期,动脉导管将肺动脉血液直接汇入主动脉弓远端。出生后,由于肺膨胀以及血氧含量增加导致的动脉导管收缩,推动肺动脉血液直接进入肺循环。通常动脉导管在出生后 48 小时功能性关闭,3 周后永久关闭[6]。导管闭锁后纤维化形成动脉韧带。少数情况下上述过程受阻而形成动脉导管未闭。一旦未闭动脉导管形成憩室则在以后的动脉造影时易被误诊为动脉损伤。而主动脉缩窄的发生则是由于动脉导管残留组织收缩导致主动脉管腔狭窄。

主动脉壁分为 3 层:由内皮细胞相连形成的薄的内膜或内层,较厚的中层,薄的动脉外膜或最外层[3]。内皮细胞直接与血液接触,因而最易受损,是动脉粥样硬化的病变部位。中膜占整个动脉管壁厚度的 80%,主要由螺旋缠绕的弹力纤维构成,是动脉拉伸强度和弹性的结构基础。外膜主要由胶原蛋白和营养外侧 1/2 主动脉管壁的滋养血管构成,肾下腹主动脉滋养血管缺如或许可以解释此处易发动脉瘤的原因。尽管现代临床影像学技术无法区别主动脉壁的 3 层结构,但计算机断层扫描(CT)、磁共振(MRI)、经食管超声心动图(TEE)却可清晰地显示主动脉病变后分离的各层管壁[2-4]。

胸主动脉在解剖学上分为 3 个节段:升主动脉、主动脉弓和降主动脉[2-4]。其中升主动脉包括主动脉根部。主动脉起始于位于左心室基底部中线右侧的主动脉瓣。主动脉根部及近端升主动脉在心包腔内。主动脉先斜向左上,再折向后,直至第四胸椎下缘。继而向下,开始在脊柱前方,进而沿脊柱左侧下行穿越膈肌止于第四腰椎前方。主动脉根部包含主动脉瓣环和止于窦管交界处的主动脉窦[3,4]。头臂干动脉的发出位置就是升主动脉的终点和主动脉弓的起点。主动脉弓位于上纵隔处,在升主动脉与降主动脉之间,止于左锁骨下动脉发出之后。主动脉弓移行为降主动脉处管径狭小,称为主动脉峡。相对游移的升主动脉和主动脉弓在峡部移行为降主动脉时被胸膜反折、肋间动脉、动脉韧带以及左锁骨下动脉固定于胸廓的后部。因此,主动脉峡部在钝性创伤或快减速时受到的剪切力高,容易受到创伤性损伤。此外,峡部亦是主动脉缩窄最常见的部位。

左右冠状动脉是主动脉的第一对分支。为头、颈、上肢供血的头臂干动脉(无名动脉)、左颈总动脉及左锁骨下动脉均起源于主动脉弓[2-4]。头臂干动脉是主动脉弓的第一分支,然后其依次分出左颈总动脉、左锁骨下动脉。在解剖学上,主动脉弓存在多种变异,包括血管环、右位主动脉弓、分支变异。右位主动脉弓在人群中发病率为 0.1%。4% 的人群存在独立的左椎动脉,其直接起源于主动脉弓,是相对常见的主动脉弓分支变异类型[7]。

主动脉弓血管壁外膜内有压力感受器,具有调节血压的功能。主动脉体位于主动脉弓下方。与颈动脉窦相比,主动脉压力感受器具有更高的阈值,对压力的变化没有颈动脉窦敏感。这些感受器将冲动传导至脑干延髓血管中枢调控自主神经的活动[8]。

主动脉手术患者围手术期一般评估

拟行胸部主动脉手术患者麻醉安全性评估和围手术期管理具有共通性(框 23.2)。针对特殊疾病及手术的评估和管理将在后面的章节中阐述。

麻醉前评估

入手术室前就应对拟行胸部主动脉手术的患者进行麻醉前评估。首先应了解拟行手术是急诊手术(emergent operation)、紧急(urgent operation)手术还是择期手术(elective operation)。对于紧急手术和急诊手术,最有效的方法是指定专门的医疗小组快速了解病情和手术室准备。比如,专门指定一人收集患者病情和诊断资料,并拟定麻醉计划。另外一人访视患者并签订知情同意书。其他人员应同时做好手术间的准备,监测各项生理指标,建立血管内通路,并送出包括血交叉试验在内的各种实验室检查标本。

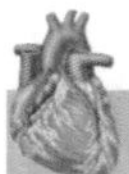

框 23.2 胸主动脉疾病手术患者的麻醉评估

麻醉前评估
- 手术种类(急诊、紧急、择期)
- 疾病的病理和解剖范围
- 正中开胸 vs 侧开胸 vs 腔内介入
- 纵隔占位
- 气道压迫或偏曲

术前合并症或其他相关情况
- 主动脉瓣疾病
- 心脏压塞
- 冠状动脉狭窄
- 心肌病
- 脑血管疾病
- 肺部疾病
- 肾功能不全
- 食管疾病(TEE 禁忌证)
- 凝血疾病
- 主动脉手术史

既往服用药物
- 华法林
- 抗血小板治疗
- 抗高血压治疗

麻醉处理
- 血流动力学监测
  - 近端主动脉压力
  - 远端主动脉压力
  - 中心静脉压力
  - 肺动脉压和心输出量
  - TEE
- 神经系统监测
  - 脑电图监测
  - 体感诱发电位
  - 运动诱发电位
  - 颈静脉血氧饱和度
  - 腰部脑脊液压力
  - 体温
- 侧开胸手术单肺通气
  - 双腔支气管导管
  - 支气管堵塞导管
- 出血的预防
  - 大口径静脉通路
  - 血制品准备
  - 抗纤溶治疗
- 预防性使用抗生素

术后并发症处理
- 低温
- 低血压
- 高血压
- 出血
- 脊髓缺血
- 卒中
- 肾功能不全
- 呼吸功能不全
- 膈神经损伤
- 膈肌功能障碍
- 喉返神经损伤
- 疼痛治疗

TEE,经食管超声心动图。

其次是确定手术诊断,因为疾病的解剖学范围和生理结果直接决定了麻醉方式和手术方法。病变位于左颈总动脉开口近端通常选择正中开胸入路。如果病变位于左颈总动脉开口以远,则选择左侧开胸或胸腹联合切口入路。尽管已有术前诊断,有时最终诊断还需要在手术室内通过直接复习诊断资料或术中经食管超声心动图进一步确认。无论何种情况,与外科小组复习手术计划有益于制订周密的麻醉准备。直观复习全面的影像学资料不但可以明确术前诊断还可决定外科手术方式(推荐等级 Ⅰ 级;证据等级 C)[2,9]。主动脉疾病的解剖学细节可以让麻醉医生预测潜在的围手术期困难,包括可能的术后并发症。

在主动脉外科患者,各脏器系统评估应该集中在评判其对实施麻醉和手术的影响。各系统的基础功能储备决定了围手术期并发症的发生概率和器官保护方案的实施。在非急症手术时,做进一步检查以量化受损器官的功能储备是合理的。例如,神经认知功能检测,脑成像,无创性颈动脉成像,肺功能检测,超声心动图以及心导管检查(推荐等级 Ⅱ a;证据等级 C)[2]。对伴有显著脑血管疾病的患者,应维持足够的血压以保证脑灌注。明显的心功能不全可增加心脏衰竭、心肌梗死以及心律失常发生的风险。伴有肺部疾病是术后呼吸功能衰竭和/或肺炎的预测因子。明显的肾功能不全患者应谨慎液体治疗,尽量避免使用有肾毒性的药物,调整经肾脏代谢的药物剂量。肝功能和凝血功能障碍的患者,围手术期出血及输血的风险增加。严重的动脉粥样硬化是发生栓塞、卒中和肢体缺血的主要危险因素。

由于心肌缺血是围手术期预后的重要预测指标,在胸主动脉疾病指南中已着重强调了该指标的重要性[2-4]。具有心肌缺血表现的患者均应接受进一步的评估以确定冠状动脉疾病(CAD)的病变程度和严重性(推荐等级 Ⅰ 级;证据等级 C)[2]。如果急性冠脉综合征是由严重的冠状动脉疾病所引起,那么应在胸主动脉手术之前或同期行冠状动脉血管重建术(推荐等级 Ⅰ 级;证据等级 C)[2]。对于有明显冠状动脉疾病行升主动脉或主动脉弓手术的患者应同期行冠状动脉旁路移植术(CABG)(推荐等级 Ⅱ a 级;证据等级 C)[2]。相比之下,冠状动脉血管重建术在稳定的冠状动脉疾病拟行降主动脉手术的人群中益处不甚明显(推荐等级 Ⅱ b 级;证据等级 C)[2]。

术前用药

术前服用的药物一般可提供患者术前合并疾病的详细信息。通常情况下,所有的心血管、呼吸系统药物和抗癫痫药物应持续应用至手术日晨。血管紧张素转换酶抑制剂及血管紧张素受体阻滞剂应在术前一天停止应用以降低围手术期血管麻痹和不良反应的风险[10,11]。偶尔在难以控制的高血压患者会谨慎持续应用这些药物。所有口服降糖药在手术前晚应该停止应用,以防止低血糖。二甲双胍类药物应尽可能在术前一天停止应用,以减少因围手术期低血容量和使用碘造影剂而产生的严重乳酸中毒的风险。使用胰岛素的患者,手术当日晨应给 50% 以下的常规剂量并严密检测血糖。最后,需认真评估术前用药对麻醉操作带来的风险。例如,器官功能不全或药物引起的凝血功能障碍会增加腰大池脑脊液引流及硬膜外镇痛引起的出血风险。

华法林术前停药大约5天才能让凝血功能完全恢复正常，国际标准化比值恢复正常是评估标准[12,13]。如果患者必须接受抗凝治疗，则应使用肝素桥接，并于术前停止使用。患者长期使用低分子肝素、阿司匹林、二磷酸腺苷、血小板受体抑制剂（氯吡格雷、普拉格雷、替格瑞洛）、血小板糖蛋白Ⅱb/Ⅲa受体拮抗剂（阿昔单抗、埃替非巴肽、替罗非班）其围手术期出血风险增加。患者是否停用阿司匹林取决于是否伴有急性冠脉综合征，事实上，如氯吡格雷、普拉格雷应当在术前5~7天停药以促进血小板功能足够恢复，防止围手术期出血[12,13]。新型口服抗凝药，包括达比加群酯、利伐沙班、阿哌沙班以及依度沙班应当停用3个药物半衰期以上的时间，理想时间为3~5天（见第35章）。

麻醉管理

总的来讲，包括麻醉技术、药物以及监测在内的麻醉计划均应个体化应用来确保手术的安全实施，包括灌注技术、血流动力学监测以及器官功能的保护措施（推荐等级Ⅰ级；证据等级C）[2]。胸主动脉手术会有大出血和心血管崩溃的潜在风险，正因如此，应当准备随时可获得的浓缩红细胞和凝血因子，大口径输液通道，有创血压监测，中心静脉通路。肺动脉导管对体外循环、深低温停循环以及左心转流导致的心功能不全患者有益。在胸主动脉手术及血管介入手术术中应用经食管超声心动图可以提供血流动力学监测、术中操作指导及内漏探测（推荐等级Ⅱa级；证据等级B）[2,9]。选择左侧还是右侧桡动脉进行动脉压监测需要了解其原理。因为主动脉阻断部位非常靠近头臂动脉开口，有时会导致头臂血管血流异常，右侧桡动脉压监测可发现这一血流异常。右侧桡动脉压监测也适用于一些需要夹闭左锁骨下动脉的手术。如果计划通过右腋动脉置管行选择性顺行性脑灌注，此时应采用左侧桡动脉压监测。如果外科医生采用直接头臂干置管行脑灌注，此时还应选择右侧桡动脉压监测。有时甚至需要进行双侧桡动脉压监测。部分左心转流时为了监测远端主动脉灌注情况，进行股动脉置管测压也是必要的。总而言之，基于外科技术的各单位手术流程有益于决定动脉测压最佳位置的选取。

大口径外周静脉置管可以保证快扩充速容量。如果快速静脉输液装置集成了加温功能就更为理想。另外，高流量中心静脉导管也可以用于容量扩充。如果需要放置肺动脉导管，也可以通过该侧中心静脉放置一根鞘管用来扩容。通过超声引导置入中心静脉导管可以提高导管置入的速度和安全性，尤其在急诊手术患者[14]。需要放置测温导尿管及鼻咽温度探头共同监测患者中心及外周的绝对体温和温度变化速率，这在人工低温和复温时是十分重要的。直肠内温度探头也可以监测外周体温，肺动脉导管温度探头可以监测中心体温。

麻醉诱导时，应对患者血流动力学进行严密的监控，预判麻醉药物及气管插管引起的循环波动。应备好随时可用的常用血管活性药。术前输注的血管扩张药应在麻醉诱导前停用。依托咪酯没有减弱交感神经系统反应的作用，对心肌收缩力也没有直接抑制作用，适用于血流动力学不稳定的患者。麻醉维持可以采用分次给药方式给予镇痛药如芬太尼和苯二氮䓬类药物如咪达唑仑。择期手术可常规采用静脉催眠药，然后分次给予镇痛药以抑制气管插管和切皮引起的血压升高。最好在切皮前至少30分钟应用预防性抗生素以使其达到组织内合适的杀菌浓度。

麻醉维持一般采用平衡的静-吸复合麻醉技术，分次应用非去极化肌肉松弛药来达到神经肌肉阻滞效果。中度低温时麻醉药物可以减量，深度低温时麻醉药物可以停用。监测脑电图（EEG）、体感诱发电位（SSEP）时应避免应用巴比妥类药物以及推注丙泊酚，小于0.5MAC的吸入麻醉药物浓度可以减少麻醉剂对监测信号的影响。丙泊酚泵注、镇痛药、神经肌肉阻滞剂不影响SSEP监测。术中如需监测动作诱发电位（MEP），则应采用丙泊酚复合镇痛药（如瑞芬太尼）的全凭静脉麻醉，不用肌松药以确保高质量的信号。胸主动脉手术中神经功能监测（EEG，SSEP，MEP）不仅与当代的麻醉技术相匹配，同时监测的数据结果也可以指导围手术期的处理（推荐等级Ⅱa级；证据等级B）[2]。使用这项监测技术的决策要根据手术的紧急程度、医院设备条件、患者需求以及手术计划来制订（推荐等级Ⅱa级；证据等级B）[2]（见第18章）。

多数情况下，全身麻醉作用要维持至患者进入重症监护室后数小时，以确保平稳苏醒。如果术中使用了硬膜外镇痛，应选择较低浓度的局部麻醉药和镇痛药，以减少因交感神经阻滞引起的低血压和感觉运动神经阻滞，以利于术后下肢神经功能的评估。对于使用噻吩并吡啶抗血小板治疗，低分子肝素以及临床显著抗凝状态的患者，发生椎管内血肿风险增加，不推荐使用椎管内麻醉技术（推荐等级Ⅲ级；证据等级C）[2,13]。

大出血和快速输血的机会在胸主动脉手术中十分常见。因此，在输注大量红细胞时需持续补充新鲜冰冻血浆和血小板。常规的实验室检测常常严重延误，导致无法准确地指导输血治疗。而血栓弹力试验正越来越多地应用于指导凝血功能改善[15]。在此类手术患者，降低出血和输血发生率的措施包括：术前及时停用抗凝和抗血小板治疗、应用抗纤溶治疗、术中血液回收、生物胶、活化的Ⅶ因子以及避免围手术期高血压。每个医疗机构应制订胸主动脉手术的出血及输血管理方案（推荐等级Ⅱa级；证据等级C）[2]。该方案应根据该机构是否有床旁凝血功能检测、血制品和重组Ⅶ因子的供给情况来制订（推荐等级Ⅱa级；证据等级C）。

抑肽酶是一种抗纤溶药，通过抑制丝氨酸蛋白酶发挥作用。大规模随机试验证实其在高危心脏手术包括深低温停循环下胸主动脉手术中增加死亡率，目前已大范围在临床停用[16,17]。然而，关于抑肽酶的风险和效益的争论仍在继续[18]。抗纤溶性赖氨酸类似物、ε-氨基乙酸和氨甲环酸是目前胸主动脉手术（无论是否应用DHCA）中普遍应用的血液保护药（推荐等级Ⅰ级；证据等级A）[12,19]。关于大剂量应用氨甲环酸会导致心脏手术后癫痫的关注仍然存在，故依然需要针对药物安全的进一步试验[20,21]。重组活化因子Ⅶ是一人工合成因子，可加速凝血酶生成促进凝血，它可以用于CPB后非外科因素且对常规治疗无效的顽固性出血的治疗[12]。尽管重组活化因子Ⅶ在复杂主动脉手术中被证明有效，但对其引起动脉血栓形成的担心仍然存在，需要进一步研究其围手术期安全性[22-24]。最后，纤维蛋白原浓缩物在心脏手术中治疗凝血异常的研究一直受到关注，近期有证据表明在大血管手术中，纤维蛋白原浓缩物作为处理凝血异常的一线药可减少术中出血[25]（见第 34 和 35 章）。

术后监护

除部分主动脉腔内手术外，患者经常在手术结束后处于气管带管和镇静状态从手术室直接转运至 ICU，此过程需有持续的患者管理计划[26]。患者如无并发症发生，早期苏醒有利于术后神经功能的尽早评估。如果患者需要延迟苏醒，需要维持镇静、镇痛状态。胸部 X 线检查可以确认气管导管和血管内导管位置，以及胸内急性病情。术后常见早期并发症包括低体温、凝血功能障碍、谵妄、卒中、血流动力学不稳定、呼吸衰竭、代谢紊乱以及肾衰竭。及时的临床和实验室评估对于术处理后动态变化的恢复过程十分重要，包括安全的气管拔管（见第 38 和 39 章）。因高血糖增加心脏手术术后风险，因此血糖管理应当标准化，最新数据显示较宽松的血糖控制标准（血糖低于 180mg/dl）可带来更好的预后[27,28]。预防性应用抗生素应一直延续到术后 48 小时以降低外科感染的风险。

胸主动脉瘤

胸主动脉瘤是指胸主动脉局部永久性扩张，其直径超过正常的 50% 并累及主动脉壁全层[2-4]。胸主动脉局部扩张不超过正常动脉直径 1.5 倍称为胸主动脉扩张。单纯升主动脉、主动脉根部以及主动脉瓣环扩张称为主动脉环行扩张。假性动脉瘤为主动脉局部扩张，不包含完整的 3 层血管壁，而是由结缔组织和血凝块构成。假性动脉瘤是由主动脉破裂或内膜撕裂、穿透性动脉粥样硬化以及既往使用的人工血管吻合线部分裂开形成。

胸主动脉瘤为常见病种，在年龄大于 65 岁的老年患者死亡原因中排第 15 位[29]。该病恶性（框 23.3）但进展隐匿，往往以大约每年 0.1cm 的速率生长[29]。病情迅速恶化最常见的原因是发生主动脉夹层。除了高血压、高胆固醇血症、吸烟等获得性危险因素外，最新证据表明遗传易感性也有重要的影响[29,30]。基因分析显示胸主动脉瘤在肺动脉韧带水平分为两组。在动脉韧带以上，动脉瘤与典型的动脉风险因素无关，具有光滑无钙化的管壁，且没有碎屑及血凝块。在动脉韧带以下，动脉瘤进展原因主要为动脉粥样硬化，并伴随不规律的钙化管壁以及大量的碎屑和血凝块。不伴随动脉粥样硬化的升主动脉瘤被称为“silver lining”。炎症性胸主动脉瘤包括梅毒、心内膜炎后细菌性动脉瘤、巨细胞动脉炎和大动脉炎[2]。

动脉瘤的手术方式及围手术期并发症取决于动脉瘤的部位和范围。主动脉根部和/或升主动脉瘤往往与二叶主动脉瓣相关[31,32]。主动脉瓣环、主动脉根部以及升主动脉扩张造成主动脉瓣叶分离以及主动脉中心反流（AR）[30]。累及主动脉弓的动脉瘤修复需短暂地阻断脑血流。血管腔内支架修复术是单纯降胸主动脉瘤的既定术式；而升主动脉支架只在开胸手术有极高风险的患者中才会考虑使用[2,33-35]。降主动脉瘤修复需要结扎多节段肋间动脉而影响脊髓血供，这会明显增加因脊髓缺血导致术后截瘫的风险[36]。

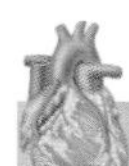

框 23.3 胸主动脉瘤并发症

- 破裂
- 主动脉反流
- 气管支气管和食管受压
- 右肺动脉或右室流出道梗阻
- 附壁血栓引起系统性栓塞

胸主动脉瘤的形状呈纺锤状或囊状。纺锤状动脉瘤更为常见，与动脉粥样硬化及胶原血管病相关，病变范围更广，造成整个血管壁的扩张。囊状胸主动脉瘤较为局限，往往只累及某一单独的动脉节段，造成局部血管壁外翻。

绝大多数胸主动脉瘤患者没有症状，往往意外发现[2-4,29]。常见的胸主动脉瘤症状为胸痛或后背痛，疼痛由动脉瘤扩张、破裂或骨侵蚀引起。巨大的胸主动脉瘤导致的胸内占位可引发多种症状：局部压迫造成声嘶（喉返神经）、呼吸困难（气管，主支气管，肺动脉）、中心静脉高血压（上腔静脉综合征）和/或吞咽困难（食管）[37]。胸主动脉瘤破裂为外科急症，常伴有剧烈疼痛，伴有/没有低血压。升主动脉瘤破裂可引起心脏压塞；降主动脉瘤破裂可引起血胸、主动脉支气管瘘或者主动脉食管瘘。

胸主动脉瘤的影像学诊断

有多种影像学技术可以诊断和处理胸主动脉瘤。最新指南和标准评估了各项主动脉疾病影像学技术的优势和不足，以及血管口径的正常范围预估值[38]。首次基础的胸部 X 线检查可能会提示纵隔增宽、主动脉结增大膨出、降主动脉扩张、主动脉钙化、气管左偏、左主支气管上移和/或新发的胸腔积液。尽管肺组织会让声窗显示不佳，但是经胸超声心动图一般仍能提供较为正确的胸主动脉检查结果。目前的影像学检查包括 CT，MRI 和 TEE。CTA 能在静脉注射放射性对比剂的动脉期显示胸主动脉。并且血管结构以及邻近的非血管组织均能清晰成像。造影剂向血管腔外渗漏提示动脉瘤破裂或者渗血。这种成像技术的优点是高分辨率、普及范围广，速度快，可用于有金属植入物的患者，并且主动脉容积成像技术可用于指导支架设计。血管造影使用的碘造影剂有造成肾毒性的风险，可以通过水化疗法，服用乙酰半胱氨酸和碳酸氢钠来降低肾毒性[39]。

使用造影剂钆的增强磁共振血管造影（MRA）亦能呈现胸主动脉的整体细节。尽管 MRA 的空间分辨率略低于 CTA，但组织与液体可表现为不同的信号强度。MRA 的缺点包括：普及范围有限；不适用于有金属植入物的患者；无法对持续血流动力学监测的患者进行扫描；要较长时间。优势为无放射性和肾毒性[2,29]。

TEE 可以显示主动脉瓣到升主动脉远端，主动脉弓远端至腹主动脉近端。由于气管和左主支气管阻断了声窗，TEE 不能很好地显示升主动脉远端和主动脉弓近端，这即为 TEE 中的“盲点”[40]。克服此盲点的方法包括在气管内临时使用充满生理盐水的球囊，以及扩大主动脉视野平面[40,41]。TEE 的优点包括便于携带和即时成像，在床旁和手术室均适用，并且其能采用多成像模式全面的评估主动脉和心脏。缺点包括需要进行镇静或施行全身麻醉，有上消化道损伤风险[42]。

胸主动脉瘤的手术评估

手术的目的是以血管管道置换主动脉的瘤体节段，防止主动脉瘤的进一步并发症（框 23.4）。不论瘤体大小，患者出现临床症状是行胸主动脉瘤切除术的首要适应证（推荐等级Ⅰ级；证据等级 C）[2,29]。因为这往往是动脉瘤破裂或主动脉夹层发生的先兆，需行紧急手术。然而不幸的是，只有 5% 的患者会出现这种先驱症状，剩下 95% 的患者其首发症状就是死亡。

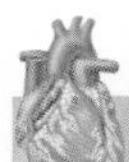

框 23.4 胸主动脉瘤手术指征

动脉粥样硬化瘤体直径
  升主动脉≥5.5cm
  降主动脉≥6.5cm
马方综合征或胸主动脉瘤家族史
  升主动脉≥5.0cm
  降主动脉≥6.0cm
严重主动脉反流
主动脉瓣上扩张伴主动脉根部瘤
破裂
顽固性疼痛

第二个手术指征是主动脉瘤体直径。升主动脉瘤体直径 6.0cm 时为破裂风险的临界值，此后动脉瘤破裂的风险呈指数增加。故升主动脉瘤体直径达到 5.5cm 为手术指征（推荐等级Ⅰ级；证据等级 B）[2,29]。在遗传性主动脉疾病患者（马方综合征，主动脉瓣二叶畸形，主动脉瘤家族史，血管 Ehlers-Danlos 综合征，Turner 综合征），升主动脉瘤体直径为 5.0cm 为手术指征（推荐等级Ⅰ级；证据等级 B），然而，在具有主动脉夹层家族史的人群，升主动脉直径 4.5cm 时就应进行手术治疗。升主动脉瘤体直径小于 5.5cm 但生长速度每年大于 0.5cm 需外科手术（推荐等级Ⅰ级；证据等级 B）[3]。对于计划妊娠并且主动脉根部或升主动脉直径大于 4.0cm 的马方综合征的女性，应预防性替换主动脉根部和升主动脉（推荐Ⅱa 级；证据等级 C）[2]。对患有侵袭性动脉瘤如 Loeys-Dietz 综合征的成年患者，主动脉内径超过 4.2cm 时应行近端胸主动脉修复术（推荐等级Ⅰ级；证据等级 C）[3,43]。升主动脉瘤体直径必须与体型相匹配[44]。例如，主动脉根部或升主动脉的最大横截面积（cm^2）与身高（m）的比值超过 10，则推荐行外科修复术（推荐等级Ⅱa 级；证据等级 C）。主要原因是较矮的患者发生主动脉夹层和破裂的主动脉直径阈值较小[2,38]。另外，需行开胸主动脉瓣手术并且主动脉根部或升主动脉瘤体直径大于 4.5cm 的患者应考虑行同期主动脉替换术（推荐等级Ⅰ级；证据等级 B）[3]。

胸降主动脉瘤体破裂的节点为主动脉直径 7.0cm[29]。因此，主动脉瘤体直径超过 6.0cm 时应行主动脉瘤切除术（如果合并结缔组织病如马方综合征，则小于 6.0cm）（推荐等级Ⅰ级；证据等级 C）[2]。当胸降主动脉瘤患者有动脉夹层史和/或结缔组织病患者，一旦主动脉瘤体直径大于 5.5cm 时，就建议手术切除（推荐等级Ⅰ级；证据等级 B）[2]。对于胸降主动脉瘤患者，技术可行时应考虑行胸主动脉腔内修复术（thoracic endovascular aortic repair，TEVAR）（推荐等级Ⅰ级；证据等级 B）[2,33]。

升主动脉及主动脉弓瘤手术应选择胸骨正中切开。如果瘤体局限于主动脉根部和升主动脉而未延伸至主动脉弓，可选择升主动脉远端或主动脉弓近端动脉插管，在主动脉插管和动脉瘤之间阻断主动脉来实现标准 CPB。动脉瘤累及主动脉弓时，需要在 CPB 下临时终止脑灌注（DHCA），其神经保护措施包括深低温、选择性顺行脑灌注（antegrade cerebral perfusion，ACP）和逆行脑灌注（retrograde cerebral perfusion，RCP）。而胸降主动脉动脉瘤则需要选择侧开胸入路。瘤体切除有可能需要阻断远端主动脉血流。

升主动脉和主动脉弓瘤手术修复

手术方式的选择取决于主动脉瓣功能及瘤体的范围。围手术期 TEE 可以评估主动脉瓣的结构和功能并评价指导手术方式（再植，修复，替换）[9,38]。另外，TEE 可以评估主动脉根部，升主动脉和主动脉弓直径以便选择手术方式。最常见的导致升主动脉瘤的主动脉瓣疾病为主动脉瓣二瓣化畸形和主动脉根部扩张引起的反流（图 23.1）。如果主动脉瓣和主动脉根部正常，只需进行简单的升主动脉人工血管置换。如果主动脉瓣被累及而主动脉窦正常，则实施升主动脉和主动脉瓣置换，不必行冠状动脉移植（Wheat 手术；图 23.2）（推荐

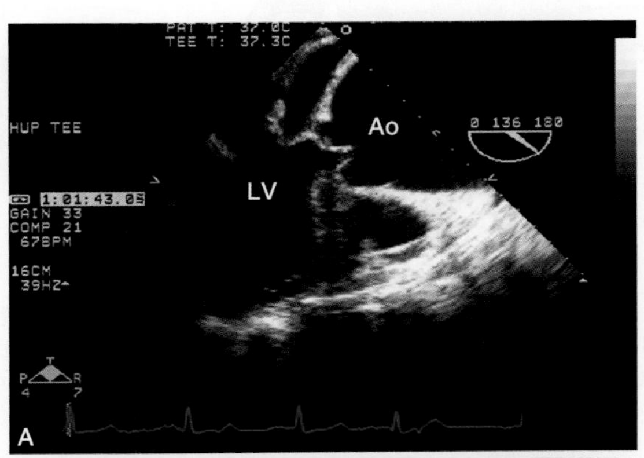

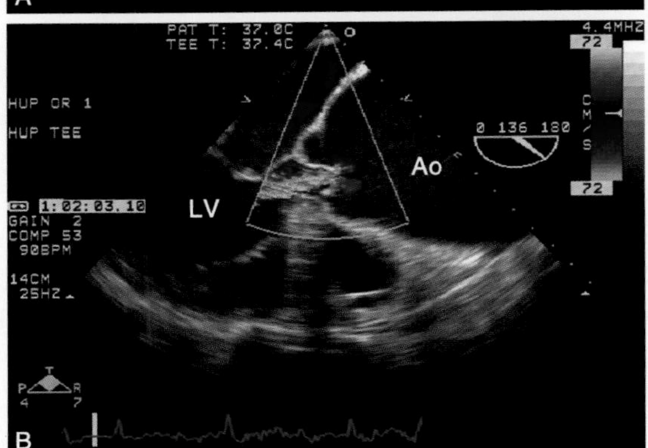

图 23.1 主动脉瓣在 TEE 食管中段长轴位成像，显示主动脉根部和升主动脉的瘤样扩张（A）。彩色多普勒血流成像（B）显示主动脉瘤引起主动脉瓣叶外向牵拉，引起严重的主动脉反流。Ao，主动脉；LV，左心室

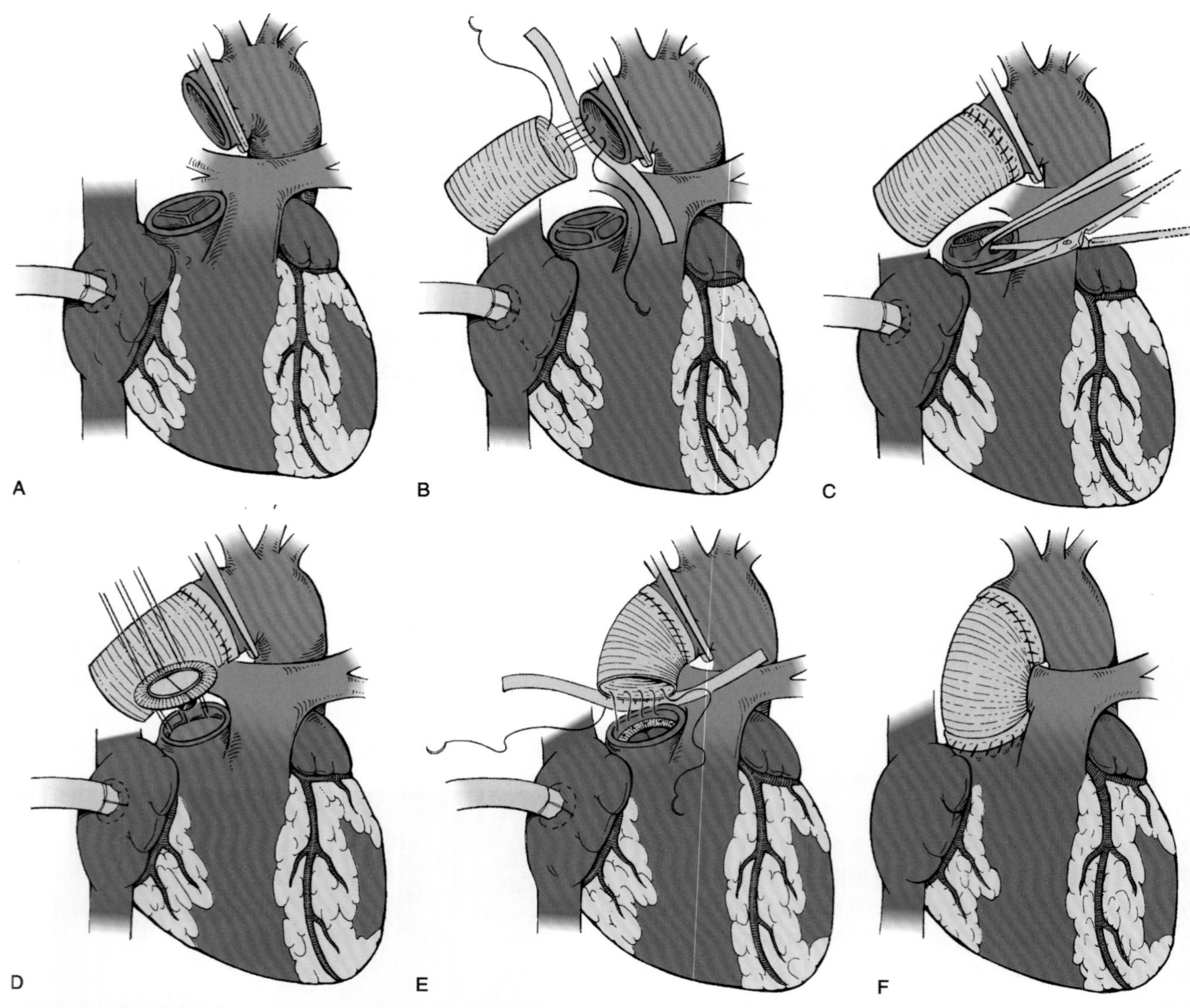

图 23.2 升主动脉瘤或 A 型主动脉夹层的升主动脉人工血管置换术(A、B 和 F)。存在主动脉瓣病变时,可进行主动脉瓣置换(C~E)或修补(未显示)。瘤体或主动脉夹层累及主动脉弓时,需要使用人工血管置换部分或全部的主动脉弓(未显示)。在该手术中,一段包含左、右冠状动脉开口在内的自身主动血管被保留。(*From Downing SW,Kouchoukos NT. Ascending aortic aneurysm. In:Edmunds LH,eds.* Cardiac Surgery in the Adult. *New York:McGraw-Hill;1997:1176.*)

等级Ⅰ级;证据等级 C)[2]。

如果病变累及主动脉瓣和主动脉根部,需行主动脉根部置换和主动脉瓣手术。如果技术上可行,可通过改良 David 手术保留主动脉瓣,同时用人工血管重建主动脉根部,将冠状动脉移植吻合于人工血管(推荐等级Ⅰ级;证据等级 C)[2,45]。如外科水平达不到,可行带瓣管道主动脉根部置换(Bentall 手术;图 23.3)(推荐等级Ⅰ级;证据等级 C)[2]。主动脉根部置换需要移植冠状动脉或行主动脉-冠状动脉搭桥术(Cabrol 手术;图 23.4)。

主动脉瘤累及主动脉弓时需要在 CPB 和 DHCA 下完成,可以也可不用辅助性灌注措施。升主动脉瘤仅仅累及近端主动脉弓时,只需部分主动脉弓置换(半弓技术),人工血管被置入升主动脉或主动脉根部与主动脉弓近端之间(推荐等级Ⅱa 级;证据等级 B)[2]。升主动脉+半弓重建手术时,主动脉远端吻合在无主动脉阻断情况下更为方便(开放技术),此时需要用 DHCA,可以用也可以不用 ACP/RCP。单纯主动脉弓瘤且手术低风险患者,瘤体直径超过 5.5cm 时建议行弓部置换术(推荐等级Ⅱa 级;证据等级 B)[2]。全弓置换术适用于瘤体累及整个主动脉弓患者(推荐等级Ⅱa 级;证据等级 B)[2]。升主动脉瘤累及整个主动脉弓直至降主动脉时,需要采用“象鼻”技术(图 23.5)(推荐等级Ⅱa 级;证据等级 B)[2,46]。主动脉弓动脉瘤累及主动脉分支血管时,手术需要使用分支或三分支人工血管分别吻合无名动脉、左颈总动脉和左锁骨下动脉[47]。主动脉弓瘤伴严重伴随疾病患者,指南推荐使用腔内修复技术(推荐等级Ⅱb 级;证据等级 C)[2,33]。然而,主动脉弓动脉瘤同时无特殊手术风险时,指南反对使用腔内修复技术(推荐等级Ⅲ级;证据等级 A)[2,33]。主动脉弓杂交术由于缩短(甚至避免)了体外循环及停循环时间而获得医生的青睐。借助于该技术,主动脉弓动脉瘤患者在行开胸去分支血管重建(debranching)时,可为腔内人工血管支架选定合适的锚定点(图 23.6)[48,49]。

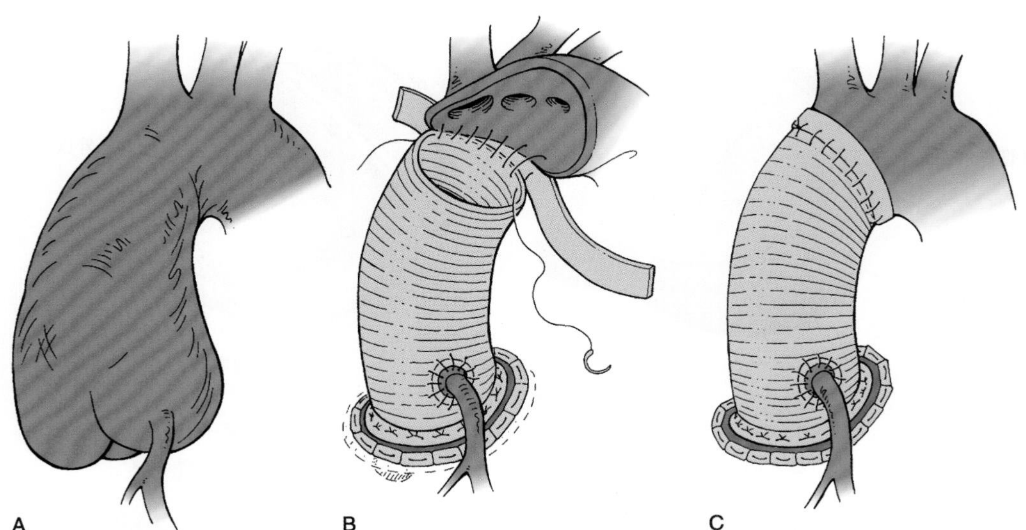

图 23.3 升主动脉瘤的主动脉根部带瓣管道置换术。主动脉弓的下壁也与人工血管相吻合。左右冠状动脉被再植于人工血管之上(A~C),而主动脉根部也可以使用低温保存的同种血管或猪的异种血管替换(未显示)。(*From Griepp RB, Ergin A. Aneurysms of the aortic arch. In: Edmunds LH, ed.* Cardiac Surgery in the Adult. *New York, McGraw-Hill; 1997; 1209.*)

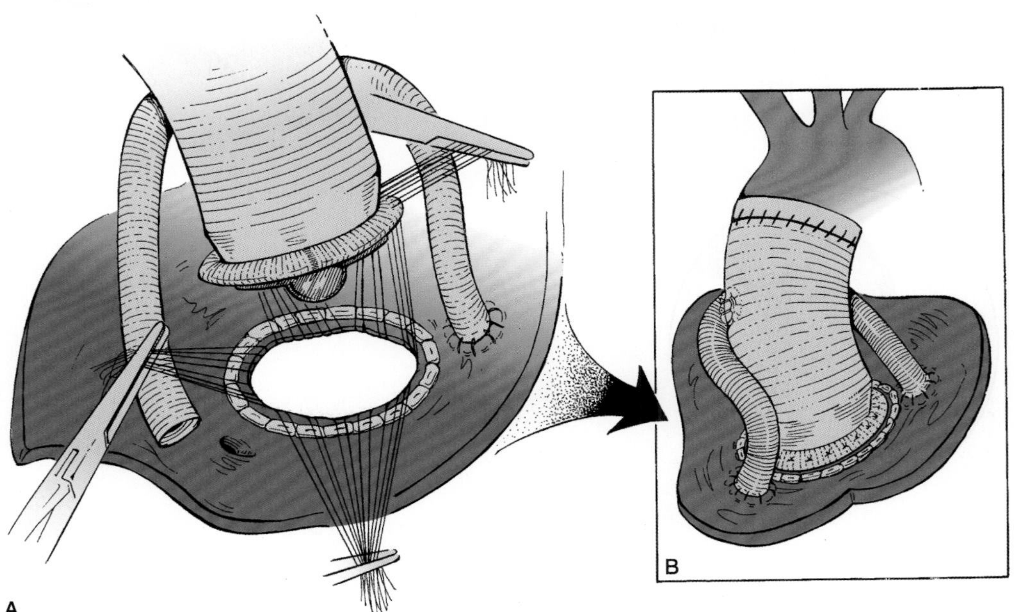

图 23.4 升主动脉瘤的主动脉根部以带瓣管道置换,左右冠状动脉与一根 8 或 10mm 的人工血管端端吻合,然后再植于主动脉根部(A 和 B)。(*From Downing SW, Kouchoukos NT. Ascending aortic aneurysm. In: Edmunds LH, ed.* Cardiac Surgery in the Adult. *New York, McGraw-Hill; 1997; 1181.*)

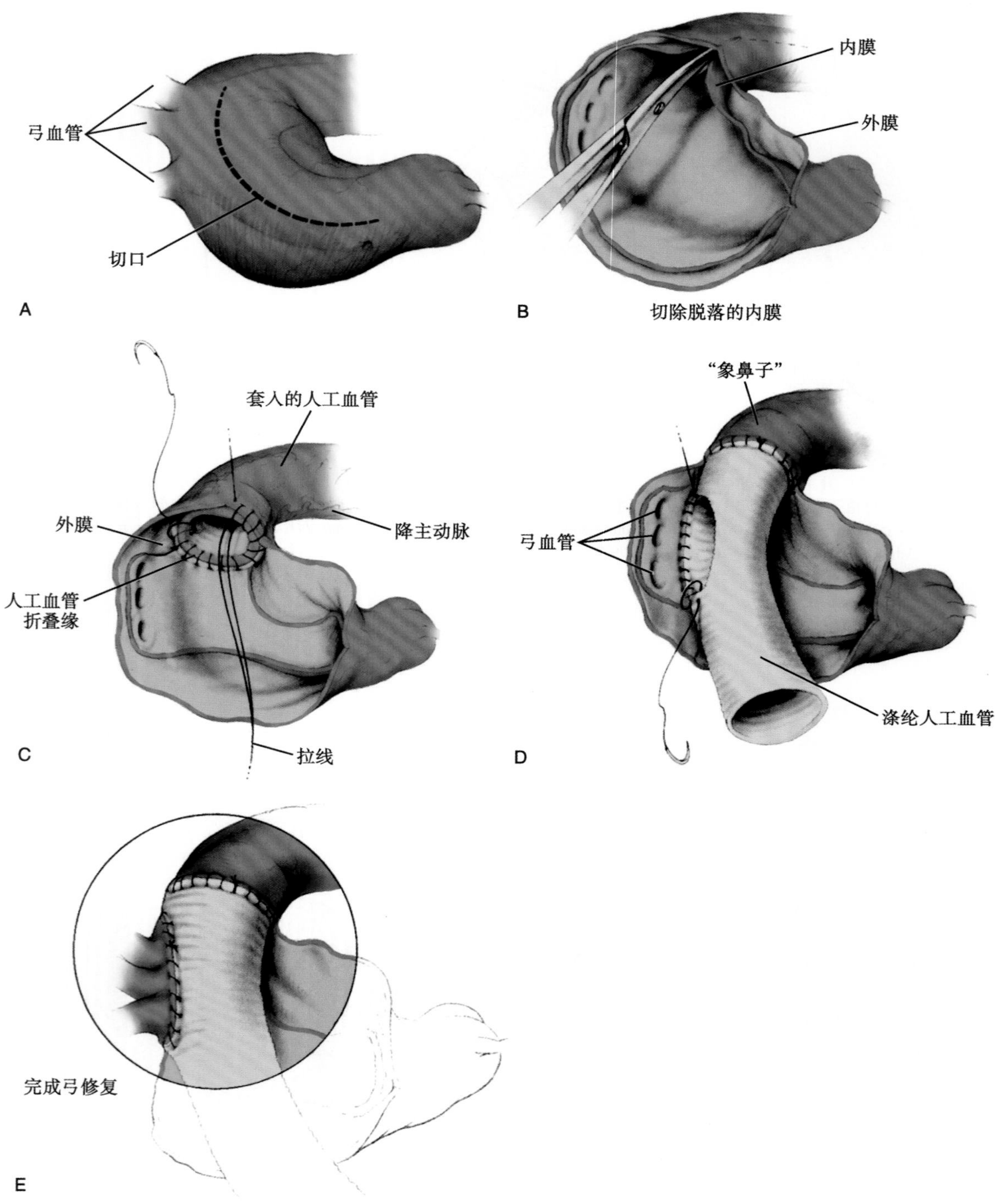

图 23.5 人工血管置换升主动脉、主动脉弓和胸部降主动脉的象鼻技术。主动脉瘤或主动脉夹层被完全切开至主动脉弓远端(A 和 B)。植入人工血管,其远端延伸至胸部降主动脉,称为“象鼻”(C 和 D)。人工血管被拉回至主动脉弓,并与主动脉弓分支血管和主动脉近端吻合(D 和 E)。在二期手术时,可用人工血管与已有的人工血管远端吻合,替换胸降主动脉(未显示)。(*From Doty DB. Aortic aneurysm. In*;*Brown M*,*Baxter S*,*eds.* Cardiac Surgery:Operative Technique. *St Louis*,*Mosby-Year Book*;*1997*;*324.*)

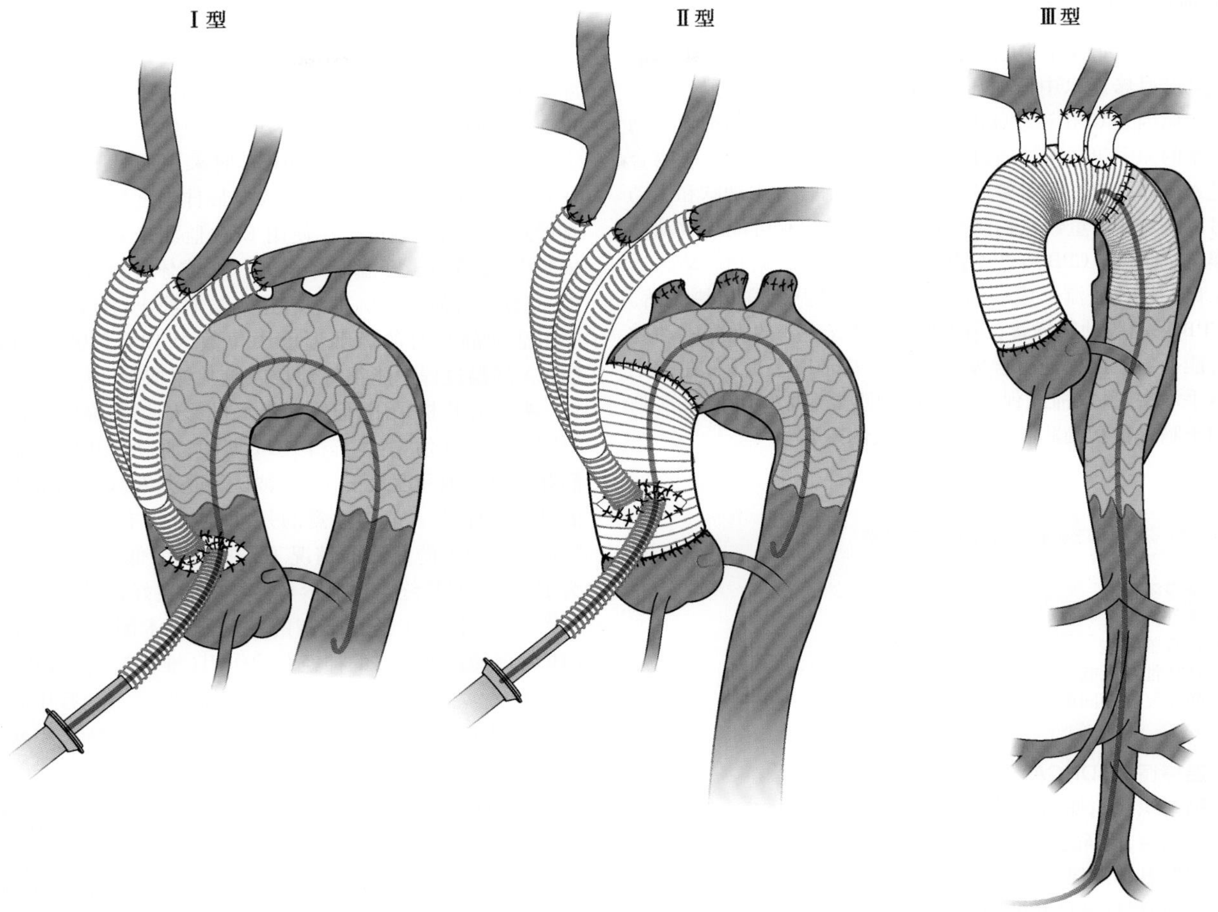

Ⅰ型　　Ⅱ型　　Ⅲ型

图 23.6 主动脉弓部瘤的各种去分支技术和血管内支架置入的选择要根据升主动脉和/或降主动脉的累及范围来决定。如有足够的升主动脉,可以在非体外循环技术下进行弓部重建手术。累及近端升主动脉的病变需要先在体外循环下修复然后再放血管内支架,如合并降主动脉病变,需要先行去分支手术修复,然后二期应用腔内修复技术修复胸降主动脉。(*From Milewski RK, Szeto WY, Pochettino A, et al. Have hybrid procedures replaced open aortic arch reconstruction in high-risk patients? a comparative study of elective open arch debranching with endovascular stent graft placement and conventional elective open total and distal aortic arch reconstruction.* J Thorac Cardiovasc Surg. *2010;140:590-597.*)

升主动脉和主动脉弓动脉瘤的麻醉管理

这类患者实施全身麻醉需要一些特殊关注。应当复习影像学资料以确认瘤体是否压迫纵隔组织,例如右肺动脉及左主支气管(图 23.7)。防止高血压可增加主动脉瓣反流病变的前向血流,降低动脉瘤破裂的风险。如前所述,左右侧桡动脉置管的选择取决于主动脉弓修复的手术方式。如果计划右腋动脉、锁骨下动脉或无名动脉置管进行 CPB 和 ACP,偶尔需要双侧桡动脉置管同时监测脑和全身灌注压。鼻咽、鼓室和膀胱温度监测十分重要,可以了解脑和身体中心温度以指导 DHCA。颈静脉窦饱和度监测和 EEG 可以反映脑代谢状态对 DHCA 也有指导意义。术中 TEE 对于手术操作的指导和评估有着十分重要的意义。在主动脉反流患者,TEE 可以指导 CPB 期间停跳液逆灌插管的放置(冠状窦)并监测左心室容量以确保左心室引流管通畅防止左心室膨胀。因术中 TEE 具有监测血流动力学、指导手术且可监测内漏等作用,所以在胸主动脉手术包括腔内介入手术中均有应用价值(推荐等级Ⅱa 级;证据等级 B)。

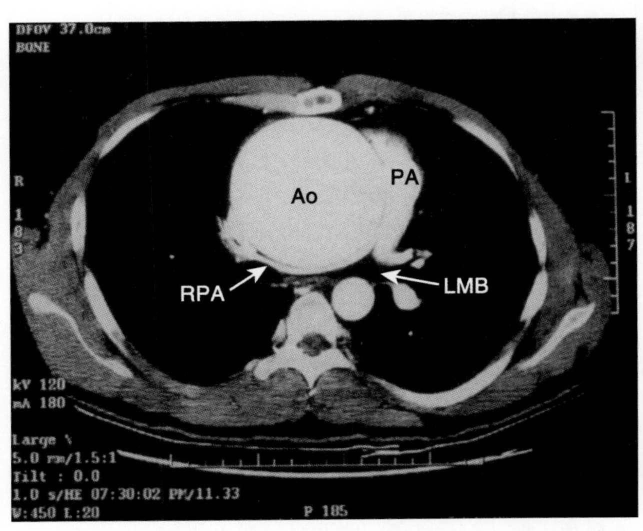

图 23.7 胸部 CT 显示巨大的升主动脉瘤(Ao)引起右肺动脉(RPA)、气管远端和左主支气管(LMB)受压

脑血流阻断的神经系统保护策略

主动脉弓重建术中脑缺血可导致脑卒中[50]。第一个原因是主动脉弓修复术中低血压或短暂的循环停止引起脑缺血。第二个原因是 CPB 和动脉粥样硬化导致栓塞引起脑缺血。动脉栓塞的原因包括空气通过打开的心腔、插管处，或动脉吻合口进入循环系统。在钳夹和开放主动脉，吻合升主动脉和主动脉弓以及切除严重钙化的病变心脏瓣膜时均有可能导致动脉粥样斑块脱落。CPB 可产生血小板和脂肪微聚集物。动脉插管出口的快速血流形成的湍流也会导致动脉粥样斑块脱落。如 CPB 采用股动脉插管，逆向血流通过有病变的胸降主动脉也可能会导致血栓逆行栓塞脑组织。基于以上原因，在胸主动脉手术中，采取神经保护措施极为重要（框 23.5），目前临床用于脑保护和脑监测方法存在巨大的差异[51,52]。

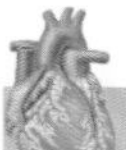

框 23.5 主动脉弓重建术的脑保护

- 全身深低温
- 头部降温
- 逆行脑灌注
- 选择性顺行脑灌注
- 防止复温期间的脑组织高温

深低温停循环（DHCA）

脑组织代谢率高，高能磷酸物质储存有限，需要营养物质的不断供给，因而脑循环停止数分钟就会导致严重的神经损伤。深低温神经保护的生理机制就是通过减少脑代谢率和氧需，增加脑对循环停止的耐受时间[53]。现有证据表明深低温期间，如果采用 α 稳态进行血气管理，脑血流依然具备自主调节功能，从而不会影响临床预后[54]。脑代谢和脑干电活动监测证实，DHCA 至 14℃并行逆行脑灌时，成人脑组织的缺血耐受时间也只有 18~20 分钟[55]（图 23.8）。尽管如此，大量的试验和临床证据表明，深低温是停循环期间避免神经系统损伤的最为重要的干预措施。

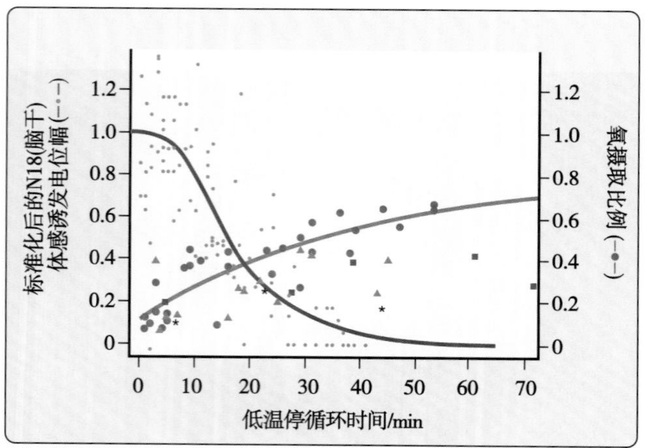

图 23.8 深低温停循环逆行脑灌注开始后的脑干（N18）体感诱发电位强度（点状）变化，叠加于无卒中患者（圆圈，$n=19$）、术前卒中患者（三角，$n=4$）、术后卒中患者（方块，$n=3$）和术前术中均卒中患者（星号，$n=1$）的脑氧耗率（OER）上。体感诱发电位（N18）在中断 ACP16min 后衰减至基础值的一半，OER 在 16min 时也减至最大值 0.66 的一半。（*From Cheung AT, Bavaria JE, Pochettino A, et al. Oxygen delivery during retrograde cerebral perfusion in humans.* Anesth Analg. *1999;88:14.*）

尽管低温在停循环时的作用已获证实，但对于停循环时的温度尚未形成共识[56]。主动脉弓手术中脑保护措施必须以防止围手术期卒中和获得最佳的知功能为优先考虑（推荐等级Ⅰ级；证据等级 C）[2]。虽然 DHCA 时采用的鼻咽温度平均为 18℃，但最佳温度尚未统一。选择最佳温度的挑战在于很难直接测量脑组织温度。在使用 EEG 监测来确定最佳温度的试验中，尽管将鼻咽温度降至 12.5℃或体外循环持续降温至少 50 分钟可使 99.5% 的患者达到脑电静止（图 23.9）[57]，但脑电活动静止时的鼻咽温度中位数为 18℃。尽管 EEG 在 DHCA 降温过程中能很好地反映脑代谢抑制的生理终点，并被一些医疗机构采用，但它对结局的影响仍需临床随机对照研究进一步评估[26,50,58]。DHCA 期间，通过光纤导管监测颈静脉窦血氧饱和度大于 95%，被认为是判断脑代谢最大抑制的良好指标[59]。值得注意的是，即使在没有 EEG 和颈静脉窦血氧饱和度的监测的情况下，单纯以深低温温度（平均值为 19℃）为目标终点也显示与神经功能良好预后有直接相关性[60,61]。因此，在经验丰富的主动脉手术团队中单纯采用 DHCA 就能达到良好的神经保护作用（推荐等级Ⅱa 级；证据等级 B）[2]。除采用体外循环全身降温外，某些医疗中心也会联合采用头枕冰帽防止头部被动升温[60,61]。然而，一些人对

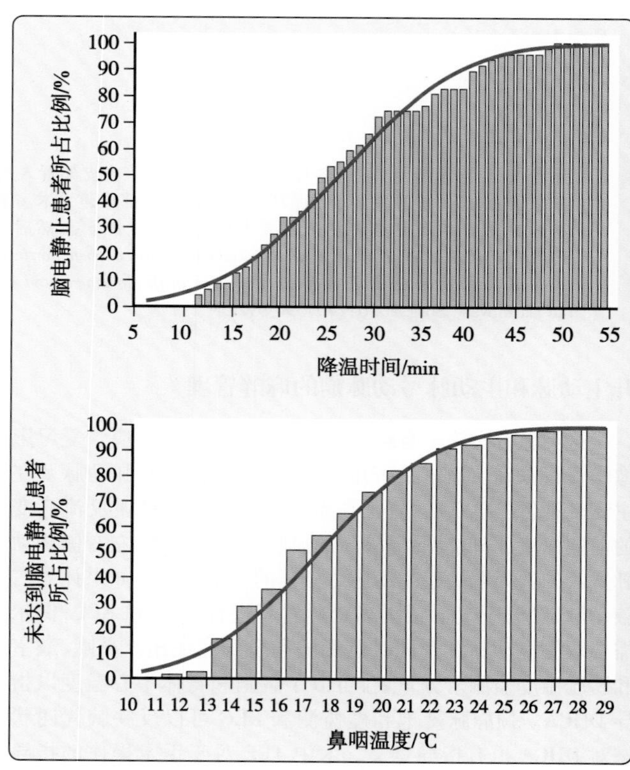

图 23.9 109 例需停循环行胸主动脉手术的患者，DHCA 前 EEG 活动与降温时间（上部）和鼻咽温度（下部）的关系。所有患者在降温 50min 或鼻咽温度 12.5℃时，EEG 的皮层电位静止。鼻咽温度 18℃时，只有 50% 的患者出现 EEG 皮层电位禁止。（*From The Society of Thoracic Surgeons. Modified from Stecker MM, Cheung AT, Pochettino A, et al. Deep hypothermic circulatory arrest: Ⅰ. Effects of cooling on electroencephalogram and evoked potentials.* Ann Thorac Surg. *2001;71:19.*）

头部局部低温的保护作用存在质疑，一些证据表明其甚至带来潜在的伤害[62,63]。对 EEG 或脑氧饱和度监测的干扰也限制了头部局部低温的应用[63]。

DHCA 延长了 CPB 的持续时间，带来凝血功能障碍及栓塞的风险增加。复温增加脑代谢率并加重了神经功能的缺血再灌注损伤。因此，要逐渐复温，维持变温器的温差不要大于 10℃，避免脑部高温（鼻咽温度>37.5℃）。最新指南反对在主动脉弓手术过程中出现脑部高温（推荐等级Ⅰ级；证据等级 C）[2]。

逆行脑动脉灌注

虽然临床研究表明将 DHCA 限制在 45 分钟以内可以显著降低卒中和死亡风险，神经保护的辅助灌注技术可使外科医生获得更长的安全操作时间[50,64]。同样，这些脑灌注技术也增加了中度低温的应用（20.1～28.0℃）[64]。逆行性脑灌是通过 CPB 装置将 8℃至 14℃冷氧合血液通过上腔静脉插管逆行灌注至上腔静脉的脑灌注方法（图 23.10）（见第 32 章）。颈内静脉压力不超过 25mmHg 以避免脑水肿。颈内静脉压力通过颈内静脉插管进行测量，测量口应位于上腔静脉插管开口以远，以耳平面调零。患者置于头低 10°位，以减少脑气栓的可能，同时避免主动脉弓开放期间气体进入脑循环。RCP 流量一般控制在 200～600mL/min。RCP 脑保护的优点包括给予大脑提供代谢底物，冲洗出栓子，并能够维持脑低温状态[65]。尽管 RCP 在主动脉弓修复手术中可以带来益处，但并未在 DHCA 中成为神经保护的标准技术[26,66]。一项大规模，单中心研究（1991—2007 年；N=1 107；RCP 比率为 82%）评估了 RCP 在近端胸主动脉修复中的作用[67]。围手术期死亡率和卒中发生率分别为 10.4% 和 2.8%。应用 RCP 可以明显降低死亡率（OR 值，0.42；95% CI，0.25～0.70；P=0.000 9）和卒中发生率（OR 值，0.35；95% CI，0.15～0.81；P=0.02）[67]。因此，RCP 在主动脉弓修复术中作为辅助手段是安全、简便的，可以维持脑低温，提供部分代谢底物并降低脑栓塞的风险[58-61,65-67]。对于经验丰富医疗机构，推荐在主动脉弓手术中采取 DHCP 联合 RCP 作为神经保护措施（推荐Ⅱa 级；证据等级 B）[2]。近期一项大样本量 meta 分析（N=5 060：15 项试验）证实 DHCA 中 RCP 与 ACP 的脑保护作用无显著差异[68]。尽管在深低温时采用 RCP 具有明显的临床效果，但是在主动脉弓重建术采用中度低温联合 ACP 的临床趋势极大地限制了其临床应用[69]。

选择性顺行性脑灌注

对于预计超过 45 分钟的主动脉弓手术，建议采用 ACP[50]。与单独使用 DHCA 相比，联合应用 DHCA 和选择性 ACP 可明显降低死亡率[70]。DHCA 期间进行 ACP 置管入路可选择右腋动脉、右锁骨下动脉、无名动脉或左颈总动脉（图 23.11）[71,72]。在主动脉弓横弓重建术中，可在主动脉弓切开后，将单独的灌注导管置入主动脉分支血管开口内进行 ACP。在将主动脉分支血管吻合至人工血管后，ACP 可通过人工血管分支或直接通过人工血管完成。在头臂血管吻合期间需中断无名动脉或左颈总动脉血流，此时功能完好的 Willis 环提供对侧大脑的血流灌注。ACP 一般以 10～14℃的氧合血液进行脑灌注，流量 250～1 000ml/min，脑灌注压维持在 50～80mmHg。

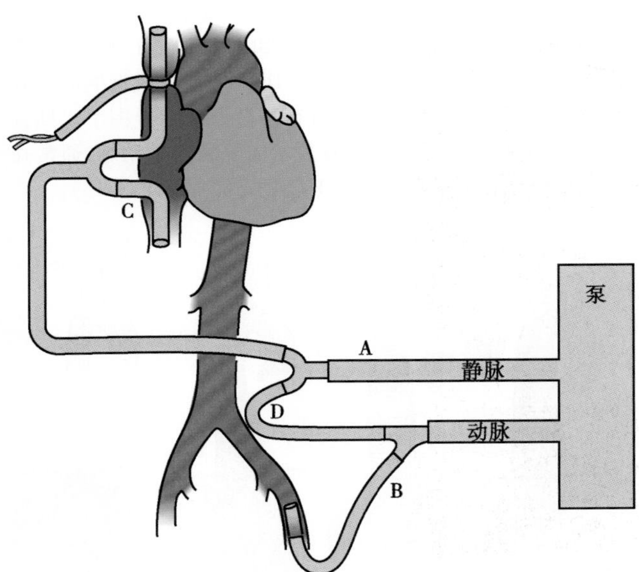

图 23.10 体外循环逆行脑灌注装置。CPB 期间夹闭桥管（D）。在深低温停循环开始后，夹闭静脉引流管（A）、近端动脉管（B）和下腔静脉管（C），开放桥管以逆行灌注上腔静脉。（*From The Society of Thoracic Surgeons. Modified from Bavaria JE, Woo YJ, Hall RA, et al. Retrograde cerebral and distal aortic perfusion during ascending and thoracoabdominal aortic operations.* Ann Thorac Surg. *1997;60:347.*）

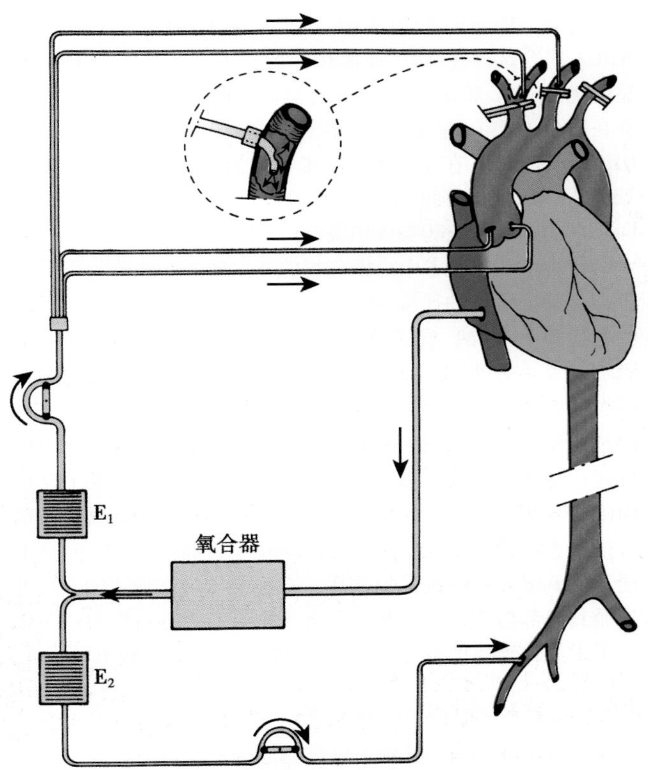

图 23.11 体外循环灌注装置用于选择性顺行脑灌注。当 CPB 达深低温后，独立的导管被置于冠脉、无名动脉和左颈总动脉进行心脏和大脑的选择性顺行灌注。（*From Bachet J, Teodori G, Goudot B, et al. Replacement of the transverse aortic arch during emergency operations for type A acute aortic dissection.* J Thorac Cardiovasc Surg. *1988;96:878.*）

通过右腋动脉置管的单侧 ACP 在成人主动脉修复术中是较为常用的技术[71]。该技术需保证 Willis 环完整,否则无法保障脑部交叉灌注[73,74]。因此,在采用单侧 ACP 时,使用监测手段例如脑氧饱和度,颈动脉超声和经颅多普勒超声监测对侧脑半球是十分重要的[75-77]。

ACP 分为单侧和双侧,关于哪种方法更好的争论仍在继续[78]。一个包含 3 548 名患者,17 项研究的大规模分析对比了单侧 ACP(83.1%)和双侧 ACP(16.9%)的结果[79]。虽然卒中发生率均小于 5%,但双侧 ACP(86~164min)的安全时间较单侧 ACP(30~50min)更长。在预计时间超过 60min 的主动脉弓手术中,证据结果更加支持使用双侧 ACP[79]。另外,近期一项 meta 分析(N=5 100;28 个研究)证实,在主动脉弓重建术中单侧与双侧 ACP 在围手术期死亡率、卒中和谵妄方面的临床结局没有差异[80]。

一系列在成人主动脉手术中采用中度低温停循环(MHCA;全身温度 25℃)联合 ACP 的临床研究已经开始进行[81,82]。一项大规模单中心研究[1999—2006 年;N=501(36.1%急症病例);中位数年龄 64 岁;63.9%女性]评估了该技术的围手术期预后[83]。围手术期死亡率为 11.6%,死亡预测因素包括年龄和 CPB 时间。卒中发生率为 9.6%,预测因素包括手术时间和肾功能不全。短暂神经功能不全发生率为 13.4%,预测因素为 MHCA 时间(OR,1.015;P=0.01)。尽管 MHCA 联合低温 ACP 似乎完全适用于主动脉弓修复手术,但在老年,多种合并症以及较长手术时间的患者其安全性仍受限。近期一项 meta 分析表明,对于接受主动脉弓手术患者,MHCA 联合选择性 ACP 技术在降低卒中发生率方面有更明显的优势[84]。然而,该技术在脊髓和肾脏的缺血保护方面仍存在质疑[85,86]。综上所述,在经验丰富的医疗机构,推荐 DHCA 联合 ACP 在主动脉弓手术中作为神经保护措施(推荐等级Ⅱa 级;证据等级 B)[2]。

DHCA 的神经系统药物保护策略

在胸主动脉手术中尚无确切的证据证明一些药物可以减少神经系统损伤的风险和严重程度[58]。已有报道的应用药物包括硫喷妥钠、异丙酚、甾体类药物硫酸镁和利多卡因[26,53,87]。另外,在主动脉弓手术中,这些药物的应用也存在巨大的差异[87]。近期一项大规模临床注册研究(N=2 137,超过 4 年)证实在急性 A 型主动脉夹层患者,甾体类药物可以通过降低卒中发生率来提高神经功能的远期预后(校正 OR,0.50;95% CI 0.24~0.96;P=0.049)[88]。整体上来讲,现有证据表明,使用药物可以作为神经保护的补充方法,但是不能替代低温的抗缺血保护作用。在经验丰富的医疗机构,可遵循其内部指南采用 DHCA 联合药物治疗的方法作为主动脉弓手术的神经保护策略(推荐等级Ⅱa 级;证据等级 B)[2]。

胸降主动脉瘤和胸腹主动脉瘤

胸降主动脉瘤或胸腹主动脉瘤的手术治疗方案是以人工血管支架替换主动脉瘤部分。这类修复手术通常采用侧开胸或胸腹联合切口。尽管技术在不断完善,该类手术仍然是一大挑战,因为患者通常为合并多种严重疾病的老年人。血栓栓塞、侧支循环匮乏、血流的暂时阻断以及再灌注损伤均是导致脊髓、肠系膜、肾脏和下肢缺血损伤的危险因素。大的手术切口,分离膈肌,以及膈神经和喉返神经的损伤,均使术后伤口裂开和呼吸功能衰竭的风险加大。因此,胸腹主动脉瘤(TAAA)修复为高风险手术(表 23.3)[89]。

表 23.3 美国 2005—2012 年胸腹主动脉瘤(TAAA)修复术后结局(n=823)

并发症	患者人数(%)
任何不良结局	131(15.9%)
手术死亡率	69(8.4%)
永久性脊髓损伤	42(5.1%)
卒中	27(3.3%)
急性肾功能不全	95(11.5%)
心脏并发症	250(30.4%)
肺部并发症	338(41.1%)
需再次手术探查的出血	48(5.8%)

From LeMaire SA, Price MD, Green SY, et al. Results of open thoracoabdominal aortic aneurysm repair. *Ann Cardiothorac Surg*. 2012;1:286-292.

胸降主动脉瘤是按照动脉瘤累及的范围加以分型的[2]。A 型累及近端三分之一,B 型累及中间三分之一,C 型累及远端三分之一。如果累及范围超过三分之一,分类要根据累及部位。例如,累及近端三分之二属于 AB 型。事实上,动脉瘤累及多部位时可分类为近端或远端动脉瘤,因为不论开胸手术还是腔内治疗,瘤体的侵犯部位会影响术后脊髓缺血的风险。

TAAA 通常根据 Crawford 法分型(图 23.12)[90]。Ⅰ型 TAAA 起始于左锁骨下动脉,终止于膈肌以下肾动脉以上。Ⅱ型 TAAA 范围包括整个胸降主动脉,至髂动脉分叉处。Ⅲ型 TAAA 始于胸降主动脉远端,经膈肌直至髂动脉分叉处。Ⅳ型 TAAA 仅累及整个腹主动脉。如果Ⅰ型或Ⅱ型 TAAA 累及主动脉弓远端,其手术常常需 DHCA 才能完成近端的血管吻合。Crawford 法对手术风险进行了分层并指导围手术期管理(表 23.4)。TAAA 的开放修复术需要阻断主动脉,通常在分流、部分左心转流或部分 CPB 辅助下完成(图 23.13)。

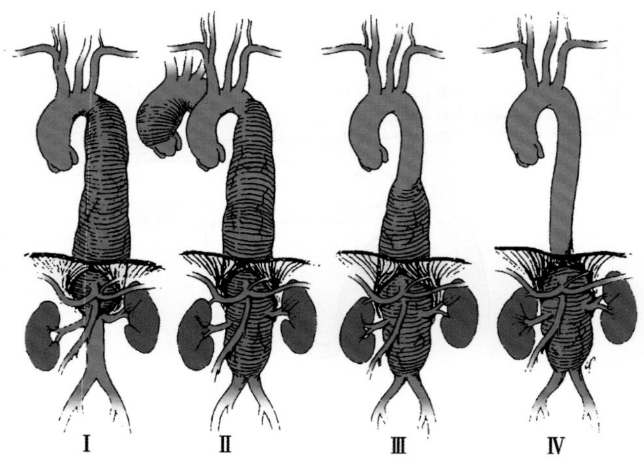

图 23.12 胸腹主动脉瘤 Crawford 分型。(*From Coselli JS. Descending thoracoabdominal aortic aneurysms. In: Edmunds LH, ed.* Cardiac Surgery in the Adult. *New York: McGraw-Hill; 1997: 1232.*)

表 23.4 823 例患者胸腹主动脉瘤(TAAA)修复术后的截瘫发生率和死亡率

TAAA 分型	患者人数	手术死亡率	永久性截瘫发生率	永久性轻瘫发生率
Ⅰ	209	14(6.7%)	3(1.4%)	4(1.9%)
Ⅱ	264	24(9.1%)	12(4.5%)	3(1.1%)
Ⅲ	157	20(12.7%)	12(7.6%)	2(1.3%)
Ⅳ	193	11(5.7%)	4(2.1%)	2(1.0%)

From LeMaire SA, Price MD, Green SY, et al. Results of open thoracoabdominal aortic aneurysm repair. *Ann Cardiothorac Surg*. 2012;1:286-292.

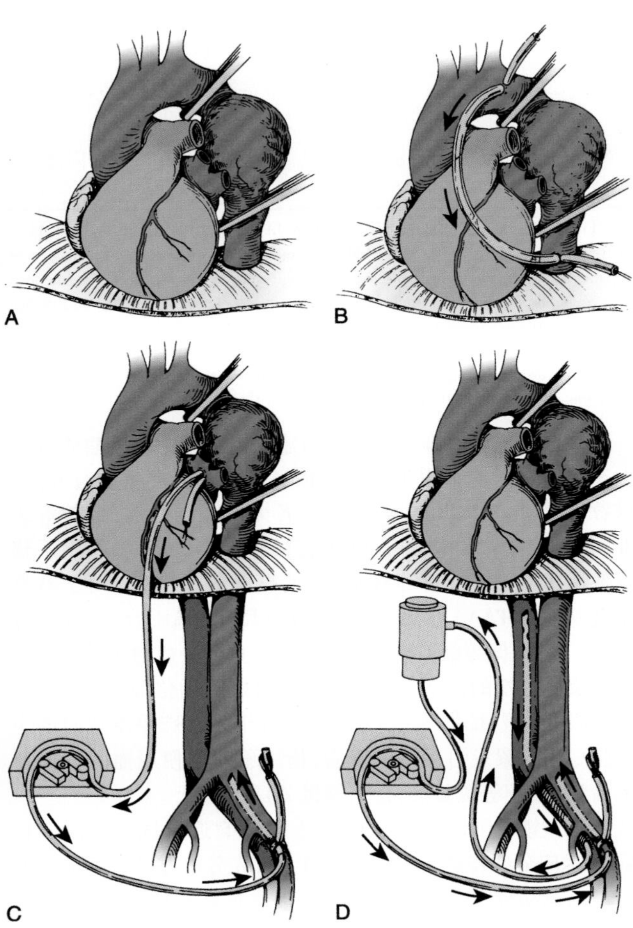

图 23.13 胸或胸腹主动脉瘤的手术技术。夹闭-缝合技术中,远端主动脉无灌注(A)。被动性 Gott 分流(B)、部分左心转流(C)或部分心肺转流(D)可提供远端灌注。如果主动脉瘤累及主动脉弓降部(图中未显示),无法完全阻断瘤体近端时需要深低温停循环。(*From O'Connor CJ, Rothenberg DM: Anesthetic considerations for descending thoracic aortic surgery: Part II.* J Cardiothorac Vasc Anesth. *1995;9;734.*)

单纯主动脉阻断术

Crawford 发明的该技术最大缺点在于主动脉阻断后可导致阻断远端的重要脏器缺血。因此,外科医生必须将缺血时间控制在 30min 内,以减少重要脏器功能障碍[91]。其他缺点包括阻断近端高血压、出血以及再灌注时的血流动力学不稳定。尽管麻醉医生努力干预,近端高压还是有可能造成左心室缺血[92]。术中使用红细胞回收技术可以减少出血导致的失血。纠正代谢性酸中毒、快速补充血容量、血管收缩药物的使用以及逐渐开放主动脉均可以减少再灌注时的血流动力学波动。应用全是轻度低温以及选择性脊髓降温可以减少缺血性损伤的发生[93,94]。尽管存在这些生理影响,该技术由于操作简单,临床效果已获证实,仍然深得医生的青睐(框 23.6)。

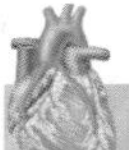

框 23.6 远端灌注技术的优缺点

潜在优势
- 控制近端高血压
- 减轻左心室后负荷
- 主动脉阻断和开放时血流动力学干扰轻
- 内脏缺血时间短
- 减少脊髓缺血所致的截瘫
- 可通过变温器控制全身体温
- 有用于快速容量扩充的通道
- 可通过体外氧合器氧合血液
- 可选择性灌注内脏器官和主动脉分支血管
- 为下肢 SSEP 和 MEP 监测创造条件

潜在问题
- 需全身较高水平抗凝
- 增加插管部位的血管损伤
- 增加栓塞的风险
- 需要灌注团队
- 需要监测和控制上下肢动脉压和流量
- 增加操作难度

SSEP,体感诱发电位;MEP,动作诱发电位。

Gott 分流

阻断主动脉行胸主动脉修复时,可采用主动脉近心端向远心端分流技术。一个特殊的方法是采用一根肝素化的 Gott 分流导管(图 23.13B)[95]。主动脉近端向远端的分流血量主要取决于近端主动脉压力、分流管的直径和长度以及远端主动脉压力。通过股动脉导管监测远端主动脉压力,可以评估远端主动脉灌注状况和分流量。Gott 分流的优点在于简单廉价,只需部分抗凝。缺点包括血管损伤、导管脱出、出血以及动脉粥样硬化栓塞。

部分左心转流

在 TAAA 修复术阻断主动脉时,采用部分左心转流技术可有效控制主动脉远心端和近心端的灌注。这一技术需行左房置管,通常经左肺静脉入路(图 23.13C)。左心房的氧合血经体外循环后通过主动脉阻断远端主动脉或其分支血管插管泵入远端动脉[93]。体外循环装置包括热交换器、膜式氧合器和/或静脉回流室。PLHB 使用不带氧合器的肝素化管道时,可以使用极小剂量的肝素。使用带膜式氧合器和热交换器的循环管道时,必须全量肝素化,使 ACT>400 秒[96]。部分左心转流期间,主动脉近心端的平均动脉压(桡动脉)一般维持在 80~90mmHg。泵流量控制在 1.5~2.5L/min,维持阻断远端平均动脉压(股动脉)在 60~70mmHg 之间[96]。部分左心转流期间采用序贯阻断可以更好地减少末端器官缺血。部分左心转流的优点包括:可控制主动脉的压力和体温、可靠的远端灌注和可选择性灌注重要分支血管(图 23.14)[93]。这一方法的缺点包括增加费用、操作复杂以及全身抗凝(表 23.6)。

另一种方法是通过股静脉至股动脉进行部分体外循环，可以选择使用氧合器。该方法无需心脏和主动脉插管就可以行远端灌注。然而，该方法无法实现 PLHB 的循环可控性。

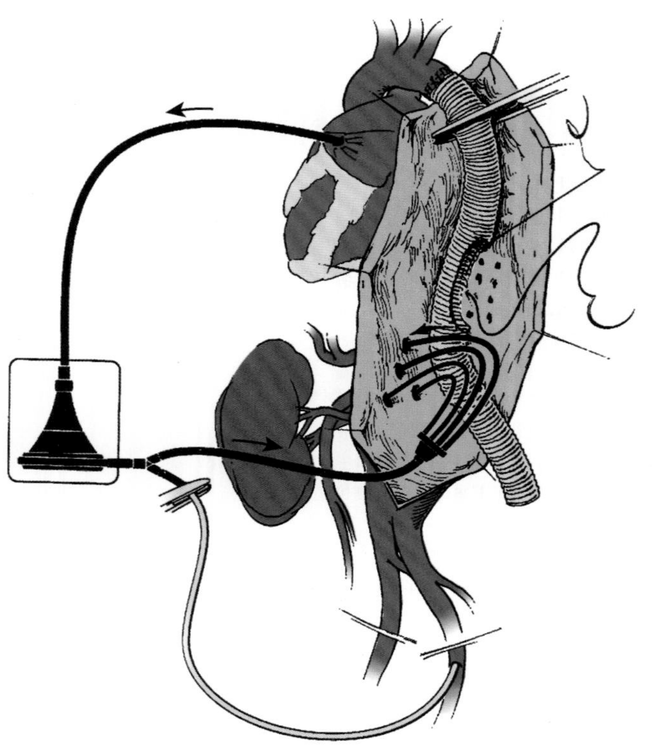

图 23.14 胸腹主动脉瘤修补术的体外循环。左心房和股动脉插管后行部分左心转流灌注远端主动脉。还可通过腹腔干、肠系膜上动脉和肾动脉置管行选择性灌注。（*From Coselli JS：Descending thoracoabdominal aortic aneurysms. In：Edmunds LH，ed.* Cardiac Surgery in the Adult. *New York：McGraw-Hill；1997：1237.*）

深低温停循环

当 TAAA 累及主动脉弓远端，无法提供足够的阻断部位时，应采用 DHCA 技术来吻合主动脉弓远端血管。该技术适用于大范围的胸腹主动脉瘤重建术，因为其可以防止脊髓和内脏器官缺血[97]。如果拟在 CPB 联合 DHCA 下行左侧开胸 TAAA 修复术，应在术中使用 TEE 评估主动脉反流情况，一旦深低温导致心搏停止发生左心室膨胀可立即采用左心引流。CPB 联合 DHCA 的缺点包括：安全时间有限，血流逆行灌注可能导致脑栓塞，CPB 时间延长和出血增加。TAAA 累及主动脉弓远端时，可采用二期象鼻手术来替代 CPB 联合 DHCA 技术[98]。采用二期象鼻手术时，首先经胸骨正中开胸完成主动脉弓人工血管置换，并将人工血管远端一段放入降主动脉内（见图 23.5）。二期手术时，采用左侧剖胸，将主动脉弓人工血管的远端和胸降主动脉人工血管的近端相吻合。该修复术不必通过逆行 CPB 灌注，可防止损伤喉返神经、食管和主动脉弓降附近的肺动脉。

胸主动脉瘤的胸主动脉腔内修复术

胸主动脉腔内修复术（TEVAR）已用于治疗胸主动脉瘤，目前已有相关治疗指南颁布[33]。血管内支架是由金属骨架加强的管状人工血管，支架折叠于导管内以便于置入主动脉腔内并展开。支架的作用原理是覆盖病变主动脉全程以防止血流进入假腔。TEVAR 的应用需要瘤体两端均有锚定区。内瘘定义为支架外的瘤体假腔内有血流（表 23.5）。

表 23.5 内漏分型

类型	内漏血流的原因	结局和治疗措施
Ⅰ	近端和/或远端锚定区封闭不全	体循环血压传递至动脉瘤体，有动脉瘤破裂风险应及时手术修复
Ⅱ	血液通过主动脉分支逆流至动脉瘤	可形成血栓。如果瘤体增大，应将主动脉分支栓塞
Ⅲ	支架结构破坏（例如，穿孔，破裂）	体循环血压传递至动脉瘤体，有动脉瘤破裂风险应及时手术修复
Ⅳ	支架渗漏	经常发生于支架放入时中和抗凝后消失
Ⅴ	动脉瘤扩张无明显内漏	放入第二个支架以加固修复效果

From Hiratzka LF，Bakris GL，Beckman JA，et al. 2010 ACCF/AHA/AATS/ACR/ASA/SCA/SCAI/SIR/STS/SVM guidelines for the diagnosis and management of patients with thoracic aortic disease：Executive summary. A report of the American College of Cardiology Foundation，American Heart Association Task Force on Practice Guidelines，American Association for Thoracic Surgery，American College of Radiology，American Stroke Association，Society of Cardiovascular Anesthesiologists，Society for Cardiovascular Angiography and Interventions，and Society for Vascular Medicine. *Circulation.* 2010；121：e266-e369.

来自胸外科医师协会的指南建议当胸降主动脉瘤瘤体直径大于 5.5cm 时应采用 TEVAR 治疗（患者合并严重的合并症，推荐等级Ⅱa 级；证据等级 B；患者无严重合并症，推荐等级Ⅱb 级；证据等级 C）[33]。瘤体直径小于 5.5cm 时，指南不建议使用 TEVAR（推荐等级Ⅲ级；证据等级 C）[33]。对于有严重合并症的 TAAA 患者，指南建议采用 TEVAR 治疗（推荐等级Ⅱb 级；证据等级 C）[33]。对于有严重合并症的主动脉弓瘤并累及弓远端的患者，指南建议使用血管内修复术治疗（推荐等级Ⅱb 级；证据等级 C）[2,33]。对于无特殊手术风险的主动脉弓瘤并累及弓远端的患者，指南不建议使用血管内修复术治疗（推荐等级Ⅲ级；证据等级 A）[2,33]。

当左锁骨下动脉位于胸降主动脉瘤近端锚定区时，TEVAR 术应分两步进行（图 23.15）。首先分离左锁骨下动脉并与左颈总动脉吻合为支架的固定提供良好条件，随后放入支架覆盖左锁骨下动脉，此时不会影响左锁骨下动脉血供。但最近的多项 meta 分析证实了 TEVAR 中不覆盖左锁骨下动脉对避免卒中、截瘫以及左上肢缺血非常重要[99-101]。近期来自血管外科协会的指南强烈支持该结论，但同时指出，在凶险的急性主动脉综合征患者行急诊 TEVAR 过程中，左锁骨下动脉的覆盖是不可避免的[102]。

目前有两种血管内 TAAA 修复术，分别称为完全 TEVAR 和杂交 TEVAR。完全 TEVAR 修复术需要定制的开窗或分支支架以保留主要的主动脉分支[103]。许多文献已经证实了该技术在高风险 TAAA 患者的安全有效性[104-106]。在杂交 TEVAR 修复术中，对未开窗的支架需通过去分支技术获得锚定区，例如，将肾动脉和肠系膜动脉吻合至髂动脉。许多文献和 meta 分析已证实了该技术在高风险患者的安全有效性[107-111]。该技术也在高风险主动脉弓重建术中成功应用[49,112]。另外，

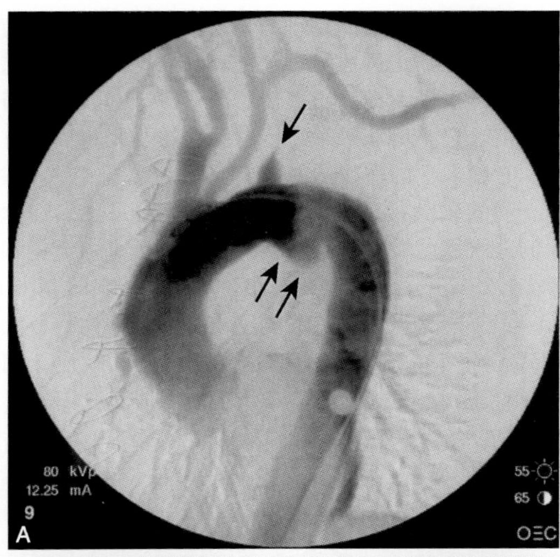

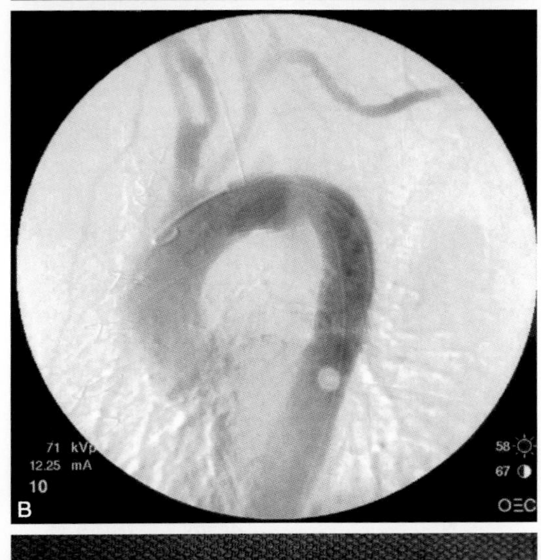

C

图 23.15 术中血管成像(A)显示一个孤立的囊状胸主动脉瘤(双箭头所示)。左锁骨下动脉(单箭头所示)已被分离,与左颈总动脉吻合,为血管内支架的近端提供锚定区(A)。术中血管成像(B)显示血管内支架置入后(C)动脉瘤被隔离

TEVAR 近期也被选择性应用在一些升主动脉瘤患者的治疗中[35,113]。总而言之,对于高手术风险的 TAAA 患者,不论完全 TEVAR 还是杂交 TEVAR,其临床应用还处于技术发展阶段,其技术成熟过程还需若干年。近期一项 meta 分析($N=$ 5 888,42 项非随机研究)表明与开胸手术相比,TEVAR 可降低围手术期死亡率(OR,0.44;95% CI,0.33~0.59)、截瘫(OR,0.42;95% CI,0.28~0.63)、肺炎、心脏并发症、肾衰竭、出血发生率、输血比例以及住院时长[114]。这将促进 TEVAR 技术在胸降主动脉瘤治疗中的应用。

胸腹主动脉瘤修复术的麻醉管理

TAAA 修复术患者的麻醉管理需要在左侧开胸时选择性右肺单肺通气和采用减少脊髓缺血的干预措施。若术中需阻断左锁骨下动脉或需经左肱动脉行血管内支架植入时,应采用右侧桡动脉置管监测血压。若通过部分左心转流或 Gott 分流技术行远端灌注就需要股动脉置管监测远端主动脉压力。如前所述,合并应用其他灌注技术时使用肺动脉导管监测血流动力学是有益的。麻醉方案必须考虑到要满足术中 SSEP 和/或 MEP 监测的要求,以了解肾功能受损和脊髓缺血情况。最后,需要有术后镇痛方案。

肺隔离技术

TAAA 修复时,选择性右肺通气和左肺塌陷,可以改善手术部位的暴露,保护右肺不受左肺出血的影响。左肺塌陷一般是通过左主支气管内插入双腔支气管导管或支气管堵塞管来实现。光纤支气管镜引导可以确保任何一种单肺通气技术的有效性。左主支气管的长度较长,因而导管更容易定位,术中也很少发生移位。支气管内阻塞可以通过以下几个工具实现:Arndt 堵塞管、Cohen 堵塞管和 Univent 导管(图 23.16)[115]。钢丝引导的支气管内阻塞导管可以确保球囊导管在光纤支气管镜引导下准确地放置在左主支气管。左侧双腔导管的优点在于可以对左肺实施选择性持续正压。缺点包括困难气道患者可能增加插管的困难,气管内解剖异常时插管可能对支气管造成损伤。支气管堵塞法的主要优点就是可通过普通的 8.0mm 气管导管置入支气管内堵塞导管,这在急诊及困难气道患者相当重要[115]。其缺点是增加左肺塌陷时间和术中移位。大多数患者在手术后需要暂时的机械通气,通常情况下采用普通的单腔气管导管。双腔导管存在发生错位、气道堵塞和吸引困难的可能,而 ICU 人员对双腔导管的管理通常不熟悉。有气道水肿时替换导管可能有困难。在直视喉镜下应用气管交换导管,能够提高导管更换的安全性[116]。在上气道水肿的患者,不推荐将双腔气管导管更换为单腔管(推荐等级Ⅲ级;证据等级 C)[2](见第 49 章)。

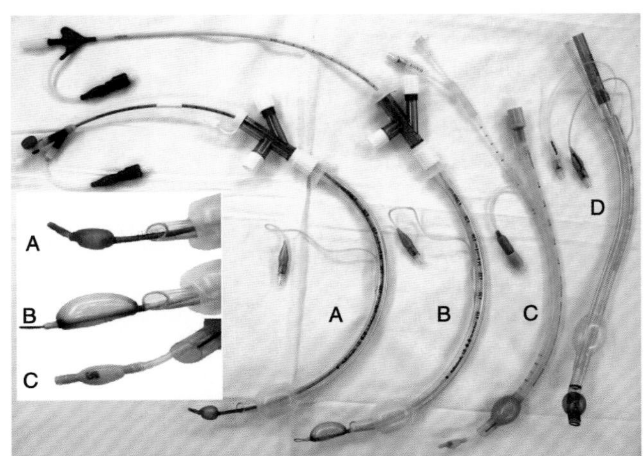

图 23.16 胸部和胸腹主动脉瘤修补术需要在左侧剖胸单肺通气下进行,单肺通气技术包括:通过普通气管导管置入的 Cohen 堵塞管(A)、Arndt 导丝引导堵塞管(B),整合有堵塞管的 Univent 气管导管(C),以及左侧双腔支气管导管(D)来实现

胸腹主动脉瘤修复术后截瘫

TAAA 修复术最灾难性的并发症是术后截瘫。远端主动

脉灌注的暂时中断和修复术中肋间动脉结扎是导致脊髓缺血和截瘫的主要发病因素。诱发术后截瘫的因素有很多(框23.7)[36]。TAAA术后脊髓缺血通常发生在中胸段,同时伴有高的围手术期死亡率。目前有许多防止TAAA术后这一灾难性并发症的措施(框23.8)[2,36]。

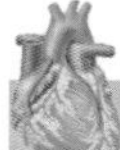

框 23.7 导致胸部和胸腹部主动脉瘤术后截瘫的因素

- 胸腹主动脉瘤范围
- 低血压或心源性休克
- 急诊手术
- 主动脉破裂
- 存在主动脉夹层
- 主动脉阻断时间
- 肋间或节段性动脉分支结扎
- 胸部或腹部主动脉瘤手术史
- A型主动脉夹层手术史
- 阻塞性外周血管病变
- 贫血

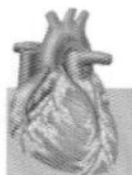

框 23.8 胸部和胸腹主动脉瘤术后截瘫的防治措施

缩短主动脉阻断时间
- 远端主动脉灌注
- 被动分流(Gott分流)
- 部分左心流转
- 部分心肺流转

控制性降温
- 轻中度全身低温(32~35℃)
- 深低温停循环(14~18℃)
- 选择性脊髓低温(硬膜外低温,25℃)

增加脊髓灌注压
- 关键的肋间血管和节段性动脉分支再植
- 腰段CSF引流(CSF压力≤10mmHg)
- 提高动脉压(平均动脉压≥85mmHg)

术中监测下肢神经生理功能
- SSEP
- MEP

术后神经功能评估早期诊断延迟性截瘫
- 系列的神经功能

神经功能的药物保护
- 糖皮质激素
- 巴比妥类或中枢神经系统镇静药
- 硫酸镁
- 甘露醇
- 纳洛酮
- 利多卡因
- 鞘内使用罂粟碱

CSF,脑脊液;SSEP,体感诱发电位;MEP,动作诱发电位。

脊髓供血血管的解剖分布可部分解释TAAA术后截瘫的发生风险和临床特点(图23.17)[36,117,118]。脊髓前动脉供应脊髓前部2/3的区域,而脊髓后动脉则供应脊髓后方1/3的区域。脊髓前动脉由两侧椎动脉的分支组成,沿脊髓前表面的中线下行。在下行过程中,脊髓前动脉可能出现中断,其汇入血管的变异也极大,主要来自颈升、颈深、肋间、腰骶节段性动脉的根支。脊髓后动脉来自椎动脉并接受来自后根支动脉的血供。脊髓末端的血供来自髂内和骶动脉血管丛的根支。胸腰段脊髓的血供有多个来源,对临床缺血易感。在这段脊髓供血的分水岭区域有一个重要的血供来源是一大的根动脉(此动脉在75%患者由T9-T12、15%患者由T8-L3和10%患者由L1-L2节段的肋间动脉根支发出)[119,120],称为根大动脉或Adamkiewicz动脉。脊髓前动脉支配区域的缺血会引起运动性麻痹,但保留本体感受[36]。然而,临床观察表明,患者TAAA术后的脊髓缺血表现各异,可能出现非对称性,感觉和/或运动功能异常[36,121]。

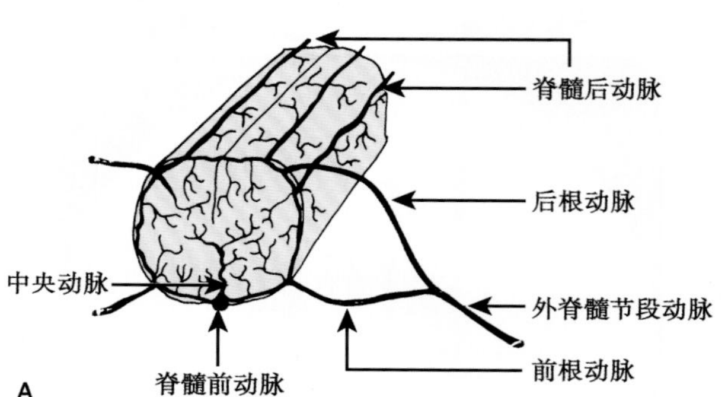

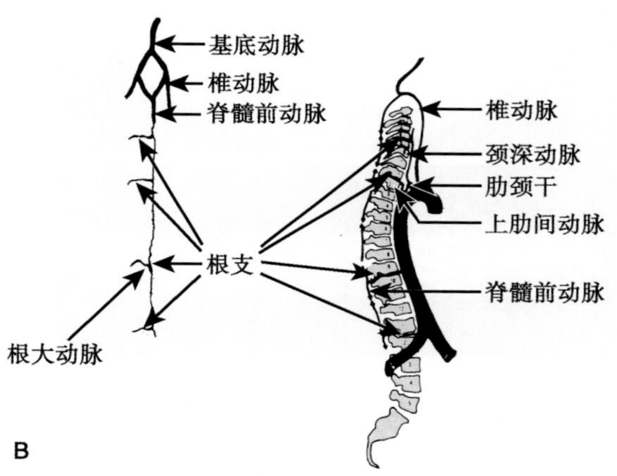

图 23.17 脊髓的血供是由椎动脉分支形成的脊髓前动脉和成对的脊髓后动脉提供(A)。根动脉从胸部降主动脉发出汇入脊髓前动脉和脊髓后动脉(B)。根大动脉或称为Adamkiewiez动脉,起于T9-L2椎体水平的主动脉,汇入脊髓前动脉(B)

截瘫定义为下肢运动减弱伴随肌肉收缩不能抵抗重力。轻瘫定义为下肢运动减弱但至少可以做抵抗重力的运动(表23.6)[118,121]。术后24小时内麻醉苏醒后发生的下肢运动减弱定义为即刻脊髓缺血[36,121]。延迟性脊髓缺血定义为麻醉苏醒后下肢神经功能正常,但随后发生了下肢运动减弱。一大样本(N=2 286;1986—2006年)研究发现,TAAA修复术后,有症状的脊髓缺血发生率为3.8%,其中63%为即刻发病,37%为延迟性发病[93]。大量文献证实延迟性脊髓缺血可以发生于TAAA修复术后数日、数周,甚至数月[36,93,121,122]。

表 23.6 脊髓缺血引起下肢无力的描述

分级	描述
截瘫	
0	下肢无法运动
1	下肢可以轻微运动或者颤动
2	下肢可以运动但无法对抗阻力或者重力(例如,弯膝,移腿,腿部活动)
轻瘫	
3	下肢可以对抗阻力或重力运动,但无法站立或行走
4	在帮扶下可以站立或行走

From Greenberg RK, Lu Q, Roselli E, et al. Contemporary analysis of descending thoracic and thoracoabdominal aneurysm repair: a comparison of endovascular and open techniques. *Circulation*. 2008;118:808.

术中发生脊髓缺血及继发梗死是导致术后急性截瘫最重要的原因。相对于延迟性截瘫,急性截瘫的康复措施还未获得一致意见。治疗效果不好提示已经存在不可逆的损伤。因此,术中脊髓保护是预防即刻截瘫的直接措施(框 23.9)。术中脊髓监测是为了发现脊髓缺血以便及时采用干预措施改善脊髓灌注。主动脉阻断期间,主动脉远端灌注可维持脊髓功能,改善术中感觉或诱发电位对脊髓功能评估的准确性[118]。

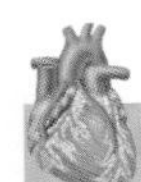

框 23.9 减少术中脊髓缺血的方法

- 轻度全身低温
- 腰段 CSF 引流
- 选择性脊髓降温
- 远端主动脉灌注
- 缩短缺血时间
- 主动脉分段重建
- 保留肋间动脉
- 神经功能的药物保护
- 术中 MEP 和 SSEP 监测
- 提高动脉压

CSF,脑脊液;MEP,动作诱发电位;SSEP,体感诱发电位。

延迟性瘫痪的出现表明,虽然术中实施了脊髓保护措施。但术后脊髓对缺血敏感。尽管其原因还不十分清楚,但认为通常是由低血压导致[123]。减少延迟性截瘫的措施包括防止围手术期低血压、尽早麻醉苏醒以便及时行神经功能评估和脑积液引流(框 23.10)。虑及 TAAA 术后永久性截瘫的灾难性结果,应采用各种有效措施防治延迟性截瘫[36,117]。

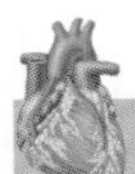

框 23.10 预防和治疗延迟性脊髓缺血

- 维持平均动脉压≥85mmHg
- 系列的下肢感觉和运动功能评估
- 发现异常及时增加脊髓灌注压
- 使用收缩血管药物提高动脉压
- 腰段 CSF 引流
- 防止低血压

CSF,脑脊液。

腰段脑脊液引流

强烈建议腰段脑脊液(CSF)引流作为 TAAA 修复术的脊髓保护措施(推荐等级Ⅰ级;证据等级 B)[2,124-127]。腰段 CSF 引流的生理机制在于降低腰段 CSF 压力以改善脊髓灌注压。CSF 引流也可以缓解因主动脉阻断、再灌注、CVP 增高和脊髓水肿所致的 CSF 压力升高[36,118]。

腰段 CSF 引流是通过 14GTuohy 穿刺针于 L3-L4 间隙置入弹性硅胶引流管完成的。导管一般置入 15cm 到达蛛网膜下腔并妥善固定于皮肤以防止导管在抗凝期间移动。腰段 CSF 压力超过 10mmHg 时,CSF 通过导管近端开口引流至无菌储存容器中。腰段 CSF 压力通过压力传感器测量,零点位置设定为大脑中线水平。目前,对腰段穿刺导致的损伤或引流出血性 CSF 处理的最佳措施还不完善[128,129]。引流管最好在术前或手术开始前置入,引流持续至术后 24 小时,然后夹闭导管并保留 24 小时,若患者神经功能正常且凝血功能无异常则可拔出引流管。

腰段 CSF 引流的并发症包括椎管内血肿、导管断裂、脑膜炎、颅内低压及头痛[36,96,130]。在需 CPB 全身抗凝的患者椎管内出血是放置 CSF 引流管的主要风险。尽管有这些风险,该技术的整体安全性在多项病例研究中均得到了证实[96,131,132]。减少出血风险的方法包括:在引流管置入和拔除时患者均应达到正常凝血功能及放置引流管后延迟数小时再肝素化全身抗凝行 CPB[36,131]。在两项同期的大样本序列研究中($N=2\ 001$),胸主动脉修复术围手术期 CSF 引流相关并发症约为 1%,并无脊髓血肿发生。两项研究均表明过度的 CSF 引流是颅内低压和硬膜下血肿的主要风险因素,并强调控制性 CSF 引流措施可有较好的临床预后[131,132]。在常规应用时只有 CSF 压力超过 10mmHg 时才用密闭装置持续引流。出现脑膜炎时,患者往往出现高热、精神改变、脑脊液细胞计数增多。仔细的拔除导管可以防止导管断裂。

增高动脉压

优化脊髓灌注压(spinal cord perfusion pressure, SCPP)已被推荐作为医疗机构围手术期管理路径的一部分(推荐等级Ⅱa 级;证据等级 B)[2]。该指南同时也认可多种技术,如维持阻断近端血压和远端灌注技术,但同时要与各医疗机构的经验结合[2]。指南中提及了提高动脉血压和腰段脑脊液引流作为预防和处理术后脊髓缺血的原则(图 23.18)[122]。TAAA 术后脊髓缺血更易在低血压时发生,这是由于手术导致一些肋间动脉被结扎造成脊髓动脉侧支血供减少[123,133,134]。维持脊髓灌注压的外科技术包括术中选择性脊髓动脉灌注以及人工血管移植肋间动脉血管重建[135,136]。

脊髓灌注压约等于平均动脉压减去腰段 CSF 压力。一般术后脊髓灌注压应该维持在 70mmHg 以上,MAP 约维持在 80~100mmHg 之间[36,122,133]。脊髓缺血往往涉及胸腰段脊髓,故常伴有明显的交感神经切断症状,通常称为脊髓源性血管扩张性休克[2,36,122]。早期用血管收缩药治疗低血压可缓解脊髓缺血导致的自主神经功能紊乱和增加脊髓灌注压。正如对神经源性休克的治疗一样,使用大剂量缩血管药如去甲肾上腺素、去氧肾上腺素、肾上腺素和/或血管升压素可以恢复体循环血管阻力和脊髓灌注压,维持平均动脉压在 80~100mmHg 之间[122]。脊髓缺血恢复的征兆包括全身血管张力的恢复以及

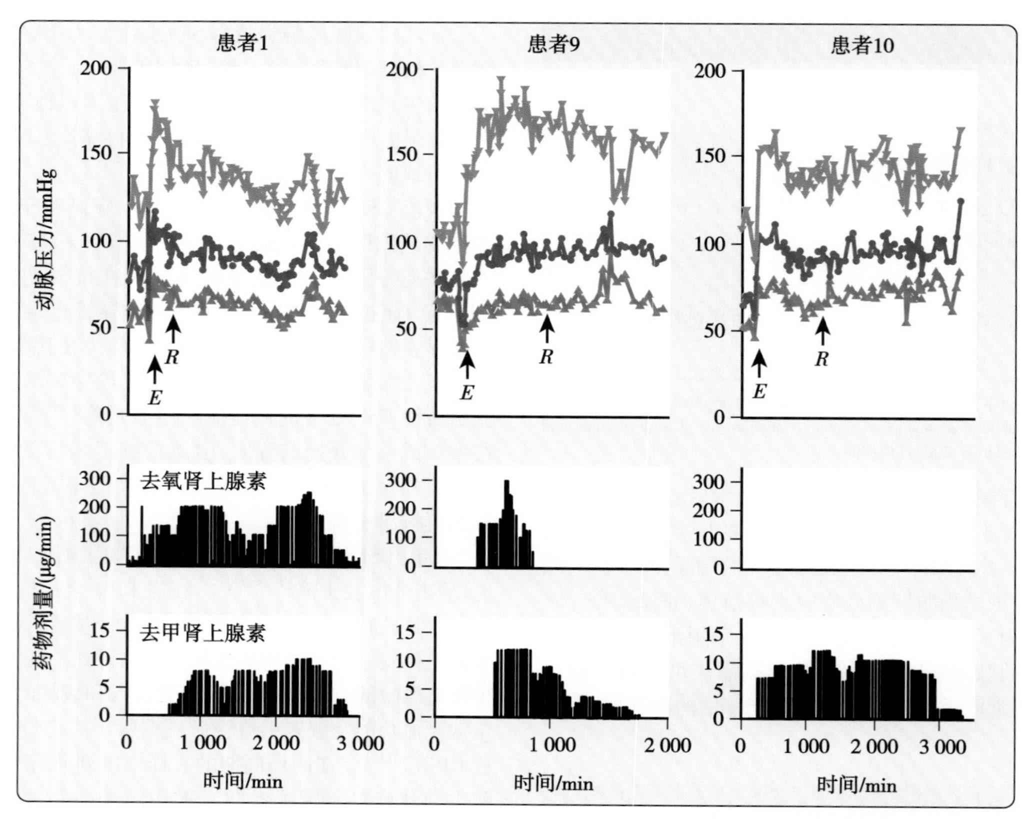

图 23.18 3 名 TAAA 修复术患者延迟性截瘫发生(E)至恢复(R)时的收缩压、平均动脉压和舒张压。这期间,脊髓缺血导致的自主神经功能障碍可能是动脉压降低的原因。通过血管收缩药物增加动脉压(底部)。脊髓缺血恢复后,血管收缩药物用量减少。(*From The Society of Thoracic Surgeons. From Cheung AT, Weiss SJ, McGarvey ML, et al. Interventions for reversing delayed-onset postoperative paraplegia after thoracic aortic reconstruction.* Ann Thorac Surg. *2002;74:417.*)

血管收缩药用量的降低。这里讨论的针对预防 TAAA 术后脊髓缺血的治疗性高血压应当与术后动脉出血风险相权衡。

术中神经生理功能监测

脊髓神经生理监测(SSEP 和/或 MEP)被推荐作为诊断脊髓缺血的措施以便立即行神经保护干预,如肋间动脉移植、提高动脉血压以及 CSF 引流(推荐等级Ⅱb 级;证据等级 B)[2](见第 18 章)。这些措施或许可以预防术后即刻截瘫的发生。SSEP 监测是通过电刺激外周神经,记录外周神经、脊髓、脑干、丘脑和大脑皮质水平的诱发电位[137]。由于 SSEP 只能测量脊髓后柱功能的完整性,而 MEP 可以监测 TAAA 修复术中容易受损的脊髓前柱功能而被提倡。MEP 监测通过对头皮的成对刺激,记录胫前肌诱发电位[138,139]。与上肢诱发电位相比,脊髓缺血引起的截瘫导致下肢诱发电位显著减弱甚至消失(图 23.19)。术中上肢和下肢诱发电位的对比可鉴别脊髓缺血、麻醉药、低温和电磁干扰的影响(见第 18 章)。如前所述,需选择对神经功能监测干扰最小的麻醉药物方案。尽管 SSEP 可以可靠地排除脊髓缺血,其阴性预测值为 99.2%,但其阳性检测敏感性仅为 62.5%,对于迟发性截瘫并没有预测价值[140]。近期一项研究($N=233$)对比了 MEP 和 SSEP 在胸降主动脉和 TAAA 修复术中脊髓功能检测的差异[141]。两者均与脊髓缺血梗死有近 90% 的相关性(相关系数=0.896;$P<0.0001$),以及与即刻截瘫有 98% 的阴性预测值。另外,两者的可逆性改变与永久性截瘫没有相关性。总之,尽管 MEP 对于监测高风险脊髓前柱缺血存在理论上的优势,但实践中,数据显示单纯依赖 SSEP 就可以满足临床监测需求,MEP 对临床管理并没有凸显出更多的优势[141]。该评价也在最新胸主动脉疾病神经监测指南中得到体现[2](见第 18 章)。

脊髓低温

虽然 DHCA 有效,但全身中度低温在 TAAA 修复术中用于脊髓保护同样是合理的(推荐等级Ⅱa 级;证据等级 B)[2]。另外,在 TAAA 修复术中也可使用冷生理盐水硬膜外输注造成局部脊髓低温以避免脊髓缺血[142,143]。尽管脊髓低温技术只在少数医疗机构展开,但作为临床多模式脊髓保护策略已经显现出其益处[127,142,143]。在远端胸主动脉重建术中推荐使用硬膜外冷却技术作为脊髓保护的辅助方法(推荐等级Ⅱb 级;证据等级 B)[2]。由于脊髓低温具有附加的效益,同时,近期逆流闭环硬膜外导管的发明将使得该技术在远端主动脉重建术中的应用受到青睐[144]。

脊髓的药物保护

许多药物,包括大剂量糖皮质激素、甘露醇、鞘内注射罂粟碱以及麻醉药物被推荐用于脊髓多模式保护策略(推荐等级Ⅱb 级;证据等级 B)[2,127]。其他神经保护药物包括利多卡因、纳洛酮以及镁离子[127,145,146]。也进行了研究。虽然有很

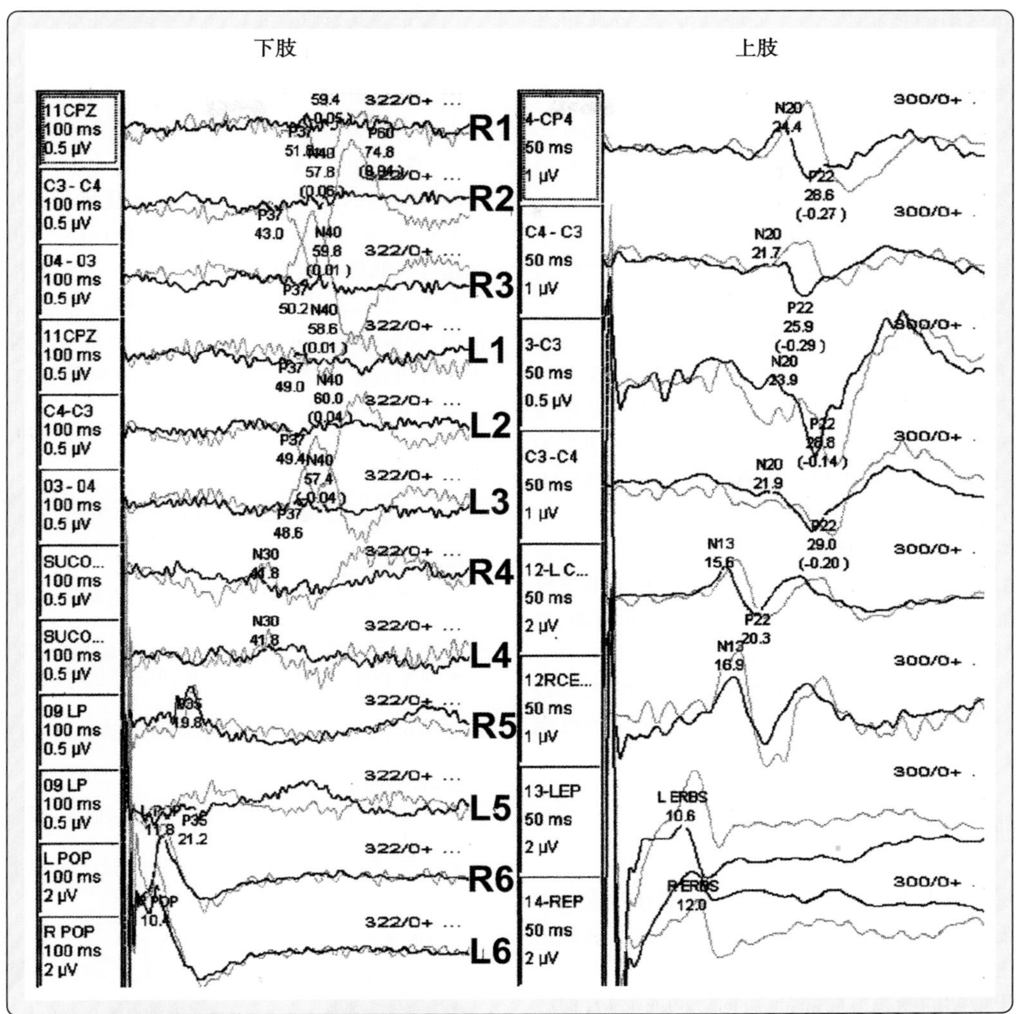

图 23.19 TAAA 术中下肢(左)和上肢(右)SSEP 变化提示脊髓缺血。左右下肢在皮层(R1、R2、R3、L1、L2、L3)、脊髓(R4、L4)的 SSEP 消失和保留的腰丛(R5、L5)腘神经(R6、L6)SSEP 信号说明脊髓发生急性缺血。上肢 SSEP 信号这一期间仍存在。亮灰色轨迹是用于比较的基础 SSEP 信号。SSEP,体感诱发电位

多药物具有潜在的神经保护作用,但真正常规用于临床的只很少[145]。

胸腹主动脉瘤修复术中肾保护

尽管 TAAA 修复术进展迅速,术后肾功能不全依然常见并且是临床不良预后的独立预测因素[93,147,148]。胸主动脉疾病指南推荐术前水化及术中静脉应用甘露醇作为包括 TAAA 修复术在内的广泛远端开放胸主动脉修复术术中肾脏保护措施(推荐等级Ⅱb 级;证据等级 C)。另外,推荐在 TAAA 修复术中使用低温血液或晶体液行肾脏灌注(推荐等级Ⅱb 级;证据等级 C)[2,149,150]。不推荐在远端胸主动脉修复术中单纯用于保护肾功能而使用呋塞米、甘露醇或多巴胺(推荐等级Ⅱb 级;证据等级 B)[2]。下肢缺血造成的横纹肌溶解已被证实为 TAAA 修复术后肾功能不全的机制之一[151-153]。远端胸主动脉灌注时维持双下肢灌注已被证实可减轻横纹肌溶解,保护肾功能[151-153]。虽然这些多模式的同步肾保护措施可降低 TAAA 修复术后肾脏并发症的发生,但肾衰竭依旧是难以克服的术后并发症,尤其在Ⅱ型和Ⅲ型 TAAA 手术中,有关肾脏保护的研究任重而道远[154]。

胸腹主动脉瘤修复术后镇痛

现在已经充分认识到广泛胸腹联合切口的疼痛十分剧烈。硬膜外镇痛用于这类手术术后镇痛的效果已获证实,是 TAAA 修复术后镇痛措施之一[155]。硬膜外导管置管和镇痛时机需严格根据患者围手术期抗凝治疗状态来决定以降低硬膜外血肿的发生率[13]。另外,硬膜外镇痛方案应仅获得感觉功能阻滞以便连续评估下肢运动功能和缓解去交感神经性血管扩张。例如,0.05%丁哌卡因+芬太尼 2μg/ml,在术后检查患者神经功能正常后,即可开始以 4~8mg/h 的速度输注[122]。不推荐在硬膜外导管单次给予较高浓度局部麻醉药,以避免交感阻滞和低血压。硬膜外导管可以在术前、术中或术后镇痛时置入。

血管内覆膜支架修补术的麻醉管理

TEVAR 给降主动脉及 TAAA 手术带来革命性的改变并明显改善预后[33,114,156]。麻醉管理的原则是在监护的基础上

兼顾脊髓缺血和卒中的预防[157,158]。一般情况下，这些患者需要在有创血压监测和中心静脉置管下行全身麻醉。一些医学中心成功地使用局部麻醉或区域阻滞麻醉完成了血管内支架手术[159]。然而，一定要将神经阻滞的作用与脊髓缺血的表现区别开来。有创血压监测首选右侧桡动脉，因为左侧锁骨下动脉有时会被支架覆盖，左侧肱动脉可能会由于手术占用而无法使用[99-102]。肺动脉漂浮导管监测在严重心脏病患者中的应用十分有益。TEE 可以有助于血流动力学监测、指导手术以及检测内瘘（推荐Ⅱa 级；证据等级 B）[2]。如前所述，如果计划使用脊髓功能监测，例如 SSEP 和/或 MEP，麻醉管理方案不得干扰监测信号（见第 18 章）[160]。TEVAR 术后卒中的危险因素包括卒中史、活动性主动脉弓斑块以及近端或整个降主动脉的 TEVAR 手术[157,161]。在 TEVAR 术中 TEE 检查发现主动脉弓活动性斑块预示卒中风险增加。TEVAR 术后脊髓缺血风险包括围手术期低血压（SCPP 降低），腹主动脉/降主动脉手术史（不良脊髓侧支循环）以及手术涉及整个降主动脉（肋间动脉损失）[157,162]。因此，TEVAR 手术脑脊液引流的适应证包括；手术预计行大范围胸降主动脉覆盖、腹主动脉/降主动脉手术史及在维持适度高血压下仍发生的术后截瘫/轻瘫[157,162]。对于存在确定脊髓缺血风险的患者行 TEVAR 手术，强烈建议使用脑脊液引流作为脊髓保护措施（推荐等级Ⅰ级；证据等级 B）[2,157-162]。

主动脉夹层

主动脉夹层是因主动脉内膜撕裂导致中层直接暴露于血管内的搏动血流（图 23.20）[2,163]。血流可通过主动脉真腔也可通过撕裂的主动脉内膜进入主动脉壁内形成假腔。主动脉夹层可仅局限于最初的撕裂口局部，也可向近端或远端，抑或双向撕裂扩大。主动脉夹层撕裂过程中可能累及主动脉分支血管，引起分支血管堵塞，或者内膜在分支血管开口处撕脱，形成内膜穿孔。夹层撕裂至主动脉根部会造成主动脉瓣反流[2,4]。薄弱的主动脉壁常导致急性主动脉扩张，一旦破裂将导致心脏压塞或/和大出血。

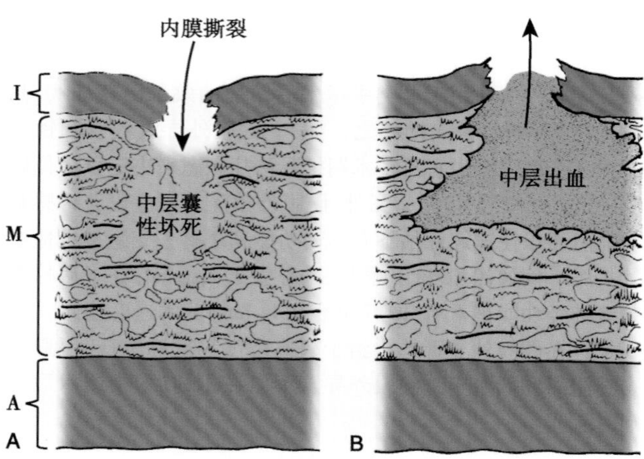

图 23.20 主动脉夹层的可能机制为主动脉中层坏死伴内膜撕裂使得管腔内血流进入主动脉中层（M）、导致内膜（I）和外膜（A）分离。（*From Eagle KA, De Sanctis RW. Diseases of the aorta. In: Braunwald E, ed.* Heart disease *[4th ed]. Philadelphia: Saunders; 1992: 1528.*）

胸主动脉夹层有两种被广泛接受的分型（框 23.11）[2,164]。Debakey 将主动脉夹层分为 3 型（图 23.21）。Debakey Ⅰ型夹层内膜裂口起源于升主动脉，累及整个主动脉。Debakey Ⅱ型夹层内膜裂口起源于升主动脉，范围局限于升主动脉。Debakey Ⅲ型夹层内膜裂口起源于降主动脉，范围局限于左锁骨下动脉以远的降主动脉。Debakey Ⅲ型进一步分为 Debakey ⅢA 亚型，其范围限于膈肌以上。Debakey ⅢB 亚型，累及范围超过膈肌进入腹主动脉。Stanford 分型将主动脉夹层分为两型（图 23.22）[165]。Stanford A 型累及升主动脉，而无论其范围、起源和原始开口。Stanford B 型累及范围局限于左锁骨下动脉以远的胸降主动脉，而无论其原始开口位置或远端扩展范围。

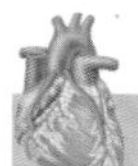

框 23.11 急性主动脉夹层分型

DeBakey 分型

- Ⅰ型：累及整个主动脉（升主动脉、主动脉弓和降主动脉）
- Ⅱ型：范围局限于升主动脉
- Ⅲ型：内膜撕裂起源于降主动脉，向远端或近端延伸
- ⅢA：内膜撕裂源于降主动脉，累及范围在膈肌以上，逆行可至主动脉弓
- ⅢB：内膜撕裂源于降主动脉，累及膈肌以下，逆行可至主动脉弓

Stanford 分型

- A 型：累及升主动脉和/或主动脉弓，而无论其起源部位或远端累及范围
- B 型：累及范围局限于左锁骨下动脉以远的降主动脉

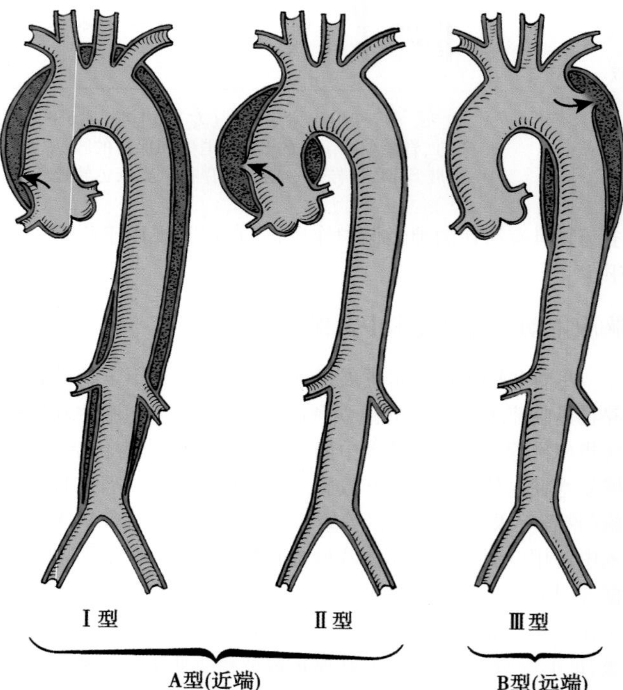

图 23.21 主动脉夹层的 Debakey 分型。Ⅰ型：内膜撕裂位于升主动脉，可累及至降主动脉。Ⅱ型：升主动脉内膜撕裂，范围局限于升主动脉。Ⅲ型：内膜撕裂起源于降主动脉，可逆行累及至升主动脉。ⅢB 型：内膜撕裂源于降主动脉，累及范围限于降主动脉。（*From Excerpta Medica, Inc. From Larson EW, Edwards WD. Risk factors for aortic dissection: A necropsy study of 161 cases.* Am J Cardiol. *1984; 53: 849.*）

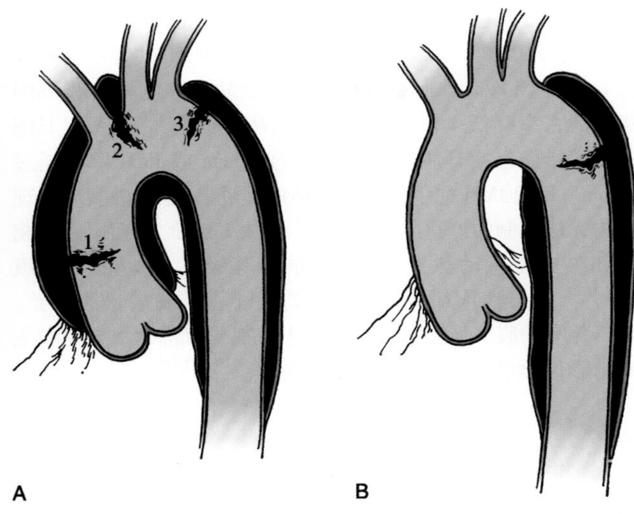

图 23.22 主动脉夹层的 Stanford 分型。A 型主动脉夹层累及升主动脉，而不论内膜撕裂的位置和数量(A)。B 型主动脉夹层累及范围局限于左锁骨下动脉以远的降主动脉(B)。(*Reproduced with permission from The Society of Thoracic Surgeons. From Daily PO, Trueblood HW, Stinson EB, et al. Management of acute aortic dissections.* Ann Thorac Surg. *1970;10:237-247.*)

A 型主动脉夹层

累及升主动脉的夹层(Stanford A 型)被认为是外科急症(框 23.12)(推荐等级Ⅰ级;证据等级 B)[2]。如不行急诊手术，死亡率在前 48 个小时每小时增加 1%，1 周时达到 60%，2 周时为 74%，6 个月时高达 91%(图 23.23)[2,163,166]。急诊外科手术显著改善患者死亡率(表 23.7)，尤其对于小于 80 岁的患者[2,163-167]。Stanford A 型夹层的主要死亡原因包括：动脉瘤破裂，心脏压塞，夹层累及冠脉开口引起的心肌缺血，严重的急性主动脉瓣反流，头臂干夹层导致的卒中，以及灌注不良综合征(包括肾衰、肠道缺血、肢体缺血)(表 23.8)[168]。发病 2 周内的主动脉夹层为急性主动脉夹层，超过两周的为慢性主动脉夹层[169]。该分类具有重要的临床意义，因为 2 周后，死亡风险趋于平稳，不建议行急症手术。尽管这种以时间为标准的分类已经普遍使用，近期一项临床注研究将主动脉夹层的发病时间进行了更为精细的分层：超急性期(出现症状至 24 小时)，急性期(2～7 天)，亚急性期(8～30 天)，以及慢性期(超过 30 天)[169]。急性 A 型主动脉夹层患者的存活率随着时间的进展逐渐降低[169]。A 型主动脉夹层术前临床症状也决定了其手术死亡率。因此宾夕法尼亚大学进行了一项临床分型(Penn 分型;表 23.9)[170]。Penn 分型提示局部和全身的缺血程度可以作为预测死亡率的风险评估工具，其中 Abc 型(分支血管灌注不良以及循环虚脱)死亡风险最高[171-173]。

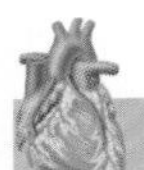

框 23.12 急性 A 型主动脉夹层的潜在并发症

- 心脏压塞
- 主动脉反流
- 心肌梗死
- 卒中
- 肢体缺血
- 内脏缺血

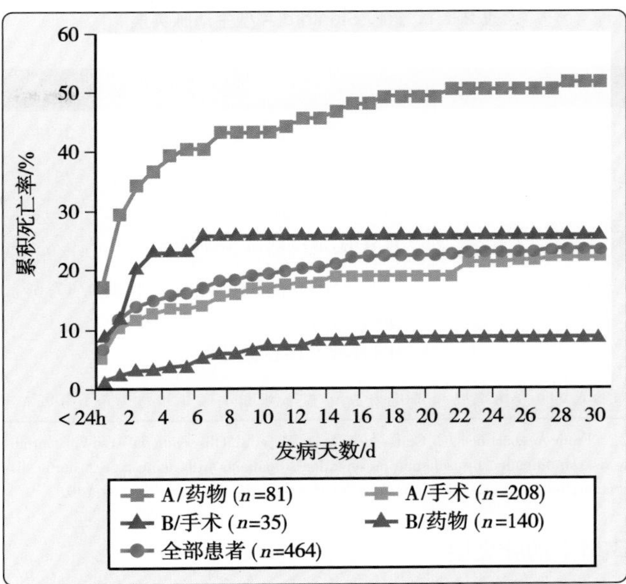

图 23.23 在 464 例 Stanford A 型和 B 型主动脉夹层患者，行药物治疗或外科手术后 30 天死亡率的国际注册研究(IRAD)。(*From Nienaber CA, Eagle KA. Aortic dissection: New frontiers in diagnosis and management. Part Ⅰ: From etiology to diagnostic strategies.* Circulation. *2003;108:631.*)

表 23.7 各类急性主动脉夹层患者的死亡率

夹层分型	患者人数	住院死亡率/%
Stanford A 型	289	34.9
内科治疗	81	58.0
手术治疗	208	26.0
Stanford B 型	175	14.9
内科治疗	140	10.7
手术治疗	35	31.4

From Hagan PG, Nienaber CA, Isselbacher EM, et al. The International Registry of Acute Aortic Dissection (IRAD): new insights into an old disease. *JAMA.* 2000; 283:897.

表 23.8 急性 A 型主动脉夹层的并发症(N=513)

并发症	百分比/%
各种神经系统障碍	18.0
昏迷/意识改变	14.0
心肌缺血/梗死	10.0
肢体缺血	10.0
内脏缺血/梗死	4.0
急性肾衰竭	6.2
低血压	26.0
心脏压塞	17.0
死亡	30.0

From Bossone E, Rampoldi V, Nienaber CA, et al. Usefulness of pulse defi cit to predict in-hospital complications and mortality in patients with acute type A aortic dissection. *Am J Cardiol.* 2002;89:85.

表 23.9　急性 Stanford A 型主动脉夹层缺血描述的 Penn 分层

A 型夹层描述	定义	死亡率
Penn a(Aa 型)	A 型夹层无缺血表现	3.1%
Penn b(Ab 型)	A 型夹层伴有分支血管灌注不良引起的临床缺血症状(例如,卒中,肾衰竭,肢端缺血,内脏缺血)	25.6%
Penn c(Ac 型)	A 型夹层伴有循环衰竭症状(收缩压<80mmHg 和/或缩血管药的使用)伴或不伴心脏疾病	17.6%
Penn b+c(Abc 型)	Ab 型与 Ac 型表现都有	40%

From Augoustides JG, Geirsson A, Szeto W, et al. Observational study of mortality risk stratification by ischemic presentation in patients with acute type A aortic dissection: the Penn classification. *Nat Clin Pract Cardiovasc Med.* 2009;6:140.

B 型主动脉夹层

局限于胸降主动脉的主动脉夹层(Stanford B 型)应当行药物治疗,除非存在主动脉破裂或灌注不良等危及患者生命的并发症,以及药物无法控制的严重疼痛和/或高血压(推荐证据Ⅰ级;证据等级 B)[2,163]。药物治疗该类型主动脉夹层患者的死亡率明显低于围手术期死亡率(见表 23.7)[2,163,166,176]。高的手术死亡率是由于 B 型夹层合并了严重并发症以及手术本身导致。强烈推荐 TEVAR 作为治疗复杂急性 B 型主动脉夹层的方法(STS 指南;推荐证据Ⅰ级;证据等级 A)[2,33]。与 A 型夹层最新分型类似,根据临床症候群进行的 Penn 分层可以用来区分复杂和非复杂的 B 型夹层(表 23.10)[175]。

表 23.10　急性 Stanford B 型主动脉夹层缺血描述的 Penn 分层

B 型夹层描述	定义
A 级(非复杂)	无分支血管缺血或循环紊乱 Ⅰ型进一步发生主动脉并发症风险高 Ⅱ型进一步发生主动脉并发症风险低
B 级(复杂)	有基于临床和/或实验室和/或影像学证据的分支血管灌注不良(内脏、下肢和/或脊髓低灌注不良)
C 级(复杂)	循环紊乱 Ⅰ型有主动脉破裂,血液流出主动脉壁外伴/不伴心搏骤停、卒中和血胸 Ⅱ型有主动脉破裂风险,通常顽固性疼痛和/或高血压是主动脉即将破裂的警示
BC 级(复杂)	分支血管灌注不良合并循环紊乱

From Augoustides JG, Szeto WY, Woo EY, et al: The complications of uncomplicated acute type-B dissection: the introduction of the Penn classification. *J Cardiothorac Vasc Anesth.* 2012;26:1139-1144.

主动脉壁内血肿

主动脉壁内血肿(intramural hematoma, IMH)是一种不典型的主动脉夹层(框 23.13)。IMH 的影像学检查没有明显的内膜片和内膜裂口。这种情况的内膜撕裂约占所有夹层的17%,30 天死亡率为 24%:A 型 IMH 为 36%,B 型 IMH 为12%(P<0.05)[177]。外科手术可使 A 型 IMH 患者死亡率降低 61.1%(14% vs 36%;P=0.02)。药物治疗能将 B 型 IMH 患者死亡率降低 4 倍(8% vs 33%;P<0.05)[177]。A 型 IMH 的手术指征包括升主动脉直径超过 50mm 或 IMH 厚度超过12mm。B 型 IMH 的手术指征包括血肿进展迅速、破裂或出现药物无法控制的严重临床症状[1,3]。故 IMH 的处理原则与相应部位典型主动脉夹层类似(推荐等级Ⅱa 级;证据等级B)[2,163]。虽然 IMH 可以由主动脉壁上滋养血管破裂所致,且不伴有内膜下血肿。然而在术中直视或尸检时常会发现主动脉影像学难以检测到内膜微小裂口[2,170,177-179]。

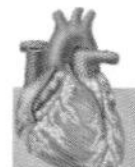

框 23.13　主动脉壁内血肿

诊断标准
- 动脉壁呈新月形或环状增厚
- 血肿厚度>7mm
- 无内膜片
- 无内膜撕裂
- 血肿内无血流

致死或恶化的危险因素
- 累及升主动脉或主动脉弓(A 型)
- 主动脉直径>45mm
- 血肿厚度>11mm

主动脉夹层的临床诊断和影像学检查

主动脉夹层以男性多见,在晚年发病率达到高峰[2,163,166]。有马方综合征、Ehlers-Danlos 综合征、Loeys-Dietz 综合征,主动脉瓣二瓣化、主动脉缩窄及家族性主动脉夹层的患者,主动脉夹层的发病较早[2,4,163,166]。其发病常与伴有高血压相关,但与动脉粥样硬化关联较少[29]。其他诱因包括妊娠、可卡因成瘾、动脉炎、主动脉创伤和医源性主动脉夹层[2,4,180]。

主动脉夹层的疼痛通常十分剧烈,发病急促,为撕裂样或者针刺样疼痛(推荐等级Ⅰ级;证据等级 B)[2]。临床检查发现脉搏减弱、两侧肢体收缩压差超过 20mmHg 和局灶性神经功能损伤以及新发的主动脉瓣反流杂音高度提示主动脉夹层的发生(推荐等级Ⅰ级;证据等级 B)[2,4]。怀疑主动脉夹层时强烈推荐行心电图(推荐等级Ⅰ级;证据等级 B),以及紧急有效的主动脉影像学检查(TEE、CT、MRI)(推荐等级Ⅰ级;证据等级 B)[2,5]。胸部 X 线检查结果阴性也不可耽搁后续的主动脉影像学检查,尤其对于高度怀疑主动脉夹层的患者(推荐等级Ⅰ级;证据等级 B)[2,4]。主动脉影像学检查的选择要根据患者情况以及医院的条件,包括能否急查(推荐等级Ⅰ级;证据等级 C)[2,4]。对于高度怀疑夹层的患者,如果最初的影像学检查结果为阴性,仍要积极安排二次影像学检查(推荐等级Ⅰ级;证据等级 C)[2,38]。

主动脉夹层最常用的影像学检查是增强螺旋 CT 或 CTA,因为其设备使用已被广泛普及[181]。急性主动脉夹层的典型影像学表现包括:主动脉腔内有内膜片,内膜钙化斑向管腔移位,以及主动脉增宽(图 23.24)[163,166,169]。IMH 在非增强 CT 则表现为高衰减的新月形主动脉壁增厚(图 23.25)[163.166]。CT 可以显示夹层破口、受累分支血管以及假腔范围。尽管 MRI 诊断主动脉夹层的敏感度和特异性接近 100%,并且医院的普及率高,但与 CT 检查相比,其耗时明显延长(图 23.26)[2,38,163,166,169]。

在经验丰富的医疗中心,TEE 可以提供高分辨率的主动脉影像,能达到和 MRI 以及 CT 类似的敏感度和特异性[2,163,166,182]。此外,TEE 还可判断主动脉瓣反流的程度和原因,评估心室功能,了解心肌缺血造成的心室壁局部运动异常,诊断心脏压塞和心包积液。TEE 检查时,主动脉夹层的表现为分隔主动脉真假腔的内膜呈波动性摆动(图 23.27)。有时真腔与假腔难以鉴别,但在心脏收缩时,真腔较细,其内的搏动性血流更快[38]。彩色多普勒血流成像能探测到内膜撕裂处真腔和假腔之间的血流交通。三维 TEE 可检测到撕裂入口的大小以及与周围组织间的关系[38]。IMH 超声表现是高密度的主动脉壁新月形增厚(>7mm),增厚区内有无交通血液,表现为袋状暗区(图 23.25)。TEE 还可以做主动脉夹层的临床鉴别诊断和细致评估胸主动脉解剖以指导手术决策[183,184]。

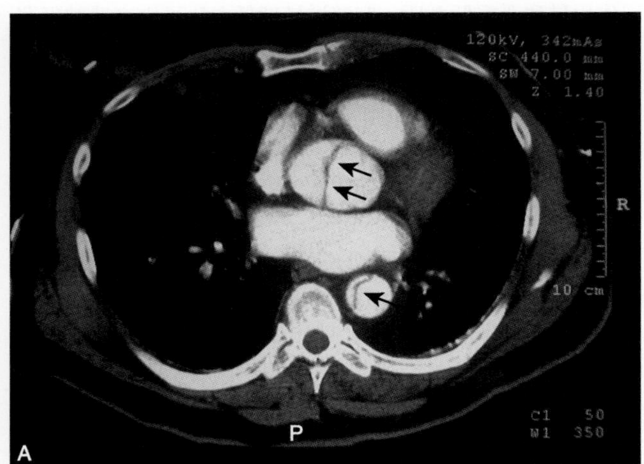

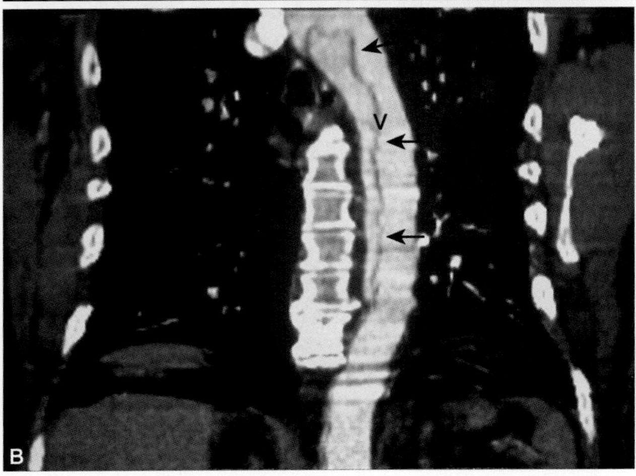

图 23.24 A 型主动脉夹层患者的 CT 血管成像。胸部横截面影像(A)显示内膜片从升主动脉(双箭头)一直延伸到胸降主动脉(单箭头)。矢状面影像重建(B)显示胸降主动脉内的内膜片(单箭头)

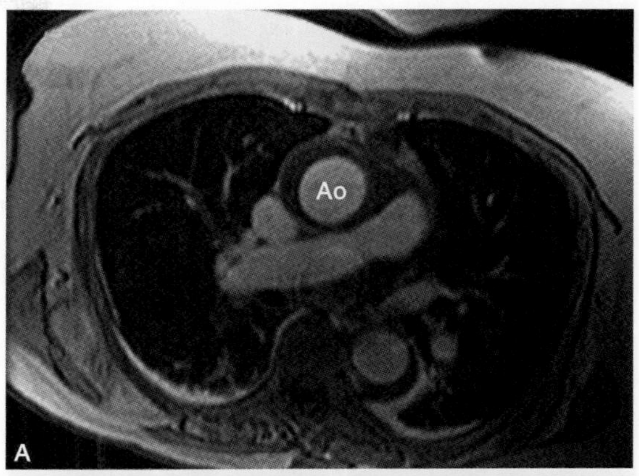

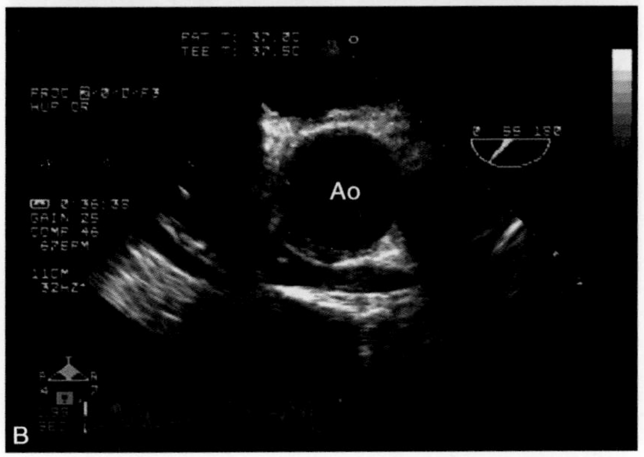

图 23.25 胸部 CT 血管成像(A)和食管上段短轴位主动脉 TEE 成像(B)可见主动脉壁内血肿由升主动脉延伸至胸降主动脉。主动脉壁新月形或环状增厚是主动脉壁内血肿的诊断依据。Ao,主动脉

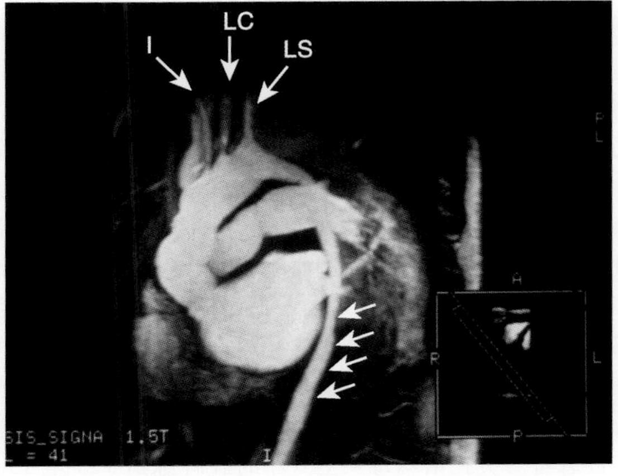

图 23.26 钆增强 MRI 胸部 A 型主动脉夹层成像。夹层累及无名动脉(I)、左颈总动脉(LC)、左锁骨下动脉(LS)进入降主动脉(箭头所示)

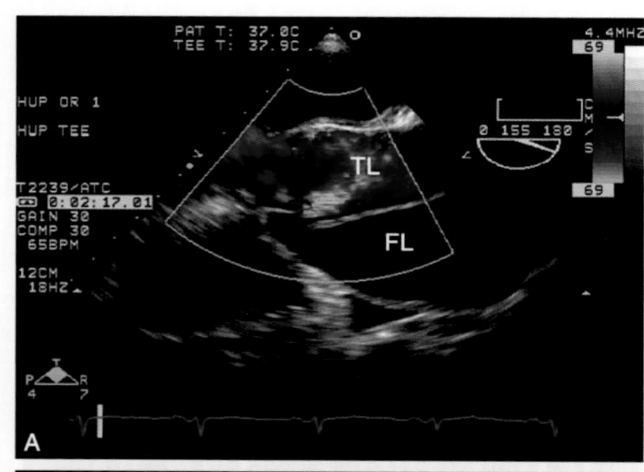

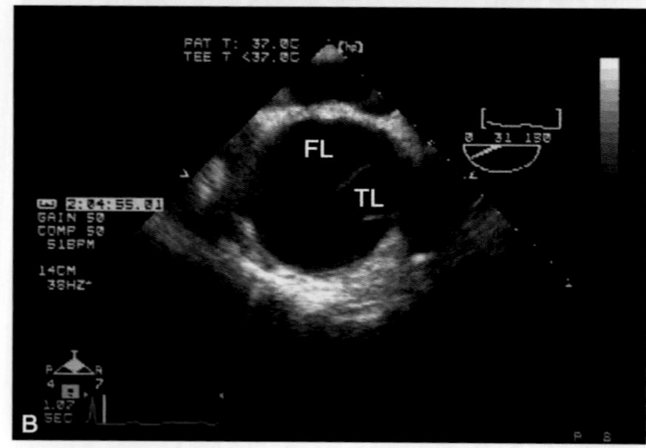

图 23.27 A 型主动脉夹层患者 TEE 食管中段长轴位成像显示的主动脉瓣(A)和短轴位显示的升主动脉(B)。主动脉根部和升主动脉处,撕裂的内膜将主动脉分隔成真腔(TL)和假腔(FL)。夹层累及主动脉根部可能引起主动脉反流和冠状动脉供血不足

主动脉夹层的麻醉管理

急性主动脉夹层属于临床急诊。初始治疗应立即止疼及使用抗高血压药物来降低血压。应立即使用血管扩张药,通过控制心率和血压来降低血管壁张力(推荐等级Ⅰ级;证据等级 C)[2,4]。在伴有急性主动脉反流的患者应慎用 β 受体阻滞剂,因其可阻断代偿性心动过速(推荐等级Ⅰ级;证据等级 C)[2]。在没有禁忌证的情况下,应滴定式给予 β 受体阻滞剂将心率控制在 60 次/min(推荐等级Ⅰ级;证据等级 C)[2]。艾司洛尔由于半衰期短可及时调整疗效,尤为适用。经静脉推注负荷剂量 5~25mg,随后以 25~300μg/kg/min 的速度持续泵注。对于禁忌使用 β 受体阻滞剂的患者,可以使用非二氢吡啶类钙通道拮抗剂来控制心率,例如维拉帕米、地尔硫䓬(推荐等级Ⅰ级;证据等级 C)[2]。另外,拉贝洛尔其 α 受体阻滞效能是 β 受体阻滞效能的 7 倍,可先给予 20~80mg 静脉推注,随后以 0.5~2.0mg/min 的速度输注。美托洛尔,选择性心脏 β 受体阻滞剂,可应用于对 β 受体拮抗敏感的气道高反应性患者。美托洛尔每 4 至 6 小时经静脉给予 5 至 15mg。如果在心率控制良好的情况下收缩压依然高于 120mmHg,可以使用血管扩张药(例如,硝普钠 0.5~2.0μg/kg/min 或者尼卡地平 1~15mg/h)进一步降低血压,同时维持重要脏器足够的灌注(推荐等级Ⅰ级;证据等级 C)[2]。在使用血管扩张药之前,务必控制心率,避免反射性心动过速恶化主动脉夹层病变(推荐等级Ⅲ级;证据等级 C)[2]。

总的来说,A 型主动脉夹层患者的麻醉处理与需行 DHCA 的升主动脉瘤患者相似。B 型主动脉夹层患者的麻醉处理与 TAAA 修复术的患者相似。应建立大口径的静脉通路用于静脉给药和快速扩容。桡动脉置管行动脉压监测优于股动脉置管,因其可保留股动脉用于 CPB 置管,但最终决定取决于外科医生习惯。若有脉搏减弱,则应选择最能代表中心主动脉压力的部位进行动脉测压。中心静脉导管或肺动脉导管监测 CVP、PAP 和心排血量有益于指导临床处理。全麻诱导后置入 TEE 可进一步明确诊断(推荐等级Ⅱa 级;证据等级 B)[3,182]。

对于危急的不稳定患者,应按标准 ACC/AHA 指南进行救治,气道维护、机械通气及用药物循环支持。紧急 TEE 检查可确诊 A 型主动脉夹层和是否存在心脏压塞、低血容量、主动脉反流和/或心脏衰竭[185]。一旦确诊心脏压塞,应经胸骨紧急正中开胸,同时准备经股动脉置管建立 CPB。心包打开,心脏压塞解除后的高血压可导致动脉夹层破裂。

在血流动力学平稳的主动脉夹层患者,全麻诱导也应谨慎。麻醉诱导时抗高血压药物需减量,以避免出现麻醉药协同作用导致严重低血压。麻醉诱导期低血压可由交感神经张力降低、血管扩张药导致的心脏前负荷下降以及在术前存在左心室肥厚的患者应用正压通气所诱发。气管插管、TEE 探头置入和劈胸骨所致的血压升高都应有预先估计并用麻醉性镇痛药加以控制。

Stanford A 型主动脉夹层的手术方式

A 型主动脉夹层的手术修复需要切除夹层近端部分。部分撕裂的主动脉根部可行修复和主动脉瓣悬吊(成型)术[186]。毁损的主动脉根部必须用人工血管或带瓣膜的人工血管行主动脉根部替换[3,4]。对于 DeBakey Ⅱ型夹层,应整体替换受累动脉。夹层累及到冠脉开口时需行冠状动脉旁路移植术。

虽然 CPB 常采用股动脉置管,但最新证据表明该方法会导致死亡、卒中及灌注不良综合征等不良临床后果[187,188]。与传统股动脉置管相比,使用远端升主动脉或腋动脉置管(理想情况下应吻合一移植血管)极大改善了临床预后[187,188]。如选择经有夹层的动脉置管,必须使用 TEE 来确认引导导丝是否置入真腔(图 23.28)[189]。整个手术过程

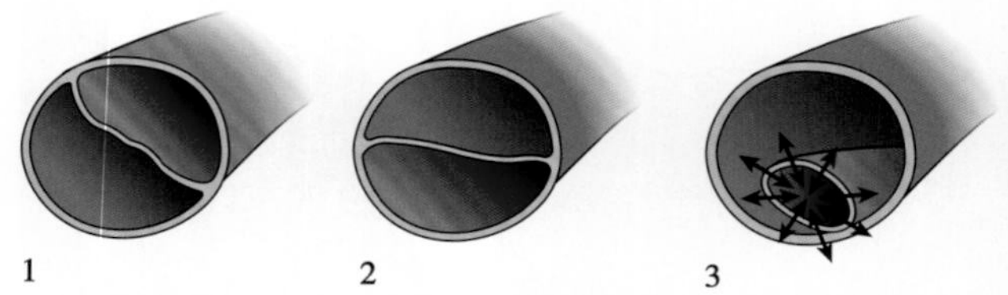

图 23.28 急性 A 型主动脉夹层行直接升主动脉插管的困难程度主要取决于真腔的位置。1 级真腔位于前方,2 级真腔位于后方,3 级真腔具有几乎圆周形夹层,基本可自由活动。术中必须使用 TEE 来确认插管前引导导丝置入真腔。(*From Frederick JR, Wang E, Trubelja A, et al. Ascending aortic cannulation in acute type A dissection repair.* Ann Thorac Surg. *2013;95:1808-1811.*)

中监测脑灌注也十分重要,以便及时发现并纠正急性脑灌注不良[75-77]。在主动脉弓重建术中,停循环期间使用选择性脑灌注技术可降低神经系统并发症(推荐等级Ⅱa级;证据等级B)[3]。

在DeBakey Ⅰ型夹层中,胸降主动脉夹层常有瘤样退行性变,并与主动脉相关远期死亡率显著相关[190]。因此,如果可以防止远端主动脉退行性变的进展,累及范围广的A型夹层远期预后将会显著改善[190,191]。近期临床研究证实了DeBakey Ⅰ型夹层开胸主动脉弓修复术中行胸、降主动脉顺行支架术的安全性及有效性[192-194]。该技术也称为血管内支架象鼻技术或冰冻象鼻技术[195]。远期胸、降主动脉瘤样退行性变可通过在夹层急性期置入支架来预防,这有利于远期主动脉重塑。

Stanford B 型主动脉夹层的综合处理

简单的B型主动脉夹层,药物治疗均有良好的临床预后[33,196]。B型夹层的药物治疗主要致力于控制高血压以避免形成主动脉瘤、主动脉破裂以及主动脉瘤扩展(推荐等级Ⅰ级;证据等级C)[2]。一般联合应用利尿剂、β受体阻滞剂、血管紧张素转换酶抑制剂或其他抗高血压药物,目的是将血压降低并控制在130/80mmHg以下。所有A型主动脉夹层的术后患者,也应积极使用抗高血压药物,因为许多患者在术后残存有远端主动脉夹层。因对残余主动脉夹层进行系列的影像学检查,以了解主动脉腔的扩张和主动脉瘤的发展情况,以便外科矫治。

对于合并严重并发症的患者,相比于外科手术TEVAR为更加合理的方式[33,114,196-199]。一项具有里程碑意义的随机对照试验证实了对于简单B型主动脉夹层,与药物治疗相比TEVAR并未在近期生存率方面有任何优势[200]。然而,由于在该试验中TEVAR确实改善了主动脉重塑,因此需要更多强有力的试验来验证该技术是否有更好的主动脉预后[201]。B型夹层相关的灌注不良综合征也可以通过内膜开窗术来预防[202,203]。

穿透性粥样硬化性溃疡

穿透性粥样硬化性溃疡是指粥样硬化病变部位形成的孤立性主动脉壁内膜破损(图23.29)[2,4]。这种主动脉壁内膜破损可发生于主动脉的任何部位,但多见于胸降主动脉。它常见于患有主动脉粥样硬化的老年人,可以穿透至主动脉外膜[2,4]。穿透性粥样硬化性溃疡可形成主动脉壁内血肿或假性动脉瘤,27.8%可以进展为动脉瘤,4.1%可以造成破裂[204-206]。早期症状包括类似于主动脉夹层的胸背部疼痛[2]。诊断一般需要增强CT[207,208]。尽管可通过药物治疗,但TEVAR还是主要的处理方法,尤其对于症状严重或病情复杂的患者(推荐等级Ⅱa级;证据等级C)[33,209,210]。对于无临床症状的患者,不建议采用TEVAR治疗(推荐等级Ⅱa级;证据等级C)[33]。

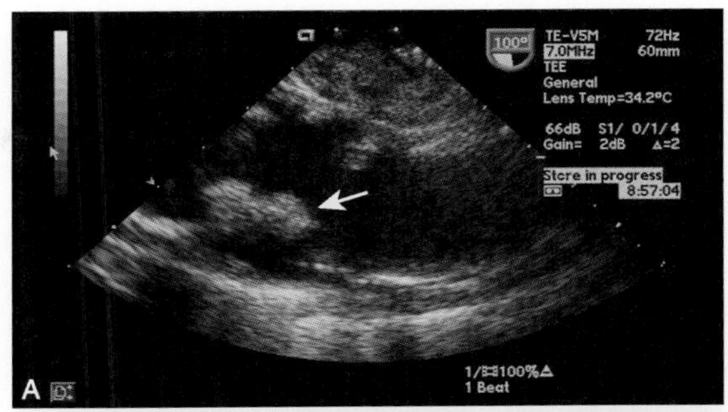

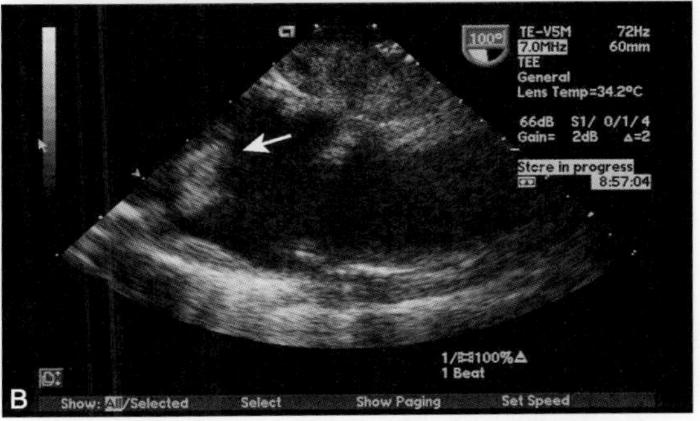

图23.29 胸降主动脉TEE长轴位成像显示重度粥样硬化性疾病的粥样斑块突入血管腔。收缩期(A)和舒张期(B)的影像显示大块的活动性粥样硬化灶(箭头),表明可能粥样斑块已破裂并与主动脉壁分离

创伤性主动脉损伤

大多数创伤性主动脉损伤是由胸部钝性创伤以及车祸或坠落引起的瞬间减速性创伤所致。虽然这种损失可能是致命的,但绝大多数患者主动脉损伤的部位在主动脉峡部[211]。创伤性主动脉损伤患者一般还合并有其他部位的损伤。TEE由于其便携、在手术室内可以提供快速诊断、无需特殊仪器和静脉注射造影剂等优点,对于创伤性主动脉损伤的处理十分有益。TEE还可用于诊断心脏压塞、左胸膜腔积液、低血容量、心肌挫伤导致的心室功能不全或胸部穿通伤导致的血管损伤[212]。不利一面是对面部、疑有颈椎和升主动脉远端受损的患者成像受限。在创伤性主动脉损伤TEE的特征性表现为:损伤部位的血管片和破裂导致的主动脉壁局部缺损(图23.30)。血管片通常只有1~2cm,位于左锁骨下动脉以远的主动脉峡部。不同于主动脉夹层的内膜片,血管片较厚,因为包含数层血管壁,其活动性也较小。增强CT常用于创伤性主动脉损伤的影像诊断,因为这类患者的初始诊断和评估也需要增强CT检查。升主动脉或主动脉弓损伤需在DHCA下进行。主动脉峡部创伤可在左侧开胸下进行修复。降主动脉修复术通常需要在部分左心转流下植入人工血管来完成。因为只有很少一段胸主动脉被置换,如果采用主动脉远端灌注,很少发生围手术期脊髓缺血(表23.11)。尽管手术开放修复是可行的,但因TEVAR预后更佳,因此只要具备条件就应选择TEVAR治疗方案(STS推荐等级Ⅰ级;证据等级B)[33,,213-217]。

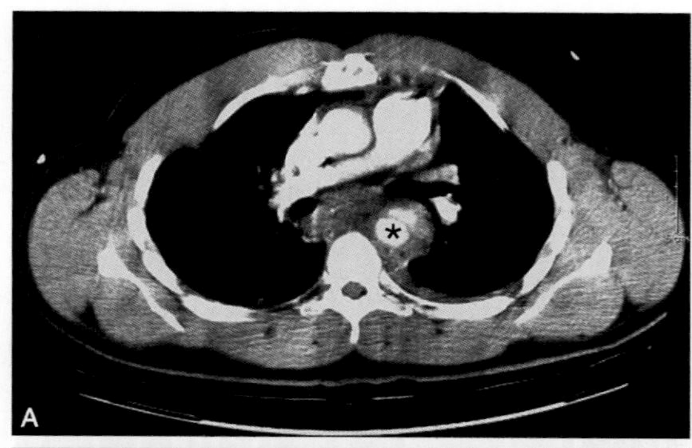

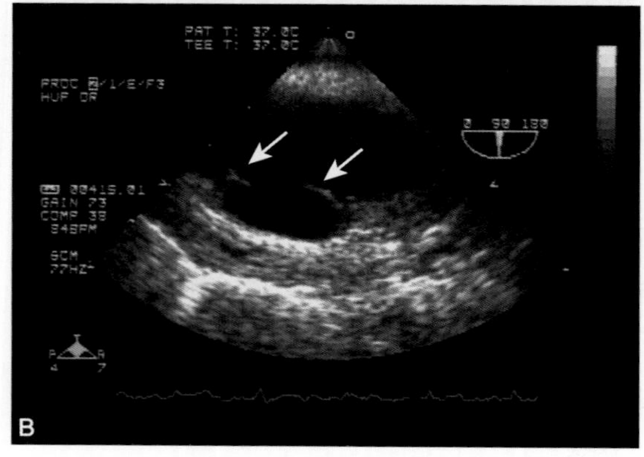

图 23.30 创伤患者 X 线胸片提示纵隔增宽,其胸部 CT 成像(A)显示主动脉峡部(＊)的创伤性内膜中断。血管周围血肿和造影剂渗入纵隔和左侧胸膜腔表明降主动脉破裂。术中胸降主动脉近端 TEE 长轴位成像(B)显示增厚的血管片(箭头所示)和内膜破裂处周围血肿

表 23.11 创伤性主动脉损伤不同手术方式的术后截瘫发生率

手术方式	患者人数	截瘫/%
夹闭-缝合	73	16.4[a,b]
体外循环(CPB)(远端主动脉灌注)	134	4.5[a]
Gott 分流	4	0
完全性 CPB	22	4.5
部分 CPB	39	7.7
离心泵	69	2.9[b]

[a] $P<0.004$,体外循环 vs 夹闭-缝合术。
[b] $P<0.01$,离心泵 vs 夹闭-缝合术。
From Fabian TC, Richardson JD, Croce MA, et al. Prospective study of blunt aortic injury: multicenter trial of the American Association for the Surgery of Trauma. *J Trauma*. 1997;42:374-380.

主动脉粥样硬化性疾病

严重的主动脉粥样硬化性疾病是卒中的主要风险因素[2,33]。在严重栓塞和行心脏手术需安全阻断主动脉的患者需要替换严重病变的主动脉(见图 23.29)。粥样硬化性疾病患者行胸主动脉重建手术的麻醉管理与累及相应部位的胸主动脉瘤手术相似。在胸主动脉粥样硬化病变,术中主动脉表面超声成像技术的效果优于触诊或 TEE[218,219]。主动脉表面超声成像对术中 CPB 主动脉插管部位和主动脉阻断钳放置部位的选择非常重要,可减少例如卒中等栓塞事件[218-220]。

大动脉炎

大动脉炎是一种慢性血管炎,主要累及胸主动脉及其分支,甚至肺动脉(图 23.31)[2,4]。大动脉炎在全球均有报道,但多见于年轻的亚洲女性[221]。大动脉炎起病隐匿,逐步发展为血管功能障碍。病变的主动脉节段可能出现扩张和动脉瘤形成。诊断标准为:起病年龄不超过 40 岁;下肢跛行;上肢动脉减弱;双侧上肢收缩压相差 10mmHg 以上;锁骨下动脉或腹主动脉杂音,造影提示主动脉和/或其主要分支血管狭窄[2,4]。

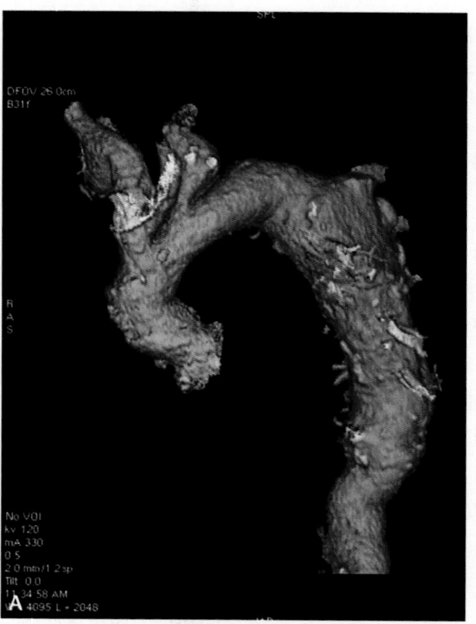

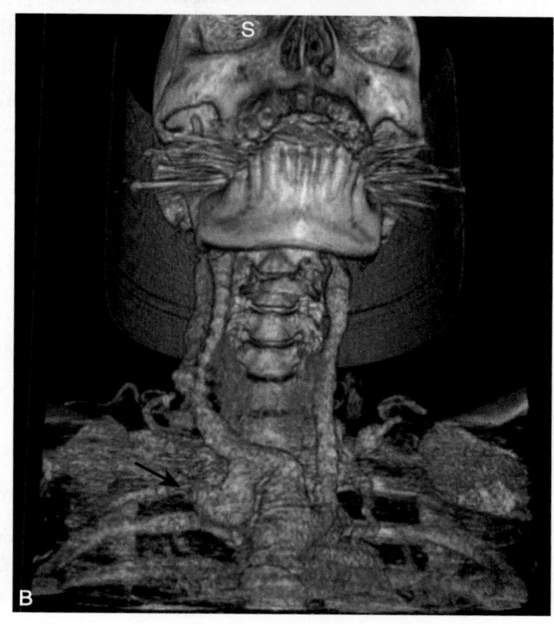

图 23.31 大动脉炎患者主动脉(A)和主动脉弓分支血管(B)的三维 CT 血管重建。重建图示意胸降主动脉瘤样扩张,近端无名动脉,以及两侧锁骨下动脉。动脉瘤远端左侧和右侧(箭头所示)锁骨下动脉闭塞

大动脉炎的初始治疗是使用大剂量糖皮质激素(推荐等级 I 级;证据等级 B)[2,4]。择期血管重建术应在急性炎症期

得到控制后进行(推荐等级Ⅰ级;证据等级B)[2,4]。一旦患者具备血管重建条件,腔内修复术是一好的选择,其具有成功率高、能显著改善患者生活质量[222]。因为动脉测压的部位受限,大动脉炎患者的麻醉管理比较复杂。当患者双侧锁骨下动脉狭窄时,股动脉可能是唯一能精确测量主动脉压力的部位。

主动脉缩窄

主动脉缩窄是一种常见畸形,可以是主动脉非连续性狭窄,或较长节段的主动脉发育不良,甚至主动脉中断(图23.32)[223]。缩窄的部位变化较大,但多发生于邻近动脉导管处,近端累及左锁骨下动脉开口以远的胸部降主动脉。在严重病例远端降主动脉常有发育不良。主动脉缩窄常合并如特纳综合征、主动脉二瓣化、室间隔缺损、动脉导管未闭和颅内动脉瘤[2,223]。

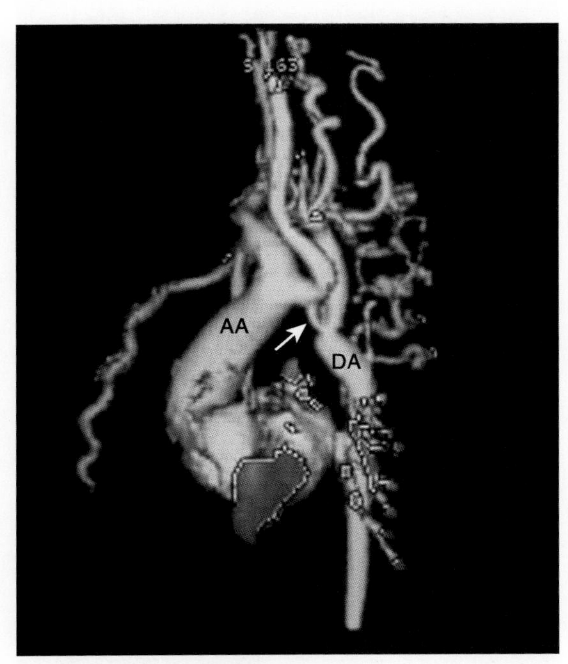

图23.32 主动脉缩窄患者的三维CT血管重建。该患者的主动脉缩窄位于左颈总和左锁骨下动脉之间(箭头所示)。手术方式采用在升主动脉(AA)和胸降主动脉(DA)之间行人工血管搭桥

主动脉缩窄成年患者可能出现头痛、鼻出血、心力衰竭或下肢跛行。主动脉缩窄的特征性表现为:上肢高血压,下肢低血压和脉搏减弱。若左侧锁骨下动脉开口位于缩窄远端,则左上肢血压也会降低。胸部X线片常显示肋骨切迹,这是由粗大肋间动脉形成的,这些大的肋间动脉形成侧支供应狭窄远端的身体。ECG通常提示左心室肥厚。特定的主动脉影响可以提供确诊依据。心导管、MRI、CT或超声心动图可发现主动脉缩窄相关的心脏异常。

球囊扩张血管支架植入术在局限性节段性主动脉缩窄是首选治疗方案[223-225]。虽然在镇静下即可很好完成该操作,但若扩张缩窄部位时疼痛剧烈或操作中需要患者制动就需要采用全身麻醉。球囊血管成形术并发症包括:主动脉残余狭窄、再次狭窄、邻近狭窄部位的主动脉夹层或破裂、主动脉瘤和股动脉损伤。在球囊扩张部位及其附近形成的主动脉夹层或动脉瘤与主动脉壁医源性损伤或主动脉壁先天性缺陷有关。

主动脉缩窄的外科手术方式包括人工血管植入,以及近端主动脉或左锁骨下动脉至远端降主动脉的人工血管搭桥[226]。对于再次手术或主动脉弓远端无法行端端吻合的成年患者,人工血管搭桥有其优势。避免手术分离主动脉弓远端也可防止损伤喉返神经或膈神经。虽然主动脉缩窄修复术的死亡率较低,如果患者侧支循环不充分或狭窄远端主动脉灌注压过低,术中也会导致脊髓缺血。预防措施包括:术中通过股动脉置管监测主动脉远端灌注压、监测下肢SSEP或MEP,人工降温以及部分左心转流提供主动脉远端灌注[227]。需要密切监测和处理术后高血压。

TEE的病例解说

病例1:胸主动脉粥样硬化

78岁男性,合并高血压、糖尿病,冠心病三支病变行CABG,有严重的外周血管疾病。在全麻诱导后行TEE检查。

背景

由于该患者患有严重的动脉粥样硬化合并多种危险因素,其胸主动脉很可能具有广泛粥样硬化病变。胸主动脉粥样硬化为卒中的主要危险因素,尤其在术中对胸主动脉进行扰动的情况下。该病例应该如何选择手术方式:不停跳冠状动脉旁路移植术(off-pump CABG)还是体外循环下冠状动脉旁路移植术(on-pump CABG)?如果胸主动脉存在严重的粥样硬化病变,on-pump CABG术中升主动脉插管及阻断操作或许会导致斑块栓塞及高的卒中风险。心脏外科医生需要评估主动脉斑块负荷以指导CABG手术。

问题

胸主动脉粥样硬化的范围?胸主动脉的受累部位?主动脉粥样硬化的严重程度?手术涉及的胸主动脉部位是否有高栓塞风险的严重动脉粥样硬化?在这例CABG手术患者,升主动脉是关注的重点。

收集数据

严重的胸主动脉粥样硬化是指硬化斑块厚度超过5mm,凸入主动脉腔或斑块有漂浮物。严重的伴有漂浮物的斑块(图23.33~图23.37)弥散分布在降主动脉和主动脉弓,升主动脉也很可能受累,因为严重的动脉粥样硬化病变会在动脉内扩散。术中TEE检查以发现严重胸主动脉粥样硬化病变可为外科手术方式的优化提供指导,从而降低卒中的发生率。

讨论

在该CABG病例,至少有3种方案可以降低主动脉斑块栓塞和卒中的风险。

1. 在主动脉表面超声扫描的指导下,在病变最轻的升主动脉部位进行手术操作,行on-pump CABG。

2. 避免在升主动脉部位操作,使用off-pump CABG以及"无接触"主动脉技术。

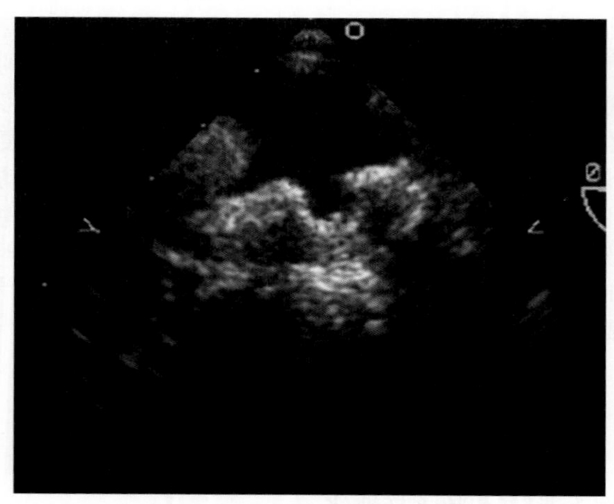

图 23.33 胸降主动脉 TEE 的短轴位成像。主动脉粥样硬化直径超过 5mm。该硬化斑块相对固定无漂浮物。图中未显示动脉瘤或主动脉夹层。该严重的主动脉粥样硬化提示主动脉弓和升主动脉也会出现严重的粥样硬化，以及术中主动脉操作时发生围手术期卒中的风险增加

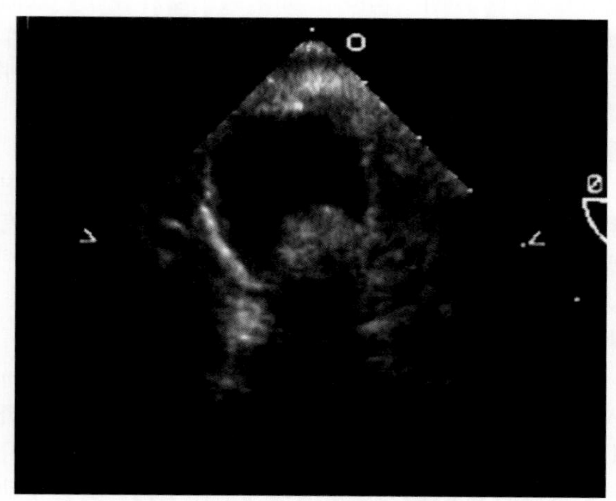

图 23.34 胸降主动脉 TEE 的短轴位成像。在该主动脉部位同样存在固定的粥样硬化斑块，且直径超过 5mm。与图 23.33 相比，关注该图中降主动脉形态学的变化。正如该患者一样，一旦发现严重的粥样硬化，应当对整个主动脉进行系统的评估。TEE 多平面证实了主动脉存在严重粥样硬化病变。很明显该患者有严重的斑块负荷且病变范围广泛

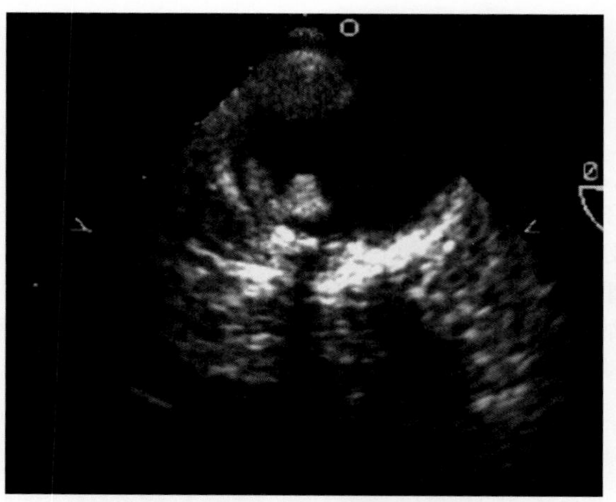

图 23.35 胸降主动脉 TEE 的短轴位成像。同样地，该患者存在严重的主动脉粥样硬化，并伴随形态学异常。图像显示有一个带蒂的漂浮粥样硬化斑块，这很可能导致斑块脱落栓塞远端血管。总而言之，图 23.33～图 23.35 显示出该患者在整个胸降主动脉存在严重的粥样斑块负荷。由于粥样硬化病变过程往往不局限，故很可能会侵及升主动脉和主动脉弓

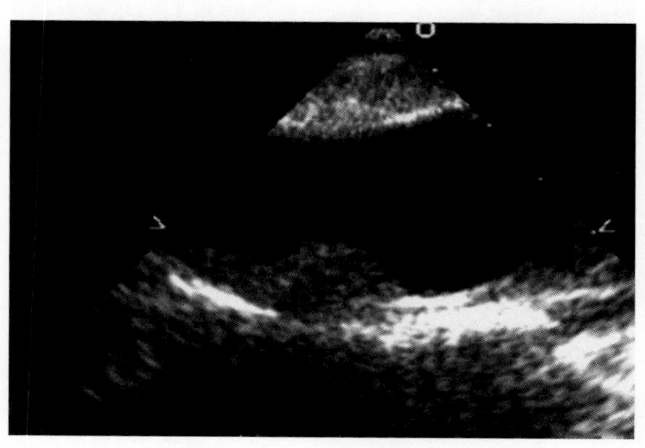

图 23.36 主动脉弓 TEE 的长轴位成像。在该角度可以看到有一严重的局灶性固定的主动脉粥样硬化斑块。注意斑块周围的内膜尚正常。没有证据表明存在穿透性溃疡及动脉瘤或壁内血肿。主动脉弓的粥样硬化病变与胸降主动脉病变一致。该患者围手术期发生卒中的风险极高，行冠状动脉手术时应密切关注，降低该风险

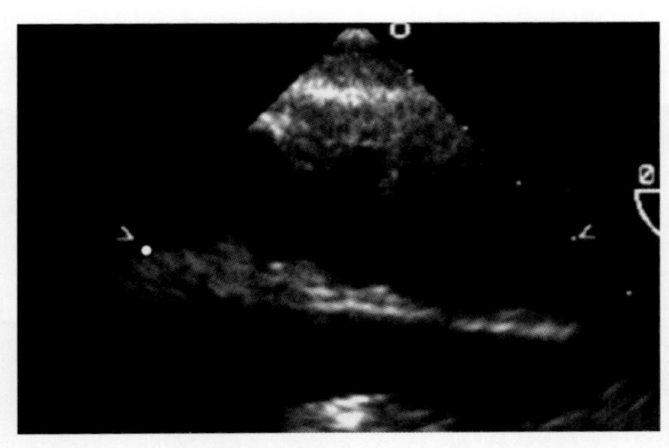

图 23.37 主动脉弓 TEE 的长轴位成像。该患者主动脉粥样硬化病变严重不仅由于斑块厚度超过 5mm 还因为有漂浮的带蒂粥样硬化斑块。这些特征提示该患者主动脉弓存在严重的斑块负荷，行体外循环下冠状动脉旁路移植术存在高的围手术期卒中风险

3. 体外循环选择腋动脉插管，深低温停循环下将病变严重的升主动脉和主动脉弓近端置换。这不仅降低了由于严重近端主动脉粥样斑块负荷导致的远期卒中风险，也确保体外循环下行冠状动脉旁路移植术的安全实施，将卒中风险降至最低。

该病例中，经过与心脏外科医生讨论后，考虑到可能存在的严重升主动脉病变和外科医生的 off-pump CABG 经验，决定施行 off-pump CABG。

严重的主动脉弓和降主动脉粥样硬化同样是 TEVAR 术后卒中的主要危险因素，尤其在合并降主动脉近端病变的患者，因为存在主动脉弓内硬质器械的操作，这会增加主动脉弓粥样硬化斑块脱落导致脑栓塞的风险。这种情况同样会出现在经股动脉导管主动脉瓣移植术，因为术中同样需要使用硬质器械逆行通过主动脉弓将瓣膜送至主动脉瓣处。在这种情况下，发现了严重的漂浮粥样硬化斑块，强烈建议使用经心尖主动脉瓣置换术，因为该手术方式无需使用硬质器械通过主动脉弓。

严重的主动脉弓和远端胸主动脉粥样硬化是经股动脉置管 CPB 的危险因素，例如在急性 A 型夹层患者。股动脉置管 CPB 会带来严重的逆行性脑粥样斑块栓塞风险。TEE 显示有严重粥样硬化，强烈建议使用腋动脉插管来获得顺行性动脉血流。另外，鉴于该患者的粥样硬化斑块负荷程度，也禁忌使用主动脉球囊反搏技术。总体来讲，应对胸主动脉粥样硬化（范围、严重性、栓塞风险）进行系统评估并用以指导手术方案的制订，降低重要脏器发生动脉粥样硬化栓塞的风险。

病例 2：急性胸主动脉夹层

45 岁男性，已知有马方综合征，在急诊室表现为严重的急性后背撕裂样疼痛。体征包括脉搏减弱、严重的颈静脉扩张和新发的心前区杂音。胸部 X 线检查提示纵隔增宽，心电图示窦性心动过速，无急性心肌缺血。由于患者存在严重的血流动力学不稳定，在胸主动脉影像学检查确诊前将患者紧急转入手术室。在复苏和麻醉诱导后行 TEE 检查。

背景

在行 TEE 检查前该患者多项临床资料强烈提示有主动脉夹层。由于主动脉夹层死亡率以每小时 1%～2% 的速度增加，故时间因素尤为重要。应当尽早诊断，确定夹层的范围以便制订合理的手术方案。还应同时评估急性主动脉夹层的并发症。TEE 检测可以提供多种信息，包括建立诊断，确定病变范围以及夹层的进展，为手术方案的确定提供数据，评估手术的预后。心脏外科医生在手术前需要全面的超声心动图评估以指导临床处理。

问题

主动脉夹层是否有内膜片？是 A 型还是 B 型夹层？夹层进展过程中是否存在其他相关并发症？是否有心包积液和心脏压塞？左右心室的功能状态如何？是否存在局部室壁运动异常和大的冠状动脉夹层？如果存在，是哪一支冠状动脉？是否需要行冠状动脉旁路移植术？是否存在主动脉反流？如果存在，其发病机制是什么？严重程度如何？是需要行主动脉瓣悬吊术还是主动脉瓣置换术？是否需要行主动脉根部置换术？胸降主动脉是否需要行血管内支架置入术？

收集数据

确诊为 A 型主动脉夹层，需要行外科手术（图 23.38～图 23.43）。主动脉根部扩张并出现夹层。升主动脉扩张有夹层，夹层累及主动脉弓和胸降主动脉（DeBakey Ⅰ型）。内膜脱垂和主动脉根部扩张导致严重的主动脉反流，主动脉瓣叶无损伤。没有局部室壁运动异常提示不存在冠状动脉夹层导致的心肌缺血。该患者存在心脏压塞。

讨论

在急诊处理急性主动脉夹层时，手术室可作为诊断场所，可在麻醉诱导、气管内插管和血流动力学稳定后及时行 TEE 检查。TEE 非常适用于急性主动脉夹层的快通道处理，它对于急性夹层的诊断和定位可以提供接近 100% 的敏感性和特异性。诊断过程中可能出现 3 种可能行：①A 型夹层或复杂 B 型夹层-需手术；②非复杂 B 型夹层-需药物治疗；③无急性主动脉综合征影像，此时需进一步诊断检查以确定病因。

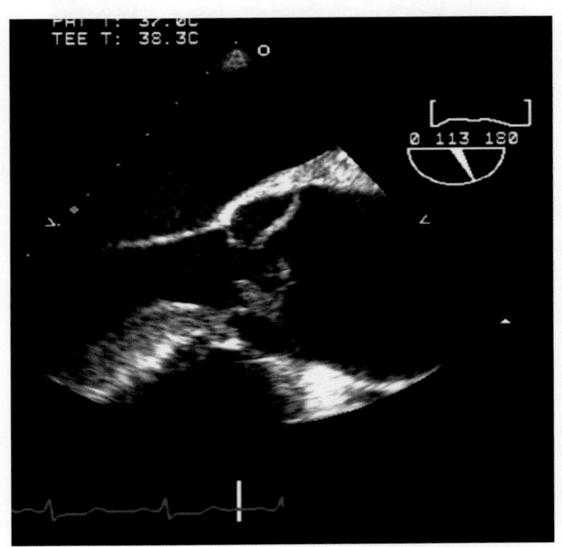

图 23.38 体外循环前主动脉瓣和升主动脉在收缩期 TEE 食管中段长轴位成像（转动至 113°水平）。内膜撕裂片位于升主动脉，其不仅有大的破口并且脱垂至左室流出道。该成像明确夹层范围已达左锁骨下动脉开口近端（Stanford A 型）；因此，急需外科手术治疗

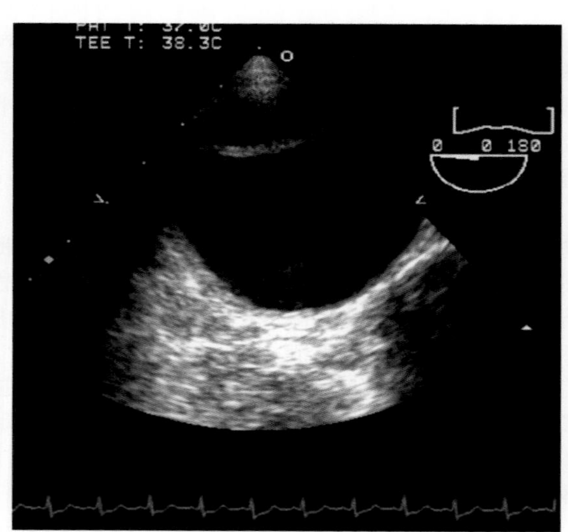

图 23.39 TEE 降主动脉食管中段短轴位成像(转动至0°)。存在主动脉夹层。该成像显示 A 型夹层的累及范围与 DeBakey Ⅰ型夹层的定义相符合。胸降主动脉的夹层可以通过在开放主动脉弓修复术中经开放的主动脉弓顺行置入主动脉内支架来处理。该病例为冰冻象鼻支架技术的范例,可以改善主动脉结构重塑的远期预后,进而减少降主动脉夹层瘤样退变带来的不良结局

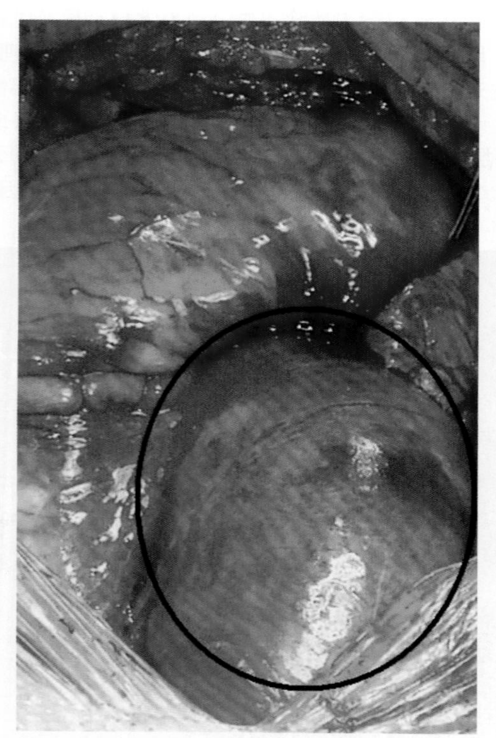

图 23.40 开胸及心包切开后升主动脉的照片。升主动脉已存在夹层:主动脉是血性的,多处外膜已接近透明状(黑色圆圈处)。该病例主动脉夹层即将破裂。基于图 23.38 和图 23.39 的 TEE 诊断依据,医生决定立即行深低温停循环下近端胸主动脉置换术

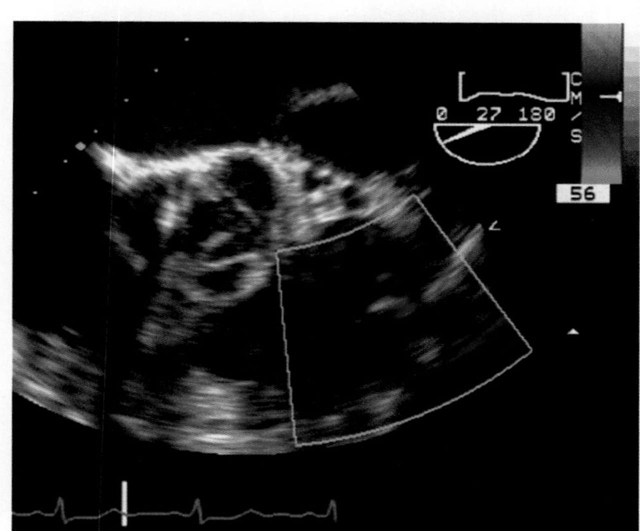

图 23.41 主动脉瓣舒张期 TEE 食管中段短轴位成像(转动至27°)。主动脉瓣叶正常。剥离的内膜片脱入主动脉瓣妨碍其舒张期闭合,出现"双主动脉瓣"影像。图 23.43 显示严重主动脉反流的发生机制。该成像平还可以评估右室功能,尤其可以评估由右冠状动脉夹层引起缺血导致的右室运动功能减弱。彩色多普勒超声可见少量肺动脉瓣反流,通常是偶然发现。还存在少量心包积液残留:这是由于心包切开后血性心包积液引流所致。在心包切开以前,心包积血产生的张力可引起严重的心脏压塞

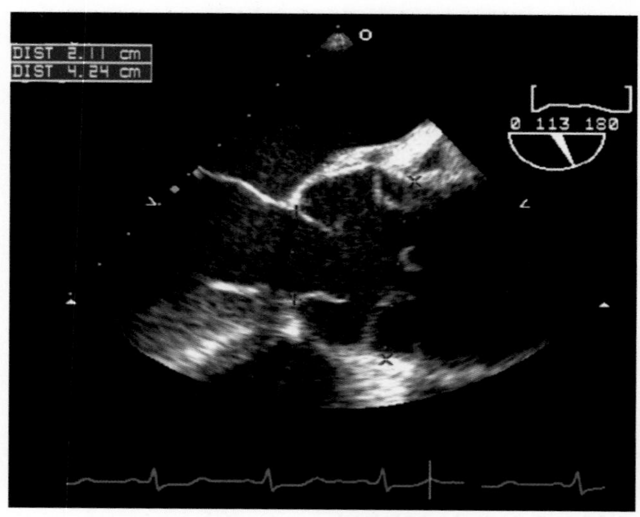

图 23.42 体外循环前主动脉瓣和升主动脉在收缩期 TEE 食管中段长轴位成像(转动至 113°)。位于升主动脉的剥离内膜片有一大的开口。夹层导致窦管交界扩张。这是主动脉反流的第二个机制,扩张的主动脉根部将导致主动脉瓣叶分离。在该病例中,如图 23.43 所示,内膜片也导致严重主动脉瓣关闭不全的原因

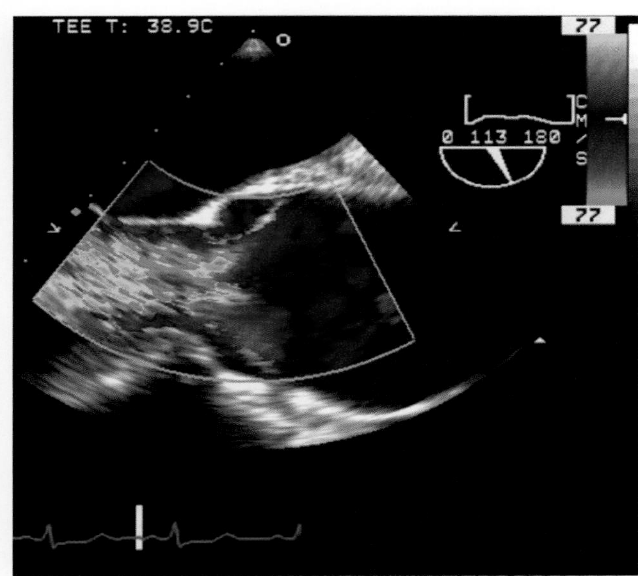

图 23.43 体外循环前主动脉瓣和升主动脉收缩期 TEE 食管中段长轴位成像(转动至 113°)。彩色多普勒超声显示舒张期反流血流充满整个左室流出道,提示严重的主动脉反流。严重主动脉反流的机制,也就是内膜脱垂和主动脉根部扩张,已在图 23.41 和图 23.42 中做了详细解释

在该 A 型主动脉夹层病例,TEE 不仅提示了急诊手术的必要性也指导了手术方案的制订。心包切开缓解了张力性心包积血引起的心脏压塞症状;血流动力学立即改善,及时处理随之的高血压以避免主动脉破裂。由于主动脉反流并非由主动脉瓣损伤所引起,故施行主动脉瓣悬吊术。手术替换有夹层的主动脉根部并使用纽扣技术再植冠状动脉。夹层累及的升主动脉和主动脉弓也施行了置换手术。在深低温停循环下施行了半弓修复术。在主动脉弓开放吻合中,通过血管内支架顺行置入法(冰冻象鼻技术)修复夹层累及的降主动脉。体外循环结束后,TEE 提示主动脉瓣功能正常,双心室功能正常,无局部室壁运动异常,血管内支架位于胸降主动脉,假腔内无流动血流。

急诊 A 型主动脉夹层是一种威胁生命的外科急症。TEE 在处理急性主动脉综合征的任何阶段均应作为一种标准的手段,包括快速诊断、发现并发症、手术的实施,以及手术结果的快速评估。

病例 3:胸主动脉横断

42 岁女性,在驾车过程中遭受侧面撞击,意识保留。无重大疾病史,来急诊室行进一步检查。各项体格检查指标均正常。胸部 X 线提示纵隔增宽。生命体征最初平稳,但逐渐发展为休克状态,使用升压药及容量复苏均无明显改善,因此紧急转往手术室拟行 TEE 诊断和主动脉修复手术。在全身麻醉诱导后行 TEE 检查。

背景

由于该患者的急性主动脉综合征很可能由创伤性主动脉横断导致,TEE 检查不仅可以明确诊断还可以全面评估主动脉损伤的情况。主动脉横断的位置及范围将决定手术方式。心脏外科医生需要胸主动脉 TEE 影像的全部资料来决定外科干预方式,是胸骨正中开胸还是左侧开胸。

临床问题

是否存在胸主动脉横断?如果存在,范围如何?累及哪些部位?使用血管内主动脉修复术是否可行?如果不存在,外科探查胸主动脉是选择胸骨正中开胸还是左侧开胸?需要使用哪种灌注技术?是否需要深低温停循环?是否需要左心部分转流?

收集数据

TEE 检查确定胸主动脉横断位于主动脉弓,并累及头臂干(图 23.44~图 23.50)。升主动脉和胸降主动脉,包括主动脉峡部并未累及。也就是,主动脉弓近端或远端均未累及。该横断及诱发的动脉壁内血肿累及大部分主动脉弓,有限制性主动脉弓破裂。

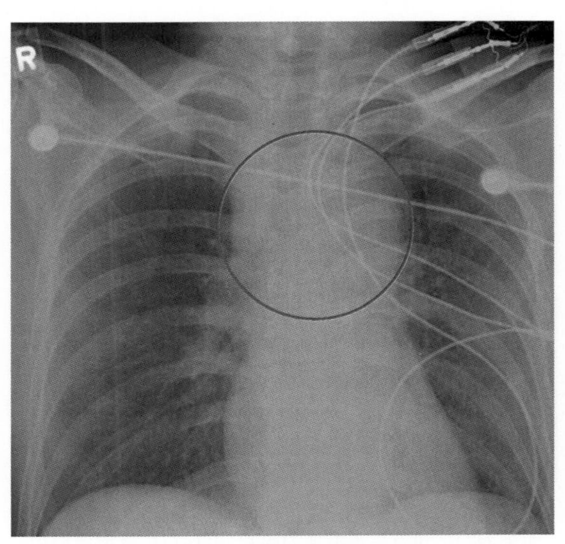

图 23.44 患者入院时的胸部 X 线检查结果。X 线提示纵隔增宽(红色圆圈部分)。该结果提示胸主动脉综合征。虽然 X 线结果起到提示作用,但切记一个正常的 X 线检查结果也无法排除重要的胸主动脉病变

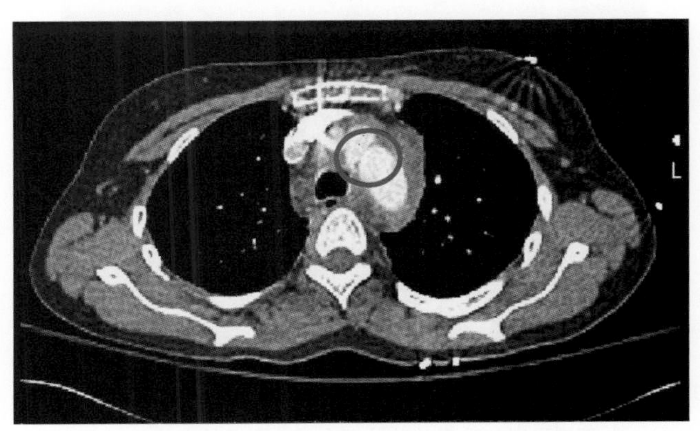

图 23.45 入院后胸主动脉 CT 检查结果。红色圆圈部分为主动脉弓。结合患者车祸外伤史,结果显示主动脉弓损伤表现符合主动脉横断诊断

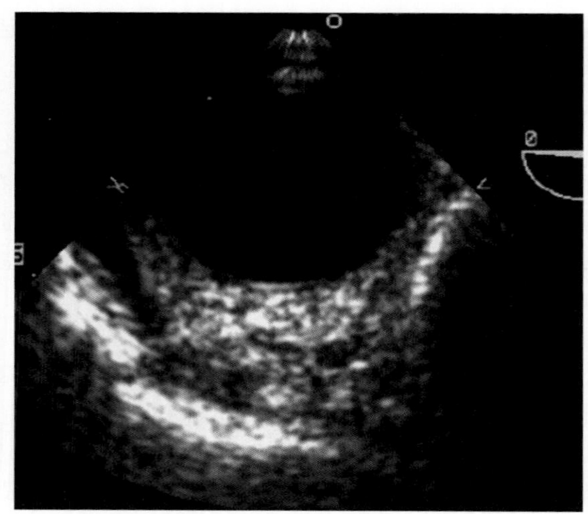

图 23.46 食管上段短轴位 TEE 升主动脉远端成像(转动至 0°)。没有发现夹层的内膜片,但存在广泛前壁壁内血肿

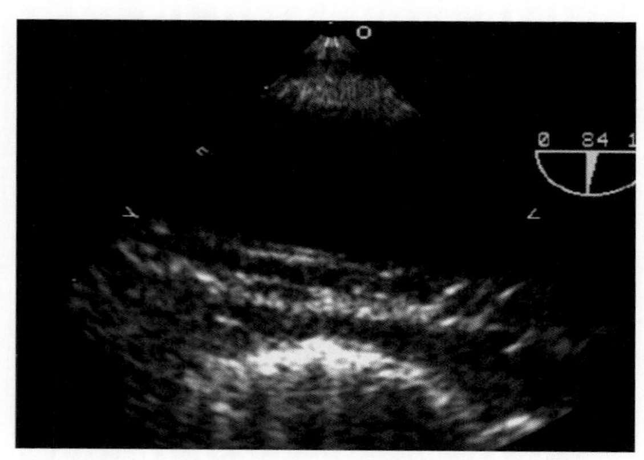

图 23.47 食管上段长轴位 TEE 中段主动脉弓成像(转动至 84°)。没有发现夹层内膜片,但存在广泛前壁壁内血肿,影像显示广泛的主动脉前壁增厚

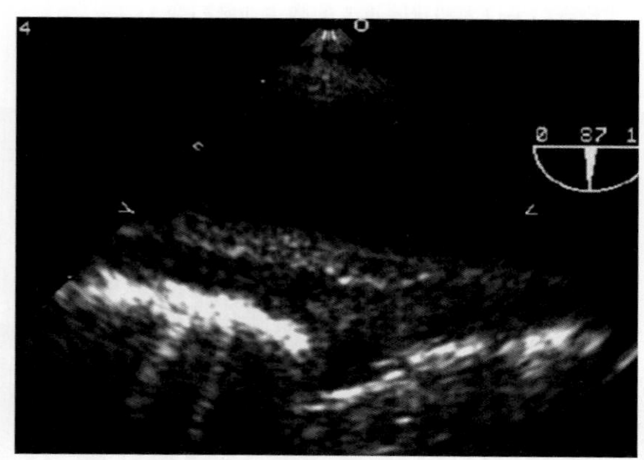

图 23.48 食管上段长轴位 TEE 中段主动脉弓成像(转动至 84°)。显示存在广泛的主动脉前壁血肿伴主动壁破裂,破裂程度几乎累及动脉壁全层。因此诊断为局灶性外伤性主动脉弓横断

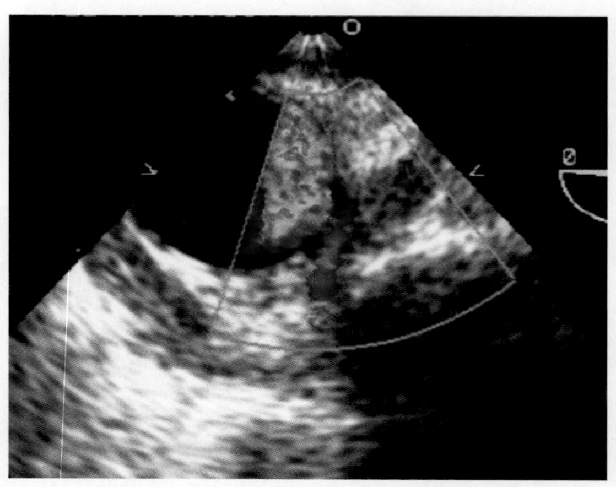

图 23.49 食管上段短轴位 TEE 远端主动脉弓成像(转动至 0°)。彩色多普勒超声显示血流进入主动脉弓横断处。该血流被主动脉周围血肿限制,下一步该疾病进展将发生主动脉破裂,有致命危险

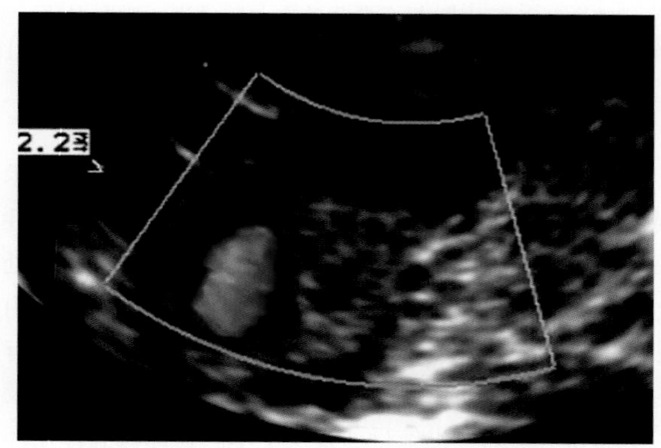

图 23.50 经皮右侧颈动脉和颈内静脉短轴位超声成像。颈动脉周围有广泛的血肿,彩色多普勒超声显示颈动脉血流正常,没有明显的颈动脉夹层。该成像提示主动脉壁血肿扩展至头臂血管。因此主动脉弓水平的头臂血管或许需要手术重建。以上检查结果建议患者行主动脉全弓置换联合头臂动脉重建,一个大手术

讨论

TEE 提示急需行全主动脉弓修复术。尽管急性血管内主动脉弓修复术在将来可能成为治疗方式的一种选择,但目前并不是标准治疗方式。目前血管内技术主要应用于无需开窗或分支的血管病变。考虑到该患者年轻,仅合并轻微合并症,选择经胸骨正中开胸,在体外循环和深低温停循环下行主动脉弓修复术(图 23.51 和图 23.52)。如果患者为合并多种合并症的老年患者,可以考虑使用杂交主动脉弓修复手术。手术中将头臂动脉调转至升主动脉以便放置主动脉弓支架。该手术通常在非体外循环下经胸骨正中开胸完成:支架可经升主动脉顺行置入,也可经股动脉逆行置入。

该主动脉弓横断病例较为罕见。85%~90% 的主动脉横断发生在主动脉峡部,紧邻左锁骨下动脉开口的远端。剩余 10% 发生在胸主动脉其他部位,包括升主动脉、主动脉弓及远端降主动脉。绝大部分主动脉横断部位都可通过 TEE 清晰地显示。TEE 的盲区为远端升主动脉和近端主动脉弓,但这

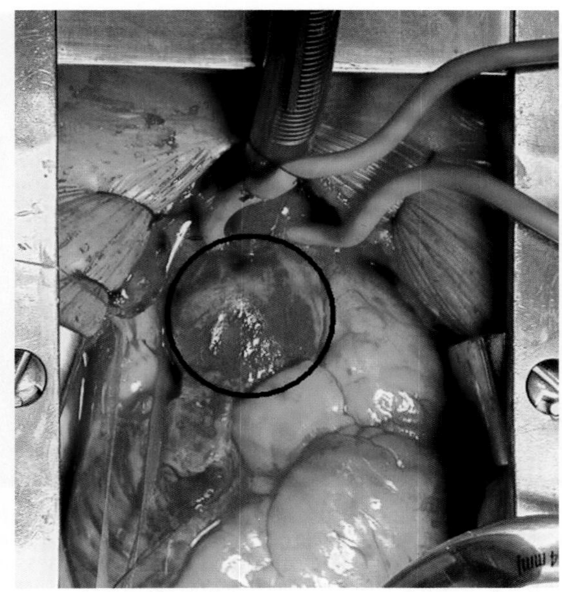

图 23.51 胸骨正中开胸后胸主动脉照片。近端主动脉弓存在广泛壁内血肿(黑色圆圈部分)

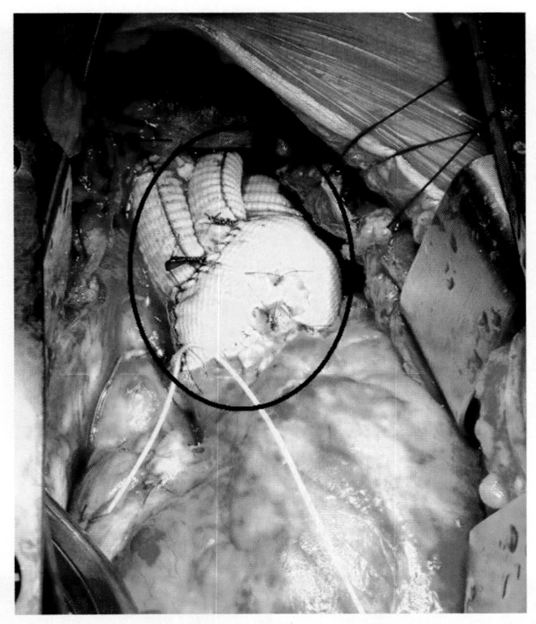

图 23.52 深低温停循环后主动脉弓照片(黑色圆圈部分)。整个主动脉弓由三分叉人工血管替换

些部位很少发生横断。另外,在胸部创伤患者,TEE 还可以通过评估心脏发现其他创伤性损伤,其可能显著影响围手术期处理。创伤性心肌挫伤可以导致局部室壁运动异常,严重时需要血管活性药物的支持。心包积血造成的心脏压塞或许需要外科引流。三尖瓣可能出现创伤性破裂,严重的三尖瓣反流可能需要外科修复或替换。

该病例,TEE 显示急性主动脉弓横断累及广泛头臂动脉。经过手术置换主动脉弓,未出现并发症,身体完全恢复。

病例 4:二叶式主动脉瓣

43 岁男性,表现为进行性心力衰竭,其父亲在 50 岁时接受主动脉瓣置换手术。体格检查发现严重主动脉反流。经胸超声检查提示严重主动脉反流并疑似二叶式主动脉瓣。冠脉导管检查排除严重冠心病。考虑行主动脉瓣手术。患者强烈要求避免术后长期服用抗凝药,要求行主动脉修复手术。

背景

因为患者已存在主动脉反流症状,具有主动脉瓣手术指征。患者存在二叶式主动脉瓣,且患者强烈要求行瓣膜修复术,瓣膜的解剖和主动脉反流机制是决定瓣膜修复术可行性的关键。另外,由于二叶式主动脉瓣易引起主动脉扩张,需评估主动脉根部和升主动脉直接,提供外科手术置换的可能性。最新的胸主动脉指南推荐直径超过 4.5cm 时应行升主动脉置换术,避免进一步发生破裂和夹层的可能(推荐 I 级;证据等级 B)[2]。

问题

是否存在二叶式主动脉瓣? 是否存在瓣膜钙化? 是否存在主动脉瓣狭窄? 是否存在主动脉反流? 如果存在,反流的成因及严重程度如何? 瓣膜的解剖改变是否适合行修复手术? 主动脉根部和升主动脉内径是多少? 是否存在升主动脉夹层? 患者是否需要行主动脉根部或升主动脉置换手术?

收集数据

TEE 显示存在二叶式主动脉瓣(图 23.53~图 23.59)。不存在主动脉瓣钙化及主动脉瓣狭窄。主动脉瓣前叶在融合缝处脱垂导致主动脉瓣严重偏心性反流。虽然主动脉根部有轻度扩张,但未达到行置换术的指征。升主动脉无夹层,但在肺动脉水平的直径达到 4.6cm。

讨论

二叶式主动脉瓣是常见的和已知的升主动脉瘤和 A 型主动脉夹层的危险因素。正如该病例所示,虽然二叶式主动脉瓣解剖变化各异,但最常见的还是前后位瓣叶。前瓣叶中线部位有一脊,它是由三叶主动脉瓣的左、右瓣叶在其对合缘融合形成。主动脉瓣前叶往往被拉长,因此容易在舒张期发生脱垂。后叶结构通常正常。TEE 检查主要关注瓣膜的解剖、分型以及二叶式主动脉瓣关闭不全的机制。该病例的 TEE 评估结果(瓣叶质地良好,脱垂局限)均强烈建议行主动脉瓣修复。在该年轻患者,升主动脉而非主动脉根部达到手术置换指征。主动脉弓也有轻度扩张。

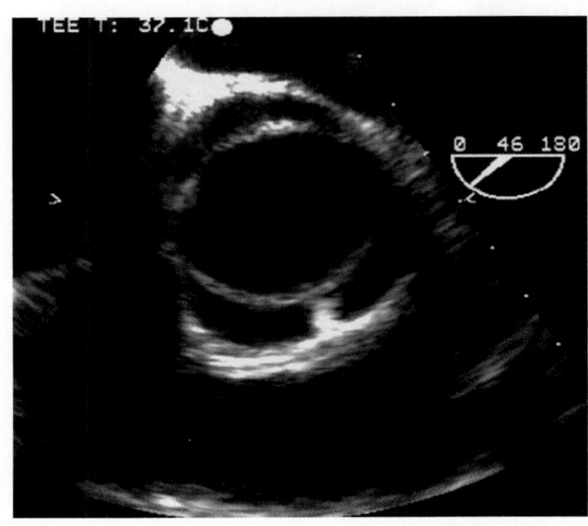

图 23.53 食管中段短轴位 TEE 主动脉瓣收缩期成像(转动至 46°)。主动脉瓣呈现二瓣化有融合脊。瓣窦正常,收缩期无明显活动受限。该二瓣化主动脉瓣瓣口横截面积为 3.2cm²。通过体表面积评估其在正常范围。

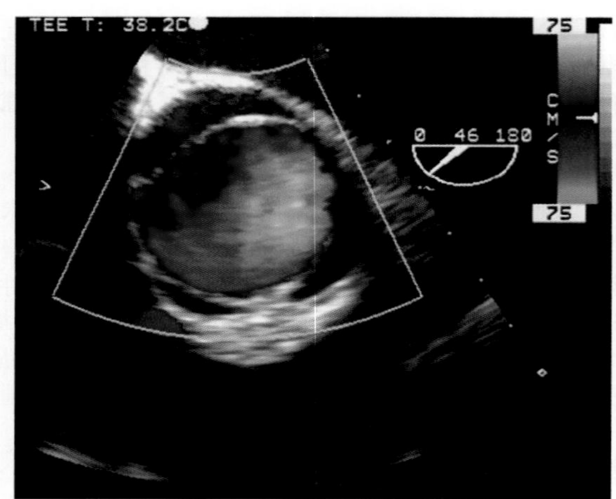

图 23.54 食管中段短轴位 TEE 主动脉瓣收缩期成像(转动至 46°)。彩色多普勒超显示过瓣膜血流为层流提示瓣口面积足够,无主动脉瓣狭窄征象

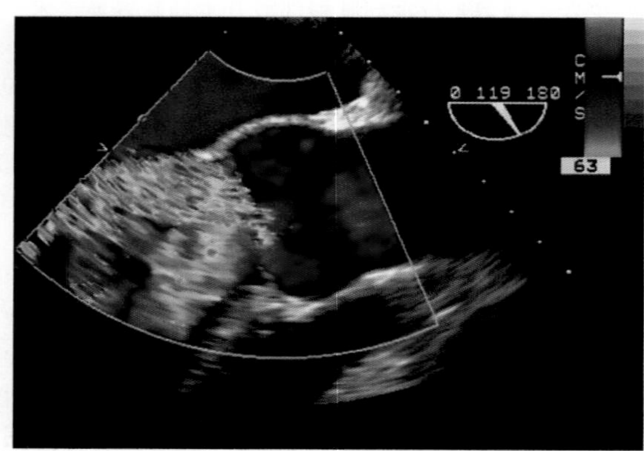

图 23.55 食管中段长轴位 TEE 主动脉瓣成像(转动至 119°)。彩色多普勒超声提示严重的主动脉反流。反流的血流面积几乎充满整个左室流出道。部分反流血流向后冲向二尖瓣前叶。这个向后的偏心血流或许由主动脉瓣前瓣脱垂或后瓣穿孔所致

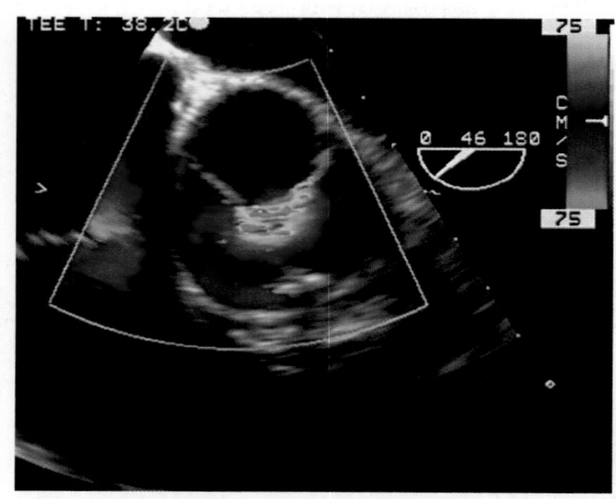

图 23.56 食管中段短轴位 TEE 主动脉瓣舒张期成像(转动至 46°)。彩色多普勒超声显示主动脉瓣前叶中点闭合缘存在中心性反流。此位置的反流提示主动脉瓣前叶局部脱垂。结合向后的偏心反流(如图 23.55),该病例中主动脉反流的机制为主动脉瓣前瓣融合脊处局部脱垂。该反流机制提示了行局部主动脉瓣修复术的可能性

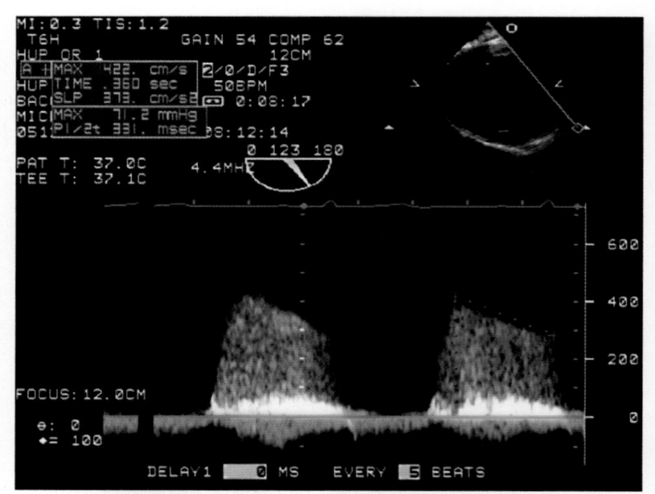

图 23.57 经胃长轴位主动脉瓣成像(图像角度为 123°)。连续频谱多普勒显示严重主动脉瓣反流(血流在基线之上)。压力半衰期为 331 毫秒,符合中度主动脉瓣关闭不全。然而,结合图 23.55 的彩色多普勒超声结果和图 23.58 的左室功能,最终诊断为严重主动脉瓣关闭不全。由于反流的血流为偏心性,连续频谱多普勒超声可能低估了舒张期流速峰值。此时用压力半衰期法可低估主动脉反流。这就强调了使用多种方法评估瓣膜损伤的重要性

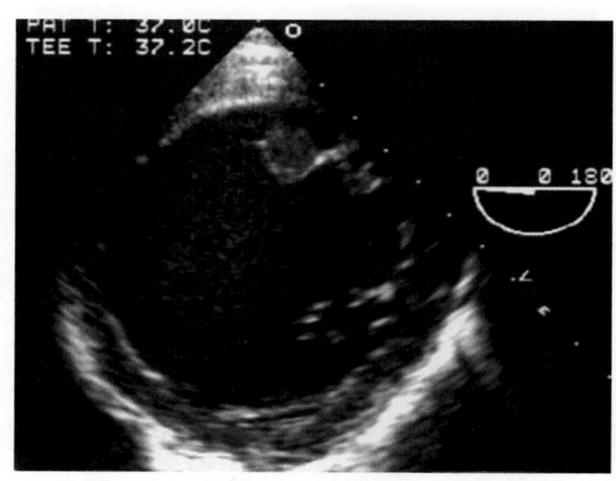

图 23.58 经胃乳头肌中段舒张末期左室短轴位成像(转动至 0°)。左室严重扩张,舒张末期内径达 6.5cm。符合慢性严重主动脉反流

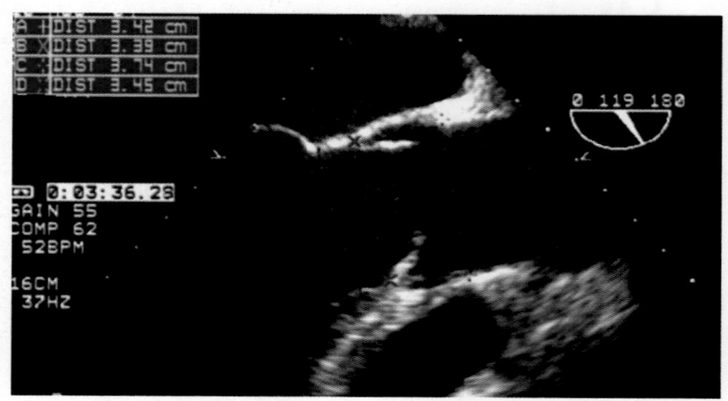

图 23.59 食管中段长轴位 TEE 主动脉根部成像(转动至 119°)。测量了左室流出道(A)、主动脉瓣环(B)、主动脉窦(C)和窦管交界(D)的直径。这些直径符合轻度主动脉瓣环和主动脉根部扩张,常见于主动脉瓣二瓣化畸形。这些直径检测的准确性十分重要,因为主动脉根部和瓣环的扩张程度决定了是否行主动脉根部替换和是否保留主动脉瓣。另外,升主动脉接近肺动脉水平的直径(未显示)也是决定是否行升主动脉置换手术的依据

在此例患者，术中探查主动脉瓣也证实了TEE的术前发现。虽然主动脉根部轻度扩张，但仍未达到手术指征。手术切开了主动脉瓣前叶脊部。前叶脱垂游离缘采用三角形切除行前叶瓣膜成形。在深低温停循环下行升主动脉置换，并对主动脉弓部进行了修复术（半弓技术；停循环时间15min）。将升主动脉完全替换是为了规避原位钳夹阻断升主动脉，因为在该患者行原位升主动脉阻断有极大的发生继发夹层的风险。另外，主动脉弓也有轻度扩张。之所以选择积极的近端胸主动脉替换术，主要考虑到患者为二叶式主动脉瓣、患者手术风险较低和手术团队有丰富的经验。体外循环脱机后，TEE检查主动脉瓣膜功能正常，无主动脉瓣反流。无主动脉夹层，心功能改善，术后恢复良好。

对于二叶式主动脉瓣患者，TEE可为行近端胸主动脉手术提供重要的信息并指导手术方案的制订。TEE对主动脉瓣、主动脉根部、升主动脉以及主动脉弓的彻底检查可以为手术方案的制订提供所需的信息。二叶式主动脉瓣常伴有近端胸主动脉异常，手术过程中不仅要关注瓣膜功能异常的处理也要关注近端胸主动脉异常的处理。

（于洋 译，程怡　程卫平 校）

参考文献

1. Andersen ND, Ganapathi AM, Hanna JM, et al. Outcomes of acute type A dissection repair before and after implementation of a multidisciplinary thoracic aortic surgery program. *J Am Coll Cardiol.* 2014;63:1796–1803.
2. Hiratzka LF, Bakris GL, Beckman JA, et al. 2010 ACCF/AHA/AATS/ACR/ASA/SCA/SCAI/SIR/STS/SVM guidelines for the diagnosis and management of patients with thoracic aortic disease: executive summary. A report of the American College of Cardiology Foundation, American Heart Association Task Force on Practice Guidelines, American Association for Thoracic Surgery, American College of Radiology, American Stroke Association, Society of Cardiovascular Anesthesiologists, Society for Cardiovascular Angiography and Interventions, and Society for Vascular Medicine. *J Am Coll Cardiol.* 2010;55:1509–1544.
3. Svensson LG, Adams DH, Bonow RO, et al. Aortic valve and ascending aorta guidelines for management and quality measures. *Ann Thorac Surg.* 2013;95:1–66.
4. Erbel R, Aboyans V, Boileau C, et al. 2014 ESC Guidelines on the diagnosis and treatment of aortic diseases: Document covering acute and chronic aortic diseases of the thoracic and abdominal aorta of the adult; the task force for the diagnosis and treatment of aortic diseases of the European Society of Cardiology (ESC). *Eur Heart J.* 2014;35:2873–2926.
5. Boodhwani M, Andelfinger G, Leipsic J, et al. Canadian Cardiovascular Society position statement on the management of thoracic aortic disease. *Can J Cardiol.* 2014;30:577–589.
6. Anilkumar M. Patent ductus arteriosus. *Cardiol Clin.* 2013;31:417–430.
7. Kern MJ, Serota H, Callicoat P, et al. Use of coronary arteriography in the preoperative management of patients undergoing urgent repair of the thoracic aorta. *Am Heart J.* 1990;119:143–148.
8. Sanders JS, Ferguson DW, Mark AL. Arterial baroreflex control of sympathetic nerve activity during elevation of blood pressure in normal man: dominance of aortic baroreflexes. *Circulation.* 1988;77:279–288.
9. Goldstein SA, Evangelista A, Abhara S, et al. Multimodality imaging of diseases of the thoracic aorta in adults: from the American Society of Echocardiography and the European Association of Cardiovascular Imaging: endorsed by the Society for Cardiovascular Computed Tomography and the Society for Cardiovascular Magnetic Resonance. *J Am Soc Echocardiogr.* 2015;28:119–182.
10. Miceli A, Capoun R, Fino C, et al. Effects of angiotensin-converting enzyme inhibitor therapy on clinical outcome in patients undergoing coronary artery bypass grafting. *J Am Coll Cardiol.* 2009;54:1778–1884.
11. Augoustides JG. Should all antihypertensive agents be discontinued before surgery? In: Fleisher LA, ed. *Evidence-Based Practice of Anesthesiology.* 3rd ed. Elsevier; 2013:48–54.
12. Society of Thoracic Surgeons Blood Conservation Guideline Task Force, Ferraris VA, Brown JR, et al. 2011 update to the Society of Thoracic Surgeons and the Society of Cardiovascular Anesthesiologists blood conservation clinical practice guidelines. *Ann Thorac Surg.* 2011;91:944–982.
13. Horlocker TT, Wedel DJ, Rowlingson JC, et al. Regional anesthesia in the patient receiving antithrombotic or thrombolytic therapy. *Reg Anesth Pain Med.* 2010;35:64–101.
14. Augoustides JG, Cheung AT. Pro: ultrasound should be the standard of care for central catheter insertion. *J Cardiothorac Vasc Anesth.* 2009;23:720–724.
15. Kozek-Langenecker SA, Afshari A, Albaladejo P, et al. Management of severe perioperative bleeding; guidelines from the European Society of Anaesthesiology. *Eur J Anaesthesiol.* 2013;30:270–382.
16. Fergusson DA, Hebert PC, Mazer CD, et al. A comparison of aprotinin and lysine analogues in high-risk cardiac surgery. *N Engl J Med.* 2008;358:2319–2331.
17. Augoustides JG. Aprotinin and renal dysfunction: what does history teach us? *Expert Opin Drug Saf.* 2009;8:5–7.
18. Hebert PC, Fergusson DA, Hutton B, et al. Regulatory decisions pertaining to aprotinin may be putting patients at risk. *CMAJ.* 2014;186:1379–1386.
19. Koster A, Faraoni D, Levy JH. Antifibrinolytic therapy for cardiac surgery: an update. *Anesthesiology.* 2015;[Epub ahead of print].
20. Hgaage DL, Bland JM. Lessons from aprotinin: is the routine use and inconsistent dosing of tranexamic acid prudent? meta-analysis of randomized and large matched observational studies. *Eur J Cardiothorac Surg.* 2010;37:1375–1383.
21. Murkin JM, Falter F, Granton J, et al. High-dose tranexamic acid is associated with nonischemic clinical seizures in cardiac surgical patients. *Anesth Analg.* 2010;110:350–353.
22. Tritapepe L, De Santis V, Vitale D, et al. Recombinant activated Factor VII for refractory bleeding after acute aortic dissection surgery: A propensity score analysis. *Crit Care Med.* 2007;35:1685–1690.
23. Goksedef D, Panagopoulos G, Nassiri N, et al. Intraoperative use of recombinant activated factor VII during complex aortic surgery. *J Thorac Cardiovasc Surg.* 2012;143:1198–1204.
24. Simpson E, Lin Y, Stanworth S, et al. Recombinant factor VIIa for the prevention and treatment of bleeding in patients without haemophilia. *Cochrane Database Syst Rev.* 2012;(3):CD005011.
25. Rahe-Meyer N, Hanke A, Schmidt DS, et al. Fibrinogen concentrate reduces intraoperative bleeding when used as first-line hemostatic therapy during major aortic replacement surgery: results from a randomized, placebo-controlled trial. *J Thorac Cardiovasc Surg.* 2013;145:S178–S185.
26. Appoo JJ, Augoustides JG, Pochettino A, et al. Perioperative outcome in adults undergoing elective deep hypothermic circulatory arrest with retrograde cerebral perfusion in proximal aortic arch repair: evaluation of protocol-based care. *J Cardiothorac Vasc Anesth.* 2009;20:3–7.
27. Lazar HL, McDonnell M, Chipkin SR, et al. The Society of Thoracic Surgeons practice guideline series: blood glucose management during adult cardiac surgery. *Ann Thorac Surg.* 2009;87:663–669.
28. Pezzella T, Holmes SD, Pritchard G, et al. Impact of perioperative glycemic control strategy on patient survival after coronary bypass surgery. *Ann Thorac Surg.* 2014;98:1281–1285.
29. Elefteriades JA, Farkas EA. Thoracic aortic aneurysm: clinically pertinent controversies and uncertainties. *J Am Coll Cardiol.* 2010;55:841–857.
30. Albornoz G, Coady MA, Roberts M, et al. Familial thoracic aortic aneurysms and dissections—incidence, modes of inheritance, and phenotypic patterns. *Ann Thorac Surg.* 2006;82:1400–1405.
31. Augoustides JG, Wolfe Y, Walsh EK, et al. Recent advances in aortic valve disease: Highlights from a bicuspid aortic valve to transcatheter aortic valve replacement. *J Cardiothorac Vasc Anesth.* 2009;23:569–576.
32. Della Corte A, Body SC, Booher AM, et al. Surgical treatment of bicuspid aortic valve disease: knowledge gaps and research perspectives. *J Thorac Cardiovasc Surg.* 2014;147:1749–1757.
33. Svensson LG, Kouchoukos NT, Miller DC, et al. 2008 expert consensus document on the treatment of descending thoracic aortic disease using endovascular stent grafts. *Ann Thorac Surg.* 2008;85:S1–S41.
34. Lu Q, Feng J, Zhou J, et al. Endovascular repair of ascending aortic dissection: a novel treatment option for patients judged unfit for direct surgical repair. *J Am Coll Cardiol.* 2013;61:1917–1924.
35. Szeto WY, Moser WG, Desai ND, et al. Transapical deployment of endovascular thoracic aortic stent graft for an ascending aortic pseudoaneurysm. *Ann Thorac Surg.* 2010;89:616–618.
36. Augoustides JG, Stone ME, Drenger B. Novel approaches to spinal cord protection during thoracoabdominal aortic interventions. *Curr Opin Anaesthesiol.* 2014;27:98–105.
37. DiLusioo RP, Mazzeffi MA, Bodian CA, et al. Vocal cord paralysis after aortic surgery. *J Cardothorac Vasc Anesth.* 2013;27:522–527.
38. Goldstein SA, Evangelista A, Abbara S, et al. Multimodality imaging of diseases of the thoracic aorta in adults: from the American Society of Echocardiography and the European Association of Cardiovascular Imaging: endorsed by the Society of Cardiovascular Computed Tomography and Society for Cardiovascular Magnetic Resonance. *J Am Soc Echocardiogr.* 2015;28:119–182.
39. Brown JR, Block CA, Malenka DJ, et al. Sodium bicarbonate plus N-acetylcysteine prophylaxis: a meta-analysis. *JACC Cardiovasc Interv.* 2009;2:1116–1124.
40. Mahajan A, Crowley R, Ho JK, et al. Imaging the ascending aorta and aortic arch using transesophageal echocardiography: the expanded aortic view. *Echocardiography.* 2008;25:408–413.
41. Nierich AP, van Zaane B, Buhre WF, et al. Visualization of the distal ascending aorta with A-mode transesophageal echocardiography. *J Cardiothorac Vasc Anesth.* 2008;22:766–773.
42. Augoustides JG, Hosalkar HH, Milas BL, et al. Upper gastrointestinal injuries related to perioperative transesophageal echocardiography: index case, classification proposal, and call for a registry. *J Cardiothorac Vasc Anesth.* 2006;20:379–384.
43. Augoustides JG, Plappert T, Bavaria JE. Aortic decision-making in the Loeys-Dietz syndrome: aortic root aneurysm and a normal-caliber ascending aorta and aortic arch. *J Thorac Cardiovasc Surg.* 2009;138:502–503.
44. Davies RR, Gallo A, Coady MA, et al. Novel measurement of relative aortic size predicts rupture of thoracic aortic aneurysms. *Ann Thorac Surg.* 2006;81:169–177.
45. Song HK, Bavaria JE, Kindem MW, et al. Surgical treatment of patients enrolled in the national registry of genetically triggered thoracic aortic conditions. *Ann Thorac Surg.* 2009;88:781–787.
46. Toda K, Taniguchi K, Masai T, et al. Arch aneurysm repair with long elephant trunk: A 10-year experience in 111 patients. *Ann Thorac Surg.* 2009;88:16–22.
47. Spielvogel D, Etz CD, Silovitz D, et al. Aortic arch replacement with a trifurcated graft. *Ann Thorac Surg.* 2007;83:S791–S795.
48. Milewski RK, Szeto WY, Pochettino A, et al. Have hybrid procedures replaced open aortic arch reconstruction in high-risk patients? a comparative study of elective open arch debranching with endovascular stent graft placement and conventional elective open total and distal aortic arch reconstruction. *J Thorac Cardiovasc Surg.* 2010;140:590–597.
49. Vallabhajosyula P, Szeto WY, Desai N, et al.: Type II arch hybrid debranching procedure. *Ann Cardiothorac Surg.* 2:378–386, 2013.
50. Stein LH, Elefteriades JA. Protecting the brain during aortic surgery: an enduring debate with unanswered questions. *J Cardiothorac Vasc Anesth.* 2010;24:316–321.
51. Augoustides JG, Patel P, Ghadimi K, et al. Current conduct of deep hypothermic circulatory arrest in China. *HSR Proc Intensive Care Cardiovasc Anesth.* 2013;5:25–32.
52. Gutsche JT, Feinman J, Silvay G, et al. Practice variations in the conduct of hypothermic circulatory arrest for adult aortic arch repair: focus on an emerging European paradigm. *Heart Lung Vessel.* 2014;6:43–51.
53. Harrington DK, Fragomeni F, Bonser RS. Cerebral perfusion. *Ann Thorac Surg.* 2007;83:S799–S804.
54. Abdul Aziz KA, Meduoye A. Is pH-stat or alpha-stat the best technique to follow in patients undergoing deep hypothermic circulatory arrest? *Interact Cardiovasc Thorac Surg.* 2010;10:271–282.
55. Cheung AT, Bavaria JE, Pochettino A, et al. Oxygen delivery during retrograde cerebral perfusion in humans. *Anesth Analg.* 1999;88:8–15.
56. Gutsche JT, Ghadimi K, Patel PA, et al. New frontiers in aortic therapy: focus on deep hypothermic circulatory arrest. *J Cardiothorac Vasc Anesth.* 2014;28:1171–1175.
57. Stecker MM, Cheung AT, Pochettino A, et al. Deep hypothermic circulatory arrest: I. effects of cooling on electroencephalogram and evoked potentials. *Ann Thorac Surg.* 2001;71:14–21.
58. Shuhaiber JH. Evaluating the quality of trials of hypothermic circulatory arrest aortic surgery. *Asian Cardiovasc Thorac Ann.* 2007;15:449–452.
59. Reich DL, Horn M, Hossain S, et al. Using jugular bulb oxyhemoglobin saturation to guide onset of deep hypothermic circulatory arrest does not predict post-operative neuropsychological function. *Eur J Cardiothorac Surg.* 2004;25:401–406.
60. Percy A, Widman S, Rizzo JA, et al. Deep hypothermic circulatory arrest with high cognitive needs: full preservation of cognitive abilities. *Ann Thorac Surg.* 2009;87:117–123.
61. Gega A, Rizzo JA, Johnson MH, et al. Straight deep hypothermic arrest: experience in 394 patients supports its effectiveness as a sole means of brain preservation. *Ann Thorac Surg.* 2007;84:759–766.
62. Pokela M, Heikkinen J, Biancari F, et al. Topical head cooling during rewarming after experimental hypothermic circulatory arrest. *Ann Thorac Surg.* 2003;75:1899–1910.
63. Grocott H, Andreiw A. Con: topical head cooling should not be used during deep hypothermic circulatory arrest. *J Cardiothorac Vasc Anesth.* 2012;26:337–339.
64. Qian H, Hu J, Du L, et al. Modified hypothermic circulatory arrest for emergent repair of acute aortic dissection type A: a single center experience. *J Cardiothorac Surg.* 2013;8:125.
65. Pochettino A, Cheung AT. Pro: retrograde cerebral perfusion is useful for deep hypothermic circulatory arrest. *J Cardiothorac Vasc Anesth.* 2003;17:764–767.
66. Augoustides JG, Andritsos M. Innovations in aortic disease: the ascending aorta and aortic arch. *J Cardiothorac Vasc Anesth.* 2010;24:198–207.
67. Estrera AL, Miller CC, Lee TY, et al. Ascending and transverse aortic arch repair: the impact of retrograde cerebral perfusion. *Circulation.* 2008;118:S160–S166.
68. Hu Z, Wang Z, Ren Z, et al. Similar cerebral protective effectiveness of antegrade and retrograde cerebral perfusion combined with deep hypothermia circulatory arrest in aortic arch surgery: a meta-analysis and systematic review of 5060 patients. *J Thorac Cardiovasc Surg.* 2014;148:544–560.
69. Vallabhajosyula P, Jassar AS, Menon RS, et al. Moderate versus deep hypothermic circulatory arrest for elective aortic transverse hemiarch reconstruction. *Ann Thorac Surg.* 2015;99:1511–1517.
70. Tian DH, Wan B, Bannon PG, et al. A meta-analysis of deep hypothermic circulatory arrest alone versus with adjunctive selective antegrade cerebral perfusion. *Ann Cardiothorac Surg.* 2013;2:

261–270.
71. Etz CD, Plestis KA, Kari FA, et al. Axillary cannulation significantly improves survival and neurologic outcome after atherosclerotic aneurysm repair of the aortic root and ascending aorta. *Ann Thorac Surg*. 2008;86:441–446.
72. Augoustides JG, Desai ND, Szeto WY, et al. Innominate artery cannulation: the Toronto technique for antegrade cerebral perfusion in aortic arch reconstruction—a clinical trial opportunity for the International Aortic Arch Surgery Study Group. *J Thorac Cardiovasc Surg*. 2014;148:2924–2926.
73. Urbanski PP, Lenos A, Blume JC, et al. Does anatomical completeness of the circle of Willis correlate with sufficient cross-perfusion during unilateral cerebral perfusion. *Eur J Cardiothorac Surg*. 2008;33:402–408.
74. Morita S, Yasaka M, Yasumori K, et al. Transcranial Doppler study to assess intracranial arterial communication before aortic arch operation. *Ann Thorac Surg*. 2008;86:448–451.
75. Murkin JM. NIRS: a standard of care for CPB vs an evolving standard for selective cerebral perfusion? *J Extra Corpor Technol*. 2009;41:11–14.
76. Augoustides JG, Kohl BA, Harris H, et al. Color-flow Doppler recognition of intraoperative brachiocephalic malperfusion during operative repair of acute type A aortic dissection: utility of transcutaneous carotid artery ultrasound scanning. *J Cardiothorac Vasc Anesth*. 2007;21:81–84.
77. Estrera AL, Garami Z, Miller CC, et al. Cerebral monitoring with transcranial Doppler ultrasonography improves neurologic outcome during repairs of acute type A aortic dissection. *J Thorac Cardiovasc Surg*. 2005;129:277–285.
78. Kazui T. Which is more appropriate as a cerebral protection method—unilateral or bilateral perfusion? *Eur J Cardiothorac Surg*. 2006;29:1039–1040.
79. Malvindi PG, Scrascia G, Vitale N. Is unilateral antegrade cerebral perfusion equivalent to bilateral cerebral perfusion for patients undergoing aortic arch surgery? *Interact Cardiovasc Thorac Surg*. 2008;7:891–897.
80. Angeloni E, Benedetto U, Takkenberg JJ, et al. Unilateral versus bilateral antegrade cerebral perfusion during circulatory arrest in aortic surgery: a meta-analysis of 5100 patients. *J Thorac Cardiovasc Surg*. 2014;147:60–67.
81. Cook RC, Goa M, Macnab AJ, et al. Aortic arch reconstruction: Safety of moderate hypothermia and antegrade cerebral perfusion during systemic circulatory arrest. *J Card Surg*. 2006;21:158–164.
82. Kamiya H, Hagl C, Kropivnitskaya I, et al. The safety of moderate hypothermic lower body circulatory arrest with selective perfusion: a propensity score analysis. *J Thorac Cardiovasc Surg*. 2007;133:501–509.
83. Khaladj N, Shrestha M, Meck S, et al. Hypothermic circulatory arrest with selective antegrade cerebral perfusion in ascending and aortic arch surgery: A risk factor analysis for adverse outcome in 501 patients. *J Thorac Cardiovasc Surg*. 2008;135:908–914.
84. Tian DH, Wan B, Bannon PG, et al. A meta-analysis of deep hypothermic circulatory arrest versus moderate hypothermic circulatory arrest with selective antegrade cerebral perfusion. *Ann Cardiothorac Surg*. 2013;2:148–158.
85. Etz CD, Luehr M, Kari FA, et al. Selective cerebral perfusion at 28 degrees C—is the spinal cord safe? *Eur J Cardiothoracic Surg*. 2009;36:946–955.
86. Ohno M, Omoto T, Fukuzumi M, et al. Hypothermic circulatory arrest: renal protection by atrial natriuretic peptide. *Asian Cardioavsc Thorac Ann*. 2009;17:401–407.
87. Dewhurst AT, Moore SJ, Liban JB. Pharmacological agents as cerebral protectants during deep hypothermic circulatory arrest in adult thoracic aortic surgery: a survey of current practice. *Anaesthesia*. 2002;57:1016–1021.
88. Kruger T, Hoffmann I, Blether M, et al. Intraoperative neuroprotective drugs without beneficial effects? Results of the German Registry for Acute Aortic Dissection Type A (GERAADA). *Eur J Cardiothoracic Surg*. 2013;44:939–946.
89. LeMaire SA, Price MD, Green SY, et al. Results of open thoracoabdominal aortic aneurysm repair. *Ann Cardiothorac Surg*. 2012;1:286–292.
90. Frederick JR, Woo YJ. Thoracoabdominal aortic aneurysm. *Ann Cardiothorac Surg*. 2012;1:277–285.
91. Livesay JJ, Cooley DA, Ventemiglia RA, et al. Surgical experience in descending thoracic aneurysmectomy with and without adjuncts to avoid ischemia. *Ann Thorac Surg*. 1985;39:37–46.
92. Roizen MF, Beaupre PN, Alpert RA, et al. Monitoring with two-dimensional transesophageal echocardiography: comparison of myocardial function in patients undergoing supraceliac, suprarenal-infraceliac, or infrarenal aortic occlusion. *J Vasc Surg*. 1984;1:300–305.
93. Coselli JS, Bozinovski J, LeMaire SA. Open surgical repair of 2286 thoracoabdominal aortic aneurysms. *Ann Thorac Surg*. 2007;83:S862–S864.
94. Tabayashi K, Motoyoshi N, Saiki Y, et al. Efficacy of perfusion cooling of the epidural space and cerebrospinal fluid drainage during repair of extent I and extent II thoracoabdominal aneurysms. *J Cardiovasc Surg (Torino)*. 2008;49:749–755.
95. Verdant A. Contemporary results of standard open repair of acute traumatic rupture of the thoracic aorta. *J Vasc Surg*. 2010;51:294–298.
96. Cheung AT, Pochettino A, Guvakov DV, et al. Safety of lumbar drains in thoracic aortic operations performed with extracorporeal circulation. *Ann Thorac Surg*. 2003;76:1190–1196.
97. Kulik A, Castner CF, Kouchoukos NT. Replacement of the descending thoracic aorta: contemporary outcomes using hypothermic circulatory arrest. *J Thorac Cardiovasc Surg*. 2010;139:249–255.
98. Etz CD, Plestis KA, Kari FA, et al. Staged repair of thoracic and thoracoabdominal aortic aneurysms using the elephant trunk technique: A consecutive series of 215 first stage and 120 complete repairs. *Eur J Cardiothorac Surg*. 2008;34:605–614.
99. Dunning J, Martin JE, Shennib H, et al. Is it safe to cover the left subclavian artery when placing an endovascular stent in the descending thoracic aorta? *Interact Cardiovasc Thorac Surg*. 2008;7: 690–697.
100. Rizvi AZ, Murad MH, Fairman RM, et al. The effect of left subclavian artery coverage on morbidity and mortality in patients undergoing thoracic aortic interventions: a systematic review and meta-analysis. *J Vasc Surg*. 2009;50:1159–1169.
101. Cooper DG, Walsh SR, Sadat U, et al. Neurological complications after left subclavian artery coverage during thoracic endovascular aortic repair: a systematic review and meta-analysis. *J Vasc Surg*. 2009;49:1594–1601.
102. Matsumara JS, Lee WA, Mitchell RS, et al. The Society of Vascular Surgery practice guidelines: management of the left subclavian artery with thoracic endovascular repair. *J Vasc Surg*. 2009;50:1155–1158.
103. Lachat M, Veith FJ, Pfammatter T, et al. Chimney and periscope grafts observed over 2 years after their use to revascularize 169 renovisceral branches in 77 patients with complex aortic aneurysms. *J Endovasc Ther*. 2013;20:597–605.
104. Gilling-Smith GL, McWilliams RG, Scurr JR, et al. Wholly endovascular repair of thoracoabdominal aneurysm. *Br J Surg*. 2008;95:703–708.
105. D'Elia P, Tyrrell M, Sobocinski J, et al. Endovascular thoracoabdominal aortic aneurysm repair: a literature review of early and midterm results. *J Cardiovasc Surg (Torino)*. 2009;50:439–445.
106. Haulon S, D'Elia P, O'Brien N, et al. Endovascular repair of thoracoabdominal aortic aneurysms. *Eur J Vasc Endovasc Surg*. 2010;39:171–178.
107. Bakoyiannis C, Kalles V, Economopoulos K, et al. Hybrid procedures in the treatment of thoracoabdominal aortic aneurysms: a systematic review. *J Endovasc Ther*. 2009;16:443–450.
108. Drinkwater SL, Bockler D, Eckstein H, et al. The visceral hybrid repair of thoracoabdominal aortic aneurysms—a collaborative approach. *Eur J Vasc Endovasc Surg*. 2009;38:578–585.
109. Patel R, Conrad MF, Parachuri V, et al. Thoracoabdominal aneurysm repair: hybrid versus open repair. *J Vasc Surg*. 2009;50:15–22.
110. Chiesa R, Tshiomba Y, Melissano G, et al. Is hybrid procedure the best treatment option for thoracoabdominal aortic aneurysm? *Eur J Vasc Endovasc Surg*. 2009;38:26–34.
111. Biasi L, Ali T, Loosemore T, et al. Hybrid repair of complex thoracoabdominal aortic aneurysms using applied endovascular strategies combined with visceral and renal revascularizations. *J Thorac Cardiovasc Surg*. 2009;138:1331–1338.
112. Szeto WY, Bavaria JE. Hybrid repair of aortic arch aneurysms: combined open arch reconstruction and endovascular repair. *Semin Thorac Cardiovasc Surg*. 2009;21:347–354.
113. Szeto WY, Fairman RM, Acker MA, et al. Emergency endovascular deployment of stent graft in the ascending aorta for contained rupture of innominate artery pseudoaneurysm in a pediatric patient. *Ann Thorac Surg*. 2006;81:1872–1875.
114. Cheng D, Martin J, Shennib H, et al. Endovascular aortic repair versus open surgical repair for descending thoracic aortic disease: a systematic review and meta-analysis of comparative studies. *J Am Coll Cardiol*. 2010;55:986–1001.
115. Campos JH. Lung isolation techniques for patients with difficult airway. *Curr Opin Anesthesiol*. 2010;23:12–17.
116. Augoustides JG. Esophageal placement of an airway exchange catheter. *J Cardiothorac Vasc Anesth*. 2007;21:773–774.
117. Backes WH, Nijenhuis RJ, Mess WH, et al. Magnetic resonance angiography of collateral blood supply to spinal cord in thoracic and thoracoabdominal aortic aneurysm patients. *J Vasc Surg*. 2008;48:261–271.
118. Etz CD, Weigang E, Hartert M, et al. Contemporary spinal cord protection during thoracic and thoracoabdominal aortic surgery and endovascular aortic repair: a position paper of the vascular domain of the European Association for Cardiothoracic Surgery. *Eur J Cardiothorac Surg*. 2015;47:943–957.
119. Nojiri J, Matsumoto K, Kato A, et al. The Adamkiewicz artery: demonstration by intra-arterial computed tomographic angiography. *Eur J Cardiothorac Surg*. 2007;31:249–255.
120. Boll DT, Bulow H, Blackham KA, et al. MDCT angiography of the spinal vasculature and the artery of Adamkiewicz. *AJR Am J Roentgenol*. 2006;187:1054–1060.
121. Greenberg RK, Lu Q, Roselli E, et al. Contemporary analysis of descending thoracic and thoracoabdominal aneurysm repair: a comparison of endovascular and open techniques. *Circulation*. 2008;118:808–817.
122. Cheung AT, Weiss SJ, McGarvey ML, et al. Interventions for reversing delayed-onset postoperative paraplegia after thoracic aortic reconstruction. *Ann Thorac Surg*. 2002;74:413–419.
123. Kawanishi Y, Okada K, Matsumori M, et al. Influence of perioperative hemodynamics on spinal cord ischemia in thoracoabdominal aortic repair. *Ann Thorac Surg*. 2007;84:488–492.
124. Ling E, Arellano R. Systematic overview of the evidence supporting the use of cerebrospinal fluid drainage in thoracoabdominal aneurysm surgery for prevention of paraplegia. *Anesthesiology*. 2000;93:1115–1122.
125. Khan SN, Stansby G. Cerebrospinal fluid drainage in thoracic and thoracoabdominal aneurysm surgery. *Cochrane Database Syst Rev*. 2012;(10):CD003635.
126. Cina CS, Abouzahr L, Arena GO, et al. Cerebrospinal fluid drainage to prevent paraplegia during thoracic and thoracoabdominal aneurysm surgery: a systematic review and meta-analysis. *J Vasc Surg*. 2004;40:36–44.
127. Acher CW, Wynn M. A modern theory of paraplegia in the treatment of aneurysms of the thoracoabdominal aorta: an analysis of technique specific observed/expected ratios for paralysis. *J Vasc Surg*. 2009;49:1117–1124.
128. Sethi M, Grigore AM, Davison JK. Pro: it is safe to proceed with thoracoabdominal aneurysm surgery after encountering a bloody tap during cerebrospinal fluid catheter placement. *J Cardiothorac Vasc Anesth*. 2006;20:269–272.
129. Wynn MM, Mittnacht A, Norris E. Con: surgery should not proceed when a bloody tap occurs during spinal drain placement for elective thoracoabdominal aortic surgery. *J Cardiothorac Vasc Anesth*. 2006;20:273–275.
130. Youngblood SC, Tolpin DA, LeMaire SA, et al. Complications of cerebrospinal fluid drainage after thoracic aortic surgery: a review of 504 patients over 5 years. *J Thorac Cardiovasc Surg*. 2013;146: 166–171.
131. Estrera AL, Sheinbaum R, Miller CC, et al. Cerebrospinal fluid drainage during thoracic aortic repair: safety and current management. *Ann Thorac Surg*. 2009;88:9–15.
132. Wynn MM, Mell MW, Tefera G, et al. Complications of spinal fluid drainage in thoracoabdominal aortic aneurysm repair: a report of 486 patients treated from 1987 to 2008. *J Vasc Surg*. 2009;49: 29–34.
133. Griepp RB, Griepp EB. Spinal cord perfusion and protection during descending thoracic and thoracoabdominal aortic surgery: the collateral network concept. *Ann Thorac Surg*. 2007;83:S865–S869.
134. Etz CD, Luehr M, Kari FA, et al. Paraplegia after extensive thoracic and thoracoabdominal aortic aneurysm repair: does critical spinal cord ischemia occur postoperatively? *J Thorac Cardiovasc Surg*. 2008;135:324–330.
135. Woo EY, McGarvey M, Jackson BM, et al. Spinal cord ischemia may be reduced via a novel technique of intercostal artery revascularization during open thoracoabdominal aneurysm repair. *J Vasc Surg*. 2007;46:421–426.
136. Kawaharada N, Ito T, Koyanagi T, et al. Spinal cord protection with selective spinal perfusion during descending thoracic and thoracoabdominal aortic surgery. *Interact Cardiovasc Thorac Surg*. 2010;10:986–990.
137. McGarvey ML, Cheung AT, Szeto W, et al. Management of neurologic complications of thoracic aortic surgery. *J Clin Neurophysiol*. 2007;24:336–343.
138. Jacobs MJ, Mess W, Mochtar B, et al. The value of motor evoked potentials in reducing paraplegia during thoracoabdominal aneurysm repair. *J Vasc Surg*. 2006;43:239–246.
139. Sloan TB, Edmonds HL, Kohl A. Intraoperative electrophysiologic monitoring in aortic surgery. *J Cardiothorac Vasc Anesth*. 2013;27:1364–1373.
140. Achouh PE, Estrera AL, Miller CC, et al. Role of somatosensory evoked potentials in predicting outcome during thoracoabdominal aortic repair. *Ann Thorac Surg*. 2007;84:782–787.
141. Keyhani K, Miller CC, Estrera AL, et al. Analysis of motor and somatosensory evoked potentials during thoracic and thoracoabdominal aortic aneurysm repair. *J Vasc Surg*. 2009;49:36–41.
142. Motoyoshi N, Takahashi G, Sakurai M, et al. Safety and efficacy of epidural cooling for regional spinal cord hypothermia during thoracoabdominal aneurysm repair. *Eur J Cardiothorac Surg*. 2004;25: 139–141.
143. Tabayashi K, Motoyoshi N, Saiki Y, et al. Efficacy of perfusion cooling of the epidural space and cerebrospinal fluid drainage during repair of extent I and II thoracoabdominal aortic aneurysm. *J Cardiovasc Surg (Torino)*. 2008;49:749–755.
144. Shimizu H, Mori A, Yamada T, et al. Regional spinal cord cooling using a countercurrent closed-lumen epidural catheter. *Ann Thorac Surg*. 2010;89:1312–1313.
145. Reece TB, Kern JA, Tribble CG, et al. The role of pharmacology in spinal cord protection during thoracic aortic reconstruction. *Semin Thorac Cardiovasc Surg*. 2003;15:365–377.
146. Kohno H, Ishida A, Imamaki M, et al. Efficacy and vasodilatory benefit of magnesium prophylaxis for protection against spinal cord ischemia. *Ann Vasc Surg*. 2007;21:352–359.
147. Hagiwari S, Saima S, Negishi K, et al. High incidence of renal failure in patients with aortic aneurysms. *Nephrol Dial Transplant*. 2007;22:1361–1368.
148. Aftab M, Songdechakraiwut T, Green SY, et al. Contemporary outcome of open thoracoabdominal aortic aneurysm repair in octogenarians. *J Thorac Cardiovasc Surg*. 2015;149:S134–S141.
149. Koksoy C, Lemaire SA, Curling PE, et al. Renal perfusion during thoracoabdominal aortic operations: Cold crystalloid is superior to normothermic blood. *Ann Thorac Surg*. 2002;73:730–738.
150. Lemaire SA, Jones MM, Conklin LD, et al. Randomized comparison of cold blood and cold crystalloid renal perfusion for renal protection during thoracoabdominal aortic aneurysm repair. *J Vasc Surg*. 2009;49:11–19.
151. Miller CC, Villa MA, Sutton J, et al. Serum myoglobin and renal morbidity and mortality following thoracic and thoracoabdominal aortic repair: does rhabdomyolysis play a role? *Eur J Vasc Endovasc Surg*. 2009;37:388–394.
152. Miller CC, Villa MA, Achouch P, et al. Intraoperative skeletal muscle ischemia contributes to risk of renal dysfunction following thoracoabdominal aortic repair. *Eur J Cardiothorac Surg*. 2008;33:691–694.
153. Miller CC, Grimm JC, Estrera AL, et al. Postoperative renal function preservation with nonischemic femoral arterial cannulation for thoracoabdominal aortic repair. *J Vasc Surg*. 2010;51:38–42.
154. Aftab M, Coselli J. Renal and visceral protection in thoracoabdominal surgery. *J Thorac Cardiovasc Surg*. 2014;148:2963–2966.

155. Popping DM, Elia N, Marret E, et al. Protective effects of epidural analgesia on pulmonary complications after abdominal and thoracic surgery: a meta-analysis. *Arch Surg*. 2008;143:990–999.
156. Bicknell C, Powell JT. Aortic disease: thoracic endovascular aortic repair. *Heart*. 2015;101:586–591.
157. Gutsche JT, Szeto W, Cheung AT. Endovascular stenting of thoracic aneurysm. *Anesthesiol Clin*. 2008;26:481–499.
158. Nicolaou G, Ismail M, Cheng D. Thoracic endovascular aortic repair: update on indications and guidelines. *Anesthesiol Clin*. 2013;31:451–478.
159. Gan H, Kakar V, Madhavan B, et al. Anaesthetic techniques for thoracic endovascular aortic aneurysm repair (TEVAR): experience of a large single centre: 4AP9-9. *Eur J Anaesthesiol*. 2010;27:91.
160. Griep RB, Griep EB. Spinal cord protection in surgical and endovascular repair of thoracoabdominal aortic disease. *J Thorac Cardiovasc Surg*. 2015;149:S86–S90.
161. Gutsche JT, Cheung AT, McGarvey ML, et al. Risk factors for perioperative stroke after thoracic endovascular aortic repair. *Ann Thorac Surg*. 2007;84:1195–1200.
162. Cheung AT, Pochettino A, McGarvey ML, et al. Strategies to manage paraplegia risk after endovascular stent repair of descending thoracic aortic aneurysms. *Ann Thorac Surg*. 2005;80:1280–1288.
163. Pape LA, Awais M, Woznicki EM, et al. Presentation, diagnosis and ourcomes of acute aortic dissection: 17-year trends from the International Registry of Acute Aortic Dissection. *J Am Coll Cardiol*. 2015;66:350–358.
164. Goldfinger JZ, Halperin JL, Marin ML, et al. Thoracic aortic aneurysm and dissection. *J Am Coll Cardiol*. 2014;64:1725–1739.
165. Baliga RR, Nienaber CA, Bossone E, et al. The role of imaging in aortic dissection and related syndromes. *JACC Cardiovasc Imag*. 2014;7:406–424.
166. Ramanath VS, Oti JK, Sundt TM, et al. Acute aortic syndromes and thoracic aortic aneurysm. *Mayo Clin Proc*. 2009;84:465–481.
167. Trimarchi S, Eagle KA, Nienaber CA, et al. Role of age in acute type A aortic dissection outcome: report from the International Registry of Acute Aortic Dissection (IRAD). *J Thorac Cardiovasc Surg*. 2010;140:784–789.
168. Danielsson E, Zindovic I, Bjurstein H, et al. Generalized ischemia in type A aortic dissections predicts early surgical outcomes only. *Interact Cardiovasc Thorac Surg*. 2015;21:583–589.
169. Booher AM, Isselbacher EM, Nienaber CA, et al. The IRAD classification system for characterizing survival after aortic dissection. *Am J Med*. 2013;126:e19–e24.
170. Augoustides JG, Geirsson A, Szeto W, et al. Observational study of mortality risk stratification by ischemic presentation in patients with acute type A aortic dissection: the Penn classification. *Nat Clin Pract Cardiovasc Med*. 2009;6:140–146.
171. Olsson C, Hillebrant CG, Liska J, et al. Mortality in acute type A aortic dissection: validation of the Penn classification. *Ann Thorac Surg*. 2011;92:1376–1383.
172. Kimura N, Ohnuma T, Itoh S, et al. Utility of the Penn classification in predicting outcomes of surgery for acute type A aortic dissection. *Am J Cardiol*. 2014;113:724–730.
173. Chien TM, Cheng QH, Chen CW, et al. Modification of Penn classification and its validation for acute type A aortic dissection. *Am J Cardiol*. 2014;114:497–499.
174. Tolenaar JL, Froehlich W, Jonker FH, et al. Predicting in-hospital mortality in acute type B aortic dissection: evidence from International Registry of Acute Aortic Dissection. *Circulation*. 2014;130:S45–S50.
175. Augoustides JG, Szeto WY, Woo EY, et al. The complications of uncomplicated acute type-B dissection: the introduction of the Penn classification. *J Cardiothorac Vasc Anesth*. 2012;26:1139–1144.
176. Harris KM, Braverman AC, Eagle KA, et al. Acute aortic intramural hematoma: an analysis from the International Registry of Acute Aortic Dissection. *Circulation*. 2012;126:S91–S96.
177. Attia R, Young C, Fallouh HB, et al. In patients with acute aortic intramural haematoma is open surgical repair superior to conservative management? *Interact Cardiovasc Thorac Surg*. 2009;9:868–871.
178. Park KH, Lim C, Chopi JH, et al. Prevalence of aortic intimal defect in surgically treated type A intramural hematoma. *Ann Thorac Surg*. 2008;86:1494–1500.
179. Chao CP, Walker TG, Kalva SP. Natural history and CT appearances of aortic intramural hematoma. *Radiographics*. 2009;29:791–804.
180. Dean JH, Woznicki EM, O'Gara P, et al. Cocaine-related aortic dissection: lessons from the International Registry of Acute Aortic Dissection. *Am J Med*. 2014;127:878–885.
181. Evangelista A, Carro A, Moral S, et al. Imaging modalities for the early diagnosis of acute aortic syndrome. *Nat Rev Cardiol*. 2013;10:477–486.
182. Tan CN, Fraser AG. Perioperative transesophageal echocardiography for aortic dissection. *Can J Anaesth*. 2014;61:362–378.
183. Augoustides JG, Floyd TF, Kolansky DM. Echocardiography in suspected acute type A aortic dissection: detection and management of a false positive presentation. *J Cardiothorac Vasc Anesth*. 2006;20:912–914.
184. Augoustides JG, Harris H, Pochettino A. Direct innominate artery cannulation in acute type A dissection and severe aortic atheroma. *J Cardiothorac Vasc Anesth*. 2007;21:727–729.
185. Augoustides JG, Patel PA, Savino JS, et al. The heart team approach to acute type A dissection: a new paradigm in the era of the integrated Penn classification and the Essen concept. *Eur J Cardiothoracic Surg*. 2013;43:404–405.
186. Saczkowski R, Malas T, Mesana T, et al. Aortic valve preservation and repair in acute type A aortic dissection. *Eur J Cardiothorac Surg*. 2014;45:e220–e226.
187. Kamiya H, Kallenbach K, Halmer D, et al. Comparison of ascending aorta versus femoral artery cannulation for acute aortic dissection type A. *Circulation*. 2009;120:S282–S286.
188. Tiwari KK, Murzi M, Bevilacqua S, et al. Which cannulation (ascending aortic cannulation or peripheral arterial cannulation) is better for acute type A aortic dissection surgery? *Interact Cardiovasc Thorac Surg*. 2010;10:797–802.
189. Frederick JR, Wang E, Trubelja A, et al. Ascending aortic cannulation in acute type A dissection repair. *Ann Thorac Surg*. 2013;95:1808–1811.
190. Geirsson A, Bavaria JE, Swarr D, et al. Fate of the residual distal and proximal aorta after acute type A dissection repair using a contemporary surgical reconstruction algorithm. *Ann Thorac Surg*. 2007;84:1955–1964.
191. Schoder M, Lammer J, Czerny M. Endovascular aortic arch repair: hopes and certainties. *Eur J Vasc Endovasc Surg*. 2009;38:255–261.
192. Pochettino A, Brinkman WT, Moeller P, et al. Antegrade thoracic stent grafting during repair of acute Debakey I dissection prevents development of thoracoabdominal aneurysms. *Ann Thorac Surg*. 2009;88:482–489.
193. Sun L, Oi R, Chang Q, et al. Surgery for acute type A dissection using total arch replacement combined with stented elephant trunk implantation: experience in 107 patients. *J Thorac Cardiovasc Surg*. 2009;138:1358–1362.
194. Tsagakis K, Kamler M, Kuehl H, et al. Avoidance of proximal endoleak using a hybrid stent graft in arch replacement and descending aorta stenting. *Ann Thorac Surg*. 2009;88:773–779.
195. Tian DH, Wan B, Di Eusanio M, et al. A systematic review and meta-analysis on the safety and efficacy of the frozen elephant trunk technique in aorticarch surgery. *Ann Cardiothorac Surg*. 2013;2:581–591.
196. Luebke T, Brunkwall J. Type B aortic dissection: a review of prognostic factors and meta-analysis of treatment options. *Aorta*. 2014;2:265–278.
197. Adams JD, Garcia LM, Kern JA. Endovascular repair of the thoracic aorta. *Surg Clin North Am*. 2009;89:895–912.
198. Szeto WY, McGarvey M, Pochettino A, et al. Results of a new surgical paradigm: endovascular repair for acute complicated type B aortic dissection. *Ann Thorac Surg*. 2008;85:87–93.
199. Patel AY, Eagle KA, Vaishnava P. Acute type B aortic dissection: insights from the International Registry of Acute Aortic Dissection. *Ann Cardiothorac Surg*. 2014;3:368–374.
200. Nienaber CA, Rousseau H, Eggebrecht H, et al. Randomized comparison of strategies for type B dissection: the investigation of stent grafts in aortic dissection (INSTEAD). *trial. Circulation*. 2009;120:2519–2528.
201. Tang DG, Dake MD. TEVAR for acute uncomplicated aortic dissection: immediate repair vs medical therapy. *Semin Vasc Surg*. 2009;22:145–151.
202. Pradhan S, Elefteriades JA, Sumpio BE. Utility of the aortic fenestration technique in the management of acute aortic dissections. *Ann Thorac Cardiovasc Surg*. 2007;13:296–300.
203. Vendrell A, Frandon J, Rodiera M, et al. Aortic dissection with acute malperfusion syndrome: endovascular fenestration via the funnel technique. *J Thorac Cardiovasc Surg*. 2015;150:108–115.
204. Lee S, Cho SH. Huge ascending aortic pseudoaneurysm caused by penetrating atherosclerotic ulcer. *Circ Cardiovasc Imaging*. 2008;1:e19–e20.
205. Nathan DP, Boonn W, Lai E, et al. Presentation, complications, and natural history of penetrating atherosclerotic ulcer disease. *J Vasc Surg*. 2012;55:10–15.
206. Ridge CA, Litmanovich DE. Acute aortic syndromes: current status. *J Thorac Imaging*. 2015;30:193–201.
207. Yoo SM, Lee HY, White CS. MDCT evaluation of the acute aortic syndrome. *Radiol Clin North Am*. 2010;48:67–83.
208. Bonaca MP, O'Gara PT. Diagnosis and management of acute aortic syndromes: dissection, intramural hematoma, and penetrating aortic ulcer. *Curr Cardiol Rep*. 2014;16:536.
209. Eggebrecht H, Plicht B, Kahlert P, et al. Intramural hematoma and penetrating ulcers: Indications to endovascular treatment. *Eur J Endovasc Surg*. 2009;38:659–665.
210. Brinster DR. Endovascular repair of the descending thoracic aorta for penetrating atherosclerotic ulcer disease. *J Card Surg*. 2009;24:203–208.
211. Steenburg SD, Ravenel JG, Ikonomidis JS, et al. Acute traumatic aortic injury: Imaging evaluation and management. *Radiology*. 2008;248:748–762.
212. Cinnella G, Dambrosio M, Brienza N, et al. Transesophageal echocardiography for diagnosis of traumatic aortic injury: an appraisal of the evidence. *J Trauma*. 2004;57:1246–1255.
213. Demetriades D, Velmanos GC, Scalea TM, et al. Diagnosis and treatment of blunt thoracic injuries: changing perspectives. *J Trauma*. 2008;64:1415–1418.
214. Cullen EL, Lantz EJ, Johnson CM, et al. Traumatic aortic injury: CT findings, mimics and therapeutic options. *Cardiovasc Diagn Ther*. 2014;4:238–244.
215. Akowuah E, Angelini G, Bryan AJ. Open versus endovascular repair of traumatic aortic rupture: a systematic review. *J Thorac Cardiovasc Surg*. 2009;138:768–769.
216. Barnard J, Humphreys J, Bittar MN. Endovascular versus open repair for blunt thoracic aortic injury. *Interact Cardiovasc Thorac Surg*. 2009;9:506–509.
217. Rousseau H, Elaassaar O, Marcheix B, et al. The role of stent–grafts in the management of aortic trauma. *Cardiovasc Intervent Radiol*. 2012;35:2–14.
218. Van Zaane B, Zuithoff NP, Reitsma JB, et al. Meta-analysis of the diagnostic accuracy of transesophageal echocardiography for assessment of atherosclerosis in the ascending aorta in patients undergoing cardiac surgery. *Acta Anesthesiol Scand*. 2008;52:1179–1187.
219. Royse AG, Royse CF. Epiaortic ultrasound assessment of the aorta in cardiac surgery. *Best Pract Res Clin Anesthesiol*. 2009;23:335–341.
220. Michelena HI, Abel MD, Suri RM, et al. Intraoperative echocardiography in valvular heart disease: an evidence-based appraisal. *Mayo Clin Proc*. 2010;85:646–655.
221. Maleszewski JJ. Inflammatory ascending aortic disease: perspectives from pathology. *J Thorac Cardiovasc Surg*. 2015;149:S176–S183.
222. Chen B, Yu HX, Zhang J, et al. Endovascular revascularization for carotid artery occlusion in patients with Takayasu arteritis. *Eur J Vasc Endovasc Surg*. 2015;49:498–505.
223. Silversides C, Kiess M, Beauchesne L, et al. Canadian Cardiovascular Society 2009 Consensus Conference on the management of adults with congenital heart disease: outflow tract obstruction, coarctation of the aorta, tetralogy of Fallot, Ebstein anomaly and Marfan's syndrome. *Can J Cardiol*. 2010;26:e80–e97.
224. Wheatley GH 3rd, Koullias GJ, Rodrigues-Lopez JA, et al. Is endovascular repair the new gold standard for primary adult coarctation? *Eur J Cardiothorac Surg*. 2010;38:305–310.
225. Aranson NJ, Watkins MT. Percutaneous interventions in aortic disease. *Circulation*. 2015;131:1291–1299.
226. Cardoso G, Abecasis M, Anjos R, et al. Aortic coarctation repair in the adult. *J Card Surg*. 2014;29:512–518.
227. Fiore AC, Ruzmetov M, Johnson RG, et al. Selective use of left heart bypass for aortic coarctation. *Ann Thorac Surg*. 2010;89:851–856.

罕见心脏疾病

JONATHAN F. FOX, MD | MARK M. SMITH, MD | GREGORY A. NUTTALL, MD | WILLIAM C. OLIVER, Jr. , MD

要　点

1. 罕见心脏疾病患者的治疗复杂,其治疗应在具有多学科合作能力的医疗机构进行。
2. 心脏肿瘤罕见。总的来说,心脏中的包块多为赘生物或血栓,而不是肿瘤。继发性(转移性)肿瘤远比原发性心脏肿瘤常见。在原发性心脏肿瘤中,良性病变比恶性肿瘤更常见。心脏肿瘤切除术的麻醉管理可能更多地取决于患者的并发症和肿瘤的位置,而不是肿瘤的病理状态。
3. 心房黏液瘤是最常见的心脏良性肿瘤。多位于左心房卵圆窝,单发或多发并伴随卡尼综合征(Carney complex)。心房黏液瘤患者常表现出因心脏阻塞、血栓或全身症状所引起的症状和体征。
4. 乳头状弹性纤维瘤是最常见的心脏瓣膜良性肿瘤,可能也是最常见的心脏瓣膜良性病变。其好发于二尖瓣和主动脉瓣膜,通常单发,易导致冠状动脉和脑栓塞。
5. 原发性恶性心脏肿瘤绝大多数为肉瘤,较良性肿瘤少见。
6. 转移性心脏肿瘤比原发性肿瘤更常见。转移性肿瘤可通过直接转移(乳腺癌、肺癌、食管癌)、静脉转移(肾细胞癌、肝细胞癌)、血行转移(黑色素瘤)或淋巴转移(淋巴瘤、白血病)侵及心脏。尽管转移性肿瘤可能侵犯心包、心外膜、心肌或心内膜,但心包是最常被侵犯的部位。
7. 类癌是转移性神经内分泌肿瘤。类癌综合征患者常合并类癌性心脏病,以三尖瓣反流、合并肺动脉反流和狭窄、右心衰竭为特征。类癌性心脏病患者的治疗与罕见心脏疾病治疗相似,需在具有多学科合作医疗的医院进行。主要治疗措施包括生长抑素类似物抗肿瘤治疗和外科心脏手术干预。良好的围手术期管理需要在手术前使用长效生长抑素类似物对症状进行有效的控制。
8. 肾细胞癌是最常见的肾脏肿瘤。透明细胞癌是最常见的肾细胞癌的亚型,易产生静脉癌栓至肾静脉和下腔静脉。尽管有些医疗机构可以在无体外循环下切除累及右心的病变,但扩大至肝内下腔静脉[纽约心脏协会(NYHA)Ⅲ级肿瘤]或膈肌以上(NYHA Ⅳ级肿瘤)的癌栓手术可能需要心脏外科和麻醉科的参与。
9. 心肌病是一种获得性或遗传性的异质性疾病,可局限于心脏(原发)或是系统性疾病的部分表现(继发)。美国心脏协会将心肌病分为原发性、继发性,并将基本过程细分为遗传性、获得性或混合性。欧洲心脏病学会按形态和功能将心肌病分为肥厚型心肌病、扩张型心肌病、限制型心肌病和未分类心肌病,每一种心肌病又可认为是遗传性的或非遗传性的。
10. 扩张型心肌病是最常见的心肌病,可为获得性、遗传性或特发性,表现为四腔扩大、心肌细胞肥大及不同程度的心肌收缩功能受损。扩张型心肌病患者常需矫正三尖瓣或二尖瓣反流、植入辅助装置或心脏移植,其围手术期管理包括进一步减少心肌抑制,降低后负荷,维持前负荷。
11. 1957 年报道了第一例肥厚型心肌病,强调了对该疾病的正确认识,并持续影响当前认识。与一般认识不同,非致命性肥厚型心肌病可能没有心室阻塞,也没有左心室大面积肥厚。
12. 多数肥厚型心肌病是遗传性心脏病,可沿一个或多个途径进展:①心搏骤停;②心力衰竭;③有或无导致卒中的心房颤动。肥厚型心肌病形态各异,包括变异的基底间隔肥厚、心室肥厚和心间肥大。外科手术可能需要经主动脉瓣和/或经心尖途径。麻醉管理需要熟悉患者的解剖和生理特征,根据患者是否有基础疾病、血流动力学梗阻或明显影响心室充盈的病变,麻醉管理可能相差很大。
13. 限制型心肌病比扩张型心肌病和肥厚型心肌病罕见,以心肌松弛和顺应性下降为特点。尽管舒张功能障碍是限制型心肌病的特点,但其收缩功能可能不正常,收缩功能总指标如射血分数可能未受影响。限制型心肌病和缩窄性心包炎的治疗不同,限制型心肌病患者在心脏外科手术中可见心脏淀粉样变性。
14. 二尖瓣脱垂是较常见的心脏疾病。多数患者无临床症状。严重的二尖瓣关闭不全罕见,但严重的反流是心脏手术的指征。目前对二尖瓣脱垂的研究包括二尖瓣脱垂综合征、退行性瓣膜病和重度二尖瓣反流。
15. 经皮封堵器在卵圆孔未闭患者的使用受到了广泛的关注。经皮封堵器的优越性备受争议,特别是对于经食管超声心动图在心脏手术中偶然发现卵圆孔未闭的患者。有数据表明,封堵器虽然降低了发病率或死亡率,却可能增加了术后卒中的风险。
16. 对同时患有颈动脉和冠状动脉疾病的患者的治疗方案需要更多大型多中心医疗机构的随机临床研究。目前已有许多联合手术的外科治疗方案被报道。
17. 心脏疾病本身是心脏病孕产妇和胎儿死亡的主要原因。因此,对于需要体外循环和心脏手术的孕产妇,其围手术期管理的特点已被更新。
18. 随着新疗法的开发,延长了感染获得性免疫缺陷综合征的潜伏期和人类免疫缺陷病毒患者的寿命,因此心脏手术的可能性更大。因此,应该重点处理曝光率、感染期类型和个人的预防措施。
19. 对于接受心脏手术治疗的慢性肾衰竭患者,大多数在手术前可以不完全依赖透析,但是在体外循环后容易发生肾功能恶化。因此,需要探讨改善此类患者预后的方法。
20. 需要接受心脏手术的血液病患者,体外循环影响其凝血和携氧能力,导致麻醉管理更复杂,因此需要特殊的注意事项和技术。

在本章中,我们对需要进行心脏手术但患有罕见心脏疾病的患者进行回顾性综述,包括疾病的概要以及麻醉的注意事项。尽管有些疾病很罕见,不太可能在大型医疗中心以外遇见,但有些疾病(如慢性肾脏疾病)则相对常见。无论罕见心脏疾病的患病率及病情如何,最佳的麻醉管理取决于是否深入了解疾病潜在的病理及病理生理变换,并且认识到疾病进程可能会影响麻醉药物,就像麻醉药物可能会加速疾病进程一样。在许多情况下,这类患者正确的术前评估和多学科的医疗药物优化治疗,与术中管理和个体化麻醉计划中的细节一样重要。此外,在特定的临床条件下,对于特定患者的病理生理特征,保持警惕和良好的临床判断比任何特定的药物组合和监护仪都要重要,而这才能确保最佳的和最安全的麻醉。

心脏肿瘤

心脏肿瘤属于心脏包块,而心脏包块还包括赘生物和血栓,这两类可能被误诊为心脏肿瘤。心脏肿瘤可分为原发性或继发性(转移性)。原发性肿瘤可为良性或恶性肿瘤,而继发性肿瘤可通过直接转移(乳腺癌和肺癌)、静脉转移(肾细胞癌和肝癌)、血行转移(黑色素瘤、乳腺癌和类癌)或淋巴转移(淋巴瘤)侵及心脏(表 24.1)[1]。

表 24.1 心脏肿瘤

赘生物			非新生物	其他
原发性		继发性		
良性	恶性	直接转移	错构瘤	血栓
黏液瘤	肉瘤	乳腺癌	横纹肌瘤	赘生物
PEE[a]	淋巴瘤	肺癌	纤维瘤	CAT
脂肪瘤		食管癌	PEE[a]	正常组织
		纵隔肿瘤	年龄相关的增长	图像伪影
		血行转移	脂肪瘤肥大	
		黑色素瘤	反应性增长	
		肺癌	Lambl 赘生物	
		乳腺癌	PEE[b]	
		泌尿生殖系统		
		胃肠道		
		静脉转移		
		肾脏		
		肾上腺		
		甲状腺		
		肺癌		
		肝癌		
		淋巴转移		
		淋巴瘤		
		白血病		

[a]PEE 新出现。

[b]PEE 在梗阻性肥厚型心肌病或心内膜损伤后出现。

CAT,化性无定形肿瘤;PEE,状弹性纤维瘤。

Reproduced with permission from Bruce CJ. Cardiac tumours: diagnosis and management. *Heart*. 2011;97:152.

总的来说,心脏肿瘤是罕见的,通过超声心动图或放射成像技术发现的心脏包块多是血栓或赘生物。转移性肿瘤比原发性肿瘤多见,尸检发病率在 2.3% 到 18.3% 之间,而原发肿瘤的发病率在 0.0014% 到 0.33% 之间[2-7]。原发性肿瘤中良性肿瘤比恶性肿瘤常见。心房黏液瘤是成人最常见的良性肿瘤,尽管有人认为事实上乳头状弹性纤维瘤更常见(表 24.2)[1,8]。横纹肌瘤是儿童最常见的良性肿瘤。约 15% 至 25% 的原发性肿瘤为恶性肿瘤,肉瘤是成人和儿童最常见的恶性肿瘤[1,3,9]。心脏转移率高的肿瘤包括胸膜间皮瘤、黑色素瘤、肺腺癌、鳞状细胞癌与乳腺癌[7,10]。肿瘤转移可累及心包、心外膜、心肌或心内膜,以心包受累最常见[2]。

表 24.2 良性心脏肿瘤在成人及儿童的发生率

新生物	发生率/%	
	成人	儿童
黏液瘤	45	15
脂肪瘤	20	—
乳头状弹力纤维瘤	15	—
血管瘤	5	5
纤维瘤	3	15
海绵状血管瘤	5	5
横纹肌瘤	1	45
畸胎瘤	<1	15

Reproduced with permission from Shapiro LM. Cardiac tumors: diagnosis and management. *Heart*. 2001;85:218.

虽然心脏肿瘤可能没有临床症状或在尸检时才确诊,先进的成像技术促进了心脏肿瘤的诊断和发现其特征。三维超声心动图、计算机断层扫描(computed tomography,CT)的不断细化以及磁共振成像(magnetic resonance imaging,MRI)使得我们能够更早期,更精确、更完整的评估心脏肿瘤[11-15]。肿瘤产生的症状往往是非特异性的,肿瘤的位置和大小比组织病理学更能引起患者的临床症状(框 24.1)[1,8]。原发性恶性病变和转移性肿瘤可以引起全身症状,而组织学良性的肿块则可以导致心腔内梗阻和心外血管栓塞的症状和体征[8]。肿瘤的定位、发病年龄及其影像学特征有助于肿瘤的诊断,特别是考虑为转移性心脏肿瘤时,原发病灶的良性肿瘤比恶性肿瘤更常见[1,14]。

据最近的回顾性研究,原发性肿瘤一般采取手术切除治疗,手术死亡率约 2%。该结果来源于某个医疗机构 48 年期间 323 例连续外科手术切除肿瘤病例的回顾性分析[16]。肿瘤的复发率为 3%~13%,且似乎与组织分型有关,而不是之前认为的与手术技术有关。肿瘤组织总栓塞率为 25%,以前报道的发生率为 12% 至 45%。与存在血流动力学改变的较大心脏肿瘤相比,栓塞并发症更常见于无症状或轻微症状。乳头状弹力纤维瘤和主动脉瓣肿瘤的前期症状常由栓塞引起。即使患者已经确诊出栓塞病,他们也同样可从外科手术切除肿瘤获益,其短期及长期存活率得到改善[12]。对于不可切除的肿瘤推荐采取原位心脏移植,但效果尚不明确[17]。尽管恶性病变不常见,但与良性病变相比,其手术风险及预后通常更严重,尤其是年轻患者[18,19]。

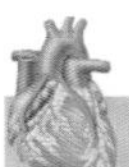

框 24.1 心脏肿瘤的临床表现

良性肿瘤

心脏黏液瘤

- 阻塞性心脏病症状:肺水肿或进行性心力衰竭
- 栓塞症状
- 全身症状

乳头状弹性纤维瘤

- 冠状动脉或脑循环梗阻的栓塞症状
- 脱垂进入冠状动脉开口或阻塞冠状动脉大分支导致的猝死

横纹肌瘤

- 取决于肿瘤大小可能出现心脏扩大、充血性心力衰竭和心律失常
- 猝死或死胎

纤维瘤

- 三分之一无症状;三分之二伴有心力衰竭、发绀、心律失常、晕厥、胸痛或猝死

房室结肿瘤

- 无症状猝死

心脏脂肪瘤

- 无症状
- 取决于肿瘤的位置及大小,可出现罕见的心脏外压迫

恶性肿瘤

血管肉瘤

- 非特异性的,可能的胸痛、气短、不适和/或发热

骨肉瘤

- 心房受累伴呼吸症状
- 心室病变伴复发性室性心律失常

平滑肌肉瘤

- 肺部病变伴呼吸困难、胸痛和咳嗽
- 心脏功能障碍,包括右心衰竭、瓣膜狭窄、节律变化、传导异常、心包异常和/或突然死亡

横纹肌肉瘤

- 非特异性症状;可能出现心包症状和远端栓塞
- 心律失常和阻塞性症状

心脏淋巴瘤

- 心脏压塞,心脏衰竭,劳力性呼吸困难,心房颤动及右心肌梗死的特征

心包间皮瘤

- 胸痛、咳嗽、呼吸困难和心悸

心脏转移性肿瘤

- 癌症患者出现心动过速、心脏肥大或心力衰竭,提高了心脏转移的可能(很少见,心脏受累如心包积液或心脏压塞可能是恶性疾病的早期首发临床症状,虽然90%是无症状的)

在接下来的部分,将讨论成人最常见的原发性良性心脏肿瘤(心房黏液瘤和乳头状弹性纤维瘤),并概述成人原发性恶性心脏肿瘤和转移性肿瘤及肿瘤切除术的麻醉管理。其次,讨论常遇见的全身恶性肿瘤-类癌心脏病和肾细胞癌-侵及心脏及其麻醉管理。

原发性良性肿瘤

黏液瘤

黏液瘤不易诊断,常为单发的良性实质性肿瘤,其增殖缓慢。显微镜下,黏液瘤组织结构类似于血栓,常造成诊断困难(图24.1)[20]。有蒂肿瘤起源于卵圆窝的未分化细胞和毗邻心内膜,其突入左心房和左心室的比率分别75%和20%。然而,心脏其他位置发现的黏液瘤,瘤体占位甚至可能超过一个心腔[21]。黏液瘤未分化的细胞可分化为多种细胞系,因此有多种表现和病理特点[22]。除外数量不同的基质,黏液瘤内还包括凝血块、含铁血黄素、血栓和钙化物。黏液瘤多发于30~60岁年龄段,但各年龄组均可发生[20]。超过75%患者为女性[23]。虽然大多数病例为散发,7%~10%的心房黏液瘤为常染色体显性遗传,即卡尼综合征[20,24,25]。

超声心动图偶然可发现,黏液瘤呈现多种临床症状。典型的三联征包括栓塞、心内梗阻和全身症状[26]。约80%的患者出现三联征之一。甚至来源于心房和二尖瓣前叶心室面的二尖瓣黏液瘤患者,约10%可能无任何症状[27]。最常见的首发症状是呼吸困难[23],这是左心房黏液瘤阻塞二尖瓣瓣口所致(图24.2和图24.3)。由于部分黏液瘤有蒂,其对血流的暂时性阻塞可引起溶血、低血压、晕厥或猝死。二尖瓣阻塞的其他症状类似于二尖瓣狭窄,如咯血、体循环血栓、发热和体重减轻。若肿瘤阻塞二尖瓣口,则可在第二心音听诊处闻及肿瘤扑落音。此体征存在持续的窦性心律,可有助于区分心房黏液瘤和二尖瓣狭窄。发生右心房或右心室黏液瘤时,严重的肺动脉高压而无明显二尖瓣病变提示复发性肺动脉栓塞。由于心内分流,右心肿瘤患者偶尔也可表现为发绀型先天性心脏病[28]。

循环中碎片和胶纸样肿瘤引起的栓塞是黏液瘤的特征,通常会出现全身症状。左心房较小的黏液瘤不影响血流动力学,并且可存在多年而不被确诊,且易导致栓塞[12]。脑动脉瘤通常出现在心内黏液瘤引起循环系统性栓塞的患者,这可能是继发于黏液栓子的损害。黏液瘤栓子也易损害肾脏。约有1/3的患者发生如全身不适、发热、体重减轻等全身症状,说明可能有自身免疫性成分参与,因缺乏肿瘤特异性症状而常延误诊断。鉴别诊断包括心内膜炎、结缔组织疾病和恶性肿瘤。大体上,黏液瘤的解剖类型可预示临床表现。卵圆形的固体肿瘤与充血性心力衰竭相关性更高,而乳头状黏液瘤常与脑动脉栓塞有关[29]。临床症状与肿瘤大小无关[23]。

约有1/3的患者从胸部X线片不能发现黏液瘤。胸部X线片上钙化影对右心房黏液瘤有诊断意义,左心房黏液瘤罕见。在超声心动图应用之前,通常采用血管造影术辨别所有黏液瘤,但目前血管造影可能只用于必要的冠状动脉的解剖检测[18,30]。CT和MRI有助于确定肿瘤范围及其与周围心脏和胸腔结构的关系[31]。当肿块不确定或超声心动图显示不清或肿瘤不规则时,MRI在黏液瘤诊断中的作用尤其重要[21]。血栓和黏液瘤较难区分,因两者都是异源性的。

经胸超声心动图(transthoracic echocardiography,TTE)在识别腔内肿瘤方面有很大优势,因为其无创,可以完全显影心腔,并能确定肿瘤的类型。TTE是进行筛查时主要的影像学方法[18]。经食管超声心动图(transesophageal echocardiography,TEE)能更好地确定肿瘤的大小和位置,并识别肿瘤的附着部位及是否存在多发病灶[1,14,32]。

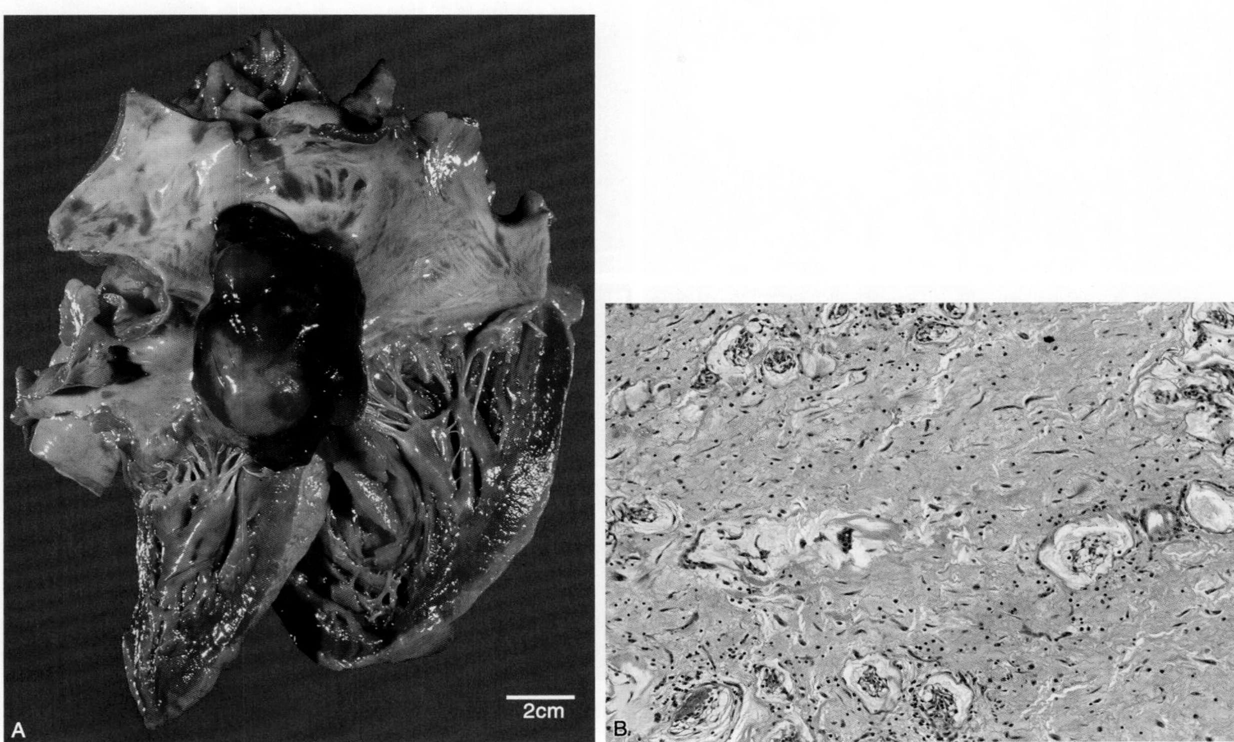

图 24.1 心脏黏液瘤。(A)大体标本,固体型,肿瘤光滑,有分叶,黏液样外观,位于卵圆窝处。(B)镜下,小的、成环状的星状黏液瘤或鳞状细胞,在黏液样背景下位于血管周围。(*Reproduced with permission from Jain D, Maleszewski JJ, Halushka MK. Benign cardiac tumors and tumorlike conditions.* Ann Diagn Pathol. *2010;14:217.*)

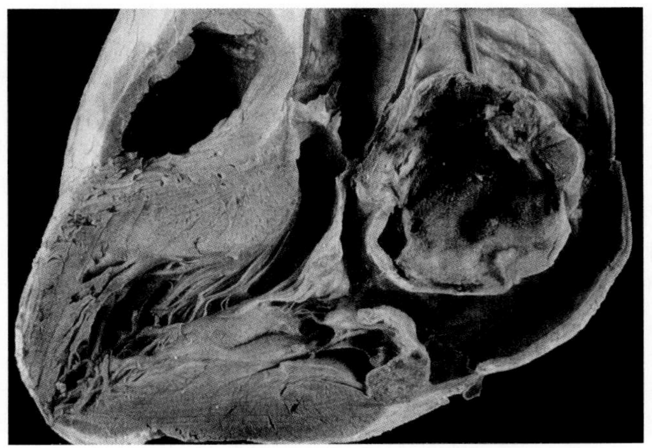

图 24.2 尸检标本,脱垂于二尖瓣口的大左心房黏液瘤。(*Reproduced with permission from Schaff HV, Mullany CJ. Surgery for cardiac myxomas.* Semin Thorac Cardiovasc Surg. *2000;12:81.*)

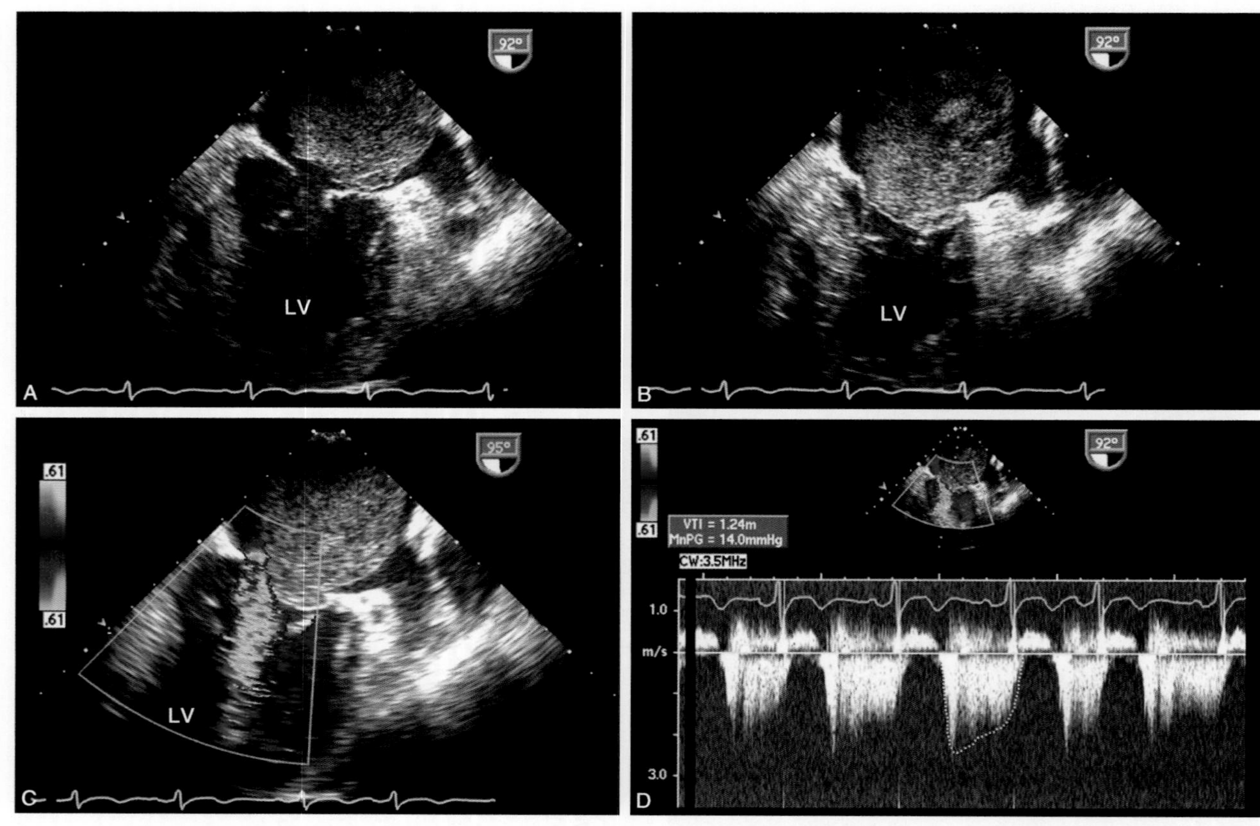

图 24.3 左心房黏液瘤经食管超声心动图的特征。(A)食管中段两腔切面显示收缩期位于左心房的 5cm×7cm 肿块。(B)二维和(C)彩色血流多普勒图像显示,在舒张期,肿块阻碍血流通过二尖瓣,造成严重的功能性二尖瓣狭窄。(D)连续波多普勒显示二尖瓣的平均压力阶差为 14mmHg。LV,左心室。(*Reproduced with permission from Otto CM, ed.* Practice of Clinical Echocardiography. *4th ed. Philadelphia: Saunders/Elsevier; 2012.*)

黏液瘤有典型的超声心动图表现,往往出现形状不规则的叶片样突出组织。钙化区域比较明显,肿块的回声可能不均匀[1,14,15]。附着在房间隔的左心房的大肿块高度提示黏液瘤,但超声心动图不能提供明确的组织诊断。房间隔少有血栓附着[33]。多普勒超声心动图可评估肿瘤导致的心室充盈阻塞程度(图 24.3)。当梗阻血流通过房室瓣时,彩色多普勒成像会显示混叠和流动加速,可进行定性分析。连续多普勒成像可量化心房与心室之间的梯度。术前超声心动图评估的目的是确定肿瘤附着位点,尤其是确定肿瘤与心脏瓣膜及其小叶的关系,并评估在卡尼综合征中是否存在多发肿瘤[34]。若 TTE 无法实现,则可通过 TEE 在术中辅助。

虽然 TEE 有其适用的标准,但大部分只是意见而不是证据[35-37]。TEE 可用来评估心脏来源的栓子,非心脏来源的栓子已定位于心脏或当检查结果不会改变患者的管理时,TEE 不太适合用于评估[35]。当手术的主要目的是去除心腔内肿物时,那么在手术切口前就应当应用术中 TEE 评估,以确保肿块仍然存在,而且没有在心脏外引起栓塞(或像心内血栓一样溶解)。在黏液瘤存在的情况下,术中检查有助于现场医生最后手术方案的确定,也可以探测之前未发现的肿瘤。肿瘤切除后,用 TEE 来确保所有可见的肿瘤已被切除且对邻近组织未造成损伤。对于附着于房间隔的黏液瘤,需确保术后不发生心房间分流。若肿瘤附着于瓣膜或紧挨瓣膜,则术后需检测瓣膜是否有功能。

第一例心房黏液瘤切除术于 1954 年施行[30]。在此之后,由于黏液瘤导致中枢神经系统栓塞的风险高达 30%~40%,即使是偶然发现的黏液瘤也推荐手术切除。从出现症状到手术切除一般间隔 4 个月,但在某些病例,手术已经推迟了长达 10 年之久[23]。手术相关死亡率约为 0~7%[4,12]。更重要的是,最近研究表明,手术切除黏液瘤后患者的长期生存率与年龄和性别无关[16]。

乳头状弹性纤维瘤

乳头状弹性纤维瘤是一种罕见的良性肿瘤且易于影响心脏瓣膜。大量外科数据表明乳头状弹性纤维瘤是第二常见的原发性心脏肿瘤,事实上,有些数据表明乳头状弹性纤维瘤可能比黏液瘤更常见[1,8]。最初是在尸检中偶然发现,现在多数发现于活体患者[38]。多为单个(90%),1~4cm 大小,乳头状,有蒂,且无血管,乳头状弹性纤维瘤单层内皮细胞覆盖,其中包含弹性良好的纤维和透明间质[20,39,40]。肉眼观呈海葵状(图 24.4)。乳头状弹性纤维肉瘤多起源于前瓣膜的心内膜[41],主要累及主动脉瓣的心室面或二尖瓣的心房面,但很少引起相关瓣膜功能不全。乳头状弹性纤维瘤约占原发性心脏瓣膜肿瘤的 75%[16,42]。好发于 40~80 岁成人,平均好发年龄为 60 岁[43]。多数患者无临床症状,约 47% 患者在超声心动图、心内置管甚至心脏手术中偶然发现。在超声心动图上具有特征性表现(图 24.5 和图 24.6;也可见图 24.4)[40,44]。瘤体通常较小(平均大小 12mm×9mm),且其活动与所附着的瓣膜相互独立[45]。乳头状弹性纤维瘤与心内膜炎的赘生物相似或可能与 Lambl 赘生物混淆,Lambl 赘生物外观上呈多结节状[1,14]。

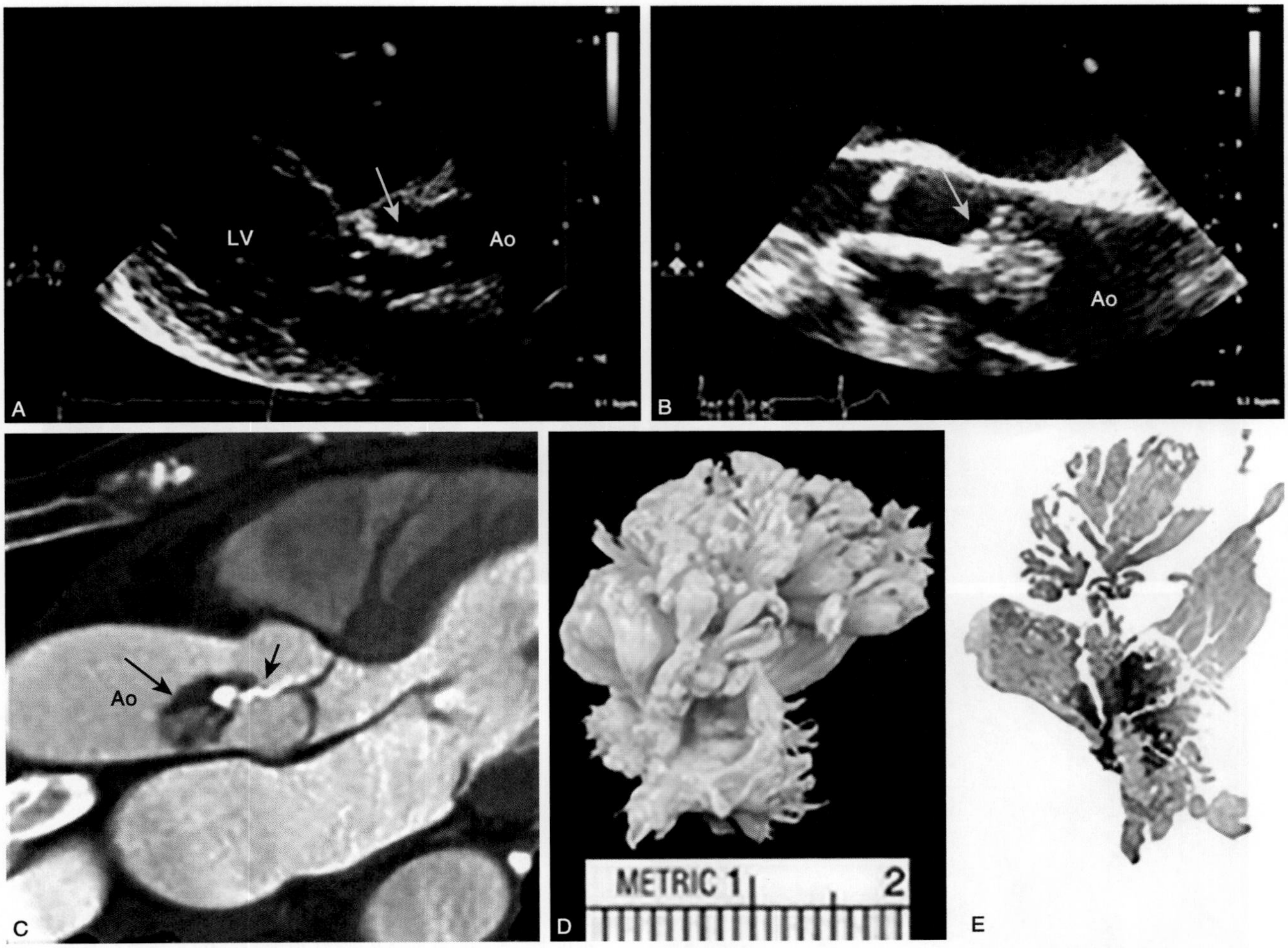

图 24.4 巨大的主动脉瓣乳头状弹力纤维瘤。(A)经胸骨旁长轴观显示肿瘤(黄色箭头)附着到主动脉瓣,延伸到主动脉根部。(B)经食管的主动脉瓣食管中段长轴观显示 4.7cm 的带蒂肿块附着于主动脉瓣的右冠状动脉窦(黄色箭头)。(C)心电门控 CT 血管造影显示钙化的中央茎(短箭头)延伸出乳头状复叶(长箭头)。(D 和 E)大体和组织学标本显示中央的胶原纤维延伸出的复叶呈海葵样外观。Ao,主动脉开口;LV,左心室。(*Reproduced with permission from Fine NM, Foley DA, Breen JF, Maleszewski JJ. Multimodality imaging of a giant aortic valve papillary fibroelastoma.* Case Rep Med. *2013;2013:705101.*)

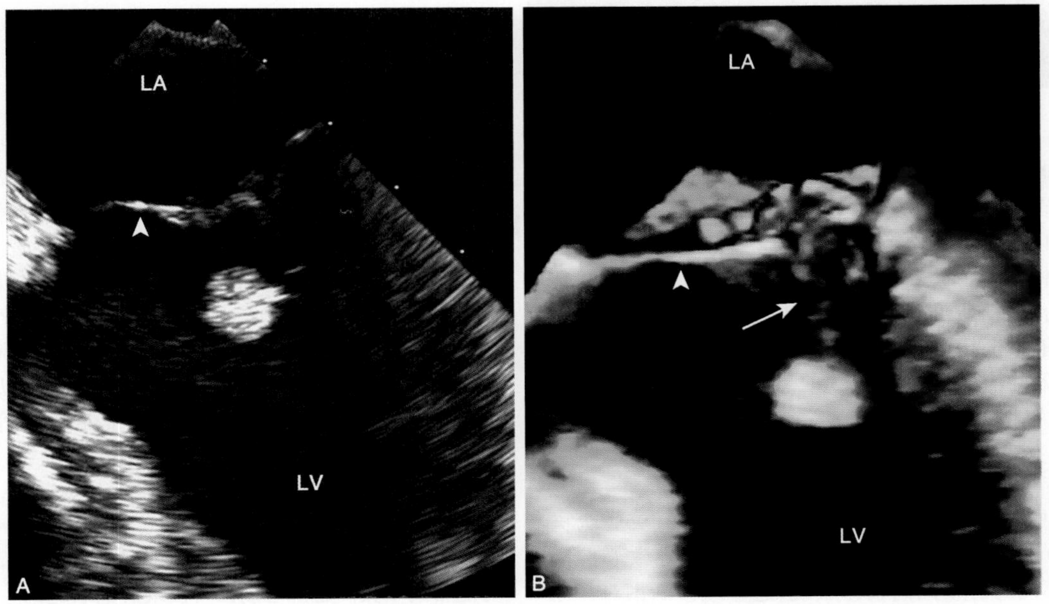

图 24.5 经食管中段两腔观察二尖瓣显示乳头状弹力纤维瘤附着于二尖瓣的心室面。(A)二维和(B)三维图像显示 1cm 的肿块通过茎(箭头)附着于二尖瓣(三角箭头)。LA,左心房;LV,左心室。(*Reproduced with permission from Bruce CJ. Cardiac tumours: diagnosis and management.* Heart. *2011;97:156.*)

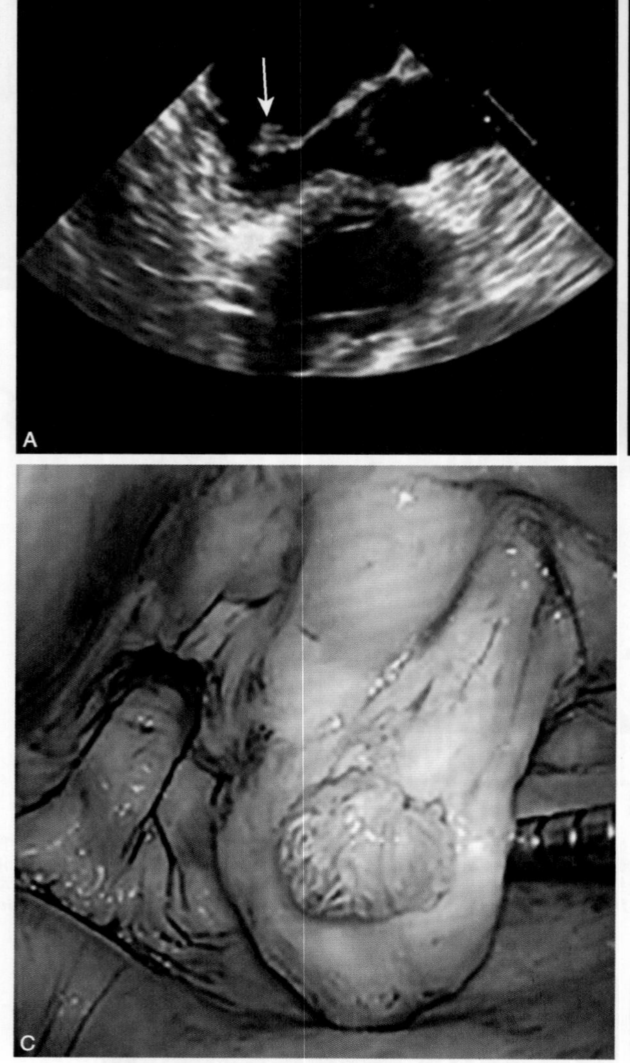

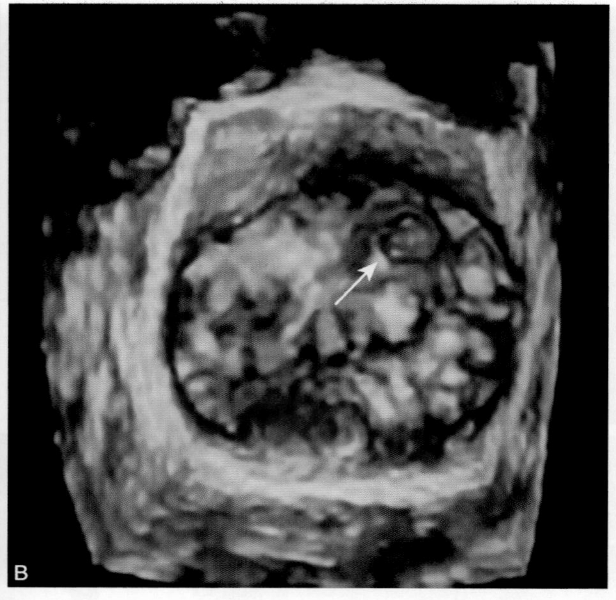

图 24.6 乳头状弹性纤维瘤。(A)经食管中段长轴切面显示位于二尖瓣前叶的球状肿物(箭头)。(B)二尖瓣经食管三维超声心动图(外科医生从左心房的角度)显示位于二尖瓣前叶内侧缘的肿物。(C)术中图像显示起源于二尖瓣心内膜的纤维化、绒球样肿物。(*Reproduced with permission from Castillo JG, Silvay G. Characterization and management of cardiac tumors.* Semin Cardiothorac Vasc Anesth. *2010*;*14*;*10.*)

目前,许多肿瘤在寻找栓塞症状的病因时被发现。当累及主动脉瓣时,这些症状更常见[12]。尽管之前认为乳头状弹性纤维瘤无害,但尸检研究表明脑动脉和冠状动脉栓塞发生率高[9]。所以,常表现出与卒中、脑动脉短暂性缺血发作和急性心肌梗死相关的症状。尽管栓子可能是个肿瘤,但更可能是血栓,因为肿瘤形成的部位极易形成血栓[43]。因可能导致急性瓣膜功能不全甚至猝死,所以确诊是非常重要的[41]。手术切除是有效的治疗方式,但 1/3 的患者需要瓣膜修复或置换[38]。复发罕见。

原发性恶性肿瘤

约有 25% 原发性心脏肿瘤为恶性肿瘤,其中 95% 为肉瘤(图 24.7)。原发性恶性肿瘤浸润右心房并导致心腔阻塞,因位置不同可有不同的临床表现,这导致诊断困难。原发性恶性肿瘤常好发于 30~50 岁,且前期症状不明显如呼吸困难,但迅速发展至死亡。最常见的肉瘤是血管肉瘤[9],可迅速蔓延,最初起源于右心房,随着出现在下腔静脉(inferior vena cava,IVC)附近并侵犯纵隔。好发于成年男性[43]。症状包括胸痛、呼吸困难、进行性充血性心力衰竭和血性心包积液[46]。有两种临床病理分型。第一类型为散发于心包或心外膜的小肿瘤,存在皮肤损害,并且有患卡波西肉瘤的危险因素。第二类型为位于右心房的大肿瘤。因放疗和化疗效果欠佳,常采取姑息治疗。可行手术切除,但生存期小于 2 年。横纹肌肉瘤是侵袭性肿瘤,其细胞与横纹肌类似。横纹肌肉瘤的发生与性别无关。可起源于各个心腔,与血管肉瘤不同,很少扩散累及心包。横纹肌肉瘤体积大,侵袭性强,生长迅速。可手术切除,但远处转移会降低手术成功率,放疗和化疗无效[43]。

对于这类患者的管理,相对于良性肿瘤来说,超声心动图可能帮助不大。超声心动图可发现肿瘤引起的生理并发症如管腔闭塞或瓣膜反流,且有助于发现心包积液和生理性心脏压塞。然而,这些肿瘤解剖结构复杂,用 TEE 很难确定肿瘤

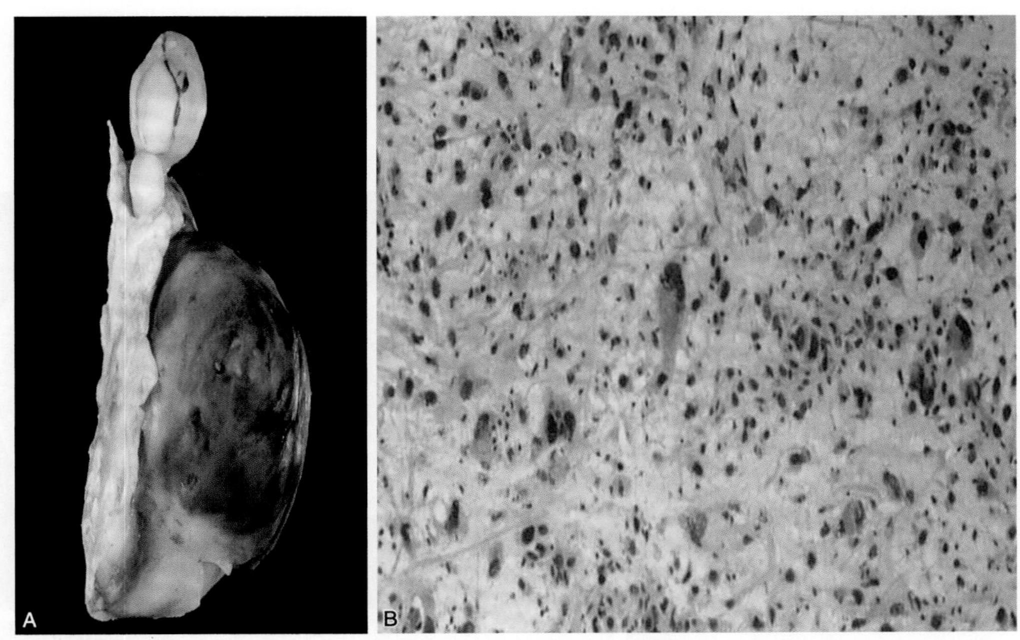

图 24.7 多形性肉瘤。(A)大体标本显示大的双叶肿物。(B)组织学标本显示梭形和多角形多形细胞排列成片状,与未分化的高级别肿瘤一致。(*Reproduced with permission from Butany J, Nair V, Naseemuddin A, et al. Cardiac tumours: diagnosis and management.* Lancet Oncol. *2005; 6: 223.*)

的边界和侵及的瓣膜和冠状动脉的解剖结构。此外,超声心动图不能详细显示心脏周围结构如肺脏和纵隔。当超声心动图联合 CT 和 MRI 时,可临床医师可以从 CT 或 MRI 获得详细的解剖信息,从超声心动图获得生理性改变[15]。

其他原发性心脏恶性肿瘤包括恶性纤维组织细胞瘤、纤维肉瘤、骨肉瘤、平滑肌肉瘤(最罕见的恶性心脏肿瘤)、未分化肉瘤,神经原性肉瘤和淋巴瘤。原发性心脏淋巴瘤为非霍奇金淋巴瘤,约占原发性心脏肿瘤的 1%[47]。由于获得性免疫性缺陷综合征(AIDS)患者的增加和成像技术的改进可以早期诊断,使得这类肿瘤患者逐年增多。淋巴瘤常为大肿块,从肿瘤起源部位广泛侵及心脏的邻近区域,且通常位于右心房和右心室。这类原发肿瘤罕见,约占心脏肿瘤的比例不足 2%[48]。治疗措施包括化疗和放疗,平均生存期为 1 年,少数可生存 5 年。与其他肉瘤相比,恶性纤维组织细胞瘤一般见于左心房,切除后常发生局部复发和转移。手术切除可改善其症状,但不会提高生存率[49]。

恶性原发性心脏肿瘤由于其迅速增长和转移性,常需要联合手术、放疗和化疗以限制其阻塞腔内血流。局部复发比转移更易导致死亡[50]。在恶性肿瘤转移导致广泛性局部病变前的方法包括自体心脏移植术,在此期间将心脏移出胸腔可以更好地暴露视野[51]。其效果仍不确定,但是没有术中死亡的发生。尽管仍有争议,对于只累及心脏的不可切除肿瘤可考虑原位心脏移植,但不能延长 1~2 年的存活时间[18]。恶性肿瘤术中死亡率是良性肿瘤的 7 倍,且复发率是其 2 倍。

转移性肿瘤

在尸检中,继发性或转移性心脏肿瘤的发病率为 2.3%~18.3%[2,3,6,7,10]。转移性肿瘤可通过直接扩散、静脉扩散、血行转移或淋巴转移侵及心脏[2]。转移性肿瘤主要影响心包、心外膜、心肌或心内膜,但大量尸检数据表明约 2/3 的转移性疾病患者主要累及心包(图 24.8~图 24.11)[2]。可通过转移的部位推断出转移方式。例如,心包受累,常通过胸内周围结构直接扩散或淋巴管直接蔓延,而心内膜病变常反映血行转移,心外膜和心肌病变常由淋巴管扩散所致[2]。

心脏转移率高的肿瘤包括间皮瘤(48.4%)、黑色素瘤(27.8%)、肺腺瘤(21%)、未分化肺癌(19.5%)、肺鳞状细胞癌(18.5%)、乳腺癌(15.5%),尽管其他尸检数据表明食管癌发生心脏转移也很常见[2,6]。直接转移方式中,肺癌、乳腺癌和食管癌最可能发生直接转移,而黑色素瘤易通过血行转移,淋巴瘤和白血病则通过淋巴转移。肾脏肿瘤(肾细胞癌)、肝脏肿瘤(肝细胞癌)、子宫(子宫平滑肌肉瘤)则通过静脉扩散,主要累及右心[3,14]。

与多数原发性心脏肿瘤一样,肿瘤的位置决定临床表现[3]。虽然心脏转移可在尸检中偶然发现,但其他的病变可表现出心内或心外梗阻、栓塞的症状和体征以及心律失常[52]。左侧肿瘤累及二尖瓣或主动脉瓣可致狭窄,产生心绞痛、晕厥或合并进行性肺静脉压升高的心力衰竭,而右侧肿瘤可能会影响右心衰竭合并肝淤血、腹水、腹胀和深静脉压升高导致的肾功能恶化的所有表现[2,52]。病变累及心包或心外膜时,大量心包积液随着心脏压塞和阻塞性休克而进展,这取决于心包积液率[2]。右侧病变栓塞可无临床症状或可类似于血栓性肺栓塞时的心动过速、胸痛、呼吸困难或低氧血症。尽管全身性栓塞可影响任何缺血的器官,包括肾脏和腹腔脏器,或产生皮肤表现,但左侧病变栓塞常表现为神经系统症状。当心肌受累时,进行性肿瘤浸润可产生房性和室性心律失常或传导障碍,这取决于肿瘤所在位置[2]。

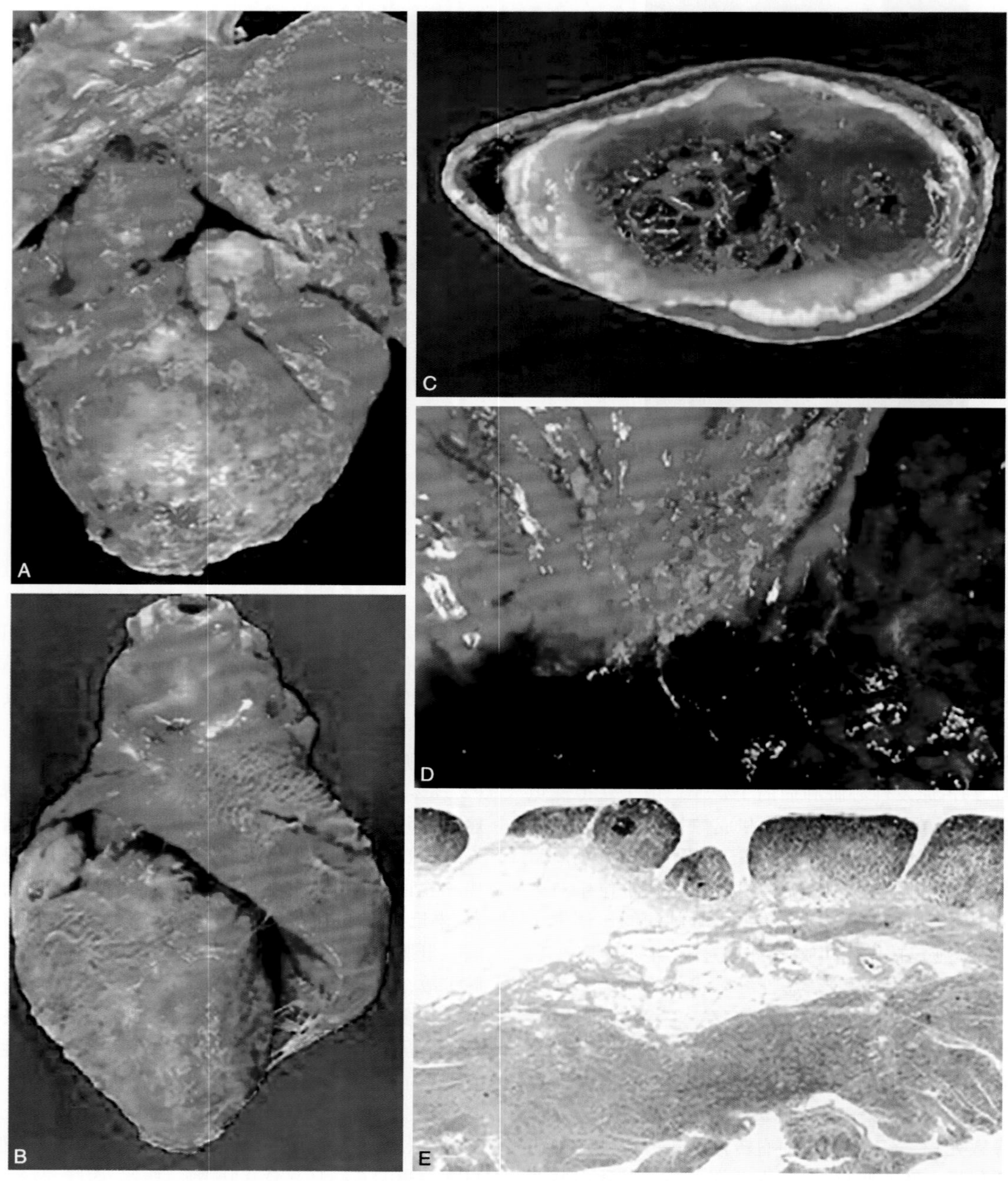

图 24.8 肿瘤转移到心脏的方式。食管鳞状细胞癌发生心包转移导致纤维素性出血性心包炎。(*Reproduced with permission from Bussani R, De-Giorgio F, Abbate A, Silvestri F. Cardiac metastases.* J Clin Pathol. *2007*;*60*;*29.*)

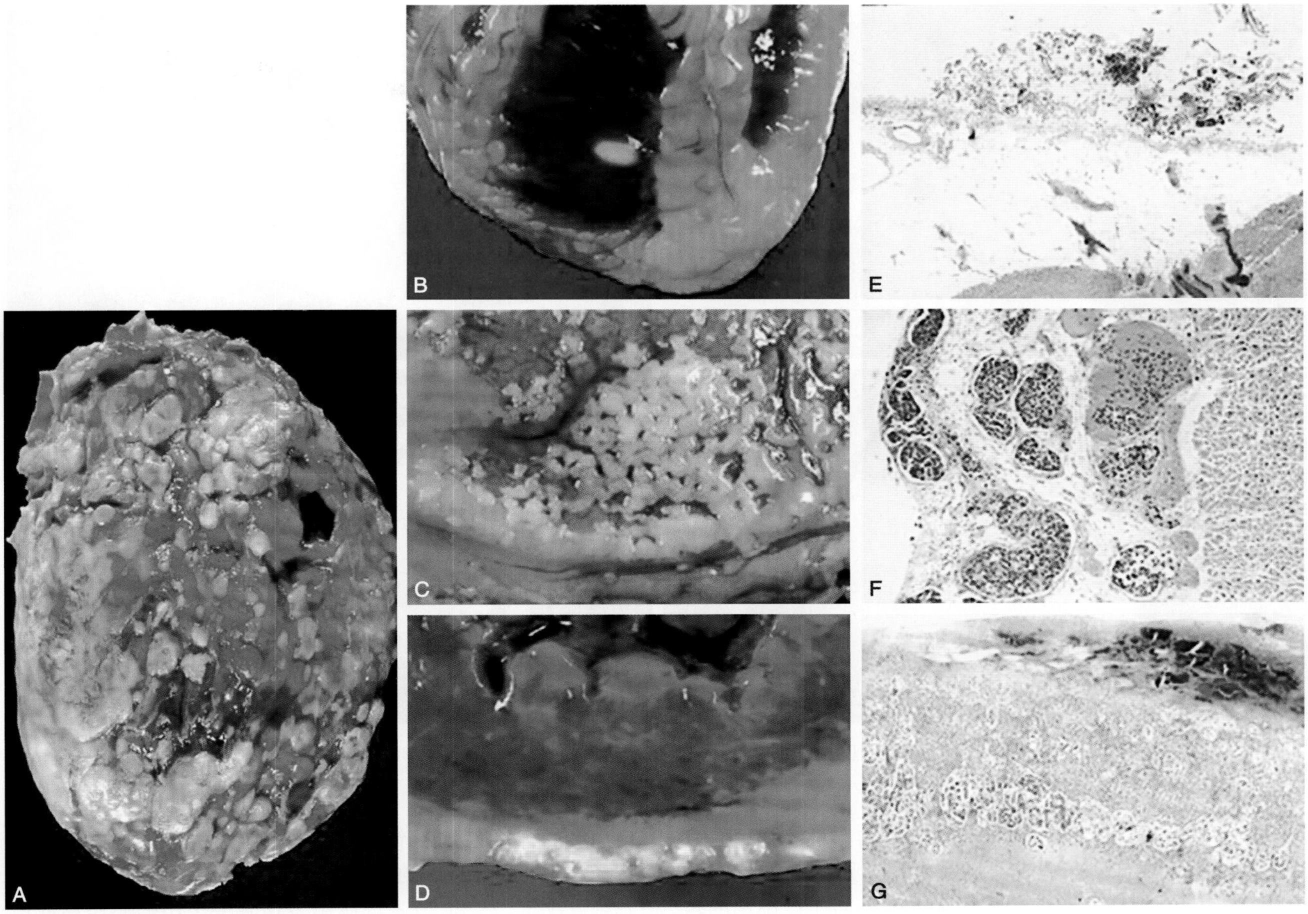

图 24.9 肿瘤转移到心脏的方式。恶性间皮瘤的心外膜转移。(*Reproduced with permission from Bussani R, De-Giorgio F, Abbate A, Silvestri F. Cardiac metastases.* J Clin Pathol. *2007;60:30.*)

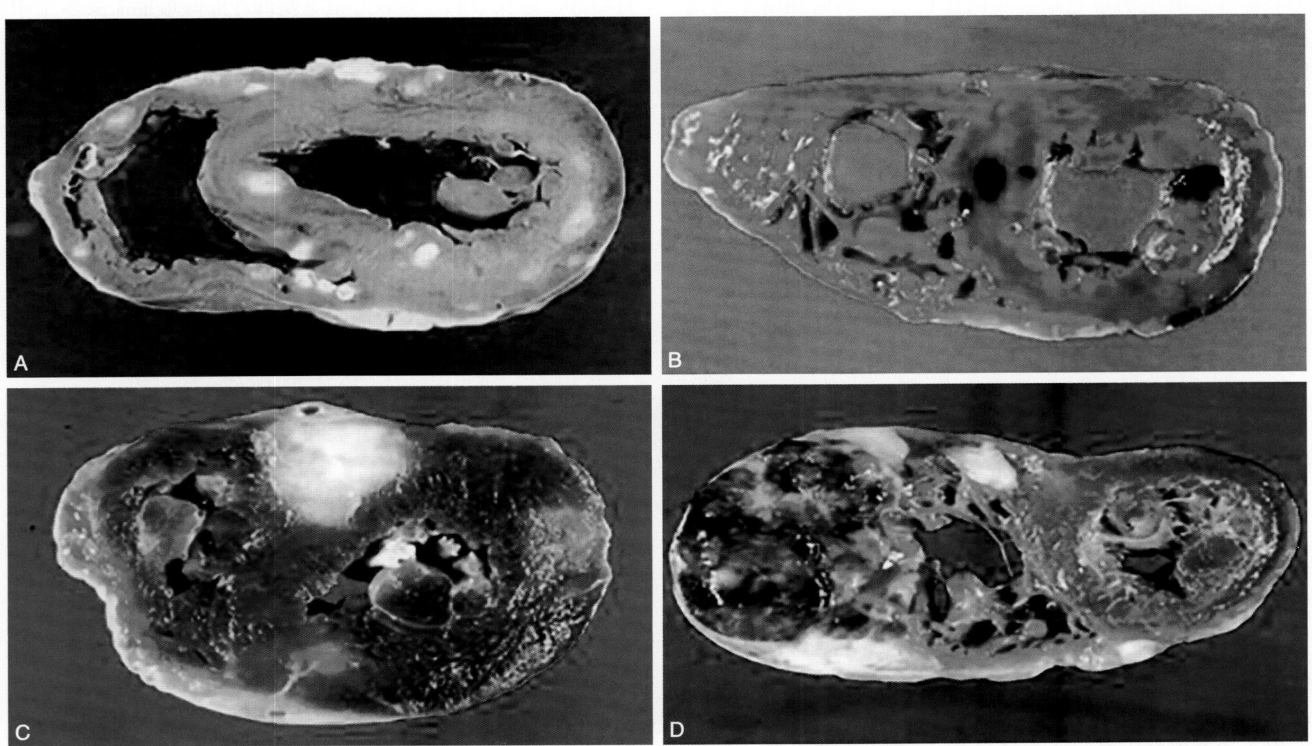

图 24.10 肿瘤转移到心脏的方式。恶性黑色素瘤的心肌转移。(*Reproduced with permission from Bussani R, De-Giorgio F, Abbate A, Silvestri F. Cardiac metastases.* J Clin Pathol. *2007;60:31.*)

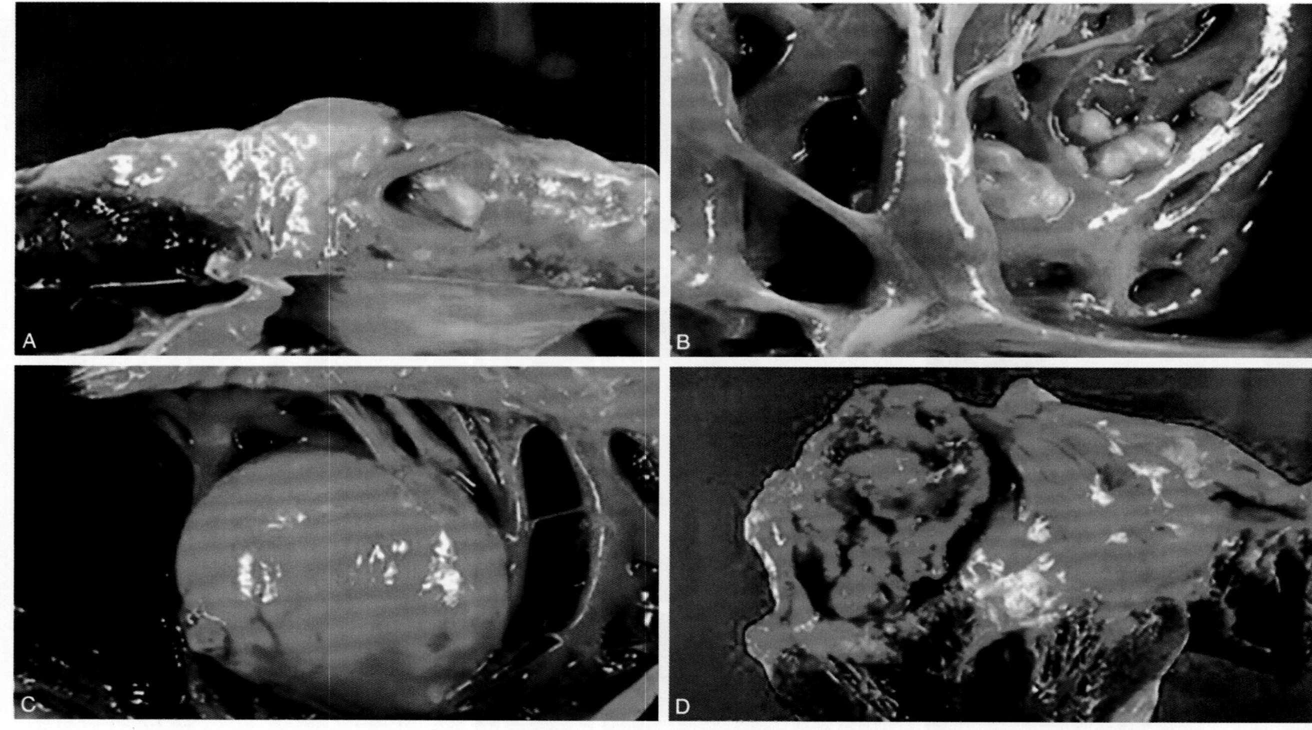

图 24.11 肿瘤转移到心脏的方式。肾透明细胞癌的心内膜转移。(*Reproduced with permission from Bussani R, De-Giorgio F, Abbate A, Silvestri F. Cardiac metastases.* J Clin Pathol. *2007;60:31.*)

尽管 TTE 或 TEE 可用来检测或定位转移性疾病,但 CT 或 MRI 多模式成像对于确定心脏受累程度及组织的鉴定和诊断,尤其是原发病灶不明时是必须的[14]。对于已确诊的转移性心脏疾病预后较差。最近的数据显示,53.4% 的已确诊的转移性心脏疾病患者在 1 年内死亡[53]。尽管通常不考虑手术治疗,但有 53.5% 的转移性心脏病患者接受了手术切除。在接受手术患者中,56.5% 的患者生存期为 1 年[53]。

麻醉注意事项

一般心脏肿瘤患者的麻醉管理首先取决于患者的合并症,其次是肿瘤的位置。显然,侵袭性右侧心脏病变和右心衰竭接受姑息性切除术的麻醉管理与年轻健康患者接受微创乳头状弹性纤维瘤切除术的麻醉管理不同。

目前,因肿瘤切除术是一种侵袭性手术,需全身麻醉。在不久的将来,可以在心导管中心或杂交手术间通过心导管为基础的方法切除肿瘤,类似于现在的经股动脉行主动脉瓣植入或经皮二尖瓣修复来切除小而简单的病变。然而,现在仍使用气管插管全身麻醉。微创手术或机器人辅助手术仅能用于有限的开胸手术,还需用双腔气管导管或一侧支气管阻塞来进行肺隔离[54,55]。

此外,美国麻醉医师协会推荐的标准监护包括持续评估氧合、通气情况、循环、体温,心脏肿瘤切除术的麻醉必须动脉置管进行连续血流动力学监测,并建立中央静脉通路以便给予血管活性药,补充容量,以及监测中心静脉压力。对于心功能受抑制的患者,机械循环支持可在体外循环停止前开始使用,或者对于手术切除术复杂、进行长时间体外循环患者,术后中心和外周血压之间的差异显著,可考虑在股动脉或肱动脉的位置放置第二根动脉导管。动脉置管与麻醉诱导的时间由患者的合并症及麻醉者的经验决定。同样的,导管类型的选择和中心静脉置入的位置根据患者的病理状况和麻醉者的熟练度决定。一位 20 岁健康患者切除一个小的心房黏液瘤可能需要不超过三或四腔的输液导管,而一位虚弱的 70 岁患者切除已累及心肌且导致心室重塑的肿瘤时可能需要多个中心静脉导管及肺动脉漂浮导管(pulmonary artery catheter, PAC)。累及右侧心脏或上腔静脉(superior vena cava, SVC)的肿瘤需避免或延迟(手术切除后)放置 PAC,应选取股动脉置管而不是颈静脉。技术娴熟的外科医生在维持麻醉 20 分钟内就能切除肿瘤,而不娴熟者切除肿瘤至少需要一个小时,这就需要不同的麻醉监测。

其次,诱导药物的选择更多地依赖于患者的合并症及个人习惯而不是肿瘤的病理性质。总的来说,药物的使用方法比药物的选择更重要。左侧狭窄性病变的患者谨慎使用丙泊酚,其安全性与依托咪酯、氯胺酮或巴比妥类药物进行麻醉诱导没有差别。脱离体外循环(cardiopulmonary bypass, CPB)的药物支持依赖于患者的合并症和手术切除的细节而不是肿瘤的病理性质。

除患者的合并症外,肿瘤的位置也可决定麻醉管理。例如,左心房黏液瘤易导致二尖瓣阻塞,且常与肺静脉高压有关。其麻醉管理与二尖瓣狭窄患者类似。相反,右心房黏液瘤可导致右心衰竭,与三尖瓣狭窄的相似。需仔细检查患者手术的定位以便发现静脉回流严重受限,静脉回流严重受限可能迅速伴随出现严重的低血压和心律失常。大肿瘤可能加重血流动力学不稳定,而小的肿瘤可增加栓塞的风险[12]。围手术期心律失常,特别是心房颤动或心房扑动,发生率为 25%,需立即进行处理。

许多手术采取正中胸骨切开术，对于孤立浅表性病变可采取前侧剖胸术或类似的微创技术[18,54-56]。CPB 开始前股动脉置管可降低肿瘤脱落或破裂的风险。若采取双腔插管，则可在 SVC 放置第二条静脉置管，通常采用小 5 或 6Fr 套管，由麻醉医生置入，随后用适当的静脉置管 Seldinger 技术扩大。开胸手术常需要心脏停搏。阻断主动脉时，心室颤动停搏可以防止 CPB 开始后血流的射出以及肿瘤碎片栓塞。对于明显侵犯心肌的恶性肿瘤，可采取深低温停循环。

系统性心脏表现的肿瘤

类癌

类癌是主要起源于小肠的转移性神经内分泌肿瘤，每 100 000 人中约 1～2 人发病[57,58]。经诊断，20%～30% 的类癌患者表现为类癌综合征，以间断性血管舒缩症状、支气管痉挛、低血压、腹泻和右心疾病为特征性表现，由手术操作或药物刺激导致的 5-羟色胺、组胺、缓激肽和前列腺素的释放所致。有类癌综合征表现的患者主要见于发生肝转移者，因肝功能受损导致代谢血管活性物质能力降低。

类癌心脏病最初于 1952 年报道[57]，20%～50% 的类癌综合征患者可能发生类癌心脏病[59,60]。在 20% 的患者中，类癌心脏病可能是转移性类癌的最初特征。在过去的 20 年里，恶性类癌和类癌心脏病患者的预后明显改善，但仍有很高的发病率和死亡率。无类癌心脏病患者的平均预期寿命为 5.9 年，若患有此病则可降至 2.6 年[60]。类癌综合征发展成类癌心脏病时，患者循环中 5-羟色胺水平高出正常两倍以上[61]，但因为大多数患者接受生长抑素类似物的治疗，而使数据不准确[60]。

类癌心脏病的典型特征包括三尖瓣反流、混合型肺动脉瓣口狭窄和反流导致严重的右心衰竭（图 24.12）。若肿瘤生长在肝脏，那么大量肿瘤产物不经过首过消除直接到达右心室（图 24.13）。类癌斑块由纤维细胞、胶原蛋白和黏液样基质组成，并沉积于三尖瓣和肺动脉瓣，导致瓣叶活动性减弱和增厚，形成其特征性瓣膜变化（图 24.14～图 24.16）。术中，80% 为三尖瓣关闭不全，20% 为三尖瓣狭窄；而肺动脉瓣往往表现为 50% 的关闭不全和 50% 的狭窄[62]。导致瓣膜受损的具体机制尚不清楚，但在类癌心脏病患者中 5-羟色胺常呈高水平[57]。少于 10% 的类癌心脏病累及左心，可能与 5-羟色胺在肺组织中失活有关[62,63]，但是当存在支气管类癌、右向左分流、或循环血液里高水平的血管活性物质控制不良时，无论是二尖瓣或三尖瓣均可受累[58,63,64]。

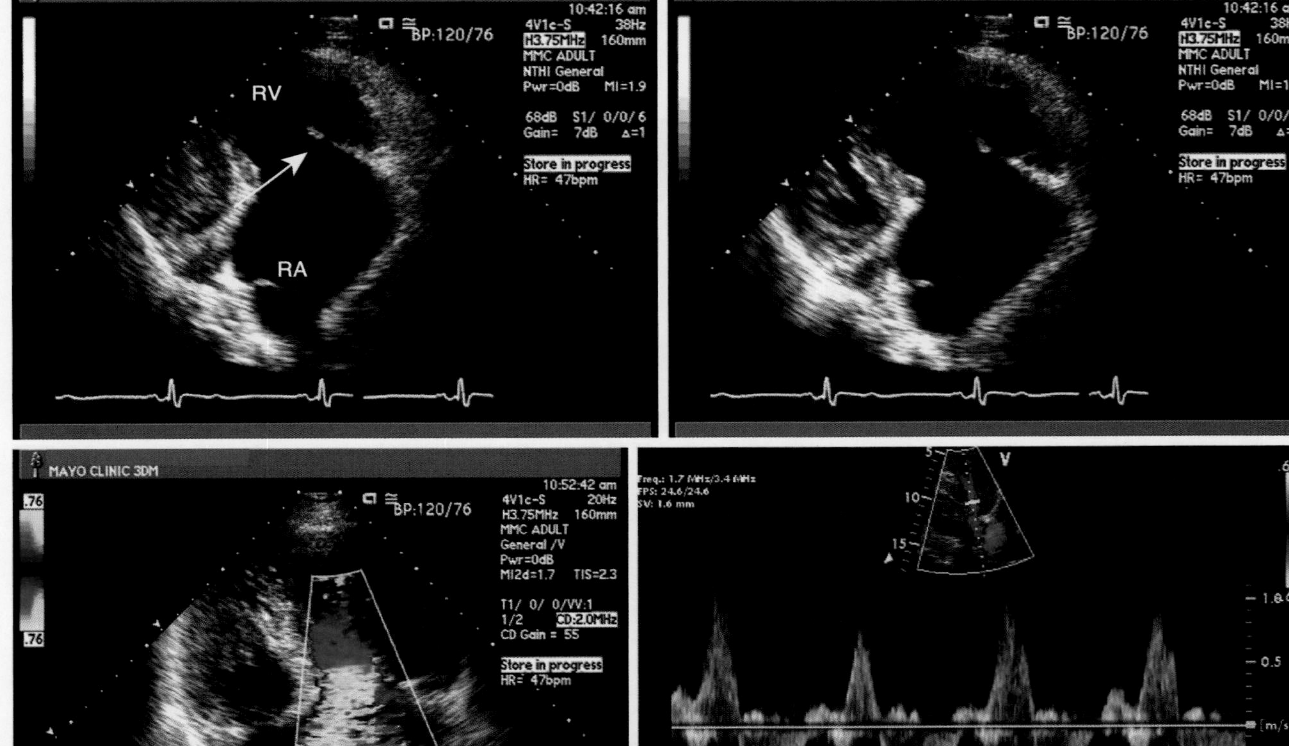

图 24.12 类癌心脏病患者经胸腔顶面观成像图。左上图和右上图分别显示收缩期和舒张期的三尖瓣（箭头）。增厚的三尖瓣瓣叶在收缩和舒张时轻微移动，并在收缩期有一个巨大的缺损（左上图）。彩色血流多普勒成像（左下图）显示大量的三尖瓣反流，充满整个严重扩张的右心房。右下图，肝静脉连续波多普勒成像显示收缩期血流逆转（收缩期间多普勒信号在基线以上偏斜），提示严重的三尖瓣关闭不全。RA，右心房；RV，右心室。（*Reproduced with permission from Oliver WC, Mauermann WJ, Nuttall GA. Uncommon cardiac diseases. In: Kaplan JA, Reich DL, Savino JS, eds.* Kaplan's Cardiac Anesthesia: The Echo Era. *6th ed. Philadelphia: Saunders; 2011: 680.*）

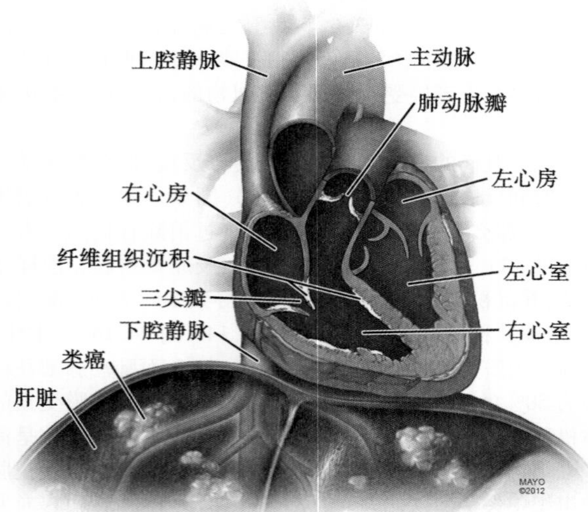

图 24.13 类癌性心脏病的类癌斑块沉积方式。斑块主要位于右心，尤其是三尖瓣和肺动脉瓣的瓣叶。(*Reproduced with permission from Mayo Foundation for Medical Education and Research. All rights reserved. Illustration No. 3229175-001-0.*)

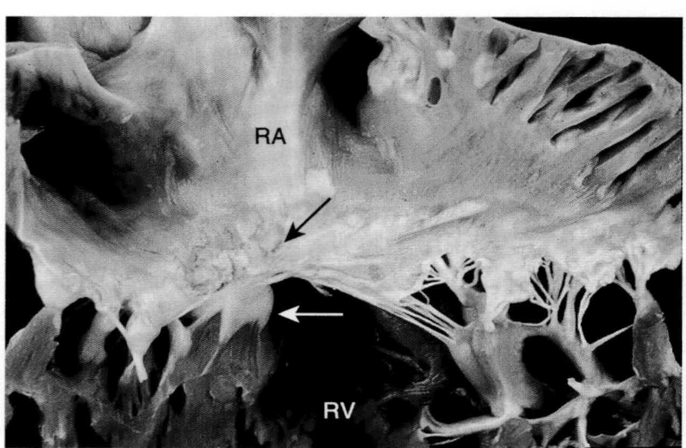

图 24.14 类癌心脏病。尸检显示类癌沉积于三尖瓣导致瓣叶增厚、瓣叶卷曲(黑色箭头)和腱索缩短(白色箭头)。RA，右心房；RV，右心室。(*Reproduced with permission from Weingarten TN, Abel MD, Connolly HM, et al. Intraoperative management of patients with carcinoid heart disease having valvular surgery: a review of one hundred consecutive cases.* Anesth Analg. *2007;105:1193.*)

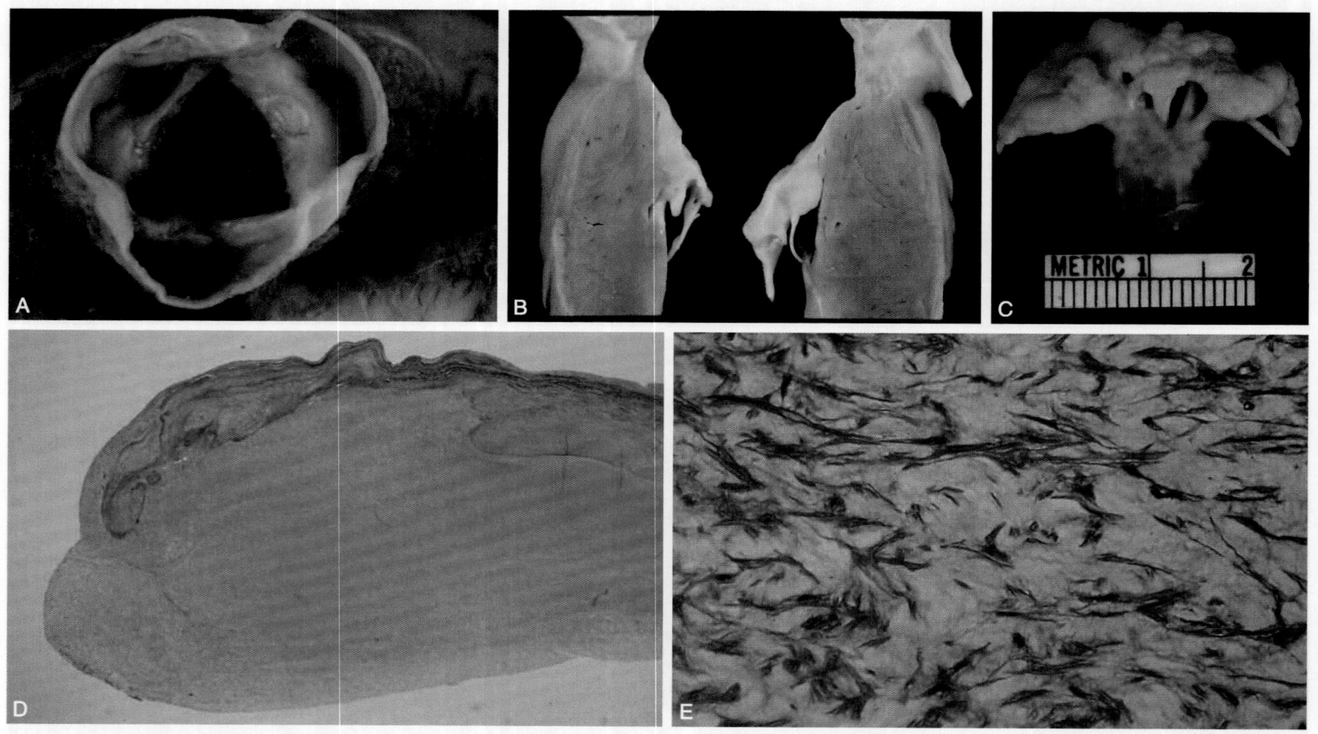

图 24.15 类癌心脏病。(A)大体标本显示肺动脉瓣增厚、瓣叶卷曲，导致肺动脉狭窄合并关闭不全。(B)大体标本上受累三尖瓣的横截面显示瓣叶严重增厚且无功能。(C)大体标本上，三尖瓣和腱索卷曲并分层且有白色类癌斑。(D)肺动脉瓣尖的组织标本显示类癌斑块，并覆盖于肺动脉(上)表面。(E)用 Masson 三色法染色组织斑块标本显示典型的肌成纤维细胞(红色)的增殖和胶原(蓝色)沉积。(*Reproduced with permission from Gustafsson BI, Hauso O, Drozdov I, et al. Carcinoid heart disease.* Int J Cardiol. *2008;129:321.*)

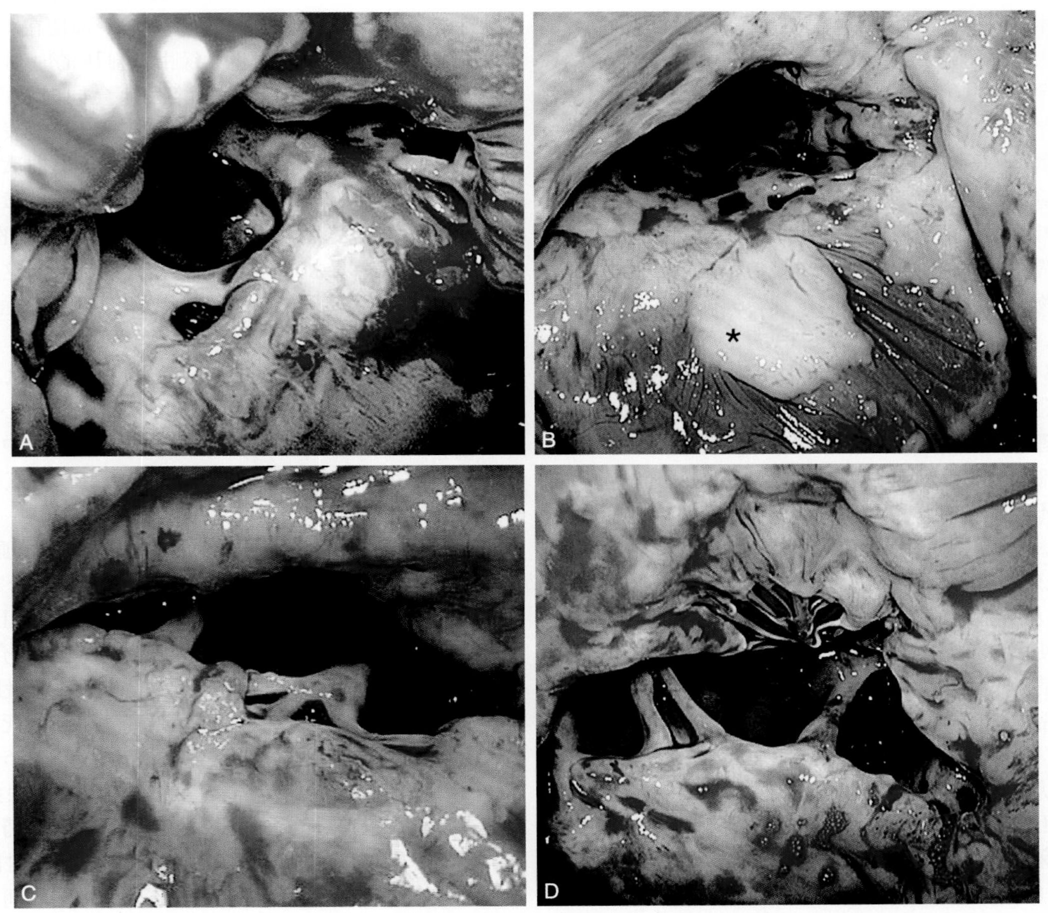

图 24.16 (A~D)术中从右心房可见类癌性心脏病对三尖瓣的影响。瓣叶增厚卷曲;腱索融合并缩短;可见类癌斑块(星号)呈典型的珍珠样外观。(*Reproduced with permission from Castillo JG, Milla F, Adams DH. Surgical management of carcinoid heart valve disease.* Semin Thorac Cardiovasc Surg. *2012;24;256.*)

类癌心脏病的超声心动图特征实际上是诊断潜在疾病的过程,特别是三尖瓣病变。瓣叶增厚并回缩。三尖瓣小叶常表现为小叶卷曲。增厚回缩的瓣叶导致大的缺损和严重的瓣膜反流。TTE 难以显示肺动脉瓣,但在 70°~90°之间,经食管中段的超声心动图显示瓣膜良好。可见严重的三尖瓣反流、右心室扩张和室间隔异常运动。心室壁厚度通常正常。肝静脉多普勒成像显示收缩期血流逆转,与重度三尖瓣关闭不全一致。仔细寻找卵圆孔未闭(PFO)[58,64],因其提示左侧瓣膜受损的可能性增加。

过去,类癌患者的预后一直不佳。缺乏治疗时,当出现全身症状后平均生存期为 38 个月[65]。随着侵及心脏和明显的类癌性心脏病,平均生存期下降至 11 个月[57,65]。然而,随着医疗手段和手术技巧的提高,使得症状的控制得以提高并降低了死亡率[57,60]。对梅奥诊所的 200 例类癌综合征患者进行回顾性分析,Møller 与其同事[60]发现平均生存期从 20 世纪 80 年代的 1.3 年提高到 20 世纪 90 年代后期的 4 年[60]。在这 200 例患者中,87 例患者接受过心脏手术;此外,当心脏手术纳入多变量分析时,它与显著的风险降低有关。在 20 世纪 80 年代中期虽然运用生长抑素类似物改善了症状的控制,但没有证据表明生长抑素类似物的运用与提高生存有关[57,60]。

总的来说,类癌性疾病和类癌性心脏病的管理很复杂,需要胃肠病专家、内分泌专家、肿瘤学专家、普外科和肝脏外科、心脏病专家,心脏外科医生、心脏麻醉医生和外科重症监护室多学科组成的团队[58,66]。主要的治疗手段包括:应用生长抑素类似物对症治疗,右心衰竭的药物治疗;抗肿瘤化疗,血管栓塞和手术切除来抗肿瘤治疗;类癌性心脏病的手术治疗[57,58,66]。

1985 年首次报道类癌危象的快速逆转,生长抑素类似物与类癌细胞上生长抑素受体结合,抑制与类癌综合征有关的血管活性物质的释放[67,68]。目前,两种生长抑素类似物奥曲肽和兰瑞肽可用于治疗[69]。奥曲肽皮下注射给药可快速释放,每日 2~3 次,剂量为 100~500μg;或作为一种长效制剂,每 4 周肌内注射,剂量为 10~60mg[69]。生长抑素类似物能够缓解症状,但并未发现其能改善患者死亡率[57,66]。

由于类癌心脏病轻微,大部分患者无症状。早期发现可影响心脏病进展的预后,尤其是可增加死亡率的右心衰竭[59]。治疗肿瘤和恶性类癌综合征并不会导致类癌心脏病的消失[60]。三尖瓣和肺动脉瓣置换是唯一可行的治疗方案,无论是选择生物瓣还是机械瓣[70]。选择生物瓣还是机械瓣取决于患者个体风险和顾虑[57,64,71]。外科手术干预时机不确定，若不能在右心衰竭症状出现前那么应在右心衰竭症状出现时进行手术干预，随着手术技术和围手术期护理的提高，在梅奥诊所的大型队列研究中，术后死亡率从 20 世纪 80 年代的 25%下降到 20 世纪 90 年代后期的 9%，虽然这种变化没有显著统计学意义[60]。

麻醉注意事项

对于类癌心脏病患者，心脏手术的麻醉很困难[72-77]。内源性和外源性刺激可导致大量血管活性物质的释放，发生危及生命的类癌危象。术前患者的焦虑和恐惧可引发类癌危象。各种药物，包括硫喷妥钠、哌替啶、吗啡、阿曲库铵和琥珀胆碱，以及儿茶酚胺类如肾上腺素、去甲肾上腺素、多巴胺、多巴酚丁胺，都有可能出现在类癌危象中。此外，使用喉镜和气管插管、置入血管套管、放置导尿管和肿瘤切除过程中对肿瘤的操作等物理刺激可能引起血管活性物质的释放。

术前控制类癌活动是围手术期管理的一个重要方面[58,72,77]。不可低估多学科共同患者管理，确保术前症状达到最佳控制，并预测围手术期问题的重要性。有严重疾病患者，术前靠长效生长抑素类似物维持术前需皮下注射短效药物进行补充，尽管症状轻微，其围手术期管理与有严重症状，最近才开始使用小剂量短效药物的患者的围手术期管理完全不同。尽管前者适用于快速术后恢复，且可能只需在重症监护室（ICU）观察一晚上，而后者可能有显著的发病率，甚至死亡。

术前症状的良好控制与仔细的监测管理、长效生长抑素类似物的使用及术前皮下注射短效药物作为额外补充均有利于围手术期麻醉管理。一些医院在手术前或手术当天，输注 50～100μg/h 的奥曲肽，同时在麻醉管理中额外静脉给予 20～100μg[72,77,78]。在没有任何随机临床数据的情况下，目前尚不清楚是否有任何数据除了医院的经验，可以指导术前的输液治疗及其起始时间、给药方案，并决定术中注射造影剂的策略。很可能由多学科团队制订并监测的合理的方案至少与用药剂量细节一样重要[72,77]。另外，须注意奥曲肽可导致严重的高血糖，可能因其抑制胰岛素的分泌，特别是与类固醇结合有关。因此，须严格地控制血糖，特别是当医疗费用偿还方式部分与围手术期血糖控制相关时[68,71]。

因患者术前紧张和焦虑可能触发类癌危象，故术前应合理地给予抗焦虑药[73,77]。但是应强调的是合理用药，且用药剂量应遵循临床判断而不是简单的诊断。术前口服苯二氮䓬类药，尤其是与阿片类药物合用时，对于已镇静的患者可能达不到预期的血流动力学稳定的效果，反而会加重低氧血症和高碳酸血症，导致右心室受累，并且应该避免血容量不足。多种麻醉策略被推荐用于全身麻醉的诱导和维持：使用依托咪酯、芬太尼或舒芬太尼，而不使用硫喷妥钠、吗啡和哌替啶；避免使用阿曲库铵和琥珀胆碱，建议使用维库溴铵或顺式阿曲库铵；用异氟醚维持[77,78]。当然，这些都是经验之谈。对于有严重疾病的，用长效或短效奥曲肽或其等效药物，使其症状在术前得到有效控制的患者，如何使用药物及麻醉医生监护患者时的警惕比药物的使用更重要。

一般心脏手术的患者尤其是类癌心脏病手术的患者，其麻醉挑战是确定术中低血压的原因及其适当的处理[72]。显然，因首先排除类癌危象，但是快速而准确地排除类癌危象很困难，尤其当消毒铺巾后遮盖了类癌危象的皮肤表现及挥发性麻醉药减低了伴随的支气管痉挛时。即使在不确诊的情况下，一些麻醉医师会在发生无缘由低血压的时刻静脉给予 20 至 100μg 的奥曲肽。一些麻醉医师会同时皮下给予 50～100μg 的药物以保证血流动力学稳定。若反复发生无缘由低血压且之前未作处理，麻醉医师可能给予奥曲肽 50～100μg/h，必要时给予 300μg/h。一旦开始给药就将持续至术后。但患者情况稳定后，通常根据心脏外科重症监护室医生的建议，在随后的 24～48 小时将停止给药。再次声明，这种干预是没有数据做理论基础的，药物的选择及给药剂量，途径及给药时间均来于医院的方案和医师的个人喜好和经验。

急性右心衰竭也是类癌患者术中发生低血压的潜在原因[72]。类癌患者主要累及右心瓣膜，典型的右心衰竭常需手术干预[57,58]。术中低氧血症、高碳酸血症和酸中毒均可导致已受损心室发生急性右心衰竭。术中 TEE 重点检测心室功能的变化。

类癌心脏病患者不可避免地会出现术中低血压，即使病因不明也应及时处理。前面已经讨论了早期合理应用奥曲肽。此前，某些儿茶酚胺类（肾上腺素、去甲肾上腺素、多巴胺、异丙肾上腺素）可导致类癌综合征患者释放介质，但是对 100 例接受心脏手术的类癌心脏病患者的回顾性研究指出，术中奥曲肽的需求和使用血管活性药物引起的死亡率并未显著增加[76]。需心脏手术的类癌心脏病患者近 75% 其心功能为 NYHA Ⅲ级或更高，常需置换多个瓣膜，应根据血流动力学指标和临床判断给予血管活性药和正性肌力药[72,77]。

最后，多瓣膜置换术不可避免地需要更长时间的主动脉钳夹和体外循环。须预估增加的体外循环的时间合并肝转移导致的肝功能不全，术后凝血功能障碍和过度失血[77,78]。尽管恶性肿瘤常伴随高凝状态，但许多医院术中常规使用抗纤溶药物以减少与手术相关的失血和输血[76,77,79]。

肾细胞癌

虽然心脏麻醉通常不关注肾细胞癌，但心脏麻醉医师可能发现越来越多的肾细胞癌患者的静脉明显扩展[80]。肾细胞癌占成人恶性肿瘤的 2%～3%，但却是最常见最致命的肾肿瘤，约占所有肾肿瘤的 90% 且致死率为 30%～40%[81-83]。肾细胞癌是老年病，好发于 60～70 岁，男性多见（1.5∶1）[81,84]。虽然通过腰痛、血尿和可触及的肿块可诊断肾细胞癌，但大多数是在因为其他原因行影像学检查时偶然发现[81]。主要是由于腹部影像学检查频率增加，自 20 世纪 70 年代以来，美国肾细胞癌的发病率以每年 3%～4% 增加[82]。小的（2%～3%）癌症的比例可能与家族综合征有关，如 von Hippel-Lindau 病，尽管吸烟、肥胖和高血压是三大主要危险因素[81-83]。

肾细胞恶性肿瘤并不代表单一的肿瘤类型，事实上还包括一些肿瘤亚型，最常见的是透明细胞癌（占所有肾细胞肿瘤的 70%～80%）、乳头状肾细胞癌（占所有肾细胞肿瘤的 10%～15%）和肾嫌色细胞癌（占所有肾细胞肿瘤的 3%～5%）[81-83]。透明细胞癌最常见的变体高度血管化，预后比乳头状和嫌色细胞癌更差，并且往往发生肿瘤延伸至肾静脉和下腔静脉[82]。据美国癌症分期联合委员会的分期标准，T1 期病变小于等于 7cm，且局限于肾脏；T2 期病变大于 7cm，但局限于肾脏；T3 期病变延伸至大静脉和肾周组织；T4 期病变超出肾筋膜（Gerota 筋膜）[82]。尽管病理分期，包括肿瘤的大小、侵及血管及延伸情况是影响预后最重要的因素，但个体的临床表现和体能状态、肿瘤组织解剖和肿瘤分子标志物均可影响患者存活[81,82]。在心脏手术中常遇到肿瘤侵及下腔静脉延伸至横膈以上（T3c 期），其 5 年存活率为 20%～40%[82]。

肾透明细胞癌在 4%～10% 的情况下会侵及静脉血管结构和产生静脉肿瘤栓塞的倾向[82]。根据 20 世纪 80 年代梅奥诊所制订的分级系统，Ⅰ级肿瘤血栓局限于同侧肾静脉，或延伸至 2cm 或更少的下腔静脉。Ⅱ级肿瘤血栓延伸至下腔静脉超过 2cm，但仍低于肝静脉，而Ⅲ级肿块累及肝内下腔静脉，但仍位于膈下。四级血栓膈上延伸并可能涉及右心房和右侧心脏结构（图 24.17）[85,86]。肿瘤发生静脉延伸时考虑局部晚期，但奇怪的是可能与转移性病变无关[82]。这样，根治性肾切除术和下腔静脉瘤栓可有 45%～70% 的治愈率，但是侵及近头侧的静脉并不意味着较差的预后[82,84,86]。

Ⅲ级和Ⅳ级肿瘤的手术在体外循环下进行，常需深低温停循环[82,86-92]。在其他章节讨论过，体外循环和深低温并不

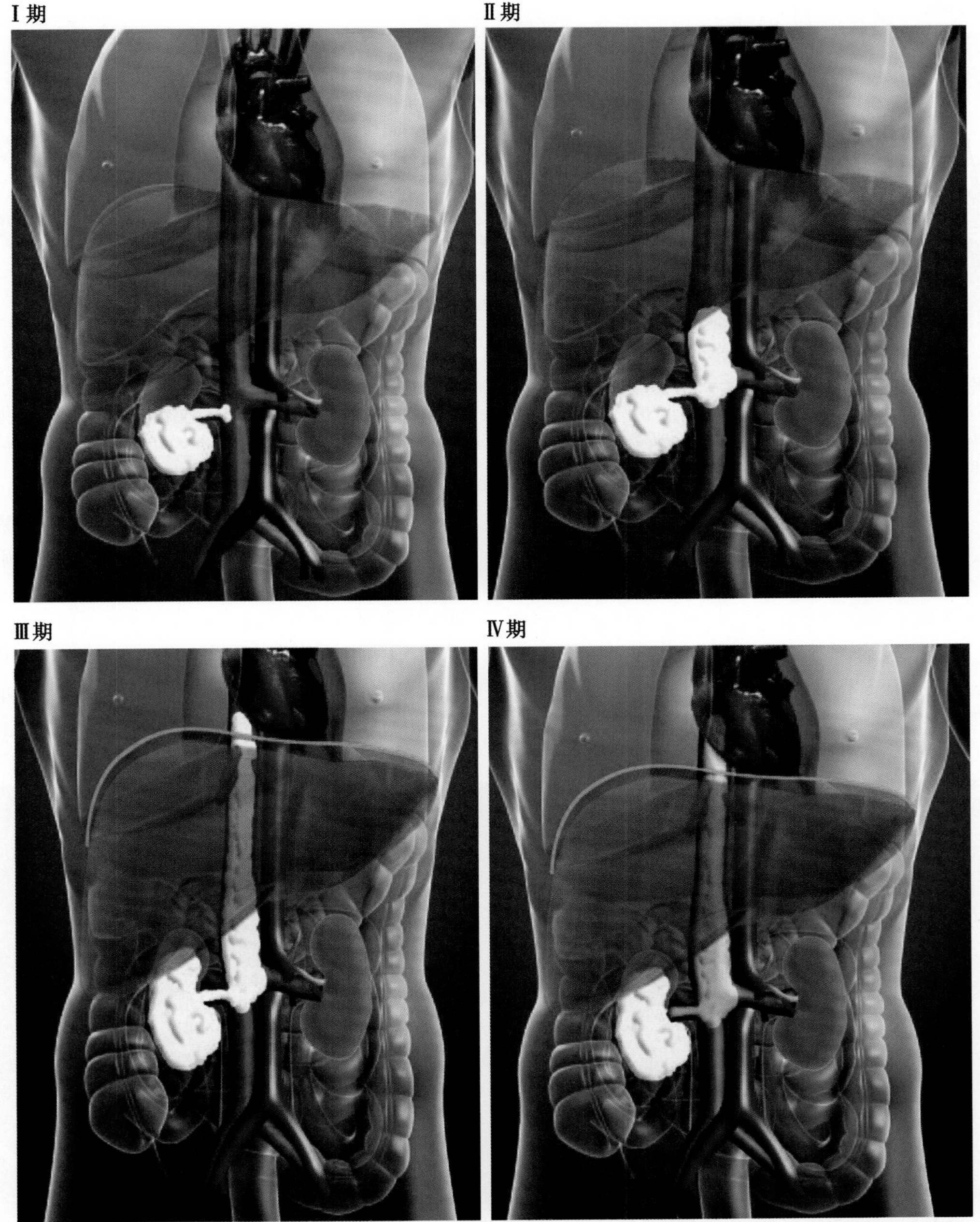

图 24.17 肾细胞癌癌栓分期。Ⅰ期：局限于同侧肾静脉或延伸至下腔静脉 2cm。Ⅱ期：延伸至下腔静脉超过 2cm，但仍位于肝静脉以下。Ⅲ期：累及肝内下腔静脉，但仍位于膈下。Ⅳ期：延伸至膈以上，可能累及心脏。IVC，下腔静脉。（*Reproduced with permission from Fukazawa K, Gologorsky E, Naguit K, et al. Invasive renal cell carcinoma with inferior vena cava tumor thrombus: cardiac anesthesia in liver transplant settings.* J Cardiothorac Vasc Anesth. *2014; 28: 641.*）

是有益的。同时行根治性肾切除和肿瘤栓塞切除术时，无论是否采用深低温停循环，进行体外循环与低凝状态有关，须输入大量血液和血液制品[82,86]。为了避免体外循环、与深低温体循环相关的神经系统疾病的发病率及大量输血，外科医生采取了无深低温停循环的体外循环和无体外循环切除策略，甚至是病变侵及右心房的病例(图 24.18)[82,86-89,93-95]。无论所采用的手术技术，大多数医学专家建议都同本章中所讨论的其他复杂和罕见的疾病[类癌性心脏病，肥厚型心肌病(hypertrophic cardiomyopathy，HCM)]一样，这些复杂患者的管理需要多学科团队协作，包括肿瘤科医师、肾脏科医师、肝和血管外科医师、心胸外科医师、心脏麻醉医师及重症监护医师[80,87,95-97]。

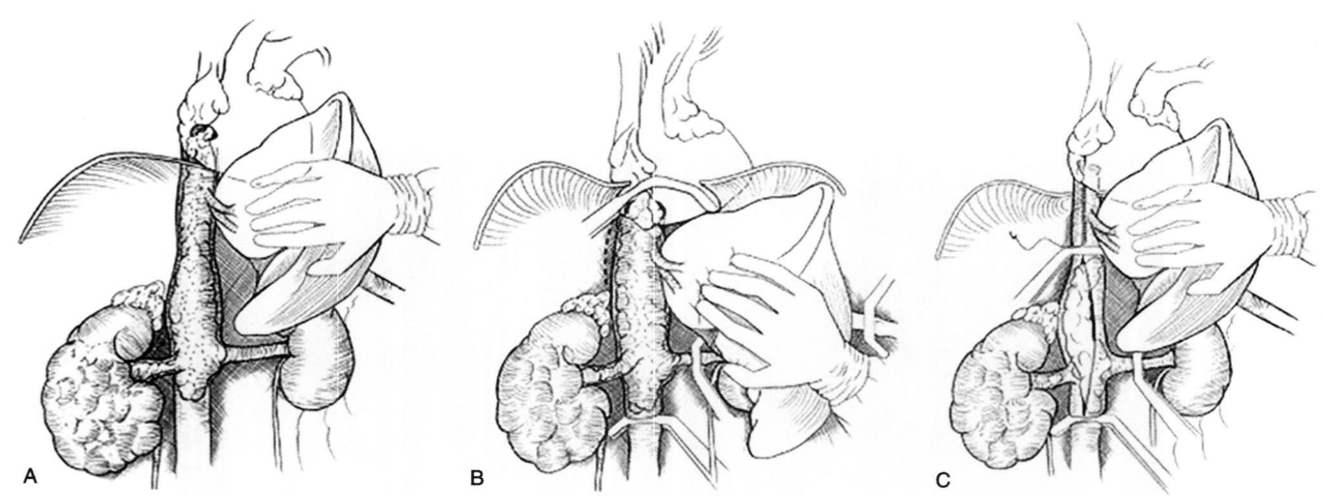

图 24.18　避免体外循环的Ⅳ级肿瘤切除术。(A)分离肝与肝后下腔静脉。(B)切开下腔静脉和中央腱使之与后腹壁(虚线)分离，阻断远端下腔静脉、右心房、左肾静脉和肝门。(C)从膈上下腔静脉剥离肿瘤，使得在不切开胸骨或不需要体外循环的情况下切除肿瘤。(*Reproduced with permission from Ciancio G, Shirodkar SP, Soloway MS, et al. Renal carcinoma with supradiaphragmatic tumor thrombus: avoiding sternotomy and cardiopulmonary bypass.* Ann Thorac Surg. *2010;89:507.*)

麻醉注意事项

麻醉方面，在行根治性肾切除和肿瘤栓塞切除术时，最重要的是建立足够的静脉通路并进行全面的术中经食管超声心动图。为了连续监测血流动力学和之后须频繁地抽血以监测复苏是否充分，所有的患者都须行动脉穿刺置管。为了容量复苏、监测右心室充盈压及输注血管活性药和正性肌力药，须行中央静脉置管。对于术前双心室功能正常的患者，PAC 可不放置，瘤栓侵及膈上下腔静脉和右心房时禁止放置 PAC(图 24.19 和图 24.20)。如果去栓后要求监测肺动脉压，则可使 PAC 的头端恰好超过引导鞘(约 20cm)，一旦肿瘤切除，则使其漂浮至或由外科医师直接帮助放置在相应位置。考虑到术中阻断下腔静脉血流的必要性，很少在术中行股静脉置管进行容量管理。正如所指出的，容量复苏的必要性大于血管活性药或正性肌力药的输注。因此，一个或两个 9Fr 带有

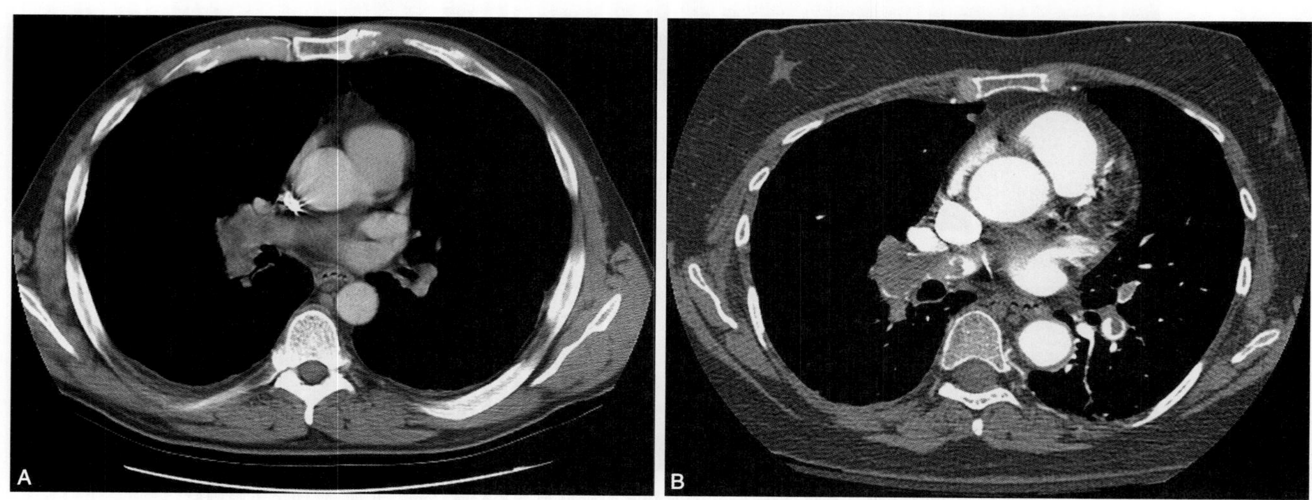

图 24.19　肺肿瘤栓塞伴肾细胞癌。(A)胸部计算机断层扫描血管造影显示主肺动脉有一个巨大的鞍状肿瘤血栓。(B)第二个患者计算机断层扫描血管造影显示在右主肺动脉和左肺动脉树分支上有广泛的闭塞性肿瘤血栓。(*Reproduced with permission from Mayo Foundation for Medical Education and Research. All rights reserved. Reprinted in Kayalar N, Leibovich BC, Orszulak TA, et al. Concomitant surgery for renal neoplasm with pulmonary tumor embolism.* J Thorac Cardiovasc Surg. *2010;139:321.*)

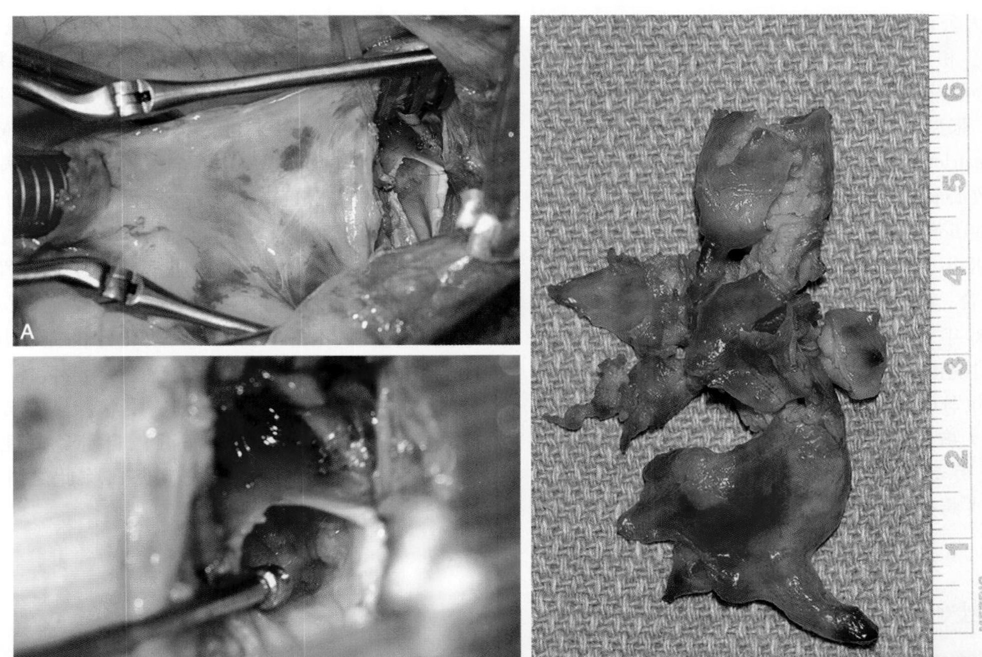

图 24.20 肺肿瘤瘤栓伴肾细胞癌的术中观察。(A 和 B)原位肿瘤阻断右肺动脉。(C)切除后的肿瘤瘤栓。(*Reproduced with permission from Mayo Foundation for Medical Education and Research. All rights reserved. Reprinted in Kayalar N, Leibovich BC, Orszulak TA, et al. Concomitant surgery for renal neoplasm with pulmonary tumor embolism.* J Thorac Cardiovasc Surg. *2010;139:322.*)

输液管夹的输液导管比三或四腔的输液导管更有用。上肢 8.5Fr 快速输液导管(Telefl ex, Morrisville, NC)可用于中心静脉补液。快速输液装置(Belmont Rapid Infuser, Belmont Instrument Corp., Billerica, MA)的使用取决于外科技术和预期失血量。麻醉诱导和维持药的选择及血管活性药和正性肌力药的需要取决于患者的合并症及麻醉医师的习惯。如前所述,特定药物的使用方法比药物类型更重要。在体外循环过程中,考虑到患者的高凝状态,应避免使用抗纤溶药物,虽然没有实际的数据作指导。

不管是否进行体外循环,多数情况下术中 TEE 都是非常重要的[80,95,98]。对于肿瘤侵及下腔静脉和右心房的患者,尽管 TEE 可以指导中心静脉置管以监测双侧心室功能,特别是在肝缺血再灌注期间,但 TEE 对于再次确认肿瘤侵及近端的程度和实时监测手术切除是否充分更有用[80,95,98]。多数患者在手术前需进行高分辨率成像检查,不管是 MRI 或多层 CT,以确定静脉侵及程度[82]。然而,术中 TEE 仍有可能改变手术治疗[80,99]。梅奥诊所所描述的伴随肾切除术和肺栓塞的小数据表明,九分之二的患者术中发展成肺动脉肿瘤栓塞可由 TEE 确诊(图 24.19 和图 24.20)[100]。

目前,Fukazawa、Ciancio 及其同事报道了最大数量案例系列报道,详细描述了进行根治性肾切除和瘤栓切除术患者的麻醉管理。在其报告中,作者描述了 1997 年至 2010 年间在迈阿密大学接受手术切除的 70 例患者(58 例为Ⅲ级瘤栓,12 例为Ⅳ级瘤栓)[80]。Ⅲ级病变患者中,仅 2 例(3.5%)需要在体外循环下行切除术,而Ⅳ级病变患者中有 3 例(25%)需要体外支持。没有患者需要静脉转流。接受切除术的Ⅳ级病变患者比Ⅲ级病变患者的失血量更大(平均 6 978 vs 1 540mL),输注更多的液体、血液及血液制品,且更需要加压输注[80]。此外,Ⅳ级病变的患者有更长的 ICU 滞留时间更长(平均 9.8 vs 4.8 天)和住院时间(平均 18.8 vs 8.1 天)[80]。作者没有提供具体的麻醉方案,而所有患者均行动脉置管进行血流动力学监测。62.1% 的Ⅲ级肿瘤患者及 83.3% 的Ⅳ级肿瘤患者行中心静脉置管。其中 31% 的Ⅲ级肿瘤患者和 16.7% 的Ⅳ级肿瘤患者放置第二条中心静脉置管。PAC 置管不常见,仅 8.6% 的Ⅲ级肿瘤患者和 16.7% 的Ⅳ级肿瘤患者行 PAC。术中使用 TEE 很常见,见于 77.6% 的Ⅲ级肿瘤患者和 100% 的Ⅳ级肿瘤患者,并导致显著的手术方式的改变,57 例运用了 TEE 的患者中有 3 例改变了手术方式(5.2%)。

总之,Fukazawa 的研究表明,罕见疾病患者的最佳麻醉管理应在能为患者提供多学科协作的医疗机构中进行。虽然罕见,无论是局限性晚期肾细胞癌伴静脉癌栓或类癌心脏病或肥厚型心肌病,这类罕见疾病患者的麻醉方案应更多地取决于医疗机构的支持水平和质量以及外科团队的手术技术和患者的具体病理情况。

心肌病

以前,世界卫生组织(World Health Organization, WHO)和国际心脏病学会(the International Society of Cardiology, ISC)将心肌病定义为特定原因或疾病进程所引起的不明原因的心脏肌肉性疾病。随着相关发病机制和致病因素研究的深入,发现心肌病和具体的心脏疾病之间的差异不明显。之前,心肌病分为扩张型、肥厚型和限制型心肌病。随着时间的推移，每一种分型都已成为公认的临床分型。1995 年，WHO 和 ISC 主要根据病理生理学和是否含有"病因/发病因素"，重新定义了心肌病[101]。心肌病定义为"心脏功能障碍的心肌疾病"。在原来的分类：扩张型心肌病（dilated cardiomyopathy，DCM）、限制型心肌病（restrictive cardiomyopathy，RCM）和 HCM 的基础上，又添加了致心律失常性右心室心肌病（arrhythmogenic right ventricular cardiomyopathy，ARVC）。

将接下来十几年收集的研究和对心脏分子遗传学的众多新的见解加以整合，美国心脏协会（American Heart Association，AHA）在 2006 年发表了科学申明，建议重新定义和分类心肌病[102]。他们说道：

心肌病是一组与心脏机械收缩和/或电传导功能障碍有关的异质性心肌疾病，通常（但不总是）表现出不适当的心室肥厚或扩张，且是由于多种遗传原因引起的。心肌病局限于心脏或是全身性疾病的一部分，常导致心血管功能障碍或进行性心力衰竭相关的功能障碍[102]。

根据这一定义，据主要受累器官可将心肌病分为原发性和继发性两类。继发性心肌病反映了全身疾病时心肌受累情况，而原发性心肌病通常局限于心肌[102]。原发性心肌病主要影响心脏，反过来可分为遗传性（如 HCM、ARVC/发育不良、左心室心肌致密化不全、传导系统疾病、离子通道疾病）、混合型（DCM、RCM）或获得性（如炎性的、应激引起的、围产期的、心动过速导致的）（图 24.21）[102]。全身疾病导致心脏受累即为继发性心肌病，分为浸润性（淀粉样变、Gaucher 病）和贮积性疾病（血色素沉着症、Fabry 病）、药物毒性（重金属、乙醇、可卡因）、放化疗的副作用（多柔比星、环磷酰胺、表柔比星）、营养缺乏（脚气病、坏血症）、内分泌异常（糖尿病、甲状腺功能减退、甲状腺功能亢进、肢端肥大症）、炎症状态（肉样瘤病，病毒）、自身免疫性疾病（系统性红斑狼疮、硬皮病、类风湿关节炎），除此之外还有其他（框 24.2）[102]。

框 24.2 继发性心肌病的美国心脏协会分类

浸润性[a]
- 淀粉样变性（原发性，家族性常染色体显性遗传[b]，老年，继发性）
- Gaucher 病[b]
- Hurler 病[b]
- Hunter 病[b]

贮积性[c]
- 血色素沉着病
- Fabry 病[b]
- 糖原贮积病[b]（Ⅱ型、Pompe 病）
- 尼曼皮克病[b]

毒性
- 药物、重金属、化学试剂

心内膜
- 心内膜心肌纤维化
- 嗜酸性粒细胞增多综合征（Löffler 心内膜炎）

炎症（肉芽肿）
- 结节病

内分泌
- 糖尿病[b]
- 甲状腺功能亢进症
- 甲状腺功能减退症
- 甲状旁腺功能亢进
- 嗜铬细胞瘤
- 肢端肥大症

心面综合征
- Noonan 综合征[b]
- 着色斑病[b]

神经肌肉和神经
- Friedreich 共济失调[b]
- Duchenne 肌营养不良[b]
- Becker 肌营养不良[b]
- Emery-Dreifuss 肌营养不良[b]
- 强直性肌营养不良[b]
- 神经纤维瘤病[b]
- 结节性硬化症[b]

营养不良
- 脚气病（维生素 B_1 缺乏症）、糙皮病、坏血病、硒、左旋肉碱、恶性营养不良

自身免疫性疾病和胶原
- 系统性红斑狼疮
- 皮肌炎
- 类风湿性关节炎
- 硬皮病
- 结节性多动脉炎

电解质紊乱

癌症治疗效果
- 蒽环类药物：表柔比星（阿霉素、柔红霉素）
- 环磷酰胺
- 辐射

[a] 心肌细胞间异常物质沉积于细胞外。

[b] 遗传原性。

[c] 心肌细胞内异常物质沉积于细胞外。

Reproduced with permission from Maron BJ, Towbin JA, Thiene G, et al; American Heart Association; Council on Clinical Cardiology, Heart Failure and Transplantation Committee; Quality of Care and Outcomes Research and Functional Genomics and Translational Biology Interdisciplinary Working Groups; Council on Epidemiology and Prevention. Contemporary defi nitions and classifi cation of the cardiomyopathies: an American Heart Association Scientific Statement from the Council on Clinical Cardiology, Heart Failure and Transplantation Committee; Quality of Care and Outcomes Research and Functional Genomics and Translational Biology Interdisciplinary Working Groups; and Council on Epidemiology and Prevention. *Circulation*. 2006; 113: 1814.

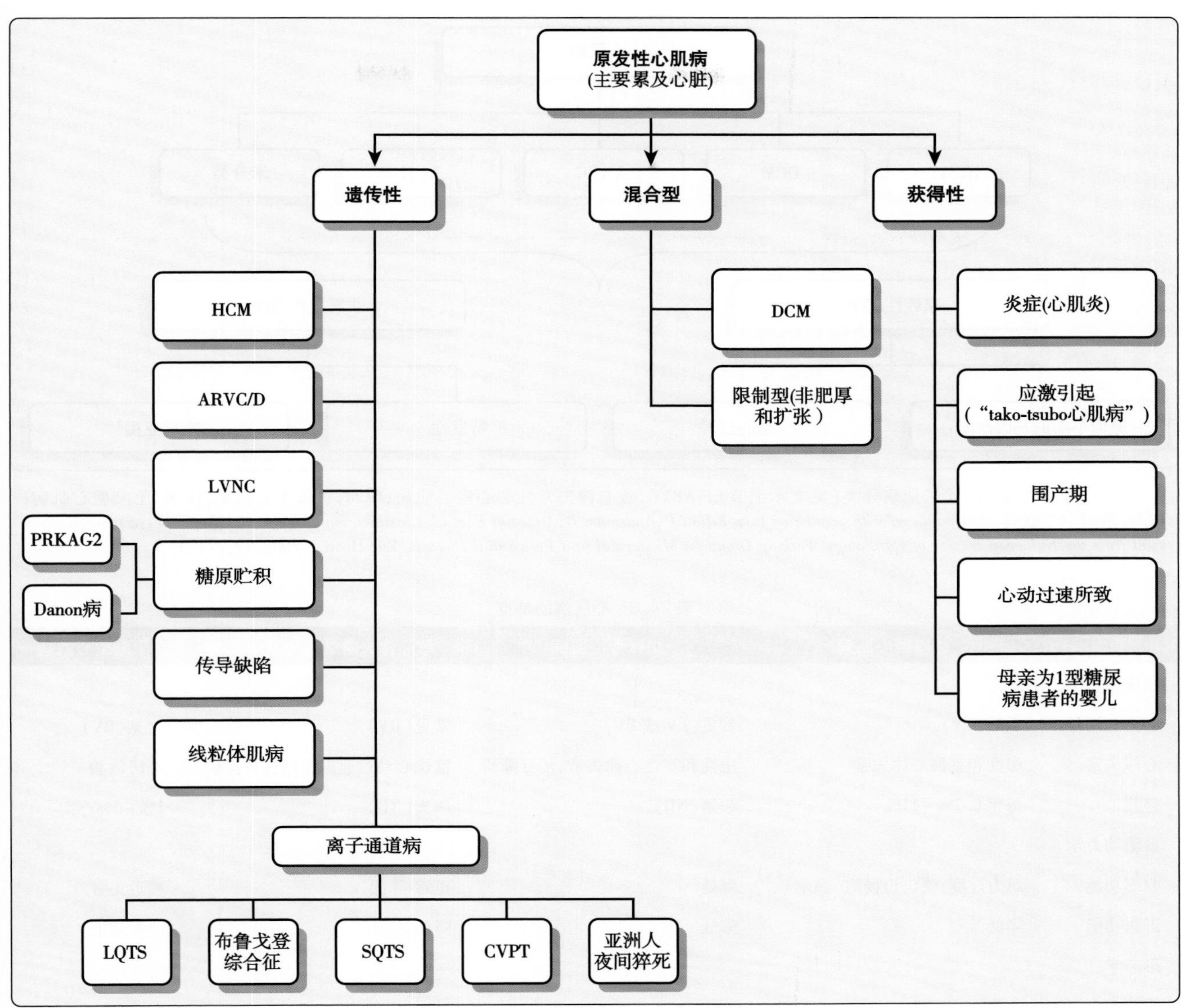

图 24.21　美国心脏协会对原发性心肌病的分类。主要是非遗传性的原因,虽然罕见的遗传性原发性心肌病已有报道(见正文)。ARVC/D,致心律失常性右心室心肌病/发育不良;CVPT,儿茶酚胺敏感性多形性室性心动过速;DCM,扩张型心肌病;HCM,肥厚型心肌病;LQTS,长 QT 综合征;LVNC,左心室心肌致密化不全;PRKAG2,磷酸腺苷-活化蛋白激酶亚基 2;SQTS,短 QT 综合征;SUNDS,夜间猝死。(*Reproduced with permission from Maron BJ, Towbin JA, Thiene G, et al; American Heart Association; Council on Clinical Cardiology, Heart Failure and Transplantation Committee; Quality of Care and Outcomes Research and Functional Genomics and Translational Biology Interdisciplinary Working Groups; Council on Epidemiology and Prevention. Contemporary definitions and classification of the cardiomyopathies: an American Heart Association Scientific Statement from the Council on Clinical Cardiology, Heart Failure and Transplantation Committee; Quality of Care and Outcomes Research and Functional Genomics and Translational Biology Interdisciplinary Working Groups; and Council on Epidemiology and Prevention.* Circulation. *2006; 113: 181.*)

该问题似乎进一步复杂化且与 AHA 的建议相矛盾,欧洲心脏病心肌和心包疾病协会于 2008 年提出了自己的分类方案[103]。因为许多原发性疾病可能与全身性表现有关且许多继发性疾病几乎都会影响心脏,故区分原发性和继发性心肌病并不容易,欧洲协会建议保留基于心室形态结构和功能的分类[103]。根据欧洲方案,心肌病就像以前由 WHO、国际协会和心脏病联合会那样被分为肥厚型、扩张型、致心律失常性右心室心肌病、限制型心肌病和未分类型心肌病;每一类又可分为家族性和遗传性或非家族性和非遗传性(图 24.22)[101,103]。

对心肌病的定义缺乏共识及其众多的亚型,尽管其发生可能并不罕见,很难确定其流行病学因素。无论何种原因,在 100 000 人中每年都有 5~8 例 DCM,且在美国每 100 000 人有 36 人患病,导致约每年 10 000 死亡[104]。HCM 更常见,如果不是最常见的遗传性心肌病,患病率为 1∶500~1∶200,且仅在美国就至少有 700 000 的患病率[105-107]。鉴于这种疾病的发病率,麻醉医师可能在心脏手术和非心脏手术中遇到心肌病患者。

在接下来的章节中,本文将结合 WHO 和欧洲协会的分类,提出 DCM、HCM、RCM 和 ARVC 的概述,并阐述其麻醉管理要点(表 24.3)。

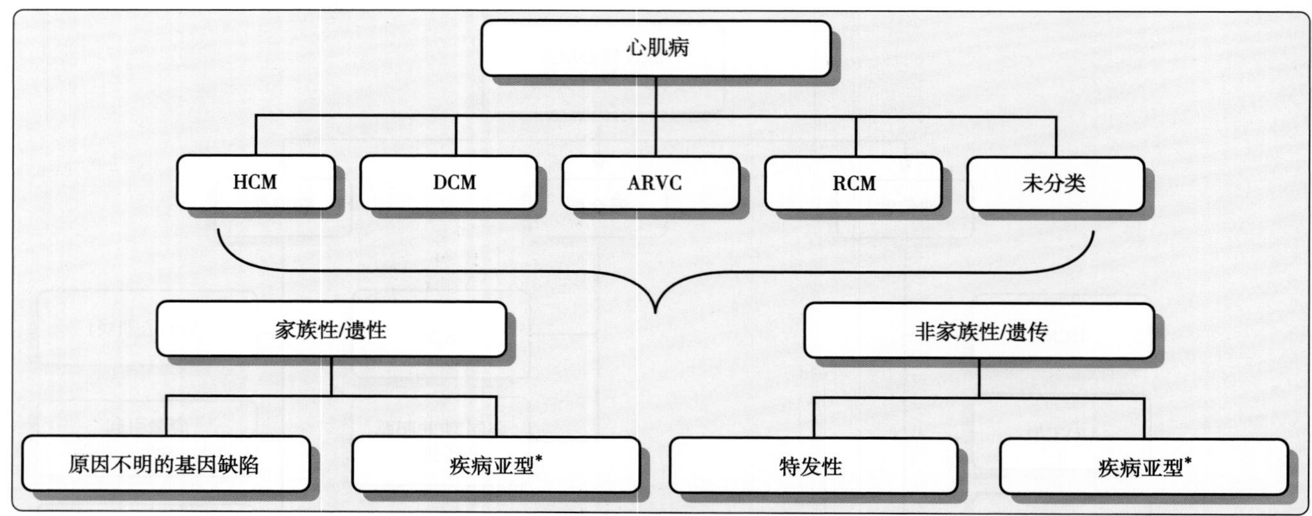

图 24.22 欧洲心脏病学会心肌病分类(见文本细节)。ARVC,致心律失常性右心室心肌病;DCM,扩张型心肌病;HCM,肥厚型心肌病;RCM,限制型心肌病。(*Reproduced with permission from Elliott P, Andersson B, Arbustini E, et al. Classification of the cardiomyopathies: a position statement from the European Society of Cardiology Working Group on Myocardial and Pericardial Diseases.* Eur Heart J. *2008;29:271.*)

表 24.3 心肌病的特点

特点	肥厚型心肌病	扩张型心肌病	致心律失常性右心室心肌病	限制型心肌病
临床				
心力衰竭	偶然(LV)	常见(LV 或 BV)	常见(RV)	常见(BV)
心律失常	房性和室性心律失常	房性和室性心律失常,传导障碍	室性心动过速(RV),传导障碍	心房颤动
猝死	每年 0.7%~11%	频繁(ND)	频繁(ND)	1%~5%/年
血流动力学				
收缩功能	肌力过度,流出道梗阻(偶尔)	降低	正常-降低	接近正常
舒张功能	降低	降低	降低	严重降低
形态学				
心腔大小				
心室	缩小(LV)	扩大(LV 或 BA)	扩大(RV)	正常或缩小(BV)
心房	正常-扩大(LA)	扩大(LV 或 BA)	扩大(RV)	扩大(BA)
壁厚度	扩大,不对称(LA)	正常-减少(LV 或 BV)	正常或减少(RV)	正常(BV)

BA,左右心房;BV,左右心室;LA,左心房;LV,左心室;ND,未确定;RV,右心室。
Reproduced with permission from Franz WM, Müller OJ, Katus HA. Cardiomyopathies: from genetics to the prospect of treatment. *Lancet.* 2001;358:1628.

扩张型心肌病

以前称为充血性心肌病或特发性心肌病,在 WHO 和欧洲协会分类的 4 种心肌疾病中,是目前最常见的心肌疾病。随着分子生物学和遗传学的快速发展,对 DCM 的发病机制有了更深入的了解,使得特发性一词已经不适用。如前所说,特发性心肌病应该换成扩张型心肌病,因为尽管终末期表型可能与四心腔均扩张相似,但损害导致多种多样的表型[102-104,108]。

考虑到任何分类方法均有局限性,DCM 在基因谱中有重叠部分[102]。DCM 和家族性扩张型心肌病的基因复杂[108]。例如,如果有明显特发性扩张型心肌病的家族成员被筛选出,那么多达 35% 的人会被发现有 DCM,因此表明一个此前从未被确认的有明显特发性表现的家族或遗传基础[108-110]。虽然许多家族性 DCM 以常染色体显性遗传方式传播,但其表型在几十年后才会显现[102,103,110]。年龄依赖性的不完全外显的外显率和任何突变导致的多种多样的表现使得系谱分析变得很困难[108]。获得性 DCM 的原因多样,包括:毒素,如酒精、可卡因、锂;化疗药物,如表柔比星和环磷酰胺;传染性病原体,如病毒、人类免疫缺陷病毒(HIV)、梅毒和 Chagas 病;炎症和自身免疫缺陷病,如红斑狼疮、肉样瘤病和类风湿关节炎;内分泌疾病,如糖尿病、甲状腺功能减退、甲状腺功能亢进和肢端肥大症;代谢异常,如硫胺素缺乏症和败血症,以及一系列原因导致的,如妊娠、应激、辐射和心动过速(框 24.3)[102,104]。

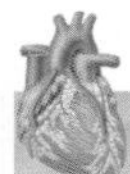

框 24.3 扩张型心肌病的病因

特发性原因
- 特发性扩张型心肌病
- 特发性致心律失常性右心室发育不良

家族性(遗传)原因
- 常染色体显性遗传
- X 染色体
- 多态性
- 其他

毒物原因
- 乙醇
- 可卡因
- 表柔比星
- 儿茶酚胺过量
- 吩噻嗪类药物、抗抑郁药
- 钴
- 一氧化碳
- 铅
- 锂
- 环磷酰胺
- 麦角新碱
- 苯丙胺
- 伪麻黄碱和麻黄碱

炎症:感染性原因
- 病毒(柯萨奇病毒、细小病毒、腺病毒、埃可病毒、流感病毒,艾滋病毒)
- 螺旋菌(钩端螺旋体病、梅毒)
- 原虫(南美锥虫病、弓形体病、旋毛虫病)

炎症:非感染性原因
- 胶原血管病(硬皮病,红斑狼疮,皮肌炎,类风湿关节炎,结节病)
- 川崎病
- 过敏性心肌炎

各种获得性心肌病的原因
- 产后心肌病
- 肥胖

代谢和营养原因
- 硫胺素
- 蛋白质缺乏型营养不良、糙皮病
- 坏血病
- 硒缺乏症
- 肉碱缺乏症

内分泌原因
- 糖尿病
- 肢端肥大症
- 甲状腺功能亢进症
- 黏液性水肿
- 尿毒症
- 库欣病
- 嗜铬细胞瘤

电解质失衡
- 低磷血症
- 低钙血症

生理原因
- 心动过速
- 中暑
- 低温
- 辐射

自身免疫失调
- 浸润性心肌病(终末期;扩张型心肌病通常从限制性心肌病进展而来)
  - 心脏淀粉样变性
  - 血色素沉着症

诱导-和儿茶酚胺诱导的心肌病

Reproduced with permission from Bozkurt B. Heart failure as a consequence of dilated cardiomyopathy. In:Mann DL, Felker GM, eds. *Heart Failure:A Companion to Braunwald's Heart Disease*, 3rd ed. Philadelphia:Elsevier;2016:301.

DCM 的流行病学因素已在上文中叙述。有趣的是,即使控制了烟酒使用率、高血压和社会经济差异,非裔美国人患 DCM 的风险是美国白种人的 3 倍。一旦发展为 DCM,非裔美国人的死亡率几乎高出了 2 倍[104]。与 DCM 其他方面一样,其自然史尚不清楚。一般来说,症状的发展预示着不良预后,1 年和 5 年死亡率分别为 25% 和 50%,尽管有 1/4 的新出现的症状在没有干预的情况下会得到改善[104]。在使用 β 受体阻滞剂、血管紧张素转换酶(angiotensinconverting enzyme, ACE)抑制剂、血管紧张素受体阻滞剂(angiotensin-receptor blocker, ARB)和心脏植入型心律转复除颤器(implantable cardioverter-defi brillator, ICD)之前,DCM 的死亡率主要归因于失代偿性收缩性心力衰竭(70%)和可能来源于恶性心律失常的心脏猝死(30%)[104]。

无论病因是否相同,终末期心肌病的表型相似。4 个心腔均有扩张,心室壁轻度变薄,心肌细胞和全心明显肥厚,反映了心肌受到慢性容量超负荷影响(图 24.23)[104,110]。尸检中,扩张型心肌病的心脏是正常心脏的 2~3 倍重,超过 1 000g[110]。虽然瓣膜可能正常,但心脏扩张常与反流性病变有关,继发乳头肌移位和瓣叶闭合不全,产生二尖瓣和/或三尖瓣反流[108]。非特异性组织学改变且对病因了解很少。镜下可见片状和弥漫性组织损害伴间质纤维化和瘢痕形成。对传导系统的损害在心电图上常见束支传导阻滞[108,110]。

扩张型心肌病的心肌收缩功能不成比例地受损,随着收缩功能的恶化,舒张功能也会受损[108]。随着收缩功能减弱,最初通过增加舒张末期容积来维持每搏量。尽管射血分数严重下降,但每搏量仍可保持正常。最终,左心室明显扩张,左心室壁厚度正常或变薄,使得心肌壁应力增加[109]。左心房增大提示心脏舒张功能恶化,导致明显的功能性二尖瓣反流[111]。心室扩张合并瓣膜反流,会损害心肌的代谢功能并导致明显的循环衰竭。由于存在代偿机制,心肌功能障碍的症状长期被忽视。然而,如果不干预,随着心室功能逐渐恶化发生二尖瓣反流,预示着预后不良。

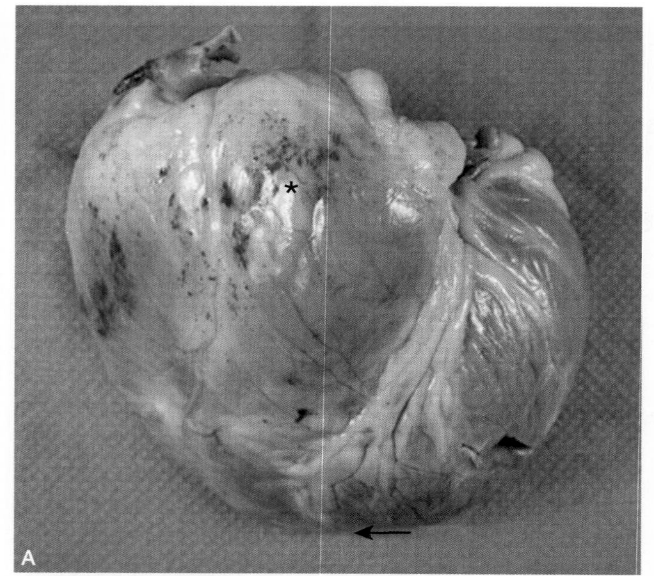

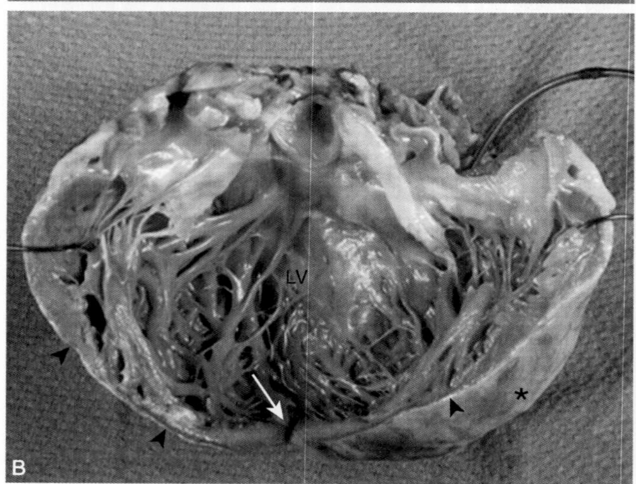

图 24.23 扩张型心肌病患者尸检标本。(A)左右心室肥厚及扩张后,心脏呈球形,尤其是心尖部(黑色箭头)。可见明显的瘀点性出血(星号)。(B)切开标本,左心室呈球形,心尖圆钝(白色箭头),心肌变薄(黑色箭头)。心外膜明显纤维化(星号)。LV,左心室。(*Reproduced with permission from Luk A, Ahn E, Soor GS, Butany J. Dilated cardiomyopathy: a review.* J Clin Pathol. *2009; 62:221.*)

DCM 通常出现在四五十岁的年龄,也可发生在儿童[110]。DCM 的典型临床表现包括 CHF 的症状和体征,诊断前数月患者往往出现疲劳、虚弱和运动耐力下降[112]。1/3 的患者有胸痛症状[109]。然而,DCM 的首发症状可能是卒中、心律失常甚至猝死。健康体检时,例行胸部 X 线片,被告知心脏扩大的患者越来越多。患者可能多年没有症状或因不相关的疾病导致病情迅速恶化。扩张型心肌病的体征包括交替脉、颈内静脉怒张、房室瓣反流性杂音、心动过速和奔马律。患者出现何种症状取决于该病的进展。

胸部 X 线片显示不同程度的心脏扩大和肺淤血。心电图可能正常,或 QRS 低电压、心电轴异常、非特异性 ST 段异常、左心室肥厚、传导阻滞和心房扩大。房颤很常见,约 1/4 的患者有非持续性室性心动过速[112]。虽然左心室会受累,但一些患者右心室良好,这可提高患者生存率[113]。冠状动脉导管造影术常显示冠状动脉正常。冠状动脉造影可以区分缺血性和特发性 DCM,区分诊断可影响治疗和预后。心内膜心肌活检对确定 DCM 的病因作用不大,但可以排除其他与 DCM 有相似表现的异常病理改变[110]。活检对预后和心室功能的改善方面也没有价值。

对于非住院 DCM 患者的管理,超声心动图非常有用。特征性的二维表现是左心室扩张和全心收缩功能减弱。事实上,所有收缩功能指标(射血分数、缩短分数、心搏量和心输出量)均明显下降[114]。其他相关的发现包括二尖瓣环扩张伴二尖瓣关闭不全,心房扩张,右心室扩大和左心室心尖部血栓(图 24.24)。有时会出现局部室壁运动异常。彩色多普勒成像可用于评估是否存在瓣膜反流。脉冲波和连续波多普勒成像可用于量化 CO 以及评估充盈压和肺动脉压。代偿良好的 DCM 患者可能只有轻微的舒张功能受损,随着病情的进展导致失代偿后,患者左心室舒张充盈发生改变,限制血流充盈。虽然这些患者的收缩功能可能没有改变,但充盈压力的增加和左心室充盈的限制往往会导致 CHF 的症状恶化。

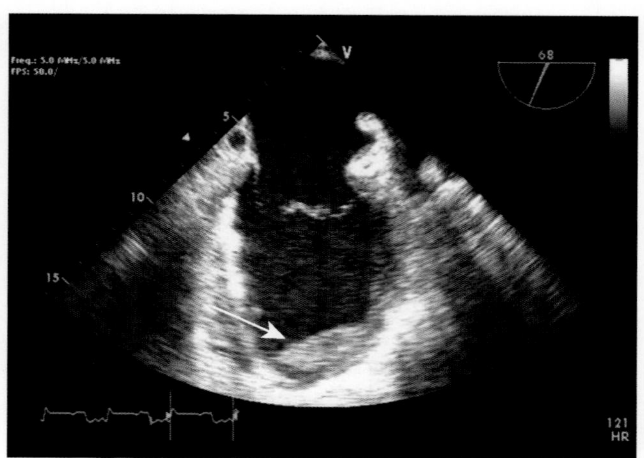

图 24.24 经食管两腔心显示左心室心尖部血栓(箭头所示)。(*Reproduced with permission from Oliver WC, Mauermann WJ, Nuttall GA. Uncommon cardiac diseases. In: Kaplan JA, Reich DL, Savino JS, eds.* Kaplan's Cardiac Anesthesia: The Echo Era. *6th ed. Philadelphia: Saunders; 2011: 684.*)

急性失代偿期 CHF 的管理水平不断提高,但 DCM 患者出现明显 CHF 提示预后不良[115]。然而,与充血性 CHF 相比,非充血性 DCM 患者在症状、左心室功能和心室重塑方面比过去都有所改善[116]。总的来说,DCM 患者的治疗与射血分数降低的心衰患者治疗相似,在预防疾病进展的同时改善症状、提高生存率和生活质量[117]。治疗包括药物治疗和基于症状分类的设备干预(表 24.4)。药物治疗主要用于治疗液体潴留和预防疾病进展[117]。ACE 抑制剂可以减轻症状,提高运动耐力,降低心血管死亡率,而不产生直接心肌效应[112,118,119]。或许比血流动力学效应更重要的是,ACE 抑制剂能抑制心室重塑和内皮功能障碍,这与使用这种药物改善 DCM 的死亡率有关[120]。其他降低后负荷的药物如选择性磷酸二酯酶-3 抑制剂可改善生活质量,但不影响死亡率;因此,他们很少用于慢性病管理。最近，螺内酯在治疗中有重要作用；在一项大型双盲随机试验中加入螺内酯，接受标准血管紧张素转换酶抑制剂 DCM 患者的死亡数降低了 30%[121]。虽然醛固酮增加水钠潴留，减少钾的丢失，但也会导致心肌和血管纤维化，损害压力感受器功能，抑制心肌儿茶酚胺的再摄取。

表 24.4 慢性心力衰竭的药物与设备治疗

指征	ACE 抑制剂	ARB	利尿剂	β受体阻滞剂	醛固酮拮抗剂	强心苷	CRT	ICD
无症状左心室功能障碍（NYHA Ⅰ级）	有指征	若患者不耐受 ACE 抑制剂	无指征	心肌梗死后有指征[a]	近期心肌梗死	（1）房颤时控制心率或（2）改善严重心力衰竭和恢复窦性心律	可考虑[a]	有指征
有症状心力衰竭（NYHA Ⅱ类）	有指征	需要或不需要 ACE 抑制剂	有指征若存在液体潴留	有指征	有指征	（1）房颤（2）改善严重心力衰竭窦性心律	有指征[b]	
心力衰竭恶化（NYHA Ⅲ~Ⅳ级）	有指征	需要或不需要 ACE 抑制剂	联合使用利尿剂有指征	有指征（专科护理）	有指征	有指征	有指征[c]	有指征
终末期心力衰竭（NYHA Ⅳ级）	有指征	需要或不需要 ACE 抑制剂	联合使用利尿剂有指征	有指征（专科护理）	有指征	有指征	有指征[c]	无指征[d]

[a] 可以考虑患者的 LVEF 为 30%或更少，缺血的原因，在窦性心律，QRS 波大于等于 150 毫秒，有左束支传导阻滞的形态学表现。

[b]左束支传导阻滞的形态学表现且 QRS 波大于等于 130 毫秒；或者左束支传导阻滞的非形态学表现且 QRS 波大于等于 150 毫秒；射血分数小于等于 30%。

[c]左束支传导阻滞的形态学表现且 QRS 波大于等于 120 毫秒；或者左心室传导阻滞的非形态学表现且 QRS 大于等于 150 毫秒；射血分数小于等于 35%。

[d]对于 NYHA Ⅳ级且植入过 CRT 设备的患者可考虑使用 ICD。

ACE，血管紧张素转化酶；ARB，血管紧张素受体拮抗剂；CRT，心脏再同步化治疗；LVEF，左心室射血分数；ICD，植入型心律转复除颤器；NHYA，纽约心脏协会。

Reproduced with permission from Mann DL, Zipes DP, Libby P, et al. *Braunwald' s Heart Disease: A Textbook of Cardiovascular Medicine*, 10th ed. Philadelphia: Saunders; 2015: 519.

以前，DCM 患者禁用 β 受体阻滞剂。1982 年，Bristow 等[122]发现在心衰的心肌中儿茶酚胺敏感性及 β 受体密度降低，导致收缩功能降低。交感神经过度活动与心力衰竭之间的关系已经得到证实[123]。最近，多巴酚丁胺负荷实验用于鉴别无症状的轻度症状性 DCM 患者的心室改变，这反映了交感神经兴奋性增加[124]。这一发现可能有助于 β 受体阻滞剂在静息指标正常患者中的使用。DCM 患者使用 β 受体阻滞剂不仅改善症状，而且还可大幅度减少 NYHA 心功能Ⅱ级和Ⅲ级的心力衰竭患者的猝死和前瞻性死亡[125]。这非常重要，因为近 50%的死亡原因是猝死[126]。

DCM 常见严重的室性心律失常。DCM 患者中约有 12%发生猝死[127]，但对 DCM 患者猝死的整体预测较差[126]。电生理学检查阴性，预测准确率很低而限制了其应用。根据左心室功能不全的程度来预测猝死仍是最佳预测指标。有持续性室性心动过速或院外发生室颤的患者的猝死风险增加，但超过 70%的 DCM 患者在动态心电图监测时有短暂性室性心动过速[119]。此外，还没有确定室性心律失常预后的重要性和对预防性抗心律失常的治疗。

由于心室功能差的患者具有负性肌力和致心律失常的性质，因此应用抗心律失常药物是危险的。此类药物仅被应用于可引起室性心动过速或存在心律失常的 DCM 患者。Ⅰ类药物（钠通道阻滞剂）不能使用，因已证实Ⅰ类药物可增加晚期 CHF 患者的死亡率[112]。胺碘酮是首选的抗心律失常药，因其负性肌力作用小于其他抗心律失常药[126]，且其致心律失常作用最弱[128]。与应用抗心律失常药物预防的试验相反，最近的大型多中心实验应用抗心律失常药治疗 CHF 患者[128]的结果表明，胺碘酮治疗的患者与未经治疗具有高静息心率的患者相比，死亡率分别为 38%和 62%。尽管如此，ICD 降低猝死的风险并减少了死亡率[126,127]。最新研究表明，对以前有心搏骤停或持续性室性心动过速的患者，植入除颤器更有益[129]。这可使心律失常有关的死亡率减少 50%，从而降低 27%相对死亡风险。

其他治疗 DCM 的药物包括地高辛，在两项大型的成人临床试验中均被证实其在临床上是有益的[113]。DCM 的成人患者中，血栓栓塞并发症的风险很大。中度心室扩张和中度至重度收缩功能障碍会产生心腔阻塞和射血减少，因此，如果患者有卒中史、心房颤动史或存在心内血栓的证据，均应接受抗凝治疗。

接受双腔起搏器、心肌成形术、左心室辅助装置（left ventricular assist device，LVAD）、心脏外科手术（非移植）和近年来移植的 CHF 患者需接受抗凝治疗。应用双心室起搏使心脏再同步，6 个月后可改善 NYHA 心功能分级，提高射血分数[130]。植入 LVAD 可使不适合移植的终末期患者达到移植效果，这也成为不能进行移植患者的最终治疗方法[131]。DCM 患者，若二尖瓣关闭不全症状进一步发展，则可考虑二尖瓣修复或置换。高风险人群的手术治疗是安全的并且可以改善 NYHA 分类，提高存活率[132]。移植可以显著延长寿命，如果患者小于 55 岁，50%可生存 15 年[133]。然而，终末期患者器官功能有限，药物可引起相关的并发症，期待今后寻求更优良的辅助装置和手术处理步骤以增加存活率。

麻醉注意事项

DCM 患者最常见的心脏手术是二尖瓣和三尖瓣反流矫正术,对难治性室性心律失常放置植入 ICD 和放置辅助装置(LVAD,全人工心脏)植入或原位心脏移植。麻醉管理上应减少心肌抑制、保持最佳前负荷和尽量降低后负荷。

DCM 患者对心脏抑制性麻醉药物很敏感。过去,对于射血分数小于 30% 的患者,静脉给予大剂量的阿片类药物如芬太尼(30μg/kg)即可提供良好的镇痛并维持血流动力学稳定[134],但阿片类药物可能导致延迟性呼吸抑制,从而导致拔管延迟。短效麻醉剂(如瑞芬太尼)容易引起心动过缓和严重低血压可能不适合左心室功能不全的心脏手术患者[135]。瑞芬太尼-七氟醚麻醉与芬太尼-依托咪酯-异氟醚联合麻醉比较发现,瑞芬太尼麻醉可显著降低平均动脉压,增加心动过缓的发生率[136]。虽然依托咪酯对心脏移植患者的心肌收缩功能没有影响[137],但氯胺酮对心血管的作用主要是通过中枢神经系统交感神经起作用,建议在危重患者中使用氯胺酮[138,139]。氯胺酮可增强离体大鼠乳头肌的心肌收缩力,在仓鼠心肌病模型上并未表现出负性肌力作用[140]。因此诱导时,心肌病继发严重心功能障碍的患者应用氯胺酮(少于 0.5mg/kg)联合芬太尼是很好的选择。因为丙泊酚具有抑制交感神经活性和舒张血管作用而导致心血管抑制。然而在仓鼠心肌病模型中,丙泊酚没有直接影响心肌收缩力[141]。因为其可间接抑制交感神经兴奋性,降低依赖血流动力学稳定的左心室功能,故需谨慎使用丙泊酚。然而,如前所述,药物的使用方式比药物的选择或药物的组合更重要。如果麻醉医师使用药物剂量很谨慎且能预测低血压的发生并进行处理,那么与任何药物合用包括丙泊酚都能使麻醉诱导过程平稳。

挥发性麻醉药对心肌收缩力有抑制作用,所以其在心衰患者的应用长期以来一直备受争议。目前,由于挥发性麻醉药对心肌收缩力的影响,临床上很难应用。动物实验表明:与正常心肌相比,卤代类挥发性麻醉剂可能对患有心肌病的心肌有更强的负性肌力作用[142]。虽然可采取降低心肌抑制的麻醉技术,但从心血管观点上,很少有人认为对成人患者应用七氟醚比异氟醚更好。虽然一直以来都认为心衰患者对有抑制作用的挥发性药物更敏感,但还未证实中度左心室功能不全和挥发性药物对心肌有协同抑制作用[143]。地氟醚的血/气分配系数最低,诱导和苏醒迅速,理论上有益于心脏手术术后早期拔管。地氟醚对健康仓鼠乳头肌没有负性肌力作用,但对心肌病乳头肌产生明显的负性肌力作用[144]。相反,尽管七氟醚和地氟醚有负性肌力作用,但不影响进行心脏手术和 CPB 患者左心室增加工作负荷的能力[145]。

DCM 患者手术过程中常采用有创监测,手术期间血流动力学突然改变具有重要临床意义。其他有创监测的运用不仅取决于患者自身也取决于患者正在接受的手术过程。例如,尽管有严重的左心室功能不全,植入 ICD 时常规采用外周静脉输液和无创袖带监测血压。在心脏手术和非心脏手术中,超声心动图是有用的,因为它可以提供实时的信息,可结合其他数据来评估心功能是否能够满足身体所需的代谢。

肥厚型心肌病

尽管在 1957 年,Brock[146]报道了功能性左心室流出道梗阻的病例,或他所称的“获得性主动脉瓣下狭窄”,英国法医学家和法医专家 Robert Donald Teare,对 Jimi Hendrix 进行尸检,于 1958 年在青年人心脏不对称性肥大一文中首次介绍了 8 例 HCM[147,148]。对医学史感兴趣和想对现在所称的 HCM 的进一步理解的人而言,在 1958 年及随后的几十年,Teare 的文章都极具吸引力[147,149-151]。50 多年后,Teare 在 1958 年的文章强调了正解和误解并持续影响着现在对该疾病的认识[106,152]。为了了解该疾病的遗传、临床诊断和自然病史,重新回顾 Teare 1958 年发表的文章是有意义的。

Teare 的第一个病例是,一个看似健康的 14 岁男孩在骑自行车第一次感到“眩晕”;5 个月后,他突然晕倒在学校操场。在到达医院 20 分钟后死亡。尸检时发现其心脏有“局部和弥漫性室间隔增厚”(图 24.25)。镜下,心肌纤维排列方式奇特,走行多样(图 24.26)[147]。第二和第三个病例均是看似正常的年轻人,25 岁,其中一个体检在心前区可闻及“收缩期高调柔和样杂音”。心电图明显异常,右胸前导联上 T 波倒置,前外侧导联 Q 波异常(图 24.27)。尽管其中一个出现“心房颤动”,都出现 CHF 的症状和体征及猝死。尸检时,他们的

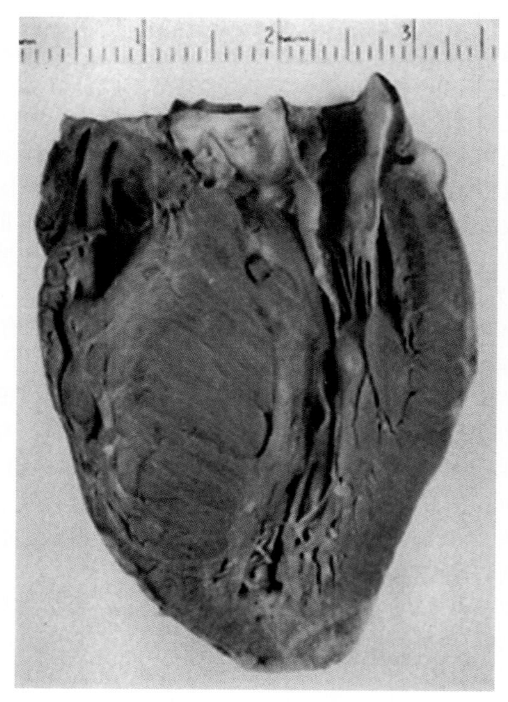

图 24.25 以往的尸检标本显示室间隔肥厚基底肥大。(*Reproduced with permission from Teare D. Asymmetrical hypertrophy of the heart in young adults.* Br Heart J. *1958*; *20*:*2.*)

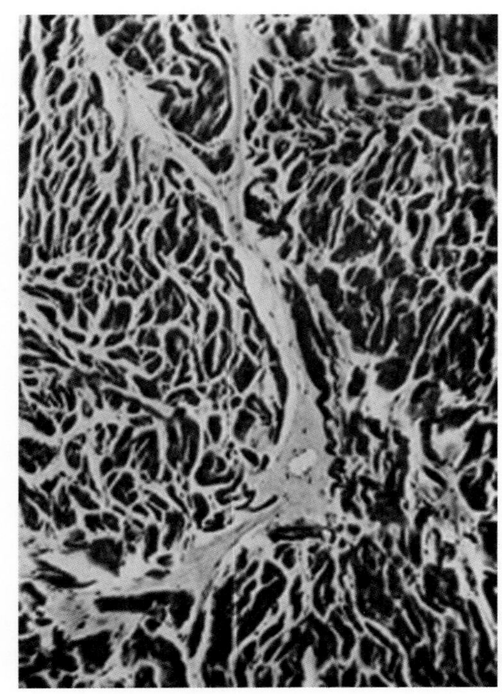

图 24.26 组织学标本显示肌丝明显紊乱。(*Reproduced with permission from Teare D. Asymmetrical hypertrophy of the heart in young adults.* Br Heart J . *1958;20;2.*)

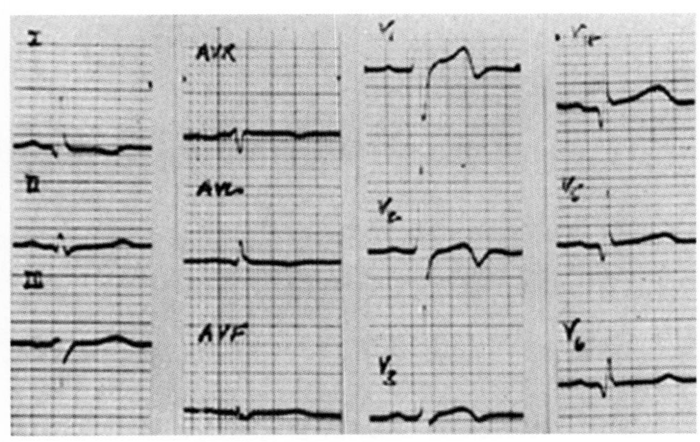

图 24.27 肥厚型心肌病患者的心电图示:胸前 V_1、V_2、V_3 导联和肢体Ⅰ导联上 T 波倒置,V_4、V_5、V_6 导联上 Q 波异常,与心肌功能异常及纤维化程度一致。(*Reproduced with permission from Teare D. Asymmetrical hypertrophy of the heart in young adults.* Br Heart J. *1958;20:2.*)

心脏与那个 14 岁男孩相似。第四和第五个病例均为年轻女性,都有 CHF 的红斑和阵发性"心房颤动",其中一个并发可能的心源性脑梗死。一个在追赶公交后发生猝死,而另一个在手术治疗失代偿心力衰竭后死亡。第六、第七和第八个病例分别为 33、28 和 29 岁的年轻男性,平素身体健康,都是无明显诱因突然晕倒后死亡。每一病例,均证明有"局部室间隔肥厚伴无冠状动脉或主动脉疾病"。

在此系列病例报道之后,Teare 又报道一个补充病例,就像那些系列病例一样既吸引人又有挑战性,他提出:"1956 年 12 月 13 日,K. C,16 岁,第五个病例的弟弟,在他骑自行车时晕倒并死亡。以前没有任何病史。"尸检时,其心脏表现与其姐姐的一致,表现为"局部肥厚影响前壁及室间隔"。在 Teare 的报告的最后一段他指出:这一方向的研究将被称为 HCM,在接下来的 50 多年:"在他意外死亡之后,他的妹妹就诊于 Hammersmith 门诊部,发现了与其姐姐相同的症状。这个家庭将成为另一篇文章的主题。"[147] 2 年后在英国心脏杂志上发表了另一篇题为"梗阻性心肌病(不对称肥大)的家庭"文章[150]。本文的研究结果是值得回顾的,不仅是因为它的历史意义,也因其与现在有关问题的见解:HCM 的遗传学及基因检测的作用,HCM 的自然病史,与 HCM 的发病率和死亡率相关的主要原因——猝死、进行性心力衰竭、心房颤动及卒中[106,152]。

1960 年发表的文章中,Hollman、Teare 及其同事[150]报道了 1957 年的案例中 5 例患者的家族:年轻女性在 21 岁时猝死,以房颤并发心源性脑血栓为前驱症状,进展发生进行性心力衰竭。在观察了两代家族成员后,Teare 发现一个惊人的现象:年轻女性的 3 个兄弟姐妹和其突然死亡的弟弟(他们的年龄在 1957 年的文章中均为 16 岁但在 1960 年的文章中为 18 岁)均有类似心肌病的证据(图 24.28)。另外,他们的父亲 40 岁时由于心脏原因突然死亡,他们父亲的其中一个兄弟即他们的叔叔也有"不正常的心脏"且影响了他的两个孩子,即先证者的表兄弟。Teare 观察的 23 个个体,即使没有 12 个人,至少也有 9 个人有明显的心脏疾病证据,这为新发现的常染色体显性遗传性疾病提供了有力证据[147]。当考虑发病年龄和发病的严重程度,Teare 指出,与上一代相比,在先证者一代,疾病表现得更早且更严重,与随后 50 年的调查结果一致,也就是说,年轻人中突然死亡常见,老年人中不常见[106,152]。最后,Teare 发现,受影响个体的过去的症状很明显:心房颤动合并进行性劳力性呼吸困难与心力衰竭。在结束其工作时,Teare 的阐述导致了持续 50 年之久的误解。寻找一个名字来促进理解而不是混淆理解,Teare 写道:"因这些案例和类似的案例而提出了梗阻性心肌病。"[147]

在近 60 年后的今天,对于平素健康的年轻运动员猝死,甚至在未经过医学训练的人群中,HCM 也是一个非常熟悉的话题,但是至今它仍在被误解。哪怕在 Teare 的报道中仍有一些明显的未被改观的误解:HCM 必然发生梗阻(尽管并不会);一旦诊断必然死亡且与预期寿命不符(但并不是这样);诊断需要广泛左心室肥厚且与运动员生理性肥大相区别(其实并不需要)[106,152]。

该疾病以前有很多种命名,其中包括一些错误的命名,如梗阻性心肌病、梗阻性肥厚型心肌病、特发性肥厚型主动脉瓣下狭窄、肌肉的主动脉瓣下狭窄和不对称性室间隔肥厚,所以这到底是什么疾病[153]?据最新的联合美国心脏病学会(American College of Cardiology,ACC)和 AHA 的指南,首选术语为 HCM,它所代表的是"一种疾病状态,其特征为不明原因的左心室肥厚,但心室未扩张,且缺乏本身可导致明显肥大的其他心脏疾病或全身性疾病"[154]。尽管左心室肥厚通常用 TEE 来测量但越来越多地使用 MRI 来评估,左心室肥厚可能不对称,且不需要显示基底隔[154,155]。此外,临床诊断常需成人左心室壁厚度至少为 15mm,几乎所有壁的厚度也与疾病相一致,尽管测量值在正常范围内[154,155]。就像 Teare 在病理学

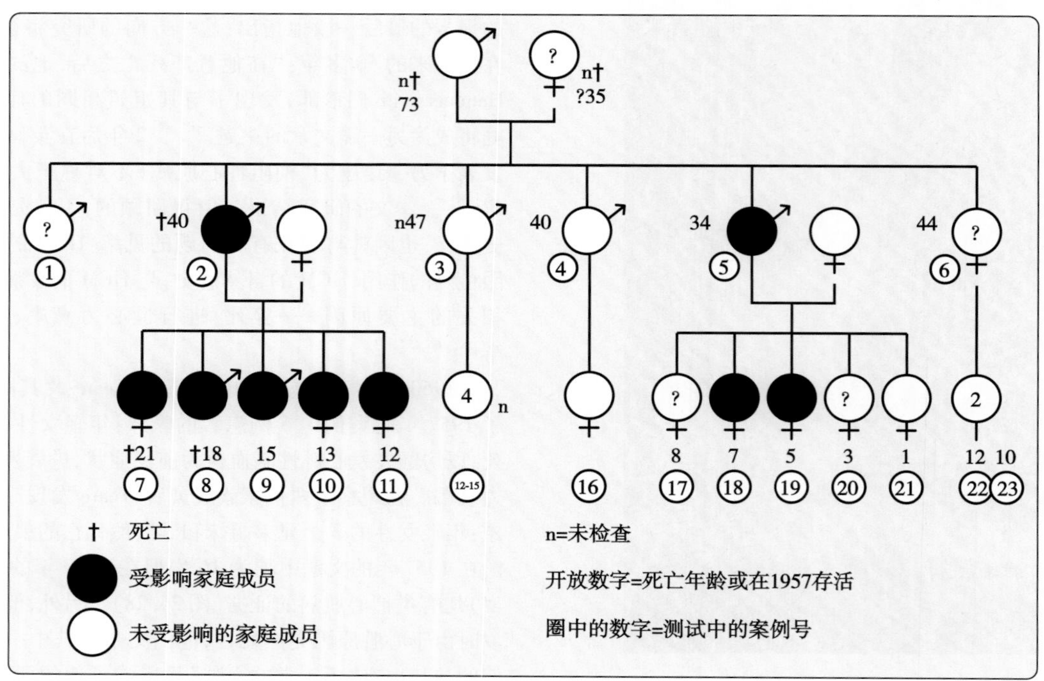

图 24.28 肥厚型心肌病患者的系谱图与常染色体显性遗传模式相一致。(*Reproduced with permission from Hollman A, Goodwin JF, Teare D, Renwick JW. A family with obstructive cardiomyopathy(asymmetrical hypertrophy)*. Br Heart J. *1960;22:449.*)

组织学清楚地描述那样,显微镜下 HCM 表现为原发性心肌异常伴肌节混乱和不对称性左心室肥厚(图 24.26)[151]。肥厚的心肌由形状各异的心肌细胞组成,并且细胞间连接紊乱[156]。结缔组织增加,加上明显紊乱的肥大的心肌细胞,使得舒张功能异常,表现为室壁僵硬度增加,松弛功能受损,且不稳定的电生理基础会导致严重心律失常和猝死。

HCM 可能是最常见的遗传性心脏病,其患病率至少在1:200~1:500。据估计,这将影响 700 000 美国人[106,107,153]。虽然有表现变异性和与年龄相关的外显率,但正如 Teare 推断,HCM 是一种常染色体显性遗传[106,152,153,157]。本病相关的分子基础于 1989 年开始被揭示,HCM 的基因定位在 14 号染色体上[157-159]。1990 年,Harvard 实验室证实了一个家族中 β-肌球蛋白重链的错义突变导致了谷氨酸取代精氨酸,且在另一家族中为 α/β-肌球蛋白重链杂合基因,因此发现了 HCM 的前两个遗传基础[157,159-161]。目前已知至少有 11 种不同的基因突变可导致 HCM 且这些基因均可编码粗细肌丝蛋白,以及相关的 Z 盘终端(图 24.29)[106,152,153,157]。最常见的突变发生在 β 肌球蛋白重链(40%)和肌球蛋白结合蛋白 C(40%)上[106,152,153,157]。

尽管对患有或怀疑患有 HCM 的个体进行基因检测越来越普遍,但对这些试验结果的解释工作却很复杂。目前,基因检测的结果并不能预测疾病进展和预后,并且不能进行危险分级,同样也不能决定治疗方案[106,152-154,157]。然而,基因检测可以确定不符合 HCM 临床诊断标准的家族成员,即该成员具有患遗传性疾病的风险,也就是说基因检测可以识别表型阴性但基因阳性的亲属(基因型阳性-表型阴性)[106,152-154,157]。在没有临床表现的个体中,遗传标记阳性的意义尚不清楚。虽然这些个体可能有发展成肥大表型的风险,但目前尚不能量化这种风险,并且在没有特征性形态学改变的情况下的突变不能预测诸如心源性猝死的结局[106,152-155,157]。但是,基因检测可以排除其他原因的心肌病,如 Fabry 病或 Danon 病,两者有不同的自然史,并需要不同的治疗[106,152,153,157]。根据目前的 ACC/AHA 指南,应向 HCM 患者提供遗传咨询,并应在直系亲属中进行筛查,即使这种检测的预后价值尚不确定(两个证据水平:B 级)[154]。基因型阳性-表型阴性个体应该行心电图和临床评估,成人大约每 5 年一次,儿童和青少年每 12~18 个月一次[154]。

临床上,最常用超声心动图来诊断 HCM,但是越来越多地应用心脏磁共振成像[106,152-155,162]。特征性形态学表现为缺乏其他原因导致的心室肥厚扩大。虽然指南建议左心室壁厚度大于等于 15mm,但即使在正常范围内任何厚度都可能与适当的临床情况下的诊断相一致[106,152-155]。在这种情况下,TTE 是不确定的,心脏 MRI 却能显示。心脏 MRI 不仅有空间分辨率,它也可检测和鉴定常规超声心动图可能不显示的形态学改变:心尖部肥厚,心尖动脉瘤和血栓,心室中部心腔梗阻,乳头肌异常附着导致心室中部或流出道梗阻[106,152-155]。此外,晚期钆显著增强具有预测价值,因为它在 15% 或更多的左心室肿瘤中存在增加了心脏猝死的风险,并提示预防性的植入 ICD[106,152,153]。

左心室基底部室间隔不对称肥厚产生动态性左心室流出道梗阻(left ventricular outflow tract, LVOT)是 HCM 最常见的表现形式。然而事实上,50 多年的临床研究表明,有多种肥厚类型,基底部未发生肥厚、二尖瓣收缩期前向运动(systolic anterior motion, SAM)及动态性 LVOT 并不能排除 HCM 的诊

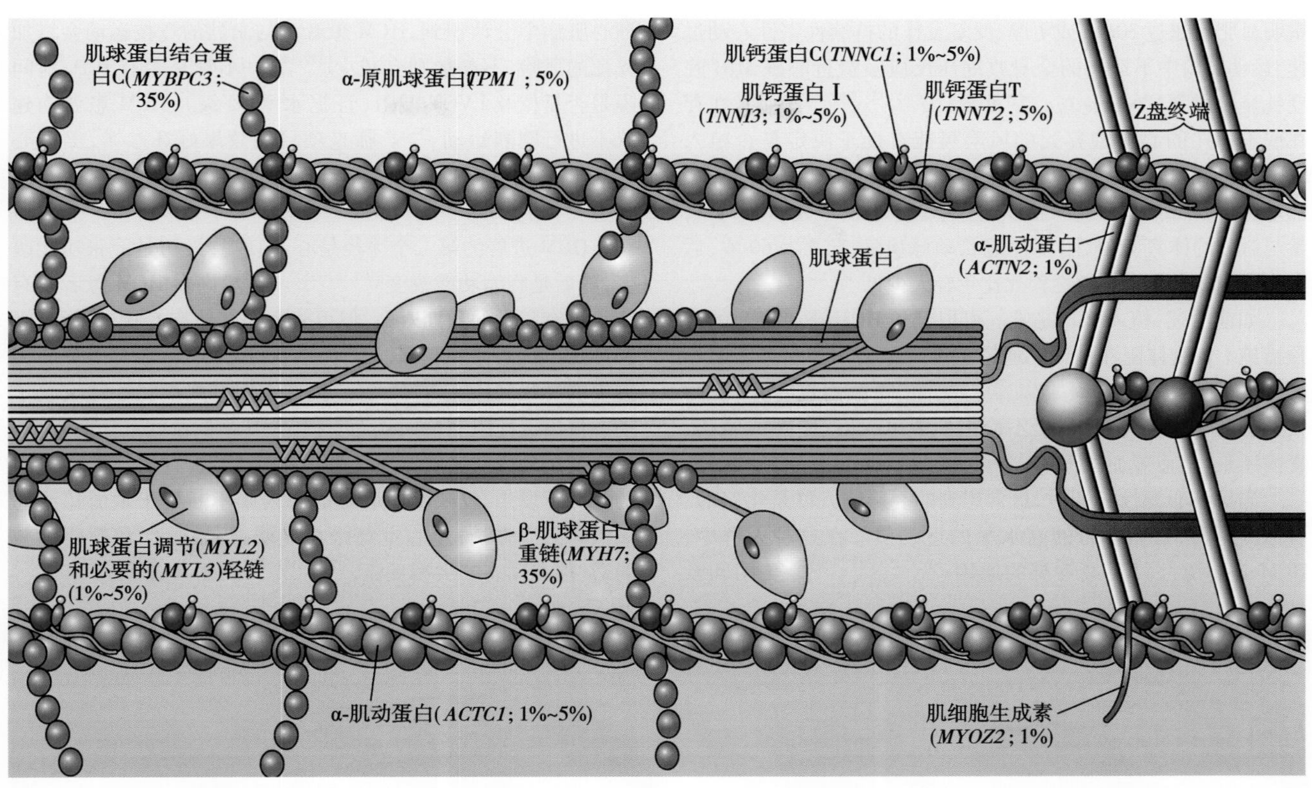

图 24.29 导致肥厚型心肌病的心肌肌节及基因位点。括号中显示突变率。(*Reproduced with permission from Maron BJ, Maron MS. Hypertrophic cardiomyopathy. Lancet. 2013;381:24.*)

断[163,164]。其他常见的形态学改变在心脏 MRI 上显示得比 TTE 更清楚,包括心室中部和心尖部的变异(图 24.30 和图 24.31)。确定肥大的位置和范围以及梗阻部位对于外科手术有重要意义。虽然经主动脉扩大左心室间隔切除这一标准手术方式可用于治疗基底间隔非对称性肥厚,但心室中部和心尖部的变异可能需要经心尖途径或联合经心尖和经主动脉的途径进行手术[165-172]。

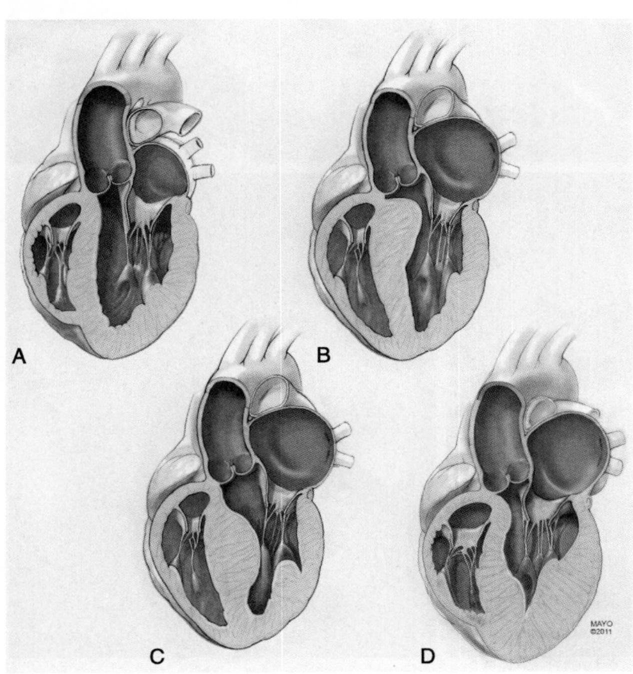

图 24.30 正常心脏与肥厚型心肌病表型变异。(A)正常心脏。(B)孤立性基底隔肥厚。(C)心室中部肥厚。(D)心尖肥厚。注意个别患者可能有多种类型的肥大。(*Reproduced with permission from Mayo Foundation for Medical Education and Research. All rights reserved. Illustration No. EBW1078418-001-3.*)

Teare 的病例也许提示我们 HCM 的确诊可能必然导致死亡且其预后通常较差,但现在来看并不是这样[106,152,153,173,174]。能够提供协作的多学科管理的医疗机构,在提供适当的评估、处理和监测的情况下,HCM 患者可以达到正常预期寿命,HCM 患者的死亡通常不是由疾病本身引起的,而是由其他原因引起的(图 24.32)[106,152-154,173]。

如果 Teare 的早期描述使我们误以为疾病的预后差,那么目前正确的理解应该是它反映了疾病未经治疗的自然病程[147,150]。临床上,患者倾向于沿 3 个途径进展:心源性猝死,心力衰竭,伴或不伴房颤的心源性卒中(图 24.33)[106,152-154]。

室速或室颤导致的猝死是罕见的(每年约 1% HCM 患者),且随着作为一级或二级预防 ICD 的置入,该比例正逐年下降[106,152-155]。Teare 的病例再次说明,年轻人的猝死比老人常见。[106,147,150,152-154,175]。置入 ICD 是唯一可以改善 HCM 患者死亡率的治疗方法,但是哪种患者该放置 ICD 及何时放置,却很难确定[106,152-155]。正如 ACC/AHA 指南指出,任何装置的植入都要考虑到患者的临床判断和患者的自身情况,同时明确植入的风险、益处和不确定性[154,155]。显然,ICD 可作为有心搏骤停史、心室纤颤史或室性心动过速的 HCM 患者的二级预防(图 24.34)[106,152-155]。对于没有上述病史的患者 ICD 的植入则作为一级预防,需考虑到已存在的心源性猝死的危险因素,包括一级亲属中有因 HCM 死亡的家族史、不明原因的晕厥史、左心室明显肥厚超过 30mm 或更厚、反复发作的持续性室性心动过速、运动试验中不适当的全身收缩压反应及最近心脏 MRI 晚期钆显著增强（≥15% 左心室重量）[106,152-155,176]。其他潜在存在或不存在的心源性猝死的风险可能有助于决定是否植入 ICD，包括：静止时明显的 LVOT 梗阻（≥0mmHg），左心室心尖部动脉瘤，收缩性心力衰竭终末期，左心室射血分数小于 50%，参与激烈的体育竞赛，阻塞性冠状动脉疾病，年龄≥60 岁，后者应意识到老年人心源性猝死比年轻人少见[106,152-155,175]。

如前所述，植入 ICD 是唯一可以延长 HCM 患者寿命的干预措施。β 受体阻滞剂或钙通道阻滞剂等药物治疗可缓解症状，但不能改善死亡率[106,152-153]。然而，除颤器也有并发症，大约为每年 4%～5%，包括不恰当的放电、导线断裂或脱落、囊内感染、出血或血栓形成[106,152-154]。

当提到心源性猝死时，最常想到的受影响人群是年轻的、看似健康的、有竞争力的高水平的运动员。在这种人群中，HCM 是心源性猝死最常见的原因[106,152-154,177,178]。美国和欧洲心脏病学会认识到，HCM 患者参与激烈的竞技运动会增加猝死的风险，不参加则会减少[179,180]。不管是否有 ICD，前间隔是否复位及 LVOT 梗阻（证据水平：C 级），HCM 患者均建议不进行剧烈运动[154]。筛查项目的效果好坏参半，美国心脏病学会目前不支持对年轻运动员进行强制性心电图筛查[106,153,181]。

HCM 进展的第二个途径是心力衰竭，最初是舒张功能改变，随后是收缩功能改变[106,152-155]。虽然许多 HCM 患者没有症状且有正常的预期寿命，但可能存在其他有症状，包括呼吸困难、劳累、心悸和胸痛。几乎一半的 HCM 患者会出现心力衰竭的症状和体征[106,152-155]。虽然心力衰竭症状往往反映了动态流出道梗阻和前向流动受损，尤其是低血容量性时，心动过速及运动或应激状态下心肌收缩力增强，它们可能在梗阻的情况下发生，反映肥厚心脏的心内膜不断处于缺血边缘时氧供与氧需失衡；左心室舒张功能受损，松弛性和顺应性减弱，常伴有动态二尖瓣反流[105,105,152-155]。

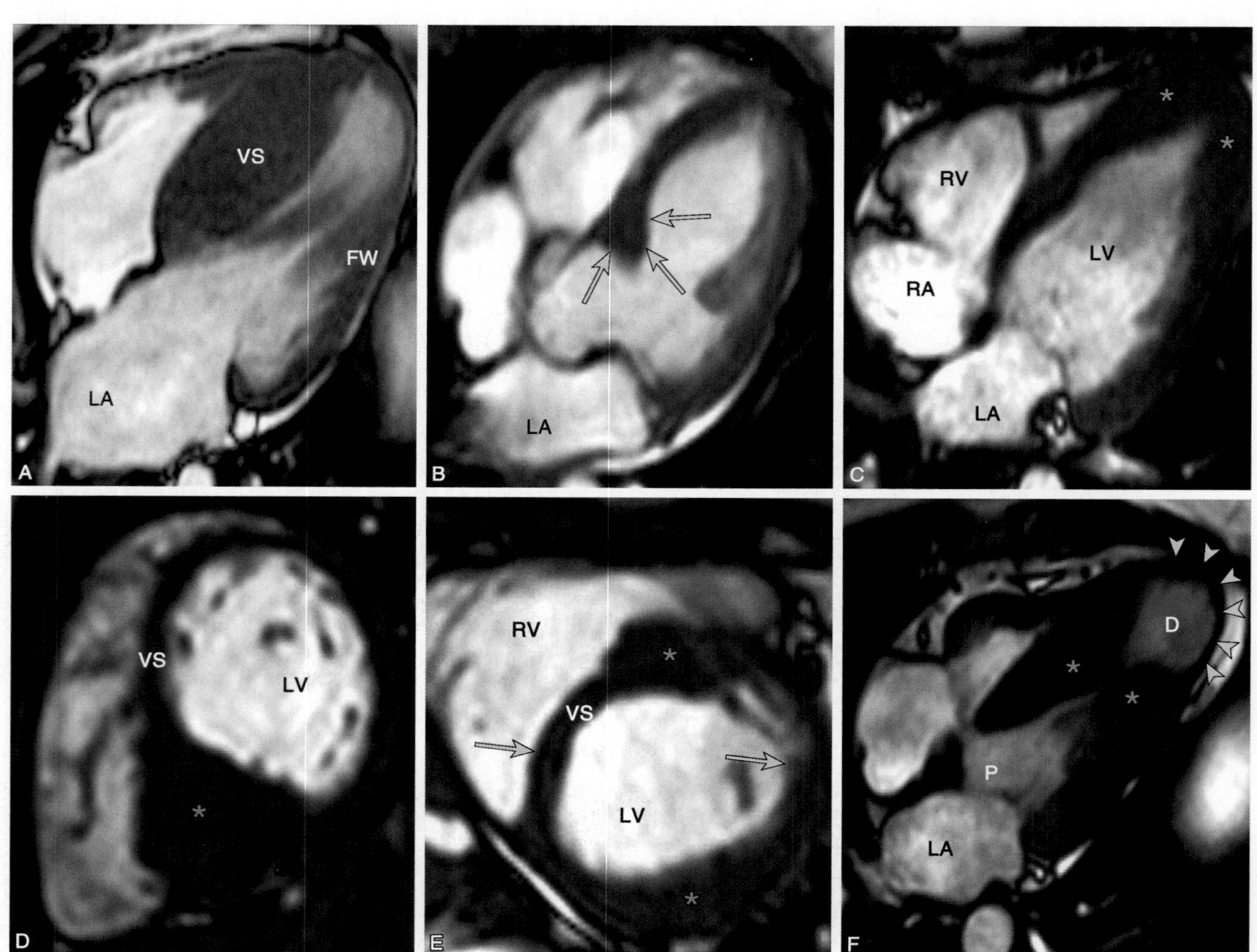

图 24.31　肥厚型心肌病表型变异的心脏磁共振成像。（A）弥漫性室间隔肥厚与左室游离壁正常。（B）孤立性基底隔肥厚（箭头）。（C）心尖部肥厚（星号）。（D）左心室后间隔肥厚（星号）。（E）基底前间隔（最上面的星号）和后游离壁（下星号）不连续肥大，由正常左心室壁厚度（箭头）分开。（F）心室中部肥厚（星号），将左心室腔分为近端（P）和远端（D）与顶袋段（箭头）。D，左心室远端（心尖部）；FW，游离壁；LA，左心房；LV，左心室；P，左心室远端；RA，右心房；RV，右心室；VS，室间隔。（*Reproduced with permission from Maron BJ, Maron MS. Hypertrophic cardiomyopathy. Lancet. 381:242-255.*）

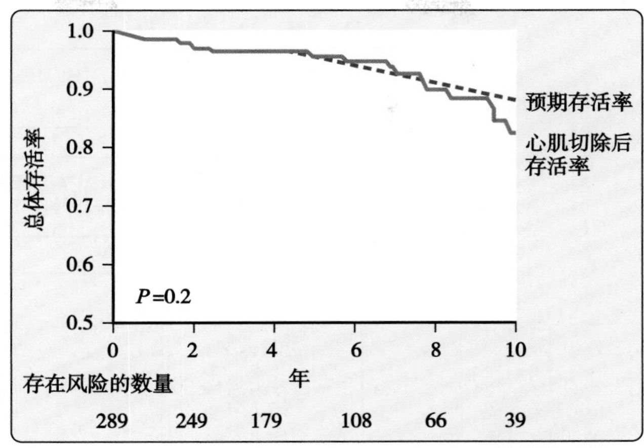

图 24.32 肥厚型心肌病手术切除后的总体存活率与年龄和性别相关。（*Reproduced with permission from Ommen SR, Maron BJ, Olivotto I, et al. Long-term effects of surgical septal myectomy on survival in patients with obstructive hypertrophic cardiomyopathy.* J Am Coll Cardiol. *2005;46:473.*）

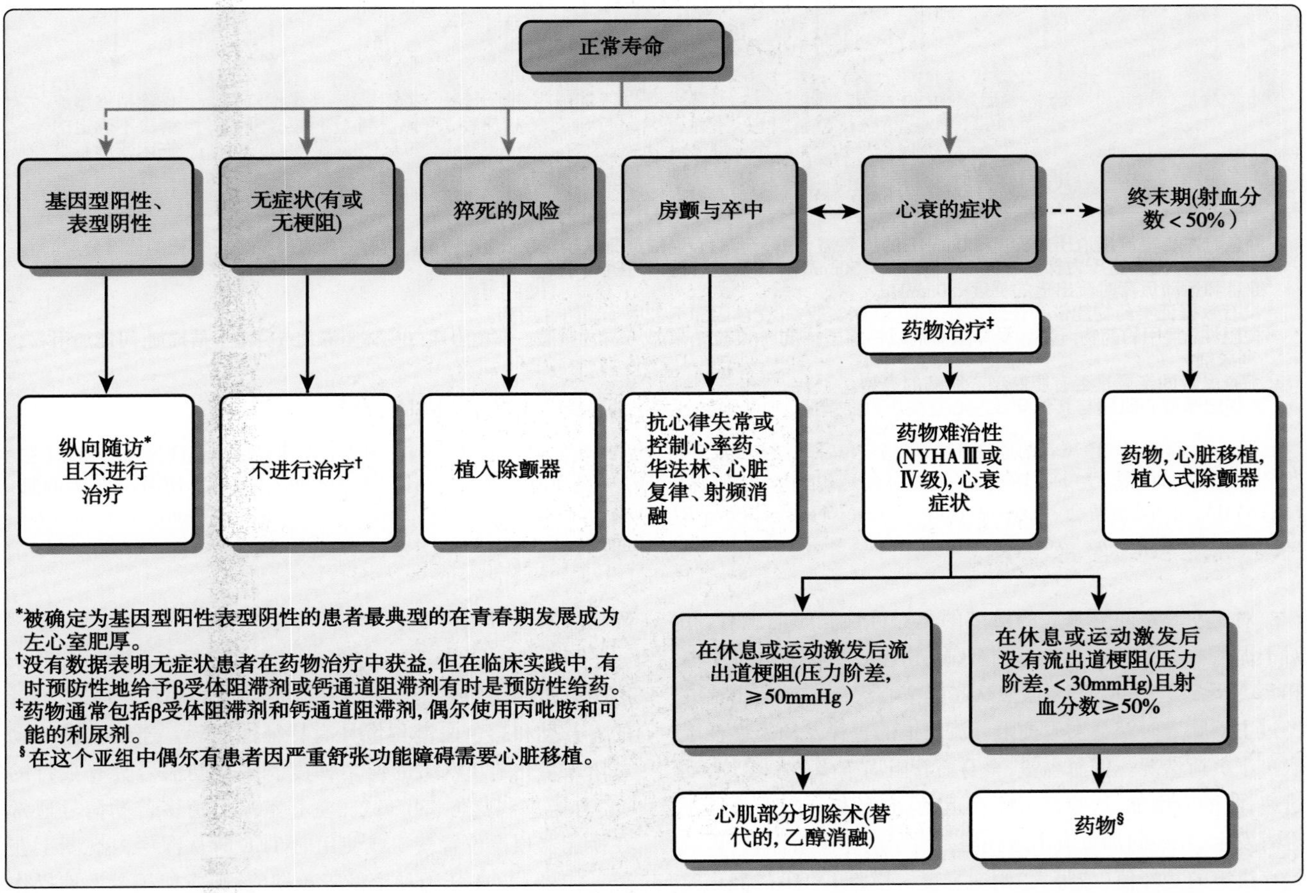

正常寿命

基因型阳性、表型阴性 → 纵向随访* 且不进行治疗

无症状(有或无梗阻) → 不进行治疗†

猝死的风险 → 植入除颤器

房颤与卒中 → 抗心律失常或控制心率药、华法林、心脏复律、射频消融

心衰的症状 → 药物治疗‡ → 药物难治性(NYHA Ⅲ或Ⅳ级)，心衰症状

- 在休息或运动激发后流出道梗阻(压力阶差，≥50mmHg) → 心肌部分切除术(替代的，乙醇消融)
- 在休息或运动激发后没有流出道梗阻(压力阶差，<30mmHg)且射血分数≥50% → 药物§

终末期(射血分数<50%) → 药物，心脏移植，植入式除颤器

*被确定为基因型阳性表型阴性的患者最典型的在青春期发展成为左心室肥厚。

†没有数据表明无症状患者在药物治疗中获益，但在临床实践中，有时预防性地给予β受体阻滞剂或钙通道阻滞剂有时是预防性给药。

‡药物通常包括β受体阻滞剂和钙通道阻滞剂，偶尔使用丙吡胺和可能的利尿剂。

§在这个亚组中偶尔有患者因严重舒张功能障碍需要心脏移植。

图 24.33 不同临床表现的肥厚型心肌病患者预后和治疗策略。各路径间不互相排斥，彩色箭头的宽度代表受影响的每条通路患者的比例。NYHA，纽约心脏病协会。（*Reproduced with permission from Maron BJ, Maron MS. Hypertrophic cardiomyopathy.* Lancet. *2013;381:247.*）

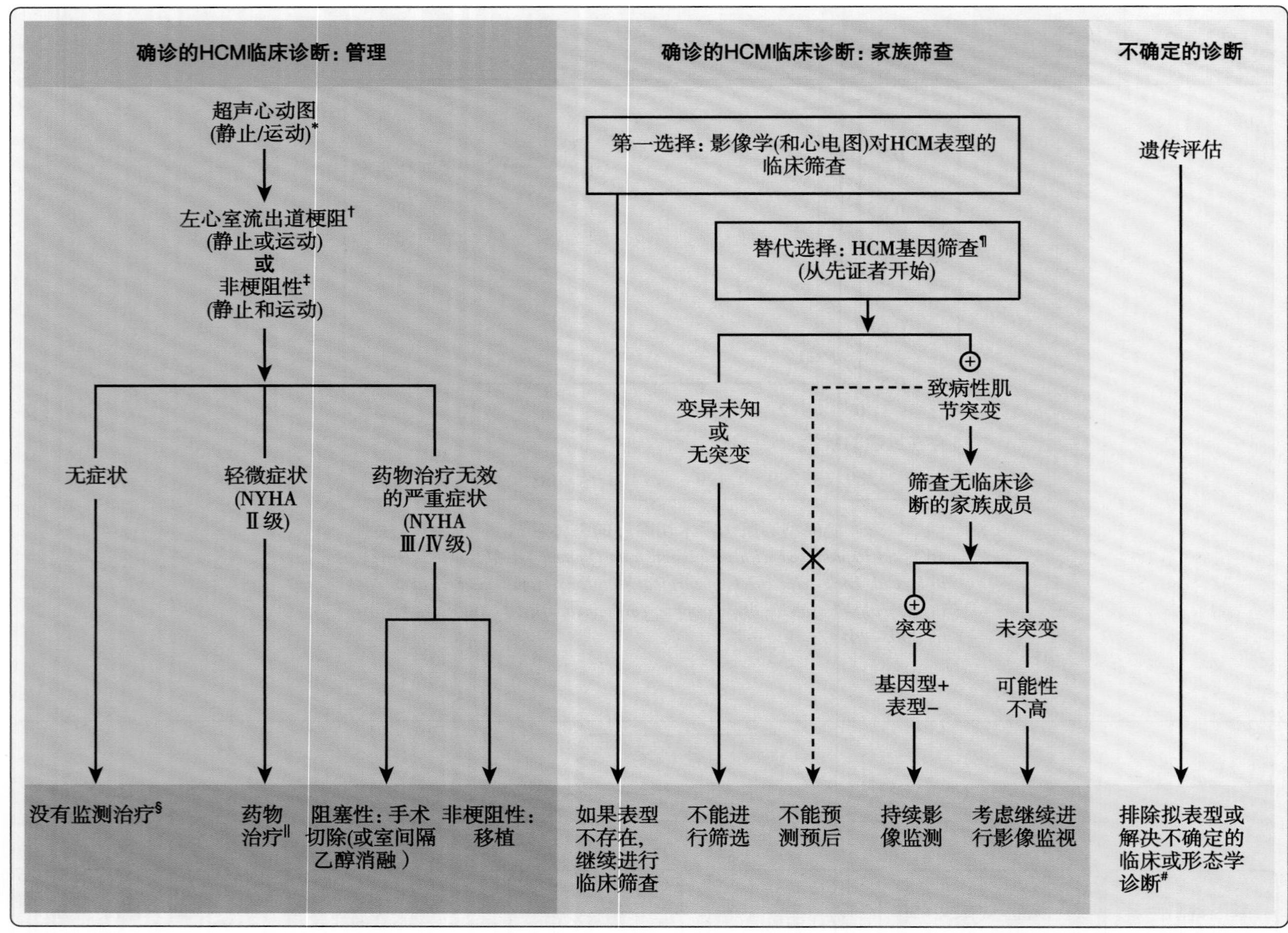

*静息时左心室流出道压力梯度<30mmHg的患者需要进行运动心电图负荷试验。在开始评估时，所有的患者需要进行猝死的危险分层。
†一般来讲，流出道压力梯度≥30mmHg，但≤50mmHg，需要进行流出道疏通手术。
‡静息和运动负荷时流出道的梯度<30mmHg。
§没有数据证实药物能带来任何益处，但在临床实践中β受体阻滞剂被用于预防性用药。
‖梗阻性：常用的药物，包括β受体阻滞剂或钙离子拮抗剂(维拉帕米)或双异丙吡胺。非梗阻性：β受体阻滞剂或钙离子拮抗剂，可能加用利尿剂。
¶筛查患者的亲属是否有肥厚型心肌病的表型。
#区别肥厚型心肌病与其他导致左心室高压力的情况，如有高血压病史的患者或者高强度训练的运动员。

图 24.34 猝死高风险患者的危险分层，以确定患者是否需要放置植入型自动复律除颤器（ICD）。图表的左边描述的是高风险的标志（左上）和低风险的标志（左下）；图表的右边描述的是来自两个注册研究组的，放置 ICD 的 730 例儿童、青少年和成人患者。HCM，肥厚型心肌病；NYHA，纽约心脏协会。（*Reproduced with permission from Maron BJ，Ommen SR，Semsarian C，et al. Hypertrophic cardiomyopathy：present and future，with translation into contemporary cardiovascular medicine.* J Am Coll Cardiol. *2014*；*64*：*89.*）

对于左心室间隔基底的典型的非对称性肥厚的患者，相对于那些心室中部或心尖部的 HCM，由于二尖瓣基底部肥厚和 SAM 导致口径改变，当血液从左心室心尖部通过流出道并经过主动脉瓣时就会发生梗阻。流出道的直径及动态性梗阻取决于负荷情况。低血容量，全身血管阻力下降（SVR），心动过速，收缩力增加，这些都可能在运动、应激和麻醉下外科手术时发生，并一同加重流出道梗阻。对于临床决策而言，影响治疗决策的是峰值（或最大）瞬时梯度。横跨 LVOT 的静止时的压力梯度为 30mmHg 或更高，与基底梗阻有关，且是心力衰竭和死亡的独立预测因子；而对于严重患者，梯度为 50mmHg 或更高，无论是休息或被激发后，则考虑快速手术或经皮室间隔切除术[106,152-154,182]。

TTE 是评估 HCM 的方式之一。二维超声心动图有助于医生分析疾病的形态学特征并确定肥大的部位。HCM 患者的多普勒和彩色血流显像具有特征性表现。连续波多普勒可用来量化跨 LVOT 的压力梯度。多普勒信号具有独特的“匕首样”外观（图 24.35）。左心室流出道多普勒信号通常在换能器顶端位置获得或使用时 TEE 时从深层内视图上获得。如果 LVOT 压力梯度低于预期值，则应使用激发性操作来增加压力梯度。在清醒患者可采用 Valsalva 动作或吸入亚硝酸异戊酯等无创性方法来降低前负荷和心室充盈压（见图 24.35）。重度梗阻时，二尖瓣反流通常伴有流出道梗阻,呈典型的射血→梗阻→反流模式。因前叶可能推进和拉入流出道,故二尖瓣反流时,射血通常指向后侧面(图 24.36 和图 24.37)[183]。如果反流不向后侧面或如果存在多向反流,那么可能存在二尖瓣关闭不全的其他因素,应该更仔细地检查瓣膜情况。虽然反流向后,二尖瓣反流严重时甚至会合并动态性 LVOT 梗阻,这很少需要外科干预且明确病因后将有很大程度的改善(尤其 LVOT 继发于基底室间隔肥厚)。然而,由器质性病变如二尖瓣脱垂或连枷状瓣叶导致的二尖瓣反流则不会[166,168-170,184]。不幸的是,不熟悉基底室间隔肥厚和动态性流出道梗阻的病理生理意义,是医疗机构常犯错误:对于重度二尖瓣关闭不全伴进行性心力衰竭,继发于 SAM 的患者,行二尖瓣修复甚至置换。几乎不可避免的是,这些患者的症状会复发并须进行二次手术,且按指定的程序可能不会对二尖瓣进行干预,尤其是进行室间隔心肌切除术。

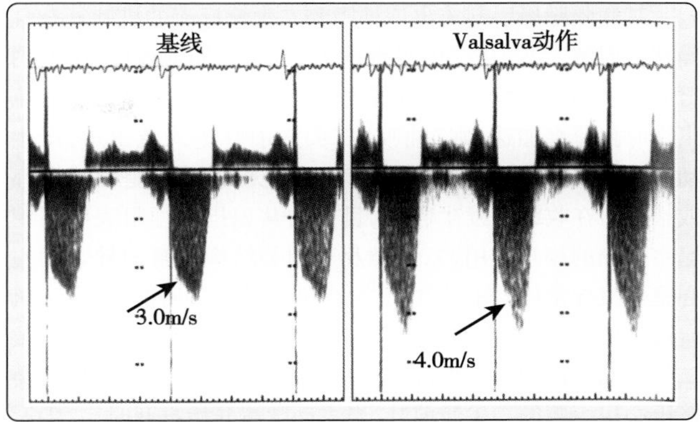

图 24.35 心尖部的连续波多普勒显示动态左心室流出道梗阻。注意典型的晚高峰形态类似匕首或滑雪斜坡(箭头)。基线(左)速度为 2.8m/s,对应的左心室流出道的峰值为 31mmHg。Valsalva 动作(右),速度增加到 3.5m/s,对应的压力阶差为 55mmHg。(*From Oh JK,Seward JB,Tajik AJ*:The echo manual,*ed 3,2006. Used with permission of Mayo Foundation of Medical Education and Research. All rights reserved.*)

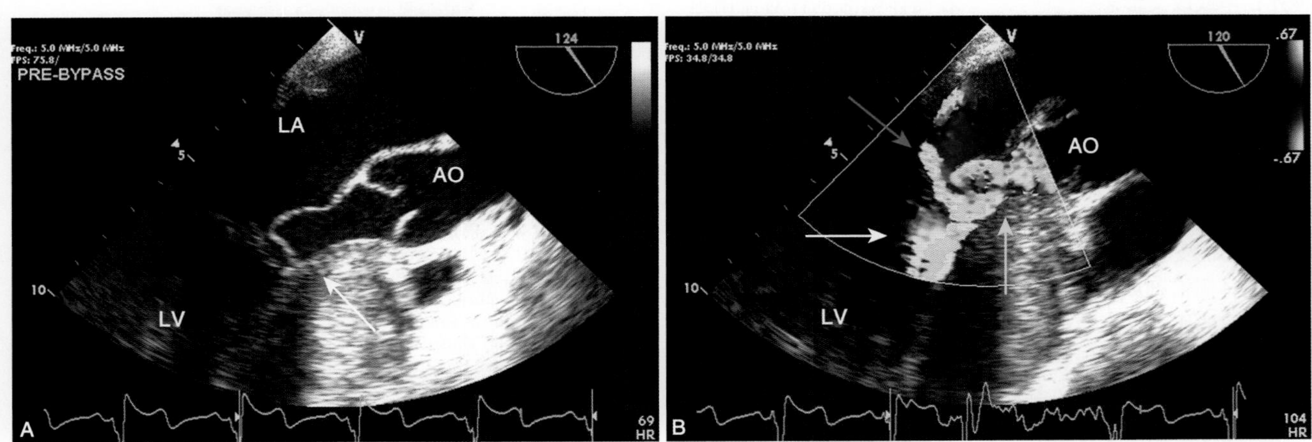

图 24.36 肥厚梗阻型心肌病(HCM)患者中动脉瓣和 LVOT 的食管中段长轴观。(A)二维超声心动图显示收缩期基底间隔增厚(白色箭头)和二尖瓣前叶收缩期前向运动(SAM),导致动态流出道梗阻。(B)彩色多普勒显示从室间隔肥厚部位血流开始加速(白色箭头)和在狭窄的流出道变得更为严重(黄色箭头)。二尖瓣反流与 SAM 通常在后外侧(红色箭头),如果在心肌切除后没有解决通常会提高。二尖瓣反流射流定向集中或向前则说明有其他原因导致反流并在心肌切除术后持续存在,需要对二尖瓣进行单独的外科手术治疗。AO,主动脉;LA,左心房;LV,左心室。(*Reproduced with permission from Oliver WC,Mauermann WJ,Nuttall GA. Uncommon cardiac diseases. In:Kaplan JA,Reich DL,Savino JS,eds.* Kaplan's Cardiac Anesthesia:The Echo Era. *6th ed. Philadelphia:Saunders;2011:688.*)

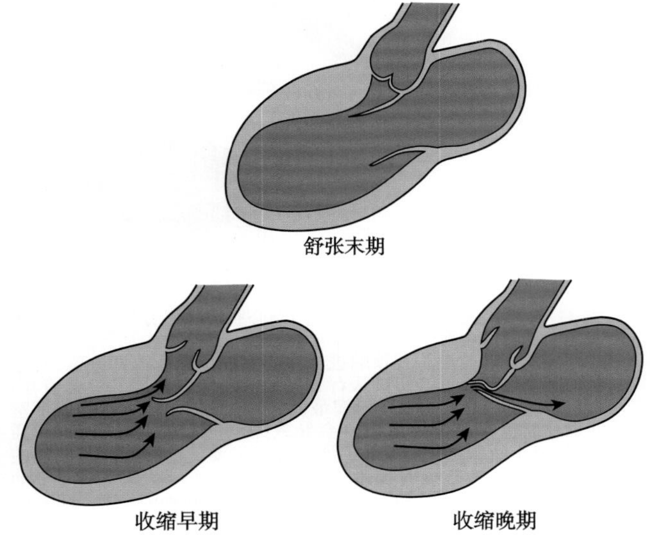

图 24.37 肥厚型心肌病左心室流出道梗阻的机制。二尖瓣前叶收缩期前向运动(SAM)开始于收缩早期,通常在左心室等容收缩期(不描述)当 Venturi 效应可忽略不计时。当主动脉瓣打开进入收缩射血期时(左下和右下图),二尖瓣前叶被推入并拉进左心室流出道。此外,二尖瓣反流伴 SAM 通常位于后外侧(见文中细节)。(*Reproduced with permission from Oliver WC,Mauermann WJ,Nuttall GA. Uncommon cardiac diseases. In:Kaplan JA,Reich DL,Savino JS,eds.* Kaplan's Cardiac Anesthesia:The Echo Era. *6th ed. Philadelphia:Saunders;675-736;and from Ommen SR,Shah PM,Tajik AJ. Left ventricular outflow tract obstruction in hypertrophic cardiomyopathy:past,present and future.* Heart. *2008;94:1276-1281,2008.*)

基底隔肥厚引起流出道梗阻和二尖瓣反流的机制复杂且经常被误解[183]。传统的观点认为，当收缩期射血时，按照伯努利原理和文丘里效应，血液通过与低压区有关的狭窄的流出道时血流会加速，则“抽吸”二尖瓣前叶进入流出道，产生动力性梗阻。而早期手术描述表明，流出道狭窄是由于肌环或括约肌在收缩期发生收缩，目前的共识指出梗阻表明了肥厚室间隔的相互作用，二尖瓣及其相关结构的解剖异常和左心室血流异常（见图 24.37）[183]。细长的二尖瓣前叶、乳头肌向前移位，甚至在主动脉瓣开启前，向前与边缘对合共同导致二尖瓣前向运动。当血液经过心尖穿过膨胀的基底隔时，会挤压心房一侧的二尖瓣前叶，当主动脉瓣开始打开时，二尖瓣前叶就会进入流出道。主动脉瓣开放和射血初期，二尖瓣前叶先被推进进而被拉入 LVOT，与文丘里效应一同加重流出道梗阻，导致二尖瓣前叶的前向运动[183]。

流出道梗阻导致心力衰竭的患者，一线药物治疗为 β 受体阻滞剂，以减轻症状为目的。如前所述，药物治疗并不能改善死亡率或改变形态[105,106,152-155]。β 受体阻滞剂针对流出道梗阻的恶化：收缩功能增强，心动过速，血容量降低伴随舒张末期容积和每搏量减少。β 受体阻滞剂减弱心肌收缩力，通过减慢心率来延长心室充盈时间并增加心搏量。对于不能耐受 β 受体阻滞剂的患者，可使用非二氢吡啶类钙通道阻滞剂如维拉帕米、地尔硫䓬等二线用药，然而它们可通过降低平均动脉压来加重流出道阻塞，尤其是有明显流出道梯度的患者和收缩功能受抑制的患者。对于仍有症状的患者，不管是单用 β 受体阻滞剂或钙通道阻滞剂或两者合用，两者均可降低运动诱发的压力梯度，双异丙吡胺可降低静止时流出道压力梯度并在一定程度上缓解症状[105,106,152-155]。

对于症状持续存在的患者，除了药物治疗，室间隔消融或手术切除等干预治疗将是下一步选择。对于症状严重的患者（NYHA 心功能Ⅲ级或Ⅳ级）和休息时或激发的重度流出道梗阻（≥50mmHg）的患者，尽管是药物治疗、心肌切除术的Ⅰ类适应证，但可以由经验丰富的外科医生为患者提供专业、多学科合作的管理[106,152-155,185]。目前已表明外科手术可以持久地缓解流出道梗阻症状，从而降低流出道梯度，恢复正常的左心室充盈压，逆转二尖瓣反流，减轻与进行性舒张性心力衰竭相关的症状[106,152-155,169,170,173,174,185,186]。在专业的外科医疗中心手术死亡率低于 1%，室间隔心肌切除术可以使患者具有正常的寿命[173]。

室间隔心肌切除术既复杂且又容易被误解。因心室肥厚的程度和梗阻的位置不同，手术操作会有很大的差异，因此，该手术容易被误解。HCM 最常见的表型是基底间隔非对称性肥厚，产生动态流出道梗阻。当诊断为基底间隔肥厚时，按程序是行主动脉室间隔心肌切除术（图 24.38）[166,168,170]。CPB 开始后，阻断主动脉并使用心脏停搏液，横向切开主动脉暴露主动脉瓣下隔膜。仔细地切除从主动脉窦左侧底部到二尖瓣前叶突出的基底隔，避免发生完全性房室传导阻滞，膜性室间隔缺损（ventricular septal defect，VSD），或损伤二尖瓣或主动脉瓣（图 24.39）[166,168,170]。Morrow 所描述的经典的术式，可以从主动脉瓣切除 3cm 的组织，但是 Schsff 所描述的最新术式，从瓣膜切除的组织多达 7cm[166,168,170,187,188]。

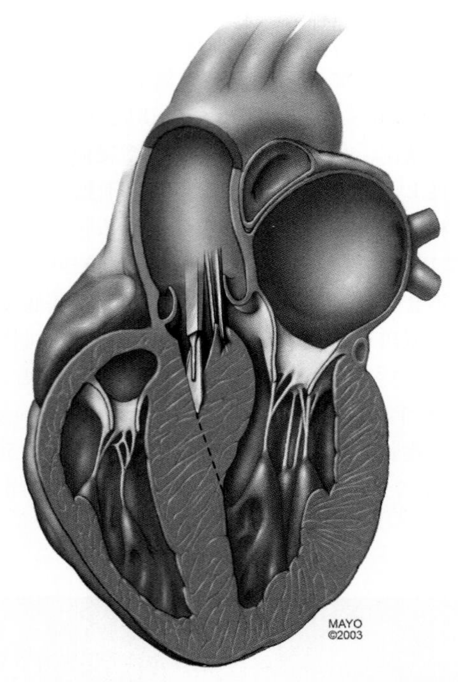

图 24.38 经主动脉扩大左心室间隔心肌切除术分离肥厚的基底间隔。切口从右主动脉尖的最低点开始，并延伸到二尖瓣前叶。切口应向顶部延长越过二尖瓣前叶与肥厚基底隔的心室乳头肌群之间的接触点。经典的术式，切口从主动脉延伸至心室 3cm，但由梅奥诊所的 Schaff 所描述的术式中，切口从主动脉延伸至心室 7cm，形成了左心室室间隔心肌扩大切除术。外科医生可以经常看到的二尖瓣前叶和肥厚基底间隔的接触部位为白色瘢痕组织，通常使红色的心内膜褪色。(*Reproduced with permission from Mayo Foundation for Medical Education and Research. All rights reserved. Reprinted in Brown ML, Schaff HV. Surgical Management of Obstructive Hypertrophic Cardiomyopathy: the Gold Standard.* Expert Rev Cardiovasc Ther. *2008;6(5):715-722.*)

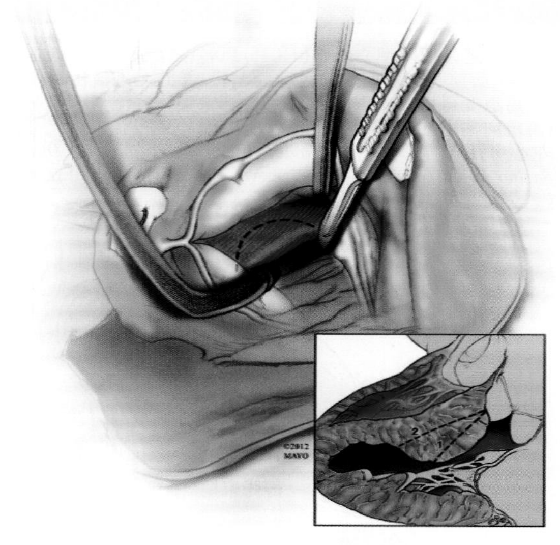

图 24.39 经主动脉扩大左心室间隔心肌切除术分离肥厚的基底间隔。外科医生对于经主动脉方法的观点是从升主动脉近心端经过开放的主动脉瓣从其顶端进入左心室腔。患者取仰卧位，右冠状动脉窦位于前方。切口从右心尖最低点向左直至二尖瓣前叶。切口开始部位在右冠状动脉窦最低点的右侧时可能会损伤膜部室间隔及其包含的传导组织且会导致完全的心脏传导阻滞。（插图）切口不断深化并向顶部扩展越过二尖瓣前叶和肥厚基底隔的心室乳头肌群之间的接触点。(*Reproduced with permission from Mayo Foundation for Medical Education and Research. All rights reserved. Illustration No. e3151794-00.*)

HCM 心室中部的变异，由于室间隔和乳头肌并列，使得梗阻发生在心室中部水平。如果表现为心室中部变异，因为不存在流出道梗阻，SAM 与二尖瓣反流不太可能发生。此外，压力梯度并不发生在流出道，而是穿过心室腔，从心尖到基底部。中部水平心腔梗阻导致的心尖部压力增大有利于心尖部憩室的形成（图 24.40）。囊内淤血可能导致心尖血栓形成。由于梗阻的位置，经主动脉途径切除术中不能充分暴露；因此选择经心尖途径（图 24.41 和图 24.42）[165,166,171,172]。对于有基底部和心室中部梗阻的患者，需采取经主动脉和经心尖部的方式依次切除，从而延长了手术时间[165,166]。

对于心尖肥厚型心肌病患者，左心室肥大主要发生在心尖部，使得心室腔变小。变小的室腔、心肌肥厚、心肌异常僵硬和异常舒张期松弛使得舒张期充盈明显受损并导致每搏量降低。虽然左心室射血分数可正常甚至超常，但低每搏量导致低 CO 和心脏指数及所有的心脏衰竭的典型特征。通常，心尖部变异的患者不表现出 LVOT 梗阻和 SAM。对于心尖部变异的病例，手术切除是经心尖部进行的（图 24.43、图 24.44 和图 24.45）[166,167,172]。

接受室间隔心肌切除术患者，术中须行 TEE[189]。切除前，TEE 可确定肥厚的位置及与主动脉瓣环的关系和室间隔的厚度，帮助外科医师确定切除的位置和深度。应仔细评估二尖瓣异常，因其可导致二尖瓣反流，尤其是当反流朝向中部或前方时。手术切除后 TEE 可用来评估残余二尖瓣反流的程度并寻找导致 SAM 和 LVOT 梗阻的证据。仔细检查室间隔以寻找是否存在医源性 VSD 导致的分流。在 LOVT 常见从冠状血管切除部位有小的分流（图 24.46）。这些分流不应与 VSD 的分流相混淆。当发生医源性 VSD 时，预期的分流是从左心室到右心室，而不是观察到从间隔冠状动脉分支的横断处进入左心室的血流。此外，VSD 的分流主要发生在收缩期，而从间隔冠状动脉分支的横断处进入左心室血流主要发生在舒张期。

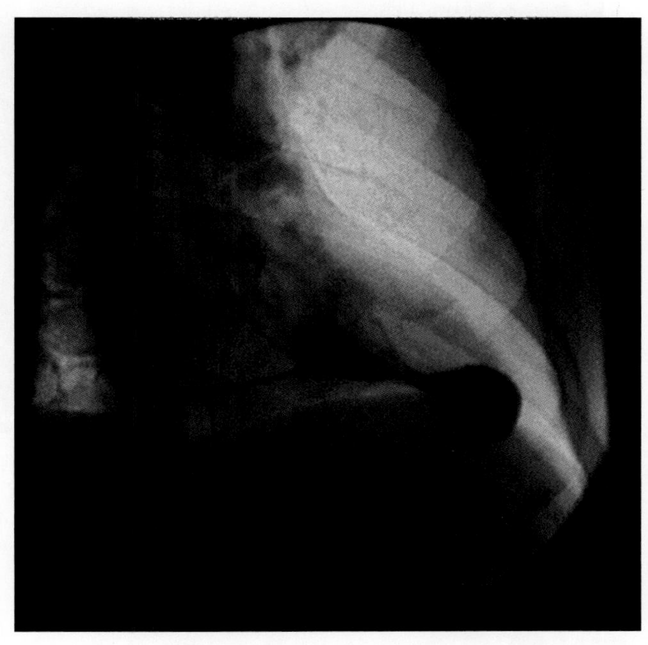

图 24.40 心室中部梗阻患者左心室造影显示顶袋或动脉瘤。（*Reproduced with permission from Kunkala MR, Schaff HV, Nishimura RA, et al. Transapical approach to myectomy for midventricular obstruction in hypertrophic cardiomyopathy.* Ann Thorac Surg. *2013*; *96*: *567.*）

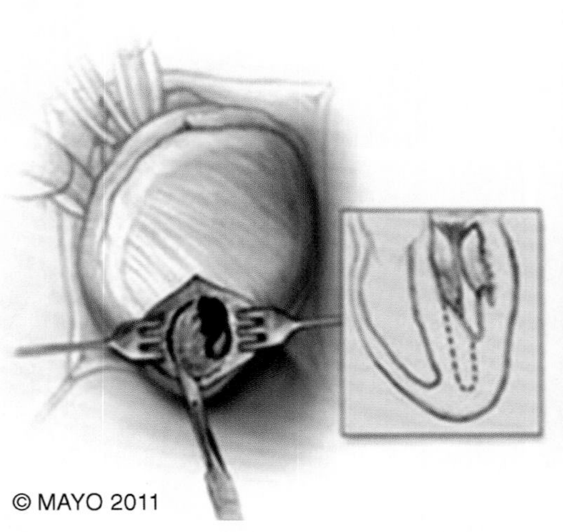

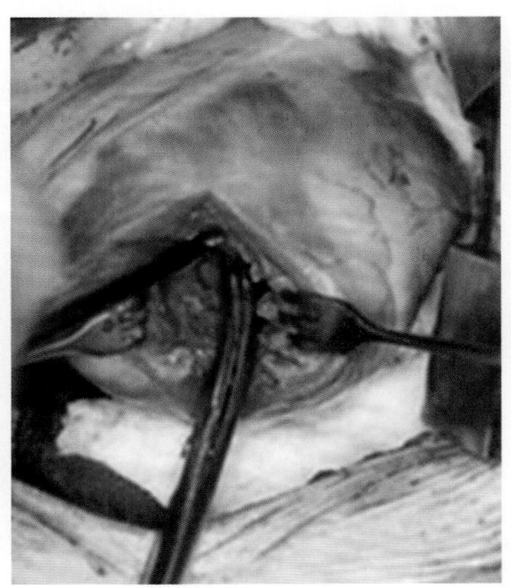

图 24.41 心室中部和/或心尖部肥厚患者经心尖心肌切除术。经左心室心尖部打开后，切除大部分的室间隔和较小部分的左心室游离壁（左上角，虚线）。（*Reproduced with permission from Mayo Foundation for Medical Education and Research. All rights reserved. Reprinted in Said SM, Dearani JA, Ommen SR, Schaff HV. Surgical treatment of hypertrophic cardiomyopathy.* Expert Rev Cardiovasc Ther. *2013*;*11*;*623.*）

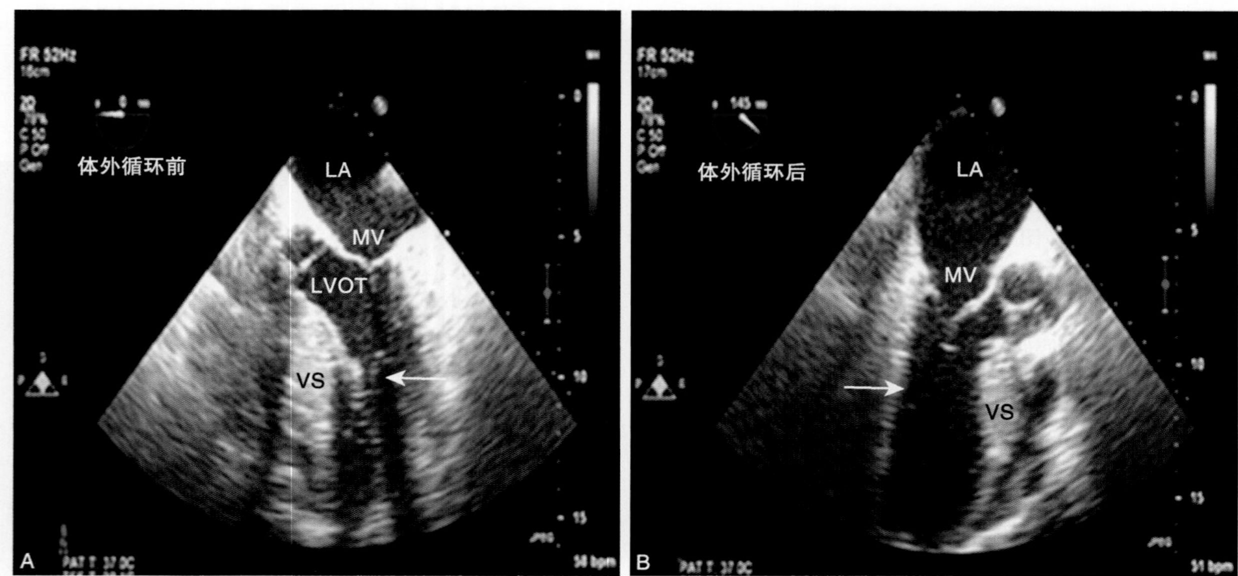

图 24.42 肥厚型心肌病患者术中经食管超声心动图手术切除前后成像。(A)切除前食管中段五腔切面图显示心室中部室间隔肥厚(箭头)。(B)切除后食管中段长轴观显示经心尖打开的左心室心腔(箭头)。LA,左心房;LOVT,左心室流出道;MV,二尖瓣;VS,室间隔。(*Reproduced with permission from Said SM,Schaff HV,Abel MD,Dearani JA. Transapical approach for apical myectomy and relief of midventricular obstruction in hypertrophic cardiomyopathy.* J Card Surg. *2012;27:444.*)

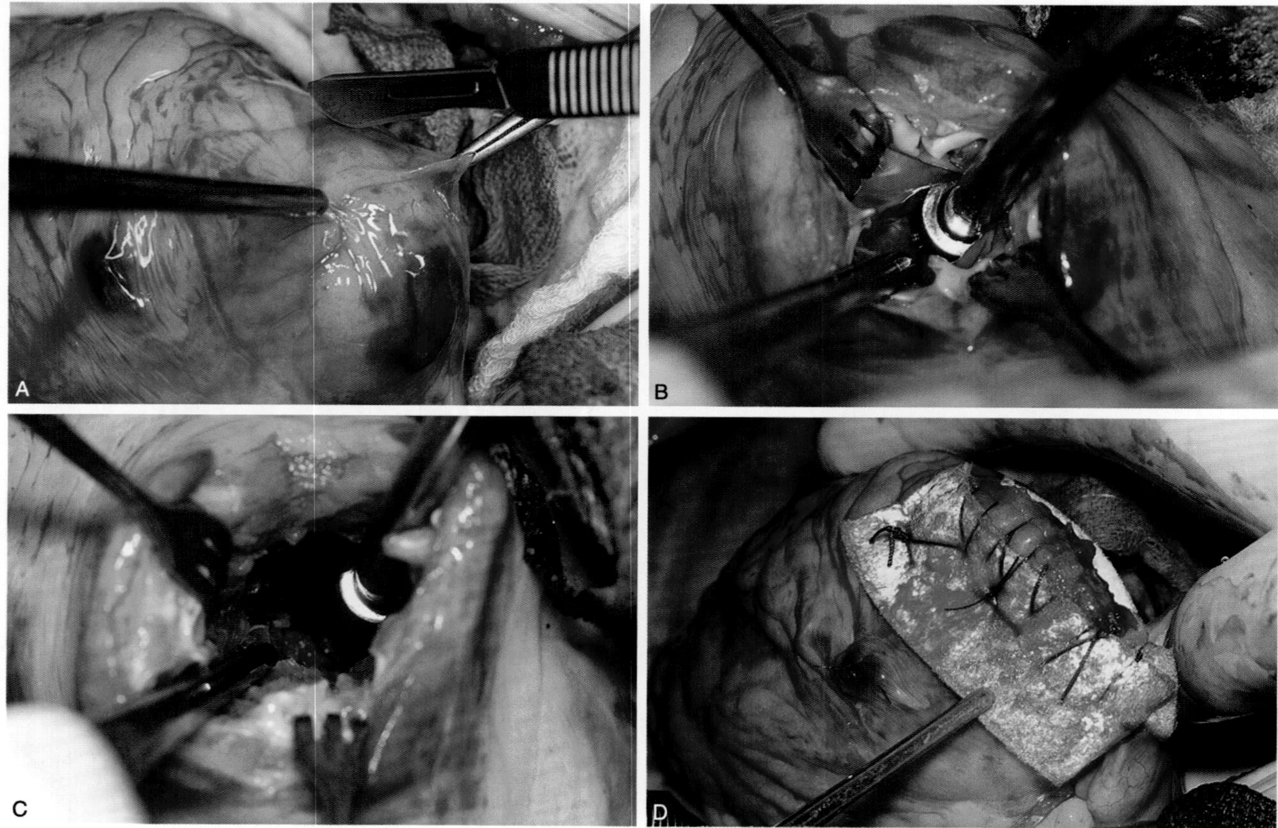

图 24.43 心尖部肥厚型心肌病经心尖心肌切除术。(A 和 B)分离并切开左心室心尖部,暴露因心肌肥厚导致的闭塞的心尖腔。切口应避免损伤冠状动脉左前降支,并与之平行并位于其外侧。(C)切除肥厚的心肌,注意不要损伤乳头肌和起源于左心室游离壁的二尖瓣。(D)心肌切除后,用两层补片关闭经心尖切开的心室。(*Reproduced with permission from Schaff HV,Brown ML,Dearani JA,et al. Apical myectomy:a new surgical technique for management of severely symptomatic patients with apical hypertrophic cardiomyopathy.* J Thorac Cardiovasc Surg. *2010;139:636.*)

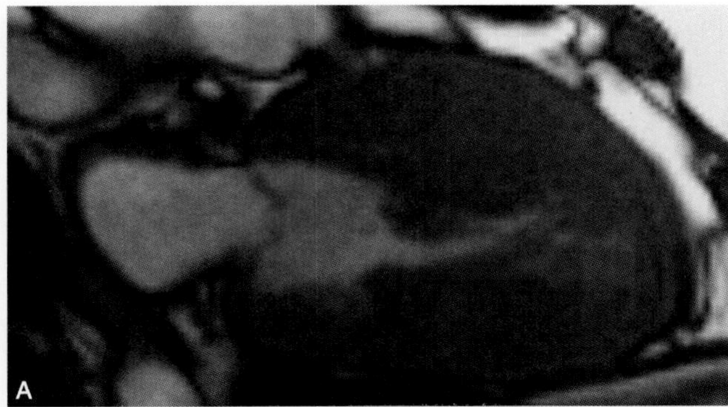

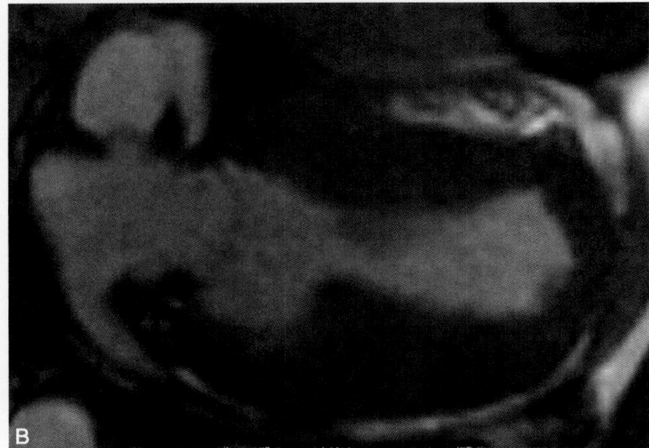

图 24.44 心尖变异肥厚型心肌病患者心脏磁共振图像及舒张期表现。(A)手术切除前显示根尖腔闭塞。(B)图像显示手术切除后左心室腔明显增大。(*Reproduced with permission from Schaff HV, Brown ML, Dearani JA, et al. Apical myectomy: a new surgical technique for management of severely symptomatic patients with apical hypertrophic cardiomyopathy.* J Thorac Cardiovasc Surg. *2010; 139:635.*)

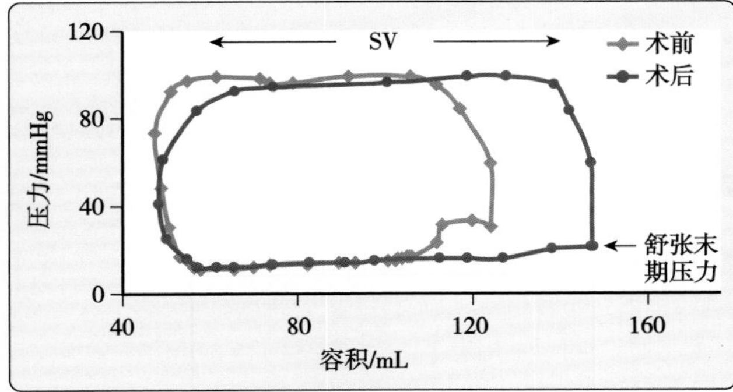

图 24.45 心尖肥厚型心肌病患者术前(菱形)和术后(圆形)的压力容积环。心尖部心肌切除术增加了每搏量,左心室舒张末期容积增大且做事舒张末期压力降低,表明术后改善了左心室顺应性。SV,每搏量。(*Reproduced with permission from Schaff HV, Brown ML, Dearani JA, et al. Apical myectomy: a new surgical technique for management of severely symptomatic patients with apical hypertrophic cardiomyopathy.* J Thorac Cardiovasc Surg. *2010; 139:635.*)

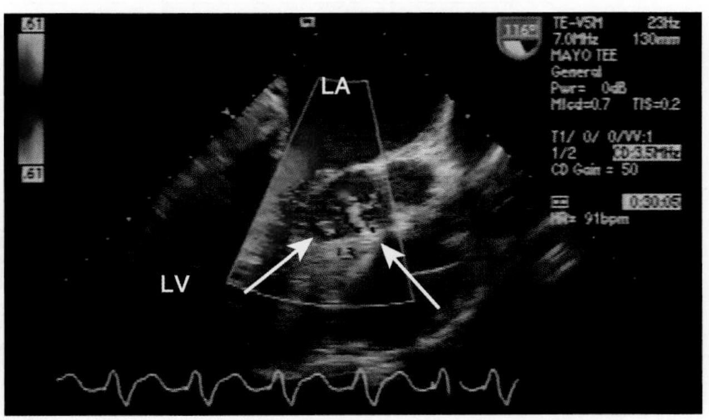

图 24.46 术中基底间隔肥厚患者经主动脉室间隔心肌扩大切除术经食管超声心动图食管中段长轴观。彩色多普勒成像显示两股血流射流(箭头)从心肌切除后横断的小冠状动脉穿支进入左心室流出道。区分这些射流与室间隔缺损是很重要。LA,左心房;LV,左心室。(*Reproduced with permission from Oliver WC, Mauermann WJ, Nuttall GA. Uncommon cardiac diseases. In: Kaplan JA, Reich DL, Savino JS, eds.* Kaplan's Cardiac Anesthesia: The Echo Era. *6th ed. Philadelphia: Saunders; 2011: 288.*)

在梅奥诊所,外科医生会记录跨梗阻水平切除前后的压力,再次确认并记录梗阻程度,以确保手术结果的充分性(图 24.47)[170,184]。对于不对称基底室间隔肥厚和动态流出道梗阻的患者,同时测量在左心室梗阻近端和在升主动脉梗阻远端的压力(图 24.48)。通常需记录静止时和激发后的压力梯度。对于后者,外科医师会轻敲心室,产生室性期前收缩(premature ventricular contraction, PVC),且 PVC 后会加重流出道梗阻并导致压力梯度增大(Brockenbrough-Braunwald-Morrow 征)(图 24.49)[184,190]。在压力梯度很难引出的情况下,会让麻醉医师给予 4μg 的异丙肾上腺素以产生高动力状态来加重流出道梗阻。若采用后者,则应肝素化并插管,准备紧急启动体外循环以防血流动力学进一步恶化。还须准备艾司洛尔。

尽管有最佳的医疗处理,对于症状严重的和不适合接受手术或强烈拒绝进行开胸手术的患者,室间隔射频消融术可替代室间隔切除术[106,152-153,185,191]。在心导管室内,通过透视和超声引导进行,其目的是找出冠状动脉前降支中主要前穿支,它是供应肥厚心肌和基底间隔部位的主要血管。一旦发现这种血管,注入 1~3ml 乙醇产生局部梗死,这将导致使得流出道梗阻的基底间隔部坏死和消退。虽然要经历几个月重塑,但由于心肌顿抑,注射乙醇可以立即降低梯度[106,152-155,185,191]。乙醇消融的优点是无创、住院时间短及更适合有合并症的老年患者。然而,射频消融需安装永久起搏器的风险更高,继发于复发性或持续性梗阻,需重复进行;且有产生跨壁梗死导致恶性心律失常的风险。此外,对有极严重症状和极厚心室壁(≥30mm)的患者、不是由于局部病变导致的梗阻的患者、需要附加手术如二尖瓣介入治疗或冠状动脉旁路移植术的患者,该方法没有益处[106,152-155,185,192]。

HCM 可能进展的第三个且是最后的途径,Teare 的病例再次说明,房颤是 HCM 最常见的心律失常[106,147,152-155,193]。与高龄和左心房扩大有关,房颤发生在多达 25% 的 HCM 患者中,其发生率是普通人群的 4 倍[106,152-155,193]。目前,房颤患者

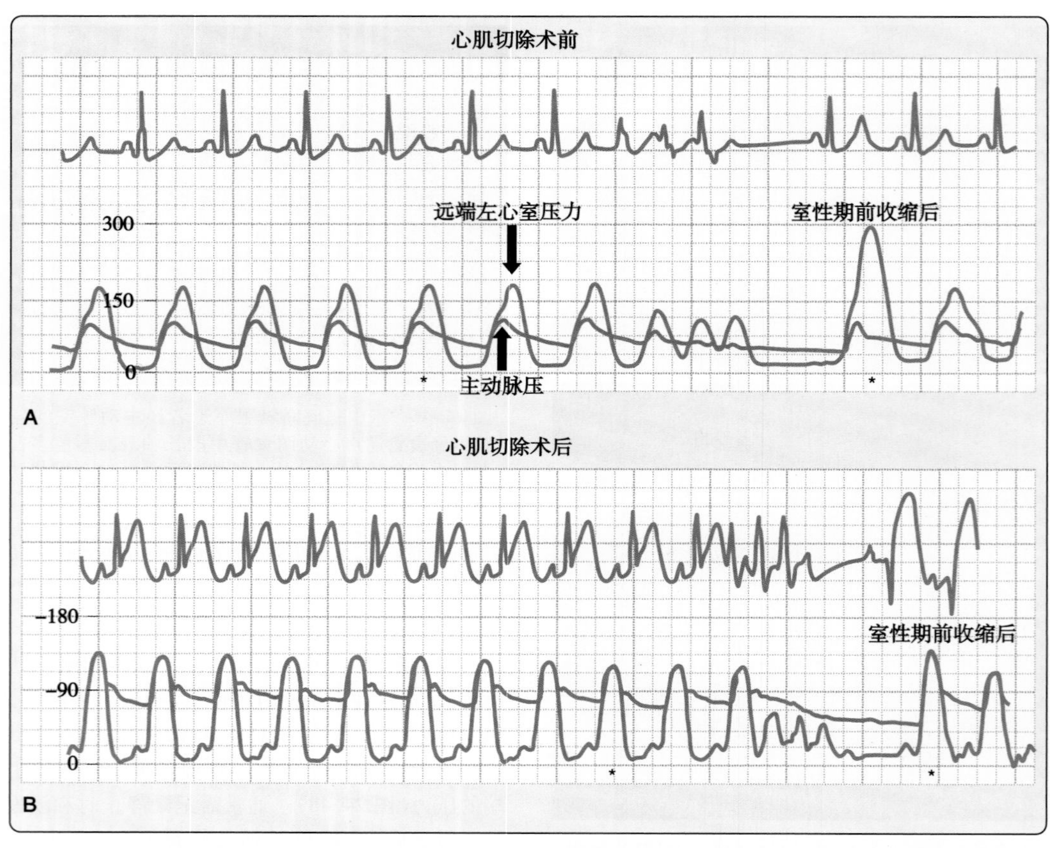

图 24.47 肥厚型心肌病和心室中部梗阻患者经心尖部心肌切除术时术中血压记录。(A)术前同时测量远端左心室腔和主动脉根部的血压。静息时,左心室压力为 173/8mmHg,主动脉压为 98/38mmHg,表明阻塞梯度为 75mmHg。激发室性期前收缩(PVC)后,左心室压力上升到 278/8mmHg,主动脉压下降到 90/38mmHg,产生 188mmHg 的心室内梯度。(B)术后压力记录。静息时,左心室压力为 139/13mmHg,主动脉压力为 138/85mmHg,表明梗阻轻微。激发 PVC 后,左心室压力为 157/9mmHg,主动脉压力为 153/81mmHg,与心室腔只有 4mmHg 的梯度相一致。B 图显示典型心电图 ST 段改变。室间隔切除后常见左束支传导阻滞。(*Reproduced with permission from Kunkala MR, Schaff HV, Nishimura RA, et al. Transapical approach to myectomy for midventricular obstruction in hypertrophic cardiomyopathy.* Ann Thorac Surg. *2013;96:565.*)

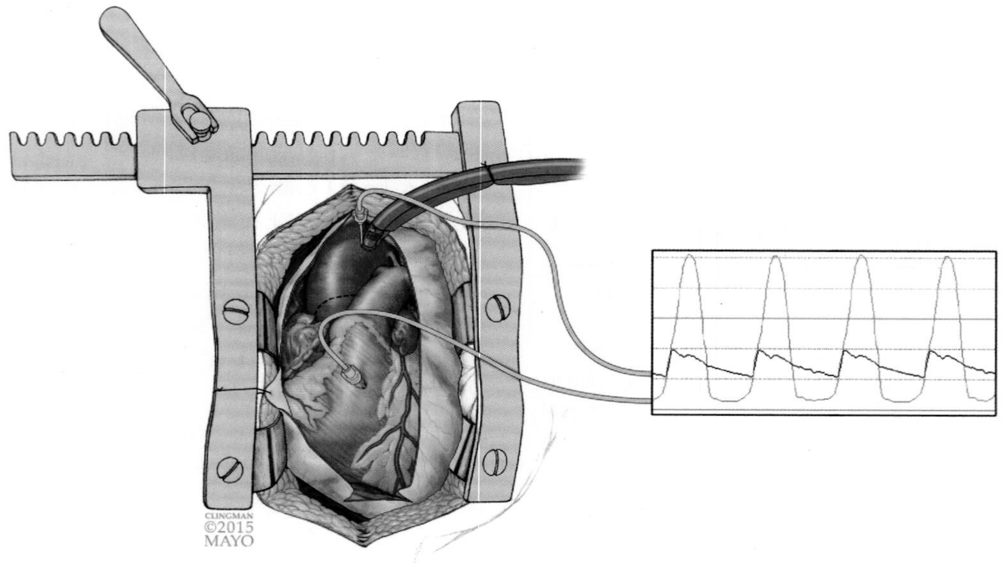

图 24.48 插图描述了针头放置部位以同步记录左心室、梗阻近端和升主动脉、梗阻远端的压力。收缩期左心室峰值压力减去收缩期主动脉压峰值来确定峰-峰梯度。(*Reproduced with permission from Mayo Foundation for Medical Education and Research. All rights reserved. Illustration No. 3397674-001.*)

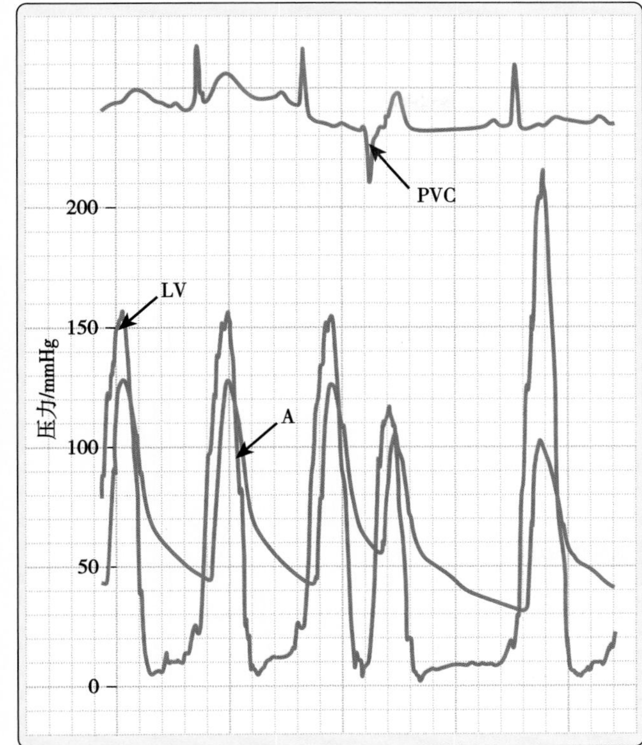

图 24.49 Brockenbrough-Braunwald-Morrow 征。室性期前收缩(PVC)后,收缩期峰值压力梯度增加,全身脉压降低,反映动态左心室流出道梗阻时每搏量减少。流出道梗阻加重反过来反映了期外收缩后加重和收缩力增加。相反,固定性梗阻的患者,如主动脉狭窄,室性期前收缩增强后心肌收缩力增强伴期外收缩后加重,而不是使全身脉压降低。(*Reproduced with permission from Pollock SG. Images in clinical medicine. Pressure tracings in obstructive cardiomyopathy.* N Engl J Med. *1994;331:238.*)

有显著的发病率,但房颤不是心源性猝死的独立危险因素[106,152-155,193]。没有有力的证据支持 HCM 患者心率与心律的控制。控制心率,建议使用 β 受体阻滞剂和非二氢吡啶类钙通道阻滞剂,而抗心律失常则用胺碘酮和丙吡胺[106,152-155]。每年血栓栓塞现象发生率约为 0.8%;因此,抗凝治疗适用于慢性或阵发性、持续性房颤。CHADS(充血性心力衰竭、心肌肥厚、75 岁、糖尿病、卒中)评分不适用于肥厚型心肌病患者[106,152-155]。

麻醉注意事项

如前所述,HCM 有多种形态变异,最常见的是基底间隔变异、中部心室变异和心尖部变异。三者的病理生理特点及血流动力学不同。尽管麻醉管理的策略可能相似,但并不完全相同。

在一般情况下,基底部和中部心室肥厚的患者会导致舒张和收缩功能受损。心肌肥厚伴严重收缩和舒张性心力衰竭的患者需植入 ICD 装置或心脏移植,但其发生很少见,且与其他终末期心脏病患者的治疗基本相同。基底部和心室中部肥厚为生理性梗阻,前者发生在 LVOT,后者发生在心室腔中部,虽然主要是心室腔中部的梗阻可能有流出道的梗阻,反之亦然。对于心脏麻醉医师,回顾术前心电图以了解哪个或哪几个心室水平发生梗阻及其严重程度。对于基底间隔不对称性肥厚和动态性流出道梗阻患者的血流动力学稳定管理很困难。通常,术前心电图会记录最大瞬时跨 LVOT 压力梯度,静止时超过 50mmHg,激发后超过 100mmHg。心动过速、收缩力增加、降低 SVR 和低血容量等会加重梗阻,故因避免低血压并快速处理上述状况。

事实上,没有证据可以指导诱导药物和维持药物的选择。如前所述,药物的使用方法比药物的选择和多种药物联合应用更重要。无论选择何种药物,都应尽量避免使用使血流动力学失代偿的药物。与严重主动脉瓣狭窄患者一样,这类患者对低血压的耐受性较差,应尽快进行干预。

大型医疗中心的接受心肌切除术的患者应接受最佳的术前准备。β 受体阻滞剂或钙通道阻滞剂会加重心动过缓,故发生低血压,去氧肾上腺素可能不是首选治疗药物:麻黄碱(5mg)或一个单位的抗利尿激素可能更有效且没有心房强力收缩的风险,而使用去氧肾上腺素可能导致心房强力收缩。虽然心肌切除术是择期手术,患者在术前已经进行了良好的生理和药理准备,但部分 HCM 患者可能需要紧急非心脏手术。疼痛、应激、血容量减少和发生肠梗阻需行剖腹探查术时,麻醉诱导过程中的血流动力学管理可能更具挑战性。尽管药物的选择和剂量可能完全不同,但管理原则是相同的。

接受心肌切除术的患者需要动脉置管以连续监测血流动力学,需要中心静脉置管以输注药物和监测右心压力。虽然许多人认为动脉置管应该在麻醉诱导前建立,如主动脉瓣狭窄患者,但事实上,这并不需要。在某些情况下,谨慎、正确的临床判断和对患者生理状况的了解,我们可以安全地诱导前行动脉穿刺置管,如果资源允许也可在诱导时,甚至诱导后置管。标准的中心静脉置管应包括静脉通路和 PAC。但后者没有证据支持。对于保留了双心室收缩和舒张功能的年轻患者,由熟练的外科医师行基底部切除术且术中行 TEE 监测,那么 PAC 不是必需的。但一些医师在术中或术后管理患者时没有这些数据会觉得不安。术中 TEE 是必须的:TEE 可用于确认肥厚和梗阻(如果有梗阻的话)的位置,描述二尖瓣反流(若存在)的机制,评估体外循环后药物治疗是否充分,以及寻找医源性损伤如 VSD 或二尖瓣或主动脉瓣损伤。

如前所述,同时测量跨梗阻水平在手术前后的压力以确认并记录梗阻程度和确保手术结果的充分性(见图 24.47 和图 24.48)[170,184]。典型的静止时和激发后压力梯度记录如下(图 24.50 和图 24.51)。在压力梯度很难引出的情况下,会让麻醉医师给予 4μg 的异丙肾上腺素以产生高动力状态来加重流出道梗阻。若采用后者,则应肝素化并插管,准备紧急启动体外循环以防血流动力学进一步恶化。还须准备艾司洛尔。

主动脉开放后,心肌可能十分易激,心室颤动发生率高[194]。尽管主动脉开放之前给予胺碘酮(300mg)并不能降低室颤的发生率,但可以减少为恢复正常节律进行的除颤次数[194]。术后,常见左束支传导阻滞或不完全左束支传导阻滞。术前右束支传导阻滞增加术后完全性传导阻滞的风险[166,168]。最后,脱离体外循环时,临床上发现许多患者存在低 SVR 且需要反复注射加压素和/或去氧肾上腺素以达到满意的平均动脉压水平。这种血管麻痹状态通常在手术后会有所改善,且常在患者离开手术中心前就得以解决。

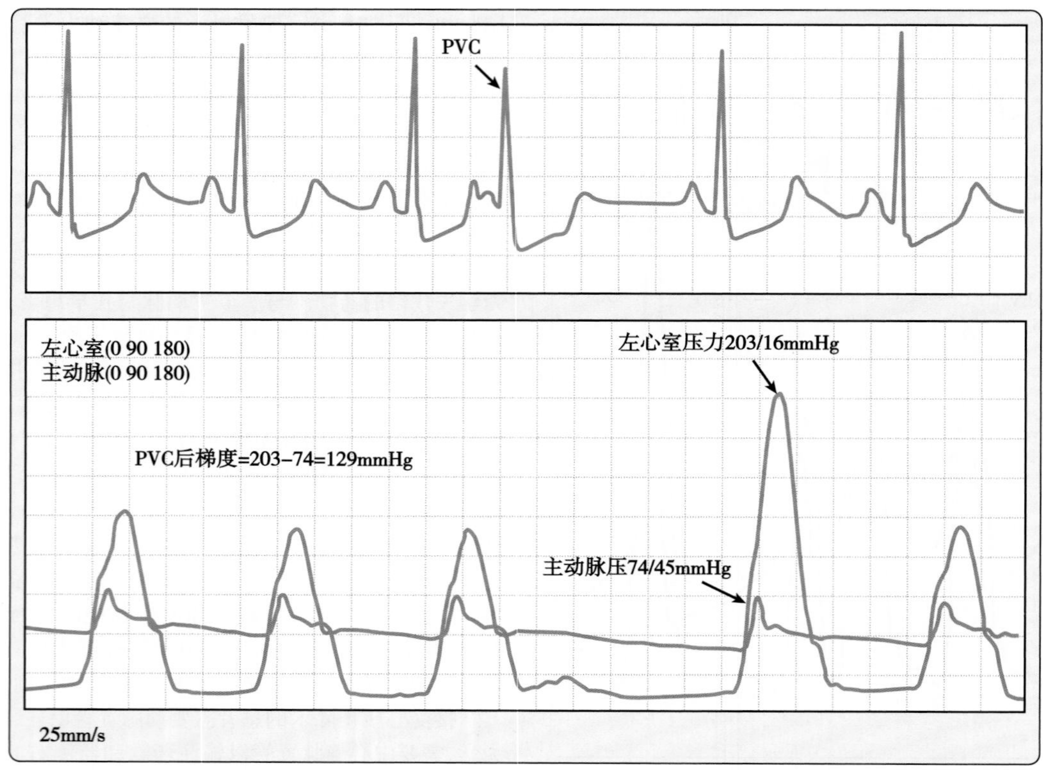

图 24.50 肥厚型心肌病与动态左心室流出道梗阻患者术中压力记录。室性期前收缩(Brockenbrough-Braunwald-Morrow 征阳性)后记录到梯度增加。PVC,室性期前收缩。(*Reproduced with permission from Ashikhmina EA, Schaff HV, Ommen SR, et al. Intraoperative direct measurement of left ventricular outflow tract gradients to guide surgical myectomy for hypertrophic cardiomyopathy.* J Thorac Cardiovasc Surg. *2011;142:55.*)

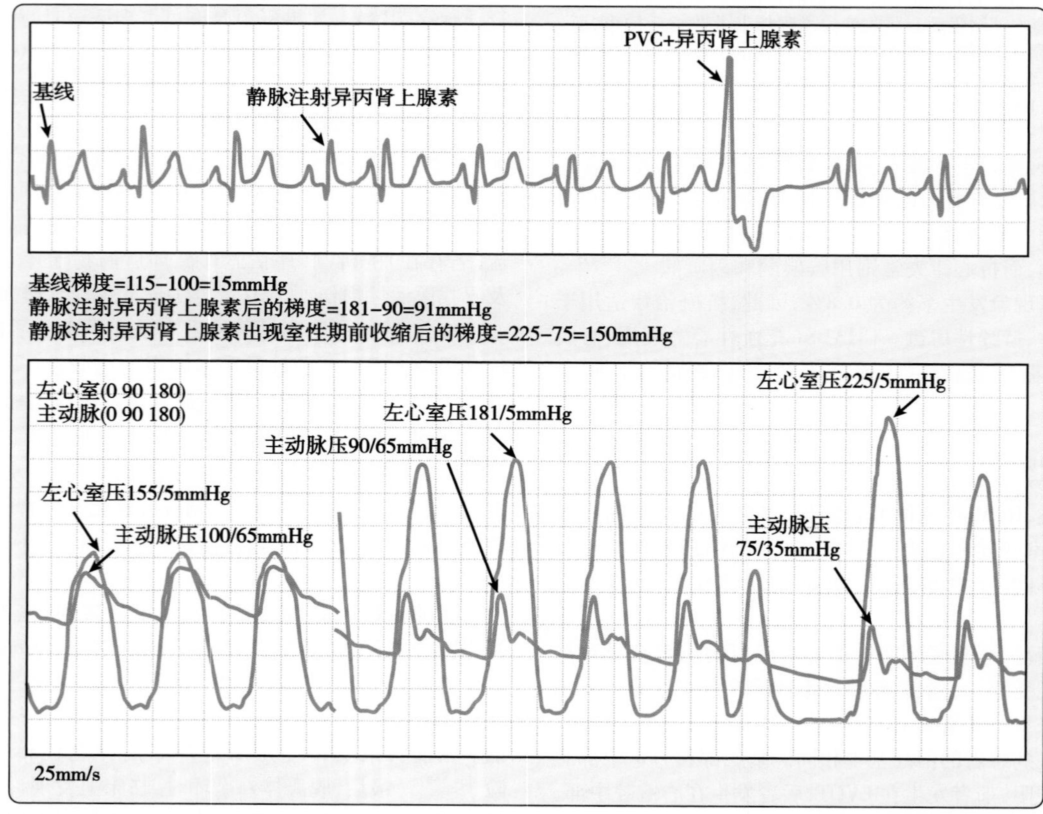

图 24.51 肥厚型心肌病伴动态左心室流出道梗阻患者的静息和激发梯度。在基线时,左心室和主动脉之间的梯度为 15mmHg。异丙肾上腺素输注后梯度增加到 91mmHg,而异丙肾上腺素输注并出现室性期前收缩后梯度增加至 150mmHg。PVC,室性期前收缩。(*Reproduced with permission from Ashikhmina EA, Schaff HV, Ommen SR, et al. Intraoperative direct measurement of left ventricular outflow tract gradients to guide surgical myectomy for hypertrophic cardiomyopathy.* J Thorac Cardiovasc Surg. *2011;142:56.*)

心尖部肥厚型心肌病患者需单独提及[165-167]。在这类患者中，心尖部肥厚不伴梗阻或 SAM，但会导致心腔变小，其中，心脏肥厚、心肌僵硬和异常舒张期松弛使得舒张期充盈明显受损并导致每搏量降低。虽然左心室射血分数可正常甚至超常，但心脏指数和每搏量均降低。由于缺乏流出道甚至心室中部的梗阻，这类患者不需与基底隔或中部心室肥厚的患者同等考虑。与重度主动脉狭窄或长期高血压的高龄女性类似，心尖部肥厚的患者对前后负荷的变化非常敏感。从正常血压下降到低血压，或增加左侧灌注压力到肺静脉高压，每搏输出量通常变化很小。对患者的病理生理状况的全面了解比药物的选择更重要。心尖部病变的切除与心室中部病变切除类似，均采取经心尖部切除[166,167,171,172]。与经主动脉切除术一样，去除钳夹后会发生反复发作的室颤。

最后，心室中部梗阻的患者可能有基底部和/或心尖部肥厚。术中处理取决于病变部位，病变部位需通过术前影像仔细检查。手术切除可能需经心尖和经主动脉暴露，因此适当延长了主动脉夹闭时间和 CPB 时间。

限制型心肌病（RCM）

原发性 RCM 是一种罕见的心肌病，欧洲心脏病学会的观点是“双心房扩大，双心室容积正常或减小，室壁厚度和房室瓣正常，限制性生理损伤心室充盈，收缩功能正常或接近正常”（图 24.52）[102,103]。DCM 是形态学定义，而 RCM 是一种病理生理学定义，其特征为心肌松弛受损和心室顺应性降低，从而导致充盈压增高[103,108,195,196]。

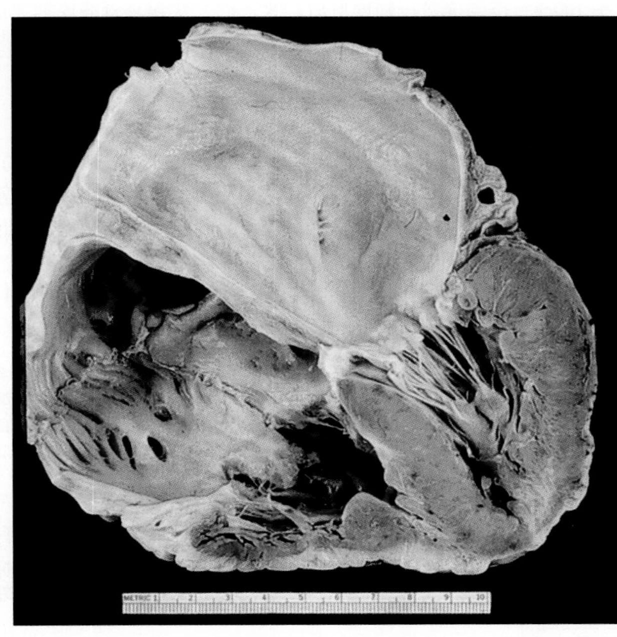

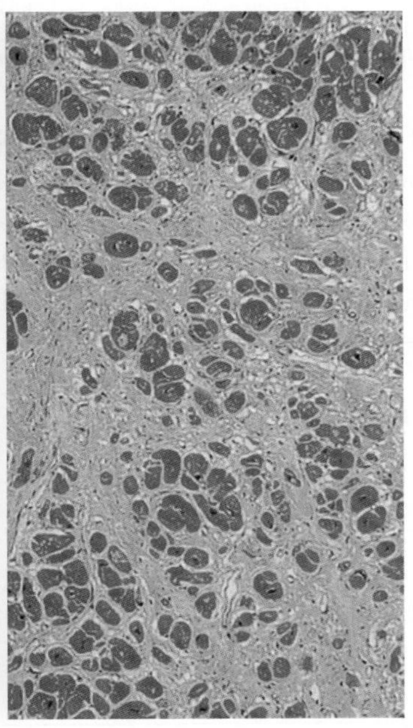

图 24.52　特发性限制型心肌病患者尸检标本。（左）大体标本显示双心房弥漫性扩大而心室腔大小正常。（右）组织学切片显示间质明显纤维化。（*Reproduced with permission from Ammash NM, Seward JB, Bailey KR, et al. Clinical profile and outcome of idiopathic restrictive cardiomyopathy.* Circulation. *2000;101:2493.*）

由于 RCM 定义的广泛性和异质性，其发病率尚不清楚，尽管它可能比 DCM 或 HCM 更不常见[103,195]。RCM 可能有家族性，但并不总是与一种常染色体显性遗传有关；在各种全身性疾病的过程中可获得性（如淀粉样变性、血色素沉着症、法布里病）或特发性[103,108,195,196]。虽然 RCM 病因多样，但可分为心肌疾病和心内膜心肌病。心肌疾病又分为非浸润性（家族性、硬皮病、特发性）、浸润性（淀粉样变性、结节病、戈谢病）或贮积性（血色素沉着症、法布里病）。心内膜心肌病可根据存在或不存在嗜酸性粒细胞进行分类，包括嗜酸性粒细胞增多综合征（Löffler 感染性心内膜炎）、心内膜心肌纤维化和放射性疾病（框 24.4）[103,108,195,196]。

传统认为，至少通过总指标如射血分数来看，RCM 的收缩功能正常，但也有人质疑收缩功能是否完全正常[103]。可能是当更仔细检查心功能时，会发现所谓反常的低血流，低压力梯度严重主动脉瓣狭窄，尽管射血分数正常，但限制性疾病的收缩功能也会发现异常[197,198]。RCM 的特征性表现是舒张功能障碍，与舒张功能和顺应性受损有关。RCM 的超声心动图

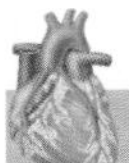

框 24.4　根据病因分类的限制型心肌病类型

心肌原因
非浸润性
- 特发性心肌病[a]
- 家族性心肌病
- 肥厚型心肌病
- 硬皮病
- 弹性假黄色瘤
- 糖尿病心肌病

浸润性
- 淀粉样变性[a]
- 结节病
- 戈谢病
- 赫勒病
- 脂肪浸润

贮积性疾病
- 血色素沉着症
- 法布里病
- 肝糖贮积性疾病

心内膜心肌原因
- 心内膜心肌纤维化[a]
- 嗜酸细胞增多症
- 类癌心脏病
- 转移性癌症
- 辐射[a]
- 蒽环类抗生素的毒性作用[a]
- 引起纤维性心内膜炎的药物（5-羟色胺、麦角新碱、麦角胺、汞制剂、白消安）

[a] 临床实践中更容易遇到的情况。

Reproduced with permission from Oliver WC, Mauermann WJ, Nuttall GA. Uncommon cardiac diseases. In: Kaplan JA, Reich DL, Savino JS, eds. *Kaplan's Cardiac Anesthesia: The Echo Era*, 6th ed. Philadelphia: Saunders; 2011: 693.

表现为心房扩大,心室未扩张,心室壁厚度正常且收缩功能正常。左心房压力逐渐增高导致舒张期高 E 波;减速时间缩短(少于 160 毫秒),反映左心室顺应性降低并快速平衡左心房和左心室压力;心房强力收缩时心室压力迅速升高导致短小 A 波;E/A 比常大于 2[114,199]。此外,二维超声心动图和二尖瓣血流脉冲多普勒、肺静脉脉冲波多普勒,二尖瓣环的组织多普勒、M 型成像,斑点追踪都可以用来诊断 RCM 并确定特定患者的病因(图 24.53)[199]。

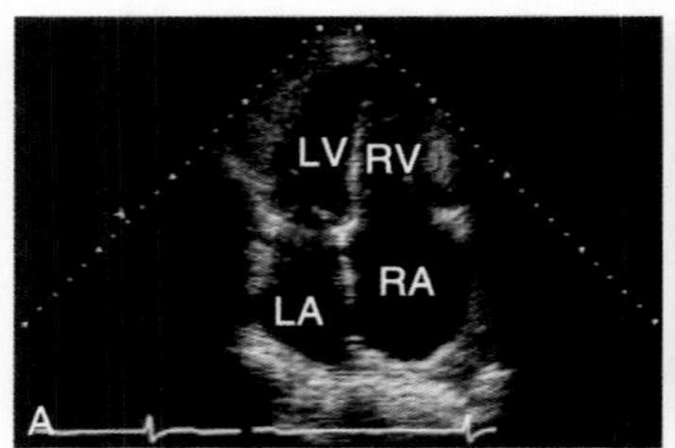

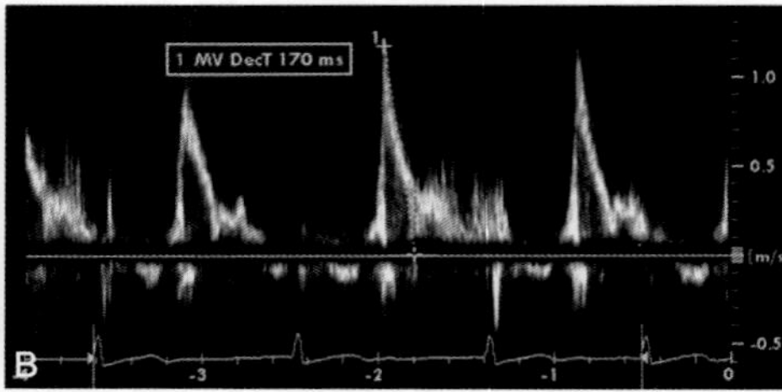

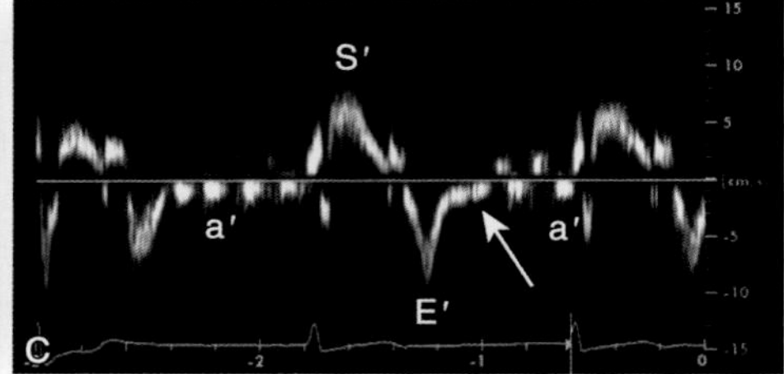

图 24.53　限制型心肌病患者超声心动图特征性表现。(A)经胸心尖四腔观显示双心房明显扩大,心室大小正常及收缩功能大致正常(未显示)。(B)二尖瓣血流脉冲多普勒记录显示减速时间为 170ms,E 速度有轻微变化。(C)二尖瓣环组织速度记录显示 E 速度为 8cm/s 且松弛延迟(箭头)。a′反映心房颤动或原纤化运动。E/E′的比率 100/8 = 13 与充盈压轻度增加一致。a′,二尖瓣环舒张晚期速度(心房收缩);DecT,减速时间;E′,二尖瓣环舒张早期运动速度;LA,左心房;LV,左心室;RA,右心房;RV,右心室;S′,二尖瓣环收缩速度。(*Reproduced with permission from Oliver WC, Mauermann WJ, Nuttall GA. Uncommon cardiac diseases. In: Kaplan JA, Reich DL, Savino JS, eds.* Kaplan's Cardiac Anesthesia: The Echo Era. *6th ed. Philadelphia: Saunders; 2011: 694.*)

心导管术时,左右心房压均增高,左心充盈压常比右心充盈压至少大 5mmHg[196]。舒张期舒张压的快速下降和随后的早期平台压,反映了心室顺应性差和左心房和心室压力的快速平衡,可能产生心室舒张特性波形,所谓"平方根符号",尽管可能多达 50% 的患者没有此表现,因为它同时取决于心室舒张功能受损的程度和心房驱动压的水平(图 24.54)[200]。左心房压力波形可呈 M 或 W 形,反映主要的 A 波和 V 波及 X 和 Y 的快速下降,后者由逐渐升高的左心房压力驱动。此外,左心充盈压的升高导致肺静脉高压和肺动脉收缩压可能超过 50mmHg[196]。

图 24.54　特发性原发性限制型心肌病患者心腔内压力曲线。(上)右心室和右心房记录图像在右心室图像中表现为典型的舒张期平方根形态,右心房图像在舒张期早期有明显的 y 型下降。(下)左心室-右心室压力和左心室-右心房压力显示左心室图像中呈平方根形态且与其他 3 个心腔压力均等。FA,股动脉;LV,左心室;RA,右心房;RV,右心室。(*Reproduced with permission from Oliver WC, Mauermann WJ, Nuttall GA. Uncommon cardiac diseases. In: Kaplan JA, Reich DL, Savino JS, eds.* Kaplan's Cardiac Anesthesia: The Echo Era. *6th ed. Philadelphia: Saunders; 2011: 693.*)

因 RCM 的治疗有很大的不同,故将 RCM 与缩窄性心包炎(constrictive pericarditis, CP)相鉴别很重要(表 24.5)。在

表 24.5　缩窄性心包炎和限制型心肌病的区别

特征	缩窄性心包炎	限制型心肌病
颈静脉收缩波形	增加伴速度变小的 y 下降	增加伴速度更快的 y 下降 大 A 波
LAP>RAP	无	几乎总是
听诊	早期 S3 高调;无 S4	晚期 S3 低调;有些病例中有 S4
二尖瓣或三尖瓣反流	常无	常有
胸部 X 线片	心包钙化(20%~30%)	心包钙化罕见
心脏大小	正常至增加	正常至增加
心电图	传导异常少见	传导异常常见
超声心动图	心房轻度增大	心房明显增大
右心室压力波形	平方根样	平方根样;下降和平台不显著
左、右心舒张压	几乎所有病例在 5mmHg 以内	很少在 5mmHg 以内
右心室收缩峰压	总是<60mmHg,有时<40mmHg	一般>40mmHg,有时>60mmHg
心室收缩压随不协调呼吸变化	右心室和左心室收缩压与呼吸不同步	与呼吸同步
奇脉	常出现	罕见
CT/MRI	心包增厚	少有心包增厚
心内膜活检	正常或无特异性变化	无特异性异常

CT,计算机断层扫描;LAP,左心房压;MRI,磁共振成像;RAP,右心房压。

Reproduced with permission from Hancock EW: Cardiomyopathy: Differential diagnosis of restrictive cardiomyopathy and constrictive pericarditis. *Heart.* 2001; 86: 343-349; and Chatterjee K, Alpert J. Constrictive pericarditis and restrictive cardiomyopathy: similarities and differences. *Heart Fail Monit.* 2003; 3: 118-126.

Reproduced with permission from Oliver WC, Mauermann WJ, Nuttall GA. Uncommon cardiac diseases. In: Kaplan JA, Reich DL, Savino JS, eds. *Kaplan's Cardiac Anesthesia: The Echo Era.* 6th ed. Philadelphia: Saunders; 2011: 694.

这两种疾病中，充盈压均升高；尽管在限制性疾病中，充盈压升高反映了心肌僵硬，而缩窄性疾病则反映了僵硬心包的限制性[199]。心脏导管术时，由于各自的心室顺应性不同，RCM患者的左心室舒张末期压通常超过右心室舒张末期压至少5mmHg。而在CP，心室舒张末期压力升高相等[201,202]。此外，在CP中由于增厚质硬的心包限制了心脏总体积，放大了心室相互依赖的作用。由于心包壳影响胸腔和心腔内压力的分裂，吸气末降低的左心室充盈压靠增加右心充盈压来平衡。呼吸的变化加重了心脏压塞并表明心室变化不一致，但这种现象并不出现在RCM；在RCM，左右心室压力的变化与呼吸一致，反映了胸腔压力降低(图24.55)[203-205]。超声心动图也可以用来区分RCM和PC。在CP，二维超声心动图显示心包增厚，可能表现出与心室一致的运动及心腔和胸腔内压的分裂[199]。二尖瓣流入脉冲波多普勒超声显示E/A比在RCM和PC均增大；然而，在PC，E速度有明显的呼吸变异，呼气时至少增加25%(表24.6)[199]。X线、CT和心脏MRI也可用于区分RCM和PC。一旦对心脏受限作出初步诊断，就必须找出其原因。虽然CT和心脏MRI可能有用，但经常需要心内膜心肌活检以明确诊断[108,195,196]。

临床上，RCM可能累及一或两个心室，患者可能表现出右心衰竭症状和体征（颈静脉压升高、外周水肿、腹水、肝硬化、肾衰竭），左心衰竭（呼吸困难、端坐呼吸、劳力性胸痛），或两者兼有[108,196]。右心室充盈受损时，胸腔内压吸气时降低导致颈静脉压力降低，事实上，不会增加右心充盈压且可能导致Kussmaul的发生[196,206,207]。

如果存在已知疾病（例如，酶替代法治疗戈谢病和法布里病，激素治疗结节病），可根据潜在疾病进程来治疗RCM；否则，则通过药物治疗来缓解心力衰竭症状（表24.7）[195]。由于心房扩大，RCM患者易发生房颤，一旦发生房颤，则需控制心室率和抗凝治疗[108,195,196]。

RCM的预后与治疗相似，很大程度上取决于病因。对于特发性疾病的患者，5年和10年生存率分别为64%和37%，这比按年龄和性别匹配的对照组要少[108,201]。年龄大于70岁、男性、NYHA心功能分级增加、左心房直径大于60mm为预后较差的独立危险因素[201]。

麻醉注意事项

仅少数RCM患者接受心脏手术。然而，淀粉样变性患者例外，他们可能需植入循环辅助装置、原位心脏移植或心脏-肝联合移植。

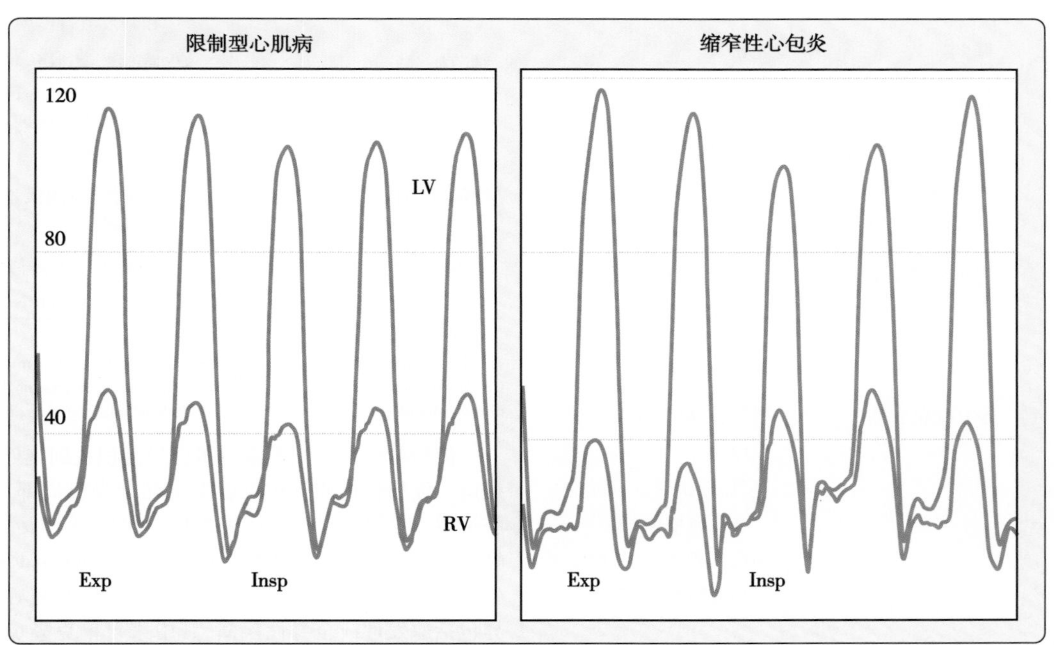

图24.55 限制型心肌病和缩窄性心包炎的有创性血流动力学鉴别。在心导管室，在左、右心室放置高保真的压力计导管，并在整个呼吸周期进行记录。（左）在限制型心肌病患者中，左心室和右心室压力在吸气时下降，表明心室充盈压升高是由于心肌限制性疾病所致。（右）在缩窄性心包炎患者中，记录到心室变化不一致，吸气时右心室压升高而左心室压降低，是由于心室的相互作用及胸内和心腔内压力的分离。Exp，呼气；Insp，吸气；LV，左心室；RV，右心室。(*Reproduced with permission from Nishimura RA, Carabello BA. Hemodynamics in the cardiac catheterization laboratory of the 21st century.* Circulation. *2012;125:2149.*)

表 24.6 限制型心肌病和缩窄性心包炎的超声心动图特征

	限制型心肌病	缩窄性心包炎
心包	正常	增厚
左心室	小 可能表现为收缩功能障碍 没有间隔的反弹	小 通常完好无损，可能是不正常的，尤其是CABG 或放疗后 间隔反弹
心房	通常扩张	通常不扩张
二尖瓣血流	增加 E/A 比，DT 缩短 E 速度没有显著的呼吸变化 舒张期 MR	增加 E/A 比，DT 缩短 E 速度呼气增加>25% 舒张期 MR
组织多普勒长流速	明显降低	正常
圆周应变	正常	降低
径向峰值应变Ⅳ级	正常	降低
净扭转	正常	降低
基部纵向应变	降低	正常
顶部解旋速度	正常	降低
肺静脉血流	降低(0.5)S/D 比值 突出的心房逆转 无显著性呼吸改变	S/D 比率=1 S、D[a] 波和 TR 速度的减小
三尖瓣血流	轻度的呼吸变化	吸气时 E 波和 TR 速度增加 25%
下腔静脉	扩张	扩张
肝静脉	S/D 比值变钝	吸气：S 和 D 速度的轻微增加 呼气：舒张期血流减少和反转增加 与吸气相比，呼气时心房扭转增加 25%
PA 压力峰值	>40mmHg	<40mmHg
彩色 M 型	Vp<45cm/s	正常或 Vp>100cm/s
二尖瓣环多普勒	低速<8cm/s	高速>8cm/s

[a] 一项研究发现，只有 D 波在呼吸作用下收缩时明显下降。

A，心房二尖瓣充盈速度；CABG，冠状动脉旁路移植术；D，舒张期血流；DT，减速时间；E，舒张早期充盈速度；LV，左心室；MR，二尖瓣反流；PA，肺动脉；S，收缩期血流；TR，三尖瓣反流；Vp，传播速度。

Reproduced with permission from Naqvi TZ. Restrictive cardiomyopathy: diagnosis and prognostic implications. Otto CM, ed. *Practice of Clinical Echocardiography*, 4th ed. Philadelphia: Saunders; 2012: 557.

表 24.7 限制型心肌病治疗策略

病因学	特殊症状	治疗
自发性	减轻淤积	利尿剂
	控制心率	β 受体阻滞剂、胺碘酮、调节心率 CCB
	房颤 维持窦性心律 阵发性或持续性	 胺碘酮、多非利特 长期抗凝
	控制心室率	β 受体阻滞剂、钙离子通道阻滞剂调节心率、胺碘酮、地高辛、房室结消融、起搏器
	房室传导阻滞	双腔起搏器
	增强心肌舒张	钙通道阻滞剂(未经证实)，血管紧张素抑制(未经证实)
	难治性心衰	心脏移植
淀粉样变		美法仑，泼尼松、秋水仙碱；干细胞移植(未经研究)；心脏和肝移植(在罕见的情况下)
血色素沉着		静脉切开术、去铁草酰胺
类癌心脏病		生长抑素类似物；5-羟色胺拮抗剂；严重三尖瓣和肺动脉瓣狭窄行瓣膜成形术；严重三尖瓣和肺反流行瓣膜置换术
结节病		皮质激素；心脏传导阻滞时放置起搏器；室性心律失常时行埋藏式复律除颤器；难治性心衰时行心脏移植
嗜酸性心内膜炎		最初阶段：皮质激素、羟基脲、长春新碱
心内膜纤维化		三尖瓣和二尖瓣修复或置换术加心内膜切除术

CCB，钙通道阻滞剂。

Reproduced with permission from Oliver WC, Mauermann WJ, Nuttall GA. Uncommon cardiac diseases. In: Kaplan JA, Reich DL, Savino JS, eds. *Kaplan's Cardiac Anesthesia: The Echo Era*. 6th ed. Philadelphia: Saunders; 2011: 695.

淀粉样变性是以不溶性蛋白质沉积在细胞外组织的一类疾病。淀粉样物质沉积可能发生在全身或局部，均可导致心脏受累[108,196,208-211]。虽然淀粉样变可能具有反应性，但在慢性炎症状态下血清淀粉样蛋白 A(serum amyloid A，SAA)的产生和沉积增加，但很少累及心脏。更常见的与心脏受累的变异包括原发性或全身性疾病，其中来自单克隆免疫球蛋白轻链的 AL 纤维生产并沉积在恶血质 B 细胞；遗传性系统性淀粉样变性，其中转甲状腺蛋白(transthyretin，TTR)、淀粉样载脂蛋白 A1(amyloid apolipoprotein A1，AApoA1)和其他类型的蛋白产生并沉积于全身；老年性系统性淀粉样变性，其中野生型而不是突变型 TRR 会发生沉积。除了这些累及心脏的全身性淀粉样变性，也有一局部变异，即孤立性心房淀粉样变性(isolated atrial amyloid，IAA)(表 24.8)[108,196,208-211]。AL 淀粉样变性是最常见的全身性淀粉样变性，50%的患者心脏受累，平均生存期只有 11 个月。ATTR 是第二最常见的，约 30%的患者心脏受累，平均生存期超过 10 年。心脏淀粉样变性的临

表 24.8 心脏淀粉样变性[a]

命名	淀粉样纤维前体	类型	患病率	预后
AL(26)	免疫球蛋白轻链	原发性淀粉样心肌病	50%的 AL 淀粉样变性患者	中位生存期-11 个月
ATTR(28,46,79,101)	突变蛋白 野生型转甲状腺素蛋白	家族性淀粉样心肌病 老年性系统性淀粉样蛋白(SSA)心肌病	30%的家族性淀粉样变性患者 大多数老年淀粉样变性患者	中位生存期 9-13 年 中位生存期-75 个月
AA(28)	血清淀粉样蛋白 A	继发性淀粉样心肌病	罕见,仅 2%的 AA 淀粉样变性患者	良好
AANF(48,49)	心房利钠因子	孤立性心房淀粉样变	很常见, 超过 40%的患者年龄在 50 岁以上	良好

[a] 其他心脏淀粉样变性:AH(24),AApoAl(40,41,1,69),AApoAIV(7,8),AFib(99)和 AGel(12,60)。然而,这些都很少发生在有限的文献中。

Reproduced with permission from Guan J, Mishra S, Falk RH, Liao R. Current perspectives on cardiac amyloidosis. *Am J Physiol Heart Circ Physiol*. 2012;302:H546.

床表现为限制性心脏病伴左心衰竭、右心衰竭或全心衰竭的症状和体征。随着时间的推移,舒张性心力衰竭进展为收缩性心力衰竭。随着传导系统的浸润,可能出现各种心律失常和心脏传导阻滞。随着左心室充盈和 CO 的受损以及自主神经系统的浸润,至少 10% 的患者发生直立性低血压[196,208]。心肌淀粉样变性的治疗取决于变异类型。IAA 不影响生存故不需要干预,继发性淀粉样变性依赖于对潜在炎症状态的治疗。尽管由于野生型 TTR 沉积而导致的 SAA 的治疗主要限于正在研究的药物,AL 淀粉样变患者可行原位心脏移植,而突变型 TTR 沉积的家族性淀粉样变性患者需行心-肝移植联合移植[196,208-211]。

显然,心脏移植或心-肝联合移植患者需要充分的有创血流动力学监测和术中 TEE,一或两条动脉穿刺置管(一个监测外周血压和一个监测中心血压),一或两条静脉通路(特别是在合并手术或再次手术,出现大量失血和明显凝血功能障碍时),可能需要大的外周静脉通路如 PAC。诱导和维持药物的选择应基于患者的生理状况,但没有证据支持临床上的某种药物方案。麻醉医师对特定患者在特定临床条件下的生理特性的理解及正确的临床判断十分重要。也就是说,心脏淀粉样变性患者心脏移植时血流动力学不稳定。舒张功能联合心室充盈严重受损,可能是收缩性心力衰竭,以及神经系统淀粉样蛋白浸润导致的自主神经失调,即使是最明智的用药也能产生不可预知的效果。

致心律失常性右心室心肌病

致心律失常性右心室心肌病(ARVC),以前被称为致心律失常性右心室功能障碍,由 WHO 在 1995 年被定义为"进行性右心室心肌细胞纤维脂肪组织替代,起初为区域性,晚期整个右心室受累,有时左心室亦可受累,而室间隔相对很少受累。"[101] WHO 根据长期随访确认了更多涉及右心室和左心室进行性受累的证据,将 ARVC 归为一种"心肌疾病"合并多种不同临床表现和这种情况的各个方面。

30%至 50%的 ARVC 病例是家族性的,主要是常染色体显性遗传,但表型可变且外显率低[212]。ARVC 的患病率为 1:2 000 至 1:5 000,男性患病比例为 3:1[213]。常出现在青春期,也可发生在更年轻的患者身上。其最常见的心律失常类型从室性期前收缩到右心室来源的室颤不等。该病的发展经历 3 个阶段:①隐匿期,无症状但有电生理变化,使患者面临猝死的风险;②明显的心律失常;③晚期心肌受损,心室受累及充血性心力衰竭[214]。除非尸检早,较少有诊断[215,216],还没有诊断标准[217]。尸检发现右心室心肌弥漫性或节段性受损,主要是右心室被脂肪和纤维组织代替;右心室扩张;右心室游离壁变薄(图 24.56)。右心室病变常发生在右心室流出道和/或右心室心尖部,特殊病变右心室动脉瘤常发生于此[218]。诊断包括右心室的结构改变和相关功能改变。这些变化可能的机制有 3 种:肌原细胞①分化为成脂肪细胞;②凋亡;③炎症[215]。心肌组织内有明显的炎症过程。心肌组织被脂肪和纤维组织替代,为致命性心律失常创造了良好环境,可能是 ARVC 的最早迹象[214]。虽然是右心室疾病,但左心室也可受累,甚至可在右心室受累前出现[219]。猝死的发生率高达 75%,但由于有未确诊的患者,这一比例很难确定。

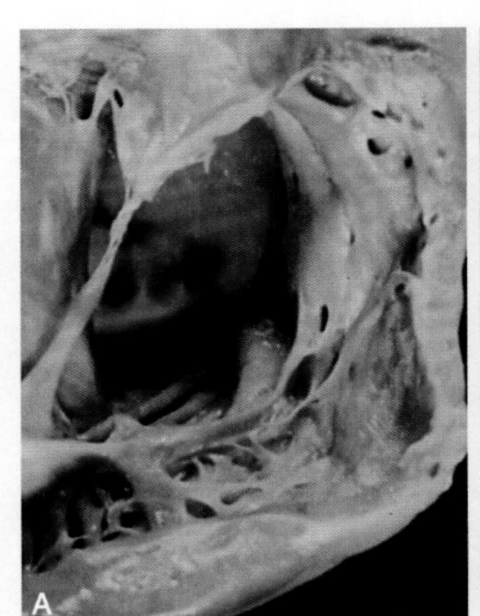

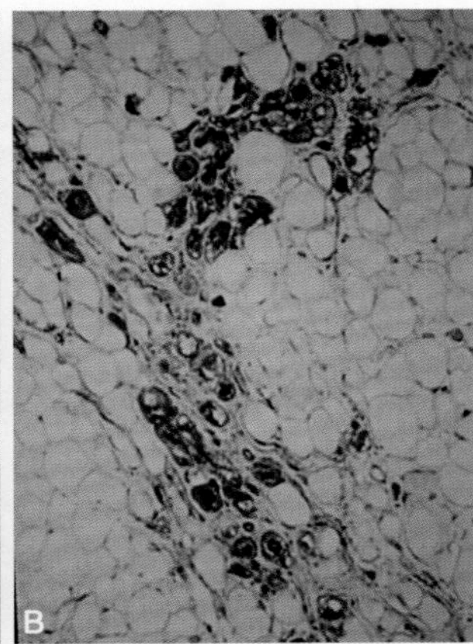

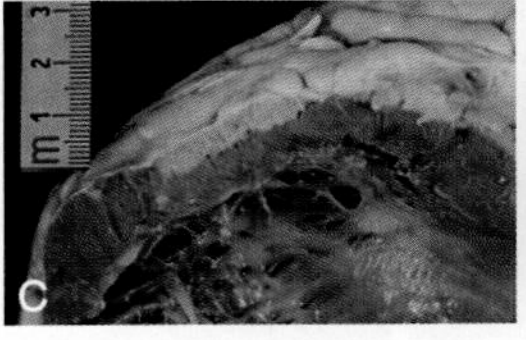

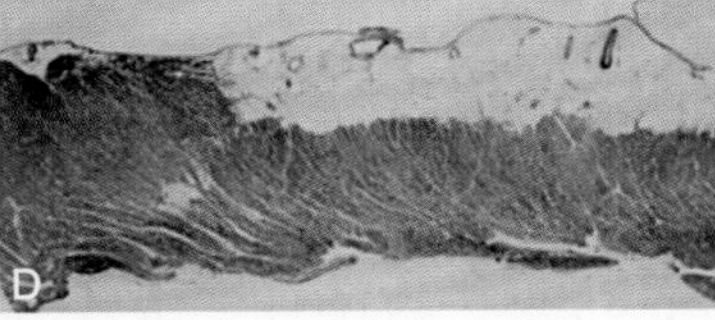

图 24.56 (A)高倍镜下的组织学表现显示,在广泛的脂肪置换和微小的间质纤维化的背景下,存活的退行性右心室肌细胞。(B)大体标本(A 和 C)及左心室前壁的组织学切片(B 和 D)显示明显的心外膜下脂肪浸润和纤维化。(*Reproduced with permission from Corrado D, Basso C, Thiene G, et al. Spectrum of clinicopathologic manifestations of arrhythmogenic right ventricular cardiomyopathy/dysplasia: a multicenter study.* J Am Coll Cardiol. *1997;30;1517.*)

猝死最常发生在体育运动中，主要是室性心动过速和室颤[220]。虽然一种罕见的疾病，但ARVC占年轻人中猝死的20%[221]。ARVC的特点是电生理不稳定性，且与疾病的自然病史有关。其临床表现从无症状性心肌受累到全心室弥漫性受累[214,220]。进行性左右心室功能障碍可以用超声心动图检查正确评估。我们在图中描述了29例ARVC患者的超声心动图表现(图24.57)[222]。在二维ECG上，收缩期和舒张期右心室流出道增宽。右心室室壁运动异常多见，超过一半的患者有右心室收缩功能异常。通常也可发现右心室小梁。虽然这些是ARVC典型的超声心动图特征，但疾病可在这些形态改变前发现。50%的患者出现明显的心室功能紊乱，可导致右心室扩张和收缩功能受损[223]。心肌细胞损害伴进行性心室功能紊乱最终发展为CHF，占死亡的20%。晚期ARVC与DCM很难区分，因为左心室受累的程度仅在最近才有所认识。

基于修订后的标准分级(主要和次要)诊断包括结构改变(超声心动图、MRI和/或右心室造影)、组织学评估、超声心动图异常、心律失常、遗传研究和家族史[215,224,225]。超声心动图特征性表现包括Epsilon波，最常见于胸前导联V1至V3(图24.58)，右束支传导阻滞，右心胸前导联T波倒置，QRS间期延长大于110～120毫秒，期前收缩伴左束支传导阻滞[221,224,226]。诊断可依靠心内膜心肌活检来显示ARVC的特征性变化，如活检部位是从室间隔部位取的，则特异性差[109]。活检样本的免疫组化分析对确诊ARVC有高度敏感性和组织特异性[227]。这项实验被用来区分早期阶段与更晚期阶段的患者。一项前瞻性纵向研究，检查了108名新诊断2年以上的患者，发现他们的临床表现与更晚期疾病患者的表现不同。这个发现可以为将来的治疗提供选择

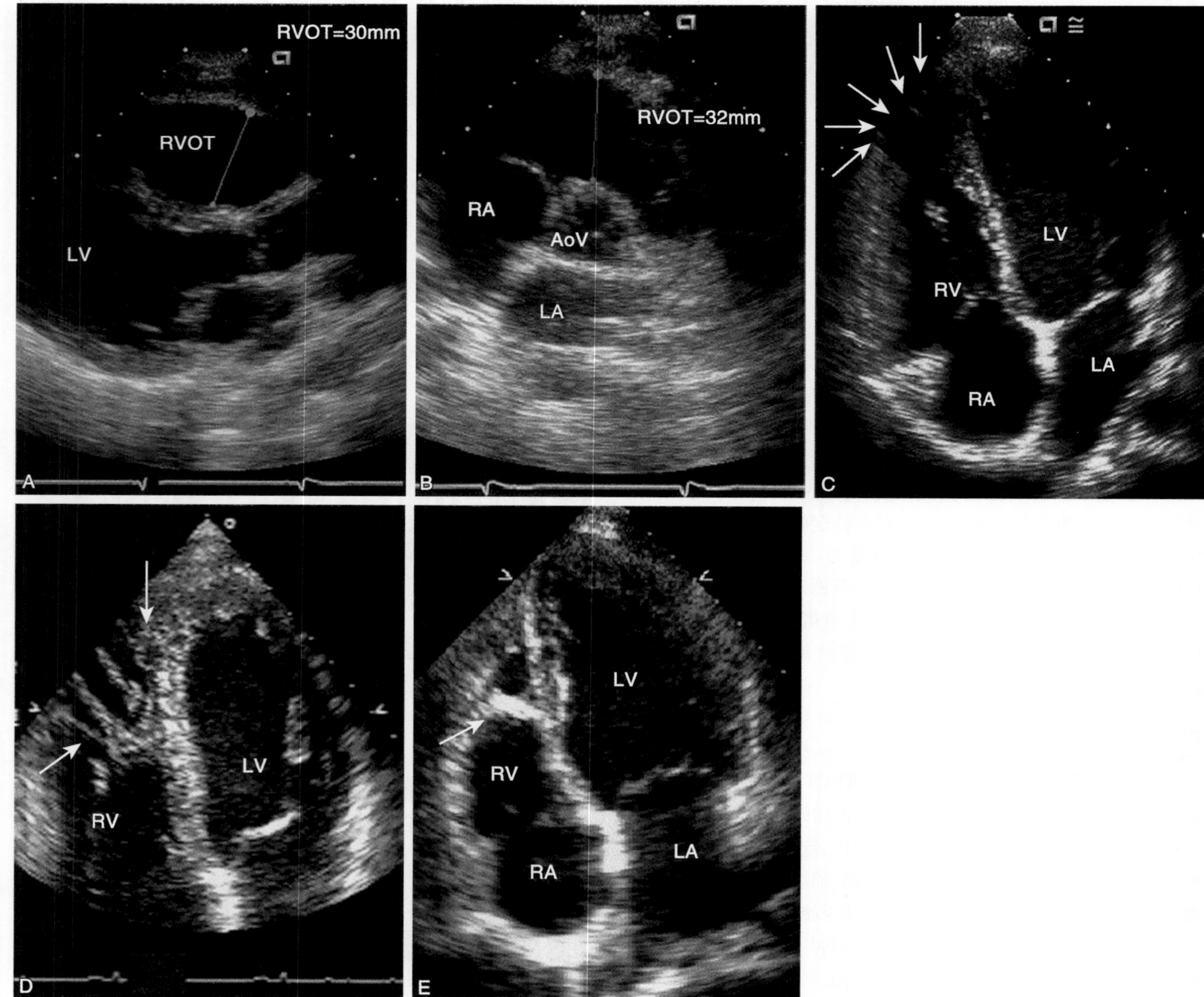

图24.57 符合致心律失常性右心室功能障碍工作组标准的先证者的超声心动图表现。(A)右心室流出道(RVOT)扩大胸骨旁长轴观。(B)ROVT扩大胸骨旁短轴观。(C)心尖四腔观显示一局部RV尖动脉瘤(箭头)。(D)心尖四腔观显示过多小梁形成(箭头)。(E)心尖四腔观显示高回声隔缘肉柱，AoV，主动脉瓣；LA，左心房；RV，右心房。(*Reproduced with permission from Yoerger DM, Marcus F, Sherrill D, et al. Echocardiographic findings in patients meeting task force criteria for arrhythmogenic right ventricular dysplasia: new insights from the multidisciplinary study of right ventricular dysplasia.* J Am Coll Cardiol. *2005;45.*)

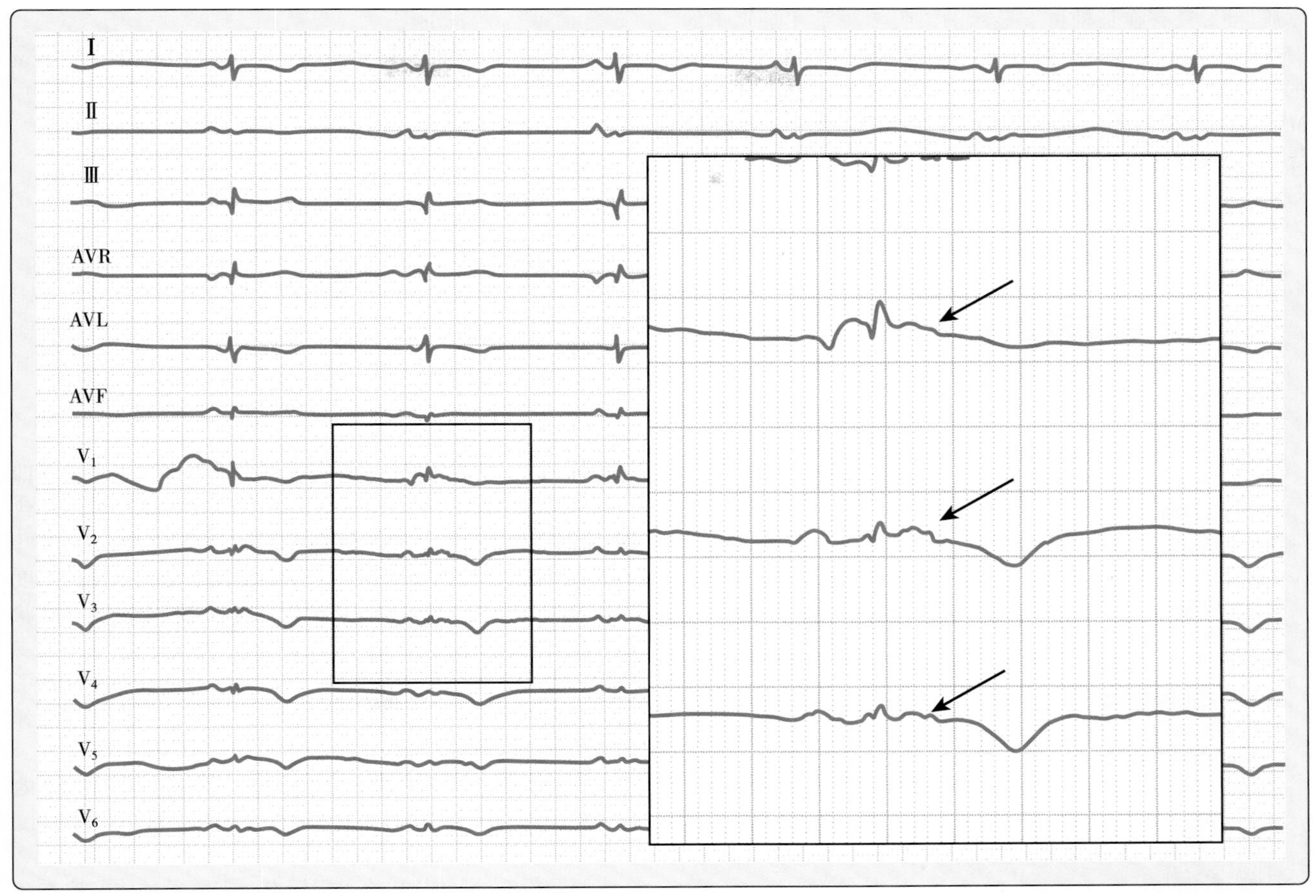

图 24.58 心电图显示 QRS 波群和 ST 段之间的 ε 波(箭头)。AVR,右臂加压肢体导联;AVL,左臂加压肢体导联;AVF,下肢加压导联。(*Reproduced with permission from Rotondi F,Amoroso G,Manganelli F. "Epsilon waves" in peripheral and precordial leads in arrhythmogenic right ventricular cardiomyopathy with severe right ventricular involvement.* J Electrocardiol. *2015;48;210-212.*)

依据[221]。

麻醉注意事项

在美国麻醉医师协会解剖的与手术或麻醉相关的术中心脏猝死的 50 例患者中,显示其中有 18 例存在 ARVC[228]。两个接受常规外科手术的青少年在全身麻醉后出现了难治性心律失常和猝死,其尸检显示有典型的 ARVC 特征[216]。在年轻时有晕厥史或猝死家族史的患者应着重考虑诊断 ARVC 并作进一步评估[215]。ARVC 的病程中,可发生室上性和室性心律失常。由于心律失常多发生在围手术期,故手术过程中和恢复期应尽量避免伤害性刺激、低血容量、高碳酸血症和麻醉过浅。然而,还没有证据显示单纯的全身麻醉会导致心律失常。Houfani 等[216]报道了 200 例实施全身麻醉的 ARVC 患者中没有出现一例心搏骤停。异丙酚、咪达唑仑和芬太尼已成功地用于这类患者的麻醉[215]。酸中毒是致命的,因其可导致心律失常和心肌功能障碍。

ARVC 的管理对预防猝死和恶性心律失常至关重要。通常有心搏骤停或持续性室性心律失常,非持续性室性心动过速、晕厥或猝死家族史的患者考虑植入 ICD[229,230]。随着射频消融的应用,抗心律失常治疗也用于 AVRC 和电生理异常患者[231]。在不同的试验中已证实胺碘酮和甲磺胺心定有助于预防 ARVC 患者的室性心律失常[232,233]。ARVC 患者围手术期恶性心律失常的管理是纠正其原因(如麻醉过浅、疼痛、电解质紊乱),胺碘酮和 β 受体阻滞剂可作为抗心律失常药[232,234]。在 ARVC 患者心脏手术和其他高风险的外科手术中 TEE 是有用的监测方式[234]。但 ARVC 患者行 PAC 后应谨慎使用;这种干预可能引发心律失常或导致右心室穿孔[234]。

二尖瓣脱垂

伴严重二尖瓣反流的二尖瓣脱垂(mitral valve prolapse, MVP)是目前心脏外科手术的常见原因。MVP 很可能是一种常染色体显性遗传性疾病。作为最常见的心脏瓣膜病变,MVP 可发生于健康或伴有多种病理学改变的成年人身上(框 24.5),在男女中同等比例分布[235]。在过去的 40 年里对 MVP 的认识有了显著的发展。直到 1961 年,才将未确认的收缩中期喀喇音和收缩期杂音当作 Barlow 病的一部分,左心室造影时发现的二尖瓣反流并导致二尖瓣后叶膨出称为 Barlow 综合征或瓣膜松弛综合征[236]。同年,组织学检查发现 MVP 的病因为黏液样退行性变并导致二尖瓣的增厚、伸长和心音改变。随着 1970 年超声心动图的出现,1987 年在基于正常二尖瓣超声心动图参数衍生出了 MVP 的诊断标准[237]。本质上说，只有在长轴位上显示的二尖瓣脱垂才是真正的"MVP"[238]，它可以确定 MVP 的"真实"患病率，以及与相应的二尖瓣反流相关的特殊过程。Carpentier 进一步区分了 MVP 退行性变的另一诱发因素—现在称为纤维弹性组织缺乏—不引起瓣膜的波动和组织过长[239]。目前，MVP 被认为是瓣膜结构和功能异常性疾病，按照公认的诊断标准，患病率为 1%～2%[240]。

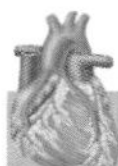

框 24.5 二尖瓣脱垂有关情况

结缔组织病——遗传性
二尖瓣脱垂——孤立性
马方综合征
埃勒斯-当洛综合征——Ⅰ型、Ⅱ型和Ⅳ型
弹性假黄色瘤
成骨不全症
多囊肾
其他遗传疾病
进行性假肥大型肌营养不良
肌强直性营养不良
脆性 X 染色体综合征
黏多糖增多症
获得性胶原——血管病
系统性红斑狼疮
复发性多软骨炎
风湿性心内膜炎
结节性多动脉炎
其他相关疾病
房间隔缺损——继发孔
肥厚型梗阻性心肌病
沃-帕-怀综合征
乳头肌功能障碍
　缺血性心脏病
　心肌炎
心脏创伤
二尖瓣术后
血管性血友病

From Fontana ME, Sparks EA, Boudoulas H, Wooley CF. Mitral valve prolapse and the mitral valve prolapse syndrome. *Curr Probl Cardiol.* 1991;16(5):309-375.

二尖瓣退行性疾病的患者表现从纤维弹性组织缺乏到 Barlow 病不等（图 24.59）[240]。纤维弹性组织缺乏是最先由 Carpentier 发现的 MVP 的一种形式，由 Barlow 最先提出其由没有形成突起或多余的瓣膜组织构成[239,240]。腱索变细且容易断裂，常使瓣膜后叶受累。其机制是由于胶原蛋白、弹性蛋白和蛋白多糖缺乏而导致结缔组织生成受损，但原因不明。不同于 Barlow 病，腱索断裂常常是随着年龄增长而发生的，与 Barlow 相比，它更少出现显著的、完全的二尖瓣退行性变。手术修补起来也更简单。

二尖瓣黏液样变性、腱索伸长变细及存在多余的瓣膜组织可导致 Barlow 病，机制不明但对细胞外基质成分的调节似乎是首要问题。正常二尖瓣瓣叶在二尖瓣关闭时有轻度的鼓起，但在 MVP，多余的二尖瓣瓣叶在收缩中晚期脱入左心房

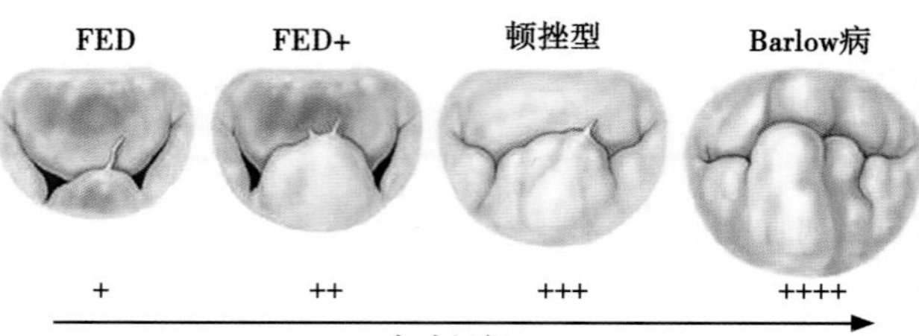

图 24.59 退行性二尖瓣病变的频谱。退行性疾病谱包括：弹性不足（FED）薄的瓣叶和断裂的腱索（+），长期存在的 FED 导致脱垂段黏液样变化（++），具有黏液性的结节疾病和一个或多个叶片段（+++）中的过多组织，以及 Barlow 病伴黏液性变化，过多的小叶组织和大尺寸的瓣叶（++++）。（*Reproduced with permission from Adams DH, Rosenhek R, Falk V; Degenerative mitral valve regurgitation: best practice revolution.* Eur Heart J. *2010;31:1958-1966.*）

（图 24.60）。出现超过房室瓣环水平的上弓形二尖瓣瓣叶即可诊断为 MVP。二尖瓣任何结构的变形或故障都可能导致脱垂，并产生杂音或与杂音相关的反流。当腱索伸长后，瓣叶不能相互抵抗导致瓣叶膨出并进行性脱垂。这些变化的程度将决定是否存在二尖瓣反流。瓣膜退行性改变是从无症状状态伴杂音和收缩期喀喇音到呼吸困难，伴发生平均 25 年的二尖瓣关闭不全逐渐发展而来的[241]。三维超声心动图提供了新的二尖瓣疾病的特征，图 24.61 显示了 Barlow 病和纤维弹性组织缺乏伴连枷段[242]。

即使组织学上正常的二尖瓣也会发生脱垂[235]。正常的二尖瓣功能取决于许多因素，包括左心室大小和二尖瓣瓣叶。这些结构的变化均可能导致 MVP。

目前没有诊断 MVP 的通用标准。需要通过体格检查和超声心动图来进行诊断。心脏听诊对诊断有高度敏感性，但缺乏特异性。典型的听诊特点是：收缩中期喀喇音和收缩晚期杂音。喀喇音与脱垂入左心房内的瓣膜表面下的血流速度减慢有关。之后，出现随着逐渐增加的反流而渐强的收缩期杂音。某些动作对听诊有所帮助，如 Valsalva，下蹲或抬腿，可改变左心室收缩末期容积来改变收缩期喀喇音的时限[235]。尽管超声心动图确诊了 MVP，但听诊可能却没有阳性发现。现多常用二维超声心动图来诊断 MVP，因其对识别和评估 MVP 严重程度有优势。经胸壁从胸骨旁长轴做出鞍形二尖瓣环的超声心动图可得出 MVP 的典型诊断。MVP 的定义为：收缩期一或两个二尖瓣进入左心房大于 2mm。若二尖瓣增厚或发生黏液样变性，那么 MVP 诊断更准确。彩色多普勒

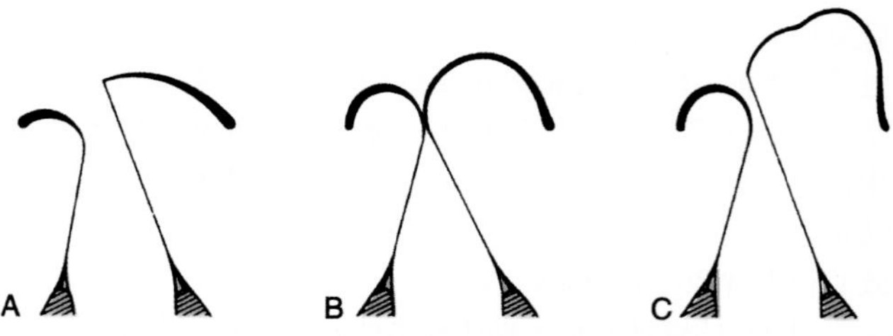

图 24.60 二尖瓣结构的病理功能表述。（A）二尖瓣脱垂，出现反流。（B）没有脱垂或反流的波动二尖瓣。（C）有脱垂或反流的波动二尖瓣。（*Reproduced with permission of American Heart Association. From Barlow JB, Pocock WA. Mitral valve prolapse enigma—two decades later.* Mod Concepts Cardiovasc Dis. *1984;53:13.*）

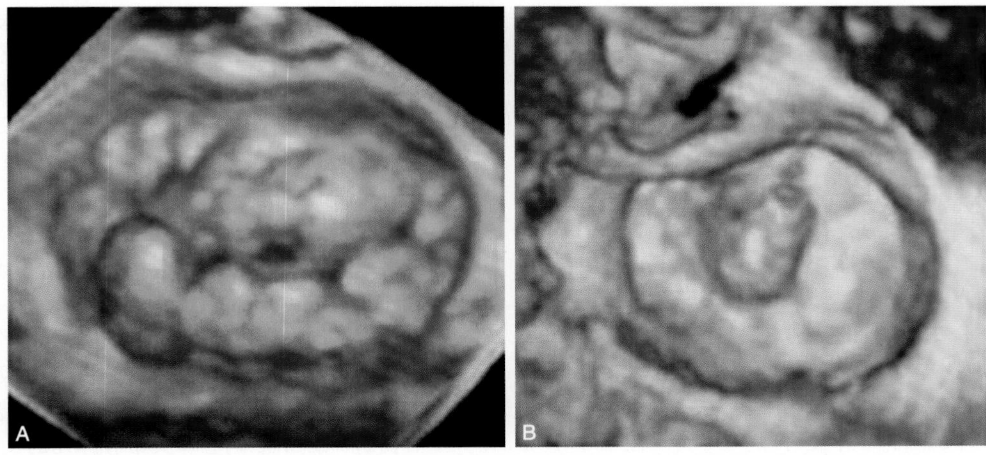

图 24.61　三维经食管超声心动图描述。(A)患有 Barlow 病。(B)连枷 P2 段弹性纤维缺乏。(*Reproduced with permission from Lang RM, Badano LP, Tsang W, et al. EAE/ASE recommendations for image acquisition and display using three-dimensional echocardiography.* Eur Heart J Cardiovasc Imaging. *2012;13:1-46.*)

和连续波多普勒成像能对二尖瓣反流程度进行定量。

大多数 MVP 患者无症状;然而,对照研究报告 50% 的患者出现心悸[243]。自主功能、机体对儿茶酚胺反应性发生改变,或同时出现下述情况中的两种:主诉为胸痛、疲劳、心悸、呼吸困难、头晕、晕厥和惊恐发作等。这些症状与 MVP 有关的临床表现:体形消瘦、低血压和心电图复极异常被称为 MVP 综合征[235]。神经精神症状不再被认为是 MVP 部分表现。还没有完全排除一系列无法解释的心血管与 MVP 有关的可能性,可能存在于少数患者中。其原因可能是自主功能活性增强导致血管收缩,β 受体活性增强和血容量降低;然而,与 MVP 的关系仍不明确。

大多数 MVP 患者预后良好,预期寿命正常[235]。出现严重的超声改变的人数很少见。虽然许多 MVP 患者是典型的良性病程,但像严重的二尖瓣关闭不全、感染性心内膜炎、猝死和脑缺血这样的严重并发症还是可能发生的。每年 MVP 患者的心血管病发病率和死亡率低于 1%[244]。由于严重并发症可以通过超声心动图和临床表现来诊断,一些患者的风险会增加。危险因素包括从左心室收缩功能降低到瓣膜增厚大于 5mm 等[235]。

二尖瓣反流是最严重的 MVP 并发症。大约 2% 至 4% 的 MVP 患者发展为严重的二尖瓣反流,其中三分之二为男性患者[243]。大多数患者有轻度至中度二尖瓣反流,这不需要手术治疗。MVP 是严重二尖瓣关闭不全最常见的原因,它的发作是需要干预治疗的信号。不论症状如何,严重二尖瓣反流的发作可导致预期寿命缩短。具有 MVP 的 Barlow 征和二尖瓣反流患者年龄通常小于 60 岁,相反,年龄大于 60 岁的患者常伴随瓣膜弹性不足。Barlow 病是由边缘脱垂而无瓣叶膨出所引起的(图 24.62),瓣环严重扩张[239]。后叶比前叶更易受累。常常看到在脊索位置上发生瓣膜插入导致腱索断裂和瓣环的改变。随着严重二尖瓣反流的进展,会出现肺动脉高压、左心房增大和房颤。建议早期修复以保护左心室功能,减少房颤发生。

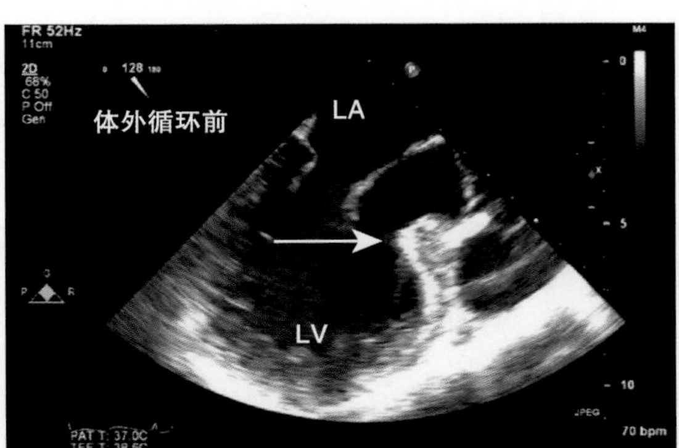

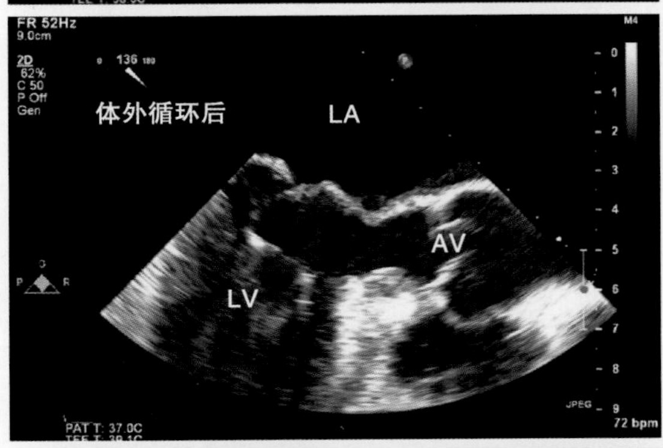

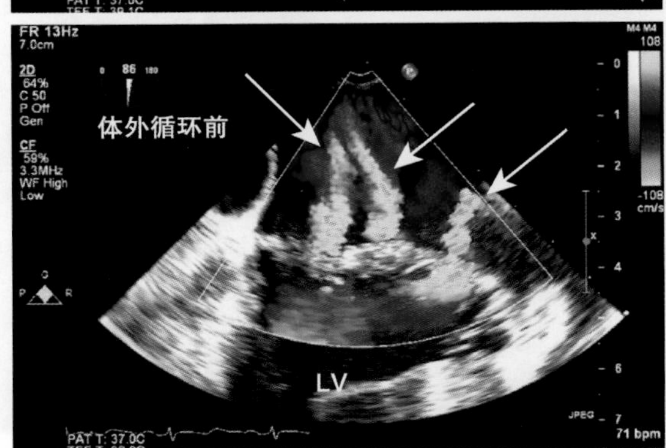

图 24.62　(上图)经食管长轴切面显示左心室流出道和室间隔基底部肥厚(箭头)。(中图)在收缩过程中类似的图像显示二尖瓣双叶脱垂。(下图)彩色多普勒成像,至少有三股二尖瓣反流(箭头)。AV,主动脉瓣;LA,左心房;LV,左心室

对无症状的瓣膜退行性改变和 MVP 的管理，一直被认为取决于心脏手术的时机，特别是应考虑二尖瓣修复的风险和早期手术有关的有益转归。若没有明显的症状，心室功能不全的程度可能会在不知不觉中变得更差，这将增加患者处于永久功能障碍和更差手术转归的风险[235]。尽管男女之间 MVP 的总体发病率相似，但需要手术的男性患者比女性可能高 3 倍，是因为男性 MVP 患者二尖瓣关闭不全的进展比女性更常见。无创性二尖瓣反流检查和左心室功能障碍的进展可能有助于评估最佳手术时机。如果不立即进行手术，连枷样二尖瓣瓣叶是手术效果不佳的特别重要的危险因素。

与二尖瓣置换术相比，二尖瓣整形术更被广泛地推荐作为 MVP 的治疗。与二尖瓣置换术相比，二尖瓣整形术可显著改善生存情况，以及 5 到 10 年生存率[245]。Cox 迷宫手术可安全地用于二尖瓣整形术以有效减少二尖瓣疾病的晚期并发症（如房颤）[246]。与二尖瓣置换术相比，二尖瓣整形术的优点包括血栓栓塞风险低、出血少、感染性心内膜炎发生率低和因保护了瓣膜结构而有更好的心室功能[247]。大多数退行性二尖瓣病变患者（90%）[248]推荐采用二尖瓣整形术，低发病率和死亡率，并且具有良好的长期疗效[249]。最近，有一项对因二尖瓣反流（缺血和退行性的原因）行二尖瓣置换术或二尖瓣整形术患者的前瞻性观察性研究表明，接受二尖瓣整形术患者有显著统计学生存优势[250]。值得注意的是，瓣膜整形术使患者的预期寿命与非心脏外科手术患者相似。

二尖瓣脱垂后叶脱垂是二尖瓣退行性改变中最常见的问题[235]。后瓣修复风险较低，但双叶修复难度较大。前壁脱垂修复有更高的二次手术率且存活率低[249]。机器人技术可以安全地运用到二尖瓣整形术中，对于特定患者其 30 天结局与传统手术结局类似，但是长期随访数据不理想[251,252]。近年来，经 MitraClip（Abbott Vascular，Santa Clara，CA）血管内二尖瓣整形术已作为二尖瓣反流不能进行手术者可行的治疗方案（图 24.63）[253]。并不是所有瓣膜都能成功修复，因此 10% 以上退行性二尖瓣后叶脱垂需行二尖瓣置换术。

需长期观察 MVP 与心律失常和猝死的关系。患有 MVP 的成人动态心电监测中，常见心房期前收缩、室性期前收缩、房室传导阻滞、室上性或室性心律失常[254]。这些心律失常的原因是多方面的，可能是某种形式的家族性自主神经功能障碍合并有解剖学基础所致[255]。已经提出的心律失常的机制包括心室扩大、肾上腺素能亢进状态、电解质失衡和因腱索牵拉导致的心室机械性刺激。心律失常可能继发于二尖瓣反流而不是 MVP。根据对非缺血性二尖瓣反流的患者的研究，

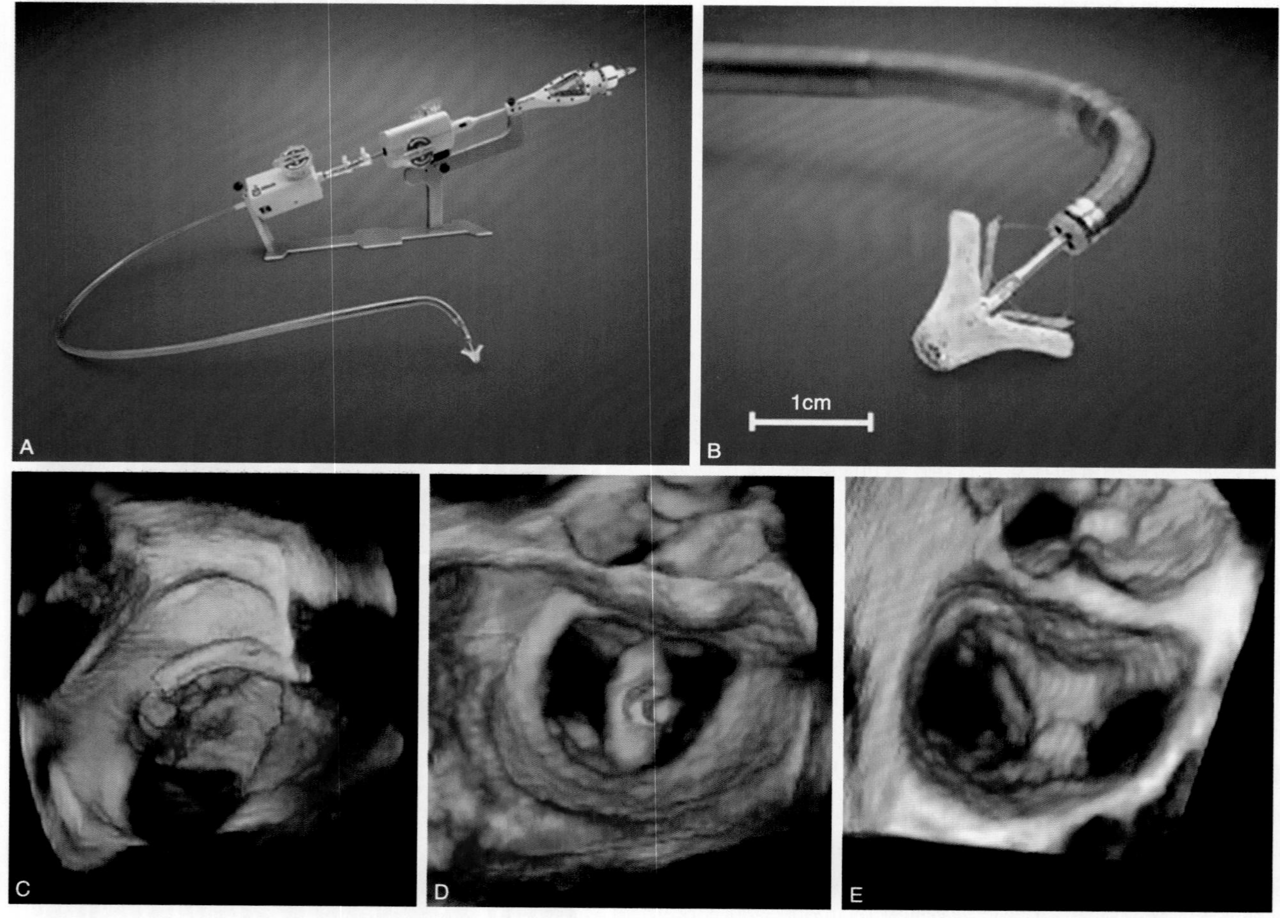

图 24.63 （A）经导管二尖瓣夹合术（MitraClip）输送系统。（B）放大的 MitraClip 输送系统。（C）经食管超声心动图三维成像显示输送系统穿越房间隔。（D）MitraClip 方向垂直于瓣叶接合面。（E）MitraClip 放置在前叶（A）与后叶（P）表面后产生双口瓣膜使得二尖瓣显现。（*Reproduced with permission from Rogers JH，Franzen O. Percutaneous edge-to-edge MitraClip therapy in the management of mitral regurgitation.* Eur Heart J. *2011；32：2350-2357.*）

不管是否存在 MVP，复杂心律失常也很常见且普遍存在[256]。这些受试者中 35% 的患者发生过室性心动过速，只有 5% 仅患有 MVP。同样，考虑到二尖瓣修复术或瓣膜置换术后减少了室性心律失常发生率，故 MVP 患者猝死的风险可能与二尖瓣反流有关。

成人 MVP 患者猝死的发生多年来一直争论不休。风险很低，估计为每年发生率为 40∶10 000，但是人群中预期发生率则为上述 2 倍[235]。有 MVP 家族史的患者会发生猝死[254]。约 2/3 的 MVP 患者心电图异常，但动态心电图监测不显示过多的房性或室性心律失常，除非伴有严重的二尖瓣反流[235]。电生理测试已不能断定心律失常发生点亦不能确定导致风险上升的位置，但是对于持续性合并心律失常患者的药物治疗是有效的。严重二尖瓣反流、连枷段和左心室功能低下的患者更易发生猝死。有着严重二尖瓣反流高危患者无法预防猝死。可诱导出室上性心动过速或室颤的患者可考虑植入 ICD，但这类患者罕见[257]。总的来说，大多数低风险患者不需要治疗，无论是减轻其症状还是预防猝死。

据报道，MVP 与脑缺血事件有关，尤其是在年轻人。MVP 患者的二尖瓣过长和扩大会导致血栓、赘生物和二尖瓣钙化。已发现活动性肿块与脑缺血事件有关。然而，一项涉及 1 079 名患者的队列研究发现，45 岁以下未合并其他心脏疾病的 MVP 患者中，卒中的发生率没有差异，除非出现另一种心脏病[258]。相反，在明尼苏达州罗切斯特市的奥姆斯特德县的一项更近的研究发现，脑卒中的发生率为 0.07% 每年，几乎是正常的 2 倍[259]。与增加 MVP 患者风险相关的最强因素包括瓣叶增厚、二尖瓣手术、房颤、年龄 50 岁或更大。与卒中相关的独立因素是高龄、冠心病、充血性心力衰竭和糖尿病。

细菌性心内膜炎是 MVP 的罕见并发症，但其发病率是一般人群的 3~8 倍[243]。男性发生心内膜炎的概率要高 3 倍。目前 AHA 的指南很明确，对于没有人工心脏瓣膜，复杂先天性心脏病，心脏移植瓣膜病变或细菌性心内膜炎史的患者不推荐预防性使用抗生素[260]。预防性使用抗生素对于单纯喀喇音患者没有益处，但是 MVP 患者的益处已得到证实[261]。心内膜炎的高危患者（以前有细菌性心内膜炎、收缩期杂音、小叶增厚或二尖瓣反流）在接受通常会伴有菌血症的手术前应常规使用抗生素，因其风险每年增长大约 0.05%[235]。二尖瓣反流和增厚瓣膜组织引起的湍流可增加感染的风险。经口气管插管或纤维支气管镜检查的患者不需要预防性使用抗生素[241]。不幸的是，随着对预防性使用抗生素的建议不断修改，仍有不充足的证据引导医生们对 MVP 和抗生素预防的争论。

麻醉注意事项

了解 MVP 在麻醉状态下的主要本质十分重要。大多数 MVP 患者耐受简单的全身麻醉，因为他们没有严重的并发症，通常指 MVP 综合征。这些患者通常年龄在 45 岁以下，麻醉的危险因素很少。通常不需要有创性监测。患者可服用 β 受体阻滞剂。术前镇静有助于抑制儿茶酚胺敏感性。疼痛激动增强自主神经系统，导致心律失常，虽然本质上很少出现恶性表现。应尽量避免明显降低左心室舒张末期容积和 SVR，或增加收缩力和心动过速，因 MVP 可使 CO 和冠状动脉灌注降低情况加重。术中心律失常常可自行缓解或标准治疗有效。若发生心律失常，则应保证足够的氧并确定其他导致心律失常的原因。若术中需使用 β 受体阻滞剂，应避免使用艾司洛尔，因其长时间的阻滞会导致显著心动过缓。

因为需要增加 MVP 患者的迷走神经张力，术前最好避免使用抗胆碱能药物。适度的麻醉深度有助于减少儿茶酚胺水平和潜在的心律失常。需谨慎使用氯胺酮或有拟交感作用的药物。挥发性麻醉药增加心脏对儿茶酚胺的敏感性，有可能促进心律失常的发生。异氟醚可能比氟烷的致敏感作用弱，但是 MVP 患者的自主失平衡可能比任何挥发性麻醉药在心律失常上都要重要。MVP 综合征患者若不存在二尖瓣反流或冠状动脉疾病，其左心室功能可能良好[262]，因此可以很好的耐受挥发性麻醉药导致的心脏抑制。麻醉药如芬太尼能阻断交感神经反应，促进血流动力学稳定；然而，大剂量可导致术后长时间呼吸抑制。短效麻醉药如阿芬太尼和瑞芬太尼，以及其他静脉麻醉药如异丙酚，可促进快速拔管[263]。高碳酸血症、缺氧和电解质紊乱增加心肌兴奋性，应予以纠正。如果需要肌肉松弛，最好选择维库溴铵，因其不会引起心动过速。

有二尖瓣反流或更高风险的 MVP 患者，与 MVP 综合征患者相比，需要不同的麻醉方法。更严重的 MVP 形式可迅速进展为心力衰竭，且需行心脏手术。二尖瓣反流的严重程度将影响麻醉管理。即使是非心脏手术患者，也应行心脏手术常规有创监测。二尖瓣整形术或置换术术中常规使用 TEE。阿片类药物具有良好的血流动力学稳定性，不抑制心肌功能[134]。尽管有些不推荐 MVP 综合征患者使用氯胺酮，但当剂量低于 0.5mg/kg 时，可维持病情严重患者的血流动力学稳定性，特别是与阿片类药物如芬太尼合用时。机器人二尖瓣手术麻醉管理的独特性涉及外周循环插管、单肺通气和区域麻醉技术（如椎旁阻滞）以便于术后拔管[264,265]。经 MitraClip（Abbott Vascular，Santa Clara，CA）血管内二尖瓣修复术常需全身麻醉以便为了正确放置设备行经食管超声心动图。在第 21 和 27 章中，对瓣膜病的麻醉管理进行了更广泛的概述。

病例讨论 1：二尖瓣反流并室间隔肥厚

48 岁其他系统健康女性，因严重二尖瓣反流接受二尖瓣手术。体型适中偏瘦。心脏听诊：心率和心律整齐，伴 3/6 收缩期杂音。术前经食管超声心动图示双叶瓣脱垂、左心室射血分数为 68%。外科 TTE 检查发现室间隔基底部肥厚。外科医生有复杂瓣膜修复经验并认为可修复瓣膜，但是担心间隔肥厚会导致严重的术后二尖瓣后叶发生明显的 SAM。需要在体外循环开始前行 TEE 进一步评估。

TEE 证实了 TTE 的发现，室间隔基底部厚度为 21mm。在休息状态下，没有证据表明 SAM 或 LVOT 梗阻。决定给予患者异丙肾上腺素 4μg，心率由 70 次/min 增加到 135 次/min，主动脉血压由 126/52mmHg 下降到 77/45mmHg。这时 TEE 显示了明显的 SAM 和 LVOT 梗阻部位的湍流（图 24.64）。放置在主动脉和左心室的探测针显示跨 LVOT 的压力为 67mmHg。根据这些发现，改变了手术计划。

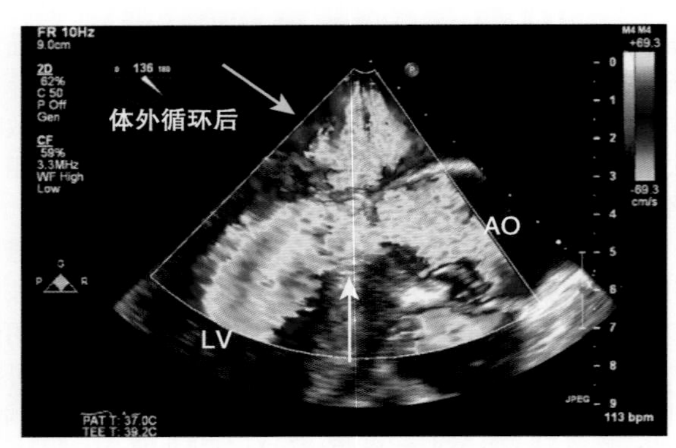

图 24.64 给予异丙肾上腺素后,食管中段长轴切面显示左心室流出道(LVOT)。心率加快,血压下降。二尖瓣反流(黄色箭头)加重,彩色多普勒信号在左心室流出道(白色箭头)出现混叠现象表明血流出现湍流。AO,主动脉;LV,左心室

建立 CPB,心脏停搏。开放主动脉并通过主动脉瓣行心肌切除术。后叶切除术和新的腱索放置到后瓣。停止 CPB。TEE 发现肥厚室间隔的残余结构。此外,因为将腱索与前叶圈合,有轻到中度的二尖瓣反流。重新建立 CPB 进行二次心肌切除术并移走新腱索。停止 CPB 后未见二尖瓣反流和室间隔影,这说明切除充分。异丙肾上腺素激发达到与 CPB 前相似的血流动力学状态,经 TEE 未发现 SAM 或 LVOT 梗阻的证据。当探头放置在主动脉和左心室时,未显示压力梯度。患者术后平稳。

在这种情况下,TEE 指导复杂二尖瓣修复是必不可少的。TEE 能够确定室间隔肥厚的血流动力学意义,初次心肌切除术的不足,需要释放前瓣膜上的新腱索。另一种手术方法是二尖瓣置换术。然而,因为先前提出的原因而进行了二尖瓣整形术。

卵圆孔未闭

卵圆孔未闭(patent foramen ovale,PFO)是房间隔中最常见的先天性缺陷[266]。在 1877 年首次认为 PFO 与卒中有关[267],此后又证实 PFO 是卒中的原因之一[268]。空气、栓子和脂肪可从右心房运输到左心房进入体循环,引起反常性栓塞,可影响脑或冠状动脉循环。多年来,PFO 通过心导管检查,手术或尸检得以确诊。无创超声心动图的出现,因其方便有效的实施,大大增加了每年确诊 PFO 的人群数量。随着更加方便又安全的最小侵入程度关闭 PFO 技术的产生,使得 PFO 的诊疗指南需要改进[269]。

卵圆孔出现在胎儿循环期,使得氧合血从脐静脉穿过下腔静脉进入左心房。出生后,随着呼吸的开始,肺血管阻力降低,这促进卵圆孔功能性闭合。若第一房间隔的瓣状覆盖物在 1 年内没有和第二房间隔闭合,则解剖学上闭合失败形成 PFO(图 24.65)。在 PFO 的患者中,任何导致右心房压力超过左心房压力的因素都将促进右向左分流。相反,左心任何因素导致左心房压力明显超过右心房压力时将导致左向右分流。根据分流的大小,有些 PFO 患者可常年无症状。

PFO 在人群中的发病率的变化取决于研究和诊断技术。Hagen 及其同事[270]报道在近 1 000 例尸检中发现 PFO 的发生率为 27%,这项研究被很多人认为是 PFO 发病率的权威数

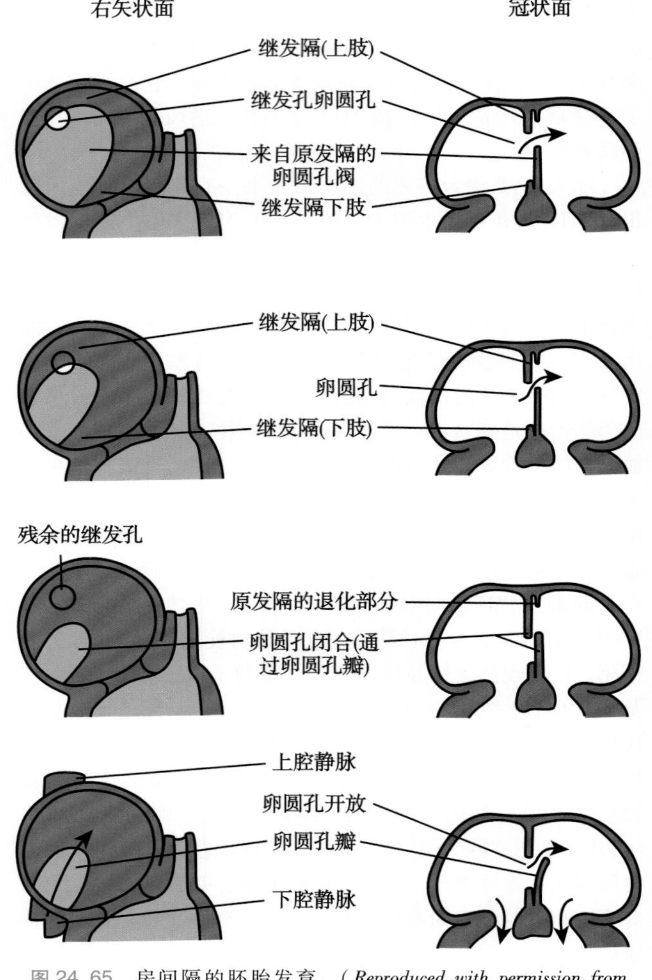

图 24.65 房间隔的胚胎发育。(*Reproduced with permission from Hara H, Virmani R, Ladich E, et al. Patent foramen ovale: current pathology, pathophysiology, and clinical status.* J Am Coll Cardiol. *2005; 46:1768-1776.*)

据。随后的研究包括各种超声心动图,报道的 PFO 的发生率为 3%~45%[271]。最近一项超过 10 年的 13 000 例心脏手术的回顾性研究表明 TEE 发现 PFO 的发病率为 17%[272]。TTE 没有 TEE 敏感,这可能解释了先前关于 PFO 发病率研究会如此不同。TEE 因其高分辨率,100% 的敏感性和与尸检结果有特异性,已成为诊断 PFO 的金标准(图 24.66)[271]。因 TEE 是有创的,TTE 和经颅超声多普勒成像技术的改进提高了其敏感性,两者合用可用于 PFO 的筛查[273]。

虽然许多因素与 PFO 相关(框 24.6),考虑到治疗后的有利价值,卒中备受关注。美国大约每年有 700 000 例卒中发生,20% 是隐源性的(即无明显原因)。有脑缺血事件史的患者中,PFO 发病率为 7%~40%,这取决于诊断技术[274]。基于流行病学证据,一些研究显示,隐源性卒中和 PFO 之间有密切关系[268],但有人质疑该结果。Petty 等[275]进行了一项基于人群的研究观察,比较 TEE 在缺血性脑卒中事件与没有脑缺血事件的患者中的不同,以消除其他关于 PFO 的研究中的偏差。他们发现,即使考虑到分流的程度,PFO 也不是脑卒中的独立危险因素。虽然有人认为 PFO 增加了隐源性卒中的风险,但仍然不确定。

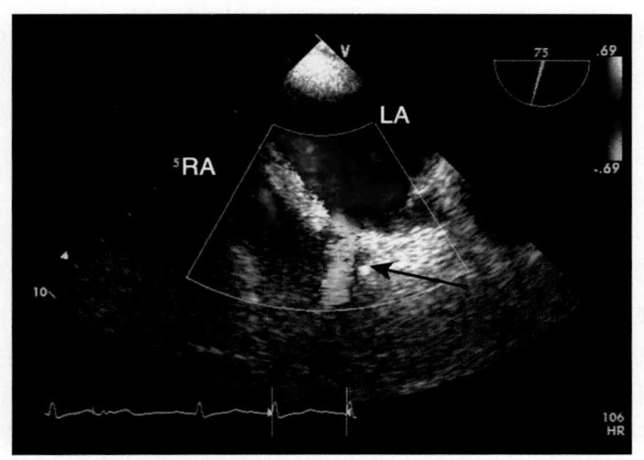

图 24.66 超声心动图从食管中段 75°聚焦在房间隔成像。彩色多普勒成像显示通过未闭的卵圆孔的中等大小的从左心房(LA)至右心房(RA)的分流

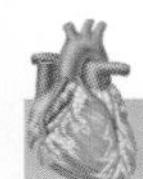

框 24.6 卵圆孔未闭相关疾病及风险

已证实因果关系

卒中

短暂性脑缺血发作

心肌梗死

眼梗死

内脏梗死

肢体动脉栓塞

经济舱卒中综合征

斜卧呼吸-直立性低氧血症

骨科大手术脂肪栓塞

坐位脑外科手术空气栓塞

减压病

推测关系

偏头痛(特别是有先兆的)

暂时性全面性遗忘症

高原肺水肿

睡眠呼吸暂停综合征

打鼾严重

全身栓塞风险增加:

- 深海潜水员
- 铜管音乐家
- 吹玻璃工
- 从事蹲位工作的专业人员
- 超音速喷气机飞行员
- 宇航员

Reproduced with permission from Meier B. Catheter-Based Closure of the Patent Foramen Ovale. *Circulation*. 2009;120:1837-1841.

卒中的危险因素或其他并发症如偏头痛和直立性低氧血症综合征可影响卵圆孔的闭合。如果存在房间隔动脉瘤、大下腔静脉瓣、偏头痛和年龄 50 岁或以上,则反常性栓塞较常见。中至大分流合并凝血功能障碍与 PFO 和反常性栓塞高度相关[269]。相比之下,另一项研究发现 PFO 分流程度与卒中没有关系[275]。

做一个恰当的激发试验来确定右向左或相反的血流来诊断反常性栓子(图 24.67)。最常用的确诊方法是做 Valsalva 动作时快速将盐水直接通过中心导管注射。Valsalva 动作后使胸腔内压增加将短暂性的增加静脉回心血量;因此右心房压力会短暂超过左心房压力使得进入右颈内静脉的血进入左心房[273]。若左心房压力升高以致刺激措施没有引起右向左分流时,则可能发生假阴性结果。

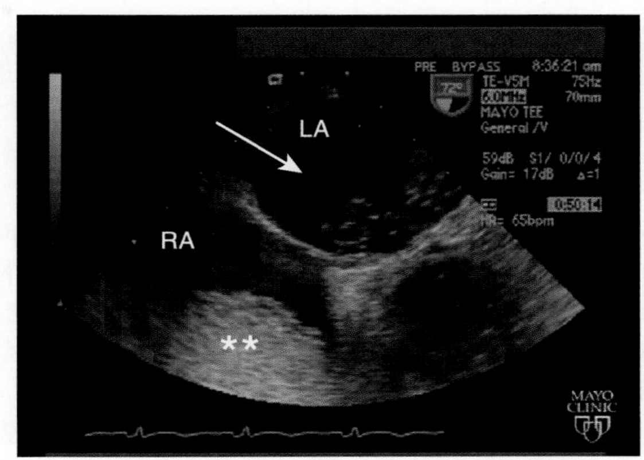

图 24.67 超声心动图从食管中段 72°聚焦在房间隔成像。可在右心房看见用于对比的盐水(双星号)。随着 Valsalva 动作的停止,可见其通过小的未闭的卵圆孔进入左心房

基于最近的一些大型研究和 meta 分析结果,PFO 的管理很大程度上由几个因素决定。传统疗法包括各种抗凝疗法且以前一直认为对于 PFO 患者其疗效不如经皮封堵术[276]。在几项大型研究和 meta 分析发现,PFO 的经皮封堵术可以减少复发性卒中的风险,但是最近一项 meta 分析质疑该结果,若有并发症如常见的心房抑制则减少卒中复发的风险很小[266,277,278]。大多数复发性卒中的大的动脉导管未闭,动脉导管未闭和药物治疗失败或年轻不伴动脉粥样硬化疾病的其他重要危险因素的患者均受益于封堵治疗[266]。

虽然最早经皮封堵 PFO 出现在 20 世纪 80 年代,但在 20 世纪 90 年代报道了在 36 例右向左分流并假设有反常性栓塞的 PFO 患者成功进行了封堵术后,这项微创手术才开始流行[279]。经皮封堵通常在清醒镇静下在导管室进行。成功率(无残余分流发生)最初很好,但评估成功的方法可能有缺陷,广义上的成功率为 50% 至 100%[274]。用经颅多普勒评估 PFO 封堵术,9% 的患者在经历了经皮封堵后仅 1 年就出现明显的分流[280]。虽然是经皮封堵术,但其并不是没有并发症,包括心律失常、心脏穿孔、空气栓塞、血栓形成,甚至死亡[278,280]。

目前因为有了安全有效的经皮封堵,很少用外科手术来关闭一个孤立的 PFO。然而,心脏手术中使用 TEE 增加了意外发现 PFO 的数量。13 000 例心脏手术患者的回顾性研究发现其中 17% 的患者有 PFO[272]。PFO 每年的发病率基本不变;然而这期间手术闭合 PFO 的百分比增加到了 39%。不仅仅是因为 PFO 被发现的百分比上升,还是因为外科医生选择手术关闭 PFO 的百分比上升[269]。这种趋势的原因尚不确定,但在手术过程中意外的诊断 PFO 会给医生造成一种进退两难的困境。

心脏手术期间决定闭合偶然发现的 PFO 并不常见,并不

总是完全取决于对患者短期和长期的风险。若为偶然发现，一般不会发生反常性栓子和神经损伤。一定条件下要求做PFO闭合，如植入LVAD能促进反常性栓塞的发生[273]或由于增加了右心的压力，导致大量的右向左分流，出现严重缺氧。手术封堵PFO不带来附加的发病率或死亡率[281]。事实上，一项研究表明，术中改变手术计划包括关闭偶然发现的PFO会增加卒中的风险[272]。手术关闭PFO时通常采取经胸切开术，使用最小化侵袭性手术的新技术的切口在右侧胸廓。关闭PFO需要CPB和心脏停搏。某些心脏外科手术，如二尖瓣和三尖瓣修复或置换术需要CPB和心房切开时稍微偏斜一下，按原手术计划的操作步骤关闭PFO，从而减小风险。相反，不需要CPB的冠状动脉旁路移植术(coronary artery bypass graft，CABG)需要承担进行CPB、主动脉钳夹及其他与体外循环相关的并发症的风险。关闭偶然发现的PFO的决定必须针对每一个个体化患者，评估因为不关闭所面临的长期风险以及关闭后所能得到的益处。

根据心脏外科医生的一项调查显示，若在冠状动脉旁路移植术中发现PFO，27.9%的调查对象会选择关闭PFO[273]。然而没有证据表明在心脏手术中偶然发现的PFO应当关闭[272]。一项回顾性研究对那些存在或不存在PFO的患者做了倾向匹配比较，两者在卒中、住院和ICU滞留时间、心肌梗死和死亡之间没有差异[272]。10年的长期随访也没有发现在有PFO的患者和没有PFO的患者之间存在任何差异。PFO修复与未修复的结果未发现任何差别，除了在修复组中术后脑卒中发生率很低，这一点还无法解释。除了反常性栓塞，如果没有PFO封堵术后可能存在严重去饱和作用的风险，但一组11例非体外循环不停跳CABG合并独立PFO患者未行封堵术，没有出现围手术期因去饱和作用带来的不利问题[282]。

麻醉注意事项

经皮PFO封堵术的麻醉管理通常包括意识镇静。因为术中偶然发现的PFO封堵术而做的麻醉管理，与原来安排好的心脏手术最初的麻醉管理需要做出一些调整。然而，一旦确定PFO就要为此做特别考虑。

防止静脉空气栓子而做的常规监测应当成为心脏手术的标准，包括小心注射药物以避免多余的空气进入静脉系统。一旦确定存在PFO，一些供应商会使用带有内置空气过滤器的静脉输液器，但并不普及。正确评估每位需要机械通气患者的反常性栓子的可能性是重要的。在肺血管阻力可能升高情况下，如高碳酸血症或呼气末正压(PEEP)大于15mmHg，右向左分流的可能性增大[283]。麻醉药的选择对PFO的管理影响很小。

病例讨论2：在冠状动脉旁路移植术中偶然发现动脉导管未闭

男性60岁，既往有高血压病史，劳力型心绞痛。特别是有过在跑步机上慢跑15分钟后胸痛发作。以前可轻松地慢跑30分钟。体检发现，体型始终偏瘦，心率正常，无杂音，听诊双肺清。心电图呈缺血表现，冠状动脉造影显示严重的三支血管病变。拟行CABG术。

在手术室放置了TEE探头行经食管超声心动图以监测心室功能和评估局部室壁运动异常。术前检测示射血分数65%，瓣膜功能正常，无局部室壁运动异常。房间隔有赘生物。从中心静脉注入盐水。持续正压通气后释放，对照物通过小的PFO进入左心房。彩色多普勒成像未检测到分流影像。

告知手术医师发现未确诊的PFO。紧接着，关于修复PFO与否的争论开始了。外科医师先前在CABG术中未修复小的PFO，但是患者在2年之后发生了卒中，可能与反常性栓塞有关。考虑到患者的年龄不大和之前的经验，外科医生改变手术计划，选择修复PFO。套管插入策略由右心房单管改为双腔插管。切开心房后，两针缝合PFO。患者顺利脱离CPB，术后过程平稳。

肺出血

约1.5%的咯血患者有肺出血[284]，但死亡率可达85%[285]。大咯血的定义多种多样，但通常是24小时咯血量超过600mL或每天反复发作的咯血超过100mL，持续多天。肺泡腔内400mL血液将严重损害氧合功能。肺出血可在稳定的情况下出现无法解释的恶化，反映其不可预测性。值得注意的是，死亡并不是因为出血导致的血流动力学不稳定，而是肺泡内过多的血液使得肺泡通气不足导致顽固性低氧血症所致。血块形成可导致支气管段或主支气管阻塞。死亡率和随时间产生出血的量有关[285,286]。例如，16小时内失血超过600ml的死亡率为45%，而48小时内失血量超过600ml的死亡率为5%。因难以隔离出血部位而延误治疗，严重影响了肺出血的病死率。

咯血可发生于各种疾病(框24.7)。在美国，慢性炎症性肺疾病和支气管肺癌是咯血最常见的原因[287]。其中，支气管炎(26%)、肺癌(23%)、肺炎(10%)和肺结核(8%)最为常见。在出血的发生中，炎症反应是重要因素[288]。慢性感染、炎症和血管生成联合导致支气管循环的血管过度形成并最终侵蚀肺泡[289]。过强的肺部吸引、手术和PAC位置不当也可以导致肺出血[290]。大咯血通常是紧急情况，因为潜在的肺部疾病会使患者的生理储备减少。

正确认识肺循环的解剖结构对于理解肺出血的发病机制是有用的。肺有双重血供。肺动脉循环是一种高流量、低压循环。肺部结构的营养由起源于主动脉的支气管动脉提供。支气管动脉穿过许多区域，淋巴结、食管和肺，最终穿透支气管壁供应支气管黏膜。支气管和肺循环在某些部位汇合。高压支气管循环破裂引起大量肺出血[284]。高压、迂曲的支气管动脉分布在整个胸腔。支气管循环占肺出血的98%，肺循环占其余2%[286]。

咯血的诊断需要几个简单的检查。视觉检查通常可以区分胃肠出血和肺出血。咯血常为鲜红色，伴有痰液。肺动脉破裂通常引起大量咯血(200~2 000ml)[290]。开始采取保守治疗，同时寻找出血部位。胸部X线片可以显示浸润影，但是胸部X线片或体格检查不能明确出血部位。最近，更好的无创性技术如多排CT能够快速、准确地定位出血部位[287]。纤维支气管镜检查在严重出血时受限，因为使视线模糊，不要

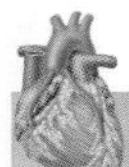

框 24.7 大咯血的原因

气管、支气管疾病
淀粉样变性
支气管腺瘤
支气管扩张[a]
支气管癌
支气管结石症
支气管瘘
囊性纤维化
异物吸入
气管支气管损伤
心血管疾病
先天性心脏病
二尖瓣狭窄
肺动静脉瘘
脓毒性肺栓塞
胸主动脉瘤破裂
动静脉畸形
局限性器质性疾病
阿米巴病
曲菌球[a]
非典型分枝杆菌感染[a]
球孢子菌病
肺脓肿
毛霉菌病
肺结核[a]
弥漫性疾病
肺出血肾炎综合征
特发性肺含铁血黄素沉着症
结节性多动脉炎
系统性红斑狼疮
韦格纳肉芽肿病
其他原因
肺动脉导管引起的肺动脉破裂
医源性(如支气管镜检查、心脏导管插入术)
肺动脉高压
肺水肿
肺梗死

[a] 最常见的原因。

Reproduced with permission from Thompson AB, Teschler H, Rennard SI. Pathogenesis, evaluation, and therapy for massive hemoptysis. *Clin Chest Med*. 1992; 13:69.

坚持尝试以免耽误其他治疗。硬质支气管镜检查更适合于大量肺出血时的鉴定,移除各种可能阻塞气道的大血块。然而,观察上叶受限,需要在全身麻醉下施行。在支气管内注入肾上腺素可能有助于减慢出血。最后,肺动脉和支气管动脉造影可能有助于定位出血源[285]。支气管动脉出血的影像从胸主动脉造影术来定位出血源,可能是支气管或非支气管。一旦确定供血动脉后,就用选择性支气管动脉造影来确定出血的血管[291]。

出血的治疗取决于出血的程度。支气管镜检查可以确定出血的来源,并采取相关措施减少出血,如肾上腺素冲洗、冷盐水灌洗,有可能的话使用球囊支气管压迫止血[292]。支气管镜检技术的进步已经看到了局部用药的成功,将氧化再生纤维喷射到出血部位[287]。此外,有在继发于医源性的大量出血患者局部使用因子Ⅶa(FⅦa)的报道,尽管这是未被临床试验认可的药物[289]。一直认为FⅦa有益于大咯血不论是血小板计数低、创伤、血管炎和骨髓移植。其他推荐可促进凝固减少出血的药物有:倍美力、去氨加压素、加压素和氨甲环酸[293]。

对于出血持续加重,双腔气管插管(endotracheal tube, ETT)有益于将未受影响的肺和出血肺隔开。双腔ETT在最初放置后45%发生错位,患者位置变动后为54%[294]。若患者服用抗凝药物,则与放置双腔气管插管相关的操作可能会加重黏膜损伤和出血。由Larsen和Gasior[295]所描述的Fogarty导管可在支气管镜引导下通过已有的ETT到达受累支气管,从而减少由于重复插管对气道的额外损伤,保护未受累的肺。Univent ETT是可替代双腔ETT,但需要更换现有的ETT管。若考虑出血在右肺,单腔ETT进入右侧主支气管是不利的,因为临近右上支气管开口的位置。支气管阻断器的插入是另一种肺隔离方法,但在活动性出血时再次放置可能具有挑战性。

在稳定和保守治疗后仍持续出血者则需要支气管动脉栓塞。这被认为是大咯血的一线治疗方法。它可以一次阻止75%~98%患者的出血,但16%~20%的患者第2年后会再次发生出血[296-298]。支气管动脉栓塞术常同时进行胸主动脉造影术以确定出血的血管。在出血的血管内注入聚乙烯醇颗粒、明胶海绵和/或葡聚糖微球进行栓塞。一项研究表明,88%的接受了支气管肺动脉栓塞的患者能立即控制出血,而另一组的患者(81%)经过48小时才止住血[299]。支气管动脉栓塞治疗肺出血疗效显著。若栓塞后立即出现再出血则表明定位不准确和未栓塞住出血动脉。潜伏的咯血往往是由于血管再通或侧支形成。虽然已被证明了有效性,但并不是没有并发症,特别是血管并发症,如冠状动脉综合征,脊髓缺血,食管壁坏死等[291]。

遇到危及生命时能多学科配合,使用多种治疗方法会提高生存率并减少并发症[292]。与过去尽早通过手术治疗大咯血相比,努力在术前用非手术疗法控制出血至少48小时,可降低围手术期死亡率和术后并发症。如果出血持续和/或非手术治疗无效或不可行,那么可能需要及时手术治疗。需术前确定局部出血部位和足够的肺功能,因为切除术可能会扩大到全肺切除。术后死亡率相差很大,从1%到50%[284]。肺癌侵犯气管、纵隔、心脏或大血管、恶性肿瘤进行性肺纤维化等是手术的禁忌证。

1970年引进PAC使得医师可以监测CO、SVR和评估左心室功能,以及检测围手术期心肌缺血。随着PAC使用的增加,出现了罕见但往往是致命的肺出血原因——心脏手术患者肺动脉破裂[290]。发病率从0.06%至0.2%不等,死亡率为45%~60%[300]。对于心脏外科手术患者,死亡可能发生在肺动脉破裂几分钟内或术后1~14天[301]。最初的诊断可能是错误的,因患者可能没有症状或只有轻微的症状。小量咯血可能预示严重肺出血的发作[302]。肺动脉破裂的其他症状有低血压,动脉氧合降低、支气管痉挛、胸腔积液、气胸和血胸。在心脏手术中很少发生肺出血,然而,一旦发生将是危及生命的紧急情况。

某些因素易导致肺动脉破裂，如年龄大于 60 岁、抗凝和 PAC 的远端移位[290]。虽然肺动脉高压(pulmonary arterial hypertension,PAH)常伴有肺动脉破裂，但它不是危险因素[301]，但 PAH 可促进 PAC 远端迁移。慢性 PAH 削弱肺动脉和静脉的弹性，从而使患者对破裂的易感性增加。肺动脉破裂的机制是多方面的，但认为导管球囊是机械性的[303]。球囊膨胀后最大压力约为 1 700mmHg，在充气初期很容易达到 1 000mmHg。PACs 远端将降低肺动脉破裂所需的充气压力，尤其是在中老年人。术中低温体外循环的患者更容易发生 PAC 远端移位，因为低温导致 PAC 变硬。来自尸体和患者的证据表明，PAC 气球偏心膨胀可导致肺动脉破裂[304]。变形球囊的充气推动导管尖端穿过血管壁(图 24.68)。心脏的操作也可能刺破肺动脉。

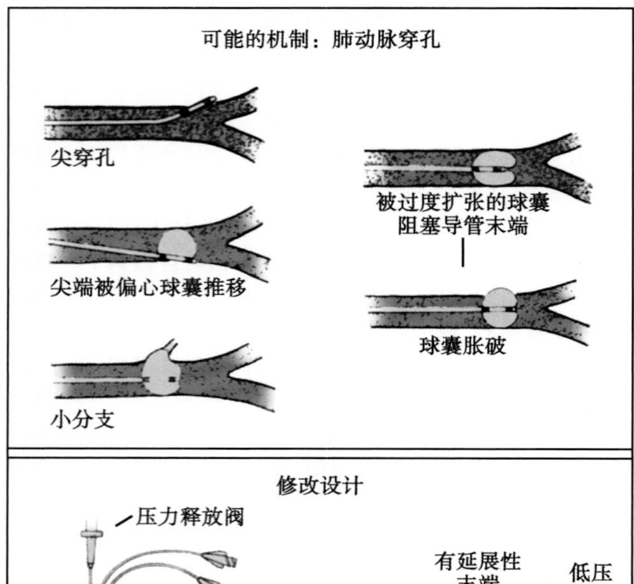

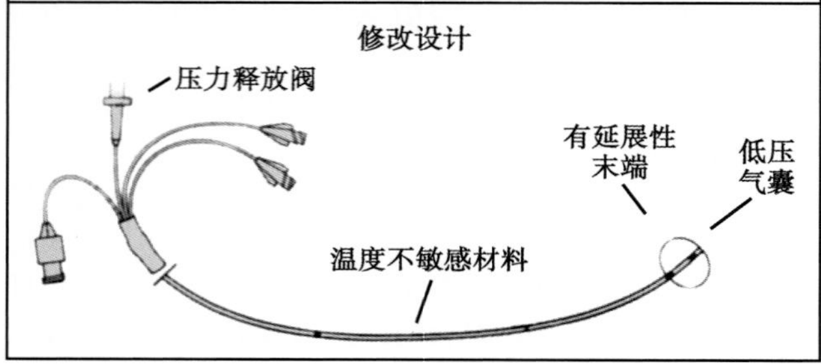

图 24.68 顶端气囊血流引导导管引发肺动脉穿孔的可能机制。这些问题需要修改导管设计。(*Reproduced with permission from Barash PG, Nardi D, Hammond G, et al. Catheter-induced pulmonary artery perforation. Mechanisms, management, and modifi cations.* J Thorac Cardiovasc Surg. *1981;82:5.*)

肺动脉破裂后出血的程度决定治疗方法。若在体外循环中发生破裂，则应维持体外支持，以确保充分的氧合，找到破裂位置直到情况被控制。如果肺动脉破裂发生在 CPB 前，那么使用 PEEP 和球囊扩张维持 PAC 位置可起到暂时压塞的作用，直到采取更确切的治疗[301,305]。若已中和抗凝作用，那么 24 小时内失血超过 1 000ml 或更多时应优先考虑手术干预，需考虑患者潜在的肺功能和对肺叶切除或潜在肺切除术的耐受性[285,286]。

为减少肺动脉破裂的风险，应避免在肺动脉远端放置 PAC。不可使 PAC 超过肺动脉瓣 5cm。球囊不应膨胀，会增加阻力，尤其是在给予抗凝血药物或停止体外循环后。在球囊充气和放气时，应仔细观察肺动脉波形。在 CPB 开始时将 PAC 退回到右心室或 CPB 前立即撤回 5cm。

心包疾病

心包是一个包围心脏和大血管的双层囊状结构。内层是覆盖在心脏表面的浆膜(脏层心包)。外层为纤维层(心包壁层)，附着在大血管、膈肌和胸骨上。壁层心包是一种坚硬的胶原膜，阻止急剧扩张。两层囊之间的空间是心包腔，通常含有 50ml 的透明液体，为血浆超滤液。心包腔内缓慢积液可导致其逐渐扩大，但是快速积液导致心脏压塞。两层心包在大血管根部和隔的中心腱汇合，浆膜层绕过这些连接与纤维层(壁层心包)的内侧相连。迷走神经，左喉返神经，食管神经丛，以及来自于星状神经节的交感神经，第一背神经节和其他神经节一起支配心包。膈神经从心脏两侧绕过是重要的解剖关系，因其包裹在心包内，在心包切除术中很容易被损伤(图 24.69)。心包不是生命必需的，心包切除后不会造成明显的失能，但它有许多精细的功能是有益的。最重要的是，它能最大限度地减少心脏的扭转，减少周围器官对心脏的摩擦。此外，心包还表现出免疫、血管舒缩、旁分泌、代谢和纤溶活性[306]。

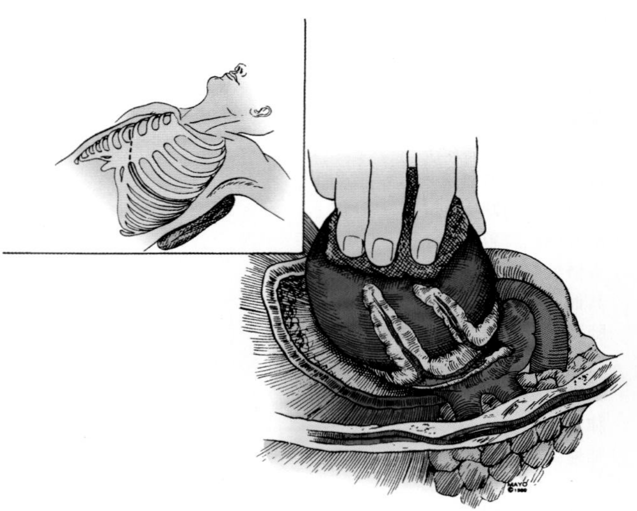

图 24.69 通过第五肋间前外侧开胸手术入路行心包切除术。膈神经在肺蒂上受保护。膈神经的侧面走行和心包附件使膈神经在心包切除时易被损伤。(*Reproduced with permission from Tuna IC, Danielson GK. Surgical management of pericardial disease.* Cardiol Clin. *1990;8:683.*)

急性心包炎

急性心包炎常见，但实际发病率尚不清楚，因为常常未被识别出来。通常有自限性，症状可持续 6 周。急性心包炎有多种原因(框 24.8)，其中最常见的是病毒感染(30%～50%)[307]。不幸的是，只有 25% 的病例可确诊明确的病因[308]。麻醉医师遇到合并急性心包炎患者的情况包括：恶性肿瘤、心肌梗死、心脏切开术后综合征、尿毒症或感染以及当症状失控和内科治疗失败时需要手术治疗。

框 24.8 急性心包炎的病因

特发性
感染性
　病毒
　细菌
　真菌
　寄生虫
免疫性
　心肌梗死(Dressler 综合征)
　心脏切开术后综合征
　Still 病
　类风湿性关节炎
　系统性红斑狼疮
　多发性大动脉炎
肿瘤
辐射
外伤
肾衰竭
药物诱发

Reproduced with permission from Oakley CM. Myocarditis, pericarditis and other pericardial diseases. *Heart.* 2000;84:449-454.

急性心包炎的特征是纤维蛋白沉积于心包表面。浆液性渗出液可伴随纤维素性炎症。因此,间皮细胞层被布满白细胞的纤维蛋白膜所取代。心包积液可提示感染性、肿瘤性或炎症性病因[307]。大约 20% 的心肌梗死患者出现心包炎,主要发生在第一周内[309]。心包炎和梗死后综合征的区别是:心包炎发生在第一周,梗死后综合征通常出现在心肌梗死后 2~3 个月以后。急性心包炎、胸膜炎性胸痛定位于胸部中央,可放射至背部和左斜方肌。这种疼痛持续时间长于心肌缺血的间歇性疼痛。急性心包炎可能出现一定程度的呼吸困难。心包积液大量快速累积会明显增加心包内压力从而通过上、下腔静脉阻碍右心室充盈,造成心脏压塞,故急性心包炎可导致右心衰竭。也可发生房性心律失常。

一般来说,可通过测定血清心肌酶来区分急性心包炎和 MI,但心肌酶升高有时也出现在心包炎患者。早期常见低热,持续几天到几周,胸痛发作后出现摩擦音。心包摩擦音是心包炎的特征性表现,但只间断闻及。心包炎的早期心电图典型的改变是 2 个或 3 个标准肢导联和大部分胸前导联 ST 段抬高。ST-T 抬高常出现但可能与心肌梗死相混淆(图 24.70)。急性心包炎通常导致弥漫性 ST-T 改变,而 MI 通常表现为局限的 ST-T 改变。当急性心包炎进入亚急性期时,急性 ST 段异常后出现 T 波倒置。心电图变化过程中通常不出现 Q 波。疑似急性心包炎患者的超声心动图结果是不确定的。可出现心包积液,心包膜可能增厚或完全正常。如果存在积液,则必须排除心脏压塞的生理症状。若心包膜增厚,则应寻找缩窄的生理学其他证据(见后文)。心包积液胸部 X 线可显示轻度扩大的心影,这表明积液量至少 250ml。心包积液的迅速积聚也可能引起心脏压塞。若蓄积速度慢,可累积有 1L 或更多的心包积液且不伴心脏压塞的症状。充血性心力衰竭、瓣膜病或心内膜炎也可发生心包积液。急性心包炎时可行心包穿刺术,既可明确诊断又可解除心脏压塞症状。心包穿刺术并非没有并发症,包括但不限于穿破冠状动脉或

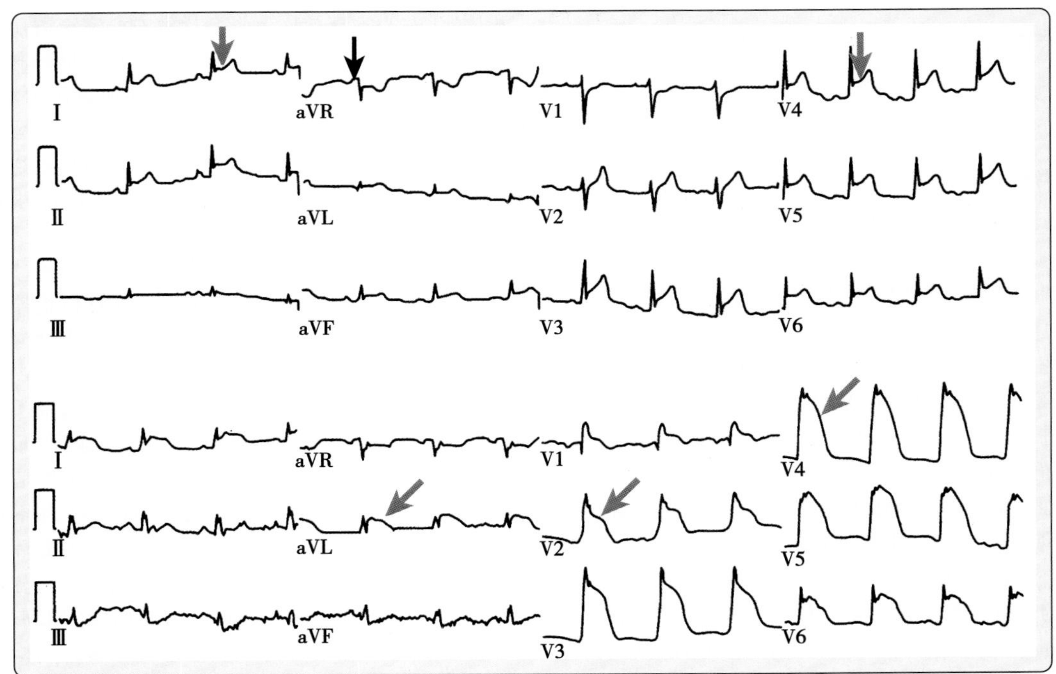

图 24.70 急性心包炎:在肢体导联上Ⅰ、Ⅱ、aVF 和 aVL 及胸前导联 V3、V4、V5 和 V6 记录到向上-中央凹陷的 ST 段抬高(细箭头)以及 aVR 上 PR 段抬高(粗箭头)。急性心肌梗死:在Ⅰ、aVL、V1、V2、V3、V4、V5 和 V6 导联记录到中央凹陷-向下的 ST 段抬高(细箭头),提示广泛前壁心肌梗死。(*Reproduced with permission from Aikat S, Ghaffari S. A review of pericardial diseases: clinical, ECG and hemodynamic features and management.* Cleve Clin J Med. *2000;67.*)

心室。心包穿刺前,应用超声心动图评估心室收缩功能。如果需重复进行心包穿刺术来缓解心脏压塞,则可行心包开窗术或心包切除术。

在心包切开术后发现心肌定向血清抗体升高,提示这是与免疫反应相关的综合征。心包切开术后综合征包括急性非特异性心包炎,通常在心脏手术或外伤后 10 天至 3 个月内发生。在一项对 944 名接受心脏手术的成人患者的前瞻性研究中发现,心包切开术后综合征的发生率为 17.8%,虽然已报道在心脏手术后的发生率高达 50%[310]。

急性心包炎的治疗包括缓解症状和治疗根本的系统性疾病。缓解症状包括支持治疗、卧床休息和非甾体抗炎药镇痛。左侧星状神经节阻滞已用于缓解持续性疼痛。

缩窄性心包炎

缩窄性心包炎(constrictive pericarditis,CP)是由于壁层心包和脏层心包致密融合所致,机械性因素引起心脏舒张期充盈受限。瘢痕化可引起心包变化,诱因可以是单纯性心包炎发作或长期暴露在反复或慢性炎症过程中。以前,肺结核是 CP 的主要原因,但目前大多数病例(33%)是原发性的[311]。发展中国家的主要病因是急性心包炎史、心脏手术和纵隔辐射[312]。表 24.9 列出了慢性 CP 的某些病因。原发性肿瘤,放射治疗或尿毒症性心包炎占大多数需要手术治疗的 CP。高达 18% 的心包切除术与之前的心脏手术有关[311],这可能解释了过去 15 年 CP 病例数的增加的原因[313]。

表 24.9 慢性缩窄性心包炎的病因

病因	百分比
特发性心包炎	40%
CABG 术后	30%
结核病	10%
辐射诱发	5%
胶原血管病	5%
其他(恶性肿瘤、尿毒症、化脓)	5%

Reproduced with permission from Kabbani SS, LeWinter MM. Diastolic heart failure. Constrictive, restrictive, and pericardial. *Cardiol Clin.* 2000;18:505.

CP 的临床表现类似于充血性心力衰竭和慢性肝病[306]。最常见的体征是颈静脉怒张、肝肿大和腹水。症状是非特异性的,而且迁延多年。如果病因是辐射、心脏手术或外伤则可在几个月内进展而成。图 24.71 显示正常充盈期可见颈静脉搏动。CP 的静脉压力波的特征是一个显著的 Y 下降。可出现 Kussmaul 征(吸气时颈静脉压力反常性增加)。系统性静脉压升高解释了一些 CP 的典型症状,如肝淤血和外周水肿[200]。只有三分之一的慢性 CP 患者会发生明显的奇脉。

特征性的心电图改变为二尖瓣 P 波(P 波增宽)、QRS 波群低电压宽和 T 波倒置[313]。1/4 的患者有心房颤动。胸部 X 线片上心脏非特异性扩大,而有时可发现心包钙化(<30%)[312],虽然较过去少见,原因是在发达国家结核的发病率有了极大地下降。虽然心包钙化对 CP 有特异性,但并不敏感。CT 和 MRI 可证实 CP 的心包有典型增厚,但经手术证实 28% 的 CP 患者在影像学检查上可有表现正常的心包[314]。

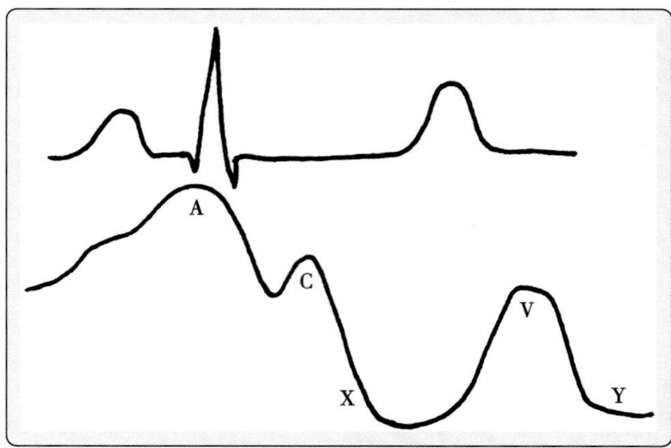

图 24.71 正常颈静脉压力波形和心电图关系的概述。A 波是心房收缩的结果;显著的负向 X 下降出现在心室收缩期,是心室基底和三尖瓣向下位移的结果,和持续心房舒张一样。小 C 波,中断 X 下降,可能是由三尖瓣膨出进入右心房引起。V 波反映三尖瓣关闭时右心房充盈。最终,三尖瓣开放后和血液从右心房快速流入心室期间出现 Y 下降。(*Reproduced with permission from Legler D. Uncommon diseases and cardiac anesthesia. In: Kaplan JA, ed.* Cardiac Anesthesia. *2nd ed. Philadelphia: Saunders; 1987: 785.*)

包括二维和多普勒成像的综合超声检查是诊断成立的基本部分,但常常也是充分条件。二维超声结果可能包括心包增厚、室间隔运动异常、下腔静脉扩张和舒张期左心室后壁扁平[114]。收缩期的关键特征性表现是心室间相互依赖。心室的舒张期充盈相互依赖,因为全心容量被变硬的心包固定。吸气时,胸腔内压力下降,肺血管压力也随之下降。增厚的心包阻止这种压力下降传递到心室。因此,由于肺血管内压力下降,在吸气末导致左心室充盈压下降。由于心腔容积固定,左心室充盈压下降会导致右心室充盈压增加。结果导致吸气时室间隔移向左心室,也增加了肝静脉舒张期血流量[114]。呼气时,胸腔内压力增加,肺血管压力增加,舒张期室间隔移向右心室使得左心室充盈增强。这是因为胸内正压右心室充盈减少,肝静脉内舒张期血流出现逆转。当连起来看几个心动周期时,室间隔在左心室和右心室之间来回摆动。

最终,呼吸改变二尖瓣流入 E 速率的 25% 或更多,伴随呼气是肝静脉舒张期血流反转,支持心包缩窄的诊断(图 24.72)[315,316]。然而,仅约 50% 的 CP 患者存在这些表现[317,318]。室间隔运动随呼吸的变化也可用 M 型成像观察到[315,316]。二尖瓣环多普勒成像已成为诊断 CP 的有效方法。在正常情况下,舒张早期二尖瓣环速度(E')在外侧环大于内侧环。在 CP,内侧环形速度(E')通常是正常或增高(>8cm/s)和超过外侧环的速度,因此被称为环逆转[315,316]。在 RCM 等心肌疾病中,舒张功能受损,二尖瓣环舒张速度低(E')(<6cm/s)[315,316]。组织多普勒成像可区分限制性和缩窄性疾病,但没有统一的指标来区分 CP 与 RCM[306]。即使是多普勒超声心动图,也必须知道患者在多普勒检查时的负荷情况和呼吸运动情况。门控心脏 MRI 也经常用于检查 CP 和评估心包炎症及增厚程度,及伴随的室间隔运动和二尖瓣血流等异常特征[316]。有创的心脏导管插入术是诊断 CP 的金标准,但是,前面所描述的无创技术往往能够提供足够的诊断依据[316]。

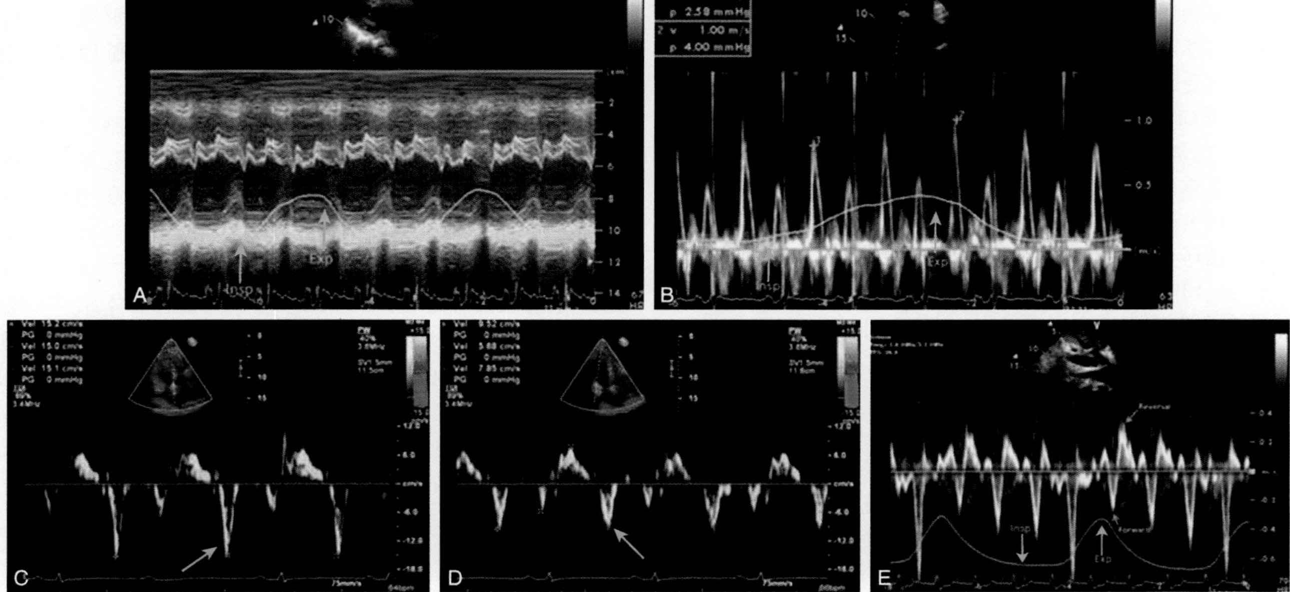

图 24.72 与缩窄性心包炎相关的超声心动图表现。(A)经胸超声心动图胸骨旁左心室长轴 M 型显示吸气时左心室间隔运动。(B)二尖瓣瓣叶的脉冲多普勒成像显示吸气降低早期流入速度而呼气时增加。(C)二尖瓣内侧环和(D)侧环组织多普勒图像显示舒张早期速度(e')增加,内侧速度超过横向速度。(E)肝静脉内的脉冲多普勒显示呼气时血流反向。Exp,呼气;Insp,吸气。(*Reproduced with permission from Welch TD, Oh JK. Constrictive pericarditis: old disease, new approaches.* Curr Cardiol Rep. *2015;17:20.*)

TEE 对心包切除术患者不是非常有用。可用于术前、术后评估右心室功能和三尖瓣反流程度。然而,缩窄性心包炎的诊断依赖于有自主呼吸患者的多普勒表现。这些结果从未用于评估接受正压通气的患者,因此手术室不是确认或排除疑似缩窄性心包炎的地方。

CP 的血流动力学变化主要归因于心房独立于呼吸对胸腔内压和固定的舒张末心室容积的影响[312]。吸气时,心包限制了左心室的充盈,导致右心室充盈压增加。呼气时则相反,左心室过度充盈和右心室充盈受限。当心脏体积接近心包容积时就会发生右心室舒张末期充盈受限,通常在舒张中晚期,以平方根或倾斜-平台样为特征(图 24.73)。僵硬的心包导致充盈受限。平方根征的出现是因为缩窄的心包本质上是心室壁的一部分。当心室收缩时,心包就像弹簧一样会变形。当舒张期开始时,弹簧被释放,心室迅速充盈,心室压力降低,形成倾斜和倾斜-平台波形。当心脏充盈接近固定的心包设定的极限时,达到心室充盈曲线的平台。标志着右心房、

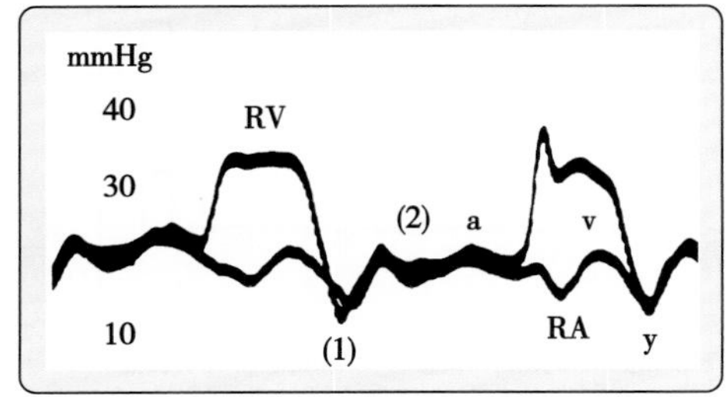

图 24.73 慢性缩窄性心包炎患者容量充盈时右心室(RV)和右心房(RA)的压力曲线。a,心房收缩;v,心房充盈;y,早期心室充盈。(*Reproduced with permission from Shabetai R. Pathophysiology and differential diagnosis of restrictive cardiomyopathy.* Cardiovasc Clin. *1988;19:123.*)

左心房和心室充盈压显著升高。由于心包的局限,使肺动脉舒张压、肺毛细血管楔压右心房压相等,在 CP 患者中升高。尽管少有 PAH,肺动脉和右心室收缩压介于 35 至 45mmHg 之间,最重要的是,CP 患者的心肌不受影响。CP 与 RCM 之间的区别前面已描述。

心包疾病的外科治疗

复发性心包积液和 CP 需行心包切除术。渗出性心包炎的心包切除很简单;但 CP 的心包切除难度较大,手术死亡率为 5.9%~11.9%[319]且 5 年生存率为 78%[320,321]。可能发生三尖瓣反流,类似于 CP 时右心衰竭和容量超负荷的症状。事实上,接受外科手术治疗的患者有五分之一有明显的三尖瓣关闭不全[319]。CP 患者接受三尖瓣关闭不全的手术治疗对长期生存没有影响,也不增加手术风险。部分晚期 CP 患者可能存在三尖瓣反流。

心包切除术后立即发生的低 CO 是高发病率和死亡率的主要原因,占术后立即死亡患者的 14%~28%[322]。术后采用高保真压力计测量发现,许多患者左心室收缩和舒张功能异常[322]。更重要的是,它们为手术和远期死亡招来了最大风险。这些发现与普遍认为的观点相反,即心包是这些患者的主要问题及这类患者的心肌是正常的。心肌功能的测定是衡量患者预后的重要指标,也是进行性肌力支持的必要条件。虽然心脏压塞患者一旦打开心包,其临床症状通常能得到改善,但不总是在心包切除后立即得到明显改善。心脏功能的明显改善可能需要几个星期,然而,90%的患者最终症状得以缓解[311]。

正中胸骨切开术可为心包切除术提供更好暴露和入口,但也可选择左前外侧切口。对为减轻心脏压缩的心包切除范围和是否需要 CPB 有很多意见。最近,一项回顾性研究表

明，与心包部分切除术相比，心包完全切除术结果良好[323]。去除黏附和瘢痕的心包，释放左右心，涉及广泛的心脏操作和血流动力学不稳。是否使用 CPB 取决于手术医生是否有信心在可接受的血流动力学稳定的情况下完全切除心包。更积极地采用 CPB 的心包切除术这些年来在增加，生存率在提高，这种趋势可能会继续[319]。然而，已报道使用和不使用 CPB 均有良好的结果[323]。CPB 时须充分肝素化，可能会加剧血液从大面积暴露的心脏表面丢失。此外，衰弱患者长时间体外循环会促进心包切除术的早期死亡。辐射后的 CP 患者是心包切除术的高危人群。他们不仅遭受辐射对心肌的影响，在心包切除术后可产生更持久的限制作用，还遭受辐射导致的肺功能障碍[319]。

麻醉注意事项

CP 患者行心包切除术的麻醉管理目标包括减少心动过缓、心肌抑制，并降低前、后负荷。监测包括动脉血压和中心静脉压。应保留一侧股动脉行股动脉套管插入术，必要时紧急启动 CPB。推荐 PAC 监测，因为心包切除术后有低 CO 综合征。一些 CP 患者会发展成为低心排综合征，不论心包切除的方法或范围[323]。在心包切除术中常发生低 CO、低血压和心律失常(心房和心室)。因为心室舒张充盈受限且相对固定，心输出量呈频率依赖性。如果心肌功能受抑制或心率减慢，那么 β 受体激动剂或起搏有助于改善 CO。若心房或心室穿孔可突发灾难性的大出血，则需要足够的静脉通路。剥离过程中也可损伤冠状动脉；故需仔细监测 ECG 上缺血的表现。经左前胸切口需要密切监测氧合，因左肺在剥离过程中严重受压。目前，如果止血效果和血流动力学在可接受范围，麻醉策略是基于实现早期拔管，与其他心脏外科病例类似。

心脏压塞

各种临床情况下均可发生心脏压塞，最常见的是继发于恶性肿瘤或非手术患者心包穿刺后[324]。其为连续性的生理变化，需快速诊断和治疗。心脏压塞早期因症状和体征轻微，很容易被忽略，直至达到临界状态。失代偿性心脏压塞是急症，需要立即心包穿刺或手术干预。

当心包液体蓄积到心包内压升高，以至于限制心脏充盈时，会发生心脏压塞。心包积液发生的速率，而不是绝对液体体积，是压塞后遗症的决定因素。轻度压塞患者常相对无症状。心脏压塞诊断延迟原因是：临床上对低血压、奇脉和颈静脉怒张这样的临床体征敏感性过度依赖的趋势[325]。一些研究表明，呼吸困难是心脏压塞最早期和最敏感的体征[325]，急性心脏压塞常伴呼吸困难和胸部不适[306]。ECG 上心脏压塞表现为 QRS 波低电压、心电交替(图 24.74)和 T 波异常。心脏压塞常表现为窦性心律。在胸部 X 线片出现已知的“水瓶”轮廓前，心包腔内至少需聚集 200ml 液体[327]。典型的急性心脏压塞的 Beck 三联征包括：①动脉压降低；②静脉压升高；③心音遥远，心搏减弱，仅见于 10%~40% 的患者[327]。也可发现奇脉(图 24.75)，吸气时右心充盈压增加使得左心室每搏量减少导致吸气相收缩压下降超过 10mmHg。奇脉不是心脏压塞的特异性或敏感性体征，因其可存在于阻塞性肺疾病、右心室心肌梗死或 CP。当左心功能不全、正压通气、房间隔缺损或严重的主动脉瓣反流时，则可能不存在三联征。

血流动力学监测有助于诊断心脏压塞。当舒张期充盈开始消失时，颈静脉搏动缺少明显的 Y 下降。心脏射血期间，心包腔内压下降产生明显的 X 下降。最后，心包压力容积曲线几乎垂直，所以任何额外的液体会非常限制心脏充盈，降低舒张期顺应性[328]。最终，右心房压、肺动脉舒张压和肺毛细血管楔压达到平衡(图 24.76)。这些压力达到平衡(彼此相差 5mmHg 以内)时应立即排除急性心脏压塞。超声心动图是目前诊断心包积液和排除心脏压塞的首选的无创性方法。

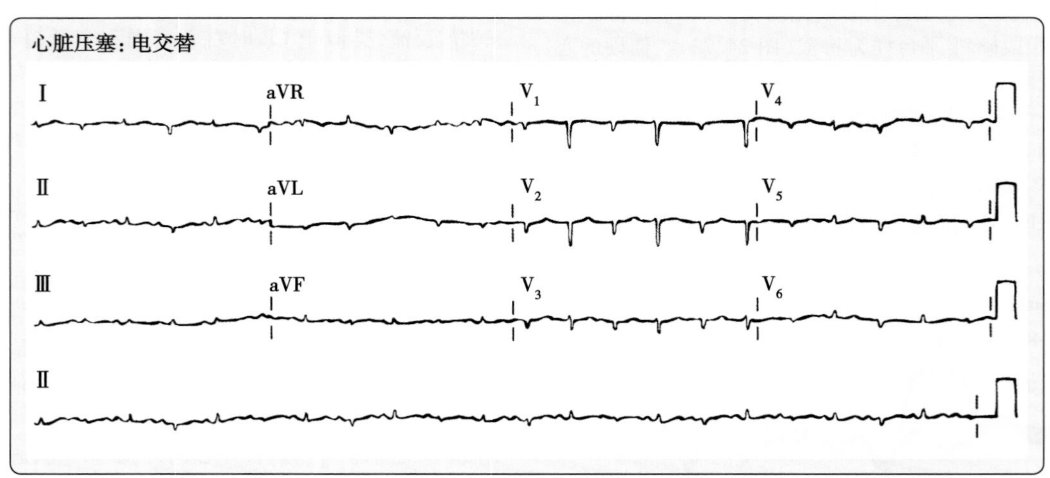

图 24.74 心脏在心包腔摆动导致心脏压塞电交替。(*Reproduced with permission from Aikat S, Ghaffari S. A review of pericardial diseases: clinical, ECG and hemodynamic features and management.* Cleve Clin J Med. *2000*; *67*: *909*; *originally modified from Longo MJ, Jaffe CC. Images in clinical medicine Electrical Alternans.* N Engl J Med. *1999*; *341*: *2060.*)

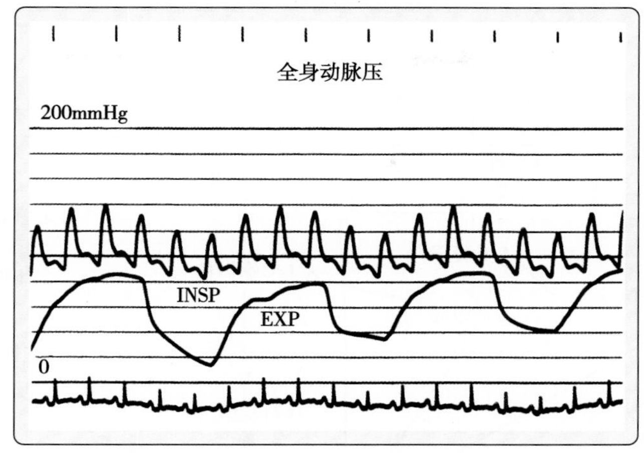

图 24.75 奇脉。在吸气(INSP)时,动脉收缩压下降超过 12mmHg。EXP,呼气。(*Reproduced with permission from Reddy PS, Curtiss EI. Cardiac tamponade.* Cardiol Clin. *1990;8:628.*)

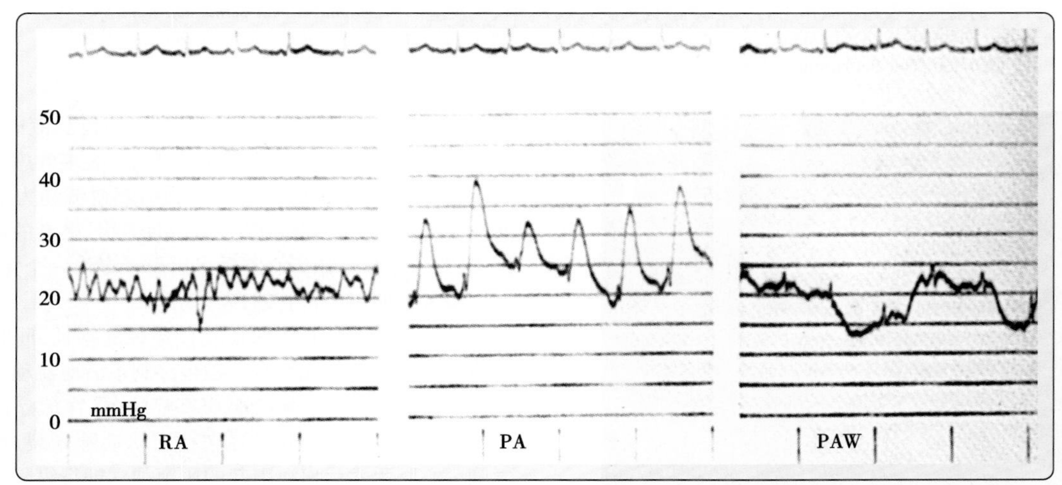

图 24.76 心脏压塞是血流动力学变化。表明右心房(RA)、肺动脉(PA)舒张期和肺动脉楔压(PAW)相等。(*With kind permission from Dr. Thomas J. Conahan.*)

主要血流动力学变化和心脏压塞时的代偿机制见图 24.77。除了喷射期,心动周期中心包腔内压力升高是心脏压塞时的血流动力学变化的原因。血流动力学的表现主要是由于心房受压而不是心室受压。起初轻度压塞,增加的心房和心包压力限制舒张期充盈。虽然心内压由于压塞而升高,但有效的前负荷明显减少,导致每搏量和 CO 降低。为维持 CO,交感神经兴奋以增加心率和心肌收缩力[313]。最初由全身血管收缩来维持血压,但随着心脏压塞的进展,CO 开始随全身血压下降而下降。静脉压低于心包压力时,导致全身血压严重下降和冠状动脉灌注压不足[328]。血压下降类似于低血容量性休克,初期液体复苏有效,进一步发展会混淆诊断,但是若不立即处理压塞,会迅速恶化并可危及生命[306]。

心脏压塞的超声心动图特征包括心包内心脏过度运动,同时伴有心房和心室的塌陷(图 24.78)[313]。当液体量超过 25ml 时将导致心包腔在整个心动周期中呈无回声区[114]。心脏压塞的二维超声心动图表现包括右心室舒张期塌陷、舒张期右心室内翻、室间隔异常运动和心室体积随呼吸周期变化[329]。舒张期心包压力超过心脏压力导致右心室塌陷。右心房塌陷在超过三分之一的心动周期中,它会是超声心动图检查的特殊性结果。

正常情况下,吸气时胸腔内压下降可传递到肺血管、心包腔和心内。心脏压塞时,因心包腔内存在液体使得吸气末心包腔内压力不会下降。因此左侧心脏充盈斜度降低,吸气时二尖瓣内流 E 速率减慢。此外,右、左心室充盈相互依存,与缩窄性心包炎相似。

床旁超声心动图还可以用来在心包穿刺术时引导穿刺针或置入导管。事实上,在某些医疗机构心包穿刺术大部分是在超声心动图引导下完成的[330]。据心包压力-容积曲线的梯度,穿刺抽取不超过 50ml 的液体就可治疗严重心脏压塞。通常会留置心包腔导管直至引流量变少。未认识到心脏压塞的潜在发生和未预知血流动力学变化的进展,可能导致通过超声心动图确定诊断和启动治疗的延迟。例如伴有血流动力学不稳定的胸部穿透伤或心脏手术后胸导管引流突然减少,应迅速确诊是否发生心脏压塞以及可能的紧急开胸手术。

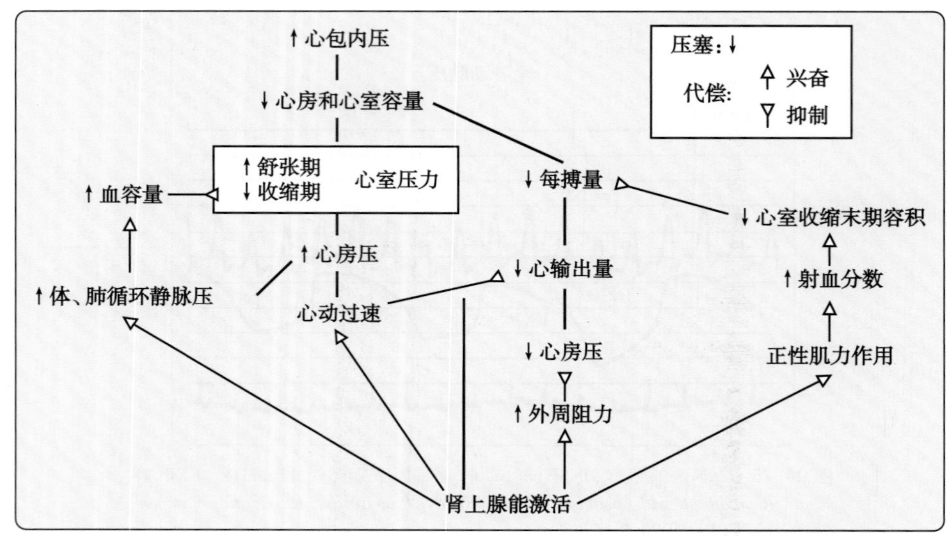

图 24.77 心脏压塞：主要血流动力学事件和主要代偿机制之间的关系。单箭头代表压塞顺序；指向箭头代表起刺激作用的代偿机制；钝箭头代表方向代偿反应。（*Reproduced with permission from Spodick DH. Pathophysiology of cardiac tamponade.* Chest. *1998；113：1374；originally modifi ed from Spodick DH，ed.* The Pericardium：A Comprehensive Textbook. *New York：Dekker；1997：182.*）

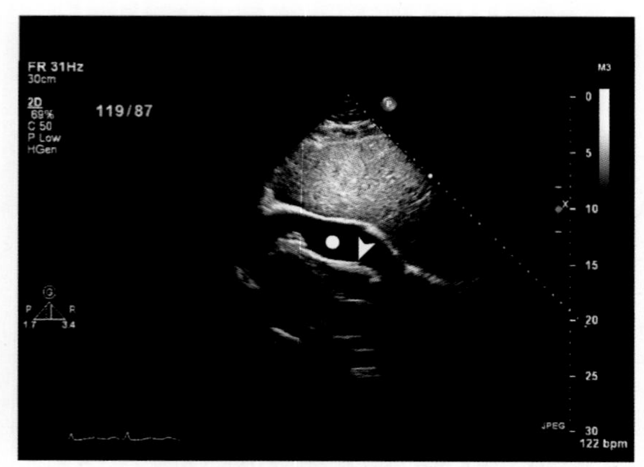

图 24.78 心脏压塞。肋骨下经胸观，图像顶部可见肝脏。心包内（白点）可见强回声区，为急性积液。舒张期心脏右侧塌陷（箭头）。该患者在心脏超声引导下行急性心包穿刺术

CPB 后，过度出血患者发生出血性心脏压塞越来越常见，并且其发生是致命的。根据不同的诊断技术，心脏手术后心脏压塞发生率高达 8.8%。然而，几乎 75% 的心脏手术压塞发生较晚（5~7 天）尤其是那些曾接受瓣膜手术与冠状动脉旁路移植术患者[331]。早期压塞的原因主要是因为继发于 CPB 凝血功能障碍，而晚期的是多因素的，阿司匹林和抗凝药物的使用增加了出血的风险[331]。持续性低 CO 和低血压伴右心房和左心房压力增加，强烈提示心脏压塞。然而，心脏手术患者术后低血压的原因很多，常使压塞的诊断变得复杂。术后心脏压塞的典型特征可能缺失或减弱[332]。动脉低血压、奇脉和颈静脉压升高在一系列心脏手术患者中分别发生 30%、40% 和 50% 的缺失[333]。诊断延迟加剧了晚期心脏压塞的死亡率。

心脏手术后，没有一种检测、临床表现、血流动力学或超声心动图改变足够做出心脏压塞的诊断，需要考虑整个临床情况[334]。虽然超声心动图能够鉴别心包积液的大小，但并不一定反映引起心脏压塞的可能原因。大多数患者心脏手术后会有心包积液的迹象，但发展到引起血流动力学上显著压塞改变的不足 1%[331]。因为胸管的干扰，患者的体位和其他因素，TTE 可能不能为心脏手术后患者提供一个完整的检查，所以需考虑使用经食管超声心动图。

危及生命的心脏压塞是心包穿刺的指征，同时进行液体复苏以维持足够的充盈压。心包穿刺术后血流动力学应得到改善。虽然能直接缓解心脏压塞症状，最终治疗需要心包引流。心包穿刺的主要并发症包括冠状动脉撕裂、穿破心脏和气胸。心脏手术后出血引起的压塞须立即行纵隔探查以确定出血来源并稳定血流动力学。

麻醉注意事项

心脏压塞患者可能会在全麻诱导后出现严重低血压或心搏骤停。其原因包括心肌抑制，抑制交感神经、静脉回流减少和心率改变，往往与麻醉药物的使用和正压通气有关。需立即引流心包积液。仅在局部浸润麻醉或轻度镇静下经剑突下切口行心包切开术。若确定心脏压塞，则可在心包腔减压术后开始全麻诱导[335]。氯胺酮（0.5mg/kg）、纯氧和局麻浸润下行预备的胸骨切开术以排除严重的心脏压塞并发症[336]。自主呼吸而非正压通气，能有效地维持 CO 直至解除心脏压塞。积极纠正代谢紊乱。低血压患者需积极扩容[337,338]。与 CP 相似，心脏压塞患者的心搏量相对较低且固定，因此依靠心率和足够的充盈来维持 CO。静脉给予儿茶酚胺或起搏可避免心动过缓。在犬心脏压塞模型中，注射多巴酚丁胺通过维持 CO 和组织氧供来延缓乳酸酸中毒的出现[339]。

病例讨论 3：心脏压塞病例报告

男性，65 岁，既往有慢性静脉功能不全病史，因静脉淤滞

性溃疡入院，须进行植皮。计划出院那天发现多发性肺栓塞和下肢深静脉血栓形成。开始进行抗凝治疗，放置下腔静脉滤器，放置下肢静脉导管行置管溶栓治疗。两天后，行下肢血栓取栓，无任何并发症。

取栓后回到病房，患者迅速发生血流动力学不稳定。行静脉补液，但很快需气管插管机械通气治疗呼吸窘迫。心搏骤停，给予肾上腺素并进行心肺复苏。TTE 示大量心包积液（图 24.79）。

因情况紧急，在超声心动图引导下立即行床旁心包穿刺术（图 24.80）。从心包腔排出大量血液，心包积液似乎得以解决（图 24.81）。患者的血流动力学迅速改善。进行了一段时间机械通气，但最终在良好状态下出院。

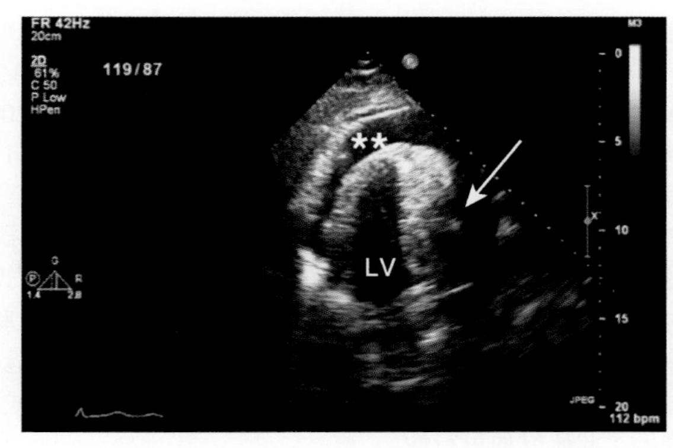

图 24.79 经胸超声心动图胸骨旁四腔观。心包内大量低回声（双星号）提示大量心包积液。右侧心脏舒张期完全塌陷（箭头），提示血流动力学上显著地生理压塞。LV，左心室

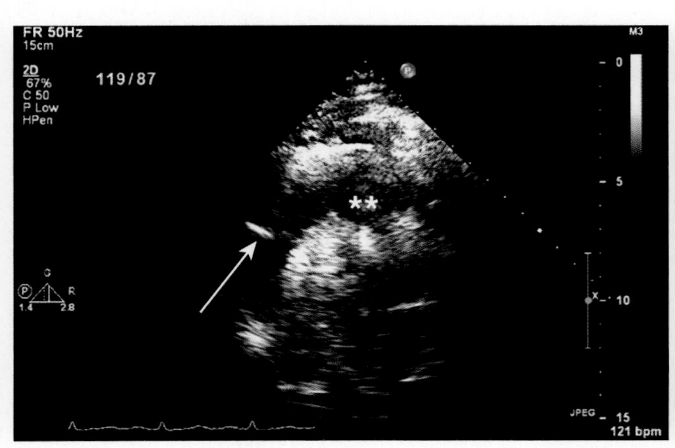

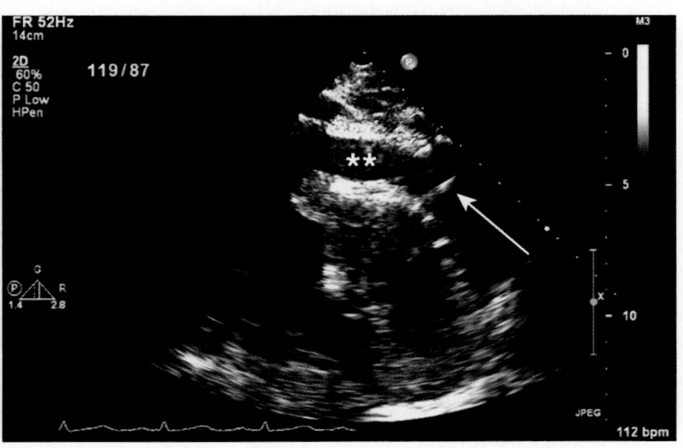

图 24.80 两张经胸超声心动图；心脏短轴观显示一穿刺针（箭头）在超声引导下进入心包腔（双星号）

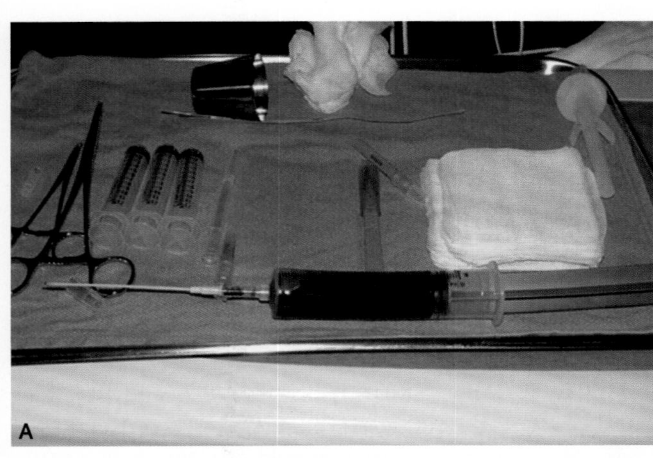

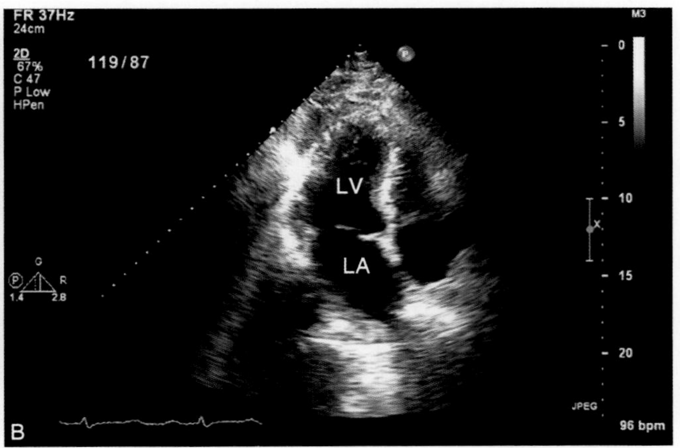

图 24.81 （A）用于心包穿刺术的导管和注射器。（B）经胸超声心动图；胸骨旁四腔观显示心包积液消退。右侧心脏目前舒张期充盈良好。LA，左心房；LV，左心室

颈动脉和冠状动脉联合病变

伴随冠状动脉和颈动脉疾病症状的患者很少见，但与单独颈动脉或冠状动脉疾病的患者相比却是显著高危人群[340-342]。冠状动脉旁路移植术是治疗缺血性心脏病的有效方法[343,344]。在过去的 3 年中，心肌保护、CPB 技术和围手术期护理的发展降低了心脏外科手术的发病率和死亡率。然而，卒中仍然是冠状动脉搭桥术后主要的并发症，影响患者的生活质量、经济和生存。尽管与 CABG 相关的卒中发生率约为 2%，颅外颈动脉疾病在卒中发生中的作用仍不明确。

Bernhard 及其同事[345]于 1972 年首次提出颈动脉内膜剥脱术（carotidendarterectomy，CEA）和冠状动脉旁路移植术联合应用，以减少合并颈动脉和冠状动脉疾病的发病率和死亡率。这种方法的新益处源于最近的对照试验，证实了单纯的 CEA

对症状性和无症状性重度颈动脉狭窄的益处[346]。从2000到2004年,美国住院患者样本数据库显示已完成了27 084例CEA-CABG联合手术[347]。根据同一数据库,在1993至2002年间所有CABG手术中,CABG-CEA联合手术的比例从1.1%上升到1.58%[348]。随着人口老龄化,颈动脉分叉处狭窄大于70%的患者将继续增加。导致合并颈动脉和冠状动脉疾病的患者越来越多[346],但对他们的治疗还没有达成共识。为解决这些患者的治疗,需要进行一项大型多中心随机试验。不幸的是,患者的异质性使得这项研究很复杂,颈动脉和冠状动脉疾病的程度不同以及不同医院对冠状血管重建的方式不同降低了此研究的可行性。

与CPB有关的神经损伤主要来源于栓子[349]导致的脑低灌注和缺血。栓子主要来源于主动脉插管,松开主动脉交叉钳夹和基于经颅多普勒超声的心脏操作。脑栓塞不常见的原因是左心室血栓和空气栓塞。然而,CABG术后卒中的原因是多方面的。与CABG相关卒中的单因素系统性回顾分析已经证实了卒中的危险因素如下:颈动脉狭窄80%以上,颈动脉闭塞、既往卒中或短暂性脑缺血发作、周围血管疾病、梗死后心绞痛,女性,长时间体外循环,年龄(老年),CEA史,糖尿病,吸烟,高血压,以及左主干病变和颈动脉血管杂音[350-352]。9.93%接受冠状动脉搭桥手术的患者可能出现颈动脉血管杂音,其卒中的风险增加了4倍。听诊不能区分明显狭窄[353]。可在颈动脉最狭窄处闻及颈动脉血管杂音,而在直径为1~2mm的颈动脉内不可闻及。已存在的亚临床缺血和MRI或血管造影显示的脑动脉粥样硬化是CABG患者发生卒中的独立预测指标[354,355]。主动脉弓和升主动脉粥样斑块为另一个独立危险因素[356]。颈动脉超声联合危险因素对于CABG手术有关的卒中有很好的预测作用(图24.82)。

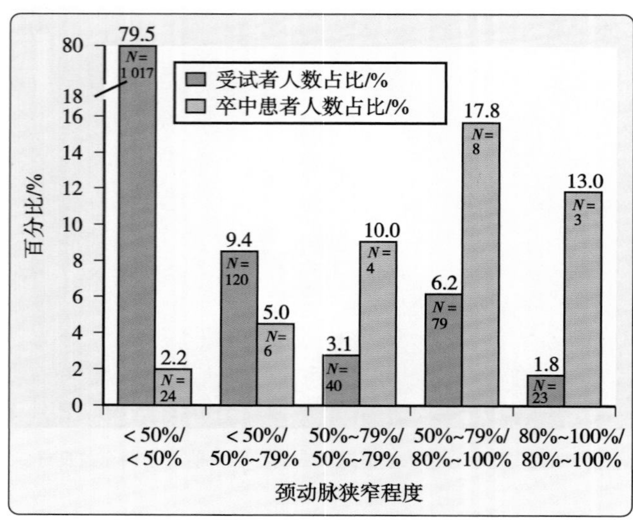

图24.82 接受无创颈动脉筛查患者的颈动脉狭窄发病率和颈动脉狭窄引发的卒中。(*Reproduced with permission from D'Agostino RS, Svensson LG, Neumann DJ, et al. Screening carotid ultrasonography and risk factors for stroke in coronary artery surgery patients.* Ann Thorac Surg. *1996;62:1714-1723.*)

所有缺血性心脏病患者都应考虑颈动脉疾病。严重的颈动脉疾病使CABG手术卒中的风险增加了4倍[350,357]。早期估计血流动力学变化明显的颈动脉狭窄患者的发病率为2%~16%,需要行CABG手术[358]。Faggioli及其同事[359]证实了严重颈动脉狭窄的发生,定义为患者年龄大于60岁,颈动脉狭窄大于75%,占CABG手术患者的11%。最近,无创超声显示重度颈动脉和冠状动脉疾病患者的百分比高于先前的研究[352]。接受CABG患者术前行颈动脉超声以评估颈动脉疾病,约20%患者有单侧或双侧严重的颈动脉狭窄。对卒中和CABG术的系统回顾指出了卒中发生率增高与颈动脉狭窄程度增高的关系[350,357,360]。在无颈动脉疾病(0~49%狭窄)的患者中,心脏手术的卒中发生率低于2%,无症状性疾病(单侧狭窄50%~99%)增加到3%,双侧狭窄(50%~99%)的患者增加5%且颈动脉闭塞者占7%至11%。这些数据表明分段CEA或与CABG手术联合有潜在的降低卒中的益处。

普遍认为,有症状的颈动脉疾病患者接受CABG手术的卒中风险显著增加[352]。然而,单侧或双侧无症状颈动脉狭窄的管理仍在继续完善。无症状性严重颈动脉狭窄是心脏手术和体外循环同侧大脑半球卒中的危险因素[342,352,361],但是在无症状患者中识别它阻碍了对这一真正风险评估的确定。这一点很重要,因为单独CEA不仅能降低症状性颈动脉狭窄大于70%[348]卒中的风险,而且能减少无症状的重度颈动脉狭窄患者卒中的风险[346]。颈动脉同侧神经损伤发生率占心脏手术相关卒中的40%至50%[362],故需考虑采取预防卒中的措施[347]。在大多数患者中,颈动脉或冠状动脉病变的程度不会限制患者接受更高级的手术,CEA或CABG手术的安全性。与此相反,颈动脉疾病合并缺血性心脏疾病患者需选择联合、同步或分阶段的治疗方法。分阶段方法不包括在一项麻醉中同时进行CEA和CABG手术。许多外科医生支持CABG-CEA联合手术,而其他人则认为风险大于益处[360,363]。

CEA和CABG手术的顺序对于联合或分期手术的结果非常重要。1989年以来,Hertzer及其同事[340]在CABG之前而不是之后联合CEA可降低卒中的发生率,涉及这一问题的前瞻性试验,首先行CEA手术。Rizzo及其同事[342]通过报道若CABG术在CEA之前进行,则卒中风险可能达到14%从而证实了在CABG术之前行CEA是有益处的。最近,一项对于同时和分段进行CEA和CAGB手术的系统性回顾证实了反向手术(先行CABG后行CEA)与高同侧和全脑卒中发生率有关[360]。目前少于10%的分阶段手术是先行CABG后行CEA。

CEA和CABG手术的顺序比逆顺序更为常见,但并非没有缺点。如果在CABG术前行CEA术,心肌发病率可能达到20%[342]。多年来,认为MI是单独行CEA的主要死亡原因。在接受CEA术的患者中40%存在不可纠正冠状动脉疾病[358]。严重且有症状的患者接受CEA其MI发生率和死亡率分别为17%和20%。最重要的是,20%的MIS占了死亡的60%[351]。最近对联合和分期CEA和CABG手术的系统性文献回顾证实,如果在CABG手术前进行CEA(6.5%)而不是CABG术后进行CEA(0.9%),心肌梗死的发生率最高[360]。过去30年MI报告标准的差异质疑了CEA术后MI的发生率为6.5%的准确性。不管是分期还是联合手术,没有确定的心血管风险,将很难做出正确决策。

对合并颈动脉和冠状动脉疾病的患者实施联合或分期CEA和CABG手术的建议仍在继续改进。在一项前瞻性研究中，Hertzer及其同事[340]发现联合而非分期CABG术和CEA术在围手术期卒中的发生率较低。包含了50例或更多行CABG手术而未行颈动脉手术的比较分析发现未行颈动脉手术和CABG术患者卒中风险平均为5.5%，行联合手术患者的则为3.1%。然而，颈动脉疾病作为单独CABG术后围手术期卒中的直接原因并不总是清楚的。诊断与单独CEA术相关的围手术期卒中的可能原因相对简单。

涉及颈动脉和冠状动脉疾病的个体研究在卒中定义、选择偏倚、患者人口统计学和外科技术方面存在很大的差异，限制了研究建议的广泛应用。为了弥补这些不足，对这项研究进行了系统的回顾以深入了解颈动脉和冠状动脉病变的最佳手术。回顾发现分期或联合手术的结果没有优势[360]。分期手术卒中率（2.7% vs 4.6%）和死亡较低，但无统计学意义。其他人发现不仅没有必要联合手术，而且可能有害。Gerraty及其同事[363]研究了358例行外周血管手术或CABG术的患者，术前行超声检查。没有症状的颈动脉狭窄卒中的风险很低，可不进行预防性CEA。对一个机构的过去5年的联合CEA-CABG术治疗无症状性颈动脉狭窄（>50%）的研究发现，61例单侧狭窄、未行血管吻合的患者术后30天无围手术期卒中。这一发现使得机构停止行联合手术[362]。不幸的是，他们的研究只不过是对联合或分期CEA和CABG手术在无症状单侧颈动脉疾病中降低卒中风险的假设的挑战。

对于那些不支持联合或分期治疗颈动脉和冠状动脉疾病主要关心的问题是一些数据表明，CEA-CABG联合手术的卒中率约为单独行一种手术的2倍[342]。最近，在277例（3.34%）颈动脉单侧或双侧狭窄大于70%的接受CEA-CABG联合手术的患者中评估了CEA-CABG联合手术的安全性，与8 000例单独行CABG手术的对照组相比[364]。与接受CABG手术的患者相比，接受联合手术的患者的死亡率或卒中发生率无统计学差异。对CEA-CABG联合手术一些研究卒中或死亡增加，可能与动脉粥样硬化疾病的严重程度和特定人群中主动脉栓子斑块的可能性有关。Ricotta及其同事[341]通过无颈动脉狭窄大于80%的行CABG术患者的多元回归分析可以定义卒中模型。脑卒中的危险因素有年龄、CPB持续时间、主髂动脉疾病、心电图示左心室肥厚和广泛的主动脉钙化。对接受CEA-CABG联合手术患者的检查发现，其术后卒中占4个危险因素中的3个。尽管联合组卒中率为3.9%，对照组为1.7%，根据患者的内在危险因素，其发生率与预期卒中风险没有差别。可以得出这样的结论：合并疾病患者的高卒中率不是由于CEA-CABG联合手术而是由于患者术前的危险因素。高级别颈动脉疾病可能是这些患者心血管疾病发病率较高的标志，而与颈动脉疾病无关。

CEA-CABG联合手术的发病率和死亡率与纽约州单独接受CABG手术的患者相比[346]。令人惊讶的是，一旦单独CABG术和CEA-CABG联合手术的倾向评分相匹配时，在联合与单纯CABG组之间卒中、MI或死亡的发生率没有显著差异。联合手术患者的另一重要因素是虽然作为一个群体，与孤立的冠状动脉搭桥术相比，在联合手术中死亡率可能会较高，但在自己的群体内，患者的风险差别很大[364]。单独CABG术和联合手术相比，在单侧或双侧颈动脉狭窄患者中其死亡率、卒中率和心肌梗死率很低，但既往有卒中、年龄较大或对侧颈内动脉闭塞的患者与其他接受联合手术的患者相比，其卒中率、死亡率和心肌梗死率显著增高。

总之，接受联合手术的患者的内在危险因素对术后卒中的作用大于联合CEA术。有数据表明，联合手术可以安全地进行且不增加并发症的发生。近年来，颈动脉支架置入术（carotid artery stenting，CAS）作为替代CEA的方法已越来越普及，但与用于CABG手术的患者CEA相比，目前仅占预防性颈动脉血运重建术（3.3%）的一小部分[347]。通过美国住院样本数据库中近5年数据，与CEA-CABG联合手术患者比较，CAS和CABG手术的术后卒中率明显降低（2.4%），与CEA和CABG手术比较（3.9%，$P<0.001$），死亡率没有差异。重要的是，在心脏手术前接受预防性治疗的有症状的患者与CAS和CABG手术相关的卒中增加了5倍。在52例患者中，CAS作为CABG术前唯一的颈动脉狭窄的预防性治疗形式，该研究的轻度卒中、卒中和死亡率的联合发生率为19.2%[365]。CAS和CABG术卒中率增加可能是由于没有使用氯吡格雷减少CABG术后出血。若无神经症状，CAS-CABG联合手术可以在可接受的卒中和死亡率下进行；但是，Timaran及其同事[347]发现有神经系统症状的患者，与CEA相比，CAS-CABG手术的风险增加了5倍。

CAS的优点是心肌事件可能比CEA发生的频率低，可能是因为CAS可以在清醒镇静下进行且创伤更小。CAS的严重缺点是需要多种抗血小板治疗和偶尔与CAS相关的血流动力学抑制，这可能限制了它在不稳定型冠状动脉疾病中的作用。支架置入术并发症可能高达5.7%，CABG手术的延迟可能导致死亡，因此，更频繁地使用CAS可能取决于更多的研究。若CAS和CABG作为分期手术的过程而不是联合手术则必然会减少风险。

麻醉注意事项

颈动脉和冠状动脉疾病患者的麻醉处理必须为脑和心肌提供最佳条件。除心脏手术的常规监测，脑电图或其他方法来评估神经完整性是有益的，但有很高的假阳性率。对于麻醉医师，应知道大多数卒中不能归因于术中不良事件如低血压或低流量[350]。然而，很难区分真正的卒中和其他与CABG手术相关的暂时性神经损伤状态，如深度镇静、残余肌松药导致的肌无力或继发于脑水肿的脑部疾病。由于CEA术采用全身麻醉，使得确定神经系统完整性的临床方法和治疗均被延迟。相反，轻度镇静联合局部麻醉可提供比其他神经学检测更可靠的方法来检测CEA期间管腔内分流[366]。已确立局部麻醉下CEA检测神经功能缺损的敏感性和特异性。在联合手术中，CEA时使用局部麻醉剂可减少麻醉暴露和减少与分流有关的并发症，允许在较少损害风险下修复[367]。近年来，局部麻醉代替连续全身麻醉药用于CEA越来越普遍。与全身麻醉相比，可增加识别神经系统损伤时间的能力。对有意识患者的神经学检查中此方法比其他方法更可靠，如残余压力和脑电图。然而，在局部麻醉时，必须控制焦虑和疼痛以尽量减少心肌缺血。

平均动脉压应保持在正常范围内，后负荷和心率无明显大幅度增加。维持血碳酸正常。麻醉期间常采取脑保护措施如巴比妥类、吸入麻醉药、苯二氮草类药物,或异丙酚降低脑代谢的药物,但尚未被临床试验证明。试图脑保护时不应以消耗心肌灌注和功能为代价。通常,若 CEA 在 CABG 手术前进行,CEA 切开会被敞开直到完成心脏手术,以确保 CEA 部位的出血量最小。

早期拔管可使合并病患者能够在早期进行神经系统评估。快通道麻醉实现早期拔管已成为常规。体外循环心脏手术后早期气管拔管可通过多种麻醉药物完成。短效阿片类药物有比芬太尼更快速实现拔管的特点[368]。然而,Engoren 及其同事[369]发现舒芬太尼或瑞芬太尼拔管时间无显著性差异,与芬太尼相比,拔管时间分别为 4.75 小时、3.90 小时和 2.78 小时。联合应用瑞芬太尼与丙泊酚,进入 ICU 后,平均拔管时间为 163 分钟[370]。

高位胸段硬膜外麻醉使得在手术室内拔管成为可能[371],但早期的低温、出血、血流动力学不稳定的风险可能比术中做一些神经系统检查更重要。此外,在清醒 CEA 期间,快速建立 CPB 的需求会带来更多的挑战。另一种可行的是全麻 CEA 时进行唤醒试验[372]以便在 CPB 开始前评估和治疗发生的神经损伤。这种方法在低风险的 CABG 手术患者中更适用,因为在这类患者中,唤醒很少会带来不稳定的血流动力学。常需进行积极的血管活性药物使用来治疗因减少了阿片类药物使用而导致的高血压和心动过速。比泮库溴铵更短效肌松药也能缩短带管时间;然而,一项大规模、多中心超过 1 100 例接受 CABG 患者的实验没有证明快通道麻醉方法中,使用维库溴铵或泮库溴铵对机械通气持续时间有什么不同[368]。术后,应积极治疗高血压以避免高灌注综合征导致的短暂性癫痫发作脑内出血,以及避免 CEA 部位的出血加重。

冠状动静脉瘘

冠状动静脉瘘是一种罕见的疾病,通常临床表现无症状。冠状动静脉瘘是在一条冠状动脉和另一心腔或静脉结构之间的异常交通,从心肌毛细血管网旁经过。常见位置有冠状窦、心静脉、肺动脉、上腔静脉、肺静脉或任一心腔。总体人群中的发病率是 0.002%[373]。冠状动脉瘘是最常见的冠状动脉显著畸形,在冠状动脉造影中的发生率约为 0.3% ~ 0.8%[374]。冠状动静脉瘘通常是先天性的,但也可能是获得性(冠状动脉粥样硬化、大动脉炎)、外伤或医源性的原因。有意思的是,10% ~ 30% 的冠状动静脉瘘的患者可能合并了另一种先天性异常,如法洛四联症、房间隔缺损、部分肺静脉异位连接。发病没有性别差异。大部分(60%)累及右心房的先天性动静脉瘘较小,没有临床意义。35% 的病例中的瘘管位于左冠状动脉上,尽管更多最近的研究提示无症状的冠状动静脉瘘源于左冠状动脉系统[375]。5% 的患者有多发的冠状动静脉瘘[376]。最常见与右冠状动脉瘘远端连接的是右心室,占远端瘘管位置的 41%。低压结构是冠状动脉瘘的最常见连接部分,很少出现连接至左侧[373]。大部分瘘是单一连接。多数瘘的近心端部分发展成扩张的动脉瘤,常扩大到冠状动脉正常直径的 3 倍[375]。

通常,当在成年期变大的瘘管引起的左向右分流和 CHF,才让冠状动静脉瘘具有临床意义。连接到左侧的瘘管不会出现分流,但会引起一种与二尖瓣反流类似的效应。然而,很少发现分流的程度显著到能使置入右侧导管时发现血氧明显升高的情况。50% 的巨大瘘管患者会出现并发症[373]。最常见的症状是呼吸困难,30% 的患者会发生。一般认为多数成年人没有症状,但更多新近的报道提示:近 50% 的人发病时有症状。出现症状的平均年龄是 18 岁。其他需要鉴别的疾病是心律失常、感染性心内膜炎和心肌缺血。一般心肌血流量不会减少,因为分流太小,但冠状动静脉瘘可通过从正常冠状动脉循环窃血引起心绞痛。这种情况仅限于运动[377]。另外一些冠状动脉瘘的并发症如血栓形成、栓塞、PAH、受累血管的动脉瘤扩张和猝死,这些并发症可在诊断时已到疾病严重阶段的患者中。冠状动静脉瘘很少出现动脉瘤破裂。冠状动静脉瘘可在胸部贯穿伤后和心脏压塞时出现。

舒张期高调连续的杂音提示冠状动静脉瘘。杂音是以逐渐增强-减弱的形式持续存在于收缩期和舒张期。杂音不像多数其他连续性杂音一样在第二心音达到高峰。杂音最响亮的地方是瘘管入心处。CABG 后,沿胸骨左缘上段发现连续杂音是进行血管造影以证实大隐静脉移植到冠状动脉合适位置的指征。血管造影有助于区分这种情况和其他持续性杂音的原因,如动脉导管未闭、VSD 和房间隔缺损。许多这类瘘管可在血管造影时被立即发现。如果冠状动脉显著增大,可通过超声诊断。TEE 有助于确定冠状动静脉瘘的引流位置。最近,MRI 和 CT 血管造影能促进诊断过程,因为虽然血管造影术是冠状动脉成像的金标准,但它不能像 MRI 和 CT 造影一样提供病因和与其他结构的关系[374]。

大多数轻微症状的瘘不需要干涉[377]。常出现在无 CHF 的婴儿中,内科治疗可减轻症状。同时,随着生长,瘘的大小和分流会变小,症状更轻。这些瘘管的自然过程是变化的。曾报道有自发关闭,但很少见,多见于婴儿[373]。在一些无症状患者中,分流的大小可达到 1.5 的 Qp/Qs,很少超过 2,导致严重的液体负荷过剩。

治疗方式还有争议,因为治疗方式多是基于病例报道或病例数少的病例系列报道。有些人主张抗血小板治疗,但其他人反对这么做[373]。症状是让我们想要关闭冠状动脉瘘管的推动力。无症状患者可考虑进行治疗,这是对将来可能发生的并发症的担忧采取的措施。关闭瘘管的方法包括:长效的外科治疗或各种经皮技术(如线圈、球囊、双伞膜装置和血管闭塞装置)。任一技术,需要对患者长期随访,因不论何种治疗都有再通的可能。

已证明用直接心内膜结扎法的冠状动脉瘘外科治疗是安全的,没有发生并发症或死亡,具有有效、良好的 10 年长期生存率[378]。瘘管可在跳动的心脏从外部折叠或 CPB 下从心内关闭。CPB 期间可从接受者腔道内部关闭瘘管的远端来消除瘘管束[379]。可在非 CPB 下选择性结扎瘘管。采用非 CPB 下冠状动脉重建术可有效的保护瘘管对应的心肌[377]。大约 50% 的病例,在 CPB 下手术矫正瘘管[375]。主动脉夹闭实施心脏停搏可能会有困难,所以如果没有钙化,可以接受暂时性钳闭瘘管的选择。术中 TEE 可定位瘘管,证实修复完全,监测心室功能避免结扎引起的缺血并发症[380]。很少遇到和冠状动脉瘘手术有关的重大问题,但可发生 MI、心律失常和卒中。

1983 年,第一次成功经导管闭合冠状动脉瘘[374]。这种以导管为基础的冠状动脉瘘闭合技术取得了成功。尽管许多技术可有效的闭合瘘管,但大部分还是使用线圈[381]。使用线圈在瘘管内形成血栓直到第一分支水平,减少左向右分流和反流回心肌的血流。这项技术在发病率、死亡率和疗效方面与外科手术方案相比有着良好的效果[374,375]。现在,近 10%的患者在经导管闭合术后出现泄漏,这已受到关注[375]。长期随访没有得到足够的重视,有些也没能及时发现问题,但近一半的随访者伴随持久的异常。

麻醉注意事项

冠状动静脉瘘的麻醉管理和 CABG 的麻醉管理相似。ECG 监测对于结扎冠状动静脉瘘时检查缺血改变有非常重要的意义。用超声心动图判断心肌缺血和分流程度是非常有价值的。

病例讨论 4:冠状动脉瘘

56 岁,女性,高血压病史,因劳累后新出现的呼吸困难入院。除了胸部听诊有一连续、轻柔的杂音外,体格检查不明显。术前 TEE 显示:瓣膜正常,心室功能正常,无局部室壁运动异常。右心室内有一湍流区,引起了对存在右冠状动脉瘘与右心室联通的担心。这一结果被术前血管造影证实,建议手术。在手术室,经 TEE 确定了瘘管和右心室间联通的位置。经彩色多普勒成像,判断湍流进入右心的位点。还在心室外见到湍流,推测是发生在瘘管内。在冠状动脉瘘管进入右心室位置的周围进行缝合。系紧缝合,TEE 上见不到湍流进入右心室。考虑可接受这一结果,手术结扎了瘘管。假定右冠状动脉保持完整。

短期观察后,注意到下壁导联的 ST 段开始抬高。由于是轻度的 ST 抬高,考虑有缺血但不确定。用 TEE 对心脏重新成像,右心室功能正常。而可清楚地发现,左心室下壁有新的局部室壁运动异常。将新的室壁运动异常和 ST 段抬高联系起来,确信右冠状动脉受损。建立 CPB,从主动脉到右冠远端放置一根移植静脉,接着顺利脱离 CPB。双室功能正常,室壁运动异常消失。患者术后未出现并发症。

在这一病例中,TEE 不仅引导了瘘管结扎,还在麻醉进行时确认了冠状动脉损伤需要 CABG,避免了再一次手术和麻醉。

孕期心脏手术

心脏病是孕期母体和胎儿死亡的主要危险因素,发生率为 1%~3%[382]。是孕期最常见的非产科死亡原因,占产妇死亡人数的 10%~15%。虽然产科 ICU 接收的母体患有心脏病的只有 15%,但它占了产科 ICU 死亡数的 50%[383]。有心脏病的产科患者出现严重并发症的风险极大,因伴随妊娠和分娩,血流动力学发生改变。若需要在妊娠期间或之后立即行心脏手术,麻醉管理需要对妊娠的许多变化及其对相应的心脏病和胎儿健康的影响进行评估。

妊娠期某些生理变化对心脏病患者有负面影响。到第二孕期末时,心率和心搏量增加 25%。第三孕期早期,血管内体积增加了近 50%[384]。这 3 项妊娠期变化导致 CO 增加了 50%,并可被生理性贫血和主动脉腔静脉压迫导致增加更多。宫缩可迅速增加已经增大的 CO。这种血容量和 CO 增加对患有瓣膜疾病的产妇来说特别困难。CO 增加会提高心肌需氧量,加重 CHF,低 SVR 使冠状动脉灌注恶化,引起心肌缺血。低 SVR 还可危及母体肺血流量或改变先天性心脏缺损的生理分流。经常见到患有心脏疾病的非妊娠妇女能够代偿良好而当妊娠期心脏需求增加时突然或逐渐地失代偿。

心血管发病率和死亡率与母体功能状态密切相关。根据超过 600 例合并心脏疾病妊娠孕妇的前瞻性实验评估,以下 4 种主要危险因素预示产妇预后差:①充血性心力衰竭和/或短暂性脑缺血发作、脑卒中史或心律失常;②孕前 NYHA 分级高于Ⅱ级;③左心梗阻;④射血分数大于 40%[383]。如果存在多于一个危险因素,并发症发生率上升到 75%。最常见的并发症是肺水肿或心律失常。

风湿性心脏病占孕产妇心脏病的近 75%,但随着越来越多的冠心病患者进入育龄期,先天性心脏病的发病率也越来越高。自身瓣膜疾病和人工瓣膜功能障碍构成了妊娠期大部分的心脏手术。主动脉夹层或外伤性主动脉破裂、肺栓塞、PFO 封堵和心脏肿瘤仅构成一小部分病例[385]。二尖瓣疾病是最常见的妊娠期需要手术的瓣膜疾病。由于孕期的正常生理变化,慢性二尖瓣或主动脉瓣关闭不全可能发生轻度症状改善。相比之下,狭窄性瓣膜病变对这些变化耐受性差[382]。主动脉瓣和二尖瓣狭窄是导致血流动力学恶化的常见疾病,导致在心脏外科手术前须进行紧急分娩。妊娠期紧急心脏手术最常见的指征是二尖瓣狭窄引起的 CHF 失代偿[386]。新发的房颤伴二尖瓣狭窄导致严重低血压和 CO 减少是母亲和胎儿更常见的危及生命的情况之一。

因为产妇心脏手术的发病率和死亡率明显高于接受相同的心脏外科手术的非妊娠患者,所以需要尽一切努力设法使患者不进行手术治疗。由于大量放射线的暴露,限制了导管治疗的实施。若非手术治疗与胎儿利益矛盾,有理由施行心脏手术和 CPB,因为拖延手术至分娩后产妇死亡率比先行手术治疗更高[382]。如果胎儿妊娠超过 24 周,医生可能会在 CPB 之前进行剖宫产术,因为与心脏手术有关的胎儿死亡率更高。尽管推荐需要剖宫产的患者 CPB 前施行全麻,挥发性麻醉药可诱发子宫收缩乏力,导致严重出血;因此,全凭静脉麻醉值得考虑。

Weiss 及其同事[385]报道了一项产妇须在 CPB 下行心脏手术的研究。母体死亡率已从 5%[386]下降到不足 1%[387],但胎儿死亡率仍然很高,从 16%到 33%不等[385,386,388]。不幸的是,胎儿死亡率与体外循环的使用、手术时间和体温过低有关。CPB 的非生理性质和妊娠的变化使母亲和胎儿出现不确定的反应和耐受力。在最近一项 23 名严重心脏瓣膜功能障碍的孕妇进行心脏直视手术的系列报道中,母亲死亡率为 8.7%,胎儿死亡率为 43.5%[389]。

CPB 使胎儿暴露于许多不良影响,可能产生不可预知的后果。CPB 的开始激活全身炎症反应[390],这对凝血、自动调节、血管活性物质释放、血液稀释和其他的生理过程有多重影响,可能对胎儿和母亲产生不利影响。母亲血压可能在开始CPB后5分钟内下降,继发于低SVR、血液稀释和血管活性药物释放,胎盘血流灌注减少[386]。胎儿心率变异性常常消失,此时也可能发生胎儿心动过缓(<80次)[391]。因为子宫血流没有自身调节,依赖于母体的血流量,产妇血压下降导致胎儿缺氧和心动过缓。增加体外循环流量[>2.5L/(m^2·min)]或灌注压(>70mmHg)将提高产妇血流量,胎儿心率通常会恢复到120次/min[392]。随之而来的可能是代偿性儿茶酚胺导致的心动过速(170次/min),表明存在氧债[391]。然而,增加CPB流量和平均动脉压并不总能纠正胎儿心动过缓,如果没有作用,则必须考虑其他原因。

静脉回流或其他机械方面的体外循环问题也可能限制全身血流,导致胎盘灌注减少。如果在CPB期间持续存在酸中毒,那么其他因素可能是造成这种情况的原因,而不是产妇血压过低,如母亲体温过低、子宫收缩或可通过胎盘进入胎儿体内的药物。监测胎儿心率对评估胎儿存活率和随后的治疗措施非常重要。胎儿监护可以通过早期发现问题而降低死亡率[386]。分娩后,由于细胞外液转移以及主动脉腔静脉的压迫解除导致CO突然增加,给病理心血管系统带来沉重负担[382]。

低温在心脏手术中已经使用多年,但对于孕妇则不建议使用。有胎儿在母体核心温度23~25℃下存活的报道,甚至有证明低温(19℃)停循环37分钟后胎儿存活的报道[393,394]。但是,回顾研究了1958—1992年间69例患者接受心脏手术时采取低温或常温CPB,低温与24%胚胎的死亡率有关,而常温下死亡率为零(表24.10)。轻度低温时,胎儿可维持心率的自身调节,但深低温时大多数功能减退[391]。不同CPB温度对母体死亡率没有影响。

表24.10 CPB后胎儿和产妇的发病率和死亡率

变量	患者数	胎儿死亡率 n(%)	产妇死亡率 n(%)	胎儿发病率 n(%)	产妇发病率 n(%)
总例数	69	14(20.2)	2(2.9)	5(7.2)	3(4.3)
1958—1974年	29	9(31.0)	2(6.9)	1(3.4)	0
1975—1991年	40	5(12.5)	0	4(10.0)	3(7.5)
<15周	24	3(12.5)	1(4.2)	4(16.6)	1(4.2)
≥16周	41	9(21.9)	0	1(2.4)	2(4.9)
低温(<35℃)	25	6(24.0)	0	4(16.0)	1(4.0)
常温(>36℃)	13	0	0	0	2(15.3)

Reproduced with permission from Pomini F, Mercogliano D, Cavalletti C, et al. Cardiopulmonary bypass in pregnancy. *Ann Thorac Surg*. 1996;61:265.

低温除了对酸碱状态、凝血和心律失常有影响外,可能会导致子宫收缩,从而限制胎盘灌注并出现胎儿缺血,增加死亡风险。对低温诱导收缩的解释可能与CPB引起的严重血液稀释并降低孕酮水平有关,从而激活子宫收缩。收缩更可能出现在较大胎龄的胎儿[388,395]。因此,若妊娠期间需要CPB,强烈建议进行子宫监测。若CPB期间开始宫缩,停止CPB对胎儿存活至关重要。治疗包括输注乙醇、硫酸镁、间羟异丁肾上腺素或利托君。然而,这些药有潜在的副作用和毒性,特别是对心脏病患者[396]。可是,如果收缩伴随着能够预示严重氧债的显著胎儿心跳减速时,也许需要使用抑制宫缩药物。婴儿可能因长期宫缩而死亡[397]。防止宫缩的预防措施如黄体酮,其有效性还不能确定。搏动性体外循环可以减少子宫收缩的风险;虽然记录到少量潜在收缩,其机制尚不清楚,并没有得到普及[398]。

如前所述,CPB开始时伴有中度血液稀释。有人建议血细胞比容应保持在28%以上,以优化母体和胎儿的携氧能力[382]。动脉血二氧化碳分压($PaCO_2$)应轻度升高,因为这可增加子宫血流。CPB的抗凝及中和应与非孕患者的常规管理一致,因普通肝素不能透过胎盘,可安全使用。妊娠期抗凝治疗已被广泛论述[399]。胎龄超过28周的新生儿可考虑立即在肝素化和主动脉插管后,CPB开始前行剖宫产术[400],因为24~28周时,器官已发育完全,新生儿状态良好。如果不可避免带胎CPB,能达到对母亲和胎儿均最优结果的可行治疗方法还没有经前瞻性随机试验验证建立。

在脱离CPB约30~60分钟后,胎儿会出现严重的进行性呼吸性酸中毒[391]。虽然纠正,几个小时后更严重的潜在代谢性酸中毒接踵而至,引起胎儿死亡。据推测,儿茶酚胺和胎儿应激反应可能是继发于显著血管收缩的低CO的原因,反映为持续的酸中毒[388]。升压药和正性肌力药物对心脏病妊娠患者子宫血流量的影响尚不确定。孕期禁忌服用ACE抑制剂和血管紧张素转换酶受体拮抗剂[382]。当前指南是基于动物数据,没有完整的人类母体相关研究。子宫血流量与平均灌注压成正比,与子宫血管阻力成反比。妊娠期子宫血管床最大程度扩张。α-肾上腺素能受体兴奋可增加子宫血管阻力,并可能降低子宫血流量。然而,提高母体CO、血压和被某些血管升压药增加的子宫血流量可能要重于任何对子宫血管阻力不利的影响。多年来麻黄碱作为母体低血压的血管升压药。麻黄碱和苯肾上腺素对治疗脊麻和硬膜外麻醉后剖宫产术期间的母体低血压是安全的[401,402]。在怀孕母羊中,多巴胺对子宫血流量的影响是混合型的。肾上腺素与子宫血流量下降有关,尽管在一项临床报告中,输注肾上腺素改善了CPB后母体血流动力学,解决了胎儿心动过缓[403]。总的来说,CPB期间使用这些药物似乎没有什么负面影响[391]。

麻醉注意事项

麻醉药物的使用必须考虑到母体心脏病的影响,CPB的影响,以及对胎儿的影响。必须保证孕妇的安全和最佳的胎儿结局。了解妊娠期心脏麻醉中常用药物的安全性是非常重要的。心脏手术和CPB期间,由于无数次的给药和胎儿的接触,畸形的风险高,但多数新生儿能够成功避免这些影响[394,395]。没有麻醉剂显示对人类有致畸作用。胎儿畸形发生始终是麻醉管理所担心的事,尤其是在孕早期胎儿器官发生时。常用的诱导剂和镇静剂,如硫喷妥钠、氯胺酮、依托咪酯、丙泊酚、咪达唑仑和地西泮,迅速穿过胎盘屏障进入胎儿循环[50,404-406]。动物研究表明,氟烷、恩氟烷、异氟醚和七氟醚似乎是安全的麻醉药物,无致畸作用[407,408]。尽管人们关注氧化亚氮对DNA合成的作用,但是人类和动物的研究表明在怀孕期间使用氧化亚氮是安全的。芬太尼和舒芬太尼能降低心率变异性,可掩盖胎儿窘迫,但不产生致畸作用。去极化和非去极化肌松药通过胎盘的程度不同。泮库溴铵、阿曲库铵和哌库溴铵无论是肌肉或静脉直接对人类子宫内的胎儿给药,没有明显的不良后遗症。

心脏麻醉期间给予了许多没有麻醉作用的药物。β受体阻滞剂,如普萘洛尔、艾司洛尔和拉贝洛尔,通过胎盘但急慢性使用表现安全[409]。硝普钠、硝酸甘油和肼屈嗪治疗高血压产妇似乎是安全的。硝普钠在妊娠母羊体内迅速穿过胎盘膜,但每分钟输注小于2μg/kg在胎羊体内未产生氰化物[400]。甘露醇和速尿通过胎盘并引起胎儿利尿,但对胎儿没有明显的不良影响。考虑到CPB所需的抗凝程度,区域麻醉具有相当大的风险,尽管它曾已经成功地应用。

一个由麻醉医师、外科医生、新生儿科和产科医师组成的团队,对于母亲和胎儿的监护,但有时,对母亲的最佳管理并不一定对胎儿有利。手术的决定需要根据胎儿在子宫外的生存能力来决定,只有这样,婴儿的分娩才变得可能。

人类免疫缺陷病毒感染的风险

在美国,有120万人感染了人类免疫缺陷病毒(HIV),占全球感染的2.5%[410]。美国每年发生50 000多起新病例[411]。医护人员存在感染艾滋病毒的风险。据报告,1981—2001年间,美国卫生保健工作者只有57起职业性艾滋病毒感染病例[410]。因为CPB后过多出血产生大量血液接触,心脏手术是职业性HIV传染的最高危险因素之一。在可预见的将来,这种风险预计不会有大幅度的改善。然而,艾滋病毒的传播模式正在向更多的异性恋和老年患者逐渐转移。新的治疗方法和在感染后发展为艾滋病延迟的潜伏时间增强了HIV感染者的预期寿命[412]。然而,自从高效抗逆转录病毒治疗的引进,因对联合药物治疗的潜在耐药性,而使减少死亡率的效力逐步降低。目前,美国的病例数已趋于稳定。随着HIV携带者生存期的延长,到达可行心脏手术年龄的可能性更大,需要心脏手术的HIV患者的数量也会增加。

医护人员接触艾滋病毒的风险继续发展。早期研究表明,通过患者传播的风险,就总体而言是最小的。Henderson及其同事[413]历经6年多对1 344名医护人员进行了前瞻性的研究,来评估在执业活动中HIV传染的风险。作者结合了来自多个来源的数据,他们指出:"经皮肤每接触HIV-1感染者血液感染HIV-1的风险约为0.3%"。黏膜和皮肤接触HIV患者的风险为0.09%。有报道皮肤破损后感染了HIV,但风险小于黏膜传染[414]。疾病控制和预防中心的前瞻性监测项目发现,在经皮接触HIV污染血液的医护人员中,艾滋病毒感染率为0.36%[415]。没发现黏膜或皮肤接触感染了HIV血液的健康医护人员中发生血清转化。

接触率取决于研究方法、程序类型和有关个人的预防措施;因此,单次接触传染的确切风险可能比最初怀疑的要大。已经确定的改变转化率的因素是深部损伤暴露,被患者血液污染的器械损伤或放置在动脉或静脉的器械伤害。这些因素与较高的病毒滴度有关,因此,转换率大于先前提到的0.5%的比率[416]。传染的风险也高于解除了大量血液和终末期HIV感染者[414]。众所周知,外科手术中的转换率差别很大[417]。在卫生保健部门中,血液传播感染的特殊职业风险主要依赖于3个因素:①在人群中感染率;②单次职业性暴露后获得特殊感染的概率;③暴露风险的频率[412]。最近的一项外科专业和职业对感染HIV风险的中,心胸外科手术的概率最高。手术期间通过血液飞溅造成黏膜污染的概率达到最高,心胸外科约有50%。研究显示,几乎60%发生在手术室的暴露为心脏手术,缝合占三分之一的暴露。然而,与78%的丙性肝炎相比,HIV感染仅占这些接触的5%[417]。当失血超过500ml,血液与身体的接触显著增加了感染的风险。

防止职业相关的HIV感染的最好方法是防止接触于HIV污染的体液,特别是血。Greene等[418]采用从1991年到1993年获得的有限的麻醉人员数据,发现主要的经皮损伤来自污染的中空针头,通常可以防范。用于静脉或动脉穿刺的中空针头比实心针头有更高的HIV传染发生率。无针或具有保护功能的注射输液装置减少麻醉实践中经皮损伤的发生率[419]。所有麻醉人员应常规戴口罩或护目镜以及手套以防止皮肤和黏膜污染。

输血的安全性已得到证实[420]。所有献血者都接受HIV抗体筛查,但存在近22天的窗口期,抗原可存在于捐献者的血液中而没有抗体。截至1995年,仅29例确诊AIDS证明是由于接受HIV抗体阴性的血液,但实际数字可能更高。Lackritz等[421]评估了美国红十字会血液系统并估计360 000人中有1名献血者处于窗口期。此外,由于其他实验室异常,15%~42%的这种血液被丢弃。他们还估计2 600 000名献血者中有1名是HIV阳性,但由于实验室失误而被漏筛。美国红十字会确定的使用HIV感染血液的风险是450 000~660 000名捐献者中有1名。将他们的数据推演到每年全部1 200万献血者,其中大约18~27名HIV感染的捐献血可能被输注。Schreiber及其同事[422]估计493 000单位血液中有1单位会导致HIV传播。他们还估计人类T细胞淋巴病毒、丙型肝炎病毒和乙型肝炎病毒的传播风险分别为1/641 000、1/103 000和1/63 000。我们应恰当关注输血期间HIV传播,同时我们也应当对丙型和乙型肝炎的传播给予相应关注。

考虑到少量接触妨碍了对接触后血清转化率做合适的统计学分析,因此很难证实接触后预防措施的效果。在病例对照试验中,齐多夫定是唯一显示可减少血清转化率的药物[423,424]。表24.11显示了2009年提供的抗逆转录病毒药物。表24.12列出了美国公共卫生署和美国疾病预防控制中心关于暴露后预防的建议。当卫生保健工作者处于经皮接触获得 HIV 的危险时,两种药被指定用于接触后化学药物预防。如果发生显著的暴露超过 4 周,推荐联合使用两种核苷酸逆转录酶抑制剂。可能的联合有齐多夫定-拉米夫定、拉米夫定-司他夫定或羟肌酐-拉米夫定[414]。如果认定接触中的风险非常高或 HIV 滴度较高时,推荐使用第三种用药方法。治疗应尽早开始,因为在全身感染出现前,有一窗口期。早期进行抗逆转录病毒疗法可以更好地保护机体免疫功能并改变疾病的进程。当前推荐意见是在接触的至少 1~2 小时内开始预防,但这尚未被证实。某些病例中,在接触后 36 小时开始也获得了成功[419]。已显示,那些职业暴露于 HIV 的人没有血清转化,仍可生成 T 细胞介导的病毒反应标志物。然而,如果暴露的人接受了抗逆转录病毒预防,这种风险就会降低[419]。

表 24.11 2009 年使用的抗逆转录病毒药物

NRTI	NNRTI	蛋白酶抑制因子	新的分类
阿巴卡韦 恩曲他滨 拉米夫定 司他夫定 替诺福韦 齐多夫定	地拉韦啶 依法韦仑 奈韦拉平 苄腈	阿扎那韦 达芦那韦 福沙那韦 茚地那韦 洛匹那韦 奈非那韦 利托那韦 沙奎那韦 替拉那韦	融合抑制剂(如恩夫韦肽) CCR5 抑制剂(如马拉维诺) 整合酶抑制剂(如雷特格韦)

CCR5,CC 趋化因子受体 5;NRTI,核苷类逆转录酶抑制剂;NNRTI,非核苷类逆转录酶抑制剂。

Reproduced with permission from Dunning J, Nelson M. Novel strategies to treat antiretrovial-naive HIV-infected patients. *J Antimicrob Chemother*. 2009;64:674-679.

表 24.12 美国公共卫生署对接触人类免疫缺陷病毒后的化学预防建议(暂行)

接触类型	来源[a]	抗逆转录病毒预防[b]	抗逆转录病毒用药[c]
经皮	血液[d]		
	最高风险	推荐	ZDV+3TC+IDV
	风险增加	推荐	ZDV+3TC,±IDV[e]
	无风险增加	建议	ZDV+3TC
	液体中含有可见血,其他潜在传染性的体液[f],或组织	建议	ZDV+3TC
	其他体液(如尿液)	不建议	
黏膜	血	建议	ZDV+3TC,±IDV[e]
	液体中含有可见血,其他潜在传染性的体液[f],或组织	建议	ZDV+3TC
	其他体液(如尿液)	不建议	
皮肤	血	建议	ZDV+3TC,±IDV[e]
风险增加[g]	液体中含有可见血,其他潜在传染性的体液[f],或组织	建议	ZDV+3TC
	其他体液(如尿液)	不建议	

[a] 任何接触浓缩人类免疫缺陷病毒(HIV;例如,在研究实验室或生产设备)作为经皮接触血液最高风险进行治疗。

[b]推荐:接触后预防(PEP)咨询服务。提供:应提供给接触者 PEP 咨询服务。不提供:不提供 PEP,因为没有职业性接触 HIV。

[c]药物治疗:齐多夫定(ZDV),每日 3 次,每次 200mg;拉米夫定(3TC),每日 2 次,每次 150mg;茚地那韦(IDV),每日 3 次,每次 800mg(若 IDV 无效,可使用沙奎那韦,每日 3 次,每次 600mg)。预防性给予 4 周。所有处方信息,见说明书。

[d]高风险:大量血液(例如,之前患者静脉或动脉来源的大直径中空针头深部损伤,特别是含有患者血液来源的注射)和血中 HIV 滴度高(例如,源于急性逆转录病毒病或终末期 AIDS;可考虑病毒载量测量,但用于 PEP 还没有被评估)。增加风险:接触大量血液或血液中 HIV 滴度高。不增加风险:既没有接触大量血液也没有血液中 HIV 高低度(例如,源自无症状 HIV 感染患者的实心缝合针。

[e]额外药物的可能毒性无法证明。

[f]包括精液;阴道分泌物;或脑脊液、滑膜液、胸膜液、心包液和羊水。

[g]对于皮肤,风险升高是因为当接触包括:高滴度 HIV;长期接触;或明显缺乏皮肤完整性的区域。对于不增加风险的皮肤接触,药物毒性的风险超过 PEP 的益处。

Reproduced with permission from Cardo DM, Bell DM. Bloodborne pathogen transmission in health care workers. Risks and prevention strategies. *Infect Dis Clin North Am*. 1997;11:341, and from the Centers for Disease Control and Prevention(CDC). Update: provisional Public Health Service recommendations for chemoprophylaxis after occupational exposure to HIV. *MMWR Morb Mortal Wkly Rep*. 1996;45:468,199.)

所有感染 HIV 的患者,即使在"机会之窗",都有传染的风险[425]。迄今为止,只有 22 名患者在预防后出现 HIV 血清转换,其中 6 名患者接受了联合治疗。随之而来的副作用将在接触 4 周后开始并持续至少 6 个月[419]。转换的血清学试验应在暴露后 6 周、3 个月和 6 个月内进行。如果确诊了丙型肝炎,血清转化实验要再持续 12 个月,因为丙型肝炎会延迟 HIV 转化的效果。齐多夫定有潜在的并发症,所以要小心考虑用药,因为多数的 HIV 接触并没有引发血清转化。另外,齐多夫定与严重器官衰竭及其他并发症有关[417]。

随着抗性株的增加,职业暴露的预防性治疗应包括调查接触源,仔细设计最佳疗法。尽早确定感染源的 HIV 血清学性质,万一发现暴露源 HIV 阴性,尽可能最小化与预防治疗有关的风险。如果患者 HIV 阴性,则没有任何指征进行预防治疗。如果检测感染源被耽误了,则至少用一次预防药量[411]。若感染源是慢性感染,那么病毒载量相差可能很大,接触后预防治疗量也会受到影响。适当的治疗量很重要,因为随着抗逆转录病毒药量增加,药物毒性也在增加。

由于 HIV 的新疗法已经变得越来越广泛[426],接受心脏手术的患者可能正在接受这些新的药物(见表 24.11)。三联疗法是现在标准疗法。复合使用药物的患者确实有药物相互作用的可能。核苷类似物逆转录酶抑制剂主要由肾脏分泌,因此较少的药物相互作用是可能的。然而,非核苷类逆转录酶抑制剂和蛋白酶抑制剂通过肝脏细胞色素 P450 机制代谢,所以许多药物可能存在相互影响,特别是与麻醉药物。利托那韦是一种蛋白酶抑制剂,可增加胺碘酮、咪达唑仑、地西泮和哌替啶的血药浓度。如果需要心脏手术的患者服用这些药物,则应考虑药物相互作用。

肾功能不全和心脏手术

慢性肾脏疾病越来越普遍,全球流行率超过 10%[427]。近年来,接受心脏外科手术的慢性肾衰竭(chronic renal failure,CRF)患者增加了 2%~3%[428]。CRF 患者术前不一定依赖透析,但术后比术前肾功能正常者更易发生肾功能恶化[429]。急性肾损伤(28%)频繁发生,并与死亡率增加有关[430,431]。在接受心脏手术和体外循环的长期透析患者中,发病率和死亡率特别高,分别为 17% 至 77% 和 8% 至 31%[432]。由于慢性肾衰竭加速了动脉粥样硬化的发展,许多患者最终需要心肌血运重建术。无论 CRF 患者是否依赖透析,这种患者的麻醉都是一种挑战,特别是在液体管理,电解质状态和止血方面。尽力避免非透析依赖 CRF 患者透析对住院时间和长期死亡率是重要的。心外科医师、麻醉医师、肾病医师和心脏病医师共同努力有助于对这些患者的监护。即使已达到最小限度的手术期并发症率,但不幸的是,长期生存率一直略微减少。

慢性肾衰竭的患者更容易发生液体超负荷,低钠血症,高钾血症、代谢性酸中毒。术前保持最佳血流动力学和体液状态是重要的。应重视术前 1 天的血液透析,特别是那些严格依赖透析的患者。长期透析患者可能是因去除废物和毒素效率低,而使左心室功能变差,更趋向于手术。CRF 可导致血容量增多和左心室功能不良的发生,表现为肺水肿、呼吸窘迫。为了改善患者术前的情况,可能需要改善心脏功能的透析和药物治疗。长期药物治疗应当仔细检查,确保给予有把握的药物,如抗高血压药。紧急手术相关的高死亡率说明了 CRF 患者术前准备的重要性[428]。

行心脏手术的 CRF 患者的围手术期死亡率和若干危险因素有关。甚至那些非透析依赖的 CRF 患者,术前肌酐浓度 2.5mg/dl 也会有更高的死亡率[432]。如果透析持续超过 60 个月,晚期死亡率可能在 8.3% 至 55% 之间[428]。肺功能紊乱也可增加 CRF 患者围手术期死亡率。

CRF 患者在影响麻醉管理的各个方面与肾功能正常的患者不同。正色素正细胞性贫血常见,主要是由于肾脏主要来源的促红细胞生成素减少或缺失。现在用重组人红细胞生成素疗法代替血液来治疗贫血。随着贫血的纠正,心血管益处尤其明显。然而,治疗费用昂贵,需要在术前几周多次注射,但这并不总是能做到的。

为那些或有肾衰高风险或 CRF 患者寻找肾保护药的努力已经失败。近来,一项随机、双盲、前瞻性试验观察了接受 CPB 的 CRF 患者使用 N-乙酰半胱氨酸后未发现肾参数有何不同[433-435]。N-乙酰半胱氨酸是一种抗氧化剂和血管扩张药,可增加环磷鸟苷和氧化亚氮,在与肾衰竭有关的对照组中表现出了一线希望。非诺多泮,一种新型多巴胺-1 受体激动剂,用于 CPB 前肌酐水平高于 1.5mg/dl 的患者的研究[436]。患者围手术期使用利尿剂量的多巴胺或非诺多泮。仅在那些接受非诺多泮的患者中术后参数有改变,但还需进一步研究。甘露醇和呋塞米也可预防早期少尿性肾衰竭[437]。

麻醉注意事项

CRF 影响给药量大的药物。血清蛋白浓度降低会降低血浆结合率,从而导致更多的游离药物水平与受体结合。许多尿毒症患者存在低蛋白血症。一般而言,麻醉诱导剂和苯二氮䓬类药物可安全地用于 CRF 患者。常见的诱导剂,硫喷妥钠,有高蛋白结合率,因此剂量应相应减少。完全依赖肾脏排泄的药物限制使用。芬太尼和舒芬太尼更适用于这类患者的镇痛,因其排泄不像吗啡一样依赖肾脏。目前使用的挥发性麻醉剂很少引起任何附加的肾功能不全,即使存在潜在的 CRF,除非麻醉持续时间较长。肌肉药和拮抗剂都有不同程度经肾排泄(表 24.13)。

表 24.13 常用肌松药和肾衰竭

肌松药	可接受	肾排泄
阿曲库铵	是	<5%
筒箭毒碱	是,谨慎	60%
顺式阿曲库铵	是	<10%
多沙氯铵	是,谨慎	70%
加拉明	不	100%
甲筒箭毒	是	50%
泮库溴铵	是,谨慎	70%
哌库溴铵	是,谨慎	70%
维库溴铵	是	30%
罗库溴铵	是	9%[b]
米库氯铵	是	7%[c]
琥珀胆碱	是,血钾正常	0

[a] 已有报道神经肌肉阻滞延长。

[b]数据来源于 Khuenl-Brady K,Castagnoli KP,Canfell PC,et al. The neuromuscularblocking effects and pharmacokinetics of ORG 9426 and ORG 9616 in the cat. *Anesthesiology*. 1990;72:669-674.

[c]数据来源于 Cook DR,Freeman JA,Lai AA,et al. Pharmacokinetics of mivacurium innormal patients and in those with hepatic or renal failure. *Br J Anaesth*. 1992;69:580-585.

Reproduced with permission and adapted from Barash PG,Cullen BF,Stoelting AK. *Clinical Anesthesia*. Philadelphia:JB Lippincott;1989,and Miller RD,Savarese JJ. Pharmacology of muscle relaxants and their antagonists. In:Miller RD,ed. *Anesthesia*. New York:Churchill-Livingstone;1990:389-436.

对于有胃排空延迟可能的 CRF 患者,推荐快速序贯诱导。显著的细胞外容量减少也可出现在麻醉诱导前,因术前 6~8 小时的禁食和 24 小时内的透析可导致诱导时出现低血压。由于 CPB 时对液体的需求量高,PAC 有助于液体管理。TEE 可通过评估左心室容积和功能来辅助液体管理。在 CPB 开始之前,液体的管理应该是有限的,特别是依赖透析的患者。对于非透析依赖患者,液体进入量应维持足够的尿量,同时避免过度血管充盈压引起肺水肿。不应过于严格限制液体入量,因为这样做可导致急性肾衰竭和慢性肾衰竭相叠加。小剂量多巴胺已被推荐用于 CRF 患者,但其价值不确定。

总的来说，部分患者CPB后会发生CRF恶化，因为非搏动性血流、肾脏低灌注和低温[432]。关于和非搏动性CPB相比，CPB期间搏动性血流的保护肾功能的能力的研究还不清楚[438]。CPB开始时肾灌注降低，增加了肾皮质缺血的机会。平均动脉压应保持在80mmHg以上。手术应激和低温可能损害自身调节使肾血管收缩，肾血流量减少。由于CRF患者存在贫血，CPB开始时的预冲液可明显降低血红蛋白和携氧能力，可在CPB开始时立即输注红细胞(RBC)或在体外循环预充时通过RBC补充血容量。CPB期间应保持血细胞比容25%[432]。推荐输注洗涤红细胞以减少术中过多的钾和葡萄糖水平。应定期检查血钾水平。慢性肾衰竭患者常因胰岛素反应异常而出现糖耐量异常，因此更频繁地测定血糖水平是可取的。

无肾患者对CPB后高容量耐受差与CPB时长有关。透析可以在CPB期间进行且操作简单有效，因为小分子(尿毒症溶质，电解质)可被移除[439]。CPB期间代替透析，血滤(超滤)更常用，能有效地消除过多的水分，而无透析时易发生血流动力学不稳定。循环血通过血液浓缩器的中空纤维，有比白蛋白(55 000Da)更小的孔径，可移走水和溶质。这些中分子(炎性分子)足够小到可以通过孔隙而浓缩血液。钾被消除，从而有助于减少因灌注停跳液而导致的过高的钾浓度。CPB期间的血液滤过不能达到患者总体体液平衡的净减少，部分原因是体外循环的静脉贮液中必须保持最小的液体量，但可能与CPB后早期拔管有关[440]。

CPB术后出血过多，部分原因是术前血小板功能不全。抗纤溶药成功地用来减少过多出血以及和心脏手术有关的输血需求[79]。氨甲环酸是一种廉价的合成抗纤溶药，主要通过肾脏排泄；所以根据术前肌酐水平需适当减量。在氨甲环酸水平的基础上研制了新的给药方法[441]。抑肽酶是具有抗炎和抗纤维蛋白溶解特性的丝氨酸蛋白酶抑制剂，主要在近端肾小管浓缩。最近，在一项超过4 000人的观察研究中发现，CABG手术患者中与氨甲环酸和氨基己酸相比，抑肽酶引起肾衰透析的风险高3倍[442]。随后，一项对使用抑肽酶、氨基己酸或氨甲环酸的心脏手术患者随机双盲实验在登记结束前被终止，因与其他赖氨酸类抗纤溶药物相比，抑肽酶增加死亡率[443]。尽管这个实验没有发现肾衰或对肾移植需要在统计学上的显著增加，但肌酐增加1倍的患者的数量增加。最终美国FDA禁止临床使用抑肽酶。

术后，如果终末期肾病患者需要透析，透析依赖的风险大大增加[437]。如果患者术前透析依赖，通常在手术后24~48小时内恢复透析并根据患者的术前常规来优化液体、电解质和代谢状态。如果进入血管内液体导致CHF，可能从手术室返回后很快需要开始透析。血液透析主要纠正电解质失衡，去除有机酸纠正代谢性酸中毒。透析可减少尿毒症引起的血小板功能障碍，以减少凝血异常和失血过多。如果患者术后血流动力学状况不稳定，腹膜透析可能更好。腹膜透析与血液透析相比，更方便管理且不需要肾脏病医生直接支持。然而，在CPB后心脏病患者中，持续的肾脏替代治疗可被用于术中和术后容量超载和代谢不稳的急性肾衰竭管理，疗效很好[444]。近10年来，连续性肾脏替代治疗在心脏外科患者中非常普及，因为床边护理可根据患者血流动力学的变化来调整输液速度。接受心脏手术的患者中有0.7%至1.4%的患者可能需要这种短暂的治疗方法来治疗肾衰竭。

慢性心功能不全患者心脏手术的并发症率和死亡率高。注意以下方面可改善预后：①评估与CRF导致的并发症有关的情况，如血小板功能、肺功能和贫血；②足够的红细胞质量；③体液和电解质的监测十分重要，特别是CPB术后；④血液过滤；⑤血液保护技术和治疗凝血功能障碍；⑥慎重使用透析；⑦仔细观察CRF患者更易发生的感染。

心脏手术患者的血液病学问题

由于CPB应激对凝血和携氧系统的影响，血液病患者进行心脏手术时的麻醉注意事项进一步复杂化。血友病、冷凝集素综合征、镰状细胞病、抗凝血酶缺乏症、血管性血友病是少见的血液病，行CPB时需特殊考虑的。一般来说，多学科管理有助于为这些罕见情况提供最佳治疗方案。

血友病

在20世纪40和50年代，确定了将血友病A[因子Ⅷ(FⅧ)缺乏]和血友病B[因子Ⅸ(FⅨ)缺乏]区分开的凝血因子。在这一发现之前，血友病是一种衰竭性疾病，预期寿命少于20年。随后，FⅧ治疗的改进延长了生命，但早期的因子浓缩没有预防病毒感染，因此，60%至95%的大于8岁的血友病患者感染了丙型肝炎[445]，最终三分之二的血友病患者出现了HIV感染[446]。尽管预期寿命暂时减小到小于40岁[447]，新的FⅧ置换疗法，如重组FⅧ(rFⅧ)还是极大地减少了病毒传染。除了延长寿命到50岁以上外，对血友病患者的效果更具自主性，这使他们更可能患年龄有关病症，如冠状动脉疾病。

血友病A是第三种最常见的X连锁疾病，每5 000个出生男性中有1个[445]。血友病B是有名的克里斯马斯病，也是一种伴性遗传病，是血友病A发病率的四分之一。FⅧ有助于正常的凝血级联反应。半衰期仅8~12小时。FⅧ和FⅨ加速因子X的活性。血友病的特征是关节和肌肉自发性出血。血友病A和B的表现、病程和治疗相似。血友病A和B的治疗主要分别依靠FⅧ或FⅨ的替换。rFⅧ制剂在20世纪90年代得到了发展，单一剂量即可有效控制80%的出血发作。病毒污染已基本消除，因此抑制剂的感染发生率不比血浆衍生因子的可能性更大。心脏手术比大多数其他手术和非手术情况更需要有力止血。凝血系统的应激和心脏手术中出血过多的风险增加了这一需求[448]。

特殊的挑战包括血友病患者接受心脏手术和CPB。麻醉管理源于病例报告和系列非随机、前瞻性试验。血友病患者进行心脏手术的相关经验很少，限制了有关最优围手术期监护的信息。而最近一项研究指出在行CPB患者中，有或没有血友病都有着相似的转归[449]。

对心脏外科血友病患者的术前评估必须通过病史和实验室检查来确定患者血友病的严重程度，因为围手术期出血与因子缺乏程度有关。轻度血友病患者的因子缺乏水平在6%到30%之间，带有偶发症状，在血友病患者中占30%~40%[450]。中度血友病患者的因子水平在1%到5%之间，占血友病病例的 10%。严重血友病患者的凝血因子水平低于 1%，容易出血，如果因子活性保持在 1%，则可能在手术过程中出血会加重。50% 的血友病病例会发展成严重血友病。大多数患者到手术时 FⅧ或 FⅨ活性低于 5%。虽然 50% 正常的因子水平即可达到非心脏手术止血、止血的需求及相关凝血异常[448]，但心脏手术和 CPB 需要更高的 FⅧ水平。心脏手术术前，FⅧ活性应该是 80%～100%。从体外循环（启动容积）液体总量、血浆容量和所需因子活性估算因子替换量。如果术前 FⅧ或 FⅨ水平是最近测得（手术日早晨），这个值可适合为行 CPB 而做 FⅧ置换的决定。否则，需要在 CPB 前测定 FⅧ和 FⅨ水平。CPB 期间的 FⅧ或 FⅨ置换可通过间断推注或持续输注实现，但对 CPB 的最优因子活性尚未建立。因 CPB 期间发生特征性的血液稀释，30%～50% 的 FⅧ或 FⅨ水平和这一期间其他凝血因子相一致，但继发于大剂量肝素的需要，CPB 时 FⅧ水平很难达到。因此，可考虑在 CPB 开始前推注 FⅧ或 FⅨ。

因子置换推注给药的不利之处是引起高峰值水平，但这可以保证波谷水平有足够的止血作用。持续输注可使 FⅧ水平可能保持在恒定的“安全”水平，减少出血[451]。目前，因为产品不稳定性，只有少数的 rFⅧ可用于连续输注。根据不同的 rFⅧ的剂量（50IU/kg），可连续注射 4IU/（k・h）72 小时维持 FⅧ活性大于 100%[452]。获得肝素中和后的 FⅧ或 FⅨ水平对指导因子置换和进行 CPB 后的止血是重要的。肝素中和和术后 FⅧ水平接近 100% 以减少过度出血的风险。在保留胸导管的 1～2 周中，每隔一天监测 FⅧ水平是有用的[453]。FⅧ水平变化非常大，因为没有治疗能够提供不同个体需要的持续 FⅧ水平与心脏手术患者 FⅧ的消耗量相平衡。血小板抑制剂如阿司匹林可预防血栓形成，因为推注期间可产生过高的 FⅧ水平。

抗纤溶治疗已被用于血友病患者来抑制正常的血块溶解过程。最近的一项研究显示，氨甲环酸有益于心脏手术和 CPB 的止血[449]。抗纤溶药，如氨甲环酸和 ε-氨基己酸，预防性用于以减少 CPB 下心脏外科手术中出血和输血需求[79]。另一个抗纤溶，抑肽酶，因与其他赖氨酸类似物抗纤溶药物相比增加死亡风险而被撤出临床使用[442,443]。抗纤溶药在进入 ICU 2 小时后常规停用，但延长用药时间也看到了一些益处[449]。如果要长期给予抗纤溶药，连续血栓弹性描记器是有用的，以近距离观察血栓弹性描记图反映的高凝血变化。应考虑血液保护的其他方法和技术，以减少血友病患者出血和输血的风险。

1-脱氨基-8 D-精氨酸加压素（DDAVP），一种抗利尿激素类药，已成功地用于轻度至中度血友病 A 以减少术中输血[445,454,455]。给予 DDAVP 后 FⅧ所有成分迅速增加，但给药后 10 小时后，FⅧ水平下降到 50%。DDAVP 的反应取决于 FⅧ的静息水平和止血的需求。如果血友病患者保持 5% 至 20% 的促凝活性，与那些对 DDAVP 没有反应的严重 FⅧ缺乏者相反，这类患者有可能对 DDAVP 其起反应[455]。静脉注射剂量为 0.3μg/kg 后 1 小时出现峰值效应。DDAVP 可间隔 12～24 小时给予，但大剂量可产生快速耐受。

血友病 B 的治疗已经随着浓缩纯化 rFⅨ的有效性发生了显著变化。rFⅨ不暴露于人类和动物蛋白。以前，血友病 B 患者接受血浆衍生产品，称为凝血酶原复合物浓缩物，含有Ⅸ、Ⅹ、Ⅱ和Ⅶ因子。这些活性复合物可产生致命的血栓反应，因为这些活性复合物不是通过正常凝血途径产生或调节的。循环中 FⅨ水平不和 FⅧ一样在输血后升高，因为 FⅨ不像 FⅧ，它是固定分布在血管内和血管外的空间，所以输注的量是计算出剂量的两倍[456]。约 50% 的 FⅨ活性适于产生凝血并能最小化血栓性并发症的风险[457]，然而，其他人则建议增加剂量以达到 100% 的活性[456,458]。近年来，在 CPB 和心脏手术中，FⅨ产品已成功用于连续输注替代治疗[458]。通常，rFⅨ每天推注一次。持续输注 rFⅨ已显示可为 CPB 下心脏手术的止血提供有效条件，也减少了集中给药的总体用量[458]。此外，rFⅨ的抑制因子很少发生，在治疗前必须进行评估。在美国尚不允许使用 rFⅨ浓缩剂持续输注。推荐的术前 rFⅨ水平还不确定适合心脏手术的患者，尽管有多个在心脏手术患者安全有效使用的案例报道。更多关于 rFⅨ用量的信息是有效的[458]。对心脏手术出版物和血友病患者包括 30 名成人和 3 名儿童进行审查，得出的结论是：“血友病患者能安全的进行常规心脏手术。”[459]

在接受替代治疗的血友病患者身上可产生 FⅧ或 FⅨ的抗体。FⅧ或 FⅨ抑制因子的发生率分别是 18%～52% 和 2%～16%[460,461]。抑制因子更常出现在接受高度纯化替代因子的患者，这是未来使用更纯化产品进行替代治疗的主要顾虑[462]。免疫反应的强度有助于抑制因子的产生。例如，HIV 阳性的血友病患者不产生 FⅧ抑制因子。抑制因子滴度可作为轻度或高应答者的特征。高反应者存在高风险，因为记忆反应可产生非常高的抗体效价，可使因子替代治疗完全止血无效[463]。产生抑制因子对需要手术治疗患者的问题在于不能在治疗的任意时刻止血。

已成功在有 FⅧ抑制因子的患者身上完成了心脏手术[464]。抗体滴度低的患者往往能耐受常规浓度的输注，但需要更高、更频繁的剂量以发挥功效。必须绕过内源性凝血途径的缺陷，给予含有激活形式的Ⅶ、Ⅸ和Ⅹ因子的凝血酶原复合物，可成功在已出现 FⅧ或 FⅨ抑制因子时发挥止血效应[446]。最近，一种新的重组 FⅦa 变得可用[465]。FⅦa 可与激活血小板表面的组织因子结合在受伤位置形成复合物。这活化了其他内源性和外源性凝血因子和血小板。引起凝血酶和纤维蛋白生成从而产生止血作用。可推注 90～120μg/kg，间隔 3 小时，最多使用 4 倍剂量。在超过 400 名血友病 A 或 B 患者中发现的 1 900 多次手术和非手术出血中，FⅦa 在 103 例大手术中显示安全性，80% 的病例效果良好[466]。一项非血友病的成人心脏手术中使用 FⅦa 的随机对照试验显示同种异体输血的减少[467]。应谨慎使用 FⅦa，因为两项针对 FⅦa 安全性的 meta 分析表明增加了动脉血栓栓塞的风险[468,469]。

必须特别注意管理血友病患者的气道，以避免任何外伤引起的出血。由于影响血小板功能，非甾体镇痛药可在血友病患者身上产生副作用。必须严格无菌，因为这些患者的免疫系统可能非常虚弱，极易受到细菌和病毒感染。

血管性血友病

血管性血友病（von Willebrand Disease，vWD）是最常见的

遗传性凝血异常,普通人群患病率为0.8%[470]。vWD是一种常染色体显性遗传性出血性疾病引起的血管性血友病因子(von Willebrand factor,vWF)缺乏和/或异常。获得性血友病与各种疾病和药物相关[471]。vWF和FⅧ复合物的命名已经标准化,消除了过去的混乱(框24.9)。

框24.9 Ⅷ和血管性血友病因子复合物的推荐命名

因子 Ⅷ		血管性血友病	
蛋白	Ⅷ	蛋白	vWF
抗原	Ⅷ:Ag	抗原	vWF:Ag
功能	Ⅷ:C	功能	vWF:RCo[a]

[a] 尽管没有测量"真正的"血管性血友病因子活性,瑞斯托霉素辅因子活性作为vWF体内活性的替代实验,这一活性依赖vWF水平和多聚体结构。

vWF是一种巨大的粘性糖蛋白,是由血管内皮细胞和巨核细胞产生。存在于α血小板颗粒,血浆及内皮下。作为一组大小各异的多聚体存在于血液循环中。大的多聚体具有多个血小板结合位点,从而增加血小板的黏附和聚集。每个vWF亚单位都有一个位点供血小板受体结合和血管壁的细胞外基质成分附着[472]。vWF有两个主要的止血功能:①FⅧ的载体蛋白和稳定剂;②血小板黏附到损伤部位的中间介质[473]。在高血流剪切力条件下起着介导血小板黏附、血小板聚集和凝血的关键作用[474]。vWD患者有vWF和FⅧ异常。vWD分为三大类和四个亚型(表24.14)[475]。1型和2型分别占vWD患者的70%和20%[476]。3型vWD仅占10%,为常染色体隐性遗传。3型vWD患者受累严重,与极低FⅧ活性(1%到4%)的血友病患者有相似的表现。

表24.14 血管性血友病的分类

新分类[a]	旧分类[a]	特征
1	Ⅰ血小板正常,Ⅰ血小板低,1A,Ⅰ-1,Ⅰ-2,Ⅰ-3	vWF的局部数量不足
2A		伴有血小板依赖性功能减退的性质变化,与高分子vWF多聚体减少有关
2B		伴有对血小板GPIb亲和力增加的性质变化
2M		伴有血小板依赖性功能减退的性质变化,与高分子vWF多聚体减少有关
2N		伴有对因子Ⅷ亲和力显著降低的性质变化
3		事实上,vWF完全缺乏

GPIb,糖蛋白受体;vWF,血管性血友病因子。

[a]Reproduced with permission from Castaman G, Rodeghiero F. Current management of von Willebrand's disease. *Drugs*. 1995;50:602.

Erik von Willebrand首先发现了异常出血时间(bleeding time,BT)为特征的vWD。因为存在多种表型使得vWD的实验室诊断变得复杂。单一的实验室检查不能诊断vWD。BT对vWD敏感,但只有50%的1型vWD患者的BT延长。在3型vWD中显著延长。部分活化凝血活酶时间(activated partial thromboplastin time,APTT)一般会延长,但由于FⅧ活性影响APTT,在vWD中各不相同,对vWD来说不是恰当的筛选实验。瑞斯托霉素辅因子(ristocetin cofactor,RCo)测定vWF,也称vWF活性,是vWD最敏感和最特异性的实验,是诊断vWF最好的单个实验(表24.15)[476]。它能测定vWF与血小板糖蛋白受体结合的能力。vWF抗原实验测量vWF蛋白数量而不是功能活性。vWF多聚体可通过电泳法观察到,根据其有无确定vWD的类型。通常vWD患者的FⅧ活性低。轻度的vWD患者的APTT、FⅧ和BT可能正常,RCO和vWF抗原轻度降低[477]。年龄、雌激素水平、肾上腺素的刺激和炎症等因素可直接影响vWF水平使vWD实验室证据复杂化。

表24.15 血管性血友病因子的模式

类型	RIPA	瑞斯托霉素辅因子	vWF抗原	因子Ⅷ
1	D	D	D	D
2A	D	D或DD	D或N	N或D
2B	I	D	D或N	N或D
2M	D	D或DD	D	N或D
2N	D	D或DD	D	N或D
3	DD	DD	DD	DD

D,降低;I,升高;N正常;RIPA,瑞斯西丁菌素引起的血小板凝集;vWF,血管性血友病因子。

完整的病史对补充实验室检测非常重要。家族史是vWD的敏感指标。与血友病患者相比,vWD患者常常发生黏膜出血(鼻出血)。病史很重要,因为常规实验室检查可能无法检测vWD。不像血友病,由于不明显的出血和很少需要长期预防,轻度vWD患者可能会被忽视多年。vWD的变体形式进一步增加了误诊的可能性。如果无法确诊,手术出血可能很严重,特别是合并服用抗血小板药物的患者。术前应明确阿司匹林和抗炎药的用量。逐一询问患者以判断出血严重性是很重要的,因为即使在一个家庭内做相似的实验室检查,其出血倾向存在差异[471]。出血的严重程度决定替代治法,而不是DDAVP或使用抗纤溶药[478]。

由于vWF有止血和纠正血小板-血管壁相互作用的双重作用,FⅧ缺乏必须提前给药达到耐受CPB下心脏手术水平。纠正的vWF缺乏可通过促进体内储存部位vWF的释放或给予外源性药物来实现。各类型的vWD需要特定的治疗方案。术前合适的FⅧ或RCO水平可优化术中止血能力。术中监测FⅧ水平,术后每天1次。FⅧ和vWF水平在CPB时降低,但随后vWF水平因从储存池释放而增加[474]。BT很少用来指导外科治疗,因其与外科止血相关性差[478]。FⅧ和vWF水平需在术中和术后7~10天维持正常,以实现有效止血[479]。由于指导治疗vWD的可靠性低,实现止血应是附加治疗的动机。

DDAVP是一种自身激素抗利尿激素的人造类似物,没有升压效果。是治疗vWD的首选药,但并不是对全部vWD均有效。对1型vWD有效[480],但是不适合2型vWD因为可引起血小板减少。对3型vWD无效,因为没有促进vWF的释放[481]。DDAVP不直接引起FⅧ/vWF从内皮细胞释放,但刺激单核细胞产生一种物质释放vWF。对DDAVP的反应在30分钟内出现,增加FⅧ和vWF 3~8倍,可持续8~10小时[480]。发挥止血作用需要1~2倍的DDAVP,至少间隔12小时。迅速起效,廉价,患者风险小,但可能是动脉粥样硬化、CHF或需要利尿剂治疗患者的禁忌[482]。DDAVP可通过静脉、鼻内、皮下方式起效,但鼻内制剂缺乏可预见性,静脉制剂效价强[476]。静脉用药(0.3μg/kg)需要20~30分钟以避免平均动脉压下降15%~20%。可产生快速耐受,若DDAVP在每隔24小时期间给过一次以上,第二次效果降低30%。对多数轻度vWD患者来说,DDAVP有效,避免接触血浆制品。DDAVP的副作用包括面部潮红、头痛和低钠性液体潴留。有DDAVP增加血栓形成的报道,但缺乏对照。

除非其他治疗无效或禁忌,不要给vWD患者使用血液制品。如果患者对DDAVP没有反应,则血浆衍生的浓缩因子是目前标准的替代治疗[482]。在过去,浓缩因子对vWD不总是有效,因为vWF:RCo低以及许多有止血活性的vWF多聚体缺乏,所以FⅧ水平充分补充上来,但血小板功能受损。这些商业上可用的浓缩剂含有大量vWF和FⅧ,但其纯度、病原去除和灭活技术不同。当然,在他们的产品和多聚体混合物中就有各种比例的vWF和FⅧ,这对止血效果很重要。最近总结了各种类型的产品及其剂量[478,479,482]。一般,发挥止血作用的剂量是60~80IU/kg浓缩因子一次性推注。这些纯化血浆衍生浓缩因子有关病毒传染的安全性是极好的(表24.16)。一种特别好的产品,氧化苏木精蛋白/腐植酸精蛋白,含有vWF:FⅧ(2.4)的比率。临床上必须注意产品中vWF:FⅧ的比率和vWD的类型来正确治疗患者。为了最佳治疗需要用来控制出血的最终vWF或FⅧ的数量是不确定的。如果使用替代浓缩因子后继续出血,对3型vWD患者可考虑输注血小板。

表24.16 有创性操作和手术期间因子FⅧ促凝剂活性和血管性血友病因子瑞斯西丁菌素辅因子的计划用量和血浆水平

操作类型	负荷剂量FⅧ:C/vWF:RCo/(IU/ml)	每日注射次数	靶浓度/(IU/ml)			
			手术期间		手术后	
			FⅧ:C	vWF:RCo	FⅧ:C	vWF:RCo
较大	0.5~1.0	1~2	1.0	1.0	0.5	0.5
较小	0.2~0.5	1	0.5	0.5	0.3	0.3

操作期间和之后,数据应根据经常的临床观察调整。通常建议氨甲环酸同时治疗。

FⅧ:C,因子Ⅷ促凝剂活性;vWF:RCo,血管性血友病因子瑞斯西丁菌素辅因子活性。

Reprinted with permission from Berntorp E. Prophylaxis in von Willebrand disease. *Haemophilia*. 2008;14 Suppl 5:47-53.

可考虑在VWD患者中使用抗纤溶药来减少血块溶解。氨甲环酸是常用药物,而抑肽酶不再使用[443]。血友病中,VWD中出现抑制因子会引起危及生命的出血。凝血酶原复合物浓缩剂以用来治疗出血,但在机械瓣膜的心脏病患者中有诱发凝血前状态和血栓形成的风险[483]。

抗凝血酶

抗凝血酶(antithrombin,AT)和蛋白C是两种凝血的主要抑制剂。凝血系统凝血抑制剂之间有着微妙的平衡(表24.17)。在凝血途径抑制物中AT最丰富且最重要。AT缺乏的影响和正常水平的恢复一直受心脏手术的影响。

表24.17 正常存在于循环内促凝和抗凝之间的平衡

促凝因子	抗凝因子
凝血酶	抗凝血酶
因子Ⅹa	蛋白C
因子Ⅶa	蛋白S
组织因子	肝辅助因子Ⅱ
激活的血小板	TFPI
损伤的内皮细胞	血栓调节素
其他	APC辅助因子2
	其他

APC,激活的蛋白C;TEPI,组织因子蛋白抑制剂。

Reproduced with permission from Blajchman MA. An overview of the mechanism of action of antithrombin and its inherited defi ciency states. *Blood Coagul Fibrinolysis*. 1994;5(Suppl 1):S5.

AT是一种主要产于肝脏的α2球蛋白。AT结合凝血酶,以及不可逆的与其他丝氨酸蛋白酶,因子Ⅸ、Ⅹ、Ⅺ、Ⅻ,激肽释放酶,纤溶酶结合并中和它们的活性。然而,只有AT对凝血酶和Ⅹa因子的抑制才有生理和临床意义[484]。AT缺乏可以是先天性或获得性缺乏。获得性缺乏是继发于AT消耗的增加、AT从血管腔中丢失(肾衰、肾病综合征)或肝脏疾病(肝硬化)。正常的AT水平是80%至120%,活性小于50%时认为有临床重要性[485]。

AT先天性缺乏是由凝血和纤溶因子失衡所产生的典型的高凝状态(见表24.17)。患病率为1/5 000~1/2 000[486]。基于AT分子的定量和定性缺乏,AT先天性缺乏分为4种类型(Ⅰ~Ⅳ)。属于常染色体显性遗传,受累个体常保持50%的AT活性。如果下降到小于50%活性水平,则静脉血栓形成的风险是显著的[485]。只有与这种情况有关的异常凝血实验可测定AT活性并诊断。受累患者可在早年经历血栓栓塞事件,但小于1%的人会发生动脉血栓形成[487]。对这类患者进行长期抗凝治疗是不明智的。在血栓形成风险暂时增加的情况下推荐预防性抗凝治疗,如外科手术[488]。先天性AT缺乏的血栓形成风险高于获得性的[486,489]。

与先天性AT缺乏的罕见病例相反,心脏手术患者中常常遇到获得性AT缺乏患者。CPB时肝素抗凝依赖于AT抑制凝血,因为肝素自身没有凝血作用。肝素通过和AT的赖氨酸残端结合并改变其构象来催化AT来抑制凝血酶超过1 000倍。凝血酶实际上作用于AT,中和AT,但在AT附着到凝血酶的过程中形成AT-凝血酶复合物。这种复合物没有活性并被快速清除。30%的AT在此过程中被消耗，所以AT水平会暂时性下降。如果AT水平没有恢复，那么可能会出现一种叫做肝素抵抗的状况。框24.10列出了肝素抵抗的多种原因。肝素抵抗的定义为：为CPB的开始准备时，特定的肝素剂量（300~400U/kg）无法延长激活凝血时间超过480秒。不到480秒可能被认为抗凝不足，在CPB期间有血栓形成的风险。

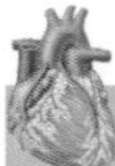

框24.10 引起肝素抵抗的疾病或情况

感染性心内膜炎
主动脉内球囊反搏
嗜酸性粒细胞增多综合征
口服避孕药
休克
轻度的血管内凝血
前期肝素治疗
前期用过链激酶
体内存在血块
先天性抗凝血酶缺乏症
怀孕
新生儿呼吸窘迫综合征
血小板水平增加
Ⅷ因子水平增加
抗凝血酶水平继发性下降
进行性凝血和使用肝素

Reprinted with permission from Anderson EF. Heparin resistance prior to cardiopulmonary bypass. *Anesthesiology*. 1986;64:504.

肝素抵抗在心脏外科手术中越来越普遍，因为在心脏手术之前肝素接触更为常见。据报道，3%至13%的心脏外科患者发生肝素抵抗。一项随机前瞻性研究分析了2 270例心脏病患者，发现只有3.7%的患者存在肝素抵抗[490]。即使在抗凝不足的情况下，在CPB回路中出现可见的血块也是罕见的。然而，CPB期间抗凝不足会有系统地激活凝血和炎症系统，产生凝血酶、血小板和凝血因子消耗以及过度的纤溶。这一联合生理进程将患者置于神经系统损害和过度出血的双重风险之下。

已经证明了AT缺乏在肝素抵抗中的重要性[491,492]，但它不是唯一的问题。血小板、纤维蛋白、血管表面和血浆蛋白相互作用决定肝素的抗凝作用。这从一项随机、双盲、安慰剂对照比较肝素抵抗治疗实验得到了证实[491]。尽管给予了新鲜冰冻血浆（fresh frozen plasma，FFP）和AT，11例患者仍有肝素抵抗。类似的，在30%的患者中，即使800U/kg的肝素也没使激活凝血时间达到480秒[493]。典型的肝素抵抗，CPB期间给予50%更多肝素来抗凝。不幸的是，肝素抵抗时继续增加肝素会进一步加重术前肝素缺乏。CPB开始时，继发于凝血酶复合物的稀释和消除，AT活性降低25%~50%[486,489]。AT的低水平诱发的血栓形成前环境有助于形成血栓状态，部分基于接触过CPB的AT缺乏患者中血凝块的存在[494]。肝素抵抗患者的AT平均水平为56% ±25%，与之前的研究一致[490]。在最近一项试验中，与已确定的术前平均AT水平82%相比，在深低温停循环和长时间CPB后，AT水平甚至可能下降到小于40%[495]。

多年来，肝素抵抗常规给予FFP。然而，一项重组AT或FFP的前瞻性随机试验中，患者均被定义为肝素抵抗者，并指出与FFP相比，重组后AT水平有很大差异[492]。最近，两个单位的FFP不能使肝素抵抗患者的AT水平恢复正常[496,497]。75μg/kg重组AT有效地改善了CPB前AT水平从56%到75% ±31%[490]。应避免使用异体血液制品治疗AT缺乏症。

1974年，从人血浆中分离并浓缩了AT[487]。从人类血浆中制备AT浓缩制剂，但需经过分馏和加热以灭活潜在的病毒污染物而不降低AT的生物活性[489]。在心脏外科患者中研究了重组AT浓缩制剂[491,492,498]。单剂量AT约500个单位，可安全使用10~20分钟[499]。心脏手术患者术前AT水平通常较低，由于CPB时血液稀释和肝素化AT水平进一步降低，导致AT平均水平为42%活性[492]。AT浓缩物对遗传性和获得性AT缺陷均有益[486,487]。CPB的AT最佳水平还没有定义，但AT水平超过80%被认为不太可能与血栓形成有关。

CPB期间抗凝不足会导致凝血酶生成，导致血小板活化和凝血因子消耗；然而，缺乏补充AT会改善预后的确切证据。根据统计学上止血活化的生化标志（凝血酶原片段1.2浓度、D-二聚体浓度和AT-凝血酶复合物）的显著改善，证明接受CPB患者补充AT可减少血栓形成和纤维蛋白溶解活性[492,498,500]。不幸的是，临床治疗措施，如纵隔胸导管引流和输血要求与生化措施相比不太一致[489,490,492,498,500]。最近，通过在五例经历长时间CPB和深低温停循环患者的血浆测量凝血酶的生成，证实了补充AT可使凝血酶生成正常化[495]。与对照组相比，将正常供体血浆或AT缺乏的血浆添加到试验血浆中，凝血酶生成量增加。对照组血浆，实验血浆回到基线以下，只有纯化浓缩AT阻止凝血酶生成（图24.83）。两项研究表明AT水平下降到小于63%和58%，会增加出血和输血需求[493]。然而，在前瞻性试验中，与安慰剂相比，要证明罕有的补充AT的临床终点是棘手的。

恢复AT水平的好处可超过简单的与术后转归有关的肝素反应性。在一项前瞻性、观察研究中发现：心脏手术后出现AT在58%或更低水平成为手术再次手术探查、不利的神经系统转归、血栓栓塞事件和延长ICU停留时间风险增加的前兆[493]。CPB持续时间和术前使用肝素也被发现和术后低AT水平有关。相似的，根据对心脏手术患者回顾性分析，术前低AT水平与术后低AT水平、存活率差及拔管时间延长有关[501]。然而，直到一项在随机单盲模型中评估AT价值的前瞻性试验完成，关于补充AT没有什么结论。一份极好的评估AT缺乏患者在术前预防性使用浓缩AT价值的试验总结，强烈推荐补充AT[486]。框24.11列出了AT其他的适应证。术后，AT水平将持续下降，速率与组织破裂和出血程度有关。最低点出现在第三天，第五天回到术前水平，因此在这段时间后不再需要补充。

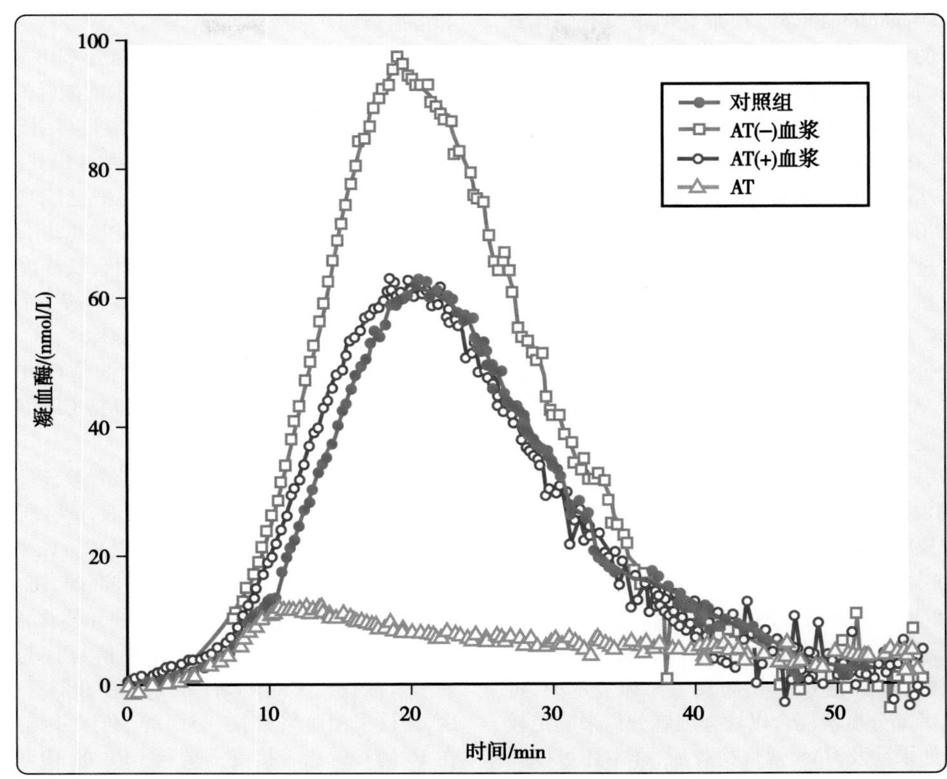

图 24.83 体外循环后血小板缺乏血浆中血栓生成(5个实验的代表跟踪)。涂红圆圈代表对照组(仅血小板缺乏血浆);三角形代表抗凝酶(AT)(补充浓缩抗纤维蛋白酶的血小板缺乏血浆);方框代表 AT(-)(补充去抗纤维蛋白酶血浆的血小板缺乏血浆);空心圆圈代表 AT(+)[补充正常(非AT去除)血浆的血小板缺乏血浆]。(*Reproduced with permission from Sniecinski R;SzlamF;Chen EP,et al. Antithrombin deficiency increases thrombin activity after prolonged cardiopulmonary bypass.* Anesth Analg. *2008;106:713-718.*)

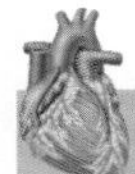

框 24.11 抗凝血酶替代治疗的适应证

认可的适应证[a]
先天性抗凝血酶缺乏症
围手术期
术后预防深静脉血栓形成
急性血栓栓塞
妊娠:分娩和流产
先天性抗凝酶(AT)缺乏的新生儿
可能的适应证[b]
新生儿母亲有先天性抗凝血酶缺乏或血栓形成家族史
由于败血症、创伤、烧伤或与怀孕有关的散性血管内凝血
与低 AT 有关的肝素抵抗
体外循环(体外循环,血液透析)
原位肝移植后肝动脉血栓形成

可能的迹象表明[c]
静脉闭塞性疾病
原位肝移植
LeVeen 腹腔静脉分流术
慢性肝功能不全
调查使用
肾病综合征
因肠道丢失的 AT 缺乏(炎症性肠病、失蛋白性肠病)
妊娠:先兆子痫、妊娠高血压和妊娠急性脂肪肝
新生儿呼吸窘迫综合征

[a] 临床数据提示有效。
[b]数据提示在实验室和临床上有改善。
[c]数据显示实验室数值有改善没有证明临床有效。

Reproduced with permission from Bucur SZ, Levy JH, Despotis GJ, et al. Uses of antithrombin III concentrate in congenital and acquired deficiency states. *Transfusion.* 1998;38:482.)

冷凝集素

冷凝集素(cold agglutinins,CAs)很常见但很少有临床意义。心脏外科患者的发病率在0.8%至4%之间不等[502]。常伴有淋巴网状肿瘤、肺炎支原体和传染性单核细胞增多症,它们是针对红细胞Ⅰ抗原或相关抗原的免疫球蛋白M(IgM)类自身抗体[503]。CAs在红细胞膜表面形成补体抗原抗体反应,导致红细胞裂解。溶血程度与CAs循环效价和热振幅有关[504]。热振幅,即CAs反应时的血液温度,是确定临床相关性的关键信息。通过血清血凝试验决定效价和热振幅温度范围。多数患者有冷抗体在4℃起作用,但效价很低。当热振幅大于30℃时,RBC加速破坏。30℃时,更多的病理CAs有更高的热振幅和效价。从病理角度看,热振幅比效价更重要。病理CAs导致RBC凝集和血管阻塞,损伤心肌、肝和肾[505]。低温CPB时,显微镜下若非观察到凝集反应,RBC凝集被错误地当作其他原因引起的凝集。有报道在心脏停搏液中有可见的凝集[506],升高温度会使CAs迅速失活[507]。

37℃时血库常规筛查自身抗体的出现,但没发现仅在低温时有活性的冷抗体。确定CAs的重要意义是通过判断RBC在20℃盐水和30℃白蛋白中的凝集反应。如果没有凝集,则不太可能有显著溶血[508]。体外循环开始前,必须确定CAs的滴度和热振幅,以避免CPB期间发生溶血。术中,可通过冷停搏液与患者部分血液混合以检查细胞分离来确定较低热振幅的CAs。如果涉及CAs,常规检查后,样本还可以稀释到近似CPB、冷却和检查RBC凝集。血液稀释常与CPB有关,可使低体温下CAs高反应性和高滴度的患者的凝集反应和溶血减弱。

临床有怀疑时需检查CAs,因为CPB期间有许多原因可导致溶血。因此,若怀疑CAs或术前能确诊,避免低温是最安全的办法。常温CPB时,冷停跳液也可引起小的心肌血管内RBC凝集[506]。当出现不完全停跳或CPB循环高压时也是提示CAs的证据[509]。低温心肌保护已成功在CAs患者中运用。观察832例计划行手术和CPB患者,仅7例CAs在4℃时呈强阳性[507]。他们认为无症状、低滴度、低热幅度的无症状患者可能会在接受低温和CPB后没有严重的后遗症。然而,可能存在末端器官损伤的可能性。

若发生即使出现CAs也必须低温CPB的情况,那么可以选择术前血浆置换、血液稀释和维持CPB温度在热振幅以上(图24.84)[504,510]。

如果常温CPB,可在初次血浆置换前使用冷停跳液,在给予4℃停跳液之前注射37℃停跳液,清除所有潜在活性细胞。高热振幅患者溶血的风险仍然很高。如果CAs恶性程度很高,排干所有静脉储血器内的血并弃掉,完全由献血者的血代替[511],只是患者会承担接触同种异体血液制品的风险。常温CPB,温血顺行或逆行灌注停搏也许是最好的选择[512]。如果未检查出CAs,术后可发生终末器官损害或低CO。随后,建议采用血浆置换、类固醇、利尿并维持良好的CO[502]。在16例CAs患者接受需要行CPB的19项手术的系列病例

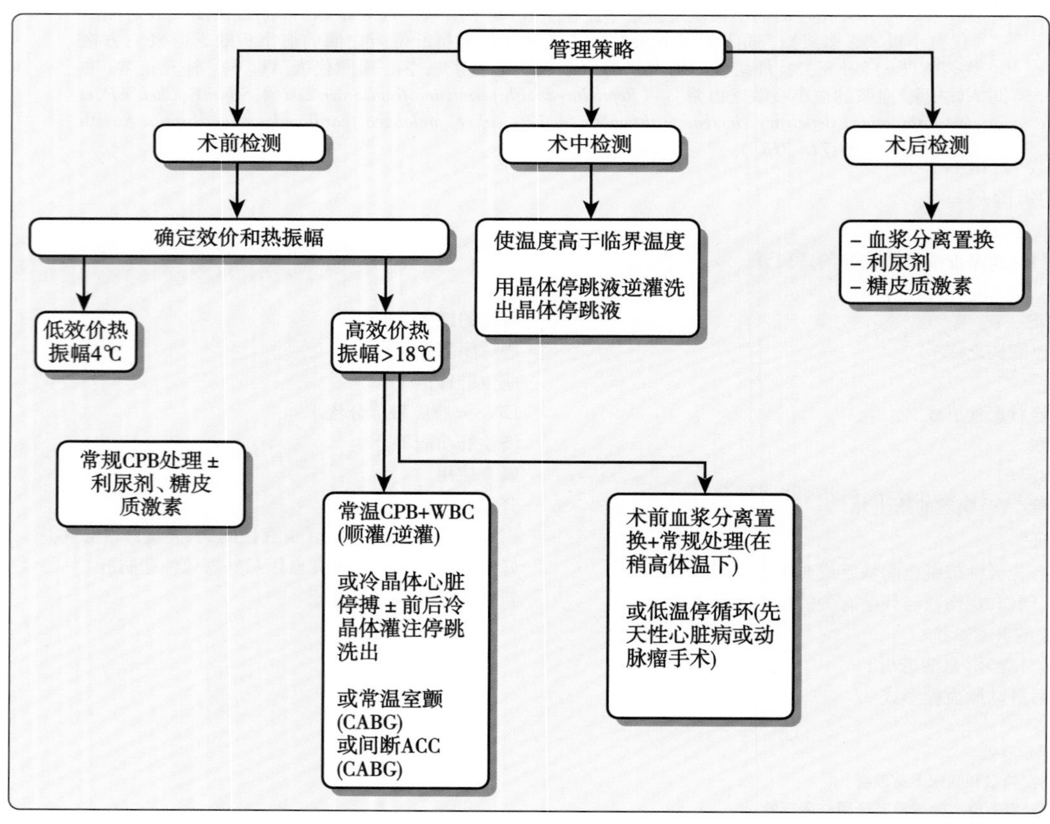

图24.84 冷凝集素管理策略流程图。ACC,主动脉交叉钳闭;CABG,冠状动脉旁路移植术;CPB,体外循环。(*Reproduced with permission from Agarwal SK, Ghosh PK, Gupta D. Cardiac surgery and cold-reactive proteins.* Ann Thorac Surg. *1995;60:1143.*)

中，没有患者表现出永久性心肌功能障碍、有神经系统事件、需要透析或在 30 天内死亡[513]。另一个系列病例鉴定了 14 900 名心脏手术患者中的 47 名患者。CAs 和那些没有 CAs 的患者的复合死亡率或严重的发病率没有差异[514]。

所有参与 CAs 患者治疗的医师应当意识到低温的潜在风险的严重性。麻醉气体、静脉液体、血液和血浆在给患者输注前应当加热。手术室温度应当温暖。如需输注新鲜成分血，洗涤 RBC 是有益的[505]。

镰状细胞病

镰状细胞病(sickle cell disease，SCD)是一组异质性的遗传性疾病，涉及镰状 β-珠蛋白基因，由 Herrick 于 1910 首次报道[515]。由于早期诊断、抗生素和支持性治疗，SCD 的存活率有了很大的提高；然而，仍然严重威胁健康，尤其是在考虑进行大手术时[516,517]。合并 SVD 的非洲裔美国人，男性和女性的平均预期寿命分别为 42 岁和 48 岁。为获得最好的预后，必须做好术前准备和严密术中监护。

β-珠蛋白基因在世界范围内均分布，但最多见于非洲中西部。HBA 和 HBs 基因可在共显性表达 Hb 分子。十分之一的美国黑人是 β-珠蛋白基因携带者杂合子，有镰状细胞病特征(AS)，而 1/400 的美国黑人是纯合子，出现镰状细胞贫血(SS)。美国黑人的 SCD 患病率为 0.2%。HbC 病(SC)发生在大约 2% 的美国黑人；在美国，60% ~ 70% 的 SCD 患者出现 SS。

β-珠蛋白基因的 DNA 序列发生突变导致缬氨酸替代谷氨酸，谷氨酸在正常 Hb 与氧的聚合反应中发挥脱氧作用。突变后的 Hb 分子较正常 Hb 不易发生脱氧改变。因此，当氧饱和度接近 85% 时，Hb 趋向聚合[518]。当 HbS 从细胞内溶液和胶质中释出，RBC 变为镰刀型(图 24.85)。RBC 的镰刀型改变是可逆的。去饱和作用是主要刺激。除了去饱和作用，发生镰刀化的风险还与 RBC 内的 HbS 含量有关。AS 个体直到氧饱和度小于 40% 时才出现镰刀化，因为他们的 HbS 占 Hb 的比率低。SS 和 SC 患者由于拥有更多的 HbS，在氧饱和度 85% 时，典型的静脉血饱和度，红细胞就会发生镰刀化。HbS 与 SCD 的主要表现有关：镰刀化、溶血性贫血和血管闭塞事件[517,519,520]。血管闭塞事件更像是由于镰刀化了的 RBC 增强了血管内皮表面亲和力从而增加血液黏滞度导致阻塞[518,521]。血管阻塞发生期间，内皮会产生活性因子如内皮素，可以改变内皮表面并引起血管收缩和损伤。

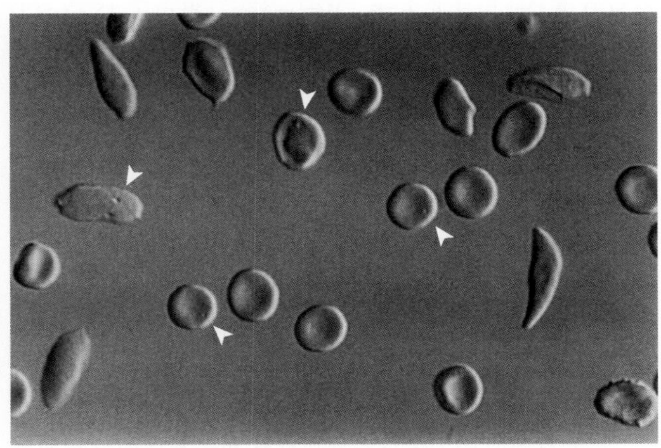

图 24.85 用红细胞计数评估脾脏网状内皮细胞功能。来自镰状细胞贫血儿童的红细胞混合在等张缓冲戊二醛中，用 Nomarski 鉴别干涉对比显微镜观察。有大内吞泡的红细胞(有麻点或凹痕细胞)的百分比增加说明功能性无脾。(*Reproduced with permission from Lane PA. Sickle cell disease.* Pediatr Clin North Am. *1996；43*[*3*]：*639.*)

SS、SC 和 AS 的临床严重程度因遗传性(地中海贫血或胎儿血红蛋白)和后天因素的不同而不同[521]。AS 患者常无症状除非发生了极度缺氧、酸中毒或低温[522]。相反，SS 或 SC 患者则为有生命危险的慢性病。然而 SS 患者的 20 年存活率是 95%，SCD 患者的存活时间更长[523]。SS 患者通常发育不全，骨髓增生导致骨骼畸形，可有轻度黄疸。血红蛋白浓度常常少于 8g/dl。红细胞更加脆弱，只有正常的 10% 生存力，这也解释了为何会有慢性贫血。作为镰刀化的一个主要位点，脾脏变得没有功能。所以，SS 患者对感染非常敏感，尤其对细菌感染。严格无菌是重要的。

SCD 患者可发生 3 种危象：疼痛危象、再生障碍性危象和影响到重要器官的危象。疼痛危象(镰形细胞危象)是一种血管阻塞、梗死过程，导致组织缺氧如肺梗死。往往无法诊断。脉管阻塞危象主要影响 15~25 岁的年轻男性，由劳累、感染、脱水、受凉、酸中毒、低氧或血管阻塞引起[524]。镰化红细胞的血流变化特征趋向于黏附血管壁，导致微循环灌注变差。水合葡萄糖和水是重要的，以便自由水进入细胞降低 Hb 浓度，但这种情况下，输血是无益的[518]。再生障碍性危象较疼痛危象少见，但它是 SS 患者最可怕的血液系统并发症。其特征是不伴有正常骨髓反应的二次溶血导致的 Hb 急剧下降。血管阻塞危象则相反，输血不仅有益而且是必需的。再生障碍危象会持续 7~10 天。最后，各种主要器官系统，如肺(急性胸综合征)、脾(脾梗死)、肾脏、心脏(心肌功能障碍)和中枢神经系统(卒中)灌注不良，造成永久性损伤。少见冠状动脉闭塞。卒中继发于内膜损伤和动脉内血栓形成。8% 的 SS 患者出现卒中，儿童更易受影响。SCD 患者一生中出现神经系统并发症的机会为 25%。2/3 的患者在 36 个月内出现二次卒中。

长期口服羟基脲已证明可减少或防止 SCD 急性或慢性并发症[516]。羟基脲是一种核糖核苷酸还原酶抑制剂，通过增加胎儿 Hb 水平而起作用。一项前瞻性随机试验，在镰状细胞性贫血患者的羟基脲的多中心研究中，只纳入了在过去一年里发生超过 3 次血管阻塞危象的成年 SCD 患者[525]。这些患者继续接受羟基脲治疗，在第 2、9 和 17 年结果得以改善。

不是所有的 SCD 患者都能在全麻前就被发现，死亡是该病的首次表现[526]。Hb 电泳是最准确的诊断性实验，而外周血涂片不能作出诊断。任何准备进行手术或麻醉的怀疑有 SCD 的患者都应进行血液科会诊。SS 患者的手术、全麻、术后并发症的风险会增高。一项来自对全美 23 个临床中心的 3 765 个 SCD 患者所做的协作研究得出的结论是：整体死亡率为 0.3%，仅 3 例与麻醉或手术有关[527]。在 14 岁以下儿童中未见死亡病例。术后并发症多样，主要与手术操作有关。尽管在这项大型多中心研究中有许多不同手术和麻醉方式，但是死亡率很低，并发症很少。现代技术和监测能力使 SCD

患者获得更好的治疗和转归[517]，因此手术是一个更可行的选择。

预备做心脏手术的患者在术前应进行完整的心血管系统评估，特别是寻找心肌缺血、PAH[528]和CHF。据超声估计有30%的SCD合并PAH。它的出现增加了死亡风险。令人疑惑的是，解剖学已显示近三分之一的合并PAH的病理学证据的SCD患者没有被诊断出来。直到最近，PAH被认为是由血栓形成或栓子引起，刚刚明确了PAH的前毛细血管状态[528]。肾功能也可能异常[529]。术前补充叶酸和谨慎补液以减少脱水、高渗、低尿量的风险[530]。SS患者肺功能障碍的发生率增加将增加缺氧的风险；因此，谨慎使用术前镇静并仔细观察患者情况。预防性抗生素的价值是不确定的。

术前输血在SS患者管理中的作用多年来一直争论不休。推荐SS患者术前输RBC的观点是基于循环中HbS浓度和促进携氧能力的降低、抑制红细胞生成、P50左移，然而并没有排除细胞镰刀化的可能性[521]。传统认为HbS低于30%才可进行手术。一项多中心随机地纳入551位行非心脏手术SCD患者的研究证实了这一点。根据术中并发症的发生率认为术前输血不是积极就是保守的策略[531]。保守治疗患者的百分比是60%，而积极治疗的为30%。许多输血并发症中的一半与保守治疗有关。这也支持了其他研究：保持HbS在50%而不是30%可有效降低非手术患者的卒中风险[532]。逐渐增多的证据表明：对于非心脏手术，应限制用输血来稀释镰刀化细胞的做法[527]，术中输血应按照输血指南进行[517]。

若需CPB，尽管30% HbS也合适[534]，但经常推荐的是5%的HbS[533]。目前适合CPB和心脏手术的同种输血方案还很少。换血疗法已成功地用于纠正术前贫血，比单纯输血有更少导致血容量负荷过重的风险[535]。对于心脏手术，换血疗法保护患者的血小板和血浆在CPB后再回输是非常重要的[536]。与换血相比，只输RBC时因有大量HbS残留会增加血液黏滞度。有人担心，增加血液黏滞性可能暂时抵消因外来RBC而提高的输氧能力[537]。换血疗法导致的较低的血液黏滞性及增加向组织释放氧的能力可能更有效。在大手术前换血疗法已成为常规，但还没有前瞻性研究来评估其重要性。

SCD患者的麻醉管理已有过总结[522,530]。因为发生同种异体免疫的可能，在任何手术前必须评估血液的有效性。SCD中超过三分之二的人是Kell或Rh类型，抗体的发生率接近50%[537]。抗体会降低血液有效性，增加迟发性溶血性输血反应的机会，该反应类似疼痛危象。因此，任何供体血必须分型，确保ABO、Rh和Kell抗原的相容性。应当输入不超过7天的新鲜血，输注时加热。麻醉诱导前，需进行预充氧。整个手术期间保持氧供是关键，但也不能保证没有复杂情况发生。挥发性麻醉药可减少镰刀化[521]。维持重要器官和外周组织的灌注对于保持正常酸碱化比率状态很重要。发生低血压时，最好一开始就使用液体治疗来改善容量状况并避免使用血管升压药。肾功能不全的SCD患者尿浓缩能力差，所以容量不稳定。应努力维持患者体温正常。即使最好的监测，术中时常还有镰刀化的风险，这就出现了麻醉期间的诊断问题。术中危象的征兆包括癫痫发作、呼吸方式改变、低血压和血尿，不幸的是，这些征兆都没有特异性，并不可靠。实验室检查也不起作用。没什么药物如碱化血液或给予尿素可减弱镰刀化的趋势[521]。

成人和儿童SCD患者的并发症率和死亡率明显与CPB有关[538]。CPB加重了生理应激如低流量、心脏停搏、主动脉夹闭时血液成分的机械性破坏和蛋白变性，这使患者倾向于发生镰刀化危象。CPB期间体温、停跳液、启动液和输液操作没有循证指南[539]。体温降低时，在体外，还原HbS溶解度增加，减少了镰刀化。可是，温度降低增加了血液黏滞性。当体温降到30℃时，黏滞度增加30%[530]。低温的不利影响主要与血管收缩和血管阻塞有关，所以若外周灌注和供氧良好，则可以耐受低温。现在，为了利于术后心肌功能，许多患者用常温替代了低温CPB[540]。AS或SS患者都能降温到26℃或更低而没有镰刀化危象。但在一些患者身上进行了部分或完全换血疗法，最终有10%的HbS生成[539]。推测是由于CPB期间适度低温下氧合极好，即使没有部分或完全换血治疗镰刀化也较少发生[520]。推荐在CPB开始时减少HbS。稀释法可以用非血液预充液、血预充、心脏停搏、静脉输液、单纯输血或血液成分隔离来实现。这些方法降低了HbS浓度，但太高的红细胞计数有镰刀化的风险。只有一种换血疗法移除镰刀化细胞。如果仔细考虑计划好温度，换血疗法是有效的[539]。自动化RBC交换可在手术室或术前完成。术中交换在监测下进行可能会更安全，避免了有严重心脏问题患者的容量超载和心功能失代偿。另外，CPB能从CPB循环中排除血液。另一个新方法是用自动输血装置部分的移除RBC在CPB前降低HbS浓度，然后在CPB开始时立即用一定容量的全血来交换输注。两种技术的优点是都能获得血小板分离产物[534]。另一种选择是预充液中主要使用同种异体血，CPB开始时，静脉血转到另一贮存器里，加温预充液中的血输注给患者，使HbS浓度小于5%。转流血可将红细胞与血浆和血小板分离并清除，保留非红细胞成分直接输注给患者。这个过程降低了血液产物接触并允许正常供体血的输注。这种血液成分分离技术可消除对血液成分单采的需要。也可用于那些有过镰刀化危象史的严重SCD患者。不是每个人都赞成给SCD患者使用这些方法。Métras等[541]报道了15位SCD患者(13位AS)行心脏手术。不管使用了亚低温、主动脉交叉钳闭还是冷心脏停搏法，都没有进行术前交换输血。没有证据表明镰刀化会增加术后并发症。作者认为只要避免了缺氧、酸中毒和脱水，术前交换输血或血液输注不是必需的。但他们并没有研究严重SCD病例。

SCD患者的细胞回收技术的可行性还值得怀疑。自体输血已经受到那些认为会对镰刀化产生不利影响的人士的责难，但同时又被其他人支持[542]。患者HbS浓度可影响到术中自体输血的耐受程度。若术中使用自体输血，推荐通过换血疗法或单纯输血将HbS降到40%以下，提高血细胞比容至30%以上，肝素化直到采集完。溶液需要生理pH[521]。

已知有SCD的个体有多种血栓栓塞并发症的危险如卒中、MI、肺栓塞和深静脉血栓形成。在CPB期间行抗凝是很重要的。止血的各方面包括血小板功能、促凝血蛋白、抗凝蛋白和纤溶系统在促凝血方向上发生改变[543]。慢性氧化亚氮和精氨酸消耗也会促进SCD患者的高凝状态。这提示凝血激酶在循环系统内皮细胞的表达可能异常，和非SCD患者相比，具有更高促凝血活性。这也证明凝血酶产生的增多是基于SCD患者的生化标志。最后，一些抗凝蛋白如蛋白S和C低于正常水平。试图尝试抗凝的影响不详，但仔细评估因治疗患者经常为避免增加术后血栓并发症的风险而过多出血导致的促凝血状态是重要的。经验性输血可导致CPB后出血过多，这会出现促凝血状态，所以有计算的输血是有益的[544]。血栓弹力图对判断CPB后是否已经发展成高凝状态很有用，高凝状态对那些SCD患者是有害的。

经历了CPB的SS儿童中，已有报道大剂量芬太尼可减弱手术期间的应激反应，尤其是插管反应[545]。而且，接近三分之一的SS患者有PAH，更高剂量的芬太尼也会减弱肺血管反应[528]。CABG术后早期拔管风险最小（框24.12）。然而，重要的是回顾患者的疼痛史，因为不耐受麻醉药很常见，所以这类患者需要更积极的术前疼痛治疗[546]。因为各种原因进行手术的患者都会增加术后肺炎的风险。急性胸腔综合征可表现为肺炎或肺炎。急性胸腔综合征可导致死亡。AS患者术后并发症的风险并不增高。

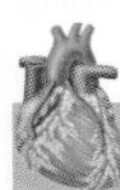

框24.12 镰状细胞病患者行冠状动脉旁路移植术的围手术期处理指南

术前阶段

血红蛋白（Hb）电泳研究

矫正存在的感染

Hb SS患者部分或完全的交换输血

少量苯二氮䓬类麻醉前用药

补充氧气以避免氧饱和度下降

术中阶段

所有病例预充氧3~5分钟

小剂量阿片类药物和催眠药诱导

吸入或静脉维持麻醉

微温或温体外循环

平均泵流量>50ml/(kg·min)，灌注压>60mmHg

若红细胞比容<20%，输血

泵血回收不可取

术后阶段

2~6小时内早期拔管

维持血管内容量和体温

尽量避免使用血管升压药

多模式镇痛（阿片类、NSAIDs、对乙酰氨基酚）

变温毯保持体温≥37℃

寒战：哌替啶，10~25mg IV

常规使用抗生素2天

输血：<70岁，Hb<7.5g/dl；>70岁，Hb<8.5g/dl

停止监测氧合、灌注和酸碱指标12到24小时

Hb，血红蛋白；IV，静脉注射；NSAIDs，非甾体抗炎药；SS，镰状细胞贫血。

Reproduced with permission from Djaiani GN, Cheng DC, Carroll JA, et al. Fast-track cardiac anesthesia in patients with sickle cell abnormalities. *Anesth Analg*. 1999;89:601.）

（余相地 章放香 武庆平 陈世强 许强 译）

参考文献

1. Bruce CJ. Cardiac tumours. diagnosis and management. *Heart*. 2011;97:151–160.
2. Bussani R, De-Giorgio F, Abbate A, Silvestri F. Cardiac metastases. *J Clin Pathol*. 2007;60:27–34.
3. Travis WD, Brambilla E, Müller-Hermelink HK, Harris CC, eds. World Health Organization. International Agency for Research on Cancer, International Association for the Study of Lung Cancer, International Academy of Pathology. In: *Pathology and Genetics of Tumours of the Lung, Pleura, Thymus and Heart*. Lyon, France: IARC Press, Oxford University Press (distributor); 2004.
4. Reynen K. Frequency of primary tumors of the heart. *Am J Cardiol*. 1996;77:107.
5. Cresti A, Chiavarelli M, Glauber M, et al. Incidence rate of primary cardiac tumors: a 14-year population study. *J Cardiovasc Med*. 2016;17:37–43.
6. Lam KY, Dickens P, Chan AC. Tumors of the heart. A 20-year experience with a review of 12,485 consecutive autopsies. *Arch Pathol Lab Med*. 1993;117:1027–1031.
7. Abraham KP, Reddy V, Gattuso P. Neoplasms metastatic to the heart: review of 3314 consecutive autopsies. *Am J Cardiovasc Pathol*. 1990;3:195–198.
8. Butany J, Nair V, Naseemuddin A, et al. Cardiac tumours: diagnosis and management. *Lancet Oncol*. 2005;6:219–228.
9. Shapiro LM. Cardiac tumours: diagnosis and management. *Heart*. 2001;85:218–222.
10. Butany J, Leong SW, Carmichael K, Komeda M. A 30-year analysis of cardiac neoplasms at autopsy. *Can J Cardiol*. 2005;21:675–680.
11. Borges AC, Witt C, Bartel T, et al. Preoperative two- and three-dimensional transesophageal echocardiographic assessment of heart tumors. *Ann Thorac Surg*. 1996;61:1163–1167.
12. Elbardissi AW, Dearani JA, Daly RC, et al. Embolic potential of cardiac tumors and outcome after resection: a case-control study. *Stroke*. 2009;40:156–162.
13. Plana JC. Added value of real-time three-dimensional echocardiography in assessing cardiac masses. *Curr Cardiol Rep*. 2009;11:205–209.
14. Bruce CJ. Cardiac tumors. In: Otto CM, ed. *The Practice Of Clinical Echocardiography*. 4th ed. Philadelphia, PA: Elsevier/Saunders; 2012:902–928.
15. Otto CM. Cardiac masses and potential cardiac source of embolus. In: Otto CM, ed. *Textbook of Clinical Echocardiography*. 5th ed. Philadelphia, PA: Elsevier/Saunders; 2013:395–417.
16. Elbardissi AW, Dearani JA, Daly RC, et al. Survival after resection of primary cardiac tumors: a 48-year experience. *Circulation*. 2008;118:S7–S15.
17. Gowdamarajan A, Michler RE. Therapy for primary cardiac tumors: is there a role for heart transplantation? *Curr Opin Cardiol*. 2000;15:121–125.
18. Bakaeen FG, Reardon MJ, Coselli JS, et al. Surgical outcome in 85 patients with primary cardiac tumors. *Am J Surg*. 2003;186:641–647.
19. ElBardissi AW, Dearani JA, Daly RC, et al. Analysis of benign ventricular tumors: long-term outcome after resection. *J Thorac Cardiovasc Surg*. 2008;135:1061–1068.
20. Jain D, Maleszewski JJ, Halushka MK. Benign cardiac tumors and tumorlike conditions. *Ann Diagn Pathol*. 2010;14:215–230.
21. Grebenc ML, Rosado-de-Christenson ML, Green CE, et al. Cardiac myxoma: imaging features in 83 patients. *Radiographics*. 2002;22:673–689.
22. Amano J, Kono T, Wada Y, et al. Cardiac myxoma: its origin and tumor characteristics. *Ann Thorac Cardiovasc Surg*. 2003;9:215–221.
23. Pinede L, Duhaut P, Loire R. Clinical presentation of left atrial cardiac myxoma. A series of 112 consecutive cases. *Medicine (Baltimore)*. 2001;80:159–172.
24. Percell RL Jr, Henning RJ, Siddique Patel M. Atrial myxoma: case report and a review of the literature. *Heart Disease*. 2003;5:224–230.
25. Carney JA, Hruska LS, Beauchamp GD, Gordon H. Dominant inheritance of the complex of myxomas, spotty pigmentation, and endocrine overactivity. *Mayo Clin Proc*. 1986;61:165–172.
26. Reynen K. Cardiac myxomas. *N Engl J Med*. 1995;333:1610–1617.
27. Choi BW, Ryu SJ, Chang BC, Choe KO. Myxoma attached to both atrial and ventricular sides of the mitral valve: report of a case and review of 31 cases of mitral myxoma. *Int J Cardiovasc Imaging*. 2001;17:411–416.
28. De Carli S, Sechi LA, Ciani R, et al. Right atrial myxoma with pulmonary embolism. *Cardiology*. 1994;84:368–372.
29. Shimono T, Makino S, Kanamori Y, et al. Left atrial myxomas. Using gross anatomic tumor types to determine clinical features and coronary angiographic findings. *Chest*. 1995;107:674–679.
30. Schaff HV, Mullany CJ. Surgery for cardiac myxomas. *Semin Thorac Cardiovasc Surg*. 2000;12:77–88.
31. Freedberg RS, Kronzon I, Rumancik WM, Liebeskind D. The contribution of magnetic resonance imaging to the evaluation of intracardiac tumors diagnosed by echocardiography. *Circulation*. 1988;77:96–103.
32. Padalino MA, Basso C, Moreolo GS, et al. Left atrial myxoma in a child: case report and review of the literature. *Cardiovasc Pathol*. 2003;12:233–236.
33. Colman T, de Ubago JL, Figueroa A, et al. Coronary arteriography and atrial thrombosis in mitral valve disease. *Am J Cardiol*. 1981;47:973–977.
34. Otto CM. *Textbook of clinical echocardiography*. 5th ed. Philadelphia, PA: Elsevier/Saunders; 2013.
35. Douglas PS, Garcia MJ, Haines DE, et al. ACCF/ASE/AHA/ASNC/HFSA/HRS/SCAI/SCCM/SCCT/SCMR 2011 Appropriate Use Criteria for Echocardiography. A Report of the American College of Cardiology Foundation Appropriate Use Criteria Task Force; American Society of Echocardiography; American Heart Association; American Society of Nuclear Cardiology; Heart Failure Society of America; Heart Rhythm Society; Society for Cardiovascular Angiography and Interventions; Society of Critical Care Medicine; Society of Cardiovascular Computed Tomography; Society for Cardiovascular Magnetic Resonance; American College of Chest Physicians. *J Am Soc Echocardiogr*. 2011;24:229–267.
36. Hahn RT, Abraham T, Adams MS, et al. American Society of Echocardiography, Society of Cardiovascular Anesthesiologists. Guidelines for performing a comprehensive transesophageal echocardiographic examination: recommendations from the American Society of Echocardiography and the Society of Cardiovascular Anesthesiologists. *Anesth Analg*. 2014;118:21–68.
37. American Society of Anesthesiologists and Society of Cardiovascular Anesthesiologists Task Force on Transesophageal Echocardiography. Practice guidelines for perioperative transesophageal echocardiography. An updated report by the American Society of Anesthesiologists and the Society of Cardiovascular Anesthesiologists Task Force on Transesophageal Echocardiography. *Anesthesiology*. 2010;112:1084–1096.
38. Gegouskov V, Kadner A, Engelberger L, et al. Papillary fibroelastoma of the heart. *Heart Surg Forum*. 2008;11:E333–E339.
39. Fine NM, Foley DA, Breen JF, Maleszewski JJ. Multimodality imaging of a giant aortic valve papillary fibroelastoma. *Case Rep Med*. 2013;2013:705101.
40. Vittala SS, Click RL, Challa S, et al. Multiple papillary fibroelastomas. *Circulation*. 2012;126:242–243.
41. Koolbergen DR, Voigt P, Kolowca M, et al. Elective surgery for fibroelastoma of the aortic valve. *Ann Thorac Surg*. 2004;77:725.
42. Gowda RM, Khan IA, Nair CK, et al. Cardiac papillary fibroelastoma: a comprehensive analysis of 725 cases. *Am Heart J*. 2003;146:404–410.
43. Maraj S, Pressman GS, Figueredo VM. Primary cardiac tumors. *Int J Cardiol*. 2009;133:152–156.
44. Castillo JG, Silvay G. Characterization and management of cardiac tumors. *Semin Cardiothorac Vasc Anesth*. 2010;14:6–20.
45. Klarich KW, Enriquez-Sarano M, Gura GM, et al. Papillary fibroelastoma: echocardiographic characteristics for diagnosis and pathologic correlation. *J Am Coll Cardiol*. 1997;30:784–790.
46. Raaf HN, Raaf JH. Sarcomas related to the heart and vasculature. *Semin Surg Oncol*. 1994;10:374–382.
47. Gowda RM, Khan IA. Clinical perspectives of primary cardiac lymphoma. *Angiology*. 2003;54:599–604.
48. Antoniades L, Eftychiou C, Petrou PM, et al. Primary cardiac lymphoma: case report and brief review of the literature. *Echocardiography*. 2009;26:214–219.

49. Okamoto K, Kato S, Katsuki S, et al. Malignant fibrous histiocytoma of the heart: case report and review of 46 cases in the literature. *Intern Med.* 2001;40:1222–1226.
50. Bakke OM, Haram K, Lygre T, Wallem G. Comparison of the placental transfer of thiopental and diazepam in caesarean section. *Eur J Clin Pharmacol.* 1981;21:221–227.
51. Reardon MJ, DeFelice CA, Sheinbaum R, Baldwin JC. Cardiac autotransplant for surgical treatment of a malignant neoplasm. *Ann Thorac Surg.* 1999;67:1793–1795.
52. Lenihan DJ, Yusuf SW. Tumors affecting the cardiovascular system. In: Mann DL, Zipes DP, Libby P, et al., eds. *Braunwald's Heart Disease: A Textbook of Cardiovascular Medicine.* 10th ed. Philadelphia, PA: Elsevier/Saunders; 2015:1863–1875.
53. Yusuf SW, Bathina JD, Qureshi S, et al. Cardiac tumors in a tertiary care cancer hospital: clinical features, echocardiographic findings, treatment and outcomes. *Heart Int.* 2012;7:e4.
54. Hua A, Shemin RJ, Gordon JP, Yang EH. Minimally invasive robotically assisted surgical resection of left atrial endocardial papillary fibroelastomas. *J Thorac Cardiovasc Surg.* 2014;148:3247–3249.
55. Gao C, Yang M, Wang G, et al. Excision of atrial myxoma using robotic technology. *J Thorac Cardiovasc Surg.* 2010;139:1282–1285.
56. Sawaki S, Ito T, Maekawa A, et al. Outcomes of video-assisted minimally invasive approach through right mini-thoracotomy for resection of benign cardiac masses; compared with median sternotomy. *Gen Thorac Cardiovasc Surg.* 2015;63:142–146.
57. Bernheim AM, Connolly HM, Hobday TJ, et al. Carcinoid heart disease. *Prog Cardiovasc Dis.* 2007;49:439–451.
58. Askew JW, Connolly HM. Carcinoid valve disease. *Curr Treat Options Cardiovasc Med.* 2013;15:544–555.
59. Bhattacharyya S, Toumpanakis C, Caplin ME, Davar J. Analysis of 150 patients with carcinoid syndrome seen in a single year at one institution in the first decade of the twenty-first century. *Am J Cardiol.* 2008;101:378–381.
60. Møller JE, Pellikka PA, Bernheim AM, et al. Prognosis of carcinoid heart disease: analysis of 200 cases over two decades. *Circulation.* 2005;112:3320–3327.
61. Robiolio PA, Rigolin VH, Wilson JS, et al. Carcinoid heart disease. Correlation of high serotonin levels with valvular abnormalities detected by cardiac catheterization and echocardiography. *Circulation.* 1995;92:790–795.
62. Simula DV, Edwards WD, Tazelaar HD, et al. Surgical pathology of carcinoid heart disease: a study of 139 valves from 75 patients spanning 20 years. *Mayo Clin Proc.* 2002;77:139–147.
63. Connolly HM. Carcinoid heart disease: medical and surgical considerations. *Cancer Control.* 2001;8:454–460.
64. Castillo JG, Milla F, Adams DH. Surgical management of carcinoid heart valve disease. *Semin Thorac Cardiovasc Surg.* 2012;24:254–260.
65. Connolly HM, Nishimura RA, Smith HC, et al. Outcome of cardiac surgery for carcinoid heart disease. *J Am Coll Cardiol.* 1995;25:410–416.
66. Palaniswamy C, Frishman WH, Aronow WS. Carcinoid heart disease. *Cardiol Rev.* 2012;20:167–176.
67. Kvols LK, Martin JK, Marsh HM, Moertel CG. Rapid reversal of carcinoid crisis with a somatostatin analogue. *N Engl J Med.* 1985;313:1229–1230.
68. Kvols LK, Moertel CG, O'Connell MJ, et al. Treatment of the malignant carcinoid syndrome. Evaluation of a long-acting somatostatin analogue. *N Engl J Med.* 1986;315:663–666.
69. Strosberg JR, Cheema A, Kvols LK. A review of systemic and liver-directed therapies for metastatic neuroendocrine tumors of the gastroenteropancreatic tract. *Cancer Control.* 2011;18:127–137.
70. Connolly HM, Schaff HV, Mullany CJ, et al. Carcinoid heart disease: impact of pulmonary valve replacement in right ventricular function and remodeling. *Circulation.* 2002;106:I51–I56.
71. Castillo JG, Filsoufi F, Rahmanian PB, et al. Early and late results of valvular surgery for carcinoid heart disease. *J Am Coll Cardiol.* 2008;51:1507–1509.
72. Castillo JG, Silvay G, Solis J. Current concepts in diagnosis and perioperative management of carcinoid heart disease. *Semin Cardiothorac Vasc Anesth.* 2013;17:212–223.
73. Botero M, Fuchs R, Paulus DA, Lind DS. Carcinoid heart disease: a case report and literature review. *J Clin Anesth.* 2002;14:57–63.
74. Neustein SM, Cohen E. Anesthesia for aortic and mitral valve replacement in a patient with carcinoid heart disease. *Anesthesiology.* 1995;82:1067–1070.
75. Propst JW, Siegel LC, Stover EP. Anesthetic considerations for valve replacement surgery in a patient with carcinoid syndrome. *J Cardiothorac Vasc Anesth.* 1994;8:209–212.
76. Weingarten TN, Abel MD, Connolly HM, et al. Intraoperative management of patients with carcinoid heart disease having valvular surgery: a review of one hundred consecutive cases. *Anesth Analg.* 2007;105:1192–1199.
77. Castillo JG, Filsoufi F, Adams DH, et al. Management of patients undergoing multivalvular surgery for carcinoid heart disease: the role of the anaesthetist. *Br J Anaesth.* 2008;101:618–626.
78. Bhattacharyya S, Davar J, Dreyfus G, Caplin ME. Carcinoid heart disease. *Circulation.* 2007;116:2860–2865.
79. Ereth MH, Oliver WC Jr, Santrach PJ. Perioperative interventions to decrease transfusion of allogeneic blood products. *Mayo Clin Proc.* 1994;69:575–586.
80. Fukazawa K, Gologorsky E, Naguit K, et al. Invasive renal cell carcinoma with inferior vena cava tumor thrombus: cardiac anesthesia in liver transplant settings. *J Cardiothorac Vasc Anesth.* 2014;28:640–646.
81. Ljungberg B, Bensalah K, Canfield S, et al. EAU guidelines on renal cell carcinoma: 2014 update. *Eur Urol.* 2015;67:913–924.
82. Campbell SC, Lane BR. Malignant renal tumors. In: Wein AJ, Kavoussi LR, Novick AC, eds. *Campbell-Walsh Urology.* 10th ed. Philadelphia, PA: Elsevier Saunders; 2012:1413–1474.
83. Eble JN, World Health Organization. *International Agency for Research on Cancer. Pathology and genetics of tumours of the urinary system and male genital organs.* Lyon: IARC Press, Oxford University Press (distributor); 2004.
84. Wein AJ, Kavoussi LR, Campbell MF. Malignant renal tumors. In: Wein AJ, Kovoussi LR, Novick AC, et al., eds. *Campbell-Walsh Urology.* 10th ed. Philadelphia, PA: Elsevier Saunders; 2012:1314–1364.e14.
85. Neves RJ, Zincke H. Surgical treatment of renal cancer with vena cava extension. *Br J Urol.* 1987;59:390–395.
86. Kirkali Z, Van Poppel H. A critical analysis of surgery for kidney cancer with vena cava invasion. *Eur Urol.* 2007;52:658–662.
87. Kenney PA, Wotkowicz C, Libertino JA. Contemporary open surgery of the kidney. In: Wein AJ, Kavoussi LR, Novick AC, et al., eds. *Campbell-Walsh Urology.* 10th ed. Philadelphia, PA: Elsevier Saunders; 2012:1554–1627.
88. Cerwinka WH, Ciancio G, Salerno TA, Soloway MS. Renal cell cancer with invasive atrial tumor thrombus excised off-pump. *Urology.* 2005;66:1319.
89. Shinghal R, Vricella LA, Mitchell RS, Presti J Jr. Cavoatrial tumor thrombus excision without circulatory arrest. *Urology.* 2003;62:138–140.
90. Marshall FF, Reitz BA, Diamond DA. A new technique for management of renal cell carcinoma involving the right atrium: hypothermia and cardiac arrest. *J Urol.* 1984;131:103–107.
91. Krane RJ, deVere White R, Davis Z, et al. Removal of renal cell carcinoma extending into the right atrium using cardiopulmonary bypass, profound hypothermia and circulatory arrest. *J Urol.* 1984;131:945–947.
92. Chiappini B, Savini C, Marinelli G, et al. Cavoatrial tumor thrombus: single-stage surgical approach with profound hypothermia and circulatory arrest, including a review of the literature. *J Thorac Cardiovasc Surg.* 2002;124:684–688.
93. Ciancio G, Soloway M. Renal cell carcinoma invading the hepatic veins. *Cancer.* 2001;92:1836–1842.
94. Ciancio G, Gonzalez J, Shirodkar SP, et al. Liver transplantation techniques for the surgical management of renal cell carcinoma with tumor thrombus in the inferior vena cava: step-by-step description. *Eur Urol.* 2011;59:401–406.
95. Ciancio G, Shirodkar SP, Soloway MS, et al. Renal carcinoma with supradiaphragmatic tumor thrombus: avoiding sternotomy and cardiopulmonary bypass. *Ann Thorac Surg.* 2010;89:505–510.
96. Parissis H, Akbar MT, Tolan M, Young V. Surgical resection of a renal cell carcinoma involving the inferior vena cava: the role of the cardiothoracic surgeon. *J Cardiothorac Surg.* 2010;5:103.
97. Kalkat MS, Abedin A, Rooney S, et al. Renal tumours with cavo-atrial extension: surgical management and outcome. *Interact Cardiovasc Thorac Surg.* 2008;7:981–985.
98. Renfrew BL, Kempe A, Lowery NE, et al. The impact of immunization record aggregation on up-to-date rates–implications for immunization registries in rural areas. *J Rural Health.* 2001;17:122–126.
99. Kayalar N, Leibovich BC, Orszulak TA, et al. Concomitant surgery for renal neoplasm with pulmonary tumor embolism. *J Thorac Cardiovasc Surg.* 2010;139:320–325.
100. Kayalar N, Schaff HV, Daly RC, et al. Concomitant septal myectomy at the time of aortic valve replacement for severe aortic stenosis. *Ann Thorac Surg.* 2010;89:459–464.
101. Richardson P, McKenna W, Bristow M, et al. Report of the 1995 World Health Organization/International Society and Federation of Cardiology Task Force on the Definition and Classification of cardiomyopathies. *Circulation.* 1996;93:841–842.
102. Maron BJ, Towbin JA, Thiene G, et al. Contemporary definitions and classification of the cardiomyopathies: an American Heart Association Scientific Statement from the Council on Clinical Cardiology, Heart Failure and Transplantation Committee; Quality of Care and Outcomes Research and Functional Genomics and Translational Biology Interdisciplinary Working Groups; and Council on Epidemiology and Prevention. *Circulation.* 2006;113:1807–1816.
103. Elliott P, Andersson B, Arbustini E, et al. Classification of the cardiomyopathies: a position statement from the European Society of Cardiology Working Group on Myocardial and Pericardial Diseases. *Eur Heart J.* 2008;29:270–276.
104. Bozkurt B. Heart failure as a consequence of dilated cardiomyopathy. In: Mann DL, Felker GM, eds. *Heart Failure: A Companion to Braunwald's Heart Disease.* 3rd ed. Philadelphia, PA: Elsevier; 2016:300–317.
105. Marian AJ. Heart failure as a consequence of hypertrophic cardiomyopathy. In: Mann DL, Felker GM, eds. *Heart Failure: A Companion to Braunwald's Heart Disease.* 3rd ed. Philadelphia, PA: Elsevier; 2016:335–349.
106. Maron BJ, Ommen SR, Semsarian C, et al. Hypertrophic cardiomyopathy: present and future, with translation into contemporary cardiovascular medicine. *J Am Coll Cardiol.* 2014;64:83–99.
107. Semsarian C, Ingles J, Maron MS, Maron BJ. New perspectives on the prevalence of hypertrophic cardiomyopathy. *J Am Coll Cardiol.* 2015;65:1249–1254.
108. Falk RH, Hershberger RE. The dilated, restrictive, and infiltratuve cardiomyopathies. In: Mann DL, Zipes DP, Libby P, et al., eds. *Braunwald's Heart Disease: A Textbook Of Cardiovascular Medicine.* 10th ed. Philadelphia, PA: Elsevier/Saunders; 2015:1551–1573.
109. Franz WM, Möller OJ, Katus HA. Cardiomyopathies: from genetics to the prospect of treatment. *Lancet.* 2001;358:1627–1637.
110. Luk A, Ahn E, Soor GS, Butany J. Dilated cardiomyopathy: a review. *J Clin Pathol.* 2009;62:219–225.
111. Park SM, Park SW, Casaclang-Verzosa G, et al. Diastolic dysfunction and left atrial enlargement as contributing factors to functional mitral regurgitation in dilated cardiomyopathy: data from the Acorn trial. *Am Heart J.* 2009;157:762.e3–762.e10.
112. Elliott P. Cardiomyopathy. Diagnosis and management of dilated cardiomyopathy. *Heart.* 2000;84:106–112.
113. Siu SC, Sole MJ. Dilated cardiomyopathy. *Curr Opin Cardiol.* 1994;9:337–343.
114. Oh JK, Seward JB, Tajik AJ. *The Echo Manual.* 3rd ed. Lipincott Williams and Wilkins; 2006.
115. McBride BF, White CM. Acute decompensated heart failure: a contemporary approach to pharmacotherapeutic management. *Pharmacotherapy.* 2003;23:997–1020.
116. Ng AC, Sindone AP, Wong HS, Freedman SB. Differences in management and outcome of ischemic and non-ischemic cardiomyopathy. *Int J Cardiol.* 2008;129:198–204.
117. Mann DL. Management of patients with heart failure with reduced ejection fraction. In: Mann DL, Zipes DP, Libby P, et al., eds. *Braunwald's Heart Disease: A Textbook Of Cardiovascular Medicine.* 10th ed. Philadelphia, PA: Elsevier/Saunders; 2015:512–546.
118. Koga Y, Toshima H, Tanaka M, Kajiyama K. Therapeutic management of dilated cardiomyopathy. *Cardiovasc Drugs Ther.* 1994;8:83–88.
119. O'Connell JB, Moore CK, Waterer HC. Treatment of end stage dilated cardiomyopathy. *Br Heart J.* 1994;72(suppl):S52–S56.
120. De Keulenaer GW, Brutsaert DL. Dilated cardiomyopathy: changing pathophysiological concepts and mechanisms of dysfunction. *J Card Surg.* 1999;14:64–74.
121. Pitt B, Zannad F, Remme WJ, et al. The effect of spironolactone on morbidity and mortality in patients with severe heart failure. Randomized Aldactone Evaluation Study Investigators. *N Engl J Med.* 1999;341:709–717.
122. Bristow MR, Ginsburg R, Minobe W, et al. Decreased catecholamine sensitivity and ß-adrenergic receptor density in failing human hearts. *N Engl J Med.* 1982;307:205–211.
123. Waagstein F. The role of beta-blockers in dilated cardiomyopathy. *Curr Opin Cardiol.* 1995;10:322–331.
124. Kobayashi M, Izawa H, Cheng XW, et al. Dobutamine stress testing as a diagnostic tool for evaluation of myocardial contractile reserve in asymptomatic or mildly symptomatic patients with dilated cardiomyopathy. *JACC Cardiovasc Imaging.* 2008;1:718–726.
125. Effect of metoprolol CR/XL in chronic heart failure: Metoprolol CR/XL Randomised Intervention Trial in Congestive Heart Failure (MERIT-HF). *Lancet.* 1999;353:2001–2007.
126. Borggrefe M, Block M, Breithardt G. Identification and management of the high risk patient with dilated cardiomyopathy. *Br Heart J.* 1994;72(suppl):S42–S45.
127. Brachmann J, Hilbel T, Grünig E, et al. Ventricular arrhythmias in dilated cardiomyopathy. *Pacing Clin Electrophysiol.* 1997;20:2714–2718.
128. Nul DR, Doval HC, Grancelli HO, et al. Heart rate is a marker of amiodarone mortality reduction in severe heart failure. The GESICA-GEMA Investigators. Grupo de Estudio de la Sobrevida en la Insuficiencia Cardiaca en Argentina-Grupo de Estudios Multicentricos en Argentina. *J Am Coll Cardiol.* 1997;29:1199–1205.
129. Connolly SJ, Hallstrom AP, Cappato R, et al. Meta-analysis of the implantable cardioverter defibrillator secondary prevention trials. AVID, CASH and CIDS studies. Antiarrhythmics vs Implantable Defibrillator study. Cardiac Arrest Study Hamburg. Canadian Implantable Defibrillator Study. *Eur Heart J.* 2000;21:2071–2078.
130. Abraham WT. Cardiac resynchronization therapy for heart failure: biventricular pacing and beyond. *Curr Opin Cardiol.* 2002;17:346–352.
131. Frazier OH, Rose EA, Oz MC, et al. HeartMate LILVAS. Multicenter clinical evaluation of the HeartMate vented electric left ventricular assist system in patients awaiting heart transplantation. *J Thorac Cardiovasc Surg.* 2001;122:1186–1195.
132. Romano MA, Bolling SF. Update on mitral repair in dilated cardiomyopathy. *J Card Surg.* 2004;19:396–400.
133. Tjang YS, van der Heijden GJ, Tenderich G, et al. Impact of recipient's age on heart transplantation outcome. *Ann Thorac Surg.* 2008;85:2051–2055.
134. Wynands JE, Wong P, Whalley DG, et al. Oxygen-fentanyl anesthesia in patients with poor left ventricular function: hemodynamics and plasma fentanyl concentrations. *Anesth Analg.* 1983;62:476–482.
135. Elliott P, O'Hare R, Bill KM, et al. Severe cardiovascular depression with remifentanil. *Anesth Analg.* 2000;91:58–61.
136. Wang JY, Winship SM, Thomas SD, et al. Induction of anaesthesia in patients with coronary artery disease: a comparison between sevoflurane-remifentanil and fentanyl-etomidate. *Anaesth Intensive Care.* 1999;27:363–368.
137. Sprung J, Ogletree-Hughes ML, Moravec CS. The effects of etomidate on the contractility of failing and nonfailing human heart muscle. *Anesth Analg.* 2000;91:68–75.
138. Stulz P, Schläpfer R, Feer R, et al. Decision making in the surgical treatment of massive pulmonary embolism. *Eur J Cardiothorac Surg.* 1994;8:188–193.
139. Raza SM, Masters RW, Zsigmond EK. Haemodynamic stability with midazolam-ketamine-sufentanil analgesia in cardiac surgical patients. *Can J Anaesth.* 1989;36:617–623.
140. Riou B, Viars P, Lecarpentier Y. Effects of ketamine on the cardiac papillary muscle of normal hamsters and those with cardiomyopathy. *Anesthesiology.* 1990;73:910–918.

141. Riou B, Lejay M, Lecarpentier Y, Viars P. Myocardial effects of propofol in hamsters with hypertrophic cardiomyopathy. *Anesthesiology*. 1995;82:566–573.
142. Vivien B, Hanouz JL, Gueugniaud PY, et al. Myocardial effects of halothane and isoflurane in hamsters with hypertrophic cardiomyopathy. *Anesthesiology*. 1997;87:1406–1416.
143. Pagel PS, Lowe D, Hettrick DA, et al. Isoflurane, but not halothane improves indices of diastolic performance in dogs with rapid ventricular, pacing-induced cardiomyopathy. *Anesthesiology*. 1996;85:644–654.
144. Vivien B, Hanouz JL, Gueugniaud PY, et al. Myocardial effects of desflurane in hamsters with hypertrophic cardiomyopathy. *Anesthesiology*. 1998;89:1191–1198.
145. De Hert SG, Van der Linden PJ, ten Broecke PW, et al. Effects of desflurane and sevoflurane on length-dependent regulation of myocardial function in coronary surgery patients. *Anesthesiology*. 2001;95:357–363.
146. Brock R. Functional obstruction of the left ventricle; acquired aortic subvalvar stenosis. *Guys Hosp Rep*. 1957;106:221–238.
147. Teare D. Asymmetrical hypertrophy of the heart in young adults. *Br Heart J*. 1958;20:1–8.
148. Brown T, Jimi H. *The Final Days*. New York: Omnibus Press; 1997.
149. Goodwin JF, Hollman A, Cleland WP, Teare D. Obstructive cardiomyopathy simulating aortic stenosis. *Br Heart J*. 1960;22:403–414.
150. Hollman A, Goodwin JF, Teare D, Renwick JW. A family with obstructive cardiomyopathy (asymmetrical hypertrophy). *Br Heart J*. 1960;22:449–456.
151. Teare RD. Obstructive cardiomyopathy: Pathology. *Proc R Soc Med*. 1964;57:445–446.
152. Maron BJ, Maron MS. Hypertrophic cardiomyopathy. *Lancet*. 2013;381:242–255.
153. Maron BJ, Olivotto I. Hypertrophic cardiomyopathy. In: Mann DL, Zipes DP, Libby P, et al., eds. *Braunwald's Heart Disease: A Textbook Of Cardiovascular Medicine*. 10th ed. Philadelphia, PA: Elsevier/Saunders; 2015:1574–1587.
154. Gersh BJ, Maron BJ, Bonow RO, et al. 2011 ACCF/AHA guideline for the diagnosis and treatment of hypertrophic cardiomyopathy: a report of the American College of Cardiology Foundation/American Heart Association Task Force on Practice Guidelines. *Circulation*. 2011;124:e783–e831.
155. Maron BJ, McKenna WJ, Danielson GK, et al. American College of Cardiology/European Society of Cardiology clinical expert consensus document on hypertrophic cardiomyopathy. A report of the American College of Cardiology Foundation Task Force on Clinical Expert Consensus Documents and the European Society of Cardiology Committee for Practice Guidelines. *J Am Coll Cardiol*. 2003;42:1687–1713.
156. Maron BJ. Hypertrophic cardiomyopathy: a systematic review. *JAMA*. 2002;287:1308–1320.
157. Maron BJ, Maron MS, Semsarian C. Genetics of hypertrophic cardiomyopathy after 20 years: clinical perspectives. *J Am Coll Cardiol*. 2012;60:705–715.
158. Jarcho JA, McKenna W, Pare JA, et al. Mapping a gene for familial hypertrophic cardiomyopathy to chromosome 14q1. *N Engl J Med*. 1989;321:1372–1378.
159. Seidman CE, Seidman JG. Identifying sarcomere gene mutations in hypertrophic cardiomyopathy: a personal history. *Circ Res*. 2011;108:743–750.
160. Tanigawa G, Jarcho JA, Kass S, et al. A molecular basis for familial hypertrophic cardiomyopathy: an alpha/beta cardiac myosin heavy chain hybrid gene. *Cell*. 1990;62:991–998.
161. Geisterfer-Lowrance AA, Kass S, Tanigawa G, et al. A molecular basis for familial hypertrophic cardiomyopathy: a beta cardiac myosin heavy chain gene missense mutation. *Cell*. 1990;62:999–1006.
162. Maron MS. Clinical utility of cardiovascular magnetic resonance in hypertrophic cardiomyopathy. *J Cardiovasc Magn Reson*. 2012;14:13.
163. Maron MS, Maron BJ, Harrigan C, et al. Hypertrophic cardiomyopathy phenotype revisited after 50 years with cardiovascular magnetic resonance. *J Am Coll Cardiol*. 2009;54:220–228.
164. Klues HG, Schiffers A, Maron BJ. Phenotypic spectrum and patterns of left ventricular hypertrophy in hypertrophic cardiomyopathy: Morphologic observations and significance as assessed by two-dimensional echocardiography in 600 patients. *J Am Coll Cardiol*. 1995;26:1699–1708.
165. Kunkala MR, Schaff HV, Nishimura RA, et al. Transapical approach to myectomy for midventricular obstruction in hypertrophic cardiomyopathy. *Ann Thorac Surg*. 2013;96:564–570.
166. Said SM, Schaff HV. Surgical treatment of hypertrophic cardiomyopathy. *Semin Thorac Cardiovasc Surg*. 2013;25:300–309.
167. Schaff HV, Brown ML, Dearani JA, et al. Apical myectomy: a new surgical technique for management of severely symptomatic patients with apical hypertrophic cardiomyopathy. *J Thorac Cardiovasc Surg*. 2010;139:634–640.
168. Schaff HV, Said SM. Transaortic extended septal myectomy for hypertrophic cardiomyopathy. *Oper Tech Thorac Cardiovasc Surg*. 2012;17:238–250.
169. Dearani JA, Ommen SR, Gersh BJ, et al. Surgery insight: Septal myectomy for obstructive hypertrophic cardiomyopathy–the Mayo Clinic experience. *Nat Clin Pract Cardiovasc Medicine*. 2007;4:503–512.
170. Brown ML, Schaff HV. Surgical management of obstructive hypertrophic cardiomyopathy: the gold standard. *Expert Rev Cardiovasc Ther*. 2008;6:715–722.
171. Ong KC, Geske JB, Schaff HV, Nishimura RA. Transapical myectomy for severe mid-ventricular obstructive hypertrophic cardiomyopathy. *Eur Heart J*. 2014;35:2713.
172. Said SM, Schaff HV, Abel MD, Dearani JA. Transapical approach for apical myectomy and relief of midventricular obstruction in hypertrophic cardiomyopathy. *J Card Surg*. 2012;27:443–448.
173. Ommen SR, Maron BJ, Olivotto I, et al. Long-term effects of surgical septal myectomy on survival in patients with obstructive hypertrophic cardiomyopathy. *J Am Coll Cardiol*. 2005;46:470–476.
174. Smedira NG, Lytle BW, Lever HM, et al. Current effectiveness and risks of isolated septal myectomy for hypertrophic obstructive cardiomyopathy. *Ann Thorac Surg*. 2008;85:127–133.
175. Maron BJ, Rowin EJ, Casey SA, et al. Risk stratification and outcome of patients with hypertrophic cardiomyopathy >=60 years of age. *Circulation*. 2013;127:585–593.
176. Chan RH, Maron BJ, Olivotto I, et al. Prognostic value of quantitative contrast-enhanced cardiovascular magnetic resonance for the evaluation of sudden death risk in patients with hypertrophic cardiomyopathy. *Circulation*. 2014;130:484–495.
177. Maron BJ. Sudden death in young athletes. *N Engl J Med*. 2003;349:1064–1075.
178. Maron BJ, Doerer JJ, Haas TS, et al. Sudden deaths in young competitive athletes: analysis of 1866 deaths in the United States, 1980-2006. *Circulation*. 2009;119:1085–1092.
179. Pelliccia A, Zipes DP, Maron BJ. Bethesda Conference #36 and the European Society of Cardiology Consensus Recommendations revisited a comparison of U.S. and European criteria for eligibility and disqualification of competitive athletes with cardiovascular abnormalities. *J Am Coll Cardiol*. 2008;52:1990–1996.
180. Pelliccia A, Fagard R, Bjornstad HH, et al. Recommendations for competitive sports participation in athletes with cardiovascular disease: a consensus document from the Study Group of Sports Cardiology of the Working Group of Cardiac Rehabilitation and Exercise Physiology and the Working Group of Myocardial and Pericardial Diseases of the European Society of Cardiology. *Eur Heart J*. 2005;26:1422–1445.
181. Maron BJ, Friedman RA, Kligfield P, et al. Assessment of the 12-lead ECG as a screening test for detection of cardiovascular disease in healthy general populations of young people (12-25 Years of Age): a scientific statement from the American Heart Association and the American College of Cardiology. *Circulation*. 2014;130:1303–1334.
182. Maron MS, Olivotto I, Betocchi S, et al. Effect of left ventricular outflow tract obstruction on clinical outcome in hypertrophic cardiomyopathy. *N Engl J Med*. 2003;348:295–303.
183. Ommen SR, Shah PM, Tajik AJ. Left ventricular outflow tract obstruction in hypertrophic cardiomyopathy: past, present and future. *Heart*. 2008;94:1276–1281.
184. Said SM, Dearani JA, Ommen SR, Schaff HV. Surgical treatment of hypertrophic cardiomyopathy. *Expert Rev Cardiovasc Ther*. 2013;11:617–627.
185. Maron BJ, Nishimura RA. Surgical septal myectomy versus alcohol septal ablation: assessing the status of the controversy in 2014. *Circulation*. 2014;130:1617–1624.
186. Deb SJ, Schaff HV, Dearani JA, et al. Septal myectomy results in regression of left ventricular hypertrophy in patients with hypertrophic obstructive cardiomyopathy. *Ann Thorac Surg*. 2004;78:2118–2122.
187. Morrow AG, Brockenbrough EC. Surgical treatment of idiopathic hypertrophic subaortic stenosis: technic and hemodynamic results of subaortic ventriculomyotomy. *Ann Surg*. 1961;154:181–189.
188. Kirklin JW, Ellis FH Jr. Surgical relief of diffuse subvalvular aortic stenosis. *Circulation*. 1961;24:739–742.
189. Ommen SR, Park SH, Click RL, et al. Impact of intraoperative transesophageal echocardiography in the surgical management of hypertrophic cardiomyopathy. *Am J Cardiol*. 2002;90:1022–1024.
190. Pollock SG. Images in clinical medicine. Pressure tracings in obstructive cardiomyopathy. *N Engl J Med*. 1994;331:238.
191. Sigwart U. Non-surgical myocardial reduction for hypertrophic obstructive cardiomyopathy. *Lancet*. 1995;346:211–214.
192. Olivotto I, Ommen SR, Maron MS, et al. Surgical myectomy versus alcohol septal ablation for obstructive hypertrophic cardiomyopathy. Will there ever be a randomized trial? *J Am Coll Cardiol*. 2007;50:831–834.
193. Olivotto I, Cecchi F, Casey SA, et al. Impact of atrial fibrillation on the clinical course of hypertrophic cardiomyopathy. *Circulation*. 2001;104:2517–2524.
194. Mauermann WJ, Pulido JN, Barbara DW, et al. Amiodarone versus lidocaine and placebo for the prevention of ventricular fibrillation after aortic crossclamping: a randomized, double-blind, placebo-controlled trial. *J Thorac Cardiovasc Surg*. 2012;144:1229–1234.
195. Stollberger C, Finsterer J. Extracardiac medical and neuromuscular implications in restrictive cardiomyopathy. *Clin Cardiol*. 2007;30:375–380.
196. Hare JM. The restrictive and infiltrative cardiomyopathies and arrhythmogenic right ventricular dysplasia/cardiomyopathy. In: Mann DL, Felker GM, eds. *Heart Failure: A Companion to Braunwald's Heart Disease*. 3rd ed. Philadelphia, PA: Elsevier; 2016:318–333.
197. Dumesnil JG, Pibarot P, Carabello B. Paradoxical low flow and/or low gradient severe aortic stenosis despite preserved left ventricular ejection fraction: implications for diagnosis and treatment. *Eur Heart J*. 2010;31:281–289.
198. Hachicha Z, Dumesnil JG, Bogaty P, Pibarot P. Paradoxical low-flow, low-gradient severe aortic stenosis despite preserved ejection fraction is associated with higher afterload and reduced survival. *Circulation*. 2007;115:2856–2864.
199. Naqvi TZ. Restrictive cardiomyopathy: diagnosis and prognostic implications. In: Otto CM, ed. *The Practice of Clinical Echocardiography*. 4th ed. Philadelphia, PA: Saunders; 2012:542–564.
200. Kabbani SS, LeWinter MM. Diastolic heart failure. Constrictive, restrictive, and pericardial. *Cardiol Clin*. 2000;18:505–509.
201. Ammash NM, Seward JB, Bailey KR, et al. Clinical profile and outcome of idiopathic restrictive cardiomyopathy. *Circulation*. 2000;101:2490–2496.
202. Wilmshurst PT, Katritsis D. Restrictive cardiomyopathy. *Br Heart J*. 1990;63:323–324.
203. Hatle LK, Appleton CP, Popp RL. Differentiation of constrictive pericarditis and restrictive cardiomyopathy by Doppler echocardiography. *Circulation*. 1989;79:357–370.
204. Goldstein JA. Cardiac tamponade, constrictive pericarditis, and restrictive cardiomyopathy. *Curr Probl Cardiol*. 2004;29:503–567.
205. Nishimura RA, Carabello BA. Hemodynamics in the cardiac catheterization laboratory of the 21st century. *Circulation*. 2012;125:2138–2150.
206. Mansoor AM, Karlapudi SP. Images in clinical medicine. Kussmaul's sign. *N Engl J Med*. 2015;372:e3.
207. Kushwaha SS, Fallon JT, Fuster V. Restrictive cardiomyopathy. *N Engl J Med*. 1997;336:267–276.
208. Selvanayagam JB, Hawkins PN, Paul B, et al. Evaluation and management of the cardiac amyloidosis. *J Am Coll Cardiol*. 2007;50:2101–2110.
209. Falk RH, Dubrey SW. Amyloid heart disease. *Prog Cardiovasc Dis*. 2010;52:347–361.
210. Gertz MA, Dispenzieri A, Sher T. Pathophysiology and treatment of cardiac amyloidosis. *Nat Rev Cardiol*. 2015;12:91–102.
211. Guan J, Mishra S, Falk RH, Liao R. Current perspectives on cardiac amyloidosis. *Am J Physiol Heart Circ Physiol*. 2012;302:H544–H552.
212. Hershberger RE, Cowan J, Morales A, Siegfried JD. Progress with genetic cardiomyopathies: screening, counseling, and testing in dilated, hypertrophic, and arrhythmogenic right ventricular dysplasia/cardiomyopathy. *Circ Heart Fail*. 2009;2:253–261.
213. Corrado D, Thiene G. Arrhythmogenic right ventricular cardiomyopathy/dysplasia: clinical impact of molecular genetic studies. *Circulation*. 2006;113:1634–1637.
214. El Demellawy D, Nasr A, Aloawmi S. An updated review on the clinicopathologic aspects of arrhythmogenic right ventricular cardiomyopathy. *Am J Forensic Med Pathol*. 2009;30:78–83.
215. Fontaine G, Gallais Y, Fornes P, et al. Arrhythmogenic right ventricular dysplasia/cardiomyopathy. *Anesthesiology*. 2001;95:250–254.
216. Houfani B, Meyer P, Merckx J, et al. Postoperative sudden death in two adolescents with myelomeningocele and unrecognized arrhythmogenic right ventricular dysplasia. *Anesthesiology*. 2001;95:257–259.
217. Hamid MS, Norman M, Quraishi A, et al. Prospective evaluation of relatives for familial arrhythmogenic right ventricular cardiomyopathy/dysplasia reveals a need to broaden diagnostic criteria. *J Am Coll Cardiol*. 2002;40:1445–1450.
218. Thiene G, Basso C, Calabrese F, et al. Pathology and pathogenesis of arrhythmogenic right ventricular cardiomyopathy. *Herz*. 2000;25:210–215.
219. Sen-Chowdhry S, Syrris P, Ward D, et al. Clinical and genetic characterization of families with arrhythmogenic right ventricular dysplasia/cardiomyopathy provides novel insights into patterns of disease expression. *Circulation*. 2007;115:1710–1720.
220. Corrado D, Basso C, Thiene G, et al. Spectrum of clinicopathologic manifestations of arrhythmogenic right ventricular cardiomyopathy/dysplasia: a multicenter study. *J Am Coll Cardiol*. 1997;30:1512–1520.
221. Marcus FI, Zareba W, Calkins H, et al. Arrhythmogenic right ventricular cardiomyopathy/dysplasia clinical presentation and diagnostic evaluation: results from the North American Multidisciplinary Study. *Heart Rhythm*. 2009;6:984–992.
222. Yoerger DM, Marcus F, Sherrill D, et al. Echocardiographic findings in patients meeting task force criteria for arrhythmogenic right ventricular dysplasia: new insights from the multidisciplinary study of right ventricular dysplasia. *J Am Coll Cardiol*. 2005;45:860–865.
223. Tops LF, Prakasa K, Tandri H, et al. Prevalence and pathophysiologic attributes of ventricular dyssynchrony in arrhythmogenic right ventricular dysplasia/cardiomyopathy. *J Am Coll Cardiol*. 2009;54:445–451.
224. Marcus FI, McKenna WJ, Sherrill D, et al. Diagnosis of arrhythmogenic right ventricular cardiomyopathy/dysplasia: proposed modification of the Task Force Criteria. *Eur Heart J*. 2010;31:806–814.
225. McKenna WJ, Thiene G, Nava A, et al. Diagnosis of arrhythmogenic right ventricular dysplasia/cardiomyopathy. Task Force of the Working Group Myocardial and Pericardial Disease of the European Society of Cardiology and of the Scientific Council on Cardiomyopathies of the International Society and Federation of Cardiology. *Br Heart J*. 1994;71:215–218.
226. Rotondi F, Amoroso G, Manganelli F. "Epsilon waves" in peripheral and precordial leads in arrhythmogenic right ventricular cardiomyopathy with severe right ventricular involvement. *J Electrocardiol*. 2015;48:210–212.
227. Asimaki A, Tandri H, Huang H, et al. A new diagnostic test for arrhythmogenic right ventricular cardiomyopathy. *N Engl J Med*. 2009;360:1075–1084.
228. Tabib A, Loire R, Miras A, et al. Unsuspected cardiac lesions associated with sudden unexpected perioperative death. *Eur J Anaesthesiol*. 2000;17:230–235.
229. Epstein AE, DiMarco JP, Ellenbogen KA, et al. ACC/AHA/HRS 2008 Guidelines for Device-Based Therapy of Cardiac Rhythm Abnormalities: a report of the American College of Cardiology/American Heart Association Task Force on Practice Guidelines (Writing Committee to Revise the ACC/AHA/NASPE 2002 Guideline Update for Implantation of Cardiac Pacemakers and Antiarrhythmia Devices): developed in collaboration with the American Association for Thoracic Surgery and Society of Thoracic Surgeons. *Circulation*. 2008;117:e350–e408.
230. ACC/AHA/ESC 2006 Guidelines for Management of Patients With Ventricular Arrhythmias and the Prevention of Sudden Cardiac Death: a report of the American College of Cardiology/American Heart Association Task Force and the European Society of Cardiology Committee for

Practice Guidelines (writing committee to develop Guidelines for Management of Patients With Ventricular Arrhythmias and the Prevention of Sudden Cardiac Death): developed in collaboration with the European Heart Rhythm Association and the Heart Rhythm Society. *Circulation*. 2006;114:e385–e484.

231. Pinamonti B, Brun F, Mestroni L, Sinagra G. Arrhythmogenic right ventricular cardiomyopathy: From genetics to diagnostic and therapeutic challenges. *World J Cardiol*. 2014;6:1234–1244.
232. Marcus GM, Glidden DV, Polonsky B, et al. Efficacy of antiarrhythmic drugs in arrhythmogenic right ventricular cardiomyopathy: a report from the North American ARVC Registry. *J Am Coll Cardiol*. 2009;54:609–615.
233. Wichter T, Paul TM, Eckardt L, et al. Arrhythmogenic right ventricular cardiomyopathy. Antiarrhythmic drugs, catheter ablation, or ICD? *Herz*. 2005;30:91–101.
234. Staikou C, Chondrogiannis K, Mani A. Perioperative management of hereditary arrhythmogenic syndromes. *Br J Anaesth*. 2012;108:730–744.
235. Hayek E, Gring CN, Griffin BP. Mitral valve prolapse. *Lancet*. 2005;365:507–518.
236. Barlow JB, Pocock WA. The significance of late systolic murmurs and mid-late systolic clicks. *Md State Med J*. 1963;12:76–77.
237. Weisse AB. Mitral valve prolapse: now you see it; now you don't: recalling the discovery, rise and decline of a diagnosis.[see comment]. *Am J Cardiol*. 2007;99:129–133.
238. Levine RA, Handschumacher MD, Sanfilippo AJ, et al. Three-dimensional echocardiographic reconstruction of the mitral valve, with implications for the diagnosis of mitral valve prolapse. *Circulation*. 1989;80:589–598.
239. Anyanwu AC, Adams DH. Etiologic classification of degenerative mitral valve disease: Barlow's disease and fibroelastic deficiency. *Semin Thorac Cardiovasc Surg*. 2007;19:90–96.
240. Adams DH, Rosenhek R, Falk V. Degenerative mitral valve regurgitation: best practice revolution. *Eur Heart J*. 2010;31:1958–1966.
241. Hanson EW, Neerhut RK, Lynch C 3rd. Mitral valve prolapse. *Anesthesiology*. 1996;85:178–195.
242. Lang RM, Badano LP, Tsang W, et al. EAE/ASE recommendations for image acquisition and display using three-dimensional echocardiography. *Eur Heart J Cardiovasc Imaging*. 2012;13:1–46.
243. Devereux RB. Recent developments in the diagnosis and management of mitral valve prolapse. *Curr Opin Cardiol*. 1995;10:107–116.
244. Zuppiroli A, Rinaldi M, Kramer-Fox R, et al. Natural history of mitral valve prolapse. *Am J Cardiol*. 1995;75:1028–1032.
245. Enriquez-Sarano M, Schaff HV, Orszulak TA, et al. Valve repair improves the outcome of surgery for mitral regurgitation. A multivariate analysis. *Circulation*. 1995;91:1022–1028.
246. Handa N, Schaff HV, Morris JJ, et al. Outcome of valve repair and the Cox maze procedure for mitral regurgitation and associated atrial fibrillation. *J Thorac Cardiovasc Surg*. 1999;118:628–635.
247. Sakamoto Y, Hashimoto K, Okuyama H, et al. Long-term assessment of mitral valve reconstruction with resection of the leaflets: triangular and quadrangular resection. *Ann Thorac Surg*. 2005;79:475–479.
248. David TE, Ivanov J, Armstrong S, Rakowski H. Late outcomes of mitral valve repair for floppy valves: Implications for asymptomatic patients. *J Thorac Cardiovasc Surg*. 2003;125:1143–1152.
249. Mohty D, Orszulak TA, Schaff HV, et al. Very long-term survival and durability of mitral valve repair for mitral valve prolapse. *Circulation*. 2001;104:I1–I7.
250. Jokinen JJ, Hippelainen MJ, Pitkanen OA, Hartikainen JEK. Mitral valve replacement versus repair: propensity-adjusted survival and quality-of-life analysis. *Ann Thorac Surg*. 2007;84:451–458.
251. Rodriguez E, Nifong LW, Chu MWA, et al. Robotic mitral valve repair for anterior leaflet and bileaflet prolapse. *Ann Thorac Surg*. 2008;85:438–444, discussion 44.
252. Stevens LM, Rodriguez E, Lehr EJ, et al. Impact of timing and surgical approach on outcomes after mitral valve regurgitation operations. *Ann Thorac Surg*. 2012;93:1462–1468.
253. Glower DD, Kar S, Trento A, et al. Percutaneous mitral valve repair for mitral regurgitation in high-risk patients: results of the EVEREST II study. *J Am Coll Cardiol*. 2014;64:172–181.
254. Lévy S. Arrhythmias in the mitral valve prolapse syndrome: clinical significance and management. *Pacing Clin Electrophysiol*. 1992;15:1080–1088.
255. Digeos-Hasnier S, Copie X, Paziaud O, et al. Abnormalities of ventricular repolarization in mitral valve prolapse. *Ann Noninvas Electrocardiol*. 2005;10:297–304.
256. Kligfield P, Hochreiter C, Kramer H, et al. Complex arrhythmias in mitral regurgitation with and without mitral valve prolapse: contrast to arrhythmias in mitral valve prolapse without mitral regurgitation. *Am J Cardiol*. 1985;55:1545–1549.
257. Vohra J, Sathe S, Warren R, et al. Malignant ventricular arrhythmias in patients with mitral valve prolapse and mild mitral regurgitation. *Pacing Clin Electrophysiol*. 1993;16:387–393.
258. Orencia AJ, Petty GW, Khandheria BK, et al. Risk of stroke with mitral valve prolapse in population-based cohort study. *Stroke*. 1995;26:7–13.
259. Avierinos JF, Brown RD, Foley DA, et al. Cerebral ischemic events after diagnosis of mitral valve prolapse: a community-based study of incidence and predictive factors. *Stroke*. 2003;34:1339–1344.
260. Dhoble A, Vedre A, Abdelmoneim SS, et al. Prophylaxis to prevent infective endocarditis: to use or not to use? *Clin Cardiol*. 2009;32:429–433.
261. Devereux RB, Frary CJ, Kramer-Fox R, et al. Cost-effectiveness of infective endocarditis prophylaxis for mitral valve prolapse with or without a mitral regurgitant murmur. *Am J Cardiol*. 1994;74:1024–1029.
262. Vavuranakis M, Kolibash AJ, Wooley CF, Boudoulas H. Mitral valve prolapse: left ventricular hemodynamics in patients with chest pain, dyspnea or both. *J Heart Valve Dis*. 1993;2:544–549.
263. Bacon R, Chandrasekan V, Haigh A, et al. Early extubation after open-heart surgery with total intravenous anaesthetic technique. *Lancet*. 1995;345:133–134.
264. Neuburger PJ, Ngai JY, Chacon MM, et al. A prospective randomized study of paravertebral blockade in patients undergoing robotic mitral valve repair. *J Cardiothorac Vasc Anesth*. 2015;29:930–936.
265. Rodrigues ES, Lynch JJ, Suri RM, et al. Robotic mitral valve repair: a review of anesthetic management of the first 200 patients. *J Cardiothorac Vasc Anesth*. 2014;28:64–68.
266. Rohrhoff N, Vavalle JP, Halim S, et al. Current status of percutaneous PFO closure. *Curr Cardiol Rep*. 2014;16:477.
267. Seiler C. How should we assess patent foramen ovale? *Heart*. 2004;90:1245–1247.
268. Windecker S, Meier B. Is closure recommended for patent foramen ovale and cryptogenic stroke? Patent foramen ovale and cryptogenic stroke: to close or not to close? Closure: what else! *Circulation*. 2008;118:1989–1998.
269. Rigatelli G, Cardaioli P, Chinaglia M. Asymptomatic significant patent foramen ovale: giving patent foramen ovale management back to the cardiologist. *Catheter Cardiovasc Interv*. 2008;71:573–577.
270. Hagen PT, Scholz DG, Edwards WD. Incidence and size of patent foramen ovale during the first 10 decades of life: an autopsy study of 965 normal hearts. *Mayo Clin Proc*. 1984;59:17–20.
271. Schneider B, Zienkiewicz T, Jansen V, et al. Diagnosis of patent foramen ovale by transesophageal echocardiography and correlation with autopsy findings. *Am J Cardiol*. 1996;77:1202–1209.
272. Krasuski RA, Hart SA, Allen D, et al. Prevalence and repair of intraoperatively diagnosed patent foramen ovale and association with perioperative outcomes and long-term survival. *JAMA*. 2009;302:290–297.
273. Sukernik MR, Bennett-Guerrero E. The incidental finding of a patent foramen ovale during cardiac surgery: should it always be repaired? A core review. *Anesth Analg*. 2007;105:602–610.
274. Meier B. Catheter-based closure of the patent foramen ovale. *Circulation*. 2009;120:1837–1841.
275. Petty GW, Khandheria BK, Meissner I, et al. Population-based study of the relationship between patent foramen ovale and cerebrovascular ischemic events. *Mayo Clin Proc*. 2006;81:602–608.
276. Messe SR, Kasner SE. Is closure recommended for patent foramen ovale and cryptogenic stroke? Patent foramen ovale in cryptogenic stroke: not to close. *Circulation*. 2008;118:1999–2004.
277. Pandit A, Aryal MR, Pandit AA, et al. Amplatzer PFO occluder device may prevent recurrent stroke in patients with patent foramen ovale and cryptogenic stroke: a meta-analysis of randomised trials. *Heart Lung Circ*. 2014;23:303–308.
278. Udell JA, Opotowsky AR, Khairy P, et al. Patent foramen ovale closure vs medical therapy for stroke prevention: meta-analysis of randomized trials and review of heterogeneity in meta-analyses. *Can J Cardiol*. 2014;30:1216–1224.
279. Bridges ND, Hellenbrand W, Latson L, et al. Transcatheter closure of patent foramen ovale after presumed paradoxical embolism. *Circulation*. 1992;86:1902–1908.
280. Anzola GP, Morandi E, Casilli F, Onorato E. Does transcatheter closure of patent foramen ovale really "shut the door?" A prospective study with transcranial Doppler. *Stroke*. 2004;35:2140–2144.
281. Lo TT, Jarral OA, Shipolini AR, McCormack DJ. Should a patent foramen ovale found incidentally during isolated coronary surgery be closed? *Interact Cardiovasc Thorac Surg*. 2011;12:794–798.
282. Sukernik MR, Mets B, Kachulis B, et al. The impact of newly diagnosed patent foramen ovale in patients undergoing off-pump coronary artery bypass grafting: case series of eleven patients. *Anesth Analg*. 2002;95:1142–1146.
283. Jaffe RA, Pinto FJ, Schnittger I, et al. Aspects of mechanical ventilation affecting interatrial shunt flow during general anesthesia. *Anesth Analg*. 1992;75:484–488.
284. Jean-Baptiste E. Clinical assessment and management of massive hemoptysis. *Crit Care Med*. 2000;28:1642–1647.
285. Thompson AB, Teschler H, Rennard SI. Pathogenesis, evaluation, and therapy for massive hemoptysis. *Clin Chest Med*. 1992;13:69–82.
286. Cahill BC, Ingbar DH. Massive hemoptysis. Assessment and management. *Clin Chest Med*. 1994;15:147–167.
287. Fartoukh M, Parrot A, Khalil A. Aetiology, diagnosis and management of infective causes of severe haemoptysis in intensive care units. *Curr Opin Pulm Med*. 2008;14:195–202.
288. Knott-Craig CJ, Oostuizen JG, Rossouw G, et al. Management and prognosis of massive hemoptysis. Recent experience with 120 patients. *J Thorac Cardiovasc Surg*. 1993;105:394–397.
289. Lau EM, Yozghatlian V, Kosky C, et al. Recombinant activated factor VII for massive hemoptysis in patients with cystic fibrosis. *Chest*. 2009;136:277–281.
290. Sekkal S, Cornu E, Christides C, et al. Swan-Ganz catheter induced pulmonary artery perforation during cardiac surgery concerning two cases. *J Cardiovasc Surg (Torino)*. 1996;37:313–317.
291. Lee EW, Grant JD, Loh CT, Kee ST. Bronchial and pulmonary arterial and venous interventions. *Semin Respir Crit Care Med*. 2008;29:395–404.
292. Shigemura N, Wan IY, Yu SCH, et al. Multidisciplinary management of life-threatening massive hemoptysis: a 10-year experience. *Ann Thorac Surg*. 2009;87:849–853.
293. Stenbit A, Flume PA. Pulmonary complications in adult patients with cystic fibrosis. *Am J Med Sci*. 2008;335:55–59.
294. Klein U, Karzai W, Bloos F, et al. Role of fiberoptic bronchoscopy in conjunction with the use of double-lumen tubes for thoracic anesthesia: a prospective study. *Anesthesiology*. 1998;88:346–350.
295. Larson CE, Gasior TA. A device for endobronchial blocker placement during one lung anesthesia. *Anesth Analg*. 1990;71:311–312.
296. Cremaschi P, Nascimbene C, Vitulo P, et al. Therapeutic embolization of bronchial artery: a successful treatment in 209 cases of relapse hemoptysis. *Angiology*. 1993;44:295–299.
297. Efrati O, Harash O, Rivlin J, et al. Hemoptysis in Israeli CF patients–prevalence, treatment, and clinical characteristics. *J Cyst Fibros*. 2008;7:301–306.
298. Hayakawa K, Tanaka F, Torizuka T, et al. Bronchial artery embolization for hemoptysis: immediate and long-term results. *Cardiovasc Intervent Radiol*. 1992;15(3):154–158.
299. Swanson KL, Johnson CM, Prakash UBS, et al. Bronchial artery embolization: experience with 54 patients. *Chest*. 2002;121:789–795.
300. Kearney TJ, Shabot MM. Pulmonary artery rupture associated with Swan-Ganz catheter. *Chest*. 1995;108:1349–1352.
301. Muller BJ, Gallucci A. Pulmonary artery catheter induced pulmonary artery rupture in patients undergoing cardiac surgery. *Can Anaesth Soc J*. 1985;32:258–264.
302. Rosenbaum L, Rosenbaum SH, Askanazi J, Hyman AI. Small amounts of hemoptysis as an early warning sign of pulmonary artery rupture by a pulmonary arterial catheter. *Crit Care Med*. 1981;9:319–320.
303. Hardy JF, Morissette M, Taillefer J, Vauclair R. Pathophysiology of rupture of the pulmonary artery by pulmonary artery balloon-tipped catheters. *Anesth Analg*. 1983;62:925–930.
304. Barash PG, Nardi D, Hammond G, et al. Catheter-induced pulmonary artery perforation: Mechanisms, management, and modifications. *J Thorac Cardiovasc Surg*. 1981;82:5–12.
305. Hasnain JU, Moulton AL. Life-threatening pulmonary artery perforation during cardiopulmonary bypass. *Crit Care Med*. 1986;14:748–749.
306. Hoit BD. Pericardial disease and pericardial tamponade. *Crit Care Med*. 2007;35:S355–S364.
307. Maisch B, Ristic AD. The classification of pericardial disease in the age of modern medicine. *Curr Cardiol Rep*. 2002;4:13–21.
308. Aikat S, Ghaffari S. A review of pericardial diseases: clinical, ECG and hemodynamic features and management. *Clev Clin J Med*. 2000;67:903–914.
309. Spodick DH. Pericarditis, pericardial effusion, cardiac tamponade, and constriction. *Crit Care Clin*. 1989;5:455–476.
310. Miller RH, Horneffer PJ, Gardner TJ, et al. The epidemiology of the postpericardiotomy syndrome: A common complication of cardiac surgery. *Am Heart J*. 1988;116:1323–1329.
311. Ling LH, Oh JK, Schaff HV, et al. Constrictive pericarditis in the modern era: evolving clinical spectrum and impact on outcome after pericardiectomy. *Circulation*. 1999;100:1380–1386.
312. Dal-Bianco JP, Sengupta PP, Mookadam F, et al. Role of echocardiography in the diagnosis of constrictive pericarditis. *J Am Soc Echocardiogr*. 2009;22:24–33, quiz 103-4.
313. Asher CR, Klein AL. Diastolic heart failure: restrictive cardiomyopathy, constrictive pericarditis, and cardiac tamponade: clinical and echocardiographic evaluation. *Cardiol Rev*. 2002;10:218–229.
314. Talreja DR, Nishimura RA, Oh JK, Holmes DR. Constrictive pericarditis in the modern era: novel criteria for diagnosis in the cardiac catheterization laboratory. *J Am Coll Cardiol*. 2008;51:315–319.
315. Welch TD, Ling LH, Espinosa RE, et al. Echocardiographic diagnosis of constrictive pericarditis: Mayo Clinic criteria. *Circ Cardiovasc Imaging*. 2014;7:526–534.
316. Welch TD, Oh JK. Constrictive pericarditis: old disease, new approaches. *Curr Cardiol Rep*. 2015;17:20.
317. Ha JW, Oh JK, Ommen SR, et al. Diagnostic value of mitral annular velocity for constrictive pericarditis in the absence of respiratory variation in mitral inflow velocity. *J Am Soc Echocardiogr*. 2002;15:1468–1471.
318. Ha JW, Ommen SR, Tajik AJ, et al. Differentiation of constrictive pericarditis from restrictive cardiomyopathy using mitral annular velocity by tissue Doppler echocardiography. *Am J Cardiol*. 2004;94:316–319.
319. Gongora E, Dearani JA, Orszulak TA, et al. Tricuspid regurgitation in patients undergoing pericardiectomy for constrictive pericarditis. *Ann Thorac Surg*. 2008;85:163–170, discussion 70-1.
320. Seifert FC, Miller DC, Oesterle SN, et al. Surgical treatment of constrictive pericarditis: analysis of outcome diagnostic error. *Circulation*. 1985;72(3 Pt 2):II264–II273.
321. Tuna IC, Danielson GK. Surgical management of pericardial disease. *Cardiol Clin*. 1990;8:683–696.
322. Ha JW, Oh JK, Schaff HV, et al. Impact of left ventricular function on immediate and long-term outcomes after pericardiectomy in constrictive pericarditis. *J Thorac Cardiovasc Surg*. 2008;136:1136–1141.
323. Chowdhury UK, Subramaniam GK, Kumar AS, et al. Pericardiectomy for constrictive pericarditis: a clinical, echocardiographic, and hemodynamic evaluation of two surgical techniques. *Ann Thorac Surg*. 2006;81:522–529.
324. Laham RJ, Cohen DJ, Kuntz RE, et al. Pericardial effusion in patients with cancer: outcome with contemporary management stategies. *Heart*. 1996;75:67–71.
325. Gandhi S, Schneider A, Mohiuddin S, et al. Has the clinical presentation and clinician's index of suspicion of cardiac tamponade changed over the past decade? *Echocardiography*. 2008;25:237–241.
326. Reference deleted in review.
327. Qureshi AC, Lindsay AC, Mensah K, et al. Tamponade and the rule of tens. *Lancet*. 2008;371:1810.
328. Spodick DH. Pathophysiology of cardiac tamponade. *Chest*. 1998;113:1372–1378.

329. Armstrong WF, Schilt BF, Helper DJ, et al. Diastolic collapse of the right ventricle with cardiac tamponade: an echocardiographic study. *Circulation*. 1982;65:1491–1496.
330. Tsang TS, Enriquez-Sarano M, Freeman WK, et al. Consecutive 1127 therapeutic echocardiographically guided pericardiocenteses: clinical profile, practice patterns, and outcomes spanning 21 years. *Mayo Clin Proc*. 2002;77:429–436.
331. Kuvin JT, Harati NA, Pandian NG, et al. Postoperative cardiac tamponade in the modern surgical era. *Ann Thorac Surg*. 2002;74:1148–1153.
332. Sangalli F, Colagrande L, Manetti B, et al. Hemodynamic instability after cardiac surgery: transesophageal echocardiographic diagnosis of a localized pericardial tamponade. *J Cardiothorac Vasc Anesth*. 2005;19:775–776.
333. Ball JB, Morrison WL. Experience with cardiac tamponade following open heart surgery. *Heart Vessels*. 1996;11:39–43.
334. Imren Y, Tasoglu I, Oktar GL, et al. The importance of transesophageal echocardiography in diagnosis of pericardial tamponade after cardiac surgery. *J Card Surg*. 2008;23:450–453.
335. Johnson SB, Nielsen JL, Sako EY, et al. Penetrating intrapericardial wounds: clinical experience with a surgical protocol. *Ann Thorac Surg*. 1995;60:117–120.
336. Kaplan JA, Bland JW Jr, Dunbar RW. The perioperative management of pericardial tamponade. *South Med J*. 1976;69:417–419.
337. Gascho JA, Martins JB, Marcus ML, Kerber RE. Effects of volume expansion and vasodilators in acute pericardial tamponade. *Am J Physiol*. 1981;240:H49–H53.
338. Sagristá-Sauleda J, Angel J, Sambola A, Permanyer-Miralda G. Hemodynamic effects of volume expansion in patients with cardiac tamponade. *Circulation*. 2008;117:1545–1549.
339. Zhang H, Spapen H, Vincent JL. Effects of dobutamine and norepinephrine on oxygen availability in tamponade-induced stagnant hypoxia: a prospective, randomized, controlled study. *Crit Care Med*. 1994;22:299–305.
340. Hertzer NR, Loop FD, Beven EG, et al. Surgical staging for simultaneous coronary and carotid disease: a study including prospective randomization. *J Vasc Surg*. 1989;9:455–463.
341. Ricotta JJ, Char DJ, Cuadra SA, et al. Modeling stroke risk after coronary artery bypass and combined coronary artery bypass and carotid endarterectomy. *Stroke*. 2003;34:1212–1217.
342. Rizzo RJ, Whittemore AD, Couper GS, et al. Combined carotid and coronary revascularization: the preferred approach to the severe vasculopath. *Ann Thorac Surg*. 1992;54:1099–1108.
343. Serruys PW, Morice MC, Kappetein AP, et al. Percutaneous coronary intervention versus coronary-artery bypass grafting for severe coronary artery disease. *N Engl J Med*. 2009;360:961–972.
344. Yusuf S, Zucker D, Peduzzi P, et al. Effect of coronary artery bypass graft surgery on survival: overview of 10-year results from randomised trials by the Coronary Artery Bypass Graft Surgery Trialists Collaboration. *Lancet*. 1994;344:563–570.
345. Bernhard VM, Johnson WD, Peterson JJ. Carotid artery stenosis. Association with surgery for coronary artery disease. *Arch Surg*. 1972;105:837–840.
346. Ricotta JJ, Wall LP, Blackstone E. The influence of concurrent carotid endarterectomy on coronary bypass: a case-controlled study. *J Vasc Surg*. 2005;41:397–401, discussion 401–402.
347. Timaran CH, Rosero EB, Smith ST, et al. Trends and outcomes of concurrent carotid revascularization and coronary bypass. *J Vasc Surg*. 2008;48:355–360, discussion 360–361.
348. Dubinsky RM, Lai SM. Mortality from combined carotid endarterectomy and coronary artery bypass surgery in the US. *Neurology*. 2007;68:195–197.
349. Clark RE, Brillman J, Davis DA, et al. Microemboli during coronary artery bypass grafting: Genesis and effect on outcome. *J Thorac Cardiovasc Surg*. 1995;109:249–258.
350. Naylor AR, Mehta Z, Rothwell PM, Bell PRF. Carotid artery disease and stroke during coronary artery bypass: a critical review of the literature. *Eur J Vasc Endovasc Surg*. 2002;23:283–294.
351. Trachiotis GD, Pfister AJ. Management strategy for simultaneous carotid endarterectomy and coronary revascularization. *Ann Thorac Surg*. 1997;64:1013–1018.
352. D'Agostino RS, Svensson LG, Neumann DJ, et al. Screening carotid ultrasonography and risk factors for stroke in coronary artery surgery patients. *Ann Thorac Surg*. 1996;62:1714–1723.
353. Balderman SC, Gutierrez IZ, Makula P, et al. Noninvasive screening for asymptomatic carotid artery disease prior to cardiac operations: experience with 500 patients. *J Thorac Cardiovasc Surg*. 1983;85:427–433.
354. Matsuura K, Mogi K, Sakurai M, et al. Impact of preexisting cerebral ischemia detected by magnetic resonance imaging and angiography on late outcome after coronary artery bypass surgery. *Ann Thorac Surg*. 2011;91:665–670.
355. Lee EJ, Choi KH, Ryu JS, et al. Stroke risk after coronary artery bypass graft surgery and extent of cerebral artery atherosclerosis. *J Am Coll Cardiol*. 2011;57:1811–1818.
356. Hedberg M, Boivie P, Engstrom KG. Early and delayed stroke after coronary surgery - an analysis of risk factors and the impact on short- and long-term survival. *Eur J Cardiothorac Surg*. 2011;40:379–387.
357. Naylor AR, Bown MJ. Stroke after cardiac surgery and its association with asymptomatic carotid disease: an updated systematic review and meta-analysis. *Eur J Vasc Endovasc Surg*. 2011;41:607–624.
358. Hertzer NR, Young JR, Beven EG, et al. Coronary angiography in 506 patients with extracranial cerebrovascular disease. *Arch Intern Med*. 1985;145:849–852.
359. Faggioli GL, Curl GR, Ricotta JJ. The role of carotid screening before coronary artery bypass. *J Vasc Surg*. 1990;12:724–729, discussion 729–731.
360. Naylor AR, Cuffe RL, Rothwell PM, Bell PRF. A systematic review of outcomes following staged and synchronous carotid endarterectomy and coronary artery bypass. *Eur J Vasc Endovasc Surg*. 2003;25:380–389.
361. Schwartz LB, Bridgman AH, Kieffer RW, et al. Asymptomatic carotid artery stenosis and stroke in patients undergoing cardiopulmonary bypass. *J Vasc Surg*. 1995;21:146–153.
362. Baiou D, Karageorge A, Spyt T, Naylor AR. Patients undergoing cardiac surgery with asymptomatic unilateral carotid stenoses have a low risk of peri-operative stroke. *Eur J Vasc Endovasc Surg*. 2009;38:556–559.
363. Gerraty RP, Gates PC, Doyle JC. Carotid stenosis and perioperative stroke risk in symptomatic and asymptomatic patients undergoing vascular or coronary surgery. *Stroke*. 1993;24:1115–1118.
364. Kougias P, Kappa JR, Sewell DH, et al. Simultaneous carotid endarterectomy and coronary artery bypass grafting: results in specific patient groups. *Ann Vasc Surg*. 2007;21:408–414.
365. Randall MS, McKevitt FM, Cleveland TJ, et al. Is there any benefit from staged carotid and coronary revascularization using carotid stents? A single-center experience highlights the need for a randomized controlled trial. *Stroke*. 2006;37:435–439.
366. Cinar B, Goksel OS, Karatepe C, et al. Is routine intravascular shunting necessary for carotid endarterectomy in patients with contralateral occlusion? A review of 5-year experience of carotid endarterectomy with local anaesthesia. *Eur J Vasc Endovasc Surg*. 2004;28:494–499.
367. Cinar B, Goksel OS, Kut S, et al. A modified combined approach to operative carotid and coronary artery disease: 82 cases in 8 years. *Heart Surg Forum*. 2005;8:E184–E189.
368. Butterworth J, James R, Prielipp RC, et al. Do shorter-acting neuromuscular blocking drugs or opioids associate with reduced intensive care unit or hospital lengths of stay after coronary artery bypass grafting? CABG Clinical Benchmarking Data Base Participants. *Anesthesiology*. 1998;88:1437–1446.
369. Engoren M, Luther G, Fenn-Buderer N. A comparison of fentanyl, sufentanil, and remifentanil for fast-track cardiac anesthesia. *Anesth Analg*. 2001;93:859–864.
370. Olivier P, Sirieix D, Dassier P, et al. Continuous infusion of remifentanil and target-controlled infusion of propofol for patients undergoing cardiac surgery: a new approach for scheduled early extubation. *J Cardiothorac Vasc Anesth*. 2000;14:29–35.
371. Royse CF, Royse AG, Soeding PF. Routine immediate extubation after cardiac operation: a review of our first 100 patients. *Ann Thor ac Surg*. 1999;68:1326–1329.
372. Turkoz A, Turkoz R, Gulcan O, et al. Wake-up test after carotid endarterectomy for combined carotid-coronary artery surgery: a case series. *J Cardiothorac Vasc Anesth*. 2007;21:540–546.
373. Luo L, Kebede S, Wu S, Stouffer GA. Coronary artery fistulae. *Am J Med Sci*. 2006;332:79–84.
374. Gowda RM, Vasavada BC, Khan IA. Coronary artery fistulas: clinical and therapeutic considerations. *Int J Cardiol*. 2006;107:7–10.
375. Latson LA. Coronary artery fistulas: how to manage them. *Catheter Cardiovasc Interv*. 2007;70: 110–116.
376. Jung SH, Cho WC, Choo SJ, et al. Images in cardiovascular medicine. Multiple coronary arteriovenous fistulas to the coronary sinus with an unruptured coronary sinus aneurysm and restrictive coronary sinus opening to the right atrium. *Circulation*. 2009;120:1138–1140.
377. Mahesh B, Navaratnarajah M, Mensah K, Amrani M. Treatment of high-output coronary artery fistula by off-pump coronary artery bypass grafting and ligation of fistula. *Interact Cardiovasc Thorac Surg*. 2009;9:124–126.
378. Kamiya H, Yasuda T, Nagamine H, et al. Surgical treatment of congenital coronary artery fistulas: 27 years' experience and a review of the literature. *J Card Surg*. 2002;17:173–177.
379. Fernandes ED, Kadivar H, Hallman GL, et al. Congenital malformations of the coronary arteries: The Texas Heart Institute experience. *Ann Thorac Surg*. 1992;54:732–740.
380. Stevenson JG, Sorensen GK, Stamm SJ, et al. Intraoperative transesophageal echocardiography of coronary artery fistulas. *Ann Thorac Surg*. 1994;57:1217–1221.
381. Kabbani Z, Garcia-Nielsen L, Lozano ML, et al. Coil embolization of coronary artery fistulas. A single-centre experience. *Cardiovasc Revasc Med*. 2008;9:14–17.
382. Chandrasekhar S, Cook CR, Collard CD. Cardiac surgery in the parturient. *Anesth Analg*. 2009;108:777–785.
383. Martin SR, Foley MR. Intensive care in obstetrics: an evidence-based review. *Am J Obstet Gynecol*. 2006;195:673–689.
384. Conklin KA. Physiologic changes of pregnancy. In: Chestnut DH, ed. *Obstetric Anesthesia: Principles and Practice*. 2nd ed. St Louis: Mosby; 1994:17–42.
385. Weiss BM, von Segesser LK, Alon E, et al. Outcome of cardiovascular surgery and pregnancy: a systematic review of the period 1984-1996. *Am J Obstet Gynecol*. 1998;179:1643–1653.
386. Mahli A, Izdes S, Coskun D. Cardiac operations during pregnancy: review of factors influencing fetal outcome. *Ann Thorac Surg*. 2000;69:1622–1626.
387. Gopal K, Hudson IM, Ludmir J, et al. Homograft aortic root replacement during pregnancy. *Ann Thorac Surg*. 2002;74:243–245.
388. Parry AJ, Westaby S. Cardiopulmonary bypass during pregnancy. *Ann Thorac Surg*. 1996;61: 1865–1869.
389. Elassy SM, Elmidany AA, Elbawab HY. Urgent cardiac surgery during pregnancy: a continuous challenge. *Ann Thorac Surg*. 2014;97:1624–1629.
390. Laffey JG, Boylan JF, Cheng DC. The systemic inflammatory response to cardiac surgery: implications for the anesthesiologist. *Anesthesiology*. 2002;97:215–252.
391. Pomini F, Mercogliano D, Cavalletti C, et al. Cardiopulmonary bypass in pregnancy. *Ann Thorac Surg*. 1996;61:259–268.
392. Lamb MP, Ross K, Johnstone AM, Manners JM. Fetal heart monitoring during open heart surgery. Two case reports. *Br J Obstet Gynaecol*. 1981;88:669–674.
393. Buffolo E, Palma JH, Gomes WJ, et al. Successful use of deep hypothermic circulatory arrest in pregnancy. *Ann Thorac Surg*. 1994;58:1532–1534.
394. Strickland RA, Oliver WC Jr, Chantigian RC, et al. Anesthesia, cardiopulmonary bypass, and the pregnant patient. *Mayo Clin Proc*. 1991;66:411–429.
395. Becker RM. Intracardiac surgery in pregnant women. *Ann Thorac Surg*. 1983;36:453–458.
396. Chambers CE, Clark SL. Cardiac surgery during pregnancy. *Clin Obstet Gynecol*. 1994;37:316–323.
397. Izquierdo LA, Kushnir O, Knieriem K, et al. Effect of mitral valve prosthetic surgery on the outcome of a growth-retarded fetus. A case report. *Am J Obstet Gynecol*. 1990;163:584–586.
398. Jahangiri M, Clarke J, Prefumo F, et al. Cardiac surgery during pregnancy: pulsatile or nonpulsatile perfusion? *J Thorac Cardiovasc Surg*. 2003;126:894–895.
399. Oakley CM. Anticoagulation and pregnancy. *Eur Heart J*. 1995;16:1317–1319.
400. Ellis SC, Wheeler AS, James FM 3rd, et al. Fetal and maternal effects of sodium nitroprusside used to counteract hypertension in gravid ewes. *Am J Obstet Gynecol*. 1982;143:766–770.
401. Moran DH, Perillo M, LaPorta RF, et al. Phenylephrine in the prevention of hypotension following spinal anesthesia for cesarean delivery. *J Clin Anesth*. 1991;3:301–305.
402. Ramanathan S, Grant GJ. Vasopressor therapy for hypotension due to epidural anesthesia for cesarean section. *Acta Anaesthesiol Scand*. 1988;32:559–565.
403. Hood DD, Dewan DM, James FM 3rd. Maternal and fetal effects of epinephrine in gravid ewes. *Anesthesiology*. 1986;64:610–613.
404. Bach V, Carl P, Ravlo O, et al. A randomized comparison between midazolam and thiopental for elective cesarean section anesthesia: III. Placental transfer and elimination in neonates. *Anesth Analg*. 1989;68:238–242.
405. Dailland P, Cockshott ID, Lirzin JD, et al. Intravenous propofol during cesarean section: placental transfer, concentrations in breast milk, and neonatal effects. A preliminary study. *Anesthesiology*. 1989;71:827–834.
406. Ellingson A, Haram K, Sagen N, Solheim E. Transplacental passage of ketamine after intravenous administration. *Acta Anaesthesiol Scand*. 1977;21:41–44.
407. Mazze RI, Fujinaga M, Rice SA, et al. Reproductive and teratogenic effects of nitrous oxide, halothane, isoflurane, and enflurane in Sprague-Dawley rats. *Anesthesiology*. 1986;64:339–344.
408. O'Leary G, Bacon CL, Odumeru O, et al. Antiproliferative actions of inhalational anesthetics: comparisons to the valproate teratogen. *Int J Dev Neurosci*. 2000;18:39–45.
409. Lowe SA, Rubin PC. The pharmacological management of hypertension in pregnancy. *J Hypertens*. 1992;10:201–207.
410. Hariri S, McKenna MT. Epidemiology of human immunodeficiency virus in the United States. *Clin Microbiol Rev*. 2007;20:478–488.
411. Landovitz RJ, Currier JS. Clinical practice. Postexposure prophylaxis for HIV infection. *N Engl J Med*. 2009;361:1768–1775.
412. Puro V, De Carli G, Scognamiglio P, et al. Risk of HIV and other blood-borne infections in the cardiac setting: patient-to-provider and provider-to-patient transmission. *Ann N Y Acad Sci*. 2001;946: 291–309.
413. Henderson DK, Fahey BJ, Willy M, et al. Risk for occupational transmission of human immunodeficiency virus type 1 (HIV-1) associated with clincial exposures. A prospective evaluation. *Ann Intern Med*. 1990;113:740–746.
414. Saltzman DJ, Williams RA, Gelfand DV, Wilson SE. The surgeon and AIDS: twenty years later. *Arch Surg*. 2005;140:961–967.
415. Tokars JI, Bell DM, Culver DH, et al. Percutaneous injuries during surgical procedures. *JAMA*. 1992;267:2899–2904.
416. Centers for Disease Control and Prevention (CDC). Update: provisional Public Health Service recommendations for chemoprophylaxis after occupational exposure to HIV. *MMWR Morb Mortal Wkly Rep*. 1996;45:468–480.
417. Cardo DM, Bell DM. Bloodborne pathogen transmission in health care workers. Risks and prevention strategies. *Infect Dis Clin North Am*. 1997;11:331–346.
418. Greene ES, Berry AJ, Arnold WP 3rd, Jagger J. Percutaneous injuries in anesthesia personnel. *Anesth Analg*. 1996;83:273–278.
419. Medical Center Occupational Health Section. HIV and AIDS in the workplace. *J Occup Environ Med*. 2009;51:243–250.
420. Sloand EM, Pitt E, Klein HG. Safety of the blood supply. *JAMA*. 1995;274:1368–1373.
421. Lackritz EM, Satten GA, Aberle-Grasse J, et al. Estimated risk of transmission of the human immunodeficiency virus by screened blood in the United States. *N Engl J Med*. 1995;333:1721–1725.
422. Schreiber GB, Busch MP, Kleinman SH, et al. The risk of transfusion-transmitted viral infections. The Retrovirus Epidemiology Donor Study. *N Engl J Med*. 1996;334:1685–1690.
423. Sultan B, Benn P, Waters L. Current perspectives in HIV post-exposure prophylaxis. *HIV AIDS (Auckl)*. 2014;6:147–158.
424. Hovanessian HC. New developments in the treatment of HIV disease: an overview. *Ann Emerg Med*. 1999;33:546–555.
425. Ippolito G, Puro V, Heptonstall J, et al. Occupational human immunodeficiency virus infection in health care workers: worldwide cases through September 1997. *Clin Infect Dis*. 1999;28:365–383.
426. Dunning J, Nelson M. Novel strategies to treat antiretroviral-naive HIV-infected patients.

J Antimicrob Chemother. 2009;64:674–679.
427. Eckardt KU, Coresh J, Devuyst O, et al. Evolving importance of kidney disease: from subspecialty to global health burden. *Lancet*. 2013;382:158–169.
428. Gelsomino S, Morocutti G, Masullo G, et al. Open heart surgery in patients with dialysis-dependent renal insufficiency. *J Card Surg*. 2001;16:400–407.
429. Provenchere S, Plantefeve G, Hufnagel G, et al. Renal dysfunction after cardiac surgery with normothermic cardiopulmonary bypass: incidence, risk factors, and effect on clinical outcome. *Anesth Analg*. 2003;96:1258–1264.
430. Kandler K, Jensen ME, Nilsson JC, et al. Acute kidney injury is independently associated with higher mortality after cardiac surgery. *J Cardiothorac Vasc Anesth*. 2014;28:1448–1452.
431. Karkouti K, Wijeysundera DN, Yau TM, et al. Acute kidney injury after cardiac surgery: focus on modifiable risk factors. *Circulation*. 2009;119:495–502.
432. Durmaz I, Buket S, Atay Y, et al. Cardiac surgery with cardiopulmonary bypass in patients with chronic renal failure. *J Thorac Cardiovasc Surg*. 1999;118:306–315.
433. Santana-Santos E, Gowdak LH, Gaiotto FA, et al. High dose of N-acetylcystein prevents acute kidney injury in chronic kidney disease patients undergoing myocardial revascularization. *Ann Thorac Surg*. 2014;97:1617–1623.
434. Ozaydin M, Peker T, Akcay S, et al. Addition of N-acetyl cysteine to carvedilol decreases the incidence of acute renal injury after cardiac surgery. *Clin Cardiol*. 2014;37:108–114.
435. Ristikankare A, Kuitunen T, Kuitunen A, et al. Lack of renoprotective effect of i.v. N-acetylcysteine in patients with chronic renal failure undergoing cardiac surgery. *Br J Anaesth*. 2006;97:611–616.
436. Caimmi PP, Pagani L, Micalizzi E, et al. Fenoldopam for renal protection in patients undergoing cardiopulmonary bypass. *J Cardiothorac Vasc Anesth*. 2003;17:491–494.
437. Sutton RG. Renal considerations, dialysis, and ultrafiltration during cardiopulmonary bypass. *Int Anesthesiol Clin*. 1996;34:165–176.
438. Murphy GS, Hessel EA 2nd, Groom RC. Optimal perfusion during cardiopulmonary bypass: an evidence-based approach. *Anesth Analg*. 2009;108:1394–1417.
439. Kubota T, Miyata A, Maeda A, et al. Continuous haemodiafiltration during and after cardiopulmonary bypass in renal failure patients. *Can J Anaesth*. 1997;44:1182–1186.
440. Oliver WC Jr, Nuttall GA, Orszulak TA, et al. Hemofiltration but not steroids results in earlier tracheal extubation following cardiopulmonary bypass: a prospective, randomized double-blind trial. *Anesthesiology*. 2004;101:327–339.
441. Nuttall GA, Gutierrez MC, Dewey JD, et al. A preliminary study of a new tranexamic acid dosing schedule for cardiac surgery. *J Cardiothorac Vasc Anesth*. 2008;22:230–235.
442. Mangano DT, Tudor IC, Dietzel C, et al. The risk associated with aprotinin in cardiac surgery. *N Engl J Med*. 2006;354:353–365.
443. Fergusson DA, Hebert PC, Mazer CD, et al. A comparison of aprotinin and lysine analogues in high-risk cardiac surgery. *N Engl J Med*. 2008;358:2319–2331.
444. Petroni KC, Cohen NH. Continuous renal replacement therapy: anesthetic implications. *Anesth Analg*. 2002;94:1288–1297.
445. DiMichele D. Hemophilia 1996. New approach to an old disease. *Pediatr Clin North Am*. 1996;43:709–736.
446. Mannucci PM. Hemophilia and related bleeding disorders: a story of dismay and success. (Lectures). *Hematology Am Soc Hematol Educ Program*. 2002:1–9.
447. Evatt BL. AIDS and hemophilia–current issues. *Thromb Haemost*. 1995;74:36–39.
448. Nuttall GA, Oliver WC, Ereth MH, Santrach PJ. Coagulation tests predict bleeding after cardiopulmonary bypass. *J Cardiothorac Vasc Anesth*. 1997;11:815–823.
449. Tang M, Wierup P, Terp K, et al. Cardiac surgery in patients with haemophilia. *Haemophilia*. 2009;15:101–107.
450. Ferraris VA, Boral LI, Cohen AJ, et al. Consensus review of the treatment of cardiovascular disease in people with hemophilia A and B. *Cardiol Rev*. 2015;23:53–68.
451. Stieltjes N, Altisent C, Auerswald G, et al. Continuous infusion of B-domain deleted recombinant factor VIII (ReFacto) in patients with haemophilia A undergoing surgery: clinical experience. *Haemophilia*. 2004;10:452–458.
452. Stine KC, Becton DL. Use of factor VIII replacement during open heart surgery in a patient with haemophilia A. *Haemophilia*. 2006;12:435–436.
453. Eren A, Friedl R, Hannekum A, Gulbins H. Cardiac surgery in a patient with haemophilia A. *Thorac Cardiovasc Surg*. 2006;54:212–214.
454. Mannucci PM, Cattaneo M. Desmopressin: a nontransfusional treatment of hemophilia and von Willebrand disease. *Haemostasis*. 1992;22:276–280.
455. Warrier AI, Lusher JM. DDAVP: a useful alternative to blood components in moderate hemophilia A and von Willebrand disease. *J Pediatr*. 1983;102:228–233.
456. Donahue BS, Emerson CW, Slaughter TF. Case 1–1999. Elective and emergency cardiac surgery on a patient with hemophilia B. *J Cardiothorac Vasc Anesth*. 1999;13:92–97.
457. Roskos RR, Gilchrist GS, Kazmier FJ, et al. Management of hemophilia A and B during surgical correction of transposition of great arteries. *Mayo Clin Proc*. 1983;58:182–186.
458. Krakow EF, Walker I, Lamy A, Anderson JA. Cardiac surgery in patients with haemophilia B: a case report and review of the literature. *Haemophilia*. 2009;15:108–113.
459. Rossi M, Jayaram R, Sayeed R. Do patients with haemophilia undergoing cardiac surgery have good surgical outcomes? *Interact Cardiovasc Thorac Surg*. 2011;13:320–331.
460. Mannucci PM. Modern treatment of hemophilia: from the shadows towards the light. *Thromb Haemost*. 1993;70:17–23.
461. Nilsson IM. The management of hemophilia patients with inhibitors. *Transfus Med Rev*. 1992;6:285–293.
462. Seremetis SV, Aledort LM. Congenital bleeding disorders. Rational treatment options. *Drugs*. 1993;45:541–547.
463. DiMichele DM, Lasak ME, Miller CH. A study of in vitro factor VIII recovery during the delivery of four ultrapure factor VIII concentrate by continuous infusion. *Am J Hematol*. 1996;51:99–103.
464. Leggett PL, Doyle D, Smith WB, et al. Elective cardiac operation in a patient with severe hemophilia and acquired factor VIII antibodies. *J Thorac Cardiovasc Surg*. 1984;87:556–560.
465. Tagariello G, De Biasi E, Gajo GB, et al. Recombinant FVIIa (NovoSeven) continuous infusion and total hip replacement in patients with haemophilia and high titre of inhibitors to FVIII: experience of two cases. *Haemophilia*. 2000;6:581–583.
466. Lusher J, Ingerslev J, Roberts H, Hedner U. Clinical experience with recombinant factor VIIa. *Blood Coagul Fibrinolysis*. 1998;9:119–128.
467. Diprose P, Herbertson MJ, O'Shaughnessy D, Gill RS. Activated recombinant factor VII after cardiopulmonary bypass reduces allogeneic transfusion in complex non-coronary cardiac surgery: randomized double-blind placebo-controlled pilot study. *Br J Anaesth*. 2005;95:596–602.
468. Simpson E, Lin Y, Stanworth S, et al. Recombinant factor VIIa for the prevention and treatment of bleeding in patients without haemophilia. *Cochrane Database Syst Rev*. 2012;(3):CD005011.
469. Levi M, Levy JH, Andersen HF, Truloff D. Safety of recombinant activated factor VII in randomized clinical trials. *N Engl J Med*. 2010;363:1791–1800.
470. Rodeghiero F, Castaman G, Dini E. Epidemiological investigation of the prevalence of von Willebrand's disease. *Blood*. 1987;69:454–459.
471. Rick ME. Diagnosis and management of von Willebrand's syndrome. *Med Clin North Am*. 1994;78:609–623.
472. Oliver WC, Nuttall GA. The effect of cardiopulmonary bypass on platelet function. In: Pifarre R, ed. *New Anticoagulants for the Cardiovascular Patient*. 1 ed. Philadelphia: Hanley and Belfus; 1997:59–81.
473. Sadler JE, Matsushita T, Dong Z, et al. Molecular mechanism and classification of von Willebrand disease. *Thromb Haemost*. 1995;74:161–166.
474. Perrin EJ, Ray MJ, Hawson GA. The role of von Willebrand factor in haemostasis and blood loss during and after cardiopulmonary bypass surgery. *Blood Coagul Fibrinolysis*. 1995;6:650–658.
475. Berntorp E. Plasma product treatment in various types of von Willebrand's disease. *Haemostasis*. 1994;24:289–297.
476. Castaman G, Rodeghiero F. Current management of von Willebrand's disease. *Drugs*. 1995;50: 602–614.
477. Rick ME. Laboratory diagnosis of von Willebrand's disease. *Clin Lab Med*. 1994;14:781–794.
478. Berntorp E. Prophylaxis in von Willebrand disease. *Haemophilia*. 2008;14(suppl 5):47–53.
479. Michiels JJ, van Vliet HH, Berneman Z, et al. Managing patients with von Willebrand disease type 1, 2 and 3 with desmopressin and von Willebrand factor-factor VIII concentrate in surgical settings. *Acta Haematol*. 2009;121:167–176.
480. Batlle J, Noya MS, Giangrande P, Lopez-Fernandez MF. Advances in the therapy of von Willebrand disease. *Haemophilia*. 2002;8:301–307.
481. Logan LJ. Treatment of von Willebrand's disease. *Hematol Oncol Clin North Am*. 1992;6:1079–1094.
482. Auerswald G, Kreuz W. Haemate P/Humate-P for the treatment of von Willebrand disease: considerations for use and clinical experience. *Haemophilia*. 2008;14(suppl 5):39–46.
483. White R, Rushbrook J, McGoldrick J. The dangers of prothrombin complex concentrate administration after heart surgery. *Blood Coagul Fibrinolysys*. 2008;19:609–610.
484. Blajchman MA. An overview of the mechanism of action of antithrombin and its inherited deficiency states. *Blood Coagul Fibrinolysis*. 1994;5(suppl l):S5–S11.
485. Marciniak E, Farley CH, DeSimone PA. Familial thrombosis due to antithrombin III deficiency. *Blood*. 1974;43:219–231.
486. Bucur SZ, Levy JH, Despotis GJ, et al. Uses of antithrombin III concentrate in congenital and acquired deficiency states. *Transfusion*. 1998;38:481–498.
487. Hellstern P, Moberg U, Ekblad M, et al. In vitro characterization of antithrombin III concentrates–a single-blind study. *Haemostasis*. 1995;25:193–201.
488. Demers C, Ginsberg JS, Hirsh J, et al. Thrombosis in antithrombin-III-deficient persons. Report of a large kindred and literature review. *Ann Intern Med*. 1992;116:754–761.
489. Slaughter TF, Mark JB, El-Moalem H, et al. Hemostatic effects of antithrombin III supplementation during cardiac surgery: results of a prospective randomized investigation. *Blood Coagul Fibrinolysis*. 2001;12:25–31.
490. Williams MR, D'Ambra AB, Beck JR, et al. A randomized trial of antithrombin concentrate for treatment of heparin resistance. *Ann Thorac Surg*. 2000;70:873–877.
491. Avidan MS, Levy JH, Scholz J, et al. A phase III, double-blind, placebo-controlled, multicenter study on the efficacy of recombinant human antithrombin in heparin-resistant patients scheduled to undergo cardiac surgery necessitating cardiopulmonary bypass. *Anesthesiology*. 2005;102:276–284.
492. Avidan MS, Levy JH, van Aken H, et al. Recombinant human antithrombin III restores heparin responsiveness and decreases activation of coagulation in heparin-resistant patients during cardiopulmonary bypass. *J Thorac Cardiovasc Surg*. 2005;130:107–113.
493. Ranucci M, Frigiola A, Menicanti L, et al. Postoperative antithrombin levels and outcome in cardiac operations. *Crit Care Med*. 2005;33:355–360.
494. Jackson MR, Olsen SB, Gomez ER, Alving BM. Use of antithrombin III concentrates to correct antithrombin III deficiency during vascular surgery. *J Vasc Surg*. 1995;22:804–807.
495. Sniecinski R, Szlam F, Chen EP, et al. Antithrombin deficiency increases thrombin activity after prolonged cardiopulmonary bypass. *Anesth Analg*. 2008;106:713–718.
496. Beattie GW, Jeffrey RR. Is there evidence that fresh frozen plasma is superior to antithrombin administration to treat heparin resistance in cardiac surgery? *Interact Cardiovasc Thorac Surg*. 2014;18:117–120.
497. Sniecinski RM, Chen EP, Tanaka KA. Reduced levels of fibrin (antithrombin I) and antithrombin III underlie coagulopathy following complex cardiac surgery. *Blood Coagul Fibrinolysis*. 2008;19:178–179.
498. Levy JH, Despotis GJ, Szlam F, et al. Recombinant human transgenic antithrombin in cardiac surgery: a dose-finding study. *Anesthesiology*. 2002;96:1095–1102.
499. Lemmer JH Jr, Despotis GJ. Antithrombin III concentrate to treat heparin resistance in patients undergoing cardiac surgery. *J Thorac Cardiovasc Surg*. 2002;123:213–217.
500. Koster A, Chew D, Kuebler W, et al. High antithrombin III levels attenuate hemostatic activation and leukocyte activation during cardiopulmonary bypass. *J Thorac Cardiovasc Surg*. 2003;126: 906–907.
501. Paparella D, Cappabianca G, Scrascia G, et al. Antithrombin after cardiac surgery: implications on short and mid-term outcome. *J Thromb Thrombolysis*. 2009;27:105–114.
502. Agarwal SK, Ghosh PK, Gupta D. Cardiac surgery and cold-reactive proteins. *Ann Thorac Surg*. 1995;60:1143–1150.
503. Williams AC. Cold agglutinins. Cause for concern? *Anaesthesia*. 1980;35:887–889.
504. Landymore R, Isom W, Barlam B. Management of patients with cold agglutinins who require open-heart surgery. *Can J Surg*. 1983;26:79–80.
505. Shahian DM, Wallach SR, Bern MM. Open heart surgery in patients with cold-reactive proteins. *Surg Clin North Am*. 1985;65:315–322.
506. Dake SB, Johnston MF, Brueggeman P, Barner HB. Detection of cold hemagglutination in a blood cardioplegia unit before systemic cooling of a patient with unsuspected cold agglutinin disease. *Ann Thorac Surg*. 1989;47:914–915.
507. Moore RA, Geller EA, Mathews ES, et al. The effect of hypothermic cardiopulmonary bypass on patients with low-titer, nonspecific cold agglutinins. *Ann Thorac Surg*. 1984;37:233–238.
508. Leach AB, Van Hasselt GL, Edwards JC. Cold agglutinins and deep hypothermia. *Anaesthesia*. 1983;38:140–143.
509. Atkinson VP, Soeding P, Horne G, Tatoulis J. Cold agglutinins in cardiac surgery: management of myocardial protection and cardiopulmonary bypass. *Ann Thorac Surg*. 2008;85:310–311.
510. Klein HG, Faltz LL, McIntosh CL, et al. Surgical hypothermia in a patient with a cold agglutinin. Management by plasma exchange. *Transfusion*. 1980;20:354–357.
511. Lee MC, Chang CH, Hsieh MJ. Use of a total wash-out method in an open heart operation. *Ann Thorac Surg*. 1989;47:57–58.
512. Aoki A, Kay GL, Zubiate P, et al. Cardiac operation without hypothermia for the patient with cold agglutinin. *Chest*. 1993;104:1627–1629.
513. Barbara DW, Mauermann WJ, Neal JR, et al. Cold agglutinins in patients undergoing cardiac surgery requiring cardiopulmonary bypass. *J Thorac Cardiovasc Surg*. 2013;146:668–680.
514. Jain MD, Cabrerizo-Sanchez R, Karkouti K, et al. Seek and you shall find–but then what do you do? Cold agglutinins in cardiopulmonary bypass and a single-center experience with cold agglutinin screening before cardiac surgery. *Transfus Med Rev*. 2013;27:65–73.
515. Herrick JB. Peculiar elongated and sickle-shaped red blood corpuscles in a case of severe anemia. *Arch Intern Med*. 1910;6:517–521.
516. Yawn BP, Buchanan GR, Afenyi-Annan AN, et al. Management of sickle cell disease: summary of the 2014 evidence-based report by expert panel members. *JAMA*. 2014;312:1033–1048.
517. Wayne AS, Kevy SV, Nathan DG. Transfusion management of sickle cell disease. *Blood*. 1993;81:1109–1123.
518. Steingart R. Management of patients with sickle cell disease. *Med Clin North Am*. 1992;76:669–682.
519. Sanders DB, Smith BP, Sowell SR, et al. Sickle cell disease and complex congenital cardiac surgery: a case report and review of the pathophysiology and perioperative management. *Perfusion*. 2014;29:153–158.
520. Kingsley CP, Chronister T, Cohen DJ, et al. Anesthetic management of a patient with hemoglobin SS disease and mitral insufficiency for mitral valve repair. *J Cardiothorac Vasc Anesth*. 1996;10: 419–424.
521. Scott-Conner CE, Brunson CD. The pathophysiology of the sickle hemoglobinopathies and implications for perioperative management. *Am J Surg*. 1994;168:268–274.
522. Esseltine DW, Baxter MR, Bevan JC. Sickle cell states and the anaesthetist. *Can J Anaesth*. 1988;35:385–403.
523. Lane PA. Sickle cell disease. *Pediatr Clin North Am*. 1996;43:639–664.
524. Dorn-Beineke A, Frietsch T. Sickle cell disease–pathophysiology, clinical and diagnostic implications. *Clin Chem Lab Med*. 2002;40:1075–1084.
525. Charache S, Terrin ML, Moore RD, et al. Effect of hydroxyurea on the frequency of painful crises in sickle cell anemia. Investigators of the Multicenter Study of Hydroxyurea in Sickle Cell Anemia. *N Engl J Med*. 1995;332:1317–1322.

526. Kalhan S, DeBoer G. Preoperative screening for sickle cell trait. *JAMA*. 1988;259:3558.
527. Koshy M, Weiner SJ, Miller ST, et al. Surgery and anesthesia in sickle cell disease. Cooperative Study of Sickle Cell Diseases. *Blood*. 1995;86:3676–3684.
528. Benza RL. Pulmonary hypertension associated with sickle cell disease: pathophysiology and rationale for treatment. *Lung*. 2008;186:247–254.
529. Gyasi HK, Zarroug AW, Matthew M, et al. Anaesthesia for renal transplantation in sickle cell disease. *Can J Anaesth*. 1990;37:778–785.
530. Dobson MB. Anesthesia for patients with hemoglobinopathies. *Int Anesthesiol Clin*. 1985;23:197–211.
531. Vichinsky EP, Haberkern CM, Neumayr L, et al. A comparison of conservative and aggressive transfusion regimens in the perioperative management of sickle cell disease. The Preoperative Transfusion in Sickle Cell Disease Study Group. *N Engl J Med*. 1995;333:206–213.
532. Cohen AR, Martin MB, Silber JH, et al. A modified transfusion program for prevention of stroke in sickle cell disease. *Blood*. 1992;79:1657–1661.
533. Pagani FD, Polito RJ, Bolling SF. Mitral valve reconstruction in sickle cell disease. *Ann Thorac Surg*. 1996;61:1841–1843.
534. Shulman G, McQuitty C, Vertrees RA, Conti VR. Acute normovolemic red cell exchange for cardiopulmonary bypass in sickle cell disease. *Ann Thorac Surg*. 1998;65:1444–1446.
535. Riethmuller R, Grundy EM, Radley-Smith R. Open heart surgery in a patient with homozygous sickle cell disease. *Anaesthesia*. 1982;37:324–327.
536. Bhatt K, Cherian S, Agarwal R, et al. Perioperative management of sickle cell disease in paediatric cardiac surgery. *Anaesth Intensive Care*. 2007;35:792–795.
537. Davies SC, Olatunji PO. Blood transfusion in sickle cell disease. *Vox Sang*. 1995;68:145–151.
538. Baxter MR, Bevan JC, Esseltine DW, Bernstein M. The management of two pediatric patients with sickle cell trait and sickle cell disease during cardiopulmonary bypass. *J Cardiothoracic Anesth*. 1989;3:477–480.
539. Balasundaram S, Duran CG, al-Halees Z, Kassay M. Cardiopulmonary bypass in sickle cell anaemia. Report of five cases. *J Cardiovasc Surg (Torino)*. 1991;32:271–274.
540. Lichtenstein SV, Ashe KA, el Dalati H, et al. Warm heart surgery. *J Thorac Cardiovasc Surg*. 1991;101:269–274.
541. Métras D, Coulibaly AO, Ouattara K, et al. Open-heart surgery in sickle-cell haemoglobinopathies: report of 15 cases. *Thorax*. 1982;37:486–491.
542. Brajtbord D, Johnson D, Ramay M. Use of the cell saver in patients with sickle cell trait. *Anesthesiology*. 1989;70:878–879.
543. Ataga KI, Key NS. Hypercoagulability in sickle cell disease: new approaches to an old problem. *Hematology Am Soc Hematol Educ Program*. 2007;91–96. Review.
544. Nuttall GA, Oliver WC, Santrach PJ, et al. Efficacy of a simple intraoperative transfusion algorithm for nonerythrocyte component utilization after cardiopulmonary bypass. *Anesthesiology*. 2001;94:773–781.
545. Harban FM, Connor P, Crook R, Bingham R. Cardiopulmonary bypass for surgical correction of congenital heart disease in children with sickle cell disease: a case series. *Anaesthesia*. 2008;63:648–651.
546. Geller AK, O'Connor MK. The sickle cell crisis: a dilemma in pain relief. *Mayo Clin Proc*. 2008;83:320–323.

心脏移植、肺移植和心肺联合移植的麻醉

ANDREW W. MURRAY, MBChB | JOSEPH J. QUINLAN, MD | BRIAN BLASIOLE, MD, PhD | PHILLIP ADAMS, DO

要 点

1. 心脏移植术后心脏去神经支配不可避免，而神经再支配至多也只能恢复部分功能。
2. 心脏移植后只能使用直接作用于心脏的药物来改变心脏生理。
3. 同种异体移植物冠状动脉病变依然是心脏移植患者术后长期存活的最大威胁。
4. 拓宽捐赠者标准缩短了肺移植的等待时间。
5. 严重阻塞性肺病患者肺内潴留的空气可能会影响血流动力学，甚至需要低潮气量通气。
6. 新移植的肺脏，机械通气时应给予低潮气量、低吸气压力以及患者能耐受的最低吸入氧浓度。
7. 再灌注损伤是围手术期最常见的死亡原因。
8. 心肺联合移植的数量逐年减少，而肺移植的数量在逐年上升。

心脏移植

心脏移植的历史跨越了近一个世纪，犬科异体心脏移植手术首次报道于 1905 年，但是由于对免疫系统的认识不足，那次尝试最终以失败告终（框 25.1）[1]。20 世纪 50 年代末期和 60 年代初期的深入研究，为 Barnard 于 1966 年实施首例人类心脏移植术奠定了基础[2]。然而，在那个时代，由于对人类免疫系统的理解和调控不足，术后长期生存者少之又少，导致心脏移植手术普遍受到冷遇。在一些研究中心（如斯坦福大学）进行的持续研究，以及来自肾移植的经验，使人们对心脏移植技术及相关免疫学有了深入的理解。到 20 世纪 80 年代初，心脏移植作为终末期心肌病患者的比较现实的治疗选择，已经获得广泛接受。

20 世纪 80 年代中晚期心脏移植经历了爆炸式增长，但到 90 年代初期，全球年手术量进入平台期，约为每年 3 500 例[3]。制约增长的主要因素是合适供体的短缺。截至 2015 年 2 月，已有 4 000 多位患者（包括美国患者）在美国器官共享网（United Network for Organ Sharing，UNOS）上登记等候心脏移植，较 2014 年增长了 25%。而心脏移植手术量同期仅增长约 17%，与等候名单的增长完全不匹配。2014 年全美仅实施了 2 431 例心脏移植，略高于过去 10 年内年平均量 2 290 例[4]。心脏移植中位等候时间因血型而异（根据器官获取和移植网络（Organ Procurement and Transplant Network，OPTN）。截至 2015 年 2 月的数据，2003—2004 年间 AB 型血受体平均等候约 52 天，而 O 型血受体则为 241 天。在 2009 年加入心脏移植等候列表的患者中，27.5% 已经等待 1 年以上。等候列表中的成年患者按状态被划分为 1A 型、1B 型和 2 型。1A 型患者需要机械循环支持、机械通气、大剂量或多种强心药物支持并需要连续监测左室充盈压；1B 型患者需要机械循环支持已超过 30 天、强心药物支持但无需连续监测左心室充盈压；其余所有患者均为 2 型。成人心脏移植最常见的适应证是原发性或缺血性心肌病。其他较少见的适应证包括病毒性心肌病、全身性疾病如淀粉样变性病和复杂性先天性心脏病（congenital heart disease，CHD）。

文献报道心脏移植术后 1 年生存率为 79%，其后每年死亡率约为 4%[3]。过去 10 年间生存数据仅有轻微改善：根据 OPTN 数据，在 1997—2004 年间接受心脏移植的美国患者，术后 1 年和 3 年生存率分别为 87% 和 78%[4]。首次移植术后 6 个月后行再次心脏移植术的患者，术后 1 年生存率稍有降低（63%），然而首次移植后 6 个月内接受再次移植术的患者术后 1 年生存率则骤降为 39%[3]。增加死亡率的危险因素包括：受体因素（有移植病史、人类白细胞抗原匹配不良、呼吸机依赖、年龄和种族），医疗中心因素（做过的心脏移植手术数量、移植物缺血时间），供体因素（种族、性别、年龄），以上因素在过去 20 年内保持相对不变[5]。术后早期死亡最常见的原因是移植物衰竭，中期死亡原因通常为急性排斥反应或感染，远期死亡最常见于同种异体移植物血管病变、移植后淋巴组织增生病或其他恶性肿瘤，以及慢性排斥反应（见框 25.1）。

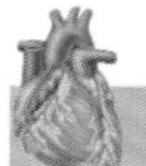

框 25.1 心脏移植

- 移植的例数仍受到供体来源的限制
- 移植前的病理生理学主要是终末期心室衰竭
- 移植后的病理生理学表现为去神经支配作用
- 同种异体移植物冠状动脉血管病变是常见的远期并发症

受体选择

心脏移植受体通常接受一次多学科综合评估，包括完整病史采集、体格检查、血常规、血生化（评估肝肾功能）、病毒血清学、心电图、胸片、肺功能以及右心和左心导管检查。必要时还需行动态心电图、超声心动图及核素扫描检查。综合评估的目的在于明确终末期心脏病的诊断，确定其他治疗手段无效，且疾病发展可能导致 1~2 年内患者死亡；同时排除心外器官功能无法承受手术的情况。此类患者通常具有纽约心功能分级Ⅳ级表现，左室射血分数低于 20%。尽管大多数

移植中心没有设定严格的年龄界限，但受体的“生理”年龄应小于60岁。识别肺动脉高压，并明确其是否为不可逆的肺血管阻力(PVR)升高所致至关重要。PVR升高的患者(跨肺压>15mmHg或PVR>5dyn·sec·cm^{-5})术后因移植物衰竭导致早期死亡的发生率将增至3倍[6]。对于存在肺动脉高压的受体而言，选择较大的供体心脏、异位心脏移植或心肺联合移植可能更为合适。活动性感染、近期肺栓塞合并肺梗死是心脏移植的禁忌证。鉴于心脏移植是急诊手术，以上综合评估结果应制成表格，并能够使麻醉团队随时获取。

供体选择和移植物获取

一旦供体被确诊脑死亡，移植中心必须进一步评估同种异体移植物的适用性。随着年龄增长冠心病的发病率显著升高，因此移植中心通常优先选取无心脏病史且年龄小于35岁的供体。然而，合适供体的相对短缺迫使许多移植中心不得不考虑选取无冠心病症状或高危因素但相对年长者作为供体。如有必要且条件允许的情况下，可以通过超声心动图(评价局部室壁活动)或冠脉造影检查进一步评估供体心脏，作为术中标准冠脉触诊之外的补充检查。此外，供体无脓毒症、无长时间心脏停搏、无严重胸部创伤、无需大剂量正性肌力药物支持等也是相当重要的评估标准。供体需在ABO血型相容性和心脏大小方面(相差20%以内，尤其在受体PVR增高时)与受体匹配，仅当受体的抗体筛查呈阳性时才需进行交叉配型。

供体可能有严重的血流动力学及代谢紊乱，可能影响移植器官的功能恢复[7]。脑死亡的捐赠供体大多血流动力学不稳定[8]，通常是由于低血容量(继发于利尿剂的使用或尿崩症)、心肌损伤(可能为颅内压增高期间儿茶酚胺大量释放所致)及脑干梗死后交感神经张力下降导致。供体还可能存在神经内分泌功能异常，如T_3、T_4水平降低。T_3应用于脑死亡动物可提高移植后的心室功能[9]；在部分[10,11]但非全部[12]人类研究中，T_3能减少正性肌力药物的用量。必须严密监测供体容量状况，并根据有创监测数据指导正性肌力药及血管活性药的使用。

供体心脏摘除术采用胸骨正中切口，在获取心脏前，需要肝素化，之后于升主动脉内置入插管以灌注传统心脏停搏液。结扎上腔静脉并离断下腔静脉以降低心脏内压，同时向主动脉根部灌注低温高钾停搏液。心脏无搏出后阻断主动脉，心脏表面以冰盐水降温。心搏停止后，先后离断肺静脉和上腔静脉，在无名动脉近端离断主动脉，在分叉处离断肺动脉。将取得的心脏置于一个无菌塑料袋中，再一同置于另一个充满冰盐水的容器中以备运输。以上操作均需在低温下进行。在所有测试过的方案中，传统心脏停搏液的心肌保护效果最佳[13]。人类心脏离体储存的极限时间约为6小时[14]。

手术方法

原位心脏移植术

原位心脏移植手术采用胸骨正中切口入路，大致方法与冠脉搭桥或瓣膜手术类似。对于有既往胸骨正中切开史的患者，再次切开胸骨时需以摆动锯谨慎操作。腹股沟处应常规消毒铺巾，以备紧急情况下快速建立体外循环(cardiopulmonary bypass，CPB)。打开心包后，选择尽可能远心端进行主动脉插管，并于高位右房分别进行上、下腔静脉插管。如果经食管超声心动图发现存在心内血栓，则CPB开始前应减少对心脏的操作(图25.1)。CPB开始后阻断主动脉，心搏停止，切除心脏(图25.2)。分别沿各自瓣膜水平离断主动脉和肺动脉，沿凹槽处切开心房。改良双腔法与经典方法不同之处在于完整切除供体心房，移植时要求吻合腔静脉。改良方法能够减少房性心律失常，避免三尖瓣反流从而更好地保护心房功能，提高移植后的心排血量[15,16]。

植入移植物的同时依然需要极力维持移植物组织低温，从左心房开始吻合。如果有明显的卵圆孔存在，需要将其缝闭。沿下腔静脉到右心耳基底部切开供体右心房(保留供体窦房结)，吻合重建。对于改良双腔法则需要分别吻合上、下腔静脉。依次端端吻合供体与受体的肺动脉及主动脉。开放主动脉，将一根腔静脉插管撤回右心房，拔除另一根腔静脉插管，其后按常规方式结束CPB。止血完成后放置纵隔引流管，心包敞开不缝合，常规关胸并缝合切口。

异位心脏移植

尽管原位心脏移植是大多数患者的最佳选择，但仍有部分患者并不适合这种手术方式，而是将供体心脏置于右侧胸腔，与受体心脏并行连接入循环。异位心脏移植的两个主要适应证是：显著且不可逆的肺动脉高压以及供受体间大小极度不匹配。异位心脏移植可以避免供体心脏因无法适应急剧升高的右心室后负荷而发生急性右心室功能衰竭。

异位心脏移植供心摘除方式基本与前述方法一致，但要分离结扎奇静脉用以延长上腔静脉；分离并保留尽可能长的肺动脉主干及右肺动脉；缝合供心的下腔静脉和右肺静脉，切开左肺静脉形成单一的大通道。受体采用胸骨正中切口入路，同时需要打开右侧胸膜。受体心脏经右心房置入上腔静脉插管，经右房低位置入下腔静脉插管。受体心脏停搏之后，沿右上肺静脉切开供体左心房并向下延伸切口，吻合双方左心房。切开受体的右心房-上腔静脉与供体的右心房-上腔静

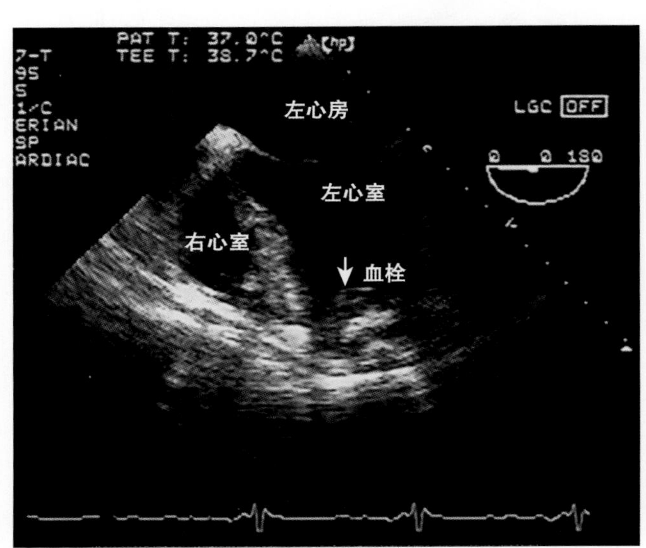

图25.1　心室内层积血栓的经食管超声心动图影像，血栓位于左心室顶端。如果发现心腔内血栓，心肺转流前的心脏操作要十分小心，避免造成体循环栓塞

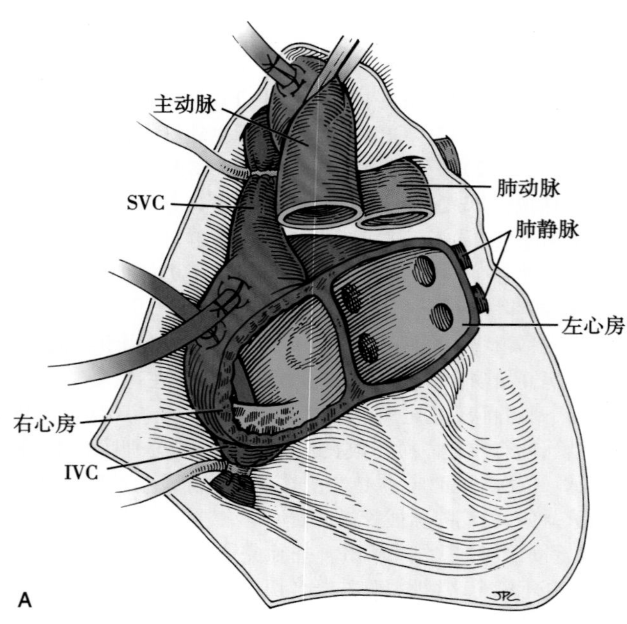

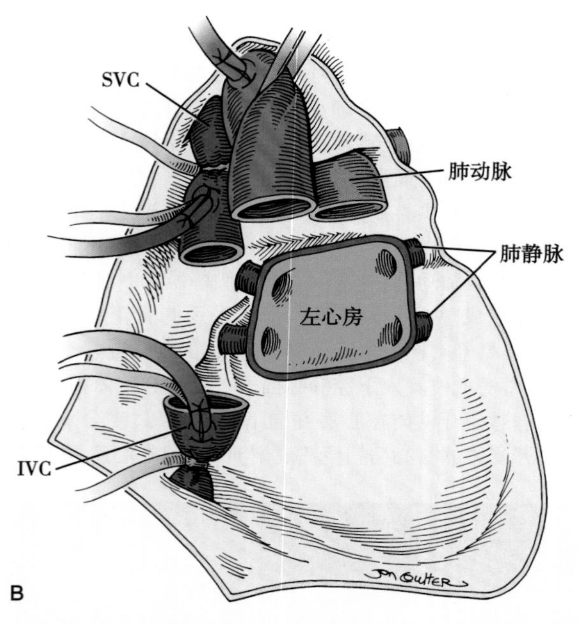

图 25.2 受体心脏切除后但尚未植入移植物时的纵隔。上腔静脉(SVC)和下腔静脉(IVC)置入静脉插管,升动脉置入动脉插管。(A)经典原位移植技术;(B)双腔吻合移植技术

脉吻合,其后端侧吻合双方主动脉。最后端侧吻合供体肺动脉与受体肺动脉主干,如果供体肺动脉长度有限,则需借助移植血管桥接(图 25.3)。

特殊状况

心室机械辅助装置(参见第 28 章及第 36 章)已被成功应用于一些在等待心脏移植期间可能死于急性左心衰的患者[17]。尽管心室辅助装置能够延长这部分患者等待期间的生存率[18],但与之相关的并发症可能影响移植后生存率[19]。此类患者的原位心脏移植方法实际上同普通患者无异,但是再次胸骨切开不可避免,而这恰恰与术后并发症发生率和死亡率增加、术中输血率增加、术后重症监护室(intensive care

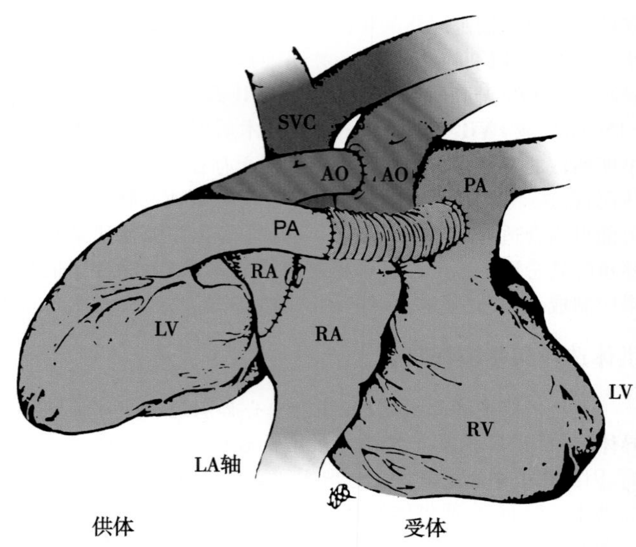

图 25.3 异位移植的心脏植入右胸腔,供体心脏的左右心房,升主动脉分别与受体心脏吻合相连,肺动脉通过移植血管桥接到供体肺动脉干。SVC,上腔静脉;AO,主动脉;PA,肺动脉;LA 左心房;LV,左心室;RA,右心房;RV,右心室。(*From Cooper DKC, Lanza LP*. Heart Transplantation: The Present Statusof Orthotopic and Heterotopic Heart Transplantation. *Lancaster, UnitedKingdom: MTP Press*; 1984.)

unit,ICU)停留时间和住院时间延长,以及术后再次开胸止血次数增加相关[20]。由于术中术后均可能发生大量失血的情况,因此建立大口径的静脉通路是一个明智的选择。

极少情况下,患者需要同时接受心脏移植及肝移植[21,22]。通常先进行同种异体心脏移植,以确保患者能更好地耐受同种异体肝移植时再灌注引起的血流动力学波动。建立大口径静脉通路绝对必要。常规全身肝素化或者小剂量肝素联合肝素涂层管路的抗凝方案均适用。心脏移植结束后,右心房内静脉插管可暂保留,以备之后肝移植中建立静脉-静脉转流时使用。

移植前病理生理学

心脏移植受体的病理生理主要是终末期心肌病,这些患者通常兼具收缩功能障碍(以每搏输出量减少和舒张末期容积增加为特征)和舒张功能障碍(以心内舒张压升高为特征)。当维持心排血量的代偿机制失效后,升高的左心室压力会导致肺静脉压力增加,引起肺循环淤血水肿。如果发生了右心衰竭就会出现体循环淤血。心力衰竭患者交感神经张力增加,导致全身血管收缩伴水钠潴留。血管收缩和心室扩张的联合作用使心室壁张力大幅增加。长期高水平的儿茶酚胺将使其受体密度降低(下调)并减少心肌去甲肾上腺素储备,从而导致心血管系统对此类药物敏感性降低[23]。

心力衰竭的治疗旨在逆转或阻止以上过程的发生(参见第 11 章、第 36 章和第 38 章)。绝大多数心脏移植候选者会持续使用利尿剂,可能因此继发低钾血症和低镁血症,此外过度利尿引起的低血容量也是麻醉医师必须警惕的情况。另一种主要的治疗方案是使用血管扩张剂(如硝酸盐、肼屈嗪和血管紧张素转换酶抑制剂),以降低左心室后负荷,改善心功能,提高终末期心力衰竭患者的生存率[24,25]。逐步增量服用

β-肾上腺素能受体阻滞剂如 β_1-受体阻滞药美托洛尔也能改善某些移植前患者的血流动力学和活动耐量[26]。对于使用以上治疗方法不能改善症状的患者，通常需要采用正性肌力药物治疗。地高辛是一种有效但效用较弱的正性肌力药，它的使用受其毒副作用所限制。磷酸二酯酶抑制剂（如氨力农、米力农和依诺昔酮）是有效的正性肌力药物，但长期使用可能增加患者死亡率[27,28]。因此对正性肌力药物依赖的患者通常采用静脉输注 β-肾上腺素能受体激动剂如多巴胺和多巴酚丁胺。对于以上方案均无效的难治性患者可采用主动脉内球囊反搏支持治疗，但这项技术可能会引起严重的血管并发症，且需要患者配合制动。许多低心排患者需要接受持续抗凝治疗（如服用华法林）以预防肺循环或体循环栓塞，尤其对于合并心房颤动的患者。

移植后病理生理学

心脏移植后患者的病理生理学不仅受到心脏移植中心麻醉医师关注，同时受到整个麻醉界关注，因为这些患者中的很大一部分可能会重返医院接受其他外科手术（参见第 45 章）[29,30]。

心脏去神经支配是心脏移植不可避免的结果。许多长期研究显示人类往往不存在神经再支配[31,32]，最多只能是部分或不完全恢复[33]。去神经支配虽不显著改变基础心功能[34,35]，但在需要提高心排血量时却大幅影响心脏的反应能力。正常情况下，心率增快能迅速提高心排血量，但移植的心脏并不存在这一机制。活动时移植心脏的心率在循环中儿茶酚胺升高后才缓慢增加[31]，而心排血量增加通常是由提高每搏输出量来实现的[36]。所以，维持充足的前负荷对于心脏移植受体至关重要。与正常人的迅速反应不同，移植后患者由于缺乏迷走神经支配，在活动结束后心率通常逐渐减慢。

去神经支配与心脏移植后药物选择有着重要的关系。间接作用于心脏的药物，包括通过交感神经（麻黄碱）或副交感神经（阿托品、泮库溴铵、依酚氯铵）起效的药物通常是无效的。兼具直接作用和间接作用的药物仅显示其直接作用（如地高辛延长房室结不应期的作用消失[37]，去甲肾上腺素引起心动过速和新斯的明引起心动过缓的作用消失）[38]。因此，直接作用于心脏的药物（如肾上腺素或异丙肾上腺素）是改善心脏移植后患者心脏生理的首选药物。然而，心脏移植受体体内长期高儿茶酚胺水平可能削弱 α-肾上腺素能药物的作用，而对 β-肾上腺素能药物反应正常[39]。

同种异体移植物冠状动脉血管病变仍是心脏移植后长期生存的最大威胁。移植物易罹患一种不同寻常且进展快速的冠状动脉粥样硬化，表现为同心圆样、弥漫性的全层冠状动脉病变，不同于传统斑块偏心性且多发于血管近心端的特征[40]。这一过程的病理生理基础尚未明确，但可能是由于免疫细胞介导的血管内皮细胞激活，并上调了平滑肌细胞生长因子的原因[41]。心脏移植术后 3 年，超过半数以上的患者有动脉硬化的迹象，术后 5 年则超过 80%[42]。由于心脏传入神经再支配非常罕见，相当一部分罹患血管硬化的移植后患者表现为无症状性缺血[43]。针对冠状动脉粥样硬化的无创检测方法对于同种异体移植物血管病变并不敏感[44]，甚至冠脉造影也常常低估移植物血管硬化程度[45]。在血管造影未能提示明显病变的情况下，还有其他检测手段可用，如血管内超声能用于提示形态学异常，多巴酚丁胺超声心动图负荷试验能用于提示功能性缺血的存在等[40,45,46]。因此，麻醉医师应该明确，无论症状有无、无创检查甚至血管造影结果如何，任何心脏移植术后 2 年以上的患者极有可能存在冠状动脉病变。

麻醉管理

术前评估和术前准备

因为供体心脏到来的急迫性，术前准备的时间通常受到严重限制。尽管如此，快速病史采集内容应涵盖最后一次进食时间、近期抗凝剂使用情况、心室功能恶化的并发症以及心绞痛模式有无改变等；体格检查应评估当前容量情况；尽可能回顾实验室检查和胸片结果，了解肝肾功能及肺部情况。对于使用正性肌力药物或球囊反搏的患者，需了解药物输注速率以及球囊反搏的使用时间和参数设置。

设备和药物准备与常规 CPB 手术相似。药物准备包括 β-肾上腺素能受体激动剂如肾上腺素，分别配制成单次静脉推注和静脉持续泵注的剂型，以备快速治疗心室衰竭；α-肾上腺素能受体激动剂如去氧肾上腺素或去甲肾上腺素，用以对抗麻醉药的血管扩张作用。对于此类患者，微小的前后负荷下降都可能导致心排血量和冠脉灌注的巨大变化。

诱导前行有创监测有助于在诱导期间针对血流动力学改变作出快速准确的应对措施。除了标准的无创监测之外，在适当的镇静和局麻下置入动脉导管和肺动脉导管（套以无菌长护套，以便在剪除心脏时将导管退至上腔静脉内）。动脉穿刺位置宜选择中心动脉（如股动脉）优于桡动脉，因为 CPB 后常见桡动脉压力与中心动脉压力不一致，但要注意对于既往有胸骨切开史的患者很可能需行股动脉插管转流。因为心脏扩张和严重三尖瓣反流的原因，肺动脉导管漂浮到位可能比较困难。必须建立大口径静脉通路，特别是有胸骨切开史的患者，这类患者可能还需事先备好体外除颤/起搏装置。诱导前需全面评估并尽可能改善患者血流动力学状况。如果循环状况较差可以考虑使用或加大正性肌力药物用量。

麻醉诱导

多数心脏移植患者没有足够的禁食时间，应作为饱胃情况处理。因此诱导的原则是快速控制气道，避免反流误吸，同时还要避免心肌抑制。常用方案是联合使用心肌抑制极小的短效催眠药（依托咪酯，0.3mg/kg），中等剂量麻醉性镇痛药以减轻喉镜置入和插管引起的心动过速（芬太尼，10μg/kg），以及琥珀胆碱（1.5mg/kg）[47]。单独使用大剂量麻醉性镇痛药或联用苯二氮䓬类药物也被提倡[48,49]。应用 α-肾上腺素能受体激动剂来对抗血管扩张作用。麻醉维持可追加麻醉性镇痛药和镇静药物（苯二氮䓬类或东莨菪碱）[49,50]。

术中管理

诱导后，放置胃管行胃肠减压，置入经食管超声心动图（trans-esophageal echocardiography, TEE）探头，留置导尿管。详尽的 TEE 检查通常可以发现其他检查方法无法即刻获得的有用信息，如提示心内血栓的存在（见图 25.1）、心室容积和收缩力，以及升主动脉和主动脉弓的动脉粥样硬化。交叉配血应在手术开始前完成，特别是对有胸骨切开史的患者。

无巨细胞病毒既往感染的患者应接受巨细胞病毒阴性的供体供血。胸骨切开和 CPB 插管方式如前所述。CPB 开始之前通常是平稳的，少数情况下游离和插管过程中因心脏操作会引起心律失常，冠脉灌注恢复也较正常心脏缓慢。上、下腔静脉插管之前需将肺动脉导管撤出右心。

CPB 开始后，停止机械通气，颈动脉搏动消失。多数患者血管内容量过多，使用利尿剂或经体外泵超滤可提高血红蛋白浓度使患者获益。在主动脉开放前最后一个吻合口接近完成时使用一剂糖皮质激素（甲基强的松龙，500mg），抑制超急性排斥反应。再灌注期间开始使用正性肌力和变时作用的药物。TEE 可用于观察结束 CPB 前心腔排气是否充分。

恢复机械通气，拔除上腔静脉插管后，逐步结束 CPB。对于正性肌力药物不能纠正的供体心脏心动过缓，应放置起搏器。CPB 结束后，可再次置入肺动脉导管。PVR 增高的患者有发生急性右心衰竭的风险，可给予肺血管扩张剂如前列腺素 E_1（0.05~0.15μg/kg/min）[51]。这类患者极少需要使用右心室辅助装置[52]。TEE 可提供左、右心功能及容量的信息，并记录经过吻合口的正常血流动力学。非双腔吻合的经典手术方式会在左房内留下一段明显多余的脊结构，无须特别关注。

平稳结束 CPB 后给予鱼精蛋白拮抗肝素。即使拮抗完全，心脏移植后的凝血病依然多见，特别是有既往胸骨切开史的患者。治疗方法与其他 CPB 后凝血病相同：仔细外科止血，经验性输注血小板，其后根据后续凝血功能检查结果指导使用新鲜冰冻血浆和冷沉淀（参见第 19 章、第 34 章和第 35 章）。充分止血后，常规关胸并缝合切口，术毕将患者转入 ICU。

术后管理和并发症

手术结束后 ICU 内的管理本质上是 CPB 后麻醉管理的延续[53]。持续监测心电图、动脉压、中心静脉压和/或肺动脉压力以及动脉血氧饱和度。心脏移植受体需要续用 β-肾上腺素能激动剂（变力和变时作用）约 3~4 天。血管扩张剂可用于控制动脉血压和降低左心室射血阻力。当血流动力学稳定且无出血时，患者可脱离机械通气并拔除气管导管。患者转入 ICU 后即开始免疫抑制治疗，常用方案为环孢素+硫唑嘌呤+泼尼松，或他克莫司+泼尼松。停用正性肌力药物后可撤掉有创监测，引流减少后（通常为 24 小时后）可拔除纵隔引流管。患者通常可于术后 2~3 天后转出 ICU（参见第 37~39 章）。

心脏移植后早期并发症包括急性和超急性排斥反应、心力衰竭、体循环或肺循环高压、心律失常、肾衰竭和感染。超急性排斥反应是一种极为罕见却极凶险的综合征，其机制是受体体内预先存在的细胞毒性抗体与供体心脏抗原结合，由于造成微血管栓塞，供体心脏出现发绀，最终停止收缩[54]。这种综合征是致死性的，除非患者能借助机械支持至找到下一个合适的供体。急性排斥反应是术后早期阶段的持续性威胁，有多种表现形式（如低心排、心律失常）。急性排斥反应通常发生在移植后最初 6 个月内，因此可通过定期心内膜心肌活检来监测其是否存在，出现任何急性临床改变时，则加以额外活检评估。一旦发现排斥现象，需积极加强免疫抑制治疗，通常增加糖皮质激素用量或以他克莫司替代环孢素。移植后低心排可能有多种原因：低血容量、肾上腺能刺激不足、供心获取过程中心肌损伤、急性排斥反应、心脏压塞或脓毒症。治疗时需以有创监测、TEE 和心内膜心肌活检为指导。疼痛可能引起体循环高血压，因此在使用血管扩张剂治疗高血压之前应给予充分镇痛。由于不可逆的肺动脉高压在心脏移植受体评估时已被排除，所以原位或异位心脏移植术后的肺动脉高压通常是短暂的，应用血管扩张剂如前列腺素 E_1、硝酸酯类或肼屈嗪治疗有效[55,56]。心脏移植后常见房性和室性快速性心律失常[57]，排除排斥反应可能后，可应用抗心律失常药物逆转或控制心律（除外间接作用于心脏的药物如地高辛，或者负性肌力药物如 β-肾上腺素能受体阻滞剂和钙通道阻滞剂）。几乎所有受体在围手术期早期都需要借助 β-肾上腺素能激动剂或起搏器来增加心率，其中 10%~25% 受体需要永久起搏[58,59]。肾功能通常在移植后会立即得到改善，但环孢素和他克莫司等免疫抑制剂可能损害肾功能[60,61]。最后，感染对于免疫抑制患者而言是一个持续性威胁：细菌性肺炎常见于术后早期，而机会性病毒和真菌感染则在最初几周过后更为常见（参见第 41 章）。

儿科注意事项

在小儿人群中，心肌病、复杂 CHD 和再次心脏移植是心脏移植的主要适应证。心肌病是最常见的小儿心脏移植适应证，其数量在过去 30 年间逐年增加[62,63]。复杂 CHD 患儿行心脏移植的年龄和指征随外科治疗手段的革新而变化，其中最常见的适应证是单心室姑息治疗无效[63]。再次心脏移植在小儿中相对罕见，通常转归较初次移植差。

美国心脏协会在 2007 年提出了小儿心脏移植推荐适应证[64]。小儿心脏移植的 I 类适应证是心力衰竭 D 级患儿，即静息状态下即有心衰症状，且需要正性肌力药物、机械通气或者机械循环辅助支持的患儿。心力衰竭 C 级的患儿，即现有或既往有症状性心力衰竭史，有猝死或肺动脉高压进展的风险也应被列为心脏移植候选。小儿心脏移植最大的难点在于确定哪些复杂 CHD 患儿有症状性心力衰竭、猝死风险或肺动脉高压进展风险。通常而言，难治性失代偿性心力衰竭和无法行修复或姑息手术的复杂 CHD 患儿推荐行心脏移植。

得益于供体心脏保护的加强，供体和受体选择的优化，以及外科手术技术和免疫抑制治疗的完善，小儿心脏移植的总体生存率有所提高[62,65]。遗憾的是，潜在的受体数量总是大于器官捐赠者数量。缩减移植等候名单的策略包括将复杂 CHD 患儿的心脏移植适应证限制为左心室功能障碍、严重瓣膜功能障碍或严重冠状动脉异常者。UNOS 指南现已允许 ABO 血型不匹配的心脏移植应用于 1~2 岁且抗体滴度≤1:4 的患儿或者 1 岁以下患儿无论抗体滴度。即使应用各种策略以缩减等候时间，小儿心脏移植候选者死亡率仍高达 17%，其中婴儿的等候时间最长[66,67]。

复杂 CHD 病患儿接受心脏移植前，术前评估要更加全面，包括了解心脏缺陷和既往矫正或姑息手术史。与扩张型心肌病的患儿相似，对 PVR 指数（PVRI）的评估至关重要[59]。PVRI 升高与术后急性右心衰竭和死亡率相关，因此这类患儿可能禁忌心脏移植。在成人，PVRI>5 个单位且跨肺压力梯度>15mmHg 通常认为是心脏移植的禁忌证[6]。与小儿心脏移植成功相关的 PVR 上限尚未确定，PVRI<10 个单位是一个可以接受的范围，但是 PVRI>10 个单位的患儿行心脏移植的情况并不少见。即使在 6～10 个单位范围内，由于供体心脏的右心室壁较薄并且存在心肌缺血，受体患儿仍有急性右心衰竭的风险。如果在介入导管室内，应用血管扩张剂、过度通气、吸入纯氧或吸入一氧化氮（nitric oxide，NO）可显著降低 PVRI，则提示患儿可以接受移植手术。如果 PVRI 在临界水平，可将患儿收入院后，尝试使用米力农和多巴酚丁胺治疗 1～2 周。如果治疗后 PVRI 下降，则在术中停止 CPB 和术后 ICU 治疗期间，应用肺血管扩张药治疗可能有效。基于以上考虑，这类患儿可以接受心脏移植。

复杂性 CHD 患儿移植术前评估的另一个重点在于详尽的解剖学评估。这类患儿合并肺动脉分支狭窄、肺动脉闭锁、肺静脉异位引流、主动脉弓发育不良以及主动脉缩窄的情况并不少见。体循环和肺循环的静脉异常通常与心房异构相关，移植术中解决这些问题需要不同的外科技术。复杂 CHD 患儿接受心脏移植最常见的指征是 Fontan 手术（单心室生理修复手术）失败[63]，这类患儿通常存在蛋白丢失性肠病、慢性肝病和肺动静脉畸形。合并较大肺动脉导管未闭的患儿术后可能发生高心排性心力衰竭或中度至重度低氧血症，最终导致移植心脏衰竭。较小的畸形可能会随着时间而退化。尽管复杂 CHD 患儿较扩张型心肌病患儿的供体缺血时间、术后 ICU 停留时间和总住院时间延长，但两者移植后预后相当。

部分患儿移植前需借助体外膜氧合器（ECMO）或心室辅助装置支持循环。长时间的支持与出血、脓毒症和多器官功能障碍等并发症相关。患儿 Norwood 手术失败后借助 ECMO 支持桥接到接受心脏移植的情况并不少见。ECMO 依赖与移植等待期死亡率升高相关[66-68]。

除了确定 ABO 血型以外，筛查人类组织相容性白细胞抗原（HLA）的抗体也很关键。虽然 HLA 抗体在心肌病患儿中并不常见，但当患儿在姑息治疗复杂 CHD 期间接触过血制品后，则会产生 HLA 抗体。受体群体反应性抗体水平>10% 或存在同种致敏的情况下，心脏移植死亡率将增加[69]。减少循环中 HLA 抗体的技术（即脱敏）包括应用静脉用免疫球蛋白、环磷酰胺、吗替麦考酚酯或行血浆置换[70,71]。

儿童在术前易焦虑，术前应给予苯二氮䓬类药物。麻醉诱导前建立有创监测通常不可行，但必须在诱导前进行无创监测。准备一处外周静脉或长期静脉通路，用以静脉诱导。一般建议常规采取针对饱胃的预防措施，但应注意儿童不耐受较长时间的呼吸暂停。此外，缺氧和高碳酸血症会增加 PVR，需要专业的气道管理。麻醉诱导可以应用任何催眠镇静药，包括异丙酚，依托咪酯或大剂量麻醉性镇痛药物（芬太尼），一种苯二氮䓬类药物和一种非去极化肌肉松弛药物完成。滴定用药，保持生命体征平稳非常重要。已有动脉和中心静脉通路的情况下，推荐再建立一条大口径静脉通路，因为既往姑息治疗易并发广泛瘢痕和粘连，术后出血在复杂 CHD 患儿中很常见。

使用吸入性麻醉药维持麻醉，辅以阿片类药物、苯二氮䓬类药物和非去极化肌松药。通常在胸骨切开之前预先准备好腹股沟血管用于紧急插管，此过程中需要较少麻醉性镇痛药。肺动脉导管仅适用于较大儿童，但如果考虑存在肺动脉高压，可由外科医师置管直接测量移植心脏的右心室压力。

急性右心室功能障碍是 CPB 结束后的主要问题，这在小儿心脏移植中发生率约为 15%～40%[72]。在儿科手术中，供体-受体心脏相匹配范围（以重量计）在 80%～160% 间，然而对于新生儿和考虑存在肺动脉高压的患儿，可以提高匹配尺寸上限。移植后维持右心室功能的策略是维持 PVR 正常，包括吸引气道管，保证充足的氧合和适当过度通气，以及确保足够的麻醉和镇痛深度以减少循环中儿茶酚胺水平。米力农可用于同时增强心肌收缩力和降低 PVR，NO 也可作为辅助用药。偶有患儿需要借助 ECMO，以辅助至肺动脉压力降至正常以及右心室功能恢复。

肺移植

历史及流行病学

尽管早在 1963 年就实施了第一例人类肺移植，但因受限于外科技术、移植物保存及免疫抑制方案的不足，直至 20 世纪 80 年代中期，这项技术才获得广泛接受（框 25.2）。其后，相关领域的进展使肺移植成为许多终末期肺部疾病患者的可行选择。UNOS 在 2000—2002 年间收集的数据显示，肺移植年手术量停滞不前，平均总数约为 1 000 例。肺移植手术量增长受到供体器官短缺的制约，器官需求量仍然远超供给量。2009 年发布的数据显示双肺移植能减少住院时间，并可能具有更好的长期生存质量，因此人们推测供需差距会愈演愈烈[73]。自 2003 年以来，美国双肺移植的数量显著增加，而单肺移植的数量停滞不动。双肺移植最大的增长发生于非 α_1-抗胰蛋白酶缺乏的慢性阻塞性肺疾病和间质性肺病人群。

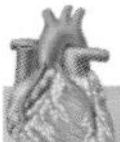

框 25.2 肺移植

- 供体标准的放宽缩短了由登记到移植的时间
- 一氧化氮可使再灌注损伤最小化
- 移植后供体肺应该实施保护性通气（低吸入氧浓度，低潮气量/吸气压力）

据国际心肺移植学会登记的最新数据显示，1985 年 1 月 1 日至 2013 年 6 月 30 日期间共报告了 47 647 例肺移植手术[3]，包括 45 697 例首次移植和 1 950 例再次移植。在美国，再次移植数量基本保持在移植总数的 5% 左右，而欧洲约为 3.6%。年轻患者和女性患者群体再次移植的机会最大。2011 年肺移植数量最多，其中小型肺移植中心（年手术量少于 10 例）数量减少，而手术量多的大型移植中心数量增加。在 2008 年至 2013 年间，有 156 个中心报告正在开展肺移植手术，其中 44 个中心共实施了总手术量的 65%，14 个中心报告的年手术量超过 50 例[74]。

据估计，超过 100 万例终末期肺病患者为肺移植的潜在受体[75]。在美国，UNOS 登记的肺移植候选患者已有 1 643 例。这个数字不能准确反映所需器官的数量，因为有些患者需接受双侧肺移植。1999 年平均肺移植等待时间已达 451 天，而最近对于已等待了 1～2 年的患者，平均等待时间已经下降到 325 天。2001—2003 年间美国年肺移植量仅略多于 1 000 例,自 2010 年起,稳步增长至每年 1 700 至 1 900 例。目前,约四分之一的患者能在 251 天内接受移植,此类时间优化措施多被应用于 50 岁及以上的患者。移植数量的增长可能是由于器官选择标准逐步放宽所致,而宽松的标准并未引起死亡率升高。等候移植名单上的患者死亡率也在持续下降,从 2001 年约 500 例到 2014 年 198 例[74]。这些改善可能归因于对等候患者的治疗管理水平提高,但也不排除是因为移植受体标准放宽以及年手术量增加所致。

根据 1990 年至 2012 年的数据,移植后中位生存期约为 5.7 年,其中 3 个月、1 年、3 年、5 年和 10 年生存率分别为 88%、80%、65%、53%和 32%。在此期间,生存率呈逐年增长趋势:3 个月生存率自 83%上升至 91%,1 年生存率自 72%上升至 83%。双肺移植受体的中位生存期大于单肺移植者,分别为 7.0 年和 4.5 年[74]。

年轻/女性患者术后生存率高于年长/男性患者(图 25.4)。接受巨细胞病毒阴性供肺的患者术后生存率高于接受阳性供肺的患者。

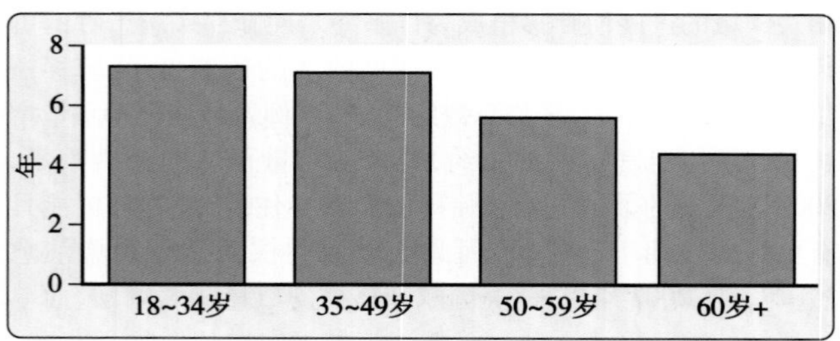

图 25.4 不同年龄段受体的中位生存期

一些手术经验丰富的移植中心报道的生存率更高:双肺移植和单肺移植的 1 年生存率分别为 90%和 82%[76]。感染是移植术后第一年内最常见的死亡原因,其后则是闭塞性细支气管炎[3]。其他死亡原因有原发性移植物衰竭、手术中技术性问题以及心血管原因。在生存期较长的患者,死亡原因还可能是闭塞性细支气管炎、慢性排斥反应以及恶性肿瘤。值得注意的是,全球 21%的肺移植手术分别在世界各地共 21 个中心进行,平均各中心年手术量约 50 例[3]。

最具挑战的病例是囊性肺纤维化患者(图 25.5),肺移植后 1 年生存率为 79%,5 年生存率为 57%。尽管术后易并发营养不良和多种耐药致病菌广泛定植,但是数据显示此类患者能够顺利接受肺移植,并获得较好转归[77]。

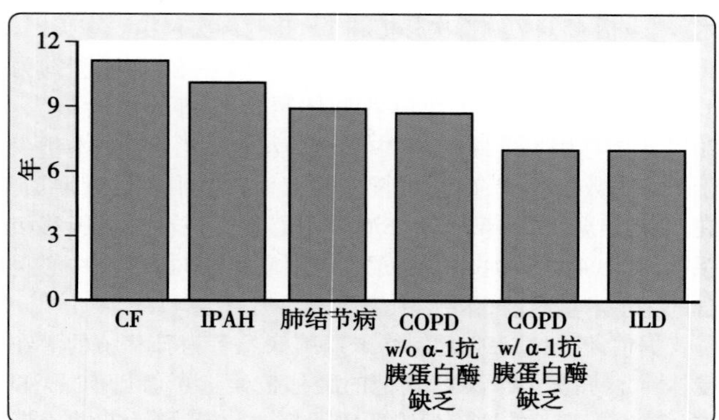

图 25.5 不同适应证患者术后 1 年中位生存期。CF,囊性肺纤维化;COPD,慢性阻塞性肺疾病;ILD,间质性肺病

再次肺移植生存数据的报道标志着肺移植手术愈趋成熟。再次肺移植术后早期死亡率极高,而中位生存期仅 2.5 年[74]。

术前感染和多脏器衰竭几乎注定了再次肺移植术后死亡。UNOS 的后续数据显示出一些改善:首次肺移植术后 1 年生存率为 83.8%,再次肺移植为 66.3%。然而,再次手术后 3 年生存率却显著降低至 38.8%,相比之下,首次手术则为 63.2%(框 25.3)。

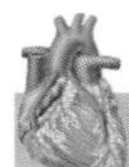

框 25.3 增加死亡率的危险因素

- 较小规模移植中心:年移植量不足 30 例
- 供受体身高严重不匹配
- 年长的受体:大于 55 岁
- 胆红素升高
- 高补充氧疗需求
- 心排血量降低
- 用力肺活量降低
- 肌酐升高

受体选择

由于供肺短缺,因此选择肺移植的最大可能受益者十分重要。候选者通常应是终末期肺病者(NYHA Ⅲ级或Ⅳ级,预期寿命约 2 年),心理健康,且无危及其他器官系统的严重疾病(尤其肺外感染)。尽管肺移植可成功实施于术前需要机械通气支持的患者,但这类患者并非优选患者。在某些移植中心,高龄、既往胸部手术史、胸部畸形以及甾体类依赖等因素可能被列为相对禁忌证。仅由右心功能不全引起的肝脏疾病不在排除之列(框 25.4 和框 25.5)。

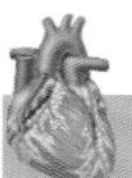

框 25.4 肺移植绝对禁忌证

- 2 年内(5 年内为宜)的恶性肿瘤史
- 存在无法治疗的另一脏器的严重疾病
- 未纠正的动脉粥样硬化疾病
- 急性内环境紊乱:肝脏衰竭
- 未纠正的出血倾向
- 结核分枝杆菌感染
- 高致病性或耐药性微生物感染
- 胸壁畸形
- 肥胖
- 治疗依从性差
- 精神疾病致无法配合治疗者
- 缺乏社会支持机制
- 药物滥用/药物成瘾
- 机体功能状态严重受损

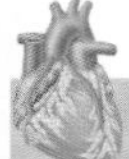

框 25.5　肺移植相对禁忌证

- 年龄>65 岁,且储备功能受限者
- 肥胖
- 营养不良
- 严重骨质疏松
- 既往肺切除手术史
- 机械通气状态或体外生命支持状态
- 高耐药细菌定植
- 乙肝或丙肝
- HIV 感染者,病毒载量检测结果高于下限
- 预期无法良好控制的伯克霍尔德氏菌或脓肿分枝杆菌感染

备选受体需通过多学科评估,包括肺功能测定、影像学检查(X 线平片和胸部 CT 扫描)以及超声心动图或放射性核素心血管造影。超过 40 岁或有肺动脉高压的患者通常要接受左心导管检查术,以排除严重的冠状动脉粥样硬化或心内分流。TEE 的结果(如意外发现房间隔缺损)能够改变 1/4 严重肺动脉高压患者的手术方式[78]。入选的受体通常需要接受身体训练以改变肌肉萎缩和乏力,并将体重控制在理想体重的±20%范围内。鉴于肺移植是急诊手术(受 6~8 小时肺保存时间的限制)[79],以上综合评估的结果应能够随时反馈给麻醉团队。理想情况下,移植受体的综合评估中应包括麻醉团队的评估,以明确是否存在麻醉困难。Weiss[80] 2009 年发布的数据显示 60 岁以上的患者需谨慎接受肺移植,并不推荐对 70 岁以上的患者实施肺移植手术。同一作者的数据也显示,种族相匹配的肺移植能提高术后 2 年内的生存率[81]。

在找到合适供肺之前,给予受体机械过渡治疗可以提供更长的支持时间。机械通气是最常用的方法,通常用于患者基础疾病加重期间的支持,但是可能并发呼吸机相关感染或损伤。体外生命支持(ECLS)被视为过渡治疗的选择,但其最初的疗效令人失望。理想的候选受体是年轻、无多器官功能障碍、具有适宜的康复医疗条件的患者。现在 ECLS 后接受肺移植的患者与无需 ECLS 的患者具有相似的预后。UNOS 的数据显示,应用 ECLS 的患者肺移植后 1 年生存率已从 2005 年时的 30%大幅提高至 2010 年时的 75%。尽管如此,ECLS 仍有较大风险并发凝血病、感染和血管相关并发症[82]。Fuehner 等报道了在清醒患者移植过渡期应用 ECLS,并允许患者走动的治疗模式[83]。

供体选择和移植物获取

合适供体器官的短缺导致了选择标准的放宽。有吸烟史的潜在供体不再仅仅基于年吸烟量而被排除在外;胸部 CT 已被用于评估肺脏的结构完整性,特别是对有胸部创伤史的供体,肺部损伤小于单个肺叶 30%者,仍可以被接受[84];年长(55~60 岁)但健康的供体捐献的肺脏,特别是缺血时间较短的情况下,也被大量应用[85]。胸片无异常、血气检查正常、支气管镜检查无异常、痰染色无异常、术中直接支气管镜检查和大体标本无异常,可判断供肺状态好。供受双方需在 ABO 血型和肺脏大小上相匹配,过大的供肺,尤其在双肺移植之后,可能导致严重肺不张并影响受体静脉回流。根据供体的血清学和气管内分泌物培养结果来指导受体术后抗菌和抗病毒治疗。

大多数供体肺脏是在多脏器摘除手术中获取的。以前述心脏移植的方法摘取心脏,阻断流入通路,使心脏停搏,离断上、下腔静脉、主动脉和肺动脉主干。阻断主动脉后,立即用冷的细胞外储存液灌注肺血管系统。储存液内通常含有前列腺素 E_1,用以促进肺血管扩张,有助于储存液分布均匀。储存液中其他成分包括硝酸甘油和低钾的 5%右旋糖酐。分离左心房时需为供体心脏和带肺静脉的供体肺脏留有足够的袖状左心房组织。摘除肺脏后,冲洗肺静脉以清除血凝块。膨胀肺组织,夹闭气管(或单侧肺的支气管)后,离断并缝闭。膨胀肺组织被证实可以提高供体器官对低温缺血的耐受性。最后将供肺取出、包裹,装入冰盐水容器中以供运输。应用细胞外储存液被证实能够减少肺组织的缺血/再灌注损伤,然而,缺血/再灌注损伤最重要的决定因素是缺血持续时间。当缺血时间超过 330 分钟时,死亡风险将大幅上升[86]。

具有供体特异性抗体(DSA)的受体往往近期及远期预后不良。此类患者可能需要积极脱敏治疗,即麻醉诱导后立即行血浆置换,直至第一个异体移植物开始灌注前停止,在血浆置换后需应用兔抗胸腺细胞球蛋白(ATG),并在术后使用麦考酚酸酯。经过该方案治疗的致敏患者能够获得与非致敏患者相似的预后[87]。

应用免疫抑制剂诱导治疗已经非常普遍,但也存在争议。应用免疫抑制剂的目的在于减少神经钙调蛋白抑制剂的用量,并降低其副作用。Whitson 等回顾 UNOS 数据后发现使用阿仑单抗或巴利昔单抗作为诱导剂能够改善肺移植患者的预后[88]。

手术方法

由于供肺相对短缺,并且研究发现单侧肺移植已能够显著改善受体活动耐量[89],因此单肺移植曾是所有肺移植受体的手术选择。然而随后公布的数据显示接受双肺移植的患者预后更佳。实际上某些情况下双肺移植确为更好的选择,例如慢性感染相关的肺部疾病(囊性肺纤维化和严重支气管扩张症)必须行双肺移植,以防止移植术后受体肺作为感染灶引起移植肺的交叉感染。有严重空气潴留的患者,如果预计移植后可能出现难治性通气/血流比失调,也需接受双肺移植。儿童和成人接受活体肺叶移植的内容将在本章内稍后单独讨论。

单肺移植

选择哪一侧肺进行移植通常与以下因素有关:避开先前手术部位,优先切除通气/血流比更差的一侧肺,以及供体肺的适用性。受体患者行侧卧位开胸,同时消毒并暴露同侧腹股沟处以备 CPB。肺隔离后,进行肺切除术,注意留存尽可能长的肺动脉。切除患侧肺后,将异体肺置入胸腔,注意维持组织低温状态。最先进行支气管吻合,若供受体间大小显著不匹配可采用套叠吻合,使吻合口开裂的概率降到最低。尽管过去常用网膜包裹支气管吻合处,但采用套叠吻合后包裹并不能提供更多获益。随后吻合肺动脉,最后吻合带有肺静脉开口的移植物袖状左心房与受体的左心房。接下来用血液灌洗肺循环并排气。初始的灌洗液通常是 4℃,然后用 37℃温液灌洗。温液灌洗通常在最后血管吻合完成时实施。肺灌洗液的作用是实现可控的再灌注[90]，灌洗液的组成参见框 25.6。

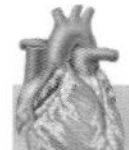

框 25.6 温的肺灌注液成分

- 血细胞比容为 18%~20%，去除白细胞
- *L*-谷氨酸盐
- *L*-天冬氨酸
- 腺苷
- 利多卡因
- 硝酸甘油
- 维拉帕米
- 葡萄糖
- 胰岛素

注射糖皮质激素后，去除血管阻断钳并开始再灌注。检查血管吻合口出血后，经几次膨肺操作充分充盈功能残气容量。充分止血并确保血气结果满意后，留置胸腔引流管，缝闭切口，将患者转运至 ICU。

双肺移植

早期双肺移植采用胸骨正中切开入路，整体移植技术受到以下问题的困扰：气管吻合口血供不足导致频发术后气管裂开；广泛纵隔切开导致出血及心脏去神经支配；需要完全的 CPB 和心脏停搏以便肺动静脉吻合；后纵隔显露困难。随后开展的“蛤壳”式胸骨横断切开入路行双侧序贯肺移植技术，即先后进行两侧单肺移植，避开了许多整体移植技术的固有难题[91,92]。在瘦长身形的患者中，“蛤壳”式切口可由两个单独的前外侧胸廓切口代替。这种方法可以使女性患者获得较满意的外形效果，因为瘢痕可隐藏在乳房褶皱内。术中可选用 CPB，帮助更好地暴露后纵隔，有利于改善止血和避免心脏去神经支配。囊性肺纤维化的患者通常有广泛的胸膜瘢痕形成，且术后易并发出血及凝血病，一旦实施了 CPB 则可能加重出血和凝血功能障碍。双肺移植在仰卧位下进行，消毒并暴露腹股沟以备 CPB。如采用“蛤壳”式切口，则将双臂包裹并悬于头部上方乙醚架上(图 25.6)。对于瘦长形、采用常规前外侧胸切口的患者，双臂可固定在身体两侧。依次行单侧受体肺切除及移植肺植入，操作方法同上文单肺移植所述，功能较差的一侧肺先行移植。对于以化脓性疾病为指征接受肺移植的患者，需根据患者的药敏试验以敏感抗生素溶液反复冲洗胸腔，尽管该操作与术后感染的相关性尚不明确。除此之外，在供体肺进入术野之前，麻醉医师应以稀释的含碘溶液灌洗患者的气管和支气管。

移植前病理生理学

患者有肺顺应性明显升高和呼气气流阻塞时，不能完全呼出正常潮气量，导致整个呼吸周期呈胸腔内正压(自发性 PEEP[呼气末正压]或内源性 PEEP)，从而阻碍静脉回流，导致低血压[93]。自发性 PEEP 与第 1 秒用力呼气量(FEV_1；占预计值百分比)高度负相关，与肺通气阻力和静息高碳酸血症高度正相关[94]。过度肺膨胀是阻塞性肺病患者肺移植期

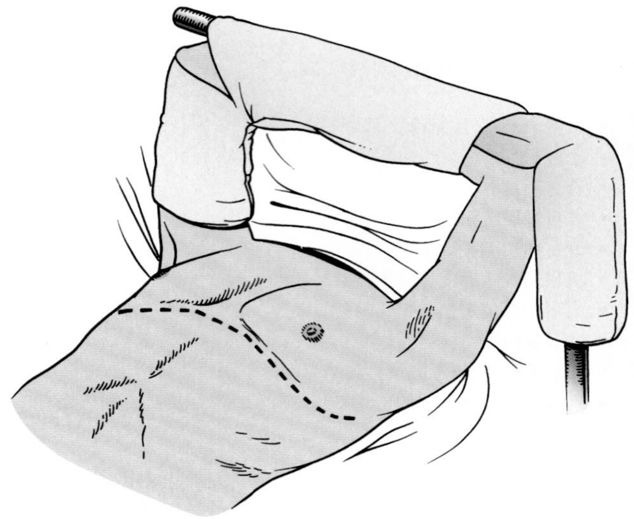

图 25.6 “蛤壳”式胸骨横断切开术的体位。患者双臂抱垫悬于头的上方。手术切口路线用点状线表示。(*From Firestone LL, Firestone S. Organ transplantation. In: Miller RD, ed.* Anesthesia. *4th ed. New York: Churchill Livingstone; 1994, p 1981.*)

间单肺通气时的常见并发症。通过停止通气 30 秒，并将呼吸环路开放至大气压，可以识别肺过度膨胀导致的血流动力学不稳定：如果血压回到基础水平，则肺过度膨胀可能是根本原因。肺膨胀过度可通过控制性低通气(同时降低潮气量和呼吸频率)来纠正[95]。虽然这可能导致严重的高碳酸血症，但在没有低氧血症的情况下，高二氧化碳张力可被很好地耐受。PEEP 可减少空气潴留，因为它可降低机械通气过程中的呼气阻力[96]。然而，应用 PEEP 时需要密切监测，因为外源性 PEEP 水平超过内源性 PEEP 时会加重空气潴留。

合并肺动脉高压的肺移植受体由于右心室长期面临后负荷增加，常易出现右心室衰竭。右心室长期后负荷增加的结果是心肌肥厚，但这种代偿的结果往往不充分，最终导致右心室每搏输出量下降以及心室扩张。右心室后负荷的增加协同右心室每搏量的减少(其后导致左心室每搏输出量减少)会引起供需失衡的状态，进而引发右心室衰竭。管理严重右心室功能不全的患者时要牢记以下内容(框 25.7)。首先，胸膜腔内压升高可显著增加 PVR[97]，导致原有右心室功能不全的患者迅速出现右心衰竭，加用 PEEP、增加潮气量或缩短呼气时间可能立即引起右心室功能改变，甚至导致循环崩溃。另外，液体治疗需审慎，正常 PVR 下扩容可以增加心排血量，但在 PVR 增加的患者中，过度输液可能增加右心室舒张末期压力和心室壁张力，从而降低心排血量[98]。在 PVR 增加的患者中，可使用带血管扩张作用的正性肌力药物(如多巴酚丁胺和米力农)来提高心排血量，其效果常优于扩容。右心室有着较高的代谢需求而低水平的冠脉灌注。运用 α-肾上腺素能药物，倘若不增加 PVR 的前提下，能通过提高右心室冠脉灌注来改善右心室功能。血管升压素即具有以上效果。这种提高灌注压的做法有时优于选用 β-肾上腺素能药物，因为后者在增加氧耗的同时并不能提高氧供。此外，去甲肾上腺素被证实能够增加体循环与肺循环压力比值[99]。在疾病早期，肺动脉高压尚为轻度至中度时，应用血管扩张剂如硝普钠和前列腺素 E_1 可能有效降低 PVR，改善右心室功能不全。而对

于晚期的重度肺动脉高压，它们的作用相当有限，体循环血管扩张和加重体肺分流常常限制它们的应用。吸入 NO 能激活鸟苷酸环化酶并提升环磷酸鸟苷水平，导致局部血管扩张，在肺移植术中及术后，它有助于在不影响体循环血流动力学的前提下迅速降低 PVR[100-102]。NO 能同时降低肺动脉压力和肺内分流。此外，吸入性 NO 和雾化吸入性前列腺素具有协同作用，且并不对体循环灌注压产生不利影响。无论是否联用吸入性前列腺素，NO 可有效降低肺移植患者对 CPB 的需求（参见第 11、26 和 38 章）。除了以上药物，肺动脉高压的患者还可应用磷酸二酯酶-抑制剂、可溶性鸟苷酸环化酶和内皮素受体拮抗剂。肺移植术前静脉输注前列腺素的患者，术中应继续维持用药。

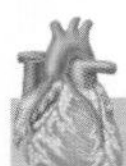

框 25.7 术中右心室衰竭的治疗

- 避免胸膜腔内压大幅增加
  - 减少呼气末正压
  - 避免大潮气量
  - 避免不充分的呼气时间
- 血管内容量
  - 若肺血管阻力正常，则增加前负压
  - 若肺血管阻力升高，则依赖正性肌力药物（多巴酚丁胺）
- 应用 α-肾上腺素能受体激动剂维持右心室冠脉灌注压
- 谨慎使用肺血管扩张剂（避免对体循环和气体交换的影响）
  - 前列腺素 E_1（0.05~0.15μg/kg/min）
  - 吸入 NO（20~40ppm）

移植后病理生理学

供体肺的植入导致受体的呼吸生理发生显著变化。在单肺移植的患者，通气/血流匹配情况与原发疾病相关。例如肺纤维化患者的血流和通气将逐步转向移植肺；肺动脉高压患者的血流几乎完全转向移植肺，而其通气仅为总通气量的一半[103]，这类患者保留的自体肺基本上在进行无效腔通气。肺移植必然导致供体肺去交感和副交感神经支配，从而改变了气道平滑肌的生理反应。在一些（但非全部）去神经支配的肺移植患者中发现，毒蕈碱受体激动剂醋甲胆碱可引起支气管过度收缩[104,105]。高反应的机制可能与胆碱能突触有关，因为后者是支气管收缩的主要介导者，例如电刺激移植侧支气管（刺激胆碱能神经）可使支气管产生过度收缩反应[106]，这可能是由于副交感神经反应性提高导致胆碱能神经末梢释放乙酰胆碱增加，也可能由于抑制性神经支配缺乏所致。这些现象不太可能由突触后介导，因为移植受体支气管上毒蕈碱型胆碱能受体数量及敏感性与正常人相近[107]。在几个动物模型中发现了术后数周至数月恢复神经再支配的现象[108,109]，而始终没有关于人类肺移植术后神经再支配的明确证据，直至 2008 年，一项小型研究报道了肺移植后 12 个月内在伤害性刺激下（吻合口远端）恢复咳嗽反射的现象。该研究记录还提到了死亡患者吻合口处有神经细胞的存在[110]。肺移植后的黏膜纤毛功能会严重受损，并在术后一年仍处于较低水平[111]，因此移植受体需要特别积极行气道内吸引以排除分泌物。

肺移植还会使血管系统产生很大变化。手术过程中不可避免的缺血再灌注会造成血管内皮损伤。单纯冷缺血可降低 40% β-肾上腺素能 cAMP 介导的肺血管舒张反应，随后的再灌注过程则会进一步降低 cGMP 介导和 β-肾上腺素能 cAMP 介导的血管平滑肌舒张功能[112]。肺移植物的内皮损伤还可导致肺泡毛细血管渗漏和肺水肿的发生，供肺的内皮细胞通透性比健康志愿者增加近 3 倍[113]。去神经支配的另一个副作用是肺血管张力调节功能只能通过循环中的体液因子调控。无论是循环介质水平改变还是肺血管受体的敏感性改变都会对肺血管产生显著影响。举例说明，有强效血管收缩作用的内皮素在肺移植后即刻大幅升高（正常水平的 2~3 倍），并在此后一周内维持在较高水平[114]。在急性去神经支配的肺脏中，已证实肺血管对 α-肾上腺能药物[115]和前列腺素 E_1[116]的反应性会发生改变，而 NO 的活性也会降低[115]。如果使用 CPB，则对各种介质的反应不良会加重[115]。再灌注之后吸入 NO 能够显著降低 PVR，但尚未明确 NO 是否能改善再灌注损伤。有一些研究表明，NO 可通过减少肺水含量，降低脂质过氧化物酶活性，抑制移植物中中性粒细胞聚集，以及降低 IL-6、IL-8 和 IL-10 水平来防止或调控再灌注损伤[117-120]。然而，另一些研究表明，即使 NO 能够影响肺的血流动力学，但它并不能改善再灌注损伤[121-123]。

雾化吸入前列环素也能够降低再灌注后的 PVR，改善氧合，而没有加重再灌注损伤的风险[124]。在治疗再灌注肺损伤方面，吸入前列环素与 NO 具有相同效用，而且费用低廉[125]。

动物实验中，许多其他药物也表现出可能减轻再灌注后损伤的作用。四氢生物蝶呤是 NO 合成酶的必要辅助因子，在再灌注期间使用能够降低细胞内水含量，抑制髓过氧化物酶活性及脂质过氧化作用，升高 cGMP 水平[126]。在猪实验中，供体肺在摘除之前使用表面活性剂似乎也能够改善缺血再灌注损伤：使用表面活性剂组的 PVR 较低，炎性细胞浸润较少，且 NO 水平较高[127]。

考虑到这些病理生理的紊乱，移植肺中出现 PVR 增高并不奇怪[128,129]。然而，临床医师对于移植患者的评估取决于其术前肺血管功能障碍的严重程度。术前有肺动脉高压的患者肺移植后肺动脉压力将显著降低[130]，并持续数周至数月[130,117]。伴随肺动脉压的下降，此类患者的右心室在术后即刻缩小，同时室间隔恢复到正常的几何形态[111]。以上两种改变均将持续数周至数月[130-136]。尽管右心室功能的超声心动图指标（右心室面积变化分数）在术后早期并不显示出相应的改善[130]，一些其他研究则证实在肺移植后最初几个月内，右心室功能确有改善[130,131,133-136]。一项重要发现是右心室功能持续抑制（定义为基线右心室面积变化分数<30%，并且移植后增幅<5%或<基线的 20%）与围手术期早期死亡具有统计学意义上的关联[130]。

麻醉管理

术前评估和术前准备

术前即刻需行再次评估，包括病史采集和体格检查，筛查出影响麻醉管理的并发症或其他异常。注意评估患者近期身体状况，尤其在距前次评估超过 9~12 个月的情况下。与前次评估相比，最大体能状况下降可能提示肺部疾病进展或者右心室功能恶化；多数需要持续鼻吸氧的患者有轻度低氧血症；卧床或者说话词句间停顿的患者功能储备低下，在诱导期间可能出现血流动力学紊乱。了解末次经口摄入食物的时间和种类，以决定安全管理气道的方法。对于存在任何可逆的肺功能不良如支气管痉挛以及心力衰竭表现的患者，体格检查时应重点评估喉镜置入和插管的气道条件。合并硬皮病的患者可能存在困难气道，他们通常张口度偏小，甚至存在颈部活动受限。在麻醉开始之前常常没有时间获得最新实验室检查结果，但要特别注意了解胸片是否提示存在气胸、胸腔积液或肺过度膨胀的情况，这些可能影响后续麻醉管理。

肺移植所需的设备与任何需要 CPB 和心脏停搏的手术相似。必要设备包括肺隔离技术：尽管有人主张支气管阻塞导管，但双腔支气管导管具有单肺通气切换、非通气侧肺吸引以及便于术后分侧肺通气等优点。左侧双腔支气管导管适合于包括左肺移植在内的所有肺移植手术（图 25.7）。无论是使用支气管阻塞导管还是双腔支气管导管，绝对需要使用光纤支气管镜以快速、明确地验证导管位置，评估气管吻合，以及清除气道分泌物。成人型号的纤维支气管镜可以提供更广的视野和更强的吸引性能，但仅适用于 39~41Fr 的双腔支气管导管。若患者存在限制性肺病或供体肺存在再灌注损伤，则需要使用内在顺应性偏低的呼吸机向低顺应性肺进行充分通气。具有压力控制通气模式的呼吸机也很重要，特别是对有肺纤维化疾病或再灌注损伤的患者而言。高度肺顺应性的单肺移植受体术后可能需要两套呼吸机进行分侧肺通气（后文将详细讨论）。肺动脉导管能用于估计右心室射血分数，帮助诊断右心室衰竭以及监测右心室对于正性肌力药物、血管扩张药物和肺动脉阻断的反应。然而，当存在严重三尖瓣反流或导管位置不佳时，可能影响测量准确性。患者术中突发严重心脏失代偿时，连续监测混合静脉血氧饱和度能够帮助评估患者组织氧供需平衡情况和观察治疗效果。吻合口瘘、纵隔侧支血管结扎不完全、胸腔粘连以及 CPB 后的凝血病均可能导致严重大出血，此时快速输液系统能够挽救患者生命。

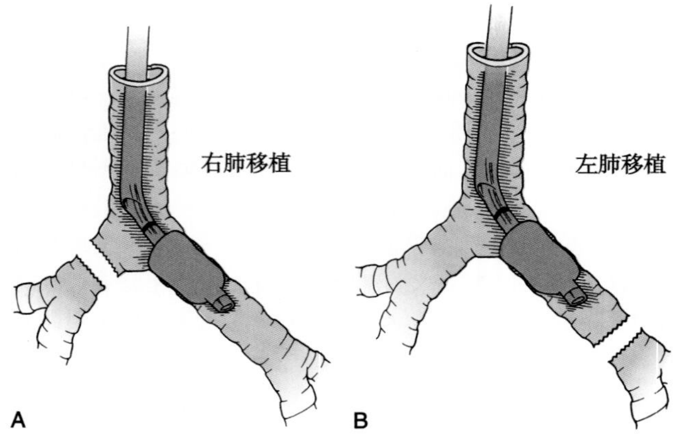

图 25.7 左侧支气管导管用于左肺和右肺移植。当支气管导管正确到位后，任一支气管都可以被切开与供体肺进行吻合，不会妨碍手术操作和隔离肺通气

麻醉诱导

前来接受肺移植的患者进入手术室时往往没有使用过术前用药。甚至，有些患者直接从家中转入手术室。由于拟行手术的性质和长达数月的移植等待时间，患者往往处于极度焦虑的状态。考虑到患者长期低氧和/或高碳酸血症，使用镇静剂有引起呼吸抑制的风险，只能十分谨慎地静脉应用苯二氮䓬类药物或麻醉性镇痛药。在建立有创监测时，积极充分的局部麻醉能为患者和麻醉医师创造有利条件。术中给予心血管手术标准无创监测，包括两导联心电图（含胸前导联）、袖带血压、指脉氧饱和度、呼气末二氧化碳以及体温监测。需建立能够快速输注大量液体的静脉通路，通常留置 2 根大口径静脉导管（16G 或 14G 更佳，或者 9Fr 的导管鞘管）。对于采用“蛤壳”式胸骨横断切开入路的双肺移植患者，由于双侧手肘弯曲、固定于乙醚架上，外周静脉通路通常不可靠，需要留置颈内或颈外静脉导管。动脉内置管是必需的，用于监测血压和抽取动脉血气标本。如果条件允许，可以用动脉导管内的光纤电极进行连续血气监测。保留一侧股动脉不置管，以备 CPB 或 ECMO 插管用。尽管桡动脉或肱动脉监测可用于单侧肺移植患者，但对于需要 CPB 的（例如行整体双肺移植的或合并严重肺动脉高压的）患者而言，这些部位并非最佳选择，因为在 CPB 期间和后期这些部位测得的压力可能无法准确反映中心大动脉的血压。“蛤壳”式切开入路的患者因手臂的位置摆放也存在以上顾虑。在作者工作的机构中，多数患者采用双侧局部胸廓切开代替“蛤壳”式切口。对于后种情形，可经腋动脉置管监测血压以更准确地反映中心大动脉的血压，并且抽取的血标本更接近脑循环。在行股动脉置管部分转流期间导致上、下半身差异灌注时，这点可能尤其重要。通过颈内或颈外静脉放置肺动脉导管。建立安全气道后放置 TEE 探头。术中监测肺动脉压力对于既往存在肺动脉高压的患者最有用，尤其在麻醉诱导、单肺通气和肺动脉阻断时期。必须以 TEE 检查来验证并确保肺动脉导管位于肺动脉主干。

如果手术计划不使用 CPB，则要特别注意维持患者体温在理想范围，以避免凝血病的发生或增加心肌氧耗量。在手术床上、患者头部、手臂、膝关节以下的腿部放置加温毯可起到保温效果。液体加温装置也有助于保温。

麻醉诱导的三大基本原则是：①保护气道；②避免心肌抑制，避免增加右心功能不全患者的右心室后负荷；③对于高肺顺应或呼气梗阻的患者，尽量避免并及时发现肺过度膨胀（框 25.8）。所有肺移植都是急诊手术，绝大多数患者术前均有饮食摄入，因此必须按照“饱胃”原则处理。麻醉诱导过程中一旦发生反流误吸将会是灾难性的，所以要采取一切措施保护气道。对于已知或可疑气道解剖异常的患者应在气道内局部麻醉后行清醒气管插管。虽然传统静脉快速序贯诱导，包括短效催眠镇静药（如依托咪酯 0.2~0.3mg/kg）、小剂量麻醉性镇痛药（如芬太尼 10μg/kg）联合琥珀胆碱的诱导方案通常可以被患者耐受，然而对于严重右心室功能不全的患者，这种方案可能会引起极大的血流动力学紊乱。对于此类患者推荐采用慢诱导方案，应用大剂量麻醉性镇痛药，并在通气时持续环状软骨压迫。诱导前也可考虑使用正性肌力药物辅助右心室功能。合并肺大疱或需要高通气压力的肺纤维化患者在正压通气开始后可能并发气胸。一旦出现 SaO_2 急剧下降伴随通气困难和难治性低血压时，应高度怀疑张力性气胸的存在。诱导期间药物导致的心肌抑制、前负荷增加以及急性右心室扩张继发的缺血均可能造成右心室功能减退。麻醉诱导时，具有心肌抑制作用的药物应禁用于此类患者。麻醉深度不足、慢性低氧血症、高碳酸血症和代谢性酸中毒、正压通气致胸腔内压增加均会增加右心室后负荷。患者对体循环低血压的耐受性很差，因为右心室舒张末期压力升高可导致右心室冠状动脉灌注压降低；而右心室后负荷长期升高会增加右心室心肌的代谢需求。气管插管完成开始正压通气时，应极力避免使高顺应性肺或存在肺大疱的肺过度膨胀。即使 $EtCO_2$ 升高（允许性高碳酸血症），也应使用小潮气量、低呼吸频率、低吸/呼比的通气模式，但需注意对肺动脉压力的影响。如果正压通气后出现血流动力学紊乱，则应断开患者与呼吸机的连接，若肺过度膨胀确为低血压的诱因，则血压将在停止通气后 10~30 秒内恢复。其后以使循环适宜的潮气量和/或呼吸频率恢复通气。

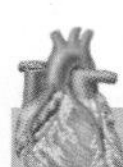

框 25.8 肺移植麻醉诱导的关键原则

- 保护气道
- 静脉内快速序贯诱导对比麻醉性镇痛药慢诱导联合持续环状软骨压迫
- 避免心肌抑制和增加右心室后负荷
- 避免肺过度膨胀

麻醉维持可使用多种方法。中等剂量的麻醉性镇痛药（5~15μg/kg 芬太尼或等效剂量的其他药物）联合小剂量强效吸入麻醉药有很多优势，包括稳定的血流动力学、高吸入氧浓度、快速可控的麻醉深度和术后早期拔管的可能性。有严重右心室功能障碍的患者甚至不能耐受低浓度吸入麻醉药物，可能只能使用单纯的麻醉性镇痛药。考虑到手术全程需要高吸入氧浓度，术中一般不使用氧化亚氮，而且氧化亚氮会在气栓或隐匿性气胸存在时产生不利影响。

术中管理

在分离肺门前开始单肺通气，可能会对血流动力学和/或气体交换产生不利影响（框 25.9）。肺顺应性降低的患者通常能够耐受正常潮气量下的单肺通气，仅有轻微血流动力学改变；相比之下，肺顺应性升高或存在气道梗阻的患者在单肺通气时常出现较严重的血流动力学紊乱，降低潮气量或延长呼气时间后可缓解。单肺通气开始后约 20 分钟低氧血症最严重。向非通气侧肺实施持续气道正压[137]，在通气侧肺应用 PEEP，或二者联用有助于改善单肺通气期间的低氧血症。持续气道正压能帮助氧合肺内分流的血液，但可能会干扰手术暴露。PEEP 能尽可能减少通气侧肺不张，但可能伴随非通气侧肺分流增加。非通气侧肺分流的根治方法是快速分离并阻断非通气侧肺的肺动脉。单肺通气时使用大潮气量可能会导致非手术侧气胸。

除了肺动脉高压伴右心室储备功能低下者，患者通常能够很好耐受肺动脉阻断。右心室功能减退程度不确定时，可以行 5~10 分钟的肺动脉阻断试验，然后通过连续监测心排血量、右心室射血分数、行 TEE 检查评价右心室功能。心排血量显著降低可能预示着患者需要 CPB 支持[138]。其他需要 CPB 的指征见框 25.10[139]。

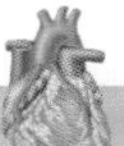

框 25.9 肺移植过程中单肺通气的管理原则

- 潮气量和呼吸频率
  - 维持患者正常或较低的肺顺应性（如原发性肺动脉高压，纤维化）
  - 对于顺应性升高的患者（如阻塞性肺病）减少潮气量和呼吸频率以避免膨胀过度（允许性高碳酸血症）
- 维持氧合通过
  - 吸入纯氧
  - 非通气侧肺应用 CPAP（5~10cmH_2O）
  - 通气侧肺应用 PEEP（5~10cmH_2O）
  - 必要时间断肺复张
  - 外科结扎非通气侧肺的肺动脉
- 警惕非手术侧肺发生气胸
  - 氧饱和度和呼气末二氧化碳骤降
  - 气道峰压骤升
  - 肺大疱将增加气胸风险
- 治疗
  - 减轻张力
  - 恢复通气
  - 紧急心肺转流

CPAP，持续气道正压通气；PEEP，呼气末正压。

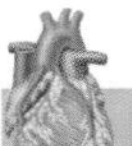

框 25.10 肺移植过程中 CPB 的适应证

心脏指数	<2L/(min·m²)
混合静脉血氧饱和度	<60%
平均动脉压	<50~60mmHg
动脉血氧饱和度	<85%~90%
pH	<7.00

对于合并严重肺动脉高压（高于体循环血压的 2/3）的患者，肺动脉阻断前通常应建立好 CPB。术中吸入 NO（20~40ppm）可能会帮助部分手术在不使用 CPB 的情况下完成[140]。

肺移植手术，即使是双侧序贯肺移植，通常可在无 CPB 辅助的情况下完成。有经验的移植团队仅在约 1/4 的手术中使用 CPB[141,142]。虽然 CPB 能够提供稳定的血流动力学，但是它增加了输血的需求[95]。另外 CPB 还可能损伤移植物功能（由肺泡-动脉血氧分压差反映）[143]，加重损害内皮依赖的 cGMP 介导的肺血管舒张功能和 β-肾上腺素能 cAMP 介导的肺血管舒张作用[144]，延长术后机械通气时间[141]。几种需要 CPB 的特殊情况包括：严重的肺动脉高压（因为阻断肺动脉可能会导致急性右心衰竭和非阻断侧肺血过多），需同时进行心脏畸形纠治（如卵圆孔未闭、房间隔或室间隔缺损），治疗严重的血流动力学紊乱和气体交换异常，以及活体肺叶移植。高碳酸血症通常能被耐受，不是 CPB 的指征[95]。因此，CPB 实施频率与受体的人群因素有关，如终末期肺血管疾病和合并心脏畸形[145]。肺移植时建立 CPB 所用的股动脉和股静脉插管可能导致静脉引流不畅和/或上、下半身差异灌注。此外,受体自身肺血流仍在继续,相当于部分转流过程中的肺内分流。在这种情况下,脑血管接收到的是不饱和血,而下身灌注的血液是来自 CPB 的完全氧合血,这可以通过不同部位的动脉血气分析或者在适当部位放置脉搏血氧探头来验证。治疗方法包括增加静脉回流、增加旁路流量、或在右心房内放置静脉引流管等传统方法。麻醉医师应该尽可能提升吸入氧浓度,并加用 PEEP 以减少肺内分流。如果所有方法均无效,可以考虑使用交流电诱发心室颤动,但此方法确实极为少用[146]。

肺移植时常常使用 ECMO 来替代 CPB。肝素涂层环路的 ECMO 能够通过减轻肺水肿改善单肺/双肺移植预后,特别是因血流动力学紊乱或原发性肺动脉高压而需行 CPB 的患者。ECMO 的另一个优点在于清除了术野中的管路,使左侧肺移植同右侧肺移植一样不受阻碍。输血需求没有明显的增加[147]。使用 ECMO 的另一个优点是能够轻易控制肺的再灌注,因为可以精确控制经过新移植肺的心排血量,尤其对晚期肺动脉高压的患者有益[148]。

如果在 CPB 下手术,移植物吻合完成后需逐步脱离循环支持。恢复通气,采用与 ARDS 网络(急性呼吸窘迫综合征网络)试验相似的肺保护策略[85]。潮气量 6ml/kg、气道平台压低于 30cmH_2O 时,能使 ARDS 相关低顺应性患者的死亡率减少 22%[85]。尽可能降低吸入氧浓度可减少氧自由基生成,改善再灌注损伤。吸入氧浓度只要能维持 SpO_2 大于 90% 即可。在尝试停 CPB 期间应特别注意评估并支持右心室功能,因为右心衰竭是停机失败最常见的原因。即使术野可以直接观察右心室,但 TEE 对评估右心室结构功能方面更具价值,TEE 还能评估肺动脉和肺静脉的吻合情况。肺动脉直径应大于 1cm;血流通过的情况下,彩色血流多普勒测得的肺静脉二维直径应大于 0.5cm。此外,脉冲多普勒测得肺静脉流速应小于 100cm/s,提示吻合充分。操作人员应将多普勒声束与肺静脉血流方向平行,不平行可能会低估峰值静脉流速。注意流速测量需在双肺灌注时进行,因为一侧肺动脉阻断下测得的流速可能是错误的(图 25.8)[149,150]。如果存在明确的右心室功能不全,可能需要给予正性肌力药物如多巴酚丁胺、肾上腺素或肺血管扩张剂如硝酸甘油、硝普钠、米力农或者

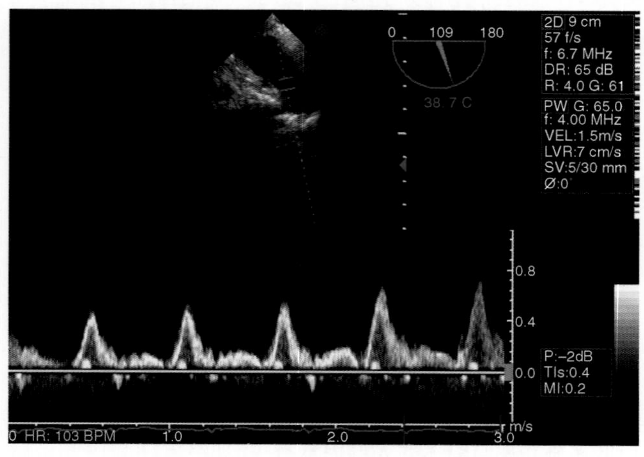

图 25.8　脉冲多普勒探测移植后左上肺静脉血流

NO 等支持右心功能。米力农具有强心和血管扩张的双重作用,但它可能导致明显的体循环低血压,需要联合应用肾上腺素或去甲肾上腺素(参见第 11、26、28、36 和 38 章)。

CPB 脱机后的凝血病很常见。由于分离范围更广、粘连和瘢痕的存在以及 CPB 时间更长,双肺移植后的凝血病可能较单肺移植更严重。麻醉医师可控的因素包括肝素逆转不完全,应通过 ACT 检测来确定;术前接受抗凝治疗的患者(如服用华法林)应积极输注新鲜冰冻血浆纠正凝血功能。CPB 后常见血小板功能不良,所以如果凝血病持续存在,经验性输注血小板是合理的。凝血系统和纤溶系统在肺移植时均被激活,联用 CPB 时更甚,虽然抑肽酶能够减弱激活作用并可能减少围手术期出血[151-153],但该药已少有生产。ε-氨基己酸,氨甲环酸和去氨加压素(DDAVP)是否能代替抑肽酶仍不明确(参见第 35 章),有一些初步数据表明氨甲环酸与抑肽酶的效用相似。

没有 CPB 的再灌注常伴随轻到中度体循环低血压,偶尔出现严重的低血压,通常为体循环血管扩张所致。这一现象的机制尚不明确,可能与保存液中离子超载(如钾离子)和添加成分如前列腺素 E_1 有关,也可能与缺血再灌注后血管活性物质生成有关。这种低血压通常持续时间短,并对大剂量 α-肾上腺素能激动剂反应良好。这种情况下最有用的治疗药物是去甲肾上腺素和血管升压素。与脱离 CPB 时一样,恢复通气时采用肺保护通气策略。

既往有慢性阻塞性肺疾病致肺顺应性升高的患者,单肺移植后,两侧肺顺应性可能出现巨大差异。供体肺的顺应性通常是正常的,或因为再灌注损伤而有所降低。这将导致自体肺相对通气过度,而供体肺膨胀不足,功能残气量丧失。自体肺的过度膨胀引起的纵隔摆动可能导致循环不稳定,尤其在加用 PEEP 时。因此对于单肺通气时出现肺过度膨胀、通过控制性低通气能够改善的患者,恢复灌注后应进行两侧肺分开通气。为此,在供体肺植入期间,需将患者术后所用呼吸机转移进手术室。在所有吻合完成后,以正常潮气量(8~10ml/kg)和呼吸频率向供体肺通气,起始 PEEP 设为 10mmH_2O。设定可根据血气分析结果来调整,绝大多数气体交换发生于供体肺。保留的自体肺采用小潮气量(2~3ml/kg)和低呼吸频率(2~4 次/min),不加用 PEEP,目的在于防止自体肺过度膨胀或者发生大量分流。二氧化碳的交换主要依赖供体肺。

虽然术后胸片通常能发现一定程度的肺水肿,但在手术室内在恢复灌注后即刻发生的严重肺水肿罕见。然而一旦发生,再灌注后肺水肿可能是灾难性甚至致命的。大量粉红色泡沫样痰需要持续吸引以维持气道通畅,患者常伴有严重的气体交换和顺应性异常。治疗方法包括加用高水平 PEEP 选择性肺通气,利尿以及限液。有时患者需要行数天 ECMO 支持治疗,直至再灌注损伤得以解决;大部分患者经过治疗能够最终存活[154,155]。对这些患者而言,充分镇痛以促进早期拔管、行走和呼吸练习至关重要,有利于保护及改善肺功能。腰段或胸段硬膜外镇痛能提供完善的镇痛效果,同时将镇静程度降至最低。如果时间允许,硬膜外导管可在术前放置,也可于手术完成之后放置。在高度预期需使用 CPB 的患者,是否放置硬膜外导管仍存在争议。如果已经使用 CPB 或已发生

凝血功能障碍者，导管放置应延迟到凝血检查正常后进行（参见第 42 章）。

McIlroy 等证实液体治疗可以影响肺移植预后：胶体液（明胶）使用越多，肺泡-动脉血氧分压差越大，延迟拔管的可能性越大。然而目前尚未明确这种影响是否也适用于其他胶体[156]。

术后管理和并发症

肺移植术后常规管理是手术室内许多监测和治疗的延续。正压通气至少需要持续数小时，如果术中使用了双侧独立通气模式，则术后早期应继续延用。由于保存液/再灌注损伤及缺乏淋巴引流，移植肺术后易并发肺水肿，所以术后应尽量减少入液量并鼓励适当利尿。在出血停止、胸片清晰且患者符合常规拔管标准后，可予拔除气管内导管。患者转入 ICU 后立即开始进行预防性抗细菌、抗真菌、抗病毒治疗以及选择性免疫抑制治疗。

外科技术相关并发症在肺移植术后早期并不常见，但可能与高发病率相关[157]。肺静脉梗阻通常表现为急性起病的、持续的移植侧肺水肿[158]。彩色血流和多普勒 TEE 检查示肺静脉口狭窄，血流呈高速湍流，伴正常波形消失。肺动脉吻合口梗阻可表现为移植肺恢复灌注后肺动脉压力并无下降。右侧肺动脉梗阻与肺静脉梗阻相似，可借由 TEE 检查发现；而 TEE 检查左侧肺动脉吻合口梗阻则比较困难，尽管有些移植中心报道过很高的成功率[159]。在吻合口两端插入细针分别测压或推进肺动脉导管跨越吻合口测量两端压力梯度，可用以确定是否有梗阻存在。但应避免在对侧肺动脉阻断时测压，因为全部心排血量通过一侧肺时会夸大压力梯度[160]。虽然血管造影和灌注扫描也有助于确立诊断，但无法在手术室中立即进行。支气管开裂或梗阻在术后早期极为罕见，可借助纤维支气管镜检查来明确。

气胸，尤其是非手术侧气胸，应作为麻醉医师术中持续关注的问题。开胸手术中对于非手术侧气胸的诊断非常困难。典型特征表现为突发通气压力增高，伴气体交换异常进行性加重，可能伴随低血压。然而，肺过度膨胀、痰液堵塞、支气管导管错位也可能有相同表现。暂停通气后立即行纤维支气管镜检查可以排除上述情况，而存在张力性气胸时，术野中可以观察到纵隔上抬。如果高度怀疑张力性气胸的存在，针刺开放胸腔可能是救命的措施。另外，外科医师也可以直接切开纵隔，使非手术侧胸腔减压并促使肺恢复膨胀。

肺移植术后其他少见并发症还包括张力性心包积气和术后血胸伴严重通气/血流比例失调[161,162]。当肺移植使右心室后负荷骤降后，合并肺动脉高压和右心室肥大的患者可偶发血流动力学上的右室流出道梗阻，这可通过 TEE 检查发现[163]。与心脏移植类似的超急性排斥反应尚未在肺移植中报道过。

围手术期早期最常见的死亡原因是再灌注损伤引起的移植物功能不全，通常表现为低氧血症、肺部炎性浸润、肺顺应性低下、肺动脉高压以及右心室衰竭。如果存在肺动脉高压和右心衰竭并排除了手术原因，则应高度怀疑移植物功能不全。遗憾的是，能够针对性改善移植物功能不良的治疗手段很少，多数为支持治疗。血管扩张药能够直接降低 PVR 和右心室后负荷，改善血流动力学，有时也能改善气体交换。前列腺素 E_1 和硝酸盐能够逆转移植后严重的低氧血症和肺动脉高压，后者还能抑制低氧诱发的血管收缩基因（如内皮素和血小板源性生长因子）转录[164]。有报道，在犬的单肺移植后预防性使用小剂量前列腺素 E_1 能够有效维持动脉血氧分压，而不改变肺循环血流动力学[165]。使用 NO 也能够改善移植物功能不全患者的肺部血流动力学和气体交换[101,166,167]。历史对照 NO 未引入前并发移植物功能不全的患者，吸入 NO 能够减少机械通气时间、气道并发症发生率以及死亡率[167]。血流动力学和气体交换的改善反映了 NO 能够补偿移植后内皮源性血管舒张因子活性的降低。一旦使用 NO 控制术后肺动脉高压，应注意逐步撤药以避免反跳性肺血管收缩[168]。最后，ECMO 可用于支持治疗，直至肺功能充分恢复[154,155]。

感染对于免疫抑制患者而言是一个持续性威胁。预防性抗生素的覆盖面是针对供体体内常见的致院内感染或吸入性肺炎的病原体。一旦获得供体气管内分泌物培养结果，即可调整抗生素覆盖范围。囊性肺纤维化患者应该在移植前就接受针对自体肺内细菌的抗生素治疗。一旦胸片提示肺渗出，特别是出现发热和白细胞增多时，应警惕感染的可能，但有时很难鉴别感染与再灌注损伤或排斥反应。诊断性支气管镜检和支气管肺泡灌洗有助于确定治疗方案和区分感染与排斥反应[169,170]，但有时最终确诊还需行开放肺活检。如果供体对病毒类病原体（如巨细胞病毒）血清反应阳性，而受体呈阴性，则受体需要接受预防性抗病毒治疗。Vadnerkar 等[171]的研究显示，如果在肺移植时有未检测出的真菌感染，43% 的患者预后非常差且死亡率高达 29%。

术后排斥反应很常见，可能于术后数天内即发生。它通常表现为胸片上新发渗出伴随气体交换异常进行性加重。支气管镜检加活检有助于排除其他原因，并发现与排斥反应相符的急性改变。肺急性排斥反应的治疗方法包括大剂量激素（如甲泼尼龙）冲击疗法，和更改免疫抑制药物方案（环孢素改为他克莫司，反之亦然）。呼出 NO 被认为是肺移植术后出现慢性排斥反应的迹象。将环孢素换为他克莫司后，NO 呼出测量值呈下降趋势，提示肺黏膜炎症减轻[172]。呼出 NO 可能是一项有用指标，用于检测患者慢性排斥反应的出现和变化情况[173]。

闭塞性细支气管炎，作为肺移植最严重的并发症之一，发生较晚。这是一种以同种免疫损伤所致小气道阻塞伴纤维瘢痕生成为特征的综合征[174]。其临床表现为咳嗽和进行性呼吸困难，肺功能检查提示气道阻塞，胸片提示肺间质浸润。这种综合征的治疗包括加大免疫抑制治疗[175]，溶细胞制剂（取得了不同程度的成功）[176,177]，或再次肺移植（针对难以控制的情况）。

活体肺移植

合适供体的短缺导致肺移植等候名单上的患者等待时间超过 2 年，期间约 30% 的患者死于自身疾病[178]。开展活体肺移植是为了满足那些突发病情恶化且预期无法生存的患者的需要。在支气管肺发育不良和艾森门格综合征的患儿中成功实施单叶肺移植，以及在囊性肺纤维化的患儿和年轻患者中成功实施双叶肺移植的案例激励了一些移植中心开展此类手术[90,179]。与之相关的麻醉管理问题已被整理综述[77]。对供体候选者应行严格评估，确保没有肺叶捐赠的禁忌证且不存在受迫情形。采用标准的后外侧胸廓切口行供体肺叶切除术[102]。在这种手术过程中，麻醉医师需特别注意的是，以单肺通气优化术野暴露，持续输注前列腺素 E_1 促进肺血管扩张，以及在临肺叶切除前使用肝素和激素。活体肺移植受体的麻醉管理与标准肺移植相同，值得注意的是，双侧肺叶移植必须使用 CPB，因为非体外双侧序贯肺移植过程中，可能将全部右心输出加诸于单个新肺叶，导致其发生肺水肿和再灌注损伤的风险极高。

儿科注意事项

对于罹患终末期肺病的患儿而言，肺移植是个有吸引力的选择。自 1986 年以来，国际心肺移植学会报道了近 2 000 例小儿肺移植手术，数量最多的 2010 年报告了 126 例，而 2012 年（报告书的最后一年）为 93 例[180]。实施儿科肺移植中心的数量也从 2011 年的 43 个下降到 2012 年的 39 个，其中 15 个在北美，20 个在欧洲。大多数接受肺移植的儿童为 11~17 岁（77%），在 2012 年间报告的 1 岁以下小儿肺移植仅 4 例[180]。过去的 23 年间，儿科肺移植最常见的适应证在婴儿（<1 岁）为表面活性蛋白 B 缺乏症和 CHD；在幼儿（1~5 岁）是特发性肺动脉高压，在年龄较大的儿童和青少年（分别为 6~10 岁和 11~17 岁）中为囊性肺纤维化[180]。儿童肺移植绝对禁忌证与成年人相似；而相对禁忌证可能因中心而异[82]。

大多数小儿肺移植受体是可能需要机械通气或循环支持的住院患儿，或者是在配得合适供体时经电话召回的门诊长期病患。门诊患儿往往被紧急召唤入院，加上移植中心数量较少，他们可能需要经历长途跋涉入院。协调好可用的 ICU 床位、手术室房间、设备和工作人员，以确保转运时的安全。

小儿肺移植之前必须进行完善的病史采集和体格检查，评估移植指征、并发症情况、心肾功能，以及当前所需通气和/或循环支持情况。一些文献报道了肺移植等待期间接受静脉-静脉 ECMO 桥接治疗的非住院病例[181-183]。

患儿在术前通常会出现焦虑，可在转运至手术室前适当使用术前药物，但须警惕过度镇静和呼吸抑制。

大多数患儿会携带静脉通路进入手术室，确保可以静脉诱导。在重症患儿中，低氧血症、高碳酸血症和体循环低血压会增加诱导期间并发症发生率。麻醉诱导通常联用催眠镇静药物（例如异丙酚）、阿片类药物、苯二氮䓬类药物和非去极化肌松药，滴定用药以维持较平稳的血流动力学，并快速完成气管插管操作。原发性肺动脉高压和 CHD 合并肺动脉高压的患儿麻醉诱导后可能发生心脏停搏和循环衰竭[184]。除了标准监测，还需建立有创动脉和中心静脉通路，建议采用大口径静脉通路，以利于围手术期容量管理。小儿肺移植多在 CPB 下进行，TEE 有助于评估患儿心功能和容量情况。麻醉维持期间可使用吸入麻醉药、追加阿片类药物、苯二氮䓬类药物和肌肉松弛药。右心室肥厚的患儿需要给予充分的容量，囊性肺纤维化的患儿术中植入供体前可能需要频繁气管内吸引。

与成人肺移植不同，由于一些操作和生理原因，小儿肺移植中 CPB 几乎已成为标准配置。一个限制是难以获取可保证小儿单肺通气的双腔支气管导管；此外，大多数受体患儿由于基础疾病状态，充分肺隔离后的单肺通气并不能向机体提供充分氧合。CPB 还允许术中同时行肺切除术和吻合术，降低细菌污染风险，减少手术次数。因为 CPB 与凝血病和输血量增加有关，所以需要使用抗纤维蛋白溶解药（如氨甲环酸）。

如果气管导管内径足够容纳支气管镜，则可用支气管镜检查评估支气管吻合情况。停止 CPB 前需行 TEE 检查评估肺动脉和肺静脉血流情况。通气策略应注意预防肺不张，维持氧合，避免肺泡张力过高、气压伤和容积伤，具体包括使用 PEEP、控制吸呼比以及尽可能降低吸入氧浓度。围手术期使用肾上腺素、米力农或其他心血管支持手段可能会获益。患儿术毕维持镇静、保留气管内插管转入 ICU，于 ICU 内拔除气管导管并接受术后管理。

儿童通常长期服用 2~3 种免疫抑制剂，钙调神经磷酸酶抑制剂（如他克莫司），细胞周期抑制剂（如吗替麦考酚酯）和泼尼松。诱导免疫抑制尚未证实能增加生存获益。移植后并发症包括高血压、糖尿病、闭塞性细支气管炎和肾功能障碍[180]。移植术后首月内最常见的死亡原因是原发性移植物衰竭；非巨细胞病毒感染是术后次月至第一年内最常见死亡原因；手术一年之后最常见的死亡原因则是闭塞性细支气管炎综合征[180]。近 20 年来，仅报告了 106 例小儿再次肺移植，其生存率远低于首次移植（首次移植后 1 年和 5 年生存率分别为 82% 和 52%，再次移植则为 57% 和 33%）[180]。

心肺联合移植

历史及流行病学

自 1990 年以来心肺联合移植实施例数的下降反映了其正逐渐被肺移植替代的趋势。全球心肺移植实施最多的一年是 1989 年，共计 241 例，近年来逐步下降到大约这个数字的一半[3]。2005 年 3 月初在 UNOS 注册的等候心肺移植的患者仅有 173 人，不到同期等候肺移植患者数量的 5%。心肺移植最常见的适应证仍是原发性肺动脉高压、CHD（包括艾森门格综合征）和囊性肺纤维化。

心肺移植后的 1 年生存率为 60%，显著低于单纯的心脏移植或肺移植[3]。以后每年的死亡率大约 4%，与心脏移植相似。增加心肺移植术后死亡率的危险因素包括：受体呼吸机依赖、受体为男性以及供体年龄大于 40 岁[3]。术后早期最常见的死亡原因是移植物衰竭或出血，而术后中期和晚期的最常见死亡原因分别是感染和闭塞性细支气管炎。再次心肺移植极为少见，因为其术后一年生存率令人失望（28%）[3]。

受体选择

候选者接受的评估与肺移植相似。因为越来越多的罹患肺动脉高压和囊性肺纤维化的患者接受了单纯肺移植治疗，所以心肺移植的适应证可能局限于：CHD 伴不可逆的肺动脉高压，心脏畸形在肺移植时无法纠正者；或者肺动脉高压伴严重左心室功能不全者。

供体选择和移植物获取

潜在的心肺移植供体必须符合心脏供体和肺供体双重标

准，相关内容在本章先前内容中已经阐述。移植物获取方法与前述的心脏移植相近，分离大血管和气管之后，阻断流入血流后经主动脉根部灌注冷停搏液使心脏停搏，其后用含前列腺素 E_1 的冷保存液灌注肺动脉，横断升主动脉、上腔静脉和气管，将心肺移植物与食管剥离后整体取出。钳夹气管，在包装转运前将移植物置入冷溶液中保存。

手术方法

手术通常取胸骨正中切开入路，此外，"蛤壳"式胸廓胸骨切开术也可行。切开双侧胸膜，在肝素抗凝前先松解所有的肺粘连。CPB 插管方法与心脏移植相似。阻断主动脉后，用类似原位心脏移植的方法切除受体心脏，两侧肺分别切除，包括肺静脉。如果采用支气管吻合，需在各自主支气管水平切断气道。对于气管吻合，应将气管游离到隆突水平，避免损伤气管血供，并在紧靠隆突上方水平进行吻合。动脉吻合方法与原位心脏移植类似，将主动脉吻合到受体主动脉上。充分排气和恢复灌注后，停止 CPB，止血并缝闭切口。

移植前的病理生理学

心肺移植受体的病理生理是本章先前所讨论内容的结合。患者通常存在双心室功能不全伴重度肺动脉高压。心脏解剖可能存在复杂的先天畸形。如果存在肺内气流梗阻，那么实施正压通气后可能有肺过度膨胀的风险。

移植后的病理生理学

心肺移植术后，与单纯心脏移植相似的病理生理特点包括：心脏去神经支配；移植物在获取、转运和植入过程中的一过性心肌缺血；加速进展的同种异体移植物血管病变和排斥反应。与单纯肺移植相似的病理生理特点包括：肺血管和气道平滑肌去神经支配；一过性肺缺血损伤；肺淋巴引流改变以及黏膜纤毛清除功能受损。

麻醉管理

心肺移植的麻醉管理更类似于心脏移植，因为需要依赖 CPB。建立与心脏移植相类似的有创和无创监测后，可以采用前述的任意一种心脏或肺移植的方法进行麻醉诱导。类似于肺移植，心肺移植中同样应避免心肌抑制、保护和控制气道至关重要。尽管双腔支气管导管并非必要，但它有利于 CPB 结束后的后纵隔暴露止血。此外，CPB 前的麻醉管理与心脏移植类似。

主动脉开放后，应给予一个剂量的糖皮质激素（比如甲泼尼龙 500mg）。恢复灌注一段时间后，开始输注正性肌力药物，并用 TEE 检查心脏是否充分排气。在停 CPB 前，以常规潮气量和呼吸频率恢复机械通气，并给予 PEEP（5～10cmH_2O）。成功停 CPB 后，可将肺动脉导管重新置入肺动脉内，随后用鱼精蛋白拮抗肝素的抗凝作用。根据血气分析把吸入氧浓度降低。

CPB 结束后可能遇到的问题与单纯心脏移植和肺移植相似。肺再灌注损伤和功能不全可能危及肺的气体交换，所以应尽可能减少晶体液输注。再灌注后肺水肿在手术室内时有发生，这时需要高水平的 PEEP 和高吸入氧浓度支持。提高β-肾上腺素能受体激动剂用量通常可以改善心室衰竭。不同于单纯心脏移植和肺移植，心肺移植后很少发生单纯右心室衰竭，除非肺保存极度不当。心肺移植后的凝血病非常常见，可通过追加鱼精蛋白（如有指征），输注血小板和新鲜冰冻血浆来积极治疗。

术后管理和并发症

心肺移植术后早期管理原则是单纯心脏移植和单纯肺移植术后管理原则的综合。沿用手术室已放置的有创和无创监测。与心脏移植相似，继续使用正性肌力药物。通气支持与肺移植术后类似，应使用尽可能低的吸入氧浓度以避免氧毒性；在血流动力学稳定数小时、没有出血、气体交换令人满意之后可以使患者脱离呼吸机。积极利尿，并进行选择性免疫抑制治疗。

相对于单纯心脏移植受体，感染在心肺移植受体中更常见且并发症更严重。移植术后的第一个月，细菌性感染和真菌感染尤其常见，随后几个月则是病毒和其他病原体（如卡氏肺囊虫和诺卡氏菌）感染多见[185]。

与单纯心脏移植或肺移植相似，心肺移植术后早期经常发生排斥反应，可单独发生在心脏或肺脏[125]，治疗方法类似于单纯心脏移植或肺移植。

与单纯心脏移植相同，心肺移植中的心脏移植物易罹患急进性冠脉血管疾病。与肺移植相似，心肺移植的一个可怕的远期并发症是闭塞性细支气管炎，临床表现与肺移植患者所见相似，大约 1/3 心肺移植患者会发生。有报道显示，存在此并发症的患者大多也存在急进性冠脉血管疾病。

儿科注意事项

对于罹患终末期肺疾病合并心力衰竭的儿童，儿科心肺移植是一个有吸引力的选择。儿童的心力衰竭可为肺源性的，也可为严重 CHD 伴或不伴肺动静脉异常所致。在 20 世纪 80 年代和 90 年代，心肺移植开展较多[186]，随着外科技术的进步和姑息手术（如治疗左心发育不全综合征的 Norwood 手术）远期预后的改善，心肺联合移植的需求已经下降。此外，由于先天性心血管病的早期发现和干预使得艾森门格综合征的发生率下降，因这项指征进行心肺移植的患者数量也随之减少[186]。

自 1986 年至 2011 年，世界心肺移植学会接到 660 例儿童心肺移植手术报道（1988 年后美国有 188 例）[180,186]。在 2010 年，仅有五个中心报道了小儿心肺移植手术[180]。最常见的儿童心肺移植手术指征是：婴儿（小于 1 岁）的先天性心血管病，幼儿（1～5 岁）的先天性心血管病和原发性肺动脉高压，和年龄稍大的儿童以及青少年（分别是 6～10 岁和 11～17 岁）的原发性肺动脉高压[186]。囊性肺纤维化作为心肺移植指征在欧洲较美国更为常见，但以其作为指征的心肺移植手术在 2007 年之后就未见报道了[180,186]。

小儿心肺移植手术的围手术期麻醉管理与本章内小儿心脏移植和小儿肺移植部分基本相同。

心肺移植的 5 年生存率从 45%（1997—2003 年）提高到了 50%（2004—2010 年）[180]。影响心肺移植预后的限制因素是肺移植物，因此，心肺移植后的生存率、并发症发生率、死亡率均与肺移植手术近似。同单纯肺移植相同,闭塞性细支气管炎综合征是移植物衰竭和患者死亡的最主要原因[180,186]。

(俞颖 译,郭克芳 校)

参考文献

1. Carrel A, Guthrie CC. The transplantation of veins and organs. *Am J Med*. 1905;1:1101.
2. Barnard CN. The operation. A human cardiac transplant: An interim report of a successful operation performed at Groote Schuur Hospital, Cape Town. *S Afr Med J*. 1967;41:1271–1274.
3. Hosenpud JD, Novick RJ, Bennett LE, et al. The Registry of the International Society for Heart and Lung Transplantation: Thirteenth Official Report. *J Heart Lung Transplant*. 1996;15:655.
4. US Department of Health and Human Services, Health Resources and Services Administration, Healthcare Systems Bureau, Division of Transplantation; United Network for Organ Sharing; University Renal Research and Education Association. *2014 Annual Report of the U.S. Organ Procurement and Transplantation Network and the Scientific Registry of Transplant Recipients: Transplant Data 1994–2007*. Data available at <http://optn.transplant.hrsa.gov/converge/latestData/viewDataReports.asp>.
5. Tallaj JA, Pamboukian SV, George JF, et al. Have risk factors for mortality after heart transplantation changed over time? Insights from 19 years of Cardiac Transplant Research Database study. *J Heart Lung Transplant*. 2014;33:1304.
6. Murali S, Kormos RL, Uretsky BF, et al. Preoperative pulmonary hemodynamics and early mortality after orthotopic cardiac transplantation: The Pittsburgh experience. *Am Heart J*. 1993;126:896.
7. Darby JM, Stein K, Grenvik A, et al. Approach to management of the heartbeating brain dead organ donor. *JAMA*. 1989;261:2222.
8. Nygaard CE, Townsend RN, Diamond DL. Organ donor management and organ outcome a 6-year review from a level 1 trauma center. *J Trauma*. 1990;30:728.
9. Votapka TV, Canvasser DA, Pennington DG, et al. Effect of triodothyronine on graft function in a model of heart transplantation. *Ann Thoracic Surg*. 1996;62:78.
10. Novitzky D. Transplantation, euthyroid sick syndrome, and triiodothyronine replacement. *J Heart Lung Transplant*. 1992;11:S196.
11. Novitzky D, Cooper DKC, Reichart B. Hemodynamic and metabolic responses to hormonal therapy in brian-dead potential organ donors. *Transplantation*. 1987;43:852.
12. Randell TT, Hockerstedt KA. Triiodothyronine treatment in brain-dead multiogran donors—a controlled study. *Transplantation*. 1992;54:736.
13. Hardesty RL, Griffith BP, Deep GM, et al. Improved cardiac function using cardioplegia during procurement and transplantation. *Transplant Proc*. 1983;15:1253.
14. Watson DC, Reitz BA, Baumgartner WA. Distant heart procurement for transplantation. *Surgery*. 1979;86:56.
15. Grant SCD, Khan MA, Yonan N, et al. Technique of anastomosis and incidence of atrial tachyarrythmias following heart transplantation. *Br Heart J*. 1994;71:40.
16. El-Gamel A, Deiraniya AK, Rahman AN, et al. Orthotopic heart transplantation hemodynamics: Does atrial preservation improve cardiac output after transplantation? *J Heart Lung Transplant*. 1996;15:564.
17. Mehta SM, Aufiero TX, Pae WE. Combined registry for the clinical use of mechanical ventricular assist pumps and the total artificial heart in conjunction with heart transplantation: Sixth official report. *J Heart Lung Transplant*. 1994;14:585.
18. Trivedi JR, Cheng A, Singh R. Survival on the heart transplant waiting list: impact of continuous flow left ventricular assist device as bridge to transplant. *Ann Thorac Surg*. 2014;98:830.
19. Quader MA, Wolfe LG, Kasirajan V. Heart transplantation outcomes in patients with continuous-flow left ventricular assist device-related complications. *J Heart Lung Transplant*. 2014;34:75.
20. Awad M, Czer LS, Mirocha J, et al. Prior sternotomy increases the mortality and morbidity of adult heart transplantation. *Transplant Proc*. 2015;47:485.
21. ShawJr BW, Bahnson HT, Hardesty RL, et al. Combined transplantation of the heart and liver. *Ann Surg*. 1985;202:667.
22. Atluri P, Gaffey A, Howard J, et al. Combined heart and liver transplantation can be safely performed with excellent short- and long-term results. *Ann Thorac Surg*. 2014;98:858.
23. Bristow MR, Ginsburg R, Minobe W, et al. Decreased catecholamine sensitivity and beta adrenergic receptor density in failing human hearts. *N Engl J Med*. 1982;307:205.
24. Cohn JN, Archibald DG, Ziesche S, et al. Effect of vasodilator therapy on mortality in chronic congestive heart failure. *N Engl J Med*. 1986;314:1547.
25. Anonymous. Effects of enalapril on mortality in severe congestive heart failure. Results of Cooperative North Scandinavian Enalapril Survival Study (Consensus). *N Engl J Med*. 1987;316:1429.
26. Kalman J, Buchholz C, Steinmetz M, et al. Safety and efficacy of beta-blockade in patients with chronic congestive heart failure awaiting transplantation. *J Heart Lung Transplant*. 1995;14:1212.
27. Remme WJ. Inodilator therapy for heart failure. Early, late or not at all? *Circulation*. 1993; 87:IV97.
28. Packer M, Carver JR, Rodeheffer RJ, et al. Effect of oral milrinone on mortality in severe chronic heart failure. *N Engl J Med*. 1991;325:1468.
29. Steed DL, Brown B, Reilly JJ, et al. General surgical complications in heart and heart-lung transplantation. *Surgery*. 1985;98:739.
30. Isono SS, Woolson ST, Schurman DJ. Total joint arthroplasty for steroid-induced osteonecrosis in cardiac transplant patients. *Clin Orthop*. 1987;217:201.
31. Stinson EB, Griepp RB, Schroeder JS. Hemodynamic observations one and two years after cardiac transplantation in man. *Circulation*. 1972;45:1183.
32. Rowan RA, Billingham ME. Myocardial innervation in long-term heart transplant survivors: A quantitative ultrastructural survey. *J Heart Transplant*. 1988;7:448.
33. Wilson RF, Christensen BV, Olivari MT, et al. Evidence for structural sympathetic reinnervation after orthotopic cardiac transplantation in humans. *Circulation*. 1991;83:1210.
34. Stinson EB, Griepp RB, Clark DA, et al. Cardiac transplantation in man. VIII. Survival and function. *J Heart Transplant*. 1970;7:145.
35. Verani MS, George SE, Leon CA, et al. Systolic and diastolic ventricular performance at rest and during exercise in heart transplantation recipients. *J Heart Transplant*. 1988;7:145.
36. Kent KM, Cooper T. The denervated heart: A model for studying autonomic control of the heart. *N Engl J Med*. 1974;291:1017.
37. Goodman DJ, Rossen RM, Cannom DS, et al. Effect of digoxin on atrioventricular conduction. Studies in patients with and without cardiac autonomic innervation. *Circulation*. 1975;51:251.
38. Backman SB, Ralley FE, Fox GS. Neostigmine produces bradycardia in a heart transplant recipient. *Anesthesiology*. 1993;78:77.
39. Borow KM, Neumann A, Arensman FW, et al. Cardiac and peripheral vascular responses to adrenoceptor stimulation and blockade after cardiac transplantation. *J Am Coll Cardiol*. 1989;14:1229.
40. Tuzcu EM, DeFranco AC, Hobbs R, et al. Prevalence and distribution of transplant coronary artery disease. *J Heart Lung Transplant*. 1995;14:S202.
41. Hosenpud JD, Morris TE, Shipley GD, et al. Cardiac allograft vasculopathy transplantation. *Transplantation*. 1996;61:939.
42. Gao SZ, Hunt SA, Schroeder JS, et al. Early development of accelerated graft coronary artery disease: Risk factors and course. *J Am Coll Cardiol*. 1996;28:673.
43. Stark RP, McGinn AL, Wilson RF. Chest pain in cardiac-transplant recipients. *N Engl J Med*. 1991; 324:1791.
44. Smart FW, Ballantyne CM, Cocanougher B, et al. Insensitivity of noninvasive test to detect coronary artery vasculopathy after heart transplant. *Am J Cardiol*. 1991;67:243.
45. St Goar FG, Pinto FJ, Alderman EL, et al. Intracoronary ultrasound in cardiac transplant recipients: In vivo evidence of angiographically silent intimal thickening. *Circulation*. 1992;85:979.
46. Akosah KO, Mohanty PK, Funai JT, et al. Noninvasive detection of transplant coronary artery disease by dobutamine stress echocardiography. *J Heart Lung Transplant*. 1994;13:1024.
47. Waterman PM, Bjerke R. Rapid-sequence induction technique in patients with severe ventricular dysfunction. *J Cardiothorac Anesth*. 1988;2:602.
48. Murkin JM, Moldenhauer CC, HugJr CC. High-dose fentanyl for rapid induction of anaesthesia in patients with coronary artery disease. *Can Anaesth Soc J*. 1985;32:320.
49. Hensley FA, Martin DE, Larach DR, et al. Anesthetic management for cardiac transplantation in North America. *J Cardiothorac Anesth*. 1987;1:429.
50. Berberich JJ, Fabian JA. A retrospective analysis of fentanyl and sufentanil for cardiac transplantation. *J Cardiothorac Anesth*. 1987;1:200.
51. Armitage JM, Hardesty RL, Griffith BP. An effective treatment of right heart failure after orthotopic heart transplantation. *J Heart Transplant*. 1987;6:348.
52. Fonger JD, Borkon AM, Baumgartner WA. Acute right ventricular failure following heart transplantation: Improvement with PGE1 and right ventricular assist. *J Heart Transplant*. 1986;5:317.
53. Stein KL, Armitage JM, Martich GD. Intensive care of the cardiac transplant recipient. In: Ayres SM, Grenvik A, Holbrook PR, Shoemaker WC, eds. *Textbook of Critical Care*. ed 3. WB Saunders; 1995:1649.
54. WeilIII R, Clarke DR, Iwaki Y, et al. Hyperacute rejection of a transplanted human heart. *Transplantation*. 1981;32:71.
55. Bhatia SJS, Kirshenbaum JM, Shemin RJ, et al. Time course of resolution of pulmonary hypertension and right ventricular remodeling after orthotopic cardiac transplantation. *Circulation*. 1987;76:819.
56. Villanueva FS, Murali S, Uretsky BF, et al. Resolution of severe pulmonary hypertension after heterotopic cardiac transplantation. *J Am Coll Cardiol*. 1989;14:1239.
57. Jacquet L, Ziady G, Stein K, et al. Cardiac rhythm disturbances early after orthotopic heart transplantation: Prevalence and clinical importance of the observed abnormalities. *J Am Coll Cardiol*. 1990;16:832.
58. Scott CD, Omar I, McComb JM, et al. Long-term pacing in heart transplant recipients is usually unnecessary. *Pacing Clin Electrophysiol*. 1991;14:1792.
59. Romhilt DW, Doyle M, Sagar KB, et al. Prevalence and significance of arrhythmias in long-term survivors of cardiac transplantation. *Circulation*. 1982;66:1219.
60. Chomette G, Auriol M, Beaufil H, et al. Morphology of cyclosporine nephrotoxicity in human heart transplant recipients. *J Heart Transplant*. 1986;5:273.
61. Platz KP, Mueller AR, Blumhardt G, et al. Nephrotoxicity following orthotopic liver transplantation. A comparison between cyclosporine and FK506. *Transplantation*. 1994;58:170.
62. Dipchand AI, Kirk R, Edwards LB, et al. The Registry of the International Society for Heart and Lung Transplantation: Sixteenth Official Pediatric Heart Transplantation Report—2013; focus theme: age. *J Heart Lung Transplant*. 2013;32:979.
63. Voeller RK, Epstein DJ, Guthrie TJ, et al. Trends in the indications and survival in pediatric heart transplants: a 24-year single-center experience in 307 patients. 2012;*Ann Thorac Surg*. 94:807.
64. Canter CE, Shaddy RE, Bernstein D, et al. Indications for heart transplantation in pediatric heart disease: a scientific statement from the American Heart Association Council on Cardiovascular Disease in the Young; the Councils on Clinical Cardiology, Cardiovascular Nursing, and Cardiovascular Surgery and Anesthesia; and the Quality of Care and Outcomes Research Interdisciplinary Working Group. *Circulation*. 2007;115:658.
65. Thrush PT, Hoffman TM. Pediatric heart transplantation-indications and outcomes in the current era. *J Thorac Dis*. 2014;6:1080.
66. Mah D, Singh TP, Thiagarajan RR, et al. Incidence and risk factors for mortality in infants awaiting heart transplantation in the USA. *J Heart Lung Transplant*. 2009;28:1292.
67. Almond CS, Thiagarajan RR, Piercey GE, et al. Waiting list mortality among children listed for heart transplantation in the United States. *Circulation*. 2009;119:717.
68. Jeewa A, Manlhiot C, Kantor PF, et al. Risk factors for mortality or delisting of patients from the pediatric heart transplant waiting list. *J Thorac Cardiovasc Surg*. 2004;147:462.
69. Jacobs JP, Quintessence JA, Chao PJ, et al. Rescue cardiac transplantation for failing staged palliation in patients with hypoplastic left heart syndrome. *Cardiol Young*. 2006;16:556.
70. Itescu S, Burke E, Lietz K, et al. Intravenous pulse administration of cyclophosphamide is an effective and safe treatment for sensitized cardiac allograft recipients. 2002;*Circulation*. 105:1214.
71. Leech SH, Lopez-Cepero M, LeFor WM, et al. Management of the sensitized cardiac recipient: the use of plasmapheresis and intravenous inmmunoglobulin. *Clin Transplant*. 2006;20:476.
72. Hoskote A, Carter C, Rees P, et al. Acute right ventricular failure after pediatric cardiac transplant: predictors and long-term outcome in the current era of transplantation medicine. *J Thorac Cardiovasc Surg*. 2010;139:146.
73. Weiss ES, Allen JG, Merlo CA, et al. Factors indicative of long-term survival after lung transplantation: A review of 836 10 year survivors. *J Heart Lung Transplant*. 2010;29:240–246.
74. Benden C, Goldfarb SB, Edwards LB, et al. The registry of the International Society for Heart and Lung Transplantation: seventeenth official pediatric lung and heart-lung transplantation report–2014; focus theme: retransplantation. *J Heart Lung Transplant*. Elsevier; 2014;33:1025.
75. Olson CM. Diagnostic and therapeutic technology assessment: Lung transplantation. *JAMA*. 1993;269:931.
76. Trulock EP, Cooper JD, Kaiser LR, et al. The Washington University–Barnes Hospital experience with lung transplantation. *JAMA*. 1991;266:1943.
77. Quinlan JJ, Gasior TA, Firestone S, et al. Anesthesia for living-related (lobar) lung transplantation. *J Cardiothorac Vasc Anesth*. 1996;10:391.
78. GorcsanIII J, Edward TD, Ziady GM, et al. Transesophageal echocardiography to evaluate patients with severe pulmonary hypertension for lung transplantation. *Ann Thoracic Surg*. 1995;59:717.
79. Hardesty RL, Aeba R, Armitage JM, et al. A clinical trial of University of Wisconsin solution for pulmonary preservation. *J Thorac Cardiovasc Surg*. 1993;105:660.
80. Weiss ES, Merlo CA, Shah AS. Impact of advanced age in lung transplantation: An analysis of United Network for Organ Sharing data. *J Am Coll Surg*. 2009;208:400–409.
81. Allen JG, Weiss ES, Merlo CA, et al. Impact of donor-recipient race matching on survival after lung transplantation: analysis of over 11000 patients. *J Heart Lung Transplant*. 2009;28:1063.
82. Weill D, Benden C, Corris PA, et al. A consensus document for the selection of lung transplant candidates: 2014—an update from the Pulmonary Transplantation Council of the International Society for Heart and Lung Transplantation. *J Heart Lung Transplant*. 2015;34:1.
83. Fuehner T, Kuehn C, Hadem J, et al. Extracorporeal membrane oxygenation in awake patients as bridge to lung transplantation. *Am J Respir Crit Care Med*. 2012;185:763.
84. Gilbert S, Dauber J, Hattler B, et al. Lung and heart-lung transplantation at the University of Pittsburgh 1982–2002. *Clin Transpl*. 2002;253–261.
85. Brower RG, Matthay MA, Morris A, et al. Ventilation with lower tidal volumes as compared with traditional tidal volumes for acute lung injury and the acute respiratory distress syndrome. The Acute Respiratory Distress Syndrome Network. *N Engl J Med*. 2000;342:1301–1308.
86. Thabut G, Mal H, Cerrina J, et al. Graft ischemic time and outcome of lung transplantation: a multicenter analysis. *Am J Respir Crit Care Med*. 2005;171:786. American Thoracic Society.
87. Tinckam KJ, Keshavjee S, Chaparro C, et al. Survival in sensitized lung transplant recipients with perioperative desensitization. *Am J Transplant*. 2015;15:417.
88. Whitson BA, Lehman A, Wehr A, et al. To induce or not to induce: a 21st century evaluation of lung transplant immunosuppression's effect on survival. *Clin Transplant*. 2014;28:450.
89. Low DE, Trulock EP, Kaiser LR, et al. Morbidity, mortality, and early results of single versus bilateral lung transplantation for emphysema. *J Thorac Cardiovasc Surg*. 1992;103:1119.
90. Starnes VA, Barr ML, Cohen RG. Lobar transplantation: Indications, technique and outcome. *J Thorac Cardiovasc Surg*. 1994;108:403.

91. Kaiser LR, Pasque MK, Trulock EP, et al. Bilateral sequential lung transplantation: The procedure of choice for double-lung replacement. *Ann Thorac Surg.* 1991;52:438.
92. Bisson A, Bonnette P. A new technique for double-lung transplantation. *J Thorac Cardiovasc Surg.* 1992;103:40.
93. Pepe PE, Marini JJ. Occult positive end-expiratory pressure in mechanically ventilated patients with airflow obstruction. The Auto-PEEP effect. *Am Rev Respir Dis.* 1982;126:166.
94. Haluszka J, Chartrand DA, Grassino AE, et al. Intrinsic PEEP and arterial PCO2 in stable patients with chronic obstructive pulmonary disease. *Am Rev Respir Dis.* 1990;141:1194.
95. Quinlan JJ, Buffington CW. Deliberate hypoventilation in a patient with air trapping during lung transplantation. *Anesthesiology.* 1993;78:1177.
96. Smith TC, Marini JJ. Impact of PEEP on lung mechanics and work of breathing in severe airflow obstruction. *J Appl Physiol.* 1988;65:1488.
97. Biondi JW, Hines RL, Matthay RA. Comparative right ventricular function during assist control, intermittent mandatory and spontaneous ventilation. *Anesth Analg.* 1986;65:S18.
98. Prewitt R, Ghignone M. Treatment of right ventricular dysfunction in acute respiratory failure. *Crit Care Med.* 1983;5:346.
99. Kwak YL, Lee CS. The effect of phenylephrine and norepinephrine in patients with chronic pulmonary hypertension. *Anesthesia.* 2002;57:9.
100. Sim JY. Nitric Oxide and Pulmonary hypertension. *Korean J Anesthesiol.* 2010;58:4.
101. Adatia I, Lillehei C, Arnold JH, et al. Inhaled nitric oxide in the treatment of postoperative graft dysfunction after lung transplantation. *Ann Thoracic Surg.* 1994;57:1311.
102. Cohen RG, Barr ML, Schenkel FA, et al. Living-related donor lobectomy for bilateral lobar transplantation in patients with cystic fibrosis. *Ann Thorac Surg.* 1994;57:1423.
103. Kramer MR, Marshall SE, McDougall IR, et al. The distribution of ventilation and perfusion after single-lung transplantation in patients with pulmonary fibrosis and pulmonary hypertension. *Transplant Proc.* 1991;23:1215.
104. Maurer JR, McLean PA, Cooper JD, et al. Airway hyperactivity in patients undergoing lung and heart/lung transplantation. *Am Rev Respir Dis.* 1989;139:1038.
105. Herve P, Picard N, Le Roy Ladurie M, et al. Lack of bronchial hyperresponsiveness to methacholine and to isocapnic dry air hyperventilation in heart/lung and double-lung transplant recipients with normal lung histology. *Am Rev Respir Dis.* 1992;145:1503.
106. Tavakoli R, Buvry A, Le Gall G, et al. In vitro bronchial hyperresponsiveness after lung transplantation in the rat. *Am J Physiol.* 1992;262:L322.
107. Stretton CD, Mak JCW, Belvisi MG, et al. Cholinergic control of human airways in vitro following extrinsic denervation of the human respiratory tract by heart-lung transplantation. *Am Rev Respir Dis.* 1990;142:1030.
108. Takichi T, Maeda M, Shirakusa T, et al. Sympathetic reinnervation of unilaterally denervated rat lung. *Acta Physiol Scand.* 1995;154:43.
109. Clifford PS, Coon RL, Von Colditz JH, et al. Pulmonary denervation in the dog. *J Appl Physiol.* 1983;54:1451.
110. Duarte AG, Terminella L, Smith JT, et al. Restoration of cough reflex in lung transplant recipients. *Chest.* 2008;134:310–316.
111. Dolovich M, Rossman C, Chambers C. Muco-ciliary function in patients following single lung or lung/heart transplantation. *Am Rev Respir Dis.* 1987;135:A363.
112. Fullerton DA, Mitchell MB, McIntyre RC, et al. Cold ischemia and reperfusion each produce pulmonary vasomotor dysfunction in the transplanted lung. *J Thorac Cardiovasc Surg.* 1993;106:1213.
113. Hunter DN, Morgan CJ, Yacoub M, et al. Pulmonary endothelial permeability following lung transplantation. *Chest.* 1992;102:417.
114. Shennib H, Serrick C, Saleh D, et al. Plasma endothelin-1 levels in human lung transplant recipients. *J Cardiovasc Pharmacol.* 1995;26(suppl 3):S516.
115. Flavahan NA, Aleskowitch TD, Murray PA. Endothelial and vascular smooth muscle responses are altered after left lung autotransplantation. *Am J Physiol.* 1994;266:H2026.
116. Kukkonen S, Heikkila L, Verkkala K, et al. Pulmonary vasodilatory properties of prostaglandin e1 are blunted after experimental single-lung transplantation. *J Heart Lung Transplant.* 1995;14:280.
117. Ueda K, Date H, Fujita T, et al. Effects of inhaled nitric oxide in a canine living-donor lobar lung transplant model. *Jpn J Thorac Cardiovasc Surg.* 2000;48:693–699.
118. LangJr JD, Leill W. Pro: Inhaled nitric oxide should be used routinely in patients undergoing lung transplantation. *J Cardiothorac Vasc Anesth.* 2001;15:785–789.
119. Karamasetty M, Klinger J. NO: More than just a vasodilator in lung transplantation. *Am J Respir Cell Mol Biol.* 2002;26:1–5.
120. Moreno I, Vicente R, Mir A, et al. Effects of inhaled nitric oxide on primary graft dysfunction in lung transplantation. *Transplant Proc.* 2009;41:2210–2212.
121. Meade MO, Granton J, Matte-Martyn A, et al. A randomized trial of inhaled nitric oxide to prevent ischemia reperfusion injury after lung transplantation. *Am J Respir Crit Care Med.* 2003;167:1483–1489.
122. Ardehali A, Laks H, Levine M, et al. A prospective trial of inhaled nitric oxide in clinical lung transplantation. *Transplantation.* 2001;72:112–115.
123. Botha P, Jeykanthan M, Rao JN, et al. Inhaled nitric oxide for modulation of ischemia-reperfusion injury in lung transplantation. *J Heart Lung Transplant.* 2007;26:1199–1205.
124. Royston D. High-dose aprotinin therapy: a review of the first five years' experience. *J Cardiothorac Vasc Anesth.* 1992;6:76.
125. Griffith BP, Hardesty RL, Trento A, et al. Asynchronous rejection of heart and lungs following cardiopulmonary transplantation. *Ann Thoracic Surg.* 1985;40:488.
126. Smyth RL, Scott JP, Whitehead B. Heart-lung transplantation in children. *Transplant Proc.* 1990;22:1470.
127. Starnes VA, Marshall SE, Lewiston NJ, et al. Heart-lung transplantation in infants, children and adolescents. *J Pediatr Surg.* 1991;26:434.
128. Corris PA, Odom NJ, Jackson G, et al. Reimplantation injury after lung transplantation in a rat model. *J Heart Transplant.* 1987;6:234.
129. Jones MT, Hsieh C, Yoshikawa K, et al. A new model for assessment of lung preservation. *J Thorac Cardiovasc Surg.* 1988;96:608.
130. Katz WE, Gasior TA, Quinlan JJ, et al. Immediate effects of lung transplantation on right ventricular morphology and function in patients with variable degrees of pulmonary hypertension. *J Am Coll Cardiol.* 1996;27:384.
131. Yeoh TK, Kramer MR, Marshall S, et al. Changes in cardiac morphology and function following single-lung transplantation. *Transplant Proc.* 1991;23:1226.
132. Frist WH, Lorenz CH, Walker ES, et al. MRI complements standard assessment of right ventricular function after lung transplantation. *Ann Thoracic Surg.* 1995;60:268.
133. Carere R, Patterson GA, Liu PP, et al. Right and left ventricular performance after single and double-lung transplantation. *J Thorac Cardiovasc Surg.* 1991;102:115.
134. Ritchie M, Waggoner AD, Davila-Roman VG, et al. Echocardiographic characterization of the improvement in right ventricular function in patients with severe pulmonary hypertension after single-line transplantation. *J Am Coll Card.* 1993;22:1170.
135. Scuderi LJ, Bailey SR, Calhoon JH, et al. Echocardiographic assessment of right and left ventricular function after single-line transplantation. *Am Heart J.* 1994;127:636.
136. Kramer MR, Valatine HA, Marshall SE, et al. Recovery of the right ventricle after single-lung transplantation in pulmonary hypertension. *Am J Cardiol.* 1994;73:494.
137. Benumof JL. *Anesthesia for Thoracic Surgery.* Philadelphia: WB Saunders; 1987.
138. Hirt SW, Haverich A, Wahlers T, et al. Predictive criteria for the need of extracorporeal circulation in single-lung transplantation. *Ann Thorac Surg.* 1992;54:676.
139. Chetham P. Anesthesia for heart or single or double lung transplantation. *J Card Surg.* 2000;15:167–174.
140. Myles PS, Venama H. Avoidance of cardiopulmonary bypass during bilateral sequential lung transplantation using inhaled nitric oxide. *J Cardiothorac Vasc Anesth.* 1995;9:571.
141. Myles PS, Weeks AM, Buckland MR, et al. Anesthesia for bilateral sequential lung transplantation: Experience of 64 cases. *J Cardiothorac Vasc Anesth.* 1997;11:177.
142. Triantafillou AN, Pasque MK, Huddleston CB, et al. Predictors, frequency, and indications for cardiopulmonary bypass during lung transplantation in adults. *Ann Thoracic Surg.* 1994;57:1248.
143. Aeba R, Griffith BP, Kormos RL, et al. Effect of cardiopulmonary bypass on early graft dysfunction in clinical lung transplantation. *Ann Thoracic Surg.* 1994;57:715.
144. Fullerton DA, McIntyre RCJ, Mitchell MB, et al. Lung transplantation with cardiopulmonary bypass exaggerates pulmonary vasomotor dysfunction in the transplanted lung. *J Thorac Cardiovasc Surg.* 1995;109:212.
145. Firestone L, Carrera J, Firestone S, et al. Single-lung transplants: Who needs bypass? *Anesthesiology.* 1993;79:A46.
146. Sekela ME, Noon GP, Holland VA, et al. Differential perfusion: Potential complication of femoral-femoral bypass during single lung transplantation. *J Heart Lung Transplant.* 1991;10:322.
147. Ko WJ, Chen YS, Lee YC. Replacing cardiopulmonary bypass with extracorporeal membrane oxygenation in lung transplantation operations. *Artif Organs.* 2001;25:607–612.
148. Pereszlenyi A, Lang G, Steltzer H, et al. Bilateral lung transplantation with intra and postoperatively prolonged ECMO support in patients with pulmonary hypertension. *Eur J Cardiothorac Surg.* 2002;21:858–863.
149. Michel-Cherqui M, Brusset A, Liu N, et al. Intraoperative transesophageal echocardiographic assessment of vascular anastomoses in lung transplantation. A report of 18 cases. *Chest.* 1997;111:1229–1235.
150. Hausmann D, Daniel WG, Mugge A. Imaging of pulmonary artery and vein anastomoses by transesophageal echocardiography after lung transplantation. *Circulation.* 1992;86(5 suppl):II251–II258.
151. Royston D. Aprotinin therapy in heart and heart-lung transplantation. *J Heart Lung Transplant.* 1993;12:S19.
152. Gu YJ, de Haan J, Brenken UP, et al. Clotting and fibrinolytic disturbance during lung transplantation: Effect of low-dose aprotinin. *J Thorac Cardiovasc Surg.* 1996;112:599.
153. Jaquiss RD, Huddleston CB, Spray TL. Use of aprotinin in pediatric lung transplantation. *J Heart Lung Transplant.* 1995;14:302.
154. Zenati M, Pham SM, Keenan RJ, et al. Extracorporeal membrane oxygenation for lung transplant recipients with primary severe donor lung dysfunction. *Transpl Int.* 1996;9:227.
155. Glassman LR, Keenan RJ, Fabrizio MC, et al. Extracorporeal membrane oxygenation as an adjunct treatment for primary graft failure in adult lung transplant recipients. *J Thorac Cardiovasc Surg.* 1995;110:723.
156. McIlroy DR, Pilcher DV, Snell GI. Does anaesthetic management affect early outcomes after lung transplant? An exploratory analysis. *Br J Anesth.* 2009;102:506–514.
157. Leibowitz DW, Smith CR, Michler RE, et al. Incidence of pulmonary vein complications after lung transplantation: A prospective transesophageal echocardiographic study. *J Am Coll Cardiol.* 1994;24:671.
158. Malden ES, Kaiser LR, Gutierrez FR. Pulmonary vein obstruction following single-lung transplantation. *Chest.* 1992;102:671.
159. Hausmann D, Daniel WG, Mugge A, et al. Imaging of pulmonary artery and vein anastomoses by transesophageal echocardiography after lung transplantation. *Circulation.* 1992;86:IIendash 251.
160. Despotis GJ, Karanikolas M, Triantafillou AN, et al. Pressure gradient across the pulmonary artery anastomosis during lung transplantation. *Ann Thorac Surg.* 1995;60:630.
161. Cohrane LJ, Mitchell ME, Raju S, et al. Tension pneumopericardium as a complication of single-lung transplantation. *Ann Thorac Surg.* 1990;50:808.
162. Jellinek H, Klepetko W, Hiesmayr M. Komplettes Ventilations/Perfusions Mibverhaltnis Nachy Einseitiger Lungentransplantation und Postoperativem Hamatothorax. *Anaesthetist.* 1992;41:134.
163. GorcsanIII J, Reddy SC, Armitage JM, et al. Acquired right ventricular outflow tract obstruction after lung transplantation: Diagnosis by transesophageal echocardiography. *J Am Soc Echocardiogr.* 1993;6:324.
164. Mentzer SJ, Reilly JJ, DeCamp M, et al. Potential mechanism of vasomotor dysregulation after lung transplantation for primary pulmonary hypertension. *J Heart Lung Transplant.* 1995;14:387.
165. Aoe M, Trachiotis GD, Okabayashi K, et al. Administration of prostaglandin E1 after lung transplantation improves early graft function. *Ann Thorac Surg.* 1994;58:655.
166. MacDonald P, Mundy J, Rogers P, et al. Successful treatment of life-threatening acute reperfusion injury after lung transplantation with inhaled nitric oxide. *J Thorac Cardiovasc Surg.* 1995;110:861.
167. Date H, Triantafillou AN, Trulock EP, et al. Inhaled nitric oxide reduced human lung allograft dysfunction. *J Thorac Cardiovasc Surg.* 1996;111:913.
168. Lindberg L, Sjoberg T, Ingemansson R, et al. Inhalation of nitric oxide after lung transplantation. *Ann Thorac Surg.* 1996;61:956–962.
169. Scott JP, Fradet G, Smyth RL, et al. Prospective study of transbronchial biopsies in the management of heart-lung and single lung transplant patients. *J Heart Lung Transplant.* 1991;10:626.
170. Higgenbottam T, Stewart S, Penketh A, et al. Transbronchial lung biopsy for the diagnosis of rejection in heart-lung transplant patients. *Transplantation.* 1988;46:532.
171. Vadnerkar A, Clancy CJ, Celik U, et al. Impact of mold infection in explanted lungs on outcomes of lung transplantation. *Transplantation.* 2010;89:253–260.
172. Verleden G, Dupont L, Raemdonck DV, et al. Effect of switching from cyclosporine to tacrolimus on exhaled nitric oxide and pulmonary function in patients with chronic rejection after lung transplantation. *J Heart Lung Transplant.* 2002;22:908–913.
173. Gabbay E, Walters EH, Orsida B, et al. Post-lung transplant bronchiolitis obliterans syndrome (BOS) is characterized by increased exhaled nitric oxide levels and epithelial inducible nitric oxide synthetase. *Am J Respir Crit Care Med.* 2000;162:2182–2187.
174. Reichenspurner H, Girgis RE, Robbins RC, et al. Obliterative bronchiolitis after lung and heart-lung transplantation. *Ann Thorac Surg.* 1995;60:1845.
175. Allen MD, Burke CM, McGregor CGA, et al. Steroid-responsive bronchiolitis after human heart-lung transplantation. *J Thorac Cardiovasc Surg.* 1986;92:449.
176. Snell GI, Esmore DS, Williams TJ. Cytolytic therapy for the bronchiolitis obliterans syndrome complicating lung transplantation. *Chest.* 1996;109:874.
177. Kesten S, Rajagopalan N, Maurer J. Cytolytic therapy for the treatment of bronchiolitis obliterans syndrome following lung transplantation. *Transplantation.* 1996;61:427.
178. Paradis I, Manzetti J, Foust D. When to refer for lung transplantation? Characteristics of candidates who die vs. those who survive to receive a transplant. *Am Rev Respir Dis.* 1993;147:A597.
179. Starnes VA, Lewiston NJ, Luikart H, et al. Current trends in lung transplantation: Lobar transplantation and expanded use of single lungs. *J Thorac Cardiovasc Surg.* 1992;104:1060.
180. Benden C, Goldfarb SB, Edwards LB, et al. International Society for Heart and Lung Transplantation. The registry of the International Society for Heart and Lung Transplantation: seventeenth official pediatric lung and heart-lung transplantation report—2014; focus theme: retransplantation. *J Heart Lung Transplant.* 2014;33:1025.
181. Hayes D Jr, Lloyd EA, Yates AR, et al. Pediatric ambulatory ECMO. *Lung.* 2014;192:1005.
182. Schmidt F, Sasse M, Boehne M, et al. Concept of "awake venovenous extracorporeal membrane oxygenation" in pediatric patients awaiting lung transplantation. *Pediatr Transplant.* 2013;17:224.
183. Casswell GK, Pilcher DV, Martin RS, et al. Buying time: The use of extracorporeal membrane oxygenation as a bridge to lung transplantation in pediatric patients. *Pediatr Transplant.* 2013;17:E182.
184. Reddy SC, Webber SA. Pediatric heart and lung transplantation. *Indian J Pediatr.* 2003;70:19–25.
185. Kramer MR, Marshall SE, Starnes VA, et al. Infectious complications in heart-lung transplantation. *Arch Intern Med.* 1993;153:2010.
186. Spahr JE, West SC. Heart-lung transplantation: pediatric indications and outcomes. *J Thorac Dis.* 2014;6:1129.

慢性血栓栓塞性肺高压的肺血栓内膜切除术

DALIA A. BANKS, MD, FASE | WILLIAM R. AUGER, MD | MICHAEL M. MADANI, MD

要　点

1. 由于缺乏特异性症状及对该病的了解，诊断血栓栓塞性疾病很困难，因此该病的发生率难以估计。
2. 慢性血栓栓塞性肺高压（chronic thromboembolic pulmonary hypertension, CTEPH）是由未完全溶解的肺栓塞（pulmonary embolus, PE）或复发性肺栓塞所引起，这一现象尚未被充分了解。
3. 急性 PE 后 CTEPH 的原因尚不完全明确，机制可能包括纤溶酶异常或血栓对纤溶作用抵抗。
4. 肺血栓内膜切除术（pulmonary thromboendarterectomy, PTE）是治疗 CTEPH 患者最有效的方法。
5. 患者典型表现为劳力性呼吸困难和运动耐量下降，原因为肺血管阻力（pulmonary vascular resistance, PVR）增加，心输出量降低，以及继发于肺泡无效腔增加所致的分钟通气量的需求增加。
6. 评价患者是否适合手术应在具有专门诊断和管理 CTEPH 的中心进行。右心导管检查可明确肺高压和心功能障碍的程度。
7. 术前 PVR 大于 1 000dyne・s・cm^{-5} 的患者手术死亡率较高，但术前 PVR 明显增高的患者并非手术禁忌证。
8. PTE 再灌注性肺水肿和持续性肺高压具有极大的挑战性。
9. 较新的手术分类系统描述了所切除的不同水平段的血栓栓塞样本与动脉内膜剥脱术的困难程度相关。
10. 利奥西呱是美国食品药品管理局批准的第一种用于治疗某些 CTEPH 患者的药物。
11. 那些不能手术治疗的慢性血栓栓塞性疾病患者，球囊肺血管成形术是一种替代治疗方法。
12. 再灌注肺水肿和气道出血是 PTE 最难处理的两个并发症。麻醉医师应该做好诊断和治疗这些并发症的准备。

慢性血栓栓塞性肺高压（CTEPH）是肺高压（pulmonary hypertension, PH）的一种形式，其特点是肺血管床完整或部分阻塞。复发或残留的腔内血栓机化导致肺血管阻力（pulmonary vascular resistance, PVR）增加，严重的 PH 和最终右心衰竭[1,2]。CTEPH 是一种被低估的疾病，如果不治疗则预后不良。因为急性肺栓塞（pulmonary embolus, PE）发生率和栓塞未能溶解患者比例的不确定性，CTEPH 的发病率难以估计。其发病率范围很大，1%～9% 的患者有急性 PE[3-6]。有 PH 或无法解释的呼吸困难患者的 CTEPH 筛查十分重要，因为这种形式的 PH 是可以通过肺血栓内膜切除术（pulmonary thromboendarterectomy, PTE）治愈，也即是肺血管内膜切除术[7-10]。成功的手术主要在于切除肺血管内膜和部分中间层机化的纤维血栓。肺移植是另一个可行的方法，但是对 CTEPH 的患者来说这不是一个好的选择，因为死亡风险，漫长的等待，缺乏器官供体，费用高昂，免疫抑制剂，以及感染和排斥反应的风险[11]。

本章内容来自我们机构，加利福尼亚大学圣地亚哥分校（University of California San Diego, UCSD），实施 3 000 多例 PTE 的经验。重点介绍 PH 的分类和发病机制，CTEPH 的病理生理和临床表现，诊断流程，手术方法，麻醉管理包括术中超声心动图，接受 PTE 的肝素诱导血小板减少症和镰状细胞病（sickle cell disease, SCD）患者的管理，术后处理和诸如术中气道出血等并发症的处理。

肺高压分类

PH 分类于 1973 年在世界卫生组织（World Health Organization, WHO）会议开始，随着疾病的增加和 PH 的治疗发展经过多次修订。2008 年在加利福尼亚州达纳角举行的第四届全球肺高血压研讨会是第一次不仅重点关注肺动脉高压（pulmonary arterial hypertension, PAH），而且关注了左心疾病、慢性肺部疾病、慢性静脉血栓栓塞等疾病造成的 PH 的国际会议[12]。2013 年第五届全球肺高血压研讨会达成了共识，继续使用相同的分类方法将 PH 分为 5 个具有共同特征的患者亚组（框 26.1）[13]。

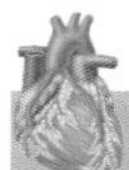

框 26.1　修订的世界卫生组织肺动脉高压分类

Ⅰ组：肺动脉高压（PAH）及其他 PAH 亚型
Ⅱ组：左心疾病
Ⅲ组：呼吸系统疾病和低氧血症
Ⅳ组：慢性血栓栓塞性肺高压（CTEPH）
Ⅴ组：其他原因

Adapted from McLaughlin V, Langer A, Tan M, et al. Contemporary trends in the diagnosis and management of pulmonary arterial hypertension. *Chest*. 2013; 143: 324-332.

Galie 及其同事[14]和 Dadfarmay 等[15]提出的 PH 进一步分类方法确定了毛细血管前（Ⅰ、Ⅲ、Ⅳ和Ⅴ组）或毛细血管后（Ⅱ组）模式。CTEPH 是毛细血管前 PH，通过右心导管评估，其特征为平均肺动脉压（mPAP）大于 25mmHg 而肺毛细血管楔压低于 15mmHg，PVR 升高大于 300dynes・s・cm^{-5}。继发左心疾病的毛细血管后 PH 是 PH 的最常见形式，其特征是 mPAP 大于 25mmHg 和肺毛细血管楔压大于 15mmHg，PVR 正常[16]。

鉴于左心疾病的高发病率，鉴别 PAH 与Ⅱ组肺静脉高压十分重要（图 26.1）[17]。超声心动图是筛查和评估 PH 的重要工具（表 26.1）。

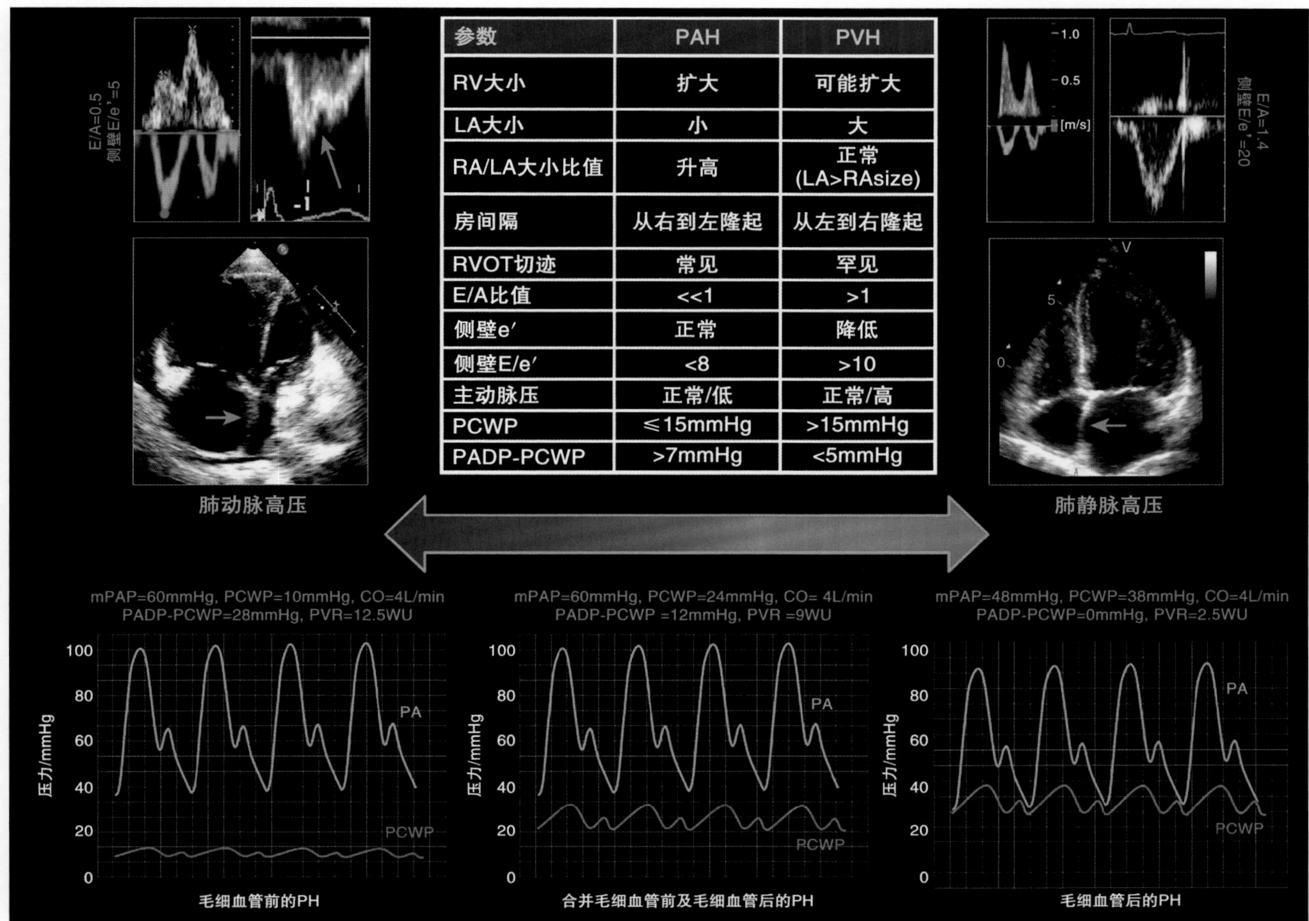

图 26.1　左，肺动脉高压（PAH）患者的典型超声心动图和有创血流动力学结果。右心房和右心室明显增大，左心室和左心房较小且未充盈。房间隔自右向左弯曲。在二尖瓣血流流入时，E/A 比（早期到晚期（心房）二尖瓣流入速度的比例）小于 1，因为左心房充盈不足和由于右心室增大压迫致左心室顺应性下降。侧壁 e′速度和侧壁 E/e′比（早期二尖瓣血流流入速度与早期二尖瓣环组织舒张速度的比值）是正常的（<8），表明正常的左心室（LV）舒张和充盈压力。由于肺动脉（PA）僵硬度增加，脉冲多普勒成像的右心室（RV）流出道（RVOT）图像中可见切迹。肺毛细血管楔压（PCWP）正常，肺动脉舒张压（PADP）-PCWP 梯度严重升高。右，肺静脉高压（PVH）患者的典型超声心动图和有创血流动力学结果，左心房增大，房间隔从左向右弯曲。在二尖瓣血流流入时，E/A 比大于 1，侧壁 e′速度降低，侧壁 E/e′比值增加，提示 2 级舒张功能障碍，LV 舒张障碍和充盈压升高。RVOT 图像中没有切迹。PCWP 升高，PADP 和 PCWP 之间不存在梯度。虽然右侧图形中右心室不增大，但孤立的 PVH 患者可出现 RV 扩大和功能障碍。中上，有助于区分 PAH 与 PVH 在超声心动图和有创血流动力学监测的参数。中下，合并毛细血管前及毛细血管后 PH 患者的有创血流动力学发现（PCWP 和 PADP-PCWP 梯度均升高）。最具挑战性的患者在图片中间（合并毛细血管前和毛细血管后的 PH），其超声心动图结果在 PAH 和 PVH 的典型超声心动图中间。对于这些患者，仔细评估超声心动图和有创血流动力学是准确诊断所必需的。CO，心输出量，LA，左心房；mPAP，平均肺动脉压；PVR，肺血管阻力；RA，右心房。（*Reprinted with permission from Vallerie V, McLaughlin V, Shah S, et al. Management of pumonary arterial hypertension.* J Am Coll Cardiol. *2015;65:1976-1997.*）

表 26.1　超声心动图初步筛查和评估肺高压

是否完成	项目	说明
□	记录估计的 PASP	• 当多普勒波束对位不良或 TR 射流最小时，数值被低估 • 在部分有症状贫血患者使用激活生理盐水增强 TR 射流的连续多普勒检查时，数值被高估（边缘模糊所致） • 假设没有肺动脉狭窄 • 超声心动图 PASP 不等于平均 PA 压力（指南的 PH 定义是基于有创血流动力学：平均 PA 压力≥25mmHg）
□	评估 RV 的大小和功能	• RV 扩大征象（经心尖四腔心视图）：右心室与左心室共用心尖，右心室大于左心室，RV 基底部直径>4.2cm • RV 肥大（肋缘下视图）：RV 舒张末期室壁厚>5mm • RV 收缩功能障碍：RV 面积变化分数<35%，TAPSE<1.6cm，RV 游离壁基底部（三尖瓣环）组织多普勒 s′的速度<10cm/s • 室间隔扁平：收缩期=RV 压力超负荷和舒张期=RV 容量超负荷

续表

是否完成	项目	说明
□	评估 PVR 升高的征象	• 脉搏波多普勒图形 RVOT 切迹是 PVR 升高的征兆 • TR 峰值速度(m/s)/RVOT VTI(cm)<0.18:PVR 不太可能升高
□	容量评估	• 使用 IVC 的大小和塌陷度(在嗅物时)来确定 RA 压力 • 肝静脉血流:收缩期反向血流可能是严重 TR,RV 超负荷和/或 RV 僵硬度升高的征象 • RA 超载或放大的迹象:RA 面积>18cm²,房间隔间隔从右向左弯曲
□	评估 TR 的严重程度	• 提示严重 TR 的特征:连续多普勒显示强 TR 射流信号,V 波截止迹象,以及脉冲多普勒图形显示肝静脉收缩期反向血流
□	评估心包积液	• 在 PAH 患者中,心包积液的存在=预后不良
□	评估 PH 的病因(左心疾病,分流病变)	• 左心疾病:寻找明显的 LV 收缩功能障碍,2 级或以上舒张功能障碍,严重的主动脉瓣或二尖瓣瓣膜疾病,以及左心常见的异常(如肥厚型心肌病、三房心) • 分流病变:进行激活生理盐水气泡实验
□	区分 PAH 与 PVH	• 倾向于 PVH 的征象:LA 增大(LA>RA),房间隔由左向右弯曲,E/A 比>1.2;E/e′(侧壁)>11;侧壁 e″<8cm/s • 休息时 PASP 显著升高的患者:因未充盈的 LA 和继发于 RV-LV 相互作用的 LV 顺应性下降(右室对左室的外在压迫)所致 1 级舒张功能障碍(E/A 比<0.8)支持 PAH 诊断 • 另见图 26.1

E/A 比,早期和晚期(心房)二尖瓣血流速度比值;IVC,下腔静脉;LA,左心房;LV,左心室;PA,肺动脉;PAH,肺动脉高压;PASP,肺动脉收缩压;PH,肺高压;PVH,肺静脉高压;PVR,肺血管阻力;RA,右心房;RV,右心室;RVOT,右心室流出道;TAPSE,三尖瓣环收缩期位移;TR,三尖瓣反流;VTI,速度-时间积分。

Reprinted with permission from McLaughlin V, Shah S, Souza R, et al. Management of pulmonary arterial hypertension. *J Am Coll Cardiol*. 2015;65:1976-1997.

病理生理学

急性或复发性 PE 被认为是 CTEPH 发展中的诱发事件。栓塞不完全溶解后的血栓机化和纤维化导致血管部分或完全梗阻。另外,远端肺部动脉血管重塑(肺小动脉病变)也可能有助于增加 PVR[18-20],这是一些患者行 PTE 术成功后仍有 PH 的原因。未溶解的 PE 在近端肺动脉树造成血管阻塞有两种方式:血凝块内通道形成出现多个内皮化通道,由条带和网状物或纤维蛋白机化分隔,或没有通道形成使得密集的纤维结缔组织完全闭塞动脉内腔[21-23]。这种坚固的纤维栓塞附着在动脉血管壁上,对外科的挑战是能够尽可能完整的去除纤维栓塞降低血管阻力的同时保持动脉血管壁的完整性。

大多数患者 PE 的自然进程是血栓栓塞完全溶解以及正常血流和血流动力学的恢复。然而,一些患者栓塞溶解是不完全的,导致 CTEPH 的形成。血栓栓塞物质未能溶解的机制尚不能完全理解。多种因素可能起作用:由于主要动脉分支的完全闭塞阻止溶解物质达到并溶解栓子,栓子的体积超出了溶解的能力。栓塞可能由诸如不能通过正常机制溶解的物质构成,例如有序组织的纤维血栓。一些患者可能会有血栓形成倾向,高凝状态,或异常溶解机制。Rosenhek 及其同事[24]的研究显示正常生理条件下的受试者肺动脉中,与主动脉相比,组织纤溶酶原激活物浓度高于Ⅰ型纤溶酶原激活物抑制剂,从而具有较好的自然纤维溶解。不过,Olman 等[25]和 Lang 等[26]无法证明组织纤溶酶原激活物-Ⅰ型纤溶酶原激活物抑制剂的反转关系,因此倾向于有 CTEPH 病史的患者的血栓不完全溶解。可能存在 CTEPH 患者在其体内有异常纤维蛋白溶解酶或具有抗纤维蛋白溶解的血栓。

CTEPH 是 PH 的常见但未被认可的原因。CTEPH 的发病率仍然不确定。Pengo 等[3]观察 223 例患者的急性 PE 后存活时间中位数为 94 个月,3.8% 的患者出现有症状的 CTEPH。Ribeiro 及其同事[27]检查了 278 例急性 PE 后存活 1 年患者的超声心动图,并进行临床随访 5 年。确诊时较大的灌注缺损,特发性血栓栓塞性疾病,就诊时高肺动脉压(PAP),以及多发 PE 的病史是急性 PE 发作后 CTEPH 发生的危险因素[18]。5% 的 PE 患者出现临床显著的 CTEPH。Dentali 等[28]在急性 PE6 个月后的 91 例患者中有类似的发现。8 例患者(8.8%)出现残留灌注缺损相关 PH,其中 4 例有症状。未溶解的血栓伴有复发性无症状 PE 可能是临床上显著的 CTEPH 的主要病因[29]。

Bonderman 及其同事[30]在回顾性对照队列研究中确定了以下 CTEPH 的危险因素:心房心室分流,心脏起搏器感染,脾切除术,曾有静脉血栓栓塞,O 血型之外的复发性静脉血栓栓塞,狼疮抗凝血剂或抗磷脂抗体,甲状腺替代疗法,或恶性疾病史。尽管是静脉血栓栓塞的危险因素,遗传性血栓形成状态(抗凝血酶Ⅲ,蛋白 C 和蛋白 S 缺乏,Ⅱ因子和Ⅴ因子莱顿突变)的患病率与正常对照者或特发性 PH 患者相似[31]。相比之下,狼疮抗凝血剂或抗磷脂抗体可以在高达 21% 的 CTEPH 患者中发现,且 Bonderman 等[32]证实 41% 的 CTEPH 患者Ⅷ因子水平升高。最后,小型前期研究初步表明 CTEPH 患者存在纤维蛋白原结构和功能异常,可能有抗纤维蛋白溶解作用[33,34]。Morris 及其同事[33]报告了 CTEPH 患者的纤维蛋白(原)结构改变影响纤溶酶切割位点导致纤维蛋白对纤溶酶介导溶解作用的相对抵抗性。

临床表现

25%~30% 的 CTEPH 患者没有急性血栓栓塞事件的病史[9,30]。2011 年国际 CTEPH 登记处公布了 25.2% 的登记患者以前没有确诊为 PE;43.9% 以前没有深静脉血栓形成[35]。这样对任何有劳力性呼吸困难和运动不耐受的患者高度怀疑

CTEPH 都很重要，即使没有之前患 PE 的证据。患者早期的疾病过程可能会经历“蜜月期”，PH 的体征和症状均不明显。当右心室收缩力不足以增加运动期间左心室（LV）前负荷和心输出量（CO）时开始出现症状。进行性劳力性呼吸困难往往是 CTEPH 最初的症状，不幸的是，它常常被归因于更常见的医疗状况如阻塞性肺疾病，肥胖症或功能失调。PVR 增加限制 CO 引起劳力性呼吸困难，并且由于肺泡无效腔增加，呼吸需求增加[18,20]。

随着疾病的进展和右心衰竭，患者可能出现腹水、腹胀、上腹或右上腹饱胀、水肿、胸痛，以及晕厥前状态或晕厥。其他症状可能包括干性咳嗽、咯血和心悸。由于左侧喉返神经在主动脉和左肺动脉干间受压可能会出现左声带功能障碍和声音嘶哑。疾病早期体检可能正常或出现肺动脉瓣区第二心音增强。在肺部听到的肺血流杂音或血管杂音是由流经部分闭塞或再通血栓的湍流血流引起的。血流杂音出现在 30% 的 CTEPH 患者，而特发性 PH 没有[36]。

疾病晚期患者出现劳力相关晕厥和静息呼吸困难。体征完全不一样，如果右心室（RV）功能障碍尚未出现，体检结果可能没有任何帮助，即使患者有严重的呼吸困难。体检发现的右心衰体征如颈静脉扩张、RV 抬高、固定分裂的第二心音、三尖瓣反流杂音（TR）、RV 奔马律、肝大、腹水和水肿可能在疾病晚期出现。大多数患者缺氧，呼吸室内空气动脉氧分压低于 65mmHg[37]。这种缺氧是通气/灌注比例（V/Q）失调和低混合静脉血氧饱和度所致[38,39]。明显的休息时低氧血症意味着严重的 RV 功能障碍或存在一个相当大的右向左分流，通常通过未闭的卵圆孔（PFO）。由于代谢代偿（碳酸氢盐减少），二氧化碳分压稍微降低。V/Q 比例失调可致无效腔通气量增加，尽管这些特征与肺血管梗阻的程度不相关[40]。

诊断性评估

肺功能检查

基础肺功能检查不能提供 CTEPH 诊断的具体的线索，这些检查对并存肺实质疾病或气流阻塞的患者最有用。20% 的 CTEPH 患者表现出轻至中度的限制性障碍，通常是以前肺梗死形成的实质性瘢痕的结果[41]。类似地，部分 CTEPH 的患者可能存在单次呼吸一氧化碳（DLCO）弥散能力的适度降低。数值正常并不能排除诊断[38]，以及 DLCO 重度降低表明远端肺血管床受到严重损害，从而可能做出替代诊断。

胸部影像

在 CTEPH 的早期阶段，胸部影像可能没有改变。然而，随着 PH 的进展，近端肺血管床扩张。在一些患有主要或肺叶 PA 慢性血栓栓塞性疾病的患者中，这种中心性 PA 扩大可能是不对称的（图 26.2）。由小血管病引起的 PH 患者没有这样的影像学发现[42]。随着右心室适应 PVR 的上升，可以观察到扩大心腔的影像学表现，例如胸骨后间隙消失和右心缘突出[43,44]。相对无血管的肺区可显现，机化的血栓减弱了流向该区域的血流。在这些灌注不良的肺区，可能会发现肺实质损伤和梗死所致的外周肺泡不透明，线状瘢痕样病变和胸膜增厚。

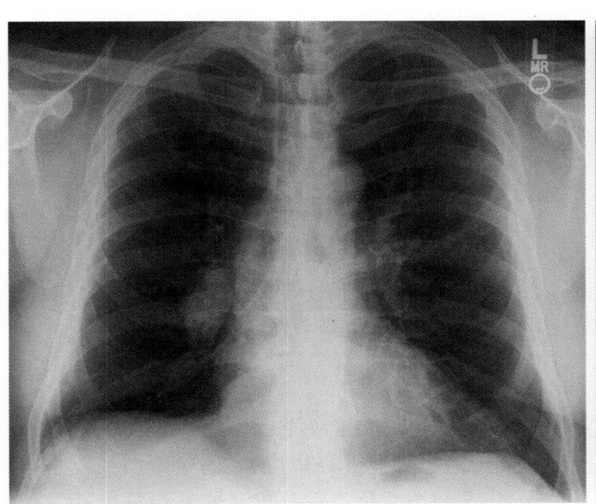
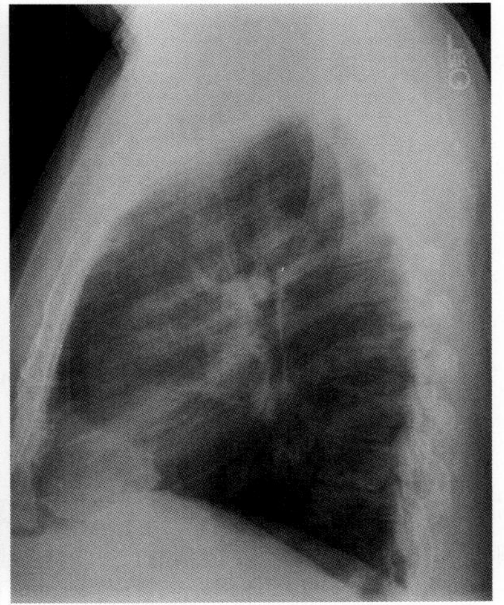

图 26.2 慢性血栓栓塞性肺高压患者的胸片，显示不对称的肺动脉影增大，右肺动脉显影呈“球形”。在后前位片中没有发现心影增大，尽管侧位片可见胸骨后间隙消失

经胸超声心动图

经胸超声心动图（TTE）常用来筛查疑似 PH 的患者。它通常是 PAP 升高和 RV 受累的第一个客观指标。目前的技术可以估计收缩期 PAP（使用多普勒分析 TR 的血流速度）以及 CO 和 RV 功能[45,46]。右心室扩大及其产生的 TR，室间隔的平坦或矛盾运动，由于右心室增大侵占 LV 导致 LV 充盈受限均可在有症状 PH 患者中发现[47]。使用静脉注射激活生理盐水的对比超声心动图可能会显示心脏分流的存在，可能为 PFO 或另一个以前未检测到的间隔缺损。超声心动图也可用于排除 LV 功能障碍，瓣膜病或可能导致 PH 的先天性心脏病。在一些疑似 CTEPH 的患者中，TTE 显示正常或静息时最低程度的 PAP 升高有时证实存在运动时显著的 PAP 升高或右心室扩张。

通气/灌注闪烁造影扫描

CTEPH 患者评估的下一步是获得 $\dot{V}/\dot{Q}$ 扫描。对于那些诊断为 PH 的患者,原因不明和疑似肺血管疾病的呼吸困难患者,$\dot{V}/\dot{Q}$ 扫描是 CTEPH 的推荐筛选试验[10]。在一项比较 227 例 PH 患者的 $\dot{V}/\dot{Q}$ 扫描与计算机断层扫描(CT)肺血管造影(CTPA)的回顾性调查中,$\dot{V}/\dot{Q}$ 扫描检测 CTEPH 的敏感性为 97.4%,而 CT 血管造影(CTA)为 51%[48]。在一项 12 例 CTEPH 患者的小型研究中,Soler 及其同事[49]证实与 CTPA 相比,单光子发射 CT(SPECT)灌注闪烁扫描法检测血管阻塞节段更为敏感,其敏感性分别为 62% ±4.1% 和 47.8% ±2.9%。然而,他们[50]最近的一项研究中,比较了两种方法的 $\dot{V}/\dot{Q}$ 敏感性,特异性和准确性分别为 100%、93.7% 和 96.5%(高和中等概率),而 CTPA 的敏感性,特异性和准确度分别为 92.2%、95.2% 和 93.9%。这些发现表明,由经验丰富的检查者来解读 CTPA 可提供相当的慢性血栓栓塞性疾病检测结果。在 CTEPH 中,至少有一个,更常见的是几个,节段性或更大的通气灌注比失调的灌注缺陷(图 26.3)。在那些小血管肺血管病患者中,灌注扫描结果是正常的或呈现出以非节段缺陷为特征的"斑驳"外观[51,52]。在肺静脉闭塞性疾病或肺毛细血管血管瘤病中可见异常,其中灌注扫描可以显示多个大的通气灌注比失调的灌注缺陷[53,54]。作为筛查研究的 $\dot{V}/\dot{Q}$ 扫描的最大价值是相对正常的灌注模式排除了需要手术的 CTEPH。研究人员还观察到,血管造影所显示的肺血管阻塞情况可能低估需手术的 CTEPH 患者的灌注不足程度[55]。因此,即使 $\dot{V}/\dot{Q}$ 扫描显示有限数量的通气灌注比失调灌注缺陷或相对低灌注区域("灰色区域"),也应考虑存在 CTEPH 并需要评估疾病是否可以手术治疗。

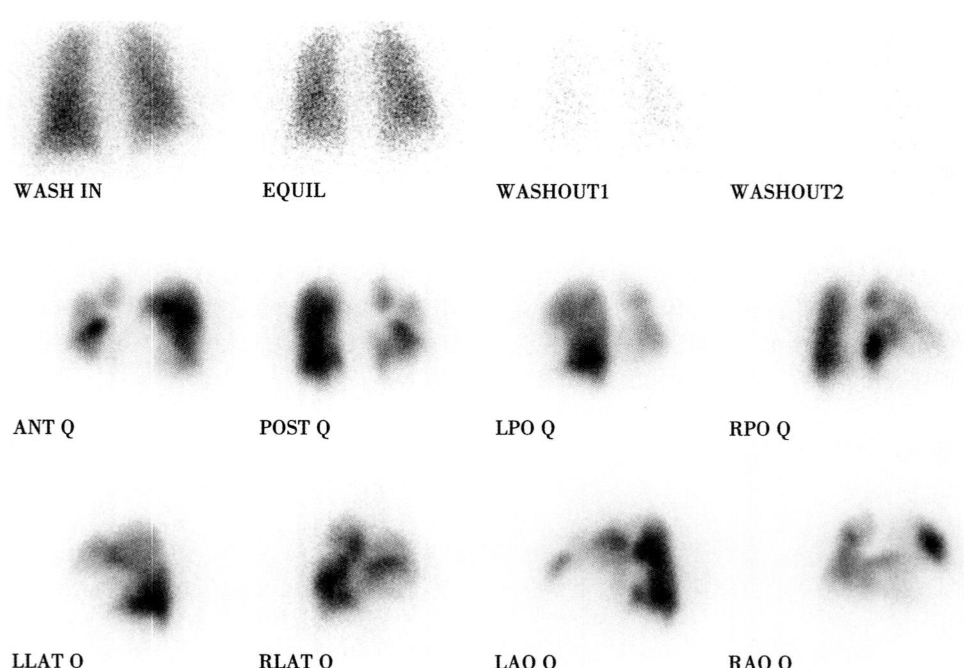

图 26.3 图 26.2 中患者的肺通气灌注扫描图。通气灌注比例失调的灌注异常包括左上叶"低灌注",舌段和整个右肺分散的肺段灌注缺损。ANT,前;EQUIL,均衡;LAO,左前斜;LLAT,左侧位;POST,后;Q,灌注;RAO,右前斜;RLAT,右侧位

尽管在 CTEPH 患者有异常灌注扫描发现,但这些发现缺乏特异性。影响近端肺血管的其他几种疾病可出现与 CTEPH 相似的扫描结果[56-58],因此进一步的诊断成像是必要的。基于成像方法的可用性和专业解读,传统的经导管血管造影术,CTPA 和磁共振成像(MRI)是确定大血管,肺血管解剖结构和为确诊 CTEPH 提供必要的诊断信息的最有价值的方法。

经导管肺血管造影

经导管肺血管造影术是传统意义上的金标准,用于确诊 CTEPH,以及评估接受 PTE 的慢性血栓栓塞性疾病患者的近端栓塞程度。在大多数情况下,正确的肺血管造影,包括侧位影像,可以提供足够的信息以确定慢性血栓位置及手术可行性。CTEPH 的血管造影图像不同于轮廓清晰的急性 PE 腔内填充缺陷。CTEPH 的血管造影图像反映了在急性血栓栓塞事件发生后重建及再通的复杂模式。CTEPH 的几种血管造影图像模式,包括"袋状缺损",网状或带状 PA,内膜不规则,PA 主干的突然或多处的成角狭窄,以及主干、叶或段血管起源处的完全阻塞[22]。在大多数 CTEPH 的患者中,存在两种或多种这些血管造影结果,通常涉及两肺(图 26.4)。

胸部计算机断层扫描

随着技术的进步,胸部 CTPA 对 CTEPH 的评估发挥了越来越大的作用。慢性血栓栓塞性疾病患者有某些血管和肺实质 CT 检查的改变。这些包括肺实质的"马赛克灌注",中央 PA 和右心腔的扩大,肺叶和段血管大小的变化伴有血管内径

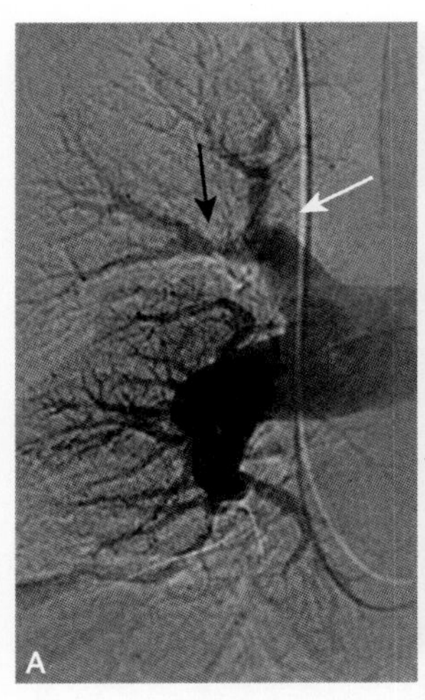

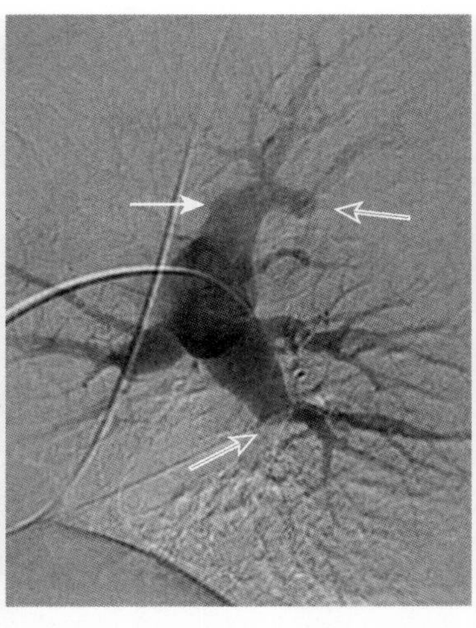
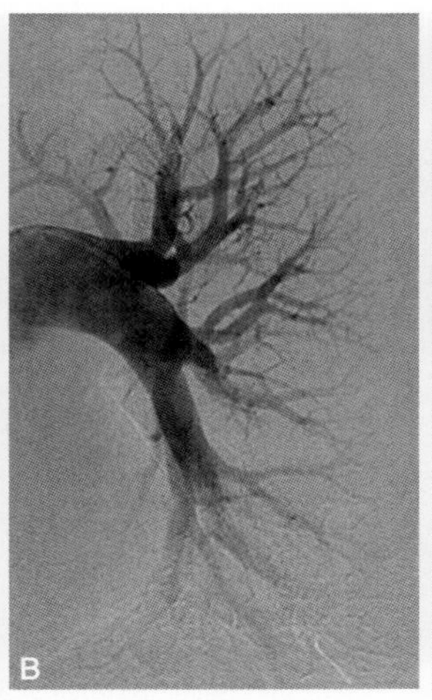

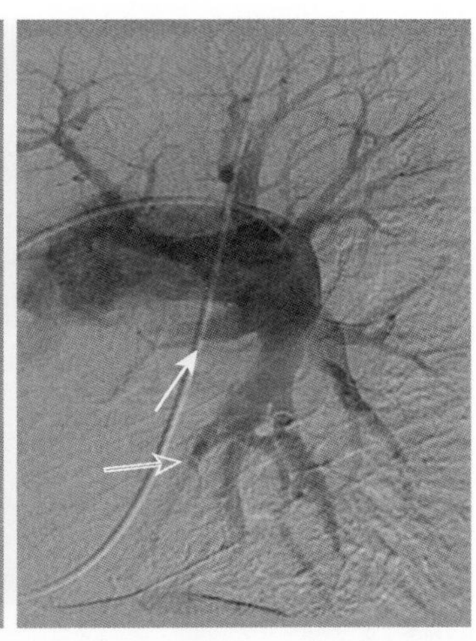

图 26.4 (A)图 26.2 患者的肺血管造影图像,显示与慢性血栓栓塞性疾病相符的血管造影特征:"肺血管网"狭窄(黑色箭头);近端血管闭塞,位于右前上叶(实心白箭头);右后上动脉和右下肺动脉(空心白色箭头)的圆形"袋状"病变。(B)左侧肺动脉造影显示左前下叶近端舌段(实心白色箭头)的节段性狭窄几乎完全闭塞,最好见于侧位图像(空心白色箭头)

的减小,出现在慢性血栓和灌注不良肺区的外周瘢痕样病变[59]。通过肺血管增强 CT 成像,可以看到机化血栓线状排列在肺血管内,通常呈现偏心模式。相关缩窄的 PA,网状狭窄或束带,狭窄后血管扩张,以及内膜的其他不规则改变也可以被呈现(图 26.5)[60,61]。这些放射学征象与单独发现的急性血栓栓塞的腔内充盈缺损不同[59]。CTPA 时合适的造影剂推注时机可使肺循环和体循环同时显影。这种成像允许检查肺血管床和几个心脏特征,包括心腔大小,室间隔的位置和形状(RV 压力超负荷时向左心室偏移),先天性心脏异常,异常肺静脉引流,以及由体循环发出的侧支血管的大小和分布,例如由主动脉发出的支气管动脉和冠状动脉发出的侧支循环[59,62,63]。

尚未完全评估的是 CTPA 在确定 CTEPH 患者的某些亚组中的可操作性。这很有意义,因为手术技术已允许在段血管水平切除慢性血栓栓塞组织。临床经验表明,CTPA 中心血管没有线状排列血栓或内膜增厚不能否定 CTEPH 或手术切除的可能性。直接比较 CTPA 与常规肺血管造影的研究是有限的。在一项这样的研究中,CTPA 和数字血管造影在识别段血管完全阻塞方面的能力几乎相当。然而,即使随着扫描仪技术进步,CTPA 的准确性有所改善,其对非阻塞性改变的诊断价值,明显不如血管造影[64]。在一项 24 例 CTEPH 患者中进行心电图门控多检测器(40 行或 64 行)CTA(MDCTA),对比增强磁共振血管造影(MRA)和选择性数字减影血管造影(DSA)的比较研究中,MDCTA 在主叶和段水平的"CTEPH 相关变化"的敏感性和特异性分别为 100% 和 100% 及 100% 和 99%;而 DSA 分别为 65.7% 和 100% 及 75.8% 和 100%。本研究中 MDCTA 的图像质量被评为"显著优于 DSA"[65]。在 44 例疑似 CTEPH 患者的研究中,Sugiura 及其同事[66]将肺 DSA 与增强型心电图门控 320 断层 CT 比较,检测肺血管床内的血栓。CT 在主和肺叶血管水平检测慢性血栓栓塞病变的敏感性和特异性分别为 97.0% 和 97.1%,DSA 分别为 85.8% 和 94.6%[66]。

由 CT 提供的补充信息具有相当的价值,不仅体现在检测肺实质和纵隔的病变方面而且还将 CTEPH 与"放射类似物"区分开来[59]。在 CTEPH 和并存间质性肺病或肺气肿的患者中,CT 可以确定肺实变过程的程度和位置。尝试 PTE 可能导致肺实质病变的不良术后结局;因此,这种情况不适合外科手术。当 $\dot{V}/\dot{Q}$ 扫描术显示全肺部分或完全灌注缺失,CT 是排除纵隔腺体疾病,纤维化或新生肿瘤所致外源性肺血管压迫的重要检查[44]。CT 检查经常可以揭示 CTEPH"类似病变",如近端肺血管的原发性肉瘤,中等至大肺血管的动脉炎(如 Takayasu 动脉炎或结节病),以及涉及近端 PA 或肺静脉的纵隔纤维瘤[59]。

磁共振成像

在一些 CTEPH 专科中心,MRI 和 MRA 肺血管床显影已被证明是诊断 CTEPH 和确定符合手术条件患者可靠的方法[67]。Kreitner 及其同事[68]表示,增强 MRA 可以显示 CTEPH 典型的血管变化。在一项 34 例 CTEPH 患者的研究中,可以看到累及中心 PA 的壁粘连血栓栓塞物质达到段血管水平。也可检测到管腔内网状和带状结构,异常血管变细或中断。此外,这些研究者证实 MRA 在确定可切除的慢性血栓栓塞物质的近端位置方面优于 DSA[68]。一项额外的研究比较 MRI 和常规血管造影,纳入 29 例 CTEPH 或特发性 PAH 的患者。与 $\dot{V}/\dot{Q}$ 闪烁造影扫描,DSA 或 CTPA 的参考诊断比较,通过对 MRI 灌注成像和 MRA 的综合解读,能够正确诊断 29 例患者中 26 例(90%)特发性 PAH 或 CTEPH。与 DSA 或 CTA 相比,单独解读 MRA 的诊断敏感性对附壁血栓为 71%,网状和束带结构为 50%,对完全性血管阻塞及游离漂浮栓塞介于 83% 和 86% 之间[69]。

最近,Rajaram 及其同事[70]回顾性地评估了 53 例 CTEPH 患者中与 CTPA 相比增强 MRA 的准确性。MRA 检测近端和远端血管慢性血栓栓塞性疾病的敏感性和特异性分别为 98% 和 94%,当用未增强的质子 MRA 成像进行分析时,MRA 诊断中心血管疾病的敏感性大大提高(50%~88%)。总体而言,与 CTPA 相比,MRA 能检测出更多的狭窄,狭窄后扩张和阻塞性病变[70]。然而,在前文提到的 24 例 CTEPH 患者的小型研究中,其中所有 3 种诊断模式均在 3 天内进行,Ley 及其同事[65]

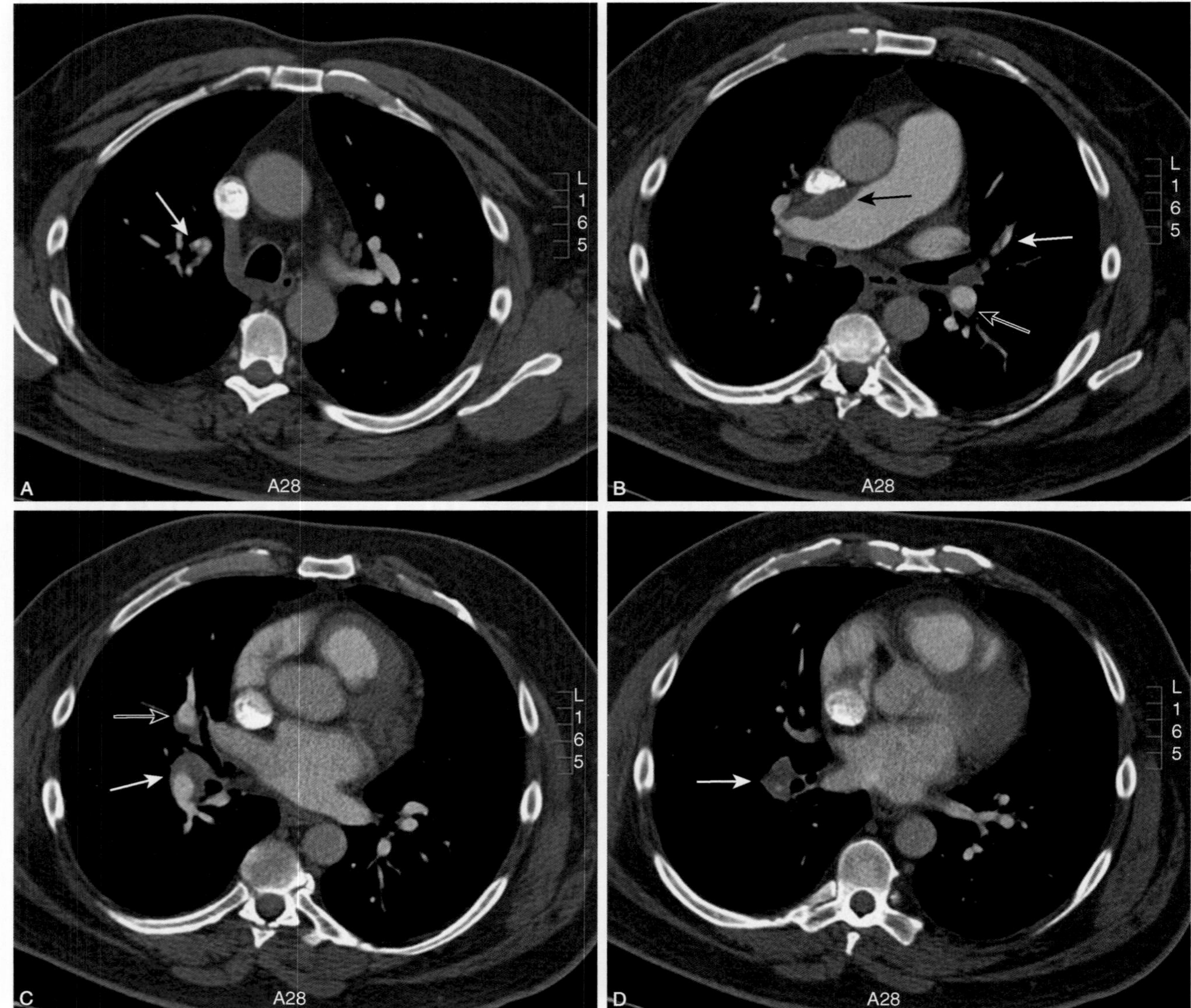

图 26.5 接受肺血栓内膜切除术患者头端至尾端的计算机断层扫描血管成像,前面的图中显示该患者具有慢性血栓栓塞性肺高压的特征。(A)右上肺叶段血管的血管内“网”(实心白色箭头)。(B)近段舌段血管内“网”(实心白色箭头),右肺主干内线状血栓(黑色箭头)和左肺动脉降支远端的内膜增厚(空心白色箭头)。肺动脉主干扩张程度与肺高压严重程度一致。(C)右肺中叶近段(空心白色箭头)和右肺动脉降支(实心白色箭头)内偏心分布的血栓,导致(D)右肺下叶血管完全阻塞和显影弱化(实心白色箭头)

比较了 DSA,心电图门控 MDCTA 和增强 MRA 检测与慢性血栓栓塞性疾病有关的血管变化。根据与参考标准的比较,调查人员得出结论,在主干,叶和段水平的血管异常,MDCTA 提供了最好的图像质量和最高的敏感性和特异性[65]。

MRI 的其他征象对于评估 CTEPH 患者十分有用,例如成像片段能够评估 RV 和 LV 功能,并提供关于收缩末期和舒张末期容积,射血分数和肌肉质量的数据[71,72]。此外,时相对比成像可以用于测量 CO,以及肺和全身动脉血流[68]。

评估慢性血栓栓塞性肺高压患者肺血栓内膜切除术的可行性

对疑似 CTEPH 患者的评估的目的有明确诊断,确定 PTE 是否可行,以及经过仔细评价合并症,风险和预期效益,是否应当进行外科治疗。一旦明确 CTEPH 的诊断,下面要考虑的是通过确定手术是否能够切除慢性血栓病变来确定患者是否适合手术,即“可手术性”(框 26.2)。尽管诊断方法不断进步,手术经验不断累积,这一评价仍然是主观的。前述对诊断性检查解读的经验及专科中心 PTE 手术团队的能力决定了哪些慢性血栓栓塞病变可以去除。随着手术经验的积累,不仅可以切除 PA 主干和肺叶水平疾病,而且可以切除更远端水平段慢性血栓栓塞性病变(图 26.6)[73,74]。尽管 PTE 操作的早期经验集中于治疗 PH 和 RV 衰竭患者,但手术干预的适应证已经扩大到包括那些静息时没有 PH 症状的慢性血栓栓塞性疾病患者。一项含 42 例有症状慢性血栓栓塞症患者和基线 mPAP 低于 25mmHg 的报告得出结论:PTE 能显著改善功能状态和生活质量[75]。在发展为有症状的 PH 之前,血栓内膜切除术和肺区再灌注可以阻止该组患者中小血管动脉病变的发展。

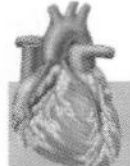

框 26.2 肺血栓内膜切除术患者选择标准

- 手术可切除的慢性血栓栓塞性疾病
- 有症状的慢性血栓栓塞性疾病,伴有或不伴有肺高压和静息时右心功能障碍
- 没有直接威胁生命的并存疾病
- 患者由于心肺功能差或预后不良要求手术治疗
- 患者愿意接受肺血栓内膜切除手术死亡风险

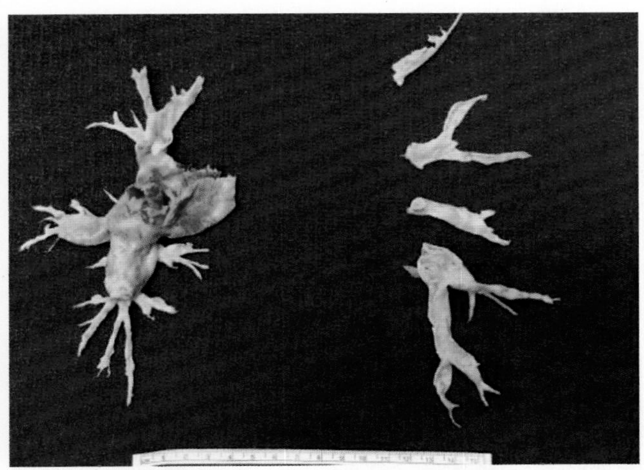

图 26.6 肺血栓内膜切除术中取出的物质,显示右肺动脉主干内机化的血栓和半机化的血凝块,左侧可见段水平血栓。术前肺血流动力学指标:平均右房压,10;肺动脉压,83/33(平均 55);心脏指数,2.09L/min/m^2。术后血流动力学:中心静脉压,9;肺动脉压,43/15(平均 24);心脏指数,4.8L/min/m^2

与确定手术适应证同样重要的是围手术期风险的评估。正确的右心导管术使临床医生能够准确确定 CTEPH 患者的 PH 的严重程度和 RV 功能障碍程度。早期观察表明,PVR 大于 1 000dynes·s·cm^{-5} 的严重 PH 患者围手术期死亡风险更大[76]。Hartz 及其同事[77]报道,术前 PVR 大于 1 100dynes·s·cm^{-5} 死亡率可达 41%,如果 PVR 小于 1 100dynes·s·cm^{-5},则死亡率小于 6%。之后另一项报道表明,术前 PVR 大于 1 200dynes·s·cm^{-5} 的患者的术后死亡率为 20%,而术前 PVR 小于 900dynes·s·cm^{-5} 的患者的术后死亡率仅 4%[78]。虽然全世界的围手术期死亡率均有所下降,但是对于有更严重 PH 及 CTEPH 所致失代偿右心室衰竭的患者来说,围手术期仍有较高的死亡风险[79]。Madani 及同事[74]报道,在 2006—2010 年期间,500 名行肺血栓内膜剥脱术的病人的围手术期死亡风险下降 2.2%,在同一组中,术前 PVR 大于 1 000dynes·s·cm^{-5} 的患者的术后死亡率为 4.1%,与此同时,术前 PVR 小于 1 000dynes·s·cm^{-5} 的患者的术后死亡率为 1.6%。随后,Madani 及同事[79]对比了术前 PVR 分别大于(n=26)及小于(n=78)1 200dynes·s·cm^{-5} 的 CTEPH 患者行肺血栓内膜剥脱术后的结果。PTE 术后住院期间总死亡率为 4%;所有死亡病例均为 PVR 大于 1 200dynes·s·cm^{-5} 以及有失代偿性右心衰表现的患者[79]。

最后,应该期望接受这个复杂的技术挑战性强的手术的患者,PTE 术后会有理想的效果。有严重合并症的患者,如重度肺气肿或患有恶性疾病的生命垂危者,不仅围手术期风险大,也可能不适合行 PTE。虽然在技术操作上该手术是可行的,但是这种积极的干预可能不太可取。此外,当 PH 的高低与通过血管造影可见的 CTEPH 的程度成比例,以及手术切除预计不会对肺血流动力学的改善带来实质性改变时,不应采取该手术治疗。不幸的是,这依然是主观方面的评估。以前拟建立的客观标准中,小血管疾病可能对 CTEPH 患者的 PVR 有影响,肺动脉阻塞波形分析用于确定血管阻力的近端与远端成分"比例"。虽然需要专门的设备,并且在该患者群体中可能难以获得足够的阻塞波形,该技术已取得数据强调了 CTEPH 中存在各种各样的肺血管病变;具有可手术性疾病的患者上升支阻力较大[80]。在一个 26 名 CTEPH 患者的小型序列中,Kim 和同事[81]用这个波形分析证明了上升支阻力与术后 mPAP 和 PVR 呈负相关。此外,本系列的四例死亡病例均发生在上升支阻力小于 60% 的患者[81]。然而,Toshner 和同事没有观察到这样明确的界限值[80],在 PTE 术后死亡的两名 CTEPH 患者的上升支阻力分别为 68% 和 73%。因此,根据血流动力学的现有信息未能提供足够的"客观数据"来确定患者不适合外科手术。

手术治疗

历史背景

直到 20 世纪 20 年代后期,慢性血栓栓塞性疾病才被认为是一个独立的疾病诊断。Hurwitt 和同事在 1958 年报道了首次尝试从肺动脉壁去除黏附血栓的手术[82],这一具有里程碑意义的操作是采用动脉内膜切除术而不是取栓术作为慢性血栓栓塞性疾病首选的外科手术。在 1961 年和 1962 年,使用体外循环(CPB)造成全身低温的方式成功地施行了 2 次内膜切除术。Chitwood 及同事[83]发表的截至 1985 年对全世界 PTE 术经验的历史回顾显示,85 例接受内膜切除的患者的整体围手术期死亡率为 22%。Moser 及同事[37]发表了 42 例接受 PTE 治疗的 CTEPH 患者,其院内死亡率为 16.6%。35 名生存者中(平均随访 28 个月),16 名心功能为 NYHA Ⅰ级,18 名为 NYHA Ⅱ级,1 名为 NYHA Ⅲ级。术后 PVR 从 897±352 显著下降至 278±135dynes·s·cm^{-5}。该研究证实,这些患者术后 1 年心功能有显著改善[37]。7 名外科医生一直参与 UCSD 的项目,自 1970 年以来已经实施了超过 3 300 个 PTE 手术。Drs. Braunwald、Utley,、Daily 及 Dembitsky 等在 1970 年至 1989 年期间一起实施了 188 个手术,逐渐对外科术式进行了修改,包括使用正中胸骨切开术和低温停循环技术等。Drs. Jamieson 和 Kapelanski 从 1989 年至 2000 年初实施了 1 400 多次手术。自 2000 年以来,Drs. Jamieson 和 Madani 手术总病例数超过 3 000 例,而 Drs. Madani 和 Pretorius 每年约实施 180 台类似的手术,死亡率约为 1%~2%。UCSD 是全球 PTE 手术的先驱,迄今为止的大部分 PTE 手术经验由该机构报告;本章内容以此丰富的经验为基础(图 26.7)。

肺血栓内膜切除术

PTE 是治愈 CTEPH 唯一的方法,有经验的手术中心围手

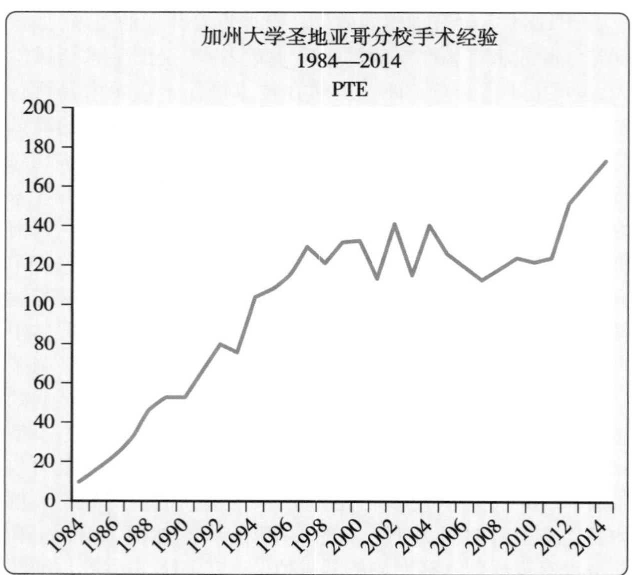

图 26.7 1984—2014 年加州大学圣地亚哥分校手术经验。PTE，肺血栓内膜切除术

术期死亡率低至 2%～5%[7]，大多数患者术后血流动力学接近正常，临床症状显著改善。CTEPH 的治疗方法应根据 CTEPH 团队以及内科医生、放射科医师和外科专家的跨学科讨论来决定。除非有至少两名独立的有丰富 PTE 经验的外科医生对患者进行了评估，否则不应将患者的状况视为不能手术。详细的术前患者评估和选择，手术和麻醉技术，细致的术后管理对于手术成功至关重要。完成内膜切除术后，肺血流动力学几乎转为正常，PVR 显著降低。如果每年至少进行 20 到 30 次该手术且死亡率低于 10%，则可以将中心视为足够专业[14]，专家中心通常每年实施超过 50 多次此类手术，死亡率低于 4%～5%，即使远端疾病患者也能取得优异的疗效。该手术的操作已被描述过[84,85]。

该操作遵循以下 4 个基础但重要的原则：

1. 内膜切除术必须是双侧的；因此，采用正中胸骨切开术。

2. 识别正确的切割平面至关重要，必须在每个段和亚段分支中识别对应的平面。

3. 完美的可视化也是必要的，彻底的远端内膜切除要在循环停止的情况下进行。停循环通常限制为一次 20 分钟，允许降温至 18℃。

4. 完全切除至最小血管远端的内膜是很重要的。

必须实施双侧内膜切除术，因为几乎所有 CTEPH 患者都存在双侧血栓栓塞性疾病，PH 也是双侧现象。从以往手术看，许多报告都描述了单侧手术，偶尔也会在没有经验的医院进行侧开胸术。然而，单侧的方法忽略了对侧的疾病，由于存在支气管血流，使手术视野不佳，也没有暴露患者对侧，患者在肺动脉夹闭期间会出现血流动力学危象。此外，CTEPH 的侧支通路不仅来自支气管动脉，而且还来自膈肌、肋间和胸膜的血管。因此，通过开胸术切开胸膜腔内的肺可能出现大量出血。正中胸骨切开术除可以双侧操作外，还可避免进入胸膜腔，并为建立 CPB 做准备。

CPB 对于确保心血管稳定性和低温停循环来说是必不可少的。无血操作需要良好的手术野可见性，充分的内膜切除平面，然后跟随 PTE 切除的标本深入到亚段血管。由于在这些情况下通常存在大量支气管血流，因此停循环对于确保手术野的清晰可见来说是非常必要的。虽然有少量的报告描述了没有停循环下进行该手术的情况，但我们依旧强调尽管内膜切除术中有些情况下可以不使循环停止，但完全内膜切除术在循环未停止时进行操作是不可能的。我们总是在不停循环的情况下开始手术；在停循环前能切除一部分，但从未彻底切除。停循环限于 20 分钟内，两次停循环之间恢复血流。随着经验增长，一次停循环期间通常可施行一侧的内膜切除。真正的内膜切除术必须完成血管中层的切除。必须明白的是，有时手术中没有可见血栓。事实上，大多数患者没有游离血栓并且进行初次检查时，肺血管床可能正常。关于该手术的早期文献表明，血栓切除术通常在没有进行内膜切除术的情况下进行；在这些情况下，肺血管阻力没有改善，常常导致患者死亡。正中胸骨切开术后，心包纵向切开并附着于伤口边缘。典型病例右心扩大，伴随右心房张力增高和不同程度三尖瓣反流(图 26.8)。通常存在严重的 RV 肥大，并且当有严重阻塞时，搬动心脏时患者的情况可能不稳定。

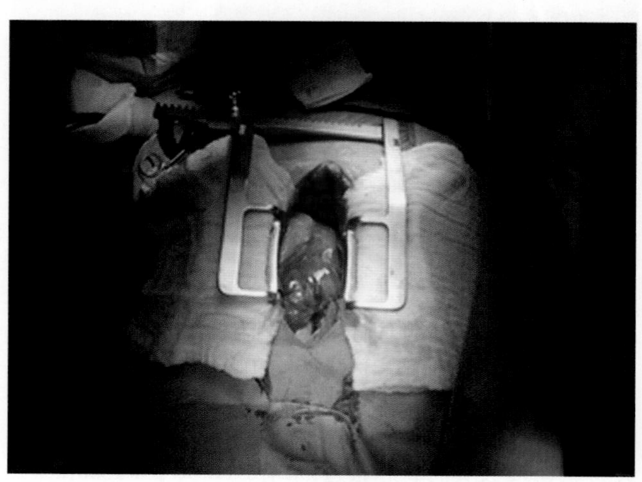

图 26.8 正中胸骨切开术所见右心房扩大及张力增高

使用肝素钠(静脉注射 400U/kg)抗凝可延长激活凝血时间超过 400 秒。通过升主动脉插管和上下腔静脉插管建立全流量 CPB。心脏在 CPB 期间被排空，在肺动脉瓣远端 1cm 处的肺动脉主干正中插管。这个是左肺动脉切开的起始位置。

CPB 开始时，使用头套和变温毯进行表面降温，并用氧合器冷却血液。降温期间，维持动脉血和膀胱或直肠之间的温差不超过 10℃[86]，降温通常需要 45～60 分钟。室颤时，通过右上肺静脉置管至左心房。这能防止左心房(LA)和左心室因大量的支气管血流而扩张。

降温期间，可以进行初步切除，并从升主动脉游离右肺动脉。上腔静脉(SVC)也被充分游离。右肺动脉经正中入路而非 SVC 侧方。肺动脉的内膜切除都是在心包内进行，不应该进入胸腔。然后经升主动脉与 SVC 下方切开右肺动脉，在中叶动脉后可进入下叶分支。重要的是，始终在正中切开血管直至下叶而非中叶动脉。

任何松动的血栓，如果有，都应被去除。没有切除内膜的取栓术是无效的，并且在大多数 CTEPH 患者中，在手术中直接检查肺血管床通常不能发现明显的栓塞物。因此，没有经验的外科医生或通过粗略观察，即使是严重 CTEPH 患者，肺血管床也可能正常显现。

在没有丰富的支气管循环的早期切开时可以找到内膜切除的分界平面。但是，尽管停循环前可以切除少量内膜，在未能看清前继续切除是不明智的，因为完整地到找到正确的内膜切除分界平面至关重要。与血栓相关的肺动脉闭塞性疾病可分为 5 类。UCSD 分级系统描述了不同的血栓栓塞的水平与对应的内膜切除术的难度（框 26.3）[87]。0 级无证据表明存在慢性血栓栓塞性疾病。换一种说法，发生了误诊，或者可能一个肺完全不受血栓栓塞性疾病的影响；这两种情况都很少见。尽管血流停滞可致继发血栓，其本质符合内源性小血管疾病的特点。小血管疾病可能与血栓栓塞事件（"原发性" PH）无关，或者可能与之前未受累血管内高流量或高压所致血栓栓塞性高血压有关，这一情况类似于艾森门格综合征的形成。研究人员认为，可能存在受累的对侧肺或同侧肺的狭窄区域所致交感"对话"。

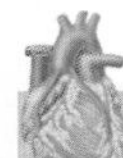

框 26.3 加州大学圣地亚哥分校慢性血栓栓塞分级

Ⅰ级：肺动脉主干的慢性血栓栓塞性疾病
ⅠC 级：一侧主肺动脉完全闭塞合并慢性血栓栓塞性疾病
Ⅱ级：慢性血栓栓塞性疾病起始于肺叶动脉或肺动脉下降支
Ⅲ级：慢性血栓栓塞性疾病起始于肺段动脉水平
Ⅳ级：慢性血栓栓塞性疾病起始于肺亚段动脉水平
0 级：无任何肺部慢性血栓栓塞性疾病

From Madani MM, Jamieson SW, Pretorius V, et al. Subsegmental pulmonary endarterectomy: time for new surgical classification. Abstract presented at the International CTEPH Conference, Paris, 2014.

Ⅰ级疾病（图 26.9）是指血栓栓塞物质存在且易于在左侧和右侧主肺动脉的开口处见到的情况。Ⅰ级疾病的亚组，ⅠC，指左侧或右侧主肺动脉完全闭塞和肺部无灌注。完全闭塞可能代表完全不同的疾病，特别是左侧闭塞时（图 26.10）。这组患者，通常是左主肺动脉完全闭塞的年轻女性，

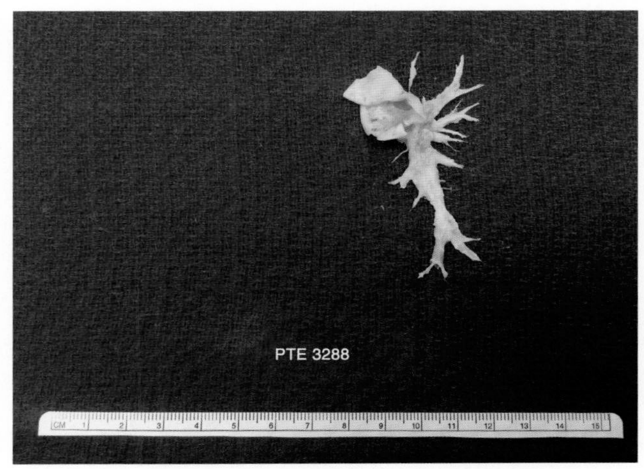

图 26.10 右侧（0 级）无疾病存在的实例，左侧（Ⅰc 级）存在完全闭塞。PTE，肺血栓内膜切除术

即使施行完全的内膜切除，可能不会恢复其受累侧肺部的灌注，提示这是不同的内源性肺血管病变，与血栓栓塞性疾病无关。

Ⅱ级（图 26.11），疾病从肺叶或中间动脉开始，主肺动脉不受累。Ⅲ级疾病仅限于源肺段血管的血栓栓塞性疾病（图 26.12）。Ⅳ级是亚段血管的疾病（图 26.13），在更近端没有其他疾病。Ⅲ级疾病和Ⅳ级疾病是最具挑战性的手术。该疾病位于非常远端，局限于段和亚段分支血管。这些级别的疾病最常见与上肢反复血栓，长期留置的导管，起搏器导联，或房室分流有关。

当患者的温度达到 18℃时，主动脉被夹闭，并使用单次剂量的冷心脏停搏液（1L）。使用降温套管以获得额外的心肌保护。整个手术在单次主动脉阻断期间进行，不需要再次心脏停搏。

当血液遮挡肺血管床时，开始停循环，给患者放血。关闭患者的所有监护导管以防止吸入空气。收紧上下腔静脉圈套。虽然在其他手术中停循环时采用顺行或逆行脑灌注，这些方法在这个手术中是没有帮助的，因为它们不能提供完全无血的区域，并且丰富的经验可以实现短暂的循环暂停时间，

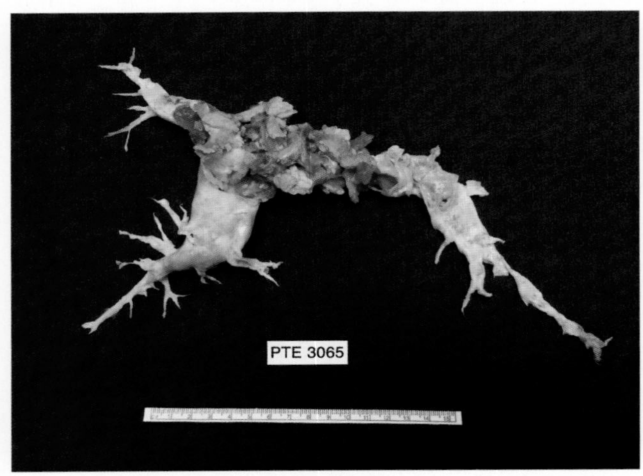

图 26.9 加州大学圣地亚哥分校慢性血栓栓塞分级Ⅰ级，左右两侧。PTE，肺血栓内膜切除术

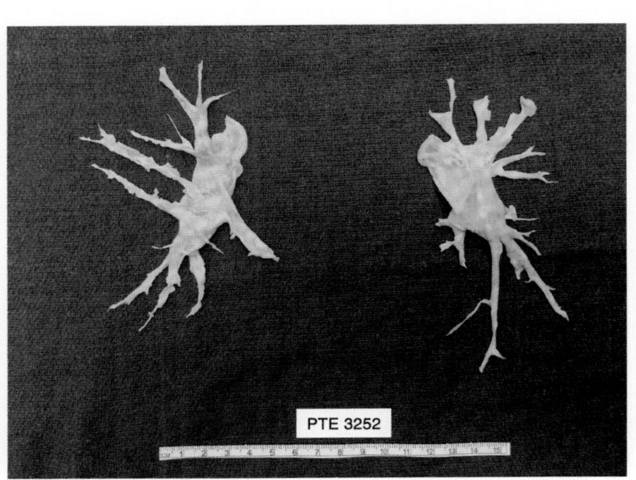

图 26.11 加州大学圣地亚哥分校慢性血栓栓塞分级Ⅱ级，左右两侧。PTE，肺血栓内膜切除术

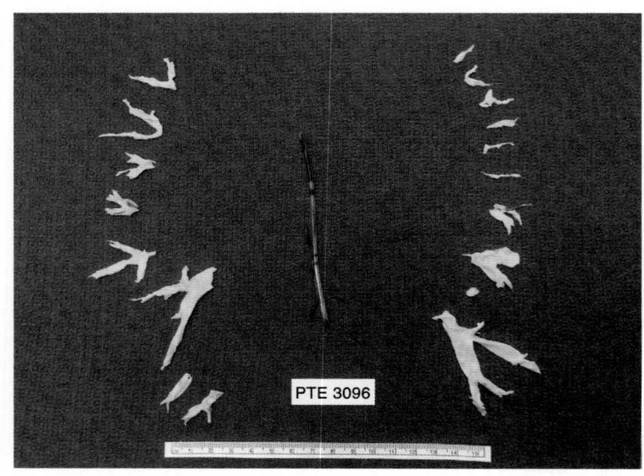

图 26.12 加州大学圣地亚哥分校慢性血栓栓塞分级Ⅲ级，左右两侧。PTE，肺血栓内膜切除术

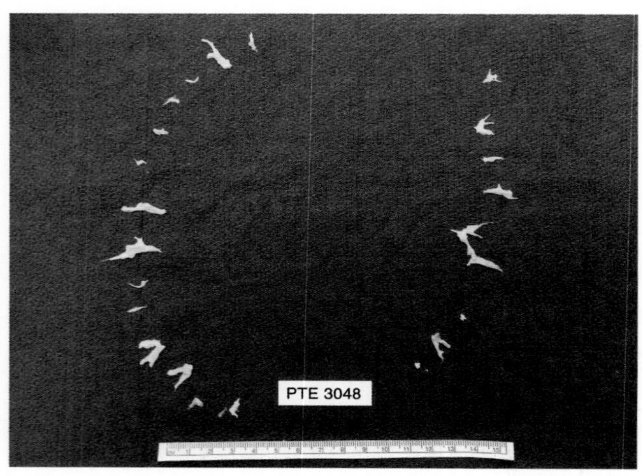

图 26.13 加州大学圣地亚哥分校慢性血栓栓塞分级Ⅳ级，左右两侧。PTE，肺血栓内膜切除术

因而并不需要这些技术。任何残留松动的血栓性碎片都被去除。然后用微型刀片剥除以找到后方的内膜切除平面。正确地切除平面是至关重要的，因为如果平面太深，PA 可能穿孔，这是致命的；如果解剖平面不够深，血栓栓塞物质去除不足。当到达适当的平面时，易于剥离，留下的 PA 外层物质呈现某种黄色。理想的分层标志为珍珠白平面，容易剥离。没有残留的黄色斑块。如果切除过深，则呈淡红色或粉红色，表示已经达到外膜。应该立即寻找一个更表浅的平面。

一旦找到正确的平面，在切口区域应留下全层，以便于后续的修复。然后应用翻转技术，使用专门开发的切除器械（Jamieson 吸引器，Fehling Corporation，Acworth，Ga）和特别设计的双向钳（Madani PTE 钳，Wexler Surgical，Houston，Tex）进行内膜切除术。由于血管部分翻转和处理亚段分支，之后这里的穿孔无法修复也不可见。这就是通过停循环提供的完全无血区域及完美的可视化十分重要的原因。跟踪并游离每个亚段分支，直到其结束为“尾”，在此之后不再有阻塞。残留材料不应该被切断；整个标本应该逐渐变细，自然游离。完成右侧内膜切除后，重新开始循环，并且用连续的 6-0 聚丙烯缝合线修复动脉切口。开始时切开的特点可以辅助缝合切口后的止血，及在切口附近保留 PA 血管壁的完整厚度。

右侧动脉切开修复后，外科医生移动到患者的右侧。取出肺导管，并在心包反褶下方横向切开动脉，再次进入下叶，但是避免进入左侧胸膜腔。额外的横向切开并不增加管腔内能见度，可能危及左膈神经，并使随后的左肺动脉修复更加困难。心包反褶处左肺动脉上方常见淋巴管，最好在 PA 切开之前夹住该淋巴管以免被切断。

左侧内膜切除类似于右侧。当循环再次停止之前，有至少 10~15 分钟，在此期间静脉氧饱和度超过 90%。左侧内膜切除期间停循环时间与右侧时限一样（约 20 分钟）。

在完成内膜切除术后，CPB 重新启动，开始复温。使用甲泼尼龙（500mg，静脉注射）和甘露醇（12.5g，静脉注射），并且在复温期间，在灌注液和体温之间温差不超过 10℃，灌注液最高温度为 37℃。如果全身血管阻力（SVR）高，应用硝普钠来扩张血管和促进复温。

修复左肺动脉切口后，PA 导管更换至左侧 PA。缝合动脉切口后，心脏恢复其自然的解剖位置。如果术中经食管超声心动图（TEE）显示间隔缺损，则右心房被打开并检查。关闭所有心房间通道。虽然这些患者通常有严重的 TR，但是除非存在三尖瓣结构异常，否则不施行三尖瓣修复。如果三尖瓣形态正常，三尖瓣功能在术后几天内会随 RV 重塑恢复。如果需要其他心脏手术，如冠状动脉或二尖瓣或主动脉瓣手术，则在全身复温期间进行。所有心脏手术结束后，停止心肌降温。取出 LA 导管，并修复开口。排空心脏内气体，开放主动脉。患者复温后，CPB 终止。在心房和心室外膜放置临时起搏导线。尽管实施 CPB，止血并不困难，因此血液制品通常是不必要的。常规缝合伤口。在 CPB 之后的头几个小时，保持排尿通畅。

肺血栓内膜切除术的患者的麻醉管理

术前评估

患者术前入院以接受全面的检查评估。右心导管是诊断 PH 的金标准，也是精确测量右心房（RA）压力和 PAP，及评估 PAH 严重程度的唯一方法。Jamieson 和同事[84]在 1 500 例手术经验中发现术前 PVR 大于 1 000dynes · s · cm^{-5} 与术后 10% 死亡率有关，而术前 PVR 低于 1 000dynes · s · cm^{-5} 术后死亡率仅为 1.3%。PH 定义为 mPAP 大于 25mmHg 和 PVR 大于 300dynes · s · cm^{-5}。RV 舒张压大于 14mmHg 及 RA 压力升高表明 RV 衰竭。mPAP 值大于 50mmHg 和 PVR 大于 600dynes · s · cm^{-5} 提示严重 PH。CO 和心脏指数（CI）也有助于 RV 功能障碍的判断。术前，所有接受 PTE 的患者均置入 IVC 滤器，以预防内膜切除术后 PE。

血流动力学管理和麻醉诱导

在手术当天，在术前准备区放置粗大外周静脉导管和桡动脉导管。苯二氮䓬类药物偶尔会被用来镇静，但要特别小心，同时充分监测，最好在手术室内使用。应该实施个体化镇静，注意焦虑和疼痛可以增加 PVR，而过度镇静可导致高碳酸血症和缺氧，引起酸中毒加剧 PVR 升高。肺动脉导管（PAC）可以在术前放置但通常在麻醉诱导后放置。

CTEPH 根据其分类为毛细血管前 PH，其特征是正常的 LV 收缩功能和右心血流动力学异常。因此，诱导和决策应以 RV 功能为中心。右心室通常肥大扩张，并有右心房扩张。接受 PTE 的患者有固定的 PVR 和并存的 RV 功能障碍；因此诱导期间平均动脉压的任何明显降低可能会减少 RV 灌注并引起心脏衰竭和死亡。维持足够的 SVR，足够的心肌收缩力和正常的窦性心律维持全身血流动力学，以及 RV 冠状动脉灌注。应避免使用硝酸甘油或硝普钠等药物降低 PVR，因为这些药物对相对固定的 PVR 作用极小，并且它们降低 SVR，从而危及 RV 冠状动脉灌注和 RV 功能，迅速导致低血压和心脏衰竭。吸入一氧化氮(NO)是安全的，但一些患者对 NO 无反应，并且在诱导中很少需要。血管收缩剂(如去氧肾上腺素或血管升压素)是处理低血压和促进足够的 RV 灌注的重要方法。尽管 PVR 相对固定，但应尽量减少进一步增加 PVR 的情况，例如缺氧和高碳酸血症。

麻醉诱导药物的选择取决于血流动力学不稳定程度。经常使用依托咪酯，因为它能保持交感神经紧张，没有明显的直接心肌抑制作用。琥珀酰胆碱或罗库溴铵可用于实现快速气管插管和控制气道。建议滴定麻醉药剂量减轻通气控制后插管反应，以避免出现胸壁强直和通气不足。持续输注儿茶酚胺增强心血管事件高风险患者的心肌收缩力(框 26.4)。

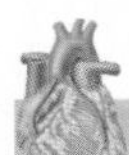

框 26.4 即将心衰的征象

- 右心室舒张末期压力>15mmHg
- 严重三尖瓣反流
- 肺血管阻力>1 000dynes · s · cm^{-5}

诱导后常规放置 PAC，而不是术前，因为术前通常有右心导管测量数据。TEE 非常有助于指导 PAC 的置入，并确认 PAC 在 PA 中的位置。接受 PTE 的患者常见右心房和右心室扩张，因此可能 PAC 放置困难。PAC 对评估外科干预对肺血管反应性的影响至关重要。晚期疾病患者可能无法仰卧或置于 Trendelenburg 体位，这些体位有时可能导致心肺衰竭。如果术前 TTE 显示 RA、RV 或主肺动脉血栓，则在诱导后，置入 PAC 前立即行 TEE。在这种情况下，PAC 放置应由 TEE 引导，并且将 PAC 留在 SVC(20cm 处)，直到外科手术完成。因为接受 PTE 的所有患者需要长时间 CPB 和循环暂停，在诱导后需置入股动脉导管以监测 CPB 后的动脉压，因为桡动脉导管会显著低估全身动脉压，其差值高达 20mmHg。Mohr 和同事[88]及 Baba 和同事[89]均观察到这一现象，他们认为原因是血液重新分配后肢体血液量减少。PTE 期间监测的患者各项血流动力学指标屏幕截图如图 26.14 所示。

SEDLine 脑功能监测(Hospira，Lake Forest，Ill)用于监测脑电图。这种四通道处理的脑电图能够确认脑电等电位即停循环前的最小脑氧耗。它也可作为手术过程中意识水平的监视器。大脑近红外光谱仪，例如 FORE-SIGHT(CAS Medical Systems，Branford，Conn)用于监测手术和停循环期间患者额叶组织内的脑血氧饱和状态。Ikeda 及其同事证实，该设备是一种临床上估计颈内静脉血氧饱和度($SjvO_2$)和全脑氧平衡的

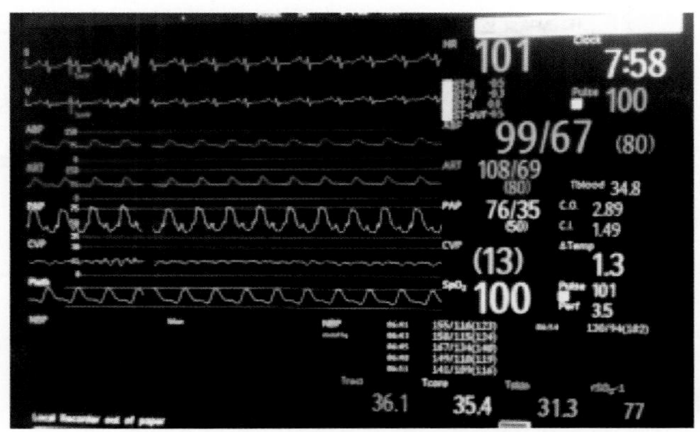

图 26.14 肺血栓内膜切除术期间监测的患者各项血流动力学指标屏幕截图

无创方法[90]。在一项包含 2 000 多名患者的回顾性研究中，Goldman 及同事[91]确定在他们的实践中，脑氧饱和度监测降低了心脏手术患者的卒中发生率。Yao 等[92]观察到 101 例心脏手术的患者中脑缺氧与神经认知功能障碍之间的关联。这些研究者发现脑氧饱和度低于 40% 超过 10 分钟的患者神经认知功能障碍的发生率增加(见第 18 章)。

在所有 PTE 期间，采用多种方式实现体温监测，neng 能准确地定量温差并确保平稳的降温和复温。膀胱温度和直肠探头用于估计核心温度。使用鼓膜探头估测脑温，PAC 测量血液温度[93]。

急性等容血液稀释通常用于初始血细胞比容增高，没有任何伴随的心脏病。通常，麻醉诱导后收集 1~2 单位全血，这取决于初始血细胞比容，如果需要维持血流动力学稳定性，则用胶体替代。急性等容血液稀释对深低温停循环有益，因为它有助于降低血液黏稠度，优化毛细血管血流，并促进平稳降温[94]。这种自体全血在给予鱼精蛋白后再回输，可以提供血小板和凝血因子，并改善体外循环引起的凝血因子稀释。抗纤溶剂不常规用于 PTE，因为患者自身常有高凝。

TEE 常规用于监测接受 PTE 患者的血流动力学，评估 RV 和 LV 功能，识别心内血栓或瓣膜疾病，评估体外循环后 RV 功能和协助排除空气。详细评估房间隔以排除 PFO，在 PTE 人群中其发生率达 35%[95]。所有患者均采用两种方法进行评估：彩色多普勒和激活超声心动图对比。如果彩色多普勒的结果不确定，则激活超声心动图对比成像特别有用。施加 30cmH_2O 的正压 10 秒，随着 Valsalva 手法的释放，注入激活超声心动图造影剂(活化的血液或 5% 白蛋白而不添加空气)。超声心动图对比研究最好在患者准备好和铺巾后进行，因为造影剂注射后可能发生血流动力学崩溃。大多数 PFO 在术中进行修复。PFO 检查流程如图 26.15 所示。在极少数情况下，如手术效果不好，预计右侧压力高，PFO 作为"溢流口"开放，以改善 RV 功能，并在增加 CO 的同时造成一定的低氧血症。在这种情况下，闭合 PFO 临床上是有害的，因为会减少 LV 充盈并增加顺应性差的右心室充盈[84,96]。

患者的头部被包裹在降温毯中，因为所有 PTE 治疗的患者都需要停循环。头部包裹系统(Polar Care，Breg，Vista，Calif)由两个配件组成：可重复使用的 Polar Care 500 降温装置(冷却桶、泵、泵支架和交流电源变压器)和一次性使用的包

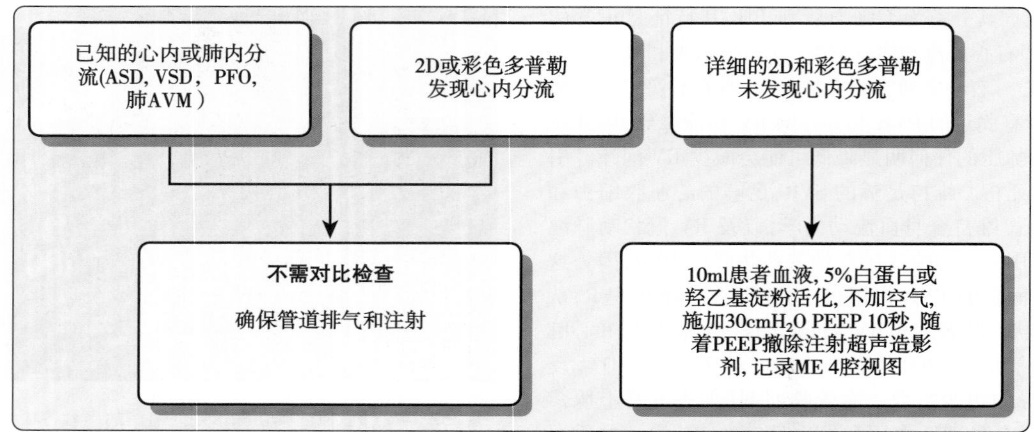

图 26.15 肺动脉血栓内膜切除术术中实施对比超声心动图检查的流程。ASD,房间隔缺损;AVM,动静脉畸形;ME,食管中段;PEEP,呼气末正压;PFO,卵圆孔未闭;VSD,室间隔缺损;2D,二维

裹材料(图 26.16)。在停循环期间使用该系统的 55 例患者中,平均鼓膜温度为 15.1℃。头部包裹提供充分的脑部降温,包裹整个头部,比冰袋容易使用。已被用于 3 000 多例患者,无并发症。

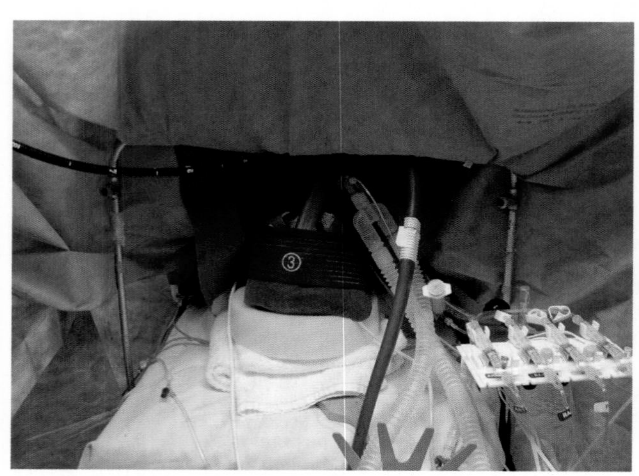

图 26.16 肺内膜切除手术中停循环期间使用的 Polar Care 500 降温毯。(*Courtesy Breg, Vista, Calif.*)

体外循环预充,降温和低温停循环

除非计划实施冠状动脉搭桥手术,否则体外循环前时间通常很短。体外循环系统用 1 000ml Plasma-Lyte A(Baxter, Deerfield, Ill),100ml 25% 白蛋白,5~12ml(100U/kg)肝素,12.5g 甘露醇和 8.4% 碳酸氢钠 50ml。停循环时,加入 30mg/kg 的甲泼尼龙,最大剂量 3g,复温时时再加 500mg。类固醇理论上起到细胞膜稳定和抗炎作用[97]。苯妥英钠(15mg/kg)由体外循环治疗师在体外循环开始后使用,用于预防术后癫痫发作。

通过使用 CPB 调节温度,患者下方的降温毯和头部包裹降温,在体外循环开始后立即开始降温。给予恰当的降温和复温时间使得患者各个部位得到均匀充分的降温和复温,使用直肠、膀胱、估摸、肺动脉和灌注温度监测保持适当的温差。在开始深低温停循环前立即使用 2.5mg/kg 丙泊酚,以确保完全的脑电等电位。SEDLine 脑功能监测用于此目的,因为脑部降温可能不均匀或不完整,并且由于 PTE 是开放手术,可能发生脑栓塞;在偶发脑电活动时,它可以监测任何残留活动(图 26.17)[98]。

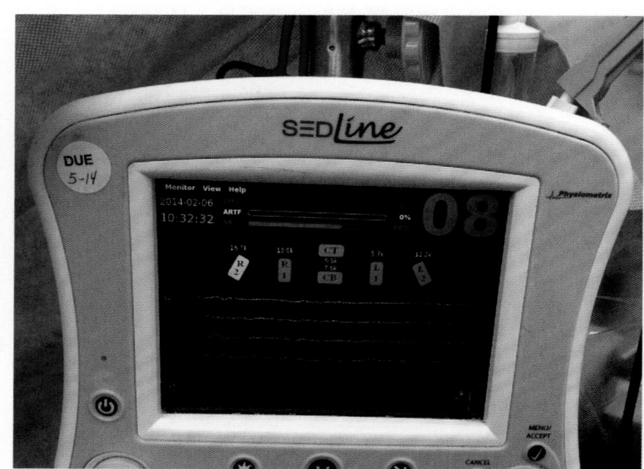

图 26.17 SEDLine 脑功能监测仪显示的爆发抑制,脑电图平坦。(*Courtesy Hospira, Lake Forest, III.*)

停循环前必须确认以下内容:脑电图等电位,鼓膜温度低于 18℃,膀胱和直肠温度低于 20℃,所有监测用的导管均应关闭,以减少放血期间空气进入血管的风险。

复温期与体外循环撤机

复温时灌注液不应超过 37℃,血液和膀胱或直肠之间的温差不应超过 10℃。复温过快,促进全身气泡形成,脑氧饱和度下降,不均匀变暖,可加重脑缺血,增加术后低温的机会(后降温)。复温期可长达 120 分钟来获得 36.5℃ 的核心温度,这取决于患者的体重和全身灌注。

CPB 撤机遵循与大多数其他心脏手术相同的过程,仅有少数例外。与外科医生的沟通最为重要,因为血栓栓塞性疾病的手术分级和成功移除的机化血凝块的量将决定需要多少强心药和血管收缩药支持(如果有的话)与体外循环分离。通过成功的内膜切除术,PVR 显著减少,RV 功能改善,如体外循环后 TEE 所见[99](图 26.18)。

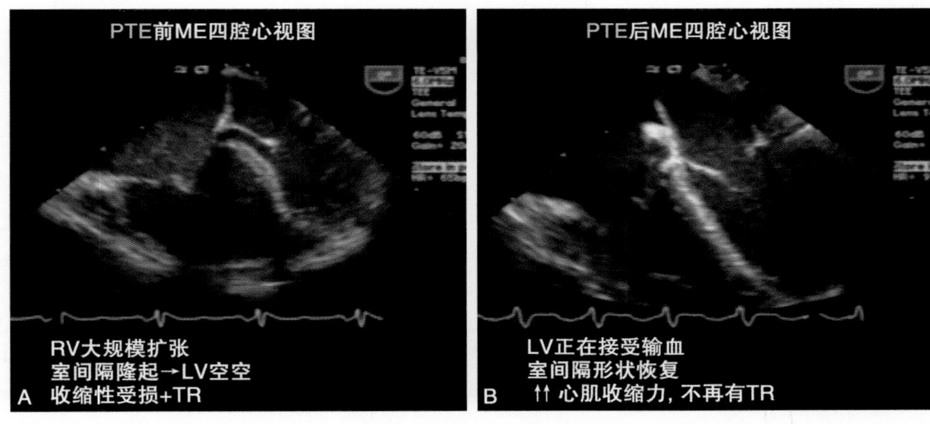

图 26.18 (A)肺血栓内膜切除术(PTE)前慢性血栓栓塞性肺高压患者的食管中段(ME)四腔心视图。注意右心房严重扩张,右心室、房间隔和室间隔向左心房和左心室(LV)隆起。(B)成功的 PTE 后,注意右心房和右心室(RV)大小的改善。TR,三尖瓣反流

如果发现残存 PH,患者可能需要积极使用强心药支持(例如,多巴胺,3~7μg/kg/min;或肾上腺素,0.03~0.15μg/kg/min),以及肺血管扩张剂,如米力农,吸入前列环素或 NO。吸入 NO 是优选的方法,因为它作用于肺血管而全身作用轻微。右心房通常安装临时起搏电极,起搏频率 90~100 次/min,以确保不完全的 RV 充盈,降低壁张力。也可以放置心室外膜起搏电极,但仅在房室传导受损的情况下使用。呼气末二氧化碳是通气量不足的衡量指标,并不代表 CPB 之前和之后患者的真正的动脉二氧化碳分压,因为疾病过程中存在无效腔通气。成功手术治疗后动脉和呼气末二氧化碳间梯度通常会改善,但反应时间各不相同。经常需要更高的分钟通气量来补偿 CPB,停循环和低体温导致的代谢性酸中毒。在与 CPB 撤机前,用 TEE 和 PAC 评估心腔内空气以及 RV 和 LV 功能。手术成功时,术中 TEE 可见 RV 功能的立即改善,畸形扁平的室间隔恢复正常。随着 PTE 后 PH 的显著缓解,舒张末期血流如预期获得改善。当然,这种变化与 CO 和 CI 的改进相关[100]。

为了规范通气并维持术后过度通气,PTE 后转运患者到重症监护病房应使用便携式转运呼吸机。如果术后护理得当,大多数患者在术后第二或第三天出 ICU,并随即于术后 1~2 周出院。

气道出血管理

再灌注肺水肿和气道出血是 PTE 最可怕的两种并发症。因此,麻醉医师必须掌握诊断和处理这些罕见并发症的方法,在复温期间体外循环撤机前常规检查气管导管内是否有出血或泡沫样痰[101]。

大多数出血病例是自发性的,仅在心脏射血恢复后发现。然而,如果在 PTE 期间怀疑外伤,外科医生会预期发生出血,并帮助及时确定需要隔离的支气管。如果 CPB 撤机后,气管导管中看到黑色血块,通常表明在一个 PA 分支中手术损伤了血-气道屏障。而粉红色泡沫样液体则提示当 PTE 增加原先闭塞血管的血流时引起的早期严重再灌注损伤。处理气道出血的中心是防止大量出血和维持充足的气体交换。保守的措施包括呼气末正压,使用支气管封堵器进行出血区段的肺隔离,中和肝素,纠正凝血障碍。这些方法通常可减少轻微的出血和再灌注损伤[102,103]。如果 CPB 撤机前确认出血,外科医生可以让心脏短暂射血同时使用纤维支气管镜直接观察出血区以确定出血部位。尝试使用支气管封堵器来分离受累肺区,防止血液进入其他区域,导致进一步气流减少和气体交换不足。因此,在 CPB 撤机之前,应特别注意优化氧合和通气。另外,当患者在 CPB 期间并且通过 PA 导管吸引时,可以尝试更换更大的(9~10mm)气管导管。这允许同时使用大号支气管镜与 9Fr Uniblocker(LMA North America, San Diego, Calif)。我们建议使用换管器,因为出血、水肿和暴露不佳使得直视下视野不清。使用 Uniblocker 有利于隔离肺或肺叶,Arndt 封堵器(Cook Medical, Bloomington, Ind)更适合隔离特定肺区。不推荐使用双腔气管导管,因为需要应用有吸引通道和诊断能力的大号纤维支气管镜。如果有轻微外膜损伤,封堵套囊可在直视下放气,并可恢复正常通气;然而,如果出现持续性出血,则需要继续进行肺隔离。

在持续氧合,通气和血流动力学不足的严峻情况下,应考虑各种形式的体外生命支持。有 3 种选择:

1. 双心室功能不全,可抗凝后使用静脉-动脉体外膜氧合器(ECMO)。

2. RV 功能不全而 LV 功能正常,使用 RA 输入和 PA 输出的 ECMO 旁路替代右室有助于气体交换及支持 RV 功能。

3. RV 和 LV 功能正常,使用带有肝素抗凝管路的静脉-静脉 ECMO,不需要全身抗凝,可改善氧合,但不提供心室支持(见第 28 章和第 33 章)。

CPB 后出血管理的流程如图 26.19 所示。使用 Seldinger 技术在超声和 TEE 引导下使用 Avalon Elite Bicaval 双腔导管(Maquet, Rastatt, Germany)进行右侧颈内静脉置管。使用彩色多普勒的双腔视图用于确保流出血液朝向三尖瓣[102,104,105]。这种技术是有效的,不需要抗凝剂,并保留搏动性肺循环和体循环血流维持适当的气体交换,同时允许自然止血过程修复受累的 PA 或毛细血管床。自然修复通常在 24~48 小时后完成,之后 ECMO 撤机。PTE 患者围手术期死亡的第三大常见原因是 PTE 后出现大量肺出血,残留的 PH 和再灌注肺水肿为两大主要原因。

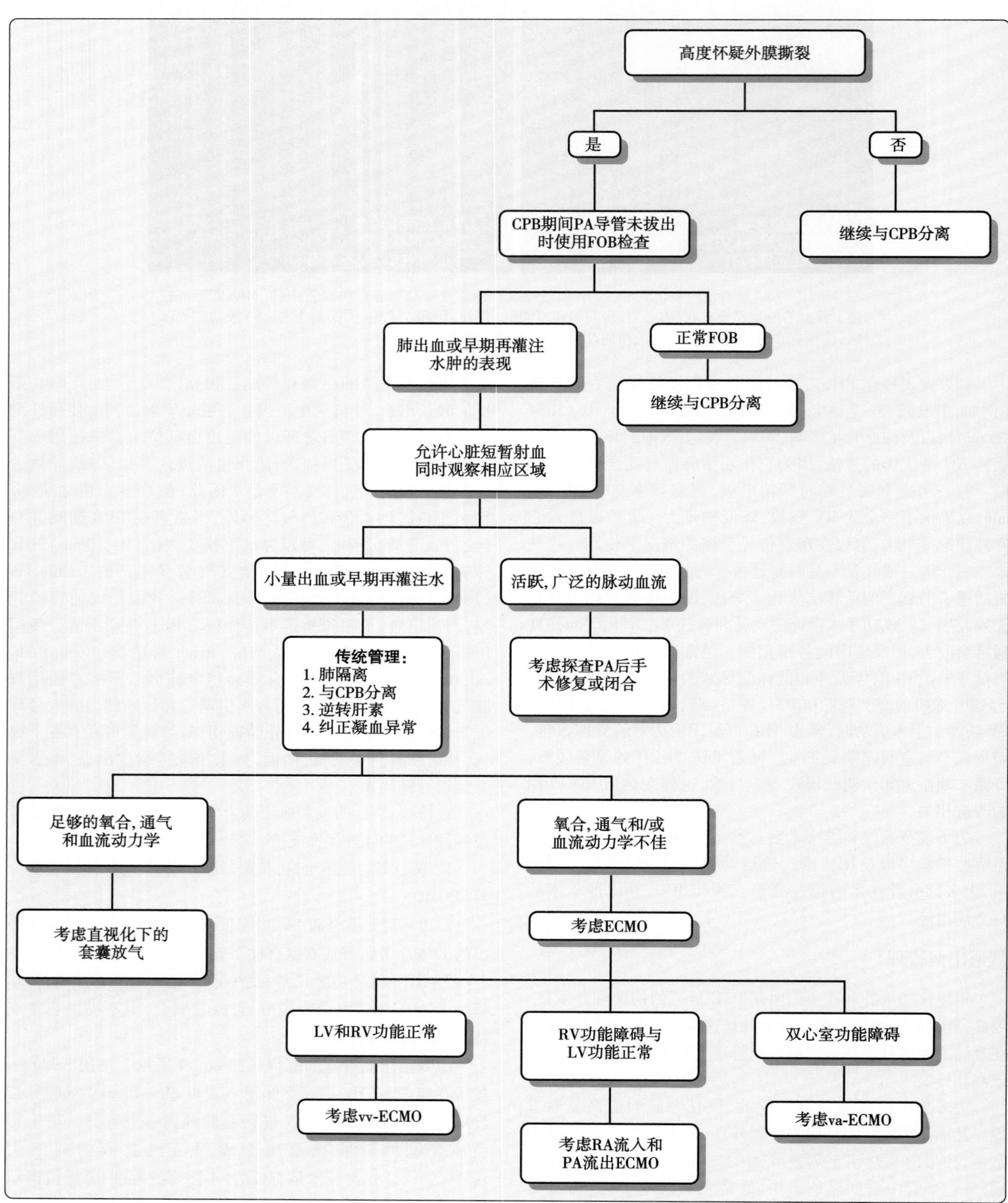

图 26.19 肺血栓内膜切除术心肺转流后肺出血管理流程。CPB，心肺转流；FOB，纤维支气管镜；ECMO，体外膜氧合；LV，左心室；PA，肺动脉；RA，右心房；RV，右心室；va，静脉动脉 vv，静脉-静脉。*Reprinted with permission from Cronin B，Maus T，Pretorius V，et al. Case 13-2014：management of pulmonary hemorrhage after pulmonary endarterectomy with venovenous extracorporeal membrane oxygenation without systemic anticoagulation.* J Cardiothorac Vasc Anesth. 2014；28(6)：1667-1676.)

术后患者的管理

在许多方面，PTE 手术患者的术后管理原则与需要胸骨切开和 CPB 的其他手术相似。希望尽量减少机械通气的时间，使用血管活性药物进行心肌收缩力和血流动力学支持，伤口护理，纵隔导管管理，“预防性”使用抗生素，疼痛管理和治疗术后心律失常和凝血异常，这些都是临床医生、护士、药剂师和呼吸治疗师管理 PTE 术后患者面临的常见问题。

然而，这种手术的几个方面经常出现独特的术后问题。例如，中位时间大约为 4 小时的 CPB 是凝血异常和血小板减少的危险因素，可导致显著但短暂的纵隔出血。尽管极少需要透析，但经常出现术后肌酐水平一定程度的上升。长时间灌注不足可致血清转氨酶水平暂时升高。深低温会导致复温期代谢性酸中毒，长时间的停循环与术后精神状态变化和谵妄有关[106]。内膜切除术本身在术后能即刻急剧改变心肺生理。成功的 PTE 后，RV 后负荷显著减少，并且先前由机化血栓堵塞的血管供血的肺部区域血流量显著增加。理解这些即时生理变化是 PTE 术后患者特殊管理的理论基础[107]。

肺血栓内膜切除术后血流动力学管理与持续性肺高压

有效 PTE 后的即时血流动力学结果包括 PAP 和 PVR（RV 后负荷）降低及 RV 功能和 CO 改善[73,78,108-111]。然而，术后前几天经常发生需要心房起搏的短暂性窦房结功能障碍。这种功能障碍可能是由术中低温和心脏停搏的残留影响引起的。此外，尽管 RV 后负荷降低，仍可观察到持续的 RV 功能障碍。如超声心动图所示，一定程度的 RV 应变可以持续，虽然模式与术前不同[9]。我们认为这种 RV 应变可能是由于体温过低的残留作用（包括使用心脏降温套）和心脏停搏引起的，是对肺血管顺应性差的反应，或者是 PTE 术中心包切开导致。短时间内，适度的心肌收缩力支持通常可有效维持足够的 CO。有时在没有感染或药物作用的情况下，PTE 后会出现持续低 SVR。如早先的情况，显著的低体温可能是造成这种现象的原因，α-肾上腺素能激动剂通常可以有效地维持血压。在极少数情况下，肾上腺功能不全可能是这种低血压的基础，应评估皮质醇水平（施用促肾上腺皮质激素后）以验证此诊断。一些患者在 PTE 后不能达到正常的 PAP 和 RV 功能，发生率在 5% 至 35% 之间。合理的解释包括不能手术切除的残留慢性血栓栓塞性疾病或大量共存的小动脉病变。

对功能状态和生存有负面影响的残留 PH 水平的长期信息尚缺[112-116]。术后短期内，显著的 RV 功能障碍使临床病程复杂化。注意氧合和细心的容量管理，纠正酸碱失衡，使用正性肌力药，间断胃肠外应用类前列腺素作为 PH 的靶向治疗来支持患者渡过这一术后危险期。在极端情况下，其他措施失败可使用 ECMO，特别是当并发缺氧呼吸衰竭时[117]。这种方法的成功是通过预先逆转心肺不稳定，有时这种积极的处理可以被看作是紧急情况下器官移植的桥接治疗[118]。

其他肺部注意事项与低氧血症的管理

成功 PTE 后，肺灌注转移，血流优先进入 PA 已被开放的区域。这种转变伴随着无慢性血栓肺区域灌注的减少，这被称为窃血现象[119]（图 26.20）。虽然先前无灌注肺实质的再灌注是降低 RV 后负荷的基础，但术后灌注变化是 $\dot{V}/\dot{Q}$ 失衡的原因，这是急性再灌注肺损伤发展的重要因素[120]。这种形式的急性肺损伤发生在内膜切除后的肺部区域，与不同程度的低氧血症有关[动脉氧分压与吸入氧浓度比值（P/F 比）<300]，在术后 72 小时内开始，胸部 X 线片可见无其他原因的肺部浸润（图 26.21）。尽管初步观察提示高通透性，炎性介导机制，病理生理学基础尚不清楚。已有应用高剂量皮质类固醇降低再灌注反应的发生率和严重程度的个别病例报道支持这一观察结果[107]。此外，一项随机，安慰剂对照临床试验检测使用凝集素类似物阻断中性粒细胞黏附和迁移的效果，显示 PTE 患者的肺损伤相对危险度降为 50%[121]。然而，良好设计的后续研究发现大剂量皮质类固醇的使用未能显示有效性[122]，并且这种术后并发症的发病率下降，并没有明显

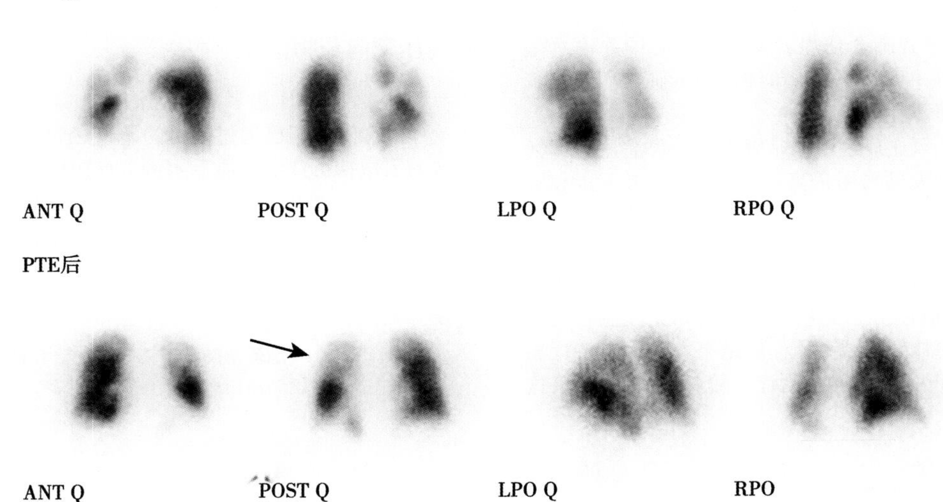

图 26.20　去除图 26.6 所示的机化血栓后肺灌注转移。在肺血栓内膜切除术（PTE）（其中最小量的慢性血栓栓塞物质被切除）后，右侧肺灌注相对增加，其中广泛的慢性血栓栓塞物质被切除，导致左上叶（箭头）低灌注，即“窃血”。术后 6 天的扫描。ANT，前面的；LAO，左前斜；POST，后面的；Q，灌注；RAO，右前斜

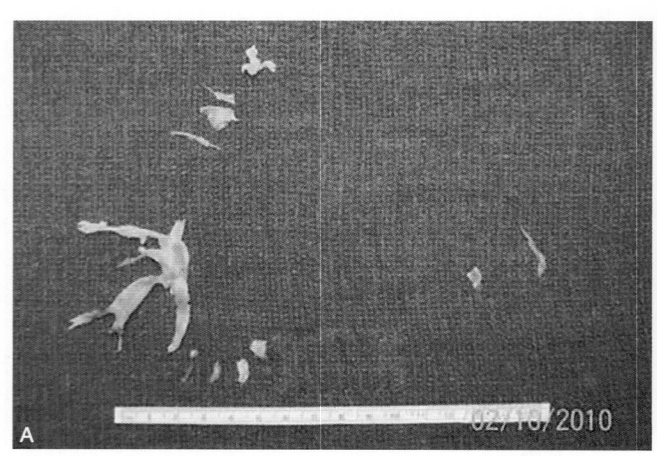

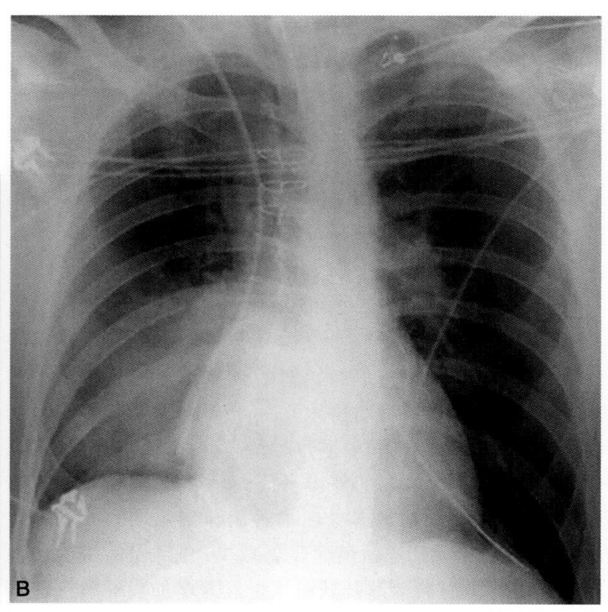

图 26.21 (A)来自右下叶(RLL)的肺血栓内膜切除术(PTE)标本(B)胸部 X 片显示在 PTE 24 小时内 RLL 中与再灌注肺损伤一致的肺部浸润。这一发现与从 RLL 的血管中去除慢性血栓栓塞物质有关,如图所示

的原因,即手术或麻醉管理的变化,这使"炎症"反应作为肺损伤的唯一生理基础受到质疑。此外,有报道称术前 PVR 与 PTE 后肺损伤发生率高相关[123],更多的观察发现,在 CTEPH 患者中可见毛细血管后微血管病变[124],表明血流动力学变化促进 PTE 后再灌注肺损伤。

再灌注肺损伤患者的治疗方法主要是支持治疗,干预的强度取决于低氧血症的程度。如前所述的肺血流量的变化,增加这一患者人群的管理难度:缺血性肺血管收缩的正常代偿机制在接受大量血流的受伤肺部区域变得迟钝,从而出现水肿,通气不良和顺应性差的区域。最轻微的损伤仅需要利尿减轻肺水肿和给氧。对于稍重的肺损伤,积极利尿,肺保护性通气策略和及时治疗并发肺部感染(如果存在)是治疗的主要方式。对于严重的肺损伤,当其他措施失败时,已有成功应用 ECMO 支持的先例[171,125]。至少最开始的时候使用吸入 NO 来纠正 $\dot{V}/\dot{Q}$ 失衡可能与一些患者的氧合改善有关。然而,这种方法在其他形式肺损伤患者的小型试验中并不总是有效[126]。类似地,在 PTE 后即刻,单纯使用低肺容积通气策略不太可能预防再灌注肺损伤[127]。

在术后即刻的低氧血症也可能是继发于新再灌注肺部区域的肺不张。调整呼吸机采用稍高潮气量,呼气末正压和肺复张手法的可有效改善此情况下的 $\dot{V}/\dot{Q}$ 比例。对于拔管患者,积极的肺复张手法消除肺不张常会改善氧合。

在没有明显的肺损伤的情况下,PTE 术后可观察到低 $\dot{V}/\dot{Q}$ 及其所致低氧血症[128]。这些可能是段和亚段血管内膜切除术后相对较小的肺部区域高灌注的结果。除了支持疗法和给氧之外,这种情况没有具体的治疗。随着时间的推移,这种灌注转移会改善。

术后血栓预防和抗凝

如果 PTE 后早期实现止血,常规皮下注射肝素及使用气动加压装置预防血栓。经验表明,有抗磷脂综合征病史 CTEPH 患者接受 1C 级切除术后,最近有血栓栓塞事件的患者术后血栓形成的风险较高,包括肺血管内血栓。对于这些患者,只要出现明显的出血就可以在术后早期进行抗凝治疗。

强烈建议接受 PTE 治疗的患者终身抗凝[129]。一旦去除心外膜起搏导线,实施进一步的有创手术不太可能,应开始使用华法林以国际标准化比率(INR)2.5~3.5 为目标。尽管缺乏确定理想抗凝水平的数据,但长期抗凝治疗的患者血栓栓塞复发很少见。应强调实施替换护理计划。例如,在有严重血栓形成的抗磷脂综合征患者中,INR 目标通常较高。对于老年和同时服用抗血小板药物的患者,常见的 INR 目标是 2.0 至 3.0。尚没有在该患者群体中使用以凝血酶或因子Ⅹa 为目标的新型口服抗凝剂的研究。

治疗慢性血栓栓塞性疾病的非手术方法

肺高压靶向药物治疗

PTE 是 CTEPH 患者的优选治疗方案。然而,PH 靶向药物治疗的患者亚组已通过随机的、安慰剂对照试验研究,该研究纳入了包括被认为不能手术的 CTEPH 患者和 PTE 后残留 PH 的患者。PH 靶向药物治疗有时也作为术前严重 PH 和 RV 功能障碍患者接受 PTE 术前的桥接治疗(框 26.5)。

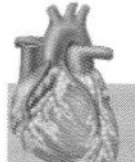

框 26.5 考虑使用肺高压靶向药物治疗的慢性血栓栓塞性肺高压患者组

- 不能手术的慢性血栓栓塞性肺高压患者
- 肺血栓内膜切除手术后残留肺高压的患者
- 慢性血栓栓塞性肺高压患者因严重合并症而禁忌手术者
- 严重肺高压和右心衰竭患者,肺高压的靶向药物治疗可作为手术治疗的"临床稳定桥接疗法"

2008 年,Jais 及其同事[130],报告了一项纳入 157 名患者随机对照试验,检测了波森坦在无法手术的 CTEPH 中的疗效。波森坦被用于 77 名患者,其中约 28% 接受过 PTE 手术。与基线相比,16 周的波森坦治疗改善了肺血流动力学参数:PVR 下降 24.1%,总肺阻力下降(治疗效果:下降 193dynes·s·m^{-5}),同时 CI 升高(治疗效果:增加 0.3L/m^2/min)。相对于接受安慰剂的患者,波森坦治疗的患者的 N-端前脑利钠肽(NT-proBNP)水平也降低。然而,16 周时,波森坦对运动耐受无明显改善,对 WHO 功能分级的改善效果也无统计学意义[130]。

在一项双盲,安慰剂对照的 12 周前期研究中,Suntharalingham 及同事[131]纳入 19 例不能手术的 CTEPH 患者,其中 9 名接受西地那非,评估了西地那非的疗效。虽然运动耐受(主要终点)没有发现显著差异,但是发现 WHO 功能分级和 PVR 改善。随后将对照受试者转为开放标签的西地那非,并在 12 个月时重新评估。发现 6 分钟步行距离(6MWD)、活动和症状评分[剑桥肺高压结局评价(CAMPHOR)]、CI、PVR 和 NT-proBNP 值(1 000~811pg/ml)均显著改善[131]。

在一项开放标签的研究中,Reichenberger 及同事[132]研究了 104 例不能手术的 CTEPH 患者使用西地那非(50mg,每日 3 次)的疗效。治疗 3 个月后,PVR(863±38~759±62dynes·s·cm^{-5})适度减少,6MWD 从 310±11m 至 361±15m;这一距离在使用西地那非 12 个月后进一步提高到 366±18m[132]。

在静脉注射依前列醇患者的研究中,Cabrol 及其同事[133]回顾性分析了 27 例接受依前列醇治疗的不能手术的 CTEPH 患者。治疗 3 个月后,mPAP(56±9~51±8mmHg)和总肺阻力(29.3±7.0~23.0±5.0U/m^2)下降,66MWD 增加了 66m。23 例患者中,11 例患者 NYHA 功能状态至少改善一级[133]。

在单中心、非对照的观察研究中[134],有 28 例严重的、不可手术的 CTEPH 患者接受了皮下注射曲前列环素治疗(前列环素类似物)。在 19±6.3 个月的治疗后,19 名患者进行了右心导管置入术。曲前列环素治疗不仅与 PVR 的显著降低有关,而且改善了 6MWD、WHO 功能分级、BNP 水平和 CO。5 年生存率为 53%,而未治疗的对照研究对象为 16%[134]。

尽管未观察到不能手术的 CTEPH 患者吸入伊洛前列素(一种雾化型前列环素类似物)的长期益处,但已经观察到急性肺血流动力学改善。在吸入 5μg 伊洛前列素治疗 20 例 CTEPH 患者(12 例为远端慢性血栓栓塞病变),Krug 及同事[135]发现 PVR 从 1 057±404.3dynes·s·cm^{-5} 下降至 821.3±294.3dynes·s·cm^{-5},mPAP 从 50.55±8.43mmHg 降至 45.75±8.09mmHg,同时 CO 从 3.66±1.05 增加到 4.05±0.91L/min。20 名患者中,16 名患者当时已经接受了一种或多种 PAH 特异性药物治疗[135]。

利奥西呱,是一种新型药物,它直接或通过增加可溶性鸟苷酸环化酶对 NO 的敏感性,激活可溶性鸟苷酸环化酶。其作用在不能手术的 CTEPH 或 PTE 后残留 PH 的患者中进行了检测(CTEPH 患者口服 BAY63-2521 治疗效果和安全性研究)[136]。这个 16 周的随机安慰剂对照试验有 261 名入选患者,173 名接受了利奥西呱。接受该药物的患者运动耐力有改善(6MWD 平均增加 39m),而安慰剂组患者的 6MWD 平均下降 6m。治疗组在 WHO 功能分级方面也有所改善,NT-proBNP 水平显著降低。接受利奥西呱的患者(n=151)PVR 下降了 226dynes·s·cm^{-5},而安慰剂组中的患者则增加了 23dynes·s·cm^{-5}(最小方差-246dynes·s·cm^{-5})。在接受该药物的患者中也发现 CO 和 mPAPs 的显著改善。两组之间检测到的"临床恶化事件"发生率无明显差异,右心衰(每组 3%)和晕厥发生率相当(利奥西呱组 2% vs 安慰剂组 3%)[136]。本研究的结果为美国食品药品监督管理局批准用于不能手术的 CTEPH 和 PTE 后残留 PH 患者提供了依据。随后开展的开放标签的长期扩展研究(BAY63-2521:慢性血栓栓塞性肺高压患者的长期扩展研究(CHEST-2)]为先前接受安慰剂的患者提供口服利奥西呱治疗长达一年,证实了运动和功能状态的改善,并具有与 CHEST-1 相似的安全性[137]。

PH 靶向药物治疗也已被用作可手术 CTEPH 患者的桥接治疗,如果在高风险患者中可以改善 PH 和 RV 功能,则可以实现术后死亡率的降低。首次尝试证明本论点的是 Nagaya 及同事[138],他们在 12 例可手术的 CTEPH 患者中(PVR 大于 1 200dynes·s·cm^{-5}),PTE 前 46±12 天静脉注射前列环素,平均剂量为 6±1ng/kg,此治疗使 PVR 术前明显降低(1 510±53~1 088±58dynes·s·cm^{-5}),血浆 BNP 水平下降。治疗组 1 例患者在术后 30 天内死亡(8.3%);21 例术前 PVR 低于 1 200dynes·s·cm^{-5} 的患者无死亡。两组患者术后肺血流动力学结果相当[138]。

最近,Reesink 及同事[139]进行了一项随机、对照、单盲研究,使用波森坦作为 PTE 的桥接治疗。纳入 25 名可手术 CTEPH 患者,其中 13 名患者接受波森坦治疗 16 周。组间差异有统计学意义,接受波森坦治疗患者的显示较好的治疗效果,PVR 变化为 299dynes·s·cm^{-5},mPAP 为 11mmHg,CI 为 0.3L/min/m^2,以及 6MWD 33m。可是术后患者的肺血流动力学结果相似(术后 mPAP 和 PVR 在波森坦组较低;差异无统计学意义)。同样,短期术后临床病程(重症监护室天数,呼吸机天数,肺损伤发生情况)组间相似。术后非波森坦组 3 例患者死亡,波森坦治疗组无死亡[139]。

最新的一项包含 15 例可行 CTEPH 患者的前驱实验,评估术前使用波森坦对 RV 功能的影响[140]。15 例患者中有 8 例随机接受波森坦治疗和"最佳标准护理"16 周,治疗前后评估 RV 功能,并使用心脏 MRI"重建"。可见明显 RV 每搏指数、RV 射血分数、RV 质量、RV 等容舒张时间和 LV 射血分数的改善。这些改善伴随着 mPAP 的变化(-11 vs 5mmHg 非波森坦组),6MWD 增加(20 vs -4m 非波森坦组)[140]。

尽管这些结果趋于乐观,现有的数据并没有使在可手术的 CTEPH 患者中使用 PH 靶向药物作为手术的桥接治疗成为常规,虽然逻辑上来说,血流动力学稳定的严重 PH 和右心衰 CTEPH 患者会在麻醉诱导和手术心肺应激时获益。即使药物治疗存在不确定性,在术前接受药物治疗的 CTEPH 患者正逐渐增加。一项对 2005 至 2007 年间建议接受 PTE 患者的回顾性分析中,Jensen 及同事报告,在可手术的 CTEPH 患者中使用药物治疗 PH 从 2005 年的 19.9% 增长到 2006 年的 31.9%,2007 年增长到 37.0%。这些研究人员还指出,这种做法可以明显延长转诊时间,但对术后结果没有明显的好处[141]。

经皮球囊肺血管成形术

采用球囊肺血管成形术(BPA)治疗的慢性血栓栓塞性疾病患者已逐渐增多。1988 年首次报道该项技术应用于 CTEPH 患者[142]。2001 年,Feinstein 及同事[143]推广了这一经验,认为 BPA 是无法手术的 CTEPH 或除了外科疾病有其他合并症的患者治疗中 PTE 的替代方案。18 例患者行 BPA 手术,平均每个患者 2.6 次手术和 6 个球囊扩张,mPAP 总体下降(从 42±12mmHg 降至 33±10mmHg)。首次导管置入术后平均 35.9 个月后功能状态和 6MWD 得到了改善。导管术后 7 天时有 1 例患者死于右心衰。然而,术后总体 CI 没有显著改善,血流动力学改善与经历 PTE 的患者不一致,术后再灌注肺损伤的发生率相当高。mPAP 大于 35mmHg 的患者风险最大(发生率为 61%,需要机械通气的患者为 3 例)[143]。两年后,报告了两例手术无法到达的 CTEPH 患者,经 BPA 治疗后血流动力学改善;研究人员指出,这一方法可被视为“不适合”手术治疗的患者的替代治疗方案[144]。

日本的专科中心 BPA 治疗经验最多。在一项前瞻性研究中 12 例非手术治疗 CTEPH 患者,使用肺血管扩张剂(包括 PTE 后残留 PH 病例 2 例)稳定病情。Sugimura 及同事[145]进行多次血管成形术,直到 mPAP 小于 30mmHg。这种方法不仅改善肺血流动力学和功能状态,而且与历史对照相比,存活率也有所改善。50% 的患者出现轻至中度咯血[145]。Mizoguchi 及同事[146]报道了改良血管成形术在 68 例患者中的应用,其间使用血管内超声进行球囊尺寸的选择;该假设是这项技术可以降低术后再灌注肺损伤的发生率。虽然 60% 的患者发生了一定程度的再灌注损伤(包括“血痰”),但功能状态、mPAP 得到改善(45.4±9.6~24.0±6.4mmHg)。术后 28 天有一名患者死于右心衰。57 例在最后一次血管成形术 1.0±0.9 年后(0.3~7.0 年)行右心导管检查。最初的血流动力学改善得以继续,此组患者 mPAP 为 24.0±5.8mmHg[146]。

Kataoka 及同事[147]报告了 29 名接受 BPA 治疗的 CTEPH 患者。29 例患者中 28 例血流动力学没有立即改善。1 例患者在血管成形术后 2 天死于导丝引起的穿孔。然而,经过 6.0±6.9 个月的随访,功能状态,血浆 BNP 水平和肺血流动力学(mPAP 45±9.9 至 31.8±10.0mmHg,CO 3.6±1.2 至 4.6±1.7L/min)均改善。51 例手术中有 27 例(53%)发生再灌注肺损伤[147]。

来自挪威的 Andreassen 及同事[148]报道了相似的在不能手术的疾病或 PTE 后持续 PH 的患者中实施 BPA 的良好结局。在 20 例患者中,每名患者(段和亚段动脉)实施 18.6±6.1 次 BPA 手术,mPAP 由 45±11mmHg 降至 33±10mmHg,CO 增加(4.9±1.6 至 5.4±1.9L/min),并且在最后一次 BPA 手术后 3 个月通过检测肌钙蛋白和 NT-proBNP 水平反映了右心室劳损程度下降。还发现功能状态(心肺运动耐受测试和 NYHA 功能)的总体改善。然而,围手术期死亡率为 10%,7 例手术后需要吸氧和利尿剂治疗再灌注损伤[148]。

BPA 治疗 CTEPH 患者的最终效果有待继续评估。适当患者的选择,避免再灌注肺损伤或肺血管损伤的最佳手术方式,再次实施 BPA 的时机,血流动力学获益和功能改善,这些都必须确定[149]。

慢性血栓栓塞性肺高压患者术中超声心动图

CTEPH 导致右心室和左心室的功能和形态学改变。CTEPH 患者的超声心动图评估包括检查所有心脏结构的完整性,寻找并存的左心室或瓣膜疾病,特别注重右心检查。该检查包含评估 RV 的解剖结构和功能,包括扩张和肥大,注意室间隔的左向运动。CTEPH 患者可能在整个静脉循环中都有血栓,因此需要对右心进行全面检查。所以,食管中段(ME)四腔心,ME 升主动脉短轴,RV 流入-流出道和双腔平面非常重要。

本节简要描述了对 PTE 术中的 CTEPH 患者进行评估所需的术中超声心动图平面(见第 14~17 章)。

ME 四腔心平面用于评估 RV 扩张和肥大,RA 大小和三尖瓣功能。对于慢性压力和容积超负荷,右心室表现出若干变化。慢性增加后负荷引起的反应包括容积适应性变化,以及压力相关变化,如 RV 扩大,肥厚和反常间隔运动,最终导致 RV 收缩功能衰竭。

正常右心室在横截面上通常为 LV 面积的三分之二。随着 RV 扩大,其大小超过三分之二,共享心尖;而随着扩大的加重,右心室变得比左心室大,右心室形成心尖(图 26.22A)。可以通过在 ME 四腔心平面中观察心尖的构成快速评估右心室。

右室肥厚是 PVR 升高时右心室为了维持每搏量的补偿机制。通常,舒张末期的 RV 游离壁厚度为 5mm。长期存在严重的慢性 PH,RV 肥厚可能超过 10mm,可出现明显的隔缘肉柱(图 26.22B)。这可以使用 M 型超声心动图,在 ME 四腔心,ME 右室流入-流出道或经胃乳头肌平面中进行测量。

右心室通常通过对抗低压肺循环射血。随着 PAP 急性或慢性升高,RV 收缩功能发生障碍。右心室具有特征性的“蠕动状”运动,起始于流入道的收缩,随后是心尖,在流出道圆锥处结束。已经提出了几种评估 RV 收缩功能的方法[150]。

三尖瓣环平面收缩期位移是测量 RV 整体收缩功能的一种方法,也是 PH 的预后指标。这种位移是指三尖瓣环基底部在收缩期高峰时向心尖缩短的距离,因此应测量舒张末期和收缩末期之间的位移。正常值大于 16mm;小于 15mm 与死亡率相关[150,151]。

RV 超负荷时可见室间隔运动,导致间隔平坦化,自然月牙形 RV 消失,代之以经胃乳头肌短轴平面中标志性的“D 形”征象(图 26.23)。右心室和左心室共享室间隔,通常在整个心动周期期间向右心室凹陷。评估间隔平坦的特点和相对的舒张与收缩期的时间有助于区分 RV 容量超负荷和 RV 压力超负荷。RV 容量超负荷时,间隔在舒张末期变平坦,而在压力超负荷时,间隔在收缩末期变平坦。严重的 CTEPH 和压力超负荷时,右侧压力超过左侧心脏收缩期和舒张期的压力,所以间隔整个心脏周期可能保持变形,这种情况可能逐渐导致左室充盈不足和 CO 减少(图 26.24)。偏心指数(EI)是经胃乳头肌短轴平面中 LV 前后径与间隔至侧壁直径的比值[152]。EI 在收缩期和舒张期正常值均为 1。压力超负荷时,收缩末期 EI 值大于 1,而容量超负荷时,舒张末期大于 1[153]。

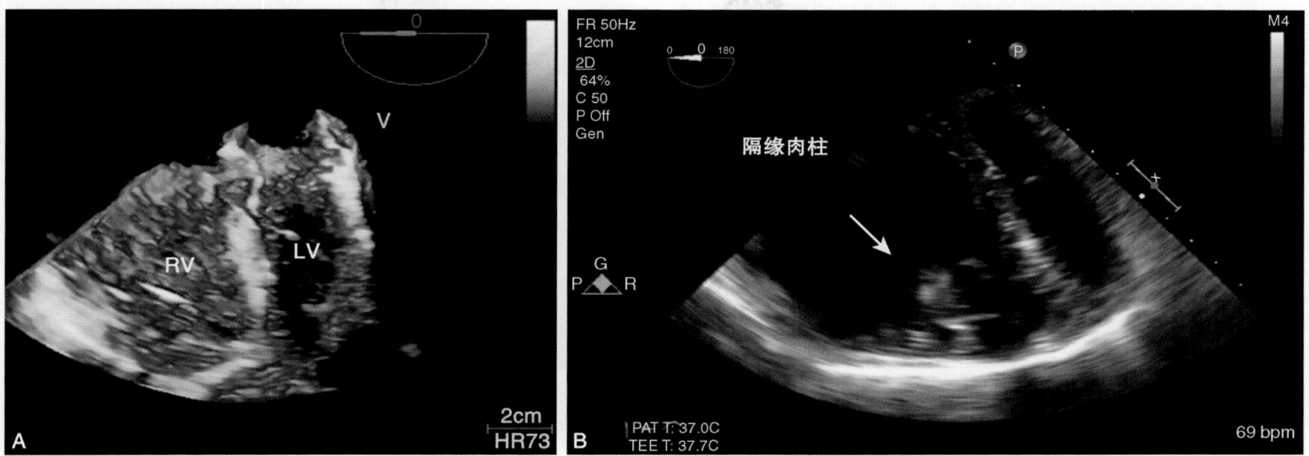

图 26.22 (A)严重慢性血栓栓塞性肺高压患者的食管中段四腔心平面。注意扩张和肥厚的右心室(RV),明显大于左心室(LV)。这是使用 GE VividE9 BT12 系统采集的三维图片。(B)食管中段四腔心平面二维超声显示扩张和肥厚的 RV 所致突出的隔缘肉柱(箭头)和未充盈的 LV

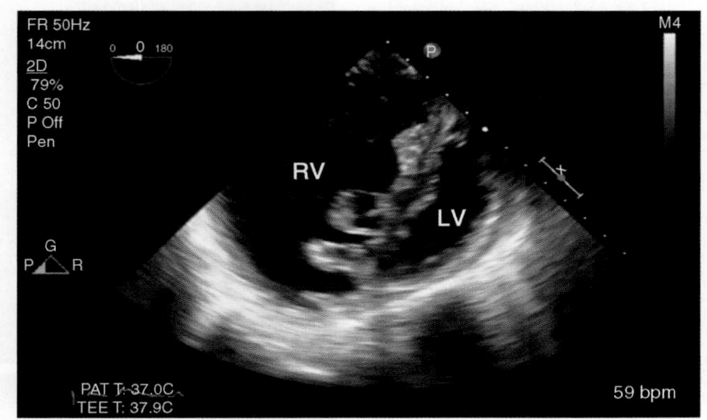

图 26.23 经胃乳头肌短轴平面显示右心室压力或容量超负荷引起的室间隔平坦所致特征性 D 形征象。LV,左心室;RV,右心室

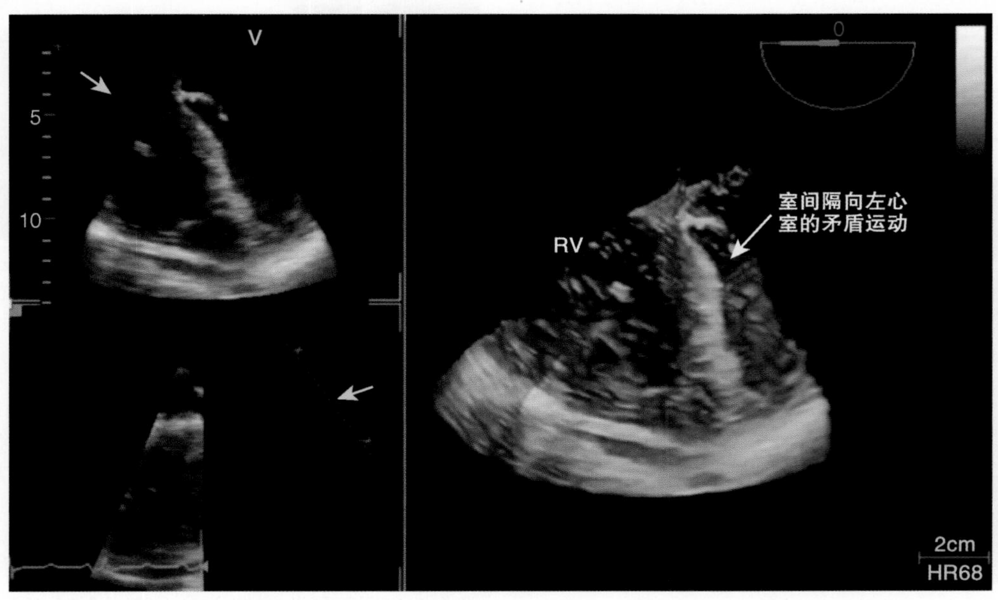

图 26.24 使用 GE Electric Vivid E9 BT12 系统采集的食管中段四腔心视图,三维鸟瞰图(箭头)显示室间隔向左心室的矛盾运动。HR,心率;RV,右心室

脉冲多普勒组织成像可以评估 ME 四腔心平面中基底部 RV 游离壁的峰值收缩速度(s′)。峰值收缩速度小于 10cm/s 表明 RV 功能异常[150]。Pavlicek 和同事[153]发现峰值收缩期速度与心脏 MRI 测得的 RV 射血分数相关良好。

RV 心肌做功指数(RV MPI),也称为 Tei 指数,是 RV 收缩期和舒张期功能的另一个整体评估,它综合了收缩期和舒张时间间隔[150]。RV MPI 很容易通过两种方法得出:

1. 使用脉冲多普勒测量两个独立的心脏周期。

2. 单个心动周期的组织多普勒法。RV MPI 值脉冲波多普勒测量超过 0.4 的,和组织多普勒测量大于 0.55,显示 RV 功能受损[150]。Tei 指数简单,无创,易于估计[154]。

Blanchard 及同事[155]使用 Tei 指数来证明 PTE 后 RV 功能改善和 PVR 降低之间的相关性。RV Tei 指数是 PTE 前后估计慢性血栓栓塞性疾病 PVR 和疾病严重程度的有价值的参数[154]。这些研究者能够证明 CTEPH 患者的 RV Tei 指数异常升高,PTE 成功后降低。CTEPH 患者计算所得 MPI 为 0.52±0.19,而健康对照组为 0.27±0.09(P>0.000 1)[155]。

房间隔位置和运动是 RV 功能的替代指标。在 CTEPH 和右心室衰竭时,右侧压力传递到右心房从而导致扩张,RA 压力升高,并且房间隔向左房偏移(图 26.25)。在长期 PH 和明显 RV 衰竭时,CO 下降导致右侧容量和舒张压升高,当传递到右心房时,导致 RA 扩张。CTEPH 患者经常有与升高的 RA 压力相关的心包积液。RV 和 RA 压力的显著升高可能引起心包淋巴和静脉回流受损,导致心包积液[156]。相似地,RA 压力升高和严重的 TR 可能损害冠状静脉窦回流并导致冠状窦扩张,这一变化在深 ME 四腔心平面可见[157](图 26.26)。

有长期 RA 压力升高的 CTEPH 患者的 PFO 发生率高于估计的成人人群发生率 25%。ME 四腔心,ME RV 流入-流出道和 ME 两腔心平面都用于评估 PFO,可借助于彩色多普勒或激活生理盐水注射[158,159](图 26.27)。

ME RV 流入-流出道平面常用于评估 RV 游离壁肥厚和功能,以及评估峰值反流速度。收缩期 PAP 可以使用连续多普勒测量峰值 TR 速度(V TR)来估计,应用改良伯努利方程($\Delta P=4v^2$)并加入中心静脉压[150,160](图 26.28)。

由于严重的 TR 以及扩张的右心房和右心室,在置入 PAC 时遇到困难并不罕见。常规使用 TEE 通过在两腔心和 ME RV 流入-流出道平面来置入 PAC。

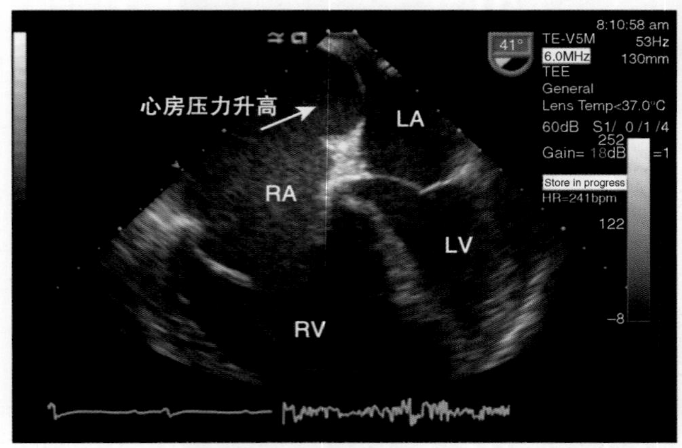

图 26.25 食管中段四腔心平面显示右心室(RV)右心房(RA)扩张,右心房压力升高(箭头)和未充盈的左心室(LV)。HR,心率;LA,左心房

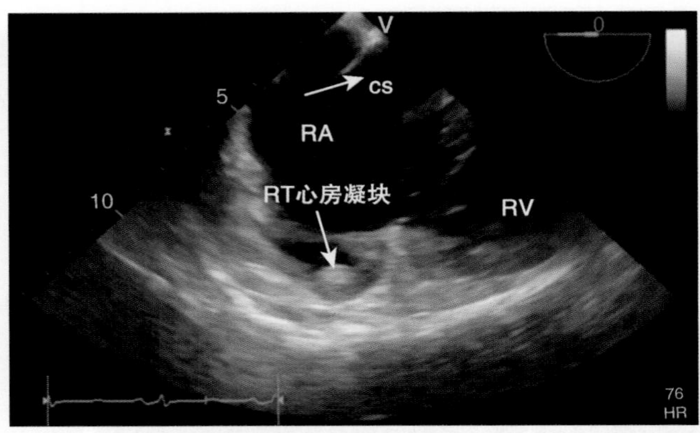

图 26.26 在食管中段四腔心平面向右旋转探头,显示扩张的冠状窦(cs;箭头)和右(RT)心房凝块(箭头)。HR,心率;RA,右心房;RV,右心室

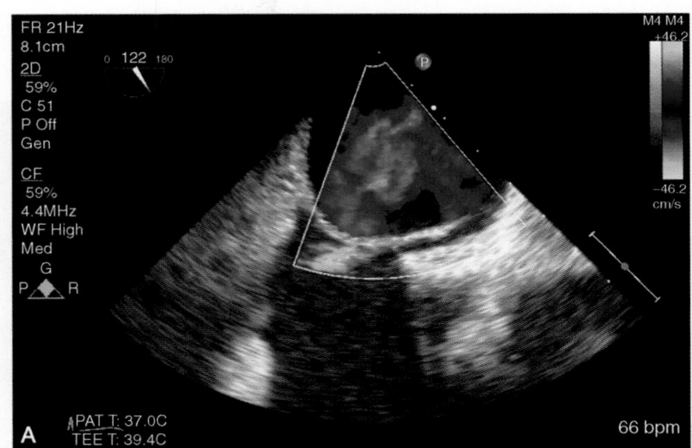

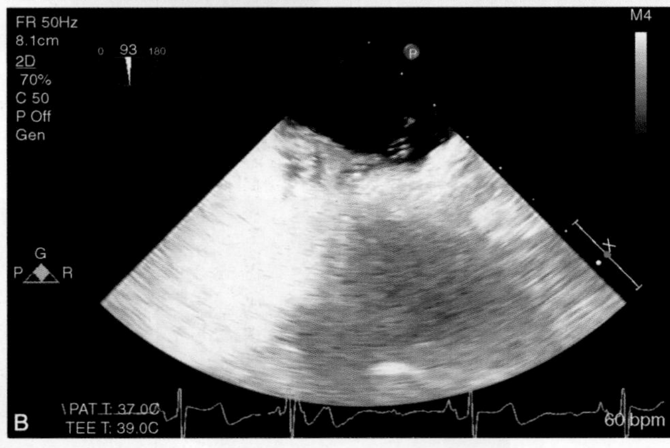

图 26.27 (A)彩色多普勒超声心动图在两腔心平面显示左向右血流。(B)两腔心平面激活生理盐水实验阳性显示心房间的右向左血流

RA 压力可以通过超声心动图显示 IVC 估计。IVC 直径不应超过 1.7cm,并且在健康人的自主呼吸期间应至少塌陷 50%[161,162]。扩张的 IVC 和不足 50% 的吸气塌陷提示 RA 压力在 10 至 14mmHg 之间。在更严重时,RA 压力超过 20mmHg,通气时 IVC 直径根本不会塌陷(图 26.29)。

RV 衰竭最终导致 RV 扩张,同时三尖瓣环扩张与腱索牵拉导致显著的 TR。这种情况下可见缩流径大于 0.7cm 的静脉收缩和肝静脉收缩期逆向血流(图 26.30)。值得注意的是,TR 不直接与 PH 的程度相关,而是与 RV 扩大程度和 RV 的形态变化相关。超声心动图有助于评估手术治疗前后 TR

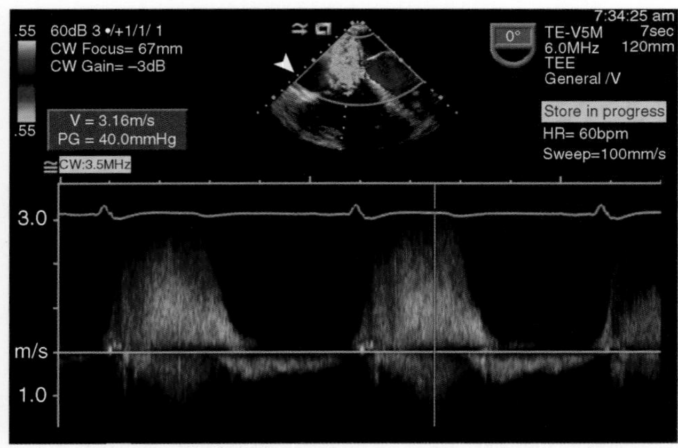

图 26.28　使用连续(CW)多普勒估计峰值反流速度得出的肺动脉收缩压。HR,心率

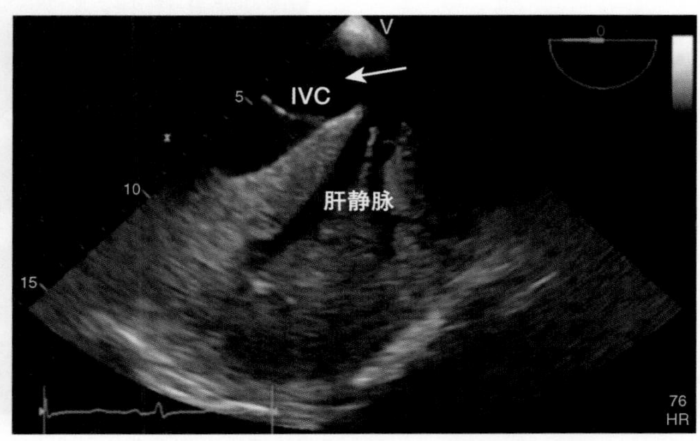

图 26.29　扩张的下腔静脉(IVC)(箭头)和肝静脉

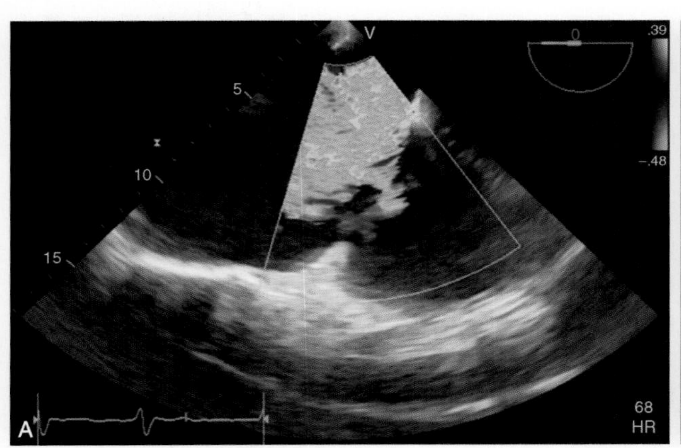

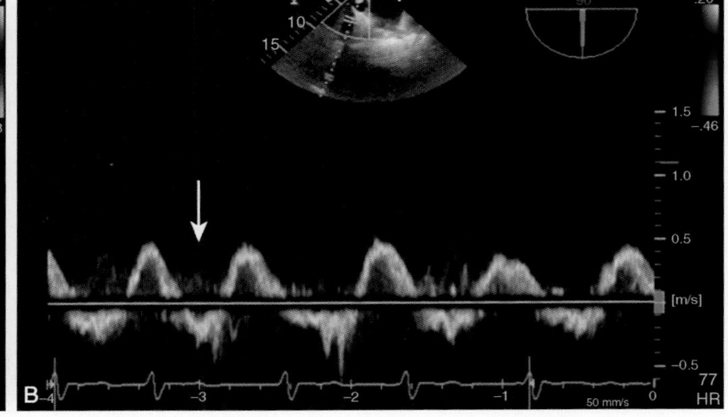

图 26.30　(A)食管中段四腔心,显示右心室扩张和严重三尖瓣反流。(B)肝静脉逆向血流,反向 S 波(箭头)。HR,心率

的程度。Sadeghi 和同事[163] 查看了一系列接受 PTE 的 CTEPH 患者;27 例中的 19 例有基础严重功能性 TR 和瓣环扩张,即便 PTE 时没有做瓣环成型,术后 TR 仍明显减少。

ME 升主动脉短轴和食管上段主动脉弓短轴视图经常被用于评估肺血管的凝块。因此,需要彻底检查整个静脉系统,包括右心和肺血管系统(图 26.31A 和 B)。血栓形成的间接

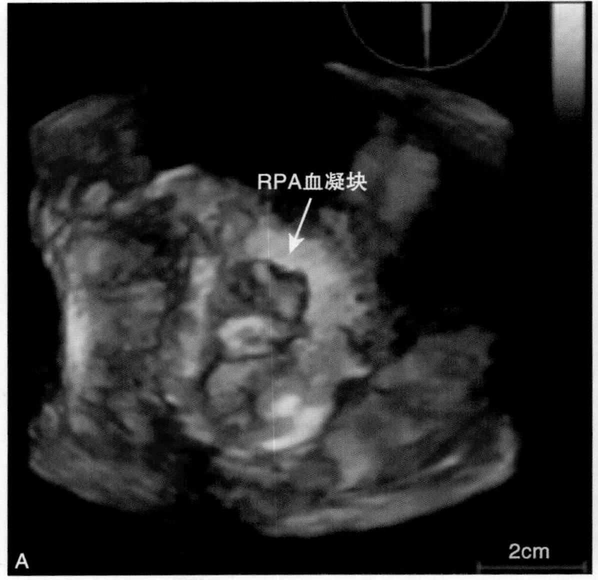

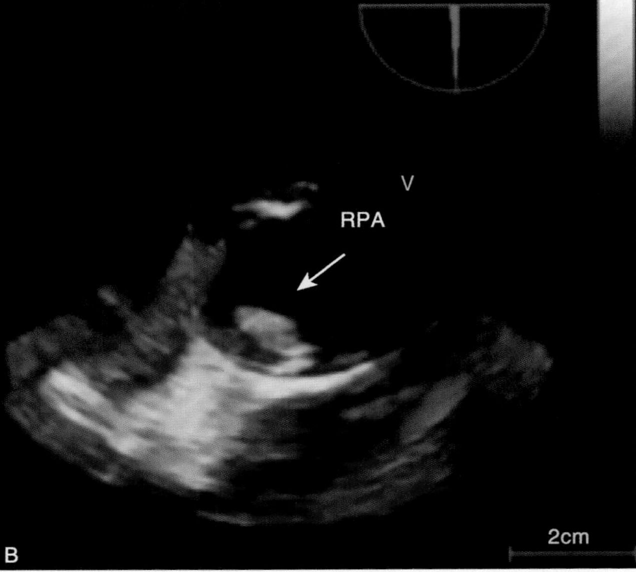

图 26.31　(A)和(B)右肺动脉(RPA)血凝块(箭头),使用 GE Vivid E9 BT12 三维成像

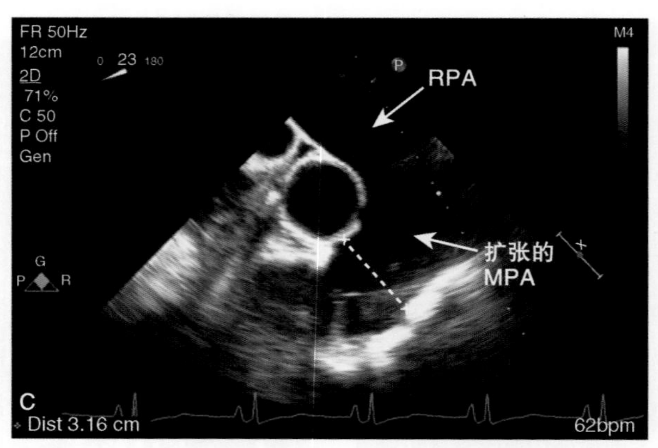

图 26.31(续) (C)食管中段升主动脉短轴视图显示主肺动脉(MPA)和 RPA 与升主动脉和上腔静脉的关系,并显示扩张的 MPA(箭头)和 RPA(箭头)

线索包括右心房和右心室扩张,心脏内装置,或存在自然的超声心动图对比图像。CTEPH 常见扩张的肺动脉主干和 RPA(图 26.31C)。

CTEPH 患者的二尖瓣脱垂(MVP)称为"假性 MVP"。该现象被认为是由右心室压迫左心室变形,从而导致二尖瓣环的变形。与没有变形的非 MVP 患者相比,有 MVP 和左心室变形患者的 EI 值更高[164]。PTE 降低 PH 逆转了这种变形,因此称为"假性 MVP"。

CTEPH 患者的 LV 舒张功能减退的主要原因是低左室容量,相对不充盈,不仅是 RV 扩大引起的 LV 畸形的形态学效应。PTE 成功后,LV 舒张期充盈随着 PH 的缓解而增加。跨二尖瓣 E(早期充盈峰值[E 波])速度增加,以及肺静脉 S[收缩前向血流(S 波)]和 D[舒张期前向波(D 波)]速度显著增加,表明较高的前负荷和 CO 增加[165-167]。TEE 对 CTEPH 患者的术中管理至关重要,用于评估右心室、三尖瓣、右心房和心内血栓或其他心脏病。它还能够在体外循环后评估心血管功能和心腔排气,以及影响右心室的变化。

镰状细胞病患者肺血栓内膜切除术

伴有 SCD 的 CTEPH 患者的管理有着独特的挑战。PTE 需要 CPB,深低温和停循环,所有这些都可能促进镰状细胞化。报告指出,在两名 SCD 并发 CTEPH 的患者中,PTE 成功缓解 PH[168]。Moser 和 Shea[169]以及 Collins 和 Orringer[170]证实了肺梗死、肺心病和镰状细胞之间的关系。此外,Sutton 及同事[171]和 Simmons 及同事[172]的研究分别报告了 SCD 中 PH 的发病率为 20% 至 60%。随着 SCD 患者的治疗创新及预期寿命延长,临床医生可能会见到越来越多合并 SCD 的 CTEPH 患者。

以前有关患有 SCD 的成人 CPB 的报告仅涉及进行瓣膜或间隔修复[173,174]。而接受 PTE 治疗的患者需要降温至 18~20℃及停循环 CPB 期间或之后的镰状细胞化和溶血是已知的风险[175,176]。血液停滞、低体温、贫血和停循环所致酸中毒预计会增加镰状细胞化的可能性[177]。

"预防性"换血仍有争议。在 SCD 患者中开展的比较保守换血与积极换血方案的多中心试验发现没有差异,保守方法导致输血相关并发症大大减少[178]。建议对于接受重大外科手术的患者,血红蛋白 S 的水平应降低到小于 30%,对接受心脏手术的患者应小于 10%[179]。一些病例报道支持换血,对需要深低温停循环者减少血液中血红蛋白 S 至低于 10%[168,180,181],研究人员提出,在 CPB 期间除了血液浓缩之外,将血浆和血小板与患者的天然红细胞团分离,可能会减少体外循环后的输血量[180]。

在我们机构,体外循环系统用红细胞、新鲜冰冻血浆和白蛋白进行预充,以达到约 25% 的血细胞比容。随着 CPB 的开始,所有静脉血都被排入两个储血罐。一旦收集了所需的容积,就可以常规方式允许静脉回流。接下来,排出的血液通过血液回收装置,血液和血浆被分离,目的是保存所有的血浆成分并丢弃红细胞。血浆制品无菌保存在大袋中,并在 CPB 撤机前回输至泵回路。所有超出的容量都被浓缩。使用这种技术,血小板功能保存良好,体外循环后止血效果优良[180-182]。

组织缺氧诱发镰状细胞化,因为脱氧镰状血红蛋白增加黏滞性使得镰状细胞黏附于内皮细胞。应特别注意术后各种低氧并发症如肺不张和再灌注肺水肿,住院期间血氧饱和度应保持在 95% 以上。

拟行 PTE 的 SCD 患者应进行完整的术前评估和手术准备,特别要注意纠正贫血,早期筛查血型和抗体,术前和术中换血,维持氧合和血流量以防止末端器官缺血,维持正常的酸碱状态,以及限制停循环时间。

慢性血栓栓塞性肺高压的结局与未来

随着对 CTEPH 了解增多和与世界多个大型心血管中心开始施行手术治疗,手术和医疗管理的进展改善了这一疾病的结局。

世界上有关这项手术的文献报道(不包括 UCSD)已超过 3 000 例。UCSD 的死亡率从 20 世纪 80 年代的 16%,截至 2012 年显著下降至 1.3%,即使是高风险患者,死亡率也已下降到 1%~2%(图 26.32)。这种变化可能反映了患者治疗各个方面的发展和改进:正确的术前诊断,精细的手术准备,手术和麻醉技术的进步,术后管理的改良。这个手术成功的秘诀是多个医疗团队的紧密合作,包括肺部医学、麻醉学、灌注和心脏外科。

通过国际协会的努力已设立了长期随访和持续关注 CTEPH 前瞻性数据登记[183]。PTE 已经彻底改变了 CTEPH 的治疗,显著并长期改善了生活方式[184]。随着对疾病意识

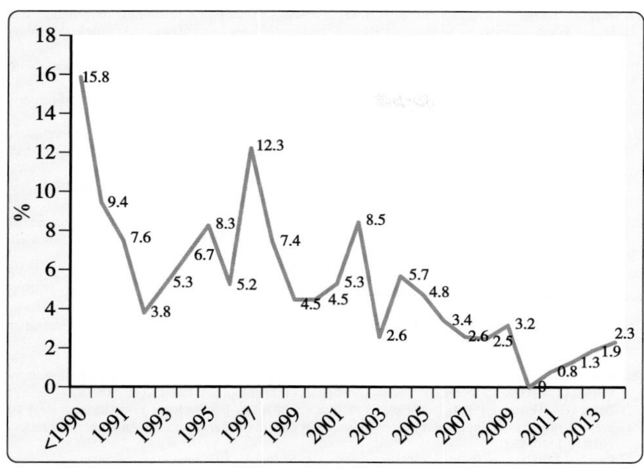

图 26.32 围手术期死亡率(加州大学圣地亚哥分校)

的提高,专科中心的优异手术效果和医学疗法的创新,全世界许多由 CTEPH 引起的严重 PH 患者都能够得到治疗。然而,仍然有许多问题需要未来的研究和创新来解决。

(张洁 艾艳秋 译)

参考文献

1. Moser KM, Houck VN, Jones RC, et al. Chronic massive thrombotic obstruction of the pulmonary arteries: analysis of four operated cases. *Circulation.* 1965;32:377–385.
2. McLaughlin V, Langer A, Tan M, et al. Contemporary trends in the diagnosis and management of pulmonary arterial hypertension. *Chest.* 2013;143(2):324–332.
3. Pengo V, Lensing AW, Prins MH, et al. Thromboembolic Pulmonary Hypertension Study Group. Incidence of chronic thromboembolic pulmonary hypertension after pulmonary embolism. *N Engl J Med.* 2004;350:2257–2264.
4. Klok FA, van Kralingen KW, van Dijk AP, et al. Prospective cardiopulmonary screening program to detect chronic thromboembolic pulmonary hypertension in patients after acute pulmonary embolism. *Haematologica.* 2010;95:970–975.
5. Korkmaz A, Ozlu T, Ozsu S, et al. Long-term outcomes in acute pulmonary thromboembolism: the incidence of chronic thromboembolic pulmonary hypertension and associated risk factors. *Clin Appl Thromb Hemost.* 2012;18:281–288.
6. Becattini C, Agnelli G, Pesavento R, et al. Incidence of chronic thromboembolic pulmonary hypertension after a first episode of pulmonary embolism. *Chest.* 2006;130:172–175.
7. Riedel M, Stanek V, Widimsky J, et al. Long-term follow-up of patients with pulmonary thromboembolism: late prognosis and evolution of hemodynamic and respiratory data. *Chest.* 1982;81:151–158.
8. Lewczuk J, Piszko P, Jagas J, et al. Prognostic factors in medically treated patients with chronic pulmonary embolism. *Chest.* 2001;119:818–823.
9. Auger WR, Kerr KM, Kim NH, et al. Evaluation of patients with chronic thromboembolic pulmonary hypertension for pulmonary endarterectomy. *Pulm Circ.* 2012;2:155–162.
10. Kim NH, Delcroix M, Jenkins DP, et al. Chronic thromboembolic pulmonary hypertension. *J Am Coll Cardiol.* 2013;62(suppl):D92–D99.
11. Christie JD, Edwards LB, Kucheryavaya AY, et al. The Registry of the International Society for Heart and Lung Transplantation: twenty-eighth adult lung and heart-lung transplantation report. *J Heart Lung Transplant.* 2011;30:1104.
12. Simonneau G, Robbins IM, Beghetti M, et al. Updated clinical classification of pulmonary hypertension. *J Am Coll Cardiol.* 2009;54(suppl):S43–S54.
13. Simonneau D, Gatzoulis M, Adatia I, et al. Updated clinical classification of pulmonary hypertension. *J Am Coll Cardiol.* 2013;62(suppl):D34–D41.
14. Galie N, Hoeper MM, Humbert M, et al. ESC Committee for Practice Guidelines (CPG). Guidelines for the diagnosis and treatment of pulmonary hypertension: the Task Force for the Diagnosis and Treatment of Pulmonary Hypertension of the European Society of Cardiology (ESC) and the European Respiratory Society (ERS), endorsed by the International Society of Heart and Lung Transplantation (ISHLT). *Eur Heart J.* 2009;30:2493–2537.
15. Dadfarmay S, Berkowitz R, Kim B, Manchikalapudi RB. Differentiating pulmonary arterial and pulmonary venous hypertension and the implications for therapy. *Congest Heart Fail.* 2010;16:287–291.
16. Bossone E, D'Andrea A, D'Alto M, et al. Echocardiography in pulmonary arterial hypertension: from diagnosis to prognosis. *J Am Soc Echocardiogr.* 2013;26:1–14.
17. McLaughlin V, Shah S, Souza R, et al. Management of pulmonary arterial hypertension. *J Am Coll Cardiol.* 2015;65:1976–1997.
18. Fedullo PF, Auger WR, Kerr KM, et al. Chronic thromboembolic pulmonary hypertension. *N Engl J Med.* 2001;345:1465.
19. Yi ES, Kim H, Ahn H, et al. Distribution of obstructive intimal lesions and their cellular phenotypes in chronic pulmonary hypertension. *Am J Respir Crit Care Med.* 2000;162:1577.
20. Auger WR, Kim NH, Kerr KM, et al. Chronic thromboembolic pulmonary hypertension. *Clin Chest Med.* 2007;28:255.
21. Dibble JH. Organization and canalization in arterial thrombosis. *J Pathol Bacteriol.* 1958;75:1.
22. Auger WR, Fedullo PF, Moser KM, et al. Chronic major-vessel chronic thromboembolic pulmonary artery obstruction: appearance at angiography. *Radiology.* 1992;183:393–398.
23. Korn D, Gore I, Blenke A. Pulmonary arterial bands and webs an unrecognized manifestation of organized pulmonary emboli. *Am J Pathol.* 1962;5:129.
24. Rosenhek R, Korschineck I, Gharehbaghi-Schnell E, et al. Fibrinolytic balance of the arterial wall: pulmonary artery displays increased fibrinolytic potential compared with the aorta. *Lab Invest.* 2003;83:871.
25. Olman MA, Marsh JJ, Lang IM, et al. Endogenous fibrinolytic system in chronic large-vessel thrombo-embolic pulmonary hypertension. *Circulation.* 1992;86:1241.
26. Lang IM, Marsh JJ, Olman MA, et al. Parallel analysis of tissue-type plasminogen derived from patients with chronic pulmonary thromboemboli. *Circulation.* 1994;90:706.
27. Ribeiro A, Lindmarker P, Johnsson H, et al. Pulmonary embolism: one year follow-up and with echocardiography Doppler and five-year survival analysis. *Circulation.* 1999;99:1325.
28. Dentali F, Donadini M, Gianni M, et al. Incidence of chronic pulmonary hypertension in patients with previous pulmonary embolism. *Thromb Res.* 2009;124:256.
29. Ryu JH, Olson EJ, Pellikka PA. Clinical recognition of pulmonary embolism: problem of unrecognized and asymptomatic cases. *Mayo Clin Proc.* 1998;73:873.
30. Bonderman D, Jakowitsch J, Adlbrecht C, et al. Medical conditions increasing the risk of chronic thromboembolic pulmonary hypertension. *Thromb Haemost.* 2005;93:512–516.
31. Wolf M, Boyer-Neumann C, Parent F, et al. Thrombotic risk factors in pulmonary hypertension. *Eur Respir J.* 2000;116:503.
32. Bonderman D, Turecek PL, Jakowitsch J, et al. High prevalence of elevated clotting factor VIII in chronic thromboembolic pulmonary hypertension. *Thromb Haemost.* 2003;90:372.
33. Morris TA, Marsh JJ, Chiles PG, et al. Fibrin derived from patients with chronic thromboembolic pulmonary hypertension is resistant to lysis. *Am J Respir Crit Care Med.* 2006;173:1270.
34. Morris TA, Marsh JJ, Chiles PG, et al. High prevalence of dysfibrinogenemia among patients with chronic thromboembolic pulmonary hypertension. *Blood.* 2009;114:1929.
35. Pepke-Zaba J, Delcroix M, Lang I, et al. Chronic thromboembolic pulmonary hypertension (CTEPH): results from an international prospective registry. *Circulation.* 2011;124:1973–1981.
36. Auger WR, Moser KM. Pulmonary flow murmurs: a distinctive physical sign found in chronic pulmonary thromboembolic disease. *Clin Res.* 1989;37:145A.
37. Kapitan KS, Buchbinder M, Wagner PD, Moser KM. Mechanisms of hypoxemia in chronic pulmonary hypertension. *Am Rev Respir Dis.* 1989;139:1149.
38. Steenhuis LH, Groen HJM, Koeter GH, et al. Diffusion capacity and haemodynamics in primary and chronic thromboembolic pulmonary hypertension. *Eur Respir J.* 2000;16:276–281.
39. Kapitan KS, Buchbinder M, Wagner PD, et al. Mechanisms of hypoxemia in chronic thromboembolic pulmonary hypertension. *Am Rev Respir Dis.* 1989;139:1149–1154.
40. Moser KM, Daily PO, Peterson K. Thromboendarterectomy for chronic, major-vessel thromboembolic pulmonary hypertension immediate and long-term results in 42 patients. *Ann Intern Med.* 1987;107:560.
41. Morris TA, Auger WR, Ysrael MZ, et al. Parenchymal scarring is associated with restrictive spirometric defects in patients with chronic thromboembolic pulmonary hypertension. *Chest.* 1996;110:399–403.
42. Woodruff IIIWW, Hoeck BE, Chitwood WR Jr, et al. Radiographic findings in pulmonary hypertension from unresolved embolism. *AJR Am J Roentgenol.* 1985;144:681–686.
43. Satoh T, Kyotani S, Okano Y, et al. Descriptive patterns of severe chronic pulmonary hypertension by chest radiography. *Respir Med.* 2005;99:329–336.
44. McCann C, Gopalan D, Sheares K, et al. Imaging in pulmonary hypertension, part 2: large vessel diseases. *Postgrad Med J.* 2012;88:317–325.
45. Raisinghani A, Ben-Yehuda O. Echocardiography in chronic thromboembolic pulmonary hypertension. *Semin Thorac Cardiovasc Surg.* 2006;18:230–235.
46. Marston NA, Brown J, Olson N, et al. Right ventricular strain before and after pulmonary thromboendarterectomy in patients with chronic thromboembolic pulmonary hypertension. *Echocardiography.* 2015;32:1115–1121.
47. Gurudevan S, Malouf PJ, Auger WR, et al. Abnormal left ventricular diastolic filling in chronic thromboembolic pulmonary hypertension: true diastolic dysfunction or left ventricular underfilling? *J Am Coll Cardiol.* 2007;49:1334–1339.
48. Tunariu N, Gibbs SJ, Win Z, et al. Ventilation-perfusion scintigraphy is more sensitive than multidetector CTPA in detecting chronic thromboembolic disease as a treatable cause of pulmonary hypertension. *J Nucl Med.* 2007;48:680–684.
49. Soler X, Kerr KM, Marsh JJ, et al. Pilot study comparing SPECT perfusion scintigraphy with CT pulmonary angiography in chronic thromboembolic pulmonary hypertension. *Respirology.* 2012;17:180–184.
50. He J, Fang W, Lv B, et al. Diagnosis of chronic thromboembolic pulmonary hypertension: comparison of ventilation/perfusion scanning and multidetector computed tomography pulmonary angiography with pulmonary angiography. *Nucl Med Commun.* 2012;33(5):459–463.
51. Lisbona R, Kreisman H, Novales-Diaz J, et al. Perfusion lung scanning: differentiation of primary from thromboembolic pulmonary hypertension. *AJR Am J Roentgenol.* 1985;144:27–30.
52. Powe JE, Palevsky HI, McCarthy KE, et al. Pulmonary arterial hypertension: value of perfusion scintigraphy. *Radiology.* 1987;164:727–730.
53. Bailey CL, Channick RN, Auger WR, et al. High probability" perfusion lung scans in pulmonary venoocclusive disease. *Am J Respir Crit Care Med.* 2000;162:1974–1978.
54. Rush C, Langleben D, Schlesinger RD, et al. Lung scintigraphy in pulmonary capillary hemangiomatosis: a rare disorder causing primary pulmonary hypertension. *Clin Nucl Med.* 1991;16:913–917.
55. Ryan KL, Fedullo PF, Davis GB, et al. Perfusion scan findings understate the severity of angiographic and hemodynamic compromise in chronic thromboembolic pulmonary hypertension. *Chest.* 1998;93:1180–1185.
56. Kerr KM, Auger WR, Fedullo PF, et al. Large vessel pulmonary arteritis mimicking chronic thromboembolic disease. *Am J Respir Crit Care Med.* 1995;152:367–373.
57. Rossi SE, McAdams HP, Rosado-de-Christenson ML, et al. Fibrosing mediastinitis. *Radiographics.* 2001;21:737–757.
58. Kerr KM. Pulmonary artery sarcoma masquerading as chronic thromboembolic pulmonary hypertension. *Nat Clin Pract Cardiovasc Med.* 2005;2:108–112.
59. Wijesuriya S, Chandratreya L, Medford AR. Chronic pulmonary emboli and radiologic mimics on CT pulmonary angiography: a diagnostic challenge. *Chest.* 2013;143:1460–1471.
60. Castaner E, Gallardo X, Ballasteros E, et al. CT diagnosis of chronic pulmonary thromboembolism. *Radiographics.* 2009;29:31–50.
61. Willemink MJ, van Es HW, Koobs L, et al. CT evaluation of chronic thromboembolic pulmonary hypertension. *Clin Radiol.* 2012;67:277–285.
62. McKie SJ, Hardwick DJ, Reid JH, et al. Features of cardiac disease demonstrated on CT angiography. *Clin Radiol.* 2005;60:31–38.
63. Lee NS, Blanchard DG, Knowlton KU, et al. Prevalence of coronary artery-pulmonary artery collaterals in patients with chronic thromboembolic pulmonary hypertension. *Pulm Circ.* 2015;5(2):313–321.
64. Pitton MB, Kemmerich G, Herber S, et al. Chronic thromboembolic pulmonary hypertension: diagnostic impact of multislice CT and selective pulmonary DSA. *Rofo.* 2002;174:474–479.
65. Ley S, Ley-Zaporozhan J, Pitton MB, et al. Diagnostic performance of state-of-the-art imaging techniques for morphological assessment of vascular abnormalities in patients with chronic thromboembolic pulmonary hypertension (CTEPH). *Eur Radiol.* 2012;22:607–616.
66. Sugiura T, Tanabe N, Matsuura Y, et al. Role of 320-slice computed tomography in the diagnostic workup of patients with chronic thromboembolic pulmonary hypertension. *Chest.* 2013;143:1070–1077.
67. Kreitner K-F, Kunz RP, Ley S, et al. Chronic thromboembolic pulmonary hypertension: assessment by magnetic resonance imaging. *Eur Radiol.* 2007;17:11–21.
68. Kreitner K-F, Ley S, Kauczor H-U, et al. Chronic thromboembolic pulmonary hypertension: pre- and postoperative assessment with breath-hold magnetic resonance techniques. *Radiology.* 2004;32:535–543.
69. Nikolaou K, Schoenberg SO, Attenberger U, et al. Pulmonary arterial hypertension: diagnosis with fast perfusion imaging and high-spatial- resolution MR angiography: preliminary experience. *Radiology.* 2005;236:694–703.
70. Rajaram S, Swift AJ, Capener D, et al. Diagnostic accuracy of contrast-enhanced MR angiography and unenhanced proton MR imaging compared with CT angiography in chronic thromboembolic pulmonary hypertension. *Eur Radiol.* 2012;22:310–317.
71. Alfakih K, Reid S, Jones T, et al. Assessment of ventricular function and mass by cardiac magnetic resonance imaging. *Eur Radiol.* 2004;14:1813–1822.
72. Beygui F, Furber A, Delepine S, et al. Routine breath-hold gradient echo MRI-derived right ventricular mass, volumes and function: accuracy, reproducibility and coherence study. *Int J Cardiovasc Imaging.* 2004;20:509–516.

73. Mayer E, Jenkins D, Lindner J, et al. Surgical management and outcome of patients with chronic thromboembolic pulmonary hypertension: results from an international prospective registry. *J Thorac Cardiovasc Surg*. 2011;141:702–710.
74. Madani MM, Auger WR, Pretorius V, et al. Pulmonary endarterectomy: recent changes in a single institution's experience of more than 2,700 patients. *Ann Thorac Surg*. 2012;94:97–103.
75. D'Armini AM, Morsolini M, Mattiucci G, et al. Pulmonary endarterectomy for distal chronic thromboembolic pulmonary hypertension. *J Thorac Cardiovasc Surg*. 2014;148(3):1005–1011.
76. Taboada D, Pepke-Zaba J, Jenkins DP, et al. Outcome of pulmonary endarterectomy in symptomatic chronic thromboembolic disease. *Eur Respir J*. 2014;44(6):1635–1645.
77. Hartz RS, Byme JG, Levitsky S, et al. Predictors of mortality in pulmonary thromboendarterectomy. *Ann Thorac Surg*. 1996;62:1255–1260.
78. Darteville P, Fadel E, Mussot S, et al. Chronic thromboembolic pulmonary hypertension. *Eur Respir J*. 2004;23:637–648.
79. de Perrot M, Thenganatt J, McRae K, et al. Pulmonary endarterectomy in severe chronic thromboembolic pulmonary hypertension. *J Heart Lung Transplant*. 2015;34:369–375.
80. Toshner M, Suntharalingam J, Fesler P, et al. Occlusion pressure analysis role in partitioning of pulmonary vascular resistance in CTEPH. *Eur Respir J*. 2012;40:612–617.
81. Kim HS, Fesler P, Channick RN, et al. Preoperative partitioning of pulmonary vascular resistance correlates with early outcome after thromboendarterectomy for chronic thromboembolic pulmonary hypertension. *Circulation*. 2004;109:18–22.
82. Hurwitt ES, Schein CJ, Rifkin H, et al. A surgical approach to the problem of chronic pulmonary artery obstruction due to thrombosis or stenosis. *Ann Surg*. 1958;147:157.
83. Chitwood WR, Sabiston DC Jr, Wechsler AS. Surgical treatment of chronic unresolved pulmonary embolism. *Clin Chest Med*. 1984;5:507.
84. Jamieson SW, Kapelanski DP, Sakakibara N, et al. Pulmonary endarterectomy; experience and lessons learned in 1,500 cases. *Ann Thorac Surg*. 2003;76:1457.
85. Madani MM, Jamieson SW. Pulmonary endarterectomy for chronic thromboembolic disease. *Oper Tech Thorac Cardiovasc Surg*. 2006;11(4):264–274.
86. Winkler MH, Rohrer CH, Ratty SC, et al. Perfusion techniques of profound hypothermia and circulatory arrest for pulmonary thromboendarterectomy. *J Extra Corpor Technol*. 1990;22:57.
87. Madani MM, Jamieson SW, Pretorius V, et al. *Subsegmental pulmonary endarterectomy: time for new surgical classification*. Abstract presented at the International CTEPH Conference, Paris, 2014.
88. Mohr R, Lavee J, Goor DA. Inaccuracy of radial artery pressure measurement after cardiac operations. *J Thorac Cardiovasc Surg*. 1987;94:286.
89. Baba T, Goto T, Yoshitake A, et al. Radial artery diameter decreases with increased femoral to radial arterial pressure gradient during cardiopulmonary bypass. *Anesth Analg*. 1997;85:252–258.
90. Ikeda K, MacLeod DB, Grocott HP, et al. The accuracy of a near-infrared spectroscopy cerebral oximetry device and its potential value for estimating jugular venous oxygen saturation. *Anesth Analg*. 2014;119(6):1381–1392.
91. Goldman S, Sutter F, Ferdinand F, et al. Optimizing intraoperative cerebral oxygen delivery using noninvasive cerebral oximetry decreases the incidence of stroke for cardiac surgical patients. *Heart Surg Forum*. 2004;7:E376.
92. Yao FSF, Tseng C-C, Ho CYA, et al. Cerebral oxygen desaturation is associated with early postoperative neuropsychological dysfunction in patients undergoing cardiac surgery. *J Cardiothorac Vasc Anesth*. 2004;18:552.
93. Schuhmann MU, Suhr DF, v Gosseln HH, et al. Local brain surface temperature compared to temperatures measured at standard extracranial monitoring sites during posterior fossa surgery. *J Neurosurg Anesthesiol*. 1999;11:90–95.
94. Svyatets M, Tolani K, Zhang M, et al. Perioperative management of deep hypothermic circulatory arrest. *J Cardiothorac Vasc Anesth*. 2010;24(4):644–655.
95. Dittrich HC, McCann HA, Wilson WC. Identification of interatrial communication in patients with elevated right atrial pressure using surface and transesophageal contrast echocardiography. *J Am Coll Cardiol*. 1993;21(suppl):135A.
96. Amsel BJ, Rodrigus I, De Paep R, et al. Right-to-left flow through a patent foramen ovale in acute right ventricular infarction: two case reports and a proposal for management. *Chest*. 1995; 108:1468.
97. Langley SM, Chai PJ, Jaggers JJ, et al. Preoperative high dose methylprednisolone attenuates the cerebral response to deep hypothermic circulatory arrest. *Eur J Cardiothorac Surg*. 2000;17:279.
98. Newman MF, Murkin JM, Roach G, et al. Cerebral physiologic effects of burst suppression doses of propofol during nonpulsatile cardiopulmonary bypass. *Anesth Analg*. 1995;81:452–457.
99. Dittrich HC, Nicod PH, Chow LC, et al. Early changes of right heart geometry after pulmonary thromboendarterectomy. *J Am Coll Cardiol*. 1988;11:937.
100. Mahmud E, Raisinghani A, Hassankhani A, et al. Correlation of left ventricular diastolic filling characteristics with right ventricular overload and pulmonary artery pressure in chronic thromboembolic pulmonary hypertension. *J Am Coll Cardiol*. 2002;40:318.
101. Manecke GR Jr, Kotzur A, Atkins G, et al. Massive pulmonary hemorrhage after pulmonary thromboendarterectomy. *Anesth Analg*. 2004;99:672.
102. Cronin B, Maus T, Pretorius V, et al. Management of pulmonary hemorrhage after pulmonary endarterectomy with venovenous extracorporeal membrane oxygenation without systemic anticoagulation. *J Cardiothorac Vasc Anesth*. 2014;28(6):1667–1676.
103. Ortmann E, Besser M, Sharples L, et al. An exploratory cohort study comparing prothrombin complex concentrate and fresh frozen plasma for the treatment of coagulopathy after complex cardiac surgery. *Anesth Analg*. 2015;121:26–33.
104. Bermudez CA, Rocha RV, Sappington PL, et al. Initial experience with single cannulation for venovenous extracorporeal oxygenation in adults. *Ann Thorac Surg*. 2010;90:991–995.
105. Pranikoff T, Hirschl RB, Remenapp R, et al. Venovenous extracorporeal life support via percutaneous cannulation in 94 patients. *Chest*. 1999;115:818–822.
106. Wragg RE, Dimsdale JE, Moser KM, et al. Operative predictors of delirium after pulmonary thromboendarterectomy: a model for postcardiotomy delirium? *J Thorac Cardiovasc Surg*. 1988;96: 524–529.
107. Adams A, Fedullo PF. Postoperative management of the patient undergoing pulmonary endarterectomy. *Semin Thorac Cardiovasc Surg*. 2006;18:250–256.
108. Mayer E, Jenkins D, Lindner J, et al. Surgical management and outcome of patients with chronic thromboembolic pulmonary hypertension: results from an international prospective registry. *J Thorac Cardiovasc Surg*. 2011;141:702–710.
109. de Perrot M, McRae K, Shargall Y, et al. Pulmonary thromboendarterectomy for chronic thromboembolic pulmonary hypertension: the Toronto experience. *Can J Cardiol*. 2011;27:692–697.
110. Ogino H, Ando M, Matsuda H, et al. Japanese single-center experience of surgery for chronic thromboembolic pulmonary hypertension. *Ann Thorac Surg*. 2006;82:630–636.
111. Maliyasena VA, Hopkins PMA, Thomson BM, et al. An Australian tertiary referral center experience of the management of chronic thromboembolic pulmonary hypertension. *Pulm Circ*. 2012;2: 359–364.
112. Condliffe R, Kiely DG, Gibbs JS, et al. Improved outcomes in medically and surgically treated chronic thromboembolic pulmonary hypertension. *Am J Respir Crit Care Med*. 2008;177:1122–1127.
113. Corsico AG, D'Armini AM, Cerveri I, et al. Long-term outcome after pulmonary thromboendarterectomy. *Am J Respir Crit Care Med*. 2008;178:419–424.
114. Bonderman D, Skoro-Sajer N, Jakowitsch J, et al. Predictors of outcome in chronic thromboembolic pulmonary hypertension. *Circulation*. 2007;115:2153–2158.
115. Thistlethwaite PA, Kemp A, Du L, et al. Outcomes of pulmonary thromboendarterectomy for treatment of extreme thromboembolic pulmonary hypertension. *J Thorac Cardiovasc Surg*. 2006;131: 307–313.
116. Freed DH, Thomson BM, Berman M, et al. Survival after pulmonary thromboendarterectomy: effect of residual pulmonary hypertension. *J Thorac Cardiovasc Surg*. 2011;141:383–387.
117. Berman M, Tsui S, Vuylsteke A, et al. Successful extracorporeal membrane oxygenation support after pulmonary thromboendarterectomy. *Ann Thorac Surg*. 2008;86:1261–1267.
118. Faggian G, Onorati F, Chiominto B, et al. Veno-venous extracorporeal membrane oxygenation as a bridge to and support for pulmonary thromboendarterectomy in misdiagnosed chronic thromboembolic pulmonary hypertension. *Artif Organs*. 2011;35(10):956–960.
119. Olman MA, Auger WR, Fedullo PF, et al. Pulmonary vascular steal in chronic thromboembolic pulmonary hypertension. *Chest*. 1990;98:1430–1434.
120. Levinson R, Shure D, Moser KM. Reperfusion pulmonary edema after pulmonary artery thromboendarterectomy. *Am Rev Respir Dis*. 1986;134:1241–1245.
121. Kerr KM, Auger WR, Marsh JJ, et al. The use of Cylexin (CY-1503) in prevention of reperfusion lung injury in patients undergoing pulmonary thromboendarterectomy. *Am J Respir Crit Care Med*. 2000;162:14–20.
122. Kerr KM, Auger WR, Marsh J, et al. Efficacy of methylprednisolone in preventing lung injury following pulmonary thromboendarterectomy. *Chest*. 2012;141:27–35.
123. Kim NH, Madani MM, Pretorius V, et al. Pulmonary thromboendarterectomy outcome in patients with high pre-operative PVR: UCSD single center experience. *Am J Respir Crit Care Med*. 2013;187:A3342.
124. Dorfmüller P, Günther S, Ghigna M-R, et al. Microvascular disease in chronic thromboembolic pulmonary hypertension: a role for pulmonary veins and systemic vasculature. *Eur Respir J*. 2014; 44(5):1275–1288.
125. Thistlethwaite PA, Madani MM, Kemp AD, et al. Venovenous extracorporeal life support after pulmonary endarterectomy: indications, techniques and outcomes. *Ann Thorac Surg*. 2006;82: 2139–2146.
126. Imanaka H, Miyano H, Takeuchi M, et al. Effects of inhaled nitric oxide inhalation after pulmonary thromboendarterectomy for chronic pulmonary thromboembolism. *Chest*. 2000;118(1):39–46.
127. Bates DM, Fernandes TM, Duwe BV, et al. Efficacy of a low-tidal volume ventilation strategy to prevent reperfusion lung injury after pulmonary thromboendarterectomy. *Ann Am Thorac Soc*. 2015;12:1520–1527.
128. Kapitan KS, Clausen JL, Moser KM. Gas exchange in chronic thromboembolism after pulmonary thromboendarterectomy. *Chest*. 1990;98:14–19.
129. Konstantinides SV, Torbicki A, Agnelli G, et al. ESC guidelines on the diagnosis and management of acute pulmonary embolism. *Eur Heart J*. 2014;35:3033–3080.
130. Jais X, D'Armini A, Jansa P, et al. Bosentan for treatment of inoperable chronic thromboembolic pulmonary hypertension: BENEFiT (Bosentan effects in iNopErable Forms of chronIc Thromboembolic pulmonary hypertension), a randomized, placebo-controlled trial. *J Am Coll Cardiol*. 2008;52:2127–2134.
131. Suntharalingam J, Treacy CM, Doughty NJ, et al. Long-term use of sildenafil in inoperable chronic thromboembolic pulmonary hypertension. *Chest*. 2008;134:229–236.
132. Reichenberger F, Voswinckel R, Enke B, et al. Long-term treatment with sildenafil in chronic thromboembolic pulmonary hypertension. *Eur Respir J*. 2007;30:922–927.
133. Cabrol S, Souza R, Jais X, et al. Intravenous epoprostenol in inoperable chronic thromboembolic pulmonary hypertension. *J Heart Lung Transplant*. 2007;26:357–362.
134. Skoro-Sajer N, Bonderman D, Wiesbauer F, et al. Treprostinil for severe inoperable chronic thromboembolic pulmonary hypertension. *J Thromb Haemost*. 2007;5:483–489.
135. Krug S, Hammerschmidt S, Pankau H, et al. Acute improved hemodynamics following inhaled iloprost in chronic thromboembolic pulmonary hypertension. *Respiration*. 2008;76:154–159.
136. Ghofrani HA, D'Armini AM, Grimminger F, et al. Riociguat for the treatment of chronic thromboembolic pulmonary hypertension. *N Engl J Med*. 2013;369:319–329.
137. Simonneau G, D'Armini AM, Ghofrani HA, et al. Riociguat for the treatment of chronic thromboembolic pulmonary hypertension: a long-term extension study (CHEST-2). *Eur Respir J*. 2014; 45(5):1293–1302.
138. Nagaya N, Sasaki N, Ando M, et al. Prostacyclin therapy before pulmonary thromboendarterectomy in patients with chronic thromboembolic pulmonary hypertension. *Chest*. 2003;123: 338–343.
139. Reesink HJ, Surie S, Kloek JJ, et al. Bosentan as a bridge to pulmonary endarterectomy for chronic thromboembolic pulmonary hypertension. *J Thorac Cardiovasc Surg*. 2010;139:85–91.
140. Surie S, Reesink HJ, Marcus JT, et al. Bosentan treatment is associated with improvement of right heart function and remodeling in chronic thromboembolic pulmonary hypertension. *Clin Cardiol*. 2013;36(11):698–703.
141. Jensen KW, Kerr KM, Fedullo PF, et al. Pulmonary hypertensive medical therapy in chronic thromboembolic pulmonary hypertension before pulmonary thromboendarterectomy. *Circulation*. 2009;120: 1248–1254.
142. Voorburg JAI, Cats VM, Buis B, et al. Balloon angioplasty in the treatment of pulmonary hypertension caused by pulmonary embolism. *Chest*. 1988;94:1249–1253.
143. Feinstein JA, Goldhaber SZ, Lock JE, et al. Balloon angioplasty for treatment of chronic thromboembolic pulmonary hypertension. *Circulation*. 2001;103:10–13.
144. Pitton MB, Herber S, Mayer E, et al. Pulmonary balloon angioplasty of chronic thromboembolic pulmonary hypertension (CTEPH) in surgically inaccessible cases. *Rofo*. 2003;175(5):631–634.
145. Sugimura K, Fukumoto Y, Satoh K, et al. Percutaneous transluminal pulmonary angioplasty markedly improves pulmonary hemodynamics and long-term prognosis in patients with chronic thromboembolic pulmonary hypertension. *Circ J*. 2012;76:485–488.
146. Mizoguchi H, Ogawa A, Munemasa M, et al. Refined balloon pulmonary angioplasty for inoperable patients with chronic thromboembolic pulmonary hypertension. *Circ Cardiovasc Interv*. 2012;5: 748–755.
147. Katoaka M, Inami T, Hayashida K, et al. Percutaneous transluminal pulmonary angioplasty for the treatment of chronic thromboembolic pulmonary hypertension. *Circ Cardiovasc Interv*. 2012;5: 756–762.
148. Andreassen AK, Ragnarsson A, Gude E, et al. Balloon pulmonary angioplasty in patients with inoperable chronic thromboembolic pulmonary hypertension. *Heart*. 2013;99:1415–1420.
149. Fukui S, Ogo T, Goto Y, et al. Exercise intolerance and ventilator inefficiency improve early after balloon pulmonary angioplasty in patients with inoperable chronic thromboembolic pulmonary hypertension. *Int J Cardiol*. 2015;180:66–68.
150. Rudski LG, Lai WW, Afilalo J, et al. Guidelines for the echocardiographic assessment of the right heart in adults: a report from the American Society of Echocardiography endorsed by the European Association of Echocardiography, a registered branch of the European Society of Cardiology, and the Canadian Society of Echocardiography. *J Am Soc Echocardiogr*. 2010;23:685–713, quiz 86-8.
151. Cacciapuoti F. Echocardiographic evaluation of right heart function and pulmonary vascular bed. *Int J Cardiovasc Imaging*. 2009;25:689–697.
152. Ryan T, Petrovic O, Dillon JC, et al. An echocardiographic index for separation of right ventricular volume and pressure overload. *J Am Coll Cardiol*. 1985;5(4):918–927.
153. Pavlicek M, Wahl A, Rutz T, et al. Right ventricular systolic function assessment: rank of echocardiographic methods vs. cardiac magnetic resonance imaging. *Eur J Echocardiogr*. 2011;12:871–880.
154. Tei C. New non-invasive index of combined systolic and diastolic ventricular function. *J Cardiol*. 1995;26:135–136.
155. Blanchard DG, Malouf PJ, Gurudevan SV, et al. Utility of right ventricular Tei index in noninvasive evaluation of chronic thromboembolic pulmonary hypertension before and after pulmonary thromboendarterctomy. *JACC Cardiovasc Imaging*. 2009;2:143.
156. Blanchard DG, Dittrich HC. Pericardial adaptation in severe chronic pulmonary hypertension: an intraoperative echocardiographic study. *Circulation*. 1992;85:1414–1422.
157. Mahmud E, Raisinghani A, Keramati S, et al. Dilation of the coronary sinus on echocardiogram: prevalence and significance in patients with chronic pulmonary hypertension. *J Am Soc Echocardiogr*. 2001;14:44–49.
158. Banks DA, Pretorius GV, Kerr KM, et al. Pulmonary endarterectomy: part I. Pathophysiology, clinical manifestations, and diagnostic evaluation of chronic thromboebolic pulmonary hypertension. *Semin Cardiothorac Vasc Anesth*. 2014;18:319–330.
159. Banks DA, Pretorius GV, Kerr KM, et al. Pulmonary endaterectomy: part II. Operation, anesthetic management, and postoperative care. *Semin Cardiothorac Vasc Anesth*. 2014;18:331–340.

160. Yock PG, Popp RL. Noninvasive estimation of right ventricular systolic pressure by Doppler ultrasound in patients with tricuspid regurgitation. *Circulation.* 1984;70(4):657–662.
161. Otto CM. Echocardiographic evaluation of left and right ventricular systolic function. In: *Textbook of Clinical Echocardiography.* 2nd ed. Philadelphia: Saunders; 2000:100–131.
162. Lang RM, Bierig M, Devereux RB, et al. Recommendations for chamber quantification: a report from the American Society of Echocardiography's Guidelines and Standards Committee and the Chamber Quantification Writing Group, developed in conjunction with the European Association of Echocardiography, a branch of European Society of Cardiology. *J Am Soc Echocardiogr.* 2005;18:1440–1463.
163. Sadeghi HM, Kimura BJ, Raisinghani A, et al. Does lowering pulmonary arterial pressure eliminate severe functional tricuspid regurgitation? *J Am Coll Cardiol.* 2004;44(1):126–132.
164. Burleson K, Blanchard DG, Kuvelas T, et al. Left ventricular shape deformation and mitral valve prolapse in chronic pulmonary hypertension. *Echocardiography.* 1994;11:537–545.
165. Gurudevan SV, Malouf PJ, Auger WR, et al. Abnormal left ventricular diastolic filling in chronic thromboembolic pulmonary hypertension: true diastolic dysfunction or left ventricular underfilling? *J Am Coll Cardiol.* 2007;49:1334–1339.
166. Mahmud E, Raisinghani A, Hassankhani A, et al. Correlation of left ventricular diastolic filling characteristics with right ventricular overload and pulmonary artery pressure in chronic thromboembolic pulmonary hypertension. *J Am Coll Cardiol.* 2002;40:318–324.
167. Corsico AG, D'Armini AM, Cerveri I, et al. Long-term outcome after pulmonary endarterectomy. *Am J Respir Crit Care Med.* 2008;178:419.
168. Yung GL, Channick RN, Fedullo PF, et al. Successful pulmonary thromboendarterectomy in two patients with sickle cell disease. *Am J Respir Crit Care Med.* 1998;157:1690.
169. Moser KM, Shea JG. The relationship between pulmonary infarction, cor pulmonale, and the sickle cell states. *Am J Med.* 1957;27:561.
170. Collins FS, Orringer E. Pulmonary hypertension and cor pulmonale in the sickle hemoglobinopathies. *Am J Med.* 1982;73:814.
171. Sutton LL, Castro O, Cross DJ, et al. Pulmonary hypertension in sickle cell disease. *Am J Cardiol.* 1994;74:626–628.
172. Simmons BE, Santhanam V, Castaner A, et al. Sickle cell disease: two-dimensional echo and Doppler ultrasonographic findings in hearts of adult patients with sickle anemia. *Arch Intern Med.* 1988;148:1526.
173. Métras D, Coulibaly AO, Ouattara K, et al. Open-heart surgery in sickle-cell hemoglobinopathies: report of 15 cases. *Thorax.* 1982;37:486.
174. Balasundaram S, Duran CG, al-Halees Z, Kassay M. Cardiopulmonary bypass in sickle cell anaemia: report of five cases. *J Cardiovasc Surg.* 1991;32:271.
175. Hockmuth D, Mills N. Management of unusual problems encountered in initiating and maintaining cardiopulmonary bypass. In: Gravlee GP, Davis RF, Utley JR, eds. *Cardiopulmonary Bypass: Principles and Practice.* Baltimore: Williams & Wilkins; 1993:750–751.
176. Deleval M, Taswell HF, Bowie EJW, Danielson GK. Open heart surgery in patients with inherited hemoglobinopathies, red cell dyscrasias and coagulopathies. *Arch Surg.* 1974;109:618.
177. Aldrich TK, Dhuper SK, Patwa NS, et al. Pulmonary entrapment of sickle cells: the role of regional alveolar hypoxia. *J Appl Physiol.* 1996;80:531.
178. Vichinsky EP, Haberkern CM, Neumayr L. A comparison of conservative and aggressive transfusion regimens in the perioperative management of sickle cell disease: the perioperative transfusion in sickle cell disease study group. *N Engl J Med.* 1995;333:206.
179. Firth PG, Head A. Sickle cell disease and anesthesia. *Anesthesiology.* 2004;101:766–785.
180. Bocchieri KA, Scheinerman SJ, Graver LM. Exchange transfusion before cardiopulmonary bypass in sickle cell disease. *Ann Thorac Surg.* 2010;90(1):323–324.
181. Vocelka CR, Lindley GG, Mulligan MS. Cardiopulmonary bypass with deep hypothermic circulatory arrest for a patient with sickle cell anemia: a case report. *J Extracorp Technol.* 2001;33:243–244.
182. Sutton SW, Hunley EK, Duncan MA, et al. Sickle cell disease and aortic valve replacement: use of cardiopulmonary bypass, partial exchange transfusion, platelet sequestration, and continuous hemofiltration. *Tex Heart Inst J.* 1999;26:283–288.
183. Mayer E, Jenkins D, Lindner J, et al. Surgical management and outcome of patients with chronic thromboembolic pulmonary hypertension: results from an international prospective registry. *J Thorac Cardiovasc Surg.* 2011;141:702–710.
184. Condliffe R, Kiely DG, Gibbs JS, et al. Improved outcomes in medically and surgically treated chronic thromboembolic pulmonary hypertension. *Am J Respir Crit Care Med.* 2008;177:1122–1127.

杂交手术室规程

WASEEM ZAKARIA AZIZ ZAKHARY, MD | JOERG KARL ENDER, MD

要 点

1. 杂交(hybrid)手术室需同时具备先进的成像系统和完整的手术室功能。
2. 经导管主动脉瓣置换术(transcatheter aortic valve replacement, TAVR)的指征推荐为主动脉瓣外科手术高风险而且TAVR术后预期生存超过12个月的重度主动脉瓣狭窄患者。
3. 血管并发症是经股动脉入路最常见的并发症。
4. 多种成像技术对术前评估发挥重要作用。
5. 心脏团队是开展TAVR手术的前提条件。
6. 经导管二尖瓣修复技术需要在食管超声心动图的指导下进行。

杂交手术室的设想最早出现在20年前。最初设想是将经皮冠状动脉介入治疗(percutaneous coronary intervention, PCI)支架植入与微创冠状动脉旁路移植术(coronary artery bypass grafting, CABG)相结合。但是,杂交手术室却是随着经导管瓣膜置换术的发展而广泛建立起来的[1]。1983年首次报道了经皮球囊瓣膜扩张术成功用于重度主动脉瓣狭窄(aortic stenosis, AS)的患者[2],2002年开展了人类首例经导管主动脉瓣置换术(transcatheter aortic valve replacement, TAVR)[3]。尽管耗资巨大,设备复杂,新的杂交手术室数量却随着越来越多的经皮介入治疗而稳步增长,它需要同时具备心导管室的血管造影功能以及心外科手术室功能。标准杂交手术室常见的治疗项目包括:TAVR,经皮二尖瓣修复术,胸主动脉腔内隔绝修复术(thoracic endovascular aortic repair, TEVAR),经皮肺动脉瓣植入术,埋藏式起搏器和心脏复律除颤器的导线拔除,以及冠脉和瓣膜联合手术。

技术要求

杂交手术室的定义

杂交手术室应包括先进的成像系统和功能完整的外科手术设备,包括血管造影,透视成像和其他成像设备[如计算机断层扫描(computed tomography, CT)、超声心动图][4]。

设备和布局

除了手术室的所有设施之外,还应包含以下设备[4-6]:

1. 铅室内高质量透视检查(通常是平板成像)。
2. 整合其他成像技术比如双平面系统,C臂CT,集成超声以及电磁导航系统(可选)。
3. 可供放射技术人员在杂交手术室内外均可直视外科手术野的控制区。
4. 手术床由可穿透射线的轻薄非金属碳纤维材料制成,可用于血管造影和外科手术。同时整合成像系统避免相互碰撞。由于缺少金属部件,手术床丧失了部分功能,比如局部移动患者身体的上肢或下肢。尽管如此,可多方位倾斜的移动手术床是满足导管精确操作的必备品。
5. 充足的空间(74.3~92.9m^2)以容纳心脏外科、血管外科和介入医师所需的设备,以及麻醉、护理、体外循环及放射等专业人员。设备的放置需便于介入操作与常规外科手术之间快速转换。
6. 顶置式显示器的放置应便于团队所有成员(外科、麻醉和介入医师)同步看到影像,包括血管造影、超声心动图及血流动力学监测。
7. 循环加温系统、通风系统和层流为常规外科手术提供平缓适宜的空间环境。
8. 保障外科手术的高输出照明系统。
9. 其他必备设施譬如数量充足的电源插座,麻醉设备和体外循环(cardiopulmonary bypass, CPB)设备的气体进出口,以及CPB设备的冷热水排水口。
10. 器材:高分辨显示器和监护仪,氧气(oxygen, O_2)分析仪,吸引器,供氧设备,除颤器/复苏车,超声心动图设备,超声医师,麻醉设备,CPB设备,输液泵,放射防护(与成像系统整合),血液加温器和血库设施,监测血气和凝血指标的实验室检测等等。由于操作过程中可能会遇到危及生命的并发症,需备有随时可用的急救车,内置紧急情况下可能需要的所有设备。
11. 完全无菌的环境。

图27.1为杂交手术室的示例图。

2012年,心血管造影和介入学会(Society for Cardiovascular Angiography and Interventions, SCAI),美国胸外科协会(American Association for Thoracic Surgery, AATS),美国心脏病学院基金会(American College of Cardiology Foundation, ACCF)以及美国胸外科医师协会(Society of Thoracic Surgeons, STS)联合发表了杂交手术室和TAVR指南。该指南并没有把杂交手术室作为TAVR或其他操作的先决条件,而是允许其在心导管(cardiac catheterization laboratory, CCL)、手术室、位于手术室或心导管室内的复合手术室等进行诸项操作[5,7]。

在美国,57%的TAVRs在杂交手术室实施[8],在法国,72.7%是在心导管室完成[9]。美国的杂交手术室位于CCL

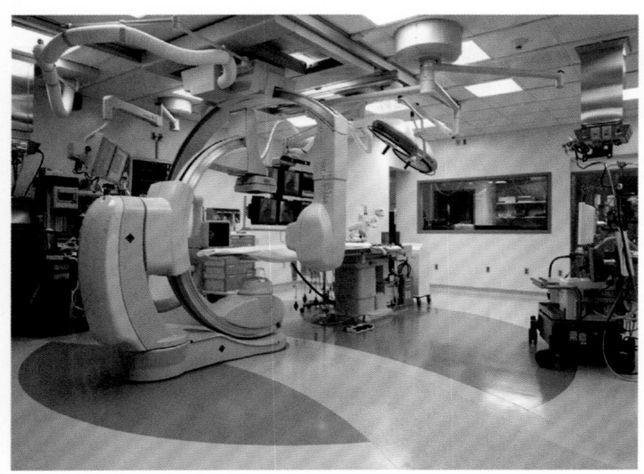

图 27.1 心血管杂交手术室内景。体外循环设备在右侧稍远处，有独立的吊塔。手术床在图的中心，安装在地面上，固定式双平面 C 臂在图片左侧。(*Courtesy of Alfred I. Dupont Hospital for Children.*)

区域或者常规手术区域，甚至有些中心在两个区域都设有杂交手术室[10]。

成像系统

透视检查

透视检查可以是移动式或固定式。与移动式系统相比，固定式系统通常可提供更高质量的成像和更少的放射暴露。固定的 C 臂可以安装在天花板或者地板上。安装在天花板上不会占据手术室地面空间，但需要更高的天花板，这会影响照明，监视器放置和空气层流。反之，安装在地板上就避免上述不便，但是却占据了地面空间。透视操作系统会产生大量的热量和噪声，更适合放置于杂交手术室之外[4]。

旋转血管造影

其中许多单元还有附加功能。有些可以在患者周围全方位旋转并于数分钟内获取断面或三维（three-dimensional，3D）数据。这种三维 C 臂 CT（例如，Dyna-CT，Siemens，Germany）[11]（也叫室内 C 臂旋转血管造影 CT）[12]可在 TAVR 手术中协助定位，特别是对瓣环严重钙化的患者，可通过叠加的实时二维（two-dimensional，2D）图像帮助定位解剖。另外，这项技术还减少了用分支支架处理复杂血管动脉瘤术[4,13]和 TAVR[12]术中造影剂的用量。从最终瓣膜的可视化角度来看，其效果可与多层螺旋 CT（multidetector CT，MDCT）媲美[14,15]。

数字减影血管造影

该项技术是用于分辨血管，排除背景结构干扰，从而识别出畸形。在 TAVR 手术中，主要是在瓣膜植入前的即刻识别出冠状动脉。

超声心动图

经食管超声心动图（transesophageal echocardiography，TEE）普遍应用于 TAVR 术前、术中及术后，协助诊断疾病和并发症。实时的三维 TEE 有助于传送系统的操作，同时有助于主动脉人工瓣的准确定位。在监护麻醉（monitored anesthetic care，MAC）状态下进行介入操作时无法采用 TEE，此时可采用经胸超声心动图（transthoracic echocardiography，TTE）。

能将不同成像方法进行图像融合的系统（例如，C-THV Paieon，New York，N. Y.；HeartNavigator Philips Healthcare，Andover，Mass）和 ValveAssist（GE Healthcare，Little Chalfont，UK）[6]可为操作提供更优化的图像质量。将来，电磁导向系统也可用于成像和指导 TAVR 操作[16]。

放射安全

放射安全最重要的方面就是安全意识教育。整个团队需要知道如何减少放射剂量和避免放射暴露。操作过程中须有安全措施。杂交手术室必须是安装防护门的铅室，在设计杂交手术室时，须为工作人员规划配备移动和内置的防护屏。此外，手术床附带铅防护板，在杂交手术室外的专门区域放置足够所有工作人员使用的铅防护服，最后，所有工作人员要常规监测放射接触剂量[4]。

操作

经导管主动脉瓣置换

患者选择与适应证

欧洲和美国的指南推荐 TAVR 手术适应证为：有症状的重度主动脉瓣狭窄患者且无外科手术指征；或者外科手术高危患者且 TAVR 术后预期生存时间超过 12 个月[7,17,18]。高危患者的定义通常是指 STS 评分大于 10% 或者欧洲心脏手术风险评估系统 EuroSCORE 评分超过 20%[19]。AHA 和 ACC 对高危的定义是 STS 预期死亡风险（predicted risk of mortality，PROM）超过 8%；或者超过两项身体虚弱指标（中到重度）；或者两个重要器官脏器受累，术后不能得到改善；或者操作可能增加风险的情况（表 27.1）[17]。

TAVR 患者的选择应由多学科团队（multidisciplinary team，MDT）[20]进行评估，包括首席心内科医师、心外科医师、介入医师、超声技师、影像医师［CT 或心脏磁共振（cardiac magnetic resonance，CMR）］、心衰和瓣膜病医师、心脏麻醉医师、护理人员及心脏康复医师[7]。常规临床工作的人员至少应该包括心内科医师、心外科医师、心脏麻醉医师以及影像医师。

患者选择过程中必须讨论以下问题：

1. AVR 的外科或 TAVR 指征
2. 风险评估及 TAVR 的指征
3. 特定患者进行 TAVR 的可行性选择及最合适路径（如严重外周动脉病变）
4. 为患者选择具体的瓣膜类别和型号

其他影响因素包括，现有的条件、经验以及医院管理高危患者的保障、技术水平、临床结果、会诊方式及患者意愿。

表 27.1　TAVR 患者的风险评估

	低危(需符合以下所有标准)	中危(以下任意一项标准)	高危(以下任意一项标准)	禁忌风险(以下任意一项标准)
STS PROM*	<4%合并	4%~8%或者	>8%或者	预期外科手术死亡或者重大并发症(全因)风险或者
身体虚弱性	无 合并	1个因素(轻微) 或者	>2个因素(中到重度) 或者	>50%1年 或者
重要器官系统损害†	无 合并	1个器官系统 或者	不超过2个器官系统 或者	>3个器官系统 或者
手术操作相关风险‡	无	可能	可能	重度

*PROM,预期死亡风险;STS,美国胸科医师协会;TAVR,经导管主动脉瓣置换术。

†术后未改善。

‡例如:气管切开术,升主动脉重度钙化。

Modifi ed from Nishimura RA, Otto CM, Bonow RO, et al. 2014 AHA/ACC Guideline for the Management of Patients With Valvular Heart Disease: executive summary: a report of the American College of Cardiology/American Heart Association Task Force on Practice Guidelines. *J Thorac Cardiovasc Surg. 2014;148:e1-e132.*

主动脉瓣置换的指征:外科或经导管

诊断 AS 与是否选择微创技术无关,而是应该遵循已有的相关指南[17,21]。从某种程度上讲,心脏超声和心导管检查是诊断 AS 的主要手段。心脏超声诊断重度 AS 的标准包括:先天性或钙化引起的瓣膜狭窄,收缩期瓣膜开放受限,且主动脉瓣口面积(aortic valve area, AVA)小于等于 1.0cm^2, AVA 指数小于等于 0.6cm^2/m^2,跨主动脉瓣血流速度大于等于 4.0m/s,合并或者平均跨瓣压力差大于等于 40mmHg。有症状的患者可表现为心衰、晕厥、劳累性呼吸困难、心绞痛、先兆晕厥史或运动试验中发生先兆晕厥。主动脉瓣置换适用于左心室射血分数(left ventricular ejection fraction, LVEF)小于等于 50%的无症状患者(图 27.2)[17]。超声心动图负荷试验可有效评估低流速/低压差的 AS 患者[7]。如果负荷状态下微小的压差改变引起每搏输出量增加以及 AVA 增大超过 0.2cm^2,那么这种情况就不是重度 AS;真正的重度 AS 患者在负荷状态时,瓣口面积并不会随着每搏输出量和压力差的增加而发生变化[19](见第 3 和 21 章)。

TAVR 的指征和风险评估

关于 TAVR 的数据和相关推荐指征可以从注册研究或随机对照试验中获取[22]。几个多中心的注册研究,包括 SAPIEN 瓣膜(Edwards Lifesciences, Irvine, Calif)和 CoreValves(Medtronic Minneapolis, Minn)都先后报道过 TAVR 及效果。这些注册研究里的患者选择标准和不良事件的定义以及结局呈现多样化,给比较带来一定困难[7];但这些研究也提供了关于手术指征,并发症和死亡率的概况。这些注册研究包括:SAPIEN 主动脉生物瓣欧洲结果(SAPIEN aortic bioprosthesis european outcome, SOURCE)注册研究[23],法国 CoreValve 和 Edwards 主动脉瓣注册研究(French aortic national CoreValve and Edwards, FRANCE2)[9],德国主动脉瓣注册研究(German aortic valve registry, GARY)[24]。

PARTNER 试验(placement of aortic transcatheter valves, PARTNER)是一个前瞻性、双盲、随机、对照、多中心研究,用于评估 SAPIEN 主动脉瓣经导管实施的安全性和有效性,纳入两组患者:A 组为可进行外科手术的高危患者,B 组为不可行外科手术的患者。所有患者在住院期间,术后 30 天、6 个月、1 年以及其后的每年进行随访一次。最近,非手术组中增加了一个 C 亚组,即尽管接受 TAVR 术,C 组患者的生存率和生活质量仍相对较低。C 组的合并症包括虚弱,营养不良,恶病质,近期恶性肿瘤,脑卒中,痴呆和透析[25]。通过改善所有二级目标 B 组死亡率下降 50%,但是脑卒中[26],出血和血管并发症的发生率增加。术后 30 天死亡率 A 组和 B 组分别是 3.4%和 5%。术后 30 天和 1 年临床出现严重脑卒中的风险,外科组分别是 2.1%和 2.4%, TAVR 组分别是 3.8%和 5.1%。

Medtronic CoreValve 美国核心试验的患者分为两组,一组为极高风险组(相当于 PARTNER 组的非手术 B 组),一组为高风险组(相当于 PARTNER 试验 A 组)。依据瓣膜学术研究联盟(the valve academic research consortium, VARC)的终点标准定义并发症发病率,旨在达到定义的标准化和一致性[27]。

风险评估最常用的两个评分是 STS 风险评分[28,29]和 EuroSCORE 或相关的 logistic EuroSCORE[30]。其在线计算评分的网站分别为:http://riskcalc.sts.org; http://www.euroscore.org。PARTNER 临床试验采用了这两种评分。经过目前的发展,无论是评估外科 AVR 还是 TAVR, EuroSCORE Ⅱ与 logistic Euro-SCORE 相比有更好的预测能力[31-34]。但是,也有研究对其应用提出了质疑[35]。另外一个简单的风险工具也得以应用即 OBSERVANT 评分,包含了 7 个参数,用以预测 TAVR 术后 30 天的死亡率[36]。这些评分大多数不是针对 TAVR 设计,而且某些可能影响 TAVR 决策的因素不能被概括进来,比如瓷化主动脉,虚弱程度, TAVR 的入路和方法。所以这些风险评分在用来选择患者的过程中要结合临床判断和心脏团队的经验。

还有 5 个风险因素具有特殊重要性,它们或影响到最终结果,或没有纳入到风险模型中,尽管它们的存在很普遍。这 5 个因素包括:慢性肾病,冠心病,慢性肺病,二尖瓣病变以及心脏收缩功能不良[37]。部分患者符合常规意义上的外科 AVR 指征,但是由于局部病变或异常也被归入 TAVR 组里(比如,严重的升主动脉钙化,瓷化主动脉,易碎的主动脉粥样斑块以及纵隔放射治疗史)[7]。

此外还有两个影响外科手术的因素:①高龄合并相关合

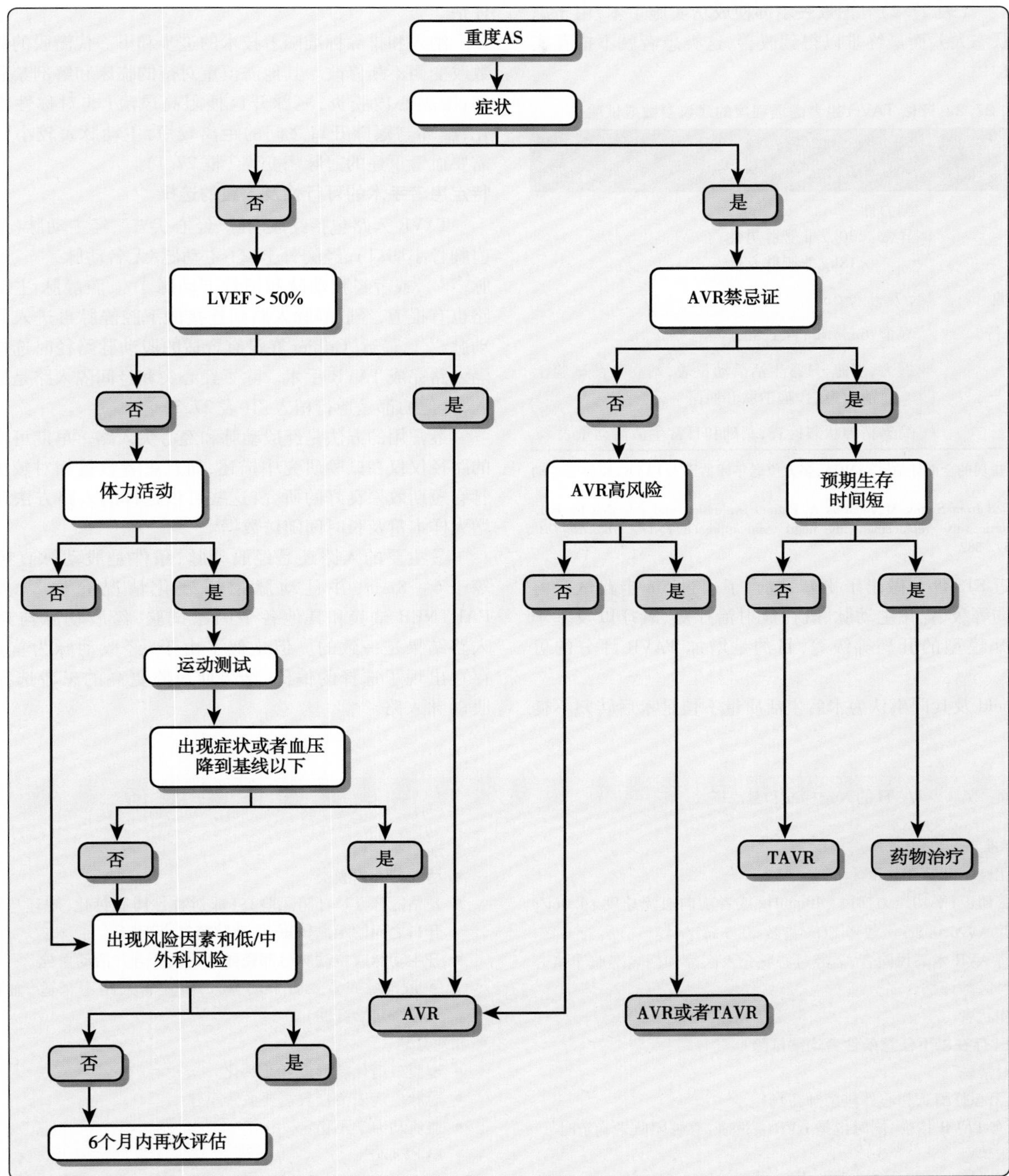

图 27.2 重度主动脉瓣狭窄的管理。AS,主动脉瓣狭窄;AVR,主动脉瓣置换;LVEF,左心室射血分数;TAVR,经导管主动脉瓣置换。(*Modified from Vahanian A, Alfieri O, Andreotti F, et al. Guidelines on the management of valvular heart disease*[*version 2012*]*:the Joint Task Force on the Management of Valvular Heart Disease of the European Society of Cardiology*[*ESC*]*and the European Association for Cardio-Thoracic Surgery*[*EACTS*]. *Eur J Cardiothorac Surg*. 2012;42:S1-S44.)

并症;②虚弱和 TAVR 无效。虚弱,尽管在老年人中与体力下降和相关合并症高度重叠,其实是个不同的证候群,会引起恶性循环。包含了肌肉质量的下降,能量利用的减少及营养不良,这些都会造成生理储备和抗应激能力的下降,容易引起不良后果[38-40](表 27.2)。无效表示即使成功实施手术,由于患者临床状态太差而最终难以得到改善,这类患者就不推荐实施 TAVR[17]。

表 27.2 评估 TAVR 患者虚弱程度的建议参数或试验

虚弱试验或参数	描述
握力	测力计 异常:<30kg 非肥胖男性 <18kg 非肥胖女性
步行速度	>7s 步行 5m
6min 步行	异常:6min 步行<128.5m
CAF	握力,步速,日常生活活动量表,站立平衡试验,血清白蛋白,脑钠肽和肌酐
MGA	简易精神状态检查,基础和日常生活活动量表

CAF,虚弱的全面评估[39];MGA,多方位老年评估[40];TAVR,经导管主动脉瓣置换。

Modified from Sintek M, Zajarias A. Patient evaluation and selection for transcatheter aortic valve replacement: the heart team approach. *Prog Cardiovasc Dis*. 2014;56:572-582.

最近 STS 评分做出了更新,包含了通过 5m 走路试验得出的虚弱等级、瓷化主动脉、既往放射治疗史、氧疗以及基于晚期肝病模型的肝病等级等,目的是增加 TAVR 评分的可信度[41]。

Arnold 及其同事认为术后生活质量不佳是术后转归不良的一种体现,所以做了进一步研究。他们已证明术后转归不良最重要的预测因子就是功能障碍(通过 6 分钟走路试验测定)以及主动脉瓣平均压差低[42,43]。包含有临床终点目标及生活质量测量的风险评估方法将有助于 TAVR 患者的评估[6]。

纳入和排除标准随着技术的进步和下一代瓣膜的规格参数改变而不断修改。其他需慎重对待的临床和解剖禁忌证比如:瓣膜心内膜炎,冠脉开口梗阻高风险(非对称性瓣膜钙化,瓣环与冠脉开口之间的距离较短,主动脉窦较小),以及需要血管重建的冠脉病变[18](框 27.1)。

特定患者手术的可行性及入路的选择

TAVR 入路包括经股动脉、经心尖[44]、经主动脉(通过左前胸骨小切口)、经胸骨上窝(主动脉/无名动脉)[45]、经颈动脉[46,47],或者经腋动脉和锁骨下动脉[48]。腔静脉-主动脉入路也有报道,经股静脉入路到连接的下腔静脉再进入到腹主动脉[49]。最近,Cribier 在没有合适的股动脉路径时选择经间隔入路完成 TAVR 手术。除了经心尖和经间隔入路是顺行植入,其他的都是逆行植入[6](表 27.3)。

最常用的方法是经股动脉和经心尖入路。早期可供选择的路径仅仅在试验研究中描述,而且患者数量相对较少。尽管有短期效果良好的研究,这些可供选择的入路方法还需要增大样本量及长时间随访数据[52]。

最主要的入路还是经股动脉,条件是股动脉直径大于等于 6~8mm,并且动脉粥样硬化情况允许[53]。根据 PARTNER 试验和其他各个国家试验,经股动脉与经心尖入路结果是一致的。但是似乎由于“经股动脉为首选”的存在出现了选择的偏倚,结果使风险更高的患者选择了非股动脉入路[54]。

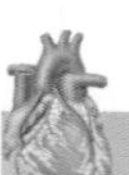

框 27.1 TAVR 的入选标准和禁忌证

入选标准

- 钙化性主动脉瓣狭窄
- 心脏超声:平均压力梯度>40mmHg 或者前向血流速度>4.0m/s 合并 AVA<0.8cm^2 或者 EOA 指数<0.5cm^2/m^2
- 外科 AVR 术高风险者,需经过心脏介入医师和两名经验丰富心外科医师评估
- 有症状者

禁忌证(存在以下任意条件者均需排除)

- 绝对禁忌
  - 无心脏团队和心外科医师在场
  - 有 TAVR 指征,同时也是 AVR 备选者,心脏团队未确定时
- 临床禁忌
  - 估算预期生存<1 年
  - 由于其并存疾病,TAVR 术后生活质量改善不佳者
  - 患者症状的主要原因是严重的原发其他瓣膜相关疾病,并且只能外科治疗者
- 解剖禁忌
  - 瓣环直径不合适(<18mm,>29mm)(使用目前已有的人工瓣)
  - 左心室血栓
  - 活动性心内膜炎
  - 预估冠脉开口梗阻风险高(非对称性瓣膜钙化,瓣环与冠脉开口之间的距离较短,主动脉窦较小)
  - 升主动脉或主动脉弓部瓷样钙化改变合并活动血栓
    - 股动脉或者锁骨下动脉入路:血管入路不合适(血管直径,钙化,纡曲)
- 相对禁忌
  - 瓣膜二瓣化畸形或者无钙化
  - 冠脉疾病未治疗且需要血管重建
  - 血流动力学不稳定
  - LVEF<20%
  - 经心尖入路:严重的肺动脉病变,LV 心尖部不易进入
  - 主动脉瓣混合型病变(主动脉瓣反流为主且反流>3+,合并主动脉瓣狭窄)
  - 肥厚型心肌病
  - 严重失能失智症
  - 肾功能不全(肌酐>3.0mg/dl)和或终末期肾病需要长期透析
  - 严重肺动脉高压和 RV 功能不全

AVA,主动脉瓣口面积;AVR,主动脉瓣置换;EOA,有效开口面积;LVEF,左心室射血分数;RV,右心室;TAVR,经导管主动脉瓣置换术。

表 27.3 TAVR 的不同路径

	逆行入路			顺行入路	
	经股动脉	经升主/锁骨下动脉	经腔静脉	经间隔	经心尖
人工瓣	SAPIEN 或 CoreValve	SAPIEN 或 CoreValve	SAPIEN 或 CoreValve	SAPIEN 或 CoreValve	仅 SAPIEN
入路	股动脉	升主动脉(胸骨小切口)或者锁骨下动脉	股静脉到 IVC,然后腹主动脉	股静脉到 IVC	心尖(胸骨小切口)
麻醉方式	镇静(MAC)或者全身麻醉	全身麻醉	全身麻醉	全身麻醉	全身麻醉(较少使用:胸段硬膜外麻醉)
心脏超声	经胸	经食管	经食管	经食管	经食管
术后安排	可变,各医院不同:恢复室(Step-down)*,有监护的普通病房指定区域	重症监护室或者 PACU	重症监护室或者 PACU	重症监护室或者 PACU	重症监护室或者 PACU

IVC,下腔静脉;MAC,监护麻醉;PACU,麻醉后监护室;TAVR,经导管主动脉瓣置换术。

*译者注:Step-down 指一种介于 ICU 和普通病房之间的病房,类似于国内的恢复室。

Modified from Klein AA, Skubas NJ, Ender J. Controversies and complications in the perioperative management of transcatheter aortic valve replacement. *Anesth Analg*. 2014;119:784-798.

由于使用大直径的导管以及患者自身血管粥样硬化病变,血管并发症是经股动脉入路最常见的并发症。周围血管病变及相关血管钙化,动脉狭窄,血管迂曲或壁内血栓或夹层都是最重要的风险因素。选择入路时应充分评估血管腔大小,血管壁钙化程度及血管迂曲程度。在此评估情形下,从股动脉到锁骨下动脉的高质量断层 CT 扫描尤为关键,血管造影和血管内超声也可作为辅助措施[55]。随着新一代低瓣架瓣膜及型号更小的输送鞘的使用,经股动脉方法的局限性将会越来越小。锁骨下动脉也是 TAVR 入路的一种选择,据报道此入路血管损伤小,但是有少量报道损伤臂丛神经者。先前用左侧乳内动脉进行 CABG 的患者,不适宜左锁骨下动脉入路,因为暂时阻断左锁骨下动脉期间,面临心肌缺血风险[7]。

经心尖入路和直接主动脉入路同样有效。两种方法都有外科手术的缺点包括损伤胸壁,其优点是不会损伤主动脉弓,理论上可以减少脑卒中风险。而且,因为从切口到植入的距离比较短,瓣膜植入操作更容易也更准确[55]。

经心尖入路有左心室破裂和致命性出血的风险。多种成像技术在术前评估中发挥重要作用,无论是协助判断操作的可行性,还是评估入路的大小及瓣环尺寸[56]。这些成像技术包括血管造影、心导管、心脏超声、MDCT 及磁共振成像(magnetic resonance imaging,MRI)[37]。成像时可以发现一些相对或绝对禁忌证,例如主动脉瓣二瓣化畸形,左心室(left ventricular,LV)血栓,有症状的二尖瓣反流合并二尖瓣瓣环钙化,结构上的冠脉开口梗阻高风险(<10mm),以及感染性心内膜炎[19]。

为患者选择合适的瓣膜型号

目前市场上的瓣膜种类繁多,许多心脏病医师"基于解剖结构"的瓣膜选择理念。毗邻主动脉开口,窦部的宽和高,室间隔膜部的 His 束,以及二尖瓣的前叶等都是重要的值得考量的解剖要点。

影像技术在如下几点有重要作用:

- 鉴别合适的人工瓣大小。
- 测量从主动脉瓣瓣环到冠脉开口的距离,以免瓣架引起冠脉开口的梗阻(>11mm)。
- 测量主动脉瓣瓣环上 45mm 处的主动脉直径。基于 CoreValve 瓣的设计,其瓣架上带有挂钩可展开于瓣上主动脉壁,如果使用这类瓣膜,此处的主动脉直径须小于 40~45mm[7]。
- 胸主动脉存在动脉粥样斑块。
- 其他瓣膜功能障碍,特别是二尖瓣反流。
- 左心室流出道(left ventricular outflow tract,LVOT)及室间隔肥厚。
- 股动脉直径

人工瓣直径:这类无缝线瓣膜要选择稍微大号以预防移位。过小的瓣膜会引起瓣周的反流或瓣膜栓塞,当然,瓣膜过大也会引起瓣膜打开不完全或瓣环撕裂。增强 CT 扫描是 TAVR 术前测量主动脉瓣瓣环大小的理想技术;而瓣环通常比 TEE 测量的大 1.5±1.6mm[57]。

三维 TEE 测量要优于二维 TEE 测量,也更接近与 MDCT 的结果[58,59]。而 TTE 测量低估了瓣环大小的 15% 或 1.36mm[7,59,60]。三维 TEE 通过主动脉瓣长轴和短轴合适的平面也可以精确的测量主动脉瓣瓣环直径[57](图 27.3)。没有 CT 时可以使用三维 TEE[58],也可以使用心脏 MRI 测量瓣环大小[61]。例如,瓣环重度钙化、瓣环偏心度、主动脉与左心室流出道的角度预估 CoreValve 瓣膜植入术后更易于残留瓣周漏,但对冠脉开口很低或者很接近瓣环者,CoreValve 瓣膜还是更合适[62]。操作者的经验也是瓣膜选择的重要因素[6]。

在没有严重的动脉粥样硬化和血管迂曲的情况下,股动脉直径就成为选择 TAVR 最合适路径的主要限制因素。血管鞘通过止血阀可以减少出血。鞘的直径也从第一代的 25Fr 逐渐降到第三代的 18Fr[可扩展鞘甚至可以选择 14Fr(Edwards Lifesciences, Irvine, Calif)]。目前的最小号鞘管不适用于血管直径小于 6mm 者(用血管造影、超声或 CT 测量)。操

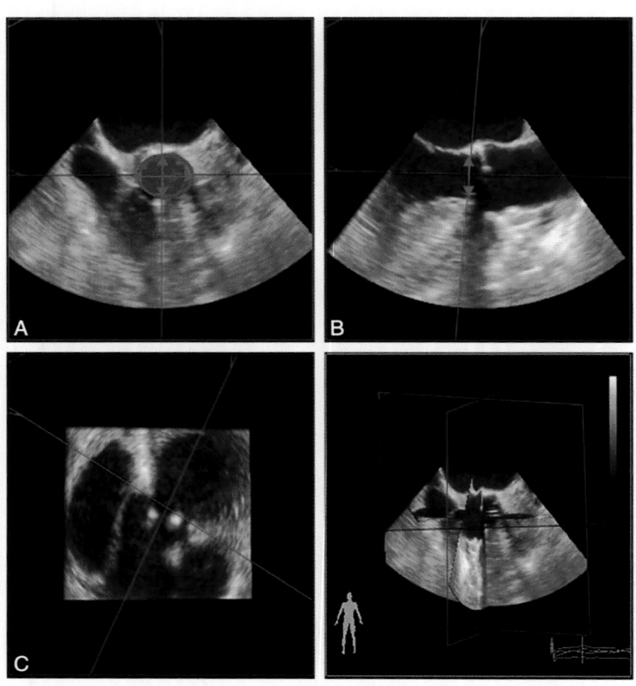

图 27.3 主动脉瓣实时三维经食管心脏超声的多平面重建：(A)横断面；(B)矢状面；(C)冠状面。红色箭头显示测量瓣环

作者可能会选择在血管近心端部位(髂外动脉)穿刺，以避免损伤小的远端血管。但是，在腹壁下动脉(髂外动脉的分支)或在此之上水平的损伤往往不能压迫止血，会增加腹膜后出血的风险[63]。

Edwards SAPIEN 瓣膜(最初的 Cribier-Edwards 瓣膜)是带有 3 个瓣叶的牛心包瓣膜，做了脱钙的预处理，安装在可扩张球囊的不锈钢支架上，可经股动脉或心尖入路植入。CoreValve 瓣膜(目前已商业化生产，Medtronic, Irvine, Calif)有自扩张的镍钛合金支架装载着猪心包瓣膜。这种瓣膜只能采用逆行入路，经股动脉、锁骨下动脉或者直接主动脉入路。两种瓣膜于 2007 年在欧洲获商业批准上市，而 Edwards SAPIEN 瓣膜是经过 PARTNER 试验结果后 2011 年在美国获得批准[64]。CoreValve 是 2014 年在美国获得批准[65,66]。在欧洲，以下瓣膜也经批准上市：ACURATE TA 瓣膜(Symetis, Ecublens, Switzerland)[67]，JenaValve 瓣膜(JenaValve Technology, GmbH, Munich, Germany)[68]，以及 Medtronic Engager 经心尖主动脉瓣系统(Medtronic 3F Therapeutics, Inc, Santa Ana, Calif)。

最近，随机对照试验 CHOICE 比较了球囊扩张型瓣膜和自扩张型瓣膜，并发现球囊扩张型瓣膜在植入成功率及低瓣周漏发生率方面的相关优势[69]。在一篇比较 SAPIEN 和 CoreValve 两种瓣膜术后并发症的 meta 分析中提到，两种瓣膜中唯一的不同是 CoreValve 增加了术后永久起搏器安置比例[70]。

还有几种瓣膜已处在不同评估阶段。Lotus 瓣膜(Boston Scientific, Marlborough, Mass)是一种经股动脉可复位瓣膜，术后瓣周漏发生风险最低。REPRISE Ⅰ和Ⅱ试验，目的是检查 Lotus 瓣膜，证实了其用于高风险患者的安全性和有效性[71]。Direct Flow 瓣膜(Direct Flow Medical, Calif)、CENTERA 瓣膜(Edwards Lifesciences)、SAPIEN XT 和 SAPIEN 3 瓣膜(Edwards Lifesciences)[72]、ACURATE TA 经导管主动脉瓣(Symetis, Ecublens, Switzerland)、JenaValve (JenaValve Technology, GmbH, Munich, Germany)及 Medtronic Engager 主动脉瓣膜系统(Medtronic 3F Therapeutics, Santa Ana, Calif)都是第二代瓣膜，其中有些瓣膜已经在临床实践中应用，但经验和数据仍然有限[19,67,68,73]。

组织管理事项

心脏团队是建立 TAVR 项目的先决条件[17,18,74]。德国 TAVR 注册系统强调无论是在手术室，CCL 或杂交手术室，外科医师、麻醉医师和 CPB 始终在场都至关重要[75]。他们分析了不同地点紧急情况下从 TAVR 转为外科手术的死亡率，结果发现从 CCL 转到杂交手术室的死亡率是 25%，从 CCL 转外科手术室的死亡率是 37.5%，在标准 CCL 内的死亡率为 75%。

在 TAVR 操作过程中，可能会遇到不能保守治疗的并发症需要紧急转心脏外科手术。尽管很多 TAVR 患者不是常规主动脉瓣置换的最佳人选，还是要建立 CPB 进行抢救以改善可逆性的并发症[76]。为防止更严重的并发症需采取进一步的措施，术前应与患者讨论，操作过程中相关决定应与整个心脏团队讨论并做相应的医疗记录[51]。

有一些并发症(如冠脉梗死、血管损伤)不需要外科手术处理，但对介入医师来说需要团队其他成员的大力支持，比如麻醉医师及影像医师。显然，这些复杂的操作需要多学科团队的支持，也需要杂交手术室为整个团队提供合适的环境，以保证操作的安全有效并及时处理可能出现的并发症[77]。

多学科团队

加入 TAVR 项目有两个重要事项需强调：首先，TAVR 并非不需要其他团队成员，仅仅一组内科医师就能独立完成的操作。以小组形式或者多学科小组形式工作是操作成功的重要因素。介入心脏病医师与心外科医师充分合作的重要性显而易见，获得其他医师群体(如麻醉学、放射学、无创心脏病学和重症监护)提供的协助在操作进程中甚至更为关键(图 27.4)。其次，强调 TAVR 治疗是从患者未进手术室前的评估与适应证的选择就开始，持续到术中及术后的整个过程[5]。

考察每个团队成员不同的性格将有助于创建一个高执行力的 MDT。Myers-Briggs 性格评估有助于完成这一考察[78](图 27.5)。一个平衡的团队应该包含在态度和职能方面个性相当的成员，以保证操作过程中可以充分交流沟通。当然，团队中也应该有一个居于首位的人(通常是介入心脏医师)。但是，无论任何时间，团队成员遇到问题能够自由的沟通讨论也是同样重要的一点。

心脏团队成员需在开始操作前分配职责：

- 通常，监护患者及麻醉管理的是麻醉医师。
- 介入操作由介入心脏医师，心外科医师或者(理想状态)两者共同承担。
- 经静脉临时起搏器安置可由麻醉医师从颈静脉操作或者介入心脏病医师从股静脉操作。
- 快速起搏可以由麻醉医师或介入心脏医师诱发。无论由

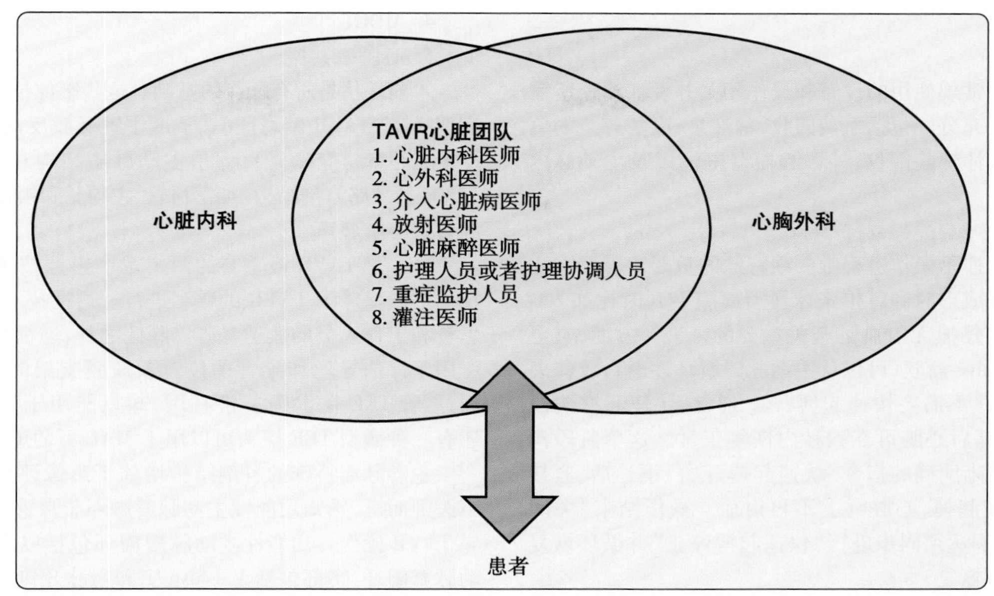

图 27.4 经导管主动脉瓣置换(TAVR)心脏团队成员的推荐意见。(*Modified from Holmes DR, Jr, Mack MJ, Kaul S, et al. 2012 ACCF/AATS/SCAI/STS expert consensus document on transcatheter aortic valve replacement: developed in collaboration with the American Heart Association, American Society of Echocardiography, European Association for Cardio-Thoracic Surgery, Heart Failure Society of America, Mended Hearts, Society of Cardiovascular Anesthesiologists, Society of Cardiovascular Computed Tomography, and Society for Cardiovascular Magnetic Resonance.* J Thorac Cardiovasc Surg. *2012; 144; e29-e84.*)

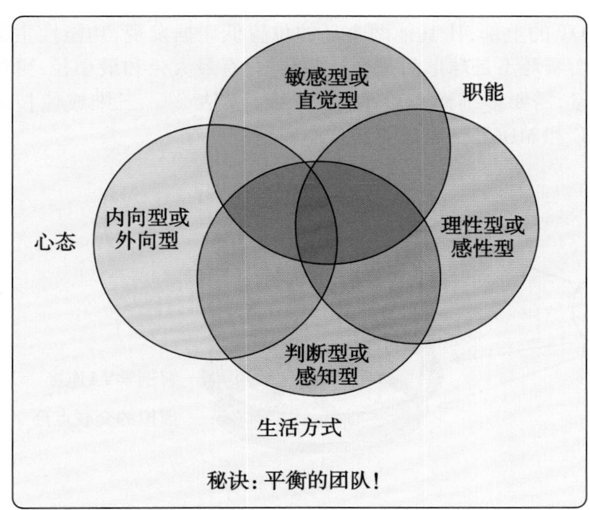

图 27.5 Myers-Briggs 性格评估

谁负责,清晰有效的沟通都是必需的。

- 心脏超声影像由麻醉医师或者超声医师完成。

麻醉管理

麻醉技术

患者是否实施全身麻醉(general anesthesia, GA)或局部麻醉(local anesthesia, LA)或局部麻醉复合镇静或 MAC 取决于入路、各医院的操作规范以及患者合并症。据最近调查,GA 依然是 TAVR 患者最主要的麻醉管理方法[79]。在一些医疗机构(主要是欧洲地区),MAC 下经股动脉入路 TAVR 也取得满意效果[80-83]。经腋动脉入路方法也有采用局部浸润麻醉的[84]。经心尖入路 TAVR 主要采用全身麻醉,极少数病例使用了胸段硬膜外麻醉[85]。另外,其他入路由于欠缺经验操作不够熟练绝大多数也采用全身麻醉。

MAC 技术的优势在于,避免全身麻醉中镇静剂对循环的影响,减少血管活性药的使用,方便术中监测中枢神经系统功能防止脑卒中,降低操作时间,易于患者恢复,减少术后监护以及缩短住院时间[86]。即使采用了局部麻醉或监护麻醉,麻醉医师也应做好紧急情况转为全身麻醉的准备。

另一方面,全身麻醉也有其自身优势。气道是有保障的,避免了操作不顺利血流动力学波动情况下紧急的气道干预措施。全麻下 TEE 的使用对于术中的诊断和管理也格外重要。至今没有前瞻性的随机研究比较过这几种麻醉技术,或发现其中一种优于另一种。

没有一种麻醉药物优于其他所有药物。通常,短效麻醉药对血流动力学影响较小,且利于操作完成后早期拔除气管导管。依托咪酯、丙泊酚、瑞芬太尼、七氟醚和地氟醚是最常用的麻醉药物[51]。

操作相关的麻醉注意事项

监测

除了标准监测[即心电图(electrocardiography, ECG)、脉搏氧饱和度、呼末 CO_2、麻醉气体浓度及无创血压],由于操作的复杂性、患者合并症、术中心血管功能抑制(特别是使用快速起搏)以及可能危及生命的并发症等,必须进行有创监测。局麻或全麻都应放置动脉导管和中心静脉导管,甚至也有推荐肺动脉导管[7],但肺动脉导管是否应用于每个患者仍有争议。对中到重度肺动脉高压的患者,监测肺动脉压力是有意义的,因为肺动脉高压本身是 TAVR 患者死亡率的独立危险因素[88]。对这类患者,可以考虑使用选择性股股转流[89]。最后,放置大直径的静脉通路导管便于容量复苏,尿量及温度监测也会有帮助。

设备

操作过程中常规使用的设备和操作相关并发症治疗所需的设备都应准备充分。包括血液回收,输液泵,准备齐全的急救车,加温设备,体外除颤仪,外置起搏器电池以及主动脉内球囊反搏。

快速心室起搏

快速心室起搏是操作过程中一项特殊的重要步骤。在主动脉瓣球囊扩张成形时和可扩张球囊型瓣膜展开时比如 SAPIEN 瓣膜,心脏停搏无射血是至关重要的。另一方面,有更长瓣架的 CoreValve 瓣膜,可以从主动脉瓣瓣环逐渐释放伸展到瓣上主动脉,并不需要快速起搏[66]。通常,快速起搏阶段很短暂,停止起搏后心脏可在数秒内恢复正常。这个阶段沟通非常重要。清晰明确的指令"快速起搏开始"下达后,紧接着必须实施快速起搏,心脏马上不再射血。操作结束"关闭快速起搏"指令下达须同步进行"快速起搏停止"并循环恢复(即,血压和心率恢复)。

影像技术和指导

TAVR 操作全程充满了诸多挑战,其中多种影像技术发挥了重要作用,以帮助心脏团队成员做出正确的决定。影像技术参与了患者选择、步骤计划、步骤实施及术后随访。由于每家医疗机构影像技术及操作者的经验和偏好不同,很难去确定一套普遍适用的影像规程。最常用的影像技术有:

1. 超声心动图(TTE,TEE)
2. 常规血管造影
3. 术中透视检查
4. MDCT
5. 心脏磁共振

术前评估是所有操作的基础。这些影像技术用于评估 AS 病理,排除 TAVR 禁忌证(如重度主动脉瓣反流、瓣膜赘生物、严重左心室功能障碍),评估主动脉瓣结构和测量直径以及 TAVR 的入路解剖结构(如髂血管、主动脉和锁骨下动脉)。

经食管心脏超声

TEE 是 TAVR 最重要的两个术中影像技术之一,与透视技术一起保障了 TAVR 的顺利进行。透视技术的主要缺点是患者和工作人员的放射暴露。除此之外,透视技术应用广泛,可用于评估导丝和导管的位置及瓣膜支架的定位。另一方面,尽管 TEE 在术中非常有用,却只能用于全身麻醉患者。还有一种微型 TEE 探头可以用于 MAC 下的患者。

主动脉瓣特殊的解剖结构增加了影像评估的困难,对超声医师而言,熟知功能性主动脉瓣瓣环非常重要,能更好地指导 TAVR 操作。功能性主动脉瓣瓣环包括以下几个部分:主动脉瓣瓣环,窦部包括 Valsalva 窦和冠脉开口,窦管交界即窦部连接升主动脉的位置[90,91]。不同的操作者对主动脉瓣瓣环的定义不同[92]。主动脉瓣瓣环至少有 3 个定义,分别是:结构上的心室大动脉连接处形成的环,瓣叶附着到心肌处的交联点形成的环,或瓣叶顶点于窦管交界处形成的环[93,94](图 27.6)。实际上,最常用的"交联点"形成的环是个虚拟环,它不在一个实际的解剖平面上。从解剖学上看,它位于 LVOT 的上部,比其他两个环的位置低。据发现,功能性主动脉瓣瓣环不是球形而是个椭圆结构,有最大径和最小径,更难测量,需要多维而非单平面(二维)评估[91]。三维成像技术 TEE 和 MDCT 都可以克服这类问题。

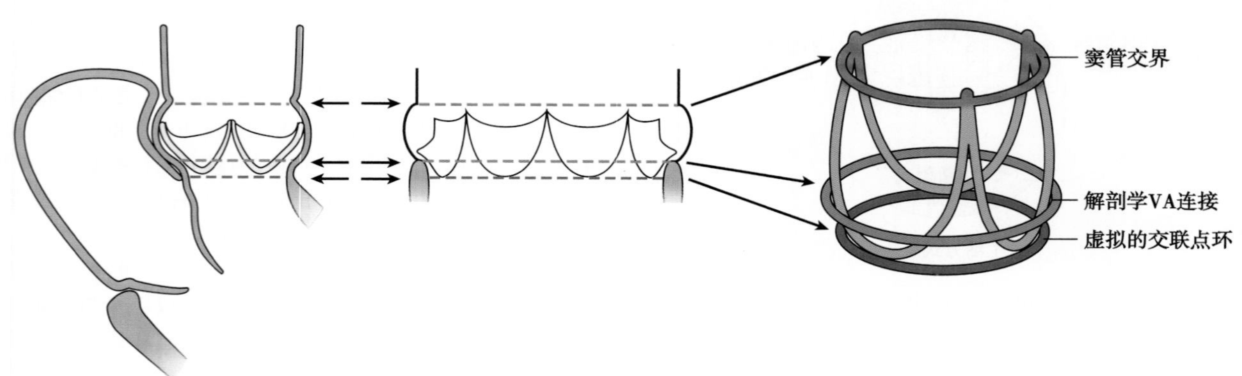

图 27.6 与主动脉瓣瓣环相关的几种环。VA,心室主动脉的。(*Modified from Piazza N, de Jaegere P, Schultz C, et al. Anatomy of the aortic valvar complex and its implications for transcatheter implantation of the aortic valve.* Circ Cardiovasc Interv. *2008;1:74-81.*)

TEE 可用于 TAVR 的术前、术中和术后以评估各类因素[12,51,95-97]。

术前评估

- AS 的严重程度,以及相应主动脉瓣反流程度。
- 根据欧洲心脏超声协会/美国超声学会指南[95],评价主动脉瓣系统(瓣叶、瓣环、根部)形态和异常情况。
- 主动脉瓣瓣环大小:使用多维重建模式评价收缩期瓣叶交联点处前后瓣环直径,二维长轴界面或三维长轴和短轴界面[51]。
- LV 大小和功能。
- 主动脉瓣瓣环到冠脉开口距离,需大于 11mm 以免瓣膜植入过程中引起冠脉梗阻。二维和三维模式都可用,对左侧冠脉开口必须用三维的多维重建模式,而右侧冠脉开口可用二维的长轴界面测量[51,98]。
- 主动脉管道直径(直径>45mm 是 CoreValve 植入的禁忌证)。
- 胸主动脉粥样硬化情况。
- 其他瓣膜功能不良,特别是二尖瓣反流。

- LVOT 和室间隔肥厚。

术中评估

- 经心尖入路时，用食管中段两腔切面定位心室穿刺点。
- 导丝、球囊和瓣膜输送系统在瓣膜植入过程中和植入后的准确定位。经心尖入路操作过程中，关键点是确保导丝不被二尖瓣腱索卡住。因为导管前进过程中可引起二尖瓣损伤和急性二尖瓣反流，二尖瓣腱索和二尖瓣反流程度需多次评估。实时三维超声在显示二尖瓣结构方面有独特优势。
- 跨瓣和瓣周反流（paravalvular regurgitation，PVR）严重程度和定位（或原因）。PVR 的分级建议最近重新修订[99]，分半定量和定量，半定量方法包括降主动脉舒张期逆流和 PVR 圆周范围百分比。TEE 的定量参数有反流量（ml/搏），反流分数（百分比），实际反流口面积（cm^2）[100]。
- 瓣膜植入后涉及压力梯度，瓣膜面积和无量纲速度指数。
- LV 的整体和局部以及右室（right ventricular，RV）功能，特别是快速起搏后[97]。
- 可能的并发症（即新的室壁运动异常、二尖瓣反流、心包积液/心脏压塞、主动脉夹层或创伤[101]、冠脉回旋支梗死）[102,103]。

术后评估

- 主动脉人工瓣的功能和位置
- 左心室功能和二尖瓣反流
- 任何可能的并发症（如心脏压塞）[12]
- 如果有瓣周反流，应随访

专家建议，一套系统而全面的超声规程结合三维 TEE 的额外优势，有助于 TAVR 取得良好的结果[104]。多个研究比较了 TEE（二维和三维）和 MDCT 特别是在瓣环大小和主动脉根部直径测量方面，结果呈现显著性差异，心脏超声测得的瓣环直径，通常低于实际值[61,105]。

常规血管造影

常规血管造影用于术前评估 TAVR 入路情况（髂血管，主动脉及锁骨下动脉）。同时，冠脉造影也可以排除严重的冠脉病变[93]，但会有造影剂肾病风险。

术中透视

无论有无（MAC 或 LA 的患者）TEE 指导，瓣膜的定位一般都依赖于透视。最初，操作者依赖二维透视显像下的主动脉瓣钙化来帮助瓣膜定位。有些透视操作系统可全方位围绕患者旋转，在数分钟内提供断面或三维数据。这种三维 C 臂 CT［例如，Dyna-CT，Siemens AG，Erlangen，Germany 和 Vitrea，Vital Images（Toshiba），Plymouth，Minn］[11]可通过叠加实时的二维图像和定位解剖，协助 TAVR 定位，特别是瓣环钙化不严重的情况[11]。在最终瓣膜显示角度方面，这项技术与 MDCT 效果相当[11,14,15]。以目前的成像技术水平，已允许全面的实时可视化和或三维重建，有助于植入物的最佳定位。

另外一些新的影像系统也应用于临床。通过人工瓣释放之前已获取的主动脉造影（C-THV system，Paieon Inc.，New York，N. Y.）或者 CT 数据（3mensio valve，3mensio Medical Imaging，Bilthoven，Netherlands；OsiriX，Pixmeo SARL，Bernex，Switzerland）来预估最佳的造影视图。Philips 心脏导航系统（Philips，Eindhoven，Netherlands）通过迭加 CT 数据到血管造影投影上以获取主动脉和主动脉瓣的三维重建。少量研究表明该技术具有更好的瓣膜定位作用[106]。

数字减影血管造影

数字减影血管造影（digital subtraction angiography，DSA）主要用于在不受背景组织结构干扰下显示血管并识别任何血管异常。使用彩色编码对整个 DSA 流（iflow）进行高级可视化显示是该领域的又一进步，它允许操作者在一帧图像中显示整个血管树。

多排螺旋计算机断层显像

多排螺旋计算机断层显像（multidetector computed tomography，MDCT）是评估主动脉瓣复杂几何结构的“金标准”。几乎可以提供 TAVR 需要的所有信息。主要用于评估瓣环大小、形状、钙化程度、瓣环到冠脉开口的距离，以及规划支架-瓣膜精确同轴对准沿主动脉瓣和主动脉根部的中心线。另外，也很容易判断髂动脉和胸腹主动脉的粥样硬化状态。

心脏三维重建是一种非常有用、实时的评估手段，借助于心动周期的不同时期（例如，占 30%～40% 的收缩期），综合评估瓣环和瓣膜面积[7]。心脏四维重建可以完成整个心动周期，代价是高剂量放射[107]。另外一个值得注意的风险是低渗透压的碘造影剂会引起造影剂相关性肾病。不使用造影剂时，显影效果不佳，但评估血管尺寸、钙化和曲折度却是可行的[7]。

主动脉瓣瓣环的椭圆形状对三维 CT 重建特别重要，瓣环的最小直径和最大直径都可以通过三维 CT 测量，也可用三维 TEE 测量，但是二维 TEE 测不到[61,108]。MDCT 测量的主动脉瓣瓣环最大直径与植入瓣膜直径差异大于等于 2mm 是术后中到重度瓣周反流的一个独立危险因素[109]。

心脏磁共振

心脏磁共振（cardiac magnetic resonance，CMR）也可全面评估主动脉瓣、瓣环、主动脉根部、冠脉开口、升主动脉和髂血管。其优势是不使用碘造影剂和避免放射暴露。但 CMR 耗时，且对安装起搏器和除颤器的患者禁忌使用，而且如果使用钆增强 CMR 成像会带来肾源性系统性纤维化风险[110]。

尽管二维、ECG-门控、CMR 非增强电影序列可提供不错的主动脉瓣细节评估，伴或不伴钆增强 CMR 的全心脏采集为左心室、主动脉瓣、升主动脉和髂血管提供更精确的细节评估。Navigator-门控、自由呼吸、三维稳态自由进动序列可用于评估肾功能不全患者的血管[7]。

TAVR 术后，CMR 可用来评估主动脉瓣反流严重程度。MRI 也可用于评估脑卒中情况。

并发症

有些患者由于释放瓣膜前经过了多次球囊或瓣膜位置的调整，需要更长时间的快速起搏期，会出现心肌顿抑且需要药物或机械辅助才能恢复。通常使用小剂量的间羟胺（metaraminol）（0.5～1mg）、去氧肾上腺素（phenylephrine）（0.1～0.5mg）或去甲肾上腺素（norepinephrine）（10～20μg）即可恢复。有时也需要肾上腺素（epinephrine）（10～20μg），通过中心静脉导管或直接从主动脉根部经用于注射造影剂的猪尾导管注射。特别是心脏停搏时，这种直接注射到主动脉更有效。心外按压须即刻开始，不能延误，以获得足够的心输出量和冠脉灌注压。这些措施都无效时,团队成员应紧急建立 CPB 进行机械循环支持。建立 CPB 不应过分耗时,为预防紧急状态,股动静脉导丝应提前放置好,动静脉插管即可经此置入。在此期间,应评估患者情况,确定导致此紧急情况的可能并发症。有时外科手术是唯一的解决途径,术前应与患者讨论此决定。在快速起搏和低血压阶段,局麻下的患者通常会有恶心和不适感,如果这个阶段延长即会加重不适感。这时需要快速保障气道,进行气管插管转为全身麻醉,这种危急时刻麻醉医师面临巨大压力。此外,麻醉医师还要通过 TEE 帮助寻找循环衰竭的原因;当然,这项操作应该在保证患者监护和管理安全前提下进行[51]。通过 TEE 发现,操作过程中引起急剧的血流动力学衰竭的可能原因包括瓣膜栓塞、重度主动脉瓣反流、重度二尖瓣反流、主动脉破裂或夹层、LV 或 RV 穿孔和血容量过低[104]。室颤是快速心室起搏后另外一个少见并发症,需紧急除颤。术前每个患者都要贴好体外除颤板。另外,电解质水平特别是钾离子水平,需监测并及时纠正。

通常需要转外科手术的两个并发症(少见,约 1% 病例)是瓣膜栓塞左心室和操作相关的动脉性损伤,包括瓣环破裂、动脉夹层和穿孔。这类并发症即便外科团队使用了 CPB,进行积极处理,但死亡率还是非常高,高达 46% ~67%[75,111,112]。其中,并发主动脉夹层或穿孔的患者死亡率是最高的(80%),而重度主动脉瓣反流的死亡率约为 33%。瓣环破裂,心肌穿孔和人工瓣梗阻的死亡率分别是 67%、50% 和 40%。

冠脉梗阻的发生率约为 0.7%,主要影响左主干动脉,需紧急的冠脉介入治疗,成功率 82%,术后 30 天死亡率约 41%[113]。另外一个相对常见的并发症是血管损伤,发生率为 1.9% ~17.3%,死亡率比非血管损伤患者增加了 2.4~8.5 倍[63]。这些并发症可能需要外科手术、进一步血管支架治疗、球囊扩张或血管内超声检查。

TAVR 的常见并发症为严重出血、血管损伤、心脏传导阻滞、急性肾损伤、瓣周漏、脑卒中以及术后 MI(表 27.4)。

表 27.4 TAVR 的并发症发生率

并发症	发生率/%	95% CI/%
严重出血	22.3	17.8~28.3
血管并发症	全部:18.8 严重:11.9	全部:14.5~24.3 严重:8.6~16.4
需永久起搏器	13.9	10.6~18.9
急性肾衰(中到重度)	7.5	5.1~11.4
主动脉瓣反流(中到重度)	7.4	4.6~10.2
脑卒中	全部:5.7 严重:3.2	全部:3.7~8.9 严重:2.1~4.8
围手术期 MI(<72h)	1.1	0.2~2.0

CI,可信区间;MI,心肌梗死;TAVR,经导管主动脉瓣置换术。

Modified from Genereux P, Head SJ, Van Mieghem NM, et al. Clinical outcomes after transcatheter aortic valve replacement using Valve Academic Research Consortium definitions: a weighted meta-analysis of 3,519 patients from 16 studies. *J Am Coll Cardiol*. 2012;59:2317-2326.

血管损伤

前面提到,血管并发症(如破裂、穿孔、夹层、血肿和假性动脉瘤)在 TAVR 开展的早年很常见(高达 27%),特别是经股动脉入路,因为相对较大直径的瓣膜输送系统,经验不足以及术前血管系统评估工具不完善。这些并发症都会增加血管损伤发病率和死亡率[100,115]。另一方面,在 PARTNER A 试验中,与外科组血管损伤 3.2% 的发生率相比,TAVR 组血管并发症发生率更高(11%),但死亡率无显著性差异。经过近几年的发展,瓣膜输送系统尺寸已逐渐减小,对整个血管系统进行精确评估业已实现。

如果血流动力学不平稳或者手术操作后期血色素浓度下降,要考虑是否存在血管损伤。这种情况下,与操作者及时有效的沟通至关重要。

心包出血

这种危及生命的并发症可能出现在操作的任意时段。可能原因为瓣环破裂或者导丝穿孔。瓣环破裂和心室或主动脉的导丝引起的穿孔都是非常严重的情况,需要进行外科手术修补。导丝或者起搏导线引起的静脉出血可行心包引流处理,并密切观察。

传导系统异常和心律失常

房室结和 His 束在室间隔的走行非常表浅,外科主动脉瓣置换手术时容易因机械损伤、组织水肿或局部炎症而使其受损。这种功能受损可能是暂时性的,也可能是永久性的,后者则需放置永久起搏器。TAVR 期间也会发生同样的情况,特别是 CoreValve 瓣膜的长支架要伸入到 LVOT 中,瓣膜植入位置过低或型号过大。CoreValve 瓣膜植入后需放置永久起搏器的发生率是 23.4% ~ 39%,而 SAPIEN 瓣的发生率是 4.9% ~6%[116-118]。另一方面,根据 PARTNER 试验数据,SAPIEN 瓣起搏器安置比例只比外科 AVR 略高[119]。预测术后需放置永久起搏器的因素包括:术前左束支传导阻滞并心电轴左偏,收缩末期室间隔厚度大于 17mm,无冠瓣尖厚度基线增加(>8mm)[118],或先前存在右束支传导阻滞[120]。所有患者术后要密切监护 72 小时,因为瓣膜植入后 3 天都有可能会出现心脏传导紊乱。

瓣膜植入异位

包括植入瓣膜位置过低(在 LVOT 部)或过高(在主动脉根部),最坏的情况是瓣膜栓塞到其他位置。瓣膜低到 LVOT 部可能会干扰二尖瓣前叶,并增加术后心脏阻塞的风险。另一方面,瓣膜位置过高到主动脉根部可能会阻塞冠脉开口,可能引起心肌缺血和心血管事件。

冠脉开口梗阻是危及生命的情况,发生率为 0.66%[113]。通常可直接冠脉造影诊断。三维 TEE 可通过精确测量主动脉瓣瓣环和左主干冠脉开口之间的距离来预测这种并发症的发生[121]。尽管对 75% 的患者采取了紧急冠脉支架植入,成功率高达 82%,但 30 天的死亡率仍然很高(41%)[113],即使没有支架内血栓或再次介入治疗的情况。为避免延误支架植入,对高危患者可预防性植入支架[122],或至少在瓣膜展开之前在左冠内放入导丝。

导致植入瓣膜瓣周漏的原因有瓣膜异位,型号偏小,瓣膜广泛钙化或瓣膜未充分扩张(图 27.7)。约 70% 的患者 TAVR 术后存在微量瓣周漏[123]。11.7% 的患者出现中到重度瓣周漏[124]并且是中远期死亡率的独立预测因素[125]。术前心脏 CT 可准确评估瓣膜钙化程度及确定瓣环尺寸,将人工瓣不匹配的

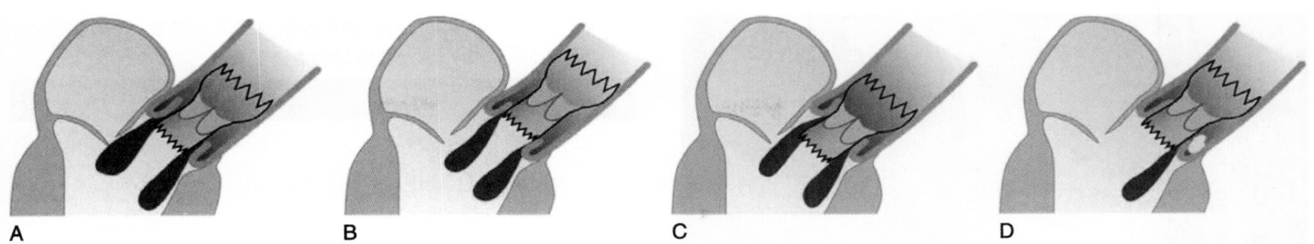

图 27.7 导致瓣周漏的原因:(A)型号不合适(型号过小);(B)高或(C)低的瓣膜异位;(D)偏心或巨大瓣环或瓣叶钙化。(*Modified from Sinning JM, Vasa-Nicotera M, Chin D, et al. Evaluation and management of paravalvular aortic regurgitation after transcatheter aortic valve replacement.* J Am Coll Cardiol *2013;62:11-20.*)

风险降到最低[126]。术前也可用 TEE 预估,通过识别右冠和无冠瓣结合处钙化及测算面积覆盖指数[56]。透视检查/主动脉造影或 TEE 可用来诊断瓣周漏严重程度。中到重度瓣周漏的处理包括:二次球囊扩张,圈套器和瓣中瓣植入。二次球囊扩张有损伤瓣叶的风险,需谨慎操作。使用过大瓣膜可减少人工瓣植入后瓣周漏的观点未得到研究证实[95]。

快速起搏技术在瓣膜释放期间非常重要的,此期间如存在心脏射血会导致瓣膜异位。因此,临时起搏器需调整到最大输出,使用非感知固定模式,以减少心室射血带来的风险[51]。

瓣膜栓塞到左心室或主动脉是需要外科治疗的一项并发症。也可再植入一个瓣膜将异位的瓣膜安全地留在降主动脉里[127]。

脑卒中

开展 TAVR 的初始阶段,神经并发症非常多。目前,脑卒中的发生率已经从 7.8% 降到 2.1% 到 2.8% 之间[129],但是比外科 AVR 的发生率还是高。

据 PARTNER 试验,TAVR 与外科 AVR 的严重脑卒中发生率相似,但 TAVR 患者中枢神经系统相关死亡率高于 AVR 患者[130]。TAVR 脑卒中的原因很多,包括:升主动脉或弓部的硬化斑块,主动脉的钙化斑块,操作中使用的导管内血栓,LV 置管期间空气微栓,长时间低血压,或头臂动脉夹层[51]。TAVR 所导致的脑部微栓在 MRI 下表现为扩散受限的新病灶。在主动脉根部和瓣膜上操作导丝和导管,瓣膜释放期间都是栓子最易发生时期[131]。

一项 TAVR 期间采用经颅多普勒检查栓塞研究表明,根据不同频率的高强度短暂信号,目前还没有证据表明 TAVR 方法(经股或经心尖)或瓣膜种类与神经系统并发症发生率增高相关[132]。

为降低脑卒中发生率,可采用的措施有:在手术开始时从桡动脉入路植入临时颈动脉滤器(预防血栓)(残渣/钙化抓捕器),可在术后移除(例如,Claret Pro 系统,Claret Medical,Santa Rosa,Calif;TriGuard,Keystone Heart Ltd,Herzliya,Israel 和 Embrella 栓子导流板,Edwards Lifesciences)[106]。但是没有数据支持植入这些装置的患者有临床获益[19]。有研究认为,可选择性用于脑血管疾病史和主动脉瓣钙化明显的患者[133]。

肾功能不全

PARTNER 试验并没有证实 TAVR 术后比外科 AVR 术后肾病发生率高[119,130]。尽管试验中显示 TAVR 术后部分患者需要血液透析(1.4%)。急性肾损伤的发生率 12% 到 21%(在其他研究中 8.3%~57%),大部分是可逆性损伤。糖尿病、周围血管疾病、慢性肾衰和输血增加了其发生率[134,135]。术前慢性肾衰的患者外科 AVR 后急性肾损伤的发生率也非常高[136]。

TAVR 的未来远景

TAVR 的技术仍在不断地发展,不仅限于克服已发现的问题,也为了进一步扩大其临床应用范围。例如,输送系统直径逐渐缩小降低了血管并发症的发生,为适应体型大的患者已生产出新的大号瓣膜。瓣中瓣 TAVR[137],TAVR 用于主动脉瓣二瓣化畸形[138],TAVR 用于中低风险外科组[139-141]和年轻患者[19,142],以及 TAVR 用于主动脉瓣反流[73,143]都已进入临床评估。此外,对于那些没有合适入路的患者业已尝试采用新的入路方法。

经导管二尖瓣修复:MitraClip

在过去的几年里,沿二尖瓣瓣叶、二尖瓣瓣环或左心室等不同部位的经导管二尖瓣修复技术逐渐发展起来[144]。这些技术通常是模仿现有的外科技术。

MitraClip(Abbott Laboratories, Abbott Park, Ill)是最常见的基于导管的二尖瓣修复技术。其原理是模拟由 Alfieri 及其同事[145]首次提出的外科缘对缘技术,形成人工双孔二尖瓣结构(图 27.8 和图 27.9)。

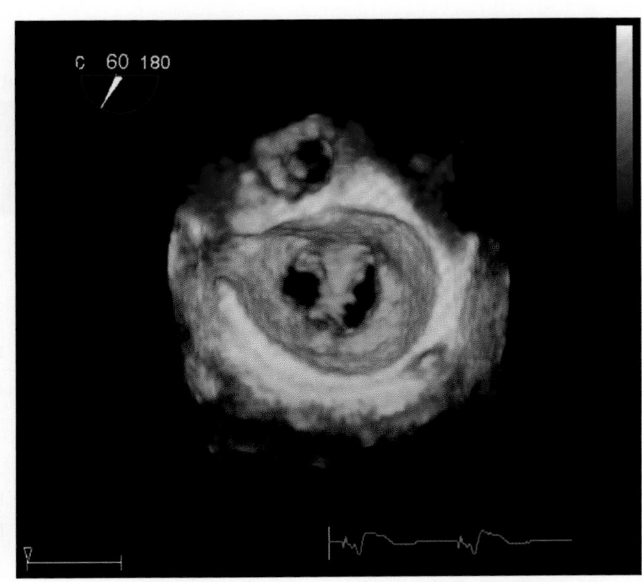

图 27.8 MitraClip 植入成功后的双孔二尖瓣三维放大图像

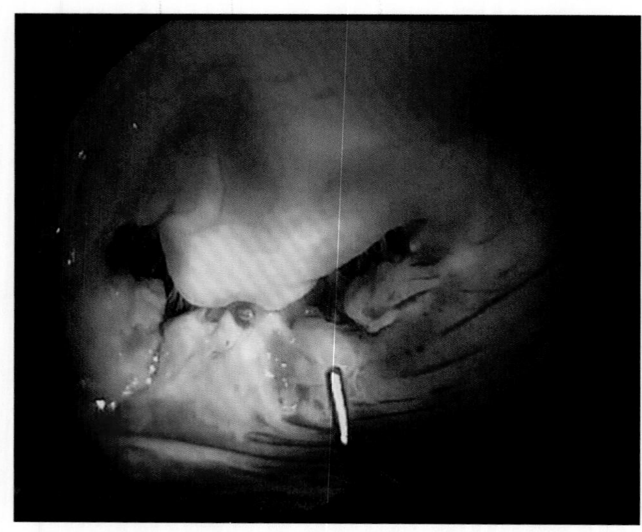

图 27.9　MitraClip 植入后 2 年双孔二尖瓣的结构图

表 27.5　心脏超声分析经皮二尖瓣缘对缘修复的指征标准

标准	评估
二尖瓣瓣叶对合长度	≥2mm
二尖瓣瓣叶对合高度	<11mm
连枷间隙	<10mm
连枷瓣叶的宽度	<15mm
二尖瓣开口面积	>4cm^2
瓣叶厚度	≤5mm
二尖瓣瓣环重度钙化	不应出现
明显的瓣裂或瓣叶穿孔	不应出现
后叶活动明显受限	不应出现
缺乏初级或二级腱索支持	不应出现
目标区域瓣叶钙化	不应出现
数个显著反流束	不应出现

Modified from Flachskampf FA, Wouters PF, Edvardsen T, et al. Recommendations for transoesophageal echocardiography: EACVI update 2014. *Eur Heart J Cardiovasc Imaging*. 2014;15:353-365.

尽管残余二尖瓣反流发生率高于外科二尖瓣修复，但 MitraClip 植入术后 4 年，心功能级别的下降与外科二尖瓣修复相比并无差异[146]。

患者选择和适应证

MitraClip 手术选择需符合以下情况：慢性重度结构性二尖瓣反流（Carpentier 分型 Ⅱ 型）[147,148]或慢性重度继发性或功能性二尖瓣反流[147]，且患者出现严重症状（纽约心脏协会功能分级 Ⅲ 或 Ⅳ，New York Heart Association [NYHA]），有外科手术禁忌或评估不适合手术，解剖结构利于瓣膜修复，并且生存预期合理（>1 年）。表 27.5 详细列举了适宜 MitraClip 手术的解剖特征和心脏超声标准[149]。

常规的风险评分如 logistic EuroSCORE、EuroSCORE Ⅱ 或 STS-PROM 往往会高估患者的死亡率[150]。已经发现这类操作并发症和住院死亡率相对较低[151]。

入路

通过左侧股静脉入路，首先，放置可操作导丝经房间隔穿刺进入左房。然后，金属夹输送系统连同 MitraClip 经导丝引导进入，夹住两个瓣叶后，MitraClip 固定，形成典型的双孔二尖瓣。

麻醉管理

通常手术是在全麻下进行，为介入和超声医师提供理想的工作条件[152-154]，也有尝试在患者镇静状态下进行操作[155,156]。对于高风险患者，须进行有创血压监测并放置中心静脉导管，但肺动脉导管不做推荐。大部分患者可做到术后早期拔管。手术可在 CCL 或杂交手术室进行。

并发症

并发症如心房穿孔导致心包积液或心脏压塞都极其少见，而且可以不使用 CPB 进行处理。并发症详见列表 27.6[157-168]。

表 27.6　MitraClip 植入后并发症

研究	N	Logistic Euro-SCORE	STS	30 天死亡率	输血 >2U	紧急手术	Mitra-Clip 部分脱离	房间隔损伤	心脏压塞	二尖瓣狭窄	损伤 MV	严重脑卒中
Feldman et al. 2009[157]	107	–	–	0.9	3.7	–	9.0	2.8	–	0	–	0.9
Franzen et al. 2010[158]	51	28.0	16.0	2.0	–	–	3.9	–	0	0	3.9	0
Tamborino et al. 2010[159]	31	–	–	3.2	3.2	3.2	0	3.2	3.2	–	–	0
Pleger et al. 2011[160]	33	41.0	24.0	0	3.0	–	0	–	0	0	–	–
Feldman et al. 2011[161]	178	–	–	1.0	13.0	2.0	5.0	–	3.3	0	–	1.0
Franzen et al. 2011[162]	50	34.0	–	6.0	–	–	–	–	–	21.0	–	–
Vanden Branden et al. 2012[163]	52	27.1	10.1	3.6	3.6	1.8	3.6	1.8	1.8	0	0	0
Divchev et al. 2012[164]	33	24.0	30.0	0	–	0	0	0	0	15.2	0	0
Whitlow et al. 2012[165]	78	–	>12.0	7.7	17.9	0	1.3	1.3	1.3	–	–	2.6
Baldus et al. 2012[166]	486	23.0	11.0	2.5	10.4	–	0.2	–	0.9	–	–	0.4
Sürder et al. 2013[167]	100	16.9	–	5.0	–	1.0	5.0	3.0	–	1.0	3.0	1.0

MV，二尖瓣；STS，胸科医师协会。

Modified from Bakker AL, Swaans MJ, van der Heyden JA, et al. Complications during percutaneous edge-to-edge mitral valve repair. *Herz*. 2013;38:484-489.

影像技术和引导

与 TAVR 不同,这项操作主要依赖超声引导。血管造影可用于房间隔穿刺和腹股沟血管透视。但 MitraClip 系统的引导主要依赖 TEE(详见第 3 和 15 章)。主要步骤:

- 房间隔穿刺(图 27.10)
- 将导管引入左房(图 27.11)
- 进一步将输送系统引入左房(图 27.12)
- 在二尖瓣上操纵和定位 MitraClip(图 27.13)
- 对齐金属夹(图 27.14)
- 进一步将 MitraClip 放入左心室(图 27.15)
- 夹住瓣叶并评估合适的瓣叶插入点(图 27.16)
- 控制瓣叶插入点(图 27.17)
- 效果的功能评价(如残留二尖瓣反流、新发二尖瓣狭窄)
- 评估撤回可转向导管后残留的医源性房间隔缺损。

多数主要步骤里,实时三维 TEE 的局部放大或两相交平面同时成像的技术都优于二维 TEE[152,169,170]

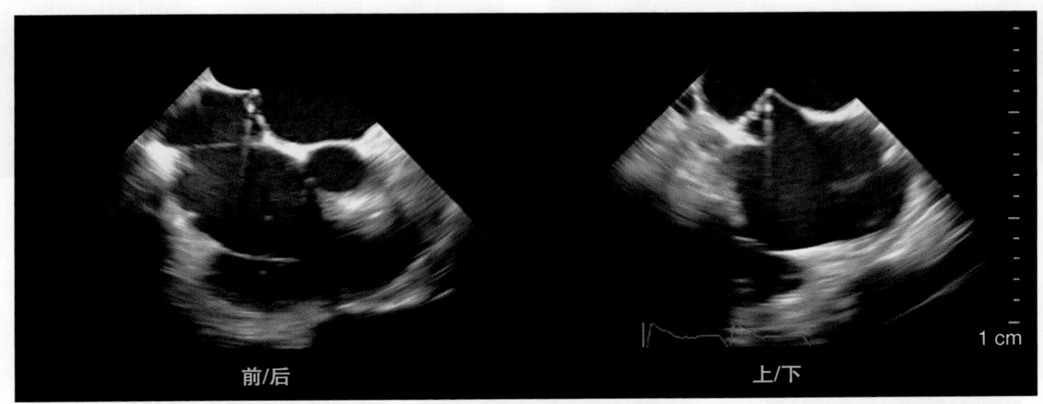

图 27.10 X 平面下显示经间隔穿刺部位。经间隔穿刺部位对操作输送系统和清晰地夹住瓣叶起了重要作用

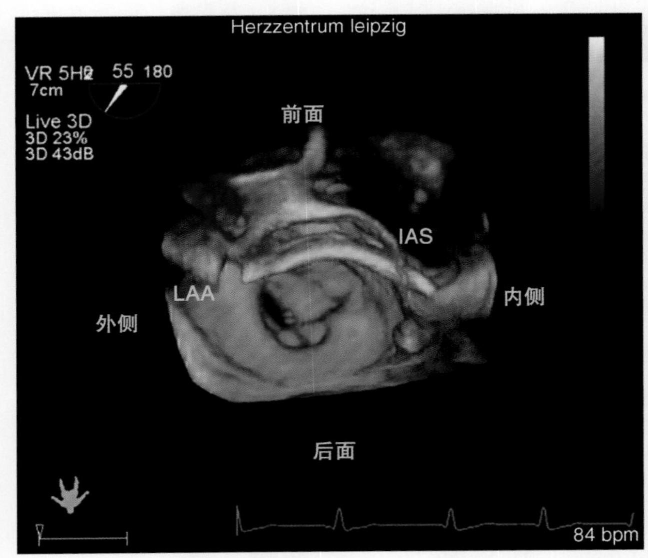

图 27.11 可操纵导管在左心房内的实时三维成像。IAS,房间隔;LAA,左心耳

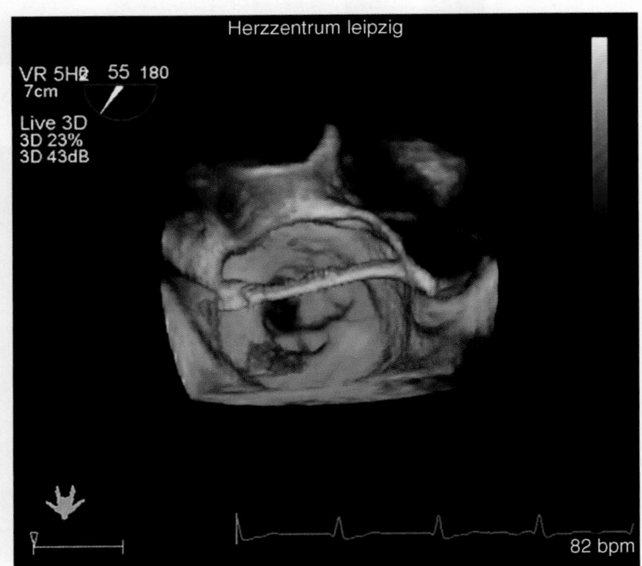

图 27.12 MitraClip 输送系统进入左心房

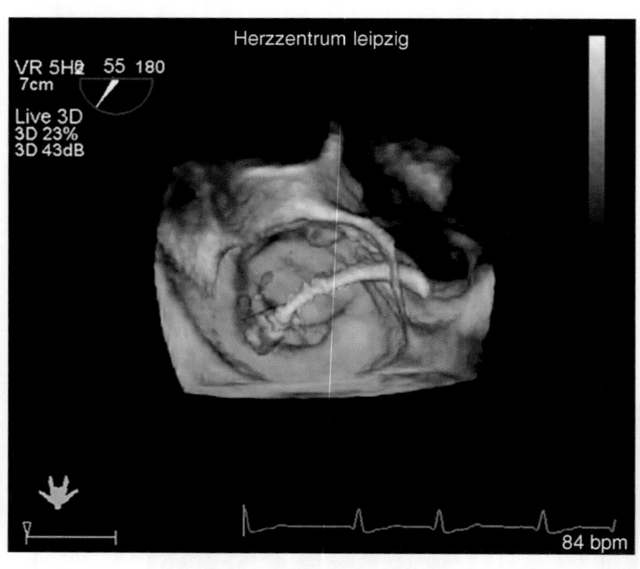

图 27.13 调整 MitraClip 输送系统

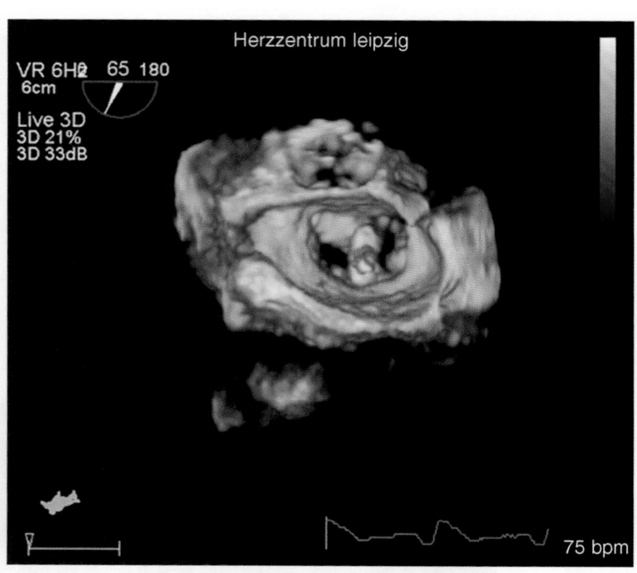

图 27.14 将 MitraClip 垂直对准两个瓣叶

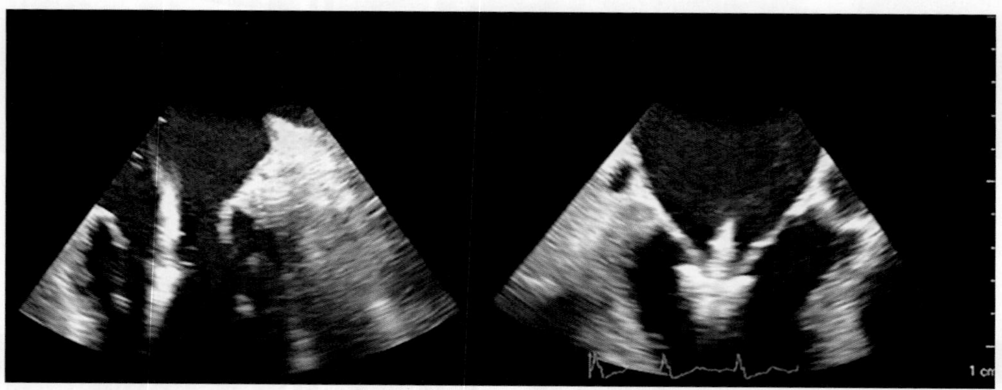

图 27.15 X 平面下 MitraClip 系统前进和定位

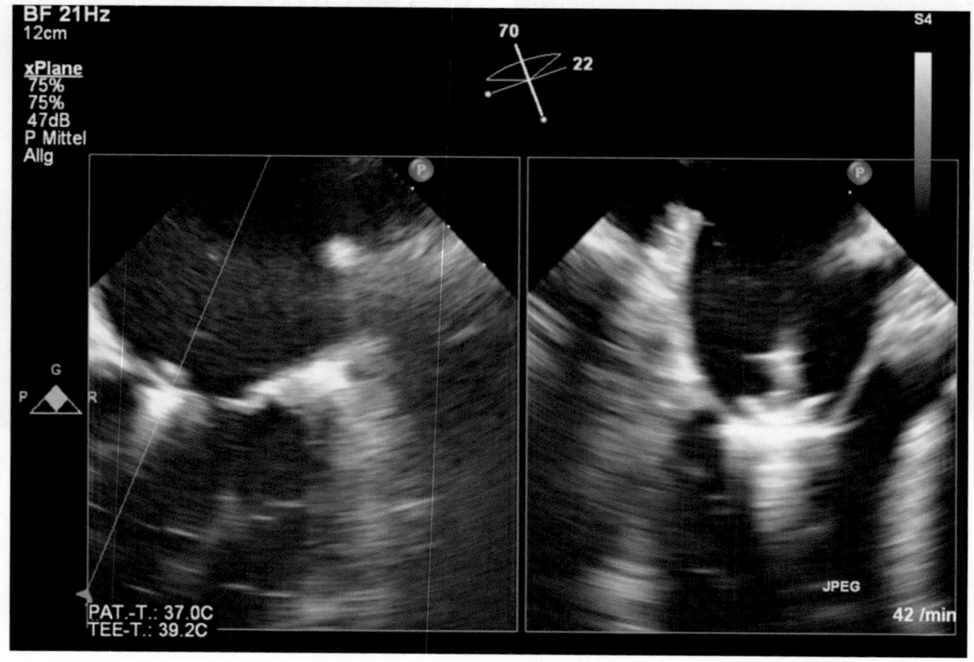

图 27.16 夹住瓣叶

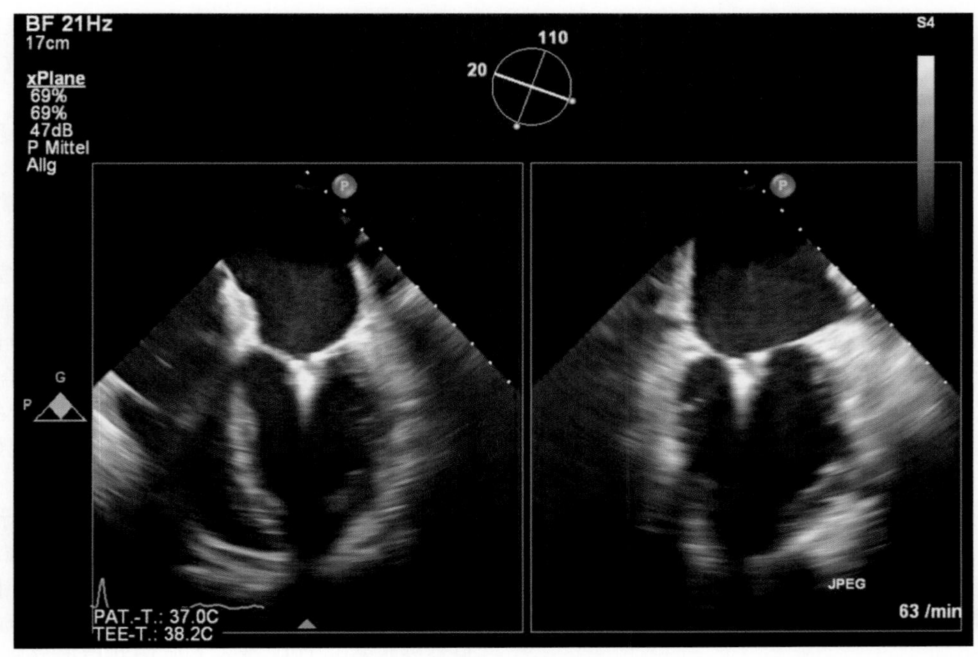

图 27.17 X 平面下控制瓣叶嵌入

经导管肺动脉瓣置换(Melody Valve)

右室流出道(right ventricular outflow tract,RVOT)和肺动脉瓣及肺动脉异常多见于许多先天性(如合并肺动脉闭锁的Fallot 四联症和共同动脉干)或后天性(如 Ross 手术)畸形。此类患者可采用外科植入右室到肺动脉(right ventricular to pulmonary artery,RV-PA)管道进行治疗。随着时间的推移,钙化、内膜增生和管道退化等加重,RVOT 管道逐渐狭窄或负荷过高,或两者兼有;右室因容量和或压力负荷过重而产生功能不全。这部分患者需再次重建 RVOT,面临多次手术风险。在狭窄的管道内植入裸金属支架可降低右室压力,立即缓解血流动力学障碍,可能会延长管道的使用时间[172]。然而,这种治疗方法却以肺动脉瓣重度反流为代价。经导管肺动脉瓣置换(transcatheter pulmonary valve replacement,TPVR)为这部分患者提供一个好的治疗方法,无需面临再次手术的风险[173]。

第一例安装在支架上的牛颈静脉瓣膜 TPVR 报道是在2000 年[174]。Melody 经导管肺动脉瓣(Medtronic,Minneapolis,Minn)治疗 RVOT 导管功能障碍则超过 10 年,操作成功,TPV 短期功能良好,1 年内再次介入治疗和手术率低[175],于 2010 年获得美国食品和药品监督局批准作为人道应用装置用于临床。

Melody 瓣膜是由牛颈静脉瓣膜和可扩张球囊支架组成。瓣膜支架卷曲在球囊内球囊(balloon-in-balloon)的前置输送系统里(Ensemble,Medtronic)。植入时,内部的球囊首先膨胀,随后外部的球囊再膨胀。球囊内球囊系统的功能是在植入期间增加球囊上支架的稳定性。目前这种瓣膜只有一种型号,输送系统有三种型号[176]。仍需大样本长期研究来证明目前的短期效果[177]。

患者选择

经导管肺动脉瓣植入适用于病史时间长和多次手术的患者。此外,介入治疗指征为右室压是体循环压力的 65%~75%。尽管没有明确的指南,这些患者除了严重右室扩大、右室功能障碍、症状严重、合并心律失常,或运动能力损害外,还必须有超声心动图或 MRI 评估的重度肺动脉瓣反流[178]。

入路

同 TAVR 一样,选择入路时应充分考虑解剖结构的差异。在测量 RVOT 和肺动脉瓣及肺动脉直径时,使用的影像技术除 TEE 外基本与 TAVR 一致。由于 Melody 瓣膜型号的限制,患者年龄需大于 5 岁,体重超过 20 公斤。RVOT 管道需小于 16mm,否则很难将瓣膜保持在锚定区[179]。

最常用的穿刺部位是股静脉。体重较小(<30kg)合并下腔静脉中断的患者也可以选择颈静脉入路[180]。但此入路要注意其并发症,如胸导管损伤、迷走神经损伤、颈动脉损伤和气胸。

并发症

术中主要并发症包括瓣膜移位、同种管道破裂、左主干冠状动脉受压、右肺动脉(pulmonary artery,PA)开口梗阻,以及左肺动脉穿孔导致大出血。其他并发症包括肺动脉远端限制性穿孔导致小分支出血,同种管道部分破裂,以及发生过两例输送系统卡在三尖瓣腱索上[176]。支架断裂多见于 RVOT 管道重度梗阻的患者[181],也是随访期间常见并发症,发生率约 20%,多数患者并无症状。有症状患者需再次介入治疗植入第二个瓣膜(瓣中瓣)[176]。如随访期间发现有明显的肺动脉瓣反流,需排除心内膜炎的可能。

RVOT 介入治疗期间,操作开始前需行冠脉造影排除冠脉受压。使用双平面投射判断冠脉与肺动脉的毗邻关系。如显示不清,可行动态的冠脉压迫测试,通过在植入部位进行 RVOT 球囊扩张同步冠脉造影。此项测试 5% 的患者出现阳性反应[182]。

此治疗适宜在有心脏团队的杂交手术室中进行，便于处理可能出现的并发症。

麻醉管理

接受 TPVR 治疗的患者通常是慢性病史合并多次手术史的年轻患者。由于手术时间可能会比较长，通常选择全身麻醉。麻醉诱导后置入动脉监测导管和中心静脉导管。术中体温监测是重要监测指标，为减少低温症风险，常需积极保温。右心室是低压系统，不需快速心室起搏操作。肝素化后，瓣膜植入期间活化凝血时间（ACT）保持在 250～300 秒。TEE 评估肺动脉瓣有技术难度，且操作期间通常不需要此项监测。实时三维 TEE 结合透视可能会有所帮助，但较少使用[183]。

其他治疗方法

越来越多的操作需要杂交手术室设备布局和心脏团队概念，使得杂交手术室的应用范围迅速扩大。以下举例说明。

冠状动脉复合重建

除了经导管瓣膜植入术外，冠状动脉重建术也可在杂交手术室中进行。冠状动脉多支病变的患者可同时进行 PCI 和非体外循环冠状动脉旁路移植术（off-pump coronary artery bypass，OPCAB）。合并瓷化主动脉的患者也可用这项技术，因其不能钳夹主动脉行近端吻合。左侧乳内动脉（left internal mammary artery，LIMA）到左前降支动脉（left anterior descending artery，LAD）旁路移植的操作同外科 OPCAB，其余冠脉病变血管采用 PCI。LIMA-LAD 吻合也可采用微创技术（minimally invasive technique，MIDCAB），尤其既往开胸手术史的患者。这些冠脉外科手术可复合 PCI 和或经导管瓣膜修复或置换术。

心律失常复合治疗

治疗阵发性房颤可采用沿肺静脉汇合到左心房处导管消融，许多技术应用其中包括导管引导消融、内镜辅助的微创胸部切口或微创胸部切口。经静脉心内膜和胸腔镜下心外膜方法复合使用可能效果更好。发现消融不完全时，术中描记将易于对心内膜行额外的修整。人员齐备的心脏团队包括 CPB 在场对管理特殊患者和处理可能发生的并发症是非常有必要的。有些情况需在全身麻醉下行单肺通气，麻醉医师在术中则需放置双腔气管插管进行单侧肺通气[4]。如果要做心内标测，全麻维持通常使用全静脉麻醉，吸入性麻醉药可能会影响传导系统[184]。

埋藏式起搏器和除颤器植入及导线拔除

一般情况下，起搏器植入是在局麻复合镇静或不复合镇静下进行。其手术并发症包括气胸、严重心律失常、心房或心室穿孔和少见但后果严重的三尖瓣损伤，需紧急处理。因此，术后需常规拍摄胸部平片。如果患者有完全性心脏传导阻滞，永久起搏器植入前需提前放置临时外置起搏器。

监测麻醉或局麻技术用于埋藏式心脏复律除颤器（implantable cardioverter defibrillator，ICD）植入术，但有其额外注意事项（详见第 4 和 5 章）。这部分患者通常一般情况比较差，心脏射血分数较低，特别是接受心脏再同步治疗的患者。植入后，ICD 的除颤功能要进行测试，需诱发室颤再通过 ICD 检测到并终止室颤。术前应提前放置心房导管和体外除颤板。诱发室颤前通常给予 5 000IU 肝素。ICD 测试期间，需要短暂的全麻，通常使用丙泊酚或依托咪酯复合面罩给氧或喉罩通气。其他麻醉技术比如使用气管内插管的全麻，患者也可以接受[185]。丙泊酚和短效阿片类药物（例如瑞芬太尼）常用于此类操作的镇静和镇痛。

随着植入起搏器数量的增加，需要拔除导线的患者数量也在增加。导线附着在心肌内，导致拔除困难，且容易发生严重并发症，例如心室穿孔或重度三尖瓣反流。因此，这部分患者需接受全身麻醉，并进行有创动脉压监测，放置大直径的静脉套管及术中 TEE，整个心脏团队应做好紧急外科手术和 CPB 的准备[186]。

血管腔内手术

无论胸主动脉（thoracic endovascular aortic repair，TEVAR）、腹主动脉或胸腹主动脉联合的腔内主动脉修复术均可在杂交手术室中进行。适应证包括动脉瘤、急慢性主动脉夹层、外伤性破裂和穿透性溃疡。去分支手术是复合手术的一部分，用以开放血管旁路，在腔内支架植入前完成，为植入（腔内支架）创造锚定区并避免堵塞重要血管。再次强调，需要人员齐备的心脏团队在场，包括麻醉医师和灌注医师[4]。TEVAR 会面临脊髓缺血风险，可能会导致永久性神经损害。减少这种损害的措施包括早期监测（使用躯体感觉或运动诱发电位）和早期提高血压（MBP>70mmHg）以及术前置入硬膜外导管进行脑脊液引流（颅内压≤10mmHg）[187]（见第 18 和 23 章）。术中通常需要控制性降压，快速心室起搏是金标准，由于其高效、可预测性、稳定性、可快速逆转以及腔内支架展开后利于血流动力学的恢复。也可以使用硝酸酯类血管扩张剂、腺苷和腔静脉球囊阻断[188]。

麻醉管理

尽管有一些手术是在监护麻醉或局部麻醉下进行，但手术时间长或复杂的情况需要全身麻醉。麻醉医师应熟悉手术操作步骤及相关并发症，以保障手术顺利进行；需与介入医师和心脏团队其他成员及时沟通，增加手术安全性。这类患者通常合并多种合并症，术前评估阶段应逐一甄别，并尽量调整其状态。手术期间，建立标准监测，并采取积极保温措施。由于可能会发生意外或急剧的血流动力学改变，术中须进行有创监测。虽然许多介入治疗是在监护麻醉或局部麻醉下进行，但全身麻醉的药物和仪器应提前准备好。

（程玉华 译，黄维勤 校）

参考文献

1. van Pelt J. Hybrid ORs: what's behind the increasing demand? *OR Manager*. 2011;27:7–10.
2. Lababidi Z. Aortic balloon valvuloplasty. *Am Heart J*. 1983;106:751–752.
3. Cribier A. Percutaneous Transcatheter Implantation of an Aortic Valve Prosthesis for Calcific Aortic Stenosis: First Human Case Description. *Circulation*. 2002;106:3006–3008.
4. Kaneko T, Davidson MJ. Use of the hybrid operating room in cardiovascular medicine. *Circulation*. 2014;130:910–917.
5. Tommaso CL, Bolman RM 3rd, Feldman T, et al. Multisociety (AATS, ACCF, SCAI, and STS) expert consensus statement: operator and institutional requirements for transcatheter valve repair and replacement, part 1: transcatheter aortic valve replacement. *J Am Coll Cardiol*. 2012;59:2028–2042.
6. Agarwal S, Tuzcu EM, Krishnaswamy A, et al. Transcatheter aortic valve replacement: current perspectives and future implications. *Heart*. 2015;101:169–177.
7. Holmes DR Jr, Mack MJ, Kaul S, et al. 2012 ACCF/AATS/SCAI/STS expert consensus document on transcatheter aortic valve replacement: developed in collaboration with the American Heart Association, American Society of Echocardiography, European Association for Cardio-Thoracic Surgery, Heart Failure Society of America, Mended Hearts, Society of Cardiovascular Anesthesiologists, Society of Cardiovascular Computed Tomography, and Society for Cardiovascular Magnetic Resonance. *J Thorac Cardiovasc Surg*. 2012;144:e29–e84.
8. Mack MJ, Brennan JM, Brindis R, et al. Outcomes following transcatheter aortic valve replacement in the United States. *JAMA*. 2013;310:2069–2077.
9. Gilard M, Eltchaninoff H, Iung B, et al. Registry of transcatheter aortic-valve implantation in high-risk patients. *N Engl J Med*. 2012;366:1705–1715.
10. Shunk KA, Zimmet J, Cason B, et al. Development of a Veterans Affairs hybrid operating room for transcatheter aortic valve replacement in the cardiac catheterization laboratory. *JAMA Surg*. 2015;150:216–222.
11. Maeda K, Kuratani T, Torikai K, et al. Transcatheter aortic valve replacement using DynaCT. *J Card Surg*. 2012;27:551–553.
12. Umakanthan R, Leacche M, Zhao DX, et al. Hybrid options for treating cardiac disease. *Semin Thorac Cardiovasc Surg*. 2011;23:274–280.
13. McNally MM, Scali ST, Feezor RJ, et al. Three-dimensional fusion computed tomography decreases radiation exposure, procedure time, and contrast use during fenestrated endovascular aortic repair. *J Vasc Surg*. 2015;61:309–316.
14. Binder RK, Leipsic J, Wood D, et al. Prediction of optimal deployment projection for transcatheter aortic valve replacement: angiographic 3-dimensional reconstruction of the aortic root versus multidetector computed tomography. *Circ Cardiovasc Interv*. 2012;5:247–252.
15. Lehmkuhl LH, von Aspern K, Foldyna B, et al. Comparison of aortic root measurements in patients undergoing transapical aortic valve implantation (TA-AVI) using three-dimensional rotational angiography (3D-RA) and multislice computed tomography (MSCT): differences and variability. *Int J Cardiovasc Imaging*. 2013;29:417–424.
16. Luo Z, Cai J, Gu L. A pilot study on magnetic navigation for transcatheter aortic valve implantation using dynamic aortic model and US image guidance. *Int J Comput Assist Radiol Surg*. 2013;8:677–690.
17. Nishimura RA, Otto CM, Bonow RO, et al. 2014 AHA/ACC Guideline for the Management of Patients With Valvular Heart Disease: executive summary: a report of the American College of Cardiology/American Heart Association Task Force on Practice Guidelines. *Circulation*. 2014;129:2440–2492.
18. Vahanian A, Alfieri O, Andreotti F, et al. Guidelines on the management of valvular heart disease (version 2012): the Joint Task Force on the Management of Valvular Heart Disease of the European Society of Cardiology (ESC) and the European Association for Cardio-Thoracic Surgery (EACTS). *Eur J Cardiothorac Surg*. 2012;42:S1–S44.
19. Panayiotides IM, Nikolaides E. Transcatheter Aortic Valve Implantation (TAVI): Is it Time for This Intervention to be Applied in a Lower Risk Population? *Clin Med Insights Cardiol*. 2014;8:93–102.
20. Tice JA, Sellke FW, Schaff HV. Transcatheter aortic valve replacement in patients with severe aortic stenosis who are at high risk for surgical complications: summary assessment of the California Technology Assessment Forum. *J Thorac Cardiovasc Surg*. 2014;148:482–491 e6.
21. Baumgartner H, Hung J, Bermejo J, et al. Echocardiographic assessment of valve stenosis: EAE/ASE recommendations for clinical practice. *Eur J Echocardiogr*. 2009;10:1–25.
22. Raheem S, Popma JJ. Clinical studies assessing transcatheter aortic valve replacement. *Methodist DeBakey Cardiovasc J*. 2012;8:13–18.
23. Thomas M, Schymik G, Walther T, et al. Thirty-day results of the SAPIEN aortic Bioprosthesis European Outcome (SOURCE) Registry: A European registry of transcatheter aortic valve implantation using the Edwards SAPIEN valve. *Circulation*. 2010;122:62–69.
24. Hamm CW, Mollmann H, Holzhey D, et al. The German Aortic Valve Registry (GARY): in-hospital outcome. *Eur Heart J*. 2014;35:1588–1598.
25. Gutsche JT, Patel PA, Walsh EK, et al. New frontiers in aortic therapy: focus on current trials and devices in transcatheter aortic valve replacement. *J Cardiothorac Vasc Anesth*. 2015;29:536–541.
26. Miller DC, Blackstone EH, Mack MJ, et al. Transcatheter (TAVR) versus surgical (AVR) aortic valve replacement: occurrence, hazard, risk factors, and consequences of neurologic events in the PARTNER trial. *J Thorac Cardiovasc Surg*. 2012;143:832–843 e13.
27. Leon MB, Piazza N, Nikolsky E, et al. Standardized endpoint definitions for Transcatheter Aortic Valve Implantation clinical trials: a consensus report from the Valve Academic Research Consortium. *J Am Coll Cardiol*. 2011;57:253–269.
28. Shroyer AL, Coombs LP, Peterson ED, et al. The Society of Thoracic Surgeons: 30-day operative mortality and morbidity risk models. *Ann Thorac Surg*. 2003;75:1856–1864, discussion 64–65.
29. Wang TK, Choi DH, Haydock D, et al. Comparison of Risk Scores for Prediction of Complications following Aortic Valve Replacement. *Heart Lung Circ*. 2014.
30. Nashef SA, Roques F, Hammill BG, et al. Validation of European System for Cardiac Operative Risk Evaluation (EuroSCORE) in North American cardiac surgery. *Eur J Cardiothorac Surg*. 2002;22:101–105.
31. Chalmers J, Pullan M, Fabri B, et al. Validation of EuroSCORE II in a modern cohort of patients undergoing cardiac surgery. *Eur J Cardiothorac Surg*. 2013;43:688–694.
32. Durand E, Borz B, Godin M, et al. Performance analysis of EuroSCORE II compared to the original logistic EuroSCORE and STS scores for predicting 30-day mortality after transcatheter aortic valve replacement. *Am J Cardiol*. 2013;111:891–897.
33. Goetzenich A, Deppe I, Schnoring H, et al. EuroScore 2 for identification of patients for transapical aortic valve replacement—a single center retrospective in 206 patients. *J Cardiothorac Surg*. 2012; 7:89.
34. Nashef SA, Roques F, Sharples LD, et al. EuroSCORE II. *Eur J Cardiothorac Surg*. 2012;41:734–744, discussion 44–45.
35. Howell NJ, Head SJ, Freemantle N, et al. The new EuroSCORE II does not improve prediction of mortality in high-risk patients undergoing cardiac surgery: a collaborative analysis of two European centres. *Eur J Cardiothorac Surg*. 2013;44:1006–1011, discussion 11.
36. Capodanno D, Barbanti M, Tamburino C, et al. A simple risk tool (the OBSERVANT score) for prediction of 30-day mortality after transcatheter aortic valve replacement. *Am J Cardiol*. 2014;113: 1851–1858.
37. Sintek M, Zajarias A. Patient evaluation and selection for transcatheter aortic valve replacement: the heart team approach. *Prog Cardiovasc Dis*. 2014;56:572–582.
38. Green P, Woglom AE, Genereux P, et al. The impact of frailty status on survival after transcatheter aortic valve replacement in older adults with severe aortic stenosis: a single-center experience. *JACC Cardiovasc Interv*. 2012;5:974–981.
39. Sündermann S, Dademasch A, Rastan A, et al. One-year follow-up of patients undergoing elective cardiac surgery assessed with the Comprehensive Assessment of Frailty test and its simplified form. *Interact Cardiovasc Thorac Surg*. 2011;13:119–123, discussion 23.
40. Stortecky S, Schoenenberger AW, Moser A, et al. Evaluation of multidimensional geriatric assessment as a predictor of mortality and cardiovascular events after transcatheter aortic valve implantation. *JACC Cardiovasc Interv*. 2012;5:489–496.
41. Tang GH, Lansman SL, Cohen M, et al. Transcatheter aortic valve replacement: current developments, ongoing issues, future outlook. *Cardiol Rev*. 2013;21:55–76.
42. Arnold SV, Spertus JA, Lei Y, et al. How to define a poor outcome after transcatheter aortic valve replacement: conceptual framework and empirical observations from the placement of aortic transcatheter valve (PARTNER) trial. *Circ Cardiovasc Qual Outcomes*. 2013;6:591–597.
43. Arnold SV, Reynolds MR, Lei Y, et al. Predictors of poor outcomes after transcatheter aortic valve replacement: results from the PARTNER (Placement of Aortic Transcatheter Valve) trial. *Circulation*. 2014;129:2682–2690.
44. Walther T, Mollmann H, van Linden A, et al. Transcatheter aortic valve implantation transapical: step by step. *Semin Thorac Cardiovasc Surg*. 2011;23:55–61.
45. Kiser AC, O'Neill WW, de Marchena E, et al. Suprasternal direct aortic approach transcatheter aortic valve replacement avoids sternotomy and thoracotomy: first-in-man experience. *Eur J Cardiothorac Surg*. 2015;48:778–783.
46. Daly MJ, Blair PH, Modine T, et al. Carotid-access transcatheter aortic valve replacement in a patient with a previous mitral valve replacement. *J Card Surg*. 2015;30:256–259.
47. Lardizabal JA, O'Neill BP, Desai HV, et al. The transaortic approach for transcatheter aortic valve replacement: initial clinical experience in the United States. *J Am Coll Cardiol*. 2013;61:2341–2345.
48. Bruschi G, Fratto P, De Marco F, et al. The trans-subclavian retrograde approach for transcatheter aortic valve replacement: single-center experience. *J Thorac Cardiovasc Surg*. 2010;140:911–915, 915 e1–915 e2.
49. Greenbaum AB, O'Neill WW, Paone G, et al. Caval-aortic access to allow transcatheter aortic valve replacement in otherwise ineligible patients: initial human experience. *J Am Coll Cardiol*. 2014;63:2795–2804.
50. Reference deleted in review.
51. Klein AA, Skubas NJ, Ender J. Controversies and complications in the perioperative management of transcatheter aortic valve replacement. *Anesth Analg*. 2014;119:784–798.
52. Al Kindi AH, Salhab KF, Roselli EE, et al. Alternative access options for transcatheter aortic valve replacement in patients with no conventional access and chest pathology. *J Thorac Cardiovasc Surg*. 2014;147:644–651.
53. Eltchaninoff H, Kerkeni M, Zajarias A, et al. Aorto-iliac angiography as a screening tool in selecting patients for transfemoral aortic valve implantation with the Edwards SAPIEN bioprosthesis. *EuroIntervention*. 2009;5:438–442.
54. Mohr FW, Holzhey D, Mollmann H, et al. The German Aortic Valve Registry: 1-year results from 13,680 patients with aortic valve disease. *Eur J Cardiothorac Surg*. 2014;46:808–816.
55. Ramlawi B, Anaya-Ayala JE, Reardon MJ. Transcatheter aortic valve replacement (TAVR): access planning and strategies. *Methodist DeBakey Cardiovasc J*. 2012;8:22–25.
56. Athappan G, Patvardhan E, Tuzcu EM, et al. Incidence, predictors, and outcomes of aortic regurgitation after transcatheter aortic valve replacement: meta-analysis and systematic review of literature. *J Am Coll Cardiol*. 2013;61:1585–1595.
57. Jilaihawi H, Doctor N, Kashif M, et al. Aortic annular sizing for transcatheter aortic valve replacement using cross-sectional 3-dimensional transesophageal echocardiography. *J Am Coll Cardiol*. 2013;61:908–916.
58. Tamborini G, Fusini L, Gripari P, et al. Feasibility and accuracy of 3DTEE versus CT for the evaluation of aortic valve annulus to left main ostium distance before transcatheter aortic valve implantation. *JACC Cardiovasc Imaging*. 2012;5:579–588.
59. Tamborini G, Fusini L, Muratori M, et al. Feasibility and accuracy of three-dimensional transthoracic echocardiography vs. multidetector computed tomography in the evaluation of aortic valve annulus in patient candidates to transcatheter aortic valve implantation. *Eur Heart J Cardiovasc Imaging*. 2014;15:1316–1323.
60. Willson AB, Webb JG, Labounty TM, et al. 3-dimensional aortic annular assessment by multidetector computed tomography predicts moderate or severe paravalvular regurgitation after transcatheter aortic valve replacement: a multicenter retrospective analysis. *J Am Coll Cardiol*. 2012;59:1287–1294.
61. Pontone G, Andreini D, Bartorelli AL, et al. Comparison of accuracy of aortic root annulus assessment with cardiac magnetic resonance versus echocardiography and multidetector computed tomography in patients referred for transcatheter aortic valve implantation. *Am J Cardiol*. 2013;112:1790–1799.
62. Tuzcu EM, Kapadia SR. Selection of valves for TAVR: is the CHOICE clear? *JAMA*. 2014;311: 1500–1502.
63. Toggweiler S, Leipsic J, Binder RK, et al. Management of vascular access in transcatheter aortic valve replacement: part 2: Vascular complications. *JACC Cardiovasc Interv*. 2013;6:767–776.
64. Bohula May EA, Faxon D. Transcatheter aortic valve replacement: history and current status. *Trends Cardiovasc Med*. 2013;23:172–178.
65. Adams DH, Popma JJ, Reardon MJ, et al. Transcatheter aortic-valve replacement with a self-expanding prosthesis. *N Engl J Med*. 2014;370:1790–1798.
66. Popma JJ, Adams DH, Reardon MJ, et al. Transcatheter aortic valve replacement using a self-expanding bioprosthesis in patients with severe aortic stenosis at extreme risk for surgery. *J Am Coll Cardiol*. 2014;63:1972–1981.
67. Kempfert J, Holzhey D, Hofmann S, et al. First registry results from the newly approved ACURATE TA TAVI system. *Eur J Cardiothorac Surg*. 2014.
68. Davies WR, Thomas MR. European experience and perspectives on transcatheter aortic valve replacement. *Prog Cardiovasc Dis*. 2014;56:625–634.
69. Abdel-Wahab M, Mehilli J, Frerker C, et al. Comparison of balloon-expandable vs self-expandable valves in patients undergoing transcatheter aortic valve replacement: the CHOICE randomized clinical trial. *JAMA*. 2014;311:1503–1514.
70. Jilaihawi H, Chakravarty T, Weiss RE, et al. Meta-analysis of complications in aortic valve replacement: comparison of Medtronic-Corevalve, Edwards-Sapien and surgical aortic valve replacement in 8,536 patients. *Catheter Cardiovasv Interv*. 2012;80:128–138.
71. Meredith Am IT, Walters DL, Dumonteil N, et al. Transcatheter aortic valve replacement for severe symptomatic aortic stenosis using a repositionable valve system: 30-day primary endpoint results from the REPRISE II study. *J Am Coll Cardiol*. 2014;64:1339–1348.
72. Willson A, Toggweiler S, Webb JG. Transfemoral aortic valve replacement with the SAPIEN XT valve: step-by-step. *Semin Thorac Cardiovasc Surg*. 2011;23:51–54.
73. Seiffert M, Diemert P, Koschyk D, et al. Transapical implantation of a second-generation transcatheter heart valve in patients with noncalcified aortic regurgitation. *JACC Cardiovasc Interv*. 2013;6:590–597.
74. Seiffert M, Conradi L, Baldus S, et al. Severe intraprocedural complications after transcatheter aortic valve implantation: calling for a heart team approach. *Eur J Cardiothorac Surg*. 2013;44:478–484, discussion 84.
75. Hein R, Abdel-Wahab M, Sievert H, et al. Outcome of patients after emergency conversion from transcatheter aortic valve implantation to surgery. *EuroIntervention*. 2013;9:446–451.
76. Fernandes P, Cleland A, Bainbridge D, et al. Development of our TAVI protocol for emergency initiation of cardiopulmonary bypass. *Perfusion*. 2015;30:34–39.
77. Kleiman N. Room considerations with TAVR. *Methodist DeBakey Cardiovasc J*. 2012;8:19–21.
78. Contessa J, Suarez L, Kyriakides T, et al. The influence of surgeon personality factors on risk tolerance: a pilot study. *J Surg Educ*. 2013;70:806–812.
79. Bufton KA, Augoustides JG, Cobey FC. Anesthesia for transfemoral aortic valve replacement in North America and Europe. *J Cardiothorac Vasc Anesth*. 2013;27:46–49.
80. Durand E, Borz B, Godin M, et al. Transfemoral aortic valve replacement with the Edwards SAPIEN and Edwards SAPIEN XT prosthesis using exclusively local anesthesia and fluoroscopic guidance: feasibility and 30-day outcomes. *JACC Cardiovasc Interv*. 2012;5:461–467.
81. Dehedin B, Guinot PG, Ibrahim H, et al. Anesthesia and perioperative management of patients who undergo transfemoral transcatheter aortic valve implantation: an observational study of general versus local/regional anesthesia in 125 consecutive patients. *J Cardiothorac Vasc Anesth*.

2011;25:1036–1043.
82. Motloch LJ, Rottlaender D, Reda S, et al. Local versus general anesthesia for transfemoral aortic valve implantation. *Clin Res Cardiol.* 2012;101:45–53.
83. Yamamoto M, Meguro K, Mouillet G, et al. Effect of local anesthetic management with conscious sedation in patients undergoing transcatheter aortic valve implantation. *Am J Cardiol.* 2013;111:94–99.
84. Guarracino F, Covello RD, Landoni G, et al. Anesthetic management of transcatheter aortic valve implantation with transaxillary approach. *J Cardiothorac Vasc Anesth.* 2011;25:437–443.
85. Petridis FD, Savini C, Castelli A, et al. Awake transapical aortic valve implantation. *Interact Cardiovasc Thorac Surg.* 2012;14:673–674.
86. Frohlich GM, Lansky AJ, Webb J, et al. Local versus general anesthesia for transcatheter aortic valve implantation (TAVR)–systematic review and meta-analysis. *BMC Med.* 2014;12:41.
87. Bergmann L, Grosswendt T, Kahlert P, et al. Arrhythmogenic risk of pulmonary artery catheterisation in patients with severe aortic stenosis undergoing transcatheter aortic valve implantation. *Anaesthesia.* 2013;68:46–51.
88. Seiffert M, Sinning JM, Meyer A, et al. Development of a risk score for outcome after transcatheter aortic valve implantation. *Clin Res Cardiol.* 2014;103:631–640.
89. Drews T, Pasic M, Buz S, et al. Elective use of femoro-femoral cardiopulmonary bypass during transcatheter aortic valve implantation. *Eur J Cardiothorac Surg.* 2015;47:24–30, discussion.
90. Patel PA, Gutsche JT, Vernick WJ, et al. The functional aortic annulus in the 3D era: focus on transcatheter aortic valve replacement for the perioperative echocardiographer. *J Cardiothorac Vasc Anesth.* 2015;29:240–245.
91. Rankin JS, Bone MC, Fries PM, et al. A refined hemispheric model of normal human aortic valve and root geometry. *J Thorac Cardiovasc Surg.* 2013;146:103–108 e1.
92. Sievers HH, Hemmer W, Beyersdorf F, et al. The everyday used nomenclature of the aortic root components: the tower of Babel? *Eur J Cardiothorac Surg.* 2012;41:478–482.
93. Ragosta M. Multi-modality imaging of the aortic valve in the era of transcatheter aortic valve replacement: a guide for patient selection, valve selection, and valve delivery. *J Cardiovasc Transl Res.* 2013;6:665–674.
94. Piazza N, De Jaegere P, Schultz C, et al. Anatomy of the Aortic Valvar Complex and Its Implications for Transcatheter Implantation of the Aortic Valve. *Circ Cardiovasc Interv.* 2008;1:74–81.
95. Zamorano JL, Badano LP, Bruce C, et al. EAE/ASE recommendations for the use of echocardiography in new transcatheter interventions for valvular heart disease. *J Am Soc Echocardiogr.* 2011;24:937–965.
96. Mangner N, Schuler G, Linke A. Echocardiography in transcatheter aortic valve implantation. *Minerva Cardioangiol.* 2013;61:393–405.
97. Moss RR, Ivens E, Pasupati S, et al. Role of echocardiography in percutaneous aortic valve implantation. *JACC Cardiovasc Imaging.* 2008;1:15–24.
98. Mukherjee C, Hein F, Holzhey D, et al. Is real time 3D transesophageal echocardiography a feasible approach to detect coronary ostium during transapical aortic valve implantation? *J Cardiothorac Vasc Anesth.* 2013;27:654–659.
99. Genereux P, Head SJ, Hahn R, et al. Paravalvular leak after transcatheter aortic valve replacement: the new Achilles' heel? A comprehensive review of the literature. *J Am Coll Cardiol.* 2013;61:1125–1136.
100. Kappetein AP, Head SJ, Genereux P, et al. Updated standardized endpoint definitions for transcatheter aortic valve implantation: the Valve Academic Research Consortium-2 consensus document. *J Thorac Cardiovasc Surg.* 2013;145:6–23.
101. Genereux P, Reiss GR, Kodali SK, et al. Periaortic hematoma after transcatheter aortic valve replacement: description of a new complication. *Catheter Cardiovasc Interv.* 2012;79:766–776.
102. Mukherjee C, Banusch J, Ender J. Rare complication of circumflex artery occlusion during transfemoral aortic valve replacement (TAVR). *Int J Cardiovasc Imaging.* 2014;30:1463–1464.
103. Ender J, Singh R, Nakahira J, et al. Echo didactic: visualization of the circumflex artery in the perioperative setting with transesophageal echocardiography. *Anesth Analg.* 2012;115:22–26.
104. Smith LA, Monaghan MJ. Monitoring of procedures: peri-interventional echo assessment for transcatheter aortic valve implantation. *Eur Heart J Cardiovasc Imaging.* 2013;14:840–850.
105. Ng AC, Delgado V, van der Kley F, et al. Comparison of aortic root dimensions and geometries before and after transcatheter aortic valve implantation by 2- and 3-dimensional transesophageal echocardiography and multislice computed tomography. *Circ Cardiovasc Imaging.* 2010;3:94–102.
106. Pasupati S, Pera V. Current developments in the use of transcatheter aortic valve implantation in high-risk patients. *Res Rep Clin Cardiol.* 2014;5:259–277.
107. Feuchtner G, Goetti R, Plass A, et al. Dual-step prospective ECG-triggered 128-slice dual-source CT for evaluation of coronary arteries and cardiac function without heart rate control: a technical note. *Eur Radiol.* 2010;20:2092–2099.
108. O'Brien B, Schoenhagen P, Kapadia SR, et al. Integration of 3D imaging data in the assessment of aortic stenosis: impact on classification of disease severity. *Circ Cardiovasc Imaging.* 2011;4:566–573.
109. Katsanos S, Ewe SH, Debonnaire P, et al. Multidetector row computed tomography parameters associated with paravalvular regurgitation after transcatheter aortic valve implantation. *Am J Cardiol.* 2013;112:1800–1806.
110. Juluru K, Vogel-Claussen J, Macura KJ, et al. MR imaging in patients at risk for developing nephrogenic systemic fibrosis: protocols, practices, and imaging techniques to maximize patient safety. *Radiographics.* 2009;29:9–22.
111. Eggebrecht H, Mehta RH, Kahlert P, et al. Emergent cardiac surgery during transcatheter aortic valve implantation (TAVI): insights from the Edwards SAPIEN Aortic Bioprosthesis European Outcome (SOURCE) registry. *EuroIntervention.* 2014;10:975–981.
112. Eggebrecht H, Schmermund A, Kahlert P, et al. Emergent cardiac surgery during transcatheter aortic valve implantation (TAVI): a weighted meta-analysis of 9,251 patients from 46 studies. *EuroIntervention.* 2013;8:1072–1080.
113. Ribeiro HB, Webb JG, Makkar RR, et al. Predictive factors, management, and clinical outcomes of coronary obstruction following transcatheter aortic valve implantation: insights from a large multicenter registry. *J Am Coll Cardiol.* 2013;62:1552–1562.
114. Reference deleted in review.
115. Leon MB, Piazza N, Nikolsky E, et al. Standardized endpoint definitions for transcatheter aortic valve implantation clinical trials: a consensus report from the Valve Academic Research Consortium. *Eur Heart J.* 2011;32:205–217.
116. Buellesfeld L, Stortecky S, Heg D, et al. Impact of permanent pacemaker implantation on clinical outcome among patients undergoing transcatheter aortic valve implantation. *J Am Coll Cardiol.* 2012;60:493–501.
117. Fraccaro C, Buja G, Tarantini G, et al. Incidence, predictors, and outcome of conduction disorders after transcatheter self-expandable aortic valve implantation. *Am J Cardiol.* 2011;107:747–754.
118. Jilaihawi H, Chin D, Vasa-Nicotera M, et al. Predictors for permanent pacemaker requirement after transcatheter aortic valve implantation with the CoreValve bioprosthesis. *Am Heart J.* 2009;157:860–866.
119. Smith CR, Leon MB, Mack MJ, et al. Transcatheter versus surgical aortic-valve replacement in high-risk patients. *N Engl J Med.* 2011;364:2187–2198.
120. Roten L, Wenaweser P, Delacretaz E, et al. Incidence and predictors of atrioventricular conduction impairment after transcatheter aortic valve implantation. *Am J Cardiol.* 2010;106:1473–1480.
121. Conte AH, Gurudevan SV, Lubin L, et al. Transesophageal echocardiographic evaluation of left main coronary artery stent protection during transcatheter aortic valve implantation. *Anesth Analg.* 2013;116:49–52.
122. Gripari P, Ewe SH, Fusini L, et al. Intraoperative 2D and 3D transoesophageal echocardiographic predictors of aortic regurgitation after transcatheter aortic valve implantation. *Heart.* 2012;98:1229–1236.
123. Tarantini G, Gasparetto V, Napodano M, et al. Valvular leak after transcatheter aortic valve implantation: a clinician update on epidemiology, pathophysiology and clinical implications. *Am J Cardiovasc Dis.* 2011;1:312–320.
124. Hayashida K, Lefevre T, Chevalier B, et al. Impact of post-procedural aortic regurgitation on mortality after transcatheter aortic valve implantation. *JACC Cardiovasc Interv.* 2012;5:1247–1256.
125. Gotzmann M, Korten M, Bojara W, et al. Long-term outcome of patients with moderate and severe prosthetic aortic valve regurgitation after transcatheter aortic valve implantation. *Am J Cardiol.* 2012;110:1500–1506.
126. Takagi K, Latib A, Al-Lamee R, et al. Predictors of moderate-to-severe paravalvular aortic regurgitation immediately after CoreValve implantation and the impact of postdilatation. *Catheter Cardiovasc Interv.* 2011;78:432–443.
127. Van Mieghem NM, Tchetche D, Chieffo A, et al. Incidence, predictors, and implications of access site complications with transfemoral transcatheter aortic valve implantation. *Am J Cardiol.* 2012;110:1361–1367.
128. Reference deleted in review.
129. Kahlert P, Al-Rashid F, Plicht B, et al. Incidence, predictors, origin and prevention of early and late neurological events after transcatheter aortic valve implantation (TAVI): a comprehensive review of current data. *J Thromb Thrombolysis.* 2013;35:436–449.
130. Leon MB, Smith CR, Mack M, et al. Transcatheter aortic-valve implantation for aortic stenosis in patients who cannot undergo surgery. *N Engl J Med.* 2010;363:1597–1607.
131. Nombela-Franco L, Webb JG, de Jaegere PP, et al. Timing, predictive factors, and prognostic value of cerebrovascular events in a large cohort of patients undergoing transcatheter aortic valve implantation. *Circulation.* 2012;126:3041–3053.
132. Kahlert P, Al-Rashid F, Dottger P, et al. Cerebral embolization during transcatheter aortic valve implantation: a transcranial Doppler study. *Circulation.* 2012;126:1245–1255.
133. Onsea K, Agostoni P, Samim M, et al. First-in-man experience with a new embolic deflection device in transcatheter aortic valve interventions. *EuroIntervention.* 2012;8:51–56.
134. Elhmidi Y, Bleiziffer S, Deutsch MA, et al. Acute kidney injury after transcatheter aortic valve implantation: incidence, predictors and impact on mortality. *Arch Cardiovasc Dis.* 2014;107:133–139.
135. Kong WY, Yong G, Irish A. Incidence, risk factors and prognosis of acute kidney injury after transcatheter aortic valve implantation. *Nephrology (Carlton).* 2012;17:445–451.
136. Covello RD, Ruggeri L, Landoni G, et al. Transcatheter implantation of an aortic valve: anesthesiological management. *Minerva Anestesiol.* 2010;76:100–108.
137. Dvir D, Barbanti M, Tan J, et al. Transcatheter aortic valve-in-valve implantation for patients with degenerative surgical bioprosthetic valves. *Curr Probl Cardiol.* 2014;39:7–27.
138. Costopoulos C, Latib A, Maisano F, et al. Comparison of results of transcatheter aortic valve implantation in patients with severely stenotic bicuspid versus tricuspid or nonbicuspid valves. *Am J Cardiol.* 2014;113:1390–1393.
139. D'Errigo P, Barbanti M, Ranucci M, et al. Transcatheter aortic valve implantation versus surgical aortic valve replacement for severe aortic stenosis: results from an intermediate risk propensity-matched population of the Italian OBSERVANT study. *Int J Cardiol.* 2013;167:1945–1952.
140. Haussig S, Linke A. Transcatheter aortic valve replacement indications should be expanded to lower-risk and younger patients. *Circulation.* 2014;130:2321–2331.
141. Falk V. Transcatheter aortic valve replacement indications should not be expanded to lower-risk and younger patients. *Circulation.* 2014;130:2332–2342.
142. Osnabrugge RL, Mylotte D, Head SJ, et al. Aortic stenosis in the elderly: disease prevalence and number of candidates for transcatheter aortic valve replacement: a meta-analysis and modeling study. *J Am Coll Cardiol.* 2013;62:1002–1012.
143. Roy DA, Schaefer U, Guetta V, et al. Transcatheter aortic valve implantation for pure severe native aortic valve regurgitation. *J Am Coll Cardiol.* 2013;61:1577–1584.
144. Feldman T, Young A. Percutaneous approaches to valve repair for mitral regurgitation. *J Am Coll Cardiol.* 2014;63:2057–2068.
145. Alfieri O, Maisano F, De BM, et al. The double-orifice technique in mitral valve repair: a simple solution for complex problems. *J Thorac Cardiovasc Surg.* 2001;122:674–681.
146. Mauri L, Foster E, Glower DD, et al. 4-year results of a randomized controlled trial of percutaneous repair versus surgery for mitral regurgitation. *J Am Coll Cardiol.* 2013;62:317–328.
147. Task FM, Vahanian A, Alfieri O, et al. Guidelines on the management of valvular heart disease (version 2012): The Joint Task Force on the Management of Valvular Heart Disease of the European Society of Cardiology (ESC) and the European Association for Cardio-Thoracic Surgery (EACTS). *Eur Heart J.* 2012;33:2451–2496.
148. Nishimura RA, Otto CM, Bonow RO, et al. 2014 AHA/ACC guideline for the management of patients with valvular heart disease: a report of the American College of Cardiology/American Heart Association Task Force on Practice Guidelines. *J Am Coll Cardiol.* 2014;63:e57–e185.
149. Flachskampf FA, Wouters PF, Edvardsen T, et al. Recommendations for transoesophageal echocardiography: EACVI update 2014. *Eur Heart J Cardiovasc Imaging.* 2014;15:353–365.
150. Adamo M, Capodanno D, Cannata S, et al. Comparison of three contemporary surgical scores for predicting all-cause mortality of patients undergoing percutaneous mitral valve repair with the MitraClip system (from the multicenter GRASP-IT registry). *Am J Cardiol.* 2015;115:107–112.
151. Maisano F, Franzen O, Baldus S, et al. Percutaneous mitral valve interventions in the real world: early and 1-year results from the ACCESS-EU, a prospective, multicenter, nonrandomized post-approval study of the MitraClip therapy in Europe. *J Am Coll Cardiol.* 2013;62:1052–1061.
152. Guarracino F, Baldassarri R, Ferro B, et al. Transesophageal echocardiography during MitraClip(R) procedure. *Anesth Analg.* 2014;118:1188–1196.
153. Kottenberg E, Dumont M, Frey UH, et al. The minimally invasive MitraClip procedure for mitral regurgitation under general anaesthesia: immediate effects on the pulmonary circulation and right ventricular function. *Anaesthesia.* 2014;69:860–867.
154. Guarracino F, Ender J. Anesthesia for Mitraclip® procedure: do interventional cardiologist and cardiac anesthetist sense patient safety differently? *Catheter Cardiovasc Interv.* 2015;85:936–937.
155. Teufel T, Steinberg DH, Wunderlich N, et al. Percutaneous mitral valve repair with the MitraClip® system under deep sedation and local anaesthesia. *EuroIntervention.* 2012;8:587–590.
156. Rassaf T, Balzer J, Zeus T, et al. Safety and efficacy of deep sedation as compared to general anaesthesia in percutaneous mitral valve repair using the MitraClip system. *Catheter Cardiovasc Interv.* 2014;84:E38–E42.
157. Feldman T, Kar S, Rinaldi M, et al. Percutaneous mitral repair with the MitraClip system: safety and midterm durability in the initial EVEREST (Endovascular Valve Edge-to-Edge REpair Study) cohort. *J Am Coll Cardiol.* 2009;54:686–694.
158. Franzen O, Baldus S, Rudolph V, et al. Acute outcomes of MitraClip therapy for mitral regurgitation in high-surgical-risk patients: emphasis on adverse valve morphology and severe left ventricular dysfunction. *Eur Heart J.* 2010;31:1373–1381.
159. Tamburino C, Ussia GP, Maisano F, et al. Percutaneous mitral valve repair with the MitraClip system: acute results from a real world setting. *Eur Heart J.* 2010;31:1382–1389.
160. Pleger ST, Mereles D, Schulz-Schonhagen M, et al. Acute safety and 30-day outcome after percutaneous edge-to-edge repair of mitral regurgitation in very high-risk patients. *Am J Cardiol.* 2011;108:1478–1482.
161. Feldman T, Foster E, Glower DD, et al. Percutaneous repair or surgery for mitral regurgitation. *N Engl J Med.* 2011;364:1395–1406.
162. Franzen O, van der Heyden J, Baldus S, et al. MitraClip(R) therapy in patients with end-stage systolic heart failure. *Eur J Heart Fail.* 2011;13:569–576.
163. Van den Branden BJ, Swaans MJ, Post MC, et al. Percutaneous edge-to-edge mitral valve repair in high-surgical-risk patients: do we hit the target? *JACC Cardiovasc Interv.* 2012;5:105–111.
164. Divchev D, Kische S, Paranskaya L, et al. In-hospital outcome of patients with severe mitral valve regurgitation classified as inoperable and treated with the MitraClip(R) device. *J Interv Cardiol.* 2012;25:180–189.
165. Whitlow PL, Feldman T, Pedersen WR, et al. Acute and 12-month results with catheter-based mitral valve leaflet repair: the EVEREST II (Endovascular Valve Edge-to-Edge Repair) High Risk Study. *J Am Coll Cardiol.* 2012;59:130–139.

166. Baldus S, Schillinger W, Franzen O, et al. MitraClip therapy in daily clinical practice: initial results from the German transcatheter mitral valve interventions (TRAMI) registry. *Eur J Heart Fail*. 2012;14:1050–1055.
167. Sürder D, Pedrazzini G, Gaemperli O, et al. Predictors for efficacy of percutaneous mitral valve repair using the MitraClip system: the results of the MitraSwiss registry. *Heart*. 2013;99:1034–1040.
168. Bakker AL, Swaans MJ, van der Heyden JA, et al. Complications during percutaneous edge-to-edge mitral valve repair. *Herz*. 2013;38:484–489.
169. Faletra FF, Pedrazzini G, Pasotti E, et al. Role of real-time three dimensional transoesophageal echocardiography as guidance imaging modality during catheter based edge-to-edge mitral valve repair. *Heart*. 2013.
170. Wunderlich NC, Siegel RJ. Peri-interventional echo assessment for the MitraClip procedure. *Eur Heart J Cardiovasc Imaging*. 2013;14:935–949.
171. Boudjemline Y, Sarquella-Brugada G, Kamache I, et al. Impact of right ventricular outflow tract size and substrate on outcomes of percutaneous pulmonary valve implantation. *Arch Cardiovasc Dis*. 2013;106:19–26.
172. Aggarwal S, Garekar S, Forbes TJ, et al. Is stent placement effective for palliation of right ventricle to pulmonary artery conduit stenosis? *J Am Coll Cardiol*. 2007;49:480–484.
173. Holst KA, Dearani JA, Burkhart HM, et al. Risk factors and early outcomes of multiple reoperations in adults with congenital heart disease. *Ann Thorac Surg*. 2011;92:122–128, discussion 9–30.
174. Bonhoeffer P, Boudjemline Y, Saliba Z, et al. Percutaneous replacement of pulmonary valve in a right-ventricle to pulmonary-artery prosthetic conduit with valve dysfunction. *Lancet*. 2000;356:1403–1405.
175. Armstrong AK, Balzer DT, Cabalka AK, et al. One-year follow-up of the Melody transcatheter pulmonary valve multicenter post-approval study. *JACC Cardiovasc Interv*. 2014;7:1254–1262.
176. Lurz P, Gaudin R, Taylor AM, et al. Percutaneous pulmonary valve implantation. *Semin Thorac Cardiovasc Surg Pediatr Card Surg Annu*. 2009;112–117.
177. Warnes CA, Williams RG, Bashore TM, et al. ACC/AHA 2008 guidelines for the management of adults with congenital heart disease: a report of the American College of Cardiology/American Heart Association Task Force on Practice Guidelines (Writing Committee to Develop Guidelines on the Management of Adults With Congenital Heart Disease). Developed in Collaboration With the American Society of Echocardiography, Heart Rhythm Society, International Society for Adult Congenital Heart Disease, Society for Cardiovascular Angiography and Interventions, and Society of Thoracic Surgeons. *J Am Coll Cardiol*. 2008;52:e143–e263.
178. Lurz P, Coats L, Khambadkone S, et al. Percutaneous pulmonary valve implantation: impact of evolving technology and learning curve on clinical outcome. *Circulation*. 2008;117:1964–1972.
179. Lee YS, Lee HD. Percutaneous pulmonary valve implantation. *Korean Circ J*. 2012;42:652–656.
180. Mallula KK, Kenny D, Hijazi ZM. Transjugular melody valve placement in a small child with protein losing enteropathy. *Catheter Cardiovasc Interv*. 2015;85:267–270.
181. McElhinney DB, Cheatham JP, Jones TK, et al. Stent fracture, valve dysfunction, and right ventricular outflow tract reintervention after transcatheter pulmonary valve implantation: patient-related and procedural risk factors in the US Melody Valve Trial. *Circ Cardiovasc Interv*. 2011;4:602–614.
182. Morray BH, McElhinney DB, Cheatham JP, et al. Risk of coronary artery compression among patients referred for transcatheter pulmonary valve implantation: a multicenter experience. *Circ Cardiovasc Interv*. 2013;6:535–542.
183. Ahmed MI, Escanuela MG, Crosland WA, et al. Utility of live/real time three-dimensional transesophageal echocardiography in the assessment and percutaneous intervention of bioprosthetic pulmonary valve stenosis. *Echocardiography*. 2014;31:531–533.
184. Reddy K, Jaggar S, Gillbe C. The anaesthetist and the cardiac catheterisation laboratory. *Anaesthesia*. 2006;61:1175–1186.
185. Marquie C, Duchemin A, Klug D, et al. Can we implant cardioverter defibrillator under minimal sedation? *Europace*. 2007;9:545–550.
186. Haas S, Richter HP, Kubitz JC. Anesthesia during cardiologic procedures. *Curr Opin Anaesthesiol*. 2009;22:519–523.
187. Ullery BW, Cheung AT, Fairman RM, et al. Risk factors, outcomes, and clinical manifestations of spinal cord ischemia following thoracic endovascular aortic repair. *J Vasc Surg*. 2011;54:677–684.
188. Tagarakis GL, Whitlock RP, Gutsche JT, et al. New frontiers in aortic therapy: focus on deliberate hypotension during thoracic aortic endovascular interventions. *J Cardiothorac Vasc Anesth*. 2014;28:843–847.

心力衰竭的机械辅助装置

MARC E. STONE, MD | JOSEPH HINCHEY, MD, PhD

要 点

1. 心脏机械循环支持(mechanical circulatory support, MCS)已成为当前处理药物和其他常规干预措施难以治疗的急性和慢性心力衰竭患者的主要手段。
2. MCS已取得极大进展,目前该领域的主要焦点已从简单的生存救治发展到如何减轻风险和不良事件。
3. 从第一代搏动装置使用中获取的数据可能已不适用于当前以非搏动模式支持的时代,但宝贵的经验教训继续有助于装置的设计和临床决策。
4. 除了MCS的传统适应证(例如短期支持至恢复和长期支持过度至移植),MCS目前用于各种短期和长期的机械支持,包括急性低心排血量患者的急救(支持到存活)、预防缺血事件后心肌的损伤及多系统器官功能的恶化。MCS可作为一种争取恢复时间的临时措施、作为下一步治疗的过渡措施(过渡至下一项决策)、作为改善(移植)受体等待过程中的支持措施,并日益成为终末期心力衰竭的最终治疗策略(终点治疗)。
5. 实施急救MCS的患者的状态是确定预后的关键因素。延迟实施MCS导致的病情恶化极不利于患者的预后。
6. 非一次性左心室辅助装置(left ventricular assist device, LVAD)的植入时机(例如作为延续至移植的过渡措施和/或作为终点治疗)与患者的营养状况、围手术期处理措施的优化是决定预后的关键因素。
7. 非搏动性支持装置已取代全球第一代搏动性心室辅助装置。随着现有技术的发展,结果已极大改善。
8. 体外膜式氧合正越来越多地融入现代体外生命支持的范畴。
9. 植入式全人工心脏作为双心室衰竭患者和LVAD单独使用不理想情况下过度至移植的支持措施再次引起兴趣。
10. 一些新的MCS装置处于研发和临床试验阶段。

当代机械循环支持

用于衰竭心脏的MCS已成为当前处理对药物和其他常规干预措施难以治疗的急性和慢性心力衰竭患者的主要手段。事实上,迄今为止的成功太重要以致于该领域的主要焦点现在已从简单的存活转移至风险的减轻和不良事件最小化。不可否认,设备技术的持续进步使之成为可能,但当与扩大的患者管理经验分析相结合时,我们现在对于最佳患者的选择和干预时机已有了更好的理解[1],期望心室辅助装置(ventricular assist device, VAD)支持期间多器官功能得到显著改善[2-5],了解预先存在和人口风险因素可能导致并发症的方式[6-9]。

尽管从第一代搏动装置使用经验获取的某些数据可能不再适用于现代的非搏动支持时代,但有价值的经验教训有助于塑造治疗和临床决策。所有这些因素目前已导致VAD作为治疗策略被医师和患者更广泛接受,以及在患者的心脏恶化过程中更早地使用VAD。因此,除了MCS的传统适应证(例如短期桥接至恢复和长期桥接至移植),MCS目前用于各种短期和长期适应证,包括急性低心排血量状态患者的急救(桥接至即时存活)、缺血事件后心肌进一步损伤的预防、多系统器官功能恶化的预防、作为一种争取恢复时间的临时措施、作为下一步治疗的桥梁(桥接至下一项决策)、作为改善(移植)候选状态的桥梁,并日益成为终末期心力衰竭的最终治疗策略(终点治疗)。

与MCS技术进步同样重要的是通过机械辅助循环支持机构间注册(Interagency Registry for Mechanically Assisted Circulatory Support, INTERMACS)正式分享全国各中心的结果数据,北美注册数据库由国立心肺和血液研究所、美国食品药品管理局(Food and Drug Administration, FDA)以及医疗保险和医疗补助服务中心赞助。INTERMACS建于2005年,用于接受长期MCS装置疗法治疗晚期心力衰竭的成人患者。在欧洲存在类似的称为EuroMACS的欧洲数据库。另外还有收集小儿MCS数据的数据库(PEDIMACS)和关于INTERMACS水平(稍后讨论)较高的(病变较轻)仍在进行药物治疗的(MEDAMACS)成人心力衰竭患者的数据。

INTERMACS收集植入非一次性MCS装置患者1周、1个月、3个月、6个月和其后每6个月的临床数据。植入后的主要结果(如死亡、植物人、再次住院和不良事件)经常更新,也作为确定随访间期的一部分。另一目的包括患者的功能水平和生活质量,并已作出报告这两方面都有改善。已经证明这些数据对恰当的风险分层和患者选择非常有价值,当引入新装置时,对简单生存辅助以外的功能结果归档以区分MCS装置的价值。

2014年发布的第6期INTERMACS年度报告总结了2006年至2013年间12 300例植入左心室辅助装置(LVAD)患者的登记和结果[1]。最新的INTERMACS报告显示了现代MCS动态和不断扩大的景观:

- 仅在美国,目前每年患者自然增长额超过2 000例VAD植入物,美国的植入中心数量已经增长到158家。
- 1年来,目前非一次性MCS装置的总体生存率接近80%。这1年生存率超过52%的显著进步在2001年[10]报告的REMATCH试验中采用搏动性HeartMate VE得以证明,当与试验中的药物治疗患者相比较时是重大进步,其1年存活率仅为25%。

- 目前采用非一次性 MCS 装置 2 年的总体存活率接近 70%，3 年存活率接近 60%，4 年存活率接近 50%。终点治疗后的存活率目前 1 年高于 75%，3 年高于 50%。

近年来存活率大大改善，但这也受到患者心脏恶化过程中较早植入的影响。在这方面的分类由 INTERMACS 水平表示，临床状况的划分范围从 1 到 7。INTERMACS 7 的患者仅处于心力衰竭晚期，随着 INTERMACS 描绘数字的降低，患者的临床状况逐渐恶化。INTERMACS 4 静息时有症状，INTERMACS 3 血流动力学稳定但依赖强心药，INTERMACS 2 尽管使用强心药但临床上病情恶化伴有终末器官功能障碍，INTERMACS 1 为心源性休克。

根据 INTERMACS 注册机构采集的结果数据，已制定了装置植入指南。对于早期选择性植入非一次性 LVAD，INTERMACS 水平处于较高数字（5~7），不良事件的风险可能超过益处。反过来，等待患者处于太低的 INTERMACS 水平（1 或 2）伴有多系统器官功能衰竭与最终救治可能性低下和存活率差有关。所以，至少在美国，当 INTERMACS 水平 3（某些病例为 4）时选择性 LVAD 患者被植入非一次性 LVAD，因为这似乎是平衡风险和利益并取得最佳结果的最佳时机。

直至 2009 年，MCS 才最常被用于桥接移植。从 2010 年起，当 HeartMate Ⅱ 作为终点治疗装置获得批准，终点治疗的使用呈指数级增长。INTERMACS 数据显示终点治疗是目前美国 MCS 最常用到的，占 2011—2013 年期间所有 LVAD 植入物的 41.6%（与 2006—2007 年间的 14.7% 相比较）。（为移植）桥接候选者是目前 VAD 第二最常见的适应证。在 VAD 植入时列出的移植患者百分比，与 2006—2007 年的 42.4% 相比，2011—2013 年已降至 21.7%。采用短期 VAD 和/或体外膜氧合（extracorporeal membrane oxygenation，ECMO）桥接至恢复和桥接至下一项决策，与长期适应证相比，目前仅占该技术使用的很小一部分。

机械循环支持：理论与实践

心源性休克可被定义为尽管存在足够的血管内容量，心脏不能输送足够的血流以满足机体的代谢需求。通常，心源性休克意味着持续低血压（收缩压<90mmHg 或低于基线 30mmHg）、低心排血量伴高中心充盈压[如心脏指数<2.2L/(min·m^2)伴肺毛细血管楔压>12mmHg]和组织灌注减少的体征。

区分心源性休克和其他形式休克在于泵功能的机械性损伤。一旦患者发生机械泵衰竭和心内容量与压力开始升高，恶性循环（图 28.1）可导致心肌氧供需失衡，加重缺血并导致心室功能的进一步下降。如果该循环不打断，最终导致心源性休克。

处置和优化前负荷、后负荷、心率和收缩力一般是急性心力衰竭的一线治疗。促进恢复需维持足够的心肌氧供和最低可行性的心肌氧需。

药物治疗有可能改善血流动力学参数和稳定轻度或中度心力衰竭患者。然而，在重度心力衰竭时，使用强心药和升压药以达到可接受的中心血流动力学参数时，是以增加心肌氧需和降低外周和内脏循环灌注为代价的。对心肌来说，β 肾上腺素能刺激可改善灌注良好区域的收缩性，但将大大增加心肌氧需，促进和加剧恶性循环。

血管收缩可改善冠状动脉和体循环灌注压，但依赖于使用何种血管收缩药，α 肾上腺素能刺激将增加体循环和肺血管阻力，使衰竭的心室更难以射血。当存在右心室衰竭时这一问题尤为突出，因为这将增加已经处于挣扎的右心室工作负荷。此外，刻意的血管收缩常导致外周和内脏血管床灌注不足。

使用扩血管药降低后负荷是辅助衰竭心脏的常用策略，因为心室动脉偶联的生理原理认为无论衰竭心室的内源性收

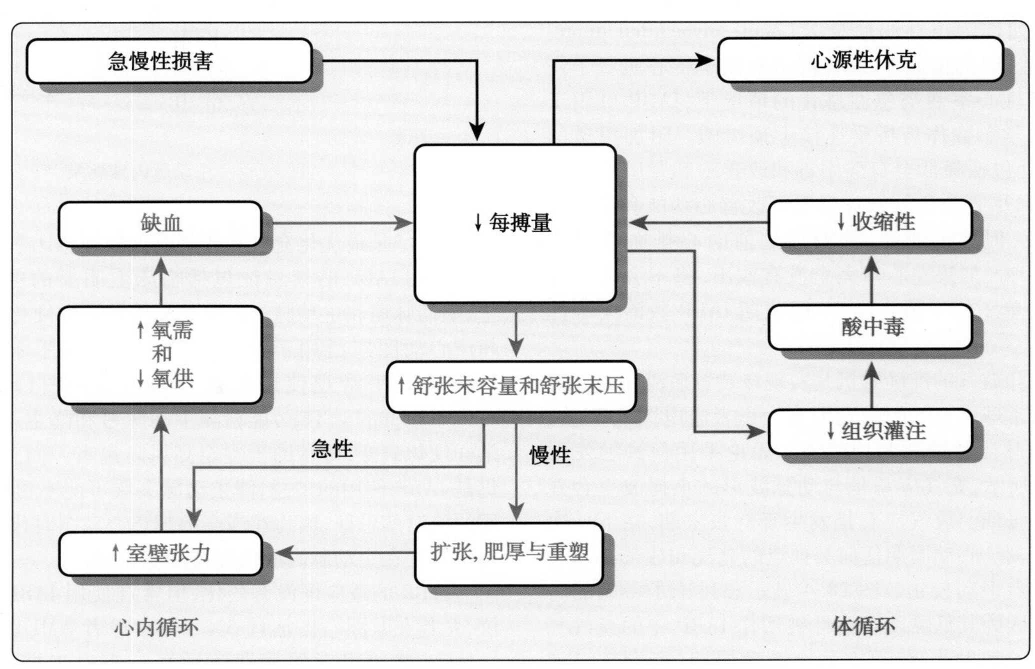

图 28.1　心源性休克导致的恶性循环

缩机械能如何差,其作为泵的整体功能可通过降低其必须面对的后负荷得以改善。然而,在发生心源性休克的情况下降低后负荷将导致低血压和组织灌注不足,容易导致患者多系统器官功能衰竭和预后不良。

这是机械循环辅助能发挥重要作用的地方,有效打断恶性循环并改善心肌供需平衡和系统灌注。通过减轻衰竭心室的压力,解决对供需比产生不利影响的升高的室壁张力,可能将心肌置于恢复阶段。同时,恢复至心脏和机体其余部位的有效灌注,避免多系统器官功能衰竭。

因而,通过采用机械装置代替衰竭心室的泵功能,心源性休克的破坏常能通过一项干预措施解决,尽管是一项可能存在优缺点的极端有创措施。因此,机械辅助的实施常以渐进的方式推进。

主动脉内球囊泵的作用

特别针对该问题的第一步为实施主动脉内球囊泵(intraaortic balloon pump,IABP)反搏。尽管它是1968年推出的,但IABP仍是非常常用的VAD(尤其在美国),因为及时的IABP反搏可同时增加心肌氧供并降低氧需,常是左心室衰竭有效的治疗手段。

图28.2阐述了IABP的实施。该装置被经皮插入股动脉,随后逆向而上前行至主动脉的正确位置,就在左锁骨下动脉远端。舒张期时球囊充气阻断主动脉并取代动脉血,突然升高主动脉根部压力,这升高了冠状动脉灌注压,增加心肌氧供(假设患者的饱和血红蛋白水平正常)。就在下一次收缩射血前突然放气,突然间降低主动脉压,通过降低主动脉瓣开放阻力促进了源于心脏的前向射血,导致每搏量增加和心肌做功降低,并因此降低处于挣扎中的左心室氧需。据报道,及时、功能最优化的球囊泵能增加心排血量20%或30%[11,12],并降低多达15%的后负荷。这两者中,一般认为正是氧需的降低最有益于该装置支持的衰竭心脏。在急性心肌顿抑[例如作为急性心肌梗死(acute myocardial infarction,AMI)的结果]的情况下,氧需降低有助于将心肌置于恢复阶段。在慢性心室衰竭急性恶化的情况下,IABP可用于稳定血流动力学参数作为桥梁连接干预措施。附加报道的IABP反搏益处包括降低全身酸中毒和改善脑和肾脏的微循环灌注。然而,尽管众所周知球囊泵可改善心功能和整体血流动力学参数,但如前所述,其增加的前向心排血量仅为25%至最大30%,如果左心室完全没有输出,将不会增加任何东西。作为单一的干预手段,不能预期IABP救治灾难性心力衰竭患者。

球囊充气和放气的准确时机是实现该装置血流动力学益处的关键。通常球囊充气的触发因素为患者心电图的R波,但也可采用动脉压轨迹和起搏峰波。无论采用何种触发因素,如图28.3所示,充气应总是与动脉波形的重搏波重合并应持续整个舒张期。放气应总是发生于舒张末期,在下一次收缩射血前即刻。心动周期任何其他点的充气和放气必须通过调整球囊时点手动校正。图28.4显示和讨论了可能的时点误差。氦气因为其低黏度和惰性被用作IABP中的充气气体。依据所需的辅助水平,可在每个心动周期(所谓1:1辅助)、每隔1个周期(1:2)、每3个周期(1:3)等触发球囊。

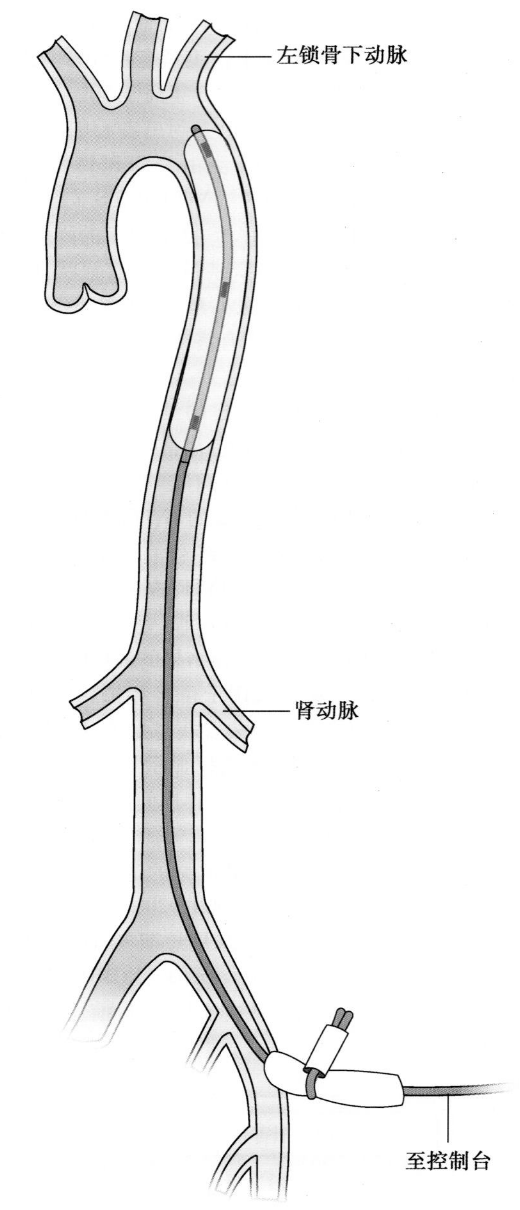

图28.2 主动脉内球囊泵

1:2或1:3是最优化充气和放气时点的理想比率。

使用IABP的禁忌证包括临床上明显的主动脉关闭不全、主动脉瘤和主动脉上有明显易碎的粥样硬化斑块。然而,超声心动图广泛用于评估心脏病患者和手术情况下放置IABP时几乎常规使用经食管超声心动图(transesophageal echocardiography,TEE)能检测主动脉弓和降主动脉上明显的粥样硬化病变,可有助于鉴定高风险患者。而升主动脉夹层仍是IABP使用的禁忌,降主动脉夹层可能不再构成IABP使用的绝对禁忌证,因为在当今的超声心动图时代,TEE可用于确保装置在主动脉真腔内保持静态位置。

IABP的适应证没有变化,但常规使用IABP最近有所争议,尤其在欧洲。据估计5%~10%患者AMI后将发生心源性休克,这些患者的早期存活率一直以来据报道约5%~21%[13]。然而,这类对药物干预无反应的患者中众所周知有

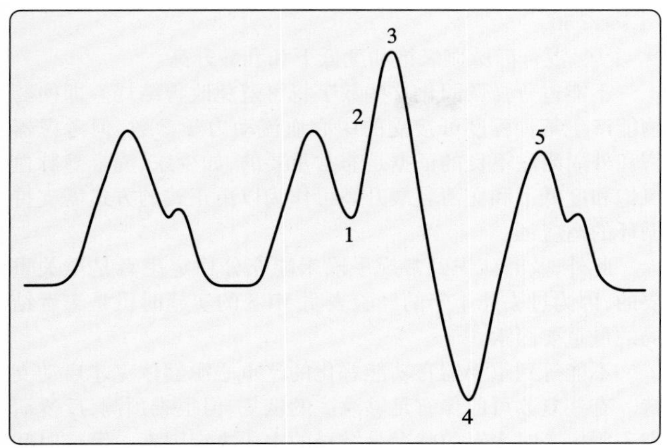

图 28.3 主动脉内球囊泵(IABP)充气的确切时点。该图显示采自使用 IABP 患者的动脉压波形。左侧所见的第一搏动与动脉搏动波形相似,第二个搏动时触发 IABP 充气,产生典型的正弦球囊充气-放气波形。第三个搏动代表由于 IABP 作用的辅助射血。典型的球囊波形特征包括如下:①球囊充气点与患者的重搏波部位重合(代表收缩期末主动脉瓣关闭);②压力升高的陡峭斜坡指示快速球囊充气,导致主动脉根部压力快速上升达到峰值;③IABP 充气时辅助舒张期峰压灌注冠状动脉,冠状动脉灌注压的升高导致与 IABP 作用有关的心肌氧供的增加;④压力陡峭斜坡的下降指示快速球囊放气,导致舒张末主动脉根部压降低。这一局部下降的后负荷降低了收缩开始时主动脉瓣开放的阻力,导致与 IABP 作用有关的心肌氧需的降低;⑤下一个搏动的辅助收缩期峰压灌注机体,由这次射血获得的收缩压由于 IABP 的作用心肌做功减少了。根据所需的辅助水平,球囊可由每个心动周期(所谓 1:1辅助)、每隔 1 个周期(1:2)、每 3 个周期(1:3)等触发

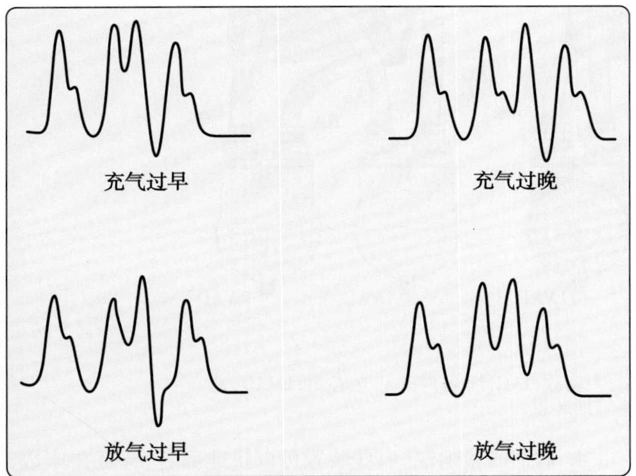

图 28.4 主动脉内球囊泵(IABP)时点误差。充气过早,重搏波之前(即收缩期射血完成之前)即刻迫使主动脉瓣关闭,导致过早终止收缩期射血。导致该心动周期的每搏量降低和下一心动周期的前负荷增加。不仅降低已经受损的心排血量,而且急性增加的舒张末容量由于室壁张力的增高压迫衰竭的心室,可增加心肌氧需,损害灌注和导致缺血。因此,必须纠正充气过早,因为增加了心肌氧需和降低了心肌氧供。充气过晚,重搏波后,无法最有效地增加冠状动脉灌注压,因此不能最大限度地提高心肌氧供。放气过早使主动脉根部压在收缩期射血前回到基线,因而无法降低开放主动脉瓣时的阻力,因此心肌氧需未降低。回想一下,正是心肌氧需的降低使衰竭心室获利最大和在心肌做功更少时增加每搏量。放气过晚可由下一次收缩期射血前压力无法降至基线、或理想地低于基线得到证实。放气过晚阻碍收缩期射血就像主动脉阻断钳一样,心室被迫产生高压打开主动脉瓣,心室壁张力显著升高,增加了心肌氧需、灌注受损和可能导致缺血

75%仅用 IABP 治疗就表现出血流动力学的改善[14],据报道当采用 IABP 反搏治疗时,这些患者的早期存活率接近 93%[15]。尽管几十年的非随机研究和临床观察试验报道了 IABP 使用的这种益处,直至最近,从随机试验获得的关于 AMI 心源性休克患者使用 IABP 反搏结果的有限数据才被采用。

在溶栓作为 AMI 主要治疗手段的时代,IABP 在国际指南中享有Ⅰ级建议,但在目前的国际指南中(框 28.1),在经皮冠状动脉介入治疗(percutaneous coronary intervention,PCI)时代,在 AMI 心源性休克的情况下常规使用 IABP 的建议在 2013 年的美国心脏协会(American Heart Association,AHA)指南中目前已由Ⅰ级降为Ⅱa 级,在欧洲指南中已降为Ⅱb 级,根据注册数据和少量回顾性 meta 分析与随机试验未能证明使用该装置有利于降低死亡率[16-19]。然而,一些严重的关切和批评(例如关于患者的选择和干预时机)已提出关于这些试验(和 meta 分析中的试验分析)中的方法和方案,其否定的结论在国际水平得到质疑,因为几项当代试验和分析已证明了在 AMI 心源性休克人群中使用 IABP 益处的结果[20-23]。

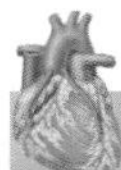

框 28.1 2013 年 ACCF/AHA STEMI 的 IABP 和 VAD 使用指南

Ⅰ级

1. PCI 或 CABG 急诊血管再通推荐用于合适的因 STEMI 后泵衰竭的心源性休克患者,不管从 MI 发病的时间延迟。(证据水平:B)
2. 在没有禁忌证的情况下,不适合行 PCI 或 CABG 的 STEMI 和心源性休克患者应给予纤维蛋白溶解疗法。(证据水平:B)

Ⅱa 级

1. 使用 IABP 反搏对 STEMI 后采用药物治疗不能迅速稳定的心源性休克患者有用。(证据水平:B)

Ⅱb 级

1. 对难治性心源性休克患者可考虑选用 LVAD 进行循环支持。(证据水平:C)

ACCF,美国心脏病学会基金会;AHA,美国心脏协会;CABG 冠状动脉旁路移植术;IABP,主动脉内球囊泵;MI,心肌梗死;PCI,经皮冠状动脉介入治疗;STEMI,ST 段抬高心肌梗死;VAD,心室辅助装置。

From O' Gara PT, Kushner FG, Ascheim DD, et al. 2013 ACCF/AHA guideline for the management of ST-elevation myocardial infarction: executive summary: a report of the American College of Cardiology Foundation/American Heart Association Task Force on Practice Guidelines: developed in collaboration with the American College of Emergency Physicians and Society for Cardiovascular Angiography andInterventions. *Catheter Cardiovasc Interv*. 2013;82(1):E1-E27.

在撰写本书时关于 IABP 常规用于治疗 AMI 心源性休克现已出版的数据总结如下:

1. 在处理 AMI 伴或不伴心源性休克的患者中,无有力数据支持常规使用 IABP,当在 PCI 之后使用是肯定的。

2. 反过来,无有力数据支持在适当选择的可能从 IABP 提供的血流动力学优化中获益的患者中可避免及时使用 IABP。总之,已证明使用的损害最小,尤其是关于脑卒中的发生率、出血、外周缺血并发症和脓毒症[19]。

3. 有数据表明,高风险 PCI 前常规放置 IABP 可降低手术并发症的数量和急救的需求[24]。

4. 有数据表明,当 PCI 前放置 IABP 改善了心肌缺血、减轻了缺血左心室的压力和辅助前向血流时,使用 IABP 可及时降低长期死亡率[20,22]。

显然,IABP 仍有助于稳定和改善所选低心排血量患者的血流动力学参数,但不能显著增加严重左心室衰竭患者的前向心排血量。这是更多正式 MCS 发挥作用的地方。尽管缺乏有力证据和在目前美国心脏病学会(American College of Cardiology,ACC)和 AHA 指南中关于 MCS 用于急诊情况下仅有Ⅱb 级建议(见框 28.1),但如果什么都不做,任何原因的急性心源性休克的即时存活率将是最小的,如果仅实施药物治疗,存活率将令人失望地低(<20%)。

机械循环支持的实施

当心室衰竭患者在所有通常优化和最大化的尝试后无明显改善时,包括 IABP,患者可能需要正式 MCS 的体征包括如下:

- 低血压[平均动脉压(mean arterial presssure,MAP)<60mmHg 或收缩压(systolic blood pressure,SBP)<90mmHg]
- 心脏指数<2LPM/m^2
- 肺毛细血管楔压(pulmonary capillary wedge pressure,PCWP)或右房压(right atrial pressure,RAP)>20mmHg
- 体循环阻力(systemic vascular resistance,SVR)>2 000dyne-sec/cm^5
- 少尿、混合静脉血氧饱和度低下和乳酸升高。

不能过分强调固化这些数字将可避免改善结局。即便药物能产生某种程度可接受的中心血流动力学参数,但考虑器官和外周灌注不良的证据是非常重要的,如少尿、混合静脉血氧饱和度低下和血清乳酸升高可作为以更正式的方式需支持循环的适应证。

此外,及时认识到常规手段未能充分稳定患者是至关重要的,因为过去几十年的经验表明 MCS 的实施时机是患者结局的最重要因素[25]。

不能等到重要器官功能恶化的严重心源性休克才启动支持。有些复苏可能伴有足够灌注的恢复,但很难预测,反复研究表明植入时患者的状况是结局的主要决定因素。等待时间越长,结局越差。

为了提供正式的 MCS,心脏和大血管必须插管并连接泵。图 28.5 显示了经典的心脏和大血管插管策略,直至目前,无论选择哪个制造商的设备提供支持仍是唯一选择。特定装置的新颖插管策略将在本章后面讨论。

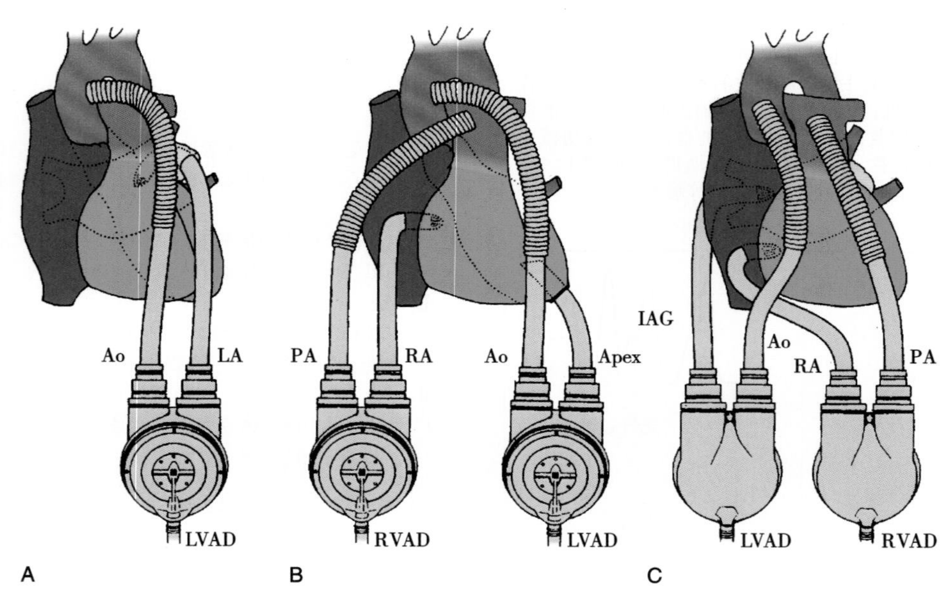

图 28.5 (A~C)机械循环支持的经典插管策略。Ao,主动脉;IAG,房间沟;LA,左心房;LVAD,左心室辅助装置;PA,肺动脉;RA,右心房;RVAD,右心室辅助装置

当血液导引至泵时,提供了射血的每搏量,也有助于衰竭心室的减压,这是至关重要的,因为室壁张力降低大大减少了心肌氧需,打断了心室衰竭恶化的循环。还应指出的是目前能用的 VAD 不提供任何氧合或从血液中移除废物,只是作为泵从衰竭的心室提高下游动脉循环的灌注。然而,有些装置可能为伴有呼吸衰竭的患者引入膜式氧合器和体外二氧化碳(carbon dioxide,CO_2)排除系统。

一旦做出提供 MCS 的决定,应选择合适的装置。有许多不同的装置可用,为指定患者选择的装置主要依据如下因素:

1. 预计所需支持的时间(不同的装置有不同的植根于其工程的预期使用期限,还有各种装置 FDA 批准的考虑)。

2. 是否需要单心室或双心室支持(有些装置设计只能支持左心室,尽管有些能配置支持任一心室或同时支持双心室)。

3. 肺功能障碍的程度决定是否需要 ECMO。

4. 病情的紧迫性[有些装置可以快速部署,甚至在床边,而其他装置需将患者转移至手术室开胸和建立体外循环(cardiopulmonary bypass,CPB)]。

5. 装置获取的便利。

MCS 植入前,必须考虑到许多个体患者因素,因为 MCS 充满了陷阱、并发症和伦理考量。

随着这一领域患者处理经验的增长和结果随着更先进装置得以改善,从"谁需要 VAD?"的问题转向了有趣的更相关的"谁可能不应接受 VAD?"的问题。即便是临时使用 VAD,唯一绝对禁忌证为即使恢复了至重要器官和外周组织的灌注也无法存活的预后因素。因此,恢复的潜力是最重要的考虑因素。但许多情况下心肌受损至少最初是主要问题,需考虑 VAD 支持更多的相对禁忌证。

框 28.2 列出了一些 VAD 支持的常见考虑因素和相对禁

忌证，包括各种解剖问题和其他产生治疗问题的患者因素，使VAD放置或使用困难、更容易发生并发症或不可能达成有意义的恢复。尽管现代装置的出现和管理策略已使这些相对禁忌证中一些基本成为可能，但所有这些都必须考虑和解决。

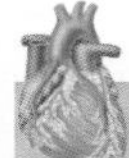

框 28.2 导致心室辅助装置放置或使用困难、患者更可能有严重并发症或不可能达成有意义恢复的状况或合并症

绝对禁忌证

- 无论足够的系统灌注恢复与否，患者将无法存活

相对禁忌证或需解决的问题

- 患者非移植候选者（除非终点治疗或意图桥接至改善候选状态和植入了非一次性 LVAD）
- 原位人工瓣膜
- 临床上显著的主动脉瓣关闭不全
- 临床上显著的三尖瓣关闭不全
- 二尖瓣或三尖瓣狭窄
- 先天性心脏病
- 心内分流
- 之前行心脏手术
- 营养状况差
- 体表面积极大
- 晚期系统疾病（重度 COPD、恶性肿瘤、ESLD、ESRD、脓毒症、进行性神经病变等）

COPD，慢性阻塞性肺疾患；ESLD，终末期肝病；ESRD，终末期肾病；LVAD，左心室辅助装置。

短期支持

INTERMACS 数据显示短期 MCS 支持构成了该技术使用相对少数部分，但使用 VAD 作为恢复的桥梁对急性、顽固性、重度心力衰竭患者的存活仍然至关重要。然而，短期使用 VAD 仅仅作为恢复桥梁的传统观念目前已扩大至包括即刻存活、桥接至下一项决策、桥接至桥梁和桥接至手术（有时在另一个中心）这样一种概念。实施 MCS 通常允许患者转运至移植中心，经常被称作来自医院外的中转站或输送站。

一般来说，短期 VAD 用作急性顽固性心室衰竭的急救，心肌因此有望恢复。

因此，如框 28.3 所列，临时插入 VAD 的常见适用情况可能包括心内直视手术后心肌顿抑所致的心室衰竭、心脏移植失败后的 AMI、急性心肌炎所致的心源性休克、心导管室并发症发生后的应激性心肌病和已实施 LVAD 支持患者发生右心室衰竭的情况下。

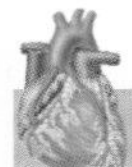

框 28.3 可能适用短期机械循环支持的常见临床情况

- 心内直视手术后心肌顿抑
- 急性心肌梗死
- 心脏移植失败后
- 急性心肌炎导致的心源性休克
- 应激性心肌病
- 心导管室不良事件发生后
- 已行左心室辅助装置支持患者发生右心室衰竭的情况下

短期 VAD 支持可能的结局

对来自短期使用 MCS（框 28.4）有限数量可能结局的理解有助于指导决策制定和说明某些 MCS 目前的适应证。

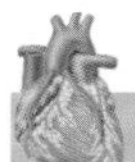

框 28.4 紧急实施短期机械循环支持的可能结果

- 患者神经功能完好且多系统器官功能可接受；心脏在一段时间后恢复和脱离支持
- 患者表现为严重神经功能缺陷和/或多系统器官功能衰竭；撤出支持
- 患者神经功能完好且多系统器官功能可接受但心脏未恢复；患者被桥接至移植或采用非一次性机械循环支持装置实施终点治疗

1. 采用短期 VAD（或 ECMO，稍后讨论）的 MCS 作为急救策略的组成部分得以实施；患者在支持下表现良好（例如，患者神经系统完好，多系统器官功能可接受），且心脏得以恢复。在这种情况下，MCS 作为至恢复的桥梁已得到成功应用。根据急性心力衰竭的特殊病因，可在任何地方实施几天至几周。那时，MCS 流量可以逐渐降低并移除插管。然而，必须作出评估，直至 90 年代末期短期支持脱离的成功率相当低（如即刻存活率 25%～30%）。然而，在过去 10 年，具有明确的患者选择方案和最佳干预时机的经验丰富的中心已显示心脏切开后心源性休克人群的存活率超过 50%。根据所用装置和其他关键因素，特别是干预时患者的状态，AMI 心源性休克后需 VAD 支持的存活率仍在 30% 的范围内。进一步说，关键因素似乎是实施干预的时间框；心脏切开后心源性休克一般是立刻处理，而对 AMI 心源性休克的处理在干预前似乎有一个更宽的时间框。

2. 实施短期 MCS，但在心脏有机会恢复前患者表现出严重神经功能损伤和/或进展至多系统器官功能衰竭。这类人群的进行性多系统器官功能衰竭和严重神经功能损伤并不罕见，无论是否用装置恢复系统灌注。在这样的病例中，支持往往被撤回。这一现实是患者选择如此关键和临时使用 ECMO 变得流行以确定哪些患者将在植入正式 VAD 前恢复和可能存活的原因之一，即使是短期使用。在这种情况下，使用 ECMO 将是桥接至下一项决策的一个例子。

3. 实施短期 VAD 作为至恢复的桥梁；患者存活且神经功能完好，但心脏从未恢复。如果在一段时间短期支持后心肌未恢复，然后必须作出决定关于该患者是否为可接受的移植候选者。如果是，可将短期 VAD 转换成作为至移植桥梁的能提供长期支持的不同装置。在这种情况下，短期 VAD 被用作至即刻存活的潜在桥梁，然后再桥接至桥梁。如果不符合移植条件，患者必须进行评估永久植入被批准的 VAD 作为永久治疗策略，也被称为终点治疗。在某些情况下，植入长期非一次性 LVAD 作为至移植的桥梁可能是用于终点治疗的被批准装置。当前一代的非一次性 LVAD 已为心力衰竭患者提供了新的选择。

短期支持可用的装置

1992 年前，当 Abiomed BVS 5000 用于临床时，标准离心泵被用于提供单心室或双心室短期机械循环辅助。目前，这类非常基础的设备将在儿科(采用小口径插管限制流量)或 ECMO 中应用;临床医生正开始更加频繁地将 ECMO 并入复苏的努力中,作为下一项决策的桥梁。这样的策略已被称为体外生命支持,将具有不确定结果的顽固性心源性休克患者置于 ECMO 几天。以这种方式,在将患者提交更正式(和更昂贵)的 VAD 之前,使用较便宜的离心装置来确定是否存在合理的存活可能性。随着经验的增加,在这些情况下 ECMO 利用率可能会增加,同时提供更先进的装置替代标准离心泵头技术。

CentriMag

CentriMag(Thoratec Corporation,Pleasanton,Calif;图 28.6)为装有磁悬浮叶轮的小型离心泵,目前广泛用于美国、欧洲和世界其他地方,为几乎任何现在的适应证提供短期支持。与使用其他短期装置一样,支持期间泵头本身保持在体外,与心脏和大血管的插管相连,因而可用于左心、右心或双心室支持。

早期的短期支持装置通常为搏动泵并由聚氨酯和其他次优材料制成;它们包含人工瓣膜,血栓发生率高。相比之下,CentriMag 产生无搏动持续血流,其设计具有明显的优势。CentriMag 的叶轮是磁悬浮的,呈流体动力地悬浮在患者的血液中;无中心轴承,无轴承产生的热量较少。因此,溶血较少,炎症反应较轻,外周血管收缩较轻,与血浆游离血红蛋白相关的微血管堵塞较少。血栓栓塞事件发生率可能较低,据报道,使用标准离心泵头几天后一般能发现肝功能检查紊乱,而使用 CentriMag 几乎未见到相同的紊乱程度。

尽管体积小,但泵本身能提供高达每分钟 9.9L(LPM)的流速,如果需要 ECMO,可以通过模式氧化器泵送。这种功能多样性和卓越的性能特征使 CentriMag 成为许多有经验机构短期支持的首选装置。

在撰写本文时,CentriMag 被 FDA 明确作为 30 天的右心室辅助装置(RVAD),但作为 LVAD 仅能使用 6 小时。然而,应该理解将 CentriMag 作为 LVAD 标准外使用超过 6 小时是常见的。一个被称为 PediVAS 的较小版本被准许用作 LVAD 或 RVAD 6 小时。

最近发表的使用 CentriMag 作为双心室支持桥接至下一项决策的经验报告的 30 天存活率范围在 44% ~ 73%[26-28]。

桥接至即刻存活:概念和装置

桥接至恢复整体成功的关键因素是快速减轻衰竭心室的压力并确保恢复充分的全身灌注。急性心肌受损后作为恢复的桥梁当前使用装置的公认局限之一为必须在心脏手术室内植入,经常使用 CPB。即使假设手术室、装置和必要的手术、麻醉、灌注和护理人员即刻可用,延误是不可避免的。除了所选患者情况差,可以想象既往发现的影响桥接至恢复的低成功率的一个因素是由于手术室和有无医护人员造成的治疗延误。在此期间,衰竭心室始终处于压力和容量超负荷,同时内脏血管床和周围组织灌注不足。

在急诊室、心导管室或重症监护室无需开胸和 CPB 的情况下,首次确诊顽固性心室功能障碍(无论是急性或慢性病

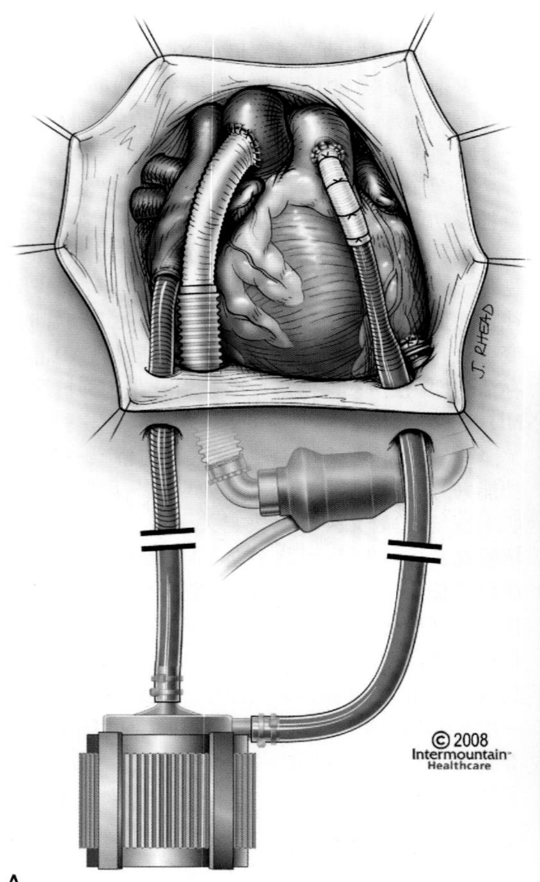

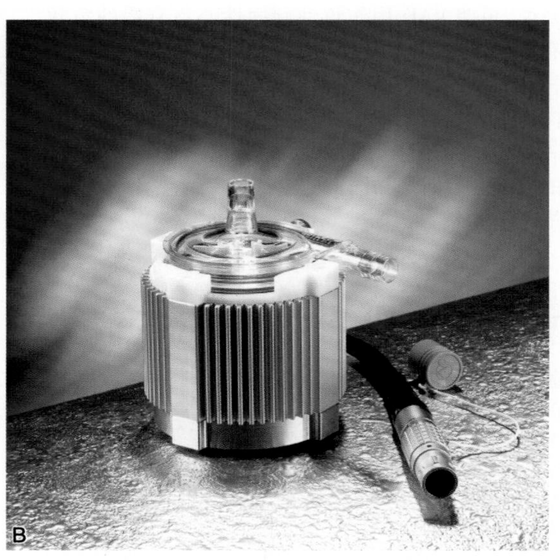

图 28.6　(A 和 B)Thoratec CentriMag。(*Courtesy of Thoratec Corporation,Pleasanton,Calif.*)

急性发作）时快速部署急救装置在理论上是一个优势的选择。另外，常见的 CPB 并发症，如围手术期出血和全身炎性反应后遗症将最小化。一旦确保即刻存活，可以想象这样的策略/装置可切换成能提供更长时间支持的另一策略/设备。这些考虑因素导致创新短期辅助装置的发展，并持续以新的方式推动历史悠久策略的应用。

ECMO

在有经验的中心，ECMO 可作为挽救生命的干预措施快速部署以提供暂时的心肺支持作为即刻存活的桥梁、至恢复的桥梁和/或作为通过长期支持设备支持的桥梁。由 70 年代 CPB 技术开发，简单的 ECMO 回路通常仅采用一个离心泵头、一个膜式氧合器和热交换仪。一般来说，存活至出院对伴呼吸衰竭的足月新生儿是最好的，但经验提示经适当选择的成人也可获益。显然，类似的考虑主导 ECMO 患者的选择和一般 MCS 的严格实施（如前所述），在启动治疗前恢复可能性很大是关键的考虑因素。除呼吸或心肺衰竭外临床预后差的患者、伴多系统器官衰竭和在提议干预时已经气管插管行机械通气数天的患者不太可能证明 ECMO 的最佳结果。

如果呼吸衰竭是主要问题，且心脏能提供足够的心排血量以满足潜在的循环需求，静脉静脉（VV）ECMO 能提供必要的氧合和血液通气。在该策略中，静脉血从腔静脉插管（经股静脉或颈静脉途径插入）引出，通过膜式氧合器泵送，并回到静脉循环（通常在右心房水平）。

呼吸和心泵衰竭的患者最好采用静脉动脉（VA）ECMO 支持，其中静脉血被氧合、通气并泵回动脉循环。这样的策略本质上是提供 CPB。尽管 VA ECMO 插管可采用周围血管（例如股静脉至股动脉），但中心静脉插管一般可提供最佳的心腔减压，其对心肌恢复很重要。

因此，VV 和 VA ECMO 均可提供呼吸支持，但只有 VA ECMO 提供 MCS。ECMO 潜在的并发症包含体外循环固有的所有内容，包括出血（由于支持期间必要的抗凝）和周围插管远端的肢体缺血。

超声心动图在确定所需 ECMO 类型（VV 或 VA）中起重要作用，确保插管的正确定位、评价心室减压的程度、监测潜在的心肌恢复并协助后期决策。

对于可能恢复的临床情况，目前 AHA 心肺复苏[29]指南给予 ECMO Ⅱb 级建议（可以考虑，获益可能超过风险）。2011 年由欧洲体外生命支持（European Extracorporeal Life Support，ECLS）工作小组发表的立场文章概述了关于 ECMO 的适应证、禁忌证和患者处理的各个方面[30]。

Impella 和 TandemHeart

Impella（Abiomed，Danvers，Mass；图 28.7）和 TandemHeart（CardiacAssist，Pittsburgh，Pa；图 28.8）经皮 VAD（pVAD）代表了潜在的桥接至即刻存活装置。两者均被设计支持衰竭的左心室，在急诊室、心导管室或重症监护室诊断急性心室功能障碍时均可经皮快速部署。无需开胸和 CPB，具有明显的潜在优势（如前所述）。

尽管这些装置在早期用作救命的干预措施时具有巨大潜力，但两者最常用的是在心导管室和电生理室中扩大了经历高风险经皮干预措施和具有血流动力学挑战性电生理学干预措施高危患者的安全界限（例如室性心动过速或室颤通路的消融）；用得最少的是作为即刻存活或恢复的桥梁。

不幸的是，类似于使用 VAD 本身的最初经历，当首次使用这些装置时，只是作为最后手段实施抢救，此时患者已发展成对药物和 IABP 反搏耐受的严重心源性休克和器官功能障碍。不出所料，这从一开始就导致了次优结果。然而，据报道结果正得到改善，在单独左心室或右心室衰竭不伴呼吸衰竭、主要瓣膜病变或双心室衰竭的情况下，这样的装置可能最终证明益处超过 ECMO 或长期 VAD。因此，这些装置用于急救的临床经验现在出现在同行评议的出版文献中。在提供支持的水平和可产生输出方面这些装置似乎优于 IABP，但出血风险较高和这些装置被最佳使用的临床情况仍需阐明。

Impella

Impella 泵系统是一系列微轴持续流量支持装置，可用于支持左、右心室或双心室。旨在确定每个 Impella 装置功效和最佳使用率的临床试验正在进行。

Impella 家族可经皮部署的成员包括 LP 2.5（作为 LVAD 提供 2.5LPM 流量）、LP 5.0（作为 LVAD 提供 5LPM 流量）和最近批准的 RP（作为 RVAD 提供 4LPM 流量）。Impella 家族

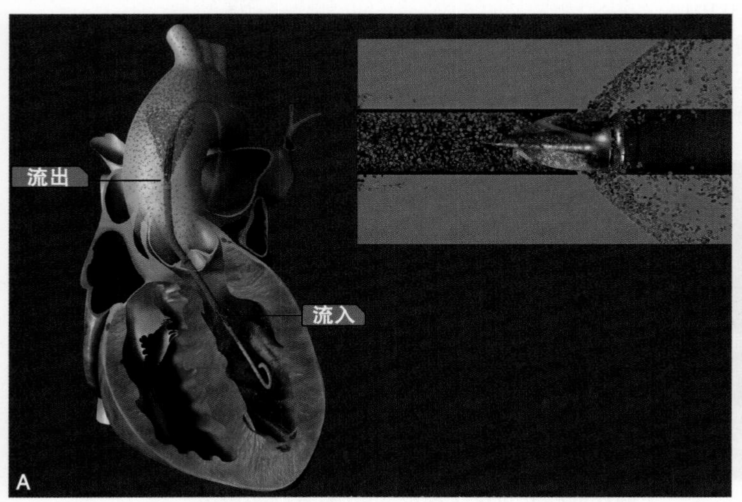

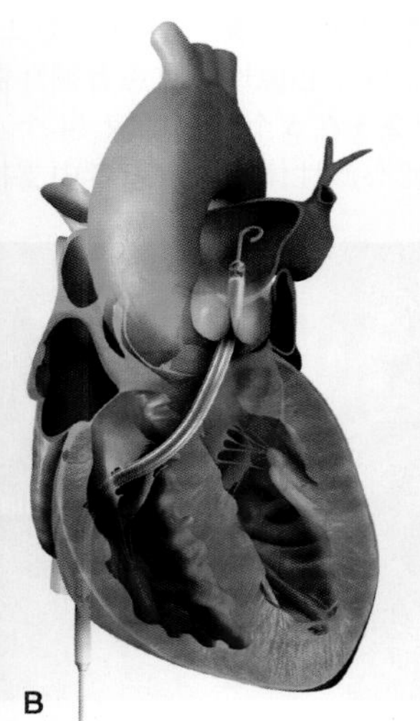

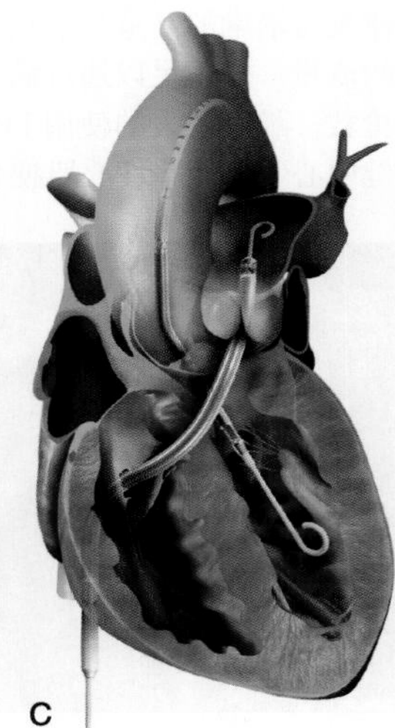

图 28.7 （A～C）Impella 家族支持装置。（*Courtesy of Abiomed Inc.，Danvers，Mass*）

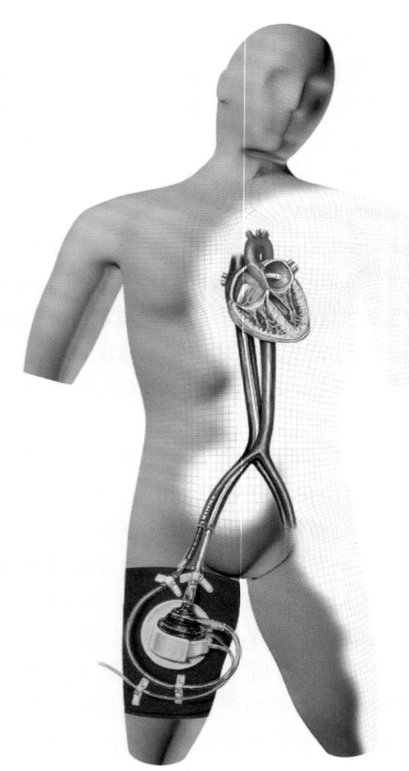

图 28.8 TandemHeart。(*Courtesy of CardiacAssist Inc.,Pittsburgh,Penn.*)

的其他成员包括用于左心室和右心室支持的可直接植入版本(LD 和 RD)。所有这些装置都经 FDA 批准,理论上所有都符合 VAD 用于 AMI 心源性休克人群的国际Ⅱb 级建议。

如图 28.7 所示,经皮 Impella LVAD 装置可从股动脉或锁骨下动脉途径逆向经主动脉瓣插入左心室将血液泵入升主动脉,主动降低左心室负荷。该途径的相对禁忌证包括明显的主动脉瓣病变或明显的主动脉粥样硬化情况(例如活动斑块或瓣膜狭窄)。Impella RP 经股静脉插入,通过右心房进入肺动脉,减轻衰竭右心室的负荷并作为 RVAD 确保肺血流。

尽管通过透视或 TEE 引导相当容易部署(图 28.9),但大多数 LP 2.5 已在心导管室或电生理室使用,作为行 PCI 和心律失常消融的高危患者的额外安全保障。这是因为 2.5LPM 的流量一般不足以通过满足成年心源性休克患者循环需求来抢救。最近发表的使用 LP 2.5 在 5 个欧洲国家 14 个三级保健中心 120 例急性心肌梗死心源性休克成人患者中支持的分析结果证实,尽管装置支持 48h 内乳酸水平下降(说明低流量支持的积极作用),但 30 天存活率仍相当低(36%)[31]。与使用 IABP 的情况类似,对实践和研究中使用方法的批评包括患者的选择和干预的时机[32]。

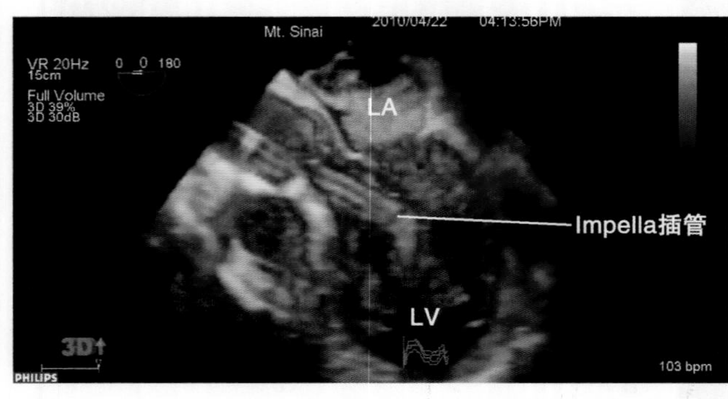

图 28.9 Impella VAD(心室辅助装置)流入插管经主动脉瓣逆向进入左心室(LV)的正确位置。LA,左心房

如前所述,自 20 世纪 90 年代中期以来,据了解 MCS 实施时患者的状况是结果的主要决定因素。早期和充分的 MCS 导致最佳的可能结果。心内科医师和急诊科医师是提供者,通常在急诊室中,当患者出现急性症状时,必须决定采用 MCS。心源性休克的原因和适当的选择患者也是关键因素。患急性心肌炎的年轻人的结局无法与患冠状动脉疾病、长期心力衰竭和不同程度多系统恶化的老年人相比。此外,同样重要的是考虑简单地防止即将来临的死亡和延长高质量的生活是不一样的。

与 LP 2.5 相比,Impella 5.0 可产生生理相关量的前向流量,使用该装置作为即刻存活的桥梁、至恢复桥梁和至手术的桥梁的经验正在快速增加。与 AMI 心源性休克情况下使用 LP 2.5 的经验相反,一份 2013 年的出版物报道了 Impella 5.0 作为心脏手术后左心室衰竭抢救装置的多中心评价结果[33]。生存率非常令人鼓舞,30 天、3 个月和 1 年存活率分别为 94%、81% 和 75%。重要的是考虑在心脏手术后的 MCS 中,当与 AMI 心源性休克的 MCS 相比,左心室衰竭与卓越的成果有关。这可能与诊断和主动处理间隔时间较短有关。最近的一篇出版物还报道了利用 Impella 5.0 作为桥梁改善了使用非一次性长期 LVAD 的移植候选者的状态[34]。

TandemHeart

TandemHeart pVAD(CardiacAssist,Pittsburgh,Pa)采用全尺寸离心泵和经皮插管策略,导致衰竭左心室合理减压和全身灌注的快速恢复。如图 28.8 所示,通过该装置,一根长的经皮静脉流入插管从股静脉经过右心房并穿过房间隔逆向前行至左心房。来自离心装置(绑在患者腿上)的高达 5LPM 的持续、非搏动输出流量直接进入股动脉维持全身灌注。应该指出的是利用房间隔插管采用左心房至股动脉旁路的概念是 Dennis 和同事在 20 世纪 60 年代首次描述的[35]。

TandemHeart 在欧洲拥有 CE 标志,并在美国被 FDA 批准可用作 LVAD 达 6h。在目前的指南中,TandemHeart 拥有处理 AMI 心源性休克的 IIb 级建议。尽管该装置被设想成一种可相对快速展开的至即刻存活装置的桥梁,但需在透视和/或超声心动图引导下经房间隔穿刺可能限制了植入的便利性,心肺复苏期间不可能安装该装置。

据一些研究报道,当与球囊泵比较时 TandemHeart 有提供 MCS 的优势,但关于 TandemHeart LVAD 本身的结果发表的数据很少。TandemHeart 的主要并发症似乎为插管部位出血和肢体缺血,插管移位也是一个潜在问题。TandemHeart 目前是一项名为 TRIS(TandemHeart to Reduce Infarct Size,缩小梗死面积的 TandemHeart)的观察 AMI 患者心肌救治的多中心关键试验项目,且使用 TandemHeart 作为 RVAD 的经验正不断增加。

一项 2013 年的研究比较了由 TandemHeart、Impella 5.0 和常规 VA ECMO 支持的 79 例急性心源性休克患者的结果[36]。总体上,装置间住院死亡率、成功脱机率、桥接至长期装置桥梁的成功率和肢体并发症发生率无差异。年龄小是改善住院存活率的唯一预测因素,成本考虑上 ECMO 占优。原文还讨论了每种支持策略的优缺点。2015 年发表的共同声明还回顾和讨论了经皮 MCS 装置的实用性[37]。

图 28.10 描绘了一种重度顽固性心源性休克情况下 MCS

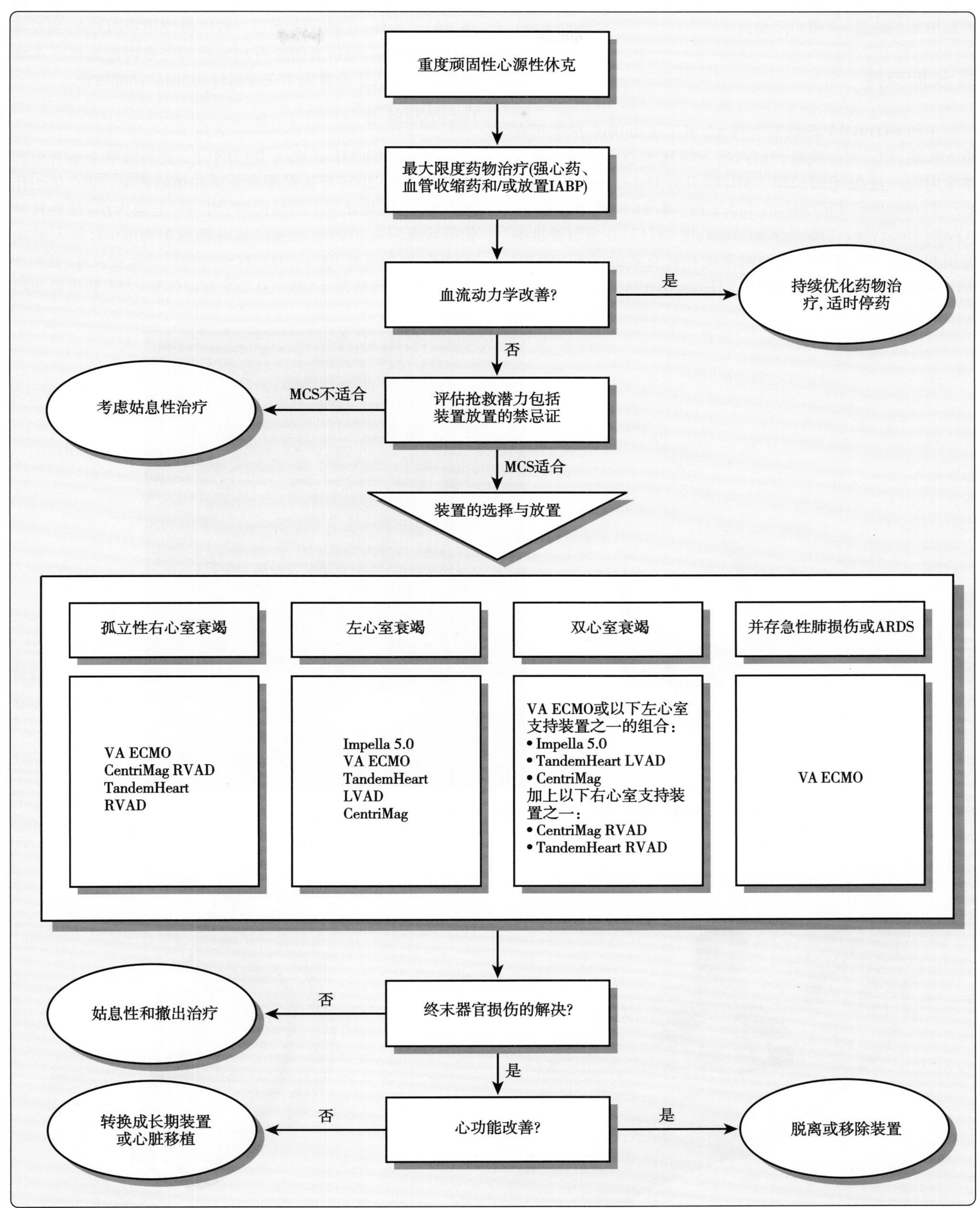

图 28.10 重度顽固性心源性休克情况下,机械循环支持(MCS)的逻辑决策方法。ARDS,急性呼吸窘迫综合征;IABP,主动脉内球囊泵;LVAD,左心室辅助装置;RVAD,右心室辅助装置;VA ECMO,静脉动脉体外膜氧合

的逻辑决策方法,但在一个机构中效果很好的方法不可能推广到另一家机构。因此,每家机构应完美地开发自己的方法,考虑可用的装置、资源和经验。

长期支持

正如 INTERMACS 数据所揭示,成千上万的人每年正在植入长期、非一次性装置否则这些人将死于心力衰竭。撰写本文时有一些可用的长期 VAD,但只有 HeartMate Ⅱ(Thoratec Corporation, Pleasanton, Calif; 图 28.11)和 HeartWare HVAD(HeartWare, Framingham, Mass; 图 28.12)在美国被批准使用和目前常规使用。其他国家也存在有效的装置(例如,the Berlin HeartINCOR, Berlin Heart, Berlin, Germany; 图 28.13)。在美国几种新的非一次性装置仍在研究中(例如,the HeartMate Ⅲ, Thoratec Corporation, Pleasanton, Calif; 图 28.14)。另外,在特定的中心一些以前使用或批准的装置可能仍不常使用,但所有潜在可用装置的完整讨论超出了本章的范围。全人工心脏确实在美国使用,稍后详细讨论。

HeartMate Ⅱ

撰写本文时 HeartMate Ⅱ(HM Ⅱ)是美国至今最常用的长期 LVAD。2008 年被批准作为至移植的桥梁,2010 年用作终点治疗,该装置为小型轴流泵,约一号电池大小,带旋转叶轮形状像阿基米德螺旋泵。其内部容积为 63ml,最大输出 10LPM,平均压力 100mmHg。这是一种持续流量装置,最初产生大部分非搏动循环,但一旦心室开始恢复,大多数患者回归

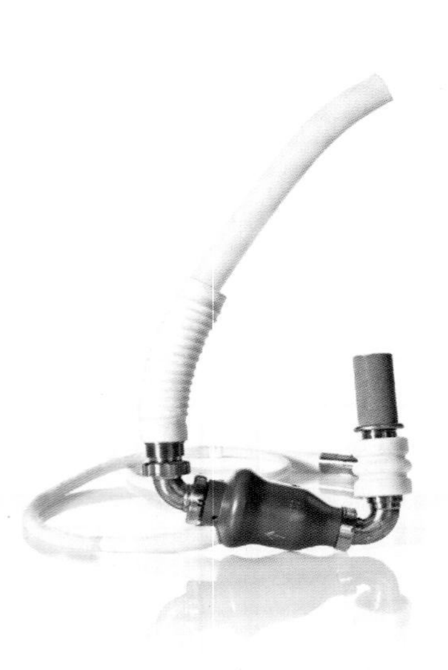

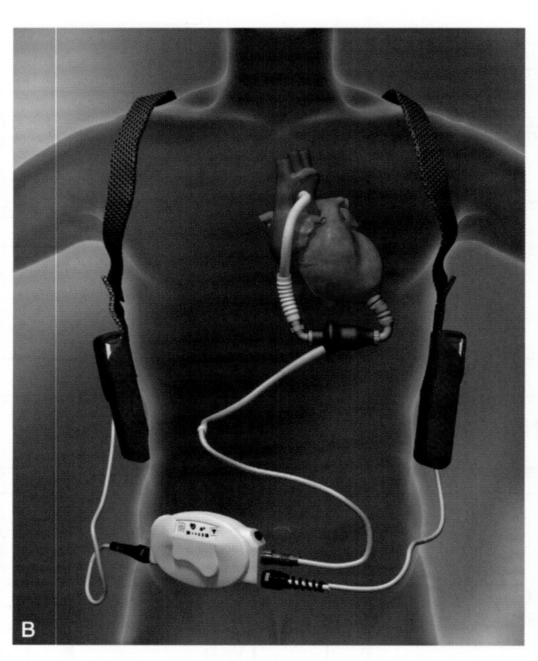

图 28.11 (A)和(B)HeartMate Ⅱ。(*Courtesy of Thoratec Corporation, Pleasanton, Calif.*)

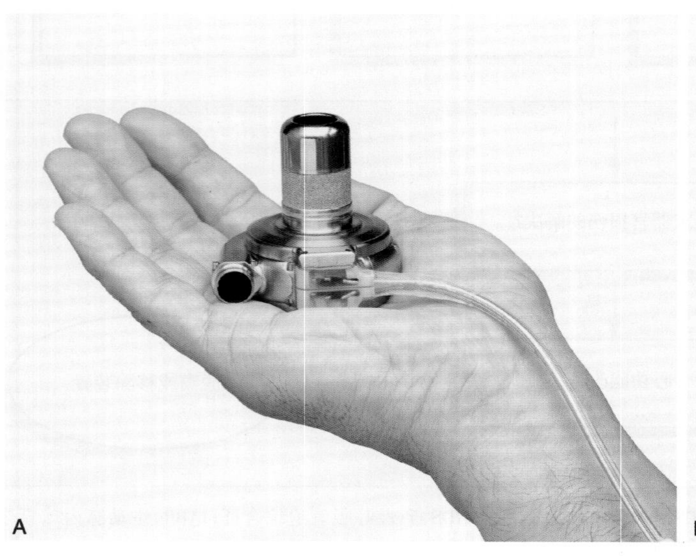

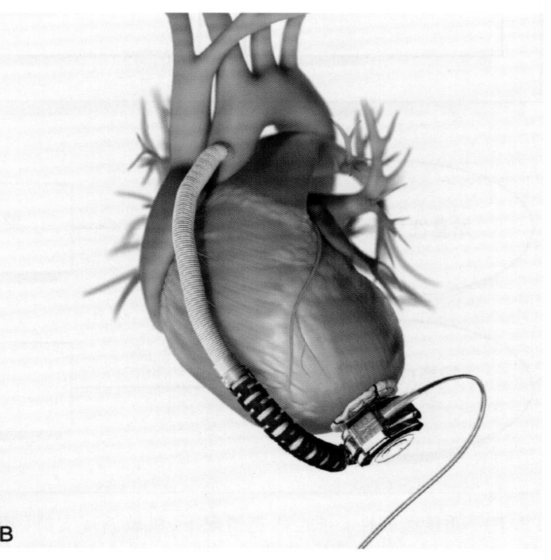

图 28.12 (A)和(B)HeartWare HVAD。(*Courtesy of HeartWare Inc., Framingham, Mass.*)

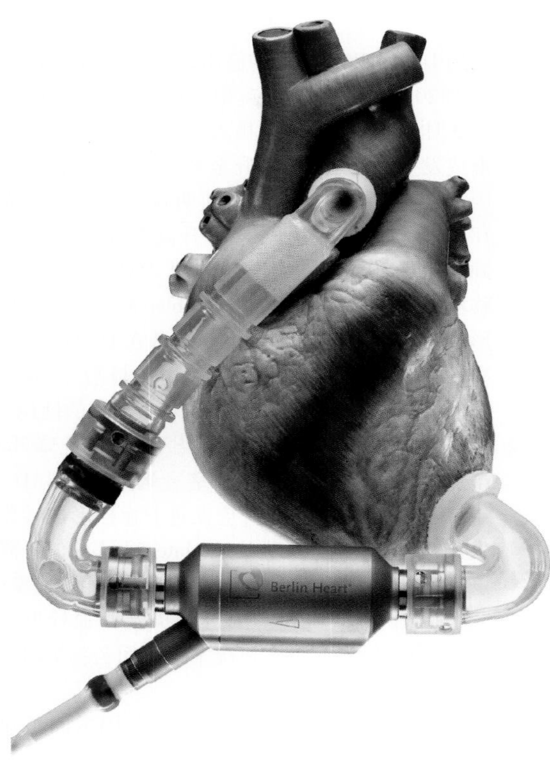

图 28.13 Berlin Heart INCOR。(*Courtesy of Berlin Heart AG, Berlin, Germany.*)

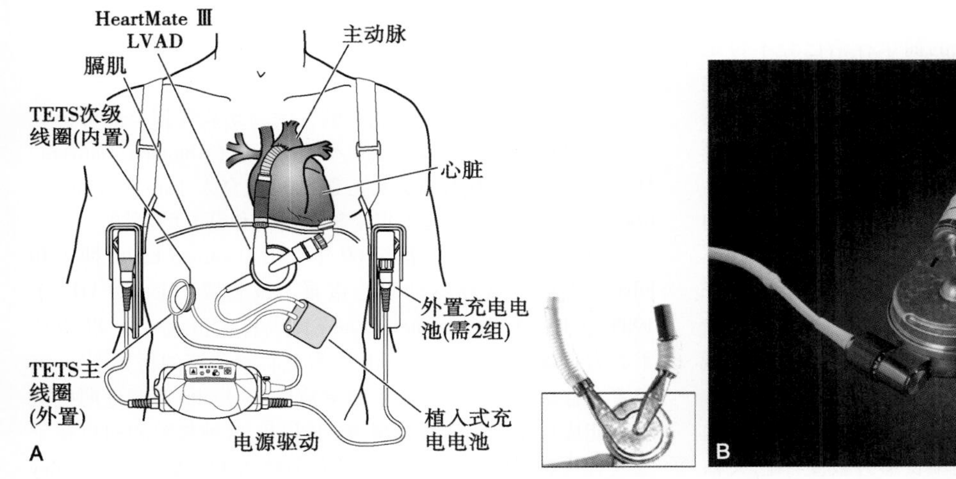

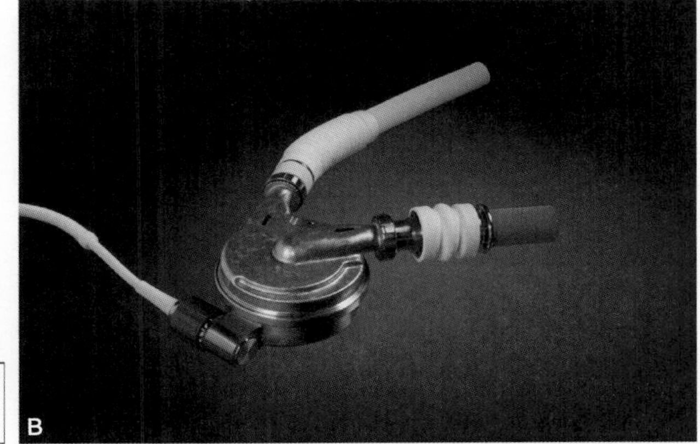

图 28.14 (A)和(B)HeartMate Ⅲ。LVAD,左心室辅助装置;TETS,经皮能量转导系统。(*From Stone ME, Fischer GW. New approaches to the surgical treatmentof end-stage heart failure. In: Kaplan J, Reich D, Lake C, Konstadt S, eds.* Kaplan's Cardiac Anesthesia. *5th ed. Philadelphia: Elsevier; 2006: 867-890.*)

搏动循环。根据制造商的记录,全球有超过 16 000 例患者已植入 HeartMate Ⅱ,最长支持时间超过 8 年。在所有以植入该装置作为桥接至移植的患者中,87%患者接受了心脏移植。

鉴于 HM Ⅱ是自 FDA 批准所有长期 MCS 适应证以来美国最常用的非一次性 LVAD,2014 年的 INTERMACS 数据(早些时候提出)基本上是 HM Ⅱ的当前数据。

图 28.11 显示该装置如何在内部配置。唯一可见的外部组件是存在于腹部皮肤的传动系统,通常位于右侧上下象限间方便的部位。该装置从左心室心尖部抽取血液并将血液持续泵入升主动脉。这并不妨碍左心室经主动脉瓣射血,该装置提供的支持血量依赖几个因素,包括固有心肌功能、前负荷和后负荷。这些问题与处于这种支持装置下患者的处理有关,稍后讨论。

HeartWare HVAD

HeartWare 心室辅助装置(HVAD)是一种小型定位于心包内的持续流量离心泵,无轴承、流体动力悬浮、磁驱动叶轮。从技术上说,因为无轴承,HVAD 是第三代装置。典型的离心泵,转速 2 000~3 000 转/min 可产生 10LPM 向上流量。通常有外部系统控制器和电源,通过隧道式传动系统连接该装置。HVAD 的配置如图 28.12 所示。

2009 年在欧洲 HVAD 被标记 CE 用于临床,2011 年被澳大利亚 TGA 批准,并在 2011 年 11 月在 ADVANCE 试验中证明其效果不比其他植入装置差之后,获美国 FDA 批准作为至移植的桥梁[38]。在该试验中,植入 HVAD 的 140 例患者随访 180 天或直至移植或死亡,其结果与植入其他市售装置的 544 例患者相比较。在研究组的 140 例患者中,180 天时,62% 仍由其最初的装置支持,29% 接受了移植,5% 需更换装置(2% 泵血栓形成),4% 死亡。1 年总的存活率为 85%[39]。

HVAD 由于尺寸小,已用作植入性 RVAD。使用 RVAD 作为右心室支持的经验(尽管有限)正在稳步增长[40-42]。自 2012 年,在安大略省 HVAD 已被批准用作终点治疗,并且预计来自 2013 年年底开始纳入患者的 ENDURANCE 试验和 ENDURANCE 补充试验的数据,HVAD 将作为一种装置可用于美国。

在英国,最近对使用 HeartWare HVAD 超过 4 年现实经验的分析显示 1 年的存活率为 75%,两年为 66%[43]。然而,应该指出相比于美国,欧洲患者通常植入的 INTERMACS 水平较低(敏感度较高),可以说明当与美国进行的 ADVANCE 试验相比存活率更低。有趣的是,在 4 个加拿大中心(此处患者在 INTERMACS 水平 1 和 2 植入,如同欧洲的做法)进行的多中心试验报道 1 年存活率为 86%。在该试验中,39% 成功至移植,但所见的泵血栓形成发生率为 3%。令人担忧的是报道的不良神经系统预后发生率为 36%[44]。

机械循环支持的并发症

随着结果的改善,机械支持患者的简单存活已经不再是个问题,MCS 研究的主要焦点已通过限制不良事件转向优化结果。不幸的是,尚未设计出单一的风险分层方法或评分系统来预测 MCS 群体各种固有的不良事件。例如,尽管最近报道植入前顺序器官衰竭评估(Sequential Organ Failure Assessment,SOFA)评分能可靠预测支持后 6、9、12、24 和 36 个月的存活率,但 SOFA 评分无法预测其他长期不良事件(例如脑卒中、出血、感染、更换泵的需求)[45]。同样重要的是理解,由于现代装置独特的机械基础、材料和功能规格,第一代搏动装置时代产生的所有数据、预测指标和风险分层评分不能推延至当前一代的非搏动装置。

总体而言,根据 INTERMACS 和其他数据来源,与第一代搏动装置相比,持续流量装置的特定不良事件发生率已大幅下降。相反,与以前的时代相比,当前时代报道的不良事件总体负担仅轻度下降。尽管一些经典问题的发生率已显著降低(如纵隔出血、右心室衰竭、甚至脑卒中),但某些重要不良事件的发生率(如肾衰竭和呼吸功能衰竭)没有改变。此外,已出现了第一代搏动装置不存在的新的并发症,如胃肠道动静脉畸形、造成胃肠道和颅内出血的血管性血友病综合征(von Willebrand syndrome)、泵血栓形成等。

新信息正在迅速涌现,目前 VAD 支持的某些现代并发症已与现有 MCS 技术某些之前存在的因素和/或方面有关。

- 胃肠动静脉畸形目前被理解为由现代 MCS 装置产生的非搏动血流所致,就像已知的在严重主动脉瓣狭窄患者中形成的一样(海德综合征)[46-50]。
- 目前理解获得性血管性血友病综合征(由于缺失高分子量 von Willebrand 单体)是由持续流量装置施加的剪切力所致[51-55]。
- 使用 HM Ⅱ和 HVAD 均已出现惊人的高频率泵血栓形成。正如 2014 年出版的新英格兰医学杂志所概述,约从 2011 年 3 月开始至 2013 年,植入后 3 个月证实的 HM Ⅱ泵血栓形成发生率约从 2.2% 升至 8.4%[56]。这是令人震惊的,因为之前从植入至确定任何明显的泵血栓形成发生率为 18.6 个月。迄今为止,这一升高的任何单一原因仍不明确。除了 2010 年推出的 HM Ⅱ设计变化(新的明胶密封移植物),如 Lindenfeld 和 Keebler 的评述[57],HM Ⅱ血栓形成发生率和数量增加的其他潜在原因可能包括抗凝不充分和/或 VAD 支持期间的抗血小板治疗、高估了当前的实际抗凝水平[58]、红细胞生成刺激药物的使用和剂量[59]、流入或流出插管的角度异常[60]、策略性地降低流量、轴承产热、感染、房颤[61]和右心室衰竭。对 HVAD 来说,2011 年流入管道增加钛烧结(应促进非血栓形成性新内膜向内生长,如同第一代搏动 HeartMate I 那样)似乎降低了使用该装置早期临床经验所见的 HVAD 血栓形成发生率。

目前认识到溶血和 LDH 水平升高是血栓形成的先兆体征,这些可以监测,在许多情况下可采用药物策略作为更换装置或移植的替代手段。

此外,不良事件和潜在可更改风险因素间正建立新的关联。例如,最近发现脑卒中与维生素 D 缺乏有关[62],还与支持期间的收缩压升高有关[63]。

全人工心脏

从最初带大型外部控制台的气动驱动装置到全部可植入的计算机控制的 AbioCor 可植入置换心脏(Abiomed,Danvers,Mass),能永久替代衰竭人类心脏的机械全人工心脏(total artificial heart,TAH)是几十年来深入研究和开发的主题。

第一个 TAH 是 20 世纪 60 年代由 Domingo Liotta 博士和同事们发明的气动驱动双心室泵。该装置(Liotta TAH)于 1969 年 4 月 4 日由 Denton Cooley 博士首次植入一例 47 岁严重心力衰竭的患者,使用 64h 作为至心脏移植的桥梁[64]。该患者在移植后 32h 死于假单胞菌肺炎,但 Liotta 心脏证明机械装置能成功用于临床维持患者,事实上,这种装置的初衷在于永久替代衰竭的心脏。第二例人类植入的 TAH 仍由 Cooley 博士实施。1981 年 7 月,Akutsu Ⅲ TAH 在一例 36 岁终末期心力衰竭患者中作为至移植的桥梁成功使用 55 小时[65]。Jarvik-7 TAH 在 1985 年 8 月首次作为永久替代心脏植入一例 61 岁原发性心肌病和慢性阻塞性肺病男性患者[66]。尽管该患者只存活了 112 天,但他的存活时间是令人鼓舞的。采用 Jarvik-7 TAH 首次成功桥接至移植发生在 1985 年 8 月[67]。

SynCardia 临时全人工心脏

从 1991 年起,Jarvik-7 被称为 CardioWest TAH,现称为 SynCardia 临时全人工心脏(TAH-t;SynCardia Systems Inc.,Tucson,Ariz),目前这种装置的最新型号在北美、欧洲、亚洲和澳大利亚/新西兰的 100 多个中心被用作移植的桥梁,目前全球有近 50 多个中心正在进行论证。

TAH-t 是一种气动驱动、原位放置的双心室泵,重量小于

0.5 磅,可产生超过 9LPM 的搏动血流。装置内的金属倾斜盘式人造瓣膜在支持期间要求抗凝。2004 年 FDA 批准了该装置作为移植的桥梁,2006 年被授予在欧洲使用的 CE 标志。

该装置作为终末期双心室衰竭患者的植入支持设备(而非外置 VAD 的双心室支持)在过去几年再次引起极大兴趣,作为经历移植心脏排异和衰竭患者和 LVAD 失效时(代替更换装置)再次移植的桥梁(而非再次植入 LVAD)。

根据制造商的介绍,目前已实施的植入心脏超过 1 400 例,最长支持时间约 4 年。据报道采用该装置桥接至移植的成功率在过去十年约为 75% ~ 80%[68,69],但随着植入数量增加超出了临床试验范围是否会继续表现出这样的成功率仍有待观察。与使用其他提供 MCS 的装置一样,有脑卒中和感染发生,但目前没有来自 INTERMACS 数据库关于这些并发症发生率的可用数据。最近,得克萨斯心脏协会杂志中的更新出版物报道了主要发生在围手术期的与 TAH-t 相关的脑卒中"最大"(4%)发生率,该装置的致命感染率约 2%[69]。由于该装置产生搏动血流,源于动静脉畸形的获得性血管性血友病综合征和出血并发症(目前常在持续流量 VAD 中观察到)在使用 TAH-t 时可能未见到。再者,该装置使用的真实经验刚开始积累。

最初由大型控制台("Big Blue")供电和控制,现有重量不足 15 磅的小型、可穿戴式控制器(Freedom 便携式驱动器)便于行走和出院。不久将有更小的控制器可以使用,TAH 本身也有更小版本(50ml 心室),用于体型小的成人和儿童。具有讽刺意味的是,尽管 TAH-t 最初是作为终点治疗装置构想和使用的,但目前它仅是正规终点治疗试验的主题。

AbioCor 植入式置换心脏

AbioCor 植入式置换心脏(Abiomed, Danvers, Mass;图 28.15)可能代表人工心脏技术的重大进步,因为它是真正完全植入式的;没有经皮电缆、导管和电线。该装置由电机驱动,因此无需驱动泵动作的压缩空气源,允许患者完全移动而无需即使是便携式或可穿戴式的控制器。该装置本身重约 2 磅,且原位植入,如图 28.15 所示。

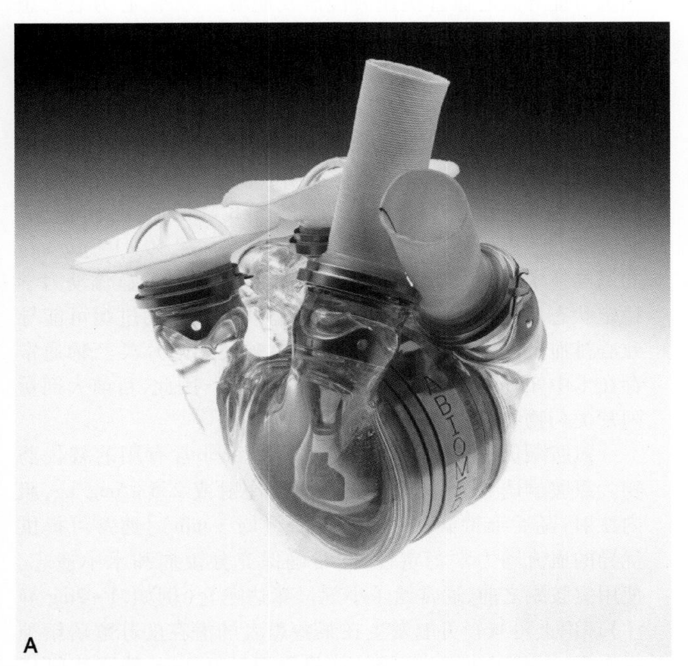

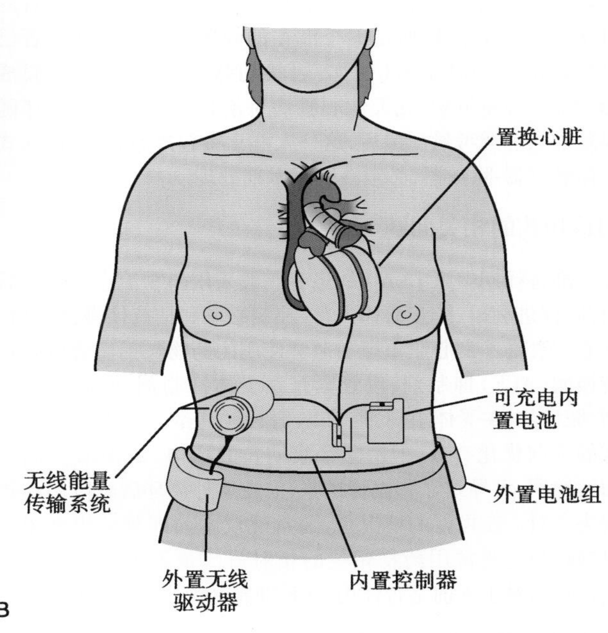

图 28.15 (A)AbioCor 植入式置换心脏。(B)原位植入的 AbioCor 植入式置换心脏。患者自身的衰竭心脏被切除,原位植入 AbioCor 心脏,吻合至患者自身心房和大血管的切口。经皮能量传输技术无需经皮导线。(*Courtesy of Abiomed, Inc., Danvers, Mass.*)

AbioCor 适应证为不符合移植的年龄小于 75 岁的终末期、双心室衰竭患者。经皮能量传输用于(代替经皮电缆)通过电源和系统控制提供人工心室电动液压泵送。支持期间装置内的人工单向阀要求抗凝。

21 世纪初,在 Louisville 大学和其他 3 个中心植入相对少量(14 例)的该装置显示了适度的成功(取得了超过 1 年的存活率,但脑卒中与感染发生率高及少量装置故障)[70]。

2005 年 FDA 最初引用"生活质量和存活数量"问题否定了批准该装置的应用,但最终于 2006 年根据人道主义器官豁免计划 AbioCor 获得了 FDA 批准[71],很大程度上是由于那些接受支持的患者和家人关于支持患者与家人"共享重大生活事件"能力的证词[72]。作为上市后研究的一部分,很少有植入物明显遵循,但最近没有关于该装置的出版物,且基本上不再使用。

全人工心脏的未来

正如 2014 年 Gerosa 和同事们的评述[73],一些具有先进技术的创新型 TAHs 正在全球开发以寻求新颖的解决方案,预示着永久置换衰竭人类心脏的进步[74-79]。

VAD 支持的围手术期麻醉考量

需行 VAD 植入患者的麻醉方法完全取决于情况的紧迫性。需紧急 VAD 支持的患者处于极端状况,健康专家能做的很少，但可提供支持疗法直至患者处于 CPB 下。相反，准备择期植入 VAD 作为至移植的桥梁或作为终点治疗的患者存在终末期心力衰竭，当优化药物治疗时，尽管心功能显著受抑制，但可明显表现良好。有些准备择期插入 LVAD 的患者遭受长期心力衰竭的急性失代偿，将在术前入住重症监护室行药物治疗（例如，米力农、奈西立肽、多巴酚丁胺）和主动脉内球囊反搏疗法试图稳定和优化血流动力学。

无论其外在表现如何，需 VAD 支持的所有患者容易从即使最短暂的血流动力学异常失代偿（例如，心动过速、心动过缓、高碳酸血症、丧失窦性节律、容量状态的突然改变、低血压），因此必须谨慎对待。

准备择期行 LVAD 植入患者

在处理准备插入 LVAD 的所有患者中，心功能严重下降是关键考虑因素。大多数将有扩张型心肌病伴二尖瓣关闭不全、舒张功能障碍、三尖瓣瓣环扩张伴功能性三尖瓣关闭不全和不同程度的肺动脉高压。肾功能障碍、脑血管病变和肝淤血所致的轻度凝血病变并不罕见。当冠状动脉病变已成为心力衰竭最常见病因之一时（占目前所列所有心脏移植患者的 31.8%）[80]，持续缺血是一个潜在的问题。许多这些患者已经历之前的心脏手术（例如，冠状动脉旁路移植术、瓣膜成形/置换、心室重塑、先天性心脏病矫治），将再次开胸的伴随风险加入麻醉考量。最后，这一人群常有起搏器和/或植入式心律转复器-除颤器，必须在围手术期处理。

门诊用药的相关问题

准备择期植入 LVAD 的患者一般采用药物治疗以降低后负荷、促进利尿、防止心律失常、控制心率和拮抗伴慢性、进行性心力衰竭不良心肌重塑。通常使用的药物包括血管紧张素转换酶（ACE）抑制剂、血管紧张素受体抑制剂、醛固酮拮抗剂、胺碘酮、β-受体阻滞剂、利尿剂和地高辛。虽然对这一人群的术前优化有效，但消除半衰期长的药物，如 ACE 抑制剂和胺碘酮，可导致显著血管扩张，需在体外循环后阶段用药物解决应对。在可行的情况下，通常建议术前即刻停用利尿剂以减轻与这些常用药物相关的相对血流量不足和电解质消耗。目前对于术前是否停用 ACE 抑制剂尚未达成共识。

术前营养状况优化

众所周知，术前营养不良使一般手术人群易于出现一系列术后并发症，包括伤口愈合延迟和感染风险增加。营养状况也被确立为心力衰竭患者存活的重要决定因素，在 VAD 患者中越来越多的证据表明，由传统指标如血清白蛋白和体重指数衡量的营养，是植入后存活的关键决定因素。在一项 Lietz 和同事的研究中，作为风险分级评分的一部分，术前营养不良状况被认为是植入后结局不良的几项预测因素之一[7]。最近，据报道术前低白蛋白血症在使用非搏动的大量患者中是死亡率的独立风险因素[81]。有趣的是，术后白蛋白水平的纠正也与该研究的显著存活优势相关。

术后营养状况不良指标，如低前白蛋白水平，也被证明与这一人群的死亡率增加有关[82]。基于这些发现，积极优化营养状况已成为手术前后患者治疗的重要组成部分。在常规营养增加方法无效的患者中，应考虑肠内和/或肠外营养。值得注意的是，尽管与传统的感染风险增加有关，肠外营养已被证明是 VAD 患者术前肠内营养的一种安全有效替代方案，且可能证明在将来成为对其他方法无效患者围手术期营养优化的标准组成部分[83]。

术前即刻阶段

谨慎地（经鼻导管或面罩）供氧并在术前阶段监测生命体征，特别是如果给予抗焦虑药物治疗。镇静总是存在通气不足的可能，该人群通常无法耐受交感张力的突然降低、低氧血症和可能伴随突发性呼吸性酸中毒的潜在肺血管阻力增加。诱导前动脉内置管血压监测对于心功能严重下降患者至关重要。

诱导与维持

麻醉方案必须考虑心功能障碍的严重程度和潜在的之前存在的器官功能不全。衰竭的心脏至少部分被升高的肾上腺素能状态所代偿，显著减弱交感张力的麻醉诱导药物应避免，因为可能导致心血管快速失代偿或崩溃。另外，心力衰竭患者的处理目标还应包括避免增加心肌氧需的麻醉药导致的心功能和血流动力学状态的抑制，如心动过速和心室后负荷升高。综上所述，诱导策略应旨在取得适当麻醉深度与维持稳定的血流动力学间的平衡。

依托咪酯（0.2mg/kg，静脉注射）是心力衰竭患者理想的诱导药物，因为它不仅不引起显著的 SVR 降低，而且不降低心肌收缩力。基于大剂量阿片类药物（如芬太尼 50~100μg/kg）的诱导技术和神经肌肉阻滞剂可能导致几小时的血流动力学稳定状态。然而，大剂量阿片类药物产生的心动过缓可能导致心排血量的进一步降低。另外，单独使用阿片类药物通常存在术中知晓，术后需呼吸机支持数小时。因此，目前大剂量阿片类药物技术较少使用。

氯胺酮仍是心室功能严重下降患者非常有用的替代药物。氯胺酮诱导（1~2.5mg/kg，静脉注射或 2.5~5mg/kg，肌内注射）随后维持滴注［50~100μg/(kg·min)］通常可提供优异的血流动力学稳定性，同时确保充分镇痛和术中遗忘。使用氯胺酮之前，通常给予小剂量咪达唑仑（例如，1~2mg 静注）理论上可减轻可能发生在某些患者的潜在的苏醒后精神副作用，一般还使用止涎剂（如格隆溴铵 0.2mg，静脉注射）。在实验室动物的研究显示氯胺酮有相对明显的直接心肌抑制作用，通常被其间接的交感活性所平衡。然而，在严重心力衰竭的情况下，通过慢性激活肾上腺素能系统和心肌 β-肾上腺素能受体下调实现部分代偿，理论上，诱导剂量充足有揭示和发现氯胺酮最初对心脏直接抑制作用的风险[84,85]。

因此，由小剂量咪达唑仑、依托咪酯作为诱导药物，中等剂量阿片类药物（例如，全部芬太尼剂量 10~20μg/kg）、神经肌肉阻滞剂和能耐受的强效吸入麻醉药组成的标准平衡麻醉技术常用于经良好优化的患者。然而，作为一般原则，这类人群无法耐受所有大剂量的强效吸入麻醉药，因为它们都干扰心肌中的钙处理和环核苷酸第二信使。与其他现有药物相比，七氟烷似乎对心肌的抑制较小，SVR 降低较轻，尽管低浓度异氟烷常被毫无困难地使用。除了直接心肌抑制和血管扩张，吸入麻醉药还可能对心肌的自律性产生不良影响，冲动传导和不应性可能导致折返现象和心律失常。当药物输注浓度突然升高时，尤其可能出现心律失常。

由于围手术期出血是 VAD 植入后的常见问题，抗纤维蛋白溶解药物（如 ε-氨基己酸或氨甲环酸）常在这些情况下使用。

监测

除了标准的美国麻醉医师学会监测（如心电图、潮气末 CO_2、体温、脉搏氧饱和度和血压），LVAD 植入期间常规使用动脉内置管、肺动脉导管和 TEE。

LVAD 植入前，TEE 用于检测可能有如下情况的解剖病变：

- 妨碍最佳 LVAD 充盈（如二尖瓣狭窄、严重三尖瓣反流、重度右心室功能障碍）。
- 降低左心室最佳减压潜力（如主动脉瓣关闭不全）。
- 一旦 LVAD 运作，引起并发症（如卵圆孔未闭、房间隔缺损、心内血栓、升主动脉粥样硬化、升主动脉活动性斑块）。

LVAD 植入期间，TEE 用于：

- 确保正确的流入插管位置（位于左心室中央，指向二尖瓣；通常食管中段二腔切面 90°角能最佳显示插管位置，但三维成像也有帮助）（图 28.16）。
- 确保支持实施前后装置（和心脏）充分排气。

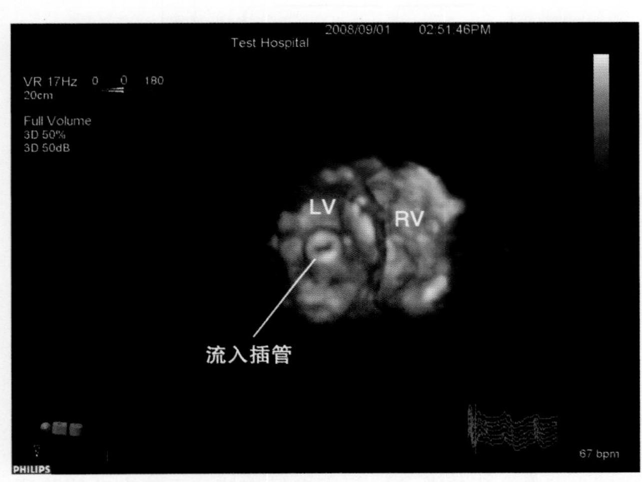

图 28.16 插管开口应位于进入心尖的中心位置，与左心室流入道对齐（二尖瓣口），不接触任何心室内结构。LV，左心室；RV，右心室

植入后阶段

一旦 LVAD 支持启动，血流动力学最初可能相当不稳定，直至血管内容量恢复、体循环回路和肺血管床血管运动张力重新建立及右心室功能最优化。因此，尽管有了功能正常的装置，但常需强心药和血管活性药才能脱离 CPB。某些管理策略似乎比其他的更有优势，且对 LVAD 支持状态生理学的理解极大地有助于决策。

LVAD 支持对右心室功能的潜在影响

来自搏动性 VAD 时代的数据一致报道了 LVAD 对左心室减负荷的右心室反应，包括右心室前负荷增加、右心室顺应性增加、右心室后负荷降低和右心室整体收缩性降低[86-92]。也已确定之前存在的或围手术期右心室病变（例如，局部缺血、代偿不良的慢性心室衰竭、炎性损害）当使用 LVAD 支持时，易于使患者发生严重的右心室功能恶化。

要理解 LVAD 植入后的右心室功能失代偿，必须了解几个关键的生理学原理，即心室相互依存、串联循环效应和心室动脉耦联（框 28.5）。第一，心室相互依存概念集中在右心室和左心室游离壁肌纤维的连续性和存在共同的室间隔（IVS），导致心室的解剖和机械偶联[93]。第二，串联循环效应概念认为右心室输出充盈 LVAD，LVAD 输出反过来成为右心室的前负荷。第三，心室动脉偶联概念认为无论心室的内在收缩功能损害如何，如果心腔必须面对的泵后负荷降低，其总能更好地作为泵发挥作用。另外，必须了解与泵功能有关的右心室独特的解剖与生理特性。

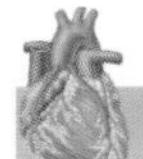

框 28.5 心室辅助装置的关键生理学原理

- 心室相互依存
- 系列循环效应
- 心室动脉偶联

从右心室射血通过两个独立的同步动作来完成：①由构成右心室游离壁的单层横向纤维收缩引起心腔压缩；②由两层斜向室间隔纤维顺序收缩引起扭转。

在缺乏正常室间隔扭转的情况下，右心室射血必须仅靠含单层主要为横向纤维的基底壁收缩产生。该压缩不可能一直提供足够的收缩力确保足够的心排血量，尤其是肺血管阻力升高的情况下。早已知道就整体右心室收缩性能而言，正常室间隔功能可以代偿右心室游离壁功能的丧失，但右心室游离壁不可能一直代偿室间隔功能的丧失，当室间隔功能不全时，右心室衰竭似乎成为主要问题。

也许 LVAD 引起左心室减压最明显的作用在于室间隔可能左移，但室间隔突向左侧产生所谓的结构性室间隔缺陷，因为室间隔正常结构扭曲导致其他斜向室间隔肌层相互间更趋横向，随后丧失正常的室间隔扭转。许多研究者已证明室间隔对右心室泵功能的关键作用[86,94-98]，且早已证实，只要室间隔功能未受损，右心室游离壁的收缩对整个右心室压力形成和容量排出没有什么影响[99,100]。

室间隔变形的另一个后果是传导通路拉伸所致的电传导系统功能障碍。心室内传导延迟导致心室收缩不同步，从而降低整体收缩功能。另外，很明显，尽管作了最大努力保护心肌，但室间隔顿抑在长时间 CPB 后很常见，可能存在心肌停搏液的残留不良电生理效应，可在体外循环后早期持续存在。这些因素中的一个或两者均可增加室间隔功能不全的程度。因此，左心室减压在右心室衰竭的基础诱因中发挥重要作用，因为它引起室间隔左移，可导致室间隔功能不全，但这不是 LVAD 支持期间诱发右心室衰竭的唯一因素。

LVAD 和右心室串联存在，作为回路中相互依赖的泵。鉴于右心室可能因使用 LVAD 支持时各种原因所致的室间隔功能不全机械功能受到危害，可能无法耐受即使轻度前负荷的增加。LVAD 支持期间右心室前负荷增加的潜在来源包括高 LVAD 输出、必要的围手术期血和血制品输注、如果左心室减压程度导致室间隔移位可能增加三尖瓣反流。三尖瓣反流增加的潜在原因包括:①三尖瓣环变形;②附着于室间隔的瓣下结构离断,导致瓣叶对合失败。

尽管基于心室相互依存的右心室功能障碍诱因和可能来自串联循环效应的潜在问题,但由于 LVAD 作用使右心室后负荷降低的有益作用似乎仍倾向于超过任何右心室内在收缩力。LVAD 支持期间右心室泵功能的整体改善在肺血管阻力正常患者中得到证实。这说明了心室动脉偶联的原理,右心室收缩力从整个右心室泵功能的概念分离显示右心室后负荷的极端重要性。

如前所述,可以从 Fontan 生理学的成功推理出,在 LVAD 支持患者中右心室泵功能可能是不必要的,只要肺血管阻力正常[101]。然而,LVAD 植入后肺血管阻力并非总是正常。在许多患者中,肺血管阻力因长时间暴露于体外循环的炎性介质和围手术期血和血小板输注,致肺血管内皮损伤而升高。其他原因包括危重患者处理中遇到的常规病因,如低氧血症、高碳酸血症、酸中毒、低温、大潮气量、疼痛和儿茶酚胺滴注。图 28.17 显示了右心室后负荷升高的潜在后果。

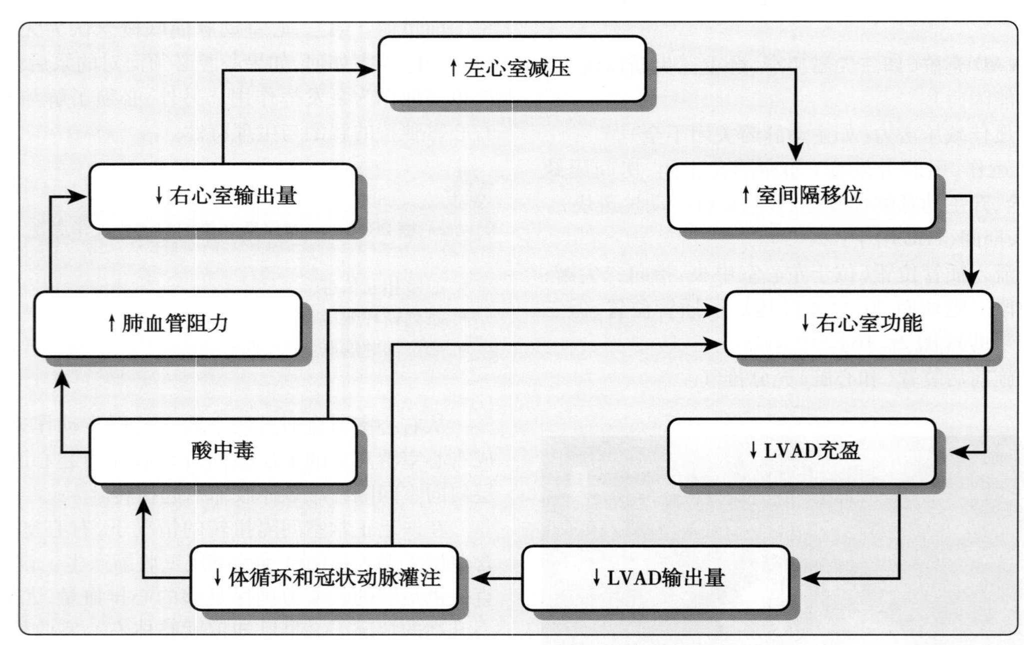

图 28.17 右心室(RV)后负荷升高的潜在后果。LV,左心室;LVAD,左心室辅助装置;PVR,肺血管阻力

此外,LVAD 支持期间,围手术期事件和处理的潜在作用不能因可能的右心室衰竭病因被贬低。许多因素可能影响患者的结局,包括患者心力衰竭过程中 LVAD 插入的时机、手术失误、CPB 期间右冠状动脉灌注分布不均和 CPB 后期间低血压累及冠状动脉灌注。而使用 LVAD 时,对右心室游离壁的缺血损害或其他损伤似乎对右心室衰竭的进展没有很大影响,对室间隔的缺血损害可能产生更严重的负面后果。

围手术期医疗质量也是 LVAD 植入成功的主要决定因素,LVAD 植入后即刻对患者的团队治疗必须精通相关生理学和相关风险。虽然 LVAD 支持患者相对容量不足是常见问题,但大剂量快速容量负荷是已经存在机械损害右心室的潜在问题,液体管理必须恰如其分。也许最大的担忧是肺血管阻力升高。如前所述,一旦室间隔因左心室减压变形,横向纤维只能产生足够的压力将血射入低阻力的肺血管床。因此,在 LVAD 支持状态的生理学与潜在围手术期事件和必要的术后监护之间,LVAD 支持期间右心室衰竭风险增加存在很多原因。

血管内容量状态

LVAD 依赖左心室腔充足的容量。大多数择期 LVAD 患者开始出现容量超负荷和左心室极度扩张。使用非搏动装置,如果经持续 VAD 运作从心室移除的血量超过左心室存在的血量,会发生吸空现象;即持续流量 VAD 将心室吸空,导致心排血量降低和低血压。因此,如果不是轻度高容量,围手术期液体管理的目标是维持正常容量状态(可能有助于最大程度减少缩血管药的需求),假定未经支持和可能有功能障碍的右心室能处理的容量负荷。空虚的左心室也会使室间隔左移,改变右心室的几何形状,降低其功能(前述室间隔结构损害),右心室功能降低是 LVAD 前负荷不足的另一个重要原因。此外,必须监测手术定位和/或撑开器的效果,以免阻碍静脉回流至右心室,一旦关胸,因同样的理由应避免胸腔内压升高(如因潮气量过大)。总之,只要有足够的血管内容量(和右心室功能)来充盈泵,LVAD 通常功能良好,但管理必须个体化。HM Ⅱ控制台(图 28.18)提供了这方面有帮助的几个参数。

后负荷与收缩力

一般来说,LVAD 植入后常见的严重血管扩张需给予血管收缩药维持适当的灌注压。LVAD 植入后的主要目标是维持尽可能低的肺血管阻力;因此,血管升压素可能优于去甲肾

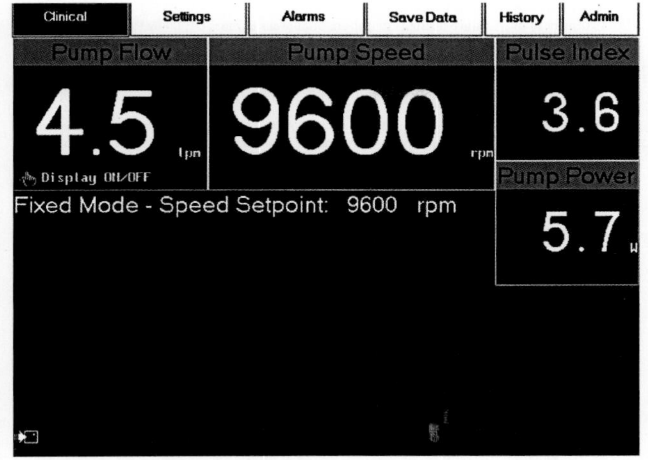

图 28.18 HeartMate Ⅱ控制台。(*From Reed AP, Yudkowitz FS, eds. Clinical Cases in Anesthesia. 4th ed. Philadelphia: Elsevier; 2014.*)

上腺素,因为血管升压素无肺血管收缩作用[102]。然而,医师必须谨慎,因为显著升高的 SVR 有时可能损害某些 LVAD 的前向血流。目前一代的轴流装置不可能受影响,但新的小型化离心装置的输出量可能对后负荷敏感。通常还需要强心药支持右心室功能。可能需要的典型用药方案包括米力农[0.3~0.75μg/(kg·min)]、血管升压素(2.5~5U/h)、一氧化氮(20~40ppm)和肾上腺素)0.05~0.25μg/(kg·min)]。如前所述,由于必须保持尽可能低的右心室后负荷,如果存在明显的肺动脉高压,去甲肾上腺素可能是不利的。当出现难治性血管扩张性休克时,推注亚甲蓝(0.5~2mg/kg,静脉注射)可能有助于恢复血管运动张力。在严重的情况下,可能需要持续滴注亚甲蓝[0.5mg/(kg·h)。

出血

有趣的是,由于一些潜在的原因,现代装置的术中或术后出血似乎没有曾经的大型搏动装置严重,尽管常规使用抗纤维蛋白溶解药物,但 VAD 植入后的凝血病变仍很常见,常需输注血小板、低温冷沉淀物和新鲜冰冻血浆(fresh frozen plasma,FFP)以恢复止血功能。然而,医师们必须谨慎,因为快速输注大量液体可能加重右心室衰竭。此外,输注血小板和 FFP 存在输血相关性肺损伤(transfusion-associated lung injury,TRALI)的显著风险。如果有的话,血栓弹性描记图可非常有助于指导合理输注血制品。凝血因子浓缩物例如凝血酶原复合物(prothrombin complex concentrates,PCC)是 FFP 可信的替代物,无论从避免容量超负荷和 TRALI 角度来看都是。当与 FFP 比较时,PCCS 显示能更快地恢复靶凝血因子并逆转凝血因子依赖性凝血病,输注的额外容量可以忽略不计,且 TRALI 风险较低[103,104]。

与 LVAD 植入唯一相关的凝血病的另一来源涉及血管性血友病因子(von Willebrand factor,vWF)功能障碍。一些 VAD 装置产生的剪切力促进了金属蛋白酶 ADAMTS13 对 vWF 多聚体的分裂,导致获得性 vWF 缺乏和胃肠道出血、伤口部位出血和鼻出血倾向增加。最近来自近 1 000 例 HM Ⅱ患者的数据显示总的出血发生率 38%,那些植入作为终点治疗的患者胃肠道出血占 29%,那些植入作为移植桥梁的患者为 13%[105]。因此,在这些患者中控制出血的策略应包括使用含 vWF 浓缩物、Ⅷ因子浓缩物、抗纤维蛋白溶解药物和去氨加压素(DDAVP)。

植入后经食管超声心动图的作用

LVAD 植入后,TEE 用于:

- 确保左心室充分减压(但左心室腔不是完全消失)
- 确保右心室功能不恶化(可能还需 RVAD)
- 确保三尖瓣反流不加重(可能需要瓣环成形)
- 重新评估卵圆孔未闭(如果检测到,必须关闭)
- 协助诊断患者术后阶段出现的新问题(如低血容量、心脏压塞、插管错位或梗阻)

SynCardia 全人工心脏植入的麻醉考量

如前所述,术前考量和体外循环前处理很大程度上是为了 LVAD 植入。接受择期 TAH(例如,作为移植的桥梁)的患者通常有双心室衰竭,如果是慢性的,可能导致肝脏病理生理改变、预示止血功能较差和营养状况较差。在心脏移植失败或 LVAD 发生故障情况下接受 TAH 的患者需考虑与再次心脏手术有关的所有可能。

全人工心脏植入术体外循环前经食管超声心动图的作用

鉴于植入期间患者自身心室和瓣膜被移除,体外循环前 TEE 的作用略有限,但使用装置支持前需明确某些基础病变,并可能在植入后阶段发挥作用。

- 一旦装置就位,由于患者本身的心房将保留(SynCardia 装置的流入口吻合至二尖瓣和三尖瓣环的心室侧),必须观察有无房间隔缺损(并关闭)。
- 下腔静脉应在进入右心房的位置成像和测量,并应记录流量图像。
- 应成像和记录所有四根肺静脉的流量图像。
- 应考虑主动脉上的粥样硬化的特征情况,以便协助指导主动脉流出口移植物的吻合。
- 尽管植入期间二尖瓣和三尖瓣叶及所有瓣下结构将被切除,但瓣环将保留,因此有理由评估瓣环的赘生物和钙化。

体外循环后的管理集中在优化容量状态、血管阻力和恢复止血功能。灌注压直接依赖于容量状态和血管阻力,但 TAH 需对其功能参数适当优化。这些参数包括驱动压、泵速和收缩期时间百分比。

- 驱动压应设定为稍高于体循环压和肺动脉压(例如,分别设定为 100~150mmHg 和 60~80mmHg),但压力不应过高以致于引起大血管新缝合口的出血。调节驱动压以实现全量射血。通常,左侧驱动压设置为相对高于右侧驱动压,以降低肺静脉的负荷。
- 按需调节泵速,但初始速度约每分钟 125 次并不罕见。
- 收缩期百分比一般最初设为 50%,随后按需调节实现完全充盈。
- 一般不用负压吸引辅助充盈直至胸腔关闭(避免经新缝合口带入空气)。

为了了解如何优化 SynCardia TAH 支持的患者，需熟悉控制器上充盈和射血的波形。标准装置的心室可容纳 75ml，但充盈容量正常设置为 50~60ml，以便装置能容纳偶尔增加的静脉回流。关于波形，舒张期流量突然降至零代表了完全充盈，收缩末压力突然升高代表了完全射血。如果舒张期流量未降至零，则心室充盈不完全，提示血管内容量增加。另外，下一步也可降低搏动率和/或轻度降低收缩期百分比（例如从 50% 降至 48%）一旦关胸，可升高负压吸引辅助充盈，但负压吸引超过-20mmHg 可能增加溶血。如果装置收缩期时未提示收缩末压突然升高，则射血不完全，下一步增加驱动压和/或采用适当的扩血管药降低相关的血管阻力（例如，尼卡地平或硝普钠用于左侧；一氧化氮、米力农用于右侧）。

与其他 RVAD 一样，使用该装置有肺水肿的报道，有时需 ECMO[106]。应该理解这种肺水肿的起因可能是多因素的；由于 RVAD 的运作，肺血管床的静水压肯定起到作用，但肺泡的完整性也可能受影响。

植入 TAH 后，TEE 用于：

- 确保装置的充分排气
- 检测肺静脉或下腔静脉内的血流加速，这可能代表由于装置位置引起扭结或扭曲所致的相对梗阻
- 观察装置内倾斜的盘状机械瓣的正常功能
- 观察进入大血管的流出口

这些成像和评估应在关胸后再次进行，因为装置的位置可能改变。

关胸后，装置的设定可能需调节至确保完全充盈和排空。

结论

本章总结了过去 10 年 MCS 领域取得的显著进步。由于心力衰竭患者是老龄人群增长最快的部分之一，随着技术和患者管理经验的进步，结果得以持续改善，毫无疑问，MCS 将持续为延长终末期心力衰竭患者的高质量生活提供关键策略。

（王嘉峰 译，朱文忠 校）

参考文献

1. Kirklin JK, Naftel DC, Pagani FD, et al. Sixth INTERMACS annual report: a 10,000-patient database. *J Heart Lung Transplant*. 2014;33(6):555–564.
2. Kutty RS, Parameshwar J, Lewis C, et al. Use of centrifugal left ventricular assist device as a bridge to candidacy in severe heart failure with secondary pulmonary hypertension. *Eur J Cardiothorac Surg*. 2013;43(6):1237–1242.
3. Zimpfer D, Zrunek P, Roethy W, et al. Left ventricular assist devices decrease fixed pulmonary hypertension in cardiac transplant candidates. *J Thorac Cardiovasc Surg*. 2007;133:689–695.
4. Radovancevic B, Vrtovec B, de Kort E, et al. End-organ function in patients on long-term circulatory support with continuous- or pulsatile-flow assist devices. *J Heart Lung Transplant*. 2007;26:815–818.
5. Kamdar F, Boyle A, Liao KJ, et al. Effects of centrifugal, axial, and pulsatile left ventricular assist device support on end-organ function in heart failure patients. *Heart Lung Transplant*. 2009;28:352–359.
6. Miller LW, Lietz K. Candidate selection for long-term left ventricular assist device therapy for refractory heart failure. *J Heart Lung Transplant*. 2006;25:756–764.
7. Lietz K, Long JW, Kfoury AG, et al. Outcomes of left ventricular assist device implantation as destination therapy in the post-REMATCH era: implications for patient selection. *Circulation*. 2007;116:497–505.
8. Fitzpatrick JR 3rd, Frederick JR, Hsu VM, et al. Risk score derived from pre-operative data analysis predicts the need for biventricular mechanical circulatory support. *J Heart Lung Transplant*. 2008;27:1286–1292.
9. Holman WL, Kormos RL, Naftel DC, et al. Predictors of death and transplant in patients with a mechanical circulatory support device: a multi-institutional study. *J Heart Lung Transplant*. 2009;28:44–50.
10. Rose EA, Gelijns AC, Moskowitz AJ, et al. Long-term use of a left ventricular assist device for end-stage heart failure. *N Engl J Med*. 2001;345(20):1435–1443.
11. Maccioli G, Lucas W, Norfleet E. The intra-aortic balloon pump: a review. *J Cardiothorac Anesth*. 1988;2:365–373.
12. Dietl CA, Berkheimer MD, Woods EL, et al. Efficacy and cost effectiveness of pre-operative IABP in patients with ejection fraction of 0.25 or less. *Ann Thorac Surg*. 1996;62:401–408.
13. Mueller HS. Role of intra-aortic counterpulsation in cardiogenic shock and acute myocardial infarction. *Cardiology*. 1994;84(3):168–174.
14. Treatment of heart failure-assisted circulation. Braunwald E, Zipes DP, Libby P, eds. In: *Braunwald's Heart Disease: A Textbook of Cardiovascular Medicine*. 6th ed. Philadelphia: Saunders; 2001.
15. Allen BS, Rosenkrantz F, Buckberg GD, et al. Studies on prolonged acute regional ischemia: VI. Myocardial infarction with LV power failure: A medical/surgical emergency requiring urgent revascularization with maximal protection of remote muscle. *J Thorac Cardiovasc Surg*. 1989;98(5):691–702.
16. O'Gara PT, Kushner FG, Ascheim DD, et al. 2013 ACCF/AHA guideline for the management of ST-elevation myocardial infarction: a report of the American College of Cardiology Foundation/American Heart Association Task Force on Practice Guidelines. *Circulation*. 2013;127(4):e362–e425.
17. Sjauw KD, Engstrom AE, Marije M, et al. A systematic review and meta-analysis of intra-aortic balloon pump therapy in ST-elevation myocardial infarction: should we change the guidelines? *Eur Heart J*. 2009;30:459–468.
18. Prondzinsky R, Unverzagt S, Russ M, et al. Hemodynamic effects of intra-aortic balloon counterpulsation in patients with acute myocardial infarction complicated by cardiogenic shock: the prospective, randomized IABP shock trial. *Shock*. 2012;37(4):378–384.
19. Thiele H, Zeymer U, Neumann FJ, et al. Intraaortic balloon support for myocardial infarction with cardiogenic shock. *N Engl J Med*. 2012;367:1287–1296.
20. Patel MR, Smalling RW, Thiele H, et al. Intra-aortic balloon counterpulsation and infarct size in patients with acute anterior myocardial infarction without shock. The CRISP AMI randomized trial. *JAMA*. 2011;306(12):1329–1337.
21. Ramanathan K, Farkouh ME, Cosmi JE, et al. Rapid complete reversal of systemic hypoperfusion after intra-aortic balloon pump counterpulsation and survival in cardiogenic shock complicating an acute myocardial infarction. *Am Heart J*. 2011;162:268–275.
22. Perera D, Stables R, Clayton T, et al. Long-term mortality data from the balloon pump-assisted coronary intervention study (BCIS-1): A randomized, controlled trial of elective balloon counterpulsation during high-risk percutaneous coronary intervention. *Circulation*. 2013;127:207–212.
23. Chen S, Yin Y, Ling Z, et al. Short and long term effect of adjunctive intra-aortic balloon pump use for patients undergoing high risk reperfusion therapy: a meta-analysis of 10 international randomized trials. *Heart*. 2014;100:303–310.
24. Abdel-Wahab M, Saad M, Kynast J, et al. Comparison of Hospital Mortality With Intra-Aortic Balloon Counterpulsation Insertion Before Versus After Primary Percutaneous Coronary Intervention for Cardiogenic Shock Complicating Acute Myocardial Infarction. *Am J Cardiol*. 2010;105:967–971.
25. Samuels LE, Holmes EC, Thomas MP, et al. Management of acute cardiac failure with mechanical assist: experience with the ABIOMED BVS 5000. *Ann Thorac Surg*. 2001;71:S67–S72.
26. John R, Long JW, Massey HT, et al. Outcomes of a multicenter trial of the Levitronix CentriMag ventricular assist system for short-term circulatory support. *J Thorac Cardiovasc Surg*. 2011;141:932–939.
27. Mody KP, Takayama H, Landes E, et al. Acute mechanical circulatory support for fulminant myocarditis complicated by cardiogenic shock. *J Cardiovasc Transl Res*. 2014;7:156–164.
28. Mohamedali B, Bhat G, Yost G, et al. Survival on biventricular mechanical support with the CentriMag® as a bridge to decision: a single-center risk stratification. *Perfusion*. 2014;29(7):1–8.
29. Cave DM, Gazmuri RJ, Otto CW, et al. Part 7: CPR techniques and devices: 2010 American Heart Association Guidelines for Cardiopulmonary Resuscitation and Emergency Cardiovascular Care. *Circulation*. 2010;122(suppl 3):S720–S728.
30. Beckmann A, Benk C, Beyersdorf F, et al. Position article for the use of extracorporeal life support in adult patients. *Eur J Cardiothorac Surg*. 2011;40:676–681.
31. Lauten A, Engström AE, Jung C, et al. Percutaneous left-ventricular support with the Impella-2.5-assist device in acute cardiogenic shock: results of the Impella-EUROSHOCK-registry. *Circ Heart Fail*. 2013;6(1):23–30.
32. Maini B, Naidu S, Schreiber T, et al. Early Hemodynamic Support with Impella 2.5 Improves Survival in Refractory Cardiogenic Shock After Acute Myocardial Infarction. *J Am Coll Cardiol*. 2011;58:B128.
33. Griffith BP, Anderson MB, Samuels LE, et al. The RECOVER I: a multicenter prospective study of Impella 5.0/LD for postcardiotomy circulatory support. *J Thorac Cardiovasc Surg*. 2013;145:548–554.
34. Rajagopalan N, Yanagida R, Hoopes CW. Insertion of Impella 5.0 to improve candidacy for HeartMate II left ventricular assist device placement. *J Invasive Cardiol*. 2014;26(4):E40–E41.
35. Dennis C, Hall DP, Moreno JR, et al. Left atrial cannulation without thoracotomy for total left heart bypass. *Acta Chir Scand*. 1962;123:267–279.
36. Chamogeorgakis T, Rafael A, Shafii AE, et al. Which is better: a miniaturized percutaneous ventricular assist device or extracorporeal membrane oxygenation for patients with cardiogenic shock? *ASAIO J*. 2013;59(6):607–611.
37. Rihal CS, Naidu SS, Givertz MM, et al. 2015 SCAI/ACC/HFSA/STS Clinical Expert Consensus Statement on the Use of Percutaneous Mechanical Circulatory Support Devices in Cardiovascular Care: Endorsed by the American Heart Association, the Cardiological Society of India, and Sociedad Latino Americana de Cardiologia Intervencion; Affirmation of Value by the Canadian Association of Interventional Cardiology-Association Canadienne de Cardiologie d'intervention. *J Am Coll Cardiol*. 2015;65:e7–e26.
38. Aaronson KD, Slaughter MS, Miller LW, et al. Use of an intrapericardial, continuous-flow, centrifugal pump in patients awaiting heart transplantation. *Circulation*. 2012;125(25):3191–3200.
39. Milano C, Pagani FD, Slaughter MS, et al. Clinical Outcomes After Implantation of a Centrifugal Flow Left Ventricular Assist Device and Concurrent Cardiac Valve Procedures. *Circulation*. 2014;130(suppl 1):S3–S11.
40. Deuse T, Schirmer J, Kubik M, et al. Isolated permanent right ventricular assistance using the HVAD continuous-flow pump. *Ann Thorac Surg*. 2013;95:1434–1436.
41. Deuse T, Kubik M, Reichenspurner H. HVAD implantation in right atrium-to-right pulmonary artery configuration. *Artif Organs*. 2014;38:519–520.
42. Bernhardt AM, De By TM, Reichenspurner H, Deuse T. Isolated permanent right ventricular assist device implantation with the HeartWare continuous-flow ventricular assist device: first results from the European Registry for Patients with Mechanical Circulatory Support. *Eur J Cardiothorac Surg*. 2014;48:158–162.
43. Özalp F, Bhagra S, Bhagra C, et al. Four-year outcomes with third-generation centrifugal left ventricular assist devices in an era of restricted transplantation. *Eur J Cardiothorac Surg*. 2014;46(3):e35–e40.
44. Bashir J, Legare JF, Freed DH, et al. Multicentre Canadian experience with the HeartWare ventricular assist device: concerns about adverse neurological outcomes. *Can J Cardiol*. 2014 Dec;30(12):1662–1667.
45. Landis ZC, Soleimani B, Stephenson ER, et al. Severity of End-Organ Damage as a Predictor of Outcomes After Implantation of Left Ventricular Assist Device. *ASAIO J*. 2015;61(2):127–132.
46. Heyde EC. Gastrointestinal bleeding in aortic stenosis. *N Engl J Med*. 1958;259:196.
47. Letsou GV, Shah N, Gregoric ID, et al. Gastrointestinal bleeding from arteriovenous malformations in patients supported by the Jarvik 2000 axial-flow left ventricular assist device. *J Heart Lung Transplant*. 2005;24:105–109.
48. Crow S, John R, Boyle A, et al. Gastrointestinal bleeding rates in recipients of nonpulsatile and pulsatile left ventricular assist devices. *J Thorac Cardiovasc Surg*. 2009;137:208–215.
49. Stern DR, Kazam J, Edwards P, et al. Increased incidence of gastrointestinal bleeding following implantation of the HeartMate II LVAD. *J Card Surg*. 2010;25:352–356.
50. Demirozu ZT, Radovancevic R, Hochman LF, et al. Arteriovenous malformation and gastrointestinal bleeding in patients with the HeartMate II left ventricular assist device. *J Heart Lung Transplant*. 2011;30:849–853.
51. Tsai HM, Sussman II, Nagel RL. Shear stress enhances the proteolysis of von Willebrand factor in normal plasma. *Blood*. 1994;83:2171–2179.
52. Geisen U, Heilmann C, Beyersdorf F, et al. Non-surgical bleeding in patients with ventricular assist devices could be explained by acquired von Willebrand disease. *Eur J Cardiothorac Surg*. 2008;33:679–684.
53. Steinlechner B, Dworschak M, Birkenberg B, et al. Platelet dysfunction in outpatients with left ventricular assist devices. *Ann Thorac Surg*. 2009;87:131–138.

54. Klovaite J, Gustafsson F, Mortensen SA, et al. Severely impaired von Willebrand factor-dependent platelet aggregation in patients with a continuous-flow left ventricular assist device (HeartMate II). *J Am Coll Cardiol.* 2009;53:2162–2167.
55. Meyer AL, Malehsa D, Budde U, et al. Acquired von Willebrand syndrome in patients with a centrifugal or axial continuous flow left ventricular assist device. *JACC Heart Fail.* 2014;2(2): 141–145.
56. Starling RC, Moazami N, Silvestry SC, et al. Unexpected Abrupt Increase in Left Ventricular Assist Device Thrombosis. *N Engl J Med.* 2014;370(1):33–40.
57. Lindenfeld J, Keebler ME. Left Ventricular Assist Device Thrombosis: Another Piece of the Puzzle? *JACC Heart Fail.* 2015;3(2):154–158.
58. McIlvennan CK, Page RL, Ambardekar AV, et al. Activated partial thromboplastin time overestimates anti-coagulation in left ventricular assist device patients. *J Heart Lung Transplant.* 2014;33:1312–1314.
59. Nassif ME, Patel JS, Shuster JE, et al. Clinical Outcomes With Use of Erythropoiesis Stimulating Agents in Patients With the HeartMate II Left Ventricular Assist Device. *JACC Heart Fail.* 2015;3(2):146–153.
60. Uriel N, Han J, Morrison KA, et al. Device thrombosis in HeartMate II continuous-flow left ventricular assist devices: a multifactorial phenomenon. *J Heart Lung Transplant.* 2014;33:51–59.
61. Mehra MR, Stewart GC, Uber PA. The vexing problem of thrombosis in long-term mechanical circulatory support. *J Heart Lung Transplant.* 2014;33:1–11.
62. Zittermann A, Morshuis M, Kuhn J, et al. Vitamin D metabolites and fibroblast growth factor-23 in patients with left ventricular assist device implants: association with stroke and mortality risk. *Eur J Nutr.* 2015;55:305–313.
63. Nassif ME, Tibrewala A, Raymer DS, et al. Systolic blood pressure on discharge after left ventricular assist device insertion is associated with subsequent stroke. *J Heart Lung Transplant.* 2014;34:503–508.
64. Cooley DA, Liotta D, Hallman GL, et al. Orthotopic cardiac prosthesis for two staged cardiac replacement. *Am J Cardiol.* 1969;24:723–730.
65. Cooley DA, Akutsu T, Norman JC, et al. Total artificial heart in two-stage cardiac transplantation. *Cardiovasc Dis.* 1981;8:305–319.
66. DeVries WL, Anderson JL, Joyce LD, et al. Clinical use of the total artificial heart. *N Engl J Med.* 1984;310:273–278.
67. Copeland JG, Levinson MM, Smith R, et al. The total artificial heart as a bridge to transplantation. A report of two cases. *JAMA.* 1986;256(21):2991–2995.
68. Copeland JG, Smith RG, Arabia FA, et al. Cardiac replacement with a total artificial heart as a bridge to transplantation. *N Engl J Med.* 2004;351:859–867.
69. Copeland JG. SynCardia total artificial heart: update and future. *Tex Heart Inst J.* 2013;40(5):587–588.
70. Dowling RD, Gray LA Jr, Etoch SW, et al. Initial experience with the AbioCor implantable replacement heart system. *J Thorac Cardiovasc Surg.* 2004;127(1):131–141.
71. FDA Approval letter—H040006 AbioCor implantable replacement heart. <http://www.accessdata.fda.gov/cdrh_docs/pdf4/h040006a.pdf>.
72. FDA Summary of safety and probable benefit—H040006 AbioCor implantable replacement heart. <http://www.accessdata.fda.gov/cdrh_docs/pdf4/H040006b.pdf>.
73. Gerosa G, Scuri S, Iop L, et al. Present and future perspectives on total artificial hearts. *Ann Cardiothorac Surg.* 2014;3(6):595–602.
74. Jansen P, van Oeveren W, Capel A, et al. In vitro haemocompatibility of a novel bioprosthetic total artificial heart. *Eur J Cardiothorac Surg.* 2012;41(6):e166–e172.
75. Kobayashi M, Horvath DJ, Mielke N, et al. Progress on the design and development of the continuous-flow total artificial heart. *Artif Organs.* 2012;36:705–713.
76. Fumoto H, Horvath DJ, Rao S, et al. In vivo acute performance of the Cleveland Clinic self-regulating, continuous-flow total artificial heart. *J Heart Lung Transplant.* 2010;29:21–26.
77. Timms D, Fraser J, Thompson B, et al. Acute In-Vivo Trial of a Novel Rotary BiVAD/TAH. *J Heart Lung Transplant.* 2009;28:S255–S256.
78. Greatrex NA, Timms DL, Kurita N, et al. Axial magnetic bearing development for the BiVACOR rotary BiVAD/TAH. *IEEE Trans Biomed Eng.* 2010;57:714–721.
79. Laumen M, Finocchiaro T, Cuenca E, et al. A novel total artificial heart for destination therapy: in-vitro and in-vivo study [Epub ahead of print, September 7, 2013]. *Biomed Tech (Berl).* doi:10.1515/bmt-2013-4373.
80. Organ Procurement and Transplantation Network (OPTN), U.S. Department of Health and Human Services. Data on heart transplantation as of March 6, 2015. <https://optn.transplant.hrsa.gov/data/>.
81. Kato TS, Kitada S, Yang J, et al. Relation of preoperative serum albumin levels to survival in patients undergoing left ventricular assist device implantation. *Am J Cardiol.* 2013;112(9):1484–1488.
82. Lockard KL, Degore L. Lack of improvement in prealbumin at two weeks predicts a poor outcome after mechanical circulatory support. *J Heart Lung Transplant.* 2009;4:S192.
83. Scurlock C, Pinney SP, Lin HM, et al. Safety of Parenteral Nutrition in Patients Receiving a Ventricular Assist Device. *ASAIO J.* 2014;60:376–380.
84. Kawakubo A, Fujigaki T, Uresino H, et al. Comparative effects of etomidate, ketamine, propofol, and fentanyl on myocardial contractility in dogs. *J Anesth.* 1999;13(2):77–82.
85. Kim SJ, Kang HS, Lee MY, et al. Ketamine-induced cardiac depression is associated with increase in [Mg2+]i and activation of p38 MAP kinase and ERK 1/2 in guinea pig. *Biochem Biophys Res Commun.* 2006;349(2):716–722.
86. Santamore WP, Lynch PR, Keckman JL, et al. Left ventricular effects on right ventricular developed pressure. *J Appl Physiol.* 1976;41:925–930.
87. Miyamoto AT, Tanaka S, Matloff JM. Right ventricular function during left heart bypass. *J Thorac Cardiovasc Surg.* 1983;85:49–53.
88. Farrar DJ, Compton PG, Dajee H, et al. Right heart function during left heart assist and the effects of volume loading in a canine preparation. *Circulation.* 1984;70:708–716.
89. Elbeery JR, Owen CH, Savitt MA, et al. Effects of the left ventricular assist device on right ventricular function. *J Thorac Cardiovasc Surg.* 1990;99:809–816.
90. Fukamachi K, Asou T, Nakamura Y, et al. Effects of left heart bypass on right ventricular performance. *J Thorac Cardiovasc Surg.* 1990;99:725–734.
91. Moon MR, Castro LJ, De Anda A, et al. Right ventricular assistance in closed chest dogs. *Ann Thorac Surg.* 1993;56:54–67.
92. Santamore WP, Gray L Jr. left ventricular contributions to right ventricular systolic function during LVAD support. *Ann Thorac Surg.* 1996;61:350–356.
93. Saleh S, Liakopoulos OJ, Buckberg GD. The septal motor of biventricular function. *Eur J Cardiothorac Surg.* 2006;29S:S126–S138.
94. Farrar DJ, Compton PG, Hershon JJ, et al. Right ventricular function in an operating room model of mechanical left ventricular assistance and its effects in patients with depressed left ventricular function. *Circulation.* 1985;72:1279–1285.
95. Farrar DJ, Compton PG, Verderber A, et al. Right ventricular end-systolic pressure-dimension relationship during left ventricular bypass in anesthetized pigs. *ASAIO J.* 1986;32:278–281.
96. Damiano RJ, LaFollette P, Cox JL, et al. Significant left ventricular contribution to right ventricular systolic function. *Am J Physiol.* 1991;261:H1514–H1524.
97. Kawai A, Kormos RL, Mandarino WA, et al. Differential regional function of the right ventricle during the use of a left ventricular assist device. *ASAIO J.* 1992;38:M676–M678.
98. Daly RC, Chandrasekaran K, Cavarocchi NC, et al. Ischemia of the interventricular septum. *J Thorac Cardiovasc Surg.* 1992;103:1186–1191.
99. Starr I, Jeffers GW, Meade RH. The absence of conspicuous increments in venous pressure after severe damage to the right ventricle of the dog, with a discussion of the relation between clinical congestive failure and heart disease. *Am Heart J.* 1943;26:291–301.
100. Feneley MP, Gavaghan TP, Baron DW, et al. Contribution of left ventricular contraction to the generation of right ventricular systolic pressure in the human heart. *Circulation.* 1985;71: 473–480.
101. Pavie A, Leger P. Physiology of univentricular versus biventricular support. *Ann Thorac Surg.* 1996;61:347–349.
102. Sarkar J, Golden PJ, Kajiura LN, et al. Vasopressin Decreases Pulmonary-to-Systemic Vascular Resistance Ratio in a Porcine Model of Severe Hemorrhagic Shock. *Shock.* 2015;43:475–482.
103. Sarode R, Milling TJ Jr, Refaai MA, et al. Efficacy and safety of a 4-factor prothrombin complex concentrate in patients on vitamin K antagonists presenting with major bleeding: a randomized, plasma-controlled, phase IIIb study. *Circulation.* 2013;128:1234–1243.
104. Hanke AA, Joch C, Gorlinger K. Long-term safety and efficacy of a pasteurized nanofiltrated prothrombin complex concentrate (Beriplex P/N): a pharmacovigilance study. *Br J Anaesth.* 2013;110:764–772.
105. Boyle AJ, Jorde UP, Sun B, et al. Pre-Operative Risk Factors of Bleeding and Stroke During Left Ventricular Assist Device Support : An Analysis of More Than 900 HeartMate II Outpatients. *J Am Coll Cardiol.* 2014;63(9):680–688.
106. Anderson E, Jaroszewski D, Pierce C, et al. Parallel application of extra-corporeal membrane oxygenation and the CardioWest total artificial heart as a bridge to transplant. *Ann Thorac Surg.* 2009;88:1676–1678.

再次心脏手术

AMANDA J. RHEE, MD | JOANNA CHIKWE, MD

要 点

1. 再次心脏手术比第一次手术风险更大，原因为患者老龄，合并症更多，而且病变更为严重。同时，首次术后心脏可能与胸骨粘连，再次行胸骨切开会更危险。先前的冠状动脉旁路移植术可能仍有效，但对于瓣膜修补术，则需行瓣膜置换的概率更大。
2. 再次手术前，必须要有一个完整的病史、临床评估和影像学检查，特别要考虑结合多学科专家意见，对手术风险和医疗管理的可能性进行权衡。
3. 麻醉诱导前准备包括安置除颤器电极片、起搏器或除颤器调节器，以及必要的有创监测和开胸前降温等体外循环准备。
4. 通过即时检验指导输血及血制品的输入，凝血功能障碍可以得到有效管理。
5. 紧急探查是一种高危情况，需要迅速而有效的外科干预，通常是心包内出血致心脏压塞。及时输血，给予血流动力学支持，为可能进行的体外循环做好肝素准备。

在当代实践中，3%～4% 的冠状动脉旁路移植术（coronary artery bypass graft，CABG）和大约 10% 的瓣膜手术需再手术[1,2]。与首次或原发性心脏手术相比，再次心脏手术增加了死亡率和主要发病率的风险，因为患者通常老龄，合并症更多，且有较严重的心血管疾病，以及先前的心脏手术所带来的技术挑战[3]。在冠状动脉和瓣膜手术中的外科切口和套管方法通常与先前手术中使用的方法有很大的不同，而需要立即改变计划策略的不良反应是常见的，且通常是可预测的[4-6]。因此，手术团队的术前评估和计划是非常重要的，因为最佳的患者护理可能需要对标准化的心脏麻醉方法的几个方面进行修改。在心脏手术后，急救的发生率从 1% 到 5% 不等，无论是在手术室还是在手术室外，主要的挑战是如何有效地控制首要的心肺不稳定，以及确保安全有效的手术进行。

本章介绍了心脏外科再次手术的两个不同方面。一是心脏手术后 1 个多月间隔内进行再次手术，首次术后存在的粘连和患者出现的并发症需要具有高度针对性的麻醉和手术干预方法。二是急救探查手术，通常是在心脏手术后的头几个小时内进行的，这可能发生在手术室或重症监护室（intensive care unit，ICU）。

再次心脏手术

再次心脏手术的适应证

再次心脏手术的适应证基于与首次心脏手术同样的原则。但是，再次胸骨切开的风险增加，旁路通道的缺乏，患者组群的高龄和较多的合并症，以及瓣膜替换而不是修复也需考虑。因此，对患者来说，相比于医疗或经导管的治疗方法再次手术准可门槛更高。CABG 后有症状的或者移植物狭窄的大多数患者最有效的治疗方法是经皮冠状动脉介入（percutaneous coronary intervention，PCI）[1]。通常认为，左前降支移植物损伤引发明显症状的患者再次行冠状动脉手术，会从主观症状和预后方面获益。再次瓣膜手术的主要适应证包括瓣膜功能障碍（经导管内置式瓣膜移植的结果仍不成熟）和心内膜炎，后者禁忌经导管瓣膜置换。瓣周渗漏问题越来越多地经皮安置封堵器装置解决。由于术前中度至重度右心室功能障碍、肺动脉高压和多器官功能障碍的发病率高，术后瓣膜分离严重、三尖瓣反流，高死亡率和发病率与此密切相关。

术前评估

病史

相比于第一次心脏手术的患者，再次心脏手术的患者一般年龄较大，合并症多，且有较严重的心血管疾病。手术的决定通常依赖于将症状的性质、时间和严重程度的精确描述与诊断研究的结果相关联，并权衡干预的好处与再手术带来的死亡率和发病率的增加风险之间的平衡。任何重大并发症的出现都是评估患者死亡风险或重大并发症的主要考虑因素。

风险计算器，如胸外科医师学会在线风险计算器（可在 http://riskcalc.sts.org/stswebriskcalc/#/计算），是非常有用的辅助工具。由于非心脏残疾而无法进行日常生活活动的患者，可能不适合进行再手术干预，需要详尽的病史来评估这种可能性。此外，病史应涵盖所有既往心血管手术的细节，包括 PCI 的日期和类型；任何心脏手术，包括切口；困难的插管史或对麻醉的不良反应，呼吸衰竭或气管造口术；凝血功能障碍和输血；以及术后脓毒症和器官功能障碍。应尽一切努力取得以前的医院记录，特别是手术记录，以便准确地了解以前的手术，包括插管途径，心脏手术，假体大小，以及任何的术中并发症。

临床检查

导致不良后果的最重要的危险因素之一是虚弱[4]。尽管这并没有很好地定义，也没有包含在大多数风险模型中，但通过观察患者得到一个判断，却是相对容易的，尽管它是主观的判断。通过航天飞机试验、肌肉质量测量和强度测量仪对虚弱的定量评估已经在临床试验中得到应用，但在临床实践中并不常见。所有心脏手术患者的体格检查包括仔细检查整个胸部和腹部。患者可能会忽略心脏和胸外科手术，这些形形色色的手术也许会因为来自乳房下、后侧剖胸处、或腋窝的切口而变得明显。所有的切口，包括导管固定点，心脏起搏器或心脏除颤器插入点，以及体外循环中，上、下肢远端外周导管的可能位置，都应评估远端或近期感染的迹象，愈合不佳，以及血管并发症，如狭窄或动脉瘤的形成。没有记录在病史或之前调查报告里的临床表现其实很重要，很容易引起一些并发症，包括慢性或阵发性房颤；高血压或低血压；外周水肿；感觉和运动神经病变，特别是老年人或糖尿病患者；认知障碍；牙列不良，任何一个进行瓣膜手术的患者都需要牙科检查。气道的评估包括检查胸骨上切迹和气管是否有气管造口术的迹象。

影像学

除了那些年轻患者，他们没有后天形成或先天性冠状动脉疾病的危险因素，其他所有的患者都应该接受近期的心导管检查，包括冠状动脉造影来评估其自身血管和任一冠状动脉旁路的通畅程度和解剖形态。在年轻患者中，计算机断层扫描（computed tomography，CT）冠状动脉造影通常提供充分的冠状动脉解剖信息。冠状动脉造影应该用于确定移植物是否接近乃至附着于胸骨。CABG 有潜在的危险，因为在胸骨再入和纵隔腔清扫的操作都可能导致栓塞，阻塞或出血，诱发心肌缺血、心室颤动。此外，旁路移植物的存在可能决定了手术切口、插管和心肌保护策略的选择（见后面的讨论）（图 29.1）。

横断面成像，通常是 CT，因其揭示了重要结构的关系，包括大动脉、右心房、右心室、肺动脉、无名静脉，以及到设定切口的任一旁路移植物而在制订心脏再次手术计划方面特别有帮助。平扫 CT 提供了从主动脉根部到股骨血管的钙化和动脉瘤性节段的有用的可视化图，它可以决定导管位置的选择。大量假体材料的存在表明潜在的严重粘连。增强 CT 血管造影术可更清楚地显示旁路移植的过程，评估管道通畅程度，并提供周围血管疾病存在的详细信息。当患者需要外周动脉插管或可能需要进行主动脉内球囊反搏时，则显得尤为密切相关。

超声心动图是量化右心室和左心室功能、肺动脉高压和所有瓣膜功能障碍的性质和分级的必要指标。经食管超声心动图（transesophageal echocardiography，TEE）对人工瓣膜心内膜炎和瓣膜修复失败的详细评估很有价值，特别是经胸超声心动图视野很差时。在房颤或无主动脉阻断的跳动心脏中，中度主动脉瓣关闭不全的血液反流会阻碍二尖瓣流出道的血流。这也意味着，顺行血流灌注不会顺利流经主动脉根部，体外循环过程中在阻断血流、停跳之前如果心肌纤颤将会导致心室扩张，最终造成心肌保护不当。

对准备开胸手术的患者进行动脉血气在内的肺功能检查，结果将提示肺呼吸功能是否能耐受手术刺激，特别是肺功能较基线水平更差的体外循环后期。对于有多中心静脉导管、经静脉起搏器或双侧静脉分流术以及有血栓形成病史的患者，其头臂静脉循环狭窄或闭塞的风险增加，而超声对中心静脉通路的术前评估则有很大帮助。

诱导前

诱导前几天

再手术的患者需要和首次手术的患者一样进行相同的实

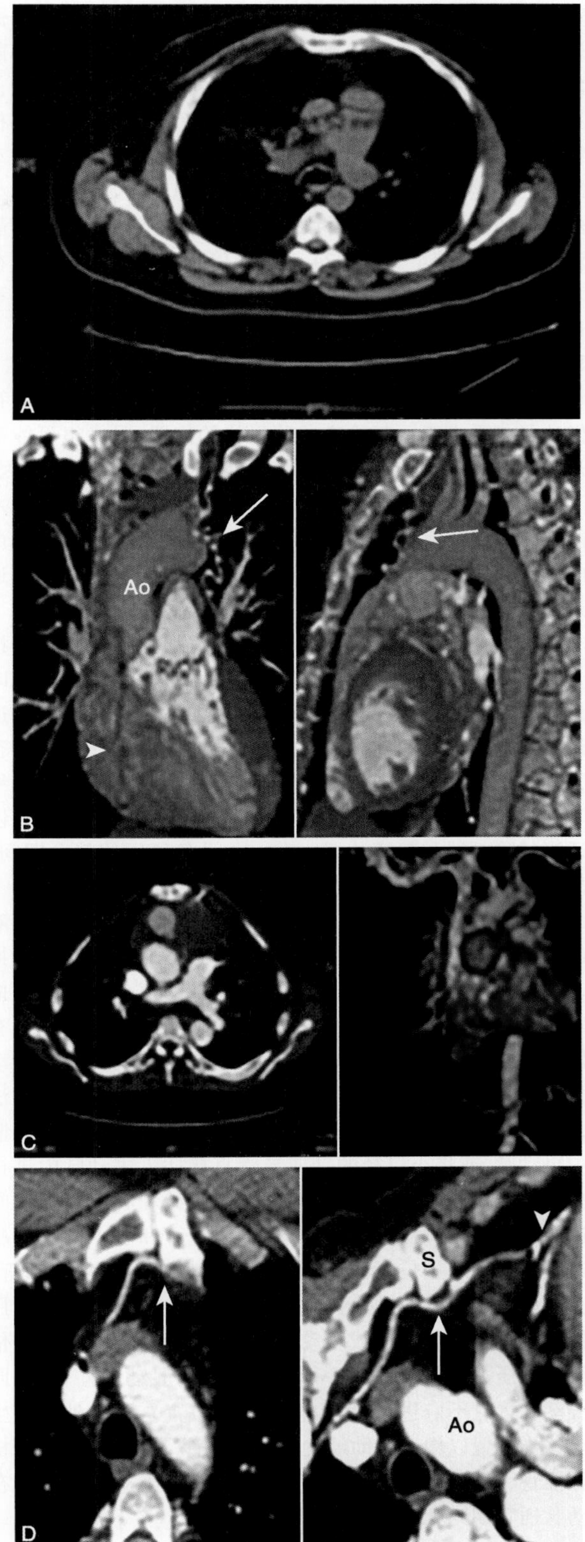

图 29.1 再次心脏手术患者横断面扫描成像显示了再次胸骨切开的风险。（A）低风险：主动脉和肺动脉内径正常且远离胸骨。（B）中风险：左乳内动脉移植物（箭头）在胸骨侧边且远离胸骨。正常内径主动脉（Ao）远离胸骨。（C）高风险：右心室附着于胸骨。（D）左乳内动脉移植物跨越中线接近胸骨（箭头）。（*From Akujuo A*，*Fischer GW*，*Chikwe J. Current concepts in reoperative cardiac surgery*. Semin Cardiothorac Vasc Anesth. *2009*；*13*：*206-214.*）

验室检查。肾功能或肝功能不全提示必须特别注意在体外循环过程中维持足够的全身血容量、灌注压和静脉回流。术前贫血和血小板减少症患者，尤其是体表面积较低的，相比于首次手术更可能需要血液制品。再手术患者术前停用抗血小板药物(特别是双抗血小板治疗)的止血效果优于急性冠状动脉缺血的风险[5]。在急性冠脉综合征的患者中，短效抗血小板药物是通向外科手术的桥梁[7,8]。术前4~6小时应停止静脉注射肝素，术前至少12~24小时应停止输注依替巴肽。在手术前48小时保留使用长效血管紧张素，特别是血管紧张素转化酶抑制剂，可降低术后血管性肌麻痹的风险。

诱导前即刻

在诱导之前，必须将体外除颤器垫附在患者身上。明智的做法是与手术组一起检查这些衬垫的位置，手术组可能需要从左胸壁进入。整个术中保留体外除颤器垫有几个原因：由于致密粘连内部浆通常不能用；黏着物靠近心肌的电灼术可能直接诱发心室颤动；在纵隔的旁路移植损伤则会引起严重的心肌缺血导致心室纤维性颤动。就像在初诊案例中，通过最优的肺活量来提高心脏外心脏除颤器的能量。

有相当一部分比例的再手术患者有心血管植入式电子设备，术前应由熟悉该设备的人员检查以确保其正常工作，同时制订一个术中管理计划(见第5章)。手术进行中，应用合适的计算机程序禁用植入式心脏除颤器的除颤功能模式。否则，电刀可能会诱发心脏除颤(可导致心搏骤停或心室纤颤)。在临时心外膜起搏导线取出前，应再次询问设备并恢复适当的除颤器和起搏装置。在永久设备停用的整个期间，外部除颤器垫应保持原位。

再手术中，体外循环的时间可能延长，伴随相关的血管麻痹或心排低输出状态，而远端动脉的动脉压力往往会受到抑制，而且结果可能不可靠。两根动脉导管的存在对于那些血管麻痹、心脏低输出或灌注不良风险增加的患者来说特别有价值，其中一种导管应该放置在大动脉近端(股动脉或腋动脉)，以此提供判断中央动脉压力的可靠指示。另一种方法是，通过主动脉套管、主动脉出口或心脏停搏液套管等方法监测中央动脉，或将小口径的针或导管直接插入主动脉内进行中央动脉测量，可以在诸如体外循环的起始和脱机等关键间隔进行。该计划应与手术组讨论，因为置管和手术策略将决定这些导管的可用位置和效用。如果计划进行腋动脉插管，则在开始时，同侧桡动脉可提供远端超灌注或低灌注的有用评估，但在对侧(桡动脉或腋动脉)或股动脉必须置管以评估系统动脉压力。如果计划进行体外循环的股动脉插管，则同侧股动脉置管不应进行(因为它在同一位置)，除非外科医生要求这样放置以便于协助经皮股动脉插管。如果计划进行桡动脉插管，则同侧桡动脉置管和静脉通路应当避免以保证在桡动脉插管期间无菌手术区域的最优化。

麻醉

可在手术中使用平衡和高剂量的麻醉技术。必须特别注意在诱导过程中易发生心血管衰竭的高危患者，例如无保护性治疗措施干预的左主干(或等效左主干)的冠状动脉狭窄、严重主动脉瓣狭窄或心脏压塞。如果这类患者失代偿，他们的梗阻状况就意味着很少能对标准的心肺复苏做出良好的反应。急救术、胸内心脏按压和中央体外循环建立通常是不可能的因为粘连物的形成阻碍了安全、快速地进入纵隔。因此，对于心血管功能失代偿的风险特别高的再手术患者，在对其麻醉诱导时，在患者清醒状态下放置动静脉通路是合适的，然后在麻醉诱导前外科医生需要洗手待命，随时准备紧急开胸或股动脉置管抢救。

考虑到大出血的可能和难以快速进行的手术治疗，大的静脉通道，如9号(或更大的)中央静脉置管保证快速输注的实现是至关重要的。深静脉置管应当在浅表血管超声辅助下进行，在经食管超声心动图监测右心房下确认股动脉穿刺术中导丝的深度，完成测压。采用双腔管或支气管阻断的肺隔离方法可用于开胸术。

一旦患者气管插管和监测导管置入，所有先前的胸部和腹部切口，引流管，胸外插管，以及导管固定点都应该由手术小组重新确认。

应标明股动脉和腋动脉插管部位，完成术前准备和无菌单覆盖非手术区域，动脉插管(腋动脉、股动动脉)，导管固定，永久起搏器和除颤器安放可以在无菌操作范围内完成。在划皮前应静脉注射一种抗纤溶剂，以减轻手术后患者术后出血的风险。

划皮前

胸骨切开、肝素化、穿刺置管和建立旁路的策略和顺序或许在再手术中是非常不同的，因为这些步骤的最安全的顺序是由手术的风险决定的(表29.1)[6]。许多机构要求在手术前估计手术时间和核对检查表，在此之前，确定好患者、手术关键人员和手术计划。

这项规定很有用，可以重新确认计划好的步骤次序。切口前应检查交叉配血并确保随时可用。充分启动体外循环电路，在胸骨切开术前安置好旁路管道，在此期间，体外循环治疗师、麻醉师和巡回护士必须在场。

切口

胸骨上的切口通常按标准切口进行，胸骨缝合钢丝不会扭曲，切割，或者是弯曲到两边，或者完全被切除。从理论上讲，这可能会导致包括右心室在内的毗邻血管的撕裂。一些外科医生常规在胸腔镜指导下对胸骨进行初步切口。有种情况，如果主动脉动脉瘤确定与后胸骨相连，那么在第二或第三左肋间隙可能会有一个小的横向切口，以便在正中胸骨切开术前充分游离主动脉。

摆锯切开胸骨前表面。选择一个呼吸暂停期，用摆锯或钝齿剪刀把胸骨后表面在整个长度上游离开。这部分的胸骨切开术对潜在的结构造成了最大的风险。这些结构的受损尤其有问题，因为出血和血流动力学不稳定可能会导致胸内手术中断，在这种情况下，外科医生将无法有效地修补损伤。为了减少此类风险，外科医生通常会试着让麻醉师控制呼吸对纵隔减压，对于那些已经进行了动脉插管和肝素化的患者，请体外循环治疗师暂时抽取患者血液入泵。在极少数情况下，最安全的选择是使用周围的套管开始体外循环，给患者降温，并在划皮和胸骨切开术前阻止血液循环(见表29.1)。最后一种选择通常是为在胸骨切开术中有很高的升主动脉破裂风险的情况保留的。

表 29.1 低、中、高、非常高风险胸骨切开术的风险分层，以及针对风险的手术策略总结

	术前风险评估	术中策略
增加主要伤害的风险因素	低风险再切开术： • 既往心脏手术，未行冠状动脉旁路移植术 • 主动脉与纵隔距胸骨有安全距离（图 29.1A）	• 再切开术、粘连剥离术、标准主动脉插管术；启动旁路；继续残余粘连松解术和心脏外科手术 • 可选：在狭窄切开前暴露周围插管部位
	中风险再切开术： • 距离胸骨 1cm 以上的冠状动脉旁路移植术，包括从左乳内动脉到胸骨旁的左冠状动脉前降支（图 29.1B 中箭头）	• 如上 • 可选：外周动脉插管，给予 5 000U 肝素，通过灌注间歇冲洗动脉管；粘连的再剥离和分离如上所述 • 如果发生大血管损伤，可以在外周、中心开始完全肝素化心肺转流（体外循环）后进行静脉插管
	高风险再切开术： • 左乳内动脉横过中线靠近胸骨，右心室附着于胸骨（图 29.1C），正常主动脉紧靠胸骨 • 第三次或者第四次再切开术	• 在再切开术前进行外周和动脉插管并充分肝素化 • 可选：进行体外循环，停止通气，引流静脉回流进入泵储层以减压右侧心脏
	非常高风险再切开术： • 左乳内动脉横穿中线粘在胸骨上，大面积心肌处于高风险，主动脉移植物或动脉瘤黏附于胸骨	• 外周血管和动脉插管并完全肝素化；行体外循环，再开胸术前降温 • 可选：胸骨切开术期间中低温停循环

Adapted from Akujuo A, Fischer GW, Chikwe J. Current concepts in reoperative cardiac surgery. *Semin Cardiothorac Vasc Anesth*. 2009; 13: 206-214.

电刀是用来分离远离胸骨左缘和胸骨右缘的心脏部分。分离完全之前胸骨的过度牵拉可能导致右心室破裂。其他可能的并发症包括室性心律失常，包括因靠近心肌的电灼烧，左乳房动脉（internal mammary artery，IMA）移植导致的心肌缺血，以及心室功能紊乱和（或）室性颤动的高可能性。

接下来纵隔解剖的目的是获得中央插管和主动脉的阻断钳位，特别是主动脉和右心房。一种"无触点"技术应用于旁路移植，以避免远端栓塞和心肌缺血。在这一分离过程中，最常见的损伤是右心房，通常是壁薄且紧密附着在之前插管和心房切开之处。这样的损伤通常可以通过一期缝合缝合来解决，但是偶尔也会建立体外循环来进行修复。

对于接受二尖瓣、三尖瓣或（偶尔）主动脉瓣手术的患者，右开胸可能比正中开胸危险小一些。然后，肋间肌分离开后，进入胸膜腔之前右肺被抽气瘪下去，该技术用以减小与胸骨相邻结构的损伤风险。右开胸切口的缺点是进入心脏、升主动脉和主动脉瓣的外侧缘受限。尽管在许多患者中是安全有效的，但是经股动脉插管逆行灌注相比于从升主动脉或腋动脉插管顺行灌注，前者与卒中风险升高相关，尤其是在老年患者和那些主动脉粥样硬化患者[9,10]。

插管

体外循环的动脉和（或）静脉插管可以是在外周、中央或两者搭配进行。如何选择取决于胸骨再切开和周围动脉病变带来的风险（见表 29.1），以及在主动脉和右心房的多个先前或者此次手术计划的位置，这可能会限制中心插管的可用空间。例如，多个移植转接与主动脉的吻合口可能有利于外周动脉插管。对于那些对纵隔结构有致命性损伤的患者，外周动脉插管（在某些情况下静脉）可以在胸骨切开术前进行。对套管的选择应考虑患者的体表面积：如果静脉插管太小，体外循环治疗师将无法充分引流静脉回流，如果动脉插管太小，体外循环治疗师将无法提供足够的动脉血流压力。如果外周血管内径太小而不能允许足够大的套管，那么在必要时，通常可以增加额外的套管，以提供系统的充分灌注。

左或右腋动脉和静脉可以通过 5cm 的胸三角肌肌间沟切口暴露。选用腋动脉插管比股动脉有更少的肢体缺血和脑血管事件的风险，并且后者存在逆行动脉血流[10]。腋动脉插管最常见的并发症是与动脉密切相关的臂丛分支的损伤。对动脉本身的损伤会引起局部缺血，血肿和过度灌注，都有可能。将一个 T 形移植物缝在腋动脉上而不是直接将动脉导管缝合，可以减少局部缺血和血肿的风险。同侧臂过度灌注可能与通过 T 形移植物建立体外循环相关。可以避免这种情况只要保持体外循环开始后同侧桡动脉压力不高于对侧桡动脉或股动脉压；这是通过调节腋动脉附近插管位置远端的外科手术区域内的一种硅橡胶环（血管环）的张力来完成的。

股动脉位置可用改良的 Seldinger 技术确定，或者更常见的是在直视下，在腹股沟皮肤皱褶 4cm 的切口下暴露。在股动脉插管中，Seldinger 方法的主要并发症是逆行性切开和腹膜后出血。股动脉比腋动脉更容易受动脉粥样性疾病的影响。在结束后拔除套管必须对远端脉管血流进行仔细检查。有时，动脉切开术需要不断修正或补片修补以确保远端流。

如果仅仅是在外周进行动脉插管，则没有必要一开始使患者充分肝素化。在体外循环建立前如果体外循环治疗师间歇冲洗管路，则单剂量 5 000U 的肝素将足以保持血行通路无血栓。在静脉插管、泵（心脏切开术）抽吸或体外循环建立之前，通常需要对凝血时间超过 480 秒的患者进行全面肝素化，尽管不同机构的规定可能有所不同。

进行外周静脉插管（要求完全肝素化）的主要指示是外科医生在胸骨切开术前所做的决定。腋静脉有时被使用，但内径更大的股静脉，通向右心房的路径更直，可提供最可靠的通路和静脉回流。与 Seldinger 技术相比，采用开放式技术直接观察静脉进行插管更安全。

股静脉和动脉插管的主要并发症是股动脉或髂血管或者逆行主动脉夹层引起的穿孔造成的腹膜后出血，这可能在后期才会体现出来。一个典型的腹膜后出血或夹层，体外循环的特点是低血流量、低灌注压力、静脉回流不佳，由于循环血量丢失过多，最终会造成血肿扩大腹胀膨隆和静脉淤滞。体

外循环开始时，偶尔会发生始于股动脉或腋动脉动脉插管的逆行性主动脉夹层，与同侧高灌注压和系统低灌注压有关。为了避免这些并发症，软导丝应在直视下无阻力插入血管内；只要套管在容器内，尖套管封堵器应立即拔入套管；套管不得在显著阻力下深进；导丝必须保持在一定张力下，总可以轻松向后和向前移动的状态。错位、扭曲，或放置套管内径太小（特别是在股动脉插管，套管的长度进一步降低了血流量）引起的静脉回流不充分可以模拟这些场景，静脉回流不畅，随后的低血流量，并最终腹部膨隆。

体外循环

视患者病情，在再开胸之前，可以安排患者进行体外循环（见表 29.1）。安全的体外循环建立应该由麻醉师、体外循环治疗师和外科医生共同确认。如果患者因为插管的选择和放置可能不是最佳选择已被紧急进行体外循环，这就显得尤为重要了。如前所述，麻醉医生应提高警惕，使用 TEE 尽可能排除并发症和灌注不足的原因，如逆行主动脉夹层或静脉回流减少。静脉回流不足可能仅仅是因为中心静脉压力升高和右心未能充分减压（这可能只会在超声心动图上明显些）。如果不能建立足够的血容量和静脉回流量，那么额外的外周或中央套管必须作为外周动脉或静脉插管的补充，以确保动脉血流和静脉回流通畅，然后才能对主动脉进行钳闭。在体外循环建立之前，超声心动图对腔静脉和冠状静脉窦插管的正确定位是很有帮助的，尤其是术中外科医生由于粘连不易触碰到这些位置。

如果对右侧心脏接近胸骨的解剖结构感到担忧（尤其是右心室存在严重的肺动脉高压），那么一些外科医生会采取预防措施，即在胸骨切开术前暂时将部分循环血量排到体外循环回路的静脉储血层。这就有了右心减压的理论优势，它可以减少锯开胸骨带来的损伤风险。在胸骨切开术完成后，其余的纵隔清扫是在患者体外循环期间还是结束以后进行，这取决于具体的粘连情况和病理分析。虽然尽早开始体外循环增加了旁路时间，但它很可能降低了重要结构的损伤风险，而且似乎没有增加发病率、死亡率或术后出血率。然而这一过程并没有常规进行，主要原因是患者在进行松解粘连的过程中完全肝素化，这可能导致手术过程中输血需求增加；红细胞的回收利用可能会使输血量最小化。

心肌保护

然而，对再次心脏手术的心肌保护遵循与首次手术相同的基本原则（即：心脏的减压，通常是在冷舒张期的时候被抑制以减心肌耗氧量），还有一些其他的因素影响心肌保护策略。再次心脏手术的患者通常比初次心脏手术患者心肌功能差，冠状动脉和心脏瓣膜病也更严重。大多数二次手术中由于技术挑战使得阻断时间明显增加。如果有一个或更多的移植物转接，他们就会在主动脉被钳夹之后，以全身循环血量供应冠状动脉循环。随后用全身血液洗出心脏停搏液，这通常是温暖和正常血钾型，会促成心脏电活动的恢复。如果没有解决这个问题，那么 IMA 不完善的心肌区域可能会缺血区。有几种方法可以避免这种现象发生。传统的方法是夹钳 IMA，但这与移植物损伤的风险和不良反应的增加有关[11]。越来越多的外科医生选择避免完全影响移植物，将患者冷却到 25~27℃，使心脏持续地供给冷的含氧血液，并保持舒张停止。或者，使用不停跳技术（用于冠状动脉手术）或者停跳技术使心脏跳动和间歇性停搏，从而可以完全避免心脏停搏。哪怕只是轻微的主动脉瓣关闭不全，除非回流的血液被左心室排出，不然室颤会导致心室扩张，并且在此种情况下逆行的主动脉血流会使二尖瓣手术非常具有挑战性。

逆行灌注是一种有用的辅助手段，但是再手术患者由于膈肌粘连使得临床触诊通常不可行，致使冠状窦导管的正确放置更具挑战性。因此，外科医生更依赖 TEE 来评估冠状静脉窦的位置，而且停跳期间持续监测冠状窦压力也是至关重要的，以确定一种合适的压力反应（见第 13~15 章）。此外，如果主动脉开放，外科医生应该从左、右主冠状动脉口看到停搏液废水。如果有必要，右心房可以打开，逆行灌注导管可以直接放置在冠状静脉窦；这需要双腔插管和真空辅助静脉引流或夹闭两腔防止气栓。

手术策略

再手术在安全的体外循环建立以后面临着具体的挑战。CABG 冠状动脉通常被粘连所阻碍，必须完全分离开以获得冠状动脉回旋分布。其他位置的旁路移植或人工瓣膜增加了心脏瓣膜暴露的难度，而且可放置的假体的大小也受到先前假体在相同或不同位置的限制。人工瓣膜切除术可能会导致相邻结构的更广泛的损害，需要更复杂的重建；在新假体植入之前要求对所有感染材料进行广泛的清创而导致的人工瓣膜心内膜炎属于尤为特别的一个情况。不阻断血流进行二尖瓣手术可能会导致术野暴露不充分，因为整个主动脉根部遮住了前外侧的区域，并且在主动脉瓣不全的情况下（可能会由于心房牵引而加重），后二尖瓣可能会被来自左心室的血流所掩盖。此外，只要二尖瓣能够减少喷射空气进入升主动脉的风险，就要必须小心注意保持室颤和完全加压主动脉根部。

旁路脱离

与第一次手术相比，再手术脱离体外循环的主要区别是需要进行更广泛的脱离供气。肺血管和左心室开放固定在粘连物上，从而比初次手术获得更多的空气。即使心腔内的空气无法可视化，鱼精蛋白也不能在体外循环停止以后几分钟内给予，因为空气往往会从肺静脉返回心脏几分钟，需要持续活跃的通气，直到它全部排出为止。倘若因为空气栓塞、心肌梗死或右心室衰竭而引起的血流动力学不稳定需要再次体外循环，这也促成了其紧急重建。

凝血管理

因为创面的表面积很大（特别是完全肝素化的患者）和长时间体外循环，所以再手术患者的凝血障碍很常见。快速检测，包括血小板功能检测、血栓弹力图和输血计算，有利于恢复凝血功能，减少输血需求（参见第 19、34 和 35 章）[12]。

术中紧急情况

3%~10% 的再次心脏手术会发生术中不良事件，有四分之一发生在胸骨切开术期间或之前，其余大部分发生在体外循环建立之前的纵隔解剖中[3,12,13]。潜在的与胸骨切开术相关的危及生命的损伤包括旁路移植物损伤(这是最易受损的结构)和主动脉损伤。此外,右心房、右心室和无名静脉的损伤是常见且不易解决的难题,右心衰竭患者尤甚。可通过内径粗大的外周或中心静脉导管或经动脉插管快速实现分流。动脉为主的损伤即刻危及生命,无论是大出血还是心肌缺血,通常要求立即肝素化,插管,体外循环建立。最近在克利夫兰诊所进行的一系列研究中,1986—1996 年间接受治疗的 655 名患者中,IMA 移植物的损伤发生率为 5.3%,而后来同一机构的患者的发病率为 3%。这一改进归功于术前影像和计划的改善。作者的结论是,预防策略的失误,包括术前影像学不充分,是他们系列中 55% 的术中不良事件的原因。

重大的血流动力学不稳定、可能需要体外循环的事件(包括大出血),麻醉医师应注射肝素建立体外循环(300~400U/kg 或体外滴定剂量计算超过 2.5~3U/ml)。如果不可中央插管,胸腔外部位应紧急插管,建立体外循环。当患者完全肝素化并有动脉插管时,可能会启动“抽吸”,以允许部分临时的体外循环。在这种情况下,所有静脉回流到体外循环回路的方法都是从心脏切开术(“冠状吸入术”)置入纵隔或撕裂的心脏结构中,直到静脉插管建立。患者仍应保持通气,因为左心可能会排出从肺静脉中回流的血液。心脏切开的时间应该尽可能短;广泛的溶血是由湍流和心腔内空气混合物引起的。

如果主动脉有严重的损伤,单靠体外循环不足以控制这个问题。主要目标是通过直接压迫或闭塞在一定程度上控制出血,使有效的体外循环能够持续几分钟。恢复主动脉的连续性常常需要全身低体温,以便在适度的低体温循环抑制期间,对主动脉进行评估和修复。

如果 CABG 无意间撕裂或损伤,可以通过冠状动脉内分流来降低损伤部位的血流,减少所引起的心肌缺血和心室颤动的风险。然而,快速建立体外循环常常是必要的。很明显,ST 段抬高、心动过缓或心室纤颤与动脉出血有关。最初的目标是左心室减压和充分恢复全身循环。最终的目标是通过修复损伤或替换移植物来恢复冠状动脉灌注。

主要的术中不良事件可能对手术计划产生重大影响。一旦患者稳定下来,就值得回顾一下与团队修订策略的必要性。例如,外科医生可以选择不根据边缘的病变迹象实施治疗,从而缩短体外循环和心肌缺血时间。非常偶然的情况下,手术可能会中止,患者被送到重症监护室,计划稳定一段时间后 24~48 小时内返回手术室。如果因肺水肿或腹部膨隆而出现明显的纵隔压迫,或者有严重的右心室功能障碍,保持血流动力学稳定下关闭患者的胸腔几乎不可能实现。如果胸部闭合延迟,通常需要打开胸骨固定。开胸患者应充分麻痹并完全镇静,以免胸骨边缘撕裂右心室。虽然皮肤边缘通常近似为无菌膜及安置的纵隔引流管由密封胶密封(通常是纵隔缝隙填料),但是纵隔结构和胸骨边缘的持续出血量可能会很多,这些患者在计划关胸手术实施前可能需要重回手术室做纵隔清扫。

再次手术结果

克利夫兰诊所针对 2002 年到 2004 年间 127 例再次心脏手术的患者做了一个术中不良事件分析,作者发现 CABG 后再次心脏手术患者遭受术中不良事件率是普通一次术中不良事件的两倍(8.2% vs 4.4%, $P=0.003$),其中大部分是由于旁路移植物损伤。同样,梅约诊所针对 1996 年至 2007 年的 231 名患者进行的回顾性分析中,先前旁路移植术损伤在该系列观察到的所有手术损伤中占比为三分之一,发生率为 11%。这很可能发生在体外循环建立之前,并且与大多数其他心脏损伤相比,死亡率更高。

西奈山医学针对 2000 年至 2011 年间 363 例再次瓣膜手术进行了一项回顾性分析,发现旁路移植损伤的发生率较低(3%),且并没有发现旁路移植是术中不良事件的显著预测因子。这可能归因于对再次手术策略采用了一种个体化的风险分层方法。包括常规的术前 CT 扫描,在胸骨切开术前灵活进行外周插管和体外循环,以及主治医生直接监督胸骨再次切开和纵隔手术操作。在研究期间,手术死亡率由 5% 下降到 2%。3%($n=11$)的病例发生了主要结构的损伤,包括右心室($n=3$)、主动脉($n=1$)、肺动脉($n=1$)和旁路移植物的撕裂伤($n=2$),但预示发病率或死亡率的早期因素只有严重的肺动脉高压[比值(OR)2.7;95% 可信区间(CI)1.17~6.2]具有较高的手术风险评分。肺动脉高压是晚期心肌病的指示剂,与肺功能不良有关。应对肺动脉高压的策略包括积极管理术前奈西立肽的输注;围手术期吸入给药和静脉注射血管扩张剂;如有指证胸骨切开术前右心室减压;精密细致的心脏保护;实施灵活的三尖瓣瓣膜成形手术治疗三尖瓣瓣环扩张或中度的三尖瓣反流;以及术后发生右心室功能障碍实施主动脉内球囊反搏。

紧急再探查

适应证

在心脏手术后的头几个小时内,大约 1% 到 3% 的患者需要进行紧急探查。紧急开胸手术治疗心脏压塞和急性纵隔内出血。它允许心脏内按压(密闭胸腔中,心脏指数从 0.6L/(min·m^2)增加到 1.3L/(min·m^2)]、心外膜放置导线、缓解张力性气胸、心内除颤,以及纵隔急性大出血的管理[14]。因此,另一个紧急探查的主要指征是对几分钟的心肺复苏术没有满意反应的心脏骤停,其中的不明原因很可能由紧急手术得以解答。在心脏手术后,20%~50% 的心脏停搏结果会导致紧急开胸探查[14]。

除了灾难性手术出血或急性心脏压塞外,对纵隔腔大量出血的干预时间几乎总是会引起一些争论。当外科医生对手术出血部位有特别的担忧时,外科探查手术的门槛可能很低。但是显著的凝血功能障碍的手术门槛可能要高得多,尤其是如果在手术室里已经做了大量努力来确保止血。总的来说,患者可能需要开胸探查止血的迹象包括:①在 1 小时内出血量大于 400ml;②出血大于 200ml/h 超过 2 小时;③在 24 小时大于 2L 失血量;④出血率增加,特别是合并凝血功能障碍;⑤出血合并低血压、低心输出量,或心脏压塞。

一般考虑

接受紧急探查手术患者的麻醉及手术注意事项不同于

那些术后早期接受再次心脏手术,包括旁路移植修补或其他的心脏手术。紧急开胸探查术中,患者的血流动力学不稳定,经常需要体外心脏按压进行心肺复苏。紧急手术的触发点可能是几个小时的低心脏输出状态,伴随严重的代谢紊乱。在持续出血的情况下,患者可能会有凝血功能障碍,可能已经接受了大量输血。如果患者太不稳定而不能被转移到手术室,那么就需要在重症监护室进行紧急手术治疗。在实践演练和团队协议完善的基础上进行预先准备工作,有助于克服手术室人员数量少、设备和空间不足的劣势,这可能是阻碍患者进行安全有效的复苏的主要因素。此外,心脏手术和心脏停搏的时间越长,心脏停搏的原因就越不可能通过紧急手术而得到有效的治疗。下面的建议是基于欧洲心脏胸外科临床指导委员会的心脏手术后心脏骤停的优秀指南[14]。

心脏骤停的识别和快速启动高级生命支持是必要的,包括心脏手术患者的心脏按压、电除颤和气道管理。快速准确地确认气道通畅和双侧肺听诊是必要的。缺氧是心脏骤停且不能被紧急再次胸骨切开圆满解决的原因(即,有效的管理可能会延迟)。气道压力高或手控通气顺应性降低是最常见的原因有支气管痉挛,气管导管阻塞,选择性支气管插管,或张力性气胸。心脏停搏不是由心室颤动或室性心动过速引起的,可能是由缺氧、心脏压塞,严重的低血容量、张力性气胸和完全性传导阻滞合并心外膜起搏失败。室颤和心动过速导致心脏手术后大约三分之一的心脏骤停,可能是由心肌缺血、代谢及电解质紊乱(特别是酸中毒和低钾血症),或非同步起搏导致 R-ON-T 现象即起搏尖峰发生在 T 波,这可能会导致室性心律失常(即过早的 QRS 波群中断之前的 T 波)。在一项对心脏停搏的 79 次紧急开胸手术的分析中,存活的主要决定因素是能否在 10 分钟内重新打开胸腔[14]。

再次胸骨切开术的地方

在重症监护室中进行探查还是将患者转移到手术室的最终决定主要取决于患者的稳定性。如果患者的血流动力学稳定到可以安全地转移到手术室,比在重症监护室里进行胸骨切开术要好得多,原因有几个。第一,重症监护病房进行外科手术治疗的设备通常是有限的,这对于任何可能需要重新建立体外循环的患者来说都是一个关键的因素。第二,外科医生穿戴无菌手套和手术衣,完全依赖其他人员定位仪器和设备。手术人员通常不熟悉重症监护病房的设备的位置,而重症监护病房的工作人员几乎总是不熟悉所需要的特定用品,并且全神贯注于患者护理的其他关键方面。第三,宽大、相对不动的重症监护病床的无菌、光照和使用障碍妨碍了有效的外科干预。常规的紧急胸切练习和小组协议允许整个团队克服这些限制,但是能定期进行这些操作的单位是特例,并未得到普及[14]。

紧急再次胸骨切开术的实施

麻醉师的主要作用是确保患者在再次开胸手术时充分通气,可能需要紧急插管,应始终包括检查气道通畅和双侧进气,如前所述。第二重要的是静脉通路下大容量输液、大量输血需求的管理和血管活性药物输注维持血液循环。第三个重点是一旦决定使用体外循环,需将 300U/kg 的肝素用于患者。在心脏停搏的几分钟内停用镇静剂和麻醉药物的不太引起人们的关注。这些药物可以在血流动力学稳定和脑灌注满足后重新制订。与外科和护理团队进行清晰而集中的沟通是至关重要的。应指定一名专门的护士留在床边,以协助管理治疗泵、药物和气道。

如果患者正在接受胸外按压,这个过程将继续进行直到外科医生穿手术衣戴无菌手套。使用一个全功能的无菌帘(有一个透明的附着力的窗口覆盖着切口)比消毒皮肤和多层铺单要快得多。随后,由已经穿衣戴手套的外科手术组恢复胸外按压。重新打开胸腔所需的最低设备是一个无菌的杨克氏吸引头和管道,连接到墙上的吸力,刀片、钢丝刀和一个重的针头驱动。切开到缝合钢丝,剪断和抽出钢丝,恢复胸骨切口弹性。从胸外按压到开胸的过程不超过 3~5 分钟,这是以最简单的无菌技术实行的时间估计。胸骨的打开通常可以减轻心脏压塞,如果在开胸前有心输出量的话,患者的血压会升高很大幅度。如果没有心输出量,外科医生的首要任务是进行胸内心脏按压,而不破坏任何旁路移植,如有指示然后进行心内电除颤,心外心搏,或控制出血。一般执行胸内心脏按压最安全的方法是用两只手,右手指关节抵着膈膜,指尖于心尖部,左手掌放在右心室,挤压手掌,产生 50~60mmHg 的收缩压。如果不能恢复心输出量,就需要进行体外膜肺氧合或体外循环。患者必须完全肝素化。如果血流动力学稳定和止血能暂时实现,患者可能会被转移到手术室,开胸以获得最终控制。在非胸骨切开心脏手术后发生停搏,如微创直接冠状动脉绕道(MIDCAB)或小切口瓣膜手术,胸骨切开是为了探查,便于胸内心脏按压和体外循环;为了这个目的,重症监护病房也需要配置胸骨锯。

在心脏手术后发生心脏骤停继而接受紧急探查术的患者中,大约 40%~50% 的患者得以存活,其中一半平安出院。5% 的幸存者叙述有胸骨伤口感染。经验性抗生素在紧急探查手术期间常规给予,术后抗生素冲洗和长期使用抗生素是一种合理的辅助手段。

对于那些已经稳定可以转移到手术室的患者,通常是适当放置任何需要的导管和在麻醉诱导前准备和覆盖患者,因为诱导可能导致急性血流动力学失代偿。最常见的情况是迟发性心脏压塞。虽然这些患者看起来似乎代偿良好,并且手术计划可能仅仅是剑突下小切口引流,但这些患者应该被视为潜在的胸骨切开术患者,并且应该配置有大的静脉通道,动脉和中央静脉压力监测,以及 TEE 兼备。

结论

本章讨论了再次心脏手术的风险。随着时间的推移,重点心脏中心的管理策略的演变似乎降低了发病率和死亡率。麻醉医师在管理大口径静脉通道、TEE 监测插管和心脏功能及适当控制止血等等方面起着至关重要的作用。在这个高危患者群体中,一个有凝聚力的外科医生、麻醉医师、灌注医师和护士的合作是进一步改善预后的关键。

(阮文晴 译,李泉 校)

参考文献

1. Ghanta RK, Kaneko T, Gammie JS, et al. Evolving trends of reoperative coronary artery bypass grafting: an analysis of The Society of Thoracic Surgeons Adult Cardiac Surgery Database. *J Thorac Cardiovasc Surg*. 2013;145:364–372.
2. Thourani VH, Suri RM, Gunter R, et al. Contemporary real-world outcomes of surgical aortic valve replacement in 141,905 low-risk, intermediate-risk and high-risk patients. *Ann Thorac Surg*. 2015;99:55–61.
3. Breglio A, Anyanwu A, Itagaki S, et al. Does prior coronary bypass surgery present a unique risk for reoperative valve surgery? *Ann Thorac Surg*. 2013;95:1603–1608.
4. Chikwe J, Adams DH. Frailty: the missing element in predicting operative mortality. *Semin Thorac Cardiovasc Surg*. 2010;22:109–110.
5. Ferraris VA, Saha SP, Oestreich JH, et al. 2012 Update to The Society of Thoracic Surgeons guideline on use of antiplatelet drugs in patients having cardiac and noncardiac operations. *Ann Thorac Surg*. 2012;94:1761–1781.
6. Akujuo A, Fischer GW, Chikwe J. Current concepts in reoperative cardiac surgery. *Semin Cardiothorac Vasc Anesth*. 2009;13:206–214.
7. Yusuf S, Zhao F, Mehta SR, et al. Effects of clopidogrel in addition to aspirin in patients with acute coronary syndromes without ST-segment elevation. *N Engl J Med*. 2001;345:494–502.
8. Braunwald E, Antman EM, Beasley JW. ACC/AHA guideline update for the management of patients with unstable angina and non–ST-segment elevation myocardial infarction—2002: summary article. *Circulation*. 2002;106:1893–1900.
9. Crooke GA, Schwartz CF, Ribakove GH, et al. Retrograde arterial perfusion, not incision location, significantly increases the risk of stroke in reoperative mitral valve procedures. *Ann Thorac Surg*. 2010;89:723–729.
10. Etz CD, Plestis KA, Kari FA, et al. Axillary cannulation significantly improves survival and neurologic outcome after atherosclerotic aneurysm repair of the aortic root and ascending aorta. *Ann Thorac Surg*. 2008;86:441–446, discussion 446–447.
11. Roselli EE, Pettersson GB, Blackstone EH, et al. Adverse events during reoperative cardiac surgery: frequency, characterization, and rescue. *J Thorac Cardiovasc Surg*. 2008;135:316–323.
12. Shore-Lesserson L, Manspeizer HE, DePario M, et al. Thromboelastography-guided transfusion algorithm reduces transfusions in complex cardiac surgery. *Anesth Analg*. 1999;88:312–319.
13. Gillinov AM, Casselman FP, Lytle BW, et al. Injury to a patent left internal thoracic artery graft at coronary reoperation. *Ann Thorac Surg*. 1999;67:382–386.
14. Dunning J, Fabbri A, Kolh PH, et al. Guideline for resuscitation in cardiac arrest after cardiac surgery. *Eur J Cardiothorac Surg*. 2009;36:3–28.

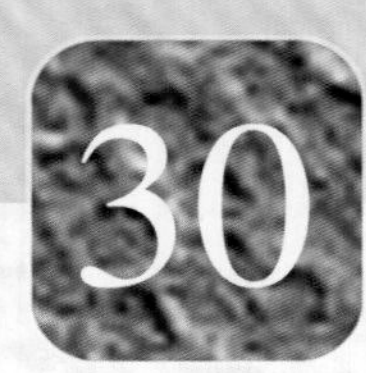

心脏手术室的安全管理

JOYCE A. WAHR, MD | T. ANDREW BOWDLE, MD, PhD | NANCY A. NUSSMEIER, MD, FAHA

要 点

1. 心脏外科患者发生不良事件的风险极高，但这类不良事件往往是由于人为过失而造成的，包括错误的决策（诊断、治疗措施）和执行有误（未能正确的执行计划），因此是可预防的。
2. 人为过失普遍存在，有时难以预防。有些过失无法通过努力工作来完全避免，也无法通过淘汰犯错误的人员而杜绝。减少人为过失需要完善制度，包括预防过失的产生（强制手段）和避免过失影响到患者。
3. 睡眠缺失和疲劳会让人更容易产生过失。在美国，虽然住院医生的工作时间是有限制的，但其他级别的医生却没有，这一点有别于其他国家。
4. 非技术性的问题，如领导、沟通、合作及环境，对患者安全至关重要，但却很少受到重视。分心、打断、噪声和警报声等会导致技术操作出现过失，增加心脏手术的死亡率。
5. 沟通环节出现问题是人为过失产生的根源，如遗漏信息或者理解错误（交流问题时无论是遗漏信息或是理解错误均是突发事件产生的根源）。程序化的交流方式能够减少差错，否则在交接班时会遗漏大量信息。
6. 团队合作培训能够降低手术死亡率，但团队培训需要细心准备而且需要定期进行。
7. 带有核查表的手术信息简报能够显著降低手术死亡率。执行情况汇报能够使团队找到隐患并制订改进措施。
8. 模拟演练是一项有效的、能同时兼顾技术性和非技术性两个方面，并能满足团队训练以应对罕见严重突发事件的有力手段。
9. 应急手册应在每个手术室内都配备齐全，以便在发生罕见的危机事件时提供指导（例如恶性高热、无脉性电活动）。
10. 用药错误在每150~200个麻醉病例中就会发生1例。麻醉患者安全基金会（Anesthesia patient safety foundation）发布了减少用药错误，包括标准化用药、使用辅助技术（如条形码和智能输液泵）、药房参与临床用药的每个步骤和建立安全用药的文化氛围的一系列建议。
11. 术中知晓在每1 000例麻醉病例中就会发生1~2例，心脏外科手术中更为常见。脑电监测和维持呼末肺泡浓度不低于0.7，能够有效降低术中知晓的发生率。
12. 工作环境的文化氛围能够明显影响患者的安全。等级森严的工作环境常以问责并以被问责为耻，而这种文化氛围阻碍了人们去发现隐患不利于纠正。一个适宜的文化氛围是承认人为过失的存在，以积极的态度重新设计工作体系以防止再次发生错误，但对明知故犯者的个人仍要问责。

Blalock、Gibbons 和 Lillihei[1] 等在心脏手术开展的初期取得了令人瞩目的成功。那时候的患者如果不进行外科手术治疗就一定会面临死亡，这也促使外科医生去寻找一种安全有效的体外循环和氧合的方法。现如今，每年有近50万患者接受冠状动脉旁路移植术（coronary artery bypass graft, CABG），死亡率和并发症发病率对当年早期的先驱者来说都是难以置信的[2]。在2000年到2009年的10年间，CABG相关死亡率从2.4%降低至1.9%，相对风险下降24.4%（图30.1）[2]。

尽管心脏手术已经取得了令人瞩目的进展，但报告显示接受心脏手术的患者每年都在因可预防的不良事件而出现并发症和死亡[3]。Gawande 等[3] 研究发现，心脏手术患者比其他手术患者更有可能发生不良事件（12.2% vs 3%），其中54%的不良事件被认为是可预防的。这些数字可能仍低于不良事件的真实发生率。He 及他的同伴[4] 在系统性回顾中发现：6.7%心脏外科手术患者患有医院获得性呼吸机相关性肺炎，而这个并发症一般认为是可以预防的[5]。

不同的研究结果表明，全美每年有99 000例[6,7]、280 000例[8] 甚至多达400 000例[9] 住院患者因可预防的不良事件而死亡，而这也体现了评估可预防的不良事件发生率的困难性。Starfield[10] 认为，在美国可预防的不良事件是第三大死亡原因。尽管备受关注和讨论，消除这些可预防的医疗不良事件却是十分困难的[10]，主要是因为医学教育仍然集中在技术性医学而不是非技术医学上。麻醉住院医生用于学习气管插管和颈内静脉穿刺技术的时间远远多于学习如何清晰准确地沟通及理解人为过失发生的复杂性[11]。

做好患者的安全管理，就要做正确的事（比如在具体情况下选择最佳方案），还要用正确的方式做好正确的事（比如避免人为过失）。本书大部分内容都是在讨论特定情况下如何选择最佳方案，而本章则要讨论安全规范的要求：①为患者制订正确的治疗计划（遵循循证医学）；②准确无误地执行计划（防止或纠正人为过失）。

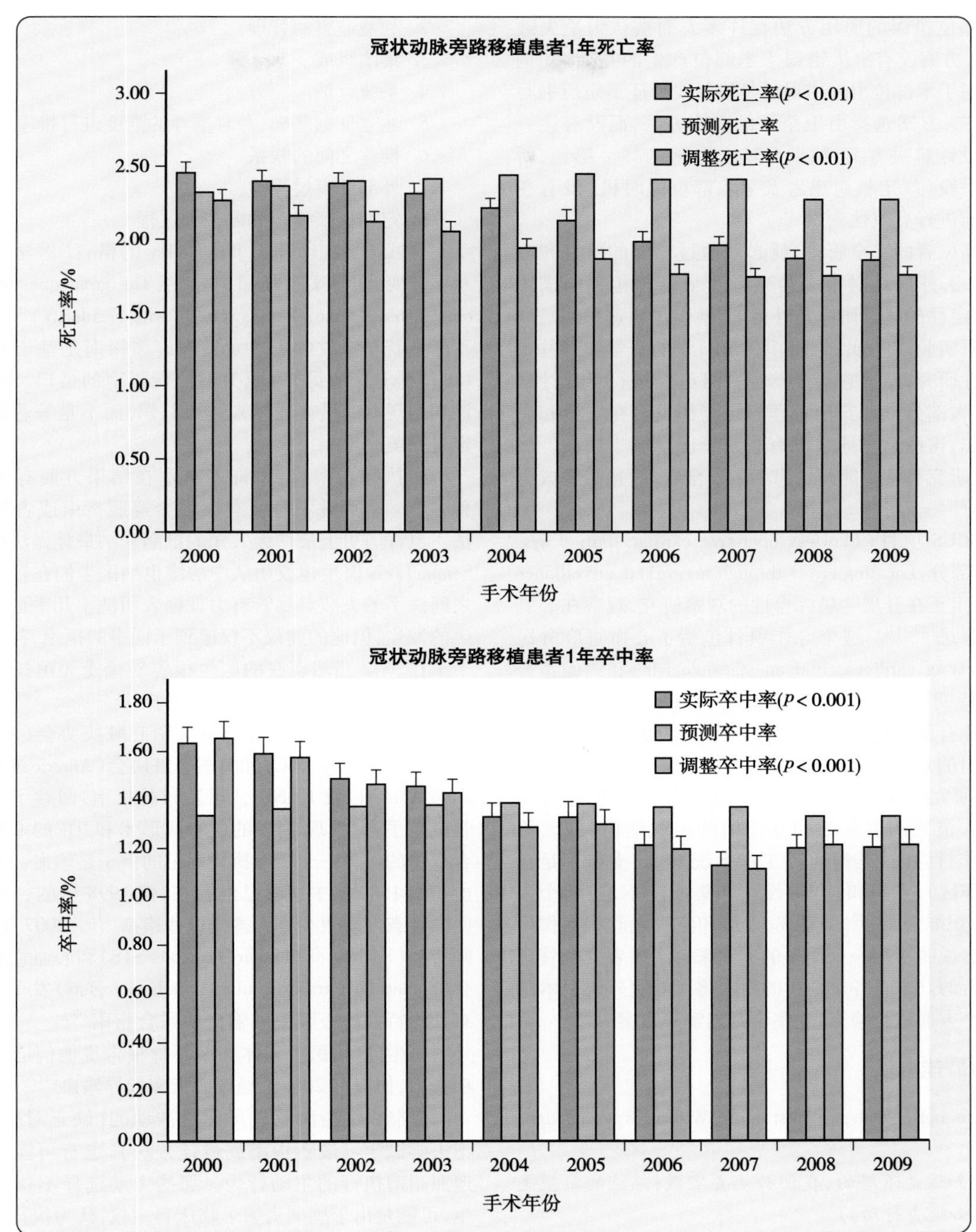

图 30.1 从2000年到2009年冠状动脉旁路移植患者的死亡率和卒中率变化。(*From ElBardissi AW, Aranki SF, Sheng S, et al. Trends in isolated coronary artery bypass grafting: an analysis of The Society of Thoracic Surgeons adult cardiac surgery database.* J Thorac Cardiovasc Surg. *2012;143:273-281.*)

科学的安全管理

过去的观点普遍认为,减轻可预防的危害要从医务人员的自身因素入手,包括更加努力地工作,更加警惕小心,强调“做得更好”。所幸的是科学证据已经告诉我们,团队、个人和工作环境文化氛围三者共同影响着患者安全[12,13]。医疗与航空、核工业、军事领域一样,是一个具有高风险的复杂领域,过失可以造成巨大伤害。虽然患者并不是飞机,外科手术也不是开飞机,但这些高可靠性的行业有许多地方值得我们去学习。严谨科学的患者安全管理有助于我们理解过失如何是产生的,及指导我们设计安全规范并验证其效果从而有效地实施改进,还能够衡量干预措施的有效性,从而确保不断改进。

在研究患者的安全管理中,我们不断寻找其科学性。2000年人们开始意识到手术部位错误是个重大问题。在2004年,美国医疗机构联合委员会(The Joint Commission)发布了关于防止手术部位错误的通用方案。尽管如此,2013年全美患者错误或手术部位错误的案例每周仍有50例[14]。这项防止手术部位错误的通用方法在许多方面被认为是失败的[15]。第一,方案没有解决错误手术部位产生的复杂性(例如没有涉及当手术部位出现错误时是放射线片还是病历书写的问题);第二,方案选择由上至下的实施方法,而没有让一线人员参与设计解决方案,结果令其沦为形式[16]。第三,所提出的干预手段(规定核对患者及手术部位的时机)没有在正式颁布之前进行有效性测试[14]。

要想提高患者的安全管理,就必须通过科学的研究和应用[17]。然而,医务人员对很多与患者安全管理相关的描述性、观察性或定性的科学研究是外行的,他们主要熟悉的是严格的定量分析实验[18]。此外,很多传统科学的医学期刊并不愿意发表定性研究,即使它科学严谨并且已经进行了统计学分析。因此,大部分患者安全管理的研究都发表在安全和质量相关的杂志,这些杂志通常没有收录于医学图书馆内。然而,这些定性研究有希望能改进患者的安全管理,且需要成为医学的一部分[19]。

作为 FOCUS 项目(Flawless operative cardiac unified systems)中的一部分,Locating errors through networked surveillance(LENS)项目组正在开展一项综合性的观察研究,观察在心脏手术间里的隐患[20,21]。这个合作项目包括了心血管麻醉医师协会(Society of cardiovascular anesthesiologists)和约翰霍普金斯阿姆斯特朗研究所(Johns Hopkins Armstrong Institute),它是一群训练有素的包括人造材料工程师、麻醉医生和组织心理学家在内的观察员组成的队伍,共观察了 20 个心脏手术[21]。这项研究明确了心脏手术间存在的各种隐患,并详细阐述了工作人员之间复杂的相互作用的组织结构(缺乏策略),团队合作行为(缺乏沟通),工作系统缺点(支持不足且需要多个工作区),设备和技术(设计和集成度不足)和个人失误(情境意识能力)[21-25]。系统、人员和流程之间相互作用的复杂性突出说明了用一个简单的方案来解决患者安全管理问题是不可行的。来自各个学科的专家将对心脏外科手术围手术期的每个方面进行检查,并整合提出解决方案[19,26,27]。

循证基础的最佳方法

Knowing is not enough; we must apply. Willing is not enough; we must do.

(仅限于知道是不够的,我们必须去实践;单纯的希望是不够的,我们必须去行动。)

Johann Wolfgang von Goethe(1749—1832)

当患者进行一些过时的、不符合当前最佳标准的手术时安全性较低。在麻醉方面,1986 年提出了采用了正式监测标准针对实践操作的首个“指南”[28]。自那时起,指南的数量增长迅速。美国指南中心(National Guideline Clearinghouse)收藏了 2 300 个医疗指南和近 1 000 个手术指南。虽然数量上增长迅速,但是指南的发展并不顺利。一项研究发现,近一半的指南是基于专家意见而不是 A 级证据;很多指南没有对证据进行分级而且许多作者存在利益冲突[29,30]。

到了 2011 年,美国医学研究所(Institute Of Medicine)发布了一套制定指南时需要满足的八项标准[31]。标准如下:

1. 透明性
2. 利益冲突的管理
3. 集团组成
4. 系统评估
5. 建立证据基础,并对推荐的强度进行排序
6. 推荐之间的联系
7. 外部评审过程
8. 定期更新指南的需求和过程

这八项标准印证了 Bill Kelley 的格言“医学上的大问题永不改变,而答案在规律中寻找(The great questions in medicine never change; the answers do with regularity)”[32]。对指南不断更新和修改的需求及发现许多指南是基于意见提出的(即使是专家意见)常成为不执行指南的借口。然而医生应该利用现有的最佳证据来达成共识,而不是等着证据变得确定且完美[33]。

在执行指南以后,许多文章在结果方面有了明显的改善[34-36]。然而并不是所有人都会遵照指南或者执行最佳做法。也许历史上最广为人知的抵制采纳最佳做法的例子就是 Semmelweis 医生建议团队中的维也纳医生们在接触不同患者之间洗手的失败。尽管有力证据表明洗手几乎可以消除产褥热的发生,但他的建议不仅遭到了同事的拒绝,甚至还因此丢了工作[37]。当然现在的医生很容易接受无菌技术在手术中是强制执行的而不由医生个人选择。

2003 年,Leape[38]等根据美国心脏病协会(American college of cardiology ACC)和美国心脏协会(American heart association AHA)以及 RAND 公司发布的指南,回顾了 CABG 和血管成型手术,发现 24% 的血管成形术和 9% 的 CABG 是不符合指南的。另一个指南执行不足的例子是输血。心脏手术输血指南 1980 年中期就已经存在,但 1998 年的一项制度实践回顾调查发现很少有人遵守这些指南[39]。2007 年,胸外科医师协会(Society of thoracic surgeons STS)和心血管麻醉医师协会(Society of Cardiovascular Anesthesiologists)发布了更正式具有社团特性的心脏手术输血的联合指南[40]。3 年后,80% 的外科医生、麻醉医生和体外循环师报告说他们已经阅读了这项指南,但只有 20% 已经按照指南指导输血[41]。

抵制采纳指南意见可能是被动的(缺乏对指南的关注,不去尝试学习最新指南或最佳方法),也有可能是有故意不遵照指南执行的主动行为。那些主动选择不执行指南的医生,可能是由于感到失去了临床自主权,认为执行指南会减少临床医生“不容置疑的魅力”,这种“魅力”有赖于医生与患者及家属建立关系的能力,能够将患者所提出问题的答案转化为生活中易于理解的内容,还能够治疗患者,即使是目前医学还无法治愈的疾病[33]。

也许对许多医生来说更多的问题在于新证据常常推翻了以前不完整或是错误的指南。当证据显示围手术期高血糖与不良结果相关时,越来越多的严格血糖控制方案应运而生,包括血糖控制目标由低于 180mg/dL 降至低于 140mg/dL 甚至将目标血糖范围控制于 80~110mg/dL[42]。而后续的随机对照试验却表明严格的血糖控制(80~100mg/dL)与低血糖事件相关,并增加术后并发症与死亡率[43]。同样的,关于心脏病患者术前使用 β 受体阻滞剂的指南,也经历了从有益作用(阿替洛尔)[44]变成有害影响(美托洛尔)的变化[45]。这些

指南可能会再次更改，因为越来越多的证据表明具有高 β1 受体亲和力的药物（索他洛尔）是有益的，而低 β1 受体亲和力的药物如美托洛尔则是有害的[46]。这些“最佳方案”不断地改变，导致许多临床医生由于担心现有指南推荐被后续的指南推翻而忽视现有的优秀的指南。新的证据总是不断出现的，临床医生必须利用现有的最佳证据，同时保持对新证据的敏感性和警惕性。

无论何种理论，即使是有良好证据支持的指南，实施起来也是需要付出许多努力。ACC/AHA 发布的关于急性心肌梗死后的 β 受体阻滞剂应用的指南在全国范围内推广并有效实施仍需要付出大量的努力[47-49]。随着循证支持的指南及最佳方法的数量不断增加，为确保其有效实施有必要减少循证研究付出的努力和资源需求。每个机构或心脏外科都应建立既能迅速采用被证实的创新技术又能淘汰不太有效的疗法的流程[33]。否则导致政府或第三方审计对未达到外部质量水平的医疗机构进行审查及处罚。

人为过失

Errare humanum est, perseverare autem diabolicum.
（犯错是人之常情，坚持错误是恶行。）
Lucius Annaeus Seneca（公元前 4 年—公元 45 年）

人为过失理论

众所周知，人为过失是普遍存在的，几乎在生活的每个领域中都能被接受，可能只有医疗领域是例外的。人们期望医护人员是完美的，期望日常生活中固有的自然认知中的疏漏、错误和偏见会因这份救死扶伤工作的重要性及生命安危未定的事实而被医务人员克服。虽然大多数麻醉医生承认过去曾经出现过用药错误，但他们认为跟其他同事相比，自己犯错误的可能性更低[50]。

James Reason 医生对人为误差产生的生理学和心理学的简要研究[51]和 Perrow C 对系统事故的深入研究[52]，都已明确指出：通过识别和开除容易犯错的临床医生，并不能改变心脏手术患者的安全性[51,53]。一般来说，如果工作体系的设计使得一个人会犯特定的错误，那么几乎可以肯定其他人同样也会出现类似的错误。例如，2006 年一项美国医疗机构联合委员会预警（Joint Commission Sentinel Alert）警示医务人员要在使用通用连接器（Luer）时可能出现危险错误，但此后仍然有数百名患者死于静脉输液管道、测压管道、肠内营养管、硬膜外导管、动脉导管等之间的错误连接[54]。如今通正在过由国际化标准组织统一确定与各种管道对应的特有的连接器来实现适当的体制改革[55]。

即使事件发生在最简单的体系中（例如，离开家参加去面试），一个微不足道的过失（车门没有正确上锁、顶灯没关、电池没电）由于同时出现的其他问题（邻居帮不上忙、公交车罢工、出租车打不到）也能产生深远的影响（失去工作机会）[52]。高度复杂的系统，如医疗保健或核电行业则更加脆弱，许多严重的事故往往起自微小的错误（航天飞机火箭内的 O 型圈未在低温下进行测试）。虽然起始事件是人为过失，但随后纠正或预防不良后果却总是需要对体系进行修改[51,56]。Reason 的瑞士硬干酪模型现在已经被广泛采纳，用于证明工作体系中的防御措施是如何发挥作用，或者至少做到在人为过失对患者造成损害之前能被识别或阻止（图 30.2）[56]。

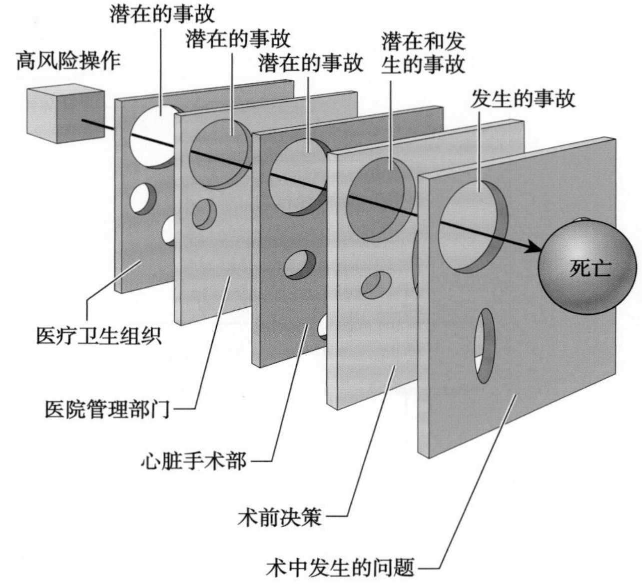

图 30.2　事故模型。医疗卫生组织和医院管理部门其潜在或已发生的事故，以及个人的人为过失都会导致高风险操作中出现不良事件。（*From Carthey J, de Leval MR, Reason JT. The human factor in cardiac surgery: errors and near misses in a high technology medical domain.* Ann Thorac Surg. *2001; 72: 300-305.*）

在患者个体身上，最终会导致严重后果或死亡的事件往往是起自于某个错误的处理步骤，而这一步骤很可能是已经成为固有认知里的一部分（图 30.3）。正如 Reason 所述，许多每天都在做的事情，是潜意识下进行的，进入了一种自动模式[51]。发生在自动模式中的错误是行动错误，如换错注射器，或停止体外循环时忘记打开呼吸机（未能完成计划的步骤）。当治疗计划或诊断出现错误时，会发生决策错误，这些错误可能是由于错误的识别或错误的推理引起的（例如，因电刀干扰起搏器而导致心动过缓而使用了阿托品）。当潜意识里没有适用的预设模式或规则时，会出现推理错误，需要通过相对缓慢且有条理的意识过程来判断发生了什么或该怎么做（例如，由未确诊的大的肺动静脉畸形引起的低氧血症）[51]。随着时间的推移，基于模式识别的学习[51]，原本通过推理过程进行的诊断可能会变得更加机械化和潜意识化（图 30.4）[57,58]。然而，无论诊断是基于模式识别还是意识推理，有许多影响因素都可以导致认知错误（图 30.5）[57,59,60]。

动作错误比推理或推理/认知错误更为常见（例如，拐错了弯，错过了出口），但推理/认知错误后果更严重，更难被发现，也更难以恢复。1979 年宾夕法尼亚州三里岛核电厂的核泄漏是由于错误的假设（认知错误），操作员认为控制面板上的灯泡亮起表明冷却液阀门已经打开，而它仅表明开关被翻转了（事实上阀门被卡住了）。在许多高风险行业如航空、核能等，很少需进行意识的决策，因为几乎所有的流程和程序都有明确的定义并经过测试。此外的一些可能需要人为判断或

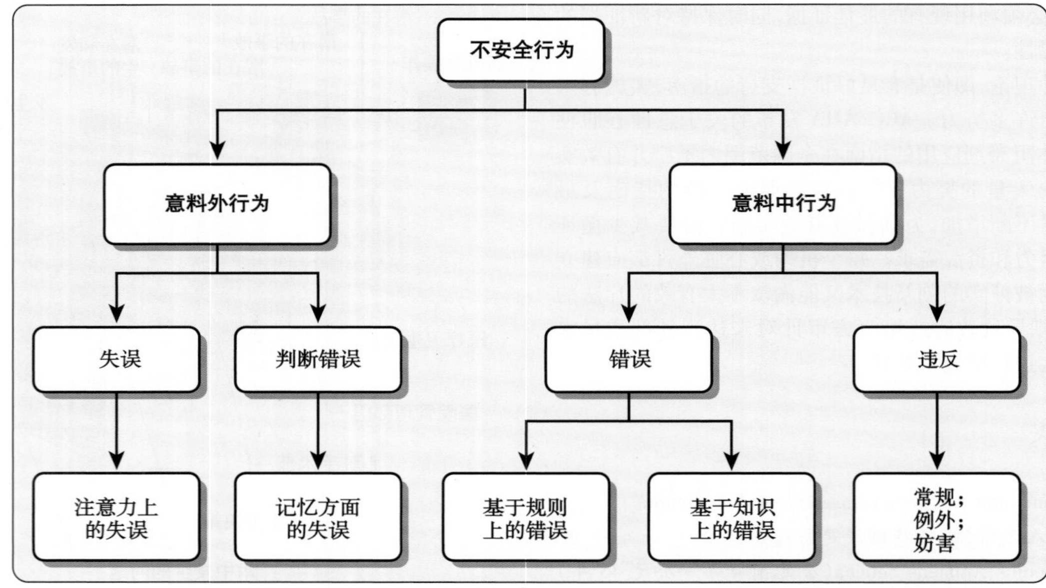

图 30.3 人为过失的类型。(*Adapted from Reason J.* Human Error. *New York*:*Cambridge University Press*;*1990.*)

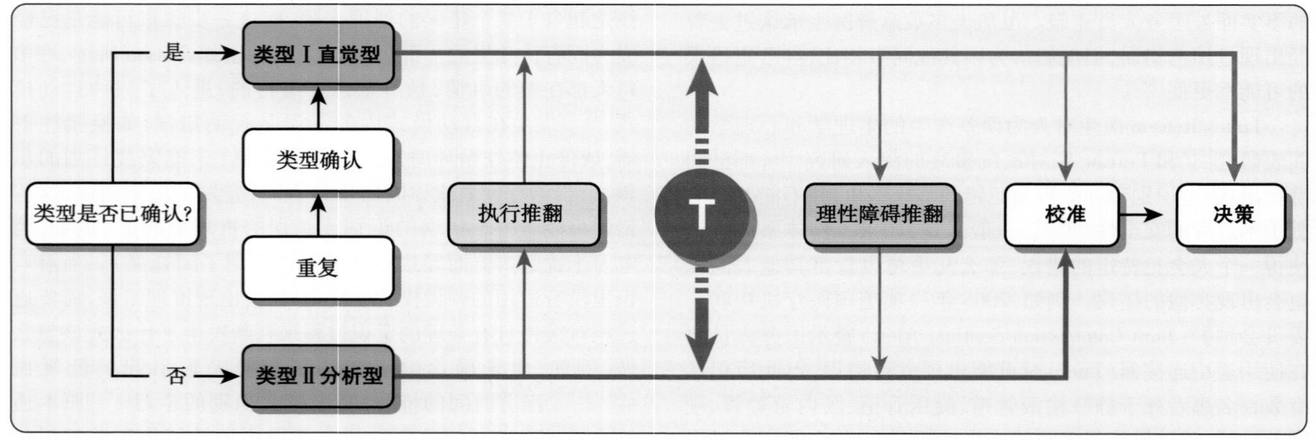

图 30.4 推理的双过程模式:直觉过程(类型Ⅰ)和分析过程(类型Ⅱ)如何互动,影响诊断思维。有些Ⅰ型过程直接决定最后决策,而不经过任何推翻,切换,或校准,很大程度上代表的是未经检验的决策。允许Ⅰ型和Ⅱ型过程之间的切换(T)。重复分析过程直到变得自动化,这是获得技能的基础。这一模式无法对时间的投入做出解释,也无法说明其中一种过程优于另一过程的原因。两种过程中的任何一点都可能发生失误,包括起始点(例如,可能无法正确辨识类型)。(*From Stiegler MP*,*Tung A. Cognitive processes in anesthesiology decision making.* Anesthesiology. *2014*;*120*:*204-217*,*as adapted with permission from Croskerry P*,*Singhal G*,*Mamede S. Cognitive debiasing 1*:*origins of bias and theory of debiasing.* BMJ Qual Saf. *2013*;*22*(*suppl 2*):*ii58-ii64.*)

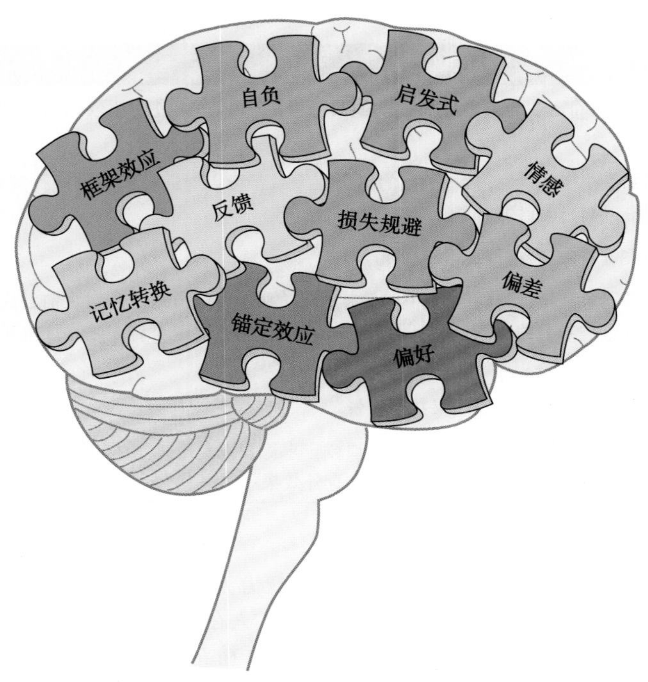

图 30.5 决策和诊断失误的影响因素。许多非理性因素会影响决策，这些因素本身没有好坏的分别。此外，决策同样可能会以理性过程进行。（*From Stiegler MP, Tung A. Cognitive processes in anesthesiology decision making*. Anesthesiology. *2014*；*120*：*204-217.*）

有意识推理的罕见场景已经被预先考虑、设计方案并且进行了演练（例如全部发动机故障时的水上着陆）。然而在医疗领域中，临床医生经常遇到突发事件（例如会厌大囊肿），需要有意识地推理，并且经常需要快速决断。处理突发事件的认知过程预计可能导致 2% 到 50% 的诊断错误[59]。

虽然认知心理学家基本上定义了人类做出决定的过程，以及可能导致认知错误的固有偏差[57,58]，但这类科知识仅有小部分为普通医生所知或在学校里教授。尽管有些固有偏移已为我们所知且进行过探讨（锚定效应，易用性法则，确信偏误），但其他固有偏移还未能很好地认识和管理（损失规避，偏好确定性，盲点偏差），而且此类偏移会显著地影响认知错误（表 30.1）。此外，在危及生命的情况下需要快速的做出决定这就导致了更多地依赖于应用易用性和近似法则，这是一种能加快决策速度的策略，但却是一种容易受到认知错误影响的策略[61]。医学已经开始学习航空领域，开发了认知辅助工具——应急手册以帮助处理突发事件，但这类辅助方法尚未被广泛采用[61-64]。

表 30.1 影响决策的非理性认知因素

认知因素	解释
代表性启发	通过与既有或“经典”的心理模式的相似程度进行诊断或识别
实用性启发	通过与先前难忘事件的相似程度进行诊断或识别，“难忘事件”可能是带有充满感情的过去经历（通常是负面的），或是同行评议“发病率和死亡率”会议，或其他新颖个案引起
锚定效应，固着，“视野狭窄”	1. 对初始值或状态的评估调整不足。起始点的“锚定”会导致随后评估的偏差 2. 只专注于一个案例或事件的单一特征，失去了对案例其他方面的考量。这里可能包含对任务的固着心理，例如为了排查一个故障警报，失去对整体态势的感知
回顾性偏差	一旦结果已知，观察已发生事件的倾向 1. 后视偏差：倾向于把事件看作可预测的。随着事件的发展，后视偏差的结局可能更加符合或截然相反 2. 结果偏差：有利（如果结果良好）或不利（如果结果较坏）的判断评估，不考虑实际的决策质量（例如，酒驾安全回家的司机使自己的行为合理化，认为自己做了一个“正确的选择”）
确认偏差	一种倾向，只搜寻（或“看见”）支持诊断或假设的信息，而忽视反对诊断或假设的信息
本能（转移）偏差	这种倾向允许医生对患者的感情影响医疗护理决策，例如对“VIP 患者”，一个外伤患者，或一个“很难讨好的”患者
不作为偏差	与行动相比，更倾向于不作为，来自对伤害的恐惧（如果行为失败，会对患者造成伤害；如果发生失误，会对自己职业声誉造成损害）；特别是当感觉到权威梯度变化时，尤其可能发生不作为偏差
偏差盲点	一种感觉缺陷，认为不会被偏差干扰；也许在认知复杂，高智商的人群中更显著
过分自信	不恰当的高度自我评价，只考虑正面特性；可涉及医学知识，确定性诊断，技术能力，以及环境评价
记忆转换或重建	无法精确回忆起过去的信息；发生于信息编码不同的情况下，并导致在回忆时“填补”详情（有时是错误信息）；也被称为“记忆重建失误”

续表

认知因素	解释
确定性偏好	人类偏好确定性,而不喜欢风险,即使确定性的代价是牺牲更多的期望值(例如,通过期望效用函数理论进行计算)
框架效应	一种解释的模式,没有改变事实却能改变观念;等效框架指的是无论增减都可以对同一组数据进行解释;强调框架旨在选择数据的子集,以满足事件或解释
损失规避	人类的倾向:对比同等数量的损失或收入,会把损失看得更重
情绪(情感);生气;后悔	情感对决策行为造成影响;生气描述了破坏行为的倾向,它会影响个人的决策;后悔描述了对之前的决策深感抱歉的倾向,这些决策可以影响未来的决策;预期后悔是一种期望,想要规避对将来结果或决策选择产生结果的后悔
反馈偏差	在做出行为和得到结果之间要经过大量时间;缺乏成果数据报告
委任偏差	一种倾向,更愿意行动起来,而非不作为,即使那些行动并非必须;"宁求稳妥以免后悔"的心态,增加了额外的有创监测,中心静脉,或大量输血;那些行动却有可能产生意外效果

From Stiegler MP,Tung A. Cognitive processes in anesthesiology decision making. *Anesthesiology*. 2014;120:204-217.

如前文所述,一个临床不良事件事实上包含多个潜在危险因素:允许错误发生或错误对患者产生影响(图 30.2)。在一个病案报告中,Spiess 等[65]描述了一例灾难性的供氧事故发生于在体外循环(CPB)期间,正在缝合主动脉人工瓣膜时。这次事件起始于体外循环治疗师将氧浓度传感器插入新鲜气流管道,而这款传感器并不能用于有麻醉气体存在的情况;随后传感器破裂、新鲜气体四散流失了,因此就没有氧气进入氧合器了。尽管这是临床医生个人执行了不安全的行为,但工作体系方面(拒绝购买合适的传感器)和单位方面(没有审核和批准这种变通方法的过程)以及个人方面(医疗工作人员由于害怕暴躁的外科医生而不敢大声说出来)都存在着潜在的风险。

错误分类

分析不良事件并提出解决方法需要对整个体系和可能导致失误的组织特征进行深入审查[53,56,66]。其中的一种方法就是人为因素分析和分类系统(HFACS),这种方法由 Wiegmann 和 Shappell 及其同事[67-69]所开发,用来分析航空领域中的不良事件,通过适当调整它已被应用于许多不同的高风险行业(图 30.6)。HFACS 分类法是由 Reason 最初提出的不安全行为四种分类(图 30.3)发展而来,它为错误和潜在风险分析提供了详细的框架。它经调整后适用于心脏外科手术以及一般保健,还能提供强大的分析能力[26,70](框 30.1)。通过对心脏外科团队的结构化访谈,ElBardissi 及同事详细阐述了分类和辨认其相关性这两者之间的关系与重要影响。(图 30.7)显然,个人失误容易发生在疲劳或承受压力时。在这种情况下,个人的技能和决策能力都会降低,进而导致失误。目前尚不清楚团队合作中产生的问题与个人因素之间哪一个潜在风险更高。

个人失误原因(疲劳,压力)

美国医学研究所委员会(Institute of Medicine Committee)为提高患者安全性在优化医学毕业生实习时间和工作时间表时对医学及科学文献进行的全面回顾分析,所得到的结论是:连续工作 16 小时对于实习生自己(驾车回家过程中事故风险显著增加)和他们的患者(注意力无法集中,严重的失误,诊断错误)来说都是不安全的[71]。人在持续清醒 24 小时后,反应速度下降程度与血液中酒精浓度到达 0.10g/dl 者相当[72,73]。

睡眠剥夺者识别自身疲劳的能力低,因此降低了他们安全工作的能力[74]。一项对住院医师的调查提示,因与疲劳相关的失误导致患者死亡或使患者受到伤害的情况并不少见[75]。

连续 24 小时不睡觉后的反应时间与 0.10g/dL 酒精浓度产生的反应时间相同[72,73]。睡眠剥夺的人很难感觉到自己已经疲劳,也因此减少了其安全工作的能力[74]。一项对住院医师的调查表明,疲劳相关的失误导致患者死亡或受伤的情况是很常见的[75]。

Landrigan[76]报告说,长期 24 小时轮班制的实习生与 16 小时轮班制的实习生相比,犯严重医疗错误的概率高 36%,犯严重诊断错误的概率高 5 倍,针刺伤和锐器伤的风险高 61%,开车回家时发生撞车事故的风险加倍,工作能力降低达 1.5 到 2 个标准差,疲劳相关医疗失误导致患者死亡的概率高 300%。

个体对睡眠剥夺产生影响的敏感性是有差异的。年轻人对仅一个晚上睡眠剥夺的敏感性更高,而年长的人更易受到连续夜班的影响[77]。即使在健康年轻人中,情况也存在差异。这些差异或许与基因多态性有关[78,79]。Czeisle[80]推测,未来或许可以通过脸颊拭子区别出对睡眠耐受和敏感的人群的基因型。因为认识到睡眠剥夺可能对工作产生不利影响,20 世纪 50 年代自飞行员开始出台了的限制工作时间的政策。在美国,美国毕业后医学教育认证委员会(Accreditation Council for Graduate Medical Education ACGME)在实习生批准实习科目中做出了工作时间的限制,但对于非实习医师包括主治医师都没有工作时间限制。新西兰尝试将实习生连续工作时间限制在 16 小时内[81]。在欧盟,所有职业限制连续工作时间最多为 13 小时,限制每周最多工作时间为 48 小时。限制实习生的工作时间是否会降低培训计划的效果已成为争议话题,并已开展回顾分析[82]。在实习科目中不遵守 ACGME 关于限制工作时间的规定,已成为普遍现象[83]。

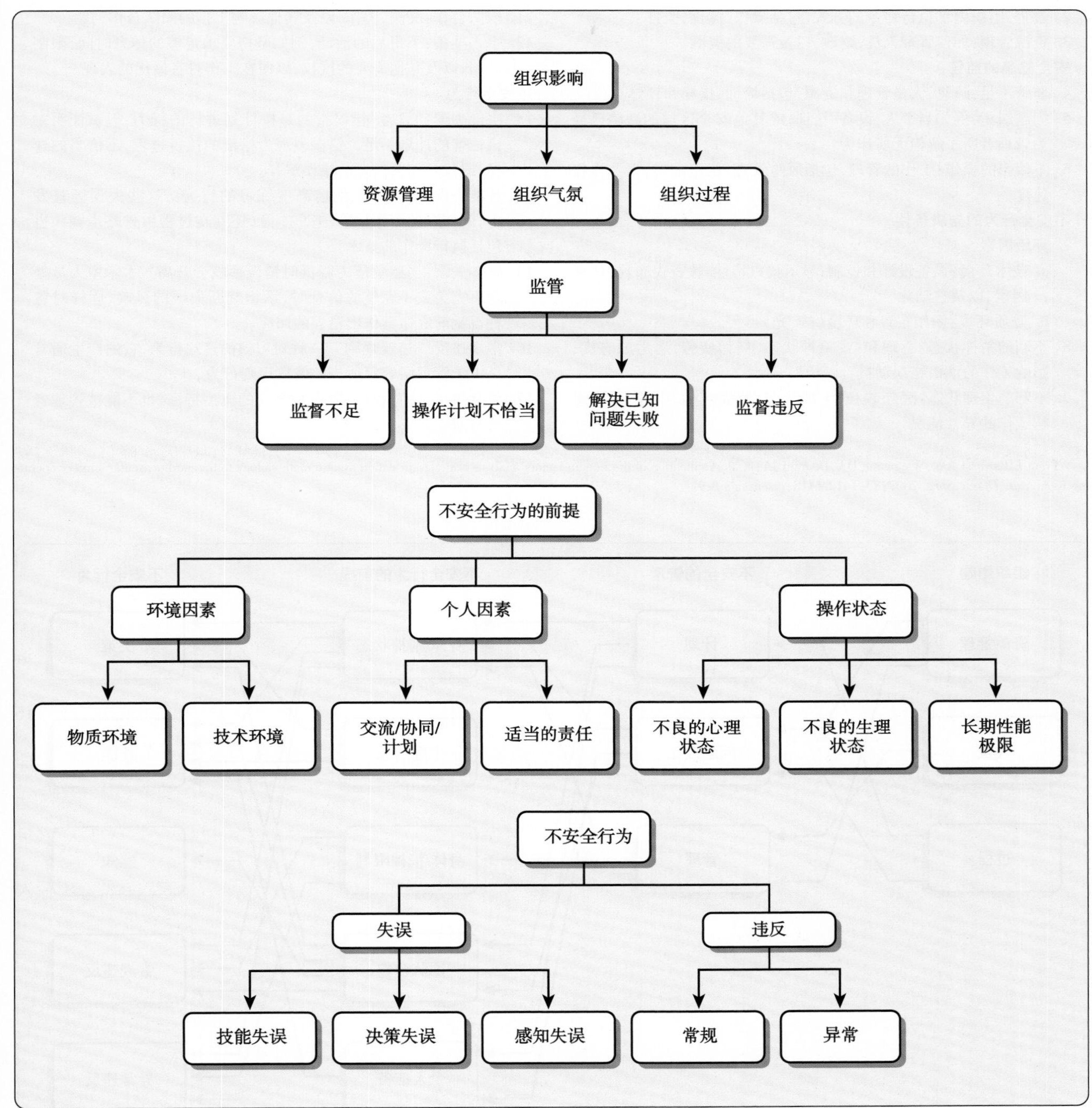

图 30.6 人为因素分析和分类系统。(*Modified from Shappell S, Detwiler C, Holcomb K, et al. Human error and commercial aviation accidents: an analysis using the human factors analysis and classification system.* Hum Factors. *2007;49:227-242.*)

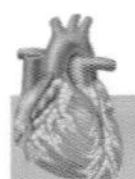

框 30.1 人为因素水平的描述

组织影响

1. 气氛:组织内部的愿景,包括政策,指挥结构,文化
2. 过程:组织内部执行命令的方式,包括操作,流程,监督
3. 资源管理:如何管理人员,财政,以及需要的资源

安全隐患的监管

4. 监管不足:疏忽,人员管理和资源,包括培训,指导和领导
5. 问题纠正:例如当个人,设备,培训,或其他安全区域的缺陷已经为管理者所了解但无所作为
6. 不恰当的操作:工作的管理,包括风险管理,机组配对,以及操作速度

不安全行为的先决条件

7. 环境因素
   a. 技术环境:设备设计和控制,显示接口特性,核查表布局,任务因素,以及自动化
   b. 物质环境:操作布置和环境(热,光)
8. 不利的精神状态:心理和/或精神状态,例如疲劳,恶劣的态度,影响工作的消极错误动机
9. 不利的生理状态:医疗和/或生理状态,例如疾病,中毒,以及影响工作的异常情况
10. 物质或精神限制:物质或精神障碍,例如视力不良;缺乏技能,天赋,或知识;还有其他影响工作的精神疾病
11. 团队合作:交流,协作,以及其他影响工作的团队合作问题
12. 个人准备:下班后的活动,例如坚持要求足够的休息时间,限制酒精,以及其他需要的授权,以便在工作时有最优的表现

不安全行为

13. 决策失误:"思考"错误指的是按计划进行的行为,但被证明对该情境的计划不足。错误表现为糟糕的执行过程,不恰当的选择,或仅是相关信息的错误解释。
14. 技能失误:不假思索的已高度练习的行为。这些失误频繁发生,例如视觉图像故障,遗忘本意,还有在过程中省略步骤。也包括执行操作的技术。
15. 感知失误:当感觉能力降低时错误率就会升高。手术室人员处理不完美或不完整的信息时,承担判断失误的风险,同样对各种视觉前庭错觉作出错误的回应。
16. 常规违反:"违反规则",一种对习惯的违规行为,它的产生通常是由于管理层容忍适当的偏离规则行为。
17. 异常违反:违背权威,既不是个人的典型特征,也不能被管理者所宽恕

From ElBardissi AW, Wiegmann DA, Dearani JA, et al. Application of the human factors analysis and classifi cation system methodology to the cardiovascular surgery operating room. *Ann Thorac Surg*. 2007;83:1412-1418; discussion 8-9.

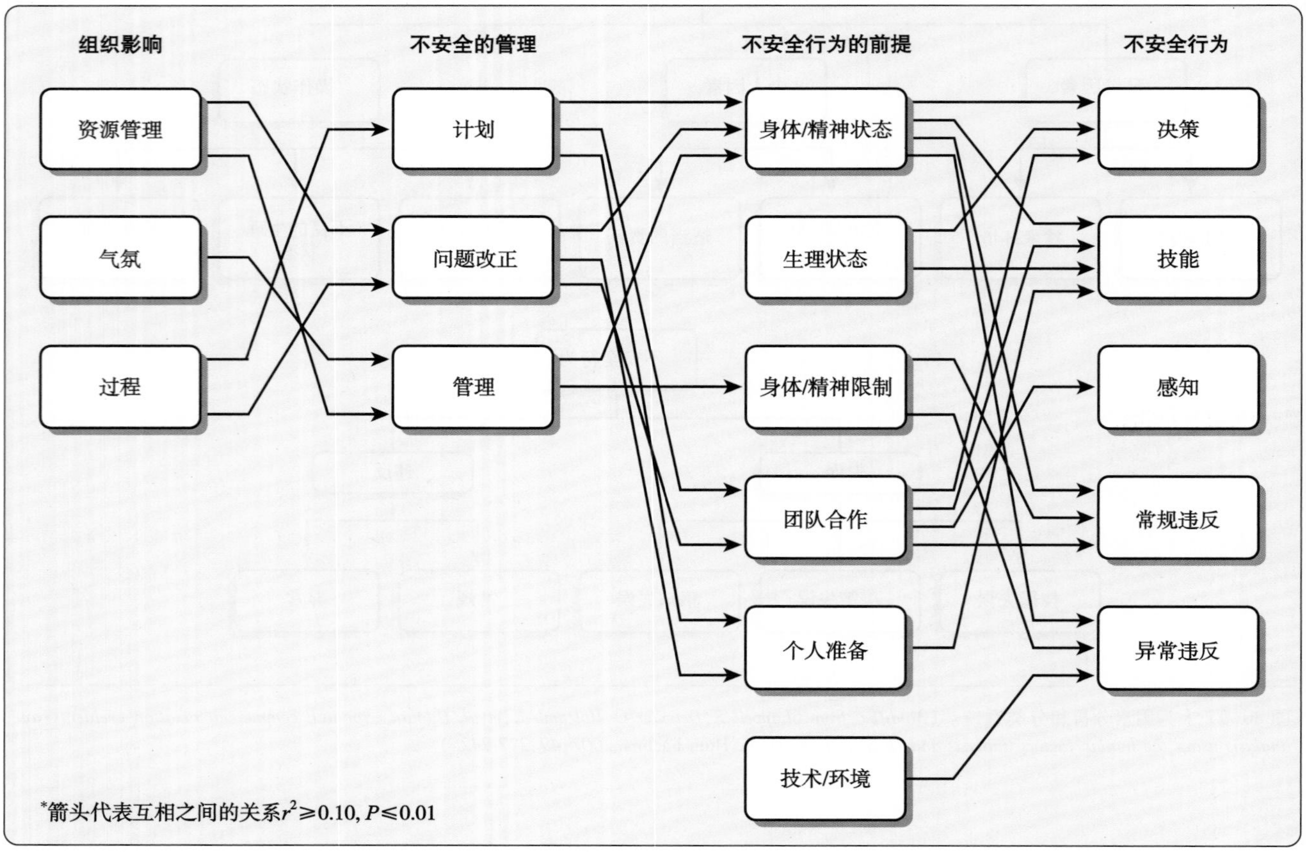

图 30.7 人为因素分析和分类系统中单个项目之间的显著相关性。(*From ElBardissi AW, Wiegmann DA, Dearani JA, et al. Application of the human factors analysis and classification system methodology to the cardiovascular surgery operating room.* Ann Thorac Surg. *2007;83:1412-1418; discussion 8-9.*)

睡眠剥夺对全体患者发病率和死亡率的影响还没有令人信服的证明。一项回顾性研究表明,无论医生在手术前一晚是否通宵工作,患者术后并发症的发生率并没有不同[84]。而如果医生睡眠少于 6 小时,患者术后并发症的发生率可能会升高(比值比,1.72;95% 置信区间[CI],1.02~2.89)。有三项评估疲劳对心血管外科手术的影响的研究发现睡眠剥夺与心脏外科手术患者主要的发病率或死亡率并无关系[85-87]。然而,现有的证据表明睡眠剥夺和工伤是有联系的,因此未来可能会更加严格地限制工作时间。限制连续工作时间的意外结果是导致频繁地交接班和引进新团队,进而增加风险。Hudson[88]对 14 421 例心血管外科手术做了回顾研究,发现有 966 例手术涉及了麻醉团队交接。进行趋势匹配之后发现交接班的行为增加了死亡率(匹配调整比值比,1.425;95% CI,1.013~2.006;$P=0.0422$)和主要发病率(匹配调整比值比,1.274;95% CI,1.037~1.564;$P=0.0212$)(图 30.8)[88]。

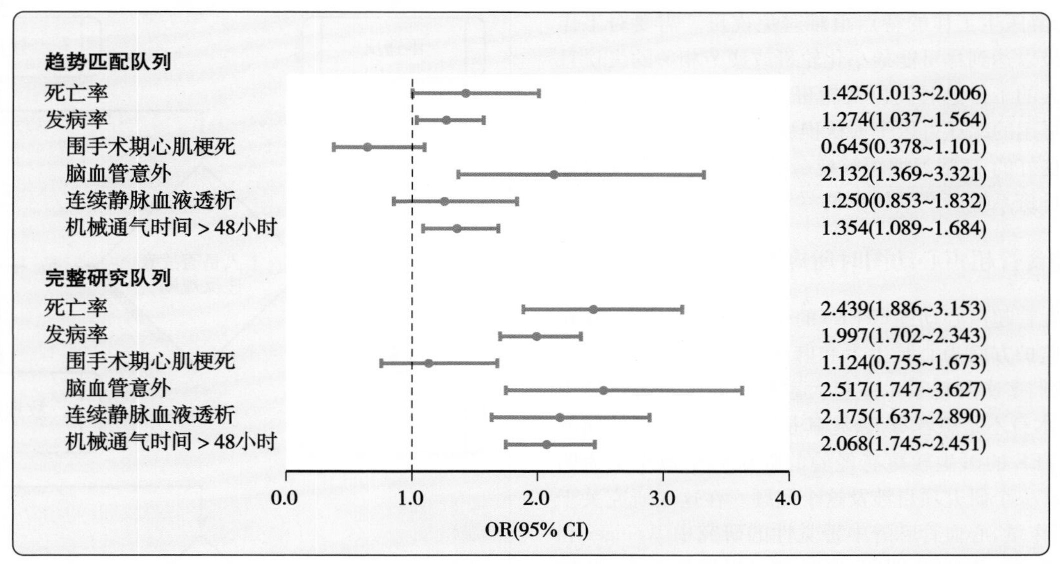

图 30.8 在心脏手术术中进行了麻醉工作交接的患者,其住院死亡率和发病率优势比(未经调整和经过匹配调整)。(*From Hudson CC, McDonald B, Hudson JK, et al. Impact of anesthetic handover on mortality and morbidity in cardiac surgery: a cohort study.* J Cardiothorac Vasc Anesth. *2015;29:11-16.*)

疲劳会导致工伤,危险的事故,以及麻醉失误[89,90]。麻醉医生的工作时间和日程使得他们昼夜紊乱,伴有严重的长期睡眠剥夺而导致疲劳。与其他医疗专业相比,麻醉医生可能对睡眠剥夺更为敏感,即使是轻微的睡眠剥夺。因为他们需要随时保持警觉,以便提供安全的麻醉管理。

在一项精心设计的模拟现实的仿真试验中,分睡眠剥夺组和休息良好组,各有 12 名住院医生作为受试者为模拟患者进行 4 小时的麻醉[91]。睡眠剥夺组反应变慢、警觉性较低,他们用了更多时间(不显著)去发现并纠正异常的临床事件;另外,在模拟麻醉的实验过程中,睡眠剥夺组接近三分之一的成员在某个阶段睡着了。相似的,一个针对体外循环治疗师的调查发现,有 15% 的体外循环治疗师进行体外循环超过 36 小时,50% 的人体验过在体外循环期间陷入微睡眠[92],有三分之二的体外循环治疗师生犯过与疲劳相关的失误,6.7% 的体外循环治疗师曾师因疲劳而出现严重的灌注事故[92]。

在一项对最早的 5 700 例被告给澳大利亚不良事件监测系统数据库的不良事件的分析研究指出,有 2.7% 的不良事件主要由疲劳因素引起[90]。药物错误则更为常见,且麻醉医师报告认为:仓促、分心、注意不集中、没有检查好设备、技术失误以及为配合外科手术流程的压力等通常都是与疲劳共存的。经验和培训并不能减少麻醉医生发生疲劳相关失误的可能。一个健康的患者和放松的麻醉医生被认为是将严重不良事件发生概率最小化的关键因素。据报告,参加调查的麻醉医生中 86% 都发生过疲劳相关失误。有 50% 的实习生和 27% 的麻醉师认为他们每周平均工作时间已经超过他们的能力范围将无法保证患者的安全[93]。而那些认为工作量超出自身上限的麻醉医生则更容易发生疲劳相关失误[93]。

Gander 做的一项研究[94]表明,麻醉主治医生即使在相对较小的睡眠缺失(<1h/d)状态,其在岗位工作时保持心理警觉性的任务执行力呈逐步下降趋势。一家医院关于医院的事故分析报告称,23% 参与调查的麻醉医生存在至少 2h/d 的睡眠缺失。麻醉医生将疲劳视为危险因素,他们睡眠缺失超过两小时的比例比其他人高出 7.4 倍[94]。

对 50 岁或更年长的人来说睡眠时间和质量会变得更加糟糕[95,96]。目前尚没有正式的研究去评估这些变化如何影响年长麻醉医生的工作。然而,对夜班和轮班的耐受性随着年龄的增长而逐渐下降[96]。因此,相比住院医师而言,年长的麻醉医生发生疲劳相关的工作失误的可能性更大。

尽管研究表明,疲劳工作对患者死亡率并无影响,但总体证据表明,疲劳和睡眠剥夺会产生有害影响。在减少连续工作时间方面,存在着很大的压力。欧洲工作时间指导(EWTD)

(已通过英国立法法案),规定每周最多 48 到 56 小时的工作时间,并且连续工作时间不超过 13 小时。EWTD 限制了住院医生每周最多工作 48 小时,6 个月为周期计算平均值,实质上比美国 ACGME 允许的工作时间更少。显然,工作时间减少的影响在个人层面上是重大的(例如,规培经历中工作时间减少,交接班照顾患者变得更为重要),对科室来说同样重大(排班变化,法医学和服从问题)。鉴于减少工作时间的趋势,单位就需要补充更多的工作人员,这将给医院麻醉科和医疗卫生系统带来财政影响。

此外,麻醉医生工作的特点很难避免夜班。需要对工作模式进行升级以达到尽可能最小化轮班或疲劳相关的失误且同时兼顾个人的工作总时间以及轮班对睡眠、昼夜节律的影响。有许多可用的综述可供个人认识疲劳对学习产生的影响及如何利用良好的 睡眠习惯缓解疲劳的影响,也能帮助科室了解不同的排班系统所产生的影响[97-101]。

关于施行经食管超声心动图时所应警觉的问题

随着经食管超声心动图(TEE)的引入和广泛使用,其在诊断和术中监护方面为心脏手术和麻醉带来了巨大进步的。有趣的是,我们多次发现手术室里大家所有的注意力都集中在 TEE 机器本身不是患者身上,尤其是实习生。这样的问题刚开始学习 TEE 的医生较更有经验的临床医生似乎更为明显。目前仅有一个研究项目涉及这个问题。在这项研究关于任务分配、工作量、心血管麻醉中警觉性的研究中 Weinger 和他的同事发现[102]:在 TEE 期间,麻醉师对报警探测器(监护仪屏幕上的光线)的回应时间显著增加。研究总结称,“使用 TEE 可能降低对其他临床数据改变的警觉性。”许多因素限制了这项研究的适用性:住院医生的麻醉经验和 TEE 经验有限,TEE 器械和显示屏的位置没有摆放好,并且研究对象只包含 20 例患者。这些针对研究结果在随后的致编辑的信中受到了质疑[103]。

在一份单一机构报道的 4 例留置中心静脉导管时未移除导丝的病例中,其中两例是在麻醉主治医生进行 TEE 操作的同时由实习生放置中心静脉导管[104]。这一发现说明 TEE 有可能使麻醉主治医生分心,从而无法注意到实习生并未从患者体内移除导丝[104]。

这一领域需要更进一步的研究调查,但需要关注 TEE 设备摆放的位置与患者及其他监护仪之间的关系。麻醉医生独自工作的话可能更容易犯错,因为同一时间里注意力只能集中于一个地方。尽管所有心血管麻醉医生都意识到仪器和显示器缺乏良好的人体工程学[24,105],却没有任何研究能够定义出最佳的方案。

违反规则

“违规”是 HFACS 的一个重要组成部分,同样也是 Reason 提出的分类法中的一个重要部分,指的是那些故意并有意识地违反已有的规则或安全规范的行为[26,51,56,67]。违规行为的发生,必然存在下列情况:①一系列规章或制度,或至少是社会规范;②与这些规则或指南相反的行为;③故意违反规则的行为。Alper 和 Karsh[106] 在 Reason 的错误的原始分类基础上提出了违规的分类方案(图 30.9)。

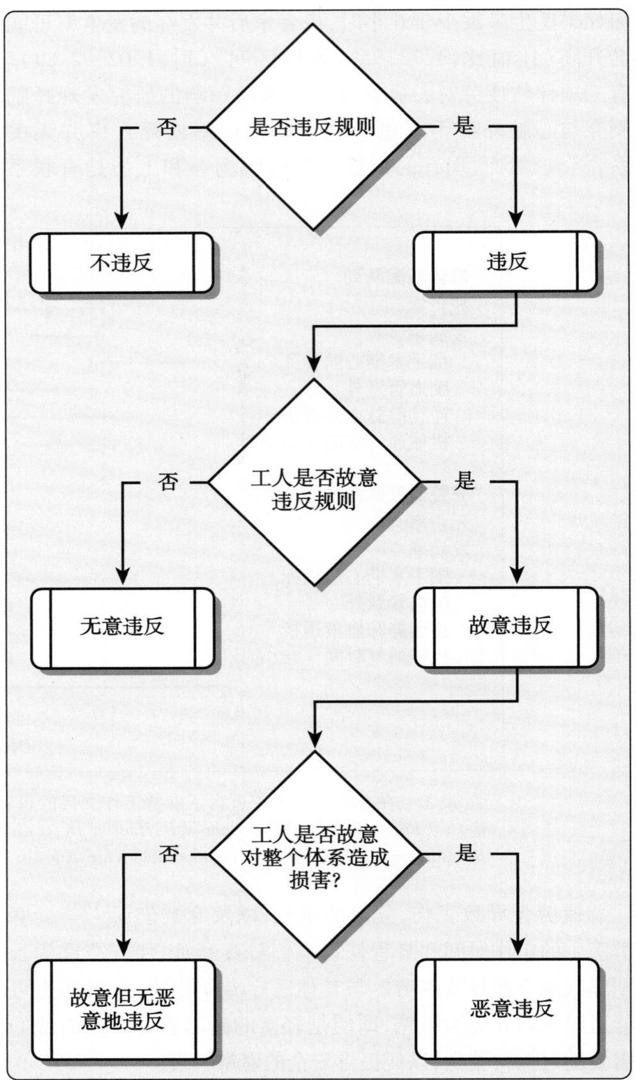

图 30.9 违反规则的分类。(*From Alper SJ, Karsh BT. A systematic review of safety violations in industry.* Accid Anal Prev. *2009*; *41*: *739-754.*)

正如 Alper、Karsh[106] 和 Reason[51,56] 所指出的,违规行为可以成为常规,甚至有时候必须违规以完成工作(变通方法),但这确实会将患者置于危险之中。Alper 和 Karsh[106] 总结了许多工作人员常常提出的违规理由(框 30.2)。尽管有些个人因素会促成违规行为,但更多的因素是系统层面的问题,包括规则难以理解或遵循,规则过时,管理不善以及某些领导希望通过违规提高生产率。违规往往是“异常行为正常化”的结果,如,低年资医生糟糕的手卫生以及深静脉穿刺时没有铺巾的行为,都是从高年资医生身上学到的。工人违反安全操作、规则和制度的原因具有复杂性,Alper 和 Karsh[106] 总结到:“关于违规需进行持续讨论以达到从追责个人的角度看待违规转变为将其视为工作体系设计产生的综合问题。”

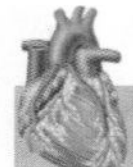

框 30.2 医疗卫生系统中导致违反安全的因素

个人因素

- 经验(懂得另一个可能是正确的更好的方法)
- 依从性(对可能的结果的信念)
- 过去的事故(以前的事件没有让人相信违规行为是安全的)
- 以前的伤害
- 懒惰(仅作为其他因素)

信息,教育,培训

- 知识水平(规则,政策和法规的知识)
- 工作人员之间的混淆或冲突
- 培训水平(不熟悉规定)
- 培训水平(可能会增加或减少违规的可能性)
- 不熟悉设计方案

设计缺陷

- 设计不良需要违反(工具的设计或环境让人无法遵从)
- 对经批准的设计进行更改(规则适用于以前的设计,但不符合目前的情况)
- 所需设备不可用
- 设计的复杂化

安全氛围

- 管理不善(缺乏监督,高年资工作人员提供违反的建议)
- 管理者容忍或批准违规行为(管理层忽视或鼓励违规行为以达到其他目标)
- 遵从个人规范(偏离正常化)
- 医生的预期(护士预期是违规)

竞争目标

- 时间压力(更快的工作方式或节省时间)
- 工作压力(无法完成任务,除非违反规则)
- 预期的风险(如果风险较低或没有风险,更有可能违规)
- 需求的冲突(为达到一个目标不得不违反另一目标)
- 身体疲劳或疲惫

规则问题

- 工作中不切实际的规则
- 复杂规则(没有人理解的规则)
- 过时的规则(违规可能会获得更大的安全性)
- 难以遵守的规则(技术上难以遵守)

Modified from Alper SJ,Karsh BT. A systematic review of safety violations in industry. *Accid Anal Prev.* 2009;41:739-754.

团队协作与沟通

如前所述,心脏手术室中可预防的不良事件或人为错误通常与认知、团队合作或系统性故障相关,而非技术性技能或知识[107-111]。随着 de Leval[112,113] 及其同事《对小儿心脏手术中发生的过失和未遂事故的检查》的发表,人为因素(非技术性技能)的作用愈加明显。沟通,合作和领导等技能被认为是团队合作的关键组成部分,这些技能的不足将导致不良后果[114]。通过手术病例可以准确测定外科手术人员的压力水平,而压力水平也与团队表现相关[115]。Hull[116] 等在系统回顾中发现,那些非技术性方面的团队表现同样也会影响外科医生的技术性表现。Frankel 和他的同事[117]认为,"我们可以向患者保证总是由专家的团队为他们提供医疗服务,但我们不能向患者保证他们总是由专家团队提供医疗服务。"

自 2004 年以来,美国医疗机构联合委员会每次审查都发现,潜在突发事件的三大原因都是沟通失败、人为因素和领导能力不足[118]。在对被诉讼手术结果的回顾中还发现,87%的病例都是由于医护人员之间的沟通失败而导致了严重后果[119]。显然,团队合作行为和沟通对患者的安全至关重要。一个能够改善患者预后的科学方法需要有经证实有效的评估方案及严谨的研究来探索如何加强这些非技术性的技能[120]。

评估方法

外科医生或麻醉医生的技术技能可以用客观的方式进行评估。例如,腹腔镜胆囊切除术中关键步骤的完成率和完成模拟纤支镜插管所需的时间,这些都是可以量化的[121]。而非技术性技能的定性和观察性评估即使足够严谨、科学,在被定量科学反复灌输的医生们眼中似乎仍是武断和主观的[18,122]。然而,这些观察性、定性研究却能发现心脏手术不良事件的数量和本质[107,123,124]。此外,观察性研究还能发现与团队合作失败及卓越完成手术有关的团队行为[114,123,125,126]。观察研究是的确是具有局限性的。首先,观察员必须接受有效的训练[18,127],但并不是所有观察员都能够成为专家[128]。此外,观察员在手术室中的位置和观察的关注点确定了哪些事件被能够被观察到[129]。然而这些局限性并没有妨碍观察研究在评估团队合作的技能方面取得重大进展。

我们发现医生难以准确地评估自己的非技术性技能水平。虽然在模拟研究中自我评估和观察者评估两种方法之间对技术性技能评估结果是相似的,但对非技术性技能的评估低年资和高年资医生自我评估始终比观察员评估的评级更高(更熟练)[130,131]。观察员还能够评估干扰、沟通失败、环境问题,且观察员评估这些因素对结果的影响远比临床医生们准确[115,130]。手术室人员认为人为干扰因素对其他人的影响要大于自己。然而训练有素的观察员发现,干扰对所有团队成员的影响都是一样的[132]。最终我们还是认为必须对非技术性技能进行训练和监督,因为高年资医生并没有表现出比低年资医生更高非技术性技能的水平,除非经过特别的训练[130,133,134]。然而,虽然大多数医生都认为非技术性技能很重要,但并不是所有的医生都觉得这些技能是可以被教会的[135]。

目前使用的非技术性技能评估方式主要来自已有的经过验证的航空业的方案(框 30.3)。这里有 5 种评估方案,主要是针对手术团队和子团队所设计:手术团队配合观察评估(OTAS)[127,128,136-140],牛津非技术性技能(NOTECHS)[116,126,141-144],外科医生非技术技能(NOTSS)[128,130,145,146],麻醉医生非技术性技能(ANTS)[147,149],手术相关人员的非技术性技能列表(SPLINTS)[150-152]。特定的方案也可用于评估个人技能,比如用外科医生领导能力清单来评估领导能力[153,154]。大部分评估方案都考量了多领域的技能,包括沟通、合作和团队配合、领导能力(共享、协调)、情境意识(共享监控),解决问题和决策。这些方案已经被证明是有效的(评估所支持的测量),可靠的(具有较强的观察者间相关性),可行的和敏感的[128]。

NOTECHS,专门用于评价整个团队的技能,也被用来评价团队配合的训练效果,并提示了非技术性评分与技术性错误数量之间的负相关[126,143]。

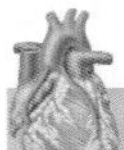

框 30.3 团队合作评估方案

OTAS(手术团队配合观察评估)[127,128,136-139]

围绕患者、设备和沟通交流评级的工作流程列表

- 沟通
- 合作
- 协调
- 共同领导
- 共同监督

NOTECHS (牛津非技术性技能)[126,128,141-144]

改编自欧洲航空业采用的 NOTECHS 量表

- 合作和团队配合
- 领导和管理
- 情境意识
- 解决问题和决策
- ±沟通与互动

ANTS (麻醉医生非技术性技能)[148,149]

基于航空机组资源管理原则,由工业心理学家和麻醉学家加以完善

- 任务管理
- 团队配合
- 情境意识
- 决策

SPLINTS (手术相关人员的非技术性技能列表)[151,152]

由心理学家构成的小组确定了手术相关人员关键的非技术性技能

- 情境意识
- 沟通和团队配合
- 任务管理

From Wahr JA, Prager RL, Abernathy JH 3rd, et al. Patient safety in the cardiac operating room: human factors and teamwork: a scientific statement from the American Heart Association. *Circulation*. 2013;128:1139-1169. [4]

对患者安全管理的科学发展进行干预,需要评估有效性,金标准就是在干预措施执行后能够使死亡率与发病率发生改变。尽管已经成功地实施了干预措施[155-165]但在手术患者死亡率在已经很低(2%~3%)的情况下进一步降低死亡率,需要较大的样本量证明。因此,许多关于患者安全管理干预措施的研究都使用了替代结果,例如手术中断效应的变化(外科手术中中断指数[132,166],手术流程中断评估[167])或环境氛围安全性的变化[168]。目前有许多环境氛围安全性调查方案都是可靠的。然而,大多数使用这些调查的研究只描述了现有的环境氛围[168-172],以及团队合作培训之后的变化[173,174]。只有很少的研究试图证明环境的安全性评估与患者预后之间的关系[175,176]。

扰乱、分心、主要和次要事件

心脏手术室是一个非常复杂的环境,来自多学科的专业人员以及精密复杂但却设计糟糕的设备共同在心脏病和其他并发症患者身上完成高风险的操作,并且通常需要在有限的时间内完成。尽管安静的环境有助于集中注意力,但杂念和干扰却还是占了绝大部分[111,132,166]。在心脏外科手术病例中,平均每小时开门次数为 19.2 次,如果涉及安装人工材料则为每小时 22.8 次[177]。手术室内的交通运输,开门,对话,警报声,甚至是音乐都可能导致噪声过高[178]。团队配合的失败将导致手术流程的中断,某项研究认为其发生频率为每小时 11.7 次[124],另一项研究认为发生频率为每小时 11 次[111]。

团队成员以各自特定的方式感知到杂念和干扰以及团队行为。外科医生倾向于淡化干扰,并且认为干扰对自己产生的影响比起对护士或观察员的影响更低[166]。很多时候,严重的干扰和杂念已经成为日常工作中的一部分,让人感到烦恼。数据显示,随着干扰的不断累积,技术性错误和患者不良预后的发生也显著增加[179,180]。Moorthy 发现[181],当手术室噪声达到 80Db 时,外科技术性错误显著增加。

小儿心脏的一项具有里程碑意义的研究发现,即使是微不足道的事件(即预期不会影响结局的事件)也会降低整个团队应对重大事件的能力(图 30.10)[113,122]。在观察 250 次动脉切开手术后,Le Leval 以及 Solis-Trapala 发现[122],每个病例中有 10 起事件会导致术中执行力下降,其中有 3 例仅是微不足道的事件。所以,“点滴小事也很重要”[123,182]。

设备和警报

如前所述,心脏手术室中杂念和干扰的因素是普遍存在的。再加上心脏手术所需的设备数量众多,并且设计复杂。大约有 10% 到 12% 的手术流程中断是由于设备相关问题所导致的[111,183,184]。尽管众所周知人体工程学设计是患者安全管理的重要因素,但从手术室设计、布局与设备设计方面来说,并没有达到最理想的状态[24,185,186]。每个设备都需要电源线与通信线缆,几年前甚至几十年前建立的手术室必然会出现混乱的局面。Cesarano 和 Piergeorge[187] 描述了“意大利面综合征”:混乱的设备和缠结线缆使医护人员难以方便地接触到患者,从而使患者与医护人员处于危险之中。滑倒,跳闸和跌落会导致工伤,这些事件与各种绳索、线缆,低矮的设备以及各种保护垫、吸收垫有关[188]。

一项有关干扰的研究共观察了 10 例心脏手术,33% 的手术流程中断与手术室设计和物理布局有关[105]。调查人员提出了一种分类法,可用于分类手术流程中断和设计流程,并指导进一步的研究和改进措施。Pennathur 观察了 20 次心脏手术,结果发现了许多技术相关风险,并阐明了这些风险如何对团队的认知过程产生负面影响。调查人员指出,“设计不当的空间因素,组织制约因素和能力因素的相互作用,会增加心脏手术室中技术方面固有的潜在风险[24]。”

在关于心脏手术相关危害的文献综述中,Martinez[185] 将设备对患者的危害分为 4 类:①人体工程学与设计不良;②培训不足或使用的疏忽;③维护和保养不当;④使用设备固有的风险(例如,TEE 探头引起食管损伤的风险)。设计医疗设备和设施的工程师往往不了解使用设备的真实环境。在设备的购买前评估时,以及将设备集成到现有手术室物理布局时,更是罕见有人为因素工程师参与其中。因此,手术室中的人与技术之间的相互作用并没有达到理想状态[186,189,190]。Wieg-

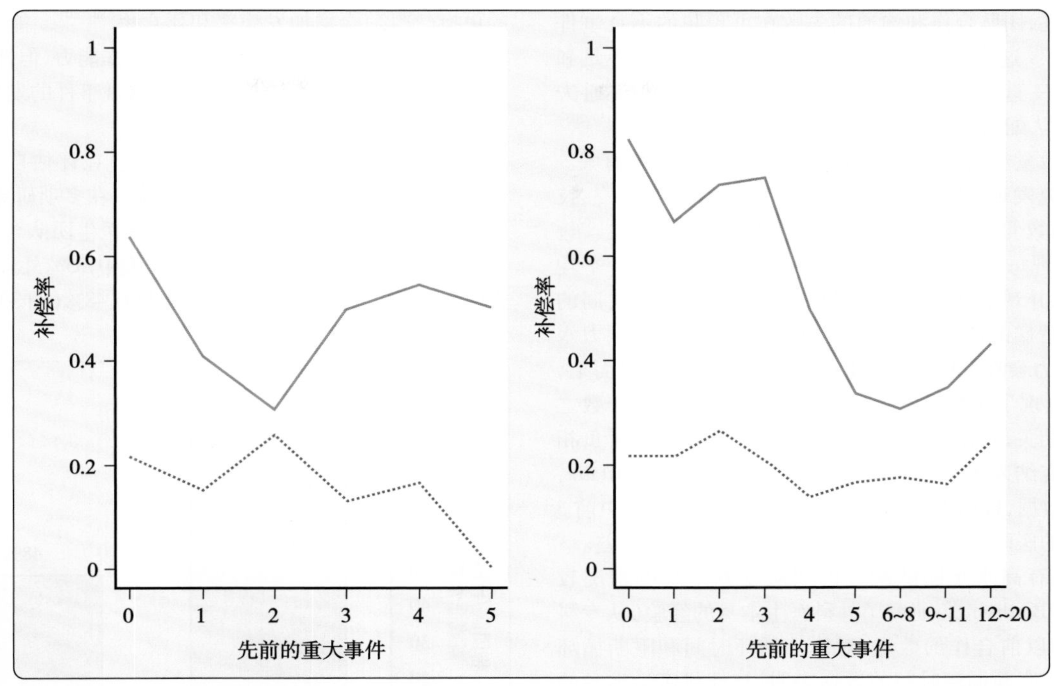

图 30.10 主要(实线)和次要(虚线)事件对团队应对和弥补后续事件能力的影响。(*Solis-Trapala IL, Carthey J, Farewell VT, de Leval MR. Dynamic modelling in a study of surgical error management.* Stat Med. *2007; 26: 5189-5202.*)

mann[191]研究了体外循环机器的设计和功能,发现了显著的缺陷。信息显示屏位置不佳,难以阅读,组件集成度不佳,位置不佳,闹钟太安静或音调不恰当。

事实上,心脏手术中最成问题的因素之一就是在手术室中的噪声。传呼机、电话声、辅助通话和警报声往往会将噪声等级提高到 US occupational safety and health administration 认定为有害的水平[178,192-195]。包括音乐在内的手术室内噪声,会严重影响听觉处理。当医护人员专注于工作时,噪声的影响就会特别大[196]。此外,意料之外的语句(低可预测性)比意料之中的要更难以处理好[196]。这一发现对哪些意料之外却又带有重要信息的语言有着重大意义("我呼吸困难")[196]。有些专家主张引入在航空领域中常见的"无菌舱"概念,除了起飞和着陆以外不进行任何对话。然而在外科手术中,很难界定关键期与非关键期。Wadhera[197],指出,外科医生的关键期对于麻醉医生来说可能是非关键的。因此,整个手术过程中的医护人员集中程度和工作量水平都会有所不同,因此每一时刻都是某一学科或若干学科的重要时刻[197](图 30.11)。

也许导致手术室噪声的最令人头疼的因素就是报警的频率。警报是设计用于提醒异常情况,但是心脏手术室常规有 18 种警报,每种警报都包含制造商选定的视觉和音频警报[198]。然而,警报的音量或音调毫无根据。"不通气"报警声安静得难以察觉,而回路湿度报警声却让人惊心动魄。Schmid[199]报道每次心脏手术发生 359 次报警,发生频率为 1.2/min。一项研究发现,90%的警报是假阳性事件,工作人员通常会关闭警报或直接忽略[200]。一项包含 731 个警报的研究发现,其中只有 7%是有用的,13%是由计划内的干预引发[198]。相比噪声和干扰本身,我们更关注的是在警报声变得令人头疼的时候按掉报警甚至是关闭报警的倾向,这可能

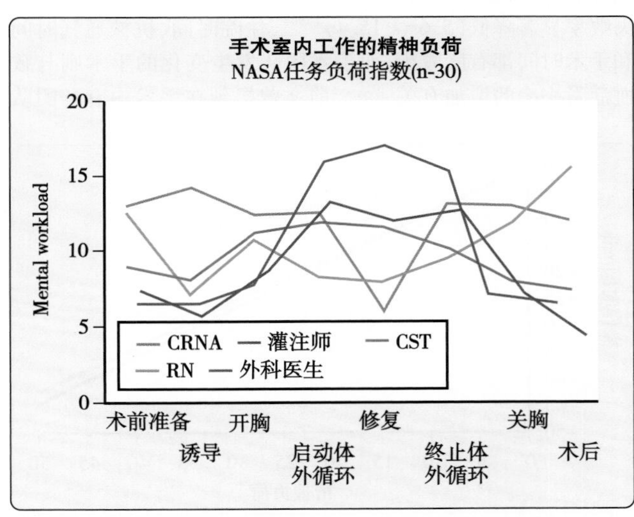

图 30.11 在心血管手术室内,精神负担因角色的不同而不同。CRNA,认证注册麻醉护士;CST,认证的外科技术专家;RN,注册护士。(*From Wadhera RK, Parker SH, Burkhart HM, et al. Is the "sterile cockpit" concept applicable to cardiovascular surgery critical intervals or critical events? The impact of protocol-driven communication during cardiopulmonary bypass.* J Thorac Cardiovasc Surg. *2010;139:312-319.*)

会导致严重的可预防的不良事件。美国医疗机构联合委员会在 2012 年制订了警报管理目标,但真正的纠正需要全国(世界)统一的方案来标准化警报声的音调和音量,按照系统进行归类(例如通气相关、心脏相关),按照紧急事件的不同进行归类,然后要求所有制造商符合这些标准。

团队合作

在世界顶尖的复杂心脏手术中,团队协作和沟通至关重

要。如前所述,团队合作和沟通的失败在可预防的不良事件中很常见[201]。这些问题并非无关紧要。非技术技能不足和团队配合不良直接影响患者预后。系统故障[119]、沟通失败[175,202]、团队配合不良[114]、团队成员之间的不熟悉[180,203]和小事件的数量[122]都与技术性错误、发病率和死亡率有关。

另一研究发现,团队合作的质量与手术持续时间[179]、技术性错误的数量[116,126,142,180]和重大事件的数量有关[204]。Mishra[126]发现每次手术都会发生 0~6 个技术性错误(平均为 2.62 个),并观察到错误与外科医生情境意识评分之间的负相关性。糟糕的团队配合直接增加了外科医生的压力水平[166,205],压力会降低团队合作的能力[206]。在系统层面上,Meterko[207]发现了医院的团队合作文化与患者满意度分数之间的显著正相关,官僚文化与满意度得分之间存在显著负相关。这项研究纳入了来自 125 个退伍军人(Veterans Affairs,VA)医院的数据,按照医院团队文化评分排名,对比其中前 3 名与后 3 名的医院,记录了患者满意度评分的全部标准差。

相反,具有高水平团队配合的团队受到干扰的情况较少[124,208]。ElBardissi[209]研究了外科医生本身的经验(从专科培训开始)与以前合作的数量,对体外循环时间和阻断循环时间的影响。阻断循环时间的数据表明,与外科医生本身的经验相比,与同事合作的数量累积更为重要(图 30.12)。另一个分析显示,与大多数成员对外科医生都不熟悉的团队相比,熟悉外科医生的团队事故发生率(8.6 vs 22)和团队合作失败率显著降低(5.6 vs 15.4)[180],住院时间、机械通气时间和手术时间都有所减少,而手术团队发生变化的手术则与败血症发病率的增加有关[203]。前文曾提到在手术中麻醉团队

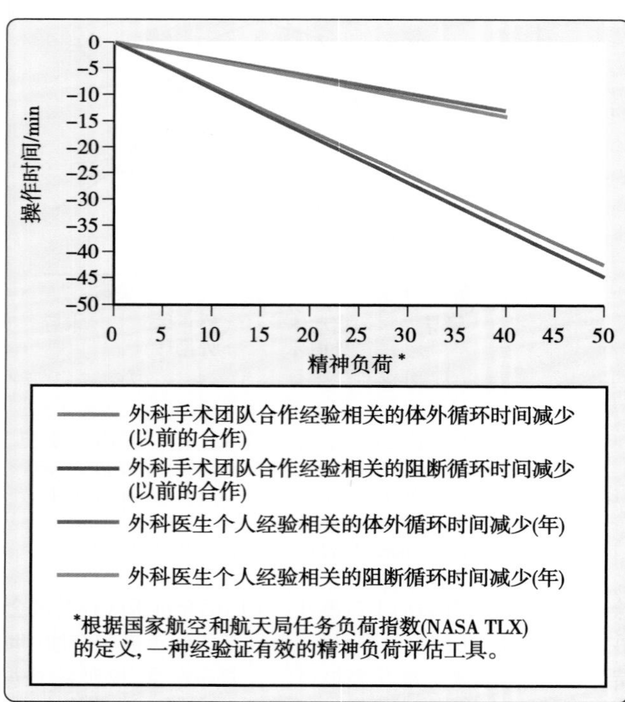

图 30.12 外科医生团队合作经验与个人经验对体外循环时间与阻断循环时间的影响。(*From ElBardissi AW, Duclos A, Rawn JD, et al. Cumulative team experience matters more than individual surgeon experience in cardiac surgery.* J Thorac Cardiovasc Surg. *2013;145:328-333.*)

的更换(交接)会增加发病率和死亡率[88,210]。能够进行复杂手术的团队往往表现出更好的团队协作能力,但即便如此,术中发生团队成员的更换仍会导致非常规事件的发生与术后并发症的增加[211]。

如前所述,团队成员(特别是医生)在评估自己的团队合作精神和沟通技巧水平方面并不准确。在多项研究中,与护士和体外循环医生相比,外科医生和麻醉医生团队合作和沟通能力的自我评价更高[212,213]。在一项研究中,85%外科医生将团队合作质量评定为高或非常高,而护士只有 48%(图 30.13)[214]。

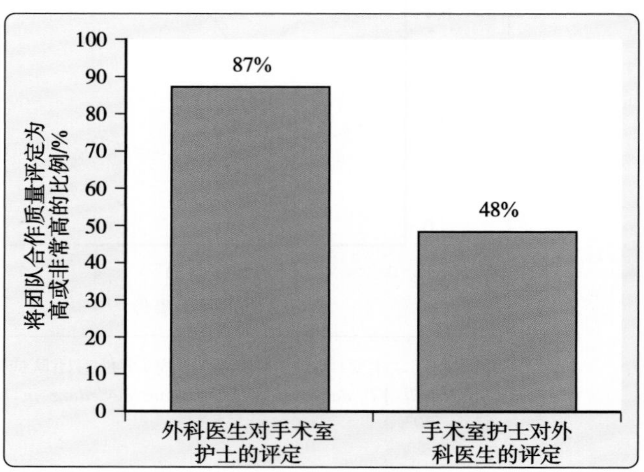

图 30.13 外科医生和手术室护士之间的团队合作观念差异。(*From Makary MA, Sexton JB, Freischlag JA, et al. Operating room teamwork among physicians and nurses: teamwork in the eye of the beholder.* J Am Coll Surg. *2006;202:746-752.*)

在对手术室团队合作态度的研究中,外科医生和麻醉医生报告说,他们理解团队其他成员的角色,而其他成员似乎并没有认为自己的角色被理解[215]。在这项研究中,医生认为团队结构是独立的小组,而护士则把团队视为一体的。在对沟通、团队协作和情境意识的充分性调查中,外科医生对沟通和建立共识评价为“充分”,而麻醉医生和护士则评价为不足(两者均 $P<0.01$)。团队工作的配合和信息核查的执行情况也被所有团队成员评价为不足,除了外科医生[213]。在对重症监护室(ICU)工作的 90 名医生和 230 名护士进行调查时,只有 33%的护士将护士和医生之间合作和沟通的质量评价为高或非常高,外科医生则为 73%[216]。外科医生认为自己在安全和团队合作的组织文化方面要比麻醉医生和护士更强[212]。总的来说,对团队合作的认识不仅在医护人员之间存在差异,而且组织机构间也存在明显不同[217]。

在对过失,压力和团队合作的调查中,Sexton[218]比较了手术室和 ICU 的 1 033 名医生,护士,专科培训医生和高年资住院医师的问卷回复,与超过 30 000 名航空公司驾驶舱机组人员的问卷回复进行对比(机长、第一副驾驶、第二副驾驶)。只有四分之一的飞行员否认疲劳影响了他们的表现,外科医生则为 70%,麻醉医师为 47%。大多数飞行员(97%)排斥高年资人员拒绝低年资人员意见的等级制,但只有 55%的外科医生拒绝了这种等级制。近三分之二的医务人员报告称,医院并没有正确处理过失;三分之一的 ICU 工作人员并不认为他们曾出现过失,超过一半的 ICU 工作人员表示他们难以汇

报过失或针对过失进行讨论[218]。类似的，Flin[219]发现，所有团队成员对于与安全和团队合作相关的行为都抱有积极的态度，但是护士和外科医生都表示他们不易受到压力或疲劳的影响。与护士相比，外科医生会更积极地去领导和沟通团队工作[219]。

在一项小儿心脏手术调查研究中，大多数团队成员认为，在手术过程中一直保持着开放的沟通渠道；尽管如此，29%的受访者表示如果遇到与患者相关的问题，在团队中表达出来还是会遇到困难[169]。不到一半(45%)的成员认为士气高涨。60%成员表示难以讨论过失，尽管有83%成员报告称犯过错误并有可能对患者造成伤害。只有30%成员表示错误发生后进行了汇报[169]。

沟通

团队合作一个具体的方面就是沟通，定义为发送者和接收者之间的信息交换[220]。系统性文献回顾表明有效的沟通是成功团队的标志，对提供优质的医疗服务至关重要[220,221]。在心脏手术中，大量的信息在多个提供者之间交换。研究表明，沟通失败是常见的[139,184,222,223]，这些失败是不良事件最常见的根本原因[180,224,225]。沟通失败对患者安全有着显著的影响[113,118,119,175,180,223,224,226-230]。在48例心脏外科手术的观察性研究中，共计观察90小时内共发生421次沟通事件：这些事件中的129个被归类为失败(即，三分之一的沟通是失败的，约1.43次/h)[223]。在45.7%的事件中，沟通时机不当；35.7%涉及信息丢去或内容不准确；24%出现提出问题而没有解决的情况；20.9%涉及“人员错误”，其中缺少关键人员在场(表30.2)。其中超过三分之一的失败对系统流程产生了明显的有害影响[223]。就像其他团队合作技能一样，人们倾向于对自己的专业性负责，而不认为需要对沟通不畅所造成的影响负责[231]。

表 30.2 沟通失败类型的定义及举例说明

失败类型	定义	实例描述
时机错误	沟通事件的情境或时机出现问题	外科医生询问麻醉医生是否已经给予抗生素治疗。提出这个问题时，手术已经进行了一个多小时。由于抗生素需在切皮前30分钟内使用，这次核查毫无意义，是一个多余的步骤。
内容错误	信息传递的不正确或不完整	手术正要开始，麻醉医生询问外科医生患者是否有ICU床位。外科医生回答说“床可能不是必需的，而且可能也没有空余的床位，所以我们就开始吧。”相关信息丢失，问题仍未解决：患者是否有ICU床位，如果患者需要进入ICU而ICU却没有床位，计划如何应对？
人员错误	沟通人员之间的分歧与差异	在没有外科医生参与的情况下，护士和麻醉医生讨论患者需要摆何种体位。外科医生有特殊的体位要求，所以他们应该参与这个讨论。外科医生缺席时作出的决定偶尔会导致患者重摆体位。
目的错误	沟通事件的目的不清楚，无法实现或不恰当	在活体供肝切除期间，护士们讨论他们正在为肝脏准备的盆是否需要冰。护士们都不知道，也没有进一步的讨论。这种沟通的目的—是否需要冰—仍未实现。

ICU，重症监护室。

From Lingard L, Espin S, Whyte S, et al. Communication failures in the operating room: an observational classifi cation of recurrent types and effects. *Qual Saf Health Care.* 2004;13:330-334.

沟通往往是在医护工作需要进行交接的时候进行，可以是个人对个人也可以是团队之间(手术室到ICU)，通常称为“交接班”。交接班一般是将患者的特定信息从一名医护人员传递到另一名医护人员的过程，以确保患者治疗的连续性和安全性。标准化的交接班信息是2006年美国医疗机构联合委员会(Goal 2E)提出的安全目标[232]。在手术过程中会发生多次交接班，团队之间也会发生多次切换：从病房到手术室，从术前团队到术中团队，随着体外循环的建立从麻醉医生到体外循环医生，从手术室到ICU，从ICU到病房，最后，从医院回到社区或心脏中心。Greenberg[201]和Rogers[233]回顾了258例由于过失导致患者受到损害的外科手术病例；60例涉及沟通失败。43%的过失发生在交接班期间，19%的过失发生在各部门之间。大多数沟通故障(92%)是口头的，涉及个人之间的沟通，包括遗漏关键信息(49%)和误解(44%)[201,233]。

鉴于心脏外科手术的复杂性，患者生理学的细微差别以及患者治疗期间出现的频繁干扰，这些错误是可以理解的[88,228,229,234-236]。交接班很少会在一个安静的环境中进行，干扰是常见的。偶有少见的情况没有发生任何交接班[235,237]，文献回顾认为交接班是充满变数的，非结构化的，并且是在压力下进行[238]。一项关于小儿心脏外科手术交接班的研究发现，重要项目的内容交接仅占53%的时间，干扰事件每分钟会发生2.3起[239]。从手术室到麻醉恢复室(PACU)人员的交接是非标准化的，取决于所涉及的工作人员；通常，在责任转移时没有具体的事件发生[240]。

在一个首次严格定义从手术室到麻醉恢复室交接过程的关键信息项目的处理流程中，Nagpal[134,236]发现29个项目平均遗漏9个；他们指出，三分之一的关键任务没有执行，关键的团队成员往往不在场。随着交接班的进行，患者信息越来越少[229]。只有56%的基本信息从手术室传递到恢复室，只有44%从恢复室传递到病房。75%的患者发生了与这些遗漏信息相关的严重事件[229]。

提高患者安全的干预措施

前面的讨论我们已经得出结论，心脏外科手术的非技术方面对患者预后起着至关重要的作用。为了减少患者遭受可预防的伤害，我们需要付出努力改善这些非技术方面的因素。重点关注的领域包括：尽可能规范化医疗，包括运用循证的最佳实践；对团队合作行为和技能进行正式的培训和实践；执行术前核查制度，以及使用安全核查表等辅助工具；定期质控，不断改进；在外科手术期间和医疗工作交接期间加强结构化交接班流程；针对非技术性技能和危机资源管理提供指向性的模拟训练。

尽管这些干预措施已被证明可以增加患者对工作人员的满意度并降低死亡率[162,176,241-244]，但这些措施往往在实际运用过程中会出现许多问题[141,245]。其原因可能为：过分高估技能水平；由于压力、疲劳和干扰使努力大打折扣；观念上人为指南会限制个体化医疗或有损医务人员的奉献精神和智慧[115,130,142,169,205,206,213,216,246,247]。简而言之，“患者的安全管理并不容易”[247]。

此外，即使在最好的情况下，完全按照协议和团队协作技能也不能避免错误或事故的发生；只能做到延长事件之间的间期[52]。外部因素的改变（如新设备，人员或角色的变化）会引入新的复杂性，为错误的产生提供了机会。尽管 Duncan[248]阐述了一项深静脉置管的培训计划，能够避免导丝遗留的问题，但 Vannucci[104]报告的结果却不尽相同。在出现两例导丝遗留的事件后，他们制订了综合培训方案；然而在短时间内又发生了两起事件。这两起事件的操作者都参与过综合培训[104]。因此他们是否真正接受了培训并执行了方案，我们不得而知。很明显，患者安全管理的过程是一个多方面、多学科持续改进的过程，涉及到多种培训工具和技术[249]。

团队合作训练

前文提到的证据（即，团队合作技能的欠缺与技术性错误以及患者不良预后直接相关）表明，具体的团队合作训练能够改善预后。许多调查人员和专家指出，航空领域使用机组资源管理（CRM）来实现优秀的团队合作，减少错误和事故，并建议医疗团队采用 CRM[141-143,173,250-259]。医疗领域的有效团队合作的关键要素与航空领域是相似的：领导与管理，情境意识，共同决策，合作与协调[141-144]。然而，CRM 对外科手术团队的教学效果却有所不同。当引入飞行员来指导如何进行有效的简要信息通报后，高年资医生中并没有出现任何改变，只有初级医生群体发生了微弱的变化[173]。France[253,260]开展了 8 小时航空风格的 CRM 培训，却发现经过培训后遵守 CRM 做法的只有 60%。

经验丰富英国牛津大学患者安全研究小组根据航空领域的 CRM 开展了一项培训计划，首先是 9 小时的培训，随后是 CRM 专家进行为期三个月每周两次的指导。在本培训结束后观察的 55 个手术中发现，非操作性错误得到了减少（每台手术减少 8.5 到 5.16 个），操作技术性错误也得到了减少（每台手术 1.73 至 0.98 个），医院安全文化调查团队工作氛围从 64 增加至 69。但调查人员同时指出，“非技术性的技能训练改善了手术室内的技术操作方面的表现，但团队不同，效果也不尽相同。曾经在医务人员中遇到了相当大的文化地址。简要信息通报和具有挑战性的权威似乎比其他内容更难以引入开展。”[142]然而目前最新的回顾研究表明，基于 CRM 的团队培训能够提高团队效率[261]，并改善团队合作实践和并发症发生率[262]。

团队合作训练似乎可以改善患者的安全，但通过单纯地执行航空风格的 CRM 无法实现正面的效果。我们必须制订专门针对外科手术团队问题的团队培训，并且需要承认航空与医学之间的差异。由前宇航员和医生 Jim Bagian 领导的退伍军人医院进行了大样本的外科手术团队训练效果研究。医疗团队培训计划包括 2 个月的准备工作，一个由医疗卫生临床同行参与的全天互动会议，以及（或许也是最有意义的一环）每一期的经验教训辅导活动[163,252]。在培训前与培训后的 1 年手术死亡率比较中，74 个参与机构的年死亡率降低了 18%（RR，0.82；95% CI 0.76～0.91），与未参与的 34 个机构相比下降 7%[163]。趋势匹配显示，在参与培训的机构中，经风险调整后的手术死亡率降低了 50%。此外，还发生了“剂量效应”：每进行四分之一的训练，每千例手术就会减少 0.5 例死亡（95% CI，0.2～1.0；$P=0.001$）[163]。

美国医疗保健研究与质量局（The agency for healthcare research and quality，AHRQ）已经开展了一个类似的团队培训计划，称为 TeamSTEPPS。虽然它的适用范围比老年医疗培训广泛，但是还没有大数据对死亡率的影响进行研究。然而大量研究已经证明，这项培训能够改善团队合作氛围，能够运用质量控制措施（例如抗生素使用时间管理）[125,263,264]、临床医疗措施[263]、团队合作技能[125]来改善依从性。其中一项最详细的研究是针对手术室团队的所有成员开展了为期两个月的培训计划[125]。在整个手术室团队合作评分和沟通评分方面，首例病例开始就有显著的改善，同时质控措施和患者满意度都得到了改善。更重要的是，手术死亡率从 2.7% 下降到 1.0%，并发症发生率从 20.2% 下降到 11.0%。然而 1 年后手术死亡率从 1% 上升到 1.5%，并发症发生率从 11% 升至 13%。虽然结果仍比干预前好得多，但仍提示成效的退化[125]。调查人员得出结论，团队培训可以提高手术室团队效率并改善患者的预后，但需要持续的努力来维持这些成效[125]。

目前所有测试的团队培训方法都建立在航空领域或公认的团队培训方法上，但很少有数据能够阐明哪些是必须要素。培训课程时长有几个小时的，也有好几天的，有同时加入辅导课程的，有培训后定期辅导[171,265]12 个月以上的，也有不含任何辅导内容的[163,212,252]。培训的内容也没有定式，而维持培训的成效也是具有挑战性的[125,262]。从目前的资料来看，必须是针对整个团队进行培训，而不是个人[266]；情境模拟在发现危害和建立团队协作方面特别有效[266-268]；行政领导[269,270]和一线人员都是保证培训的有效执行的关键[271]；如果不进行持续的指导和培训，之前的培训效果将会消失[125,260,265]。

核查表和信息通报会

核查表和信息通报会可以提高团队沟通效率，减少遗漏的错误。核查表是一个简单的列表，它列出了具体的需要核实是否完成或修正的任务或信息，它能够确保没有遗漏任何步骤。信息通报会是指对现有计划中的要点进行开放式的讨论和回顾，它通常会利用一个核查表来确保所有相关的细节都得以处理。核查表是一项明确相关细节的工具，而信息通报会则是团队回顾所有细节的过程[272]。核查表在内容上不会随着每次的使用而有所不同，因为每一项都代表着不可遗漏的关键步骤。相反，信息通报会是由每个案例的特殊问题而明确的。信息通报会能够开启团队成员之间的对话，鼓励每个成员商定计划的细节，交换信息，提出关键点和问题，发现隐患[245]。

核查表是简单的认知辅助工具，可以提高简单任务的完成效率（如购物）或复杂事件（比如在战斗机航空母舰甲板上着陆）的完成度，并且它们能够提示一些常被遗漏的项目[273,274]。核查单已经成功地被用于确保完成各种手术中的关键步骤[258,275,276]以及麻醉准备工作[277]。

最广为人知的患者安全措施之二，就是世界卫生组织(WHO)的安全手术保障生命(Safe Surgery Saves Lives)[162,176]和手术患者安全系统(Surgical Patient Safety System，SURPASS)[160,278]，虽被称为核查表，但实际上是使用了核查表的指导性信息通报会(图 30.14)，这些将在本节稍后讨论。

手术安全核查表　World Health Organization　Patient Safety　A World Alliance for Safer Health Care

麻醉诱导前 → **切皮前** → **患者出手术室前**

麻醉诱导前	切皮前	患者出手术室前
(至少有护士和麻醉医生)	(护士、麻醉医生和外科医生)	(护士、麻醉医生和外科医生)
是否已确认患者身份、手术部位、手术名称、签署知情同意书? □是	□确认所有团队成员已完成自我介绍包括姓名与职能	**护士口述确认:** □手术名称 □用完的仪器、纱布和针数 □标本标签(大声读出标本标签包括患者姓名) □是否有任何设备问题需要处理
手术部位是否做好标记? □是 □不适用	□确认患者姓名、手术名称、切口位置	**对外科医生、麻醉医生和护士:** □患者术后管理和康复方面需要重点关注哪些问题
麻醉机和药物是否检查完毕? □是	**是否已在60分钟前使用预防性抗生素?** □是 □不适用	
脉搏血氧仪是否已监测到位并正常工作? □是	**预计的关键事件** **外科医生:** □手术的关键步骤和非常规步骤有哪些? □手术预计多久? □预计的失血量是多少? **麻醉医生:** □是否有患者特别关注的问题? **护理团队:** □是否已确认无菌(包括指示卡)? □是否存在设备问题或任何疑虑?	
患者是否: **已知过敏史?** □否 □是 **困难气道或误吸风险?** □否 □是,且已备好抢救用品 **出血量大于500ml的风险(儿童7ml/kg)?** □否 □是,且已备好两条外周/中心静脉通路	**必要的影像资料是否已陈列?** □是 □不适用	

这份核查单并不是全面详尽的,鼓励根据当地的做法进行修改和补充　Revised 1/2009　©WHO, 2009

图 30.14 世界卫生组织手术安全核查表。(*Copyright 2009, World Health Organization. Available at:< http://www.who.int/patientsafety/safesurgery/checklist/en/>.*)

核查表已经发展成为在罕见的紧急情况下提供指导的工具，比如恶性高热或无脉电活动。Ziewacz[64]确定了 12 种最常发生的手术室危机，并为每种危机制订了循证的必要处理步骤(图 30.15)。在对危机情况的模拟中，检查表的获得和使用使遗漏关键步骤的发生减少了 6 倍。Arriaga[63]随后对 17 个不同外科手术团队进行了数百次模拟测试，结果表明遗漏的步骤显著减少(使用核查表的团队遗漏了 6% 的关键步骤，没有使用的则为 23%)。Harrison[279]的团队也设计了各种与麻醉有关的紧急情况下利用核查单来实现的认知辅助工具。

核查表有助于推广最佳方案的实施，通过简化复杂的指南而成为一套简单的含有关键步骤的循证最佳做法[274,280]。Keystone Project 执行了一个包含基于循证的五项关键内容的列表，以预防中心静脉导管相关的血液感染(central line-associated bloodstream infections，CLABSI)[280]。在参与的 108 名 ICU 医生中，3 个月时间内 CLABSI 的中位数从每千日发生 2.7 次下降至 0，平均发生率在 18 个月内从 7.7/1 000 下降至的 1.4/1 000[280]。CLABSI 的减少是可持续的[281]，并且可以

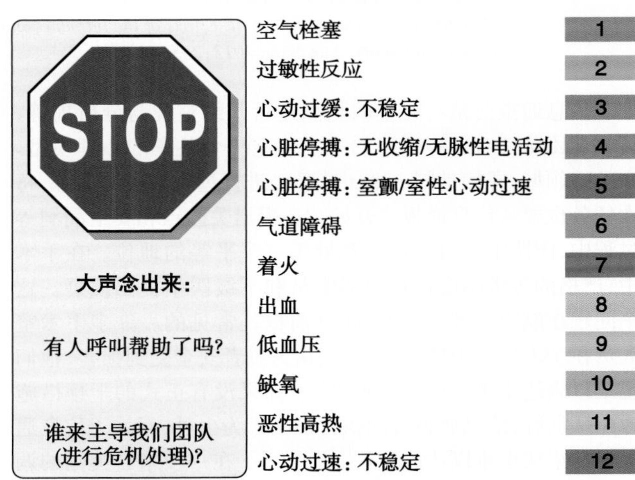
手术室危机事件核查表
STOP
大声念出来:
有人呼叫帮助了吗?
谁来主导我们团队
(进行危机处理)?
空气栓塞 1
过敏性反应 2
心动过缓:不稳定 3
心脏停搏:无收缩/无脉性电活动 4
心脏停搏:室颤/室性心动过速 5
气道障碍 6
着火 7
出血 8
低血压 9
缺氧 10
恶性高热 11
心动过速:不稳定 12

图 30.15 手术室危机手册封面。(*From Ziewacz JE, Arriaga AF, Bader AM, et al. Crisis checklists for the operating room: development and pilot testing.* J Am Coll Surg. *2011;213:212 e10-217 e10.*)

推广到其他地方[282]。还有类似的基于循证的核查表减少了呼吸机相关肺炎发生率和死亡率[5,283]。有效的推广与实施并不像核查表本身那样简单[284,285]。业内已经开始为如何设计与执行有效的核查表而做出努力[284,286-288]。

虽然核查表本身的使用价值已被广为宣传[273]，但专家认为，这是团队工作适应性的改善，从而提高了患者的安全，而不是使用核查表这一技术本身[289]。如果核查表是管理层强加而来，没有团队愿意做出态度和行为上的改变，这个核查表本身就是在破坏临床医生的自主权，实际上可能会推迟起效[247,286,288,290]。2008 年，荷兰卫生部门推行世界卫生组织的核查表；然而在 11 151 例病例中[165]，全部遵从核查表的仅占 39%。总体死亡率从 3. 13% 下降到 2. 85%，降低程度与遵从核查表的程度密切相关（图 30. 16）。管理者认为 Michigan Keystone Project 如此有效，是因为由一个共同的目标而创建了一个“密集的网络化社区”，以及使用大数据制订规范准则的意愿，而不单纯是由于核查表的存在[291]。

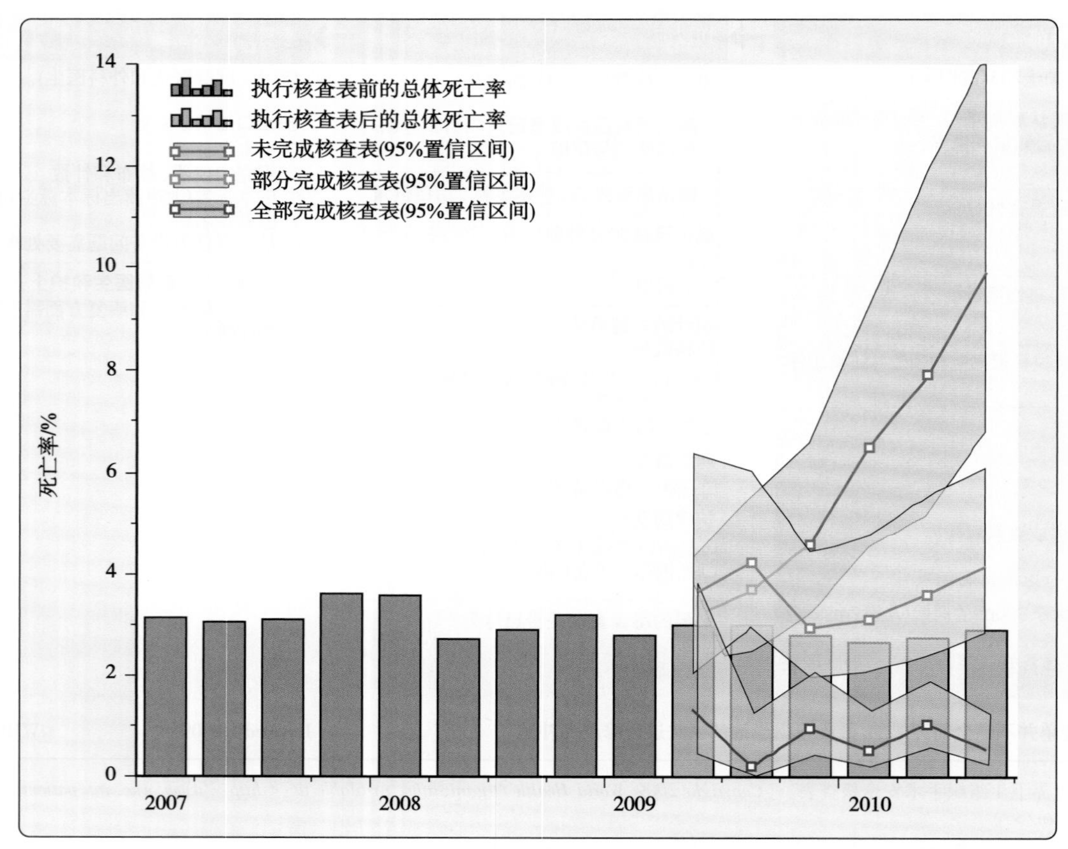

图 30. 16　研究期间患者住院 30 天死亡率。柱状图显示每 3 个月的总体死亡率，折线图显示在 2009 年 4 月 1 日核查表执行以后，3 个分组情况（未完成，部分完成，全部完成）每 3 个月的总体死亡率。（*From van Klei WA, Hoff RG, van Aarnhem EE, et al. Effects of the introduction of the WHO "Surgical Safety Checklist" on in-hospital mortality: a cohort study.* Ann Surg. *2012; 255: 44-49.*）

信息通报会是对方案的重点进行归纳整理与分析提炼，能够让团队针对即将进行的手术建立一个共享的心理模型。在航空领域，即使是同一个团队已经进行过无数次的训练，每次任务也要从信息通报会开始。在提出关注点和安全漏洞等过程中，团队中的每个成员都处于一个平等的地位。在手术中，严格的等级制度往往阻碍学员和下级医生提出质疑。这个问题在航空领域实施 CRM 之前也是常见的。许多手术室人员在个人报告中称，即使他们认为患者安全受到损害，他们也难以表达出来自己的意见[169]。如果没有正式的干预措施或团队训练，信息通报会的执行情况极为少见，而关于信息通报会的组成也难以达成一致[246,292,293]。在一项来自英国的调查中发现，39% 的外科医生表示他们对每个外科手术都进行了简要介绍，而 96% 的护士却并不这么认为[246]。世界卫生组织的手术安全研究发现，在 3 733 例手术中几乎都没有在执行核查表时进行术前的信息通报会[162]。

世界卫生组织的手术安全检查表（图 30. 14）中包含“预计的关键事件”，这一环节的执行请外科医生，麻醉医生和护士提出关键或非常规步骤并表示重点关注[162]。这项核查表在八个城市的八家医院推广执行，纳入的这些医院体现了人口和经济基础的多样性。结果显示死亡率从 1. 5% 降低至 0. 8%，并发症发生率从 11% 降低至 7%[162]。第二次全球研究发现，在紧急手术中使用此核查表具有相同的效果，死亡率从 3. 7% 降低至 1. 4%[244]。在随后进行的 25 513 例患者的国内研究结果显示，住院 30 天死亡率由 3. 15% 降低至 2. 85%（比值比 0. 85；95% CI，0. 98）[165]。效果取决于依从性：全面执行的比值比为 0. 44（95% CI，0. 28 ~ 0. 70），部分执行的为 1. 09（95% CI，0. 78 ~ 1. 52），未执行的为 1. 16[165]（95% CI，0. 86 ~ 1. 56）（图 30. 16）。

SURPASS是一个涵盖整个心脏手术过程的核查表，包括术前和术后的信息通报会[278]。SURPASS的执行将并发症发生率从27.3%降低至16.7%，将死亡率从1.5%降低至0.8%（图30.17）[160]。对执行SURPASS前所发生的不良事件进行回顾分析，结果发现大约40%的事件是可以避免的[294]。

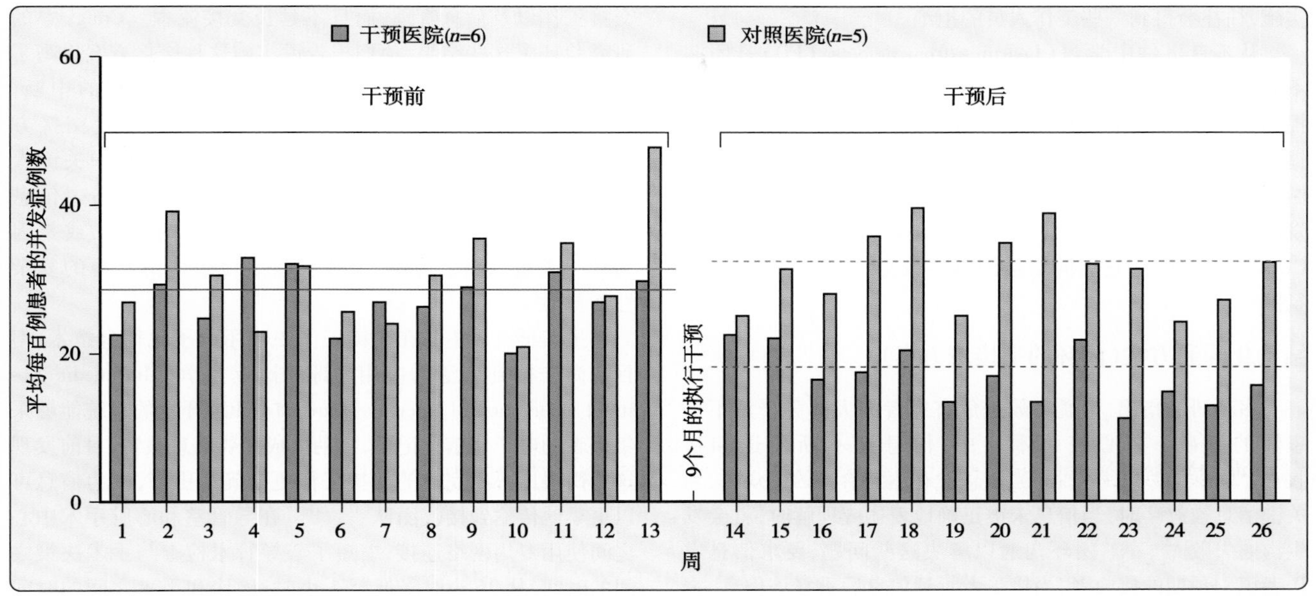

图30.17 干预组医院和对照组医院的平均并发症数量。（*From de Vries EN, Prins HA, Crolla RM, et al. Effect of a comprehensive surgical safety system on patient outcomes.* N Engl J Med. *2010;363:1928-1937.*）

信息通报会能够增强团队执行力，而且花费时间很少。Berenholtz[295]分析了37 133次信息通报会，发现平均每次信息通报会花费2.9分钟，而汇报情况占2.5分钟。执行信息通报会将心脏外科手术中非常规事件的数量减少了25%[293]，并且它增强了工作人员的观念——手术部位错误是可以避免的[296]。在16个心脏外科中心执行信息通报会后，手术的中断从每例5.4次下降到2.8次（$P=0.004$），手术流程认识不足而导致的中断从4.1次降低到2.2次，沟通不良事件从2.5次降低至1.2次[297]。护士进入核心步骤的次数减少，所花费的时间也得到减少。信息通报会改善了沟通过程，每个病例的沟通障碍次数从3.95次减少到1.31次，并且能够发现新的问题和认识的缺乏[298]。

信息通报会改善了团队合作氛围和团队合作行为，并使团队更加融洽[299]。在一项调查中参与者表示，“你的意见似乎很重要。你会感到更有价值”，“我们在感到不开心时会更愿意说出来而不会担心被怼反对。”[300]“在以色列的一项研究中，团队成员报告称，他们的个人工作、团队配合与安全文化，会令人感到自己更有价值[293]。在英国的一项研究中报告称，在执行信息通报会以后，团队文化变得更好，还能发现一些潜在的问题[241]。一项研究结果提示术前信息通报会能够减少31%导致外科手术意外延误的事件[301]。信息通报会的执行提高了团队成员对最佳方案的依从性，包括抗生素剂量，静脉血栓预防，以及维持正常体温和正常血糖等[302-304]。

尽管已有证据表明了信息通报会的价值，但它仍然受到一些制度、人际关系和心理因素的限制[290]。对信息通报会是抵制还是接纳，取决于团队角色差异。团队核心人员的态度与参与度影响着执行力度与依从性，重大的潜在事故（哪些未被发现和掌控的事故）也会降低了信息通报会和培训的效果[141]。在VA的团队培训工作中，有效的信息通报会和汇报制度完全取决于行政领导[305]。在对756次信息通报会进行分析时，Whyte[245]发现，人们对信息通报会的反馈取决于所在机构与社会环境以及个人对信息通报会目的的看法。随机分配到干预组的外科医生表现出比对照组更优秀的团队行为，但他们却回报称舒适度不足，沟通不畅和团队效率水平低下。因此表明采用信息通报会或核查表一开始可能会令人难以适应[286]。即使有效的行政领导和地方领导干预，众多团队成员的态度上和生理上的反馈也可能阻碍其实施。发现和了解潜在的障碍和阻力是有效实施的必要条件[213,245,246,292]。

工作汇报与从不良事件中学习

前面提到，所有安全计划的关键部分都包括识别潜在危害和制订系统改变以减少患者受到危害的机会。识别这些危害可能涉及制度上的质量改进过程，稍后我们也会讨论到，在团队层面上，不断质疑“今天是否又发生任何我们不想再发生的事情？”

手术结束时进行团队工作汇报可以成为识别危害并制订改进的一种手段。通常情况下工作汇报常常在术前基本情况介绍中结合讨论，但其时间，内容，目的和具体操作却并不相同。汇报应在每个手术过程结束时进行，为团队提供一个反思过程，一个对所获得的经验教训或缺陷进行口头表达的机会[306]。可以简单地问：“今天所有事情都如我们希望（或预期）的那样顺利进行吗？”工作汇报可以让团队聚在一起来纠正问题，并找到改进方法，在下一次案例中提高团队执行力[241,295,302,305]。工作汇报让团队有机会识别潜在的危害和脆弱性，制订和实施系统的改进，解决团队合作弱点，制订未来计划[306-308]。就像通报会一样，汇报可以强化团队合作行为，改善团队氛围和提高团队执行力。然而在实际工作中却难以实施，往往会得到一些工作人员的拒绝[241]。

从不良事件中学习（Learning from defects，LFD）是团队不断识别和减轻危害的众多方法之一。由 Pronovost[309]等提出的 LFD 工具是一种简化而高效的根本原因分析工具，提供了一种结构化的方法来帮助识别危害或缺陷的因素，并制订安全改进措施。作为约翰·霍普金斯大学研究人员开发的综合安全计划单元（Comprehensive unit safety program，CUSP）的一部分，它能够增强团队凝聚力，提高安全意识的氛围[310]。

结构化沟通方案（闭环的交接班方案）

多项研究指出，沟通失败是危害患者的大部分严重不良事件的基础。在心脏手术室中，信息被不断发送和接收[201,213,222,223,228,262,311,312]。当信息没有达到恰当的受众时，当关键信息被忽略时，当信息未被正确地表述或理解时，就会发生沟通失败[223,313]。闭环沟通以解决这些问题，要求信息发送者识别预期的接收者，当接受者听到信息后重复该信息，之后发送者验证其准确性[110]。这种类型的信息沟通在紧张的情况下和潜在的听众很多时尤其重要[314]。结构化的沟通确保团队具有一致的目标，期望和执行计划[315]。然而，只有体外循环医生常规地在心脏手术室中进行闭环沟通[110]。

结构化沟通方案包括标准化词汇使用（例如，单词的字母使用在北大西洋公约组织[NATO]语音字母表中的字母）和用于说明数字的方案（如使用 1~1 而不是 11，避免听起来像 7）。使用这样的技术可以减少歧义，提高清晰度并消除许多潜在的错误[316]。武装部队和航空团队采用了回读，情境-背景-评估-建议（Situation-Background-Assessment-Recommendation，SBAR），倡导和查询等技巧，以及关键的断言，以改善信息传递，减少信息遗漏，促进各行各业的沟通。尽管有许多指南都推荐采用这些技术[317]，但很少有团队能够做到；因此而缺乏临床数据证明这些方法能够有效减少手术室中的损害。

当患者在医疗团队的交接过程中，需要使用到结构化的沟通方案进行信息传递，对此目前已经开展了广泛的研究。如前所述，交接失败是团队内部和内部之间的医疗错误和对患者造成伤害的重要来源[134,229,233,235,236]。需要传输的信息的复杂性，交接过程场面的混乱，频繁的干扰和中断，都会导致关键信息的缺失[228,236,238]。Nagpal[134]针对 Delphi 流程进行系统性优化，确定了从手术室到麻醉恢复室交接的关键要素，并提出了一套包含所有元素的方案。使用此方案可将每次交接过程发生的重要信息遗漏频次从 9 次降至 3 次，将任务错误从 2.8 减少至 0.8（图 30.18）[318]。在小儿心脏外科手术交接的研究中，使用团队合作导向的流程和使用结构化沟通方案，能够将关键信息遗漏从 6.33 次减少到 2.38 次[319]。在另一项研究中，交接工作的实施过程基于一级方程式赛车进站的流程分为交接工作的准备阶段（阶段 1），信息传输完成之前的任务阶段（阶段 2）以及特定信息传递完成阶段（阶段 3），减少了信息遗漏的数量，缩短了交接过程（图 30.19）[320]。

Zavalkoff[321]发现，运用一个简单的填表工具可以改善交接工作以及信息管理，而且不延长交接流程。Craig[322]的研究验证了这些结果，他们报告说实施这种交接方案提高了注意力、组织性和信息流畅性，减少了交接过程的中断。Petrovic[323]使用心脏手术室或心脏 ICU 的标准化交接方案，发现信息遗漏从 26% 下降到 19%，交接过程中关键人员的在场率从 0% 增加到 68%，增加了满意度得分。信息遗漏率仍有 19%，可能提示需要一个更好的方案，或是因为缺乏关键人员的参与，又或仅仅是由于病情本身的复杂性而导致。

虽然早有人主张在交接工作中使用电子化信息技术，但目前尚未得到广泛的应用。哥伦比亚大学（Multimedia Abstract Generation of Intensive Care，MAGIC）开发的系统能够采集患者的电子化信息记录，自动生成简要信息报告；目前发现这些简报比医生完成的交接工作更准确和更好，因为信息可以更早地传输到接收团队[324-326]。在导管室和心脏手术中心之间使用专用网络连接，缩短了心导管术检查与手术决策之间的时间，从 36 小时降低至 1 小时；确诊和手术之间的时间间隔从 56 降低至 18 小时[327]。广泛使用电子病历和信息共享系统，例如 Epic Care Everywhere（Epic，Verona，WI）提供的系统，能够提高患者信息的准确性与可用性，且有望能够减少错误[328]。

模拟系统

医学模拟系统发展迅速，已被用于培养临床医师的专业性技能，评估临床医师个体和团队的技术性与非技术性能力，了解错误发生的原因，并设计出防止这些错误的手段。首先，模拟系统正在改变医学的面貌，从“看一，做一，教一”的方法，转为让实习生和住院医师在模拟器上练习，而不是实际的患者。通过模拟练习，学员能够学到插管，腹腔镜手术和支气管镜等手术，在真正应用到患者身上前日趋完善技术技能[329-335]。在对患者进行手术之前，学员的技术技能还能通过模拟系统进行评估[133,336-339]。

模拟系统对于教学[263,340-343]和评估非技术性能力与团队合作能力[130,131,144,181,344,345]都是一个很有效的工具[130,131,144,181,344,345]。一项研究发现，模拟系统通过危机情况模拟，在团队合作态度上比专门的团队训练表现得更好[267]。此外，模拟系统在罕见的危机情况管理教学[63,330,346-350]和考察成功的危机管理方法[63,64,279,351]中有突出的价值。模拟系统还能够有效的测试压力、咖啡因、疲劳以及其他因素对工作表现的影响[140,352-354]，以及测试干预措施的效果[355-357]。作为一个十分有效的工具，模拟系统已经成为体外循环治疗师教学管理的主要方法（E. Darling，SUNY Upstate，Syracuse，NY；personal communication as presented at the CREF 35th Annual Meeting，Long Beach CA，2015）。而医护人员的执业证书，也要求其表现足够优秀，以通过在模拟情境中的考核要求[358,359]。

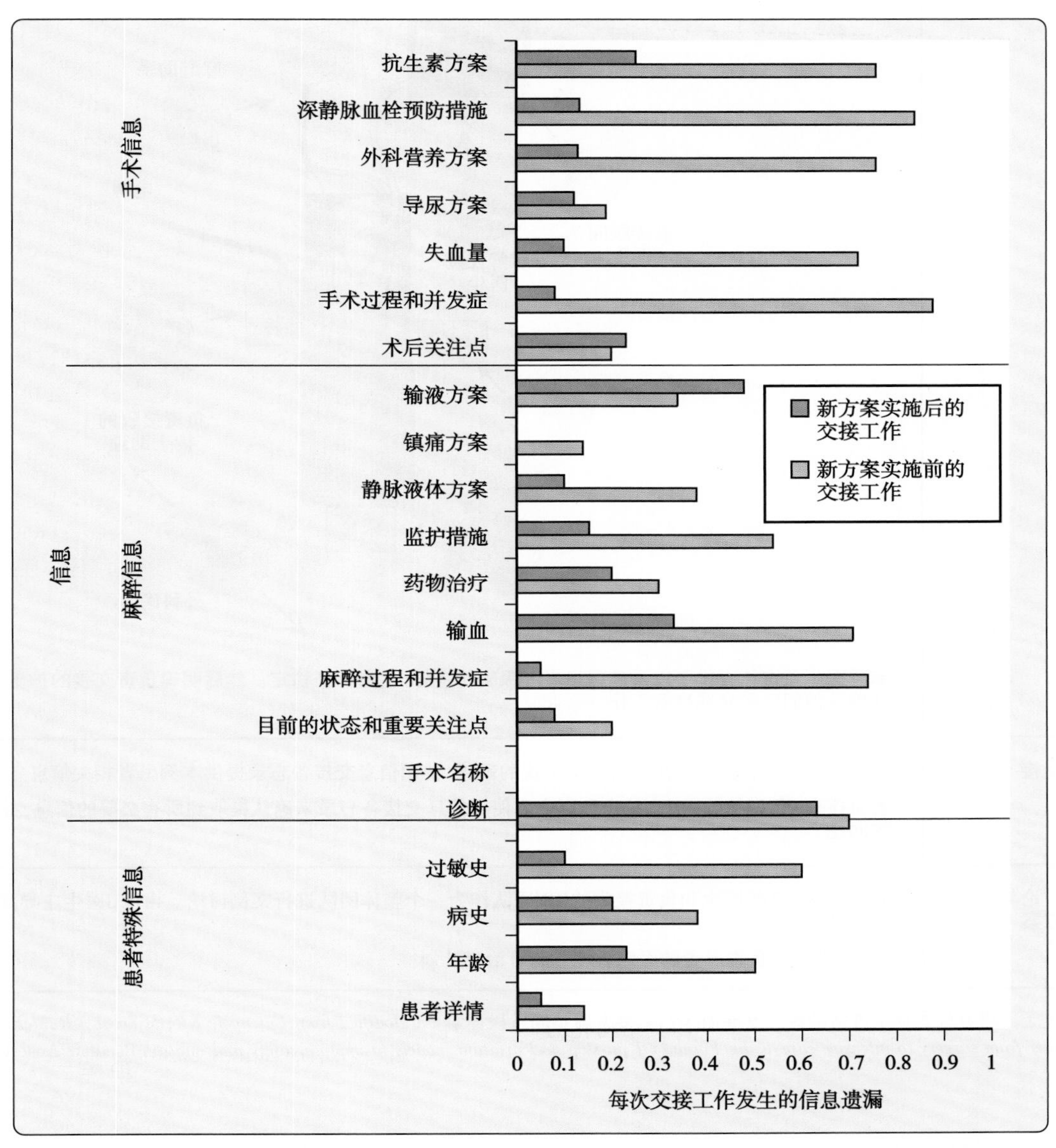

图 30.18 从手术室到麻醉恢复室的交接工作中，使用结构化沟通方案前后所发生的信息遗漏情况对比。(*From Nagpal K, Abboudi M, Manchanda C, et al. Improving postoperative handover: a prospective observational study.* Am J Surg. *2013;206:494-501.*)

新交接方案总结

阶段0：交接前准备	患者交接表格由麻醉医生在手术室内填写，至少在转运到ICU前30分钟收集完成 负责接收的护士确保床位及周围空间符合患者转运表格上标注的监护仪、呼吸机和其他要求的设置 负责接收的医生确保所有的文书工作准备完成
阶段1：设备和技术交接	到达ICU时整个团队移交患者呼吸机、监护仪和在转运过程中的支持设备 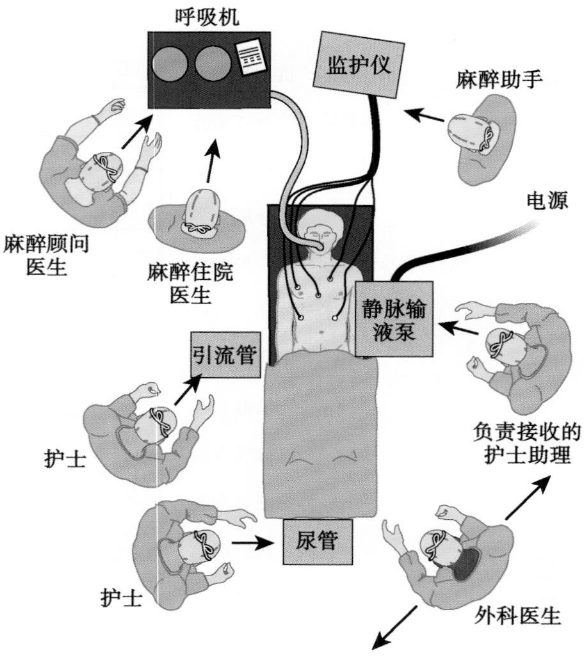 麻醉医生负责核查设备以及确保患者呼吸支持良好，生命体征稳定。然后明确负责交接的护士与医生，并确认他们已经完成准备工作
阶段2：信息交接	麻醉医生与外科医生依次进行不受干扰的阐述，使用信息交接备忘录提供本例患者相关信息 安全核查：负责接收的ICU护士和医生要使用信息交接备忘录来确认提取到所有必要的信息，并提出相应的问题
阶段3：病情讨论与治疗方案	外科医生、麻醉医生和负责接收的ICU团队作为一个整体团队进行案例讨论。由ICU医生主导，确认预计的问题及预后 ICU团队目前负责患者的医疗管理并制订治疗计划

图 30.19 基于一级方程式赛车进站的概念发展而来的交接方案不同阶段详解。(*Modified from Catchpole KR, de Leval MR, McEwan A, et al. Patient handover from surgery to intensive care: using Formula 1 pit-stop and aviation models to improve safety and quality.* Paediatr Anaesth. *2007; 17: 470-478.*)

医疗安全

药物错误

大量数据表明，药品管理差错在麻醉工作中是很常见的。1993 年，Australian Incident Monitoring Study(AIMS)鉴定了 2 000 起事故，其中有 144 起患者用药错误或即将用药错误的例子[360]。1995 年，Merry 和 Peck[50] 发表了对 75 名新西兰麻醉学者的调查报告，89% 的人表示他们至少犯过一次药品管理差错，12.5% 表示他们曾经由于药品相关差错伤害过患者。在一项来自新西兰的两家医院共 10 806 例麻醉案例的自愿调查中，总体用药错误率是每 133 例发生 1 例(0.75%)[361]。用药错误导致了 1 例术中知晓，2 例肌松时间延长，还有 47 例一过性生理效应。类似的情况在一项加拿大的调查也发现，85% 的麻醉医生称他们已经犯了至少一个药物错误或者“差点出错”，在 1 038 例用药错误中有 4 例死亡[362]。日本麻醉医师协会在 1999 到 2002 年之间的调查报告反馈了 4 201 925 例麻醉案例[363]，其中发生由药物管理差错而引起的严重事件占 0.02%，引起的死亡事件占 0.000 44%。还有其他来自澳大利亚[364]、日本[365,366] 和南非[367] 的报道表明,麻醉用药错误依然是一个全球性的重大问题。在美国的临床麻醉中由于药物管理差错而导致的事故与其他地方的报道类似。Cooper[368]在一项单中心自我研究报告中发现,用药错误率为 0.40%(8 777 例共发生 35 例,每 203 例发生 1 例),用药接近错误比例为 0.19%(8 777 例发生 17 例)。

Webster[361]将大部分用药错误进行分类(表 30.3)。Abeysekera[364]研究发现,几乎 50%的错误是由注射器和药物准备错误而导致的,18.9%是由于注射器标签的更新,20.8%是由于选错了安瓿或药瓶,因此导致了错误标注的注射器。设备的错误使用或者出现差错占了 26%,不正确的用药途径占了 14%,沟通交流错误占 4%。在手术室中使用药物是一个复杂的步骤,在第一次用药时包含了多达 41 个步骤[364,369]。人为因素专家将其中的 36 个步骤归类为肌肉记忆的自动行为(易受技巧或行动错误影响),另外的 5 个步骤归类为需要自主意识、决策和判断(决策错误、容易出现认知错误)的行为[369]。通常情况下,麻醉医生单独执行所有的步骤,没有医学上常见的双重核对的机会,例如药剂师核查临床医生的处方,护士两者皆核查。

表 30.3 用药错误类型

错误类型	定义
剂量错误	错误的用药剂量
药物替换	用错了药物;注射器或药瓶被替换
遗漏用药	没有使用预期要用的药物(比如错过抗生素使用时机而重新给药)
重复用药	预期使用的额外剂量
用药途径错误	通过错误的途径用药
其他	患者对药物过敏、需要缓慢给予的药物快速输注、抗生素选择错误

From Webster CS, Merry AF, Larsson L, et al. The frequency and nature of drug administration error during anaesthesia. *Anaesth Intensive Care*. 2001;29:494-500.

此外,需要体外循环的心脏手术还存在着特殊的情况。麻醉医生和体外循环都可以进行静脉用药。体外循环治疗师在体外循环期间频繁使用麻醉药物,同样也会使用多种其他药物。有时候体外循环治疗师本身可能也是一个麻醉医生(尤其是在澳大利亚)。麻醉医生是否需要监督体外循环治疗师使用药物,需要具体情况具体分析。在一些临床实践中,麻醉医生在体外循环期间可能会离开手术室。

在一项体外循环过程相关事故的自愿调查中,29%的澳大利亚和新西兰体外循环治疗师报告了转流期间相关事件[370]。在一个 524 位美国体外循环治疗师的调查中,共报告了 5 023 例事故,其中只有 78 例是用药错误[371]。此外还报告了 11 例输血量错误,其中有 2 例死亡。相同研究人员在最新的调查中发现,2 年时间总共发生了 4 882 例事故,63 例用药错误,10 例输血量错误[372]。

调查研究与自愿报告所反馈的结果可能低于了手术室中用药错误的真实发生率。Nanji[372a]的一项手术室用药错误的前瞻性观察性研究称,在 277 例手术中共计 3 671 次用药,发生了 193 次(5.3%)和用药错误有关的事件,其中 79.3%是可以避免的。自愿报告称错误通常很少对患者造成损害,而美国麻醉医师协会(ASA) Closed Claims Project 数据库分析表明的结果并不如此,因为该数据库只包含了存在实质性损害和导致医疗诉讼的错误[373]。截至 2003 年,共 205 例用药错误被记录到数据库中,占 5 803 例麻醉诉讼案件中的 4%。在这些严重伤害事故中,琥珀酰胆碱相关占 17%,肾上腺素相关占 8%。在琥珀酰胆碱相关的 35 例案例中,有 12 例的使用是不恰当的。肾上腺素相关的用药错误尤其危险,在 17 例肾上腺素相关的案例中,11 例导致死亡或出现并发症;6 例是由安瓿更替导致的。一份详细的病例报告已经发表,描述了由于安瓿更替上的疏忽导致肾上腺素的错误使用,进而造成致命性的结果[374]。

在非公开的诉讼索赔案例中,有 19 例术中知晓(9%),其中 14 例与对清醒患者错误使用肌肉松弛药有关,其余则是由于麻醉药使用不足或遗漏有关。ASA 非公开索赔项目审核员认为在用药错误相关的索赔案例中,真实发生医疗不当行为的比例为 84%;而非用药错误的索赔案例中仅为 35%。在用药错误相关索赔案例中,72%的原告都获得了赔偿,对比非用药错误相关索赔则为 52%。在对英国的麻醉用药错误相关诉讼分析中,同样发现相似的结果[375]。

错误的用药途径尤其成问题,大部分是由于连接器的通用性引起的[376]。在一个案例中,用于硬膜外麻醉的丁哌卡因被用于静脉输注。尽管孩子得救了,但是年轻的产妇死亡了[377]。还有很多其他案例报道:将氨茶碱[378]和氨甲环酸[379]给到蛛网膜下腔;将维库溴铵[380],昂丹司琼[381],氯化钾[382]和罗库溴铵[383]注入硬膜外导管;维库溴铵通过脑室造口进入脑室。人类的智慧已经找到了将导管植入人体任何一个部位的方法。人类的错误也导致了输液类型与输入途径之间连接错误的所有可能,往往带来灾难性的后果(表 30.4)[384]。蛛网膜下腔的错误用药将导致灾难性的结果。1968 年第一次报道了长春新碱意外注入蛛网膜下腔的案例。此后,尽管已经广泛报道了这一危险性,世界范围内仍发生了至少 58 例死亡[385]。肠内营养液(死亡,脑膜炎)、甲醛(死亡)、氯己定(产妇死亡)都曾给入到蛛网膜下腔内[384]。

输液泵在心脏手术室中变得越来越普遍,它的优势显著,能够以精确设定的速率输送极少量的液体或药物。输液泵同样会遇到用药错误问题。从 2005 年到 2009 年,美国食品药品管理局(FDA)收到了 56 000 份有关使用输液泵灌注泵的不良事件报告,包括大量受伤和死亡的案例[386]。不良事件有硬件问题(电池故障,产生火花和着火),也有软件问题(错误信息,单次点击重复记录,如 10 记录成 100)。许多麻醉医生认为,很多问题与用户界面设计不良或人为因素有关[386]。除了泵的问题,使用者本身造成的错误也很常见。遵循药品使用指南是防止错误的关键。但一项系统性回顾分析发现大量研究显示大部分使用者都无视软件警报,而且并不一定会遵循药物指南用药[387]。

表 30.4 连接错误分型(JC Sentinel Event Alert 36)

连接错误类型		注释
肠内营养管	静脉通路、中心静脉通路、透析管	166 例,已知 21 例死亡,少报
硬膜外导管	静脉通路	丁哌卡因中毒死亡
袖带血压管	静脉通路	空气栓塞、多例死亡
静脉注射溶液	鼻饲管	–
静脉注射溶液	硬膜外导管	多巴胺、肾上腺素
注射器推注	硬膜外导管	抗生素、神经肌肉阻滞剂、麻醉药、镇静药
静脉注射溶液	动脉测压管	相对容易发现
注射器	动脉测压管	多种药物
静脉注射溶液	尿管、透析管、脑室造口、气切套管	–
二氧化碳采样管	静脉通路	–
氧气管	静脉三通开关	潜在的空气栓塞
弹力袜充气管	静脉通路	空气栓塞

Reprinted from AIRS Committee, with permission.[32]

用药错误的预防

尽管临床药品管理十分重要,但是并没有多少研究能够在随机试验中证明,各项干预措施在减少错误方面的有效性。一篇综述对麻醉工作中用于减少用药错误的各种措施进行评估,并做出了建议[388]。但是,大部分可回顾的证据都是轶事证据,并且它仅是基于临床专家的建议,没有人为因素工程师的参与[388]。其中的建议包括了仔细阅读安瓿或注射器上的标签,优化标签的易读性和内容,做好注射器的标识,双人核对药品或设备。

在 2010 年,Anesthesia Patient Safety Foundation 召开了一场超过 100 多名参与者的关于提高手术室内药物安全管理的共识会议[369]。共识重点在于 4 个方面:标准化、技术、药房参与和文化氛围(框 30.4)。标准化重点在于在手术室内统一每种药物只有一种浓度,此外还涉及统一所有麻醉场合使用标准化的药品托盘。药房的参与对于错误的减少十分重要,从教育责任到管理整个配药过程(从订购药物到提供给麻醉医生)。培养安全文化氛围对提高安全管理效果来说至关重要,但事实上麻醉医生都很“独立”,不愿意改变自己既往的临床习惯(与药物准备和发放有关)来配合新的方案[369]。

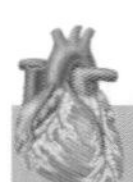

框 30.4 提高手术室内药品安全管理的共识建议

标准化

1. 高危药品(如去氧肾上腺素和肾上腺素)应该由药房准备好适用于成人和儿童标准的浓度或者稀释液,可供随时使用(推注或输注)。输液应通过电子控制的智能装置(内含药品信息库)进行。
2. 准备好的注射器和输液液体应该有标准化统一的可机读识别的标签。
3. 其他
   a. 为所有培训项目与设施提供跨学科和统一的用药安全管理课程。
   b. 在手术室内不存在任何致命药物的浓缩制剂。
   c. 极度高危药品的使用需要复述以便确认,如肝素。
   d. 在所有麻醉工作站内药品配置标准化。
   e. 方便的途径保存所有用过的注射器和药品容器,直到手术结束。
   f. 标准化输液信息库和输液方案。
   g. 标准化特定管道专用连接器(静脉、动脉、硬膜外、肠内)。

科技

1. 每一个麻醉工作站都要执行配药和用药前的药品识别机制(条码识别),能够提供反馈、决策支持和文档化自动信息系统。
2. 其他
   a. 为所有使用者提供正式认证的技术培训和设备培训。
   b. 标准化输液泵上的用户界面。
   c. 所有手术室系统都执行强制安全核查表。

药房/预制/预混

1. 尽可能地停止由麻醉医生或麻醉护士常规准备药物。
2. 临床药剂师应该是围手术期和手术室团队的一部分。
3. 尽可能按照病例类型标准化地预制药物试剂盒。
4. 其他
   a. 为所有麻醉医生和药剂师提供跨学科和统一的用药安全管理课程。
   b. 加强对手术室药剂师的培训,特别是围手术期的顾问药剂师。
   c. 在手术室内部署随手可及的自动化配发药品的机器(能够与中央药房及信息管理系统进行对接沟通)。

文化

1. 建立一个报告错误(包括未造成损害的事件)和讨论经验教训的公正文化。
2. 建立一个教学、理解与问责的文化,通过必修课程与继续教育进行学习,推广美国麻醉患者安全基金会(APSF)和教育视频中的代表性案例。
3. 建立合作的文化,认识到 STPC 规范(标准化、技术、药房/预制/预混和文化)在不同单位、专业组织和认证机构内部与外部之间的益处。

From Reprinted from Eichhorn JH. APSF hosts medication safety conference: consensus group defi nes challenges and opportunities for improved practice. *APSF Newslett.* 2010;25:1-8.

条形码识别是一种未被充分利用的技术，能够识别药品与剂量的正确性，被视为一种能够提高用药准确性的方法[369,389-394]。FDA 在 2004 年 2 月发行了相关规定（于 2014 年 4 月更新），要求药品上必须要有条形码，包括某些非处方药，大部分处方药和血液制品[395]。FDA 认为有效的条形码管理可以减少 50% 的用药错误，从而防止 50 万例不良事件和输血错误，同时在 20 年内节约 930 亿美元。

一些关于在医院内护理单元使用条码识别系统的研究结果提示，此举或许能够降低错误[396-399,400]。VA Health Care System 是一个早期采用的条形码技术，在使用过程中并遇到了一些困难[397]。一些最常见的问题看似简单却影响很大，比如条码在患者腕带上和药品容器上变得不可读取。Mills[397] 称，通过 VA 系统他们发现，将新技术引入复杂的医疗系统，会有获益，但也同时面临新的挑战。

药品条形码的联邦法规尚未完善。只有约 90% 的药品带有条形码，且线性条形码很容易变得难以辨认，插入条码识别器时无法读取到相关信息[401,402]。此外，在 2015 和 2017 年之间，制造商被要求遵循某些州和地区的规定使用更为严格标签，需要更多关于药品的细节。这些新的要求可能增加许多药物的价格，但是可以提高患者的安全，不过前提条件是医院在整个配送过程中完全贯彻使用条形码扫描识别。

一些商业系统能够在临床麻醉环境中扫描药物条形码，包括 SAFER sleep system（SAFER Sleep LLC，Nashville，TN）、BD Intelliport（BD Medical，Franklin Lakes，NJ），和 Plexus Information System（Technology Group，Jackson，MI）。Merry[403] 设计的 SAFER Sleep 系统是唯一一个进行过随机前瞻性临床试验的系统。与传统方法相比，使用该系统时在错误发生率上没有发现显著差异，主要是因为样品大小以及用户使用不当或违规操作。在一个亚组分析中，系统按预期使用时发生的错误明显减少，包括使用者在用药前扫描每种药物的条形码并保持语音提示有效激活状态（电脑语音在条形码扫描之后说出药品名称）[403]。有个药品安全系统直接与 Codonics 打印机（Codonics，Middleburg Heights，OH）结合，扫描药瓶上的条形码，再结合一个 Smart Anesthesia Manager 软件驱动的注射器条码扫描设备，就能打印出相应的标签贴到注射器上；就像 SAFER sleep 一样，Smart Anesthesia Manager 包含了声音提示功能，当扫描注射器时，会说出药品的名称[404,405]。目前正在进行一项研究，以确定这个系统是否能减少错误产生。

虽然没有进行过输液泵相关的错误发生率与性质的全面评估，从现有的证据可以看出程序性错误是其重要来源[387]。输液泵在心脏外科患者药物管理中相当重要，所以输液泵相关的错误对心脏麻醉医生至关重要。

一些输液泵使用药品库中的预定剂量限制，如果输入超量会警告使用者。智能输液泵尽管还不完美，但已多次被证明可以阻止错误的产生，主要是输注速率和剂量的错误。智能泵可以拦截在药品配送过程中多个步骤中潜在的错误（图 30.20）[387]。大部分被拦截的错误仅会造成较低程度的伤害，但一些研究也发现能够拦截诸多高危药品的超量输注（去甲肾上腺素的 100 倍预期剂量）甚至超过 100 倍的输注。

然而，带有药品库的输液泵其有效性的证据具有两面性，一些研究表明有益，而另一些则相反[406]。“软警告”仅仅对使用者作出警告，并不会阻止药物的输注，使用者对“软警告”的不遵从，限制了其有效性[387]。允许条形码识别药物，并与和电子病例或者麻醉信息系统交互的输液泵可以证明更强的有效性。

在心脏外科 ICU 中进行的智能输液泵前瞻性随机试验发现，每 100 个患者每日使用输液泵数量中就会发生 2 例严重用药错误[407]。智能泵的使用并没有带来发生明显的改善，尽管通常都没有按照预期来使用。25% 的情况下，旨在防止用药程序性错误的药品库都会被绕过。这项研究表明，单靠技术可能无法解决问题。密切关注实施技术的细节并使其正常工作同样至关重要。Nuckols[408] 发现，他们测试的智能泵只能阻止 ICU 中 4% 的药物不良事件。很多错误与药品的推注使用有关，而这一部分是难以监督与应对的问题。这些调查员并不认为应该抛弃智能泵，而是主张需要更智能更强大的输液泵。

尽管智能泵可以提醒导致剂量不正确的程序性错误，但是它们不能识别药品种类的错误或是药品用在了错误的患者身上。条形码也许能够解决这个问题。药品外包装上的条形码可以被扫描识别，随着患者身份条形码的识别，提示输液泵匹配适当的药物和浓度，因此阻止了药品或患者的识别错误，也能阻止输液泵的程序性错误。此外，如果输液泵和电子病历连接起来，泵的剂量信息就可以被自动记录。条形码扫描在输液泵中的应用是一个比较新颖而且不断发展中的技术。

输血安全

条形码在药品管理方面的应用已被广为宣传，而其在血制品的使用方面同样也是一个很有前景的技术。血制品条形码的使用确保了血液成分和受血者的准确匹配。纽约的一项输血错误研究报告称，ABO 血型匹配错误事故发生率大约为 1/12 000～1/33 000[409]。日本的一家心血管病医院发表了一份报告，介绍了一个床旁运用条码识别技术进行计算机辅助的输血管理系统[410]。将近 60 000 例输血中无一例出现错误，还成功阻止了 1 例人为错误。该系统也提高了血液成分管理的效率，将红细胞过期率从 3.9% 降到了 0.32%[410]。美国基于条形码的血液安全管理系统研究同样表明了其有效性[411,412]。血制品现在通过被 FDA 授权的条形码进行追踪和管理，从献血环节开始一直到配送至医疗团队手中，条形码在输血过程中很少使用。在手术室中使用血制品上现有的条形码，能够提高效率和准确性，尤其是如果条形码数据能够和血库记录（如交叉配型）及电子病例和麻醉信息系统联动起来。

防止术中知晓

1961 年，Meyer[413] 报告了一个术中知晓的案例，他描述患者为“面无表情，目光呆滞，眼神空白，像是遭受了巨大灾难后的反应”。此后，术中知晓成为了一个导致创伤后应激障碍的高发生率的可怕并发症[414,415]。在早期发表的报告中，术中知晓的发生率有所不同。最近，3 项大型前瞻性多中心研究报告了相似的总体发生率，约为 0.1%～0.2%[416-418]。来自中国的报告显示发生率约为 0.4%[419]。对儿科患者的前瞻性研究发现发生率为 0.8%～1.1%[420,421]。基于自我报告的回顾性研究或质量保证数据往往会得到较低的发生率。Pil-

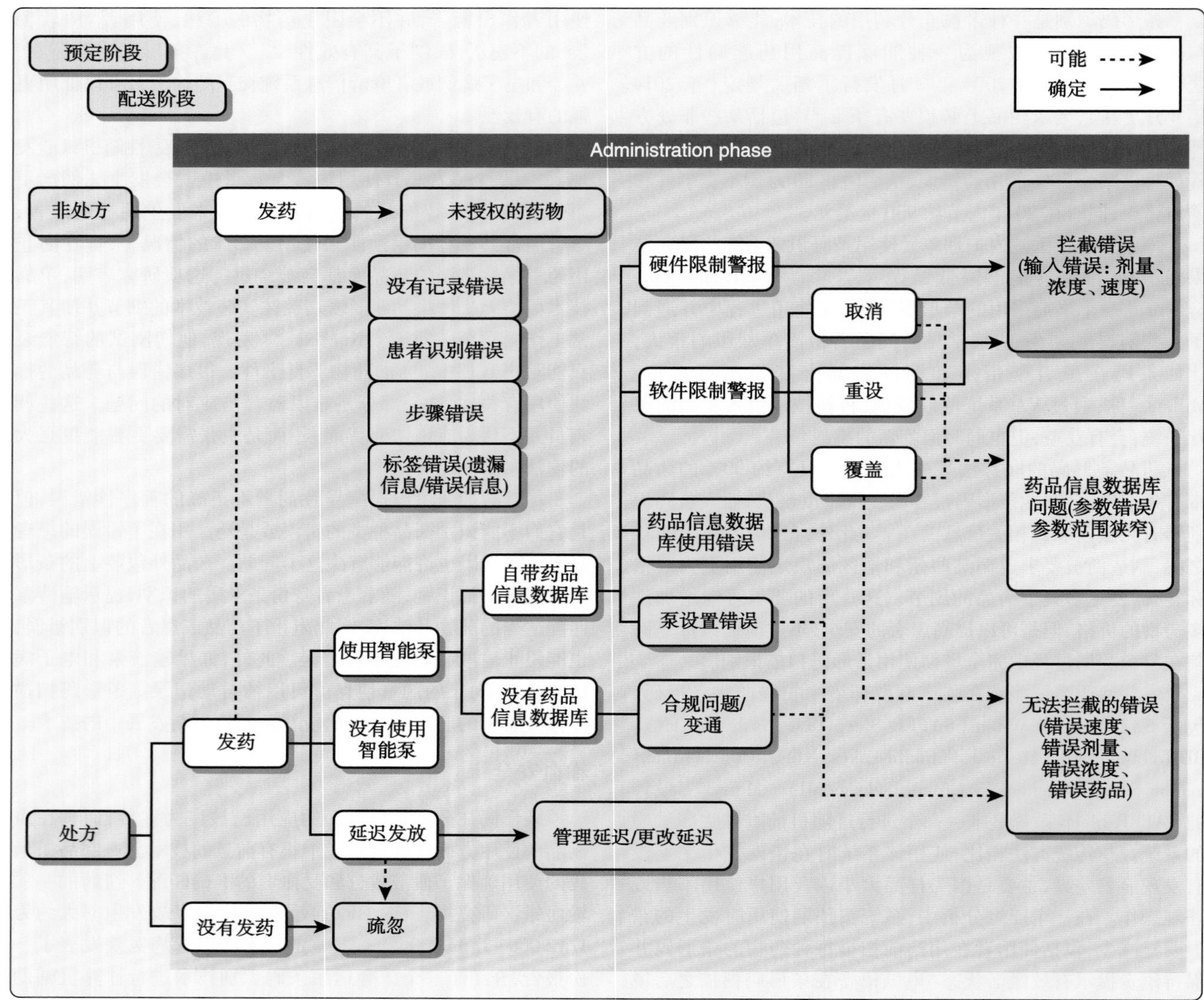

图 30.20　使用智能泵进行静脉用药管理的过程，以及从处方阶段到用药阶段可能出现的错误或拦截的错误。(*From Ohashi K, Dalleur O, Dykes PC, Bates DW. Benefits and risks of using smart pumps to reduce medication error rates: a systematic review.* Drug Saf. *2014*;*37*:*1011-1120.*)

lard 发现术中知晓发生率是 0.007%[422]；基于自我报告的英国第五次国家审计工程(NAP5)发现其发生率为 0.004%[423]。在很多研究中，如果使用了肌松剂，术中知晓的发生率会增加。

经历了术中知晓的患者报告了一系列感受，从单纯的听觉感受(1 级)到麻痹和疼痛(5 级)，还有一些 D 级濒危感受(那就是恐惧、焦虑、窒息、即将到来的厄运和即将到来的死亡)[424]。这些经历的后遗症不尽相同，但是多达 70% 患者都出现了创伤后应激障碍[414,415,425,426]。

术中知晓发生率不同，很大程度上与这种经历本身的特点有关。患者通常不愿谈论这个经历，除非特别询问，通常情况下不会报告医护人员，他们可能几天或几周时间都无法用言语表达这些经历。Sandin[417] 调查了共计 11 785 名全身麻醉患者，首先是在麻醉恢复室，然后是术后 6 天，接着是术后 7～14 天。在麻醉恢复室时，有 6 名患者报告称发生术中知晓，而在术后 6 天和术后 7～14 天时，则有 12 名患者报告称发生了术中知晓。外显记忆的延迟导致很多麻醉医生对 0.1%～1% 的发生率持怀疑态度，因为很少有患者会将这种经历与麻醉医生联系起来[427,428]。

术中知晓可能会由麻醉用药过程中发生特定可识别的错误引起，例如在麻醉诱导期间使用肌松剂代替镇静药，输液泵输注失败而未察觉，或未发现吸入挥发罐已空。然而大多数术中知晓的案例并没有追溯到此类明显的事件[429]，但也可能与患者对麻醉药物反应有所差异有关[430-434]。目前由 Mashour[434] 提出的理论认为，术中知晓要同时具有意识(包括觉醒和主观体验)和明确的回忆(记忆)[434]。觉醒、主观体验和记忆发生在不同的神经位点，以不同的方式对麻醉药物作出反应。意识似乎是由额叶的协调活动所介导，而被各种麻醉药物干扰的高级中枢，其感觉传入与处理似乎并没有发生改变(图 30.21)[431,432]。失去意识的机制可能与麻醉药物对大脑皮质的处理有关，而不是感觉传入系统的改变。

麻醉状态下的回忆也需要外显记忆的信息[434-436]。虽然超出了本章的范围，与记忆相关的神经生物学似乎与 γ-氨基丁酸受体密切相关，这对于麻醉医生来说是很熟悉的。目前

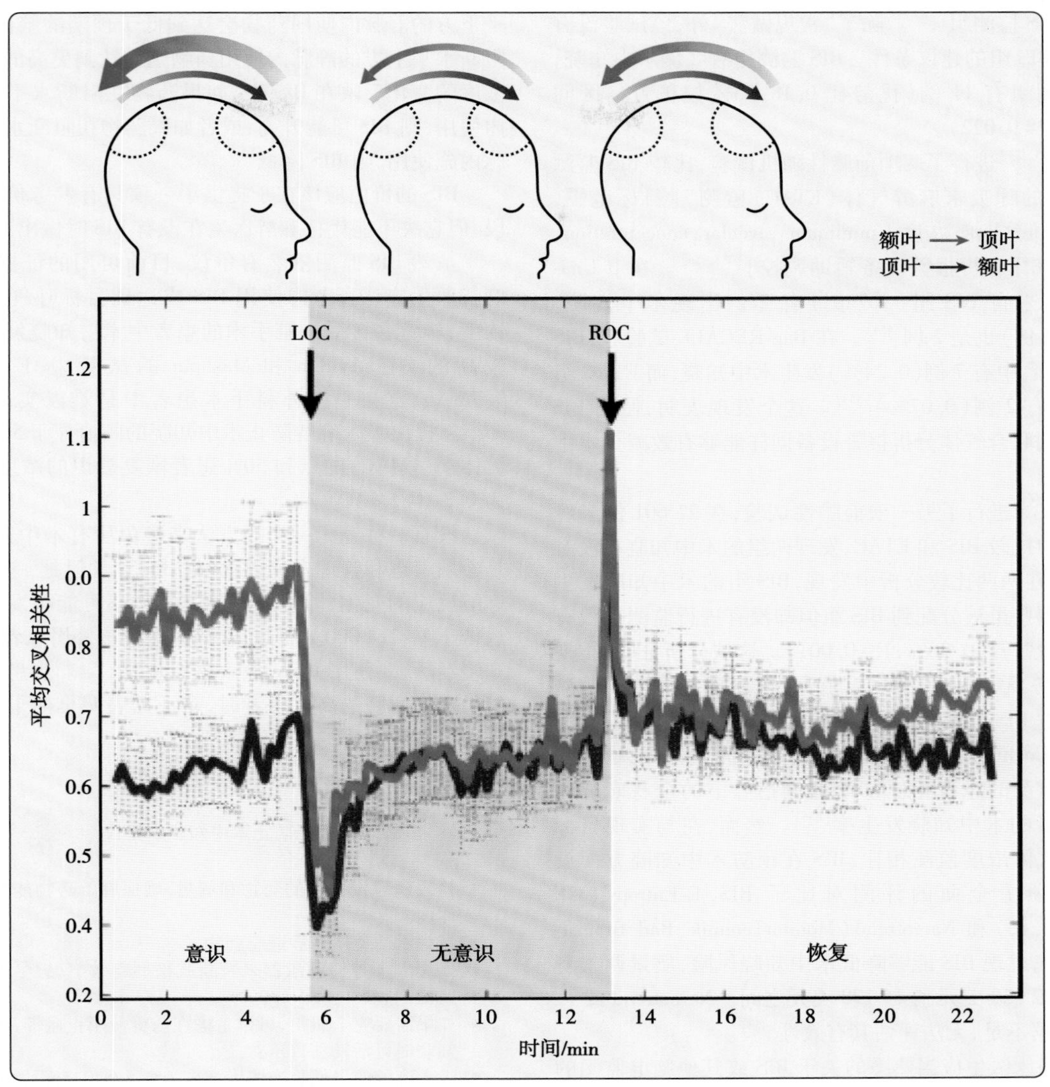

图 30.21 丙泊酚诱导全身麻醉后选择性抑制人脑额顶叶反馈活动。LOC，失去意识；ROC，恢复意识。(*From Mashour GA, Orser BA, Avidan MS. Intraoperative awareness: from neurobiology to clinical practice.* Anesthesiology. *2011; 114: 1218-1233; adapted with permission from Lee U, Kim S, Noh GJ, et al. The directionality and functional organization of frontoparietal connectivity during consciousness and anesthesia in humans.* Conscious Cogn. *2009; 18: 1069-1078.*)

正在确定由麻醉药物调节的 GABA A 受体特定亚型。GABA A 亚基至少由 19 个基因编码，这个发现可能提示了意识的遗传学基础。某些亚型赋予了对异氟醚的记忆抑制的抵抗力，同时不改变固定作用或催眠作用[437]。事实上，术中知晓的最强预测因素之一是先前的术中知晓事件，这也支持 GABA 亚基的遗传差异可能与意识有关的观点[438]。听觉传入对吸入性麻醉的耐受性相对较强，这也能解释为何听觉是更常被回忆的事件[424,435]。此外，麻醉药物效应或麻醉药物清除率也存在较大的个体差异[439]。

遗传和生理因素可能解释了在恰当的麻醉管理下，为什么一些患者还会存在术中知晓。特定类型的外科手术也会增加风险：心脏手术会使术中知晓率从总体水平约 0.1% ~ 0.2%[417,418] 增加至约 0.4% ~ 1%[418,440-446]，增加了 10 倍。Ghoneim 和 Block[445,446] 证实心脏手术与术中知晓风险增加有关。英国 NAP5 报告发现，心胸外科手术的术中知晓风险增加了三倍，总体比率从 0.004% 上升到 0.012%[417,447]。这种风险增加的可能原因包括：在血流动力学不稳定期间减浅麻醉以及体外循环停机时麻醉药物的衔接存在空档。在心脏手术患者中普遍使用的神经肌肉阻滞药物也增加了术中知晓的风险[417,423]。

瘫痪患者发生术中知晓时往往难以识别，目前鼓励使用经处理的脑电图来潜在地估计麻醉的深度；有几种商业产品可以用于此目的。经处理的脑电图监测器也就是 BIS（脑电双频指数；Medtronic，Minneapolis，MN），是迄今为止最普遍也是研究最多的产品。在多项研究中，低于 60 的 BIS 值与麻醉期间极低的术中知晓发生率相关联[448,449]。

两项已发表的研究表明，与“常规做法”[444,452] 相比，使用 BIS 监测可以降低术中知晓发生率。在一项多中心回顾性对照研究中，将来自同一研究机构的 5 057 例连续 BIS 监测患者与 7 826 例非 BIS 监测患者进行比较[452]。BIS 监测组有 2 例术中知晓，而非 BIS 监测组则有 14 例（$P<0.039$）。在一项前瞻性随机多中心试验中，2 503 名“高危”患者被随机分配到

BIS组或非BIS监测组[444]。除了"常规做法"外,该试验没有提供关于非BIS组的建议条件。BIS监测组有2例术中知晓,而非BIS监测组有11例(优势比0.18;95%校正置信区间0.02~0.84;$P=0.022$)。

Avidan[453,454]进行了两项前瞻性随机试验,比较BIS监测和"目标导向的呼吸末麻醉气体(ETAC)监测"[目标范围,0.7~1.3最低肺泡浓度(minimum alveolar concentration,MAC),使用气体分析报警设备辅助调控][453,454]。在B-Unaware试验中,来自BIS组(967例)有2例出现术中知晓,ETAC组(974例)也是2例[454]。在Bag-RECALL试验中,BIS组2 861例患者中有7例(0.24%)发生术中知晓,而ETAC组2 852例中则有2例(0.07%)[453]。这个发现表明,使用BIS或吸入麻醉剂联合气体分析报警设备同样能够有效减少术中知晓的发生。

Mashour[455]进行了另一项前瞻性试验,在21 601例未经筛选的患者中比较BIS和ETAC,发现两组的术中知晓率没有差异。然而,在两两比较分析中发现,BIS组的术中知晓发生率明显低于那些虽被分配到BIS组但却没有进行监测也没有使用ETAC的患者(0.38%;$P=0.001$)。这项分析证明,重视麻醉深度调控,无论是使用特定的呼气末麻醉气体浓度监测目标还是通过BIS监测,都能够降低术中知晓的发生率。

2014年Cochrane Collaboration对BIS监测的总结认为,与仅接受标准监测的患者相比,BIS监测指导下的全身麻醉可降低高危患者的术中知晓发生率[456]。然而,在与实现目标导向的麻醉气体浓度监测相比,BIS在预防术中知晓方面没有优势。一项更全面的评测对比了BIS,E-Entropy(GE Healthcare,IL,IL)和Narcotrend(MonitorTechnik,Bad Bramstedt,Germany),发现BIS能够降低术中知晓风险,质量调整寿命年费用为22 339美元到44 198美元之间。Narcotrend或E-Entropy的数据不足,无法评估其有效性[457]。

以下是临床医生应当熟悉的关于BIS或其他脑电监测的几个重要注意事项。

使用脑电图评估麻醉深度取决于麻醉药物对脑电影响的相似性。BIS算法没有考虑氯胺酮和氧化亚氮[458]对脑电图的不同影响。

脑电信号的幅度非常低,受电刀,肌电活动和临时起搏器等高频设备的干扰(均趋于提升BIS)。小剂量的肌松药通常会消除由肌肉活动引起的高频伪影,但无法消除电刀灼烧的干扰。

脑电图的处理和稳定需要超过15或30秒,所以BIS数值稍滞后于临床事件,例如麻醉诱导时,在BIS改变之前,患者就明显已经入睡了。类似地,从无意识到恢复意识状态的变化可以迅速发生,患者会在BIS改变之前醒来。

BIS数值反映了脑电活动状态,但它并没有显示大脑是如何达到这种状态的。举个例子,BIS数值在睡眠中也会下降[459],但很明显自然睡眠与麻醉状态并不相同。

手术刺激可以迅速导致BIS改变,其反应类似使用了吸入麻醉药,但是,阿片类药物则反应较小[460]。BIS数据并不会区分阿片类药物和镇静催眠类药物的各种可能的组合[461]。

在胸主动脉手术与部分心脏搭桥手术过程中,在阻断水平下方的静脉内使用药物会达到低于预期的脑内浓度,而在阻断水平上方的静脉内使用药物则会达到更高的浓度。这些浓度的变化反映在BIS中,如果药物在阻断水平以下的静脉内使用,则BIS可能升高,或者如果药物在阻断水平以上的静脉内施使用,则BIS降低[462,463]。

BIS的价值应该在于提供了一项具有参考价值的监测手段,但它决不能代替麻醉医生在没有BIS时做出的传统判断。

虽然BIS监测依然有争议,目前可用的证据表明,心脏麻醉医生应认真考虑使用BIS或达到目标呼气末麻醉气体浓度,毕竟在接受心脏手术的患者中术中知晓发生率还是比较高的。在Aviden和Mashour的试验中,ETAC规定为0.7MAC,这在心脏外科手术患者中是难以实现的。Mashour[434]提出吸入麻醉防止术中知晓的阈值介于50%患者切皮无体动(1MAC)的点和50%患者恢复意识的浓度之间(通常为0.3~0.5MAC)。

没有一种万无一失的方法来避免所有术中知晓情况,但是必须考虑和管理多种因素(框30.5)。但是,考虑到患者对麻醉反应的变化,即使最好的方案也不可能将发生率降低到远低于1~2/1 000。因此,麻醉医生应该警惕患者既往的术中知晓经历,要使用Brice量表进行评估[464]。当患者被确定为发生术中知晓的高危患者时,有证据表明早期干预可以促进创伤后应激障碍的恢复[465]。

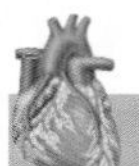

框30.5 关于防止术中知晓的建议

- 检查所有设备上的药物和剂量;确保麻醉药物能够送达患者体内。
- 考虑术前使用镇静遗忘药物。
- 使用周围神经刺激器来判断肌松剂起效情况;尽可能不使用肌松剂。
- 如果需要完全肌松,可以考虑在前臂使用止血带,患者在术中知晓时可活动前臂示意。
- 吸入麻醉的最低肺泡浓度至少为0.5到0.7,设置低水平呼气末麻醉气体浓度警报。
- 监测体外循环设备上的吸入麻醉气体浓度。
- 考虑使用血管活性药物来控制低血压,而不是降低麻醉药浓度。
- 如果由于血流动力学的不稳定而无法维持麻醉水平,请考虑安眠药或遗忘药。
- 在术中知晓的情况下补充镇静催眠药,并追加镇痛药如阿片类药物,以减少疼痛。
- 使用全凭静脉麻醉时考虑使用经过处理的脑电图,如BIS监测仪;不要单纯因为BIS数值而减浅麻醉。
- 评估已知的危险因素以提高认识;明确询问以前的术中知晓事件。在有既往病史的患者中,考虑增加麻醉药浓度并使用足够的阿片类药物。
- 在吸入麻醉不可用期间追加静脉麻醉药(如长时间尝试气管插管或纤维支气管镜检查期间)。
- 在准备镇静时,应该预先了解患者对镇静预期清醒的时间。

Modifi ed from Mashour GA, Orser BA, Avidan MS. Intraoperative awareness: from neurobiology to clinical practice. *Anesthesiology*. 2011;114:1218-1233.

减少系统漏洞

单中心干预

前面的部分重点介绍了旨在改善团队合作和沟通的个别

干预措施，并避免了心脏手术室中的某些常见错误。但是，心脏手术中的大多数质量改进措施都是综合的，多学科的和多元的方法。Doran[466]在社区心脏手术方案中使用 Institute for Healthcare Improvement Breakthrough 的快速循环改进模型，发现住院时间，机械通气时间，患者满意度和成本显著改善。Stanford[467]采用全面的质量管理方法，执行围手术期核查表，以护理为主导的进度追踪，以“解决问题而非问责”为重点的并发症和死亡率讨论会以及多学科协商模式[467,468]。

宾夕法尼亚州丹维尔的 Geisinger 健康系统要求外科医生为接受 CABG 的患者建立一套医疗套餐，这种套餐将以循证为基础，并且被强化到整个医疗流程中。他们采用持续改进的方法以改善套餐的执行情况。再次转入 ICU，再入院，血液制品使用和总体费用这些方面均有显著改善[157]。该项目于 2006 年开始，现已发展成为一个真正的“绩效薪酬”计划，外科医生根据患者满意度和结局为基准获得基本工资。

Culig[159]借鉴丰田生产系统卓越的运营模式来设计和建立新的社区心脏手术方案。研究人员描述，这是一种将文化从等级分明的“出错就要被惩罚”模式转变成合作的“公平文化”模式。这种改变是通过每天 10 分钟的纪律会议来完成的，其中还包括一个正式的解决问题的过程。2 年以来，风险调整后并发症发生率比本地区低 60%[159]。

多中心协作

心脏外科手术的多中心合作共同体已经建立起来，用于分享特定地点和特定医师的数据，也能用于确定最佳做法。这些共同体在过去的 20 年中不断提高质量和安全性。心脏手术中的多中心协作已经被发展用于特别现场分享和内科医生特别数据，还有鉴别最好的实践，这些合作在过去的 20 年里已经提高了质量和安全。第一个合作模型始于 1987 年，当时成立了北新英格兰心血管疾病研究小组[469-471]。新英格兰的 5 家医院同意共享患者的人口统计学资料，诊疗过程和结果数据，并研究风险调整方法以创建预测模。他们采取了按序排查和反复的面对面的讨论，来明确实际与预测死亡率存在明显差异的原因。各小组分享经验，并建立、测试和实施标准化方案[472]。这种共享学习模式降低了总体死亡率[164,471]，降低了女性心脏手术死亡率[473]，降低了因显著出血而再次开胸探查的发生率[474]，接受 CABG 的患者能够更恰当地使用阿司匹林[475]。

其他多中心合作也取得了类似的成功。弗吉尼亚心脏外科质量计划于 1996 年启动，目前包括 17 家医院和 10 个心胸手术团队[476]。这项合作降低了术后心房纤颤的发生率，减少了输血量[34]以及优化了血糖管理[477]。密歇根心胸外科医师协会组织了一个由全州健康计划资助的质量计划。他们的努力提高了乳内动脉的有效利用，并减少了长时间带管的发生率[158,478,479]。还有其他合作包括明尼苏达心脏外科数据库、亚拉巴马州冠状动脉旁路移植项目、加州当地/区域心脏外科数据库和华盛顿临床结果评估计划[480]。

安全文化

组织文化

前面大部分讨论都集中在个人和团队的安全。尽管个人和团队可以做而且必须做的有很多，但除非有一个发展良好的组织安全文化，否则个人的努力就会失败[290]。在英国布里斯托尔[481-483]和加拿大温尼伯[484-486]的小儿心脏病医院，安全文化的缺失导致了死亡率异常高（图 30.22）。这两家医院的一线医护人员都对结果不佳提出了担忧，但他们的声音并未得到重视。他们现有的质量控制方案对于识别和处理前哨事件的能力是非常糟糕的，两家医院都不愿意挑战医生的自主性[487,488]。最令人担忧的是温尼伯管理层没有考虑到甚至意识到护士和麻醉医师的担忧，他们最终拒绝为这些患者提供麻醉[487]。在温尼伯和布里斯托尔，存在着根深蒂固的等级文化，强调顺从和权力差异，以至于护士被认为没有判断手

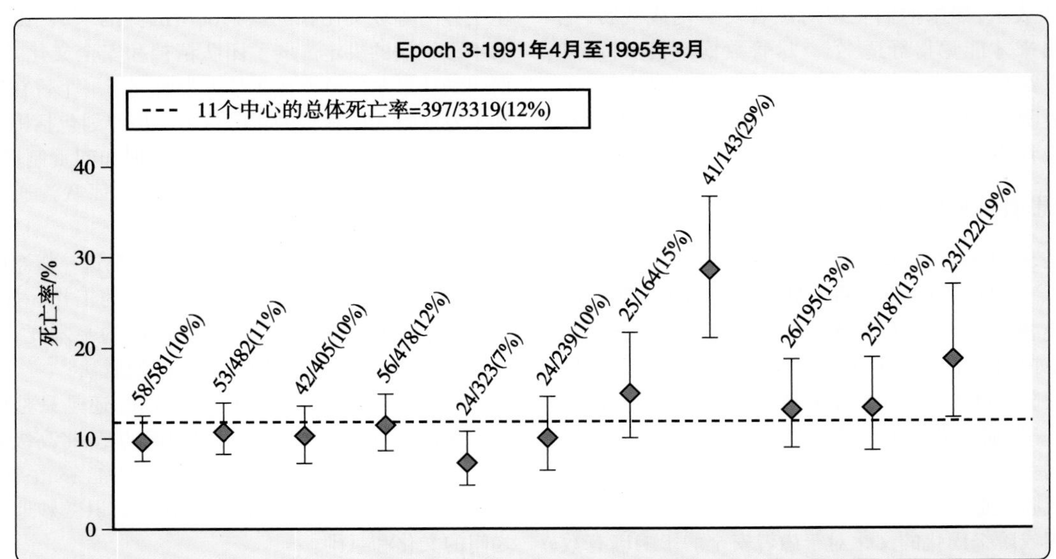

图 30.22 布里斯托尔小儿心脏病医院的死亡率（29%）与英国其他小儿心脏病医院的死亡率。（*From Aylin P, Bottle A, Jarman B, Elliott P. Paediatric cardiac surgical mortality in England after Bristol: descriptive analysis of hospital episode statistics 1991-2002.* BMJ. *2004;329:825.*）

术护理是否符合规范的能力[487]。即使在调查以后的几年时间里，护士们还是认为在温尼伯和布里斯托尔存在的等级文化在世界各地的医疗机构中是普遍存在的。

尽管安全文化和安全氛围这两个术语可以互换使用，但它们代表了同一概念的不同方面。

一个组织的安全文化是一种集体行为和价值观，能够影响其识别并减轻危害与系统性不安全状态的能力[489]。安全氛围是指工人为履行组织使命和坚持既定政策和程序而作出的承诺。安全文化包括组织制订情况介绍和汇报的政策；安全氛围就是手术团队拥护这个过程，深刻地明白它的价值，而不是敷衍了事。即使组织看起来相似，也可能存在截然不同的文化和亚文化。地方文化驱动行为：具有较强等级文化的机构安全氛围水平较低，而具有团体倾向和创业精神的机构具有较高的安全水平[170,490]。等级文化可以影响安全的证据突出表明，需要将教育和培训转向更具协作性和多学科性的医疗卫生保健模式[487,491,492]。

虽然整体组织文化和氛围是至关重要的，但是较小的单位，如心脏手术室和 ICU，往往明显不同于整体组织（尽管受到影响）[493]。许多研究调查了手术室人员的态度和信念，并提出了有趣的和潜在的可行性问题[169,171,214,265,494]。一项大型多中心调查发现，医院与医院之间的安全氛围评分差异很大，与地理位置无关。一项调查结果显示，全国护士对安全氛围的担忧往往比医生更多[493]。在一项类似的研究中，护士报告说，他们的工作单位对其安全性的支持和关注比医生更消极，他们更担心如果他们犯了错误会感到羞愧[494]。在另一项研究中，对 ICU 团队进行的一项调查发现，“相对于医生而言，护士报告说很难畅所欲言地表达，意见分歧不会得到妥善解决，需要投入更多的精力到决策中，而且护士的投入也没有得到良好的回应。”[216]

Fleming[495]调查了手术室团队的领导力，结构和安全氛围，以及他们对压力和疲劳、团队合作、工作价值及错误和程序合规性的看法。受访者报告说，程序和方案往往没有遵循，只有 43% 的人表示，如果他们觉得对患者安全构成威胁，他们需要表达出来才能觉得舒适[495]。尽管数据量很少，而且文化的评估方案有其固有的局限性，但温尼伯和布里斯托尔的详细研究表明，这些态度和氛围深深扎根于医疗保健领域，可直接影响患者的治疗效果。

组织文化对患者结局的影响

不幸的是，很少有研究正式评估组织文化和特点对患者结局的影响[185]。一项研究尝试将 CABG 后的结果与组织的文化和全面质量管理评分联系起来。研究人员发现，CABG 患者结局（例如住院时间，插管时间）的组织差异有 5 倍，但是质量管理评分和高支持性组织培养评分都与患者结局的差异无关[496]。一些研究调查了医院的氛围和文化与患者结果或实际结果的关系；这些研究发现，在功能性较差的氛围中，患者安全的威胁性更大[171]。

关于强权或阶级固化的文化对于患者安全的影响确有数据存在。具有这种文化的组织对稳定高度重视，具有严格的协调性，统一性，严格限制个人权威或创新，严格遵守规章制度[497]。这些特征并不一定是负面的。在外科手术方面，和军方一样，为了获得优异的表现，需要明确的权威和角色以及遵守协议。然而，当等级文化导致显著的权力距离，地位不对称或破坏性行为时，即使存在对患者安全的威胁，团队成员也不愿意发言或挑战权威[169,217,493]。更令人痛心的是，布里斯托尔和温尼伯这两个僵化的等级文化导致了他们的领导层忽略了多个令人关切的报告[481,482,486-488]。集中权限通常会让一线工作人员在面对安全问题时感到无力表达或采取行动[490,498]。具有严格等级文化的组织在绩效指标和总体安全氛围方面得分较低[207,499,500]。

如上所述，分级组织通常是以规则为导向的官僚主义。当发生故障时，组织会将重点放在确定责任人并追究责任，即使是因为系统层面的问题而发生故障[501]。这些组织无意中建立了一种个人经常对自己的错误或系统中的弱点沉默的责备与羞耻的文化，很大程度上是因为他们害怕批评甚至报复。联合委员会和医疗改革研究所强调使用不良事件报告来识别和纠正系统漏洞。尽管如此，调查表明，只有不到一半的工作人员报告说他们的医院有一个非惩罚性的报告系统[502]。

等级层次分明的文化可能促成破坏性的行为，这可能与错误和不良事件有关。在 102 家医院进行的一项调查显示，在受访者（2 846 名护士，944 名医生，40 名高管和 700 名其他人）中，77% 的医生目睹了医生的破坏行为，65% 的人报告看到了护士的破坏性行为[503]。破坏行为与 71% 的受访者的医疗错误有关，27% 的受访者导致患者死亡。在另一项调查中，超过 80% 的人员报告说，破坏性行为导致注意力降低，沟通协作减少，团队间关系恶化[504]。因此，一线工作人员认为这些行为会影响患者的安全和结果[503-506]。联合委员会在 2009 年出台了领导管理标准，要求建立和维护安全文化，并要求制订适当的政策来解决破坏性行为[507]。在 2009 年的标准中，列举了特定类型的行为，而较新修订后的定义仅仅指“破坏安全文化的行为”。

心脏手术环境作为一个充满压力和紧张的复杂环境，特别容易出现破坏性或欺凌行为[508]。破坏行为的存在是由医生主导的等级文化和沉默氛围所滋养的[509]。由于害怕报复而不敢说话的决定削弱了团队精神和安全文化[503,509]。田纳西州纳什维尔的范德比尔特大学研究了一个旨在解决专业化和不专业行为的项目的实际效果。该计划包括围绕领导层的讨论，干预模式，政策，监督工具，培训和问责制度[510]。这些努力减少了医疗事故诉讼案件，改善了团队沟通以及促进了医生的行为改变[511]。

支持组织文化和氛围影响患者结果这一概念的最佳证据是在 VA 医疗团队在培训工作中所做的工作。如前所述，医疗团队培训的实施降低了 108 家医院的手术死亡率，并显著改善了工作人员对其机构安全氛围的看法[512,513]。一个机构的安全氛围或文化是真的发生了变化，还是只是感觉它发生了变化，这一点尚未明确。可以明确的是，将高级管理人员分配到一个单位或执行行政手段，是能够改善安全态度的[270,514]。高管们也有可能利用管理知识微妙地改变领导层之间的文化和氛围。

改善医院文化

如前所述，很少有研究将医院文化与患者结果直接联系起来。同样,改变医院文化的干预措施,无论是在医院还是在单位层面,都还处于初级阶段。与改善患者预后相关的一项干预措施是在 Keystone 项目中制订的综合安全计划单元(CUSP),以消除中心静脉导管感染[280]。CUSP 计划包括 4 个要素:①教育员工科学的安全管理;②指派管理人员与员工合作以促进安全;③发现不良事件并从中学习;④使用团队合作和改进工具对文化进行量化评估[515]。迄今为止,CUSP 主要在 ICU 实施,显著降低中心静脉导管感染,呼吸机相关肺损伤和手术部位感染的发生率[5,516,517]。实施 CUSP 计划可以改善团队合作的氛围[310,518]。CUSP 的关键要素之一是使员工能够识别,调查和纠正医疗过程中的不良事件,关注系统漏洞而不是某个犯错的成员[310,515,517]。

发展公平文化

如前所述,卫生保健机构通常会以极大的力度对重大的不良事件进行调查,但他们可能是为了找出可以问责的人,而不是发现系统失败的原因。一旦确定,那个人最好的情况是感到耻辱,最坏的情况就是面临起诉和牢狱之灾[50,519-521]。这种文化导致工作人员在出现问题时,往往抱有侥幸心理,在面对违规行为时保持沉默,因为他们担心会受到指责或遭到报复[522]。

卫生保健机构通常支持公平的文化,愿意建立一个让员工感到安全的环境。当员工表达担忧或发现本单位内的缺陷和隐患时,需要从控制的管理风格转变为承诺的管理风格,员工才能不断地从错误中学习并不断消除系统漏洞和隐患[523]。基于承诺的管理被认为是创造公平文化的必要条件,个人成员只有在明知而为和不必要地增加风险时才被追究责任[117,501],并且要在组织中公开确认漏洞并纠正,达到学习和改进的目的。

(吴星 译,齐娟 校)

参考文献

1. Cohn LH. Fifty years of open-heart surgery. *Circulation*. 2003;107:2168–2170.
2. ElBardissi AW, Aranki SF, Sheng S, et al. Trends in isolated coronary artery bypass grafting: an analysis of The Society of Thoracic Surgeons adult cardiac surgery database. *J Thorac Cardiovasc Surg*. 2012;143:273–281.
3. Gawande AA, Thomas EJ, Zinner MJ, Brennan TA. The incidence and nature of surgical adverse events in Colorado and Utah in 1992. *Surgery*. 1999;126:66–75.
4. He S, Chen B, Li W, et al. Ventilator-associated pneumonia after cardiac surgery: a meta-analysis and systematic review. *J Thorac Cardiovasc Surg*. 2014;148:3148–3155.e1–5.
5. Berenholtz SM, Pham JC, Thompson DA, et al. Collaborative cohort study of an intervention to reduce ventilator-associated pneumonia in the intensive care unit. *Infect Control Hosp Epidemiol*. 2011;32:305–314.
6. Brennan TA, Leape LL, Laird NM, et al. Incidence of adverse events and negligence in hospitalized patients: results of the Harvard Medical Practice Study I. *N Engl J Med*. 1991;324:370–376.
7. Kohn LT, Corrigan JM, Donaldson MS. *To Err Is Human: Building a Safer Health System*. Washington, DC: National Academy Press; 2000.
8. Starfield B. Is US health really the best in the world? *JAMA*. 2000;284:483–485.
9. James JT. A new, evidence-based estimate of patient harms associated with hospital care. *J Patient Saf*. 2013;9:122–128.
10. Wachter RM. Patient safety at ten: unmistakable progress, troubling gaps. *Health Aff (Millwood)*. 2010;29:165–173.
11. Wahr JA, Shore AD, Harris LH, et al. Comparison of intensive care unit medication errors reported to the United States' MedMarx and the United Kingdom's National Reporting and Learning System: a cross-sectional study. *Am J Med Qual*. 2014;29:61–69.
12. McKeon LM, Oswaks JD, Cunningham PD. Safeguarding patients: complexity science, high reliability organizations, and implications for team training in healthcare. *Clin Nurse Spec*. 2006;20:298–304, quiz 5–6.
13. Weaver SJ, Rosen MA, Salas E, et al. Integrating the science of team training: guidelines for continuing education. *J Contin Educ Health Prof*. 2010;30:208–220.
14. Chassin MR, Loeb JM. High-reliability health care: getting there from here. *Milbank Q*. 2013; 91:459–490.
15. Stahel PF, Mehler PS, Clarke TJ, Varnell J. The 5th anniversary of the "Universal Protocol": pitfalls and pearls revisited. *Patient Saf Surg*. 2009;3:14.
16. Ring DC, Herndon JH, Meyer GS. Case records of the Massachusetts General Hospital: case 34-2010: a 65-year-old woman with an incorrect operation on the left hand. *N Engl J Med*. 2010;363:1950–1957.
17. Best M, Neuhauser D. Joseph Juran: overcoming resistance to organisational change. *Qual Saf Health Care*. 2006;15:380–382.
18. Carthey J. The role of structured observational research in health care. *Qual Saf Health Care*. 2003;12(suppl 2):ii13–ii16.
19. Catchpole K, Wiegmann D. Understanding safety and performance in the cardiac operating room: from 'sharp end' to 'blunt end'. *BMJ Qual Saf*. 2012;21:807–809.
20. Martinez EA, Marsteller JA, Thompson DA, et al. The Society of Cardiovascular Anesthesiologists' FOCUS initiative: Locating Errors Through Networked Surveillance (LENS) project vision. *Anesth Analg*. 2010;110:307–311.
21. Thompson DA, Marsteller JA, Pronovost PJ, et al. Locating Errors Through Networked Surveillance: a multimethod approach to peer assessment, hazard identification, and prioritization of patient safety efforts in cardiac surgery. *J Patient Saf*. 2014.
22. Gurses AP, Kim G, Martinez EA, et al. Identifying and categorising patient safety hazards in cardiovascular operating rooms using an interdisciplinary approach: a multisite study. *BMJ Qual Saf*. 2012;21:810–818.
23. Gurses AP, Martinez EA, Bauer L, et al. Using human factors engineering to improve patient safety in the cardiovascular operating room. *Work*. 2012;41(suppl 1):1801–1804.
24. Pennathur PR, Thompson D, Abernathy JH 3rd, et al. Technologies in the wild (TiW): human factors implications for patient safety in the cardiovascular operating room. *Ergonomics*. 2013;56:205–219.
25. Barbeito A, Lau WT, Weitzel N, et al. FOCUS: the Society of Cardiovascular Anesthesiologists' initiative to improve quality and safety in the cardiovascular operating room. *Anesth Analg*. 2014;119:777–783.
26. ElBardissi AW, Wiegmann DA, Dearani JA, et al. Application of the human factors analysis and classification system methodology to the cardiovascular surgery operating room. *Ann Thorac Surg*. 2007;83:1412–1418, discussion 8–9.
27. Wiegmann DA, Eggman AA, ElBardissi AW, et al. Improving cardiac surgical care: a work systems approach. *Appl Ergon*. 2010;41:701–712.
28. Epstein BS. ASA adopts standards for the practice of anesthesiology. *Arch Surg*. 1987;122:1215–1216.
29. Feuerstein JD, Akbari M, Gifford AE, et al. Systematic analysis underlying the quality of the scientific evidence and conflicts of interest in interventional medicine subspecialty guidelines. *Mayo Clin Proc*. 2014;89:16–24.
30. Watine J, Wils J, Augereau C. Clinical practice guidelines: potential misconceptions of the GRADE approach. *J Clin Epidemiol*. 2014;67:7–9.
31. Institute of Medicine. *Clinical Practice Guidelines We Can Trust*. Washington, DC: National Academies Press; 2011.
32. AQI-AIRS Steering Committee. Win some, lose some. *ASA Newslett*. 2014;78:38–39.
33. Reinertsen JL. Zen and the art of physician autonomy maintenance. *Ann Intern Med*. 2003;138:992–995.
34. LaPar DJ, Crosby IK, Ailawadi G, et al. Blood product conservation is associated with improved outcomes and reduced costs after cardiac surgery. *J Thorac Cardiovasc Surg*. 2013;145:796–803, discussion -4.
35. Silva PG, Ikeoka DT, Fernandes VA, et al. Implementation of an institutional protocol for rational use of blood products and its impact on postoperative of coronary artery bypass graft surgery. *Einstein (Sao Paulo)*. 2013;11:310–316.
36. Xydas S, Magovern CJ, Slater JP, et al. Implementation of a comprehensive blood conservation program can reduce blood use in a community cardiac surgery program. *J Thorac Cardiovasc Surg*. 2012;143:926–935.
37. Best M, Neuhauser D. Ignaz Semmelweis and the birth of infection control. *Qual Saf Health Care*. 2004;13:233–234.
38. Leape LL, Weissman JS, Schneider EC, et al. Adherence to practice guidelines: the role of specialty society guidelines. *Am Heart J*. 2003;145:19–26.
39. Stover EP, Siegel LC, Parks R, et al. Variability in transfusion practice for coronary artery bypass surgery persists despite national consensus guidelines: a 24-institution study. Institutions of the Multicenter Study of Perioperative Ischemia Research Group. *Anesthesiology*. 1998;88:327–333.
40. Ferraris VA, Ferraris SP, Saha SP, et al. Perioperative blood transfusion and blood conservation in cardiac surgery: The Society of Thoracic Surgeons and The Society of Cardiovascular Anesthesiologists clinical practice guideline. *Ann Thorac Surg*. 2007;83:S27–S86.
41. Likosky DS, FitzGerald DC, Groom RC, et al. Effect of the perioperative blood transfusion and blood conservation in cardiac surgery clinical practice guidelines of The Society of Thoracic Surgeons and The Society of Cardiovascular Anesthesiologists upon clinical practices. *Anesth Analg*. 2010;111:316–323.
42. Gandhi GY, Murad H, Flynn DN, et al. Effect of perioperative insulin infusion on surgical morbidity and mortality: systematic review and meta-analysis of randomized trials. *Mayo Clin Proc*. 2008;83:418–430.
43. NICE-SUGAR Study Investigators. Intensive versus conventional glucose control in critically ill patients. *N Engl J Med*. 2009;360:1288–1297.
44. Mangano DT, Layug EL, Wallace A, Tateo I. Effect of atenolol on mortality and cardiovascular morbidity after noncardiac surgery. Multicenter Study of Perioperative Ischemia Research Group. *N Engl J Med*. 1996;335:1713–1720.
45. Devereaux PJ, Yang H, Yusuf S, et al. Effects of extended-release metoprolol succinate in patients undergoing non-cardiac surgery (POISE trial): a randomised controlled trial. *Lancet*. 2008;371:1839–1847.
46. Ashes C, Judelman S, Wijeysundera DN, et al. Selective beta$_1$-antagonism with bisoprolol is associated with fewer postoperative strokes than atenolol or metoprolol: a single-center cohort study of 44,092 consecutive patients. *Anesthesiology*. 2013;119:777–787.
47. Eagle KA, Gallogly M, Mehta RH, et al. Taking the national guideline for care of acute myocardial infarction to the bedside: developing the Guideline Applied in Practice (GAP) initiative in Southeast Michigan. *Jt Comm J Qual Improv*. 2002;28:5–19.
48. Eagle KA, Koelling TM, Montoye CK. Primer: implementation of guideline-based programs for coronary care. *Nat Clin Pract Cardiovasc Med*. 2006;3:163–171.
49. Mehta RH, Montoye CK, Faul J, et al. Enhancing quality of care for acute myocardial infarction: shifting the focus of improvement from key indicators to process of care and tool use: the American College of Cardiology Acute Myocardial Infarction Guidelines Applied in Practice Project in Michigan: Flint and Saginaw Expansion. *J Am Coll Cardiol*. 2004;43:2166–2173.
50. Merry AF, Peck DJ. Anaesthetists, errors in drug administration and the law. *N Z Med J*. 1995;108:185–187.
51. Reason J. *Human Error*. New York: Cambridge University Press; 1990.
52. Perrow C. *Normal Accidents*. Princeton, NJ: Princton University Press; 1999.
53. Reason J. Safety in the operating theatre. Part 2: human error and organisational failure. *Qual Saf Health Care*. 2005;14:56–60.
54. Staebler S. Enteral feeding misconnections in the NICU: a continuing patient safety threat. *Adv Neonatal Care*. 2013;13:447–453.
55. The Joint Commission. *New ISO tubing connector standards*. 2014. <https://www.jointcommission.org/assets/1/6/New_ISO_Tubing_Connector_Standards_Webinar_Powerpoint.pdf>.
56. Reason J. *The Human Contribution: Unsafe Acts, Accidents and Heroic Recoveries*. Burlington, VT: Ashgate; 2008.
57. Stiegler MP, Tung A. Cognitive processes in anesthesiology decision making. *Anesthesiology*. 2014;120:204–217.
58. Croskerry P, Singhal G, Mamede S. Cognitive debiasing 1: origins of bias and theory of debiasing. *BMJ Qual Saf*. 2013;22(suppl 2):ii58–ii64.
59. Stiegler MP, Neelankavil JP, Canales C, Dhillon A. Cognitive errors detected in anaesthesiology: a literature review and pilot study. *Br J Anaesth*. 2012;108:229–235.
60. Groopman J. *How Doctors Think*. New York: Houghton Mifflin; 2007.
61. Goldhaber-Fiebert SN, Howard SK. Implementing emergency manuals: can cognitive aids help translate best practices for patient care during acute events? *Anesth Analg*. 2013;117:1149–1161.
62. Hand WR, Bridges KH, Stiegler MP, et al. Effect of a cognitive aid on adherence to perioperative assessment and management guidelines for the cardiac evaluation of noncardiac surgical patients. *Anesthesiology*. 2014;120:1339–1349, quiz 49–53.
63. Arriaga AF, Bader AM, Wong JM, et al. Simulation-based trial of surgical-crisis checklists. *N Engl J*

Med. 2013;368:246–253.
64. Ziewacz JE, Arriaga AF, Bader AM, et al. Crisis checklists for the operating room: development and pilot testing. *J Am Coll Surg*. 2011;213(212):e10–217 e10.
65. Spiess BD, Rotruck J, McCarthy H, et al. Human factors analysis of a near-miss event: oxygen supply failure during cardiopulmonary bypass. *J Cardiothorac Vasc Anesth*. 2015;29:204–209.
66. Cooper JB. Towards patient safety in anaesthesia. *Ann Acad Med Singapore*. 1994;23:552–557.
67. Wiegmann DA, Shappell SA. Human error analysis of commercial aviation accidents: application of the Human Factors Analysis and Classification system (HFACS). *Aviat Space Environ Med*. 2001;72:1006–1016.
68. Shappell S, Detwiler C, Holcomb K, et al. Human error and commercial aviation accidents: an analysis using the human factors analysis and classification system. *Hum Factors*. 2007;49: 227–242.
69. Patterson JM, Shappell SA. Operator error and system deficiencies: analysis of 508 mining incidents and accidents from Queensland, Australia using HFACS. *Accid Anal Prev*. 2010;42:1379–1385.
70. Diller T, Helmrich G, Dunning S, et al. The Human Factors Analysis Classification System (HFACS) applied to health care. *Am J Med Qual*. 2014;29:181–190.
71. Institute of Medicine. *Resident Duty Hours: Enhancing Sleep, Supervision, and Safety*. Washington, DC: National Academies Press; 2008.
72. Dawson D, Reid K. Fatigue, alcohol and performance impairment. *Nature*. 1997;388:235.
73. Cajochen C, Khalsa SB, Wyatt JK, et al. EEG and ocular correlates of circadian melatonin phase and human performance decrements during sleep loss. *Am J Physiol*. 1999;277:R640–R649.
74. Van Dongen HP, Maislin G, Mullington JM, Dinges DF. The cumulative cost of additional wakefulness: dose-response effects on neurobehavioral functions and sleep physiology from chronic sleep restriction and total sleep deprivation. *Sleep*. 2003;26:117–126.
75. Barger LK, Ayas NT, Cade BE, et al. Impact of extended-duration shifts on medical errors, adverse events, and attentional failures. *PLoS Med*. 2006;3:e487.
76. Landrigan CP, Czeisler CA, Barger LK, et al. Effective implementation of work-hour limits and systemic improvements. *Jt Comm J Qual Patient Saf*. 2007;33:19–29.
77. Folkard S. Shift work, safety, and aging. *Chronobiol Int*. 2008;25:183–198.
78. Groeger JA, Viola AU, Lo JC, et al. Early morning executive functioning during sleep deprivation is compromised by a PERIOD3 polymorphism. *Sleep*. 2008;31:1159–1167.
79. Viola AU, Archer SN, James LM, et al. PER3 polymorphism predicts sleep structure and waking performance. *Curr Biol*. 2007;17:613–618.
80. Czeisler CA. Medical and genetic differences in the adverse impact of sleep loss on performance: ethical considerations for the medical profession. *Trans Am Clim Climatol Assoc*. 2009;120:249–285.
81. O'Grady G, Loveday B, Harper S, et al. Working hours and roster structures of surgical trainees in Australia and New Zealand. *ANZ J Surg*. 2010;80:890–895.
82. Olson EJ, Drage LA, Auger RR. Sleep deprivation, physician performance, and patient safety. *Chest*. 2009;136:1389–1396.
83. Landrigan CP, Barger LK, Cade BE, et al. Interns' compliance with Accreditation Council for Graduate Medical Education work-hour limits. *JAMA*. 2006;296:1063–1070.
84. Rothschild JM, Keohane CA, Rogers S, et al. Risks of complications by attending physicians after performing nighttime procedures. *JAMA*. 2009;302:1565–1572.
85. Chu MW, Stitt LW, Fox SA, et al. Prospective evaluation of consultant surgeon sleep deprivation and outcomes in more than 4000 consecutive cardiac surgical procedures. *Arch Surg*. 2011;146: 1080–1085.
86. Ellman PI, Kron IL, Alvis JS, et al. Acute sleep deprivation in the thoracic surgical resident does not affect operative outcomes. *Ann Thorac Surg*. 2005;80:60–64, discussion 4–5.
87. Ellman PI, Law MG, Tache-Leon C, et al. Sleep deprivation does not affect operative results in cardiac surgery. *Ann Thorac Surg*. 2004;78:906–911, discussion 11.
88. Hudson CC, McDonald B, Hudson JK, et al. Impact of anesthetic handover on mortality and morbidity in cardiac surgery: a cohort study. *J Cardiothorac Vasc Anesth*. 2015;29:11–16.
89. Gravenstein JS, Cooper JB, Orkin FK. Work and rest cycles in anesthesia practice. *Anesthesiology*. 1990;72:737–742.
90. Morris GP, Morris RW. Anaesthesia and fatigue: an analysis of the first 10 years of the Australian Incident Monitoring Study 1987–1997. *Anaesth Intensive Care*. 2000;28:300–304.
91. Howard SK, Gaba DM, Rosekind MR, Zarcone VP. The risks and implications of excessive daytime sleepiness in resident physicians. *Acad Med*. 2002;77:1019–1025.
92. Trew A, Searles B, Smith T, Darling EM. Fatigue and extended work hours among cardiovascular perfusionists: 2010 survey. *Perfusion*. 2011;26:361–370.
93. Gander PH, Merry A, Millar MM, Weller J. Hours of work and fatigue-related error: a survey of New Zealand anaesthetists. *Anaesth Intensive Care*. 2000;28:178–183.
94. Gander P, Millar M, Webster C, Merry A. Sleep loss and performance of anaesthesia trainees and specialists. *Chronobiol Int*. 2008;25:1077–1091.
95. Kryger M, Monjan A, Bliwise D, Ancoli-Israel S. Sleep, health, and aging: bridging the gap between science and clinical practice. *Geriatrics*. 2004;59:24–26, 9–30.
96. Reilly T, Waterhouse J, Atkinson G. Aging, rhythms of physical performance, and adjustment to changes in the sleep-activity cycle. *Occup Environ Med*. 1997;54:812–816.
97. Anonomous. *Fatigue and Anaesthetists 2013*. London: Association of Anaesthetists of Great Britain and Ireland; 2013.
98. Australian Medical Association and Australian Healthcare Association. *Best Practice Rostering: Training and Resource Kit*. Kingston, Australian Capital Territory: Australian Healthcare Association and Australian Medical Association; 2003.
99. Ranji SR, Wachter RM. Limiting individual providers' hours of service: brief update review. In: *Making Health Care Safer II: An Updated Critical Analysis of the Evidence for Patient Safety Practices*. Rockville, MD: Agency for Healthcare Research and Quality; 2013:493–498.
100. Shift work, the anaesthetist and Santayana's warning. *Anaesthesia*. 2004;59:735–737.
101. Howard SK, Rosekind MR, Katz JD, Berry AJ. Fatigue in anesthesia: implications and strategies for patient and provider safety. *Anesthesiology*. 2002;97:1281–1294.
102. Weinger MB, Herndon OW, Gaba DM. The effect of electronic record keeping and transesophageal echocardiography on task distribution, workload, and vigilance during cardiac anesthesia. *Anesthesiology*. 1997;87:144–155, discussion 29A-30A.
103. Aronson S, Cook R. Vigilance: a main component of clinical quality. *Anesthesiology*. 1998;88: 1122–1124.
104. Vannucci A, Jeffcoat A, Ifune C, et al. Special article: retained guidewires after intraoperative placement of central venous catheters. *Anesth Analg*. 2013;117:102–108.
105. Palmer G 2nd, Abernathy JH 3rd, Swinton G, et al. realizing improved patient care through human-centered operating room design: a human factors methodology for observing flow disruptions in the cardiothoracic operating room. *Anesthesiology*. 2013;119:1066–1077.
106. Alper SJ, Karsh BT. A systematic review of safety violations in industry. *Accid Anal Prev*. 2009;41:739–754.
107. Carthey J, de Leval MR, Reason JT. The human factor in cardiac surgery: errors and near misses in a high technology medical domain. *Ann Thorac Surg*. 2001;72:300–305.
108. Catchpole KR, Giddings AEB, de Leval MR, et al. Identification of systems failures in successful paediatric cardiac surgery. *Ergonomics*. 2006;49:567–588.
109. Galvan C, Bacha EA, Mohr J, Barach P. A human factors approach to understanding patient safety during pediatric cardiac surgery. *Prog Pediatr Cardiol*. 2005;20:13–20.
110. Santos R, Bakero L, Franco P, et al. Characterization of non-technical skills in paediatric cardiac surgery: communication patterns. *Eur J Cardiothorac Surg*. 2012;41:1005–1012, discussion 12.
111. Wiegmann DA, ElBardissi AW, Dearani JA, et al. Disruptions in surgical flow and their relationship to surgical errors: an exploratory investigation. *Surgery*. 2007;142:658–665.
112. de Leval MR. Human factors and outcomes of cardiac surgery. *Paediatr Anaesth*. 1996;6:349–351.
113. de Leval MR, Carthey J, Wright DJ, et al. Human factors and cardiac surgery: a multicenter study. *J Thorac Cardiovasc Surg*. 2000;119:661–672.
114. Mazzocco K, Petitti DB, Fong KT, et al. Surgical team behaviors and patient outcomes. *Am J Surg*. 2009;197:678–685.
115. Hull L, Arora S, Kassab E, et al. Assessment of stress and teamwork in the operating room: an exploratory study. *Am J Surg*. 2011;201:24–30.
116. Hull L, Arora S, Aggarwal R, et al. The impact of nontechnical skills on technical performance in surgery: a systematic review. *J Am Coll Surg*. 2012;214:214–230.
117. Frankel AS, Leonard MW, Denham CR. Fair and just culture, team behavior, and leadership engagement: the tools to achieve high reliability. *Health Serv Res*. 2006;41:1690–1709.
118. The Joint Commission. *Sentinel event data: root causes by event type, 2004–2015*. <https://www.jointcommission.org/assets/1/18/Root_Causes_by_Event_Type_2004-2015.pdf>.
119. Morris JA Jr, Carrillo Y, Jenkins JM, et al. Surgical adverse events, risk management, and malpractice outcome: morbidity and mortality review is not enough. *Ann Surg*. 2003;237:844–851, discussion 51–2.
120. Healey AN, Undre S, Sevdalis N, et al. The complexity of measuring interprofessional teamwork in the operating theatre. *J Interprof Care*. 2006;20:485–495.
121. Arora S, Aggarwal R, Sirimanna P, et al. Mental practice enhances surgical technical skills: a randomized controlled study. *Ann Surg*. 2011;253:265–270.
122. Solis-Trapala IL, Carthey J, Farewell VT, de Leval MR. Dynamic modelling in a study of surgical error management. *Stat Med*. 2007;26:5189–5202.
123. Catchpole K, Mishra A, Handa A, McCulloch P. Teamwork and error in the operating room - Analysis of skills and roles. *Ann Surg*. 2008;247:699–706.
124. Healey AN, Sevdalis N, Vincent CA. Measuring intra-operative interference from distraction and interruption observed in the operating theatre. *Ergonomics*. 2006;49:589–604.
125. Armour Forse R, Bramble JD, McQuillan R. Team training can improve operating room performance. *Surgery*. 2011;150:771–778.
126. Mishra A, Catchpole K, Dale T, McCulloch P. The influence of non-technical performance on technical outcome in laparoscopic cholecystectomy. *Surg Endosc*. 2008;22:68–73.
127. Sevdalis N, Lyons M, Healey AN, et al. Observational teamwork assessment for surgery: construct validation with expert versus novice raters. *Ann Surg*. 2009;249:1047–1051.
128. Sharma B, Mishra A, Aggarwal R, Grantcharov TP. Non-technical skills assessment in surgery. *Surg Oncol*. 2011;20:169–177.
129. Schraagen JM, Schouten T, Smit M, et al. Assessing and improving teamwork in cardiac surgery. *Qual Saf Health Care*. 2010;19:e29.
130. Arora S, Miskovic D, Hull L, et al. Self vs expert assessment of technical and non-technical skills in high fidelity simulation. *Am J Surg*. 2011;202:500–506.
131. Moorthy K, Munz Y, Adams S, et al. Self-assessment of performance among surgical trainees during simulated procedures in a simulated operating theater. *Am J Surg*. 2006;192:114–118.
132. Sevdalis N, Forrest D, Undre S, et al. Annoyances, disruptions, and interruptions in surgery: the Disruptions in Surgery Index (DiSI). *World J Surg*. 2008;32:1643–1650.
133. Black SA, Nestel DF, Kneebone RL, Wolfe JH. Assessment of surgical competence at carotid endarterectomy under local anaesthesia in a simulated operating theatre. *Br J Surg*. 2010;97:511–516.
134. Nagpal K, Abboudi M, Fischler L, et al. Evaluation of postoperative handover using a tool to assess information transfer and teamwork. *Ann Surg*. 2011;253:831–837.
135. Long S, Arora S, Moorthy K, et al. Qualities and attributes of a safe practitioner: identification of safety skills in healthcare. *BMJ Qual Saf*. 2011;20:483–490.
136. Healey AN, Undre S, Vincent CA. Developing observational measures of performance in surgical teams. *Qual Saf Health Care*. 2004;13(suppl 1):i33–i40.
137. Hull L, Arora S, Kassab E, et al. Observational teamwork assessment for surgery: content validation and tool refinement. *J Am Coll Surg*. 2011;212:234–243 e1–5.
138. Undre S, Healey AN, Darzi A, Vincent CA. Observational assessment of surgical teamwork: a feasibility study. *World J Surg*. 2006;30:1774–1783.
139. Undre S, Sevdalis N, Healey AN, et al. Observational Teamwork Assessment for Surgery (OTAS): refinement and application in urological surgery. *World J Surg*. 2007;31:1373–1381.
140. Wetzel CM, Black SA, Hanna GB, et al. The effects of stress and coping on surgical performance during simulations. *Ann Surg*. 2010;251:171–176.
141. Catchpole KR, Dale TJ, Hirst DG, et al. A multicenter trial of aviation-style training for surgical teams. *J Patient Saf*. 2010;6:180–186.
142. McCulloch P, Mishra A, Handa A, et al. The effects of aviation-style non-technical skills training on technical performance and outcome in the operating theatre. *Qual Saf Health Care*. 2009;18:109–115.
143. Mishra A, Catchpole K, McCulloch P. The Oxford NOTECHS System: reliability and validity of a tool for measuring teamwork behaviour in the operating theatre. *Qual Saf Health Care*. 2009;18:104–108.
144. Sevdalis N, Davis R, Koutantji M, et al. Reliability of a revised NOTECHS scale for use in surgical teams. *Am J Surg*. 2008;196:184–190.
145. Yule S, Flin R, Maran N, et al. Surgeons' non-technical skills in the operating room: reliability testing of the NOTSS behavior rating system. *World J Surg*. 2008;32:548–556.
146. Yule S, Rowley D, Flin R, et al. Experience matters: comparing novice and expert ratings of non-technical skills using the NOTSS system. *ANZ J Surg*. 2009;79:154–160.
147. Flin R, Patey R. Non-technical skills for anaesthetists: developing and applying ANTS. *Best Pract Res Clin Anaesthesiol*. 2011;25:215–227.
148. Fletcher G, Flin R, McGeorge P, et al. Anaesthetists' Non-Technical Skills (ANTS): evaluation of a behavioural marker system. *Br J Anaesth*. 2003;90:580–588.
149. Patey R, Flin R, Fletcher G, et al. Developing a Taxonomy of Anesthetists' Nontechnical Skills (ANTS). In: Henriksen K, Battles JB, Marks ES, Lewin DI, eds. *Advances in Patient Safety: From Research to Implementation (Volume 4: Programs, Tools, and Products)*. Rockville MD: Agency for Healthcare Research and Quality; 2005.
150. Mitchell L, Flin R, Yule S, et al. Thinking ahead of the surgeon: an interview study to identify scrub nurses' non-technical skills. *Int J Nurs Stud*. 2011;48:818–828.
151. Mitchell L, Flin R, Yule S, et al. Evaluation of the Scrub Practitioners' List of Intraoperative Non-Technical Skills system. *Int J Nurs Stud*. 2012;49:201–211.
152. Mitchell L, Flin R, Yule S, et al. Development of a behavioural marker system for scrub practitioners' non-technical skills (SPLINTS system). *J Eval Clin Pract*. 2013;19:317–323.
153. Henrickson Parker S, Flin R, McKinley A, Yule S. The Surgeons' Leadership Inventory (SLI): a taxonomy and rating system for surgeons' intraoperative leadership skills. *Am J Surg*. 2013;205: 745–751.
154. Parker SH, Yule S, Flin R, McKinley A. Surgeons' leadership in the operating room: an observational study. *Am J Surg*. 2012;204:347–354.
155. Atik FA, Garcia MF, Santos LM, et al. Results of the establishment of an organizational model in a cardiovascular surgery service. *Rev Bras Cir Cardiovasc*. 2009;24:116–125.
156. Benning A, Dixon-Woods M, Nwulu U, et al. Multiple component patient safety intervention in English hospitals: controlled evaluation of second phase. *BMJ*. 2011;342:d199.
157. Berry SA, Doll MC, McKinley KE, et al. ProvenCare: quality improvement model for designing highly reliable care in cardiac surgery. *Qual Saf Health Care*. 2009;18:360–368.
158. Campbell DA Jr, Englesbe MJ, Kubus JJ, et al. Accelerating the pace of surgical quality improvement: the power of hospital collaboration. *Arch Surg*. 2010;145:985–991.
159. Culig MH, Kunkle RF, Frndak DC, et al. Improving patient care in cardiac surgery using Toyota production system based methodology. *Ann Thorac Surg*. 2011;91:394–399.
160. de Vries EN, Prins HA, Crolla RM, et al. Effect of a comprehensive surgical safety system on patient outcomes. *N Engl J Med*. 2010;363:1928–1937.
161. Disch DL, O'Connor GT, Birkmeyer JD, et al. Changes in patients undergoing coronary artery bypass grafting: 1987–1990. Northern New England Cardiovascular Disease Study Group. *Ann Thorac Surg*. 1994;57:416–423.
162. Haynes AB, Weiser TG, Berry WR, et al. A surgical safety checklist to reduce morbidity and mortality in a global population. *N Engl J Med*. 2009;360:491–499.
163. Neily J, Mills PD, Young-Xu Y, et al. Association between implementation of a medical team training program and surgical mortality. *JAMA*. 2010;304:1693–1700.
164. O'Connor GT, Plume SK, Olmstead EM, et al. A regional intervention to improve the hospi-

tal mortality associated with coronary artery bypass graft surgery: the Northern New England Cardiovascular Disease Study Group. *JAMA*. 1996;275:841–846.
165. van Klei WA, Hoff RG, van Aarnhem EE, et al. Effects of the introduction of the WHO "Surgical Safety Checklist" on in-hospital mortality: a cohort study. *Ann Surg*. 2012;255:44–49.
166. Arora S, Sevdalis N. Surgical flow disruptions: measurement and impact of stressful events in the operating room. *World J Surg*. 2010;34:2247–2248, author reply 9–50.
167. Parker SE, Laviana AA, Wadhera RK, et al. Development and evaluation of an observational tool for assessing surgical flow disruptions and their impact on surgical performance. *World J Surg*. 2010;34:353–361.
168. Colla JB, Bracken AC, Kinney LM, Weeks WB. Measuring patient safety climate: a review of surveys. *Qual Saf Health Care*. 2005;14:364–366.
169. Bognar A, Barach P, Johnson JK, et al. Errors and the burden of errors: attitudes, perceptions, and the culture of safety in pediatric cardiac surgical teams. *Ann Thorac Surg*. 2008;85:1374–1381.
170. Hartmann CW, Meterko M, Rosen AK, et al. Relationship of hospital organizational culture to patient safety climate in the Veterans Health Administration. *Med Care Res Rev*. 2009;66:320–338.
171. Nurok M, Evans LA, Lipsitz S, et al. The relationship of the emotional climate of work and threat to patient outcome in a high-volume thoracic surgery operating room team. *BMJ Qual Saf*. 2011;20:237–242.
172. Poley MJ, van der Starre C, van den Bos A, et al. Patient safety culture in a Dutch pediatric surgical intensive care unit: an evaluation using the Safety Attitudes Questionnaire. *Pediatr Crit Care Med*. 2011;12:E310–E316.
173. Gore DC, Powell JM, Baer JG, et al. Crew resource management improved perception of patient safety in the operating room. *Am J Med Qual*. 2010;25:60–63.
174. Haller G, Garnerin P, Morales MA, et al. Effect of crew resource management training in a multidisciplinary obstetrical setting. *Int J Qual Health Care*. 2008;20:254–263.
175. Davenport DL, Henderson WG, Mosca CL, et al. Risk-adjusted morbidity in teaching hospitals correlates with reported levels of communication and collaboration on surgical teams but not with scale measures of teamwork climate, safety climate, or working conditions. *J Am Coll Surg*. 2007;205:778–784.
176. Haynes AB, Weiser TG, Berry WR, et al. Changes in safety attitude and relationship to decreased postoperative morbidity and mortality following implementation of a checklist-based surgical safety intervention. *BMJ Qual Saf*. 2011;20:102–107.
177. Young RS, O'Regan DJ. Cardiac surgical theatre traffic: time for traffic calming measures? *Interact Cardiovasc Thorac Surg*. 2010;10:526–529.
178. Fritsch MH, Chacko CE, Patterson EB. Operating room sound level hazards for patients and physicians. *Otol Neurotol*. 2010;31:715–721.
179. Catchpole KR, Giddings AE, Wilkinson M, et al. Improving patient safety by identifying latent failures in successful operations. *Surgery*. 2007;142:102–110.
180. ElBardissi AW, Wiegmann DA, Henrickson S, et al. Identifying methods to improve heart surgery: an operative approach and strategy for implementation on an organizational level. *Eur J Cardiothorac Surg*. 2008;34:1027–1033.
181. Moorthy K, Munz Y, Adams S, et al. A human factors analysis of technical and team skills among surgical trainees during procedural simulations in a simulated operating theatre. *Ann Surg*. 2005;242:631–639.
182. Woods D, Patterson EB. How unexpected events produce an escalation of cognitive and coordinative demands. In: Hancok PA, Desmond PA, eds. *Stress Workload and Fatigue*. Hillsdale, NJ: Lawrence Erlbaum; 2004:209–304.
183. Savoldelli GL, Thieblemont J, Clergue F, et al. Incidence and impact of distracting events during induction of general anaesthesia for urgent surgical cases. *Eur J Anaesthesiol*. 2010;27:683–689.
184. Christian CK, Gustafson ML, Roth EM, et al. A prospective study of patient safety in the operating room. *Surgery*. 2006;139:159–173.
185. Martinez EA, Thompson DA, Errett NA, et al. Review article: high stakes and high risk: a focused qualitative review of hazards during cardiac surgery. *Anesth Analg*. 2011;112:1061–1074.
186. Martinez EA, Shore A, Colantuoni E, et al. Cardiac surgery errors: results from the UK National Reporting and Learning System. *Int J Qual Health Care*. 2011;23:151–158.
187. Cesarano FL, Piergeorge AR. The spaghetti syndrome: a new clinical entity. *Crit Care Med*. 1979;7:182–183.
188. Brogmus G, Leone W, Butler L, Hernandez E. Best practices in OR suite layout and equipment choices to reduce slips, trips, and falls. *AORN J*. 2007;86:384–394, quiz 95–8.
189. Wong SW, Smith R, Crowe P. Optimizing the operating theatre environment. *ANZ J Surg*. 2010;80:917–924.
190. Kavic MS. Operating room design: "the devil is in the details.". *JSLS*. 2001;5:297–298.
191. Wiegmann D, Suther T, Neal J, et al. A human factors analysis of cardiopulmonary bypass machines. *J Extra Corpor Technol*. 2009;41:57–63.
192. Alapetite A. Impact of noise and other factors on speech recognition in anaesthesia. *Int J Med Inform*. 2008;77:68–77.
193. Hodge B, Thompson JF. Noise pollution in the operating theatre. *Lancet*. 1990;335:891–894.
194. Kracht JM, Busch-Vishniac IJ, West JE. Noise in the operating rooms of Johns Hopkins Hospital. *J Acoust Soc Am*. 2007;121:2673–2680.
195. Shankar N, Malhotra KL, Ahuja S, Tandon OP. Noise pollution: a study of noise levels in the operation theatres of a general hospital during various surgical procedures. *J Indian Med Assoc*. 2001;99(244):6–7.
196. Way TJ, Long A, Weihing J, et al. Effect of noise on auditory processing in the operating room. *J Am Coll Surg*. 2013;216:933–938.
197. Wadhera RK, Parker SH, Burkhart HM, et al. Is the "sterile cockpit" concept applicable to cardiovascular surgery critical intervals or critical events? The impact of protocol-driven communication during cardiopulmonary bypass. *J Thorac Cardiovasc Surg*. 2010;139:312–319.
198. Kruger GH, Tremper KK. Advanced integrated real-time clinical displays. *Anesthesiol Clin*. 2011;29:487–504.
199. Schmid F, Goepfert MS, Kuhnt D, et al. The wolf is crying in the operating room: patient monitor and anesthesia workstation alarming patterns during cardiac surgery. *Anesth Analg*. 2011;112:78–83.
200. Imhoff M, Kuhls S, Gather U, Fried R. Smart alarms from medical devices in the OR and ICU. *Best Pract Res Clin Anaesthesiol*. 2009;23:39–50.
201. Greenberg CC, Regenbogen SE, Studdert DM, et al. Patterns of communication breakdowns resulting in injury to surgical patients. *J Am Coll Surg*. 2007;204:533–540.
202. Barach P, Johnson JK, Ahmad A, et al. A prospective observational study of human factors, adverse events, and patient outcomes in surgery for pediatric cardiac disease. *J Thorac Cardiovasc Surg*. 2008;136:1422–1428.
203. Brown ML, Parker SE, Quinonez LG, et al. Can the impact of change of surgical teams in cardiovascular surgery be measured by operative mortality or morbidity? A propensity adjusted cohort comparison. *Ann Surg*. 2011;253:385–392.
204. Carthey J, de Leval MR, Wright DJ, et al. Behavioural markers of surgical excellence. *Saf Sci*. 2003;41:409–425.
205. Arora S, Hull L, Sevdalis N, et al. Factors compromising safety in surgery: stressful events in the operating room. *Am J Surg*. 2010;199:60–65.
206. Arora S, Sevdalis N, Nestel D, et al. The impact of stress on surgical performance: a systematic review of the literature. *Surgery*. 2010;147:318–330, 30 e1–6.
207. Meterko M, Mohr DC, Young GJ. Teamwork culture and patient satisfaction in hospitals. *Med Care*. 2004;42:492–498.
208. Healey AN, Olsen S, Davids R, Vincent CA. A method for measuring work interference in surgical teams. *Cogn Tech Work*. 2008;10:305–312.
209. ElBardissi AW, Duclos A, Rawn JD, et al. Cumulative team experience matters more than individual surgeon experience in cardiac surgery. *J Thorac Cardiovasc Surg*. 2013;145:328–333.
210. Lane-Fall M, Gutsche JT, Augoustides JG. Are intraoperative anesthesia handovers associated with harm? Getting to the heart of the matter in cardiac surgery: the search for the hat-trick of quality, safety, and continuous improvement. *J Cardiothorac Vasc Anesth*. 2015;29:8–10.
211. Schraagen JM, Schouten T, Smit M, et al. A prospective study of paediatric cardiac surgical microsystems: assessing the relationships between non-routine events, teamwork and patient outcomes. *BMJ Qual Saf*. 2011;20:599–603.
212. Mills P, Neily J, Dunn E. Teamwork and communication in surgical teams: implications for patient safety. *J Am Coll Surg*. 2008;206:107–112.
213. Wauben LS, Dekker-van Doorn CM, van Wijngaarden JD, et al. Discrepant perceptions of communication, teamwork and situation awareness among surgical team members. *Int J Qual Health Care*. 2011;23:159–166.
214. Makary MA, Sexton JB, Freischlag JA, et al. Operating room teamwork among physicians and nurses: teamwork in the eye of the beholder. *J Am Coll Surg*. 2006;202:746–752.
215. Undre S, Sevdalis N, Healey AN, et al. Teamwork in the operating theatre: cohesion or confusion? *J Eval Clin Pract*. 2006;12:182–189.
216. Thomas EJ, Sexton JB, Helmreich RL. Discrepant attitudes about teamwork among critical care nurses and physicians. *Crit Care Med*. 2003;31:956–959.
217. Sexton JB, Makary MA, Tersigni AR, et al. Teamwork in the operating room: frontline perspectives among hospitals and operating room personnel. *Anesthesiology*. 2006;105:877–884.
218. Sexton JB, Thomas EJ, Helmreich RL. Error, stress, and teamwork in medicine and aviation: cross sectional surveys. *BMJ*. 2000;320:745–749.
219. Flin R, Yule S, McKenzie L, et al. Attitudes to teamwork and safety in the operating theatre. *Surgeon*. 2006;4:145–151.
220. Salas E, Wilson KA, Murphy CE, et al. Communicating, coordinating, and cooperating when lives depend on it: tips for teamwork. *Jt Comm J Qual Patient Saf*. 2008;34:333–341.
221. Holleman G, Poot E, Groot JM, van Achterber T. The relevance of team characteristics and team directed strategies in the implementation of nursing innovations: a literature review. *Int J Nurs Stud*. 2009;46:1256–1264.
222. Halverson AL, Casey JT, Andersson J, et al. Communication failure in the operating room. *Surgery*. 2011;149:305–310.
223. Lingard L, Espin S, Whyte S, et al. Communication failures in the operating room: an observational classification of recurrent types and effects. *Qual Saf Health Care*. 2004;13:330–334.
224. Nagpal K, Vats A, Lamb B, et al. Information transfer and communication in surgery: a systematic review. *Ann Surg*. 2010;252:225–239.
225. Proctor ML, Pastore J, Gerstle JT, Langer JC. Incidence of medical error and adverse outcomes on a pediatric general surgery service. *J Pediatr Surg*. 2003;38:1361–1365.
226. ElBardissi AW, Regenbogen SE, Greenberg CC, et al. Communication practices on 4 Harvard surgical services: a surgical safety collaborative. *Ann Surg*. 2009;250:861–865.
227. Davenport DL, Ferraris VA, Hosokawa P, et al. Multivariable predictors of postoperative cardiac adverse events after general and vascular surgery: results from the patient safety in surgery study. *J Am Coll Surg*. 2007;204:1199–1210.
228. Nagpal K, Vats A, Ahmed K, et al. A systematic quantitative assessment of risks associated with poor communication in surgical care. *Arch Surg*. 2010;145:582–588.
229. Nagpal K, Vats A, Ahmed K, et al. An evaluation of information transfer through the continuum of surgical care: a feasibility study. *Ann Surg*. 2010;252:402–407.
230. Nurok M, Sundt TM 3rd, Frankel A. Teamwork and communication in the operating room: relationship to discrete outcomes and research challenges. *Anesthesiol Clin*. 2011;29:1–11.
231. Lingard L, Regehr G, Espin S, et al. Perceptions of operating room tension across professions: building generalizable evidence and educational resources. *Acad Med*. 2005;80:S75–S79.
232. The Joint Commission announces the 2006 National Patient Safety Goals and requirements. *Jt Comm Perspect*. 2005;25:1–10.
233. Rogers SO Jr, Gawande AA, Kwaan M, et al. Analysis of surgical errors in closed malpractice claims at 4 liability insurers. *Surgery*. 2006;140:25–33.
234. Catchpole KR, Gangi A, Blocker RC, et al. Flow disruptions in trauma care handoffs. *J Surg Res*. 2013.
235. Kitch BT, Cooper JB, Zapol WM, et al. Handoffs causing patient harm: a survey of medical and surgical house staff. *Jt Comm J Qual Patient Saf*. 2008;34:563–570.
236. Nagpal K, Arora S, Abboudi M, et al. Postoperative handover: problems, pitfalls, and prevention of error. *Ann Surg*. 2010;252:171–176.
237. Pezzolesi C, Schifano F, Pickles J, et al. Clinical handover incident reporting in one UK general hospital. *Int J Qual Health Care*. 2010;22:396–401.
238. Manser T, Foster S. Effective handover communication: an overview of research and improvement efforts. *Best Pract Res Clin Anaesthesiol*. 2011;25:181–191.
239. Chen JG, Wright MC, Smith PB, et al. Adaptation of a postoperative handoff communication process for children with heart disease: a quantitative study. *Am J Med Qual*. 2011;26:380–386.
240. Smith AF, Pope C, Goodwin D, Mort M. Interprofessional handover and patient safety in anaesthesia: observational study of handovers in the recovery room. *Br J Anaesth*. 2008;101:332–337.
241. Bethune R, Sasirekha G, Sahu A, et al. Use of briefings and debriefings as a tool in improving team work, efficiency, and communication in the operating theatre. *Postgrad Med J*. 2011;87:331–334.
242. Bleakley A, Boyden J, Hobbs A, et al. Improving teamwork climate in operating theatres: the shift from multiprofessionalismto interprofessionalism. *J Interprof Care*. 2006;20:461–470.
243. Weaver SJ, Rosen MA, DiazGranados D, et al. Does teamwork improve performance in the operating room? A multilevel evaluation. *Jt Comm J Qual Patient Saf*. 2010;36:133–142.
244. Weiser TG, Haynes AB, Dziekan G, et al. Effect of a 19-item surgical safety checklist during urgent operations in a global patient population. *Ann Surg*. 2010;251:976–980.
245. Whyte S, Cartmill C, Gardezi F, et al. Uptake of a team briefing in the operating theatre: a Burkean dramatistic analysis. *Soc Sci Med*. 2009;69:1757–1766.
246. Allard J, Bleakley A, Hobbs A, Vinnell T. "Who's on the team today?" The status of briefing amongst operating theatre practitioners in one UK hospital. *J Interprof Care*. 2007;21:189–206.
247. Dixon-Woods M. Why is patient safety so hard? A selective review of ethnographic studies. *J Health Serv Res Policy*. 2010;15(suppl 1):11–16.
248. Duncan JR, Henderson K, Street M, et al. Creating and evaluating a data-driven curriculum for central venous catheter placement. *J Grad Med Educ*. 2010;2:389–397.
249. Pronovost PJ, Rosenstein BJ, Paine L, et al. Paying the piper: investing in infrastructure for patient safety. *Jt Comm J Qual Patient Saf*. 2008;34:342–348.
250. Broom MA, Capek AL, Carachi P, et al. Critical phase distractions in anaesthesia and the sterile cockpit concept. *Anaesthesia*. 2011;66:175–179.
251. de Korne DF, van Wijngaarden JD, Hiddema UF, et al. Diffusing aviation innovations in a hospital in the Netherlands. *Jt Comm J Qual Patient Saf*. 2010;36:339–347.
252. Dunn EJ, Mills PD, Neily J, et al. Medical team training: applying crew resource management in the Veterans Health Administration. *Jt Comm J Qual Patient Saf*. 2007;33:317–325.
253. France DJ, Stiles R, Gaffney EA, et al. Crew resource management training: clinicians' reactions and attitudes. *AORN J*. 2005;82:213–224, quiz 25–8.
254. Grogan EL, Stiles RA, France DJ, et al. The impact of aviation-based teamwork training on the attitudes of health-care professionals. *J Am Coll Surg*. 2004;199:843–848.
255. Hamman WR. The complexity of team training: what we have learned from aviation and its applications to medicine. *Qual Saf Health Care*. 2004;13(suppl 1):i72–i79.
256. Powell SM, Hill RK. My copilot is a nurse: using crew resource management in the OR. *AORN J*. 2006;83:179–180, 83–90, 93–8 passim; quiz 203–6.
257. Sax HC, Browne P, Mayewski RJ, et al. Can aviation-based team training elicit sustainable behavioral change? *Arch Surg*. 2009;144:1133–1137.
258. Schwarz SK. Can items on an aviation-style checklist for preparation of cesarean delivery under general anesthesia present a threat for patient safety? *Anesth Analg*. 2006;102:970–author reply.
259. Thomas EJ, Sexton JB, Helmreich RL. Translating teamwork behaviours from aviation to healthcare: development of behavioural markers for neonatal resuscitation. *Qual Saf Health Care*. 2004;13(suppl 1):i57–i64.
260. France DJ, Leming-Lee S, Jackson T, et al. An observational analysis of surgical team compliance

with perioperative safety practices after crew resource management training. *Am J Surg*. 2008;195: 546–553.
261. Buljac-Samardzic M, Dekker-van Doorn CM, van Wijngaarden JD, van Wijk KP. Interventions to improve team effectiveness: a systematic review. *Health Policy (New York)*. 2010;94:183–195.
262. Gillespie BM, Chaboyer W, Murray P. Enhancing communication in surgery through team training interventions: a systematic literature review. *AORN J*. 2010;92:642–657.
263. Capella J, Smith S, Philp A, et al. Teamwork training improves the clinical care of trauma patients. *J Surg Educ*. 2010;67:439–443.
264. Stead K, Kumar S, Schultz TJ, et al. Teams communicating through STEPPS. *Med J Aust*. 2009;190:S128–S132.
265. Nurok M, Lipsitz S, Satwicz P, et al. A novel method for reproducibly measuring the effects of interventions to improve emotional climate, indices of team skills and communication, and threat to patient outcome in a high-volume thoracic surgery center. *Arch Surg*. 2010;145:489–495.
266. King HB, Battles J, Baker DP, et al. Teamstepps: team strategies and tools to enhance performance and patient safety. In: Henriksen K, Battles JB, Keyes MA, Grady MI, eds. *Advances in Patient Safety: New Directions and Alternative Approaches (Vol. 3: Performance and Tools)*. Rockville, MD: Agency for Healthcare Research and Quality; 2008.
267. Stevens LM, Cooper JB, Raemer DB, et al. Educational program in crisis management for cardiac surgery teams including high realism simulation. *J Thorac Cardiovasc Surg*. 2012;144:17–24.
268. Paige JT, Kozmenko V, Yang T, et al. The mobile mock operating room: bringing team training to the point of care. In: Henriksen K, Battles JB, Keyes MA, Grady MI, eds. *Advances in Patient Safety: New Directions and Alternative Approaches (Vol. 3: Performance and Tools)*. Rockville, MD: Agency for Healthcare Research and Quality; 2008.
269. Bagian JP, Lee C, Gosbee J, et al. Developing and deploying a patient safety program in a large health care delivery system: you can't fix what you don't know about. *Jt Comm J Qual Improv*. 2001;27:522–532.
270. Pronovost PJ, Weast B, Bishop K, et al. Senior executive adopt-a-work unit: a model for safety improvement. *Jt Comm J Qual Saf*. 2004;30:59–68.
271. Robinson LD, Paull DE, Mazzia LM, et al. The role of the operating room nurse manager in the successful implementation of preoperative briefings and postoperative debriefings in the VHA Medical Team Training Program. *J Perianesth Nurs*. 2010;25:302–306.
272. Lingard L, Whyte S, Espin S, et al. Towards safer interprofessional communication: constructing a model of "utility" from preoperative team briefings. *J Interprof Care*. 2006;20:471–483.
273. Gawande AA. *The Checklist Manifesto*. New York: Macmillan/Metropolitan Books; 2010.
274. Winters BD, Gurses AP, Lehmann H, et al. Clinical review: checklists: translating evidence into practice. *Crit Care*. 2009;13:210.
275. Buzink SN, van Lier L, de Hingh IH, Jakimowicz JJ. Risk-sensitive events during laparoscopic cholecystectomy: the influence of the integrated operating room and a preoperative checklist tool. *Surg Endosc*. 2010;24:1990–1995.
276. Lyons MK. Eight-year experience with a neurosurgical checklist. *Am J Med Qual*. 2010;25:285–288.
277. Hart EM, Owen H. Errors and omissions in anesthesia: a pilot study using a pilot's checklist. *Anesth Analg*. 2005;101:246–250, table of contents.
278. de Vries EN, Hollmann MW, Smorenburg SM, et al. Development and validation of the SURgical PAtient Safety System (SURPASS) checklist. *Qual Saf Health Care*. 2009;18:121–126.
279. Harrison TK, Manser T, Howard SK, Gaba DM. Use of cognitive aids in a simulated anesthetic crisis. *Anesth Analg*. 2006;103:551–556.
280. Pronovost P, Needham D, Berenholtz S, et al. An intervention to decrease catheter-related bloodstream infections in the ICU. *N Engl J Med*. 2006;355:2725–2732.
281. Pronovost PJ, Goeschel CA, Colantuoni E, et al. Sustaining reductions in catheter related bloodstream infections in Michigan intensive care units: observational study. *BMJ*. 2010;340:c309.
282. Lin DM, Weeks K, Bauer L, et al. Eradicating central line-associated bloodstream infections statewide: the Hawaii experience. *Am J Med Qual*. 2012;27:124–129.
283. Resar R, Pronovost P, Haraden C, et al. Using a bundle approach to improve ventilator care processes and reduce ventilator-associated pneumonia. *Jt Comm J Qual Patient Saf*. 2005;31:243–248.
284. Verdaasdonk EG, Stassen LP, Widhiasmara PP, Dankelman J. Requirements for the design and implementation of checklists for surgical processes. *Surg Endosc*. 2009;23:715–726.
285. Vats A, Vincent CA, Nagpal K, et al. Practical challenges of introducing WHO surgical checklist: UK pilot experience. *BMJ*. 2010;340:b5433.
286. Calland JF, Turrentine FE, Guerlain S, et al. The surgical safety checklist: lessons learned during implementation. *Am Surg*. 2011;77:1131–1137.
287. Clark SC, Dunning J, Alfieri OR, et al. EACTS guidelines for the use of patient safety checklists. *Eur J Cardiothorac Surg*. 2012;41:993–1004.
288. Conley DM, Singer SJ, Edmondson L, et al. Effective surgical safety checklist implementation. *J Am Coll Surg*. 2011;212:873–879.
289. Bosk CL, Dixon-Woods M, Goeschel CA, Pronovost PJ. Realty check for checklists. *Lancet*. 2009; 374:444–445.
290. Espin S, Lingard L, Baker GR, Regehr G. Persistence of unsafe practice in everyday work: an exploration of organizational and psychological factors constraining safety in the operating room. *Qual Saf Health Care*. 2006;15:165–170.
291. Dixon-Woods M, Bosk CL, Goeschel CA, Pronovost PJ. Explaining Michigan: developing an ex post theory of a quality improvement program. *Milbank Q*. 2011;89:176–205.
292. Allard J, Bleakley A, Hobbs A, Coombes L. Pre-surgery briefings and safety climate in the operating theatre. *BMJ Qual Saf*. 2011;20:711–717.
293. Einav Y, Gopher D, Kara I, et al. Preoperative briefing in the operating room: shared cognition, teamwork, and patient safety. *Chest*. 2010;137:443–449.
294. de Vries EN, Eikens-Jansen MP, Hamersma AM, et al. Prevention of surgical malpractice claims by use of a surgical safety checklist. *Ann Surg*. 2011;253:624–628.
295. Berenholtz SM, Schumacher K, Hayanga AJ, et al. Implementing standardized operating room briefings and debriefings at a large regional medical center. *Jt Comm J Qual Patient Saf*. 2009;35:391–397.
296. Makary MA, Mukherjee A, Sexton JB, et al. Operating room briefings and wrong-site surgery. *J Am Coll Surg*. 2007;204:236–243.
297. Henrickson SE, Wadhera RK, ElBardissi AW, et al. Development and pilot evaluation of a preoperative briefing protocol for cardiovascular surgery. *J Am Coll Surg*. 2009;208:1115–1123.
298. Lingard L, Regehr G, Orser B, et al. Evaluation of a preoperative checklist and team briefing among surgeons, nurses, and anesthesiologists to reduce failures in communication. *Arch Surg*. 2008;143:12–17, discussion 8.
299. Paige JT, Aaron DL, Yang T, et al. Implementation of a preoperative briefing protocol improves accuracy of teamwork assessment in the operating room. *Am Surg*. 2008;74:817–823.
300. Papaspyros SC, Javangula KC, Adluri RK, O'Regan DJ. Briefing and debriefing in the cardiac operating room: analysis of impact on theatre team attitude and patient safety. *Interact Cardiovasc Thorac Surg*. 2010;10:43–47.
301. Nundy S, Mukherjee A, Sexton JB, et al. Impact of preoperative briefings on operating room delays: a preliminary report. *Arch Surg*. 2008;143:1068–1072.
302. Paull DE, Mazzia LM, Wood SD, et al. Briefing guide study: preoperative briefing and postoperative debriefing checklists in the Veterans Health Administration medical team training program. *Am J Surg*. 2010;200:620–623.
303. Lingard L, Regehr G, Cartmill C, et al. Evaluation of a preoperative team briefing: a new communication routine results in improved clinical practice. *BMJ Qual Saf*. 2011;20:475–482.
304. Altpeter T, Luckhardt K, Lewis JN, et al. Expanded surgical time out: a key to real-time data collection and quality improvement. *J Am Coll Surg*. 2007;204:527–532.
305. Paull DE, Mazzia LM, Izu BS, et al. Predictors of successful implementation of preoperative briefings and postoperative debriefings after medical team training. *Am J Surg*. 2009;198:675–678.
306. Salas E, Klein C, King H, et al. Debriefing medical teams: 12 evidence-based best practices and tips. *Jt Comm J Qual Patient Saf*. 2008;34:518–527.
307. Marshall DA, Manus DA. A team training program using human factors to enhance patient safety. *AORN J*. 2007;86:994–1011.
308. McGreevy JM, Otten TD. Briefing and debriefing in the operating room using fighter pilot crew resource management. *J Am Coll Surg*. 2007;205:169–176.
309. Pronovost PJ, Holzmueller CG, Martinez E, et al. A practical tool to learn from defects in patient care. *Jt Comm J Qual Patient Saf*. 2006;32:102–108.
310. Timmel J, Kent PS, Holzmueller CG, et al. Impact of the Comprehensive Unit-based Safety Program (CUSP) on safety culture in a surgical inpatient unit. *Jt Comm J Qual Patient Saf*. 2010;36:252–260.
311. Dayton E, Henriksen K. Communication failure: basic components, contributing factors, and the call for structure. *Jt Comm J Qual Patient Saf*. 2007;33:34–47.
312. Hickson GB, Jenkins AD. Identifying and addressing communication failures as a means of reducing unnecessary malpractice claims. *N C Med J*. 2007;68:362–364.
313. Lingard L, Reznick R, Espin S, et al. Team communications in the operating room: talk patterns, sites of tension, and implications for novices. *Acad Med*. 2002;77:232–237.
314. Lingard L, Espin S, Rubin B, et al. Getting teams to talk: development and pilot implementation of a checklist to promote interprofessional communication in the OR. *Qual Saf Health Care*. 2005;14:340–346.
315. Salas E, Rosen MA, Burke CS, Goodwin GF. The wisdom of collectives in organizations: an update of the teamwork competencies. In: Salas E, Goodwin GF, Burke CS, eds. *Team Effectiveness in Complex Organizations: Cross-Disciplinary Perspectives and Approaches*. New York: Taylor & Francis; 2009:39–79.
316. Hazlehurst B, McMullen CK, Gorman PN. Distributed cognition in the heart room: how situation awareness arises from coordinated communications during cardiac surgery. *J Biomed Inform*. 2007;40:539–551.
317. Dunsford J. Structured communication: improving patient safety with SBAR. *Nurs Womens Health*. 2009;13:384–390.
318. Nagpal K, Abboudi M, Manchanda C, et al. Improving postoperative handover: a prospective observational study. *Am J Surg*. 2013;206:494–501.
319. Joy BF, Elliott E, Hardy C, et al. Standardized multidisciplinary protocol improves handover of cardiac surgery patients to the intensive care unit. *Pediatr Crit Care Med*. 2011;12:304–308.
320. Catchpole KR, de Leval MR, McEwan A, et al. Patient handover from surgery to intensive care: using Formula 1 pit-stop and aviation models to improve safety and quality. *Paediatr Anaesth*. 2007;17:470–478.
321. Zavalkoff SR, Razack SI, Lavoie J, Dancea AB. Handover after pediatric heart surgery: a simple tool improves information exchange. *Pediatr Crit Care Med*. 2011;12:309–313.
322. Craig R, Moxey L, Young D, et al. Strengthening handover communication in pediatric cardiac intensive care. *Paediatr Anaesth*. 2012;22:393–399.
323. Petrovic MA, Aboumatar H, Baumgartner WA, et al. Pilot implementation of a perioperative protocol to guide operating room–to–intensive care unit patient handoffs. *J Cardiothorac Vasc Anesth*. 2012;26:11–16.
324. McKeown K, Jordan D, Feiner S, et al. A study of communication in the cardiac surgery intensive care unit and its implications for automated briefing. *Proc AMIA Symp*. 2000;570–574.
325. Jordan DA, McKeown KR, Concepcion KJ, et al. Generation and evaluation of intraoperative inferences for automated health care briefings on patient status after bypass surgery. *J Am Med Inform Assoc*. 2001;8:267–280.
326. Dalal M, Feiner S, McKeown K, et al. MAGIC: an experimental system for generating multimedia briefings about post-bypass patient status. *Proc AMIA Annu Fall Symp*. 1996;684–688.
327. Hulsken G, Rothenburger M, Etz C, et al. Telematics in medicine: a network infrastructure to optimize processes in cardiology and heart surgery. *Thorac Cardiovasc Surg*. 2007;55:264–267.
328. Epic Interoperability Fact Sheet. <https://www.Healthit.gov>. 2014:2.
329. Cook DA, Hatala R, Brydges R, et al. Technology-enhanced simulation for health professions education: a systematic review and meta-analysis. *JAMA*. 2011;306:978–988.
330. Darling E, Searles B. Oxygenator change-out times: the value of a written protocol and simulation exercises. *Perfusion*. 2010;25:141–143, discussion 4–5.
331. Larkin AC, Cahan MA, Whalen G, et al. Human Emotion and Response in Surgery (HEARS): a simulation-based curriculum for communication skills, systems-based practice, and professionalism in surgical residency training. *J Am Coll Surg*. 2010;211:285–292.
332. Lee JT, Qiu M, Teshome M, et al. The utility of endovascular simulation to improve technical performance and stimulate continued interest of preclinical medical students in vascular surgery. *J Surg Educ*. 2009;66:367–373.
333. Riley JB, O'Kane K. A computer simulation of maintaining total heart lung bypass for basic education. *J Extra Corpor Technol Proc*. 1977;42–49.
334. Riley JB, Winn BA, Hurdle MB. A computer simulation of cardiopulmonary bypass: version two. *J Extra Corpor Technol*. 1984;16:130–136.
335. Stather DR, Maceachern P, Rimmer K, et al. Assessment and learning curve evaluation of endobronchial ultrasound skills following simulation and clinical training. *Respirology*. 2011;16:698–704.
336. Ponton-Carss A, Hutchison C, Violato C. Assessment of communication, professionalism, and surgical skills in an objective structured performance-related examination (OSPRE): a psychometric study. *Am J Surg*. 2011;202:433–440.
337. Bruppacher HR, Alam SK, LeBlanc VR, et al. Simulation-based training improves physicians' performance in patient care in high-stakes clinical setting of cardiac surgery. *Anesthesiology*. 2010;112:985–992.
338. Gettman MT, Pereira CW, Lipsky K, et al. Use of high fidelity operating room simulation to assess and teach communication, teamwork and laparoscopic skills: initial experience. *J Urol*. 2009;181: 1289–1296.
339. Gomoll AH, O'Toole RV, Czarnecki J, Warner JJ. Surgical experience correlates with performance on a virtual reality simulator for shoulder arthroscopy. *Am J Sports Med*. 2007;35:883–888.
340. Paige JT, Kozmenko V, Yang T, et al. Attitudinal changes resulting from repetitive training of operating room personnel using of high-fidelity simulation at the point of care. *Am Surg*. 2009;75:584–590, discussion 90–1.
341. Paige JT, Kozmenko V, Yang T, et al. High-fidelity, simulation-based, interdisciplinary operating room team training at the point of care. *Surgery*. 2009;145:138–146.
342. Pian-Smith MC, Simon R, Minehart RD, et al. Teaching residents the two-challenge rule: a simulation-based approach to improve education and patient safety. *Simul Healthc*. 2009;4:84–91.
343. Robertson B, Kaplan B, Atallah H, et al. The use of simulation and a modified TeamSTEPPS curriculum for medical and nursing student team training. *Simul Healthc*. 2010;5:332–337.
344. Rosen MA, Salas E, Wilson KA, et al. Measuring team performance in simulation-based training: adopting best practices for healthcare. *Simul Healthc*. 2008;3:33–41.
345. Rosen MA, Weaver SJ, Lazzara EH, et al. Tools for evaluating team performance in simulation-based training. *J Emerg Trauma Shock*. 2010;3:353–359.
346. Anderson JM, Murphy AA, Boyle KB, et al. Simulating extracorporeal membrane oxygenation emergencies to improve human performance. Part II: assessment of technical and behavioral skills. *Simul Healthc*. 2006;1:228–232.
347. Falcone RA Jr, Daugherty M, Schweer L, et al. Multidisciplinary pediatric trauma team training using high-fidelity trauma simulation. *J Pediatr Surg*. 2008;43:1065–1071.
348. Manser T, Harrison TK, Gaba DM, Howard SK. Coordination patterns related to high clinical performance in a simulated anesthetic crisis. *Anesth Analg*. 2009;108:1606–1615.
349. Moorthy K, Munz Y, Forrest D, et al. Surgical crisis management skills training and assessment: a simulation[corrected]-based approach to enhancing operating room performance. *Ann Surg*. 2006;244:139–147.
350. Powers KA, Rehrig ST, Irias N, et al. Simulated laparoscopic operating room crisis: an approach to enhance the surgical team performance. *Surg Endosc*. 2008;22:885–900.
351. Mudumbai SC, Fanning R, Howard SK, et al. Use of medical simulation to explore equipment failures and human-machine interactions in anesthesia machine pipeline supply crossover. *Anesth Analg*. 2010;110:1292–1296.
352. Aggarwal R, Mishra A, Crochet P, et al. Effect of caffeine and taurine on simulated laparoscopy

performed following sleep deprivation. *Br J Surg*. 2011;98:1666–1672.
353. Arora S, Sevdalis N, Nestel D, et al. Managing intraoperative stress: what do surgeons want from a crisis training program? *Am J Surg*. 2009;197:537–543.
354. Blum RH, Raemer DB, Carroll JS, et al. A method for measuring the effectiveness of simulation-based team training for improving communication skills. *Anesth Analg*. 2005;100:1375–1380.
355. Cook TM, Payne S, Skryabina E, et al. A simulation-based evaluation of two proposed alternatives to Luer devices for use in neuraxial anaesthesia. *Anaesthesia*. 2010;65:1069–1079.
356. Gargiulo DA, Sheridan J, Webster CS, et al. Anaesthetic drug administration as a potential contributor to healthcare-associated infections: a prospective simulation-based evaluation of aseptic techniques in the administration of anaesthetic drugs. *BMJ Qual Saf*. 2012;21:826–834.
357. Weller JM, Merry AF, Robinson BJ, et al. The impact of trained assistance on error rates in anaesthesia: a simulation-based randomised controlled trial. *Anaesthesia*. 2009;64:126–130.
358. Bersky AK, Krawczak J, Kumar TD. Computerized clinical simulation testing: a new look for the NCLEX-RN examination? *Nurse Educ*. 1998;23:20–25.
359. Dillon GF, Boulet JR, Hawkins RE, Swanson DB. Simulations in the United States Medical Licensing Examination (USMLE). *Qual Saf Health Care*. 2004;13(suppl 1):i41–i45.
360. Currie M, Mackay P, Morgan C, et al. The Australian Incident Monitoring Study. The "wrong drug" problem in anaesthesia: an analysis of 2000 incident reports. *Anaesth Intensive Care*. 1993;21:596–601.
361. Webster CS, Merry AF, Larsson L, et al. The frequency and nature of drug administration error during anaesthesia. *Anaesth Intensive Care*. 2001;29:494–500.
362. Orser BA, Chen RJB, Yee DA. Medication errors in anesthetic practice; a survey of 687 practitioners. *Can J Anaesth*. 2001;48:139–146.
363. Irita K, Tsuzaki K, Sawa T, et al. Critical incidents due to drug administration error in the operating room: an analysis of 4,291,925 anesthetics over a 4 year period. *Masui*. 2004;53:577–584.
364. Abeysekera A, Bergman IJ, Kluger MT, Short TG. Drug error in anaesthetic practice: a review of 896 reports from the Australian Incident Monitoring Study database. *Anaesthesia*. 2005;60:220–227.
365. Yamamoto M, Ishikawa S, Makita K. Medication errors in anesthesia: an 8-year retrospective analysis at an urban university hospital. *J Anesth*. 2008;22:248–252.
366. Sakaguchi Y, Tokuda K, Yamaguchi K, Irita K. Incidence of anesthesia-related medication errors over a 15-year period in a university hospital. *Fukuoka Igaku Zasshi*. 2008;99:58–66.
367. Gordon PC, Llewellyn RL, James MF. Drug administration errors by South African anaesthetists: a survey. *S Afr Med J*. 2006;96:630–632.
368. Cooper L, DiGiovanni N, Schultz L, et al. Influences observed on incidence and reporting of medication errors in anesthesia. *Can J Anaesth*. 2012;59:562–570.
369. Eichhorn JH. APSF hosts medication safety conference: consensus group defines challenges and opportunities for improved practice. *APSF Newslett*. 2010;25:1–8.
370. Jenkins OF, Morris R, Simpson JM. Australasian perfusion incident survey. *Perfusion*. 1997;12:279–288.
371. Mejak BL, Stammers A, Rauch E, et al. A retrospective study on perfusion incidents and safety devices. *Perfusion*. 2000;15:51–61.
372. Stammers AH, Mejak BL. An update on perfusion safety: does the type of perfusion practice affect the rate of incidents related to cardiopulmonary bypass? *Perfusion*. 2001;16:189–198.
372a. Nanji KC, Patel A, Shaikh S, et al. Evaluation of perioperative medication errors and adverse drug events. *Anesthesiology*. 2016;124(1):25–34.
373. Bowdle TA. Drug administration errors from the ASA closed claims project. *ASA Newslett*. 2003;67:11–13.
374. Orser BA, Oxorn DC. An anaesthetic drug error: minimizing the risk. *Can J Anaesth*. 1994;41:120–124.
375. Cranshaw J, Gupta KJ, Cook TM. Litigation related to drug errors in anaesthesia: an analysis of claims against the NHS in England 1995–2007. *Anaesthesia*. 2009;64:1317–1323.
376. Anesthesia Incident Reporting System Committee. Missed connections. *ASA Newslett*. 2015;79:42–45.
377. Smetzer J, Baker C, Byrne FD, Cohen MR. Shaping systems for better behavioral choices: lessons learned from a fatal medication error. *Jt Comm J Qual Patient Saf*. 2010;36:152–163.
378. Ajmal M. Accidental intrathecal injection of aminophylline in spinal anesthesia. *Anesthesiology*. 2011;114:998–1000.
379. Mohseni K, Jafari A, Nobahar MR, Arami A. Polymyoclonus seizure resulting from accidental injection of tranexamic acid in spinal anesthesia. *Anesth Analg*. 2009;108:1984–1986.
380. Furuya T, Suzuki T, Yokotsuka S, et al. Prolonged neuromuscular block after an accidental epidural injection of vecuronium. *J Clin Anesth*. 2011;23:673.
381. Huang JJ. Inadvertent epidural injection of ondansetron. *J Clin Anesth*. 2006;18:216–217.
382. Parodi G, Antoniucci D. Transient left ventricular apical ballooning syndrome after inadvertent epidural administration of potassium chloride. *Int J Cardiol*. 2008;124:e14–e15.
383. Shin SW, Yoon JU, Baik SW, et al. Accidental epidural injection of rocuronium. *J Anesth*. 2011;25:753–755.
384. Joint Commission on Accreditation of Healthcare Organization. Tubing misconnections: a persistent and potentially deadly occurrence. *Sentinel Event Alert*. 2006;36:1–3.
385. Walker IA, Griffiths R, Wilson IH. Replacing Luer connectors: still work in progress. *Anaesthesia*. 2010;65:1059–1063.
386. US Food and Drug Administration. *Infusion pumps*. <www.fda.gov/MedicalDevices/ProductsandMedicalProcedures/GeneralHospitalDevicesandSupplies/InfusionPumps/default.htm>. Last Updated February 23, 2016.
387. Ohashi K, Dalleur O, Dykes PC, Bates DW. Benefits and risks of using smart pumps to reduce medication error rates: a systematic review. *Drug Saf*. 2014;37:1011–1120.
388. Jensen LS, Merry AF, Webster CS, et al. Evidence-based strategies for preventing drug administration errors during anaesthesia. *Anaesthesia*. 2004;59:493–504.
389. Webster CS, Merry AF, Gander PH, Mann NK. A prospective, randomised clinical evaluation of a new safety-orientated injectable drug administration system in comparison with conventional methods. *Anaesthesia*. 2004;59:80–87.
390. Webster CS, Larsson L, Frampton CM, et al. Clinical assessment of a new anaesthetic drug administration system: a prospective, controlled, longitudinal incident monitoring study. *Anaesthesia*. 2010;65:490–499.
391. Merry AF, Webster CS, Weller J, et al. Evaluation in an anaesthetic simulator of a prototype of a new drug administration system designed to reduce error. *Anaesthesia*. 2002;57:256–263.
392. Merry AF, Webster CS, Connell H. A new infusion syringe label system designed to reduce task complexity during drug preparation. *Anaesthesia*. 2007;62:486–491.
393. Kranzfelder M, Schneider A, Gillen S, Feussner H. New technologies for information retrieval to achieve situational awareness and higher patient safety in the surgical operating room: the MRI institutional approach and review of the literature. *Surg Endosc*. 2011;25:696–705.
394. Evley R, Russell J, Mathew D, et al. Confirming the drugs administered during anaesthesia: a feasibility study in the pilot National Health Service sites, UK. *Br J Anaesth*. 2010;105:289–296.
395. Code of Federal Regulations. 21, volume 4, Food and Drug Administration.
396. Cescon DW, Etchells E. Barcoded medication administration: a last line of defense. *JAMA*. 2008;299:2200–2202.
397. Mills PD, Neily J, Mims E, et al. Improving the bar-coded medication administration system at the Department of Veterans Affairs. *Am J Health Syst Pharm*. 2006;63:1442–1447.
398. Paoletti RD, Suess TM, Lesko MG, et al. Using bar-code technology and medication observation methodology for safer medication administration. *Am J Health Syst Pharm*. 2007;64:536–543.
399. Poon EG, Keohane CA, Yoon CS, et al. Effect of bar-code technology on the safety of medication administration. *N Engl J Med*. 2010;362:1698–1707.
400. Sakowski J, Newman JM, Dozier K. Severity of medication administration errors detected by a bar-code medication administration system. *Am J Health Syst Pharm*. 2008;65:1661–1666.
401. Barlas S. Bar-code rule for medical devices may be imminent. *PT*. 2012;37:262–263.
402. Barlas S. FDA weighs updating its bar-code mandate: hospital pharmacies worry about implementation. *PT*. 2012;37:162–172.
403. Merry AF, Webster CS, Hannam J, et al. Multimodal system designed to reduce errors in recording and administration of drugs in anaesthesia: prospective randomised clinical evaluation. *BMJ*. 2011;343:d5543.
404. Jelacic S, Bowdle A, Nair BG, et al. A system for anesthesia drug administration using barcode technology: the Codonics Safe Label System and Smart Anesthesia Manager. *Anesth Analg*. 2015;121:410–412.
405. Ang SB, Hing WC, Tung SY, Park T. Experience with the use of the Codonics Safe Label System(TM) to improve labelling compliance of anaesthesia drugs. *Anaesth Intensive Care*. 2014;42:500–506.
406. Hertzel C, Sousa VD. The use of smart pumps for preventing medication errors. *J Infus Nurs*. 2009;32:257–267.
407. Rothschild JM, Keohane CA, Cook EF, et al. A controlled trial of smart infusion pumps to improve medication safety in critically ill patients. *Crit Care Med*. 2005;33:533–540.
408. Nuckols TK, Bower AG, Paddock SM, et al. Programmable infusion pumps in ICUs: an analysis of corresponding adverse drug events. *J Gen Intern Med*. 2008;23(suppl 1):41–45.
409. Linden JV, Paul B, Dressler KP. A report of 104 transfusion errors in New York State. *Transfusion*. 1992;32:601–606.
410. Miyata S, Kawai T, Yamamoto S, et al. Network computer-assisted transfusion-management system for accurate blood component-recipient identification at the bedside. *Transfusion*. 2004;44:364–372.
411. Askeland RW, McGrane S, Levitt JS, et al. Improving transfusion safety: implementation of a comprehensive computerized bar code-based tracking system for detecting and preventing errors. *Transfusion*. 2008;48:1308–1317.
412. Nuttall GA, Abenstein JP, Stubbs JR, et al. Computerized bar code-based blood identification systems and near-miss transfusion episodes and transfusion errors. *Mayo Clin Proc*. 2013;88:354–359.
413. Meyer BC, Blacher RS. A traumatic neurotic reaction induced by succinylcholine chloride. *N Y State J Med*. 1961;61:1255–1261.
414. Whitlock EL, Rodebaugh TL, Hassett AL, et al. Psychological sequelae of surgery in a prospective cohort of patients from three intraoperative awareness prevention trials. *Anesth Analg*. 2015;120:87–95.
415. Leslie K, Chan MT, Myles PS, et al. Posttraumatic stress disorder in aware patients from the B-aware trial. *Anesth Analg*. 2010;110:823–828.
416. Myles PS, Leslie K, McNeil J, et al. Bispectral index monitoring to prevent awareness during anaesthesia: the B-Aware randomized controlled trial. *Lancet*. 2004;1757–1763.
417. Sandin RH, Enlund G, Samuelsson P, Lennmarken C. Awareness during anaesthesia: a prospective case study. *Lancet*. 2000;355:707–711.
418. Sebel PS, Bowdle TA, Ghoneim MM, et al. The incidence of awareness during anesthesia: a multicenter United States study. *Anesth Analg*. 2004;99:833–839.
419. Xu L, Wu AS, Yue Y. The incidence of intra-operative awareness during general anesthesia in China: a multi-center observational study. *Acta Anaesthesiol Scand*. 2009;53:873–882.
420. Davidson AJ, Huang GH, Czarnecki C, et al. Awareness during anesthesia in children: a prospective cohort study. *Anesth Analg*. 2005;100:653–661, table of contents.
421. Lopez U, Habre W, Laurencon M, et al. Intra-operative awareness in children: the value of an interview adapted to their cognitive abilities. *Anaesthesia*. 2007;62:778–789.
422. Pollard RJ, Coyle JP, Gilbert RL, Beck JE. Intraoperative awareness in a regional medical system: a review of 3 years' data. *Anesthesiology*. 2007;106:269–274.
423. Pandit JJ, Andrade J, Bogod DG, et al. 5th National Audit Project (NAP5) on accidental awareness during general anaesthesia: summary of main findings and risk factors. *Br J Anaesth*. 2014;113:549–559.
424. Mashour GA, Esaki RK, Tremper KK, et al. A novel classification instrument for intraoperative awareness events. *Anesth Analg*. 2010;110:813–815.
425. Kent CD, Mashour GA, Metzger NA, et al. Psychological impact of unexpected explicit recall of events occurring during surgery performed under sedation, regional anaesthesia, and general anaesthesia: data from the Anesthesia Awareness Registry. *Br J Anaesth*. 2013;110:381–387.
426. Osterman JE, van der Kolk BA. Awareness during anesthesia and posttraumatic stress disorder. *Gen Hosp Psychiatry*. 1998;20:274–281.
427. Nordstrom O, Engstrom AM, Persson S, Sandin R. Incidence of awareness in total i.v. anaesthesia based on propofol, alfentanil and neuromuscular blockade. *Acta Anaesthesiol Scand*. 1997;41:978–984.
428. Moerman N, Bonke B, Oosting J. Awareness and recall during general anesthesia: facts and feelings. *Anesthesiology*. 1993;79:454–464.
429. Osborne GA, Webb RK, Runciman WB. The Australian Incident Monitoring Study. Patient awareness during anaesthesia: an analysis of 2000 incident reports. *Anaesth Intensive Care*. 1993;21:653–654.
430. Gradwohl SC, Aranake A, Abdallah AB, et al. Intraoperative awareness risk, anesthetic sensitivity, and anesthetic management for patients with natural red hair: a matched cohort study. *Can J Anaesth*. 2015;62:345–355.
431. Lee U, Kim S, Noh GJ, et al. The directionality and functional organization of frontoparietal connectivity during consciousness and anesthesia in humans. *Conscious Cogn*. 2009;18:1069–1078.
432. Lee U, Ku S, Noh G, et al. Disruption of frontal-parietal communication by ketamine, propofol, and sevoflurane. *Anesthesiology*. 2013;118:1264–1275.
433. Mashour GA. Cognitive unbinding: a neuroscientific paradigm of general anesthesia and related states of unconsciousness. *Neurosci Biobehav Rev*. 2013;37:2751–2759.
434. Mashour GA, Orser BA, Avidan MS. Intraoperative awareness: from neurobiology to clinical practice. *Anesthesiology*. 2011;114:1218–1233.
435. Dutton RC, Maurer AJ, Sonner JM, et al. Isoflurane causes anterograde but not retrograde amnesia for pavlovian fear conditioning. *Anesthesiology*. 2002;96:1223–1229.
436. Newton DE, Thornton C, Konieczko KM, et al. Auditory evoked response and awareness: a study in volunteers at sub-MAC concentrations of isoflurane. *Br J Anaesth*. 1992;69:122–129.
437. Rau V, Oh I, Laster M, et al. Isoflurane suppresses stress-enhanced fear learning in a rodent model of post-traumatic stress disorder. *Anesthesiology*. 2009;110:487–495.
438. Aranake A, Gradwohl S, Ben-Abdallah A, et al. Increased risk of intraoperative awareness in patients with a history of awareness. *Anesthesiology*. 2013;119:1275–1283.
439. Iohom G, Fitzgerald D, Cunningham AJ. Principles of pharmacogenetics: implication for the anaesthetist. *Br J Anaesth*. 2004;93:440–450.
440. Ranta SO-V, Hernanen P, Hynynen M. Patient's conscious recollections from cardiac anesthesia. *J Cardiothorac Vasc Anesth*. 2002;16:426–430.
441. Ranta S, Jussila J, Hynynen M. Recall of awareness during cardiac anesthesia: influence of feedback information to the anesthesiologist. *Acta Anaesthesiol Scand*. 1996;40:554–560.
442. Dowd NP, Cheng DC, Karski JM, et al. Intraoperative awareness in fast-track cardiac anesthesia. *Anesthesiology*. 1998;89:1068–1073.
443. Phillips AA, McLean RF, Devitt JH, Harrington EM. Recall of intraoperative events after general anaesthesia and cardiopulmonary bypass. *Can J Anaesth*. 1993;40:922–966.
444. Myles PS, Leslie K, McNeil J, et al. Bispectral index monitoring to prevent awareness during anaesthesia: the B-Aware randomised controlled trial. *Lancet*. 2004;363:1757–1763.
445. Ghoneim MM, Block RI. Learning and memory during general anesthesia: an update. *Anesthesiology*. 1997;87:387–410.
446. Ghoneim MM, Block RI, Haffarnan M, Mathews MJ. Awareness during anesthesia: risk factors, causes and sequelae: a review of reported cases in the literature. *Anesth Analg*. 2009;108:527–535.
447. Cook TM, Andrade J, Bogod DG, et al. 5th National Audit Project (NAP5) on accidental awareness during general anaesthesia: patient experiences, human factors, sedation, consent, and medicolegal issues. *Br J Anaesth*. 2014;113:560–574.
448. Glass PS, Bloom M, Kearse L, et al. Bispectral analysis measures sedation and memory effects of propofol, midazolam, isoflurane, and alfentanil in healthy volunteers. *Anesthesiology*. 1997;86:836–847.
449. Iselin-Chaves IA, Flaishon R, Sebel PS, et al. The effect of the interaction of propofol and alfentanil on recall, loss of consciousness, and the bispectral index. *Anesth Analg*. 1998;87:949–955.
450. Bowdle TA. The bispectral index (BIS): an update. *Curr Rev Clin Anesth*. 2004;25:17–28.
451. Bowdle TA. Depth of anesthesia monitoring. *Anesthesiol Clin*. 2006;24:793–822.
452. Ekman A, Lindholm ML, Lennmarken C, Sandin RH. Reduction in the incidence of awareness using BIS monitoring. *Acta Anaesthesiol Scand*. 2004;48:20–26.

453. Avidan MS, Jacobsohn E, Glick D, et al. Prevention of intraoperative awareness in a high-risk surgical population. *N Engl J Med*. 2011;365:591–600.
454. Avidan MS, Zhang L, Burnside BA, et al. Anesthesia awareness and the bispectral index. *N Engl J Med*. 2008;358:1097–1108.
455. Mashour GA, Shanks A, Tremper KK, et al. Prevention of intraoperative awareness with explicit recall in an unselected surgical population: a randomized comparative effectiveness trial. *Anesthesiology*. 2012;117:717–725.
456. Punjasawadwong Y, Phongchiewboon A, Bunchungmongkol N. Bispectral index for improving anaesthetic delivery and postoperative recovery. *Cochrane Database Syst Rev*. 2014;(6):CD003843.
457. Shepherd J, Jones J, Frampton G, et al. Clinical effectiveness and cost-effectiveness of depth of anaesthesia monitoring (E-Entropy, bispectral index and Narcotrend): a systematic review and economic evaluation. *Health Technol Assess*. 2013;17:1–264.
458. Rampil IJ. A primer for EEG signal processing in anesthesia. *Anesthesiology*. 1998;89:980–1002.
459. Nieuwenhuijs D, Coleman EL, Douglas NJ, et al. Bispectral index values and spectral edge frequency at different stages of physiologic sleep. *Anesth Analg*. 2002;94:125–129.
460. Sebel PS, Lang E, Rampil IJ, et al. A multicenter study of bispectral electroencephalogram analysis for monitoring anesthetic effect. *Anesth Analg*. 1997;84:891–899.
461. Bouillon TW, Bruhn J, Radulescu L, et al. Pharmacodynamic interaction between propofol and remifentanil regarding hypnosis, tolerance of laryngoscopy, bispectral index, and electroencephalographic approximate entropy. *Anesthesiology*. 2004;100:1353–1372.
462. Kunisawa T, Ueno M, Suzuki A, et al. Bispectral index monitor prevented intraoperative awareness during partial cardiopulmonary bypass. *J Cardiothorac Vasc Anesth*. 2010;24:740.
463. Kakinohana M, Miyata Y, Kawabata T, et al. Bispectral index decreased to "0" in propofol anesthesia after a cross-clamping of descending thoracic aorta. *Anesthesiology*. 2003;99:1223–1225.
464. Mashour GA, Kent C, Picton P, et al. Assessment of intraoperative awareness with explicit recall: a comparison of 2 methods. *Anesth Analg*. 2013;116:889–891.
465. Mashour GA, Avidan MS. Psychological trajectories after intraoperative awareness with explicit recall. *Anesth Analg*. 2014;119:1–3.
466. Doran KA, Henry SA, Anderson BJ. Breakthrough change for adult cardiac surgery in a community-based cardiovascular program. *Qual Manag Health Care*. 1998;6:29–36.
467. Stanford JR, Swaney-Berghoff L, Recht K. Cardiac surgical outcomes improvement led by a physician champion working with a nurse clinical coordinator. *Am J Med Qual*. 2012;27:5–10.
468. Stanford JR, Swaney-Berghoff L, Recht K, et al. improved cardiac surgical outcomes with use of total quality management. *J Clin Outcomes Manag*. 2009;16.
469. Malenka DJ, O'Connor GT. The Northern New England Cardiovascular Disease Study Group: a regional collaborative effort for continuous quality improvement in cardiovascular disease. *Jt Comm J Qual Improv*. 1998;24:594–600.
470. O'Connor GT, Plume SK, Olmstead EM, et al. Multivariate prediction of in-hospital mortality associated with coronary artery bypass graft surgery. Northern New England Cardiovascular Disease Study Group. *Circulation*. 1992;85:2110–2118.
471. O'Connor GT, Plume SK, Olmstead EM, et al. A regional prospective study of in-hospital mortality associated with coronary artery bypass grafting. The Northern New England Cardiovascular Disease Study Group. *JAMA*. 1991;266:803–809.
472. Malenka DJ, O'Connor GT. A regional collaborative effort for CQI in cardiovascular disease. Northern New England Cardiovascular Study Group. *Jt Comm J Qual Improv*. 1995;21:627–633.
473. O'Rourke DJ, Malenka DJ, Olmstead EM, et al. Improved in-hospital mortality in women undergoing coronary artery bypass grafting. Northern New England Cardiovascular Disease Study Group. *Ann Thorac Surg*. 2001;71:507–511.
474. Munoz JJ, Birkmeyer NJ, Dacey LJ, et al. Trends in rates of reexploration for hemorrhage after coronary artery bypass surgery. Northern New England Cardiovascular Disease Study Group. *Ann Thorac Surg*. 1999;68:1321–1325.
475. Dacey LJ, Munoz JJ, Johnson ER, et al. Effect of preoperative aspirin use on mortality in coronary artery bypass grafting patients. *Ann Thorac Surg*. 2000;70:1986–1990.
476. Virginia hospitals join to create data repository for cardiac surgery. *Clin Resour Manag*. 2001;2:44–46, 33.
477. Speir AM, Rich JB, Crosby I, Fonner E Jr. Regional collaboration as a model for fostering accountability and transforming health care. *Semin Thorac Cardiovasc Surg*. 2009;21:12–19.
478. Johnson SH, Theurer PF, Bell GF, et al. A statewide quality collaborative for process improvement: internal mammary artery utilization. *Ann Thorac Surg*. 2010;90:1158–1164, discussion 64.
479. Prager RL, Armenti FR, Bassett JS, et al. Cardiac surgeons and the quality movement: the Michigan experience. *Semin Thorac Cardiovasc Surg*. 2009;21:20–27.
480. Fung-Kee-Fung M, Watters J, Crossley C, et al. Regional collaborations as a tool for quality improvements in surgery: a systematic review of the literature. *Ann Surg*. 2009;249:565–572.
481. Coulter A. After Bristol: putting patients at the centre. *Qual Saf Health Care*. 2002;11:186–188.
482. Walshe K, Offen N. A very public failure: lessons for quality improvement in healthcare organisations from the Bristol Royal Infirmary. *Qual Health Care*. 2001;10:250–256.
483. Aylin P, Bottle A, Jarman B, Elliott P. Paediatric cardiac surgical mortality in England after Bristol: descriptive analysis of hospital episode statistics 1991–2002. *BMJ*. 2004;329:825.
484. Error and blame: the Winnipeg inquest. *CMAJ*. 2001;165(1461):1463.
485. Sibbald B. Winnipeg inquest recommendation could leave young MDs in lurch, expert warns. *CMAJ*. 2001;164:393.
486. Sibbald B. Why did 12 infants die? Winnipeg's endless inquest seeks answers. *CMAJ*. 1998;158:783–789.
487. Ceci C. Nursing, knowledge and power: a case analysis. *Soc Sci Med*. 2004;59:1879–1889.
488. Davies JM. Painful inquiries: lessons from Winnipeg. *CMAJ*. 2001;165:1503–1504.
489. Advisory Committee on the Safety of Nuclear Installations. *Organising for Safety: Third Report of the ACSNI (Advisory Committee on the Safety of Nuclear Installations) Study Group on Human Factors*. Sudbury, United Kingdom: HSE Books; 1993.
490. Singer SJ, Falwell A, Gaba DM, et al. Identifying organizational cultures that promote patient safety. *Health Care Manage Rev*. 2009;34:300–311.
491. Hofstede G. Measuring organizational cultures: a qualitative and quantitative study across twenty cases. *Adm Sci Q*. 1990;35:286–316.
492. Scott T, Mannion R, Davies H, Marshall M. The quantitative measurement of organizational culture in health care: a review of the available instruments. *Health Serv Res*. 2003;38:923–945.
493. Makary MA, Sexton JB, Freischlag JA, et al. Patient safety in surgery. *Ann Surg*. 2006;243:628–632, discussion 32–5.
494. Singer SJ, Gaba DM, Falwell A, et al. Patient safety climate in 92 US hospitals: differences by work area and discipline. *Med Care*. 2009;47:23–31.
495. Fleming M, Smith S, Slaunwhite J, Sullivan J. Investigating interpersonal competencies of cardiac surgery teams. *Can J Surg*. 2006;49:22–30.
496. Shortell SM, Jones RH, Rademaker AW, et al. Assessing the impact of total quality management and organizational culture on multiple outcomes of care for coronary artery bypass graft surgery patients. *Med Care*. 2000;38:207–217.
497. Stock GN, McDermott CM. Organizational and strategic predictors of manufacturing technology implementation success: an exploratory study. *Technovation*. 2001;21:625–636.
498. Roberts KH. Some characteristics of one type of high reliability organization. *Organization Science*. 1990;1:160–177.
499. Cameron KS, Quinn RE. *Diagnosing and Changing Organizational Culture: Based on the Competing Values Framework*. San Francisco: Jossey-Bass; 2006.
500. Carman JM, Shortell SM, Foster RW, et al. Keys for successful implementation of total quality management in hospitals. *Health Care Manage Rev*. 1996;21:48–60.
501. Khatri N, Brown GD, Hicks LL. From a blame culture to a just culture in health care. *Health Care Manage Rev*. 2009;34:312–322.
502. Sorra J, Nieva V, Famolaro T, et al. *Hospital Survey on Patient Safety Culture: 2007 Comparative Database Report*. Rockville, MD: Agency for Healthcare Research and Quality; 2007.
503. Rosenstein AH, O'Daniel M. A survey of the impact of disruptive behaviors and communication defects on patient safety. *Jt Comm J Qual Patient Saf*. 2008;34:464–471.
504. Rosenstein AH, O'Daniel M. Impact and implications of disruptive behavior in the perioperative arena. *J Am Coll Surg*. 2006;203:96–105.
505. Bartholomew K. *Ending Nurse-to-Nurse Hostility*. Marblehead, MA: HealthPro; 2006.
506. Porto GLR Disruptive clinician behavior: a persistent threat to patient safety. *Patient Safety and Quality in Healthcare* 2006.
507. Rosenstein AH. The Joint Commission Disruptive Behavior Standard: intent and impact. *J ASPR*. 2009;16:6–7.
508. Bigony L, Lipke TG, Lundberg A, et al. Lateral violence in the perioperative setting. *AORN J*. 2009;89:688–696, quiz 97–700.
509. Rosenstein AH. The quality and economic impact of disruptive behaviors on clinical outcomes of patient care. *Am J Med Qual*. 2011;26:372–379.
510. Hickson GB, Pichert JW, Webb LE, Gabbe SG. A complementary approach to promoting professionalism: identifying, measuring, and addressing unprofessional behaviors. *Acad Med*. 2007;82:1040–1048.
511. Swiggart WH, Dewey CM, Hickson GB, et al. A plan for identification, treatment, and remediation of disruptive behaviors in physicians. *Front Health Serv Manage*. 2009;25:3–11.
512. Carney BT, West P, Neily J, et al. Changing perceptions of safety climate in the operating room with the Veterans Health Administration medical team training program. *Am J Med Qual*. 2011;26:181–184.
513. Carney BT, West P, Neily JB, et al. Improving perceptions of teamwork climate with the Veterans Health Administration medical team training program. *Am J Med Qual*. 2011.
514. Thomas EJ, Sexton JB, Neilands TB, et al. The effect of executive walk rounds on nurse safety climate attitudes: a randomized trial of clinical units[ISRCTN85147255] [corrected]. *BMC Health Serv Res*. 2005;5:28.
515. Ali KJ, Farley DO, Speck K, et al. Measurement of implementation components and contextual factors in a two-state healthcare quality initiative to reduce ventilator-associated pneumonia. *Infect Control Hosp Epidemiol*. 2014;35(suppl 3):S116–S123.
516. Pronovost P. Interventions to decrease catheter-related bloodstream infections in the ICU: the Keystone Intensive Care Unit Project. *Am J Infect Control*. 2008;36(S171):e1–e5.
517. Wick EC, Hobson DB, Bennett JL, et al. Implementation of a surgical comprehensive unit-based safety program to reduce surgical site infections. *J Am Coll Surg*. 2012;215:193–200.
518. Pronovost PJ, Berenholtz SM, Goeschel C, et al. Improving patient safety in intensive care units in Michigan. *J Crit Care*. 2008;23:207–221.
519. Cuschieri A. Nature of human error: implications for surgical practice. *Ann Surg*. 2006;244:642–648.
520. Dickey J, Damiano RJ Jr, Ungerleider R. Our surgical culture of blame: a time for change. *J Thorac Cardiovasc Surg*. 2003;126:1259–1260.
521. Wachter RM, Pronovost PJ. Balancing "No blame" with accountability in patient safety. *N Engl J Med*. 2009;361:1401–1406.
522. Khatri N, Halbesleben JR, Petroski GF, Meyer W. Relationship between management philosophy and clinical outcomes. *Health Care Manage Rev*. 2007;32:128–139.
523. Pronovost PJ, Berenholtz SM, Goeschel CA, et al. Creating high reliability in health care organizations. *Health Serv Res*. 2006;41:1599–1617.

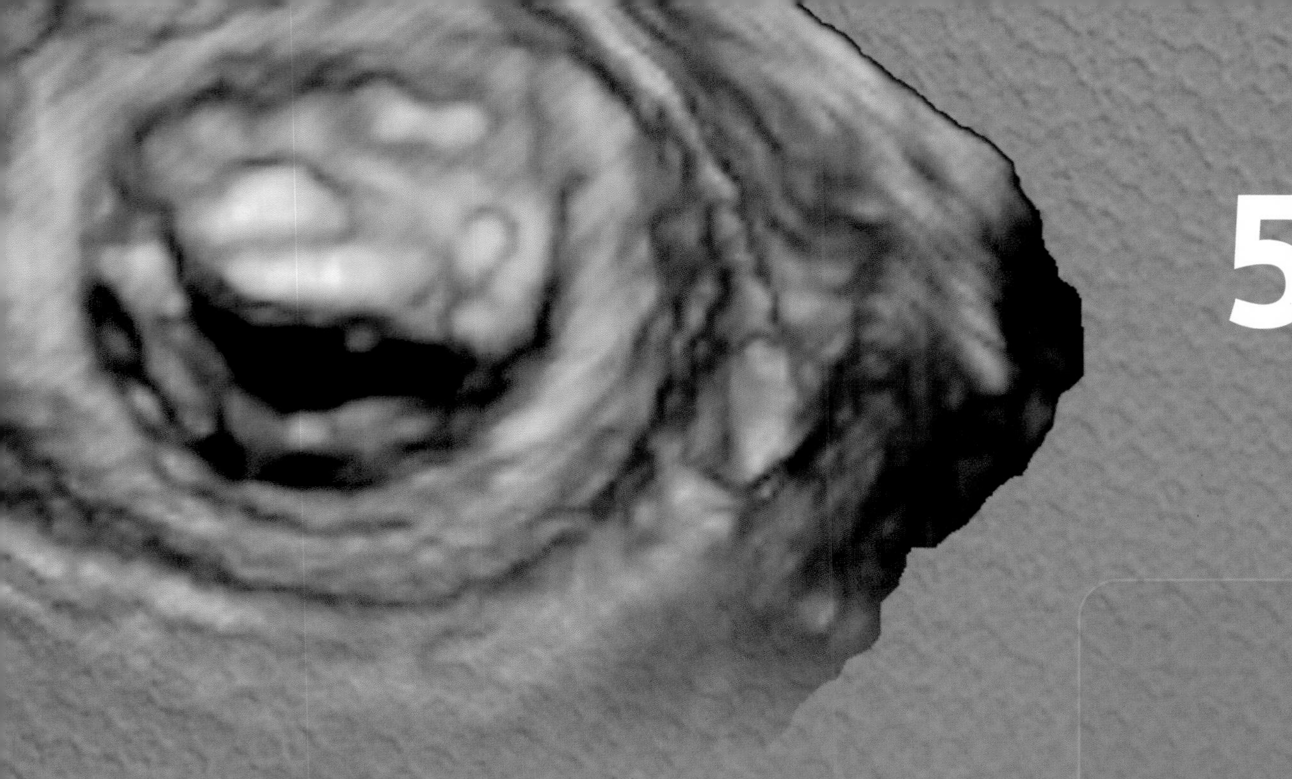

5

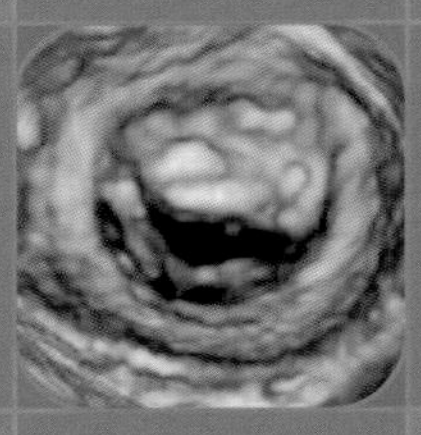

第五篇 体外循环

31 体外循环管理与器官保护

HILARY P. GROCOTT, MD, FRCPC, FASE | MARK STAFFORD-SMITH, MD, CM, FRCPC, FASE | CHRISTINA T. MORA-MANGANO, MD

要 点

1. 体外循环为心脏手术患者提供体外呼吸循环支持,帮助外科医生在停跳静止无血心脏上完成手术操作。
2. 体外循环引发一系列重大生理功能紊乱,中枢神经系统、肾脏、消化道及心脏尤易遭受缺血。
3. 高龄是体外循环后脑卒中及认知功能障碍的最主要危险因素。
4. 体外循环相关急性肾损伤与不良预后直接相关。
5. 多巴胺和利尿剂不能预防体外循环后肾损伤。
6. 体外循环期间短期心肌缺血可导致心肌顿抑。
7. 含血停跳液载氧能力优于晶体停跳液,可为缺血心肌充分供氧。
8. 体外循环后消化道并发症包括胰腺炎、消化道出血、肠梗死及胆囊炎。
9. 体外循环心脏术后常见肺部并发症包括肺不张和胸腔积液。
10. 体外循环后器官功能障碍的共同病理生理机制为栓塞、低灌注及炎性反应。
11. 关于体外循环期间最佳灌注流量、动脉血压、温度管理的问题依然存在争议。体外循环期间应保障充足灌注以满足氧耗需求;维持平均动脉压(mean artery pressure, MAP)>70mmHg对合并脑血管和/或多发外周血管粥样硬化的患者有益;氧合器动脉端血温应小于37.5℃。
12. 体外循环期间麻醉医生应时刻保持警惕,尤其是体外循环开始和结束时。
13. 深低温停循环及半身循环技术需要特殊复杂的监测管理。
14. 非体外循环心脏手术不能避免围手术期器官功能障碍。

一位在培麻醉医生曾经提出这样一个问题“体外循环期间麻醉医师为何必须在场?体外循环治疗师直接管理患者的循环及呼吸功能,既可通过体外循环环路内吸入麻醉调节麻醉深度,又可从储血罐给药,此时麻醉医生的职责是什么[1]?”。上级住院医师的回答尽管谈不上完备,至少比某些临床医师的观点——认为心脏手术体外循环期间无需麻醉团队(包括麻醉医生、麻醉护士、麻醉助理医师)在场更站得住脚。毫无疑问,手术期间麻醉医生缺席既违反了美国麻醉医师协会制定的基础麻醉监测的首要原则[2],也未达到常规的诊疗标准。体外循环期间麻醉医生的职责之一是维持麻醉深度。常规手术可通过患者的血压、心率、体动反映麻醉深度,而体外循环期间维持合适的麻醉深度更具挑战。考虑到体外循环的本身的复杂性、再加上与外科操作细节有关的危险因素,我们需要不断思考如何降低心脏手术和体外循环的风险。本章节将阐述体外循环期间麻醉医生肩负的职责与挑战,除维持麻醉以外,重点是器官保护。

体外循环历史回顾

1953年5月6日,John Gibbon, Jr博士为一位年轻女性患者完成了体外循环下房缺修补术,首次实现了长期以来难以攻克的体外循环技术(图31.1)。2013年是体外循环技术发明60周年。再往前10年,在体外循环发明50周年之际,人们提出一些关于此项重要医学进展的深刻见解[3-5]。时至今日,此项发明的重要性仍被广泛认可。

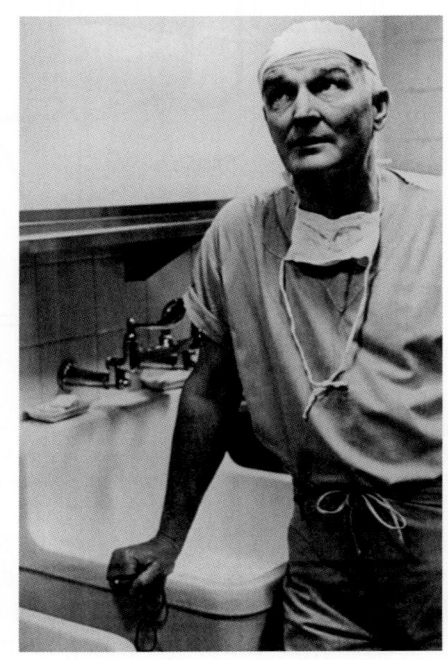

图31.1 John Gibbon, Jr博士,成功实施人类第一例全流量体外循环心脏手术前

现代心脏外科依然面临着术后器官功能障碍,以及与其相关的并发症、死亡率的挑战。体外循环开展早期,术后常伴严重多器官功能障碍。得益于灌注技术、外科操作及麻醉技术的进步发展,大多数患者可安全耐受手术,避免严重并发症及死亡。然而,患者术后依然面临着不同程度的器官功能障碍,尤其是对于术前存在合并症或器官储备功能较差的患者。每年全球实施超过1 000 000例心脏手术,理解器官功能障碍

并制定围手术期器官功能保护策略至关重要。

本章节将简要阐述现代体外循环技术，讨论体外循环管理的争议热点，同时将涉及体外循环期间的突发意外事件处理原则。十分重要的是，体外循环期间，心脏外科团队成员应对体外循环意外的发生做出预判，并进行相应的处理。比体外循环意外更常见的是体外循环相关的终末器官损伤。本章节将详细论述体外循环导致的多种病理生理异常，及其对终末器官功能可能存在的影响。

体外循环的目标及机制

体外循环环路在心脏手术中发挥四大功能：氧合和二氧化碳清除、血液循环、机体降温复温和回流吸引心腔内血液提供无血术野[6]。体外循环环路中的储血罐通过重力作用回流右心静脉血，并引流心腔内及术野中的血液，同时用于补充液体和给药。储血罐大多不设负压装置，静脉回流量取决于中心静脉压（central venous pressure，CVP）、储血罐距患者高度差和静脉引流管的阻力。储血罐施加负压可加强静脉回流，用于包括微创体外循环在内的一些特殊体外循环技术。使用管道钳逐渐夹闭储血罐静脉回流管路相应可减少静脉回流量（用于体外循环调整停机）。储血罐内的血液经血泵至氧合变温器完成气体交换及变温，最后经动脉微栓滤器回输患者体内。体外循环环路还包括其他组件：左心吸引（心内吸引）、右心吸引（术野吸引）、心脏停搏装置、侧路、实时血气监测、气泡监测、压力监测和采血取样侧路。图 31.2 为体外循环环路示意图（见第 32 章）。

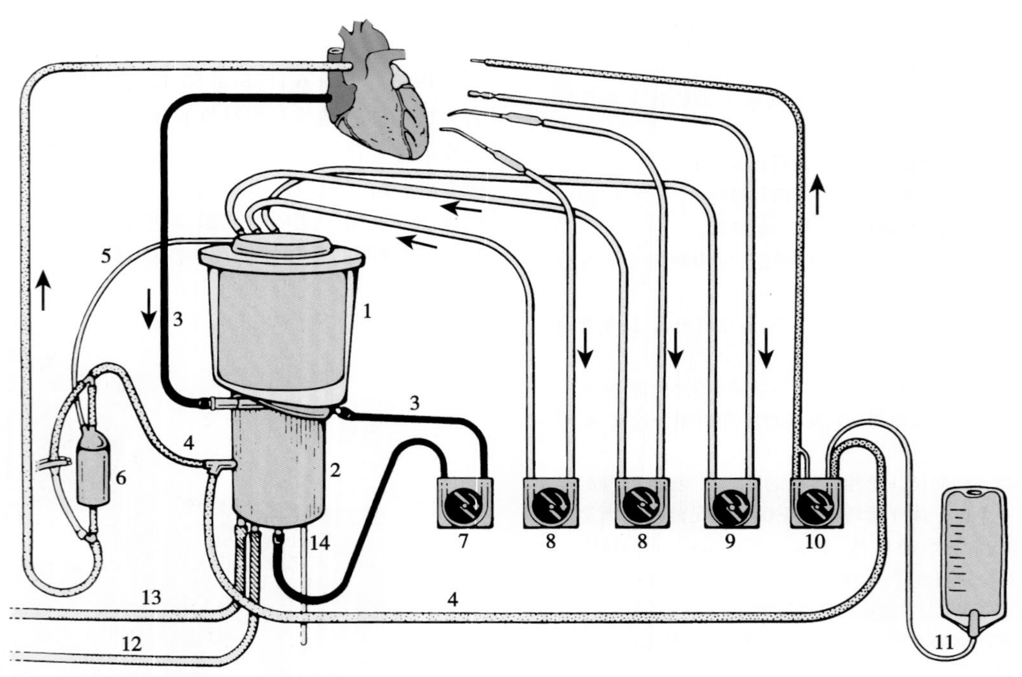

图 31.2 体外循环环路的组成。1，储血罐；2，膜式氧合器；3，静脉血管路；4，动脉血管路；5，动脉微栓滤器排气管；6，动脉微栓滤器；7，血泵（驱动静脉血液经膜式氧合器氧合为动脉血回输至患者主动脉根部）；8，右心吸引泵；9，左心吸引泵；10，停跳液灌注泵；11，晶体停跳液；12，变温器入水端；13，变温器出水端；14，氧合器进气管。（*From Davis RB，Kauffman JN，Cobbs TL，Mick SL.* Cardiopulmonary Bypass. *New York：Springer-Verlag；1995：239.*）

体外循环插管位置及方式由术式决定[7]。大多数心脏手术采用全流量体外循环，完全替代心肺功能，血液由右心回流，经主动脉回输，首选主动脉-右心房插管。急诊手术、二次手术或其他不适合主动脉-右心房插管情况时可选择经股动静脉插管。左心转流半身体外循环技术常用于胸主动脉手术，血液经左心回流，经股动脉回输，上半身（头颈部上肢）循环依赖心脏维持，阻断钳远端即下半身血供由股动脉逆灌完成，全身血液通过肺循环完成气体交换，体外循环环路无需氧合器（见第 23 章）。

体外循环生理指标

体外循环的首要作用是替代机体循环及呼吸功能。然而自体外循环问世至今 60 年来，关于体外循环呼吸循环管理最基本的问题依然存在争议，最佳氧合还是最大氧合？适当灌注还是充分灌注？临床医生和研究者仍在不断探索体外循环期间最佳动脉压、泵流量、红细胞压积、温度范围，研究血气管理及灌注模式（搏动灌注或平流灌注）策略，尚未达成共识。过去常常单独考虑某一参数对器官功能的影响。因此下文将基于器官功能探讨各种体外循环参数。

体外循环对终末器官的影响

现代心脏外科依然面临着术后器官功能障碍以及与其相关的并发症和死亡率的挑战。心脏手术器官功能障碍涉及多个损伤共同通路，体外循环本身可引发全身炎性反应，释放大量有害的炎性介质。此外，患者术前合并症、术中栓塞事件以及低灌注带来的缺血损伤也是导致术后器官功能不全的原因。心脏手术操作本身会引起心肌损伤，而其他器官（包括肾脏、肺脏、消化道及中枢神经系统）也会受到心脏手术（尤其是体外循环）的影响。

理解器官功能障碍的基本知识，包括发生率、严重性、危险因素、病因、病生理机制，有助于建立体外循环器官保护策略。下文中将介绍心脏手术出现的器官功能障碍，特别重点强调减少器官损伤的策略。

中枢神经系统损伤

发生率及严重性

体外循环后中枢神经系统障碍临床表现多样，可仅表现为认知功能障碍（发生率 25%～80%），也可表现为明显的脑卒中（发生率 1%～5%）[8-11]。不同研究所报道的中枢神经系统并发症发生率存在较大差异，部分源于各个研究对神经系统及认知功能障碍的定义及评价方法不统一。前瞻性和回顾性研究存在差异，同时也受研究者经验及专业知识的影响，此外也与术后评估时间点有关。例如，冠状动脉旁路移植术（coronary atery bypass graft，CABG）患者出院时认知功能障碍发生率高达 80%，术后 6 周为 10%～35%，术后 1 年为 10%～15%。有人在术后 5 年观察到更高的认知功能障碍发生率，多达 43% 的患者有记录在案的功能缺损[9]。心脏手术是否直接导致认知功能障碍尚无定论，有学者质疑术后长期认知功能障碍与手术的相关性[12]，然而，即使术后短期认知功能障碍依然对患者及其家庭产生一定影响（见第 40 章）[13]。

虽然各研究报道的神经功能障碍发生率存在较大差异，但其严重性却不容小觑。神经系统损伤是心脏手术最严重的并发症之一。试想患者心脏疾患被成功治愈，生命得以延长，却遗留认知功能障碍或者脑卒中后遗症，生活质量显著下降，依然是灾难性打击[11,14]。过去 10 年，CABG 术后死亡率已经降至很低水平（1% 以下），而死亡与脑损伤的相关性却在逐渐上升[11]。

中枢神经系统损伤危险因素

深入理解脑及其他器官损伤的危险因素、病因和病生理机制是制定围手术期器官保护策略的前提。中枢神经系统损伤的危险因素来自多个方面。大多数研究仅涉及术后脑卒中的危险因素，很少关注认知功能障碍。尽管普遍认为两者具有相似的危险因素，但很少有研究探讨术后认知障碍的术前危险因素。认知功能障碍的危险因素包括术前认知水平低下，教育水平（教育水平高是保护因素）、年龄、糖尿病、体外循环时间[15,16]。

相对而言，脑卒中的危险因素研究得更为详尽。尽管不同研究的结论存在差异，但是某些患者特征始终与心脏手术导致的神经损伤发生率增加相关。一项多中心（24 个中心，2 108 例患者）的 CABG 围手术期缺血研究报道了术后脑并发症的发生率及危险因素[15]，他们定义Ⅰ型脑并发症包括非致死性脑卒中、短暂性缺血发作、出院时木僵或昏迷、脑卒中致死亡和缺血缺氧性脑病。Ⅱ型脑并发症包括新发智力水平下降、精神错乱、激惹、定向力障碍、记忆障碍。术后脑并发症发生率为 6.1%（129/2 108），其中Ⅰ型 3.1%（66/2 108），Ⅱ型 3%（63/2 180）。他们通过逻辑回归分析确定了Ⅰ型脑并发症的 8 个独立危险因素和Ⅱ型脑并发症的 7 个独立危险因素（表 31.1）。

表 31.1　心脏手术术后脑并发症危险因素

危险因素	Ⅰ型脑并发症	Ⅱ型脑并发症
近端主动脉粥样硬化	4.52（2.52～8.09）[a]	
神经系统疾病史	3.19（1.65～6.15）	
应用 IABP	2.60（1.21～5.58）	
糖尿病	2.59（1.46～4.60）	
高血压病史	2.31（1.2～4.47）	
肺部疾病史	2.09（1.14～3.85）	2.37（1.34～4.18）
不稳定心绞痛病史	1.83（1.02～3.27）	
年龄（每增加 10 岁）	1.75（1.27～2.43）	2.20（1.60～3.02）
入院时收缩压>180mmHg		3.47（1.41～8.55）
过量饮酒史		2.64（1.27～5.47）
CABG 手术史		2.18（1.14～4.17）
手术当日心律失常		1.97（1.12～3.46）
降血压治疗		1.78（1.02～3.10）

[a] 危险因素与Ⅰ型、Ⅱ型脑并发症的关系，以校正比值比（95% 置信区间）表示，来自 CABG 围手术期缺血研究。

CABG，冠状动脉旁路移植术；IABP，主动脉球囊反搏。

From Arrowsmith JE，Grocott HP，Reves JG，Newman MF. Central nervous system complications of cardiac surgery. *Br J Anaesth* 2000；84：378-393.

该研究进一步利用术前因素计算得出了术后脑卒中危险指数（图 31.3）。该指数通过对年龄、不稳定心绞痛、糖尿病、神经系统疾病、既往 CABG 或其他心脏手术、外周血管疾病、肺疾病这些危险因进行加权计算获得。该研究和其他研

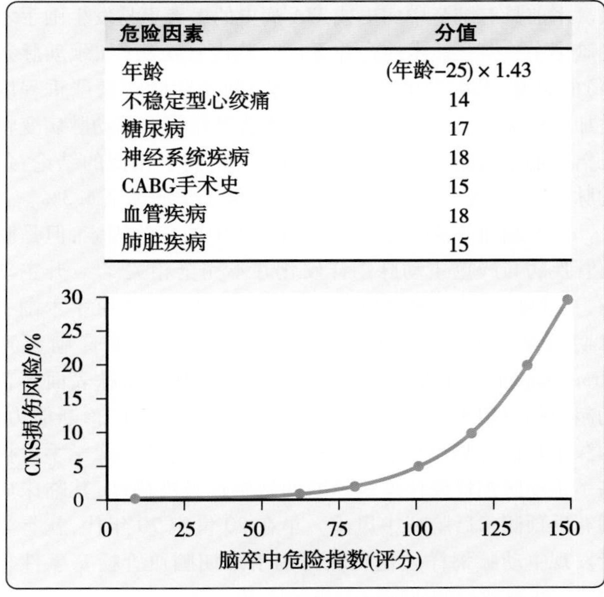

危险因素
分值
年龄
(年龄−25) × 1.43
不稳定型心绞痛
14
糖尿病
17
神经系统疾病
18
CABG手术史
15
血管疾病
18
肺脏疾病
15
CNS损伤风险/%
0
5
10
15
20
25
30
0
25
50
75
100
125
150
脑卒中危险指数(评分)

图 31.3　CABG 手术患者围手术期脑卒中风险。术后脑卒中危险指数累积评分可预测患者脑卒中风险。CABG，冠状动脉旁路移植术；CNS，中枢神经系统。（*From Arrowsmith JE，Grocott HP，Reves JG，Newman MF. Central nervous system complications of cardiac surgery.* Br J Anaesth *2000；84：378-393.*）

究[1,17-21]均显示,年龄是术后脑卒中及认知功能障碍最主要的危险因素[8,9]。Tuman 等的研究表明,年龄对术后脑并发症的影响甚至大于其对围手术期心肌梗死及术后低心排综合征的影响(图 31.4)。

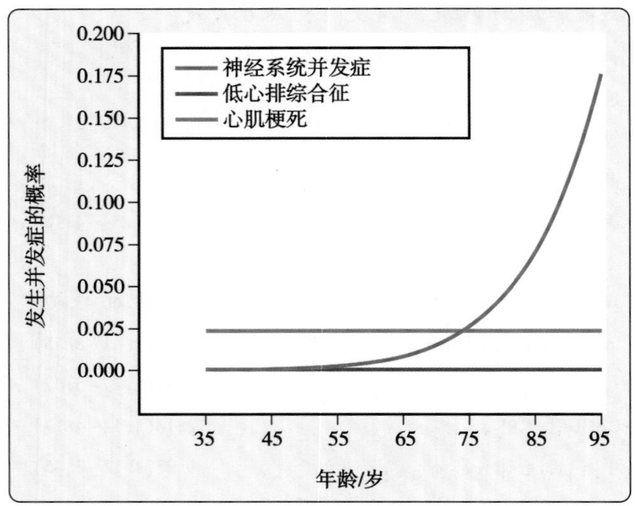

图 31.4 年龄对心脏手术后神经系统并发症和心脏并发症发生概率的影响。(*From Tuman KJ, McCarthy RJ, Najafi H, Ivankovich AD. Differential effects of advanced age on neurologic and cardiac risks of coronary artery opera-tions*. J Thorac Cardiovasc Surg *1992*; *104*: *1510-1517*.)

性别也是围手术期脑并发症的危险因素之一,女性患者术后脑并发症风险似乎大于男性[19,22],Hogue 等[23]的研究显示男女患者术后认知功能障碍发生率无差异,但是女性更易出现视觉空间认知障碍。

脑血管疾病和主动脉粥样硬化也与心脏术后脑卒中相关。术前具有脑卒中病史或 TIA 病史的患者更易发生围手术期脑卒中[22,24-26]。术前合并无症状脑血管疾病(如颈动脉狭窄)的患者,术后发生脑卒中的风险随颈动脉疾病严重程度增加。Breslau 等[27]的研究显示,多普勒超声下颈动脉病变将三倍增加术后脑卒中风险。Brener[28]得到了相似的结论:颈动脉狭窄>50%可使术后卒中发生率从 1.9 增加至 6.3%。

虽然脑血管疾病是围手术期脑卒中的危险因素,但是脑血管疾病与严重主动脉粥样硬化并不完全相关[29]。升主动脉、主动脉弓、降主动脉粥样硬化一直被认为是心脏手术围手术期脑卒中的危险因素[30-33]。经食管心脏多普勒超声(transesophageal echocardiography,TEE)和升主动脉表面多普勒超声的应用大大提高了主动脉粥样硬化病变的诊断能力,加深了我们对其与脑卒中相关性的认识。这些影像学手段提高了主动脉粥样硬化疾病诊断的敏感性及准确性,其临床应用有助预测术后脑卒中风险。早在 20 世纪 70 年代,就有学者发现主动脉粥样硬化斑块与围手术期脑血管栓塞事件相关[34],并被此后的研究进一步验证[11,35-37]。

Katz 等[38]发现主动脉不稳定斑块患者围手术期脑卒中发生率为 25%,而局限性病变患者仅为 2%。多个研究都发现主动脉斑块病变范围越广泛(尤其是升主动脉及主动脉弓部),脑卒中风险越高[39](图 31.5)。

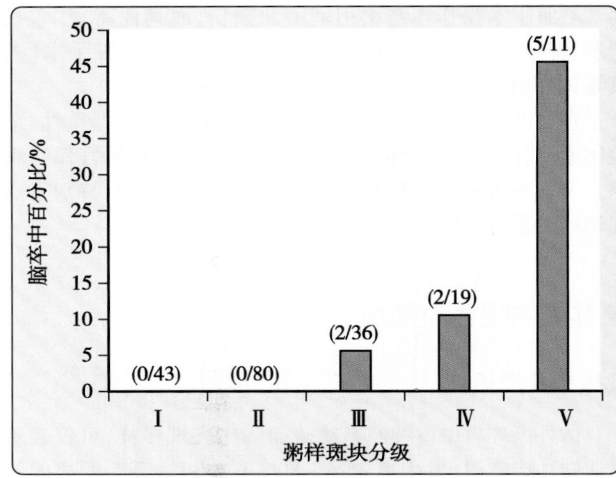

图 31.5 心脏手术术后 1 周脑卒中与粥样斑块病变分级的关系。依据经食管超声心动图将粥样斑块分级:Ⅰ级,正常;Ⅱ级,内膜增厚;Ⅲ级,斑块厚度<5mm;Ⅳ级,斑块厚度>5mm;Ⅴ级,活动性斑块。(*From Hartman GS, Yao FS, Bruefach M 3rd, et al. Severity of aortic atheromatous disease diagnosed by transesophageal echocardiography predicts stroke and other outcomes associated with coronary artery surgery: a prospective study*. Anesth Analg *1996*; *83*: *701-708*.)

中枢神经系统损伤病因

由于中枢神经系统功能障碍表现多种多样,对于每一种损伤,难以各自鉴别其致病原因。人们经常把这些致病因素归类,粗浅地表述为不同轻重程度的各类脑损伤,因此常常得出错误的结论(框 31.1)。下文中,我们将分别论述脑卒中和认知功能障碍的病因(表 31.2)。

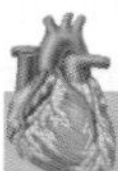

框 31.1 体外循环后中枢神经系统并发症可能原因

- 脑栓塞
- 全脑低灌注
- 炎性反应
- 脑温过高
- 脑水肿
- 血-脑屏障损伤
- 基因因素

表 31.2 心脏手术术后认知功能障碍的可能原因

原因	可能机制
脑微栓栓塞	体外循环期间产生;动脉粥样物质脱落,由术野进入循环系统的气体;经储血罐给药带入气体
全脑低灌注	低血压,动脉粥样栓子阻塞血管导致脑卒中
炎性反应(全身和脑部)	体外循环的损伤作用,如血液与血泵-氧合器的异物表面接触,促炎因子环氧酶 mRNA 表达上调
脑温过高	体外循环期间低温;心脏手术术中、术后体温过高,如快速复温
脑水肿	源于全脑低灌注或插管位置异常导致的脑内静脉压增高
血-脑屏障功能障碍	脑部弥漫炎性反应;脑微栓栓塞所致的脑缺血
基因因素	阿尔茨海默病、急性冠脉综合征及其他血栓疾病相关的单核苷酸多态性

脑栓塞

体外循环产生大栓子(如粥样斑块)和微栓(如气栓和微粒),进入脑循环则发生脑栓塞[40]。大栓子栓塞引起脑卒中,而微栓栓塞表现为轻度脑病。微栓的来源多样,包括:血液与体外循环管路表面接触(如血小板-纤维蛋白聚集体),患者动脉不稳定粥样物质脱落,术野进入循环系统的气体,左右心吸引产生的脂质碎屑[41],以及经体外循环储血罐给药带入的气体[42,43]。

大量研究表明栓塞与术后认知功能下降相关[44-46],然而现有技术无法区分固体和气体微栓[47]使我们对其相关性的深入认识受限。多普勒超声可以探测到大脑栓子信号,却不能准确识别气栓或微粒栓子[48]。除了多普勒超声检查,Moody 等[40]对心脏术后患者脑组织做病理学分析,发现脑内存在大量微栓子,病理学表现为毛细血管小动脉扩张。但是最近的研究对微栓和认知功能改变的关系提出了质疑[47,49,50]。

我们对主动脉粥样斑块之于术后认知功能影响的认识还存在不足。心脏手术和非手术患者的研究均表明主动脉粥样斑块与脑卒中相关,这已被普遍认可[30,51-53]。而脑血管粥样斑块与认知功能的关系尚不明确,现有研究的结论并不统一[54,55]。有的研究显示升主动脉严重病变的患者更易发生脑栓塞[56],但尚无研究表明这些粥样斑块与认知功能障碍直接相关[54]。多普勒技术无法准确识别气栓或微粒栓子,干扰了对脑栓塞严重程度的评估,可能可以部分解释上述研究结论的矛盾性[57]。

全脑低灌注

在心脏外科发展的早期阶段,体外循环期间常发生严重低血压(低血压的程度重、持续时间长),从那时起人们就认识到体外循环期间全脑低灌注会导致神经系统并发症及认知功能障碍。尽管这一概念符合一般常识(低血压导致全脑低灌注),但是目前尚无研究表明 MAP 与心脏术后认知功能障碍相关[16,58,59]。

脑卒中与之不同。Hartman 等[37]和 Gold 等[60]的研究发现体外循环期间患者发生低血压,且同时存在主动脉严重粥样斑块时脑卒中风险增加(见图 31.5)。这并非直接的相关关系,很可能代表了一种大栓子与全脑低灌注之间的相互作用。例如说,某个区域的脑组织供血血管被大栓子堵塞后,该区域血供只能来源于侧支循环,当低血压时很可能因侧支循环血供减少而发生该区域脑组织的低灌注[61]。Mutch 等[62]对实验猪进行体外循环,脑 MRI 结果显示体外循环期间脑血流量(cerebral blood flow,CBF)进行性下降,但是并未发现长时间体外循环期间脑血流下降的临床意义[63]。

温度相关因素

通过详细监测低温体外循环期间温度变化,研究发现体温过高可见于心脏手术术中和术后。在复温过程中,尤其是为了减少体外循环及手术时间快速复温时,可观察到脑温过高,这和某些脑损伤相关[64]。

术后依然是关键时期,体温过高同样会导致脑损伤[65,66]。Grocott 等[65]发现术后体温峰值(术后 24 小时内)与术后 6 周认知功能下降有关。目前尚不清楚体温过高是通过诱发新损伤还是加重已有损伤(如脑微栓栓塞或全脑低灌注)致病。有必要仔细探明体温过高与脑损伤是因果关系或仅仅是时间上先后发生。一般认为体外循环期间存在脑损伤,又有实验结果显示脑损伤会导致术后体温过高(由于下丘脑损伤[67]),体温过高可能由体外循环相关脑损伤引起。然而,对于体外循环炎性反应引起的体温过高,其本身也可引起或加重脑损伤。

炎性反应

众所周知,血液与血泵-氧合器的异物表面接触会激活严重炎性反应[68]。但是炎性反应对机体终末器官的影响尚不明确。炎性反应与中枢神经系统损伤相关性的结论多来自间接实验和临床研究证据。目前还不清楚体外循环是否会引起人脑炎性反应。Hindman 等[69]报道了体外循环后环氧化酶 mRNA 表达上调,表明体外循环在分子水平上引起脑内促炎性反应基因过表达。但是不能判断该现象为原发事件(体外循环促炎效应的直接作用)或继发于体外循环损伤(如微栓栓塞)。其他非心脏手术的研究也表明炎性反应可直接引发脑损伤(如脓毒血症脑病)[70],当然炎性反应也可继发于多种脑损伤(如缺血性脑卒中)[71]。

虽无直接证据,但有一些间接证据提示炎性反应可导致心脏术后脑并发症。Mathew 等[72]发现认知功能障碍与机体对循环内毒素免疫反应低下有关。体外循环期间内脏血流重新分布,肠道内毒素进入血液循环,机体对循环内毒素抗原抗体反应低下可过度激活炎性反应[73],炎性反应介导了低滴度内毒素抗体对认知功能减退的影响。此外,越来越多的证据表明基因因素也参与了炎性反应相关脑损伤(包括脑卒中和认知功能障碍,见“基因因素”)。

脑水肿

尽管机制尚不清楚,但文献报道体外循环后早期会出现脑水肿[74,75]。可能是全脑低灌注导致的细胞毒性水肿,或者低钠血症相关脑水肿,也有可能是静脉插管移位脑内静脉压升高引起的全脑水肿[76]。尤其当使用腔房插管(二阶静脉插管)时,当处理心脏侧面或背面的冠状动脉需搬动心脏呈垂直位时,易发生脑静脉充血。从这些研究并不能得出脑水肿与脑损伤的因果关系,可能是体外循环期间脑损伤引发脑水肿进而导致认知功能下降,也可能是脑水肿本身通过增加颅内压、减少局部或全脑血流进而引发脑缺血。体外循环技术的发展和围手术期管理认识的提高降低了体外循环相关脑水肿的发生率[77]。

血脑屏障功能障碍

血脑屏障(blood brain barrier,BBB)的功能是维持脑细胞外环境的稳定,保护脑组织免受血清各种离子、神经递质、生长因子浓度波动的影响[78]。体外循环对血脑屏障功能和完整性的影响还有待研究。Gillinov 等[79]碳 14-氨基异丁酸示踪技术标记转流 2 小时幼猪脑组织匀浆,未发现 BBB 功能改变。Cavaglia 等[80]在体外循环后脑组织切片中检测到血管内荧光标记白蛋白渗漏,显示 BBB 完整性存在严重破坏。以上两个研究为单一时间点研究(体外循环停机即刻),BBB 完整性是否随时间改变不得而知。

即使存在 BBB 完整性改变,也很难判定它是脑功能障碍的原因,抑或继发于脑缺血(如脑栓塞)、脑弥漫性炎症改变等其他病变。BBB 功能改变既可以是脑水肿的原因,也可以继发于脑缺血损伤引起的脑水肿(通过颅内压增高)[75]。

可能的药物影响

麻醉药可引起术后认知功能减退。幼鼠实验显示短暂使用异氟烷(几小时)可导致长期认知功能改变[81,82]。其他动物实验研究也发现一些麻醉药(如异氟烷、咪达唑仑、一氧化氮)可引起乳鼠脑组织坏死[83]。这些研究揭示麻醉药在蛋白水平引起脑损伤[84],是未来研究的方向。

基因因素

中枢神经系统损伤的严重程度及损伤后恢复能力受到基因影响。一些研究评估了基因因素对体外循环后脑并发症的影响。研究最多的基因多态性,即单核苷酸多态性(single nucleotide polymorphism,SNP)研究的焦点是载脂蛋白 ε4 等位基因。该基因与散发性及迟发性阿尔茨海默病有关(也与脑损伤后不良预后相关)[85]。早期研究提示该基因起到重要作用[86],而后续的研究发现可能并非如此[87]。另一个 SNP 研究热点为血小板整合素 2 受体(platelet integrin receptor,PLA2 受体),PLA2 受体多态性对急性冠脉综合征及其他血栓性疾病的发生非常重要[88,89]。一个小规模研究结果显示,PLA2 阳性心脏手术患者简易精神状态评价量表(mini-mental state examination,MMSE)评分高于 PLA2 阴性患者[90]。

多个基因参与脑损伤过程,因而同时研究多个基因 SNP(单独分析或联合分析)比单基因 SNP 研究更有价值。一项纳入 2 140 例患者的 26 个 SNP 研究显示 C 反应蛋白(C-reactive protein,CRP)和白介素 6(interleukin,IL-6)次要等位基因可 3 倍增加心脏术后脑卒中风险[91]。值得注意的是,单个或联合多个易栓基因 SNP 分析均未显示其与脑卒中的相关性。以上提示炎性因素,而非促凝因素,与脑卒中风险更相关。

Mathew 等[92]研究了遗传因素对心脏术后认知功能障碍的影响,他们对 513 例心脏术后患者行认知功能评估,同时检测 30 个 SNP 基因型,研究发现 CRP 和 P 选择素 SNP(CRP1059G4/C 和 SELP1087G/A)与认知功能减退相关。同时携带 CRP 和 P 选择素次要等位基因的患者认知功能障碍发生率为 16.7%,而同时携带主要等位基因者脑卒中发生率为 42.9%。该研究独特之处在于发现机制性基因效应,即这些多态性与 CRP 水平减低、血小板激活减少相关。提示围手术期炎性反应减轻、易栓状态改善可能会减轻心脏术后认知功能障碍[93]。

神经保护策略

减少栓子

心脏手术中气体和固体栓子来源广泛。体外循环管路内的固体栓子来源于血小板-纤维蛋白聚集体及其他碎片,湍流相关气穴现象或负压辅助静脉引流装置(vacuum assist venous drainage,VAVD)可在管路内产生或加重气栓[94]。静脉回流管内的气体可被体外循环环路内的储血罐、氧合器和动脉微栓滤器清除。气体可通过氧合器进入管路,这是气栓的重要来源,和氧合器的气栓拦截性能有关。体外循环治疗师的操作也会影响脑栓子数量。Borger 等[43]发现经储血罐给药时动脉端气栓数量迅速增加。减少这类操作可减少栓子产生,减轻术后认知功能损害。

术野中大量气体进入心脏也可引起脑栓塞,有建议称向术野吹二氧化碳可有效减少这类栓子[95]。研究表明使用这种方法后,心脏术后 TEE 可探测到的心腔内气体量显著减少[96],但其对减轻脑损伤的意义有待仔细评估。即使使用术野 CO_2 吹气,还是会有大量气体进入心脏。氧合器和静脉储血罐本身就具有气体清除功能,尽管如此依然有大量气体在微栓滤器处被消除。而微栓滤器处理气体、固体栓子的能力毕竟有限,部分栓子很容易通过微栓滤器进入主动脉根部。

主动脉插管也对减少脑栓塞具有重要意义。倘若在粥样病变严重的区域插管,主动脉内壁粥样硬化物质脱落将产生"喷砂样"栓子[97]。使主动脉插管尖端位于脑动脉开口远端可减少进入脑血管的栓子量[98]。主动脉插管的结构也很关键,加入特殊设计可减少喷砂样栓子导致的栓塞事件,一种带挡板的插管联合脑部局部低温技术可以阻挡栓子进入脑血管[99],另一种 Embol-X 插管,在主动脉阻断钳开放前于主动脉插管内置入网篮延伸物拦截栓子[100],均处于研究阶段。一项大型研究($N=1\ 289$)发现 Embol-X 插管并不降低术后中枢神经系统功能障碍的发生率[101]。而另一项小型研究($N=24$)显示使用 Embol-X 插管者术中 TCD 监测栓子信号反而增加[102],他们推测栓子可能来自网篮内聚集的气泡或者插管导致主动脉内壁粥样斑块的脱落。关于减少栓子是否可以改善心脏术后认知功能的研究很少,新技术的安全性也未经详细评估,由常规方法至新技术的转变需要考虑新技术带来的风险。

术野右心吸引会将固体栓子带入体外循环环路、进入脑血管。在进入储血罐前,将来自术野吸引的血经血液回收机处理清除颗粒和脂质栓子,可减少这类栓塞事件[41,42]。这类栓子大多体积小且易变形(由于其为脂质构成),可通过 40μm 孔径的动脉微栓滤器。但是血液回收技术也有不足之处,一是费用高,二是清洗过程中血小板和凝血因子被损耗。最好将术野吸引的血液处理量控制在一个需要进一步确定的理想范围内。尽管从原理上看使用血液回收技术会给术后脑损伤带来益处,各研究结果间存在差异。Djaiani 等[103]的研究显示有获益,而 Rubens 等[104]并未得到阳性结果,这可能与不同血液回收机对脂质栓子清除能力的差异有关。

主动脉粥样硬化的处理策略

上文论述了如何减少栓子,而主动脉粥样斑块是栓子的主要来源。由于主动脉粥样斑块与脑卒中风险相关,在处理有粥样硬化病变的升主动脉时需特别注意。TEE 的广泛使用和升主动脉表面多普勒超声技术的应用(最好常规使用)大大加深了我们对处理严重主动脉粥样硬化患者风险的认识。毋庸置疑,主动脉粥样硬化与脑卒中相关[30,51-53]。但是,主动脉粥样病变与心脏术后认知功能障碍的关系尚不清楚。

一项小规模研究尝试通过联合使用升主动脉表面多普勒超声、主动脉粥样斑块回避技术(主动脉插管、阻断和静脉桥近端吻合口避开主动脉粥样斑块区)减轻患者术后认知功能障碍[55]。结果显示,实验组认知功能障碍发生率低于对照组。尽管该研究样本量较少,却开辟新的研究领域。另外的研究并未发现主动脉粥样斑块与认知功能障碍相关[105]。尽管动脉粥样斑块与认知功能障碍关系不明确,但是考虑到其对心脏手术相关脑卒中的风险,术中应谨慎处理主动脉粥样病变。

主动脉粥样斑块回避技术干预研究的难点之一是无法对

研究者施盲。多数情况下,研究者在已知患者存在主动脉粥样病变的基础上采用回避技术,且这类研究往往以历史病例作为对照。主动脉病变处理的最佳策略还不明确。我们可以采用多种措施减少粥样物质脱落进入脑循环,包括选择合适的主动脉插管位置(非粥样硬化斑块区域)、选择特殊插管减轻主动脉壁斑块喷砂样脱落。选择合适的插管类型和插管位置可以减轻来自主动脉粥样斑块的栓塞。CABG 术中在心脏停搏下完成静脉桥近端吻合、避免侧壁钳的使用也有效[106]。特殊设计的主动脉插管(如带滤网技术[100],栓子至脑动脉开口远端导向技术)处于研发阶段[107]。随着技术迅速发展,冠状动脉近端(及远端)吻合器的广泛应用减少了对升主动脉的操作。虽然目前尚无大型前瞻性对照研究显示这些主动脉保护策略的脑保护作用,但是应用前景值得期待。

搏动灌注

大量研究比较了搏动灌注和平流灌注的生理学差异[108,109],然而目前仍不能确定,与常规平流灌注体外循环相比,搏动灌注体外循环能否确实地改善临床预后。尽管数据不全面,表 31.3 列出了结果存在分歧的各项研究[110-139]。尽管部分研究发现搏动灌注存在优势,其他设计类似的研究却得出相反的结论。

表 31.3 体外循环搏动灌注研究比较

搏动灌注的可能优点	参考文献	
	支持	不支持
降低体机体血管阻力	108-114	115-123
改变机体血流分布	108,124	110,115,116,121
改善微循环血流/有氧代谢	108,109,111,123,125,126	110,115,116,121-123
减轻激素反应		
儿茶酚胺	127	109,119
肾素/血管紧张素	114,119,122	115,116,127,128
抗利尿激素	113,127	117
皮质醇		117,128
血栓素/前列环素	120	
改善肾脏血流、尿量	111,113,115,124,126	110,116-118,123,129,136
改善胰腺血流	124,129	
改善脑血流、代谢或预后	112,125,130-132,140	137-139

平流灌注体外循环是人工灌注最常见的形式。尽管从直觉上看,这种非生理性非搏动灌注可能会引起损伤,目前尚无数据显示临床体外循环中采用搏动灌注可给神经系统带来益处。Murkin 等[140]主持的一项大型($N=316$)随机双盲研究并未发现搏动灌注能减少术后神经系统及神经心理并发症。另一项研究显示体外循环期间利用主动脉球囊反搏产生的搏动灌注不增加颈静脉血氧饱和度,提示其对改善局部脑组织氧合无益[141]。搏动灌注研究显著的局限性是在技术层面上无法实现真正"生理性"搏动,只能通过产生各种正弦波模拟搏动灌注,无法复制正常生理性搏动的血流动力学参数。1983年,Hickey 等[109]根据当时的研究数据发表了一篇综述,对这一争议话题进行了批评,并提出了深刻的见解。现在来看依然具有指导意义。与平流灌注相比,搏动灌注需要额外的液压能推动血液,这一部分额外的能量有助于红细胞输送、改善毛细血管灌注和淋巴回流功能[135]。搏动灌注的液压能是瞬时血液压力与流量乘积随时间的积分。体外循环期间存在血液稀释、低温、红细胞变形性改变、血流重新分布的问题,受其影响,血液(黏度)和脉管系统(动脉张力、动脉床大小和几何学特征)的性质也有所改变。因此,体外循环期间看似正常的压力搏动波形并不一定能产生正常的流量搏动波形。也就是说,简单地产生搏动压力并不足以产生搏动血流,遑论定量分析其中的能量变化。

事实上,还没有研究能对搏动灌注和平流灌注进行能量学定量分析[110-115],能给出流量波形的研究更少[136,137]。由于无法定量分析搏动流量,也就无法对搏动灌注的关键特性(如血管阻力和液压能)做出评估(例如,搏动灌注与对照组的平流灌注相比是否真正输送了更大的液压能)。Grossi 等定义了两个搏动性参数:搏动指数(pulsatility index,PI)指搏动血流波形峰值与平均值的比值,搏动能量指数(pulse power index,PPI)指产生相同流量的搏动灌注能量与平流灌注能量的比值。他们的研究发现,尽管应用计算机控制搏动泵,PI 和 PPI 值均低于对照组(生理性搏动)。仅在搏动频率与搏动流量满足特定组合关系时(较高的 PI 和 PPI 值)时,搏动灌注体外循环期间,单位时间血乳酸产生量才低于相同流量下的平流体外循环。该研究显示,在不同 PI 及 PPI 条件下,搏动灌注之间存在差异,也并不一定优于平流灌注。

因此不同研究得出不同结论也就不足为怪了。已知的人体搏动灌注研究中,都无法定量研究除脉压以外的搏动参数。因此,搏动波形是正弦波还是其他波形不得而知[115,116,119,121-125,128-130]。动脉插管管径小,搏动血流通过插管时会损耗一大部分动能,因而从临床角度来看,搏动血流的能量可能和非搏动血流差异很小。

新的搏动技术也许能更好地复制正常心脏搏动的生物学状态,计算机技术可模拟出更符合生理学的搏动灌注模式,至少实验已证实可以维持生理性脑组织氧合状态。在猪体外循环研究中,通过计算机控制模拟生理性搏动灌注,发现复温过程中颈静脉球部静脉血去氧饱和度显著降低[142]。尽管在技术上可以实现搏动灌注,大多数研究并不能提供令人信服的证据支持搏动灌注常规应用于体外循环。

酸碱平衡管理:α 稳态和 pH 稳态

体外循环期间最佳酸碱平衡管理策略一直存在争议。理论上,α 稳态管理可以正常维持 CBF 自身调节机制,匹配脑代谢(cerebral metabolic rate oxygen,$CMRO_2$)和 CBF,满足脑氧代谢需求的同时降低栓塞风险。虽然早期研究未发现两种管理策略(α 稳态和 pH 稳态)下神经系统及精神系统并发症的差异,后来的研究显示 pH 稳态管理对心脏术后认知功能影响更大,尤其是长时间体外循环后[143]。pH 稳态管理(向氧合器中吹入 CO_2)增加 CBF,使脑血流大于脑组织代谢需要。这种奢灌增加了栓子入脑引起脑栓塞的风险。对于先天性心脏病手术,大多研究数据支持使用 pH 稳态管理[144,145],因为 pH

稳态管理有助于停循环前脑组织均匀降温。对于成人手术，根据研究数据仅推荐 α 稳态管理。

温度管理及复温策略

低温管理依然是心脏手术围手术期管理的重要环节。尽管未得到明确证实，普遍认为低温具有器官保护作用。低温不仅可以降低脑代谢（温度每降低 1℃，脑代谢降低 6% ~ 7%）[146]，还可通过非代谢环节起到脑保护作用。例如，对缺血脑组织，中低温具有多种神经保护效应，包括阻止谷氨酸释放[147]、减少钙内流[148]、加速蛋白合成恢复[149]、降低膜结合蛋白激酶 C 活性[150]、减慢去极化速度[151]、减少活性氧生成[152]和抑制一氧化氮合酶活性[153]。低温通过上述部分或全部机制联合作用发挥神经保护效应。虽然大量实验研究已证明了低温的神经保护作用，临床研究证据尚不足[154-159]。

体外循环温度与脑并发症关系的有力证据可追溯至 20 世纪 80 年代末 90 年代初。当时，研究者受到持续温血停跳液灌注的心肌保护效果的启发，开始谨慎尝试常温体外循环[160-163]。然而由于常温体外循环所采用的温度高于传统低温体外循环，研究者需同时观察常温体外循环对脑并发症的影响，为此展开了一系列温度对心脏术后脑并发症影响的临床研究。常温心脏研究者试验（Warm Heart Investigators Trial）[160]、Emory 大学[164]和 Duke 大学的研究[165]虽然在研究方法上存在差异，但是在认知功能方面得出了相似结论[166,167]，而在脑卒中并发症方面却存在分歧。这些项研究，或者说迄今所有的研究均未能证明低温对心脏术后认知功能障碍有保护作用。Emory 研究观察到体外循环期间轻度温度过高具有明显脑损伤效应（表现为脑卒中），而另两个研究未发现温度对脑卒中的影响。以上数据表明，积极复温使温度达到（甚至高于）37℃会给术后脑卒中发生增加不必要的风险。

低温具有神经保护作用，相对应，温度过高会导致脑损伤。虽然上文提到的临床研究[160,164,165]未发现低温的神经保护作用，但是有越来越多的证据表明，即使低温有一定的神经保护作用，也可能会被后续的主动复温过程所抵消[64]。Grigore 等[64]的一项前瞻性研究显示，与传统的快速复温相比，缓慢复温可降低心脏术后 6 周神经功能障碍的发生率，减慢复温速度可降低复温期间脑温峰值。该结论与此前观察研究的结论相符，快速复温会引起脑温过高，导致脑并发症[168]。减慢复温速度则可避免脑温过高，减轻温度过高带来的脑损伤。Nathan 等[169]的研究也得出了相似的结论，他们观察到术后 12 小时内将体温维持于 34 ~ 36℃对术后中期（术后 3 个月）的认知功能有保护作用。这些保护作用可能源于避免复温过程中的脑温过高，而不是术后长期浅低温[169]。然而，术后 5 年随访结果未显示获益[170]。

心脏手术术中温度监测位点很多，某些监测位点需要特别留意。从上文提到的常温与低温体外循环对照研究以及其他比较体外循环管路、鼻咽部及脑组织温度梯度的研究中[168]，我们获得了一些经验：选择与所研究器官温度接近的位置进行温度监测。若要反映中心温度，可以监测膀胱温、直肠温、肺动脉温或食管温；若要反映脑温，除了将热敏电阻直接置入脑组织外（曾经这么做过）[171]，可以监测鼻咽温、鼓膜，也可以有创性地监测颈静脉球部温度[168,172]。通过监测不同位点的温度，可以发现全身及大脑不同部位间存在巨大温度差异，温度剧烈变化时（如复温）温度差异更明显。

上文的内容在美国心胸外科学会和心血管麻醉学会共同发布的最新心脏手术温度管理指南[173]已有所体现。

体外循环平均动脉压管理

认识体外循环期间血压与 CBF 的关系有助于判断 MAP 是否处于最佳水平，从而减轻神经系统损伤。表 31.4 和表 31.5 分别列举了支持和不支持血压与神经系统并发症存在相关性的研究。Plochl 等[174]考察了狗体外循环期间 CBF 自动调节曲线的下限，即当 MAP 低于该值时会出现 CBF 和氧供不足。研究发现当 MAP 低于 50mmHg 时，脑血流量依赖灌注压变化，而且低温并不引起脑血流自动调节曲线左移。临床上现有数据表明，对于低温平流体外循环期间使用 α 稳态管理的患者，如不合并其他疾病，当 MAP 处于或接近脑血流量自动调节范围（如 50 ~ 100mmHg）时，CBF 不受 MAP 影响[175]。尽管一直以来认为自动调节曲线是水平线，事实上其为一斜率很小的斜向上的斜线，并不能产生有临床意义的脑灌注改变。例如，Newman 等发现低温体外循环时，MAP 每

表 31.4 支持术中低血压与术后神经功能并发症相关的研究

第一作者	年份	患者例数
Gilman[763]	1965	35
Javid[764]	1969	100
Tufo[765]	1970	100
Lee[766]	1971	71
Stockard[767]	1973	25
Stockard[768]	1974	75
Branthwaite[769]	1975	538
Savageau[770]	1982	227
Gardner[771]	1985	168
Gold[60]	1995	248

表 31.5 不支持术中低血压与术后神经功能并发症相关的研究

第一作者	年份	患者例数
Kolkka[772]	1980	204
Ellis[773]	1980	30
Sotaniemi[774]	1981	49
Slogoff[775]	1982	204
Govier[175]	1984	67
Nussmeier[58]	1986	182
Fish[776]	1987	100
Townes[777]	1989	90
Slogoff[661]	1990	504
Bashein[778]	1990	86
Stanley[779]	1990	19
Kramer[780]	1994	230
McKhann[781]	1997	456

增加 10mmHg,CBF 仅增加 0.86ml/100g/min。尽管常温时脑血流增加更明显,达 1.78ml/100g/min[176],这种差异与正常 CBF(约 50ml/100g/min)比微不足道。当合并高血压时,自动调节曲线右移。右移程度虽然尚不明确,有理由认为至少大于 10mmHg,提示此时自动调节 MAP 下限可能是 60mmHg,而非 50mmHg[177]。此外,糖尿病患者 CBF 自动调节机制紊乱,与非糖尿病患者相比 CBF 更易受血压影响[178,179]。

虽然体外循环期间 MAP 与 CABG 术后神经并发症及认知功能障碍的关系尚无定论,大多数研究支持 MAP 不是心脏术后认知功能障碍或脑卒中的主要预测因素。然而,随着患者年龄增长,维持体外循环期间较高 MAP 有益于局部脑栓塞后侧支循环灌注,改善术后神经及认知功能预后[16]。

Gold 等[60]的研究使我们更加理解灌注压对心脏手术结局的影响,248 例患者随机分为低 MAP 组(50~60mmHg)和高 MAP 组(80~100mmHg),采用联合终点分析时,前者术后心脏或神经并发症发生率高于后者(低 MAP 组 4.8% vs 高 MAP 组 12.9%,$P=0.026$),但当分别比较心脏和神经并发症时却仅显现类似趋势,未达统计学差异。Hartman 等[37]对该数据资料进行二次分析,发现血压、主动脉粥样病变和脑卒中之间存在交互作用,对于栓塞性脑卒中高危患者(主动脉粥样病变严重),低 MAP 组比高 MAP 组更易发生脑卒中,直观上该结论符合逻辑。非心脏手术的实验数据也提示,维持较高灌注压有利于脑缺血半暗带侧支循环灌注[61]。总之,虽然 MAP(正常范围内)对心脏手术术后认知功能影响很小,但是对于合并严重主动脉粥样病变的患者,体外循环期间需适当提高血压。

根据上述相互矛盾的研究结果,将体外循环期间血压维持于一特定或固定范围内略显武断。基于脑氧饱和度的实时生理反馈这一概念方兴未艾,据此对患者目标血压进行个体化管理未尝不是更好的选择。近红外光谱脑氧饱和度监测等技术在这方面起到了重要作用,可以协助确定维持正常脑血流调节的个体化血压范围。例如,Ono 等最近发现体外循环期间血压低于机体自动调节曲线下限的幅度和时长与心脏术后主要并发症相关[180]。与之类似,血压低于脑血流自动调节下限会增加术后急性肾损伤发生率[181],血压高于脑血流自动调节阈值上限则易诱发谵妄[182]。这也提示脑氧饱和度监测预测非脑部并发症的潜在意义。

血糖管理

高血糖在心脏手术中很常见。含糖停跳液和应激反应均可导致血糖显著增高,其中应激反应通过干扰胰岛素分泌、增强胰岛素抵抗升高血糖[183]。多个研究证明,高血糖会对实验性局部脑缺血或全脑缺血的预后产生不良影响[184-186],可能与高血糖引发的葡萄糖无氧酵解有关,酵解产物乳酸最终导致细胞内酸中毒,破坏细胞内稳态、影响细胞内代谢[187]。另一损伤机制与脑缺血时高血糖对兴奋毒性氨基酸释放的促进作用有关[185]。就高血糖的脑损伤作用而言,使脑损伤加重的血糖阈值为 180~200mg/dl[188,189]。

尽管已有大量基础研究证据,血糖管理对体外循环后脑并发症的影响尚不明确。Hindman 等[190]认为体外循环预冲液应慎用含糖液。尽管如此,Metz 和 Keats[191]未发现使用含糖预充(体外循环期间血糖 600~800mg/dL)或无糖预充(体外循环期间血糖 200~300mg/dl)的患者体外循环后神经系统并发症存在差异。Nussmeier 等[192]的研究也支持该结论,他们发现无论是糖尿病还是非糖尿病患者,含糖预充均不是 CABG 术后脑损伤的危险因素。最大的回顾性研究(纳入 2 862 例 CABG 患者)也未发现术中血糖峰值与主要神经系统并发症或院内死亡率相关[193,194]。

体外循环心脏手术围手术期血糖管理的策略尚不清楚,高血糖是否与神经系统并发症有关也不明确。高血糖处理的主要难点在于胰岛素的相对不敏感,低温期间胰岛素的过量使用可能导致体外循环后反跳性低血糖。Chaney 等[195]对心脏手术患者依照流程应用胰岛素维持术中血糖正常值范围,然而大量胰岛素治疗后,部分患者依然表现为顽固性高血糖,且更易发生术后低血糖。这不免使人担心,严格控制血糖可能反而产生负面效应[196,197],为了减轻脑损伤可能顾此失彼地带来其他损伤。

非体外循环下心脏手术

非体外循环下冠状动脉旁路移植术(off pump coronary artery bypass,OPCAB)是冠心病的常见手术治疗手段(见第 20 章)。尽管还没有前瞻性随机对照研究,通过长期随访显示 OPCAB 是冠状动脉疾病的最佳治疗手段(通过比较桥血管远期通畅性),但是可以明确的是,OPCAB 和其他类似手术(如微创 CABG)虽然仍在发展中,将会是心脏手术的主流。关于 OPCAB 术后脑并发症的报道并不统一[198]。

早期研究虽然显示 OPCAB 术后认知功能减退发生率低于体外循环手术,但是大多数研究发现 OPCAB 并未能完全消除术后认知功能减退。原因尚不清楚,可能涉及复杂的病生理机制。例如,倘若炎性反应在脑损伤发生发展中起重要作用,OPCAB 的胸骨劈开、肝素化、血流动力学大幅波动,均有可能引发应激及炎性反应,则会是认知功能障碍的主要原因。另外术中主动脉的操作同样可能引起脑栓塞。

VanDijk 等[199]主持的一项最大的 OPCAB 术后认知功能障碍的研究显示,OPCAB 组于术后早期几个月认知功能障碍较轻,而术后 1 年[200]及 5 年[170]两组无差异。该研究还对一小部分患者进行了颈静脉球部静脉血氧饱和度监测,OPCAB 组血红蛋白去氧合化程度(提示脑缺血风险)更高,这可能与术中心脏操作引起低心排及颈静脉高压有关[201]。OPCAB 对脑卒中风险影响的研究还不充分,但一项 meta 分析提示 OPCAB 不能减少脑卒中发生[198]。

药物的神经保护作用

体外循环技术的进步之外,对脑分子机制的深入认识为我们引入了神经保护的药理学靶点。比如过去过于简单地认为脑缺血损伤机制为缺血后迅速发生高能磷酸化合物耗竭、脑组织损坏,而现在认识到脑缺血损伤是一个相当复杂具有时间空间特性的生化网络。先进的影像学技术可以显示脑血管堵塞区下游存在一个三维立体区域,其中残余血供逐渐变少,即缺血半暗带。该区域 CBF 显著降低,但仍足以避免神经细胞立即坏死。缺血损伤和最终细胞坏死之间存在明显的时间延搁,从而为治疗(特别是药物治疗)提供时间窗,以减少梗死面积。缺血核心区和半暗带的治疗窗也不同。缺血核心区高能磷酸化合物耗竭,治疗关键是恢复氧和葡萄糖供应。相比之下,缺血半暗带内氧和葡萄糖供应下降不足以立即杀死细胞，对于该区域，实验研究表明，即使在永久局部脑缺血发生后使用对 CBF 无影响或影响轻微的药物仍可以有效减少脑梗死体积。

局部或全脑 CBF 减低到无法满足脑代谢需求时，将触发中枢神经系统缺血级联反应（图 31.6）[202]。脑内能量储备的耗竭将导致细胞膜离子泵衰竭，继而钠离子内流、电压门控钙通道开放、细胞内储存钙释放、细胞膜去极化，由此导致一系列损伤。细胞膜去极化可引起兴奋性氨基酸（如谷氨酸、天冬氨酸）释放，细胞内钙显著增加，通过活化一系列钙依赖酶（包括核酸内切酶、一氧化氮合酶、各种蛋白酶、蛋白激酶以及磷脂酶），共同作用导致细胞坏死。

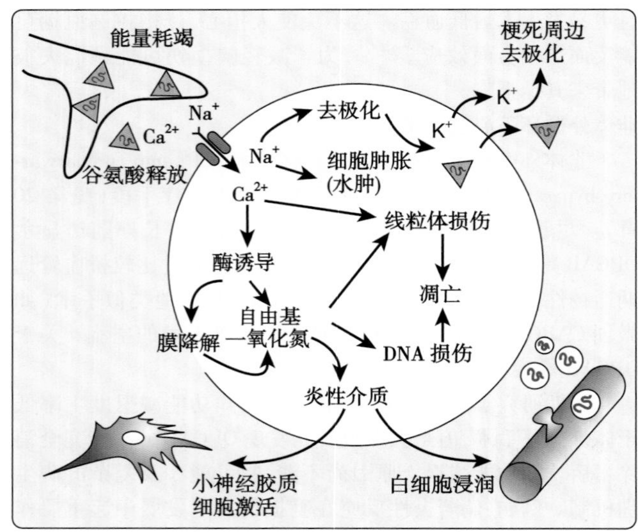

图 31.6 脑缺血级联反应。缺血脑组织能量耗竭后中枢神经系统反应简图。（*From Dirnagl U, Iadecola C, Moskowitz M. Pathobiology of ischemic stroke: an integrated review.* Trends Neurosci *1999; 22: 391-397.*）

如果能及时实现再灌注，上述反应部分是可逆的。但是再灌注本身会带来其他损伤。氧供的恢复为活性氧（即氧自由基）的产生提供了底物。再灌注同时也引发其他的细胞外损伤效应，包括 BBB 降解、内皮细胞肿胀、局部血栓形成，共同导致微循环闭塞、进而缺血。脑缺血损伤级联反应中的任一通路均可作为神经保护药物的作用靶点。缺血级联反应是研究显性脑卒中和心脏手术相关脑损伤神经保护药物治疗策略的基础。

尽管关于这方面神经保护药物研究很多（表 31.6），目前还没有一种药物通过美国 FDA 或其他国家类似机构的批准可用于心脏手术相关脑损伤的预防和治疗。难以发现具有脑保护作用的单一化合物的困扰并不限于心脏手术相关脑保护研究，除了溶栓药物外，在整个医学领域还没发现第二种明确的脑保护药物[203]。但是失败是成功之母，我们可将精力投入到还未被完全研究的通路上。

下文将讨论已被研究过用于心脏手术神经保护的主要药物。

硫喷妥钠

硫喷妥钠是最早被研究的用于心脏手术神经保护的药物之一。Nussmeier 等[58]对心脏手术患者于主动脉插管前应用硫喷妥钠并维持用药至体外循环停机，以维持脑电图 EEG 呈等电位。这些患者（硫喷妥钠组）术后 10 天神经系统并发症明显少于对照组。受该研究鼓舞，大剂量硫喷妥钠被频繁用于心脏瓣膜手术及其他心内直视手术。硫喷妥钠的神经保护机制可能与巴比妥类药物对脑代谢的抑制作用有关，基础实验研究也证明了巴比妥类药物的神经保护效应[204]，这使硫喷妥钠在心脏手术中作为脑保护药物的使用合乎常理。然而，其他硫喷妥钠研究的结果并不乐观。Pascoe 等[205]和 Zaidan 等[206]的研究均未发现硫喷妥钠可改善心脏手术术后神经系统并发症。考虑到这些阴性结果和巴比妥类长时间镇静带来的副作用，硫喷妥钠的神经保护效应值得商榷。再次回顾最初 Nussmeier 等的研究，硫喷妥钠组的阳性结果可能并非来自其直接的脑保护作用，而是其降低栓塞风险的间接作用结果。硫喷妥钠可降低脑代谢率，同时其脑血管收缩效应使脑血流减少与脑代谢相匹配。同时，脑血管收缩可以减少 CBP 期间的脑栓子数量，从而改善术后神经系统预后。后续的研究表明，脑电图等电位本身并不是硫喷妥钠发挥神经保护效应所必需[207]。现在尚缺乏亚等电位剂量硫喷妥钠的效果评估研究。

表 31.6 心脏手术神经保护的药物研究

药物	研究参考文献
硫喷妥钠	57
丙泊酚	200
阿卡地辛	205
抑肽酶	109,210
尼莫地平	220-222
GM_1 神经节苷脂	223
右美沙芬	225
瑞马西胺	225
利多卡因	230
β 受体阻滞剂	232
培戈汀	235
C5 补体抑制剂（培克珠单抗）	237
Lexiphant（血小板活化因子拮抗剂）	239
氯美噻唑	244
氯胺酮	251

丙泊酚

丙泊酚对 CMRO2 和 CBF 的影响与硫喷妥钠类似，并同时具有抗氧化和拮抗钙离子通道的作用[208]。根据丙泊酚在实验性脑缺血研究中的阳性结果[209-211]，丙泊酚也被作为心脏手术神经保护剂进行研究。一项前瞻性随机对照临床研究（$N=215$）观察丙泊酚诱导的 EEG 暴发抑制是否可以降低心脏瓣膜手术脑损伤发生率或减轻脑损伤程度[212]，结果显示暴发抑制剂量的丙泊酚未能改善术后 2 月认知功能。研究者因而得出 EEG 暴发抑制剂量的丙泊酚在心脏瓣膜手术中无神经保护效应的结论。尚无丙泊酚在非瓣膜心脏手术中神经保护效应的研究。

阿卡地辛

19 世纪 90 年代初期，腺苷调节剂阿卡地辛被作为心脏手术心肌保护剂进行研究，脑卒中作为研究的次要终点[213]。相比于安慰剂，大剂量及小剂量阿卡地辛可减少术后脑卒中发生率(P=0.016)。临床前实验研究发现其他的腺苷类似物也具有神经保护作用[214,215]。尽管有以上阳性的间接临床研究及支持性的实验研究，却没有进一步研究来证实临床上有使用阿迪卡辛进行脑保护的指征[216]。然而最近重新开始了对阿卡地辛的研究，未显示其对心脏手术神经系统预后有益[217]。

抑肽酶

一项大型多中心临床试验观察抑肽酶减少初次或二次 CABG 及瓣膜手术术中出血的作用，结果显示大剂量抑肽酶组脑卒中发生率低于安慰剂组(P=0.032)[218,219]。类似的，Frumento 等[220]的一项回顾性研究显示对脑卒中高危(严重主动脉粥样斑块)患者使用抑肽酶可显著降低脑卒中发生率。另一个小型研究(N=36)显示 CABG 手术患者使用抑肽酶，术后认知功能障碍发生率低于安慰剂组(抑肽酶组 58% vs 安慰剂组 94%，P=0.01)[221]。但是该研究样本量少，安慰剂组脑卒中发生率高，研究方法也不完善，使该结果难以推广到一般人群[222]。脑缺血的动物研究也未发现抑肽酶对缺血脑组织在神经功能学或神经组织学方面具有直接保护作用[223]。

目前已有大量关于抑肽酶神经保护机制的研究。初期的研究焦点是抑肽酶的抗炎作用，即抑制脑缺血继发炎性反应损害。然而，抑肽酶可能并不直接产生神经保护效应，而是通过减少脑栓子数量发挥间接效应。Brooker 等[41]认为右心术野吸引是体外循环期间脑栓子的主要来源之一，由术野吸引至储血罐的血携带微粒栓子，由此推断，如果某种药物可以减少术中出血，从而降低含微粒栓子的术野吸引血量，脑栓子数量也将随之减少，神经系统预后得以改善。

近期 Mangano 等[224]的一项纳入 4 374 例患者的观察研究发现抑肽酶潜在的不良反应，使用抑肽酶的患者脑血管并发症发生率显著增加(P<0.001)。抗纤溶血液保护随机研究(Blood Conservation Using Antifibrinolytics: Arandomized Trial, BART 研究)显示，和其他抗纤溶药物相比，抑肽酶虽然可显著减少术中出血，却增加了死亡风险[225]，而且抑肽酶组和氨甲环酸组术后脑卒中发生率无差异(抑肽酶 2.5% vs 氨甲环酸 3.7%，OR 值 0.78，95% CI 0.45~1.35)。尽管 Mangano 的研究和 BART 研究叫停了抑肽酶的使用，缓激肽抑制剂的神经保护效应依然值得肯定。目前至少有两个可能有效的药物(CU-2010 和艾卡拉肽)处于临床研发阶段，它们的神经保护效果还未知[226-228]。

尼莫地平

由于钙离子是脑缺血损伤级联反应的核心环节，而且钙离子阻滞剂尼莫地平对蛛网膜下腔出血和实验性脑缺血具有保护作用，一项单中心随机双盲安慰剂对照研究评估了尼莫地平对心脏瓣膜手术术后神经系统、神经眼科和神经心理学并发症的影响[229-231]。150 例患者(原计划纳入 400 例患者)的中期结果分析显示尼莫地平组出血量及死亡率高于对照组，出于安全考虑，外部监察委员会提前终止了该研究。中期结果未发现两组术后神经心理学并发症存在差异。因此，尼莫地平及其他钙离子通道阻滞剂在心脏手术中的神经保护作用不得而知。

GM_1 神经节苷脂

单唾液酸神经节苷脂 GM_1 神经节苷脂也被作为心脏手术神经保护剂加以研究[232]。这种化合物具有潜在的神经元细胞膜保护作用，一些研究显示它可降低兴奋性氨基酸传递[233]。一项检验效能较低的初步心脏研究未发现 GM_1 神经节苷脂在心脏手术中的神经保护效应。但是，该研究团队通过上述初步研究，介绍了一种在试验性研究中用于比较神经认知功能预后的统计学方法。以上研究强调了该领域中的一个难点：在检验效能较低的研究中如何解读阴性结果。

右美沙芬

N-甲基-D-天冬氨酸(N-methyl-D-aspartate, NMDA)受体在脑缺血损伤中发挥重要作用[202]。尽管 NMDA 受体拮抗剂相关的精神症状限制了其用于人脑卒中试验研究，大量实验研究表明 NMDA 受体拮抗剂对于体外循环相关脑损伤具有强大的保护作用[234]。右美沙芬除了止咳作用外，还可非特异性拮抗 NMDA 受体。一个小型试验性研究(N=12)将右美沙芬用于心脏手术患儿，以 EEG 和 MRI 作为研究终点指标，右美沙芬组和对照组之间无差异，可能与样本量过少有关[235]。此外无其他 NMDA 受体拮抗剂用于小儿心脏手术的研究。

瑞马西胺

瑞马西胺是另一种 NMDA 受体拮抗剂，也被用于 CABG 手术的神经保护研究。Arrowsmith 等[234]主持了一项设计和实施均十分完善的研究。瑞马西胺组患者于 CABG 术前 4 天开始口服瑞马西胺。于术前 1 周、术后 8 周通过一系列神经认知量表评估患者认知功能。认知功能障碍定义为 12 项检查中 2 项以上较术前降低 1 个标准差，学习能力以术前减去术后评分的差值代表(计算 Z 值)。结果显示：两组之间二分类变量认知功能障碍无差异(P=0.6)，而比较连续变量学习能力时，瑞马西胺组优于对照组(P=0.028)。由于该单中心研究耗时长、中期数据为阴性结果、数据分析及审稿周期长、结果发表晚，针对该药物的脑保护作用最终未进行其他后续研究。然而，该研究使我们看到了 NMDA 受体拮抗剂用于心脏手术脑保护的潜在价值，其他 NMDA 受体拮抗剂的药物研究还在进行中[236-238]。

利多卡因

由于利多卡因的钠通道阻滞作用和抗炎作用，静脉应用利多卡因也被作为心脏手术神经保护剂加以研究。一项研究纳入 55 例心脏瓣膜手术患者，于麻醉诱导前开始静脉输注利多卡因(用量同抗心律失常剂量 1mg/min)，持续用药至术后 48 小时[239]。于术前、术后 8 天、术后 2 个月、术后 6 个月评估神经认知功能。利多卡因组术后 8 天认知功能明显好于对照组(P=0.025)。然而 Mathew 等[240]主持的一项更大规模的随机双盲对照研究却未能重复该结果，该研究纳入 241 例患者，结果显示围手术期应用利多卡因不能降低认知功能障碍发生率。有趣的是，合并糖尿病或应用大剂量利多卡因的患者认知功能预后反而更差，因而可能对最终结果产生混杂影响。因此，利多卡因目前不能被推荐作为心脏手术神经保护剂使用，起作用还有待进一步研究。

β 受体阻滞剂

尽管在心脏病患者中应用β受体阻滞剂可有效预防不良心血管事件，β受体阻滞剂对心脏手术患者术后神经系统预后的研究尚未得到确定的结论。一项回顾性研究[241]纳入约3 000例患者，观察脑卒中及脑病发生率的差异。接受β受体阻滞剂治疗的患者与对照组相比，神经功能障碍发生率明显降低。β受体阻滞剂潜在的脑保护作用的机制尚不清楚，可能原因包括调节脑血管张力、抑制体外循环相关炎性反应。一项卡维地洛的研究也同样支持β受体阻滞剂的神经保护效应，卡维地洛是肾上腺素能拮抗剂，同时也有抗氧化和抑制凋亡作用[242]（见第11章）。POISE研究中患者围手术期随机应用美托洛尔，在降低心肌梗死发生率的同时增加了脑卒中发生率[243]，尚不知POISE研究结果是否也适用于心脏手术患者。

培戈汀

活性氧产生是研究得比较透彻的缺血再灌注损伤的病生理机制。鉴于体外循环相关全身炎性反应和活性氧的产生，抗氧化治疗可能是有效的心脏手术神经保护措施。超氧化物歧化酶参与了自由基分解代谢，它的类似物已在实验性缺血研究中显现出益处。培戈汀是单甲基氧化-聚乙烯二醇与超氧化物歧化酶共价结合的产物，动物研究证实它对再灌注相关的心脏及神经系统损害有保护作用[244]。一项研究试图研究培戈汀是否可减少心脏手术后认知功能障碍发生率[245]，该研究纳入67例初次择期CABG手术患者（分为3组，每组22或23例，分别为安慰剂、200IU/kg培戈汀、5 000IU/kg培戈汀），3组之间术后认知功能无差异。

C5补体抑制剂：培克珠单抗

补体激活是体外循环相关炎性反应的重要环节[246]。一项小规模简易认知功能评价研究（$N=18$）显示应用C5补体抑制剂（h5G1.1-scFv，培克珠单抗）的患者出院时空间视觉障碍发生率较低[247]。后续的大规模（临床Ⅲ期）研究对患者的远期认知功能进行了更为完善的评估，Mathew等[247]纳入了914例患者，研究培克珠单抗对心肌并发症和死亡率的影响，认知功能为次要终点指标，研究显示培克珠单抗对整体认知功能无影响，但可改善空间视觉功能。

血小板活化因子拮抗剂：Lexiphant

血小板活化因子拮抗剂在实验性脑缺血的动物模型中显示出神经保护作用[248]。血小板活化因子可通过释放脑细胞内脂质和游离脂肪酸引起细胞损伤和脑水肿，进而加重脑缺血后损伤[249]。150例心脏手术患者分组分别接受安慰剂及两种不同剂量的lexiphant，研究显示该药物对术后3个月认知功能无保护作用。与本领域很多研究类似，该研究同样存在检验效能低的问题[250]。

氯美噻唑

氯美噻唑可增强γ氨基丁酸（GABA）受体活性，也被用于CABG手术神经保护研究。尽管多个局部和全脑实验性缺血研究均显示GABA是神经保护的重要靶点[251,252]，一项相对大规模的、设计和实施均合理的研究却未能发现氯美噻唑可以降低心脏手术后认知功能障碍发生率[253]。

糖皮质激素

长期以来，糖皮质激素因其抗炎作用被认为是一种可行的神经保护剂。炎性反应是加重放大缺血性脑损伤的重要因素[254,255]。然而，除了脊髓损伤[256]外，糖皮质激素并未在临床中显现出明确的神经保护作用。相反，一个大规模随机研究（CRASH研究，$N=10\ 000$）发现糖皮质激素的使用甚至加重了脑并发症。严重头部外伤皮质激素随机研究（CRASH研究）显示受伤8小时内使用大剂量糖皮质激素增加死亡的相对风险（RR 1.18，95% CI 1.09~1.27，$P=0.000\ 1$）[257,258]。糖皮质激素引起的高血糖可能部分地抵消了糖皮质激素的脑保护作用。动物实验和人类的脑损伤研究均提示高血糖会加重神经系统损害[188,259]。Dieleman等最近发表了一个心脏手术应用大剂量地塞米松（1mg/kg）的研究[260]，该试验是迄今为止研究心脏手术神经保护药物的最大规模的研究（虽然该研究终点指标为包含神经系统并发症在内的复合指标），结果显示地塞米松对脑卒中、认知功能障碍及瞻望无改善[261,262]。因而从神经保护的角度来看，我们不推荐心脏手术术中应用糖皮质激素。

氯胺酮

氯胺酮是一种常用的麻醉药，也是NMDA受体拮抗剂，一个小型研究（$N=106$）评估了该药在心脏手术应用的神经保护效应[263]。氯胺酮组术后10周认知功能障碍发生率低于安慰剂组（氯胺酮20% vs 安慰剂25%），但是由于该研究检验效能低，未达统计学差异。最近又有研究发现氯胺酮可能降低心脏手术术后谵妄发生率[264]。还需要更大规模的研究进一步明确其神经保护作用。尽管目前一些基础实验研究证据表明氯胺酮可作为神经保护剂，但缺乏足够的临床研究证据[265]，尚不能将神经保护列为适应证。

急性肾损伤

半个世纪前，人们就认识到心脏手术术后肾功能不全的严重性[266-269]，而时至今日，术后急性肾损伤（acute kidney injury，AKI）依然常被作为心脏术后早期死亡的重要预测指标[270]。即使有些情况下，血清肌酐水平未达AKI诊断标准，敏感标志物检测仍有可能提示肾小管损伤[271]。心脏术后AKI的严重程度与患者不良预后、巨额花费及短期长期医疗资源占用相关[267,272-274]，同时也是出院患者远期生存的预测因素[275-277]。值得注意的是，患者的远期预后不仅与肾损伤严重程度相关，也与肾功能的恢复情况关系密切，多达三分之一患者的肾功能无法完全恢复至术前水平[275-277]。虽然某些AKI相关损伤表示同时发生其他严重并发症，或者说AKI仅仅是另一并发症的"表象"（如败血症），但依然有强有力的证据表明AKI本身即可导致不良预后[278-283]。除肌酐外，尿毒症毒素积聚会对大多数器官产生损害[278,279,284]，在慢性肾脏疾病中已研究得很透彻，尿毒症毒素清除不全会缩短患者生存期[285]。

人们一直致力于心脏手术围手术期肾保护策略的研究，因为即使无需术后透析治疗，AKI与不良预后仍存在紧密关系。通过研究得知，避免已知的致肾损伤因素可降低AKI发生率，除此以外，肾保护的研究结果仍令人失望。近期，由于肾保护研究长期进展缓慢，学者重新审视AKI并达成一致观点。他们认为，有别于急性心肌梗死（acute myocardial infarction，AMI）和其他一些研究进展明显的器官损伤，AKI的诊断具有延迟性（血清肌酐积聚需要48~72小时），诊断标准也不统一[286,287],因而阻碍了 AKI 治疗研究的发展。因此有必要仿照 AMI 的模式重新研究 AKI,制定具体诊断标准,早期诊断、早期干预[286]。可喜的是,AKI 的血清肌酐诊断标准已经建立并被广泛接受,而 AKI 的早期诊断指标[类似于 AMI 早期诊断指标 ST 段、肌酸激酶 MB(creatine kinase MB,CKMB)、肌钙蛋白]也即将应用于临床[286-290]。

病程、发生率与严重性

手术类型是心脏手术患者术后发生 AKI 的重要决定因素,不同种类手术术后 AKI 发生率存在差异(图 31.7),手术的肾损伤特性不同,血清肌酐变化模式也不同。例如,CABG 术后即时肌酐水平降低(可能由于血液稀释),随后升高并于术后 2 日达峰,之后逐渐回归甚至低于基础值。CABG 术后约 30% 的患者可达 AKI 诊断标准(如 RIFLE 损伤[286]/AKIN 标准[291]:48 小时内血清肌酐升高,绝对值增加大>0. 3mg/dl,或增加>基线 50%)[267,272,292,293]。各中心报道的 AKI 发生率存在差异,与 AKI 的定义相关,同时也反映了各中心本身的差异(图 31.8)。上文提到的诊断 AKI 的 RIFLE 和 AKIN 标准

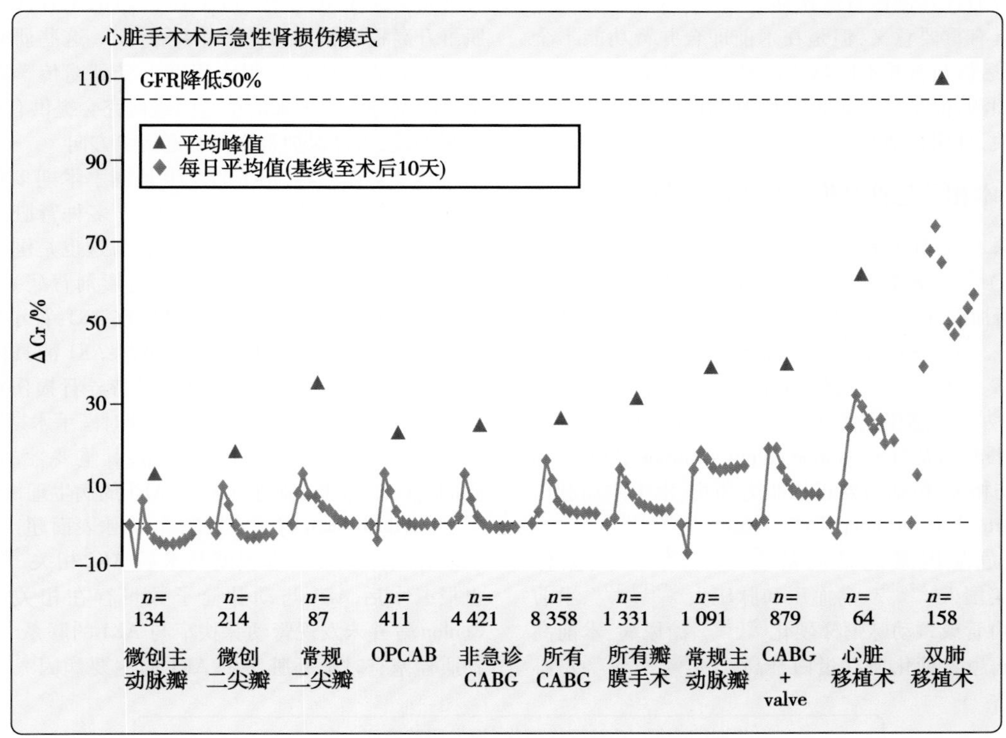

图 31.7 不同心脏手术术后急性肾损伤模式不同。图中示每日平均(菱形)和非校正平均峰值(三角形)的血清肌酐水平。常规主动脉瓣,正中开胸主动脉瓣置换术;微创主动脉瓣,微创侧开胸主动脉瓣置换术;CABG,冠状动脉旁路移植术;GFR,肾小球滤过率;ΔCr%,血清肌酐增长率;OPCAB,非体外循环冠状动脉旁路移植术。(*From Stafford-Smith M, Patel UD, Phillips-Bute BG, et al. Acute kidney injury and chronic kidney disease after cardiac surgery.* Adv Chronic Kidney Dis *2008;15:257-277.*)

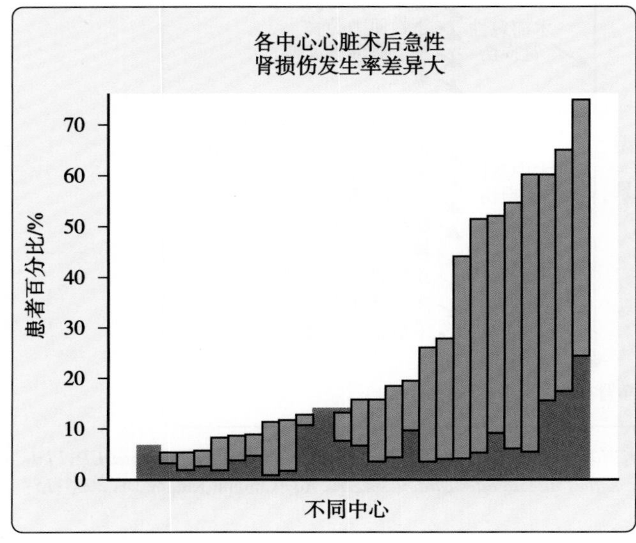

图 31.8 即使对疾病复杂性进行矫正,不同中心急性肾损伤发生率(柱状图示风险、损伤、衰竭(ADQI-RIFLE 标准)[286]及透析(深色区)率差异大,来自 2003 年 Heringlake 等[366]的德国 26 个心脏中心的研究数据)。(*From Heringlake M, Knappe M, Vargas Hein O, et al. Renal dysfunction according to the ADQI-RIFLE system and clinical practice patterns after cardiac surgery in Germany.* Minerva Anestesiol *2006;72:645-654.*)

与改善全球肾脏病预后组织(Kidney Disease Improving Global Outcomes,KDIGO)标准相似,除了血清肌酐水平外还包括尿量指标(如每小时尿量小于0.5ml/kg)[294-296]。即使是对于进行相同手术且危险因素相似的患者,现有的模型难以准确预测AKI发生的可能性。AKI也与远期肾功能恶化有关,可能最终导致终末期肾病,需要持续透析治疗[297-302]。

CABG术后1%~3%的患者发生严重AKI需要透析治疗,这其中约60%的患者于住院期间死亡,其他大多数需持续透析治疗或转为慢性肾脏疾病[303]。约20%的择期CABG手术患者就诊时即合并慢性肾脏疾病[304-305]。尽管心脏手术术后透析治疗具有重要意义,但是在术前即合并肾功能不全的患者中,术后透析与否并不影响死亡率[306]。AKI后的肾功能恢复率更难预测,但是已有证据表明肾功能是否恢复与长期预后高度相关,且明显地与AKI本身关系不大[276,307]。

危险因素及手术相关急性肾损伤病生理机制

随着研究深入,心脏手术术后肾功能不全的危险因素被不断发现(图31.9)[308]。尽管我们对心脏手术围手术期肾功能不全的认识不断加深,已知的危险因素仅能解释术后肌酐升高程度的三分之一。手术相关的危险因素包括急诊手术与二次手术[309,310]、瓣膜手术[309,311,312]、停循环手术[310]、长时间体外循环手术[267,272,313-315]、感染与败血症[310,313,316]以及房颤[317]。另外,提示低心排综合征(low cardiac output syndrome,LCOS)的情况也与肾损伤相关,包括需要正性肌力药物、术中主动脉球囊反搏(intra-aortic balloon pump,IABP)植入[272,309,310,313,318]。

患者相关危险因素包括高龄[267,272,310,312,318,319]、大体重[267]、非洲裔美国人[267,320]、高血压和脉压大[309,321,322]、术前贫血[323]、外周血管或颈动脉粥样硬化[267,309]、糖尿病、术前高血糖与非糖尿病患者糖化血红蛋白升高[267,272,321,324,325]、左心室功能减低和阻塞性肺疾病[267,309,310,313,314]。有意思的是,术前慢性肾脏疾病并不是AKI的危险因素,但是术前严重肾脏疾病的患者围手术期微小额外的肾损伤打击即很有可能需要透析治疗,术前慢性肾脏疾病是肾透析治疗的危险因素。

AKI存在遗传易感性,与传统临床危险因素相比其更能解释心脏术后AKI的差异[326,327]。一系列已知影响炎性反应和血管收缩的基因多态性候选位点被纳入研究,结果显示其中部分位点,某些多态性单独或联合出现时,与心脏术后AKI存在紧密相关性[326,327]。例如高加索人群中IL-6-527C和血管紧张素原824C阳性(占患者6%)的患者,CABG术后平均肌酐升高程度(121%)增加4倍[327]。这些研究使我们相信患者术后AKI的差异很大程度上受到遗传学影响[327],提示基因图谱分析及未来的全基因组研究会提供有效的术前危险预测手段,为肾保护策略的制定指引方向。

涉及具体患者,AKI的发生是围手术期多种潜在肾损伤因素综合作用的结果(见图31.9)。多种肾脏危险因素标志物提示围手术期AKI具有多重病因,这也是围手术期AKI有别于其他单病因肾损伤之处(如造影剂肾病)。尽管致病因素各异,却最终通过一共同通路导致AKI:肾小管及肾血管细胞功能障碍、坏死及凋亡[328]。虽然AKI的具体触发机制依然扑朔迷离,我们对一些心脏手术特异肾损伤对肾脏的直接作用已有了更加深入的理解。尽管对围手术期肾损伤恢复的生理学机制的理解只是冰山一角,其重要性却被逐渐认识。我们将简要综述心脏手术相关AKI的病生理机制。

Davila-Roman等于术中行主动脉表面超声探查,发现升主动脉粥样斑块严重程度与术后AKI相关[329]。Sreeram等也报道术后AKI与动脉栓子数量存在相关性[330]。然而,Conlon等并未发现肾动脉狭窄与AKI的联系[331]。肾脏粥样物质栓塞有时是心脏手术AKI的主要病因[332],并可于尸检

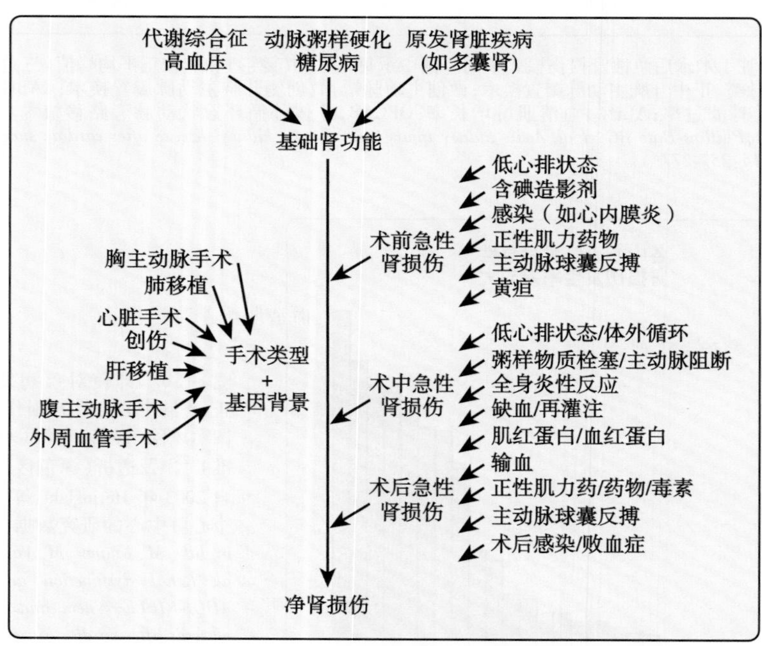

图31.9 围手术期多种肾损伤因素对具体患者肾功能产生不同重要作用。(From *Stafford-Smith M, Patel UD, Phillips-Bute BG, et al. Acute kidney injury and chronic kidney disease after cardiac surgery.* Adv Chronic Kidney Dis *2008; 15: 257-277.*)

时观察到[30]。Embol-X 插管研究显示，在主动脉阻断钳开放前于主动脉插管内置入滤网可拦截肉眼可见的粥样物质栓子[100]。IABP 导致的主动脉斑块破裂可能也是 AKI 的病因之一[310,333]。减少栓子的保护策略已广泛用于心脏手术中[334-337]，但是关于减少栓子是否可降低 AKI 发生率还缺乏证据。一项随机试验事后分析(post hoc)结果表明，Embol-X 插管可降低高危患者 AKI 发生率[101]。

某些情况下，其他类型栓子也与 AKI 有关，包括心脏手术中常见的脂滴、微粒和气体栓子。肾脏栓塞可来源于上述任一种栓子，累及相邻皮质髓质，形成楔形梗死，显示了肾血管的分布以及局部肾脏灌注缺损区。可能的栓子除粥样物质外还包括静脉血栓、血小板-纤维蛋白聚集体、感染性赘生物，甚至是正常静脉血管壁[100,338]。感染性心内膜炎的手术患者中三分之一会发生严重 AKI[339]。虽然胸骨骨髓脂滴往往会随血液回收处理的红细胞一起回输给患者[340]，并可能影响肾皮质血流灌注[341]，其对 AKI 的意义尚不清楚。气栓很少与 AKI 相关[342]，术野 CO_2 吹气可降低进入血管的栓子量[343]，但是否可降低 AKI 发生率还需要进一步评估。

很多心脏手术患者在术后早期可诊断为全身炎症反应综合征(systemic inflammatory response syndrome，SIRS)。AKI 是 SIRS 的主要结局[344]。败血症是术后 AKI 的有力预测因素，可能是通过肾脏炎性反应介导[286,310,313,345]。创伤、重大手术和体外循环后伴随着大量循环促炎因子[346]。而缺血再灌注损伤激活肾组织核因子 κB(NF-κB)可促进局部促炎因子释放[347]。此外，肾脏滤过能力受损会减慢大量细胞因子(如 IL-6、IL-1β、TNFα)清除，增强炎性反应[348]。

心脏手术期间多种因素可增加低灌注及缺血再灌注相关 AKI 的风险，包括栓塞、LCOS 和外源性儿茶酚胺药物[310,330,349]，引起细胞内高能磷酸化合物耗竭、钙离子积聚、氧自由基形成、局部白细胞活化以及 NF-κB 激活[350]。上述反应可活化含半胱氨酸的天冬氨酸蛋白水解酶(“刽子手蛋白酶”)，导致细胞凋亡和/或组织坏死[351]。凋亡会进一步加重局部炎性反应和损伤[352,353]。实验研究表明，抑制含半胱氨酸的天冬氨酸蛋白水解酶或 NF-κB 会减轻缺血再灌注相关 AKI。

股动脉插管可产生下肢缺血，是肌红蛋白尿 AKI 的病因[354]。尽管他汀类药物会引起肌病，却不增加血管外科及其他非心脏手术患者的肾损伤风险[355]。肌红蛋白和血红蛋白与一氧化氮迅速结合，通过血管收缩效应、直接细胞毒性效应或者单纯肾小管阻塞导致 AKI[356]。

抗纤溶药抑肽酶的退市消除了心脏手术围手术期应用抑肽酶可能具有肾毒性的担忧[357]。而另一类抗纤溶药赖氨酸类似物 6-氨基己酸和氨甲环酸会引发小分子蛋白尿(肾小管蛋白尿)[358,359]，不免使人担心其潜在的肾毒性。一项纳入 1 502 例患者的单中心回顾研究显示应用 6-氨基己酸并不增加 AKI 发生率[304]。尽管肾小管蛋白尿往往提示肾小管损伤，但当赖氨酸类似物停药 15 分钟后，蛋白尿即消失[358,359]。

其他围手术期肾毒性药物包括某些抗生素[360]、α 肾上腺素能受体激动剂[361]、环孢素[362]和非甾体抗炎药[363]。然而，血流动力学不稳定时，α_1 受体的缩血管效应以及多巴胺、α_2 受体的舒张血管效应，最终对术后 AKI 的影响依然不得而知。尽管实验研究表明，即使短时应用大剂量去甲肾上腺素也可导致持续 AKI[364]，且心脏手术应用儿茶酚胺也是 AKI 的预测因素[310,365]，但是由于儿茶酚胺类药物很少独立于其他主要危险因素(如 LCOS)存在，故难以分辨儿茶酚胺类药物与 AKI 仅存在关联或是因果关系。有趣的是，德国的一项纳入 29 000 例心脏手术患者的 ICU 调查研究显示，AKI 发生率高的中心更倾向于使用多巴胺，而非去甲肾上腺素[366]。

静脉注射造影剂具有肾毒性，造影剂肾病发生率约 2%~7%，静脉注射造影剂 5 天内出现血清肌酐显著升高可提示造影剂肾病[367,368]，其病生理机制主要涉及造影剂的缩血管效应以及直接肾小管细胞损伤[369]，造影前已合并肾损伤的患者造影剂肾病风险更高[369]。Garwood 等[370]观察了 27 例 CABG 患者，发现心导管操作后 5 天内即手术的患者肾小管损伤标志物升高的发生率更高。应用低渗造影剂及造影前强化水化治疗可降低糖尿病肾病及其他慢性肾脏疾病患者发生造影剂肾病的风险。

越来越多的证据表明，在很多情况下，胶体溶液，尤其是羟乙基淀粉具有潜在的肾毒性(框 31.2)[371]。心脏手术也不例外，一些研究表明羟乙基淀粉是肾功能损伤的相关因素之一。例如，最近一项纳入 6 478 例患者的前瞻性研究发现应用羟乙基淀粉 130/0.4 增加术后肾替代治疗风险(OR 1.46，95% CI 1.09~1.97)[372]。一项涵盖该研究的 meta 分析评估了围手术期使用羟乙基淀粉与 AKI 的相关性，15 个研究中 5 个为心脏手术，结果显示羟乙基淀粉显著增加肾脏替代治疗的需求(RR，1.44；95% CI，1.04~2.01)[373]。上述结论适用于所有种类的羟乙基淀粉，特别是羟乙基淀粉 130/0.4(RR，1.47；95% CI，1.02~2.12)[373]。结合上述心脏手术研究的结果以及重症患者的研究数据，并不推荐使用羟乙基淀粉[374]。

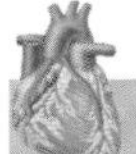

框 31.2 体外循环期间肾损伤的原因

- 栓塞
- 肾缺血
- 再灌注损伤
- 色素
- 造影剂
- 羟乙基淀粉

肾保护策略

血清肌酐升高滞后于肾小球滤过功能急性降低，因而不足以作为开始早期肾保护治疗的标志物，好比 Q 波之于心肌保护的滞后性。血清肌酐识别 AKI 的滞后性甚至是既往肾保护研究进展缓慢的可能原因。因而有必要优先建立更为敏感的 AKI 诊断标准。我们寄希望于发现类似于心肌保护中 CK-MB 或肌钙蛋白的早期 AKI 标志物。

尽管血清肌酐不是早期标志物，因其具有多种其他功用，依然是重要的临床指标。毫无争议的，肌酐水平是判断 AKI 预后的金标准，可预测包括死亡在内的不良结局[267]。相比而言，即使对于最被看好的最新 AKI 早期标志物依然缺乏验证。除肾损伤严重程度外，与其他标志物不同，血清肌酐还可反映肾功能恢复情况。血清肌酐水平下降意味着肾功能恢复，而肾功能的恢复情况是患者短期及远期预后的重要预测指标,甚至优于肾功能损伤严重程度[276]。最后,不同临床研究或情景下,基于血清肌酐建立的 AKI 诊断标准(如 RIFLE 和 AKIN)的适用性,正在获得广泛认同[291]。

遗憾的是,如上所述目前尚缺乏有效的肾脏保护及肾功能监测手段,所有关于肾保护的策略仅仅涉及如何减少或避免 AKI 的危险因素。AKI 一经诊断,没有或缺乏有效治疗措施。然而我们相信,在新的治疗模式下,和 AMI 类似,将 AKI 作为一种阈值诊断,如果要达到器官保护效果,必须做到早诊断早治疗。如此,该领域必将有新的进展。

早期急性肾损伤生化标志

人们争相开展研究,试图找到血清肌酐以外的 AKI 早期标志物。AKI 需要早期干预,然而目前还缺乏类似用于诊断 AMI 的 CK-MB、肌钙蛋白和 ST 段的早期标志物。

AKI 的早期标志物的研究涉及几个类别,基于多种生理学机制(框 31.3)。以肌酐及胱抑素 C 为代表的一类标志物在肾脏清除力下降时于血清中积聚,血清浓度达到某一值时可诊断肾功能损伤。但是围手术期的信噪(signal-to-noise)混杂因素(如血液稀释)会影响 AKI 的诊断。仅少数几种可替代肌酐的新型候选标志物代表了 AKI 早期结果,分为 3 类:肾小管细胞损伤、肾小管细胞功能障碍和肾脏适应性应激反应。例如,肾小管细胞损伤后,细胞内容物直接进入尿中,尿肾小管细胞酶可作为早期标志物,包括 N-乙酰-β-D-氨基葡萄糖苷酶及其他至少 8 种候选标志物。肾脏应激反应为寻找早期标志物的研究工作提供了另一条思路,已发现的标志物包括中性粒细胞明胶酶相关脂质运载蛋白、尿 IL-18 及至少 3 个标志物。另外,尿液氧分压(PO_2)监测与肾髓质氧水平变化相关,对心脏手术患者 AKI 的发生有预测意义。

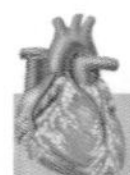

框 31.3 早期急性肾损伤标志物[a]

- **血清积聚标志物**:反映急性肾损伤(AKI),与肌酐类似,随肾小球滤过率降低血清清除减少(注意:也可用于肾功能恢复的监测)
  胱抑素 C
  前心房钠尿肽(1-98)
  色氨酸复合糖
- **肾小管酶尿标志物**:反映 AKI,肾小管细胞损伤后细胞内容物进入尿中
  α-谷胱甘肽 S-转移酶
  π-谷胱甘肽 S-转移酶
  β-N-乙酰-β-D-氨基葡萄糖苷酶
  γ-谷氨酰转肽酶
  碱性磷酸酶
  乳酸脱氢酶
  丙氨酸(亮氨酸-甘氨酸)氨基肽酶
  近端肾小管上皮细胞抗原
- **肾小管蛋白尿标志物**:反映 AKI,肾小管重吸收功能障碍引起小分子蛋白尿(注意:应用赖氨酸类似物抗纤溶药时不可靠)
  α_1-微球蛋白
  β_2-微球蛋白
  白蛋白
  腺苷脱氨酶结合蛋白
  肾小管上皮抗原-1
  视黄醇结合蛋白
  溶菌酶
  核糖核酸酶
  免疫球蛋白 G
  转铁蛋白
  铜蓝蛋白
  λ 和 κ 轻链
  尿总蛋白
- **肾脏应激标志物**:反映 AKI,涉及由急性应激反应触发的多种病生理反应
  中性粒细胞明胶酶相关脂质运载蛋白
  尿白介素 18
  血小板活化因子
  肾损伤分子-1
  富含半胱氨酸蛋白 1
  尿 PO_2

[a] 早期 AKI 标志物通过不同机制反映了肾损伤。理解各个标志物的生理学基础有助于理解它们对提高 AKI 诊断的潜在意义。

一些候选早期标志物并不适用于围手术期 AKI 的诊断。肾小管蛋白尿标志物包括尿 α_1、α_2 微球蛋白以及其他至少 12 个标志物,代表 AKI 期间肾小管重吸收功能障碍,原尿中正常滤过的小分子蛋白不能被充分回吸收。上文提到,抗纤溶药赖氨酸类似物(6-氨基己酸和氨甲环酸)会选择性阻滞肾小管受体,引起良性可逆性小分子蛋白尿,因此会造成肾小管蛋白尿标志物假阳性,在大多数心脏手术中,该类标志物对 AKI 的诊断无意义。

一些大型前瞻性观察研究正在开展用于确定最佳 AKI 早期标志物。外科和麻醉指导意见必须强调,与一般研究中 AKI 的定义有所不同,心脏手术围手术期 AKI 标志物具有特殊性。

体外循环管理与肾脏

体外循环管理中肾保护的基本原则包括维持肾组织氧供氧耗平衡,尤其是肾髓质。灌注压(如体外循环期间的 MAP)与血液携氧能力(与血液稀释及输血有关)决定了氧供,而低温可调节肾组织氧耗。

深低温是肾移植手术肾保护的重要措施,因此,体外循环期间维持浅低温也理应具有肾保护作用[375]。然而三项独立的研究均未发现浅低温体外循环的肾保护效果[376-378]。其中最大的研究将 298 例择期 CABG 手术患者随机分为常温体外循环组(35.5~36.5℃)及低温组(28~30℃),常温组并不增加心脏术后肾功能障碍的发生率[378]。

低血容量休克或 LCOS 导致的低灌注与 AKI 密切相关,但体外循环期间低血压并不导致肾脏低灌注。研究表明灌注压与 AKI 无关[319,324,379,380]。一项回顾性多因素分析研究实时(精确到分钟)记录了 1 404 例 CABG 患者体外循环期间的血压数据,包括 MAP 低于 50mmHg 的幅度与时间的积分指数,并未发现体外循环期间急性或持续低血压与 AKI 存在相关[324]。但有趣的是,一些研究结果显示脑血流自动调节的下限(决定了体外循环期间的目标血压)与心脏术后 AKI 存在关联。比如,Ono 等通过脑氧饱和度监测确定脑血流自动调节的下限,他们的观察研究显示体外循环期间血压低于脑血流自动调节曲线下限的幅度和时长与术后 AKI 相关[181]。

一般认为中度血液稀释可降低血液黏滞度,改善局部组织血流灌注,从而降低心脏手术肾损伤风险[381,382]。然而,过度血液稀释(HCT 低于 20%)却与心脏术后肾脏不良结局有关[383,384]。上文中提到的纳入 1 404 例 CABG 患者的研究[324]显示,排除灌注压的影响后,体外循环期间最低 HCT 值和术中输血均是术后 AKI 的独立危险因素。其他的研究也得到了类似结论,并认为过度血液稀释(HCT 降低超过 50%)对肾功能的影响更大,因而在临床决策中,对于 HCT 过低的患者,在其他减少血液稀释措施无效后再考虑输血[385-388]。

体外循环期间血糖控制可能会减轻 AKI。Van den Berghe 等发现术后严格控制血糖(该研究 63% 的病例为心脏术后患者)可减轻 AKI、减少透析率[389]。尽管强化胰岛素治疗策略已被广泛接受,但是最近的证据却对该策略提出了质疑。大量后续研究未能重复出 Van den Berghe 等的研究结论。Wiener 等对现有的 ICU 血糖控制的随机研究进行了 meta 分析,共纳入超过 3 500 例患者,未发现强化胰岛素治疗可以降低 AKI 发生率、透析率和死亡率[390]。而 Gandhi 仿照 Van den Berghe 的实验设计将 400 例心脏手术患者随机分为术中胰岛素强化治疗组(血糖目标 80~100mg/dl)和常规组,胰岛素强化治疗无优势,两组透析率无差异(6/199 vs 4/201; $P=0.54$),而强化治疗组术后 30 天死亡率和脑卒中发生率反而更高[196]。

药物干预

Cochrane 数据库中关于围手术期药物预防和治疗 AKI 的支持证据很少[391]。为了提高肾保护策略研究的成功率,一方面需要扩大研究规模以获得阳性结果,另一方面,如上文提到,需要及早诊断 AKI 使之得以早期干预。研究者整合不同肾保护治疗的随机临床试验数据进行 meta 分析。有些情况下,这些研究表明确实存在样本量不足的问题。一项涉及 934 例心脏手术患者的 meta 分析将各种尿钠肽(包括 2 个尿舒张肽研究、3 个脑钠肽研究以及 9 个心钠肽研究)与安慰剂进行比较,发现尿钠肽潜在的肾保护效应[392]。然而,即使是钠尿肽中研究最多的药物,心钠肽单药的 meta 分析仍未得出阳性结果[393]。另一项 meta 分析纳入了 20 个研究(4 220 例患者),发现围手术期通过液体治疗及血管活性药物优化患者血流动力状态可降低 AKI 发生率,并有降低死亡率的趋势[394]。尽管得到了乐观的结果,上述 meta 分析仍然不能提供明确的证据来做出改变临床实践的指导意见。

还有其他一些关于心脏手术 AKI 的系统综述和 meta 分析。例如,一些 meta 分析显示对于心脏手术患者,N 乙酰半胱氨酸不具有肾保护作用[395-398]。另一项仅纳入非诺多泮用于心脏手术的随机对照试验的 meta 分析(20 个研究,超过 1 400 例患者)未得出明确结论,还需要更大规模的临床试验(需 1 700~2 300 例患者)[399]。而另一个纳入临床试验和观察性研究的 meta 分析(13 个研究,1 059 例患者)显示,心血管手术中应用非诺多泮可降低术后透析率及死亡率[400]。

心脏手术前应用他汀的 meta 分析纳入 3 个随机对照研究和 16 个观察性研究(涉及超过 30 000 例患者),研究发现术前他汀治疗可降低肾衰发生率[401]。在一项纳入 61 个研究比较"肾剂量"多巴胺与安慰剂的 meta 分析(3 359 例患者)中[402],多巴胺仅于术后第 1 天显示增加尿量、降低血肌酐(4%)以及增加肾小球滤过率(6%)的益处,而至术后第 2 天该优势消失,多巴胺对死亡率、透析率及不良事件发生率均无影响。袢利尿剂临床试验的 meta 分析研究以及重症患者对照研究显示,袢利尿剂虽然可改善反应肾功能的指标(如尿量、少尿期)、减少透析需求,却有增加死亡率及影响肾功能恢复的趋势[403-405]。遗憾的是,受限于目前的研究手段,大多数潜在的肾保护策略尚无大型随机对照研究或 meta 分析证据支持,无法于 AKI 发生早期应用。有关这些肾保护药物的其他资料,包括药理机制及研究现状将于下文中阐述。

多巴胺

肠系膜多巴胺 1(dopamine 1,D1)受体激动剂可增加肾脏血流、降低肾血管阻力并促进水钠排泄。虽然缺乏肾保护临床证据,该理论支持小剂量(小于 5μg/kg/min)多巴胺("肾剂量")作为肾保护剂应用了数十年。然而,大量手术及非手术患者的随机双盲对照研究均未发现多巴胺的肾保护效应[406-408],反而增加了对多巴胺用于心脏手术的顾虑,比如多巴胺尽管可增加局部灌注,但有可能损伤肝脏及腹腔脏器代谢[409],再比如多巴胺增加术后心律失常风险[410]。虽然缺乏应用小剂量多巴胺的有益证据,且存在发生某些不良反应的顾虑,很多中心依然将它列为肾保护剂。

非诺多泮

甲磺酸非诺多泮为苯并氮杂卓的衍生物,是选择性 D1 受体激动剂。尽管最初是作为降压药使用,后发现其对造影剂肾病可能有预防作用[411-413]。但是很少有随机对照研究评估非诺多泮对术后肾功能不全的治疗作用。一项前瞻性随机对照研究对 160 例心脏手术前合并肾功能不全的患者应用非诺多泮或安慰剂,非诺多泮组术后肾功能优于安慰剂组,但缺乏远期疗效评估[414]。但其他前瞻性随机对照双盲研究并未发现非诺多泮对术后肾功能的保护效果,反而可能对糖尿病患者产生不良后果[415]。在该药作为肾保护剂用于心脏手术患者前还需要更多系统研究。

利尿剂

利尿剂通过减少肾小管重吸收产生利尿作用。利尿剂涉及多种药理机制,包括抑制溶质主动重吸收(如袢利尿剂)、提高肾小管内渗透浓度减少肾小管重吸收(如甘露醇)、通过激素作用调控肾小管功能促进尿液生成(如心钠肽)。利尿剂肾保护作用的主要原理是增加受损肾小管内溶质流动,维持肾小管通畅性,避免肾小管阻塞带来的不良后果(少尿、无尿及肾透析)。利尿剂的其他特性(如抗氧化作用、减少主动转运)也有益于缺血性肾损伤。

袢利尿剂(如呋塞米)舒张肾皮质血管、抑制髓质升支粗段溶质重吸收、增加肾小管内溶质,从而起到利尿作用。动物模型实验显示,呋塞米及其他袢利尿剂增加肾髓质的氧水平[416],推测与减少肾小管主动转运降低氧耗有关,但是另一方面却会导致远端肾小管肥大[417]。动物研究还显示,袢利尿剂对缺血再灌注及肾毒性损伤后肾小管损伤有保护作用[418-420]。然而,与动物实验研究结果相悖,临床研究并未发现心脏手术围手术期应用袢利尿剂的益处,可能反而带来损害[421-423]。在一项随机双盲对照研究[424]中,Lassnigg 等将 126 例患者分为 3 组,分别于术中及术后 48 小时内应用呋塞米、小剂量多巴胺与安慰剂,多巴胺组未显示出优势,呋塞米组术后血清肌酐升高幅度最大。尽管袢利尿剂可以通过维持体液平衡避免术后透析,但现有的证据不足以支持其作为肾保护剂常规应用于心脏手术。但是,对于严重血红蛋白尿的患者,袢利尿剂可促进尿液生成,有助肾小管清除具有肾毒性的游离血红蛋白。

甘露醇是一种渗透性利尿剂,一些研究评估了它对心脏手术患者的作用[376,425,426]。尽管结果显示甘露醇可以增加尿量,却很少有研究详细评估它对患者术后肾功能的影响。在一项升主动脉阻断的动物模型研究中,甘露醇对开放阻断钳后的肾功能无益处[427]。甘露醇的应用不仅缺乏肾保护证据,另一方面,一些研究还显示大剂量甘露醇可能具有肾毒性,尤其是对于术前已合并肾功能不全的患者[428]。

一些研究评估了钠尿肽的肾保护效应。人类临床试验研究的对象主要包括 3 种钠尿肽:心钠肽(atrial natriuretic peptide,ANP,阿那立肽)、尿舒张肽(乌拉利肽)和脑钠肽(brain natriuretic peptide,BNP,奈西立肽)[429]。钠尿肽的基本作用为受体介导的利尿、利钠和扩血管作用,生理情况下容量过多刺激其分泌。ANP 通过收缩出球动脉和舒张入球动脉增加肾小球滤过量和尿量[430]。在对一项纳入 504 例 ICU AKI 患者的随机试验的二次分析中,Allgren 等发现 24 小时静脉输注 ANP(0.2μg/kg/min)可改善少尿患者无透析生存(8 vs 27%;$P=0.008$),但对非少尿患者无益(59 vs 48%;$P=0.03$)[431]。遗憾的是,其他研究未能重复出该结论[432]。尿舒张肽的研究很少,未得出明确结论[433]。BNP 具有舒血管特性,心功能不全心室扩张时促进其分泌。心内科的研究显示心衰患者使用 BNP 可能会导致肾功能恶化[434,435]。然而,两项心脏外科随机研究却发现 BNP 存在肾保护效应[436,437]。

N-乙酰半胱氨酸

N-乙酰半胱氨酸是一种抗氧化剂,可增强内源性谷胱甘肽清除系统的功能,作为肾保护剂可减轻造影剂肾病。遗憾的是,4 项 meta 分析研究均未显示该药对围手术期患者具有肾保护作用[395-398,438,439]。

肾上腺素能激动剂

肾脏的 α_1 和 α_2 肾上腺素能受体分别调控血管收缩和血管舒张。由于 AKI 的病生理机制的主要环节为血管收缩,因而抑制血管收缩的药物可能具有肾保护作用。可乐定是一种 α_2 受体激动剂。实验研究显示可乐定可抑制肾素分泌,产生利尿效应,其肾保护作用已于 AKI 动物模型中证实[440-444]。类似的,两个临床研究也得到了阳性结果。一项前瞻性随机双盲对照研究纳入 48 例 CABG 患者,评估术前应用可乐定的肾保护作用。安慰剂组术后当晚的肌酐清除率由 98±18ml/min(术前)降至 68±19ml/min($P<0.05$),而可乐定组肌酐清除率较术前无变化(90±1ml/min 至 92±17ml/min,$P<0.05$)[445]。然而肌酐清除率的变化是一过性的,术后第 3 日,两组的肌酐清除率均较术前无差异。虽然另一个临床试验的结果也肯定了可乐定的效果[446],但是作为肾保护剂,可乐定并未得到广泛认同。值得注意的是,心脏手术中胸段硬膜外阻滞的肾保护作用可能与阻滞 α_1 肾上腺素能受体介导的血管收缩有关[447]。

钙离子通道阻滞剂

地尔硫䓬是一种钙离子通道阻滞剂,也被用于心脏手术肾保护研究,地尔硫䓬可拮抗血管收缩,在肾毒性和缺血性急性肾衰竭动物模型中显示有肾保护作用[448,449]。然而人类研究中,一些小型随机研究和一项回顾性研究未得出统一结论,可能有益、无益,抑或有害[450-455]。

碳酸氢钠

最近的一项研究使人们开始关注围手术期输注碳酸氢钠的肾保护作用。该研究对于 100 例心脏术后患者分别输注碳酸氢钠或安慰剂生理盐水,碳酸氢钠组 AKI 发生率低[456]。尽管碳酸氢钠的水化作用已被证实在其他类肾损伤(如造影剂肾病)中具有保护作用,但是碳酸氢钠输注会大大增加心脏术后患者液体负荷,增加水钠储溜,碳酸氢钠的应用还需要更多考虑[457]。

血管紧张素转化酶抑制剂和血管紧张素Ⅰ受体阻滞剂

肾素-血管紧张素-醛固酮系统(renin-angiotensin-aldosterone system,RAS)调节血管收缩,在肾脏微循环旁分泌调控中起到重要作用。血管紧张素转化酶抑制剂(angiotensin-converting enzyme inhibitor,ACEI)和血管紧张素Ⅰ受体阻滞剂(angiotensin Ⅰ receptor blocker,ARB)通过抑制 RAS 激活发挥作用。尽管 ACEI 和 ARB 可减缓大多数慢性肾脏疾病进展[458],它们对 AKI 的作用还有待更多研究[459,460]。在一项纳入 249 例主动脉手术患者的研究中,Cittanova 等[461]发现术前 ACEI 治疗增加术后肾功能障碍风险。动物实验显示,这两种药物均对实验性 AKI 具有保护作用[462]。一项小型双盲安慰剂对照研究($N=18$)显示,CABG 患者围手术期应用 ACEI 卡托普利可维持术中肾脏血浆流量,优于安慰剂组[463]。另一项 CABG 患者的研究($N=14$)得到了类似结论,围手术期应用依那普利拉的患者体外循环前及术后第 7 天的肾脏血浆流量和肌酐清除率均高于对照组[464,465]。

胰岛素样生长因子

根据最近的研究,促进 AKI 肾功能恢复应与 AKI 的预防并重,而胰岛素样生长因子可能对肾功能的恢复具有重要意义。AKI 的动物研究以及人类慢性肾病的研究均显示其可改善肾功能、推迟肾透析治疗[466-468]。然而,遗憾的是,唯一的一个针对急性肾衰竭的随机对照研究($N=72$)非但未发现胰岛素样生长因子的肾保护作用,反而显示其存在明显副作用[469]。

其他围手术期肾保护策略

Heringlake 等对德国 26 个心脏中心开展了一项调查研究,涉及超过 29 000 例心脏手术患者,他们发现各中心 AKI 的发生率存在巨大差异,为 3.1%~75%(平均 15.4%,见图 31.9)[366]。在接受问卷调查时,各个中心并不清楚该中心 AKI 的排名,问卷调查还包括手术种类数据以及肾损伤高危患者的处理流程。比较 AKI 发生率高的中心和发生率低的中心,手术种类及急诊手术比例相似,在处理流程上存在一些差异。与 AKI 发生率高的中心相比,发生率低的中心在袢利尿剂使用上无差异;但在升压药方面更倾向去甲肾上腺素,而非肾上腺素或多巴胺;不倾向使用多巴胺,无论是作为正性肌力药抑或预防性肾保护。一项研究发现,通过监测不同中心间 AKI 发生率,找出离群值(AKI 发生率异常高的中心),并改进其肾保护处理流程,可以改善患者预后[273]。

心肌损伤

早在现代心脏外科的起步阶段,就有关于围手术期心肌功能不全及其相关合并症、死亡率的报道[470]。基于心肌损伤的证据,包括广泛心内膜下细胞坏死,得出了这样的结论:

心肌损伤的原因为能量底物供应无法满足代谢旺盛心肌组织的需求[471]。心脏手术中理想的心肌保护策略需平衡多方需求,从而能为手术医生提供相对静态、无血的手术野的同时保障术后心肌功能的恢复。心肌保护的基本核心原则包括两点:一是低温,二是通过化学停跳液诱导并维持心脏电活动停止、停搏于舒张期。Bigelow 等[472]最早描述了低温的心肌保护,Merlrose 等[473]最先报道了一种含钾化学停搏液可诱导心脏电机械停搏。尽管此后人们一直致力于心肌保护的研究,但是很明显,心肌损伤虽有所减轻,却依然存在,表现为术后心功能不全。

体外循环后心功能不全的发生率及严重性

与心脏手术中其他器官损伤不同,由于心脏本身即为手术对象,因此所有的心脏手术患者均会存在一定程度的心肌损伤。尽管有些可能仅表现为亚临床心肌损伤,即无症状性心肌酶升高(如 CK-MB),更多的情况是患者有明确临床表现。术后受损心肌所释放的心肌酶水平常可达到心肌梗死的诊断标准,而心肌酶水平又与患者术后预后相关[474-476]。Chaitman[475]报道了 GUARDIAN 试验(Guard During Ischemia Against Necrosis 试验,缺血心肌抗坏死保护试验)的 CKMB 结果,该研究共纳入 11 950 例急性冠状动脉综合征以及经皮介入支架成形术或 CABG 术高风险患者,结果显示,CABG 手术患者术后 48 小时内 CKMB 值高于正常值上限 10 倍与术后 6 个月死亡率密切相关($P<0.001$)[475]。

心肌损伤危险因素

心脏手术危重患者的数量不断增长[477],很多患者术前合并急性冠状动脉综合征(如,常合并进展性心肌梗死)或严重左心功能不全,因此我们更加迫切地需要理想的心肌保护方法以减轻由主动脉阻断及停跳液灌注导致的心肌损伤[478]。心衰患者心脏移植术及其他复杂手术的数量增长也促使我们优化心肌保护方法。

心肌损伤的病生理机制

心肌顿抑指心肌短暂缺血后功能障碍,其与慢性心肌缺血相关的可逆性心肌功能障碍不同,后者称为心肌冬眠[479]。心肌顿抑常见于主动脉阻断及停跳液灌注后,往往于缺血事件后 48~72 小时恢复[480,481]。引起心肌顿抑的因素不仅包括缺氧导致的代谢障碍,还与缺血前心肌状态、再灌注损伤、信号传导系统急性改变以及循环系统中炎性介质有关。

缺氧导致的心肌代谢障碍在冠状动脉阻断后数秒内立即出现。由于高能磷酸化合物迅速耗竭,随后心肌细胞出现乳酸堆积、细胞内酸中毒,最终导致心肌收缩功能障碍。当心肌细胞内 ATP 水平降至一定水平,离子(如 Na、K、Ca)的主动转运受到抑制,细胞内外离子浓度梯度无法维持,将导致细胞水肿、细胞内钙超载、细胞膜完整性受损。

升主动脉阻断钳开放后,冠状动脉血流恢复,心肌再灌注。再灌注是把双刃剑,一方面为细胞正常代谢重新提供底物,另一方面也为损伤性自由基的产生提供底物,因此需要尤为重视。再灌注后自由基在数分钟内迅速增加,是心肌顿抑的重要启动因素。Bolli[482]的研究证实了自由基对心肌顿抑的重要作用,他们发现,在再灌注前应用抗氧化剂可显著降低心肌顿抑的发生率,而于再灌注后应用抗氧化剂则无心肌保护作用。Sun 等[483]和 Kekili 等[484]的研究也验证了自由基的重要性,他们的研究显示及时应用自由基清除剂可避免 80% 的心肌顿抑。

心肌再灌注中产生的自由基立即引起损伤,不仅导致参与离子转运及兴奋收缩偶联的蛋白功能障碍,还可通过脂质过氧化造成细胞膜损伤[485]。自由基介导的心肌功能障碍与肌丝损伤有关,表现为 Ca^{2+} 激活的兴奋收缩偶联受损[485]。尽管自由基可直接损伤肌丝,对离子转运及细胞膜完整性相关的蛋白的破坏,可增加细胞内钙离子浓度。在肌丝损伤的可能机制中,最可能的解释是细胞内 Ca^{2+} 超载引起兴奋收缩偶联功能下调。Ca^{2+} 超载的机制尚不完全明确,可能与自由基相关及自由基不相关的 Ca^{2+} 稳态失衡有关。不论什么原因,心肌再灌注期间钙离子快速内流可迅速导致心肌细胞内 Ca^{2+} 超载[486]。应用传统钙离子阻滞剂预处理可减轻再灌注损伤也显示了 Ca^{2+} 超载的重要性[487]。

自由基不相关的 Ca^{2+} 超载机制涉及再灌注中 Na^+/H^+ 交换体激活,Na/H 交换体激活是细胞纠正细胞内 pH 的正常反应[488]。Na^+/H^+ 交换体激活增加细胞内 Na^+ 浓度,继而活化 Na^+/Ca^{2+} 交换体,从而增加 Ca^{2+} 内流[489]。应用 Na^+/H^+ 交换体抑制剂可减轻心肌顿抑、降低心律失常发生率、改善心肌收缩舒张功能,减轻心肌损伤,反映 Na^+/H^+ 交换体激活在再灌注损伤中的效应[490]。除了 Ca^{2+} 超载外,Na^+/H^+ 交换体还具有增加磷脂酶活性、促进前列腺素和其他类花生酸物质生成、激活血小板及中性粒细胞的作用,同样参与了损伤的过程[488,490]。

除了自由基上调,心肌再灌注还涉及急性心肌缺血损伤诱导的由中性粒细胞及一系列体液炎性因子介导的炎性反应[488,491,492]。一些研究显示在心肌顿抑的模型中应用新型中性粒细胞抑制剂具有心肌保护作用[492,493]。再灌注期间还产生前列腺素,前列腺素与细胞内钙离子具有协同作用,产生损害效应。而白三烯及细胞因子的释放对再灌注损伤的影响还不清楚[488,491]。非甾体抗炎药具有前列腺素抑制作用,其可显著减少心肌顿抑[494],这反映了前列腺素在再灌注中的损伤作用。

另外,体外循环相关特异的心肌功能障碍的损伤机制与 β 肾上腺素能信号转导急性改变有关[495]。心脏术后的研究显示,体外循环期间心肌 β 肾上腺素能受体会出现迅速脱敏及数量下调[495,496],尽管体外循环期间循环儿茶酚胺水平大幅升高对 β 肾上腺素能功能障碍的影响尚不清楚,但可以推测,体外循环后低心排综合征和对正性肌力药物反应降低与之相关[497,498]。

心脏手术中的心肌保护:心肌停跳液

优化心肌代谢状态是保存心肌功能完整性的基础。关于温度及功能活性(如收缩性和电活动)对心肌代谢率的影响已研究得很详尽[471,489,499]。体外循环建立后,心脏前负荷降低,可显著降低心脏的收缩做功及心肌氧耗(myocardial oxygen consumption,MvO_2),减少此项做功可将 MvO_2 降低 30%~60%。随着温度降低,MvO_2 可进一步降低。而心脏停搏联合低温可使心肌代谢减少 90%（图 31. 10）。低温可降低所有电机械活动（如，搏动和纤颤）时心肌的代谢率（表 31. 7）。

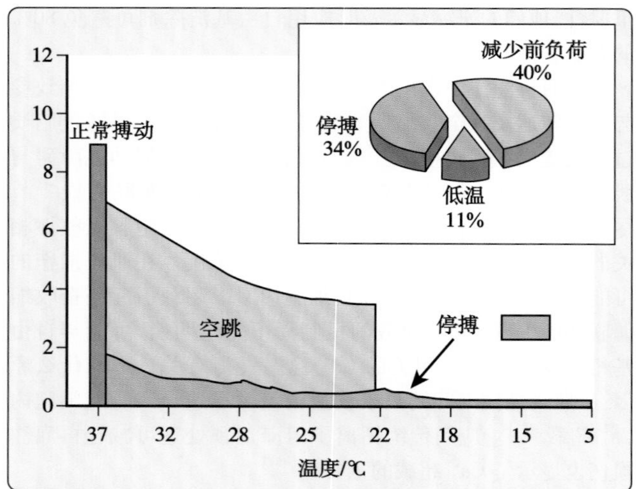

图 31. 10 心肌氧摄取（反映氧需）和温度的关系。和正常搏动心脏比，转流期间心脏减压空跳可减少 30%～60% 的氧需，心脏停搏可进一步减少 50% 氧需，总共可减少接近 90% 氧需，低温可继续减少氧需。（*From Vinten-Johansen J, Thourani VH. Myocardial protection: an overview*. J Extra Corpor Technol *2000;32:38-48.*）。

表 31. 7 不同电机械条件下温度对心肌氧耗的影响

心脏状态	心肌氧耗/(ml/100mg/min)			
	37℃	32℃	28℃	22℃
搏动，空虚	5. 5	5. 0	4. 0	2. 9
纤颤，空虚	6. 5	3. 8	3. 0	2. 0
K^+停搏	1. 8	0. 8	0. 6	0. 3
搏动，饱满	9. 0	–	–	–

From Buckberg G. Left ventricular subendocardial necrosis. Ann Thorac Surg. 1977;24:379-393;和 Sarnoff S, Braunwald E, Welch G. Hemodynamic determinants of oxygen consumption of the heart with special reference to the tension-time index. Am J Physiol. 1958;192:148-156.

尽管有时心脏手术也可于空跳心脏或者低温纤颤心脏上（均于体外循环辅助下）完成，但是主动脉阻断-停跳液灌注依然是最常用的心肌保护方法。基于降低代谢需求的基本原则，选择性心脏低温及心脏停搏液灌注（使心脏于舒张期停搏）是临床心肌保护的重大进步[500,501]。随着心肌停搏液内各种添加剂不断引入（用于优化停搏期间心肌保护、减轻再灌注损伤），常温停搏液的应用，在停跳液中加入代谢底物（与单纯减少代谢需求互补）也越来越普遍。化学停跳液的灌注途径也有多种选择。停跳液心肌保护成功的评判标准为是否可以使各区域心肌组织达到迅速持续的停搏，阻断钳开放后心肌功能是否可迅速恢复，以及脱离体外循环时是否需使用大量正性肌力药物。停搏液的成分、温度以及灌注途径构成了停跳液心肌保护的基础（见 32 章）。

心肌停跳液的成分

各个中心在心脏手术中所采用心肌停跳液的成分存在差异，外科医生也有不同偏好。总的来说，停跳液分为含血停跳液以及非含血停跳液（如晶体停跳液）。晶体停跳液的应用已不多，而含血停跳液与不同灌注温度及灌注途径的组合是心肌保护的主流。对于含血停跳液，由于添加剂种类繁多，停跳液的化学成分也有所差异。表 31. 8 列举了各种停跳液的添加剂及其作用机制。尽管所有的停跳液都含有超过生理浓度的钾，诱导心脏舒张期停搏的钾离子浓度高于维持液的钾离子浓度。除了电解质外，各种停跳液具有不同种类的缓冲液（如碳酸氢钠、氨丁三醇）、渗透剂（如葡萄糖、甘露醇、钾）和代谢底物（如葡萄糖、谷氨酸盐和天冬氨酸盐）。晶体停跳液灌注前氧合可增加心肌的有氧代谢，但是晶体停跳液携氧能力有限，在心脏舒张期停搏的诱导和维持阶段心肌代谢率迅速降低，不利于心肌保护。

表 31. 8 心脏停搏液减轻心肌缺血损伤的策略

原则	机制	成分
减少氧需	低温	血，晶体，冰屑，灌洗
	灌注	
	局部/灌洗	
	心脏停搏	KCl，腺苷（?），超极化药物
底物供应	氧	血，全氟化碳类，晶体（?）
	葡萄糖	血，葡萄糖，枸橼酸-磷酸-右旋糖酐
	氨基酸	谷氨酸，天冬氨酸
	缓冲酸中毒	低温（Rosenthal 因子），尖端灌注
	缓冲液	血，氨丁三醇，组氨酸，碳酸氢盐，磷酸盐
	优化代谢	常温诱导停搏（37℃），温血再灌注
减少 Ca 超载	低钙	柠檬酸盐，Ca 通道阻滞剂，K 通道开放剂（?）
减轻水肿	高渗	葡萄糖，KCl，甘露醇
	适当的灌注压	50mmHg

含血停跳液可以向缺血心肌提供充足的氧供以维持基础代谢需求，甚至可以增加心肌细胞高能磷酸化合物的储备，另外还具有自由基清除的作用[502]。在认识到含血停跳液的优势后，20 世纪 70 年代末期于临床应用[503]。尽管对于心脏手术低危患者，晶体停跳液与含血停跳液均可获得满意的心肌保护效果，但强有力的证据表明对于危重患者，包括“能量耗竭”心脏病患者（如术前心源性休克、急性心肌梗死），采用含血停跳液可改善预后[504,505]。另外对于高危患者，采用顺行灌注与逆行灌注相结合的方式，效果优于单一顺行性灌注[503]。

从很多角度来看，含血停跳液灌注与心肌再灌注相似，因此，含血停跳液的成分的应参考再灌注液的指标以减轻心脏顿抑[506,507]。再灌注液的指标如下：Ca^{2+} 1. 0mEq/L（将再灌注血液中 Ca^{2+} 螯合）以减少心肌细胞摄取 Ca^{2+}；pH 7. 6～7. 8（低温下 pH 的正常范围）；渗透压 340～360mOsm 以减轻再灌注后心肌水肿导致的功能障碍；高钾 10～25mmol/L 以安全地维持电机械停搏。将血与晶体液按 4 : 1 混合，使含血停跳液符合上述指标。

一些医生倾向于在主动脉阻断钳开放前进行温血停跳液灌注（37℃，又称热冲击），停跳液内含有代谢底物（如葡萄糖、谷氨酸盐和天冬氨酸盐)。该技术的理论依据为:常温可极大增强心肌有氧代谢、促进缺血后恢复。尽管也有学者推荐在主动脉阻断期间持续灌注高钾温血停跳液[508],但是该技术并未于CABG手术中得到广泛认可,原因在于桥血管灌注难度大,术中暂未开通灌注的心肌组织处于常温,存在缺血心肌损伤风险。

很多其他的心肌停跳液添加剂仍处于评估阶段,包括各种缓冲液、渗透剂、代谢底物、ATP及其前体、控制ATP合成代谢的酶、氧自由基清除剂以及抗氧化剂。冠状动脉内注射艾司洛尔可保护心肌β肾上腺素能受体功能,也可能是一种潜在的心肌保护方法[509]。另外,针对心脏移植的可将安全缺血时间延长至24小时的心肌保护液也处于研究阶段[510-512]。

心肌停跳液的温度

虽然心肌停跳液的组成成分差异较大,但是心肌温度通过灌注冷停跳液及心脏表面局部冰屑降温,基本统一在10~12℃或以下。然而,常温停跳液的应用对只有低温才能达成心肌保护的既有观念提出挑战[160]。尽管低温停跳液依然最为普遍,大量的研究致力于评估浅低温(27~30℃)和常温(37~38℃)停跳液的温度范围。其中很多研究试图确定停跳液的最佳温度,因为低温虽然具有抑制心肌代谢的优势(尤其是间断冷停跳液灌注时),却会产生负面影响。

低温的负面影响包括增加心肌水肿风险(通过抑制离子泵活性)以及影响细胞膜受体功能,影响了一些药物-受体作用(如心肌停跳液内的多种添加剂)。另外,冷停跳液在抑制心肌代谢的同时还具有增加了血浆黏滞度、降低红细胞变形力的缺点[161,499,513]。对温度较高的停跳液的研究应运而生[160,514]。在停跳液灌注的初始阶段,低温抑制某些必需药物与受体的作用,无法达到心肌最低代谢率。低温同时会使氧-血红蛋白解离曲线左移,抑制氧释放入组织,因此在诱导停搏的早期,心肌相对缺血,心肌组织氧摄取力低,会产生大量氧债。

低温的负面影响将焦点转向了常温停跳液。应用常温停跳液诱导停搏,仍可维持心肌代谢及离子跨膜转运,避免了低温导致的细胞内酸中毒,氧解离曲线接近正常可维持最佳氧供,同时避免了低温导致的血浆黏滞度及血液流变学变化,可维持正常的红细胞变形能力,维持心肌微血管血流。如果心肌保持常温,则必须持续灌注停跳液,为代谢活跃的心肌组织提供充足的底物。在大多数情况下,通过持续逆行性灌注实现(见下文)。

也有学者提出折中的温度——微温停跳液(27~30℃)[514]。Ikonomidis等比较了应用温、微温、冷停跳液患者的预后,3组之间存在很多差异,微温组在术后1小时、4小时左室搏出量的恢复情况方面最佳。研究结论称,微温停跳液提供了更好的整体保护效果,心脏功能恢复最好。Hayashid等[515]对42例CABG手术患者进行随机试验,比较冷(9℃)、微温(29℃)以及温(37℃)停跳液的优劣。结果显示,温停跳液组MvO_2和乳酸水平最高,微温停跳液组次之,冷停跳液组最低。而微温停跳液组术后早期左心功能最好[515]。

心肌停跳液的灌注途径

如果采用浅低温或常温停跳液,需要持续灌注。将停跳液灌注插管置入冠状静脉窦,进行逆行性灌注,可实现几乎持续的灌注。逆行性灌注还可用于顺行性灌注困难的情况,如严重主动脉瓣关闭不全或者主动脉根部、主动脉瓣(或常于二尖瓣)手术过程中(框31.4)。该技术还可使停跳液灌注至严重狭窄冠状动脉所分布的心肌。逆行性灌注已被证实可安全有效地用于冠状动脉疾病患者或瓣膜手术患者[516,517]。逆行性灌注时需注意将灌注压力限制在40mmHg以下以避免血管周围水肿、出血[518]。

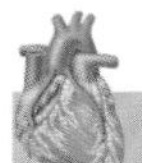

框31.4 可使用逆行性灌注的情况

- 顺行性停搏
- 主动脉瓣功能不全时
- 主动脉瓣(和二尖瓣)手术
- 为严重病变的冠状动脉灌注

两个临床试验比较了不同灌注途径。一项CABG试验[519]纳入了合并左心室功能不全的高危CABG患者,结果显示联合顺行性、逆行性灌注含血停跳液优于单一顺行性灌注。但是该研究的局限性在于顺行性灌注组采用晶体停跳液(而联合灌注组采用含血停跳液),组间差异的原因可能来自停跳液成分而非灌注方式。在另一项针对瓣膜手术的试验中,一组采用冷血停跳液间断顺行性灌注,另一组采用冷血停跳液顺行性灌注诱导停搏,逆行性冷血停跳液维持,两组未显示出差异[520]。但是顺行性-逆行性联合灌注更方便,可缩短主动脉阻断时间。

逆行性灌注也存在一些不足。尽管逆行性灌注可优先灌注左心室,但是由于血液可直接通过心最小静脉和各种小动脉血窦连接进入心房心室,右心室及室间隔停搏液灌注往往不足。而一些情况下,逆行性灌注也会出现困难,如冠状静脉窦插管过深超过心最大静脉;又比如存在解剖变异,冠状静脉与体循环静脉交通(如永存左上腔静脉)[518,521,522]。由于逆行性灌注不能有效诱导心脏停搏,因此诱导停搏时依然采用单次顺行性灌注。

缺血预处理

心脏手术中心肌顿抑受到多因素影响。缺血前心肌的状态可影响缺血事件后心肌顿抑的严重程度。缺血预处理(ischemic preconditioning,IPC)是通过短暂的心肌缺血(5~15分钟)启动内源性心肌保护机制。IPC是心肌的自然防御机制,可使心脏更好地耐受缺血。尽管短暂缺血本身会引起心肌顿抑,但与此同时可建立暂时的抵抗能力以应对此后更长时间的缺血打击[523,524]。IPC已在实验中被详细论述[525-527]。在IPC的可能机制中,其中一个为某些心肌G蛋白偶联受体激活,主要是A_1腺苷和α_1肾上腺素受体[528]。蛋白激酶C也是IPC的关键细胞介质,部分通过激活ATP敏感钾通道发挥作用[529]。

心肌保护的方法一直都是研究的热点,包括IPC。已有在人心脏手术体外循环前通过短暂缺血或药物途径诱导IPC的研究。七氟烷及其他一些常用吸入麻醉药可诱导IPC[530]。于体外循环前静脉应用腺苷,或者将腺苷加入停跳液中,也可药物诱导IPC,它可减轻术后心肌损伤、减少正性肌力药物用量、促进心肌恢复[531,532]。IPC对OPCAB术后心肌顿抑的作用还缺乏全面评估。在 OPCAB 前间断阻断冠状动脉诱导 IPC 的效果还不明确,处于临床评估阶段[533],但并不常用。更多关于麻醉预处理的内容见第 10 章,OPCAB 管理的相关内容见第 20 章。

消化道并发症

发生率和严重性

尽管心脏术后消化道(gastrointenstinal,GI)并发症的发生率相对较低(0.5%~5.5%),却可显著增加患者不良预后风险。消化道并发症发生率的报道各不相同,与不同研究对消化道并发症的定义有关,也与不同研究间患者情况及手术风险的差异有关[534-545]。虽然后果十分严重,由于消化道并发症发生率相对低,相关研究也很少。常见的消化道并发症包括胰腺炎、消化道出血、胆囊炎、肠穿孔及肠梗死,此外高胆红素血症(总胆红素>3.0ml/dl)也是心脏术后重要的消化道并发症之一。在最大的一项关于体外循环后并发症的前瞻性研究中,McSweeney 等[542]纳入了美国多个中心共 2 417 例 CABG 手术(部分同期行心内手术)患者,结果显示消化道并发症发生率为 5.5%,发生率最高的为高胆红素血症(3.7%),发生率较低的为肠穿孔和肠梗死(0.1%)(表 31.9)。

表 31.9 胃肠道并发症

	患者例数	占胃肠道并发症患者百分比(*N*=133)	占所有患者百分比(*N*=2 417)
高胆红素血症,总胆红素[a]	90	67.7	3.7
3.1~5.0mg/dl	54	40.6	2.2
5.1~9.0mg/dl	19	14.2	0.8
>9.0mg/dl	17	12.8	0.7
消化道出血	28	21	1.2
胰腺炎	19	14.3	0.8
胆囊炎	7	5.3	0.3
肠穿孔	2	1.5	0.1
肠坏死	2	1.5	0.1

[a] 高胆红素血症定义为术后总胆红素最高值大于 3.0mg/dl。

From McSweeney ME, Garwood S, Levin J, et al. Adverse gastrointestinal complications after cardiopulmonary bypass: can outcome be predicted from preoperative risk factors? *Anesth Analg*. 2004;98:1610-1617.

消化道并发症除了与其他并发症相关,还可显著增加心脏术后死亡风险[542,546-548]。McSweeney 的研究显示,合并消化道并发症患者的平均死亡率为 19.6%,而其他研究报道的死亡率为 13%~87%,平均为 33%。在 McSweeney 的研究中,单纯实验室检查提示总胆红素增加,死亡比值比为 6.6,所有消化道并发症的总体死亡比值比为 8.4。消化道并发症不仅可显著增加死亡率,还增加围手术期心肌梗死、肾功能衰竭、脑卒中的风险,明显延长 ICU 住院时间和总住院时间[542]。

危险因素

研究发现消化道并发症存在大量术前、术中及术后危险因素[540,542,549-555],很多危险因素存在互相关联,因此通过多因素分析才能更加明确心脏术后消化道并发症的主要危险因素。表 31.10 列举了一致认可的消化道并发症的危险因素。术前危险因素包括:高龄(>75 岁),充血性心力衰竭病史、高胆红素血症(>1.2mg/dl)、复合心脏手术(如 CABG+瓣膜手术)、二次手术、术前射血分数小于 40%、术前部分凝血酶原时间延长和急诊手术;术中危险因素包括:长时间体外循环、应用 TEE、输血;术后危险因素包括:长时间正性肌力药物或缩血管药物支持、LCOS 应用 IABP 以及长时间机械通气。这些危险因素提示患者为高危,并同时为消化道并发症的病生理机制及病因提供了依据。如果说这些危险因素之间存在共性,可能是与减少内脏氧供有关。

表 31.10 心脏手术术后消化道并发症的常见危险因素

术前危险因素	心脏手术种类	体外循环因素	术后危险因素
年龄	急诊手术	转流时间	低心排综合征,应用正性肌力药或升压药或 IABP
CHF 病史或低 EF 值	二次手术	阻断时间	二次开胸止血
肾功能不全	瓣膜手术或复合手术		失去正常窦性节律
消化性溃疡、慢性肺部疾病,近期急性心肌梗死,糖尿病,外周血管疾病,应用 IABP[a]	心脏移植术		肾衰竭
			机械通气>24 小时 ICU 时间>1 天 当红素或乳酸水平升高,纵隔炎[a]

[a] 较少提到的危险因素。

CHF,充血性心力衰竭;EF,射血分数;IABP,主动脉球囊反搏;ICU,重症监护病房。

From Hessel EA 2nd. Abdominal organ injury after cardiac surgery. Semin Cardiothorac Vasc Anesth. 2004;8:243-263.

病生理机制和病因

心脏手术常规操作下即普遍存在内脏灌注减少的情况,当合并术前心输出量低下或术后长时间 LCOS 时,内脏血量减少就更为显著。体外循环期间肠道内毒素进入血液循环可导致内脏低灌注,进而引发体外循环相关的全身炎症反应。另外内脏低灌注也可由远离肠道的炎性反应所释放的体液血管活性物质引发[555-557]。另一个消化道并发症的病因为动脉粥样硬化栓塞,可直接导致内脏低灌注,引起肠梗死[549,553,558]。此外,长时间机械通气支持也是消化道并发症的病因,一些研究显示了长时间机械通气与消化道并发症的关系,可能与正压通气影响心输出量进而减少内脏灌注有关[538,540,552,559]。肺减容术和肺移植术也易出现消化道并发症(约 9%)[560,561]。

心脏手术中的消化道保护

与其他器官保护相类似,保护策略的制定需针对消化道并发症的病因(框 31.5)。遗憾的是,消化道保护策略的制定面临着与其他大多数器官保护相似的问题,至今还没有一种方法得到大规模高质量的前瞻随机对照研究支持。然而,还是可根据现有研究提供一些建议,可以将研究重点放在尚不清楚但是具有潜在价值的保护方法上。

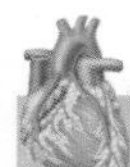

框 31.5 体外循环期间消化道保护

- 避免大剂量升压药
- 维持高灌注流量
- 减少产生栓子的操作

体外循环管理

由于体外循环本身可影响内脏血流,优化体外循环管理可能对消化道带来益处。一些研究关注体外循环期间血压与流量对消化道并发症的影响,结果显示维持足够的灌注流量比仅维持血压更有益[562-564]。当灌注流量不足时,通过人为给予大剂量血管收缩药提高 MAP 可能反而进一步减少内脏血流。很少有明确的证据支持应用搏动灌注。一些研究显示,在间接指标[如胃黏膜细胞内 pH(intracellular pH,pHi)]上,搏动灌注具有优势,但是尚无研究发现搏动灌注对临床结局产生有益影响。类似的,体外循环期间消化道保护的理想温度也不清楚。正如过快复温可产生脑损伤[64],有证据表明复温可增加内脏代谢,复温过热可能会干扰消化道氧供、氧耗的平衡[565]。

减少栓塞

体外循环期间,甚至可能在体外循环停机后,内脏血管床会发生微栓及大栓子栓塞,尽管如此,目前很少有证据表明减少栓塞的策略可改善术后消化道预后。Mythen 和 Webb[566]发现经颅多普勒栓子监测结果(可反映全身微栓数量)和胃黏膜 pHi 不良变化存在相关性。然而,针对微栓栓塞方面的临床试验结果显示,用于减少主动脉粥样物质栓塞的主动脉滤器并不能降低消化道并发症的发生率[101]。但对主动脉粥样病变严重的区域进行操作时(如主动脉插管及升主动脉阻断)仍要小心谨慎,这也是预防心脏手术所有并发症的基本原则。

药物

多种血管活性药物可以增加体外循环期间的内脏血流。大多数药物(包括三磷酸二酯酶抑制剂、多巴酚丁胺及其他正性肌力药物)增加内脏血流的机制可能并非直接作用于内脏血管床,而是通过增加心输出量完成。多巴酚丁胺和多巴胺可能同时对内脏血管产生负面作用,有证据表明它们会加重消化道黏膜缺血[567,568]。另一个小型研究显示,多培沙明可以改善黏膜血流(通过激光多普勒血流仪检测),但是未发现其有益于胃黏膜 pHi[569]。血管升压素在心脏手术中的应用越来越多,虽然它可提高 MAP,但却以内脏血流显著减少作为代价[570]。在选择血管活性药物时需权衡利弊,即使当 MAP 低至会对其他脏器产生损害的水平,应用血管升压素时,也应注意到其对内脏血流的不利影响。

选择性消化道净化

针对肠道内毒素移位在炎性反应和其他器官损伤中的重要作用,有研究[571]尝试选择性消化道净化疗法,即患者于心脏手术前应口服抗生素以减少肠道内毒素,该研究($N=100$)采用多黏菌素、妥布霉素和两性霉素的联合口服用药,术前连用 3 日,虽然可以减轻内毒素血症的程度,但是未发现其能带来临床获益。分析原因,可能的解释是口服用药不足以清除消化道内大量革兰氏阴性菌,仍有大量内毒素于肠道残留,另外杀菌本身可能导致内毒素释放,而体外循环期间非生理灌注引起黏膜血流受损,促进内毒素吸收进入血液循环。

非体外循环心脏手术

很少有证据支持非体外循环心脏手术对患者消化道结局更有益。3 个回顾性研究均显示,在消化道并发症方面,体外循环和非体外循环手术无差异[542,550,572],原因之一是两者均会影响内脏灌注。OPCAB 手术期间血流动力学不稳定,其本身可导致长期内脏低灌注,或者在对心脏操作的过程,为了维持血流动力学稳定给予升压药,也会导致内脏低灌注。

抗炎治疗

尽管体外循环相关炎性反应被认为是心脏术后消化道并发症的病因,但是很少有证据可以用来评估各种抗炎治疗(如糖皮质激素、抑肽酶、补体抑制剂)是否可以降低消化道并发症的发生率(见第 9 章)。

心脏手术肺损伤

发生率及严重性

肺功能不全是最早被认知的体外循环心脏手术的并发症之一[573]。然而,随着手术技术和体外循环灌注技术的进步,肺部并发症的总体发生率和严重性都有所改善。心脏手术的进步整体减少了各种并发症的发生,而另一方面,由于心脏手术危重患者数量增多、患者术前呼吸系统合并症加重,术后肺功能不全的风险也增加。随着"快通道外科"的出现[574],即使是术后轻度肺功能不全也被认为是术后主要并发症,并且是术后机械通气时间延长的潜在原因。与大多数术后器官功能不全相似,术后肺功能不全也存在轻重程度差异。按理说,大多数心脏手术患者术后均存在一定程度的肺功能不全,但只有当肺功能严重受损或者患者本身肺功能储备严重不足时才表现出临床症状[575,576]。因此,对于某些患者,即使轻微的体外循环相关肺损伤也可导致严重临床症状。

目前已被报道的肺部并发症包括单纯肺不张、胸腔积液、肺炎、心源性肺水肿、肺栓塞以及不同程度的急性肺损伤(如急性呼吸窘迫综合征,acute respiratory distress syndrome,ARDS)。尽管它们最终均表现为低氧血症,这些并发症的发生率、病因和临床意义却存在相当大的差异。由于体外循环后肺部改变是一个连续的过程,因此需要明确定义肺功能不全和肺损伤。

各种定义不尽相同。一个广泛被接受并曾用于一大型研究($N=1\,461$)的心脏手术术后肺功能不全的定义是:患者需机械通气支持,在不考虑呼气末正压(positive end expiratory pressure,PEEP)的情况下,PaO_2/FiO_2 小于 150,胸片提示双侧肺浸润,并除外气胸等其他低氧血症的病因。应用该定义,心脏术后进入监护室的患者中约 12% 达到了早期急性肺功能不全的诊断标准[577,578]。早期急性肺功能不全需与 ARDS 相鉴别，后者病情更严重，发病率更低，仅约 1%～2%。尽管两者可能代表同一病理过程的不同严重程度，ARDS 在病程上明显不同。适用于心脏术后 ARDS 的诊断标准为：难治性低氧血症、胸片提示双侧弥漫性肺浸润、机械通气 FiO_2>0.40 以及最为重要的病程大于 3 日（有别于进入 ICU 的时间），另外肺毛细血管楔压（pulmonary artery wedge pressure，PCWP）<18mmHg。在另一项纳入 2 609 例连续心脏手术成人患者的研究中[580]，Welsby 等报道了肺部并发症发生率为 7.5%，合并肺部并发症患者的总体死亡率为 21%，64% 的患者住院时间大于 10 天。还有研究显示，严重肺部并发症（如 ARDS）患者死亡率高达 80%[581]。肺部并发症的高发生率和高死亡率使其如同心脏外科的初期阶段，依然是心脏手术的重要并发症。

心脏术后超过 60% 的患者存在肺不张和胸腔积液，是最常见的肺部并发症[582,583]。肺不张与术中、术后多种因素相关。术中因素包括：全麻诱导、物理挤压左下肺（为了显露心脏、游离乳内动脉）和体外循环期间的呼吸暂停[584,585]。术后因素包括：呼吸肌力减弱、咳嗽无力、深呼吸不足以及胸腔积液[586]。尽管影像学对肺不张的检出率较高，临床意义相对较小[587,588]。

与肺不张相似，虽然心脏术后胸腔积液比较常见（发生率 40%～50%），很少引起严重围手术期并发症。胸腔积液多见于左侧，可能与游离乳内动脉引起的出血有关。胸腔积液的其他原因还包括术后持续出血、心源性和非心源性肺水肿以及肺炎。手术创伤可干扰正常胸腔-胸膜淋巴回流，罕见的情况下，手术创伤直接损伤胸导管导致乳糜胸。少量胸腔积液会随着时间的推移（术后数月）自然吸收，很少需要特殊治疗。而对于大量胸腔积液，胸腔穿刺或短期置管引流效果良好，但若胸腔积液持续存在，则需要行胸膜剥脱术。

心脏术后肺炎发生率差异较大，但是对患者整体预后影响较大。各中心报道的肺炎发生率为 2%～22%[589-592]。心脏术后早期肺炎提示预后很差，一项研究报道的死亡率为 27%[593]。增加术后肺炎风险的因素包括：吸烟、慢性阻塞性肺疾病、其他需要长期带气管插管的肺部并发症、重度心衰以及大量血制品输注。

肺功能不全的危险因素

Rady 等[577]指出了心脏术后早期肺功能不全的术前、术中、术后危险因素。尽管还不能完全明确这些危险因素能否被纠正，但当出现这些危险因素时需警惕肺功能不全的发生[578-593]。Christenson 等[579]确定了最严重的肺部并发症——ARDS 的危险因素，包括高血压、吸烟（未戒烟）、急诊手术、心衰（纽约心脏协会心功能Ⅲ～Ⅳ级）、术后 LCOS 和 EF<40%。最近，Filsoufi 等[594]分析 2 808 例瓣膜手术患者，认为危险因素包括术前肾衰、女性、EF<30%、双瓣手术、活动性心内膜炎、高龄（70 岁）、心衰、二次手术、急诊手术、既往心肌梗死病史以及长时间体外循环（>180 分钟）。

病生理机制及病因

一些研究显示，体外循环会引发肺组织机械性质（如：肺组织弹性、顺应性和肺阻力）改变（尤其是胸壁侧的肺组织）和肺毛细血管通透性改变。气体交换功能受损是肺不张、肺容积减少的结果[573,595-599]。大多数研究的焦点是肺血管通透性增加（可导致不同程度肺水肿）的发生机制，认为其是心脏手术后换气功能损伤、肺泡动脉氧分压差[P(A-a)O_2]增大的主要原因。

心脏术后肺功能不全和 ARDS 的病因复杂，主要与体外循环相关的全身炎性反应及其导致的肺血管内皮细胞通透性改变有关[600,601]。主要病因包括：血液与人工心肺机接触诱发的严重炎性反应，内脏低灌注大量肠道-血液循环内毒素移位诱发的炎性反应。内毒素是促炎因子，对肺血管产生直接效应[602]。临床研究显示体外循环后患者循环细胞内黏附分子增加与急性肺损伤发生有关[603]。ARDS 患者肺脏病理提示肺组织广泛损伤，内皮细胞与Ⅰ型、Ⅱ型肺泡上皮细胞存在水肿和坏死[604]。除了体外循环相关炎性反应，也有关于内毒素血症相关炎性反应的报道。一些研究发现浓缩红细胞输注（>4 单位）是心脏手术患者 ARDS 的危险因素[605,606]（见第 34 章）。

肺血栓栓塞

尽管肺栓塞并非由体外循环直接导致，深静脉血栓（deep vein thrombosis，DVT）和肺栓塞在心脏术后患者中并不少见。心脏术后肺栓塞发生率为 0.3%～9.5%，死亡率约为 20%[339,607,608]。瓣膜手术患者肺栓塞发生率较 CABG 手术患者低，可能与瓣膜术后立即开始抗凝有关[608,609]。

DVT 的发生率为 17%～46%，大多无症状[339,608]。发生率高的报道来自对所有患者常规筛查下肢血管超声的研究[339]。获取大隐静脉时，DVT 可见于同侧以及对侧下肢[608,610]。一项研究对进入康复中心的 CABG 术后患者（N=270）行下肢超声检查，DVT 检出率为 17%，其中 2 例患者后期发生了肺栓塞[611]。对 147 例心脏手术死亡患者的尸检研究显示，4% 患者的死因为肺栓塞。

心脏手术 DVT 的预防推荐方法为：对于术后 2～3 天即可下地活动的患者，应用阿司匹林以及弹力袜；对于卧床患者，应用低分子量肝素和连续加压袜[339]。此推荐基于一项随机对照试验，该试验显示对 CABG 术后可下地的患者，应用连续充气加压袜并不优于联合阿司匹林与弹力袜的预防效果[612]。

肺保护

肺通气策略

一些研究评估了体外循环期间持续正压通气（continuous positive airway pressure，CPAP）是否可减小术后肺泡动脉氧分压差[P(A-a)O_2]。Gilbert 等[613]的一项小规模随机研究纳入 18 例 CABG 手术患者，结果显示 CPAP 并不影响术后肺弹性和肺阻力。Berry 等[614]在另一项研究（N=61）中发现 CPAP 可暂时性改善 P(A-a)O_2，然而转流后 4 小时该微小差异随即消失。综上，CPAP 对预防和治疗心脏手术肺功能不大可能起主要作用。

体外循环呼吸停止期间的吸入氧浓度（FiO_2）可能影响 P(A-a)O_2，可能与高 FiO_2 可进一步增强肺不张（又称吸收性肺不张）对 P(A-a)O_2 的作用有关。基于上述因素，体外循环

期间可以考虑将 FiO_2 降至空气水平。在准备脱离体外循环前可采取一些简单的保护策略，包括充分吸痰、反复膨肺（每次通气应达肺活量水平），可减少转流期间引起的肺不张[585]（框 31.6）。

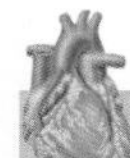

框 31.6 肺保护策略

- 降低转流期间吸入氧浓度（FiO_2）
- 术后低潮气量通气
- 体外循环停机前膨肺

急性肺损伤（包括 ARDS）的呼吸机支持理念也在改进（见第 39 章）[615,616]。尽管并非限定于心脏手术，由急性呼吸窘迫工作组开展的一项研究强调了避免呼吸机相关肺机械损伤的重要性[616]。重复大潮气量通气会对肺泡和肺脏其他微小结构产生损伤，机械压力会激活肺组织炎性反应、促进局部细胞因子释放，进一步加重肺损伤。在该多中心研究中，患者被随机分为小潮气量组（约 6ml/kg）及常规潮气量组（12ml/kg），结果显示小潮气量通气可使 ARDS 患者的死亡率降低 25%。尽管该研究并非限定于心脏手术，但对于心脏术后严重急性肺损伤患者应该同样适用。

药物

糖皮质激素

由于炎性反应是心脏术后肺功能不全的关键病因，抗炎治疗可能可通过减轻反应减轻肺损伤。然而，除了糖皮质激素外，其他抗炎药物很少常规应用。从循环细胞因子的数量来看，糖皮质激素可减轻机体炎性反应[617-619]，但是肺功能不全并未得到相应改善。Chaney 等在两个独立的研究[195,620]中发现较大剂量的甲泼尼龙对体外循环后肺功能产生负面作用。虽然两个研究均未发现应用甲泼尼龙可改善或恶化肺顺应性、肺内分流、$P(A\text{-}a)O_2$ 和拔管时间延迟，但是他们推断糖皮质激素对 $P(A\text{-}a)O_2$ 和拔管时间的负面作用与激素引发的水钠潴留、血管舒张相关的肺内分流增加、肺水增多、肺水肿有关。糖皮质激素还导致严重高血糖，体外循环期间很难处理[620]。在类似的一项研究中，Oliver 等[619]比较安慰剂、激素或血滤对肺功能的影响，激素组术后 $P(A\text{-}a)O_2$ 存在较大增长，按流程进行机械通气脱机时，激素组并不能缩短气管拔管时间（519±293 vs 618±405，$P=0.21$），验证了 Cheney 等[620]的结果。关于激素的最新证据来自心脏手术应用大剂量地塞米松（1mg/kg）的试验研究[260]，该研究得到了与既往研究不同的结果，地塞米松可缩短机械通气时间、降低肺部感染发生，提示糖皮质激素即使不是肺功能的保护性因素，但至少也不增加肺损伤风险。

抑肽酶

非特异性血清蛋白酶抑制剂抑肽酶曾被用于减少心脏手术术后出血及术后输血，一些证据显示抑肽酶还可以减轻体外循环相关炎性反应[621-623]。抑肽酶最早在心脏手术中的应用目的为肺保护，它可减轻血液接触体外循环设备异物表面而激活的炎性反应[624,625]。研究出乎意料地发现抑肽酶对减少手术失血和输血存在有益作用[626]。此后，关于抑肽酶的研究多关注其减少失血及输血的作用，很少进一步评估其肺保护效应。尽管抑肽酶可显著抑制体外循环相关炎性反应，尚无研究显示其可预防体外循环的肺部并发症。

一氧化氮

肺功能不全的结局之一是导致不同程度的肺血管阻力增加和肺动脉高压。因此可应用一些肺血管扩张剂降低肺动脉压、减轻右室负荷，使用最多的是一氧化氮（见第 26 章）[627-629]。

一氧化氮作为选择性肺血管舒张剂被用于心脏手术及心肺移植手术[630]。然而，目前尚无试验显示心脏手术预防性使用一氧化氮可获益。尽管统计学结果显示它可显著降低心脏手术患者肺动脉压力，但是还不清楚这是否可改善整体预后。

体外循环管理

转流前阶段

这一阶段的重要任务是使患者做好体外循环的准备（框 31.7）。该阶段始终包括两个关键步骤：抗凝和插管。除了一些罕见的情况[631]，体外循环常规应用肝素抗凝。对于肝素的剂量、给药方式、充分抗凝的标准存有不同观点。即使在紧急插管情况下，体外循环插管前必须给予肝素，否则将增加患者及体外循环管路血栓形成的风险。第 19、34 和 35 章详细讨论了心脏手术患者抗凝止血管理。肝素给药后，通常需等待至少 3 分钟使肝素循环全身并起效，活化凝血时间（activated coagulation time，ACT）或肝素浓度检测均可作为充分抗凝的监测指标。

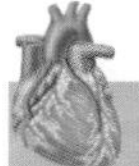

框 31.7 体外循环前管理

- 抗凝
- 心脏插管
- 严密监测以减轻器官功能障碍
- 心肌保护
- 体外循环准备

插管

转流前第二个重要步骤是插管。插管的目为使全身静脉血以尽可能低的静脉压进入体外循环主泵，并将氧合血以足够供应机体循环稳态的压力和流量进入动脉循环（见第 32 章）。

动脉插管

通常于静脉插管前建立动脉插管，以便必要时进行容量复苏。由于升主动脉易暴露，不需要额外切口，可选用大号插管以便于在较低的泵压下提供较大流量，且发生夹层风险较其他部位小（股动脉或腋动脉），因而是动脉插管的首选位置。因为高血压可增加动脉插管时主动脉夹层的风险，所以在主动脉切开和插管时应暂时性降压（MAP<70mmHg）。主动脉插管有关的潜在并发症包括：空气或粥样物质栓塞、插管误入主动脉弓部、主动脉夹层和其他的血管壁损伤[632-637]。

综述和临床报道强调了栓塞是心脏手术患者局灶性脑损

伤的主要机制。Barzilai 等[638]和 Wareing 等[633]报道了术中通过二维主动脉表面超声引导下选择上阻断钳和动脉插管的位置。Barzilai 和 Wareing 的研究中分别有 24% 和 33% 的患者在超声提示下改变插管位置。除了升主动脉,还可选择股动脉或腋动脉插管进行全身灌注。当升主动脉插管相对禁忌时,如严重升主动脉粥样硬化、升主动脉动脉瘤或夹层、主动脉中层囊性坏死,可选择其他部位插管[7,120,639,640]。过去,麻醉医生通过以下征象判断插管位置不良:单侧面部苍白、单侧颈动脉搏动减弱和双侧上肢血压新发不对称。而现在可通过经颅脑氧饱和度监测更为准确地判断双侧脑血流灌注的对称性(见第 18 章)。

静脉插管

静脉插管可以是单一腔房插管(即插入右心房并指向患者足侧,图 31.11),这种多级插管的侧孔位于下腔静脉(inferior vena cava,IVC)和右心房,分别引流来自下肢、上腔静脉(superior vena cava,SVC)和冠状静脉窦的血流。这种插管方式的优点是操作简易、快速以及仅需一个切口。但当为了手术显露需抬高心脏时易影响静脉引流[641]。另一种插管方式为双腔插管,适用于右心房入路的手术,采用独立的 SVC 和 IVC 插管(图 31.12)。腔静脉阻断带阻断后可完全阻止腔静脉血液回流入心脏,但双腔插管并不能引流由冠状静脉窦进入右心房的血液,还需其他引流或心房切开。

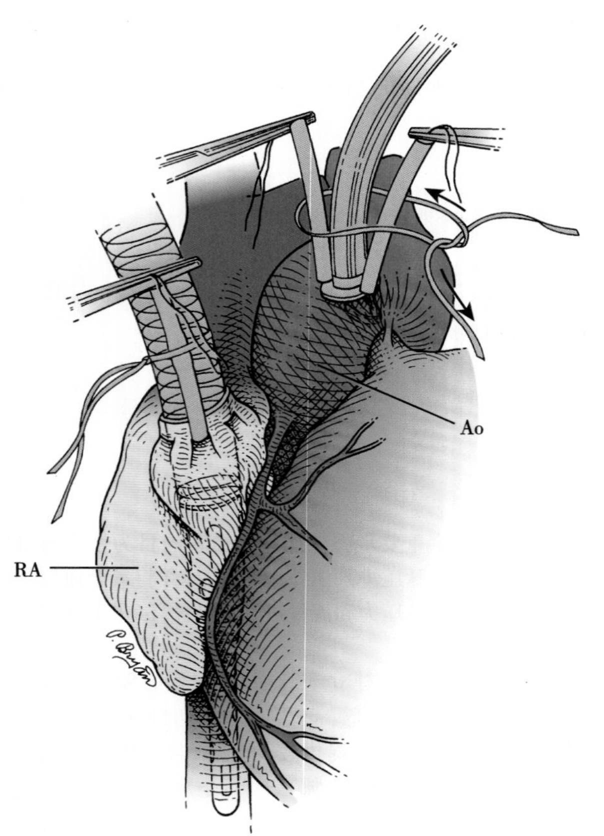

图 31.11 主动脉(Ao)插管和单一双级右心房(RA)插管。注意右心房插管引流侧孔位于右心房及下腔静脉内。(*From Connolly MW.* Cardiopulmonary Bypass. *New York: Springer-Verlag; 1995:59.*)

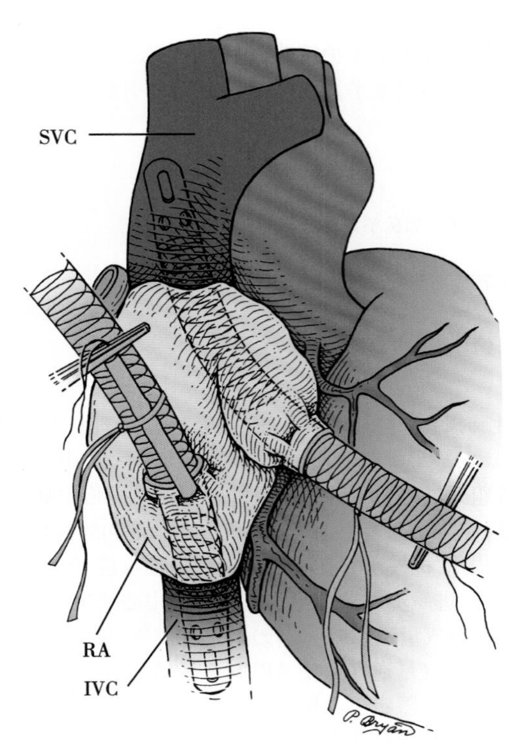

图 31.12 右心房(RA)双腔静脉插管,引流侧孔分别位于下腔静脉(IVC)和上腔静脉(SVC)内。(*From Connolly MW.* Cardiopulmonary Bypass. *New York: Springer-Verlag; 1995:59.*)

体外循环期间,血液会由多种途径进入左心室,包括支气管静脉、心最小静脉以及来自肺循环血液。其他异常来源还包括永存左上腔静脉、体肺分流和主动脉反流。因此体外循环期间要避免左心室充盈扩张,防止心肌温度升高、减少心室壁张力、减少心肌氧耗[642],通过左上肺静脉放置左心引流管可解决上述问题。左心引流管置管的其他途径还包括肺动脉、主动脉根部和心尖部。

静脉插管,包括多级插管或双腔插管,管径粗可能会影响 IVC、SVC 静脉回流。上腔静脉阻塞表现为头颈部静脉充盈、结膜水肿和 SVC 压升高。下腔静脉阻塞表现更为隐匿,仅表现为因静脉回流减少而静脉充盈压下降。

体外循环有时也采用股静脉插管,在劈胸骨前或右心房插管前建立(如二次手术、升主动脉动脉瘤时)。由于股静脉插管管径较细、管路长,静脉回流会受影响,可调整管尖至最佳位置,即 SVC-右心房交界处(在 TEE 引导下调整)。动力辅助或真空辅助负压装置的应用有助于静脉引流。

其他准备

抗凝和插管完成后即可开始体外循环。由于肺动脉导管通常在右心室内较为冗长,体外循环期间操作心脏时,肺动脉导管会向远端移动进入肺动脉分支[643],会增加"楔入过度"和肺动脉损伤风险,因此建议在转流开始前将肺动脉导管回退 3~5cm 以降低风险。另外,还建议检查所有血管通路和监测设备完好。在应用胸骨牵开器时,通过颈外静脉[644,645]或锁骨下静脉[646]置入的肺动脉导管可能出现打折或阻塞。如果使用 TEE,需将探头置于"冻结(freeze)"模式,探头尖端置于中立未锁定位置。如果在低温体外循环期间开启电子扫描发射器(某些TEE可设置),会增加食管和心室后壁热量。

在体外循环开始前,麻醉医生需保证麻醉深度和充分肌松。保持肌松很重要,可避免患者体动导致的插管脱出、防止低温导致的寒战反应(可增加氧耗)[647]。在体外循环的不同阶段,由于血压、心率、瞳孔大小和自主神经系统受体外循环影响很大(比如心脏停搏、血压主要受灌注流量影响、复温时出汗反应),这些指标不能如实反映麻醉深度,故很难判断麻醉深度。尽管低温可以减少对麻醉药的需求量,体外循环期间依然有必要保持充分镇痛、镇静和肌松,可借助EEG处理设备监测麻醉深度,如脑电双频指数已被证实有助于避免心脏手术术中知晓[648]。随着体外循环开始,发生血液稀释,麻醉药和肌松剂的血药浓度降低,但另一方面,血浆蛋白浓度的相应降低增加了药物游离态和活性成分的浓度。体外循环期间,每种药物都有特异的药代动力学特征,不同患者之间的药代动力学和药效特征也存在差异。许多医生在体外循环开始时会给予额外的肌松剂和阿片类药物。吸入麻醉药的挥发罐也可加入转流环路内。Hall等[649]提供了关于药代动力学和体外循环的讨论另外在转流前需观察头颈部肤色、对称性、静脉引流状态(颈静脉和结膜是否充血)、瞳孔大小一致性,作为麻醉的基线指标。转流前准备工作的总结见框31.8。

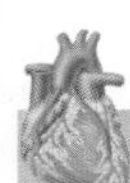

框31.8 体外循环准备检查表

1. 抗凝
   a. 给予肝素
   b. 抗凝监测达标
2. 动脉插管
   a. 动脉管路内无气体
   b. 夹层或插管位置异常的证据?
3. 静脉插管
   a. 上腔静脉梗阻证据?
   b. 下腔静脉梗阻证据?
4. 肺动脉导管(如使用)回退
5. 所有血管通路和监测设备完好?
6. 经食管超声心动图(如使用)
   a. 处于"冻结"模式
   b. 处于中立位或未锁定位
7. 药物追加
   a. 肌肉松弛药
   b. 麻醉药、镇痛药、遗忘作用药
8. 检查头颈部
   a. 肤色
   b. 对称性
   c. 静脉引流
   d. 瞳孔

开始和结束体外循环:概述

开始体外循环(无体外循环意外发生)

准备工作完成后,体外循环治疗师逐步增加输入患者动脉系统的氧合血,全身静脉血液从患者右心系统回流至储血罐,维持储血罐一定液面。达到全流量后,患者全部静脉血(理想状态)回流至储血罐。在转流开始后需迅速通过核查表进行安全自检(框31.9)。CVP和肺动脉压需降至接近0的水平(2~5mmHg),维持全身灌注流量、动脉血压、氧合情况至期望水平。

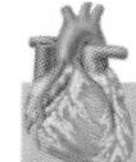

框31.9 体外循环期间检查表

1. 评估动脉输入血流
   a. 动脉输入血液是否为氧合血?
   b. 动脉输入血流方向是否正确?
   c. 是否有动脉夹层证据?
   d. 是否存在患者持续低血压?
   e. 泵压是否高?
   f. 储血罐液面是否降低?
   g. 是否存在心房插管位置异常的证据?
   h. 是否存在患者持续低血压或高血压?
   i. 非对称性面部水肿,肤色不同?
   j. 脑氧饱和度是否对称?
2. 评估静脉回流
   a. 血液是否回流至储血罐?
   b. 是否存在上腔静脉阻塞的证据?
   c. 面部静脉怒张或充血,CVP升高?
3. 转流是否完全?
   a. 高CVP/低PA压?
   b. 静脉回流障碍?
   c. 低CVP/高PA压?
   d. 支气管静脉大量回血?
   e. 主动脉瓣关闭不全?
   f. 动脉或PA血压呈非搏动波形?
   g. 达到目标泵流量?
4. 停止药物和液体输注
5. 停止患者呼吸机通气和经肺吸入麻醉

CVP,中心静脉压;PA,肺动脉。

转流初期低血压

体外循环开始初期体循环动脉低血压很常见(MAP 30~40mmHg),Gordon等[650]推测原因为无血预冲液血液稀释引起的血液黏度突然改变。他们认为体循环血管阻力(systemic vascular resistance,SVR=MAP-CVP/CO)是血液黏度(n)与体循环血管固有阻力(systemic vascular hindrance,SVH)的乘积,SVR=n×SVH。随着低温诱导的血管收缩及内源性儿茶酚胺、血管紧张素分泌增加,MAP将升高。血液稀释将同时导致血红蛋白NO结合障碍[651],游离NO可进一步引起血管扩张。一过性低血压(<60秒),通常不必使用α激动剂。但在低温未达到前,需重视低血压引起的心肌缺血和脑缺血风险。

在主动脉阻断前,冠状动脉血供来自稀释平流灌注。Schaff等[652]发现,对于常温空跳心脏,当MAP低于80mmHg时,冠状动脉严重狭窄的区域会发生心内膜下缺血。如短时间内未能阻断主动脉,则应将MAP维持于60~80mmHg以保证心肌充分灌注,尤其是对于已知冠状动脉狭窄或左心室肥厚的患者。在达低温前,该动脉压范围可保证充分CBF。

除非使用搏动灌注,动脉血压波形应为直线,滚压泵泵头转动可产生微小的正弦波动(5~10mmHg)。动脉血压搏动波形持续存在提示左心室有其他血液来源。

转流期间的灌注流量和灌注压

体外循环期间的灌注流量反映了提供清晰术野和保证充足氧供两个相互矛盾的要求之间的微妙平衡。目前存在两种观点：第一种是维持当时核心温度下正常的氧供，虽然避免低灌注的发生，却增加栓子数量；另一种是维持该温度下不引起终末器官损伤的最低流量，可减少栓子数量、改善心肌保护并提供更好的外科术野显露[653,654]。但当使用左心引流时，这些优势就不复存在[655]。

体外循环期间，灌注流量、灌注压与全身体动脉阻力有关，后者取决于血液稀释度、温度和动脉横截面积。这点很重要，因为血液稀释和温度是决定机体流量需求的因素。低温体外循环期间，当红细胞比容（HCT）约为22%时，1.2L/min/m^2的流量即可保证大多数微循环灌注[656]。然而，当HCT降低或氧耗增加时，该流量则不足[657-659]。氧需随温度而变化，超过某一流量时氧耗随流量增加很少，据此绘制的列线图可作为选择灌注流量的依据（图31.13）。

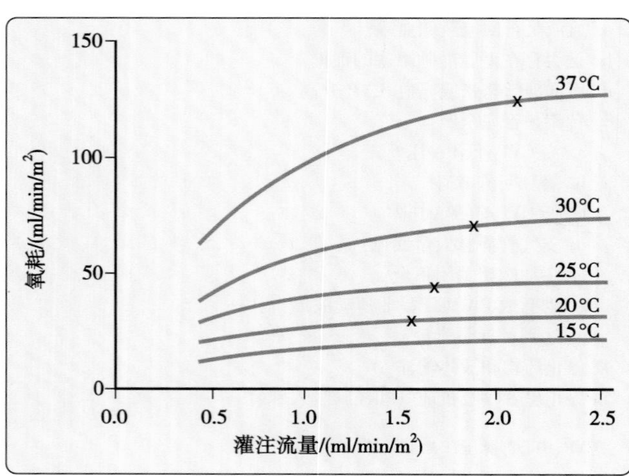

图31.13 列线图示氧耗（VO_2）与灌注流量、温度之间的关系。曲线上x示不同温度下临床常用灌注流量。（*From Kirklin JW, Barratt-Boyes BG.* Cardiac Surgery. *New York: Wiley; 1986: 35.*）

除了参考上图，还可监测混合静脉血氧饱和度（mixed venous oxygen saturation，SvO_2），SvO_2目标为70%及以上。遗憾的是，该指标不能反映所有组织灌注，因为一些组织（肌肉、皮下脂肪）被功能性地排除在体外循环循环外[659]。低温时SvO_2可能高估了终末器官储备[660]。Slater等[564]研究了27℃时局部血流灌注特征，分别对动物按1.9、1.6、1.3和1.0L/min/m^2的流量灌注，通过荧光微球技术定量分析终末器官局部灌注情况（脑、肾脏、小肠、胰腺和肌肉）。CBF在3个较大流量下无差异，肾脏灌注可在1.9和1.6L/min/m^2的流量下维持，胰腺灌注4组一致，小肠灌注与流量呈线性关系，肌肉灌注在各个流量下均有减低。该研究验证了此前对体外循环终末器官灌注的认识，重点指出了肾脏在中度低温时依然对灌注流量敏感，易受低流量损害。

关于体外循环流量与器官预后的关系，研究最多的是缺血风险高的组织器官（如肾脏和脑）。大量研究评估了肾功能不全和泵流量之间的关系[314,319,661,662]。术前合并肾脏疾病通常是术后肾功能不全的预测指标，其发生率为3%~5%。当泵流量大于1.6L/min/m^2时，肾功能似乎无变化[661]，但是不清楚是否适用于先前合并肾功能不全的患者[662]。由存在CBF自动调节，大多数研究[175,663]，但不是所有研究[664]，都提示CBF不受泵流量变化影响。在低流量下，CBF可能更依赖灌注压[665-667]。关于各个器官功能不全与灌注压的关系参见上文中体外循环对终末器官影响的部分。

体外循环脱机准备

在停止体外循环前，需保证心肺功能恢复至最佳状态。很大程度上，该过程可看作开始和维持体外循环的反过程（框31.10）。

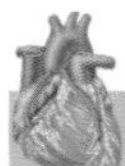

框31.10 体外循环停机前准备检查表

1. 心腔内排气操作完成
2. 复温完全
   a. 鼻咽温36~37℃
   b. 直肠温/膀胱温≥35℃且<37℃
3. 确认麻醉深度和肌松充分
4. 心律和心率稳定（必要时应用起搏器）
5. 泵流量和体循环动脉压
   a. 泵流量维持混合静脉氧饱和度≥70%
   b. 体循环血压恢复至常温水平
6. 代谢参数
   a. 动脉血pH，PO_2，PCO_2正常范围
   b. Hct：20%~25%
   c. K^+：4~5mmol/L
   d. 可能需补充离子钙
7. 确认监测设备和血管通路正常
   a. 传感器重新校零
   b. TEE（如应用）关闭"冻结"模式
8. 呼吸管理
   a. 肺不张复张/膨肺
   b. 气胸的证据？
   c. 吸引胸腔内液体
   d. 恢复机械通气
9. 重新开始静脉输液
10. 准备正性肌力药/血管加压药/血管扩张药

Hct，血细胞比容；TEE，经食管超声心动图。

患者术中知晓的可能

复温过程中患者出汗并不少见，大多数情况下与下丘脑（即体温调节中枢）灌注的血温高于调定点（37℃）有关，脑血流量大，脑温能很快（10~15分钟）与脑灌注温（可由鼻咽温代表）达到平衡。另一个可能性更小，但是后果更严重的现象是，脑温恢复至常温后麻醉药浓度相对下降，引起麻醉深度不足，易发生术中知晓。据估计，心脏手术术中知晓的发生率为0.1%[648]。

为了减少体外循环心脏手术术中知晓的可能和相关后果，提出以下建议：术前访视时需告知患者术中知晓风险，可考虑应用吸入麻醉药（具有遗忘作用），术后访视时就围手术期体验与患者进行自由沟通，提供必要的心理咨询支持以减轻术中知晓带来的长期精神问题。

在体外循环停机前，如患者发生体动，可能导致插管移位、影响手术操作，可引起极其严重的后果，甚至危及生命，故需追加肌松剂。如果怀疑术中知晓，复温期间需追加麻醉药或辅助用药。由于在体外循环停机后出汗会马上消失，如仍持续出汗则提示术中知晓。脑电双频指数监测及其他神经监测手段有助于对 CBP 期间和体外循环停机后麻醉深度的判断[668]。

复温

在全身低温后，需通过变温器逐步提高灌注温度，使机体温度恢复常温。复温（热交换）所需的时间由动脉灌注血温、患者体温和流量决定。不建议使用过高灌注血温，有以下 3 个原因：可能导致血浆蛋白变性，可能引起脑温过高，温度梯度过高使气体析出形成气栓。即使微小（0.5℃）的脑温过高也可加重缺血性脑损伤，因此需维持血温不超过 37℃。虽然会延长复温时间，但血温过高会显著增加高温脑损伤风险。大多数中心目前采用浅低温（32～35℃）而非中低温（26～28℃）体外循环，减少了复温至常温所需的热交换。

可通过增加泵流量加速复温，即增加热输出。在常用的低温温度下（25～30℃），患者血管收缩（SVR 高），增加泵流量会引起不可接受的高血压，有两种解决方法：等待血管收缩反应消失或应用血管扩张药。当机体直肠温或膀胱温达到 30～32℃时，患者会迅速出现血管扩张，可能与血液黏度下降或复温减轻了低温诱导的血管收缩有关。此时增加泵流量有如下目的：增加热交换，维持动脉压，随氧耗增长增加氧供。通常等待患者自然血管舒张即可，辅以较高的灌注流量，在停机前一般可满足复温需求。有些情况下需要积极复温，包括采用深低温并存在大量低灌注组织（如脂肪组织）、偶然或有意识地延迟复温。

骨骼肌和皮下脂肪是体外循环的相对低灌注区域。这些组织降温、复温都缓慢。而高流量组织的温度（如食管温、鼻咽温）不能反映这些低灌注组织的温度。Davis 等[669]报道即使复温至常温（通过监测高流量组织温度），体外循环停机后会发生净热量丢失，出现温度降低（即温度续降）。应用血管扩张药可于早期增加泵流量，同时有助于低灌注区域热交换，使机体复温更均匀。Noback 和 Tinker[670]采用硝普钠（3.5±0.8μg/kg/min）扩血管以增加复温时泵流量，可将流量由 4.0L/min 增至 4.5L/min，维持 MAP 70mmHg。相比于不应用硝普钠的对照组，硝普钠组外周组织复温效果更好，续降温度更小。动脉扩张剂（如尼卡地平、硝普钠）的效果优于静脉扩张剂（硝酸甘油）。体外循环期间和停止后的其他复温辅助措施包括灭菌高压气体复温装置、伺服调节系统[671]、变温毯、热液体[672]、湿热气体[673]和升高室温。温度续降对常规心脏手术影响小，但常见于深低温停循环手术。

遗憾的是，体外循环末期可接受的体温范围很小，温度过高增加脑损伤风险，温度过低表示复温不全会引发寒战、增加氧耗和二氧化碳产出、出现凝血障碍。体外循环期间非常有必要避免患者脑温过高，在体外循环停机后还可通过其他加热装置对患者继续复温，可减少低温带来的并发症。

各中心在直肠温膀胱温的复温目标上有所差异。Nathan 和 Polis[674]对加拿大 28 个中心就温度监测开展调查，研究显示温度监测位点多样（图 31.14）。很多中心不常规监测反映

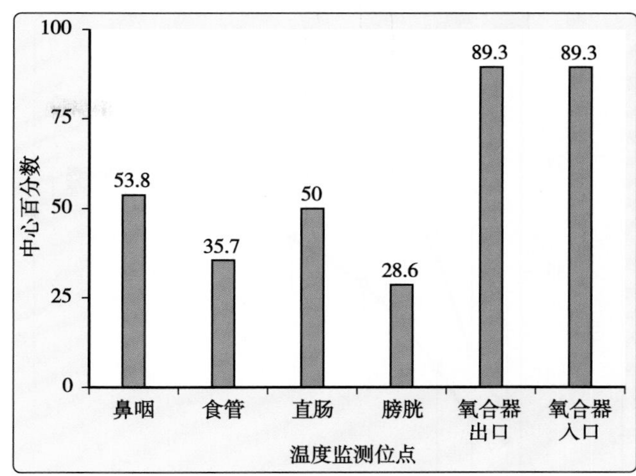

图 31.14 加拿大 30 个成人心脏手术中心的温度监测位点。（*From Nathan HJ, Lavallée G. The management of temperature during hypothermic cardiopulmonary bypass: I. Canadian survey*. Can J Anaesth *42:669-671, 1995.*）

脑温的温度位点：没有一个中心常规监测鼓膜温，仅一半以上的中心监测鼻咽温。研究者最终未得出统一的温度监测和复温目标温度标准。总体看来，大多数中心在体外循环结束时血流丰富部位的监测温度超过 37℃。

Cook 等[675]报道了复温期间局部脑温过高，他们的研究纳入 10 例低温体外循环心脏手术患者，同时监测鼻咽温和脑静脉温度（颈静脉球温度），由 27℃开始复温，10 分钟后脑静脉温度可达 37℃，而对应鼻咽温仅为 34±2.9℃，复温 18 分钟后鼻咽温达到 37℃，脑静脉温达 38.2±1.1℃。所有 10 例患者在体外循环结束前，在平均 15 分钟的时间内，脑静脉峰值超过 39℃。

Nathan 和 Polis[674]研究 11 例低温体外循环患者，发现复温时鼓膜温度与膀胱温存在巨大差异（图 31.15）。鼓膜温达峰时刻设为 0 时，记录前后各 30 分钟的温度变化（达峰前-30 至 0 分钟，达峰后 0 至 30 分钟），结果显示膀胱温缓慢由 31.4℃升至 36℃，而鼓膜温存在温度过高的峰值，平均 38.6℃（37.7～39.7℃）。由于和膀胱温相比，鼓膜温更好地反映脑温，对这 11 例患者而言很有可能存在脑温过高的情况。

恢复体循环血压至常温水平

主动脉开放后，心脏恢复自身冠状动脉灌注。在近端吻合口完成前，低 MAP 会导致心肌低灌注，因此建议复温时逐渐提高 MAP 至约 70～80mmHg 的水平。

体外循环停机后，测量桡动脉血压和中心主动脉血压差距很大。桡动脉测得的收缩压（systolic blood pressure，SBP）可比主动脉低 10～40mmHg，MAP 低 5～15mmHg。该差异在体外循环开始前并不存在，也不是所有患者在体外循环停机后均有此差异，机制尚不清楚，有证据显示可能与前臂和手的血管扩张和动静脉分流现象有关[676]。Gravlee 等[677]发现体外循环停机后桡动脉和主动脉收缩压的差异与转流时间、体外循环停机前 15 分钟应用硝普钠或去氧肾上腺素、SVR、转流中最低温度、体外循环停机温度、复温时间均无显著关系。而肱动脉或股动脉测压则可更准确地反应中心主动脉血压。尚不清楚于体外循环期间何时出现桡动脉-中心动脉差异，但

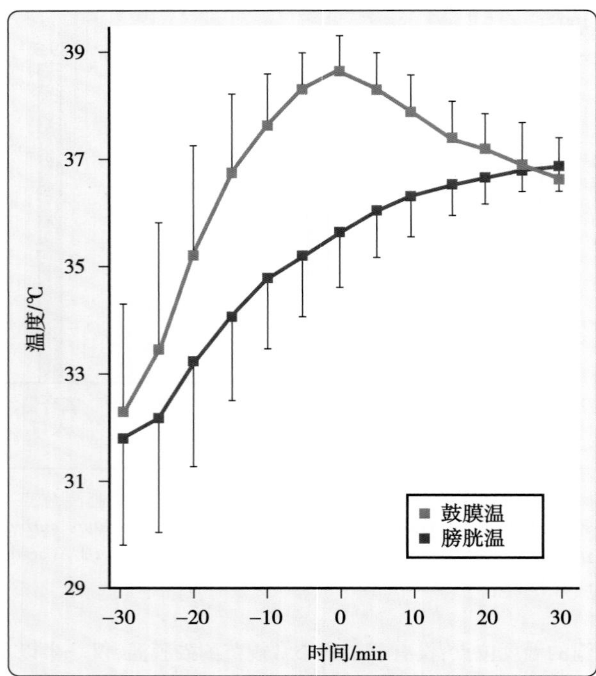

图 31.15 复温期间鼓膜温和膀胱温。0 时代表鼓膜温达峰时间,示平均值±标准差。(*From Nathan HJ, Lavallée G. The manage-ment of temperature during hypothermic cardiopulmonary bypass: I. Canadian survey*. Can J Anaesth *1995; 42: 669-671.*)

是大多数研究表明该差异于体外循环停机后 20~90 分钟消失(见第 13 章)。

如果怀疑桡动脉测压过低,可采取如下措施:手术医生可通过触诊升主动脉估测血压,或者通过主动脉放置针头、主动脉插管临时测压,抑或进行股动脉置管监测血压。

心腔内排气

在手术操作基本完成时,几乎所有需打开心腔的手术(如瓣膜成形或置换术、动脉瘤切除术、房室间隔缺损修补术、先天性心血管病手术)[678]均有心腔内存气。对于这类手术,需强调在心脏恢复射血前要尽量排尽气体。外科医生采用的排气技术各不相同。主动脉尚未开放时,手术医生或体外循环治疗师可通过部分限制静脉回流和左心引流使左心房、左心室充盈满血液,然后将气体经左心室吸引排出,可通过左心房左心室触压促进气体排出,上述操作可重复多次以促进排气。还可将手术台分别向左向右倾斜,并联合膨肺,以促进肺静脉内气体排出。除了通过左心室排气,也可选择灌注插管或升主动脉放置针头排气。在主动脉开放前,将患者置于头低位,以防止气泡进入颈动脉。有些医生习惯在主动脉开放前暂时性手动阻断颈动脉,对这一危险操作的安全性和有效性缺乏评估。在主动脉开放、心脏射血恢复后,通常在主动脉区域留置左心排气管继续排气。

Oka 等[678]应用 TEE 发现常规排气技术不完全有效。而经颅多普勒研究也显示主动脉开放或心脏恢复射血时颅内气体栓子发生率很高。Oka 等[678]描述了排气的 3 个关键点:正压充盈心腔、扩张房壁、反复触压心腔使附壁气体移动;持续升主动脉吸引排出移动的气体;应用 TEE 检验排气效果。他们认为使用上述措施可完全排尽气体。体外循环期间,二氧化碳吹气技术使 CO_2 依靠重力进入打开的心腔,将氮气替换为可溶于血液的 CO_2。应用该方法,主动脉开放后 TEE 观察到的气泡数量较对照组减少。然而,CO_2 吹气技术仅可作为排气的辅助方法,而不能替代其他排气技术[679]。

对于不打开心腔的心脏手术(如 CABG),10%~30%存在心腔内气体。Robicsek 和 Duncan[680]发现 CABG 手术期间,在主动脉阻断时,气体可通过切开的冠状动脉逆行进入主动脉和左心室,尤其是采用左心或主动脉根部引流时。他们建议在主动脉开放前应常规由左心室或主动脉根部排气。尚不清楚来自心脏和主动脉的气栓对神经损伤的影响有多大。Oka 等[678]的研究显示,大多数左心室检测到微气泡的患者并未发生严重神经损伤。这与其他研究的结果相一致,那些研究也未发现体外循环后左心室或大脑微气泡会导致明显神经功能损伤。然而,微栓的数量却与认知功能异常严重程度相关[681]。一些研究还支持,左心室的气体可进入冠状动脉系统,于体外循环停机后可引起突发甚至有时严重的心肌缺血或急性心衰。

除颤

体外循环停机前,心脏应有规律地自主或起搏心律。室颤常见于阻断钳开放后和复温后,常会自动转为其他心律。持续室颤是复温期间所不希望的,原因至少有 3 点:常温室颤会影响心内膜下灌注;常温下室颤较跳动心脏氧耗高;在缺乏机械收缩时左心室接受大量血液(主动脉瓣关闭不全或支气管静脉回流)会导致左心室过胀。左心室膨胀将增加室壁张力,进一步影响心内膜下灌注。而另一方面,早期恢复机械收缩给一些外科操作增加难度(如远端吻合口修补)。

如需除颤,可采用胸内除颤,与胸外除颤比所需能量少,成人的常规初始能量为 5~10J。复温不完全时,除颤效果较差,当心肌温度低于 30℃时很少能成功复跳[682]。反复除颤,尤其是不断加大除颤能量,易导致心肌损伤。如果尝试 2~4 次后依然未能成功,可等待继续复温、纠正存在的血气和离子浓度异常(高 PO_2 和血清 K 浓度正常高值利于除颤)、提高 MAP 以及予抗心律失常治疗。主动脉开放前给予 100mg 利多卡因可显著降低再灌注室颤的发生率[683]。提高 MAP 可增加冠状动脉灌注,也有利于心肌再灌注及能量状态恢复。因体外循环分布容积大,需加大抗心律失常药的负荷剂量以达药物的治疗浓度。

恢复通气

体外循环调整停机时,静脉回流管路逐渐钳闭,肺动脉血流逐渐恢复。关于体外循环后肺功能异常的性质和严重程度的研究结果不一致,在上文中已从多角度详细讨论。一些研究发现体外循环后无效腔量/潮气量比值(dead space-to-tidal volume ratio, Vd/Vt)增加的证据,另一些研究则没有[684],Vd/Vt 的增加将减少有效肺泡通气(与转流前相比),导致 $PaCO_2$ 增加。其他研究发现体外循环后肺内分流轻度增加,降低氧合效率,导致 PaO_2 降低。对于成人患者,体外循环停止后立即出现转流相关严重肺损伤及严重低氧血症的情况罕见。

在体外循环停机前,需对肺组织进行复张,反复进行正压膨肺至直视下所有不张肺组织复张,需重点关注左下肺叶,该区域复张最为困难。手术医生充分吸引胸腔内积聚的液体,如胸膜腔未打开,也应探查是否存在气胸。通气频率设置可较转流前提高 10%～20%，以代偿可能存在的 Vd/Vt 增加。FiO_2 设为 100%，后续可依据动脉血气和脉氧饱和度结果调节 FiO_2。

纠正代谢异常和动脉氧合

当复温接近完成、预计于体外循环停机前 10～15 分钟时可进行动脉血气检查，分析动脉血酸碱状态、PO_2、PCO_2、血红蛋白或 HCT、K 浓度和离子 Ca 浓度。

携氧能力

一般情况下，体外循环停机前应使 Hct 至少达到 20%～25%。等容贫血时，机体为保证充分氧供的首要代偿方式为增加心输出量，而 CO 增加同时伴随着心肌氧需的增加，依靠冠状动脉扩张增加冠状动脉供氧。对于心脏完全健全的狗，可耐受的 HCT 低限为 17%～20%，低于该值 CO 代偿增加也无法满足机体氧需[685]。在机体氧耗增加的情况下，如运动、发热和寒战，则需要更高的 HCT。对于心室功能良好、冠状动脉储备功能良好（或者再血管化效果好）的患者，可耐受的 HCT 为 20%，而对于心室功能受损或再血管化不全的患者，HCT 需大于 25%，有助于维持停机后机体循环稳定、降低心肌氧需。

当血泵、氧合器、储血罐内容量过多时，可应用血液超滤技术提高 HCT。Klineberg 等[686]描述了利用渗透膜两侧的静水压力梯度将水和小分子溶质（分子量 500～50 000Da）滤出的技术，超滤液与肾小球滤过液成分相似，滤液内溶质浓度和血浆水的溶质一致（见第 32 章）。

动脉血 pH

在酸血症对心肌功能的影响程度以及碳酸氢钠纠正动脉血 pH 的利弊的问题上，学术界存在很多争议[687]。有研究对长期公认的酸血症损伤心肌的观点提出了质疑。然而，大多数在体和临床研究均显示代谢性酸中毒有损心肌收缩力，影响心肌对外源性儿茶酚胺的反应[688]。当 pH 大于 7.2 时，由于交感神经系统活性代偿增加，仅表现为轻度血流动力学异常。但若应用减弱交感神经反应的药物，如 β 阻滞剂或神经节阻滞剂，则加重酸中毒对循环系统的损害。缺血心肌对酸中毒损伤尤为敏感。心肌收缩力差、心肌交感反应性减弱（如慢性左心衰）、应用 β 阻滞剂或心肌缺血的患者易受酸中毒损伤。因此，在体外循环停机前需应用碳酸氢钠将动脉血 pH 纠正至接近正常，缓慢给药和适当调节通气量（转流中易实现）可避免二氧化碳生成和细胞内酸化。

电解质

在体外循环停机前最常关注的电解质是 K^+ 和 Ca^{2+}。体外循环期间血清钾浓度可能降低，原因包括不含钾预冲液稀释、体外循环大量利尿、纠正高血糖应用胰岛素。但由于高钾停跳液的使用，血清钾浓度升高更为常见，血钾浓度大于 6mmol/L 也并不少见。其他引起血钾升高的原因还包括溶血、组织缺血或坏死以及酸血症。转流期间可提供心脏和循环支持，迅速纠正低钾血症相对安全。可于 1～2 分钟间隔补充 5～10mmol KCl，体外循环治疗师可直接从氧合器给药，并复查血钾。纠正高钾血症时，根据高钾血症严重程度和降低血钾的紧迫性选择不同的处理方法：碱化治疗、利尿、补钙或者胰岛素联合葡萄糖。此外，于体外循环期间还可通过超滤纠正，滤出含钾细胞外液，补充不含钾的液体作为替换。

离子钙参与正常兴奋-收缩偶联从而维持心肌收缩力和外周血管张力。离子钙浓度低可损伤心肌收缩力、降低血管张力，但另一方面，补钙可能会加重心肌再灌注损伤、影响多种正性肌力药的作用[689]。一些学者认为应在体外循环停机前检测血钙水平，对低钙血症者进行补钙治疗以优化心肌收缩[690]，虽然他们在停机前常规检测血钙水平，却不在停机前常规给予钙剂。如停机后仍有低钙血症，并同时存在心肌、外周血管对正性肌力药或血管加压药反应不良的情况，应给予钙剂，纠正血钙水平至正常（而非过高）以期恢复心肌和外周血管对药物的反应。血清镁离子的检测和补镁治疗原则与之类似。

其他最后准备

患者从体外循环脱机前，需检测并校准所有的监测装置和血管通路，常规对压力传感器校零。有时停机后脉搏氧饱和度探头信号不良，这种情况并不少见，此时可通过鼻部或耳部探头获得更为可靠的氧饱和度数据。在体外循环停机前需重新开始静脉输液，应检查静脉通路确保无阻塞或脱出。

在复温和停机前准备的过程中，需借助直视观察、血流动力学指数以及代谢参数评估心脏和外周血管功能状态，基于评估结果选择并于停机前备好正性肌力药、血管扩张药或血管加压药，保障停机顺利进行。

体外循环脱机

所有准备工作完成后可停止体外循环（见框 31.10），逐渐夹闭静脉管路减少回流入血泵或膜肺的静脉血，通过动脉管路回输氧合血以恢复患者血管内容量和心脏前负荷，当达到合适的前负荷后，夹闭动脉管路，患者从体外循环脱离。

此时应确认患者的氧合、通气以及心肌做功（机体灌注）是否充分。这些问题不再与 CBP 本身相关，而是涉及心肺生理学，这一重要的论题将在第 36 和 38 章详细阐述。任何原因导致的脱机失败，都可重新打开静脉和动脉管路管道钳恢复转流，重新给机体提供氧合和灌注支持，同时寻找和处理无法脱机的原因。

体外循环紧急情况

体外循环期间的意外和失误可很快发展为危及生命的紧急事件（框 31.11）。当意外威胁到体外循环环路完整性时，由于 CBP 期间患者需处于特殊生理状态（心脏停搏、低温、低血容量），恢复至正常心肺功能难度很大。幸运的是，严重体外循环意外很少发生，极少导致永久性损伤或死亡（表 31.11）。然而，心脏手术团队中的所有成员必须能对体外循环意外做出快速反应以避免进展为灾难性事件。下文将讨论最常见的一些紧急事件。

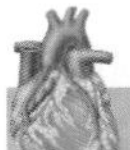

框 31.11 体外循环紧急情况

- 动脉插管位置异常
- 主动脉夹层
- 大量气体栓塞
- 静脉气阻
- 插管接反

表 31.11　来自 3 项灌注调查研究的 5 种常见体外循环意外

并发症	Stoney 1972—1977[703]		Wheeldon 1974—1979[782]		Kurusz 1982—1985[783]	
	发生率	PI/D	发生率	PI/D	发生率	PI/D
气栓	(2)1.14	0.41	(2)0.79	0.18	(6)0.80	0.12
凝血障碍	(1)1.26	0.51	(6)0.26	0.09	(8)0.21	0.05
电衰竭	(3)0.67	0.01	(1)1.00	0.06	(4)0.84	0.003
机械衰竭	(4)0.38	0.02	(5)0.27	0	(7)0.30	0.007
氧合不全	(5)0.33	0.02	(3)0.59	0	(3)0.88	0.07
低灌注	-	-	(4)0.30	0.18	(2)0.96	0.15
鱼精蛋白反应	-	-	-	-	(1)2.80	0.22
用药错误	-	-	-	-	(5)0.82	0.08

表中所列为各研究最常见的 5 种体外循环并发症，发生率以每 1 000 例体外循环表示，PI/D(永久性损伤/死亡)以每 1 000 例体外循环表示，括号内的数字按发生率从大至小排列。

From Stoney WS, Alford WC Jr, Burrus GR, et al. Air embolism and other accidents using pump oxygenators. Ann Thorac Surg. 1980;29:336; Wheeldon DR. Can cardiopulmonary bypass be a safe procedure? In: Longmore DB, ed. Towards Safer Cardiac Surgery. Lancaster, UK: MTP Press; 1981:427-446; Kurusz M, Conti VR, Arens JF, et al. Perfusion accident survey. Proc Am Acad Cardiovasc Perf. 1986;7:57.

主动脉插管位置异常

升主动脉插管位置异常可引起动脉输出血液大部分直接喷射入无名动脉[691-693]、左颈总动脉(少见)[694,695]或左锁骨下动脉(少见)[696]，后两者多于使用长型弓式(long arch-type)主动脉插管时发生。前两种情况下会出现单侧脑深灌注，多伴全身低灌注，而插管误入左锁骨下动脉将导致全脑低灌注。尽管并非所有的插管位置异常和动脉测压位点的组合均表现为低血压，低血压却常作为动脉插管位置异常的主要征象。例如，右上肢动脉测压与插管误入无名动脉[691]，或者左上肢动脉测压与插管误入左锁骨下动脉[696]，均在转流开始时表现为高血压。而对于其他的插管位置异常和动脉测压位点的组合，报道称表现为持续低血压，且对增加泵流量或缩血管药物反应差。随后(几分钟)出现全身低灌注的表现(如：酸血症、少尿)[694]。由于转流开始时因血液稀释往往表现为不同持续时间的低血压，因此低血压本身不能作为诊断插管位置异常的主要证据。Ross 等[694]报道了一例插管误入左颈总动脉的病例，患者表现为单侧面部、球结膜水肿伴鼻出血、耳出血，并同时有全身低灌注的表现。Sudhaman[695]报道了一例类似病例，患者左侧面部充血、右侧苍白。Watson[691]报道了一例插管误入无名动脉的病例，转流开始时患者右侧颈部血管区域皮温较对侧凉。另有 3 例插管误入无名动脉的病例，在体外循环开始时患者急剧地出现半侧面部苍白(由于体外循环开始为无血预冲液灌注)[692,693]。在体外循环开始时及此后每间隔一段时间，建议检查面部颜色变化，观察头面部是否存在水肿、出血或耳溢液，在降温开始后触诊颈部皮温是否对称。最早有人建议采用 EEG 监测插管位置异常。研究显示，用 EEG 不对称性作为判断标准，84 例患者中 3 例(3.5%)存在动脉插管位置异常[697]。而经颅多普勒超声，或者是更为常用的脑氧饱和度监测，是目前判断插管位置异常的常用手段(见第 18 章)。

另两种动脉插管位置异常的可能情况还包括：插管尖端正对主动脉内膜，导致高泵压、灌注不良，甚至在转流开始后引发急性主动脉夹层；插管尖端向后正对主动脉瓣，可导致急性主动脉瓣关闭不全，左心扩张、全身低灌注。如果插管为软管，阻断主动脉时会同时阻断动脉灌注通路，引起管路崩脱。一旦怀疑主动脉插管位置异常应立刻告知手术医生。

主动脉或动脉夹层

和动脉插管位置异常类似，转流期间，尤其是转流开始时，应时刻关注动脉夹层的可能征象。夹层破口可位于动脉插管处、动脉阻断处、近端静脉桥吻合处或者侧壁钳钳夹处。夹层的病因为内膜撕裂，或者在主动脉远端，为粥样硬化斑块破裂。无论是上述哪种情况，一部分机体动脉血进入血管壁形成的假腔内，夹层撕裂多沿血流方向进展，但并不限于血流方向。假腔血液如压迫真腔主要动脉分支，可能将引起重要脏器(心脏、脑、肾脏、小肠、脊髓)缺血。由于可能发生的机体低灌注以及无名动脉、锁骨下动脉开口处受压，动脉夹层最常见的征象很有可能是持续体循环低血压[698]，其他征象还包括静脉回流减少(机体血液进入假腔)，常伴泵压异常增高。如夹层累及升主动脉前壁或(和)侧壁，手术医生很可能直接发现夹层(血管壁变蓝)[698,699]；如夹层位于视野外(如升主动脉后壁、主动脉弓或降主动脉)，手术医生可能并不能察觉到夹层发生。此时，仔细的 TEE 检查可诊断夹层及其受累范围。夹层可发生在体外循环前、中、后的任意时刻，与插管位置异常类似，一旦怀疑夹层须立即告知手术医生，麻醉医生不能臆断压力传感器失灵，而需首先考虑夹层的可能。

一旦确诊升主动脉夹层，需立即采取措施减小夹层撕裂范围。如果夹层发生于体外循环前，麻醉医生需采取措施降低 MAP 和主动脉压上升速度(dP/dt)。如果发生于体外循环中，需将泵流量和 MAP 降至可接受的最低水平，将血温尽快降至深低温(14～19℃)以减少机体代谢需求、保护重要器官[699]。于其他部位(如股动脉、或者主动脉弓部夹层远端的真腔)建立新的动脉插管，并由该插管实现真腔灌注以保障重要器官灌注[699]。阻断升主动脉时紧贴无名动脉，停跳液直接由左右冠状动脉开口处灌注或由冠状静脉窦逆灌。切开主动脉暴露夹层撕裂处，切除夹层动脉并更换人工血管，必要时需行冠状动脉开口移位术或(和)主动脉瓣置换术，主动脉假腔两端采用间带垫片的断褥式缝合封闭，人工血管端端吻合[639]。对于小的夹层，有时不需要开放修补，侧壁钳阻断下行夹层部分主动脉壁折叠术[699]。Troianos 等[700]报道了 3 例转流中发生动脉夹层的病例，肯定了 TEE 的作用。尽管夹层的初步诊断基于传统征象，但 TEE 可定位夹层破口、评估受累范围。EEG[701]和脑氧饱和度[702]不对称也可作为动脉夹层的辅助诊断。

对于股动脉插管导致的动脉夹层也应降低动脉压、泵流量，并进行快速降温。除非手术接近完成，可还血停机，否则需重新经主动脉弓部插管保证机体灌注充分以完成手术[698]。

大量动脉气体栓塞

肉眼可见的气体栓塞是一个罕见却灾难性的体外循环并发症。1980 年，两个独立的研究报道大量动脉气栓的发生率为 0.1%～0.2%[703,704]，随着液面监测报警器和气泡监测装置的广泛应用，目前发生率可能较过去降低。一旦发生大量气栓栓塞，20%～30%的患者立即死亡，另有 30%的患者表现为一过性或(和)非致死性神经功能障碍。发生大量气栓最常见的原因为未留意氧合器液面变化、左心引流管或泵方向错误以及切开的心脏意外恢复射血。此外，搏动辅助装置[705]或主动脉球囊反搏[706]破裂也可能会导致大量气体进入动脉循环。

脑血管气体栓塞(大气栓或者微气栓)的病生理机制尚不完全清楚。单纯气栓机械性阻塞脑血管是引起气栓后组织损伤的起始因素[707,708]。尽管气栓可能在 1～5 分钟内吸收或通过循环[707-710]，血小板、蛋白与血气交界面的局部反应或内皮损伤被认为会加重微血管血流淤滞[710-715]，延长脑缺血时间导致脑梗死。脑血管灌注边缘区域(如分水岭区域)清除气栓的速度较灌注充分区域慢[707]，所产生的脑缺血或脑梗死病变模式与低血压或微粒栓塞所导致的类似，难以鉴别。

大量气体栓塞的推荐治疗方法包括立即停止体外循环，从主动脉、心脏内尽量多地吸出气体，患者采取头低脚高位，清除动脉灌注管路内的气体。转流重新开始后，继续降温(18～27℃)，完成后续手术操作，并在体外循环停机前清除进入冠状动脉系统的气体[704,705,716,717]。很多研究报道大量气体栓塞患者术后会出现惊厥，可使用抗惊厥药治疗[128,717-719]。由于脑缺血损伤后惊厥发作提示不良预后，可能与高代谢效应有关，因此可预防性应用苯妥英钠。低血压可延长脑血管气体栓子停留时间，加重脑缺血损伤[720]，因此可考虑维持适度高血压，加快脑循环栓子清除，有望改善患者神经预后。

很多医生报道了对气栓患者采取高压氧治疗，甚至于气栓发生 26 小时后开始治疗，可对神经系统康复产生显著疗效[705,715,716,721]，也有神经系统障碍自然恢复的报道[712,717,719,721]，目前尚无高压氧用于心脏手术的前瞻性研究[722]。很少有心脏中心同时配备高压氧治疗的设备和人员，以供迅速安全地开始高压氧治疗。尽管如此，飞机转运患者至高压氧治疗中心通常是可行的，值得慎重考虑。心脏手术中心似乎很有必要制定灾难性气栓并发症的处理流程。

1980 年，Mills 和 Ochsner[704]建议应用静脉-动脉灌注，作为高压氧治疗的替代方法，他们报道了 8 例大量气体栓塞患者，其中 5 例经 SVC 插管进行逆行灌注，流量 1.2L/min，温度 20℃，持续 1～2 分钟。逆灌的目标是清除脑动脉循环内气体，经逆灌治疗后，5 例患者均无神经系统损伤证据。此后也有应用该方法的报道[723,724]。Hendriks 等[725]建立了猪的静脉-动脉逆灌模型，发现注射气体(氮气)仅 50%可经主动脉逸出，而其中 98%于逆灌开始的前 7～10 分钟逸出，虽然没有动物表现为持续神经系统损伤，但研究者认为逆灌并不能完全清除气栓，高压氧依然是首选治疗。气栓发生的时间也很重要，例如，如果气栓发生在建立体外循环管道连接时，应慎重考虑暂停手术操作立即开始气栓治疗，令患者苏醒进行神经系统评估。非生理性体外循环和体外循环本身引起的炎性反应会加重气栓及其相关脑缺血损伤。

静脉气阻

气体进入静脉回流管路会导致静脉回流(至储血罐)完全中止，称为气阻。一旦发现静脉回流中止，需迅速降低泵速甚至停泵，以防止储血罐打空以及患者动脉循环进气。当确认原因为静脉气阻后，应积极寻找静脉回流管路内进气的来源(如心房荷包线松弛、心房撕裂、静脉通道开放)，并在恢复全流量灌注前修补完成。

插管接反

插管接反时，体外循环的静脉回流管路错与动脉插管连接，而动脉灌注管路错与静脉插管连接。开始体外循环后，血液从动脉管路内流出，并以很高的压力返回静脉系统，触诊和动脉压力监测均提示动脉血压异常低。动脉血压异常降低也见于(更常见于)动脉夹层，对于动脉夹层，体外循环治疗师会发现血容量迅速减少，而对于插管插反，则表现为立即出现的容量过多。如果给予高流量灌注，可能发生静脉或心房破裂。CVP 异常增高，同时伴面部静脉充血。

泵压反映的是体外循环动脉灌注管路的压力，由于动脉插管明显细于主动脉，动脉插管两端存在压力差，因而动脉灌注管路压力一般远高于患者动脉血压，压差取决于插管管径和灌注流量，小管径插管和大流量引起压差增大。体外循环血泵需产生更大的驱动压克服压差，以维持足够的体循环动脉压。对于一个典型的患者(如 MAP 约 60mmHg，流量 2.4L/min/m^2，24Fr 主动脉插管)，一般情况下泵压常为 150～250mmHg。由于动脉灌注管路的配件为塑料材质，配件和管路都可能发生破裂，体外循环治疗师需注意避免泵压超过 300mmHg。

一旦发现插管接反，需停止体外循环，将管路与插管断开，检查管路内是否有气体。如果于动脉系统内发现气体，开始气栓的治疗。动脉管路内气体清除后重新正确连接插管，重新开始体外循环。对于成人患者，体外循环静脉回流管路较动脉灌注管路粗，因此可避免插管接反的情况，成人患者插管接反罕见，但是也发生过这类情况。对于小儿患者，动脉灌注管路与静脉回流管路管径相似或一致，需更加警惕插管接反的可能。

特殊患者

妊娠期患者的体外循环管理

有关心脏手术和体外循环对妊娠生理学和胎儿状态的影响还缺乏研究。然而，一些综述和大量病例报道介绍了心脏手术和体外循环期间对妊娠期患者及胎儿的管理经验[726-731]。基于这些研究资料和病例报道，结合已被透彻研究的妊娠生理学及心脏手术对胎儿生理的影响，可以得出心脏手术期间对妊娠期患者及其胎儿管理的合理策略（框31.12）。

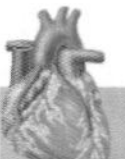

框 31.12 体外循环的特殊患者

- 妊娠期患者
- 意外低体温患者
- 神经外科颅内动脉瘤手术患者

一些小组分享了他们中心的经验，也有关于心脏手术和体外循环后母体及胎儿预后的研究资料[726-731]。Jacobs等[727]报道了对3例妊娠早期患者行心脏手术，3例患者术后恢复良好，并顺利分娩足月健康新生儿。第一个关于妊娠期患者心脏手术的研究数据来自Mayo中心的Zitnik等[728]，20例妊娠期患者仅1例死亡，但7例胎儿于足月前胎死宫内，他们得出结论：心脏手术并不增加合并心脏疾病妊娠期患者的死亡风险，但与胎儿死亡密切相关。20世纪80年代，Lapiedra等[730]和Becker[729]分别发表了有关妊娠期患者心脏手术的研究。Lapiedra等[730]总结了他们的经验并回顾了23例患者，无一例孕妇死亡，仅1例胎儿死亡。Becher[729]对胸心外科协会的会员开展调查，反馈了他们对妊娠期患者心脏手术的经验，600名医生回复，其中119名医生报告了共169例患者，其中68例行体外循环心脏手术。Pomini等[731]回顾了69例妊娠期行体外循环心脏手术的患者，总体胎儿死亡率为20.2%，而其中最近的40例患者中，胎儿死亡率降至12.5%。从已报道的体外循环心脏手术后母体和胎儿的结局来看，孕妇可很好地耐受心脏手术，而胎儿却面临很大风险。

尽管多数医生建议围手术期管理应保障孕妇安全，恰当的研究可供临床参考以优化孕妇和胎儿管理。这一节将概述妊娠期患者体外循环心脏手术的围手术期管理策略。Levinson和Shnider[732]总结了妊娠期患者行各类外科手术的围手术期管理原则：保障孕妇安全，避免致畸药物、避免胎死窒息，预防早产（见第50章）。

转流前考虑

术前用药和患者体位

应根据患者不同心脏病变及生理状态选择合适的术前用药，避免使用致畸药，尤其是对于孕早期患者。妊娠34周后，胃排空延迟，是误吸的高危人群，尽管在麻醉诱导前无法保证胃完全排空，柠檬酸钠和H_2受体拮抗剂可能对吸入性肺炎有保护作用。妊娠子宫会压迫阻碍主动脉血流及下腔静脉回流，因此不能将孕妇置于仰卧位，围手术期应保持左侧斜卧位。

孕妇及胎儿监测

妊娠期患者行心脏手术，除了常规心脏手术监测外，还应同时对胎儿进行监测。帮助评估母体心血管功能及对胎儿氧供的监测指标最为重要。心血管药物及其他治疗手段对行体外循环心脏手术的妊娠期患者的影响知之甚少，因此合适的监测手段有助于孕妇和胎儿氧供的个体化评估。

心脏手术和体外循环期间的监测已在其他章节中详细论述过。双导联（Ⅱ，V5）心电图（ECG）、外周脉搏氧饱和度和无创血压是首要监测手段，这些无创监测可提供患者心肺功能的基本信息，并在此基础上建立其他有创监测手段。在麻醉诱导前，应置入桡动脉和肺动脉导管，可提供实时搏动性的体循环和肺循环动脉压力监测，并可同时监测心输出量、动脉和混合静脉血血气。肺动脉导管氧饱和度可连续监测混合静脉氧饱和度，可间接反映了母体组织氧供的充分性。

应在孕妇腹部放置分娩力计进行宫缩监测，该监测可传导宫缩时腹部的紧张度。类似于其他重大手术，分娩力计监测不能干扰心脏手术的进行，必要时，手术医生可间断移除分娩力计。对于全身肝素化的患者，不建议应用羊膜腔内导管监测子宫活动和宫缩压力。术中子宫收缩不利于胎儿氧供（由于增加子宫静脉压而减少子宫血供），并且是早产的征象，因此有必要使用分娩力计监测，它可提供子宫状态的重要信息，从而必要时采取干预措施。大量报道均观察到心脏手术和体外循环期间常常会出现子宫收缩，子宫收缩可发生于围手术期任何时刻，最常见于体外循环停机即刻和ICU早期阶段[733]。因此术毕依然有必要继续进行分娩力计监测。虽然围手术期经常发生宫缩，但硫酸镁、利托君或乙醇输注治疗常可有效抑制宫缩，不会导致早产或胎儿流产[734]。

由于围手术期管理的首要原则是避免胎儿死亡，因此对于妊娠20周以上的患者均应进行胎儿心率（fetal heart rate，FHR）监测。FHR监测可发现胎儿窘迫，从而医生可及时采取措施改善胎儿氧供。FHR监测可显示FRH、FHR变异和宫缩。有创性胎儿头皮电极可提供准确的胎儿ECG信息，是最佳的FHR监测手段，但不能用于肝素化孕妇；无创的外部FHR监测（包括超声、心音描计图或腹部ECG）虽然准确性不足，但更适合。

心脏外科医生、体外循环治疗师和心脏手术麻醉医生可能对子宫和FHR监测不熟悉，因此心脏手术期间需要围生期医生或产科医生在场，可以处理围手术期胎儿窘迫以及应对可能突发的急诊剖宫产手术。

体外循环前FHR通常正常，体外循环开始后FHR急剧下降，转流期间也低于正常值。关于观察到的FHR降低，可能有多种原因。虽然持续胎心率降低往往提示胎儿缺氧，但在体外循环期间，尤其是低温体外循环时，很难分辨胎心率降低是因为缺氧抑或是胎儿氧需降低导致。体外循环停机后，会出现典型的胎心率增快，可看作偿还体外循环期间氧债的代偿机制。在手术结束时，FHR往往可恢复正常。

增加母体血液含氧量、纠正酸碱失调以及补充胎儿糖原储备的干预措施可减轻胎儿缺氧的表现。一些医生建议增加CBP泵流量以改善胎儿氧供[729,731]。

麻醉诱导后，应放置带温度探头的尿管和TEE探头，前者可监测术中体液平衡和中心温度，TEE很有用，尤其是瓣膜手术或先天性心血管病手术时，TEE可显示病理改变，评估手术修补的效果。

体外循环中

体外循环期间，体外循环的生理学特征为平流灌注、低温、贫血和抗凝，可能会对胎儿状态产生不利影响。目前还没有研究能对妊娠期患者的体外循环管理策略作出推荐，目前已有的推荐（表31.12）是基于文献中的调查研究和病例报道（表31.13）。

表31.12　妊娠期患者实施体外循环的建议

指标	推荐值	原理
流量	3.0L/min/m²	妊娠期间生理性心脏指数增加
血压（平均动脉压）	60~70mmHg	胎盘血流依赖母体MAP
温度	32~34℃	浅低温降低胎儿氧需，较少导致胎儿心律失常
氧合器类型	膜式氧合器	膜式氧合器较鼓泡式氧合器栓塞事件发生少
红细胞比容	25%~27%	血红蛋白浓度决定母体血携氧能力（及胎儿氧供）
转流时间	尽量缩短时间	转流时间由手术操作复杂性决定
停跳液	?	无数据
搏动灌注	?	无数据

表31.13　妊娠期患者心脏手术及体外循环后母体及胎儿死亡率

研究	母体死亡	胎儿死亡
Jacobs等（1965）	0/3（0%）	0/3（0%）
Zitnik等（1968）	1/20（5%）	7/20（35%）
Becker（1983）	1/68（1.5%）	11/68（16%）
Lapiedra等（1986）	0/23（0%）	1/23（4.3%）
Pomini等（1996）[a]	2/69（2.9%）	8/69（20.2%）
Pomini等（1996）[b]	0/40（0%）	5/40（12.5%）
Arnoni等（2003）	5/58（8.6%）	11/58（18.6%）

[a]1958—1992年所有患者。

[b]系列中最近40例患者。

灌注流量

对于妊娠期患者理想的灌注流量还未知，然而，我们已知妊娠伴随着心输出量增加，因此有学者建议转流期间对于妊娠期患者应采用更接近生理状态的高流量。Becker[729]建议应维持流量至少3.0L/min/m²。一些报道显示提高流量可改善FHR，提示可能改善胎儿氧供。Koh等[735]的报道称当泵流量由3 100ml/min提高至3 600ml/min时，FHR改善。类似的，Werch和Lambert[736]也报道了FHR随着流量提高而改善（由2 800ml/min至4 600ml/min）。但是在另一个病例中，流量从2.3L/min/m²提高至2.9L/min/m²，仅有一过性的胎儿氧供显著改善[736]。

血压

正常情况下，由于胎盘血管呈完全扩张状态，子宫血供只由母体动脉压决定。然而，还不清楚在体外循环期间（即非正常状态下）子宫血供的决定因素有哪些。例如，体外循环期间，血儿茶酚胺水平增加数倍，受去甲肾上腺素和肾上腺素的影响，体外循环期间子宫血管阻力增加。但是，无论体外循环期间的子宫血管阻力状态如何，母体血压依然是子宫血流灌注和胎儿氧供的重要决定因素，应维持患者MAP处于中高水平（MAP≥65mmHg）[729]。

目前尚无报道显示体外循环期间增加母体动脉血压可改善FHR或胎儿氧供。大多数妊娠期患者的病例报道没有包括体外循环期间的血压信息，少数几例报道血压值的范围为55~95mmHg[734,737]。

理论上，应用短效血管扩张剂（如硝酸甘油或硝普钠）可对抗体外循环、去甲肾上腺素或肾上腺素诱导的子宫血管阻力增加。如果通过增加泵流量维持母体血压，应用血管扩张剂就可增加子宫血供和胎儿氧供。体外循环期间，应通过监测评估不同治疗手段对胎儿氧供的影响。

温度

对于非妊娠期患者的体外循环温度管理还存在争议，尽管大多数于低温下进行转流。类似的，关于妊娠期患者的体外循环温度管理的研究数据很少，还未达成共识。

理论上看，常温体外循环和低温体外循环各有利弊。低温会导致胎儿胎心率降低，可能引起胎儿室性心律失常，导致流产。而且低温体外循环的复温过程会促进宫缩，可能导致早产[729]。然而，也有报道显示，即使采用常温体外循环，停机后依然诱发宫缩，宫缩同样发生于体外循环后以及术后，宫缩与复温的关系尚不明确。

低温可以降低胎儿氧耗，在体外循环期间对胎儿具有保护作用。Assali和Westin[738]在妊娠期狗的实验中发现，温度降至28℃虽然会增加子宫血管阻力，却不减少子宫血流，低温也不影响胎儿生存。Pardi等[739]建立了羊胎儿模型，显示其对18℃以上的低温耐受良好，而更低的温度会导致不可逆的胎儿酸中毒及缺氧。一些文献报道了妊娠期控制性降温和败血症相关低温的病例，观察到母体低温时FHR降低，复温时FHR改善[740]。

25~37℃的体外循环温度都曾被用于妊娠期患者[729,724,737,741]，Pomin等[731]发现维持体外循环温度于36℃或以上可显著减少流产的发生，因此推荐常温转流，然而他们承认他们的回顾性研究大部分病例缺乏随访数据。在另一个病例报道中，一例妊娠期患者进行了2小时40分钟低温转流（25℃）心脏手术，并且经历了两次复温，在术后早期患者出现宫缩并应用硫酸镁成功治疗。尽管患者经历了低温体外循环、两次复温、硫酸镁治疗，于术后10天分娩正常的新生儿[734]。

总之，妊娠期患者体外循环的最佳温度还未确定，目前并没有证据表明低温对转流中的母体或胎儿有害。

意外低体温

在20世纪50年代早期，Bigelow等发现代谢率和温度之间存在直接关系，认为深低温停循环（deep hypothermic circulatory arrest，DHCA）可能有助于心脏手术[472]。尽管早期心脏手术并未应用体外循环技术（采用冰浴降温，电热圈复温），但已经认识到患者可于低温心脏停搏后存活。到50年代中期，随着体外循环技术的引入[742]，体外循环极大地实现了深低温停循环以及后续的复苏工作。顺理成章的下一步发展就是体外循环应用于意外低体温患者的复苏则。

患者中心体温低于32℃且心律无法维持有效循环灌注时，最佳治疗方案为体外循环支持复苏[743]。这一节将讨论如何通过体外循环复温治疗低温症的患者。Danzl和Pozos[744]概述了不需要体外循环复苏的低温症患者的治疗流程（如循环稳定且中度低温的患者，温度≥32℃）。

患者选择

体外循环治疗意外深度低体温患者的绝对适应证和禁忌证还缺乏统一标准[745]。但是理论依据和一些数据资料可指导意外低体温患者的治疗决策。阻碍成功复苏的不利因素包括低温前即出现窒息，常见于雪崩和溺水患者。类似的，患者合并严重创伤，或者血钾水平过高（≥10mmol/L）也很难复苏。

一篇报道显示，一些因素可改善经体外循环治疗的意外低体温患者的预后[746]。深度低体温患者（不伴先前窒息）与中度低体温患者比代谢率明显降低，终末器官严重损伤的可能更小，易因此获益。年轻体健患者与年迈虚弱的患者比更易从复苏中存活。存在多种合并症的患者不易取得良好预后。初始的复苏治疗方案也可能影响深度低体温患者的生存率。对于深度低体温患者，在开始体外循环复苏前维持深低温状态可大大提高复苏的成功率。对意外低体温患者而言，采用体外循环复温是最有效的复苏方式，血液稀释利于组织灌注，代谢紊乱也易纠正。

意外低体温患者的处理

在做出复苏决定后，需维持患者低体温状态并迅速转运至可进行体外循环复温的中心。于手术室可采用多痛血管途径建立体外循环后开始复温治疗，股静脉或中心插管均可行，由于心室在低于32℃时顺应性差，因而倾向选择正中或侧开胸经中心插管，可直接进行胸内心脏按压和除颤。尽管低温降低患者对麻醉药物的需求，依然建议合理应用麻醉药、镇痛药、镇静催眠药和吸入麻醉药，通过体外循环管路给药。

对于低温伴心搏骤停的患者，体外循环管路应包括血泵、氧合器和变温器，设定泵流量2～3L/min，变温水箱温度37℃，患者的中心体温每3～5分钟可增加1～2℃，可根据静脉回流情况缓慢增加流量。由于证据显示轻度高温血液对缺血脑损伤存在负面作用，灌注血温不应超过37℃。如果患者存在有效灌注，则采用静脉-静脉转流复温。当然，也有学者建议仅复温至32～33℃，后按照心搏骤停的复苏流程进行持续浅低温治疗以改善脑预后。

一项研究显示，特定情况下（如窒息前深度低体温，年轻体健，体外循环复温前维持低体温），意外低体温患者有接近一半的概率存活且不伴严重终末器官（包括脑）损伤。Walpoth等[746]回顾了234例意外低体温患者，其中46例体温低于28℃伴心搏骤停。32例患者采用体外循环复温，其中15例长期存活。对这15例患者进行了平均7年的长期随访（从复苏成功起算）。这些存活者均为年轻患者（25.2±9.9岁），平均于发现后141±15分钟开始体外循环复苏治疗，尽管在复苏后早期这些患者均存在神经功能或神经心理异常，但在长期随访过程中可完全或几乎完全恢复。该研究总结认为健康人群可从意外深度低体温中存活并获得良好生活质量。

颅内动脉瘤手术

颅内动脉瘤手术是对手术医生和麻醉医生的巨大挑战[747]。一小部分病例会采用DHCA技术，有助于手术显露和脑保护。与其他领域类似，技术显著进步，应用日新月异。DHCA于颅内动脉瘤手术中应用的最初热情被伴发的凝血功能障碍浇灭，神经显微外科技术（动脉瘤套扎、供应血管结扎、暂时性钳夹技术）的发展则进一步减少了DHCA技术的应用。而围手术期监测和神经麻醉学的进步使DHCA用于常规手术无法切除的动脉瘤成为可能。

DHCA颅内动脉瘤手术需要一个庞大的精细管理的多学科团队，包括麻醉医生、护士、体外循环治疗师、心脏外科医生以及神经外科医生，所有成员应完全熟悉手术过程和手术要求。麻醉医生主要负责5个方面：第一是患者选择和知情同意，需详细评估患者是否合并术前凝血功能异常或TEE禁忌证；第二，仔细实施术前用药和麻醉诱导，从而减轻有创监测和气管插管操作引起的血流动力学反应，防止高颅内压患者发生呼吸抑制；第三，麻醉维持和监测，除常规监测外还包括TEE、EEG，并需准备除颤仪；第四，为体外循环开始和心脏停搏做好准备工作；第五，管理复温，恢复自主循环、纠正凝血功能紊乱，根据心脏停搏时间不同，心肌保护充分与否，该过程可能进展顺利，也有可能因巨大血流动力学紊乱而过程复杂。

在许多中心，DHCA已成功用于颅内动脉瘤手术[748-753]。尽管由于每年病例数过少难以进行手术预后的对照研究，但患者的高存活率是这项技术价值的最好体现。Silverberg等[748]报道了9例患者，无一例发生手术死亡，6例出现围手术期轻度并发症（如小卒中、一过性颅神经麻痹、额叶血肿以及肺栓塞）。Baumgartner等[749]的病例系列分析也无死亡报道，患者术后均可独立生活，与Silverberg的研究类似，一些患者存在轻度围手术期并发症（4例血栓栓塞事件，3例脑卒中，3例一过性神经麻痹）。其他的病例系列研究[750-753]得到了类似结论，大多数患者具备独立生活能力，50%的患者存在围手术期轻度并发症。由于总体病例数少，很难准确计算死亡率和并发症发生率。然而，考虑到DHCA仅用于最为复杂的颅内动脉瘤手术，目前的结果已令人鼓舞。和心脏外科大多数领域类似，技术的发展同样给神经外科带来变革，颅内动脉瘤的治疗方式也在转变，比如，很多复杂动脉瘤手术可选择神经介入弹簧圈栓塞治疗，而非DHCA开放手术。DHCA用于颅内动脉瘤治疗可能会继续呈下降趋势。

微创手术和体外循环

在20世纪90年代中期，心脏外科燃起了对微创手术的兴趣。现今，在一些中心，CABG以及二尖瓣、主动脉瓣手术可在微创切口下完成，微创体外循环心脏手术（port-access cardiac surgery, PACS)的支持者认为该技术使体外循环辅助的微创心脏手术成为可能。这一节将介绍微创体外循环的现有技术和专家意见。微创手术操作和非体外循环心脏手术在第 20、21、27、29、32、33 和 37 章中详细介绍。

微创体外循环回路

微创体外循环系统包括一系列不同穿刺位置的插管,如股动脉、股静脉,分别通过主动脉和静脉系统进入心脏,转流的建立通常经股静脉回流至氧合器,经股动脉回输。带可充气球囊的主动脉内阻闭(endoaortic clamp, EAC)导管用于阻断主动脉血流。其他导管用于引流和引导血液进入体外循环机。心脏停搏液可通过两种导管灌注入心脏(图 31.16)[754,755]。

EAC 带阻闭球囊,可用于主动脉阻断,同时可用于心脏停搏液顺行性灌注至主动脉根部及冠状动脉,停跳液灌注腔也可作为主动脉根部吸引使用。一些手术医生习惯于使用改良主动脉阻断钳替代 EAC,从右侧胸腔开口进入实现主动脉阻断,并通过冠状静脉窦逆行灌注停跳液,停跳液逆行灌注由经皮置入的冠状静脉窦导管(endocoronary sinus catheter, ECSC)实现(图 31.17)。

股静脉插管尖端位于 IVC-右心房交界处,将静脉血回流至体外循环环路。此时胸腔外重力引流常常不足以维持全流量体外循环,可借助动力辅助静脉引流,吸引可调控,以加强静脉血液回流(见第 32 章)。手术结束时的排气操作比较困难,需要仔细处理。

微创体外循环赋予了麻醉医生新的任务,麻醉医生还需负责通过右侧颈内静脉鞘管置入 ECSC[甚至还包括肺动脉引流管(endopulmonary vent, EPV)],ECSC 的置入应在 X 线透视和 TEE 辅助下完成,Lebon 等[756]和 Miller 等[757]详细描述了具体操作步骤,他们拥有 600 例以上的经验,TEE 引导将导管置入冠状静脉窦,而 X 透视引导导管在冠状静脉窦内继续移动至合适位置。当停跳液灌注速度为 150~200ml/min 时,冠状静脉窦压力大于 30mmHg 提示 ECSC 位置合适。Lebon 等报道的放置 ECSC 的平均时长为 16±14 分钟。置管失败的原因有很多,最为常见的是手术操作引起导管从冠状静脉窦内脱出。ECSC 置管的并发症包括穿孔和夹层,见于小部分患者

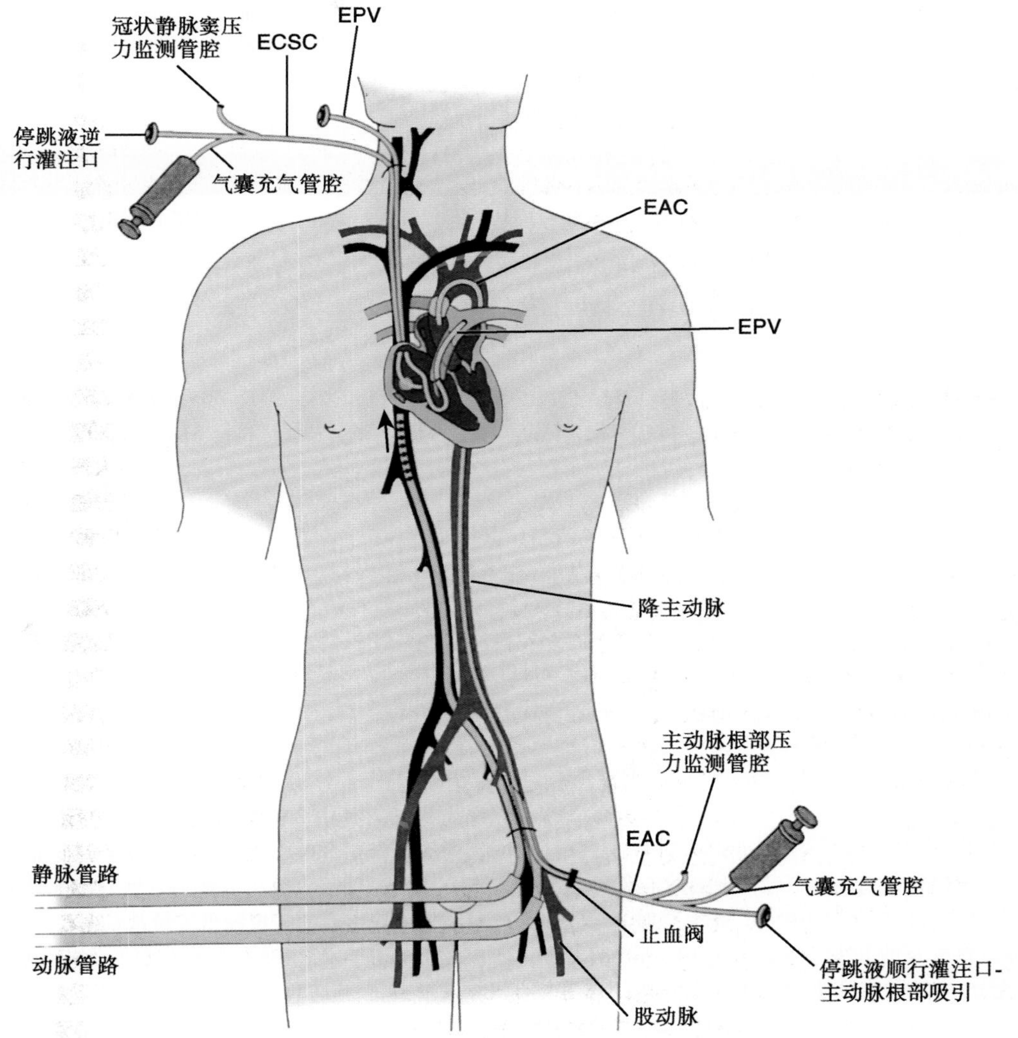

图 31.16 血管插管位置。股静脉插管尖端位于右心房-上腔静脉交界处(X 线透视及经食管超声心动图引导放置)。EAC,主动脉内阻闭;ECSC,冠状静脉窦导管;EPV,肺动脉引流管。(*From Toomasian JM, Peters SP, Siegel LC, Stevens JH. Extracorporeal circulation for port-access cardiac surgery.* Perfusion *1997;12:83-91.*)

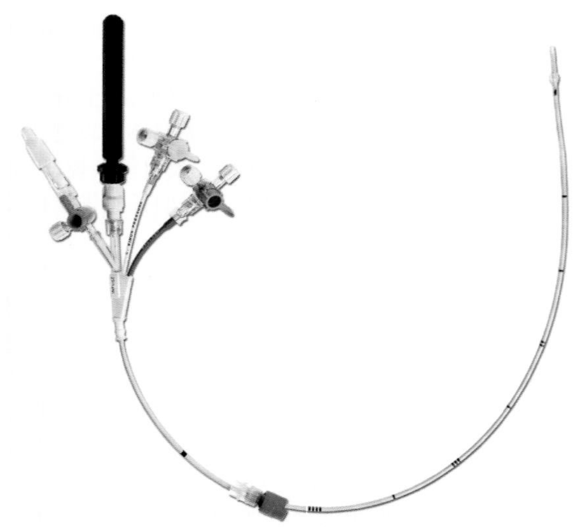

图 31.17 微创手术用可调节冠状静脉窦导管。(*Courtesy Edwards Lifesciences, Irvine, CA.*)

(见第 13 和 15 章)。

和其他新操作或新技术类似,麻醉医生进行 ECSC 和 EPV 置管也存在学习曲线。微创体外循环技术的一个附带优点是增进了手术医疗团队成员之间的沟通。

血管内阻闭的监测

为了保证微创体外循环的安全转流、机体充分灌注以及心肌良好保护,需要密切监测静脉回流、动脉血流、心室引流、停跳液灌注、局部组织灌注以及主动脉阻断。手术医生负责停跳液灌注和左心引流,体外循环治疗师监测体外循环静脉回流和动脉血流,麻醉医生负责判断 EAC 是否正确放置,CBF 是否充足[758]。

带 EAC 的主动脉导管应置于升主动脉、主动脉瓣远端 2~4cm。由于血管内主动脉根部阻闭球囊向头侧移位可能会影响 CBF,因此有必要持续监测血管内阻闭球囊的位置,有几种监测方法(表 31.14)。TEE 和彩色血流多普勒可监测 EAC 球囊的位置是否位于升主动脉,是否存在球囊旁漏血。如果 EAC 向头侧移动并阻塞头臂干,右侧桡动脉血压迅速下降。一些医生同时监测双侧桡动脉血压,突然出现的双侧血压不对称也提示 EAC 移位。右侧颈动脉脉冲多普勒技术可显示脑灌注情况,但是在平流灌注时常难以应用。经颅多普勒监测大脑中动脉血流或脑氧饱和度监测是否可判断 CBF 的充足性还有待进一步评估。TEE 探头可直接观察到升主动脉和球囊位置,但是很多医生报道称该技术并不完善。

表 31.14 微创体外循环期间潜在的脑血流监测手段

监测手段	局限性	EAC 头侧移位时表现[a]
X 线透视	监测需中断手术操作	EAC 阻塞主动脉分支血管
经食管超声心动图	体外循环期间难以定位 EAC	EAC 位于主动脉分支血管
颈动脉超声	1. 难以持续监测血流信号 2. 平流灌注难以获取血流信号	血流信号突然中断
经颅多普勒超声	1. 难以持续监测 MCA 血流信号 2. 平流灌注难以获取 MCA 血流信号 3. 敏感性/特异性差	1. MCA 血流速度信号消失 2. 右 MCA/左 MCA 血流速度比值改变 3. 右 MCA 或侧 MCA 血流方向改变
脑氧饱和度监测(右/左信号)	敏感性/特异性?	脑氧饱和度降低;右/左信号改变[b]
脑电图	低温、麻醉、滚压泵灌注干扰 EEG 信号	EEG 右/左信号速度变慢或改变
双侧桡动脉压力监测	1. 双侧桡动脉置管,增加手缺血风险 2. 不能用于取左侧桡动脉搭桥的手术	右/左桡动脉 MAP 比值异常

EAC,主动脉内阻闭导管;EEG,脑电图;MAP,平均动脉压;MCA,大脑中动脉。
[a]理论上的表现,其敏感性和特异性尚未评估。
[b]变化速度和幅度取决于多种因素,包括患者脑温、阻塞程度和侧枝血流。

微创心脏手术预后数据

PACS 的早期提倡者认为该技术可带来微创手术的益处,并兼具体外循环支持和心肌保护的优势。但是该技术学习曲线长,已有多种始料未及的并发症被报道(如体外循环停机前心室排气不充分、主动脉或股动脉夹层、血管内阻闭球囊位置异常)。

CABG 可应用 PACS 技术,但是和 OPCA 及其他微创再血管化手术相比,还尚未普及。Mohr 等[759]的病例研究显示,51 例应用 PACS 行择期二尖瓣置换术或成形术的患者中,死亡率为 9.8%,其中 2 例出现股动脉夹层(转为常规手术),3 例因瓣周漏行二次再修补手术。比较术后疼痛(通过视觉模拟评分法),微创手术组和常规胸骨劈开组无差异,这对微创手术减轻术后疼痛的猜想提出了挑战(见第 42 章)。另外两个比较二尖瓣手术 PACS 经胸壁切口或常规胸骨劈开切口的研究显示,两组预后数据相似[760,761]。机器人辅助下 PACS 经胸壁切口二尖瓣修补术已经在一些中心得到普及,预后结果显示手术成功率高,可减少输血率,缩短住院时间[762]。

(吉冰洋 闫洁 译)

参考文献

1. Mora Mangano CT, Chow JL, Kanevsky M. Cardiopulmonary Bypass and the Anesthesiologist. In: Kaplan JA, Reich DL, Lake CL, Konstadt SN, eds. *Kaplan's Cardiac Anesthesia*. 5th ed. Philadelphia: Saunders Elsevier; 2006:893–935.
2. American Society of Anesthesiologists. *Standards for basic anesthetic monitoring*. <http://www.asahq.org/~/media/sites/asahq/files/public/resources/standards-guidelines/standards-for-basic-anesthetic monitoring.pdf>. Accessed 01.09.16.
3. Braunwald E. The Simon Dack lecture. Cardiology: the past, the present, and the future. *J Am Coll Cardiol*. 2003;42:2031–2041.
4. Edmunds LH. Cardiopulmonary bypass after 50 years. *N Engl J Med*. 2004;351:1603–1606.
5. Cohn LH. Fifty years of open-heart surgery. *Circulation*. 2003;107:2168–2170.
6. Barry AE, Chaney MA, London MJ. Anesthetic management during cardiopulmonary bypass: a systematic review. *Anesth Analg*. 2015;120:749–769.
7. Taylor PC, Effler DB. Management of cannulation for cardiopulmonary bypass in patients with adult-acquired heart disease. *Surg Clin North Am*. 1975;55:1205–1215.
8. Wolman RL, Nussmeier NA, Aggarwal A, et al. Cerebral injury after cardiac surgery: Identification of a group at extraordinary risk. *Stroke*. 1999;30:514–522.
9. Newman MF, Kirchner JL, Phillips-Bute B, et al. Longitudinal assessment of neurocognitive function after coronary-artery bypass surgery. *N Engl J Med*. 2001;344:395–402.
10. Nussmeier N. Adverse neurologic events: Risks of intracardiac versus extracardiac surgery. *J Cardiothorac Vasc Anesth*. 1996;10:31–37.
11. Roach GW, Kanchuger M, Mangano CM, et al. Adverse cerebral outcomes after coronary bypass surgery. Multicenter Study of Perioperative Ischemia Research Group and the Ischemia Research and Education Foundation Investigators. *N Engl J Med*. 1996;335:1857–1863.
12. Selnes OA, Grega MA, Bailey MM, et al. Cognition 6 years after surgical or medical therapy for coronary artery disease. *Ann Neurol*. 2008;63:581–590.
13. Leung JM, Sands LP. Long-term cognitive decline: is there a link to surgery and anesthesia? *Anesthesiology*. 2009;111:931–932.
14. Newman MF, Grocott HP, Mathew JP, et al. Report of the substudy assessing the impact of neurocognitive function on quality of life 5 years after cardiac surgery. *Stroke*. 2001;32:2874–2881.
15. Arrowsmith JE, Grocott HP, Reves JG, et al. Central nervous system complications of cardiac surgery. *Br J Anaesth*. 2000;84:378–393.
16. Newman MF, Croughwell ND, Blumenthal JA, et al. Effect of aging on cerebral autoregulation during cardiopulmonary bypass. Association with postoperative cognitive dysfunction. *Circulation*. 1994;90:II243–II249.
17. Aoki M, Nomura F, Stromski ME, et al. Effects of pH on brain energetics after hypothermic circulatory arrest. *Ann Thorac Surg*. 1993;55:1093–1103.
18. Cosgrove D, Loop F, Lytle B, et al. Primary myocardial revascularizations. *J Thorac Cardiovasc Surg*. 1984;88:673–684.
19. Gardner TJ, Horneffer PJ, Gott VL, et al. Coronary artery bypass grafting in women. A ten-year perspective. *Ann Surg*. 1985;201:780–784.
20. Newman M, Kramer D, Croughwell N, et al. Differential age effects of mean arterial pressure and rewarming on cognitive dysfunction after cardiac surgery. *Anesth Analg*. 1995;81:236–242.
21. Tuman KJ, McCarthy RJ, Najafi H, et al. Differential effects of advanced age on neurologic and cardiac risks of coronary artery operations. *J Thorac Cardiovasc Surg*. 1992;104:1510–1517.
22. Hogue CW Jr, De Wet CJ, Schechtman KB, et al. The importance of prior stroke for the adjusted risk of neurologic injury after cardiac surgery for women and men. *Anesthesiology*. 2003;98:823–829.
23. Hogue CW, Lillie R, Hershey T, et al. Gender influence on cognitive function after cardiac operation. *Ann Thorac Surg*. 2003;76:1119–1125.
24. Martin WR, Hashimoto SA. Stroke in coronary bypass surgery. *Can J Neurol Sci*. 1982;9:21–26.
25. Sotaniemi K. Brain damage and neurological outcome after open-heart surgery. *J Neurol Neurosurg Psychiatry*. 1980;43:127–135.
26. Turnipseed WD, Berkoff HA, Belzer FO. Postoperative stroke in cardiac and peripheral vascular disease. *Ann Surg*. 1980;192:365–368.
27. Breslau PJ, Fell G, Ivey TD, et al. Carotid arterial disease in patients undergoing coronary artery bypass operations. *J Thorac Cardiovasc Surg*. 1981;82:765–767.
28. Brener BJ, Brief DK, Alpert J, et al. The risk of stroke in patients with asymptomatic carotid stenosis undergoing cardiac surgery: a follow-up study. *J Vasc Surg*. 1987;5:269–279.
29. Amarenco P, Duyckaerts C, Tzourio C, et al. The prevalence of ulcerated plaques in the aortic arch in patients with stroke. *N Engl J Med*. 1992;1992:221–225.
30. Blauth CI, Cosgrove DM, Webb BW, et al. Atheroembolism from the ascending aorta. An emerging problem in cardiac surgery. *J Thorac Cardiovasc Surg*. 1992;103:1104–1111, discussion 11-2.
31. Blumenthal J, Mahanna E, Madden D, et al. Methodological issues in the assessment of neuropsychologic function after cardiac surgery. *Ann Thorac Surg*. 1995;59:1345–1350.
32. Borowicz L, Goldsborough M, Selenes O, et al. Neuropsychological changes after cardiac surgery: A critical review. *J Cardiothorac Vasc Anesth*. 1996;10:105–112.
33. Branthwaite MA. Neurological damage related to open-heart surgery. A clinical survey. *Thorax*. 1972;27:748–753.
34. Harris LS, Kennedy JH. Atheromatous cerebral embolism. A complication of surgery of the thoracic aorta. *Ann Thorac Surg*. 1967;4:319–326.
35. Barbut D, Lo YW, Hartman GS, et al. Aortic atheroma is related to outcome but not numbers of emboli during coronary bypass. *Ann Thorac Surg*. 1997;64:454–459.
36. Davila-Roman VG, Barzilai B, Wareing TH, et al. Intraoperative ultrasonographic evaluation of the ascending aorta in 100 consecutive patients undergoing cardiac surgery. *Circulation*. 1991;84:III47–III53.
37. Hartman GS, Yao FS, Bruefach M 3rd, et al. Severity of aortic atheromatous disease diagnosed by transesophageal echocardiography predicts stroke and other outcomes associated with coronary artery surgery: a prospective study. *Anesth Analg*. 1996;83:701–708.
38. Katz ES, Tunick PA, Rusinek H, et al. Protruding aortic atheromas predict stroke in elderly patients undergoing cardiopulmonary bypass: experience with intraoperative transesophageal echocardiography. *J Am Coll Cardiol*. 1992;20:70–77.
39. Cheng MA, Theard MA, Tempelhoff R. Intravenous agents and intraoperative neuroprotection. Beyond barbiturates. *Crit Care Clin*. 1997;13:185–199.
40. Moody DM, Brown WR, Challa VR, et al. Brain microemboli associated with cardiopulmonary bypass: a histologic and magnetic resonance imaging study. *Ann Thorac Surg*. 1995;59:1304–1307.
41. Brooker RF, Brown WR, Moody DM, et al. Cardiotomy suction: a major source of brain lipid emboli during cardiopulmonary bypass. *Ann Thorac Surg*. 1998;65:1651–1655.
42. Aldea GS, Soltow LO, Chandler WL, et al. Limitation of thrombin generation, platelet activation, and inflammation by elimination of cardiotomy suction in patients undergoing coronary artery bypass grafting treated with heparin-bonded circuits. *J Thorac Cardiovasc Surg*. 2002;123:742–755.
43. Borger MA, Peniston CM, Weisel RD, et al. Neuropsychologic impairment after coronary bypass surgery: effect of gaseous microemboli during perfusionist interventions. *J Thorac Cardiovasc Surg*. 2001;121:743–749.
44. Stump DA, Rogers AT, Hammon JW, et al. Cerebral emboli and cognitive outcome after cardiac surgery. *J Cardiothorac Vasc Anesth*. 1996;10:113–118, quiz 8-9.
45. Stump DA, Kon NA, Rogers AT, et al. Emboli and neuropsychological outcome following cardiopulmonary bypass. *Echocardiography*. 1996;13:555–558.
46. Pugsley W, Klinger L, Paschalis C, et al. Microemboli and cerebral impairment during cardiac surgery. *Vasc Surg*. 1990;24:34–43.
47. van Dijk D, Kalkman CJ. Why are cerebral microemboli not associated with cognitive decline? *Anesth Analg*. 2009;109:1006–1008.
48. Tegeler CH, Babikian VL, Gomez CR. *Neurosonology*. St. Louis: Mosby; 1996.
49. Kruis RW, Vlasveld FA, Van Dijk D. The (un)importance of cerebral microemboli. *Semin Cardiothorac Vasc Anesth*. 2010;14:111–118.
50. Liu YH, Wang DX, Li LH, et al. The effects of cardiopulmonary bypass on the number of cerebral microemboli and the incidence of cognitive dysfunction after coronary artery bypass graft surgery. *Anesth Analg*. 2009;109:1013–1022.
51. Djaiani G, Fedorko L, Borger M, et al. Mild to moderate atheromatous disease of the thoracic aorta and new ischemic brain lesions after conventional coronary artery bypass graft surgery. *Stroke*. 2004;35:e356–e358.
52. Davila-Roman VG, Murphy SF, Nickerson NJ, et al. Atherosclerosis of the ascending aorta is an independent predictor of long-term neurologic events and mortality. *J Am Coll Cardiol*. 1999;33:1308–1316.
53. Amarenco P, Cohen A, Tzourio C, et al. Atherosclerotic disease of the aortic arch and the risk of ischemic stroke. *N Engl J Med*. 1994;331:1474–1479.
54. Bar-Yosef S, Mathew JP, Newman MF, et al. Prevention of cerebral hyperthermia during cardiac surgery by limiting on-bypass rewarming in combination with post-bypass body surface warming: a feasibility study. *Anesth Analg*. 2004;99:641–646.
55. Royse AG, Royse CF, Ajani AE, et al. Reduced neuropsychological dysfunction using epiaortic echocardiography and the exclusive Y graft. *Ann Thorac Surg*. 2000;69:1431–1438.
56. Mackensen GB, Ti LK, Phillips-Bute BG, et al. Cerebral embolization during cardiac surgery: impact of aortic atheroma burden. *Br J Anaesth*. 2003;91:656–661.
57. Grocott HP, Homi HM, Puskas F. Cognitive dysfunction after cardiac surgery: revisiting etiology. *Semin Cardiothorac Vasc Anesth*. 2005;9:123–129.
58. Nussmeier N, Arlund A, Slogoff S. Neuropsychiatric complications after cardiopulmonary bypass: cerebral protection by a barbiturate. *Anesthesiology*. 1986;64:165–170.
59. Newman M, Murkin J, Roach G, et al. Cerebral physiologic effects of burst suppression doses of propofol during nonpulsatile cardiopulmonary bypass. *Anesth Analg*. 1995;81:452–457.
60. Gold JP, Charlson ME, Williams-Russo P, et al. Improvement of outcomes after coronary artery bypass. *J Thorac Cardiovasc Surg*. 1995;110:1302–1314.
61. Sillesen H, Nedergaard M, Schroeder T, et al. Middle cerebral artery occlusion in presence of low perfusion pressure increases infarct size in rats. *Neurol Res*. 1988;10:61–63.
62. Mutch WA, Ryner LN, Kozlowski P, et al. Cerebral hypoxia during cardiopulmonary bypass: a magnetic resonance imaging study. *Ann Thorac Surg*. 1997;64:695–701.
63. Croughwell ND, Reves JG, White WD, et al. Cardiopulmonary bypass time does not affect cerebral blood flow. *Ann Thorac Surg*. 1998;65:1226–1230.
64. Grigore AM, Grocott HP, Mathew JP, et al. The rewarming rate and increased peak temperature alter neurocognitive outcome after cardiac surgery. *Anesth Analg*. 2002;94:4–10.
65. Grocott HP, Mackensen GB, Grigore AM, et al. Postoperative hyperthermia is associated with cognitive dysfunction after coronary artery bypass graft surgery. *Stroke*. 2002;33:537–541.
66. Thong WY, Strickler AG, Li S, et al. Hyperthermia in the forty-eight hours after cardiopulmonary bypass. *Anesth Analg*. 2002;95:1489–1495.
67. Gerriets T, Stolz E, Walberer M, et al. Neuroprotective effects of MK-801 in different rat stroke models for permanent middle cerebral artery occlusion: adverse effects of hypothalamic damage and strategies for its avoidance. *Stroke*. 2003;34:2234–2239.
68. Pintar T, Collard CD. The systemic inflammatory response to cardiopulmonary bypass. *Anesthesiol Clin North America*. 2003;21:453–464.
69. Hindman BJ, Moore SA, Cutkomp J, et al. Brain expression of inducible cyclooxygenase 2 messenger RNA in rats undergoing cardiopulmonary bypass. *Anesthesiology*. 2001;95:1380–1388.
70. Bogdanski R, Blobner M, Becker I, et al. Cerebral histopathology following portal venous infusion of bacteria in a chronic porcine model. *Anesthesiology*. 2000;93:793–804.
71. Chamorro A. Role of inflammation in stroke and atherothrombosis. *Cerebrovasc Dis*. 2004;17(suppl 3):1–5.
72. Mathew JP, Grocott HP, Phillips-Bute B, et al. Lower endotoxin immunity predicts increased cognitive dysfunction in elderly patients after cardiac surgery. *Stroke*. 2003;34:508–513.
73. Hamilton-Davies C, Barclay GR, Cardigan RA, et al. Relationship between preoperative endotoxin immune status, gut perfusion, and outcome from cardiac valve replacement surgery. *Chest*. 1997;112:1189–1196.
74. Harris D, Oatridge A, Dob D, et al. Cerebral swelling after normothermic cardiopulmonary bypass. *Anesthesiology*. 1998;88:340–345.
75. Harris D, Bailey S, Smith P, et al. Brain swelling in first hour after coronary artery bypass surgery. *Lancet*. 1993;342:586–587.
76. Murkin JM, Stump DA. Conference on cardiac and vascular surgery: neurobehavioral assessment, physiological monitoring and cerebral protective strategies. Introduction. *Ann Thorac Surg*. 2000;70:1767–1769.
77. Ottens TH, Hendrikse J, Slooter AJ, et al. Low incidence of early postoperative cerebral edema after coronary artery bypass grafting. *J Cardiothorac Vasc Anesth*. 2015;29:632–636.
78. Kandel ER, Schwartz JH, Jessell TM. *Principles of Neural Science*. 3rd ed. Norwalk: Appleton and Lange; 1991.
79. Gillinov A, Davis E, Curtis W, et al. Cardiopulmonary bypass and the blood brain barrier. An experimental study. *J Thorac Cardiovasc Surg*. 1992;104:1110–1115.
80. Cavaglia M, Seshadri SG, Marchand JE, et al. Increased transcription factor expression and permeability of the blood brain barrier associated with cardiopulmonary bypass in lambs. *Ann Thorac Surg*. 2004;78:1418–1425.
81. Culley DJ, Baxter M, Yukhananov R, et al. The memory effects of general anesthesia persist for weeks in young and aged rats. *Anesth Analg*. 2003;96:1004–1009.
82. Homi HM, Calvi CL, Lynch J, et al. Longitudinal assessment of neurocognitive function in rats after cardiopulmonary bypass: evidence for long-term deficits. *J Cardiothorac Vasc Anesth*. 2010;24:293–299.
83. Jevtovic-Todorovic V, Beals J, Benshoff N, et al. Prolonged exposure to inhalational anesthetic nitrous oxide kills neurons in adult rat brain. *Neuroscience*. 2003;122:609–616.
84. Futterer CD, Maurer MH, Schmitt A, et al. Alterations in rat brain proteins after desflurane anesthesia. *Anesthesiology*. 2004;100:302–308.
85. Saunders A, Strittmatter W, Schmechel D, et al. Association of apolipoprotein E allele epsilon 4 with late-onset familial and sporadic Alzheimer's disease. *Neurology*. 1993;43:1467–1472.
86. Tardiff BE, Newman MF, Saunders AM, et al. Preliminary report of a genetic basis for cognitive decline after cardiac operations. The Neurologic Outcome Research Group of the Duke Heart Center. *Ann Thorac Surg*. 1997;64:715–720.
87. Gaynor JW, Gerdes M, Zackai EH, et al. Apolipoprotein E genotype and neurodevelopmental sequelae of infant cardiac surgery. *J Thorac Cardiovasc Surg*. 2003;126:1736–1745.
88. Barakat K, Kennon S, Hitman GA, et al. Interaction between smoking and the glycoprotein IIIa P1(A2) polymorphism in non-ST-elevation acute coronary syndromes. *J Am Coll Cardiol*. 2001;38:1639–1643.
89. Kenny D, Muckian C, Fitzgerald DJ, et al. Platelet glycoprotein Ib alpha receptor polymorphisms and recurrent ischaemic events in acute coronary syndrome patients. *J Thromb Thrombolysis*. 2002;13:13–19.
90. Mathew JP, Rinder CS, Howe JG, et al. Platelet PlA2 polymorphism enhances risk of neurocognitive decline after cardiopulmonary bypass. Multicenter Study of Perioperative Ischemia (McSPI) Research Group. *Ann Thorac Surg*. 2001;71:663–666.
91. Grocott HP, White WD, Morris RW, et al. Genetic polymorphisms and the risk of stroke after cardiac surgery. *Stroke*. 2005;36:1854–1858.
92. Mathew JP, Podgoreanu MV, Grocott HP, et al. Genetic variants in P-selectin and C-reactive protein influence susceptibility to cognitive decline after cardiac surgery. *J Am Coll Cardiol*. 2007;49:1934–1942.
93. Mathew JP, Grocott HP, Podgoreanu MV, et al. Inflammatory and prothrombotic genetic polymor-

phisms are associated with cognitive decline after CABG surgery. *Anesthesiology*. 2004;101:A274.
94. Lapietra A, Grossi EA, Pua BB, et al. Assisted venous drainage presents the risk of undetected air microembolism. *J Thorac Cardiovasc Surg*. 2000;120:856–862.
95. Webb WR, Harrison LH Jr, Helmcke FR, et al. Carbon dioxide field flooding minimizes residual intracardiac air after open heart operations. *Ann Thorac Surg*. 1997;64:1489–1491.
96. Svenarud P, Persson M, van der Linden J. Effect of CO2 insufflation on the number and behavior of air microemboli in open-heart surgery: a randomized clinical trial. *Circulation*. 2004;109:1127–1132.
97. Swaminathan M, Grocott HP, Mackensen GB, et al. The "sandblasting" effect of aortic cannula on arch atheroma during cardiopulmonary bypass. *Anesth Analg*. 2007;104:1350–1351.
98. Borger MA, Taylor RL, Weisel RD, et al. Decreased cerebral emboli during distal aortic arch cannulation: a randomized clinical trial. *J Thorac Cardiovasc Surg*. 1999;118:740–745.
99. Cook DJ, Zehr KJ, Orszulak TA, et al. Profound reduction in brain embolization using an endoaortic baffle during bypass in swine. *Ann Thorac Surg*. 2002;73:198–202.
100. Reichenspurner H, Navia JA, Berry G, et al. Particulate emboli capture by an intra-aortic filter device during cardiac surgery. *J Thorac Cardiovasc Surg*. 2000;119:233–241.
101. Banbury MK, Kouchoukos NT, Allen KB, et al. Emboli capture using the Embol-X intraaortic filter in cardiac surgery: a multicentered randomized trial of 1,289 patients. *Ann Thorac Surg*. 2003;76:508–515.
102. Eifert S, Reichenspurner H, Pfefferkorn T, et al. Neurological and neuropsychological examination and outcome after use of an intra-aortic filter device during cardiac surgery. *Perfusion*. 2003;18 (suppl 1):55–60.
103. Djaiani G, Fedorko L, Borger MA, et al. Continuous-flow cell saver reduces cognitive decline in elderly patients after coronary bypass surgery. *Circulation*. 2007;116:1888–1895.
104. Rubens FD, Boodhwani M, Mesana T, et al. The cardiotomy trial: a randomized, double-blind study to assess the effect of processing of shed blood during cardiopulmonary bypass on transfusion and neurocognitive function. *Circulation*. 2007;116:I89–I97.
105. Bar-Yosef S, Anders M, Mackensen GB, et al. Aortic atheroma burden and cognitive dysfunction after coronary artery bypass graft surgery. *Ann Thorac Surg*. 2004;78:1556–1563.
106. Hammon JW, Stump DA, Butterworth JF, et al. Single crossclamp improves 6-month cognitive outcome in high-risk coronary bypass patients: the effect of reduced aortic manipulation. *J Thorac Cardiovasc Surg*. 2006;131:114–121.
107. Cook DJ, Orszulak TA, Zehr KJ, et al. Effectiveness of the Cobra aortic catheter for dual-temperature management during adult cardiac surgery. *J Thorac Cardiovasc Surg*. 2003;125:378–384.
108. Edmunds LH Jr. Pulseless cardiopulmonary bypass. *J Thorac Cardiovasc Surg*. 1982;84:800–804.
109. Hickey PR, Buckley MJ, Philbin DM. Pulsatile and nonpulsatile cardiopulmonary bypass: review of a counterproductive controversy. *Ann Thorac Surg*. 1983;36:720–737.
110. Nakayama K, Tamiya T, Yamamoto K, et al. High-amplitude pulsatile pump in extracorporeal circulation with particular reference to hemodynamics. *Surgery*. 1963;54:798–809.
111. Shepard RB, Kirklin JW. Relation of pulsatile flow to oxygen consumption and other variables during cardiopulmonary bypass. *J Thorac Cardiovasc Surg*. 1969;58:694–702.
112. Dunn J, Kirsh MM, Harness J, et al. Hemodynamic, metabolic, and hematologic effects of pulsatile cardiopulmonary bypass. *J Thorac Cardiovasc Surg*. 1974;68:138–147.
113. Jacobs LA, Klopp EH, Seamone W, et al. Improved organ function during cardiac bypass with a roller pump modified to deliver pulsatile flow. *J Thorac Cardiovasc Surg*. 1969;58:703–712.
114. Dernevik L, Arvidsson S, William-Olsson G. Cerebral perfusion in dogs during pulsatile and non pulsatile extracorporeal circulation. *J Cardiovasc Surg (Torino)*. 1985;26:32–35.
115. Philbin DM, Levine FH, Emerson CW, et al. Plasma vasopressin levels and urinary flow during cardiopulmonary bypass in patients with valvular heart disease: effect of pulsatile flow. *J Thorac Cardiovasc Surg*. 1979;78:779–783.
116. Taylor KM, Bain WH, Russell M, et al. Peripheral vascular resistance and angiotensin II levels during pulsatile and no-pulsatile cardiopulmonary bypass. *Thorax*. 1979;34:594–598.
117. Boucher JK, Rudy LW Jr, Edmunds LH Jr. Organ blood flow during pulsatile cardiopulmonary bypass. *J Appl Physiol*. 1974;36:86–90.
118. Singh RK, Barratt-Boyes BG, Harris EA. Does pulsatile flow improve perfusion during hypothermic cardiopulmonary bypass? *J Thorac Cardiovasc Surg*. 1980;79:827–832.
119. Frater RW, Wakayama S, Oka Y, et al. Pulsatile cardiopulmonary bypass: failure to influence hemodynamics or hormones. *Circulation*. 1980;62:I19–I25.
120. Salerno TA, Henderson M, Keith FM, et al. Hypertension after coronary operation. Can it be prevented by pulsatile perfusion? *J Thorac Cardiovasc Surg*. 1981;81:396–399.
121. Landymore RW, Murphy DA, Kinley CE, et al. Does pulsatile flow influence the incidence of postoperative hypertension? *Ann Thorac Surg*. 1979;28:261–268.
122. Watkins WD, Peterson MB, Kong DL, et al. Thromboxane and prostacyclin changes during cardiopulmonary bypass with and without pulsatile flow. *J Thorac Cardiovasc Surg*. 1982;84:250–256.
123. Nieminen MT, Philbin DM, Rosow CE, et al. Temperature gradients and rewarming time during hypothermic cardiopulmonary bypass with and without pulsatile flow. *Ann Thorac Surg*. 1983;35:488–492.
124. Nagaoka H, Innami R, Arai H. Effects of pulsatile cardiopulmonary bypass on the renin-angiotensin-aldosterone system following open heart surgery. *Jpn J Surg*. 1988;18:390–396.
125. Lindberg H, Svennevig JL, Lilleaasen P, et al. Pulsatile vs. non-pulsatile flow during cardiopulmonary bypass. A comparison of early postoperative changes. *Scand J Thorac Cardiovasc Surg*. 1984;18:195–201.
126. Mori A, Watanabe K, Onoe M, et al. Regional blood flow in the liver, pancreas and kidney during pulsatile and nonpulsatile perfusion under profound hypothermia. *Jpn Circ J*. 1988;52:219–227.
127. Matsumoto T, Wolferth CC Jr, Perlman MH. Effects of pulsatile and non-pulsatile perfusion upon cerebral and conjunctival microcirculation in dogs. *Am Surg*. 1971;37:61–64.
128. Williams GD, Seifen AB, Lawson NW, et al. Pulsatile perfusion versus conventional high-flow nonpulsatile perfusion for rapid core cooling and rewarming of infants for circulatory arrest in cardiac operation. *J Thorac Cardiovasc Surg*. 1979;78:667–677.
129. Philbin DM, Levine FH, Kono K, et al. Attenuation of the stress response to cardiopulmonary bypass by the addition of pulsatile flow. *Circulation*. 1981;64:808–812.
130. Kono K, Philbin DM, Coggins CH, et al. Adrenocortical hormone levels during cardiopulmonary bypass with and without pulsatile flow. *J Thorac Cardiovasc Surg*. 1983;85:129–133.
131. Murray WR, Mittra S, Mittra D, et al. The amylase-creatinine clearance ratio following cardiopulmonary bypass. *J Thorac Cardiovasc Surg*. 1981;82:248–253.
132. Andersen K, Waaben J, Husum B, et al. Nonpulsatile cardiopulmonary bypass disrupts the flow-metabolism couple in the brain. *J Thorac Cardiovasc Surg*. 1985;90:570–579.
133. Sanderson JM, Wright G, Sims FW. Brain damage in dogs immediately following pulsatile and non-pulsatile blood flows in extracorporeal circulation. *Thorax*. 1972;27:275–286.
134. Tranmer BI, Gross CE, Kindt GW, et al. Pulsatile versus nonpulsatile blood flow in the treatment of acute cerebral ischemia. *Neurosurgery*. 1986;19:724–731.
135. Mavroudis C. To pulse or not to pulse. *Ann Thorac Surg*. 1978;25:259–271.
136. Evans PJ, Ruygrok P, Seelye ER, et al. Does sodium nitroprusside improve tissue oxygenation during cardiopulmonary bypass? *Br J Anaesth*. 1977;49:799–803.
137. Grossi EA, Connolly MW, Krieger KH, et al. Quantification of pulsatile flow during cardiopulmonary bypass to permit direct comparison of the effectiveness of various types of "pulsatile" and "nonpulsatile" flow. *Surgery*. 1985;98:547–554.
138. Badner NH, Murkin JM, Lok P. Differences in pH management and pulsatile/nonpulsatile perfusion during cardiopulmonary bypass do not influence renal function. *Anesth Analg*. 1992;75: 696–701.
139. Shaw PJ, Bates D, Cartlidge NE, et al. An analysis of factors predisposing to neurological injury in patients undergoing coronary bypass operations. *Q J Med*. 1989;72:633–646.
140. Murkin J, Martzke J, Buchan A, et al. A randomized study of the influence of perfusion technique and pH management strategy in 316 patients undergoing coronary artery bypass surgery. *J Thorac Cardiovasc Surg*. 1995;110:349–362.
141. Kawahara F, Kadoi Y, Saito S, et al. Balloon pump-induced pulsatile perfusion during cardiopulmonary bypass does not improve brain oxygenation. *J Thorac Cardiovasc Surg*. 1999;118:361–366.
142. Mutch W, Lefevre G, Thiessen D, et al. Computer-controlled cardiopulmonary bypass increases jugular venous oxygen saturation during rewarming. *Ann Thorac Surg*. 1998;65:59–65.
143. Patel RL, Turtle MR, Chambers DJ, et al. Alpha-stat acid-base regulation during cardiopulmonary bypass improves neuropsychologic outcome in patients undergoing coronary artery bypass grafting. *J Thorac Cardiovasc Surg*. 1996;111:1267–1279.
144. Duebener LF, Hagino I, Sakamoto T, et al. Effects of pH management during deep hypothermic bypass on cerebral microcirculation: alpha-stat versus pH-stat. *Circulation*. 2002;106:I103–I108.
145. Laussen PC. Optimal blood gas management during deep hypothermic paediatric cardiac surgery: alpha-stat is easy, but pH-stat may be preferable. *Paediatr Anaesth*. 2002;12:199–204.
146. Michenfelder J, Milde J. The relationship among canine brain temperature, metabolism, and function during hypothermia. *Anesthesiology*. 1991;75:130–136.
147. Busto R, Globus M, Dietrich W, et al. Effect of mild hypothermia on ischemia-induced release of neurotransmitters and free fatty acids in rat brain. *Stroke*. 1989;20:904–910.
148. Bickler PE, Buck LT, Hansen BM. Effects of isoflurane and hypothermia on glutamate receptor-mediated calcium influx in brain slices. *Anesthesiology*. 1994;81:1461–1469.
149. Widmann R, Miyazawa T, Hossmann K. Protective effect of hypothermia on hippocampal injury after 30 minutes of forebrain ischemia in rats is mediated by postischemic recovery of protein synthesis. *J Neurochem*. 1993;61:200–209.
150. Busto R, Globus M, Neary J, et al. Regional alterations of protein kinase C activity following transient cerebral ischemia: Effects of intraischemic brain temperature modulation. *J Neurochem*. 1994;63:1095–1103.
151. Nakashima K, Todd MM, Warner DS. The relation between cerebral metabolic rate and ischemic depolarization. A comparison of the effects of hypothermia, pentobarbital, and isoflurane. *Anesthesiology*. 1995;82:1199–1208.
152. Globus M, Busto R, Lin B, et al. Detection of free radical activity during transient global ischemia and recirculation: Effects of intraischemic brain temperature modulation. *J Neurochem*. 1995;65:1250–1256.
153. Kader A, Frazzini V, Baker C, et al. Effect of mild hypothermia on nitric oxide synthesis during focal cerebral ischemia. *Neurosurgery*. 1994;35:272–277.
154. Bernard SA, Gray TW, Buist MD, et al. Treatment of comatose survivors of out-of-hospital cardiac arrest with induced hypothermia. *N Engl J Med*. 2002;346:557–563.
155. Hypothermia after Cardiac Arrest Study Group. Mild therapeutic hypothermia to improve the neurologic outcome after cardiac arrest. *N Engl J Med*. 2002;346:549–556.
156. Clifton GL, Miller ER, Choi SC, et al. Lack of effect of induction of hypothermia after acute brain injury. *N Engl J Med*. 2001;344:556–563.
157. Todd MM, Hindman BJ, Clarke WR, et al. Mild intraoperative hypothermia during surgery for intracranial aneurysm. *N Engl J Med*. 2005;352:135–145.
158. Nielsen N, Wetterslev J, Cronberg T, et al. Targeted temperature management at 33 degrees C versus 36 degrees C after cardiac arrest. *N Engl J Med*. 2013;369:2197–2206.
159. Moler FW, Silverstein FS, Holubkov R, et al. Therapeutic hypothermia after out-of-hospital cardiac arrest in children. *N Engl J Med*. 2015;372:1898–1908.
160. Randomized trial of normothermic versus hypothermic coronary bypass surgery. The Warm Heart Investigators. *Lancet*. 1994;343:559–563.
161. Gaillard D, Bical O, Paumier D, et al. A review of myocardial normothermia: its theoretical basis and the potential clinical benefits in cardiac surgery. *Cardiovasc Surg*. 2000;8:198–203.
162. Nicolini F, Beghi C, Muscari C, et al. Myocardial protection in adult cardiac surgery: current options and future challenges. *Eur J Cardiothorac Surg*. 2003;24:986–993.
163. Panos AL, Deslauriers R, Birnbaum PL, et al. Perspectives on myocardial protection: warm heart surgery. *Perfusion*. 1993;8:287–291.
164. Martin T, Craver J, Gott J, et al. Prospective, randomized trial of retrograde warm blood cardioplegia: myocardial benefit and neurologic threat. *Ann Thorac Surg*. 1994;57:298–302.
165. Grigore AM, Mathew J, Grocott HP, et al. Prospective randomized trial of normothermic versus hypothermic cardiopulmonary bypass on cognitive function after coronary artery bypass graft surgery. *Anesthesiology*. 2001;95:1110–1119.
166. Mora C, Henson M, Weintraub W, et al. The effect of temperature management during cardiopulmonary bypass on neurologic and neuropsychologic outcomes in patients undergoing coronary revascularization. *J Thorac Cardiovasc Surg*. 1996;112:514–522.
167. McLean RF, Wong BI, Naylor CD, et al. Cardiopulmonary bypass, temperature, and central nervous system dysfunction. *Circulation*. 1994;90:II250–II255.
168. Grocott HP, Newman MF, Croughwell ND, et al. Continuous jugular venous versus nasopharyngeal temperature monitoring during hypothermic cardiopulmonary bypass for cardiac surgery. *J Clin Anesth*. 1997;9:312–316.
169. Nathan HJ, Wells GA, Munson JL, et al. Neuroprotective effect of mild hypothermia in patients undergoing coronary artery surgery with cardiopulmonary bypass: a randomized trial. *Circulation*. 2001;104:I85–I91.
170. van Dijk D, Spoor M, Hijman R, et al. Cognitive and cardiac outcomes 5 years after off-pump vs on-pump coronary artery bypass graft surgery. *JAMA*. 2007;297:701–708.
171. Stone JG, Young WL, Smith CR, et al. Do standard monitoring sites reflect true brain temperature when profound hypothermia is rapidly induced and reversed? *Anesthesiology*. 1995;82:344–351.
172. Cook DJ, Oliver WC Jr, Orszulak TA, et al. A prospective, randomized comparison of cerebral venous oxygen saturation during normothermic and hypothermic cardiopulmonary bypass. *J Thorac Cardiovasc Surg*. 1994;107:1020–1028, discussion 8-9.
173. Engelman R, Baker RA, Likosky DS, et al. The Society of Thoracic Surgeons, The Society of Cardiovascular Anesthesiologists, and The American Society of ExtraCorporeal Technology: Clinical Practice Guidelines for Cardiopulmonary Bypass-Temperature Management During Cardiopulmonary Bypass. *Ann Thorac Surg*. 2015;100:748–757.
174. Plochl W, Liam BL, Cook DJ, et al. Cerebral response to haemodilution during cardiopulmonary bypass in dogs: the role of nitric oxide synthase. *Br J Anaesth*. 1999;82:237–243.
175. Govier AV, Reves JG, McKay RD, et al. Factors and their influence on regional cerebral blood flow during nonpulsatile cardiopulmonary bypass. *Ann Thorac Surg*. 1984;38:592–600.
176. Newman MF, Croughwell ND, White WD, et al. Effect of perfusion pressure on cerebral blood flow during normothermic cardiopulmonary bypass. *Circulation*. 1996;94:II353–II357.
177. Barry DI, Strandgaard S, Graham DI, et al. Cerebral blood flow in rats with renal and spontaneous hypertension: resetting of the lower limit of autoregulation. *J Cereb Blood Flow Metab*. 1982;2:347–353.
178. Schell RM, Kern FH, Greeley WJ, et al. Cerebral blood flow and metabolism during cardiopulmonary bypass. *Anesth Analg*. 1993;76:849–865.
179. Croughwell N, Lyth M, Quill TJ, et al. Diabetic patients have abnormal cerebral autoregulation during cardiopulmonary bypass. *Circulation*. 1990;82:IV407–IV412.
180. Ono M, Brady K, Easley RB, et al. Duration and magnitude of blood pressure below cerebral autoregulation threshold during cardiopulmonary bypass is associated with major morbidity and operative mortality. *J Thorac Cardiovasc Surg*. 2014;147:483–489.
181. Ono M, Arnaoutakis GJ, Fine DM, et al. Blood pressure excursions below the cerebral autoregulation threshold during cardiac surgery are associated with acute kidney injury. *Crit Care Med*. 2013;41:464–471.
182. Hori D, Brown C, Ono M, et al. Arterial pressure above the upper cerebral autoregulation limit during cardiopulmonary bypass is associated with postoperative delirium. *Br J Anaesth*. 2014;113:1009–1017.
183. Lanier WL. Glucose management during cardiopulmonary bypass: cardiovascular and neurologic implications. *Anesth Analg*. 1991;72:423–427.
184. Dietrich WD, Alonso O, Busto R. Moderate hyperglycemia worsens acute blood-brain barrier injury after forebrain ischemia in rats. *Stroke*. 1993;24:111–116.
185. Siesjö B. Acidosis and ischemic brain damage. *Neurochem Pathol*. 1988;9:31–88.
186. Warner DS, Gionet TX, Todd MM, et al. Insulin-induced normoglycemia improves ischemic

outcome in hyperglycemic rats. *Stroke*. 1992;22:1775–1781.
187. Feerick AE, Johnston WE, Jenkins LW, et al. Hyperglycemia during hypothermic canine cardiopulmonary bypass increases cerebral lactate. *Anesthesiology*. 1995;82:512–520.
188. Lam AM, Winn HR, Cullen BF, et al. Hyperglycemia and neurological outcome in patients with head injury. *J Neurosurg*. 1991;75:545–551.
189. Li PA, Shuaib A, Miyashita H, et al. Hyperglycemia enhances extracellular glutamate accumulation in rats subjected to forebrain ischemia. *Stroke*. 2000;31:183–192.
190. Hindman B. Con: Glucose priming solutions should not be used for cardiopulmonary bypass. *J Cardiothorac Vasc Anesth*. 1995;9:605–607.
191. Metz S, Keats AS. Benefits of a glucose-containing priming solution for cardiopulmonary bypass. *Anesth Analg*. 1991;72:428–434.
192. Nussmeier N, Marino M, Cooper J, et al. Use of glucose-containing prime is not a risk factor for cerebral injury or infection in nondiabetic or diabetic patients having CABG procedures. *Anesthesiology*. 1999;91:A122.
193. Hill SE, van Wermeskerken GK, Lardenoye JW, et al. Intraoperative physiologic variables and outcome in cardiac surgery: Part I. In-hospital mortality. *Ann Thorac Surg*. 2000;69:1070–1075, discussion 5–6.
194. van Wermeskerken GK, Lardenoye JW, Hill SE, et al. Intraoperative physiologic variables and outcome in cardiac surgery: Part II. Neurologic outcome. *Ann Thorac Surg*. 2000;69:1077–1083.
195. Chaney MA, Nikolov MP, Blakeman BP, et al. Attempting to maintain normoglycemia during cardiopulmonary bypass with insulin may initiate postoperative hypoglycemia. *Anesth Analg*. 1999;89:1091–1095.
196. Gandhi GY, Nuttall GA, Abel MD, et al. Intensive intraoperative insulin therapy versus conventional glucose management during cardiac surgery: a randomized trial. *Ann Intern Med*. 2007;146:233–243.
197. Duncan AE, Abd-Elsayed A, Maheshwari A, et al. Role of intraoperative and postoperative blood glucose concentrations in predicting outcomes after cardiac surgery. *Anesthesiology*. 2010;112:860–871.
198. Bainbridge D, Martin J, Cheng D. Off pump coronary artery bypass graft surgery versus conventional coronary artery bypass graft surgery: a systematic review of the literature. *Semin Cardiothorac Vasc Anesth*. 2005;9:105–111.
199. Van Dijk D, Jansen EW, Hijman R, et al. Cognitive outcome after off-pump and on-pump coronary artery bypass graft surgery: a randomized trial. *JAMA*. 2002;287:1405–1412.
200. Mark DB, Newman MF. Protecting the brain in coronary artery bypass graft surgery. *JAMA*. 2002;287:1448–1450.
201. Diephuis JC, Moons KG, Nierich AN, et al. Jugular bulb desaturation during coronary artery surgery: a comparison of off-pump and on-pump procedures. *Br J Anaesth*. 2005;94:715–720.
202. Dirnagl U, Iadecola C, Moskowitz MA. Pathobiology of ischaemic stroke: an integrated view. *Trends Neurosci*. 1999;22:391–397.
203. Savitz SI, Fisher M. Future of neuroprotection for acute stroke: in the aftermath of the SAINT trials. *Ann Neurol*. 2007;61:396–402.
204. Michenfelder JD, Theye RA. Cerebral protection by thiopental during hypoxia. *Anesthesiology*. 1973;39:510–517.
205. Pascoe EA, Hudson RJ, Anderson BA, et al. High-dose thiopentone for open-chamber cardiac surgery: a retrospective review. *Can J Anaesth*. 1996;43:575–579.
206. Zaidan J, Klochany A, Martin W. Effect of thiopental on neurologic outcome following coronary artery bypass grafting. *Anesthesiology*. 1991;74:406–411.
207. Warner D, Takaoka S, Wu B, et al. Electroencephalographic burst suppression is not required to elicit maximal neuroprotection from pentobarbital in a rat model of focal cerebral ischemia. *Anesthesiology*. 1996;84:1475–1484.
208. Zhou W, Fontenot HJ, Liu S, et al. Modulation of cardiac calcium channels by propofol. *Anesthesiology*. 1997;86:670–675.
209. Pittman JE, Sheng HX, Pearlstein R, et al. Comparison of the effects of propofol and pentobarbital on neurologic outcome and cerebral infarct size after temporary focal ischemia in the rat. *Anesthesiology*. 1997;87:1139–1144.
210. Young Y, Menon DK, Tisavipat N, et al. Propofol neuroprotection in a rat model of ischaemia reperfusion injury. *Eur J Anaesthesiol*. 1997;14:320–326.
211. Wang J, Yang X, Camporesi CV, et al. Propofol reduces infarct size and striatal dopamine accumulation following transient middle cerebral artery occlusion: a microdialysis study. *Eur J Pharmacol*. 2002;452:303–308.
212. Roach GW, Newman MF, Murkin JM, et al. Ineffectiveness of burst suppression therapy in mitigating perioperative cerebrovascular dysfunction. Multicenter Study of Perioperative Ischemia (McSPI) Research Group. *Anesthesiology*. 1999;90:1255–1264.
213. Mangano D. Effects of acadesine on the incidence of myocardial infarction and adverse cardiac outcomes after coronary artery bypass graft surgery. *Anesthesiology*. 1995;83:658–673.
214. MacGregor DG, Miller WJ, Stone TW. Mediation of the neuroprotective action of R-phenylisopropyladenosine through a centrally located adenosine A1 receptor. *Br J Pharmacol*. 1993;110:470–476.
215. Perez-Pinzon MA, Mumford PL, Rosenthal M, et al. Anoxic preconditioning in hippocampal slices: role of adenosine. *Neuroscience*. 1996;75:687–694.
216. Grocott HP, Nussmeier NA. Neuroprotection in cardiac surgery. *Anesthesiol Clin North America*. 2003;21:487–509.
217. Newman MF, Ferguson TB, White JA, et al. Effect of adenosine-regulating agent acadesine on morbidity and mortality associated with coronary artery bypass grafting: the RED-CABG randomized controlled trial. *JAMA*. 2012;308:157–164.
218. Levy J, Ramsay J, Murkin J. Aprotinin reduces the incidence of strokes following cardiac surgery. *Circulation*. 1996;94:I–535.
219. Levy JH, Pifarre R, Schaff HV, et al. A multicenter, double-blind, placebo-controlled trial of aprotinin for reducing blood loss and the requirement for donor-blood transfusion in patients undergoing repeat coronary artery bypass grafting. *Circulation*. 1995;92:2236–2244.
220. Frumento RJ, O'Malley CM, Bennett-Guerrero E. Stroke after cardiac surgery: a retrospective analysis of the effect of aprotinin dosing regimens. *Ann Thorac Surg*. 2003;75:479–483, discussion 83-84.
221. Harmon DC, Ghori KG, Eustace NP, et al. Aprotinin decreases the incidence of cognitive deficit following CABG and cardiopulmonary bypass: a pilot randomized controlled study. *Can J Anaesth*. 2004;51:1002–1009.
222. Murkin JM. Postoperative cognitive dysfunction: aprotinin, bleeding and cognitive. *Can J Anaesth*. 2004;51:957–962.
223. Grocott HP, Sheng H, Miura Y, et al. The effects of aprotinin on outcome from cerebral ischemia in the rat. *Anesth Analg*. 1999;88:1–7.
224. Mangano DT, Tudor IC, Dietzel C. The risk associated with aprotinin in cardiac surgery. *N Engl J Med*. 2006;354:353–365.
225. Fergusson DA, Hebert PC, Mazer CD, et al. A comparison of aprotinin and lysine analogues in high-risk cardiac surgery. *N Engl J Med*. 2008;358:2319–2331.
226. Davis AE 3rd. The pathogenesis of hereditary angioedema. *Transfus Apher Sci*. 2003;29:195–203.
227. Dietrich W, Nicklisch S, Koster A, et al. CU-2010–a novel small molecule protease inhibitor with antifibrinolytic and anticoagulant properties. *Anesthesiology*. 2009;110:123–130.
228. Homi HM, Arepally G, Sheng H, et al. The effect of kallikrein inhibition in a rat model of stroke during cardiopulmonary bypass. *Anesthesiology*. 2007;107:A2136 (abstract).
229. Forsman M, Tubylewicz Olsnes B, Semb G, et al. Effects of nimodipine on cerebral blood flow and neuropsychological outcome after cardiac surgery. *Br J Anaesth*. 1990;65:514–520.
230. Gelmers H, Gorter K, de Weerdt C, et al. A controlled trial of nimodipine in acute ischemic stroke. *N Engl J Med*. 1988;318:203–207.
231. Legault C, Furberg C, Wagenknecht L, et al. Nimodipine neuroprotection in cardiac valve replacement. Report of an early terminated trial. *Stroke*. 1996;27:593–598.
232. Grieco G, d'Hollosy M, Culliford A, et al. Evaluating neuroprotective agents for clinical anti-ischemic benefit using neurological changes after cardiac surgery under cardiopulmonary bypass. *Stroke*. 1996;27:858–874.
233. Leon A, Lipartiti M, Seren MS, et al. Hypoxic-ischemic damage and the neuroprotective effects of GM1 ganglioside. *Stroke*. 1990;21:III95–III97.
234. Arrowsmith J, Harrison M, Newman S, et al. Neuroprotection of the brain during cardiopulmonary bypass. A randomized trial of remacemide during coronary artery bypass in 171 patients. *Stroke*. 1998;29:2357–2362.
235. Schmitt B, Bauersfeld U, Fanconi S, et al. The effect of the N-methyl-D-aspartate receptor antagonist dextromethorphan on perioperative brain injury in children undergoing cardiac surgery with cardiopulmonary bypass: results of a pilot study. *Neuropediatrics*. 1997;28:191–197.
236. Ma D, Yang H, Lynch J, et al. Xenon attenuates cardiopulmonary bypass-induced neurologic and neurocognitive dysfunction in the rat. *Anesthesiology*. 2003;98:690–698.
237. Homi HM, Yokoo N, Ma D, et al. The neuroprotective effect of xenon administration during transient middle cerebral artery occlusion in mice. *Anesthesiology*. 2003;99:876–881.
238. Homi HM, Yokoo N, Venkatakrishnan K, et al. Neuroprotection by antagonism of the N-methyl-D-aspartate receptor NR2B subtype in a rat model of cardiopulmonary bypass. *Anesthesiology*. 2004;A878.
239. Mitchell SJ, Pellett O, Gorman DF. Cerebral protection by lidocaine during cardiac operations. *Ann Thorac Surg*. 1999;67:1117–1124.
240. Mathew JP, Mackensen GB, Phillips-Bute B, et al. Randomized, double-blinded, placebo controlled study of neuroprotection with lidocaine in cardiac surgery. *Stroke*. 2009;40:880–887.
241. Amory DW, Grigore A, Amory JK, et al. Neuroprotection is associated with beta-adrenergic receptor antagonists during cardiac surgery: Evidence from 2,575 patients. *J Cardiothorac Vasc Anesth*. 2002;16:270–277.
242. Savitz SI, Erhardt JA, Anthony JV, et al. The novel beta-blocker, carvedilol, provides neuroprotection in transient focal stroke. *J Cereb Blood Flow Metab*. 2000;20:1197–1204.
243. Devereaux PJ, Yang H, Yusuf S, et al. Effects of extended-release metoprolol succinate in patients undergoing non-cardiac surgery (POISE trial): a randomised controlled trial. *Lancet*. 2008;371:1839–1847.
244. Liu TH, Beckman JS, Freeman BA, et al. Polyethylene glycol-conjugated superoxide dismutase and catalase reduce ischemic brain injury. *Am J Physiol*. 1989;256:H589–H593.
245. Butterworth J, Legault C, Stump DA, et al. A randomized, blinded trial of the antioxidant pegorgotein: no reduction in neuropsychological deficits, inotropic drug support, or myocardial ischemia after coronary artery bypass surgery. *J Cardiothorac Vasc Anesth*. 1999;13:690–694.
246. Levy JH, Tanaka KA. Inflammatory response to cardiopulmonary bypass. *Ann Thorac Surg*. 2003;75:S715–S720.
247. Mathew JP, Shernan SK, White WD, et al. Preliminary report of the effects of complement suppression with pexelizumab on neurocognitive decline after coronary artery bypass graft surgery. *Stroke*. 2004;35:2335–2339.
248. Hofer RE, Christopherson TJ, Scheithauer BW, et al. The effect of a platelet activating factor antagonist (BN 52021) on neurologic outcome and histopathology in a canine model of complete cerebral ischemia. *Anesthesiology*. 1993;79:347–353.
249. Panetta T, Marcheselli VL, Braquet P, et al. Effects of a platelet activating factor antagonist (BN 52021) on free fatty acids, diacylglycerols, polyphosphoinositides and blood flow in the gerbil brain: inhibition of ischemia-reperfusion induced cerebral injury. *Biochem Biophys Res Commun*. 1987;149:580–587.
250. Taggart D, et al. *Neuroprotection during cardiac surgery: a randomized trial of a platelet activating factor antagonist*. Fifth International Brain and Cardiac Surgery Conference; 2000 Sept 7-9; London, UK.
251. Sethy VH, Wu H, Oostveen JA, et al. Neuroprotective effects of the GABA(A) receptor partial agonist U-101017 in 3-acetylpyridine-treated rats. *Neurosci Lett*. 1997;228:45–49.
252. Yang Y, Shuaib A, Li Q, et al. Neuroprotection by delayed administration of topiramate in a rat model of middle cerebral artery embolization. *Brain Res*. 1998;804:169–176.
253. Kong R, Butterworth J, Aveling W, et al. Clinical trial of the neuroprotectant clomethiazole in coronary artery bypass graft surgery. *Anesthesiology*. 2002;97:585–591.
254. Clark RK, Lee EV, White RF, et al. Reperfusion following focal stroke hastens inflammation and resolution of ischemic injured tissue. *Brain Res Bull*. 1994;35:387–392.
255. Chopp M, Zhang RL, Chen H, et al. Postischemic administration of an anti-Mac-1 antibody reduces ischemic cell damage after transient middle cerebral artery occlusion in rats. *Stroke*. 1994;25:869–875, discussion 75-6.
256. Bracken MB, Shepard MJ, Collins WF, et al. A randomized, controlled trial of methylprednisolone or naloxone in the treatment of acute spinal-cord injury. Results of the Second National Acute Spinal Cord Injury Study. *N Engl J Med*. 1990;322:1405–1411.
257. Roberts I, Yates D, Sandercock P, et al. Effect of intravenous corticosteroids on death within 14 days in 10008 adults with clinically significant head injury (MRC CRASH trial): randomised placebo-controlled trial. *Lancet*. 2004;364:1321–1328.
258. Wass CT, Lanier WL. Glucose modulation of ischemic brain injury: review and clinical recommendations. *Mayo Clin Proc*. 1996;71:801–812.
259. Li P, Kristian T, Shamloo M, et al. Effects of preischemic hyperglycemia on brain damage incurred by rats subjected to 2.5 or 5 minutes of forebrain ischemia. *Stroke*. 1996;27:1592–1602.
260. Dieleman JM, Nierich AP, Rosseel PM, et al. Intraoperative high-dose dexamethasone for cardiac surgery: a randomized controlled trial. *JAMA*. 2012;308:1761–1767.
261. Sauer AM, Slooter AJ, Veldhuijzen DS, et al. Intraoperative dexamethasone and delirium after cardiac surgery: a randomized clinical trial. *Anesth Analg*. 2014;119:1046–1052.
262. Ottens TH, Dieleman JM, Sauer AM, et al. Effects of dexamethasone on cognitive decline after cardiac surgery: a randomized clinical trial. *Anesthesiology*. 2014;121:492–500.
263. Nagels W, Demeyere R, Van Hemelrijck J, et al. Evaluation of the neuroprotective effects of s(+)-ketamine during open-heart surgery. *Anesth Analg*. 2004;98:1595–1603.
264. Hudetz JA, Patterson KM, Iqbal Z, et al. Ketamine attenuates delirium after cardiac surgery with cardiopulmonary bypass. *J Cardiothorac Vasc Anesth*. 2009;23:651–657.
265. Hudetz JA, Pagel PS. Neuroprotection by ketamine: a review of the experimental and clinical evidence. *J Cardiothorac Vasc Anesth*. 2010;24:131–142.
266. Doberneck RC, Reiser MP, Lillehei CW. Acute renal failure after open-heart surgery utilizing extracorporeal circulation and total body perfusion. Analysis of 1000 patients. *J Urol Nephrol (Paris)*. 1962;43:441–452.
267. Conlon PJ, Stafford-Smith M, White WD, et al. Acute renal failure following cardiac surgery. *Nephrol Dial Transplant*. 1999;14:1158–1162.
268. Abel RM, Wick J, Beck CH Jr, et al. Renal dysfunction following open-heart operations. *Arch Surg*. 1974;108:175–177.
269. Yeh T, Brackney E, Hall D, et al. Renal complications of open-heart surgery: predisposing factors, prevention and management. *J Thorac Cardiovasc Surg*. 1964;47:79–95.
270. Nicoara A, Patel UD, Phillips-Bute BG, et al. Mortality trends associated with acute renal failure requiring dialysis after CABG surgery in the United States. *Blood Purif*. 2009;28:359–363.
271. Mazzarella V, Gallucci MT, Tozzo C, et al. Renal function in patients undergoing cardiopulmonary bypass operations. *J Thorac Cardiovasc Surg*. 1992;104:1625–1627.
272. Mora-Mangano C, Diamondstone LS, Ramsay JG, et al. Renal dysfunction after myocardial revascularization: risk factors, adverse outcomes, and hospital resource utilization. The Multicenter Study of Perioperative Ischemia Research Group. *Ann Intern Med*. 1998;128:194–203.
273. Page US, Washburn T. Using tracking data to find complications that physicians miss: the case of renal failure in cardiac surgery. *Jt Comm J Qual Improv*. 1997;23:511–520.
274. Mora-Mangano C, Boisvert D, Zhou S, et al. Small reductions in renal function following CABG independently predict hospitalization. *Anesth Analg*. 2000;90:SCA35.
275. Coca SG, Yusuf B, Shlipak MG, et al. Long-term risk of mortality and other adverse outcomes after acute kidney injury: a systematic review and meta-analysis. *Am J Kidney Dis*. 2009;53:961–973.
276. Swaminathan M, Hudson CC, Phillips-Bute BG, et al. Impact of early renal recovery on survival after

cardiac surgery-associated acute kidney injury. *Ann Thorac Surg.* 2010;89:1098–1104.
277. Bihorac A, Yavas S, Subbiah S, et al. Long-term risk of mortality and acute kidney injury during hospitalization after major surgery. *Ann Surg.* 2009;249:851–858.
278. Kelly KJ. Distant effects of experimental renal ischemia/reperfusion injury. *J Am Soc Nephrol.* 2003;14:1549–1558.
279. Rabb H, Wang Z, Nemoto T, et al. Acute renal failure leads to dysregulation of lung salt and water channels. *Kidney Int.* 2003;63:600–606.
280. Deng J, Hu X, Yuen PS, et al. Alpha-melanocyte-stimulating hormone inhibits lung injury after renal ischemia/reperfusion. *Am J Respir Crit Care Med.* 2004;169:749–756.
281. Kramer AA, Postler G, Salhab KF, et al. Renal ischemia/reperfusion leads to macrophage-mediated increase in pulmonary vascular permeability. *Kidney Int.* 1999;55:2362–2367.
282. Meldrum KK, Meldrum DR, Meng X, et al. TNF-alpha-dependent bilateral renal injury is induced by unilateral renal ischemia-reperfusion. *Am J Physiol Heart Circ Physiol.* 2002;282:H540–H546.
283. Serteser M, Koken T, Kahraman A, et al. Changes in hepatic TNF-alpha levels, antioxidant status, and oxidation products after renal ischemia/reperfusion injury in mice. *J Surg Res.* 2002;107: 234–240.
284. Cohen G, Horl WH. Retinol binding protein isolated from acute renal failure patients inhibits polymorphonuclear leucocyte functions. *Eur J Clin Invest.* 2004;34:774–781.
285. Vanholder R, Smet RD, Glorieux G, et al. Survival of hemodialysis patients and uremic toxin removal. *Artif Organs.* 2003;27:218–223.
286. Bellomo R, Ronco C, Kellum JA, et al. Acute renal failure - definition, outcome measures, animal models, fluid therapy and information technology needs: the Second International Consensus Conference of the Acute Dialysis Quality Initiative (ADQI) Group. *Crit Care.* 2004;8:R204–R212.
287. Cuhaci B. More data on epidemiology and outcome of acute kidney injury with AKIN criteria: benefits of standardized definitions, AKIN and RIFLE classifications. *Crit Care Med.* 2009;37:2659–2661.
288. Haase M, Bellomo R, Devarajan P, et al. Novel biomarkers early predict the severity of acute kidney injury after cardiac surgery in adults. *Ann Thorac Surg.* 2009;88:124–130.
289. Haase-Fielitz A, Bellomo R, Devarajan P, et al. Novel and conventional serum biomarkers predicting acute kidney injury in adult cardiac surgery–a prospective cohort study. *Crit Care Med.* 2009;37:553–560.
290. Han WK, Wagener G, Zhu Y, et al. Urinary biomarkers in the early detection of acute kidney injury after cardiac surgery. *Clin J Am Soc Nephrol.* 2009;4:873–882.
291. Mehta RL, Kellum JA, Shah SV, et al. Acute Kidney Injury Network: report of an initiative to improve outcomes in acute kidney injury. *Crit Care.* 2007;11:R31.
292. Karkouti K, Wijeysundera DN, Yau TM, et al. Acute kidney injury after cardiac surgery: focus on modifiable risk factors. *Circulation.* 2009;119:495–502.
293. Massoudy P, Wagner S, Thielmann M, et al. Coronary artery bypass surgery and acute kidney injury–impact of the off-pump technique. *Nephrol Dial Transplant.* 2008;23:2853–2860.
294. Machado MN, Nakazone MA, Maia LN. Prognostic value of acute kidney injury after cardiac surgery according to kidney disease: improving global outcomes definition and staging (KDIGO) criteria. *PLoS ONE.* 2014;9:e98028.
295. Bastin AJ, Ostermann M, Slack AJ, et al. Acute kidney injury after cardiac surgery according to Risk/Injury/Failure/Loss/End-stage, Acute Kidney Injury Network, and Kidney Disease: Improving Global Outcomes classifications. *J Crit Care.* 2013;28:389–396.
296. Kidney Disease: Improving Global Outcomes (KDIGO) Acute Kidney Injury Work Group. KDIGO Clinical Practice Guideline for Acute Kidney Injury. *Kidney Int Suppl.* 2012;2:1–138.
297. Schrier RW, Harris DC, Chan L, et al. Tubular hypermetabolism as a factor in the progression of chronic renal failure. *Am J Kidney Dis.* 1988;12:243–249.
298. Whitworth JA, Ihle BU, Becker GJ, et al. Preservation of renal function in chronic renal failure. *Tohoku J Exp Med.* 1992;166:165–183.
299. Small G, Watson AR, Evans JH, et al. Hemolytic uremic syndrome: defining the need for long-term follow-up. *Clin Nephrol.* 1999;52:352–356.
300. Kikuchi Y, Koga H, Yasutomo Y, et al. Patients with renal hypouricemia with exercise-induced acute renal failure and chronic renal dysfunction. *Clin Nephrol.* 2000;53:467–472.
301. Schweda F, Blumberg FC, Schweda A, et al. Effects of chronic hypoxia on renal renin gene expression in rats. *Nephrol Dial Transplant.* 2000;15:11–15.
302. Bach PH. Detection of chemically induced renal injury: the cascade of degenerative morphological and functional changes that follow the primary nephrotoxic insult and evaluation of these changes by in-vitro methods. *Toxicol Lett.* 1989;46:237–249.
303. Schiffl H. Renal recovery from acute tubular necrosis requiring renal replacement therapy: a prospective study in critically ill patients. *Nephrol Dial Transplant.* 2006;21:1248–1252.
304. Stafford-Smith M, Phillips-Bute B, Reddan DN, et al. The association of epsilon-aminocaproic acid with postoperative decrease in creatinine clearance in 1502 coronary bypass patients. *Anesth Analg.* 2000;91:1085–1090.
305. Anderson RJ, O'Brien M, MaWhinney S, et al. Renal failure predisposes patients to adverse outcome after coronary artery bypass surgery. VA Cooperative Study #5. *Kidney Int.* 1999;55:1057–1062.
306. Gaudino M, Luciani N, Giungi S, et al. Different profiles of patients who require dialysis after cardiac surgery. *Ann Thorac Surg.* 2005;79:825–829.
307. Pham PT, Slavov C, Pham PC. Acute kidney injury after liver, heart, and lung transplants: dialysis modality, predictors of renal function recovery, and impact on survival. *Adv Chronic Kidney Dis.* 2009;16:256–267.
308. Stafford-Smith M, Patel UD, Phillips-Bute BG, et al. Acute kidney injury and chronic kidney disease after cardiac surgery. *Adv Chronic Kidney Dis.* 2008;15:257–277.
309. Chertow GM, Lazarus JM, Christiansen CL, et al. Preoperative renal risk stratification. *Circulation.* 1997;95:878–884.
310. Zanardo G, Michielon P, Paccagnella A, et al. Acute renal failure in the patient undergoing cardiac operation. Prevalence, mortality rate, and main risk factors. *J Thorac Cardiovasc Surg.* 1994;107:1489–1495.
311. Mangos GJ, Brown MA, Chan WY, et al. Acute renal failure following cardiac surgery: incidence, outcomes and risk factors. *Aust N Z J Med.* 1995;25:284–289.
312. Corwin HL, Sprague SM, DeLaria GA, et al. Acute renal failure associated with cardiac operations. A case-control study. *J Thorac Cardiovasc Surg.* 1989;98:1107–1112.
313. Llopart T, Lombardi R, Forselledo M, Andrade R. Acute renal failure in open heart surgery. *Ren Fail.* 1997;19:319–323.
314. Hilberman M, Myers BD, Carrie BJ, et al. Acute renal failure following cardiac surgery. *J Thorac Cardiovasc Surg.* 1979;77:880–888.
315. Fischer UM, Weissenberger WK, Warters RD, et al. Impact of cardiopulmonary bypass management on postcardiac surgery renal function. *Perfusion.* 2002;17:401–406.
316. Domart Y, Trouillet JL, Fagon JY, et al. Incidence and morbidity of cytomegaloviral infection in patients with mediastinitis following cardiac surgery. *Chest.* 1990;97:18–22.
317. Albahrani MJ, Swaminathan M, Phillips-Bute B, et al. Postcardiac surgery complications: association of acute renal dysfunction and atrial fibrillation. *Anesth Analg.* 2003;96:637–643.
318. Andersson LG, Ekroth R, Bratteby LE, et al. Acute renal failure after coronary surgery–a study of incidence and risk factors in 2009 consecutive patients. *Thorac Cardiovasc Surg.* 1993;41:237–241.
319. Abel RM, Buckley MJ, Austen WG, et al. Etiology, incidence, and prognosis of renal failure following cardiac operations. Results of a prospective analysis of 500 consecutive patients. *J Thorac Cardiovasc Surg.* 1976;71:323–333.
320. Stafford-Smith M, Conlon PJ, White WD, et al. Low hematocrit but not perfusion pressure during CPB is predictive for renal failure following CABG surgery. *Anesth Analg.* 1998;86:SCA102.
321. Ostermann ME, Taube D, Morgan CJ, et al. Acute renal failure following cardiopulmonary bypass: a changing picture. *Intensive Care Med.* 2000;26:565–571.
322. Aronson S, Fontes M, Miao Y, et al. Risk index for perioperative renal dysfunction/failure: critical dependence on pulse pressure hypertension. *Circulation.* 2007;115:733–742.
323. De Santo L, Romano G, Della Corte A, et al. Preoperative anemia in patients undergoing coronary artery bypass grafting predicts acute kidney injury. *J Thorac Cardiovasc Surg.* 2009;138:965–970.
324. Swaminathan M, Phillips-Bute BG, Conlon PJ, et al. The association of lowest hematocrit during cardiopulmonary bypass with acute renal injury after coronary bypass surgery. *Ann Thorac Surg.* 2003;76:784–791.
325. Hudson CC, Welsby IJ, Phillips-Bute B, et al. Glycosylated hemoglobin levels and outcome in non-diabetic cardiac surgery patients. *Can J Anaesth.* 2010;57:565–572.
326. Lu JC, Coca SG, Patel UD, et al. Searching for genes that matter in acute kidney injury: a systematic review. *Clin J Am Soc Nephrol.* 2009;4:1020–1031.
327. Stafford-Smith M, Podgoreanu M, Swaminathan M, et al. Association of genetic polymorphisms with risk of renal injury after coronary artery bypass graft surgery. *Am J Kidney Dis.* 2005;45: 519–530.
328. Lieberthal W, Koh JS, Levine JS. Necrosis and apoptosis in acute renal failure. *Semin Nephrol.* 1998;18:505–518.
329. Davila-Roman VG, Kouchoukos NT, Schechtman KB, et al. Atherosclerosis of the ascending aorta is a predictor of renal dysfunction after cardiac operations. *J Thorac Cardiovasc Surg.* 1999;117: 111–116.
330. Sreeram GM, Grocott HP, White WD, et al. Transcranial Doppler emboli count predicts rise in creatinine after coronary artery bypass graft surgery. *J Cardiothorac Vasc Anesth.* 2004;18:548–551.
331. Conlon PJ, Crowley J, Stack R, et al. Renal artery stenosis is not associated with the development of acute renal failure following coronary artery bypass grafting. *Ren Fail.* 2005;27:81–86.
332. Barbut D, Hinton RB, Szatrowski TP, et al. Cerebral emboli detected during bypass surgery are associated with clamp removal. *Stroke.* 1994;25:2398–2402.
333. Tierney G, Parissis H, Baker M, et al. An experimental study of intra aortic balloon pumping within the intact human aorta. *Eur J Cardiothorac Surg.* 1997;12:486–493.
334. Hosaka S, Suzuki S, Kato J, et al. [Modification of the surgical strategy based on intraoperative echographic findings of atherosclerotic ascending aorta]. *Nihon Kyobu Geka Gakkai Zasshi.* 1997;45:1916–1921.
335. Muehrcke DD, Cornhill JF, Thomas JD, Cosgrove DM. Flow characteristics of aortic cannulae. *J Card Surg.* 1995;10:514–519.
336. Dietl CA, Madigan NP, Laubach CA, et al. Myocardial revascularization using the "no-touch" technique, with mild systemic hypothermia, in patients with a calcified ascending aorta. *J Cardiovasc Surg (Torino).* 1995;36:39–44.
337. St Amand M, Murkin J, Menkis A, et al. Aortic atherosclerotic plaque identified by epiaortic scanning predicts cerebral embolic load in cardiac surgery. *Can J Anaesth.* 1997;44(suppl):A7.
338. Conlon PJ, Jefferies F, Krigman HR, et al. Predictors of prognosis and risk of acute renal failure in bacterial endocarditis. *Clin Nephrol.* 1998;49:96–101.
339. Shammas NW. Pulmonary embolus after coronary artery bypass surgery: a review of the literature. *Clin Cardiol.* 2000;23:637–644.
340. Shann KG, Likosky DS, Murkin JM, et al. An evidence-based review of the practice of cardiopulmonary bypass in adults: a focus on neurologic injury, glycemic control, hemodilution, and the inflammatory response. *J Thorac Cardiovasc Surg.* 2006;132:283–290.
341. Deal DD, Jones TJ, Vernon JC, et al. Real time OPS imaging of embolic injury of the renal microcirculation during cardiopulmonary bypass. *Anesth Analg.* 2001;92:S23.
342. Murray KD, Binkley PF, Dumond DA, et al. The significance and prevention of air emboli with the total artificial heart. *Artif Organs.* 1993;17:734–740.
343. Al-Rashidi F, Blomquist S, Hoglund P, et al. A new de-airing technique that reduces systemic microemboli during open surgery: a prospective controlled study. *J Thorac Cardiovasc Surg.* 2009;138:157–162.
344. Rangel-Frausto MS, Pittet D, Costigan M, et al. The natural history of the systemic inflammatory response syndrome (SIRS). A prospective study. *JAMA.* 1995;273:117–123.
345. Wan L, Bagshaw SM, Langenberg C, et al. Pathophysiology of septic acute kidney injury: what do we really know? *Crit Care Med.* 2008;36:S198–S203.
346. Hall R, Stafford-Smith M, Rocker G. The systemic inflammatory response to cardiopulmonary bypass: pathophysiological, therapeutic, and pharmacological considerations. *Anesth Analg.* 1997;85:766–782.
347. Donnahoo KK, Meldrum DR, Shenkar R, et al. Early renal ischemia, with or without reperfusion, activates NFkappaB and increases TNF-alpha bioactivity in the kidney. *J Urol.* 2000;163:1328–1332.
348. Vanholder R, Argiles A, Baurmeister U, et al. Uremic toxicity: present state of the art. *Int J Artif Organs.* 2001;24:695–725.
349. Sinsteden TD, O'Neil TJ, Hill S, et al. The role of high-energy phosphate in norepinephrine-induced acute renal failure in the dog. *Circ Res.* 1986;59:93–104.
350. Ozden A, Sarioglu A, Demirkan NC, et al. Antithrombin III reduces renal ischemia-reperfusion injury in rats. *Res Exp Med (Berl).* 2001;200:195–203.
351. Padanilam BJ. Cell death induced by acute renal injury: a perspective on the contributions of apoptosis and necrosis. *Am J Physiol Renal Physiol.* 2003;284:F608–F627.
352. Daemen MA, van 't Veer C, Denecker G, et al. Inhibition of apoptosis induced by ischemia-reperfusion prevents inflammation. *J Clin Invest.* 1999;104:541–549.
353. Daemen MA, de Vries B, Buurman WA. Apoptosis and inflammation in renal reperfusion injury. *Transplantation.* 2002;73:1693–1700.
354. Maccario M, Fumagalli C, Dottori V, et al. The association between rhabdomyolysis and acute renal failure in patients undergoing cardiopulmonary bypass. *J Cardiovasc Surg (Torino).* 1996;37:153–159.
355. Schouten O, Bax JJ, Dunkelgrun M, et al. Statins for the prevention of perioperative cardiovascular complications in vascular surgery. *J Vasc Surg.* 2006;44:419–424.
356. Haase M, Haase-Fielitz A, Bagshaw SM, et al. Cardiopulmonary bypass-associated acute kidney injury: a pigment nephropathy? *Contrib Nephrol.* 2007;156:340–353.
357. Ferraris VA, Bridges CR, Anderson RP. Aprotinin in cardiac surgery. *N Engl J Med.* 2006;354:1953–1957; author reply 1953–7.
358. Thelle K, Christensen EI, Vorum H, et al. Characterization of proteinuria and tubular protein uptake in a new model of oral L-lysine administration in rats. *Kidney Int.* 2006;69:1333–1340.
359. Stafford-Smith M. Antifibrinolytic agents make alpha1- and beta2-microglobulinuria poor markers of post cardiac surgery renal dysfunction. *Anesthesiology.* 1999;90:928–929.
360. Tune B. Renal tubular transport and nephrotoxicity of beta lactam antibiotics: Structure activity relationships. *Miner Electrolyte Metab.* 1994;20:221–231.
361. Bennett WM, Luft F, Porter GA. Pathogenesis of renal failure due to aminoglycosides and contrast media used in roentgenography. *Am J Med.* 1980;69:767–774.
362. Olyaei AJ, de Mattos AM, Bennett WM. Immunosuppressant-induced nephropathy: pathophysiology, incidence and management. *Drug Saf.* 1999;21:471–488.
363. Baisac J, Henrich W. Nephrotoxicity of nonsteroidal anti-inflammatory drugs. *Miner Electrolyte Metab.* 1994;20:187–192.
364. Baehler RW, Williams RH, Work J, et al. Studies on the natural history of the norepinephrine model of acute renal failure in the dog. *Nephron.* 1980;26:266–273.
365. Santos FO, Silveira MA, Maia RB, et al. Acute renal failure after coronary artery bypass surgery with extracorporeal circulation – incidence, risk factors, and mortality. *Arq Bras Cardiol.* 2004;83:150–154, 45–9.
366. Heringlake M, Knappe M, Vargas Hein O, et al. Renal dysfunction according to the ADQI-RIFLE system and clinical practice patterns after cardiac surgery in Germany. *Minerva Anestesiol.* 2006;72:645–654.
367. Porter GA. Contrast-associated nephropathy: presentation, pathophysiology and management. *Miner Electrolyte Metab.* 1994;20:232–243.
368. Kahn JK, Rutherford BD, McConahay DR, et al. High-dose contrast agent administration during complex coronary angioplasty. *Am Heart J.* 1990;120:533–536.
369. Gussenhoven MJ, Ravensbergen J, van Bockel JH, et al. Renal dysfunction after angiography; a risk factor analysis in patients with peripheral vascular disease. *J Cardiovasc Surg (Torino).* 1991;32:81–86.
370. Garwood S, Mathew J, Hines R. Renal function and cardiopulmonary bypass: Does time since catheterization impact renal performance? *Anesthesiology.* 1997;87:A90.
371. Zarychanski R, Abou-Setta AM, Turgeon AF, et al. Association of hydroxyethyl starch administration

with mortality and acute kidney injury in critically ill patients requiring volume resuscitation: A systematic review and meta-analysis. *JAMA*. 2013;309:678–688.
372. Bayer O, Schwarzkopf D, Doenst T, et al. Perioperative fluid therapy with tetrastarch and gelatin in cardiac surgery–a prospective sequential analysis*. *Crit Care Med*. 2013;41:2532–2542.
373. Wilkes MM, Navickis RJ. Postoperative renal replacement therapy after hydroxyethyl starch infusion: a meta-analysis of randomised trials. *Neth J Crit Care*. 2014;18:4–9.
374. Hartog CS, Natanson C, Sun J, et al. Concerns over use of hydroxyethyl starch solutions. *Br Med J*. 2014;349:g5981.
375. Lieberthal W, Rennke H, Sandock K, et al. Ischemia in the isolated erythrocyte-perfused rat kidney. Protective effect of hypothermia. *Ren Physiol Biochem*. 1988;11:60–69.
376. Ip-Yam PC, Murphy S, Baines M, et al. Renal function and proteinuria after cardiopulmonary bypass: the effects of temperature and mannitol. *Anesth Analg*. 1994;78:842–847.
377. Regragui IA, Izzat MB, Birdi I, et al. Cardiopulmonary bypass perfusion temperature does not influence perioperative renal function. *Ann Thorac Surg*. 1995;60:160–164.
378. Swaminathan M, East C, Phillips-Bute B, et al. Report of a substudy on warm versus cold cardiopulmonary bypass: changes in creatinine clearance. *Ann Thorac Surg*. 2001;72:1603–1609.
379. Urzua J, Troncoso S, Bugedo G, et al. Renal function and cardiopulmonary bypass: effect of perfusion pressure. *J Cardiothorac Vasc Anesth*. 1992;6:299–303.
380. Bhat JG, Gluck MC, Lowenstein J, et al. Renal failure after open heart surgery. *Ann Intern Med*. 1976;84:677–682.
381. Shah D, Corson J, Karmody A, et al. Effects of isovolemic hemodilution on abdominal aortic aneurysmectomy in high risk patients. *Ann Vasc Surg*. 1986;1:50–54.
382. Messmer K. Hemodilution. *Surg Clin North Am*. 1975;55:659–678.
383. DeFoe GR, Ross CS, Olmstead EM, et al. Lowest hematocrit on bypass and adverse outcomes associated with coronary artery bypass grafting. Northern New England Cardiovascular Disease Study Group. *Ann Thorac Surg*. 2001;71:769–776.
384. Fang WC, Helm RE, Krieger KH, et al. Impact of minimum hematocrit during cardiopulmonary bypass on mortality in patients undergoing coronary artery surgery. *Circulation*. 1997;96:II-194–II-199.
385. Karkouti K, Beattie WS, Wijeysundera DN, et al. Hemodilution during cardiopulmonary bypass is an independent risk factor for acute renal failure in adult cardiac surgery. *J Thorac Cardiovasc Surg*. 2005;129:391–400.
386. Habib RH, Zacharias A, Schwann TA, et al. Role of hemodilutional anemia and transfusion during cardiopulmonary bypass in renal injury after coronary revascularization: Implications on operative outcome. *Crit Care Med*. 2005;33:1749–1756.
387. Karkouti K, Wijeysundera DN, Beattie WS. Risk associated with preoperative anemia in cardiac surgery: a multicenter cohort study. *Circulation*. 2008;117:478–484.
388. Stafford-Smith M, Newman MF. What effects do hemodilution and blood transfusion during cardiopulmonary bypass have on renal outcomes? *Nat Clin Pract Nephrol*. 2006;2:188–189.
389. Van den Berghe G, Wouters P, Weekers F, et al. Intensive insulin therapy in the critically ill patients. *N Engl J Med*. 2001;345:1359–1367.
390. Wiener RS, Wiener DC, Larson RJ. Benefits and risks of tight glucose control in critically ill adults: a meta-analysis. *JAMA*. 2008;300:933–944.
391. Zacharias M, Conlon NP, Herbison GP, et al. Interventions for protecting renal function in the perioperative period. *Cochrane Database Syst Rev*. 2008;(9):CD003590.
392. Nigwekar SU, Hix JK. The role of natriuretic peptide administration in cardiovascular surgery-associated renal dysfunction: a systematic review and meta-analysis of randomized controlled trials. *J Cardiothorac Vasc Anesth*. 2009;23:151–160.
393. Nigwekar SU, Navaneethan SD, Parikh CR, et al. Atrial natriuretic peptide for management of acute kidney injury: a systematic review and meta-analysis. *Clin J Am Soc Nephrol*. 2009;4:261–272.
394. Brienza N, Giglio MT, Marucci M, et al. Does perioperative hemodynamic optimization protect renal function in surgical patients? A meta-analytic study. *Crit Care Med*. 2009;37:2079–2090.
395. Nigwekar SU, Kandula P. N-acetylcysteine in cardiovascular-surgery-associated renal failure: a meta-analysis. *Ann Thorac Surg*. 2009;87:139–147.
396. Baker WL, Anglade MW, Baker EL, et al. Use of N-acetylcysteine to reduce post-cardiothoracic surgery complications: a meta-analysis. *Eur J Cardiothorac Surg*. 2009;35:521–527.
397. Ho KM, Morgan DJ. Meta-analysis of N-acetylcysteine to prevent acute renal failure after major surgery. *Am J Kidney Dis*. 2009;53:33–40.
398. Naughton F, Wijeysundera D, Karkouti K, et al. N-acetylcysteine to reduce renal failure after cardiac surgery: a systematic review and meta-analysis. *Can J Anaesth*. 2008;55:827–835.
399. Landoni G, Poli D, Bove T. Fenoldopam in cardiac surgery. *Clin Res Cardiol*. 2007;2:S91–S95.
400. Landoni G, Biondi-Zoccai GG, Marino G, et al. Fenoldopam reduces the need for renal replacement therapy and in-hospital death in cardiovascular surgery: a meta-analysis. *J Cardiothorac Vasc Anesth*. 2008;22:27–33.
401. Liakopoulos OJ, Choi YH, Haldenwang PL, et al. Impact of preoperative statin therapy on adverse postoperative outcomes in patients undergoing cardiac surgery: a meta-analysis of over 30,000 patients. *Eur Heart J*. 2008;29:1548–1559.
402. Friedrich JO, Adhikari N, Herridge MS, et al. Meta-analysis: low-dose dopamine increases urine output but does not prevent renal dysfunction or death. *Ann Intern Med*. 2005;142:510–524.
403. Karajala V, Mansour W, Kellum JA. Diuretics in acute kidney injury. *Minerva Anestesiol*. 2009;75:251–257.
404. Bagshaw SM, Delaney A, Haase M, et al. Loop diuretics in the management of acute renal failure: a systematic review and meta-analysis. *Crit Care Resusc*. 2007;9:60–68.
405. Sampath S, Moran JL, Graham PL, et al. The efficacy of loop diuretics in acute renal failure: assessment using Bayesian evidence synthesis techniques. *Crit Care Med*. 2007;35:2516–2524.
406. Marik PE. Low-dose dopamine: a systematic review. *Intensive Care Med*. 2002;28:877–883.
407. Kellum JA, Decker JM. Use of dopamine in acute renal failure: a meta-analysis. *Crit Care Med*. 2001;29:1526–1531.
408. Prins I, Plotz FB, Uiterwaal CS, et al. Low-dose dopamine in neonatal and pediatric intensive care: a systematic review. *Intensive Care Med*. 2001;27:206–210.
409. Jakob SM, Ruokonen E, Takala J. Effects of dopamine on systemic and regional blood flow and metabolism in septic and cardiac surgery patients. *Shock*. 2002;18:8–13.
410. Hoffman TM, Bush DM, Wernovsky G, et al. Postoperative junctional ectopic tachycardia in children: incidence, risk factors, and treatment. *Ann Thorac Surg*. 2002;74:1607–1611.
411. Stone GW, McCullough PA, Tumlin JA, et al. Fenoldopam mesylate for the prevention of contrast-induced nephropathy: a randomized controlled trial. *JAMA*. 2003;290:2284–2291.
412. Kini AS, Mitre CA, Kim M, et al. A protocol for prevention of radiographic contrast nephropathy during percutaneous coronary intervention: effect of selective dopamine receptor agonist fenoldopam. *Catheter Cardiovasc Interv*. 2002;55:169–173.
413. Stone GW, Tumlin JA, Madyoon H, et al. Design and rationale of CONTRAST–a prospective, randomized, placebo-controlled trial of fenoldopam mesylate for the prevention of radiocontrast nephropathy. *Rev Cardiovasc Med*. 2001;2(suppl 1):S31–S36.
414. Caimmi PP, Pagani L, Micalizzi E, et al. Fenoldopam for renal protection in patients undergoing cardiopulmonary bypass. *J Cardiothorac Vasc Anesth*. 2003;17:491–494.
415. Tumlin JA, Finckle K, Murray P, et al. Dopamine receptor 1 agonists in early acute tubular necrosis: a prospective, randomized, double blind, placebo-controlled trial of fenoldopam mesylate. *J Am Soc Nephrol*. 2003;14:PUB001 (abstract).
416. Brezis M, Agmon Y, Epstein FH. Determinants of intrarenal oxygenation. I. Effects of diuretics. *Am J Physiol*. 1994;267:F1059–F1062.
417. Ellison DH, Velazquez H, Wright FS. Adaptation of the distal convoluted tubule of the rat. Structural and functional effects of dietary salt intake and chronic diuretic infusion. *J Clin Invest*. 1989;83:113–126.
418. Liss P. Effects of contrast media on renal microcirculation and oxygen tension. An experimental study in the rat. *Acta Radiol Suppl*. 1997;409:1–29.
419. Lindner A, Cutler R, Goodman W. Synergism of dopamine plus furosemide in preventing acute renal failure in the dog. *Kidney Int*. 1979;16:158–166.
420. Heyman SN, Rosen S, Epstein FH, et al. Loop diuretics reduce hypoxic damage to proximal tubules of the isolated perfused rat kidney. *Kidney Int*. 1994;45:981–985.
421. Hager B, Betschart M, Krapf R. Effect of postoperative intravenous loop diuretic on renal function after major surgery. *Schweiz Med Wochenschr*. 1996;126:666–673.
422. Shilliday IR, Quinn KJ, Allison ME. Loop diuretics in the management of acute renal failure: a prospective, double-blind, placebo-controlled, randomized study. *Nephrol Dial Transplant*. 1997;12:2592–2596.
423. Nuutinen L, Hollmen A. The effect of prophylactic use of furosemide on renal function during open heart surgery. *Ann Chir Gynaecol*. 1976;65:258–266.
424. Lassnigg A, Donner E, Grubhofer G, et al. Lack of renoprotective effects of dopamine and furosemide during cardiac surgery. *J Am Soc Nephrol*. 2000;11:97–104.
425. Fisher AR, Jones P, Barlow P, et al. The influence of mannitol on renal function during and after open-heart surgery. *Perfusion*. 1998;13:181–186.
426. Nishimura O, Tokutsu S, Sakurai T, et al. Effects of hypertonic mannitol on renal function in open heart surgery. *Jpn Heart J*. 1983;24:245–257.
427. Pass LJ, Eberhart RC, Brown JC, et al. The effect of mannitol and dopamine on the renal response to thoracic aortic cross-clamping. *J Thorac Cardiovasc Surg*. 1988;95:608–612.
428. Visweswaran P, Massin EK, Dubose TD Jr. Mannitol-induced acute renal failure. *J Am Soc Nephrol*. 1997;8:1028–1033.
429. Joffy S, Rosner MH. Natriuretic peptides in ESRD. *Am J Kidney Dis*. 2005;46:1–10.
430. Deegan PM, Ryan MP, Basinger MA, et al. Protection from cisplatin nephrotoxicity by A68828, an atrial natriuretic peptide. *Ren Fail*. 1995;17:117–123.
431. Allgren RL, Marbury TC, Rahman SN, et al. Anaritide in acute tubular necrosis. Auriculin Anaritide Acute Renal Failure Study Group. *N Engl J Med*. 1997;336:828–834.
432. Lewis J, Salem MM, Chertow GM, et al. Atrial natriuretic factor in oliguric acute renal failure. Anaritide Acute Renal Failure Study Group. *Am J Kidney Dis*. 2000;36:767–774.
433. Meyer M, Pfarr E, Schirmer G, et al. Therapeutic use of the natriuretic peptide ularitide in acute renal failure. *Ren Fail*. 1999;21:85–100.
434. Sackner-Bernstein JD, Skopicki HA, Aaronson KD. Risk of worsening renal function with nesiritide in patients with acutely decompensated heart failure. *Circulation*. 2005;111:1487–1491.
435. Teerlink JR, Massie BM. Nesiritide and worsening of renal function: the emperor's new clothes? *Circulation*. 2005;111:1459–1461.
436. Mentzer RM Jr, Oz MC, Sladen RN, et al. Effects of perioperative nesiritide in patients with left ventricular dysfunction undergoing cardiac surgery: the NAPA Trial. *J Am Coll Cardiol*. 2007;49:716–726.
437. Chen HH, Sundt TM, Cook DJ, et al. Low dose nesiritide and the preservation of renal function in patients with renal dysfunction undergoing cardiopulmonary-bypass surgery: a double-blind placebo-controlled pilot study. *Circulation*. 2007;116:I-134–I-138.
438. Kshirsagar AV, Poole C, Mottl A, et al. N-acetylcysteine for the prevention of radiocontrast induced nephropathy: a meta-analysis of prospective controlled trials. *J Am Soc Nephrol*. 2004;15:761–769.
439. Pannu N, Manns B, Lee HH, et al. Systematic review of the impact of N-acetylcysteine n contrast nephropathy. *Kidney Int*. 2004;65:1366–1374.
440. Solez K, Ideura T, Silvia CB, et al. Clonidine after renal ischemia to lessen acute renal failure and microvascular damage. *Kidney Int*. 1980;18:309–322.
441. Ideura T, Solez K, Heptinstall RH. The effect of clonidine on tubular obstruction in postischemic acute renal failure in the rabbit demonstrated by microradiography and microdissection. *Am J Pathol*. 1980;98:123–150.
442. Eknoyan G, Dobyan DC, Senekjian HO, et al. Protective effect of oral clonidine in the prophylaxis and therapy of mercuric chloride–induced acute renal failure in the rat. *J Lab Clin Med*. 1983;102:699–713.
443. Eknoyan G, Bulger RE, Dobyan DC. Mercuric chloride-induced acute renal failure in the rat. I. Correlation of functional and morphologic changes and their modification by clonidine. *Lab Invest*. 1982;46:613–620.
444. Zou AP, Cowley AW Jr. alpha(2)-adrenergic receptor-mediated increase in NO production buffers renal medullary vasoconstriction. *Am J Physiol Regul Integr Comp Physiol*. 2000;279:R769–R777.
445. Kulka PJ, Tryba M, Zenz M. Preoperative alpha2-adrenergic receptor agonists prevent the deterioration of renal function after cardiac surgery: results of a randomized, controlled trial. *Crit Care Med*. 1996;24:947–952.
446. Myles PS, Hunt JO, Holdgaard HO, et al. Clonidine and cardiac surgery: haemodynamic and metabolic effects, myocardial ischaemia and recovery. *Anaesth Intensive Care*. 1999;27:137–147.
447. Scott NB, Turfrey DJ, Ray DA, et al. A prospective randomized study of the potential benefits of thoracic epidural anesthesia and analgesia in patients undergoing coronary artery bypass grafting. *Anesth Analg*. 2001;93:528–535.
448. Schramm L, Heidbreder E, Kartenbender K, et al. Effects of urodilatin and diltiazem on renal function in ischemic acute renal failure in the rat. *Am J Nephrol*. 1995;15:418–426.
449. Schramm L, Heidbreder E, Lukes M, et al. Endotoxin-induced acute renal failure in the rat: effects of urodilatin and diltiazem on renal function. *Clin Nephrol*. 1996;46:117–124.
450. Yavuz S, Ayabakan N, Goncu MT, et al. Effect of combined dopamine and diltiazem on renal function after cardiac surgery. *Med Sci Monit*. 2002;8:PI45–PI50.
451. Piper SN, Kumle B, Maleck WH, et al. Diltiazem may preserve renal tubular integrity after cardiac surgery. *Can J Anaesth*. 2003;50:285–292.
452. Manabe S, Tanaka H, Yoshizaki T, et al. Effects of the postoperative administration of diltiazem on renal function after coronary artery bypass grafting. *Ann Thorac Surg*. 2005;79:831–835, discussion 5-6.
453. Young EW, Diab A, Kirsh MM. Intravenous diltiazem and acute renal failure after cardiac operations. *Ann Thorac Surg*. 1998;65:1316–1319.
454. Bergman AS, Odar-Cederlof I, Westman L, et al. Diltiazem infusion for renal protection in cardiac surgical patients with preexisting renal dysfunction. *J Cardiothorac Vasc Anesth*. 2002;16:294–299.
455. Zanardo G, Michielon P, Rosi P, et al. Effects of a continuous diltiazem infusion on renal function during cardiac surgery. *J Cardiothorac Vasc Anesth*. 1993;7:711–716.
456. Haase M, Haase-Fielitz A, Bellomo R, et al. Sodium bicarbonate to prevent increases in serum creatinine after cardiac surgery: a pilot double-blind, randomized controlled trial. *Crit Care Med*. 2009;37:39–47.
457. Meier P, Ko DT, Tamura A, et al. Sodium bicarbonate-based hydration prevents contrast-induced nephropathy: a meta-analysis. *BMC Med*. 2009;7:23.
458. Kitagawa S, Komatsu Y, Futatsuyama M, et al. Renoprotection of ace inhibitor and angiotensin II receptor blocker for the patients with severe renal insufficiency. *Nephrology*. 2003;8(suppl):A26–A27.
459. Rady MY, Ryan T. The effects of preoperative therapy with angiotensin-converting enzyme inhibitors on clinical outcome after cardiovascular surgery. *Chest*. 1998;114:487–494.
460. Gamoso MG, Phillips-Bute B, Landolfo KP, et al. Off-pump versus on-pump coronary artery bypass surgery and postoperative renal dysfunction. *Anesth Analg*. 2000;91:1080–1084.
461. Cittanova ML, Zubicki A, Savu C, et al. The chronic inhibition of angiotensin-converting enzyme impairs postoperative renal function. *Anesth Analg*. 2001;93:1111–1115.
462. Welch WJ, Wilcox CS. AT1 receptor antagonist combats oxidative stress and restores nitric oxide signaling in the SHR. *Kidney Int*. 2001;59:1257–1263.
463. Colson P, Ribstein J, Mimran A, et al. Effect of angiotensin converting enzyme inhibition on blood pressure and renal function during open heart surgery. *Anesthesiology*. 1990;72:23–27.
464. Ryckwaert F, Colson P, Ribstein J, et al. Haemodynamic and renal effects of intravenous enalaprilat during coronary artery bypass graft surgery in patients with ischaemic heart dysfunction. *Br J Anaesth*. 2001;86:169–175.
465. Wagner F, Yeter R, Bisson S, et al. Beneficial hemodynamic and renal effects of intravenous enalaprilat following coronary artery bypass surgery complicated by left ventricular dysfunction. *Crit Care Med*. 2003;31:1421–1428.
466. Vijayan A, Franklin S, Behrend T, et al. Insulin-like growth factor I improves renal function in patients with end-stage chronic renal failure. *Am J Physiol*. 1999;276:R929–R934.

467. Miller SB, Martin DR, Kissane J, et al. Rat models for clinical use of insulin-like growth factor I in acute renal failure. *Am J Physiol*. 1994;266:F949–F956.
468. Miller SB, Moulton M, O'Shea M, et al. Effects of IGF-I on renal function in end-stage chronic renal failure. *Kidney Int*. 1994;46:201–207.
469. Hirschberg R, Kopple J, Lipsett P, et al. Multicenter clinical trial of recombinant human insulin-like growth factor I in patients with acute renal failure. *Kidney Int*. 1999;55:2423–2432.
470. Najafi H, Henson D, Dye WS, et al. Left ventricular hemorrhagic necrosis. *Ann Thorac Surg*. 1969;7:550–561.
471. Buckberg GD. Left ventricular subendocardial necrosis. *Ann Thorac Surg*. 1977;24:379–393.
472. Bigelow WG, Lindsay WK, Greenwood WF. Hypothermia; its possible role in cardiac surgery: an investigation of factors governing survival in dogs at low body temperatures. *Ann Surg*. 1950;132:849–866.
473. Melrose DG, Dreyer B, Bentall HH, et al. Elective cardiac arrest. *Lancet*. 1955;269:21–22.
474. Erhardt LR. GUARD During Ischemia Against Necrosis (GUARDIAN) trial in acute coronary syndromes. *Am J Cardiol*. 1999;83:23G–25G.
475. Chaitman BR. A review of the GUARDIAN trial results: clinical implications and the significance of elevated perioperative CK-MB on 6-month survival. *J Card Surg*. 2003;18(suppl 1):13–20.
476. Theroux P, Chaitman BR, Danchin N, et al. Inhibition of the sodium-hydrogen exchanger with cariporide to prevent myocardial infarction in high-risk ischemic situations. Main results of the GUARDIAN trial. Guard during ischemia against necrosis (GUARDIAN) Investigators. *Circulation*. 2000;102:3032–3038.
477. Ferguson TB Jr, Hammill BG, Peterson ED, et al. A decade of change–risk profiles and outcomes for isolated coronary artery bypass grafting procedures, 1990-1999: a report from the STS National Database Committee and the Duke Clinical Research Institute. Society of Thoracic Surgeons. *Ann Thorac Surg*. 2002;73:480–489.
478. Ovize M. Still looking for the ultimate mechanism of myocardial stunning. *Basic Res Cardiol*. 1997;92(suppl 2):16–17.
479. Braunwald E, Kloner RA. The stunned myocardium: prolonged, postischemic ventricular dysfunction. *Circulation*. 1982;66:1146–1149.
480. Gray R, Maddahi J, Berman D, et al. Scintigraphic and hemodynamic demonstration of transient left ventricular dysfunction immediately after uncomplicated coronary artery bypass grafting. *J Thorac Cardiovasc Surg*. 1979;77:504–510.
481. Kloner RA, Przyklenk K, Kay GL. Clinical evidence for stunned myocardium after coronary artery bypass surgery. *J Card Surg*. 1994;9:397–402.
482. Bolli R. Mechanism of myocardial "stunning". *Circulation*. 1990;82:723–738.
483. Sun JZ, Kaur H, Halliwell B, et al. Use of aromatic hydroxylation of phenylalanine to measure production of hydroxyl radicals after myocardial ischemia in vivo. Direct evidence for a pathogenetic role of the hydroxyl radical in myocardial stunning. *Circ Res*. 1993;73:534–549.
484. Sekili S, McCay PB, Li XY, et al. Direct evidence that the hydroxyl radical plays a pathogenetic role in myocardial "stunning" in the conscious dog and demonstration that stunning can be markedly attenuated without subsequent adverse effects. *Circ Res*. 1993;73:705–723.
485. Shattock MJ. Myocardial stunning: do we know the mechanism? *Basic Res Cardiol*. 1997;92(suppl 2):18–22.
486. Shen AC, Jennings RB. Kinetics of calcium accumulation in acute myocardial ischemic injury. *Am J Pathol*. 1972;67:441–452.
487. Clark RE, Magovern GJ, Christlieb IY, et al. Nifedipine cardioplegia experience: results of a 3-year cooperative clinical study. *Ann Thorac Surg*. 1983;36:654–663.
488. Karmazyn M. The 1990 Merck Frosst Award. Ischemic and reperfusion injury in the heart. Cellular mechanisms and pharmacological interventions. *Can J Physiol Pharmacol*. 1991;69:719–730.
489. Sarnoff SJ, Braunwald E, Welch GH Jr, et al. Hemodynamic determinants of oxygen consumption of the heart with special reference to the tension-time index. *Am J Physiol*. 1958;192:148–156.
490. Karmazyn M. The sodium-hydrogen exchange system in the heart: its role in ischemic and reperfusion injury and therapeutic implications. *Can J Cardiol*. 1996;12:1074–1082.
491. Kawamura T, Wakusawa R, Okada K, et al. Elevation of cytokines during open heart surgery with cardiopulmonary bypass: participation of interleukin 8 and 6 in reperfusion injury. *Can J Anaesth*. 1993;40:1016–1021.
492. Hansen PR. Myocardial reperfusion injury: experimental evidence and clinical relevance. *Eur Heart J*. 1995;16:734–740.
493. Kofsky ER, Julia PL, Buckberg GD, et al. Studies of controlled reperfusion after ischemia. XXII. Reperfusate composition: effects of leukocyte depletion of blood and blood cardioplegic reperfusates after acute coronary occlusion. *J Thorac Cardiovasc Surg*. 1991;101:350–359.
494. Karmazyn M. Synthesis and relevance of cardiac eicosanoids with particular emphasis on ischemia and reperfusion. *Can J Physiol Pharmacol*. 1989;67:912–921.
495. Schwinn D, Liggett S, McRae R, et al. Desensitization of myocardial beta-adrenergic receptors during cardiopulmonary bypass. Evidence for early uncoupling and late downregulation. *Circulation*. 1991;84:2559–2567.
496. Smiley RM, Kwatra MM, Schwinn DA. New developments in cardiovascular adrenergic receptor pharmacology: molecular mechanisms and clinical relevance. *J Cardiothorac Vasc Anesth*. 1998;12:80–95.
497. Reves JG, Buttner E, Karp RB, et al. Elevated catecholamines during cardiac surgery: consequences of reperfusion of the postarrested heart. *Am J Cardiol*. 1984;53:722–728.
498. Reves JG, Karp RB, Buttner EE, et al. Neuronal and adrenomedullary catecholamine release in response to cardiopulmonary bypass in man. *Circulation*. 1982;66:49–55.
499. Vinten-Johansen J, Thourani VH. Myocardial protection: an overview. *J Extra Corpor Technol*. 2000;32:38–48.
500. Gay WA Jr. Potassium-induced cardioplegia. *Ann Thorac Surg*. 1975;20:95–100.
501. Gay WA Jr, Ebert PA. Functional, metabolic, and morphologic effects of potassium-induced cardioplegia. *Surgery*. 1973;74:284–290.
502. Julia PL, Buckberg GD, Acar C, et al. Studies of controlled reperfusion after ischemia. XXI. Reperfusate composition: superiority of blood cardioplegia over crystalloid cardioplegia in limiting reperfusion damage–importance of endogenous oxygen free radical scavengers in red blood cells. *J Thorac Cardiovasc Surg*. 1991;101:303–313.
503. Follette DM, Mulder DG, Maloney JV, et al. Advantages of blood cardioplegia over continuous coronary perfusion or intermittent ischemia. Experimental and clinical study. *J Thorac Cardiovasc Surg*. 1978;76:604–619.
504. Fremes SE, Christakis GT, Weisel RD, et al. A clinical trial of blood and crystalloid cardioplegia. *J Thorac Cardiovasc Surg*. 1984;88:726–741.
505. Loop FD, Higgins TL, Panda R, et al. Myocardial protection during cardiac operations. Decreased morbidity and lower cost with blood cardioplegia and coronary sinus perfusion. *J Thorac Cardiovasc Surg*. 1992;104:608–618.
506. Follette DM, Fey K, Buckberg GD, et al. Reducing postischemic damage by temporary modification of reperfusate calcium, potassium, pH, and osmolarity. *J Thorac Cardiovasc Surg*. 1981;82:221–238.
507. Follette D, Fey K, Mulder D, et al. Prolonged safe aortic clamping by combining membrane stabilization, multidose cardioplegia, and appropriate pH reperfusion. *J Thorac Cardiovasc Surg*. 1977;74:682–694.
508. Salerno TA, Houck JP, Barrozo CA, et al. Retrograde continuous warm blood cardioplegia: a new concept in myocardial protection. *Ann Thorac Surg*. 1991;51:245–247.
509. Mehlhorn U. Improved myocardial protection using continuous coronary perfusion with normothermic blood and beta-blockade with esmolol. *Thorac Cardiovasc Surg*. 1997;45:224–231.
510. Segel LD, Follette DM. Cardiac function and glycogen content after twenty-four-hour preservation with various metabolic substrates. *J Heart Lung Transplant*. 1998;17:299–305.
511. Segel LD, Follette DM, Baker JM, et al. Recovery of sheep hearts after perfusion preservation or static storage with crystalloid media. *J Heart Lung Transplant*. 1998;17:211–221.
512. Smolens IA, Follette DM, Berkoff HA, et al. Incomplete recovery of working heart function after twenty-four-hour preservation with a modified University of Wisconsin solution. *J Heart Lung Transplant*. 1995;14:906–915.
513. Mauney MC, Kron IL. The physiologic basis of warm cardioplegia. *Ann Thorac Surg*. 1995;60:819–823.
514. Ikonomidis JS, Rao V, Weisel RD, et al. Myocardial protection for coronary bypass grafting: the Toronto Hospital perspective. *Ann Thorac Surg*. 1995;60:824–832.
515. Hayashida N, Weisel RD, Shirai T, et al. Tepid antegrade and retrograde cardioplegia. *Ann Thorac Surg*. 1995;59:723–729.
516. Menasche P, Subayi JB, Veyssie L, et al. Efficacy of coronary sinus cardioplegia in patients with complete coronary artery occlusions. *Ann Thorac Surg*. 1991;51:418–423.
517. Menasche P, Subayi JB, Piwnica A. Retrograde coronary sinus cardioplegia for aortic valve operations: a clinical report on 500 patients. *Ann Thorac Surg*. 1990;49:556–563, discussion 63-4.
518. Hammond GL, Davies AL, Austen WG. Retrograde coronary sinus perfusion: a method of myocardial protection in the dog during left coronary artery occlusion. *Ann Surg*. 1967;166:39–47.
519. Flack JE 3rd, Cook JR, May SJ, et al. Does cardioplegia type affect outcome and survival in patients with advanced left ventricular dysfunction? Results from the CABG Patch Trial. *Circulation*. 2000;102:III84–III89.
520. Dagenais F, Pelletier LC, Carrier M. Antegrade/retrograde cardioplegia for valve replacement: a prospective study. *Ann Thorac Surg*. 1999;68:1681–1685.
521. Shahian DM. Retrograde coronary sinus cardioplegia in the presence of persistent left superior vena cava. *Ann Thorac Surg*. 1992;54:1214–1215.
522. Roberts WA, Risher WH, Schwarz KQ. Transesophageal echocardiographic identification of persistent left superior vena cava: retrograde administration of cardioplegia during cardiac surgery. *Anesthesiology*. 1994;81:760–762.
523. Murry CE, Jennings RB, Reimer KA. Preconditioning with ischemia: a delay of lethal cell injury in ischemic myocardium. *Circulation*. 1986;74:1124–1136.
524. Ikonomidis JS, Weisel RD, Mickle DA. Ischemic preconditioning: cardioprotection for cardiac surgery. *J Card Surg*. 1994;9:526–531.
525. Finegan BA, Lopaschuk GD, Gandhi M, et al. Ischemic preconditioning inhibits glycolysis and proton production in isolated working rat hearts. *Am J Physiol*. 1995;269:H1767–H1775.
526. Hagar JM, Hale SL, Kloner RA. Effect of preconditioning ischemia on reperfusion arrhythmias after coronary artery occlusion and reperfusion in the rat. *Circ Res*. 1991;68:61–68.
527. Liu GS, Thornton J, Van Winkle DM, et al. Protection against infarction afforded by preconditioning is mediated by A1 adenosine receptors in rabbit heart. *Circulation*. 1991;84:350–356.
528. Perrault LP, Menasche P. Role of preconditioning in cardiac surgery. *Basic Res Cardiol*. 1997;92(suppl 2):54–56.
529. Speechly-Dick ME, Grover GJ, Yellon DM. Does ischemic preconditioning in the human involve protein kinase C and the ATP-dependent K+ channel? Studies of contractile function after simulated ischemia in an atrial in vitro model. *Circ Res*. 1995;77:1030–1035.
530. De Hert S, Vermeyen K. Adriensen H. Influence of thiopental, etomidate and propofol on regional myocardial function in the normal and acute ischemic heart segments. *Anesth Analg*. 1990;70:600.
531. Mentzer RM Jr, Rahko PS, Molina-Viamonte V, et al. Safety, tolerance, and efficacy of adenosine as an additive to blood cardioplegia in humans during coronary artery bypass surgery. *Am J Cardiol*. 1997;79:38–43.
532. Lee HT, LaFaro RJ, Reed GE. Pretreatment of human myocardium with adenosine during open heart surgery. *J Card Surg*. 1995;10:665–676.
533. Finegan BA, Cohen M. Myocardial protection: is there anything better than ice? *Can J Anaesth*. 1998;45:R32–R39.
534. Lawhorne TWJ, Davis JL, Smith GW. General surgical complications after cardiac surgery. *Am J Surg*. 1976;136:254–256.
535. Lucas A, Max MH. Emergency laparotomy immediately after coronary bypass. *JAMA*. 1980;244:1829–1830.
536. Reath DB, Maull KI, Wolfgang TC. General surgical complications following cardiac surgery. *Am Surg*. 1983;49:11–14.
537. Aranha GV, Pickleman J, Pifarre R, et al. The reasons for gastrointestinal consultation after cardiac surgery. *Am Surg*. 1984;50:301–304.
538. Ohri SK, Desai JB, Gaer JA, et al. Intraabdominal complications after cardiopulmonary bypass. *Ann Thorac Surg*. 1991;52:826–831.
539. Rosemurgy AS, McAllister E, Karl RC. The acute surgical abdomen after cardiac surgery involving extracorporeal circulation. *Ann Surg*. 1988;207:323–326.
540. D'Ancona G, Baillot R, Poirier B, et al. Determinants of gastrointestinal complications in cardiac surgery. *Tex Heart Inst J*. 2003;30:280–285.
541. Fitzgerald T, Kim D, Karakozis S, et al. Visceral ischemia after cardiopulmonary bypass. *Am Surg*. 2000;66:623–626.
542. McSweeney ME, Garwood S, Levin J, et al. Adverse gastrointestinal complications after cardiopulmonary bypass: can outcome be predicted from preoperative risk factors? *Anesth Analg*. 2004;98:1610–1617.
543. Filsoufi F, Rahmanian PB, Castillo JG, et al. Predictors and outcome of gastrointestinal complications in patients undergoing cardiac surgery. *Ann Surg*. 2007;246:323–329.
544. Andersson B, Andersson R, Brandt J, et al. Gastrointestinal complications after cardiac surgery - improved risk stratification using a new scoring model. *Interact Cardiovasc Thorac Surg*. 2010;10:366–370.
545. Croome KP, Kiaii B, Fox S, et al. Comparison of gastrointestinal complications in on-pump versus off-pump coronary artery bypass grafting. *Can J Surg*. 2009;52:125–128.
546. Halm MA. Acute gastrointestinal complications after cardiac surgery. *Am J Crit Care*. 1996;5:109–118, quiz 19-20.
547. Sakorafas GH, Tsiotos GG. Intra-abdominal complications after cardiac surgery. *Eur J Surg*. 1999;165:820–827.
548. Hessel EA 2nd. Abdominal organ injury after cardiac surgery. *Semin Cardiothorac Vasc Anesth*. 2004;8:243–263.
549. Christenson JT, Schmuziger M, Maurice J, et al. Gastrointestinal complications after coronary artery bypass grafting. *J Thorac Cardiovasc Surg*. 1994;108:899–906.
550. Musleh GS, Patel NC, Grayson AD, et al. Off-pump coronary artery bypass surgery does not reduce gastrointestinal complications. *Eur J Cardiothorac Surg*. 2003;23:170–174.
551. Perugini RA, Orr RK, Porter D, et al. Gastrointestinal complications following cardiac surgery. An analysis of 1477 cardiac surgery patients. *Arch Surg*. 1997;132:352–357.
552. Spotnitz WD, Sanders RP, Hanks JB, et al. General surgical complications can be predicted after cardiopulmonary bypass. *Ann Surg*. 1995;221:489–496, discussion 96-7.
553. Zacharias A, Schwann TA, Parenteau GL, et al. Predictors of gastrointestinal complications in cardiac surgery. *Tex Heart Inst J*. 2000;27:93–99.
554. Sanisoglu I, Guden M, Bayramoglu Z, et al. Does off-pump CABG reduce gastrointestinal complications? *Ann Thorac Surg*. 2004;77:619–625.
555. Lennon MJ, Gibbs NM, Weightman WM, et al. Transesophageal echocardiography-related gastrointestinal complications in cardiac surgical patients. *J Cardiothorac Vasc Anesth*. 2005;19:141–145.
556. Bolke E, Jehle PM, Orth K, et al. Changes of gut barrier function during anesthesia and cardiac surgery. *Angiology*. 2001;52:477–482.
557. Sack FU, Hagl S. Extracorporeal circulation and intestinal microcirculation: pathophysiology and therapeutical options. An intravital microscopic study in a large animal model. *Eur Surg Res*. 2002;34:129–137.
558. Doty JR, Wilentz RE, Salazar JD, et al. Atheroembolism in cardiac surgery. *Ann Thorac Surg*. 2003;75:1221–1226.
559. Simic O, Strathausen S, Hess W, et al. Incidence and prognosis of abdominal complications after cardiopulmonary bypass. *Cardiovasc Surg*. 1999;7:419–424.
560. Cetindag IB, Boley TM, Magee MJ, et al. Postoperative gastrointestinal complications after lung volume reduction operations. *Ann Thorac Surg*. 1999;68:1029–1033.
561. Smith PC, Slaughter MS, Petty MG, et al. Abdominal complications after lung transplantation.

J Heart Lung Transplant. 1995;14:44–51.

562. Bastien O, Piriou V, Aouifi A, et al. Relative importance of flow versus pressure in splanchnic perfusion during cardiopulmonary bypass in rabbits. *Anesthesiology*. 2000;92:457–464.
563. Boston US, Slater JM, Orszulak TA, et al. Hierarchy of regional oxygen delivery during cardiopulmonary bypass. *Ann Thorac Surg*. 2001;71:260–264.
564. Slater JM, Orszulak TA, Cook DJ. Distribution and hierarchy of regional blood flow during hypothermic cardiopulmonary bypass. *Ann Thorac Surg*. 2001;72:542–547.
565. Landow L. Splanchnic lactate production in cardiac surgery patients. *Crit Care Med*. 1993;21:S84–S91.
566. Mythen MG, Webb AR. Perioperative plasma volume expansion reduces the incidence of gut mucosal hypoperfusion during cardiac surgery. *Arch Surg*. 1995;130:423–429.
567. Debaveye YA, Van den Berghe GH. Is there still a place for dopamine in the modern intensive care unit? *Anesth Analg*. 2004;98:461–468.
568. Parviainen I, Ruokonen E, Takala J. Dobutamine-induced dissociation between changes in splanchnic blood flow and gastric intramucosal pH after cardiac surgery. *Br J Anaesth*. 1995;74:277–282.
569. Gardeback M, Settergren G. Dopexamine and dopamine in the prevention of low gastric mucosal pH following cardiopulmonary by-pass. *Acta Anaesthesiol Scand*. 1995;39:1066–1070.
570. Westphal M, Freise H, Kehrel BE, et al. Arginine vasopressin compromises gut mucosal microcirculation in septic rats. *Crit Care Med*. 2004;32:194–200.
571. Martinez-Pellus AE, Merino P, Bru M, et al. Endogenous endotoxemia of intestinal origin during cardiopulmonary bypass. Role of type of flow and protective effect of selective digestive decontamination. *Intensive Care Med*. 1997;23:1251–1257.
572. Matheson PJ, Wilson MA, Garrison RN. Regulation of intestinal blood flow. *J Surg Res*. 2000;93:182–196.
573. Rea HH, Harris EA, Seelye ER, et al. The effects of cardiopulmonary bypass upon pulmonary gas exchange. *J Thorac Cardiovasc Surg*. 1978;75:104–120.
574. Cheng DC. Fast track cardiac surgery pathways: early extubation, process of care, and cost containment. *Anesthesiology*. 1998;88:1429–1433.
575. Branca P, McGaw P, Light R. Factors associated with prolonged mechanical ventilation following coronary artery bypass surgery. *Chest*. 2001;119:537–546.
576. Rankin JS, Hammill BG, Ferguson TB Jr, et al. Determinants of operative mortality in valvular heart surgery. *J Thorac Cardiovasc Surg*. 2006;131:547–557.
577. Rady MY, Ryan T, Starr NJ. Early onset of acute pulmonary dysfunction after cardiovascular surgery: risk factors and clinical outcome. *Crit Care Med*. 1997;25:1831–1839.
578. Bernard GR, Artigas A, Brigham KL, et al. Report of the American-European consensus conference on ARDS: definitions, mechanisms, relevant outcomes and clinical trial coordination. The Consensus Committee. *Intensive Care Med*. 1994;20:225–232.
579. Christenson JT, Aeberhard JM, Badel P, et al. Adult respiratory distress syndrome after cardiac surgery. *Cardiovasc Surg*. 1996;4:15–21.
580. Welsby IJ, Bennett-Guerrero E, Atwell D, et al. The association of complication type with mortality and prolonged stay after cardiac surgery with cardiopulmonary bypass. *Anesth Analg*. 2002;94:1072–1078.
581. Ng CS, Wan S, Yim AP, et al. Pulmonary dysfunction after cardiac surgery. *Chest*. 2002;121:1269–1277.
582. Jindani A, Aps C, Neville E, et al. Postoperative cardiac surgical care: an alternative approach. *Br Heart J*. 1993;69:59–63, discussion -4.
583. Jain U, Rao TL, Kumar P, et al. Radiographic pulmonary abnormalities after different types of cardiac surgery. *J Cardiothorac Vasc Anesth*. 1991;5:592–595.
584. Magnusson L, Zemgulis V, Wicky S, et al. Atelectasis is a major cause of hypoxemia and shunt after cardiopulmonary bypass: an experimental study. *Anesthesiology*. 1997;87:1153–1163.
585. Magnusson L, Zemgulis V, Tenling A, et al. Use of a vital capacity maneuver to prevent atelectasis after cardiopulmonary bypass: an experimental study. *Anesthesiology*. 1998;88:134–142.
586. Daganou M, Dimopoulou I, Michalopoulos N, et al. Respiratory complications after coronary artery bypass surgery with unilateral or bilateral internal mammary artery grafting. *Chest*. 1998;113:1285–1289.
587. Johnson D, Kelm C, Thomson D, et al. The effect of physical therapy on respiratory complications following cardiac valve surgery. *Chest*. 1996;109:638–644.
588. Lim E, Callaghan C, Motalleb-Zadeh R, et al. A prospective study on clinical outcome following pleurotomy during cardiac surgery. *Thorac Cardiovasc Surg*. 2002;50:287–291.
589. Lainez RM, Losada M, Nieto E, Olona M. [Pneumonia in patients undergoing heart surgery]. *Enferm Infecc Microbiol Clin*. 1994;12:4–8.
590. Bouza E, Perez A, Munoz P, et al. Ventilator-associated pneumonia after heart surgery: a prospective analysis and the value of surveillance. *Crit Care Med*. 2003;31:1964–1970.
591. Kollef MH, Sharpless L, Vlasnik J, et al. The impact of nosocomial infections on patient outcomes following cardiac surgery. *Chest*. 1997;112:666–675.
592. Leal-Noval SR, Marquez-Vacaro JA, Garcia-Curiel A, et al. Nosocomial pneumonia in patients undergoing heart surgery. *Crit Care Med*. 2000;28:935–940.
593. Gaynes R, Bizek B, Mowry-Hanley J, et al. Risk factors for nosocomial pneumonia after coronary artery bypass graft operations. *Ann Thorac Surg*. 1991;51:215–218.
594. Filsoufi F, Rahmanian PB, Castillo JG, et al. Logistic risk model predicting postoperative respiratory failure in patients undergoing valve surgery. *Eur J Cardiothorac Surg*. 2008;34:953–959.
595. Auler JO Jr, Zin WA, Caldeira MP, et al. Pre- and postoperative inspiratory mechanics in ischemic and valvular heart disease. *Chest*. 1987;92:984–990.
596. Barnas GM, Watson RJ, Green MD, et al. Lung and chest wall mechanical properties before and after cardiac surgery with cardiopulmonary bypass. *J Appl Physiol*. 1994;76:166–175.
597. Hachenberg T, Brussel T, Roos N, et al. Gas exchange impairment and pulmonary densities after cardiac surgery. *Acta Anaesthesiol Scand*. 1992;36:800–805.
598. Raijmakers PG, Groeneveld AB, Schneider AJ, et al. Transvascular transport of 67Ga in the lungs after cardiopulmonary bypass surgery. *Chest*. 1993;104:1825–1832.
599. Messent M, Sinclair DG, Quinlan GJ, et al. Pulmonary vascular permeability after cardiopulmonary bypass and its relationship to oxidative stress. *Crit Care Med*. 1997;25:425–429.
600. Laffey JG, Boylan JF, Cheng DC. The systemic inflammatory response to cardiac surgery: implications for the anesthesiologist. *Anesthesiology*. 2002;97:215–252.
601. Sinclair DG, Haslam PL, Quinlan GJ, et al. The effect of cardiopulmonary bypass on intestinal and pulmonary endothelial permeability. *Chest*. 1995;108:718–724.
602. Baue AE. The role of the gut in the development of multiple organ dysfunction in cardiothoracic patients. *Ann Thorac Surg*. 1993;55:822–829.
603. Gorlach G, Sroka J, Heidt M, et al. Intracellular adhesion molecule-1 in patients developing pulmonary insufficiency after cardiopulmonary bypass. *Thorac Cardiovasc Surg*. 2003;51:138–141.
604. Wasowicz M, Sobczynski P, Biczysko W, et al. Ultrastructural changes in the lung alveoli after cardiac surgical operations with the use of cardiopulmonary bypass (CPB). *Pol J Pathol*. 1999;50:189–196.
605. Milot J, Perron J, Lacasse Y, et al. Incidence and predictors of ARDS after cardiac surgery. *Chest*. 2001;119:884–888.
606. Asimakopoulos G, Taylor KM, Smith PL, et al. Prevalence of acute respiratory distress syndrome after cardiac surgery. *J Thorac Cardiovasc Surg*. 1999;117:620–621.
607. Gillinov AM, Davis EA, Alberg AJ, et al. Pulmonary embolism in the cardiac surgical patient. *Ann Thorac Surg*. 1992;53:988–991.
608. Josa M, Siouffi SY, Silverman AB, et al. Pulmonary embolism after cardiac surgery. *J Am Coll Cardiol*. 1993;21:990–996.
609. Weissman C. Pulmonary complications after cardiac surgery. *Semin Cardiothorac Vasc Anesth*. 2004;8:185–211.
610. DeLaria GA, Hunter JA. Deep venous thrombosis. Implications after open heart surgery. *Chest*. 1991;99:284–288.
611. Ambrosetti M, Salerno M, Zambelli M, et al. Deep vein thrombosis among patients entering cardiac rehabilitation after coronary artery bypass surgery. *Chest*. 2004;125:191–196.
612. Goldhaber SZ, Hirsch DR, MacDougall RC, et al. Prevention of venous thrombosis after coronary artery bypass surgery (a randomized trial comparing two mechanical prophylaxis strategies). *Am J Cardiol*. 1995;76:993–996.
613. Gilbert TB, Barnas GM, Sequeira AJ. Impact of pleurotomy, continuous positive airway pressure, and fluid balance during cardiopulmonary bypass on lung mechanics and oxygenation. *J Cardiothorac Vasc Anesth*. 1996;10:844–849.
614. Berry CB, Butler PJ, Myles PS. Lung management during cardiopulmonary bypass: is continuous positive airways pressure beneficial? *Br J Anaesth*. 1993;71:864–868.
615. Lee AH, Gallagher PJ. Post-mortem examination after cardiac surgery. *Histopathology*. 1998;33:399–405.
616. Ventilation with lower tidal volumes as compared with traditional tidal volumes for acute lung injury and the acute respiratory distress syndrome. The Acute Respiratory Distress Syndrome Network. *N Engl J Med*. 2000;342:1301–1308.
617. Hill G, Alonso A, Thiele G, et al. Glucocorticoids blunt neutrophil CD11b surface glycoprotein upregulation during cardiopulmonary bypass in humans. *Anesth Analg*. 1994;79:23–27.
618. Kilger E, Weis F, Briegel J, et al. Stress doses of hydrocortisone reduce severe systemic inflammatory response syndrome and improve early outcome in a risk group of patients after cardiac surgery. *Crit Care Med*. 2003;31:1068–1074.
619. Oliver WC Jr, Nuttall GA, Orszulak TA, et al. Hemofiltration but not steroids results in earlier tracheal extubation following cardiopulmonary bypass: a prospective, randomized double-blind trial. *Anesthesiology*. 2004;101:327–339.
620. Chaney MA, Nikolov MP, Blakeman B, et al. Pulmonary effects of methylprednisolone in patients undergoing coronary artery bypass grafting and early tracheal extubation. *Anesth Analg*. 1998;87:27–33.
621. Bidstrup B, Royston D, Sapsford R, et al. Reduction in blood loss and blood use after cardiopulmonary bypass with high dose aprotinin (Trasylol). *J Thorac Cardiovasc Surg*. 1989;97:364–372.
622. Hill GE, Alonso A, Spurzem JR, et al. Aprotinin and methylprednisolone equally blunt cardiopulmonary bypass-induced inflammation in humans. *J Thorac Cardiovasc Surg*. 1995;110:1658–1662.
623. Royston D, Bidstrup BP, Taylor KM, et al. Effect of aprotinin on need for blood transfusion after repeat open-heart surgery. *Lancet*. 1987;2:1289–1291.
624. Royston D. High dose aprotinin therapy: a review of the first five years' experience. *J Cardiothorac Vasc Anesth*. 1992;6:76–100.
625. Royston D. Aprotinin therapy. *Br J Anaesth*. 1994;73:734–737.
626. van Oeveren W, Jansen N, Bidstrup B, et al. Effects of aprotinin on hemostatic mechanisms during cardiopulmonary bypass. *Ann Thorac Surg*. 1987;44:640–645.
627. Wessel DL, Adatia I, Giglia TM, et al. Use of inhaled nitric oxide and acetylcholine in the evaluation of pulmonary hypertension and endothelial function after cardiopulmonary bypass. *Circulation*. 1993;88:2128–2138.
628. Rich GF, Murphy GD Jr, Roos CM, et al. Inhaled nitric oxide. Selective pulmonary vasodilation in cardiac surgical patients. *Anesthesiology*. 1993;78:1028–1035.
629. Fullerton DA, Jones SD, Jaggers J, et al. Effective control of pulmonary vascular resistance with inhaled nitric oxide after cardiac operation. *J Thorac Cardiovasc Surg*. 1996;111:753–762, discussion 62–3.
630. Bacha EA, Head CA. Use of inhaled nitric oxide for lung transplantation and cardiac surgery. *Respir Care Clin N Am*. 1997;3:521–536.
631. Wasowicz M, Vegas A, Borger MA, et al. Bivalirudin anticoagulation for cardiopulmonary bypass in a patient with heparin-induced thrombocytopenia. *Can J Anaesth*. 2005;52:1093–1098.
632. Mills NL, Everson CT. Atherosclerosis of the ascending aorta and coronary artery bypass. Pathology, clinical correlates, and operative management. *J Thorac Cardiovasc Surg*. 1991;102:546–553.
633. Wareing TH, Davila-Roman VG, Barzilai B, et al. Management of the severely atherosclerotic ascending aorta during cardiac operations. A strategy for detection and treatment. *J Thorac Cardiovasc Surg*. 1992;103:453–462.
634. Ohteki H, Itoh T, Natsuaki M, et al. Intraoperative ultrasound imaging of the ascending aorta in ischemic heart disease. *Ann Thorac Surg*. 1990;50:539–542.
635. Magilligan DJ Jr, Eastland MW, Lell WA, et al. Decreased carotid flow with ascending aortic cannulation. *Circulation*. 1972;45:I130–I133.
636. Benedict JS, Buhl TL, Henney RP. Acute aortic dissection during cardiopulmonary bypass. Successful treatment of three patients. *Arch Surg*. 1974;108:810–813.
637. Still RJ, Hilgenberg AD, Akins CW, et al. Intraoperative aortic dissection. *Ann Thorac Surg*. 1992;53:374–379, discussion 80.
638. Barzilai B, Marshall W, Saffitz J, et al. Avoidance of embolic complications by ultrasonic characterization of the ascending aorta. *Circulation*. 1989;80:I275–I279.
639. Coselli JS, Crawford ES. Aortic valve replacement in the patient with extensive calcification of the ascending aorta (the porcelain aorta). *J Thorac Cardiovasc Surg*. 1986;91:184–187.
640. Pillai R, Venn G, Lennox S, et al. Elective femoro-femoral bypass for operations on the heart and great vessels. *J Thorac Cardiovasc Surg*. 1984;88:635–637.
641. Bennett EV Jr, Fewel JG, Ybarra J, et al. Comparison of flow differences among venous cannulas. *Ann Thorac Surg*. 1983;36:59–65.
642. Rosenfeldt FL, Watson DA. II. Interference with local myocardial cooling by heat gain during aortic cross-clamping. *Ann Thorac Surg*. 1979;27:13–16.
643. Johnston WE, Royster RL, Choplin RH, et al. Pulmonary artery catheter migration during cardiac surgery. *Anesthesiology*. 1986;64:258–262.
644. Bromley JJ, Moorthy SS. Acute angulation of a pulmonary artery catheter. *Anesthesiology*. 1983;59:367–368.
645. Campbell FW, Schwartz AJ. Pulmonary artery catheter malfunction? *Anesthesiology*. 1984;60:513–514.
646. Mantia AM, Robinson JN, Lolley DM, et al. Sternal retraction and pulmonary artery catheter compromise. *J Cardiothorac Anesth*. 1988;2:430–439.
647. Baraka A, Darwish R, Mora Mangano CM. Marked mixed venous hemoglobin desaturation in a patient during hypothermic cardiopulmonary bypass. *J Cardiothorac Vasc Anesth*. 1995;9:764–767.
648. Myles PS, Leslie K, McNeil J, et al. Bispectral index monitoring to prevent awareness during anaesthesia: the B-Aware randomised controlled trial. *Lancet*. 2004;363:1757–1763.
649. Hall RI, Thomas BL, Hug CC Jr. Pharmacokinetics and pharmacodynamics during cardiac surgery and cardiopulmonary bypass. In: Mora C, ed. *Cardiopulmonary Bypass: Principles and Techniques of Extracorporeal Circulation*. New York: Springer-Verlag; 1995:55.
650. Gordon RJ, Ravin M, Rawitscher RE, et al. Changes in arterial pressure, viscosity and resistance during cardiopulmonary bypass. *J Thorac Cardiovasc Surg*. 1975;69:552–561.
651. Doss DN, Estafanous FG, Ferrario CM, et al. Mechanism of systemic vasodilation during normovolemic hemodilution. *Anesth Analg*. 1995;81:30–34.
652. Schaff HV, Ciardullo RC, Flaherty JT, et al. Development of regional myocardial ischemia distal to a critical coronary stenosis during cardiopulmonary bypass: comparison of the fibrillating vs. the beating nonworking states. *Surgery*. 1978;83:57–66.
653. Brazier J, Hottenrott C, Buckberg G. Noncoronary collateral myocardial blood flow. *Ann Thorac Surg*. 1975;19:426–435.
654. Lajos TZ, Glicken D. Metabolic measurements in the human heart-lung preparation during hypothermic cardioplegia. *Thorac Cardiovasc Surg*. 1980;28:34–41.
655. Olinger GN, Bonchek LI, Geiss DM. Noncoronary collateral distribution in coronary artery disease. *Ann Thorac Surg*. 1981;32:554–557.
656. Fox LS, Blackstone EH, Kirklin JW, et al. Relationship of whole body oxygen consumption to perfusion flow rate during hypothermic cardiopulmonary bypass. *J Thorac Cardiovasc Surg*. 1982;83:239–248.
657. Hirsch DM Jr, Hadidian C, Neville WE. Oxygen consumption during cardiopulmonary bypass with large volume hemodilution. *J Thorac Cardiovasc Surg*. 1968;56:197–202.
658. Kawamura M, Minamikawa O, Yokochi H, et al. Safe limit of hemodilution in cardiopulmonary bypass -comparative analysis between cyanotic and acyanotic congenital heart disease. *Jpn J Surg*. 1980;10:206–211.
659. Niinikoski J, Laaksonen V, Meretoja O, et al. Oxygen transport to tissue under normovolemic moderate and extreme hemodilution during coronary bypass operation. *Ann Thorac Surg*. 1981;31:

134–143.
660. Dexter F, Hindman B. Theoretical analysis of cerebral venous blood hemoglobin oxygen saturation as an index of cerebral oxygenation during hypothermic cardiopulmonary bypass. *Anesthesiology.* 1995;83:405–412.
661. Slogoff S, Reul GJ, Keats AS, et al. Role of perfusion pressure and flow in major organ dysfunction after cardiopulmonary bypass. *Ann Thorac Surg.* 1990;50:911–918.
662. Koning HM, Koning AJ, Defauw JJ. Optimal perfusion during extra-corporeal circulation. *Scand J Thorac Cardiovasc Surg.* 1987;21:207–213.
663. Rogers AT, Prough DS, Roy RC, et al. Cerebrovascular and cerebral metabolic effects of alterations in perfusion flow rate during hypothermic cardiopulmonary bypass in man. *J Thorac Cardiovasc Surg.* 1992;103:363–368.
664. Soma Y, Hirotani T, Yozu R, et al. A clinical study of cerebral circulation during extracorporeal circulation. *J Thorac Cardiovasc Surg.* 1989;97:187–193.
665. Michler RE, Sandhu AA, Young WL, et al. Low-flow cardiopulmonary bypass: importance of blood pressure in maintaining cerebral blood flow. *Ann Thorac Surg.* 1995;60:S525–S528.
666. Schwartz AE, Sandhu AA, Kaplon RJ, et al. Cerebral blood flow is determined by arterial pressure and not cardiopulmonary bypass flow rate. *Ann Thorac Surg.* 1995;60:165–169, discussion 9-70.
667. Schwartz AE, Kaplon RJ, Young WL, et al. Cerebral blood flow during low-flow hypothermic cardiopulmonary bypass in baboons. *Anesthesiology.* 1994;81:959–964.
668. Liu EH, Dhara SS. Monitoring oxygenator expiratory isoflurane concentrations and the bispectral index to guide isoflurane requirements during cardiopulmonary bypass. *J Cardiothorac Vasc Anesth.* 2005;19:485–487.
669. Davis FM, Parimelazhagan KN, Harris EA. Thermal balance during cardiopulmonary bypass with moderate hypothermia in man. *Br J Anaesth.* 1977;49:1127–1132.
670. Noback C, Tinker J. Hypothermia after cardiopulmonary bypass in man: amelioration by nitroprusside-induced vasodilation during rewarming. *Anesthesiology.* 1980;53:277–280.
671. Clark JA, Bar-Yosef S, Anderson A, et al. Postoperative hyperthermia following off-pump versus on-pump coronary artery bypass surgery. *J Cardiothorac Vasc Anesth.* 2005;19:426–429.
672. Jani K, Carli F, Bidstrup BP, et al. Changes in body temperature following cardiopulmonary bypass procedures; the effects of active rewarming. *Life Support Syst.* 1986;4:269–272.
673. Ralley FE, Ramsay JG, Wynands JE, et al. Effect of heated humidified gases on temperature drop after cardiopulmonary bypass. *Anesth Analg.* 1984;63:1106–1110.
674. Nathan HJ, Polis T. The management of temperature during hypothermic cardiopulmonary bypass: II–Effect of prolonged hypothermia. *Can J Anaesth.* 1995;42:672–676.
675. Cook D, Orszulak T, Daly R, et al. Cerebral hyperthermia during cardiopulmonary bypass in adults. *J Thorac Cardiovasc Surg.* 1996;111:268–269.
676. Mohr R, Lavee J, Goor DA. Inaccuracy of radial artery pressure measurement after cardiac operations. *J Thorac Cardiovasc Surg.* 1987;94:286–290.
677. Gravlee GP, Wong AB, Adkins TG, et al. A comparison of radial, brachial, and aortic pressures after cardiopulmonary bypass. *J Cardiothorac Anesth.* 1989;3:20–26.
678. Oka Y, Inoue T, Hong Y, et al. Retained intracardiac air. Transesophageal echocardiography for definition of incidence and monitoring removal by improved techniques. *J Thorac Cardiovasc Surg.* 1986;91:329–338.
679. Persson M, Svenarud P, van der Linden J. What is the optimal device for carbon dioxide deairing of the cardiothoracic wound and how should it be positioned? *J Cardiothorac Vasc Anesth.* 2004;18:180–184.
680. Robicsek F, Duncan GD. Retrograde air embolization in coronary operations. *J Thorac Cardiovasc Surg.* 1987;94:110–114.
681. Clark R, Brillman J, Davis D, et al. Microemboli during coronary artery bypass grafting. *J Thorac Cardiovasc Surg.* 1995;109:249–258.
682. Lake CL, Sellers TD, Nolan SP, et al. Energy dose and other variables possibly affecting ventricular defibrillation during cardiac surgery. *Anesth Analg.* 1984;63:743–751.
683. Baraka A, Kawkabani N, Dabbous A, et al. Lidocaine for prevention of reperfusion ventricular fibrillation after release of aortic cross-clamping. *J Cardiothorac Vasc Anesth.* 2000;14:531–533.
684. Fletcher R, Veintemilla F. Changes in the arterial to end-tidal PCO2 differences during coronary artery bypass grafting. *Acta Anaesthesiol Scand.* 1989;33:656–659.
685. Crystal GJ, Ruiz JR, Rooney MW, et al. Regional hemodynamics and oxygen supply during isovolemic hemodilution in the absence and presence of high-grade beta-adrenergic blockade. *J Cardiothorac Anesth.* 1988;2:772–779.
686. Klineberg PL, Kam CA, Johnson DC, et al. Hematocrit and blood volume control during cardiopulmonary bypass with the use of hemofiltration. *Anesthesiology.* 1984;60:478–480.
687. Hindman BJ. Sodium bicarbonate in the treatment of subtypes of acute lactic acidosis: physiologic considerations. *Anesthesiology.* 1990;72:1064–1076.
688. Kaplan JA, Guffin AV, Yin A. The effects of metabolic acidosis and alkalosis on the response to sympathomimetic drugs in dogs. *J Cardiothorac Anesth.* 1988;2:481–487.
689. Robertie PG, Butterworth JF 4th, Royster RL, et al. Normal parathyroid hormone responses to hypocalcemia during cardiopulmonary bypass. *Anesthesiology.* 1991;75:43–48.
690. Hosking MP. Should calcium be administered prior to separation from cardiopulmonary bypass? *Anesthesiology.* 1991;75:1121–1122.
691. Watson BG. Unilateral cold neck. A new sign of misplacement of the aortic cannula during cardiopulmonary bypass. *Anaesthesia.* 1983;38:659–661.
692. Dalal FY, Patel KD. Another sign of inadvertent carotid cannulation. *Anesthesiology.* 1981;55:487.
693. Chapin JW, Nance P, Yarbrough JW. Facial paleness. *Anesth Analg.* 1982;61:475.
694. Ross WT Jr, Lake CL, Wellons HA. Cardiopulmonary bypass complicated by inadvertent carotid cannulation. *Anesthesiology.* 1981;54:85–86.
695. Sudhaman DA. Accidental hyperperfusion of the left carotid artery during CPB. *J Cardiothorac Vasc Anesth.* 1991;5:100–101.
696. McLeskey CH, Cheney FW. A correctable complication of cardiopulmonary bypass. *Anesthesiology.* 1982;56:214–216.
697. Salerno TA, Lince DP, White DN, et al. Arch versus femoral artery perfusion during cardiopulmonary bypass. *J Thorac Cardiovasc Surg.* 1978;76:681–684.
698. Carey JS, Skow JR, Scott C. Retrograde aortic dissection during cardiopulmonary bypass: "nonoperative" management. *Ann Thorac Surg.* 1977;24:44–48.
699. Murphy DA, Craver JM, Jones EL, et al. Recognition and management of ascending aortic dissection complicating cardiac surgical operations. *J Thorac Cardiovasc Surg.* 1983;85:247–256.
700. Troianos CA, Savino JS, Weiss RL. Transesophageal echocardiographic diagnosis of aortic dissection during cardiac surgery. *Anesthesiology.* 1991;75:149–153.
701. Michaels I, Sheehan J. EEG changes due to unsuspected aortic dissection during cardiopulmonary bypass. *Anesth Analg.* 1984;63:946–948.
702. Janelle GM, Mnookin S, Gravenstein N, et al. Unilateral cerebral oxygen desaturation during emergent repair of a DeBakey type 1 aortic dissection: potential aversion of a major catastrophe. *Anesthesiology.* 2002;96:1263–1265.
703. Stoney WS, Alford WC Jr, Burrus GR, et al. Air embolism and other accidents using pump oxygenators. *Ann Thorac Surg.* 1980;29:336–340.
704. Mills NL, Ochsner JL. Massive air embolism during cardiopulmonary bypass. Causes, prevention, and management. *J Thorac Cardiovasc Surg.* 1980;80:708–717.
705. Tomatis L, Nemiroff M, Riahi M, et al. Massive arterial air embolism due to rupture of pulsatile assist device: successful treatment in the hyperbaric chamber. *Ann Thorac Surg.* 1981;32:604–608.
706. Haykal HA, Wang AM. CT diagnosis of delayed cerebral air embolism following intraaortic balloon pump catheter insertion. *Comput Radiol.* 1986;10:307–309.
707. Fritz H, Hossmann KA. Arterial air embolism in the cat brain. *Stroke.* 1979;10:581–589.
708. Kort A, Kronzon I. Microbubble formation: in vitro and in vivo observation. *J Clin Ultrasound.* 1982;10:117–120.
709. Feinstein SB, Shah PM, Bing RJ, et al. Microbubble dynamics visualized in the intact capillary circulation. *J Am Coll Cardiol.* 1984;4:595–600.
710. Helps SC, Meyer-Witting M, Reilly PL, et al. Increasing doses of intracarotid air and cerebral blood flow in rabbits. *Stroke.* 1990;21:1340–1345.
711. Hekmatpanah J. Cerebral microvascular alterations in arterial air embolism. *Adv Neurol.* 1978;20:245–253.
712. Menkin M, Schwartzman RJ. Cerebral air embolism. Report of five cases and review of the literature. *Arch Neurol.* 1977;34:168–170.
713. Warren BA, Philp RB, Inwood MJ. The ultrastructural morphology of air embolism: platelet adhesion to the interface and endothelial damage. *Br J Exp Pathol.* 1973;54:163–172.
714. Butler BD, Kurusz M. Gaseous microemboli: a review. *Perfusion.* 1990;5:81–99.
715. Armon C, Deschamps C, Adkinson C, et al. Hyperbaric treatment of cerebral air embolism sustained during an open-heart surgical procedure. *Mayo Clin Proc.* 1991;66:565–571.
716. Steward D, Williams WG, Freedom R. Hypothermia in conjunction with hyperbaric oxygenation in the treatment of massive air embolism during cardiopulmonary bypass. *Ann Thorac Surg.* 1977;24:591–593.
717. Bayindir O, Paker T, Akpinar B, et al. Case 6–1991. A 58-year-old man had a massive air embolism during cardiopulmonary bypass. *J Cardiothorac Vasc Anesth.* 1991;5:627–634.
718. Bojar RM, Najafi H, DeLaria GA, et al. Neurological complications of coronary revascularization. *Ann Thorac Surg.* 1983;36:427–432.
719. Voorhies RM, Fraser RA. Cerebral air embolism occurring at angiography and diagnosed by computerized tomography. Case report. *J Neurosurg.* 1984;60:177–178.
720. Furlow TW Jr. Experimental air embolism of the brain: an analysis of the technique in the rat. *Stroke.* 1982;13:847–852.
721. Peirce EC 2nd. Specific therapy for arterial air embolism. *Ann Thorac Surg.* 1980;29:300–303.
722. Layon AJ. Hyperbaric oxygen treatment for cerebral air embolism–where are the data? *Mayo Clin Proc.* 1991;66:641–646.
723. Stark J, Hough J. Air in the aorta: treatment by reversed perfusion. *Ann Thorac Surg.* 1986;41:337–338.
724. Brown JW, Dierdorf SF, Moorthy SS, et al. Venoarterial cerebral perfusion for treatment of massive arterial air embolism. *Anesth Analg.* 1987;66:673–674.
725. Hendriks FF, Bogers AJ, Brutel de la Rivière A, et al. The effectiveness of venoarterial perfusion in treatment of arterial air embolism during cardiopulmonary bypass. *Ann Thorac Surg.* 1983;36:433–436.
726. Arnoni RT, Arnoni AS, Bonini RC, et al. Risk factors associated with cardiac surgery during pregnancy. *Ann Thorac Surg.* 2003;76:1605–1608.
727. Jacobs WM, Cooley D, Goen GP. Cardiac surgery with extracorporeal circulation during pregnancy; report of 3 cases. *Obstet Gynecol.* 1965;25:167–169.
728. Zitnik RS, Brandenburg RO, Sheldon R, et al. Pregnancy and open-heart surgery. *Circulation.* 1969;39:I257–I262.
729. Becker RM. Intracardiac surgery in pregnant women. *Ann Thorac Surg.* 1983;36:453–458.
730. Lapiedra OJ, Bernal JM, Ninot S, et al. Open heart surgery for thrombosis of a prosthetic mitral valve during pregnancy. Fetal hydrocephalus. *J Cardiovasc Surg (Torino).* 1986;27:217–220.
731. Pomini F, Mercogliano D, Cavalletti C, et al. Cardiopulmonary bypass in pregnancy. *Ann Thorac Surg.* 1996;61:259–268.
732. Levinson G, Shnider SM. Anesthesia for surgery during pregnancy. In: Shnider S, Levinson G, eds. *Anesthesia for Obstetrics.* Baltimore: Williams & Wilkins; 1987:188.
733. Bahary CM, Ninio A, Gorodesky IG, et al. Tococardiography in pregnancy during extracorporeal bypass for mitral valve replacement. *Isr J Med Sci.* 1980;16:395–397.
734. Mora CT, Grunewald KE. Reoperative aortic and mitral prosthetic valve replacement in the third trimester of pregnancy. *J Cardiothorac Anesth.* 1987;1:313–317.
735. Koh KS, Friesen RM, Livingstone RA, et al. Fetal monitoring during maternal cardiac surgery with cardiopulmonary bypass. *Can Med Assoc J.* 1975;112:1102–1104.
736. Werch A, Lambert HM, Cooley D, et al. Fetal monitoring and maternal open heart surgery. *South Med J.* 1977;70:1024.
737. Trimakas AP, Maxwell KD, Berkay S, et al. Fetal Monitoring during cardiopulmonary bypass for removal of a left atrial myxoma during pregnancy. *Johns Hopkins Med J.* 1979;144:156–160.
738. Assali NS, Westin B. Effects of hypothermia on uterine circulation and on the fetus. *Proc Soc Exp Biol Med.* 1962;109:485–488.
739. Pardi G, Ferrari MM, Iorio F, et al. The effect of maternal hypothermic cardiopulmonary bypass on fetal lamb temperature, hemodynamics, oxygenation, and acid-base balance. *J Thorac Cardiovasc Surg.* 2004;127:1728–1734.
740. Jadhon ME, Main EK. Fetal bradycardia associated with maternal hypothermia. *Obstet Gynecol.* 1988;72:496–497.
741. Lamb MP, Ross K, Johnstone AM, et al. Fetal heart monitoring during open heart surgery. Two case reports. *Br J Obstet Gynaecol.* 1981;88:669–674.
742. Gibbon JH Jr, Miller BJ, Dobell AR, et al. The closure of interventricular septal defects in dogs during open cardiotomy with the maintenance of the cardiorespiratory functions by a pump-oxygenator. *J Thorac Surg.* 1954;28:235–240.
743. Splittgerber FH, Talbert JG, Sweezer WP, et al. Partial cardiopulmonary bypass for core rewarming in profound accidental hypothermia. *Am Surg.* 1986;52:407–412.
744. Danzl DF, Pozos RS. Accidental hypothermia. *N Engl J Med.* 1994;331:1756–1760.
745. Walpoth BH, Locher T, Leupi F, et al. Accidental deep hypothermia with cardiopulmonary arrest: extracorporeal blood rewarming in 11 patients. *Eur J Cardiothorac Surg.* 1990;4:390–393.
746. Walpoth BH, Walpoth-Aslan BN, Mattle HP, et al. Outcome of survivors of accidental deep hypothermia and circulatory arrest treated with extracorporeal blood warming. *N Engl J Med.* 1997;337:1500–1505.
747. Weiss L, Grocott HP, Rosania RA, et al. Case 4–1998. Cardiopulmonary bypass and hypothermic circulatory arrest for basilar artery aneurysm clipping. *J Cardiothorac Vasc Anesth.* 1998;12:473–479.
748. Silverberg GD, Reitz BA, Ream AK. Hypothermia and cardiac arrest in the treatment of giant aneurysms of the cerebral circulation and hemangioblastoma of the medulla. *J Neurosurg.* 1981;55:337–346.
749. Baumgartner WA, Silverberg GD, Ream AK. Reappraisal of cardiopulmonary bypass with deep hypothermia and circulatory arrest for complex neurosurgical operations. *Surgery.* 1983;94:242–249.
750. Richards PG, Marath A, Edwards JM, et al. Management of difficult intracranial aneurysms by deep hypothermia and elective cardiac arrest using cardiopulmonary bypass. *Br J Neurosurg.* 1987;1:261–269.
751. Spetzler R, Hadley M, Rigamonti D, et al. Aneurysms of the basilar artery treated with circulatory arrest, hypothermia, and barbiturate cerebral protection. *J Neurosurg.* 1988;68:868–879.
752. Williams M, Rainer W. Cardiopulmonary bypass, profound hypothermia, and circulatory arrest for neurosurgery. *Ann Thorac Surg.* 1991;52:1069–1075.
753. Solomon R, Smith C, Raps E. Deep hypothermic circulatory arrest for the management of complex anterior and posterior circulation aneurysms. *Neurosurgery.* 1991;29:732–738.
754. Stevens JH, Burdon TA, Peters WS, et al. Port-access coronary artery bypass grafting: a proposed surgical method. *J Thorac Cardiovasc Surg.* 1996;111:567–573.
755. Schwartz DS, Ribakove GH, Grossi EA, et al. Single and multivessel port-access coronary artery bypass grafting with cardioplegic arrest: technique and reproducibility. *J Thorac Cardiovasc Surg.* 1997;114:46–52.
756. Lebon JS, Couture P, Rochon AG, et al. The endovascular coronary sinus catheter in minimally invasive mitral and tricuspid valve surgery: a case series. *J Cardiothorac Vasc Anesth.* 2010;24:746–751.
757. Miller GS, Siwek LG, Mokadam NA, et al. Percutaneous coronary sinus catheterization for minimally invasive cardiac surgery–more questions than answers? *J Cardiothorac Vasc Anesth.* 2010;24: 743–745.
758. Siegel L, St. Goar F, Stevens J, et al. Monitoring considerations for port-access cardiac surgery. *Circulation.* 1997;96:562–568.
759. Mohr FW, Falk V, Diegeler A, et al. Minimally invasive port-access mitral valve surgery. *J Thorac Cardiovasc Surg.* 1998;115:567–574, discussion 74-6.
760. Grossi EA, Galloway AC, LaPietra A, et al. Minimally invasive mitral valve surgery: a 6-year experi-

ence with 714 patients. *Ann Thorac Surg*. 2002;74:660–663, discussion 3-4.
761. Mishra YK, Khanna SN, Wasir H, et al. Port-access approach for cardiac surgical procedures: our experience in 776 patients. *Indian Heart J*. 2005;57:688–693.
762. Nifong LW, Chitwood WR, Pappas PS, et al. Robotic mitral valve surgery: a United States multicenter trial. *J Thorac Cardiovasc Surg*. 2005;129:1395–1404.
763. Gilman S. Cerebral disorders after open-heart operations. *N Engl J Med*. 1965;272:489–498.
764. Javid H, Tufo HM, Najafi H, et al. Neurological abnormalities following open-heart surgery. *J Thorac Cardiovasc Surg*. 1969;58:502–509.
765. Tufo HM, Ostfeld AM, Shekelle R. Central nervous system dysfunction following open-heart surgery. *JAMA*. 1970;212:1333–1340.
766. Lee WH Jr, Brady MP, Rowe JM, et al. Effects of extracorporeal circulation upon behavior, personality, and brain function. II. Hemodynamic, metabolic, and psychometric correlations. *Ann Surg*. 1971;173:1013–1023.
767. Stockard JJ, Bickford RG, Schauble JF. Pressure-dependent cerebral ischemia during cardiopulmonary bypass. *Neurology*. 1973;23:521–529.
768. Stockard JJ, Bickford RG, Myers RR, et al. Hypotension-induced changes in cerebral function during cardiac surgery. *Stroke*. 1974;5:730–746.
769. Branthwaite MA. Prevention of neurological damage during open-heart surgery. *Thorax*. 1975;30:258–261.
770. Savageau JA, Stanton BA, Jenkins CD, et al. Neuropsychological dysfunction following elective cardiac operation. I. Early assessment. *J Thorac Cardiovasc Surg*. 1982;84:585–594.
771. Gardner TJ, Horneffer PJ, Manolio TA, et al. Stroke following coronary bypass grafting: A ten year study. *Ann Thorac Surg*. 1985;40:574–581.
772. Kolkka R, Hilberman M. Neurologic dysfunction following cardiac operation with low-flow, low-pressure cardiopulmonary bypass. *J Thorac Cardiovasc Surg*. 1980;79:432–437.
773. Ellis RJ, Wisniewski A, Potts R, et al. Reduction of flow rate and arterial pressure at moderate hypothermia does not result in cerebral dysfunction. *J Thorac Cardiovasc Surg*. 1980;79:173–180.
774. Sotaniemi KA, Juolasmaa A, Hokkanen ET. Neuropsychologic outcome after open-heart surgery. *Arch Neurol*. 1981;38:2–8.
775. Slogoff S, Girgis K, Keats A. Etiologic factors in neuropsychiatric complications associated with cardiopulmonary bypass. *Anesth Analg*. 1982;61:903–911.
776. Fish KJ, Helms KN, Sarnquist FH, et al. A prospective, randomized study of the effects of prostacyclin on neuropsychologic dysfunction after coronary artery operation. *J Thorac Cardiovasc Surg*. 1987;93:609–615.
777. Townes BD, Bashein G, Hornbein TF, et al. Neurobehavioral outcomes in cardiac operations. A prospective controlled study. *J Thorac Cardiovasc Surg*. 1989;98:774–782.
778. Bashein G, Townes BD, Nessly ML, et al. A randomized study of carbon dioxide management during hypothermic cardiopulmonary bypass. *Anesthesiology*. 1990;72:7–15.
779. Stanley TE, Smith LR, White WD. Effect of cerebral perfusion pressure during cardiopulmonary bypass on neuropsychiatric outcome following coronary artery bypass grafting. *Anesthesiology*. 1990;73:A93.
780. Kramer DC, Stanley TE, Sanderson I. *Failure to demonstrate relationship between mean arterial pressure during cardiopulmonary bypass and postoperative cognitive dysfunction*. Presented at the Society of Cardiovascular Anesthesiologists, Montreal, p 211, 1994.
781. McKhann GM, Goldsborough MA, Borowicz LM Jr, et al. Predictors of stroke risk in coronary artery bypass patients. *Ann Thorac Surg*. 1997;63:516–521.
782. Wheeldon DR. Can cardiopulmonary bypass be a safe procedure? In: Longmore DB, ed. *Towards Safer Cardiac Surgery*. Lancaster, UK: MTP Press; 1981:427–446.
783. Kurusz M, Conti VR, Arens JF, et al. Perfusion accident survey. *Proc Am Acad Cardiovasc Perfusion*. 1986;7:57–65.

体外循环装置与相关技术

ROBERT C. GROOM, MS, CCP, FPP | DAVID FITZGERALD, MPH, CCP

要 点

1. 体外循环被誉为最大胆和最成功的医学技术之一。
2. 非体外循环和体外循环下手术的随机临床研究表明,体外循环已经从试验性质发展为临床普遍应用的创伤性、高风险技术,体外循环下手术已获得良好的效果。
3. 临床采用两种主要的血液灌注方法:单向性滚轴泵和限制性涡流或离心泵。
4. 现代心肺机配备了大量的报警系统和后备装置,以防备主要部件出现故障。
5. 随着时间的推移,由于改进了血液气体交换装置,因而减少了血液界面,提高了气体交换效率,并减轻了与血液装置相关的炎症反应。
6. 气体和颗粒状微栓子的来源,有从静脉引流端进入体外循环的,也有来自心脏吸引回路的,目前使用的体外循环装置尚不能移除所有栓子。
7. 减少气栓的措施为,改进静脉插管、减少插管部位的气体,避免使用真空辅助的静脉引流(≥20mmHg)、使用动脉管道滤器、最大限度地减少心内吸引,使用带有 40μm 或更小孔径的过滤器的静脉储血罐。
8. 体外循环管道和回路涂层降低了炎性反应和血栓的形成。
9. 人们越来越关注增塑剂的使用,聚氯乙烯管道中较少浸出二乙基己基邻苯二甲酸的新型增塑剂如己二酸二辛酯正在研究中。
10. 为防止心肌损伤,必须精确地灌注心肌停搏液。新的输注系统为准确、有效的输注停搏液提供了更好的操作界面。
11. 血液保护至关重要,有效的措施包括对不同的患者选择适当的设备、精心的凝血管理和采用急性等容血液稀释、逆行和顺行预充、超滤和自体血回输等。
12. 许多研究已证实,体外循环回路小型化可有效地用于冠状动脉旁路移植和瓣膜手术,但这些技术仍受到限制。
13. 尽管越来越多的证据表明,体外循环下冠状动脉旁路移植术中使用搏动流量是有效的,但临床使用率仍然很低。
14. 持续脑循环灌注技术的开发和广泛使用减少了深低温停循环在临床上的应用。
15. 心脏手术中,团队之间的沟通和合作至关重要。
16. 自动灌注记录系统可从监护仪和体外循环机获取患者一系列的生理学数据,从而提高患者的安全性。
17. 采用模拟和人为因素进行科学研究的新兴科学研究领域将帮助团队更有效应地应对体外循环期间发生的常规和非常规事件。

心血管疾病外科手术治疗的发展使无数患者生活质量得以提高。体外循环设备和技术的发展是对这一学科发展最具影响力的领域之一。事实上,血液在血管外环境中的如何运转以及合成材料对生物过程的影响的绝对复杂程度为研究提供了丰富的领域。

1953 年 5 月 6 日,Gibbon 首次报道了成功应用心肺机辅助完成一例房间隔缺损修补手术,该心肺机是其亲自研究时间超过 20 年的最高成果[1,2]。事实上,至少有 17 例其他病例在 20 世纪 50 年代早期使用某种形式的体外循环进行,但只有吉本医生的患者幸存下来[1]。至 20 世纪 50 年代早期,Gibbon 已使用心肺机完成了一系列广泛的动物实验,存活率远超过了 90%。但其在人类患者的首次尝试中并未成功。在他的第二次尝试中,房间隔缺损修复后,患者的循环被支持了 27 分钟。据 Bernard J. Miller 博士说,“在临近手术结束时,机器突然关闭,原因是氧合器血块形成,自动动脉控制感应到血池底部动脉压突然下降,并关闭了整个机器”[3,4]。但患者幸存下来了,并在 9 天后出院,直到 2000 年患者 65 岁去世。在杰斐逊医院 Gibbon 随后 5 次的手术没有成功,他放弃了使用体外循环。但其一例成功病例激励了其他学者,包括梅奥诊所的 John Kirklin、明尼苏达大学的 C. Walton Lillihei 和伦敦哈默史密斯医院的 Denis Melrose,继续在实验室对体外循环做出改进并最终用于临床领域。这些早期心脏手术的先驱者们的成就被誉为“人类思维最大胆和最成功的壮举”[3,4]。

自 20 世纪 50 代以来,体外循环经历了拯救生命,也危及生命的戏剧性的变化,成为全世界每年实施近百万次的实践技术。在当今的医疗环境中,遭遇这种具有高风险和固有发病率高的有创性操作作为常规处理是不常见的。体外循环的所有技术的目标始终以设计在适当的血流动力学驱动压力下提供维持整个机体内环境稳定的营养液体而不引起固有损伤的集成系统。最近的随机临床试验,即随机非体外循环下或体外循环下(Randomized Off-Pump or on Bypass, ROOBY)临床试验,包括 2 203 例择期或急诊冠状动脉旁路移植术(coronary artery bypass grafting, CABG)患者随机实施体外循环或非体外循环手术,如同目前的临床实践,证实了体外循环的有效和安全。1 年中,体外循环组的综合结果(死亡、心肌梗死或再次旁路移植)显著优于非体外循环组(9.9% vs 7.4%; $P=0.04$)。非体外循环组移植物的总通畅率也低于体外循环组(82.6% vs 87.8%; $P<0.01$)[5]。对糖尿病患者的一项研究显示,在非体外环循环下与体外循环下行冠状动脉旁路移植相比在临床结果收益和成本上并无优势,与 ROOBY 试验的总体结果一致[6]。一项包括 12 项随机对照试验(RCT)meta 分析报告了非体外循环手术早期血运重建率增加 38%[7]。Moller 和他的同事的一项包括超过 15 000 名受试者的系统回顾报道,非体外循环与体外循环下行冠状动脉旁路移植在死亡率、卒中、心肌梗死以及增加患者生存获益等方面并没有临床收益[8]。

本章是为用于心血管灌注实施关于体外循环的设备和技

术信息的汇编。不是记述或罗列目前制造的大量组件和灌注设备,而是选择了最能代表当今记述的例子。同样,采用取自引用源的特定方案,选择在灌注实施下描绘目前临床上感兴趣的技术。

机械装置

血泵

所有体外流量的发生过程都通过包括将来自机械动力的能量合并转移至灌注液并最终流向组织。实现这种能量转移的方法包括使用重力和机械力或两者的结合。通过将来自电源的能量转移到以泵机制工作的发动机,并作用于液体(血液)完成组织灌注[4,9]。大多数体外泵均在以下几种分类中:正排量泵、离心泵或限制性涡流泵、被动充盈泵、气动或电脉泵和轴流泵(后者主要用于心脏辅助或替代设备)[10-12],这些内容在第 25 章具体描述。

正排量泵

正排量泵是通过挤压固定滚道和旋转子或挤压辊子之间的管道发挥作用(图 32.1)。泵动机制也被称为泵头,横过滚道的管道也被称为泵滚管。正排量泵首次于 20 世纪 30 年代由 Gibbon 提出用于心血管医疗[2]。1935 年,正排量泵改进的

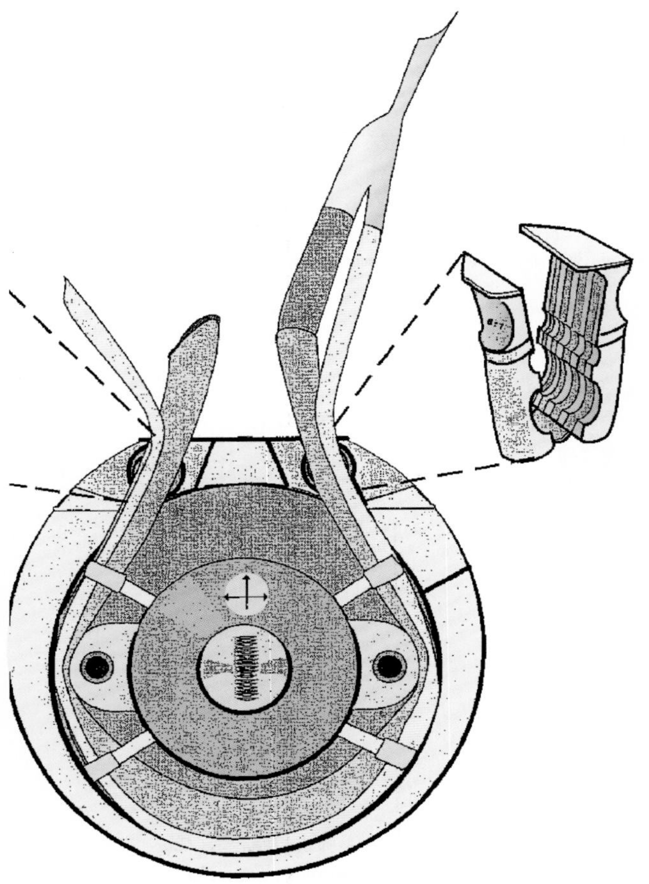

图 32.1 斯托克特 S-3 双滚轴泵简图。带有固定滚道和旋转双辊子泵的正排量泵。(*Courtesy Sorin Group, Arvada, CO.*)

成品包含了位于进出口部位滚道头部的管道袖套,用以防止管道在泵头周围蠕动[12]。之后,Melrose[13]将泵改良为包含凹线型滚道,进一步降低了管道摆振。所有这些改进对降低泵运作中管道的迁移发挥了重要作用,降低了管道在泵头处发生破裂的可能。在正排量泵中,液体从吸引至排出以前向的方式移动,移动量依赖于辊子挤压的管道容量和辊子的每分钟转数。所有正排量滚轴泵采用泵滚道容量,作为其流量常数,根据管道内径对每种大小的管道是特定的,用于计算泵的流量。显示的数字读数即为泵的排出(流)量,以每分钟多少升表示。尽管有多种类型的正排量滚轴泵已用于体外循环,但目前最为常用的正排量泵为双正排量泵。

目前至少有 5 家制造商的生产的正排量泵用于体外循环,每个设备包含了双正排量泵设计的微小变化(框 32.1)。现代心肺机由在基底座控制台上装有 4~5 个这种正排量泵组成(图 32.2 和图 32.3)。大多数机器是模块化设计,在有单泵故障发生时,允许快速更换有缺陷的单位。沿基底操作台不同部位转动泵是体外循环治疗师的标准实践做法,以使机械磨损分布均匀,同时维护合理的使用时间。每个泵独立地受调节辊子速率的变阻器控制。根据由管道内径计算所得的特定流量常数和管道长度校正每个泵,并放置在泵滚道内。通过定时收集泵的液体周期性地校正正排量泵,检验适当校正后泵的输出容量与泵流量显示屏是否一致。体外循环管道内径从 1/8inch/min 到 5/8inch/min 不等。因此,单一操作台可用于灌注体重从几公斤到几百公斤的不同患者。只需通过简单地改变滚道管道和固定管道的垫片来完成。要注意管道内径越大,达到理想泵流量所需的流速越低,这点尤为重要,因为红细胞溶血与泵转动速率间成正相关。溶血的程度与时间和血液暴露于泵产生的剪切力有关。然而,大多数常规体外循环操作过程中产生的溶血与动脉泵头的挤压无关,而由使用吸引和回路"排气"管组分产生的空气表面界面的相互作用所致[14-16]。挤压下的动脉泵头将导致逆流,这反过来将需要增加流速以确保适当的前向血流[17]。高压区和剪切力产生于辊子的前缘,该处管道受压,继而是辊子移走后管道扩张所致的一段时间负压。一定条件下的瞬时负压可导致溶液中溶解的空气形成空洞,进一步的相关问题是由微碎片产生的微栓,所谓管道内表面的裂解,是该处辊子和管道接触,褶皱也在管道边缘产生[14]。随着时间的推移对管道磨损的研究表明,正排量泵产生大量聚氯乙烯碎片,直径通常低于 20μm,并在开始使用的第一个小时内发生[15]。过度挤压调节滚轴泵导致红细胞溶血和裂解(来自管道内壁的颗粒碎片),并持续存在于正排量泵中[18]。Kurusz[14]证实了滚轴泵的侵蚀和疲劳性动作是体外循环回路中管道颗粒产生的重要来源。

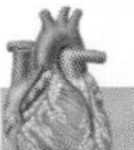

框 32.1 滚轴泵

- 由双辊子构成。
- 管道中的液体采用正排量传送流量。
- 血流量采用管道每搏量和每分钟泵的转速来计算。
- 挤压过松的滚轴泵可能导致患者和体外循环回路出现逆向血流。
- 挤压过度的滚轴泵可能增加溶血并导致灌注管道的散裂。

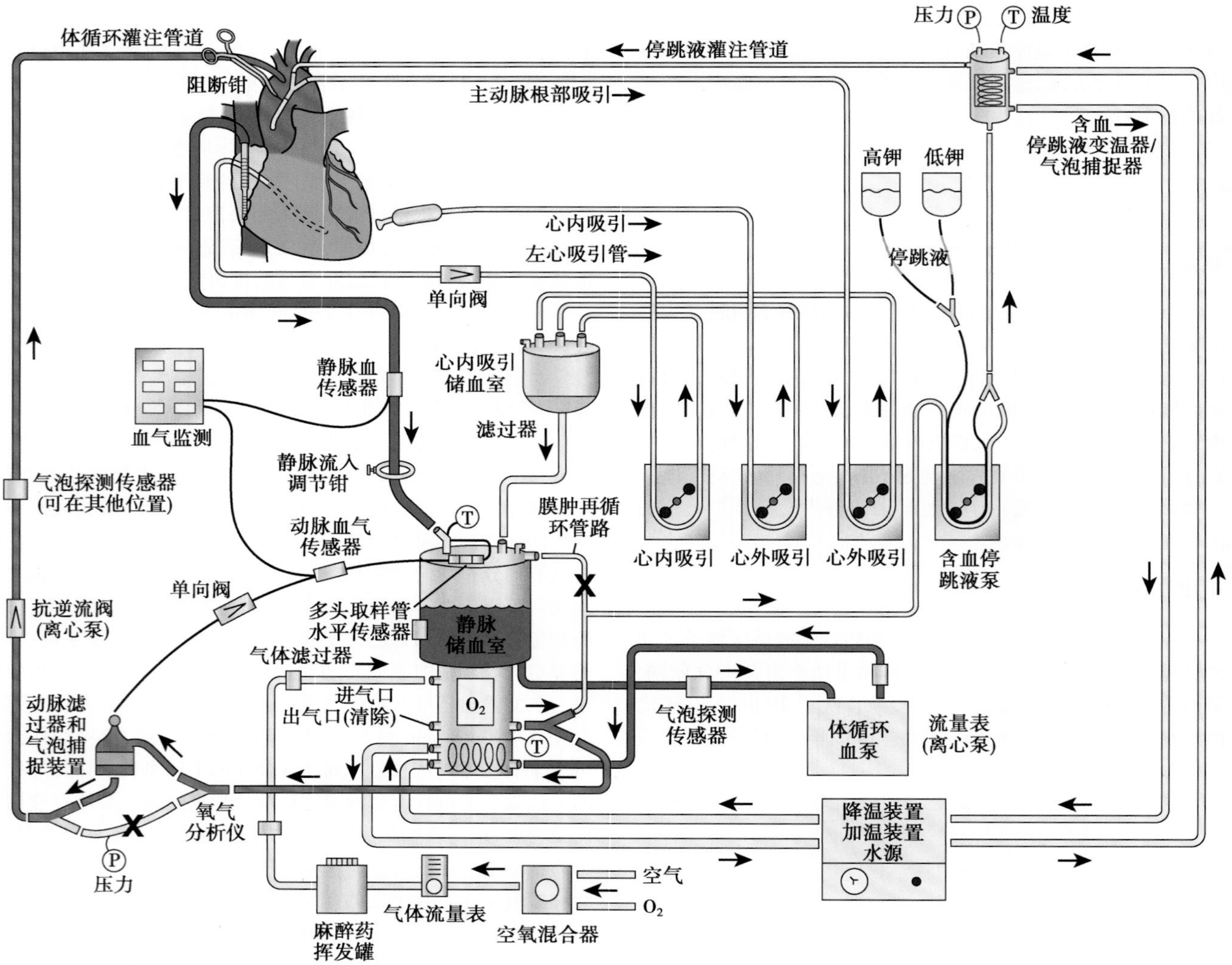

压力 P T 温度
体循环灌注管道
阻断钳
← 停跳液灌注管道
主动脉根部吸引→
含血→
停跳液变温器/
气泡捕捉器
高钾 低钾
心内吸引→
左心吸引管→
停跳液
单向阀
静脉血
传感器
心内吸引
储血室
血气监测
滤过器
静脉流入
调节钳
气泡探测传感器
(可在其他位置)
动脉血气
传感器
膜肺再循
环管路
心内吸引 心外吸引 心外吸引
含血停
跳液泵
单向阀
多头取样管
水平传感器
静脉
储血室
抗逆流阀
(离心泵)
气体滤过器
进气口
出气口(清除)
O_2
气泡探测
传感器
体循环
血泵
流量表
(离心泵)
动脉滤
过器和
气泡捕
捉装置
氧气
分析仪
降温装置
加温装置
水源
压力
麻醉药
挥发罐
气体流量表
空氧混合器
空气
O_2

图 32.2 包括 4 个滚轴泵(一个引流泵,两个吸引泵和一个心脏停搏液输注泵)的体外循环回路示意图。右下方所示为驱动体外循环血液的离心泵。(*From Hensley FA, Martin DE, Gravlee GP.* A Practical Approach to Cardiac Anesthesia, *4th ed. Philadelphia: Lippincott Williams & Wilkins; 2008; Fig. 18.1.*)

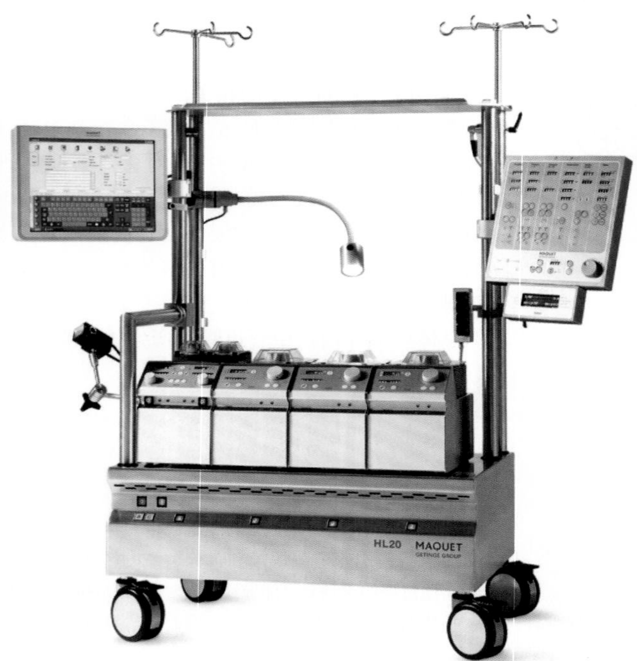

图 32.3 HL20 心肺机控制台。(*Courtesy Maquet Cardiovascular, Wayne, NJ.*)

泵头的挤压设置非常重要并随心肺机控制台泵的不同而不同。动脉泵头的挤压应采用水滴法结合挤压设置的“30-和-1”规则。在这种方法中，通过放置水柱（灌注液）于静脉储血槽或心肌停搏液储槽（取其最高）最高水平面 30cm 以上，使灌注液每分钟下降 1cm 来设定动脉泵的挤压程度。值得注意的是，如果心脏停搏液是通过另一个单独的滚轴泵输注，而且左心室引流管道（左心室引流）置于泵头时，这些泵应设定为 100%（完全阻塞）无液体下降。这确保了在无心肌停搏液输注期间，或左心室引流关闭时，水柱缓慢下降导致升主动脉或冠状静脉窦负压的风险，不致引起导致气穴或空气夹带进入输液管道的虹吸现象。在泵重新启动时这部分吸入的空气可以直接进入患者体内。体外循环期间引流心室便于移除来自非冠状动脉纵隔侧支血管，动静脉内血窦和心最小静脉积聚在心室的血液，所有血液直接引流至左心房或左心室。引流心脏的其他解剖部位包括肺动脉和升主动脉，后者通常经顺行心肌停搏液灌注管引流。剩余的泵通常用作“吸引器吸除术野的出血”（见图 32.2）。为心肌局部降温装置或从可折叠静脉储血槽排气加用的周围型正排量泵可用于进行超滤或透析。

离心泵

第二种类型的体外辅助泵是一种被称为离心泵或受限涡流泵的电阻依赖型泵[19-21]。离心泵通过强制离心旋转位于受限壳体内的叶片或锥体给液体增加动能来推动液体流动（框 32.2）。离旋转中心轴最远端的点力量最大、能量最高（图 32.4～图 32.6）。离心泵以压力敏感性泵的模式运转，血流量直接与下行阻力相关。因此，血流量不仅与锥体或叶轮的转速有关，而且与总的阻力有关。这代表了血流与阻力耦合的重要安全特性。在阻力意外升高期间，由离心泵传至血液的总能量不会产生导致动脉管道脱离的足够力量。然而，当下行堵塞发生时，除非通过增加后负荷，或放置管道阻断钳，否则在泵头中的液体将因磁耦合中的流体进程而被加热。温度升高可能导致血液破坏增加和凝血障碍[21]。

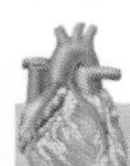

框 32.2 离心泵

- 以受限涡流原理运转。
- 血流量与下行阻力呈负相关。
- 采用超声流量仪测定流量。
- 离心泵每分钟转速的增加可导致热量生成和溶血。
- 如果离心泵停转，必须钳闭管道防止血液逆流。

自 1969 首次引入临床实践以来，这些设备在常规体外循环中的认可度迅速增加[22]，已成为急诊转流操作的首选泵。因为离心泵固有的安全特性和压力灵敏度以及相对较低的成本，离心泵也被用来作为心室辅助装置。尽管这些泵已被非常规地广泛用于心室辅助装置，但还没有离心泵获得美国食品药品管理局（Food and Drug Administration，FDA）的许可用于超过 6 小时的全身循环辅助支持。离心泵已被非常规地广泛用于心室辅助装置或体外膜氧合（extracorporeal membrane oxygenation，ECMO）回路。对前负荷和后负荷的敏感性使这些泵特别适合用于治疗可逆性呼吸功能障碍和心脏术后功能

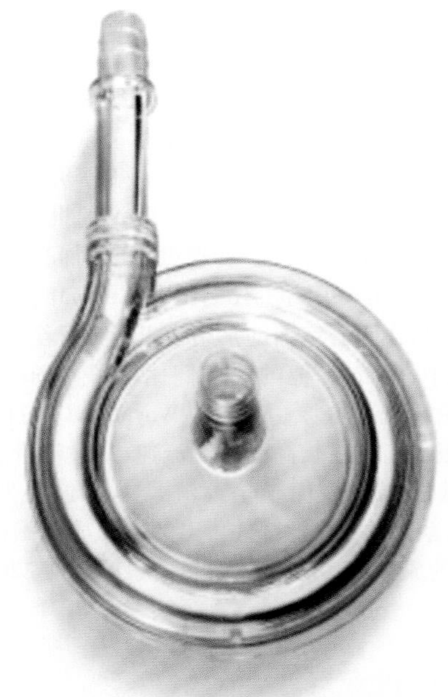

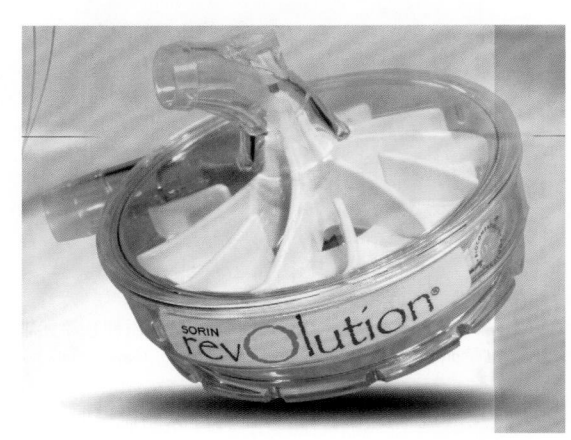

图 32.4 一次性使用低摩擦单点轴承轮纹流离心泵。（*Courtesy Maquet Cardiovascular, Wayne, NJ.*）

图 32.5 一次性使用新型离心泵。（*Courtesy Sorin Group, Arvada, CO.*）

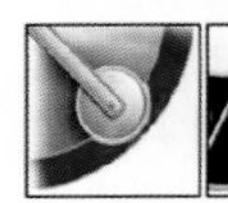
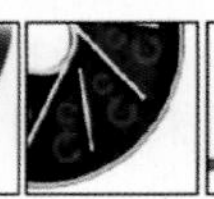
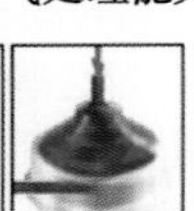
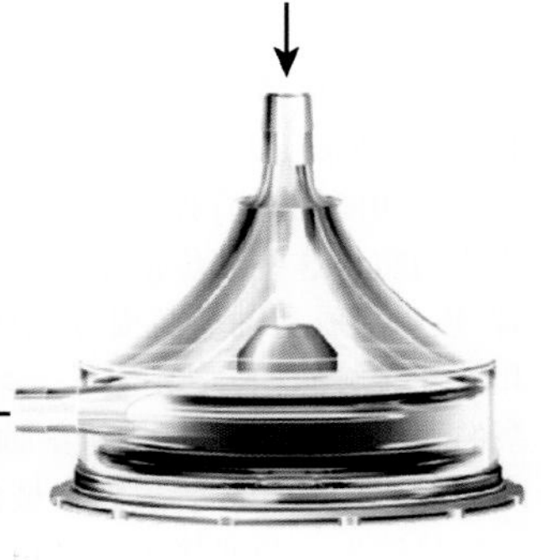

层流提高血液和空气处理能力

滚轴泵(左)产生可能损坏血液的湍流推动血液，并通过使管道散裂出颗粒而产生碎屑。叶轮泵(中)推动血液，可引起破坏性的湍流。Medtronic生物泵Plus离心泵(右)促进层流，改善血液处理能力和减少血液损伤。

图 32.6 Medtronic 生物离心泵。生产商声明生物泵层流设计比本质上更多湍流特性的滚轴泵和叶轮泵设计更优越。（*Courtesy Medtronic Cardiovascular, Eden Prarie, MN.*）

障碍的体外膜式氧合[23]。CentriMag 血泵系统商(Thoratec Corporation,Pleasanton,CA)研制了一种新的带有磁悬浮无轴承电机技术的泵,将血液通路的摩擦和热量的生成降至最低(图 32.7),从而减少了瘀滞和血液破坏。CentriMag 已被批准用于长达 6 小时的辅助支持,并在进一步研究心衰患者的长时间使用情况。最近该设备也得到 FDA 的批准用作右心室辅助支持装置,用于治疗右心衰竭患者的时间长达 30 天,这是首次批准此类泵使用超过 6 小时。CentriMag 获得了欧洲卫生标准认可,作为心室辅助泵用于患者数日至数周的治疗。在体外研究中,Guan 和他的同事们比较了 CentriMag 泵和常规离心泵、轮纹流离心泵(Maquet,Wayne,NJ)的机械性能方面的特征,报道指出在较高的截流流速、最大流量和逆流倾向方面,其机械性能特征优于轮纹流泵[24]。这些发现值得为 CentriMag 泵系统的一次性部件付出的高昂成本做进一步研究(CentriMag 的成本比其他离心泵的一次性部件高 20~30 倍)。

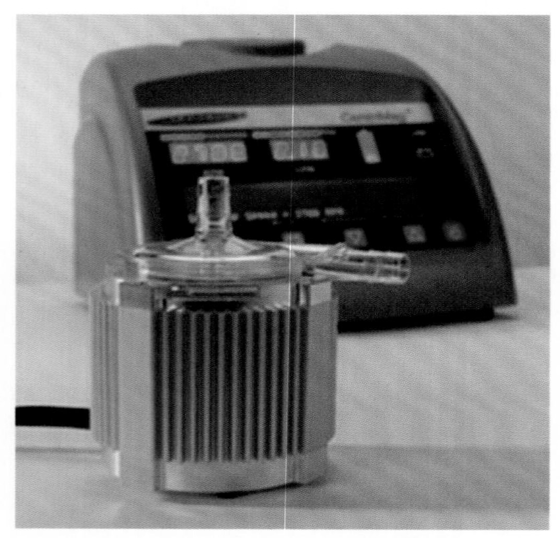

图 32.7 CentriMag 血液泵。Thoratec CentriMag 磁性悬浮无轴承血泵。(*Reprinted with permission from Thoratec Corporation.*)

当大量空气进入离心泵时,在排空静脉储血槽时,泵头将失去预冲效果,前向血流将停止,可降低气体栓塞的风险。然而,当少量的空气吸入到泵头时,这些气泡将凝聚并流经流体运动的出口流,有可能进入患者体内。尽管离心泵被描述为对血液细胞成分的破坏较少[25],但有报道在个别泵溶血特征存在差异[26,27]。Tamari 等[28]报道,离心泵溶血的程度与泵运转时所处的血流动力学状况相关,与运转相似的滚轴泵比较,低流量、高泵压力更容易导致溶血。当这些泵在低抗凝状态下或长期使用时有血栓形成的报道[29]。后来的设计具有散热片和防止这些部位瘀滞的管状空隙。改良设计强调解决瘀滞、热量生成和轴承磨损等问题。当前设计拥有最小的锥体和外壳接触面积,并融合了一系列磁铁使运动的转子悬浮于泵的壳体内[30]。与正排量滚轴泵相比,离心泵的优点还包括降低了对体外循环管道的机械破坏和在中等压力状况下产生高容量输出。与非挤压型泵相关的潜在并发症包括当中心主动脉压力超过泵产生的压力时,可发生经主动脉插管的逆流[31]。这种情况可能在断电或泵故障期间发生,此时空气经固定动脉插管的荷包缝合处进入动脉管道的风险增加(参见本章稍后的体外循环流量安全机制部分)。离心泵的其他应用包括在高危血管成形术患者中的辅助性体外循环,修复胸降主动脉瘤或夹层期间的左心转流,以及肝移植期间的静脉-静脉转流。使用离心泵为微创心脏手术辅助静脉回流被称为动力辅助静脉回流[32,33]。

目前,有 6 家制造商生产用于体外循环使用的离心泵:Biomedicus(Biomedicus-Medtronics,Minneapolis,MN),Delphin(3M Health Care,Ann Arbor,MI),Revolution 泵(Sorin Group,Arvanda,CO),Capiox-SP(Terumo Medical Corporation,Somerset,NJ),Rotoflow Maquet(Wayne,NJ),以及 CentriMag 泵(Thoratec Corporation Pleasanton,CA)。各个系统的运行特征相似,内部光滑的锥体或叶片式叶轮连接至中心磁铁(通过聚碳酸酯壳体中的外壳与血液接触隔离),与控制台连接,产生电磁力。离心控制台通常放置在心肺机动脉泵头的部位,取代主驱动器。目前使用的所有控制台均包含自身电池备用系统以防电源故障发生,手动操作马达以防驱动马达或控制台故障。Revolution 泵配备有电子管道阻断器,如果感知到流量过低、归零或逆流时;或静脉储血槽的平面感受器感知到平面过低;以及感知到动脉管道压力过高;或如果动脉管道上的空气检测器感知到回路中有空气,电子管道阻断器可按程序自动触发(图 32.8)。每个制造商销售与他们的泵配套使用的一次性部件,此外,一些制造商已经开发了适配器板,使他们的一次性组件可用于另一制造商的泵控制台。一些研究者做了离体研究,对短期和长期使用离心泵和滚轴泵期间对血液的影响进行比较。Oku 等[34]、Jakob 等[35]、Englehardt 等[36]和 Hoerr 等[37]报道离体试验时离心泵的溶血更轻微。Kress 等[38]的实验表明在家兔 ECMO 模型中两种泵型没有差别。Tamari 等[39]采用猪血离体模型检测在不同的流量和压力状况下的溶血情况,得出结论认为溶血指数与血液暴露于剪切带的持续时间、流入与流出泵压差比率和泵的流速相关,通过这项研究他们提出了在给定的应用环境基础上可能发生的基于压力/lm 量比率的泵选择相关指南。Rawn 等[40]比较了挤压过松的滚轴泵和离心泵,结果发现离心泵中的溶血指数显著升高(3.38~14.65g/100L vs 29.58g/100L 泵输送)。在一项随机试验中,Salo 和同事[41]在 16 例体外循环时间不足 2h 的 CABG 患者中检测了炎性反应介质,这些介质包括白介素-1β、白介素-2、白介素-6、磷脂酶 A2、内毒素、纤维连接蛋白和

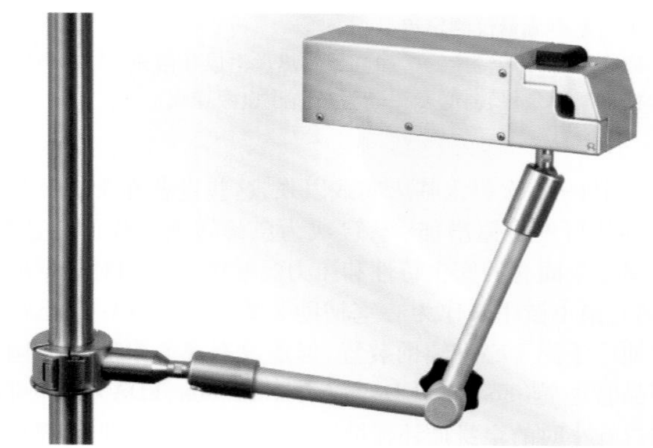

图 32.8 与 Revolution 离心泵一起运作的 E-Clamp 电子管道阻断器。当检测到逆向血流或空气探测器或平面检测器被触发时,阻断器自动启动阻断管道。(*Courtesy Sorin Group,Arvada,CO.*)

血清 CⅡ组磷脂酶 A2。研究者们发现这些炎性标志物水平在体外循环后即刻和手术后 24 小时并没有差异。其他随机临床试验比较了栓子形成、神经认知的预后、血液破坏和患者费用情况。Wheeldon 及其同事[42]在 16 例患者中实施了随机对照试验,其中设备和技术的唯一差异在于使用的泵的类型,并发现微栓明显减少、补体激活较少和血小板计数保护较好。Parault 和 Conrad[43]在 785 例患者回顾分析中报道了相似的血小板保护显著改善情况,并在进一步的报道中指出在年龄大于 70 岁、体外循环时间超过 2 小时的患者中差别更显著。Klein 克莱因及其同事[44]对 1 000 名成人心脏病患者中实施的一项随机前瞻性临床研究采用风险分层法比较了滚轴泵和 Biomedicus 离心泵(Medtronic, Eden Prairie, MN),报道指出离心泵的临床益处包括血液丢失、肾功能和神经系统预后,但死亡率无显著差异。Ashraf 等[45]在一项包含 32 例实施 CABG 术患者的随机对照试验中检测了与泵型相关的 S100β 水平,结果显示体外循环后 2 小时和 24 小时两组之间的 S100β 水平没有显著差异。Dickinson 及其同事[46]对 102 名患者进行了回顾性研究,通过检测住院时间、患者总费用、赔偿费、死亡率和主要并发症,但结果无法证明单个因素的差异。Scottsc 等[47]最近进行的一项随机对照试验对 103 例患者涉及一整套 6 项标准化测试发现,离心泵组的异常指标趋势较少,但差异无统计学意义。DeBois 和同事[48]对 200 名择期 CABG 手术患者进行了试验,患者被随机分到滚轴泵组或离心泵组,结果发现患者类似特征包括血小板计数、血细胞比容、输血率和死亡率,但他们发现有关体重增加、住院时间和医院财务平衡净值差异更有利于离心泵。Alamanni 及其同事[49]在 3 438 例连续患者中评估了重大神经系统并发症的发病率,结果发现损伤的发生率与年龄和之前的神经系统事件病史有关。作者进一步报道指出使用离心泵降低了相关事件的风险,从 23% 到 84%。Babin-Ebell 及同事[50]在 CABG 患者的随机试验中发现离心泵辅助组的组织因子显著降低,但这不应被解释为血栓形成有可测定的降低或其他明显的临床益处。Baufreton 等[51]在 29 例 CABG 患者的随机对照试验中检测了细胞因子生成(肿瘤坏死因子、白介素-6、白介素-8)和循环黏附分子(可溶性内皮-白细胞黏附分子-1 和细胞内黏附分子-1)。他们报道离心泵组的 SC5b-9 和弹性蛋白酶水平更高,提示滚轴泵对补体和嗜中心粒细胞激活有更好的表现。

尽管几乎所有的随机试验均表明离心泵设计的系统有显著的好处,但难以从其他被赋予的特性中分离出改善的性能,如预充容量较小、表面涂层、表面积更小和气至血的接触降低。一项 meta 分析,纳入了 18 项随机对照试验,在成人心脏手术中使用滚轴泵和离心泵进行比较,结果表明,在血流动力学变化、术后失血量、输血、神经转归或死亡率两组无明显差异[52]。

离心泵的血液损耗较小,但由于与血液接触激活、心内吸引、引入的气体和颗粒栓子及其他有关因素相关的血液破坏和炎性反应,这种改善可能是无关紧要的。根据最近出版的被胸外科医师协会和心血管麻醉医师协会共同认可的心脏手术中围手术期输血和血液保护指南,选择离心泵而非滚轴泵不是没有道理的,但这样做更多地出于安全起见而非血液保护(美国心脏协会/美国心脏病学会 B 类证据Ⅱb 级)[53,54]。在 2000 年,约 50% 的美国心脏中心在成人体外循环中常规使用离心泵[55]。独家使用离心泵用于小儿心脏手术约占 5%,然而,三分之一的心脏中心报告偶尔使用离心泵[56]。由离心泵产生的较低的最大压力代表了一个值得注意的优点,因为与滚轴泵相比,与离心泵的管道连接中断的可能性可以忽略不计。

电磁传感器和多普勒超声流量仪是测量离心泵流量的两种方法,而滚轴泵数字屏显示的是流量常数和每分钟转速的乘积。有些人认为,应使用单独的流量计与滚轴泵一起直接测量流量,以避免可能发生的与非封闭辊头相关的错误或选择错误的流量常数[57]。电磁流量仪在法拉第原理下工作,通过磁场中的电线产生电流。当电导体穿过磁场时,如果其运动垂直于磁铁磁极间的磁线就产生电压。由于血液是一种电导体,当它穿过磁场时产生电压,并且电压与血液运动的速度成正比。多普勒技术使用数字信号处理,将从流量计接收的多普勒模拟信号转换为数字格式。然后,快速傅里叶转换系统将输入信号匹配为可识别的方式,显示为流量。

体外循环转流的安全机制

泵设计中的一些最新进展是与复杂操作系统有关的安全意识提高的结果。滚轴泵是不依赖压力的,这意味着它们将持续转动而无视下行阻力。在体外循环回路中,泵运转时所遇到的总阻力包括管道总长、氧合器、热交换仪、动脉管道过滤器、插管和患者的体循环阻力。影响体循环阻力的其他因素包括灌注液的黏滞度,这与其构成成分的总浓度有关,主要取决于血液的组成成分和溶液的温度。根据泊肃叶定律,流体的最大阻力由动脉插管产生,此处管腔口径变化最大。体外循环治疗师常规监测总阻力并记录这一数值作为动脉管道或系统的压力。这一数值总是大于止于插管尖端的回路远端所测量的压力,因为压力在经过一系列回路的每个装置时下降了,将从整个回路的总阻力(电阻)中被减去。转流回路和组件已做了最小压降的设计,因此,在常规成人灌注中,阻力成为患者体循环阻力和泵流速的函数。虽然动脉管道阻力的正常范围为 100~350mmHg,但要为其建立一个常数是很困难的。任何阻力方面的急性改变,如意外阻断或动脉导管的扭结,将导致动脉管道压的突然升高,可能导致灾难性的管道分离或任何回路高压侧的破裂。如果动脉插管尖端贴在主动脉壁上,使血管内膜剥脱,体外循环开始时将发生危及生命的事件。在这些状况下,当血管内膜从中层分离时,可形成主动脉夹层,导致血流进入新形成的假腔。夹层会沿着主动脉整个长度延伸。因此,体外循环治疗师在插管后体外循环开始前常规检查管道压力来确保搏动性血流波形存在,指导主动脉插管位于主动脉中心腔的合适位置。没有搏动波或管道压力极高时(体外循环启动时>400mmHg)应立即查明原因(详见第 31 章)。

所有心肺机的泵控制台都包含一个微处理器控制的安全界面。这些系统具有监测和控制泵的功能,充当调节体外循环流量的主要机械安全控制系统。由体外循环治疗师根据患者的特点和实施手术的类型设定压力限制。这些单元包括预警警报,提醒使用者突然的压力变化,并在超过预设限制时自动关闭泵。这些安全装置已被用于主要的动脉泵和心肌停搏液输注泵,在采用冠状静脉窦逆行灌注心肌停搏液时后者显得尤为重要[58,59]。目前,仍缺乏位于动脉泵头流入端和搏动灌注期间发生间断阻断时的负压传感安全监测装置。

在实施体外循环转流中，当患者本身的心肺无法工作时手术室电力故障将是灾难性的。当体外循环期间发生这样的事故时，当务之急是立即采取行动将全身低灌注的风险降至最低。体外循环治疗师应牢记心脏手术室使用的电源插座的功率限制，并清楚手术室中回路断路器控制面板的位置和用于心肺机和其他辅助设备插座的断路器的控制板的具体数目。确保体外循环安全运转的方法包括在体外循环回路中安装应急电源，以便在电力中断时提供备用电源。据报道在调查灌注事故中体外循环期间的电故障占调查的 42.3%[60]。尽管医院为这类事件配置了应急发电机，但它们的可用性可能被限制于手术室中的特定电路。此外，这些应急电源系统需要在发电机或备用电源启动前短暂中断。大多数心肺机配备了不间断备用电源，有时特指“不间断电源”，据此实现当墙式电源故障时从墙式电源至泵内电池的无缝转换。因此，通过这一系统，泵的流量没有损失，不会导致逆向血流、空气夹带或中断原先设置与定时器。也曾有主电源故障同时合并应急备用电源故障的病例报道[61]。作为三级后备措施，体外循环泵的应急手摇曲柄是体外循环回路的标准配置，它能保证全部电源故障而应急系统无法运作时泵的运转。然而，应注意确保血流方向，因为手摇曲柄液体流动方向相反将导致与放血和插管部位荷包缝合周围空气夹带有关的患者严重损害。Retroguard 阀（Quest MedicalIncorporated，Allen，TX）是一种防止动脉回路流出端逆向血流的机械回路装置，可用于防止动脉管道的逆向血流和可能夹带进入回路的空气进入患者的动脉循环。它由一个对回路前向血流阻力增加最小的简单的鸭嘴瓣阀组成，当下行压力增大时关闭（图 32.9）。

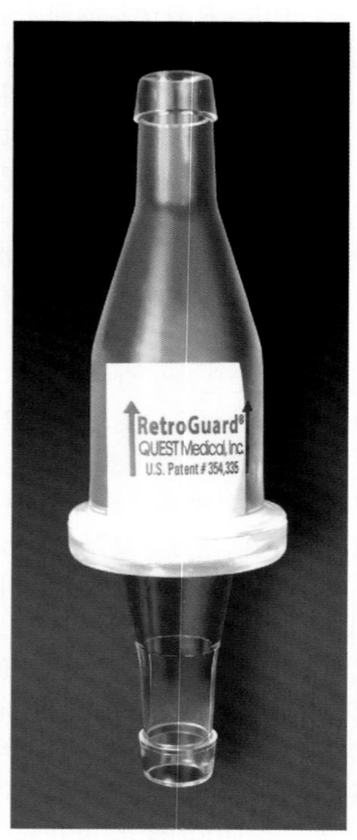

图 32.9 Retroguard 阀。血液从 3/8 英寸（1 英寸：2.54cm）入口进入，流经一个鸭嘴阀，由 3/8 英寸出口流出。该阀防止逆向血流，可置于静脉储血槽入口防止硬壳静脉储血槽增压。（*Courtesy Quest Medical, Allen, TX.*）

尽管自体外循环早期以来，大量空气输入患者的机会已显著下降[60]，但这仍是手术中严重的潜在事件（框 32.3）。已证实主动脉插管和引流导管是体外循环转流期间空气栓塞的主要原因[62]。检测气泡的方法已得到极大改进，现代心肺机中检测少量空气的敏感性已得到显著提升[63]。在动脉和心肌停搏液回路管道中用于平面感知和空气检测的超声和电容空气检测系统比低敏感（光电）法有了显著改进[64]。可靠的液位感知装置具有提醒体外循环治疗师通过调节血流量、停止动脉血泵或使用电子锁来快速调整静脉储血槽平面的能力（见图 32.9）。美国体外技术国际联合会循证实践协会表示，气泡检测和液位传感装置必须用于所有体外循环[65]。

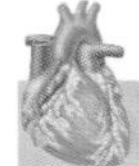

框 32.3 大量空气栓塞的安全性

- 主动脉插管和引流导管是大量空气栓塞的主要来源。
- 空气检测和液平面感知安全装置应用于体外循环回路。
- 单向引流阀、正压释放阀和过滤器清洗管道阀可防止与反向引流管道或加压型静脉储血槽有关的大量空气栓塞。

电子灌注记录

卫生保健提供者和患者都受益于计算机技术对心血管手术室的工具和技术改善的影响[66]。自 1966 年第一次报道使用数字计算机计算心肺功能指标以来，微处理器驱动技术的出现为手术器械功能和可靠性方面提供了巨大的优势[67]。这种系统能够通过全程不间断地运行所有程序，同时通过适当地使用和维护确保最少的停机时间。传输和存储大量数据的能力在减少临床交流和治疗方面的延迟具有显著的优势[68]。

体外循环实践是由众多生理和机械事件所组成的，这些事件是密切相关并不断变化的。在这些事件中持续生成的信息提供了信息捕捉和处理、优化灌注过程的完美状况[69-71]。设备之间的微处理器连接允许将实时数据快速传输到中央处理系统。因此，来自心肺机器的输出数据（诸如在线血气分析仪、凝血装置，冷却器/加热器单元和区域血氧仪监测器等外围设备的信息）可以容易地集成到单个围手术期数据管理系统。当与麻醉监测装置的患者生理学数据结合使用时，电子医疗记录（electronic medical records，EMR）为体外循环治疗师在医疗关注点提供了一个单独来源的收集、记录和显示的基本数据。EMR 不仅仅简单地传输信息，他们可以快速计算患者特定需求的值。使用患者体表面积公式可为临床医生在体外循环中灌注和氧气需求提供即时反馈。连续实时监测动脉和静脉饱和度值可用于计算氧供和氧耗比。跟踪液体输入（晶体、胶体和血制品）和输出（超滤、尿量和失血）可提供患者的总体液体平衡趋势。体外循环预充液成分和药物剂量的确定可预测血液稀释后的红细胞比容。当外科手术结束时，在体外循环期间自动收集和手动输入的数据被并入正式围手术期灌注记录。这些数据也可以上传到一个安全的服务器，以用于追溯质量控制和改进工作[72]。Baker 及其同事证实，与作为对照组的没有接受质量改进数据反馈的临床医生比较，通过电子自动化生成体外循环质量指标组护理准则的依从性提高同时减少了实践变异[73]。临床登记处帮助心脏手术方案进行基准测试,并将离散灌注变量与其他机构进行比较,得到在国家和地区层面也有类似的益处报道[74,75]。然后将临床登记结果“转化”回主要利益相关方,以提高新型和有效治疗用于患者的速度。2010 年,医疗保险和医疗补助服务中心(CMS)制定了 2009 年“美国复苏和再投资法案”的规定,为成功展示有意义的电子健康记录(EHR)的医院提供财政奖励[76]。这些标准要求 CMS 合格机构记录和报告旨在量化医疗保健过程和结果的临床质量措施。有意义地使用 EMR 数据的益处在于可能会导致更好的临床结果,同时提高服务的透明度和效率,赋权个人以及更健全的卫生系统研究数据[76]。

最新一代的电子灌注医疗记录系统现在能够在体外支持期间为潜在的危险事件提供实时安全警报。通过连续监测重症监护参数,当各种生理参数低于所需遵循的水平时,计算机生成的通知可以提醒临床医生。与航空业类似,这些以计算机为导向的预警系统帮助体外循环治疗师在显现出明显的并发症之前迅速判断潜在的不利条件[77]。Viper EMR 数据采集系统(Spectrum Medical,Fort Hunt,SC)是一种临床软件应用程序,通过纳入合规阈值限制来实时收集和解释数据(图 32.10 和图 32.11)。临床医生可以在体外循环支持期间为多个生理参数调节高低警报阈值。当临床变量超出预设的合理限度

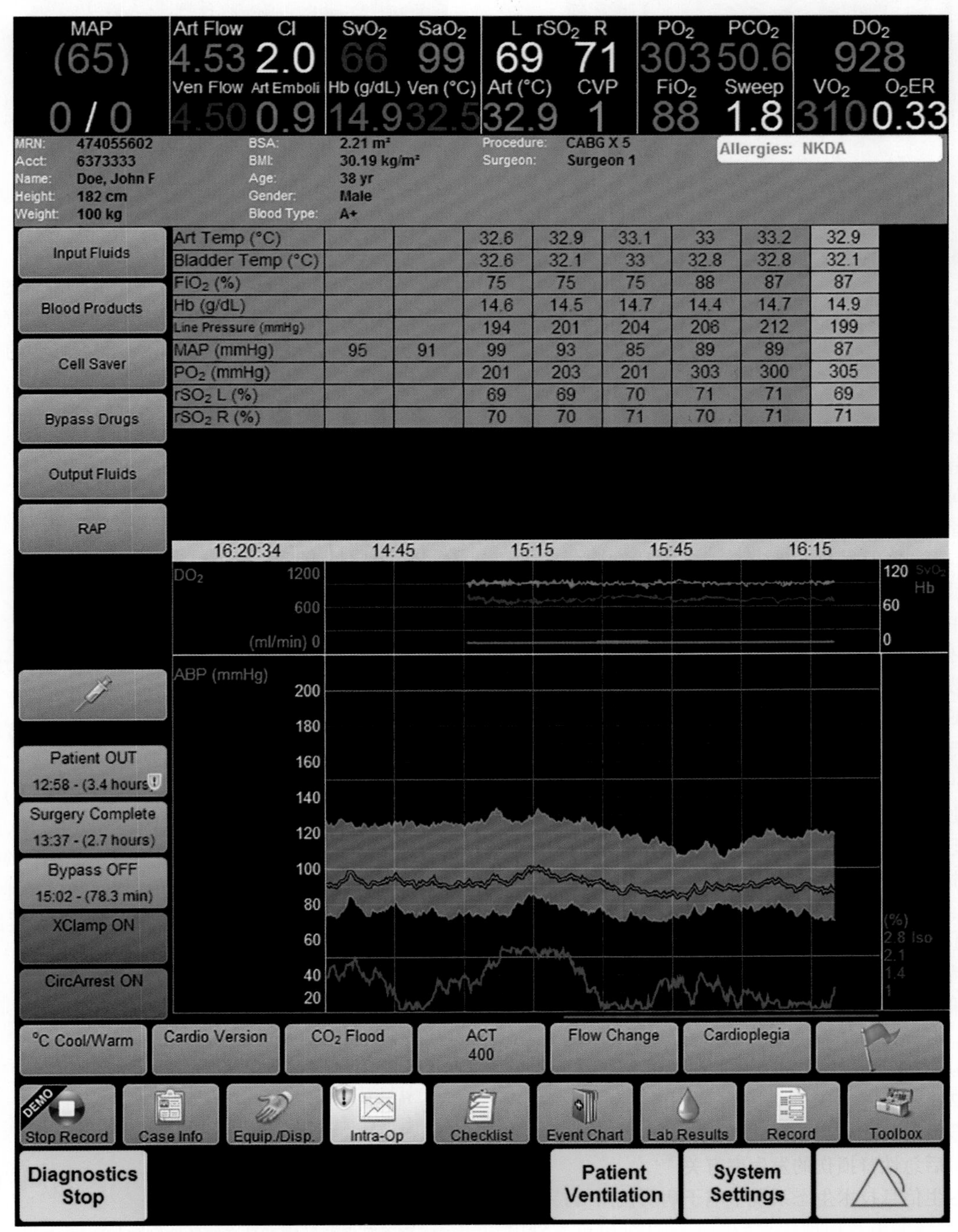

图 32.10 具有数据表和图形显示的 Viper 显示系统。(*Courtesy of Spectrum Medical, Fort Mill, SC.*)

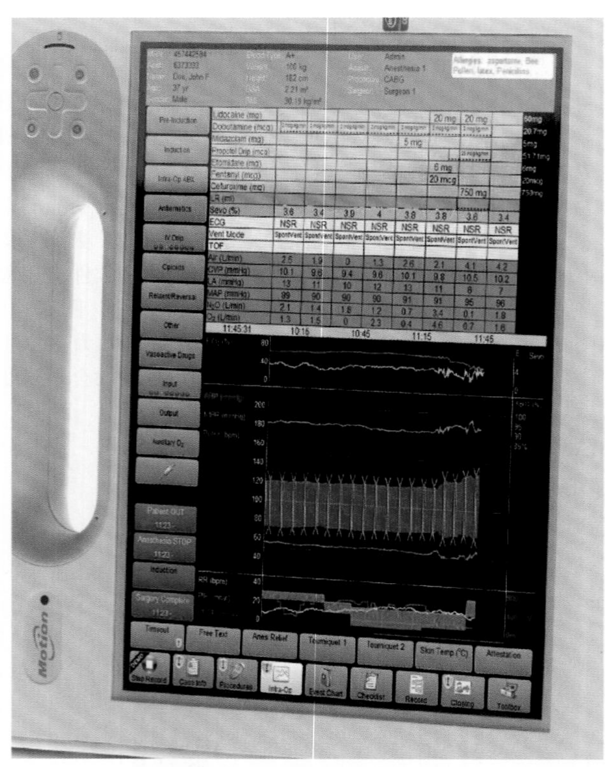

图 32.11　用于显示和数据输入的 Viper 平板电脑。(*Courtesy of Spectrum Medical, Fort Mill, SC.*)

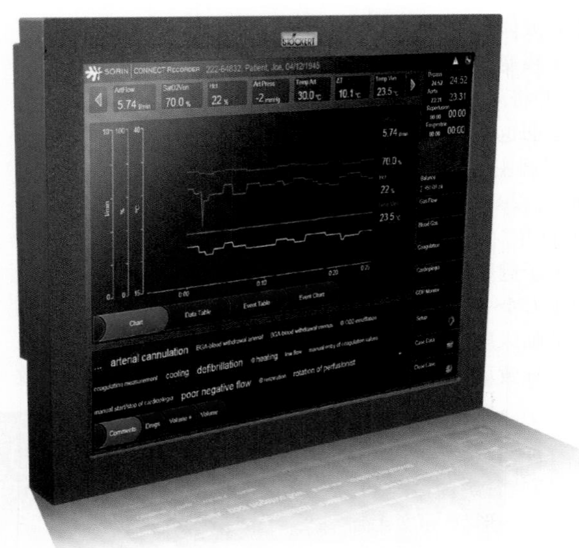

图 32.12　索林连接灌注电子病历与目标导向灌注显示。(*Courtesy of The Sorin Group, Arvada, CO.*)

时,弹出式横幅警告消息立即警示临床医生。Beck 及其同事证实了临床危急值发生时,被分配到 Viper 组的体外循环治疗师的反应时间较无警示组减少了 10 倍,分别为(3.6 秒 vs 30 秒)[78]。作者得出结论,使用这种技术不仅提高了操作员的表现,而且具有转化为改善患者安全性和临床转归的能力。Viper 系统的另一个独特之处在于能够将临床信息传播到整个医疗教学中心。当与合规警报阈值相结合时,远程监控可以使体外循环治疗师在床旁不能立即获得参数时被通知选用次优临床参数。Fung 及其同事展示了有效利用远程监测来诊断和排除 ECMO 支持患者的并发症[79]。这种远程医疗服务的持续支持和发展可以将医疗保健提供者的临床影响范围扩大到可以从他们的专业知识中受益的患者。

大多数主要的灌注硬件制造商为术中数据管理和报告提供电子医疗记录解决方案。然而,每种技术在与其他 OR 设备和软件应用程序接口的能力方面都有显著变化。这限制了可以为 QI 工具收集和存储的数据量。此外,设备缺乏连通性需要较高的手动数据输入水平,这不仅把临床医生的注意力从患者身上转移出来,而且还限制了可用于在护理点做出明智的临床决策的信息的使用。索林连接灌注电子医疗记录(Sorin Group, Milan, Italy)采用直观的目标导向灌注(goal-directed perfusion, GDP)技术,可以充分量化体外循环期间可修正因素(图 32.12)。CONNECT 具有实时计算氧供,氧耗量和静脉二氧化碳值的优点。类似的 GDP 管理策略已被证明与减少心脏手术后急性肾损伤的发生率有关[80]。

由于在卫生信息技术生态系统中电子病历使用的持续增加,所有基于灌注的患者护理活动最终将会从纸质过渡到电子数据录入。然而,对患者的积极护理和预后的整体影响将依赖于电子医疗记录与其他医疗保健系统整合的能力以促使数据有意义。选择正确的电子病历解决方案,而不是"一刀切"的平台,可以提供最能满足心脏手术患者的独特需求的数据梯度水平。尽管实施电子病历系统与时间,金钱和培训重大投资有关,但是从转化医学创新所得到的显而易见的益处不能低估。医学数字化时代正在改变与患者护理和预后相关的传输和协作。

体外循环回路

血液气体交换装置

直到替代肺的气体交换功能的装置研制成功后,掺入血液的全心肺转流体外循环回路才得以完成。用于替代心脏机械功能的泵的技术在融入体外循环回路之前已得到充分发展。因此,阻碍体外循环发展的限制因素是人工肺或血气交换装置的发展,通常被称为膜式氧合器(框 32.4)。膜式这一术语表示通过半渗透性屏障将血液和气相分离,而氧合器是指通过将静脉血动脉化来改变氧分压。然而,"氧合器"是这些系统通过通气控制二氧化碳的功能性错误表述。大量工程学挑战阻碍了血气交换装置的发展,但最为紧迫的两项是为

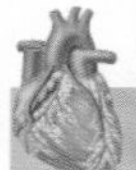

框 32.4　膜氧化剂

- 中空纤维膜氧合器通常用于体外循环。
- 氧气混合气流经微孔聚丙烯中空纤维。
- 血液流过微孔中空纤维。
- 最新开发了无孔聚甲基戊烯(PMP)中空纤维。
- 聚甲基戊烯纤维为长时间氧合如体外膜氧合提供了更耐用的接触面。
- 聚甲基戊烯纤维不允许挥发性麻醉剂通过,如异氟烷。

气体交换设计高容量部件,同时生物活性率低。后一项需求也称为生物兼容性,是降低红细胞损伤和构成血液成分激活所必需的。

20世纪40年代,第一个透析器膜由醋酸纤维素制成,虽然主要用于透析,但也具有气体交换特性[1]。20世纪50年代,几种膜材料(包括聚乙烯和乙基纤维素)被用于平板或盘状结构中。在同一时期,引入了旋转磁盘氧合器,旋转盘被放置在富含氧的环境中,它通过将静脉血散播在旋转盘上的薄膜中完成气体交换。20世纪60年代,第一个一次性膜式氧合器被引入,主要由硅胶制成,呈盘状或螺旋缠绕形设计。有机硅胶提供了使血气相分离的独特优点,经半渗透屏障通过扩散易化了气体交换。20世纪70年代,特氟龙(聚四氟乙烯)作为膜材料于被引入,与微孔聚丙烯一起首次出现于Travenol膜装置中。目前,大多数商用氧合器由聚丙烯制成褶型或折叠型形状,或如毛细管中空纤维。在美国,制造商生产的氧合器的性能与生物兼容性须符合联邦监管指南。那些符合这些要求的设备就是"合格的",准许用于长达6小时的体外循环,并代表大多数氧合器。目前,只有一种采用硅胶膜的氧合器准许用于长期辅助如体外膜式氧合。但有文献广泛报道"超适应证"使用更耐用、预充更少、中空纤维技术膜氧合器和新型聚甲基戊烷纤维的氧合器。

历史上,根据气体交换的方法将氧合器分为三大类:膜氧合器、鼓泡式和膜系统。Gibbon使用的固定式0.7mm筛管氧合器是薄膜氧合器的代表。血液分布在膜上面可增加与氧气接触的血液表面积,从而使气体通过扩散传递[81]。证据表明鼓泡型装置使血浆蛋白变性、增加红细胞脆性[82]、激活血小板[83]并产生实质微气栓[84-86]。由于这些原因,大多数国家不再使用,仅有少数几个地方偶尔使用。鼓泡器系统采用直接的气血界面,用100%氧气或氧气和二氧化碳混合气,经去饱和血柱,通过将气体分散实现气体交换。鼓泡装置由两个分离的隔室组成:氧合柱与去泡室。气泡的气体经喷淋板分散,一层血薄膜在此处直接与气体接触。该直接血气界面导致泡沫产生,发生气体交换。泡沫在去泡室中通过降低表面张力物质的作用和滤过后合并。气体交换受几个因素的影响,包括气体量和气体分布器中产生的气泡大小[87]。小气泡的氧交换的效率极高但二氧化碳交换较差,而大气泡氧交换较差,二氧化碳交换较好。

膜式氧合器由3个独立的隔间组成:气体、血液和水(见图32.10)。后者也称为热交换室,用于温度控制。气体和血液被分为两个独立的隔室,气血界面有限或不存在。微孔膜氧合器最初具有血气界面,仅在内部血液接触表面已暴露于血浆后逐渐减少,且蛋白质层沉积,充当气体交换的弥散屏障。目前膜式氧合器中最常用的材料是微孔聚丙烯,具有优异的气体交换能力和良好的生物相容性。有机硅胶材料制成的膜式装置直接通过半渗透膜弥散高效转运气体,并且没有血气界面[88]。尽管过去几十年中体外循环装置得到了改进,但一旦血液暴露于合成材料表面,就会导致血液变化。最初,补体主要通过替代途径激活,导致毒性介质如C3a和C5a释放[89,90]。血小板和白细胞被激活,并触发复杂的一系列炎性反应和止血反应,最终术后并发症风险增加[87]。

膜式氧合器的气体转运由几项因素的函数组成,包括接触表面积、静脉氧和二氧化碳分压、血流量、通气流量(称为扫描频率)和气体流量组成。膜装置独立控制动脉氧和二氧化碳张力(PaO_2和$PaCO_2$)。PaO_2是吸入氧浓度的函数,而$PaCO_2$由通气气体的扫描频率决定,这一独立控制的通气气体导致动脉血气值更接近正常生理血气状态。但是,由于膜氧合器储备容量有限,体外循环期间体外循环治疗师常将PaO_2维持在150~250mmHg范围内。

许多因素在设计膜式血气交换装置时必须考虑,包括总表面积、血液膜的厚度、弥散停留时间、气体弥散速率、血流速度、血流的几何学图形和气体流量特性。影响氧合器对血液破坏中最有影响力的因素与血液如何经过装置有关,被称为剪切应力和淤滞[91]。已经通过称为计算流体动力学的数学模型,产生了通过优化流经体外循环装置流动模式几何形状来最小化这些影响的设计特征[92]。设计膜式装置最重要的两项考虑因素是确定膜材料类型和处理装置气相中产生的水蒸气。这些水蒸气如同肺部渗出液,当过量时,就如同与肺泡毛细血管膜通透性变化相关的肺水肿。另一项重要的膜特性是血流如何通过膜,当液体流经管道时,形成层流,并在管道的中央达到最高流速。与此同时,由于内表面的风阻系数,离导管壁最近的最外层也无有效速率。这发生在膜式氧合器的气相和血相中。层流效应可被几项产生"继发流量"的技术所打断,便于增加气体交换[93]。在中空纤维膜式氧合器中,纤维外融入的血流通过纤维的缠绕起到混合效果,形成交叉方式,增加血液暴露于膜表面的面积。中空纤维氧合器中的血流经过纤维时,通过血液流经时的运动扩张和收缩毛细管来减少层流,平缓地干扰边界层。

估计气体交换所需材料的总表面积起到预估患者氧需的作用,并作为选择膜尺寸的主要决定因素。当氧合器的表面积增加时,预充系统所需的液体容量增加。早期微孔聚丙烯中空纤维模式装置使用血液穿过纤维的模式。当代设计是血流包绕中控纤维模式,气体可通过中空纤维。具有较长血流路径的氧合器可能需要较少的纤维表面积。那些具有较短血流路径的氧合器需要更多的纤维表面积来实现类似的氧传递。采用后一种设计的系统气体交换所需的膜表面积较小,因而预充容量较小。微孔聚丙烯膜的独特优势在于比硅胶膜具有更大的单位膜表面积气体转运能力。

氧合器代表了体外循环回路中非内皮化表面积的最大来源,范围在0.5~2.5m^2之间。因此,必须在建立体外循环前,仔细地对设备预充以排除所有残留的空气。证据显示,氧合器根据包括温度和压力在内的物理体外循环状况的不同,具有不同的排除气栓的能力[94-97]。为降低表面暴露和预充容量,目前制造出的几种模式氧合器要么拥有集成动脉管道过滤器[CAPIOX FX氧合器;Terumo心血管组,Ann Arbor,MI(图32.13)和Affinity Fusion;Medtronic,Minneapolis,MN(图32.14和图32.15)],要么是动脉管道过滤器顺序安置于氧合器的系统中[Inspire;Sorin Group,Arvada,CO(图32.16)]。某些研究提示这些装置可以降低气体微栓的发生[98,99]。

大量研究证明体外循环心脏手术期间有气体微栓的发生[100]。Weitkemper及其同事[101]已经证实,目前使用的微孔膜式氧合器拥有与处理气体有关的广泛的可变特性。此外,某些氧合器的设计特点能部分去除气体微栓,并改变微泡的

图 32.13 Terumo FX 氧合器，内置 32μm 滤网，周围围绕的纤维束。(*Courtesy Terumo Cardiovascular Group, Ann Arbor, MI.*)

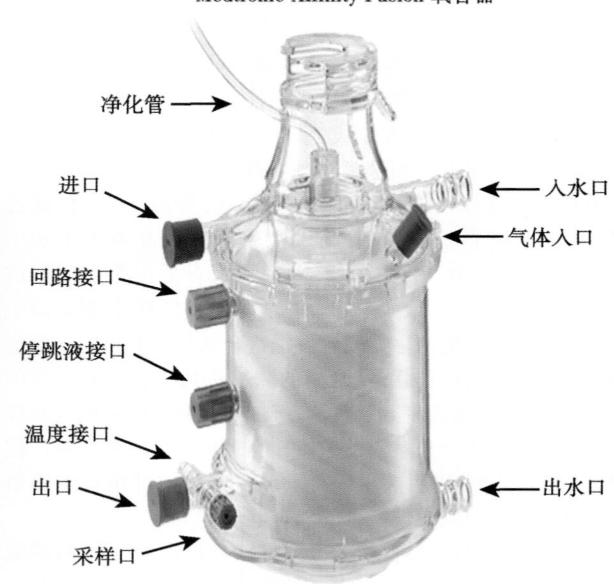
Medtronic Affinity Fusion 氧合器
净化管
进口
回路接口
停跳液接口
温度接口
出口
采样口
入水口
气体入口
出水口

图 32.14 Medtronic Affinity Fusion 氧合器。(*Courtesy of Medtronic Cardiovascular, Minneapolis, MN.*)

Medtronic Affinity Fusion 渐进纤维过滤

使用现有的亲和力NT纤维缠绕技术创建25μm整体动脉过滤器

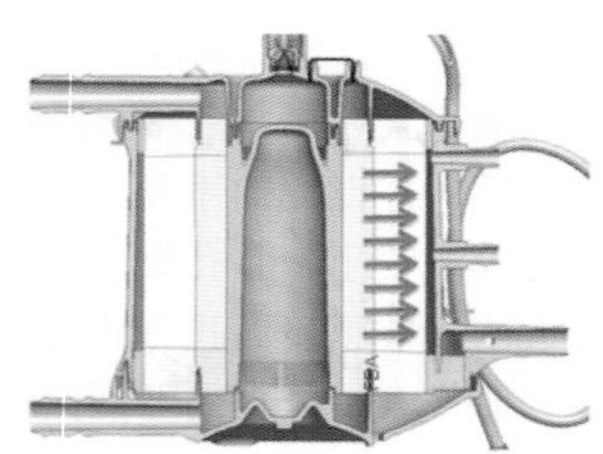

- 具有6个独立和逐渐变窄的区
- 维持血液流动和完成气体交换和颗粒过滤

光纤束组件（FBA）

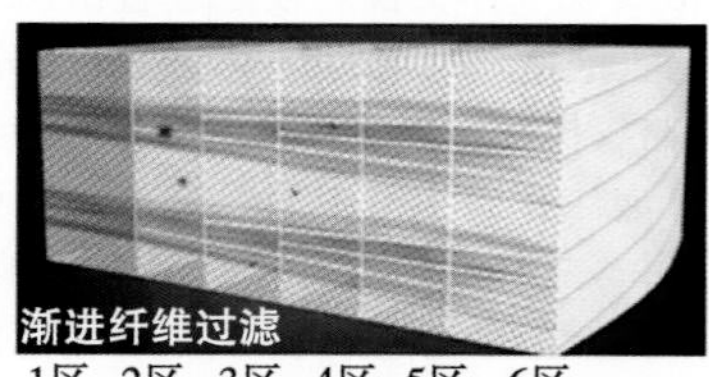

1区 2区 3区 4区 5区 6区

FBA区	平均微粒过滤效率
1区	77%
2区	92%
3区	97%
4区	99%
5区	99%
6区	99%

图 32.15 Medtronic Affinity Fusion 氧合器。过滤是通过 6 个逐渐变窄的纤维缠绕区完成的。有效过滤为 25μm

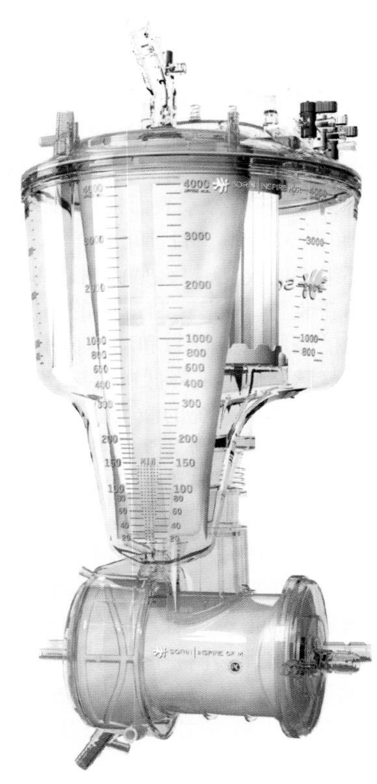

图 32.16 Sorin Inspire 氧合器整合有动脉管道过滤器。(*Courtesy Sorin Group, Arvada, CO.*)

大小与数量。Dickinson 及其同事[102]实施的离体分析表明四家不同制造商生产的氧化器空气处理存在显著差异。他们演示了如何使用基于声呐的系统，即栓子检测和分类系统(EDAC;Lunar Technology, Blacksburg, VA)，来评估灌注系统处理气体夹带进入回路的能力。

与传统的聚丙烯中空纤维相比，由聚甲基戊烯纤维构成的新型无孔膜表面改善了弥散特性。当用于长期辅助[103,104]和常规体外循环时[105]，聚丙烯提高了耐用性和生物兼容性。尽管聚丙烯中空纤维和聚甲基戊烯无孔纤维间的氧和二氧化碳气体交换具有可比性，但重要的是必须注意到挥发性麻醉剂不容易穿过该膜发生转运。Wiesenack 及其同事[106]证实，与目前使用的聚丙烯微孔中空纤维氧化器相比，聚甲基戊烯无孔纤维仅允许最小量的异氟烷通过。最近对体外循环中麻醉药管理的系统回顾性报告称，美国的心肺机普遍使用挥发性麻醉药[107]。然而，欧洲人在体外循环期间喜欢使用静脉麻醉，欧洲理事会 93/42/EEC 指令则禁止体外循环装置带有蒸发器[108,109]。在长期辅助期间，聚甲基戊烯无孔纤维氧合器在使用 40~90 小时后表面产生裂口导致血浆渗漏的情况并不少见，而聚丙烯纤维更结实，不容易发生血浆渗漏，能持续多天转运氧气和二氧化碳。

静脉和心内血回收储血槽

静脉储血槽有两大类：开放系统和密闭系统(框 32.5)。开放系统有一个硬质聚碳酸酯静脉储血槽，通常与一个心内血回收储血槽和去泡室合并(见图 32.13)。密闭系统为可折叠的聚氯乙烯袋，其表面积最小，常带有薄的单层筛网滤过器，需要独立的外部心内血回收储血槽作为心内血吸引(图 32.17)。位于氧合器中血流通道最高水平的静脉储血槽和空气滞留端中的过滤器和去泡室是设计用于被动去除空气的部位。检验氧化器空气处理能力的研究表明，当流入端存在空气时，目前所用的所有氧合器不足以祛除气体微栓[102,103]。而使用开放系统能提供几项独特去栓优点。体外循环期间可折叠储血槽可能将空气夹带入静脉管道，而开放系统则无须主动吸引空气。大量浮动的空气迁移至储血槽的顶端，通过储血槽盖上策略性地安置的引流装置排出。尽管使用离心泵或创造性地将真空用于静脉管道提高了自然重力引流，这一替代方法增强了至密闭“袋”系统的静脉引流，但采用“开放”硬壳储血槽系统的额外好处在于合并了真空辅助静脉引流(VAVD)的能力。此外，大量研究报道了空气夹带入静脉管道导致的较大气体微栓发生率和真空辅助静脉引流进一步增加气体微栓数量[105,110-114]。Willcox 已对临床使用的真空辅助静脉引流在负压状态下没有任何意义的重新设计体外循环回路来改善气体处理的性能表示关注[113]。由于静脉储血槽与心内血回收的整合去掉了连接管道和使用真空辅助静脉引流允许采用较小口径的静脉管道，预充容量可能轻度减少。采

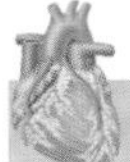

框 32.5 静脉储血槽

开放系统

- 开放系统具有聚碳酸酯硬壳储血槽，通常与完整的心内血回收储血槽安装在一起。
- 采用开放系统，可通过调节至储血槽的吸力(真空辅助静脉引流)改善静脉回流。
- 采用开放系统，浮动的气泡从储血槽顶端排至大气。

密闭系统

- 密闭系统包含可折叠的聚氯乙烯袋。
- 密闭系统需要独立的心内血回收储血槽。
- 来自静脉管道的浮动的空气在袋中聚集，必须主动吸引。
- 密闭系统降低了血液与空气或塑料的接触面。
- 独立的离心泵可用于增加静脉回流(动力辅助静脉回流)。

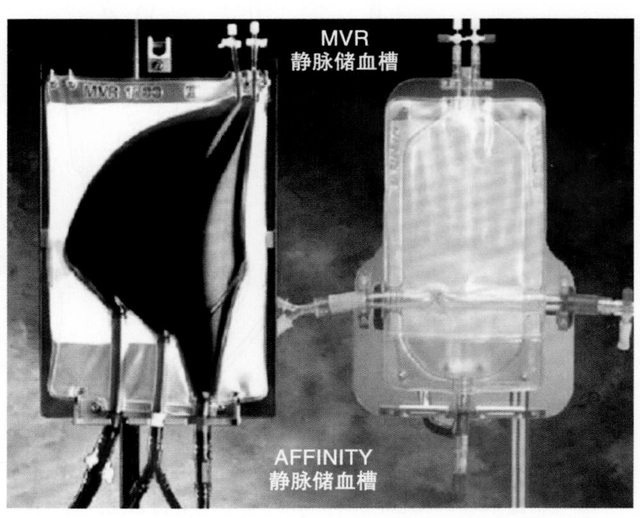

图 32.17 密闭系统范例。带可折叠聚氯乙烯静脉储血槽的氧合器。(*Courtesy Medtronic Cardiovascular, Minneapolis, MN.*)

用开放系统，循环血液将被暴露于更大更复杂的含有去泡海绵和消泡剂的表面。空气能穿过氧合器进入体外循环回路的动脉流出端，并进入患者的动脉循环包括脑循环，导致血管内皮接触激活或小毛细血管水平的堵塞。如果空气持续夹带进入静脉流出端，使用这些回路时大量的气体微栓可进入患者的动脉循环，这是使用可折叠储血槽无法耐受的状态。

真空辅助静脉引流也有大规模空气栓塞发生的意外风险。据报道，夹闭真空管道可导致静脉储血槽压力升高，并通过静管道导致患者发生气体栓塞[115-118]。因此，如果使用真空辅助静脉引流，监测储血槽压力十分重要。

最近，几项随机临床试验发现使用装有密闭储血槽和动脉离心泵系统的卓越的临床效果[119,120]。Schonberger 及其同事[121]在采用开放和密闭储血槽系统的冠状动脉旁路移植患者中前瞻性地研究了炎性反应和血液凝血激活的差异。开放储血槽患者的补体 3a、血栓素 B2、纤维蛋白降解产物和弹性蛋白酶显著增大。此外，在开放储血槽系统辅助的患者中观察了最大引流血丢失量（$P<0.001$）、所需最大胶体一晶体输注量（$P<0.05$）和所需最大（无显著差异）供体血量（0.8 ± 0.4 vs 0.2 ± 0.2 单位血细胞）。

Aldea 和同事[122]在 CABG 患者中进行随机对照试验评估心内吸引的效果。使用心内吸引导致凝血酶、中性粒细胞和血小板激活的显著增高，而且体外循环后神经元特异性烯醇化酶释放显著增高。作者认为通过去掉心内吸引和尽可能使用肝素涂层回路来限这些标志物的增加。

小型化体外循环

常规体外循环回路的主要缺陷包括全身炎症反应的激活、凝血功能失常、体外循环相关性气栓和过度血液稀释需要输血。克服这些问题的主要设计方法是引入“小型化体外循环回路”来降低血液与外来表面接触、血-气界面和血液稀释（图 32.18 和图 32.19）。目前可用的“迷你”系统要么是标准体外循环组件的改良，要么是由制造商引入的与现有装置惊人相似的新装置[123-157]。制造商的“迷你”系统均采用单个离心泵提供静脉引流动力和动脉血推动力。所有装置祛除或分离了静脉储血槽来降低血液与外来表面接触，都祛除引入来自心内血吸引系统的激活血。术野出血再次被引入“迷你”系统前经自体输血装置回收和洗涤。许多系统安装了小型气泡检测器和新型排气系统自动祛除或分离微小和大量的空气夹带入体外循环回路。这些系统缺乏老的标准体外循环系统运转体外循环简便的几项特性。例如，夹带进老系统中的空气几乎没有不良运行后果，因为空气可逃逸至开放储血槽系统的顶端或者通过真空或被密闭储血槽系统的滚轴泵吸走。此外，外科手术野出血可确切地被采用心内血吸引系统的常规系统收集和重新引入循环，而不需使用自体输血装置。换言之，相对于目前市场上的“迷你”系统，常规体外循环系统采用最小或不需另外的附加装置的基本回路，就可轻松收纳不同静脉回流或过度吸引回流。

在使用大多数“迷你”系统时，如果手术野发生大出血，轻微改变回路或完全重建主要的“迷你”系统（加入静脉储血

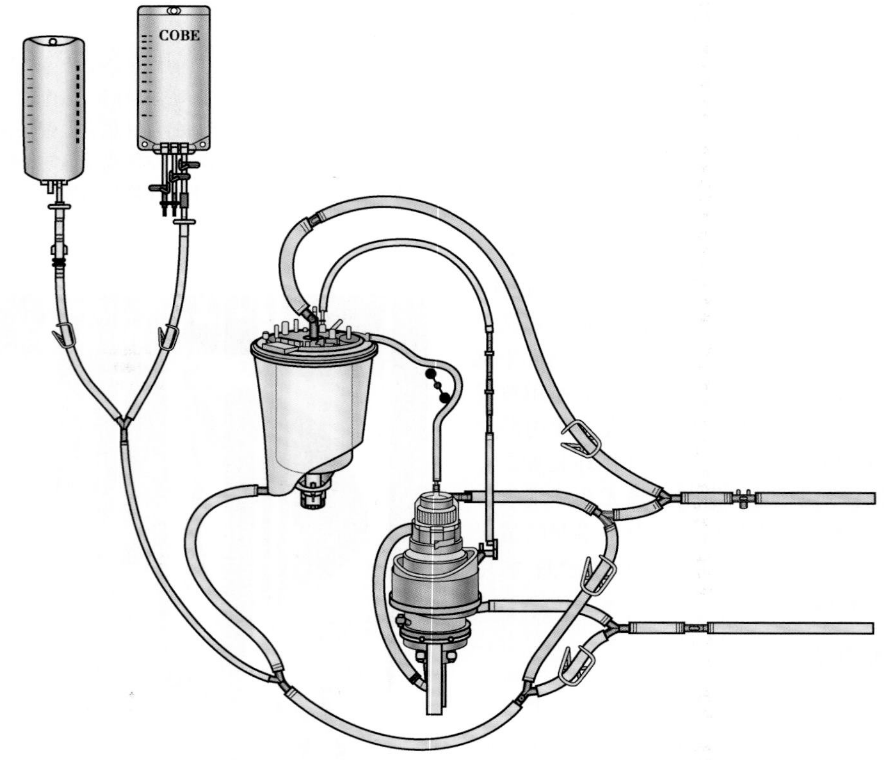

图 32.18 Sorin Group Synthesis 迷你转流系统。氧合器有完整空气检测器、疏散系统和单个完整的公转离心泵（提供动力辅助静脉引流和动脉血输送）。集成动脉管道过滤器围绕氧合器纤维束。独立的心内血回收储血槽融于回路之中。该系统可通过重新定位阻断钳将血液重定向至储血槽而转变为开放系统。（*Courtesy Sorin Group, Arvada, CO.*）

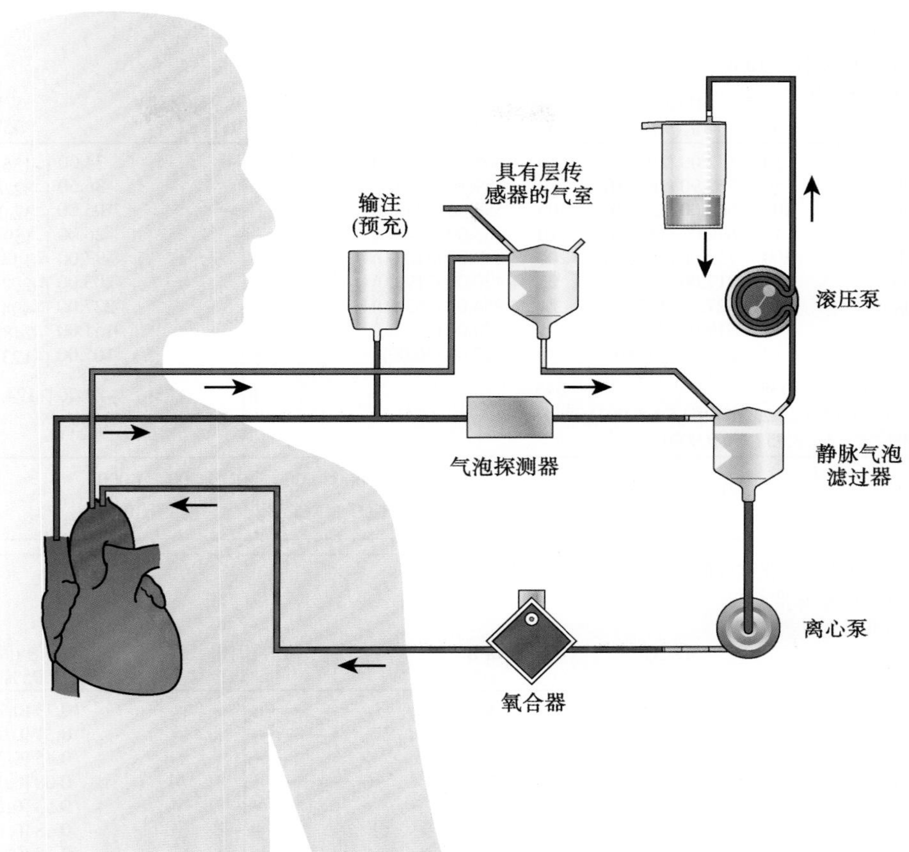

图 32.19 Maquet 小型化体外循环(MECC)。系统包括静脉空气检测器和静脉泡捕获,单个完整的泵(提供动力辅助静脉引流和动脉血输送)和四极氧合器。(*Courtesy Maquet Cardiovascular, Wayne, NJ.*)

槽、心内血回收储血槽、将大量血液从自体输血回收槽转运回迷你系统)可能是必要地。“迷你”系统不便于吸空心腔,常规系统也是如此。对于使用常规体外循环系统,心腔可被动排空至容量储血槽,在常规设置下,迷你系统中静脉系统容量是相当有限的。在迷你系统中容量储血槽就是患者的静脉血管床。为了排空心脏,必须主动将血液转移至独立的储血槽或能处理静脉容量的患者容量储血槽中。要安全地使用这些系统需要外科医师、麻醉医师和灌注团队之间的良好沟通,并密切监测。这些主要差异阻碍了某些中心改成使用这些新系统。

例如,如果需要容量维持安全流量,必须使用血管活性药物抬高下肢增加静脉血管床,如果太多的容量阻挡了术野,同时又要增加体循环流量时,可使用静脉血管扩张药降低流经心脏的静脉容量。

Zangrillo 及其同事[158]实施的随机对照试验 meta 分析尝试确定在心脏手术患者中使用小型化体外循环是否能够降低包括输血,神经系统事件和失血的发生率。16 项试验符合纳入标准,1 619 例患者(其中 803 例采用小型体外循环,816 例实施标准心脏手术)。结果证明在降低输血率和降低心脏与神经系统损伤方面小型体外循环是有益的。这些发现总结见图 32.20。目前这种系统的使用很有限。为证实这种系统的益处,进一步的研究是有必要的,也将有可能提高这一新技术的采用率。同样,Harling 及其同事进行了一项 meta 分析,其中包括 29 项研究和 2 355 例患者,其死亡率和神经血管功能无显著性差异,而迷你体外循环在失血量,输血量和心律失常发生率减少均有明显的优势[159]。令人惊奇的是,尽管有优势证据存在,在美国迷你体外循环并没有广泛地得到使用。

便携式心肺支持系统

近年体外膜肺氧合对心脏和肺部支持治疗的使用激增。在 2006 年至 2011 年间,使用 ECMO 支持患者的临床结果得到改善,在美国 ECMO 支持的使用增加了 433%[160]。由常规离心泵或滚子泵组成的各种平台已经在使用。Maquet 设计了一个新系统,旨在提高运送体外生命支持患者的安全性和便利性[161]。便携式心脏辅助生命支持系统(Maquet Cardiovascular, Bridgewater, NJ)是具有完全集成的泵和一次性使用氧合器盒的系统,具有轻便的驱动泵和控制系统,可用于医院任何需要体外灌注复苏的地方,以及在重症监护病房中进行 ECMO 支持,或在卫生保健机构内部或之间转运患者(图 32.21)。该系统具有独特的控制台设计,无需使用固定电机。系统接口板由一个运动磁场驱动离心泵的面板组成。心脏辅助系统是一种从传统的“自制”ECMO 回路的重要分离,其组成包括标准化回路、内置压力报警器、温度报警器、血红蛋白和氧饱和度传感器。早期经验报告该系统在易于设置,性能和携带性方面都是令人称赞的[162-164]。

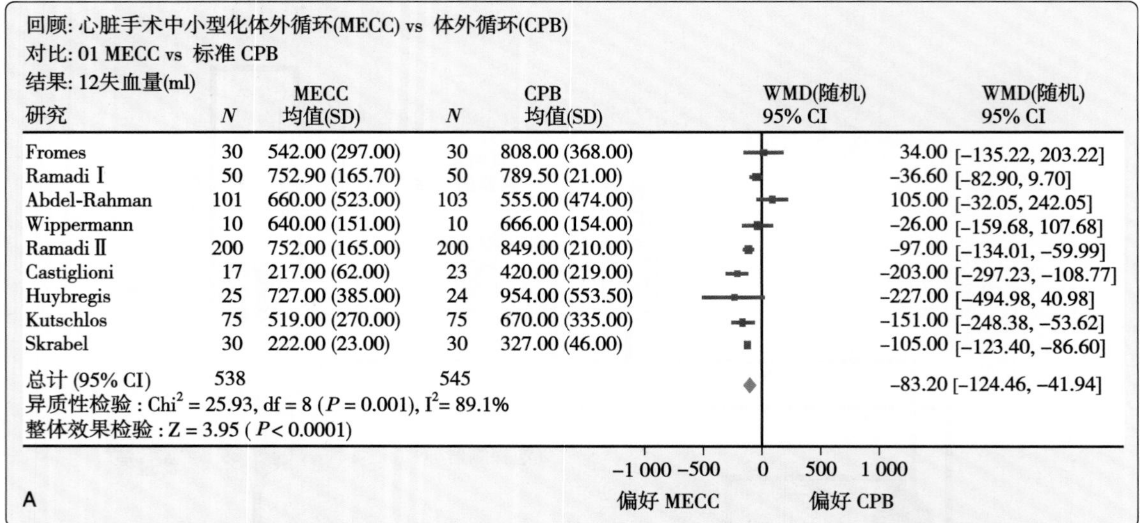

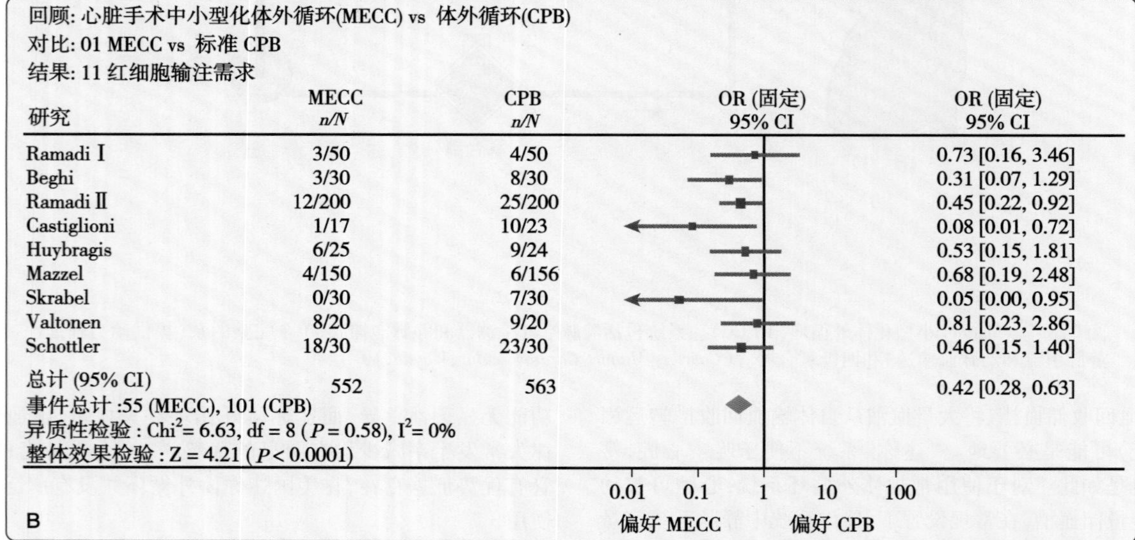

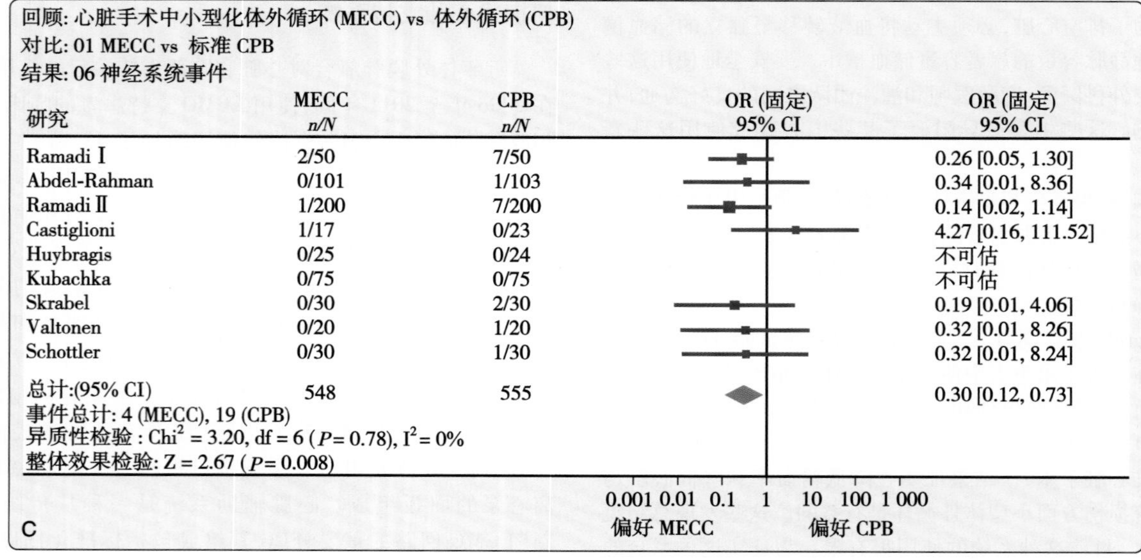

图 32.20 来自 9 个随机对照试验的小型化体外循环与对照组比较的神经系统事件风险森林图。CI，置信区间；df，自由度；OR，评估神经系统事件比值比总汇；SD，标准差。（*Zangrillo A, arozzo AF, Biondi-Zoccai G, et al. Miniaturized cardiopulmonary bypass improves shortterm outcome in cardiac surgery: a meta-analysis of randomized controlled studies*. J Thorac Cardiovasc Surg. *2010; 139: 1162-1169.*）

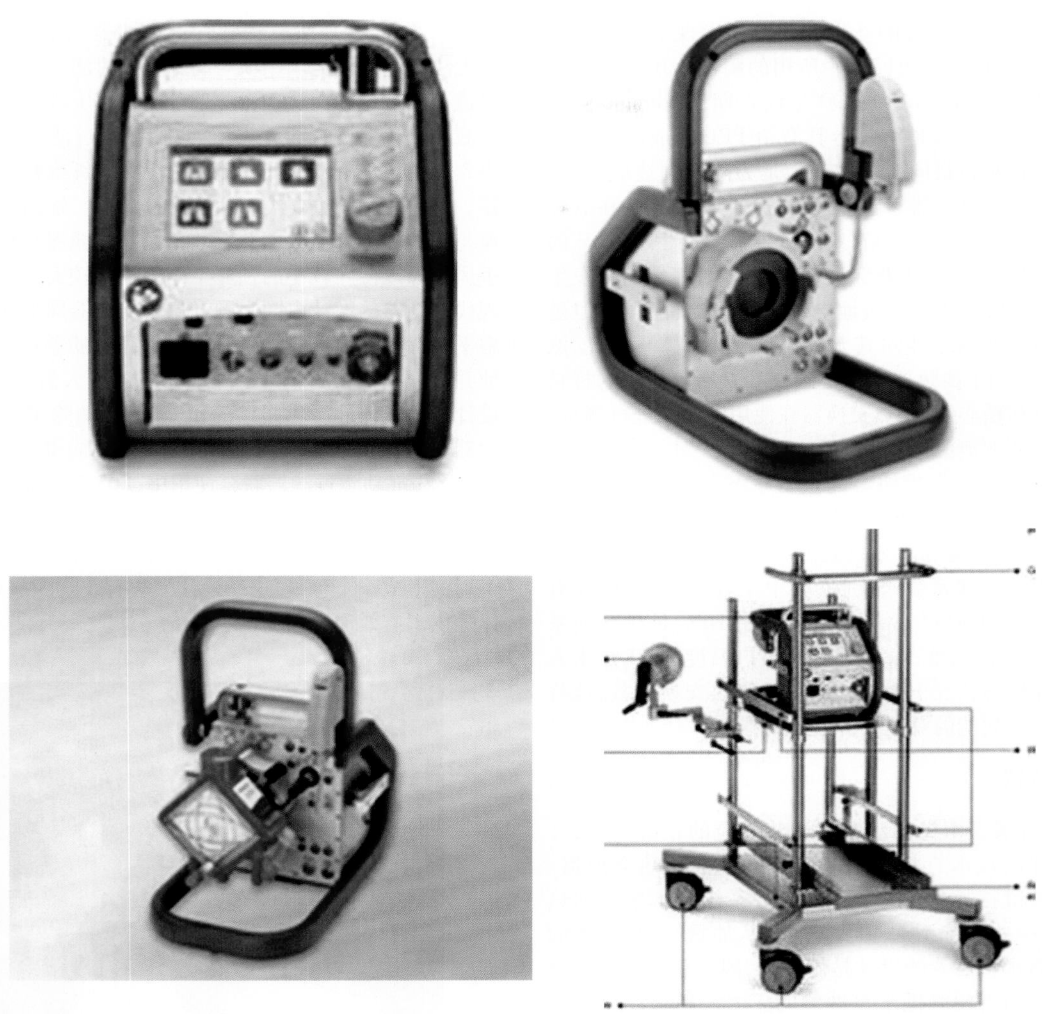

图 32.21　便携式心脏辅助生命支持系统（Maquet Cardiovascular，Bridgewater，NJ）是具有完全集成的泵和一次性使用氧合器盒的系统，具有轻便（10kg）的驱动泵和控制系统，可用于医院任何需要体外灌注复苏的地方。（*Courtesy Maquet Cardiovascular.*）

热交换仪

在缺乏外源性热量调节体温时，暴露于体外循环回路的患者将处于低温状态。绝大多数体外循环系统在回路中使用某种形式的热交换仪加热和（或）冷却患者的血液。大多数氧合器包含完整的热交换仪，血液在气体交换前先流经这里（见图 32.15）。用于心室辅助或某种类型左心转流的回路可能没有热交换仪。但在这两种情况下，通过外源性温毯和环境室温的控制限制患者体温的下降。热交换仪由各种材料制成，尽管大多数常用的为铝制品（阳极化处理或硅胶涂层阳极化处理）、不锈钢制品和聚丙烯制品。不锈钢制品最耐用，是所有商用热交换仪中化学惰性最强的。

所有用于体外血液的热交换仪应具备的一些基本性能特征应包括高度的化学惰性、高抗腐蚀性、表面光滑、无红细胞和血浆残留物附着的低能量表面。理想的热交换仪必须具备以下特点：血流阻力小、不受材料缺陷影响易化血和水的混合、预充容量低和可抛弃式。热交换仪的有效性依赖于几个因素包括总表面积、导体壁的厚度、导热性能和血液通过装置的滞留时间。当流经热交换仪的流量增加时，装置滞留时间功能的降低是其性能特征降低的主要表现。

热交换仪的基本设计包含两个独立的设置，水由一端通过，血液或灌注液由另一端通过。常规血流方向与水流方向相反，使热交换达到最佳化。进入热交换仪的水温要么由外源性冷却或加温装置控制，要么由温度范围在 4～42℃ 的壁源控制。大多数热交换在传导过程中，热能从水传导至血液。

热交换仪可放置于回路中的不同部位，尽管最常见的位置位于氧合器的近端，通常称为整体热交换仪。据推测采用近端或静脉侧，低温体外循环后血液快速复温所致的热交换很少有机会“液体除气”，可导致大量气栓生成。类似的考虑还包括快速冷却和升温器官或组织的效果，这期间温度的波动会产生一个气体血溶性突然降低的环境，导致分压增加以至于产生气体微栓。增加的风险将与血液的氧气张力呈正比，这将增加溶解度偏移的速度。

热交换仪的其他潜在风险与制作所用的材料类型有关。因为不锈钢相对昂贵，所以铝最常用作热交换仪的制作材料。但铝对人体有很高的毒性，当血中水平超过 100mg/L 时，需密切监测患者，当血中水平大于 200mg/L 时是有毒的[165]。

最近在接受体外膜式氧合的新生儿器官中发现了氧化铝结晶,这些结晶最有可能是由回路中所用的阳极化铝热交换仪浸出的铝形成[166]。在 20 世纪 90 年代末期,Medtronic 公司制造了 Forte 氧合器,这是第一台具有由 PPL 制成的热交换仪的氧合器。这种材料的变化被认为是为降低制造成本,并帮助处理使用过的氧合器。已经发现,由于 PPL 不会在氧合器的水和血液侧之间耗散电荷,所以氧合器会产生 2 200V 的稳态态电荷。偶尔,当电火花穿过纤维时,这种氧合器会发生血-水的泄漏。最终,增加了接地电缆以防止这种泄漏,但是 Forte 氧合器由于临床医生对其无信心而被淘汰掉了[167]。然而,最近 PPL 管用于换热器的又得到复苏。不管使用的材料如何和不管如何精心制造,热交换器在使用前必须进行测试。血槽和水槽之间的泄漏已有报道[168]。

1982 年美国医疗器械协会的报告草案制定了热交换仪性能标准[169]。通过同时测量 3 个温度实施性能测试:血液入口温度、血液出口温度和水入口温度。热交换仪性能通过以下方程式计算热传递系数来反映(其中系数 1 等于 100% 有效):HEC=(TBI-TBO)(TWI-TBO);其中 HEC 是热交换系数;TBI 是血液入口温度;TBO 是血液出口温度;TWI 是水入口温度。可在稳态状况下为各种装置计算热交换系数,这将提供热交仪交换效能的对比分析数据。

加热/冷却装置

加热/冷却装置由提供水温度调节供应的系统组成,可通过 1/2 英寸内径水管将 40~42℃ 的水循环到热交换器。这些装置的关键特征是供水方式。一些系统将水泵送到热交换器,而另一些系统则通过热交换器从加热/冷却装置的储存器中抽出水。后者的设计是优选的,因为氧合器热交换器的水侧的压力将始终低于血液侧的压力。如果在氧合器中存在泄漏,泄漏可能是血-水泄漏,而不是水-血液的泄漏,后者会导致患者的循环受到水污染,并发生红细胞皱缩和溶血[168]。

加热/冷却装置的精心维护至关重要。已经有关于加热/冷却装置供给的氧合器热换交换器或心肌停搏液输送热交换器的结核分枝杆菌水污染导致心内膜炎或死亡的大量报道[170-172]。在加热/冷却装置的水系统中和通过冷却系统压缩机的空气循环分散的手术室空气样品中检测到分枝杆菌。这些系统需要经常维护,包括排水、内部泵、管道和水箱内表面的卫生,以防止微生物生长。必须严格遵守制造商的指示,以减少患者的风险。

动脉管道滤过器

动脉管道滤过器显著降低了气体和颗粒栓子的量,在体外循环回路中必须使用[173,174](图 32.22)。一些研究提示 20μm 筛网过滤在降低脑栓子计数优于 40μm 筛网过滤[174]。有研究报道了气体微栓和神经系统轻微损伤之间的剂量反应关系,一些研究阐明了动脉管道过滤对神经系统预后的保护作用[175-177]。Whitaker 等[178]的临床试验表明采用白细胞祛除滤过器动脉管道降低了脑栓子计数,并证明有提高术后心理测试分值的趋势(统计学差异并无显著性)。最近评估了临床使用的 10 种不同动脉管道过滤器的气体微栓分离性能[179]。结果发现所有动脉管道过滤器均中度有效,额定孔径无法预测其性能。一项与动脉管道过滤器资料相关的综述报道了支持这一做法的证据水平很高(Ⅰ级 A 类证据)[180]。过滤器设计主要有两种类型:微孔筛网过滤器和由 Swank 取得专利的位于聚碳酸酯壳体中填满致密纤维材料的深度过滤器。目前使用的主要类型为筛网过滤器。筛网过滤器滞留颗粒与气体栓子直径大于其有效孔径。过滤器材料采用折叠成手风琴样以便在较小的预充空间内提供较大的表面积。两种现代过滤器的设计由同心围绕位于氧合器周围纤维束的大而扁平的筛网表面组成。Terumo F 系列过滤器将筛网材料同心地并入纤维束周围。由于纤维介质被并入氧化器壳体,这一设计降低了体外循环回路的预充容量,消除了分离的动脉过滤器壳体的预充容量[181]。Preston 及其同事[182]发现在与分离的 32μm 动脉过滤器联合使用中,F05 系列氧合器比相似型号的氧合器释放更多栓子,尽管差别没有统计学意义。Sorin Group 已整合了包围纤维束的同心过滤器设计,筛网在纤维束周围形成一个包膜,这一设计无法有效减少预充,但大的壳体提供了有效泡沫捕获(框 32.6)。

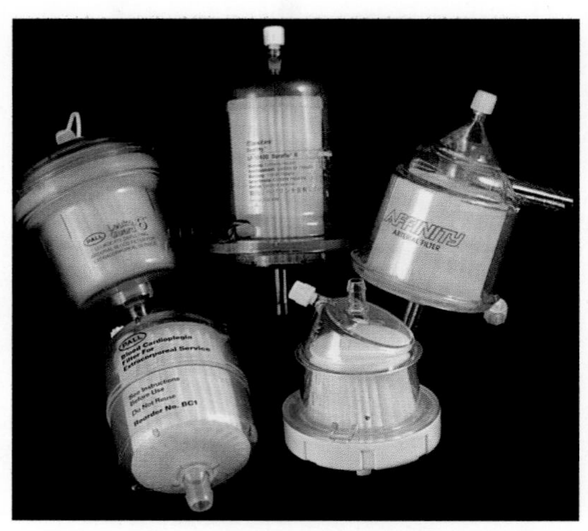

图 32.22 体外循环期间使用的动脉管道血过滤器

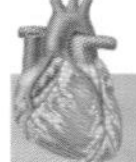

框 32.6 动脉管道过滤器

- 已证实可降低神经认知功能障碍的发病率。
- 可减少进入患者的气体和颗粒微栓量。
- 典型的孔径范围为 20~40μm。
- 目前有将动脉过滤器和氧合器整合在一起的趋势。

插管和管道

体外循环的主要装置是指那些代替系统的设备,心肺机的名字因此而来。然而,随着大多数技术进步,为了确保成功,它已成为所有组成部分功能在一起的组合。除了泵和氧合器,需要一整套无缝管道将患者连接至心肺机。监测通道是必需的,不仅确保了患者血流动力学的管理,而且便于评估泵的正常功能。管道和回路系统生产商可根据不同机构和同一机构不同医生的要求，提供大量不同组合和配置的回路部件。以下关于“理想”管道回路的讨论来自作者的经验，各心脏中心之间可能有所不同(图 32.23)。

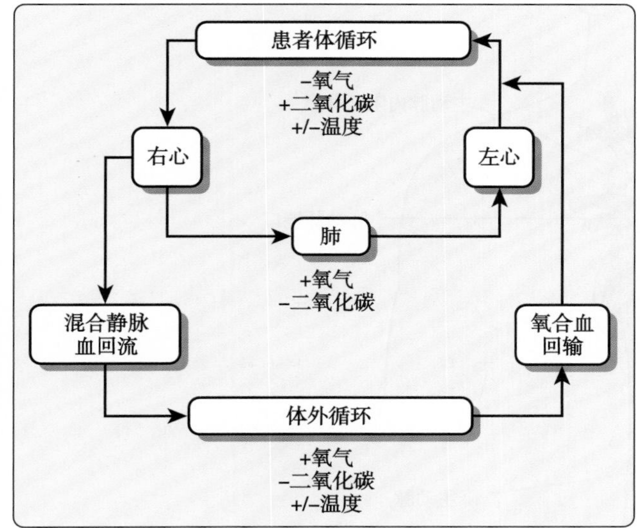

图 32.23　体外循环“理想”管道回路示意图

大多数采用体外循环的心脏手术采用经右心房静脉插管和动脉回流入升主动脉。许多插管用于所有类型的心脏手术，反映了这样的发展理念，即如果一根血管被考虑可以用于灌注或引流，就可以制作方便插入的插管。插管设计的关键原则包括使湍流的发生降至最低、降低插管出口的速率和避免血流停滞部位的产生，将血液破坏和血栓形成降至最低(图 32.24)。过去的插管由不锈钢或锥形聚氯乙烯构成。后来，薄壁不锈钢被用于增加有效开口直径和降低跨插管的压差。目前，大多数插管由具有复合聚碳酸酯薄壁头部的聚氯乙烯制成。插管头部被制成在维持最大管腔大小(管径)的情况下方便插入血管。根据泊肃叶定律，将位于流体流经的最小开口处，作为回路中测定的压降最大阻力，并与管腔半径的四次方成反比。因此，为了降低跨回路压降，选择的插管应能达到最大流量并对血管的机械磨损最小。有几个动脉插管的设计已加入多个开口和顶端分散来降低插管头部的速率和降低粥样斑块从主动脉内膜表面破裂的可能性[183,184]。大多数插管带有钢丝加强管身，以防止插管为适应手术野弯曲放置时的扭曲，并保持插管的强直度。近来出现了几种新的静脉插管设计，其中包含可延展的钢丝加固管身，可允许弯曲导管时不扭曲管腔。同时插管可以被固定在手术区域外面，以便为外科医生提供无阻碍的视野。尽管大多数手术首选升主动脉插管，但股动脉插管常用于再次手术或微创手术(图 32.25)。升主动脉严重粥样硬化患者常选用腋动脉或锁骨下动脉进行动脉回流。这一部位提供了为弓部血管顺行供血的优势，保护了上臂和手，并避免了在 A 型主动脉夹层患者发生插管进入假腔的意外情况。暴露腋动脉需经锁骨下切开[185]。尽管可以用长 7mm 或 8mm 的管子直接插管，但更常用的技术是在右腋动脉上缝一根 10mm 或 12mm 的人造涤纶血管并将 20、24Fr 的管子插入人造血管。或者，动脉插管可以借助管道连接器直接连接到人造涤纶血管上。这一技术为右臂和手提供了连续血流。A 型夹层患者也有经左心室前壁作 lcm 切口的经皮主动脉插管，可以将 7.0mm 主动脉插管置入左心室并穿过主动脉瓣(框 32.7)。

静脉插管分两大类：单级和双级。大多数开放心脏情况下使用单级插管，要么上下腔插管，要么股动脉插管，而双级插管大多用于不打开心腔的手术，单根插管置于右心房。

尽管硅胶(硅橡胶)和聚氨酯管道均已用于体外循环回路，但塑化聚氯乙烯仅用于体外循环管道。增塑剂增强了管道的弹性，含有高达 40% 的聚合物。医疗级管道最常用的增塑剂为 2-乙基已基邻苯二甲酸酯[di(2-ethylhexyl)phthalate，DEHP]。已逐渐开始关注 DEHP 从管道迁移(浸出作用)入血的问题，因为有证据表明 DEHP 可引起炎性反应，并可能是一种潜在的致癌物和毒性剂[186-189]。20 世纪 70 年代以来的许多研究表明，DEHP 及其代谢产物存在于血液制品[190-193]和组织[194,195]以及静脉注射液[196]和药物制剂中[197]。最近评估了各种增塑聚氯乙烯管道暴露于电解质溶液中长达 28 天的释放性质。储存于 0.9% 氯化钠溶液中的己二酸二辛酯(dioctyl adipate，DOA)导管成分的浸出显著低于 DEHP 增塑剂或三(2-乙基已基)苯三酸[tri(2-ethylhexyl) trimellitate，TOTM]。目前，管道包装制造商能够提供不使用 DEHP 添加剂的可选择尺寸和硬度的管道。然而，因为去除 DEHP 降低了管道的总体耐久性，所以体外循环回路的高压段，如辊头滚道，仍然需要这种添加剂。几项已经发表的实验室研究表明，使用共价键合肝素涂层可显著降低 DEHP 从管道中浸出到循环中[198,199]。

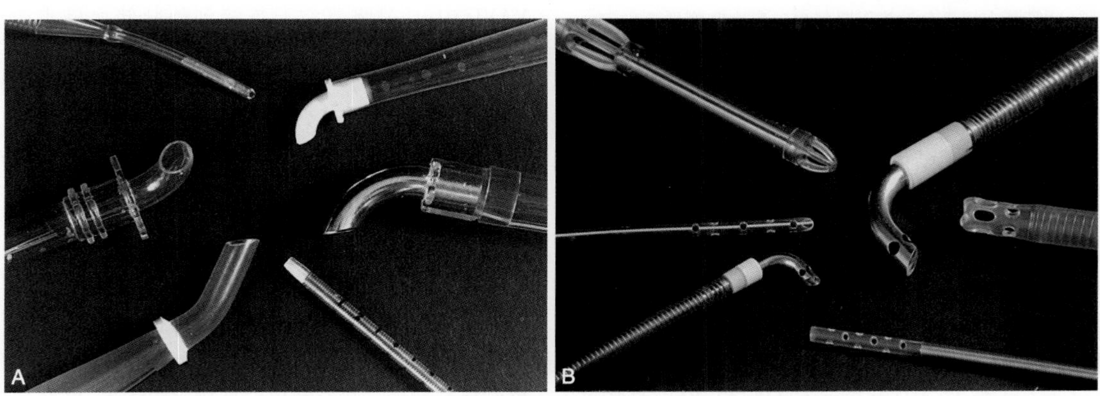

图 32.24　各种市售的体外循环插管。(A)动脉插管。(B)静脉插管

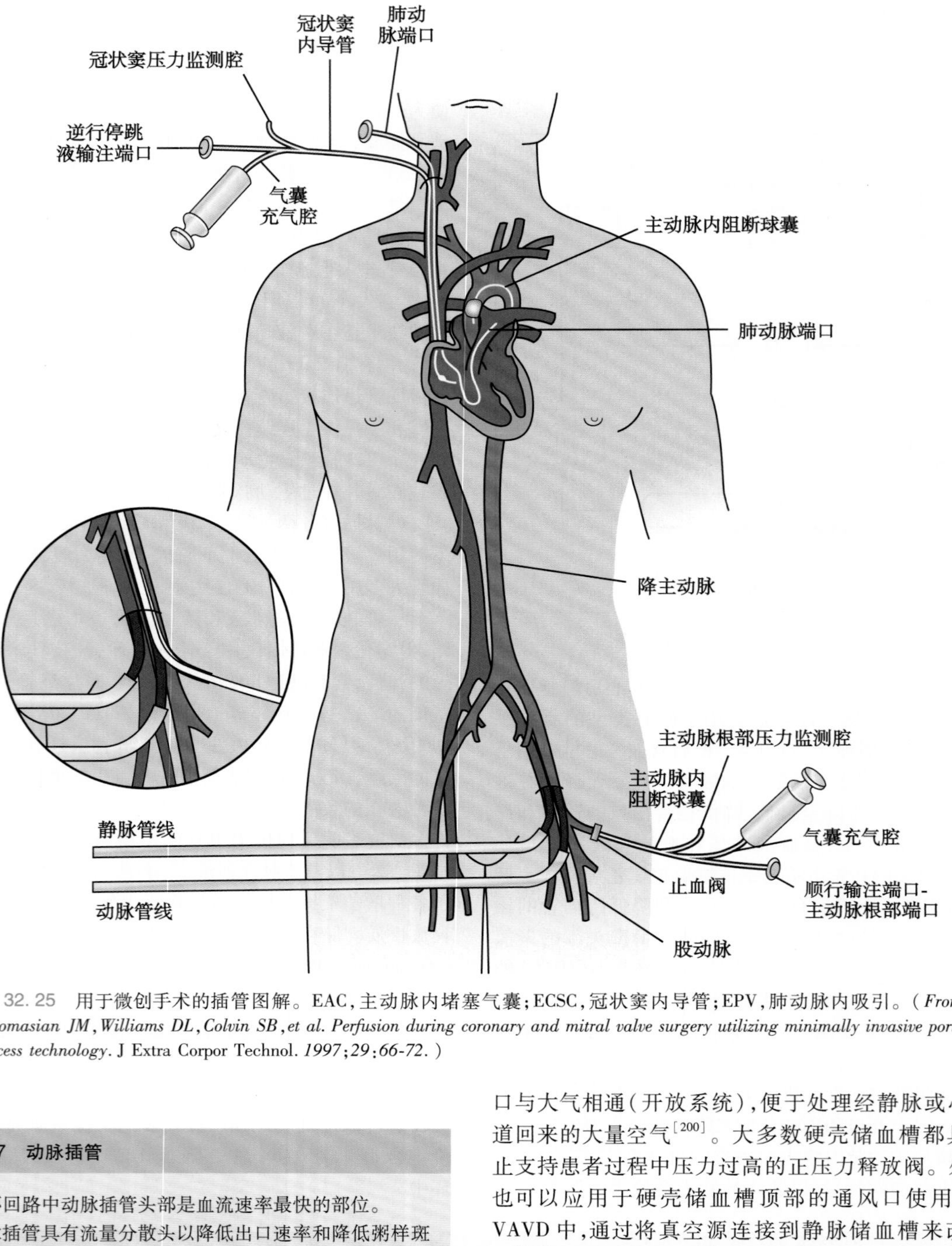

图 32.25 用于微创手术的插管图解。EAC，主动脉内堵塞气囊；ECSC，冠状窦内导管；EPV，肺动脉内吸引。（*From Toomasian JM, Williams DL, Colvin SB, et al. Perfusion during coronary and mitral valve surgery utilizing minimally invasive port-access technology*. J Extra Corpor Technol. *1997;29:66-72.*）

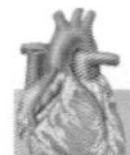

框 32.7 动脉插管

- 体外循环回路中动脉插管头部是血流速率最快的部位。
- 一些动脉插管具有流量分散头以降低出口速率和降低粥样斑块从主动脉壁上脱落风险。
- 插管放置应通过泵的试验性输入来评估并观察搏动压的偏移情况。

体外循环开始时血流由右心房插管流出进入静脉储血槽。静脉管道连接插管和静脉储血槽，通过流经置于静脉管道中的光学或化学荧光电池测定混合静脉血氧饱和度。静脉管道中安装一个三通以便于给药和抽取静脉血样。之后血液进入静脉储血槽，其作为混合容量室和作为一项安全功能，为体外循环治疗师提供额外的反应时间。静脉储血槽分为两大类：硬壳（见图 32.16）和软壳（见图 32.17），是指装置的刚度和自身折叠的能力。硬壳储血槽经其顶部的通气口与大气相通（开放系统），便于处理经静脉或心内吸引管道回来的大量空气[200]。大多数硬壳储血槽都具有一个防止支持患者过程中压力过高的正压力释放阀。外部真空源也可以应用于硬壳储血槽顶部的通风口使用 VAVD。在 VAVD 中，通过将真空源连接到静脉储血槽来改善重力引流[201]。软壳储血槽被称为密闭系统，可经储血槽自然排空而自动折叠。静脉储血槽也有一个引流心内血回收储血槽血液的入口管道。

心内血回收储血槽只是用作收集和过滤经吸引管道吸回术野血的第二腔室。来自左心室、肺动脉或主动脉根部的引流血也经心内血回收装置回流至静脉储血槽。这些是由聚碳酸酯壳体材料制成的硬壳装置，附加聚氨酯和聚酯过滤器和除泡剂以减少气栓进入静脉储血槽的风险。一些静脉储血槽也作为心内血回收储血槽整体，从而省却额外装置。

来自静脉储血槽的血液通过动脉泵的运转泵入膜式氧化器的热交换仪。热交换仪与外接水源相连，根据泵自冷却仪/加热仪的水温维持灌注液的温度。热交换器壳体通常由不锈钢,PPL或铝合金组成,并且通过使用逆流水/血机制进行间接热传导。随后血液直接流向氧合器,根据气体混合器的运转进行气体交换,气体混合器通过混合氧和医疗级空气控制吸入氧浓度以及流量计调节通气速率。气体混合器通过1/4英寸管道的和抑菌(0.2μm)过滤器连接到氧化器的气体入口端。血液和气体在纤维中通过简单扩散过程进行气体交换。允许高分子浓度水平的气体通过氧合器纤维束的微孔扩散到较低水平浓度的气体。在体外循环支持期间,这通常将导致O_2进入血液相并将CO_2气相排出血液。许多体外循环回路带有置于气体混合器和氧合器之间的输送挥发性麻醉气体的挥发罐。

氧合器的流出端有两个端口连接动脉血,再循环端和动脉出口端。再循环端用于提供缓解压力过高的安全管道和在设备故障时便于更换。它也被用作含血心肌停搏液动脉化血或第二动脉插管独立灌注的出口端。在传统体外循环回路中,动脉出口端是动脉血离开氧合器流至动脉管道过滤器的端口。然而,现在使用集成氧合器在体外循环回路中变得更加普遍。一个集成氧合器[CAPIO FX;Terumo Cardiovascular Group,Ann Arbor,MI(见图32.13)和Inspire;Sorin Group,Arvada,CO(参见图32.16)]将氧合器束和动脉过滤器一起组合在一个装置中。通过将两个组件整合在一起,当使用大部分整合的氧合器时将导致外部表面积和预充量显著降低。动脉管道过滤器是由合成材料制成的筛网装置,通过特定孔径有效拦阻尺寸大于过滤器等级(20μm和40μm)的颗粒物。微栓颗粒产生于体外循环回路中的许多来源,包括血气交换装置、管道和热交换仪,并且含有各种物质包括聚碳酸酯、过滤材料纤维、硅胶和聚氯乙烯颗粒[202,203]。尽管在监测动脉管路压力方面存在相当大的变异性,但最常见的接入点位于氧合器的出口和动脉管道过滤器之间[204]。动脉监测装置可置于"管道中"反映动脉氧饱和度并作为监测pH、PaO_2和$PaCO_2$的趋势装置。紧接着动脉管道过滤器远端的是气泡检测仪,这是进行安全灌注的基本装置。该装置由微处理器控制,用于检测微气栓和大气栓。这是血液经动脉插管回流至患者前管道中最后的安全阀。当升主动脉作为动脉灌注部位时,主动脉插管的放置经荷包缝合固定插管头部,使血流向头侧对准头臂干。主动脉插管的位置和动脉血流的方向强调了确保安全、没有栓塞颗粒的过滤灌注液持续流动的重要性。

心肌停搏液输送

在前面部分中,描述了主要的体外循环管道回路和确定肺循环和体循环转流的装置。心脏电机械功能去偶联方法的进展使心脏手术期间获得了安全的手术野。主动脉阻断期间,冠状动脉血流中断使心脏处于全心缺血状态,一些心肌灌注无疑将通过来自纵隔和支气管循环的非冠状动脉侧支循环。有众多达到机械停搏的方法,这些技术的组合被称为心肌保护。心肌保护包括使用保护心脏的溶液(心肌停搏液)的药理操纵和机械输送方法。含钾溶液通过中断心肌的动作电位将心肌停止在去极化状态。其他含有利多卡因和镁的停搏液,如Del Nido和心肌停跳保护液,通过阻断钙通道使心脏在极化状态下停跳。这部分专门讨论心肌停搏液提供心肌保护的方法。

Melrose和同事们[205]最早描述了采用柠檬酸钾溶液使心脏化学性停搏。停搏液在主动脉阻断后用注射器直接注入主动脉根部[205]。同样,其他学者描述了采用避开术野连接至充气输液泵袋的无菌静脉管组输注位于可折叠静脉输液袋中的各种停搏液配方制剂。该系统被再循环回路的使用所取代,此处的心肌停搏液在一个由聚碳酸酯过滤储血槽和置于冰桶中的冷却导管所组成的系统中再循环(图32.26)。这些再循环系统提供了溶液过滤并改进了输注压力和温度的控制。1978年由Buckberg和同事[206,207](见图32.27)描述了以预定比率输注血液心肌停搏液的单次系统,之后它成为被最广泛采用的心肌停搏液输注系统。血液和心肌停搏液的比率可通过改变自定义输注组件中管道的内径来调节。在输送至术野之前,血和晶体成分被输送至小型化热交换仪泡沫捕获。通过这一系统,心肌停搏液的温度可用冷却/加温装置在4~37℃间调节。最近,Menasché[208]描述了一个微型心肌停搏液系统,其中的停搏附加成分直接从采用标准输注泵的体外循环回路加入温血使心脏停搏。这大大降低了典型体外循环过程中晶体液的容量,并避免了容量过多和随之而来血液稀释的不利后果。作者也引用了一些迷你心肌停搏液的优点,包括改善氧合和改善血容量的控制,更不用说成本的降低。

主动脉阻断期间降温和保护心肌的辅助手段包括采用局部应用冷溶液以防止早期透壁性心肌复温。冷却心肌的常用方法是由外科医师通过将悬吊心包的缝线固定在胸腔撑开器上,在胸腔内制作一个"心包井"。然后在心肌表面局部使用冷的(4℃)生理盐水,将心脏置于冷溶液中,同时将吸引管道放在心包底部吸走生理水。证据表明局部生理盐水可冷却心

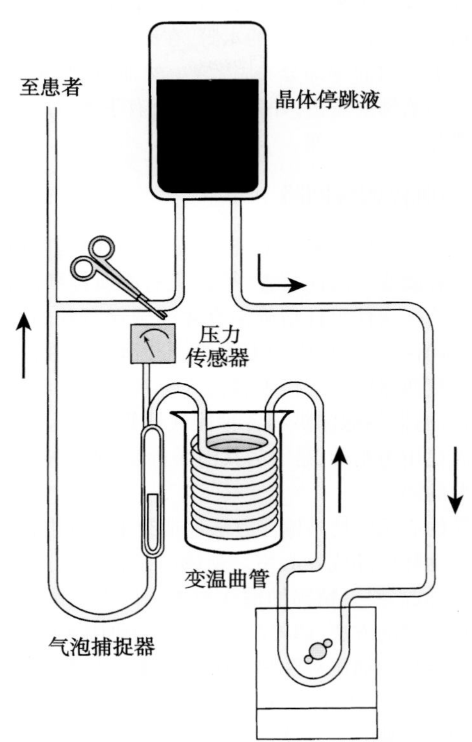

图32.26 线圈型心肌停搏液输注系统可用于含血和不含血心肌停搏液

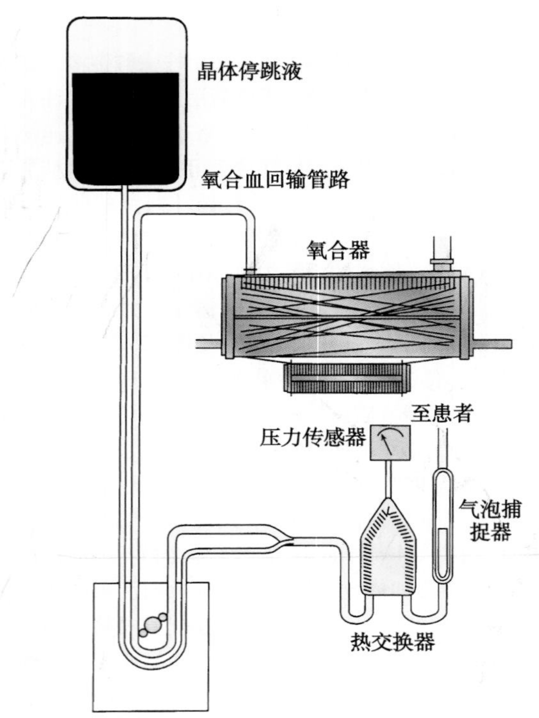

图 32.27 非再循环心肌停搏液输注系统，用于各种比例（晶体∶血为 1∶1、4∶1或 8∶1）血和晶体混合溶液

外膜并消除透壁温差[209,210]，但同时也导致膈神经麻痹和心肌损伤[211,212]。替代技术包括局部冷却装置，它由内含 4℃冷生理盐水流过的冷却剂流动垫组成，通过金属骨架和聚氨酯绝缘体与身体分离，保护后纵隔和膈神经避免低温损伤[213]。和局部冷生理盐水相比，局部冷却装置的好处包括减少了总的血液稀释，获得了较干燥的术野，在废液吸引中减少了血液丢失以及更均匀的冷却分布[213-215]。然而，这些装置很昂贵，需要独立的滚轴泵输送，并且不适用所有手术，如心脏被提起升高后离开了心包后部。

一次性心肌停搏液回路

所有心肌停搏液输注系统由两个不同的组件组成，分为一次性装置或非一次性装置[216]。只有心肌停搏液输注系统一次性和非一次性组件精确结合才能确保有效的心肌保护，其功能是确保安全、精确和准确给予心肌停搏液。构成标准心肌停搏液回路的一次性项目由 3 个基本成分组成：热交换仪、装有过滤器的泡沫阱和各种输注插管。一次性装置的应用以单次使用为基础，是因为其消耗特性，是机械心肌保护成本最重要的部分。

早期的心肌停搏液输注方法包括经手持注射器直接将药物注入主动脉根部或左心室。遗憾的是，这种方法导致液体分布的差异，需要更精确的输注技术。许多临床医师转而采用加压输液袋的方法，即将晶体溶液置于加压袋中，心肌停搏液依靠输液袋的加压程度和心肌停搏液针头的口径以半控制速率输注[217,218]。尽管结果比以前获得的还要好，但是存在安全性的严重缺乏，包括压力监测和控制系统、空气处理的能力不足和缺乏温度控制。Vertrees 及其同事[219]描述了一个使用冠状动脉灌注储血槽、淹没在冰水中的螺纹圈和单个滚轴泵的简单回路。这一系统显著改善了之前的系统，因为它包括了捕获空气和在回路中测量压力的方法。

心肌停搏液输送有两种主要的一次性回路设置：不含血输注的带螺纹圈再循环系统（聚氯乙烯或不锈钢热交换仪）和非再循环输注的含血心肌停搏液系统。在不含血系统中，晶体心肌停搏液经心肌停搏液回路保持不断再循环，通过阻断钳的控制输送给患者，使液体离开再循环管道进入输注管道[219a,220]。通常这些系统是最经济的，因为安装了聚氯乙烯管道螺纹圈作为热交换组件，省却了金属转运单元和独立的加热/冷却装置调节心肌停搏液温度的需求。相反，螺纹圈位于充满冰的容器中，证据表明螺纹圈系统的热交换效能优于单次试验的金属单元。回路经稍作调整，这些系统也能用于含血心肌停搏液。但是，随着温血心肌停搏液使用的增多和主动脉根部阻断时输注温热灌注液，由于不能精确控制输注温度，这些单元不是非常适合。

另一种类型的一次性心肌停搏液系统被称为含血停跳系统，其中包含来自氧合器的动脉血进入心肌停搏液回路的分流通道，在输注入冠状动脉循环前在该处和以晶体为基础的溶液混合，通常钾浓度很高。尽管有些机构直接从动脉管道过滤器分流血液。但从氧合器获取饱和血最常用的为再循环端端口。大多数含血心肌停搏液系统是非再循环的，在经过心脏前仅单次经过热交换仪。为此，这些系统必须具有心肌停搏液和冷或热源间热量交换的高效率等级。这些装置能输送不同比例的血晶体基质，从晶体血液比例 1∶1到 1∶20 不等。大多数安装了温度监测端口和压力测定位置来监测输送压力。克利夫兰诊所报道了一种单次递送系统，可以轻松适应 4∶1血液停搏液或 del Nido 1∶4心脏停搏液（图 32.28 和图 32.29）。含血心肌停搏液输注系统的一个重要考虑是主要的动脉泵流速绝不能低于心肌停搏液泵流量（即输注大容量心肌停搏液至回路而非至患者）。如果发生这种情况，来自氧合器的再循环回路中将产生过大的负压，增加气穴的风险（溶液释放气体）。

心肌停搏液输注导管

主动脉根部顺行灌注

通过置于升主动脉内或直接进入冠状动脉开口的特殊插管使心肌停搏液的输注成为可能。这些装置已被特殊设计使跨插管头部的压降最小，这些插管的口径相对较小（12～18G）。当心肌停搏液注入主动脉时，称为顺行心肌停搏液。成人心脏手术中最常用的流速在 200～300ml/min，通常与主动脉根部相对应的压力为 60～100mmHg。此外，心肌停搏液针头可用作“吸引”，通过它残留在主动脉根部内的空气可以通过连接至针头的滚轴泵或虹吸管引流而排除。附件的终点是心内血回收储血槽。

采用顺行心肌停搏技术时心肌停搏液至心肌的分布受动脉粥样硬化病变患者的阻碍，由于血管堵塞导致远端灌注缺如。此外，经主动脉瓣逆向流失的心肌停搏液妨碍了心肌停搏液的输注，这常发生于主动脉瓣关闭不全的患者。但也可能发生于主动脉瓣完整，在放置主动脉阻断钳后瓣膜变形的患者[220a]。有些顺行心肌停搏液插管具有集成的压力监测腔，可测定和显示顺行心肌停搏液的输注压力。从心肌停搏

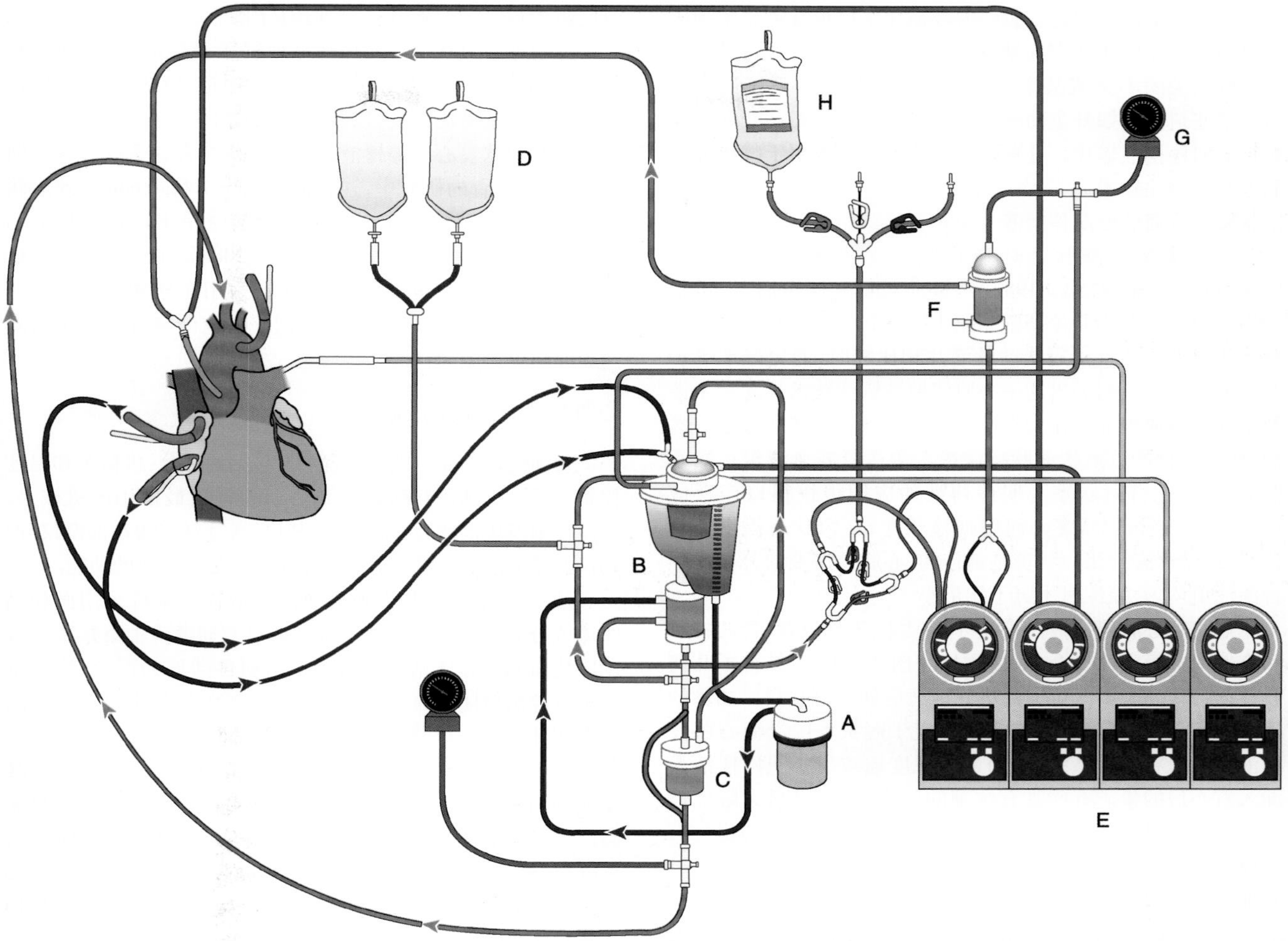

图 32.28 克利夫兰诊所双重心脏停搏液回路用于 del Nido 心脏停搏液。(A)离心泵,(B)储液器和充氧器,(C)白细胞滤器,(D)Plasma-Lyte A 溶液,(E)心肺机,(F)心肌停搏液热交换器,(G)心脏停搏系统压力计,(H)del Nido 心脏停搏液。(Reprinted with permission Kim K,Ball C,Grady P,Mick,S. Use of del Nido cardioplegia for adult cardiac surgery at the Cleveland Clinic:perfusion implications. J ExtraCorp Tech. 2014;46[4]:317-323.)

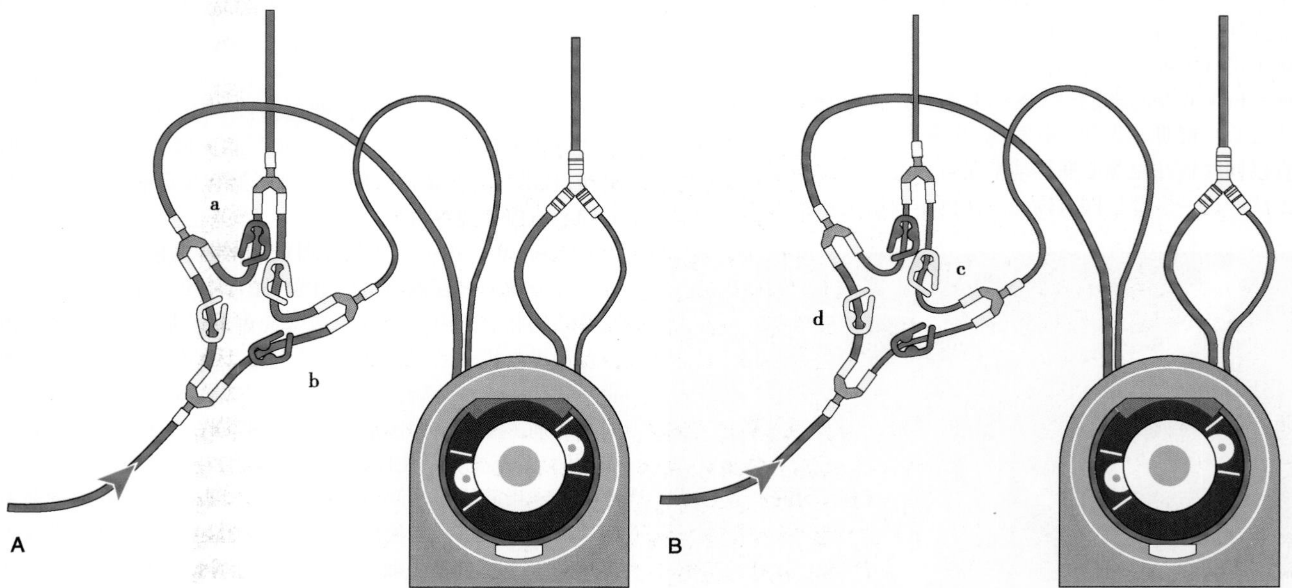

图 32.29 克利夫兰诊所双重心脏停搏回路从 Buckberg 变为 del Nido。(A)罗伯特夹具([a]和[b])开放,del Nido 心脏停搏液输送。夹具(a)开放和 del Nido 心脏停搏液通过 1/4 管道输送。夹具(b)打开,血液通过 a3/16 管道(血液:晶体比为1:4)。(B)一组罗伯特夹具[(c)和(d)]开放供 Buckberg 心脏停搏输送。夹具(c)开放,Buckberg 心脏停搏液通过 3/16 线输送。夹具(d)打开,血液通过 1/4 线(血液:晶体比为4:1)输送。(*Reprinted with permission Kim K,Ball C,Grady P,Mick,S. Use of del Nido cardioplegia for adult cardiac surgery at the Cleveland Clinic;perfusion implications.* J Extra Corp Tech. *2014;46*[4]*:317-323.*)

液输注泵远端部位测定心肌停搏液输注压也很常见。系统压力过高警告作业团队存在堵塞或心肌停搏液输注插管错位。主动脉瓣关闭不全或某个输注系统存在裂口时系统压力偏低。某些情况下如升主动脉瘤样变形或主动脉瓣病变均累及顺行心肌停搏液输注。这种顾忌导致人们寻找用于替代的心肌停搏液输注技术。

冠状窦逆行灌注心肌停搏液

经冠状窦和静脉循环逆行输注血液至心脏首先由C. Walton Lillehei提出。1982年,Menasche和同事们[221]重新采用逆行冠状窦心肌停搏液,他们发现使用该技术与冠状动脉疾病患者中的直接冠状动脉灌注相比较时,能更好地维护左心室功能。最初提出这一心肌停搏液输注技术是在手术涉及主动脉瓣或根部时作为直接冠状动脉插管的替代方法。然而,作为一种严重冠状动脉疾病患者输送营养血流至远端心肌的方法,逆行冠状窦心肌停搏液的应用很快得以广泛应用[222,223]。逆行冠状窦心肌停搏液输注,在冠状窦提供插管位置,通过气囊封闭冠状窦是最佳的,心肌停搏液的分布比顺行灌注更均匀,灌注时术野干扰最小。

冠状窦心肌停搏液插管在导管尺寸、气囊设置、管芯特点和充气模式等方面有众多不同配置(图32.30)。结合了几何设计的各种导管样式可促进更好地适应插入冠状窦。插管的末端带有气囊,其功能是使插管固定于冠状窦中以便心肌停搏液注入冠状静脉系统,从而最大限度地减少心肌停搏液渗漏入右心房的量。有些具有纹理的气囊表面,可最大限度地减少导管滑出冠状窦,但导致心肌停搏液渗漏入右心房。有些设计带有自动充气功能的气囊,当血流流过导管时即触发,其他需要注射器手动充气。在动物模型中,Menasche及其同事[224]证实自动充气逆行导管渗漏多达心肌停搏液流量的22%,而手动充气导管的渗漏率低于1%。几位作者描述了在单个集成系统中顺行和逆行心肌停搏液输注法相结合的效果[225,226],这些作者认为无论冠状动脉堵塞性疾病的严重程度如何,先后输注顺行和逆行心肌停搏液对心肌所有部位提供了更好的灌注。要确保经心最小静脉和动脉窦状血管的引流。Ihnken及同事们[227]在一大系列的高危患者(纽约心脏协会心功能Ⅲ和Ⅳ级)中发现,在旁路移植血管和冠状窦中直接同时输注温热心肌停搏液是确保心肌保护的安全有效的方法。这一多部位同时输注方法的主要缺点在于大多数流量流向阻力最小的通路,不一定均匀分布于心肌的所有部位。

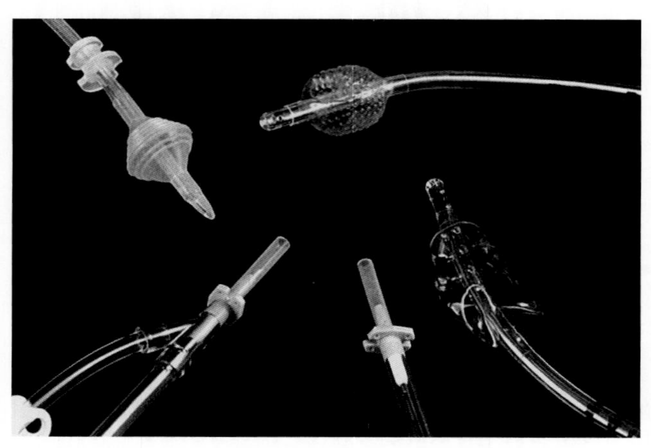

图32.30 顺行和逆行心肌停搏灌注套管

尽管逆行冠状窦心肌停搏液取得了极佳的效果,但偶有冠状窦插管和过度加压导致并发症的报道,包括冠状窦撕裂、右心室和后壁灌注不良,以及流量模式不均匀[228,229]。另外,关于逆行冠状窦心肌停搏液最佳输注流速存在争议。在一项纳入62例患者的研究中,逆行流速低于100ml/min导致冠状静脉流出液pH降低,作者建议无论何时使用逆行冠状窦心肌停搏液都应考虑维持最低流速在200ml/min[230]。关于最佳输注压力也存有争议,大多数中心采用在气囊远端输注导管测定压力为20~40mmHg的指南。一位研究者认为压力高达50mmHg是安全的[231]。

心脏停搏液输送系统

目前使用的非一次性装置主要包括两部分:机械泵和温度控制单元。正排量双滚轴泵是心肌停搏液最常用的机械泵。温度控制模块也称为加温仪/冷却仪,通过对流法在加温仪/冷却仪的循环水和心肌停搏灌注液间发挥传递热量的功能。

从历史上看,市售含血心肌停搏液输注系统采用血和晶体体成分固定比例的输注系统。通过双通道滚轴泵系统结合动脉化血和晶体体基质溶液完成心肌停搏液的混合,该系统位于双腔出口闭塞泵远端。血和晶体液的比例由泵滚道中的管腔尺寸决定。尽管这些系统被认为符合业界标准,但所提供的改变血或晶体组分比例的弹性空间很小,改变离子或基质浓度的唯一方法是制作几种含有不同浓度溶质的基质晶体袋。以下几种设备解决了这些缺点:Jostra HL20 Hl30系统,Sorin组S-3和S-5控制台(Sorin Group,Irvine,CA),Terumo System 1(Terumo Cardiovascular Group,Tustin,CA)和心肌保护系统(MPS;Quest Medical,Allen,TX)。

Sorin Group S-3和S-5心肺机具有包括双滚轴泵、监测和控制系统和内置温度调节加温仪/冷却仪的集成心肌停搏液输注系统。使用两个3英寸的滚轴泵,含光电编码的混合动力直接驱动系统,能在低输注流速下执行精确的液体输注。双滚轴泵系统设计方便使用者选择不同血和晶体液比例的溶液。全血和所有晶体可用比例包括:1∶1至16∶1。系统停止运作与压力监测、气泡检测或动脉泵相关联。系统有温度监测器、自动剂量和缺血时间间隔计时器和显示输入的血液、晶体和心肌停搏液容量。

Quest MPS由一个微处理器控制的电机械装置和作为系统一部分的一次性输注组件组成(图32.31)。该系统有一个主泵结构和一个由一组四个活塞控制的子泵系统,每个泵由一台步进电机驱动,与一次性筒中的几个小袋配合机械替换袋内容物。子系统袋含有停搏药物,如果需要还可加入额外的添加剂。主泵结构包括两个马达驱动的活塞泵和带瓣袋组成,可交替充盈和泵注体外血和晶体溶液,持续提供心肌停搏液流量。当筒置入控制台后,多个传感器被激活,在运行前系统软件完成一系列自检。心肌停搏液通过不锈钢热交换仪控制热能传递并与集成加温仪/冷却仪保持一致。有四个温度传感器提供温度控制的心肌停搏液输注,并连续显示入口水和心肌停搏液温度。

MPS提供了从1∶1至20∶1不同血和晶体比例的选择,也能输注全血和纯晶体溶液。然而,MPS实现不同比例控制是

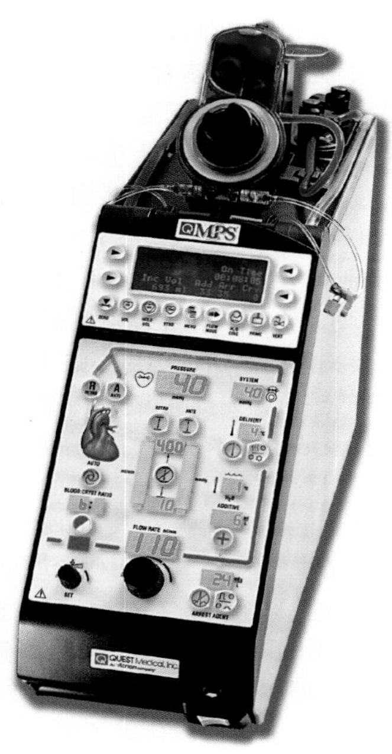

图 32.31 Quest 心肌保护系统（MPS）。心肌停搏液由步进马达推动的系统泵注心肌停搏液。停搏液和添加溶液装在 50ml 小袋中，可精确地加入输送溶液中。一次性热交换组件与控制台的顶部相连。MPS 有系统和输送压力传感器及空气检测和排除系统。血和晶体液比、温度和添加药物的浓度可以在输注期间实时调节。（*Courtesy Quest Medical, Allen, TX.*）

在不改变停搏药浓度的情况下完成的。当需要优化携氧能力和提高需氧时，这种独立心肌停搏液添加剂控制和全血输注是一个有吸引力的优点，同时确保了化学性停搏。同样，MPS 让使用者改变停搏药浓度而无须改变血和晶体溶液的比例。MPS 具有自动流量模式，可以改变输注流量以维持设定的输注压力，MPS 能搏动输注心肌停搏液，尽管几乎没有研究证实这一输注特点的有效性。

心肺机预充液

体外循环实施前，患者必须连接至体外循环机器，需创建一个充满液体的回路确保与患者的连续性。不仅"被预充"很重要，而且必须完全排除任何可能导致潜在栓塞的气泡或颗粒物。为此，体外循环治疗师经常在转流前仔细操作排除回路中的气泡。从历史上看，早期预充液被制成与患者自身的流变特征极其匹配，这需要使用新鲜全血[232]。早期预充氧合回路需大量血和平衡电解质溶液，并且心脏手术常常根据有无献血者来安排。预充一般的体外循环回路需 8~10 单位肝素化的血液[233]。这将使感染病毒性肝炎的风险大幅增高。血液加入预充液也导致毛细血管渗漏综合征[234]。这可能意味着组胺作为一个促成因素可引起体外循环后肺功能不全。由于 Messmer 和同事们[235,236] 及其他学者[237] 在血液稀释方面的出色工作，目前体外循环开始前成人患者回路中加入任何血制品是极其罕见的。相反，平衡电解质溶液是预充转流回路的首选。但在小儿回路中，回路容量常常超过患者的循环血容量，同种异体血制品常加入预充液以减少贫血和低蛋白血症发生的风险（见第 31、34 和 35 章）。

当体外循环期间使用无血预充液时，由于血液黏度的降低，当体外循环开始时体循环阻力会伴随着降低[238]。尽管血液稀释降低了泵灌注液的携氧能力，但是由于黏度降低提高了灌注，因此总体氧输送不会受到显著影响。血液稀释的安全水平取决于多种因素，包括患者的代谢率、心血管功能与储备、动脉粥样硬化病变的程度和由此对组织灌注的影响以及核心体温。尽管血液稀释耐受程度的绝对值将因个体患者而异，但 Kessler 和 Messmer 的研究支持 20% 的最小红细胞比容值用于确保氧输送和组织摄取[239,240]。最近，几项大型回顾性研究描述了血细胞比容低于 23% 会使得发病率和死亡率增加的趋势[241-243]。此外，输注同种红细胞的患者术后贫血并发症加重[244]。通过治疗某些拒绝输注同种异体血制品的宗教人群患者，在理解血液稀释的绝对耐受度方面已取得了很大进步[245-247]。

多年来泵预充液中含有胶体液的争议异常激烈，具体重点在于白蛋白作为常规预充液组分的价值[248,249]。已知无论采用非搏动和搏动灌注，体外循环的非生理作用改变了影响血浆中的水分至血管外的各项血流动力学和生理力学，尤其在肺中，将导致呼吸功能障碍[250]。全身体液在体外循环后增加，导致组织水肿并影响器官功能[251]。由于在体外循环期间发生的低渗状态，体外循环后的总体液的转移可能需要几天时间才能得以纠正[252]。尽管与组织水肿有关的病理生理已得到理解，但影响因素如体外循环总时间和体外循环期间的压差仍有待阐明。仅使用纯晶体液体外循环预充降低了胶体渗透压，这一降低与预充液总量和总血液稀释水平直接相关。低渗透预充液通过血浆中的水分的间质性扩张促进了组织水肿[248]。暴露于单纯晶体预充液的患者体外循环后血浆白蛋白显著下降[253]。尽管与每次处理相关的益处仍有争议，某些体外循环组仍将白蛋白和各种高分子量胶体加入预充液以抵消这些变化[254]。

高分子量和低分子量的羟乙基淀粉（hydroxyethyl starch，HES）均是来自支链淀粉的合成胶体，已经被用作晶体预充液的辅助扩容剂[255,256]。羟乙基淀粉是强效的胶体渗透压增高剂，其胶体性质类似于 5% 白蛋白，而且相对便宜[257]。然而，最近在重症监护领域的证据表明这些合成胶体可能在一些患者身上有害[258]。2012 年，Navickis 及其同事进行的 meta 分析得出结论，与白蛋白液替代治疗相比，HES 的使用显著增加了术后失血，出血再次手术和同源输血[259]。FDA 于 2013 年发布了安全通报，因为肾损伤和出血过多的风险增加，所以不推荐在体外循环手术中使用 HES[260]。最近的研究结果显示，高渗盐水溶液（7.2% 氯化钠）和羟乙基淀粉联合使用，会给患者在体外循环期间带来更稳定的血流动力学和更少的液体需求[261]。

由于体外循环中高葡萄糖浓度与神经功能障碍间的关系，预充液加入葡萄糖仍是一个有争议的领域[262,263]。Metz 和 Keats[264] 报道，当 107 例体外循环患者的预充液中加入葡萄糖时，液体平衡较低，证据是晶体液输入显著减少，没有增加神经功能障碍。尽管缺乏心脏病患者围手术期给予葡萄糖后关于神经功能预后的前瞻性研究，但有证据表明给予葡萄糖与脑缺血后发病率更高有关[265,266]。对这一病理生理现象的假说与缺血期间糖酵解从有氧通路向无氧通路转化有关，导致代谢终末产物乳酸的堆积和细胞内 pH 降低[267]。直至严格对比实施术前和术后神经功能检查的进一步研究工作完成前,在心脏病患者中限制含糖溶液的应用,保守地控制葡萄糖可能更有利[268]。长期的围手术期高糖血症也与炎症反应、肾损害、感染和心肌功能障碍的增加有关[269,270]。越来越多的证据支持严格的葡萄糖管理,并导致建立临床实践指南,建议在心脏手术期间将血糖水平保持在<180g/dl 以下[271]。

Marelli 和同事们研究了围手术期液体平衡,将 100 例成人患者分成两组,一组转流预充液中加入白蛋白(50g),一组不加[272]。当预充液加入白蛋白时,他们没能表明影响患者预后的超过 40 项临床指标有任何改善。已知在体外循环的最初几秒钟内,一层蛋白质膜沉积在所有体外循环回路外表的表面[273]。据认为用白蛋白预充泵回路可降低蛋白成分的初始吸附,这将增加生物相容性。然而,使用白蛋白进行回路涂层可能不再有效,因为市售的生物无源表面添加剂可以促进体外循环的生物相容性。Bonser 及其同事[274]在 36 例接受晶体预充液、晶体体加白蛋白预充液或晶体加血浆扩容剂聚明胶肽的患者中检测了补体激活。他们测定了替代和共同补体途径的产物,发现当与聚明胶肽组患者相比较时晶体和晶体加白蛋白组激活水平显著增高。类似的研究检测了预充液中的血浆和右旋糖酐 70 和他们对补体激活的影响[275]。当血浆加入预充液时,据观察 C3 激活产物(C3c 和 C3dg)的血浆浓度显著升高,而右旋糖酐 70 组没有变化。对体外循环后低白蛋白血症影响的研究表明,这一降低能除左心室功能较差的患者外可被很好地耐受[128]。

在为体外循环回路选择预充液中更重要的考虑因素包括电解质活性变化引起的改变。平衡电解质溶液是体外循环治疗师所用的大多数预充液"鸡尾酒"的首选基质溶液。乳酸林格溶液、Normosol-A 和 Plasmalyte 由于其电解质成分和等渗性常被用到。后者潜在的关注点集中在缺钙,有低钙血症的潜在风险。钙浓度根据预充液成分类型和同种异体血制品中是否含有柠檬酸盐而不同。Hysing 及其同事[276]报道了在整个转流期间五种不同预充液的钙浓度存在巨大差异。据他们报道离子钙在体外循环开始后先下降,然后在最初 30 分钟体外循环中恢复正常,并强调密切监测这一阳离子的重要性。在小儿体外循环和某些术前血红蛋白或凝血蛋白缺乏的成人患者中,可能需要为心肺机预充同种异体血制品。当使用含钙预充液如乳酸林格溶液时,需额外抗凝防止体外循环开始前回路血栓形成。最常用的体外循环肝素化比例为每升预充液使用 2 500IU 肝素,这将确保含血和不含血预充液充分抗凝。

围手术期红细胞保护方法

同源血是宝贵的资源,输注同源血有利也有风险。输血实践始于 20 世纪 30 年代,Landsteiner 因该工作获得了诺贝尔奖[277]。输血医学经历了战场医学、心脏外科、血管外科和肿瘤学的发展而获得丰富的经验而壮大起来。在每年实施的 2 900 万例输血中,据估计三分之一到半数输注没有依据循证适应证实施[278]。心脏手术方案是血和血制品的主要消耗者之一。超过 80% 用于心脏手术的血输给了 15%~20% 经历手术的患者[279]。在 20 世纪 70 年代晚期和 80 年代初期,输血相关的乙型肝炎和丙型肝炎、艾滋病和细菌感染受到人们关注。在现代血库的处置流程和筛选下,这些风险已经变得非常低,但其他相关的风险包括输血相关性肺损伤、白细胞相关性靶器官损伤、输血错误和细菌感染仍较为常见。此外,越来越多的证据证实心脏手术患者输血与短期和长期生存率下降、心衰有关[280-286]。许多不良反应与输注储存血液和血制品有关,包括引起炎性反应的生物活性复合物的释放、降低组织氧供和其他免疫调节效应,所有这些均增加发病率和死亡率[287](见第 34 和 35 章)。

输血疗法差别很大,这种差别主要基于医师的个人实践[288]。心脏手术期间输注同种异体血制品仍然是患者和临床医师的持续主要关注点。随着接受心脏手术患者群体的不断变化,呈现出新的输血相关挑战,这些挑战正通过药理学和机械手段解决。接受心脏手术患者的老龄化与再次开胸手术的比率越来越大,这增加了无血心脏手术的挑战。尽管接受同种异体血的安全性已显著增高,但风险仍然存在,当考虑给患者输血时需要理解这些风险。这些风险包括溶血性和非溶血性反应、疾病的传播、移植物抗宿主病、受体同种异体免疫和血容量过多[289]。密切关注出血和遵守限制性输血方案,显著改善了患者的护理和预后[290,291]。然而,外科手术操作、麻醉管理和术后监护的多样性均代表了多因素过程,很难在各中心间重复[292]。一个国际多学科协作专家小组得出结论,在已发表文献中描述的超过 88% 的红细胞输注对患者是有害的或没有好处[293,294]。另外,超过三分之一的红细胞输注中没有得到相应的血红蛋白值。

等溶性血液稀释结合控制性降压麻醉是限制同种异体输血的有效策略。体外循环前的术中放血通过容量替代很容易实施,分别采用 1~3ml 不等量的胶体或晶体液替换每毫升放血。实施术中放血的相对禁忌证可能是左主干狭窄、不稳定型心绞痛、重度主动脉瓣狭窄、血流动力学不稳定和有脑血管病病史[174]。与同种异体血相关的风险增加是众所周知的。尽管接受被污染血的危险在各地区有所不同,但接受输血后丙型肝炎发病率已普遍显著降低[295],而据报道艾滋病传播的风险高达十万分之一。在医院,长期以来一直强调降低与血液暴露相关风险。常设血液使用委员会负责检查医院内的输血实践。一些州已制定法律保护接受择期外科手术患者对于输血的权力。加利福尼亚的立法行动已为医生设立特定授权确保处于输血风险的患者被告知有替代技术用于降低同种异体血暴露的风险。医学专业委员会发布了基于循证医学的建议,支持心脏手术实施血液保存计划[296]。显然,指导心血管手术相关的特定血液替代方法的动力将受到来自内部和外部审查来源的严格审查。

自体输血这一术语一般是指重新输入在输血前一段时间内从患者所采集的血液的过程。自体输血根据所采集时间和所用采集方法可被分成 3 种不同类别。大多数心脏中心不同程度采用的技术为术前献血、术中回收和术后采集。每个类别根据所用技术进一步细分,然而,将所有过程紧密联系在一起的根本目的还是在于降低患者暴露于同种异体血液输注。

术前献血

术前预先献血似乎是一个合理获取血液和避免输注同源血的方法,尤其是在这个与接受同种异体血制品相关的危险意识提高的时代。使用自体血不仅无免疫原性,而且降低医院对血库的依赖。然而,在治疗心脏手术患者中这一技术仅取得有限的成功[297]。从血库的角度来看,预先献血是组织管理上的噩梦。此外,心脏病患者自体血采集有很多禁忌证,包括主动脉瓣狭窄、左冠状动脉主干病变、特发性肥厚性主动脉瓣下狭窄、不稳定型心绞痛、心力衰竭、近期心肌梗死、室性心律失常、献血日出现症状和需急诊手术。只有10%受血者适合自体献血[298]。因此,大多数手术患者需要采取替代措施降低暴露于一般血液供应。

血浆去除

血浆去除术是将全血分离成血浆(可能缺乏血小板或富含血小板)、血小板和红细胞。1987年Ferrari和同事们[299]报道了在胸科手术中首次临床应用血浆去除术。心脏手术患者血浆去除术的好处源于自体血制品的生成量,因为它们被分离成独立的成分,可用于输注治疗与患者止血需求有关的特定成分不足。其中一个最关键的优势是治疗那些不治疗则不能成为预先献血候选人的患者。当在手术室采用这一方法时,患者在麻醉医师的直接监护下,组织管理上的困难容易克服。

与采用任何新的疗法一样,都存在潜在缺点并与放血现象有关。血浆去除术降低术前循环中白蛋白和总蛋白水平,当与非胶体替代疗法结合使用时,可能导致血浆水分的外渗。此外,在体外循环前,可能存在选择的患者不能耐受与这项技术使用相关的贫血。血浆去除术的成本最小,因为大多数心脏中心出于备用原因购买了细胞洗涤自体输血装置,这些机器很容易实施术中血浆去除术。血浆去除术的技术采用与细胞洗涤自体输血装置相似的技术。两个系统都采用离心机、蠕动泵和采集储血槽。血浆去除术过程是几种独特的方法,包括肝素化前采用等溶性血液稀释策略采集全血的过程。在血浆去除术期间,临床医师可以改变采集进程以获得缺乏血小板或富含血小板的血浆(PRP)。缺乏血小板的血浆在较高的离心速率下采集(5 200~5 600转/min),导致红细胞层的填塞更紧密,限制了血小板分离进入血沉棕黄层。在较慢的离心速率下(2 400~2 600转/min),血小板部分被隔离在血沉棕黄层中,然后与少量红细胞一起被采集,作为富含血小板的血浆。

虽然从体外循环的血液循环和手术压力中分离血小板和血浆似乎是合理的,但是以文献综述为依据,仍将常规使用术中血浆去除作为推荐的血液保存策略。根据2007年和2011年胸外科医师协会血液保护指南,20项随机试验和1项汇总meta分析未能在输血相关率和临床转归方面共同显示出明显的临床益处[53,54]。类似的研究表明,在去除过程中可能发生的劳动强度和技术错误可能会不经意地增加患者输血的风险。此外,最受益于这项技术的患者是手术过程中最贫穷的患者,因为在分离过程中临床情况不稳定或全身循环中血小板浓度较低[54]。因此,只有当大量的血小板被分离时,才能考虑单采血浆和血小板。

自体预充技术

用患者自身血替换晶体预充液的过程降低了体外循环开始时的血液稀释,被称为自体预充(AP),已成为体外循环开始时被广泛采用的降低血液稀释负担的方法。这一方法涉及一旦给予患者肝素且激活凝血时间足够长,用流经灌注回路动脉和静脉分支的患者自身血缓慢填充未预充的泵。在此过程中需要将患者的体位置于头低脚高位以改善右心房充盈压和维持动脉压,在此过程中常需同时输注去氧肾上腺素以维持可接受的动脉压。

Rosengart及其同事[300]的前瞻性试验为其他研究者指明了道路,他们的研究在60例首次冠状动脉旁路移植术患者上实施,建立自体预充限制血液稀释和减少患者需要输注红细胞的次数。从他们的报道开始,其他随机和观察性试验报道了相似的益处[301-305]。2009年的文献综述和meta分析得出结论,自体预充明显减少手术期间和整个住院期间患者的红细胞输血数量[306]。最近,Trowbridge及其同事[307]设计的一项前瞻性研究旨在确定自体预充过程的最佳特点,并发现当使用有效时,是指至少去除1 300ml或当不足自体预充容量的10%回到患者时,可获得更大的血细胞比容值和接受输血的患者更少。此外,他们报道去除预充回到患者的量与患者的尿量和操作期间失血量有关[307]。

围手术期血液回收与自体输血

心内吸引

手术野引流血和引自左心房、左心室、肺动脉或主动脉的血经心内吸引系统收集后重新输入体外循环回路。这一系统通常由1/4英寸内径的管道组成,经滚轴泵注入过滤器储血槽。心内吸引血含有脂肪、骨头、脂质和来自术野的其他碎屑。这种血还暴露于空气、剪切力和人造材料表面,加重系统性炎性反应并导致微循环功能障碍。这些物质可通过体外循环回路进入动脉管道,并最终堵塞患者的微循环。Brown及其同事[308]证实死于心脏手术3周内的患者脑中存在数千个栓塞性病变,并报道了栓子损伤与体外循环持续时间的关系。体外循环持续时间每延长1小时,栓塞量增加90.5%。在几项研究中已证实心内吸引血是脂质栓塞的主要来源[309-311]。为此,有人主张废止心内吸引的使用,直接回到体外循环。几项临床研究检验了废止心内吸引的效果,在一项包含冠状动脉旁路移植术患者的随机试验中,使用心内吸引导致凝血酶生成、中性粒细胞增多、血小板活化和神经元特异性烯醇化酶显著增高[312]。Nuttall和同事[313]在使用开放式静脉储血槽的患者的研究中比较了心内吸引直接回到体外循环与隔离和心内吸引血至细胞回收器。验血电池评价血小板功能,所观察的任何测试或输血需求均无显著差异。

经离心和洗涤技术的细胞回收

利用吸引和抗凝收集引流血并使用细胞回收系统回输给患者是自体输血最简单的形式之一。执行该功能的最简单产品包括由双腔管组成的收集组件,通过它抗凝剂(通常为肝素或磷酸柠檬酸葡萄糖)与引流的术中出血混合,经真空源负压吸引,收集在储血槽中,并经过滤器直接回输给患者。这种技术的固有问题包括对回输血质量的质疑,因为吸引来自术野的颗粒物污染包括骨碎片、脂肪颗粒和缝合材料。此外,回输血中仍含有抗凝剂。但突发急性失血的情况下,这一技术是相对容易和快捷的回输失血的方法。

自体输血的另一种形式是采用特制的机器回收和处理引流血并包括细胞洗涤步骤。术语细胞回收器指涉及收集术中出血的离心,并用0.9%氯化钠洗涤液处理,并将产物回输给患者的自体输血过程。自体输血的基本操作原理包括吸引、抗凝、离心、洗涤和回输。作为自体输血法，随后的讨论特别关注细胞洗涤和离心分离过程。

用于自体输血细胞处理的任何自动或手动装置的主要部件列于框 32.8。处理过程始于经双腔管道与抗凝剂一起从手术部位吸引血液。接着血液和其他术中污染物包括骨碎片和脂肪组织一起被收集至心内血回收储血槽，采用深度和尺寸范围从 40~120μm 的筛网过滤器作为第一道过滤。随后蠕动泵将内容物从心内血回收储血槽转运到离心机的转鼓中，它被特别设计用于根据特殊颗粒的密度分离血液。该分离过程所需离心通常在 4 800~5 600 转/min（图 32.32）。离心机转鼓的容量是这些装置的一个重要特点，因为离心机转鼓的容量有一项作用，只需最小量引流血就能使回输产物达到可接受的血细胞比容水平。一些系统配有 125ml 离心机转鼓用于小患者或预计引流血量较少时。较重的红细胞被甩至旋转轴最远处，而较轻的血浆和晶体成分仍最接近离心机转鼓的中心。当离心机转鼓达到最佳浓缩红细胞水平时触发洗涤模式，无菌生理盐水泵入红细胞层，去除无血浆的血红蛋白、凝血因子、抗凝剂和非自体颗粒。

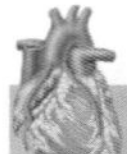

框 32.8 典型自体输血装置的基本组件

- 离心分离机
- 离心转鼓
- 吸气套件
- 心内血回收抗凝储血槽
- 洗涤液
- 废液袋
- 回输袋

洗涤周期后，洗涤物被泵出离心机转鼓进入收集储血槽并随后转移至回输袋输注给患者。最终产物的质量受几项操作参数的影响，包括绝对抽吸压力、转鼓充盈速率、洗涤速率和用于洗涤的容积量。处理后血液的血细胞比容百分比也取决于充盈速率和洗涤速率，并且当这些参数保持在制造商推荐范围内时，最终产物的血细胞比容应在 45%~60%。

一种独特的细胞回收器设计，持续自动输血系统（CATS；Terumo Cardiovascular，Tustin，CA），没有 Latham 转鼓而以持续方式发挥作用，浓缩红细胞产物在离心期间收集（图 32.33 和图 32.34）。该方法具有以下几个优点：收集浓缩红细胞前所需引流血量更少，所得产物的红细胞浓度更高，最重要的是，在此过程中分离的脂质层保持分离状态。采用传统的 Latham 转鼓系统，脂质可与最终红细胞产物再次混合并回输给患者。最近几项研究表明在脂质去除和神经认知功能预后方面，采用持续处理系统比 Latham 转鼓型系统优越[314,315]。Kincaid 及其同事[316]在犬科动物模型中研究了血液处理技术对大脑中脂质栓塞生成（小毛细动脉扩张）的影响。最近两项随机试验设计用于确定使用细胞回收器是否降低体外循环后的神经认知功能障碍。在 Rubens 及其同事的研究中[317]，266 例接受 CABG 手术的患者随机分成两组：不处理心内吸引血组（对照组）和离心机细胞洗涤处理（治疗组）。治疗组观察到血制品用量和失血量更大，两组在微栓生成、神经认知功能障碍或其他不良事件方面没有差异。Djaiani 及其同事[314]的另一项研究中，随机使用持续自体输血系统进行细胞处理的患者减少了输血需求，改善了神经认知功能。后一项研究使用持续细胞处理系统表明降低了血脂含量，前一项研究使用 Latham 转鼓间歇系统，之前已表明其对去除脂质无效。需进一步研究确定心内吸引对临床预后的影响。

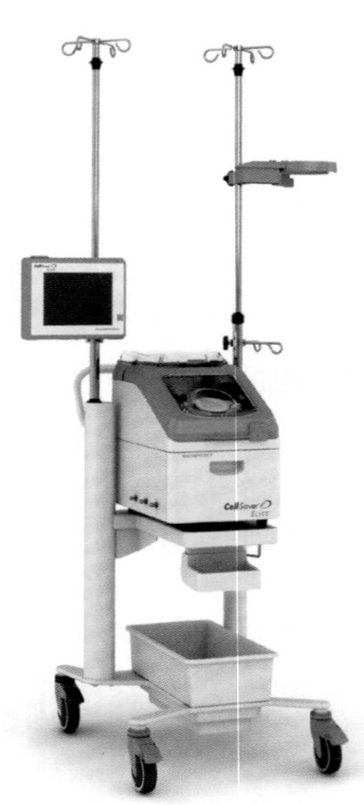

图 32.32 Elite 细胞回收器。使用蠕动泵和离心机处理引流血的自体输血细胞处理装置。（*Courtesy Haemonetics Corporation，Braintree，MA.*）

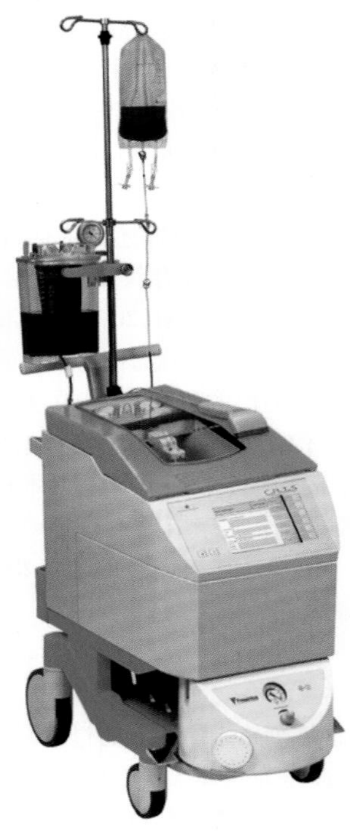

图 32.33 持续自动输血系统（CATS）。（*Courtesy Terumo Cardiovascular Group，Ann Arbor，MI.*）

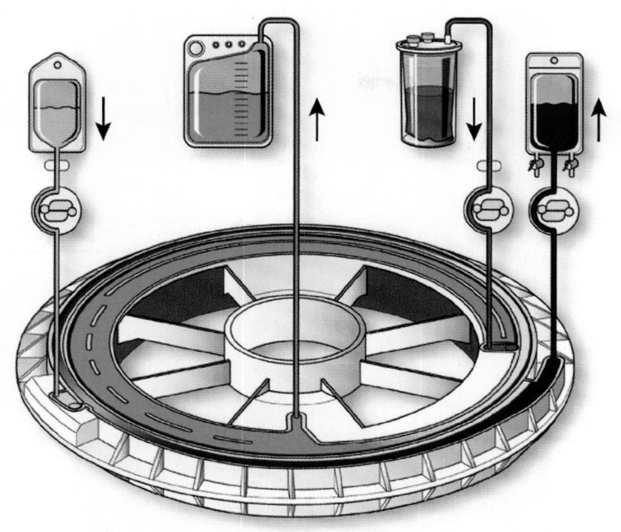

图 32.34 连续自动输血系统细胞处理盒。(*Courtesy Terumo Cardiovascular Group, Ann Arbor, MI.*)

所有目前制造的机器包含微处理器和手动与自动操作模式。在手动模式中,操作者可以控制处理周期并且在处理的每个阶段必须在位。具有自动模式能力的机器也为用户提供完成血液处理几个周期的选项,无需操作者时刻在位。某些型号还允许用户进行现场在线编程,使体外循环治疗师能根据抽吸血的污染程度修改处理程序,生成质量最佳的产物。

自体输血机的安全性能依制造商而不同。一些更突出的功能包括空气感测能力、液位平面检测仪、空气和泡沫检测仪、手动启动功能、双袋回输系统和废液袋溢出自动关闭。自体输血装置的回输袋绝不能直接与患者的输液管道连接。自体输血装置的蠕动泵与心内血回收储血槽相连,充盈过程中常被排空,因此,空气可能被潜在地泵入回输袋,然后被传递给患者,尤其是在回输袋加压的情况下。第二个转移收集袋应从回输袋充盈,并与自体输血机分离,降低空气栓塞的风险。

几项大型系统评价和 meta 分析已经证明了体外循环手术中常规使用自体输血的疗效[318,319]。成本效益总是令人担忧的,用现在的理念来看,只有当预计失血导致回输 1 至 2 单位处理过的红细胞时才考虑使用自体输血[320]。然而,对尽量减少患者暴露于血制品的积极关注,结合使用较小容量的离心机转鼓,已促使心脏手术期间自体输血使用的增加。Young 和同事[321]报道了当心脏病患者使用自体输血时,同种异体红细胞输注从每位患者 4.2 单位降至 1.5 单位。在心脏手术期间通过自体输血处理的红细胞质量也与新鲜自体血进行比较,手术野收集的红细胞体内存活率与静脉抽血的体内存活率相当[322]。Schwieger 及其同事[323]的研究检查了自体输血收集血液的感染风险,发现经历血液回收和细胞洗涤设备处理患者的感染率并不比未用自体输血但接受库血的患者高。

除了吸引来自心脏病患者的引流血,自体输血装置可在体外循环结束时用于浓缩泵灌注液。当与未经处理的泵血回输比较时,尽管已知该方法降低灌注液的蛋白质浓度,但该方法显著降低暴露于同种异体库血[53,324]。许多中心在体外循环结束时输注体外循环回路中的血。体外循环回路中的血被平衡电解质溶液代替,以便在需要重新转流时泵保持预充。有时给予患者扩血管药增加血管床容量以便回输这些血液。新生儿和小儿心脏手术的常用做法是采用被称为"改良超滤"的技术,使用这种技术,实施超滤去除血浆中的水分,同时体外循环回路中残留的血液缓慢输入患者。与此类似地,该技术可以使用一种被称为血袋的装置来实施,将体外循环回路中的血输入收集袋,然后将袋中的血超滤并回输给患者[325-327]。回输给患者的血含水较少,红细胞、血小板、白细胞和血浆蛋白浓度较高。

稀释性凝血病是过度使用自体输血的潜在问题。当大量血液被处理时,凝血因子的洗出可导致纯粹由于稀释作用引起的出血。但是,使用废液或墙式吸引同样会导致凝血因子降低和红细胞丢失。自体输血也用于治疗稀有血型患者或对供体血过敏和对输血反应较差的患者。此外,某些宗教信仰不允许接受同种异体血但可以考虑以个人为基础使用自体输血。使用自体输血的禁忌证是相对的,并以每个个体为基础作出评估。因此,相对禁忌证包括污染的伤口和(或)感染性手术、恶性肿瘤、剖宫产期间的回吸收和同时存在微型腓骨胶原剂时使用。必须权衡在这些患者中使用细胞回收和回输技术的风险和自体输血与同种异体输血的固有优势。有报道血液暴露于一次性自体输血回路和抽吸与机械治疗损伤引起的红细胞破坏导致的血红蛋白血症[328]。如果产物过滤不充分导致肺血管中微团聚体栓塞,则回输浓缩红细胞也可导致肺功能不全。无论何时,使用体外循环设备都增加了空气栓塞的风险,因此,确保患者安全最重要的是操作者的警惕和适当的预防措施。

术后纵隔出血收集

心脏手术后术后纵隔血的收集和回输称为术后自体输血(PAT)[329,330],其在心脏手术中的应用始于 1978 年[331]。这一过程包括从体外循环回路的专用回收设备或心内血回收储血槽直接连接到纵隔胸管和负压源。来自纵隔胸管的血进入回收储血槽,在此经过总的过滤(40~120μm)。随后收集的产物经输液泵和附加的 20μm 过滤器回输给患者。手术后回收血的容量因不同中心而不同,并根据手术不同而不同,但第一个 24 小时的范围可在 400~1 200ml。纵隔出血是去纤维蛋白原的,因此,回输后纤维蛋白(原)裂解产物水平会升高[332]。

Morris 和 Tan[333]评论了在连续 155 例心脏病患者中使用术后自体输血。这些作者发现接受心脏手术使用术后自体输血的患者同种异体血的使用大幅显著降低约 30%。其他作者发现当术后失血小于 500ml 时,术后自体输血在降低库血需求方面没有益处[334,335]。在一项进行 CABG 手术心脏病患者的前瞻性随机研究中,Bouboulis 及其同事[336]发现,使用术后自体输血没有益处,接受自体输血的患者发热反应的发病率增高。这些作者和其他作者主张回输前同时使用细胞洗涤装置处理术后自体输血产物[337]便携式细胞洗涤装置-CardioPAT,已经可商业用于处理胸部出血和胸腔引流。该装置能发挥与离心机细胞洗涤系统相似的功能,主要差别在于体积更小和处理速度比传统的细胞回收系统慢。这一血液处理过程去除了活化的白细胞和纤溶酶介质，这些介质可能与回输未经洗涤血时发现的溶血反应有关。Schmidt 及其同事[338]表明 CABG 患者回输术后自体输血的血液引起心肌酶活性的水平的升高，包括肌酸激酶-MB，这些升高可能导致对使用术后自体输血接受心脏手术的患者得心肌损伤的评估受到影响。目前的血液保护的临床实践指南指出，虽然在术后出血过多的情况下使用洗涤纵隔血回输并不合理，但该方法的实用性和疗效尚未明确[53]。

超滤

超滤是血浆中的水分经半渗透膜从全血中过滤的过程。尽管主要是一种去除血浆水分的方法，但也是血液保护的有效方法，因为它间接提高了红细胞、血小板和凝血因子的容量。超滤中所用的技术最初被研制用于治疗容量过多的透析患者[339]。超滤与血液滤过和渗滤是同义词，并使用相似的装置和原理，可在持续动静脉血液滤过和缓慢持续超滤的患者中见到。持续动静脉血液透析采用纤维周围与血流方向逆向流动的透析液，通过扩散去除血浆的溶质和电解质。当超滤只用于去除体外循环回路中过多液体时，它被称为血液浓缩。

心脏病患者特别容易受用于维持血流动力学输注的晶体液和心肺机预充液容量负荷过多的影响。使用无血溶液预充体外循环回路导致患者 33% ~ 200% 的容量被血液稀释。成人患者心脏手术后，血管外液体负荷量的增加大于三分之一转流前的血容量[340]，而在小儿灌注中，血液稀释的总量可远远超过患者术前血容量[341]。众所周知机体对血液稀释的反应是通过体循环阻力降低来提高心脏指数[342]。然而，在有病和受损心脏中，心肌储备较低，由于心排血量降低可导致氧输送不足和灌注不足。超滤不仅可降低这些患者容量负荷过多的风险，而且可以用于纠正电解质和酸碱失衡。

超滤是一种血液浓缩技术，通过该技术可以将血浆中的水分和某些低分子量血浆溶质从循环全血中分离出来。半渗透中空纤维膜根据跨膜产生的静水压差原理发挥作用，从血液中分离出超滤液(图 32.35)[343]。超滤液的组成与肾小球滤过液相似[344]。尿毒症毒素也被选择性地从循环灌注液中去除[345]，可降低体外循环所致的急性肾小管坏死发病率。各制造商已建立了基于血浆溶质分子量和超滤装置多孔性的筛分系数。这些系数由滤过液中的溶质浓度除以血浆中的浓度得出。通常，大于 50 000Da 的溶质无法通过膜(白蛋白的分子量为 65 000Da)。

超滤在心脏病患者的优点是：

1. 血液浓缩无须去除全血中的蛋白质片段，因而维持了血浆组分包括白蛋白和凝血因子。

2，白蛋白部分的浓度升高了胶体渗透压，并通过吸取血管外区域液体减轻了水肿。

3，通过减少血管外肺水量减轻了体外循环后肺功能不全[346]。

4. 在肾脏受损患者中，术前同时使用透析可通过优化电解质和血尿素氮水平为患者的麻醉诱导作准备[347]。

超滤与透析不同之处在于，透析是溶质通过浓度梯度通过半透膜扩散到透析液中。而超滤采用要去除的血浆水分的静水压梯度而无渗透梯度。其工作原理涉及跨膜压梯度(TMP)，是溶质从溶液分离的力量。TMP 的计算使用动脉入口压(Pa)、静脉出口压(Pv)、超滤出口压(Pn)、入口渗透压(Pi)与出口(Po)渗透压：

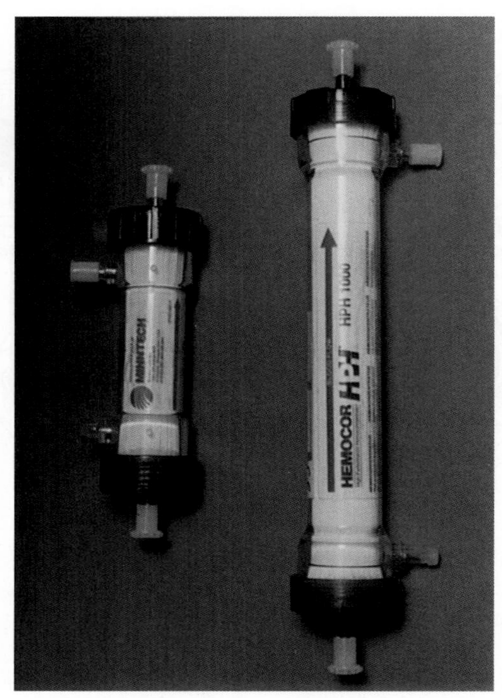

图 32.35 超滤装置。(*Courtesy Minntech Corp.,Minneapolis,MN.*)

$$TMP = Pa/2+Pv+Pn-Pi/2+Po$$

超滤速率是指血浆容量经超滤器从血中被移除的速率，它取决于 TMP 和血液浓缩器的表面积[348]。

传统上超滤器被设计成平行板或中空纤维形态。中空纤维类型用于血液浓缩，由纤维素、聚丙烯腈或聚砜材料制成。血液沿中空纤维的内部通过，中空纤维的外部开放于虹吸引流或真空吸引产生的负压。由血液穿过纤维的运动产生 TMP 力，超滤压推动血浆水分和溶解的溶质穿过合成材料中的孔。中空纤维超滤器的孔径因制造商而异，但通常在 30 至 40 埃之间。中空纤维壁的厚度约 40μm，纤维直径达 200μm。影响超滤率的其他因素包括通过装置的血流速度、红细胞和蛋白浓度以及通过装置的灌注液温度。

使用超滤器的血液浓缩几乎没有禁忌证。与使用任何非内皮化材料一样，生物相容性是一个重要问题。当血液暴露于纤维素膜材料时已有白细胞减少和补体激活的报道[349,350]。TMP 过大可导致红细胞破坏和血浆游离血红蛋白释放增加。当浓缩泵中内容物时，由于浓缩产物中含有肝素，因此回输期间应谨慎。肝素分子大小不均一使血液浓缩物中保留的肝素量不同。因为已知在没有不良病理作用的情况下患者可耐受高达 4L 的正液体平衡，常规心脏手术期间严格的成本分析难以量化[222]。因此，在这些患者中超滤的受益有待确认。

改良超滤

1991 年，Naik 等[351]描述了对超滤技术的改进，从而广泛应用于接受心脏手术的小儿患者。2011 年的儿科国际灌注调查显示,将近 71% 的受访者都采用改良超滤进行新生儿、婴儿和小儿心脏手术[352]。小儿患者被认为更易受液体负荷过多的有害作用的影响,因为在小儿心脏手术中看到较高的再次手术率和深低温的使用,可能从这一技术中获益。该技术在体外循环后应用,可对回路内容物和患者进行超滤。改良超滤的时间很关键,并通过去除血浆水分使患者的血细胞比容迅速升高[353]。与改良超滤相关的结果已非常令人鼓舞,包括术后发病率的降低[354]、失血量和用血减少[351,355]、炎性介质减少[356,357]、心肌功能改善[358]及脑氧合的改善[355]。在成年人中也观察到类似的益处,几项随机临床试验和 meta 分析证实与改良超滤相关术后出血和输血的减少[359-361]。

改良超滤通常在体外循环停止后不久实施,采用典型的超滤器完成。在小儿手术中,这些装置与整个体外循环一起常规建立和预充。超滤器置于管道中膜式氧合器远端的一个位置,该装置入口连接动脉管道,出口连接静脉回流管道(图 32.36)。滚轴泵控制流经改良超滤回路的流速并位于动脉和静脉插管间平行回路中这样设置允许体外循环过程中进行常规超滤。在与体外循环分离时,通过阻断动脉和静脉管道至改良超滤回路的近端使患者成为改良超滤血的来源,从动脉插管引流,并直接回输入静脉插管。改良超滤期间剩余的泵内容物也被浓缩,并作为去除血浆水分的容量替代。改良超滤期间的血流因患者体型和血流动力学稳定性而不同。在改良超滤期间,平均动脉压的升高可能与血液黏度增加相关的体循环阻力变化和血管活性物质去除有关[355,362]。改良超滤显而易见的好处是去除了血浆水分和血液细胞和非细胞成分的浓缩。然而,一些研究者已证明超滤减少了其他潜在有害物质包括细胞因子和内源性致热原的生成[357,363]。这一数字的减少与血液浓缩的作用无关,而与全身体外循环相关性炎性反应减轻有关[357]。在体外循环复温期间积极使用超滤,使得改良超滤的好处更加突出。这更可能是去除了容易在超滤液中筛分的活化补体片段 C3a 的缘故[357]。已证明用改良超滤治疗的患者其肺功能的恢复速度比未行超滤患者显著增快,这可能是因为肺毛细血管中白细胞的稳定性和多形核中性粒细胞脱颗粒作用减少[357,363]。

在成人中使用改良超滤已经得到很好的研究。在 2001 年,Luciani 及其同事的随机对照试验显示,早期发病率和输血量需求显著降低[364]。其他研究调查了输血需求、失血量、抗凝血酶Ⅲ水平、收缩压和细胞因子水平[360]。Boodhwani 及其同事进行了 meta 分析,共纳入 132 项研究,涉及 1 004 名患者,以检测改良超滤专利对输血的有效性,并报告了输血量减少 0.72 个单位,明显降低术后失血量[361]。2011 胸外科医师协会和心血管麻醉医师血液保护的临床实践指南指出:使用改良性超滤可用于成人和小儿心脏手术体外循环的血液保护,并减少术后失血。美国心脏协会 A 类证据 Ⅰ 级水平[53]。

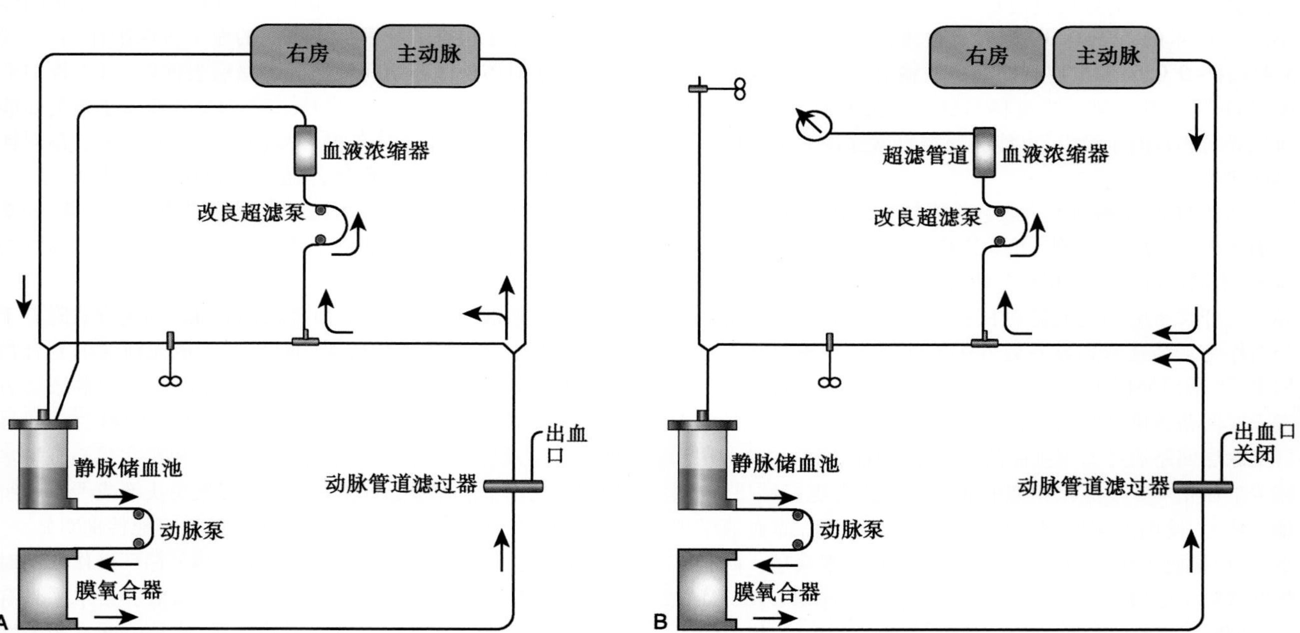

图 32.36 用于儿科心脏手术的改良超滤(MUF)回路。A,常规超滤。B,改良超滤。(*From Darling EM, Shearer IR, Nanry C, et al. Modified ultrafi ltration in pediatriccardiopulmonary bypass*. J Extra Corpor Technol. *1994*;*26*;*205*.)

涂层回路

转流导致的凝血病变是与血液暴露于外来物表面相关的最常见的病理生理事件之一[365]。确定患者处于术后凝血病变发生风险是对包括心脏外科医师在内的长期挑战。术后异常出血通常分为术前存在凝血病变、获得性止血缺陷或手术止血不充分(尽管单个患者可能罹患所有上述疾病)。各种体液和细胞系统的激活与血液暴露于带负电的外来物表面有关,可以说是与血小板功能障碍相关的主要致病因素[366-369]。长期以来人们一直认为,在体外循环期间血栓形成始于Ⅻ因子(Hageman 因子)的接触激活,随后激活内源性凝血通路[370]。然而,最近的研究表明体外循环期间组织因子途径和外源性途径的激活在促进血栓形成中起着重要作用[371]。转流回路由各种合成材料组成,包括聚内烯、聚氯乙烯、不锈钢和(或)阳极化氧化铝、涤纶和各种增塑剂,所有这些均引起血小板、粒细胞和内源性通路相关蛋白的接触激活。与体外循环导致的补体激活有关的病理事件知之甚少[372],尽管强效介质如 C3a、C4a 和 C5a 被认为在转流后全身炎性反应中发挥主要作用[373,374](见第 35 章)。

表面涂层在血液和回路组件之间的界面发挥作用。炎性反应和凝血通路的减弱应解释为与血小板功能障碍直接相关的术后发病率、出血并发症和终末器官损害减少。Gott 及其同事首次报道了接受广泛胸主动脉手术的患者使用了由用石墨苯扎氯铵肝素涂层的分流管道,从而避免抗凝的需求[375]。起初体外循环回路肝素涂层是想取代肝素全身抗凝,后来,这一废止全身肝素化的概念被放弃,提出了小剂量全身肝素化与肝素涂层体外循环回路结合使用的策略[376-380]。这些表面的离体和在体研究表明凝血和系统性炎性反应过程的减轻。已经实施大量研究评估了肝素处理表面的有效性与非肝素涂层回路进行比较[381-406]。大多数研究显示了血小板激活降低[385-388]、补体激活炎性特征的减少[389-396]、包括出血与输血[397-399]、肺功能[400,401]和认知功能[402-404]在内的临床结果的改善。一项接受再次 CABG 手术患者的随机试验显示,炎性反应的生物标志物或失血量和输血量无差异[405]。来自同一中心的一项更大的包括再次瓣膜手术患者的随机试验提示肝素涂层回路给予的好处包括 CABG 患者再次手术出血倾向较小(0% vs 4.0%;$P=0.058$)、大出血事件明显减少(1.2% vs 5.4%;$P=0.035$)和重症监护室中的输血需求显著降低($P=0.013$)[406]。作者进一步解释与材料无关的血液激活(例如血气界面和心内血吸引)可能会减弱肝素涂层表面(HCS)的总体效果。

遗憾的是,这些研究大多数规模较小,用肝素抗凝管理的差别很大,部分或完全使用涂层回路、是否据此处理心内回收血液、不同的肝素涂层和整个研究过程中测量不同终点的差异。与肝素涂层相关的随机试验的异质性排除了使用 meta 分析作为总结这些回路有效性的方法[53,381]。Stammers 及其同事[381]采用加权法努力总结了包括 1 515 例患者的 27 项肝素涂层回路随机对照试验的效果。作者的结论是在统计学上肝素涂层回路通过缩短重症监护室滞留时间降低住院费用和减少出血相关并发症比相似的非涂层回路有更好结果,同时他们认为,使用涂层回路免疫因素维持得更好,而血液学因素,不包括血小板计数,更青睐 Duraflo-Ⅱ肝素涂层。两种新的肝素涂层已研制成功:透明质酸涂层肝素涂层(GBSTM 涂层;Gish Biomedical, Rancho Santa Margarita, CA)和 Bioline (Maquet, Wayne, NJ);然而,比较这些表面的研究是有前景的但也是很有限的[407]。

众多表面修改使体外循环表面更抗血栓和具有生物学惰性市面有售,这些包括 X-Coating PMEA(聚-2-甲氧基乙基丙烯酸酯;TerumoCardiovascular Group, Ann Arbor, MI)、SMARxT (Sorin Group, Arvada, CO)、P. H. I. S. I. O 磷酸胆碱惰性表面(Sorin Group)、Softline 无肝素合成聚合物(Maquet, Wayne, NJ)和 Safeline 合成固定白蛋白(Maquet)。初步调查结果表明这些表面提供了一些改进,包括血小板激活、白细胞激活、缓激肽释放的减少和某种程度上与非涂层表面相比细胞因子释放的减少[408-412]。Gu 及其同事[413]比较了 SMA 涂层回路与非涂层回路,并报道改善了血小板保护与功能,但补体激活无差异。Ereth 等[414]在 36 例随机分入延龄草涂层回路或非涂层回路的心脏手术患者中比较了血细胞比容、白细胞计数、血小板计数、末端补体复合物、补体激活、髓过氧化物酶、β-血栓球蛋白、凝血酶原片段 1.2、纤溶酶-抗纤溶酶、肝素浓度、激活凝血时间、纤维蛋白原、失血量和血制品的使用,据观察延龄草涂层回路和非涂层回路无显著差异。Ferraris 和同事[53]得出结论,"肝素涂层转流回路(单独氧合器或整个回路)对血液的保护并非不合理(Ⅱb 级,B 类证据水平)"。同样,Shann 等[415]已表示"减少回路表面和应用生物兼容性表面修饰回路可能是有用的,有效降低了系统性炎性反应(ⅡA 级,B 类证据水平)"。

体外循环回路表面的肝素涂层或黏接增加了非内皮化物质的血液相容性[367,416,417]。肝素涂层表面回路的具体益处主要集中在涉及止血的体液蛋白系统与补体系统激活的减少和血小板与蛋白在体外循环表面的良性沉积[418]。黏接的肝素抑制了Ⅹa、Ⅱa 和Ⅻ因子的结合,通过限制触发凝血抑制了血栓形成[419,420]。一些作者证实在离体全血肝素涂层表面回路循环中,通过减少初级颗粒蛋白(髓过氧化物酶、乳铁蛋白)释放降低了粒细胞的激活[367,421]。通过使用肝素涂层表面使血液表面的相互作用改善反映了在体血管系统内皮细胞衬里所见的相似反应[417]。Palatianos 及其同事[422]在猪的体外循环模型中检查了肝素涂层表面的血小板保护作用,发现当在 3 小时体外循环期间使用肝素涂层表面时,血小板的消耗或计数没有下降。但他们的模型不包括残存血小板的功能研究,他们也没有报道体外循环后的止血差异结果。在同样采用小牛的肝素涂层表面体外循环动物模型中,Tong 等[423]能证实与非涂层转流回路相比血小板保护和功能更佳,肝素涂层表面组的纤维蛋白肽水平降低,涂层回路的任何部位均没有血栓形成的证据。

一旦血液与肝素涂层表面接触,AT Ⅲ以加速方式附着于结合的肝素,然后凝血酶与 AT Ⅲ结合,形成无活性的复合物离开肝素涂层表面,使这一过程重复进行[424]。肝素涂层表面已在各种临床情况下进行了评估,包括 ECMO[424]、肝移植[425]、主动脉瘤修复[426]、肺动脉导管[427]和在常规心脏手术期间。当用于治疗罹患低温暴露患者或罹患头部或严重软组织损伤的外伤患者时,无肝素转流的有效性可能特别明显。

肝素涂层表面的应用可能导致某些体外循环操作期间对肝素全身抗凝必要性的再次评估[428-430]。降低肝素水平具有限制潜在的术后凝血病变所期望的效果,这是由肝素相关性血小板缺乏和给予鱼精蛋白后肝素再现(肝素反跳作用)所致。这可能对暴露于肝素后不良后遗症风险增加的患者特别有吸引力(如肝素诱导的血小板减少症、神经外科手术、鱼精蛋白不耐受)。在一些研究中,肝素化水平降低导致术后失血减少[428,430]。Aldea 和同事[431]证实在接受 CABG 手术患者中,当肝素涂层表面与较低的肝素化治疗方案结合使用时,显著改善了止血,以及降低了失血和输血率。对因急需处理而处于较大风险的患者这些益处更加突出。

由于肝素是体外循环期间抗凝的主要方法,任何提示降低其循环水平的方法必须审慎评估[432]。Kuitunen 及其同事[433]前瞻性地在接受体外循环患者中评估了肝素涂层表面,这些患者要么接受小剂量肝素化治疗方案(100IU/kg),要么接受全肝素化剂量(300IU/kg)。这些作者发现在体外循环期间有凝血酶形成,低肝素水平增加了微栓、血管内和回路凝块的风险。这点也在离体模型中得到证实,在该模型中采用全血暴露于体外肝素涂层表面回路结合低肝素浓度,在 120 分钟模拟转流后有接触激活的证据显示[434]。在一项对接受首次瓣膜手术的患者的回顾性分析中,Shapira 和同事[435]比较了使用肝素涂层表面回路同时接受低剂量肝素化(100IU/kg)患者与正常剂量肝素化(300IU/kg)而使用非肝素涂层表面回路的患者。结果肝素涂层组的临床疗效明显优于常规组,同种异体血的输注较少,但也存在早期瓣膜血栓形成风险增加的问题。为此,作者建议使用肝素涂层表面行瓣膜手术的患者采用全剂量肝素化治疗方案。

研制肝素涂层表面主要困难之一在于将肝素与转流期间所用各种成分结合所采用的黏接技术。Goit[436]描绘了早期肝素黏接技术,涉及十三烷基甲基氯化铵这一物质。这一离子键黏接方法目前用于生产用于动脉瘤手术和肝移植的分流管(Gott 分流管;Shenvood Medical,St. Louis,MO)[425]。

将肝素黏接至体外循环回路的困难在于将转流期间使用的各种各样的人工合成化合物与可能产生停滞和血流瘀滞区域的心血管装置几何变异的混合。此外,与肝素涂层表面相关的益处取决于和血液接触后肝素从表面最低程度地洗脱。通常抑制血块形成所需的表面结合肝素量大于回路表面积的 1.0mg/cm^2,但取决于肝素在表面的分布。众所周知,肝素不是一个单一的独特复合物,而是一个异构级黏多糖,也可影响其黏接特性。

已经使用季铵盐将离子型肝素黏接至合成表面,因为肝素与季铵盐结合形成了高度不可分的复合物。一家肝素涂层表面制造商(Bentley Duraflow Ⅱ;Baxter Health Care Corporation,Irvine,CA)在肝素(猪肠黏膜)和烷基苄基二甲基氯化铵之间采用不溶于水的复合物。当离子型黏接肝素表面暴露于血液时,在血液首次接触表面时,最初在早期有 5% 黏接肝素洗脱,但剩余浓度在多个小时内保持稳定。已在共价键中成功用于合成材料包括硅胶和天然橡胶、聚丙烯和聚乙烯。

肝素含有羟基、羧酸和氨基组,它们均适合与人工材料表面共价结合。肝素的共价键也被称为肝素的终点附着,其中底物的中间层首先沉积于表面,肝素通过与一个伯胺结合黏附于表面上[424]。部分降解的肝素经来自 Carmeda 公司工程师研制的处理过程与体外循环回路共价终点连接(Carmeda Bio-Active Surface;Carmeda,Stockholm,Sweden;图 32.37)[424,426]。

肝素涂层表面的有效性依赖于回路内的血流动力学,血栓抑制与回路表面积和血容量的比率有关[437,438]。肝素涂层表面仅在暴露于血液时才有效,因此,必须保持血液不断循环。仍需全身肝素化以降低机体内血流停滞部位或低流量毛细血管床的血块形成,如同发生于肺循环的情况。因此,肝素涂层表面不可能完全取代全身肝素化的使用。然而,肝素黏接至这些回路中,可能需要重新评估全身肝素化所需的肝素总浓度,并且可能导致需确定控制更严的使用肝素的治疗方案[439]。

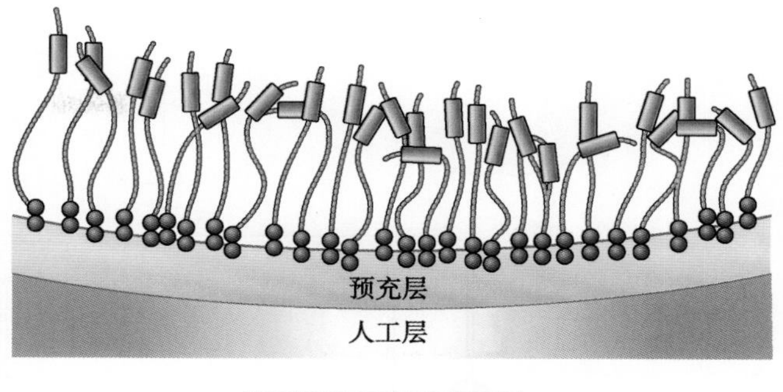

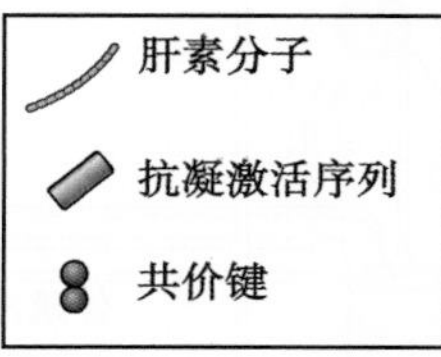

图 32.37 Carmeda 生物活性表面。共价键和肝素涂层。(*Copyright Medtronic*,2016.)

灌注实践

微创心脏手术

不断变化的医疗保健经济学已迫使人们重新评估如何利用科技和技术提供医疗服务。尽管从心肺机获益是促使心脏手术发展的一种资源,但与其使用相关的发病率持续困扰着医生。最近在对心脏外科医师的调查中,关于哪一个步骤可以废止的问题,是正中开胸还是体外循环,超过 80% 的回答为后者[440]。内镜设备和高分辨率影像设备的发展塑造了微创手术的开展,并改变了指导手术实践的传统智慧。心脏手术中应用这些技术最有前途的成果已出现在需要进行冠状动脉旁路移植手术的患者。当经左前胸小切口实施手术时,被命名为微创直接冠状动脉旁路移植术。对接受这种手术患者的主要益处是美观,至少在与那些接受常规治疗的单支血管病变患者比较时[441]。尽管微创的主要目的之一是避免使用心肺机,但有些情况下仍需使用体外循环辅助患者。在心室功能低下患者或需通过心脏后壁途径操作的患者中这是真实的。参与程度将因机构而不同,这些过程大体包括最常放置于股部的特殊插管,同时采用离心泵(动力辅助静脉引流)完成静脉引流[32,33]。

当心脏手术患者不采用常规中线胸骨开胸手术时,被称为微型切口手术。当这种技术与体外循环结合时被称为窗式入口心脏手术,并已用于 CABG 和瓣膜手术[442,443]。这种手术技术的成功取决于众多因素,包括外科手术专业知识和专业仪器和插管的正确使用(Heartport EndoCPB;Heartport,Redwood City,CA)(图 32.38)。主要插管称为主动脉内阻断钳,被专门设计用于阻断主动脉、输注心肌停搏液和升主动脉引流。通过这种方式可以实现心肌保护作用,同时使手术医师能在安静、松弛的心脏上手术。主动脉内阻断钳可在透视和超声心动图引导下定位。定位不准可能导致心肌保护不佳、左心室膨胀或弓部血管堵塞[443]。经颈静脉放置肺动脉引流管用于辅助减轻心室负荷。最后的插管为冠状窦心肌停搏液插管,用于逆行输注心肌停搏液(见第 31 章)。

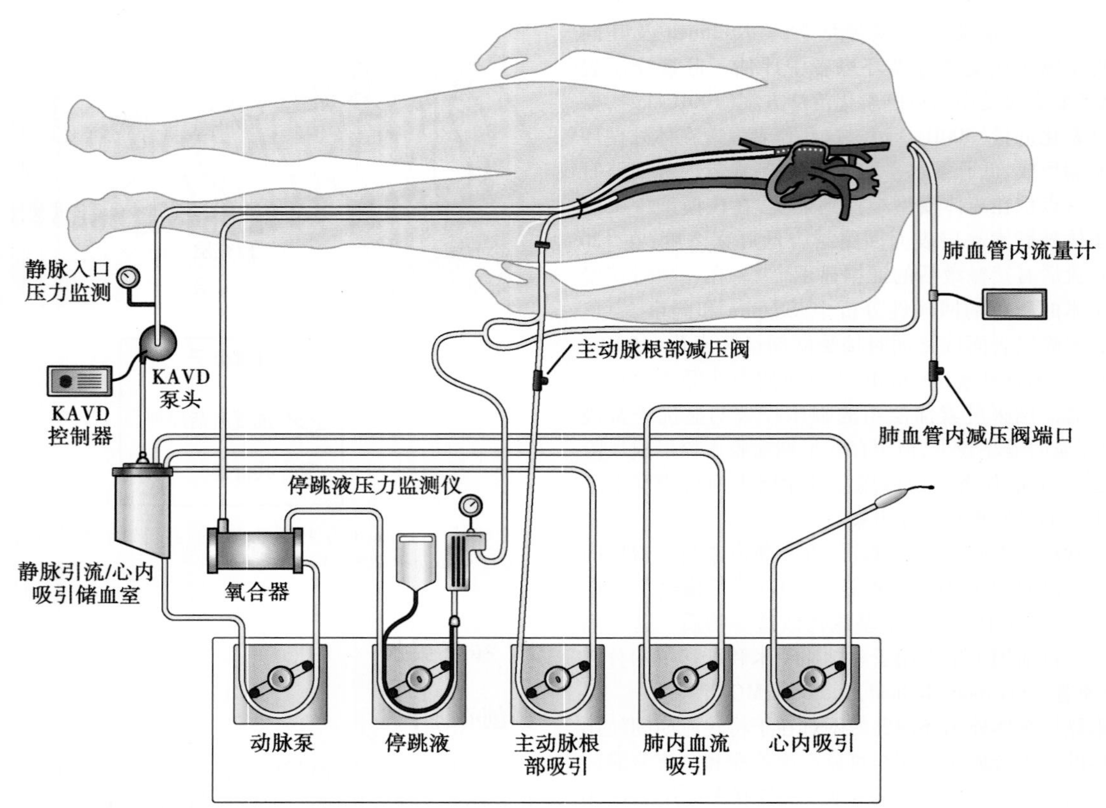

图 32.38 血管内窗式入口体外循环系统回路图。KAVD，动力辅助静脉引流。(*From Toomasian JM, Williams DL, Colvin SB, et al. Perfusion during coronary and mitral valve surgery utilizing minimally invasive port-access technology.* J Extra Corpor Technol. *1997;29:66.*)

通过使用动力辅助静脉引流和离心泵增强静脉回流。在离心泵的入口处测量负压并通过控制泵的惯性来调节负压[32]。动力辅助静脉引流压维持在-50mmHg至-80mmHg之间，这样可确保足够的流速。离心泵的出口直接连接集成心内血回收/静脉储血槽，它顺序连接到动脉泵和氧合器(见图32.38)。窗式入口心脏手术期间患者的管理采用与那些常规转流相似的治疗方案来实施。需额外增加监测离心泵和用于引流心脏和输注心肌停搏液的各种插管。一旦主动脉内阻断钳正确定位，用造影剂和生理盐水混合液给气囊充气，输注心肌停搏液。在顺行灌注心肌停搏液期间，主动脉根部压力将升至60~90mmHg之间，并可观察到平均动脉压有20~40mmHg的压力梯度。输注心肌停搏液后，开始主动脉根部引流，采用-80mmHg的泄压阀确保不发生负压过大的情况。

以正常方式完成脱离体外循环，通过动力辅助静脉引流虹吸作用逐渐减小，从而将血液从心肺机转移至患者。拔除主动脉根部和肺动脉内引流，缝合股部血管，并以标准方式关闭胸部切口。尽管迄今为止已收集到的评估这种技术的资料有限，但它为外科医师提供了在可控环境下利用高分辨率立体可视化技术实施微创手术的独特能力。

体外循环期间的监测

生理学监测技术的进步使体外循环过程变得安全、全面和可靠。监测装置不仅测量生理功能，而且测量监控设备界面的机械功能。从历史的角度看，除了血流动力学数据，体外循环治疗师几乎没有设备发挥中继信息监护仪的作用。技术进步已诞生了新类别的监测设备，但同时要么成本过高，要么体外循环治疗师认为是多余的。然而，这一领域的两项进展大大提高了实施体外循环的安全。首先，典型手术期间产生的信息数量和质量增加，且更加特异和敏感地反映患者的状态。其次，关于体外循环相关病理生理事件研究的巨大复苏使得体外循环治疗师的表现从主要依靠本能推理转移至依靠推论。这只能通过更严格的监测和分析患者和机器对体外循环的反应的方法来实现。这节重点介绍心肺机术中主要的监测变量。

在确保达到适当的抗凝水平后，体外循环治疗师开始体外循环。毫无疑问，灌注开始后体外循环最重要的评定是氧合器的功能。这可以和启动基础生命支持前建立患者的气道相比较。不能确切的将氧输送给静脉血并排出二氧化碳，动脉泵没有任何用处。传统上，独立的血液分析在离手术室一段距离的地方实施，提供给医师的是氧合器之前的情况和患者的表现。不幸的是，这一事件仅是体外循环期间一点的“快照”，无法反映手术正在发生的变化或趋势。正常情况下转流中每15~30分钟应常规检测血气样本，在氧合器发生故障的情况下，这些时间间隔可能导致低氧血症和(或)高碳酸血症。因此，迫切需要使用内联血气监测，而不应该因其附加成本而被认为是“奢侈的”[444]。事实上，在这个法治社会里，不使用现成的技术以减少不必要的患者风险，这是有问题的。

光学荧光技术已使可靠的内联血气和电解质监测成为现实，在体外循环期间提供了对这些参数分钟至分钟的精确监控[445,446]。内联血气监测实现了“灌注是否充分”的实时监测，目前可用于体外循环的装置为CDI500(Terumo Cardiovascular System, Ann Arbor, MI;图 32.39 和图 32.40)。CDI500 提供了持续实时 PO_2、PCO_2、pH、HCO_3^- 和 K^+ 的血气和电解质测定。在文献中已经记载了使用这一技术所增强的安全性[447]。1994 年对英国和爱尔兰麻醉医师关于监测设备利用情况的调查显示,被调查的 42 所医院心脏手术期间 98% 间断监测血气张力,33% 使用持续血气监测[448]。在美国,估计约有 40% 的机构在体外循环期间使用持续血气监测[444,449,450]。实际调查显示内联监测的使用越来越普遍[451-453]。然而,全球约有三分之二心脏手术中心不使用这种技术。Otten 及其同事[454]认为,这可能是由于缺乏使用该技术相关的科学证据和费用。

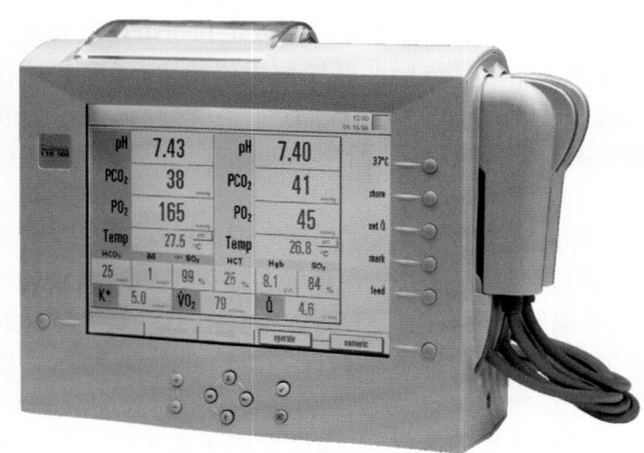

图 32.39 CDI500 连续血气和饱和度监测仪。测量动脉和静脉 pH、PCO_2、PO_2、钾、血红蛋白饱和度、血细胞比容和血红蛋白。(*Courtesy Terumo CardiovascularGroup, Ann Arbor, MI.*)

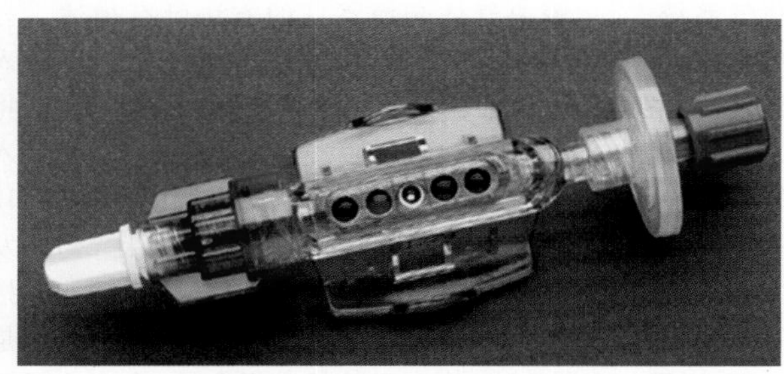

图 32.40 CDI500 传感器。血流通过传感器可以实现连续监测。(*Courtesy Terumo Cardiovascular Group, Ann Arbor, MI,*)

动脉血氧饱和度应总是维持大于 99%,PO_2 张力在 150~250mmHg。动脉 PCO_2 水平随着血气处理采用 α 稳态或 pH 稳态而不同(参见第 31 章)。目前,有几种设备可测量氧合器的气体交换性能,包括内联持续监护仪。这些监护仪必须符合基本标准后才能被视为安全、准确(见框 32.9)。它们必须具有反应时间快,与标准血气分析法一样准确,不受血液稀释和温度的影响,且易于使用。通过温度下降时维持血液的电化学中性和低温灌注期间保持 pH 碱性实现 α 稳态血气管理。α 稳态管理期间,控制二氧化碳的经验法则是维持 PCO_2 水平与动脉血温度相等。对于 pH 稳态管理,PCO_2 保持在 40mmHg 不变,所有温度 pH 保持在 7.4。因此,当血气未行温度校正时,可见到呼吸性酸中毒。手术期间静脉氧饱和度(SvO_2)根据患者代谢状态而不同,但一般维持在 80% 左右。

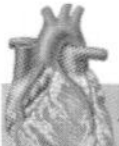

框 32.9 理想的体外循环即时监护系统特点

- 高度准确、精确和可靠
- 反应时间快
- 受血流动力学状况影响最小
- 参数测量范围广
- 校正和校准过程简单
- 超过 6 小时稳定的测定范围(低漂移)
- 独立式设备,一次性使用品最少
- 高度生物兼容性
- 成本效益高
- 具有输入输出数据处理能力

使用内联血气监护仪的临床决策最终必须由这些设备改善患者预后的能力来决定,即其价值超过使用相关总成本的价值。心脏外科手术操作所致的并发症按照其处理相关的费用来说仍很显著[455,456]。通过技术融合改善患者预后,假设预期的问题是重要的足以支持采取干预措施,在医疗设备的生产与销售方面事实并非总是很清楚。为了规范实施标准监护,必须有某些证据说明不融入该技术可导致潜在的患者损害。体外循环期间监测的一些理由列于框 32.10 中。

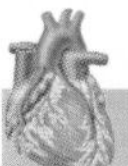

框 32.10 体外循环期间监测的理由

- 氧合器和(或)设备性能的评估
- 患者状况的计算
- 氧输送
- 氧摄取
- 氧耗
- 二氧化碳生成
- 治疗性干预的分析
- 品质保证

尽管与体外循环相关的总死亡率在过去几十年中已有下降,但研究显示神经损伤导致的死亡增加(从 7.2% 升至 19.6%)[457]。Gill 和 Murkin[458]报道了体外循环后的神经心理功能障碍,提示体外循环回路产生的脑微栓是发病的主要来源。这些作者强调微栓现象的发生继发于转流温度的变化、氧合器类型、pH 管理和动脉管道过滤的应用,因而这些参数的调整降低了总体神经功能障碍的发生率。

体外循环期间的酸碱变化已在动物和人体模型中得到深入研究,结果模棱两可。在使用 pH 稳态血气方案维持的患者中已报道了神经功能障碍,更可能是由于接踵而来脑缺血和这一状况下产生的呼吸性酸中毒共同作用的结果[459]。这一点在 70 例 CABG 患者中进行的一项临床研究被证实,该研究将 70 例患者随机纳入 α 稳态或 pH 稳态方案,在术后平均 42 天通过神经心理评价实施评估[460]。作者发现当与 α 稳态组相比较,pH 稳态策略维持的患者脑自主调节功能显著受损和神经心理障碍。Nevin 和同事[461]证实体外循环期间的低碳酸血症也会导致神经功能受损,而其他研究无法证实低温灌注的酸碱策略是否导致显著差异[462]。Fullerton 和同事[463]

证实二尖瓣狭窄伴肺动脉高压患者的呼吸性酸血症导致肺动脉高压恶化，因而低碳酸状态可能对这些患者有益。

体外循环引起的高氧氧化作用被认为可加重与氧自由基形成和气体微栓相关的病理生理事件。在体动物研究进一步证实，高氧因干扰白细胞黏附于血管内皮引起功能性毛细血管密度降低[464]。在一项48例患者的前瞻性随机研究中，半数患者体外循环期间的氧张力维持在190~300mmHg，半数维持在75~112mmHg，证实高氧状态显著影响患者的预后[465]。与氧正常组相比，高氧组患者红细胞流变性降低，出血倾向增加导致需输血率更高，呼吸机使用时间更长及体外循环后并发症更多。高氧血症也被证实改变了常温和低温体外循环期间的微循环反应，但在常温血管阻力增加和氧耗降低时最明显[466]。最近的一项涉及67例发绀婴儿的随机对照试验发现与高氧体外循环相比，体外循环开始时低至正常的氧张力与心肌损害降低、氧化应激降低和脑与肝损害降低相关[467]。

静脉血气监测的益处已被心血管内科广泛接受，在众多临床情况下这一评估获得的信息已用于指导治疗性干预，包括重症和加强监护、内科和手术部门。静脉 PCO_2 和 PO_2 水平的变化已被证实与全身组织灌注变化密切相关[468]。体外循环期间，混合静脉血氧饱和度监测的重要性不能过分强调。这一参数具有全局效用，是大多数体外循环手术期间普遍监测的参数。混合静脉血氧饱和度用于计算全身氧耗时，根据Fick方程，还需了解灌注流量和动脉血氧含量。作为警示的说明，对混合静脉血氧饱和度的解释必须有对任何患者病情的可靠了解，在具有可能高估或低估氧输送与摄取的情况下作出，例如存在解剖或生理性分流，或异常血红蛋白类型的浓缩物。回顾目前市售的所有内联血气监护仪超出了本章的范围，读者可以参考其他的信息(框32.11)[469]。

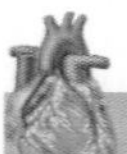

框32.11 实时监测装置

- 在线监护仪或分析仪
- 内联监护仪
- 动脉内监护仪
- 废气监测(二氧化碳分析图)
- 经皮监护仪(脉搏氧饱和度)

用于测量血氧饱和度最简单的设备是反映流动血液氧饱和度的光耦合双波长(660nm 和 900nm)血氧计(Bentley Oxysat Meter; Baxter Health Care Corporation, Irvine, CA)[470,471]。该设备由可置于动脉和静脉管道中的光传输单元组成，使用发光二极管和光敏晶体管测量饱和度。当血流量低于100ml/min时，可看出在线饱和度的局限性，此时准确性大大降低，血氧计读取错误高。而且，该设备无法同步显示动脉和静脉数值。

第二种类型的血气监测仪使用通过两根光纤电缆与有动脉和静脉监测能力的一次性流经单元和传感器耦合的微处理器(CDI; Cardiovascular Devices Inc., 3M Health Care, Irvine, CA;见图32.31和图32.32[470,471]。传感器含荧光化学垫，可响应气体和氢离子变化而发光，光的强度与浓度相关。然后微处理器用预定算法计算动力侧的碳酸氢盐水平和碱缺失与 SVO_2。每台手术前用张力气体校正微传感器，这一过程约需20分钟，但可省略并在紧急情况下实施单点校正。

一项替代技术是采用在线血气分析系统(Gem Systems; Instrumentation Laboratories, Ann Arbor, MI)[472,473]。这些机器在很多方面不同于内联监护仪。首先，它们提供来自动脉或静脉管道的离散血液样本。因此可独立于心肺机之外使用，并不需要血流通过操作单元与传感器。它们还可通过自动洗涤和校准通过传感器偏移的持续修正发挥作用。除了测定 PO_2、PCO_2 和 pH 外，它们还测定钙、钾、钠离子和血细胞比容。

任何设备使用时，必须制定标准确保性能的准确性和可重复性，并纳入敏感性和特异性。在手术室中，这些标准通常由医学技师或病理科医师依据国家规定和指南校正和维护血气分析仪器来制定。与标准血气分析仪相比，内联监护仪的准确性近来受到质疑[473-475]。尽管如此，它们提供了重要的血气和酸碱趋势信息，体外循环期间这些信息容易发生快速变化。

如果怀疑氧合器气体交换不足，应立即采取几项行动排除故障的问题。第一步检查气体管道是否正确地连接氧合器的入口，确保管道没有阻碍呼吸气体输送的堵塞物、扭结和漏气。一项重要的术前检查是确保一次性0.2mm气体管道过滤器安装在正确的方向，并使气体自由通过过滤器。其次，应检查空氧混合器和流量仪，以确保它们正常工作。气体输送系统的裂口可因过大使用麻醉气体清除系统上的真空而加剧[476]。可通过临时阻断靠近氧合器的供气管道并观察压力计上气体系统内压力的上升或通过观察气体流量计指示球平面测试气体输送系统的完整性。一种替代方法是使用吸球测试供气系统[477]。解决气体交换不良的方法已有描述[478]。在气体输送管道内放置的内联氧监测仪将反映呼吸气的吸入氧浓度。如果怀疑混合器故障或供气泄漏，则可通过将100%独立氧供(即可调节的氧气瓶)直接连接氧合器气体入口缓解这一问题。该措施将排除气体输送系统的任何裂口，包括氧气源和空气源，气体混合器和流量仪以及麻醉药挥发罐。如果持续发生气体交换不良，进一步检查应包括如下指标:患者的氧耗率(反映代谢活动)、氧合器的尺寸与患者是否匹配，以及氧合器故障(或三者的任意组合)。由于血凝块沉积或位于膜表面的血小板趁机干扰气体交换，氧合器可能发生故障。这一气体交换表面毁坏的特点是跨氧合器压力偏移增加。跨膜压(氧合器前压力减去氧合器后压力)测定可用于确定该类型障碍。气体交换不良和出现跨膜压增加提示应从体外循环分离并更换氧合器。Groom 及同事[479]描述了一种在体外循环期间快速更换氧合器的技术，可在90秒内完成而无需中断体外循环。尽早识别氧合器问题是至关重要的，因为长时间的低氧状态可导致患者受损。针对氧合器故障检测与修正的实际演练应定期举行以改善设备故障的检测与校正能力。

历来 SVO_2 或静脉 PO_2 被认为是体外循环期间组织灌注充分的良好指标[480-482]。在没有解剖或人工分流管道的情况下，氧输送与摄取的关系反映在 SVO_2 中。灌注充分的另一个指标是血液缓冲的减少或二氧化碳过量所致的酸中毒的发生。通过增加至组织的氧输送或降低氧需求来治疗 SVO_2 值低下。通过降低代谢率(通过低温或麻醉)、增加泵流量或增加泵灌注液的血红蛋白水平得以实现。必须单独对每位患者进行评估引起 SVO_2 下降的情况,给予特殊治疗最有效地纠正缺陷[483]。

Ranucci 及其同事开始调查体外循环期间最低氧气输送,最低血细胞比容和泵流量作为急性肾功衰竭和肾功能不全的可能危险因素的作用。他们发现,急性肾功衰竭和术后肌酐水平的最佳预测指标是最低氧气输送,临界阈值小于 272mL/min/m^2[484]。de Somer 及其同事随后报告了类似的氧输送阈值[485]。他们还报道,DO_2/VCO_2 最低也有可能预示肾损伤。这项工作由前面提到的 Sorin CONNECT 灌注 EMR(Sorin Group)完成的,它采用 GDP 监测,能够实时计算和显示这些值(见图 32.12)。

除了监测氧合器功能和维持血气动态平衡,还要求体外循环治疗师控制充分灌注的血流动力学指标。关于什么样的平均动脉压值提供最佳灌注仍存在争议。大多数研究的体外循环期间目标平均动脉压集中在脑血流。然而,远端器官和组织的功能可能因基于单个器官特征设定的标准而发生改变。许多因素影响脑血流,包括自主调节功能[486],泵的流速和酸碱平衡[487,488]。普遍被接受的是当体外循环期间平均动脉压保持在 30~110mmHg 时自主调节功能得以维持[486,488](见第 31 章)。在没有高血压也没有脑血管病变的患者中也是如此。在这两种情况下,尚未建立确保充分灌注的平均动脉压控制标准,尽管大多数人赞成维持较高的灌注压是合理的。在动脉粥样硬化存在时,血液稀释导致的黏度变化将通过降低体循环阻力增加微循环血流。与非搏动性灌注相比,即使在相同的平均动脉压下,搏动性体外循环将增加毛细血管通畅性,这点将在下一节中讨论。

搏动与非搏动血流

在设计早期体外循环系统时,工程师们和医师们试图模仿机体的正常血流动力学状态。因此,最早的泵被设计为输送搏动波形,并且是需要特殊工程技能来操作的复杂装置。在 20 世纪 50 年代末和 60 年代早期,有几个事件导致作为实施灌注时优选方法的搏动血流的衰退。这些事件包括泵系统的复杂性和实现对患者耐受非搏动血流期而没有明显发病率。搏动血流的生理学益处在于直接将能量传递给血液,并从血液转换至组织[489]。现在已意识到早期两种体外循环方法之间的比较,充满了方法学上可能人为否定搏动灌注有益作用的不足。Taylor[490] 和其他作者[491-495] 的出色研究再次激起大家对搏动灌注发生兴趣并导致对其潜在益处认识的提高。Wrigh[496] 总结了人类心脏和搏动血流在将能量传递至微循环血管床促进液体运动进入组织的关系。

用于产生搏动波的两个主要操作方法为交替使用滚轴头或限制性涡流泵产生流速或者在体外循环期间使用主动脉球囊泵来产生脉搏波形。搏动产生于收缩期泵加速滚轴头和舒张期泵减速滚轴头。通过设定循环速率(脉冲/min)、循环宽度(每个循环的高速运行时间的百分比)和基础流量的百分比(连续流量的百分比)来定义脉搏波。用滚轴头泵产生的搏动血流具有较差的波形特征,有证据表明它的效果较差[497]。交替阻断系统,如同那些用于心室辅助装置和人工心脏的设备,采用间断阻断相发生器产生搏动波。搏动灌注的生理学益处与脉搏波形的几何形状有关,包括血流上升的速率和(或)中央主动脉内压力,以及脉动的总体幅度[490,491]。

已列出 3 种试图建立搏动灌注定量比较法的一般理论[490]。能量当量压力(energy-equivalent pressure,EEP)的理论认为,脉搏波的益处与脉动内的能量含量有关[491],搏动性动脉波消耗能量,用于产生至组织的脉搏波:$EEP=\int PfdT/\int fdT$。此处 P=压力(mmHg),f=流量(mL/sec),Dt=时间变化。脉搏波增高的能量被组织利用,维持毛细血管通畅,增加组织淋巴液流量,促进细胞代谢[494,498]。第二种理论为毛细血管临界关闭压,其阐述了当与非搏动血流比较时,搏动性收缩峰压通过较长时间维持毛细血管口径以确保较大流量流经微循环。毛细血管前小动脉临界关闭压,在搏动灌注较高水平阻止组织灌注。最后,神经内分泌反射机制理论是基于压力感受器对静态和搏动状态动脉压波形都有反应的事实。非搏动灌注压力感受器机制使颈动脉窦压力感受器放电频率显著增加,导致体循环反射性血管收缩。

能量当量压和剩余血液动力能(hemodynamic energy,SHE)的概念被引入到使用搏动和非搏动血流的研究中。它们的主要优点在于它们的焦点在于关注能量梯度而不是压力梯度作为血流的驱动力。这些公式可以精确量化不同程度的搏动和非搏动血流,从而进行直接和有意义的比较[499,500]。

$$
\begin{aligned}
SHE(ergs/cm^3) &= 1\,332\left[\int_{t1}^{t2} fpdt \Big/ \int_{t1}^{t2} fdt\right]-1\,332MP \\
&= 1\,332EEP-1\,332MP \\
&= 1\,332(EEP-MP)
\end{aligned}
$$

体外循环期间搏动灌注的益处包括微循环血流增加[493]、降低液体超负荷与“第三间隙”[494]、减少压力反射激素的释放,限制了反射性血管收缩[494]。已有证据显示搏动灌注增加肾脏、脑[493] 和胰腺血流[492]。在最近一项前瞻性双盲研究中,Murkin 及同事[501] 证实非搏动灌注是术后发病率的高危危险因素。在对搏动灌注的回顾性研究中,Hornik 和 Taylor[502] 证实当使用非搏动灌注技术时,某些高危患者特别容易导致术后病变。他们证实如果患者处于任何下列状态则认定患者将面临风险:隐匿性冠状动脉疾病、预先存在的明显动脉粥样硬化、慢性动脉性高血压和慢性器官功能不全。作者主张将搏动灌注作为首选治疗方案。

已出版了超过 150 项直接比较搏动和非搏动灌注的基础科学和临床研究。尽管有大量文献,但脉搏灌注对临床结局的影响仍然存在不确定性[503]。Henze 和其他学者[504] 比较了接受 CABG 手术的患者,发现用搏动或非搏动体外循环治疗的患者在神经功能预后方面没有差异。Azariades 和同事们[505] 在类似的研究中对搏动血流对应激相关性皮质醇释放的益处提出质疑,无法显示搏动或非搏动血流治疗患者间的任何差异。Taggart 等[506] 在一项 60 例患者的前瞻性随机研究中研究了搏动灌注及其对限制术后内毒素血症的影响。在任何时间段,非搏动或搏动灌注组间的内毒素水平、补体片段或粒细胞弹性蛋白酶均没有差异。Ohri 等[507] 评估了搏动和非搏动灌注对胃黏膜灌注的影响,发现只有在常温期才显示搏动的临床益处,当采用中低温(28℃)时将丧失此作用(见第 31 章)。个别研究中样本量的大小和脉搏特征质量的变化导致了结果的不确定[508,509]。Nam 和同事[510]以及 Sievert 和他的同事们[511]的 meta 分析都显示肾功能得到改善。Sievert 进一步报道，采用主动脉内球囊泵产生搏动血流的研究结果最好，并且还显示搏动组中乳酸水平显著降低[511]。Zangrillo 及其同事在 625 名高风险 CABG 患者中进行了术前使用主动脉内球囊泵的 meta 分析，并报告了 30 天死亡率的显著降低（风险比为 0.38，$P=0.004$）[512]。最近，Lim 及其同事进行了 meta 分析，采用搏动灌注观察肺功能，结果发现肺功能和 ICU 停留时间有显著改善[513]。明显的搏动血流是临床注册机构未来进行临床随机试验或观察研究的一个成熟领域。越来越多的证据表明它可以改善终末器官的功能，但临床上应用并不常见。

体外循环的方法

来自冠状动脉旁路移植术、瓣膜手术、先天性心脏手术或三者结合期间的体外循环管理方式使体外循环实践涉及的技术在很大程度上发生演变。包括超越常规体外循环使用范围的体外循环替代方法的应用已包含各种专业，如神经外科、血管外科和普胸外科。由于体外循环回路和组件生物相容性增强的进步，目前重新评估了在疾病治疗中曾经被认为不符合这一过程的纳入体外循环的限制[514,515]。本节重点介绍新技术的评估，以及复审和阐明先前接受的实践做法。

左心转流

大多数情况下实施全体外循环将使心脏处于静态便于外科手术操作和修复，通常涉及输注心肌停搏液。然而，在某些情况下，当手术修复可以在不干扰正常循环血流方式下实施时，心脏停搏的需求可以避免。也存在另一种情况，当手术在远离心脏的某点实施时，而切口不适合在正常插管部位行体外循环。左心转流和右心转流是术语，用于表示通过建立至血流的并行回路实施血流单心室分流的过程。尽管这一定义也用于描述心室辅助装置，但在手术室中每个术语有特定独特的含义，并不能互换使用。左心转流是一项常用于修复胸降主动脉瘤的技术（见第 23 章）。在不使用左心转流的情况下，阻断降主动脉会导致后负荷急剧升高和心排血量降低，最有可能是心室舒张末容量增加和射血分数降低的结果[516]。左心转流的主要目的是确保远端机体的充分灌注，降低低血压和组织低氧造成的潜在截瘫[517,518]。由于其主要的用途，随后的讨论主要集中在左心转流，尽管在小儿心脏手术的某些步骤期间实施右心转流，如右心室至肺动脉导管置换的再次手术。

左心转流这一术语有点用词不当，因为它表示流经体外循环的所有血流围绕左心室转动。这种情况很少发生。相反，该技术是部分左心转流的一种形式，其确保体外循环治疗师改变左心室的前负荷，从而控制射入主动脉的血容量。因而这一前负荷的变化直接影响患者血流动力学状态并受左心容量移除速率的影响。据报道左心转流期间看似适当降低了前负荷，但可能发生经食管超声证实的心脏功能不全[519]。左心转流最常的应用包括涉及降主动脉的胸主动脉瘤或夹层、胸腹动脉瘤[520]和主动脉缩窄。左心转流中使用的转流回路与全体外循环期间使用的回路是极其不同，麻醉医师必须掌握这些差异以便于患者的管理。

部分左心转流与全体外循环相比实施的最主要区别在于回路中没有氧合器。因此，不可能在左心转流期间增加患者的通气能力。图 32.41 显示了典型的采用一个离心泵作为驱动单元的左心转流回路[517]。通常整个回路包含两根已连接至离心机头流入和流出口的 6~8 英尺截面 3/8 英寸的聚氯乙烯管道。除了没有氧合器，回路也不包含心内血回收储血槽或静脉血储血槽，因而液体无法加入回路。插管部位各异，最常用的技术包括左心房引流并回流至股动脉。采用荷包缝合在左心耳或上肺静脉以引流左心房血液。左心房插管大小各异，但在大多数成人患者中，典型的单根插管从 32Fr 至 40Fr。从心脏引流血液的替代插管部位包括升主动脉或左室心尖部。血液经独立的切开的股动脉回流至患者，逆行流入腹主动脉。用于股动脉插管的典型插管大小范围为 16~22Fr。用于血液回流的替代插管部位包括胸降主动脉。

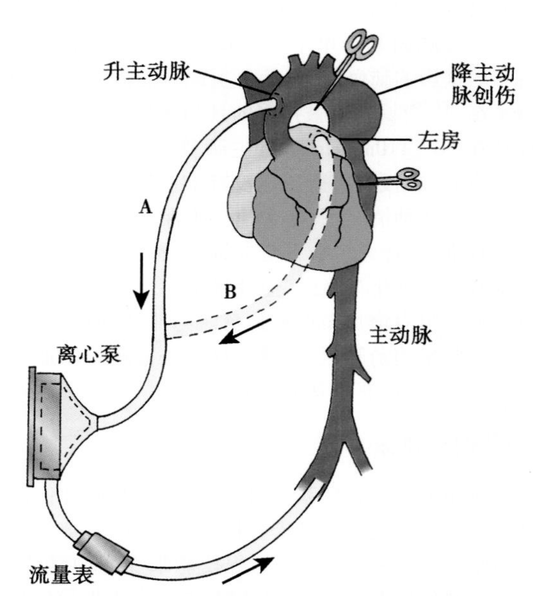

图 32.41 采用离心泵的左心转流。A 是升主动脉插管引流，B 是从左心房插管引流

左心转流期间患者的管理只有通过麻醉医师和体外循环治疗师间的共同努力才能完成。由于联合使用人工血管材料和大吻合口，围手术期出血的风险较高[520]。为此，采用最低抗凝，小剂量全身肝素使激活凝血时间升至约基础值的两倍。在这些患者中使用肝素涂层回路可得到降低全身肝素化相关出血的明显好处[514]。容量的调节主要通过控制血液从左心房移除的速率，是泵流量的一种功能。当泵流量增加时，伴随着左心房排空速率的升高，降低了进入升主动脉的血流，降低了平均动脉压。同时，血液回流至股动脉增加。同样，随着泵流量降低时，射入升主动脉的血量增加，必然导致近端主动脉平均动脉压的升高。随着左心转流的启动，在降主动脉没有明显限制的情况下，平均动脉压保持不变。当上半身循环与下半身循环通过放置血管阻断钳分离时，两个循环被分离，并且下半身机体丧失搏动血流。主动脉阻断时，由于后负荷剧烈的变化使近端主动脉压急剧升高。通常随后的几分钟的左

心转流是最难控制的,压力和流量的频繁变化极可能是压力感受器功能反应的体现。桡动脉搏动压维持在120/80mmHg左右,而股动脉平均动脉压维持在50~70mmHg,流速为50ml/kg。用肺动脉导管或左心房导管测量的充盈压通常降低约50%。一旦这些流量参数趋于稳定,应通过药物控制或液体替代调节血流动力学的任何变化。最常用于治疗最初高血压的药物为硝普钠、硝酸甘油和吸入麻醉药。其他常用药物有去氧肾上腺素、肾上腺素、多巴酚丁胺和多巴胺。

由于快速失血的潜在可能性很大,胸主动脉瘤修补术期间的容量替代疗法必须在手术开始前仔细考虑。由于左心转流回路不具有替代容量能力,常使用能在短时间内大容量输血的快速输液装置。左心转流的成功直接取决于手术医师、麻醉医师和体外循环治疗师之间建立良好的沟通。

停循环期间的脑保护

正如前一节所述,胸降主动脉瘤和腹主动脉瘤是对麻醉医师、手术医师和体外循环治疗师制定患者治疗方案的重大挑战。波及升主动脉和(或)主动脉弓的动脉瘤是一个完全不同的挑战,其体外循环方案大不相同。目前伴有这些病变患者的处理选择包括深低温停循环[521-523]、逆行脑灌注[524-526]和一支或多支头臂干血管的选择性脑灌注[527-529](见第23、26和31章)。下面3部分回顾一些涉及这些挑战性病变患者处理的特殊做法。

深低温停循环

一直以来各种深低温停循环方法的应用是处理先天性心脏病小儿患者的标准做法。该技术也能有效地用于治疗各种危重疾病的处理,包括神经系统病变和肾细胞癌[530-532]。体外循环实践最近的调整对在所选患者需要深低温停循的需求提出了质疑[326,533],并强调了在保护神经功能方面低流量低温灌注的好处[534]。

选择体外循环技术用于治疗各种病变的主要决定因素是通过充分灌注维护或持续保护来确保脑保护。尽管随着时间的推移体外循环相关发病率显著降低,但中枢神经系统的波动仍是评估术后神经心理功能障碍的重要因素[535](见第40章)。已有证据显示许多因素影响体外循环期间的脑血流量,包括平均动脉压、灌注液的黏度、插管的放置和(或)是否存在颈动脉狭窄。然而,在没有机械限制的情况下,影响脑血流最有力的因素是酸碱管理[536],特别是 $PaCO_2$ 的控制[537,538]。已证实同时使用低温体外循环是降低器官和组织氧需的有效措施。然而,使用深低温停循环导致代谢失调和膜完整性的变化,改变了细胞稳定[539]。经常遭遇深低温停循环导致的出血并发症,需采用预防性输血替代疗法纠正出血因素[540,541]。Fox及同事[542]已证实,当猴的脑温降至20℃时,全脑血流量随着全身血流量的降低而降低,但到达脑部总血流量的比例增高。而且,与机体其他组织床不同,当灌注流量降低时,脑氧摄取增加。已有证据显示即使当鼻咽温度降至15℃时,一旦达到深低温停循环状态,严重的脑缺氧就会迅速发生[543]。

深低温停循环体外循环技术围绕回路和患者温度的调节和控制为中心。通过高流量体外循环实现患者的核心降温,降温时灌注液温度(回路)和患者的核心(直肠、膀胱)温度差不超过10℃。降温期间灌注液温度保持在10~15℃。其他可供测量的温度包括食管温度、鼻咽温度、鼓膜温度和皮肤温度。鼓膜温度和鼻咽温度都需重新测定以反映脑温。降温的程度仍存在争议,大多数临床医师选择监测脑电活动。一旦脑电图呈等电位,通常鼻咽温度在15~20℃,患者继续降温5~10分钟直至启动深低温停循环。这种技术促进了进一步的全身降温。一些作者主张监测颈静脉球血氧饱和度,只有在饱和度大于95%后才能终止灌注[544]。安全的停循环的时期因患者而异,取决于大量的可变因素,包括预先存在的神经病变的程度、脑的透壁冷却的情况和再灌注相关现象。总体而言,经历深低温成人患者的安全停循环时间极限为40~50分钟[544,545]。其他作者采用体感诱发电位成功监测脑干活动来确定最佳的停循环温度[546]。通过降温开始时和整个深低温停循环期间头部放置冰帽来实施头颅表面降温。

复温应遵循核心温度和灌注液温度差不大于10℃的相同原则来完成。患者复温的速率应与降温的速率相同。但是,复温速率不应大于每3分钟转流时间核心温度超过1℃的水平。使用血管扩张药可保证促进远端灌注,同时应积极治疗代谢性酸中毒。当鼻咽温度达到35至36℃时应终止复温。此时轻度低温在术后早期提供了额外的脑保护。

应用巴比妥类药物提供额外脑保护的作用没有明确界定,它们在心脏手术中的益处可能与手术开始时的早期使用有关[547]。巴比妥类药物可能通过降低颅内血容量、压力和水肿以及充当氧自由基清除剂提供保护[548-550]。据发现巴比妥类药物提供有效保护水平的剂量为消除突触传递和电活动[548],在一项达到这一水平的研究中硫苯妥钠平均剂量为39.5mg/kg[547]。然而,这些患者的心肌收缩力被抑制,所需呼吸恢复期延长。巴比妥类药物和低温是否对面瘫有附加作用目前尚不知晓,但已发现体外循环期间在25~30℃时,8~24mg/kg剂量的硫苯妥钠有深度脑抑制作用[550]。

文献中已经出现脑保护液一词,它反映了灌注液输注至大脑的独立药理学机制[529,551]。两项研究的作者均主张在低流量低温体外循环期间经颈动脉灌注含血[529]或不含血[551]富含氧的溶液来进行脑组织保护。

逆行脑灌注

尽管深低温停循环相对安全,但在不可逆中枢神经系统损害发生前存在一个营养去偶联的有限的时间限制。1990年,Ueda和同事们[524]描述了一项逆行脑灌注和停循环技术,该技术提供停循环期间至脑血管的动脉血灌注。之前对逆行脑灌注应用的描述是作为体外循环期间发生灾难性空气栓塞的治疗手段[552]。该技术可为需一支或多支头臂干血管插管、或被认为有技术难度的选择性脑灌注提供替代方案。尽管深低温停循环和逆行脑灌注在患者的管理方面有相似之处,但主要差别在于必须在上腔静脉放置插管(图32.42)。这可以通过上下腔插管或单独上腔插管和二阶梯右心房插管来实现[553]。置于上腔静脉中的逆行心肌停搏液插管可能较理想,因为它含有用于监测输注压的端管腔压力口。在停循环期间,血流离开体循环进入上腔静脉逆行进入脑静脉系统。上腔静脉或颈内静脉中测定的逆行脑灌注的灌注压必须维持在20~40mmHg之间。逆行脑灌注流量范围为250~500ml/min。脑灌洗液的温度通常在15~18℃,尽管在如此低温下,但仍可

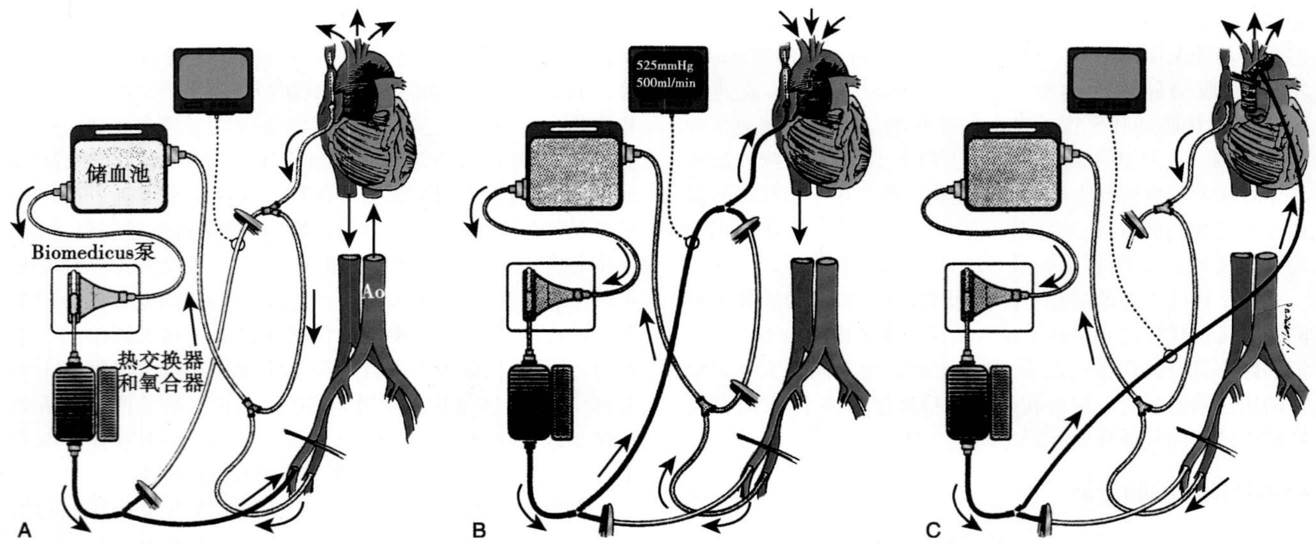

图 32.42 逆行脑灌注体外循环回路设计。A,降温期。静脉引流起自上腔静脉和股静脉插管,动脉回流至股动脉。B,逆行脑灌注伴停循环。氧合血从动脉管道进入上腔静脉,并监测压力和流量。C,复温期。一侧上肢动脉插管置于弓部人造血管中。(*From Safi HJ, Letsou GV, Iliopoulos DC, et al. Impact of retrograde cerebral perfusion on ascending aortic arch and arch aneurysm repair.* Ann Thorac Surg. *1997;63:1601.*)

以看到去饱和血液从弓部血管回流[544]。

逆行脑灌注的一些优势包括通过低温灌注液输送维持脑部温度、降低了来自开放头臂干血管的空气和粥样斑块的风险以及持续为脑组织输送营养物质。证据还表明逆行脑灌注的应用显著降低了脑卒中发生率[525]。逆行脑灌注的潜在问题包括皮质静脉塌陷导致的脑静脉阻力升高、固有颈静脉瓣的存在限制了灌注液的输送,同时存在至靶组织的营养血流输送的问题。

选择性脑灌注

在需要停循环以修复病变期间脑保护最初的努力包括头臂干血管的独立插管[554,555]。体外循环的主要任务是保护中枢神经系统,由于在停循环期间向代谢活跃的脑组织提供营养灌注液的持续来源使选择性脑灌注依然具有吸引力。与逆行脑灌注类似,通过持续灌注脑组织,患者的体外循环管理可调整为浅低温水平和手术修复时间延长[527,528]。选择性脑灌注技术涉及用连接于配备有专用热交换仪的独立回路的小口径插管(8~14Fr)行一支或多支头臂干血管或腋动脉插管(图 32.43)。在使用这一技术期间,全身体外循环经股动脉插管在以 60~70ml/kg/min 的流速下持续给患者灌注冷灌注液(20~28℃)。来自氧合器的动脉血经独立的泵,滚轴泵或离心泵,流经心肌停搏液热交换仪(图 32.44),热交换仪将温度降至约 15℃。然后在灌注头臂干血管之前,灌注液经过一个 40μm 的过滤器。至脑部的流速控制在 5~10ml/kg/min,回路灌注压保持在 150mmHg 以下。与采用脑逆行灌注一样,酸碱动态平衡依据 α 稳态原则维持。通过测定回流至上腔静脉插管的静脉血氧饱和度评估氧摄取。由于证据表明低血温(20℃)时脑维持自主调节机制,因此在这些状况下应有充足的脑血流[556]。

与选择性脑灌注有关的问题源于第二回路的应用和附加插管部位。由于弓部血管的额外操作,粥样物质栓塞的风险可能引起人们的关注,而且额外插管的存在也会阻塞该区域[544]。当多头插管用于连接单个滚轴泵时,因缺乏每根管道各自的监测装置而无法确定下行血流。由于 Willis 环和脑血流分布的解剖性质,这已不是主要关心的问题。心肺机压力控制模块和空气检测系统技术的改进促使安全性得到改善,使这些争论没有实际意义。颈静脉球血氧饱和度监测或近红外光谱脑氧监测提供了反馈信息,用于调节流速和输送压力,以便氧的充分输送与摄取率匹配[528,557]。

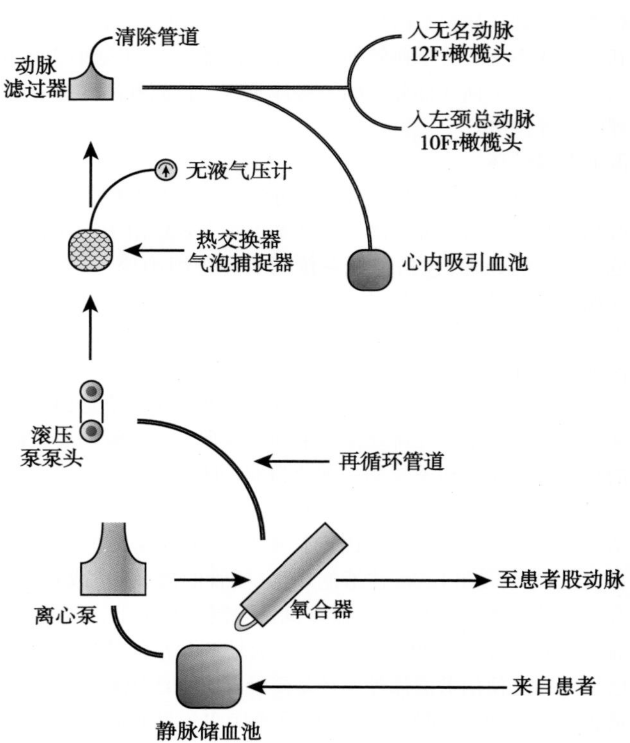

图 32.43 选择性脑灌注的体外循环回路设计。(*From Stammers AH, Butler RR, Kirsh MM. Extracorporeal circulation during treatment of aneurysms of the ascending aorta.* Proc Am Soc Extra-Corp Tech. *1990;28:72.*)

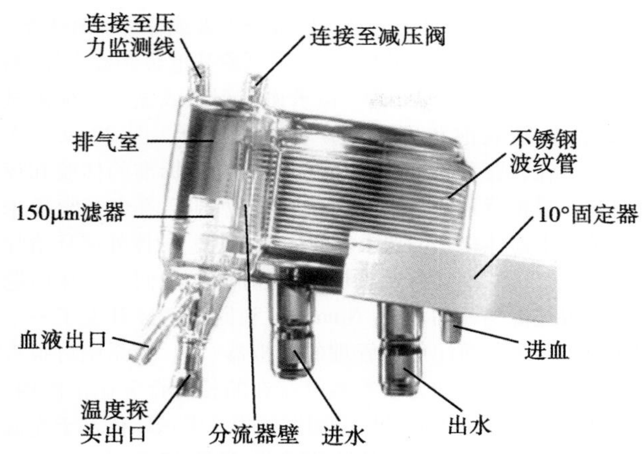

图 32.44 心肌停搏液热交换仪。(*Courtesy Medtronic Cardiovascular.*)

沟通与团队协作

美国心脏病学会和美国心脏病学协会在一项关于心脏手术安全性的科学声明中报告说,沟通技巧是衡量心脏手术室中团队行为最糟糕的方面,而沟通失败是导致错误和不良事件最常见的原因[558]。心脏手术期间经常发生团队合作失败(熟悉的团队为每例 5.4 次,不熟悉的团队为每例 15.4 次)[559]。团队合作导致手术流程或手术中断是非常常见的,在一次心脏外科研究中记载平均每小时 17.4 次[560],而另外一的研究是每例手术有 11 次[561]。美国心脏协会关于心脏外科手术安全的科学声明公布了一份改进建议,名为"促进沟通和团队合作将现有知识转化为临床实践的机会"(框 32.12)。

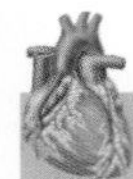

框 32.12 促进沟通和团队合作将现有知识转化为临床实践的机会

1. 应在每个心脏手术病例中实施核查表和/或简报,心脏手术室领导应鼓励鼓励术后汇报(Ⅰ级;证据水平 B)。
2. 应该在心脏手术室中实施改善沟通,领导能力和情境意识的团队训练,并应涉及心脏手术团队的所有成员(Ⅰ级;证据水平 B)。
3. 在将心脏外科患者的护理转交给新的医务人员时应实施正式的交接程序(Ⅰ级;证据 B)。
4. 定期进行涉及整个心脏手术队(Ⅱa 级,证据等级 C)的重大和罕见的非常规事件(如紧急氧合器更换)的场景事件训练是合理的。
5. 进一步研究团队合作和沟通是合理的,(a)调查最佳沟通模式(如在心脏外科手术室的简报和结构化沟通方案);(b)调查团队培训模型,以确定"最佳产品"用于心脏手术室;(c)调查执行团队合作和沟通技巧的正式培训的障碍;(d)包括长期研究此类培训对提供者成果持续影响(例如,关于安全的态度,遵守最佳做法和沟通技巧);(e)调查正式培训在团队合作和沟通能力方面的有效性,以改善患者的预后(例如,满意度、血液制品使用、感染、重症监护病房再入院率、死亡率和成本);(f)包括建立一个匿名的国家多学科事件报告系统,以获取关于事件和未遂事件的数据(Ⅱa 级;证据等级 C)。

From Wahr JA, Prager RL, Abernathy JH 3rd, et al. Patient safety in the cardiac operating room: human factors and teamwork: a scientific statement from the American Heart Association. *Circulation*. 2013;128:1139-1169.

大多数人为错误源于三个特定的失败:知觉失败(事情并非看到的那样)、假设失败(中间抽屉中的 10ml 蓝色标签小瓶一定是肝素)和沟通失败。个体有可能失败,但通过团队合作与沟通,可设计成高度可靠的系统,通过情景意识和沟通而消除潜在错误。尽管一个团队成员的知觉有时可能被曲解,另一个团队成员可能发现这一问题。临床医师很容易假设工作环境方面是可靠的。在高素质团队中,成员们期望会有失败和不断的观察和提问。在高素质的团队中,如果手术室中的每个人观察到他们关注的东西时能大声说出来,就有了对期望和信任的共享心智模型。沟通失败是导致患者受到无意伤害的主要原因。对最近 2 455 例报告至医院论证联合委员会的警讯事件的分析表明,超过 70% 主要的根本原因是沟通失败,这些患者约有 75% 死于其损伤[562,563]。据估计有 23 400 万接受外科手术的患者,有超过 100 万患者死于手术相关的并发症,其中许多与手术团队的相互作用和沟通有关。使用简单的核查表每年可阻止半数这样的死亡[564]。世界卫生组织已设计了一个核查表作为工具用于增强团队内的沟通。核查表已在全球 8 个城市进行了测试,导致死亡率从 1.5% 降至 0.8%($P=0.03$),住院患者并发症从 11.0% 降至 7.0%($P<0.001$)。核查表还应用于提高罕见任务或意外事件的可靠性。例如,核查表可用于改善启动深低温停循环前所需全部干预措施完成的可靠性(头部冰帽、覆盖降温毯、给予类固醇、纠正酸碱平衡和启动定时器)。核查表帮助临床医师可靠地实施简单任务并使临床医师对复杂和复合型事务有更多的认知参与度。

将变化视为改进机会并减少错误的可能性是很重要的。波士顿儿童医院的灌注团队开发了一种创新系统来记录突发事件,并采取后续行动防止未来再次发生[565]。沟通和安全训练使航空业成为高度可靠的行业。Gladwell[566] 描述了沟通的病理类型,他称其为"缓和说辞"。缓和说辞是一种淡化或粉饰所说过话意思的倾向。当个人亲身经历一个问题但不愿意说起它时,就会发生这种情况,当试图表示礼貌,当惭愧或窘迫时,或当顺从权威时。打破这一有缺陷沟通方式的关键在于使领导人明白,他们的首要任务是尽可能在他们团队外获得最佳表现、承认自己的错误和让那些服务于团队的人了解期望他们说出任何异常或任何要关注的事。

更常见的是,沟通可以因为一个使人厌烦的或不易相处的团队成员惹恼了全体成员。对这类恶言的反应可能使团队失去这类行为的接受者。危险在于,与不易相处个体的沟通可能被避开,因为与这样的个体共事太痛苦和太可怕了。Frankel[567] 描绘了"5 个 C",是对表现为这类辱骂行为个体的反应方式。对这一恶言照本宣科回应的设计逐渐升级,直至方式被打破。回应者开始用 1:"我很好奇你为什么……"如果这样没有效果,随后升级为 2,"我很担心……"或 3,"我感觉受到我们这个问题的挑战……",然后是 4"我们需要与——合作得到另一个观点……",如果所有其他均失败,然后第五个"C"是激活"行政管理系统"并让领导参与解决问题。

通常领导不知道他们的行为对团队破坏性如何,他们感觉自己是良好的沟通者与合作者。Makary 和同事[568] 调查检验了手术室中 3 000 个团队成员对合作的看法。调查显示手术室专业团队在如何认识与其他专业人员合作的质量存在激烈的差别。例如，84% 的手术医师报道与麻醉医师之间的合作良好，而只有 70% 的麻醉医师报道与手术医师合作良好。此外，88% 的手术医师认为手术医师与护士之间的合作良好，而只有 48% 的护士认为手术医师与护士合作良好。直到最近，关系问题一直未被探索，越来越多的人对手术室文化研究感兴趣。卫生保健研究与质量管理局（Agency for Healthcare Research and Quality，AHRQ）已对来自医院有兴趣与其他医院比较他们的安全文化调查结果的请求做出回应。2006 年，AHRQ 提供资金建立了关于调查的比较数据库[569]。该数据库由来自美国医院参与调查的自愿提交的数据组成。比较数据库报告于 2007 年和 2008 年发表，并将每年发表至少至 2012 年。AHRQ 调查的内容见框 32. 13。

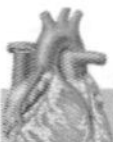

框 32. 13　卫生保健研究与质量管理局调查内容

- 沟通的公开性
- 关于错误的反馈与沟通
- 事件报告的频率
- 交接与过渡
- 患者安全的管理支持
- 对错误的非处罚性反应
- 组织学习持续改进
- 患者安全的整体观念
- 人员配置
- 监督者/管理者期望和促进安全的行动
- 跨单位和单位内团队合作

总体而言，AHRQ 调查的回应者报道总体团队合作水平相当高。被调查领域似乎有改进的机会包括对错误、交接与过渡的非处罚性反应以及报道事件数量的改进。这些调查是有价值的，因为他们确定了有改进机会的领域。该调查结果可作为工具帮助领导者熟悉单位和专业团队内部的文化，引领改进安全文化的训练和练习的进步。

模拟灌注

灾难性灌注事件需体外循环治疗师在很短的时间内作出复杂、协调的反应[570]。对人为因素的研究显示，临床事件的模拟通过削弱医师的情绪反应至最佳表现水平使医师们对意外事件有所准备[571]。Riley 及其同事[572] 在 1977 年和 1984 年[573] 报道了体外循环模拟的开拓性工作，他们在 IBM 个人电脑平台上建立了系统并预言这些系统将随着处理能力、储存和显示技术的进步而成熟。他们工作的目的是建立模拟体外循环期间发生的重要过程的系统，并充实在临床背景中危险和不切实际行为的思维过程。随后，Austin 等[574] 模仿空军飞行模拟模型，设计了心血管灌注训练模拟培训模型。Orpheus 是第一个商业化的系统，为计算机控制的人体循环液压模型，计划用于训练涉及体外循环过程的人员（图 32. 45）。该系统可用于多种教育背景设置（框 32. 14），可以很容易配置模拟多种常规和非常规场景（框 32. 15）。类似地，Califia 模拟器具有液压接口，其提供了高保真响应显示以改变患者或体外循环参数。除了流量的实际变化，静脉回流的限制或其他泵参数之外，测试对象可以改变氧合器设置，请求血液测试或显示其他测试结果，例如脑氧饱和度或超声心动图显示（图 32. 46 ~ 图 32. 48）。在教育背景下，模拟器为学生提供标准的体验和评价过程。模拟背景使学生经历认知挑战、应急和在远离手术室的情况下对体格上的要求。学生或有经验的体外循环治疗师可反复经历特别具有挑战性的临床问题，他们对临床问题的反应可被准确评估[575]。Ninomiya 和同事已经开发了一个用于成人和婴儿灌注危机管理的模拟器[576]。该系统可报告成年人或婴儿血流动力学参数维持在的相对百分比范围内。作者认为这些系统将通过所需周期的模拟考试取代基于完成临床病例实际数量的再次认证的需求（见第 17 章）。

模拟各种体外循环危机的训练的周期性表现，可采用模拟设置和脚本场景在任何手术室情况下进行。2002 年对来自美国东北地区中心的 314 名体外循环治疗师进行的一项调查显示，97% 受访的体外循环治疗师认为这样的实际练习将是有益的；然而，据报道这种练习在他们的中心进行的只有 17%[577]。报告没有这样做的原因很多：留给个人保持熟练程度［19（39%）］，没有动力［11（22%）］，信心水平［9（19%）］，没有时间［8（17%）］，价值可疑［1（2%）］和成本太高［1（2%）］。

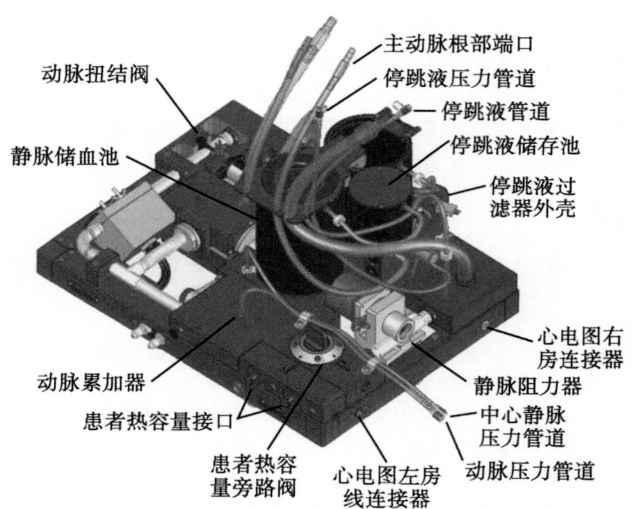

图 32. 45　Orpheus 是第一个商业化的系统，人体循环电脑控制液压模型。（*From Morris RW, Pybus DA. "Orpheus" cardiopulmonary bypass simulation system.* J Extra Corpor Technol. *2007; 39: 228-233.*）

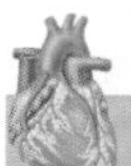

框 32. 14　ORPHEUS 模拟器建议用途

- 灌注危机资源管理训练
- 用于其他形式的循环呼吸辅助装置的训练
- 检查有经验的体外循环治疗师的熟练程度
- 有经验的体外循环治疗师的继续教育
- 体外循环治疗师的再次认证
- 对外科医师、麻醉医师和重症监护医师的转流技术示教
- 新回路和（或）设备的评估

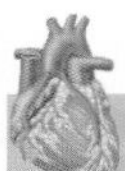

框 32.15 常规和非常规灌注模拟背景

- 常规转流
- 转流启动
- 转流停止
- 降温与复温
- 离心泵的使用
- 患者阻力的变化
- 患者凝血功能变化
- 急诊患者
- 失血
- 左心室功能不全
- 心律失常
- 抗凝失败
- 空气栓塞
- 过敏反应
- 血管扩张药的应用
- 血管收缩药的应用
- 氧耗变化
- 鱼精蛋白反应
- 输血反应
- 血气异常
- 药物错误
- 设备故障
- 主动脉插管梗阻
- 主动脉插管替代
- 静脉管道扭结/静脉插管梗阻
- 氧供故障
- 泵电源故障
- 热交换仪器故障
- 检测故障
- 氧合器故障
- 静脉空气夹带
- 回路渗漏

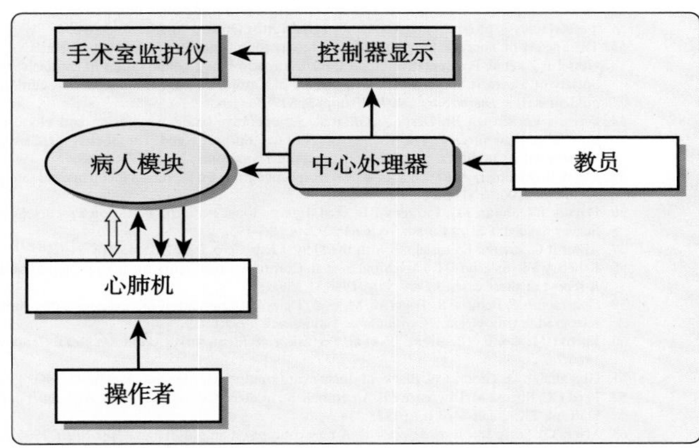

图 32.46 Califia 仿真系统架构。CPU，中央处理单元；OR，手术室

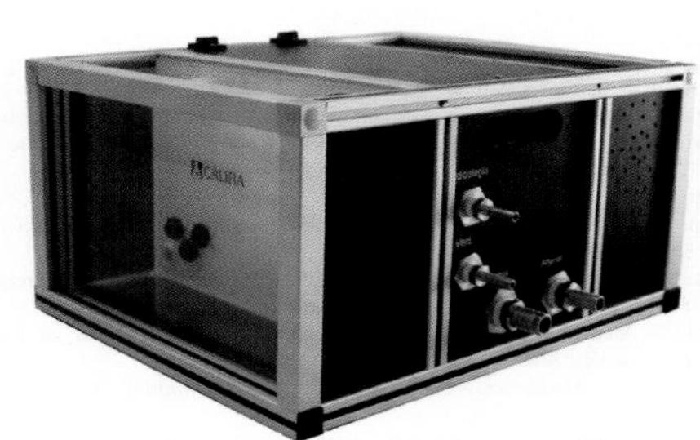

图 32.47 Califia 患者模拟器液压部件。动脉，静脉，通气和心脏停搏液连接

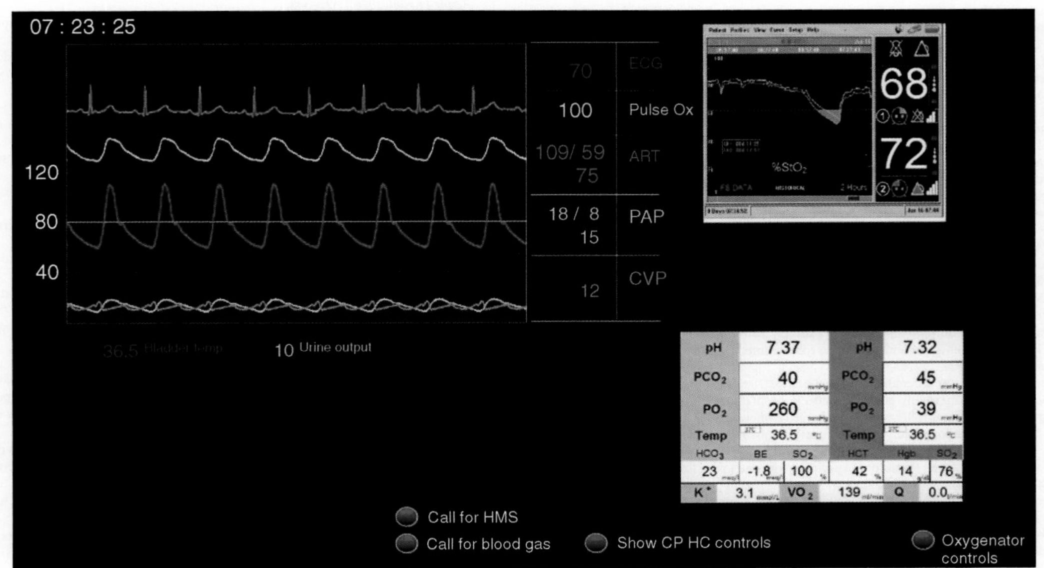

图 32.48 Califia 模拟患者监护仪。用动作按钮显示医护关注点/测试结果，并配有气体混合器和冷却器/加热器的控制屏幕

总结

过去60多年来，体外循环设备和技术已经取得了实质性的创新和改进，并且体外循环的应用已经从1955年的全球少量的几个中心每年几百例增加到目前遍布全世界的数千个中心每年实施超过100万例。在血液保护和减少输血，减轻全身炎症反应和器官保护方面取得了长足的进步。尽管体外循环有了许多进展和被广泛使用，但仍有大量改进设备，技术和安全性的机会。有效证据已经证明了某些技术。例如小型化的体外循环系统、成人的改良超滤和体外循环期间的搏动血流，但尚未被纳入临床实践。随着采用引入改进的装置设计和引入改进的气体交换表面和生物兼容的表面涂层，灌注设备将继续改进。使用计算机技术，人为因素科学和模拟训练将提高操作者-机器界面和团队的非技术能力，进一步提高安全性，改善患者的预后。

（吴刚明 译，闵苏 校）

参考文献

1. Stammers AH. Historical aspects of cardiopulmonary bypass: From antiquity to acceptance. *J Cardiothorac Vasc Anesth*. 1997;11:266.
2. Gibbon JH. Artificial maintenance of circulation during experimental occlusion of pulmonary artery. *Arch Surg*. 1937;34:1105.
3. Miller BJ. Laboratory work preceding the first clinical application of cardiopulmonary bypass. *Proc Am Acad Cardiovasc Perfus*. 2003;24(19).
4. Eloesser L. Milestones in chest surgery. *J Thorac Cardiovasc Surg*. 1970;60:157.
5. Shroyer AL, Grover FL, Hattler B, et al. Veterans Affairs Randomized On/Off Bypass (ROOBY) Study Group: On-pump versus off-pump coronary-artery bypass surgery. *N Engl J Med*. 2009;361:1827–1837.
6. Shroyer AL, Hattler B, Wagner TH, et al. Comparing off-pump and on-pump clinical outcomes and costs for diabetic cardiac surgery patients. *Ann Thorac Surg*. 2014;98(1):38–44.
7. Takagi H, Mizuno Y, Niwa M, et al. A meta-analysis of randomized trials for repeat revascularization following off-pump versus on-pump coronary artery bypass grafting. *Interact Cardiovasc Thorac Surg*. 2013;17(5):878–880.
8. Møller CH, Penninga L, Wetterslev J, et al. Off-pump versus on-pump coronary artery bypass grafting for ischaemic heart disease. *Cochrane Database Syst Rev*. 2012;(3):CD007224, doi:10.1002/14651858.CD007224.pub2.
9. Munoz HR, Sacco CM. Cardiac mechanical energy and effects on the arterial tree. *J Cardiothorac Vasc Anesth*. 1997;11:289.
10. Wright G. Mechanical simulation of cardiac function by means of pulsatile blood pumps. *J Cardiothorac Vasc Anesth*. 1997;11:298.
11. Quaal S. *Cardiac Mechanical Assistance: Beyond Balloon Pumping*. St. Louis, MO: Mosby-Year Book; 1993.
12. Cooley DA. Development of the roller pump for use in the cardiopulmonary bypass circuit. *Tex Heart Inst J*. 1987;14:113.
13. Melrose DG. Pumping and oxygenating systems. *Br J Anaesth*. 1959;31:393.
14. Kurusz M. Roller pump induced tubing wear: Another argument in favor of arterial line filtration. *J Extra Corpor Technol*. 1980;12:49–59.
15. Peek GJ, Thompson A, Killer HM, et al. Spallation performance of extracorporeal membrane oxygenation tubing. *Perfusion*. 2000;15:457–466.
16. de Jong JCF, ten Duis HJ, Smit Sibinga CT, et al. Hematologic aspects of cardiotomy suction in cardiac operations. *J Thorac Cardiovasc Surg*. 1980;79:227.
17. Noon GP, Kane LE, Feldman L, et al. Reduction of blood trauma in roller pumps for long-term perfusion. *World J Surg*. 1985;9:65.
18. Hubbard LC, Kletschka HD, Olson DA, et al. Spallation using roller pumps and its clinical implications. *Proc Am Soc Extra-Corp Tech*. 1975;3(27).
19. Noon GP, Sekela E, Glueck J, et al. Comparison of Delphin and Biomedicus pumps. *Trans Am Soc Artif Intern Organs*. 1990;36:M616.
20. Leschinsky BM, Itkin GP, Zimin NK. Centrifugal blood pumps—a brief analysis: development of new designs. *Perfusion*. 1991;6:115.
21. Kijima T, Oshiyama H, Horiuchi K, et al. A straight path centrifugal blood pump concept in the Capiox centrifugal pump. *Artif Organs*. 1993;17:593.
22. Dorman F, Bernstein EF, BlackshearJr PL, et al. Progress in the design of a centrifugal cardiac assist pump with transcutaneous energy transmission by magnetic coupling. *Trans Am Soc Artif Intern Organs*. 1969;15:441.
23. Pedersen TH, Videm V, Svennevig JL, et al. Extracorporeal membrane oxygenation using a centrifugal pump and a Servo regulator to prevent negative pressure. *Ann Thorac Surg*. 1997;63:1333.
24. Guan Y, Su X, McCoach R, et al. Mechanical performance comparison between RotaFlow and CentriMag centrifugal blood pumps in an adult ECLS model. *Perfusion*. 2010;25:71–76.
25. Lynch MF. Centrifugal blood pumping for open heart surgery. *Minn Med*. 1988;61:536.
26. Rawn DJ, Harris HK, Riley JB, et al. An underoccluded roller pump is less hemolytic than a centrifugal pump. *J Extra Corpor Technol*. 1997;29:1518.
27. Kawahito K, Nose Y. Hemolysis in different centrifugal pumps. *Artif Organs*. 1997;21:323.
28. Tamari Y, Lee-Sensiba K, Leonard EF, et al. The effects of pressure and hemolysis caused by Biomedicus centrifugal pumps and roller pumps. *J Thorac Cardiovasc Surg*. 1993;106:997–1007.
29. Morin BJ, Riley JB. Thrombus formation in centrifugal pumps. *J Extra Corpor Technol*. 1992;24:20–25.
30. Horton S, Thuys C, Bennett M, et al. Perfusion. Experience with the Jostra Rotaflow and QuadroxD oxygenator for ECMO. *Perfusion*. 2004;19:17–23.
31. Kolff J, McClurken JB, Alpern JB. Beware centrifugal pumps: Not a one-way street, but a potentially dangerous "siphon" [Letter]. *Ann Thorac Surg*. 1991;50:512.
32. Toomasian JM, Williams DL, Colvin SB, et al. Perfusion during coronary and mitral valve surgery utilizing minimally invasive port-access technology. *J Extra Corpor Technol*. 1997;29:66.
33. Toomasian JM, Peters WS, Siegel LC, et al. Extracorporeal circulation for port-access cardiac surgery. *Perfusion*. 1997;12:83.
34. Oku T, Haraski H, Smith W, et al. Hemolysis. A comparative study of four nonpulsatile pumps. *ASAIO Trans*. 1988;34:500–504.
35. Jakob H, Kutschera Y, Palzer B, et al. In-vitro assessment of centrifugal pumps for ventricular assist. *Artif Organs*. 1990;14:278–283.
36. Englehardt H, Vogelsang B, Reul H, et al. Hydrodynamical and hemodynamical evaluation of rotary blood pumps. In: Thoma H, Schima H, eds. *Proceeding of the International Workshop on Rotary Blood Pumps*. Ludwig Boltzmann Institut, University of Vienna, Vienna, Austria: 1988.
37. Hoerr HR, Kraemer MF, Williams JL, et al. In vitro comparison of the blood handling by the constrained vortex and twin roller pumps. *J Extra Corpor Technol*. 1987;19:316–321.
38. Kress DC, Cohen DJ, Swanson DK, et al. Pump-induced hemolysis in rabbit model of neonatal ECMO. *Trans Am Soc Artif Intern Organs*. 1987;33:446–452.
39. Tamari Y, Kerri L-S, Leonard EF, et al. The effects of pressure and flow on hemolysis caused by biomedicus centrifugal pumps and roller pumps. *J Thorac Cardiovasc Surg*. 1993;106:997–1007.
40. Rawn D, Harris H, Riley J, et al. An under-occluded roller pump is less hemolytic than a centrifugal pump. *J Extra Corpor Technol*. 1997;29:15–18.
41. Salo M, Perttila J, Pulkki K, et al. Proinflammatory mediator response to coronary bypass surgery using a centrifugal or a roller pump. *J Extra Corpor Technol*. 1995;27:146–151.
42. Wheeldon DR, Bethune DW, Gill RD. Vortex pumping for routine cardiac surgery: A comparative study. *Perfusion*. 1990;5:135–143.
43. Parault BG, Conrad SA. The effect of extracorporeal circulation time and patient age on platelet retention during cardiopulmonary bypass: A comparison of roller and centrifugal pumps. *J Extra Corpor Technol*. 1991;23:34–38.
44. Klein M, Dauben HP, Schulte HD, et al. Centrifugal pumping during routine open heart surgery improves clinical outcome. *Artif Organs*. 1998;22:326–336.
45. Ashraf S, Bhattacharya K, Zacharias S, et al. Serum S100 beta release after coronary artery bypass grafting: Roller versus centrifugal pump. *Ann Thorac Surg*. 1998;66:1958–1962.
46. Dickinson TA, Prichard J, Rieckens F. A comparison of the benefits of roller pump versus constrained vortex pump in adult open-heart operations utilizing outcomes research. *J Extra Corpor Technol*. 1994;26:108–113.
47. Scott DA, Silbert BS, Doyle TJ, et al. Centrifugal versus roller head pumps for cardiopulmonary bypass: Effect on early neuropsychologic outcomes after coronary artery surgery. *J Cardiothorac Vasc Anesth*. 2002;16:715–722.
48. DeBois W, Brennan R, Wein E, et al. Centrifugal pumping: The patient outcome benefits following coronary artery bypass surgery. *J Extra Corpor Technol*. 1995;27:77–80.
49. Alamanni F, Parolari A, Zanobini M, et al. Centrifugal pump and reduction of neurological risk in adult cardiac surgery. *J Extra Corpor Technol*. 2001;33:4–9.
50. Babin-Ebell J, Misoph M, Müllges W, et al. Reduced release of tissue factor by application of a centrifugal pump during cardiopulmonary bypass. *Heart Vessels*. 1998;13:147–151.
51. Baufreton C, Intrator L, Jansen PG, et al. Inflammatory response to cardiopulmonary bypass using roller or centrifugal pumps. *Ann Thorac Surg*. 1999;67:972–977.
52. Saczkowski R, Maklin M, Mesana T, et al. Centrifugal pump and roller pump in adult cardiac surgery: a meta-analysis of randomized controlled trials. *Artif Organs*. 2012;36(8):668–676.
53. The Society of Thoracic Surgeons Blood Conservation Guideline Task Force: Ferraris VA, Saha PS, Hessel E II, et al. Perioperative blood transfusion and blood conservation in cardiac surgery: The Society of Thoracic Surgeons and The Society of Cardiovascular Anesthesiologists clinical practice guideline. *Ann Thorac Surg*. 2007;83(suppl 5):S27S86.
54. Ferraris VA, Brown JR, Despotis GJ, et al. Perioperative blood transfusion and blood conservation in cardiac surgery: The Society of Thoracic Surgeons and The Society of Cardiovascular Anesthesiologists clinical practice guideline. *Ann Thorac Surg*. 2011;91:944–982.
55. Mejak B, Stammers A, Rauch E, et al. A retrospective study on perfusion incidents and safety devices. *Perfusion*. 2000;15:51–61.
56. Harvey BT, Shann KG, Fitzgerald D, et al. International Pediatric Perfusion Practice Survey 2011 Survey Results. *J Extra Corpor Technol*. 2012;44:186–193.
57. Alwardt C. Invited Editorial Go with the Flow. *J Extr Corp Tech*. 2013;45:218–219.
58. Kshettry VR, Salerno CT, Lakhanpal S, et al. Coronary sinus injury during retrograde cardioplegia: A report of three cases. *J Card Surg*. 1996;11:359.
59. Guarracino F, Benussi S, Triggiani M, et al. Delayed presentation of coronary sinus rupture after retrograde cardioplegia. *J Cardiothorac Vasc Anesth*. 1997;11:89.
60. Kurusz M, Conti VR, Arens JF, et al. Perfusion accident survey. *Proc Am Acad Cardiovasc Perf*. 1986;7:57.
61. Greenhalgh D, Thomas W. Blackout during cardiopulmonary bypass. *Anesthesia*. 1990;45:175.
62. Reed CC, Kurusz M, Lawrence AE. Air embolism. In: Reed CC, ed. *Safety and Techniques in Perfusion*. Stafford, TX: Quali-Med Inc.; 1988:239.
63. Myers GJ. Sorin low level detector II: A new concept on an old design. *Canad Perf*. 1995;7(11).
64. Kriewall TJ. Safety systems in perfusion. *Perfusion Life*. 1994;11:18.
65. Baker RA, Bronson SL, Dickinson TA, et al. Report from AmSECT's International Consortium for Evidence-Based Perfusion: American Society of Extracorporeal Technology Standards and Guidelines for Perfusion Practice: 2013. *J Extra Corpor Technol*. 2013;45(3):156–166.
66. Bode CO Computers in Surgery. *Nigerian J Surg Res*, 2004;6:1–6.
67. Kelman GR. Calculation of certain indices of cardiopulmonary function using a digital computer. *Respir Physiol*. 1966;1:325–343.
68. Wells ES, Griewski R, Jasperson K, et al. Microprocessors and perfusion equipment. *Int Anesthesiol Clin*. 1996;34:15.
69. Wilt SL, Silvershein JL. Applications of a laptop microcomputer during cardiopulmonary bypass. *Proc Am Soc Extra-Corp Tech*. 1988;26:32.
70. Jerabek CF, Walton HG, Sugden EH. An inexpensive real-time computer system for cardiac surgery. *Proc Am Soc Extra-Corp Tech*. 1988;26:23.
71. Clark RE, Ferguson TB, Hagen RW, et al. Experimental and clinical use of an automated perfusion system and a membrane oxygenator. *Circulation*. 1974;50(suppl II):213.
72. Newland RF, Baker RA, Stanley R. Electronic data processing: the pathway to automated quality control of cardiopulmonary bypass. *J Extra Corpor Technol*. 2006;38:139–143.
73. Baker RA, Newland RF. Continuous quality improvement of perfusion practice: the role of electronic data collection and statistical control charts. *Perfusion*. 2008;23(1):7–16.
74. Paugh TA, Dickinson TA, Theurer PF, et al. Validation of a Perfusion registry: methodological approach and initial findings. *J Extra Corpor Technol*. 2012;44(3):104–105.
75. Warren CS, DeFoe GR, Groom RC, et al. Variation in arterial inflow temperature: a regional quality improvement project. *J Extra Corpor Technol*. 2011;43:58–63.
76. Department of Health and Human Services. Medicare and Medicaid Programs; Electronic Health Record Incentive Program; Final Rule. 42 CFR 412, 413, 422. *Final Regist*. 2010;75(144):44314–44588.
77. Prichett Ar, Vandor B, Edwards K. Testing and implementing cockpits alerting systems. *Reliab Eng Syst Saft*. 2012;75:193–206.
78. Beck JR, Fung K, Lopez IIH, et al. Real-time data acquisition and alerts may reduce reaction time and improve perfusionist performance during cardiopulmonary bypass. *Perfusion*. 2015;30(1):41–44.
79. Fung K, Beck JR, Lopez IIHC, et al. Case report: remote monitoring using Spectrum Medical Live Vue allows improved response time and improved quality of care for patients on cardiopulmonary support. *Perfusion*. 2013;28(6):561–564.
80. de Somer F, Mulholland JW, Bryan MR, et al. O2 delivery and CO2 production during cardiopulmonary bypass as determinants of acute kidney injury: time for a goal-directed perfusion management? *Crit Care*. 2011;15:R192.
81. Miller BJ, Gibbon JH, Gibbon MH. Recent advances in the development of a heart-lung apparatus. *Ann Surg*. 1951;134:694–708.
82. van Oeveren W, Kazatchkine MD, Descamps-Latscha B, et al. Deleterious effects of cardiopulmonary bypass: a prospective study of bubble versus membrane oxygenation. *J Thorac Cardiovasc Surg*. 1985;89:888.
83. de Jong JC, Smit Sibinga CTH, Wildevuur CRH. Platelet behavior in extracorporeal circulation. *Transfusion*. 1979;19:72.

84. Bastianen GW. The use of air with bubble oxygenators and its influence on the formation of microgas emboli. *J NeSECC.* 1984;9:25.
85. Pearson DT, Holden MP, Waterhouse PS, et al. Gaseous microemboli during open heart surgery: Detection and prevention. *Proc Am Acad Cardiovasc Perf.* 1983;4:103.
86. Yost G. The bubble oxygenator as a source of gaseous microemboli. *Med Instrum.* 1985;19:67.
87. Pearson DT. Gas exchange: Bubble and membrane oxygenators. *Semin Thorac Cardiovasc Surg.* 1990;2:313.
88. Shimono T, Shomura Y, Hioki I, et al. Silicone-coated polypropylene hollow-fiber oxygenator: Experimental evaluation and preliminary evaluation and preliminary clinical use. *Ann Thorac Surg.* 1997;63:1730.
89. Hammerschmidt DE, Stroneck DF, Bowers TM, et al. Complement activation and neutropenia occurring during cardiopulmonary bypass. *J Thorac Cardiovasc Surg.* 1981;81:370.
90. Chenoweth DE, Cooper SW, Hugli TE, et al. Complement activation during cardiopulmonary bypass. *N Engl J Med.* 1981;304:497.
91. Wegner J. Oxygenator anatomy and function. *J Cardiothorac Vasc Anesth.* 1997;11:275.
92. Goodin MS, Thor EJ, Haworth WS. Use of computational fluid dynamics in the design of the Avecor Affinity oxygenator. *Perfusion.* 1994;9:217.
93. Galletti PM. Cardiopulmonary bypass: a historical perspective. *Artif Organs.* 1993;17:675.
94. Beckley PD, Shinko PD, Sites JP. A comparison of gaseous emboli release in five membrane oxygenators. *Perfusion.* 1997;12:133–141.
95. de Somer F. Impact of oxygenator characteristics on its capability to remove gaseous microemboli. *J Extra Corpor Technol.* 2007;39:271–273.
96. Weitkemper HH, Oppermann B, Spilker A, et al. Gaseous microemboli and the influence of microporous membrane oxygenators. *J Extra Corpor Technol.* 2005;37:256–264.
97. Guan Y, Palanzo D, Kunselman A, et al. Evaluation of membrane oxygenators and reservoirs in terms of capturing gaseous microemboli and pressure drops. *Artif Organs.* 2009;33:1037–1043.
98. Preston TJ, Gomez D, Olshove VF Jr, et al. Clinical gaseous microemboli assessment of an oxygenator with integral arterial filter in the pediatric population. *J Extra Corpor Technol.* 2009;41:226–230.
99. Gomez D, Preston TJ, Olshove VF, et al. Evaluation of air handling in a new generation neonatal oxygenator with integral arterial filter. *Perfusion.* 2009;24:107–112.
100. Taylor RL, Borger MA, Weisel RD, et al. Cerebral microemboli during cardiopulmonary bypass: Increased emboli during perfusionist interventions. *Ann Thorac Surg.* 1999;68:89–93.
101. Weitkemper HH, Oppermann B, Spilker A, et al. Gaseous microemboli and the influence of microporous membrane oxygenators. *J Extra Corpor Technol.* 2005;37:256–264.
102. Dickinson T, Riley JB, Crowley JC, et al. In vitro evaluation of the air separation ability of four cardiovascular manufacturer extracorporeal circuit designs. *J Extra Corpor Technol.* 2006;38: 206–213.
103. Horton S, Thuys C, Bennett M, et al. Experience with the Jostra Rotaflow and QuadroxD oxygenator for ECMO. *Perfusion.* 2004;19:17–23.
104. Khoshbin E, Roberts N, Harvey C, et al. Poly-methyl pentene oxygenators have improved gas exchange capability and reduced transfusion requirements in adult extracorporeal membrane oxygenation. *ASAIO J.* 2005;51:281–287.
105. Peek GJ, Killer HM, Reeves R, et al. Early experience with a polymethyl pentene oxygenator for adult extracorporeal life support. *ASAIO J.* 2002;48:480–482.
106. Wiesenack C, Wiesner G, Keyl C, et al. In vivo uptake and elimination of isoflurane by different membrane oxygenators during cardiopulmonary bypass. *Anesthesiology.* 2002;97:133–138.
107. Barry AE, Chaney MA, London MJ. Anesthetic management during cardiopulmonary bypass: a systematic review. *Anesth Analg.* 2015;120:749–769.
108. Prasser C, Zelenka M, Gruber M, et al. Elimination of sevoflurane is reduced in plasmatight compared to conventional membrane oxygenators. *Eur J Anaesthesiol.* 2008;25:152–157.
109. Council Directive 93/42/EEC, 1993. Available at: <http://eurlex.europa.eu/LexUriServ/LexUriServ.do?uri=CONSLEG:1993L0042:20071011:EN:PDF>.
110. Rider SP, Simon LV, Rice BJ, et al. Assisted venous drainage, venous air, and gaseous microemboli transmission into the arterial line: An in-vitro study. *J Extra Corpor Technol.* 1998;30:160–165.
111. Willcox TW, Mitchell SJ, Gorman DF. Venous air in the bypass circuit: A source of arterial line emboli exacerbated by vacuum-assisted drainage. *Ann Thorac Surg.* 1999;68:1285–1289.
112. Jones TJ, Deal DD, Vernon JC, et al. Does vacuum-assisted venous drainage increase gaseous microemboli during cardiopulmonary bypass? *Ann Thorac Surg.* 2002;74:2132–2137.
113. Willcox TW. Vacuum-assisted venous drainage: To air or not to air, that is the question. Has the bubble burst? *J Extra Corpor Technol.* 2002;34:24–28.
114. Groom RC, Likosky DS, Forest RJ, et al. A model for cardiopulmonary bypass redesign. *Perfusion.* 2004;19:257–261.
115. Davila RM, Rawles T, Mack MJ. Venoarterial air embolus: A complication of vacuum-assisted venous drainage. *Ann Thorac Surg.* 2001;71:1369–1371.
116. Matte GS, Kussman BD, Wagner JW, et al. Massive air embolism in a fontan patient. *J Extra Corpor Technol.* 2011;43:79–83.
117. Anonymous. Letter re: massive air embolism in a fontan patient. *J Extra Corpor Technol.* 2011;43:168.
118. Daniel F. Downing, Letter re: massive air embolism in a fontan patient. *J Extra Corpor Technol.* 2011;43:169.
119. Jensen E, Andreasson S, Bengtsson A, et al. Influence of two different perfusion systems on inflammatory response in pediatric heart surgery. *Ann Thorac Surg.* 2003;75:919–925.
120. Morgan IS, Codispoti M, Sanger K, et al. Superiority of centrifugal pump over roller pump in paediatric cardiac surgery: Prospective randomised trial. *Eur J Cardiothorac Surg.* 1998;13:526–532.
121. Schonberger JP, Everts PA, Hoffmann JJ. Systemic blood activation with open and closed venous reservoirs. *Ann Thorac Surg.* 1995;59:1549–1555.
122. Aldea GS, Soltow LO, Chandler WL, et al. Limitation of thrombin generation, platelet activation, and inflammation by elimination of cardiotomy suction in patients undergoing coronary artery bypass grafting treated with heparin-bonded circuits. *J Thorac Cardiovasc Surg.* 2002;123:742–755.
123. Vaislic C, Bical O, Farge C, et al. Totally minimized extracorporeal circulation: An important benefit for coronary artery bypass grafting in Jehovah's witnesses. *Heart Surg Forum.* 2003;6:307–310.
124. Remadi JP, Rakotoarivelo Z, Marticho P, et al. Prospective randomized study comparing coronary artery bypass grafting with the new mini-extracorporeal circulation Jostra System or with a standard cardiopulmonary bypass. *Am Heart J.* 2006;151:198.
125. Fromes Y, Gaillard D, Ponzio O, et al. Reduction of the inflammatory response following coronary bypass grafting with total minimal extracorporeal circulation. *Eur J Cardiothorac Surg.* 2002;22: 527–533.
126. Wippermann J, Albes JM, Hartrumpf M, et al. Comparison of minimally invasive closed circuit extracorporeal circulation with conventional cardiopulmonary bypass and with off-pump technique in CABG patients: Selected parameters of coagulation and inflammatory system. *Eur J Cardiothorac Surg.* 2005;28:127–132.
127. Immer FF, Pirovino C, Gygax E, et al. Minimal versus conventional cardiopulmonary bypass: Assessment of intraoperative myocardial damage in coronary bypass surgery. *Eur J Cardiothorac Surg.* 2005;28:701–704.
128. Skrabal CA, Steinhoff G, Liebold A. Minimizing cardiopulmonary bypass attenuates myocardial damage after cardiac surgery. *ASAIO J.* 2007;53:32–35.
129. Folliguet TA, Philippe F, Larrazet F, et al. Beating heart revascularization with minimal extracorporeal circulation in patients with a poor ejection fraction. *Heart Surg Forum.* 2002;6:19–23.
130. Brest van Kempen AB, Gasiorek JM, Bloemendaal K, et al. Low-prime perfusion circuit and autologous priming in CABG surgery on a Jehovah's Witness: A case report. *Perfusion.* 2002;17:69–72.
131. Folliguet TA, Villa E, Vandeneyden F, et al. Coronary artery bypass graft with minimal extracorporeal circulation. *Heart Surg Forum.* 2003;6:297–301.
132. Gerritsen WB, van Boven WJ, Wesselink RM, et al. Significant reduction in blood loss in patients undergoing minimal extracorporeal circulation. *Transfus Med.* 2006;16:329–334.
133. Rex S, Brose S, Metzelder S, et al. Normothermic beating heart surgery with assistance of miniaturized bypass systems: the effects on intraoperative hemodynamics and inflammatory response. *Anesth Analg.* 2006;102:352–362.
134. Wiesenack C, Liebold A, Philipp A, et al. Four years' experience with a miniaturized extracorporeal circulation system and its influence on clinical outcome. *Artif Organs.* 2004;28:1082–1088.
135. van Boven WJ, Gerritsen WB, Waanders FG, et al. Mini extracorporeal circuit for coronary artery bypass grafting: initial clinical and biochemical results: a comparison with conventional and off-pump coronary artery bypass grafts concerning global oxidative stress and alveolar function. *Perfusion.* 2004;19:239–246.
136. Abdel-Rahman U, Martens S, Risteski P, et al. The use of minimized extracorporeal circulation system has a beneficial effect on hemostasis—a randomized clinical study. *Heart Surg Forum.* 2006;9:E543E548.
137. Beghi C, Nicolini F, Agostinelli A, et al. Mini-cardiopulmonary bypass system: Results of a prospective randomized study. *Ann Thorac Surg.* 2006;81:1396–1400.
138. Loubser PG, Morell RI, Loubser IA. Impact of extracorporeal circuit prime volume reduction on whole blood sequestration during acute normovolemic hemodilution for adult cardiac surgery patients. *J Extra Corpor Technol.* 2004;36:329–335.
139. Beholz S, Zheng L, Kessler M, et al. A new PRECiSe (priming reduced extracorporeal circulation setup) minimizes the need for blood transfusions: First clinical results in coronary artery bypass grafting. *Heart Surg Forum.* 2005;8:E132E135.
140. Perthel M, Kseibi S, Sagebiel F, et al. Comparison of conventional extracorporeal circulation and minimal extracorporeal circulation with respect to microbubbles and microembolic signals. *Perfusion.* 2005;20:329–333.
141. Abdel-Rahman U, Ozaslan F, Risteski PS, et al. Initial experience with a minimized extracorporeal bypass system: Is there a clinical benefit? *Ann Thorac Surg.* 2005;80:238–243.
142. Beholz S, Kessler M, Konertz WF. PRECiSe (priming reduced extracorporeal circulation setup): results of a safety study. *Heart Surg Forum.* 2003;6:311–315.
143. Remadi JP, Marticho P, Butoi I, et al. Clinical experience with the mini-extracorporeal circulation system: An evolution or a revolution? *Ann Thorac Surg.* 2004;77:2172–2175.
144. Remadi JP, Rakotoarivello Z, Marticho P, et al. Aortic valve replacement with the minimal extracorporeal circulation (Jostra MECC System) versus standard cardiopulmonary bypass: A randomized prospective trial. *J Thorac Cardiovasc Surg.* 2004;128:436–441.
145. Takai H, Eishi K, Yamachika S, et al. The efficacy of low prime volume completely closed cardiopulmonary bypass coronary artery revascularization. *Ann Thorac Cardiovasc Surg.* 2004;10:178–182.
146. Liebold A, Khosravi A, Westphal B, et al. Effect of closed minimized cardiopulmonary bypass on cerebral tissue oxygenation and microembolization. *J Thorac Cardiovasc Surg.* 2006;131:268–276.
147. Vang SN, Brady CP, Christensen KA, et al. Clinical evaluation of poly(2-methoxyethylacrylate) in primary coronary artery bypass grafting. *J Extra Corpor Technol.* 2005;37:23–31.
148. Koster A, Bottcher W, Merkel F, et al. The more closed the bypass system the better: A pilot study on the effects on reduction of cardiotomy suction and passive venting on hemostatic activation during on-pump coronary artery bypass grafting. *Perfusion.* 2005;20:285–288.
149. Nollert G, Schwabenland I, Maktav D, et al. Miniaturized cardiopulmonary bypass in coronary artery bypass surgery: Marginal impact on inflammation and coagulation but loss of safety margins. *Ann Thorac Surg.* 2005;80:2326–2332.
150. Fransen EJ, Ganushchak YM, Vijay V, et al. Evaluation of a new condensed extra-corporeal circuit for cardiac surgery: A prospective randomized clinical pilot study. *Perfusion.* 2005;20:91–99.
151. Montiglio F, Dor V, Lecompte J, et al. Cardiac surgery in adults and children without use of blood. *Ann Thorac Cardiovasc Surg.* 1998;4:3–11.
152. Castiglioni A, Verzini A, Pappalardo F, et al. Minimally invasive closed circuit versus standard extracorporeal circulation for aortic valve replacement. *Ann Thorac Surg.* 2007;83:586–591.
153. Beholz S, Kessler M, Tholke R, et al. Priming Reduced Extracorporeal Circulation Setup (PRECiSe) with the DeltaStream diagonal pump. *Artif Organs.* 2003;27:1110–1115.
154. Rousou JA, Engelman RM, Flack JE 3rd, et al. The 'primeless pump': a novel technique for intraoperative blood conservation. *Cardiovasc Surg.* 1999;7:228–235.
155. Wasowicz M, Sobczynski P, Drwila R, et al. Air-blood barrier injury during cardiac operations with the use of cardiopulmonary bypass (CPB). An old story? A morphological study. *Scand Cardiovasc J.* 2003;37:216–221.
156. de Somer F, Foubert L, Poelaert J, et al. Low extracorporeal priming volumes for infants: A benefit? *Perfusion.* 1996;11:455–460.
157. Honek H, Horvath P, Kucera V, et al. Miniaturized extracorporeal circulation for infants. *Rozhl Chir.* 1990;69:515–518.
158. Zangrillo A, Garozzo AF, Biondi-Zoccai G, et al. Miniaturized cardiopulmonary bypass improves short-term outcome in cardiac surgery: A meta-analysis of randomized controlled studies. *J Thorac Cardiovasc Surg.* 2010;139:1162–1169.
159. Harling L, Warren OJ, Martin A, et al. Do miniaturized extracorporeal circuits confer significant clinical benefit without compromising safety? A meta-analysis of randomized controlled trials. *ASAIO J.* 2011;57.
160. Saur CM, Yuh DD, Bonde P. Extracorporeal membrane oxygenation use has increased by 433% in adults in the United States from 2006-2011. *ASAIO J.* 2015;61:31–36.
161. Alwardt CM, Wilson DS, Alore ML, et al. Performance and Safety of an Integrated Portable Extracorporeal Life Support System for Adults. *J Extra Corpor Technol.* 2015;47:38–43.
162. Haneya A, Philipp A, Foltan M, et al. First experience with the new portable extracorporeal membrane oxygenation system Cardio help for severe respiratory failure in adults. *Perfusion.* 2012;27: 150–155.
163. Roncon-Albuquerque R, Basilio C, Figueiredo P, et al. Portable miniaturized extracorporeal oxygenation systems for H1N1-related severe acute respiratory distress syndrome: a case series. *J Crit Care.* 2012;27:454–463.
164. Philipp A, Arit M, Amann M, et al. First experience with the ultra compact mobile extracorporeal membrane oxygenation system Cardiohelp in interhospital transport. *Interact Cardiovasc Thorac Surg.* 2011;12:978–981.
165. Savory J, Berlin A, Courtoux C, et al. Summary report of an international workshop on the "Role of biological monitoring in the prevention of aluminum toxicity in man: Aluminum analysis in biological fluids. *Ann Clin Lab Sci.* 1983;13:444.
166. Vogler C, Sotelo-Avila C, Lagunoff D, et al. Aluminum containing emboli in infants treated with extracorporeal membrane oxygenation. *N Engl J Med.* 1988;319:75.
167. Elgas RJ. Investigation of the phenomenon of electrostatic compromise of a plastic fiber heat exchanger. *Perfusion.* 1998;19:58–60.
168. Hawkins JL. Membrane Oxygenator Heat Exchanger Failure Detected by Unique Blood Gas Findings. *J Extra Corpor Technol.* 2014;46:91–93.
169. Standard for Blood/Gas Exchange Devices (draft). *February 1982 Association for the Advancement of Medical Instruments*: Washington, DC revision.
170. Nagpal A, Wentink JE, Berbari EF, et al. A cluster of *Mycobacterium wolinskyi* surgical site infections at an academic medical center. *Infect Control Hosp Epidemiol.* 2014;35:1169–1175.
171. Kuritsky JN, Bullen MG, Broome CV, et al. Sternal wound infections and endocarditis due to organisms of the *Mycobacterium fortuitum* complex. *Ann Intern Med.* 1983;98:938–939.
172. Sax H, Bloemberg G, Hasse B, et al. Prolonged outbreak of *Mycobacterium chimaera* infection after open-chest heart surgery. *Clin Infect Dis.* 2015;doi:10.1093/cid/civ198.
173. Loop F, Szabo J. Events related to microembolism in man during CPB. *Ann Thorac Surg.* 1976;21: 412–420.
174. Paddyachee TS. The effect of arterial line filtration on GME in the middle cerebral arteries. *Ann Thorac Surg.* 1988;45:647–649.
175. Pugsley W, Klinger L, Paschalis C, et al. The impact of microemboli on neuropsychological functioning. *Stroke.* 1994;25:1393–1399.
176. Clark RE, Brillman J, Davis DA, et al. Microemboli during coronary artery bypass grafting. Genesis and effect on outcome. *J Thorac Cardiovasc Surg.* 1995;109:249–257.
177. Stump DA, Rogers AT, Hammon JW, et al. Cerebral emboli and cognitive outcome after cardiac surgery. *J Cardiothorac Vasc Anesth.* 1996;10:113–118.

178. Whitaker DC, Stanton P. The effect of leucocyte-depleting arterial line filters on cerebral microemboli and neuropsychological outcome following CPB. *Eur J Cardiothorac Surg.* 2004;25:267–274.
179. Riley JB. Arterial line filters ranked for gaseous micro-emboli separation performance: an in vitro study. *J Extra Corpor Technol.* 2008;40:21–26.
180. Shann KG, Likosky DS, Murkin JA, et al. An evidence-based review of the practice of cardiopulmonary bypass in adults: a focus on neurologic injury, glycemic control, hemodilution, and the inflammatory response. *J Thorac Cardiovasc Surg.* 2006;132:283–290.
181. Deptula J, Valleley M, Glogowski K, et al. Clinical evaluation of the Terumo Capiox FX05 Hollow Fiber Oxygenator with integrated arterial line filter. *J Extra Corpor Technol.* 2009;41:220–225.
182. Preston TJ, Gomez D, Olshove VF, et al. Clinical gaseous microemboli assessment of an oxygenator with integral arterial filter in the pediatric population. *J Extra Corpor Technol.* 2009;41:226–230.
183. Groom RC, Hill AG, Kuban B, et al. Aortic cannula velocimetry. *Perfusion.* 1995;10:183–188.
184. Muehrcke DD, Cornhill JF, Thomas JD, et al. Flow characteristics of aortic cannulae. *J Card Surg.* 1995;10(suppl 4):514–519.
185. Wada S, Yamamoto S, Honda J, et al. Transapical aortic cannulation for cardiopulmonary bypass in type A aortic dissection operations. *J Thorac Cardiovasc Surg.* 2006;132:369–372.
186. Gourlay T, Samartzis I, Stefanou DC, et al. Inflammatory response of rat and human neutrophils exposed to di-(2-ethylhexyl)-phthalate and di-(2-ethyl-hexyl)-phthalate plasticized polyvinyl chloride. *Artif Organs.* 2003;27:256–260.
187. Kavlock R, Boeckelheide K, Chapin R, et al. NTP: Phthalates expert panel report on the reproductive and developmental toxicity of di(2-ethylhexyl) phthalate. *Reprod Toxicol.* 2002;16:529–553.
188. Center for Devices and Radiological Health, U.S. Food and Drug Administration. *Safety assessment of di(2-ethylhexyl)phthalate (deHP) released from PVC medical devices.* <http://www.fda.gov/downloads/MedicalDevices/.../UCM080457.pdf>. Accessed 11.08.16.
189. *Health Canada expert advisory Panel on deHP in medical devices.* Final Report. January 11, 2002. <http://www.hc-sc.gc.ca/hpb-dgps/therapeut/zfiles/english/advcomm/eap/dehp/eap-dehp-final-report-2002-jan-11_e.pdf>. Accessed 05.06.15.
190. Baker RWR. Diethylhexyl phthalate as a factor in blood transfusion and haemodialysis. *Toxicology.* 1978;9:319–329.
191. Rock G, Labow RD, Tocchi M. Distribution of di(2-ethylhexyl) phthalate and products in blood and blood components. *Environ Health Perspect.* 1986;65:309–316.
192. Dine T, Luyckx M, Cazin M, et al. Rapid determination by high-performance liquid chromatography of di-2-ethylhexyl phthalate in plasma stored in plastic bags. *Biomed Chromatogr.* 1991;5:94–97.
193. Jaeger RJ, Rubin RJ. Plasticizers from plastic devices: Extraction, metabolism, and accumulation by biological systems. *Science.* 1970;170:460–462.
194. Jaeger RJ, Rubin RJ. Leakage of a phthalate ester plasticizer from polyvinyl chloride blood bags into stored human blood and its localization in human tissues. *N Engl J Med.* 1972;287:1114–1118.
195. Kambia K, Dine T, Azar R, et al. Comparative study of the leachability of di(2-ethylhexyl) phthalate and tri(2-ethylhexyl) trimellitate from haemodialysis tubing. *Int J Pharm.* 2001;229:139–146, 905–912.
196. Hanawa T, Muramatsu E, Asakawa K, et al. Investigation of the release behaviour of diethylhexyl phthalate from polyvinyl-chloride tubing for intravenous administration. *Int J Pharm.* 2000;210: 109–115.
197. Gotardo MA, Monteiro M. Migration of diethylhexyl phthalate from PVC bags into intravenous cyclosporine solutions. *J Pharm Biomed Anal.* 2005;38:709–713.
198. Karle VA, Short BL, Martin GR, et al. Extracorporeal membrane oxygenation exposes infants to the plasticizer, di(2-ethylhexyl)phthalate. *Crit Care Med.* 1997;25(4):696–703.
199. Haishima Y, Matsuda R, Hayashi Y, et al. Risk assessment of di(2-ethylhexyl)phthalate released from PVC blood circuits during hemodialysis and pump-oxygenation therapy. *Int J Pharm.* 2004; 274(1–2):119–129.
200. Myers GJ, Voorhees C, Haynes R, Eke B. Post arterial filter gaseous microemboli activity of five integral cardiotomy reservoirs during venting: an in vitro study. *J Extra Corpor Technol.* 2009;41(1):20–27.
201. de Jong A, Popa BA, Stelian E, et al. Perfusion techniques for minimally invasive valve procedures. *Perfusion.* 2015;30(4):270–276.
202. Uretzky G, Landsburg G, Cohn D, et al. Analysis of microembolic particles originating in extracorporeal circuits. *Perfusion.* 1987;2:9.
203. Taylor KM. Microemboli: gaseous and particulate. In: Taylor KM, ed. *Cardiopulmonary Bypass.* Williams & Wilkins: Baltimore; 1986:313.
204. Rigg L, Searles B, Darling EM. A 2013 survey on pressure monitoring in adult cardiopulmonary bypass circuits: modes and applications. *J Extra Corpor Technol.* 2014;46:287–292.
205. Baker JB, Bentall HH, Dreyer B, et al. Arrest of isolated heart with potassium citrate. *Lancet.* 1957;273:555–559.
206. Dyson CW, Follette D, Buckberg G, et al. Intraoperative myocardial protection III. Blood cardioplegia. 1978. *J Extra Corpor Technol.* 1978;142–144.
207. Dyson C, Emerson R, Buckberg G. A hemodilution cardioplegia and a proposed delivery system. *J Extra Corpor Technol.* 1980;12:86–88.
208. Menasché P. Blood cardioplegia: Do we still need to dilute? *Ann Thorac Surg.* 1996;62:957–960.
209. Stiles QR, Hughes RK, Lindensmith GG. The effectiveness of topical cardiac hypothermia. *J Thorac Cardiovasc Surg.* 1977;73:176.
210. Rosenfeldt FL, Watson DA. Local cardiac hypothermia: experimental comparison of Shumway's technique and perfusion cooling. *Ann Thorac Surg.* 1979;27:17.
211. Rousou JA, Parker T, Engleman RM, et al. Phrenic nerve paresis associated with the use of ice slush and the cooling jacket for topical hypothermia. *J Thorac Cardiovasc Surg.* 1985;89:921.
212. Speicher CE, Ferrigan L, Wolfson SK, et al. Cold injury of myocardium and pericardium in cardiac hypothermia. *Surg Gynecol Obstet.* 1962;114:659.
213. Daily PO, Kinney TB. Optimizing myocardial hypothermia: II. Cooling jacket modifications and clinical results. *Ann Thorac Surg.* 1991;51:284.
214. Boncheck LI, Olinger GN. An improved method of topical hypothermia. *J Thorac Cardiovasc Surg.* 1981;82:878.
215. Daily PO, Pfeffer TA, Wisniewski JB, et al. Clinical comparison of methods of myocardial protection. *J Thorac Cardiovasc Surg.* 1987;93:324.
216. Stammers AH. Advances in myocardial protection: The role of mechanical devices in providing cardioprotective strategies. *Int Anesthesiol Clin.* 1996;34:61.
217. Molina JE, Gani KS, Voss DM. Pressurized rapid cardioplegia versus administration of exogenous substrate and topical hypothermia. *Ann Thorac Surg.* 1982;33:434.
218. Mitchell BA, Litwak RS. Myocardial protection with cold, ischemic potassium-induced cardioplegia: An overview. *Proc Am Soc Extra-Corp Tech.* 1978;6:127.
219. Vertrees RA, Auvil J, Rousou JH, et al. A technique of myocardial preservation perfusion. *Ann Thorac Surg.* 1979;78:601.
219a. Matte GS, del Nido PJ. History and use of del Nido cardioplegia solution at Boston Children's Hospital. *J Extra Corpor Technol.* 2012;44(3):98–103.
220. Ginther RM, Gorney R, Forbess JM. Use of del Nido cardioplegia solution and a low-prime recirculating cardioplegia circuit in pediatrics. *J Extra Corpor Technol.* 2013;45:46–50.
220a. Voci P, Bilotta F, Caretta F, et al. Mechanisms of incomplete cardioplegia distribution during coronary artery bypass grafting. *Anesthesiology.* 1993;79:904.
221. Menasche P, Koral S, Fauchest M, et al. Retrograde coronary sinus perfusion: A safe alternative for ensuring cardioplegic delivery in aortic valve surgery. *Ann Thorac Surg.* 1982;34:647.
222. Quintilio C, Voci P, Bilotta F, et al. Risk factors of incomplete distribution of cardioplegic solution during coronary artery grafting. *J Thorac Cardiovasc Surg.* 1995;109:439.
223. Gundry SR, Kirsh MM. A comparison of retrograde cardioplegia versus antegrade cardioplegia in the presence of coronary artery obstruction. *Ann Thorac Surg.* 1984;38:124.
224. Menasche P, Piwnica A. Cardioplegia by the way of the coronary sinus for valvular and coronary surgery. *J Am Coll Cardiol.* 1991;18:628.
225. Buckberg GD, Beyersdorf F, Allen BS, et al. Integrated myocardial management: Background and application. *J Card Surg.* 1995;10:68.
226. Lee J, Gates RN, Laks H, et al. A comparison of distribution between simultaneously or sequentially delivered antegrade/retrograde blood cardioplegia. *J Card Surg.* 1996;11:111.
227. Ihnken K, Morita K, Buckberg GD, et al. The safety of simultaneous antegrade and coronary sinus perfusion: experimental background and initial clinical results. *J Card Surg.* 1994;9:15.
228. Fleisher AG, Sarabu MR, Reed GE. Repair of coronary sinus rupture secondary to retrograde cardioplegia. *Ann Thorac Surg.* 1994;57:476.
229. Kshettry VR, Salerno CT, Lakhanpal S, et al. Coronary sinus injury during retrograde cardioplegia: a report of three cases. *J Card Surg.* 1996;11:359.
230. Ikonomidis JS, Yau IM, Weisel RD, et al. Optimal flow rates for retrograde warm cardioplegia. *J Thorac Cardiovasc Surg.* 1994;107:510.
231. Eke CC, Gundry SR, Fukushima N, et al. Is there a safe limit to coronary sinus pressure during retrograde cardioplegia? *Am Surg.* 1997;63:417–420.
232. Dow JW, Dickson JF, Hamer NA, et al. Anaphylactoid shock due to homologous blood exchange in the dog. *J Thorac Cardiovasc Surg.* 1960;39:449.
233. Austin JW, Harner DL. *The Heart-Lung Machine and Related Technologies of Open Heart Surgery.* Phoenix, AZ: Phoenix Medical Communication; 1990:136.
234. Marath A, Man W, Taylor KM. Histamine release in pediatric cardiopulmonary bypass—a possible role in the capillary leak syndrome. *Agents Actions.* 1987;20:299.
235. Messmer K, Lewis DH, Sunder-Plassman WP, et al. Acute normovolemic hemodilution. *Eur Surg Res.* 1972;4:55.
236. Messmer K, Sunder-Plassman WP, Klovekorn WP, et al. Circulatory significance of hemodilution: Rheological changes and limitations. *Adv Microsc.* 1972;4:1.
237. Chapler CK, Cain SM. The physiologic reserve in oxygen-carrying capacity: Studies in experimental hemodilution. *Can J Physiol Pharmacol.* 1986;64:7.
238. Gordon RJ, Ravin M, Rawitscher RE, et al. Changes in arterial pressure, viscosity and resistance during cardiopulmonary bypass. *J Thorac Cardiovasc Surg.* 1975;69:552.
239. Kessler M, Messmer K. Tissue oxygenation during hemodilution. In: Messmer K, Schmid-Schonbein H, eds. *International Hemodilution, Bibliotheca Hematologica.* Basel, Switzerland: S. Karger; 1975:16. Available at: <https://www.karger.com/Article/Pdf/398103>.
240. Messmer K. Acute preoperative hemodilution: An alternative to transfusion of donor blood. *Acta Univ Uppsala.* 1977;3:93.
241. Mehta RH, Castelvecchio S, Ballotta A, et al. Association of gender and lowest hematocrit on cardiopulmonary bypass with acute kidney injury and operative mortality in patients undergoing cardiac surgery. *Ann Thorac Surg.* 2013;96(1):133–140.
242. Ranucci M, Biagioli B, Scolleta S, et al. Lowest hematocrit on cardiopulmonary bypass impairs the outcome in coronary surgery. *Tex Heart Inst J.* 2006;33(3):300–305.
243. DeFoe GR, Ross CS, Olmstead EM, et al. Lowest hematocrit on bypass and adverse outcomes associated with coronary artery bypass grafting. *Ann Thorac Surg.* 2001;71:769–776.
244. Loor G, Rajeswaran J, Li L, et al. The least of 3 evils: exposure to red blood cell transfusions, anemia, or both? *J Thorac Cardiovasc Surg.* 2013;146(6):1480–1487.
245. Henderson AM, Maryniak JK, Simpson JC. Cardiac surgery in Jehovah's Witness. *Anaesthesia.* 1986;41:748.
246. McCartney S, Guinn N, Robertson R, et al. Jehovah's witnesses and cardiac surgery: a single institution's experience. *Transfusion.* 2014;54(10 Pt 2):2745–2752.
247. Pattakos G, Koch CG, Brizzio ME, et al. Outcome of patients who refuse transfusion after cardiac surgery: a natural experiment with severe blood conservation. *Arch Intern Med.* 2012; 172(15):1154–1160.
248. London MJ. Colloids versus crystalloids in cardiopulmonary bypass. Pro: colloids should be added to the pump prime. *J Cardiothorac Anesth.* 1990;4:401.
249. Ambra MND, Philbin DM. Colloids versus crystalloids in cardiopulmonary bypass. Con: colloids should not be added to the pump prime. *J Cardiothorac Vasc Anesth.* 1990;4:406.
250. Hachenberg T, Tenling A, Rothen HU, et al. Thoracic intravascular and extravascular fluid volumes in cardiac surgical patients. *Anesthesiology.* 1993;79:976.
251. Hindman BJ, Funatsu N, Cheng DCH, et al. Differential effect of oncotic pressure on cerebral and extracerebral water content during cardiopulmonary bypass in rabbits. *Anesthesiology.* 1990;73:951.
252. Beattie HW, Evans G, Garnett ES, et al. Sustained hypovolemia and extracellular fluid volume expansion following cardiopulmonary bypass. *Surgery.* 1972;71:891.
253. Kaul TK, Bhatnagar NK, Mercer JL. Plasma albumin and calcium levels following cardiopulmonary bypass. *Int J Artif Organs.* 1989;12:461.
254. Hoeft A, Korb H, Mehlhorn U, et al. Priming of cardiopulmonary bypass with human albumin or Ringer's lactate: Effect on colloid osmotic pressure and extravascular lung water. *Br J Anaesth.* 1991;66:73.
255. Strauss RG, Stansfield C, Henriksen RA, et al. Pentastarch may exert fewer effects on coagulation than hetastarch. *Transfusion.* 1988;28:257.
256. Boldt J, Kling D, Weidler B, et al. Acute preoperative hemodilution in cardiac surgery: Volume replacement with a hypertonic saline-hydroxyethyl starch solution. *J Cardiothorac Vasc Anesth.* 1991;5:23.
257. Lazrove S, Waxman K, Shippy C, et al. Hemodynamic, blood volume, and oxygen transport responses to albumin and hydroxyethyl starch infusions in critically ill postoperative patients. *Crit Care Med.* 1980;8:302.
258. Reinhart K, Perner A, Sprung CL, et al. Consensus statement of the ESICM task force on colloid volume therapy in critically ill patients. *Intensive Care Med.* 2012;38(3):368–383.
259. Navickis RJ, Haynes GR, Wilkes MM. Effect of hydroxyethyl starch on bleeding after cardiopulmonary bypass; a metaanalysis of randomized controlled trials. *J Thorac Cardiovasc Surg.* 2012;144(1):223–230.
260. The U.S. Food and Drug Administration. *FDA Safety Communication: boxed warning on increased mortality and severe renal injury, and additional warning on risk of bleeding, for use of hydroxyethyl starch solutions in some settings.* 2013. Available at: <http://www.fda.gov/Safety/MedWatch/SafetyInformation/SafetyAlertsforHumanMedicalProducts/ucm358349.htm>. Accessed 11.08.16.
261. Boldt J, Zickman B, Ballestros M, et al. Cardiorespiratory responses to hypertonic saline solution in cardiac operations. *Ann Thorac Surg.* 1991;51:610.
262. Slogoff S, Girgis KZ, Keats AS. Etiologic factors in neuropsychiatric complications associated with cardiopulmonary bypass. *Anesth Analg.* 1982;61:903.
263. Steward DL, Da Silva CA, Flegel T. Elevated blood glucose levels may increase the danger of neurological deficit following profoundly hypothermic cardiac arrest [Letter]. *Anesthesiology.* 1988;68:653.
264. Metz S, Keats AS. Benefit of glucose-containing priming solution for cardiopulmonary bypass. *Anesth Analg.* 1991;72:428.
265. Lanier WL, Stangland KJ, Scheithauer BW, et al. The effects of dextrose infusion and head position on neurologic outcome after complete cerebral ischemia in primates: Examination of a model. *Anesthesiology.* 1987;66:39.
266. Nakakimura K, Fleischer JE, Drummond JC, et al. Glucose administration before cardiac arrest worsens neurologic outcome in cats. *Anesthesiology.* 1990;72:1005.
267. Nicolson SC. Glucose: Enough versus too much. *J Cardiothorac Vasc Anesth.* 1997;11:409.
268. Lanier WL. Glucose management during cardiopulmonary bypass: Cardiovascular and neurologic implications. *Anesth Analg.* 1991;72:423.
269. Luciani N, Nasso G, Gaudino M, et al. Coronary artery bypass grafting in type II diabetic patients: a comparison between insulin-dependent and non-insulin dependent patients at short and mid term follow-up. *Ann Thorac Surg.* 2003;76(4):1149–1154.
270. Furnary AP, Wu Y, Bookin SO. Effect of hyperglycemia and continuous intravenous insulin infusions on outcomes of cardiac surgical procedures: the Portland Diabetic project. *Endocr Pract.* 2004;10(2):21–33.
271. Lazar HL, McDonnell M, Chipkin SR, et al. The Society of Thoracic Surgeons practice guideline series: blood glucose management during adult cardiac surgery. *Ann Thorac Surg.* 2009;87(2):663–669.

272. Marelli D, Paul A, Samson R, et al. Does the addition of albumin to the prime solution in cardiopulmonary bypass affect clinical outcome? A prospective randomized study. *J Thorac Cardiovasc Surg.* 1989;98:751.
273. Baier RE, Dutton RC. Initial events in interactions of blood with a foreign surface. *J Biomed Mater Res.* 1969;3:196.
274. Bonser RS, Dave JR, Davies ET, et al. Reduction of complement activation during bypass by prime manipulation. *Ann Thorac Surg.* 1990;49:278.
275. Mellbye DJ, Froland SS, Lilleaasen P, et al. Complement activation during cardiopulmonary bypass: Comparison between the use of large volumes of plasma and Dextran 70. *Eur Surg Res.* 1988;20:101.
276. Hysing ES, Kofstad J, Lilleaasen P, et al. Ionized calcium in plasma during cardiopulmonary bypass. *Scand J Clin Lab Invest.* 1986;184:119.
277. Landsteiner AK. Individual differences in human blood. *Science.* 1931;73:403–409.
278. Paxton A, January 2009 Soon, all eyes on better blood management. *CAP Today* Accessed 21.01.09. Available at: <http://www.captodayonline.com/Archives/1208/1208_soon_all_eyes_03.html>. Accessed 11.08.16.
279. Society of Thoracic Surgeons Blood Conservation Guideline Task Force, Ferraris VA, Ferraris SP, et al. Society of Cardiovascular Anesthesiologists Special Task Force on Blood Transfusion, et al: Perioperative blood transfusion and blood conservation in cardiac surgery: The Society of Thoracic Surgeons and The Society of Cardiovascular Anesthesiologists clinical practice guideline. *Ann Thorac Surg.* 2007;83(suppl 5):S27S86.
280. Surgenor SD, DeFoe GR, Fillinger MP, et al. Intraoperative red blood cell transfusion during coronary artery bypass graft surgery increases the risk of postoperative low-output heart failure. *Circulation.* 2006;114(suppl 1):I43I48.
281. Habib RH, Zacharias A, Schwann TA, et al. Role of hemodilutional anemia and transfusion during cardiopulmonary bypass in renal injury after coronary revascularization: Implications on operative outcome. *Crit Care Med.* 2005;33:1749–1756.
282. Habib RH, Zacharias A, Schwann TA, et al. Role of hemodilutional anemia and transfusion during cardiopulmonary bypass in renal injury after coronary revascularization: Implications on operative outcome. *Crit Care Med.* 2005;33:1749–1756.
283. Engoren MC, Habib RH, Zacharias A, et al. Effect of blood transfusion on long-term survival after cardiac operation. *Ann Thorac Surg.* 2002;74:1180–1186.
284. Engoren MC, Habib RH, Zacharias A, et al. Effect of blood transfusion on long-term survival after cardiac operation. *Ann Thorac Surg.* 2002;74:1180–1186.
285. Koch CG, Li L, Duncan AI, et al. Transfusion in coronary artery bypass grafting is associated with reduced long-term survival. *Ann Thorac Surg.* 2006;81:1650.
286. Kamper-Jørgensen M, Ahlgren M, Rostgaard K, et al. Survival after blood transfusion. *Transfusion.* 2008;48:2577–2584.
287. Ho J, Sibbald WJ, Chin-Yee IH. Effects of storage on efficacy of red cell transfusion: When is it not safe? *Crit Care Med.* 2003;31(suppl 12):S687S697.
288. Petrides M, AuBuchon JP. To transfuse or not to transfuse: An assessment of risks and benefits. In: Mintz PD, ed. *Transfusion therapy: clinical principles and practice.* 3rd ed. Bethesda, MD: AABB Press; 2011.
289. Testa LD, Tobias JD. Techniques of blood conservation. *Am J Anesthesiol.* 1996;23:20.
290. Ranucci M, Aronson S, Dietrich W, et al. endorsed by the European Association of Cardiothoracic Anaesthesiologists (EACTA). Patient blood management during cardiac surgery: do we have enough evidence for clinical practice? *J Thorac Cardiovasc Surg.* 2011;142:249.e1–249.e32.
291. Carson JL, Carless PA, Hebert PC. Transfusion thresholds and other strategies for guiding allogeneic red blood cell transfusion. *Cochrane Database Syst Rev.* 2012;(4):CD002042.
292. Snyder-Ramos SA, Mohnle P, Weng YS, et al. Investigators of the Multicenter Study Perioperative Ischemia: MCSPI Research Group. *Transfusion.* 2008;48(7):1284–1299.
293. Shander A, Fink A, Javidroozi M, et al. Appropriateness of allogeneic red blood cell transfusion: the international consensus conference on transfusion outcomes. *Transfus Med Rev.* 2011;25(3): 232–246.
294. Davies L, Brown TJ, Haynes S, et al. Cost-effectiveness of cell salvage and alternative methods of minimizing perioperative allogeneic blood transfusion: a systematic review and economic model. *Health Technol Assess.* 2006;10(44):1–227.
295. Donahue JG, Munoz A, Ness PM, et al. The declining risk of post-transfusion hepatitis C virus infection. *N Engl J Med.* 1992;327:369.
296. Menkis AH, Martin J, Cheng DC, et al. Drug, devices, technologies, and techniques for blood management in minimally invasive and conventional cardiothoracic surgery: a consensus statement from the International Society for Minimally Invasive Cardiothoracic Surgery (ISMICS) 2011. *Innovations.* 2012;7(4):229–241.
297. Sayers MH. Autologous blood donation by cardiac surgery patients: wisdom or folly? In: Massei LM, Thurer RL, eds. *Autologous Blood Transfusion: Current Issues.* Arlington, VA: American Association of Blood Banks; 1989:111.
298. The American Red Cross. *Blood Services Annual Report 1986–1987.* Washington, DC: ARC; 1988:4.
299. Ferrari M, Zia S, Henriquet F, et al. A new technique for hemodilution, preparation of autologous platelet-rich plasma and intraoperative blood salvage in cardiac surgery. *Int J Artif Organs.* 1987;10:47.
300. Rosengart TK, DeBois W, O'Hara M, et al. Retrograde autologous priming for cardiopulmonary bypass: A safe and effective means of decreasing hemodilution and transfusion requirements. *J Thorac Cardiovasc Surg.* 1998;115.
301. Zelinka ES, Ryan P, McDonald J, et al. Retrograde autologous prime with shortened bypass circuits decreases blood transfusion in high-risk coronary artery surgery patients. *J Extra Corpor Technol.* 2004;36:343–347.
302. Eising GP, Pfauder M, Niemeyer M, et al. Retrograde autologous priming: Is it useful in elective on-pump coronary artery bypass surgery? *Ann Thorac Surg.* 2003;75:23–27.
303. Balachandran S, Cross MH, Karthikeyan S, et al. Retrograde autologous priming of the cardiopulmonary bypass circuit reduces blood transfusion after coronary artery surgery. *Ann Thorac Surg.* 2002;73:1912–1918.
304. Rousou JA, Engelman RM, Flack JE 3rd, et al. The 'primeless pump': A novel technique for intraoperative blood conservation. *Cardiovasc Surg.* 1999;7:228–235.
305. Sobieski MAII, Slaughter MS, Hart DE, et al. Prospective study on cardiopulmonary bypass prime reduction and its effect on intraoperative blood product and hemoconcentrator use. *Perfusion.* 2005;20:31–37.
306. Saczkowski R, Bernier PL, Tchervenkov CI, Arellano R. Retrograde autologous priming and allogeneic blood transfusions: a meta-analysis. *Interact Cardiovasc Thorac Surg.* 2009;8:373–376.
307. Trowbridge C, Stammers AH, Klayman M, et al. Factors that influence the ability to perform autologous priming. *J Extra Corpor Technol.* 2008;40:43–51.
308. Brown WR, Moody DM, Challa VR, et al. Longer duration of cardiopulmonary bypass is associated with greater numbers of cerebral microemboli. *Stroke.* 2000;31:707–713.
309. Ajzan A, Modine T, Punjabi P, et al. Quantification of fat mobilization in patients undergoing coronary artery revascularization using off-pump and on-pump techniques. *J Extra Corpor Technol.* 2006;38:122–129.
310. Jewell AE, Akowuah EF, Suvarna SK, et al. A prospective randomized comparison of cardiotomy suction and cell saver for recycling shed blood during cardiac surgery. *Eur J Cardiothorac Surg.* 2003;23:633–636.
311. Brooker RF, Brown WR, Moody DM, et al. Cardiotomy suction: a major source of brain lipid emboli during cardiopulmonary bypass. *Ann Thorac Surg.* 1998;65:1651–1655.
312. Aldea GS, Soltow LO, Chandler WL, et al. Limitation of thrombin generation, platelet activation, and inflammation by elimination of cardiotomy suction in patients undergoing coronary artery bypass grafting treated with heparin-bonded circuits. *J Thorac Cardiovasc Surg.* 2002;123:742–755.
313. Nuttall GA, Oliver WC, Fass DN, et al. A prospective, randomized platelet-function study of heparinized oxygenators and cardiotomy suction. *J Cardiothorac Vasc Anesth.* 2006;20:554–561.
314. Djaiani G, Fedoroko L, Borger M, et al. Continuous-flow cellsaver reduces cognitive decline in elderly coronary artery bypass patients. *Circulation.* 2007;116:1888–1895.
315. Booke M, Fobker M, Fingerhut D, et al. Fat elimination during intraoperative autotransfusion: An in vitro investigation. *Anesth Analg.* 1997;85:959–962.
316. Kincaid EH, Jones TJ, Stump DA, et al. Processing scavenged blood with a cell saver reduces cerebral lipid microembolization. *Ann Thorac Surg.* 2000;70:1296–1300.
317. Rubens FD, Boodhwani M, Mesana T, et al. Cardiotomy investigators: the cardiotomy trial: a randomized, double-blind study to assess the effect of processing of shed blood during cardiopulmonary bypass on transfusion and neurocognitive function. *Circulation.* 2007;116(suppl 11):I89I97.
318. Carless PA, Henry DA, Moxey AJ, et al. Cell salvage for minimising perioperative allogeneic blood transfusion. *Cochrane Database Syst Rev.* 2010;(4):CD001888.
319. Wang G, Bainbridge D, Martin J, Cheng D. The efficacy of intraoperative cell saver during cardiac surgery: a meta-analysis of randomized trials. *Anesth Analg.* 2009;109:320–330.
320. Vertrees RA, Jackson A, Roher C, et al. Intraoperative blood conservation during cardiac surgery. *J Extra Corpor Technol.* 1980;12:60.
321. Young JN, Ecker RR, Moretti RL, et al. Autologous blood retrieval in thoracic, cardiovascular, and orthopedic surgery. *Am J Surg.* 1982;144:48.
322. Young JN, Ecker RR, Moretti RL, et al. Autologous blood retrieval in thoracic, cardiovascular, and orthopedic surgery. *Am J Surg.* 1982;144:48.
323. Schwieger IM, Gallagher CJ, Finlayson DC, et al. Incidence of cell-saver contamination during cardiopulmonary bypass. *Ann Thorac Surg.* 1989;48:51.
324. Moran JM, Babka R, Silberman S, et al. Immediate centrifugation of oxygenator contents after cardiopulmonary bypass. *J Thorac Cardiovasc Surg.* 1978;76:510.
325. Beckmann SR, Carlile D, Bissinger RC, et al. Improved coagulation and blood conservation in the golden hours after cardiopulmonary bypass. *J Extra Corpor Technol.* 2007;39:103–108.
326. Moskowitz DM, Klein JJ, Shander A, et al. Use of the Hemobag® for modified ultrafiltration in a Jehovah's Witness patient undergoing cardiac surgery. *J Extra Corpor Technol.* 2006;38: 265–270.
327. Beckmann S, Lynn P, Miller S, et al. Evaluation of coagulation factors and platelet function from an off-line modified ultrafiltration technique for post-cardiopulmonary bypass circuit blood recovery. *Perfusion.* 2012;28(3):214–222.
328. Autotransfusion machines. *Health Devices.* 1988;17:219–242.
329. Dietrich W, Barankay A, Dilthey G, et al. Reduction of blood utilization during myocardial revascularization. *J Thorac Cardiovasc Surg.* 1989;97:213.
330. Bryer RH, Engleman RM, Rousou JA, et al. Blood conservation for myocardial revascularization. Is it cost-effective? *J Thorac Cardiovasc Surg.* 1987;93:512.
331. Schaff HV, Hauer J, Gardner TJ, et al. Routine use of autotransfusion following cardiac surgery: experience in 700 patients. *Ann Thorac Surg.* 1978;27:49.
332. Hartz RS, Smith JA, Green D. Autotransfusion after cardiac operation. *J Thorac Cardiovasc Surg.* 1988;96:178.
333. Morris JJ, Tan YS. Autotransfusion: is there a benefit in a current practice of aggressive blood conservation. *Ann Thorac Surg.* 1994;58:502.
334. Thurer RL, Lytle BW, Cosgrove DM, et al. Autotransfusion following cardiac operations: A randomized, prospective study. *Ann Thorac Surg.* 1978;27:500.
335. Page R, Russell GN, Fox MA, et al. Hard-shell cardiotomy reservoir for reinfusion of shed mediastinal blood. *Ann Thorac Surg.* 1989;48:514.
336. Bouboulis N, Kardara M, Kesteven PJ, et al. Autotransfusion after coronary artery bypass surgery: Is there any benefit? *J Card Surg.* 1994;9:314.
337. Griffith LD, Billman GF, Daily PO, et al. Apparent coagulopathy caused by infusion of shed mediastinal blood and its prevention by washing of the infusate. *Ann Thorac Surg.* 1989;47:400.
338. Schmidt H, Mortensen PE, Folsgaard SL, et al. Cardiac enzymes and autotransfusion of shed mediastinal blood after myocardial revascularization. *Ann Thorac Surg.* 1997;63:1288.
339. Kolff WJ, Watschinger B. Further development of a coil kidney: Disposable artificial kidney. *J Lab Clin Med.* 1956;47:969.
340. Breckinridge DM, Digerness SB, Kirklin JW. Increased extracellular fluid after open intracardiac operation. *Surg Gynecol Obstet.* 1970;131:53.
341. Naik AK, Knight A, Elliot MJ. A successful modification of ultrafiltration for cardiopulmonary bypass in children. *Perfusion.* 1991;6:41.
342. Naik AK, Knight A, Elliot MJ. A successful modification of ultrafiltration for cardiopulmonary bypass in children. *Perfusion.* 1991;6:41.
343. Boldt J, Zickmann B, Fedderson B, et al. Six different hemofiltration devices for blood conservation in cardiac surgery. *Ann Thorac Surg.* 1991;51:747.
344. Silverstein ME, Ford CA, Lysaght MJ, et al. Treatment of severe fluid overload by ultrafiltration. *N Engl J Med.* 1974;291:747.
345. Henderson LW, Livoti LG, Ford CA, et al. Clinical experience with intermittent hemodiafiltration. *Trans Am Soc Artif Intern Organs.* 1973;19:119.
346. Magilligan DJ, Oyama C. Ultrafiltration during cardiopulmonary bypass: Laboratory evaluation and initial clinical experience. *Ann Thorac Surg.* 1984;37:33.
347. Magilligan DJ. Indications for ultrafiltration in the cardiac surgical patient. *J Thorac Cardiovasc Surg.* 1985;83:183.
348. Holt DW, Landis GH, Dumond DA, et al. Hemofiltration as an adjunct to cardiopulmonary bypass for total oxygenator volume control. *J Extra Corpor Technol.* 1982;14:373.
349. Chenoweth DE, Cooper SW, Hugh TE, et al. Complement activation during cardiopulmonary bypass: Evidence of generation of C3a and C5a anaphylatoxins. *N Engl J Med.* 1981;304:497.
350. Craddick PR, Fehr J, Brigham KL. Complement and leucocyte-mediated pulmonary dysfunction in hemodialysis. *N Engl J Med.* 1977;296:769.
351. Naik SK, Knight A, Elliot MJ. A prospective randomized study of a modified technique of ultrafiltration during pediatric open-heart surgery. *Circulation.* 1991;84(suppl 3):422.
352. Groom RC, Froebe S, Martin J, et al. Update on pediatric perfusion practice in North America: 2005 survey. *J Extra Corpor Technol.* 2005;37:343–350.
353. Darling EM, Shearer IR, Nanry C, et al. Modified ultrafiltration in pediatric cardiopulmonary bypass. *J Extra Corpor Technol.* 1994;26:205.
354. Koutlas TC, Gaynor JW, Nicolson SC, et al. Modified ultrafiltration reduces postoperative morbidity after cavopulmonary connection. *Ann Thorac Surg.* 1997;64:37.
355. Skaryak LA, Kirshbom PM, DiBernardo LR, et al. Modified ultrafiltration improves cerebral metabolic recovery after circulatory arrest. *J Thorac Cardiovasc Surg.* 1995;109:744.
356. Wang MJ, Chiu IS, Hsu CM, et al. Efficacy of ultrafiltration in removing inflammatory mediators during pediatric cardiac operations. *Ann Thorac Surg.* 1996;61:651.
357. Journois D, Israel-Biet D, Pouard P, et al. High-volume, zero-balanced hemofiltration to reduce delayed inflammatory response to cardiopulmonary bypass in children. *Anesthesiology.* 1996; 85:965.
358. Elliot MJ. Ultrafiltration and modified ultrafiltration in pediatric open heart operations. *Ann Thorac Surg.* 1993;56:1518.
359. Zahoor M, Abbass S, Khan AA, Ahmad SA. Modified ultrafiltration: role in adult cardiac surgical haemostasis. *J Ayub Med Coll Abbottabad.* 2007;19:49–54.
360. Luciani GB, Menon T, Vecchi B, et al. Modified ultrafiltration reduces morbidity after adult cardiac operations: a prospective, randomized clinical trial. *Circulation.* 2001;104:1253–1259.
361. Boodhwani M, Williams K, Babaev A, et al. Ultrafiltration reduces blood transfusions following cardiac surgery: A meta-analysis. *Eur J Cardiothorac Surg.* 2006;30:892–897.
362. Draaisma AM, Hazekamp MG, Frank M, et al. Modified ultrafiltration after cardiopulmonary bypass in pediatric cardiac surgery. *Ann Thorac Surg.* 1997;64:521.
363. Journois D, Pouard P, Greeley WJ, et al. Hemofiltration during cardiopulmonary bypass in pediatric cardiac surgery: Effects of hemostasis, cytokines and complement components. *Anesthesiology.* 1994;81:1181.
364. Ferraris VA, et al. 2011 Update to The Society of Thoracic Surgeons and the Society of Cardiovascular Anesthesiologists Blood Conservation Clinical Practice Guidelines. *Ann Thorac Surg.*

2011;91:944–982.
365. Woodman RC, Harker LA. Bleeding complications associated with cardiopulmonary bypass. *Blood.* 1990;76:1680.
366. Harker LA, Malpass TW, Branson HE, et al. Mechanism of abnormal bleeding in patients undergoing cardiopulmonary bypass: Acquired transient platelet dysfunction associated with selective alpha-granule release. *Blood.* 1980;56:824.
367. Videm V, Nilsson L, Venge P, et al. Reduced granulocyte activation with a heparin-coated device in an in vitro model of cardiopulmonary bypass. *Artif Organs.* 1991;15:90.
368. Addonizio VP. Platelet function in cardiopulmonary bypass and artificial organs. *Hematol Oncol Clin North Am.* 1990;4:145.
369. Wenger RK, Lukasiewicz H, Mikuta BS, et al. Loss of platelet fibrinogen receptors during clinical cardiopulmonary bypass. *J Thorac Cardiovasc Surg.* 1989;97:235.
370. Velthuis HT, Baufreton C, Jansen PGM, et al. Heparin coating of extracorporeal circuits inhibits contact activation during cardiac operations. *J Thorac Cardiovasc Surg.* 1997;114:117.
371. Gorman RC, Ziats NP, Koneti A, et al. Surface-bound heparin fails to reduce thrombin formation during clinical cardiopulmonary bypass. *J Thorac Cardiovasc Surg.* 1996;111:1.
372. Videm V, Mollnes TE, Garred P, et al. Biocompatibility of extracorporeal circulation. *J Thorac Cardiovasc Surg.* 1991;101:654.
373. Mollnes TE, Lachmann P. Regulation of complement. *Scand J Immunol.* 1988;27:127.
374. Tennenberg SD, Clardy CW, Bailey WW, et al. Complement activation and lung permeability during cardiopulmonary bypass. *Ann Thorac Surg.* 1990;50:597.
375. Gott VL, Whiffen JD, Koepke DE, et al. Techniques of applying a graphite-benzalkonium-heparin coating to various plastics and metals. *Trans Am Soc Artif Intern Organs.* 1964;10:213–217.
376. Aldea GS, Doursounian M, O'Gara P, et al. Heparin-bonded circuits with a reduced anticoagulation protocol in primary CABG: A prospective, randomized study. *Ann Thorac Surg.* 1996;62:410–418.
377. von Segesser LK, Weiss BM, Garcia E, et al. Reduction and elimination of systemic heparinization during cardiopulmonary bypass. *J Thorac Cardiovasc Surg.* 1992;103:790–799.
378. Sinci V, Kalaycioglu S, Gunaydin S, et al. Evaluation of heparin-coated circuits with full heparin dose strategy. *Ann Thorac Cardiovasc Surg.* 1999;5:156–163.
379. von Segesser LK, Weiss BM, Pasic M, et al. Risk and benefit of low systemic heparinization during open heart operations. *Ann Thorac Surg.* 1994;58:391–398.
380. Kuitunen AH, Heikkila LJ, Salmenpera MT. Cardiopulmonary bypass with heparin-coated circuits and reduced systemic anticoagulation. *Ann Thorac Surg.* 1997;63:438–444.
381. Stammers AH, Christensen KA, Lynch J, et al. Quantitative evaluation of heparin-coated versus non-heparin-coated bypass circuits during cardiopulmonary bypass. *J Extra Corpor Technol.* 1999; 31:135–141.
382. Grossi EA, Kallenbach K, Chau S, et al. Impact of heparin bonding on pediatric cardiopulmonary bypass: A prospective randomized study. *Ann Thorac Surg.* 2000;70:191–196.
383. Ozawa T, Yoshihara K, Koyama N, et al. Superior biocompatibility of heparin-bonded circuits in pediatric cardiopulmonary bypass. *Jpn J Thorac Cardiovasc Surg.* 1999;47:592–599.
384. Jensen E, Andreasson S, Bengtsson A, et al. Changes in hemostasis during pediatric heart surgery: Impact of a biocompatible heparin-coated perfusion system. *Ann Thorac Surg.* 2004;77:962–967.
385. Boonstra PW, Gu YJ, Akkerman C, et al. Heparin coating of an extracorporeal circuit partly improves hemostasis after cardiopulmonary bypass. *J Thorac Cardiovasc Surg.* 1994;107:289–292.
386. Thelin S, Bagge L, Hultman J, et al. Heparin-coated cardiopulmonary bypass circuits reduce blood cell trauma. Experiments in the pig. *Eur J Cardiothorac Surg.* 1991;5:486–491.
387. van der Kamp KW, van Oeveren W. Contact, coagulation and platelet interaction with heparin treated equipment during heart surgery. *Int J Artif Organs.* 1993;16:836–842.
388. Palatianos GM, Dewanjee MK, Smith W, et al. Platelet preservation during cardiopulmonary bypass with iloprost and Duraflo-II heparin-coated surfaces. *ASAIO Trans.* 1991;37:620–622.
389. Svennevig JL, Geiran OR, Karlsen H, et al. Complement activation during extracorporeal circulation. In vitro comparison of Duraflo II heparin-coated and uncoated oxygenator circuits. *J Thorac Cardiovasc Surg.* 1993;106:466–472.
390. Fosse E, Thelin S, Svennevig JL, et al. Duraflo II coating of cardiopulmonary bypass circuits reduces complement activation, but does not affect the release of granulocyte. *Eur J Cardiothorac Surg.* 1997; 11:320–327.
391. Videm V, Svennevig JL, Fosse E, et al. Reduced complement activation with heparin-coated oxygenator and tubings in coronary bypass operations. *J Thorac Cardiovasc Surg.* 1992;103:806–813.
392. Mollnes TE, Videm V, Gotze O, et al. Formation of C5a during cardiopulmonary bypass: Inhibition by precoating with heparin. *Ann Thorac Surg.* 1991;52:92–97.
393. Gu YJ, van Oeveren W, Akkerman C, et al. Heparin-coated circuits reduce the inflammatory response to cardiopulmonary bypass. *Ann Thorac Surg.* 1993;55:917–922.
394. Belboul A, Akbar O, Lofgren C, et al. Improved blood cellular biocompatibility with heparin coated circuits during cardiopulmonary bypass. *J Cardiovasc Surg (Torino).* 2000;41:357–362.
395. Moen O, Fosse E, Brockmeier V, et al. Disparity in blood activation by two different heparin-coated cardiopulmonary bypass systems. *Ann Thorac Surg.* 1995;60:1317–1323.
396. Moen O, Hogasen K, Fosse E, et al. Attenuation of changes in leukocyte surface markers and complement activation with heparin-coated cardiopulmonary bypass. *Ann Thorac Surg.* 1997;63: 105–111.
397. Ranucci M, Mazzucco A, Pessotto R, et al. Heparin-coated circuits for high-risk patients: A multicenter, prospective, randomized trial. *Ann Thorac Surg.* 1999;67:994–1000.
398. Mahoney CB. Heparin-bonded circuits: Clinical outcomes and costs. *Perfusion.* 1998;13:192–204.
399. Mahoney CB, Lemole GM. Transfusion after coronary artery bypass surgery: The impact of heparin-bonded circuits. *Eur J Cardiothorac Surg.* 1999;16:206–210.
400. Ranucci M, Cirri S, Conti D, et al. Beneficial effects of Duraflo II heparin-coated circuits on post-perfusion lung dysfunction. *Ann Thorac Surg.* 1996;61:76–81.
401. Redmond JM, Gillinov AM, Stuart RS, et al. Heparin-coated bypass circuits reduce pulmonary injury. *Ann Thorac Surg.* 1993;56:474–478.
402. Heyer EJ, Lee KS, Manspeizer HE, et al. Heparin-bonded cardiopulmonary bypass circuits reduce cognitive dysfunction. *J Cardiothorac Vasc Anesth.* 2002;16:37–42.
403. Svenmarker S, Haggmark S, Jansson E, et al. Use of heparin-bonded circuits in cardiopulmonary bypass improves clinical outcome. *Scand Cardiovasc J.* 2002;36:241–246.
404. Mongero LB, Beck JR, Manspeizer HE, et al. Cardiac surgical patients exposed to heparin-bonded circuits develop less postoperative cerebral dysfunction than patients exposed to non-heparin-bonded circuits. *Perfusion.* 2001;16:107–111.
405. Muehrcke DD, McCarthy PM, Kottke-Marchant K, et al. Biocompatibility of heparin-coated extracorporeal bypass circuits: A randomized, masked clinical trial. *J Thorac Cardiovasc Surg.* 1996;112: 472–483.
406. McCarthy PM, Yared JP, Foster RC, et al. A prospective randomized trial of Duraflo II heparin-coated circuits in cardiac reoperations. *Ann Thorac Surg.* 1999;67:1268–1273.
407. Gunaydin S, McCusker V. Clinical performance and biocompatibility of novel hyaluronan-based heparin-bonded extracorporeal circuits. *J Extra Corpor Technol.* 2005;37:290–295.
408. Noguchi M, Eishi K, Tada S, et al. Biocompatibility of poly2methoxyethylacrylate coating for cardiopulmonary bypass. *Ann Thorac Cardiovasc Surg.* 2003;9:22–28.
409. Gunaydin S, Farsak B, Kocakulak M, et al. Clinical performance and biocompatibility of poly (2-methoxyethylacrylate)–coated extracorporeal circuits. *Ann Thorac Surg.* 2002;74:819–824.
410. Rubens FD, Labow RS, Lavallee GR, et al. Hematologic evaluation of cardiopulmonary bypass circuits prepared with a novel block copolymer. *Ann Thorac Surg.* 1999;67:689–696.
411. Dickinson T, Mahoney CB, Simmons M, et al. Trillium-coated oxygenators in adult open-heart surgery: A prospective randomized trial. *J Extra Corpor Technol.* 2002;34:248–253.
412. Defraigne JO, Pincemail J, Dekoster G, et al. SMA circuits reduce platelet consumption and platelet factor release during cardiac surgery. *Ann Thorac Surg.* 2000;70:2075–2081.
413. Gu YJ, Boonstra PW, Rijnsburger AA, et al. Cardiopulmonary bypass circuit treated with surface-modifying additives: A clinical evaluation of blood compatibility. *Ann Thorac Surg.* 1998;65: 1342–1347.
414. Ereth MH, Nuttall GA, Clarke SH, et al. Biocompatibility of trillium biopassive surface-coated oxygenator versus uncoated oxygenator during cardiopulmonary bypass. *J Cardiothorac Vasc Anesth.* 2001;15:545–550, discussion 539–541.
415. Shann KG, Likosky DS, Murkin JM, et al. An evidence-based review of the practice of cardiopulmonary bypass in adults: A focus on neurologic injury, glycemic control, hemodilution, and the inflammatory response. *J Thorac Cardiovasc Surg.* 2006;132:283–290.
416. Fosse E, Moen O, Johnson E, et al. Reduced complement and granulocyte activation with heparin-coated cardiopulmonary bypass. *Ann Thorac Surg.* 1994;58:472.
417. Ovrum E, Fosse E, Mollnes TE, et al. Complete heparin-coated cardiopulmonary bypass and low heparin dose reduce complement and granulocyte activation. *Eur J Cardiothorac Surg.* 1996;10:54.
418. Videm V, Svennevig JL, Fosse E, et al. Reduced complement activation with heparin-coated oxygenator and tubing in coronary bypass operations. *J Thorac Cardiovasc Surg.* 1992;103:806.
419. Boonstra PW, Aikkerman C, Van Oeveren W, et al. Cardiopulmonary bypass with a heparin-coated extracorporeal circuit. Clinical evaluation in 30 patients. *Abstracts of the European Association for Cardio-Thoracic Surgery, Perfusion.* 1991;6:235–242.
420. Merrill EW, Salzman EW, Wong PSL, et al. Polyvinyl alcohol-heparin hydrogel "G. *J Appl Physiol.* 1970;29:723.
421. Lundblad R, Moen O, Fosse E. Endothelin-1 and neutrophil activation during heparin-coated cardiopulmonary bypass. *Ann Thorac Surg.* 1997;63:1361.
422. Palatianos GM, Dewanjee MK, Kapadvanjwala M, et al. Cardiopulmonary bypass with a surface-heparinized extracorporeal perfusion system. *Trans Am Soc Artif Intern Organs.* 1990;36:M476.
423. Tong SD, Rolfs MR, Hsu LC. Evaluation of Duraflo II heparin-immobilized cardiopulmonary bypass circuits. *Trans Am Soc Artif Intern Organs.* 1990;36:M654.
424. Bindslev L. Adult ECMO performed with surface-heparinized equipment. *Trans Am Soc Artif Intern Organs.* 1988;34:1009.
425. Garavet SP, Crowley JC. Extracorporeal circulation in liver transplantation. *J Extra Corpor Technol.* 1986;18:81.
426. von Segesser LK, Lachat M, Gallino A, et al. Performance characteristics of centrifugal pumps with heparin surface coating. *J Thorac Cardiovasc Surg.* 1990;38:224.
427. Hoar PF, Wilson RM, Mangano DT, et al. Heparin bonding reduces thrombogenicity of pulmonary artery catheters. *N Engl J Med.* 1981;305:993.
428. von Segesser LK, Weiss BM, Garcia E, et al. Reduction and elimination of systemic heparinization during cardiopulmonary bypass. *J Thorac Cardiovasc Surg.* 1992;103:790.
429. Sellevold OFM, Berg TM, Rein KA, et al. Heparin-coated circuit during cardiopulmonary bypass. A clinical study using closed circuit, centrifugal pump and reduced heparinization. *Acta Anaesthesiol Scand.* 1994;38:372.
430. Ovrum E, Brosstad FA, Holen E, et al. Completely heparinized cardiopulmonary bypass and reduced systemic heparin: Clinical and hemostatic effects. *Ann Thorac Surg.* 1995;60:365.
431. Aldea GS, Zhang X, Memmolo CA, et al. Enhanced blood conservation in primary coronary artery bypass surgery using heparin-bonded circuits with lower anticoagulation. *J Card Surg.* 1996;11:85.
432. Edmunds LH. Surface-bound heparin—panacea or peril? *Ann Thorac Surg.* 1994;58:285.
433. Kuitunen AH, Heikkila LJ, Salmenpera MT. Cardiopulmonary bypass with heparin-coated circuits and reduced systemic anticoagulation. *Ann Thorac Surg.* 1997;63:438.
434. Bannan S, Danby A, Cowan D, et al. Low heparinization with heparin-bonded bypass circuits: Is it a safe strategy? *Ann Thorac Surg.* 1997;63:663.
435. Shapira OM, Aldea GS, Zelingher J, et al. Enhanced blood conservation and improved clinical outcome after valve surgery using heparin-bonded cardiopulmonary bypass circuits. *J Card Surg.* 1996;11:307.
436. Gott VL. Heparinized shunts for thoracic vascular operations. *Ann Thorac Surg.* 1972;14:219.
437. von Segesser LK, Turina M. Heparin-coated hollow-fiber oxygenator without systemic heparinization in comparison to classic bubble and membrane oxygenators. *J Extra Corpor Technol.* 1988; 20:76.
438. Bindslev L, Eklund J, Norlander D, et al. Treatment of acute respiratory failure by extracorporeal carbon dioxide elimination performed with a surface-heparinized artificial lung. *Anesthesiology.* 1987;67:117.
439. von Segesser LK, Weiss BM, Garcia E, et al. Reduction and elimination of systemic heparinization during cardiopulmonary bypass. *J Thorac Cardiovasc Surg.* 1992;103:790.
440. Shennib H, Mack MJ, Lee AGL. A survey of minimally invasive coronary artery bypass grafting. *Ann Thorac Surg.* 1997;64:110.
441. Izzat MB, Yim APC. Didn't they do well? *Ann Thorac Surg.* 1997;64:1.
442. Stevens JH, Burdon TA, Siegel LC, et al. Port-access coronary artery bypass with cardioplegic arrest: Acute and chronic canine studies. *Ann Thorac Surg.* 1996;62:435.
443. Fann JI, Pompili MF, Stevens JH, et al. Port-access cardiac operations with cardioplegic arrest. *Ann Thorac Surg.* 1997;63:s35.
444. Rubsamen DS. Continuous blood gas monitoring during cardiopulmonary bypass—How soon will it be the standard of care. *J Cardiothorac Anesth.* 1990;4:1.
445. Trowbridge C, Vasquez M, Stammers AH, et al. The effects of continuous blood gas monitoring during cardiopulmonary bypass: A prospective, randomized study. Part 1. *J Extra Corpor Technol.* 2000;32:121–128.
446. Southworth R, Sutton R, Mize S, et al. Clinical evaluation of a new In-line Continuous blood gas monitor. *J Extra Corpor Technol.* 1998;30:166–170.
447. Hiong YT. Failure of a membrane oxygenation module during cardiopulmonary bypass and its implications for the cardiac anesthesiologist. *J Cardiothorac Vasc Anesth.* 1995;9:620–621.
448. Cockroft A. Use of monitoring devices during anesthesia for cardiac surgery: A survey of practices at public hospitals within the UK and Ireland. *J Cardiothorac Vasc Anesth.* 1994;8:382.
449. McDonald J, Cleland A, et al. The use of in-line oxygen analysers during cardiopulmonary bypass. *Proc Am Acad Card Perf.* 1992;13:81–85.
450. Rubsamen DS. Continuous blood gas monitoring during cardiopulmonary bypass: How soon will it be the standard of care? *J Cardiothorac Anesth.* 1990;4:1–4.
451. Charriere JM, Pelissie J, Verd C, et al. Survey: Retrospective survey of monitoring/safety devices and incidents of cardiopulmonary bypass for cardiac surgery in France. *J Extra Corpor Technol.* 2007;39:142–157.
452. Baker RA, Wilcox T. Australian and New Zealand Perfusion Survey: Equipment and monitoring. *J Extra Corpor Technol.* 2006;38:220–229.
453. Stammers AH, Mejak BS, Rauch BS, et al. Factors affecting perfusionists' decisions on equipment utilization: Results of a United States Survey. *J Extra Corpor Technol.* 2000;32:5–10.
454. Ottens J, Tuble SC, Sanderson AJ, et al. Improving cardiac surgery: Does continuous blood gas monitoring have a role to play? *J Extra Corpor Technol.* 2010;42:199–202.
455. Mauldin PD, Wentraub WS, Becker ER. Predicting hospital costs for first-time coronary artery bypass grafting from preoperative and postoperative variables. *Am J Cardiol.* 1994;74:772.
456. Mangano DT. Multicenter outcome research. *J Cardiovasc Thorac Anesth.* 1994;8:10.
457. The Warm Heart Investigators. Randomized trial of normothermic versus hypothermic coronary bypass surgery. *Lancet.* 1994;343:559.
458. Gill R, Murkin JM. Neuropsychologic dysfunction after cardiac surgery: What is the problem? *J Cardiovasc Vasc Anesth.* 1996;10:91.
459. Stephan H, Weyland A, Kazmaier S, et al. Acid-base management during hypothermic CPB does not affect cerebral metabolism but does affect blood flow and neurologic outcome. *Br J Anaesth.* 1992;69:51.
460. Patel RL, Turtle MR, Chambers DJ, et al. Alpha-stat regulation during cardiopulmonary bypass improves neuropsychological outcome in patients undergoing coronary artery bypass grafting. *J Thorac Cardiovasc Surg.* 1996;111:1267.
461. Nevin M, Colchester ACF, Adams S, et al. Evidence for the involvement of hypocarbia and hypoperfusion in the etiology of neurological deficits. *Lancet.* 1987;11:1493.
462. Bashien G, Townes BD, Nessly BS, et al. A randomized study of carbon dioxide management during hypothermic cardiopulmonary bypass. *Anesthesiology.* 1990;72:7.

463. Fullerton DA, McIntyrre RC, Kirson LE, et al. Impact of respiratory acid-base status in patients with pulmonary hypertension. *Ann Thorac Surg.* 1996;61:696.
464. Kamler M, Wendt D, Pizanis N, et al. Deleterious effects of oxygen during extracorporeal circulation to the microcirculation in Vivo. *Eur J Cardiothorac Surg.* 2004;26:564–570.
465. Belboul A, Al-Khaja N, Ericson C, et al. The effect of hyperoxia during cardiopulmonary bypass on blood cell rheology and postoperative morbidity associated with cardiac surgery. *J Extra Corpor Technol.* 1991;23:43.
466. Joachimsson PO, Sjoberg F, Forsman M, et al. Adverse effects of hyperoxemia during cardiopulmonary bypass. *J Thorac Cardiovasc Surg.* 1996;112:812.
467. Caputo M, Mokhtari A, Rogers CA, et al. The effects of normoxic versus hyperoxic cardiopulmonary bypass on oxidative stress and inflammatory response in cyanotic pediatric patients undergoing open cardiac surgery: a randomized controlled trial. *J Thorac Cardiovasc Surg.* 2009;138:206–214.
468. Oropello JM, Manasia A, Hannon E, et al. Continuous fiberoptic arterial and venous blood gas monitoring in hemorrhagic shock. *Chest.* 1996;109:1049.
469. Stammers AH. Monitoring controversies during cardiopulmonary bypass: How far have we come? *Perfusion.* 1998;13:35.
470. Brown ME, Rawleigh JD, Gallagher JM. In vitro evaluation of continuous mixed venous oxygen saturation and hematocrit monitors. *J Extra Corpor Technol.* 1994;26:189.
471. Appleblad M, Svenmarker S, Haggmark S, et al. Continuous venous oximetry: A comparative study between the CDI 100 and the Bentley Oxy-Sat II. *J Extra Corpor Technol.* 1994;26:185.
472. Bennett JB. A comparison of three blood gas analyzers: Ciba-Corning 288, Gem Premier and Stat Pal II. *Proc Am Acad Card Perf.* 1995;16:61.
473. Parault B. Technique for improved patient care: Initial experience with the GEM-6. *J Extra Corpor Technol.* 1988;20:47.
474. Alston P. A clinical evaluation of a monitor for in-line measurement of PO2, PCO2, and pH during cardiopulmonary bypass. *Perfusion.* 1988;3:225.
475. Riley JB, Fletcher RW, Jenusaitis M, et al. Comparison of the response time of various sensors for continuous monitoring of blood gases, pH and O2 saturation during cardiopulmonary bypass. *Proc Am Soc Extra-Corp Tech.* 1988;26:1.
476. Kurusz M, Andrews JJ, Arens JF, et al. Monitoring oxygen concentration prevents potential adverse patient outcome caused by a scavenging malfunction: Case report. *Proc Am Acad Cardiovasc Perfus.* 1991;12:162–165.
477. Gautam NK, Schmitz ML, Zabala LM, et al. Anesthetic vaporizer mount malfunction resulting in oxygenation failure after initiating cardiopulmonary bypass: Specific recommendations for the pre-bypass checklist. *J Extra Corpor Technol.* 2009;41:183–186.
478. Webb DP, Deegan RJ, Greelish JP, et al. Oxygenation failure during cardiopulmonary bypass prompts new safety algorithm and training initiative. *J Extra Corpor Technol.* 2007;39:188–191.
479. Groom RC, Forest RJ, Cormack JE, et al. Parallel replacement of the oxygenator that is not transferring oxygen: The PRONTO procedure. *Perfusion.* 2002;17:447–450.
480. Swan H, Tyndal M, et al. Quality control of cardiopulmonary bypass: Monitoring mixed venous saturation. *J Thorac Cardiovasc Surg.* 1990;99:868.
481. Justison GA, Pelley W. Hemodynamic management during closed circuit percutaneous cardiopulmonary bypass. *Proc Am Soc Extra-Corp Tech.* 1989;27:88.
482. Sutton RG, Salisbury MM III, Barrett RK, et al. Comparison of venous oxygen partial pressure (PvO2) and oxygen saturation (SvO2) in hypothermic blood flow control. *Proc Am Soc Extra-Corp Tech.* 1988;26:7.
483. Baraka A. Continuous venous oximetry should be used routinely during cardiopulmonary bypass. *J Cardiothorac Anesth.* 1992;6:105.
484. Ranucci M, Romitti F, Isgro G, et al. Oxygen delivery during cardiopulmonary bypass and acute renal failure after coronary operations. *Ann Thorac Surg.* 2005;80:2213–2220.
485. de Somer F, Mulholland JW, Bryan MR, et al. O_2 delivery and CO_2 production during cardiopulmonary bypass as determinants of acute kidney injury: time for a goal-directed perfusion management? *Crit Care.* 2011;15:R192.
486. Govier AV, Reves JG, McKay RD, et al. Factors and their influence on regional cerebral blood flow during nonpulsatile cardiopulmonary bypass. *Ann Thorac Surg.* 1984;38:592.
487. Murkin JM, Farrar JK, Tweed WA, et al. Cerebral autoregulation and flow/metabolism coupling during cardiopulmonary bypass: The influence of PaCO2. *Anesth Analg.* 1987;66:825.
488. Johnsson P, Messeter K, Ryding E, et al. Cerebral blood flow and autoregulation during hypothermic cardiopulmonary bypass. *Ann Thorac Surg.* 1987;43:386.
489. McMaster PD, Parsons RJ. The effect of the pulse on the spread of substances through the tissues. *J Exp Med.* 1938;68:377.
490. Taylor KM. Pulsatile perfusion. In: Taylor KM, ed. *Cardiopulmonary Bypass.* Baltimore: Williams & Wilkins; 1986:85.
491. Shepard RB, Simpson MS, Sharp JF. Energy-equivalent pressure. *Arch Surg.* 1966;93:730.
492. Nagoka H, Innami R, Watanabe M. Preservation of pancreatic beta-cell function with pulsatile cardiopulmonary bypass. *Ann Thorac Surg.* 1990;48:798.
493. Watanabe T, Miura M, Orita H, et al. Brain tissue pH, oxygen tension, and carbon dioxide tension in profoundly hypothermic cardiopulmonary bypass. Pulsatile assistance for circulatory arrest, low-flow perfusion, and moderate-flow perfusion. *J Thorac Cardiovasc Surg.* 1990;100:274.
494. Minami K, Korner MM, Vyska K, et al. Effects of pulsatile perfusion on plasma catecholamine levels and hemodynamics during and after cardiac operations with cardiopulmonary bypass. *J Thorac Cardiovasc Surg.* 1990;99:82.
495. Alston RP, Singh M, McLaren AD. Systemic oxygen uptake during hypothermic cardiopulmonary bypass. *J Thorac Cardiovasc Surg.* 1989;98:757.
496. Wright G. Mechanical simulation of cardiac function by means of pulsatile blood pumps. *J Cardiothorac Vasc Anesth.* 1997;11:299.
497. Gu YJ, van Oeveren W, Mungroop HE, et al. Clinical effectiveness of centrifugal pump to produce pulsatile flow during cardiopulmonary bypass in patients undergoing cardiac surgery. *Artif Organs.* 2011;35(2):E18–E26.
498. Graham JM, Stinnett DM. Operative management of acute aortic dissection using profound hypothermia and circulatory arrest. *Ann Thorac Surg.* 1987;44:192.
499. Wang S, Haines N, Undar A. Quantification of pressure-flow waveforms and selection of components for the pulsatile extracorporeal circuit. *J Extra Corpor Technol.* 2009;41(1):P20–P25.
500. Undar A, Ji B, Lukic B, et al. Quantification of perfusion modes in terms of surplus hemodynamic energy levels in a simulated pediatric CPB model. *ASAIO J.* 2006;52(6):712–717.
501. Murkin J, Martzke J, Buchan A, et al. A randomized study of the influence of perfusion technique and pH management strategy in 316 patients undergoing coronary artery bypass surgery. *J Thorac Cardiovasc Surg.* 1995;110:340.
502. Hornick P, Taylor K. Pulsatile and nonpulsatile perfusion: The continuing controversy. *J Cardiothorac Vasc Anesth.* 1997;11:310.
503. Murphy G, Hessel E, Groom RC. Optimal cardiopulmonary bypass; an evidence based review. *Anesth Analg.* 2009;108:1394–1417.
504. Henze T, Stephan H, Sonntag H. Cerebral dysfunction following extracorporeal circulation for aortocoronary bypass surgery: No differences in neuropsychological outcome after pulsatile versus nonpulsatile flow. *J Thorac Cardiovasc Surg.* 1990;38:65.
505. Azariades M, Wood AJ, Awnag Y, et al. A qualitative analysis of pulsatile perfusion: Effects on cortisol response to cardiopulmonary bypass surgery. *J Thorac Cardiovasc Surg.* 1986;34:163.
506. Taggart DP, Sundaram S, McCartney C, et al. Endotoxemia, complement, and white blood cell activation in cardiac surgery: A randomized trial of laxatives and pulsatile perfusion. *Ann Thorac Surg.* 1994;57:376.
507. Ohri SK, Bowles CW, Mathie RT, et al. Effect of cardiopulmonary bypass perfusion protocols on gut tissue oxygenation and blood flow. *Ann Thorac Surg.* 1997;64:163.
508. Alghamdi AA, Latter DA. Pulsatile versus nonpulsatile cardiopulmonary bypass flow: an evidence-based approach. *J Card Surg.* 2006;21(4):347–354.
509. Likosky DS. An Epidemiologist's review of the case for pulsatile flow during cardiopulmonary bypass. *J Extra Corpor Technol.* 2009;41:p30–p32.
510. Nam MJ, Lim CH, Kim HJ, et al. A meta-analysis of renal function after adult cardiac surgery with pulsatile perfusion. *Artif Organs.* 2015;doi:10.1111/aor.12452.
511. Sievert A, Sistino J. A meta-analysis of renal benefits to pulsatile perfusion in cardiac surgery. *J Extra Corpor Technol.* 2012;44(1):10–14.
512. Zangrillo A, Pappalardo F, Dossi R, et al. Preoperative intra-aortic balloon pump to reduce mortality in coronary artery bypass graft: a meta-analysis of randomized controlled trials. *Crit Care.* 2015;19(1):10.
513. Lim CH, Nam MJ, Lee JS, et al. A meta-analysis of pulmonary function with pulsatile perfusion in cardiac surgery. *Artif Organs.* 2015;39(2):110–117. doi:10.1111/aor.12312; [Epub 2014 May 2].
514. Von Segesser LK, Weiss BM, Gallino A, et al. Superior hemodynamics in left-heart bypass without systemic heparinization. *Eur J Cardiothorac Surg.* 1990;4:384.
515. Mollnes TE, Videm V, Gotze O, et al. Formation of C5a during cardiopulmonary bypass: Inhibition by precoating with heparin. *Ann Thorac Surg.* 1991;52:92.
516. Gregoretti S, Gelman S, Henderson T, et al. Hemodynamics and oxygen uptake below and above aortic occlusion during cross-clamping of the thoracic aorta and sodium nitroprusside infusion. *J Thorac Cardiovasc Surg.* 1990;100:830.
517. Vasilakis A, Rozar GE, Hill RC, et al. Left atrial to femoral arterial bypass using the Biomedicus pump for operations of the thoracic aorta. *Am Surg.* 1990;56:802.
518. Vasilakis A, Rozar GE, Hill RC, et al. Left atrial to femoral arterial bypass using the Biomedicus pump for operations of the thoracic aorta. *Am Surg.* 1990;56:802.
519. Gordon G, Panza W, Bojar R. Failure of left heart bypass to prevent acute left ventricular failure associated with proximal thoracic aortic cross-clamping. *J Cardiothorac Vasc Anesth.* 1997;11:80.
520. Kazui T, Komatsu S, Yokoyama H. Surgical treatment of aneurysms of the thoracic aorta with the aid of partial bypass: An analysis of 95 patients. *Ann Thorac Surg.* 1987;43:622.
521. Griepp RB, Stinson EB, Hollingsworth JF, et al. Prosthetic replacement of the aortic arch. *J Thorac Cardiovasc Surg.* 1975;70:1051.
522. Sweeney MS, Cooley DA, Reul GJ, et al. Hypothermic circulatory arrest for cardiovascular lesions: Technical considerations and results. *Ann Thorac Surg.* 1985;40:498.
523. Crawford ES, Snyder DM. Treatment of aneurysms of the aortic arch. *J Thorac Cardiovasc Surg.* 1983;85:237.
524. Ueda Y, Miki S, Kusuhara K, et al. Surgical treatment of aneurysm or dissection involving the ascending aorta and aortic arch, utilizing circulatory arrest and retrograde cerebral perfusion. *J Cardiovasc Surg (Torino).* 1990;31:553.
525. Safi HJ, Letsou GV, Iliopoulos DC, et al. Impact of retrograde cerebral perfusion on ascending aortic arch and arch aneurysm repair. *Ann Thorac Surg.* 1997;63:1601.
526. Ganzel BL, Edmonds HL, Pank JR, et al. Neurophysiologic monitoring to assure delivery of retrograde cerebral perfusion. *J Thorac Cardiovasc Surg.* 1997;113:748.
527. Matsuda H, Nakano S, Shirakura R, et al. Surgery for aortic arch aneurysm with selective cerebral perfusion and hypothermic cardiopulmonary bypass. *Circulation.* 1989;80(suppl I):I–243.
528. Stammers AH, Butler RR, Kirsh MM. Extracorporeal circulation during treatment of aneurysms of the ascending aorta. *Proc Am Soc Extra-Corp Tech.* 1990;28:72.
529. Bachet J, Guilmet D, Goudot B, et al. Cold cerebroplegia. *J Thorac Cardiovasc Surg.* 1991;102:85.
530. Kouchoukos NT, Wareing TH, Izumoto H, et al. Elective hypothermic cardiopulmonary bypass and circulatory arrest for spinal cord protection during operations on the thoracoabdominal aorta. *J Thorac Cardiovasc Surg.* 1990;99:659.
531. Thelin S, Almgren B, Hasson HE, et al. Surgery of extracranial carotid artery aneurysm using cardiopulmonary bypass, hypothermia and circulatory arrest. *J Cardiovasc Surg (Torino).* 1988; 29:332.
532. Janosko EO, Powell CS, Spence PA, et al. Surgical management of renal cell carcinoma with extensive intracaval involvement using a venous bypass system suitable for rapid conversion to total cardiopulmonary bypass. *J Urol.* 1991;145:555.
533. Stewart JR, Carey JA, McDougal WS, et al. Cavoatrial tumor thrombectomy using cardiopulmonary bypass without circulatory arrest. *Ann Thorac Surg.* 1991;51:717.
534. Swain JA, McDonald TJ, Griffith PK, et al. Low-flow hypothermic cardiopulmonary bypass protects the brain. *J Thorac Cardiovasc Surg.* 1991;102:76.
535. Roach GW, Kanchuger M, Mangano CM, et al. Adverse cerebral outcomes after coronary artery bypass surgery. *N Engl J Med.* 1996;335:1857.
536. Swan H. The importance of acid-base management for cardiac and cerebral preservation during open-heart operations. *Surg Gynecol Obstet.* 1984;158:391.
537. Johnston WE, Vinten-Johansen J, DeWitt DS, et al. Cerebral perfusion during canine hypothermic cardiopulmonary bypass: Effect of arterial carbon dioxide tension. *Ann Thorac Surg.* 1991;52:479.
538. van der Linden J, Wesslen O, Ekroth R, et al. Transcranial Doppler-estimated versus thermodilution-estimated cerebral blood flow during cardiac operations. *J Thorac Cardiovasc Surg.* 1991;102:95.
539. Hochachka PW. Defense strategies against hypoxia and hypothermia. *Science.* 1986;231:234.
540. Drakley SK, Fisher AR, O'Riordan JB, et al. The use of cardiopulmonary bypass with profound hypothermia and circulatory arrest during the surgical treatment of giant intracranial aneurysms. *Perfusion.* 1990;5:203.
541. Spetzler FR, Hadley MN, Rigamonti D, et al. Aneurysms of the basilar artery treated with circulatory arrest, hypothermia, and barbiturate cerebral protection. *J Neurosurg.* 1988;68:868.
542. Fox LS, Blackstone EH, Kirklin JW, et al. Relationship of brain blood flow and oxygen consumption to perfusion flow rate during profoundly hypothermic cardiopulmonary bypass. *J Thorac Cardiovasc Surg.* 1984;87:658.
543. Hilberman M, Barlow CH, Haselgrove JC, et al. Cerebral mitochondrial oxygenation during CPB in dogs. *Anesthesiology.* 1980;53:693.
544. Ergin MA, Griepp EB, Lansman SL, et al. Hypothermic circulatory arrest and other methods of cerebral protection during operations on the thoracic aorta. *J Card Surg.* 1994;9:525.
545. Raskin SA, Fuselier VW, Reeves-Viets JL, et al. Deep hypothermic circulatory arrest with and without retrograde cerebral perfusion. *Int Anesthesiol Clin.* 1996;34:177.
546. Guerit JM, Verhelst R, Rubay J, et al. The use of somatosensory evoked potentials to determine the optimal degree of hypothermia during circulatory arrest. *J Card Surg.* 1994;9:596.
547. Nussmeier NA, Arlund C, Slogoff S. Neuropsychiatric complications after cardiopulmonary bypass: cerebral protection by a barbiturate. *Anesthesiology.* 1986;64:165.
548. Tan PSK. The anaesthetic management of circulatory arrest. *Br J Hosp Med.* 1990;43:38.
549. Thomas AN, Anderton JM, Harper NJN. Anesthesia for the treatment of a giant cerebral aneurysm under hypothermic circulatory arrest. *Anesthesia.* 1990;45:383.
550. Quasha AL, Tinker JH, Sharbrough FW. Hypothermia plus thiopental: Prolonged electroencephalographic suppression. *Anesthesiology.* 1981;55:636.
551. Robbins RC, Balaban RS, Swain JA. Intermittent hypothermic asanguineous cerebral perfusion (cerebroplegia) protects the brain during prolonged circulatory arrest: A phosphorus 31 nuclear magnetic resonance study. *J Thorac Cardiovasc Surg.* 1990;99:878.
552. Mills NL, Ochsner JL. Massive air embolism during cardiopulmonary bypass: Causes, prevention, and management. *J Thorac Cardiovasc Surg.* 1980;102:85.
553. Cope JT, Tribble RW, Komorowski B, et al. A simple technique for retrograde cerebral perfusion during circulatory arrest. *J Card Surg.* 1996;11:65.
554. Philips PA, Miyamoto AM. Use of hypothermia and cardiopulmonary bypass in resection of aortic arch aneurysms. *Ann Thorac Surg.* 1974;17:398.
555. Crawford ES, Saleh SA, Schuessler JS. Treatment of aneurysms of the transverse aortic arch. *J Thorac Cardiovasc Surg.* 1979;78:383.
556. Fox LS, Blackstone EH, Kirklin JW, et al. Relationship of whole body oxygen consumption to perfusion flow rate during hypothermic cardiopulmonary bypass. *J Thorac Cardiovasc Surg.* 1982;83:239.
557. Katoh T, Esato K, Gohra H, et al. Evaluation of brain oxygenation during selective cerebral perfusion by near-infrared spectroscopy. *Ann Thorac Surg.* 1997;64:432.
558. Wahr JA, Prager RL, Abernathy JH, et al. Human factors and teamwork: a scientific statement from the American Heart Association. *Circulation.* 2013;128:1139–1169.

559. Healey AN, Sevdalis N, Vincent CA. Measuring intra-operative interference from distraction and interruption observed in the operating theatre. *Ergonomics*. 2006;49:589–604.
560. Wiegmann DA, El Bardissi AW, Dearani JA, et al. Disruptions in surgical flow and their relationship to surgical errors: an exploratory investigation. *Surgery*. 2007;142:658–665.
561. El Bardissi AW, Wiegmann DA, Henrickson S, et al. Identifying methods to improve heart surgery: an operative approach and strategy for implementation on an organizational level. *Eur J Cardiothorac Surg*. 2008;34:1027–1033.
562. Leonard M, Grahm S, Bonocum D. The human factor: The critical importance of effective teamwork and communication in providing safe care. *Qual Saf Health Care*. 2004;13(suppl 1):i85i90.
563. Joint Commission on Accreditation of Healthcare Organizations, 2004 June 29 *Sentinel event statistics* Available at: <http://www.jointcommission.org/assets/1/18/2004_to_2Q_2013_SE_Stats_-_Summary.pdf>. Accessed 11.08.16.
564. World Health Organization, *Endorsement of the "WHO Surgical Safety Checklist"*. Available at: www.who.int/patientsafety/safesurgery/endorsements/en/index.html Accessed 05.07.10.
565. Matte GS, Riley D, Lapierre RA, et al. The Children's Hospital Boston Non-Routine Event Reporting Program. *J Extra Corpor Technol*. 2010;42:158–162.
566. Gladwell M. *Outliers: The Story of Success*. London: Penguin; 2008:194.
567. Frankel A. *Applying crew resource management to the clinical leadership and outstanding team practice*. Available at: <https://www.bluecrossma.com/staticcontent/frankel_presentation.pdf> Accessed 17.12.10.
568. Makary MA, Sexton JB, Freischlag JA, et al. Operating room teamwork among physicians and nurses: Teamwork in the eye of the beholder. *J Am Coll Surg*. 2006;202:746–752.
569. Agency for Healthcare Research and Quality, 2010 *Surveys on patient safety culture* Available at: <http://www.ahrq.gov/qual/patientsafetyculture> Accessed 03.02.
570. Morris RW, Pybus DA. "Orpheus" cardiopulmonary bypass simulation system. *J Extra Corpor Technol*. 2007;39:228–233.
571. Yerkes RM, Dodson JD. The relation of strength of stimulus to rapidity of habit-formation. *J Comp Neurol Psychol*. 1908;18:459–482.
572. Riley JB, O'Kane KC, 1977 *A computer simulation of maintaining total heart lung bypass for basic education*. 15th International Conference of the American Society for Extra-Corporeal Technology, Chicago 4249.
573. Riley JB, Winn BA, Hurdle MB. A computer simulation of cardiopulmonary bypass: Version two. *J Extra Corpor Technol*. 1984;16:130–136.
574. Austin J, Cassidy B, Olson T, et al. Transferring air force flight simulation training effectiveness to university-based cardiopulmonary bypass simulation training: "A model for success" [Abstract]. *J Extra Corpor Technol*. 2002;34:45.
575. Bruce Searles, Assistant Professor of Surgery, Syracuse NY, Upstate University Medical Center: Personal Communication.
576. Ninomiya S, Tokaji M, Tokumine A, et al. Virtual patient simulator for the perfusion resource management drill. *J Extra Corpor Technol*. 2009;41:206–212.
577. Ginther R, Darling E, Fillingham R, et al. Departmental use of perfusion crisis management drills: 2002 survey results. *Perfusion*. 2003;18:299–302.

体外膜氧合

JACOB T. GUTSCHE, MD | HARISH RAMAKRISHNA, MD, FASE, FACC

要　点

1. 体外膜氧合(ECMO)在急性心肺功能衰竭的治疗中有重要作用。
2. 随着装置技术的发展,管理水平的提高,越来越多的患者从ECMO的治疗中获益。
3. 静脉-动脉(VA)ECMO适用于急性心力衰竭或心肺同时衰竭的患者。
4. 静脉-静脉(VV)ECMO适用于心功能良好但存在严重急性肺功能不全且其他治疗无效的患者。
5. 合并肺衰竭患者进行VA ECMO治疗时,如发生脑组织缺氧,则明显影响治疗并使心功能恢复变得困难。
6. VA ECMO治疗心脏停搏的患者时,可能需要放置静脉心室引流管或辅助装置,以防止心室扩张。
7. 出血和血栓形成仍然是ECMO最常见的两种并发症。
8. 个体化的抗凝治疗需要包括肝素化分析在内的多项实验室检查。
9. ECMO可以改变药物的药代动力学,这可能会影响脂溶性或蛋白结合率高的药物的血药浓度。
10. ECMO新的适应证越来越多,如急性肺动脉高压和意外低体温,并为心肺功能不全患者的手术提供便利。
11. 便携式ECMO(即清醒ECMO)为终末期肺疾病患者进行肺移植提供了准备时间。

体外膜氧合(extracorporeal membrane oxygenation, ECMO),又称体外生命支持(extracorporeal life support, ECLS),其发展可追溯到1953年,当时由Gibbon发明了第一台心肺转流机器并成功用于心脏手术[1]。最初的体外循环机器由于在交换过程中直接接触气体而破坏血液中的细胞和蛋白质,因此无法长期体外支持。在20世纪60年代,硅膜的问世促进了膜式氧合器的发展,它能在氧气和二氧化碳交换过程中将气体和血液分隔开,这种氧合器可以在临床上长期使用,对血液成分的影响较小[2,3]。氧合器、转流泵和回路装置在技术和设计上的提高促进了ECMO的应用。

ECMO有两种类型:一种是静脉-动脉(VA)ECMO,可以进行心肺支持;另一种是静脉-静脉(VV)ECMO,仅能进行肺支持。ECMO可以在患者心肺功能恢复前暂时进行心肺功能支持,或者作为永久性解决方案如心室辅助装置或移植手术前的临时过渡[4]。尽管ECMO在管理上具有挑战性,并且与相对较高的发病率和死亡率相关,但临床经验的积累和ECMO使用寿命的延长可以让患者获得数周的心肺功能支持。本章主要阐述ECMO的历史、ECMO插管和回路的基本理论以及ECMO的管理。

ECMO的历史、变革和现状

在过去的10年里,人们对ECMO呼吸支持的关注急剧增加,这得益于体外技术的进步,重要临床试验的发表,以及导致呼吸衰竭的病毒感染的流行(特别是2009年甲型H1N1流感的大流行)[5]。1972年,Hill和同事首次发表了ECMO用于长期支持成年患者的报道,他们使用Bramson膜肺来支持急性创伤后呼吸衰竭的患者[6]。1976年,Bartlett和同事首次发表了ECMO用于婴儿的报道[7]。

早期ECMO的特点是比较简单的回路技术和明显的出血和抗凝并发症。1979年发表的第一篇随机前瞻性试验证明了这一点[8]。这项具有里程碑意义的试验将VA ECMO与传统呼吸机支持相比较,用于治疗严重急性呼吸衰竭患者。该项研究只随机入组了90例患者,且由于两组患者死亡率过高(>90%)而结束[8]。该项临床研究包括急性呼吸窘迫综合征(acute respiratory distress syndrome, ARDS)患者VA ECMO和高压机械通气的选择和严重出血并发症[8]。

在这项阴性结果的研究之后,Gattinoni和同事在20世纪80年代的发表了一系列文章,提出了在ARDS患者体外清除二氧化碳的概念,并结合低频正压通气使肺部得以休息[9,10]。在接下来的十年里,美国的研究取得了进一步发展,密西根大学的Bartlett和同事发表了关于体外支持(和标准的机械通气对照)在呼吸衰竭患者中应用的文章,他们的结果更令人满意[11,12]。

在新生儿领域中,ECMO成为常规的心肺支持手段,这是2013年儿童心脏重症监护协会和体外生命支持组织(Extracorporeal Life Support Organization, ELSO)在一份关于儿童机械通气和循环支持的共识中推荐的[13]。体外循环支持已经成为成人难治性心源性休克治疗的常规方式;美国心脏病协会推荐VA ECMO可作为病情恢复或安装心室辅助装置(ventricular assist device, VAD)的过渡[14]。然而,北美对于广泛使用ECMO作为成人呼吸支持这一观点具有争议,特别是在2009年H1N1大流行的情况下,但欧洲支持这一观点[15]。

近5年来(图33.1),世界范围内ECMO的使用急剧增加,主要因为下列两个重要事件。第一个重要事件是传统通气支持对比体外膜氧合治疗严重成人呼吸衰竭的临床研究在2009年发表。该项研究将重症呼吸衰竭患者随机进行综合性医院的传统治疗或专科医疗中心的ECMO治疗(英国70个中心,180名患者,随访监测6个月)[16]。该研究主要入选标准为:可能逆转的严重呼吸衰竭,Murray肺损伤评分≥3分,伴有失代偿性高碳酸血症(pH<7.2)。主要排除标准为:连续高压机械通气7天以上,吸入氧气浓度>0.8,并对ECMO有禁

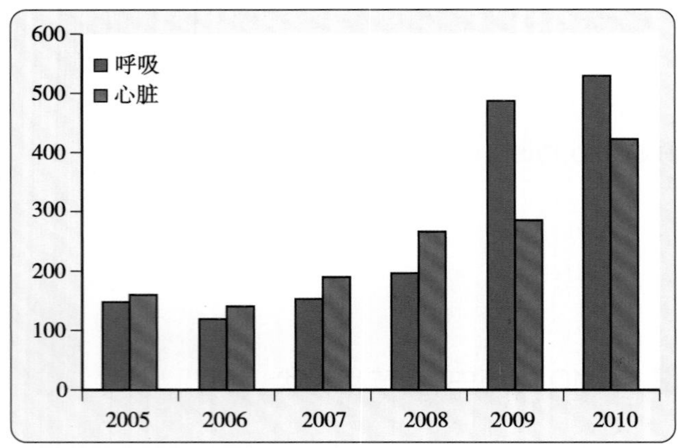

图 33.1 体外生命支持组织(Extracorporeal Life Support Organization,ELSO)登记的 VA ECMO 和 VV ECMO 信息。VA ECMO 适用于急性心脏或者心肺衰竭的患者;V-V ECMO 适用于心功能正常而传统治疗无效的急性呼吸衰竭患者。(*Data from Extracorporeal Life Support Organization*. ECLS registry report:international summary. *July 2015. http*:www. elso. org .)

忌者。研究者发现,随机分组并随访观察 6 个月后,ECMO 组的死亡率和致残率明显低于机械通气组(37% vs 53%,$P=0.03$)。但该研究结果因对照组缺乏标准化肺保护性通气策略而受到了质疑[16]。

第二个促进 ECMO 发展的事件是 2009 年流感(H1N1)大流行,它极大地促使 VV ECMO 在对机械通气无效的重症病毒性肺炎或 ARDS 患者抢救治疗中的广泛应用。第一份证实 ECMO 在该领域取得成功的报道来自澳大利亚和新西兰[17],紧随其后的报道来自欧洲[18,19]、南美[20]、加拿大[21]、中国台湾[22]和中国香港[23]。Gattinoni 和同事们回顾了 ECMO 使用的热潮,发现在 2009 年初到 2011 年之间,有超过 1 000 篇关于 ECMO 的文献发表在 Medline 上。大多数 ECMO 的使用与 H1N1 无关,而与引起呼吸衰竭和心力衰竭的其他原因有关[24]。

在此之后 ECMO 的发展趋势仍在增加,2014 年的一项研究报告显示,2006 年至 2011 年 ECMO 在美国成人中的应用显著增长(433%)[25]。研究数据来自全美住院患者的样本,该样本是医疗保健费用和利用项目的一部分,由医疗保健研究和质量机构赞助,并从体外生命支持组织维护的 ECMO 登记册中汇总数据集,Sauer 和同事计算了 18 岁或 18 岁以上患者的 ECMO 使用率、生存率和总成本[25]。

Zapol 和同事[8]对两种类型的 ECMO 首次进行了比较研究(表 33.1),之后 ECMO 应用的生存率明显提高。该研究显示,因呼吸疾病进行 ECMO 治疗的患者比因心脏疾病进行 ECMO 治疗者生存率明显提高。图 33.2 显示了 ELSO 注册机构报告的各中心 ECMO 应用的增长情况。2009 年一项 meta 分析中,Cardarelli 和同事[26]报道,成人心脏骤停的 ECMO 治疗存活率从 1990 年的 30% 增加到 2007 年的 59%。

表 33.1 ECMO 总体预后

病种	总患者数	ECLS 存活患者		存活出院或转院患者	
		n	%	*n*	%
新生儿					
呼吸疾病	28 271	23 791	84	20 978	74
心脏疾病	6 046	3 750	62	2 497	41
ECPR	1 188	766	64	489	41
儿童					
呼吸疾病	6 929	4 579	66	3 979	57
心脏疾病	7 668	5 084	66	3 878	51
ECPR	2 583	1 432	55	1 070	41
成人					
呼吸疾病	7 922	5 209	66	4 576	58
心脏疾病	6 522	3 661	56	2 708	42
ECPR	1 985	791	40	589	30
总数	69 114	49 063	71	40 764	59

ECLS,体外生命支持;ECPR,体外心肺复苏;ECMO,体外膜氧合。
Modified from Extracorporeal Life Support Organization. ECLS registry report July 2015. http://www. elso. org.

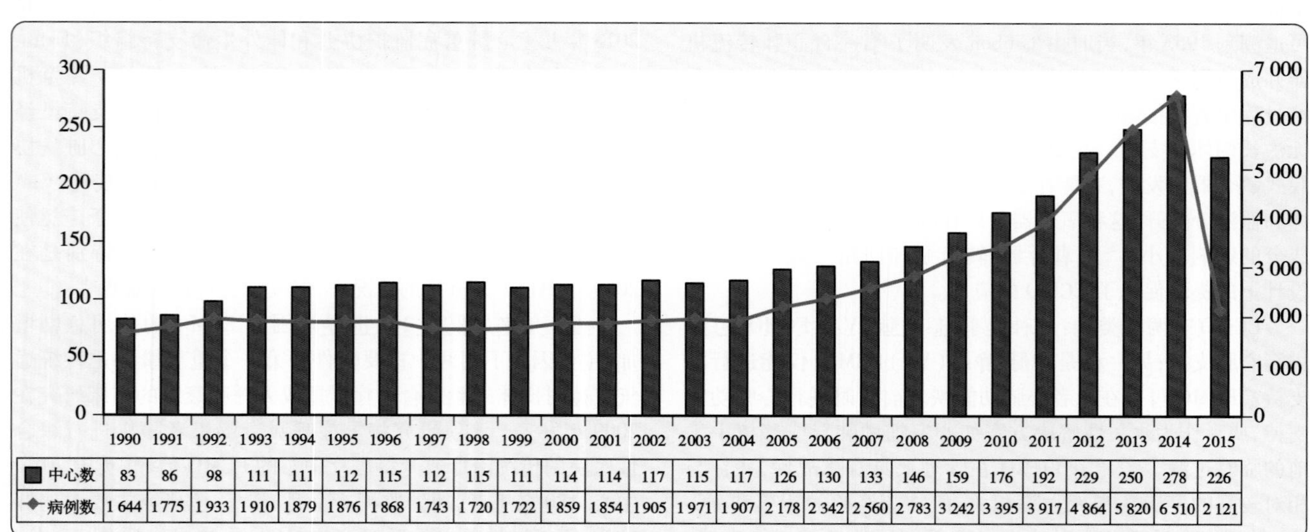

图 33.2 体外膜氧合中心数量增长情况。紫色柱状图对应左边的 *y* 轴,蓝线对应右边的 *y* 轴。(*Data from Extracorporeal Life Support Organization*. ECLS registry report. *July 2015*. http://www. elso. org.)

ECMO 的生理学与气体交换原理

一个 ECMO 最基本的回路系统由流入管道、流出管道、循环管路、血泵、带热交换器的膜氧合器组成(图 33.3)。通过 ECMO 回路泵出的血液中的氧和二氧化碳含量是通过改变氧气含量和通过膜氧合器的气体流量来控制的。

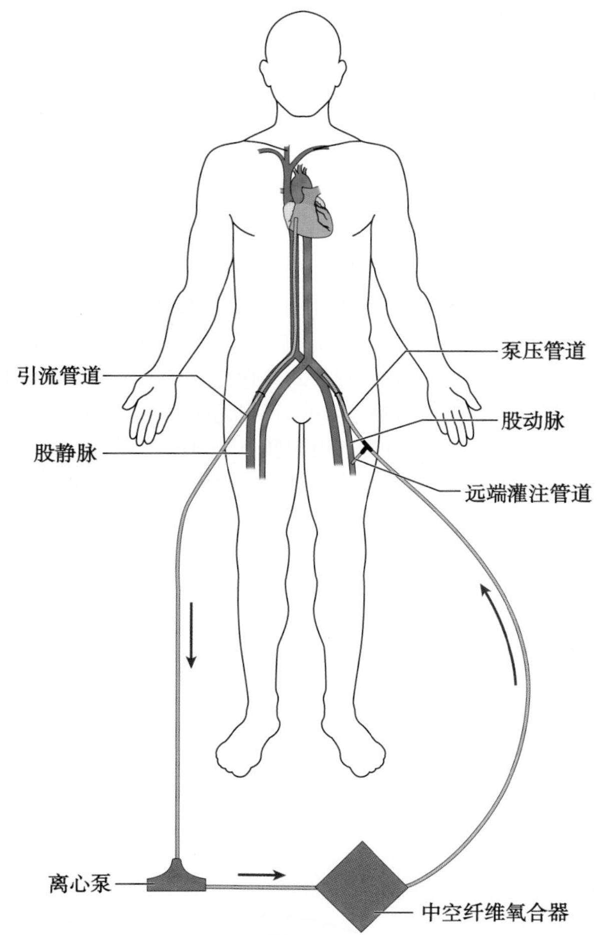

图 33.3 标准 ECMO 回路。(*From Sidebotham D, McGeorge A, McGuinness S, et al. Extracorporeal membrane oxygenation for treating severe cardiac and respiratory failure in adults. Part 2: technical considerations.* J Cardiothorac Vasc Anesth. *2010*; *24*: *164-172.*)

ECMO 的成功归功于氧合器、血泵和回路技术的进发展。早期 ECMO 中使用的薄膜和气泡氧合器会引起溶血、血小板破坏、全身出血和微栓子形成,但最新的 ECMO 回路使用了中空纤维聚甲基戊烯(polymethylpentene, PMP)氧合器(图 33.4),它具有功能完整的非微孔膜,提供良好的血气交换界面[27-29]。它们不仅具有较低的血液阻力和较小的运转体积(<300ml),而且血小板消耗较少,血浆漏出较少,气体交换表面积(1.5~2m^2)相对较大,同时气体交换流量为 1~7L/min。现代膜氧合器涂有生物相容性抗血栓聚合物,可抑制炎症和血栓的形成[30-34]。当 PMP 氧合器失效时,红细胞和血小板在膜上沉积成纤维网状结构,对血液流动和气体扩散产生阻碍。现代离心泵是 ECMO 的重要组成部分,通常是前后负荷依赖的离心泵。老式的泵容易产生过多的热量,运转不良和血栓形成[5]。在 20 世纪 90 年代中期,Mendler 团队[35]发明了新一代效率更高、更安全的泵,称为 Mendler 泵,它能使预充量(<40ml)大大减少。和老式泵相比,由于转子中心开孔的独特设计,这种泵不必进行回路桥接,静脉存血或重力引流,且工作时间更长。新一代泵为叶轮驱动,转速为 2 000~5 000 转/min,上游压力为负,下游压力为正(图 33.5)。泵内部件采用磁悬浮结构以减少摩擦,并使用小型接触轴承装置。溶血是 ECMO 中存在的主要问题,与旧版的离心泵(Bio-Medicus, Medtronic, Eden Prairie, MN)和滚压泵相比,新一代的泵(CentriMag, Thoratec Corporation, Pleasanton, CA; Rotaflow, Maquet Cardiovascular, Wayne, NJ; Revolution, Sorin Cardiovascular, Milan, Italy)溶血发生率降低[29,36,37]。

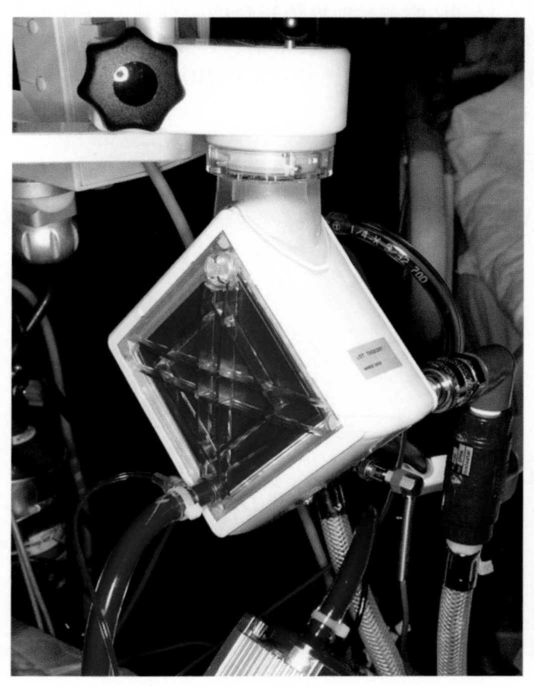

图 33.4 聚甲基戊烯膜氧合器

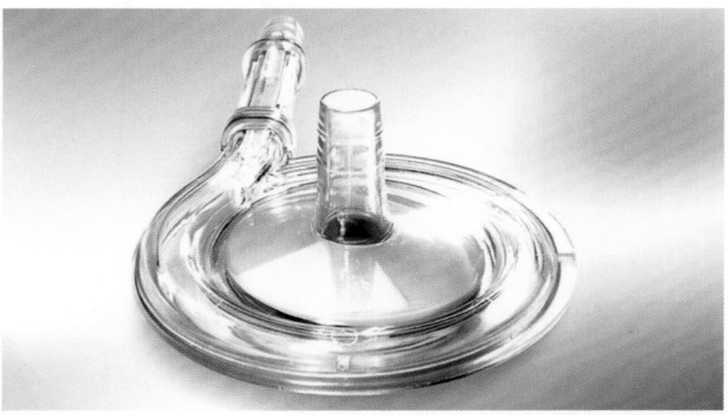

图 33.5 Rotaflow 离心泵。(*Courtesy Maquet Holding Company, Rastatt, Germany*)

VA ECMO 的管理

ECMO 的血流动力学支持

VA ECMO 可用于提供循环支持或肺和循环联合支持[38]。VA ECMO 回路工作流程包括:静脉引流至离心泵,离心泵与膜氧合器串联,并将氧合的血液泵入动脉循环系统,从而维持器官末梢的灌注。VA ECMO 有许多急性和亚急性适应证(框 33.1),但大多数可归类为严重的心功能不全,导致器官末梢缺血[39]。在肺功能不全患者中,临床医生需评估右心室和左心室功能从而决定是进行 VA ECMO 还是 VV ECMO 治疗。虽然目前还没有明确 VA ECMO 治疗的最低心室功能标准,但严重的心室功能障碍患者不能从 VV ECMO 中获益。VA ECMO 可作为支持自然心功能恢复的手段,也可用于心衰终末期的患者,作为连接心室辅助装置植入或心脏移植的桥梁。VA ECMO 的禁忌证包括转移的恶性肿瘤、高龄、严重脑损伤和未被目击的心搏骤停患者。严重的主动脉反流、主动脉夹层或有抗凝禁忌的患者,VA ECMO 治疗和管理可能存在较大的困难。

VA ECMO 插管

VA ECMO 的插管可大致分为经中心和经外周两种方式。

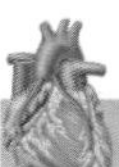

框 33.1 VA ECMO 适应证

- 肺栓塞
- 心肌梗死
- 心肌炎
- 心脏切开术后心衰
- 心脏移植
- 慢性心衰急性加重
- 心搏骤停
- 伴有严重心功能不全的急性呼吸窘迫综合征
- 难治性室性心律失常
- 心脏创伤
- 急性过敏反应
- 经皮心脏操作的心脏功能支持

经中心插管主要用于心脏切开手术无法撤离体外循环的患者。此时可经右房和主动脉进行插管(图 33.6)。经中心置管的优点是可以置入较大管径的导管且能直接插入左心室引流管,但缺点是管道需穿过胸壁,否则无法关胸。经中心主动脉插管可避免周围动脉插管引起肢体缺血的风险。

经外周插管包括一个或多个静脉引流管和插入动脉系统

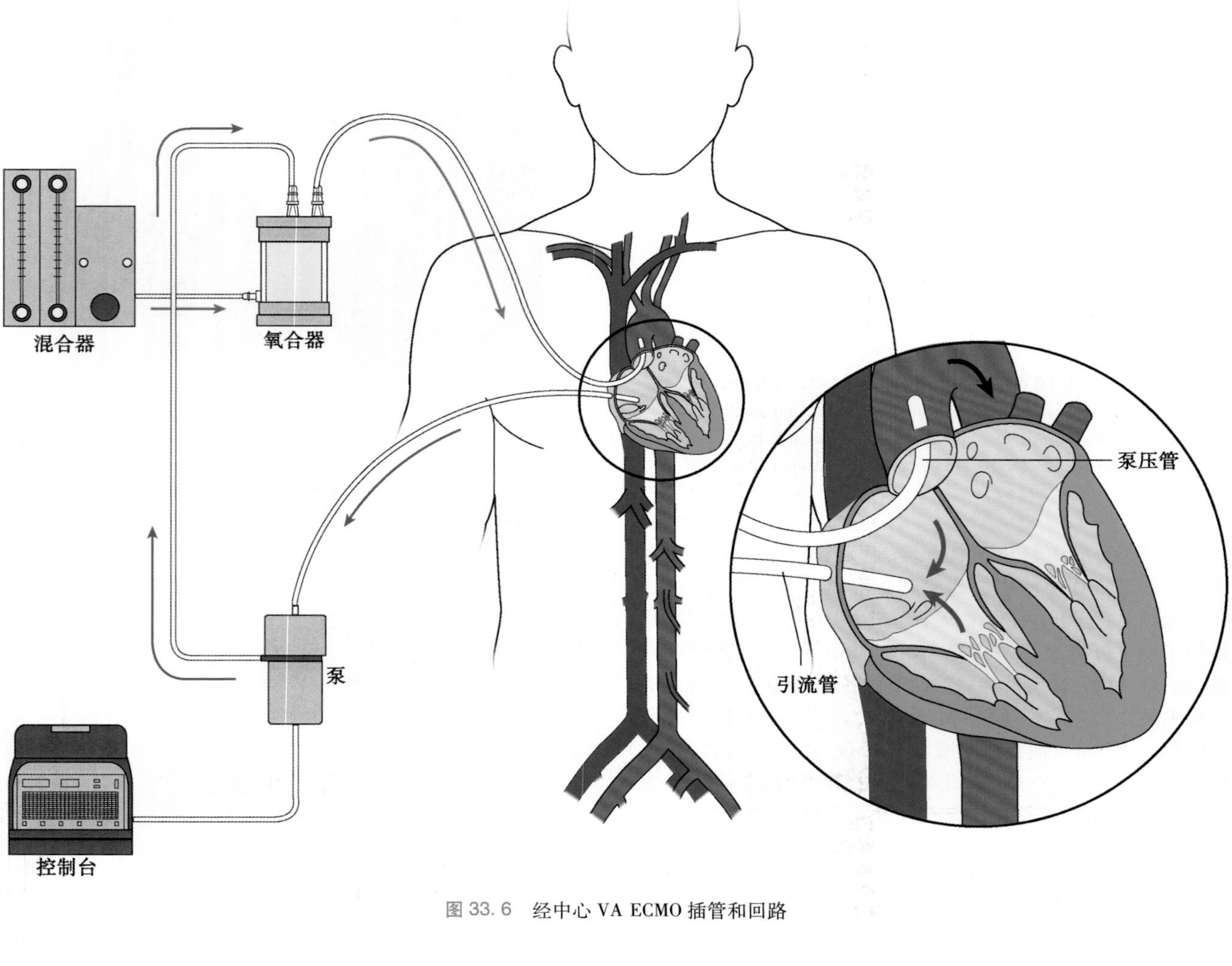

图 33.6 经中心 VA ECMO 插管和回路

的泵压管(图 33.7)。理论上任何大的外周动脉都可进行穿刺,但常用的方法是经皮 Seldinger 技术在股动脉中进行插管。股动脉插管可能会引起下肢缺血,因此在股动脉远端应放置小的导管并和泵压管相连以保证远端肢体血供。通常在插入近端导管之前插入 6Fr 或 8Fr 鞘管,因为动脉近端导管减少了远端血流,使远端插管困难增加。但在紧急情况下,如心肺复苏时,应首选进行近端动脉插管然后再置入远端动脉的管道。这种情况下,进行外科阻断后通过造影来判断导管远端的位置和血流。小腿远端灌注的替代方法包括在足胫后动脉内放置 8Fr 鞘管[40]。多途径的静脉插管可以获得全部静脉的引流。在几乎所有病例中,至少将一路导管经股静脉放入右心房。

在 VA ECMO 转流期间,尽管有足够的静脉插管通路,左心室仍有血流通过静脉窦、Thebesian 静脉和支气管循环回流。这部分血液必须通过主动脉瓣排出或充分引流。如果不进行处理,左心室会因此扩张,引起左心室压升高,肺水肿,心室血栓形成,肺静脉高压,从而影响心室功能恢复。连续超声心动图检查可动态监测 VA ECMO 患者的左心室扩张情况。无左心室收缩功能或主动脉瓣关闭不全的患者应尽早进行左心室引流[41]。

经外周 ECMO 治疗期间,提高左心室射血能力的方法包括使用强心药、置入 Impella 心室辅助装置(Abiomed, Danvers, MA)[42]和置入主动脉内球囊反搏装置。从左心室排引流血液的方法包括:经皮插入带氧合器的 TandemHeart 心室辅助装置[43],球囊房间隔造口[44],经皮肺动脉引流[45]以及通过手术或经皮在左心房和左心室放置引流管。目前没有随机对照试验证实哪种引流措施最值得推荐[46]。此外最需要的关注因素是肺的氧合能力,如果患者肺的氧合功能低下,应将静脉血引流至 ECMO 中充分氧合以防止近端-远端综合征的发生。

VA ECMO 患者,当低氧的血液从心脏排出时,会发生近端-远端综合征。肺氧合功能低下的患者,主动脉内的分水岭(经 ECMO 氧合的血液和心脏射出的低氧血液交汇之处)可能位于主动脉瓣的远端,低氧的血液可能被输送到心脏或主动脉弓分支血管[47]。治疗近端-远端综合征的方法包括:改善分流至肺循环血液的氧合,增加右心静脉引流,在左心放置引流管,并在升主动脉或其他主动脉弓分支血管中放置动脉泵压管。

VA ECMO 适应证

插管完成后,ECMO 回路的流量便可增加到目标范围,这个范围应根据临床参数制定,这些参数包括动脉血压、静脉回

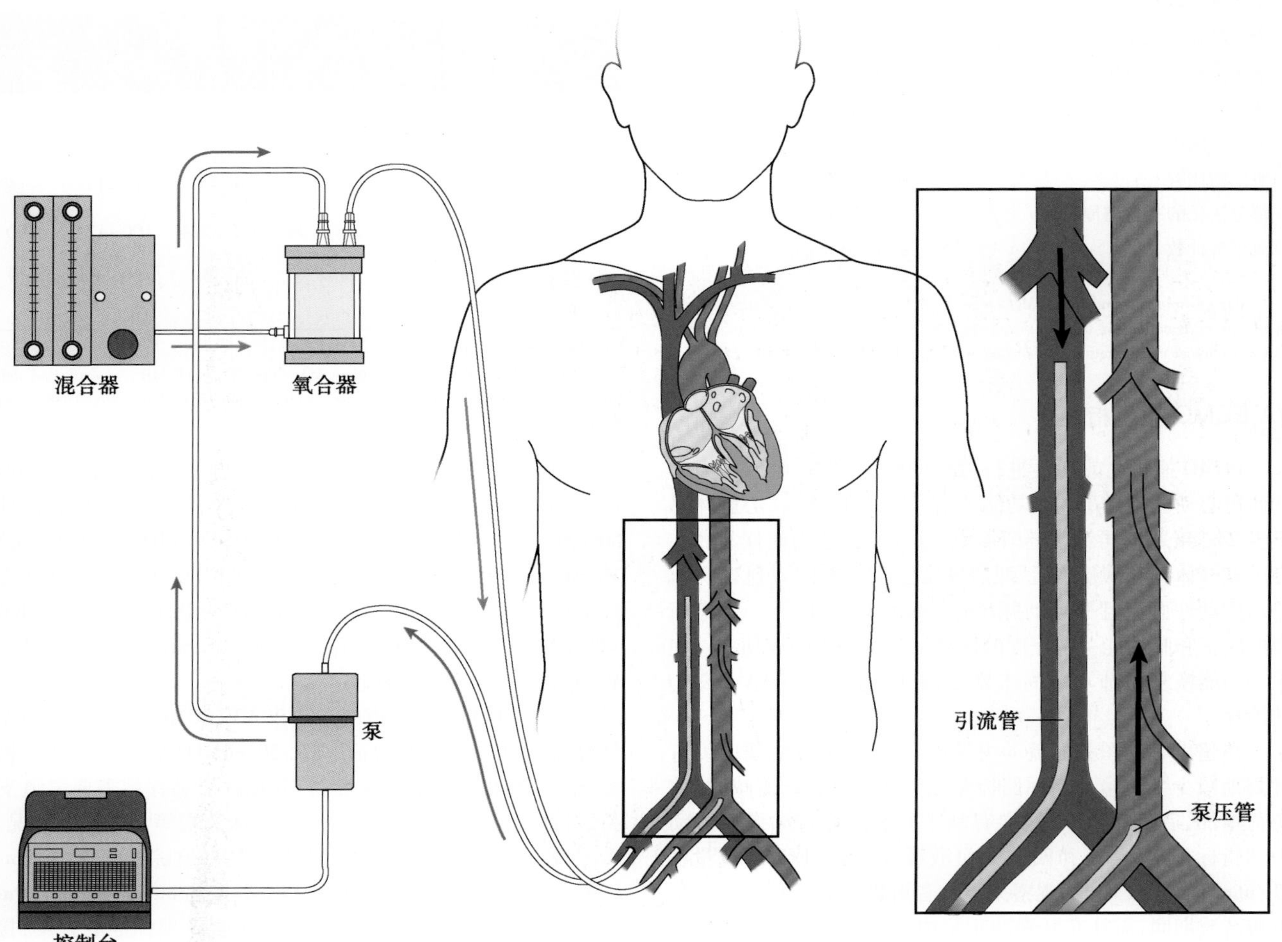

图 33.7 经外周 VA ECMO 标准插管和回路

流的血氧饱和度以及血清乳酸等全身缺血指标(框 33.2)。初始设定应根据患者体重来制定(约 50~60ml/kg/min)[48]。动脉血压的其他决定因素包括动脉血流量和动脉血管壁张力。动脉血流动是由心脏自然做功和 ECMO 回路相结合所提供的[49]。循环血量充足的持续性低血压患者,需要使用升压药来维持足够的血管阻力,保持足够的血压。在某些情况下,增加泵的速度流量可能不会增加,引流液面"颤动"可能提示静脉回流不足或导管错位。如果导管位置正确且中心静脉引流增大后流量仍然不足,此时应考虑放置另外的静脉引流管。ECMO 的供气流量应首先和动脉血流量相匹配,同时根据全身动脉二氧化碳分压($PaCO_2$)和 pH 进行调节。无论 ECMO 的适应证如何,呼吸机治疗都应采用肺保护策略。

框 33.2 VA ECMO 初始设置和治疗目标

回路流量	≥2L/min/m^2
供气流量	等于血流量
氧浓度	100%
供气压力(离心泵)	≥100mmHg
血氧饱和度(泵压管道)	100%
血氧饱和度(引流管道)	>65%
动脉氧饱和度	>95%
混合静脉氧饱和度	>65%
动脉二氧化碳分压	35~45mmHg
pH	7.35~7.45
平均动脉压	60~90mmHg
血细胞比容	30%~40%
部分活化的凝血酶原时间	1.5~2 倍正常值
血小板计数	>100 000/mm^3

Adapted from Sidebotham D, McGeorge A, McGuinness S, et al. Extracorporeal membrane oxygenation for treating severe cardiac and respiratory failure in adults. Part 2: technical considerations. *J Cardiothorac Vasc Anesth*. 2010;24:164-172.

VA ECMO 撤机指征

ECMO 撤机之前需要进行每日的临床状态、血流动力学和超声心动图指导下的心功能评估[50]。一般而言,心脏休息至少 24~48 小时再考虑逐渐撤机,这样便于心功能恢复。在心脏充分休息和恢复之后,低剂量强心药维持下,动脉监测需显示搏动性血流且平均动脉压在 60mmHg 以上[51]。代谢障碍的纠正和肺功能一定程度的恢复可增加撤机的成功率。如果心功能恢复但肺功能尚未恢复,此时需要进行 VV ECMO 的治疗。

在超声心动图和血流动力学指导下,在一段时间内可有计划地减少泵流量。当回路流量以 0.5~1L/min 递减时,前负荷增加,后负荷减小,这样有利于心脏射血。如果血流动力学指标正常,器官和四肢的血液灌注良好,ECMO 流量在 1L/min 下维持 1 小时,观察无异常者可进行撤机拔管。在低流量转流期间,需补充肝素防止泵内形成血栓。多项参数被研究出来预测能否成功进行 ECMO 撤机和拔管[51-53]。但笔者经验表明,连续超声心动图评估,左心室射血分数至少 20%~25%,以及多学科方法用于指导 VA ECMO 成功撤机具有重要价值[52,54]。

VV ECMO 的管理

VV ECMO 适应证

根据 ECLS 登记的信息(见图 33.1),由于 CESAR 研究结果发表和 2009—2010 年 H1N1 大流行两个事件的发生[16,17],ECMO 数量发展最快的是静脉-静脉 ECMO(VV ECMO)。根据已有发表的关键数据可知,ECMO 的持续时间平均为 9~10 天,并在机械通气进行 7 天内开始使用,死亡率在 21%~37%[16,17]。VV ECMO 用于有生命危险但可能可逆的呼吸衰竭的患者,且这些患者无 ECLS 的禁忌证[55]。在 CESAR 试验中,Murray 评分对于是否需要 ECMO 治疗发挥了关键作用。该评分是基于呼吸系统的严重程度进行评价的。它使用 4 个评分指标(表 33.2):PaO_2/FiO_2 指数,呼气末正压(PEEP),动态肺顺应性和胸片上浸润影的象限数目[29,56]。除了 pH 低于 7.20 的非代偿性高碳酸血症外,Murray 评分大于 3.0 是患者入选的主要标准[57]。

表 33.2 急性呼吸窘迫综合征(ARDS)严重程度分级的 Murray 肺损伤评分

参数	ARDS 严重程度				
	0	1	2	3	4
胸片浸润影(象限数)	0	1	2	3	4
PEEP/cmH_2O	≤5	6~8	9~11	12~14	≥15
PaO_2/FiO_2	300	225~299	175~224	100~174	<100
顺应性/(ml/cmH_2O)	≥80	60~79	40~59	20~39	≤19

PEEP,呼气末正压。

Modified from Murray JF, Matthay MA, Luce JM, Flick MR. An expanded definition of the adult respiratory distress syndrome. *Am Rev Respir Dis*. 1988; 138: 720-723.

2013 年体外生命支持(ELSO)指南推荐,静脉-静脉 ECMO(VV ECMO)的使用需基于预期死亡风险[48]的评估。预计 50% 死亡风险(即 FIO_2>90% 情况下 PaO_2/FIO_2<150 和(或)Murray 评分为 2~3)的患者,应考虑使用 ECMO。当预期死亡风险接近 80%(即尽管采用了≥6 小时的最佳治疗方案,FIO_2>90% 情况下 PaO_2/FIO_2<100 和(或)Murray 评分为 3~4),VV ECMO 是明确的适应证。

除外 ARDS,ELSO 指南还建议 VV ECMO 用于以下临床情况:严重的肺气漏综合征、高(>30cmH_2O)平台压(Pplat)机械通气下仍出现二氧化碳潴留、登记在册肺移植需要气道支持、对最佳治疗方案无反应的急性呼吸衰竭等[58-60]复杂情况。

现行的体外膜氧合治疗严重呼吸窘迫综合征(Extracorporeal Membrane Oxygenation for Severe Respiratory Distress Syndrome, EOLIA)试验,采用下列一套包含 3 项标准的方案,接受该治疗的患者必须至少满足其中一项标准:

1. 尽管实施了优化机械通气和可能获得的常规辅助治

疗措施(如一氧化氮、肺复张手法、俯卧位通气、高频振荡通气、输注阿米三嗪)后,在 FIO_2>80% 情况下 PaO_2/FIO_2>50 超过 3 小时。

2. 尽管实施了优化机械通气和可能获得的常规辅助治疗措施(如一氧化氮、肺复张手法、俯卧位通气,高频振荡通气、输注阿米三嗪)后,在 FIO_2>80% 情况下 PaO_2/FIO_2>50 超过 6 小时。

3. 调整机械通气设置(即通过分步骤将潮气量降低 1~4ml/kg,再将 PEEP 降至最低值 $8cmH_2O$)以保持 Pplat<$32cmH_2O$,呼吸频率增加至 35 次/min,患者 pH<7.25 持续超过 6 小时。

表 33.3 总结了呼吸衰竭对应的当前体外生命支持策略[46]。

表 33.3 可行的呼吸衰竭体外生命支持策略

策略	主要适应证
标准的 VV ECMO(股静脉-股静脉)	完全体外呼吸支持的常规治疗措施
静脉 ECMO(双腔管)	完全或部分呼吸支持,主要作为肺移植前过渡
高流量 VV ECMO(SVC 和 IVC 径路)	大体重患者的完全呼吸支持(如男性,>90kg)
2 氧合器并行高流量 VV ECMO	极大体重患者的完全呼吸支持(如男性,>120kg)
带泵 VV ECMO(iLA Activve,Novalung,Hechingen,Germany)	完全或部分呼吸支持
肺动脉-左心房无泵氧合器(iLA;Novalung)	肺移植手术前过渡,VV ECMO 完全呼吸支持期间难治性低氧的抢救,左心功能正常的严重肺动脉高压的抢救
股动-静脉无泵 ECMO(iLA;Novalung)	血流动力学很稳定患者的部分呼吸支持
静脉 ECCOR(Hemolung,Alung Technologies,Pittsburgh,PA)	部分呼吸支持治疗

ECCOR,体外二氧化碳去除;ECMO,体外膜氧合;下腔静脉;IVC,下腔静脉;SVC,上腔静脉;VV,静脉-静脉。Modified from Shekar K, Mullany DV, Thomson B, et al. Extracorporeal life support devices and strategies for management of acute cardiorespiratory failure in adult patients: a comprehensive review. *Crit Care*. 2014;18:219.

VV ECMO 的禁忌证

除了无法抗凝外,ECMO 没有绝对的禁忌证。依照 ECLS 指南,下述采用 ECMO 支持效果欠佳的情况列入相对禁忌证:机械通气压力过高(呼气末平台压>$30cmH_2O$)超过 7 天,需要高(>80%)FIO_2 超过 7 天,难以恢复的病况如中枢神经系统出血或创伤,恶性肿瘤,免疫抑制以及血管通路不佳[58]。

年龄和体重指数(BMI)是否作为禁忌证的考虑因素,因不同医疗中心和国家而异。一些国家年龄大于 65 岁也作为一项禁忌证[61],体重指数对插管和最大泵流量等临床实践中也可能带来不便影响。Tulman 及其合作者建议,BMI 大于 35 的患者可能因驱动系统压力升高导致流量相关组织的血液发生早期溶血[62]。

VV ECMO 插管策略

VV ECMO 套管装置应能使流量最大化并使再循环最小化。Sidebotham 及其同事强调,通过下腔静脉(IVC)放置一个长的(>50cm)、多端口的 23~29Fr 的引流管,可以最大化流量,通过将含氧血液直接回输入右心房并直接通过三尖瓣(远离下腔静脉,如图 33.8 所示)可使再循环最小化。

标准 ECMO 套管设计采用金属丝强化聚氨酯(即抗扭结或塌陷),并且套件包含大于 2m 的导引金属丝,便于完成 Seldinger 操作技术。常用的插管套管包括 HLS 导管(Maquet Cardiovascular)和 Avalon Elite 导管(Avalon Laboratories, Rancho Dominquez, CA)。插管技术已在其他地方描述,此处仅总结一些关键性原则。通常有 3 种 VV ECMO 插管技术选项(图 33.9)。

1. 股静脉-股静脉转流法 通过股静脉插管进行静脉引流,导管尖端置于右心房-下腔静脉交界下方 5~10cm 处,通过对侧股静脉插入、尖端直达右心房并指向三尖瓣的长导管(>50cm)将血液回输(见图 33.9B)。

2. 股静脉-右心房转流法 通过股静脉插管进行静脉引流,导管尖端置于右心房-下腔静脉交界下方 5~10cm 处,通常经过一根 17~19Fr 经右颈内静脉置管、尖端达上腔静脉-右心房交界处、长 20cm 的套管,将氧合血回输(见图 33.9A)。该技术的变型为右心房-股静脉转流(即心房-股静脉插管法),引流导管通过右颈内静脉插入至接右心房,氧合血液通过经股静脉插管至下腔静脉中部的导管回输注。但是,该方法比股静脉-右心房 ECMO 产生更多的再循环,不推荐使用[63,64]。

3. 单导管转流法 套管设计技术的进步,制造了 27Fr 和 31Fr、于右颈内静脉独特置管技术的双腔导管(Avalon Elite, Bi-caval Dual Lumen Catheters, Avalon Laboratories)。置入套管前行至 IVC 中段、尖端正好位于肝静脉远端处(图 33.10;见图 33.9C),可引流上腔静脉和下腔静脉的血液。回输血液的导管开口于距离套管尖端 10cm 处,血液回输至右心房[64]。导管置入过程中通常由经食管超声心动图(TEE)和 X 线透视等影像技术辅助定位。定位是至关重要的,如果导管远处尖端或血液回输射流(指向三尖瓣)没有精确定位,可出现低灌流和显著的再循环。此导管的优点包括:只一根导管、技术简单、位置恰当时再循环发生率低,俯卧位下易于使用,更容易远程医疗运输,长时间 ECLS 支持的患者能够移动和行走(即可行走或清醒 ECMO)(此点将后续讨论)。初期的体验令人振奋,但仍需要长期的体验观察[65]。Tulman 及其同事介绍的单导管技术缺点包括:导管型号有限,导管插入过程需要 TEE 或透视专家引导,颈部导管的相对不稳定,以及导管位置不正导致的脑静脉充血潜在风险[62]。

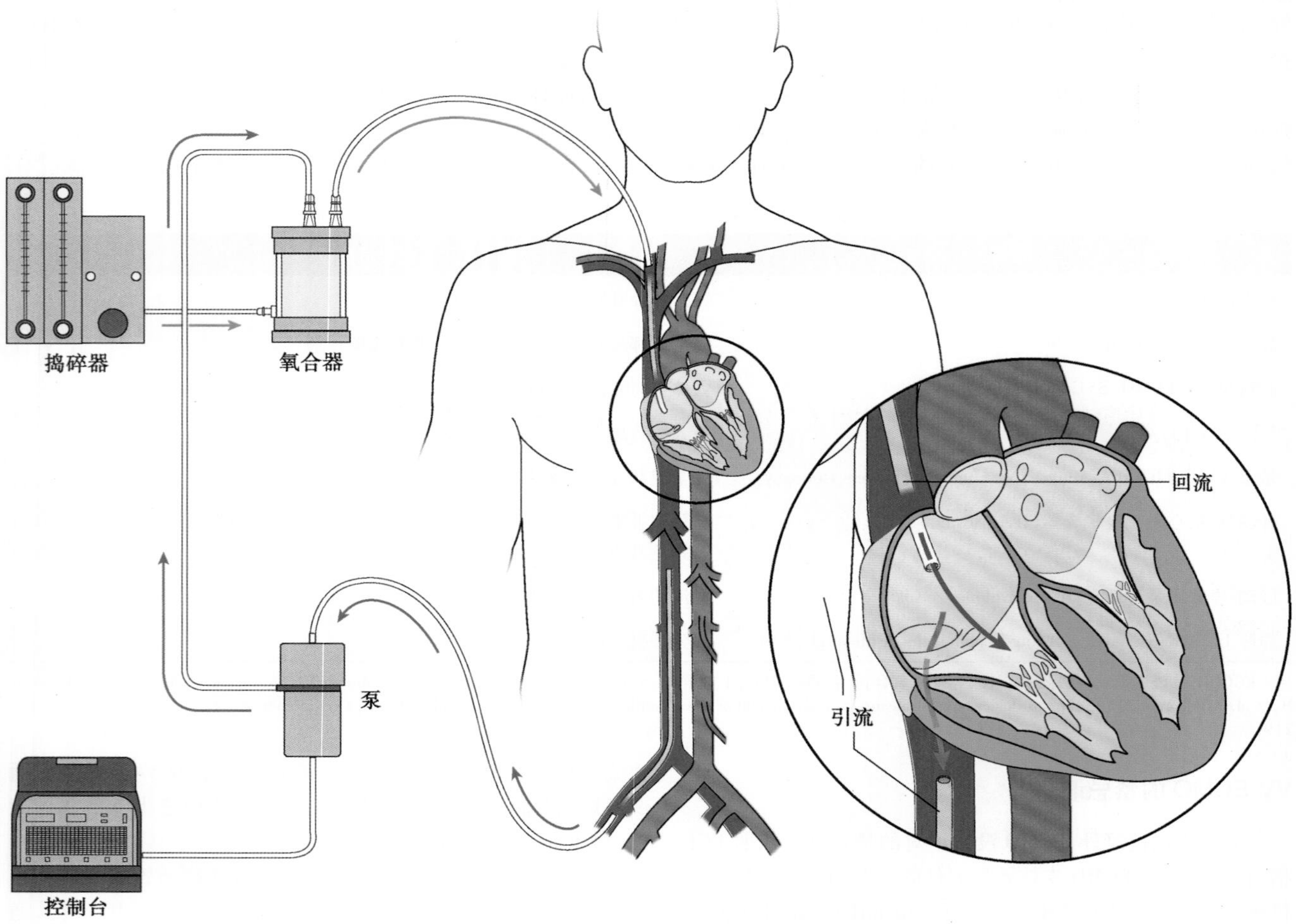

图 33.8 经外周上-下双腔静脉插管 VV ECMO 标准插管和回路

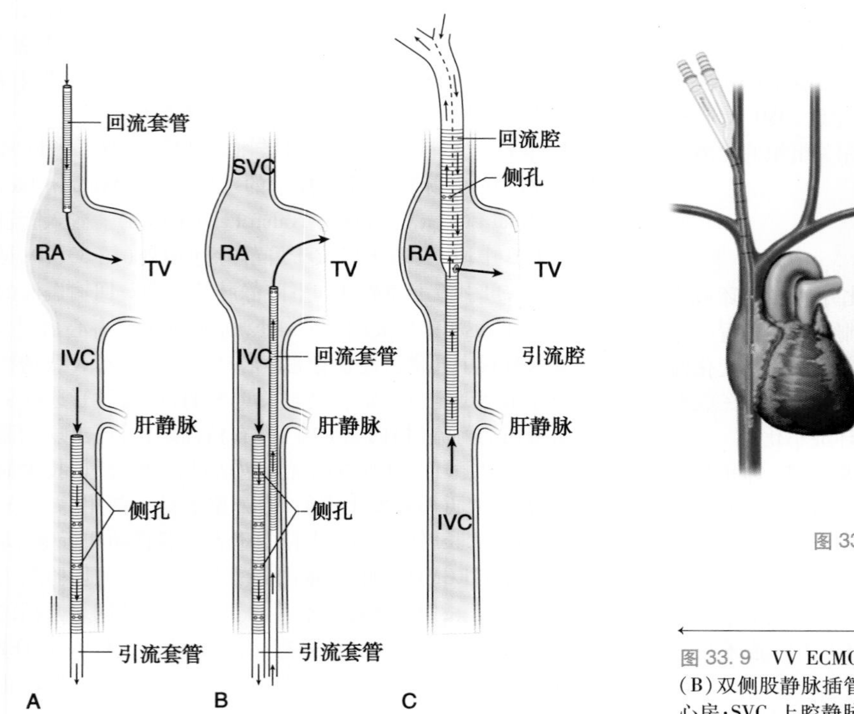

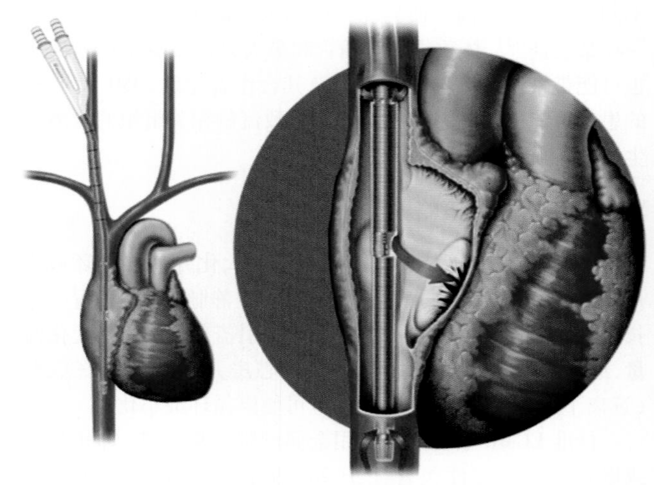

图 33.10 单管双腔 VV ECMO 回路

图 33.9 VV ECMO 常用插管选择。(A)双(上、下)腔静脉插管。(B)双侧股静脉插管。(C)单管双腔管道。IVC,下腔静脉;RA,右心房;SVC,上腔静脉;TV,三尖瓣

VV ECMO 患者的护理

当导丝经皮插入到位时,护理规范要求静脉内给予肝素 5 000U,肝素剂量应滴定至激活凝血时间(activated coagulation time,ACT)大于 160 秒。大多数需要 ECMO 的患者此时已行气管内插管、深度镇静和机械通气,可能还额外需要肌松药和阿片类药物。Sidebotham 等[63]认为清醒 VV ECMO 可能适用于两种情况:急性气道损害需要行紧急 ECMO 和麻醉诱导过程突发心搏骤停致急性心源性休克需要 VA ECMO。与 VA ECMO 相比,VV ECMO 动脉损伤和下肢缺血风险较低。

VV ECMO 的初期管理

在完成插管并进行肝素化后,通过松开回路钳夹开始 ECMO,并缓慢增加流量至目标范围。对于 VV ECMO,用于确定泵流量的关键参数是 SaO_2 和 SdO_2(即 VV ECMO 引流管内的血液氧饱和度)[66]。欧洲共识会议资料提示,对于 VV ECMO,为达到理想氧合,泵流量应达到或大等于计算心输出量(CO)的 60%,动脉血氧饱和度目标≥88%,排气率达到能维持 $PaCO_2$ 30~40mmHg[58]。2013 年体外生命支持(ESLO)指南中关于 VV ECMO 也建议清除气体流量滴定至维持 $PaCO_2$ 于 40mmHg 为宜。与 VA ECMO 不同,VV ECMO 不提供额外的血流动力学支持。对升压药、正性肌力药、血管扩张剂和容量替代的需求无变化。

VV ECMO 时呼吸机参数设置可能因临床病理生理情况而异。现行的 ESLO 指南推荐,静息参数设置中,FiO_2 尽可能低(<40%),避免平台压大于 25mmHg[48]。典型的静息参数设置是低频率,低潮气量,低 FIO_2,吸气峰压不超过 25cmH_2O,PEEP 10~15cmH_2O 的压力控制通气。

对所有的 VV ECMO 患者,应制定一套于初始 24 小时采用中度至重度镇静的递减式镇静计划。目标是于 VV ECMO 开始后的 3 到 5 天内,采用最低程度镇静至无镇静下实施拔除气管导管或行气管切开术[58]。大多数 ECMO 中心制定了患者体温、血容量、营养以及感染预防、患者体位和出血处理等管理方案。对于以排除 CO_2 为首要目标的 VV ECMO 患者(如哮喘状态、慢性阻塞性肺疾病恶化),应逐渐降低血液中的 CO_2 以避免酸碱平衡紊乱和神经系统并发症。ELSO 指南建议的 $PaCO_2$ 降低速率为 20mmHg/h。

类似于体外循环,ECMO 对药物的代谢动力学产生显著的改变,因此需要调整药物剂量,尤其对入住 ICU 的患者。由于危重症患者存在额外的多系统器官功能障碍、全身炎症反应、ECMO 回路对血液的稀释,以及伴随的急性肾衰竭,以致药物反应性预测困难,以及药物的毒性也难以产生效果[67]。药物分布容积增加,药物残留作用减少以及药物在 ECMO 环路中的隔离都可导致药代动力学改变。

关于此方面的相关资料大多见于新生儿和小儿文献中[68,69]。亲脂性药物(如芬太尼)和高蛋白结合率的药物容易被明显吸附隔离于 ECMO 环路中,亲水性药物(如吗啡)容易受到血液稀释的影响。以晶体溶液、胶体溶液和含血溶液预充 ECMO 环路导致的稀释效应对亲水性药物影响要大于亲脂性药物。其他与重症疾病相关的因素(如 pH 改变)也影响药物的蛋白结合、分布和清除,以及肾素-血管紧张素系统的改变[70,71]。

研究资料显示,ECMO 回路设计对药物阻隔相应产生不同的影响,老代的回路可引起更多的药物丢失。Wildschut 及其同事采用新生儿和小儿循环回路,比较滚轴泵与离心泵、两种类型(即硅树脂膜和中空纤维)氧合器,结果显示,滚轴泵结合膜式氧合器相比新型离心泵结合聚丙烯中空纤维氧合器,明显导致更多的药物损失[73]。

VV ECMO 的脱机

ECMO 脱机是一个复杂的过程。对 VV ECMO 患者,每天都应进行何时脱机的临床评估[72]。对于大多数患者而言恢复期可能需要 1~3 周,因此,应该在 ECMO 开始之前向每个家庭说明康复或无效终止的可能性。应仔细观察患者是否存在不可逆转的征象,如液体超负荷对利尿药难治性和进行性恶化的肺动脉高压。Sidebotham 与合作者[63]认为,右心室衰竭合并平均肺动脉压力超过体循环血压值三分之二,通常提示病情不可逆转。

如果评估病情没有恢复或器官替换希望,特别是存在不可逆的永久性脑、心脏、肺以及其他器官衰竭的情况,应考虑停止 VV ECMO。VV ECMO 患者(以较低的循环回路流量)胸片影像改善、肺顺应性提高、气道阻力降低、血管外肺水减少、血氧饱和度改善,同时 SvO_2 降低,提示可能脱机。根据 ELSO 指南,在患者自身肺能提供 50%~80%的气体交换后,可以积极考虑 ECMO 脱机。就改善气体交换而言,中等程度的呼吸支持(即 FIO_2 50%或更低,PEEP 10cmH_2O,吸气峰压力 25~30cmH_2O,通气频率 10~16 次/min)下,$PaCO_2$ 和 PaO_2 在可接受水平,大多数中心考虑 VV ECMO 脱机。实际上,ECMO 循环回路流量降至 1~2L/min 时,对气体的清除效应已停止。

VV ECMO 脱机过程需要经历多长时间尚不确定。脱机试验可能需要消耗 1~6 小时或更长时间。关键的监测项目包括血流动力学稳定性(即标准参数,包括 TEE 分别监测在使用或不使用正性肌力药和血管加压药下的心脏功能),系列动脉血气分析和呼吸力学参数评估,特别当患者自主呼吸辅助通气时。如果患者符合所有标准,将体外膜氧合回路流量降至零,夹闭套管,拔除插管。

VV ECMO 的扩展适应证

VV ECMO 技术能“东山再起”主要归因于其在 H1N1 所致呼吸衰竭治疗中的成功应用。循环回路和氧合器技术的快速发展可确保 ECLS 在未来的更大用途。采用更小号套管和更高效、便携式循环回路,使用 VV ECMO 快速排出二氧化碳机会将持续增加。

ECMO 在胸外科的应用

根据手术适应证、插管技术、患者病生基础,ECMO 对提供完全心肺支持(即 ECMO)或单独呼吸(即 VV ECMO)可以成为多功能的工具。VV ECMO 是成人呼吸衰竭不伴随或伴随轻微心功能失代偿的首选方法。先天性膈疝是一种典型的可危及生命的疾病,大量资料已证明 ECMO 在该病症的使用。儿科文献资料证明了 ECMO 的成功应用。研究表明,ECMO

用于这些患者,无论其使用时机,生存率均高于未使用 ECLS 者[74,75]。2009 年,在一项分析先天性膈疝新生儿使用 VV ECMO 和 VA ECMO 治疗转归中,Guner 及其同事发现两项技术效果相当,但 VV ECMO 对于新生儿颈动脉保护更具优势[76]。

ECMO 在创伤患者中的使用也日益增加,尤其对胸部贯通伤合并输血相关性急性肺损伤和创伤后 ARDS 的病例,VV ECMO 已成为救命技术[77]。纵隔肿物伴随气道压迫、高危气道塌陷是行择期或紧急 VV ECMO 的明确适应证,可在患者清醒和直立下建立[78]。肺动脉血栓内膜剥脱术作为一种治疗复发性肺栓塞的高危手术,通过 VV ECMO 和 VA ECMO 的术前桥接过渡[79]和术后 ECLS 已使其获益(见第 26 章)[80]。

在气道手术中使用 ECMO 的兴趣也逐渐增长,特别是对气道塌陷高危的病例。已有病例报道表明经股静脉插管的 VV ECMO 成功应用于气管切除、支气管修补、气管乳头状瘤切除以及钝性创伤致气管损伤的治疗[80-82]。

VV ECMO 也用于严重肺部感染的手术治疗,降低高风险患者急诊手术的风险性。2010 年,Brenner 等报导一例年轻男性重症呼吸机相关性肺炎、巨大脓胸在 VV ECMO 支持(即股静脉-颈静脉)下成功实施开胸纤维剥脱术[83]。Souilamas 等报道一例耐药的严重支气管肺曲霉病成功应用 VV ECMO,由于该患者肺功能处于临界值,不适合实行传统的单肺通气麻醉。通过 Avalon 套管对患者实施 VV ECMO、行简单的患肺切除,于术后 12 小时脱机[84]。VV ECMO 也成功应用于巨大支气管胸膜瘘修补手术,该例是全肺切除术后患者,不适合单肺通气,于胸腔镜辅助下(VATS)进行了修补术[85]。

由于 ECMO 使用的进行性增长,其在胸外科手术使用的效应和转归也相继被报导。由于存在凝血功能障碍和出血的可能性,接受 ECMO 治疗的患者进行任何手术都是高风险的。来自英国的 Joshi 及其同事发表了目前最大的回顾性研究[86],将跨度 16 年共 569 例接受 ECMO 支持的患者,研究发现,ECMO 支持患者胸腔手术最常见的是胸腔血液清除术,占胸腔患者的 63%。ECMO 患者开胸手术最常见指征是胸腔引流管置管后出血(58%),其次是难以控制的漏气(47%)以及胸腔积液(21%)。尽管 ECMO 患者开胸手术的总体发生率仅为 3.2%,但其院内死亡率显著、高达 39%。研究者总结,所有 ECMO 中心都应有经验丰富的胸外科专家。

VV ECMO 用于意外低温

ECMO 用于深度意外性低温患者快速复温日益受到重视。VA ECMO 是快速治疗低体温的金标准[87],并且已显著提高此类患者的生存率[88]。与传统体外循环相比,ECMO 具有一些关键的优势,较小的便携式回路、相对较短的安装时间、可用于手术室外以及院际之间的运输。较低的全身抗凝水平和 Seldinger 引导经皮径路置管也是其近来得以广泛应用的重要原因。

虽然分别经股动脉和股静脉插管的 VA ECMO 仍是主流技术,但 VV ECMO 技术已选择性用于一些病例[89]。患者因长期 VA ECMO 治疗而发生的上身低氧时,VV ECMO 也可作为 VA ECMO 治疗的替代方案。当心肌功能恢复比肺功能恢复更快时,由心脏排出的氧合差的血液进入升主动脉和近端分支,而更远端的主动脉则由 VA ECMO 回路中氧合良好的血液灌注。此时,最好通过对右上肢动脉置管和脉氧仪监测近端去氧饱和情况。这种情况是快速转换为 VV ECMO 的适应证[90]。

VV ECMO 用于肺动脉高压

严重肺动脉高压和急性心衰伴随血流动力学不稳定是使用 VA ECMO 的典型病症,并且已作为肺、心、心-肺联合移植术前的桥接[91-93]。而 VV ECMO 既可用于肺栓塞引起的急性右心室衰竭,也可用于血栓内膜剥脱术的桥接治疗、术后支持治疗,直至患者恢复(见第 26 章)[79,94]。在一项 2011 年的研究中,患者慢性血栓性肺动脉高压接受手术治疗,Mayer 及其同事[95]发现 ECMO 总使用率为 3.1%,其中,接受治疗后持续性肺动脉高压发生率为 16.7%,再灌注肺水肿发生率为 9.6%。

VV ECMO 也用于急性肺动脉高压危象的右心室减负。在心脏内存在显著左向右分流情况下,VV ECMO 已被成功用于治疗急性右心衰竭[96]。VV ECMO 和房间隔造口术已被用于急性右心衰和严重肺静脉阻塞性疾病的治疗[97,98]。

采用 VV ECMO 治疗各种病因的急性肺衰竭(即急性气体交换损害,伴有低氧血症、高碳酸血症和呼吸性酸中毒)正变得越来越普遍。Tsushima 等发现,仅仅美国,每年 190 000 例发生急性肺功能衰竭[99]。由于回路技术的进步[如便携式 ECMO 系统(Cardiohelp)]和院际运输的改善,包括安全空运重症患者的能力,ECMO 在这些患者的使用呈戏剧性增加[100,101]。

Schmid 等介绍的在德国大病例系列采用 VV ECMO 技术治疗急性肺衰竭,现已广泛应用于欧洲[102]。该大病例系列时间跨度 3 年,共 176 例急性肺衰竭常规治疗顽固性无效的患者采用 VV ECMO 支持。所有患者均行外周置管,主要是股静脉-颈静脉置管,其中,20 位患者使用了 Cardiohelp 系统,59 例患者在另一家医疗机构安装 ECMO。VV ECMO 支持平均时间为 12.0±9.0(1~67)天,7% 患者在使用 ECMO 时已拔除气管导管。患者总体生存率为 56%,33% 患者在 ECMO 机械支持期间死亡,11% 在脱机后死亡。其中,创伤患者的转归最好,脓毒症和多器官衰竭的死亡率列前两位。在另一家医疗机构安装 VV ECMO 的患者,其转归也较好,这归结于患者年龄相对较轻和更早行 ECMO 支持(平均值,4 天 vs 7 天)。患者 BMI、性别、ECMO 支持前机械通气持续时间以及气体交换指标(如缺氧,高碳酸血症)代表的肺损伤严重程度,与存活或非存活之间无相关性。确认可影响生存的危险因素包括肾衰竭、高龄及多器官功能衰竭。在该系列病例中,H1N1 肺炎患者的转归最差[102]。

VV ECMO 作为肺移植术前的桥接(过渡性)治疗

肺移植术仍是一些特定的肺衰竭终末期患者治疗的金标准(见第 25 章)。过去 10 年已见证了肺移植数量的急剧增加和 1 年生存率的显著提高(从 75% 明显增加到 80% 以上)[103]。尽管肺分配评分法取代累积等待时间肺供体分配法,降低了等待肺移植列表中患者的总体死亡率[104],然而,某些危重症亚群,如阻力性肺动脉高压和特发性肺纤维化继发肺动脉高压,由于其并非长期机械通气的适应证,仍然是发生失代偿的高危群体，并不能在等待列表获得与其他亚型肺动脉高压相同的生存益处[104,105]。

机械通气等待肺移植的患者死亡率仍然很高。Stern 等报道，机械通气等待肺移植的特发性肺纤维化患者的死亡率达 90%[106]。长时间机械通气对需要肺移植的严重肺气肿患者是有害的，高气道压力可能导致气胸及易于发生严重气漏等情况。呼吸机诱发肺损伤可加重肺动脉高压、并易引起呼吸机相关性肺炎，这对囊性纤维化亚组患者可能是致命的[107]。基于成本效益分析，VV ECMO 用于这些患者仍然是争议的话题。

最近一些病例系列报道 ECMO 用于肺移植术前过渡的短期和中期生存率结果比较令人鼓舞。Lang 等回顾了他们单一医疗机构内 1988 年至 2011 年期间 38 例患者使用 VV ECMO 作为肺移植术前过渡的数据，其中，34 例患者最终成功过渡到了肺移植术，4 例患者在 ECMO 过渡等待肺移植术的过程中死亡。使用 ECMO 术前过渡的患者与没有使用 ECMO 接受择期肺移植的患者相比，1 年、3 年和 5 年的生存率没有明显恶化[108]。

Fuehner 及其同事回顾性研究等待肺移植手术的患者接受清醒的 ECMO 支持作为移植前过渡，其结果与其他的研究有所不同[109]。该研究比较了 26 例 ECMO 患者和 34 例仅接受常规机械通气患者的肺移植术后转归，发现移植后 6 个月的总生存率为常规机械通气组为 50%，VV ECMO 组为 80%。

需要肺移植的机械通气患者的生存率问题，Mason 及其同事也进行了研究[110]。针对 1987 年至 2008 年接受肺移植的 15 934 例患者，经确认移植前 586 例正接受机械通气、51 位正接受 ECMO 支持，比较各群体患者 1 年生存率，发现使用 ECMO 组为 50%，机械通气组为 62%，两种支持均不需要的组为 79%。匹兹堡大学的 Bermudez 等报道，使用 VV ECMO 支持的 17 例患者，肺移植术后死亡率为 16%[111]。

随着更多机构开始更早地使用清醒 ECMO 策略，由于危重患者的过渡性 ECMO 仍缺乏长期预后的数据，因此需要更多的经验总结。至于肺移植前过渡性 ECMO 究竟选择 VV ECMO 抑或 VA ECMO，很大程度上取决于患者是否伴有血流动力学不稳定或严重肺动脉高压。此两因素促使选择 VA ECMO。多器官功能衰竭、脓毒症、严重营养不良、无法控制的出血和无法控制的感染，被认为是 VV ECMO 术前过渡的禁忌证。

清醒 ECMO

近十年中，早期使用 ECMO 替代机械通气的概念迅速发展。回路技术的改进、微创技术的发展、更友好用者界面 ECMO 的出现，对其进一步助推动作用[5,112]。Iotti 等提出，所谓“清醒 ECMO”，表示在没有机械通气情况下使用 ECMO[112]。

对于肺移植群体，清醒 ECMO 优点在于避免长期插管和机械通气导致的后果，如肌肉不良状态和医院获得性或呼吸机相关性感染[113]。允许患者在医生监督下步行、运动，有利于患者移植前康复训练[114]（图 33.11）。Iotti 等认为，清醒 ECMO 可早期使用、作为机械通气的计划性替代方案[112]。比如，对于囊性纤维化或特发性肺纤维化，任何相关危险均是无法接受的；或对于已明确的适应证；或对于呼吸衰竭机械通气的脱机措施。大部分发表的关于清醒 ECMO 文章介绍其用于肺移植[109,115,116]、慢性阻塞性肺疾病恶化威胁生命[117]，以及作为急性呼吸衰竭恢复的过渡治疗[118]。

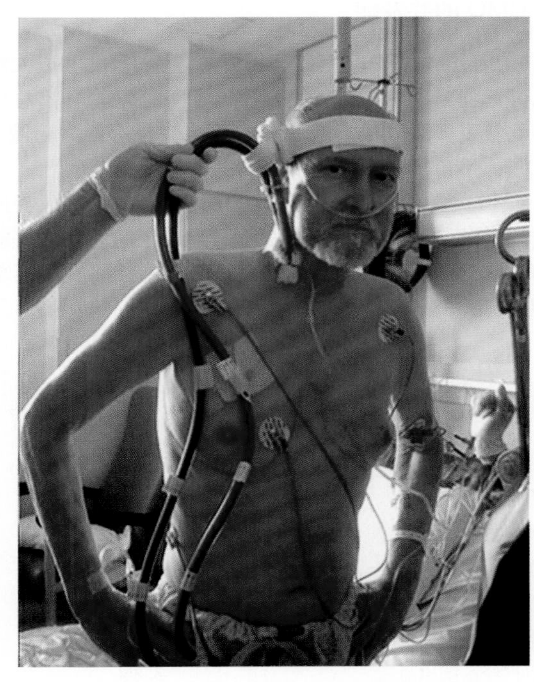

图 33.11 清醒或可行走 ECMO

对非插管患者，VV ECMO 被认为是一种理想的技术[199]。VV ECMO 可清除二氧化碳并显著节省呼吸做功和氧消耗。在局部麻醉或全身麻醉可进行各种插管措施。Garcia 等[120]介绍一例成年患者，选用颈静脉、上下腔静脉、双腔导管、23Fr Avalon Elite 套管，在自主呼吸、2.5L/min 流速下，达到 100ml/min 的氧输送速率。

介入性肺辅助（iLA）膜呼吸机是由 Novalung 公司（Hechingen，德国）推到市场。这种无泵动-静脉插管旁路方法最初被用于清醒患者清除二氧化碳，但也用作肺移植的过渡治疗[121]。低梯度装置设计于股部插管引流和回输，允许血流动力学稳定患者完全移除二氧化碳。该装置还被用于严重哮喘[122]、H1N1 感染的 ARDS[123]，以及肺移植术前的过渡治疗[124]。

对于严重肺动脉高压，ECMO 置管的改良方法（即肺动脉-左心房径路）已被用于肺移植术前的过渡治疗[125,126]。其可排出 200~250ml/min 的 CO_2，但供氧能力极低，因此主要将其界定为适用于治疗严重高碳酸血症，而非低氧血症[127,128]。清醒 VA ECMO 也被介绍用于严重肺动脉高压和右心室衰竭的情况。

Mojoli 等[129]介绍一组小样本病例系列，16 例原发性心源性休克患者采用 VA ECMO 作为恢复性或肺移植术前过渡治疗，在总长达 3 514 小时的 VA ECMO 使用期间，29% 时间是清醒的，16 例中的 4 例从未行气管内插管。尽管需要更大样本量的研究，但经验丰富的医疗机构已经证实，清醒 ECMO 是可行的，并且可降低特定患者的死亡率。

清醒 ECMO 患者的通气支持可以从简单的鼻导管给氧到

无创通气。高容量清醒 ECMO 可支持一种主动加湿的头盔进行持续气道正压通气(CPAP)。与面罩 CPAP 比较,该技术具有更好的流量特性,能更好被清醒和行走的患者接受[130]。

VV ECMO 的并发症

世界范围内,ECMO 已用于治疗新生儿、婴儿和成人的危重症,并趋向早期用于在高危患者。尽管是高危群体,总体结果显示,接受 ECMO 治疗的患者中近 50% 能存活并出院[12]。ECMO 泵回路的改进进一步延长体外循环支持时间。

ECMO 的并发症可以是灾难性的,病情不稳定患者回路故障排除问题一直是一个挑战[131]。ECMO 的并发症可能源自循环回路或与患者相关(框 33.3)。并发症将在后续部分进一步讨论。

框 33.3 静脉-静脉 ECMO 并发症

氧合器失效	10.2%
套管部位出血	13.9%
胃肠出血	6.0%
溶血	5.6%
弥散性血管内凝血	3.1%
中枢神经系统梗死	2.0%
中枢神经系统出血	3.8%
肺出血	6.5%
肾衰竭需要透析	10.4%

Data from the Extracorporeal Life Support Organization. ECLS registry report: international summary. http://www.elso.org.

ECMO 抗凝

血液与非血管内皮表面的 ECMO 回路接触,激活凝血瀑布,可在回路内形成血栓。血栓可在回路内的任何位置形成,损坏氧合器膜功能、减弱泵功能、栓塞生命器官,并导致灾难性后果。

为维持 ECMO 回路长时间正常工作,需要适当的抗凝剂[132]。对于没有使用肝素禁忌证的患者,肝素是最常用的抗凝剂。临床人员可以采用肝素结合回路,以降低血栓形成的风险和体外氧合循环启动即刻对抗凝剂的需求。采用肝素结合回路不但降低血栓形成的风险,还通过抑制补体和粒细胞激活抑制炎症反应[12,133]。新近的 PMP 膜氧合器回路采用生物相容性包被,可减轻炎症反应和血栓形成。具有肝素诱发低血小板症的患者,应避免使用肝素或肝素包被回路,而改用非肝素结合回路。对使用 ECMO 支持的患者采用凝血酶直接抑制剂全身抗凝,但是该药因可能发生难以控制的出血,仅作为二线用药。

预防血栓形成所需要的抗凝水平取决于多个因素(表 33.4)。出血仍是 ECMO 治疗患者的最常见并发症,应对其抗凝水平的影响进行分因素归类。ECMO 治疗患者的出血并发症包括:放置导管位置出血、胃肠道出血、手术部位出血、心脏压塞、肺出血、中枢神经系统出血。目前,抗血栓包被回路已成为 ECMO 技术的标准要求,这样允许患者维持低抗凝水平下长期接受 ECMO 支持[135]。由于血液稀释和血小板损伤的联合影响,ECMO 支持倾向于发生低血小板症。

表 33.4 影响预防血栓形成所需抗凝水平的因素

因素	影响
血流量	较低的血流量会引发更高水平的抗凝血
血小板计数	血小板计数低于 100 可能会增加出血的风险
出血	活动性出血可能需要停用抗凝剂
低体温	低温可通过许多潜在的方式影响凝血
抗血小板药物	血小板功能降低可能会增加出血的风险
血栓性疾病(如癌症)	可能增加抗凝所需的水平
肝素诱导性血小板减少症	需要新型抗凝剂和增加泵血栓形成的风险

ACT 是一项简单而快捷的测试,是 ECMO 支持技术监测抗凝水平的传统项目[134](见第 19 章)。使用大剂量肝素的患者,必须测定 ACT,检测部分激活凝血活酶时间(aPTT)无意义。检测 ACT 是取患者全血与激活剂(如 celite 或 kaolin)混合,进行抗凝功能的测定。检测结果以秒为单位,时间长,表示抗凝程度大。影响 ACT 结果的因素包括:凝血因子不足、低温、血小板计数或功能问题。儿童和成人的肝素水平与 ACT 值之间相关性差,然而,与 aPTT 值的相关性更紧密,因此,更希望测定 aPTT。

偶尔,出血或血栓形成现象与 ACT 或 aPTT 检测结果提示的抗凝水平不一致,检测抗Ⅹa 水平测可用于判断肝素活性[136]。抗Ⅹa 水平 0.3~0.7U/ml 被认为合适 ECMO 支持的患者[137]。如果患者对肝素的需求极高,抗凝血酶Ⅲ水平可能低于正常值 50%,应考虑给予新鲜冰冻血浆或重组抗凝血酶Ⅲ[134]。

ECMO 的并发症

循环回路相关并发症

因为血液与管道的相互作用,可在回路内任何地方形成血栓或血块,并可能导致灾难性后果。认识上持续保持警惕,制定恰当的抗凝方案,尤其对于 ECMO 长时间运行的患者应有明确的保证。

出现血流量异常情况,必须排查泵头血栓形成,泵声音突然改变、溶血、血小板减少症等通常是泵头血栓形成的提示[138]。有证据表明,ECMO 患者最常见的设备相关并发症是血栓形成[139,140]。出现这些情况必须立即进行装备系统更换。

Lubnow 等回顾性研究了 VV ECMO 运行中的技术性并发症,表明警觉性的重要[140]。依据雷根斯堡 ECMO 登记在册的 VV ECMO 患者数据(N=265),31% 的 VV ECMO 患者需要一次或多次回路系统更换;10% 患者 VV ECMO 回路出现危及生命的突发性机械故障,氧合器或血泵的急性血栓发生率约 35%。超过 50% 的病例出现进行性的气体交换和实验室检查显著异常(即 D-二聚体增加、纤维蛋白原减少、血小板计数减少、乳酸脱氢酶水平升高、血浆游离血红蛋白增加）或回路血流阻力增加。其中45%的病例需要紧急更换血泵。

研究者总结认为，大多数ECMO回路系统的变化是可预测的，通过定期检查ECMO回路可以预测回路系统故障；每日监测气体交换量指标，凝血功能指标和溶血指标；评估ECMO回路中的压力降低。

也可能出现回路破裂，其后果取决于破裂的大小和位置。如果位于回路的静脉端，可能发生空气吸入和气体栓塞。应立即更换受影响部分回路或整套设备。

气体栓塞可是突发的、并成为灾难性的并发症。通常是回路中产生了显著的负压、然后空气掺入回路内而产生[141]。回路阻塞时，气体被迫从液体中逸出腔化现象，也可能导致空气栓塞。此时必须立即进行治疗，立刻关闭回路循环，夹闭循环管道，同时开启完全呼吸机支持，对回路开始排气。

患者相关并发症

神经系统并发症仍然是ECMO治疗患者的高发病率和高死亡率的重要原因。对于这些高危患者，许多ECLS支持前的病情因素（如低心输出量、低氧、酸中毒、感染）和ECLS支持相关因素（如出血、多系统衰竭）需纳入考虑。

至今，约50%的ECMO用在了新生儿和小儿患者，该群体在使用ECMO后神经系统并发症发生率最高。ESLO的数据显示，采用VV ECMO治疗的新生儿，癫痫发作率为9.0%，颅内出血发生率为7.4%。小儿VV ECMO组的癫痫发作率为5.2%，颅内出血发生率为6.2%[142]。

成人仅占ECMO患者的小部分。数据显示，成人神经系统并发症发生率，VV ECMO组低于VA ECMO组。ESLO的累积数据显示，VV ECMO的成年患者癫痫发生率为1.0%，颅内出血发生率为3.8%。VA ECMO的成年患者癫痫发生率1.7%，颅内出血发生率2.4%[142]。Rollins等认为，成人主要使用VV ECMO支持治疗，VV ECMO技术的神经并发症发生率较低[143]。成人和儿童长期的神经学功能性结果需要更多的研究数据阐明。

有关ECMO心脏支持预后的数据持续增加。体外生命支持组织关于VA ECMO的资料显示，新生儿成活率为39%，成人为39%，儿童为49%；用于心肺复苏后的成活率较低（成人28%，儿童41%，新生儿39%）。VA ECMO支持的心脏病患者中，成人的神经系统并发症发生率最低，发作率为2%，梗死发生率3.7%，颅内出血发生率为2%[142]。来自新生儿和儿童文献关于远期神经发育数据显示，需要VA ECMO支持的长期存活者，中度至重度认知延迟发生率为50%，神经运动延迟发生率为12%~25%[144,145]。此群体患者通常存在染色体异常，乳酸恢复正常水平的时间、高正性肌力药物评分通常预示着较差的认知水平[144,145]。

2013年对1 763名使用ECMO的成人进行相关并发症和死亡的meta分析中[146]，Zangrillo及其同事发现包括，院内死亡率为54%，并且VV ECMO比VA ECMO更安全；这可能是由于VV ECMO并不经动脉置管的原因[146]。ECMO患者最常见的并发症包括：需要透析的肾衰竭（52%），细菌性肺炎（33%），出血（33%），氧合器功能障碍需要更换（29%），败血症（26%），溶血（18%），肝功能障碍（16%），腿部缺血（10%），静脉血栓形成（10%），中枢神经系统并发症（8%），胃肠出血（7%），吸入性肺炎（5%），弥散性血管内凝血（5%）。

出血在ECMO患者中也很常见，特别是由于全身抗凝导致的瘘管部位出血。与静脉ECMO相比，动脉置管出血风险更高。所有ECMO患者，尤其是在侵入性操作之前，均需监测每日凝血状态指标如ACT、PT、aPTT和血小板计数以及血栓弹力图。除局部出血外，从气道到胃，结肠或直肠都可引起出血，轻微的反复创伤或器械性创伤也可引起膀胱黏膜出血。消化道出血也很常见。

由于回路循环通常用晶体液预充，导致血细胞稀释引发贫血。血小板减少症也很常见，在ECMO开始的几个小时内，血小板基础水平可降低40%[144]。血小板输注阈值可能有所不同，但体外生命支持指南推荐80 000/mm^3是体外生命支持的最低血小板计数。ECMO过程也可出现肝素诱导的血小板减少症，最严重的血小板减少可能与白色动脉血栓形成和严重降低的血小板计数有关，甚至需要使用替代药物，如阿加曲班[148]。溶血引发凝血机制障碍，表现为血尿和血浆游离血红蛋白水平升高[149]。这可能是血液循环中的血栓和离心泵过度抽吸造成的红细胞破坏引起的。

总结

ECMO的再次兴起，为严重心肺功能衰竭患者的治疗措施增加了选项。当前的试验正研究其应用于各种诊断的治疗，但需要进行更多关于区分适应证、纳入标准和管理条例的探讨[132]。随着ECMO的使用越来越普遍，优秀且患者数量多的中心将融合成为此高风险治疗的最安全的地点。

（俞莹　方印 译，张良成　陈宇 校）

参考文献

1. Castillo JG, Silvay G, Gibbon JH Jr. The 60th anniversary of the first successful heart-lung machine. *J Cardiothorac Vasc Anesth*. 2013;27:203–207.
2. Iwahashi H, Yuri K, Nose Y. Development of the oxygenator: past, present, and future. *J Artif Organs*. 2004;7:111–120.
3. De Somer F. Does contemporary oxygenator design influence haemolysis? *Perfusion*. 2013;28:280–285.
4. Maslach-Hubbard A, Bratton SL. Extracorporeal membrane oxygenation for pediatric respiratory failure: history, development and current status. *World J Crit Care Med*. 2013;2:29–39.
5. MacLaren G, Combes A, Bartlett RH. Contemporary extracorporeal membrane oxygenation for adult respiratory failure: life support in the new era. *Intensive Care Med*. 2012;38:210–220.
6. Hill JD, O'Brien TG, Murray JJ, et al. Prolonged extracorporeal oxygenation for acute post-traumatic respiratory failure (shock-lung syndrome): use of the Bramson membrane lung. *N Engl J Med*. 1972;286:629–634.
7. Bartlett RH, Gazzaniga AB, Jefferies MR, et al. Extracorporeal membrane oxygenation (ECMO) cardiopulmonary support in infancy. *Trans Am Soc Artif Intern Organs*. 1976;22:80–93.
8. Zapol WM, Snider MT, Hill JD, et al. Extracorporeal membrane oxygenation in severe acute respiratory failure: a randomized prospective study. *JAMA*. 1979;242:2193–2196.
9. Gattinoni L, Agostoni A, Pesenti A, et al. Treatment of acute respiratory failure with low-frequency positive-pressure ventilation and extracorporeal removal of CO2. *Lancet*. 1980;2:292–294.
10. Gattinoni L, Pesenti A, Mascheroni D, et al. Low-frequency positive-pressure ventilation with extracorporeal CO2 removal in severe acute respiratory failure. *JAMA*. 1986;256:881–886.
11. Kolla S, Awad SS, Rich PB, et al. Extracorporeal life support for 100 adult patients with severe respiratory failure. *Ann Surg*. 1997;226:544–564, discussion 565–546.
12. Bartlett RH, Roloff DW, Custer JR, et al. Extracorporeal life support: the University of Michigan experience. *JAMA*. 2000;283:904–908.
13. MacLaren G, Dodge-Khatami A, Dalton HJ, et al. Joint statement on mechanical circulatory support in children: a consensus review from the Pediatric Cardiac Intensive Care Society and Extracorporeal Life Support Organization. *Pediatr Crit Care Med*. 2013;14:S1–S2.
14. Peura JL, Colvin-Adams M, Francis GS, et al. Recommendations for the use of mechanical circulatory support: device strategies and patient selection. A scientific statement from the American Heart Association. *Circulation*. 2012;126:2648–2667.
15. Patroniti N, Zangrillo A, Pappalardo F, et al. The Italian ECMO network experience during the 2009 influenza A (H1N1) pandemic: preparation for severe respiratory emergency outbreaks. *Intensive Care Med*. 2011;37:1447–1457.
16. Peek GJ, Mugford M, Tiruvoipati R, et al. Efficacy and economic assessment of conventional ventilatory support versus extracorporeal membrane oxygenation for severe adult respiratory failure (CESAR): a multicentre randomised controlled trial. *Lancet*. 2009;374:1351–1363.
17. Australia and New Zealand Extracorporeal Membrane Oxygenation (ANZ ECMO) Influenza Investigators, Davies A, Jones D, et al. Extracorporeal membrane oxygenation for 2009 influenza A(H1N1) acute respiratory distress syndrome. *JAMA*. 2009;302:1888–1895.

18. Roch A, Lepaul-Ercole R, Grisoli D, et al. Extracorporeal membrane oxygenation for severe influenza A (H1N1) acute respiratory distress syndrome: a prospective observational comparative study. *Intensive Care Med*. 2010;36:1899–1905.
19. Norfolk SG, Hollingsworth CL, Wolfe CR, et al. Rescue therapy in adult and pediatric patients with pH1N1 influenza infection: a tertiary center intensive care unit experience from April to October 2009. *Crit Care Med*. 2010;38:2103–2107.
20. Ugarte S, Arancibia F, Soto R. Influenza A pandemics: clinical and organizational aspects: the experience in Chile. *Crit Care Med*. 2010;38:e133–e137.
21. Freed DH, Henzler D, White CW, et al. Extracorporeal lung support for patients who had severe respiratory failure secondary to influenza A (H1N1) 2009 infection in Canada. *Can J Anaesth*. 2010;57:240–247.
22. Kao TM, Wu UI, Chen YC. Rapid diagnostic tests and severity of illness in pandemic (H1N1) 2009, Taiwan. *Emerg Infect Dis*. 2010;16:1181–1183.
23. Liong T, Lee KL, Poon YS, et al. The first novel influenza A (H1N1) fatality despite antiviral treatment and extracorporeal membrane oxygenation in Hong Kong. *Hong Kong Med J*. 2009;15:381–384.
24. Gattinoni L, Carlesso E, Langer T. Clinical review: extracorporeal membrane oxygenation. *Crit Care*. 2011;15:243.
25. Sauer CM, Yuh DD, Bonde P. Extracorporeal membrane oxygenation use has increased by 433% in adults in the United States from 2006 to 2011. *ASAIO J*. 2015;61:31–36.
26. Cardarelli MG, Young AJ, Griffith B. Use of extracorporeal membrane oxygenation for adults in cardiac arrest (E-CPR): a meta-analysis of observational studies. *ASAIO J*. 2009;55:581–586.
27. Combes A, Bacchetta M, Brodie D, et al. Extracorporeal membrane oxygenation for respiratory failure in adults. *Curr Opin Crit Care*. 2012;18:99–104.
28. Lim MW. The history of extracorporeal oxygenators. *Anaesthesia*. 2006;61:984–995.
29. Sidebotham D, McGeorge A, McGuinness S, et al. Extracorporeal membrane oxygenation for treating severe cardiac and respiratory disease in adults. Part 1: overview of extracorporeal membrane oxygenation. *J Cardiothorac Vasc Anesth*. 2009;23:886–892.
30. Peek GJ, Killer HM, Reeves R, et al. Early experience with a polymethyl pentene oxygenator for adult extracorporeal life support. *ASAIO J*. 2002;48:480–482.
31. Khoshbin E, Roberts N, Harvey C, et al. Poly-methyl pentene oxygenators have improved gas exchange capability and reduced transfusion requirements in adult extracorporeal membrane oxygenation. *ASAIO J*. 2005;51:281–287.
32. Fosse E, Moen O, Johnson E, et al. Reduced complement and granulocyte activation with heparin-coated cardiopulmonary bypass. *Ann Thorac Surg*. 1994;58:472–477.
33. Moen O, Hogasen K, Fosse E, et al. Attenuation of changes in leukocyte surface markers and complement activation with heparin-coated cardiopulmonary bypass. *Ann Thorac Surg*. 1997;63:105–111.
34. Moen O, Fosse E, Brockmeier V, et al. Disparity in blood activation by two different heparin-coated cardiopulmonary bypass systems. *Ann Thorac Surg*. 1995;60:1317–1323.
35. Mendler N, Podechtl F, Feil G, et al. Seal-less centrifugal blood pump with magnetically suspended rotor: Rot-a-Flot. *Artif Organs*. 1995;19:620–624.
36. Byrnes J, McKamie W, Swearingen C, et al. Hemolysis during cardiac extracorporeal membrane oxygenation: a case-control comparison of roller pumps and centrifugal pumps in a pediatric population. *ASAIO J*. 2011;57:456–461.
37. Lawson DS, Ing R, Cheifetz IM, et al. Hemolytic characteristics of three commercially available centrifugal blood pumps. *Pediatr Crit Care Med*. 2005;6:573–577.
38. Abrams D, Brodie D. Novel uses of extracorporeal membrane oxygenation in adults. *Clin Chest Med*. 2015;36:373–384.
39. Ventetuolo CE, Muratore CS. Extracorporeal life support in critically ill adults. *Am J Respir Crit Care Med*. 2014;190:497–508.
40. Sidebotham D, McGeorge A, McGuinness S, et al. Extracorporeal membrane oxygenation for treating severe cardiac and respiratory failure in adults. Part 2: technical considerations. *J Cardiothorac Vasc Anesth*. 2010;24:164–172.
41. Eudailey KW, Yi SY, Mongero LB, et al. Trans-diaphragmatic left ventricular venting during peripheral venous-arterial extracorporeal membrane oxygenation. *Perfusion*. 2015;30:701–703.
42. Cheng A, Swartz MF, Massey HT. Impella to unload the left ventricle during peripheral extracorporeal membrane oxygenation. *ASAIO J*. 2013;59:533–536.
43. Li YW, Rosenblum WD, Gass AL, et al. Combination use of a TandemHeart with an extracorporeal oxygenator in the treatment of five patients with refractory cardiogenic shock after acute myocardial infarction. *Am J Ther*. 2013;20:213–218.
44. Koenig PR, Ralston MA, Kimball TR, et al. Balloon atrial septostomy for left ventricular decompression in patients receiving extracorporeal membrane oxygenation for myocardial failure. *J Pediatr*. 1993;122:S95–S99.
45. Avalli L, Maggioni E, Sangalli F, et al. Percutaneous left-heart decompression during extracorporeal membrane oxygenation: an alternative to surgical and transeptal venting in adult patients. *ASAIO J*. 2011;57:38–40.
46. Shekar K, Mullany DV, Thomson B, et al. Extracorporeal life support devices and strategies for management of acute cardiorespiratory failure in adult patients: a comprehensive review. *Crit Care*. 2014;18:219.
47. Cooper DS, Jacobs JP, Moore L, et al. Cardiac extracorporeal life support: state of the art in 2007. *Cardiol Young*. 2007;17(suppl 2):104–115.
48. Extracorporeal Life Support Organization. *General guidelines for all ECLS cases, version 1.3*. November 2013. <http://www.elso.org>.
49. Kapur NK, Esposito M. Hemodynamic support with percutaneous devices in patients with heart failure. *Heart Fail Clin*. 2015;11:215–230.
50. Pappalardo F, Pieri M, Arnaez Corada B, et al. Timing and strategy for weaning from venoarterial ECMO are complex issues. *J Cardiothorac Vasc Anesth*. 2015;29:906–911.
51. Aissaoui N, Luyt CE, Leprince P, et al. Predictors of successful extracorporeal membrane oxygenation (ECMO) weaning after assistance for refractory cardiogenic shock. *Intensive Care Med*. 2011;37:1738–1745.
52. Cavarocchi NC, Pitcher HT, Yang Q, et al. Weaning of extracorporeal membrane oxygenation using continuous hemodynamic transesophageal echocardiography. *J Thorac Cardiovasc Surg*. 2013;146:1474–1479.
53. Aissaoui N, El-Banayosy A, Combes A. How to wean a patient from veno-arterial extracorporeal membrane oxygenation. *Intensive Care Med*. 2015;41:902–905.
54. Santise G, Panarello G, Ruperto C, et al. Extracorporeal membrane oxygenation for graft failure after heart transplantation: a multidisciplinary approach to maximize weaning rate. *Int J Artif Organs*. 2014;37:706–714.
55. Blum JM, Lynch WR, Coopersmith CM. Clinical and billing review of extracorporeal membrane oxygenation. *Chest*. 2015;147:1697–1703.
56. Peek GJ, Clemens F, Elbourne D, et al. CESAR: conventional ventilatory support vs extracorporeal membrane oxygenation for severe adult respiratory failure. *BMC Health Serv Res*. 2006;6:163.
57. Murray JF, Matthay MA, Luce JM, et al. An expanded definition of the adult respiratory distress syndrome. *Am Rev Respir Dis*. 1988;138:720–723.
58. Extracorporeal Life Support Organization (ELSO). *Adult respiratory failure supplement to the ELSO general guidelines, version 1.3, vol 2014*. Available at: <http://www.elso.org/resources/Guidelines.aspx>.
59. Kornfield ZN, Horak J, Gibbs RM, et al. CASE 2–2015: extracorporeal membrane oxygenation as a bridge to clinical recovery in life-threatening autoimmune acute respiratory distress syndrome. *J Cardiothorac Vasc Anesth*. 2015;29:221–228.
60. Marasco SF, Preovolos A, Lim K, et al. Thoracotomy in adults while on ECMO is associated with uncontrollable bleeding. *Perfusion*. 2007;22:23–26.
61. Oliver WC. Anticoagulation and coagulation management for ECMO. *Semin Cardiothorac Vasc Anesth*. 2009;13:154–175.
62. Tulman DB, Stawicki SP, Whitson BA, et al. Veno-venous ECMO: a synopsis of nine key potential challenges, considerations, and controversies. *BMC Anesthesiol*. 2014;14:65.
63. Sidebotham D, Allen SJ, McGeorge A, et al. Venovenous extracorporeal membrane oxygenation in adults: practical aspects of circuits, cannulae, and procedures. *J Cardiothorac Vasc Anesth*. 2012;26:893–909.
64. Javidfar J, Wang D, Zwischenberger JB, et al. Insertion of bicaval dual lumen extracorporeal membrane oxygenation catheter with image guidance. *ASAIO J*. 2011;57:203–205.
65. Bermudez CA, Rocha RV, Sappington PL, et al. Initial experience with single cannulation for venovenous extracorporeal oxygenation in adults. *Ann Thorac Surg*. 2010;90:991–995.
66. Messai E, Bouguerra A, Harmelin G, et al. A numerical model of blood oxygenation during venovenous ECMO: analysis of the interplay between blood oxygenation and its delivery parameters. *J Clin Monit Comput*. 2015;30:327–332.
67. Shekar K, Fraser JF, Smith MT, et al. Pharmacokinetic changes in patients receiving extracorporeal membrane oxygenation. *J Crit Care*. 2012;27:741 e9–741 e18.
68. Buck ML. Pharmacokinetic changes during extracorporeal membrane oxygenation: implications for drug therapy of neonates. *Clin Pharmacokinet*. 2003;42:403–417.
69. Mulla H, Lawson G, von Anrep C, et al. In vitro evaluation of sedative drug losses during extracorporeal membrane oxygenation. *Perfusion*. 2000;15:21–26.
70. Bartlett RH. Extracorporeal life support for cardiopulmonary failure. *Curr Probl Surg*. 1990;27:621–705.
71. Power BM, Forbes AM, van Heerden PV, et al. Pharmacokinetics of drugs used in critically ill adults. *Clin Pharmacokinet*. 1998;34:25–56.
72. Rosen DA, Rosen KR, Silvasi DL. In vitro variability in fentanyl absorption by different membrane oxygenators. *J Cardiothorac Anesth*. 1990;4:332–335.
73. Wildschut ED, Ahsman MJ, Allegaert K, et al. Determinants of drug absorption in different ECMO circuits. *Intensive Care Med*. 2010;36:2109–2116.
74. Kattan J, Godoy L, Zavala A, et al. Improvement of survival in infants with congenital diaphragmatic hernia in recent years: effect of ECMO availability and associated factors. *Pediatr Surg Int*. 2010;26:671–676.
75. Congenital Diaphragmatic Hernia Study Group, Bryner BS, West BT, et al. Congenital diaphragmatic hernia requiring extracorporeal membrane oxygenation: does timing of repair matter? *J Pediatr Surg*. 2009;44:1165–1171, discussion 1171–1162.
76. Guner YS, Khemani RG, Qureshi FG, et al. Outcome analysis of neonates with congenital diaphragmatic hernia treated with venovenous vs venoarterial extracorporeal membrane oxygenation. *J Pediatr Surg*. 2009;44:1691–1701.
77. Incagnoli P, Blaise H, Mathey C, et al. Pulmonary resection and ECMO: a salvage therapy for penetrating lung trauma. *Ann Fr Anesth Reanim*. 2012;31:641–643.
78. Herring KG, Sreelatha P, Roy S, et al. Perioperative airway management of a mediastinal mass through early intervention with extracorporeal membrane oxygenation [ECMO]. *Int J Clin Anesthesiol*. 2014;2:1022.
79. Berman M, Tsui S, Vuylsteke A, et al. Successful extracorporeal membrane oxygenation support after pulmonary thromboendarterectomy. *Ann Thorac Surg*. 2008;86:1261–1267.
80. Korvenoja P, Pitkanen O, Berg E, et al. Veno-venous extracorporeal membrane oxygenation in surgery for bronchial repair. *Ann Thorac Surg*. 2008;86:1348–1349.
81. Smith IJ, Sidebotham DA, McGeorge AD, et al. Use of extracorporeal membrane oxygenation during resection of tracheal papillomatosis. *Anesthesiology*. 2009;110:427–429.
82. Roman PE, Battafarano RJ, Grigore AM. Anesthesia for tracheal reconstruction and transplantation. *Curr Opin Anaesthesiol*. 2013;26:1–5.
83. Brenner M, O'Connor JV, Scalea TM. Use of ECMO for resection of post-traumatic ruptured lung abscess with empyema. *Ann Thorac Surg*. 2010;90:2039–2041.
84. Souilamas R, Souilamas JI, Alkhamees K, et al. Extra corporal membrane oxygenation in general thoracic surgery: a new single veno-venous cannulation. *J Cardiothorac Surg*. 2011;6:52.
85. Oey IF, Peek GJ, Firmin RK, et al. Post-pneumonectomy video-assisted thoracoscopic bullectomy using extra-corporeal membrane oxygenation. *Eur J Cardiothorac Surg*. 2001;20:874–876.
86. Joshi V, Harvey C, Nakas A, et al. The need for thoracic surgery in adult patients receiving extracorporeal membrane oxygenation: a 16-year experience. *Perfusion*. 2013;28:328–332.
87. Soar J, Perkins GD, Abbas G, et al. European Resuscitation Council Guidelines for Resuscitation 2010. Section 8. Cardiac arrest in special circumstances: electrolyte abnormalities, poisoning, drowning, accidental hypothermia, hyperthermia, asthma, anaphylaxis, cardiac surgery, trauma, pregnancy, electrocution. *Resuscitation*. 2010;81:1400–1433.
88. Ruttmann E, Weissenbacher A, Ulmer H, et al. Prolonged extracorporeal membrane oxygenation-assisted support provides improved survival in hypothermic patients with cardiocirculatory arrest. *J Thorac Cardiovasc Surg*. 2007;134:594–600.
89. Tiruvoipati R, Balasubramanian SK, Khoshbin E, et al. Successful use of venovenous extracorporeal membrane oxygenation in accidental hypothermic cardiac arrest. *ASAIO J*. 2005;51:474–476.
90. Mair P, Ruttmann E. ECMO for severe accidental hypothermia. In: Sangalli F, Patroniti N, Pesenti A, eds. *ECMO: Extracorporeal Life Support in Adults*. Milan: Springer; 2014:163–170.
91. Cypel M, Keshavjee S. Extracorporeal life support as a bridge to lung transplantation. *Clin Chest Med*. 2011;32:245–251.
92. Hoeper MM. "Treat-to-target" in pulmonary arterial hypertension and the use of extracorporeal membrane oxygenation as a bridge to transplantation. *Eur Respir Rev*. 2011;20:297–300.
93. Gregoric ID, Chandra D, Myers TJ, et al. Extracorporeal membrane oxygenation as a bridge to emergency heart-lung transplantation in a patient with idiopathic pulmonary arterial hypertension. *J Heart Lung Transplant*. 2008;27:466–468.
94. Thistlethwaite PA, Madani MM, Kemp AD, et al. Venovenous extracorporeal life support after pulmonary endarterectomy: indications, techniques, and outcomes. *Ann Thorac Surg*. 2006;82:2139–2145.
95. Mayer E, Jenkins D, Lindner J, et al. Surgical management and outcome of patients with chronic thromboembolic pulmonary hypertension: results from an international prospective registry. *J Thorac Cardiovasc Surg*. 2011;141:702–710.
96. Srivastava MC, Ramani GV, Garcia JP, et al. Veno-venous extracorporeal membrane oxygenation bridging to pharmacotherapy in pulmonary arterial hypertensive crisis. *J Heart Lung Transplant*. 2010;29:811–813.
97. Camboni D, Akay B, Sassalos P, et al. Use of venovenous extracorporeal membrane oxygenation and an atrial septostomy for pulmonary and right ventricular failure. *Ann Thorac Surg*. 2011;91:144–149.
98. Hoopes CW, Gurley JC, Zwischenberger JB, et al. Mechanical support for pulmonary veno-occlusive disease: combined atrial septostomy and venovenous extracorporeal membrane oxygenation. *Semin Thorac Cardiovasc Surg*. 2012;24:232–234.
99. Tsushima K, King LS, Aggarwal NR, et al. Acute lung injury review. *Intern Med*. 2009;48:621–630.
100. Arlt M, Philipp A, Zimmermann M, et al. First experiences with a new miniaturised life support system for mobile percutaneous cardiopulmonary bypass. *Resuscitation*. 2008;77:345–350.
101. Philipp A, Arlt M, Amann M, et al. First experience with the ultra compact mobile extracorporeal membrane oxygenation system Cardiohelp in interhospital transport. *Interact Cardiovasc Thorac Surg*. 2011;12:978–981.
102. Schmid C, Philipp A, Hilker M, et al. Venovenous extracorporeal membrane oxygenation for acute lung failure in adults. *J Heart Lung Transplant*. 2012;31:9–15.
103. Christie JD, Edwards LB, Kucheryavaya AY, et al. The Registry of the International Society for Heart and Lung Transplantation: 29th adult lung and heart-lung transplant report—2012. *J Heart Lung Transplant*. 2012;31:1073–1086.
104. Russo MJ, Worku B, Iribarne A, et al. Does lung allocation score maximize survival benefit from lung transplantation? *J Thorac Cardiovasc Surg*. 2011;141:1270–1277.
105. Chen H, Shiboski SC, Golden JA, et al. Impact of the lung allocation score on lung transplantation for pulmonary arterial hypertension. *Am J Respir Crit Care Med*. 2009;180:468–474.
106. Stern JB, Mal H, Groussard O, et al. Prognosis of patients with advanced idiopathic pulmonary fibrosis requiring mechanical ventilation for acute respiratory failure. *Chest*. 2001;120:213–219.
107. Del Sorbo L, Boffini M, Rinaldi M, et al. Bridging to lung transplantation by extracorporeal support. *Minerva Anestesiol*. 2012;78:243–250.

108. Lang G, Taghavi S, Aigner C, et al. Primary lung transplantation after bridge with extracorporeal membrane oxygenation: a plea for a shift in our paradigms for indications. *Transplantation.* 2012;93:729–736.
109. Fuehner T, Kuehn C, Hadem J, et al. Extracorporeal membrane oxygenation in awake patients as bridge to lung transplantation. *Am J Respir Crit Care Med.* 2012;185:763–768.
110. Mason DP, Thuita L, Nowicki ER, et al. Should lung transplantation be performed for patients on mechanical respiratory support? The US experience. *J Thorac Cardiovasc Surg.* 2010;139:765–773, e761.
111. Bermudez CA, Rocha RV, Zaldonis D, et al. Extracorporeal membrane oxygenation as a bridge to lung transplant: midterm outcomes. *Ann Thorac Surg.* 2011;92:1226–1231, discussion 1231–1222.
112. Iotti G. Mojoli F, Belliato M: ECMO in the awake/extubated patient. In: Sangalli F, Patroniti N, Pesenti A, eds. *ECMO: Extracorporeal Life Support in Adults.* Milan: Springer; 2014:281–291.
113. Malagon I, Greenhalgh D. Extracorporeal membrane oxygenation as an alternative to ventilation. *Curr Opin Anaesthesiol.* 2013;26:47–52.
114. Polastri M, Loforte A, Dell'Amore A, et al. Physiotherapy for patients on awake extracorporeal membrane oxygenation: a systematic review. *Physiother Res Int.* 2015;doi:10.1002/pri.1644; [Epub ahead of print].
115. Olsson KM, Simon A, Strueber M, et al. Extracorporeal membrane oxygenation in nonintubated patients as bridge to lung transplantation. *Am J Transplant.* 2010;10:2173–2178.
116. Crotti S, Iotti GA, Lissoni A, et al. Organ allocation waiting time during extracorporeal bridge to lung transplant affects outcomes. *Chest.* 2013;144:1018–1025.
117. Crotti S, Lissoni A, Tubiolo D, et al. Artificial lung as an alternative to mechanical ventilation in COPD exacerbation. *Eur Respir J.* 2012;39:212–215.
118. Garcia JP, Kon ZN, Evans C, et al. Ambulatory veno-venous extracorporeal membrane oxygenation: innovation and pitfalls. *J Thorac Cardiovasc Surg.* 2011;142:755–761.
119. Inci I, Klinzing S, Schneiter D, et al. Outcome of extracorporeal membrane oxygenation as a bridge to lung transplantation: an institutional experience and literature review. *Transplantation.* 2015;99:1667–1671.
120. Garcia JP, Iacono A, Kon ZN, et al. Ambulatory extracorporeal membrane oxygenation: a new approach for bridge-to-lung transplantation. *J Thorac Cardiovasc Surg.* 2010;139:e137–e139.
121. Fischer S, Hoeper MM, Bein T, et al. Interventional lung assist: a new concept of protective ventilation in bridge to lung transplantation. *ASAIO J.* 2008;54:3–10.
122. Elliot SC, Paramasivam K, Oram J, et al. Pumpless extracorporeal carbon dioxide removal for life-threatening asthma. *Crit Care Med.* 2007;35:945–948.
123. Johnson P, Frohlich S, Westbrook A. Use of extracorporeal membrane lung assist device (Novalung) in H1N1 patients. *J Card Surg.* 2011;26:449–452.
124. Bartosik W, Egan JJ, Wood AE. The Novalung interventional lung assist as bridge to lung transplantation for self-ventilating patients: initial experience. *Interact Cardiovasc Thorac Surg.* 2011;13:198–200.
125. Strueber M, Hoeper MM, Fischer S, et al. Bridge to thoracic organ transplantation in patients with pulmonary arterial hypertension using a pumpless lung assist device. *Am J Transplant.* 2009;9:853–857.
126. Patil NP, Mohite PN, Reed A, et al. Modified technique using Novalung as bridge to transplant in pulmonary hypertension. *Ann Thorac Surg.* 2015;99:719–721.
127. Muller T, Lubnow M, Philipp A, et al. Extracorporeal pumpless interventional lung assist in clinical practice: determinants of efficacy. *Eur Respir J.* 2009;33:551–558.
128. Schellongowski P, Riss K, Staudinger T, et al. Extracorporeal CO2 removal as bridge to lung transplantation in life-threatening hypercapnia. *Transpl Int.* 2015;28:297–304.
129. Mojoli F, Venti A, Pellegrini C, et al. Hospital survival and long term quality of life after emergency institution of venoarterial ECMO for refractory circulatory collapse. *Minerva Anestesiol.* 2013;79:1147–1155.
130. Bellani G, Patroniti N, Greco M, et al. The use of helmets to deliver non-invasive continuous positive airway pressure in hypoxemic acute respiratory failure. *Minerva Anestesiol.* 2008;74:651–656.
131. Murphy DA, Hockings LE, Andrews RK, et al. Extracorporeal membrane oxygenation: hemostatic complications. *Transfus Med Rev.* 2015;29:90–101.
132. Abrams D, Combes A, Brodie D. Extracorporeal membrane oxygenation in cardiopulmonary disease in adults. *J Am Coll Cardiol.* 2014;63:2769–2778.
133. Weerwind PW, Maessen JG, van Tits LJ, et al. Influence of Duraflo II heparin-treated extracorporeal circuits on the systemic inflammatory response in patients having coronary bypass. *J Thorac Cardiovasc Surg.* 1995;110:1633–1641.
134. Extracorporeal Life Support Organization. *ELSO anticoagulation guideline. Vol.* 2015. <http://www.elso.org>.
135. Nishinaka T, Tatsumi E, Katagiri N, et al. Up to 151 days of continuous animal perfusion with trivial heparin infusion by the application of a long-term durable antithrombogenic coating to a combination of a seal-less centrifugal pump and a diffusion membrane oxygenator. *J Artif Organs.* 2007;10:240–244.
136. Chu DC, Abu-Samra AG, Baird GL, et al. Quantitative measurement of heparin in comparison with conventional anticoagulation monitoring and the risk of thrombotic events in adults on extracorporeal membrane oxygenation. *Intensive Care Med.* 2015;41:369–370.
137. Esper SA, Levy JH, Waters JH, et al. Extracorporeal membrane oxygenation in the adult: a review of anticoagulation monitoring and transfusion. *Anesth Analg.* 2014;118:731–743.
138. Lehle K, Philipp A, Gleich O, et al. Efficiency in extracorporeal membrane oxygenation: cellular deposits on polymethylpentene membranes increase resistance to blood flow and reduce gas exchange capacity. *ASAIO J.* 2008;54:612–617.
139. Allen S, Holena D, McCunn M, et al. A review of the fundamental principles and evidence base in the use of extracorporeal membrane oxygenation (ECMO) in critically ill adult patients. *J Intensive Care Med.* 2011;26:13–26.
140. Lubnow M, Philipp A, Foltan M, et al. Technical complications during veno-venous extracorporeal membrane oxygenation and their relevance predicting a system-exchange: retrospective analysis of 265 cases. *PLoS ONE.* 2014;9:e112316.
141. Butt W, Heard M, Peek GJ. Clinical management of the extracorporeal membrane oxygenation circuit. *Pediatr Crit Care Med.* 2013;14:S13–S19.
142. Extracorporeal Life Support Organization. *ECLS registry report: international summary.* <http://www.elso.org>.
143. Rollins MD, Hubbard A, Zabrocki L, et al. Extracorporeal membrane oxygenation cannulation trends for pediatric respiratory failure and central nervous system injury. *J Pediatr Surg.* 2012;47:68–75.
144. Lequier L, Joffe AR, Robertson CM, et al. Two-year survival, mental, and motor outcomes after cardiac extracorporeal life support at less than five years of age. *J Thorac Cardiovasc Surg.* 2008;136:976–983, e973.
145. Hamrick SE, Gremmels DB, Keet CA, et al. Neurodevelopmental outcome of infants supported with extracorporeal membrane oxygenation after cardiac surgery. *Pediatrics.* 2003;111:e671–e675.
146. Zangrillo A, Landoni G, Biondi-Zoccai G, et al. A meta-analysis of complications and mortality of extracorporeal membrane oxygenation. *Crit Care Resusc.* 2013;15:172–178.
147. Kasirajan V, Smedira NG, McCarthy JF, et al. Risk factors for intracranial hemorrhage in adults on extracorporeal membrane oxygenation. *Eur J Cardiothorac Surg.* 1999;15:508–514.
148. Kawada T, Kitagawa H, Hoson M, et al. Clinical application of argatroban as an alternative anticoagulant for extracorporeal circulation. *Hematol Oncol Clin North Am.* 2000;14:445–457, x.
149. Reynolds MM, Annich GM. The artificial endothelium. *Organogenesis.* 2011;7:42–49.

34 心脏手术血液和液体管理

COLLEEN G. KOCH, MD, MS, MBA | KEYVAN KARKOUTI, MD, FRCPC, MSc | SIMON C. BODY, MD

要 点

1. 在复杂多变的临床情况和昂贵的治疗费用的背景下,临床指南是指导医生管理患者的有效工具。
2. 多种原因导致的临床变化常使临床指南无法发挥作用。
3. 有效的指南需要有效的贯彻执行以及依从指南的工具。
4. 红细胞细胞膜表面抗原存在与否,决定了 ABO 和 Rh 血型。
5. 交叉配血的目的是减少输血者和供血者血液抗原和抗体混合引起的免疫反应。
6. 输血相关并发症分为免疫介导的(如移植物抗宿主病,输血相关急性肺损伤)和非免疫介导的(如传染病传播,输血引起的循环超负荷)。
7. 基因多样性影响循环血液中凝血因子和血小板数量。
8. 基因多样性有可能影响围手术期出血的风险。
9. 出血后再次手术与术后并发症和死亡率的增加相关。
10. 大量输血方案的实施及提供较多的新鲜冰冻血浆:红细胞比率,可能改善患者出血及转归。
11. 重组Ⅶa 因子替代治疗,对围手术期难治性出血有效,但可能增加发生血栓并发症风险。
12. 人纤维蛋白原浓缩液可以用于血液纤维蛋白原异常的病人,但用于纤维蛋白原水平低或正常的手术患者,效果尚不确定,并且可能增加患者发生血栓并发症的风险。
13. 凝血酶原复合物浓缩液来自混合血浆,含有四种维生素 K 依赖的凝血因子:Ⅱ、Ⅶ、Ⅺ和Ⅹ。
14. 为避免组织低灌注,液体替代治疗中的容量比选择晶体和胶体更重要。
15. 尽管已经经过数十年的研究,美国仍没有批准任何血液替代品用于临床。
16. 体外循环中的贫血会增加围手术期肾损伤风险,增加患者并发症。然而,观察性研究结果并不完全一致,而且尚未确定体外循环特殊环境下血细胞比容的安全临界值。

适宜的围手术期血液和液体管理对心脏手术患者的处理至关重要。强烈推荐采用保守策略以减少红细胞(RBC)和血液成分的使用。制定输血指南有助于临床医生作出输血决策,同时为维持充足的血管内容量也有临床研究在评价血液成分的应用和液体治疗的选择。本章总结了应用于心胸外科患者的输血指南,分析血型分类的基因背景,介绍了 RBC 输注引起的免疫和非免疫相关并发症,并探讨了围手术期出血的危险因素和治疗策略。

输血指南

制定指南的理由

临床指南是医学不可缺少的一部分。临床指南是“系统制定的规范,用来辅助执业医师和患者对于特定的临床情况作出适当的医疗决策[1]。”美国国家临床指南包括超过 2 480 部近期制定的指南。这些指南可以有效减少临床实践的差异和失误,确保医疗资源的有效利用[2]。尽管临床指南具有良好的可应用性,但临床医生往往不情愿在日常实践中使用。一些研究也显示临床指南可能很难改变临床习惯[3]。

指南的制定

指南的制定需要国家或国际学会的支持,以认可和宣传指南内容。委员会成员应该是该领域内公认的专家,并在指南制定中能得到相关专业人员的帮助。美国心脏协会指南是优良指南的范本,制定过程中使用了可信的经同行评议的研究作为证据基础(框 34.1)。

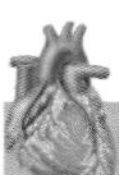

框 34.1 成功制定和实施指南的必要条件

成立指南编写团队
专业学会层面的支持
确定实践标准的需求
指南制定的上级领导
证据检测的统计学支持
指南制定
充分的证据基础
充分的专业知识
投入专门的时间和精力
请相关专家对内容和结构进行评论
指南宣传
应用领域内权威期刊进行广泛传播
应用传统和非传统的方式,如网站、会议和专业兴趣小组的推广
地方机构实施指南的一致性
机构内部高层领导
指南与当地临床实践环境的整合
为临床医师提供遵循指南的资源
为临床医师提供及时,准确,中肯的指南遵循情况的反馈

指南依据证据范围可以来自病例报告、无对照或随机对照系列研究。2007 年的胸外科医师协会和心血管麻醉医师

协会输血指南[4]是一部精心制定的指南。但其依据的有用证据有限。指南中有57条推荐意见,仅13条依据A级证据(最高级别证据),27条B级证据(有限证据),以及17条C级证据(极有限的证据)。只有7项推荐意见是Ⅰ类推荐(利益远大于风险),18条Ⅱa类推荐(利益大于风险),23条Ⅱb类推荐(利益可能大于风险),以及10条Ⅲ类推荐(即风险超过利益)[5]。缺乏临床医生的广泛应用可能与指南中相对较低的证据水平有关。

指南的实施

为了使指南有效实行,需要使用商业营销手段进行传播推广。麻醉和外科协会在采用指南方面一直进展缓慢。尽管胸外科医师协会和心血管麻醉医师协会输血指南通过协会广泛传播,但许多输血相关临床医生却不清楚指南的内容。研究发现对其他指南也存在类似认知缺乏情况[6,7]。

有些因素可能阻碍临床医生遵从指南,例如指南内容过于复杂,或者缺少精准的科学证据作为基础。在其他领域,例如普通内科,一些研究已经发现应对指南改变临床行为的比率较低[8-10]。在依赖多学科团队的外科环境下,整个团队必须理解实施临床指南的合理性。另外,保持指南足够的灵活性,以允许特定患者在一定程度上偏离特定的预防、诊断和治疗方案,也是同样重要的[11]。

保证指南成功实施的另一个关键因素在于上级机构的领导及认可[12],以及对实施过程的专门反馈。心脏外科领域指南实行整体很差[13,14],但有单个机构成功实行的报告[15,16]。始用于工业系统的基于流程中可验证资料搜集的质量改进方法如全面质量管理和六西格玛管理[17,18],可能也适用于外科流程。认为临床医生可以不通过适当及时反馈提高心脏外科处理和团队成员个体水平的观点是不合理的。实时反馈一直行之有效[19]。

总之,参与心脏外科患者管理的每个成员有责任在指南指导下尽可能为患者提供最好的临床处理。专业协会在支持、推广和使用指南提高医疗水平方面具有重要作用。

血型和输血

ABO 血型

ABO和Rh血型是超过30种抗原依赖的人类血型中最广为人知的类型。ABO血型系统的基础是鉴别RBC表面抗原A和B,由Janský和Landsteiner最先提出[20]。ABO血型在不同的人群中存在着广泛的变异。例如,B型血在亚洲人中很常见,但在白人中不常见[21]。

ABO血型的确定取决于红细胞细胞膜表面上抗原的存在与否。ABO基因位于染色体9q34.2,有3种亚型(即A、B和O),这3种亚型是根据单核苷酸多态性和ABO基因的单碱基缺失所决定的(表34.1)。

表 34.1 ABO 血型基因谱

ABO 外显子	6	7	7	7	7
核苷酸位置	261	526	703	796	803
常见等位基因[a]	G	C	G	C	G
稀有等位基因[a]	无	G	A	A	C
氨基酸位置	118	176	235	266	268
O 型	无	无	无	无	无
A 型	亮氨酸	精氨酸	甘氨酸	亮氨酸	甘氨酸
B 型	亮氨酸	甘氨酸	丝氨酸	甲硫氨酸	丙氨酸

[a] 根据核苷酸的特定位置给出了含氮碱基。

四个错义单核苷酸多态性决定A和B转移酶在结构和功能之间的差异。转移酶的差异来源于第176、235、266和268位四种氨基酸(密码子)的差异,而且这种差异常以特定组合出现。其中两位(即L266M和G268A)单核苷酸多态性改变了半乳糖ABO酶的底物特异性。ABO基因转录产生的蛋白质并不是ABO抗原,后者产生自ABO基因编码的3种糖基转移酶(即亚型)通过修改细胞膜糖蛋白(H抗原)形成[22]。

血型O产生自ABO基因外显子6的单个碱基(261delG)移码突变后缺失和翻译后缩短的ABO蛋白产生的O型异构体。由于其没有酶的活性,因此H抗原未经修饰,细胞膜上无A和B抗原[23]。

A转移酶基因中密码子266和268位置上的氨基酸分别为亮氨酸和甘氨酸。该基因(L266和G268)编码的糖基转移酶(A转移酶)将α-N-乙酰半乳糖胺与H抗原结合,产生ABO血型系统的A抗原。只合成A亚型的个体拥有血型A和基因型AA(即A在两条染色体等位基因上的纯合子)或者基因型AO(即A只在一条染色体等位基因上的杂合子)[23]。

B转移酶基因中密码子266和268位置上的氨基酸分别为甲硫氨酸和丙氨酸。该基因(即M266和A268)编码的糖基转移酶(B型转移酶)将α-D-半乳糖与H抗原结合,产生B抗原。B血型的个体拥有基因型BB(即纯合子)或者BO(即杂合子)。同时表达ABO基因(即A等位基因在9号染色体上,B等位基因在另外一条染色体上)的A和B的个体为AB血型。

ABO基因的其他变异能产生功能相似的抗原。例如,在A型群体中只占20%的A(2)亚型来源于蛋白编码终止点的缺失,这种缺失导致增加了21个额外的氨基酸,延长了酶的长度,并改变了其特异性。这些结构上的差异导致A(1)和A(2)等位基因编码的酶的催化活性不同,使抗原A(1)和

A(2)具有不同的抗原性质[24]。不同的分子机制可能导致看似完全相同而实际不同的 ABO 血型人群。例如,B3 表型可能由错义突变(D291N)、移位突变(B303),或者错义突变和单核苷酸缺失(V277M 和 1060delC)同时发生所引起。

ABO 血型也可以通过检测 *ABO* 基因多样性取代 A 或 B 抗原存在与否的检测。ABO 抗原在许多其他类型的细胞表面也有所表达,这表明在器官移植中 ABO 交叉配型的重要性。一些其他罕见的 ABO 基因变异也改变了酶的活性和/或特异性,以及因此产生几种少见的血型[25]。

抗 A 抗体和抗 B 抗体(即同种血细胞凝集素)是 IgM 抗体,出现于生后第一年。产后早期阶段,即使没有来自个体红细胞的 ABO 抗原,免疫系统也要产生对抗 ABO 抗原的 IgM 抗体。如果胎儿期存在 IgM 抗体,因为分子量太大而不能通过胎盘,因此不是新生儿溶血性疾病的原因。这些抗体被认为是婴儿期暴露于流感病毒和革兰氏阴性菌时产生,而不是在应对 H 抗原时产生。血型 A 的个体在应对 B 抗原时会产生 IgM 抗体。血型 B 的个体在应对 A 抗原时也会产生 IgM 抗体。血型 AB 的个体在应对 A 和 B 抗原时不会产生 IgM 抗体。血型 O 的个体在应对 A 和 B 抗原时均会产生 IgM 抗体[23]。

如果血型 A 的个体接受来自血型 B 的个体的红细胞,则受血者的抗 B IgM 同种血细胞凝集素会与供血者的 B 抗原相结合,供血者红细胞产生补体介导溶解的位点,进而发生溶血性输血反应。相似的情况在 O 和 B 型个体接受包含异己抗原的红细胞时也会发生。然而,AB 型个体不产生抗 A 和抗 B 抗体,因此可以接受所有血型的红细胞并且属于通用的红细胞接受者[23]。

Rh 血型

Rhesus(Rh)血型系统包括大约 50 种血型抗原,其中五种抗原——D、C、c、E 和 e 是最重要的。携带 Rh 抗原的蛋白质形成跨膜转运复合物,该复合物与 NH_3 和 CO_2 转运蛋白的进化起源相似[26]。这些蛋白通过位于染色体 1p36.13-p34.3 上的两个邻近基因所编码:*RHD* 基因编码表达 D 抗原的 RhD 蛋白,*RHCE* 基因编码含 C、E、c 和 e 抗原的 RHCE 蛋白[27]。Rh 因子一词仅指通常存在的 D 抗原。不同于 ABO 血型系统,通常存在的 D 抗原缺乏称为 d 抗原,但没有与之相一致的蛋白质。小写字母 d 提示 D 抗原的缺失,这经常是由于基因缺失或者其他变异阻止了红细胞上抗原蛋白的表达[27]。Rh 阴性血型的个体必须具备两条染色体上基因缺失。

Rh 阴性血型个体发生频率在白人人口中约占 16%,而在亚洲人口中少于 1%[28]。RhD 阴性母亲与 RhD 阳性胎儿不相容是新生儿溶血性疾病的主要原因,当母亲 IgG 抗 RhD 抗体通过胎盘进入到胎儿血液循环后,会引起 RhD 抗原阳性胎儿的 RBC 发生溶血[29]。

其他血型

红细胞表面上表达至少 30 种其他抗原,定义为 Kell-Cellano、MNS、Lewis 以及其他血型。尽管这些血型中的大多数不常见,但是同样可以引起输血反应,只是严重程度低于 ABO 血型不合。有些也可以引起新生儿溶血性疾病[29]。

Kell-Cellano 抗原由染色体 7q33 上 ET3 基因编码的跨膜糖蛋白变异。相比于其他血型,酶的功能已知,并且可以产生内皮素 3,一种具有多种生物特性的有效的生物活性肽。该抗原基因几种变异,K_1(Kell)和 K_2(Cellano)是最常见的两种,它们由最常见的 Met193(K_1)和 Thr193(K_2)单核苷酸多态性产生亚型。Kell 不相容是仅次于 Rh 不相容发生新生儿溶血性疾病的原因[29]。

MNS 抗原是在染色体 4q28-q31 上互相毗邻的血型糖蛋白 A(包括 M 和 N 等位基因)基因和血型糖蛋白 B(包括 S 和 s 等位基因)基因的变体。血型糖蛋白是红细胞细胞膜表面最常见的唾液酸糖蛋白,但其功能尚不清楚。不同于其他血型系统的个体单核苷酸多态性或缺失产生抗原,MNS 抗原产生自蛋白质结构发生复杂的重组[30]。

Lewis 血型抗原与 ABO 血型和 H 血型系统结构相似。抗原产生自位于染色体 19p13.3 上的岩藻糖转移酶基因(FUT3)变体。这些抗原对 Lewis 抗原所起的作用类似于 ABO 基因对 H 抗原的半乳糖转移酶功能。Lewis 抗原不同于 ABO 基因,并非合成于红系原始细胞,更可能产生自内脏。Le-a 或 Le-b 抗原以与血清脂蛋白结合的形式在血浆中循环,通常只于出生后吸附于循环红细胞[31]。

交叉配血

第一次世界大战期间,柠檬酸盐和制冷的使用以及对血液不相容的初期理解促进了血库的发展[32]。第一家美国医院血库于 1937 年在 Cook 县医院建立[32]。在 2008 年,美国约有 1 600 万单位的血液被输注[33]。

在受血者输血前对捐赠的血制品进行交叉配型是防止输血反应需要执行的程序。美国血库协会血库和输血服务标准规定了受血者输血前需要执行的标准程序。受血者血标本的第一个实验室检验包括两个独立的检验,分别为分型和筛选[34]。首先,使用商业化生产的抗-A 和抗-B 抗体,与受血者红细胞存在的 A 或 B 抗原发生反应会导致红细胞凝集,由此可以确定受血者的 ABO 血型(即分型)。用商用抗-D 抗体以同样方式与受血者红细胞混合,以检测 RhD 抗原[34]。

第二步,应用 Duffy、MNS、Kell、Kidd 和 P 系统抗原等,进行升级版的经典 Coombs 实验,也称间接抗球蛋白实验,进行抗体筛选,来确定受血者是否对异体血型产生了抗体(图 34.1)。受血者的血清或血浆分别与 3 个或更多的表达 20 种大多数临床上最重要的红细胞抗原的商用 O 型洗涤红细胞进行混合,以检测意想不到的红细胞抗体。

如果需要输血,已经分型和筛选的受血者样本要与捐赠血样进行交叉配型。如果受血者血样本在分型和筛选中未发现抗体,可以使用即刻血清学离心法交叉配血或者进行电子配型。如果经过分型和筛选发现有重要临床意义的抗体,仅有电子配型不够,还需要进行抗球蛋白试验[34]。应用已知 ABO 和 RhD 型供体血样和受体进行电子或计算机交叉配型[35]。只有当患者抗体筛选呈阴性即没有任何活跃的红细胞非典型抗体时,才会使用电子交叉配血。目前认为,对受血者和供体血进行适当的测试(即分型和筛选)足以确定临床上重要的不相容,也能匹配供体血[36]。

把 ABO 和 RhD 相容红细胞供体血的红细胞与受血者血

直接Coombs实验／直接抗球蛋白实验

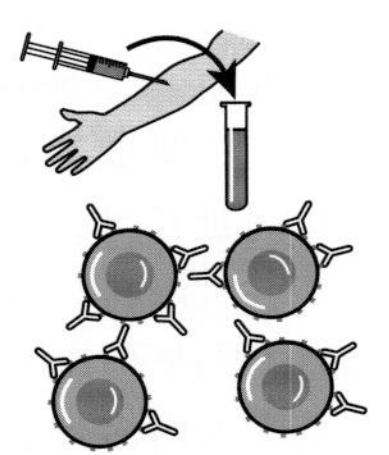

免疫介导型溶血性贫血患者的血样本：在RBC表面抗体黏附于抗原。

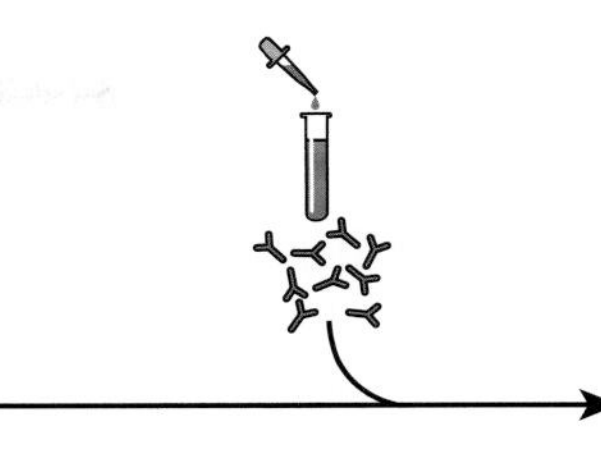

患者洗涤红细胞与抗人抗体(Coombs试剂)一起培养。

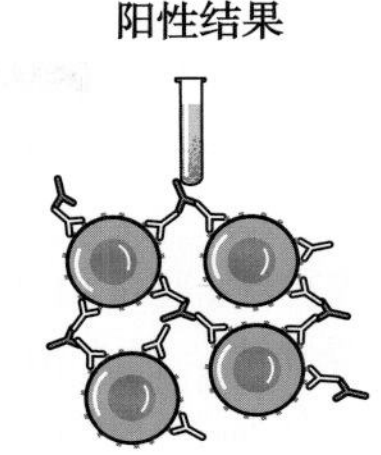

红细胞凝集：抗人抗体通过结合于红细胞上的人抗体在红细胞之间形成链。

图例

红细胞表面抗原

人类抗红细胞抗体

抗人抗体(Coombs试剂)

间接Coombs实验／间接抗球蛋白实验

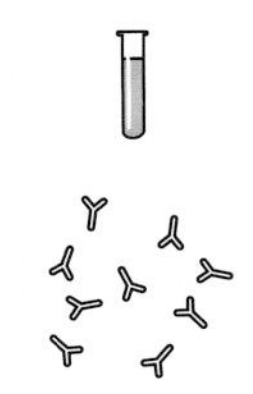

获得包含抗体的受血者血清。

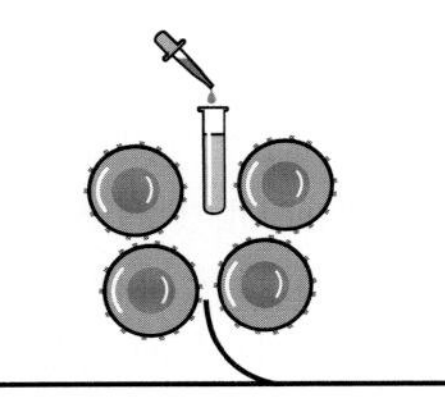

供体血液样本加入含血清的试管中。

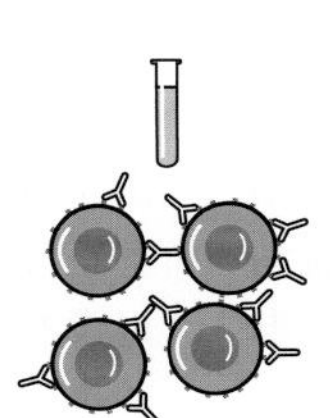

受血者抗体与供体目标红细胞形成抗原抗体复合物。

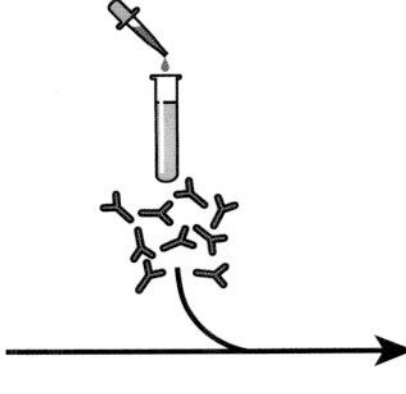

抗人抗体(Coombs抗体)添加到溶液中。

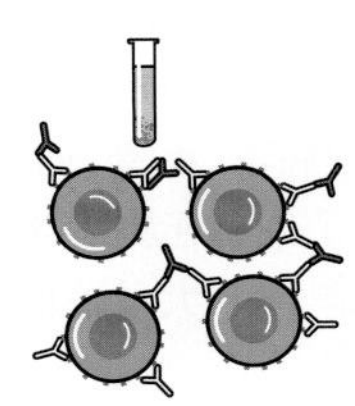

人抗体附着于红细胞后发生红细胞凝集。

图 34.1 直接和间接 Coombs(抗球蛋白)实验。受血者的血清或血浆分别与 3 种或更多种商用 O 型洗涤红细胞进行混合，后者已知含有约 20 种临床上最重要的红细胞抗原，以检测未知红细胞抗体。受血者血清和红细胞试剂在 37℃条件下培养 30 分钟后进行检测。细胞经过洗涤与抗人免疫球蛋白混合后检测有否溶血和凝集。抗体结合到红细胞表面抗原后，与抗-人球蛋白(即 Coombs 试剂)发生凝集，间接 Coombs 实验结果为阳性。(*Modified from Wikipedia: Coombs test schematic. Updated March 2006.* http://en.wikipedia.org/wiki/File:Coombs_test_schematic.png.)

浆进行混合，即为血清学试验(即即刻离心法交叉配血)。混合物离心后进行溶血或凝集检验。若凝集后反应为阳性，表明供血者与受血者不相容。如果溶血和凝集均未发生，证明 ABO 兼容，可以进行输血。每个供体红细胞单位需要重复此过程。如果发生凝集或溶血，需要额外进行受血者血浆筛选，以确定是否存在未知抗体[36]。一些实验室输血前更愿意进行血清学交叉配血而不是电子交叉配血，因为这能发现少见的 ABO 血型错配，也能发现大多数受血者对供血者红细胞抗原所产生的 IgM 抗体[37]。紧急情况下可以输注未经交叉配血的 O 型和 RhD 阴性红细胞来降低严重输血反应发生的风险[38]。

由于血浆中含有抗 ABO、RhD 以及其他供体抗体，因此只能输注 ABO 和 RhD-相容的血浆。受者血和供体血必须接受分型和筛选，但是不需要做交叉配型。血小板表面存在 ABO 抗原。然而，由于在一袋血小板中血浆容量相对较少，因此 ABO 相容性对于血小板输注来说最好但非必需。如果由于手术原因需要使用 ABO 不相容血小板，受血者直接抗球蛋白实验结果可能呈阳性，但是很少发生严重的溶血情况。供血者-受血者 ABO 不匹配可能导致供体血小板输注后功能不全[39-41]。

输血并发症

即发性免疫介导并发症

输血后溶血反应是补体介导的输注红细胞的破坏，通常是由于所输注的红细胞表面抗原与受血者血液中的抗体不相容。引起急性溶血反应的最常见原因是 ABO 不相容血液的输注；未知的血清学不相容是较为罕见的原因[42]。

输血与心脏手术术后严重肺部并发症有关[43]。输血相关急性肺损伤(TRALI)通常发生在输血后数小时内，肺内皮细胞渗透性增加引起肺水肿。同时还可发生低血压和发热[44,45]。TRALI 是美国输血相关死亡的最主要原因，其具体机制尚不清楚。但在许多情况下，它与供体血浆中存在针对受血者白细胞或中性粒细胞抗原的抗体有关[45,46]。这些抗体在经产妇和有输血史的患者中更常见[47]。

成分输血，尤其是含大量血浆的制品如新鲜冰冻血浆(FFP)，引起 TRALI 的风险更高[47]。因此女性血浆常用其处理后的蛋白组分，而不是用于输血。目前尚无成熟的常规输血前检验。

免疫介导的血小板破坏是由于受血者抗体与输注血小板中人白细胞或血小板特定抗原反应产生。多数免疫介导的血小板破坏发生于有血小板输注史的患者。某些特殊患者可能需要进行血小板配型[41]。

将包含 IgA 血浆的血制品输注给有抗 IgA 抗体的 IgA 缺陷患者时，偶可发生过敏反应。临床表现为低血压，支气管痉挛和喉水肿[48]。

非溶血性发热反应的发生相对常见，通常表现为输血时或输血后不久体温升高 1℃或以上。原因可能是输注血制品中白细胞抗体或含有大量的细胞因子[49]。

迟发性免疫介导并发症

以前使用过不相容血制品但无循环抗体的患者容易发生迟发性溶血反应。再次接触血制品抗原时引起抗体延迟产生，当循环抗体达到相当浓度，而输注血红细胞仍然存在于循环中发病，一般在输血后2~14天[50]。

移植物抗宿主病（GVHD）的发生较罕见，通常由于血制品中活性供体T淋巴细胞成功移植于受血者。通常情况下，供体T细胞被受血者免疫系统识别为异体细胞。然而，免疫低下的患者，以及供体血是纯合子而受血者是HLA单体型杂合子的情况下（如一级亲属直接献血），受血者免疫系统不足以摧毁供体T细胞。这可以导致GVHD的发生。对供体血进行辐照可以防止T细胞增殖和GVHD的发生[51,52]。

非免疫并发症

尽管血库有标准的操作规程，输血时仍可发生传染病的传播。对供体血液进行例行检验的疾病包括南美锥虫病、乙型肝炎和丙型肝炎病毒、1型和2型人体免疫缺陷病毒、人类T-淋巴细胞病毒、梅毒、西尼罗病毒，某些情况下还包括巨细胞病毒[33]。细菌污染发生较少，表现为输血后发热和血流动力学不稳定[53]。大量输血可能引起循环超负荷、低体温和电解质紊乱[54]。

输血和并发症预后

并发症发生率和死亡率

尽管输注红细胞对一些患者来说是必需的，但输血一直与心脏手术后并发症发生率存在剂量依赖的相关性[55]。对于输注红细胞的患者来说，术后感染、术后通气时间延长、肾损伤、短期和长期生存率降低等风险增加更加常见[43-55,57]。菌血症、败血症、胸骨切口深浅部位感染的风险也明显增高。有人认为与患者免疫系统功能下降有关[56,58-60]。

Rohde等对红细胞输注策略和医源性相关感染之间的联系进行了调查[59]。结果显示，与非限制性输血策略相比，使用限制性输血策略的患者发生医源性相关感染的风险降低。文章指出，实行限制性输血策略可能会降低医源性相关感染的发生率。输血策略和严重感染之间关系的相对风险值为0.82（95%可信区间0.72~0.95）[59]。

由于输注RBC对炎症的影响，输血与术后房颤发生增加有关。输注红细胞导致炎症介质的直接输入，加重机体对体外循环（CPB）和心脏手术的炎症反应[61,62]。

Clifford等发现，肺部并发症（即输血相关循环超负荷和输血相关急性肺损伤）与围手术期输血有关[63,64]。研究者发现，在非心脏手术人群中，输血相关循环超负荷总体发病率为4.3%，年龄增加、术中输入液体总量增加和过多的血制品的使用都与之发生有关。因为输血导致循环超负荷已经成为第二大最常见的输血相关并发症[64]，临床应予以高度重视。

在对于非心脏手术人群的一项独立研究中，流行病学调查发现输血相关急性肺损伤是输血相关死亡的主要原因。研究者称尽管一直在努力，但其发生率并没有降低，2004年和2011年分别为1.3%和1.4%[63]。

血制品储存时间长短和并发症

红细胞制品的储存时间延长可能导致不良后果。随着储存时间延长，红细胞会发生一系列结构和功能的变化。有一些变化可逆，但也有不可逆的变化，这些变化将减少微血管组织血流[65-67]。有研究报告，输注储存超过14天的红细胞会增加心脏手术后死亡和并发症发生的风险[68]。Sweeney等[69]的一项实验室研究发现，凝血酶随着红细胞储存时间的延长而生成增加，这可能是红细胞储存时间延长导致并发症增高的原因。

Steiner等在一项随机对照试验中评估了RBC储存对心脏手术患者的影响[70]。主要结局是7天内多器官功能障碍评分，新鲜血液组与储存血液组的评分变化相似。在评估术后死亡率方面该研究尚不足以形成结论。

出血的遗传因素

凝血系统在迅速终止出血方面高度优化。在快速凝血和伤口愈合方面存在强大进化压力。同时也进化出高度发达的系统，以防止由于微小血管内损伤即发生整体血液全部凝固。由于直到几个世纪以前，很少有人能够活过40岁，所以很少甚至没有防止老年人深静脉血栓形成的进化压力。同样的，也没有让血液暴露于异物表面例如CPB环路而不发生凝血的进化压力。

严重出血异常性疾病强烈归因于对抗进化，较罕见。最明显的例子是血友病，一种由于罕见的变异引起无功能蛋白质产生的严重后果。相比之下，较小的异常尚未发生明显的进化压力可能会更普遍。最好的例子是循环水平中许多凝血蛋白存在着广泛但看似不重要的遗传变异[71-74]。

在某些个体，凝血系统尚未优化到能实现快速凝血。大多数异常是由于正常蛋白质的数量缺乏或者蛋白质数量正常但质量缺陷（功能低下）。蛋白质浓度和活性的测定方法不同。蛋白质浓度通常通过对抗一份蛋白（即抗原）产生抗体的结合数量来测量。基于抗体的实验方法可以检测蛋白质定量缺乏，但不能检测定性缺陷，除非抗体是专门针对蛋白质的结构异常。蛋白质的功能通常通过对酶或者其他蛋白的功能活性来测量，常通过测定酶作用产物的数量来评估。由于蛋白质数量减少或者活性降低，均可引起基于活性的实验结果下降，因此功能降低的原因还应该包括使用定量实验测定蛋白质数量。

凝血功能受损的基因因素可能是编码基因变异导致蛋白结构异常的质量缺陷，或者非编码基因（启动子）变异导致正常蛋白发生异常或减少的数量缺陷。该基础方法提供了从基因层面理解凝血障碍遗传机制的途径。

基因变异对个人或手术人群的总体影响是基因变异的频率及其生物效应[75]。罕见变异例如血友病是个别问题，对日常实践的总体影响较小。较常见的变异可能有更大的影响。例如，同样概率的两种变异，低生物效应的变异比高生物效应的变异总体影响更小。目前尚未证实存在有对凝血有较高生物效应的常见变异[74]。

凝血蛋白水平的变异

研究显示正常人群中血浆蛋白水平和血小板水平差异与遗传高度相关[73,76-79]。此类研究通过测量同一家庭多代人中凝血蛋白的血浆水平并将家族内部变异与整体人群变异相比较来完成[80]。与凝血功能强烈进化的重要性一样,存在强大的家族遗传性,高达 70% 血浆蛋白水平变异取决于基因遗传。血小板数量和体积也具有类似的遗传特性[81,82]。

循环水平凝血蛋白相关的基因变异通常发生于凝血蛋白基因位点或其周围。例如,循环中的纤溶酶原激活物抑制物-1 水平主要是由常见启动子变异改变了转录因子抑制物的结合来决定的[72,73]。同样,凝血酶激活纤溶抑制物的循环水平由两种变异决定[83],循环凝血酶原水平由单个变异决定[84]。然而,一些凝血蛋白水平受并不位于基因位点或其周围的基因所调控。血小板数量和体积也并非由直观的基因调控[81,82]。

血友病

血友病是发生较罕见、凝血功能基因异常较严重的典型病例。血友病 A(Ⅷ因子缺乏)最为常见,在 5 000 名男性新生儿中约出现 1 例[85]。血友病 B(Ⅸ因子缺乏)在 34 000 名男性新生儿中约出现 1 例。两个基因均位于 X 染色体上,这意味着只拷贝一条性染色体的男性中,单个基因变异即可能导致血友病的发生,因此也称为伴性遗传或者伴 X 染色体遗传疾病。女性必须有两条病变基因的染色体复制才患血友病,这只在父亲患血友病的近亲生育的新生儿中出现。尽管大多数血友病是由母体遗传而来,约 30% 患者的母亲基因并未发生突变。

明显的问题是为什么女性的Ⅷ因子和Ⅸ因子水平不是男性的两倍。女性的一条 X 染色体通常被灭活,不能形成信使 RNA 以完成蛋白质翻译。然而,女性患者由于携带正常基因的 X 染色体发生莱昂化现象(即失活),而异常基因的染色体表现活性时,该女性可能患有轻微的血友病。此时成年女性可能会因为出血倾向而表现为月经过多。

血友病 C 是一种功能性凝血因子Ⅺ缺乏的常染色体遗传病(不具有伴 X 染色体特性)。由于杂合子个体也会有出血增加的表现,因此血友病 C 为不完全隐性遗传[86]。

F8 基因经过内源性途径编码Ⅷ因子。Ⅷ因子是Ⅸa 因子的辅因子,Ⅸa 因子可以将 X 因子转化为活化的Ⅹa 因子。目前有 700 多种已知的 F8 基因的编码变异,其中有许多只出现在单个个体或者家庭。超过 170 种变异可以产生重型血友病 A,超过 180 种变异只产生轻型血友病[87,88]。一些突变改变一个氨基酸;由于只有一个氨基酸发生突变,且常突变成近似的氨基酸,因此对蛋白质功能影响较小[89]。其他的突变为移码突变,通常缩短了蛋白质的结构,也相应减少了蛋白质功能。另一组严重的突变包括基因组部分发生倒置,蛋白质氨基酸序列前后颠倒,因此蛋白质功能显著降低。整个基因缺失,导致定性和定量实验显示Ⅷ因子缺乏的情况很少发生。血友病 A 的诊断依据是Ⅷ因子活性降低,部分凝血活酶时间延长(轻型病人除外),凝血酶原时间和血小板计数正常[89]。

F9 基因经内源性途径编码维生素 K 依赖的Ⅸ因子。Ⅸ因子由Ⅺ因子激活为Ⅸa 因子。由于血友病 B 比血友病 A 发生率低,因此目前已被描述的突变种类较少,但是由基因突变引起的蛋白质功能异常的机制是相似的。血友病 B 的诊断依据Ⅸ因子活性降低,部分凝血活酶时间延长(轻型除外),凝血酶原时间和血小板计数正常[89]。

血友病并非心脏手术禁忌证,但是血液病医生和血库人员共同参与处理的绝对指征。大多数经验都来自小系列案例或者个案报告,但都强调需要延长凝血因子治疗且预后良好。尽管一些血液病医生把达到正常的 50%~70% 作为目标,但对于接受心脏手术的血友病 A 患者来说,Ⅷ因子的活性水平必须纠正至正常的 100%。1 单位Ⅷ因子相当于 1ml 血浆中正常的Ⅷ因子含量。由于Ⅷ因子分布容积与血浆相等,因此个体中Ⅷ因子的分布容积约为 50ml/kg。Ⅷ因子剂量水平修正的计算公式如下[90,91]:

Ⅷ因子单位=(体重 kg)×(50ml 血浆/kg)×
(Ⅷ因子理想水平%-
Ⅷ因子实际水平%)/100%

约 30% 严重血友病 A 患者对输注的Ⅷ因子产生抗体。这些抗体(即抑制因子)与输入的Ⅷ因子结合,降低其活性,因此增加了Ⅷ因子的需要量[92]。第二次输注应在初始剂量后 6~12 小时,并重复监测Ⅷ因子活性,以保证其低谷期活性超过 50%。出血期间,输注冷沉淀和新鲜冰冻血浆可以恢复Ⅷ因子、其他凝血因子以及血容量的水平。0.3μg/kg 剂量的精氨酸加压素(DDAVP)可以用于轻型或中型血友病 A,能增加循环中Ⅷ因子和血管假性血友病因子(vWF)水平。DDAVP 只在存在活性正常的Ⅷ因子时才发挥作用,且疗效一般[93]。

尽管一些血液病医生把达到正常的Ⅸ因子活性水平 50%~70% 作为目标,接受心脏手术的血友病 B 患者仍需纠正至正常水平的 100%。1 单位Ⅸ因子相当于 1ml 血浆中正常的Ⅸ因子含量。不像Ⅷ因子,个体中Ⅸ因子的分布容积约为 100ml/kg。Ⅸ因子剂量水平纠正的计算公式如下[94]:

Ⅸ因子单位=(体重 kg)×(100ml 血浆/kg)×
(Ⅸ因子理想水平%-
Ⅸ因子实际水平%)/100%

下一个剂量应在初始剂量后 12~24 小时,并重复监测Ⅸ因子活性,以保证其低谷期活性超过 50%。在出血阶段,输注新鲜冰冻血浆可以使Ⅸ因子、其他凝血因子以及血容量恢复正常。DDAVP 治疗无效[93]。

血管性血友病

血管性血友病(von Willebrand disease,vWD)是最常见的遗传性凝血功能异常性疾病,发生率约为 1%[95]。vWD 也是可获得性疾病。vWF 因子是由内皮细胞和血小板产生的一种多聚体血浆糖蛋白,其定量(即正常的蛋白质减少)或定性(即数量正常但蛋白缺陷)缺陷可以引发 vWD。该蛋白可以结合于Ⅷ因子(即血小板 GPⅠb 受体)、活化的 GPⅡb/Ⅲa 受体和胶原蛋白[96]。

不同于凝血系统内源性和外源性途径中的丝氨酸蛋白酶,vWF 因子不是酶,也不通过与其他蛋白质结合发挥作用[96]。它与暴露的胶原蛋白和循环中血小板 GPⅠb 受体结合,使血小板黏附于暴露的内皮细胞,尤其在高剪切环境下例如动脉出血时能发挥重要作用。vWF 通过展开血小板将血小板流速变慢,这是高流速环境下血小板黏附的关键启动因素。血小板黏附作用可以启动快速血小板激活,同时将最常见的血小板受体——GPⅡb/Ⅲa,由很少黏附于纤维蛋白原和纤维蛋白的静止蛋白,转换为强烈黏附于纤维蛋白原和纤维蛋白的活化形式。vWF 还能与活化血小板上的已经活化的 GPⅡb/Ⅲa 受体结合。

VWF 基因突变可以产生 4 种类型遗传性的 vWD(图 34.2)[97,98]。其他因素包括拥有 O 型血,可以增加 vWD 的临床严重程度。1 型 vWD(约占病例的 60%~80%)为轻度的正常 vWF 定量缺乏。患者 vWF 约为正常水平的 10%~50%,并通常合并Ⅷ因子水平降低。这种疾病属于常染色体显性遗传,异常基因复制一次,外显子 18 和 28 之间发生突变,因此大多数患者为杂合子[99]。极少数个体为纯合子(即异常基因两个复制体)表现 vWF 水平严重降低。大多数杂合子拥有正常或者接近正常的凝血功能,通常因为拔牙、手术出血异常或者月经出血过多时被发现[100]。

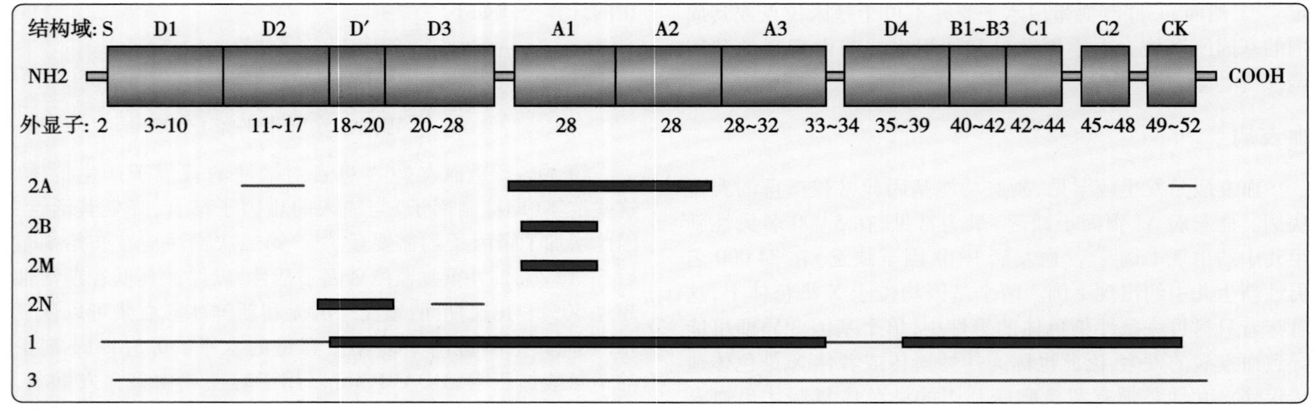

图 34.2 血管性血友病类型和血管性血友病因子突变位置。粗线表示最常发生突变外显子大概位置;细线表示不常发生突变外显子大概位置。导致 2 型血管性血友病的突变主要是错义突变影响了血管性血友病因子功能和聚集。(*From* http://www.ncbi.nlm.nih.gov/books/NBK7014/;GeneReviews[Internet].von Willebrand disease.http://www.ncbi.nlm.nih.gov/bookshelf/br.fcgi? book=gene&part = von-willebrand)

2 型 vWD(约占病例的 20%~30%)为四种亚型 2A、2B、2M 和 2N 的 vWF 定性缺陷[95]。2 型 vWD 表现为 vWF 数量正常而活性降低。vWF 多聚体结构上正常但通常较小。相比于血友病,2A 型 vWD 为常染色体显性遗传,由外显子 12 至 16、28 和 52 号基因突变引起。2B 型 vWF 是一种罕见的获得性功能缺陷,可以自发结合于血小板并随之引起血小板和大的 vWF 多聚体快速清除。这种亚型的患者不能使用加压素治疗,因为加压素能引起血小板发生聚集。2M 型 vWD 是由高分子量多聚体降低引起的血小板功能降低。2N 型 vWD 由 vWF 无法结合于Ⅷ因子引起;为常染色体隐性遗传,大多数与外显子 18~20 基因发生突变有关。2N 型 vWD 的 vWF 抗原水平正常且功能测试结果正常,但是Ⅷ因子水平低。这可能导致一些 2N 型 vWD 患者被误诊为血友病 A,所以当患者的临床表现为血友病 A 而谱系显示为常染色体而不是 X 染色体时诊断血友病 A 需要慎重[95]。

3 型 vWD 由 vWF 因子缺乏和Ⅷ因子过早水解所引起,这与 2A 型 vWD 相似,但遗传方式为常染色体隐性遗传。由于缺陷基因是纯合子,因此 3 型 vWD 是 vWD 中最严重的类型。3 型 vWD 患者没有可被检测到的 vWF 抗原,Ⅷ因子水平极低,通常患有关节积血,这与血友病相类似[100]。

当患者存在自身抗体时可患获得性 vWD。在这些病例中,vWF 的功能未受抑制,但是与 vWF-抗体结合后抗原抗体复合物被迅速从循环中清除。发生于主动脉瓣狭窄患者的 vWD,可以导致消化道出血(Heyde 综合征)[101]。这种类型的获得性 vWD 可能比目前所认为的更加普遍。获得性 vWD 也可发生在肾母细胞瘤和甲状腺功能减退的病例中。

实验室诊断基于血红蛋白水平、活化部分凝血活酶时间、部分凝血活酶时间等正常,抗原实验检测 vWF 数量降低、vWF:瑞斯托菌素辅助因子(vWF:RCo)测定比例降低,或者Ⅷ因子功能降低[97]。如果这三项实验确定异常,还需要做特殊的凝血实验以确定 vWD 的亚型。可以使用含有 vWF 和Ⅷ因子的血浆源性凝血因子的浓缩物治疗出血。根据 vWD 亚型,轻度出血时使用精氨酸加压素通常有效[102]。

血小板型 vWD(即假性 vWD)是常染色体显性遗传疾病,由血小板上 vWF 受体(GPⅠb)获得性功能编码突变而不是 vWF 基因突变所引起[98]。GPⅠb 是二聚体蛋白,属于形成血小板上完整 vWF 受体的大复合物(即 GPⅠb/Ⅴ/Ⅸ)的一部分。大的 vWF 多聚体缺失类似于 2B 型 vWD,但是 vWF 基因检测未发现突变。血小板受体高反应性导致体内很小的刺激甚至无刺激时与 vWF 发生强烈反应,导致血浆中 vWF 消耗水平降低,通常引起血小板数量降低[96]。Ⅷ/vWF 制剂或药物形式的替代治疗旨在增加内源性 vWF 释放,会加重病情,导致血小板计数进一步降低。输注血小板是有效的治疗方法。

Ⅴ因子

正常的Ⅴa 因子和其辅因子Ⅹa 因子是最后共同通路(即凝血酶通路)的第一个成员,结合形成凝血酶原酶复合物[103,104]。凝血酶原酶复合物将凝血酶原催化为凝血酶(Ⅱa 因子)。凝血酶原酶复合物将凝血酶原分解出两个肽键,以产生凝血酶。活化蛋白 C(aPC)分解后Ⅴa 因子失活(图 34.3)。

莱顿Ⅴ因子是一种常见的单核苷酸,它能使Ⅴ因子变异不被 aPC 轻易降解[105]。核苷酸变异(G1691A)可以使精氨酸转换为甘氨酸(Arg506Gln)。甘氨酸通常是 aPC 的水解靶点,蛋白质的变化可以显著降低Ⅴa 因子上 aPC 的活性[104]。当Ⅴa 因子持续处于活跃状态时,能促进凝血酶产生过剩,导致纤维蛋白生成过多以及过度凝血。该变化具有抑制Ⅴa 因

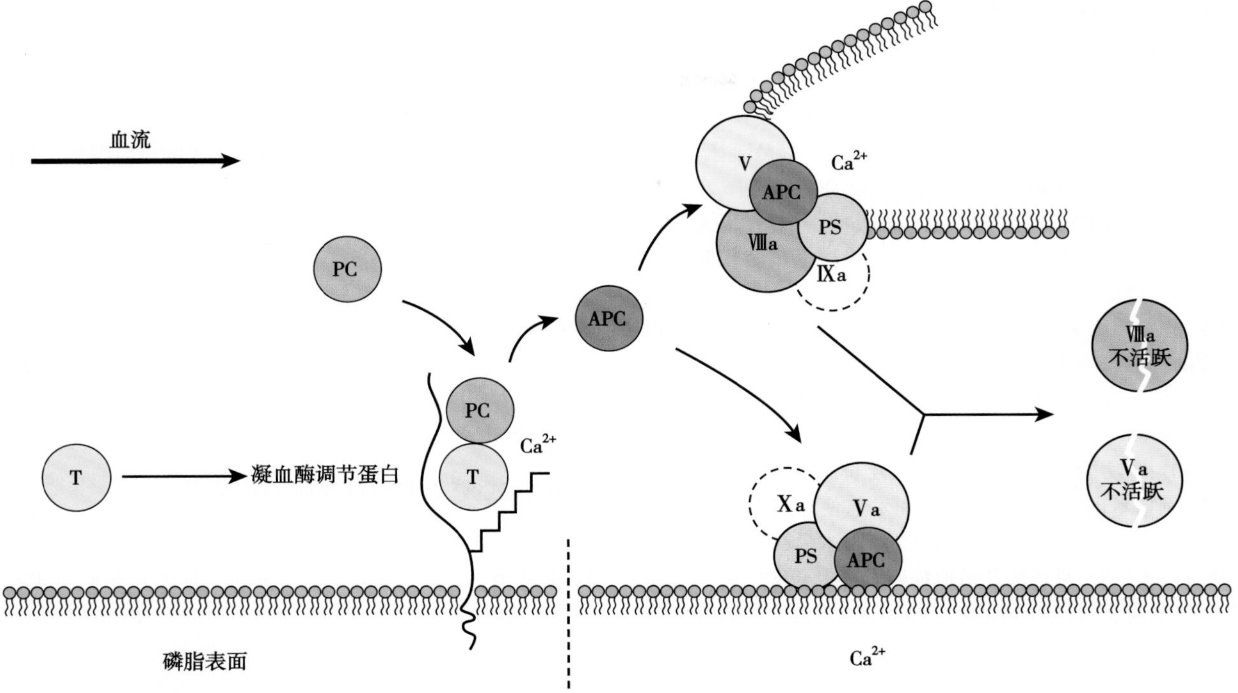

图 34.3　C 蛋白抗凝血途径。活化的 C 蛋白作为能降解 Ⅴa 因子和Ⅷa 因子的循环抗凝剂来发挥作用。有效地下调凝血级联反应，限制血管损伤部位凝块的形成。APC，活化的 C 蛋白；PC，C 蛋白；PS，S 蛋白；T，凝血酶。(*From Wikipedia. Protein C anticoagulant.* http://en.wikipedia.org/wiki/File:Protein_*C_anticoagulant.jpg.*)

子终止功能作用。血凝块大多数位于静脉，导致深静脉血栓或肺栓塞[104]。

北美的白人中约有 5% 有莱顿 Ⅴ 因子[105]。这种单核苷酸变异在西班牙裔和非洲裔美国人中不太常见，亚裔人更罕见。深静脉血栓或肺栓塞患者，尤其是年轻患者中，约有 30% 携带这种变异。携带这种单核苷酸变异同时又患深静脉血栓的其他因素，如吸烟、服用口服避孕药、妊娠和近期手术者，患病风险均显著增加。凝血 Ⅴ 因子莱顿变异导致减少出血的努力复杂化[106,107]。

冷凝集素

冷凝集素疾病发病率较低(每 100 000 人中约有 2 例)。原因包括淋巴瘤介导的单克隆丙种球蛋白病、肾细胞癌和感染，但更常见的是原因不清[108]。冷凝集素通常是 IgM 自身免疫性抗体，在低温条件下与红细胞多糖抗原发生反应。健康人血清中通常含有低浓度(1∶16)冷凝集素，但低温条件下，高浓度(4℃，>1∶1 000)冷凝集素可以导致凝血反应和血栓形成，随后发生补体激活和复温后的溶血反应[109,110]。由于疾病较罕见，所以心脏手术前冷凝集素筛选并不必要[109]。

相比于暖凝集素，冷凝集素患者对糖皮质激素或脾切除术治疗无反应，但有时对单克隆抗体利妥昔单抗有反应[108]。利妥昔单抗破坏正常和恶性 B 淋巴细胞，因此用于治疗 B 细胞淋巴瘤和风湿性关节炎。它专门针对表达于 B 细胞的 CD20 抗原。尽管已经确定 CD20 可以产生理想的 B 细胞免疫应答，但其确切功能尚不清楚[108]。

血小板计数和体积变异

接受手术的患者的血小板数量和体积存在较大的变异。血小板功能通常因为治疗需要应用抗血小板药物例如阿司匹林、氯吡格雷及其他药物而受到抑制。

平均血小板体积可以评估血液中血小板的平均大小，它与血小板计数与功能和不良血栓性结果相关，平均血小板体积和数量相关的遗传变异确定发生在 *WDR66*、*ARGHEF3*、*TAOK1*、*TMCC2*、*TPM1*、*PIK3CG*、*EHD3*、*ATXN2*、、*PTPN11*、*AK3* 等基因等位点上或附近[82]。这些定位并非凭直觉靠臆想获知，但也没有明确清楚的生物机制来支持；然而，它们表明了正常凝血功能的遗传原因的复杂性和重要性。

心脏术后出血

遗传因素影响术后出血吗？根据之前很多已经确定的易出血体质所提到的，答案是肯定的。然而，临床医生在临床工作中很少遇到这样的患者。更常见的是，临床医生发现患者出现无明显原因——无外科出血、无药物原因，而且凝血检查结果正常或接近正常情况下的出血。患者出现这种情况的原因基本不明，只能给予对症治疗直到出血停止。尽管未被证明，但这些患者有可能是由于拥有基因遗传的出血体质。少数研究关注了这个问题，然而结果有限且不能重复[107,111-113](见第 35 章)。

出血后再手术

出血后再次探查属于严重的并发症，增加并发症发生率和死亡率，明显影响术后恢复。接受心脏手术的患者因为出血而需要再次手术者约占 2%～4%，因为多种复杂原因实际发生率比报告发生率更高。一项调查评估了心胸外科协会国家心脏数据库(2004—2007)528 686 名接受冠状动脉旁路移植术的患者因出血而需要再次手术的发生率、危险因素以及结局,报道称需要再次手术率为 2.4%。再次手术的风险因素包括老年、男性、并存病如外周血管和脑血管疾病、慢性肺疾病、肾功能不全、心衰、曾接受过介入治疗、紧急手术、术前主动脉球囊反搏、CABG 前经皮冠状动脉介入低于 6 小时以及术前 24 小时内使用噻吩吡啶(血小板抑制剂)。需要再次手术的患者发生败血症、卒中以及术后机械通气时间延长等并发症风险增加。需要再次手术患者风险调整后死亡率也明显增高:分别为 5.9% 和 1.97%。术前 24 小时内使用阿司匹林治疗的患者风险无明显增加[114]。

另一些研究确定了再次手术的风险因素及与患者预后的关系。Moulton 等[115]发现了 4.2% 再手术率及其相关的危险因素:高龄、肾功能不全、二次手术以及长时间 CPB。抗血小板药物(例如术前使用阿司匹林)和术前使用肝素或溶栓药物并不是重要的预测因素。研究者称,因术后出血而再次手术的患者,死亡率、肾衰竭和败血症以及需要长时间通气支持的发生率更高[115]。Choong 等[116]发现,如之前人口统计学因素和疾病风险所描述的,术前停用阿司匹林不足 4 天、术前使用氯吡格雷、术中未用抗纤溶药物、手术类型以及 CPB 持续时间,均为术后出血需要再次手术的危险因素。

Karthik 等[117]在一项队列研究中调查了再次手术的风险因素以及延迟再次手术对发病率的影响。在他们的调查中,再次手术的发生率为 3.1%。需要再次手术的相关因素包括高龄、身体质量指数较小以及非择期手术。再次手术与并发症发生率增加、血流动力学不稳定、红细胞输注和血液制品治疗有关。在需要再次手术的 89 名患者中,31 名患者延迟到超过 12 小时才进行探查,该组有 4 人死亡。研究人员得出结论:如果延迟探查的时间超过术后 12 小时,死亡率更高,因此建议出血后早期进行探查[117]。

Ranucci 等[118]报道了增加再次手术的风险因素。他们发现大多数并发症的风险归因于输注红细胞数量。只有在过多使用血液制品时,延迟再次手术也与增加并发症相关。

Hall 等[119]尝试将因凝血障碍与因外科出血而再次手术的患者进行对比。发现与不需要再次手术组相比,两组并发症和死亡率均增加。再次手术患者还增加了血流动力学不稳定、输血和正性肌力药支持的风险。研究者建议患者收入重症监护室 4 小时内调整凝血系统指标至正常,如果仍然出现明显持续出血,则应进行再次手术[119]。

复苏率:心脏手术大量输血的并发症

围手术期需要大量输血的患者可能会由于失血、血液稀释、凝血因子消耗和血液成分补充不足而出现凝血功能障碍。围手术期低体温很常见,通过降低血小板活性和黏附功能引起血小板功能障碍[120]。体温过低还能抑制凝血因子活性[121-123]。酸中毒通过影响凝血途径中对 pH 敏感的酶类复合物来加重凝血功能异常,与低温起着协同作用[124-126]。血液替代物(羟乙基淀粉)的选择可能进一步加重患者的凝血功能障碍[127]。

推荐应用传统阶梯式方法于大量出血的患者,即先以晶体液体输注(伴或不伴胶体)开始,之后依据相对于病人血容量的血液丢失量使用浓缩红细胞、血浆、冷沉淀和血小板进行输注(图 34.4)[128]。

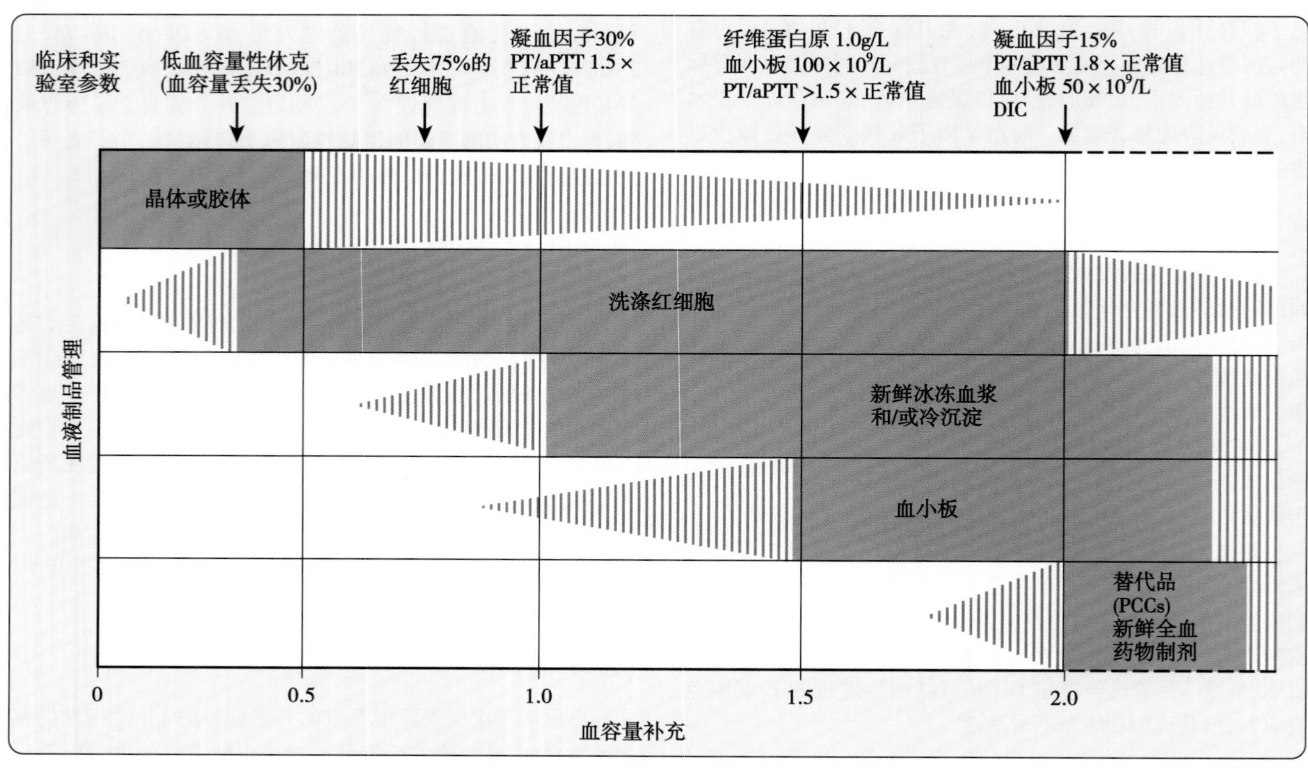

图 34.4 大量出血的输血治疗。aPTT,活化的部分凝血活酶时间;DIC,弥散性血管内凝血;PCCs,凝血酶原复合物;PT,凝血酶原时间。(*From Erber WN. Massive blood transfusion in the elective surgical setting.* Transfus Apher Sci. *2002;27:83-92.*)

目前提出另一种不同的方法，即提高新鲜冰冻血浆：血小板：红细胞的比率。这些建议都是基于文献报道，即创伤患者复苏早期配合红细胞输注，应用更多有凝血功能的血液制品，能提高预后[129-132]。

Borgman 等[129]建议实行使用包括比率为1:1的新鲜冰冻血浆：红细胞的大量输血方案，认为这可以提高创伤患者生存率，且可能减少浓缩红细胞的使用。Holcomb 等[130]推荐使用新鲜冰冻血浆：血小板：浓缩红细胞比率为1:1:1的大量输血方案，以改善患者预后。他们分析了四组高和低血浆/红细胞和血小板/红细胞比率。高血浆/红细胞和高血小板/红细胞比率的联合使用降低了躯体出血，提高了 6 小时、24 小时和 30 天生存率。

在一项前瞻性观察研究中，Holcomb 等发现，入院后 6 小时内使用高血浆和血小板/红细胞的比率进行输注，与创伤患者死亡率降低有关[133]。比率低于 1:2的患者与比率为 1:1 或更高的患者相比，死亡的风险高出 3~4 倍。

有人建议使用 U 形曲线描绘在低和高 FFP/RBC 比率下的死亡率，当比率为 1:2或 1:3时结果最好。比率为 1:1的 FFP/RBC 可以改善凝血障碍，但不能增加存活率，因此作者认为在没有进一步的研究结果时需谨慎采用 1:1比率[134]。观察性研究在评估输血比率时的一个重要限制在于，结果可能受生存偏倚所影响；严重受伤的患者可能无法活到接受新鲜冰冻血浆或血小板输注，因为新鲜冰冻血浆和血小板无法立即获得[135]。

Hirshberg 等[136]在稀释性凝血障碍的计算机仿真模型观察中发现，当前用于出血患者的大量输血方案低估了凝血因子为修正稀释性凝血障碍的稀释作用。研究者通过编辑模型输注预定义数量的红细胞单位后输入不同比例的新鲜冰冻血浆和血小板，对多种比例的替代方案进行灵敏度分析。模型校准的数据来自 44 名患者。研究者确定了最佳的替代比率：血浆与红细胞为 2:3，血小板与红细胞为 8:10[136]（图 34.5 和图 34.6）。

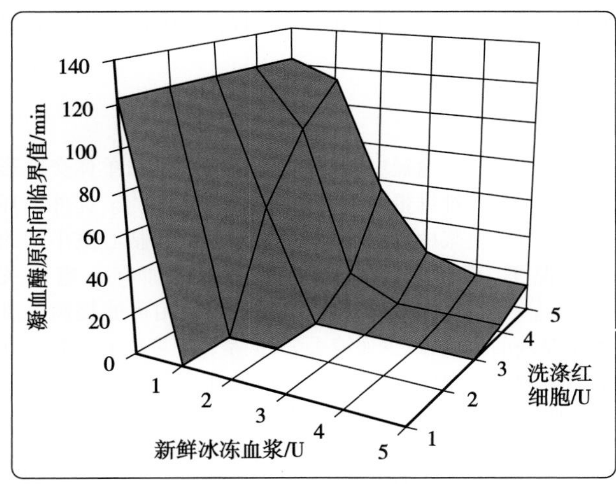

图 34.5　输注新鲜冰冻血浆：红细胞比率对凝血酶原时间临界值影响的矩阵反应曲面。最佳比率（2:3）是位于表面曲线边缘保持凝血酶原时间临界范围为零时红细胞最高值与新鲜冰冻血浆最低值相交点。（*From Hirshberg A，Dugas M，Banez EI，et al. Minimizing dilutional coagulopathy in exsanguinating hemorrhage：a computer simulation.* J Trauma. *2003；54：454-463.*）

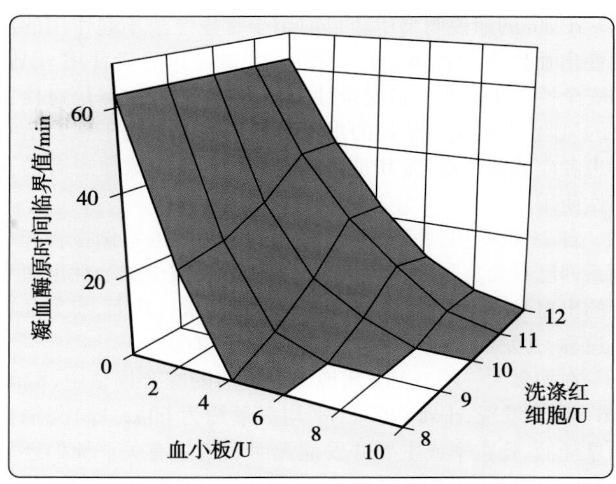

图 34.6　输注血小板：红细胞比率对凝血酶原时间临界值影响的矩阵反应曲面。最佳比率为 8:10。（*From Hirshberg A，Dugas M，Banez EI，et al. Minimizing dilutional coagulopathy in exsanguinating hemorrhage：a computer simulation.* J Trauma. *2003；54：454-463*）

关于输血比率的最可信研究是一项对比接受血浆、血小板和红细胞比率为 1:1:1或 1:1:2输注后患者死亡率的随机试验[137]。这项多中心研究包括 680 名严重创伤患者，入院时预计需要大量输血。死亡率为主要结局，两组的 24 小时（13% vs 17%；P=0.12）和 30 天（22% vs 26%，P=0.26）死亡率结局相似。预定义的结果中，高比率组唯一有意义的受益是达到止血目的的主观结果（86% vs 78%，P=0.006），但并未能转化为由于减少失血或其他好处而降低 30 天死亡率。高比率组消耗了更多的血浆［中位数 7 单位，四分位间距（IQR）3~13 单位；中位数 5 单位，IQR 2~10 单位，P<0.001］和血小板（中位数 12 单位，IQR 6~18 单位；中位数 6 单位，IQR 0~12 单位，P<0.001）。

创伤患者使用经验的输血比率不能受益，反而会增加输血量，引申来讲，不建议心脏手术中使用，尤其在当前可以快速确定凝血功能缺陷的床旁检测凝血测试的时代[138-140]（见第 19 章）。然而，大量输血方案可能通过提高各种血制品的可利用性来改善预后。Riskin 等[141]强调血制品快速可用性的重要性，因为生存率后果与使用的血液成分容量或比率的变化没有相关性。

替代治疗

Ⅶa 因子

重组Ⅶa 因子（rFⅦa）已获准用于血友病 A 或含有抑制Ⅷ因子、Ⅸ因子的血友病 B 患者的出血治疗。Ⅶ因子作用于损伤血管局部，与内皮下细胞组织因子结合，促进Ⅸ因子和Ⅹ因子向活化形式进行转换，导致凝血酶释放和血栓形成[142,143]。实验室研究在血小板计数正常或降低水平下，检测 rFⅦa 介导凝血酶生成对血小板黏附和聚集的影响。结果显示在患或不患有血小板减少症的患者中，rFⅦa 均可增强血小板在血管损伤的局部沉积和聚集，这可能部分解释了 rFⅦa 用于血小板减少症患者的疗效[144]。

rFⅦa 的超说明书用药目前用于常规疗法不起作用的难治性出血患者的抢救治疗。然而，心脏手术患者使用 rFⅦa 的安全性尚未阐明。在安全性方面，主要的关注点是血栓发生的风险，血栓发生事件的报道将该药用于不属于急救治疗的患者应慎重考虑，尤其是对高出血风险避免输血患者的预防性使用。

自 21 世纪初，关于 rFⅦa 用于心脏手术的案例报告和病例系列已有无数。大多数认为 rFⅦa 可以减少难治性出血患者的出血和降低 RBC 和血液成分治疗需求。然而，有另几项报道称，并发症发生率增加与使用 rFⅦa 有关。

在加拿大一项 rFⅦa 超说明书使用的综合评估中，Karkouti 等[145]发现，rFⅦa 处理（平均剂量约为 60μg/kg）与输血明显降低、死亡率或主要并发症无明显增加有关。他们还发现在确定凝血功能障碍纠正后，出血早期使用药物可能更有效。

澳大利亚和新西兰的研究发现，rFⅦa（平均剂量约为 90μg/kg）与减少血制品输注有关[146]。他们报道称血栓栓塞不良事件发生率为 11.5%，但是由于缺乏对照组，无法确定 rFⅦa 与病人潜在风险的发生率的相对贡献。86% 的病例中有出血减少的情况，但是这个百分数在治疗前 pH 低于 7 的患者中较低。使用了 rFⅦa 的患者死亡率降低。美国食品药品管理局不良事件报告系统回顾，共有 431 项与 rFⅦa 使用相关的不良事件，其中有 185 项是血栓栓塞事件[147]。

在一项包括 172 名心脏手术后出血患者的Ⅱ期随机对照剂量递增实验中，Gill 等[148]报道，随机分组后，使用 rFⅦa 的患者输血情况更少，而且因术后出血再次手术的情况更少。然而，他们同样报道称，与对照组相比，随机分到 rFⅦa 组的患者的严重不良事件发生率增高。尽管增高程度差异不显著，但值得关注。这项研究发表后不久，rFⅦa 的制造商停止了心脏手术中使用 rFⅦa 的进一步研究。

主要证据表明，心脏手术后顽固性出血使用 rFⅦa 有效，但也增加了血栓栓塞事件发生的风险。尽管有些人认为应该限制临床研究中 rFⅦa 的使用[149,150]，其他人仍然认为在有生命危险、顽固性出血的情况下，可以适当考虑使用 rFⅦa[151-153]。

纤维蛋白原浓缩液

人纤维蛋白原浓缩液用于低纤维蛋白原血症、血纤维蛋白原异常和纤维蛋白原缺乏血症的替代治疗。大量积累的数据表明，纤维蛋白原是纤维蛋白的前体，作为辅因子参与血小板聚集[154,155]，在凝血中，尤其是获得性纤维蛋白原缺乏患者出血中起着至关重要的作用[156-159]。纤维蛋白原浓缩液的临床使用基于出血患者早期血浆纤维蛋白原浓度可能显著减少且与凝血障碍合并出血有关。过度血液稀释可能发生功能性纤维蛋白原缺乏。

正常的血浆纤维蛋白原水平范围为 1.5~4.5g/L[154-160]，出血患者适当的凝血需求中最低或最关键的纤维蛋白原水平尚不清楚。纤维蛋白原替代治疗的传统临界水平是 0.8~1.0g/L，但是有几项研究发现，当纤维蛋白原水平稍高于 1.0g/L 时，血块形成和强度受损，血液丢失和输血比率增加[155,161-169]。此后指南建议，临界水平应该提高到 1.5~2.0g/L[159]。

由于纤维蛋白原在血块形成中的重要性，一些人提出，纤维蛋白原目标应该接近正常范围的上限。Karlsson 等[170]设想，术前血浆纤维蛋白原浓度在正常范围可能是止血的限制因素。在一项初步研究中，研究人员将血浆纤维蛋白原水平低于 3.8g/L 的 CABG 术前患者随机分为输注 2g 纤维蛋白原浓缩液组和安慰剂组。终点为术后 24 小时使用多层面计算机断层扫描评估血管闭塞情况、失血、输血和血红蛋白水平。纤维蛋白原组报道了一例亚临床静脉桥堵塞，其血栓弹力图法测定总体凝血功能与其他患者相似。纤维蛋白原组术后出血更少，血红蛋白浓度更高。研究者在发表文章中表达了对高凝血状态与桥血管闭塞风险增加的担忧。他们无法解释出血减少背后的机制。纤维蛋白原组血浆纤维蛋白原水平在输注后迅速增加，但是两组在术后 2 小时没有差异，凝血功能评估结果相似[170]。

另一项安慰剂-对照初步研究中，Rahe-Meyer 等[171]报道称，输注纤维蛋白原浓缩液使目标血浆纤维蛋白原浓度达到约 4.0g/L 时输血减少（使用即时纤维蛋白原监测法评估纤维蛋白原水平）。然而，更大的一项多中心研究并未发现这项策略有所收益[171a]。值得注意的是，在这项研究中，处理前的纤维蛋白原水平的中位数为 1.9g/L（SD 0.66g/L），许多受试者并没有纤维蛋白原缺乏。这项研究表明纤维蛋白原补充并不适合用于无纤维蛋白原缺乏的出血患者的一线治疗。

有研究表明，纤维蛋白原缺乏可以通过使用 FFP、冷沉淀和血浆分离纤维蛋白原浓缩液来纠正[157,172,173]。与 FFP 和冷沉淀相比，纤维蛋白原浓缩液的优点包括病毒失活、快速调整、计量精确以及同等作用下纤维蛋白原补充输入容量更低。

Collins 和同事创建的一项理论模型表明，为将纤维蛋白原浓度从 0.9g/L 提高到 2.0g/L，需要 41 单位冷沉淀（即 4g 纤维蛋白原浓缩液），而输注 FFP 则无法实现[174]。关于纤维蛋白原浓缩液的安全性的数据有限。Fassl 和同事[175]使用倾向评分匹配来对比 190 名心脏手术接受纤维蛋白原浓缩液（中位数为 2g）患者与 190 名心脏手术未接受纤维蛋白原浓缩液患者的结果。他们发现 1 年死亡率或血栓栓塞心脏事件率（风险比=0.57；95% CI，0.25~1.17；$P=0.1$）的组间差异无显著性。

XIII因子

XIII因子是凝血途径中的终末酶，在纤维蛋白单体交联形成稳定且坚固的纤维蛋白凝块中是必需的[176,177]。体外循环心脏手术导致血浆中XIII因子水平降低，而在包括心脏手术的一些情况下，XIII因子水平降低和出血增加有一定的关系[178-182]。一项初步研究表明，XIII因子的使用可能提高心脏手术中凝块的强度，减少血液丢失，但是一项多中心、随机、Ⅱ期，包括 409 名心脏手术且具有中度输血风险的患者的研究表明，XIII因子补充治疗并不能减少输血[183]。

凝血酶原复合物浓缩液

凝血酶原复合物浓缩液（PCCs）是病毒灭活的血浆制备的冻干制品，主要包含维生素-K 依赖的凝血因子Ⅱ、Ⅶ、Ⅸ和Ⅹ（表格 34.2）[184]。其他的成分包括凝血抑制剂蛋白 C 和 S、肝素和抗凝血酶。与少量的水调和后，PCCs 可快速使用，而不需要解冻或血型匹配。

表 34.2 商用凝血酶原复合物浓缩液的成分

国际供应产品（制造商）	因子含量*								抗凝成分				
	Ⅱ		Ⅶ		Ⅸ		Ⅹ		C 蛋白			ATⅢ含量/(U/ml)	肝素含量/(U/ml)
	含量标注/(U/ml)	比率/%	含量标注/(U/ml)	比率/%	含量标注/(U/ml)	比率/%	含量标注/(U/ml)	比率/%	C 含量/(U/ml)	S 含量/(U/ml)	Z 含量/(U/ml)		
Beriplex P/N(CSL Behring)；主要为西欧国家	20~48	133	10~25	69	20~31	100	22~60	161	15~45	13~26	未标注	0.2~1.5	0.4~2.0
Octaplex(Octapharma)；主要为西欧国家	11~38	98	9~24	66	25	100	18~30	96	7~31	7~32	未标注	未标注	未标注
Prothromplex Total/S-TIM 4 Immuno(Baxter)；瑞典，德国，奥地利	30	100	25	83	30	100	30	100	20	未标注	未标注	0.75~1.5	15
Prothromplex TIM 3(Baxter)；意大利，奥地利	25	100	未标注	—	25	100	25	100	未标注	未标注	未标注	未标注	3.75
Cofact/PPSB SD(Sanquin/CAF)；荷兰，比利时，奥地利，德国	15	75	5	25	20	100	15	75	未标注	未标注	未标注	有，未定量	未标注
Kaskadil(LFB)；法国	40	160	25	100	25	100	40	160	未标注	未标注	未标注	未标注	有，未定量
Uman Complex D.I.(Kedrion)；意大利	25	100	未标注	0	25	100	20	80	未标注	未标注	未标注	有，未定量	有，未定量
PPSB-human SD/Nano(Octapharma)；德国	25~55	130	7.5~20	45	24~37.5	100	25~55	130	20~50	5~25	未标注	0.5~3	0.5~6
Profilnine(Grifols)；美国	有	150	有	35	有	100	有	100	未标注	未标注	未标注	未标注	无
Bebulin(Baxter)；美国	有	—	有(低)	—	有	100	有	—	未标注	未标注	未标注	未标注	每 U Ⅸ 因子 0.15U
FEIBA(Baxter)；美国	有，未定量（未激活）	有，未定量（激活）	每瓶 500、1 000 或 2 500U（未激活）	有，未定量（未激活）	—	未标注	未标注	未标注	未标注	无	—	—	—

信息基于产品说明。在欧洲，范围通常按照与欧洲药典相一致的产品说明；单一值通常来自时间较久的国家注册内容。

*因子含量比率基于Ⅸ因子成分。

From Levy JH, Tanaka KA, Dietrich W. Perioperative hemostatic management of patients treated with vitamin K antagonists. *Anesthesiology*. 2008;109:918-926.

四因子 PCC 用于快速逆转口服维生素 K 拮抗剂的需要急诊手术或有创操作的患者。推荐剂量基于Ⅸ因子成分，范围为 25～50IU Ⅸ因子每公斤体重，依据患者的国际标准化比率（INR）（即，INR 2.0～3.9，25IU/kg；INR 4.0～5.9，50IU/kg；INR>5.9，50IU/kg）[184]。Goldstein 等[185]的一项Ⅲb 期包括 181 名紧急手术或有创操作前需要将维生素 K 拮抗剂快速逆转的四因子 PCC 或 FFP 患者的随机研究发现，四因子 PCC 比 FFP 更有效且可能更安全。PCC 组与 FFP 组相比，快速 INR 逆转分别达到 55% 和 10%（45% 的差异，95% CI，32%～56%）。不良事件在两组中相似，但是 PCC 组与研究治疗相关的不良事件更少（9% vs 17%；$P=0.2$），更少的液体负荷和类似的心脏事件（3% vs 13%；$P=0.05$）[185]。

三因子 PCCs 包括低浓度的Ⅶ因子和活化的 PCCs 例如 FEIBA，FEIBA 是一种Ⅷ因子抑制剂转换药，包含微量活化的Ⅶ因子和Ⅹ因子。这些产品主要用于血友病相关出血的预防和治疗[186]。PCCs 也用于处理外科凝血障碍代替 FFP 的维生素 K 拮抗剂逆转作用，然而，关于安全性和有效性方面的数据很有限[186,187]。

容量替代治疗：胶体和晶体

维持血管内容量是心血管外科围手术期管理的基本目标。补充丢失体液的治疗液体种类选择的是非仍存在争议。尽管使用胶体或晶体液进行容量替代治疗理论上各有优点，但临床实验数据未明确支持哪种液体在死亡率方面有更好的结果。两者都有各自不同的优点和缺点[188]。比容量替代治疗液体种类选择更重要的是适当的治疗液体容积以避免组织灌注不足。

输注液体的分布容积依赖于液体成分。以生理盐水为基础的晶体通常导致血浆容量每 1L 治疗量扩张约 200～250ml；以葡萄糖为基础的液体每 1L 治疗量可使血容量扩张约 60～70ml；胶体可导致血容量扩张的效果与输注容量相似。不同半合成的胶体溶液血浆容量扩张程度有差异，对凝血功能和炎症过程的影响也有差异[189,190]。

倾向于使用晶体液进行容量治疗的研究者发现胶体液具有影响出血、不良反应和容量超负荷等问题。而倾向于使用胶体液进行治疗的研究者强调达到容量复苏的晶体液需求量大、组织水肿和潜在地降低组织氧输送[191]。治疗血容量减少的液体种类是否影响肺水肿的产生目前尚不清楚。Verheij 等[192]报道称，对伴肺血管损伤但无容量超负荷的患者的治疗液体的类型，并不影响肺血管通透性或肺水肿。

胶体溶液的重要特性是其在血管内存留的持久性，这决定于液体在循环中代谢或排除速度[190]。白蛋白是单一分子量颗粒物质（即颗粒分子质量均匀），而半合成胶体是分子量不均一的物质（即颗粒分子质量广泛分布）。胶体的分子量与其药代动力学有关，决定了液体对胶体渗透压的影响、对血液黏度影响以及血管内持久度和输液后即刻容量扩张作用。除了分子量以外，胶体的其他特性例如表面电荷，也影响液体通过毛细血管内皮的速度和肾小球滤过率[189,190,193]。

白蛋白来源于人体血浆，拥有最少的副作用和禁忌证。一项包括 7 000 名危重症患者和手术患者随机接受 4% 白蛋白或生理盐水的对比评估（SAFE）证明了白蛋白应用于危重症病人的安全性。两组 28 天后随访的死亡率结果相似，住院时间、通气支持和肾替代治疗等第二结果也相似[194-196]。

半合成胶体可溶解混合于等渗或高渗生理盐水或葡萄糖，或等渗平衡电解质液中。关于患者预后的临床数据对使用胶体和平衡盐液混合液提供了支持性证据[189,190]。半合成胶体增加出血风险，很大程度上是由于血液中凝血因子的稀释，Ⅷ/vWF 减少（也由血液稀释引起）和血小板功能异常[189,190,195,197,198]。一项回顾性图表综述认为体外循环下心脏手术中使用羟乙基淀粉增加了出血情况和输血需求[199]。

一项实验室研究检测了 3 种胶体（羟乙基淀粉、右旋糖苷 70 和 5% 白蛋白）对脾损伤兔模型的凝血和不可控出血进行液体复苏对比。尽管所有标本的凝血酶原和部分凝血活酶时间均延长，血栓弹性描记法和凝血酶生成实验发现，与白蛋白相比，合成胶体和右旋糖苷 70 可以产生更严重的凝血障碍。研究结果提示，与合成胶体相比，使用白蛋白复苏有助于维持凝血功能，减少血液丢失，提高生存时间[200]。

Lang 等[201]研究了外科手术期间和术后使用 6% 羟乙基淀粉或乳酸林格溶液扩容治疗对组织氧分压的影响。与以晶体为基础的治疗液体相比，使用 6% 羟乙基淀粉的患者组织氧分压增加。可能是由于微循环灌注增加和内皮细胞肿胀较轻。

Jacob 等[190]研究了白蛋白、羟乙基淀粉和生理盐水作为复苏溶液对离体豚鼠灌注心脏模型血管壁完整性的影响。研究者假设液体外渗可能导致心肌水肿以及继发心室功能降低。与晶体或人工胶体相比，白蛋白可以更有效地防止心脏血管内液体外渗，而且不完全是通过胶体渗透压作用。也有人发现，与晶体相比，CPB 使用白蛋白预充可以更好地保护血小板计数，对胶体渗透压、液体平衡和术后体重变化有有益作用[202]。

血液代用品

红细胞输注相关并发症发生率、死亡率、生存率风险和血源供应紧张，促使血液替代研究几十年来一直持续。理想化的血液替代品的特点包括长保质期、不需要交叉配型、可立刻获得且无毒副作用[203]。以血红蛋白为基础的携氧制剂（HBOC）是在制备游离血红蛋白过程中经过改造的人、动物或重组血红蛋白制品。在美国尚无被批准使用的产品[204,205]。全氟化碳为基础的携氧制剂是一种全氟化碳衍生的水状乳液，可以溶解相对大量的氧气，使用时通常需要患者呼吸富氧空气[204]。

不能形成产品用于临床一直归因于毒性相关问题。第一代 HBOC 有氧气携带方式和从红细胞表面释放的问题。在 HBOC 临床试验中已经报道了一些相关不良事件，包括死亡、卒中、高血压、贫血和腹痛[206]。其他不良事件包括皮疹、腹泻、血红蛋白尿、脂肪酶水平升高、血管收缩反应和由于一氧化氮抑制血小板聚集作用的逆转导致的止血效应增强。血浆游离血红蛋白生成活性氧，也是一氧化氮的强力清除剂[205]（表 34.3）。

表 34.3 文献或公开刊物中报告的不良事件[a]

队列	峰值		Baxter		Biopure		Enzon		Hemosol		Northfield 实验室		Sangart		Somatogen	
	实验组	对照组	实验组	对照组	实验组	对照组	实验组	对照组	实验组	对照组	实验组	对照组	实验组	对照组	实验组	对照组
试验数量	未报告		504	505	708	618	未报告		209	192	623	457	85	45	64	26
1. 死亡	—	—	78	61	25	14	—	—	1	4	73	39	2	0	—	—
2. 高血压	—	—	76	38	166	59	—	—	113	75	—	—	7	1	8	0
3. 肺动脉高压	—	—	1	0	3	0	—	—	—	—	—	—	—	—	—	—
4. 胸痛/胸部紧迫感	—	—	—	—	21	16	—	—	—	—	—	—	—	—	12	0
5. 充血性心力衰竭	—	—	0	1	54	22	—	—	0	2	17	20	—	—	—	—
6. 心搏骤停	—	17	6	—	—	1	1	14	9	—	—	—	—	—		
7. 心肌梗死	—	—	6	1	14	4	—	—	14	7	29	2	2	0	—	—
8. 心律失常/心脏传导异常	—	—	23	17	153	100	—	—	1	1	—	—	15	5	1	1
9. 脑血管意外,脑缺血,TIA	—	—	—	—	16	3	—	—	2	1	3	1	—	—	—	—
10. 肺炎	—	—	—	—	35	22	—	—	—	—	27	21	—	—	—	—
11. 呼吸窘迫、衰竭	—	—	—	—	22	12	—	—	—	—	21	17	—	—	—	—
12. 急性肾衰竭	—	—	1	3	10	4	—	—	2	2	—	—	—	—	—	—
13. 缺氧,发绀,血氧饱和度降低	—	—	—	—	76	35	—	1	1	1	—	—	—	—	3	1
14. 低血容量	—	—	—	—	19	4	—	—	—	—	—	—	—	—	—	—
15. 胃肠道疾病	—	—	51	31	345	195	—	—	23	1	—	—	57	20	36	6
16. 肝脏疾病,肝功能异常	—	—	27	8	20	5	—	—	—	—	—	—	—	—	6	3
17. 胰腺炎	—	—	11	0	5	3	—	—	1	0	—	—	—	—	—	—
18. 凝血障碍,血小板减少,血栓形成	—	—	—	—	45	17	—	—	1	0	13	4	—	—	—	—
19. 出血/贫血	—	—	33	22	108	55	—	—	1	1	20	17	—	—	—	—
20. 脓毒症,感染性休克,多器官功能衰竭	—	—	2	2	15	6	—	—	0	1	26	20	—	—	—	—
21. 胰酶 inc	—	—	13	4	3	0	—	—	—	—	—	—	—	—	—	—
22. 脂肪酶增加	—	—	29	9	48	12	—	—	19	2	—	—	8	4	7	1
23. 淀粉酶增加	—	—	48	45	—	—	—	—	35	20	—	—	7	2	4	1

—,无相关信息

[a]并非所有商业赞助的临床资料都得到出版,出版也并不等同于可以在最终的综合报告中列出全部结果。编委会决定每篇文章中哪些信息应该包括或哪些信息应该被排除,以及数据的显示形式(数量与百分比),依据经历不良事件的数量和信息汇聚很难推导并完整列出不良事件综合清单。不是所有的研究都有对照组。不是所有的酶升高都能列入不良事件,在某些情况下,相当数量的酶升高的病例未能列入。报道方式的差异也会导致一例事件多次计数的可能。

From Silverman TA, Weiskopf RB. Hemoglobin-based oxygen carriers; current status and future directions. *Transfusion. 2009*;49:2495-2515.

在一项关于氧载体的综述中，Winslow[206]发现HBOC具有血管收缩作用，这是该液体临床使用的主要限制因素之一。血管收缩可能由于血红蛋白清除一氧化氮或游离血红蛋白通过易化弥散过多地释放氧所致。对于血管收缩机制（即过剩理论）的理解导致修正血红蛋白阳离子降低P_{50}（即血红蛋白为50%饱和度时的氧含量）和加大分子颗粒，减少阻力血管氧释放和继发血管收缩的产品的研制[207]。

Yu等[208]也认为强烈限制了HBOC临床应用的血管收缩副作用归因于一氧化氮清除。他们发现，吸入一氧化氮后，体内储存的一氧化氮代谢产物的变化未产生高血压，而且可能预防输注HBOC产生高血压的副作用。其他也有报告认为HBOC的一氧化氮清除性能是输注HBOC伴发血管收缩的一种可能的机制，建议进行相应改良以改善这一副作用[209,210]。

来自国际心肺血液疾病和资源研究的基础科学团队建议基础科学研究要关注血液替代品领域。该工作团队指出，对HBOC产品研发的主要障碍是严重的心血管和脑血管事件和死亡等明显副作用[211]。

体外循环中最低血细胞比容

CPB期间贫血和输注红细胞与围手术期不良预后有关。预充液和CPB前液体输注造成血液稀释，导致贫血并产生输血需求[212,213]。CPB过程中最低血细胞比容低于或等于14%与CABG患者术后死亡率增高有关；高危患者血细胞比容低于17%可增加死亡风险[214]。稀释性贫血增加并发症风险是由于氧供不足导致的器官功能障碍[215]。

CPB期间最低血细胞比容也是术后低心排综合征和肾衰竭的危险因素。Ranucci等[216]报告，肾功能不全的最低血细胞比容临界值为23%，而低心排综合征发生的临界值为24%。红细胞输注也与肾功能不全和低心排综合征有关。CPB期间血细胞比容低于23%且输注红细胞时，肾脏损伤的风险进一步增加。

Swaminathan等[217]报道了更多围手术期血细胞比容目标值为22%～24%的血液稀释伴发肾功能损害。研究者强调血黏度降低和区域血流改善相关的血液稀释能为肾脏带来益处。然而，目前尚未确定明确的血液稀释的临界值。他们无法找到血细胞比容和肌酐变化值之间的临界拐点。在他们的研究中，CPB期间最低血细胞比容和肌酐值变化之间的重要关系受到体重的很大影响[217]。其他研究发现CPB期间血细胞比容低于24%的血液稀释以及相关的肾损伤可因CPB时间延长和红细胞输注而进一步加重[215]。

Karkouti等[218]提出CPB期间最低血细胞比容和需要透析的肾功能不全之间是一种U型曲线关系。中度血液稀释（血细胞比容值为21%至25%）时急性肾功能不全发生风险最低；当血细胞比容最低值下降到低于21%或超过25%时，急性肾功能不全发生的风险增加。Jonas和同事[219]报道称，先天性心脏病手术中，低血细胞比容策略（21%±2.9%）和高血细胞比容策略（28%±3.2%）相比，CPB后60分钟血清乳酸水平更高、术后1天总体水含量增加更多，以及1年后精神运动发育量表评分更低。作者认为低血细胞比容策略与发育障碍的风险增加有关。

Loor等调查了超过7 000名未接受红细胞输注的心脏手术患者的低血细胞比容最低点和术后并发症之间的关系。低血细胞比容最低点与死亡率增加和术后并发症增高有关[220]。分析表明血细胞比容阈值低于24%时风险增加。他们的另一项独立研究调查了单独暴露于贫血、单独输注红细胞和两因素同存时的相关风险。结果同时暴露于贫血和红细胞输注组风险最高，两者都不暴露时风险最低；单独暴露于贫血或红细胞输注的风险不同器官反应不同。如肾脏对贫血更敏感，体现在肾小球滤过率下降；肺部对红细胞输注暴露更敏感[221]。

DeFoe等[222]报道称，CPB期间低血细胞比容增加了死亡率、需要主动脉内球囊反搏、和CPB停机后再次转机的风险。小体重和术前血细胞比容较低的患者有更高的CPB期间低血细胞比容的风险。血细胞比容低于23%的患者有死亡率增加的趋势，而血细胞比容低于19%的患者的死亡率是血细胞比容等于和高于25%患者的两倍[222]。其他人也有报告血细胞比容值为24%的血液稀释和红细胞输注增加了肾脏和其他器官损伤的风险[223]。

并非所有的研究者都得出了CPB期间低于血细胞比容临界点的不利结果；Von Heymann等[224]研究了氧供、氧耗和低风险CABG患者CPB期间血细胞比容值为20%或25%的预后结果。提示两组氧供、氧耗、血乳酸水平和临床结局相似。作者认为CPB下血细胞压积20%足够维持全身氧供高于临界水平。

类似的，Berger等将患者随机分为CPB下血细胞比容为19%～21%的重度血液稀释组或者血细胞比容为标准值24%～26%组。结果显示，两组肠道通透性变化和细胞因子释放结果类似，结论是CPB下血细胞比容在19%～21%之间时对预后并无负性影响[225]。

Orlov等[226]介绍了以心脏手术中氧摄取率作为辅助血红蛋白浓度指导红细胞输注决策的临床应用。他们建议贫血患者如果氧摄取率正常、没有器官功能障碍证据即表明组织氧供充分，将该指标加入输血决策，有可能减少红细胞输注。

输血实践的多变性反映了输注浓缩红细胞时机的持续争论[227,228]。尽管设立单一启动输血扳机点的做法并不理想，但还是常常引发围手术期何时输血的相关讨论。几项研究对比了非限制与限制性输血策略。很多报告结果相似，研究结果使作者更倾向支持严格限制输血的方法。

何时输血是一个非常复杂的问题。一篇编者述评提出应该存在一个可以导致器官损伤的贫血严重程度的临界点，该临界点在不同病人、不同器官系统和不同贫血水平而各不相同。尚无途径测定与组织缺氧相关的确切的组织应激信号，因此尚无应该何时输血的明确答案[229]。

结论

对于心脏手术患者的处理来说，围手术期阶段适当的血液和液体管理相当重要，可以显著影响患者预后。对于围手术期出血的遗传学因素的透彻理解，可能有利于手术治疗前对患者进行更前瞻性的评估和干预。组织氧合测定技术的进步，在未来将允许制定关于输血的更好的、有证据支持的决策。

（冯玥 译，薛玉良 校）

参考文献

1. Field M, Lohr K, eds. *Clinical Practice Guidelines: Directions for a New Program*. Institute of Medicine Committee to Advise the Public Health Service on Clinical Practice Guidelines. Washington, DC: National Academy Press; 1990.
2. DioDato CP, Likosky DS, DeFoe GR, et al. Cardiopulmonary bypass recommendations in adults: the northern New England experience. *J Extra Corpor Technol*. 2008;40:16–20.
3. Woolf SH, Grol R, Hutchinson A, et al. Clinical guidelines: potential benefits, limitations, and harms of clinical guidelines. *BMJ*. 1999;318:527–530.
4. Ferraris VA, Ferraris SP, Saha SP, et al. Perioperative blood transfusion and blood conservation in cardiac surgery: The Society of Thoracic Surgeons and the Society of Cardiovascular Anesthesiologists clinical practice guideline. *Ann Thorac Surg*. 2007;83(suppl 5):S27S86.
5. American Heart Association. *Methodologies and Policies from the ACC/AHA Task Force on Practice Guidelines*. <https://professional.heart.org/professional/GuidelinesStatements/PublicationDevelopment/UCM_320470_Methodologies-and-Policies-from-the-ACCAHA-Task-Force-on-Practice-Guidelines.jsp>; 2010.
6. Arroll B, Jenkins S, North D, et al. Management of hypertension and the core services guidelines: results from interviews with 100 Auckland general practitioners. *N Z Med J*. 1995;108:55–57.
7. Christakis DA, Rivara FP. Pediatricians' awareness of and attitudes about four clinical practice guidelines. *Pediatrics*. 1998;101:825–830.
8. Grilli R, Lomas J. Evaluating the message: the relationship between compliance rate and the subject of a practice guideline. *Med Care*. 1994;32:202–213.
9. Rhew DC, Riedinger MS, Sandhu M, et al. A prospective, multicenter study of a pneumonia practice guideline. *Chest*. 1998;114:115–119.
10. Grol R, Dalhuijsen J, Thomas S, et al. Attributes of clinical guidelines that influence use of guidelines in general practice: observational study. *BMJ*. 1998;317:858–861.
11. Merritt TA, Palmer D, Bergman DA, et al. Clinical practice guidelines in pediatric and newborn medicine: implications for their use in practice. *Pediatrics*. 1997;99:100–114.
12. Fleming M, Wentzell N. Patient safety culture improvement tool: development and guidelines for use. *Healthc Q*. 2008;11(3 spec no.):10–15.
13. Hiratzka LF, Eagle KA, Liang L, et al. Atherosclerosis secondary prevention performance measures after coronary bypass graft surgery compared with percutaneous catheter intervention and nonintervention patients in the Get With the Guidelines database. *Circulation*. 2007;116(suppl 11):I 207–I212.
14. Steinberg BA, Steg PG, Bhatt DL, et al. Comparisons of guideline-recommended therapies in patients with documented coronary artery disease having percutaneous coronary intervention versus coronary artery bypass grafting versus medical therapy only (from the REACH International Registry). *Am J Cardiol*. 2007;99:1212–1215.
15. Yam FK, Akers WS, Ferraris VA, et al. Interventions to improve guideline compliance following coronary artery bypass grafting. *Surgery*. 2006;140:541–547, discussion 547–552.
16. Berry SA, Doll MC, McKinley KE, et al. ProvenCare: quality improvement model for designing highly reliable care in cardiac surgery. *Qual Saf Health Care*. 2009;18:360–368.
17. Grimshaw JM, Thomson MA. What have new efforts to change professional practice achieved? Cochrane Effective Practice and Organization of Care Group. *J R Soc Med*. 1998;91(suppl 35):20–25.
18. Mowatt G, Grimshaw JM, Davis DA, et al. Getting evidence into practice: the work of the Cochrane Effective Practice and Organization of Care Group (EPOC). *J Contin Educ Health Prof*. 2001;21:55–60.
19. Vasaiwala S, Nolan E, Ramanath VS, et al. A quality guarantee in acute coronary syndromes: the American College of Cardiology's Guidelines Applied in Practice program taken real-time. *Am Heart J*. 2007;153:16–21.
20. Bayne-Jones S. Dr. Karl Landsteiner: Nobel Prize Laureate in Medicine, 1930. *Science*. 1931;73:599–604.
21. *Racial and Ethnic Distribution of ABO Blood Types*. <http://www.bloodbook.com/world-abo.html>; Updated March 2013.
22. Yamamoto F, Clausen H, White T, et al. Molecular genetic basis of the histo-blood group ABO system. *Nature*. 1990;345:229–233.
23. Reid M, Lomas-Francis C. *The Blood Group Antigen Facts Book*. 2nd ed. New York: Elsevier; 2004.
24. Yamamoto F, McNeill PD, Hakomori S. Human histo-blood group A2 transferase coded by A2 allele, one of the A subtypes, is characterized by a single base deletion in the coding sequence, which results in an additional domain at the carboxyl terminal. *Biochem Biophys Res Commun*. 1992;187:366–374.
25. Yamamoto F. *Molecular Genetic Basis of the Blood Group ABO System: Human ABO Alleles*. <http://sites.google.com/site/abobloodgroup/17.aboalleles2008>; 2008.
26. Kustu S, Inwood W. Biological gas channels for NH3 and CO2: evidence that Rh (rhesus) proteins are CO2 channels. *Transfus Clin Biol*. 2006;13:103–110.
27. Avent N, Reid M. The Rh blood group system: a review. *Blood*. 2002;95:375–387.
28. Mwangi J. Blood group distribution in an urban population of patient targeted blood donors. *East Afr Med J*. 1999;76:615–618.
29. Urbaniak S, Greiss M. RhD haemolytic disease of the fetus and the newborn. *Blood Rev*. 2000;14:44–61.
30. National Center for Biotechnology Information. *MNS Blood Group System*. <http://www.ncbi.nlm.nih.gov/books/NBK2274/>. 2009.
31. National Center for Biotechnology Information. *Lewis (LE) Blood Group System*. <http://www.ncbi.nlm.nih.gov/projects/gv/mhc/xslcgi.cgi?cmd=bgmut/systems_info&system=lewis>. 2009.
32. *Blood Bank*. <http://en.wikipedia.org/wiki/Blood_bank>; Last modified May 2016.
33. U.S. Food and Drug Administration. *Fatalities Reported to FDA Following Blood Collection and Transfusion: Annual Summary for Fiscal Year 2008*. <http://www.fda.gov/BiologicsBloodVaccines/SafetyAvailability/ReportaProblem/TransfusionDonationFatalities/ucm113649.htm>; Last updated April 2012.
34. Napier JA. The crossmatch. *Br J Haematol*. 1991;78:1–4.
35. Chapman JF, Milkins C, Voak D. The computer crossmatch: a safe alternative to the serological crossmatch. *Transfus Med*. 2000;10:251–256.
36. Roback J, Combs M, Grossman B, et al. *AABB Technical Manual*. 16th ed. Bethesda, MD: American Association of Blood Banks; 2008.
37. Judd WJ. Requirements for the electronic crossmatch. *Vox Sang*. 1998;74(suppl 2):409–417.
38. Inaba K, Teixeira PG, Shulman I, et al. The impact of uncross-matched blood transfusion on the need for massive transfusion and mortality: analysis of 5,166 uncross-matched units. *J Trauma*. 2008;65:1222–1226.
39. Lee EJ, Schiffer CA. ABO compatibility can influence the results of platelet transfusion: results of a randomized trial. *Transfusion*. 1989;29:384–389.
40. Julmy F, Ammann RA, Taleghani BM, et al. Transfusion efficacy of ABO major-mismatched platelets (PLTs) in children is inferior to that of ABO-identical PLTs. *Transfusion*. 2009;49:21–33.
41. Kanda J, Ichinohe T, Matsuo K, et al. Impact of ABO mismatching on the outcomes of allogeneic related and unrelated blood and marrow stem cell transplantations for hematologic malignancies: IPD-based meta-analysis of cohort studies. *Transfusion*. 2009;49:624–635.
42. Leo A, Pedal I. Diagnostic approaches to acute transfusion reactions. *Forens Sci Med Pathol*. 2010;6:135–145.
43. Koch C, Li L, Figueroa P, et al. Transfusion and pulmonary morbidity after cardiac surgery. *Ann Thorac Surg*. 2009;88:1410–1418.
44. Cherry T, Steciuk M, Reddy VV, et al. Transfusion-related acute lung injury: past, present, and future. *Am J Clin Pathol*. 2008;129:287–297.
45. Curtis BR, McFarland JG. Mechanisms of transfusion-related acute lung injury (TRALI): anti-leukocyte antibodies. *Crit Care Med*. 2006;34(suppl 5):S118–S123.
46. Popovsky MA. Transfusion and lung injury. *Transfus Clin Biol*. 2001;8:272–277.
47. Holness L, Knippen MA, Simmons L, et al. Fatalities caused by TRALI. *Transfus Med Rev*. 2004;18:184–188.
48. Sandler SG. How I manage patients suspected of having had an IgA anaphylactic transfusion reaction. *Transfusion*. 2006;46:10–13.
49. Hirayama F. Recent advances in laboratory assays for nonhemolytic transfusion reactions. *Transfusion*. 2010;50:252–263.
50. Davenport RD. Pathophysiology of hemolytic transfusion reactions. *Semin Hematol*. 2005;42:165–168.
51. Hendrickson JE, Hillyer CD. Noninfectious serious hazards of transfusion. *Anesth Analg*. 2009;108:759–769.
52. Ruhl H, Bein G, Sachs UJ. Transfusion-associated graft-versus-host disease. *Transfus Med Rev*. 2009;23:62–71.
53. Hsueh JC, Ho CF, Chang SH, et al. Blood surveillance and detection on platelet bacterial contamination associated with septic events. *Transfus Med*. 2009;19:350–356.
54. Dzik WH, Kirkley SA. Citrate toxicity during massive blood transfusion. *Transfus Med Rev*. 1988;2:76–94.
55. Koch CG, Li L, Duncan AI, et al. Transfusion in coronary artery bypass grafting is associated with reduced long-term survival. *Ann Thorac Surg*. 2006;81:1650–1657.
56. Banbury MK, Brizzio ME, Rajeswaran J, et al. Transfusion increases the risk of postoperative infection after cardiovascular surgery. *J Am Coll Surg*. 2006;202:131–138.
57. Koch CG, Li L, Duncan AI, et al. Morbidity and mortality risk associated with red blood cell and blood-component transfusion in isolated coronary artery bypass grafting. *Crit Care Med*. 2006;34:1608–1616.
58. Blajchman MA. Immunomodulation and blood transfusion. *Am J Ther*. 2002;9:389–395.
59. Rohde JM, Dimcheff DE, Blumberg N, et al. Health care-associated infection after red blood cell transfusion: a systematic review and meta-analysis. *JAMA*. 2014;311:1317–1326.
60. Horvath KA, Acker MA, Chang H, et al. Blood transfusion and infection after cardiac surgery. *Ann Thorac Surg*. 2013;95:2194–2201.
61. Koch CG, Li L, Van Wagoner DR, et al. Red cell transfusion is associated with an increased risk for postoperative atrial fibrillation. *Ann Thorac Surg*. 2006;82:1747–1756.
62. Fransen E, Maessen J, Dentener M, et al. Systemic inflammation present in patients undergoing CABG without extracorporeal circulation. *Chest*. 1998;113:1290–1295.
63. Clifford L, Jia Q, Subramanian A, et al. Characterizing the epidemiology of postoperative transfusion-related acute lung injury. *Anesthesiology*. 2015;122:12–20.
64. Clifford L, Jia Q, Subramanian A, et al. Characterizing the epidemiology of perioperative transfusion-associated circulatory overload. *Anesthesiology*. 2015;122:21–28.
65. Bennett-Guerrero E, Veldman TH, Doctor A, et al. Evolution of adverse changes in stored RBCs. *Proc Natl Acad Sci USA*. 2007;104:17063–17068.
66. Relevy H, Koshkaryev A, Manny N, et al. Blood banking-induced alteration of red blood cell flow properties. *Transfusion*. 2008;48:136–146.
67. Rigamonti A, McLaren AT, Mazer CD, et al. Storage of strain-specific rat blood limits cerebral tissue oxygen delivery during acute fluid resuscitation. *Br J Anaesth*. 2008;100:357–364.
68. Koch CG, Li L, Sessler DI, et al. Duration of red-cell storage and complications after cardiac surgery. *N Engl J Med*. 2008;358:1229–1239.
69. Sweeney J, Kouttab N, Kurtis J, et al. Stored red blood cell supernatant facilitates thrombin generation. *Transfusion*. 2009;49:1569–1579.
70. Steiner ME, Ness PM, Assmann SF, et al. Effects of red-cell storage duration on patients undergoing cardiac surgery. *N Engl J Med*. 2015;372:1419–1429.
71. Burzotta F, Iacoviello L, Di Castelnuovo A, et al. 4G/5G PAI-1 promoter polymorphism and acute-phase levels of PAI-1 following coronary bypass surgery: a prospective study. *J Thromb Thrombolysis*. 2003;16:149–154.
72. de Lange M, Snieder H, Ariens RA, et al. The genetics of haemostasis: a twin study. *Lancet*. 2001;357:101–105.
73. Freeman MS, Mansfield MW, Barrett JH, et al. Genetic contribution to circulating levels of hemostatic factors in healthy families with effects of known genetic polymorphisms on heritability. *Arterioscler Thromb Vasc Biol*. 2002;22:506–510.
74. Muehlschlegel JD, Body SC. Impact of genetic variation on perioperative bleeding. *Am J Hematol*. 2008;83:732–737.
75. Souto JC, Almasy L, Borrell M, et al. Genetic susceptibility to thrombosis and its relationship to physiological risk factors: the GAIT study. Genetic Analysis of Idiopathic Thrombophilia. *Am J Hum Genet*. 2000;67:1452–1459.
76. de Lange M, de Geus EJ, Kluft C, et al. Genetic influences on fibrinogen, tissue plasminogen activator-antigen and von Willebrand factor in males and females. *Thromb Haemost*. 2006;95(3):414–419.
77. Dunn EJ, Ariens RA, de Lange M, et al. Genetics of fibrin clot structure: a twin study. *Blood*. 2004;103:1735–1740.
78. Miller CH, Haff E, Platt SJ, et al. Measurement of von Willebrand factor activity: relative effects of ABO blood type and race. *J Thromb Haemost*. 2003;1:2191–2197.
79. Eriksson-Berg M, Deguchi H, Hawe E, et al. Influence of factor VII gene polymorphisms and environmental factors on plasma coagulation factor VII concentrations in middle-aged women with and without manifest coronary heart disease. *Thromb Haemost*. 2005;93:351–358.
80. Eyre-Walker A. Evolution in health and medicine Sackler colloquium: genetic architecture of a complex trait and its implications for fitness and genome-wide association studies. *Proc Natl Acad Sci USA*. 2010;107(suppl 1):1752–1756.
81. Ganesh SK, Zakai NA, van Rooij FJ, et al. Multiple loci influence erythrocyte phenotypes in the CHARGE Consortium. *Nat Genet*. 2009;41:1191–1198.
82. Soranzo N, Spector TD, Mangino M, et al. A genome-wide meta-analysis identifies 22 loci associated with eight hematological parameters in the HaemGen consortium. *Nat Genet*. 2009;41:1182–1190.
83. Miah MF, Boffa MB. Functional analysis of mutant variants of thrombin-activatable fibrinolysis inhibitor resistant to activation by thrombin or plasmin. *J Thromb Haemost*. 2009;7:665–672.
84. Peyvandi F, Jayandharan G, Chandy M, et al. Genetic diagnosis of haemophilia and other inherited bleeding disorders. *Haemophilia*. 2006;12(suppl 3):82–89.
85. Coppola A, Franchini M, Tagliaferri A. Prophylaxis in people with haemophilia. *Thromb Haemost*. 2009;101:674–681.
86. Seligsohn U. Factor XI deficiency in humans. *J Thromb Haemost*. 2009;7(suppl 1):84–87.
87. National Institutes of Health. *Genetics Home Reference: Hemophilia*. <http://ghr.nlm.nih.gov/condition=hemophilia#genes>; August 2012.
88. James P, Lillicrap D. The role of molecular genetics in diagnosing von Willebrand disease. *Semin Thromb Hemost*. 2008;34:502–508.
89. Wagenman BL, Townsend KT, Mathew P, et al. The laboratory approach to inherited and acquired coagulation factor deficiencies. *Clin Lab Med*. 2009;29:229–252.
90. Brettler D, Levine P. Clinical manifestations and therapy of inherited coagulation factor deficiencies. In: Colman R, Hirsh J, Marder V, Salzman E, eds. *Hemostasis and Thrombosis: Basic Principles and Clinical Practice*. 3rd ed. Philadelphia: Lippincott; 1993:169–183.
91. ClinLab Navigator. *Factor VIII Concentrate*. <http://www.clinlabnavigator.com/cryoprecipitate.html> 2016.
92. Zaiden RA, Besa EC, Furlong MA, Crouch GD. *Hemophilia A treatment & management*. <http://emedicine.medscape.com/article/779322-treatment#d9>. 2016.
93. Levy JH. Pharmacologic methods to reduce perioperative bleeding. *Transfusion*. 2008;48(suppl 1):31S–38S.

94. World Federation of Hemophilia. *Protocols for the treatment of hemophilia and von Willebrand disease: hemophilia of Georgia, Georgia. U.S.A.* ed 3. Montréal: World Federation of Hemophilia; 2008 <http://www1.wfh.org/publication/files/pdf-1137.pdf>.
95. Michiels JJ, Berneman Z, Gadisseur A, et al. Classification and characterization of hereditary types 2A, 2B, 2C, 2D, 2E, 2M, 2N, and 2U (unclassifiable) von Willebrand disease. *Clin Appl Thromb Hemost.* 2006;12:397–420.
96. Federici AB. Classification of inherited von Willebrand disease and implications in clinical practice. *Thromb Res.* 2009;124(suppl 1):S2–S6.
97. Favaloro EJ. Laboratory identification of von Willebrand disease: technical and scientific perspectives. *Semin Thromb Hemost.* 2006;32:456–471.
98. Lillicrap D. Von Willebrand disease—phenotype versus genotype: deficiency versus disease. *Thromb Res.* 2007;120(suppl 1):S11–S16.
99. Lillicrap D. Genotype/phenotype association in von Willebrand disease: is the glass half full or empty? *J Thromb Haemost.* 2009;7(suppl 1):65–70.
100. Budde U. Diagnosis of von Willebrand disease subtypes: implications for treatment. *Haemophilia.* 2008;14(suppl 5):27–38.
101. Pate GE, Chandavimol M, Naiman SC, et al. Heyde's syndrome: a review. *J Heart Valve Dis.* 2004;13:701–712.
102. Cattaneo M. The use of desmopressin in open-heart surgery. *Haemophilia.* 2008;14(suppl 1):40–47.
103. Nicolaes GA, Dahlback B. Factor V and thrombotic disease: description of a janus-faced protein. *Arterioscler Thromb Vasc Biol.* 2002;22:530–538.
104. Segers K, Dahlback B, Nicolaes GA. Coagulation factor V and thrombophilia: background and mechanisms. *Thromb Haemost.* 2007;98:530–542.
105. Andreassi MG, Botto N, Maffei S. Factor V Leiden, prothrombin G20210A substitution and hormone therapy: indications for molecular screening. *Clin Chem Lab Med.* 2006;44:514–521.
106. Boehm J, Grammer JB, Lehnert F, et al. Factor V Leiden does not affect bleeding in aprotinin recipients after cardiopulmonary bypass. *Anesthesiology.* 2007;106:681–686.
107. Donahue BS, Gailani D, Higgins MS, et al. Factor V Leiden protects against blood loss and transfusion after cardiac surgery. *Circulation.* 2003;107:1003–1008.
108. Berentsen S, Beiske K, Tjonnfjord GE. Primary chronic cold agglutinin disease: an update on pathogenesis, clinical features and therapy. *Hematology.* 2007;12:361–370.
109. Agarwal SK, Ghosh PK, Gupta D. Cardiac surgery and cold-reactive proteins. *Ann Thorac Surg.* 1995;60:1143–1150.
110. Fischer GD, Claypoole V, Collard CD. Increased pressures in the retrograde blood cardioplegia line: an unusual presentation of cold agglutinins during cardiopulmonary bypass. *Anesth Analg.* 1997;84:454–456.
111. Welsby IJ, Jones R, Pylman J, et al. ABO blood group and bleeding after coronary artery bypass graft surgery. *Blood Coagul Fibrinolysis.* 2007;18:781–785.
112. Welsby IJ, Podgoreanu MV, Phillips-Bute B, et al. Association of the 98G/T ELAM-1 polymorphism with increased bleeding and transfusion after cardiac surgery. *Anesth Analg.* 2007;104:SCA39.
113. Welsby IJ, Podgoreanu MV, Phillips-Bute B, et al. Genetic factors contribute to bleeding after cardiac surgery. *J Thromb Haemost.* 2005;3:1206–1212.
114. Mehta RH, Sheng S, O'Brien SM, et al. Reoperation for bleeding in patients undergoing coronary artery bypass surgery: incidence, risk factors, time trends, and outcomes. *Circulation.* 2009;2: 583–590.
115. Moulton MJ, Creswell LL, Mackey ME, et al. Reexploration for bleeding is a risk factor for adverse outcomes after cardiac operations. *J Thorac Cardiovasc Surg.* 1996;111:1037–1046.
116. Choong CK, Gerrard C, Goldsmith KA, et al. Delayed re-exploration for bleeding after coronary artery bypass surgery results in adverse outcomes. *Eur J Cardiothorac Surg.* 2007;31:834–838.
117. Karthik S, Grayson AD, McCarron EE, et al. Reexploration for bleeding after coronary artery bypass surgery: risk factors, outcomes, and the effect of time delay. *Ann Thorac Surg.* 2004;78:527–534.
118. Ranucci M, Bozzetti G, Ditta A, et al. Surgical reexploration after cardiac operations: why a worse outcome? *Ann Thorac Surg.* 2008;86:1557–1562.
119. Hall TS, Brevetti GR, Skoultchi AJ, et al. Re-exploration for hemorrhage following open heart surgery differentiation on the causes of bleeding and the impact on patient outcomes. *Ann Thorac Cardiovasc Surg.* 2001;7:352–357.
120. Kermode JC, Zheng Q, Milner EP. Marked temperature dependence of the platelet calcium signal induced by human von Willebrand factor. *Blood.* 1999;94:199–207.
121. Johnston TD, Chen Y, Reed RL 2nd. Functional equivalence of hypothermia to specific clotting factor deficiencies. *J Trauma.* 1994;37:413–417.
122. Wolberg AS, Meng ZH, Monroe DM 3rd, et al. A systematic evaluation of the effect of temperature on coagulation enzyme activity and platelet function. *J Trauma.* 2004;56:1221–1228.
123. Martini WZ, Pusateri AE, Uscilowicz JM, et al. Independent contributions of hypothermia and acidosis to coagulopathy in swine. *J Trauma.* 2005;58:1002–1009, discussion 1009–1010.
124. Maegele M, Schöchl H, Cohen MJ. An update on the coagulopathy of trauma. *Shock.* 2014;41(suppl 1):21–25.
125. Dirkmann D, Hanke AA, Gorlinger K, et al. Hypothermia and acidosis synergistically impair coagulation in human whole blood. *Anesth Analg.* 2008;106:1627–1632.
126. Maani CV, DeSocio PA, Holcomb JB. Coagulopathy in trauma patients: what are the main influence factors? *Curr Opin Anaesthesiol.* 2009;22:255–260.
127. Schramko A, Suojaranta-Ylinen R, Kuitunen A, et al. Hydroxyethylstarch and gelatin solutions impair blood coagulation after cardiac surgery: a prospective randomized trial. *Br J Anaesth.* 2010;104(6):691–697.
128. Erber WN. Massive blood transfusion in the elective surgical setting. *Transfus Apher Sci.* 2002;27:83–92.
129. Borgman MA, Spinella PC, Perkins JG, et al. The ratio of blood products transfused affects mortality in patients receiving massive transfusions at a combat support hospital. *J Trauma.* 2007;63:805–813.
130. Holcomb JB, Wade CE, Michalek JE, et al. Increased plasma and platelet to red blood cell ratios improves outcome in 466 massively transfused civilian trauma patients. *Ann Surg.* 2008;248:447–458.
131. Gunter OL Jr, Au BK, Isbell JM, et al. Optimizing outcomes in damage control resuscitation: identifying blood product ratios associated with improved survival. *J Trauma.* 2008;65:527–534.
132. Zink KA, Sambasivan CN, Holcomb JB, et al. A high ratio of plasma and platelets to packed red blood cells in the first 6 hours of massive transfusion improves outcomes in a large multicenter study. *Am J Surg.* 2009;197:565–570.
133. Holcomb JB, del Junco DJ, Fox EE, et al. The prospective, observational, multicenter, major trauma transfusion (PROMMTT) study: comparative effectiveness of a time-varying treatment with competing risks. *JAMA Surg.* 2013;148:127–136.
134. Kashuk JL, Moore EE, Johnson JL, et al. Postinjury life threatening coagulopathy: is 1:1 fresh frozen plasma:packed red blood cells the answer? *J Trauma.* 2008;65:261–270, discussion 270–271.
135. Hallet J, Lauzier F, Mailloux O, et al. The use of higher platelet: RBC transfusion ratio in the acute phase of trauma resuscitation: a systematic review. *Crit Care Med.* 2013;41:2800–2811.
136. Hirshberg A, Dugas M, Banez EI, et al. Minimizing dilutional coagulopathy in exsanguinating hemorrhage: a computer simulation. *J Trauma.* 2003;54:454–463.
137. Holcomb JB, Tilley BC, Baraniuk S, et al. Transfusion of plasma, platelets, and red blood cells in a 1:1:1 vs a 1:1:2 ratio and mortality in patients with severe trauma: the PROPPR randomized clinical trial. *JAMA.* 2015;313:471–482.
138. Weber CF, Klages M, Zacharowski K. Perioperative coagulation management during cardiac surgery. *Curr Opin Anaesthesiol.* 2013;26:60–64.
139. Weber C, Görlinger K, Meininger D, et al. Point-of-care testing: a prospective, randomized clinical trial of efficacy in coagulopathic cardiac surgery patients. *Anesthesiology.* 2012;117:531–547.
140. Karkouti K, McCluskey SA, Callum J, et al. Evaluation of a novel transfusion algorithm employing point-of-care coagulation assays in cardiac surgery: a retrospective cohort study with interrupted time-series analysis. *Anesthesiology.* 2015;122:560–570.
141. Riskin DJ, Tsai TC, Riskin L, et al. Massive transfusion protocols: the role of aggressive resuscitation versus product ratio in mortality reduction. *J Am Coll Surg.* 2009;209:198–205.
142. Filsoufi F, Castillo JG, Rahmanian PB, et al. Effective management of refractory postcardiotomy bleeding with the use of recombinant activated factor VII. *Ann Thorac Surg.* 2006;82:1779–1783.
143. Hoffman M, Monroe DM 3rd. A cell-based model of hemostasis. *Thromb Haemost.* 2001;85:958–965.
144. Lisman T, Adelmeijer J, Cauwenberghs S, et al. Recombinant factor VIIa enhances platelet adhesion and activation under flow conditions at normal and reduced platelet count. *J Thromb Haemost.* 2005;3:742–751.
145. Karkouti K, Beattie WS, Arellano R, et al. Comprehensive Canadian review of the off-label use of recombinant activated factor VII in cardiac surgery. *Circulation.* 2008;118:331–338.
146. Zatta A, Mcquilten Z, Kandane-Rathnayake R, et al. The Australian and New Zealand Haemostasis Registry: ten years of data on off-licence use of recombinant activated factor VII. *Blood Transfus.* 2015;13:86–99.
147. O'Connell KA, Wood JJ, Wise RP, et al. Thromboembolic adverse events after use of recombinant human coagulation factor VIIa. *JAMA.* 2006;295:293–298.
148. Gill R, Herbertson M, Vuylsteke A, et al. Safety and efficacy of recombinant activated factor VII: a randomized placebo-controlled trial in the setting of bleeding after cardiac surgery. *Circulation.* 2009;120:21–27.
149. Yank V, Tuohy CV, Logan AC, et al. Systematic review: benefits and harms of in-hospital use of recombinant factor VIIa for off-label indications. *Ann Intern Med.* 2011;154:529–540.
150. Lin Y, Moltzan CJ, Anderson DR, National Advisory Committee on Blood and Blood Products. The evidence for the use of recombinant factor VIIa in massive bleeding: revision of the transfusion policy framework. *Transfus Med.* 2012;22:383–394.
151. Roberts HR, Monroe DM, White GC. The use of recombinant factor VIIa in the treatment of bleeding disorders. *Blood.* 2004;104:3858–3864.
152. Karkouti K, Levy JH. Commentary: recombinant activated factor VII: the controversial conundrum regarding its off-label use. *Anesth Analg.* 2011;113:711–712.
153. Society of Thoracic Surgeons Blood Conservation Guideline Task Force, Ferraris VA, Brown JR, et al. 2011 update to the Society of Thoracic Surgeons and the Society of Cardiovascular Anesthesiologists blood conservation clinical practice guidelines. *Ann Thorac Surg.* 2011;91:944–982.
154. Lowe GD, Rumley A, Mackie IJ. Plasma fibrinogen. *Ann Clin Biochem.* 2004;41(Pt 6):430–440.
155. Nielsen VG, Cohen BM, Cohen E. Effects of coagulation factor deficiency on plasma coagulation kinetics determined via thrombelastography: critical roles of fibrinogen and factors II, VII, X and XII. *Acta Anaesthesiol Scand.* 2005;49:222–231.
156. Fenger-Eriksen C, Ingerslev J, Sorensen B. Fibrinogen concentrate—a potential universal hemostatic agent. *Expert Opin Biol Ther.* 2009;9:1325–1333.
157. Sørensen B, Larsen OH, Rea CJ, et al. Fibrinogen as a hemostatic agent. *Semin Thromb Hemost.* 2012;38:268–273.
158. Fenger-Eriksen C, Ingerslev J, Sørensen B. Fibrinogen concentrate: a potential universal hemostatic agent. *Expert Opin Biol Ther.* 2009;9:1325–1333.
159. Levy JH, Welsby I, Goodnough LT. Fibrinogen as a therapeutic target for bleeding: a review of critical levels and replacement therapy. *Transfusion.* 2014;54:1389–1405.
160. Sidelmann JJ, Gram J, Jespersen J, Kluft C. Fibrin clot formation and lysis: basic mechanisms. *Semin Thromb Hemost.* 2000;26:605–618.
161. Bolliger D, Szlam F, Molinaro RJ, et al. Finding the optimal concentration range for fibrinogen replacement after severe haemodilution: an in vitro model. *Br J Anaesth.* 2009;102:793–799.
162. Lang T, Johanning K, Metzler H, et al. The effects of fibrinogen levels on thromboelastometric variables in the presence of thrombocytopenia. *Anesth Analg.* 2009;108:751–758.
163. Fries D, Innerhofer P, Reif C, et al. The effect of fibrinogen substitution on reversal of dilutional coagulopathy: an in vitro model. *Anesth Analg.* 2006;102:347–351.
164. Charbit B, Mandelbrot L, Samain E, et al. The decrease of fibrinogen is an early predictor of the severity of postpartum hemorrhage. *J Thromb Haemost.* 2007;5:266–273.
165. Dempfle CE, Kälsch T, Elmas E, et al. Impact of fibrinogen concentration in severely ill patients on mechanical properties of whole blood clots. *Blood Coagul Fibrinolysis.* 2008;19:765–770.
166. Karlsson M, Ternström L, Hyllner M, et al. Plasma fibrinogen level, bleeding, and transfusion after on-pump coronary artery bypass grafting surgery: a prospective observational study. *Transfusion.* 2008;48:2152–2158.
167. Blome M, Isgro F, Kiessling AH, et al. Relationship between factor XIII activity, fibrinogen, haemostasis screening tests and postoperative bleeding in cardiopulmonary bypass surgery. *Thromb Haemost.* 2005;93:1101–1107.
168. Karkouti K, Callum J, Crowther MA, et al. The relationship between fibrinogen levels after cardiopulmonary bypass and large volume red cell transfusion in cardiac surgery: an observational study. *Anesth Analg.* 2013;117:14–22.
169. Kindo M, Hoang Minh T, Gerelli S, et al. Plasma fibrinogen level on admission to the intensive care unit is a powerful predictor of postoperative bleeding after cardiac surgery with cardiopulmonary bypass. *Thromb Res.* 2014;134:360–368.
170. Karlsson M, Ternstrom L, Hyllner M, et al. Prophylactic fibrinogen infusion reduces bleeding after coronary artery bypass surgery: a prospective randomised pilot study. *Thromb Haemost.* 2009;102:137–144.
171. Rahe-Meyer N, Pichlmaier M, Haverich A, et al. Bleeding management with fibrinogen concentrate targeting a high-normal plasma fibrinogen level: a pilot study. *Br J Anaesth.* 2009;102:785–792.
171a. Rahe-Meyer N, Levy JH, Mazer CD, et al. Randomized evaluation of fibrinogen vs placebo in complex cardiovascular surgery (REPLACE): a double-blind phase III study of haemostatic therapy. *Br J Anaesth.* 2016;117(1):41–51.
172. Fenger-Eriksen C, Lindberg-Larsen M, Christensen AQ, et al. Fibrinogen concentrate substitution therapy in patients with massive haemorrhage and low plasma fibrinogen concentrations. *Br J Anaesth.* 2008;101:769–773.
173. Callum JL, Karkouti K, Lin Y. Cryoprecipitate: the current state of knowledge. *Transfus Med Rev.* 2009;23:177–188.
174. Collins PW, Solomon C, Sutor K, et al. Theoretical modelling of fibrinogen supplementation with therapeutic plasma, cryoprecipitate, or fibrinogen concentrate. *Br J Anaesth.* 2014;113:585–595.
175. Fassl J, Lurati Buse G, Filipovic M, et al. Perioperative administration of fibrinogen does not increase adverse cardiac and thromboembolic events after cardiac surgery. *Br J Anaesth.* 2015;114: 225–234.
176. Ariëns RA, Lai TS, Weisel JW, et al. Role of factor XIII in fibrin clot formation and effects of genetic polymorphisms. *Blood.* 2002;100:743–754.
177. Muszbek L, Bagoly Z, Cairo A, Peyvandi F. Novel aspects of factor XIII deficiency. *Curr Opin Hematol.* 2011;18:366–372.
178. Chandler WL, Patel MA, Gravelle L, et al. Factor XIIIA and clot strength after cardiopulmonary bypass. *Blood Coagul Fibrinolysis.* 2001;12:101–108.
179. Gödje O, Haushofer M, Lamm P, Reichart B. The effect of factor XIII on bleeding in coronary surgery. *Thorac Cardiovasc Surg.* 1998;46:263–267.
180. Gödje O, Gallmeier U, Schelian M, et al. Coagulation factor XIII reduces postoperative bleeding after coronary surgery with extracorporeal circulation. *Thorac Cardiovasc Surg.* 2006;54:26–33.
181. Ternström L, Radulovic V, Karlsson M, et al. Plasma activity of individual coagulation factors, hemodilution and blood loss after cardiac surgery: a prospective observational study. *Thromb Res.* 2010;126:e128–e133.
182. Shainoff JR, Estafanous FG, Yared JP, et al. Low factor XIIIA levels are associated with increased blood loss after coronary artery bypass grafting. *J Thorac Cardiovasc Surg.* 1994;108:437–445.
183. Karkouti K, von Heymann C, Jespersen CM, et al. Efficacy and safety of recombinant factor XIII on reducing blood transfusions in cardiac surgery: a randomized, placebo-controlled, multicenter clinical trial. *J Thorac Cardiovasc Surg.* 2013;146:927–939.
184. Levy JH, Tanaka KA, Dietrich W. Perioperative hemostatic management of patients treated with vitamin K antagonists. *Anesthesiology.* 2008;109:918–926.
185. Goldstein JN, Refaai MA, Milling TJ Jr, et al. Four-factor prothrombin complex concentrate versus plasma for rapid vitamin K antagonist reversal in patients needing urgent surgical or invasive interventions: a phase 3b, open-label, non-inferiority, randomised trial. *Lancet.* 2015;385:2077–2087.

186. Tanaka KA, Mazzeffi M, Durila M. Role of prothrombin complex concentrate in perioperative coagulation therapy. *J Intensive Care*. 2014;2:60.
187. Lin DM, Murphy LS, Tran MH. Use of prothrombin complex concentrates and fibrinogen concentrates in the perioperative setting: a systematic review. *Transfus Med Rev*. 2013;27:91–104.
188. Vincent JL. Fluid resuscitation: colloids vs crystalloids. *Acta Clin Belg Suppl*. 2007;62(suppl 2):408–411.
189. Sakka SG. Resuscitation of hemorrhagic shock with normal saline versus lactated Ringer's: effects on oxygenation, extravascular lung water, and hemodynamics. *Crit Care*. 2009;13:128.
190. Jacob M, Bruegger D, Rehm M, et al. Contrasting effects of colloid and crystalloid resuscitation fluids on cardiac vascular permeability. *Anesthesiology*. 2006;104:1223–1231.
191. Grocott MP, Hamilton MA. Resuscitation fluids. *Vox Sang*. 2002;82:1–8.
192. Verheij J, van Lingen A, Raijmakers PG, et al. Effect of fluid loading with saline or colloids on pulmonary permeability, oedema and lung injury score after cardiac and major vascular surgery. *Br J Anaesth*. 2006;96:21–30.
193. Dieterich HJ. Recent developments in European colloid solutions. *J Trauma*. 2003;54(suppl 5): S26–S30.
194. Finfer S, Bellomo R, Boyce N, et al. A comparison of albumin and saline for fluid resuscitation in the intensive care unit. *N Engl J Med*. 2004;350:2247–2256.
195. Boldt J, Suttner S. Plasma substitutes. *Minerva Anestesiol*. 2005;71:741–758.
196. Fan E, Stewart TE. Albumin in critical care: SAFE, but worth its salt? *Crit Care*. 2004;8:297–299.
197. Vercueil A, Grocott MP, Mythen MG. Physiology, pharmacology, and rationale for colloid administration for the maintenance of effective hemodynamic stability in critically ill patients. *Transfus Med Rev*. 2005;19:93–109.
198. Roberts JS, Bratton SL. Colloid volume expanders. Problems, pitfalls and possibilities. *Drugs*. 1998;55:621–630.
199. Knutson JE, Deering JA, Hall FW, et al. Does intraoperative hetastarch administration increase blood loss and transfusion requirements after cardiac surgery? *Anesth Analg*. 2000;90:801–807.
200. Kheirabadi BS, Crissey JM, Deguzman R, et al. Effects of synthetic versus natural colloid resuscitation on inducing dilutional coagulopathy and increasing hemorrhage in rabbits. *J Trauma*. 2008;64:1218–1228, discussion 1228–1229.
201. Lang K, Boldt J, Suttner S, et al. Colloids versus crystalloids and tissue oxygen tension in patients undergoing major abdominal surgery. *Anesth Analg*. 2001;93:405–409.
202. Russell JA, Navickis RJ, Wilkes MM. Albumin versus crystalloid for pump priming in cardiac surgery: meta-analysis of controlled trials. *J Cardiothorac Vasc Anesth*. 2004;18:429–437.
203. Jahr JS, Walker V, Manoochehri K. Blood substitutes as pharmacotherapies in clinical practice. *Curr Opin Anaesthesiol*. 2007;20:325–330.
204. Kim HW, Greenburg AG. Artificial oxygen carriers as red blood cell substitutes: a selected review and current status. *Artif Organs*. 2004;28:813–828.
205. Napolitano LM. Hemoglobin-based oxygen carriers: first, second or third generation? Human or bovine? Where are we now? *Crit Care Clin*. 2009;25:279–301.
206. Winslow RM. Current status of oxygen carriers ('blood substitutes'): 2006. *Vox Sang*. 2006;91: 102–110.
207. Winslow RM. Cell-free oxygen carriers: scientific foundations, clinical development, and new directions. *Biochim Biophys Acta*. 2008;1784:1382–1386.
208. Yu B, Bloch KD, Zapol WM. Hemoglobin-based red blood cell substitutes and nitric oxide. *Trends Cardiovasc Med*. 2009;19:103–107.
209. Raat NJ, Liu JF, Doyle MP, et al. Effects of recombinant-hemoglobin solutions rHb2.0 and rHb1.1 on blood pressure, intestinal blood flow, and gut oxygenation in a rat model of hemorrhagic shock. *J Lab Clin Med*. 2005;145:21–32.
210. Hermann J, Corso C, Messmer KF. Resuscitation with recombinant hemoglobin rHb2.0 in a rodent model of hemorrhagic shock. *Anesthesiology*. 2007;107:273–280.
211. Estep T, Bucci E, Farmer M, et al. Basic science focus on blood substitutes: a summary of the NHLBI Division of Blood Diseases and Resources Working Group Workshop, March 1, 2006. *Transfusion*. 2008;48:776–782.
212. Campbell JA, Holt DW, Shostrom VK, et al. Influence of intraoperative fluid volume on cardiopulmonary bypass hematocrit and blood transfusions in coronary artery bypass surgery. *J Extra Corpor Technol*. 2008;40:99–108.
213. Pappalardo F, Corno C, Franco A, et al. Reduction of hemodilution in small adults undergoing open heart surgery: a prospective, randomized trial. *Perfusion*. 2007;22:317–322.
214. Fang WC, Helm RE, Krieger KH, et al. Impact of minimum hematocrit during cardiopulmonary bypass on mortality in patients undergoing coronary artery surgery. *Circulation*. 1997;96(suppl 9): II-194–II-199.
215. Habib RH, Zacharias A, Schwann TA, et al. Role of hemodilutional anemia and transfusion during cardiopulmonary bypass in renal injury after coronary revascularization: implications on operative outcome. *Crit Care Med*. 2005;33:1749–1756.
216. Ranucci M, Biagioli B, Scolletta S, et al. Lowest hematocrit on cardiopulmonary bypass impairs the outcome in coronary surgery: an Italian Multicenter Study from the National Cardioanesthesia Database. *Tex Heart Inst J*. 2006;33:300–305.
217. Swaminathan M, Phillips-Bute BG, Conlon PJ, et al. The association of lowest hematocrit during cardiopulmonary bypass with acute renal injury after coronary artery bypass surgery. *Ann Thorac Surg*. 2003;76:784–791, discussion 792.
218. Karkouti K, Beattie WS, Wijeysundera DN, et al. Hemodilution during cardiopulmonary bypass is an independent risk factor for acute renal failure in adult cardiac surgery. *J Thorac Cardiovasc Surg*. 2005;129:391–400.
219. Jonas RA, Wypij D, Roth SJ, et al. The influence of hemodilution on outcome after hypothermic cardiopulmonary bypass: results of a randomized trial in infants. *J Thorac Cardiovasc Surg*. 2003;126:1765–1774.
220. Loor G, Li L, Sabic JF 3rd, et al. Nadir hematocrit during cardiopulmonary bypass: end-organ dysfunction and mortality. *J Thorac Cardiovasc Surg*. 2012;144:654–662.e4.
221. Loor G, Rajeswaran J, Li L, et al. The least of 3 evils: exposure to red blood cell transfusion, anemia, or both? *J Thorac Cardiovasc Surg*. 2013;146:1480–1487.
222. DeFoe GR, Ross CS, Olmstead EM, et al. Lowest hematocrit on bypass and adverse outcomes associated with coronary artery bypass grafting. Northern New England Cardiovascular Disease Study Group. *Ann Thorac Surg*. 2001;71:769–776.
223. Huybregts RA, de Vroege R, Jansen EK, et al. The association of hemodilution and transfusion of red blood cells with biochemical markers of splanchnic and renal injury during cardiopulmonary bypass. *Anesth Analg*. 2009;109:331–339.
224. von Heymann C, Sander M, Foer A, et al. The impact of an hematocrit of 20% during normothermic cardiopulmonary bypass for elective low risk coronary artery bypass graft surgery on oxygen delivery and clinical outcome—a randomized controlled study [ISRCTN35655335]. *Crit Care*. 2006;10:R58.
225. Berger K, Sander M, Spies CD, et al. Profound haemodilution during normothermic cardiopulmonary bypass influences neither gastrointestinal permeability nor cytokine release in coronary artery bypass graft surgery. *Br J Anaesth*. 2009;103:511–517.
226. Orlov D, O'Farrell R, McCluskey SA, et al. The clinical utility of an index of global oxygenation for guiding red blood cell transfusion in cardiac surgery. *Transfusion*. 2009;49:682–688.
227. Qian F, Osler TM, Eaton MP, et al. Variation of blood transfusion in patients undergoing major noncardiac surgery. *Ann Surg*. 2013;257:266–278.
228. Bennett-Guerrero E, Zhao Y, O'Brien SM, et al. Variation in use of blood transfusion in coronary artery bypass graft surgery. *JAMA*. 2010;304:1568–1575.
229. Koch CG. Tolerating anemia: taking aim at the right target before pulling the transfusion trigger. *Transfusion*. 2014;54(10 Pt 2):2595–2597.

输血和凝血功能障碍

BRUCE D. SPIESS, MD, FAHA | SARAH ARMOUR, MD | JAY HORROW, MD, FAHA | JOEL A. KAPLAN, MD, CPE, FACC

要 点

1. 可简单地把凝血理解为发生在组织损伤部位的一系列生物学活动,包括启动、加速、控制和溶解。
2. 止血过程是机体防御系统的一部分,凝血过程中的蛋白质反应在炎症信号转导中起重要作用。
3. 凝血酶是最重要的凝血调节剂,与多种凝血因子、血小板、组织纤溶酶原激活剂、前列环素、一氧化氮和各种白细胞发生相互作用。
4. 构成凝血途径的丝氨酸蛋白酶与丝氨酸蛋白酶抑制物之间相互平衡制约。抗凝血酶是最重要的凝血抑制物,其他具有抗凝血酶作用的物质包括肝素辅因子Ⅱ和 α_1 抗胰蛋白酶。
5. 血小板在凝血过程中的作用最为复杂,抗血小板药物是重要的治疗药物。
6. 肝素通过抗凝血酶发挥抗凝作用。肝素不是体外循环中理想的抗凝药,正在积极寻求新的抗凝药来替代肝素。
7. 鱼精蛋白可能有很多不利影响。理想情况下,新的抗凝药不需要鱼精蛋白等有毒物质来逆转。
8. 心脏手术过程中常使用抗纤溶药物,如 ε-氨基己酸和氨甲环酸。
9. 重组因子Ⅶa 在心脏手术期间用于止血,但并非标准的"救援药",它也可促使形成血栓,可作为非标准性药物使用。
10. 应尽一切努力避免在常规心脏手术中输入库存的血液制品。许多情况下,可以做到无失血手术。已经表明,患者的血液管理,包括减少凝血前兆的发生,具有一定的成效,并且比常规措施有更好的效果。
11. 输血风险的认识已从病毒传播转向输血相关急性肺损伤(transfusion-related acute lung injury, TRALI)和免疫抑制。那些接受同种异体血液的患者围手术期的严重感染率可明显增加(每单位输血量增加约 16%)。
12. 采用多学科血液管理策略的心脏中心改善了患者的预后并降低了成本。这些策略包括慎重应用凝血药物及相关产品。
13. 全血黏弹性测试结合血小板计数和纤维蛋白原浓度测定对指导凝血治疗有应用价值。医疗机构在管理出血患者的过程中,如团队已经讨论并创建了可接受的规范时,所有的监测都是有效的。
14. 新纯化的人血白蛋白辅料正在取代新鲜冷冻血浆(fresh frozen plasma, FFP),含有四因子的凝血酶原复合浓缩物(prothrombin complex concentrate, PCC)和人冻干纤维蛋白原可替代冷沉淀。

在体外循环下进行心脏和大血管手术时,凝血和出血显得尤为重要。本章首先描述了从凝血病理生理学开始的有关心脏手术止血的深度和广度的认识,其次描述了肝素和鱼精蛋白的药理学作用,最后将该背景知识应用于出血患者的治疗。第 19 章中已经介绍了凝血监测,在第 34 章中进一步讨论了血液流体力学和血液管理。然而,本章将指出在某些情况下监测如何有助于凝血管理决策。

止血概述

除非大型血管闭合,否则血液不能凝结止血。任何大于 50μm 的血管结构都不能收缩到足以使血小板和蛋白质发挥作用。精湛的手术技能是减少术后出血/输血要求的最重要因素。有些医疗中心的外科医生不仅手术速度快,而且愿意花费额外的几分钟时间详细止血来控制失血,这将会得到更好的结果。

止血过程需要无数生物因素的参与(框 35.1)。本节将其分成 4 个主题描述以便于理解:凝血因子、血小板功能、血管内皮细胞和纤溶。读者必须认识到这是为了简化学习,而且在生物学中,激活会产生许多(高达 800 种)反应和控制机制,所有反应都是同时进行的。血小板、内皮细胞和激活或失活凝血的蛋白质间的相互作用是高度缓冲和控制的过程。将凝血想象成在组织损伤部位发生的生物活动波可能比较容易理解(图 35.1)[1]。虽然凝血本身有子成分,但导致止血的损伤/控制分 4 部分:启动、加速、控制和溶解(再通/纤溶)。启动阶段从组织损伤开始,实际开始于内皮细胞损伤或功能障碍。启动阶段导致血小板聚集以及蛋白激活;两者几乎同时发生,并且彼此反馈。血小板黏附引发激活或加速阶段,从而将许多细胞聚集到受伤部位;形成大量细胞/蛋白质信息级联。随着活化阶段上升到一组爆炸反应中,逆反应会被分离出来,从而控制蛋白阻止反应。可以将这些控制机制比喻成类似于核反应堆。除非插入控制棒[例如,血栓调节蛋白,蛋白 C 和 S,以及组织纤溶酶原激活物(tissue plasminogen activator, t-PA)]以阻止反应扩散,否则活化阶段将继续增长并控制整个机体。周围的正常血管内皮与干扰(缺血)内皮的作用极不相同。最终,控制反应压倒加速反应,溶解开始发挥作用。图 35.1 中的图表显示溶解是一个相对较快的过程,但可

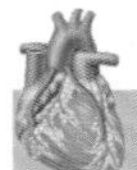

框 35.1 止血成分

- 凝血因子激活
- 血小板功能
- 血管内皮
- 纤溶和凝血调节

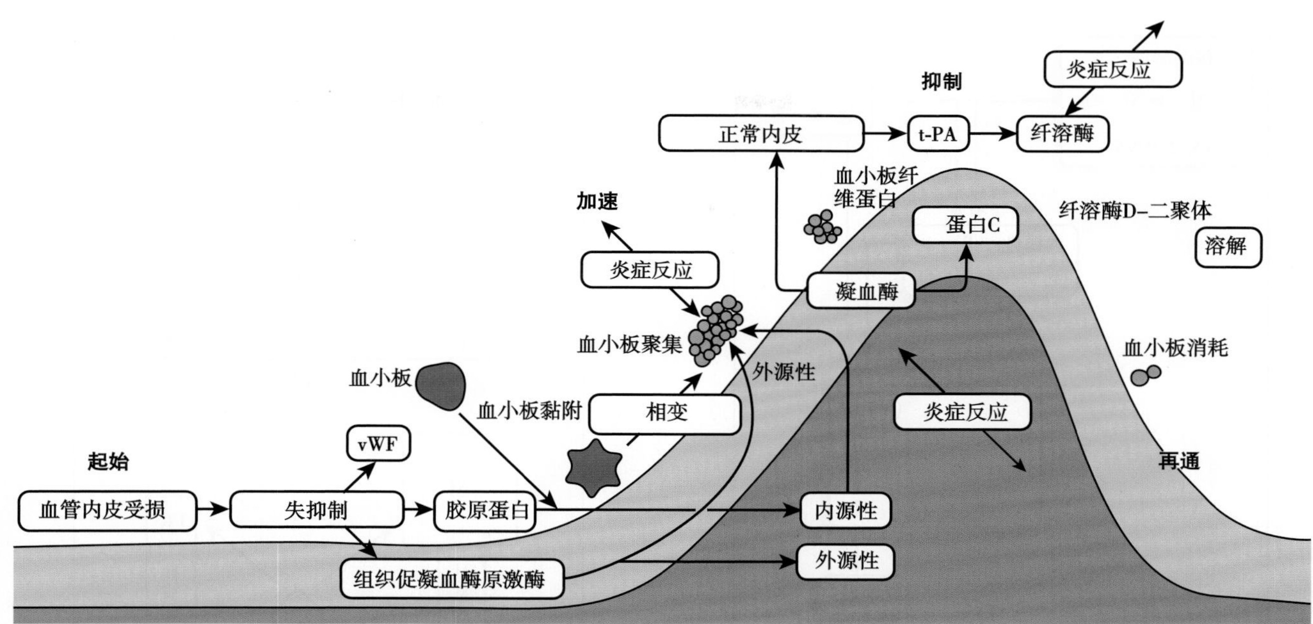

图 35.1 凝血活动在组织损伤部位呈现为正弦波形态。它经历 4 个阶段:起始、加速、抑制和溶解/再通。t-PA,组织纤溶酶原激活剂;vWF,血管性血友病因子。(*Redrawn from Spiess BD. Coagulation function and monitoring. In*:*Lichtor JL ed.* Atlas of Clinical Anesthesia. *Philadelphia*:*Current Medicine*;*1996.*)

能需要 24 小时至数天才能发挥其全部作用。一个关键的概念是止血是机体功能的一部分:炎症。大多数控制凝血的蛋白质反应在发送导致其他愈合机制的炎症信号中起到重要作用。本书是为了研究这些相互作用而编写的。毫无疑问,当每种活化凝血蛋白和细胞系被认为进入炎症上调过程时,体外循环(cardiopulmonary bypas,CPB)具有深远的炎症效应。

在心脏手术期间,内皮细胞(局部和全身)受到干扰[2]。冠状动脉在心脏停搏期内部分或完全缺血(灌注 CPB 现在比较少见)。鲜为人知的是高浓度的钾对内皮细胞危害特别大。因此,缺血/再灌注损伤是使用 CPB 的每个心脏手术病例的常态[3]。全身缺血和再灌注发生在每个毛细血管床,因为微量空气、血栓和脂肪栓是 CPB 的副产品(见第 31~35 和 40 章)[4]。通过阻断微循环输入红细胞产物很可能导致缺血/再灌注损伤。输血已被证明是通过红细胞膜微粒在血库储存过程中释放,引起内皮细胞的高反应性[4]。此外,输入功能失调的红细胞可能会堵塞微循环而导致内皮细胞功能障碍。

CPB 期间凝血蛋白和血小板均经过血液稀释和消耗。血小板通过各种手段被激活/抑制。心脏手术中的凝血功能障碍已经研究了 60 多年。不幸的是,当患者在手术室或重症监护室(intensive care unit,ICU)出血时,没有较好的方法来快速找出病因。而且,干预措施有限;然而,受过训练的计划(算法驱动的输血/凝血干预)的确减少了不必要的输血和出血导致的并发症。

蛋白凝血活化

凝血途径

凝血因子参与一系列激活和反馈抑制反应,最终形成不溶性血凝块[5]。血凝块是血小板与血小板相互作用的总和,导致血栓形成(早期的作用是止血)。通过最终的不溶性纤维蛋白使血小板彼此交联形成稳定的血凝块。血凝块不仅仅是蛋白质的活化而导致更多的蛋白质沉积。通过对凝血蛋白和凝结试验(凝血酶原时间和活化凝血酶时间)发现,临床医师对凝血的认识已经形成。正是由于凝血级联的教学和监测技术,开始了输血治疗。传统教育的凝血方式(单独的蛋白级联)并不是生物学上的凝血方式。

除少数例外,凝血因子是肝脏合成的糖蛋白(glycoproteins,GPs),以非活性分子(称为酶原)形式循环。因子的激活按顺序进行,每个因子作为序列中先前因子催化的酶促反应中的底物。因此该反应序列经典地被称为级联或瀑布效应。多肽片段的分割通常通过产生暴露活性位点蛋白质的变化将酶失活变为活性酶。这种活性形式被称为丝氨酸蛋白酶,因为其蛋白质分解活性的活性位点是丝氨酸氨基酸残基。许多反应需要钙离子(Ca^{2+})和磷脂表面(血小板磷脂酰丝氨酸)。磷脂通常出现在活化的血小板或内皮细胞的表面上,偶尔也出现在白细胞表面上。由此可以肯定,它们之间的接触,使得反应速率与酶在溶液中保留时所测量的速度相比显著增加(高达 300 000 倍)。这些因素构成了 4 个相互关联的任意群体(图 35.2):接触激活、内在的、外在的和共同的途径。它们在历史上被人类在秩序的需求上贴上了标签。在生物学中,它们都是高度相互作用的,同时发生在细胞表面,并且具有交叉反应的反馈循环。从多个方面观察凝结级联时,无法看到某些反应的流向或哪个是主要反应。

接触激活

因子Ⅻ、高分子量激肽原(high-molecular-weight kininogen,HMWK)、激肽释放酶原(prekallikrein,PK)和因子Ⅺ形成接触或表面活化组。激活因子Ⅻ的体内事件仍未得到证实,这似乎是为了识别异物表面而建立的。临床医生知道与离子电荷表面的体外接触会激活因子Ⅻ。由于因子Ⅻ在负电荷下经历形状变化而自动活化,因此体外凝血试验使用玻璃、二氧

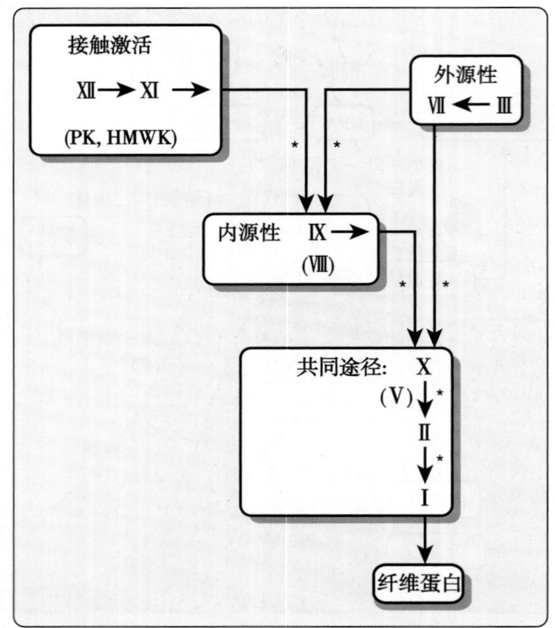

图 35.2 凝血蛋白活化序列的描述。星号表示钙离子的参与。HMWK,高分子量激肽原;PK,激肽释放酶原

化硅、高岭土和其他含表面负电荷的化合物(见第 19 章)。内皮细胞的多糖蛋白质复合物对凝血蛋白具有排斥电荷。因子Ⅻ激活的一种潜在的体内机制是内皮细胞层的破坏,暴露潜在的负电荷胶原蛋白基质。活化的血小板还在其膜表面上提供负电荷。HMWK 将其他表面活化分子 PK 和因子Ⅺ锚定到损伤的内皮或活化的血小板上。因子Ⅻa 切割因子Ⅺ,形成因子Ⅺa 和 PK,形成激肽释放酶。图 35.3 描述了表面活化的事件。

该系统链接到补体级联和纤溶过程。激肽释放酶将 HMWK 转化为激活补体蛋白的缓激肽。激肽释放酶也可将纤溶酶原转化为纤溶酶(见后文)。后一种功能非常弱,而且在体内意义不明。

从历史上来看,将心脏手术的所有凝血异常归因于激活接触系统是相当吸引人的。这似乎是 CPB 凝血功能障碍的清楚解释。电路通常由具有负电荷表面的聚氯乙烯制成。今天,已知接触激活在整个 CPB 凝血功能障碍方案中的作用实际上非常小。值得注意的是,完全缺失因子Ⅻ的患者确实没有发生过量出血,并且他们在 CPB 后也没有特别的微血管出血。因此人类进化中因子Ⅻ的存在与否似乎并不是生存的关键。还应该揭示表面活化机制不是 CPB 出血/消耗性凝血病背后的原因。

内在系统

内在激活形成了来自表面活化产物的因子Ⅺa。因子Ⅺa 分解因子Ⅸ形成因子Ⅸa,在该过程中需要 Ca^{2+} 参与。然后因子Ⅸa 在 Ca^{2+}、磷脂表面(血小板-磷脂酰丝氨酸)和 GP 因子Ⅷa 的帮助下激活因子Ⅹ。图 35.4 显示因子Ⅹ激活的格式化版本。请注意磷脂和 GP 辅因子位于血小板表面。

外在系统

因子Ⅹ的激活可以独立于因子Ⅻ,通过被认为是脉管系统外部因素(因此而得名)的物质进行。这是具有历史意义

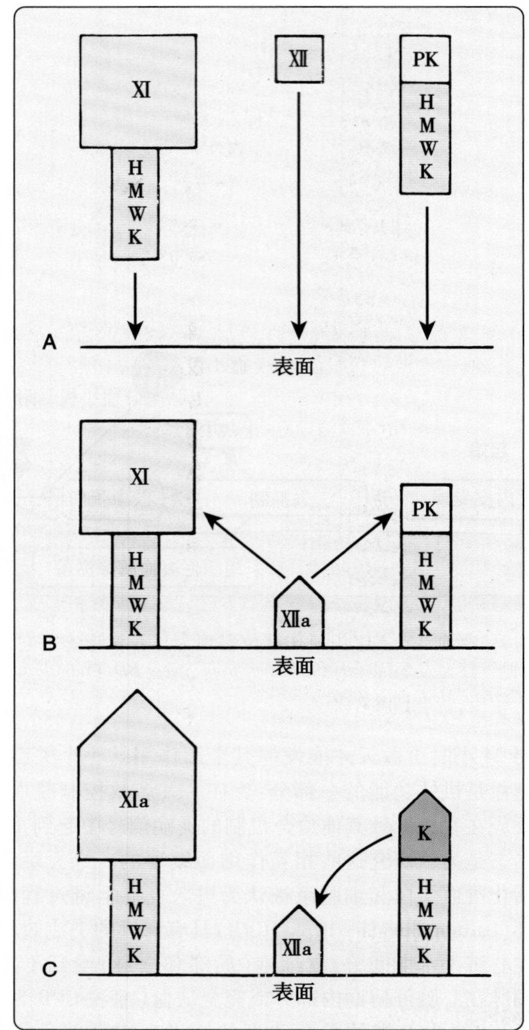

图 35.3 (A~C)接触因子Ⅻ、Ⅺ和激肽释放酶原(PK)的活化。辅助因子高分子量激肽原(HMWK)将因子Ⅺ和 PK 结合至内皮表面。激肽释放酶(K)扩增因子Ⅻ活化。(*From Colman RW, Marder VJ, Salzman EW, Hirsh J. Overview of hemostasis. In: Colman RW, Hirsh J, Marder VJ, Salzman EW, eds.* Hemostasis and Thrombosis. *3rd ed. Philadelphia: JB Lippincott; 1994: 3.*)

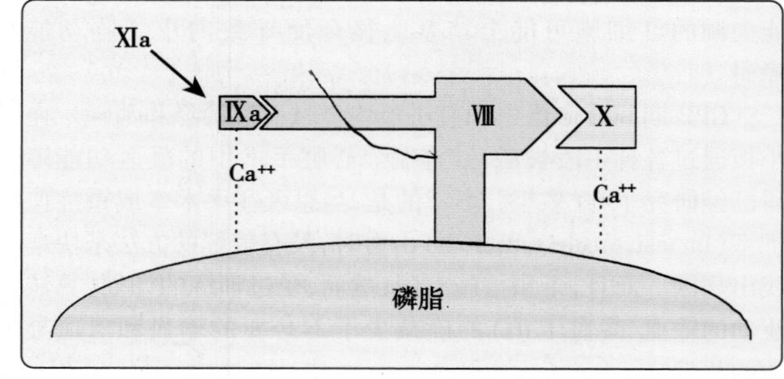

图 35.4 因子Ⅷ促进因子Ⅸ激活因子Ⅹ。钙将分子束缚在磷脂表面。(*From Horrow JC: Desmopressin and antifibrinolytics.* Int Anesthesiol Clin. *1990; 28: 230.*)

的,因为今天已知组织因子的表达实际上是内皮细胞中的高度调控事件。任何数量的内皮细胞损伤都可能导致内皮细胞产生组织因子[3-10]。静息状态下,内皮细胞是抗血栓形成的。

然而，缺血再灌注、脓毒症或细胞因子（特别是白细胞介素 IL-6）和内皮细胞将刺激其产生细胞内核因子-κB 并发送信息产生组织因子产生的信使 RNA[6]。可以快速发生，静息内皮细胞可以转化出大量的组织因子。目前广泛认为组织因子的激活是驱动心脏手术后凝血异常而非接触激活的原因[7,8]。在某些组织中，血管外的细胞含有大量组织因子。当细胞被破坏/破裂时，这些因子被释放。凝血活酶也称为组织因子，从组织释放到血管中，作为因子Ⅶ对因子Ⅹ的初始活化辅助因子。因子Ⅶ和Ⅹ在血小板磷脂和 Ca^{2+} 的帮助下相互激活，从而迅速产生因子Ⅹa（因子Ⅶa 也激活因子Ⅸ，从而连接外在和内在通路）。

凝血激酶跨越血管外细胞膜，其细胞外部分可用于结合因子Ⅶa。细胞因子（特别是肿瘤坏死因子-α 和 IL-6）和内毒素可刺激其在内皮细胞上的表达[9,10]。凝血活酶将凝血因子Ⅶa 锚定在细胞表面，从而促进因子Ⅹ的活化。可用因子Ⅴa 的量似乎对于正常凝血级联的功能是非常重要的。

常见的途径

以膜磷脂（磷脂酰丝氨酸）作为催化剂位点，Ca^{2+} 作为配体，以因子Ⅴa 作为辅因子，因子Ⅹa 将凝血酶原（因子Ⅱ）分裂成凝血酶（因子Ⅱa）。因子Ⅹa、Ⅴa 和 Ca^{2+} 的组合被称为凝血酶原酶复合物-关键步骤。因子Ⅹa 通过 Ca^{2+} 锚定到膜表面（血小板）。Ⅴa 紧挨着它，引发复合物的重排，极大地加速底物凝血酶原的结合。最有可能的是，由前一反应形成的因子Ⅹa 沿着膜引导至下一个反应步骤而不从膜上分离。

图 35.5 描述了从凝血酶前体凝血酶原形成凝血酶的步骤。副产物 F1.2 作为凝血酶原激活的血浆标志物。另一种方案产生不同的物种，凝血酶原，更特异性地涉及凝血抑制剂的活化[11]。

凝血酶裂解纤维蛋白原分子以形成可溶性纤维蛋白单体合称为纤维蛋白肽 A 和 B 的多肽片段。纤维蛋白单体缔合形成可溶性纤维蛋白基质。由凝血酶激活的因子ⅩⅢ将这些纤维蛋白链交联形成不溶性凝块。心脏手术后发现，因子ⅩⅢ水平较低的患者出血更多[11,12]。

维生素 K

依赖于维生素 K 且需要钙参与的因子（Ⅱ，Ⅶ，Ⅸ，Ⅹ）加入 9 和 12γ-羧基添加到其氨基末端附近的谷氨酸残基上。钙将带负电荷的羧基限制在磷脂表面（血小板）上，从而促进分子间的相互作用。一些抑制性蛋白质也依赖于维生素 K（蛋白质 C 和 S）的功能完成。

调节凝血途径

凝血酶是最重要的凝血调节剂，它在整个凝血因子途径中发挥普遍影响。它激活因子Ⅴ、Ⅷ和ⅩⅢ；将纤维蛋白原分解为纤维素；刺激血小板募集，产生白细胞和单核细胞的趋化性；从内皮细胞释放 t-PA，前列环素和一氧化氮；从巨噬细胞释放 IL-1；并与血栓调节蛋白一起激活蛋白 C，这种物质会使因子Ⅴa 和Ⅷa 失活[12]。注意最后一种作用的负反馈（图 35.6）。凝血功能真正集中于凝血酶以达到促进剂的效果。血小板、组织因子和接触激活全部是相互作用的并且通过内皮表面的租借或通过内皮凝血控制的丧失而被激活。血小板黏附于损伤部位，并反过来被激活，导致其他血小板的隔离。正是所有这些因素相互作用，最终产生了临界质量的反应细

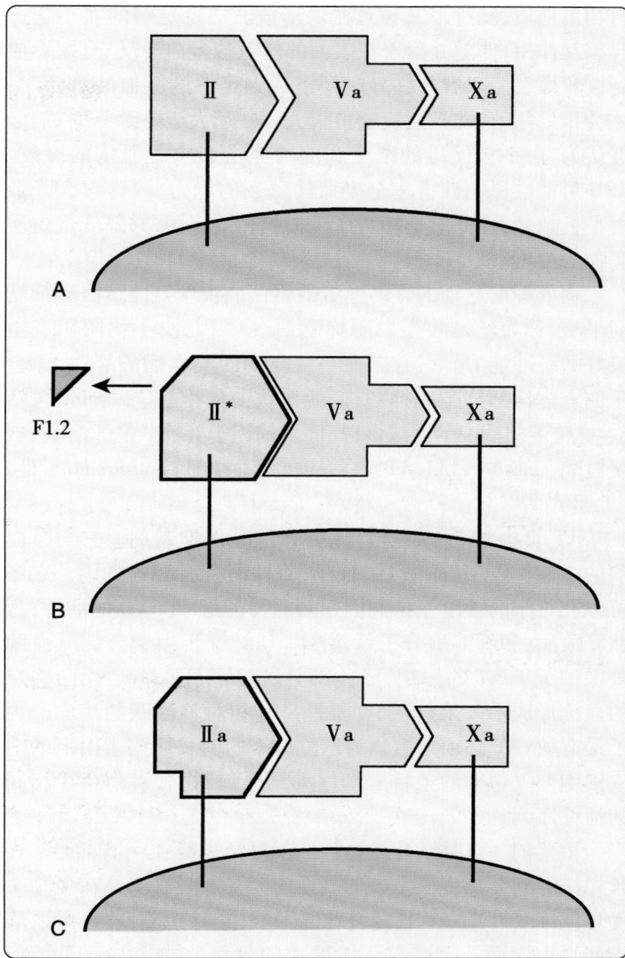

图 35.5 因子Ⅹa 对凝血酶原的激活以多步方式进行。（A）在磷脂表面，凝血酶原复合物由凝血酶原（因子Ⅱ）、因子Ⅹa 和因子Ⅴa 组成。（B）第一步激活过程中，凝血酶原片段 F1.2 从凝血酶原中分离出来形成凝血酶前因子（因子Ⅱ*）。（C）凝血酶原的分子重排产生凝血酶

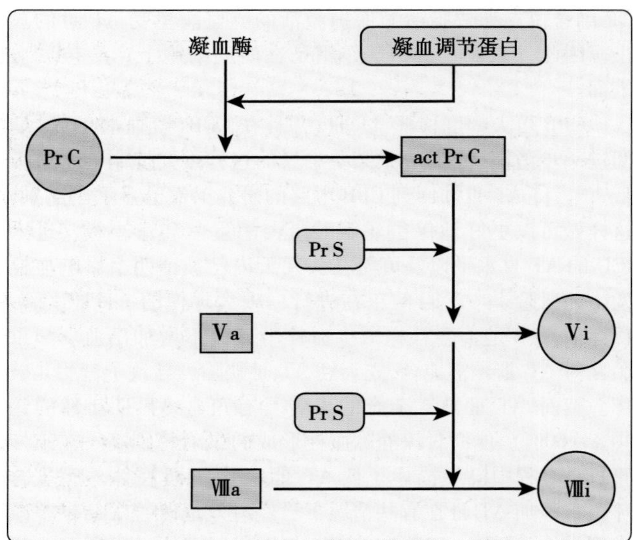

图 35.6 蛋白 C 对凝血的调节作用。来自内皮细胞的凝血调节蛋白加速了蛋白 C（Pr C）的凝血激活。在蛋白 S（Pr S）的存在下，活化的蛋白 C[（act Pr C）a]使因子Ⅴ和Ⅷ失活。蛋白质 C 和蛋白质 S 是维生素 K 依赖蛋白

胞和蛋白质，反过来又导致血块形成。一旦足够的血小板一起相互作用，伴随并附着在表面的丝氨酸蛋白酶反应，则形成凝血酶爆发。只有在临界时间点遇到足够的凝血酶激活时，才会超过阈值，并且反应变得很大——远大于各部分的总和。据认为，血小板反应的浓度和能力完全影响凝血酶的爆发。CPB 可能会影响获得完全凝血酶爆发的能力，因为它会降低血小板数量，降低血小板与血小板的相互作用，并降低蛋白质底物的浓度。

构成凝血途径的许多丝氨酸蛋白酶被丝氨酸蛋白酶抑制剂平衡，称为丝氨酸蛋白酶抑制剂[13]。因此，生物阴阳产生极好的缓冲能力。只有当血小板驱动的凝血酶破裂时，才会压倒人体局部抗凝或抑制剂，使血块向前推进。Serpins 包括 α_1-抗胰蛋白酶、α_2-巨球蛋白、肝素辅因子Ⅱ、α_2-抗纤溶酶、抗凝血酶[antithrombin，AT；也称为抗凝血酶Ⅲ（antithrombin Ⅲ，AT Ⅲ）]等。

AT Ⅲ构成最有效且广泛分布的凝血抑制剂。它与凝血酶的活性位点（丝氨酸）结合，从而抑制凝血酶的作用。它还可以在很小的程度上抑制因子Ⅻa、Ⅺa、Ⅸa 和Ⅹa 的活性；激肽释放酶；和纤溶酶分子纤溶酶。与纤维蛋白结合的凝血酶被保护免于 AT 的作用，因此部分解释了肝素在治疗已确定的血栓形成中效果差。AT Ⅲ是一种相对不活跃的酶原。为了最有效，AT 必须与被称为乙酰肝素的糖胺聚糖表面上的内皮细胞壁上包含的独特五糖序列结合；药物肝素中存在相同的活性序列。

重要的一点是活化的 AT Ⅲ仅对游离凝血酶有活性（AT Ⅲ无法看到纤维蛋白结合的凝血酶）[14]。凝血酶原在血浆中循环但不受肝素-AT Ⅲ复合物的影响；它只是凝血酶，凝血酶不能自由流通。大多数活性形式的凝血酶或者与血小板的 GP 结合位点结合，或者结合在纤维蛋白基质中。当血液被放入试管并形成凝块时[如在活化凝血时间（activated clotting time，ACT）中]，96% 的凝血酶尚未产生。大多数凝血酶生成在血小板表面和血凝块保留的纤维蛋白原上。血小板通过其 GP 结合位点和磷脂褶皱保护激活的凝血酶免受 AT Ⅲ的攻击。因此，AT Ⅲ的生物学作用是在内皮细胞上产生抗凝血表面。

CPB 可大幅度稀释 AT Ⅲ，并且在 CPB（凝血酶生成）期间进一步消耗 AT Ⅲ导致某些患者的这种重要抑制剂水平极低[15]。将 AT Ⅲ加回到 CPB 电路的研究工作已显示出前景，这样做可以更好地保留丝氨酸蛋白酶蛋白和血小板。进入 ICU 的 AT Ⅲ水平以及可能在头几天内已被证明会影响血栓发生的风险[15-17]。目前正在进行一项大规模的 AT Ⅲ试验，以评估 CPB 是否会补充减少血栓事件而不增加出血。如果胎儿对 AT Ⅲ异常纯合，先天性 AT Ⅲ缺陷可导致子宫胎儿破坏。然而，AT Ⅲ异常杂合的患者具有正常 AT Ⅲ活性的约 40%～60%。他们对深静脉血栓形成的风险特别高。在体外膜氧合过程中已经描述了低 AT Ⅲ水平，并且在体外膜氧合环路中添加 AT Ⅲ在有些情况下已经有效地改善了结果并减少了出血[18]。在 CPB 患者中不是有用的因为只进行了小规模的试验，但这些结果令人鼓舞，并且正在进行一项更大规模的试验[19,20]。人体 AT Ⅲ浓缩物（从多个血浆供体收集并巴氏杀菌）和药用工程山羊奶生产的 AT Ⅲ（与人 AT Ⅲ略有不同的结构）可商购。

一旦被激活，肝素辅因子Ⅱ也会抑制凝血酶。虽然大剂量的肝素激活肝素辅因子Ⅱ，但内皮细胞表面的皮肤素能更有效地激活它，表明皮肤素作为肝素的替代药物[21]。目前在美国尚不能使用硫酸皮肤素。

另一个丝氨酸蛋白酶 C 降解因子Ⅹ和Ⅷa。像其他维生素 K 依赖性因子一样，它需要 Ca^{2+} 结合磷脂。其辅因子，称为蛋白质 S，也表现出维生素 K 依赖性。C 蛋白的遗传变异体活性较低，导致深静脉血栓形成和肺栓塞的风险增加。当内皮细胞释放血栓调节蛋白时，凝血酶会加速其蛋白 C 的活化 20 000 倍[22]（见图 35.6）。活化的蛋白 C 还通过反馈环向内皮细胞促进纤溶，释放 t-PA[23]。

通过组织因子途径抑制剂（factor pathway inhibitor，TFPI）（一种与血浆中的脂蛋白结合的糖基化蛋白[24]）调节凝血途径的外源性肽体。TFPI 不是丝氨酸蛋白酶抑制剂。它损害了因子Ⅶa-组织因子复合物对因子Ⅹ激活的催化。血管内皮和血小板似乎都能产生 TFPI[25,26]。肝素能从内皮释放 TFPI，使 TFPI 血浆浓度增加 6 倍，这应该被认为是肝素作为抗凝剂差的生物学指标。TFPI 未在常规凝血测试中进行测试。可能某些具有 TFPI 类型或具有非常大量循环 TFPI 的个体在心脏手术后可能面临严重的不良出血风险[27-32]。这一领域目前刚刚开始进行试验，无论是 TFPI 是否有异常出血以及其遗传变异是否有异常出血或血栓形成。

血管性血友病因子（von Willebrand factor，vWF）是一种由二硫键解联糖基化肽组成的大分子，与血浆中的因子Ⅷ结合，保护其免受蛋白水解酶的损伤。它以卷曲的无活性形式在血浆中循环[33]。内皮的破坏允许从血浆中结合 vWF 或允许从组织和内皮细胞表达 vWF。一旦结合，vWF 展开至其全长并暴露分子中迄今为止的神秘域。这个 A-1 结构域对血小板 GP 具有很高的亲和力。最初，vWF 附着于糖蛋白Ⅰα（glycoprotein Ⅰα，GPⅠα）血小板受体，减慢血小板向血流剪切力的前进运动。剪切力是血小板的激活剂。随着血小板沿内皮刷状缘向前运动减慢（由于 vWF 附着），剪切力实际上增加；因此 vWF 与 GP1 的结合起到为各个血小板提供反馈回路的作用，进一步激活它们。vWF 的激活及其与血小板的连接不足以将血小板与内皮结合，但它产生了膜信号，允许其他 GPs、GPⅠb 和 GPⅡb/Ⅲa 的早期形状改变和表达。然后，二级 GPⅠb 结合连接到附近的其他 vWF，结合血小板并开始激活序列。它通过与 GPⅠb 血小板受体结合将正常血小板桥接到损伤的内皮下层。随后的血小板形状改变然后释放凝血噁烷、β-血球蛋白和 5-羟色胺，并且暴露结合纤维蛋白原的 GPⅡb/Ⅲa。

缺乏状态

凝血蛋白的量减少可能是遗传或获得的。依次考虑凝血途径各部分的缺乏。表 35.1 总结了凝血因子及其激活者，以及缺乏时的替代品。

接触激活

尽管可能发生因子Ⅻ、PK 和 HMWK 量的降低，但没有临床后遗症。因子Ⅺ的常染色体显性缺陷非常少见[34]。然而，其在德系犹太人中的发病率高达 0.1%～0.3%[35]。这些患者大多数需要用新鲜冷冻血浆（FFP）替代因子进行手术。不

表 35.1 凝血途径蛋白、手术所需的最小量和替代品

因子	激活者	作用于	最少需要量	替代品	别名和注释
XIII	IIa	纤维蛋白	<5%	FFP,CRYO	纤维蛋白稳定因子;不是丝氨酸蛋白酶,而是一种酶
XII	内皮细胞	XI	无	无	接触因子;XIIa 因子增强激活
XI	XIIa	IX	15%~25%	FFP	血浆凝血活酶前体
X	VIIa 或IXa	II	10%~20%	FFP,9C	Stuart-Prower 因子;维生素 K 依赖
IX	VIIa 或XIa	X	25%~30%	FFP,9C,PCC	Christmas 因子;维生素 K 依赖
VIII	IIa	X	>30%	CRYO,8C,FFP	抗血友病因子;辅助因子;网状内皮系统合成
VII	Xa	X	10%~20%	FFP,PCC	血清凝血酶原转化催化剂;维生素 K 依赖
V	IIa	II	<25%	FFP	促凝血球蛋白原;辅因子;在网状内皮系统和肝脏合成
IV	—	—	—	—	钙离子;使 II、VII、IX、X 与磷脂结合
III	—	X	—	—	促凝血酶原激酶/组织因子;辅因子
II	Xa	I	20%~40%	FFP,PCC	凝血酶原;维生素 K 依赖
I	IIa	—	1g/L	CRYO,FFP	纤维蛋白原;活化产物为可溶性纤维蛋白
vWF	—	VIII	见VIII	CRYO,FFP	血管性血友病因子;内皮细胞合成

除非另有说明,所有凝血蛋白都是在肝脏中合成的。需注意的是没有VI因子。对于血管假性血友病因子,使用冷沉淀或新鲜冷冻血浆(FFP)可获得VIII因子的凝血活性>30%。8C,VIII因子浓缩物;9C,纯化的IX因子浓缩复合物;CRYO,冷沉淀;PCC,凝血酶原浓缩复合物。

会发生自发性出血,但可能在手术或创伤后出血增加。创伤或手术后因子XI浓度与出血量无直接关系,提示因子XI缺乏可通过激活血小板、因子IX和其他信号转导机制轻易克服。FFP 剂量为 10ml/kg(700ml 或大约 4U 的 FFP)将产生仅 20% 活性的目标浓度,并且通常给予那些罕见缺乏的患者。请注意,达到 20% 水平所需的 FFP 量可能会很好地稀释血小板和红细胞,并使复杂的心脏病患者进入血流超负荷状态。

内在系统

血友病在世界各地时有发生,发病率为 1/10 000。构成约 80%~85% 病例的血友病 A 起源于因子VIII活性降低。由于血小板功能保持正常,小切口和擦伤不会过度流血。关节和肌肉出血是由轻微创伤或看似自发的。呼吸道问题包括鼻出血和阻塞舌头出血。出血时间和凝血酶原时间(prothrombin time,PT)保持正常,而活化部分凝血活酶时间(activated partial thromboplastin time,aPTT)延长。加压素的合成类似物去氨加压素通过从内皮细胞释放 vWF 来增加因子VIII的活性,但严重 A 型血友病患者功能因子VIII过少,可使用 vWF[36]。大型外科手术需要使用 FFP、冷沉淀(冷冻)或凝血因子VIII浓缩物补充VIII因子功能活性至正常水平的 80% 以上[37]。目前首选凝血因子VIII方法。手术后,重复剂量使用应使VIII因子浓度维持在 30% 以上 2 周。目前的血浆来源的浓缩物是溶剂去污剂和热处理以除去脂质包被的病毒(人类免疫缺陷病毒,乙型肝炎,人类 T 淋巴细胞病毒)。然而,在历史上不是这样的,欧洲在艾滋病毒/获得性免疫缺陷综合征(艾滋病)危机的早期阶段,大多数感染艾滋病毒/艾滋病的血友病患者通过受污染的产品暴露于此,还有一种重组产品,但价格约为血浆来源的 3 倍。

因子IX缺乏表现为血友病 B,占所有血友病病例的 15%~20%。出现的症状与血友病 A 患者相同。没有研究证明去氨加压素的有效作用。凝血酶原复合物(因子IX)浓缩物将补充水平,但消耗性凝血功能障碍仍然是一种可能的并发症,源于活性凝血因子(主要是因子VIIa)在制备物中的存在[38]。纯化的因子IX浓缩物,一种血浆衍生的溶剂洗涤剂和热处理产品,目前构成了 B 型血友病患者的首选替代载体[39]。重组纯因子IX浓缩液将可供使用,但费用相当大(因子VIIa 现在也可用)。有经验的血液科医生进行协商可以帮助接受手术的血友病患者的治疗。

外在系统

因子VII缺乏的遗传是常染色体隐性遗传模式,发病率为 50 万。虽然VII因子缺乏症可能与血友病相似,但大多数情况下不存在临床出血,手术无须替换即可耐受。PT 升高,而 PTT 正常。必要时,使用 FFP 可将VII因子水平替换为正常的 10%~20% 即可。

常见的途径

无论是因子V还是因子X的缺乏,都是极为罕见的常染色体隐性遗传疾病,既增加了 PT 又增加了 PTT。X因子缺乏时出血时间正常,但三分之一的V因子缺乏患者出血时间延长[40]。凝血酶原复合物浓缩物(PCC)或 FFP 提供凝血酶原、凝血因子V和凝血因子X。凝血酶原和纤维蛋白原有许多遗传异常(多态性),具有不同的特征。包含 250mg 纤维蛋白原和 100U 因子VIII/10ml 袋的冷沉淀,以及 vWF 和因子XIII,可治疗遗传性或获得性纤维蛋白原病。许多凝血酶原和纤维蛋白原多态性与高凝状态有关,也许加速动脉粥样硬化而不是出血。因此,他们可能会在冠状动脉旁路移植(CABG)手术中看到,该手术可用作遗传性高凝血性患者的筛选过程。关于如何处理手术室中的这些案例尚未达成共识。

肝病

肝脏损害减少了因子II、VII和X的循环量,但因子IX的水平通常是正常的。因子V的下降是可变的。相比之下,因子VIII水平在急性肝炎中可以达到正常值的 5 倍。因子XIII、XII和XI及 HMWK 和 PK 则轻微下降。FFP 的输入将这些因素恢复到正常水平。肝病也导致 AT III和蛋白质 S 的产生减少。因此,凝血的缓冲能力被消除。激活的一个小的变化可能导致一个大的和弥漫性的全身事件,如消耗性凝血病。

华法林

这种维生素 K 拮抗剂的使用影响因子II、VII、IX和X以

及蛋白 C 和 S 的血浆水平[41]。蛋白 C 具有最短的半衰期，其次是因子Ⅶ(6 小时)、因子Ⅸ(24 小时)、因子Ⅹ(2 天)和因子Ⅱ(3 天)[42]。华法林治疗时大量的 PT 延长和一些 aPTT 延长。为了立即恢复凝血功能，过去已将 FFP 作为治疗标准。今天，建议使用 PCC(20~25μg/kg)或因子Ⅶa(20μg/kg)[42-44]。研究表明，这些产生立即逆转和凝血功能的正常化持续至少 24 小时。没有理由不能在 CPB 之前给予这些药物，或者甚至在 CPB 上完全肝素化之前给予这些药物。使用 PCC 不会逆转肝素的作用，也不会使患者内在地过度凝固。因此，如果 INR 延长的患者进入手术室并且一直服用华法林直到手术，可以立即逆转，并且在 CPB 之前的切开阶段可以减少失血。医生似乎担心给予 PCC，但它本身不会使患者本质上过度凝固。可用的 4 种蛋白质 PCC 的含量见表 34.3。这些药物在欧洲已经有好几年了，但现在正在美国各地采用。

遗传性血栓疾病

许多基因异常导致血栓形成。来自欧洲的人群中最普遍的(2%~5%)是因子Ⅴ Leiden，其中因子Ⅴ在残基 1 691 处的点突变使其抵抗由活化蛋白 C 失活。静脉血栓栓塞风险在杂合子中增加 7 倍，纯合子中增加 80 倍，但发作不如其他血栓性疾病严重。怀孕和口服避孕药大大加剧了血栓形成倾向。

先天性 AT Ⅲ缺乏(1∶1 000 例患者)可引起静脉血栓栓塞和肝素耐药。这种常染色体显性疾病包括 3 种类型：AT 缺乏(Ⅰ型)、功能障碍型 AT(Ⅱ型)和功能障碍限制于对肝素反应减弱的Ⅲ型(Ⅲ型)。临床表现始于 15 岁或以后、手术、怀孕或卧床休息时发生静脉血栓形成。AT Ⅲ替代产品现在可在美国使用。

蛋白 C 或 S 缺乏症，如果纯合，出生时出现新生儿暴发性紫癜。C 蛋白缺乏杂合子表现出 40%~60% 的 C 蛋白活性，并在青春期开始时伴有静脉血栓形成。降低浓度的蛋白质 S 在引起血栓形成中的作用已受到质疑。总之，AT，C 蛋白和 S 蛋白的缺乏占遗传性血栓形成的 10%~15%[45]。

肝素辅因子Ⅱ缺乏症很少见。它在血栓形成中的作用是不确定的。导致血栓形成的其他疾病包括纤溶酶原纤维蛋白原、纤溶酶原缺陷、t-PA 缺乏、纤溶酶原激活物抑制剂 1 活性(纤溶酶原激活物抑制剂 1 抑制 t-PA)和同型半胱氨酸血症等。

同型半胱氨酸血症是胱硫醚 β-合成酶缺乏症的轻度杂合状态，以更严重的纯合形式称为高胱氨酸尿症。同型半胱氨酸的血浆浓度增加诱导内皮细胞组织因子活性，刺激Ⅴ因子活化，并损害蛋白 C 活化，所有这些都导致血栓形成。叶酸和维生素 B_6 和 B_{12} 降低同型半胱氨酸血浆浓度[46]。AT 也被用于治疗高胱氨酸尿症及其血栓形成情况。CABG 手术前同型半胱氨酸水平升高使这些患者处于高凝状态[47]。

血小板功能

在考虑止血时，许多临床医生首先考虑凝血蛋白。虽然许多参与止血的因素中没有一个占优势，但血小板可能是最复杂的[48,49]。没有血小板则没有凝血和止血，因此可以认为它们是最重要的。如果没有这些蛋白质，就会出现止血，但它仅持续 10~15 分钟，因为血小板栓在血管的剪切应力下固有地不稳定并分开。血小板提供用于凝血因子反应的磷脂；含有自己的微骨骼系统并释放凝血因子；分泌影响自身的活性物质，其他血小板，内皮和其他凝血因子；并通过活性肌动蛋白-肌球蛋白收缩改变形状以暴露止血所必需的膜 GP。他们的细胞信号受到高度调节，存在于其他细胞系(红细胞，白细胞和内皮细胞)中，并且进行了深入的研究。血小板可能具有多达 30~50 种不同类型的细胞受体，其中许多方式被激活和抑制。

对血管损伤的最初反应是形成血小板栓。良好的止血反应依赖于血小板黏附、活化和聚集的正常功能。本节首先讨论这些方面，然后讨论血小板紊乱和血小板抑制药物的作用。临床医生谈论血小板功能障碍，非常笼统。血小板功能的复杂性需要仔细研究。

血小板黏附

毛细血管呈现层流，从而使血小板与血管壁相互作用的可能性最大化。红细胞和白细胞在血管中心流动，血小板则在血管边缘流动。然而，湍流导致内皮中的反应，导致 vWF、黏附分子和组织因子的分泌。由于快速移动的血小板与内皮细胞相互作用，剪切力很高。当血管内皮变得裸露或受伤时，血小板有机会接触 vWF，vWF 与内皮下膜的暴露胶原结合。血小板膜成分 GPⅠb 附着于 vWF，从而将血小板锚定在血管壁上。血小板膜 GPⅠa 和 GPⅡa 和Ⅸ可以直接附着于暴露的胶原蛋白，从而促进黏附阶段[49-51]。

激活后(见后文)，额外的黏合机制开始发挥作用。从 α-颗粒释放选择素 GP 允许其膜表达，从而促进血小板-白细胞黏附。这种相互作用最终可能使组织因子在单核细胞上表达，从而放大凝血功能[51]。

整合素 GPs 由 20 个 α 和 8 个 β 亚基的组合形成不同类型的膜受体[52,53]。一种这样的组合是 GPⅡb/Ⅲa，一种最初参与血小板黏附的血小板膜成分。血小板活化导致 GPⅡb/Ⅲa 的构象变化，导致其聚集物活性。

在血管内皮损伤后 1 分钟内血小板开始快速附着，并在 20 分钟内完全覆盖暴露的内皮下[50]。当 GPⅠb/Ⅸ和 vWF 介导黏附，然后是血小板活化，GPⅡb/Ⅲa 构象变化时，vWF 结合和血小板停滞在这些 vWF 配体位点处的内皮上[49,51]。

黏附需要血小板的边缘；高红细胞比容将红细胞集中在血管的中心区域，促进血小板的边缘化。稀释血细胞比容(如 CPB 后)损害这种效应，因此对血小板黏附有不利影响。低血细胞比容也可能影响血小板前列腺素水平，因为在血小板产生血栓烷之前需要红细胞预处理花生四烯酸。由于流变学的原因，一些人认为红细胞输血可以改善止血效果。然而，输血不应该主要用于实现这一目标，因为红细胞浓缩液携带高浓度的细胞因子和血小板活化因子，这可能导致血小板功能障碍或消耗性凝血病。一些最新的数据研究只关注几个单位的输血，输血时，术后胸管输出量更大。但是，这一发现与观察结果根本不同，如果患者出血并且血细胞比容特别低，使用红细胞可能会增加血小板的边缘化。

血小板活化和聚集

当二磷酸腺苷(adenosine diphosphate，ADP)，凝血酶或血栓素 A_2 与膜受体结合时，或与某些血小板与血小板的相互作用结合时，与胶原蛋白接触后血小板活化。然后血小板释放其致密(δ)颗粒和 α 颗粒的内含物。致密颗粒含有血清素、ADP 和 Ca^{2+}；α 颗粒含有血小板因子Ⅴ(以前称为血小板因子

1)、β-血小板球蛋白、血小板因子 4(PF4)、P-选择素和各种整联蛋白(vWF、纤维蛋白原、玻连蛋白和纤连蛋白)。同时,血小板使用它们的微骨架系统将形状从盘转变为球形,这改变了血小板膜 GPⅡb/Ⅲa 暴露。释放的 ADP 招募额外的血小板到损伤部位并刺激血小板 G 蛋白,后者又激活膜磷脂酶。这导致花生四烯酸形成,其中血小板环加氧酶转化为血栓素 A_2。除 ADP 和胶原蛋白以外的其他血小板激动剂包括血清素,一种弱激动剂和凝血酶和血栓素 A_2,都是有效的激动剂。凝血酶是目前最有效的血小板激动剂,它可以克服所有其他血小板拮抗剂以及抑制剂。总共有 70 多种激动剂可以使血小板活化和聚集。

激动剂诱导分级的血小板形状改变(基于刺激相对量的量),增加血小板细胞内 Ca^{2+} 浓度和刺激血小板 G 蛋白。另外,血清素和血栓素 A_2 是有效的血管收缩剂(特别是在肺血管系统中)。充足的激动剂物质的存在导致血小板聚集。当从 α 颗粒中释放的整联蛋白(大多数为纤维蛋白原)在相邻血小板的 GPⅡb/Ⅲa 受体(最终的血小板通路)之间形成分子桥时发生聚集。

血小板紊乱

功能失调的 vWF 产生 von Willebrand 病(von Willebrand disease,vWD),vWD 是一种变异性显性的常染色体显性疾病[36,54]。发病率为(1.4~5)例/1 000 人,vWD 是最常见的遗传性凝血病。患者出现皮肤黏膜出血而非血肿。常见症状包括鼻出血,瘀斑和创伤后,手术或月经期间出血过多。因为 vWF 浓度随时间变化很大,所以症状也不同。去氨加压素可逆转轻度 vWD 患者的出血时间延长[55]。与 A 型血友病一样,严重的 vWD 病例不会受益于去氨加压素治疗。有些罕见的 vWD(ⅡB 型,3%~5% vWD)中,去氨加压素聚集血小板,诱导血小板减少和恶化而不是帮助止血。表 35.2 总结了常见类型的 vWD 的特征。当需要血液制品时,尽管最近的因子Ⅷ浓缩物保留了 vWF 活性,并且在心脏手术中成功使用,但是冷沉淀在 vWD 中构成替代载体。

表 35.2 血管性血友病的主要类型

分类	患病率	vWf:Ag	R:Co	分子病理学
Ⅰ(经典)	70%~80%	减少	减少	普通多聚体;数量减少
ⅡA	10%~12%	减少	减少	中等和大型多聚体减少
ⅡB	3%~5%	减少	接近正常	结合血小板的大型多聚体
Ⅲ	1%~3%	无	无	无 vWF
血小板型	0~1%	减少	减少	正常的 vWF;血小板糖蛋白Ⅰb受体结合大型多聚体

R:Co,瑞斯托菌素辅助因子活性测定;vWF:Ag,血管性血友病因子抗原测定。

Data from Montgomery RR, Colier BS. von Willebrand disease. In: Colman RW, Hirsh J, Marder VJ, Salzman EW, eds. Hemostasis and Thrombosis, 3rd ed. Philadelphia: JB Lippincott; 1994: 134-168.

向血小板添加激动剂(ADP 或胶原蛋白)允许体外测量血小板聚集。在 Glanzmann 血小板无力症中,GPⅡb/Ⅲa 受体不存在,防止聚集。然而,与万古霉素类似的阳离子抗生素瑞斯托菌素可通过 GPⅠb 受体和 vWF 直接凝集血小板。缺乏 GPⅠb 受体,Bernard-Soulier 综合征,可防止与瑞斯托霉素的黏附和凝集,但由于 GPⅡb/Ⅲa 受体是完整的,因此与 ADP 的聚集是正常的。vWD 患者也表现出血小板黏附力受损和正常聚集。vWF 抗原量减少与 Bernard-Soulier 综合征不同。在血小板贮存池缺乏的情况下,致密颗粒分泌的损害不会产生 ADP 黏附。体外添加胶原不会使血小板聚集,因为不存在 ADP 释放,而添加的 ADP 会引发一些聚集。表 35.3 总结了这些诊断结果。尿毒症损害血小板的分泌和聚集功能,导致出血时间增加。然而,肾功能不全的最常见影响是高凝状态。只有严重的尿毒症,血小板才会中毒。因此,手术患者常见的误解是轻度至中度肾衰竭患者出血风险增加。血栓弹性描记术(thromboelastography,TEG)的使用可以帮助决定肾衰竭的程度是否导致低凝血性。原因和临床意义仍不明确(见第 19 章)。

表 35.3 某些遗传性血小板疾病的诊断

疾病	缺陷	血小板黏附	血小板聚集	瑞斯托菌素凝聚	vWF:Ag 水平
血小板无力症	GPⅡb/Ⅲa	正常	缺陷	存在	正常
巨血小板综合征	GPⅠb	缺陷	正常	缺陷	正常
储存池缺乏	致密颗粒分泌损害	正常	损害	存在	正常
血管性血友病	vWF	缺陷	正常	缺陷或降低	低下

GP,糖蛋白受体;vWF,血管性血友病因子;vWF:Ag,血管性血友病因子抗原。

前列腺素和阿司匹林

内皮细胞环氧合酶合成前列环素,其抑制聚集和扩张血管。血小板环加氧酶形成血栓素 A_2,一种有效的聚集剂和血管收缩剂。阿司匹林不可逆地乙酰化环加氧酶,使其无活性。低剂量的阿司匹林,80~100mg,很容易克服无核血小板中可用的有限量的环加氧酶。然而,内皮细胞可以合成新的环氧合酶。因此,用低剂量的阿司匹林,前列环素合成继续,而停止血栓素合成,减少血小板活化和聚集。高剂量的阿司匹林在两个环氧合酶位点抑制酶[53]。

血小板环氧合酶受到抑制,可逆血小板聚集被阿司匹林阻断。然而,产生钙释放反应的更强大的激动剂仍然可以聚集和激活血小板,因为这些途径不需要环加氧酶(图 35.7)。

在许多医疗中心,大多数 CABG 患者在手术后 7 天内接受了阿司匹林治疗,希望能够预防冠状动脉血栓形成[56-59]。

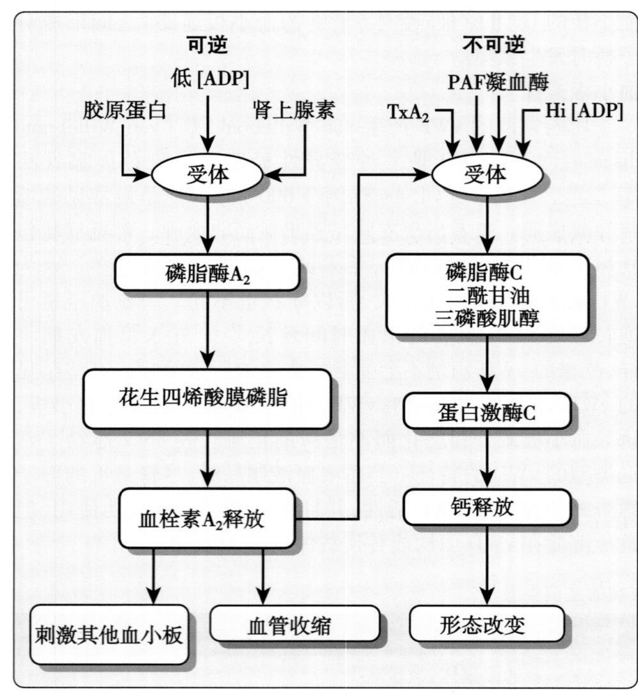

图 35.7 可逆(左列)和不可逆(右列)血小板聚集的途径。注意激活不同受体的不同试剂。阿司匹林通过影响花生四烯酸酶环氧化酶,通过磷脂酶 A_2 途径抑制血小板的可逆聚集,但它不能通过直接刺激磷脂酶 C 途径受体阻止更强的激动剂使血小板聚集。(*Adapted from Kroll MH*, *Schafer A*:*Biochemical mechanisms of platelet activation*. Blood. *1989*;*74*:*1181*.)

血小板寿命约为 9 天,因此有人将阿司匹林服用于 5~7 天似乎是合理的,因为大部分循环血小板不会有阿司匹林中毒的环氧合酶。阿司匹林是一种药物,其出血风险增加已得到证实[60]。尽管大多数早期研究表明阿司匹林导致出血增加,但自 20 世纪 90 年代中期以来,这种早期印象并未被证实。今天,在一些患者中,轻度甲状腺肿的出血风险可能会增加。

不幸的是,阿司匹林的早期研究大多不是设盲的,可能是因为普遍认为阿司匹林引起出血增加实际上是自我实现的。自 20 世纪 90 年代初以来,出现了许多治疗变化,包括使用较低剂量和更多地使用抗溶纤剂。这些变化本身可能降低了阿司匹林出血的总体风险。因此,后续的前瞻性研究取得了不同的结果。在最大的 772 名男性病例中,阿司匹林使 CABG 术后出血增加 33%[59],一组 101 例服用阿司匹林的患者比对照组多出血 25%~56%[60]。在另一项研究中,需要探索因为服用阿司匹林的患者出血过多将增加近一倍(1.82 倍)[61]。然而,许多其他研究并未显示阿司匹林会增加出血[62-67]。尽管单用阿司匹林可以不可逆地抑制血小板的环氧合酶,手术后相关的出血通常需要更广泛的药物暴露。CABG 手术后早期使用阿司匹林可减少血栓形成[67]。

药物引起的血小板异常

有许多药物抑制血小板功能。β-内酰胺类抗生素包裹了血小板膜,而头孢菌素类药物是短期的血小板抑制剂[68]。许多心脏外科医生可能没有意识到他们的抗生素标准药物治疗方案可能比阿司匹林更具有出血风险。数百种药物可以抑制血小板功能。钙通道阻滞剂,硝酸盐和 β 受体阻滞剂是心脏手术中常用的钙通道阻滞剂。硝酸盐是有效的抗血小板药物,这可能是他们对心绞痛有益的原因之一,不仅是因为它们对大血管的血管舒张作用。非甾体抗炎药可逆性抑制内皮细胞和血小板环氧合酶。此外,许多药物(包括葡聚糖)和无数食物(如洋葱、大蒜、酒精)和香料(如生姜、姜黄、丁香)都存在血小板抑制的报道,但没有明确的合理研究[26]。

罗非考昔(Vioxx)是一种环氧化酶 2(COX-2)抑制剂,由于其心血管风险高(伴随急性心肌梗死的小幅增加),因此从美国市场撤出[69]。相对 COX-1,COX-2 抑制剂的选择性更高,从而导致血栓素 A_2 与前列环素生产之间的不平衡。其他 COX-2 抑制剂目前也在进行心血管研究。

除了阿司匹林和前面提到的其他药物的部分抑制作用之外,还开发了更具体抑制血小板功能的新疗法。这些药物包括血小板黏附抑制剂,血小板-ADP 受体拮抗剂和 GPⅡb/Ⅲa 受体抑制剂(表 35.4)[70]。

表 35.4 抗血小板治疗

药物类型	成分	机制	适应证	给药途径	半衰期	代谢部位
阿司匹林	乙酰水杨酸	环氧化酶不可逆抑制剂	CAD,AMI,PVD,PCI,ACS	口服	10d	肝、肾
NSAIDs	多种	可逆的环氧化酶抑制剂	疼痛	口服	2d	肝、肾
黏附抑制剂(如双嘧达莫)	多种	阻滞黏附于血管	VHD,PVD	口服	12h	肝
ADP 受体拮抗剂						
- 氯吡格雷(Plavix),普拉格雷(Effient)	噻吩并吡啶	不可逆	AMI,CVA,PVD,ACS,PCI	口服	5d	肝
- 替卡格雷(Brilinta)	非噻吩并吡啶	可逆	AMI,CVA,PVD,ACS,PCI	口服	3~5d	肝
- 坎格雷洛(Kengreal)	非噻吩并吡啶	可逆	AMI,CVA,PVD,ACS,PCI	IV	3~5min	血液
PAR-1 抑制剂						
- 沃拉帕沙(Zontivity)	PAR-1 拮抗剂	不可逆-抑制凝血酶诱导的血小板活化	AMI,PVD	口服	24h~4w	肝
GPⅡb/Ⅲa 受体抑制剂						
阿昔单抗(ReoPro)	单克隆抗体	非特异性结合其他受体	PCI,ACS	IV	12~18h	血浆蛋白酶
依替巴肽(Integrilin)	多肽	可逆特定的 GPⅡb/Ⅲa	PCI,ACS	IV	2~4h	肾
替罗非班(Aggrastat)	非肽酪氨酸衍生物	可逆特定的 GPⅡb/Ⅲa	PCI,ACS,AMI,PVD	IV	2~4h	肾

ACS,急性冠脉综合征;AMI,急性心肌梗死;CAD,冠状动脉疾病;CVA,脑血管疾病;IV,静脉注射;NSAID,非甾体抗炎药;PAR-1,蛋白酶激活受体;PCI,经皮冠状动脉介入治疗;PVD,周围血管疾病;VHD,瓣膜性心脏病。

黏附抑制剂

潘生丁(Persantine)和西洛他唑(Pletal)通过各种机制改变血小板黏附,包括环腺苷一磷酸、磷酸二酯酶Ⅲ和血栓素 A_2 抑制。双嘧达莫已与华法林一起用于某些人工瓣膜的患者以及伴有外周血管疾病患者的阿司匹林替代药物。

二磷酸腺苷受体拮抗剂

氯吡格雷(Plavix)、普拉格雷(Effient)和噻氯匹定(Ticlid)是噻吩并吡啶衍生物,其抑制 ADP 受体途径以活化血小板。它们起效缓慢,因为必须转化为活性药物,并且其有效作用持续受血小板寿命的影响(5~10 天)。氯吡格雷和普拉格雷是首选药物。每天口服一次以抑制血小板功能,并且在经皮冠状动脉介入治疗后减少心肌梗死非常有效(见第 3 章)。阿司匹林和氯吡格雷的组合导致出血增加,但有时用于保持血管和支架敞开。最近,两种新的非噻吩并吡啶 ADP P_2Y_{12} 抑制剂已经可用。替格瑞洛是一种直接作用的口服药物,坎格雷洛是一种短效静脉内药物。后一种药物可能是一种非常有价值的用于 PCI 实验室和围手术期的桥接药物[71]。TEG 和现在使用的 ADP 或其他添加剂的 RoTEM(改良的 TEG)可用于确定由这些药物引起的抑制程度药物。其他新的测试正在上市,以测试噻吩并吡啶引起的相对血小板抑制作用。其中一些是血小板流式细胞仪或自动血小板聚集仪的修改。Verify Now(Accumetrics, San Diego, CA)和 PFA-100(西门子美国, Deerfi eld, IL)已经用于心脏病程序的氯吡格雷剂量。这些血小板功能测试现在正在进入医院,有些医院开始在手术前或手术后进行测试[72-78]。在至少一项研究中,已证明使用 Verify Now P_2Y_{12} 测试对于早期移植血栓形成具有预测价值[79]。使用血小板作图技术对 TEG 进行修饰已被用于确定阿司匹林和 P_2Y_{12} 拮抗剂的血小板抑制作用的量[80-84](见第 19 章)。

糖蛋白Ⅱb/Ⅲa 受体抑制剂

GPⅡb/Ⅲa 受体抑制剂是最有效的(>90% 血小板抑制)和重要的血小板抑制剂,因为它们作用于血纤维蛋白原的最终共同血小板聚集途径,不管哪种激动剂开始该过程。早先提到的所有药物都在血小板功能活化的早期阶段起作用。这些药物全部通过静脉输注给药,并且不能口服。GPⅡb/Ⅲa 抑制剂通常用于服用阿司匹林的患者,因为它们不阻断血栓素 A_2 的产生。与这些药物一起使用时,肝素的剂量通常会降低(即经皮冠状动脉介入治疗以避免血管穿刺部位出血)。可监测血小板活性以确定阻断的程度。过量出血需要使短效药物消失,同时可能将血小板给予接受长效药物阿昔单抗的患者(见表 35.4)。大多数研究发现接受这些需要紧急 CABG 的药物的患者出血增加。

血管内皮细胞

形成血管内膜的细胞提供了极好的非血栓形成表面。该表面的特征可能是其非致瘤性原因,包括负电荷;在网格物质中加入硫酸乙酰肝素;内皮细胞释放前列环素,一氧化氮,腺苷和蛋白酶抑制剂;直接结合和清除活化的凝血因子,如凝血酶一样;并间接通过蛋白 C 灭活因子Ⅴa 和Ⅷa 的作用;以及促进纤溶。

一氧化氮舒张血管并抑制血小板。其机制涉及激活鸟苷酸环化酶,最终将钙吸收到细胞内储存位点。前列环素(前列腺素 I_2)具有强大的血管舒张和抗血小板特性。内皮衍生的前列环素对抗血小板产生的血栓素 A_2 的血管收缩作用。前列环素还抑制血小板聚集,解聚聚集的血小板,并且在高浓度下抑制血小板黏附。前列环素增加环腺苷一磷酸的细胞内浓度以抑制血小板聚集。血栓素以相反的方式起作用。前列环素作用的机制是刺激腺苷酸环化酶,导致细胞内钙浓度降低。有些血管床(如肺)和动脉粥样硬化血管分泌血栓素,内皮素和血管紧张素,所有血管收缩剂以及前列环素。血小板的活化释放内过氧化物和花生四烯酸。这些物质被附近受损的内皮细胞使用,为前列环素的产生提供了基质[5]。

内皮细胞也参与凝血因子活化。发挥类似于血小板磷脂的作用,内皮表面促进因子Ⅸ的活化。血小板反应蛋白(一种在内皮细胞和血小板中形成的物质)有助于完成血小板聚集并结合纤溶酶原。后一种效应降低了局部可用的纤溶酶的量,从而抑制了纤维蛋白的分解。

纤溶

纤维蛋白分解是正常的血液学活性,定位于凝块附近。当内皮愈合时,它重塑形成的凝块并去除血栓。与凝块形成一样,凝块破裂可通过内在和外在途径发生。外在途径在凝块破坏中起主导作用。每个途径激活纤溶酶原,纤溶酶原是由肝脏合成的丝氨酸蛋白酶,以酶原形式循环。通过适当的丝氨酸蛋白酶切割纤溶酶原形成纤溶酶。纤溶酶在特定位点分裂纤维蛋白原或纤维蛋白。纤溶酶是纤溶的主要酶,正如凝血酶是凝块形成的主要原因一样。血浆通常不含循环纤溶酶,因为清除蛋白 α2-抗纤溶酶很快消耗由局部纤溶形成的任何纤溶酶。因此,局部纤溶,而非全身性纤溶。

外在纤溶

内皮细胞合成并释放 t-PA。t-PA 和相关物质尿激酶纤溶酶原激活物都是丝氨酸蛋白酶,分裂纤溶酶原以形成纤溶酶。t-PA 的活性增加了与纤维的结合。以这种方式,纤溶酶形成仍然局限于凝块形成的位点。肾上腺素、缓激肽、凝血酶和因子Ⅹa 引起内皮细胞释放 t-PA,如静脉闭塞和 CPB 一样[85]。在 CPB 期间和之后的纤溶将在后面讨论。

内在纤溶

在接触凝血阶段形成的因子Ⅻa 将纤溶酶原切割成纤溶酶。形成的纤溶酶促进因子Ⅻa 对纤溶酶原的额外切割,形成正反馈回路。激肽释放酶也可以激活纤溶酶原;该途径对于纤维分解的生理学重要性尚未确定。

外源激活剂

链激酶(由细菌形成)和尿激酶(在人尿中发现)都将纤溶酶原切割成纤溶酶,且具有低纤维亲和力。因此,随之发生全身性纤溶酶血症和纤维蛋白原溶解以及纤溶。乙酰化链激酶纤溶酶原激活物提供活性位点,直到血液中发生脱乙酰化才能获得活性位点。其全身溶解活性介于 t-PA 和链激酶之间。重组 t-PA(Alteplase)是一种血液稀释,但似乎某些 CPB 患者存在活性破坏。一些新的研究已经开始测试向患者添加因子ⅩⅢ并评估出血[87-89]。然而,问题在于目前没有很好的方法来评估因子ⅩⅢ水平。显然,因子ⅩⅢ将会相当昂贵,并且是通过重组 DNA 技术制备具有相对特定功能的第二代试剂。

临床应用

图 35.8 说明了具有活化剂和抑制剂的纤溶途径。链激酶,乙酰化链激酶纤溶酶原激活物复合物和 t-PA 可用于溶解与心肌梗死相关的血栓。这些静脉注射剂“溶解”在动脉粥样硬化斑块上形成的凝块。临床上显著的出血可能是由于应用任何这些外源性激活剂或链激酶引起的[86]。

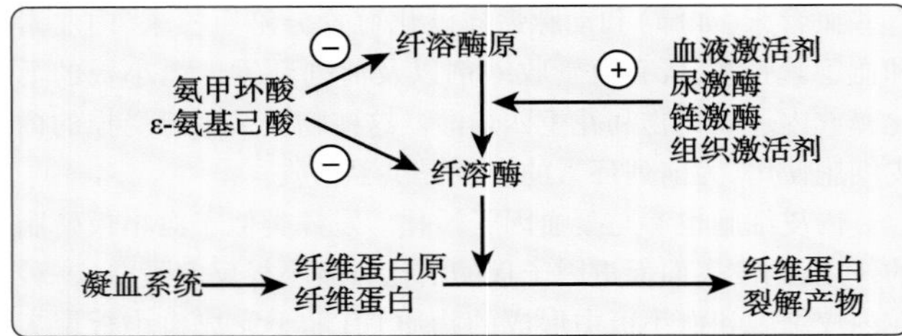

图 35.8 纤溶蛋白溶解途径。抗纤溶药物通过结合纤溶酶原和纤溶酶抑制纤溶。内源性血液激活剂(Ⅻa 因子)、外源性组织激活剂(组织纤溶酶原激活剂、尿激酶纤溶酶原激活剂)和外源性激活剂(链激酶、乙酰化链激酶纤溶酶原激活剂复合物)将纤溶酶原裂解成纤溶酶。(*From Horrow JC, Hlavacek J, Strong MD, et al: Prophylactic tranexamic acid decreases bleeding after cardiac operations.* J Thorac Cardiovasc Surg. *1990;99:70.*)

纤溶也伴随着 CPB。手术后凝块是不希望被破坏的,否则可能导致术后出血和需要输入同种异体血液制品。无论它们如何形成,纤维的分解产物都嵌入到正常形成的纤维单体片中,从而防止交联。以这种方式,广泛的纤溶发挥抗止血作用。因子ⅩⅢ是未被充分认识的凝血蛋白。进入循环并被激活时,交联纤维蛋白滞留并保护纤维素免受纤溶酶的溶解作用。一段时间以来已知低水平的因子ⅩⅢ与 CPB 后出血增加有关。对于大多数患者而言,因子ⅩⅢ水平降低可能是不明智的。

肝素

1916 年,在确定脑磷脂的磷脂成分是否引起凝血的实验过程中,一名二年级医学生 Jay McLean 发现了一种源自肝脏的物质,可延长凝血[90]。他的导师 William Howell 将这种物质命名为肝素。50 多年来,几乎全部 CPB 使用肝素作为抗凝剂。

药理学

化学结构

20 世纪 20 年代,豪威尔的研究小组分离出肝素并将其鉴定为含有葡萄糖醛酸残基的碳水化合物。20 世纪 30 年代,Jorpes 证明己糖胺组分为肝素(特别是葡糖胺),其与葡糖醛酸以 1∶1的比例存在。更重要的是,他发现肝素含有许多硫酸盐基团-每个糖醛酸残基两个-使其成为生物中最强的酸之一。20 世纪 50 年代,Jorpes 的研究小组确定了氨基葡萄糖在 N-位的硫酸基团,以前只考虑乙酰基。在 20 世纪 60 年代,他们将糖醛酸鉴定为 L-艾杜糖醛酸(D-葡糖糖醛酸的差向异构体),并重新确定其结构细节[90]。

肝素的 N-硫酸化-D-葡糖胺和 L-肉桂酸残基以共聚物形式交替形成不同长度的链(图 35.9)。作为线性阴离子聚电解质,由硫酸基团,肝素提供的负电荷表现出对酶,激素,生物胺和血浆蛋白的广谱活性。五糖片段与 AT 结合[91,92]。肝素是异质化合物;碳水化合物的长度和侧链组成各不相同,产生的分子量范围为 5 000 至 30 000,大多数链在 12 000 至 19 000 之间[92]。今天,标准肝素被称为普通肝素(UFH)。

肝素与乙酰肝素

乙酰肝素是一种在结缔组织中发现的糖胺聚糖并附着在所有物种的内皮表面涂层,可以通过以下特征与肝素区别开来:①葡萄糖醛酸优于艾杜糖醛酸;②N-乙酰化,而不是 N-硫酸化,有超过 20% 的氨基葡萄糖残基。与细胞蛋白结合,乙酰肝素位于细胞内,细胞表面和细胞外基质中[90-95]。

来源和生物学作用

肝素主要存在于哺乳动物的肺部,肠道和肝脏中,皮肤,淋巴结和胸腺的来源较少[94]。富含肥大细胞的组织中肝素表明这些化合物的来源。它在与环境接触的组织中的存在表明了与免疫功能相关的生物学作用。在触发免疫反应后,肝素可能有助于间质中的白细胞运动。软体动物没有凝血系统但仍然拥有肝素,反对止血中的生物学作用。

目前肝素的大多数商业制剂用猪肠作为原料,40 000 磅猪场可产生 5kg 肝素[90]。1935 年多伦多的 Best,Jaques 和同事以及斯德哥尔摩的 Craford 首次在临床上开始应用肝素以预防术后血栓形成[91]。

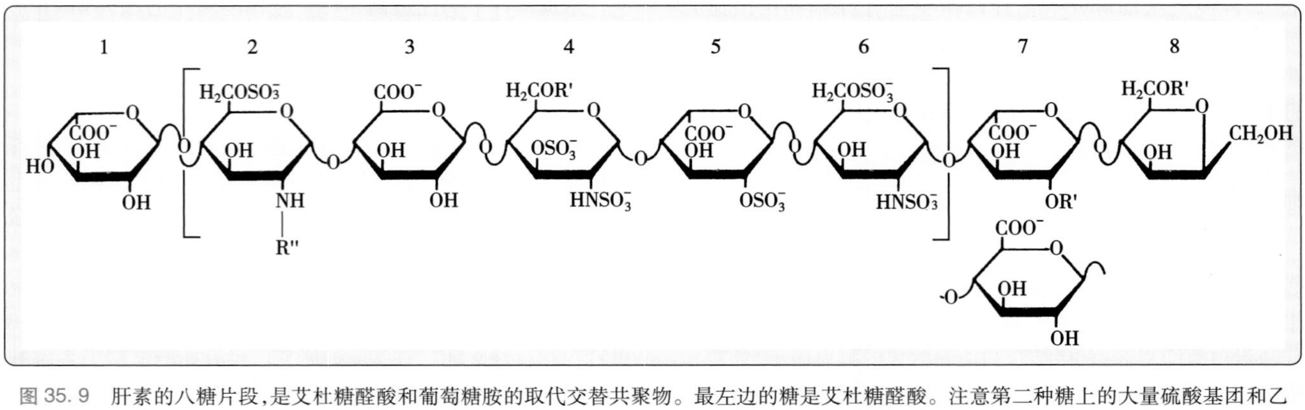

图 35.9 肝素的八糖片段,是艾杜糖醛酸和葡萄糖胺的取代交替共聚物。最左边的糖是艾杜糖醛酸。注意第二种糖上的大量硫酸基团和乙酰取代。糖的取代和链长的变化产生分子的异质性。括号表示与抗凝血酶结合的五糖序列。(*From Rodén L. Highlights in the history of heparin. In: Lane DA, Lindahl U, eds.* Heparin. *Boca Raton, FL: CRC Press; 1989: 1.*)

效力

通过比较测试样本与已知标准延长凝血的能力来确定肝素效力。当前的美国药典(USP)和英国药典(BP)用类似 PT 的方法测定从屠宰场获得的混合绵羊血浆。血浆通常被组织提取物或其他止血活性物质污染。欧洲药典的方法是新鲜绵羊血浆的 aPTT,优于 USP[97]。现代研究分析使用人类 FFP,一种类似 aPTT 的方法,需要标准和测试样本的线性对数与对数图[96]。

由于预期来自异质化合物的抗凝血活性的多样性,普通甘肃剂量不应以重量(mg)为单位。由于 USP 测定,即使是活动单位也常常不能反映临床效果。根据最初的定义,1U 肝素在 0℃时仅延长猫血液凝结 24 小时[98]。作为瑞典标准于 1937 年引入的毫克(mg)使用被第一个国际标准取代,其中 130 活动单位相当于 1mg。第四个国际标准使用猪黏膜制剂[96]。

一个 USP 单位的肝素活性是在加入钙后 1 小时阻止 1.0ml 柠檬酸化绵羊血浆凝固的数量[99]。单位不能在不同来源的肝素之间进行交叉比较,如黏膜与肺、低分子量肝素和普通肝素,因为所用的分析可能会或可能不会反映生物活性的实际差异。这些措施中没有一个单位对人类心脏手术抗凝效果的影响有关。

药代动力学和药效学

UFH 分子的异质性在给予血浆药物水平的剂量关系中产生可变性。此外,血浆水平与生物效应的关系随测试系统而变化。三室模型描述健康人的肝素动力学:快速初始消失,在较低剂量范围内观察到可饱和清除,以及在较大剂量下指数一级衰减[99-101](图 35.10)。快速的初始消失可能是由内皮细胞摄取引起的[101,102]。网状内皮系统及其内切糖苷酶和内切硫酸酯酶和单核细胞的摄取可能代表肝素动力学的可饱和阶段。最后,通过肝素的活性管状分泌进行肾脏清除,其中大部分是脱硫的,解释了肝素的指数清除率。

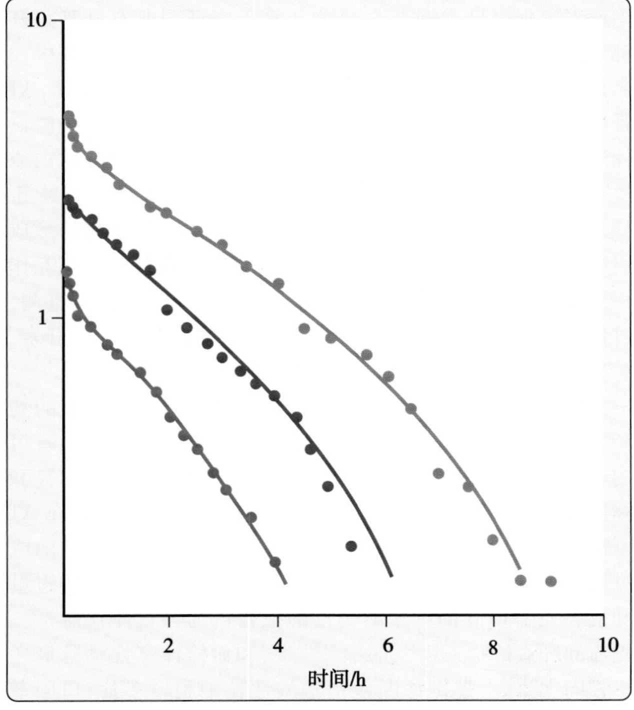

图 35.10 向单个健康志愿者注射肝素 75、150 和 250U/kg 后,肝素抗凝活性的衰减(对数刻度 U/ml)。注意所有曲线的初始迅速下降和大剂量时的非线性关系

男性和吸烟者肝素清除更快[103]。深静脉血栓形成或肺栓塞患者对肝素治疗的抵抗可能是由已知肝素拮抗剂 PF4 的血栓释放引起的[104,105]。慢性肾衰竭延长消除高剂量但不是低剂量的肝素[103]。慢性肝病不会改变消除[106,107]。

CPB(200~400U/kg)的负荷剂量显著大于用于治疗静脉血栓形成的剂量(70~150U/kg)。通过荧光测定法测定的血浆肝素水平在给予即将接受 CPB 的患者给予肝素剂量后变化很大(2~4U/ml)[107,108]。对这些剂量肝素的 ACT 反应显示出更大的分散。Gravlee 及其同事[109]鉴定了血栓形成和高龄可导致对肝素的 ACT 反应降低。这种效应可能源于药代动力学,药效学或两者的改变。肝素反应的患者间变异性(药效学)确实会影响凝血时间[109,110];然而,各种患者肝素的临床反应比通过体外测量所建议的更一致。

虽然没有正式证实,但大多数临床医生会同意低温可以延长肝素的作用。由于无法将患者的血液立即升温至 37℃以便对其 ACT 进行标准化测量,因此精确的数据仍然无法得到。延迟代谢或排泄,或两者,最有可能导致全身性体温过低期间肝素存在的延长,而 ACT 的延长更可能与凝血酶促过程的活性降低有关(见后文)。

行动和互动

肝素通过 AT Ⅲ发挥其抗凝血活性,AT Ⅲ是许多循环丝氨酸蛋白抑制剂(serpins)之一,它可以抵抗循环蛋白酶的作用[111,112]。凝血酶和因子Ⅸa 和Ⅹa 的主要抑制剂是 AT Ⅲ;接触活化因子Ⅻa 和Ⅺa 的是 α_1-蛋白酶抑制剂;激肽释放酶抑制剂主要来自 C1 抑制剂。在血管损伤部位 AT 活性大大降低,强调其作为清除凝血酶的清除剂的主要作用,所述凝血酶逃逸到大循环中。

即使没有肝素,AT 也能抑制丝氨酸蛋白酶。肝素加速 AT 抑制的程度取决于底物酶;UFH 使凝血酶-AT 复合物的形成加速 2 000 倍,但加速因子Ⅹa-AT 复合物的形成仅 1 200 倍[112](表 35.5)。相反,LMWH 片段优先抑制因子Ⅹa。通过形成由肝素,AT 和待抑制的蛋白酶组成的三元复合物(例如,凝血酶,因子Ⅹa)来进行酶抑制。对于 UFH,凝血酶的抑制仅在同时结合 AT 和凝血酶时发生。该病症需要至少 18 个残基的肝素片段[111-113]。五糖序列与 AT 结合(参见图 35.9)。由 8~16 个单位长的链组成的 LMWH 优先抑制因子Ⅹa。在这种情况下,肝素片段激活 AT,然后依次使Ⅹa 因子失活;肝素和因子Ⅹa 不直接相互作用[114-116]。

表 35.5 凝血因子抑制剂及肝素的作用

凝血因子	主要抑制剂	肝素促进抗凝血酶活性
激肽释放酶	C1 抑制剂	—
Ⅻa	α_1-蛋白酶抑制剂	—
Ⅺa	α_1-蛋白酶抑制剂	40 倍
Ⅹa	抗凝血酶	1 200 倍
Ⅸa	抗凝血酶	10 000 倍
Ⅱa	抗凝血酶	2 000 倍

一些研究人员已经证明了连续形成纤维肽 A[116,117] 和 B[118]（图 35.11），以及凝血酶原片段 F1.2 和凝血酶-AT 复合物[119]，尽管通过许多标准对 CPB 进行了明显可接受的抗凝治疗。这些物质表明凝血酶活性。这种正在进行的凝血酶活性的临床意义研究有限。与没有手术的体外循环期间相比，ACT 必须延长时间以防止心脏手术期间形成纤维，因为手术本身会引起凝血。与 AT 结合的 UFH 似乎仅在游离凝血酶的血浆中起作用。当考虑今天已知的关于凝血酶破裂和凝血酶活性的情况时，肝素似乎相对低效，因为没有太多的游离凝血酶。凝血酶在包括 GPⅡb/Ⅲa 位点的各种 GP 结合位点处保持在活化血小板的表面上。大多数凝血酶是结合的，并且肝素-AT 复合物根本不与该凝血酶结合，除非肝素的水平被推高到远高于常规用于 CPB 的水平。将肝素用于 CPB 背后的想法是，通过产生大的循环浓度的活化 AT，每当产生凝血酶分子时，可用的 AT 分子将立即与其结合，然后它可以具有任何进一步的激活作用。显然，由于凝血酶通过与血小板表面结合而发挥其主要活性的知识是不现实的。

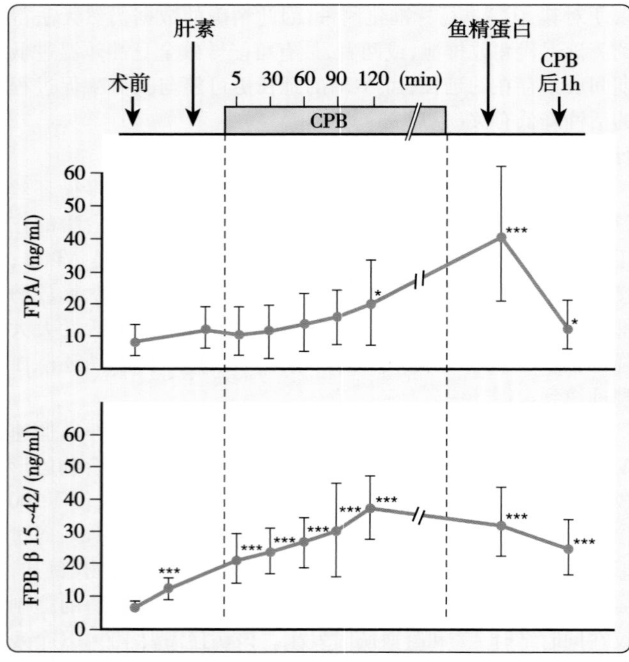

图 35.11 20 例患者体外循环（CPB）过程中，纤维蛋白肽 A（上图）和 B（下图）的连续测量。星号表示与术前测量值比较有统计学意义的变化。尽管使用肝素，仍可观察到凝血酶活性标志物的持续存在。FPA，血纤维蛋白肽；FPB，纤维蛋白肽 B。（*From Tanaka K, Takao M, Yada I, et al. Alterations in coagulation and fibrinolysis associated with cardiopulmonary bypass during open heart surgery.* J Cardiothorac Anesth. *1989；3：181.*）

牛与猪的制剂

与肺黏膜肝素相比，牛肺肝素含有更多的艾杜糖醛酸和磺氨基。因为内皮糖苷内切酶在磺氨基基团上降解肝素，所以牛肺肝素的消除比猪黏膜肝素的消除更快。其 AT Ⅲ亲和力和抗凝血活性低于猪肝素。两种制剂均可为 CPB 起到适当的抗凝血作用。与猪肉黏膜制剂相比，牛肺肝素可能更适合与鱼精蛋白中和，因为它可以减少抗因子Ⅹa 活性[120,121]。HIT 在猪肝素中较少见（见后文）。该信息可能具有历史价值，因为在美国不再提供牛肝素。

肝素耐药

在连续输注 UFH 治疗静脉血栓形成的过程中，一些患者经历快速抗药的过程，需要增加肝素量以维持实验室测量的抗凝药物 aPTT，以达到指定的治疗水平。有些报告中，高达 22% 的患者对肝素没有充分的反应，被称为肝素耐药[112-124]。对于大多数从业者来说，这个数字似乎很高，但是对于肝素耐药的定义在各机构之间的差异很大。同样，接受 UFH 输注的患者对 CPB 的完全抗凝剂量的 UFH（200～400U/kg）表现出大大减少的 ACT 反应。随着肝素输注广泛应用于治疗心肌缺血和梗死，肝素耐药或更合适称为“肝素反应性变化”，这在心脏手术中更成问题（框 35.2）[125,126]。

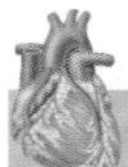

框 35.2 肝素作为体外循环抗凝剂的问题

- 肝素抵抗
- 肝素诱发的血小板减少症
- 肝素反弹
- 肝素的异质性和可变效力
- ATⅢ减少

ATⅢ，抗凝血酶。

作用机制

尽管一些观察结果表明 AT Ⅲ水平降低可介导肝素耐药性，但这些观察结果缺乏足够的证据来证实[126]。在 500 例 CABG 患者的研究中，21% 表现出肝素耐药，其中 65% 对 AT Ⅲ有反应，这意味着 35% 无反应[122]。第一，先天性 AT Ⅲ缺陷患者表现出肝素耐药[127]；这几乎不能证明所有肝素耐药都源于 AT Ⅲ缺乏症。第二，在 6 名静脉血栓形成患者中，3 名接受肝素输注的患者显示，与未治疗的 3 名患者相比，AT Ⅲ的半衰期缩短了 25%[128]。AT Ⅲ的加速消耗可能是由血栓形成过程而不是输注肝素所引起的。第三，通过静脉内或皮下途径给予肝素期间，AT Ⅲ的血浆水平降低了 17% 至 33%[129-134]。这种测量可能仅仅是由肝素-AT 复合物的形成引起的。也许加速消除 AT Ⅲ是因为蛋白质在与肝素相互作用期间或之后对蛋白质进行了一些修改[133]。此外，据推测，过量的血小板活性，PF4 的释放，可以中和这些患者的肝素，有待进一步研究，这与心脏手术中高凝状态有很大关系[135]。

伴随 CPB 的血液稀释使 AT 水平降低至正常水平的约 66% 甚至一半。然而，有些异常患者的 AT 水平极低。有可能看到 AT Ⅲ水平低至正常值的 20%，并且与感染性休克和弥散性血管内凝血中所见的水平相对应[15]。然而，补充 AT 可能不会延长 ACT，这意味着可用的肝素已经结合足够的或可用的 AT。延长 ACT 的唯一方法是，有超过可用 AT 的过量肝素。关于 CPB 的肝素耐药性的报告认为与自体输血[135]，先前的肝素治疗[136-139]，感染[140,141]，和血栓性室性动脉瘤各不相同[139-150]。鉴别诊断包括嗜酸性粒细胞增多症，口服避孕药，消耗性凝血病，血小板增多症和先天性 AT 缺乏[138]。亚临床血栓形成过程中释放 PF4 的患者也可能出现肝素耐药。

对肝素的个体抗凝反应差异很大[143]。一些假定的肝素耐药病例可能仅仅代表这种正常变异。无论何种原因，都需要测量每个人对 CPB 肝素治疗的抗凝血反应[144]。肝素耐药有助于集中讨论抗凝监测是否应该测量肝素浓度或肝素效应；抗凝治疗的目标不是在血浆中获得肝素，而是抑制凝血酶对纤维蛋白原，血小板和内皮细胞的作用（见第 19 章）。因此，通常需要测量肝素的效应。

治疗

通常情况下，额外的肝素可以延长 ACT，足以进行 CPB。为获得 400 至 480 秒或更长的 ACT，可能需要高达 800U/kg 的肝素量。尽管给予含有 AT[144] 的 FFP 也应该纠正 AT 消耗（图 35.12）并适当延长 ACT，但应尽可能避免输血引起的感染性疾病的传播。FFP 的使用已经过时，并且胸外科医师协会和心血管麻醉医师协会（STS/SCA）的指南要求使用 AT 浓缩物。使用 2U FFP 可使循环 AT 水平增加约 10% 至 15%。今天，输血的风险已经从血液传播到病毒传播转移，TRALI 被认为输血是最大的死亡相关事件。FFP 和血小板输注对 TRALI 的风险最大[146-148]。虽然 TRALI 尚未研究过使用 FFP 治疗肝素耐药性，但使用其中一种 AT 产品是非常有意义的。通常只接受 480 秒或更长时间的 ACT，而不是输入 FFP，CPB 可考虑接受 400 秒或更短时间的 AT，或者给予 AT Ⅲ浓缩液[145-149]。

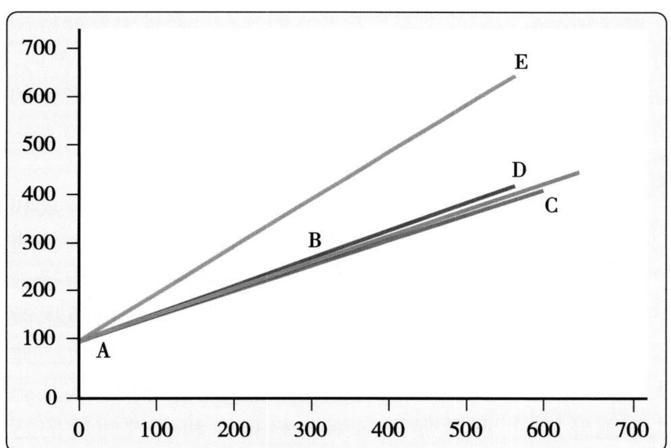

图 35.12 纵轴为激活凝血时间（ACT）单位为秒，横轴为每千克（kg）体重给予的肝素剂量（U）。（A）基线测量；（B）给予 300U/kg 后；（C）再次给予 300U/kg；（D）C 之后不久；（E）给予 2U 的新鲜冰冻血浆后。（*From Sabbagh AH, Chung GKT, Shuttleworth P, et al. Fresh frozen plasma: a solution to heparin resistance during cardiopulmonary bypass.* Ann Thorac Surg. *1984;37:466.*）

AT 专注于解决 AT 缺乏[15-18,145]。有两种产品可供使用。一种是由山羊奶制成的重组 DNA 工程产品，另一种是纯化的人血浆衍生物。目前还没有相关研究。有些文献支持在心脏手术期间成功治疗肝素耐药[126,150]。一项关于在接受 CPB 的肝素耐药患者中使用重组人 AT 有效性的多中心研究的论文已经发表[151]。患者接受 75U/kg 重组人 AT，大多数患者有效恢复肝素反应性。然而，一些患者仍然需要 FFP，并且患者在手术后比对照组失血更多。

肝素反弹

在用于心脏手术的鱼精蛋白中和后数小时，一些患者经历与凝血时间延长相关的临床出血的发展。这种现象通常归因于循环肝素的再次出现。解释“肝素反弹”的理论包括在组织中螯合的肝素的晚期释放，肝素通过淋巴管从细胞外空间延迟返回循环，清除未被识别的内源性肝素拮抗剂，以及与肝素相关的更快速的鱼精蛋白清除[152,153]。研究显示肝素摄入内皮细胞表明，一旦血浆水平下降，鱼精蛋白中和，这些细胞可能会缓慢释放药物进入循环[102]。肝素反弹对实际出血的影响是多么值得怀疑。这种现象可能是由于 TFPI 从内皮细胞表面释放或其他出血原因引起的。

发病率和发病时间

虽然最初的报告显示心脏手术后肝素反应的发生率约为 50%，但鱼精蛋白给药的时间和数量的改变降低了发病率[153-155]。鱼精蛋白中和后 1 小时即可发生肝素反弹[137]。延长凝血时间或更多循环肝素的直接证据可持续 6 小时或更长时间[107,154-158]。比接受鱼精蛋白剂量的人数少，基于肝素给药的总量[158]。相反，第四项研究建议鱼精蛋白的比例给予肝素仍然高达 1.6mg/100U[108]。

治疗和预防

尽管仍有少数人争论，但大多数临床医生认为肝素反弹是一种真实的现象。然而，临床出血并不总伴随肝素反弹。如果是这样，补充鱼精蛋白将中和剩余的肝素（框 35.3）。调整最初的鱼精蛋白剂量是否可以防止肝素反弹？现有研究可产生混淆结果。根据估计的剩余肝素量接受鱼精蛋白治疗的所有 6 名患者均出现肝素反弹，而根据肝素给药剂量接受鱼精蛋白治疗的患者均未接受任何 6 名患者的治疗[154,155]。然而，42% 的患者接受大剂量固定剂量与剂量滴定至凝血试验的患者相比，药物出现肝素反弹和出血增加[155]（图 35.13）。同样，接受较小剂量鱼精蛋白流血的患者应该注意到，体外研究表明，肝素剂量只有三分之一是实际需要在试管中逆转肝素的鱼精蛋白。仍然难以准确地知道鱼精蛋白的最佳肝素逆转剂量是多少。用肝素剂量-反应曲线进行滴定的一些研究似乎是值得的。

虽然较大初始剂量的鱼精蛋白可能降低肝素反弹的可能性，但必须考虑鱼精蛋白超剂量的两种潜在并发症：鱼精蛋白给药的不良心血管后遗症和鱼精蛋白本身的抗凝血作用。尽管鱼精蛋白是一种体外抗凝血剂，但在没有肝素的情况下，志愿者服用剂量高达 6mg/kg 不会延长凝血时间[159]。然而，4 倍于中和剂量的剂量使狗的 ACT 加倍[160]。CPB 引起患者抗凝治疗后的剂量仍然未知。比较固定比鱼精蛋白剂量与测定鱼精蛋白剂量与剩余肝素活性和鱼精蛋白药物批次效力方案的临床研究表明鱼精蛋白剂量减少，术后胸管引流减少，输血量就会减少[160-162]。

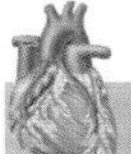

框 35.3 鱼精蛋白逆转肝素的合适剂量时的考虑

- 适当的剂量范围很广，很难准确确定
- 剂量应根据凝血测定来确定
- 该剂量应在至少 10 分钟内使用
- 过量的鱼精蛋白是一种温和的抗凝血酶剂；它很可能导致出血

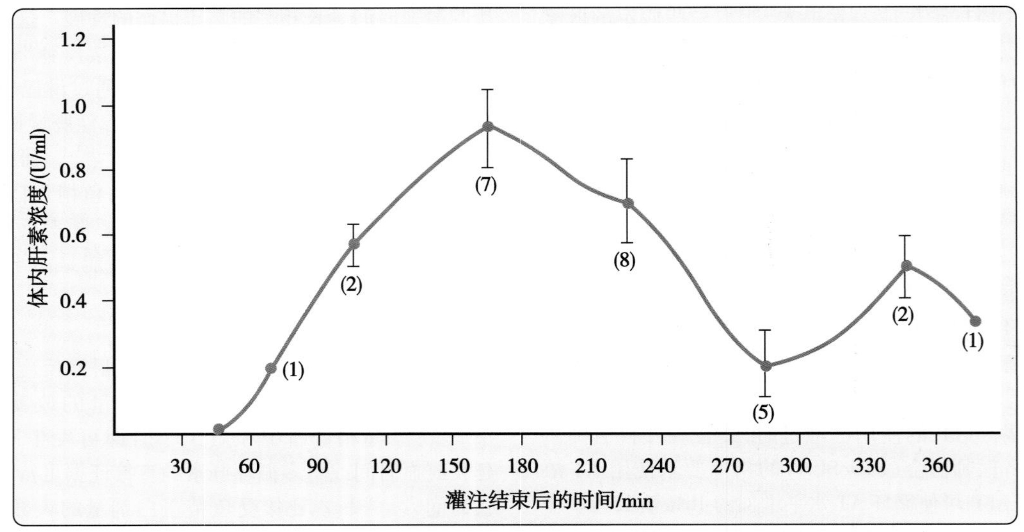

图 35.13　定时给药模式下用鱼精蛋白滴定法测定 24 例肝素化患者中有 10 例发生肝素反弹。括号内表示患者人数。(*From Kaul TK, Crow MJ, Rajah SM, et al. Heparin administration during extracorporeal circulation.* J Thorac Cardiovasc Surg. *1979;78:95.*)

除抗凝剂之外的肝素效应

UFH 从来没在血浆中自由流通[162-164]。因此,它具有许多未被充分认识和不良的影响。CPB 的作用常常被认为是引起凝血病;然而,肝素对此的影响尚未得到广泛研究。因为到目前为止还没有替代抗凝剂与肝素进行比较。将来,心脏手术期间可能会使用更好的抗凝剂(见后文)。

肝素通过激活 AT Ⅲ上的结合位点发挥其抗凝血活性,并且在没有 AT 的情况下,肝素没有内在的抗凝作用。AT 确实具有其自身的抗凝血作用,但是由于肝素的五糖序列的存在,其结合凝血酶的能力增加了 100 至 2 000 倍。存在于一剂肝素中的所有黏多糖中不到三分之一含有活性五糖序列。其他分子可能具有许多不利特性。

肝素在 CPB 期间结合 AT Ⅲ,并且通过持续的凝血酶生成,AT Ⅲ水平随着时间的推移以及通过血液稀释而降低。因此,在弥漫性血管内凝血,感染性休克和子痫期间所见的范围内,AT Ⅲ水平可能变得非常低[15,164-167]。AT Ⅲ不能通过生产组成性地增加。因此,CPB 开始时 AT Ⅲ是可用的。肝脏将制造更多的 AT Ⅲ,但在 CPB 停止后可能需要 1 到 3 天才能恢复正常。至少有一项研究表明,在接受外源性 AT Ⅲ治疗的患者中,CP Ⅲ在正常情况下恢复正常,凝血蛋白水平大大提高[15,144]。

UFH 螯合钙[168]。当给予大剂量肝素时,血压缓慢而稳定下降,可能是因为血管阻力降低和预负荷减少。动脉和静脉血管均通过钙水平的降低而扩张。当患者准备 CPB 时给予肝素,并且许多机械事件(即,导管插入右心房和腔静脉和心律失常)可归咎于低血压,而不是肝素本身。

肝素,即便是非常小的剂量,部分和可逆地激活血小板并迫使它们表达许多它们的 GP 结合位点[169,170]。单独这一事实使得临床医生想知道是否没有更好的抗凝剂可能不会这样做。乙酰肝素,肝素的内皮类似物,不会自由地分解到循环中;如果是这样的话,它会立即通过表达 PF4 和吸附而被血小板中和。看到松散肝素的血小板会怀疑附近有组织损伤部位是有道理的,因此,通过使这些细胞反应并准备产生血栓,可以产生进化优势。每次凝血激活也是一种炎症信号。血小板采取这种反应步骤的事实意味着它们现在已经被引发变得高度反应或促成炎症事件或使其受体被其他后续事件所靶向。在 CPB 后,血小板的许多膜 GP 被破坏或被 CPB 期间产生的许多炎症产物竞争占据。因此,响应肝素的结合位点的表达是重要的并且可能具有深远的意义。

肝素导致一些内皮细胞从内皮细胞中的竞争性释放和 TFPI 的释放[27,28]。全身内皮细胞从产生抗凝血剂变为快速产生组织因子。大剂量肝素在这种全身事件中的作用很难确定,但众所周知,肝素也会导致内皮细胞释放单链尿激酶[171]。肝素输注引起的纤溶量不大,与 t-PA 的释放一样大,这可能是由于炎症反应导致的细胞因子介导的。当从肥大细胞释放时,肝素促进白细胞趋化性和通过间质的运动[162,163]。然而,尚不清楚肝素是否能上调或减少白细胞活化。

肝素对组织的许多血管生成和修复活动很重要,这些影响可能与其抗肿瘤作用有关[164]。肝素也会影响脂质,钠和钾,以及酸碱代谢。这些影响通常不会很明显,但是当患者在 ICU 接受肝素输注几天时,这些影响就会发挥作用。肝素的免疫效果是深远的。下一节讨论 HIT,但最近的研究表明,30% 至 50% 的心脏手术患者在出院时血液中存在肝素抗体[172,173]。这些流行抗体的临床意义仍然未知并且是将来研究对象。

肝素诱导的血小板减少症

肝素通常与 GP Ⅰb 和其他部位的血小板膜结合,并通过释放 ADP 聚集正常血小板[172,173]。中等,可逆的 HIT,现在称为Ⅰ型,已知半个世纪[174]。肝素实际上引发血小板急性下降的事实应被视为生物学事件,因为肝素,即使是微量,也会触发许多不同血小板 GP 的表达。这被称为血小板的激活,但它不是完全激活。肝素延长出血时间可能与血小板活化以及肝素与 GPⅠb 表面结合有关。可能许多血小板仅仅因为它们表达这些 GP 结合位点而黏附于内皮细胞。从边缘化角度来讲,特别是在肺血管系统内,可能是 HIT Ⅰ型的事件。

与肝素的这些可预测的效果相反,患者偶尔会出现进行性和严重的血小板减少症(<100 000/mm^3),有时伴有衰弱或致命的血栓形成[HIT 伴有血栓形成(HIT with thrombosis HITT)]。该综合征被称为Ⅱ型肝素诱导的血小板减少症(HIT Ⅱ)。血小板计数超过 100 000/mm^3 并不意味着不存在 HIT Ⅱ。在接受或刚刚接受肝素治疗的患者中,几天内血小板计数下降超过 30%至 50%可能是由 HIT Ⅱ引起的。

机制

这些 HITT 患者表现出肝素依赖性抗体,通常是 IgG,尽管描述了其他抗体,其在肝素存在下聚集血小板[172,173]。在肝素治疗期间,由于抗体与血小板结合,测得的抗体滴度仍然很低。肝素治疗停止后滴度升高;但矛盾的是,几个月后抗体可能无法检测到[175]。其他两个特征是出乎意料的:首先,抗体在过量肝素存在下不会聚集血小板;其次,并非所有再次暴露的患者都会出现血小板减少症[176-178]。

血小板表面含有肝素和 PF4 的复合物。受影响的患者具有针对该复合物的抗体。抗体结合通过其 FcγⅡ受体激活血小板并激活内皮[179-181](图 35.14)。血小板表面的活化引发第二凝血酶释放。血小板可以相互连接,产生所谓的白色凝块综合征,但如果通过血小板的抗体活化产生继发性凝血酶,

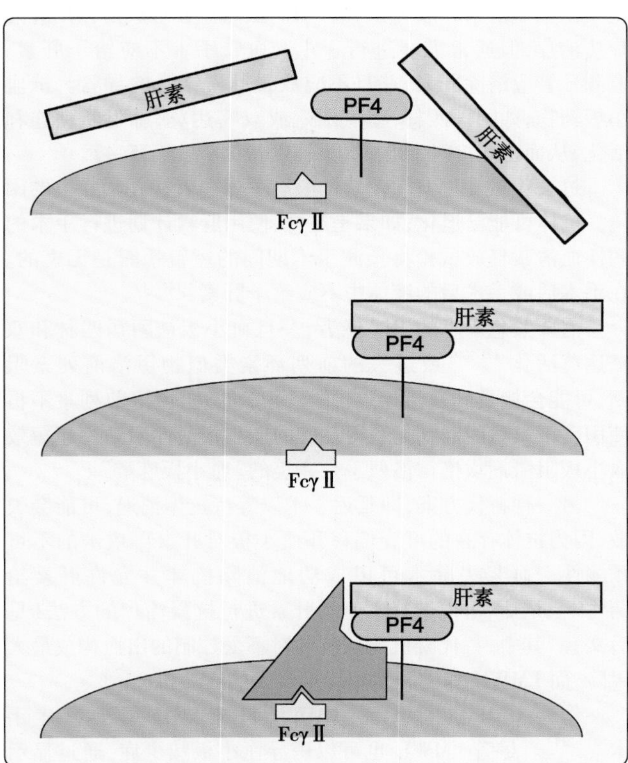

图 35.14 肝素、血小板和抗体在肝素诱导的血小板减少症中相互作用的推定机制。顶部,从血小板颗粒释放的血小板因子 4(PF4)与血小板表面结合。形成中,肝素和 PF4 复合物。底部,抗体结合 PF4-肝素复合物并激活血小板 FcγⅡ受体

则可以得到结果。在没有肝素的情况下,不能形成肝素-PF4 抗原。然而,特发性血小板减少症和 HIT 之间似乎存在某种连续性。

在没有内皮缺陷的情况下,对抗体-抗原相互作用的唯一反应是血小板消耗和血小板减少症。动脉粥样硬化破裂,血管内介入治疗,如球囊血管成形术,血管手术和其他破坏内皮的手术,可以为血小板黏附和随后的激活提供一个环节。通过血小板活化释放的 PF4 局部结合肝素,因此不仅可以消除凝血抑制,还可以产生额外的抗原物质(图 35.15)。聚集的血小板凝集血管,导致器官和肢体梗死。截肢,死亡或两者经常发生在既定的 HITT 上。肝素-PF4 抗体的存在与其他不良反应有关。如果患者接受阳性抗体的心脏手术,死亡或 MI 或两者的风险可能至少翻倍。

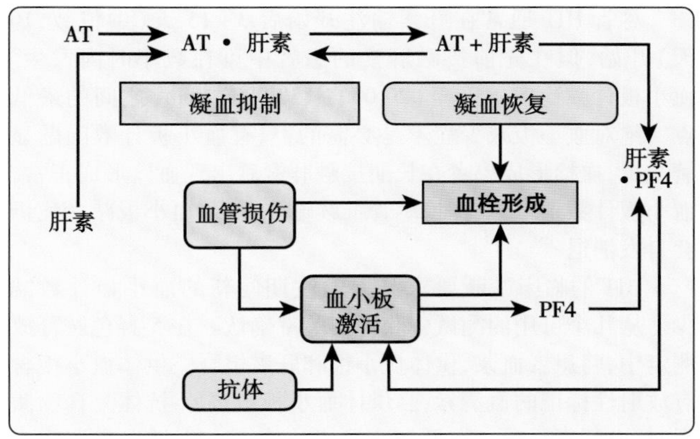

图 35.15 伴随肝素诱导的血小板减少症的血栓形成机制。通常,肝素和抗凝血酶(AT)形成抑制凝血的复合物。血小板在活化时释放的血小板因子 4(PF4)结合肝素并驱动 AT-肝素复合物向右的解离反应,局部恢复凝血。恢复的凝血机制和活化的血小板在血管损伤的情况下形成血栓。(*Adapted from Parmet JL, Horrow JC: Hematologic diseases. In: Benumof J, ed.* Anesthesia and Uncommon Diseases. *3rd ed. Philadelphia: WB Saunders Company; 1997.*)

发病率和诊断

HIT 的真实发病率的估计因血小板计数的不同诊断阈值而定,检测其他原因的不同努力和不完整的报告而容易混淆[182,183]。用 UFH 治疗 7 天后,可能有 1%的患者出现 HIT 的发展,治疗 14 天后,患病率为 3%[181]。血小板计数为 100 000/mm^3,超过 1 200 名患者的多份报告显示,牛肝素的 HIT 总发生率为 5.5%,猪肝素的总发病率为 1.0%[172]。最近的研究发现,酶联免疫吸附试验(ELISA)阳性患者的术前发病率在 6.5%至 10%之间。这意味着存在抗体,这可能并不意味着发生血小板减少症。令人感兴趣的是,在心脏手术后第 7 至 30 天,更多的患者开始对 ELISA 抗体进行阳性测试。大约 25%~50%的患者会产生这些抗体[172]。在一项心脏手术后患者的研究中,所有患者都接受了 HIT 抗体筛查,该组的血小板计数远低于患者的基线[184]。通过肝素诱导的血小板活化(heparin-induced platelet activation,HIPA)测试,153 名患者中的 21 名(14%)检测抗体阳性。那些血小板计数低,手术后 HIT 抗体滴度高的患者死亡率非常高(59%)。因此,心脏手术后血小板计数的下降或血小板计数持续低的情况应该被视为 HIT。用替代非触发性抗凝剂进行抗凝是必要

的[184]。应该避免使用华法林,直到血小板计数恢复并开始维生素 K 治疗为止;这是因为使用华法林化合物会降低蛋白质 C,已知这会引发 HITT 危机。

在比伐卢定试验中,其中被认为患有 HIT 的患者给予替代抗凝剂,手术后抗体的存在与不良事件相关。特别令人担忧的是手术后血小板计数低或血小板计数恢复迟缓[185-188]。

一些特定批次的肝素可能比其他肝素更可能引起 HIT[189],HIT 不仅可以在肝素治疗期间发生,而且预防剂量低,尽管发生率与剂量相关。即使肝素溶液或肝素结合的血管内导管也可能引发 HIT[189-193]。在 CPB 机器的氧合器和储液器中观察到血小板与血小板粘连的情况,否则在正常患者中产生"白色凝块"。即使所有其他测试看起来正常也报告了这些事件的事实表明肝素-PF4 抗体的不可预测性质以及 UFH 的生物学活性。

尽管 HIT 通常在肝素输注开始后 3~15 天(中位数,10 天)开始,但在先前接触肝素的患者中可在数小时内发生。血小板计数稳定下降至(20 000~150 000)/mm^3 之间的最低点。绝对血小板减少症不是必需的;只有血小板计数问题显著减少,血栓形成患者在长期接触肝素后出现血栓形成正常,血小板计数正常。有时,尽管继续输注肝素,血小板减少症仍会自发消退[194]。

HIT 的临床诊断要求肝素输注期间新的血小板计数减少。从几个可用的测试中获得实验室确认。在 5-羟色胺释放测定中,将患者血浆,供体血小板和肝素组合。供体血小板含有放射性标记的血清素,当供体血小板被抗原-抗体复合物激活时,血清素释放。在低和高肝素浓度下血小板聚集期间血清素释放的测量提供了极好的灵敏度和特异性[177]。

第二种测量肝素的方法是,将患者血浆和供体血小板混合物中血小板脱颗粒为传统标志物[195]。最具体的试验是针对肝素-PF4 复合物抗体的酶联免疫实验[172,173,195,196]。

使用的肝素类型,来源和批次影响这些测试的结果。肝素的异质性要求在血清素释放试验中使用多种药物,特别是当用于确定未来给药的适合性时。例如,如果计划对经历过 UFH 的 HIT Ⅱ发展的患者进行 LMWH 给药,则应在其给药之前用大剂量 LMWH 检测患者血浆。

由于抗血小板 IgG 的许多其他原因,血小板相关 IgG 的测量对 HIT 的特异性较差。该测试不应用于 HIT 的诊断。

肝素诱导下的血小板减少伴血栓形成

用牛肝素后 HITT 的发生率为 1.7%,猪肝素为 0.3%;因此血栓形成伴随着 HIT 的 5 个病例中不止一个[172,173]。很明显,肝素使用时间越长,就越有可能产生抗体;据了解,目前接近 50% 的心脏病患者会产生抗体,因为未确诊的 HITT 可能会导致大量的长期或早期死亡。在导管插入实验室的几项研究中,已有表明如果在血管成形术之前存在 HITT 抗体,则死亡率和综合发病率会大大增加,可能是两倍或更多[197,198]。在接受 CABG 手术的近 500 名患者中进行了一项研究,寻找抗体和结果的存在。抗体阳性患者的发病率约为 15%,他们在医院的住院时间和死亡率增加了一倍多。CPB 回路突然形成凝块或早期移植血栓形成或全身凝血发生的偶然罕见情况可能都是 HITT 的变种,但这些病例都不容易研究[198,199]。如果这种情况确实发生,HITT 应该在鉴别诊断中使用。首先发生血栓形成似乎是一个悖论。然而,HITT 的标志是一个巨大的凝血酶爆发,可以在全身发生。随着这种大量凝血酶的产生,血栓形成的触发是自然的。然后,血栓形成可以激活纤溶系统,以产生消耗性凝血病的症象。

经历 HITT 发展的患者中,15%~30% 将患有严重的神经系统并发症,需要截肢或死亡。下肢缺血是最常见的表现。静脉血栓可能与动脉血栓一样频繁发生,但不常检测。不幸的是,没有测试预测 HIT 的血栓形成成分;在存在血管损伤时应预期血栓形成,例如导管插入的穿刺部位。

4Ts 系统[thrombocytopenia, timing, thrombosis, and other (lack of other reasons):血小板减少,定时,血栓形成和其他(缺乏其他原因)]已被用于增加 HIT 的怀疑指数[200]。这种评分系统的使用是非常有效的,但在心脏手术后,预计血小板计数下降至少 24 小时。如果血小板计数在此之后保持下降,那么对 HIT 的怀疑应该很高。一项使用 4Ts 的重症患者(非心脏病)的研究显示 HIT 的发病率为 4.1%。低评分似乎是可靠的,而高评分和中等评分显示患者具有抗体阳性测试。

治疗和预防

在没有手术的情况下,HIT 引起的血小板减少症出血很少见。与其他药物诱导的血小板减少症相反,其中通常发生严重的血小板减少症,血小板计数降低是 HIT 的特征。未指明血小板输注,并且可能加重或恶化血栓形成。此时必须停止肝素输注,并应制定替代抗凝剂。在给药之前,可以在实验室中使用血清素释放测试 LMWH。虽然血栓形成可以用纤溶疗法治疗,但通常需要进行手术。血管手术不应给予肝素。监测导管应清除肝素,并且不应放置肝素结合的导管。抗血小板药物,如阿司匹林,噻氯匹定或双嘧达莫,可阻断粘连和活化,从而阻止 PF4 释放,提供辅助帮助(见表 35.4)。

过去曾接受过 HIT 治疗的心脏手术患者存在治疗上的困境。抗体可能已退化;如果是这样,使用肝素计划进行手术的阴性血清素释放试验将预测手术期间的短暂暴露是无害的。在手术后或手术后的液体中不应给予肝素[172,173]。

需要紧急手术的 HIT 患者,一旦血小板被阿司匹林和双嘧达莫活化[171-209]或过去的前列环素类似物伊洛前列素阻断,可能会接受肝素治疗[205-208]。不幸的是,伊洛前列素不再使用。该策略的问题是获得足够的血小板活性阻断。超短效血小板阻滞剂坎格雷洛似乎是完美的"血小板麻醉"。

另一种替代方案,即延迟手术以等待抗体消退,可能会失败,因为抗体存在的可变偏移和血小板对肝素再攻击的不可预测性。血浆去除术可以成功地消除抗体并允许肝素给药[209]。最后,可以选择不使用肝素进行抗凝治疗的方法(见后文)。其中,替代凝血酶拮抗剂对不受控制的出血构成最大风险,而 LMWH 和类肝素则提供最大的成功机会[209]。

作为 UFH 的替代品,LMWH 肝素已被用于急症手术[210-217]。尽管 LMWH 也可以诱导血小板减少症,通过显示不同的抗原决定簇,它们可能是从 UFH 发展 HIT 的患者可接受的替代品。框 35.4 总结了 HIT 患者可用于急症心脏手术的治疗方案。有关 HIT 的其他信息,请参阅最近的评论[172,173,218]。

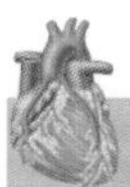

框 35.4　肝素诱导血小板减少症患者对旁路进行抗凝的治疗选择

1. 蛇毒抗凝酶
2. 低分子肝素或类肝素(先检测)
3. 替代凝血酶抑制剂(水蛭素、比伐卢定、阿加曲班)
4. 使用单一剂量肝素,及时用鱼精蛋白中和,并
   a. 推迟手术,让抗体消退;或者
   b. 使用血浆置换术降低抗体水平;或者
   c. 使用伊洛前列素、阿司匹林和潘生丁、阿昔单抗或 RGD 阻滞剂抑制血小板

在所有情况下:
1. 冲洗液中无肝素
2. 导管无肝素结合
3. 静脉注射无肝素堵塞

显示目前没有药物用于体外循环中的抗凝治疗。RGD,受体糖蛋白衍生而来。

替代抗凝方式

CPB 期间的止血目标是完全抑制凝血系统。不幸的是,即使是大剂量的肝素也不能提供这一点,正如在手术过程中形成纤维肽所证明的那样[117-119]。尽管肝素远远不是理想的抗凝剂,但肝素仍然比其替代药物更好。具有最小抗止血特性的乙酰肝素,dermatans 和其他糖胺聚糖可能在将来取代肝素。目前用于肝素的替代物包括安克洛,一种从蛇毒中获得的蛋白酶,它可以破坏纤维蛋白原;肝素片段及其母体,未分级分子的凝血酶抑制作用较小;直接因子Ⅹa 抑制剂;和直接凝血酶抑制剂(框 35.5)。

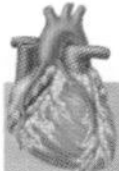

框 35.5　可能成为体外循环抗凝剂的替代品

- 蛇毒抗凝酶
- 低分子量肝素
- Ⅹa 因子抑制剂
- 比伐卢定或其他直接凝血酶抑制剂(水蛭素,阿加曲班)
- 血小板受体抑制剂

安克洛

Ancrod 异常切割纤维蛋白原,导致其通过网状内皮系统快速清除。因此,凝血酶没有作用的底物。某些 CPB(血浆纤维蛋白原,0.4~0.8g/L)患者准备需要超过 12 小时。图 35.16 纤维蛋白原消耗的程度(从正常值 1.5~4.5g/L)和使用安克洛进行心脏手术中的替代[191]。通过肝脏合成补充纤维蛋白原是缓慢的,冷沉淀、纤维蛋白原或 FFP 给药将加速凝血的恢复。与肝素抗凝患者相比,以这种方式抗凝的患者出血更多,需要更多的冷沉淀和 FFP。一例用安克洛进行,其中仔细研究了凝血活化[220]。血小板的无限制激活导致大量血小板活化,血小板计数继发性急剧下降。没有形成凝块,但是血小板的灰色黏液黏附在氧合器和贮存器的血管壁上。血小板计数下降至小于 1 000/mm³。然而,患者在第一个 24 小时内失血少于 500ml 时,输注血小板浓缩物和冷沉淀物重新建立正常凝血,没有发生神经系统缺陷。但是,安克洛在美国尚未上市[219]。

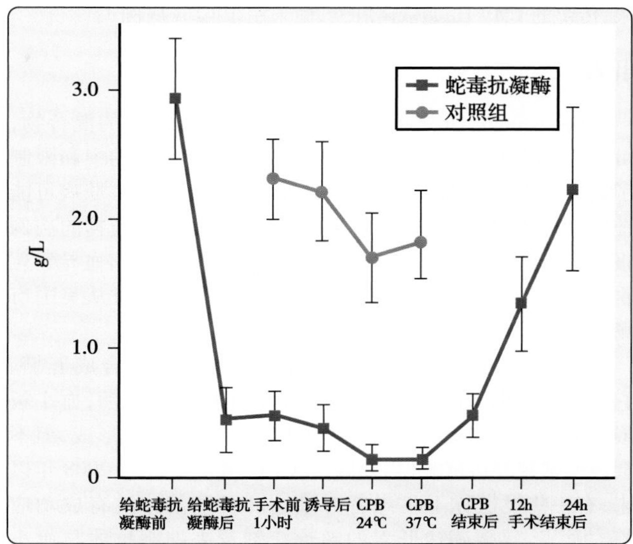

图 35.16　20 例接受蛇毒(蛇毒抗凝酶;正方形)的患者和 20 例接受肝素治疗的患者(对照组;圆圈)在体外循环(CPB)期间进行抗凝时血浆纤维蛋白原白浓度(正常,1.5~4.5g/L)。值得注意的是,尽管给蛇毒抗凝酶组使用 9.3±16.3SD 单位的冷沉淀和 5.6±3.1 单位的新鲜冷冻血浆,血浆纤维蛋白原仍恢复缓慢。(*From Zulys VJ, Teasdale SJ, Michel ER, et al. Ancrod [Arvin] as an alternative to heparin anticoagulation for cardiopulmonary bypass.* Anesthesiology. *1989;71:870.*)

低分子量肝素

凝血酶抑制需要长于 18 个糖单元的链,并且 aPTT 活性比抗因子Ⅹa 活性更接近抗因子Ⅱa 活性[144]。凝血酶必须与肝素链的一部分结合加以抑制。相反,AT 的因子Ⅹa 抑制不需要因子Ⅹa 与肝素分子的相互作用。只有约 1% 至 2% 的标准肝素由低分子量(分子量,6 000~7 000)片段组成[103]。肝素的短多糖链可以合成,或从标准肝素中提取,但这两种方法的成本远高于解聚使用硝酸,过氧化物或肝素酶的标准肝素。通过这些方法形成的 LMWH 的制剂包括 fraxiparine、dalteparin 和依诺肝素。

标准肝素可以抑制体内血栓形成(抗血栓形成活性)并延长体外凝血试验(抗凝血活性)。它还导致临床出血(抗止血活性)。框 35.6 强调了这些定义。LMWHs 可能分离这些活性,表现出更强的抗血栓形成活性和更少的抗止血活性。不幸的是,对凝血酶抑制敏感且对Ⅹa 因子的抑制不敏感的凝血

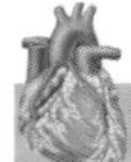

框 35.6　普通肝素的性质

1. 抗血栓形成剂[a]——防止体内血栓形成
2. 抗凝剂[a]——延长体外凝结时间
3. 抗止血——促进出血
4. 抗血小板——激活血小板

[a] 理想的代表物质的属性。

试验,即 aPTT 和 ACT,不能充分监测 LMWH 的抗血栓形成作用。有关 LMWHs 的更多信息,有几个很好的评论[212-223]。

LMWHs 经过整形外科手术后的抗血栓形成和预防深静脉血栓形成的临床试验[222-226]。由于鱼精蛋白中和它们的能力有限,传统的 LMWH,如依诺肝素,尚未用于 CPB 病例[227,228]。

肝素

Danaparoid(Orgaran),一种 LMWHs 和皮肤病的混合物,可以为 CPB 提供抗凝,但缺乏现成的监测和确定的中和限制了其应用于 UFH 显然是禁忌的病例[229]。单独的皮肤病可能证明是合适的,但首先要做更多的调查[7]。这些药物的病例报告显示出严重出血,在某些情况下,心脏手术后出血导致死亡。此时似乎硫酸皮肤素不会用于心脏手术,并且从美国市场上去除了 danaparoid。

Fondaparinux(Arixtra)是一种与肝素相同的合成五糖。它需要 AT Ⅲ的主要因子Ⅹa 抑制剂,不影响凝血酶,血小板或纤溶活性。它被用于预防手术后的深静脉血栓形成,但不会改变常规凝血试验(需要因子Ⅹa 检测)[230]。自 2008 年以来,有一些报道称 HIT 患者对磺达肝癸钠治疗没有成功应答[231,232]。需要磺达肝素的超治疗剂量来抑制抗体与血小板的结合。非常低浓度的 danaparoid 增加 PF4 抗体;然而,在治疗浓度下,它减少了抗体的产生。对于这些药物中的任何一种都没有直接的解毒剂,但患者可能对Ⅶa 因子有反应(见后文)。

直接凝血酶抑制剂

水蛭素是一种单链多肽,含有 65 个氨基酸,分子量为 7 000,由药用水蛭 Hirudo medicinalis 生产,直接与凝血酶结合,不需要辅助因子或酶,抑制凝血酶的所有蛋白水解功能。这种抑制包括对纤维蛋白原、因子Ⅴ、Ⅷ和ⅩⅢ及血小板的作用。

水蛭素的改变包括 hirugen,一种含有天然水蛭素残留 53~64 的合成肽,和 Hirulog,通过将氨基酸序列 d-phe-pro-arg-pro-(gly)连接到氨基末端而形成。水蛭原 hirugen 抑制凝血酶对纤维蛋白原的作用,但不抑制因子Ⅴ。Hirulog 具有完全的抑制特性,但被凝血酶本身缓慢切割成类似 hirugen 的分子。

水蛭素依赖于肾脏排泄;肾衰竭延长其消除半衰期为 0.6~2.0 小时。虽然这些药物没有已知的直接中和剂,但凝血酶原复合物的给药可以通过增强凝血酶的产生而部分地恢复凝血。水蛭素化合物的临床试验产生了不同的结果。已被用于 HITT 患者,但更长的半衰期约为 90 分钟,意味着许多患者在心脏手术后出血[233]。水蛭素具有高度抗原性,并且导致免疫复合物在自身中产生约 40%。如果再次使用,过敏反应的总体发病率可能高达之前接受过的所有患者的 10%。目前,即使患者有了 HIT 抗体,也不建议使用水蛭素作为主要药剂来进行 CPB。

现在可以使用新的直接凝血酶抑制剂(图 35.17)。这些包括 argatroban 和 bivalirudin。Argatroban 是 L-精氨酸的衍生物,是一种相对较小的分子,可作为单价直接凝血酶抑制剂发挥作用[234-249]。它与凝血酶的活性切割位点结合,阻止凝血酶对丝氨酸蛋白酶的作用。它完全由肝脏清除,据报道当肝功能下降或肝脏血流量减少时延长半衰期为 45~55 分钟。一例病例报告检查了阿加特罗班在 CPB 后的半衰期。发现在接受心脏移植的患者中延长至 514 分钟。这导致使用大量输血(55 单位红细胞,42 单位 FFP,40 单位冷沉淀,40 单位血小板,以及 3 剂因子Ⅶa)。

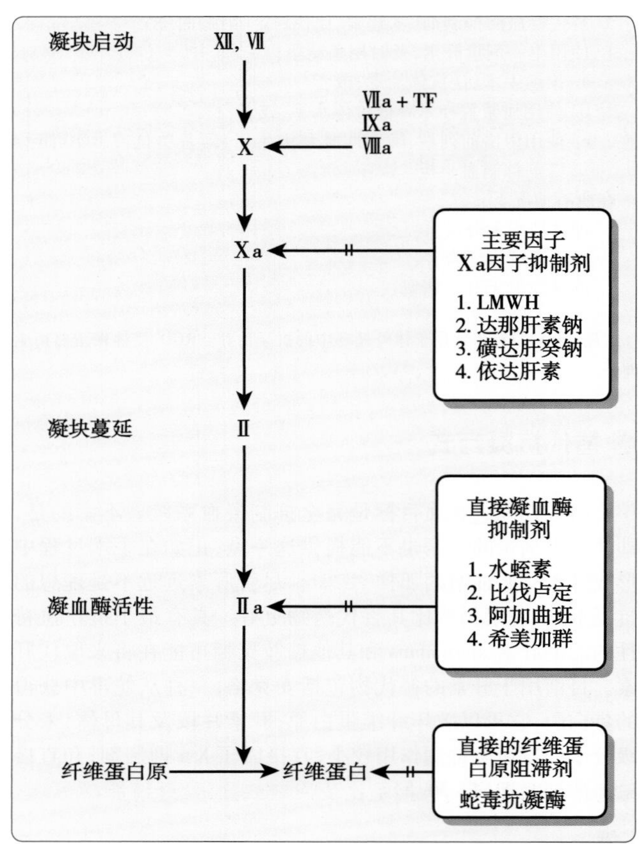

图 35.17 肝素的替代品。新的抗凝模式显示在图右侧的框中,它们抑制因子Ⅹa、凝血酶或纤维蛋白原。LMWH,低分子量肝素

阿加曲班没有逆转剂,尽管已经给予Ⅶa 因子来增加凝血酶的产生。它已被美国食品药品管理局(Food and Drug Administration,FDA)批准用于面对 HITT 的抗凝治疗,但迄今为止尚未进行大规模,前瞻性随机试验,用于心脏手术或任何类型的肝素比较/鱼精蛋白。一些病例报告确实存在成功使用阿特罗班的 HITT 患者,无论是在泵上还是在非泵外都有可接受[236-240]。据报道,对于泵外病例的剂量约为 2~3μg/(kg·min)目标是 ACT 超过 200 秒[239,240]。对于体外病例,剂量至少加倍[5~10μg/(kg·min)],努力达到 300~400 秒的 ACT。没有安全有效的剂量已经临床研究,因此任何使用这种药物用于心脏手术都是取消标签,并根据经验和病例报告。已经注意到成功的病例完成没有过度的多余出血。然而,如前面在移植病例中所述,已经遇到一些非常大的出血。一些血栓形成病例也已发生[241-246]。ICU 中更常用于高凝状态综合征患者和 HITT[237,238]。Argatroban 是一种可行的直接凝血酶抑制剂,用于心脏导管实验室。麻醉医生更可能在用于 HIT 患者的 ICU 或直接从导尿实验室到手术室的患者中遇到该药物。

比伐卢定是一种二价合成的 20 氨基酸肽，基于水蛭素(以前称为 hirulog)的结构[250-259]。药理学家已经在水蛭素分子的任一端采集了活性氨基酸并进行了生物合成。一个活性位点竞争性结合凝血酶的纤维蛋白原结合位点；分子的另一端，氨基末端序列，与凝血酶的活性丝氨酸切割位点结合。两个氨基酸序列通过四甘氨酸间隔基连接在一起。这种完全制造的分子对于凝血酶具有高度特异性，并且具有与凝血块结合和游离凝血酶结合的独特性质。肝素仅与游离血浆凝血酶结合。比伐卢定的半衰期比阿加曲班和水蛭素短，半衰期约为 20~25 分钟(肾功能正常而不是在 CPB 中)。比伐卢定最独有的特征之一是其与凝血酶的结合是可逆的，并且分子本身被凝血酶切割。

与其他直接凝血酶抑制剂一样，比伐卢定也没有与鱼精蛋白类似的逆转剂，因此在使用时必须磨损。比伐卢定受到与其结合和失活的分子的破坏；它被凝血酶(蛋白水解切割)破坏。存在的凝血酶激活越多(即存在的比伐卢定越少)，半衰期越短。肾清除率仅消除了约 20% 的分子活性[250]。在轻度至中度肾衰竭中，对比伐卢定清除率的影响被认为很小，但已注意到肾衰竭患者的出血。

比伐卢定用于心脏手术的几项临床试验已经完成并发表[251-259]。几年前，两项关键试验旨在通过 FDA 批准比伐卢定用于已知/疑似 HIT 的心脏手术[187,188]。在试验比较比伐卢定与单独使用肝素/鱼精蛋白或肝素加上使用 GP Ⅱb/Ⅲa 抑制剂进行经皮介入治疗，发现比伐卢定至少具有与其他任何一种疗法相同或更好的安全性和更少的出血量。与经皮冠状动脉介入治疗中单独使用肝素/鱼精蛋白相比，发现比伐卢定更优越，不仅在出血方面，而且在发病率和死亡率方面(作为综合终点)[258]。在 100 例非体外循环试验中 CABG 患者没有疑似 HIT，患者随机接受比伐卢定或肝素/鱼精蛋白治疗，两组间出血和结果相同[251]。这些患者在 3 个月时进行了再次导尿，并且发现比伐卢定患者总体上有更好的流量他们的移植物比接受肝素/鱼精蛋白的患者低。该发现与先前 HIT 部分中提到的工作一致，其中抗体的存在预示着术后并发症的不良。它还表明，肝素-鱼精蛋白在缺血和再灌注面前可能导致血栓形成不良，有或没有肝素-PF4 抗体。该试验与后续试验相结合，提出了肝素-鱼精蛋白的问题，并提出对于非体外循环 CABG，比伐卢定的常规使用可能会改善预后。

比伐卢定在 30 名体外循环 CABG 患者中的Ⅰ/Ⅱ期安全性试验也表现出良好的安全性，但没有进行比较以观察肝素/鱼精蛋白的优势。使用时，CPB 的剂量为 0.50~0.75mg/kg 推注，然后以 1.75~2.5mg/(kg·h)输注滴定至 ACT(靶标，2.5 倍基线)。CPB 系统也用 50mg 引发，由于比伐卢定在 CPB 期间的代谢，CPB 回路中不允许停滞。在停止 CPB 之前约 15~30 分钟停止输注，并且患者出血最多 4~6 小时。OPCAB 病例使用类似剂量的 ACT 目标为 350~450 秒[253,254]。使用比伐卢定治疗心脏病的确有一些技巧。药物本身被凝血酶分解，凝血酶由 CPB 产生，并通过组织破坏产生。任何没有连续输注比伐卢定的血液，由于其产生凝血酶，将及时克服比伐卢定的抗凝血作用。因此，预计纵隔或胸腔中的停滞血液或两者都会凝结。这对比伐卢定的第一次使用者来说是惊人的，并且与肝素抗凝治疗的病例完全不同。此外，不建议在旁路期间使用纵隔抽吸，因为纵隔是大量凝血酶活性的来源。将其回吸到 CPB 储库中导致凝块存在于硬壳储层中，其中比伐卢定存在停滞或不完全混合。一旦患者与 CPB 分离，重要的是做出关于患者是否可能需要返回旁路的决定。如果停滞，旁路系统将持续产生凝血酶。随着时间的推移，该凝血酶将克服血浆中存在的比伐卢定。因此，在与 CPB 分离后 10 分钟内，明智的做法是决定从泵中排出血液，通过细胞保护机器处理，或重新建立流量，并将比伐卢定缓慢注入泵中。通过重新连接静脉和动脉插管的末端可以容易地实现流动的重建。如果有必要重新建立 CPB，应该保持系统温暖，并且应该将泵(25~50mg)的比伐卢定放入泵中，或者应该将输注给患者的输液切换到泵[252]。此外，一些外科医生建议，在静止区域，例如乳房内动脉，每隔 10~15 分钟使动脉流动是很重要的，这样就可以灌注新的比伐卢定，或者凝块可以在"死胡同"如果被夹住了。另一种选择是在它被吻合之前不要完全夹住乳内动脉。

关于如何最好地监测比伐卢定用于心脏手术的抗凝方法存在一些混淆。最初，Koster 及其同事[233,255]利用蛇静脉凝血时间(ecarin clotting time，ECT)来跟踪比伐卢定的循环水平。ECT 在 300~550 秒的临界范围内具有直线剂量响应关系。ACT 具有较少的特定性和更多变量的关系。随着比伐卢定的循环浓度为 10~15μg/ml，ECT 将为 400~450 秒。众所周知，比伐卢定浓度大于 3~5μg/ml 时无法产生凝块，因此 10~12 的水平将远大于治疗阈值，以确保不会形成纤维素形成绕过。比伐卢定的剂量反应性是高度可预测的。没有必要的二次反应，例如 AT Ⅲ和 UFH。因此，当给予比伐卢定时，存在可用的绝对量 AT。关于 ACT 或 ECT 监测是否甚至是必要的，研究人员之间的争论已经取得进展。共识是 ACT 将起作用(ECT 不再商业化)。使用 ACT 的另一个原因是，在 CPB 期间，如果药泵发生故障或输液以某种方式断开，重要的是要早点而不是晚点知道。如果 ACT 开始升高超过 500 秒，那么该团队实际上不知道是否退回比伐卢定输注，完全停止，或将效果归因于其他一些 ACT 延长情况，如血液稀释或体温过低。众所周知，体温过低会阻碍凝血酶的产生，但在面对轻度低温血症时，尚未对比伐卢定半衰期进行过研究。

比伐卢定面对已知或疑似 HIT 抗体的两项试验确实显示出有效性和安全性[187,188]。CABG 中泵和非体外安全性和效力(CABG Hit On-and Off-Pump Safety and Efficacy，CHOOSE)研究以及冠状动脉旁路手术期间患者的评估：将比伐卢定的使用与改进的结果联系起来和新的抗凝血策略(Evaluation of Patients During Coronary Artery Bypass Operation：Linking Utilization of Bivalirudin to Improved Outcomes and New Anticoagulant Strategies，EVOLUTION)试验作为一项计划的一部分进行，以便为接受已知或疑似 HIT 的心脏手术的患者批准比伐卢定。开展随机分组患者接受肝素-鱼精蛋白或比伐卢定作为非体外循环 CABG 手术的主要抗凝血方案的试验。在 EVOLUTION-OFF 中，157 名患者被安排在 21 个中心进行 OPCAB。比伐卢定的剂量为 0.75mg/kg 作为推注和 1.75mg/(kg·h)，同时制备和吻合移植物。给予肝素达到 300 秒的 ACT 目标并用鱼精蛋白逆转。死亡、心肌梗死或重复血运重建的需求没有差异。然而，使用比伐卢定可以显著减少卒中。

两组的出血量大致相同。在 EVOLUTION-ON 试验中，150 名患者在 21 个部位接受了许多心脏手术。再次，肝素与比伐卢定组的手术成功（死亡，心肌梗死，需要重做）没有重大差异。在比伐卢定的 2 小时而不是 24 小时的失血量中存在统计学上但临床上不显著的差异（78ml）。

CHOOSE 试验承诺在患有已知或疑似 HIT 的患者中使用比伐卢定。在 CHOOSE-ON 试验中，招募了 50 名患者。94% 的患者（用比伐卢定治疗）立即获得手术成功；在 30 天时，成功率为 86%，而在 12 周时，成功率降至 82%。不幸的是，只有历史性的控制可以进行检验才能进行比较，并且猜测在这样一个具有已知/疑似 HIT 的高风险群体中会发生什么。

接受比伐卢定治疗的患者出血和输血较多。在有大量使用比伐卢定经验的德国中心，40 名患者有肝素抗体[253]。这些研究者指出，他们的手术成功率为 99.4%；然而，他们确实在接受比伐卢定的患者接受了更多的输血。

面对 HITT 综合征，病例报告继续显示比伐卢定的有效性和实用性[250,255,256]。这是药物的标签外使用，因为它尚未获得 FDA 批准。在动物研究中，比伐卢定不会激活血小板，那些接受 CPB 药物的动物在手术结束时具有更好的血小板计数。与肝素/鱼精蛋白给药相比，使用比伐卢定可以降低其他炎症介质如细胞因子。肝素，即使是小剂量，激活血小板以表达它们的结合位点，而比伐卢定似乎使血小板静止。它也与肝素/PF4 中存在的任何免疫球蛋白没有交叉反应，并且不会产生其自身的免疫反应，这可以用水蛭素观察到。

新的口服抗凝剂

引入特异性靶向凝血酶（因子Ⅱa 或 FⅡa）或因子Ⅹa 的新型口服抗凝剂（new oral anticoagulant，NOAC）增加了心脏和非心脏手术患者凝血管理的复杂性。这些 NOAC 或靶向特异性口服抗凝剂（target-specific oral anticoagulant，TSOAC）包括一种 FⅡa 抑制剂、达比加群（Pradaxa）和三因子Ⅹa 抑制剂——利伐沙班（Xarelto）、阿哌沙班（Eliquis）和依多沙班（Savaysa）——这些在临床上越来越多地使用。这些药物用于代替华法林或 LMWH，用于预防和治疗各种临床环境中的血栓栓塞[260]。对患者的好处包括半衰期更短，风险更高的风险，以及固定的每日剂量，而无须由于更可预测的药代动力学，经常进行实验室检测（表 35.6）。发现达比加群不适合人工瓣膜患者使用，因为它比华法林引起更多的出血和血栓栓塞发作[261]。达比加群的半衰期为 12~14 小时，而因子Ⅹa 抑制剂的半衰期为 5~15 个小时，达比加群 80% 由肾脏排泄，而因子Ⅹa 抑制剂是蛋白质结合并由肝脏中的细胞色素 P450 代谢。

表 35.6 新型口服抗凝血剂

	达比加群	利伐沙班	阿哌沙班	依度沙班
作用机制	Ⅱa 抑制剂	Ⅱ抑制剂	Ⅹa 抑制剂	Ⅹa 抑制剂
用法	2 次/d	1 次/d	2 次/d	1 次/d
血浆达峰时间	2h	2~4h	1~4h	1~2h
半衰期	12~14h	11~13h	8~15h	9~11h
肾脏排泄	80%	35%	25%	50%
蛋白结合	35%	90%	87%	—

这些药物不需要华法林进行常规实验室检测。事实上，它们对各种凝血试验有不同的影响。优选的测试是直接凝血酶时间或达比加群的 ECT 和其他药物的抗因子Ⅹa 测定。在紧急情况下，带有校准试剂的 aPTT 可用于达比加群，而稀释 PT 则用于因子Ⅹa 剂[262]。

在手术出血的情况下，患者可以用常用的血液制品治疗。此外，PCC 可以在有或没有 FⅦa 的情况下使用，以进一步改善危及生命的情况下的凝血。四因子 PCC（如 kcentra）已被 FDA 批准用于华法林逆转，并且对Ⅹa 因子抑制剂有一些阳性结果（见第 34 章）。用达比加群治疗出血的最佳方法是用木炭防止其从胃中吸收，或用血液透析将其从血液中除去。Idarucizumab（Praxbind）是一种完全人源化的抗体片段，在临床试验中完全逆转达比加群。已经在 RE-VERSE AD Ⅲ期试验中对 100 多名出血或接受手术的患者进行了研究[263]。凝血酶时间和凝血时间已经非常迅速地标准化并持续 24 小时，而达比加群的血浆水平显著降低。还正在开发用于因子Ⅹa 抑制剂（如 andexanet alfa，PER 977）的逆转剂，但这些还处于开发的早期阶段。

非血栓形成表面

被认为是体外循环的圣杯，一种不会引起血栓形成的人工表面仍未被发现。内皮表面，人工应该模仿，表现出一系列与抗血栓形成有关的生化功能。至关重要的是：①抑制血小板活化和聚集的物质的分泌；②肝素和肝素表面基质吸附，这可能会局部增强 AT[264]。

肝素可以通过离子键合到阳离子表面活性剂上而固定在表面上。肝素和表面活性剂在暴露于血液时会从涂层表面渗出。肝素的共价结合或表面接枝提供了更稳定的制剂。适当的肝素结合表面应足以结合 AT，以防止纤维蛋白原诱导的血小板黏附。肝素涂层 CPB 管减少了对全身性肝素的需求，但对于替代全身抗凝治疗效果不佳[265-270]。其他方法包括通过聚乙烯氧化物增加表面亲水性，并通过内皮化，白蛋白激活或磷脂模拟来螯合血栓形成表面。有些新材料可能允许用最少剂量的肝素进行心脏手术，甚至不使用肝素（见第 31~33 章）。

鱼精蛋白

药理学

鱼精蛋白中和肝素诱导的抗凝。本节讨论心血管手术期间鱼精蛋白的历史，药理学和临床应用，包括毒性和特异性不良反应。并用鱼精蛋白的替代品完成讨论。

历史

Miescher 于 1868 年研究细胞核，发现并命名为鱼精蛋白，一种含鲑鱼精子中的含氮碱性物质。由近三分之二的精氨酸组成，鱼精蛋白含有许多正电荷（图 35.18）。它们的生物学作用是与核酸的带负电的磷酸基团结合[269]（图 35.19）。

1936 年，Hagedorn 及其同事使用鱼精蛋白来延迟皮下注射胰岛素的吸收。他们（正确地）选择了鱼精蛋白，希望它的碱性 pH 能使胰岛素处于电离，缓慢吸收的状态。当其他人

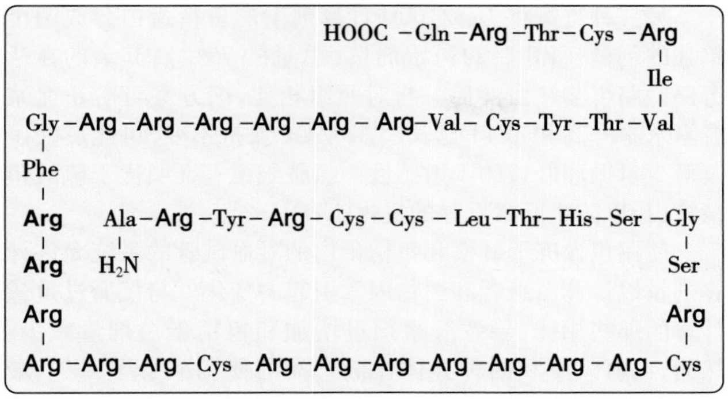

HOOC –Gln–Arg–Thr–Cys –Arg
Ile
Gly–Arg–Arg–Arg–Arg–Arg– Arg–Val– Cys–Tyr–Thr–Val
Phe
Arg Ala–Arg–Tyr–Arg–Cys–Cys – Leu–Thr–His–Ser–Gly
Arg H_2N Ser
Arg Arg
Arg–Arg–Arg–Cys –Arg–Arg–Arg–Arg–Arg–Arg – Arg–Cys

图 35.18 牛精蛋白的完整氨基酸序列。注意丰富的精氨酸残基(该物种为 50%)。(*Modified from Coelingh JP, Monfoort CH, Rozijn TH, et al. The complete amino acid sequence of the basic nuclear protein of bull spermatozoa.* Biochim Biophys Acta. *1972;285:1.*)

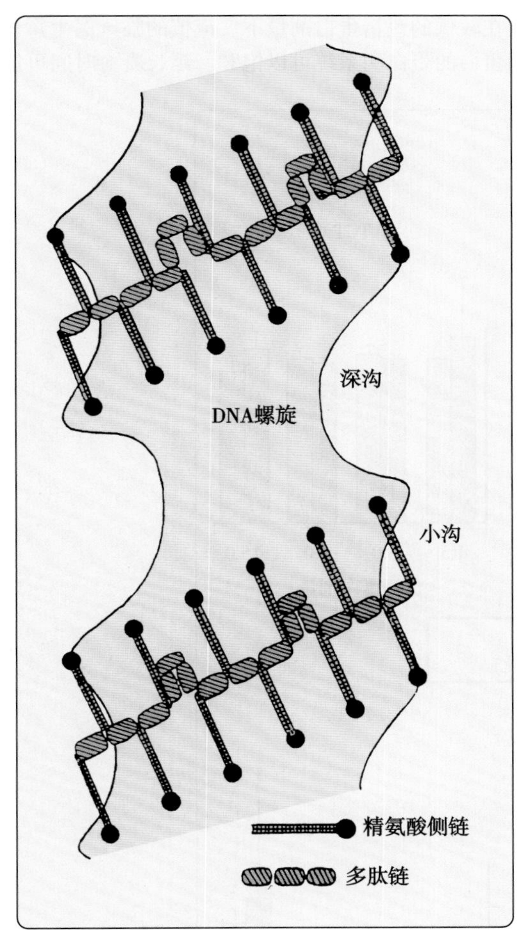

图 35.19 鱼精蛋白的多肽链及其精氨酸残基位于 DNA 螺旋的小沟中。(*From Wilkins MHF: Physical studies of the molecular structure of deoxyribonucleic acid and nucleoprotein.* Cold Spring Harbor Symp Quant Biol. *1956;21:83.*)

试图将鱼精蛋白与肝素混合以制备用于预防血栓形成的长效皮下制剂时,他们获得了白色沉淀而不是有用的混合物。Chargaff 和 Olson[271] 认识到这种沉淀物代表了聚阳离子鱼精蛋白和聚阴离子肝素的盐。他们建立了鱼精蛋白作为肝素抗凝作用的中和药物。Jaques[272,273] 开发了血液肝素水平的体外鱼精蛋白滴定试验,并记录了鱼精蛋白的不良循环效应。

来源和准备

大多数脊椎动物合成一种存在于精子头部的鱼精蛋白。人类鱼精蛋白与其他物种非常相似[274]。鲑鱼鱼糜是鱼精蛋白的药物来源。压碎的雄性鲑鱼的性腺经过粗盐提取和过滤,使用盐和酒精。最终产品为干燥粉末,通常重构为 10mg/ml 溶液。像胰岛素和其他一些蛋白质产品一样,它可以在没有冷藏的情况下稳定数周。鱼精蛋白可以硫酸盐和氯化物盐形式获得。与鱼精蛋白硫酸盐相比,鱼精蛋白氯化物起效更快[275]。然而,临床研究显示一种制剂没有优于另一种制剂的优势[276]。

用途

两种长效胰岛素制剂含有鱼精蛋白。鱼精蛋白胰岛素每单位含有 10~15μg 鱼精蛋白,而 NPH(中性鱼精蛋白 Hagedorn)胰岛素含有 3~6μg/U。前者化合物含有更多的鱼精蛋白,持续时间为 36 小时,而 NPH 胰岛素则为 24 小时。肝素和鱼精蛋白都会改变细胞分裂并影响血管生成和肿瘤大小[277,278]。然而,这些影响尚未发展成治疗方式。此外,鱼精蛋白及其替代聚阳离子,已二甲胺,具有广泛的抗菌活性,表明可用作局部抗生素[279]。

中和肝素诱导的抗凝仍然是鱼精蛋白的主要用途。与肝素的硫酸基团形成复合物形成了这种"解毒"效应的基础。鱼精蛋白中和肝素的 AT 效应远远优于其抗因子Ⅹa 效应。这种区别可能源于需要凝血酶而不是因子Ⅹa,以保持与肝素复合,以使 AT 发挥其抑制作用。由于猪黏膜肝素比牛肺肝素具有更强的抗因子Ⅹa 活性[280],因此现在可用的鱼肝素可能更难以用鱼精蛋白中和。鱼精蛋白在中和抗因子Ⅹa 活性方面的不良效果限制了 LMWH 化合物作为 CPB 抗凝剂的效用。

鱼精蛋白通过影响血小板和释放内皮细胞中的 t-PA 而表现出抗止血作用[120]。血小板减少症是在狗和人类施用鱼精蛋白之后[281-284]。肝素-鱼精蛋白复合物抑制凝血酶诱导的血小板聚集[285]。此外,鱼精蛋白似乎结合凝血酶,抑制其转化为纤维蛋白原的能力[286]。最初尝试记录鱼精蛋白的体内抗止血作用被证明是不成功的[154]。通过循环蛋白酶快速降解鱼精蛋白可能是造成这种差异的原因。

给药、分布和代谢

通过静脉内注射鱼精蛋白来中和肝素。皮下给药仅限于延长胰岛素吸收。据推测,这些高度带电的聚阳离子仅分布在细胞外空间。

在存在循环肝素的情况下,鱼精蛋白与肝素形成大的复合物[287]。过量的鱼精蛋白产生更大的复合物。然后网状内皮系统可以通过吞噬作用处理这些颗粒。虽然这一行动尚未得到证实,但肺部巨噬细胞可能构成消除这些复合物的部位,因为静脉注射鱼精蛋白可以首先在肺循环中形成肝素-鱼精蛋白复合物。鱼精蛋白也可能与循环血浆蛋白结合,其重要性尚不清楚[288]。与肝素复合的鱼精蛋白的蛋白水解降解可以想象得到游离肝素。体内的鱼精蛋白降解通过循环蛋白酶的作用进行,其中羧肽酶 N 是一种也清除过敏毒素和激肽途径产物的酶[289]。患者血浆中鱼精蛋白消失的过程仍然很少有研究。

剂量

鱼精蛋白中和肝素的推荐剂量差异很大。框 35.7 列出了考虑这种可变性的因素。第一个因素是鱼精蛋白与肝素的适当比例。关于鱼精蛋白的最佳比例与肝素单位的最佳比例的报告值低至零(即,它们不中和肝素)[290]至多达 4mg/100U[168]。这种变异性可以通过相关因素来解释:时间、温度和其他环境因素;凝血试验和结果变量的选择;以及猜测和未经证实的假设。其次,必须确定计算鱼精蛋白剂量,给予的肝素总量或患者剩余量的基础。在 CPB 结束时的鱼精蛋白滴定测试可以确定患者中剩余的肝素的量。通过该测试的自动化版本和关于肝素分布体积的简单假设,可以计算中和在患者脉管系统中检测到的肝素所需的量。然而,这种技术可能会引起肝素反弹,这是第三个问题(见第 19 章)。

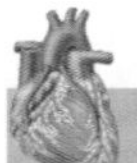

框 35.7 鱼精蛋白剂量可变性依据

- 鱼精蛋白与肝素的比例
- 需要中和的肝素剂量
- 肝素反弹
- 鱼精蛋白过量

另一种方案将 1mg/100U 计算剂量的鱼精蛋白分成两个单独的剂量:CPB 后的初始剂量(总量的 75%),其余的在从旁路回路再输注血液后。与对照组相比,该方案可防止血浆肝素水平升高和 aPTT 延长[291]。ACT 保持不变,可能反映了其对少量循环肝素的不敏感性。氯胺酮没有证明优于硫酸鱼精蛋白,以防止肝素反弹的发生[276]。

使用包含冻干肝素和鱼精蛋白的凝血试管的系统允许计算剂量以计算由患者和药物因素引起的变化。与仅通过重量计算的那些相比,导致肝素剂量增加和鱼精蛋白剂量减少。然而,出血减少和同种异体血液产品的使用减少了[161]。最后,为了避免肝素反弹,提示临床医生过量服用鱼精蛋白,严重过量可能会使患者抗凝。给予过量鱼精蛋白的狗表现出 ACT 的剂量依赖性延长,在鱼精蛋白剂量为中和肝素所需剂量的 4 倍后,ACT 几乎加倍。在 10 倍剂量下,aPTT 延长并发生血小板减少[160](图 35.20)。没有先前的肝素,凝血试验异常发生在较低的鱼精蛋白剂量下。谨慎的临床医生意识到降解鱼精蛋白的蛋白酶系统可以饱和。延长凝血时间可能是由

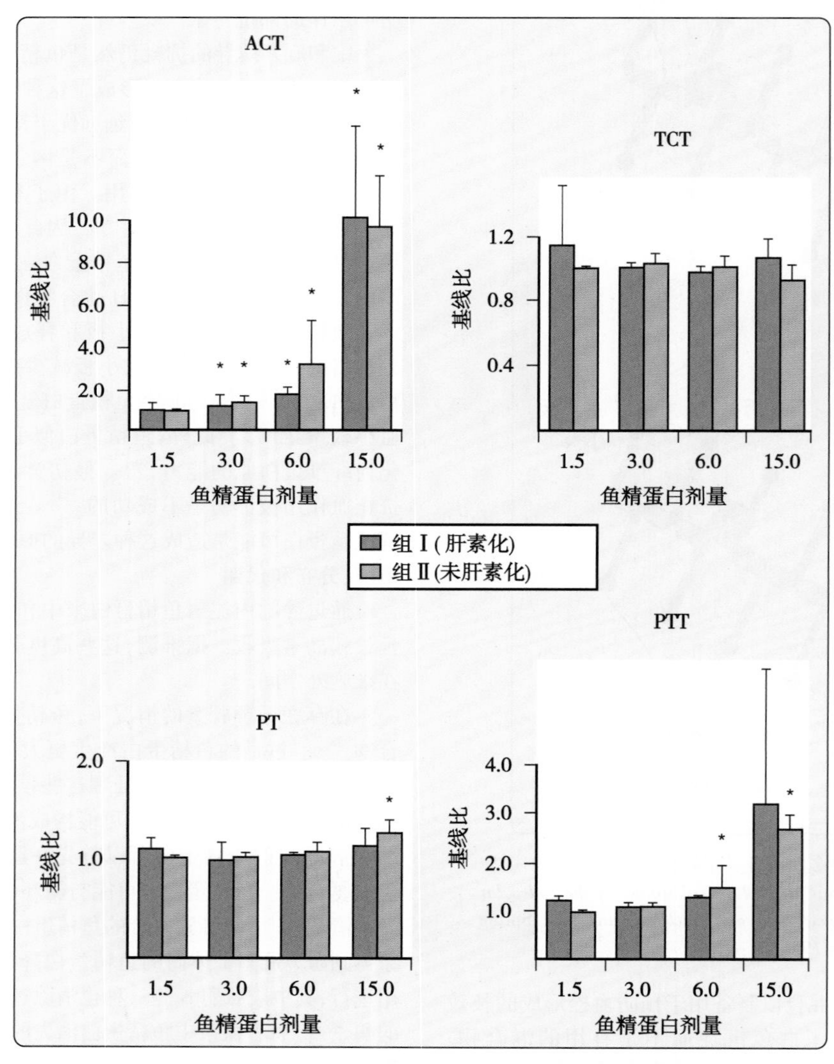

图 35.20 鱼精蛋白剂量(mg/kg)对犬的激活凝血时间(ACT)、凝血酶凝血时间(TCT)、凝血酶原时间(PT)和活化部分凝血酶时间(aPTT)的影响,150U/kg 肝素化 10 分钟后(深色条)或未预用肝素(浅色条)。误差线代表标准差(SD)。星号表示与基线值比较有统计学意义。(*From Kresowik TF, Wakefield TW, Fessler RD, Stanley JC. Anticoagulant effects of protamine sulfate in a canine model.* J Surg Res. *1988*;*45*:*8.*)

鱼精蛋白过量以及未中和的肝素引起的。幸运的是,关于中和抗凝的鱼精蛋白剂量的安全范围很大;因此,如果怀疑不完全中和或肝素反弹,谨慎的临床医生会毫不犹豫地给予少量额外剂量的鱼精蛋白,同时限制给药,以免压倒降解鱼精蛋白的蛋白酶。

不良反应

在心脏手术之前、期间和之后,对鱼精蛋白给药的有害反应的可能性引起了临床护理中的严重问题和困难选择。本节介绍了不良反应的范围、每种反应的推测机制以及治疗方案。使用适当的临床技术可以减少这些不良事件。因此,本节末尾的临床观点讨论了防止不良反应的预防措施。反过来考虑使用鱼精蛋白(快速给药,过敏反应和肺血管收缩)后低血压的原因。

快速给药

周围心血管改变

最初确定给予狗的鱼精蛋白的全身性低血压需要快速(15 秒)注射。随后的研究证实,低血压伴随着静脉注射鱼精蛋白[273,292-299]。然而,在初始反应后 4~6 小时内缓慢或迅速给予重复剂量是良性的,除非在第二次给药前给予肝素[293,300]。肺动脉压也增加[293,301]。虽然增加的肺动脉压和肺血管阻力可以预测狗、猪和绵羊中的鱼精蛋白,人类会以更特殊的方式作出反应。全身性血管阻力降低伴有全身性低血压[281,296,297],而静脉回流和心脏充盈压降低[296,287]。快速给药可以避免犬和人的全身性低血压[296,302]。

低剂量中和剂量超过 5 分钟或更长时间很少会引起心血管改变[303],人类快速注射引起的全身性低血压可归因于高碱性鱼精蛋白从肥大细胞中药代中释放组胺,类似于 curare,吗啡的机制和碱性抗生素(如万古霉素和克林霉素)引起低血压。然而,单独的鱼精蛋白,其浓度与体内预期的浓度相似,不能从剁碎的动物肺组织[304],或分散的人肥大细胞释放组胺[305]。最近的研究将低血压与内皮细胞释放一氧化氮联系起来[306]。

对心脏收缩力的影响

在允许预负荷减少后,心脏输出量(CO)可预测地减少[281,292,294,295,299,301]。大多数人类研究证明 CO 在快速[307-309]或缓慢[310-314]给药时没有变化。当体积输注伴随鱼精蛋白时,CO 增加[302];然而,鱼精蛋白对 CO 的影响并未评估其对肌力的影响,肌力只是 CO 的许多决定因素之一。

早期报告显示心肌抑制作用[292,294,295,297]。使用浓缩鱼精蛋白溶液浸泡的心肌条带的研究产生了类似的结果[315-318];临床相关的浴液浓度产生了关于抑郁心肌力学的确认结果[319-321]。一项研究表明,只有浓缩的非复合鱼精蛋白才能在临床上损害患者[318]。另一项研究表明,确定心室受损的患者在接触未结合的鱼精蛋白时可能会进一步降低收缩性能[322]。该机制可能与改变的膜离子电导增加细胞内钙有关[322]。完整生物体中的良好转导研究显示,鱼精蛋白对动物[293,313,323]或人类[293,323-329]的收缩性没有影响(图 35.21)。

左侧注射

根据早期报告声称保护免受不良反应,直接向循环左侧

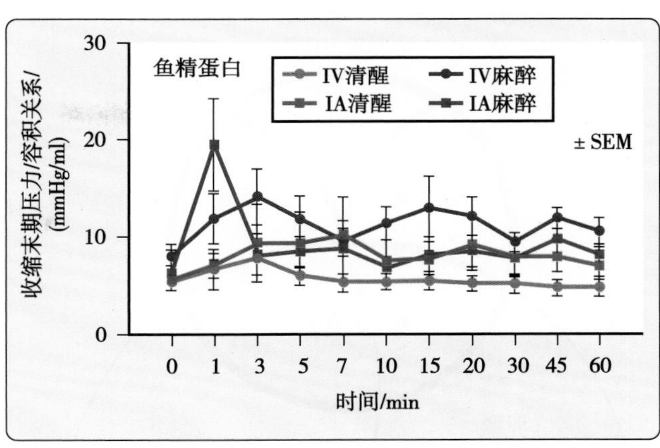

图 35.21 向狗体内注射鱼精蛋白对正性肌力状态,收缩末期压力-容积关系的影响。给药途径[主动脉注射(IA),静脉注射(IV)]或麻醉状态均未改变鱼精蛋白对正性肌力状态的影响。(*From Taylor RL, Little WC, Freeman GL, et al. Comparison of the cardiovascular effects of intravenous and intraaortic protamine in the conscious and anesthetized dog.* Ann Thorac Surg. *1986;42;22.*)

(左心房或主动脉根部)注射鱼精蛋白变得流行[326,327]。一些随后的动物实验确认了左侧优势[328,329];与对照右侧组相比,其他人没有表现出优势[323,330]或更多受损的血流动力学[331-133]。左侧注射不能防止肺动脉高压[331]。在人类,已公布的证据对左侧注射造成影响;共有 130 名患者进行了 3 项独立调查,结果显示左侧低于右侧注射的低血压[309,332,333]。临床医生必须考虑左侧注射也会增加全身微粒和空气栓塞的风险。

血小板反应

对鱼精蛋白最不充分的反应是血小板减少症。肝素-鱼精蛋白复合物激活微循环。对于快速图示的例子,读者应该只在孔或注射器中混合肝素和鱼精蛋白。观察到乳状沉淀物,其生长成较大的沉淀珠。很明显,给予鱼精蛋白时,它会在与肝素接触的任何地方结合肝素。它可以找到附着在血小板表面的肝素,然后用肝素-鱼精蛋白复合物涂在血小板表面。肝素和鱼精蛋白也可能在血小板之间形成交联,因为鱼精蛋白是聚阳离子的并且可以结合许多肝素分子。最终结果是在给予鱼精蛋白 10~15 分钟内血小板计数减少。通常血小板计数下降约 10%,但当预期凝血正常化时,可能更大。血小板被网状内皮和肺血管系统隔离。目前尚不清楚血小板下降幅度最大的患者是否会出现最严重的出血,或者他们是否是肺血管收缩和继发于血栓素释放的肺动脉高压的最大风险。隔离的血小板在接下来的几个小时内回到循环中,1~4 小时后,血小板计数恢复正常。

过敏反应

过敏、过敏反应和不良反应

对鱼精蛋白的所有不良反应都是过敏反应。快速注射鱼精蛋白会降低血压,就像吗啡引起恶心一样;副作用都不过敏。即时过敏反应涉及由抗原-抗体相互作用引起的血管活性介质的释放。过敏反应不仅包括严重的即时超敏反应过敏,还包括其他危及生命的特异性反应非免疫原因[334-336](图 35.22)。鱼精蛋白反应的初始分类将过敏样类别(Ⅱ型)分为 3 个子集:过敏反应(ⅡA)、非免疫性过敏反应(ⅡB)和延

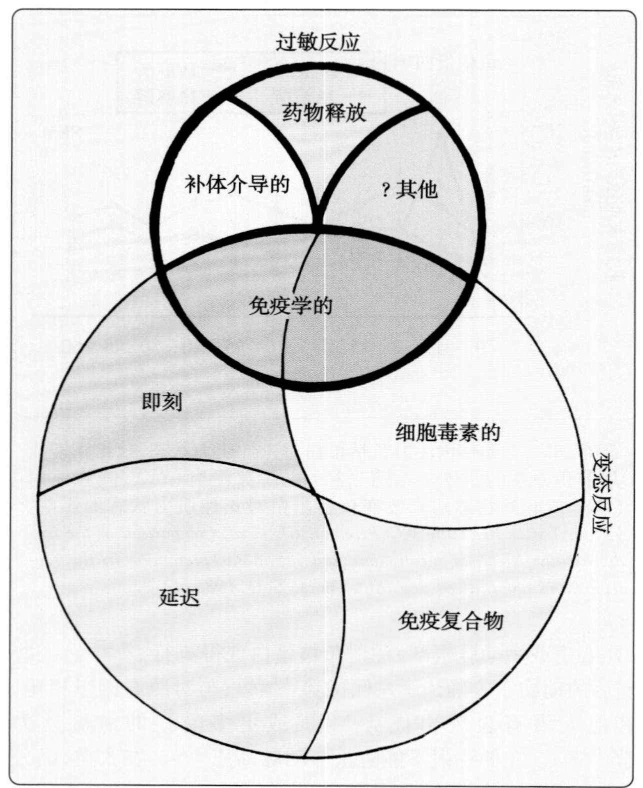

图 35.22 维恩图描绘了过敏和过敏反应的光谱。对鱼精蛋白的过敏反应是一种免疫类型的过敏反应,被归类为立即过敏反应。(*From Horrow JC*: *Protamine allergy*. J Cardiothorac Vasc Anesth. *1988*;*2*:*225*.)

迟性非心源性肺水肿(ⅡC)[336]。最后两个定义不明确。确实发生了补体介导的非免疫效应,但这里不再讨论本节主要讨论过敏反应和聚阳离子肺损伤[336-338]。

糖尿病

接受含鱼精蛋白的胰岛素的患者会产生鱼精蛋白的抗体。这些患者中有 38%~91% 表现出抗原胺 IgG[339-341];更少的患者产生抗原氨基酸 IgE。这些抗体会对鱼精蛋白给药产生不良反应吗?很少有糖尿病患者实际上经历了来自鱼精蛋白的血流动力学损害的发展[341]。糖尿病患者对鱼精蛋白有不良反应的大量病例报告反映了该人群中不良反应的发生率确实增加或仅仅是报告偏倚[342-353],因为确定糖尿病患者鱼精蛋白反应风险的回顾性尝试产生了不同的结果[354,355]。病例对照研究发现相对于服用 NPH 胰岛素的患者,风险增加了 95 倍[356],而前瞻性研究证明没有增加风险[341,357]。相关数据见表 35.7。

先前暴露于鱼精蛋白

先前的鱼精蛋白暴露可能发生在导管插入术中、先前血管外科手术中[344,358]、透析时[342,345,359]或血液成分捐赠时[360],虽然后两种手术的现代技术不再使用肝素和鱼精蛋白。以约 2 周的间隔多次暴露可最大限度地增加过敏反应的机会[361]。

单次静脉注射鱼精蛋白会在 28% 的患者中产生 IgG 或 IgE 抗体反应[362]。然而,每年有数千名患者在导尿时接受鱼精蛋白,然后在手术后接受鱼精蛋白而没有后遗症。它们提供了该序列安全性的证据以及静脉注射鱼精蛋白产生临床上显著抗体的罕见性。

表 35.7 鱼精蛋白反应发生率的研究(未分类型)

作者	研究类型	样本量	情况	非糖尿病	糖尿病 无胰岛素	糖尿病-胰岛素
Stewart et al.[354]	回顾	651	导尿	0.50%	0.0%	27.0%(4/15)
Gottschlich et al.[355]	回顾	2 996	导尿	0.07%	—	2.9%(2/68)
Levy et al.[304]	前瞻	3 245	手术	0.06%	—	0.6%(1/160)
Weiss et al.[356]	病例对照	27	多种情况	25×(IgG)[a]	—	95×(IgE)[b]

[a] 非糖尿病患者中对鱼精蛋白产生不良反应的患者有着高达 25 倍的抗鱼精蛋白 IgG 的可能性。

[b] 服用 NPH 胰岛素的糖尿病患者中对鱼精蛋白产生不良反应的患者有着高达 95 倍的发生抗鱼精蛋白 IgE 的可能性。

鱼类过敏

鲑鱼是脊椎动物或真正的鱼类,而不是无脊椎动物的贝壳鱼。对过敏反应过敏的患者可以通过过敏反应对鱼精蛋白起反应。一些病例报告支持这一说法[363,364]。与糖尿病患者一样,前瞻性过敏患者对鱼精蛋白的攻击没有表现出不良反应[341]。本章的一位作者(JH)记录了几位患者的皮肤过度负面试验。随后的鱼精过敏,其中后续的鱼精蛋白给药是良性的,以及一名患者未接受鱼精蛋白的阳性皮肤试验(未发表的数据)。由于皮肤测试具有高灵敏度和较差的特异性,阴性结果表明缺乏过敏。没有数据链接和鱼精蛋白过敏。

输精管结扎术

在 1 年输精管结扎术中,22% 的男性患有人鱼精蛋白的细胞毒性(IgG)抗体,由于鱼精蛋白的相似性,可能与鲑鱼鱼精蛋白发生交叉反应[366]。这些自身抗体存在于弱滴度中。前瞻性研究表明,先前行输精管切除术的患者在心脏手术期间输入鱼精蛋白而没有不良反应[365,366]。输精管结扎相关鱼精蛋白过敏的病例报告[367]显示不足以证明因果关系的证据[336,368];因此输精管切除术仍然只是鱼精蛋白过敏的理论风险。

非心源性肺水肿

CPB 后可发生严重的肺毛细血管渗漏,肺泡液积聚,肺顺应性降低,喘息和肺水肿。最初归因于鱼精蛋白,这些罕见的反应在鱼精蛋白给药后至少 20 分钟偶尔发生[348,369-372]。其他人将这个问题归因于给药血液产品[373,374]或其他物质[375]。CPB 本身通过替代途径激活补体,这可以(但通常不会)导致白细胞聚集,自由基形成和肺损伤[34,376]。

许多聚阳离子,包括鱼精蛋白、己二甲肾因子和多聚赖氨酸,可以直接诱导延迟性肺血管损伤[376]。维拉帕米可能通过其对钙通道的抑制作用减轻聚阳离子损伤[377]。临床上看到的延迟性非心源性肺水肿可能来自鱼精蛋白,来自白细胞的给药[378,379]。这可能是自 2000 年以来这种现象发生率显著下降的原因是 FFP 使用频率较低,围手术期钙通道阻滞剂的更广泛使用,或两者兼而有之。

肺血管收缩

临床表现

在 PAC 达到常用和病例报告后的几年内,临床医生对鱼精蛋白的不良反应敏感,Lowenstein 及其同事[380]报道了一系列患者,其中鱼精蛋白引起全身性低血压,左心房压力降低,肺动脉压升高而非降低,右心室膨胀和失败。这种综合征类似于在某些实验室动物中看到的可预测的反应[380-384]。与过敏反应不同,血浆组胺水平在这种特殊的,灾难性的肺血管收缩期间不会发生变化[382],因此证明了对这种不寻常反应的单独分类是正确的[383]。

肺动脉高压的持续时间可能从短暂的发作[384]。(图 35.23)到需要重建 CPB 的那些发生很大变化[380,384,385]。从这种Ⅲ型反应中恢复后立即用鱼精蛋白再次攻击可能是良性的[384],与实验动物的结果相似。然而,因为再激发可能诱发重复的肺血管收缩,所以最好尽可能避免。

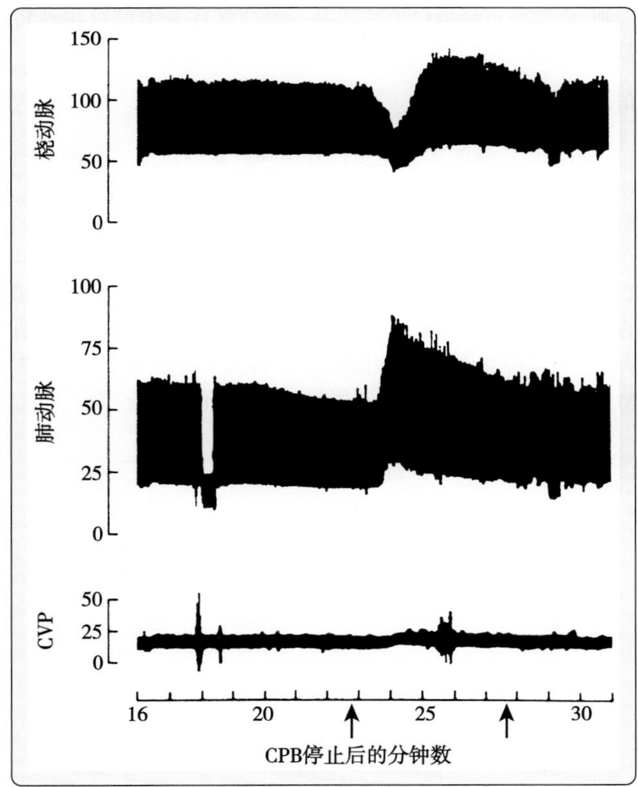

图 35.23 持续时间短暂的Ⅲ型鱼精蛋白反应的实例。桡动脉、肺动脉和中心静脉压(CVP;均以 mmHg 为单位)的压力波形表明在给予 10mg 鱼精蛋白后很快出现全身性低血压和肺动脉高压(箭头示转流后 23 分钟)。注意 5 分钟后再注射 10mg 鱼精蛋白无不良反应发生。(*From Horrow JC. Thrombocytopenia accompanying a reaction to protamine sulfate.* Can Anesth Soc J. *1985*;*32*;*49.*)

可能的机制

Ⅲ型鱼精蛋白反应的动物模型证明肝素必须先于鱼精蛋白[386],肝素-鱼精蛋白复合物激活补体途径[387],并且补体活化的阻断减弱了肺损伤[388]。此外,白细胞通过形成自由基对补体激活作出反应,刺激花生四烯酸途径[377,389]。这种途径的阻断减轻了肺部反应[390,391,],而抗组胺药没有[331,382]。

与由肝素蛋白质复合物诱导的直接肺损伤不同,单独的聚阳离子(如聚-L-赖氨酸)以更延迟的方式诱导肺损伤。聚阳离子诱导的损伤可能涉及肺巨噬细胞和花生四烯酸代谢物[377,387,392-395]。肝素-鱼精蛋白复合物大小随肝素和鱼精蛋白的摩尔比而变化[348];过量的鱼精蛋白形成较大的复合物。人类快速给予鱼精蛋白可能无法预测会引起肺动脉高压,因为与猪和羊不同,人肺不含大量巨噬细胞[348,377]。聚阳离子可阻断一氧化氮合成酶,导致推测该途径也参与肺血管收缩的发展。图 35.24 总结了对鱼精蛋白的各种不良反应的推测机制。

治疗和预防

从理论上讲,缓慢给药应限制Ⅲ型反应,因为大量肝素-鱼精蛋白复合物不太可能形成。慢速稀释输液(见后文)减少了对鱼精蛋白的不良反应。

有人建议常规使用抗组胺药以防止鱼精蛋白诱导的循环变化。对于组胺没有机械作用的Ⅲ型反应,这样的计划应该失败。事实上,抗组胺药一般没有任何优势[396]。氢化可的松或氨茶碱预防可能会减轻任何用鱼精蛋白给药引起的循环变化,但是出于非特异性原因[397,398]。

检测到突发性肺动脉高压和全身性低血压时,应停止使用鱼精蛋白,并且应停用任何心血管抑制剂。应考虑给予肝素推注以试图减少肝素-鱼精蛋白复合物的大小[385]。过量的肝素理论上会从大型复合物中吸引鱼精蛋白,从而产生大量较小尺寸的颗粒。如果血流动力学没有充分恶化以保证立即重建 CPB,首先应该尝试 70U/kg 肝素,如果失败则应该尝试 300U/kg。应选择正性肌力支持,以免加重肺动脉高压;异丙肾上腺素[0.1~0.2μg/kg 推注,然后 0.1~0.3μg/(kg·min)]或米力农似乎最适合此目的。较温和的病例可以在没有干预的情况下恢复[384],只是通过停止鱼精蛋白给药[399],是一个非常理想的结果,因为前面提到的治疗都提取了价格,无论是来自 inotropes 的心律失常还是来自肝素的出血。应避免再加上鱼精蛋白。

临床使用指南

避免对鱼精蛋白的不良反应的最重要原则是缓慢给药。稀释通过限制未检测到的快速给药的影响来帮助实现这一目标。中和剂量(3mg/kg,或平均 21ml,10mg/ml 溶液)可加入 50ml 透明液体中;然后可以通过小滴输注(60 滴/ml)在 10~15 分钟内将稀释的药物施用到中央静脉中。提供载体流是很重要的,通过外周静脉给药时,长管不会慢慢地用药物而不是药物进入患者。从小注射器(5ml)向成人提供额外剂量的未稀释的鱼精蛋白,最大速率为 20mg/min。适当选择材料(小注射器,小剂量给药装置和稀释剂的使用)有助于防止过快的药物输送。缓慢给药应降低Ⅰ型和Ⅲ型不良反应的可能性。然而,过敏反应(ⅡA 型)可能以任何递送速率发生。以下各节将讨论接受鱼精蛋白风险的群体的准备工作。

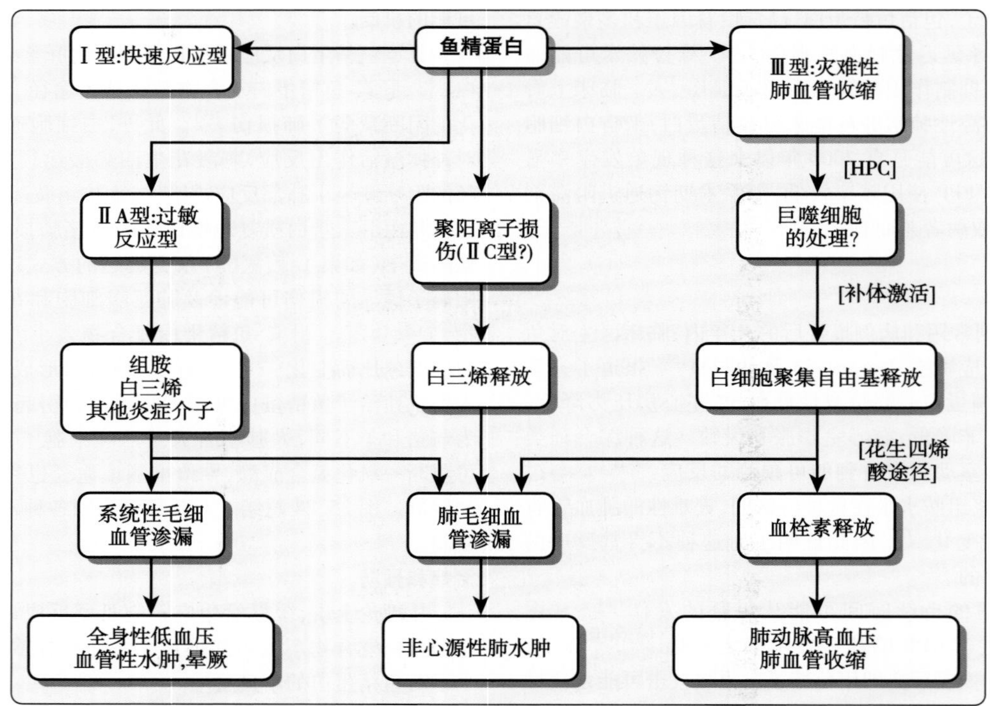

图 35.24 鱼精蛋白与肝素-鱼精蛋白复合物(HPC)反应的推测机制。(*From Horrow JC:Heparin reversal of protamine toxicity;have we come full circle?* J Cardiothorac Vasc Anesth. *1990;4;539.*)

糖尿病患者

没有筛选试验预测对鱼精蛋白的不良反应;血清 IgE 水平是非特异性的;皮肤试验与抗蛋白胺抗体测量无关[400,401]。在进行皮肤试验时使用浓度过高的鱼精蛋白溶液可能会产生假阳性结果[402,403]。通过放射性过敏反应试验或 ELISA 检测的抗原氨基酸抗体检测同样非同样且非常昂贵[400,401]。尽管大多数糖尿病患者患有抗蛋白胺免疫球蛋白(38%~91%),但大多数人接受鱼精蛋白而没有不良后遗症(>99.4%)。

输精管结扎术和鱼类过敏患者

糖尿病患者、输精管结扎术患者表现出抗体,但对鱼精蛋白表现出良性反应。这些作者对输精管切除术患者的所有皮肤试验均显示 CPB 后对鱼精蛋白的阴性结果和良性反应,包括在导管插入术中表现出类过敏反应,可能是由放射性对比剂给药引起的。

通过病史或实验室检查对过敏者过敏的证据确凿的患者并不常见。在 CPB 后,这些患者在 10 分钟内接受 50ml 静脉内液体中稀释的 1mg 鱼精蛋白。如果血流动力学没有恶化,则如前所述给予中和剂量。否则,鱼精蛋白被扣留。皮肤测试可以预测这种过敏但不会改变方法,因为假阳性皮肤测试很常见,报道的鱼精蛋白-过敏性交叉过敏病例太少,无法对那些表现出负面皮肤测试的人进行更积极的药物治疗。通过使用肝素酶Ⅰ,肝素已成功中和于有过敏反应史且对鱼精蛋白进行阳性皮肤试验的患者中。这个病例还未发表。

对鱼精蛋白的预先反应

对于先前对鱼精蛋白反应的患者,皮肤测试,放射性过敏吸收试验和 ELISA 是合适的,因为阴性反应在尝试再次激发时提供更大的舒适度。如果鱼精蛋白敏感性的历史或实验室证据很差,那么可能会尝试对过敏反应患者所描述的挑战。否则,应选择鱼精蛋白的替代品。安全替代方案的可用性将节省这些测试的成本以及伴随他们的任何长期住院治疗。

鱼精蛋白的替代品

本节讨论除施用鱼精蛋白外中和肝素的技术。不考虑长效胰岛素制剂中鱼精蛋白的替代物。

海美

这种合成聚阳离子(图 35.25)的效力是鱼精蛋白的 1.1~2.0 倍[404,405]。己二甲胺在迅速给药时产生与鱼精蛋白相同的生物反应:全身性低血压,全身血管阻力降低和血浆迅速消失[405,406]。肺六甲基二胺中和 UFH 后发生高血压[407]。对鱼精蛋白过敏的患者接受己二甲胺治疗,无不良反应[344]。

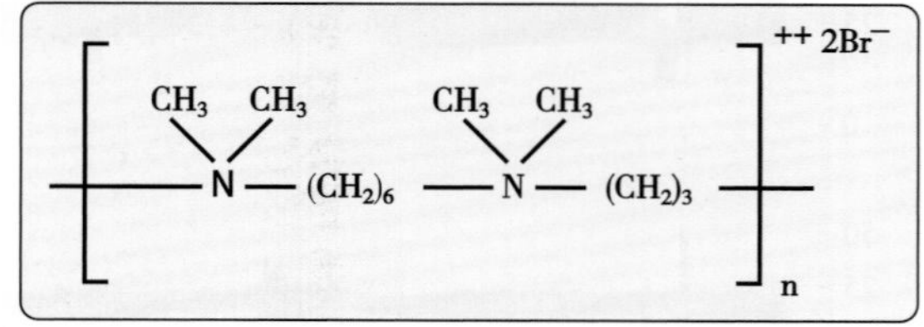

图 35.25 己二甲铵,一种合成的聚阳离子聚合物。(*From Horrow JC:Protamine. A necessary evil. In:Ellison N,Jobes DR,eds.* Effective Hemostasis in Cardiac Surgery. *Philadelphia:WB Saunders Company;1988:15.*)

在报告了肾毒性后,在美国从临床使用中取消了己二甲铵[408,409]。动物研究证实了己二甲肾上腺素引起的肾小球损伤。发生乳酸脱氢酶、天冬氨酸酶氨基转移酶和其他酶的尿液排泄[410]。聚阳离子与肾小球基底膜中蛋白多糖的羧基结合可能介导这种损伤[411]。虽然鱼精蛋白也会引起肾毒性,但需要更大的剂量[412,413]。己二甲铵似乎不太可能取代鱼精蛋白用于常规临床使用[414]。

PF4

血小板含有强效抗肝素化合物 PF4。然而,在两名患者中通过血小板浓缩物输注中和肝素的早期尝试产生了不良结果。尽管有 18 单位血小板和 400ml FFP,但 1 例患者出血 4L,而 12 单位血小板和 1 100ml FFP 伴有超过 2L 的血液流失[341]。

PF4 不是像鱼精蛋白那样静电结合肝素,而是利用其 C 末端的赖氨酸残基来中和肝素。天然和重组 PF4 都能有效地中和大鼠肝素而不会对鱼精蛋白的效力产生不利影响,即 5mg/100U 肝素[105]。在肝素化人血液中,重组 PF4 在恢复时的效果是鱼精蛋白的一半[415]。5.0 和 2.5mg/kg 重组 PF4 的剂量中和 5 000U 肝素用于心导管检查[416]。少量患者的 5mg/kg 重组 PF4 剂量成功中和了 CPB 给予 300U/kg 肝素[417]。

PF4 能避免鱼精蛋白的副作用吗? Kurrek 及其同事[418]在用 PF4 中和肝素时证实了羊的肺动脉高压。与狗一样,羊可以预测地响应具有增加的肺动脉压的鱼精蛋白,因此可以作为预测鱼精蛋白在人体中的特异性作用的模型。那些可能对伴有肺动脉高压的鱼精蛋白有反应的患者可能同样对 PF4 反应[418]。另一种不太可能的解释是 PF4 构成了对羔羊的外来蛋白质,从而产生了不利的肺血流动力学反应[419]。PF4 作为鱼精蛋白替代品的进一步临床研究似乎已经放缓了。

插入式滤波器

肝素酶结合到实验性旁路回路的出口过滤器并在 CPB 结束时插入,在两次通过内降低血液肝素水平[420];目前的过滤器一次性完成 90% 的肝素去除。

这一概念的改进使用了一种空心纤维过滤器,鱼精蛋白被固定在其上。鱼精蛋白过滤器虽然不是鱼精蛋白的真正替代物,但它在体外捕获肝素,限制组织与肝素-鱼精蛋白复合物的相互作用[421,422]。这种"鱼精蛋白过滤器"可减轻血小板减少症和白细胞减少症。该技术的临床效果和安全性尚未得到明确证实。肝素去除进展缓慢,需要 10 分钟去除一半的循环肝素。

亚甲蓝

带正电荷的化学染料以类似于鱼精蛋白的静电方式与肝素结合。Sloan 及其同事[423]给予对鱼精蛋白有严重反应,成功恢复 ACT 和 aPTT,并减少胸管输出的患者给予 2mg/kg。离体后续工作确定了潜在的益处[424]。然而,更严格的实验室检测[425]和上调剂量的亚甲蓝中和肝素用于选择性 CPB 的临床试验表明,无法将 ACT 恢复正常[426]。此外,剂量大于 6mg/kg 导致中度至重度肺动脉高压,需要给予正性肌力支持[427]。亚甲蓝,一种一氧化氮合成酶抑制剂,可预测在较大剂量时会增加肺和全身血管阻力。亚甲蓝不应用于中和肝素。

去除中和

由于药物消除,肝素活性会随着时间自发衰减。Castaneda 在 92 名患者中去除了肝素中和[290];尽管肝素剂量较低且细致止血,但大多数患者出血过多。另一名肝素未被中和的患者在 13 小时内放血 5L,需要超过 15 单位的血液制品[427]。虽然这种方法可以避免接触鱼精蛋白,但大量出血可能导致血流动力学不稳定和消耗性凝血功能障碍。

肝素

由黄杆菌产生的肝素酶Ⅰ的全身给药导致在体外模型、CPB 动物模型[428]和健康志愿者[429]中将 ACT 恢复正常,对接受选择性 CABG 手术的患者的初步调查确认了肝素酶在中和肝素诱导的抗凝治疗中的应用[430]。

因为酶在给药后保留在脉管系统中一段时间(健康受试者的半衰期为 12 分钟),如果立即需要重新安装 CPB,患者不仅需要重复剂量的肝素,而且需要输注肝素。抵消酶的挥之不去的影响。在最初的临床试验失败后,所有关于肝素酶开发的工作都已停止。

聚阳离子

DeLucia,Wakefield 和他的同事[431,432]研制了一系列人工聚阳离子分子来中和肝素。不幸的是,不良反应似乎与中和 UFH 的能力相关。然而,开发的一些聚阳离子可以中和 LMWH 物种而没有不利的后遗症。在临床试验之前必须进行更多的调查。未来可能需要使用新的直接凝血酶抑制剂并完全避免鱼精蛋白。

出血患者

一次心脏手术,一些患者出血过多(可能约 20%)。及时的诊断和治疗作用将避免出血造成的血流动力学受损,贫血导致的携氧能力下降,以及内源性止血资源耗尽导致的止血功能受损。许多因素决定了特定患者在心脏手术后是否会出现过多出血。本节详细介绍了出血患者的原因,预防和处理(见第 19 章和第 31~34 章)。

虽然许多不同的标准可以定义过度出血,术后第一个小时胸腔引流量超过 10ml/kg,或者术后第 3 个小时总体超过 20ml/kg 对于体重更重的患者超过 10 公斤被认为是重要的。此外,在成人最小初始引流后突然增加 300ml/h 或更高通常表明需要手术干预的解剖学中断。

患者因素

病史可以揭示与止血有关的信息。任何手术后异常出血的个人或有家族史的患者都应该对遗传性疾病进行特异性凝血试验。常规 PT、aPTT 和出血时间可能几乎没有作为筛查试验[433-435]。在超过 800 篇已发表文章的荟萃分析中研究了出血时间,并得出结论,它与术后凝血功能出血无关。其他常规检查的准确率不到 50%,可以预测谁会出血,谁会有正常的胸管输出。

TEG 已经过单独测试,并与许多其他测试一起进行了测试,包括 PT,血小板计数和纤维蛋白原。TEG 已被证明具有最佳的术后出血预测准确性[436-443]。在使用基于 TEG 和其他测试的算法中,血液产品利用率大幅下降[442]。胸管出血没有差异,但 TEG 做了预测哪些患者可能出现异常出血。使用 TEG 监测表明它可以检测低凝固和高凝状态。新的测试添加剂使其对 ADP 受体血小板拮抗剂以及Ⅱb/Ⅲa 抑制剂敏感(见第 19 章)。

并发全身性疾病也影响手术期间的止血。肾衰竭引起的尿毒症导致血小板功能障碍。严重的肝脏损害会影响止血的各个方面:PK 和大多数凝血因子在浓度降低时循环;纤维蛋白原和其他凝血因子上的其他唾液酸残基会损害凝血功能;脾肿大诱发血小板减少症;vWF 多聚体的分布不均损害血小板黏附性和聚集性;内源性纤溶酶原激活剂的清除受损加剧了纤溶;并且凝血抑制剂水平降低诱发消耗性凝血病[444]。

药物显著影响手术出血。许多服用阿司匹林或其他血小板抑制药物的患者在手术后 7 天内无法停止治疗。没有解毒剂可以纠正血小板缺陷。幸运的是,大多数在手术后 7 天内服用阿司匹林的患者没有出现过多的出血。新的抗血小板药物都可导致术后出血(见表 35.4)。

服用华法林的患者需要 2 至 5 天不进行治疗以纠正国际标准化比率。急症手术患者可以接受肠外维生素 K,FFP 或 PCC,这可以更快地纠正华法林缺陷。一些患者可能在手术前接受急性缺血事件的溶栓治疗。使用非特异性血栓溶解剂如链激酶引起的全身性纤溶应对 ε-氨基己酸(EACA)或氨甲环酸(TA)的抗纤溶疗法起反应。

体外循环的损害

CPB 本身比患者因素更能阻止止血。旁路激活纤溶,损害血小板,并影响凝血因子。CPB 期间大多数中心使用的低体温也会对止血产生不利影响。

纤溶

大量研究支持 CPB 激活纤溶途径这一概念[445,446]。尽管肝素的临床剂量和血液浓度均已达到临床值,但凝血途径活动依然存在。凝血酶原和纤维肽片段和凝血酶-AT 复合物的形成记录了该环境中持续的凝血酶活性(参见图 35.11)。凝血酶活性的位点可能存在于体外回路中,其包含大的血栓形成材料表面。凝血酶活化导致纤溶活性;纤溶的活化可以局限于那些形成纤维蛋白的外部位点。在 CPB 期间纤溶酶原激活物浓度增加,而其抑制剂纤溶酶原激活物抑制剂 1 的水平保持不变。这种情况与 CPB 期间纤溶的激活一致。“初级”或“次级”标签均不适用于 CPB 特有的纤溶。

CPB 期间纤维蛋白的形成是否构成消耗性凝血病?这不是一个系统性事件。假设纤溶酶原激活仅在纤维形成(体外)的情况下发生,则不应发生全身纤维蛋白水解状态。如果 α_2 抗血纤维蛋白酶被纤溶酶形成所淹没,则可能导致全身表现。由于其更多的血栓形成设计,前几代氧合器可能更容易产生系统性纤维蛋白原溶解。在这些(现在更罕见)纤溶的情况下,TEG 可能表现出凝块溶解。即使当纤溶仍局限于血管外纤维形成的部位时,如此形成的纤维蛋白降解产物可能会损害止血作用。在许多情况下,CPB 期间产生的轻度纤溶状态自发地消退,几乎没有临床影响。

血小板功能障碍

血小板减少症发生在 CPB 期间,由于血液稀释、肝素、低温引起的血小板脾脏螯合,以及由心脏切开抽吸,过滤器和泡沫氧合器产生的血气和血-组织界面的血小板破坏[447-450]。然而,血小板计数很少下降到小于 50 000/mm^3。

不仅在 CPB 期间血小板的数量减少,但是剩余的血小板通过部分激活而受损。黏附于体外回路的人工表面的纤维蛋白原和纤维素形成血小板黏附和聚集的病灶。血小板 α-颗粒含量降低构成部分激活的证据[447];在 CPB 期间,近三分之一的循环血小板经历 α-颗粒释放[448]。旁路也耗尽血小板 GP 受体 Ⅰb 和 Ⅱb/Ⅲa。当随后的止血刺激需要释放颗粒内容物时,这些血小板不能完全响应。使用频繁的心脏切开术抽吸和泡沫氧合器会加剧血小板活化的程度。

纤溶系统的激活可能导致血小板功能障碍。纤溶酶的局部形成影响血小板膜受体[450]。抗纤溶药物可保护血小板功能,防止 CPB[451] 期间出现一些血小板异常(图 35.26)。

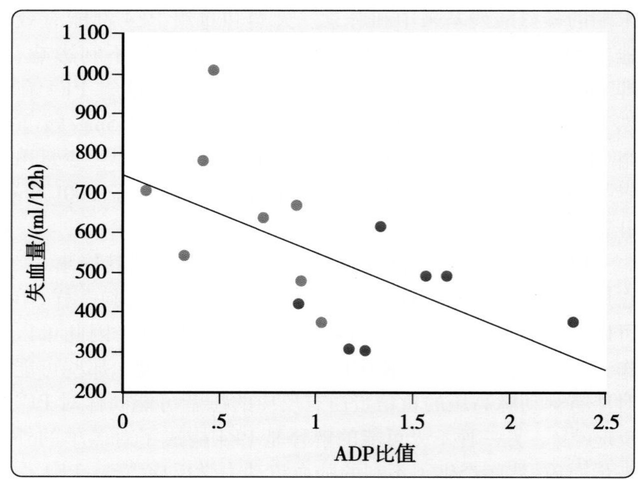

图 35.26 抗纤溶药物可通过保存血小板功能来帮助止血。这里,失血表现为血小板二磷酸腺苷(ADP)的函数,用比值表示(转流后/转流前)。紫色的圆圈代表接受预防性氨甲环酸治疗的患者。接受安慰剂治疗的患者为绿色圆圈。值得注意的是,抗纤溶药物组术后出血减少,血小板 ADP 增加。(*From Soslau G, Horrow JC, Brodsky I. The effect of tranexamic acid on platelet ADP during extracorporeal circulation.* Am J Hematol. *1991;38:113.*)

凝血因子

血浆蛋白质的变性,包括凝血因子,发生在血液-空气界面。自由使用心脏切开术抽吸和长时间使用泡沫氧合器可能通过降低凝血因子的可用性而损害凝血。血液稀释也会降低因子浓度。然而,凝血因子水平很少下降到低于成人手术中足够形成纤维的阈值。然而,婴儿患者,可实现的最小泵灌注量可以将因子稀释至低于正常水平的 30%。

低温

体温可能以多种方式影响止血。首先,内脏循环对血小板螯合引起的体温过低有反应[452,453]。升温后,伴随的血小板减少症在 1 小时内逆转。第二,发生短暂的血小板功能障碍,由血小板形状改变,黏附性增加,ADP 诱导的聚集抑制和血栓素与前列环素的合成减少所证实[454,455]。第三,因子Ⅹa 的特异性肝素样抑制剂变得更活跃[456];鱼精蛋白不能中和这个因素,这可能是血红素。第四,低温减慢了凝血因子活化所依赖的酶促切割。许多生物现象在温度每降低 1℃ 时显示出 7% 的活性衰减[457]。虽然凝血因子结构保持不变,但当患者感冒时,纤维的形成可能会缓慢。第五,体温过低会加剧纤溶[455];如此形成的纤维素降解产物会损害随后的纤维聚合。冷诱导的血管内皮损伤可以释放促凝血酶原激酶,然后激活纤维蛋白形成并激活纤溶。表 35.8 总结了这些影响。

表 35.8　低温的抗凝作用

止血成分	低温的影响
凝血因子	增加抗Xa因子活性；乙酰肝素？ 减缓酶的凝固级联反应
血小板	内脏螯合 部分激活
纤溶	增强
内皮细胞	组织因子释放

预防出血

输血过程中严重病毒性疾病的传播和免疫功能的损害可能引起临床医生和患者的极大关注。许多技术试图限制病毒暴露，包括自体血或定向血液的捐赠，手术期间和手术后的血液清除，以及限制围手术期出血的努力（表 35.9）。血库的发展减少了传染病的传播[458]。血液灭菌技术可能会引起这种担忧[459]。

表 35.9　预防ᵃ 大出血的方法（重要性递减排列）

干预	目的
结扎	修复所有血管损伤
中和	肝素完全中和
血压	主动脉切开术后避免高血压
吸引	限制心脏切开后的吸引
药物	提前停止使用血小板抑制药物
术前	提前诊断治疗
氧合器	长时间使用的膜式氧合器
ε-氨基己酸（EACA）	抗纤溶预防
温度	充分复温
行动	从容不迫（拖延会流血）
静脉	限制液体，血液浓缩和利尿剂
体外回路	降低容积

[a] 这些手法并不都适用于术后大出血的治疗。

术前因素

手术前可以做些什么来减少手术中和手术后出血的程度？必须识别和治疗现有的止血障碍。尿毒症的出血素质对血液透析，红细胞输注和去氨加压素的给药有反应[460,461]。由于肝功能衰竭止血受损可能对静脉注射去氨加压素有反应，术前验证适当的反应可以在鱼精蛋白中和鱼肝素后适当给药[462]。同样，可能接受去氨加压素治疗的血液系统疾病患者，如血友病和 vWD，应在手术前接受去氨加压素，以确定反应程度[463]。

手术前应停止给予血小板抑制药物。非甾体抗炎药应该服用 2~3 天，这会引起环氧合酶的可逆抑制。使用阿司匹林后血小板再生需要 7 到 10 天，其不可逆地使环加氧酶和一些其他血小板抑制剂乙酰化（参见表 35.4）。

物理因素

许多中心 CPB 期间，低体温仍然是器官保护的重要组成部分。从中央到中间和周边区域充分分配热量的足够复温应该有助于防止体温过低引起的止血损伤。

不完全的手术止血可能发生于结扎滑动，未闭合的血管分支，松散的吻合，伤口边缘无人看管的开放血管，或通过乳内动脉放置的胸骨线。由于很少新鲜的主动脉缝合线在高全身压力（收缩压>180mmHg 或平均动脉压>120mmHg）下无法泄漏，CPB 后控制高血压会促进止血（见第 38 章）。

限制吸痰的使用强度和频率可促进 CPB 期间血小板的保留，并改善术后止血[464]。对于 CPB 延长的病例，选择膜而非气泡型氧合器可限制血小板破坏和纤溶，从而有助于止血[465]。

体外回路的小引发体积限制了血液稀释的程度。血液稀释不仅通过提供降低的凝血因子和血小板浓度而产生出血，而且还通过降低血小板的边缘，使得它们不太可用于黏附和聚集。其他有助于调节心脏停搏液量，限制静脉注射液，给予甘露醇或袢利尿剂，以及在 CPB 期间使用过滤装置进行血液浓缩的措施（见第 32 章）。

麻醉诱导下去除富含血小板的血浆，通过血浆置换术在 CPB 后返回患者，在最需要的时候提供自体的功能性血小板[466,467]。以前，一些中心在手术开始时从患者身上采集自体全血，重新灌注在 CPB 之后，有争议的受益者[468-470]。

可用麻醉剂的治疗指数不太有利时，手术速度现在比过去受到较少关注。然而，接受短手术的患者享有几个优点。较短的 CPB 持续时间可保留血小板功能并限制凝血剂刺激以用于随后的纤溶；CPB 限制组织暴露于低温 OR 环境后更快速关闭。

药理因素

肝素和鱼精蛋白

CPB 期间，少量肝素会引起活性纤维形成，同时消耗凝血因子和血小板，并过度激活纤溶系统；肝素过多会导致术后肝素反弹。由于鱼精蛋白过少，剩余的未中和的肝素会因其抗凝作用而损害止血作用。过量的鱼精蛋白的剂量足以压倒内源性蛋白酶可能发挥抗凝血作用，并引起聚阳离子诱导的肺损伤和肺血管收缩。最佳方法使用凝血测试来估计适当的肝素和鱼精蛋白剂量，并确认适当的抗凝和中和。

去氨加压素

去氨加压素是一种加压素的类似物（图 35.27），与血管升压素相比，具有更强效和更持久的抗利尿活性，几乎没有血管收缩（框 35.8）。像母体化合物和肾上腺素和胰岛素一样，去氨加压素从血管内皮释放凝血系统介质。因子Ⅷ凝血活性增加 2~20 倍，并且在注射后约 30~90 分钟最大[471-473]。因子Ⅻ水平也增加。响应去氨加压素，内皮释放更大的 vWF 多聚体，以及 t-PA 和前列环素。后两种化合物可能阻碍凝块形成和稳定。然而，去氨加压素的总体作用是促凝血，可能是因为因子Ⅷ和 vWF 的影响。

去氨加压素的最佳剂量为 0.3μg/kg。静脉注射，皮下注射和鼻内注射都是可以接受的。在 8 分钟半衰期的血浆重新分布后，肝脏和肾脏的代谢和尿液排泄产生 2.5~4 小时的血浆半衰期[461]。由于 vWF 的释放，在去氨加压素排泄后很长时间内，作用者Ⅷ的水平持续存在于血浆中。内皮细胞中

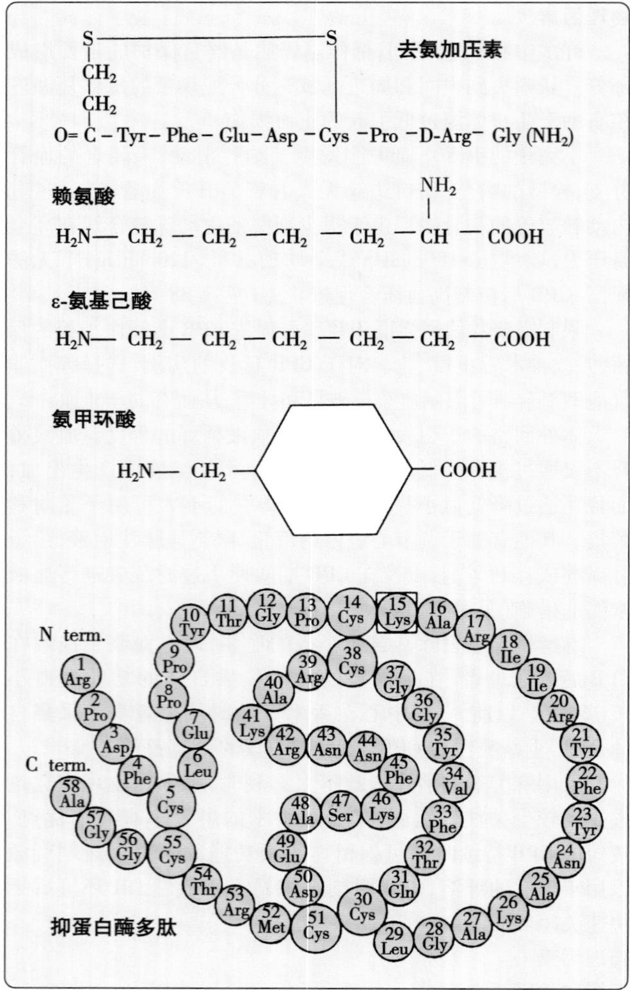

图 35.27 用于减少手术出血的药物的分子构型。为了比较，还描绘了氨基酸赖氨酸。(*Modified from Horrow JC: Desmopressin and antifi brinolytics. Int Anesthesiol Clin 28:230, 1990; and Fritz H, Wunderer G. Biochemistry and applications of aprotinin, the kallikrein inhibitor from bovine organs.* Drug Res. *1983;33:479.*)

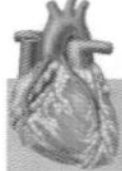

框 35.8 心脏手术中减少出血的有效药物

- 氨甲环酸或氨基己酸
- 重组因子Ⅶa
- 去氨加压素

vWF 储存的消耗导致药物的快速耐受。快速静脉内给药可降低全身血压和全身血管阻力，可能通过前列环素释放或刺激肾外血管升压素 V_2 受体[474-478]。在没有过量自由水的情况下，药物的抗利尿作用没有任何问题[479]。

去氨加压素止血益处的具体应用包括尿毒症、肝硬化、阿司匹林治疗和各种类型的手术。尿毒症患者延长出血时间的校正遵循去氨加压素，使去氨加压素成为尿毒症出血紧急情况的首选治疗方法[461]。给予肝硬化患者去氨加压素也可缩短出血时间[462]。去氨加压素纠正阿司匹林引起的出血时间延长 2 例患者和 10 名健康志愿者[480]。在一些罕见的血小板疾病中也有效[471]。手术期间止血效果的证据是多种多样的[481]。

心脏手术期间止血效果的初步报告在很大程度上没有得到随后调查的证实[482-488]。对照组和去氨加压素治疗组患者的 vWF 活性均有所增加，这说明去氨加压素对失血的有益作用[486,487](图 35.28)。去氨加压素诱导的 t-PA 释放不能克服其在心脏手术中的止血作用，因为抗纤溶疗法未能发现去氨加压素的额外止血作用[488]。

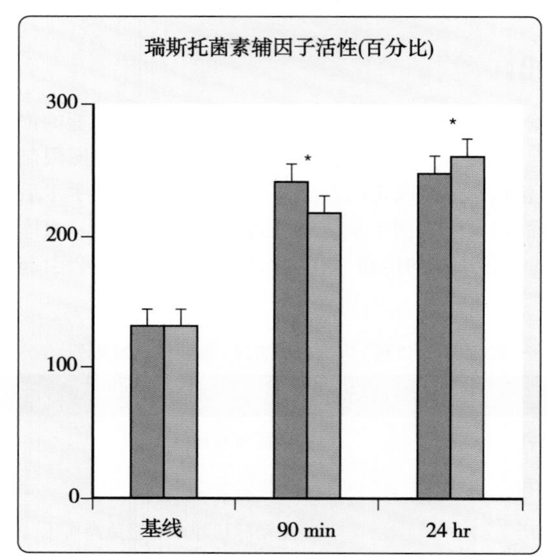

图 35.28 在接受去氨加压素(绿色条)后 90 分钟和 24 小时，瑞斯托菌素辅因子(血管性血友病因子)活性与安慰剂治疗组(紫色条)没有差异。然而，在每组中，瑞斯托菌素辅因子活性较基线值增加(星号)，可能来自手术应激。两组的失血量没有差异。误差线表示均值的标准误差。(*Modified from Hackmann T, Gascoyne RD, Naiman SC, et al: A trial of desmopressin [1-desamino, 8-D-arginine vasopressin] to reduce blood loss in uncomplicated cardiac surgery.* N Engl J Med. *1989;321:1437.*)

哪些接受心脏手术的亚组患者可能会从去氨加压素中获益？当然，那些患有尿毒症或肝硬化的人会受益。无论出于何种原因，在 TEG 上显示最大幅度减小的人构成第三组[488-491]。肝素酶增强的 TEG 可以及时识别该亚组患者。

去氨加压素对心脏手术前服用阿司匹林的患者没有止血作用[488,489]，目前大量证据指出去氨加压素是一种预防性止血剂。接受择期心脏手术的患者[490,491]。

合成抗纤溶药

合成的抗纤溶剂，简单分子(参见图 35.27)和氨基酸赖氨酸的类似物与纤溶酶原和纤溶酶结合，从而抑制纤维蛋白原在赖氨酸残基上的结合。可以静脉内或口服施用抗纤溶剂并进行肾浓缩和排泄，血浆半衰期为约 80 分钟。有效的纤溶抑制需要静脉注射负荷剂量为 10mg/kg TA，然后是 1mg/kg/hr 或 50mg/kg EACA，然后输注 25mg/kg/hr[492,493]。输注率需要向下调整血清肌酐浓度增加。随着肾小球功能的降低，TA 的血浆浓度达到更高的值。作者的做法是对血清肌酐浓度超过 2.0mg/dl 的患者仅给予负荷剂量的 TA。对于具有显著上尿路出血或消耗性凝血病的患者，不给予抗纤溶剂，因为它们分别防止输尿管或循环系统持续通畅所需的凝块溶解。但是,它们也可以阻止长期用药[494]。

药代动力学研究证明需要在 CPB 机制上重新注射大剂量 EACA[493,495]。这可能不适用于 TA[496],可能是因为该药物的分布量较大,尽管仍然缺乏明确的数据。

抗纤溶剂通过阻断血栓形成和阻断可能形成凝块的溶解来帮助凝血[497,498]。化疗后自发性出血减少口服 TA[499]。前列腺手术,众所周知因 t-PA 释放过度出血,有益地作出反应抗纤溶疗法[500]。纤溶有助于肝移植无肝期出血;抗纤溶疗法在这种情况下证明是有用的。

持续的凝血酶活性与不同的纤溶激活困扰心脏手术。图 35.11 显示了尽管有足够的肝素抗凝,但在连续形成纤维肽时反映的凝血酶活性。几十年来,抗纤溶剂已被提议作为心脏手术期间的潜在止血剂。在心脏手术期间或之后合成抗纤维蛋白溶剂作为止血剂的效果的初步研究缺乏致盲,随机化和对照组[501-509]。大多数随后的研究在 CPB 后施用 EACA。一项研究表明在发绀儿童中有益,但在非洲儿童中却无效[504]。

一些使用预防性抗纤溶药的研究记录了失血的减少,以及一般心脏手术患者的输血[489,507-509]情况(图 35.29)。通过在 CPB 前开始给予 TA,术后 12 小时内胸腔引流术减少 30%,术后 5 天内接受血液储存的可能性从 41% 降至 22%[489]。预防性抗纤溶剂可备用,血小板功能通过抑制纤溶酶的有害作用[510],但给予大剂量的抗纤溶剂似乎没有更多地减少出血[511]。接受重复手术的心脏手术患者可能特别受益于预防性抗纤溶治疗[512,513]。

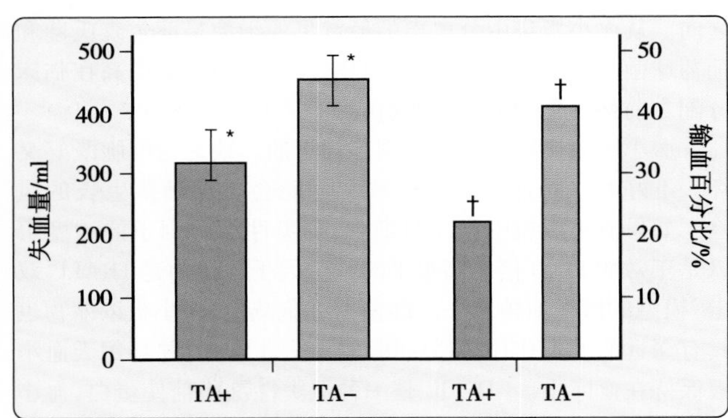

图 35.29 预防性氨甲环酸对失血(左纵轴)的影响以及手术后 5 天内接受同源红细胞输血的患者百分比的影响(右纵轴)。紫色条表示接受氨甲环酸治疗的患者;绿色条表示未接受氨甲环酸。* $P<0.0001$;† $P=0.011$。(*From Horrow JC, Van Riper DF, Strong MD, et al: The hemostatic effects of tranexamic acid and desmopressin during cardiac surgery.* Circulation. *1991; 84: 2063.*)

最近的一些报告指出,TA 与癫痫发作的风险增加有关。这在神经外科文献中已有一段时间了;将 TA 直接放在大脑表面被认为是不明智的。这种潜在的神经系统毒性的机制尚不清楚[514-517]。

抑肽酶

牛肺提供 58 残基多肽丝氨酸蛋白酶抑制剂抑肽酶的来源[518,519]。抑肽酶抑制许多蛋白酶,包括胰蛋白酶,纤溶酶,激肽释放酶和因子Ⅻa 激活补体 519(图 35.30)。手术止血的成人静脉注射剂量为患者和 CPB 循环的 200 万激肽释放酶抑制剂单位(kallikrein inhibitor units, KIU),其次为 600 000KIU/h[520,521]。抑肽酶的消除半衰期为 7 小时,远远长于合成的时间。抗纤溶剂使用 6 天后,抑肽酶继续在尿液中排出。体积负荷的大鼠对抑肽酶有反应,肾小球滤过率下降,肾血浆流量和钠和钾排泄减少。

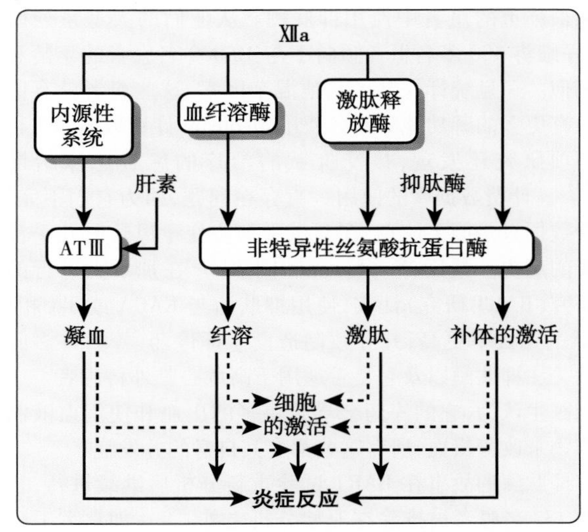

图 35.30 抑肽酶对接触凝血系统,纤溶途径和补体激活的作用。ATⅢ,抗凝血酶Ⅲ。(*From Kassell B, Laskowski M Sr. The basic trypsin inhibitor of bovine pancreas. V. The disulfide linkages.* Biochem Biophys Res Commun. *1965; 20(4): 463-468; Anderer FA, Hörnle S. The disulfide linkages in kallikrein inactivator of bovine lung.* J Biol Chem. *1966; 241(7): 1568-1572.*)

调查大剂量抑肽酶治疗呼吸窘迫综合征时偶然发现异常干燥的手术区后,Royston 及其同事[522]记录了重复心脏手术期间失血量减少了 4 倍。随后使用高剂量抑肽酶的研究确认了血液制品的保存和出血的减少,范围从 29% 到 50%[523-525]。虽然研究清楚地证明了抑肽酶治疗组患者的纤溶减少,血小板 GPⅠb 的保存或封锁纤溶酶介导的血小板缺陷可以更好地解释抑肽酶的止血机制。

单独使用高剂量抑肽酶延长了硅藻土 ACT,导致一些研究人员在 CPB 期间限制肝素的使用[525]。CPB 期间凝块形成的报告,但是,尽管给予抑肽酶,仍要求继续使用肝素。大多数研究者只是避免使用硅藻土 ACT 并使用高岭土 ACT。高岭土 ACT 吸附约 98% 的抑肽酶,抑制抑肽酶具有的任何固有的 AT 效应。建议使用高岭土 ACT 并保持 ACT 时间的长度与不使用抑肽酶相同[526-530]。动物蛋白,抑肽酶引起过敏反应,虽然不常见(<1/1 000)[531]抑肽酶的成本显著增加与同等剂量的合成抗纤溶药物相比[532]。杜克大学的研究小组分析了抑肽酶治疗的整体成本效益,发现它具有很高的成本效益[533,534]。2008 年,在对 FDA 的不良结果进行两次审查后,抑肽酶自愿退出市场。2005 年和 2006 年发表了关于高剂量抑肽酶使用与肾功能不全/衰竭之间关联的报告。这些出版物来自围手术期缺血 EPI-Ⅱ数据库的多中心研究[535]。这项研究很复杂,涉及 4 300 多例,使用复杂的统计分析。不幸的是,根据医生的选择,接受抑肽酶的患者被选中接受该药物,而不是另外两种抗纤溶药。这种治疗方法意味着患病较多的

患者会得到抑肽酶。从这些数据中分离出因果关系变得不可能;然而,利用倾向分析方法,可以解释某些协变量的权重。这项研究虽然具有里程碑意义,却因未经检查的所有潜在协变量而受到广泛批评,例如部位(欧洲国家有不同的实践模式)以及使用 FFP 和血小板输血。与此同时,多伦多大学的另一份报告审查了他们自己机构内的病例[536]。他们的研究仅在最严重的患者中使用抑肽酶。从他们的大型系列研究中,仔细将 400 多名患者倾向于与 10 000 名患者的年龄和风险相似。一旦统计控制了其他混杂因素,这些患者就有倾向于患有更多的肾功能障碍。使用 Medicare 计费数据库进行的第三项研究还发现,接受抑肽酶治疗的患者总体结果较差[537]。计费数据库的使用一直存在问题,因为它们不完整。计费数据只是摘要信息,在尝试平衡协变量风险时几乎没有必要的病史。最后,Fergusson 和同事[538]在加拿大进行的一项研究(BART 研究)证实,使用抑肽酶与 EACA 或 TA 相比,30 天的死亡率更高,并导致制造商立即停药[539]。许多问题仍然关注抑肽酶以及它是否适用于高危心脏外科患者。一些临床医生认为,它的停药会导致更多的出血和使用血液制品和药物来改善凝血,所有这些都有其自身的并发症。

抑肽酶的故事在 BART 试验重新分析后继续进行,当时显然 137 名患者被排除在原始分析之外[540]。加拿大卫生部重新分析了所有这些患者的数据,并且与抑肽酶相关的早期死亡信号消失了。在一些高危人群中,抑肽酶似乎具有优势。欧盟委员会再次对数据进行了审查,并取消了对抑肽酶的禁令,并指出该分析可能已经受到了严重影响[541]。

修订的 STS/SCA 指南并未反映争议的变化性质;相反,他们在加拿大卫生部重新分析之前将 BART 作为最终的结论性研究[542]。其他人继续质疑 BART 研究中的数据分析。目前,抑肽酶已被允许重新进入欧洲和加拿大市场,但它并未在美国销售。正在开展其他激肽释放抑制剂的研究工作,但在本章出版时,没有研究发展的后期阶段。

出血患者的管理

围手术期出血的最初方法违反了基于诊断的医学治疗范式。临床医生必须同时启动诊断测试,开始治疗假定的原因,并替换丢失的止血资源(见第 34 章)。应该避免处理手术后出血的无所不包("霰弹枪")方法,这将简化患者管理,并产生优异的结果。

凝血制剂的风险

心血管团队可用的标准血库产品包括 FFP、冷沉淀物和血小板浓缩物(合并或单采血小板)。需要强调的是,没有数据支持使用这些药物作为减少出血的预防方法的"临床印象"[542]。例如,如果已知患者使用 P_2Y_{12} 抑制剂,使用预防性血小板输注不会减少出血。只有当实验室的凝血数据指向适当的使用或患者出血严重到团队认为有必要尝试经验性治疗时,才应使用这些产品。

血小板输注和 FFP 比来自血库的红细胞具有更高的 TRALI 风险[544-551]。已知 TRALI 的原因是多方面的,并且不限于接受 HLA 抗体对其肺内皮的接受者。实际上,已经表明细胞因子,红细胞微粒和 CD-40L(血小板促炎蛋白)都会导致肺毛细血管漏出[543]。在梅奥诊所的研究中,血小板浓缩物与 TRALI 的关联性最高,其次是 FFP[549]。最近在心脏手术方面的工作表明,TRALI 的整体风险高得惊人[544,550]。在前瞻性研究 TRALI 严格预测的 688 例患者中,发现了 16 例确诊病例(发病率为 2.4%)[551]。其他人报告说在所有心脏手术患者中,1%~8% 的患者从输血中获得 TRALI。TRALI 患者的主要器官发病率和死亡率增加 13~15.5 倍;死亡率为 20% 至 55%[544,546,550]。FFP 含有大多数血浆中发现的丝氨酸蛋白酶。一些不稳定因素略有减少,如果所给予的单位已从其中取出冷沉淀物,则它们被称为富含纤维蛋白的血浆。有关 FFP 的文献显示,它对减少出血几乎没有作用[552,553]。即使在已知的肝功能衰竭中,预防性使用时,FFP 也不能降低出血风险。只有在 10~15ml/kg 的 FFP 后才能看到凝血因子发生变化;对于大多数患者,在丝氨酸蛋白酶水平升高之前需要 4~6 个 U 的 FFP。然而,通过给予这么多 FFP,红细胞和血小板被稀释。在 CPB 后出血患者中使用 2UFFP 除了增加肺功能障碍的风险之外什么都不做。然而,在心脏外科手术中,大约 25%~50% 的患者接受 FFP 认为它具有"某种东西",这完全没有基于证据的研究支持。

今天,使用 4-组分 PCC 是推荐的治疗干预,以逆转华法林或低凝血因子水平的影响。当患者出血并且存在已证实或怀疑的血小板功能或数量时,血小板浓缩物的使用具有很大的意义[542]。预防性血小板输注从未被证明具有实用性。通过超速离心收集血小板并在室温下在摇动器中储存在摇动器中以防止它们聚集。血小板浓缩液只能保存 5 天;因此它们是供应最短的血液制品。因为它们保持在室温下,所以有可能增加细菌污染。细菌污染的风险介于 1/5 000~1/20 000U 之间。从血小板袋中分离出的最常见的细菌是耶尔森氏菌和葡萄球菌菌株。今天,血库使用替代测试(pH)来提高在临床分配之前检测化粪池单元的机会。

血小板浓缩物通常是白细胞耗尽的。缺乏白细胞既好又坏。不好的方面是白细胞的减少可能会增加细菌生长的风险。如果血小板袋中存在白细胞,则炎性细胞因子的浓度可以是正常的 1 000 倍。高水平的细胞因子被认为是 TRALI"双击"模型的潜在前体之一。即使白细胞减少,血小板浓缩物也具有深远的促炎作用。CD-40L 的水平非常高,并且每天血小板保持在血库中。CD-40L 是一种促炎性细胞信使蛋白,血小板在受到压力时释放,CD-40L 与 TRALI 有牵连[543,554-556]。

正常循环的血小板在静止状态下穿过血流。它们具有多种不同的跨膜蛋白,可以发出周围细胞环境的信号。银行血小板迅速部分或完全活化并释放其 α 和致密颗粒,进一步激活其他血小板。颗粒内含有许多高血管活性化合物,包括血清素,肾上腺素和腺苷。根据要输注的单位的年龄,20%~60% 的血小板功能失调或经历细胞凋亡;一旦注入,它们就会流通很短的时间。这种部分/完全激活的结果是,在不需要时,血小板浓缩物的输注是非常促血栓形成的。因此,如果患者没有出血并且给予血小板,则会增加心肌梗死,卒中和其他血栓形成事件的风险。

许多研究引起了心脏手术中使用血小板输注的争议。一项对大约 1 800 名接受 CABG 手术并参与抑肽酶早期试验的患者的研究中,对血小板输注问题进行了调查[557]。选择该药物Ⅲ期研究是因为它确定了血液制品输血标准和非常仔细的监测/对预先确定的并发症进行随访。通过多变量分析（占 100 多种潜在混杂因素），血小板输注的使用与围手术期感染、肺炎/呼吸衰竭/TRALI、使用血管加压药（更多血管麻痹）、卒中和死亡有显著关系。卒中和死亡的比值比比未接受血小板输注的患者高 2.5~3 倍。本文引导其他人研究其他数据库，以回答有关血小板输注的相同问题。Karkouti 及其同事发现血小板输注与许多相同的不良结果之间存在单变量关系[558]。但是，当在这个多变量模型中加入红细胞时，血小板输注不再是不良结果的预测因素。克利夫兰诊所小组在两份单独的论文中检查了他们的数据库[559,560]。他们一次检查了输血对血管麻痹发生风险的影响[560]；另一方面，研究了与血小板输注直接相关的发病率和死亡率[559]。结论是红细胞，FFP 和血小板输注都与血管麻痹的发展有关。然而，在使用倾向匹配技术观察相同的数据并试图单独回答血小板输注问题时，他们发现血小板输注本身不会增加发病率或死亡率。

血小板浓缩物的生物学表明它们是高度炎症的，因此它们的使用应保留给出血且具有可证实的血小板缺陷（数量或功能）的患者。现在或在不久的将来，没有药物或人造产品可用于替代血小板输注。

冷沉淀物是含有非常高浓度的纤维蛋白原和因子Ⅷ的产物。该产品由收获的血浆制成，代表 1U 库存血液/血浆中可用的总可溶性纤维蛋白原。该沉淀物包装在约 15ml 血浆中。与 FFP 不同，冷沉淀物对其提供的蛋白质浓度的体积非常小。大多数情况下，当用于心脏手术时，一剂冷冻来自 10 个供体，代表 10U 全血的纤维蛋白原（大约一个循环体积）。因此，如果患者因纤维蛋白原浓度低或胃纤维蛋白原发生率低而出血，单次输注 10U 冷冻应恢复到 200mg/dl 以上的水平。Cryo 代表 10 个供体的暴露，并且仍然可以携带未经测试的病毒，例如 Epstein Barr 病毒和 TTV 病毒，这两种病毒都可以在免疫受损的宿主中引起肝衰竭。冷冻的 TRALI 风险可能低于 FFP 的风险，因为它含有较低体积的液体，应该具有较低的 HLA 抗体负荷。

来自欧洲的研究通过使用冻干的人类纤维蛋白浓缩物支持维持纤维蛋白原水平接近正常的概念[561-563]。纤维蛋白浓缩物以粉末形式提供，可与无菌水混合并注入非常小的流体体积（900~1 300mg/50ml）。许多美国中心一直没有关注出血和纤维蛋白原是致病的，直到水平降至 100mg/dl 以下。然而，纤维蛋白原维持在 200mg/dl 或以上的患者表现出更好的 TEGs（MA）和 RoTEM（MCF）描记，并且出血减少[561]。据认为术前纤维蛋白原低可能是心脏手术后出血的标志物。但这还没有得到证实。此外，没有证明给予纤维蛋白原浓缩物预旁路的试验与测试后旁路的效果一样有效，同时保持纤维蛋白原浓度为 200~250mg/dl。手术后的自然过程是纤维蛋白原在第 3~5 天急剧上升，作为急性期反应物。如果患者出现微血管出血并且纤维蛋白原低于 200mg/dl，则给予纤维蛋白原是有意义的。

确定原因

一旦全身血压达到足够的程度，经常出现解剖学出血源。一些临床医生喜欢在胸部闭合前通过挑衅性测试来识别这些来源，即允许短暂的高血压。手术后早期大量胸腔引流提示解剖学来源。保留的纵隔凝块可能引起消耗性凝血病。胸部 X 线片上纵隔扩大表明需要进行外科引流。

出血的非手术原因（血小板、凝血因子和纤溶）通常表现为一般化的渗出物。检查血管通路穿刺部位有助于诊断。也可能发生在手术期间未被操纵的其他区域（胃，膀胱）的出血。

凝血测试有助于诊断。由于 PT 和 aPTT 通常在 CPB 后延长几秒钟，因此只有超过 1.5 倍的控制值表明因子缺乏。ACT 的增加首先应该建议未中和的肝素，然后是因素缺乏。经常获得 PT，并且在心脏手术后它在 85% 的时间内超出正常范围[564]。人们认为鱼精蛋白-肝素复合物在 PT 试验中与脂质辅助因子结合并且人工延长 PT。

血小板计数减少，通常表示血液稀释或消耗，需要在任何出血患者中用外源性血小板进行校正。然而，具有不足功能性血小板的出血患者可在手术后早期显示正常的血小板计数。出于这个原因，临床医生已经寻求血小板功能的快速诊断测试，并试图寻找与 CPB 后出血的联系（见第 19 章）。

低血浆纤维蛋白原由过量血液稀释或因子消耗引起，通常用冷沉淀物或 FFP 校正。凝血酶时间在这里很有用；临床实验室可以通过快速周转来执行此测试。延长的凝血酶时间表示未中和的肝素，不足的纤维蛋白原或高浓度的纤维蛋白降解产物。最后，直接测量纤维降解产物表示纤溶活性。在没有消耗性凝血病的原因的情况下，抗纤溶疗法可能是有用的。

表 35.10 列出了心脏手术后出血过多的治疗方案。干预措施不是按可能性排序，而是按优先顺序排列。因此，在掌握消耗性凝血病的诊断之前，应排除外科原因。各机构的优先级也各不相同，具体取决于资源的可用性和成本[565]。该表提供了一种治疗术后出血的简单算法。更完整的方案呈现出令人畏惧的复杂程度，阻碍了其实施（图 35.31）。

表 35.10 心脏手术后大出血的治疗方案

方案	用量	适应证
排除手术原因	—	穿刺部位无渗液；胸片
更多的鱼精蛋白	0.5~1mg/kg	ACT>150s 或 aPTT>1.5 倍正常值
给患者加温	—	核心温度<35℃
应用 PEEP[a]	5~10cmH_2O	—
去氨加压素	0.3μg/kg，静脉注射	出血时间延长
氨基己酸	50mg/kg，然后 25mg/(kg·h)	D-二聚体升高或水滴形的 TEG
氨甲环酸	10mg/kg，然后 1mg/(kg·h)	D-二聚体升高或水滴形的 TEG
输注血小板	1U/10kg	血小板计数<100 000/mm^3
新鲜冰冻血浆	15ml/kg	PT 或 aPTT>1.5 倍正常值
冷沉淀	1U/4kg	纤维蛋白原<1g/L 或 100mg/dl
纤维蛋白原	2g	纤维蛋白原<100mg/dl

ACT，活化凝血时间；aPTT，活化部分凝血活酶时间；TEG，血栓弹力图。
[a]呼气末正压（PEEP）是低血容量的禁忌证。

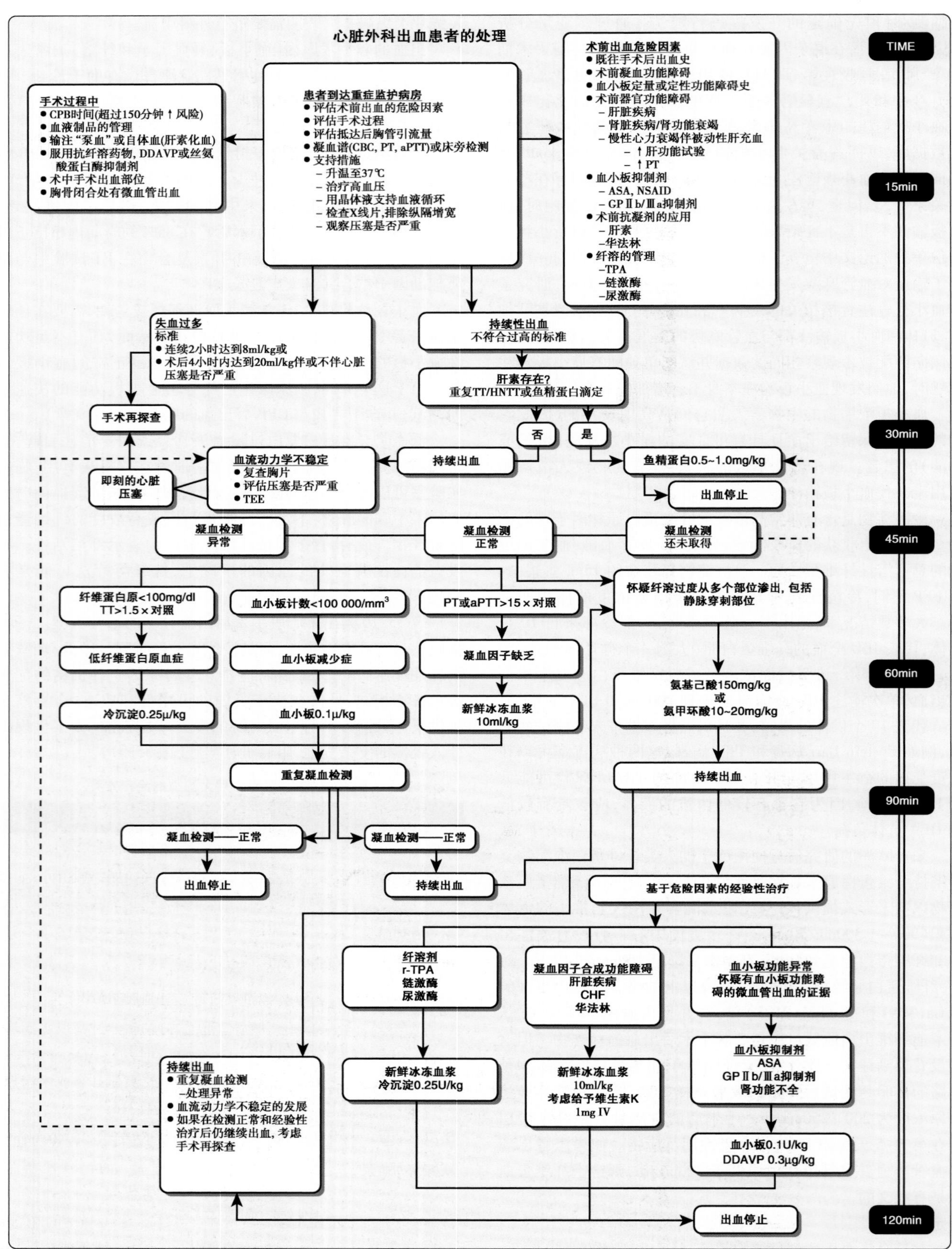

图 35.31 治疗过度出血的方案实例。aPTT,活化部分凝血酶时间;ASA,乙酰水杨酸;CBC,全血细胞计数;CHF,充血性心力衰竭;CPB,体外循环;DDAVP,去氨加压素;GP,糖蛋白;NSAID,非甾体抗炎药;PT,凝血酶原时间;r-TPA,重组组织型纤溶酶原激活剂;TEE,经食管超声心动图;TT,凝血酶时间。(*From Milas B, Johes D, Gorman R. Management of bleeding and coagulopathy after heart surgery.* Semin Thorac Cardiovasc Surg. *2000*;*12*;*326.*)

辅助治疗

复温

核心区或中间区温度低于35℃的出血患者将受益于复温，而复温措施可分为被动复温（如提高周围环境温度、充足的身体覆盖物、低通气气流、应用气道热量湿度交换器等）和主动复温（如加热湿化器、静脉液体加温、压缩空气对流加热毯等）两种。在维持血管内容量的过程中，ICU人员经常使用室温（≤20℃）或冷藏（0~4℃）的液体，这样会使患者体温过低。

呼气末正压通气

在心脏手术后限制出血的一种常用方法是应用呼气末正压通气（5~10cmH_2O）[566]。纵隔的填塞效应可以解释这种有益效果。遗憾的是，对照研究尚未证实这一益处[567,568]。此外，过高的压力会阻碍静脉回流，使血容量减少患者的血流动力学恶化。

维持血压

维持低正常范围内的全身血压可促进组织灌注，同时限制缝合线周围的泄漏。在开始血管舒张治疗之前，应首先保证手术期间足够的麻醉深度和术后充分的镇痛和镇静（见第38章）。

（贾珍 译）

参考文献

1. Spiess BD. Coagulation function and monitoring. In: Lichtor JL, ed. *Atlas of Clinical Anesthesia*. Philadelphia: Current Medicine; 1996.
2. Spiess BD. *The Relationships Between Coagulation, Inflammation and Endothelium—A Pyramid Towards Outcome [SCA monograph]*. Baltimore: Lippincott Williams & Wilkins; 2002.
3. Boyle EM Jr, Morgan EN, Verrier ED. The endothelium disturbed: The procoagulant response. In: Spiess BD, ed. *The Relationship Between Coagulation, Inflammation and Endothelium—A Pyramid Towards Outcome [SCA monograph]*. Baltimore: Lippincott Williams & Wilkins; 2002:79.
4. Boyle EM Jr, Verrier ED, Spiess BD. Endothelial cell injury in cardiovascular surgery: the procoagulant response. *Ann Thorac Surg*. 1996;62:1549.
5. Colman RW, Marder VJ, Salzman EW, et al. Overview of hemostasis. In: Colman RW, Hirsh J, Marder VJ, Salzman EW, eds. *Hemostasis and Thrombosis*. 3rd ed. Philadelphia: JB Lippincott; 1994:3.
6. Mackman N. Regulation of tissue factor gene expression in human monocytic and endothelial cells. *Haemostasis*. 1996;26(suppl 1):17.
7. Edmunds LH Jr. Blood-surface interactions during cardiopulmonary bypass. *J Card Surg*. 1993;8:404.
8. Boisclair MD, Lane DA, Philippau H, et al. Mechanisms of thrombin generation during surgery and cardiopulmonary bypass. *Blood*. 1993;82:3350.
9. Almus FE, Rao LV, Rapaport SI. Decreased inducibility of tissue factor activity on human umbilical vein endothelial cells cultured with endothelial cell growth factor and heparin. *Thromb Res*. 1988;50:339.
10. Rao LV, Rapaport SI, Lorenzi M. Enhancement by human umbilical vein endothelial cells of factor Xa-catalyzed activation of factor VII. *Blood*. 1988;71:791.
11. Krishnaswamy S, Mann KG, Nesheim ME. The prothrombinase-catalyzed activation of prothrombin proceeds through the intermediate meizathrombin in an ordered, sequential reaction. *J Biol Chem*. 1986;261:8977.
12. Jones A, Geczy CL. Thrombin and factor Xa enhance the production of interleukin. *Immunology*. 1990;71:236.
13. Salvesen G, Pizzo SV. Proteinase inhibitors: Alpha-macroglobulins, serpins, and kinins. In: Colman RW, Hirsh J, Marder VJ, Salzman EW, eds. *Hemostasis and Thrombosis*. 3rd ed. Philadelphia: JB Lippincott; 1994:241.
14. Spiess BD. Heparin: Beyond an anticoagulant. In: Spiess BD, ed. *The Relationship Between Coagulation, Inflammation and Endothelium—A Pyramid Towards Outcome*. Baltimore: Lippincott Williams & Wilkins; 2002:169.
15. Van Norman GA, Gernsheimer T, Chandler WL, et al. Indicators of fibrinolysis during cardiopulmonary bypass after exogenous antithrombin III administration for antithrombin deficiency. *J Cardiothorac Vasc Anesth*. 1997;11:760.
16. Ranucci M, Baryshnikova E, Crapelli GB, et al. Pre-operative antithrombin supplementation in cardiac surgery: a randomized controlled trial. *J Thorac Cardiovasc Surg*. 2013;145:1393–1399, PMID 23102903.
17. Ranucci M, Frigiola A, Menicanti L, et al. Postoperative antithrombin levels and outcome in cardiac operations. *Crit Care Med*. 2005;33:355–360.
18. Hashimoto Y, Yamgishi M, Sasaki T, et al. Heparin and antithrombin III levels during cardiopulmonary bypass: correlation with subclinical plasma coagulation. *Ann Thorac Surg*. 1994;58:799.
19. Despotis GJ, Levine V, Joist JH, et al. Antithrombin III during cardiac surgery: effect on response of activated clotting time to heparin and relationship to markers of hemostatic activation. *Anesth Analg*. 1997;85:498.
20. Levy JH, Despotis GJ, Szlam F, et al. Recombinant human transgenic antithrombin in cardiac surgery: A dose finding study. *Anesthesiology*. 2002;96:1095.
21. Brister SJ, Buchanan MR. Heparinless cardiopulmonary bypass revisited: a newer strategy to avoid heparin-related bleeding using dermatan sulfate. *J Cardiothorac Vasc Anesth*. 1995;9:317.
22. Esmon CT, Owen WG. Identification of an endothelial cell cofactor for thrombin-catalyzed activation of protein C. *Proc Natl Acad Sci USA*. 1981;78:2249.
23. DeFouw NJ, van Hinsbergh VW, de Jong YF, et al. The interaction of activated protein C and thrombin with the plasminogen activator inhibitor released from human endothelial cells. *Thromb Haemost*. 1987;57:176.
24. Novotny WF, Girard TJ, Miletich JP, et al. Purification and characterization of the lipoprotein-associated coagulation inhibitor from human plasma. *J Biol Chem*. 1989;264:18832.
25. Bajaj MS, Kuppuswamy MN, Saito H, et al. Cultured normal human hepatocytes do not synthesize lipoprotein-associated coagulation inhibitor: evidence that endothelium is the principal site of its synthesis. *Proc Natl Acad Sci USA*. 1990;87:8869.
26. Novotny WF, Girard TJ, Miletich JP, et al. Platelets secrete a coagulation inhibitor functionally and antigenically similar to the lipoprotein-associated coagulation inhibitor. *Blood*. 1988;72:2020.
27. Hansen JB, Sarset PM. Differential effects of low molecular weight heparin and unfractionated heparin on circulating levels of antithrombin and tissue factor pathway inhibitor (TFPI): a possible mechanism for difference in therapeutic efficacy. *Thromb Res*. 1998;91:177.
28. Soejima H, Ogawa H, Yasue H, et al. Plasma tissue factor pathway inhibitor and tissue factor antigen levels after administration of heparin in patients with angina pectoris. *Thromb Res*. 1999;93:17.
29. Jeske W, Hoppensteadt D, Callas D, et al. Pharmacologic profiling of recombinant tissue factor pathway inhibitor. *Semin Thromb Hemost*. 1996;22:213.
30. Kojima T, Gando S, Kemmotsu O, et al. Another point of view on the mechanism of thrombin generation during cardiopulmonary bypass: role of tissue factor inhibitor. *J Cardiothorac Vasc Anesth*. 2001;15:60.
31. Adams MJ, Cardigan RA, Marchant WA, et al. Tissue factor pathway inhibitor antigen and activity in 96 patients receiving heparin for cardiopulmonary bypass. *J Cardiothorac Vasc Anesth*. 2002;16:59.
32. Fischer R, Kuppe H, Koster A. Impact of heparin management on release of tissue factor pathway inhibitor during cardiopulmonary bypass. *Anesthesiology*. 2004;100:1040.
33. Tsai H, Sussman I, Nagel R. Shear stress enhances the proteolysis of von Willebrand factor in normal plasma. *Blood*. 1994;83:2171.
34. Asakai R, Chung DW, Davie EW, et al. Factor XI deficiency in Ashkenazi Jews in Israel. *N Engl J Med*. 1991;325:153.
35. Brettler DB, Levine PH. Clinical manifestations and therapy of inherited coagulation factor deficiencies. In: Colman RW, Hirsh J, Marder VJ, et al., eds. *Hemostasis and Thrombosis*. 3rd ed. Philadelphia: JB Lippincott; 1994:169.
36. Mannucci PM. Desmopressin: A nontransfusional form of treatment for congenital and acquired bleeding disorders. *Blood*. 1988;72:1449.
37. Blajchman MA, Hirst R, Perrault RA. Blood component therapy in anaesthetic practice. *Can Anaesth Soc J*. 1983;30:382.
38. Van Aken WG. Preparation of plasma derivatives. In: Rossi EC, Simon TL, Moss GS, et al., eds. *Principles of Transfusion Medicine*. 2nd ed. Baltimore: Williams & Wilkins; 1996:403.
39. Palenzo DA, Sadr FS. Coronary artery bypass grafting in a patient with haemophilia B. *Perfusion*. 1995;10:265.
40. Flier JS, Underhill LH. Molecular and cellular biology of blood coagulation. *N Engl J Med*. 1992;326:800.
41. Bertina RM, Koeleman BPC, Koster T, et al. Mutation in blood coagulation factor V associated with resistance to activated protein C. *Nature*. 1994;369:64.
42. Tilton R, Michalet EL, Delk B, et al. Outcomes associated with prothrombin complex concentrate or international normalized ratio reversal in patients on oral anticoagulants with acute bleeding. *Ann Pharmacother*. 2014;48:1106–1119, PMID 24899340.
43. Shih AW, Kolesan E, Ning S, et al. Evaluation of the appropriateness of fresh frozen plasma usage after introduction of prothrombin complex concentrate: a retrospective study. *Vox Sang*. 2014;Dec 30 EprintPMID 25556889.
44. Cruz JL, Moss MC, Chen SL, et al. Retrospective evaluation of the clinical use of prothrombin complex concentrate for the reversal of anticoagulation with vitamin K antagonists. *Blood Coagul Fibrinolysis*. 2015;Eprint Feb 13: PMID 25688452.
45. Rodgers GM, Chandler WL. Laboratory and clinical aspects of inherited thrombotic disorders. *Am J Hematol*. 1992;41:113.
46. Mayer O, Filipovsky J, Hromadka M, et al. Treatment of hyperhomocysteinemia with folic acid. *J Cardiovasc Pharmacol*. 2002;39:851.
47. Rnucci M, Ballotta A, Frigoliola A, et al. Pre-operative homocysteine levels and morbidity and mortality following cardiac surgery. *Eur Heart J*. 2009;30:995–1004.
48. Rinder CS. Platelet and their interactions. In: Spiess BD, ed. *The Relationship Between Coagulation, Inflammation and Endothelium—A Pyramid Towards Outcome*. Baltimore: Lippincott Williams & Wilkins; 2002:107.
49. Kroll MH, Schafer A. Biochemical mechanisms of platelet activation. *Blood*. 1989;74:1181.
50. Savage B, Saldivar E, Ruggeri ZM. Initiation of platelet adhesion by arrest onto fibrinogen or translocation on von Willebrand factor. *Cell*. 1996;84:289.
51. Celi A, Pellegrini G, Lorenzet R, et al. P-selectin induces the expression of tissue factor on monocytes. *Proc Natl Acad Sci USA*. 1994;91:8767.
52. Hynes RO. Integrins: Versatility, modulation, and signaling in cell adhesion. *Cell*. 1992;69:11.
53. Kessler CM. The pharmacology of aspirin, heparin, coumarin, and thrombolytic agents. *Chest*. 1991;99:97S.
54. Montgomery RR. Coller BS: von Willebrand disease. In: Colman RW, Hirsh J, Marder VJ, et al., eds. *Hemostasis and Thrombosis*. 3rd ed. Philadelphia: JB Lippincott; 1994:134.
55. Slaughter TF, Mody EA, Oldham HN Jr, et al. Management of a patient with type IIC von Willebrand's disease during coronary artery bypass graft surgery. *Anesthesiology*. 1993;78:195.
56. Steering Committee of the Physicians' Health Study Research Group. Final report on the aspirin component of the ongoing Physicians' Health Study. *N Engl J Med*. 1989;321:129.
57. George J, Shattil SJ. The clinical importance of acquired abnormalities of platelet function. *N Engl J Med*. 1991;324:27.
58. Hastings S, Myles P, McIlroy D. Aspirin and coronary artery surgery: a systematic review and meta-analysis. *Br J Anaesth*. 2015;115:376–385.
59. Taggart DP, Siddiqui A, Wheatley DJ. Low-dose preoperative aspirin therapy, postoperative blood loss and transfusion requirements. *Ann Thorac Surg*. 1990;50:425.
60. Bashein G, Nessly ML, Rice AL, et al. Preoperative aspirin therapy and reoperation for bleeding after coronary artery bypass surgery. *Arch Intern Med*. 1991;151:89.
61. Weksler BB, Pett SB, Aloso D, et al. Differential inhibition by aspirin of vascular and platelet prostaglandin synthesis in atherosclerotic patients. *N Engl J Med*. 1983;308:800.
62. Rajah SM, Salter MCP, Donaldson DR. Acetylsalicylic acid and dipyridamole improve the early patency of aorta-coronary bypass grafts. *J Thorac Cardiovasc Surg*. 1985;90:373.
63. Karwande S, Weksler BB, Gay WA, et al. Effect of preoperative antiplatelet drugs on vascular prostacyclin synthesis. *Ann Thorac Surg*. 1987;43:318.
64. Rawitscher RE, Jones JW, McCoy TA, et al. A prospective study of aspirin effect on red blood cell loss in cardiac surgery. *J Cardiovasc Surg*. 1991;32:1.
65. Tuman KJ, McCarthy RJ, O'Connor CJ, et al. Aspirin does not increase allogeneic blood transfusion in reoperative coronary artery surgery. *Anesth Analg*. 1996;83:1178.
66. Reich DL, Patel GC, Vela-Cantos F, et al. Aspirin does not increase homologous blood requirements in elective coronary bypass surgery. *Anesth Analg*. 1994;79:4.
67. Mangano DT, McSPI investigators. Aspirin and mortality from coronary bypass surgery. *N Engl J Med*. 2002;347:1309–1317, PMID: 12397188.
68. Baeuerle JJ, Mongan PD, Hosking MP. An assessment of the duration of cephapirin-induced coagulation abnormalities as measured by thromboelastography. *J Cardiothorac Vasc Anesth*. 1993;7:422.
69. Gerstein N. Thrombotic and arrhythmogenic risks of NSAIDS. *J Cardiothorac Vasc Anesth*. 2014;28:369–378.
70. Lange RA, Hillis LD. Antiplatelet therapy for ischemic heart disease. *N Engl J Med*. 2004;350:277.
71. Bhatt DL, Stone GW, Mahaffey KW, et al. Effect of platelet inhibition with cangrelor during percutaneous coronary interventions on ischemic events. *N Engl J Med*. 2013;368:1303.
72. Kobasr AL, Koessler J, Rajkovic MS, et al. Prostacyclin receptor stimulation facilitates detection of human platelet P2Y (12) inhibition by the PFA-100 system. *Platelets*. 2010;21:112–116.
73. Linnemann B, Schwonberg J, Rechner AR, et al. Assessment of clopidogrel non-response by the PFA-100 system using the new test cartridge INNOVANCE PFA P2Y. *Ann Hematol*. 2010;89:597–605.
74. Bouman H, Parlak E, van Werkum J, et al. Which platelet function test is suitable to monitor clopi-

dogrel responsiveness? A pharmokinetic analysis on the active metabolite of clopidogrel. *J Thromb Haemost.* 2010;8:482–488.
75. Eriksson AC, Jonasson L, Lindahl TL, et al. Static platelet adhesion, flow cytometry and serum TXB2 levels for monitoring platelet inhibiting treatment with ASA and clopidogrel in coronary artery disease: A randomized cross-over study. *J Transl Med.* 2009;9:42.
76. Gibbs NM. Point-of-care assessment of antiplatelet agents in the perioperative period: a review. *Anaesth Intensive Care.* 2009;37:354–369.
77. Varenhorst C, James S, Erlinge D, et al. Assessment of P2Y(12) inhibition with the point-of-care device VerifyNow P2Y12 in patients treated with prasugrelor clopidogrel coadministered with aspirin. *Am Heart J.* 2009;157:562 e1–562 e9.
78. Scharbert G, Auer A, Kozek-Langenecker S. Evaluation of the platelet mapping assay on rotational thromboelastometry ROTEM. *Platelets.* 2009;20:125–130.
79. Gluckman TJ, McLean RC, Schulman SP, et al. Effects of aspirin responsiveness on early vein graft thrombosis after coronary artery bypass graft surgery. *J Am Coll Cardiol.* 2011;57:1069–1077.
80. Agarwal S, Johnson R, Shaw M. Preoperative Point-of-care platelet function testing in cardiac surgery. *J Cardiothorac Vasc Anesth.* 2014;Nov 1 Epub PMID: 25440634.
81. Chowdhury M, Shore-Lesserson L, Mais AM, Leyvi G. Thromboelastogaph with platelet mapping predicts postoperative chest tube drainage in patients undergoing coronary artery bypass grafting. *J Cardiothorac Vasc Anesth.* 2014;28:217–223, PMID 24630471.
82. Preisman S, Kogan A, Itzkovsky K, et al. Modified thromboelastography evaluation of platelet dysfunction in patients undergoing coronary artery surgery. *Eur J Cardiothorac Surg.* 2010;37:1367–1374.
83. Stafford M, Weitzel N. Point of care testing in cardiac surgery: Diagnostic modalities to assess coagulation and platelet function. *Drug Devel Research.* 2013;74:418–427.
84. Cattano D, Altamirano AV, Kaynak HE, et al. Perioperative assessment of platelet function by Thromboelastograph Platelet Mapping in cardiovascular patients undergoing noncardiac surgery. *J Thrombo Thrombolysis.* 2013;35:23–30.
85. Teufelsbauer H, Proidl S, Havel M, et al. Early activation of hemostasis during cardiopulmonary bypass. Evidence for thrombin-mediated hyperfibrinolysis. *Thromb Haemost.* 1992;68:250.
86. Goldberg M, Colonna-Romano P, Babins N. Emergency coronary artery bypass surgery following intracoronary streptokinase. *Anesthesiology.* 1984;61:601.
87. Levy JH, Gill R, Nussmeier NA, et al. Repletion of factor XIII following cardiopulmonary bypass using a recombinant A-subunit homodimer. A preliminary report. *Thromb Haemost.* 2009;102:765–771.
88. Shigemura N, Kawamura T, Minami M, et al. Successful factor XIII administration for persistent chylothorax after lung transplantation for lymphangioleiomyomatosis. *Ann Thorac Surg.* 2009;88:1003–1006.
89. Gödje O, Gallmeier U, Schelian M, et al. Coagulation factor XIII reduces postoperative bleeding after coronary surgery with extracorporeal circulation. *Thorac Cardiovasc Surg.* 2006;54:26–33.
90. McLean J. The discovery of heparin. *Circulation.* 1959;19:75.
91. Rodén L. Highlights in the history of heparin. In: Lane DA, Lindahl U, eds. *Heparin.* Boca Raton, FL: CRC Press; 1989:1.
92. Casu B. Structure of heparin and heparin fragments. In: Ofosu FA, Danishefsky I, Hirsh J, eds. *Heparin and Related Polysaccharides.* New York: New York Academy of Sciences; 1989:1.
93. Holmer E. Low-molecular-weight heparin. In: Lane DA, Lindahl U, eds. *Heparin.* Boca Raton, FL: CRC Press; 1989:575.
94. Freedman JE, Loscalzo J. New antithrombitic strategies. In: Loscalzo J, Schafer AI, eds. *Thrombosis and Hemorrhage.* 3rd ed. Philadelphia: Lippincott Williams & Wilkins; 2003:978–995.
95. Nader HB, Dietrich CP. Natural occurrence and possible biological role of heparin. In: Lane DA, Lindahl U, eds. *Heparin.* Boca Raton, FL: CRC Press; 1989:81.
96. Barrowcliffe TW. Heparin assays and standardization. In: Lane DA, Lindahl U, eds. *Heparin.* Boca Raton, FL: CRC Press; 1989:393.
97. Coyne E, Outschoorn AS. Some thoughts on a new USP heparin assay—Aren't we ready for an upgrade? *Pharmacopeial Forum.* 1991;1492.
98. Howell WH. Heparin, an anticoagulant. *Am J Physiol.* 1922;631:434.
99. Majerus PW, Broze GJ, Miletich JP, et al. Anticoagulant, thrombolytic, and antiplatelet drugs. In: Hardman JG, Limbird LE, Molinoff PB, et al., eds. *Goodman & Gilman's The Pharmacological Basis of Therapeutics.* 9th ed. New York: McGraw-Hill; 1996:1341.
100. Albada H, Nieuwenhuis HK, Sixma JJ. Pharmacokinetics of standard and low-molecular-weight heparin. In: Lane DA, Lindahl U, eds. *Heparin.* Boca Raton, FL: CRC Press; 1989:417.
101. de Swart CAM, Nijmeyer B, Roelofs JMM, et al. Kinetics of intravenously administered heparin in normal humans. *Blood.* 1982;60:1251.
102. Mahadoo J, Heibert L, Jaques LB. Vascular sequestration of heparin. *Thromb Res.* 1978;12:79.
103. Glimelius B, Busch C. Binding of heparin on the surface of cultured human endothelial cells. *Thromb Res.* 1978;12:773.
104. Cipolle RJ, Seifert RD, Neilan BA, et al. Heparin kinetics: Variables related to disposition and dosage. *Clin Pharmacol Ther.* 1981;29:387.
105. Cook JJ, Niewiarowski S, Yan Z, et al. Platelet factor 4 efficiently reverses heparin anticoagulation in the rat without adverse effects of the heparin-protamine complexes. *Circulation.* 1992;85:1102.
106. Okuno T, Crockatt D. Platelet factor, activity and thromboembolic episodes. *Am J Clin Pathol.* 1977;67:351.
107. Sette H, Hughes RD, Langley PG, et al. Heparin response and clearance in acute and chronic liver disease. *Thromb Haemost.* 1985;54:591.
108. Kesteven PJ, Ahred A, Aps C, et al. Protamine sulphate and rebound following open heart surgery. *J Cardiovasc Surg.* 1986;27:600.
109. Gravlee GP, Brauer SD, Roy RC, et al. Predicting the pharmacodynamics of heparin: A clinical evaluation of the Hepcon System 4. *J Cardiothorac Anesth.* 1987;1:379.
110. Estes JW. Kinetics of the anticoagulant effect of heparin. *JAMA.* 1970;212:1492.
111. Seifert R, Borchert W, Letendre P, et al. Heparin kinetics during hemodialysis: Variation in sensitivity, distribution volume, and dosage. *Ther Drug Monit.* 1986;8:32.
112. Ofosu FA. Antithrombotic mechanisms of heparin and related compounds. In: Lane DA, Lindahl U, eds. *Heparin.* Boca Raton, FL: CRC Press; 1989:433.
113. Jordan RE, Oosta GM, Gardner WT, et al. The kinetics of hemostatic enzyme-antithrombin interactions in the presence of low-molecular-weight heparin. *J Biol Chem.* 1980;225:10,081.
114. Barrowcliffe TW, Thomas DP. Anticoagulant activities of heparin and fragments. In: Ofosu FA, Danishefsky I, Hirsh J, eds. *Heparin and Related Polysaccharides.* New York: New York Academy of Sciences; 1989:132.
115. Bjork I, Olson ST, Shore JD. Molecular mechanisms of the accelerating effect of heparin on the reactions between antithrombin and clotting proteinases. In: Lane DA, Lindahl U, eds. *Heparin.* Boca Raton, FL: CRC Press; 1989:229.
116. Holmer E, Soderberg K, Berggvist D, et al. Heparin and its low-molecular-weight derivatives: Anticoagulant and antithrombotic properties. *Haemostasis.* 1986;16(suppl 2):1.
117. Gravlee GP, Haddon WS, Rothberger HK, et al. Heparin dosing and monitoring for cardiopulmonary bypass. *J Thorac Cardiovasc Surg.* 1990;99:518.
118. Tanaka K, Takao M, Yada I, et al. Alterations in coagulation and fibrinolysis associated with cardiopulmonary bypass during open heart surgery. *J Cardiothorac Anesth.* 1989;3:181.
119. Davies GC, Sobel M, Salzman EW. Elevated plasma fibrinopeptide A and thromboxane B2 levels during cardiopulmonary bypass. *Circulation.* 1980;61:808.
120. Slaughter TF, LeBleu TH, Douglas JM Jr, et al. Characterization of prothrombin activation during cardiac surgery by hemostatic molecular markers. *Anesthesiology.* 1994;80:520.
121. Racanelli A, Fareed J, Walenga JM, et al. Biochemical and pharmacologic studies on the protamine interactions with heparin, its fractions and fragments. *Semin Thromb Hemost.* 1985;11:176.
122. Avidan MS, Levy JH, Scholz J, et al. A phase II double-blind placebo controlled, multicenter study on the efficacy of recombinant human anti-thrombin in heparin-resistant patients scheduled to undergo cardiopulmonary bypass. *Anesthesiology.* 2005;102:276–284.
123. Rannucci M, Isgrò G, Cazzaniga A, et al. Different patterns of heparin resistance: Therapeutic implications. *Perfusion.* 2002;17:199–204.
124. Staples MH, Dunton RF, Karlson KJ, et al. Heparin resistance after preoperative heparin therapy or intraaortic balloon pumping. *Ann Thorac Surg.* 1994;57:1211–1216.
125. Williams MR, D'Ambra AB, Beck JR, et al. A randomized trial of antithrombin concentrate for treatment of heparin resistance. *Ann Thorac Surg.* 2000;70:873–877.
126. Levy JH. Heparin resistance and antithrombin: Should it still be called heparin resistance? *J Cardiothorac Vasc Anesth.* 2004;18:129.
127. Koster A, Fischer T, Grunendel M, et al. Management of heparin: resistance and cardiopulmonary bypass: the effect of five different anticoagulation strategies on hemostatic activation. *J Cardiothorac Vasc Anesth.* 2004;18:131.
128. Soloway HB, Christansen TW. Heparin anticoagulation during cardiopulmonary bypass in an antithrombin III-deficient patient. Implications relative to the etiology of heparin. *Am J Clin Pathol.* 1980;73:723.
129. Collen D, Schetz J, de Cock F, et al. Metabolism of antithrombin III (heparin cofactor) in man: Effects of venous thrombosis and of heparin administration. *Eur J Clin Invest.* 1977;7:27.
130. Linden MD, Schneider M, Baker S, et al. Decreased concentration of antithrombin after preoperative therapeutic heparin does not cause heparin resistance during cardiopulmonary bypass. *J Cardiothorac Vasc Anesth.* 2004;18:131–135.
131. Andersson G, Fagrell B, Holmgren K, et al. Antithrombin III in patients with acute deep vein thrombosis during heparin treatment (subcutaneous and intravenous) and during and after treatment with oral coumarins. *Thromb Res.* 1984;34:333.
132. Holm HA, Kalvenes S, Abidgaard U. Changes in plasma antithrombin (heparin cofactor activity) during intravenous heparin therapy: observations in 198 patients with deep venous thrombosis. *Scand J Haematol.* 1985;35:564.
133. Marciniak E, Gockerman JP. Heparin-induced decrease in circulating antithrombin III. *Lancet.* 1977;1:581.
134. de Swart CA, Nijmeyer B, Andersson LO, et al. Elimination of intravenously administered radiolabeled antithrombin III and heparin in humans. *Thromb Haemost.* 1984;52:66.
135. Mummaneni N, Istanbouli M, Pifarri R, et al. Increased heparin requirements with autotransfusion. *J Thorac Cardiovasc Surg.* 1983;86:446.
136. Spiess BD. Treating heparin resistance with antithrombin or fresh frozen plasma. *Ann Thorac Surg.* 2008;85:2153–2160.
137. Hicks GL. Heparin resistance during cardiopulmonary bypass [Letter]. *J Thorac Cardiovasc Surg.* 1983;86:633.
138. Esposito RA, Culliford AT, Colvin SB, et al. Heparin resistance during cardiopulmonary bypass. *J Thorac Cardiovasc Surg.* 1983;85:346.
139. Anderson EF. Heparin resistance prior to cardiopulmonary bypass. *Anesthesiology.* 1986;64:504.
140. Rivard DC, Thompson SJ, Cameron D. The role of antithrombin III in heparin resistance. In: *Proceedings of the 28th International Conference of the American Society of Extracorporeal Technology.* Dallas, TX: 1990:66.
141. Chung F, David TE, Watt J. Excessive requirement for heparin during cardiac surgery. *Can Anaesth Soc J.* 1981;28:280.
142. Mabry CD, Read RC, Thompson BW, et al. Identification of heparin resistance during cardiac and vascular surgery. *Arch Surg.* 1979;114:129.
143. Young JA, Kisker T, Doty DB. Adequate anticoagulation during cardiopulmonary bypass determined by activated clotting time and the appearance of fibrin monomer. *Ann Thorac Surg.* 1978;26:231.
144. Jobes DR. Tight control of anticoagulation, not empiric management, improves outcome from cardiopulmonary bypass. *J Cardiothorac Anesth.* 1989;3:655.
145. Jackson MR, Olsen SB, Gomez ER, et al. Use of antithrombin III concentrates to correct antithrombin III deficiency during vascular surgery. *J Vasc Surg.* 1995;22:804.
146. Sabbagh AH, Chung GKT, Shuttleworth P, et al. Fresh frozen plasma: a solution to heparin resistance during cardiopulmonary bypass. *Ann Thorac Surg.* 1984;37:466.
147. Rana R, Fernández-Pérez ER, Khan SA, et al. Transfusion-related acute lung injury and pulmonary edema in critically ill patients: a retrospective study. *Transfusion.* 2006;46:1478–1483.
148. Gajic R, Rana R, Winters JL, et al. Transfusion-related acute lung injury in the critically ill: prospective nested case-control study. *Am J Respir Crit Care Med.* 2007;176:839–840.
149. Metz S, Keats AS. Low activated coagulation time during cardiopulmonary bypass does not increase postoperative bleeding. *Ann Thorac Surg.* 1990;49:440.
150. Lemmer JH, Despotis GJ. Antithrombin III concentrate to treat heparin resistance in patients undergoing cardiac surgery. *J Thorac Cardiovasc Surg.* 2002;123:213.
151. Avidan M, Levy J, Scholz J, et al. A phase III, double blind, placebo-controlled, multicenter study on the efficacy of recombinant human antithrombin in heparin-resistant patients scheduled to undergo cardiac surgery necessitating cardiopulmonary bypass. *Anesthesiology.* 2005;102:276.
152. Milas B, Jobes D, Gorman R. Management of bleeding and coagulopathy after heart surgery. *Semin Thorac Cardiovasc Surg.* 2000;12:326.
153. Frick PG, Brogli H. The mechanism of heparin rebound after extracorporeal circulation for open cardiac surgery. *Surgery.* 1966;59:721.
154. Gollub S. Heparin rebound in open heart surgery. *Surg Gynecol Obstet.* 1967;124:337.
155. Ellison N, Beatty P, Blake DR, et al. Heparin rebound. *J Thorac Cardiovasc Surg.* 1974;67:723.
156. Kaul TK, Crow MJ, Rajah SM, et al. Heparin administration during extracorporeal circulation. *J Thorac Cardiovasc Surg.* 1979;78:95.
157. Fiser WP, Read RC, Wright FE, et al. A randomized study of beef lung and pork mucosal heparin in cardiac surgery. *Ann Thorac Surg.* 1983;35:615.
158. Guffin AV, Dunbar RW, Kaplan JA, et al. Successful use of a reduced dose of protamine after cardiopulmonary bypass. *Anesth Analg.* 1976;55:110.
159. Ellison N, Ominsky AJ, Wollman H. Is protamine a clinically important anticoagulant? *Anesthesiology.* 1971;35:621.
160. Kresowik TF, Wakefield TW, Fessler RD, et al. Anticoagulant effects of protamine sulfate in a canine model. *J Surg Res.* 1988;45:8.
161. Jobes DR, Aitken GL, Shaffer GW. Increased accuracy and precision of heparin and protamine dosing reduces blood loss and transfusion in patients undergoing primary cardiac operations. *J Thorac Cardiovasc Surg.* 1995;110:36.
162. DeLaria GA, Tyner JJ, Hayes CL, et al. Heparin-protamine mismatch. A controllable factor in bleeding after open heart surgery. *Arch Surg.* 1994;129:944.
163. Spiess BD. Heparin: Beyond an anticoagulant. In: Spiess BD, ed. *The Relationship Between Coagulation, Inflammation and Endothelium—A Pyramid Towards Outcome.* Baltimore: Lippincott Williams & Wilkins; 2002:169.
164. Day JRS, Landis RC, Taylor KM. Heparin is more than just an anticoagulant. *J Cardiothorac Vasc Anesth.* 2004;18:93.
165. Chang CH, Chang FM, Chen CP, et al. Antithrombin III activity in normal and toxemic pregnancies. *J Formos Med Assoc.* 1992;91:680.
166. Saveliega GM, Efinov VS, Grislin VL, et al. Blood coagulation changes in pregnant women at risk of developing preeclampsia. *Int J Gynaecol Obstet.* 1995;48:3.
167. Fourrier F, Chopin C, Hwart JJ, et al. Double blind placebo-controlled trial of antithrombin III concentrate in septic shock with disseminated intravascular coagulation. *Chest.* 1993;104:882.
168. Urban P, Scheidegger D, Buchmann B, et al. The hemodynamic effects of heparin and their relation to ionized calcium levels. *J Thorac Cardiovasc Surg.* 1986;91:303.
169. Thomson C, Forkes CD, Prentice CR. Potentiation of platelet aggregation and adhesion by heparin both in vitro and in vivo. *Clin Sci Mol Med.* 1973;33:63.
170. Schneider DJ, Tracy PB, Mann KG, et al. Differential effects of anticoagulants on the activation of platelets ex vivo. *Circulation.* 1997;96:2877.
171. Fareed J, Walenga JM, Hoppensteadt DA, et al. Studies on the profibrinolytic actions of heparin and its factors. *Semin Thromb Hemost.* 1985;11:199.
172. Warkentin TE, Greinacher A. Heparin induced thrombocytopenia and cardiac surgery. *Ann Thorac*

Surg. 2003;18:2121.

173. Greinacher A. Heparin-induced thrombocytopenia. *N Engl J Med.* 2015;373:252.
174. Godal HC. Heparin-induced thrombocytopenia. In: Lane DA, Lindahl U, eds. *Heparin.* Boca Raton, FL: CRC Press; 1989:533.
175. Fidlar E, Jaques LB. The effects of commercial heparin on the platelet count. *J Lab Clin Med.* 1948;33:1410.
176. Sandler RM, Seifer DB, Morgan K, et al. Heparin-induced thrombocytopenia and thrombosis. Detection and specificity of a platelet-aggregating IgG. *Am J Clin Pathol.* 1985;83:760.
177. Sheridan D, Carter C, Kelton JC. A diagnostic test for heparin-induced thrombocytopenia. *Blood.* 1986;67:27.
178. Rhodes GR, Dixon RH, Silver D. Heparin-induced thrombocytopenia with thrombotic and hemorrhagic manifestations. *Surg Gynecol Obstet.* 1973;136:409.
179. Eika C, Godal AC, Laake K, et al. Low incidence of thrombocytopenia during treatment with hog mucosa and beef lung heparin. *Scand J Haematol.* 1980;25:19.
180. Kelton JG, Smith JW, Warkentin TE, et al. Immunoglobulin G from patients with heparin-induced thrombocytopenia binds to a complex of heparin and platelet factor 4. *Blood.* 1994;83:3232.
181. Amiral J, Bridey F, Dreyfus M. Platelet factor 4 complexed to heparin is the target for antibodies generated in heparin-induced thrombocytopenia [Letter]. *Thromb Haemost.* 1992;68:95.
182. Hirsh J, Raschke R, Warkentin TE, et al. Heparin: Mechanism of action, pharmacokinetics, dosing considerations, monitoring, efficacy, and safety. *Chest.* 1995;108:258S.
183. Chong BH, Castaldi PA. Heparin-induced thrombocytopenia: Further studies of the effects of heparin-dependent antibodies on platelets. *Br J Haematol.* 1986;64:347.
184. Schwartz KA, Roger G, Kaufman DB, et al. Complications of heparin administration in normal individuals. *Am J Hematol.* 1985;19:355.
185. Thielmann M, Bunschkowski M, Tossios P, et al. Perioperative thrombocytopenia in cardiac surgical patients-incidence of heparin-induced thrombocytopenia, morbidities and mortality. *Eur J Cardiothorac Surg.* 2010;37:1391–1395.
186. Ortel TL. Heparin-induced thrombocytopenia: When a low platelet count is a mandate for anticoagulation. *Hematology Am Soc Hematol Educ Program.* 2009;225–232.
187. Dyke CM, Aldea G, Koster A, et al. Off-pump coronary artery bypass with bivalirudin for patients with heparin-induced thrombocytopenia or antiplatelet factor four/heparin antibodies. *Ann Thorac Surg.* 2007;84:836–839.
188. Koster A, Dyke CM, Aldea G, et al. Bivalidruidn during cardiopulmonary bypass in patients with previous or acute heparin-induced thrombocytopenia and heparin antibodies: Results of the CHOOSE-ON trial. *Ann Thorac Surg.* 2007;83:572–577.
189. Stead RB, Schafer AI, Rosenberg RD, et al. Heterogeneity of heparin lots associated with thrombocytopenia and thromboembolism. *Am J Med.* 1984;77:185.
190. Godal HC. Thrombocytopenia and heparin. *Thromb Haemost.* 1980;43:222.
191. Rizzoni WE, Miller K, Rick M, et al. Heparin-induced thrombocytopenia and thromboembolism in the postoperative period. *Surgery.* 1988;103:470.
192. Moberg PQ, Geary VM, Sheich FM. Heparin-induced thrombocytopenia: a possible complication of heparin-coated pulmonary artery catheters. *J Cardiothorac Anesth.* 1990;4:226.
193. Laster J, Silver D. Heparin-coated catheters and heparin-induced thrombocytopenia. *J Vasc Surg.* 1988;7:667.
194. Ansell J, Slepchuk N Jr, Kumar R, et al. Heparin-induced thrombocytopenia: a prospective study. *Thromb Haemost.* 1980;43:61.
195. Kelton JG, Sheridan D, Brain M. Clinical usefulness of testing for a heparin-dependent platelet-aggregating factor in patients with suspected heparin-induced thrombocytopenia. *J Lab Clin Med.* 1984;103:6062.
196. Arepally G, Reynolds C, Tomaski A, et al. Comparison of PF4/heparin ELISA with the 14C-serotonin release assay in the diagnosis of heparin-induced thrombocytopenia. *Am J Clin Pathol.* 1995;104:648.
197. Nelson JC, Lerner RG, Goldstein R, et al. Heparin-induced thrombocytopenia. *Arch Intern Med.* 1978;138:548.
198. Taylor-Williams R, Damaraju LV, Mascelli MA, et al. Antiplatelet factor 4/heparin antibodies. *Circulation.* 2003;107:2307.
199. Mattioli AV, Bonetti L, Sternieri S, et al. Heparin-induced thrombocytopenia in patients treated with unfractionated heparin: prevalence of thrombosis in a 1 year follow-up. *Ital Heart J.* 2000;1:39.
200. Crowther MA, Cook DJ, Albert M, et al. The 4Ts scoring system for heparin-induced thrombocytopenia in medical-surgical intensive care unit patients. *J Crit Care.* 2010;25:287–293.
201. Mehta DP, Yoder EL, Appel J, et al. Heparin-induced thrombocytopenia and thrombosis. *Am J Hematol.* 1991;36:275.
202. Kappa JR, Cottrell ED, Berkowitz HD, et al. Carotid endarterectomy in patients with heparin-induced platelet activation: comparative efficacy of aspirin and Iloprost (ZK36374). *J Vasc Surg.* 1987;5:693.
203. Makhoul RG, McCann RL, Austin EH, et al. Management of patients with heparin-associated thrombocytopenia and thrombosis requiring cardiac surgery. *Ann Thorac Surg.* 1987;43:617.
204. Smith JP, Walls JT, Muscato MS, et al. Extracorporeal circulation in a patient with heparin-induced thrombocytopenia. *Anesthesiology.* 1985;62:363.
205. Addonizio VP, Fisher CA, Kappa JR, et al. Prevention of heparin-induced thrombocytopenia during open heart surgery with iloprost (ZK36374). *Surgery.* 1987;102:796.
206. Kappa JR, Horn D, McIntosh CL, et al. Iloprost (ZK36374): A new prostacyclin analogue permits open cardiac operation in patients with heparin-induced thrombocytopenia. *Surg Forum.* 1985;36:285.
207. Kraezler EJ, Starr NJ. Heparin-associated thrombocytopenia: management of patients for open heart surgery. *Anesthesiology.* 1988;69:964.
208. Ellison N, Kappa JR, Fisher CA, et al. Extracorporeal circulation in a patient with heparin-induced thrombocytopenia. *Anesthesiology.* 1985;63:336.
209. Vender JS, Matthew EB, Silverman IM, et al. Heparin-associated thrombocytopenia: Alternative managements. *Anesth Analg.* 1986;65:520.
210. Angiolillo DJ, Firstenberg MS, Price MJ, et al. Bridging antiplatelet therapy with cangrelor in patients undergoing cardiac surgery: a randomized controlled trial. *JAMA.* 2012;307(3):265–274.
211. Magnani HN. Heparin-induced thrombocytopenia (HIT). An overview of 230 patients treated with Orgaran (ORG 10172). *Thromb Haemost.* 1993;70:554.
212. Gouault-Heilmann M, Huet Y, Contant G, et al. Cardiopulmonary bypass with a low-molecular-weight heparin fraction. *Lancet.* 1983;2:1374.
213. Roussi JH, Houbouyan LL, Goguel AF. Use of low-molecular-weight heparin in heparin-induced thrombocytopenia with thrombotic complications. *Lancet.* 1984;1:1183.
214. Rowlings PA, Mansberg R, Rozenberg MC, et al. The use of a low-molecular-weight heparinoid (Org 10172) for extracorporeal procedures in patients with heparin-dependent thrombocytopenia and thrombosis. *Aust N Z J Med.* 1991;21:52.
215. Roynard JL, Pourriat JL, LeRoux G, et al. Hyperaggrabilité plaquettaire induit par une héparine de bas poids molculaire au cours d'un syndrome de détresse respiratoire de l'adulte. *Ann Fr Anesth Reanim.* 1991;10:70.
216. Lecompte T, Luo S, Stieltjes N, et al. Thrombocytopenia associated with low-molecular-weight heparin. *Lancet.* 1991;338:1217.
217. Leroy J, Leclerc MH, Delahousse B, et al. Treatment of heparin-associated thrombocytopenia and thrombosis with low-molecular-weight heparin (CY 216). *Semin Thromb Hemost.* 1985;11:326.
218. Chong BH. Heparin-induced thrombocytopenia. *Br J Haematol.* 1995;89:431.
219. Zulys VJ, Teasdale SJ, Michel ER, et al. Ancrod (Arvin) as an alternative to heparin anticoagulation for cardiopulmonary bypass. *Anesthesiology.* 1989;71:870.
220. Spiess BD, Gernsheimer T, Vocelka C, et al. Hematologic changes with ancrod anticoagulated cardiopulmonary bypass: a case report. *J Cardiothorac Vasc Anesth.* 1996;10:918.
221. Samama MM, Bara L, Gouin-Thibault I. New data on the pharmacology of heparin and low-molecular-weight heparins. *Drugs.* 1996;52(suppl 7):8.
222. Bergqvist D. Low-molecular-weight heparins. *J Intern Med.* 1996;240:63.
223. Weitz JI. Low-molecular-weight heparin(s). *N Engl J Med.* 1997;337:688.
224. Planes A, Vochelle N, Fagola M, et al. Efficacy and safety of a perioperative enoxaparin regimen in total hip replacement under various anesthesia. *Am J Surg.* 1991;161:525.
225. Turpie AG. Efficacy of a postoperative regimen of enoxaparin in deep vein thrombosis prophylaxis. *Am J Surg.* 1991;161:532.
226. Hirsh J. Rationale for development of low-molecular-weight heparin and their clinical potential in the prevention of postoperative venous thrombosis. *Am J Surg.* 1991;161:512.
227. Van Ryn-McKenna J, Cai L, Ofosu FA, et al. Neutralization of enoxaparin-induced bleeding by protamine sulfate. *Thromb Haemost.* 1990;63:271.
228. Massonnet-Castel S, Pelissier E, Bara L, et al. Partial reversal of low-molecular-weight heparin (PK10169) anti-Xa activity by protamine sulfate: In vitro and in vivo study during cardiac surgery with extracorporeal circulation. *Haemostasis.* 1986;16:139.
229. Gravlee GP. Dermatan sulfate anticoagulation: Future replacement for heparin [Editorial]? *J Cardiothorac Vasc Anesth.* 1995;9:237.
230. Bauer KA, Ericksson BI, Lassen MR, et al. Fondaparinux compared with enoxaparin for the prevention of venous thromboembolism after elective major knee surgery. *N Engl J Med.* 2001;345:1305.
231. Maurer SH, Wilimas JA, Wang WC, et al. Heparin induced thrombocytopenia and re-thrombosis associated with warfarin and fondaparinux in a child. *Pediatr Blood Cancer.* 2009;53:468–471.
232. Krauel K, Fürli B, Warkentin TE, et al. Heparin-induced thrombocytopenia-therapeutic concentrations of danaproid, unlike fondaparinux and direct thrombin inhibitors, inhibit formation of platelet factor 4-heparin complexes. *J Thromb Haemost.* 2008;6:2160–2167.
233. Koster A, Hansen R, Kuppe H, et al. Recombinant hirudin as an alternative for anticoagulation during cardiopulmonary bypass with HIT II. *J Cardiothorac Vasc Anesth.* 2000;14:243.
234. Dinisio M, Middeldorp S, Buller H. Direct thrombin inhibitors. *N Engl J Med.* 2005;353:1028.
235. Lewis BE, Wallis DE, Berkowitz SD, et al. Argatroban anticoagulant therapy in patients with heparin-induced thrombocytopenia. *Circulation.* 2002;103:1838.
236. Genzen JR, Fareed J, Hoppensteadt D, et al. Prolonged elevation of plasma argatroban in a cardiac transplant patient with a suspected history of heparin-induced thrombocytopenia with thrombosis. *Transfusion.* 2010;50:801–807.
237. Furukawa K, Ohteki H, Hirahara K, et al. The use of Argatroban as an anticoagulant for cardiopulmonary bypass in cardiac operations. *J Thorac Cardiovasc Surg.* 2001;122:1255–1256.
238. Edwards JT, Hambly JK, Worrall NK. Successful use of argatroban as a heparin substitute during cardiopulmonary bypass: Heparin-induced thrombocytopenia in a high-risk cardiac surgical patient. *Ann Thorac Surg.* 2003;75:1622–1624.
239. Cannon MA, Butterworth J, Riley RD, et al. Failure of argatroban anticoagulation during off-pump coronary artery bypass surgery. *Ann Thorac Surg.* 2004;77:711–713.
240. Kieta DR, McCammon AT, Holman WL, et al. Hemostatic analysis of a patient undergoing off-pump coronary artery bypass surgery with Argatroban anticoagulation. *Anesth Analg.* 2003;96:956–958.
241. Murphy GS, Marymont JH. Alternative anticoagulation management strategies for the patient with heparin-induced thrombocytopenia undergoing cardiac surgery. *J Cardiothorac Vasc Anesth.* 2007;21:113–126.
242. Follis F, Filippone G, Montalbanl G, et al. Argatroban as a substitute of a heparin alternative during cardiopulmonary bypass: a safe alternative? *Interact Cardiovasc Thorac Surg.* 2010;10:592–596.
243. Smith AI, Stroud R, Damiani P, et al. Use of argatroban for anticoagulation during cardiopulmonary bypass in a patient with heparin allergy. *Eur J Cardiothorac Surg.* 2008;34:1113–1114.
244. Samuels LE, Kohout J, Casanova-Ghosh E, et al. Argatroban as a primary or secondary post-operative anticoagulant in patients implanted with ventricular assist devices. *Ann Thorac Surg.* 2008;85:1651–1655.
245. Martin ME, Kloeker GH, Laber DA. Argatroban for anticoagulation during cardiac surgery. *Eur J Haematol.* 2007;78:161–166.
246. Kurup V, Transue S, Wu Y, et al. Cardiac surgery in a patient with heparin-induced thrombocytopenia—cautions with use of the direct thrombin inhibitor, Argatroban. *Conn Med.* 2006;70:245–250.
247. Azuma K, Koichi M, Hirokazu I, et al. Difficult management of anticoagulation with argatroban in a patient undergoing on-pump cardiac surgery. *J Cardiothorac Vasc Anesth.* 2010;24:831–833.
248. Lewis BE, Walenga JM, Wallis DE. Anticoagulation with Novastatin (argatroban) in patients with heparin induced thrombocytopenia and heparin-induced thrombocytopenia and thrombosis syndrome. *Semin Thromb Hemost.* 1997;23:197.
249. McKeage K, Plosker GL. Argatroban. *Drugs.* 2001;61:515.
250. Koster A, Chew D, Grundel M, et al. An assessment of different filter systems for extracorporeal elimination of bivalirudin: An in vitro study. *Anesth Analg.* 2003;96:1316.
251. Merry AF, Raudkivi P, White HD, et al. Anticoagulation with bivalirudin (a direct thrombin inhibitor) vs heparin. A randomized trial in OPCAB graft surgery. *Ann Thorac Surg.* 2004;77:925.
252. Veale JJ, McCarthy HM, Palmer G, et al. Use of bivalirudin as an anticoagulant during cardiopulmonary bypass. *J Extra Corpor Technol.* 2005;37:296–302.
253. Koster A, Buz S, Krbatsch T, et al. Bivalirduin anticoagulation during cardiac surgery: A single center experience in 141 patients. *Perfusion.* 2009;24:7–11.
254. Koster A, Spiess BD, Chew DP, et al. Effectiveness of bivalirudin as a replacement for heparin during cardiopulmonary bypass in patients undergoing coronary artery bypass grafting. *Am J Cardiol.* 2004;93:356.
255. Koster A, Chew D, Grundel M, et al. Bivalirudin monitored with the ecarin clotting time for anticoagulation during cardiopulmonary bypass. *Anesth Analg.* 2003;96:383.
256. Vasquez JC, Vichiendilokkul A, Mahmood S, et al. Anticoagulation with bivalirudin during cardiopulmonary bypass in cardiac surgery. *Ann Thorac Surg.* 2002;74:2177.
257. Gurm H, Sarembock I, Kereiakes D, et al. Use of bivalirudin during percutaneous coronary intervention in patients with diabetes mellitus. *J Am Coll Cardiol.* 1932;45:2005.
258. Lincoff M, Bittle J, Harrington R, et al. Bivalirudin and provisional glycoprotein IIb/IIIa blockade compared to heparin and GIIb/IIIa inhibition during PCI: Replace-2. *JAMA.* 2003;289:853.
259. Spiess B, Deanda A, McCarthy H, et al. Off pump CABG surgery anticoagulation with bivalirudin. *J Cardiothorac Vasc Anesth.* 2006;20:106–111.
260. Siegal DM. Managing target-specific oral anticoagulant-associated bleeding including an update on pharmacological reversal agents. *J Thromb Thrombolysis.* 2015;39:395–402.
261. Eikelboom JW, Connolly SJ, Brueckmann M, et al. Dabigatran versus warfarin in patients with mechanical heart valves. *N Engl J Med.* 2013;369:1206.
262. Blann AD, Lip GY. Laboratory monitoring of the non-vitamin K oral anticoagulants. *J Am Coll Cardiol.* 2014;64:1140.
263. Pollack CV, Reilly PA, Eikelboom J, et al. Idarucizumab for dabigatran reversal. *N Engl J Med.* 2015;373:511–520.
264. Larm O, Larsson R, Olsson P. Surface-immobilized heparin. In: Lane DA, Lindahl U, eds. *Heparin.* Boca Raton, FL: CRC Press; 1989:597.
265. Von Segesser LK, Weiss BM, Garcia E, et al. Reduction and elimination of systemic heparinization during cardiopulmonary bypass. *J Thorac Cardiovasc Surg.* 1992;103:790.
266. Videm V, Svennevig JL, Fosse E, et al. Reduced complement activation with heparin-coated oxygenator and tubings in coronary bypass operations. *J Thorac Cardiovasc Surg.* 1992;103:806.
267. Gravlee GP. Heparin-coated cardiopulmonary bypass circuits [Review]. *J Cardiothorac Vasc Anesth.* 1994;8:213.
268. Engbers GH, Feijen J. Current techniques to improve the blood compatibility of biomaterial surfaces [Editorial]. *Int J Artif Organs.* 1991;14:199.
269. Ando T, Yamasaki M, Suzuki K. Protamines. In: Kleinzeller A, Springer GF, Wittmann HG, eds. *Molecular Biology, Biochemistry and Biophysics.* Vol. 12. Berlin: Springer-Verlag; 1973:1.
270. Wilkins MHF. Physical studies of the molecular structure of deoxyribonucleic acid and nucleoprotein. *Cold Spring Harbor Symp Quant Biol.* 1956;21:83.
271. Chargaff E, Olson KB. Studies on the chemistry of blood coagulation, part VI. *J Biol Chem.* 1937;122:153.

272. Jaques LB. Protamine-antagonist to heparin. *J Can Med Assoc*. 1973;108:1291.
273. Jaques LB. A study of the toxicity of the protamine, salmine. *Br J Pharmacol*. 1949;4:135.
274. Samuel T, Kolk A. Auto-antigenicity of human protamines. In: Lepow IH, Crozier R, eds. *Vasectomy. Immunologic and Pathophysiologic Effects in Animals and Man*. New York: Academic Press; 1979:203.
275. Moriou M, Masure R, Hurlet A, et al. Haemostasis disorders in open heart surgery with extracorporeal circulation. *Vox Sang*. 1977;32:41.
276. Kuitunen AH, Salmenpera MT, Heinonen J, et al. Heparin rebound: A comparative study of protamine chloride and protamine sulfate in patients undergoing coronary artery bypass surgery. *J Cardiothorac Vasc Anesth*. 1991;5:221.
277. Folkman J, Langer R, Linhardt RJ, et al. Angiogenesis inhibition and tumor regression caused by heparin or a heparin fragment in the presence of cortisone. *Science*. 1983;221:719.
278. Taylor S, Folkman J. Protamine is an inhibitor of angiogenesis. *Nature*. 1982;297:307.
279. Mulholland B, Mellersh AR. The antimicrobial activity of protamine and polybrene. *J Hosp Infect*. 1987;10:305.
280. O'Reilly RA. Anticoagulant, antithrombotic and thrombolytic drugs. In: Gilman AG, Goodman LS, Rall TW, Murad F, eds. *The Pharmacological Basis of Therapeutics*. 7th ed. New York: Macmillan; 1985:1340.
281. Radegran K, McAshlan C. Circulatory and ventilatory effects of induced platelet aggregation and their inhibition by acetylsalicylic acid. *Acta Anaesthesiol Scand*. 1972;16:76.
282. Bjoraker DG, Ketcham TR. In vivo platelet response to clinical protamine sulfate infusion. *Anesthesiology*. 1982;57:A7.
283. Ellison N, Edmunds LH, Colman RW. Platelet aggregation following heparin and protamine administration. *Anesthesiology*. 1978;48:65.
284. Lindblad B, Wakefield TW, Whitehouse WM, et al. The effect of protamine sulfate on platelet function. *Scand J Thorac Cardiovasc Surg*. 1988;22:55.
285. Eika C. On the mechanism of platelet aggregation induced by heparin, protamine and polybrene. *Scand J Haematol*. 1972;9:248.
286. Cobel-Geard RJ, Hassouna HI. Interaction of protamine sulfate with thrombin. *Am J Hematol*. 1983;14:227.
287. Shanberge JN, Murato M, Quattrociocchi-Longe T, et al. Heparin-protamine complexes in the production of heparin rebound and other complications of extracorporeal bypass procedures. *Am J Clin Pathol*. 1987;87:210.
288. DePaulis R, Mohammed SF, Chiariello L, et al. The role of plasma proteins in formation of obstructive protamine complexes. *J Cardiothorac Vasc Anesth*. 1991;5:227.
289. Tan F, Jackman H, Skidgel RA, et al. Protamine inhibits plasma carboxypeptidase N, the inactivator of anaphylatoxins and kinins. *Anesthesiology*. 1989;70:267.
290. Castaneda AR. Must heparin be neutralized following open-heart operations? *J Thorac Cardiovasc Surg*. 1966;52:716.
291. Arn C, Feddersen K, Radegran K. Comparison of two protocols for heparin neutralization by protamine after cardiopulmonary bypass. *J Thorac Cardiovasc Surg*. 1987;94:539.
292. Welsby I, Newman M, Phillips-Bute B, et al. Hemodynamic changes after protamine administration. *Anesthesiology*. 2005;102:308.
293. Radegran K, Taylor GA, Olsson P. Mode of action of protamine in regard to its circulatory and respiratory side effects. *Eur Surg Res*. 1971;3:139.
294. Fadali MA, Ledbetter M, Papacostas CA, et al. Mechanism responsible for the cardiovascular depressant effect of protamine sulfate. *Ann Surg*. 1974;180:232.
295. Marin-Neto JA, Sykes MK, Marin JLB, et al. Effect of heparin and protamine on left ventricular performance in the dog. *Cardiovasc Res*. 1979;13:254.
296. Gourin A, Streisand RL, Greineder JK, et al. Protamine sulfate administration and the cardiovascular system. *J Thorac Cardiovasc Surg*. 1971;62:193.
297. Gourin A, Streisand RL, Stuckey JH. Total cardiopulmonary bypass, myocardial contractility, and the administration of protamine sulfate. *J Thorac Cardiovasc Surg*. 1971;61:160.
298. Greene CE, Higgins CB, Kelley MI, et al. Cardiovascular effects of protamine sulfate. *Invest Radiol*. 1981;16:324.
299. Jones MM, Hill AB, Nahrwold ML, et al. Effect of protamine on plasma ionized calcium in the dog. *Can Anaesth Soc J*. 1982;29:65.
300. Komatsu H, Enzan K. Repeated administration of protamine attenuates protamine-induced systemic hypotension [in Japanese]. *Masui Jpn J Anesth*. 1996;45:1319.
301. Stefaniszyn HJ, Novick RJ, Salerno TA. Toward a better understanding of the hemodynamic effects of protamine and heparin interaction. *J Thorac Cardiovasc Surg*. 1984;87:678.
302. Pauca AL, Graham JE, Hudspeth AS. Hemodynamic effects of intraaortic administration of protamine. *Ann Thorac Surg*. 1983;35:637.
303. Wakefield TW, Hantler CB, Wrobleski SK, et al. Effects of differing rates of protamine reversal of heparin anticoagulation. *Surgery*. 1996;119:123.
304. Levy JH, Faraj BA, Zaidan JR, et al. Effects of protamine on histamine release from human lung. *Agents Actions*. 1989;28:70.
305. Sauder RA, Hirshman CA. Protamine-induced histamine release in human skin mast cells. *Anesthesiology*. 1990;73:165.
306. Raikar GV, Hisamochi K, Raikar BL, et al. Nitric oxide inhibition attenuates systemic hypotension produced by protamine. *J Thorac Cardiovasc Surg*. 1996;111:1240.
307. Frater RWM, Oka Y, Hong Y, et al. Protamine-induced circulatory changes. *J Thorac Cardiovasc Surg*. 1984;87:687.
308. Masone R, Hong Y, Oka YW, et al. Cardiovascular effects of right atrial injection of protamine sulfate as compared to left atrial injection. *Anesthesiology*. 1982;57:A6.
309. Milne B, Rogers K, Cervenko F, et al. The haemodynamic effects of intraaortic versus intravenous administration of protamine for reversal of heparin in man. *Can Anaesth Soc J*. 1983;30:347.
310. Jastrzebski J, Sykes MK, Woods DG. Cardiorespiratory effects of protamine after cardiopulmonary bypass in man. *Thorax*. 1974;29:534.
311. Conahan TJ, Andrews RW, MacVaugh H. Cardiovascular effects of protamine sulfate in man. *Anesth Analg*. 1981;60:33.
312. Sethna DH, Moffitt E, Gray RJ, et al. Effects of protamine sulfate on myocardial oxygen supply and demand in patients following cardiopulmonary bypass. *Anesth Analg*. 1982;61:247.
313. Michaels IA, Barash PG. Hemodynamic changes during protamine administration. *Anesth Analg*. 1983;62:831.
314. Hanowell ST, Jones M, Pierce E, et al. Protamine titration: What degree of precision is necessary? *Anesthesiology*. 1983;59:A91.
315. Iwatsuki N, Matsukawa S, Iwatsuki K. A weak negative inotropic effect of protamine sulfate upon the isolated canine heart muscle. *Anesth Analg*. 1980;59:100.
316. Caplan RA, Su JY. Differences in threshold for protamine toxicity in isolated atrial and ventricular tissue. *Anesth Analg*. 1984;63:1111.
317. Hendry PJ, Taichman GC, Keon WJ. The myocardial contractile responses to protamine sulfate and heparin. *Ann Thorac Surg*. 1987;44:263.
318. Wakefield TW, Bies LE, Wrobleski SK, et al. Impaired myocardial function and oxygen utilization due to protamine sulfate in an isolated rabbit heart preparation. *Ann Surg*. 1990;212:387.
319. Housmans PR, Ferguson DM. Inotropic effects of protamine sulfate on isolated mammalian cardiac muscles: Mechanisms of action. *Anesthesiology*. 1987;67:A24.
320. Hird RB, Wakefield TW, Mukherjee R, et al. Direct effects of protamine sulfate on myocyte contractile processes. Cellular and molecular mechanisms. *Circulation*. 1995;92(suppl II):II–433.
321. Hird RB, Crawford FA, Spinale FG. Differential effects of protamine sulfate on myocyte contractile function with left ventricular failure. *J Am Coll Cardiol*. 1995;25:773.
322. Park WK, Pancrazio JJ, Lynch C 3rd. Mechanical and electrophysiological effects of protamine on isolated ventricular myocardium. Evidence for calcium overload. *Cardiovasc Res*. 1994;28:505.
323. Taylor RL, Little WC, Freeman GL, et al. Comparison of the cardiovascular effects of intravenous and intraaortic protamine in the conscious and anesthetized dog. *Ann Thorac Surg*. 1986;42:22.
324. Humphrey LS, Topol EJ, Casella ES, et al. Absence of direct myocardial depression by protamine. *Anesthesiology*. 1984;61:A50.
325. Oe M, Asou T, Morita S, et al. Protamine-induced hypotension in heart operations. Application of the concept of ventricular-arterial coupling. *J Thorac Cardiovasc Surg*. 1996;112:462.
326. Aris A, Solanes H, Bonnin JO, et al. Intraaortic administration of protamine: Method for heparin neutralization after cardiopulmonary bypass. *Cardiovasc Dis*. 1981;8:23.
327. Iida Y, Tsuchiya K, Sakakibara N, et al. Intraaortic administration of protamine. *Kyobu Geka*. 1982;35:704.
328. Wakefield TW, Whitehouse WM, Stanley JC. Depressed cardiovascular function and altered platelet kinetics following protamine sulfate reversal of heparin activity. *J Vasc Surg*. 1984;1:346.
329. Casthely PA, Goodman K, Fyman PN, et al. Hemodynamic changes after the administration of protamine. *Anesth Analg*. 1986;65:78.
330. Rogers K, Milne B, Salerno TA. The hemodynamic effects of intraaortic versus intravenous administration of protamine for reversal of heparin in pigs. *J Thorac Cardiovasc Surg*. 1983;85:851.
331. Habezettl H, Conzen PF, Vollmar B. Pulmonary hypertension after heparin-protamine: Roles of left-sided infusion, histamine, and platelet-activating factor. *Anesth Analg*. 1990;71:637.
332. Cherry DA, Chiu RCJ, Wynands JE, et al. Intraaortic vs intravenous administration of protamine: A prospective randomized clinical study. *Surg Forum*. 1985;36:238.
333. Procaccini B, Clementi G, Bersanetti L, et al. Cardiopulmonary effects of protamine sulfate in man: Intraaortic vs intra-right atrial rapid administration after cardiopulmonary bypass. *J Cardiovasc Surg*. 1987;28:112.
334. Levy JH. *Anaphylactic Reactions in Anesthesia and Intensive Care*. Boston: Butterworth's; 1986:39.
335. Dockhorn RJ. Diagnostic tests for allergic disease. In: Korenblat PE, Wedner HJ, eds. *Allergy: Theory and Practice*. Philadelphia: Grune & Stratton; 1984:57.
336. Horrow JC. Protamine allergy. *J Cardiothorac Vasc Anesth*. 1988;2:225.
337. Kirklin JK, Chenoweth DE, Naftel DC. Effects of protamine administration after cardiopulmonary bypass on complement, blood elements, and the hemodynamic state. *Ann Thorac Surg*. 1986;41:193.
338. Horrow JC. Heparin reversal of protamine toxicity: Have we come full circle? *J Cardiothorac Vasc Anesth*. 1990;4:539.
339. Kurtz AB, Gray RS, Markanday S, et al. Circulating IgG antibodies to protamine in patients treated with protamine-insulins. *Diabetologia*. 1983;25:322.
340. Nell LJ, Thomas JW. Frequency and specificity of protamine antibodies in diabetic and control subjects. *Diabetes*. 1988;37:172.
341. Levy JH, Schwieger IA, Zaidan JR, et al. Evaluation of patients at risk for protamine reactions. *J Thorac Cardiovasc Surg*. 1989;98:200.
342. Jackson DR. Sustained hypotension secondary to protamine sulfate. *Angiology*. 1970;21:295.
343. Moorthy SS, Pond W, Rowland RG. Severe circulatory shock following protamine (an anaphylactic reaction). *Anesth Analg*. 1980;59:77.
344. Doolan L, McKenzie I, Kratchek J, et al. Protamine sulfate hypersensitivity. *Anaesth Intensive Care*. 1981;9:147.
345. Cobb CA, Fung DL. Shock due to protamine hypersensitivity. *Surg Neurol*. 1981;17:245.
346. Vontz FK, Puestow EC, Cahill DJ. Anaphylactic shock following protamine administration. *Ann Surg*. 1982;48:549.
347. Vierthaler LD, Becker KE Jr. Protamine anaphylaxis. Protocols for therapy in acute reactions. *J Kans Med Soc*. 1983;84:454.
348. Holland CL, Singh AK, McMaster PRB, et al. Adverse reactions to protamine sulfate following cardiac surgery. *Clin Cardiol*. 1984;7:157.
349. Chung F, Miles J. Cardiac arrest following protamine administration. *Can Anaesth Soc J*. 1984;31:314.
350. Walker WS, Reid KG, Hider CF, et al. Successful cardiopulmonary bypass in diabetics with anaphylactoid reactions to protamine. *Br Heart J*. 1984;52:112.
351. Grant JA, Cooper JR, Albyn KC, et al. Anaphylactic reactions to protamine in insulin-dependent diabetics during cardiovascular procedures [Abstract]. *J Allergy Clin Immunol*. 1984;73:180.
352. Sharath MD, Metzger WJ, Richerson HB, et al. Protamine-induced fatal anaphylaxis: Prevalence of antiprotamine immunoglobulin E antibody. *J Thorac Cardiovasc Surg*. 1985;90:86.
353. Menk EJ. Cardiac arrest following protamine sulfate infusion during regional anesthesia. *Mil Med*. 1986;151:318.
354. Stewart WJ, McSweeney SM, Kellett MA, et al. Increased risk of severe protamine reactions in NPH insulin-dependent diabetics undergoing cardiac catheterization. *Circulation*. 1984;70:788.
355. Gottschlich G, Gravlee GP, Georgitis JW. Adverse reactions to protamine sulfate during cardiac surgery in diabetic and non-diabetic patients. *Ann Allergy*. 1988;61:277.
356. Weiss ME, Nyhan D, Peng Z, et al. Association of protamine IgE and IgG antibodies with life-threatening reactions to intravenous protamine. *N Engl J Med*. 1989;320:886.
357. Reed DC, Gascho JA. The safety of protamine sulfate in diabetics undergoing cardiac catheterization. *Cathet Cardiovasc Diagn*. 1988;14:19.
358. Best N, Teisner B, Grudzinskas JG, et al. Classical pathway activation during an adverse response to protamine sulfate. *Br J Anaesth*. 1983;55:1149.
359. Andersen JM, Johnson TA. Hypertension associated with protamine sulfate administration. *Am J Hosp Pharm*. 1981;38:701.
360. Lakin JD, Blocker TJ, Strong DM, et al. Anaphylaxis to protamine sulfate by a complement-dependent IgG antibody. *J Allergy Clin Immunol*. 1978;61:102.
361. Stoelting RK. Allergic reactions during anesthesia. *Anesth Analg*. 1983;63:341.
362. Nyhan DP, Shampaine EL, Hirshman CA, et al. Single doses of intravenous protamine result in the formation of protamine-specific IgE and IgG antibodies. *J Allergy Clin Immunol*. 1996;97:991.
363. Knape JTA, Schuller JL, de Haan P, et al. An anaphylactic reaction to protamine in a patient allergic to fish. *Anesthesiology*. 1981;55:324.
364. Caplan SN, Berkman EM. Protamine sulfate and fish allergy [Letter]. *N Engl J Med*. 1976;295:172.
365. Samuel T, Kolk AHJ, Rumke P, et al. Autoimmunity to sperm antigens in vasectomized men. *Clin Exp Immunol*. 1975;21:65.
366. Sheridan P, Blain R, Vezina D, Bleau G. Prospective evaluation of the safety of heparin reversal with protamine in vasectomized patients after cardiopulmonary bypass. In: *Proceedings of the 10th Annual Meeting of the Society of Cardiovascular Anesthesiologists*. New Orleans: 1988:140.
367. Watson RA, Ansbacher R, Barry M, et al. Allergic reaction to protamine: A late complication of elective vasectomy? *Urology*. 1983;22:493.
368. Metz S. Prior vasectomy and anaphylaxis following protamine. No cause and effect [Letter]. *Anesthesiology*. 1993;79:617.
369. Olinger GN, Becker RM, Bonchek LI. Noncardiac pulmonary edema and peripheral vascular collapse following cardiopulmonary bypass: Rare protamine reaction? *Ann Thorac Surg*. 1980;29:20.
370. Baimbridge MV. Fulminating noncardiogenic pulmonary edema (discussion). *J Thorac Cardiovasc Surg*. 1980;80:868.
371. Just-Viera JO, Fischer CR, Gago O, et al. Acute reaction to protamine its importance to surgeons. *Am Surg*. 1984;50:52.
372. Pajuelo A, Otero C, Jiminez D, et al. Edema pulmonary no cardiogenico tras circulacion extracorporea: Implicaciones del sulfato de protamina. *Rev Espanola Anest Rean*. 1986;33:187.
373. Culliford AT, Thomas S, Spencer FC. Fulminating noncardiogenic pulmonary edema. *J Thorac Cardiovasc Surg*. 1980;80:868.
374. Hashim SW, Kay HR, Hammond GL, et al. Noncardiogenic pulmonary edema after cardiopulmonary bypass: An anaphylactic reaction to fresh frozen plasma. *Am J Surg*. 1984;147:560.
375. Frater RWM. Fulminating noncardiogenic pulmonary edema (discussion). *J Thorac Cardiovasc Surg*. 1980;80:868.
376. Chang S-W, Voelkel NF. Charge-related lung microvascular injury. *Am Rev Respir Dis*. 1989;139:534.
377. Toyofuku T, Koyama S, Kobayashi T, et al. Effects of polycations on pulmonary vascular permeability in conscious sheep. *J Clin Invest*. 1989;83:2063.
378. Iglesias A, Nuez L. Pulmonary edema [Letter]. *Ann Thorac Surg*. 1982;33:304.
379. Kirklin JK. Prospects for understanding and eliminating deleterious effects of cardiopulmonary

bypass. *Ann Thorac Surg*. 1991;51:529.

380. Lowenstein E, Johnston WE, Lappas DG, et al. Catastrophic pulmonary vasoconstriction associated with protamine reversal of heparin. *Anesthesiology*. 1983;59:470.
381. Jastrzebski J, Hilgard P, Sykes MK. Pulmonary vasoconstriction produced by protamine and protamine-heparin complex in the isolated cat lung perfused with blood or dextran. *Cardiovasc Res*. 1975;9:691.
382. Morel DR, Zapol WM, Thomas SJ, et al. C5a and thromboxane generation associated with pulmonary vaso- and bronchoconstriction during protamine reversal of heparin. *Anesthesiology*. 1987;66:597.
383. Horrow JC. Protamine—a review of its toxicity. *Anesth Analg*. 1985;64:348.
384. Horrow JC. Thrombocytopenia accompanying a reaction to protamine sulfate. *Can Anaesth Soc J*. 1985;32:49.
385. Lock R, Hessel EA. Probable reversal of protamine reactions by heparin administration. *J Cardiothorac Vasc Anesth*. 1990;4:604.
386. Fiser WP, Fewell JE, Hill DE, et al. Cardiovascular effects of protamine sulfate are dependent on the presence and type of circulation heparin. *J Thorac Cardiovasc Surg*. 1985;89:63.
387. Rent R, Ertel N, Eisenstein R, et al. Complement activation by interaction of polyanions and polycations: I. Heparin-protamine-induced consumption of complement. *J Immunol*. 1975;114:120.
388. Kreil E, Montalescot G, Greene E, et al. Nafamstat mesilate attenuates pulmonary hypertension in heparin-protamine reactions. *J Appl Physiol*. 1989;67:1463.
389. Colman RW. Humoral mediators of catastrophic reactions associated with protamine neutralization. *Anesthesiology*. 1987;66:595.
390. Hobbhahn J, Conzen PF, Zenker B, et al. Beneficial effect of cyclooxygenase inhibition on adverse hemodynamic responses after protamine. *Anesth Analg*. 1988;67:253.
391. Conzen PF, Habazettl H, Gutman R, et al. Thromboxane mediation of pulmonary hemodynamic responses after neutralization of heparin by protamine in pigs. *Anesth Analg*. 1989;68:25.
392. Nuttall GA, Murray MJ, Bowie EJW. Protamine-heparin-induced pulmonary hypertension in pigs: Effects of treatment with a thromboxane receptor antagonist on hemodynamics and coagulation. *Anesthesiology*. 1991;74:138.
393. Schumacher WA, Heran CL, Ogletree ML. Protamine-induced pulmonary hypertension in heparinized monkeys and pigs is inhibited by the thromboxane receptor antagonist SQ 30,741. *Eicosanoids*. 1990;3:87.
394. Wakefield TW, Wrobleski SK, Stanley JC. Reversal of depressed oxygen consumption accompanying in vivo protamine sulphate-heparin interactions by the prostacyclin analogue, iloprost. *Eur J Vasc Surg*. 1990;4:25.
395. Degges RD, Foster ME, Dang AQ, et al. Pulmonary hypertensive effect of heparin and protamine interaction: Evidence for thromboxane B2 release from the lung. *Am J Surg*. 1987;154:696.
396. Kanbak M, Kahraman S, Celebioglu B, et al. Prophylactic administration of histamine, and/or histamine-receptor blockers in the prevention of heparin- and protamine-related haemodynamic effects. *Anaesth Intensive Care*. 1996;24:559.
397. Baraka A, Choueiry P, Taha S, et al. Hydrocortisone pretreatment for attenuation of protamine-induced adverse hemodynamic reactions [Letter]. *J Cardiothorac Vasc Anesth*. 1995;9:481.
398. Katircioglu SF, Kucukaksu DS, Buzdayi M, et al. The beneficial effects of aminophylline administration on heparin reversal with protamine. *Surg Today*. 1994;24:99.
399. Van der Starre PJA, Solinas C. Ketanserin in the treatment of protamine-induced pulmonary hypertension. *Tex Heart Inst J*. 1996;23:301.
400. Horrow JC, Pharo G, Levit LS, et al. Neither skin tests nor serum enzyme-linked immunosorbent assay tests provide specificity for protamine allergy. *Anesth Analg*. 1996;82:386.
401. Weiler JM, Gellhaus MA, Carter JG, et al. A prospective study of the risk of an immediate adverse reaction to protamine sulfate during cardiopulmonary bypass surgery. *J Allergy Clin Immunol*. 1990;85:713.
402. Kindler CH, Bircher AJ. Anaphylactoid reactions to protamine [Letter]. *Anesthesiology*. 1996; 85:1209.
403. Fisher M. Intradermal testing after anaphylactoid reaction to anaesthetic drugs: Practical aspects of performance and interpretation. *Anaesth Intensive Care*. 1984;12:115.
404. Wright JS, Osborn JJ, Perkins HA, et al. Heparin levels during and after hypothermic perfusion. *J Cardiovasc Surg*. 1964;5:244.
405. Godal HC. A comparison of two heparin-neutralizing agents: Protamine and polybrene. *Scand J Clin Lab Invest*. 1960;12:446.
406. Egerton WS, Robinson CLN. The anti-heparin, anticoagulant and hypotensive properties of hexadimethrine and protamine. *Lancet*. 1961;2:635.
407. Montalescot G, Zapol WM, Carvalho A, et al. Neutralization of low-molecular-weight heparin by polybrene prevents thromboxane release and severe pulmonary hypertension in awake sheep. *Circulation*. 1754;82:1990.
408. Haller JA, Ransdell HT, Stowens D, et al. Renal toxicity of polybrene in open heart surgery. *J Thorac Cardiovasc Surg*. 1962;44:486.
409. Ransdell HT, Haller JA, Stowens D, et al. Renal toxicity of polybrene (hexadimethrine bromide). *J Surg Res*. 1965;5:195.
410. Ohata H, Momose K, Takahashi A, et al. Urinalysis for detection of chemically induced renal damage-changes in urinary excretions of enzymes and various components caused by p-aminophenol, puromycin aminonucleoside and hexadimethrine. *J Toxicol Sci*. 1987;12:357.
411. Bertolatus JA, Hunsicker LG. Polycation binding to glomerular basement membrane. *Lab Invest*. 1987;56:170.
412. Messina A, Davies DJ, Ryan GB. Protamine sulfate-induced proteinuria: The roles of glomerular injury and depletion of polyanion. *J Pathol*. 1989;158:147.
413. Saito T, Sumithran E, Glasgow EF, et al. The enhancement of aminonucleoside nephrosis by the co-administration of protamine. *Kidney Int*. 1987;32:691.
414. Schapira M, Christman BW. Neutralization of heparin by protamine. *Circulation*. 1877;82:1990.
415. Levy JH, Cormack JG, Morales A. Heparin neutralization by recombinant platelet factor 4 and protamine. *Anesth Analg*. 1995;81:35.
416. Dehmer GJ, Fisher M, Tate DA, et al. Reversal of heparin anticoagulation by recombinant platelet factor 4 in humans. *Circulation*. 1995;91:2188.
417. Giesecke M, Cooper J, Keats A, et al. Recombinant platelet factor r (rPF4) neutralizes heparin in patients undergoing coronary artery bypass. *Anesth Analg*. 1995;80:SCA131.
418. Kurrek MM, Winkler M, Robinson DR, et al. Platelet factor 4 injection produces acute pulmonary hypertension in the awake lamb. *Anesthesiology*. 1995;82:183.
419. Giesecke M, Alexander A. rPF4 does not cause pulmonary hypertension in humans [Letter]. *Anesthesiology*. 1995;83:644.
420. Bernstein H, Yang BC, Cooney CL, et al. Immobilized heparin lysis system for blood deheparinization. *Methods Enzymol*. 1988;137:515.
421. Kim J-S, Vincent C, Teng C-LC, et al. A novel approach to anticoagulation control. *ASAIO Trans*. 1989;35:644.
422. Yang VC, Port FK, Kim J-S, et al. The use of immobilized protamine in removing heparin and preventing protamine-induced complications during extracorporeal blood circulation. *Anesthesiology*. 1991;75:288.
423. Sloan EM, Kessler CM, McIntosh CL, et al. Methylene blue for neutralization of heparin. *Thromb Res*. 1989;54:677.
424. Kikura M, Lee MK, Levy JH. What is the concentration of hexadimethrine and methylene blue required for neutralization of heparin following cardiopulmonary bypass [Abstract]? *Anesthesiology*. 1994;81:A177.
425. Kikura M, Lee MK, Levy JH. Heparin neutralization with methylene blue, hexadimethrine, or vancomycin after cardiopulmonary bypass. *Anesth Analg*. 1996;83:223.
426. Metz S, Horrow JC, Goel IP, et al. Methylene blue does not neutralize heparin after cardiopulmonary bypass. *J Cardiothorac Vasc Anesth*. 1996;10:474.
427. Campbell FW, Goldstein MF, Atkins PC. Management of the patient with protamine hypersensitivity for cardiac surgery. *Anesthesiology*. 1984;61:761.
428. Michelsen LG, Kikura M, Levy JH, et al. Heparinase I (Neutralase) reversal of systemic anticoagulation. *Anesthesiology*. 1996;85:339.
429. Zimmerman J, McIntosh C, Clementi W, et al. Heparin reversal with Neutralase (heparinase I) in adult male volunteers. *Anesth Analg*. 1996;82:SCA93.
430. Van Riper DF, Heres E, Bennett JA, et al. Neutralase 7 mcg/kg reverses heparin-induced prolongation of ACT better than 5 mcg/kg in patients undergoing CABG [Abstract]. *Anesthesiology*. 1997;87:A95.
431. DeLucia A 3rd, Wakefield TW, Andrews PC, et al. Efficacy and toxicity of differently charged polycationic protamine-like peptides for heparin anticoagulation reversal. *J Vasc Surg*. 1993;18:49.
432. Wakefield TW, Andrews PC, Wrobleski SK, et al. Effective and less toxic reversal of low-molecular-weight heparin anticoagulation by a designer variant of protamine. *J Vasc Surg*. 1995;21:839.
433. Erban SB, Kinman JL, Schwartz S. Routine use of the prothrombin and partial thromboplastin times. *JAMA*. 1989;262:2428.
434. Ratnatunga CP, Rees GM, Kovacs IB. Preoperative hemostatic activity and excessive bleeding after cardiopulmonary bypass. *Ann Thorac Surg*. 1991;52:250.
435. Rodgers RP, Levin J. Bleeding time revisited. *Blood*. 1992;79:2495.
436. Spiess BD, Wall MH, Gillies BS, et al. A comparison of thromboelastography with heparinase or protamine sulfate added in-vitro during heparinized cardiopulmonary bypass. *Thromb Haemost*. 1997;78:820.
437. Spiess BD. Thromboelastogram and postoperative hemorrhage. *Ann Thorac Surg*. 1992;54:810.
438. Ostrowsky J, Foes J, Warchol M, et al. Plateletworks platelet function test compared to the thromboelastograph for prediction of postoperative outcomes. *J Extra Corpor Technol*. 2004;36:149.
439. Cammerer U, Dietrich W, Rampf T, et al. The predictive value of modified computerized thromboelastography and platelet function analysis for postoperative blood loss in routine cardiac surgery. *Anesth Analg*. 2003;96:51.
440. Royston D, von Kier S. Reduced haemostatic factor transfusion using heparinase-modified thromboelastography during cardiopulmonary bypass. *Br J Anaesth*. 2001;86:575.
441. Shore-Lesserson L, Manspeizer HE, DePerio M, et al. Thromboelastography-guided transfusion algorithm reduces transfusions in complex cardiac surgery. *Anesth Analg*. 1999;88:312.
442. Tuman KJ, McCarthy RJ, Djuric M, et al. Evaluation of coagulation during cardiopulmonary bypass with a heparinase modified thromboelstographic assay. *J Cardiothorac Vasc Anesth*. 1994;8:144.
443. Essell JH, Martin TJ, Salinas J, et al. Comparison of thromboelastography to bleeding time and standard coagulation tests in patients after cardiopulmonary bypass. *J Cardiothorac Vasc Anesth*. 1993;7:410.
444. Marengo-Rowe AJ, Leveson JE. Fibrinolysis: A frequent cause of bleeding. In: Ellison N, Jobes DR, eds. *Effective Hemostasis in Cardiac Surgery*. Philadelphia: WB Saunders; 1988:41.
445. Umlas J. Fibrinolysis and disseminated intravascular coagulation in open heart surgery. *Transfusion*. 1976;16:460.
446. Stibbe J, Kluft C, Brommer EJ, et al. Enhanced fibrinolytic activity during cardiopulmonary bypass in open-heart surgery in man is caused by extrinsic (tissue-type) plasminogen activator. *Eur J Clin Invest*. 1984;14:375.
447. Harker LA, Malpass TW, Branson HE. Mechanism of abnormal bleeding in patients undergoing cardiopulmonary bypass: Acquired transient platelet dysfunction associated with selective α-granule release. *Blood*. 1980;56:824.
448. Rinder CS, Bohnert J, Rinder H, et al. Platelet activation and aggregation during cardiopulmonary bypass. *Anesthesiology*. 1991;75:388.
449. Rinder CS, Mathew JP, Rinder HM, et al. Modulation of platelet surface adhesion receptors during cardiopulmonary bypass. *Anesthesiology*. 1991;75:563.
450. Adelman B, Rizk A, Hanners E. Plasminogen interactions with platelets in plasma. *Blood*. 1988;72:1530.
451. Soslau G, Horrow J, Brodsky I. The effect of tranexamic acid on platelet ADP during extracorporeal circulation. *Am J Hematol*. 1991;38:113.
452. Hessell EA, Schmer G, Dillard DH. Platelet kinetics during deep hypothermia. *J Surg Res*. 1980; 28:23.
453. Villalobos TJ, Aderson E, Barila TG. Hematologic changes in hypothermic dogs. *Proc Soc Exp Biol Med*. 1985;89:192.
454. Valeri CR, Khabbaz K, Khuri SF, et al. Effect of skin temperature on platelet function in patients undergoing bypass. *J Thorac Cardiovasc Surg*. 1992;104:108.
455. Yoshihara H, Yamamoto T, Mihara H. Changes in coagulation and fibrinolysis occurring in dogs during hypothermia. *Thromb Res*. 1985;37:503.
456. Paul J, Cornillon B, Baguet J, et al. In vivo release of a heparin-like factor in dogs during profound hypothermia. *J Thorac Cardiovasc Surg*. 1981;82:45.
457. Michenfelder JD, Theye RA. Hypothermia: Effects on canine brain and whole-body metabolism. *Anesthesiology*. 1968;29:1107.
458. Lackritz EM, Satten GA, Aberle-Grasse J, et al. Estimated risk of the transmission of the human immunodeficiency virus by screened blood in the United States. *N Engl J Med*. 1721;333:1995.
459. Corash L. Photochemical decontamination of cellular blood components. In Horrow JC: Pharmacology of Blood and Haemostasis. *Anaesth Pharmacol Rev*. 1995;3:138.
460. Castaldi PA, Gorman DJ. Disordered platelet function in renal disease. In: Colman R, Hirsh J, Marder VJ, et al., eds. *Hemostasis and Thrombosis*. 2nd ed. Philadelphia: JB Lippincott; 1987:960.
461. Mannucci PM, Remuzzi G, Pusineri F, et al. Deamino, 8-D-arginine vasopressin shortens the bleeding time in uremia. *N Engl J Med*. 1983;308:8.
462. Mannucci PM, Vicente V, Vianello L, et al. Controlled trial of desmopressin in liver cirrhosis and other conditions associated with a prolonged bleeding time. *Blood*. 1986;67:1148.
463. Mannucci PM. Desmopressin: A nontransfusional form of treatment for congenital and acquired bleeding disorders. *Blood*. 1988;72:1449.
464. Boonstra PW, van Imhoff GW, Eysman L, et al. Reduced platelet activation and improved hemostasis after controlled cardiotomy suction during clinical membrane oxygenator perfusions. *J Thorac Cardiovasc Surg*. 1985;89:900.
465. van den Dungen JJ, Karliczek GF, Brenken U, et al. Clinical study of blood trauma during perfusion with membrane and bubble oxygenators. *J Thorac Cardiovasc Surg*. 1982;83:108.
466. Giordano GF, Rivers SL, Chung GK, et al. Autologous platelet-rich plasma in cardiac surgery: Effect on intraoperative and postoperative transfusion requirements. *Ann Thorac Surg*. 1988;46:416.
467. Giordano GF Sr, Giordano GF Jr, Rivers SL, et al. Determinants of homologous blood usage utilizing autologous platelet-rich plasma in cardiac operations. *Ann Thorac Surg*. 1989;47:897.
468. Pliam MB, McGoon DC, Tarhan S. Failure of transfusion of autologous whole blood to reduce banked-blood requirements in open heart surgical patients. *J Thorac Cardiovasc Surg*. 1975; 70:338.
469. Silver H. Banked and fresh autologous blood in cardiopulmonary bypass surgery. *Transfusion*. 1975;15:600.
470. Ereth MH, Oliver WC Jr, Beynen FM, et al. Autologous platelet-rich plasma does not reduce transfusion of homologous blood products in patients undergoing repeat valvular surgery. *Anesthesiology*. 1993;79:540.
471. DiMichele DM, Hathaway WE. Use of DDAVP in inherited and acquired platelet dysfunction. *Am J Hematol*. 1990;33:39.
472. MacGregor IR, Roberts EN, Provose CV, et al. Fibrinolytic and haemostatic responses to desamino-D-arginine vasopressin (DDAVP) administered by intravenous and subcutaneous routes in healthy subjects. *Thromb Haemost*. 1988;59:34.
473. Williams TD, Dunger DB, Lyon CC, et al. Antidiuretic effect and pharmacokinetics of oral 1-desamino, 8-D-arginine vasopressin. 1. Studies in adults and children. *J Clin Endocrinol Metab*. 1986;63:129.
474. D'Alauro FS, Johns RA. Hypotension related to desmopressin administration following cardiopulmonary bypass. *Anesthesiology*. 1988;69:962.
475. Salmenpera M, Kuitunen A, Hynynen M, et al. Hemodynamic responses to desmopressin acetate after CABG: A double-blind trial. *J Cardiothorac Vasc Anesth*. 1991;5:146.

476. Jahr JS, Marquez J, Cottington E, et al. Hemodynamic performance and histamine levels after desmopressin acetate administration following cardiopulmonary bypass in adult patients. *J Cardiothorac Vasc Anesth*. 1991;5:139.
477. Reich DL, Hammerschlag BC, Rand JH, et al. Desmopressin acetate is a mild vasodilator that does not reduce blood loss in uncomplicated cardiac surgical procedures. *J Cardiothorac Vasc Anesth*. 1991;5:142.
478. Bichet DG, Razi M, Lonergan M, et al. Hemodynamic and coagulation responses to 1-desamino (8-D-arginine) vasopressin in patients with congenital nephrogenic diabetes insipidus. *N Engl J Med*. 1988;318:881.
479. Weinstein RE, Bona RD, Althman AJ, et al. Severe hyponatremia after repeated intravenous administration of desmopressin. *Am J Hematol*. 1989;32:258.
480. Kobrinsky NL, Gerrard JM, Watson CM, et al. Shortening of bleeding time by 1-desamino, 8-D-arginine vasopressin in various bleeding disorders. *Lancet*. 1984;1:1145.
481. Guay J, Reinberg C, Poitras B, et al. A trial of desmopressin to reduce blood loss in patients undergoing spinal fusion for idiopathic scoliosis. *Anesth Analg*. 1992;75:405.
482. Salzman EW, Weinstein MJ, Weintraub RM, et al. Treatment with desmopressin acetate to reduce blood loss after cardiac surgery. *N Engl J Med*. 1986;314:1402.
483. Czer LSC, Bateman TM, Gray RJ, et al. Treatment of severe platelet dysfunction and hemorrhage after cardiopulmonary bypass: Reduction in blood product usage with desmopressin. *J Am Coll Cardiol*. 1987;9:1139.
484. Seear MD, Wadsworth LD, Rogers PC, et al. The effect of desmopressin acetate (DDAVP) on postoperative blood loss after cardiac operations in children. *J Thorac Cardiovasc Surg*. 1989;98:217.
485. Rocha E, Llorens R, Paramo JA, et al. Does desmopressin acetate reduce blood loss after surgery in patients on cardiopulmonary bypass? *Circulation*. 1988;77:1319.
486. Andersson TLG, Solem JO, Tengborn L, et al. Effects of desmopressin acetate on platelet aggregation, von Willebrand factor, and blood loss after cardiac surgery with extracorporeal circulation. *Circulation*. 1990;81:872.
487. Hackmann T, Gascoyne RD, Naiman SC, et al. A trial of desmopressin (1-desamino, 8-D-arginine vasopressin) to reduce blood loss in uncomplicated cardiac surgery. *N Engl J Med*. 1989;321:1437.
488. Lazenby WD, Russo I, et al. Treatment with desmopressin acetate in routine coronary artery bypass surgery to improve postoperative hemostasis. *Circulation*. 1990;82(suppl IV):IV–413.
489. Horrow JC, Van Riper DF, Strong MD, et al. The hemostatic effects of tranexamic acid and desmopressin during cardiac surgery. *Circulation*. 1991;84:2063.
490. Reynolds LM, Nicolson SC, Jobes DR, et al. Desmopressin does not decrease bleeding after cardiac operation in young children. *J Thorac Cardiovasc Surg*. 1993;106:954.
491. Mongan PD, Hosking MP. The role of desmopressin acetate in patients undergoing coronary artery bypass surgery. *Anesthesiology*. 1992;77:38.
492. Verstraete M. Clinical application of inhibitors of fibrinolysis. *Drugs*. 1985;29:236.
493. Butterworth J, James R, Lin Y, et al. Pharmacokinetics of epsilon aminocaproic acid in patients undergoing coronary artery bypass surgery. *Anesthesiology*. 1624;90:1999.
494. Takada A, Takada Y, Mori T, et al. Prevention of severe bleeding by tranexamic acid in a patient with disseminated intravascular coagulation. *Thromb Res*. 1990;58:101.
495. Butterworth JF, James RL, Kennedy DJ, et al. Pharmacokinetics of ε-aminocaproic acid in adult patients undergoing coronary artery surgery. *Anesthesiology*. 1996;85:A151.
496. Horrow JC, DiGregorio GJ, Ruch E. The dose-plasma concentration relationship of tranexamic acid during surgery. *Am J Ther*. 1994;1:206.
497. Williamson R, Eggleston DJ. DDAVP and EACA used for minor oral surgery in von Willebrand disease. *Aust Dent J*. 1988;33:32.
498. Blomback M, Johansson G, Johnsson H, et al. Surgery in patients with von Willebrand disease. *Br J Surg*. 1989;76:398.
499. Avvisati G, Büller HR, ten Cate JW, et al. Tranexamic acid for control of haemorrhage in acute promyelocytic leukaemia. *Lancet*. 1989;2:122.
500. Sharifi R, Lee M, Ray P, et al. Safety and efficacy of intravesical aminocaproic acid for bleeding after transurethral resection of prostate. *Urology*. 1986;27:214.
501. Sterns LP, Lillehei CW. Effect of epsilon aminocaproic acid upon blood loss following open heart surgery: An analysis of 340 patients. *Can J Surg*. 1967;10:304.
502. Gomes MMR, McGoon DC. Bleeding patterns after open heart surgery. *J Thorac Cardiovasc Surg*. 1970;60:87.
503. Midell AI, Hallman GL, Bloodwell RD, et al. Epsilon-aminocaproic acid for bleeding after cardiopulmonary bypass. *Ann Thorac Surg*. 1971;11:577.
504. McClure PD, Izsak J. The use of epsilon-aminocaproic acid to reduce bleeding during cardiac bypass in children with congenital heart disease. *Anesthesiology*. 1974;40:604.
505. Saussine M, Delpech S, Allien M, et al. Saignement apres circulation extracorporelle et acide epsilon amino-caproque. *Ann Fr Anesth Reanim*. 1985;4:403.
506. Vander Salm T, Ansell JE, Okike ON, et al. The role of epsilon-aminocaproic acid in reducing bleeding after cardiac operation: A double-blind randomized study. *J Thorac Cardiovasc Surg*. 1988;95:538.
507. Del Rossi AJ, Cernaianu AC, Botros S, et al. Prophylactic treatment of postperfusion bleeding using EACA. *Chest*. 1989;96:27.
508. Horrow JC, Hlavacek J, Strong MD, et al. Prophylactic tranexamic acid decreases bleeding after cardiac operations. *J Thorac Cardiovasc Surg*. 1990;99:70.
509. Isetta C, Samat C, Kotaiche M, et al. Low-dose aprotinin or tranexamic acid treatment in cardiac surgery [Abstract]. *Anesthesiology*. 1991;75:A80.
510. Karski JM, Teasdale SJ, Norman P, et al. Prevention of bleeding after cardiopulmonary bypass with high-dose tranexamic acid. *J Thorac Cardiovasc Surg*. 1995;110:835.
511. Horrow JC, Van Riper DF, Strong MD, et al. The dose-response relationship of tranexamic acid. *Anesthesiology*. 1995;82:383.
512. Shore-Lesserson L, Reich DL, Vela-Cantos F, et al. Tranexamic acid reduces transfusions and mediastinal drainage in repeat cardiac surgery. *Anesth Analg*. 1996;83:18.
513. Ngaage DL, Bland JM. Lessons from aprotinin: Is the routine use and inconsistent dosing of tranexamic acid prudent? Meta-analysis of randomized and large matched observational studies. *Eur J Cardiothorac Surg*. 2010;37:1375–1383.
514. Murkin JM, Falter F, Granton J, et al. High dose tranexamic acid is associated with nonischemic clinical seizures in cardiac surgical patients. *Anesth Analg*. 2010;110:350–353.
515. Breuer T, Martin K, Wilhelm M, et al. The blood sparing effect and the safety of aprotinin compared to tranexamic acid in paediatric surgery. *Eur J Cardiothorac Surg*. 2009;35:167–171.
516. Mohseni K, Jafari A, Nobahar MR, et al. Polymyoclonus seizure resulting from accidental injection of tranexamic acid in spinal anesthesia. *Anesth Analg*. 2009;108:1984–1986.
517. Furtmüller R, Schlag MG, Berger M, et al. Tranexamic acid, a widely used antifibrinolytic agent, causes convulsions by a gamma-aminobutyric acid receptor antagonist effect. *J Pharmacol Exp Ther*. 2002;301:168–173.
518. Fritz H, Wunderer G. Biochemistry and applications of aprotinin, the kallikrein inhibitor from bovine organs. *Drug Res*. 1983;33:479.
519. Royston D. The serine antiprotease aprotinin (Trasylol): A novel approach to reducing postoperative bleeding. *Blood Coagul Fibrinolysis*. 1990;1:55.
520. Royston D. High-dose aprotinin therapy: A review of the first five years experience. *J Cardiothorac Vasc Anesth*. 1992;6:76.
521. D'Ambra MN, Risk SC. Aprotinin, erythropoietin, and blood substitutes. *Int Anesthesiol Clin*. 1990;28:237.
522. Royston D, Taylor KM, Bidstrup BP, et al. Effect of aprotinin on need for blood transfusion after repeat open heart surgery. *Lancet*. 1987;2:1289.
523. Royston D. Aprotinin versus lysine analogues: The debate continues. *Ann Thorac Surg*. 1998;65:59.
524. Blauhut B, Gross C, Necek S, et al. Effects of high-dose aprotinin on blood loss, platelet function, fibrinolysis, complement, and renal function after cardiopulmonary bypass. *J Thorac Cardiovasc Surg*. 1991;101:958.
525. Edmunds LH, Niewiarowski S, Colman RW. Aprotinin [Letter]. *J Thorac Cardiovasc Surg*. 1991;101:1103.
526. de Smet AAEA, Joen MCN, van Oeveren W, et al. Increased anticoagulation during cardiopulmonary bypass by aprotinin. *J Thorac Cardiovasc Surg*. 1990;100:520.
527. Dietrich W, Dilthey G, Spannagl M, et al. Influence of high-dose aprotinin on anticoagulation, heparin requirement, and celite- and kaolin-activated clotting time in heparin-pretreated patients undergoing open heart surgery. A double-blind, placebo-controlled study. *Anesthesiology*. 1995;83:679.
528. Wang J, Lin C, Hung W, et al. Monitoring of heparin-induced anticoagulation with kaolin-activated clotting time in cardiac surgical patients treated with aprotinin. *Anesthesiology*. 1992;77:1080.
529. Dietrich W, Jochum M. Effect of celite and kaolin on activated clotting time in the presence of aprotinin: Activated clotting time is reduced by binding of aprotinin to kaolin. *J Thorac Cardiovasc Surg*. 1995;109:177.
530. Huyzen RJ, Harder MP, Huet RC, et al. Alternative perioperative anticoagulation monitoring during cardiopulmonary bypass in aprotinin-treated patients. *J Cardiothorac Vasc Anesth*. 1994; 8:153.
531. Bohrer H, Bach A, Fleischer F, et al. Adverse haemodynamic effects of high-dose aprotinin in a paediatric cardiac surgical patient. *Anaesthesia*. 1990;45:853.
532. Harmon DE. Cost/benefit analysis of pharmacologic hemostasis. *Ann Thorac Surg*. 1996;61(suppl 2):S21.
533. Smith PK, Datta SK, Muhlbaier LH, et al. Cost analysis of aprotinin for coronary artery bypass patients: Analysis of the randomized trials. *Ann Thorac Surg*. 2004;77:635.
534. Smith PK, Shah AS. The role of aprotinin in a blood-conservation program. *J Cardiothorac Vasc Anesth*. 2004;18(suppl):S24.
535. Mangano DT, Tudor JC, Dietzel C, et al. Multicenter Study of Perioperative Research Group of the Ischemic Research Foundation. The Risk Associated with Aprotinin in Cardiac Surgery. *N Engl J Med*. 2006;254:353–365.
536. Karkouti K, Beattie WS, Dattilo KM, et al. Propensity score case-controlled comparison of aprotinin and tranexamic acid in high transfusion-risk cardiac surgery. *Transfusion*. 2006;46:327–338.
537. Mangano DT, Miao Y, Vuylsteke A, et al. Mortality associated with aprotinin during 5 year follow-up after CABG surgery. *JAMA*. 2007;297:471–479.
538. Fergusson D, Hebert P, Mazar CD, et al. A comparison of aprotinin and lysine analogues in high-risk cardiac surgery. *N Engl J Med*. 2008;358:2319–2331.
539. Spiess B. Pro: Withdrawal of aprotinin has led to changes in our practice. *J Cardiothorac Vasc Anesth*. 2010;24:875–878.
540. McMullan V, Alston RP. III. Aprotinin and cardiac surgery: a sorry tale of evidence misused. *Br J Anaesth*. 2013;110(5):675–678.
541. European Medicines Agency. *European Medicines Agency recommends lifting suspension of aprotinin* 2012. Available from: <http://www.ema.europa.eu/docs/en_GB/document_library/Press_release/2012/02/WC500122914.pdf>.
542. Society of Thoracic Surgeons Guideline Task force, Ferraris VA, Brown J, et al. 20011 update to the Society of Thoracic Surgeons and Society of Cardiovascular Anesthesiologists Blood conservation Clinical Practice Guidelines. *Ann Thorac Surg*. 2011;91:944–982.
543. Khan SY, Kelher MR, Heal JM, et al. Soluble CD40L ligand accumulates in stored blood components, primes neutrophils through CD 40 and is a potential cofactor in the development of transfusion-related acute lung injury. *Blood*. 2006;108:2455–2460.
544. Clifford L, Qing J, Subramanien A, et al. Characterizing the epidemiology of post operative transfusion-related acute lung injury. *Anesthesiology*. 2015;122:12–20.
545. Blumberg N, Heal JM, Gettigs KF, et al. An association between decreased cardiopulmonary complications (transfusion-related acute lung injury and transfusion associate circulatory overload) and implementation of universal leukoreduction of blood transfusion. *Transfusion*. 2010;50:2738–2744.
546. Vlaar AP, Hofstra JJ, Detemoran RM, et al. The incidence, risk factors and outcome of transfusion-related acute lung injury in a cohort of cardiac surgery patients: a prospective nested case control study. *Blood*. 2011;117:4218–4225.
547. Tsai HI, Chou AH, Yang MW. Perioperative transfusion related acute lung injury: a retrospective analysis. *Acta Anaesthesiol Taiwan*. 2012;50:96–100.
548. Ranna R, Fernandez-Perez ER, Khan SA, et al. Transfusion-related cute lung injury and pulmonary edema in critically ill patients: a retrospective study. *Transfusion*. 2006;46:1478–1483.
549. Khan H, Belsher J, Yilmaz M, et al. Fresh frozen plasma and platelet transfusions are associated with development of acute lung injury in critically ill medical patients. *Chest*. 2007;131:1308–1314.
550. American Association of Blood Bankers Bulletin #14-02. *TRALI risk mitigation for plasma and whole blood for allogeneic transfusion January 29*, 2014.
551. Gajiic O, Rana R, Winters JL, et al. Transfusion-related acute lung injury in the critically ill: prospective nested case-control study. *Am J Respir Crit Care Med*. 2007;176:886–891.
552. Hellstern P, Haihelt H. Manufacture and composition of fresh frozen plasma and virus inactivated plasma preparations: correlates between composition and therapeutic efficacy. *Thromb Res*. 2002;107:s3–s8.
553. Stanworth SJ, Brunskill SJ, Hydey CJ, et al. Appraisal of the evidence for the clinical use of FFP and plasma fractions. *Best Pract Res Clin Haematol*. 2006;19:67–82.
554. Karam O, Tucci M, Combescure C, et al. Plasma transfusion strategies for critically ill patients. *Cochrane Database Syst Rev*. 2013;(12):CDO10654.
555. Phipps PP, Kaufman J, Blumberg N. Platelet derived C 154 (CD40 ligand) and febrile responses to transfusion. *Lancet*. 2001;357:2023–2024.
556. Blumberg N, Phipps RP, Kaufman J, Heal JM. The causes and treatments of reactions to platelet transfusion. *Transfusion*. 2003;43:291–292.
557. Spiess BD, Royston D, Levy JH, et al. Platelet transfusions during coronary artery bypass graft surgery are associated with serious adverse outcomes. *Transfusion*. 2004;44:1143–1148.
558. Karkouti K, Wijeysundera DN, Yau TM, et al. Platelet transfusions are not associated with increased morbidity or mortality in cardiac surgery. *Can J Anaesth*. 2006;53:279–287.
559. McGarth T, Koch CG, Xu M, et al. Platelet transfusion I cardiac surgery does not confer increased risk for adverse outcomes. *Ann Thorac Surg*. 2008;86:543–553.
560. Alfirevic A, Xu M, Johnston D, et al. Transfusion increases the risk for vasoplegia after cardiac operations. *Ann Thorac Surg*. 2011;92:812–820.
561. Lunde J, Stensballe J, Wikklson A, et al. Fibrinogen concentrate for bleeding—a systematic review. *Acta Anaesthesiol Scand*. 2014;58:1061–1074.
562. Ranucci M, Baryshnikova E. Fibrinogen supplementation after cardiac surgery: insights from the Zero-Plasma trial (ZEPLAST). *Br J Anaesth*. 2016;116(5):618–623.
563. Bolliger D, Tanaka KA. Haemostatic efficacy of fibrinogen concentrate: is it the threshold or the timing of therapy? *Br J Anaesth*. 2015;115(2):158–161.
564. Meester ML, Vonk ABA, van der Weerdt EK, et al. Level of agreement between laboratory and point-of-care prothrombin time before an after cardiopulmonary bypass in cardiac surgery. *Thromb Res*. 2014;133:1141–1144.
565. Besser MW, Ortmann E, Klein AA. Haemostatic management of cardiac surgical hemorrhage. *Anaesthesia*. 2015;70(suppl 1):87–95.
566. Ilabaca PA, Ochsner JL, Mills NL. Positive end-expiratory pressure in the management of the patient with a postoperative bleeding heart. *Ann Thorac Surg*. 1980;30:281.
567. Murphy DA, Finlayson DC, Craver JM, et al. Effect of positive end-expiratory pressure on excessive mediastinal bleeding after cardiac operations. *J Thorac Cardiovasc Surg*. 1983;85:864.
568. Zurick AM, Urzua J, Ghattas M, et al. Failure of positive end-expiratory pressure to decrease postoperative bleeding after cardiac surgery. *Ann Thorac Surg*. 1982;34:608.

36 脱离体外循环

LIEM NGUYEN, MD | DAVID M. ROTH, PhD, MD | JACK S. SHANEWISE, MD | JOEL A. KAPLAN, MD, CPE, FACC

要 点

1. 成功脱离体外循环的关键在于充分准备。
2. 复温后,纠正任何情况下的血气异常,膨肺,确保呼吸机工作正常。
3. 准备脱离体外循环前,调整心脏节律、心率、前负荷、心肌收缩力、后负荷到最佳状态。
4. 心脏功能越不好,越要缓慢脱机。如果血流动力学指标不满意,马上恢复体外循环。评估存在的问题,选择合适辅助药物,手术或者机械干预,然后再尝试停机。
5. 围手术期心室功能不全通常是由心肌顿抑造成的,表现为一过性收缩功能不全,正性肌力药物治疗应该有效。
6. 除了左心室功能不全,右心室功能衰竭也是心脏手术后并发症和死亡率的可能原因。
7. 停机后舒张功能不全可导致心室肌松弛性和顺应性减低,减少心室充盈。
8. 肾上腺素因其同时激动α、β肾上腺素受体而被作为脱离体外循环时经常选用的正性肌力药。
9. 米力农兼有正性肌力和扩张血管作用,心室功能低下和舒张功能不全的患者停机时,可以单独或与其他药物如肾上腺素联合应用。
10. 对于前负荷较高或体外循环阻力升高的患者,应用血管扩张药如硝酸甘油、尼卡地平、氯维地平、硝普钠可以改善心室功能。
11. 将来,基因表达多变性和遗传多态性有望依据基因分型为心脏手术病人提供个体化用药。
12. 主动脉内球囊反搏在舒张期可以增加冠状动脉血流,收缩期降低左心室负荷,有助于左心室功能低下和重度心肌缺血的患者脱离体外循环。

体外循环从20世纪50年代开始就被应用于心脏和大血管手术,是大多数心脏手术中重要步骤。对体外循环患者的处理是心脏外科和心脏麻醉的主要内容之一(参见第31~35章)。对于所有应用体外循环的手术来说,脱离体外循环,由转流泵和氧合器提供循环支持转变回由患者心肺自行工作,是手术期间必不可少的步骤。本章介绍了脱离体外循环时需要考虑的一些关键问题,提出了处理这一心脏手术重要过程的方法,该过程可能简单容易,也可能相当复杂困难。成功脱机的关键在于充分准备,脱机时以及随后的一段时间麻醉医师通常十分忙碌,这时候应该尽量不去做一些本可以提前完成的工作。脱机的准备可以分为几个部分:一般准备,肺脏的准备,心脏的准备,最后的准备。

一般准备

温度

大多数心脏手术至少要在中度低温下进行,因此尝试脱离体外循环前必须保证患者充分复温(表36.1)[1-3]。复温初期是追加麻醉药物的良好时机,避免患者寒战。复温期监测高灌流组织如鼻咽部的温度有助于防止脑部过热。脑部高温可导致中枢系统损害及术后认知功能障碍。中枢神经系统接受更多复温血液,因此相对膀胱、直肠、腋窝而言温度上升更为迅速。但体外循环后随着热量分布全身会导致复温不充分和体温下降[4]。不同机构对复温有不同方案,但关键均在于逐步复温,应避免因体外循环后体温明显下降而提供过多的热量以致中枢神经系统高温(参见31章和32章)。体外循环后患者很容易丢失热量,因此各种保温措施如:加温输液器,回路加热-湿化器,充气加温毯在脱机前就应该设定好并打开。按需适当提高手术间的室温对脱机后的患者是一种有效的保温手段,但可能会导致洗手护士及术者不适。

表36.1 脱机的一般准备

温度	实验室结果
脱机前充分复温	纠正代谢性酸中毒
避免脑部过热	适宜血细胞比容
脱机后采取措施保持体温	血钾正常
使用液体加热器,充气加温毯	考虑补充镁或检查血镁水平
升高手术间的温度	检查血钙水平纠正低钙血症

实验室检查

脱机前应该检查动脉血气并调整各项指标到正常水平。严重的代谢性酸中毒抑制心肌,脱机前应予以纠正[5]。脱机时的最佳血细胞比容还有争议,可能不同患者需求也不一样[6,7]。较高的血细胞比容对于病情较重、心血管储备能力差的患者可能有好处(血细胞比容为30%被认为最佳),但是必须考虑输血带来的危险和副作用。脱机前应该监测和改善血细胞比容(参见第34和35章)。脱机前还应该检查血钾水平,停搏液回收可能导致血钾升高,也可能因为使用袢利尿剂以后导致血钾降低。高血钾下难以建立有效心律,可以用碳酸氢钠、氯化钙或胰岛素治疗,但停止灌注停搏液后血浆钾通常下降很快。脱机前低血钾也应该纠正,特别是存在心律失常时。体外循环中给镁可以减少术后心律失常并可改善心功能，很多中心所有患者体外循环中常规应用硫酸镁[8,9]。理论上的副作用包括过度的血管舒张、抑制血小板功能等[10]。如果不是常规给镁，脱机前应该检查血镁水平，纠正不足。脱机前应该检查钙离子水平，如有显著不足及时纠正。许多中心脱机前即刻给所有患者一剂氯化钙，因为可以暂时提高收缩力和体循环血管阻力（systemic vascular resistance，SVR）[11]。然而已经有争论认为应该避免这种做法，因为钙会干扰儿茶酚胺的作用并且加重再灌注损伤[12]。

肺部的准备

患者脱离体外循环后，心脏开始维持循环，肺又成为气体交换的部位：输送氧，清除二氧化碳。脱离体外循环前必须恢复肺功能（框 36.1）。首先吸痰，必要时用盐水灌洗以清除气管内分泌物。如果腹部膨隆，经胃管吸除胃内容物以避免脱机后扩张的胃影响呼吸。手动逐渐膨肺，动作轻柔，平台压控制在 30cmH$_2$O 以下，然后改为纯氧机械通气。注意不要让复张的肺损伤左侧乳内动脉桥。可以通过手动通气的感觉来判断双肺顺应性，僵硬的肺提示体外循环后氧合/通气会更困难。双肺应该随每次呼吸而升降，如果能直接看到，应检视有否残余肺不张。打开通气报警和监护，如果发现呼气相延长或听到哮鸣音，可应用支气管扩张剂。外科医生检查双侧胸膜腔，发现气胸应放置胸管。经食管超声心动图（transesophageal echocardiography，TEE）肺部检查能协助诊断胸腔积液。超声图像主要是在食管中段四腔心切面，旋转切面至 0°获得。尝试脱机前吸除胸膜腔内积存液体。体外循环无通气期被认为可通过多种机制导致呼吸机相关性肺炎及术后肺功能不全[13,14]。体外循环期间持续机械通气被认为是减少体外循环后肺相关损伤的另一种方法[13,15]。若干关于体外循环期间持续肺部通气的小型研究结果不尽一致，一些结果证实此举有益而另一些则表明没有明显区别[1]。目前，手术期间肺保护策略比如持续肺通气缺乏并且需要更大样本的随机实验。体外循环后肺功能不全是最严重的肺部并发症，可能需要呼气末正压通气、重症监护室型呼吸机或一氧化氮（参见第 37、39 和 41 章）。如果需要，脱机前就要准备好相应设备。

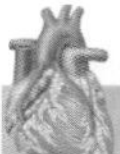

框 36.1 脱机的肺部准备

- 气管插管内吸引
- 轻柔手动膨肺
- 100% 氧气通气
- 用支气管扩张剂治疗支气管痉挛
- 检查气胸和胸腔积液
- 考虑是否需要呼气末正压通气、监护室呼吸机及一氧化氮

心脏的准备

心腔内空气处理

转流期间，心脏是空的，低温的，无电活动的，这样可以使三磷酸腺苷（adenosine triphosphate，ATP）消耗达到最低。手术期间，空气经常进入心脏并最终在停机时及术后期间带来有害影响。TEE 能识别和定位心脏中空气并协助病人脱机时排气。空气在 TEE 中表现为高回声或心腔内最高处浮动的亮影[1,16]。

体外循环中 TEE 检查心内空气通常是在所有心腔及主动脉缝合后，主动脉阻断钳松开后。识别左侧心腔的聚积空气是很关键的，可尽量减少体循环栓塞。病人仰卧位时，空气经常出现在左房，沿着房间隔、左心耳及肺静脉开口处。在左心室和主动脉根部，气体经常沿室间隔心尖部及右冠状窦聚积[1]。全面检查心脏内气体，可以从食管中段四腔心，旋转切面至 0°开始，仔细检查左心房及心室，特别是房间隔及室间隔处。在此平面基础上，旋转切面至 120°～145°，能检查心尖部气液平面。随着心脏射血，仔细观察图像中左心室流出道（left ventricular outflow tract，LVOT）及主动脉根部能及时发现空气栓塞，此时进行积极的主动脉根部吸引去除气栓。

虽然还未有研究证明 TEE 观察到的心脏内气体数量与神经病学结果之间的关系，但体外循环后体循环气栓仍是神经系统损伤的主要原因（参见第 40 章）。“在体外循环期间及体外循环后，越少气体进入体循环越好”，这一假设是合理的。另一个不良后果是气体进入冠状动脉循环导致心肌缺血。在病人仰卧位时，右冠状动脉位于主动脉根部最高处，冠状动脉内气体导致下壁 ST 段抬高及右心功能不全。隐静脉一般吻合于升主动脉前侧，也易于发生空气栓塞。如果此时病人仍在转机或还未拔管，只需继续转机，等几分钟直至气体从冠状动脉循环中清除干净，ST 回归正常，心室功能正常后再次尝试脱机。然而，若冠状动脉内气体栓塞发生于拔管之后，血流动力学状态会迅速恶化，甚至心脏停搏。可通过运用血管升压药升高血压，并通过硝酸甘油扩张冠状动脉来清除冠状动脉内的小气栓。也许最坏的情况是，左侧心腔内肉眼可见的气体在手术结束过床时发生松动，导致当时立即出现的或在转运至 ICU 途中的急性右心衰和循环衰竭。

有许多去除心脏内气体的方法[1,17]。摇晃心脏，松动气体；从心尖部直接吸引左心室内气体；肺部进行正压通气将气体从肺静脉内挤出，从一侧至另一侧倾斜手术床将气泡排至升主动脉后最终排走。左侧心腔一些额外的气体来自脱机时肺静脉血流增加，左房内有一些来自肺内的气体。通过头低位，右侧倾斜将气体从左房排至左心室；通过头高位，左侧倾斜将气体从左心室排至升主动脉，脱机前清除左心腔内一切气体是不太可能的，特别是左心室肌小梁内的一些小气泡，所以合理的判断和经验很重要。在脱机及撤除升主动脉排气前尽量去除 TEE 下存留的肉眼可见的左心腔气-液面。充分的排气后，准备心脏以达到其最佳的泵血功能。调节的 5 个血流动力学参数为：心率、节律、前负荷、收缩力和后负荷（表 36.2）。

心率

建立有效的心率是心输出量（cardiac output，CO）的关键前提及主要决定因素。大多数情况下，成人脱机时的心率应该控制在 75～95 次/min。在脱机阶段通过建立电起搏来确保准确控制心率也许是明智的。理论上，有残余缺血或再血

表 36.2 脱机时心脏的准备

血流动力学参数	准备
心率	大部分患者心率应在 75~95 次/min 电起搏治疗慢心率 治疗导致心动过速的潜在原因 随着心脏的充盈,心率可能下降 药物控制室上性心动过速,必要时起搏 心脏手术中保证起搏器随时可用
心律	正常窦性心律是最理想的 温度高于 30℃时按需除颤 如果心室纤颤持续几分钟以上,考虑应用抗心律失常药 心房纤颤或心房扑动时尝试同步电复律 直视心脏以确定心房节律 房室传导存在时尝试心房起搏 房室传导阻滞时尝试房室起搏
前负荷	舒张末期容量是测量前负荷最好的方法,可通过 TEE 观察 充盈压可间接测量前负荷 应参考基础充盈压 直视下观察右心室容量 使用 TEE 评估左心室容量 心脏扩张可导致二尖瓣和三尖瓣反流
收缩力	仔细检查心脏内气体并尽可能排气 直视下或者 TEE 下评估右心室功能 TEE 评估左心室功能 观察新的局部室壁运动异常 观察新出现的或更严重的瓣膜异常 运用 TEE 或 PAC 量化心输出量 评估是否需要正性肌力药
后负荷	体循环阻力是后负荷的主要组成部分 体外循环全流量时保持 MAP 在 60~80mmHg 如果 MAP 过低考虑应用血管收缩药;如果 MAP 过高,考虑应用血管扩张药

MAP,平均动脉压;PAC,肺动脉置管;TEE,经食管超声心电图。

管化不完全的患者可能希望心率更低一些。而对于每搏量(stroke volume,SV)受限的心脏(如室壁瘤切除术后)则需要较高的心率。心动过缓最好用电起搏治疗,也可以用 β 受体激动剂或对抗迷走药物治疗以增加心率。脱机前的心动过速更令人担心且难于处理,对于一些可治疗的诱因,如麻醉过浅、高碳酸血症和缺血等必须及时发现并纠正。停机过程中,随着心脏的充盈,心率通常会减慢,应保证心脏术中电起搏随时可用以防突然出现的心动过缓。对于室上性心动过速,尽可能进行电转复,但如果持续过久则需要应用 β 受体阻滞剂或钙通道阻滞剂以控制心室率,慢性心房纤颤的患者经常出现这种情况。如果药物治疗降低心率过多,可能需要起搏。

节律

试停机前必须建立规律、有效、稳定的心律。主动脉阻断钳开放后心律可自行恢复,但也可能以心室纤颤的形式恢复。如果血温超过 30℃,可以通过体内除颤电极进行除颤,能量一般为 10~20J。较低温度下的除颤一般不太容易成功,因为过度低温本身就会导致心室纤颤[18,19]。对于持续或复发性心室纤颤,可以给予抗心律失常药如利多卡因、胺碘酮或镁剂以获得稳定的节律。主动脉开放后几分钟内心律不稳定比较常见,但持续或复发的心室纤颤应该引起重视,应考虑是否存在冠状动脉血流受损。脱机时理想的节律是正常的窦性心律,因为在窦性心律下心房收缩有助于心室充盈,还可提供正常、同步的心室收缩[20]。心房纤颤或心房扑动,即便是体外循环前就存在的,一般都能通过同步转复变为正常窦性心律,必要时可以辅助应用抗心律失常药。如果对于心脏节律有疑问,直接观察心脏有助于判断,体外循环时心房收缩、心房扑动、心房纤颤很容易看出来。室性心律失常首先要治疗诱发因素如低钾或低镁,必要时应用抗心律失常药如胺碘酮[9]。如果主动脉开放后出现窦性停搏或完全性房室传导阻滞,脱机前需要安装临时的心脏起搏导线通过电起搏获得有效的节律。如果房室传导功能正常,首先尝试心房起搏,因为和正常的窦性节律一样,它可以通过心房收缩增加心室充盈以及提供同步的心室收缩。主动脉开放后心肌恢复期经常出现心脏阻滞,通常持续 30~60 分钟,这时就需要用房室顺序起搏。如果没有规则的心房节律,只能选择心室起搏,但这种起搏方式牺牲了心房收缩对心室充盈的作用以及通过正常传导系统的心室同步收缩[21,22](参见表 36.2)。

前负荷

一旦心律及心率建立后,下一步就是建立心脏的前负荷。前负荷代表收缩前即刻心肌纤维伸展程度。在完整的心脏,测量前负荷最好的指标是舒张末容积。临床上一些间接的指标包括左心房压(left atrial pressure,LAP)、肺动脉楔压、肺动脉舒张压,但心脏手术中舒张末压力和容积之间的相关性比较差[23,24](参见第 6、13 和 38 章)。TEE 在脱机时很有帮助,它可以直观地看到左心室舒张末容积以及心室收缩状态[25,26](参见第 14~16 章)。TEE 还可以连续测量心输出量。此外,舒张期充盈指数(经二尖瓣口和肺静脉血流)能帮助评估液体反应性及左房左心室充盈压[27,28]。脱机的过程包括增加前负荷(即逐渐充盈体外循环下空跳的心脏)直到达到合适的舒张末容积。准备脱机时,依据每位患者的不同需要调节前负荷到适宜范围。体外循环前的充盈压可以作为体外循环后所需前负荷的参考;转流前充盈压较高的心脏,转流后可能也需要较高的充盈压以达到适当的前负荷。

心肌收缩力

尝试脱机前左心和右心的收缩功能需分别评估。体外循环后是否运用正性肌力药支持是复杂的,手术中正性肌力药的使用可能与更高的死亡率有关[29]。体外循环后与低心排综合征(low CO syndrome,LCOS)有关的因素或需要正性肌力药支持的情况有:术前已存在的右心室(right ventricular,RV)或左心室功能不全[30-36],舒张功能不全[37,38],左心室舒张末压增高(LV end-diastolic pressure,LVEDP)[30,32],高龄[30,32,34],转机时间长[37],主动脉阻断时间长[30,35,37](表 36.3)。因为右心室的心腔可以直接被麻醉医师看到,所以右心室的评估可能更容易获得。直视下观察左心室很困难,但 TEE 可以直接观察左心功能。左、右侧心脏的功能以及相应的房室瓣都应该使用TEE系统来检查。逐渐停机过程中TEE的运用能提供一些关键的信息,如心腔的充盈和收缩状态。

表36.3 使用正性肌力药物及低心排的相关因素总结

变量	比值比	参考文献
年龄(>60岁)	4.3	Butterworth et al.,1998[31]
主动脉阻断时间>90min	2.32	Muller et al.,2002[36]
转机时间/min	3.40	Bernard et al.,2001[37]
CABG+MVR	3.607	McKinlay et al.,2004[35]
心脏指数<2.5L/(m²·min)	3.10	Ahmed et al.,2009[30]
CHF(NYHA分级>Ⅱ级)	1.85	Muller et al.,2002[36]
CKD(3~5级);GFR<60ml/(1.73m²·min)	3.26	Ahmed et al.,2009[30]
COPD	1.85	Muller et al.,2002[36]
舒张功能不全	4.31	Bernard et al.,2001[37]
射血分数<40%	2.76	Ahmed et al.,2009[30]
急诊手术	9.15	Ding et al.,2015[34]
女性	2.0	Alganrni et al.,2011[33]
LVEDP>20mmHg	3.58	Ahmed et al.,2009[30]
心肌梗死	2.01	Muller et al.,2002[36]
中到重度二尖瓣反流	2.277	McKinlay et al.,2004[35]
局部室壁运动异常	4.21	McKinlay et al.,2004[35]
再次手术	2.38	McKinlay et al.,2004[35]

CABG,冠状动脉旁路移植术;CHF,充血性心衰;CKD,慢性肾病;COPD,慢性阻塞性肺疾病;GFR,肾小球滤过率;LVEDF,左心室舒张末压;MVR,二尖瓣修复或置换;NYHA,纽约心脏病学会。

食管中道水平的一系列扫描切面能简要评估心脏功能包括右心室和左心室的收缩功能,并且可将探头进一步深入经胃水平,目标是快速确定心脏的适应性以成功脱机。可以通过经食管中段(四腔心切面,角度0°;二腔心切面,角度90°;主动脉长轴切面,120°~150°;右心室流入-流出道切面,45°~60°)和经胃水平(左心室和右心室短轴切面,角度0°)观察右心室和左心室室壁运动情况。如果TEE观察到收缩力差,可以马上开始使用血管活性药,随着转流量慢慢减少,心脏逐渐恢复充盈及射血能力,可依据需要泵注药物治疗。一旦心脏能够保持足够的血流动力学状态,可开始脱机。此时,来自静脉贮血室的血液可依据需要连续进行容量输注,可运用TEE来评估心脏的容量反应性[25]。每次容量输注后,评估双心室的功能以及右心室舒张末及收缩末容积,避免出现心室过度伸张以及过高的室壁张力。如果心脏膨胀或表现出功能不全,需要重新建立体外循环。

因为术中及术后正性肌力药物使用与死亡率增加有关,所以决定开始药物治疗需谨慎[29]。缓慢且逐渐停机并评估心脏充盈及双室收缩情况,也许能减少正性肌力药物的不必要使用。随着心脏不断充盈,如果TEE或直视下观察到明显的心脏扩张或收缩抑制,最安全防止心脏扩张的方法是重新转机。这样,可以让心脏休息10~20分钟,并且在停机前应用正性肌力药。

重度心肌收缩功能不全除了药物治疗外可能还需要机械辅助装置如主动脉内球囊反搏(intraaortic balloon pump,IABP)、心室辅助装置或体外膜氧合器(参见下文及第28、33和38章)。

后负荷

后负荷是心室肌收缩时产生的张力。SVR是患者后负荷的重要组成部分之一(参见第6、13和38章)[39]。体外循环全流量[大约是2.2L/(min·m²)]下,平均动脉压(mean arterial pressure,MAP)与SVR直接相关,可以提示SVR是正常、过高还是过低。体外循环后低SVR导致体循环灌注压不足,过高则对心脏功能有显著影响,尤其对心室功能低下患者。体外循环期间SVR可近似这样计算:

$$\text{SVR}(\text{dynes}\cdot\text{s}\cdot\text{cm}^{-5})=\text{MAP}\times 80/\text{转机流量}$$

如果SVR低于正常,患者尝试停机前需应用血管收缩药提高SVR;如果MAP在转机期间过高,可应用血管扩张药。

最后的考量与准备

脱机前应考虑凝血功能,是否需要血液输注或其他成分血制品。转流前的数据(如血红蛋白、血小板计数、血栓弹力图、凝血功能等)可识别之前存在的凝血障碍并预测停机且输注鱼精蛋白后输血的需求。输血相关的高危因素包括急诊手术、再次手术、心源性休克、高龄、女性、低体重及术前贫血[40]。术前使用抗血小板药物,华法林,新型抗凝药也预示着更高的输血概率,需要特别注意。尝试脱机前凝血状态的评估以及是否需要输血是重要的考量。

脱机前的最后准备包括:摇平手术床,压力换能器重新校零,确保所有监测设备工作正常,核对患者用药情况,确保复苏药品和扩容液体立即可用,核实双肺用100%氧气通气(表36.4)。

表36.4 脱机的最后准备

麻醉医师准备	外科医师准备
摇平手术床	排除心脏内肉眼可见的气泡
压力换能器重新校零	控制主要部位的出血
激活监测报警系统	CABG移植血管放置好,无打结
检查药物输注	心脏吸引停止或拔除
准备好复苏药物和扩容液体	去除心脏和大血管的阻断钳
重建TEE/PAC监测	松开上下腔静脉的止血带

CABG,冠状动脉旁路移植术;PAC,肺动脉导管;TEE,经食管超声心动图。

脱机前外科医生必须确认对术野完成了必需的准备工作。开始脱机前尽量排空心腔内气体(前已详述)。此时通过可用的监测设备及TEE再次评估心输出量的五项主要参数。开始脱机前,控制明显出血部位,关闭心脏吸引,去除心脏和大血管上所有的阻断钳,检查冠状动脉旁路移植术(coronary artery bypass graft,CABG)血管是否折曲或出血,松开或去除腔静脉周围的止血带。

常规脱离体外循环

脱机过程中,体外循环治疗师、外科医生、麻醉医生应该密切沟通,并由外科医生或麻醉医生负责。麻醉医生应该位于手术床的头部,便于随时观察转流泵、体外循环治疗师、心脏手术野、外科医生和麻醉监护仪以及 TEE 显示屏。脱机的过程是通过阻断心肺机静脉回流使血液转流入患者心脏来完成的。随着氧合器内容量逐渐转入患者体内,由心脏向体循环的血流逐渐增加,心肺机动脉流量相应减少。这一过程可以很突然地实现:只要钳夹腔静脉引流管,通过转流泵输血使心脏充盈,直到达到合适的前负荷,一些患者能耐受这样的脱机方式,而大多数则不行,需要一种渐进的方式从转流泵转换到心脏,心功能越差,从全流量到停机的转换过程就需要越缓慢。

开始准备脱机前,体外循环治疗师应该与外科医师沟通,告知外科医生 3 个重要参数:当前流量、氧合器余血量、患者引流回泵的静脉血氧饱和度。流量及 MAP 能够用于预测患者脱机前的 SVR。转流泵的当前流量逐渐下降,指示了脱机的不同阶段。脱机过程从全流量开始,成人降到 2~3L/min 表示进行中且状态良好,低于 2L/min 表示接近尾声。储血器的容量指示停机后充盈心肺的可用血量。如果容量过低,成人小于 400~500ml,停机前应该再多加些液体。混合静脉血氧饱和度(oxygen saturation of the venous return,$S\bar{v}O_2$)提示体外循环期间外周灌注是否足够。如果 $S\bar{v}O_2>60\%$,提示体外循环期间氧供满意;如果 $S\bar{v}O_2<50\%$,提示氧供不足,停机前需要采取措施以增加氧供(如增加流量或血细胞比容)或降低氧耗(如加深麻醉或给予肌肉松弛药)。50%~60% 为边缘状态,需要密切关注。停机后,$S\bar{v}O_2$ 增高提示到体内的净流量增加,心肺开始发挥作用支持循环;$S\bar{v}O_2$ 降低提示组织灌注不足,停机前需要采取进一步的措施以改善心功能。

脱机的实际过程开始于部分钳闭腔静脉引流管(图 36.1)。可以由外科医师在术野操作,也可以由体外循环治疗师在转流泵处操作,这会使血液流入右心室。随着右心室充盈,泵出血液进入并通过肺循环,随后左心室开始充盈,左心室开始射血后,动脉波形变为搏动性。随着越来越多的静脉血液通过心脏而不再回到储血室,体外循环治疗师应逐渐降低泵流量以避免储血器排空。

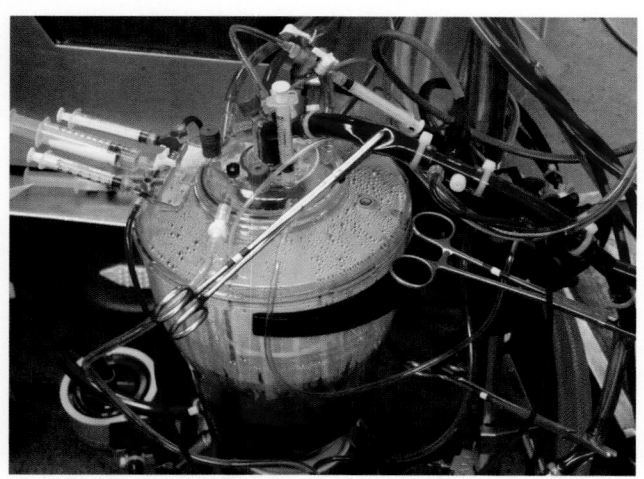

图 36.1 脱离体外循环的过程开始于部分钳夹静脉引流管

脱离体外循环的方法之一是把监测的充盈压(如中心静脉压、肺动脉压、LAP)调到根据患者情况设定的预期水平(稍低于必要的水平),然后评估血流动力学情况。直接观察心脏大小或通过 TEE 判定心室容量负荷(前负荷)。然后,在密切观察前负荷的情况下,小量分次充盈心脏(50~100ml/次),直到血流动力学参数(通过动脉血压、心脏外观、$S\bar{v}O_2$,以及 TEE 或肺动脉导管测量心输出量)达到满意水平。右心的容量和功能直接从术野看比较容易而左心要靠 TEE,两种方法联合应用有利于指导顺利脱机。过度充盈和扩张心脏会被动拉长心肌纤维超过其效长度,同时会扩张二尖瓣和三尖瓣的瓣环,造成关闭不全,脱机期间应予避免,后者通过 TEE 很容易发现。如果患者有两个腔静脉管,当流量降到全流量一半以下时可以将其中较小的一根拔除以改善腔静脉到右心房的回流。对于成人,当流量降到 1L/min 以下而血流动力学指标满意时,可以把腔静脉完全钳闭并关闭转流泵,完成脱机过程(图 36.2)。

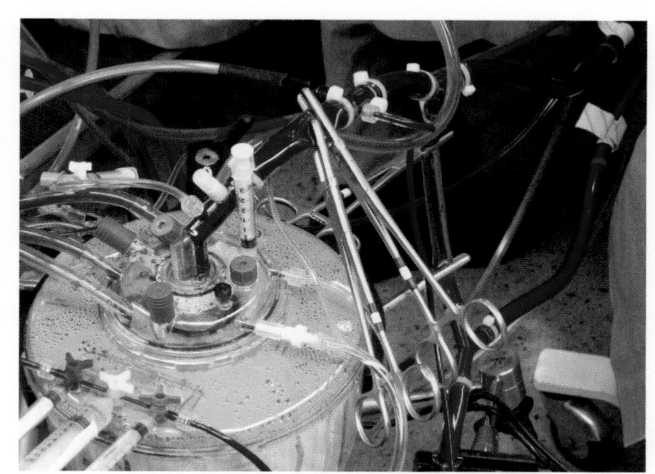

图 36.2 当静脉引流管完全钳闭,称为"脱机"

脱离体外循环是手术过程的重要步骤。麻醉医生应该停下来快速扫视一下患者和监护仪,确保双肺用氧气通气,血流动力学状态可以接受并保持稳定,心电图无新的缺血表现,心脏没有过分充盈扩张,输注药物准确无误。通过主动脉插管每次输入 50~100ml 的血液,观察血流动力学效应来对前负荷做进一步的微调。如果出现急性循环衰竭的征象如不稳定的心律,动脉压降低,充盈压升高或直视下心脏胀大,应该开放腔静脉引流管,启动动脉转流泵恢复体外循环。恢复体外循环后,评估脱机失败的原因,下一次尝试脱机前采取必要的干预措施,当血流动力学稳定在满意水平时,外科医生可以拔除腔静脉管。

脱机的下一步是拔除主动脉插管前把氧合器的余血尽可能输给患者。动脉输血比拔管后从静脉输血更快速方便。腔静脉插管和管道里面的血(约 500ml)可以引流回氧合器供输注。可以采取以下的方法增加患者的静脉容量:升高床头(头高体位)或给予硝酸甘油,对心功能受损的患者采取这些手段时要非常小心。头高位并输注硝酸甘油后充盈的静脉容量增加了对抗拔管后容量丢失的能力,即时只要摇平床位或减少硝酸甘油的用量就可以快速增加中心静脉容量。

停机后用鱼精蛋白中和肝素的抗凝作用。根据各个医院的习惯，鱼精蛋白可以在动脉插管拔出前或拔出后给药。拔管前给可以从氧合器继续输血，并且一旦出现严重的鱼精蛋白反应（参见第35章）易于迅速恢复体外循环。拔管后给可能会降低血栓形成和体循环栓塞的风险。开始输注鱼精蛋白后，停止吸引血液进入氧合器，防止鱼精蛋白进入体外循环系统，以备意外需要时随时恢复体外循环。与传统的鱼精蛋白输注方案对比，滴定输注能更有效地减少术后出血[41]。根据测量循环中肝素的水平调整鱼精蛋白的浓度。鱼精蛋白应该通过外周静脉缓慢输注，一般5～15分钟，同时密切观察，出现体循环低血压或肺动脉高压提示发生过敏反应[42-44]。给鱼精蛋白后，原本技术上有缺陷的冠状动脉旁路移植血管可能出现血栓导致急性缺血，酷似鱼精蛋白反应。

氧合器余血输入完毕，拔除动脉插管前应该对患者的状态进行整体评估，因为拔管后再恢复体外循环将要困难得多。心脏的节律应该是稳定的；通过测定动静脉压力、心排血量和TEE，评估心脏功能和血流动力学状态，应该是满意和稳定的。如果时间允许，应该做一个详尽并全面的TEE检查。食管中段四腔心切面（0°）以及食管中段右心室流入-流出道切面（45°～60°）观察右心室室壁运动评估右心室功能。在食管中段四腔心切面，可通过测量三尖瓣环平面收缩期位移（tricuspid annular systolic plane excursion，TAPSE）评估右心室功能并与转流前做对比。

发现房间隔突向左房说明右房的容量及压力过高。体外循环后室间隔运动异常需注意，可由以下因素引起：心外膜起搏，心肌顿抑，容量或压力超负荷以及缺血。食管中段四腔心切面（0°）以及右心室流入-流出道切面（45°～60°）能评估新出现或加重的三尖瓣反流，并预计有无右心室功能不全。深入探头至经胃底短轴切面进一步评估右心室功能。右侧心腔检测后继续评估左侧。多个食管中段解剖切面（如0°四腔心切面；90°二腔心切面；120°～150°主动脉长轴切面）以及经胃底切面可用来检测左侧心腔。

应特别注意新出现的局部室壁运动异常，室壁收缩增厚，左心室节段性室壁运动，收缩期二尖瓣前向运动导致左心室流出道梗阻，新的瓣膜异常以及舒张期末和收缩期心腔大小。新发生的局部室壁运动异常可能提示CABG存在技术上的缺陷或冠状动脉内气栓。收缩期前向运动导致的左心室流出道梗阻提示由于低容量导致的心腔充盈不足及心动过速或收缩高动力状态。新出现的瓣膜异常可能由于医源性瓣膜损害，心肌缺血，容量超负荷或心室功能不全。观察主动脉排除拔管后出现的主动脉夹层也很重要。如果时间允许，TEE也可通过左心室流出道和主动脉流出道多普勒来计算SV和CO。左心室和左房的舒张充盈可分别通过二尖瓣和肺静脉血流获得。左房、左心室容量连续测定可评估充盈压和心腔顺应性。

通过动脉血气、脉搏氧饱和度和呼气末二氧化碳监测确定氧合和通气充分。在拔除动脉插管前心脏出血应在可控制范围内。否则，拔管后单独从静脉输血很难跟上出血的速度。如果患者不能耐受抬起心脏以暴露有问题的部位，心脏后面的出血可能只能在体外循环下修补。拔管时的收缩压应该控制在85～100mmHg，以降低主动脉夹层或撕裂的危险[45]。如果需要，可以抬高床头或者给予小剂量短效的血管扩张剂以降低收缩压。严格控制血压只需要几分钟，插管部位安全即可。当所有置管成功拔除，抗凝中和完毕即完成了常规的停机过程。

心室功能不全的药物治疗

围手术期心室功能不全通常是一种短暂的收缩功能受损状态，可能需要短时正性肌力药支持。其中有些患者心肌收缩力严重低下，必须联合应用正性肌力药和血管扩张药以有效地改善心排血量和组织灌注。机械辅助装置继续用于明显的或严重的心源性休克状态。

体外循环和心脏手术后发生的重度心室功能不全，特别是低心排血量综合征，与慢性充血性心力衰竭（congestive heart failure，CHF）有所不同（框36.2）。体外循环后的患者通常存在血液稀释、中度低钙血症、低镁血症、血钾水平的改变等。由于温度和麻醉深度的不同，患者可能表现为低、正常或高的外周阻力。高龄、女性、左心室射血分数降低（LV ejection fraction，LVEF）、舒张功能不全、主动脉阻断时间延长、体外循环时间过长者，CABG后需要正性肌力药支持的可能性明显增高（表36.3）[30,32,37,46]。

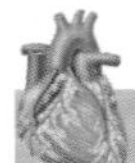

框36.2 体外循环后低心排血量综合征的危险因素

- 术前心功能不全
- 心肌缺血
- 心肌保护差
- 再灌注损伤
- 心脏手术修复欠佳或再血管化不足

心脏手术中或术后收缩功能不全可能是术前存在的收缩力受损的结果，也可能是新发生的情况。不正常的收缩，尤其在冠心病（coronary artery disease，CAD）患者，通常是由于缺血或梗死导致的心肌损伤造成的。收缩功能不全的程度与损伤的范围和时间有关。短时间（<10分钟）的心肌缺氧只导致局部的收缩功能不全，再灌注后可以迅速恢复。缺血时间延长到15～20分钟，再灌注后心功能也能恢复。只是这一过程会很慢，可能需要几小时到几天。这种缺血后可逆的心功能不全状态（尽管恢复正常血流）被称为心肌顿抑（myocardial atunning）[47-50]。更长时间的缺血会发生不可逆转的细胞损伤，导致心肌梗死，其特征为：心肌细胞内酶释放、细胞膜破裂、钙内流、持续的收缩功能不全，最终细胞肿胀坏死[51]。

除了上述因素，右心室功能不全和衰竭也是心脏术后发病率和死亡率的潜在原因[52-54]。许多因素可能导致围手术期右心室功能不全，如冠心病、右心室肥厚、既往心脏手术史，以及术中的情况如再血管化不足，低温保护不够等。各种心脏手术本身的技术困难（如右心室切开），右心室创伤，节律和传导系统不正常，停机时损伤右心室或鱼精蛋白反应。

以下讨论将提供心脏手术围手术期心室功能不全药物治疗的概述。治疗目标见表36.5。这些处理实际是表36.2所示的常规脱机准备的延续。

表 36.5 心功能不全的管理目标

变量	管理目标
心率和节律	维持正常的窦性心律，避免心动过速；对于心动过速或过缓，应用起搏或变时性药物（阿托品，异丙肾上腺素，肾上腺素），纠正酸碱、电解质紊乱，检查当前用药
心肌收缩力	评估血流动力学，TEE 评估心功能，观察有无 RWMA，除外缺血或梗死，观察有无流出道梗阻，评估是否需要正性肌力药，考虑联合应用正性肌力药和/或血管扩张药，考虑辅助装置（IABP/LVAD/RVAD）的应用
前负荷	TEE 观察舒张末容量及心脏大小，排外缺血、瓣膜病变、压塞、心内分流；利尿或扩血管（硝酸甘油）治疗升高的前负荷。监测 CVP，PCWP，SV；考虑使用正性肌力药和 IABP
后负荷	应用血管扩张剂避免后负荷增加（增加室壁张力）；防止低血压；维持冠状动脉灌注压；考虑应用 IABP 和无 α_1 作用的正性肌力药（多巴酚丁胺或米力农），或同时使用 IABP 和正性肌力药
氧运输	增加 FiO_2 和 CO；检查 ABG 和胸部 X 线片；按需进行机械通气；纠正酸碱紊乱

ABG，动脉血气；CO，心输出量；CVP，中心静脉压；FiO_2，吸入氧浓度；IABP，主动脉内球囊反搏；LVAD，左心室辅助装置；PCWP，肺毛细血管楔压；RVAD，右心室辅助装置；RWMA，局部室壁运动异常；SV，每搏量；TEE，食管超声心动图。

拟交感胺类

拟交感胺类（如儿茶酚胺）药物具有变力性和血管活性作用（框 36.3）。儿茶酚胺类通过兴奋 β_1 和 β_2 受体发挥正性肌力作用[55-57]。不同的儿茶酚胺类药物引起的血流动力学改变会因为 α、β、多巴胺能受体受激动的程度不同而异（表 36.6 和表 36.7）。

肾上腺素能药物的生理作用决定于它对 α，β，多巴胺受体的综合作用。任何肾上腺素能药物的作用效能受肾上腺素能受体的可用性和反应性的影响。血浆儿茶酚胺水平的慢性升高（如慢性充血性心力衰竭，长时间体外循环）将导致 β 受体数量和敏感性的下调[58]。体外循环后急性 β 肾上腺素受体敏感性下降已经被报道[59]。保持正常的酸碱状态、正常的温度和电解质水平也可以改善对肾上腺素能受体刺激的反应性。

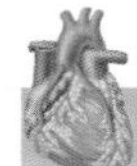

框 36.3 治疗心室功能不全的药物途径

- 变力性药物
- 磷酸二酯酶抑制剂
- 钙增敏剂
- 血管扩张剂
- 血管加压药
- 代谢支持药

表 36.6 拟交感类药物

药物	剂量		作用部位		作用机制
	静脉注射	输注	α	β	
多巴酚丁胺	—	2~20μg/(kg·min)	+	++++	直接
多巴胺	—	1~10μg/(kg·min)	++	+++	直接、间接
肾上腺素	2~16μg	2~10μg/min 或 0.01~0.4μg/(kg·min)	+++	+++	直接
麻黄素	5~25mg	—	+	++	直接、间接
异丙肾上腺素	1~4μg	0.5~10μg/min 或 0.01~0.10μg/(kg·min)		++++	直接
去甲肾上腺素	—	2~16μg/min 或 0.01~0.3μg/(kg·min)	++++	+++	直接

表 36.7 正性肌力药的血流动力学效果

药物	CO	dP/dt	HR	SVR	PVR	PCWP	MVO_2
多巴酚丁胺							
2~20μg/(kg·min)[a]	↑↑↑	↑	↑↑	↓	↓	↓或↔	↑
多巴胺							
0~3μg/(kg·min)	↑	↑	↑	↓	↓	↑	↑
3~10μg/(kg·min)	↑↑	↑	↑	↓	↓	↑	↑
>10μg/(kg·min)	↑↑	↑	↑↑	↑	(↑)	↑	↑↑

续表

药物	CO	dP/dt	HR	SVR	PVR	PCWP	MVO_2
异丙肾上腺素							
0.5~10μg/min	↑↑	↑↑	↑↑	↓↓	↓	↓	↑↑
肾上腺素							
0.01~0.4μg/(kg·min)	↑↑	↑	↑	↑(↓)	(↑)	↑or↔	↑↑
去甲肾上腺素							
0.01~0.3μg/(kg·min)	↑	↑	↔(↑↓)	↑↑	↔	↔	↑
磷酸二酯酶抑制剂[b]	↑↑	↑	↑	↓↓	↓↓	↓↓	↓
左西孟旦[c]	↑↑↑	↑↑	↑	↓↓	↓↓	↓↓	↑or↔

[a] 显示剂量为最常用的剂量范围，对于各个患者，剂量应该个体化。

[b]磷酸二酯酶抑制剂通常先给负荷量，然后持续输注：氨力农：负荷量 0.5~1.5mg/kg，持续输注 5~10μg/(kg·min)；米力农：负荷量 50μg/kg，持续输注 0.375~0.75μg/(kg·min)。

[c]左西孟旦通常先给负荷量，然后持续输注 24 小时：8~24μg/kg 负荷量，持续输注 0.1~0.2μg/(kg·min)。(Toller W, Heringlake M, Guarracino F, et al. Preoperative and perioperative use of levosimendan in cardiac surgery: European expert opinion. *Int J Cardiol*. 2015;184:323-336.)

CO，心排血量；dP/dt，心肌收缩性；HR，心率；MVO_2，心肌氧耗；PCWP，肺毛细血管楔压；PVR，肺血管阻力；SVR，体血管阻力；↑，轻度增加；↑↑，中度增加；↑↑↑，重度增加；↔，无改变；↓，轻度下降；↓↓，中度下降。

Modifi ed from Lehmann A, Boldt J. New pharmacologic approaches for the perioperative treatment of ischemic cardiogenic shock. *J Cardiothorac Vasc Anesth*. 2005;19:97-108.

治疗心室功能不全时药物的选择，受患者病理生理异常和医师习惯的影响。如果左心室功能降低是由于收缩力减低造成的，就要选择增加心肌收缩力的药物。β 受体激动剂改善收缩力和组织灌注，但同时增加心肌氧耗(myocardial oxygen consumption, MVO_2)并降低冠状动脉灌注压(coronary perfusion pressure, CPP)。然而，如果导致心功能降低的主要因素是低血压伴发的 CPP 降低，应用 α 激动剂可以提升血压并改善舒张期冠状动脉灌注。

儿茶酚胺类对于治疗原发性右心室功能不全也有效，因为所有的 $β_1$ 肾上腺素能激动剂均增加右心室收缩力。已经有研究表明肾上腺素、去甲肾上腺素、多巴酚丁胺、异丙肾上腺素、多巴胺、左西孟旦和磷酸二酯酶-Ⅲ(phosphodiesterase fraction Ⅲ, PDE Ⅲ)抑制剂治疗右心室收缩功能不全有效。如果右心室收缩力降低合并后负荷增加，应该应用具有扩张血管和正性肌力作用的药物，包括肾上腺素、异丙肾上腺素、多巴酚丁胺、左西孟旦和 PDEⅢ抑制剂、吸入性 NO 和前列腺素[60-66]。

肾上腺素

肾上腺素剂量依赖性刺激 α, β 肾上腺素能受体[56,57]。低剂量肾上腺素与 β 肾上腺素能受体与更高的亲和力，高剂量时与 α 受体有更高的亲和力。这为临床运用肾上腺素所观察到的双相反应提供依据：低剂量时血流动力学主要表现为收缩力及心率增加(β 受体作用)；高剂量时，主要观察到血管收缩(α 受体作用)[56,57]。

肾上腺素经常被用于协助脱离体外循环(框 36.4)。在早期的研究中，体外循环后输注肾上腺素 0.03μg/(kg·min)与基础水平相比能分别增加 30% 心脏指数(cardiac index, CI)，27% MAP 和 11% HR[67]。

框 36.4 正性肌力药

- 肾上腺素
- 去甲肾上腺素
- 多巴胺
- 多巴酚丁胺
- 异丙肾上腺素

另一项研究表明，肾上腺素剂量为 0.01、0.02、0.04μg/(kg·min)预期分别增加每搏量 2%、12%、22%；增加心脏指数 0.1、0.7、1.2L/(m^2·min)[68]。在低剂量范围[0.01~0.04μg/(kg·min)]，心率增加不明显，最大增加 10 次/min。Lobato 及其同事[69]发现，体外循环 CABG 手术中，肾上腺素 0.03μg/(kg·min)输注时，观察到心输出量明显增加，而心率只轻微增加。在一项包含术前口服 β 受体阻滞剂的患者研究中，与安慰剂相比，输注高剂量肾上腺素[0.1μg/(kg·min)]分别增加 24.1% CI 和 14.1% HR[70]。这些研究表明心率的增加一般在更高剂量中被观察到。心脏手术后经常应用肾上腺素来支持体外循环再灌注后“顿抑”心脏的功能。Butterworth 等[71]证明体外循环后肾上腺素 0.03μg/(kg·min)增加 14% 的心脏指数和每搏量而不增加心率。总之，体外循环心脏手术患者输注肾上腺素 0.01~0.04μg/(kg·min)可以有效提升心输出量而较少增加心率(见表 36.7)[67-69,71]，(参见第 11 和 38 章)。

多巴酚丁胺

多巴酚丁胺是一种合成的儿茶酚胺，与 β 受体具有强的亲和力，总体作用是剂量依赖性地增加心排血量及心率而降低舒张期充盈压[61]。若干研究均表明心脏手术患者输注多巴酚丁胺产生明显的 CI 和 HR 增加[61,67,71,72]。低心排综合征的患者，多巴酚丁胺能增加超过 25% HR 及降低 SVR[61,72]。有学者比较了 52 例 CABG 患者输注肾上腺素 0.03μg/(kg·min)和多巴酚丁胺 5μg/(kg·min)的效果[71]，两者都可以显著及类似地增加每搏量指数(SV index, SVI)，然而肾上腺素只增加心率 2 次/min，而多巴酚丁胺增加心率达 16 次/min。在一项 100 例心脏手术患者的研究中，多巴酚丁胺每增加 1μg/(kg·min)，HR 平均增加 1.45 次/min[73]。在一项随机的多中心研究中，在低 CI[<2.0L/(m^2·min)]患者中比较多巴酚丁胺及米力农的效果，1 小时多巴酚丁胺治疗组增加

CI55%，而米力农组增加 36% CI[61]。在血流动力学方面，多巴酚丁胺组增加 35% HR 和 31% MAP；而米力农组增加 10% HR 和 7% MAP。多巴酚丁胺与高血压和新出现的心房纤颤事件具有更高的相关性（18% VS 5%，$P<0.04$）[61]。

除了增加收缩力，多巴酚丁胺对缺血心肌的代谢还有一些有益作用。动物实验静脉和冠状动脉内注射多巴酚丁胺可以增加冠状动脉血流[74]。心脏术后起搏的患者，多巴胺增加氧需求而不增加氧供，多巴酚丁胺则增加氧摄取和冠状动脉血流。然而，由于心率的增加是决定 MVO_2 的主要因素，如果诱发了心动过速，多巴酚丁胺的这些有益作用就会被抵消。在多巴酚丁胺诱发试验中，超声心动图下出现节段性室壁运动异常提示心动过速和 MVO_2 增加会导致心肌缺血（参见第1和2章）[75]。

多巴胺

多巴胺是一种内源的儿茶酚胺，也是去甲肾上腺素和肾上腺素的直接前体。其作用是通过刺激肾上腺素能受体和特殊的突触后多巴胺受体（D1 受体）介导的，后者位于肾脏，肠系膜和冠状动脉血管床[56,57,76]。与其他内源性儿茶酚胺相比，多巴胺的独特之处在于其对肾脏的作用。已经证明它可以增加肾动脉血流 20%~40%，机制是通过入球小动脉直接舒张和出球小动脉的间接收缩[77]，最终导致肾小球滤过率增加，髓旁肾单位氧供增加。小剂量多巴胺[0.5~3.0μg/(kg·min)]主要刺激多巴胺能受体；3~10μg/(kg·min)的剂量非选择性地激活大多数肾上腺素能受体；更大剂量[>10μg/(kg·min)]的多巴胺主要起血管收缩的作用。多巴胺作用的剂量依赖性会受多种因素影响，如受体的调节，同时应用的其他药物，以及个体间和体内的差异性[56,57,67]。

在接受心脏手术的患者中，多巴胺 2.5~5.0μg/(kg·min)可产生 CI 和 HR 的明显增加[72,78]。剂量>5μg/(kg·min)可导致 MAP 和肺血管阻力（pulmonary vascular resistance，PVR）的增加而 CO 无明显增加[78]。在接受心脏手术的低心排患者中，一项研究表明多巴胺较基础水平能使 CI 增加 57.9%，HR 增加 25.5%[79]。Tarr 及其同事[72]在一项 75 例的随机实验中对比多巴胺、多巴酚丁胺及依若昔酮在脱离体外循环时的效能，多巴胺组 25 例患者中有 9 例血流动力学反应不明显。其余 16 例患者表现为 CI 增加 25.7%，HR 增加 44.3%，而 SVI 少量增加。多巴胺治疗组 CI 的增加明显较多巴酚丁胺组少[72]。Steen 及其同事[67]早期研究中发现，在引起心肌收缩力增加相似的情况下，多巴胺较多巴酚丁胺或肾上腺素更易导致心动过速而且程度很难预计。这些研究提示多巴胺在小剂量时主要引起 HR 的明显增加，CI 的中度增加。在更高剂量时，表现为不伴 CO 增加的 MAP 及 PVR 明显增加。多巴胺增加 HR 并导致快速性心律失常这一特性可能会限制其在体外循环心脏手术患者脱机时的应用。

去甲肾上腺素

去甲肾上腺素是内源性儿茶酚胺，具有强的 α 受体亲和力，轻到中度的 β 受体亲和力[56,57]。去甲肾上腺素对 a 受体高的亲和力为其强的血管收缩及较轻的变力和变时特性提供基础。去甲肾上腺素血流动力学总体表现为收缩压、舒张压及脉压增加，而 CO 及 HR 增加不明显。去甲肾上腺素主要用来治疗体外循环后低 SVR 患者。去甲肾上腺素可用于接受正性肌力药患者增加 MAP。体外循环中，去甲肾上腺素可与米力农、多巴酚丁胺、左西孟旦联合应用来中和后者带来的体外循环扩张和低血压效应[80,81]。去甲肾上腺素也被报道用于脓毒血症治疗。Meadows 等[82]治疗了 10 例重度败血症和低血压且对扩容、多巴胺和多巴酚丁胺均无反应的患者。单独应用去甲肾上腺素[0.03~0.89μg/(kg·min)]改善动脉血压、左心室每搏功指数、尿量，大多数 CI 也有改善。Desjars 等[83]研究了败血症低血压患者长时间输注去甲肾上腺素对肾脏的影响。去甲肾上腺素[0.5~1.0μg/(kg·min)]复合小剂量多巴胺比单独应用多巴胺更能改善尿量和肾功能[83]。去甲肾上腺素可以用于体外循环后 SVR 低的患者（如血管麻痹综合征）以提升 MAP[84]。如果心功能不全主要是由于冠状动脉灌注压降低造成的，那么应用血管收缩药可能是最佳选择。

异丙肾上腺素

异丙肾上腺素是强效非选择性 β 肾上腺素能受体激动剂，无 α 受体激动作用。异丙肾上腺素舒张骨骼肌、肾脏、肠系膜血管床，降低舒张血压[56]。强力的变时性作用加上降低冠状动脉灌注压的倾向，限制了异丙肾上腺素在冠心病患者的应用。其适应证包括治疗心动过缓（尤其是同种心脏移植后），肺动脉高压以及先天性心脏病后的心力衰竭[85]。急性缓慢性心律失常或房室传导阻滞时，异丙肾上腺素仍然是作为首选的变时性药物以刺激心脏起搏细胞。心脏手术中异丙肾上腺素的此种作用有限，因为人工起搏很容易完成。异丙肾上腺素可以缩短心肌传导的不应期，增加自律性。应用异丙肾上腺素时见到的心动过速，是由于药物对窦房结和房室结的直接作用以及外周血管扩张反射性引起的。心脏移植中常规应用异丙肾上腺素以提升自律性和正性肌力作用，以及它对肺动脉的血管扩张作用。

磷酸二酯酶抑制剂

PDEⅢ抑制剂米力农、氨力农是联吡啶衍生物，增加环磷酸腺苷（cyclic adenosine monophosphate，cAMP），钙内流，以及收缩蛋白对钙的敏感度[56,57]。PDEⅢ抑制剂通过抑制 cAMP 细胞内降解使 cAMP 水平增加，从而增加心肌收缩力。这些药物具有独特的激活位点，并不通过激活肾上腺素能受体发挥作用。其正性肌力作用主要通过抑制 PDE 酶，而不是激活 β 受体。因此，其作用效能不受以前应用 β 阻滞剂的影响，对于 β 受体下调的患者也不会降低效果[58]。除了正性肌力作用之外，这些药物导致体循环和肺循环血管扩张，并增加舒张期松弛。由于这种血流动力学作用的组合（正性肌力支持和血管扩张），人们用一个新的名词来描述这类药物——正肌扩管药（inodilator）（框 36.5）。

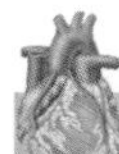

框 36.5 正肌扩管药及其他药物

- 氨力农
- 米力农
- 多巴酚丁胺
- 肾上腺素加硝普钠
- 左西孟旦
- 奈西立肽

米力农在增加心排血量的同时似乎并不增加总体的氧耗。Monrad 等[86]对慢性心力衰竭患者应用米力农，CI 增加了 45%，而总体 MVO_2 没有变化[86]。数据也显示米力农可以改善心肌的舒张性和顺应性（正性变舒张作用（lusitropic））以及增加冠状动脉灌注[30,69,87,88]。影响舒张功能的可能机制是通过降低左心室壁张力，增加心室充盈，从而改善心肌血流和氧供（表 36.7）。欧洲米力农多中心试验组的结果证实了心脏手术患者短期应用米力农对增强心室功能的作用[89]。这项前瞻性研究观察了体外循环后的患者静脉应用米力农的效果。所有患者均静脉给予负荷量的米力农（50μg/kg，10 分钟给完），然后持续静脉输注 12 小时，剂量分别为 0.375、0.5、0.75μg/（kg·min）。观察发现每搏量和 CI 显著增高。同时发现 PCWP、CVP、PAP、MAP、SVR 显著降低。18 例患者（14%）出现心律失常，多数发生于 0.75μg/（kg·min）组。两例发生严重心律失常，均为发生于较高剂量组的阵发性快速心房纤颤。

在另一项研究中，Bailey 等[90]发现体外循环后给予负荷剂量的米力农（50μg/kg），然后持续输注 0.5μg/（kg·min）可以显著增加心排血量。Butterworth 等[91]在一项剂量逐步增加的实验中研究了成人心脏手术后米力农的药代动力学和药效动力学：对脱机后 CI 低于 3.0L/（m^2·min）患者应用米力农（剂量分别为 25、50 和 75μg/kg）。3 种剂量的米力农均显著增加 CI。50 和 75μg/kg 组比 25μg/kg 组 CI 增加更显著。与 50μg/kg 组相比，75μg/kg 组 CI 有所增加，但低血压发生率高，需要静脉输液、输血甚至去氧肾上腺素输注。25、50 和 75μg/kg 组的初始分布半衰期分别为 4.6、4.3 和 6.9 分钟，终末清除半衰期分别为 63、82 和 99 分钟。这些结果提示要最优化血流动力学效果（同时最小化任何潜在的心律失常），中等剂量（如 50μg/kg 负荷量后 0.5μg/（kg·min）持续输注）的米力农可能最有效，最终的血浆浓度高于 100ng/ml。对于左心室功能严重低下的患者，在体外循环下应用负荷剂量，可以避免 MAP 过低，减少脱机时合用其他正性肌力药的可能性[91-93]。

氨力农代表第一代 PDE Ⅲ抑制剂用于体外循环脱机过程中。与多巴酚丁胺相比，氨力农更有效地增加每搏量和心排血量，降低体循环及肺循环血管阻力[94,95]。Gage 等[96]报道氨力农和多巴酚丁胺合用后心排血量较单独应用多巴酚丁胺时显著增加。血小板减少是输注 PDE Ⅲ抑制剂的潜在风险因素。目前，氨力农可导致血小板减少，且与剂量呈相关性，从而限制其在心脏手术中的应用[97,98]。相比之下，米力农未发现有血小板相关不良反应。George 等[99]未能证明心脏手术患者输注米力农 48 小时后有显著的血小板减少。同样，Kikura 等[100]发现与对照组相比，体外循环心脏手术患者输注米力农不会导致血小板数量及功能上明显的改变。

总之，PDE Ⅲ抑制剂为一类具有独特机制的正肌扩管药，与 β 受体无关，其增加心肌收缩力并降低体循环及肺循环阻力。PDE Ⅲ抑制剂增加心肌舒张性及顺应性，改善舒张期充盈。这些特性使 PDE Ⅲ抑制剂特别适用于 β 受体下调、右心功能不全、肺高压、舒张功能不全及低心排综合征的患者[57]。

钙增敏剂

左西孟旦是一种新型的正性肌力药，属于钙增敏剂[56,57]。左西孟旦结合 3 个不同位点，此特性决定其独特的三重药学作用[101]。它可以通过 Ca^{2+} 依赖结合位点选择性结合肌钙蛋白 C，延长有效的桥联时间，发挥正性肌力作用。左西孟旦也可以特异性地与心肌线粒体上 ATP 敏感性 K^+ 通道（ATP-dependent K^+ channel，K^+/ATP）结合，达到抗缺血再灌注损伤作用。通过调节线粒体钙内流，开放 ATP 敏感性 K^+ 通道使再灌注损伤导致的梗死面积减少[102]。第三个位点位于血管平滑肌水平。在此位点，左西孟旦结合并打开 ATP 敏感性 K^+ 通道，达到降低体循环阻力，减少心脏前、后负荷。血管扩张作用能增加冠状动脉及肾脏血流。左西孟旦的独特之处在于发挥正性肌力作用的同时不增加心脏的生物能[103]。通过总体心脏工作负荷减少，心脏保护作用，正性变舒张作用及心肌氧供净增加等达到心肌保护[101,103,104]。

左西孟旦药代学与药效学独特在于其活性代谢产物的强度与效能与原形产物相似[105,106]。负荷剂量后将近 4 小时达到药物稳定浓度。然而，其活性代谢产物 OR-1986 在 48 小时达到峰值，并且保持活性超过 300 小时（输注后 12～14 天）。活性代谢产物 OR-1986 维持每搏指数增加，降低心脏工作负荷，改善心脏术后低心排综合征患者的冠状动脉和肾脏血流。中间或长效代谢产物的形成可允许药物停止使用而不用担心有益的正性肌力和血流动力学作用消失。并且，由于左西孟旦的作用机制与 β 受体无关，所以联合使用 β-阻滞剂与左西孟旦无相互拮抗作用[107]。这一特性使早期运用 β-阻滞剂治疗成为可能并可防止或管理术后出现的快速型心律失常[108]。

低 LVEF 患者心脏手术围手术期使用左西孟旦是有益的[109-112]。总之，左西孟旦通过增加 SVI 及冠状动脉血流，降低 SVR 并减少氧耗达到心肌保护[112]。Levin 等[113]在一项随机实验中，对比了 137 名 CABG 手术后 LCOS 患者使用左西孟旦优于多巴酚丁胺。与多巴酚丁胺组相比，左西孟旦组术后 30 天的死亡率更低（8.7% vs 25%，$P<0.05$），所需血管收缩药、多种强心药更少，以及 IABP 使用率也更低。

在另一项研究中，比较了左西孟旦联合多巴酚丁胺与米力农联合多巴酚丁胺；结果左西孟旦联合多巴酚丁胺组在停药数小时后患者 SVI 仍持续增加[114]，且与米力农-多巴酚丁胺组相比，左西孟旦-多巴酚丁胺组所需的血管加压药支持更少。在一项临床试验的 Meta 分析中，Harrison 等[115]评估了术前伴或不伴收缩功能不全患者心脏手术使用左西孟旦的作用，研究人员得出使用左西孟旦能减少死亡及其他不利后果，如术后肾功能不全需透析治疗，术后心房纤颤，心肌损伤。这些有利效果在 LVEF 低的患者表现得更明显。Eriksson 等一项随机双盲实验中，CABG 手术且 LVEF 受损（≤50%）的患者使用左西孟旦更易脱机，所需额外的强心药或机械循环辅助设备更少[116]。60 例患者麻醉诱导后立即接受左西孟旦[12μg/kg 静脉注射后 0.2μg/（kg·min）持续输注]或安慰剂治疗。左西孟旦组较安慰剂组首次脱机更容易（$P=0.002$）。安慰剂组中 4 例患者第 2 次脱机仍失败，这些患者不得不接受 IABP 支持，而左西孟旦组无一例此类情况（P=NS）。

目前,欧洲心脏学会推荐应用左西孟旦治疗慢性心力衰竭急性恶化和心肌梗死后急性心力衰竭[112,117]。还发现对于急性冠脉综合征的患者,左西孟旦能增强顿抑心肌的收缩功能[118]。该药在欧洲已经用于临床,在美国处于试验第三阶段[112]。已经有报道将左西孟旦用于围手术期高危心脏手术患者,左心室功能不全,脱机困难,二尖瓣置换术后严重右心衰竭等[112,119-124]。已有的用法包括术前、脱机时以及术后使用至 28 天。左西孟旦增加心肌收缩力、降低阻力、减少代谢消耗以及无致心律失常的作用使它成为处理低心排血量综合征和右心衰竭患者时有用的辅助治疗药物。

血管扩张药

心脏手术中应用血管扩张药如硝酸甘油、硝普钠(sodium nitroprusside,SNP)、尼卡地平及氯维地平的适应证包括处理围手术期体循环或肺循环高压、心肌缺血、压力或容量过负荷导致的心室功能不全(框 36.6)[125-128]。多数情况下可以应用硝酸甘油、硝普钠或氯维地平,它们共同的特征是起效快、超短效以及容易滴定。然而,它们的药理学差别还是很大的。冠心病或缺血患者首选硝酸甘油,因其选择性扩张冠状动脉而不引起冠状动脉窃血。处理心室容量负荷或右心室压力负荷过重时,硝酸甘油比硝普钠更有优势。它主要作用于静脉血管床,因而造成前负荷下降,而不会显著危及体循环动脉压力。硝酸甘油的好处在于增加每搏量,降低室壁张力和 MVO_2,降低 LVEDP 因而增加心内膜下心肌灌注,维持冠状动脉灌注压。硝普钠是作用更强的动脉扩张剂,由于冠状动脉窃血现象或降低冠状动脉灌注压,可能会加重心肌缺血。然而,其有效的降压作用可用于处理围手术期高血压性疾病的首选,以及在反流性瓣膜病术中或术后用来降低后负荷[125]。

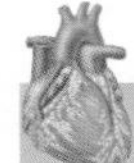

框 36.6 脱机时血管扩张药的作用

- 降低左右心室壁的张力(后负荷)
- 减少静脉回流(前负荷)
- 改善舒张功能
- 改善冠状动脉血流

虽然硝酸甘油和硝普钠被用于心脏手术中高血压的管理,但两种药物均有一定的限制。硝酸甘油对动脉扩张有限。硝普钠可有效地扩张动脉,但会带来反射性心动过速,快速耐药性,抑制低氧性肺血管收缩,增高颅内压,减少肾血流[128],且输注硝普钠有可能会出现氰化物中毒。硝普钠滴定给药有一定困难,经常导致给药过量而出现低血压。考虑到这些限制,降压药中 Ca^{2+} 通道阻滞剂如氯维地平、尼卡地平可能为可行的选择。

氯维地平是一类起效快,二氢吡啶类 L-型 Ca^{2+} 通道阻滞剂,直接作用于动脉阻力血管,对静脉容量血管作用有限[128-130]。起效及消除迅速(大约 1 分钟)使其特别适用于术中急性高血压的管理[131]。尼卡地平也是选择性扩张动脉的一类二氢吡啶 Ca^{2+} 通道阻滞剂[125,132,133]。尼卡地平可降低体循环及冠状动脉阻力,增加冠状动脉血流。但与氯维地平相比,其使用受到一定限制,因其半衰期长,消除更慢[134,135]。在"围手术期氯维地平治疗高血压安全事件评估"(Evaluation of Clevidipine in the Perioperative Treatment of Hypertension Assessing Safety Events,ECLIPSE)实验中,比较了心脏手术围手术期使用氯维地平、硝酸甘油、硝普钠和尼卡地平治疗高血压[128]。在个体治疗队列分析中,围手术期氯维地平较硝酸甘油或硝普钠更有效地到达预先设定的血压水平。在术后阶段,在达到目标血压方面,氯维地平与尼卡地平相似。在各治疗组中,心肌梗死、卒中、肾功能不全无明显区别。氯维地平组与硝酸甘油组及尼卡地平组相比,死亡率相似,而硝普钠组与氯维地平组相比,死亡率更高($P=0.04$,单变量分析)。心房纤颤和窦性心动过速发生率在各组中相似[128]。

尽管血管扩张治疗在处理充血性心力衰竭方面证实有效,但在治疗围手术期心室功能不全时应用还有一定困难。在低心排血量综合征时,泵功能的损害与灌注压不足并存,此时,有理由联合应用血管活性和心脏活性多种药物治疗(如硝酸甘油或硝普钠与肾上腺素,米力农或去甲肾上腺素合用)。联合用药可以使作用具有更高选择性。在避免一种药物副作用的同时增加另外一种药物的有益作用[136,137]。要使特定组合药物期望的作用达到最大,就需要利用肺动脉导管和 TEE 经常评估心脏的功能。这样就可以看到 Starling 曲线和压力-容量环随着治疗向左上移动(参加第 6、13 和 38 章)。

血管麻痹综合征和体外循环

血管麻痹综合征在 20 世纪 90 年代后期提出,是一种与体外循环相关的由于血管极度扩张导致的低血压,并对传统的儿茶酚胺或血管收缩药无反应的一组综合征[138]。与术前使用血管扩张药可能相关,并增加心脏手术术后发病率与死亡率[139]。两种药物已经被报道可治疗体外循环后血管麻痹综合征:血管升压素和亚甲蓝。

血管升压素

精氨酸加压素(抗利尿激素)是垂体后叶产生的肽激素,在水平衡方面起重要作用,可促进肾集合管对水的吸收[140]。血管升压素静脉注射可有效收缩血管,一开始用于感染导致的血管扩张性休克[141]及心室辅助装置植入[142]。因为其血管加压作用机制与儿茶酚胺类不同(作用于 VP1 受体),血管升压素持续输注可减少儿茶酚胺类药物如去甲肾上腺素大剂量使用并治疗体外循环后发生的血管扩张[143]。血管升压素增加体循环并稍扩张肺血管,因此可用于因右心室功能不全导致的低血压,但这一作用并未明确在人体中证实[144,145]。报道的输注剂量范围为 0.01~0.6IU/min[146]。血管升压素运用可导致皮肤坏死,因此应谨慎使用并使用最低有效剂量[147]。

亚甲蓝

亚甲蓝,因静脉注射后能将某些组织染色而被用于手术中,其可抑制鸟苷酸环化酶及环鸟苷酸代谢产物,而后两者能引起血管平滑肌松弛[148]。亚甲蓝已被用于一些情况(包括心脏手术)下出现的严重心血管扩张休克的急救治疗[149-151]。在一项服用血管紧张素转化酶抑制剂患者的随机实验中,体外循环期间给予亚甲蓝 3mg/kg 可增加 SVR 和 MAP 且没有带来不利影响,并可减少体外循环后升压需求及血清乳酸水平[152]。另一项随机实验,在手术前 1 小时给予患者 2mg/kg

亚甲蓝预防体外循环相关的血管麻痹综合征。治疗组未出现血管麻痹综合征而对照组发生率有 26%[153]。亚甲蓝可导致尿液及皮肤瞬间变色并影响脉搏血氧饱和度监测。在一项体外循环心脏手术中发生血管麻痹的 57 例患者的回顾性分析中,使用亚甲蓝治疗血管麻痹是不良预后的独立相关因素[154]。亚甲蓝因其抑制单胺氧化酶 A 可导致 5-羟色胺综合征[155]。在另一项案例报道中,体外循环期间亚甲蓝的使用与高铁血红蛋白血症有关[156]。这些报道表明亚甲蓝的安全性以及其相关不良预后原因需被进一步研究。尽管需更多的研究,储备亚甲蓝为急救治疗而不是预防用药可能是明智的选择[154]。

其他药物治疗

按照表 36.2 和表 36.5 描述的步骤,大多数患者可以脱离体外循环。然而,有很少一部分患者由于慢性终末期充血性心力衰竭,或由于心脏手术中急性刺激造成心源性休克导致难以安全脱机。这些患者可能需要机械循环支持(如 IABP、心室辅助装置),见下文或参见第 28 章。然而,在应用进一步治疗手段同时,医生们还会尝试其他的药物治疗。

有争议的早期的治疗

一些研究提示血浆甲状腺激素浓度降低可能是导致体外循环后心肌功能降低的原因[157,158]。很多研究人员发现转流期间和转流后循环甲状腺素(T_3)浓度降低,且以体外循环结束时和结束后最初的几个小时最为显著[157]。已经有人将甲状腺激素用于心脏手术,方法是静脉输注 T3(2μg/h 直到总量为 0.5μg/kg),这种方法用于开始不能脱机的患者可以提升 MAP 和 HR,降低 LAP 和 CVP。此外,极化液(glucose-insulin-K^+,GIK)或单纯葡萄糖和胰岛素有助于支持体外循环后心脏代谢。心脏手术中胰岛素的治疗可改善糖的利用和能量代谢,从而改善心脏功能[159-163]。

心力衰竭和心源性休克的新疗法

利钠肽

由于体外转流激活的若干神经内分泌通路是转流后心室功能不全形成的病理生理基础,特别是术前即存在的低心排综合征患者。体外循环心脏手术患者血浆肾上腺素、去甲肾上腺素、精氨酸加压素升高[164]。神经内分泌激活总体效应为促进 Na^+和水重吸收,增加 SVR,导致心脏及肾脏功能不全并增加死亡率[165,166]。识别神经内分泌激活的体液介质并阻断特定的神经内分泌通路可成为治疗的目标。

在转机后心功能不全的患者中观察到心钠肽和脑钠肽(brain natriuretic peptide,BNP)及其前体可调节或减少神经内分泌激活的瀑布效应[167,168]。重组人脑钠肽,奈西立肽同时具有血管扩张和利尿作用。这一 30 个氨基酸肽可抑制肾素-血管紧张素轴激活及血浆儿茶酚胺的释放[169]。在心力衰竭的患者,静脉注射奈西立肽可舒张血管,降低前负荷及 SVR,增加 CI[170-172]。它没有正性肌力作用。与硝酸甘油及多巴胺丁胺相比,奈西立肽较硝酸甘油有更强的降低前负荷作用,且心律失常发生率小于多巴胺丁胺[173,174]。在一项心脏手术围麻醉期使用奈西立肽的研究中,CABG 且 LVEF<40% 的患者随机接受奈西立肽治疗,治疗组可改善术后肾功能,增加 180 天中位生存期[175]。Chen 及其同事[176]研究了低剂量奈西立肽对术前即存在肾功能不全患者接受心脏手术的肾保护作用。研究人员表明对术前即存在肾功能不全患者给予小剂量奈西立肽[0.005μg/(kg·min)]输注 24 小时,在 48 和 72 小时检测有保护肾功能作用。这两个实验的结果表明对接受心脏手术的患者奈西立肽在保护肾功能方面具有一定作用和前景。

人心房钠尿肽(atrial natriuretic peptide,ANP)为心房释放的 28 个氨基酸多肽,主要作用为增加血管内容量[177]。低剂量输注卡培立肽(利钠肽的重组形式),可改善 CABG 且左心室功能不全患者的肾功能,表现为血清肌酐水平下降,肾小球滤过率增加[178,179](参见表 36.8)。在另一项 303 例慢性肾功能不全患者接受 CABG 的随机实验中,卡培立肽输注可提供心脏保护作用,表现为与安慰剂组相比,卡培立肽组可减少心脏及心脏相关死亡事件[180],且治疗组术后 1 周的神经激素水平如血管紧张素Ⅱ和醛固酮水平更低。Sezai 等[179]在一项 367 例高风险(欧洲心脏手术风险评估[EuroSCORE]>6)且接受 CABG 患者的随机对照试验中研究了卡培立肽的疗效。研究人员表明卡培立肽治疗组心脑血管不良事件发生率明显低于安慰剂组($P<0.0001$),需要透析比例也低于对照组($P=0.0147$)。研究人员推断:在接受 CABG 高风险患者在术后早期阶段输注卡培立肽可减少术后主要的心脑血管不良事件及血液透析治疗比例。

总之,CABG 期间低剂量卡培立肽输注可改善肾脏及心脏预后,可能是通过舒张血管,利钠作用及体外循环心脏手术期间神经激素调节的综合作用。在管理体外循环心脏手术患者存在心脏、肾脏功能不全时可成为一种选择。

伊司他肟

伊司他肟是一种静脉使用类固醇衍生物,可激活肌质网 Ca^{2+}ATP 酶 2a 泵(sarcoplasmic reticulum Ca^{2+} ATPase isoform 2a pump,SERCA2a,见表 36.8),主要作用为抑制膜上 Na^+/K^+-ATP 酶[169,181]。调节细胞内 Ca^{2+}流动是控制心肌收缩和松弛的关键。SERCA2a 激活减少可抑制心肌的收缩及松弛。临床试验证实伊司他肟在心力衰竭治疗方面有效[182-184],在心动周期的收缩期及舒张期均发挥作用[169,183]。此作用是通过抑制细胞膜 Na^+/K^+-ATP 酶,从而导致细胞内 Ca^{2+}增加,收缩增强[185,186]。舒张期,伊司他肟通过增加 SERCA2a 泵活性,增加肌质网内 Ca^{2+}封存,最终导致心肌更有效的松弛。在第Ⅱ阶段"心力衰竭加重及左心室收缩功能减低患者使用伊司他肟的血流动力学效果"的随机双盲对照实验中,伊司他肟在有心衰史及 LVEF≤35% 患者中可使左心室舒张末压及肺毛细血管楔压降低,CI 和收缩压增加[184]。在 3 个独立的机构中心,每个中心纳入 40 例患者,通过逐步增加伊司他肟剂量[0.5、1、1.5μg/(kg·min)]来研究其功效。研究人员发现使用伊司他肟可增加收缩压而舒张压无明显改变。最高剂量组观察到短暂的 CI 升高伴随着心率减慢,舒张及收缩容积减少,但射血分数无明显改变。伊司他肟治疗组在超声心动图上观察到各舒张充盈参数改善[183,184]。此次研究中伊司他肟并未用于心脏手术,然而,其独特的药学特性使其可作为体外循环后低心排综合征患者治疗的参考用药。

Omecamtiv Mecarbil

Omecamtiv Mecarbil 是一种新型静脉使用肌凝蛋白激动剂(见表 36.8)[169,187]。收缩机制的产生是由于肌球蛋白与肌动蛋白的紧密相连。增加两者的紧密程度可成比例地增加收缩的强度和时间。Omecamtiv Mecarbil 增加肌球蛋白和肌动蛋白结合比例，使收缩力增强，收缩期射血时间延长[169,188]。激活下游 Ca^{2+} 依赖通路可能是有害的，而 Omecamtiv Mecarbil 的独特之处在于其在肌小节水平上增加收缩力达到强心效果[187]。在第Ⅱ阶段双盲对照"急性心力衰竭使用 Omecamtiv Mecarbil 增加收缩力"研究中，患者接受 Omecamtiv Mecarbil 治疗表现出剂量依赖性的血压升高，收缩期射血时间延长并伴随心率下降[189]。虽然没有观察到可最终改善呼吸困难，Omecamtiv Mecarbil 因其缺乏变时性作用而可能具有一定价值。此药物目前处于第Ⅱ期临床试验，仍需进一步研究其在心脏手术中的潜在作用。

表 36.8 治疗心力衰竭和心源性休克的新药

药名	分子靶向和作用机制	发展阶段
伊司他肟	抑制 Na^+/K^+-ATP 酶，增加 SERCA2aATP 酶活性	Ⅱ阶段
卡培立肽	重组心房钠尿肽	Ⅱ阶段
左西孟旦[a]	钙增敏-肌钙蛋白 C/K^+-ATP 通道	Ⅱ阶段
奈西立肽	脑利钠肽	通过
Omecamtiv Mecarbil	心脏肌凝蛋白 ATP 酶激动剂	Ⅱ阶段

[a] 左西孟旦目前在欧洲已被通过，在美国正在第三阶段试验中。

ATP，三磷酸腺苷；ATPase，三磷酸腺苷酶；K^+，钾离子；Na^+，钠离子；SERCA2a，肌质网钙 ATP 酶 2a 泵。

Modifi ed from George M，Rajaram M，Shanmugam E，et al. Novel drug targets in clinical development for heart failure. *Eur J Clin Pharmacol.* 2014；70：765-774.

药物遗传学与基因分型：个体化治疗的基础

基因表达变异很大程度上决定个体患者对药物治疗的反应[190,191]。β 受体阻滞剂、抗血小板药物、抗凝药物和抗心律失常药物在一些患者中作用不同可能与基因多态性有关[192-194]。同样，肾上腺素能受体下调程度的个体差异可能介导其对 β-激动剂的敏感程度[192,195]。β-肾上腺素信号通路介质的基因多态性可能与心脏外科术后主要心脏不良事件发生率增加有关[192,196]。例如，与肾上腺素能受体偶联的下游效应蛋白 Gas 的特定单倍型可能与心脏收缩和血流动力学改变有关[59,197,198]。此外，炎性基因多态性与术后心肌梗死的风险增加有关[199]。这些例子说明分子基因分型在心脏手术患者的临床管理和风险分层中的重要性。药物遗传学的研究可根据个体基因分析为个体化临床治疗奠定基础[196,200]。在将来，可以设想在心脏手术前获得患者的分子"指纹"，并根据基因型数据调整转流前及转流后的治疗（参见第 8 章）。

主动脉内球囊反搏（IABP）

IABP 是一种用来增加心肌灌注的装置，舒张期增加冠状动脉血流，收缩期降低左心室负荷（参见第 28 章）。以上作用的完成是通过位于降主动脉近段的球囊间断充气放气导致一定容积（一般 30～50ml）血液的位移。用于这种目的的气体是二氧化碳（因其血液中的高溶解度）或氦气（因其惰性气体的性质和快速的弥散系数）。通过球囊控制面板的电子元件控制充气和放气与心动周期同步以产生反搏。有效应用 IABP 的效果通常是非常显著的。在心排血量、射血分数、冠状动脉血流、MAP 增加的同时，降低主动脉和心室收缩压、LVEDP、PCWP、LAP、HR，减少室早的发生频率以及抑制房性心律失常。

适应证和禁忌证

引入临床以来，IABP 的适应证有所增加（表 36.9）。IABP 最常见的用途是治疗心源性休克。这种情况可能出现于一些体外循环后或心脏手术后患者，如术前存在休克患者，急性心肌梗死后急性室间隔穿孔或二尖瓣反流患者，术前需血流动力学稳定或是心导管术中血流动力学失代偿的患者。扩张冠状动脉和降低后负荷治疗无效的心肌缺血患者，心导管术前就需要用 IABP 稳定血流动力学。有些严重的冠心病患者在 CABG 或非体外移植手术前就预防性放入 IABP[201-205]。

表 36.9 IABP 适应证和禁忌证

适应证	禁忌证
1. 心源性休克 a. 心肌梗死 b. 心肌炎 c. 心肌病 2. 体外循环撤机失败 3. 术前患者稳定病情 a. 室间隔穿孔 b. 二尖瓣反流 4. 非心脏手术术前患者稳定病情 5. 造影中的循环支持 6. 移植手术的过渡	1. 主动脉瓣关闭不全 2. 主动脉疾病 a. 主动脉夹层 b. 主动脉瘤 3. 严重外周血管疾病 4. 严重的非心脏性全身疾病 5. 严重创伤 6. 签署放弃抢救的患者 7. 二尖瓣 SAM 导致的流出道梗阻

SAM，收缩期前向运动。

IABP 的禁忌证相对来说比较少（表 36.9）。重度主动脉瓣反流或主动脉夹层被列为 IABP 的绝对禁忌证，但也有将 IABP 成功用于主动脉瓣关闭不全或降主动脉急性创伤的患者的报道。其他相对禁忌证如表中所示；这些情况是否使用 IABP 由医生决定。由于 IABP 引起的血流动力学变化在理论上会导致由二尖瓣收缩期前向运动引起的动态流出道阻塞加重，所以在这些患者中应谨慎使用该装置。

置入技术

IABP 早期要通过股动脉切开置入。20 世纪 70 年代末，随着 IABP 设计的改良，可以通过经皮穿刺技术置入。现在最常用的技术是利用商业化的套装经皮穿刺快速置入 IABP。

仔细触摸寻找股动脉搏动的最强点。把球囊导管尖端放在患者胸骨角（Louis 角）的水平，在位于股动脉穿刺点的球囊导管远端适当位置做标记以估测置入的长度。务必严格按照产品说明从包装中取出球囊，避免置入前就造成球囊破裂，可用的球囊是包裹好的，从包装里取出前只需适当放气。通过穿刺针进入股动脉，置入带 J 型头导丝到主动脉弓水平，退出穿刺针。动脉穿刺点先后置入 8F、10.5F 或 12F 的扩张器，然后置入鞘管（图 36.3）。对于成人型球囊（30～50ml），只要取出扩张器而把导引钢丝和鞘管留在动脉内。通过导引钢丝把球囊放入主动脉，定位到先前估测的降主动脉的近段。轻轻

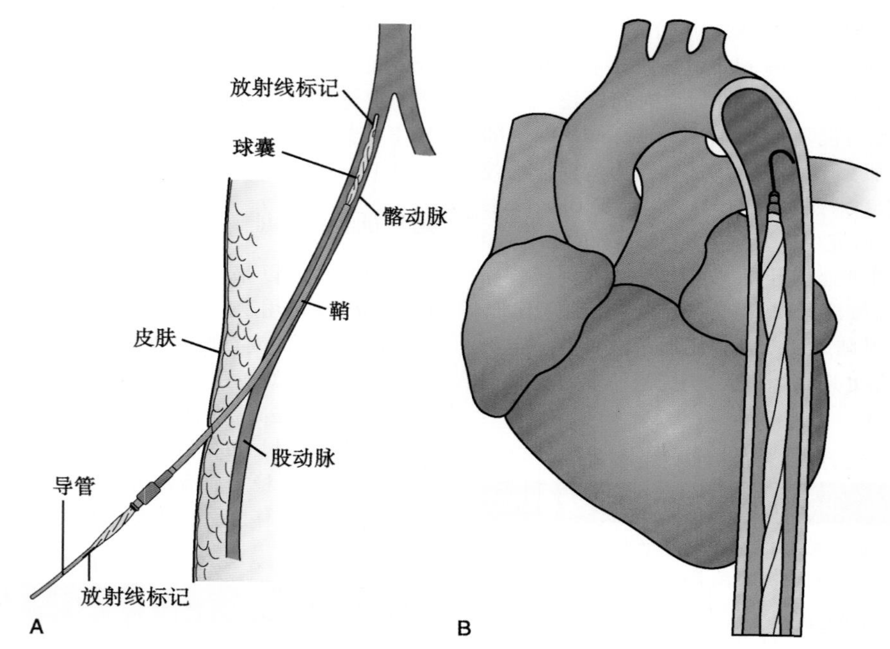

图 36.3 IABP 置入示意图。(A)股动脉穿刺置入球囊。注意到紧密包裹的球囊通过鞘管。本图没有显示导丝。(B)球囊的正确位置位于降主动脉近段。可以看到球囊中心腔露出导丝的 J 型头。(*A*, *Courtesy Datascope Corporation*, *Fairfield*, *NJ*; *B*, *Courtesy Kontron*, *Inc.*, *Augsburg*, *Germany.*)

后退鞘管把防漏帽和球囊上的接头连接好,最理想的情况是整个鞘管退出动脉管腔外,从而把远端肢体缺血的危险降到最低。也可以像可退出的起搏电极导引器那样,把鞘管从球囊上剥离下来,从穿刺部位完全去掉鞘管,目前临床已有无鞘管置入的球囊。

如果放置过程中可以透视,应先确定球囊位置准确,然后与皮肤稳妥固定。也可以在置入后通过放射或超声心动图检查球囊位置,如果置入球囊时左桡动脉已经置管测压,也可以通过观察球囊引起的动脉波形变化估测位置(图 36.4)。导管正确定位和定时后,先开始 1∶1反搏。球囊位于体外部分的配件都应该用无菌敷料覆盖。

撤除经皮放置的 IABP 可以通过切开(外科取出)或闭式技术。如果选择了闭式方法,取出球囊后,应该在保持远端动脉血压的情况下让动脉出血几秒钟以冲出中心腔可能积聚的血凝块。这种方法有助于防止远端血块栓塞。然后压迫穿刺部位 20~30 分钟止血。如果选择外科取出法,缝合动脉前要应用取栓导管分别向穿刺点远心端和近心端抽拉以清除可能存在的血栓。

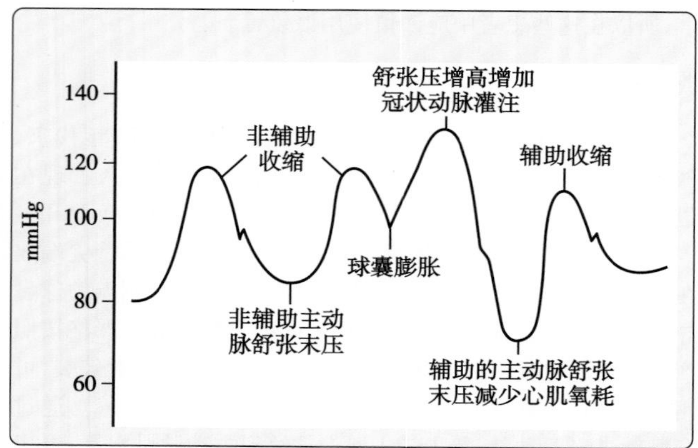

图 36.4 IABP 辅助期间的动脉波形。前两个波形是未辅助的,后面是辅助的。注意降低的收缩末压力和舒张末压力,以及由于 IABP 增强的舒张压,还有球囊充气的(正确)位点。这是由正确放置到位和调定时间的球囊产生的波形。(*Courtesy Datascope Corporation*, *Fairfi eld*, *NJ.*)

IABP 置入还有其他方法。可以通过手术切开股动脉放入球囊。手术放置法现可以不用端侧吻合的人工血管,但撤出导管时需要二次手术。对于存在严重周围血管病变的患者,或是外周血管过细的小儿患者,可以通过升主动脉或主动脉弓置入球囊。这种入路需要正中开胸放置,通常需要再次开胸来取出。其他入路包括腹主动脉和锁骨下动脉、腋动脉及髂动脉。对于小儿患者,髂动脉入路可能特别有用。

调整时相和撤除

临床可以应用多种不同厂家生产的 IABP 系统。基本面板设计包括心电图和动脉血出波形监护和打印,球囊容量监测,触发选择开关,充放气时间调整按钮,后备电源系统,以及储气罐。有些系统设计得相当精密,带有先进的计算机微处理器电路。可以通过起搏位号触发,或是可以检测和补偿异常节律如心房纤颤。还有可移动的机器型号供地面、直升机或救护飞机转运患者用。

要使 IABP 达到最佳效果,需要根据心动周期正确调整充放气时相。尽管有多种因素影响 IABP 的效果,如球囊在主动脉内的位置,球囊的容量(图 36.5),以及患者的心脏节律,有关球囊功能的基本原则必须遵循。球囊充气应该调整到与主动脉瓣关闭重合,否则会导致主动脉反流和左心室张力增高。同时,过晚的充气会导致冠状动脉灌注压降低。过早放气会导致不适宜的后负荷降低,而过晚的放气因一过性增加后负荷从而增加左心室做功。这些错误以及正确的时相图表列于图 36.4 和图 36.6。

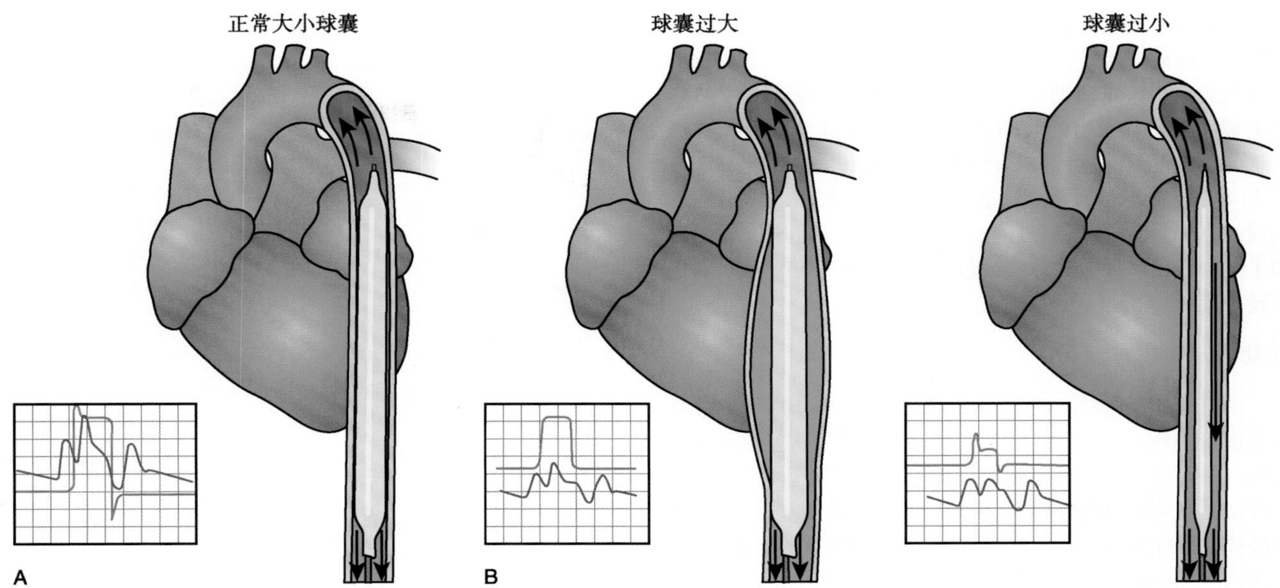

图 36.5 不正确的球囊型号导致的各种波形。(A)正确的位置和适当的型号。注意左下角的动脉波形。(B)过大(左)或过小(右)的球囊及其相应的动脉波形。过度充气或充气不足产生类似的效果。比较 B 的波形与 A 中理想的波形

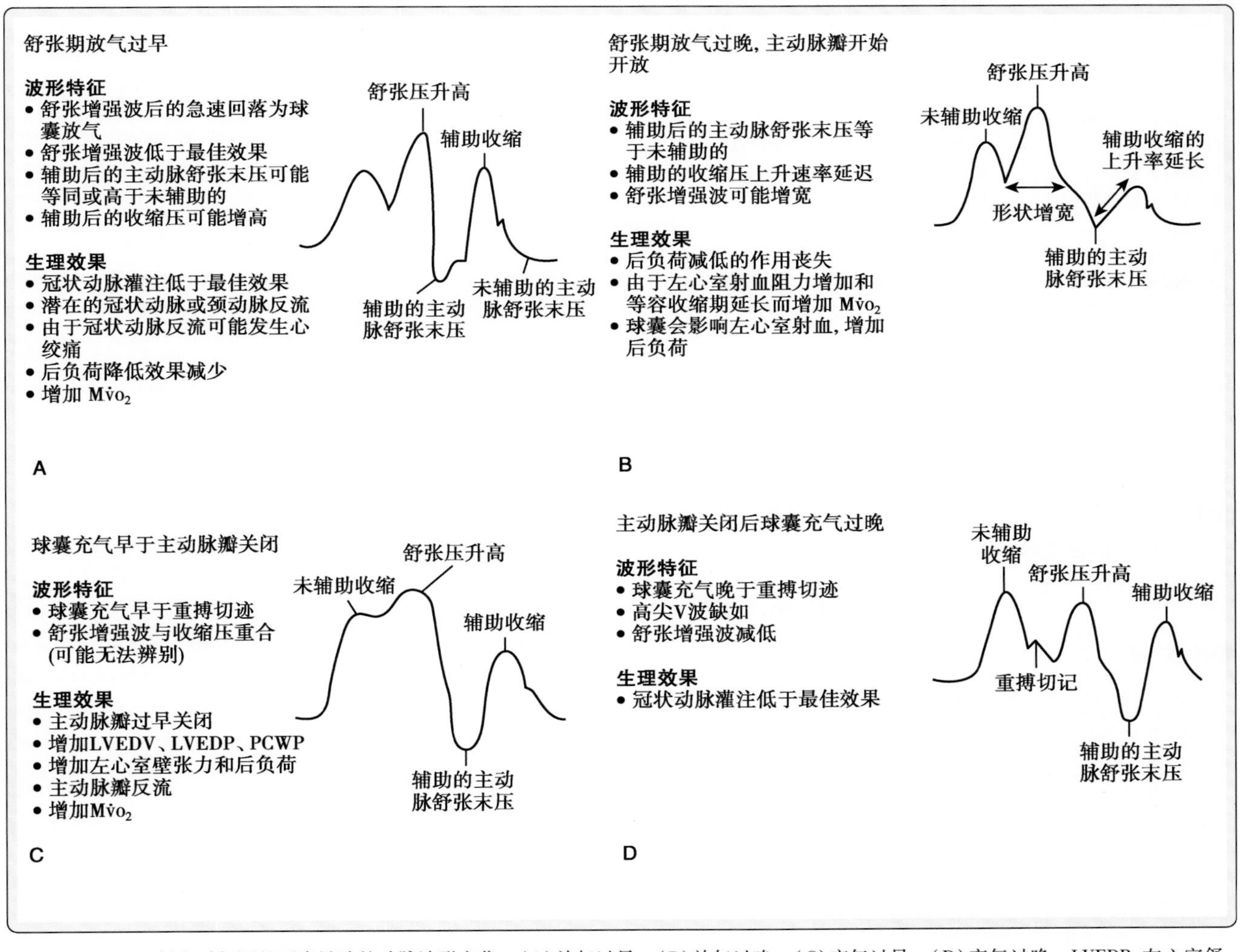

舒张期放气过早

波形特征
- 舒张增强波后的急速回落为球囊放气
- 舒张增强波低于最佳效果
- 辅助后的主动脉舒张末压可能等同或高于未辅助的
- 辅助后的收缩压可能增高

生理效果
- 冠状动脉灌注低于最佳效果
- 潜在的冠状动脉或颈动脉反流
- 由于冠状动脉反流可能发生心绞痛
- 后负荷降低效果减少
- 增加 $M\dot{v}o_2$

舒张压升高
辅助收缩
未辅助的主动脉舒张末压
辅助的主动脉舒张末压

A

舒张期放气过晚，主动脉瓣开始开放

波形特征
- 辅助后的主动脉舒张末压等于未辅助的
- 辅助的收缩压上升速率延迟
- 舒张增强波可能增宽

生理效果
- 后负荷减低的作用丧失
- 由于左心室射血阻力增加和等容收缩期延长而增加 $M\dot{v}o_2$
- 球囊会影响左心室射血，增加后负荷

舒张压升高
未辅助收缩
辅助收缩的上升率延长
形状增宽
辅助的主动脉舒张末压

B

球囊充气早于主动脉瓣关闭

波形特征
- 球囊充气早于重搏切迹
- 舒张增强波与收缩压重合(可能无法辨别)

生理效果
- 主动脉瓣过早关闭
- 增加LVEDV、LVEDP、PCWP
- 增加左心室壁张力和后负荷
- 主动脉瓣反流
- 增加$M\dot{v}o_2$

舒张压升高
未辅助收缩
辅助收缩
辅助的主动脉舒张末压

C

主动脉瓣关闭后球囊充气过晚

波形特征
- 球囊充气晚于重搏切迹
- 高尖V波缺如
- 舒张增强波减低

生理效果
- 冠状动脉灌注低于最佳效果

未辅助收缩
舒张压升高
辅助收缩
重搏切记
辅助的主动脉舒张末压

D

图 36.6 IABP 触发时相调整不当导致的动脉波形变化。(A)放气过早。(B)放气过晚。(C)充气过早。(D)充气过晚。LVEDP，左心室舒张末压；LVEDV，左心室舒张末容量；$M\dot{v}o_2$，心肌氧耗；PCWP，肺毛细血管楔压。(*Courtesy Datascope Corporation, Fairfield, NJ.*)

当患者心功能改善后，应分步撤除 IABP 支持，不能突然停机。正确地应用适宜剂量的血管扩张药和正性肌力药有助于顺利撤除。球囊辅助可以从 1∶1反搏逐步减到 1∶2然后 1∶4，每一步要有适当的时间间隔来评估血流动力学和神经系统的稳定性、心排血量、混合静脉血氧饱和度的变化等。减至 1∶4或 1∶8反搏后，再经过适当的观察，即可以安全撤除球囊辅助，整套装置可以通过前述的方法撤除。应用抗凝患者如果选择经皮途径撤除球囊，提前需要有适当的时间间隔以逆转抗凝药物。

并发症

IABP 应用已经发现了一些并发症（表 36.10）。最常见的是血管损伤、球囊工作失常以及感染[201-205]。这些问题的处理方法都很明确。对穿刺部位皮瓣、夹层、穿孔、栓塞以及假性动脉瘤应该直接外科干预和修补。出现轻度窃血综合征或肢体缺血症状时应密切观察，但如果发现严重的肢体损伤，应该拔除球囊换到其他位置。另一种治疗方法是手术放置股动脉-股动脉的交叉移植桥以减轻受累肢体缺血。

表 36.10 IABP 并发症

血管	其他	球囊
动脉损伤（穿孔，夹层）	溶血	穿孔（放入前）
主动脉穿孔	血小板减少	撕裂（放置中）
主动脉夹层	感染	位置不当
股动脉血栓形成	跛行（拔除后）	气栓
外周动脉栓塞	出血	导管意外拔出
股静脉置管	截瘫	
股动脉假性动脉瘤	拔除困难	
下肢缺血	脊髓坏死	
筋膜间隙综合征	左乳内动脉闭塞	
内脏缺血	流出道梗阻加重	

涉及球囊的问题可以通过直接去除或置换来解决，如果有必要可以重新定位。气栓发生率极低，已有通过高压氧治疗成功的报告。

发生感染通常需要撤除或在其他部位重新放置球囊，应用广谱抗生素，待细菌培养结果回报后及时调整。如果存在假体材料应该去除，必要时对穿刺部位进行清创。发生败血症应积极处理，避免对机体产生严重影响。

（王秀红 译，陈世彪 校）

参考文献

1. Bechtel A, Huffmyer J. Anesthetic management for cardiopulmonary bypass: update for 2014. *Semin Cardiothorac Vasc Anesth*. 2014;18:101–116.
2. Grigore AM, Murray CF, Ramakrishna H, Djaiani G. A core review of temperature regimens and neuroprotection during cardiopulmonary bypass: does rewarming rate matter? *Anesth Analg*. 2009;109:1741–1751.
3. Cook DJ. Changing temperature management for cardiopulmonary bypass. *Anesth Analg*. 1999;88(6):1254–1271.
4. Stone MD, Gilbert J, Young MD, et al. Do standard monitoring sites reflect true brain temperature when profound hypothermia is rapidly induced and reversed? *J Am Soc Anesthesiol*. 1995;82(2):344–351.
5. Kassirer JP. Serious acid-base disorders. *N Engl J Med*. 1974;291(15):773–776.
6. Jonas RA. Optimal hematocrit for adult cardiopulmonary bypass. *J Cardiothorac Vasc Anesth*. 2001;15(5):672.
7. Murphy GS, Hessel EA 2nd, Groom RC. Optimal perfusion during cardiopulmonary bypass: an evidence-based approach. *Anesth Analg*. 2009;108(5):1394–1417.
8. Boyd WC, Thomas SJ. Pro: magnesium should be administered to all coronary artery bypass graft surgery patients undergoing cardiopulmonary bypass. *J Cardiothorac Vasc Anesth*. 2000;14(3):339–343.
9. England MR, Gordon G, Salem M, Chernow B. Magnesium administration and dysrhythmias after cardiac surgery: a placebo-controlled, double-blind, randomized trial. *JAMA*. 1992;268(17):2395–2402.
10. Grigore AM, Mathew JP. Con: magnesium should not be administered to all coronary artery bypass graft surgery patients undergoing cardiopulmonary bypass. *J Cardiothorac Vasc Anesth*. 2000;14(3):344–346.
11. DiNardo JA. Pro: calcium is routinely indicated during separation from cardiopulmonary bypass. *J Cardiothorac Vasc Anesth*. 1997;11(7):905–907.
12. Prielipp R, Butterworth J. Con: calcium is not routinely indicated during separation from cardiopulmonary bypass. *J Cardiothorac Vasc Anesth*. 1997;11(7):908–912.
13. Kilpatrick B, Slinger P. Lung protective strategies in anaesthesia. *Br J Anaesth*. 2010;105(suppl 1):i108–i116.
14. Clark SC. Lung injury after cardiopulmonary bypass. *Perfusion*. 2006;21(4):225–228.
15. Apostolakis EE, Koletsis EN, Baikoussis NG, et al. Strategies to prevent intraoperative lung injury during cardiopulmonary bypass. *J Cardiothorac Surg*. 2010;5:1.
16. Hoka S, Okamoto H, Yamaura K, et al. Removal of retained air during cardiac surgery with transesophageal echocardiography and capnography. *J Clin Anesth*. 1997;9(6):457–461.
17. Hoka S, Okamoto H, Takahashi S, Yasui H. Adequate de-airing during cardiac surgery. *J Cardiovasc Surg (Torino)*. 1995;36(2):201–202.
18. Rolfast CL, Lust EJ, deCock CC. Electrocardiographic changes in therapeutic hypothermia. *Crit Care*. 2012;16:R100.
19. Khan JN, Prasad N, Glancy JM. QTc prolongation during therapeutic hypothermia. *Europace*. 2010;12:266–279.
20. Konstadt SN, Reich DL, Thys DM, et al. Importance of atrial systole to ventricular filling predicted by transesophageal echocardiography. *Anesthesiology*. 1990;72(6):971–976.
21. Abraham WT, Fisher WG, Smith AL, et al. Cardiac resynchronization in chronic heart failure. *N Engl J Med*. 2002;346(24):1845–1853.
22. Dubin AM, Feinstein JA, Reddy VM, et al. Electrical resynchronization: a novel therapy for the failing right ventricle. *Circulation*. 2003;107(18):2287–2289.
23. Hansen RM, Viquerat CE, Matthay MA, et al. Poor correlation between pulmonary arterial wedge pressure and left ventricular end-diastolic volume after coronary artery bypass graft surgery. *Anesthesiology*. 1986;64(6):764–770.
24. Entress JJ, Dhamee MS, Olund T, et al. Pulmonary artery occlusion pressure is not accurate immediately after cardiopulmonary bypass. *J Cardiothorac Anesth*. 1990;4(5):558–563.
25. Cheung AT, Savino JS, Weiss SJ, et al. Echocardiographic and hemodynamic indexes of left ventricular preload in patients with normal and abnormal ventricular function. *Anesthesiology*. 1994;81(2):376–387.
26. Konstadt SN, Thys D, Mindich BP, et al. Validation of quantitative intraoperative transesophageal echocardiography. *Anesthesiology*. 1986;65(4):418–421.
27. Shillcutt SK, Montzingo CR, Agrawal A, et al. Echocardiography-based hemodynamic management of left ventricular diastolic dysfunction: a feasibility and safety study. *Echocardiography*. 2014;31(10):1189–1198.
28. Porter TR, Shillcutt SK, Adams MS, et al. Guidelines for the use of echocardiography as a monitor for therapeutic intervention in adults: a report from the American Society of Echocardiography. *J Am Soc Echocardiogr*. 2015;28(1):40–56.
29. Nielsen DV, Algotsson L. Outcome of inotropic therapy: is less always more? *Curr Opin Anaesthesiol*. 2015;28(2):159–164.
30. Ahmed I, House CM, Nelson WB. Predictors of inotrope use in patients undergoing concomitant coronary artery bypass graft (CABG) and aortic valve replacement (AVR) surgeries at separation from cardiopulmonary bypass (CPB). *J Cardiothorac Surg*. 2009;4:24.
31. Butterworth JF 4th, Legault C, Royster RL, Hammon JW Jr. Factors that predict the use of positive inotropic drug support after cardiac valve surgery. *Anesth Analg*. 1998;86(3):461–467.
32. Royster RL, Butterworth JF 4th, Prough DS, et al. Preoperative and intraoperative predictors of inotropic support and long-term outcome in patients having coronary artery bypass grafting. *Anesth Analg*. 1991;72(6):729–736.
33. Algarni KD, Maganti M, Yau TM. Predictors of low cardiac output syndrome after isolated coronary artery bypass surgery: trends over 20 years. *Ann Thorac Surg*. 2011;92(5):1678–1684.
34. Ding W, Ji Q, Shi Y, Ma R. Predictors of low cardiac output syndrome after isolated coronary artery bypass grafting. *Int Heart J*. 2015;56(2):144–149.
35. McKinlay KH, Schinderle DB, Swaminathan M, et al. Predictors of inotrope use during separation from cardiopulmonary bypass. *J Cardiothorac Vasc Anesth*. 2004;18(4):404–408.
36. Muller M, Junger A, Brau M, et al. Incidence and risk calculation of inotropic support in patients undergoing cardiac surgery with cardiopulmonary bypass using an automated anaesthesia record-keeping system. *Br J Anaesth*. 2002;89(3):398–404.
37. Bernard F, Denault A, Babin D, et al. Diastolic dysfunction is predictive of difficult weaning from cardiopulmonary bypass. *Anesth Analg*. 2001;92(2):291–298.
38. Denault AY, Couture P, Buithieu J, et al. Left and right ventricular diastolic dysfunction as predictors of difficult separation from cardiopulmonary bypass. *Can J Anaesth*. 2006;53(10):1020–1029.
39. Evans GL, Smulyan H, Eich RH. Role of peripheral resistance in the control of cardiac output. *Am J Cardiol*. 1967;20(2):216–221.
40. Moskowitz DM, Klein JJ, Shander A, et al. Predictors of transfusion requirements for cardiac surgical procedures at a blood conservation center. *Ann Thorac Surg*. 2004;77(2):626–634.
41. Wang J, Ma HP, Zheng H. Blood loss after cardiopulmonary bypass, standard vs titrated protamine: a meta-analysis. *Neth J Med*. 2013;71(3):123–127.
42. Park KW. Protamine and protamine reactions. *Int Anesthesiol Clin*. 2004;42(3):135–145.
43. Kimmel SE, Sekeres M, Berlin JA, Ellison N. Mortality and adverse events after protamine administration in patients undergoing cardiopulmonary bypass. *Anesth Analg*. 2002;94(6):1402–1408.
44. Horrow JC. Protamine: a review of its toxicity. *Anesth Analg*. 1985;64(3):348–361.
45. Murphy DA, Craver JM, Jones EL, et al. Recognition and management of ascending aortic dissection complicating cardiac surgical operations. *J Thorac Cardiovasc Surg*. 1983;85(2):247–256.
46. Denault AY, Tardif JC, Mazer CD, et al. Difficult and complex separation from cardio-pulmonary bypass in high-risk cardiac surgical patients: a multicenter study. *J Cardio-thorac Vasc Anesth*. 2012;26:608–616.
47. Bolli R. Mechanism of myocardial "stunning". *Circulation*. 1990;82(3):723–738.
48. Braunwald E, Kloner RA. The stunned myocardium: prolonged, postischemic ventricular dysfunction. *Circulation*. 1982;66(6):1146–1149.
49. Kloner RA, Jennings RB. Consequences of brief ischemia: stunning, preconditioning, and their clinical implications: part 1. *Circulation*. 2001;104(24):2981–2989.
50. Kloner RA, Jennings RB. Consequences of brief ischemia: stunning, preconditioning, and their clinical implications: part 2. *Circulation*. 2001;104(25):3158–3167.
51. Ferrari R, Ceconi C, Curello S, et al. Myocardial damage during ischaemia and reperfusion. *Eur Heart J*. 1993;14(suppl G):25–30.
52. Haddad F, Couture P, Tousignant C, Denault AY. The right ventricle in cardiac surgery, a perioperative perspective: II. Pathophysiology, clinical importance, and management. *Anesth Analg*. 2009;108(2):422–433.
53. Kammerlander AA, Marzluf BA, Graf A, et al. Right ventricular dysfunction, but not tricuspid regurgitation, is associated with outcome late after left heart valve procedure. *J Am Coll Cardiol*. 2014;64(24):2633–2642.
54. Maslow AD, Regan MM, Panzica P, et al. Precardiopulmonary bypass right ventricular function is associated with poor outcome after coronary artery bypass grafting in patients with severe left ventricular systolic dysfunction. *Anesth Analg*. 2002;95(6):1507–1518, table of contents.
55. Brodde OE. Beta-adrenoceptors in cardiac disease. *Pharmacol Ther*. 1993;60(3):405–430.
56. Overgaard CB, Dzavik V. Inotropes and vasopressors: review of physiology and clinical use in cardiovascular disease. *Circulation*. 2008;118(10):1047–1056.
57. Bangash MN, Kong ML, Pearse RM. Use of inotropes and vasopressor agents in critically ill patients. *Br J Pharmacol*. 2012;165(7):2015–2033.
58. Bristow MR, Ginsburg R, Minobe W, et al. Decreased catecholamine sensitivity and beta-adrenergic-

receptor density in failing human hearts. *N Engl J Med*. 1982;307(4):205–211.
59. Booth JV, Landolfo KP, Chesnut LC, et al. Acute depression of myocardial beta-adrenergic receptor signaling during cardiopulmonary bypass: impairment of the adenylyl cyclase moiety. Duke Heart Center Perioperative Desensitization Group. *Anesthesiology*. 1998;89(3):602–611.
60. Givertz MM, Hare JM, Loh E, et al. Effect of bolus milrinone on hemodynamic variables and pulmonary vascular resistance in patients with severe left ventricular dysfunction: a rapid test for reversibility of pulmonary hypertension. *J Am Coll Cardiol*. 1996;28(7):1775–1780.
61. Feneck RO, Sherry KM, Withington PS, Oduro-Dominah A. Comparison of the hemodynamic effects of milrinone with dobutamine in patients after cardiac surgery. *J Cardiothorac Vasc Anesth*. 2001;15(3):306–315.
62. Aranda M, Bradford KK, Pearl RG. Combined therapy with inhaled nitric oxide and intravenous vasodilators during acute and chronic experimental pulmonary hypertension. *Anesth Analg*. 1999;89(1):152–158.
63. De Wet CJ, Affleck DG, Jacobsohn E, et al. Inhaled prostacyclin is safe, effective, and affordable in patients with pulmonary hypertension, right heart dysfunction, and refractory hypoxemia after cardiothoracic surgery. *J Thorac Cardiovasc Surg*. 2004;127(4):1058–1067.
64. Winterhalter M, Simon A, Fischer S, et al. Comparison of inhaled iloprost and nitric oxide in patients with pulmonary hypertension during weaning from cardiopulmonary bypass in cardiac surgery: a prospective randomized trial. *J Cardiothorac Vasc Anesth*. 2008;22(3):406–413.
65. Mentzer RM Jr, Alegre C, Nolan SP. Effect of dopamine and isoproterenol on pulmonary vascular resistance. *Rev Surg*. 1976;33(6):433–436.
66. Stevenson LW. Inotropic therapy for heart failure. *N Engl J Med*. 1998;339(25):1848–1850.
67. Steen PA, Tinker JH, Pluth JR, et al. Efficacy of dopamine, dobutamine, and epinephrine during emergence from cardiopulmonary bypass in man. *Circulation*. 1978;57(2):378–384.
68. Leenen FH, Chan YK, Smith DL, Reeves RA. Epinephrine and left ventricular function in humans: effects of beta-1 vs nonselective beta-blockade. *Clin Pharmacol Ther*. 1988;43(5):519–528.
69. Lobato EB, Gravenstein N, Martin TD. Milrinone, not epinephrine, improves left ventricular compliance after cardiopulmonary bypass. *J Cardiothorac Vasc Anesth*. 2000;14(4):374–377.
70. Gunnicker M, Brinkmann M, Donovan TJ, et al. The efficacy of amrinone or adrenaline on low cardiac output following cardiopulmonary bypass in patients with coronary artery disease undergoing preoperative beta-blockade. *Thorac Cardiovasc Surg*. 1995;43(3):153–160.
71. Butterworth JF 4th, Prielipp RC, Royster RL, et al. Dobutamine increases heart rate more than epinephrine in patients recovering from aortocoronary bypass surgery. *J Cardiothorac Vasc Anesth*. 1992;6(5):535–541.
72. Tarr TJ, Moore NA, Frazer RS, et al. Haemodynamic effects and comparison of enoximone, dobutamine and dopamine following mitral valve surgery. *Eur J Anaesthesiol Suppl*. 1993;8:15–24.
73. Romson JL, Leung JM, Bellows WH, et al. Effects of dobutamine on hemodynamics and left ventricular performance after cardiopulmonary bypass in cardiac surgical patients. *Anesthesiology*. 1999;91(5):1318–1328.
74. Miura T, Yoshida S, Iimura O, Downey JM. Dobutamine modifies myocardial infarct size through supply-demand balance. *Am J Physiol*. 1988;254(5 Pt 2):H855–H861.
75. Kertai MD, Poldermans D. The utility of dobutamine stress echocardiography for perioperative and long-term cardiac risk assessment. *J Cardiothorac Vasc Anesth*. 2005;19(4):520–528.
76. Frishman WH, Hotchkiss H. Selective and nonselective dopamine receptor agonists: an innovative approach to cardiovascular disease treatment. *Am Heart J*. 1996;132(4):861–870.
77. Richer M, Robert S, Lebel M. Renal hemodynamics during norepinephrine and low-dose dopamine infusions in man. *Crit Care Med*. 1996;24(7):1150–1156.
78. Salomon NW, Plachetka JR, Copeland JG. Comparison of dopamine and dobutamine following coronary artery bypass grafting. *Ann Thorac Surg*. 1982;33(1):48–54.
79. Rosseel PM, Santman FW, Bouter H, Dott CS. Postcardiac surgery low cardiac output syndrome: dopexamine or dopamine? *Intensive Care Med*. 1997;23(9):962–968.
80. De Hert SG, Moens MM, Jorens PG, et al. Comparison of two different loading doses of milrinone for weaning from cardiopulmonary bypass. *J Cardiothorac Vasc Anesth*. 1995;9(3):264–271.
81. Levin R, Degrange M, Del Mazo C, et al. Preoperative levosimendan decreases mortality and the development of low cardiac output in high-risk patients with severe left ventricular dysfunction undergoing coronary artery bypass grafting with cardiopulmonary bypass. *Exp Clin Cardiol*. 2012;17(3):125–130.
82. Meadows D, Edwards JD, Wilkins RG, Nightingale P. Reversal of intractable septic shock with norepinephrine therapy. *Crit Care Med*. 1988;16(7):663–666.
83. Desjars P, Pinaud M, Potel G, et al. A reappraisal of norepinephrine therapy in human septic shock. *Crit Care Med*. 1987;15(2):134–137.
84. Kristof AS, Magder S. Low systemic vascular resistance state in patients undergoing cardiopulmonary bypass. *Crit Care Med*. 1999;27(6):1121–1127.
85. Molloy DW, Lee KY, Jones D, et al. Effects of noradrenaline and isoproterenol on cardiopulmonary function in a canine model of acute pulmonary hypertension. *Chest*. 1985;88(3):432–435.
86. Monrad ES, Baim DS, Smith HS, et al. Effects of milrinone on coronary hemodynamics and myocardial energetics in patients with congestive heart failure. *Circulation*. 1985;71(5):972–979.
87. Arbeus M, Axelsson B, Friberg O, et al. Milrinone increases flow in coronary artery bypass grafts after cardiopulmonary bypass: a prospective, randomized, double-blind, placebo-controlled study. *J Cardiothorac Vasc Anesth*. 2009;23(1):48–53.
88. Lobato EB, Urdaneta F, Martin TD, Gravenstein N. Effects of milrinone versus epinephrine on grafted internal mammary artery flow after cardiopulmonary bypass. *J Cardiothorac Vasc Anesth*. 2000;14(1):9–11.
89. Feneck RO. Intravenous milrinone following cardiac surgery: I. Effects of bolus infusion followed by variable dose maintenance infusion. The European Milrinone Multicentre Trial Group. *J Cardiothorac Vasc Anesth*. 1992;6(5):554–562.
90. Bailey JM, Levy JH, Kikura M, et al. Pharmacokinetics of intravenous milrinone in patients undergoing cardiac surgery. *Anesthesiology*. 1994;81(3):616–622.
91. Butterworth JF 4th, Hines RL, Royster RL, James RL. A pharmacokinetic and pharmacodynamic evaluation of milrinone in adults undergoing cardiac surgery. *Anesth Analg*. 1995;81(4):783–792.
92. Kikura M, Levy JH, Michelsen LG, et al. The effect of milrinone on hemodynamics and left ventricular function after emergence from cardiopulmonary bypass. *Anesth Analg*. 1997;85(1):16–22.
93. Kikura M, Sato S. The efficacy of preemptive milrinone or amrinone therapy in patients undergoing coronary artery bypass grafting. *Anesth Analg*. 2002;94(1):22–30, table of contents.
94. Dupuis JY, Bondy R, Cattran C, et al. Amrinone and dobutamine as primary treatment of low cardiac output syndrome following coronary artery surgery: a comparison of their effects on hemodynamics and outcome. *J Cardiothorac Vasc Anesth*. 1992;6(5):542–553.
95. Butterworth JF 4th, Royster RL, Prielipp RC, et al. Amrinone in cardiac surgical patients with left-ventricular dysfunction. A prospective, randomized placebo-controlled trial. *Chest*. 1993;104(6):1660–1667.
96. Gage J, Rutman H, Lucido D, LeJemtel TH. Additive effects of dobutamine and amrinone on myocardial contractility and ventricular performance in patients with severe heart failure. *Circulation*. 1986;74(2):367–373.
97. Ross MP, Allen-Webb EM, Pappas JB, McGough EC. Amrinone-associated thrombocytopenia: pharmacokinetic analysis. *Clin Pharmacol Ther*. 1993;53(6):661–667.
98. Sadiq A, Tamura N, Yoshida M, et al. Possible contribution of acetylamrinone and its enhancing effects on platelet aggregation under shear stress conditions in the onset of thrombocytopenia in patients treated with amrinone. *Thromb Res*. 2003;111(6):357–361.
99. George M, Lehot JJ, Estanove S. Haemodynamic and biological effects of intravenous milrinone in patients with a low cardiac output syndrome following cardiac surgery: multicentre study. *Eur J Anaesthesiol Suppl*. 1992;5:31–34.
100. Kikura M, Lee MK, Safon RA, et al. The effects of milrinone on platelets in patients undergoing cardiac surgery. *Anesth Analg*. 1995;81(1):44–48.
101. Pathak A, Lebrin M, Vaccaro A, et al. Pharmacology of levosimendan: inotropic, vasodilatory and cardioprotective effects. *J Clin Pharm Ther*. 2013;38(5):341–349.
102. Garcia Gonzalez MJ, Dominguez Rodriguez A. Pharmacologic treatment of heart failure due to ventricular dysfunction by myocardial stunning: potential role of levosimendan. *Am J Cardiovasc Drugs*. 2006;6(2):69–75.
103. Nieminen MS, Pollesello P, Vajda G, Papp Z. Effects of levosimendan on the energy balance: preclinical and clinical evidence. *J Cardiovasc Pharmacol*. 2009;53(4):302–310.
104. Papp Z, Edes I, Fruhwald S, et al. Levosimendan: molecular mechanisms and clinical implications: consensus of experts on the mechanisms of action of levosimendan. *Int J Cardiol*. 2012;159(2):82–87.
105. Lilleberg J, Laine M, Palkama T, et al. Duration of the haemodynamic action of a 24-h infusion of levosimendan in patients with congestive heart failure. *Eur J Heart Fail*. 2007;9(1):75–82.
106. Nieminen MS, Fruhwald S, Heunks LM, et al. Levosimendan: current data, clinical use and future development. *Heart Lung Vessel*. 2013;5(4):227–245.
107. Mebazaa A, Nieminen MS, Filippatos GS, et al. Levosimendan vs. dobutamine: outcomes for acute heart failure patients on beta-blockers in SURVIVE. *Eur J Heart Fail*. 2009;11(3):304–311.
108. Bergh CH, Andersson B, Dahlstrom U, et al. Intravenous levosimendan vs. dobutamine in acute decompensated heart failure patients on beta-blockers. *Eur J Heart Fail*. 2010;12(4):404–410.
109. Follath F, Cleland JG, Just H, et al. Efficacy and safety of intravenous levosimendan compared with dobutamine in severe low-output heart failure (the LIDO study): a randomised double-blind trial. *Lancet*. 2002;360(9328):196–202.
110. Nieminen MS. Levosimendan compared with dobutamine in low output patients. *Minerva Anestesiol*. 2003;69(4):258–263.
111. Mebazaa A, Barraud D, Welschbillig S. Randomized clinical trials with levosimendan. *Am J Cardiol*. 2005;96(6A):74G–79G.
112. Toller W, Heringlake M, Guarracino F, et al. Preoperative and perioperative use of levosimendan in cardiac surgery: European expert opinion. *Int J Cardiol*. 2015;184:323–336.
113. Levin RL, Degrange MA, Porcile R, et al. The calcium sensitizer levosimendan gives superior results to dobutamine in postoperative low cardiac output syndrome. *Rev Esp Cardiol*. 2008;61(05):471–479.
114. De Hert SG, Lorsomradee S, Cromheecke S, Van der Linden PJ. The effects of levosimendan in cardiac surgery patients with poor left ventricular function. *Anesth Analg*. 2007;104(4):766–773.
115. Harrison RW, Hasselblad V, Mehta RH, et al. Effect of levosimendan on survival and adverse events after cardiac surgery: a meta-analysis. *J Cardiothorac Vasc Anesth*. 2013;27(6):1224–1232.
116. Eriksson HI, Jalonen JR, Heikkinen LO, et al. Levosimendan facilitates weaning from cardiopulmonary bypass in patients undergoing coronary artery bypass grafting with impaired left ventricular function. *Ann Thorac Surg*. 2009;87(2):448–454.
117. Swedberg K, Cleland J, Dargie H, et al. Guidelines for the diagnosis and treatment of chronic heart failure: executive summary (update 2005). The Task Force for the Diagnosis and Treatment of Chronic Heart Failure of the European Society of Cardiology. *Eur Heart J*. 2005;26(11):1115–1140.
118. Sonntag S, Sundberg S, Lehtonen LA, Kleber FX. The calcium sensitizer levosimendan improves the function of stunned myocardium after percutaneous transluminal coronary angioplasty in acute myocardial ischemia. *J Am Coll Cardiol*. 2004;43(12):2177–2182.
119. Morais RJ. Levosimendan in severe right ventricular failure following mitral valve replacement. *J Cardiothorac Vasc Anesth*. 2006;20(1):82–84.
120. Bove T, Matteazzi A, Belletti A, et al. Beneficial impact of levosimendan in critically ill patients with or at risk for acute renal failure: a meta-analysis of randomized clinical trials. *Heart Lung Vessel*. 2015;7(1):35–46.
121. Balzer F, Treskatsch S, Spies C, et al. Early administration of levosimendan is associated with improved kidney function after cardiac surgery: a retrospective analysis. *J Cardiothorac Surg*. 2014;9(1):167.
122. Treskatsch S, Balzer F, Geyer T, et al. Early levosimendan administration is associated with decreased mortality after cardiac surgery. *J Crit Care*. 2015;30:859.
123. Greco T, Calabro MG, Covello RD, et al. Baysian Network meta-analysis on the effects of inodilatory agents on mortality. *Br J Anaesth*. 2015;114:746–756.
124. Tritapepe L, De Santis V, Vitale D, et al. Levosimendan pre-treatment improves outcomes in patients undergoing coronary artery bypass graft surgery. *Br J Anaesth*. 2009;102(2):198–204.
125. Levy JH. Management of systemic and pulmonary hypertension. *Tex Heart Inst J*. 2005;32:467–471.
126. Marik PE, Varon J. Perioperative hypertension: a review of current and emerging therapeutic agents. *J Clin Anesth*. 2009;21(3):220–229.
127. Leier CV, Bambach D, Thompson MJ, et al. Central and regional hemodynamic effects of intravenous isosorbide dinitrate, nitroglycerin and nitroprusside in patients with congestive heart failure. *Am J Cardiol*. 1981;48(6):1115–1123.
128. Aronson S, Dyke CM, Stierer KA, et al. The ECLIPSE trials: comparative studies of clevidipine to nitroglycerin, sodium nitroprusside, and nicardipine for acute hypertension treatment in cardiac surgery patients. *Anesth Analg*. 2008;107(4):1110–1121.
129. Levy JH, Mancao MY, Gitter R, et al. Clevidipine effectively and rapidly controls blood pressure preoperatively in cardiac surgery patients: the results of the randomized, placebo-controlled efficacy study of clevidipine assessing its preoperative antihypertensive effect in cardiac surgery-1. *Anesth Analg*. 2007;105(4):918–925.
130. Singla N, Warltier DC, Gandhi SD, et al. Treatment of acute postoperative hypertension in cardiac surgery patients: an efficacy study of clevidipine assessing its postoperative antihypertensive effect in cardiac surgery-2 (ESCAPE-2), a randomized, double-blind, placebo-controlled trial. *Anesth Analg*. 2008;107(1):59–67.
131. Levy JH, Mancao MY, Gitter R, et al. Clevidipine effectively and rapidly controls blood pressure preoperatively in cardiac surgery patients: the results of the randomized, placebo-controlled efficacy study of clevidipine assessing its preoperative antihypertensive effect in cardiac surgery-1. *Anesth Analg*. 2007;105(4):918–925.
132. Cheung AT, Guvakov DV, Weiss SJ, et al. Nicardipine intravenous bolus dosing for acutely decreasing arterial blood pressure during general anesthesia for cardiac operations: pharmacokinetics, pharmacodynamics, and associated effects on left ventricular function. *Anesth Analg*. 1999;89(5):1116–1123.
133. Varon J, Marik PE. Perioperative hypertension management. *Vasc Health Risk Manag*. 2008;4(3):615–627.
134. Halpern NA, Alicea M, Krakoff LR, Greenstein R. Postoperative hypertension: a prospective, placebo-controlled, randomized, double-blind trial, with intravenous nicardipine hydrochloride. *Angiology*. 1990;41:992–1004.
135. Halpern NA, Goldberg M, Neely C, et al. Postoperative hypertension: a multicenter, prospective, randomized comparison between intravenous nicardipine and sodium nitroprusside. *Crit Care Med*. 1992;20(12):1637–1643.
136. Felker GM, O'Connor CM. Inotropic therapy for heart failure: an evidence-based approach. *Am Heart J*. 2001;142(3):393–401.
137. Stevenson LW, Massie BM, Francis GS. Optimizing therapy for complex or refractory heart failure: a management algorithm. *Am Heart J*. 1998;135:S293–S309.
138. Gomes WJ, Carvalho AC, Palma JH, et al. Vasoplegic syndrome after open heart surgery. *J Cardiovasc Surg (Torino)*. 1998;39(5):619–623.
139. Levin MA, Lin HM, Castillo JG, et al. Early on-cardiopulmonary bypass hypotension and other factors associated with vasoplegic syndrome. *Circulation*. 2009;120(17):1664–1671.
140. Treschan TA, Peters J. The vasopressin system: physiology and clinical strategies. *Anesthesiology*. 2006;105(3):599–612, quiz 639-540.
141. Landry DW, Levin HR, Gallant EM, et al. Vasopressin deficiency contributes to the vasodilation of septic shock. *Circulation*. 1997;95(5):1122–1125.
142. Argenziano M, Chen JM, Choudhri AF, et al. Management of vasodilatory shock after cardiac surgery: identification of predisposing factors and use of a novel pressor agent. *J Thorac Cardiovasc Surg*. 1998;116(6):973–980.
143. Masetti P, Murphy SF, Kouchoukos NT. Vasopressin therapy for vasoplegic syndrome following cardiopulmonary bypass. *J Card Surg*. 2002;17(6):485–489.
144. Garcia-Villalon AL, Garcia JL, Fernandez N, et al. Regional differences in the arterial response to

vasopressin: role of endothelial nitric oxide. *Br J Pharmacol.* 1996;118(7):1848–1854.
145. Currigan DA, Hughes RJ, Wright CE, et al. Vasoconstrictor responses to vasopressor agents in human pulmonary and radial arteries: an in vitro study. *Anesthesiology.* 2014;121(5):930–936.
146. Russell JA. Bench-to-bedside review: vasopressin in the management of septic shock. *Crit Care.* 2011;15(4):226.
147. Dunser MW, Mayr AJ, Tur A, et al. Ischemic skin lesions as a complication of continuous vasopressin infusion in catecholamine-resistant vasodilatory shock: incidence and risk factors. *Crit Care Med.* 2003;31(5):1394–1398.
148. Leone RJ Jr, Weiss HR, Scholz PM. Positive functional effects of milrinone and methylene blue are not additive in control and hypertrophic canine hearts. *J Surg Res.* 1998;77(1):23–28.
149. Shanmugam G. Vasoplegic syndrome: the role of methylene blue. *Eur J Cardiothorac Surg.* 2005; 28(5):705–710.
150. Dagenais F, Mathieu P. Rescue therapy with methylene blue in systemic inflammatory response syndrome after cardiac surgery. *Can J Cardiol.* 2003;19(2):167–169.
151. Omar S, Zedan A, Nugent K. Cardiac vasoplegia syndrome: pathophysiology, risk factors and treatment. *Am J Med Sci.* 2015;349(1):80–88.
152. Maslow AD, Stearns G, Butala P, et al. The hemodynamic effects of methylene blue when administered at the onset of cardiopulmonary bypass. *Anesth Analg.* 2006;103(1):2–8, table of contents.
153. Ozal E, Kuralay E, Yildirim V, et al. Preoperative methylene blue administration in patients at high risk for vasoplegic syndrome during cardiac surgery. *Ann Thorac Surg.* 2005;79(5):1615–1619.
154. Weiner MM, Lin HM, Danforth D, et al. Methylene blue is associated with poor outcomes in vasoplegic shock. *J Cardiothorac Vasc Anesth.* 2013;27(6):1233–1238.
155. Hanna ER, Clark JA. Serotonin syndrome after cardiopulmonary bypass: a case demonstrating the interaction between methylene blue and selective serotonin reuptake inhibitors. *A A Case Rep.* 2014;2(9):113–114.
156. McRobb CM, Holt DW. Methylene blue–induced methemoglobinemia during cardiopulmonary bypass? A case report and literature review. *J Extra Corpor Technol.* 2008;40(3):206–214.
157. Chu SH, Huang TS, Hsu RB, et al. Thyroid hormone changes after cardiovascular surgery and clinical implications. *Ann Thorac Surg.* 1991;52(4):791–796.
158. Holland FW 2nd, Brown PS Jr, Weintraub BD, Clark RE. Cardiopulmonary bypass and thyroid function: a "euthyroid sick syndrome." *Ann Thorac Surg.* 1991;52(1):46–50.
159. Smith A, Grattan A, Harper M, et al. Coronary revascularization: a procedure in transition from on-pump to off-pump? The role of glucose-insulin-potassium revisited in a randomized, placebo-controlled study. *J Cardiothorac Vasc Anesth.* 2002;16(4):413–420.
160. Wallin M, Barr G, öWall A, et al. The influence of glucose-insulin-potassium (GIK) on the GH/IGF-1/IGFBP-1 axis during elective coronary artery bypass surgery. *J Cardiothorac Vasc Anesth.* 2003;17(4):470–477.
161. Howell NJ, Ashrafian H, Drury NE, et al. Glucose-insulin-potassium reduces the incidence of low cardiac output episodes after aortic valve replacement for aortic stenosis in patients with left ventricular hypertrophy: results from the Hypertrophy, Insulin, Glucose, and Electrolytes (HINGE) trial. *Circulation.* 2011;123(2):170–177.
162. Gradinac S, Coleman GM, Taegtmeyer H, et al. Improved cardiac function with glucose-insulin-potassium after aortocoronary bypass grafting. *Ann Thorac Surg.* 1989;48(4):484–489.
163. Coleman GM, Gradinac S, Taegtmeyer H, et al. Efficacy of metabolic support with glucose-insulin-potassium for left ventricular pump failure after aortocoronary bypass surgery. *Circulation.* 1989;80:I91–I96.
164. Feddersen K, Aurell M, Delin K, et al. Effects of cardiopulmonary bypass and prostacyclin on plasma catecholamines, angiotensin II and arginine-vasopressin. *Acta Anaesthesiol Scand.* 1985; 29(2):224–230.
165. Benedict CR, Shelton B, Johnstone DE, et al. Prognostic significance of plasma norepinephrine in patients with asymptomatic left ventricular dysfunction. SOLVD Investigators. *Circulation.* 1996;94(4):690–697.
166. Francis GS, Benedict C, Johnstone DE, et al. Comparison of neuroendocrine activation in patients with left ventricular dysfunction with and without congestive heart failure: a substudy of the Studies of Left Ventricular Dysfunction (SOLVD). *Circulation.* 1990;82(5):1724–1729.
167. Saito Y. Roles of atrial natriuretic peptide and its therapeutic use. *J Cardiol.* 2010;56(3): 262–270.
168. Lee CY, Burnett JC Jr. Natriuretic peptides and therapeutic applications. *Heart Fail Rev.* 2007;12(2):131–142.
169. George M, Rajaram M, Shanmugam E, VijayaKumar TM. Novel drug targets in clinical development for heart failure. *Eur J Clin Pharmacol.* 2014;70(7):765–774.
170. Jia Z, Guo M, Zhang LY, et al. Levosimendan and nesiritide as a combination therapy in patients with acute heart failure. *Am J Med Sci.* 2015;349(5):398–405.
171. Mills RM, Hobbs RE. Nesiritide in perspective: evolving approaches to the management of acute decompensated heart failure. *Drugs Today.* 2003;39(10):767–774.
172. Keating GM, Goa KL. Nesiritide: a review of its use in acute decompensated heart failure. *Drugs.* 2003;63(1):47–70.
173. Publication Committee for the VMAC Investigators (Vasodilatation in the Management of Acute CHF). Intravenous nesiritide vs nitroglycerin for treatment of decompensated congestive heart failure: a randomized controlled trial. *JAMA.* 2002;287(12):1531–1540.
174. Burger AJ, Horton DP, LeJemtel T, et al. Effect of nesiritide (B-type natriuretic peptide) and dobutamine on ventricular arrhythmias in the treatment of patients with acutely decompensated congestive heart failure: the PRECEDENT study. *Am Heart J.* 2002;144(6):1102–1108.
175. Mentzer RM Jr, Oz MC, Sladen RN, et al. Effects of perioperative nesiritide in patients with left ventricular dysfunction undergoing cardiac surgery: the NAPA trial. *J Am Coll Cardiol.* 2007; 49(6):716–726.
176. Chen HH, Sundt TM, Cook DJ, et al. Low dose nesiritide and the preservation of renal function in patients with renal dysfunction undergoing cardiopulmonary-bypass surgery: a double-blind placebo-controlled pilot study. *Circulation.* 2007;116(11 suppl):I134–I138.
177. Edwards BS, Zimmerman RS, Schwab TR, et al. Atrial stretch, not pressure, is the principal determinant controlling the acute release of atrial natriuretic factor. *Circ Res.* 1988;62(2):191–195.
178. Hisatomi K, Eishi K. Multicenter trial of carperitide in patients with renal dysfunction undergoing cardiovascular surgery. *Gen Thorac Cardiovasc Surg.* 2012;60(1):21–30.
179. Sezai A, Nakata K, Iida M, et al. Results of low-dose carperitide infusion in high-risk patients undergoing coronary artery bypass grafting. *Ann Thorac Surg.* 2013;96(1):119–126.
180. Sezai A, Hata M, Niino T, et al. Results of low-dose human atrial natriuretic peptide infusion in nondialysis patients with chronic kidney disease undergoing coronary artery bypass grafting: the NU-HIT (Nihon University working group study of low-dose HANP Infusion Therapy during cardiac surgery) trial for CKD. *J Am Coll Cardiol.* 2011;58(9):897–903.
181. Aditya S, Rattan A. Istaroxime: a rising star in acute heart failure. *J Pharmacol Pharmacother.* 2012;3(4):353–355.
182. Blair JE, Macarie C, Ruzyllo W, et al. Rationale and design of the hemodynamic, echocardiographic and neurohormonal effects of istaroxime, a novel intravenous inotropic and lusitropic agent: a randomized controlled trial in patients hospitalized with heart failure (HORIZON-HF) trial. *Am J Ther.* 2008;15(3):231–240.
183. Shah SJ, Blair JE, Filippatos GS, et al. Effects of istaroxime on diastolic stiffness in acute heart failure syndromes: results from the Hemodynamic, Echocardiographic, and Neurohormonal Effects of Istaroxime, a Novel Intravenous Inotropic and Lusitropic Agent: a Randomized Controlled Trial in Patients Hospitalized with Heart Failure (HORIZON-HF) trial. *Am Heart J.* 2009;157(6): 1035–1041.
184. Gheorghiade M, Blair JE, Filippatos GS, et al. Hemodynamic, echocardiographic, and neurohormonal effects of istaroxime, a novel intravenous inotropic and lusitropic agent: a randomized controlled trial in patients hospitalized with heart failure. *J Am Coll Cardiol.* 2008;51(23): 2276–2285.
185. Ferrandi M, Barassi P, Tadini-Buoninsegni F, et al. Istaroxime stimulates SERCA2a and accelerates calcium cycling in heart failure by relieving phospholamban inhibition. *Br J Pharmacol.* 2013;169(8):1849–1861.
186. Huang CL. SERCA2a stimulation by istaroxime: a novel mechanism of action with translational implications. *Br J Pharmacol.* 2013;170(3):486–488.
187. Meijs MF, Asselbergs FW, Doevendans PA. Omecamtiv mecarbil: a promising new drug in systolic heart failure. *Eur J Heart Fail.* 2012;14(3):232–233.
188. Teerlink JR, Clarke CP, Saikali KG, et al. Dose-dependent augmentation of cardiac systolic function with the selective cardiac myosin activator, omecamtiv mecarbil: a first-in-man study. *Lancet.* 2011;378:667–675.
189. Cleland JG, Teerlink JR, Senior R, et al. The effects of the cardiac myosin activator, omecamtiv mecarbil, on cardiac function in systolic heart failure: a double-blind, placebo-controlled, crossover, dose-ranging phase 2 trial. *Lancet.* 2011;378:676–683.
190. Myburgh R, Hochfeld WE, Dodgen TM, et al. Cardiovascular pharmacogenetics. *Pharmacol Ther.* 2012;133(3):280–290.
191. Voora D, Ginsburg GS. Clinical application of cardiovascular pharmacogenetics. *J Am Coll Cardiol.* 2012;60(1):9–20.
192. von Homeyer P, Schwinn DA. Pharmacogenomics of beta-adrenergic receptor physiology and response to beta-blockade. *Anesth Analg.* 2011;113(6):1305–1318.
193. Gladding P, Webster M, Zeng I, et al. The pharmacogenetics and pharmacodynamics of clopidogrel response: an analysis from the PRINC (Plavix Response in Coronary Intervention) trial. *JACC Cardiovasc Interv.* 2008;1(6):620–627.
194. George J, Doney A, Palmer CN, Lang CC. Pharmacogenetics testing: implications for cardiovascular therapeutics with clopidogrel and warfarin. *Cardiovasc Ther.* 2010;28(3):135–138.
195. Schwinn DA, Leone BJ, Spahn DR, et al. Desensitization of myocardial beta-adrenergic receptors during cardiopulmonary bypass: evidence for early uncoupling and late downregulation. *Circulation.* 1991;84(6):2559–2567.
196. Schwinn DA. Genetics and patient outcome after cardiac surgery: unravelling translational findings. *Br J Anaesth.* 2011;107(6):839–841.
197. Frey UH, Kottenberg E, Kamler M, et al. Genetic interactions in the beta-adrenoceptor/G-protein signal transduction pathway and survival after coronary artery bypass grafting: a pilot study. *Br J Anaesth.* 2011;107(6):869–878.
198. Frey UH, Muehlschlegel JD, Ochterbeck C, et al. GNAS gene variants affect β-blocker–related survival after coronary artery bypass grafting. *Anesthesiology.* 2014;120(5):1109–1117.
199. Podgoreanu MV, White WD, Morris RW, et al. Inflammatory gene polymorphisms and risk of postoperative myocardial infarction after cardiac surgery. *Circulation.* 2006;114(1 suppl):I275–I281.
200. Kim JH, Schwinn DA, Landau R. Pharmacogenomics and perioperative medicine–implications for modern clinical practice. *Can J Anaesth.* 2008;55(12):799–806.
201. Goldstein DJ, Oz MC. Mechanical support for postcardiotomy cardiogenic shock. *Semin Thorac Cardiovasc Surg.* 2000;12(3):220–228.
202. Stone GW, Ohman EM, Miller MF, et al. Contemporary utilization and outcomes of intra-aortic balloon counterpulsation in acute myocardial infarction: the benchmark registry. *J Am Coll Cardiol.* 2003;41(11):1940–1945.
203. Craver JM, Murrah CP. Elective intraaortic balloon counterpulsation for high-risk off-pump coronary artery bypass operations. *Ann Thorac Surg.* 2001;71(4):1220–1223.
204. Babatasi G, Massetti M, Bruno PG, et al. Pre-operative balloon counterpulsation and off-pump coronary surgery for high-risk patients. *Cardiovasc Surg.* 2003;11(2):145–148.
205. Ferguson JJ 3rd, Cohen M, Freedman RJ Jr, et al. The current practice of intra-aortic balloon counterpulsation: results from the Benchmark Registry. *J Am Coll Cardiol.* 2001;38(5):1456–1462.

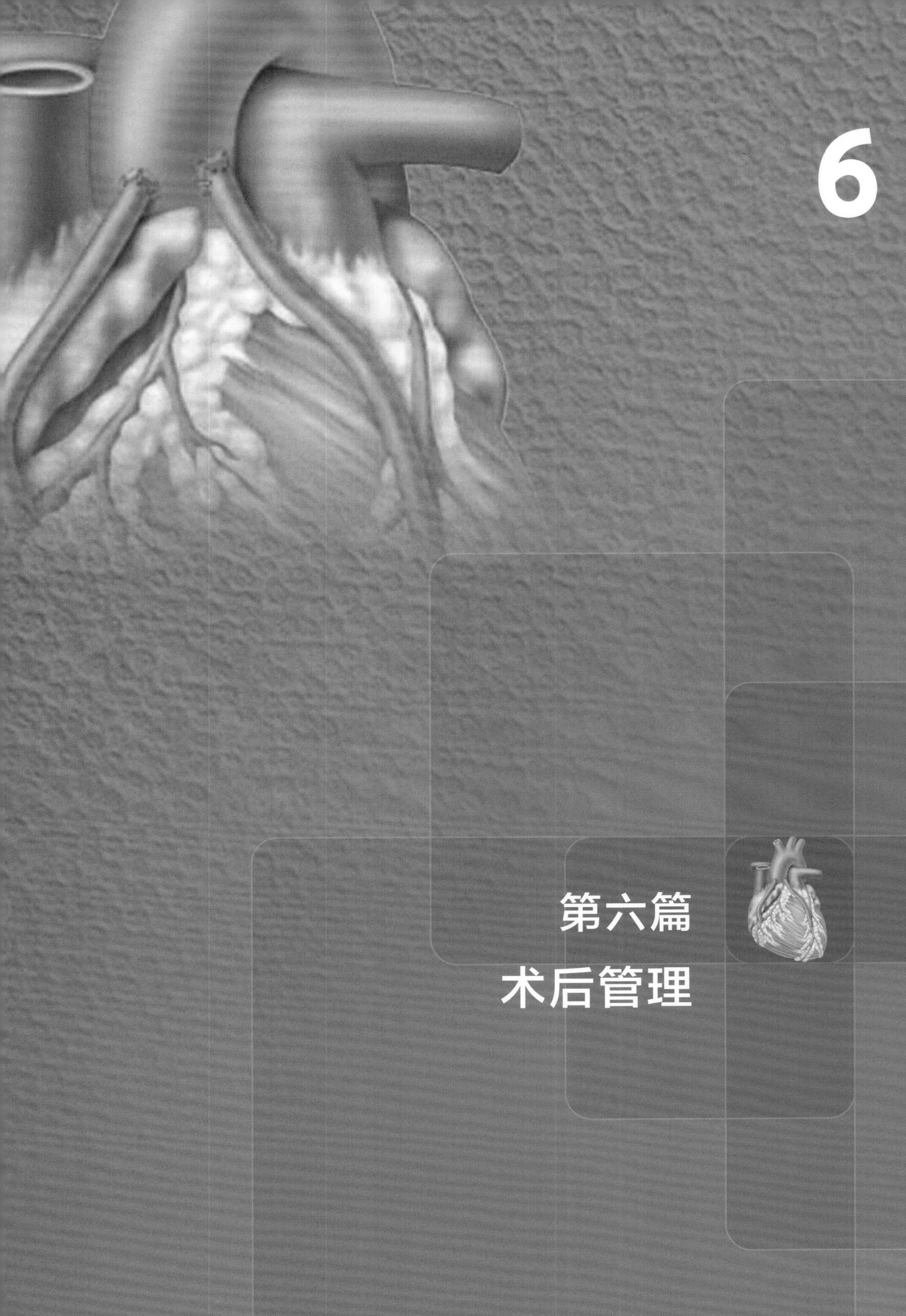

6

第六篇 术后管理

快通道心脏手术的恢复与预后

DANIEL BAINBRIDGE, MD | DAVY C. H. CHENG, MD, MSC

要 点

1. 现心脏手术麻醉已从大剂量麻醉性镇痛药的模式，转变为中等剂量镇痛性麻醉药、短效肌肉松弛药以及吸入麻醉药的平衡麻醉。
2. 新的麻醉模式需加强围手术期疼痛管理，包括促进术后早期气管拔管的多模式镇痛，如区域阻滞、鞘内注射吗啡及辅助应用非甾体抗炎药等。
3. 新的麻醉模式同时改变了患者术后恢复模式，从在重症监护室中严密监护、逐步脱离呼吸机的传统模式，转变为在更加专业化的心脏外科术后恢复室中争取早期气管拔管、早期出院的管理模式。
4. 快通道心脏麻醉模式较传统大剂量麻醉性镇痛药的麻醉模式更为安全，但如果术后出现一些可能影响早期拔管的并发症，处理方式也要相应地进行调整。
5. 心脏术后应设立一个恢复空间，在这个空间可进行各种监测及处理以满足不同患者的需求。
6. 快通道心脏手术应确保患者从手术室团队到心脏外科恢复室团队的高效转接，同时要维持患者平稳的生命体征。
7. 充分了解心脏手术的风险，掌握各种处理措施，明确相应的治疗效果十分重要。同时由于医疗措施与费用的关系，应充分考虑医疗花费和资源利用。

从根本上讲，心脏手术麻醉已经从应用大剂量麻醉性镇痛药的模式，转变为应用中等剂量镇痛性麻醉药、短效肌肉松弛药，以及吸入麻醉药的平衡麻醉。其主要原因是使用大剂量的麻醉性镇痛药会延迟气管导管的拔除时间及术后恢复时间。这一模式的转变同时也引发了人们对围手术期镇痛管理产生新的兴趣，包括如区域阻滞、鞘内注射吗啡（intrathecal morphine，ITM）及辅助非甾体抗炎药（nonsteroidal antiinfl ammatory drugs，NSAIDs）的应用等促进术后快速拔除气管导管的多种镇痛模式的应用。除了麻醉药物应用模式的改变，心脏手术的对象也发生了相应的变化。现在的患者年龄更大，而且合并有多种疾病如卒中、心肌梗死（myocardial infarction，MI）、肾衰竭等。冠状动脉疾病的治疗方式也从单纯的药物治疗扩展到经皮冠状动脉介入治疗（percutaneous coronary interventions，PCIs）及手术治疗。手术方式也日益丰富，包括传统的冠状动脉搭桥术（coronary artery bypass graft surgery，CABG）、非体外循环冠状动脉搭桥术（off-pump coronary artery bypass surgery，OPCAB）、微创下直接冠状动脉搭桥术及机器人辅助下冠状动脉搭桥术。同时心脏手术术后的恢复也发生了改变。尽管心脏外科手术常伴随着高的死亡率、较长的术后重症监护室（intensive care unit，ICU）停留时间，但是中等剂量麻醉性镇痛药的使用已经允许术后快速脱机及 24 小时内转出 ICU。这就促使患者术后的恢复从严格执行脱机程序及密切观察的传统 ICU 模式转变为在恢复室中实施快速拔管、早期出院的模式。同样，心脏手术术后患者的管理向更专业化的心脏手术恢复室单元转变。

最终，确切的临床预后推动了心脏病患者术后持续管理的改变，并增强了研究对此的关注。目前术中管理成为术前评估及术后管理连续的一部分。患者住院期间的预后只是治疗成功的一小部分。远期的病死率、并发症的发生率及生活质量这些指标逐渐成为判定治疗利弊的金标准。

本章综述了快通道心脏麻醉（fast-track cardiac anesthesia，FTCA）及其对心脏术后恢复的影响。对常规心脏外科手术最初的围手术期管理，包括术后镇痛处理技术如区域阻滞、鞘内应用吗啡，及在心脏 ICU 中常见问题的具体处理方法进行了讨论。最后，总结了心脏手术术后的预后问题，重点讨论了适合冠状动脉疾病患者的不同治疗方案及其可行性依据。

快通道心脏手术处理

麻醉技术

目前对吸入麻醉药用于快通道心脏手术麻醉的研究还很少。有一项研究比较了七氟烷与异氟烷在瓣膜手术中的应用，但未能证实七氟烷可以缩短术后拔除气管导管时间[1]。有研究证实相对于异丙酚，吸入麻醉药可以降低患者心肌酶（肌酸激酶同工酶，肌钙蛋白 I）的释放及心肌保护的有效性[2-5]。尽管这项研究只显示了心肌损害的变化，并没有直接表明药物与改善预后相关，但可以提示冠脉搭桥术后肌酸激酶同工酶的释放可能与不良预后相关[6]（框 37.1）。

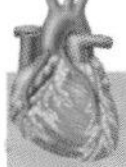

框 37.1 快通道心脏麻醉的益处

- 降低气管插管的带管时间
- 降低重症监护室停留时间
- 降低患者费用

在快通道心脏麻醉中，肌肉松弛药的选择对减少心脏恢复室内肌无力发生率至关重要，肌无力可以延迟气管拔管[7]。几项随机对照研究发现罗库溴铵（0.5～1mg/kg）与哌库溴铵（0.1mg/kg）相比，在 ICU 的肌松残余有显著差异[8-11]。两项研究表明哌库溴铵组术后气管拔管时间明显延迟[9-10]。以上研究中没有使用拮抗药,使用哌库溴铵的患者如果出现了残余的神经肌肉无力的症状,需采用拮抗药。

有几项临床观察表明:不同短效麻醉性镇痛药用于心脏快通道麻醉中,芬太尼、瑞芬太尼及舒芬太尼均有助于早期气管拔管[12-14]。这些麻醉药物及其建议使用剂量见框 37.2。

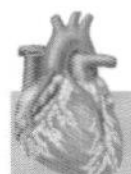

框 37.2 快通道心脏麻醉药物建议剂量

诱导
麻醉性镇痛药
芬太尼 5~10μg/kg
舒芬太尼 1~3μg/kg
瑞芬太尼连续输注 0.5~1.0μg/(kg·min)
肌肉松弛药
罗库溴铵 0.5~1mg/kg
哌库溴铵 1~1.5mg/kg
镇静催眠药
咪达唑仑 0.05~0.1mg/kg
异丙酚 0.5~1.5mg/kg
维持剂量
麻醉性镇痛药
芬太尼 1~5μg/kg
舒芬太尼 1~1.5μg/kg
瑞芬太尼连续输注 0.5~1.0μg/(kg·min)
镇静催眠药
吸入性麻醉药 0.5~1MAC
丙泊酚 50~100μg/(kg·min)
转运到心脏恢复室
麻醉性镇痛药
吗啡 0.1~0.2mg/kg
镇静催眠药
丙泊酚 25~75μg/(kg·min)

MAC,最小肺泡有效浓度。

From Mollhoff T, Herregods L, Moerman A, et al. Comparative effi cacy and safety of remifentanil and fentanyl in 'fast track' coronary artery bypass graft surgery: a randomized, double-blind study. *Br J Anaesth*. 2001; 87: 718; Engoren M, Luther G, Fenn-Buderer N. A comparison of fentanyl, sufentanil, and remifentanil for fast-track cardiac anesthesia. *Anesth Analg*. 2001; 93: 859; and Cheng DC, Newman MF, Duke P, et al. The effi cacy and resource utilization of remifentanil and fentanyl in fast-track coronary artery bypass graft surgery: a prospective randomized, double-blinded controlled, multi-center trial. *Anesth Analg*. 2001; 92: 1094.

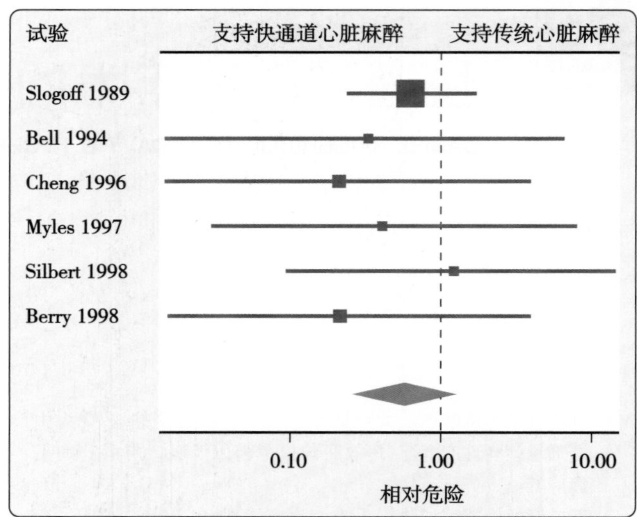

图 37.1 快通道心脏麻醉与传统心脏麻醉比较,死亡率没有显著差异。(*Data from Myles PS, Daly DJ, Djaiani G, et al. A systematic review of the safety and effectiveness of fast-track cardiac anesthesia.* Anesthesiology. *2003; 99[4]: 982-987.*

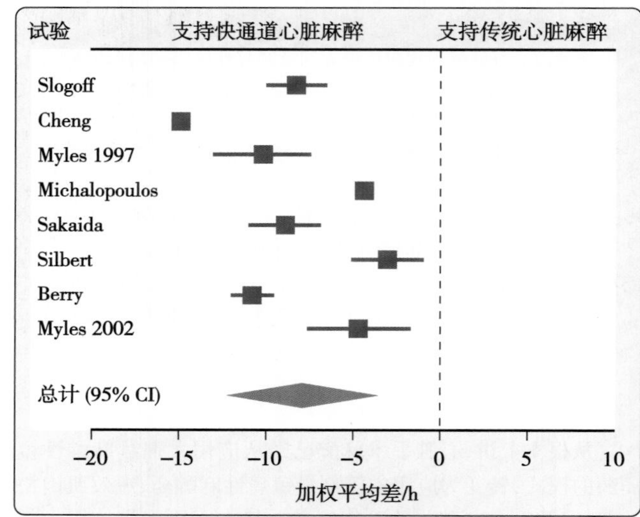

图 37.2 拔管时间加权平均差,快通道心脏麻醉拔管时间总体减少 8.1 小时。(*Data from Myles PS, Daly DJ, Djaiani G, et al. A systematic review of the safety and effectiveness of fast-track cardiac anesthesia.* Anesthesiology. *2003; 99[4]: 982-987.*)

支持快通道心脏恢复的证据

几项随机对照试验及一项 meta 分析提出了 FTCA 的安全性问题[15-21]。但目前尚无证据证明快通道心脏麻醉组与常规麻醉组在心脏手术预后上存在差异(图 37.1)。随机试验的 meta 分析显示快通道组术后带管时间及 ICU 停留时间(length of stay, LOS)分别减少了 8 小时和 5 小时(图 37.2)。但是两者之间的住院时间并无显著差异。

对于 FTCA,需要关注的问题是不良事件如术中知晓发生率增加的可能性。有 2 项前瞻性研究对 1 131 位接受 FTCA 的患者进行了术中知晓发生率的研究。第 1 项研究显示术中知晓的发生率为 0.3%(2/608),第 2 项研究显示术中知晓的发生率为 0.19%(1/514)[22,23]。与传统的心脏手术的发生率相比[24],FTCA 的术中知晓发生率没有增加。

与传统的大剂量麻醉性镇痛药为主的麻醉模式相比,FTCA 似乎更安全。在没有增加术中知晓及其他不良事件的基础上,FTCA 可以明显缩短机械通气时间及在 ICU 停留时间(LOS)[19-21],还可以有效降低医疗费用,增加资源利用[25,26]。因此,FTCA 已逐渐成为许多心脏中心的标准麻醉模式。为了实现早期拔除气管内插管,很多医疗机构对所有患者实施 FTCA。然而,若患者出现并发症而不宜早期拔管,要相应地调整处理措施。研究已经证实延迟拔管(>10 小时)的风险因素有:高龄、女性、术后使用主动脉内球囊反搏(intraaortic balloon pump, IABP)、正性肌力药、出血和房性心律失常。延迟 ICU LOS(>48 小时)的危险因素为上述拔管延迟因素加术前

MI 及术后肾功能不全[27]。处理时应注意避免过度出血(抗纤维蛋白溶解药),积极预防和处理心律失常(β-受体阻滞剂,胺碘酮)。

心脏术后恢复模式

许多随机调查未能证实 FTCA 可以降低资源利用,很可能与在研究期间医疗机构仍采用传统的 ICU 管理模式有关。meta 分析则显示,尽管 FTCA 患者术后拔管平均时间可提前 8 小时,但是患者 ICU 停留时间只缩短了 5 小时[21]。通常情况下,在 ICU 内最初的 24 小时拔除气管导管的患者将会在术后第一天的早晨或下午被转移到普通病房,以便保证第二天的手术患者使用 ICU 病床,但这样就不会在夜间将患者转运出 IUC。有两种模式可以处理这样的情形:平行模式及整合模式(图 37.3)。在平行模式中,患者被直接转运到心脏恢复室(cardiac recovery area,CRA),配备 1∶1的护士护理直到拔除气管导管。然后,护理人员根据需要可逐渐降低到 1∶2或 1∶3,夜间仍需要机械通气的患者转入 ICU 进行持续监护。平行模式的主要缺点为 CRA 及 ICU 形式的分离,即需要两套独立的病房,而且需要对患者进行转移。整合模式克服了以上限制,所有患者会被安置在同一个区域,但是术后处理如护士-患者的比例将会根据患者的需求进行调整[28-30]。由于护理费用占 ICU 总费用的 45%~50%,降低护理需求则会产生巨大的经济效益。其他方面的节源如降低动脉血气(arterial blood gas,ABG)分析,镇静药的应用及机械通气等仅占一小部分。心脏术后监测项目及护理项目的目标是根据患者的需求而定的[30]。更进一步地说,FTCA 已经被证实是安全的麻醉方法,符合成本效益,可以降低住院患者出院后一年随访期内的资源利用[31]。

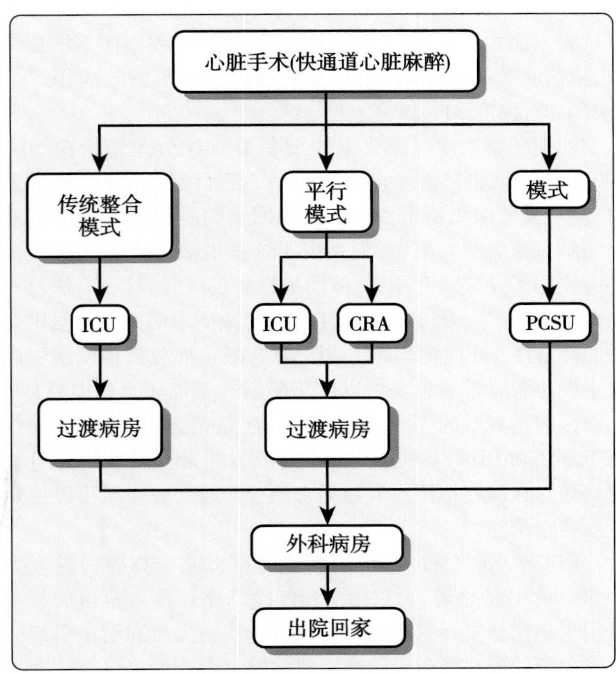

图 37.3 心脏手术术后恢复模式。CAR,心脏恢复室;ICU,重症监护室;PCSU,心脏手术术后病房

快通道心脏麻醉患者的初期处理:第一个 24 小时

在抵达 CRA 后,心脏手术术后患者的初期处理包括确认患者从手术室(operating room,OR)人员到 CRA 人员的有效转移,同时要保证患者的生命体征平稳。麻醉医生应向 CRA 团队告知患者重要的临床参数。为了完成平稳地转移患者这一目的,许多医疗中心设计了转移清单表。初期的一些实验室检查应当进行(框 37.3)。心电图检查应该是必需的,在特定情况下才需要做胸部 X 线检查(框 37.4)。应记录患者的体温,如果体温偏低,应采取积极的复温措施使患者体温达到 36.5℃。小剂量的哌替啶(12.5~25mg,静脉注射)可用来治疗患者寒战。心脏术后第一个 24 小时内常发生高热,高热与认知功能障碍的增加有关,可能是高热加重了心肺转流术(cardiopulmonary bypass,CPB)引起神经损害的结果[25,27](框 37.5)(见第 31 和 40 章)。

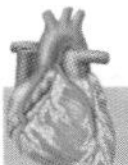

框 37.3 实验室检查

常规
全血细胞计数(CBC)
电解质
尿素氮/肌酐
活化部分凝血酶时间(aPTT)/国际标准化比值(INR)
动脉血气分析
必要时
纤维蛋白原
肝功能试验(AST/ALT)
钙离子
镁离子
心肌酶谱(CK-MB,CK,肌钙蛋白 I)

ALT,丙氨酸转氨酶;AST,天冬氨酸转氨酶;CK,肌酸激酶;CK-MB,肌酸激酶同工酶。

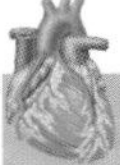

框 37.4 行胸部透视的指征

呼吸系统
$PaO_2/FIO_2>200$
气道压峰值>30cmH_2O
两侧胸腔进气不对称
循环系统
肺动脉导管位置不确定(位置不佳,不能测压)
低血压,治疗效果不佳
过量出血
胃肠道系统
鼻胃管/口胃管喂养

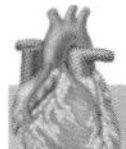

框 37.5 快通道心脏麻醉患者的初期管理

- 体温正常
- 血红蛋白>7g/dl
- $PaCO_2$ 35~45mmHg
- SaO_2>95%
- 平均动脉压>50~70mmHg
- 血钾:3.5~5.0mmol/L
- 血糖<10.0mmol/L(<200mg/dl)

机械通气管理:进入 CRA 到气管拔管

机械通气管理的目标为力求患者早期气管拔管(框 37.6)。在接收患者的最初半个小时内需检测 ABG,必要时重复检查。患者应保持清醒且合作,血流动力学平稳,无活动性出血伴凝血障碍。可以采用握手或抬头来评估呼吸强度,确保其神经肌肉阻滞完全逆转。患者体温应在 36℃以上,最好是体温正常。当以上条件全部具备,且 ABG 结果显示在正常范围内即可考虑气管拔管。拔管后 30 分钟行 ABG 检测以确保呼吸强度足以维持 PaO_2 和 $PaCO_2$。呼吸衰竭、血流动力学不稳定,或纵隔引流量偏大不能拔除气管导管时,需要采取更复杂的撤离呼吸机的处理策略(见第 39 章)。有些患者在手术室内已经拔管,在接收后应对其进行严密观察,因为随后可能出现呼吸衰竭。最初的数小时,应每隔 5 分钟监测记录一次呼吸频率。在患者进入 CRA 即刻及 30 分钟后需行 ABG 检测确保无 CO_2 蓄积。如果患者的呼吸受到影响,则应行呼吸支持。几个简单的方法如呼吸提醒,对尚处于麻醉状态下的患者是非常有效的。小剂量的纳洛酮(0.04mg,静脉注射)也是有益的。持续正压通气(positive airway pressure,CPAP)、双相正压通气(bilevel positive airway pressure,BiPAP)或无创通气(noninvasive ventilation,NIV)可以提供足够的通气支持。应避免再次气管插管,否则可能会导致延迟苏醒。但是,若上面提及的方法都无效,患者已出现低氧血症、高碳酸血症、意识逐渐下降,再次气管插管是必要的。

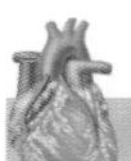

框 37.6 初期通气管理和拔管指征

初期呼吸参数

辅助/控制呼吸(A/C)	10~12 次/min
潮气量(TV)	8~10ml/kg
呼气末正压(PEEP)	$5cmH_2O$
维持血气分析指标	
pH	7.35~7.45
$PaCO_2$	35~45mmHg
PaO_2	>90mmHg
饱和度	>95%
拔管标准	
血气分析指标同上	
清醒	
血流动力学平稳	
无活动性出血(<400ml/2 小时)	
体温>36℃	
肌肉力量恢复(抬头或用力握手>5 秒)	

血红蛋白水平的调整

由于术中出血或血液稀释,贫血在心脏手术术中和术后很常见。以往输血的血红蛋白阈值通常是 10g/dl,但越来越多的证据表明血红蛋白浓度大于 7g/dl 是安全的[32]。许多随后的观察性研究和小样本随机试验表明输血是有害的,应该避免输血。人们对大多现存文献的关注点是这些研究的开展时间、它们的观察设计方式,以及少数现存的随机试验的规模[33-35]。一个大型的随机试验表明,更高的输血目标阈值可能对一些患者是有利的[36]。然而,在心肺转流术后,血管重建不全或靶血管灌注不良的患者,可能需要更高的输血阈值[32]。心脏手术后患者的理想血红蛋白水平尚不清楚。无论如何,应该保持最低血红蛋白水平 7g/dl。有酸中毒、需要高剂量血管加压药或正性肌力药支持的患者,血红蛋白应达到 8g/dl 或 9g/dl 的较高阈值。因此,输血的标准应该个体化,维持血红蛋白水平至少 7g/dl(见第 30 和 35 章)。

出血的处理

ICU 接收患者后应每 15 分钟检查一次胸腔引流量以评估患者的凝血状态。失血通常分为外科失血和内科失血,但查找出血的原因一般很难。当术后第一个小时内出血超过 400ml,前 2 个小时出血超过 200ml/h,或前 4 个小时出血超过 100ml/h,应该考虑进手术室开胸探查止血。对每个患者的临床状况应个体化考虑。如患者有凝血功能障碍,在开胸探查之前可容许更大量的血液丢失。心脏手术后出血有很多的原因,血小板功能障碍较常见。CPB 环路本身会造成血小板接触后激活及脱颗粒现象,从而导致血小板功能障碍。残余肝素化作用在术后也很常见,通常见于 CPB 后输注肝素化的泵血或鱼精蛋白量不足。CPB 后也常发生纤维蛋白溶解,主要是由于激活了大量炎症介质和凝血途径。CPB 泵气-血界面的激活或预充液的稀释可导致凝血因子水平降低。低体温可能会加重凝血级联反应导致进一步出血。

传统的凝血功能检测有助于明确因凝血功能障碍导致的出血。常规的实验室检查包括活化部分凝血酶时间、国际标准化比值(INR)、血小板计数、纤维蛋白原水平以及 D-二聚体。然而这几项检查大多需要 20~60 分钟才能获得结果。所以需要研发新的方法来指导临床治疗。床旁重点检验方法比实验室检查提供更为快捷、有效的临床相关结果。床旁重点试验方法如血栓弹力图已被证实能够减少输血而不增加失血,目前已被广泛应用,尤其是危重心脏手术后的应用[37,38](见第 19、29 和 31~35 章)。

初期药物治疗过度失血主要是静脉注射鱼精蛋白 50~100mg 以彻底拮抗肝素。在拮抗后,若继续输注肝素化的泵血,应重复使用鱼精蛋白。虽然可回输胸腔引流的血液以避免接触献血者的红细胞,但是由于这些血液中含有大量激活的凝血因子及炎症介质,可能增加感染的风险,这一方法已不再常规使用[39]。氨甲环酸输注可用于减少术后失血。氨甲环酸的剂量在 5 小时内高达 1g/h。患有尿毒症或其他疾病引起血小板功能障碍的患者可以使用醋酸去氨加压素(DDAVP),已被证明是有效的[40]。这三种药物(鱼精蛋白,抗凝血酶如氨甲环酸和 DDAVP)是止血药的代表,通常容易获得并可快速给药。在需要使用血液制品来治疗持续的失血后可以使用这些药物治疗[41]。

INR 增高时(>1.5)可用新鲜冰冻血浆。胸腔引流量大(>500ml/h)的患者,可以给予新鲜冷冻血浆作为全血的一部分用于创伤修复。这种治疗可以防止快速失血和输血引起的不可避免的凝血障碍。虽然凝血酶原复合物治疗仅被核准用于逆转华法林引起的 INR 增高,但凝血酶原复合物在治疗心脏术后 INR 升高相关出血的研究也正在进行中[42]。

当血小板水平低于 100 000/mm^3 时,可考虑输注血小板。在所有输血相关的并发症中,输注血小板的风险最大,典型的是由于细菌污染导致的脓毒血症[43]。所以只有在血小板计数降低、血小板功能测定显示血小板功能障碍或怀疑血小板功能障碍、继发于使用乙酰水杨酸、糖蛋白Ⅱb/Ⅲa 抑制剂、腺苷二磷酸受体拮抗剂时,才应当使用血小板。

有几项研究证实使用纤维蛋白原浓缩物来预防或治疗出血是有效的。有少数随机试验认为这些药物减少出血的功效尚不清楚。然而,目前的试验证明与纤维素浓缩物有关的不良事件很少[44-46]。纤维蛋白原水平与心脏外科手术后出血之间的相关性较差。但是,纤维蛋白原素应用的潜力还是很大的[47,48](见第 34 和 35 章)。

一些物理措施也可以应用,如对低体温患者保暖。呼吸末正压通气是否对术后出血有用尚无定论,对外科出血或凝血功能障碍的患者似乎没有明显益处[49,50]。几个随机试验没有显示在心脏手术后使用抑肽酶的有效性[51,52](框 37.7)。

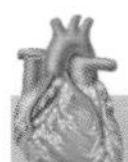

框 37.7 出血患者的处理

- 复查活化部分凝血酶时间,凝血酶原时间,国际标准化比值,血小板计数
- 如果由于过多的肝素(输注泵血)引起使用鱼精蛋白
- 治疗内科原因:血小板、新鲜冰冻血浆,继发于纤维蛋白原减少时给予冷沉淀物
- 凝血指标正常但仍有持续性出血时,使用Ⅶa 因子
- 治疗外科原因:开胸探查

因子Ⅶa 可用于难以控制出血的救治,这些患者通常凝血检查结果正常且没有外科出血证据[53]。因子Ⅶa 通常在手术室中使用,然而,尽管纠正了实验室结果(纤维蛋白原、INR、活化部分凝血酶时间),但如果出血持续,在 ICU 亦可以使用。初始用量为 75~100μg/kg,但考虑到可能出现血栓性并发症,使用剂量已被降至最低 17μg/kg[53-55]。通常,50μg/kg 的总剂量分一次或者两次给予,两次给药之间的间隔为 20~30 分钟。如果胸腔引流量减少,则可以取消第二剂量。相对较高的并发症(动脉血栓栓塞)发生率的过度关注和缺乏有效性(死亡率和输血率降低)的证据,导致术后因子Ⅶa 的使用率降低,该药的使用仍然没有被认可[56]。

电解质的管理

心脏手术术后低钾血症很常见,尤其是术中使用利尿药的患者。低钾血症可增加心肌细胞自主兴奋性并可引发室性心律失常、室性心动过速或室颤。治疗以补钾为主(20mmol 钾加入 5% 葡萄糖 50ml 经 1 小时输注),直到血钾浓度大于 3.5mmol/L。若患者存在由于心肌自主兴奋性增高而导致的频发室性早搏,补钾的目标值应为 5.0mmol/L。低镁血症可以引起室性预激和房颤(atrial fibrillation,AF),常见于营养不良及慢性病患者,频发于心脏术后。可以缓慢(15 分钟以上)分次推注镁离子 1~2g。低钙血症在心脏手术中也常见,能降低心肌收缩力,可以间断推注氯化钙或葡萄糖酸钙(1g)予以纠正(框 37.8)。

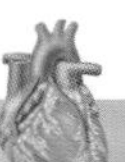

框 37.8 常见电解质紊乱及可采用的处理方法

低钾血症(K^+<3.5mmol/L)
症状及体征:肌无力,ST 段降低,"u"波,T 波低平,室性预激
处理:KCl 10~20mmol/h 经中心静脉导管静脉注射

高钾血症(K^+>5.2mmol/L)
症状及体征:肌无力,T 波高耸,P 波消失,PR/QRS 间期延长
处理:$CaCl_2$ 1g,胰岛素/葡萄糖,HCO_3^-,利尿药,过度通气,透析

低钙血症(游离 Ca^{2+}<1.1mmol/L)
症状及体征:低血压,心力衰竭,QT 间期延长
处理:$CaCl_2$ 或葡萄糖酸钙

高钙血症(游离 Ca^{2+}>1.3mmol/L)
症状及体征:精神状态改变,昏迷,肠梗阻
处理:透析,利尿药,普卡霉素,降钙素

高镁血症(Mg^{2+}>0.7mmol/L)
症状及体征:肌无力,反射消失
处理:停止输注镁,利尿剂

低镁血症(Mg^{2+}<0.5mmol/L)
症状及体征:心律失常,PR 和 QT 间期延长
处理:输注镁 1~2g

血糖管理

糖尿病是一种常见的并发症(高达 30%),已成为心脏手术患者不良预后的一项已知危险因素[57-59]。CPB 时高糖血症很常见。其危险因素包括糖尿病、CPB 前使用类固醇、输入含有葡萄糖的液体及输注肾上腺素[60]。围手术期血糖控制不佳可增加术后并发症的发生率、病死率,包括感染风险的增加及机械通气时间的延长[61-65]。一项大规模前瞻性随机对照研究表明,与随意的血糖控制(血糖水平 12mmol/L)相比,术后 ICU 期间严格控制血糖(血糖水平 4.1~6.5mmol/L)能有效地降低病死率[65]。此项研究同时涵盖了接受心脏手术的糖尿病患者及非糖尿病高血糖患者,证实在 CRA 中严格控制血糖是有益的。然而,另一项多中心研究的 meta 分析显示,在 ICU 中严格控制血糖后,不良事件的发生率增加了,可能与低血糖的发作有关[66]。因此,为降低低血糖的发生,应慎重地放宽血糖控制水平(<10.0mmol/L 或<200mg/dl)。

疼痛控制

快通道心脏麻醉时麻醉性镇痛药使用量减少,因此心脏术后镇痛已经成为令人关注的问题。静脉注射吗啡或氢吗啡酮仍然是心脏手术后镇痛的主要的方法。由于在术后恢复时提供典型的 1∶1~1∶2的护士/患者模式,常见的吗啡使用方式为患者提出要求,护士执行静脉内注射吗啡。然而,随着护理模式的转变及护士-患者比例的调整,患者自控吗啡镇痛(patient-controlled analgesia,PCA)正逐渐流行。几项研究观察了患者自控吗啡镇痛在心脏术后的应用[67-70]。患者自控吗啡镇痛用于术后镇痛的 meta 分析显示其并未增加太多的益处。然而,对于术前使用麻醉性镇痛药或术后当天转移到普通病房的年轻患者而言,使用 PCA 进行疼痛处理是有益的[71](框 37.9)(见第 42 章)。

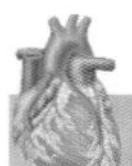

框 37.9 心脏术后疼痛管理方案

患者自控镇痛
可能对 CRA 患者有益
7 项随机试验中 2 项证实可减少 24 小时吗啡用量
鞘内吗啡
剂量:500μg~4mg
可减少静脉注射吗啡用量
可降低 VAS 疼痛评分
潜在的呼吸抑制
理想剂量(250~400μg)尚未确定
胸部硬膜外镇痛
文献报道常规剂量:
1%罗哌卡因+芬太尼 5μg/ml,3~5ml/h
0.5%布比卡因+吗啡 25μg/ml,3~10ml/h
0.5%~0.75%布比卡因,2~5ml/h
降低 VAS 疼痛评分
缩短气管拔管时间
硬膜外血肿的风险,难以提供数据
非甾体抗炎药
文献报道常用剂量:
吲哚美辛 50~100mg,直肠给药,2 次/d
双氯芬酸 50~75mg,口服/直肠给药,1 次/8 小时
酮洛酸 10~30mg,肌内/静脉注射,1 次/8 小时
减少麻醉性镇痛药用量
研究过许多药物:难以确定哪种药物更好
可能引起严重的不良反应(一项环氧合酶-2 特异性抑制剂试验)

区域镇痛技术

鞘内注射吗啡

鞘内注射吗啡(intrathecal morphine,ITM)作为心脏外科术后患者镇痛的辅助手段进行过随机研究,吗啡的剂量为 500μg~4mg[72-75]。一项关于 17 组 ITM 与标准治疗的随机对照试验的 meta 分析显示,两者之间在病死率、MI 及气管拔管时间上没有差异。吗啡的用量稍减少,疼痛评分有所降低,而瘙痒的发生率有所增加。

胸段硬膜外镇痛

胸段硬膜外镇痛的方法在心脏外科术中和术后的应用得到了普及(见框 37.9)。一项对 15 个随机对照试验的 meta 分析提供了最有力的证据[73]。胸段硬膜外镇痛对病死率或 MI 的发生率无显著影响,但能明显降低心律失常、肺部并发症的发生,缩短气管拔管时间。所有纳入随机试验的均为 CABG 患者。目前尚无硬膜外穿刺并发症,尤其是硬膜外血肿的报告,然而所有的试验都没有足够的检验效能发现这些并发症。尝试利用现有的已发表的数据计算硬膜外血肿的风险,根据可信区间(99%和 95%)估计硬膜外血肿的危险范围是 1:1 000~1:3 500[76]。对 CPB 下行心脏手术的 727 例患者,回顾性分析报告显示,在手术当天(进入手术室当天)行胸段硬膜外镇痛,术后均无硬膜外血肿发生[77]。从置入硬膜外导管到使用肝素至少有 1 小时的间隔。该研究中,有 11 例穿刺时出血,9 例硬膜外置管失败,4 例镇痛无效[77]。遗憾的是,由于心脏手术患者使用抗血小板药物如氯吡格雷或普拉格雷的治疗越来越多,可能会增加硬膜外血肿的风险[78]。由于硬膜外血肿的风险及延误手术开始时间限制了胸段硬膜外镇痛在心脏外科手术的广泛应用,特别是在美国(见第 42 章)。

非甾体抗炎药(NSAIDs)

在多模式镇痛方式的使用中,NSAIDs 取得了广泛的应用,不仅可以减轻疼痛,还可以减少麻醉性镇痛药的副作用(见框 37.9)。传统的 NSAIDs 非选择性地阻断环氧合酶-2(COX-2)同工酶,减轻炎症反应、发热及疼痛,同时阻断 COX-1 同工酶,引起胃肠道毒性及血小板功能障碍等副作用[79]。许多随机试验探讨了使用 NSAIDs 控制术后疼痛的好处[80-83]。此外,一项观察 NSAIDs 在心胸外科术后使用益处的 meta 分析表明,NSAIDs 可有效地减少麻醉性镇痛药的用量[84]。大多数患者年龄在 70 岁以下,无肾功能障碍。该 meta 分析中采用的 NSAIDs 为非选择性 COX 抑制剂。一些研究提出选择性 NSAIDs COX-2 的副作用发生率较高,特别是冠状动脉疾病患者在心脏围手术期或门诊使用选择性 COX-2。因此,大多数心脏中心已不再使用选择性 COX-2 的 NSAIDs[85]。虽然 NSAIDs 存在理论上的副作用,但确实能减少麻醉性镇痛药的用量,改善 VAS 疼痛评分;许多心脏中心依然继续使用非选择性 NSAIDs 作为心脏术后镇痛的辅助用药[86]。但是对肾功能不全、有胃炎病史或消化性溃疡病的患者应避免使用 NSAIDs,应辅用雷尼替丁预防对胃的刺激。

减少冠状动脉搭桥术后风险的药物

CABG 手术本身可以降低死亡和心绞痛复发的风险,但有些药物治疗有助于维持和巩固 CABG 术后的长期效果。尤其是阿司匹林、β-受体阻滞剂和降脂药的使用已被证实可以延长术后生存期或降低移植血管再狭窄率(框 37.10)(见第 1 和 20 章)。

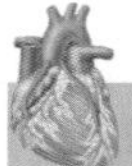

框 37.10 冠状动脉搭桥术后减少心脏风险的药物

- 阿司匹林:搭桥术后所有患者
- 氯吡格雷:阿司匹林禁忌的患者(也许比阿司匹林效果更好)
- β-受体阻滞剂:特别是围手术期心肌梗死的患者
- 降脂药:尤其是他汀类药物

阿司匹林

数项研究已证实阿司匹林(对乙酰水杨酸)在 CABG 术后维持移植血管的通畅、降低 MI 发生率和死亡率有明显作用[87-91]。一项大规模的观察性研究显示,术后早期(48 小时内)使用阿司匹林可使死亡率降低近 3%,MI 发生率下降 48%[91]。阿司匹林的使用剂量为从 100mg 每日 1 次到 325mg 每日 3 次口服,或进入 ICU 48 小时内使用栓剂。一般情况下,在入院后 6 至 8 小时内口服 81mg 的剂量(150mg 直肠用药)效果理想。术前使用阿司匹林没有额外的益处[92]。阿司匹林对移植大隐静脉血管通畅的维持作用在一年后会消失,继续用药并没有进一步的益处[93]。但是,每天使用 75~375mg 剂量的阿司匹林,可以降低患者心血管疾病并发症的

发生率及死亡率，因此值得长期持续使用[94]。对阿司匹林过敏的患者，氯吡格雷、普拉格雷或替卡格雷可能是合适的替代品。氯吡格雷降低各种原因所致的死亡率、卒中和心肌梗死，可能比服用阿司匹林更适用于心脏术后再发生缺血情况的患者[95]。

β-受体阻滞剂

CABG 术后患者使用 β-受体阻滞剂不能改善死亡率[96,97]。有些研究显示使用这些药物未能减少围手术期心肌缺血发作，但是围手术期心肌梗死后给予 β-受体阻滞剂可以降低一年内病死率[98]。既往有 MI 病史的患者应持续接受 β-受体阻滞剂治疗。另外，停止使用 β-受体阻滞剂与房颤发生增加有关，所以患者应该尽早使用 β-受体阻滞剂治疗，这样做是安全的（见第 11 章）。

他汀类药物

有明确的证据支持术后使用他汀类药物的患者可降低大隐静脉移植血管堵塞、AF 和术后死亡率，因此他汀类药物应在术后继续应用。使用他汀类药物可减少大隐静脉移植血管内动脉粥样硬化形成的进展，这使后期的再血管化需要大大降低[99,100]。术前使用他汀类药物可以降低术后 AF 的发生率。一个 1 000 多名患者随机对照试验的 meta 分析表明房颤发生率相对降低 50%（从 36% 下降到 19%）[101]。

瓣膜手术后的抗凝治疗

曾接受瓣膜置换手术的患者，无论换的是机械瓣还是生物瓣，特别是术后有 AF 并发症的情况下，应早期进行抗凝治疗[102]。推荐的抗凝方法根据推荐的学会而有所不同。所有患者目标 INR 根据所换瓣膜类型（生物瓣膜还是机械瓣膜）、瓣膜位置（二尖瓣或主动脉瓣）及存在的风险因素（AF、既往血栓病史，左心室功能障碍及任何高凝状态）而定。使用抗血小板药物的指南在北美和欧洲之间有所不同（表 37.1）[103]。主要区别在于：美国心脏协会和美国心脏病学会建议北美常规使用抗血小板药物（与华法林一起）用于所有机械瓣膜和生物瓣膜的患者，而欧洲方面比较保守，建议机械瓣膜置换的患者使用抗血小板药物，生物瓣膜置换的患者仅在前 3 个月使用抗血小板药物。在建议中指出新一代的心脏瓣膜不像老式机械瓣膜那样容易形成血栓。此外，一些较新的瓣膜血栓形成的更少，加用阿司匹林后可能需要较低的 INR 目标（主动脉瓣为 1.5~2.0）[104]。

表 37.1 心脏瓣膜手术抗凝治疗的建议

来源	部位	机械瓣膜 目标 INR		生物瓣膜		
		无风险因素[a]	风险因素[a]	阿司匹林	术后 3 个月	>术后 3 个月
ESC/EACTS	主动脉瓣	2.5	3.0 或 3.5[b]	选择性[c]	阿司匹林或 VKA	/
	二尖瓣	3.0 或 3.5[b]	3.0 或 3.5[b]	选择性[c]	VKA	/
AHA/ACC	主动脉瓣	2.5	3	系统的	阿司匹林或 VKA	阿司匹林
	二尖瓣	3	3	系统的	VKA+阿司匹林	阿司匹林
ACCP	主动脉瓣	2.5	2.5	如出血风险低	阿司匹林	阿司匹林
	二尖瓣	3	3	如出血风险低	VKA+阿司匹林	阿司匹林

[a] 风险因素包括房颤、血栓既往史、左心室功能不全、高凝状态。

[b]根据瓣膜是少量还是中等量的血栓形成。

[c]合并动脉粥样硬化疾病或血栓栓塞的患者即使 INR 在正常范围。

ACCP，美国心胸科学会；AHA/ACC，美国心脏病协会/美国心脏病学院；ESC/EACTS，欧洲心脏病学会/欧洲心胸外科医师协会；INR，国际标准化比值；VKA，VK 拮抗剂。

Modifi ed from Iung B, Rodes-Cabau J. The optimal management of anti-thrombotic therapy after valve replacement: certainties and uncertainties. *Eur Heart J.* 2014; 35: 2942-9.

采用普通肝素或低分子量肝素联合抗凝治疗取决于瓣膜的类型、患者的出血风险以及患者的健康状况。尽管北美和欧洲的学会倾向于与肝素联合抗凝，但是这个方法与单独使用维生素 K 拮抗剂相比并没有明显的益处。二尖瓣瓣膜疾病或有血栓病史的患者使用双抗凝剂更为常见。在状态不稳定的患者中，如需要再次手术、胸腔插管或其他床边手术如气管切开术，应优选肝素（通常是低分子量肝素），因为该药容易在手术前停药，并迅速恢复凝血功能。

术后并发症的处理

心脏外科手术后并发症很多。多数是一过性的，但也有一些严重的并发症，如卒中等可长期存在并严重影响患者的生存状态（见第 40 和 41 章）。相关并发症的发生率及危险因素见表 37.2。许多并发症有其特殊的处理方法，目的在于促进术后患者的恢复（框 37.11）。

卒中

心脏外科术后卒中发生率为 2%~4%，一年内的病死率高达 15%~30%[58,105-107]。目前已知的危险因素有高龄、糖尿病、既往卒中史或短暂性脑缺血发作、外周血管疾病及不稳定型心绞痛[58,106]。最常见的原因是主动脉手术期间主动脉栓子脱落（移植血管近端吻合、主动脉阻断和开放）。此外，术中大剂量使用肝素引起出血性梗死和分水岭梗死、术中频繁低血压，以及术后 AF 的发生都是心脏病患者发生卒中的重要因素[108]。卒中患者在 ICU 时间及住院时间明显延长，导

表 37.2 心脏术后常见并发症

并发症	发生率	危险因素
卒中	2%~4%	高龄 卒中史/短暂性脑缺血发作 周围性血管疾病 糖尿病 不稳定型心绞痛
谵妄	8%~15%	高龄 卒中史 手术时间 主动脉阻断时间
房颤	≤35%	高龄 男性 房颤病史 二尖瓣手术 充血性心衰病史 房颤 输血
肾衰竭	1%	术后低心排 二次心脏手术 瓣膜手术 高龄 糖尿病

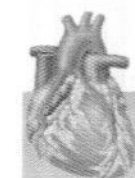

框 37.11 心脏外科手术后并发症的处理

卒中

- 支持性治疗
- 避免潜在的加重因素(如高血糖、高热、严重贫血)

精神错乱

- 通常自我限制
- 需要密切观察
- 可能需要镇静剂(咪达唑仑、劳拉西泮)

心房纤颤

- 速率控制:钙通道阻滞剂,β-受体阻滞剂,地高辛
- 心律控制:胺碘酮,索他洛尔,普鲁卡因胺
- 血栓栓塞预防:房颤 48 小时

左心室功能不全

- 补充血容量
- 肌力药物:肾上腺素,米力农,去甲肾上腺素
- 机械支持:主动脉内气囊泵

肾衰竭

- 去除病原体(非甾体抗炎药、抗生素)
- 必要时进行血流动力学支持
- 支持性治疗

致资源的利用增加[106]。预防术中神经功能损伤的方法很多,如在 CABG 术中采用主动脉外扫描、CPB 时稳态 pH 管理、在 OPCABG 术中采用不接触技术等[109-113]。积极处理 AF(抗心律失常药、抗凝药、早电复律)有助于预防术后神经功能损伤(请参阅 AF 的后续部分)。术中卒中的患者处理要点是阻止进一步的脑损伤,高血糖症和低血糖症与脑损伤患者的预后不良相关,都应避免[114-116]。高体温可加重脑损害,也应避免[117]。血红蛋白浓度应维持在 7g/dl 以上。血红蛋白浓度应维持在 10g/dl 以上是否有益还不确定,但对围手术期卒中患者还应慎重考虑。

谵妄

谵妄是一种以认知功能障碍、注意力不集中、心理活动改变为表现的急性、短暂性神经状态,常伴有睡眠/觉醒周期紊乱。少动型谵妄可能表现为活动减少,患者表现为冷漠、不合作、难以唤醒;多动型谵妄,则患者表现为易怒和易激动。谵妄在心脏术后相当常见,发生率为 8%~15%[118,119]。谵妄发生的危险因素有高龄、既往卒中史、手术时间、主动脉阻断时间、AF 和输血[118-121]。谵妄通常是自限性的,对患者预后及住院时间无影响[120,121]。

谵妄的防治应着眼于减少或消除已知的易感因素。使用苯二氮䓬类药物和阿片类药物的患者易患谵妄。因此,应避免使用苯二氮䓬类药物,需要时应适当添加对乙酰氨基酚或其他止痛药来减少阿片类药物的使用。维持正常的睡眠/觉醒周期对防止谵妄是重要的。如果可能的话,夜间暴露在光线下和限制对其干扰可能会对谵妄有所改善。其他潜在的有益的治疗包括一些简单的措施,如不断地回顾和加强与患者有关的人、时间、地点;尽可能消除身体的束缚,鼓励活动和行走。谵妄的药物治疗包括 α_2-受体激动剂(右美托咪定、可乐定)和抗精神病药物(氟哌啶醇、喹硫平、奥氮平、利培酮)。抗精神病药物经常用于谵妄的治疗,其典型的药物是氟哌啶醇。使用抗精神病药物需要注意 QT 间期延长,使用其他药物如胺碘酮或氧氟沙星时可加重 QT 间期延长。因此,必须行心电图监测,尤其是在治疗初始或用可延长 QT 间期的药物时。此外,氟哌啶醇可阻断多巴胺受体,引起锥体外系反应。因为谵妄有抑制和兴奋的症状,使用的所有的药物必须仔细斟酌。通常不同的患者需使用不同的药物。

房颤

心脏外科术后房颤发生率高达 35%[122]。虽然房颤原因尚不完全清楚,这种心律失常与死亡、卒中和住院时间增加有关[106,108,123]。已知的危险因素包括高龄、男性、既往有 AF 病史、二尖瓣手术、充血性心力衰竭病史[106,124]。使用胺碘酮、索他洛尔、镁盐或 β-受体阻滞药对防治房颤有效[125]。双心房起搏也可预防房颤[125,126]。治疗房颤包括转复窦性心律或抗凝。房颤节律控制随访研究(Atrial Fibrillation Follow-Up Investigation of Rhythm Management,AFFIRM)和患者心率控制与电复律对照研究(Rate Control Versus Electrical Cardioversion,RACE)并未发现哪一项在房颤控制上更具优势[127-129]。

控制心率可采用 β-受体阻滞药或钙通道阻滞药,地高辛也有效,但难以迅速产生疗效。AFFIRM 研究显示与钙通道阻滞剂及地高辛相比,β-受体阻滞药能更好地控制房颤患者心室率[130]。病情稳定的患者可采用胺碘酮、索他洛尔或普鲁卡因胺转复成窦性心律。胺碘酮(150~300mg,静脉注射)更常用于术后 AF 的急性处理,与其他抗心律失常药物相比,胺碘酮抑制心肌作用轻,尤其适用于心室功能损害的患者。持续 48~72 小时的顽固性 AF 需预防血栓性栓塞。对存在发生血栓高危因素的患者通常推荐采用华法林进行抗凝治疗。

血栓形成高危因素有 CHA_2DS_2-VASc（充血性心力衰竭、高血压、高龄、糖尿病、既往卒中病史、TIA、血管疾病、性别）得分>2。其中充血性心力衰竭、高血压、糖尿病、年龄 65~74 岁、血管疾病和女性，每一项得 1 分。有既往卒中病史、TIA、血栓性栓塞，年龄>75 岁，每一项得 2 分[131]。根据血栓栓塞并发症的风险和出血的风险，抗凝治疗应个体化。一般来说，瓣膜术后的抗凝应根据瓣膜的种类，而非瓣膜性房颤患者抗凝应遵照 CHA_2DS_2-VASc 评分（表 37.3）[132]。使用较新的口服抗凝剂可有效防止血栓栓塞，但缺乏有效的逆转剂则限制了这些药物在 ICU 的应用。

表 37.3 房颤血栓预防用药

房颤种类	CHA_2DS_2-VASc 评分		
	0	1	≥2
合并瓣膜疾病	VK 拮抗剂，根据瓣膜确定 INR 目标	VK 拮抗剂，根据瓣膜确定 INR 目标	VK 拮抗剂，根据瓣膜确定 INR 目标
无瓣膜疾病	无	无，VK 拮抗剂，或新口服抗凝药	VK 拮抗剂，或新口服抗凝药

CHA_2DS_2-VASc，充血性心力衰竭、高血压、高龄、糖尿病、既往卒中病史、TIA、血管疾病、性别；INR，国际标准化比值；VK，维生素 K。

Data from January CT, Wann LS, Alpert JS, et al. 2014 AHA/ACC/HRS guideline for the management of patients with atrial fibrillation: a report of the American College of Cardiology/American Heart Association Task Force on Practice Guidelines and the Heart Rhythm Society. *J Am Coll Cardiol*. 2014;64:e1-76.

左心室功能障碍

左心室功能障碍的患者术后通常需要正性肌力药或机械支持（见第 11 章、28、36 和 38 章）。预示术后可能需要正性肌力药的术前因素包括高龄、潜在的左心室功能障碍及女性[133,134]。应用正性肌力药对术后预后的意义不明确，因为有些中心在 CPB 后常规应用这些药物[133]。虽然肺动脉导管有助于监测心脏功能的变化趋势，但经食管超声心动图（transesophageal echocardiography，TEE）可以为诊断急性低血压发作的原因和心功能提供更详细的信息。TEE 通常用于 ICU 中评价术后心脏功能，可以有效诊断心脏压塞、心肌缺血及瓣膜功能障碍，从而改善这些患者的术后恢复过程[135-138]。TEE 亦可为 CPB 术后灌注量提供数据（见第 13~16 章）[139-141]。

对术中不稳定的患者，应将肺动脉充盈压与 TEE 监测结果告知 ICU 以便恢复室人员进行最佳初始处理。若患者在 ICU 仍不平稳，需行 TEE 监测重新评估心脏功能。如果考虑低血压或低心排出量是由于低血容量引起的，可以先使用晶体液补充血容量。几个使用淀粉胶体的大型试验显示：在病情危重时使用胶体是有争议的，容量复苏效果差，而且增加不良事件[142]。因此，血管内血容量不足最好的治疗方法为间歇使用晶体液，持续监测中心静脉压、肺动脉压力、体循环压力或左心室舒张末期容积[139]。如果患者有活动性出血或贫血，需给予红细胞悬液纠正贫血，应用新鲜冰冻血浆治疗凝血障碍。

如果低血压或低心排血量状态的主要原因是左心室功能障碍，那么应加用正性肌力药或血管加压药（见第 38 章）。目前，很少有关于一种正性肌力药优于另一种药物的文章发表。肾上腺素或去甲肾上腺素［0.02~0.04μg/(kg · min)］或多巴胺［3~5μg/(kg · min)］常用于支持撤停 CPB 的患者，而且会在 ICU 中继续使用。若收缩压仍然很低，增加肾上腺素输注剂量以兴奋 α-受体的作用（血管收缩）。肾上腺素的主要缺点是频繁发生的乳酸（代谢反应的产物）酸中毒，但与低灌注无关。如果连续的动脉乳酸测定被用来作为判断是否灌注充分的指标，则可能会引起对患者病情判断的混乱。TEE 显示低心排出量或心肌功能不佳时，可给予米力农（全量或部分负荷剂量）。心脏术后米力农具有下调 β-受体功能的作用[143]。磷酸二酯酶抑制剂与肾上腺素同时使用，可以改善心肌功能[144]。如果血压依然很低，可以以 1~10U/h 剂量输注血管升压素。当容量治疗和药物治疗无效时，特别是存在缺血性心肌病的情况下，可加用机械支持治疗（见第 28 和 36 章）。

大约 3% 的心脏手术患者使用 IABPs 治疗。对于药物治疗无效的不稳定型心绞痛患者可于术前放置 IABP，术中用于高风险的患者（左心室功能障碍的二次开胸患者）、不能撤停 CPB 的患者或 CPB 后需大剂量正性肌力药支持的患者。一项回顾性研究发现 85% 不能撤停 CPB 的患者在使用 IABP 后可成功停机，但其总病死率为 35%[145]。也有另外的研究观察发现在 CPB 开始前放置 IABP 的患者病死率有所降低[146-149]。使用 IABP 的并发症很多，包括切口部位感染、下肢缺血和肾功能障碍。一些对置入 IABP 患者的回顾性调查结果发现，在手术室或 ICU 放置 IABP 治疗的患者其死亡率高达 35%[150,151]。

右心室功能障碍

右心室功能障碍可发生在心脏手术术前、术后即刻或术后几天。常见于心脏移植受体，继发于左心衰竭。也可见于肺动脉高压患者或由右心室心肌梗死引发（见第 25 和 26 章）。

右心室功能障碍有以下特点：外周水肿、低血压、意识不清、腹痛或腹部绞痛。肝功能检查，包括 INR、天冬氨酸转氨酶和谷丙转氨酶，可能会升高。因此，鉴别诊断包括肾衰竭、脓毒血症、肠缺血及肝功能衰竭[152,153]。

对于实施有创监测的患者，可以通过监测中心静脉压（central venous pressure，CVP）、心排血量和肺动脉压来评估右心室功能。除非存在直接的心肌功能障碍，否则肺动脉压几乎总是增加的。超声心动图也可以用于怀疑有右心室功能衰竭的患者。右心室容量超负荷同时存在右心室增大，伴有左心室缩小和充盈不足（由于右心室排出量较差及心室相互依存），亦常伴有三尖瓣反流。若右心室也存在压力超负荷现象，那么室间隔会左移，左心室会变成 D 形。三尖瓣环平面收缩偏移（Tricuspid annular-plane systolic excursion，TAPSE）有助于测量右心室功能衰竭程度[152-156]。

右心室功能衰竭的处理包括减轻后负荷、增加体循环压力以防止右心室缺血、保证足够的右心室充盈。尽管容量治疗对左心室功能不全及肺动脉压力正常的右心室功能衰竭是有益的，而对于右心室高压性的右心室功能衰竭是不利的，因此，必须慎防患者出现超负荷。降低后负荷同时联合应用正性肌力药可以同时增加血压和心排出量。去甲肾上腺素、去氧肾上腺素及血管升压素有助于提升体循环压力，从而减少右心室缺血。使用针对肺血管系统的药物降低后负荷也是有益的。一氧化氮及吸入前列腺素可选择性地扩张肺血管。米力农[0.125~0.5μg/(kg·h)]或西地那非(25mg,口服,3次/d)也有助于降低肺血管阻力,增加心排出量(见第26、28、36和38章)。

在ICU,应制定相应的支持治疗手段,包括提供充分的氧合、防止酸中毒及肺不张,并确保少量的呼吸支持以防止肺泡塌陷。

肾功能不全

心脏术后肾衰竭较少见,发生率约1%(见第41章)。但是一旦发生肾衰竭,毫无疑问会延长ICU时间和住院时间,并且增加死亡率[59,157]。不幸的是,目前对CPB后肾功能损害或肾衰竭后尚无确切的定义。虽然容易判定患者是否需要进行透析而且易于评估预后,但经常忽略那些肌酐清除率减少而不需要透析的患者[59,157]。肌酐清除率的变化可以预测是否需要透析、延长住院时间和死亡率,可能是一个更适合用于肾衰竭的判定指标[158]。术后肾衰竭的危险因素包括:术后低心排血量、再次心脏手术、瓣膜手术、年龄大于65岁及糖尿病患者[59,157,159]。对这些患者的管理包括支持治疗、明确原发病因,然后进行病因针对性治疗。支持治疗方法有维持适宜的心排血量、灌注压及血容量。肾衰竭的原因大致分为肾前性、肾性及肾后性。肾前性肾衰竭通常与心排血量减低或低体循环压有关,也可能与使用血管紧张素转换酶抑制剂及NSAIDs有关。肾性肾衰竭的原因有缺血性损伤引起的急性肾小球坏死,或使用大量NSAIDs及抗生素导致的间质性肾炎。虽然在膀胱导尿术中并不常见,但可能有肾后梗阻的潜在风险。

治疗肾衰竭通常需要纠正潜在的问题,包括改善肾血流量(容量补充、正性肌力药)或停用肾损伤的药物(NSAIDs,抗生素)。迄今为止,尚无针对预防急性肾小管坏死的特异方案。尽管多巴胺及利尿药曾被认为对肾脏有保护作用,但没有被证实可以有效地预防肾衰竭的发生[160]。D1受体激动剂非诺多泮可以改善心脏术后患者的肾功能[161]。有报告显示利尿药对逐渐发展为肾衰竭的患者有潜在的危害[162]。如果患者确实需要透析治疗,持续的透析要优于间断透析[163]。N-乙酰半胱氨酸可有效地防止由造影剂引起的慢性肾功能不全进一步发展为肾衰竭[164]。可是几项对照试验的meta分析显示对心脏手术患者预防性使用N-乙酰半胱氨酸的意义不大[164-166]。

术后预后

冠状动脉疾病的治疗选择

在开展CABG手术之前,药物治疗为冠状动脉疾病患者的唯一选择。目前,治疗方法可大致分为药物治疗和介入治疗,后者又分为在心导管室内或在手术室内介入治疗。介入治疗(通常指经皮冠状动脉介入治疗)包括球囊血管成形术、心脏支架植入术和药物洗脱支架植入术,后者可以释放药物防止血管再狭窄(见第3和20章)。手术治疗包括传统的CABG(使用CPB装置)和OPCAB(不使用CPB装置)。OPCAB包括全胸骨切开术、开胸手术(微创下直接冠状动脉搭桥术),或机器人辅助下开胸手术。随着可供选择的方法越来越多,为每个患者制定最佳方案至关重要,要综合考虑心绞痛复发、移植血管的通畅、长期生存且最低的并发症发病率(心肌梗死、卒中、AF)和最低的费用(住院时间、ICU时间、输血)。

药物治疗与手术治疗

几项大型随机对照研究已探讨了药物治疗与手术治疗对有症状的冠状动脉疾病患者的有效性(表37.4)。研究主要是在1974—1984年完成的。1994年发表的一篇meta分析研究了7项调查10年随访的综合性结果[167]。尽管手术治疗和药物治疗在这期间取得了明显进步(例如只有9%的患者接受了胸廓乳内动脉移植),调查结果显示高危患者的手术治疗有明显优势。2 600名患者的调查表明行CABG术的患者,5年病死率、7年病死率及10年病死率的绝对风险分别降低5.6%、5.9%和4.1%。患有左主干病变、冠状动脉左前降支近端病变或三支血管病变的患者改善最为明显。该调查结果似乎低估了手术治疗的优势,因为37.4%接受药物治疗的患者选择接受了手术治疗。

表37.4 冠状动脉疾病的治疗选择和预后

对比	预后	血管重建
手术治疗与药物治疗	死亡率绝对降低 5年死亡率5.6% 7年死亡率5.9% 10年死亡率4.1% 手术对左主干和三支血管狭窄效果最好	37%药物治疗患者进行了手术
血管成形与外科手术	死亡率绝对降低 5年死亡率1.9% 血管成形组院内心肌梗死和卒中发生率显著降低 糖尿病、多支血管病变效果最好	血管成形组5年血管重建50%
支架与手术治疗	死亡率不一,CABG相对死亡率降低50%,而支架组下降75% 1年心肌梗死无差别	支架组15%~25%血管重建
OPCAB与传统手术	死亡率无差别 院内卒中无差别 院内心肌梗死无差别	大多数OPCAB的血管数比传统手术少(每个患者平均少0.2条)

CABG,冠状动脉搭桥术;OPCAB,非体外循环冠状动脉搭桥术。

与单纯药物治疗相比,CABG明显地降低了死亡率。而且近10年来尤为明显。另外,许多最初接受药物治疗的患者最终需要行手术血管重建。

气囊血管成形术与传统的CABG比较

大量的随机试验比较了经皮腔内冠状动脉成形术(percutaneous transluminal coronary angioplasty,PTCA)和CABG(见第3和20章),其中最大的一项研究名为"旁路血管成形术血管重建调查(BARI)",该研究收录了1 829名患者,随机进行PTCA或CABG[168]。研究发现两者在1年或5年生存率无显著性差异,CABG组的5年生存率为89.3%,PTCA组为

86.3%。而CABG组住院期间MI和卒中的发生率高于PTCA组(Q波MI发生率分别为4.6%和2.1%,$P<0.01$;卒中发生率分别为0.8%和0.2%)。糖尿病患者在CABG组的5年生存率为80.6%,PTCA组为65.5%($P=0.003$)。在最初的干预治疗后,更多的PTCA组患者需再次行血管重建治疗;行CABG术的患者5年中只有8%进行了额外的CABG血运重建术;而PTCA组则有54%的患者进行二次手术(31%的患者最终接受了CABG)。其他一些较小的随机试验中发现了类似的结果[169,170]。

一项随机试验的meta分析评估了PTCA及CABG治疗有症状的冠状动脉疾病的结果。该调查包括13个试验共7 964例患者[171]。报告称在5年生存率上CABG组有超过PTCA组1.9%的绝对生存优势($P<0.02$)。在1年、3年及8年生存率上两者之间有显著性差异。在有多支病变的患者亚组分析显示,CABG的5年和8年存活率明显提高。在各个时间点,PTCA组的患者需要再次血管重建的比率较高。对冠脉支架试验的meta分析表明,与CABG组相比,支架组1年和3年心绞痛复发降低了50%,3年非致命性MI的发生率也显著降低。

这些试验研究主要集中在多支血管病变的患者。针对冠状动脉左前降支单支血管病变的随机研究很少。一项试验纳入了134例患者,随机分为PTCA组和CABG组。5年后,PTCA组6例(9%)死亡,CABG组2例(3%)死亡,两组之间无显著性差异。PTCA组MI发生得更加频繁(15% vs 4%,$P=0.000\,1$),但是Q波MI发生率没有差别(PTCA组6%,CABG组3%,无显著性差异)。PTCA组更多的患者需再次行血管重建(38% vs 9%,$P=0.000\,1$)[172]。

与冠状动脉血管成形术相比,CABG术降低了患者的5年死亡率,同时减少了额外血管重建的需要。这种优势对多支血管病变的患者和糖尿病患者更加明显。

支架植入术与传统的CABG比较

首次发表在2009年的SYNTAX研究,将左主干病变或三支病变的冠状动脉疾病患者随机分为手术组和药物洗脱支架PCI组。总体来说,该研究发现接受支架植入术或外科手术治疗的患者5年内有相似的结果,接受外科手术的患者发生卒中的比例略高[1.5% vs 4.3%,风险比0.33,95%可信区间(CI):0.12~0.92]。但对更复杂病变的患者(SYNTAX评分>33),手术治疗具有明显的优势。在SYNTAX评分>33的患者,5年内主要心脑血管不良事件(major adverse cardiac and cerebral events,MACCE)发生率PCI治疗组为46.5%,CABG组为29.7%(风险比1.78;95% CI:1.21~2.63)。本试验在两方面改变了先前持有的观点。首先,PCI适合左主干病变的患者,这在以前认为是最好的手术治疗方法。其次,对于冠心病三支血管病变、复杂病变的患者手术治疗效果比PCI更好,以前的数据对此一直模棱两可。对于病情不太复杂的患者(SYNTAX评分<33),CABG术后死于MACCE的较多,而PCI治疗的患者需要行血管重建的较多,尤其需要行CABG[173]。

OPCAB与CABG比较

OPCAB技术的应用已经越来越普遍。然而,由于网络的影响,在一些国家,如印度,CABG技术已经形成了标准化,而在其他一些地区,如北美洲和欧洲,CABG术一直保持在20%至30%[174]。2004年发表的一项全面的随机对照试验meta分析表明,OPCAB降低输血率、AF、感染和资源利用(住院时间、ICU时间及机械通气时间)[175]。不幸的是,在希望改善神经功能预后、卒中、认知功能方面还不明确。此外,尤其在低血容量或OPCAB教学中心还需要关注移植血管的吻合质量[176,177]。在许多随机试验研究中发现,OPCAB中移植的血管数量较少,这可能会导致长期生存率降低[178,179]。

综上所述,OPCAB技术的潜在益处可能取决于手术中心的经验。与许多心脏外科手术一样,需要有专业的护理团队对患者术后出现的问题进行管理。在一些特殊的手术方法(主动脉无接触技术)或医疗情况(升主动脉钙化)下,OPCAB可能是一个较为满意的选择。然而,在大多数患者,通过改变手术方式不能降低死亡率或并发症的发病率。

(马刚 译,刘俊 校)

参考文献

1. Bennett SR, Griffin SC. Sevoflurane versus isoflurane in patients undergoing valvular cardiac surgery. *J Cardiothorac Vasc Anesth*. 2001;15(2):175–178.
2. De Hert SG, Cromheecke S, ten Broecke PW, et al. Effects of propofol, desflurane, and sevoflurane on recovery of myocardial function after coronary surgery in elderly high-risk patients. *Anesthesiology*. 2003;99(2):314–323.
3. De Hert SG, ten Broecke PW, Mertens E, et al. Sevoflurane but not propofol preserves myocardial function in coronary surgery patients. *Anesthesiology*. 2002;97(1):42–49.
4. Julier K, da Silva R, Garcia C, et al. Preconditioning by sevoflurane decreases biochemical markers for myocardial and renal dysfunction in coronary artery bypass graft surgery: a double-blinded, placebo-controlled, multicenter study. *Anesthesiology*. 2003;98(6):1315–1327.
5. Belhomme D, Peynet J, Louzy M, et al. Evidence for preconditioning by isoflurane in coronary artery bypass graft surgery. *Circulation*. 1999;100(suppl 19):II340–II344.
6. Boyce SW, Bartels C, Bolli R, et al. Impact of sodium-hydrogen exchange inhibition by cariporide on death or myocardial infarction in high-risk CABG surgery patients: results of the CABG surgery cohort of the GUARDIAN study. *J Thorac Cardiovasc Surg*. 2003;126(2):420–427.
7. Van Oldenbeek C, Knowles P, Harper NJ. Residual neuromuscular block caused by pancuronium after cardiac surgery. *Br J Anaesth*. 1999;83(2):338–339.
8. McEwin L, Merrick PM, Bevan DR. Residual neuromuscular blockade after cardiac surgery: pancuronium vs rocuronium. *Can J Anaesth*. 1997;44(8):891–895.
9. Murphy GS, Szokol JW, Marymont JH, et al. Impact of shorter-acting neuromuscular blocking agents on fast-track recovery of the cardiac surgical patient. *Anesthesiology*. 2002;96(3):600–606.
10. Thomas R, Smith D, Strike P. Prospective randomised double-blind comparative study of rocuronium and pancuronium in adult patients scheduled for elective 'fast-track' cardiac surgery involving hypothermic cardiopulmonary bypass. *Anaesthesia*. 2003;58(3):265–271.
11. Murphy GS, Szokol JW, Marymont JH, et al. Recovery of neuromuscular function after cardiac surgery: pancuronium versus rocuronium. *Anesth Analg*. 2003;96(5):1301–1307, table of contents.
12. Mollhoff T, Herregods L, Moerman A, et al. Comparative efficacy and safety of remifentanil and fentanyl in 'fast track' coronary artery bypass graft surgery: a randomized, double-blind study. *Br J Anaesth*. 2001;87(5):718–726.
13. Engoren M, Luther G, Fenn-Buderer N. A comparison of fentanyl, sufentanil, and remifentanil for fast-track cardiac anesthesia. *Anesth Analg*. 2001;93(4):859–864.
14. Cheng DC, Newman MF, Duke P, et al. The efficacy and resource utilization of remifentanil and fentanyl in fast-track coronary artery bypass graft surgery: a prospective randomized, double-blinded controlled, multi-center trial. *Anesth Analg*. 2001;92(5):1094–1102.
15. Cheng DC, Karski J, Peniston C, et al. Morbidity outcome in early versus conventional tracheal extubation after coronary artery bypass grafting: a prospective randomized controlled trial. *J Thorac Cardiovasc Surg*. 1996;112(3):755–764.
16. Berry PD, Thomas SD, Mahon SP, et al. Myocardial ischaemia after coronary artery bypass grafting: early vs late extubation. *Br J Anaesth*. 1998;80(1):20–25.
17. Silbert BS, Santamaria JD, O'Brien JL, et al. Early extubation following coronary artery bypass surgery: a prospective randomized controlled trial. The Fast Track Cardiac Care Team. *Chest*. 1998;113(6):1481–1488.
18. Ovrum E, Tangen G, Schiott C, Dragsund S. Rapid recovery protocol applied to 5,658 consecutive "on-pump" coronary bypass patients. *Ann Thorac Surg*. 2000;70(6):2008–2012.
19. Meade MO, Guyatt G, Butler R, et al. Trials comparing early vs late extubation following cardiovascular surgery. *Chest*. 2001;120(suppl):445S–453S.
20. Probst S, Cech C, Haentschel D, et al. A specialized post anaesthetic care unit improves fast-track management in cardiac surgery: a prospective randomized trial. *Crit Care*. 2014;18(4):468.
21. Myles PS, Daly DJ, Djaiani G, et al. A systematic review of the safety and effectiveness of fast-track cardiac anesthesia. *Anesthesiology*. 2003;99(4):982–987.
22. Groesdonk HV, Pietzner J, Borger MA, et al. The incidence of intraoperative awareness in cardiac surgery fast-track treatment. *J Cardiothorac Vasc Anesth*. 2010;24(5):785–789.
23. Dowd NP, Cheng DC, Karski JM, et al. Intraoperative awareness in fast-track cardiac anesthesia. *Anesthesiology*. 1998;89(5):1068–1073, discussion 9A.
24. Liu WH, Thorp TA, Graham SG, Aitkenhead AR. Incidence of awareness with recall during general anaesthesia. *Anaesthesia*. 1991;46(6):435–437.
25. Cheng DC, Karski J, Peniston C, et al. Early tracheal extubation after coronary artery bypass graft surgery reduces costs and improves resource use: a prospective, randomized, controlled trial. *Anesthesiology*. 1996;85(6):1300–1310.
26. Hantschel D, Fassl J, Scholz M, et al. [Leipzig fast-track protocol for cardio-anesthesia. Effective, safe and economical]. *Anaesthesist*. 2009;58(4):379–386 [article in German].
27. Wong DT, Cheng DC, Kustra R, et al. Risk factors of delayed extubation, prolonged length of stay in the intensive care unit, and mortality in patients undergoing coronary artery bypass graft with fast-track cardiac anesthesia: a new cardiac risk score. *Anesthesiology*. 1999;91(4):936–944.
28. Brown MM. Implementation strategy: one-stop recovery for cardiac surgical patients. *AACN Clin Issues*. 2000;11(3):412–423.
29. Joyce L, Pandolph P. One stop post op cardiac surgery recovery: a proven success. *J Cardiovasc Manag*. 2001;12(5):16–18.

30. Cheng DC, Byrick RJ, Knobel E. Structural models for intermediate care areas. *Crit Care Med.* 1999;27(10):2266–2271.
31. Cheng DC, Wall C, Djaiani G, et al. Randomized assessment of resource use in fast-track cardiac surgery 1-year after hospital discharge. *Anesthesiology.* 2003;98(3):651–657.
32. Hebert PC. Transfusion requirements in critical care (TRICC): a multicentre, randomized, controlled clinical study. Transfusion Requirements in Critical Care Investigators and the Canadian Critical Care Trials Group. *Br J Anaesth.* 1998;81(suppl 1):25–33.
33. Murphy GJ, Reeves BC, Rogers CA, et al. Increased mortality, postoperative morbidity, and cost after red blood cell transfusion in patients having cardiac surgery. *Circulation.* 2007;116(22):2544–2552.
34. Ferraris VA, Brown JR, Despotis GJ, et al. 2011 update to The Society of Thoracic Surgeons and the Society of Cardiovascular Anesthesiologists blood conservation clinical practice guidelines. *Ann Thorac Surg.* 2011;91(3):944–982.
35. Koch CG, Li L, Duncan AI, et al. Morbidity and mortality risk associated with red blood cell and blood-component transfusion in isolated coronary artery bypass grafting. *Crit Care Med.* 2006;34(6):1608–1616.
36. Murphy GJ, Pike K, Rogers CA, et al. Liberal or restrictive transfusion after cardiac surgery. *N Engl J Med.* 2015;372(11):997–1008.
37. Shore-Lesserson L, Manspeizer HE, DePerio M, et al. Thromboelastography-guided transfusion algorithm reduces transfusions in complex cardiac surgery. *Anesth Analg.* 1999;88(2):312–319.
38. Spiess BD, Gillies BS, Chandler W, Verrier E. Changes in transfusion therapy and reexploration rate after institution of a blood management program in cardiac surgical patients. *J Cardiothorac Vasc Anesth.* 1995;9(2):168–173.
39. Body SC, Birmingham J, Parks R, et al. Safety and efficacy of shed mediastinal blood transfusion after cardiac surgery: a multicenter observational study. Multicenter Study of Perioperative Ischemia Research Group. *J Cardiothorac Vasc Anesth.* 1999;13(4):410–416.
40. Wademan BH, Galvin SD. Desmopressin for reducing postoperative blood loss and transfusion requirements following cardiac surgery in adults. *Interact Cardiovasc Thorac Surg.* 2014;18(3):360–370.
41. Besser MW, Ortmann E, Klein AA. Haemostatic management of cardiac surgical haemorrhage. *Anaesthesia.* 2015;70(suppl 1):87–95, e29–e31.
42. Ortmann E, Besser MW, Sharples LD, et al. An exploratory cohort study comparing prothrombin complex concentrate and fresh frozen plasma for the treatment of coagulopathy after complex cardiac surgery. *Anesth Analg.* 2015;121:26–32.
43. Hillyer CD, Josephson CD, Blajchman MA, et al. Bacterial contamination of blood components: risks, strategies, and regulation: joint ASH and AABB educational session in transfusion medicine. *Hematology Am Soc Hematol Educ Program.* 2003;575–589.
44. Fassl J, Lurati Buse G, Filipovic M, et al. Perioperative administration of fibrinogen does not increase adverse cardiac and thromboembolic events after cardiac surgery. *Br J Anaesth.* 2015;114(2):225–234.
45. Bilecen S, Peelen LM, Kalkman CJ, et al. Fibrinogen concentrate therapy in complex cardiac surgery. *J Cardiothorac Vasc Anesth.* 2013;27(1):12–17.
46. Azevedo Maranhao Cardoso TA, Nigro Neto C, Santos Silva CG, et al. Use of lyophilized fibrinogen concentrate in cardiac surgery: a systematic review. *Heart Lung Vessel.* 2015;7(1):47–53.
47. Pillai RC, Fraser JF, Ziegenfuss M, Bhaskar B. Influence of circulating levels of fibrinogen and perioperative coagulation parameters on predicting postoperative blood loss in cardiac surgery: a prospective observational study. *J Card Surg.* 2014;29(2):189–195.
48. Karkouti K, Callum J, Crowther MA, et al. The relationship between fibrinogen levels after cardiopulmonary bypass and large volume red cell transfusion in cardiac surgery: an observational study. *Anesth Analg.* 2013;117(1):14–22.
49. Zurick AM, Urzua J, Ghattas M, et al. Failure of positive end-expiratory pressure to decrease postoperative bleeding after cardiac surgery. *Ann Thorac Surg.* 1982;34(6):608–611.
50. Collier B, Kolff J, Devineni R, Gonzalez LS 3rd. Prophylactic positive end-expiratory pressure and reduction of postoperative blood loss in open-heart surgery. *Ann Thorac Surg.* 2002;74(4):1191–1194.
51. Forestier F, Belisle S, Robitaille D, et al. Low-dose aprotinin is ineffective to treat excessive bleeding after cardiopulmonary bypass. *Ann Thorac Surg.* 2000;69(2):452–456.
52. Ray MJ, Hales MM, Brown L, et al. Postoperatively administered aprotinin or epsilon aminocaproic acid after cardiopulmonary bypass has limited benefit. *Ann Thorac Surg.* 2001;72(2):521–526.
53. Hardy JF, Belisle S, Van der Linden P. Efficacy and safety of activated recombinant factor VII in cardiac surgical patients. *Curr Opin Anaesthesiol.* 2009;22(1):95–99.
54. Gill R, Herbertson M, Vuylsteke A, et al. Safety and efficacy of recombinant activated factor VII: a randomized placebo-controlled trial in the setting of bleeding after cardiac surgery. *Circulation.* 2009;120(1):21–27.
55. Diprose P, Herbertson MJ, O'Shaughnessy D, Gill RS. Activated recombinant factor VII after cardiopulmonary bypass reduces allogeneic transfusion in complex non-coronary cardiac surgery: randomized double-blind placebo-controlled pilot study. *Br J Anaesth.* 2005;95(5):596–602.
56. Yank V, Tuohy CV, Logan AC, et al. Systematic review: benefits and harms of in-hospital use of recombinant factor VIIa for off-label indications. *Ann Intern Med.* 2011;154(8):529–540.
57. BARI. Seven-year outcome in the Bypass Angioplasty Revascularization Investigation (BARI) by treatment and diabetic status. *J Am Coll Cardiol.* 2000;35(5):1122–1129.
58. Newman MF, Wolman R, Kanchuger M, et al. Multicenter preoperative stroke risk index for patients undergoing coronary artery bypass graft surgery. Multicenter Study of Perioperative Ischemia (McSPI) Research Group. *Circulation.* 1996;94(suppl):II74–II80.
59. Conlon PJ, Stafford-Smith M, White WD, et al. Acute renal failure following cardiac surgery. *Nephrol Dial Transplant.* 1999;14:1158–1162.
60. London MJ, Grunwald GK, Shroyer AL, Grover FL. Association of fast-track cardiac management and low-dose to moderate-dose glucocorticoid administration with perioperative hyperglycemia. *J Cardiothorac Vasc Anesth.* 2000;14:631–638.
61. Golden SH, Peart-Vigilance C, Kao WH, Brancati FL. Perioperative glycemic control and the risk of infectious complications in a cohort of adults with diabetes. *Diabetes Care.* 1999;22(9):1408–1414.
62. Guvener M, Pasaoglu I, Demircin M, Oc M. Perioperative hyperglycemia is a strong correlate of postoperative infection in type II diabetic patients after coronary artery bypass grafting. *Endocr J.* 2002;49(5):531–537.
63. McAlister FA, Man J, Bistritz L, et al. Diabetes and coronary artery bypass surgery: an examination of perioperative glycemic control and outcomes. *Diabetes Care.* 2003;26(5):1518–1524.
64. Latham R, Lancaster AD, Covington JF, et al. The association of diabetes and glucose control with surgical-site infections among cardiothoracic surgery patients. *Infect Control Hosp Epidemiol.* 2001;22(10):607–612.
65. van den Berghe G, Wouters P, Weekers F, et al. Intensive insulin therapy in the critically ill patients. *N Engl J Med.* 2001;345(19):1359–1367.
66. Finfer S, Chittock DR, Su SY, et al. Intensive versus conventional glucose control in critically ill patients. *N Engl J Med.* 2009;360(13):1283–1297.
67. Munro AJ, Long GT, Sleigh JW. Nurse-administered subcutaneous morphine is a satisfactory alternative to intravenous patient-controlled analgesia morphine after cardiac surgery. *Anesth Analg.* 1998;87(1):11–15.
68. Tsang J, Brush B. Patient-controlled analgesia in postoperative cardiac surgery. *Anaesth Intensive Care.* 1999;27(5):464–470.
69. Myles PS, Buckland MR, Cannon GB, et al. Comparison of patient-controlled analgesia and nurse-controlled infusion analgesia after cardiac surgery. *Anaesth Intensive Care.* 1994;22(6):672–678.
70. Gust R, Pecher S, Gust A, et al. Effect of patient-controlled analgesia on pulmonary complications after coronary artery bypass grafting. *Crit Care Med.* 1999;27(10):2218–2223.
71. Bainbridge D, Martin JE, Cheng DC. Patient-controlled versus nurse-controlled analgesia after cardiac surgery: a meta-analysis. *Can J Anaesth.* 2006;53(5):492–499.
72. Chaney MA, Furry PA, Fluder EM, Slogoff S. Intrathecal morphine for coronary artery bypass grafting and early extubation. *Anesth Analg.* 1997;84(2):241–248.
73. Chaney MA, Nikolov MP, Blakeman BP, Bakhos M. Intrathecal morphine for coronary artery bypass graft procedure and early extubation revisited. *J Cardiothorac Vasc Anesth.* 1999;13(5):574–578.
74. Fitzpatrick GJ, Moriarty DC. Intrathecal morphine in the management of pain following cardiac surgery: a comparison with morphine i.v. *Br J Anaesth.* 1988;60(6):639–644.
75. Shroff A, Rooke GA, Bishop MJ. Effects of intrathecal opioid on extubation time, analgesia, and intensive care unit stay following coronary artery bypass grafting. *J Clin Anesth.* 1997;9(5):415–419.
76. Ho AM, Chung DC, Joynt GM. Neuraxial blockade and hematoma in cardiac surgery: estimating the risk of a rare adverse event that has not (yet) occurred. *Chest.* 2000;117(2):551–555.
77. Pastor MC, Sanchez MJ, Casas MA, et al. Thoracic epidural analgesia in coronary artery bypass graft surgery: seven years' experience. *J Cardiothorac Vasc Anesth.* 2003;17(2):154–159.
78. Horlocker TT, Wedel DJ, Benzon H, et al. Regional anesthesia in the anticoagulated patient: defining the risks. *Reg Anesth Pain Med.* 2004;29(suppl):1–12.
79. Lipsky PE. Defining COX-2 inhibitors. *J Rheumatol Suppl.* 2000;60:13–16.
80. Ott E, Nussmeier NA, Duke PC, et al. Efficacy and safety of the cyclooxygenase 2 inhibitors parecoxib and valdecoxib in patients undergoing coronary artery bypass surgery. *J Thorac Cardiovasc Surg.* 2003;125(6):1481–1492.
81. Carretta A, Zannini P, Chiesa G, et al. Efficacy of ketorolac tromethamine and extrapleural intercostal nerve block on post-thoracotomy pain: a prospective, randomized study. *Int Surg.* 1996;81(3):224–228.
82. Hynninen MS, Cheng DC, Hossain I, et al. Non-steroidal anti-inflammatory drugs in treatment of postoperative pain after cardiac surgery. *Can J Anaesth.* 2000;47(12):1182–1187.
83. Gerstein NS, Gerstein WH, Carey MC, et al. The thrombotic and arrhythmogenic risks of perioperative NSAIDs. *J Cardiothorac Vasc Anesth.* 2014;28:369–374.
84. Bainbridge D, Cheng DC, Martin JE, Novick R. NSAID-analgesia, pain control and morbidity in cardiothoracic surgery. *Can J Anaesth.* 2006;53(1):46–59.
85. Nussmeier NA, Whelton AA, Brown MT, et al. Complications of the COX-2 inhibitors parecoxib and valdecoxib after cardiac surgery. *N Engl J Med.* 2005;352(11):1081–1091.
86. Camu F, Beecher T, Recker DP, Verburg KM. Valdecoxib, a COX-2-specific inhibitor, is an efficacious, opioid-sparing analgesic in patients undergoing hip arthroplasty. *Am J Ther.* 2002;9(1):43–51.
87. Collaborative overview of randomised trials of antiplatelet therapy—II: Maintenance of vascular graft or arterial patency by antiplatelet therapy. Antiplatelet Trialists' Collaboration. *BMJ.* 1994;308(6922):159–168.
88. Weber M, von Schacky C, Lorenz R, et al. [Low-dose acetylsalicylic acid (100 mg/day) following aortocoronary bypass operation]. *Klin Wochenschr.* 1984;62(10):458–464 [article in German].
89. Goldman S, Copeland J, Moritz T, et al. Starting aspirin therapy after operation: effects on early graft patency. Department of Veterans Affairs Cooperative Study Group. *Circulation.* 1991;84(2):520–526.
90. Goldman S, Copeland J, Moritz T, et al. Saphenous vein graft patency 1 year after coronary artery bypass surgery and effects of antiplatelet therapy: results of a Veterans Administration Cooperative Study. *Circulation.* 1989;80(5):1190–1197.
91. Mangano DT. Aspirin and mortality from coronary bypass surgery. *N Engl J Med.* 2002;347(17):1309–1317.
92. Sethi GK, Copeland JG, Goldman S, et al. Implications of preoperative administration of aspirin in patients undergoing coronary artery bypass grafting. Department of Veterans Affairs Cooperative Study on Antiplatelet Therapy. *J Am Coll Cardiol.* 1990;15(1):15–20.
93. Goldman S, Zadina K, Krasnicka B, et al. Predictors of graft patency 3 years after coronary artery bypass graft surgery. Department of Veterans Affairs Cooperative Study Group no. 297. *J Am Coll Cardiol.* 1997;29(7):1563–1568.
94. Collaborative overview of randomised trials of antiplatelet therapy—I: Prevention of death, myocardial infarction, and stroke by prolonged antiplatelet therapy in various categories of patients. Antiplatelet Trialists' Collaboration. *BMJ.* 1994;308(6921):81–106.
95. Bhatt DL, Chew DP, Hirsch AT, et al. Superiority of clopidogrel versus aspirin in patients with prior cardiac surgery. *Circulation.* 2001;103(3):363–368.
96. Effect of metoprolol on death and cardiac events during a 2-year period after coronary artery bypass grafting. The MACB Study Group. *Eur Heart J.* 1995;16(12):1825–1832.
97. Rossi Neto JM, Gun C, Ramos RF, et al. Myocardial protection with prophylactic oral metoprolol during coronary artery bypass grafting surgery: evaluation by troponin I. *Rev Bras Cir Cardiovasc.* 2013;28(4):449–454.
98. Chen J, Radford MJ, Wang Y, et al. Are beta-blockers effective in elderly patients who undergo coronary revascularization after acute myocardial infarction? *Arch Intern Med.* 2000;160(7):947–952.
99. The effect of aggressive lowering of low-density lipoprotein cholesterol levels and low-dose anticoagulation on obstructive changes in saphenous-vein coronary-artery bypass grafts. The Post Coronary Artery Bypass Graft Trial Investigators. *N Engl J Med.* 1997;336(3):153–162.
100. Ouattara A, Benhaoua H, Le Manach Y, et al. Perioperative statin therapy is associated with a significant and dose-dependent reduction of adverse cardiovascular outcomes after coronary artery bypass graft surgery. *J Cardiothorac Vasc Anesth.* 2009;23(5):633–638.
101. Patti G, Bennett R, Seshasai SR, et al. Statin pretreatment and risk of in-hospital atrial fibrillation among patients undergoing cardiac surgery: a collaborative meta-analysis of 11 randomized controlled trials. *Europace.* 2015;17(6):855–863.
102. Bonow RO, Carabello BA, Chatterjee K, et al. 2008 focused update incorporated into the ACC/AHA 2006 guidelines for the management of patients with valvular heart disease: a report of the American College of Cardiology/American Heart Association Task Force on Practice Guidelines (Writing Committee to revise the 1998 guidelines for the management of patients with valvular heart disease). Endorsed by the Society of Cardiovascular Anesthesiologists, Society for Cardiovascular Angiography and Interventions, and Society of Thoracic Surgeons. *J Am Coll Cardiol.* 2008;52(13):e1–e142.
103. Iung B, Rodes-Cabau J. The optimal management of anti-thrombotic therapy after valve replacement: certainties and uncertainties. *Eur Heart J.* 2014;35(42):2942–2949.
104. Puskas J, Gerdisch M, Nichols D, et al. Reduced anticoagulation after mechanical aortic valve replacement: interim results from the prospective randomized on-X valve anticoagulation clinical trial randomized Food and Drug Administration investigational device exemption trial. *J Thorac Cardiovasc Surg.* 2014;147(4):1202–1210, discussion 10–1.
105. Naylor AR, Mehta Z, Rothwell PM, Bell PR. Carotid artery disease and stroke during coronary artery bypass: a critical review of the literature. *Eur J Vasc Endovasc Surg.* 2002;23(4):283–294.
106. Stamou SC, Hill PC, Dangas G, et al. Stroke after coronary artery bypass: incidence, predictors, and clinical outcome. *Stroke.* 2001;32(7):1508–1513.
107. Salazar JD, Wityk RJ, Grega MA, et al. Stroke after cardiac surgery: short- and long-term outcomes. *Ann Thorac Surg.* 2001;72(4):1195–1201, discussion 201–2.
108. Lahtinen J, Biancari F, Salmela E, et al. Postoperative atrial fibrillation is a major cause of stroke after on-pump coronary artery bypass surgery. *Ann Thorac Surg.* 2004;77(4):1241–1244.
109. Murkin JM, Martzke JS, Buchan AM, et al. A randomized study of the influence of perfusion technique and pH management strategy in 316 patients undergoing coronary artery bypass surgery. II. Neurologic and cognitive outcomes. *J Thorac Cardiovasc Surg.* 1995;110(2):349–362.
110. Murkin JM. Attenuation of neurologic injury during cardiac surgery. *Ann Thorac Surg.* 2001;72(5):S1838–S1844.
111. Royse AG, Royse CF, Ajani AE, et al. Reduced neuropsychological dysfunction using epiaortic echocardiography and the exclusive Y graft. *Ann Thorac Surg.* 2000;69(5):1431–1438.
112. Sharony R, Bizekis CS, Kanchuger M, et al. Off-pump coronary artery bypass grafting reduces mortality and stroke in patients with atheromatous aortas: a case control study. *Circulation.* 2003;108(suppl 1):II15–II20.
113. Leacche M, Carrier M, Bouchard D, et al. Improving neurologic outcome in off-pump surgery: the "no touch" technique. *Heart Surg Forum.* 2003;6(3):169–175.
114. Bruno A, Levine SR, Frankel MR, et al. Admission glucose level and clinical outcomes in the NINDS rt-PA Stroke Trial. *Neurology.* 2002;59(5):669–674.
115. Williams LS, Rotich J, Qi R, et al. Effects of admission hyperglycemia on mortality and costs in acute ischemic stroke. *Neurology.* 2002;59(1):67–71.
116. Quast MJ, Wei J, Huang NC, et al. Perfusion deficit parallels exacerbation of cerebral ischemia/reperfusion injury in hyperglycemic rats. *J Cereb Blood Flow Metab.* 1997;17(5):553–559.
117. Dietrich WD, Busto R, Valdes I, Loor Y. Effects of normothermic versus mild hyperthermic forebrain

ischemia in rats. *Stroke.* 1990;21(9):1318–1325.

118. Bucerius J, Gummert JF, Borger MA, et al. Predictors of delirium after cardiac surgery delirium: effect of beating-heart (off-pump) surgery. *J Thorac Cardiovasc Surg.* 2004;127(1):57–64.
119. van der Mast RC, van den Broek WW, Fekkes D, et al. Incidence of and preoperative predictors for delirium after cardiac surgery. *J Psychosom Res.* 1999;46(5):479–483.
120. Gokgoz L, Gunaydin S, Sinci V, et al. Psychiatric complications of cardiac surgery postoperative delirium syndrome. *Scand Cardiovasc J.* 1997;31(4):217–222.
121. Rolfson DB, McElhaney JE, Rockwood K, et al. Incidence and risk factors for delirium and other adverse outcomes in older adults after coronary artery bypass graft surgery. *Can J Cardiol.* 1999;15(7):771–776.
122. Ommen SR, Odell JA, Stanton MS. Atrial arrhythmias after cardiothoracic surgery. *N Engl J Med.* 1997;336(20):1429–1434.
123. Zimmer J, Pezzullo J, Choucair W, et al. Meta-analysis of antiarrhythmic therapy in the prevention of postoperative atrial fibrillation and the effect on hospital length of stay, costs, cerebrovascular accidents, and mortality in patients undergoing cardiac surgery. *Am J Cardiol.* 2003;91(9):1137–1140.
124. Mathew JP, Fontes ML, Tudor IC, et al. A multicenter risk index for atrial fibrillation after cardiac surgery. *JAMA.* 2004;291(14):1720–1729.
125. Crystal E, Connolly SJ, Sleik K, et al. Interventions on prevention of postoperative atrial fibrillation in patients undergoing heart surgery: a meta-analysis. *Circulation.* 2002;106(1):75–80.
126. Toraman F, Karabulut EH, Alhan HC, et al. Magnesium infusion dramatically decreases the incidence of atrial fibrillation after coronary artery bypass grafting. *Ann Thorac Surg.* 2001;72(4):1256–1261, discussion 61–2.
127. Blackshear JL, Safford RE. AFFIRM and RACE trials: implications for the management of atrial fibrillation. *Card Electrophysiol Rev.* 2003;7(4):366–369.
128. Wyse DG, Waldo AL, DiMarco JP, et al. A comparison of rate control and rhythm control in patients with atrial fibrillation. *N Engl J Med.* 2002;347(23):1825–1833.
129. Hagens VE, Ranchor AV, Van Sonderen E, et al. Effect of rate or rhythm control on quality of life in persistent atrial fibrillation. Results from the Rate Control Versus Electrical Cardioversion (RACE) Study. *J Am Coll Cardiol.* 2004;43(2):241–247.
130. Olshansky B, Rosenfeld LE, Warner AL, et al. The Atrial Fibrillation Follow-up Investigation of Rhythm Management (AFFIRM) study: approaches to control rate in atrial fibrillation. *J Am Coll Cardiol.* 2004;43(7):1201–1208.
131. Olesen JB, Torp-Pedersen C, Hansen ML, Lip GY. The value of the CHA2DS2-VASc score for refining stroke risk stratification in patients with atrial fibrillation with a CHADS2 score 0-1: a nationwide cohort study. *Thromb Haemost.* 2012;107(6):1172–1179.
132. January CT, Wann LS, Alpert JS, et al. 2014 AHA/ACC/HRS guideline for the management of patients with atrial fibrillation: a report of the American College of Cardiology/American Heart Association Task Force on Practice Guidelines and the Heart Rhythm Society. *J Am Coll Cardiol.* 2014;64:e1–e76.
133. Butterworth JF 4th, Legault C, Royster RL, Hammon JW Jr. Factors that predict the use of positive inotropic drug support after cardiac valve surgery. *Anesth Analg.* 1998;86(3):461–467.
134. Royster RL, Butterworth JF 4th, Prough DS, et al. Preoperative and intraoperative predictors of inotropic support and long-term outcome in patients having coronary artery bypass grafting. *Anesth Analg.* 1991;72(6):729–736.
135. Krivec B, Voga G, Zuran I, et al. Diagnosis and treatment of shock due to massive pulmonary embolism: approach with transesophageal echocardiography and intrapulmonary thrombolysis. *Chest.* 1997;112(5):1310–1316.
136. van der Wouw PA, Koster RW, Delemarre BJ, et al. Diagnostic accuracy of transesophageal echocardiography during cardiopulmonary resuscitation. *J Am Coll Cardiol.* 1997;30(3):780–783.
137. Cicek S, Demirilic U, Kuralay E, et al. Transesophageal echocardiography in cardiac surgical emergencies. *J Card Surg.* 1995;10(3):236–244.
138. Wake PJ, Ali M, Carroll J, et al. Clinical and echocardiographic diagnoses disagree in patients with unexplained hemodynamic instability after cardiac surgery. *Can J Anaesth.* 2001;48(8):778–783.
139. Tousignant CP, Walsh F, Mazer CD. The use of transesophageal echocardiography for preload assessment in critically ill patients. *Anesth Analg.* 2000;90(2):351–355.
140. Swenson JD, Bull D, Stringham J. Subjective assessment of left ventricular preload using transesophageal echocardiography: corresponding pulmonary artery occlusion pressures. *J Cardiothorac Vasc Anesth.* 2001;15(5):580–583.
141. Fontes ML, Bellows W, Ngo L, Mangano DT. Assessment of ventricular function in critically ill patients: limitations of pulmonary artery catheterization. Institutions of the McSPI Research Group. *J Cardiothorac Vasc Anesth.* 1999;13(5):521–527.
142. Raghunathan K, Murray PT, Beattie WS, et al. Choice of fluid in acute illness: what should be given? An international consensus. *Br J Anaesth.* 2014;113(5):772–783.
143. Schwinn DA, Leone BJ, Spahn DR, et al. Desensitization of myocardial beta-adrenergic receptors during cardiopulmonary bypass: evidence for early uncoupling and late downregulation. *Circulation.* 1991;84(6):2559–2567.
144. Royster RL, Butterworth JF 4th, Prielipp RC, et al. Combined inotropic effects of amrinone and epinephrine after cardiopulmonary bypass in humans. *Anesth Analg.* 1993;77(4):662–672.
145. Tokmakoglu H, Farsak B, Gunaydin S, et al. Effectiveness of intraaortic balloon pumping in patients who were not able to be weaned from cardiopulmonary bypass after coronary artery bypass surgery and mortality predictors in the perioperative and early postoperative period. *Anadolu Kardiyol Derg.* 2003;3(2):124–128.
146. Marra C, De Santo LS, Amarelli C, et al. Coronary artery bypass grafting in patients with severe left ventricular dysfunction: a prospective randomized study on the timing of perioperative intraaortic balloon pump support. *Int J Artif Organs.* 2002;25(2):141–146.
147. Christenson JT, Simonet F, Badel P, Schmuziger M. Optimal timing of preoperative intraaortic balloon pump support in high-risk coronary patients. *Ann Thorac Surg.* 1999;68(3):934–939.
148. Christenson JT, Badel P, Simonet F, Schmuziger M. Preoperative intraaortic balloon pump enhances cardiac performance and improves the outcome of redo CABG. *Ann Thorac Surg.* 1997;64(5):1237–1244.
149. Christenson JT, Schmuziger M, Simonet F. Effective surgical management of high-risk coronary patients using preoperative intra-aortic balloon counterpulsation therapy. *Cardiovasc Surg.* 2001;9(4):383–390.
150. Torchiana DF, Hirsch G, Buckley MJ, et al. Intraaortic balloon pumping for cardiac support: trends in practice and outcome, 1968 to 1995. *J Thorac Cardiovasc Surg.* 1997;113(4):758–764, discussion 64–9.
151. Castelli P, Condemi A, Munari M, et al. Intra-aortic balloon counterpulsation: outcome in cardiac surgical patients. *J Cardiothorac Vasc Anesth.* 2001;15(6):700–703.
152. Haddad F, Couture P, Tousignant C, Denault AY. The right ventricle in cardiac surgery, a perioperative perspective: I. Anatomy, physiology, and assessment. *Anesth Analg.* 2009;108(2):407–421.
153. Haddad F, Couture P, Tousignant C, Denault AY. The right ventricle in cardiac surgery, a perioperative perspective: II. Pathophysiology, clinical importance, and management. *Anesth Analg.* 2009;108(2):422–433.
154. Haddad F, Hunt SA, Rosenthal DN, Murphy DJ. Right ventricular function in cardiovascular disease, part I: Anatomy, physiology, aging, and functional assessment of the right ventricle. *Circulation.* 2008;117(11):1436–1448.
155. Haddad F, Doyle R, Murphy DJ, Hunt SA. Right ventricular function in cardiovascular disease, part II: pathophysiology, clinical importance, and management of right ventricular failure. *Circulation.* 2008;117(13):1717–1731.
156. Cecconi M, Johnston E, Rhodes A. What role does the right side of the heart play in circulation? *Crit Care.* 2006;10(suppl 3):S5.
157. Abrahamov D, Tamariz M, Fremes S, et al. Renal dysfunction after cardiac surgery. *Can J Cardiol.* 2001;17(5):565–570.
158. Wijeysundera DN, Rao V, Beattie WS, et al. Evaluating surrogate measures of renal dysfunction after cardiac surgery. *Anesth Analg.* 2003;96(5):1265–1273, table of contents.
159. Wang F, Dupuis JY, Nathan H, Williams K. An analysis of the association between preoperative renal dysfunction and outcome in cardiac surgery: estimated creatinine clearance or plasma creatinine level as measures of renal function. *Chest.* 2003;124(5):1852–1862.
160. Kellum JA. The use of diuretics and dopamine in acute renal failure: a systematic review of the evidence. *Crit Care.* 1997;1(2):53–59.
161. Landoni G, Biondi-Zoccai GG, Tumlin JA, et al. Beneficial impact of fenoldopam in critically ill patients with or at risk for acute renal failure: a meta-analysis of randomized clinical trials. *Am J Kidney Dis.* 2007;49(1):56–68.
162. Mehta RL, Pascual MT, Soroko S, Chertow GM. Diuretics, mortality, and nonrecovery of renal function in acute renal failure. *JAMA.* 2002;288(20):2547–2553.
163. Kellum JA, Angus DC, Johnson JP, et al. Continuous versus intermittent renal replacement therapy: a meta-analysis. *Intensive Care Med.* 2002;28(1):29–37.
164. Adabag AS, Ishani A, Bloomfield HE, et al. Efficacy of *N*-acetylcysteine in preventing renal injury after heart surgery: a systematic review of randomized trials. *Eur Heart J.* 2009;30(15):1910–1917.
165. Naughton F, Wijeysundera D, Karkouti K, et al. *N*-acetylcysteine to reduce renal failure after cardiac surgery: a systematic review and meta-analysis. *Can J Anaesth.* 2008;55(12):827–835.
166. Misra D, Leibowitz K, Gowda RM, et al. Role of *N*-acetylcysteine in prevention of contrast-induced nephropathy after cardiovascular procedures: a meta-analysis. *Clin Cardiol.* 2004;27(11):607–610.
167. Yusuf S, Zucker D, Peduzzi P, et al. Effect of coronary artery bypass graft surgery on survival: overview of 10-year results from randomised trials by the Coronary Artery Bypass Graft Surgery Trialists Collaboration. *Lancet.* 1994;344(8922):563–570.
168. BARI. Comparison of coronary bypass surgery with angioplasty in patients with multivessel disease. The Bypass Angioplasty Revascularization Investigation (BARI) Investigators. *N Engl J Med.* 1996;335(4):217–225.
169. Carrie D, Elbaz M, Puel J, et al. Five-year outcome after coronary angioplasty versus bypass surgery in multivessel coronary artery disease: results from the French Monocentric Study. *Circulation.* 1997;96(suppl 9):II–1–6.
170. Hamm CW, Reimers J, Ischinger T, et al. A randomized study of coronary angioplasty compared with bypass surgery in patients with symptomatic multivessel coronary disease. German Angioplasty Bypass Surgery Investigation (GABI). *N Engl J Med.* 1994;331(16):1037–1043.
171. Hoffman SN, TenBrook JA, Wolf MP, et al. A meta-analysis of randomized controlled trials comparing coronary artery bypass graft with percutaneous transluminal coronary angioplasty: one- to eight-year outcomes. *J Am Coll Cardiol.* 2003;41(8):1293–1304.
172. Goy JJ, Eeckhout E, Moret C, et al. Five-year outcome in patients with isolated proximal left anterior descending coronary artery stenosis treated by angioplasty or left internal mammary artery grafting: a prospective trial. *Circulation.* 1999;99(25):3255–3259.
173. Serruys PW, Morice MC, Kappetein AP, et al. Percutaneous coronary intervention versus coronary-artery bypass grafting for severe coronary artery disease. *N Engl J Med.* 2009;360(10):961–972.
174. Lazar HL. Should off-pump coronary artery bypass grafting be abandoned? *Circulation.* 2013;128(4):406–413.
175. Cheng DC, Bainbridge D, Martin JE, Novick RJ. Does off-pump coronary artery bypass reduce mortality, morbidity, and resource utilization when compared with conventional coronary artery bypass? A meta-analysis of randomized trials. *Anesthesiology.* 2005;102(1):188–203.
176. Shroyer AL, Grover FL, Hattler B, et al. On-pump versus off-pump coronary-artery bypass surgery. *N Engl J Med.* 2009;361(19):1827–1837.
177. Khan NE, De Souza A, Mister R, et al. A randomized comparison of off-pump and on-pump multivessel coronary-artery bypass surgery. *N Engl J Med.* 2004;350(1):21–28.
178. Jarral OA, Saso S, Athanasiou T. Off-pump coronary artery bypass in patients with left ventricular dysfunction: a meta-analysis. *Ann Thorac Surg.* 2011;92(5):1686–1694.
179. Takagi H, Matsui M, Umemoto T. Off-pump coronary artery bypass may increase late mortality: a meta-analysis of randomized trials. *Ann Thorac Surg.* 2010;89(6):1881–1888.

心脏手术术后管理

JERROLD H. LEVY, MD, FAHA, FCCM | KAMROUZ GHADIMI, MD | JAMES M. BAILEY, MD | JAMES G. RAMSAY, MD, PhD

要 点

1. 术后循环管理的目标是维持氧的输送及交换以满足组织代谢的需求。
2. 心脏手术后心脏功能常会恶化。术后需应用各种方法以纠正心脏功能障碍。术后早期数日内,这些治疗策略常难以起效。
3. 心脏手术后常发生心肌缺血,它与心脏手术不良预后相关。数种措施可用来减少这种并发症。
4. 术后双心室功能障碍较为常见。需要优化心脏心率、节律、提供恰当的前负荷,并调整后负荷及收缩力。多数患者术后 24 小时内药物的作用不明显,甚至无效。
5. 术后早期常见的是室上性心律失常,且通常伴有房颤。药物干预可减少其发生率并降低心室应激性。
6. 心脏手术后常见并发症还包括高血压,新型舒血管药物可特异性地作用于动脉,较之前的降压药更能维持循环稳定。
7. 研究表明儿茶酚胺、磷酸二酯酶抑制药及钙增敏药左西孟旦均可用于双心室功能障碍治疗。
8. 磷酸二酯酶抑制药以及钙增敏药左西孟旦是治疗低心排及双心室功能障碍的有效的舒血管药物。
9. 体外转机时间延长可引起难治的血管扩张,需要合用缩血管药物,如去甲肾上腺素及垂体后叶激素。
10. 正压通气对心血管系统有多种作用效应,心脏手术后应考虑正压通气的复合作用。
11. 对于经皮主动脉瓣置换术患者而言,如术中发生并发症,术后治疗要点包括:严重医源性血管损伤、休克、严重的瓣周漏和/或心脏传导系统异常。
12. 食管超声评估心脏手术后的心脏功能及结构,有利于维持术后循环稳定。超声心动图可帮助诊断梗阻性休克的原因,包括心包积液导致填塞等病理生理改变。
13. 超声心动图检查使用体外膜氧合(extracorporeal membrane oxygenation, ECMO)治疗的患者可帮助诊断血流动力学不稳定及解决 ECMO 治疗过程中的常见难题,从而帮助患者早日脱离机械辅助。

随着高龄患者及重症患者接受心脏手术的数量增多,术后心血管功能障碍变得更加普遍。体外循环(cardiopulmonary bypass, CPB)后可发生双心室功能障碍和循环变化,同样接受非体外循环手术的患者亦可出现。术后早期需要药物治疗联合适当的监测和机械辅助治疗,直至心室功能或循环状态改善。本章回顾分析术后发生循环衰竭患者的治疗策略。

氧输送

维持满足组织代谢需要的氧运输[即氧输送(oxygen delivery, DO_2)]是术后循环控制的目标。氧输送是心输出量(cardiac output, CO)和动脉血氧含量(arterial content of oxygen, CaO_2)[即血红蛋白浓度×每 1g 血红蛋白氧气 1.34ml×氧饱和度(oxygen saturation, SaO_2)]的乘积,它受心血管和呼吸系统等多因素影响,如图 38.1 所示。低 CO、血液流失引起的贫血和肺部疾病可降低 DO_2。在改变 CO 的决定因素(包括心室的正性肌力状态)之前,应该提供可接受的血红蛋白浓度和足够的 SaO_2,从而增加 CO 以提供最大可用的 DO_2。随着血红蛋白浓度的增加,血液黏度随之增加,因此心脏的做功也会增加。在正常心脏(如运动员),血红蛋白水平超过常规可增加氧运输效率[1]。一项研究提示在这种情况下,血液黏度增加不如提高的携氧能力重要。此问题尚未在心脏病患者中进行过研究。动物研究等数据模型分析表明,维持血细胞比容在 30% 和 33% 之间提供了携氧能力和黏度之间的最佳平衡[2]。该分析还表明,在缺血状态下,血细胞比容在此范围内,可能较为合适。在术后最初几个小时内需要继续进行正性或机械支持的心室功能障碍患者,尤其是需要血管内容量扩张的患者,应该将血细胞比容控制在此范围内,同时需考虑输血与器官功能衰竭及危重病患者死亡率增加相关。随机试验表明,无急性心肌梗死(myocardial infarction, MI)或不稳定型心绞痛的重症患者,输血阈值为 7g(而不是 9g)结果最好[3-5]。这些研究未包括接受心脏手术的患者队列。Wu 及其同事发现,对于老年急性心肌梗死患者,输血量阈值为 30% 或更低血细胞比容可获得更好结果。该研究支持这一理念,即这是理想的血细胞比容,特别是老年心脏手术患者或病程复杂患者。

任何原因造成的低氧血症都会降低 DO_2,临床上认为可

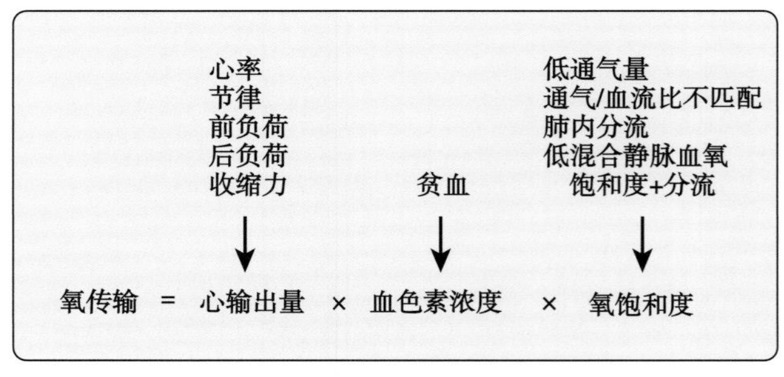

图 38.1 影响氧传输的重要因素

接受的动脉氧合作用[动脉血中的氧分压(partial arterial pressure of oxygen, PaO_2)]可能会降低通气患者使用较高的吸入氧浓度(inspired oxygen fraction, FIO_2)或呼气末正压(positive end-expiratory pressure, PEEP)。在自主呼吸患者中使用PEEP或持续气道正压通气(continuous positive airway pressure, CPAP)可通过减少肺内分流来改善 PaO_2,但可减少静脉回流,导致CO下降,尽管 PaO_2 增加,但 DO_2 减少[6]。应用PEEP时测量CO很重要。血管内容量扩张可用于抵消PEEP的不利影响[7](见第39章)。

对于动脉氧合血氧合处于边缘状态患者,必须密切监测肺功能,以便对异常情况进行迅速治疗。应进行气道阻力和呼吸道顺应性的测量。当气道阻力增加时,解除支气管痉挛可以改善 PaO_2 和CO,因为胸膜腔内压降低可改善静脉回流。肺过度通气可降低肺血管阻力(pulmonary vascular resistance, PVR),有利于右心室(right ventricle, RV)功能改善[8]。如果顺应性降低,PEEP或CPAP的应用可有助于促进肺不张区域的再扩张,有效通气将移位于对呼吸系统压力-体积关系顺应性更好的肺段(图38.2)[9]。该方法可减少患者自主呼吸的功耗并且可降低PVR[10]。

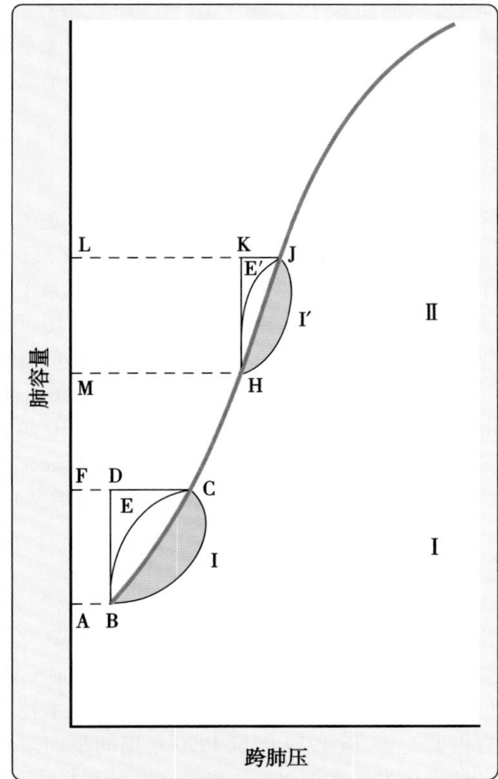

图38.2 非顺应性肺弹性和阻力(非弹性)做功的压力-容量图解。低气道周围压和低肺容量(T管)(Ⅰ)的呼吸对肺容量增加情况下持续气道正压通气(CPAP)比较(Ⅱ)。实线,BCHJ,是肺弹性压力-容量曲线,为零气流瞬间的所测跨肺压。阴影线区域,代表非弹性做功(BIC和HI′J),而弹性做功由BCD和HJK代表。CPAP时,这两种做功均下降。无CPAP,ABDF区域是弹性额外做功,部分由患者完成,部分由胸壁弹性回缩完成;而有CPAP,由MHKL呈现的额外功大部由CPAP系统完成。(*From Katz JA, Marks JD. Inspiratory work with and without continuous positive airway pressure in patients with acute respiratory failure.* Anesthesiology. *1985;63:598.*)

不明原因的低氧血症可能是由右向左心内分流引起的,最常见的是卵圆孔未闭。当右心压力异常增加时,这种情况最有可能发生,例如使用高水平的PEEP[11]。如果怀疑这种情况,应进行超声心动图检查,并适当降低右心的压力。

由于患者可发生缺氧性肺血管收缩,如接受扩血管药物治疗,可使氧合恶化。尽管CO增加,CaO_2 恶化会导致 DO_2 的减少[12]。这提示应减少扩血管药物的剂量或换用其他药物。当器官功能衰竭或血乳酸水平增加,而 DO_2 不能增加到可接受的水平时,在等待心脏或肺功能改善的过程中,应相应减少氧消耗(ΔVO_2)。例如,镇静和麻醉可为改善术后可逆性心肌功能障碍赢得时间。

温度

心脏手术后,患者进入重症监护室(intensive care unit, ICU)的核心温度通常低于35℃,尤其是在非体外循环心脏外科手术后。心脏手术期间和手术后的标准温度变化模式和血流动力学结果如图38.3所示。CPB后温度降低的原因,部分在于体内热量的重新分布,部分原因是热量损失。以前研究发现,CPB复温期间用硝普钠和高流量[>2.2L/(m^2·min)]可提高复温的均匀性,并将温度差值从4℃降低到2℃[13]。监测除血液和大脑以外的部位温度(例如,膀胱及鼓膜温)可有利于完全复温,但CPB后体温常会下降,特别是关胸时间延长,胸部较长时间敞开时。在这种情况下,不可避免出现不同程度的低温[14-15]。术中使用保温毯或凝胶垫[16]有助于减少手术过程中和手术后的温度丧失。

心脏手术后可保持正常的体温调节和代谢反应。低温导致周围血管收缩,出现ICU早期常见的高血压[17]。随着体温

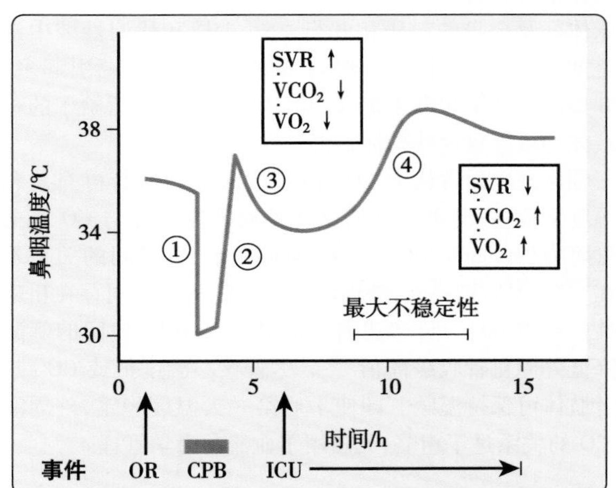

图38.3 心脏手术术中和术后鼻咽温度。①心肺转流(CPB)中心(如血)降温。②CPB时,中心复温。③停机后温度(T)续降。④进入ICU后复温。进入ICU时,因残余低温,体循环血管阻力(SVR)增加 CO_2 产物(VCO_2)和氧耗(VO_2)下降。快速复温时,SVR下降、CO_2 产物(VCO_2)和氧耗(VO_2)增加;这些改变可导致心脏及通气功能显著不稳定。OR,手术室。(*From Sladen RN. Management of the adult cardiac patient in the intensive care unit. In: Ream AK, Fogdall RP, eds.* Acute Cardiovascular Management: Anesthesia and Intensive Care. *Philadelphia: Lippincott; 1982:495.*)

降低,CO 因心动过缓而减少,然而每次心动氧消耗可增加[18]。体温过低可影响血小板凝血功能和免疫功能,导致术后出血和感染[19-21]。术后低温的另一个不良后果是复温期间 VO_2 大幅增加和二氧化碳大量产生[22]。当患者无法增加 CO(即 DO_2)时,这种影响可显著增加 VO_2,降低混合静脉氧饱和度和导致代谢性酸中毒。宜监测呼气末二氧化碳或动脉血气以显示二氧化碳的产生增加。此时可发生高碳酸血症、儿茶酚胺释放、心动过速和肺动脉高压[23]。当患者肌颤时,复温效果最强[24]。哌替啶可有效治疗肌颤,降低肌颤阈值。肌肉松弛可提供比哌替啶更稳定的血流动力学,但必须同时进行镇静以避免用于清醒和瘫痪患者[25,26]。

体温升高,通常接近 36℃,原来的血管收缩和高血压被血管舒张、心率加快和低血压所替代,这种情况下,甚至不会出现高碳酸血症。通常,数分钟后,前期因高血压需扩血管药物的患者,此时需采用血管收缩药或加大容量补充来治疗低血压。复温阶段的容量扩张有助于减少停机阶段及停机后血压波动。临床医师对术中体温变化导致的结果的认知非常重要。

循环系统评估

体格检查

外科敷料、抽吸用的引流管、中枢和胸膜腔内的液体、外周水肿和温度梯度会扭曲或掩盖术后体格检查包括触诊和听诊所获得的信息。尽管如此,医生仍需应用这些基本技术。体格检查对于诊断严重或急性疾病(如气胸、血胸或急性瓣膜功能不全)具有重要价值。体格检查在诊断和治疗心室衰竭方面价值有限。在重症监护环境中,有经验的临床医生单纯用体格检查会大幅误判心脏充盈压力。术后低 CO 并不与临床体征及全身的血压相并行[27]。少尿和代谢性酸中毒通常是低 CO 的典型指标。然而 CPB 手术后,低温引起多尿,CPB 期间氧债引起酸中毒,以及 CPB 期间或之后给予的药物或液体均可导致这些指标不再可靠[28]。

临床医生通常认为 CO 可用脉冲、毛细血管再充盈和外周温度来评估,但术后早期这些外周灌注指标与 CO 及全身血管阻力(systemic vascular resistance,SVR)之间的关系不再存在[29]。术后第一天,外周温度和心脏指数之间存在粗略相关性($r=-0.60$)。许多患者低温状态到 ICU,残留的麻醉剂可降低外周血管收缩阈值[30]。尽管核心温度低或 CO 减少,患者肢体可保持温暖。即使术后第一天温度稳定,外周灌注与 CO 的关系过于粗略,无法用于血流动力学管理。

有创监测

因最近多项研究结果未提示肺动脉导管(pulmonary artery catheter,PAC)的益处,其有创监测的理念已经有所改变。充盈压、舒张末期容量、每搏输出量(stroke volume,SV)或容量反应之间的相关性目前来看较为薄弱。一项美国重症监护病房住院患者回顾研究表明,从 1993 年到 2004 年,PAC 使用率下降了 40% 以上[31]。外科手术患者(包括进行心脏手术的患者)的趋势亦如此。重症医生床边高质量超声心动图的应用,逐渐成为 PAC 替代手段并显著减少其使用。机械通气患者容量反应性监测,如脉压或 SV 变异性(来自动脉波形分析装置)是比血管内充盈压更敏感和特异的指标[32]。

尽管 PAC 的应用缺乏可靠的益处,但许多患者心脏外科手术仍继续进行此项监测。心脏麻醉医师认为 PAC 证据缺乏反映出缺少一项设计良好的随机试验。心脏外科手术患者中没有进行此类试验,因此心脏外科医生和麻醉医师不愿意在没有他们认为重要信息的情况下管理他们的患者。许多心脏外科中心没有内科家庭医生,外科医生认为通过电话获得的"客观"PAC 数据是有价值的。随着诸如超声心动图或动脉波形分析设备等侵入性较小的工具变得更为人所知并且更容易获得,心脏手术患者 PAC 使用量可能会进一步减少。

PAC 可进行连续混合静脉氧饱和度(mixed venous oxygen saturation,SvO_2)监测、连续 CO 测量、RV 体积和射血分数(ejection fraction,EF)的计算;PAC 具有嵌入电极或通道以通过心房或心室起搏线。PAC 对于"微创"手术的患者更有价值,因为此类患者中外科医生不能充分接触心脏,放置心外膜导联。SvO_2 导管有助于评估 DO_2 的充分性,并允许持续评估治疗反应性,从而影响 DO_2 或 VO_2(如 PEEP 治疗)。随着 DO_2 下降或 VO_2 增加,SvO_2 的趋势可作为氧供需关系恶化的预警信号。在术后,SvO_2 与 CO 无关,因为 CO 只是氧供需关系中的一个因素[33]。

超声心动图

超声心动图是急性心功能评估的首选技术。正如经食管超声心动图(transesophageal echocardiography,TEE)已成为各种情况下术中管理的必要技术一样。多项研究记录了其在术后 PAC 期和无 PAC 期的有效性[34-38]。超声心动图可为急诊手术提供信息且避免不必要的手术、检测心脏前负荷并检测心脏结构和功能异常。虽然经胸超声心动图(transthoracic echocardiography,TTE)可快速进行,只有约 50% ICU 患者可获得满意的图像[39](参见第 14~16 章)。小体积 Imacor 已被开发出来,可用于 ICU 长达 72 小时的术后管理(见后文)。

术后心肌功能障碍

血流动力学参数、核扫描和代谢技术的多项研究均证明冠状动脉旁路移植术(coronary artery bypass grafting,CABG)后心功能可发生障碍[40-53]。虽然心脏保护方法、手术技巧和手术护理有很大改善,但 1979 年至 1990 年期间早期双心室功能不全(90%)的发病率相似。这些研究均显示术后第 1 小时出现左心衰竭,但 8~24 小时逐渐恢复[44]。在一项研究中,50% 患者存在此类下降。其他研究中,超过 90% 的患者表现出心功能短暂下降。充盈压正常或升高时,心室功能下降,提示收缩力下降。心室功能曲线"低平"表明对于中心静脉压(central venous pressure,CVP)大于 10mmHg 或肺毛细血管楔压(pulmonary capillary wedge pressure,PCWP)大于 12mmHg 的前负荷没什么益处。Mangano 的经典研究中,45 例 LVEF 小于 0.45 的患者或心室混合功能障碍患者比正常心室功能患者更易出现长时间心肌功能障碍。

合理的心肌保护策略对预防术后心功能障碍非常重要。在非体外循环外科手术中，心肌保护可保持冠脉灌注，在机械辅助时，可发生 CO 和血压变化。对于体外循环冠状动脉旁路移植术，大多数外科医生使用低温晶体或心脏停搏液使心脏停搏并减少其代谢。通常认为间断性晶体停搏液及全身低温技术是临床应用最广泛的心肌保护策略。Salerno 等[54]建议采用连续，温热逆行血停搏液技术，避免全身低温；Mullen 等[50]认为血停搏液至少短期疗效好，心肌损害少；其他关于血停搏液的研究结果各不相同[47-52]（见第 31 和 32 章）。

其他导致术后心室功能不全的因素包括心肌缺血[55]、低体温[46,47]、术前用药如 β-肾上腺素拮抗剂[53]和缺血再灌注损伤（框 38.1）。细胞因子产生的炎性细胞激活过程、中性粒细胞黏附分子与中性粒细胞激活、氧自由基形成和缺血再灌注损伤后的脂质过氧化上调均是心功能障碍发生的重要诱因。多项研究表明降低心肌缺血再灌注损伤的重要性[56,57]。Briesblatt 和同事[40]观察到心室功能不全的常见时段，表明

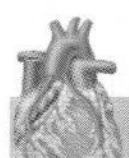

框 38.1 CPB 后低心排综合征危险因素

- 术前左心功能障碍
- 需修复或置换手术的心脏瓣膜病
- 主动脉阻断及体外循环时间长
- 心脏外科修复不满意
- 心肌缺血再灌注损伤
- 心肌停跳液的残余作用
- 心肌储备功能差
- 再灌注损伤及炎性改变

CABG 手术 CPB 后的恢复与再灌注损伤的动物模型相似[58-60]。这个最低点在 4 小时，即对应细胞因子水平分泌峰值。细胞因子可释放内皮细胞一氧化氮（NO），导致心肌抑制。还有研究评估补体抑制剂 pexelizumab 作为新的策略是否能改善结局。尽管结果可信度较高，遗憾的是仍未被批准[61]（见第 9 章）。

术后心肌缺血

尽管围手术期心肌缺血被广泛关注，研究表明心肌缺血术后仍经常发生，并且与术后恶性心脏事件密切相关。Leung 及其同事[55]发现 40% CABG 手术患者术后早期存在心电图和节段性室壁运动异常（segmental wall motion abnormality，SWMA）。体外循环术后 SWMA 与不良事件（如 MI、死亡）显著相关（图 38.4）。这些异常最常见于已血运重建的心脏区域。缺血之前通常没有血流动力学变化，然而多项研究报道此类患者术后心率显著高于术中或术前值。Jain 及同事[62]发现 58% CABG 患者在阻断钳释放后 8 小时内发生心电图改变，这些改变是围手术期 MI 的独立预测因子。这些变化是因为手术或再灌注损伤仍未可知。这些结果表明血运重建后必须进行缺血监测。早期识别和治疗缺血或预防性药物可预防或减少 CABG 手术后的心肌缺血和功能障碍（见第 7、11～15 和 20 章）。

心脏外科患者早期康复或快通道可引起缺血，尤其是在患者早期苏醒后疼痛时。Mangano 和同事[63]研究提示舒芬太尼输注镇静可减少这一时期心肌局部缺血。Cheng 和同事[64]的随机研究显示 CABG 术后清醒，及 6 小时内脱机拔管，与肌酸激酶同工酶（creatine kinase MB isoenzyme，CK-MB）的增加或者术后当夜呼吸机通气引起的心电图改变无关。Wahr 及

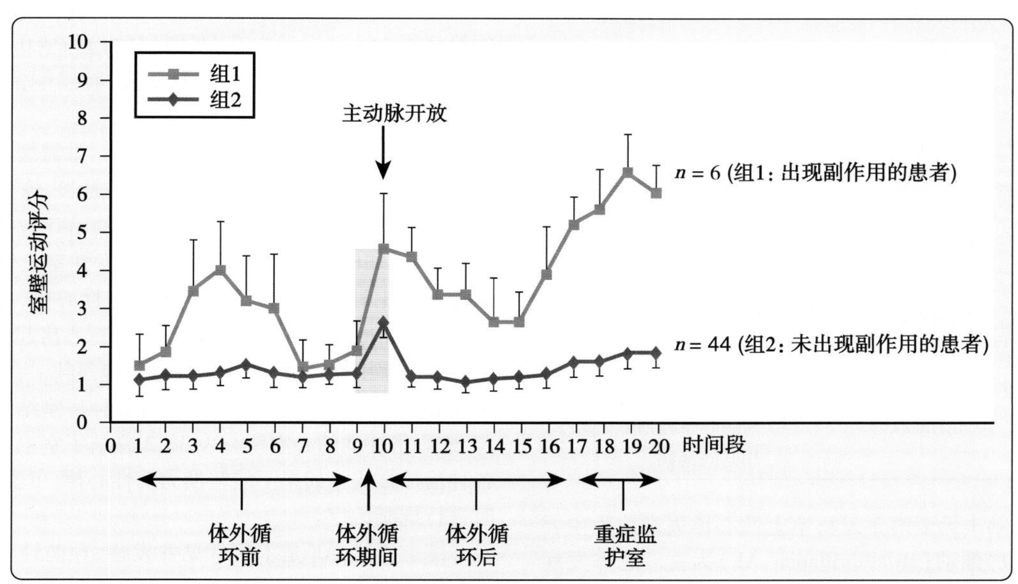

图 38.4 经食管超声心动图测量、择期冠状动脉血管重建术患者室壁运动评分的连续性改变。评分界定如下：0，正常；1，轻度运动功能减退；2，严重运动功能减退合并心肌增厚；3，运动失能；4，运动障碍。副作用包括心肌梗死、死亡或充血性心衰。时段如下：1，气管插管后；2，切皮前；3，切皮后；4，劈胸骨前；5，劈胸骨后；6 和 7，取乳内动脉；8，心包切开后；9，体外循环开始前即刻；10，主动脉开放；11～14，停机；15，关胸后；16，皮肤闭合；17～20，ICU 中前 4h。阴影部分表示体外循环期间。（*From Leung JM，O'Kelly B，Browner WS，et al. Prognostic importance of postbypass regional wall motion abnormalities in patients undergoing coronary artery bypass graft surgery.* Anesthesiology. *1989*；*71*：*16.*）

同事[65]研究提示,即使丙泊酚镇静,手术后 12 小时血流动力学事件(心率和血压的显著变化)仍很常见。ST 段改变的发生率为 12% ~13%。

治疗措施

术后双心室功能障碍的治疗措施包括控制心率和节律、调整前负荷、后负荷和收缩力来治疗低心排状态。在大多数患者中,药物治疗术后 24 小时可迅速停止或停药。

术后心律失常

如患者术前是窦性心律,术后存在新发的心室节律不匹配,需治疗以恢复心房的收缩节律,保证有效的充盈压力。心房收缩提供了大约 20% 的心室充盈,当心室功能不全和顺应性降低时,这至关重要。例如接受药物治疗的患者,如急性心肌梗死,心房收缩可提供 35% 的每搏输出量[66]。对于心室功能不全患者,每搏输出量通常是固定的,心率成为 CO 关键决定因素。心率和节律应尽量纠正,可考虑使用心内膜起搏导线。表 38.1 显示所有纠正术后心率和节律的方法。如心内膜起搏导线不成功,可放置有心房心室起搏电极的 PAC 导线或心外膜起搏导线。如果需要,可放置临时的起搏导线,随着微创手术技术的发展,起搏导线的应用会更加广泛。

表 38.1 术后心率和节律异常

异常	常见原因	治疗
窦缓	术前或术中 β-受体阻滞剂	心房起搏、β-受体激动剂、抗胆碱药物
传导阻滞(1 度、2 度和 3 度)	缺血	房室顺序起搏
	外科创伤	儿茶酚胺类药物
窦性心动过速	激惹或疼痛	镇静或镇痛
	低血容量	扩容
	儿茶酚胺	改变或停用某些药物
快速房性心律失常	儿茶酚胺	改变或停用某些药物
	心腔扩张	处理诱因(如使用血管扩张药物、利尿、钾和镁)
	电解质紊乱(低钾血症、低镁血症)	同步电复律或药物复律
室性快速性心律失常或颤动	缺血 儿茶酚胺	电复律、治疗缺血、可能需药物治疗、改变或停用某些药物

术后晚期(第 1 天至第 3 天),室上性心律失常成为主要问题,其中以心房颤动(atrialfibrillation,AF)为主。总体发病率在 30% ~40%,随着年龄和瓣膜外科手术增加,发病率可超过 60%[67]。原因很多,包括术中心房保护不足、电解质异常、体液变化导致左心房大小改变、心外炎症、压力、应激状态及遗传因素[68]。一项随机试验发现非体外循环 CABG 的术后房颤的发生率与体外循环 CABG 相似[69,70]。

高龄、房颤病史及心脏瓣膜手术是 AF 最常见的风险因素[68]。由于房颤治疗困难,会增加住院时间和住院费用,对其有效治疗和预防是研究热点[67]。许多研究表明 β 受体阻滞剂可降低术后房颤的发生率,术前接受 β 受体阻滞剂的患者停药是一个重要的危险因素。美国心脏协会,美国心脏病学会和北美起搏和电生理学会发布的指南建议,如果患者无禁忌证,应给予 β 受体阻滞剂以预防术后房颤[71]。Sotalol 等Ⅲ类抗心律失常药物同样有效[72](见第 4、5 和 11 章)。

多项研究探讨了胺碘酮用于预防或治疗 AF 的用途。临床上最常用的是静脉注射胺碘酮,因为口服给药的“急性”负荷通常是不达标的。关于胺碘酮的两项关键性研究值得一提。

PAPABEAR[Prophylactic Oral Amiodarone for the Prevention of Arrhythmias That Begin Early After Revascularization, Valve Replacement, or Repair(预防性口服胺碘酮用于血运重建,瓣膜置换或修复后早期患者)]研究中,从术前 6 天至术后 6 天给予口服胺碘酮(每日 10mg/kg)或安慰剂(13 天)[73]。胺碘酮治疗患者(16.1%)发生房性快速性心律失常的比例低于安慰剂治疗患者(29.5%);各亚组发生率如下:年龄小于 65 岁的患者(11.2% vs 21.1%);65 岁以上患者(21.7% vs 41.2%);仅 CABG 患者(11.3% vs 23.6%);瓣膜置换或修复患者(23.8% vs 44.1%);术前接受 β-受体阻滞剂治疗患者(15.3% vs 25.0%);术前未接受 β 受体阻滞剂治疗患者(16.3% vs 35.8%)。胺碘酮治疗组术后发生持续性室性心动过速者(0.3%)亦低于安慰剂治疗患者(2.6%)($P=0.04$)。

另一项研究,Guarnieri 及同事[74]用随机双盲实验方法评估了 300 名术后给予静脉用胺碘酮(1g/d,持续 2 天)或安慰剂患者。试验主要终点是房颤的发生率和住院时间。安慰剂治疗组 142 例患者中有 67 例(47%)发生 AF,而接受胺碘酮治疗组 158 例患者中有 56 例(35%)($P=0.01$)。安慰剂治疗组平均住院时间为 8.2±6.2 天,胺碘酮治疗组为 7.6±5.9 天。

AF 或其他室上性心律失常发生后,常需缓解症状或维持血流动力学稳定。患者发作房颤时间越长,恢复节律难度越大,血栓和栓塞风险就越大[68,72]。药物治疗包括纠正可能的危险因素,如电解质紊乱或疼痛。阵发性室上性心动过速可通过静脉注射腺苷来消除或转换为窦性心律,心房扑动时可通过在手术时放置的临时起搏导线进行心房起搏来抑制。如果快速心率引起低血压,则需要进行电复律。在这种情况下,房性心律失常常会复发[67],可通过各种房室结阻断药物控制 AF 或心房扑动的心室率。表 38.2 总结了室上性心律失常的各种治疗方式。如果不能转换为窦性心律,可尝试电复律,同时进行抗凝治疗。

综上所述,AF 是术后常见并发症,预防性治疗可有效降低其发生率。如无禁忌证,应用 B 受体阻滞剂可降低术后发生 AF 风险。如存在禁忌证,患者不能耐受 sotalol,但患者多数可耐受胺碘酮。未来需开展体外心脏手术后预防 AF 的临床试验。一旦 AF 发生,复发风险极大,因此药物连续治疗显得尤为重要。

表 38.2 室上性心律失常处理模式

治疗	特点[a]	指征
心房起搏导线超速抑制[b]	需快速起搏(不大于 800/min);开始时超过失常的心律,然后逐步降低	阵发性房性心动过速、房颤
腺苷	单次 6~12mg;可诱发 10s 心脏完全停搏	房室结快速心律失常、体外循环管道心律失常、房性心律失常
胺碘酮	150mgIV 超过 10min,随后泵注	控制心率或使房颤或房扑转复至窦性节律
β-受体阻滞剂	艾司洛尔,负荷量最大量至 0.5mg/kg、1min 内注入,如果耐受则连续泵注	控制心率或如果有房颤或房扑则转复至窦性节律
	美托洛尔,0.5~5mg 每 4~6h 重复给药[c]	控制心率或如果有房颤或房扑则转复至窦性节律
	普萘洛尔,0.25~1mg;每 4h 重复给药[c]	控制心率或如果有房颤或房扑则转复至窦性节律
	拉贝洛尔,2.5~10mg;每 4h 重复给药	房颤或房扑则转复至窦性节律
	索他洛尔 40~80mg,PO 每 12h	转复成阵发性房性心动过速或正常窦性节律
伊布利特	1mg 超过 10min;10min 后可重复给入	控制心率或如果有房颤或房扑则转复至窦性节律
维拉帕米[c]	2.5~5mg IV,如需要可重复	控制心率或如果有房颤或房扑则转复至窦性节律
地尔硫䓬	0.2mg/kg 超过 2min,继之以 10~15mg/h[d]	控制心率或如果有房颤或房扑则转复至窦性节律
普鲁卡因酰胺	50mg/min 多至 1g,继之以 1~4mg/min	控制心率或如果有房颤或房扑则转复至窦性节律防止心律失常复发、治疗宽复合波快速心律失常[e]
地高辛[f]	负荷量 1mg 4~24h[g];可给予附加剂量 0.125mg,间隔 2h(可给 3~4 次)	控制心率或房颤/房扑转复成正常窦性节律
同步电复律	50~300J(体外);使用前-后电极最有效	急性快速心律失常合并血流动力学不稳定(通常房颤或房扑)

[a] 请阅读描述药物使用指征、禁忌证和剂量的专著。使用方法为经静脉注射;当患者血流动力学受损时,使用最低剂量并缓慢注射。

[b]确认起搏器不捕捉心室律。

[c]输注比静推控制性更佳。因其对心肌有抑制作用,该药较地尔硫䓬有效性差。

[d]经验有限;较维拉帕米导致低血压少。

[e]诊断不明时(室性对室上性)且无急性血流动力学损害出现(不必电转复)。

[f]因其起效慢、作用温和,故药效较其他药差。

[g]速率根据急迫性及心率控制的程度。

AV,房室的;IV,静脉注射;NSR,正常窦性节律;PAT,阵发性房性室上性心动过速;PO,口服;PRN,需要时。

前负荷

Frank-starling 法则指出心肌功能随着心肌的静息长度而增加[75]。在体内,这意味着 SV 将随着舒张末期容积的增加而增加。当 SV 达到平台水平时(可能下降),舒张末期容积进一步增加可过度地拉伸肌肉。正常心肌中,Frank-Starling 机制是增加 CO 的最重要机制,低血容量是术后 CO 和血压下降的常见原因。前负荷的评估是管理血流动力学不稳定的最重要的临床技能。心脏手术后早期前负荷可极易改变,原因包括:出血、自发性利尿、复温期间血管舒张、正压通气和 PEEP 对静脉回流、毛细血管渗漏和其他因素的影响。

超声心动图在临床上可直接评估前负荷。既往研究表明,超声心动图和放射性核素测量舒张末期容积之间的相关性良好,TEE 和 SV 测得的舒张末期面积之间也具有良好的相关性[76-79]。虽然超声心动图评估前负荷必须通过临床医生查看心脏的二维图像来调节,但这是临床上最直接的技术。ICU 中 TEE 的价值以及超声心动图的可用性,使这种方式成为评估急性不明原因或难治性低血压时评估前负荷的首选方法。没有超声心动图,压力测量被用作体积测量的替代物。例如,没有二尖瓣疾病的情况下,左心房压力(left atrial pressur,LAP)几乎等于左心室舒张末期压(LV end-diastolic pressure,LVEDP),而肺动脉毛细血管压(pulmonary artery occlusion pressure,PAOP)几乎等于这两种压力。在未使用 LAP 导管的患者中,可用 PAOP 或肺动脉舒张压预测 LVEDP(参见第 6 和 13 章)。

将 PAOP 用作前负荷在某些情况下是不准确的,包括心脏手术后,压力变化无法准确反映心室舒张末期容积的变化。Ellis 及同事[80]和 Calvin 及同事[81]的研究均表明,术后患者药物治疗可导致左心室舒张末期容积(LV end-diastolic volume,LVEDV)大幅增加,而 PAOP 变化很小或无变化。Mangano 及同事[45,82]报道,CPB 后的液体负荷可反映左心室功能不全;超过约 12mmHg 的 PAOP 的改善心功能效果很小。PAOP 上升是否继发于心包的敞开,导致左心室过度充盈,PEEP 导致右心室肿胀目前仍未可知。Brisesblatt 及同事[83]评估,当保持 PAOP 在较低水平(10~15mmHg)时,CABG 术后心室容量及压力之间相关性良好。LVEDV 增加不能解释心室功能障碍的程度。Bouchard 及同事[84]研究了术中及术后 60 例患者的 PAC 导管对梗死区域心室功能及与 TEE 相应的心室壁运动指数,结果发现左心室每搏做功指数及梗死区域变化之间无相关性，进而推测心室顺应性的变化、负荷情况、左心室功能及压力变化是导致两种技术不一致的原因。

当心室顺应性正常且心室未扩张时，舒张末期容积的细微变化通常伴随着舒张末期压力的细微变化。对于既往存在充血性心力衰竭（heart failure，HF）的非顺应性心室患者，由高血压或瓣膜病引起的慢性肥厚性疾病，术后心肌梗死或心室功能不全，心室容积的细微增加可导致舒张末期压力的快速增加，常需要治疗干预[83-89]。心室内压力增加提高心肌需氧量（myocardial oxygen demand，MVO_2）并减少心内膜下冠状动脉血流量，导致心肌缺血[90]。高 LVEDP 的压力可导致充血和压力性肺水肿。虽然 PAOP 或 LAP 并不总能反映真正的前负荷，但仍需严密监测这类指标。患者舒张末期压力升高的危险时期包括：苏醒，吸痰和液体快速补充。如果存在心肌缺血或急性 HF，可导致舒张末期压力突然增加。

许多药物可用于减少心脏前负荷。直接的舒血管药物，尤其是硝酸甘油可增加静脉容量，从而降低舒张末期容积和压力[87-91]。静脉注射呋塞米除利尿作用外，可增加静脉容量[92]。利尿剂对于清除手术后数天内的尿液非常重要。对于不耐受袢利尿剂引起的急性体液丢失的患者，呋塞米可渐进性利尿。这已被证明对肾功能不全患者亦有效[93,94]。对于利尿效果不理想的患者，需仔细评估循环状态。难治性利尿药抵抗可能表明肾脏已发生损伤，或肾脏灌注不足。如存在肾脏灌注不足，容量必须维持在正常范围上限，CO 亦应相应增大。

急性失代偿性左心衰的有效治疗剂是重组 B 型脑利钠肽（奈西立肽）。其主要作用于特定细胞表面受体，从而增加细胞内环鸟苷单磷酸（cyclic guanosine monophosphate，cGMP）水平。其生理作用主要是血管舒张，利尿和肾素抑制，最终导致血管舒张，减少前负荷和后负荷，同时增加 SV 和 CO 并促进利尿[95]。脑利钠肽可用于左心室功能不全的高危心脏外科手术患者，可改善肾功能，降低 6 个月内 NAPA［Nesiritide Administered Peri-Anesthesia in Patients Undergoing Cardiac Surgery（心内外科手术患者麻醉期间接受奈西立肽治疗）］死亡率[96]。人心房钠尿肽一项随机试验显示可减少复杂心脏手术后的透析需求和提高无透析患者生存率[97]。心脏手术患者是否需用这些药物需要进行进一步研究。

血管紧张素转换酶抑制剂可引起静脉扩张，降低前负荷。机械通气患者应考虑阿片类药物或苯二氮䓬类药物来减少内源性儿茶酚胺的释放。吗啡引起组胺释放，直接诱导血管扩张。对于少尿和肾衰竭的患者，可采取超滤、腹膜透析、血液透析或连续血滤[98,99]。

心肌收缩力

收缩力在体外是一个定义良好的概念，它可通过独立心肌纤维缩短的速度来测量。然而，量化完整心脏的收缩性相对复杂，因为心肌收缩性取决于心脏前负荷和后负荷。Sagawa[100]和 Suga[101]及同事创新性研究表明，心肌收缩性可通过心室的收缩末期弹性来测量。公式如下：

$$E_{ES}=P_{ES}(V_{ES}-V_0)$$

其中 P_{ES} 是收缩末期压力，V_{ES} 是收缩末期容积，V_0 代表生理无效腔。

通过评估不同前负荷或后负荷的心室压力容积环，以及将收缩末期定义为变时弹性最大的时间点[102]，其连线的斜率为 E_{ES}。该参数随着收缩状态的变化而变化，但几乎与前负荷和后负荷无关。收缩末期弹性的常规测量在临床上是不可行的，但 TEE 在临床上可用作收缩定性的评估。收缩性降低表现为压力降低或 V_{ES} 增加（即 SV 降低）。TEE 可以用来估测收缩末期容积。血压正常或较低时，V_{ES} 增大（暗示低 EF）表明 E_{ES} 值低，收缩性差。如血压增高，即使收缩性正常，V_{ES} 值也会增大。根据血压的情况，解释舒张末期容量，收缩末期容积和 EF，用 TEE 来评估收缩性（参见第 6 和 14～16 章）。

另一种衡量收缩性的方法是前负荷补充每搏功（preload recruitable stroke work，PRSW），这是与前负荷每搏功相关的曲线斜率[103]。在 ICU 中，通常根据预测前负荷增加伴随的 CO 增加程度来估算，不依赖于 TEE 完成。如果通过改变患者体位增加前负荷，血压可作为 CO 的替代，SVR 不太可能在体位变化的短时间内发生变化。因此，血压变化与 CO 变化成正比。

收缩力下降的治疗首先应纠正任何可逆因素，如心肌抑制剂、代谢异常或心肌缺血。如果心肌收缩力下降原因不可逆，则需要正性肌力药物来增加 CO 以满足器官功能的需要（见第 6、11 和 36 章）。

后负荷

后负荷的概念在体外定义明确，即收缩的肌纤维上附加的张力，但在体内的定义更复杂。与体外研究类似，后负荷可等同于心室壁应力，表示为心腔半径乘以透壁压除以心室壁厚度，如 Laplace 定律所述。然而，许多研究人员发现这个公式不能令人满意，因为它显示心脏后负荷由自身产生，而且在每个心动周期均会有变化[104]。如果后负荷被定义为对抗射血的外力，最好是加入主动脉阻抗，即压力与流量的复数比，以量值表示，以及任何既定频率的流量和压力之间的相位角。然而很难定量分析阻抗对整体心脏功能的影响（见第 6 章）。因此，Sunagawa 及其同事[105]提出了收缩末期压力-体积关系条件下的心室-血管耦合简化理论。使用收缩末期弹性的定义产生以下结果：

$$E_{ES}=P_{ES}/(V_{ES}-V_0)$$

将 SV 与 V_E-V_{ES} 等同（忽略射血末期和收缩末期之间的细微差异），这一代数表示

$$P_{ES}=E_{ES}(V_{ED}-V_0)-E_{ES}\cdot SV$$

这意味着 SV 增加，P_{ES} 减少。从心脏学角度对这一陈述的解释是有限的。如果收缩性（E_{ES}）固定，则仅通过降低收缩末期压力可实现 SV 增加。同时，从血管系统角度来看，SV 增加，当血管张力不变时血压增加。

用描述恒定电压和流量的电气定律（其中脉冲流由泵产生）来评估后负荷同样值得怀疑。虽然 SVR 是阻抗的一部分，但不能完全等同[104]。正确的下方压力可能不是 CVP，而是应该在计算 SVR 时使用临界开启的压力，这种压力在常规临床中是不可测量的[106]。这种计算阻力的方法在临床使用

有限,因 CO 的关系而变得复杂[106]。体型小的患者阻力高于体型大的患者。阻力指数(即使用心脏指数而不是 CO)部分地克服了这个问题,但它仍未被广泛使用。

测量的 SVR 可用于指导治疗或评估患者的循环状态。但应该谨慎进行,因为 SVR 不是后负荷的绝对指标。即使 SVR 对于阻抗的测量准确,对血管活性药的反应仍取决于心室-血管功能偶联,而不是单纯阻抗。血流动力学治疗应根据主要变量血压和 CO 进行指导。如果前负荷合适,低血压时可用正性肌力药物治疗。如果血压基本正常(前负荷适当),CO 低,可用舒血管药物单独或与正性肌力药物联合组合。如果患者血压偏(CO 低)高,则可使用舒血管药物;如果患者血管扩张(低血压和高 CO),则使用血管收缩药(表 38.3)。

表 38.3 血流动力学治疗指南

血压	心排血量	治疗
低	低	正性肌力药
正常	低	扩血管药物或与正性肌力药合用
高	低	扩血管药物
低	高	收缩血管药物

术后高血压

高血压已成为心脏外科手术后常见并发症。20 世纪 70 年代研究中报道发生率在 30% 至 80%,主要发生于心室功能正常的 CABG 患者[107-109]。目前老年人、病情较重患者的高血压少于低心排综合征或血管舒张问题。高血压常见于在术前心室功能正常患者,主动脉瓣置换术后或既往有血压升高病史,任何患者都可能发生高血压。多种原因导致术后高血压,包括术前高血压、既往存在动脉粥样硬化血管疾病、全身麻醉觉醒、内源性儿茶酚胺增加、血浆肾素-血管紧张素系统激活、神经反射(如心脏、冠状动脉、大血管)和低温[110]。血管收缩,尤其是不同程度动脉血管收缩是围手术期高血压的原因。

未经治疗的高血压患者危害包括 LV 功能下降、MVO_2 增加、脑血管意外、缝合处破裂、心肌梗死、节律紊乱和出血增加[108,111,112]。历史上,心脏手术中高血压治疗药物首选硝普钠,因为它起效快,持续时间短[113]。目前有多种舒血管药物,硝普钠不再是首选药物。硝普钠是一种有效的静脉扩张剂,可增加静脉容量(降低前负荷),导致血压急剧下降。硝普钠还可引起冠状动脉扩张,甚至发生窃血现象,导致心肌缺血[114]。肾衰竭患者,硝普钠代谢减少,导致其代谢产物氰化物或硫氰酸盐的毒性作用。即使肾功能正常患者,硝普钠剂量大也会发生这种效应。

硝普钠的许多替代品可用于治疗心脏外科手术后的高血压,包括硝酸甘油[115]、β-肾上腺素能受体阻滞剂[116]、混合 α- 和 β-肾上腺素能阻滞剂拉贝洛尔[117]。也可使用血管扩张剂、二氢吡啶类钙通道阻滞剂(如尼卡地平[118]、伊拉地平[119]、氯维地平[120-123])、血管紧张素转换酶抑制剂[113]和非诺多泮[多巴胺受体(D_1)激动剂][124,125]。新的治疗方法列于表 38.4。

表 38.4 新血管扩张药

药物	作用机制	半衰期
尼卡地平	钙通道阻滞剂	中等
氯维地平	钙通道阻滞剂	超短
非诺多泮	多巴胺受体激动剂	超短
奈西立肽	脑利钠受体激动剂	短
左西孟旦	K^+_{ATP} 通道调节剂	中等

K^+_{ATP},三磷酸腺苷敏感性钾通道。

二氢吡啶类钙通道阻滞剂在心脏手术患者中特别有效,因为这些药物可以扩张动脉血管、减少血管阻力而不产生负性肌力作用或对房室结传导产生影响。二氢吡啶类是外周阻力动脉的特异性舒血管药物,引起全身性血管舒张,包括肾、脑、肠和冠状动脉血管床。正常有效剂量时二氢吡啶对心肌收缩力或传导几乎没有或没有直接的负面影响。二氢吡啶比维拉帕米和地尔硫䓬更具血管选择性[126,127]。硝苯地平是二氢吡啶类血管选择性最小的药物,伊拉地平和氯维地平最具选择性,尼卡地平和尼莫地平具有中等选择性。尼卡地平是一种重要的治疗药物,它对心脏病患者容量血管和前负荷几乎无影响。尼卡地平药代动力学特征表明,在 40 分钟的半衰期内,治疗高血压需要改变输注速率。需更快控制血压,则可用推注或具有恒定速率输注的快速输注剂量给药策略。输注停止,尼卡地平作用仍可能持续存在。氯维地平是一种超短效二氢吡啶,于 2008 年在美国批准用于临床,其半衰期仅为几分钟;该药物是硝普钠的重要替代药物,已在心脏外科患者中得到广泛研究[122]。

Fenoldopam 是一种短效多巴胺激动剂,通过刺激 D_1 受体引起动脉特异性血管舒张。与硝普钠不同,D_1 受体刺激也会增加肾血流量,从而产生利尿和尿钠排泄[124]。Fenoldopam 和硝普钠在降低 CABG 手术后高血压方面同样有效。严重高血压患者通常需给予较高剂量的 fenoldopam,这可能与心率增加有关,因此这种药物在术后使用越来越少。

术后血管舒张

血管舒张需缩血管药物治疗是心脏外科 CPB 或无 CPB 手术后常见的并发症。研究报道发生率为 4% 至 44%,这一范围很大程度上是由于缺乏共同的定义[128-130]。单纯血管舒张多与高动力循环状态相关,表现为全身性低血压,与 CO 增加有关(SVR 较低)。更常见的是心脏手术后,血管舒张和心肌功能障碍同时出现,需要缩血管药物和正性肌力药治疗。Gomez 和 Biglioli 及其他们的同事[131-133]提出血管麻痹综合征这一术语,即需要高剂量缩血管药物,并且他们报告了在非体外循环和体外外科手术后发生率的情况。

外科手术和 CPB、主动脉阻断和再灌注可激活多种体液和炎症级联反应。补体过敏毒素、缓激肽和细胞因子等直接或间接引起血管舒张[134-136]。另一个潜在全身血管扩张原因在于内毒素血症,内脏循环功能不全,在非体外循环术后也已经注意到这一点[137,138]。兰德里和奥利弗总结了血管扩张性休克的细胞机制和发病机制[135]。尽管最常见的血管舒张性休克是脓毒症。心脏外科手术后看到的血管舒张状态、细胞因子反应和脓毒症患者相似性是惊人的。细胞因子的激活导致组织乳酸增加，NO 合酶增加，血管舒张 GMP 产生增多。NO 和代谢性酸中毒激活钾通道，使细胞膜超极化，从而使其对钙摄入和去甲肾上腺素和血管紧张素Ⅱ作用发生抵抗。由于中心性耗竭，导致血浆血管升压素水平变低。病理生理学发现 CPB 后用血管升压素治疗血管扩张性休克的报道[139]。血管升压素阻断钾通道和干扰 NO 信号转导能力，使其成为这种综合征的重要治疗方法。如果患者具有可接受的 CO，血管升压素是用于心脏手术后治疗血管舒张的重要药物，并且该药剂可显著降低去甲肾上腺素的需求。全身血管扩张同时可能由 CPB 期间过度升温和 ICU 升温导致。

当患者在服用药物或血液制品后出现急性全身血管舒张时，应考虑过敏反应。由免疫球蛋白 E 介导的急性过敏反应可表现为全身性血管舒张和 CO 增加[140]。补体介导的对血液产品的输血反应可表现为由全身血管舒张或血栓素介导的急性肺血管收缩和 RV 功能障碍，从而产生的低血压。供体血液中的抗体称为白细胞凝集素，当针对受体白细胞抗原时，可以主动产生白细胞聚集和血栓素生成。这些反应可以产生输血相关的急性肺损伤，表现为低血压、右心衰竭和非心源性肺水肿[140]。监测 RV 功能可能有助于识别这些输血反应。

全身血管舒张的治疗方法包括血管内容量扩张，α-肾上腺素能药物和血管升压素。血管收缩药的使用超过一小段时间必须以心脏功能测量为指导，因为血压升高可掩盖低心排状态。血管收缩药治疗尚无确定的指导方针；动脉平均压力低于 60mmHg 时，重要器官的自动调节功能丧失，正常血压患者中尝试达到这种压力是合理的（高血压患者可能更高）。脓毒症休克患者的研究显示平均动脉压（mean arterial pressure，MAP）大于 65mmHg 并无益处[141]。

尽管手术后没有充分评估，临床医生担心血管收缩药的使用会限制靶血管血供或微循环，影响重要脏器（如脑、肾）的功能；但目前没有研究显示有此副作用[142]。使用相对低剂量的血管升压素可恢复对儿茶酚胺的反应性，但没有明确证据表明使用加压素可代替去甲肾上腺素。然而，已证明多巴胺可增加心源性休克的死亡率[143]。

冠状动脉痉挛

术后可发生冠状动脉或乳内动脉血管痉挛。机械操作、冠状动脉循环和乳内动脉的潜在动脉粥样硬化有可能导致短暂的内皮功能障碍。内皮细胞释放内皮源性舒张因子，这是一种有效的内源性血管舒张物质，可维持正常的内源性血管舒张（见第 7 和 9 章）。血栓素可通过肝素-鱼精蛋白相互作用、CPB 及血小板活化或过敏反应释放，从而产生冠状动脉血管收缩[144,145]。钙和血管收缩药可增加 α-肾上腺素能张力（特别是推注剂量），血小板血栓素释放和停用钙通道阻滞剂代表心脏手术患者发生冠状血管和动脉移植物痉挛风险增加。Engelman 及其同事[145]报道，4 名患者在术前 8~18 小时停用钙通道阻滞剂后出现冠状动脉痉挛。在其中 2 名患者中是通过心电图模式识别出冠脉痉挛，缺血原因在于非致病的右冠状动脉。第四名患者中，痉挛发生于搭桥的血管。其中两名患者通过回顾性分析确认了痉挛；一例患者 MI 发展，另一例患者死亡。另外两名患者中，冠脉痉挛被立即诊断，通过静脉内给予硝酸甘油[1~3μg/(kg · min)]与硝苯地平（每 5~6 小时舌下含 10mg）治疗了心肌缺血。选择的疗法仍然是经验性的。硝酸甘油是一线药物，但可发生硝酸盐耐受。磷酸二酯酶（phosphodiesterase，PDE）抑制剂是解决这一问题的新方法，据报道在血管痉挛中有效[146]。静脉注射二氢吡啶类钙通道阻滞剂也是重要的治疗方法[147]。

外科医生仍然使用桡动脉作为血管重建的旁路血管[148-150]。由于痉挛倾向，这种方法被部分放弃。然而，乳内动脉的技术应用于桡动脉，以及预防性使用钙通道阻滞剂使得该方法有效性增强[148,150]。目前对于哪类药物获利最大仍未可知，许多外科医生推荐使用钙通道阻滞剂。二氢吡啶类药物（如尼卡地平）具有一定的优势。

心肌收缩力下降

增加心肌收缩性的药物都会增加从细胞内部到收缩蛋白的钙激活，或使这些蛋白质对钙敏感。虽然氯化钙已被用于增加心肌收缩力，但有证据表明 CPB 后其主要作用是外周血管收缩[151]。同一组研究者表明，外源性给予氯化钙会降低机体对儿茶酚胺的反应[152]。钙盐可改善严重低钙血症或高钾血症患者的心肌功能，常见于输注枸橼酸血液时[153]。

儿茶酚胺通过心肌中的 β_1 受体增加细胞内环磷酸腺苷（cyclic adenosine monophosphate，cAMP）。这种第二信使增加细胞内钙，从而改善心肌收缩[154]。PDE 抑制剂对 cAMP 分解的抑制作用增加了细胞内 cAMP，而与 β 受体无关[155]。通过抑制钠/钾-腺苷三磷酸酶（adenosine triphosphatase，ATPase）可以增加细胞内钙的利用率。洋地黄可促进跨膜钠钙交换。然而，地高辛用于增加术后心室功能障碍的心肌收缩性起效缓慢、效力低、治疗安全范围窄。“钙增敏剂”是一类新的正性肌力药。本类中的药物左西孟旦已在某些国家上市，目前正在美国临床试验中进行评估（框 38.2）。

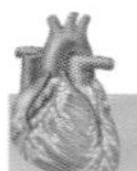

框 38.2 围手术期心室功能障碍药物治疗途径

正性肌力药
儿茶酚胺
磷酸二酯酶抑制剂
左西孟旦
扩血管药物
扩张肺血管药物
磷酸二酯酶抑制剂（米力农、西地那非）
吸入一氧化氮
前列腺素（前列环素、前列腺素 E_1、伊洛前列素和其衍生物）

儿茶酚胺

术后使用儿茶酚胺包括多巴胺、多巴酚丁胺、肾上腺素、去甲肾上腺素和异丙肾上腺素（框 38.3）。这些药物对 α-和

β-受体具有多种作用，因此对心率、节律和心肌代谢产生各种影响（见第 11 和 36 章）。表 38.5 提供了儿茶酚胺的剂量建议。

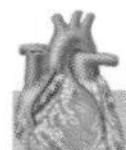

框 38.3　儿茶酚胺的缺点

- 增加心肌氧耗
- 心率快
- 心律失常
- 外周血管过度收缩
- 冠脉收缩
- β-受体下调和药物药效下降

表 38.5　术后儿茶酚胺的使用

药物	输注剂量/[μg/(kg·min)]
多巴胺[a,b]	2~10
多巴酚丁胺[b]	2~10
肾上腺素[c]	0.03~0.20
去甲肾上腺素[c]	0.03~0.20
异丙肾上腺素[c]	0.02~0.10

[a] 少于 2μg/(kg·min)主要激活多巴胺受体（肾和肠系膜动脉扩张）。
[b]如果 10μg/(kg·min)无效，改用肾上腺素或去甲肾上腺素。
[c]有效即可；实际使用剂量可能比预计的高。

异丙肾上腺素

异丙肾上腺素是心脏中的有效 β_1-激动剂和外周的 β_2-激动剂。其正性肌力作用伴随着心率的增加和心律失常倾向。在冠状动脉疾病患者中，心动过速和外周血管舒张增加 MVO_2 并降低冠状动脉灌注压。对于心动过缓患者，如起搏不是首选时，可使用异丙肾上腺素，或者在需要增加心率的患者（如心脏移植受者、反流性瓣膜病变患者）中也可使用异丙肾上腺素。然而多巴酚丁胺目前使用越来越多。

肾上腺素

肾上腺素是一种有效的肾上腺素能激动剂，具有理想的特征，即在低剂量（<3μg/min）下，β_1 和 β_2 效应占主导地位。随着剂量增加，发生 α 效应（如血管收缩）和心动过速。对于术后严重心脏功能衰竭患者，只有肾上腺素或去甲肾上腺素等药物可以提供正性肌力和灌注压。这些特征及低成本使肾上腺素成为术后常见的一线药物。肾上腺素在相同的正性肌力作用下比多巴胺[156]或多巴酚丁胺[157]引起的心动过速较少[158]。肾上腺素同时是过敏反应的一线疗法，使用时不会产生室性心律失常。由于 α_2 刺激的代谢作用，肾上腺素输注可引起高血糖和血清乳酸水平升高[159]。

去甲肾上腺素

去甲肾上腺素具有强大的 β_1 和 α 受体作用，可提高冠状动脉灌注压，同时不增加心率，这种作用有利于存在缺血性再灌注损伤的心脏。当单独使用去甲肾上腺素而没有舒血管药物或 PDE 抑制剂时，强效的 α_1 效应可能对 CO 产生不同影响。当由于容量血管收缩而给予该药物时，心室充盈压通常会增加。舒血管药物（包括 PDE 抑制剂）和去甲肾上腺素可以部分地对抗血管收缩。当去甲肾上腺素用于低血压时，临床医生可能会对肾血流表示担忧；然而，去甲肾上腺素长期以来被用作 ICU 和心脏手术后低血压和休克的一线药物。当输注去甲肾上腺素使脓毒症患者 MAP 增加至 70mmHg 以上时，24 小时后尿液流量和肌酐清除率增加[160]。此外，休克患者中使用去甲肾上腺素并未增加死亡率[161]。如果给予去甲肾上腺素，CO 保持在正常水平，则不太可能发生器官缺血。PDE 抑制剂联合去甲肾上腺素可减弱动脉血管收缩作用[146]。

多巴胺

多巴胺是去甲肾上腺素的前体，可通过释放心肌内去甲肾上腺素或防止其再摄取（尤其大剂量时）而达到治疗效果[162]。当多巴胺治疗慢性 HF 或休克状态患者时，这种间接作用可导致疗效降低，因为心肌缺乏去甲肾上腺素储存[163]。与多巴酚丁胺相反，多巴胺的 α-激动剂特性导致肺动脉压（pulmonary artery pressure，PAP）、PVR 和 LV 充盈压增加[164-166]。低剂量[<2μg/(kg·min)]时，多巴胺刺激肾多巴胺能受体增加肾脏灌注[167]。这可通过以下方式解释：一项多中心研究表明，重症患者中使用低剂量多巴胺对肾功能不全不具有保护作用[168]。一篇综述提示，没有任何正当理由支持在 ICU 中使用低剂量多巴胺，这是“坏药”[169]。多巴胺剂量高于 10μg/(kg·min)时，心动过速和血管收缩成为这种药物的主要作用。心动过速是一种持续的副作用，对于心源性休克患者，多巴胺已被证明可以提高死亡率[143,161]。

多巴酚丁胺

与多巴胺相反，多巴酚丁胺主要表现出 β_1-激动剂特性，舒张压降低，有时全身血压下降[170,171]。多巴酚丁胺在功能上与异丙肾上腺素相似，常规剂量时术后诱发心动过速的可能性较小。如多巴酚丁胺剂量高达 40μg/(kg·min)，其增加心率可作为超声心动图评估的一部分[172]。Romson 及其同事[173]证明，CPB 后，多巴酚丁胺的主要作用是心率的相应增加。对于心室功能差的患者，可导致对 SV 的影响。Salomon 及其同事[174]研究发现，多巴酚丁胺会增加 MVO_2，这一变化与冠状动脉血流增加相匹配，而多巴胺增加 MVO_2 却未能增加冠状动脉血流量。如果发生心动过速，多巴酚丁胺的有利作用变得有限，与多巴胺一样，多巴酚丁胺的正性肌力作用与肾上腺素或去甲肾上腺素相比是最弱的[174]。

磷酸二酯酶抑制剂

PDE 抑制剂是非糖苷类药物，具有独立于 β_1-肾上腺素能受体的正性肌力作用和独特的血管扩张作用，不依赖于内皮功能或硝基舒血管药物[154,155]。HF 患者的 β_1 受体下调，受体密度降低，儿茶酚胺给药反应改变[154,175]。米力农、氨力农和依诺莫酮绕过肾上腺素能 β_1 受体，而通过选择性抑制 PDE 组分Ⅲ（即组分Ⅳ），一种 cAMP 特异性 PDE 酶，增加细胞内 cAMP[155,176]。在血管平滑肌中，这些药物会导致动脉和静脉血管扩张[177]。双心功能障碍患者使用 PDE 抑制剂可增加 CO、降低 PAOP、降低 SVR 和 PVR，是术后心脏手术患者的重要治疗药物。西地那非和其他 PDE-5 抑制剂也越来越多地用于肺动脉高压[178]。PDE-5 抑制剂西地那非被美国食品药品管理局（Food and Drug Administration，FDA）和欧洲批准用于治疗肺动脉高压。2005 年，欧洲药品管理局（European

Medicines Agency,EMA)和其他类似的代理商目前也获得批准[178](见第 11 和 26 章)。

对血管反应的影响

任何增加血管平滑肌中环核苷酸(如 cAMP、cGMP)的药物都会产生血管舒张作用[176-178]。硝酸甘油、硝普钠和吸入 NO 产生的一氧化氮释放可以增加 cGMP 的浓度,cAMP 可使前列腺素 E_1 或 I_2(PGE_1 或 PGI_2)增加,或通过 PDE 抑制剂抑制其分解。增加血管平滑肌中的 cAMP 可促进肌质网对钙的摄取,从而减少用于收缩的钙。增加钙摄取的净效应是平滑肌松弛。这种效应可以通过抑制 cGMP 分解的药物(例如,非特异性 PDE 抑制剂)的刺激而发生。西地那非及其同类物是Ⅴ型 PDE 抑制剂,目前主要用于治疗勃起功能障碍和肺动脉高压[178]。

PDE Ⅲ抑制剂具有作为血管扩张的临床效果;它们产生动脉和静脉床的扩张并降低 MAP 和中心静脉充盈压。CO 增加是由多种机制引起的,包括后负荷减少和正性肌力,但不是通过增加心率[179-189]。净效应是心肌壁张力降低,这与大多数拟交感神经药物形成鲜明对比。儿茶酚胺给药通常需要同时给予舒血管药物以减少心室壁张力。米力农和其他 PDE 抑制剂也具有独特的血管舒张机制,可能有利于改善冠状动脉和乳内动脉血流[146](框 38.4)。

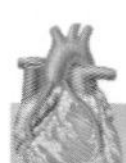

框 38.4 围手术期使用磷酸二酯酶抑制剂的优点

- 增加心肌收缩力(左心室或右心室)
- 肺血管扩张
- 解决或预防心肌缺血
- 体外循环时药物副作用很小
- 扩张乳内动脉
- 避免机械通气干扰
- 防止脱机困难

西地那非抑制 PDE Ⅴ(一种代谢 cGMP 的酶),从而增加 cGMP 介导的血管扩张作用[178]。目前治疗肺动脉高压的方式包括常规支持疗法和针对内皮功能异常靶向药物疗法。NO 和 PDE Ⅴ抑制剂通过增加细胞内 cGMP 浓度诱导肺血管舒张。西地那非是 PDE Ⅴ的选择性抑制剂。在动物模型和临床研究,包括儿科患者的一些研究表明,西地那非是治疗肺动脉高压的有希望的药物。西地那非对肺血管系统的影响似乎与潜在病因无关,因此对于继发性肺动脉高压同样有效,如先天性心脏病、肺心病和新生儿肺动脉高压。对于术后吸入 NO 困难的患者,西地那非同样有效。西地那非有效性明确,使用方便,与其他药物相互作用的副作用较少[182](见第 26 章)。

儿茶酚胺联合 PDE 抑制剂

儿茶酚胺疗效取决于心肌细胞对 β_1-受体激动剂的反应能力。对于术前 HF 患者,有效 β_1 受体数量减少,密度降低或解偶联,因此可用于与 β_1-激动剂结合的受体较少[154,175]。当治疗术后心室功能障碍时,随着单一 β_1-受体激动剂剂量增加或加入其他儿茶酚胺,可能会出现药理学上限效应[176]。将 PDE 抑制剂与儿茶酚胺结合可显著提高 β_1-受体下调患者(如心脏外科手术后患者)的 cAMP 水平[190]。这两种治疗形式可能会减少彼此的不良反应。儿茶酚胺刺激血管 α_1 受体诱导血管收缩,PDE 抑制剂减弱血管收缩[146]。当术后给予 PDE 抑制剂时,可能需要具有强效 α_1-激动剂作用的儿茶酚胺来预防低血压;或者,当需要 α-肾上腺素能药物提高灌注压时,可以给予 PDE 抑制剂以增加 CO。儿茶酚胺与氨力农、米力农或依诺酮联合用药血流动力学效应可得到改善[187,191-195]。从理论上讲,联合治疗可以避免任一高剂量药物的剂量相关副作用,可用于右心衰竭[196](表 38.6)(见第 11 和 26 章)。

表 38.6 急性心衰:治疗目的和疗法总结

目的	治疗
降低心室射血阻力	扩血管药物
降低室壁张力	扩血管药物
降低充盈压	利尿药、扩静脉血管药物
增加心肌收缩力	正性肌力药、磷酸二酯酶抑制剂

剂量和给药

建议的剂量方案见表 38.7。以下部分将介绍可用的药物。

表 38.7 磷酸二酯酶抑制剂剂量(特指术后使用的环腺苷酸)

药物	负荷量	输注速率
安力农	1.5~2.0mg/kg	5~20μg/(kg·min)
米力农	50	0.375~0.75μg/(kg·min)
依诺昔酮	0.5~1.0mg/kg	5~10μg/(kg·min)

为避免血管过度扩张,负荷剂量须在 5~10min 中内给予。

氨力农

氨力农是第一个评估 HF 和心脏外科手术的联吡啶,其半衰期约为 3.5 小时[197-201]。对于 HF 患者,静脉负荷剂量为 1.5mg/kg,输注量为 10μg/(kg·min)血浆浓度为 1.7μg/ml,心脏指数增加 30%[197]。推荐剂量包括静脉滴注 0.75mg/kg,持续 2~3 分钟,然后维持输注 5~10μg/(kg·min)。该剂量方案在 5~10 分钟后产生亚治疗浓度,并且在 CPB 终止前 10 分钟给药后未显示任何血流动力学效应[201,202]。CPB 期间 1.5~2.0mg/kg 该药物的负荷剂量产生治疗浓度持续 30~60 分钟,之后输注以保持治疗的药物水平。随着长期给药,氨力农产生血小板减少症。氨力农目前临床上已被米力农取代。

米力农

米力农是氨力农的类似物,是一种具有收缩活性的联吡啶衍生物,其效力几乎是氨力农的 20 倍,半衰期更短[183]。米力农是心脏外科手术后失代偿性 HF 和低 CO 患者的有效治疗药物。米力农的推荐给药剂量是在 10 分钟内输注 50μg/kg 的负荷剂量,然后输注维持剂量 0.5μg/(kg·min)[0.375~0.75μg/(kg·min)]。负荷剂量的缓慢输注,可以防止血药峰浓度过高,并且可以减弱输注负荷剂量时血管舒张[183]。米力农负荷剂量 50μg/kg 与 0.5μg/(kg·min)维持剂量输注相结合,始终如一地保持血浆浓度超过 100ng/ml。清除率为

3.8±1.7ml/(kg·min),分布容积为465±159ml/kg,终末消除半衰期为107±77分钟(数值表示为平均值±标准差)[183]。其药代动力学参数与剂量无关。其血浆浓度和药效学效应之间的关系使心脏指数提高约30%,血浆水平为100ng/ml,血浆水平与心脏指数改善之间存在曲线关系。Bailey及其同事[183]观察到,50μg/kg的剂量,输注速率为0.5μg/(kg·min),可使血浆浓度接近其治疗效果的阈值。与氨力农相比,米力农在停药后半衰期时间较短,对血小板功能无不良影响[189]。

Kikura及其同事[194]报道了米力农对已接受儿茶酚胺治疗的心脏手术患者的血流动力学和左心室功能的影响。CPB后,患者被随机分配到对照组($n=10$)或米力农给药组之一:50μg/kg($n=8$),50μg/kg和0.5μg/kg的静脉注射米力农分钟($n=10$),或75μg/kg和0.75μg/(kg·min)($n=9$)。记录血流动力学和TEE发现,同时通过体积再输注维持恒定的充盈压。在所有3个米力农组中,心脏指数和心肌纤维缩短的速度从基线显著增加,并且在5和10分钟时明显高于对照组。剂量-反应曲线显示,1/2肌纤维缩短速度最大增速的米力农血浆浓度为139ng/ml。当维持恒定负荷条件时,米力农可改善血流动力学和左心室功能[194]。

Feneck[203]选择性研究了心脏外科手术后99名低CO的成年患者。米力农在10分钟内以50μg/kg的负荷剂量给药,然后连续输注0.375、0.5或0.75μg/(kg·min)(分别为低、中和高剂量组)至少12小时。观察到各组中,米力农治疗与CO的快速和持续增加以及PAOP的减少相关。同时还发现,心脏指数的增加与SV和心率的升高有关(表38.8)。

表38.8 心脏手术后米力农血流动力学效应

参数	%变化(均值±标准差)			
	15Min	60Min	12H	术后
CI/[L/(m²·min)]				
低	+40[b] (4.2)	+42[b] (4.9)	+58[b] (8.8)	+44[b] (6.3)
中	+30[b] (4.5)	+34[b] (4.5)	+49[b] (5.1)	+27[b] (3.8)
高	+36[b] (4.9)	+44[b] (4.7)	+66[b] (6.5)	+47[b] (6.6)
PCWP(mmHg)				
低	−30[b] (4.7)	−20[b] (4.7)	−15[c] (7.2)	+22[d] (6.3)
中	−34[b] (4.5)	−25[b] (4.1)	−20[b] (4.3)	−3 (6.7)
高	−35[b] (4.0)	−22[b] (4.3)	−15[c] (6.0)	−6[d] (6.3)

[a] 负荷量50μg/(kg·min)超过10min输注,继之以0.375(低,$n=34$)、0.5(中,$n=34$)和0.75(高,$n=31$)μg/(kg·min)。

[b] $P<0.001$ vs 对照组。

[c] $P<0.05$ vs 对照组。

[d] $P<0.01$ vs 对照组。

CI,心脏指数;PCWP,肺动脉毛细血管楔压。

FromFeneck RO. Effects of variable dose milrinone in patients with low cardiac output after cardiac surgery. *Am Heart J*. 1919;121(suppl 2):1995.

依诺昔酮

依诺昔酮是一种咪唑酮衍生物,主要通过磺化氧化代谢,可溶解于丙二醇中,静脉内给药时不能稀释。推荐负荷剂量为0.5~1.0mg/kg,然后输注5~10μg/(kg·min)。Gonzalez及其同事[187]报道,尽管PCWP为15mmHg,给予儿茶酚胺(如多巴酚丁胺、多巴胺)或心脏外科手术后主动脉内球囊反搏患者,使用依诺昔酮治疗心脏指数低于每分钟2.2L/m²。在最少4小时常规治疗失败后,在10分钟内以1mg/kg负荷剂量给予依诺昔酮。如果CO的增加小于20%,则给予额外剂量(0.5mg/kg)。以3~10μg/(kg·min)的速度连续输注药物,并持续至少8小时。对于所有患者,心脏指数明显增加并且PCWP显著降低。Naeije及其同事[204]也报道了心脏外科手术后剂量为0.5mg/kg依诺昔酮使用时血压、心率和CO的变化效应。

左西孟旦

左西孟旦是一种钙增敏药物,通过开放血管平滑肌上ATP依赖性钾通道,使肌丝对钙和血管舒张敏感,从而发挥正性肌力作用。这些效果在不增加细胞内cAMP或钙,在治疗剂量下不增加MVO_2。其血流动力学效应包括PAOP的减少与CO的增加。β-阻滞剂不会阻断该药物的血流动力学效应。左西孟旦本身具有短暂的消除半衰期,但它具有活性代谢产物,消除半衰期长达80小时。对失代偿性HF患者的一项研究发现,无论患者接受24小时或48小时的药物,48小时时的血流动力学改善相似。在药物输注停止后24小时内发现活性代谢产物的血浆水平增加[205]。左西孟旦在许多欧洲国家被批准用于临床,美国正进行该药心脏外科临床试验。

一项随机研究纳入203例低CO的HF患者,发现左西孟旦比多巴酚丁胺更有效地改善了血流动力学,并且与6个月的死亡率下降相关[206]。然而,死亡率的下降可能更多是由于与多巴酚丁胺有关的不良反应而不是左西孟旦的积极作用。急性心肌梗死后504例LV功能障碍患者的另一项研究显示左西孟旦与安慰剂相比,6个月存活率更高[207]。在一项小型心脏手术研究中发现,在11例严重受损的CO和血流动力学受损的患者中,8名患者(73%)在左西孟旦输注开始后3小时内显示血流动力学改善。具体而言,心脏指数和SV明显增加,而MAP、指数SVR、平均PAP,右心房压(RAP)和PAOP显著降低[208]。需临床研究继续评估这种正性肌力药物在HF患者中的潜在作用。

右心室功能不全

心脏外科手术后的HF通常由LV损伤引起。虽围手术期可发生单纯右侧心肌梗死,但大多数围手术期的下壁心肌梗死对于右心室有不同程度的损伤[209]。最适合左心室的心肌保护技术可能无法提供理想的右心室保护,因为右心室壁薄,更多暴露于体温和大气温度。通过冠状窦(逆行)给予的心脏停搏液可能无法到达右心室的某些部分,这与心脏停搏液灌注套管的位置有关,同时心最小静脉不会流入冠状窦[210]。当术前右冠状动脉狭窄时,术后RV功能不全更加严重和持久[211]。虽然 EF 可通过前负荷增大来补偿,但如果冠状动脉灌注压降低或射血阻抗增加,则无法维持 RV 射血分数。

右心室生理学的某些方面使其与左心室不同。通常,RV 游离壁在心脏收缩和舒张期间接收其血流量;然而,当 MVO_2 增加而冠状动脉灌注压降低时,全身性低血压或 RV 收缩压和舒张压增加可能导致其收缩抑制[212]。正常右心室对后负荷增加的敏感性至少是左心室的两倍[213](图 38.5)。在术后期间由于多种原因导致的流出阻抗的相对增加可以耗尽前负荷储备并且导致 RVEF 随心室扩张而降低。RV 压力超负荷可能因功能性三尖瓣反流引起的体积超负荷而变得复杂化[214]。RV 减小可减少 LV 充盈,右心室扩张可引起室间隔向左移位,干扰左心室舒张充盈(即心室相互作用)(图 38.6)。由于心包腔限制,扩张的右心室进一步减少了 LV 充盈。RV 功能不全可能通过减少肺静脉血流量,降低舒张压和降低 LV 舒张顺应性来影响 LV 性能,导致 LV 做功降低,进一步损害 RV 泵功能。术后心脏手术患者 RV 功能不全的机械结果如图 38.7 所示。因此可以理解,一旦发生,RV 功能不全可以自动传布,需要积极的治疗干预来中断恶性循环。

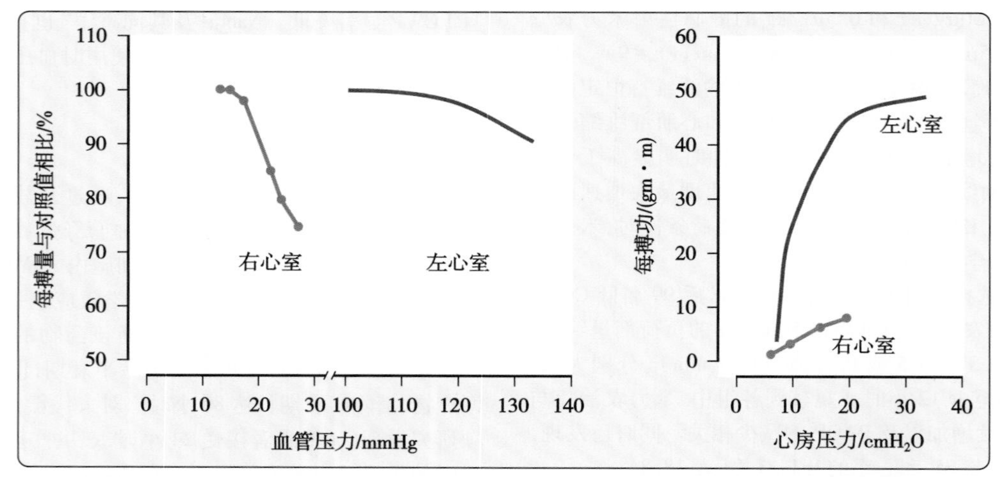

图 38.5 前负荷与后负荷对左、右心室功能曲线不同效应。与左心室心排血量相比,右心室心排血量对后负荷的依赖性更高、对前负荷依赖性较低。(*From McFadden ER, Braunwald E. Cor pulmonale and pulmonary thromboembolism. In: Braunwald E, ed.* Textbook of Cardiovascular Medicine. *Philadelphia: Saunders; 1980: 1643-1680.*)

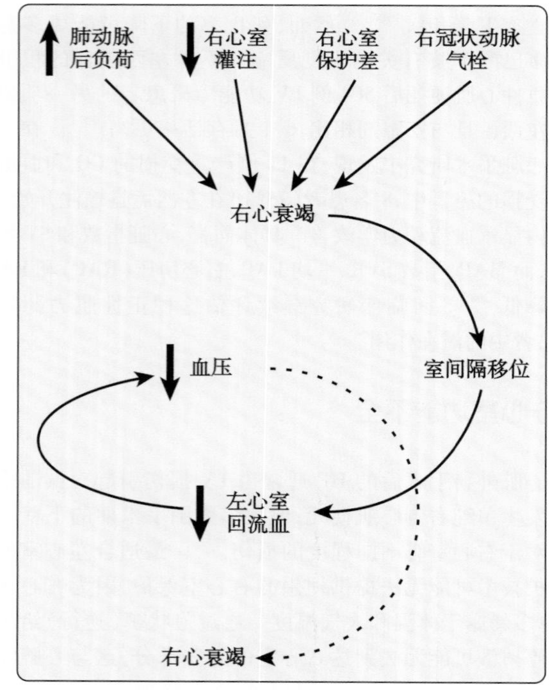

图 38.6 导致右心衰竭因素及其他下游一系列变化

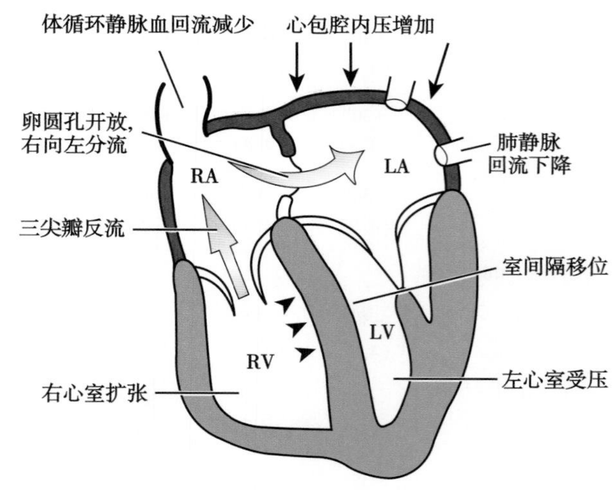

图 38.7 急性右心衰竭导致的机械改变

虽然没有得到一致的证实,PVR 在 CPB 后立即显示可逆性增加,并且在术后期间持续数小时[215-216]。可能的机制包括肺水增加引起的血管外压迫[216],内分泌介导或自主神经系统介导的肺血管张力增加[217],从活化的血小板和白细胞释放血管活性物质[218],以及白细胞或血小板聚集物阻塞肺血管床[219]。缺氧性肺血管收缩可能导致 PVR 增加,高碳酸血症引起 PAP 更为常见[220,221]。与术前相比,肺血管床对缩血管药物较为敏感,这对 CPB 后呼吸性酸中毒产生影响[222]。更加敏感的轻度呼吸性酸中毒可抑制 RVEF 和增加 RV 舒张末期容量,当二氧化碳分压恢复正常时,这些变化立即逆转[223]。

诊断

在术后心脏手术患者中,与左侧充盈压的变化相比,如 RAP 与低心脏指数增加不成比例,提示 RV 功能不全。由于心室相互作用,PAOP 也可能增加,但 RAP 与 PAOP 的关系保持接近或高于 1.0。如果 PVR 较低,则表明 RV 功能严重不全且右心室仅起血流通道作用,从右心房到肺动脉(平均值)的压力没有升高。这种血流动力学表现是典型的与 RV 梗死相关的心源性休克。静脉波形突出,Y 显著下降,类似于缩窄性心包炎的发现,RV 顺应性降低[224]。大 V 波可能与三尖瓣反流有关,起鉴别诊断的作用。

使用测定容积的 PAC 计算右心容积和 EF 值可用来指导右心衰竭的治疗,因为与 RVEF 降低相关的右心室舒张末容积的增加显示心功能失代偿。这种导管-计算系统已经过验证,与放射性核素和脑室造影测量相比,在三尖瓣反流的情况下可能不准确[34,225,226]。三尖瓣关闭不全是 RV 扩张患者的常见临床表现。

超声心动图可定性测量 RV 大小、收缩性和室间隔的构型。临床医生可据此诊断 RV 功能障碍或右心衰竭。由于右心室的新月形状,不易进行容量测定,但对三尖瓣关闭不全的定性检查和评估是非常有价值的。TEE 对于因 RAP 增加是否导致卵圆孔开放的诊断非常有价值,卵圆孔开放可导致右向左分流。在这种情况下治疗低氧血症传统方法(如 PEEP 和较大潮气量的)不仅会增加右心室的后负荷,并可能使分流增加和加重低氧血症。

治疗

术后 RV 功能不全的治疗方法与 LV 功能不全的治疗方法不同,其受肺动脉高压的影响(框 38.5)。首先前负荷应增加到正常的上限范围;然而,Frank-Starling 曲线在右心衰竭中是平坦的。为了避免心室扩张,应确定 CO 对 CVP 增加的反应。当 CVP 超过 10mmHg 时应停止液体负荷,因为该压力增加,CO 不会增加[227,228]。如果使用体积 PAC(volumetric PAC),舒张末期容量增加而 RVEF 保持不变或下降则提示液体负荷没有益处。CVP 不应超过 PAOP,当两者相等时,因为如果这两者压力相等时,因心室相互依赖而产生的左心室舒张期充盈会抵消肺血流增加的效应[229]。心房对房室充盈的影响很重要的。维持窦性心律和使用心房起搏是治疗术后右心衰竭的重要组成部分(见第 6、11、16、22 和 26 章)。

虽然舒血管药物可导致 RV 梗死患者心力衰竭(由 RV 充盈降低和冠状动脉灌注减少导致),但术后右心衰竭通常与 PVR 和肺动脉高压的增加有关。在这种情况下,尝试降低 RV 流出道阻力有益处。静脉舒血管药物会降低全身血压并要求同时给予血管收缩药。减少所需血管收缩药的肺部效应的一种方法是通过 LA 导管给予血管收缩药,并用静脉注射前列腺素和去甲肾上腺素治疗 RV 功能障碍[230]。PDE 抑制

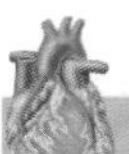

框 38.5 术后右心衰竭治疗途径

调整前负荷
容量、缩血管药物、或抬腿(CVP/PCWP 小于 1)
降低心旁压力(打开心包和/或开胸)
增强心房收缩力和治疗房性心律失常(窦性节律、心房起搏)
降低后负荷(肺血管舒张)
硝酸甘油、硝酸异山梨酯、奈西立肽、cAMP 特异性磷酸二酯酶抑制剂、α_2-肾上腺素能受体激动剂
吸入一氧化氮
雾化 PGI_2
静脉输注 PGE_1(和左心房输注去甲肾上腺素)
正性肌力药
cAMP 特异性磷酸二酯酶抑制剂、异丙肾上腺素、多巴酚丁胺
去甲肾上腺素
左西孟旦
通气管理
降低胸膜腔内压(潮气量<7ml/kg,低 PEEP)
减少缺氧性肺血管收缩(高吸入氧浓度)
避免呼吸性酸中毒($PaCO_2$ 30~35mmHg,使用肌肉松弛药或哌替定降低代谢率)
机械支持
主动脉内球囊反搏
肺动脉反搏
右心室辅助装置

cAMP,环腺苷酸;CVP/PCWP,中心静脉压/肺毛细血管楔压;FIO_2,吸入氧浓度;$PaCO_2$,动脉二氧化碳分压;PEEP,positive end-expiratory pressure;呼气末正压;PGI_2,前列腺素 I_2;PGE_1,前列腺素 E_1。

剂通常用于其对肺血管系统,降低肺动脉压并对 RV 功能产生有利影响。目前舒张血管药物已可用于雾化治疗。这种给药途径减少甚至消除了全身血管的舒张。将药物直接递送至肺泡可改善肺血流,并可通过更好地匹配血流/通气比来改善氧合作用。雾化治疗已使用 3 种药物:NO、PGI_2(即依前列醇或前列环素)和米力农[231,232]。

NO 是整个身体的重要信号分子。在肺部,它迅速扩散穿过肺泡-毛细血管膜并激活可溶性鸟苷酸环化酶,从而通过几种机制导致平滑肌松弛[231]。NO 通过专门的传送系统以 5 至 80 分/百万的浓度吸入。在美国 NO 可商购,但价格昂贵。NO 已被成功用于治疗心脏手术后的肺动脉高压相关的 RV 功能障碍[232]、二尖瓣置换[233]、心脏移植[234]和左心室辅助装置(left ventricular assist device,LVAD)[235]。虽然它被广泛用于治疗肺移植的问题,肺移植患者预防性吸入 NO 的随机试验显示未见有益性[236]。肺移植受者中发生 RV 功能障碍,仍可使用 NO。吸入 NO 的潜在不良反应包括形成二氧化氮(nitrogen dioxide,NO_2)和高铁血红蛋白、突然停药诱发肺动脉高压反弹和 LV 功能不良患者肺血流增加引起的肺血管充血。以推荐剂量给药,一般不会观察到毒性;患者应逐渐停药,心室功能差的患者应密切监测左侧充盈压的增加情况。

吸入 NO 的较便宜的替代方案是雾化依前列醇(即前列环素或 PGI_2)。该化合物与细胞表面前列腺素受体结合,激活腺苷酸环化酶,激活蛋白激酶 A 以引起细胞内游离钙的减少。同时刺激 NO 的内皮释放。它是一种舒血管药物和血小

板聚集抑制剂。与吸入 NO 类似，向通气肺泡输送依前列醇可增加这些肺泡血流，从而改善氧合。雾化 PGI_2 用于治疗心脏外科手术[232,237]、肺损伤患者的低氧血症[238]和肺栓塞后的肺动脉高压[239,240]已获得可靠疗效。该药物使用需要与药房和呼吸治疗合作，以及适当的护理和监测雾化器装置。不良反应包括低剂量迷走神经介导的心动过缓以及类似于吸入 NO 的突然停药或左心衰竭风险。

Haraldsson 及其同事[241]研究了吸入（即雾化）米力农应用于 CPB 后轻度肺动脉高压患者。这些研究人员发现，当通过这种途径传输时，米力农是一种有效的肺舒血管药物，不会引起全身性低血压，肺血管舒张作用与吸入 PGI_2 引起的类似。

右心衰竭患者应避免动脉二氧化碳张力（arterial carbon dioxide tension，$PaCO_2$）增加。尽管人为诱发低碳酸血症对控制新生儿低 PVR 方面具有良好的效果，但成人的证据不足，不能推荐成为标准疗法，因为机械通气引起的胸膜腔内压变化具有重要的治疗意义[242,243]（见第 39 章）。对于右心室循环代偿失调的患者，主动脉内球囊反搏技术可能具有很大的益处。这种有益效果主要通过增加冠状动脉灌注来介导。右心室心脏辅助装置可作为严重顽固性右心室功能衰竭的临时措施。肺动脉反搏是实验性的，其临床作用尚不确定[244]。严重右心衰竭患者，有时不能关胸或再次开胸。该方法使扩张的右心室、右心房和水肿的纵隔对左心类似于填塞的压迫减少。

心衰患者的机械通气效应

术中心衰是预测术后呼吸并发症发生的重要指征[245]。这种情况下，维持气体交换需延长呼吸支持。除外改善氧分压，机械通气也可通过影响 CO 从而对氧输送产生效应。抑制自主呼吸可大幅度降低呼吸做功且改善氧供和氧需关系。（见第 39 章）传统上认为，机械通气对血流动力学的影响是负面的。正压通气或 PEEP 不可避免引起胸膜腔内压升高，这将导致心输出量下降[246]。可是，出现心衰或心肌缺血时，升高的胸膜腔内压对整个心脏影响，有可能是正面的。理解心肺相互作用对于管理心脏手术后心衰患者大有裨益。通气对左心衰及右心衰的影响需分开考量。

体循环静脉回流与体循环静脉和右心房之间压力梯度成比例关系。正压通气或 PEEP 导致的胸膜腔内压改变，改变右心房顺应性，导致右心房压升高。这会降低静脉回流的驱动压，减少右心室前负荷，因而右心室每搏量下降[247]。如果存在低血容量或扩血管药使容量血管扩张，机械通气对右心室前负荷的影响更为显著[248]。输液、抬腿或用缩血管药提高体循环静脉压等方法能够克服机械通气胸膜腔内压增加的不良影响。如果患者有右心衰，增加前负荷需小心翼翼。

存在两个另外的胸膜腔内压升高因素妨碍左心室舒张期充盈。正压通气或 PEEP 导致 PVR 增加，将影响右心室收缩期排空，同时右心室会扩张。这会导致室间隔左移并降低左心室顺应性[229]。不依赖心室间相互作用、肺容量增加会提高心旁压力，因而降低透壁扩张压[249]。

舒张末容积和收缩压与收缩期室壁张力或心室后负荷直接比例相关。因为胸膜腔内压包裹着心室和流出道血管，正压通气引起的胸膜腔内压的增加使每个心室透壁压力负荷（大动脉或肺动脉压和胸膜腔内压相关）降低[250]。右心系统，呼吸支持的心血管效应主要是起因于 PVR 的改变。如果达到这种程度，即 PEEP 增加肺容量超过功能残气量，PVR 可因肺泡外血管受压减少而降低[251]。另外，大潮气量及高水平 PEEP 增加 PVR[252]。某些气流限制性疾病，即使潮气量正常，PVR 也增加明显。右心衰患者 PVR 增加的后果是 CO 降低和心室进一步扩张。

增高的胸膜腔内压可显著改善左心功能，因为透壁压下降使体循环压力升高[253]。这种压力降低可被认为是后负荷降低，其将阻力和静脉回流分离的有益效应对患者有利。CABG 术后、心肌缺血导致的心源性呼吸衰竭的机械通气患者，其临床心功能进一步改善[254,255]。高左心室充盈压可以帮助界定因胸膜腔内压增加致后负荷降低的受益亚组[256]。

升高的胸膜腔内压和 PEEP 可能会影响心室对正性肌力药的反应性。后负荷进一步增加会导致右心室扩张压升高，这将会使心内膜下冠状动脉血流压力梯度下降。在急性右冠状动脉梗阻实验动物模型上[212]以及严重右冠状动脉疾病患者，研究者观察到高 PEEP 冠状动脉血流减少致右心室收缩力下降[256]。该机制对左心室收缩力没有影响[257]。升高的胸膜腔内压和肺扩张可通过刺激迷走神经[258]及释放前列腺素调节心肌收缩力[259]。这些机制对心肌收缩力的损伤很小。

对心脏病患者需及时评估机械通气对循环的影响，良好通气的目的是维持 DO_2。这需要不时检测动脉血氧合和 CO。对于右心室或双心室心衰患者，需维持可接受的最少气体交换，以减少机械通气支持导致的气道压上升。应避免高水平 PEEP 和尽量减少机械通气的时间、流量和潮气量。强调应用自主通气的通气模式如间歇性指令通气、压力支持或 CPAP。如果左心室衰竭是由通气治疗导致，通过 PEEP 正压通气可改善心功能。左心室充盈压增高、二尖瓣反流和可逆性缺血性功能障碍的患者可通过增加气道压及胸膜腔内压使后负荷降低而心功能得到改善。降低平均气道压的新机械支持通气模式（如特定心动周期、高频喷射通气[260]及气道压力释放通气[261]）和其支持心功能的作用，将在第 39 章讨论。

心衰患者撤离呼吸机的影响

解除通气支持的传统标准在于评估气体交换的充分性和呼吸肌峰值强度（peak respiratory muscle strength）[262]。对于 HF 患者，还必须考虑全身血流动力学对自主呼吸的反应。通过恢复自主通气引起的心脏负荷条件的变化可导致低氧血症和肺水肿的恶性循环。

LV 功能障碍患者常出现肺充血并肺顺应性降低。因此需要吸气胸膜腔内压的大幅下降以引起令人满意的肺膨胀。胸膜腔内压的这些负向波动会增加静脉回流[263]。膈肌运动增加可能会增加腹内压力并进一步增加静脉回流的压力梯度[264]。胸膜腔内压降低也会增加心室透壁压力和心室排空阻抗。增加的后负荷导致前负荷进一步增加，并且这些变化可损害心肌氧平衡。因此，当心肌梗死机械通气患者解除通气支持时，ST 段变化可提示心肌缺血恶化[265]。自主通气也引起缺血性功能障碍、引起 LV 扩张、并改善呼吸机依赖患者的铊-201 摄取、改善感染或手术并发症引起的肺损伤[266]。

对于严重心室功能障碍患者,改善心脏功能最主要方法之一是用液体复苏疗法增加前负荷。即使简单的外科手术后,不可避免的是积极的体液平衡和几公斤的体重增加。当这些患者需进行解除通气治疗,应考虑利尿剂治疗以减少这种高血容量和血管舒张治疗,减少心室壁应力[263,267]。

心脏压塞

心脏压塞是心脏手术后低 CO 状态的重要原因,当心脏被外部因素压迫时发生,最常见的是血液积聚在纵隔中。对于心脏外科手术后需要多次输血的患者,3% 至 6% 患者会观察到血流动力学损害,在某种程度上归因于血液在胸腔内积聚导致的压迫作用[268]。术后 24 小时内通常表现为急性心脏压塞。术后 10~14 天可能出现延迟填塞,多见于术后心包切开综合征或术后抗凝[269-271]。

第 24 章讨论了心脏压塞期间血流动力学恶化的机制,主要是一个或多个心腔充盈受损的结果。随着心脏外部压力的增加,扩张或透壁压力(外腔内压力)降低,腔内压力增加导致静脉回流受损和静脉压升高。如果外部压力高到足以超过心脏舒张期间的心室压力,则会发生舒张期心室塌陷。心脏外科手术后左心室及右心室均可出现这种变化[272]。随着舒张末期容积和收缩末期容量减少,SV 同时发生减少。最严重的心脏压塞时,心室充盈仅在心房收缩期间发生。肾上腺素能和内分泌机制被激活以维持静脉回流和灌注压力[273,274]。强烈的交感神经兴奋性激活通过收缩静脉血管增加静脉回流。心动过速有助于在 SV 减少的情况下维持 CO。肾上腺素能机制可以解释尿量减少和钠排泄减少,但这些现象也可能是由于 CO 减少或心房利钠肽减少导致心房扩张压降低所致[237]。

心脏压塞的诊断取决于临床上的高度怀疑。心脏外科手术后的填塞物是一种临床实体,不同于通常在心包完整患者中看到的填塞物,心脏被压迫液包围。心脏手术后,心包空间通常是敞开的并且与胸膜腔中的一个或两个连通,压缩血液至少部分地处于凝结的非流体状态并且能够引起心脏的局部压迫。对于任何血流动力学状态不足或恶化的患者,心脏外科手术后应认真考虑填塞的可能性,如低血压、心动过速、充盈压增高或 CO 低,尤其是当胸管引流过多时。术后填塞还可表现为逐渐增加的压力或心血管药物支持需求。这些患者中可能不存在心脏压塞的典型征兆,部分原因在于患者是镇静和机械通气、心包敞开,导致血液积聚的抑制作用逐渐增加[275]。患者可能局部累积仅影响一个腔室,因此较少出现 CVP 升高或 CVP、肺动脉舒张压和 PAOP 均衡升高的典型表现[276,277]。在 CO 下降和心室充盈压升高情况下,欲将心脏压塞和双心室衰竭区分开来是非常困难的。一个重要的线索是,机械通气呼吸变化与血压相关性密切,显示心室充盈压高及低心排;原因是存在心脏压塞情况下,正压通气施加在心脏表面的额外压力进一步损害早已受到损伤的心室充盈压。

超声心动图可为心脏压塞的诊断提供有力证据[277-280]。TTE 或 TEE 可见 RV 壁和心包或 LV 后壁和心包之间的回声新月体。大量血性心包积液的回声性,特别是当形成凝块时,有时难以区分心包边界和心室壁,从而降低该技术的敏感性。经典的超声心动图填塞标志是右心房或右心室舒张期塌陷,塌陷的持续时间与血流动力学改变的严重程度有关,但心脏外科手术后患者通常不会出现这种情况[277,281,282]。

心脏压塞的最终治疗是手术探查,血肿清除。如果填塞物导致血流动力学崩溃,则可能必须在 ICU 中打开胸腔。对于迟发性压塞,可行心包穿刺。通过给药和腿抬高可增加静脉回流。应使用最低的潮气量和与充足的气体交换相容的 PEEP[283]。高剂量的肾上腺素可以为心室提供所需的变时性和正性肌力,并增加全身静脉压。应谨慎给予镇静剂和阿片类药物,因为它们可能会干扰肾上腺素能分泌物并导致突然的血流动力学崩溃。偶尔,患者会出现明显的心脏压塞而胸部没有血液积聚。CPB 后胸腔内的心脏、肺和其他组织的水肿可能不允许在第一次手术时关闭胸腔,并且在水肿消退后分期闭合胸腔。同样,对于心脏手术后血流动力学状态不稳定的患者,尽管胸腔开放,ICU 的最大程度支持可以改善外科手术效果,因为这种填塞效果得到了缓解[284]。同样地,部分心脏手术后血流动力学不稳定患者,尽管在 ICU 获得最大支持,开胸后因压迫解除会改善循环。在持续心血管支持和利尿几天后,通常可以在手术室中重新封闭胸腔。

心脏移植

心脏移植受体的术后循环管理在 3 个主要方面与未接受心脏移植的患者不同:①移植的心脏具有相对固定的 SV;②当心脏性能差或突然恶化时,必须考虑急性排斥反应;③如果肺动脉压力逐渐增高,患者有急性右心衰竭的风险[285]。

固定的 SV 与供体心脏的去神经支配相结合意味着 CO 的维持通常取决于用药维持较快心率(110~120 次/min)。最常用的药物是异丙肾上腺素,因为它是一种有效的正性肌力药,因为它会引起剂量相关的心率增加。如果 PVR 高于正常值,其对肺血管系统的血管舒张 β_2-肾上腺素能作用可能是有益的。如果心肌收缩力未见明显异常,可以使用心房起搏来维持心率。术后第一天使用起搏器通常为了便于停用异丙肾上腺素。副交感神经药物,如阿托品,对移植的心脏没有任何影响(见第 25 章)。

监测和治疗移植受体的主要问题是感染和排异。免疫抑制治疗方案包括环孢霉素,通常是类固醇或硫唑嘌呤,或两者兼而有之。这些药物同时抑制了患者感染抵抗力,类固醇治疗可能诱导白细胞计数升高,从而进一步混淆了这个问题。术后护理强调严格的无菌技术和仔细的临床感染评估。

经皮心肌活检监测免疫抑制是否适当,通常在第一个月每周进行一次。用微创技术,如超声心动图和心电图分析来评估舒张功能[286]。虽然急性排斥反应可在组织学上被诊断,但如果临床上怀疑(即心脏功能急性恶化),必须采用强效免疫抑制治疗。所使用的药物和剂量因医院而异,但它们通常包括高剂量类固醇和 T3 淋巴细胞的单克隆抗体(OKT3)[287]。需要药理学管理这些药物,有时还需要机械支持双心室功能,因为可发生严重的心肌收缩力下降,心室扩张,甚至可能发生心衰。

术前评估有助于筛查固定性肺动脉高压患者,因为如果在受体中出现 PAP 升高,正常的供体右心室可能会急剧心衰[285]。患者可能在评估和手术之间病情发生变化。供体在取出或运输过程中,心室可能受到不充分的保护。当尝试 CPB 停机时,可发生急性 RV 扩张导致停机困难。移植患者转往 ICU 时常泵注多种药物,包括吸入剂 NO 和前列环素[288-292]。如前所述,专注于治疗 RV 功能障碍和/或肺高血压这些药物在术后第一天逐渐停药,并密切监测 PAP 和氧合作用。

由于慢性双心室衰竭以及供体心脏甚至肺可能出现水肿,移植受者常常因液体过度而在围手术期加重对液体平衡的关注。在手术后 24 小时内,常见应用大剂量利尿剂治疗,其目标是维持负液体平衡和使 PAOP 小于 12mmHg。在此期间,使用正性肌力药将 CO 保持在可接受的水平。在此期间,由这种疗法诱导的电解质异常和使用环孢霉素(导致钾和镁的消耗)是常见的。对于顽固性呼吸衰竭和体液超负荷的患者,其中氧合是一个关键问题,静脉(VV)体外膜氧合(ECMO)支持的早期干预越来越被视为治疗选择[293-296]。持续性呼吸衰竭患者和/或心源性休克,静脉动脉(VA)ECMO 也继续发展成为一种重要且越来越常用的治疗选择[297-300]。

心血管外科和术后管理的进展

心胸外科的进展包括微创经导管主动脉瓣置换术(transcatheter aortic valve replacement,TAVR)、心胸 ICU 中超声心动图的应用以及 ECMO 对心肺支持相关生物技术和耐久性的改进。以下部分探讨了这些进展并强调了心胸 ICU 患者的术后管理的主要因素。

经导管主动脉瓣置换术后并发症的术后处理

TAVR 越来越多地用于临床实践,并且在其他地方也有描述(参见第 3、21 章和 27 章)。虽然 TAVR 的益处和适应证已经确立[301,302],但已经出现了 4 个主要的临床挑战:血管并发症、卒中、瓣膜周围渗漏(paravalvular leak,PVL)和心脏传导异常。这些术中并发症具有直接的术后后果,需要在 ICU 中进行适当的管理。

血管并发症

主要血管并发症是大出血、输血、终末器官衰竭和死亡的独立预测因素[303]。股动脉粥样硬化疾病和操作者经验是临床结果的预测因子。最小化血管损伤的策略涉及设计更小和更光滑的输送系统。Valve 学术研究联盟(Valve Academic Research Consortium,VARC)为主要和次要血管损伤提供标准化定义,以指导医生的临床实践、沟通交流以及临床试验的可比性[304,305]。主要血管并发症定义为胸主动脉夹层、远端肢体或非脑血管栓塞,需要手术干预和截肢。此外,不可逆的终末器官损伤和医源性血管损伤导致死亡、计划外干预、4 个或更多单位的输血或永久性终末器官损伤均符合与 TAVR 相关的主要血管并发症的标准[304,305]。通路相关血管损伤包括夹层、狭窄、穿孔、假性动脉瘤形成、动静脉瘘、血肿、隔离综合征和不可逆性神经损伤[304,305]。

VARC 将轻微血管并发症定义为远端栓塞,不需要手术干预或不导致不可逆的终末器官损伤。此外,VARC 将轻微血管损伤归类为经皮通路闭塞需要干预但未导致死亡,4 个或更多单位输血或未造成永久性终末器官损伤[304,305]。

经主动脉导管置入术(Placement of Aortic Transcatheter Valve,PARTNER)及经股动脉 TAVR 组($n=419$)血管并发症分析显示,TAVR 30 天内主要和次要血管并发症的发生率分别为 15.3% 和 11.9%[306]。此外,最常见的主要血管并发症是解剖问题,进入部位血肿和股动脉后壁的动脉切开术。考虑到第一代 TAVR 输送系统需要大至 24Fr 的导引鞘,这些问题并不令人惊讶[306]。此外,主要血管并发症显著增加了大出血(因此输血)的风险,肾衰竭需要连续肾脏替代疗法。女性性别是唯一确定的血管并发症的独立预测因子[风险比,2.31;95% 可信区间(CI),1.08~4.98;$P=0.012$],并且在 30 天和 1 年时发生死亡[306]。肾病(风险比,2.26;95% CI,1.20~4.43;$P=0.002$)独立预测 1 年死亡率。此外,在高风险患者中,TAVR 后主要血管医源性损伤对死亡率的影响相对较高。

尽管女性被确定为血管并发症的单一独立预测因子,但一项研究显示女性在 TAVR 后具有更好的短期和长期生存率[307]。一项加拿大 TAVR 观察研究发现,尽管女性有明显更多的 VARC 定义的主要血管并发症($P=0.003$),30 天[比值比(OR),0.39;95% CI,0.19~0.80;$P=0.01$]和 2 年死亡率显著降低(风险比,0.60;95% CI,0.41~0.88;$P=0.008$)[307]。

TAVR 后的主要血管并发症仍然是进一步改善预后的重要障碍,并且是 ICU 术后发生的主要并发症。来自明尼苏达州罗切斯特市梅奥诊所的数据显示,30 例 TAVR 后 TAVR 学习曲线达到了平台。由于这些原因以及拥有经验丰富的 TAVR 心脏团队的重要性,指南已经为这些程序设定了最低的术者和机构要求[308]。除了术者的经验之外,采用小型法国导引鞘的硬件设计的进步已经被引入实践中以减少进一步发生血管并发症的风险[308-311]。第二代装置的输送系统小于 20Fr 口径[312],这一变化应显著降低血管并发症的发生频率。

经历过 TAVR 并伴有术中血管损伤的患者的术后心血管管理包括评估 VARC 指南所规定的血管损伤程度以及随后的术后 ICU 管理。这种护理包括持续监测外周动脉脉搏(聚焦于通路部位),充分灌注,治疗终末器官功能障碍,以及改善血流动力学和止血。

卒中

无症状性脑栓塞在 TAVR 期间很常见。一系列详细的神经影像学研究表明,在这些患者中,高达 70% 的患者出现临床上无症状的脑栓塞[303-315]。然而,重大卒中可以独立预测恢复时间的延长和死亡率增加。确定卒中的预测因子包括既往卒中史、功能障碍、经心尖入路和房颤。正在开发的栓塞保护装置以减轻 TAVR 后栓塞性卒中的风险。

在多中心法国登记处($n=3\ 195$;34 个中心),TAVR 后 1 年的临床卒中率为 4.1%[316]。TAVR 后卒中的 VARC 定义包括神经功能缺损(全部或局灶性)的快速发作,持续时间超过 24 小时,没有出现类似脑血管意外症状的其他原因,并确认神经科医生的诊断和神经影像学检查[304,305]。如果改良 Rankin 量表的残疾程度为 2 或更高,则卒中被列为主要因素(即,任何妨碍患者进行正常活动的残疾)[304,305]。TAVR 研究的加权 meta 分析(累计 $n=3\ 519$;2001 年至 2011 年 16 项研究)报告,由 VARC 定义的卒中发生率为 3.2%(95% CI,2.1~4.8)[304,305,317]。

数据显示,TAVR 术后第 1 周内 TAVR 发生卒中的风险最高,而患者可能仍在医院内康复或被送回家[318,319]。TAVR 后卒中显著增加死亡率[318,319]。与 TAVR 相关的无症状脑栓塞的长期影响尚不清楚。TAVR 后早期卒中的预测因素包括既往卒中,严重动脉粥样硬化和主动脉瓣区域小的问题[318,319]。患者应在接受 TAVR 后入住 ICU,并术后监测神经认知功能,寻找功能下降或局灶性神经功能缺损的即时证据。重大卒中应该进行神经病学咨询和启动家庭机构卒中检查协议,并且应进行神经影像学检查以指导进一步的临床管理。如果在 ICU 发生卒中,开始应允许高血压,并依照程序进行干预,实施医生和患者护理团队的多学科合作。

瓣周漏

PVL 很常见并明显降低了存活率。瓣周漏可由人工瓣过小而瓣环过大所导致,通常有主动脉根部损伤或破裂,这通常需要紧急 CPB 和立即修复。TAVR 中 PVL 严重程度的分级基于其主动脉瓣环的周向范围的百分比。PVL 的进一步管理策略包括可复位的人工瓣膜和经导管对瓣周漏进行封堵。

TAVR 术后瓣周漏需即刻处理,因为 PVL 可致主动脉反流;这种反流见于本来舒张功能存在障碍且左心室顺应性差的患者,类似于主动脉瓣重度狭窄。PVL 的分级很重要,因为中度至重度 PVL 可能导致急性 HF 和肺水肿。法国 TAVR 后任意严重程度 PVL 的 1 年发生率为 64.5%,重度 PVL 独立预测死亡率(风险比,2.49;95% CI,1.91~3.25)[316]。来自 PARTNER 试验的两年数据显示与 1 年和 2 年的外科主动脉瓣膜置换术(AVR)相比,TAVR 更常见中度或重度 PVL(1 年时为 7.0% vs 1.9%,2 年时为 6.9% vs 0.9%;$P<0.001$ 比较)[320]。该系列中轻度或更高程度的 PVL 与死亡率显著相关(风险比,2.11;95% CI,1.43~3.10;$P<0.001$)[320]。这种死亡率的影响与 PVL 的严重程度成正比在 TAVR 之后。来自意大利 TAVR 登记处($n=663$,14 个中心)的数据显示,尽管 PVL 在大多数情况下接近轻度,但中度或更严重的 PVL 显著增加了晚期死亡率(风险比,3.79;95% CI,1.57~9.10;$P=0.003$)[321]。德国多中心 TAVR 登记($n=690$)显示,中度或更高 PVL 独立预测住院死亡率(OR,2.43;95% CI,1.22~4.85;$P=0.01$)[322]。一个单中心 TAVR 序列研究($n=145$)报道中度或更高 PVL 显著增加死亡风险(OR,4.26;95% CI,1.59~11.45;$P=0.004$)和对 TAVR 的临床反应差(OR,10.1);95% CI,3.20~31.94;$P<0.001$)[323]。

超声心动图对 PVL 的精确分级仍存在争议[304,305,324,325]。VARC 将 PVL 的严重程度定义为主动脉瓣环的周围范围的百分比,如主动脉瓣的食管短轴切面所示。然而,分级系统是不精确的,特别是当反流喷射可能是多重和偏心时。所有 PVL 的直径可以加在一起,然后表示为总主动脉环周长的百分比[326]。轻度 PVL 定义为具有小于 10% 的圆周范围。中度 PVL 定义为具有 10% 至 20% 的圆周范围[304,305,326]。在 TAVR 中,在多个食管和胃部切面中对主动脉瓣成像至关重要,以获得人工瓣膜释放后 PVL 的综合评估[304,305,324-326]。心胸外科如果 TAVR 后患者具有中度或更高程度的 PVL,则应告知 ICU 医生,因为该发现可能对临床管理产生影响。

心脏传导异常

TAVR 后的心脏传导异常常见[327]。TAVR 后围手术期心脏传导异常已由 VARC 标准化的临床终点定义[304,305]。新发房颤被 VARC 定义为住院期间患有房颤心律失常心电特征和持续时间超过 30 秒[304,305]。VARC 指南还建议记录 AF 的治疗方法,包括自发转为窦性心律、电或药物复律、开始口服抗凝,以及临床应用心率或节律控制药物[304,305]。VARC 指南还强调了与 TAVR 相关的房室(AV)传导阻滞的风险[304,305]。心脏传导途径中可能出现心脏传导阻滞的类型,包括一级 AV 阻滞、二度 AV 阻滞(Mobitz Ⅰ或 Mobitz Ⅱ)和三度 AV 传导阻滞,束支阻滞和房室分离需安装心脏起搏器。如果每次评估原有心律时均存在高级 AV 阻滞,则该传导阻滞即为持久性[304,305]。

尽管 AF 和心脏传导阻滞是手术后 AVR 引起的并发症,但随着 TAVR 进入临床实践的越来越多,目前正在研究 TAVR 后的这些心律失常[328-330]。本章前面介绍了心胸手术后的术后房颤的处理。TAVR 术后新发房颤的治疗方法与开胸心外科手术后相似,不同之处在于起搏导线不是常规用于促进超速起搏,因为它们可能是更具侵入性的心脏手术。有时,由于本章后面讨论的原因,可能存在经静脉起搏器。为清楚起见,围手术期病理生理学和 TAVR 后 AV 阻滞的管理构成了本节的重点。

经导管主动脉瓣置换术对心脏传导系统的影响

主动脉瓣靠近 AV 传导系统,因此主动脉瓣手术过程易损伤室间隔传导系统。对手术解剖结构的全面了解使 ICU 医生能够识别主动脉瓣手术的传导后果(图 38.8A)。3 个主动脉瓣的基底附着物形成环,其将主动脉根与 LV 流出道(LVOT)分开。无冠瓣位于室间隔的膜部附近(图 38.9A)。隔膜上部延续是一个插入三角形,将无冠瓣与右冠瓣分开(见图 38.9A)。两种结构,隔膜和插入三角形,都是纤维连续性的,并且当它从 AV 节点向左延伸时覆盖在 His 束上(见图 38.8A)。左束支穿过膜隔膜下方并从表面穿透以沿着室间隔的 LV 侧穿过。

Edwards SAPIEN 瓣膜(ESV,EdwardsLifesciences,Irvine,Calif)生物瓣膜是一种球囊扩张的三叶瓣膜,通过气囊扩张在瓣环水平释放(见图 38.8B 和图 38.9B)[331,332]。CoreValve(MCV,Medtronic,Minneapolis,Minn)生物瓣膜是一种可自扩张的三叶瓣膜,具有细长的镍钛合金框架,MCV 瓣膜的最终位置覆盖 LVOT、主动脉瓣膜环和升主动脉中的 3 个水平(见图 38.8C)。上部位于升主动脉内并且在与血流相同的方向上支撑瓣膜装置。中间三分之一包含在天然环上方具有框架支撑的小叶。下三分之一(心室)将人工瓣膜固定在 LVOT 内(见图 38.9B)。TAVR 中生物瓣膜在相邻的心脏传导系统上的周向力被认为是 TAVR 后心脏传导异常的原因(见图 38.9B)[333-335]。

在患者接受 ICU 护理时,术后期间可能会发生传导障碍。在一项试验中($n=67$;MCV 和 ESV),22% 患者出现完全性心脏传导阻滞(29% MCV vs 12% ESV;$P=0.09$)。术后早期,传导阻滞的方式是动态变化的;新发左束支传导阻滞(left bundle branch block,LBBB)可能会完全消失,完全性房室传导阻滞可能转为束支传导阻滞或一度房室传导阻滞。多因素分析确定基线右束支传导阻滞(right bundle branch block,RBBB)作为 TAVR 术后期间永久起搏器植入(PPM)的独立预测因子[相对风险(RR)7.3;95% CI 2.4~22.2][336]。

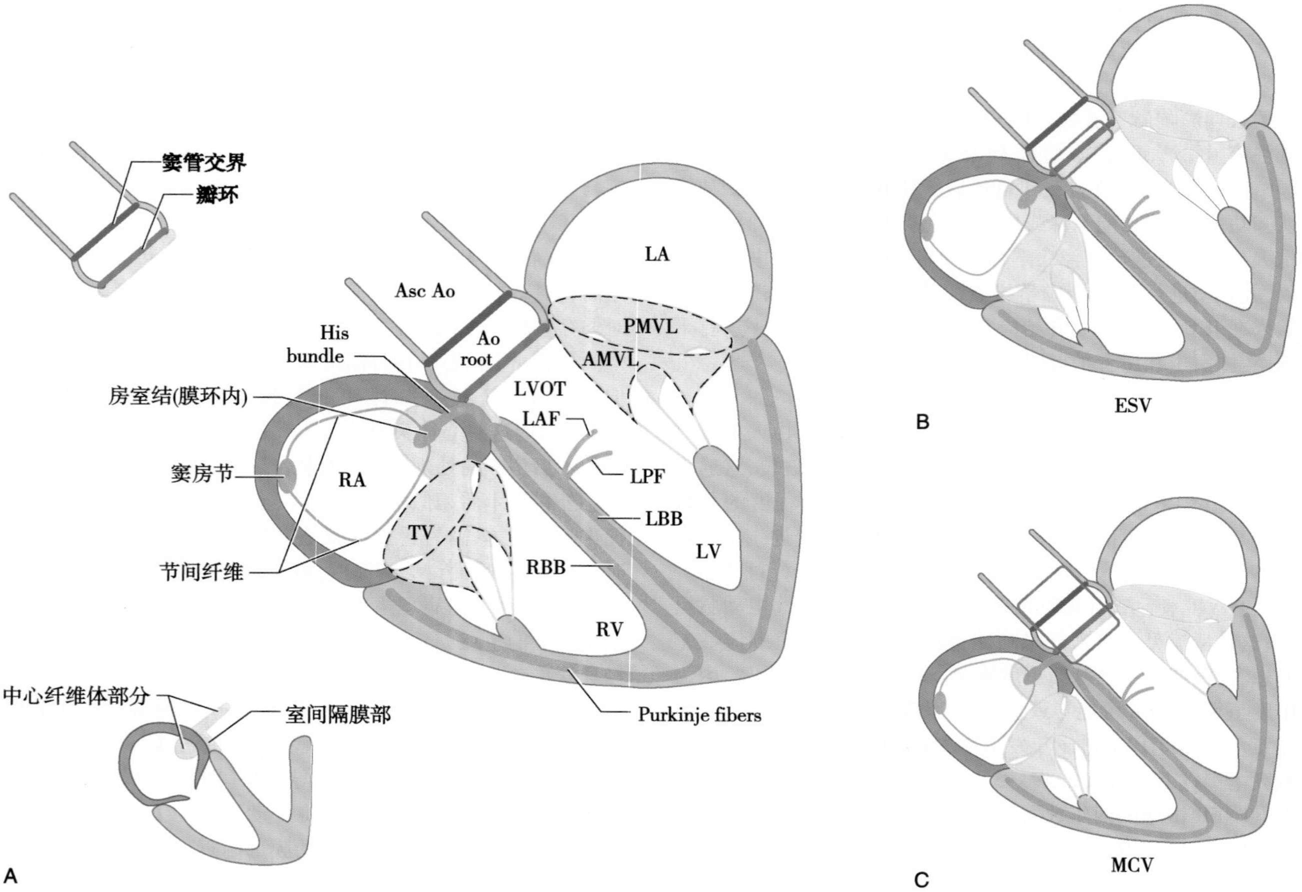

图 38.8 心脏传导系统与经导管主动脉生物瓣置换关系。(A)房室结(AV)位于右心房(RA)底部居中位置并由此发出希氏束(His bundle),其横过位于左心室流出道(LVOT)的远端内的室间隔膜部下。右束支(RBB)穿行于室间隔右心室面。左束支(LBB)穿行于室间隔左心室(LV)面表浅位置,并分支成左前束支(LAF)和左后束支(LPF)。浦肯野纤维(Purkinje Fibers)是传导系统终末端的标志。(B)位于主动脉瓣环的红框标示经典 ESV 植入位置。注意其与心脏传导系统的邻近度。(C)位于升主动脉、主动脉根部和左心室流出道远端的红框标示经典 MCV 植入位置。注意其与心脏传导系统的邻近度和 MCV 占用较大面积。AMVL,二尖瓣前叶;Ao,主动脉;Asc Ao,升主动脉;LA,左心房;PMVL,二尖瓣后叶;RV,right ventricle;右心室 TV,tricuspid valve,三尖瓣。(*From Ghadimi K,Patel PA,Gutsche JT,et al. Perioperative conduction disturbances after transcatheter aortic valve replacement.* J Cardiothorac Vasc Anesth. *2013;27:1414-1420.*)

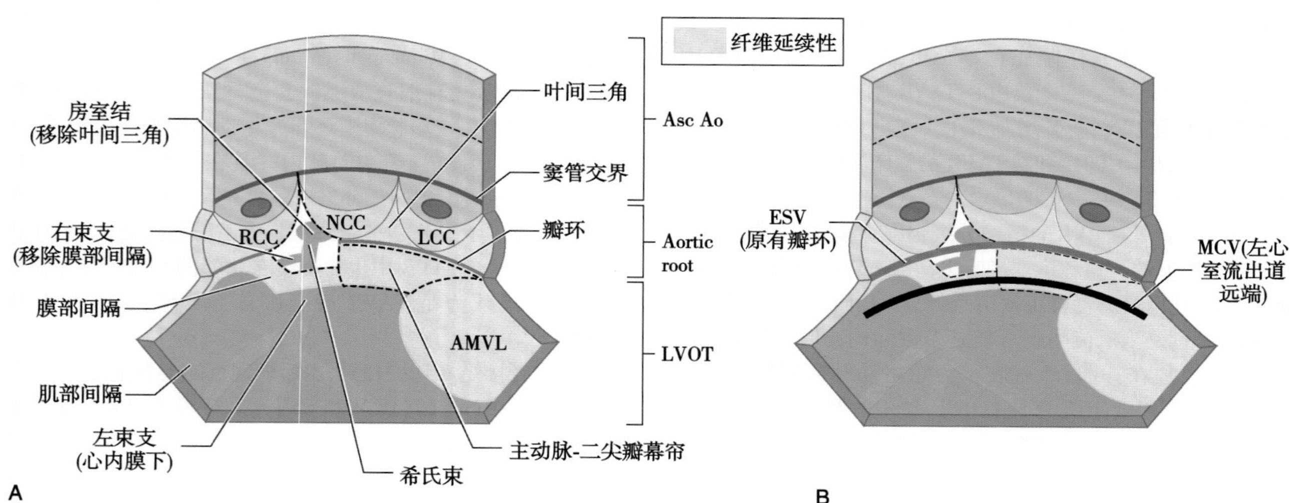

图 38.9 心脏传导系统、主动脉瓣结构及经导管主动脉生物瓣置换的解剖关系。(A)左心室流出道(LVOT)、主动脉根部、升主动脉(Asc Ao)、主动脉复合体与心脏传导系统近邻关系。主动脉瓣由 3 瓣叶组成(RCC,右冠瓣;LCC,左冠瓣;NCC,无冠瓣)。窦管(ST)交界是瓣叶组织的上缘。移除叶间三角(RCC 和 NCC 之间)和相关的膜部间隔以图示其下的心脏传导系统。(B)描绘左心室流出道、主动脉根部和升主动脉以图示主动脉复合体与传导系统的邻近关系。标志有 MCV 和 ESV 区域是每个生物瓣膜装置施加的最高径向力。ESC 产生的最大压力位于主动脉瓣环,而 MCV 的最大压力则位于远端主动脉流出道,与传导系统叠加。AMVL,二尖瓣前叶。(*From Ghadimi K,Patel PA,Gutsche JT,et al. Perioperative conduction disturbances after transcatheter aortic valve replacement.* J Cardiothorac Vasc Anesth. *2013;27:1414-1420.*)

在 meta 分析中,心脏传导阻滞进展为 PPM 的风险比 MCV 高 5 倍(25.2% vs 5.0%)[337]。与手术 AVR 相比,当对年龄和基线心电图特征进行调整时,TAVR 完全 AV 阻滞和 PPM 的风险增加甚至持续存在[337]。一项临床试验在多因素分析中确定基线 RBBB 是 TAVR 后起搏器植入的重要危险因素(OR,8.61;95% CI 3.14~23.67;P<0.0001)[338]。

在文献中很明显,与 ESV 相比,MCV 具有更高的 AV 阻滞和起搏器植入风险[336-339]。这种差异可从 AV 传导系统和 MCV 瓣膜设计的解剖学中理解,如图 38.8 和图 38.9 所示[340,341]。因此,如果将 MCV 瓣膜装置植入术前 RBBB 患者中,则应提醒重症监护医生。Baan 及其同事[340]观察到,在 LVOT 中 MCV 生物人工瓣膜植入左心室流出道的深度是持续新 LBBB 的预测因子[34 例患者中 22 例(65%)]。在植入后用对比血管造影术评估生物人工瓣膜深度,并将其定义为镍钛诺支架的心室末端与天然主动脉瓣膜环的水平之间的距离。LBBB 患者的 MCV 生物人工瓣膜深度为 10.2±2.3mm(P=0.02)[340]。这一发现表明,较高的放置可能导致临床上显著传导异常的发生率降低。在同一系列中,PPM 的预测因子包括狭窄的 LVOT 直径(P=0.01)和二尖瓣环钙化(P=0.008)。

研究人员深入研究了 TAVR 术后 PPM 的危险因素[328,329]。在 MCV 临床试验中发现了以下术前预测因子(n=34;单中心研究):①LBBB 左轴偏离;②室间隔隔膜尺寸大于 17mm;③非冠状尖瓣厚度大于 8mm[342]。在该试验中,如果患者至少有一个上述预测因子,那么在使用 MCV 生物瓣膜的 TAVR 术后期间植入起搏器的风险可以预测为 75% 灵敏度和 100% 特异性[342]。术前 RBBB,与 TAVR 采用 MCV 装置需 PPM 的永久性房室传导阻滞相关[343,344]。在更大的试验中(n=181;所有 TAVR 与单一意大利大学医疗中心的 MCV,2007—2011 年),LBBB 是最常见的 AV 传导异常,出院时的发生率是 50.3%[343]。在本试验中,PPM 的发生率为 32.1%,RBBB 是多因素分析中 PPM 的单独独立预测因子(风险比,16.5;95% CI 3.3~82.3;P<0.0001)[343]。较小的试验(n=80;72% MCV 和 28% ESV)也记录了基线 RBBB(P=0.02)和 MCV(P=0.01)作为 PPM 的独立预测因子。一项临床试验(n=65;所有 TAVR 与 MCV 2008—2009 在西班牙大学医疗中心)中,只有 PPM 的独立预测因子是在主动脉瓣环下方的瓣膜植入深度(OR,1.9;95% CI 1.19~3.05;P<0.007)[345]。MCV 在左心室流出道距离瓣环下 11.1mm 预测需安装 PPM,敏感性为 81%,特异性为 84.6%[346]。

在一项随访研究中(n=195),同一组研究人员评估了一种新的 MCV 输送系统,显著降低了 LVOT 的 MCV 深度(6.4±3mm vs 9.6±3.2mm;P<0.001)PPM 的风险(14.3% vs 35.1%;P=0.003)[346]。这一较大样本的多变量分析确定了 TAVR 与 MCV 后 PPM 的以下预测因素:LVOT 中的 MCV 深度(风险比,1.2;95% CI 1.08~1.34;P<0.001),基线 RBBB(风险比,3.5;95% CI 1.68~7.29;P=0.001),以及传统传递系统的应用(风险比,27;95% CI 2.81~257);P=0.004)[346]。在 TAVR 分析中(n=109;所有 TAVR 与单一德国大学医学中心的 MCV),PPM 的风险因素也被调查[347]。TAVR 后 PPM 的重要预测因子的系列研究包括年龄大于 75 岁(OR,4.6;P=0.02),基线心率小于 65 次/min(OR,2.9;P=0.04),MCV 超大大于 4mm(OR,2.8;P=0.03),MCV bioprosthesi 大于 26mm(OR,2.2),AF(OR,5.2;P=0.001),术后第 1 天心室率低于 65 次/min(OR,6.0)[347]。

有趣的是,术前植入临时心室旋入式导联("临时永久性"起搏器)[348]或具有起搏能力的 PAC[349]在符合制度确定标准的患者中进行了描述,以防止围手术期和/或术后传导异常。未来的研究正在评估这些预防策略的安全性和有效性。

总之,快速识别和正确管理 AV 阻滞对于接受 TAVR 的患者的管理仍然是必不可少的,因为在 TAVR 后血流动力学上显著的心脏阻滞可能在某些患者中很常见,并且需要 PPM。仍有待阐明下一代 TAVR 假体将如何影响相关传导异常的发生率,风险因素和临床结果。当然,在没有术前起搏器的患者的术后 ICU 设置中,新的心脏传导阻滞和由此导致的血流动力学不稳定可能需要通过经静脉起搏进行快速干预。该临时措施可以实现为 PPM 的桥梁。

心胸重症监护室的超声心动图

美国超声心动图学会和心血管麻醉医师学会制定了一套修订的基本 TEE 切面[350,351]。他们对此指南和 Shanewise 及其同事撰写的 1999 年综合指南进行了区分[352,353]。本文件概述了 11 项 TEE 切面,它们共同构成了完整的基本 TEE 围手术期检查:食管 4 室切面,食管 2 室切面,食管长轴切面,食管中段升主动脉长轴切面,食管中段升主动脉短轴切面,食管主动脉瓣短轴切面,食管中段右心室流入-流出切面,食管中段双心切面,经胃底短轴切面,以及降主动脉长轴和短轴切面。这些超声心动图在确定病因时可能对 ICU 特别有用。心胸手术后血流动力学不稳定。在术后即刻,由于术后改变和心脏支持装置的影响,TTE 检查效果可能较差。出于这个原因,TEE 在术后早期有助于准确诊断血流动力学变化原因。

小型化经食管超声探头(腔内超声探头)

使用小型单平面 TEE 探头(ClariTEE;ImaCor,Uniondale,NY)可以评估心胸 ICU 中血流动力学不稳定的患者(图 38.10A)[355,356]。该探头能够探测经食管四腔切面、经食管升主动脉短轴和经胃短轴切面(图 38.11)。该探头的直径为 5.5mm,经 FDA 批准可在体腔内保留 72 小时;它可以连接到便携式超声控制台(见图 38.10A)[357]。当需要使用便携式超声波探头时,可以断开探头,以便于评估留置探头的其他患者。超声波机器(计算机和监视器屏幕)很小,可以在患者床旁使用。ClariTEE 探头采用相对较高的频率(7MHz)与专用信号处理软件相结合,以增强穿透力和对比度分辨率。然而,不能旋转超声扫描扇区使得难以获得心血管结构的完整超声诊断。此外,必须注意将探头固定在超声波接收器上,以免损坏该蓝色微型探头内接口探针(见图 38.10B)。在一项回顾性研究中(n=21;美国单一学术医疗中心心胸 ICU),腔内 TEE 用于确定术后血流动力学不稳定性。在这项观察性研究中,14 名患者(66%)定性观察到血流动力学监测变化和阵发性 TEE 变化之间的不一致,这一发现表明在确定临床情况时标准循环监测可能不如 TEE 循环监测[356]。

数据有限,任何单一的监测设备都应该谨慎使用。我们发现腔内超声满足血流动力学管理及 RV 和 LV 功能的总体评

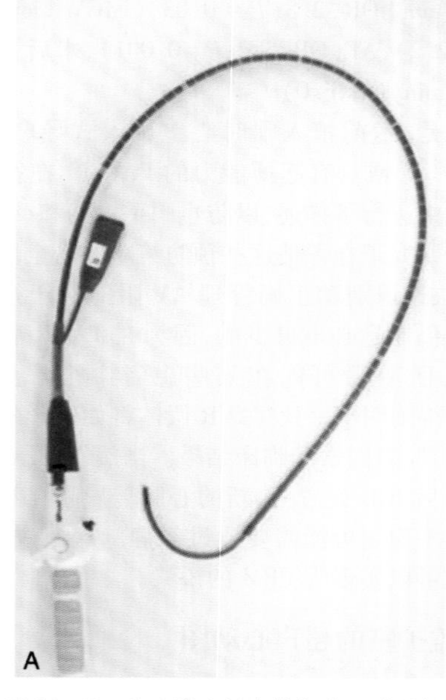

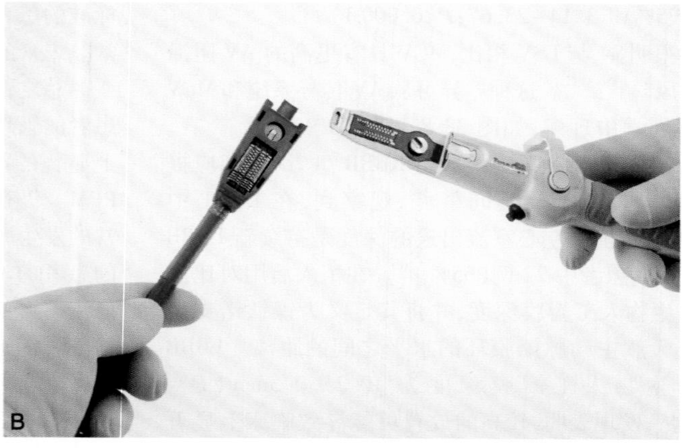

图 38.10 （A）腔内经食管超声心动图探头（ClariTEE，Imacor，Garden City，NY），其直径为 5.5mm、可弯曲（蓝色）易于置留于食管内并可提供多至 72h 超声心动图图像。蓝色探头连接于手柄（白色和灰色）进行图像识别操作。（B）探头可从超声手柄拆卸及重装，操作时需注意将探针置于正确位置。（*Courtesy Imacor，Garden City，NY.*）

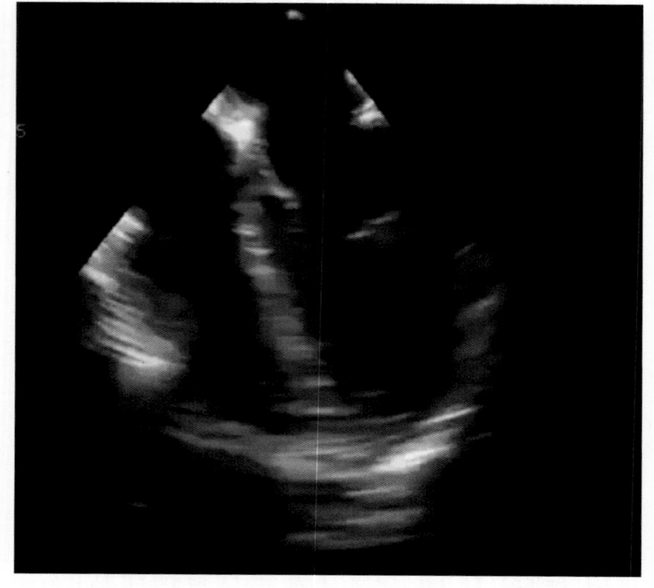

图 38.11 腔内探头（Imacor，Inc.，Garden City，NY）提供的食管中段 4 腔心切面图。图像可提供管理血流动力学（基本功能）定性信息，同时也提供计算射血分数的定量数据，但其彩色多普勒计算能力稍显不足。（*Courtesy K. Ghadimi，MD.*）

估。然而，标准 TEE 探头和超声机器的成像清晰度更优，彩色血流多普勒或多普勒界面的使用和病因诊断的明确使 ICU 中血流动力学不稳定患者得到手术干预等进一步及时治疗。

术后 ICU 左心室辅助装置管理的超声心动图应用

超声心动图对 LVAD 植入术后患者的术后管理特别有用。RV 功能的评估是这些患者术后早期血流动力学管理的核心，超声心动图有助于观察室间隔位置、RV 收缩功能、三尖瓣反流程度和左心室大小。传统经胸超声心动图因炎症、开胸手术和纵隔引流管以及 LVAD 装置的回声反射波导致视窗模糊。所以我们在评估这组患者的血流动力学时提倡 TEE。

左心室辅助装置放置后的右心室功能障碍在经典上，患者可以向 ICU 呈现中心静脉通路，PAC 和侵入性动脉 PB 监测。这种血流动力学数据提醒 ICU 医生注意可能表明 RV 功能障碍，静脉高压和 LVAD 充盈和排出不足的异常。使用超声心动图和这些血流动力学变量可以立即滴定药物支持和 LVAD 速度，以优化 CO、右侧充盈压、混合静脉氧合、RV 收缩功能和 LV 充盈。

左心室辅助装置放置后右心室功能障碍

通常，患者回 ICU 时带有中心静脉通路、漂浮导管、有创动脉压监测。这些数据的异常提醒 ICU 医师患者可能有右心室功能障碍、静脉高压和左心室辅助装置充盈及射血障碍。这些血流动力学数值结合超声心动图可细化药物支持、调整 LVAD 转流速度以达到最佳心输出量，并最优化右心压力、混合静脉血氧合、右心收缩功能和左心充盈。

类似于在手术室中与 CPB 停机前后的 TEE 检查，ICU 中的 TEE 检查亦同样重视室间隔的位置。右心室和左心室的充盈及射血接近是室间隔位于中线位置的基础。当 LVAD 流量相对高于右心室向左心室输送 CO 的能力时，室间隔向左心室移位，从而导致 LV“吸引”效应，产生右心衰竭和导致三尖瓣关闭不全（图 38.12A）[358]。三尖瓣环变形导致三尖瓣反流（图 38.12B）。通过增加 SVR、增加左心室容积、T 和自我调节左向漂移的室间隔，这些不良效应可被部分抵消。有时，药物治疗和机械支持（LVAD 设置）无效，这种情况下需再次进入手术室安装右心室辅助装置（RV assist device，RVAD）。

在心脏充盈压低的情况下，RV 收缩功能似乎足够，但体循环灌注指标却显示压力降低和血流减少，此时可采用 TEE 以优化 LVAD 速度，同时尽可能使室间隔处于中线位置并确定二尖瓣反流的程度和 LV 容积。在 ICU 中使用 TEE 采集到的最重要信息来源于切面上直接显示的心肌组织、心腔之间

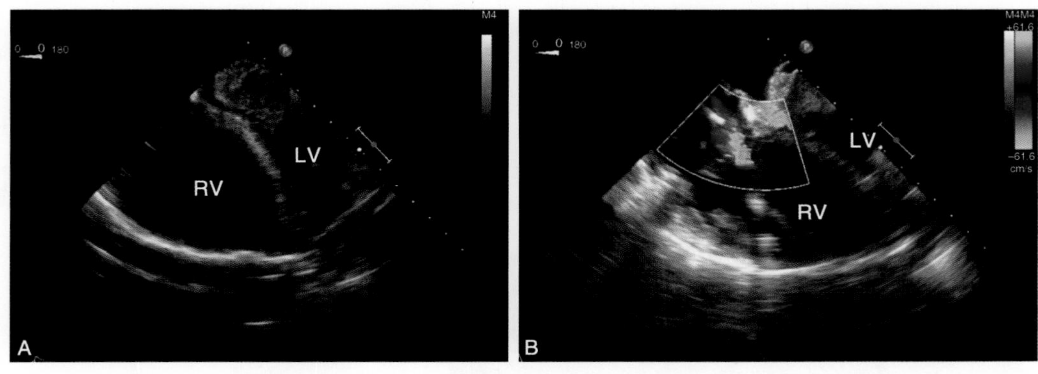

图 38.12 通过经食管超声心动图(TEE),在心胸血管重症监护室见到的左心室辅助装置(LVAD)“吸下”效应。(A)因右心衰竭和相对增加及 LVAD 血流不匹配,TEE 食管中段四腔心切面见到 LAVD 的吸下效应。(B)食管中段四腔心切面、彩色多普勒见存在吸下效应时,呈现严重三尖瓣反流。LV,左心室;RV,右心室。(*Courtesy K. Ghadimi, MD.*)

的相互作用以及对血流动力学参数(例如,MAP,CVP,PAP,SvO_2,心脏指数)同时评估[359]。

超声心动图排除左心室辅助装置后的梗阻性休克

右心充盈压增加、心脏指数降低和低混合静脉氧合饱和度提醒 ICU 医师患者可能存在 RV 功能的问题,但应排除梗阻性休克。有创血流动力学监测对辨别 RV 功能障碍诱因有其局限性。然而,TEE 使临床医生明确地诊断新发心包积液、大的右侧胸腔积液或出血对心室或心房的压迫。就心脏压塞病理生理学特点而言,需立即返回手术室再次手术以解除对相关心脏腔室压迫(图 38.13)。

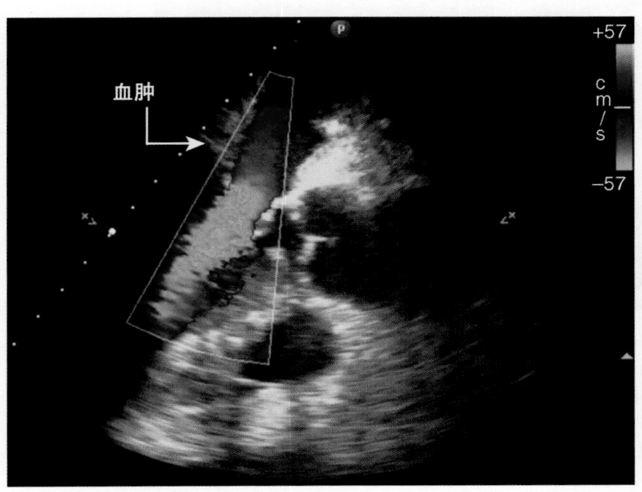

图 38.13 使用大剂量缩血管药物的患者,观察到 LVAD 的吸引效应:食管中段长轴切面显示因血肿左心房受压,导致左心辅助装置(LVAD)血流降低。(*Courtesy K. Ghadimi, MD.*)

超声心动图在体外膜氧合(ECMO)患者中的应用

ECMO 是一个改良的 CPB 机械装置,其可对肺和/或心脏进行数天至数周的机械支持。这种支持已在第 32 章详细讨论[360-362]。静脉-静脉体外膜氧合(VV ECMO)主要用于治疗严重但可能可逆的呼吸衰竭,静脉-动脉体外膜氧合(VA ECMO)主要用于治疗严重的心脏或心肺功能衰竭。

静脉-静脉体外膜氧合(VV ECMO)

对于 VV ECMO,从置于粗大中心静脉[通常是下腔静脉(IVC)]中套管引出乏氧血,通过其尖端位于右心房中或靠近右心房的套管回输含氧血液。理想情况是氧合血全部或大部分血液通过三尖瓣进入肺循环。含氧血液部分不通过三尖瓣而是“再循环”引流入膜肺的情况下,如果再循环血液量偏大则可能导致低氧血症。虽然不通过超声心动图模式也可判断再循环存在,但超声心动图可以通过切面来直视血流从流出端进入流入端来确诊再循环。超声心动图多普勒彩色影像可界定具有临床意义的再循环(一定程度的再循环不可避免)。可视切面引导下直接分离流入和流出套管后,再循环的标准评估(例如,氧合器前 PaO_2<氧合器后 PaO_2)可以系统检验体循环低氧血症纠正程度。

单套管技术使用双腔单套管,置入右颈内静脉[263]。尖端(较大的)流入腔位于 IVC 内,因此注意避免插入肝静脉(图 38.14)。流入腔具有端孔和尖端处的侧孔,以及靠近流入腔的出口部位的侧孔,其允许从 SVC 和 IVC 引流静脉血(图 38.15,

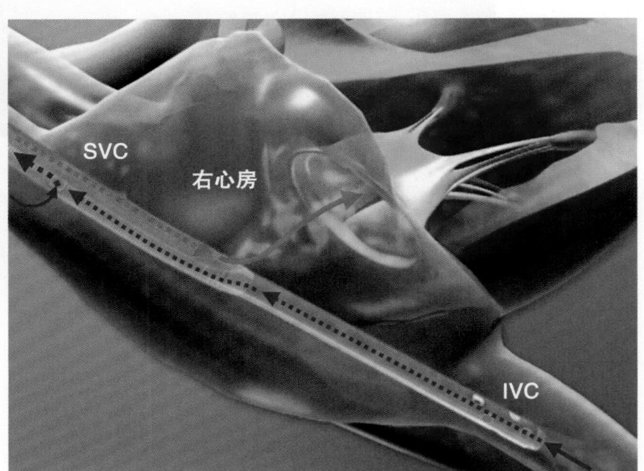

图 38.14 处于正确位置的 Avalon Elite Bicaval-Lumen 导管(Avalon Elite Bicaval Dual-Lumen Catheter and Vascular Access Kit, Maquet Cardiopulmonary, Rastatt, Germany)。导管由右侧颈内静脉插入,经过超声不断引导将远端(流入)置入下腔静脉(IVC),近端(流入)顶端留置于上腔静脉(SVC)(蓝色箭头显示体循环静脉回流)。流出出口位于导管中部,开口朝向三尖瓣,输送体外膜氧合血至右心室(红箭头)。(*Modified from Maquet, Cardiopulmonary, Rastatt, Germany.*)

也见图 38.14)。单个插管的流出管腔开口位于流入插管尖端上方 10cm 处,用于将氧合血回输入右心房(见图 38.14)[363]。一旦插入,流出插管腔应向内定位并朝向三尖瓣,导引回输氧合血流直接流过三尖瓣,虽然其理论意义可能大过实际意义。有时,由于经皮插入部位选定的关系,流出和流入套管的开口都可以在 IVC 内。当然,如果在 VV ECMO 开始转流时出现再循环或低流量,需调整流出导管尖端的位置。遇到显著的再循环或低流量,则应考虑流出套管尖端位置。可用 TEE 来显示流入导管和流出导管腔内血液流动,并可看到 IVC 内(图 38.16A)及右心房内(图 38.16B)导管分支开口的位置。通过 TEE 观察 SVC 流入孔位置有时有一定难度,但如果其他两个开口位置正确,则可以认为它也处于正确位置。

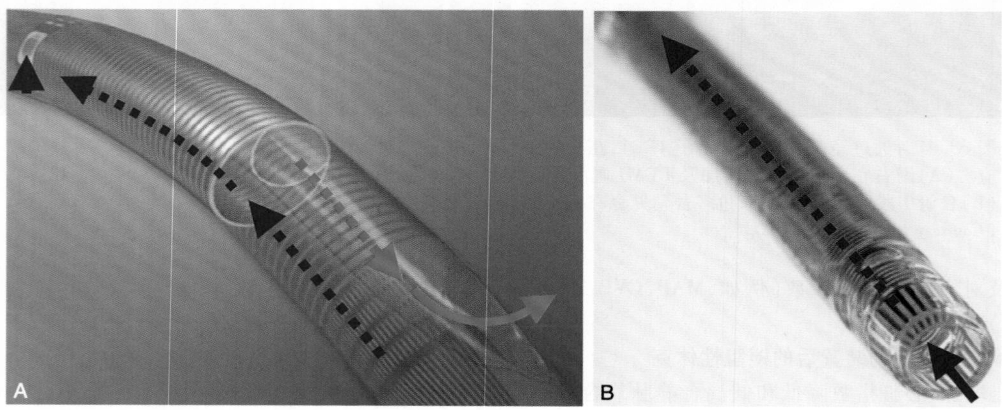

图 38.15 图示 Avalon Elite 导管。(A)可变形的膜将氧合血(红箭头)和静脉引流血(蓝箭头)分隔开。顶部左侧(蓝箭头头部)可见上腔静脉(SVC)流入部开口。(B)远端流入部顶端一个窗口,开口于下腔静脉(IVC)。(*Modified from Javidfar J, Brodie D, Wang D, et al. Use of bicaval dual-lumen catheter for adult venovenous extracorporeal membrane oxygenation*. Ann Thorac Surg. *2011;91:1763-1768.*)

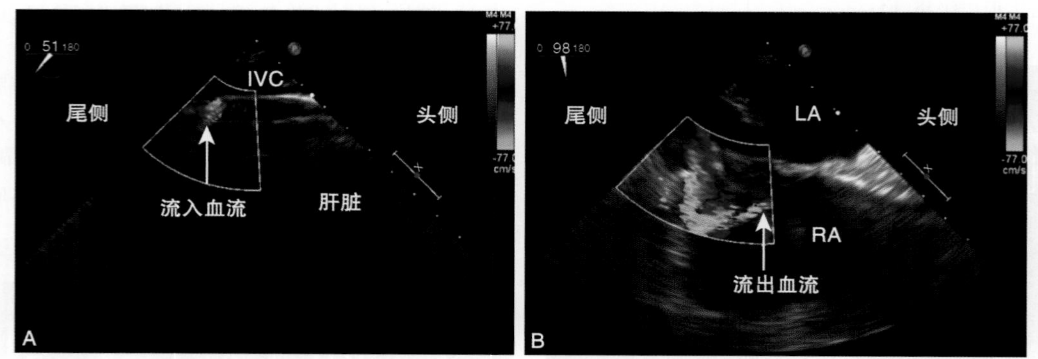

图 38.16 经食管超声显示静脉-静脉体外膜氧合的 Avalon Elite 导管(Maquet Cardiopulmonary, Rastatt, Germany)图像。图中标示头侧及尾侧是为了指明方向。(A)Avalon Elite Bicaval-Lumen 导管的流入腔和血管内装置[见于下腔静脉(IVC)内],彩色多普勒显示肝下及肝内血流流入导管顶端。(B)右心房(RA)内可见 Avalon Elite 导管的流出管道。彩色多普勒图像显示居中的导管流出血流引向三尖瓣(不可见)。彩色多普勒视窗覆盖的导管流出血流部分较少,但可显示有小部分流出血流方向为远离三尖瓣;这个现象常见,但临床意义可能不大(如果血流正常和体外膜氧合充分)。LA,左心房。(*Courtesy K. Ghadimi, MD.*)

静脉-动脉体外膜氧合(VA ECMO)

在 VA ECMO 期间,全身静脉血通过 IVC(股静脉入路)或 SVC(颈内静脉入路)放置在右心房中的导管引流入氧合器。这可以通过 TEE 显示,以确立通过套管的流量并正确定位(图 38.17)。如果 TEE 是禁忌的,对于通过胸壁进行超声心动图且切面清晰患者,其可选择 TTE(图 38.18)。类似于 VV ECMO,血液通过 VA ECMO 回路的流入套管进入泵和氧合器/热交换器,然后通过插入在大动脉(股动脉,腋动脉或主动脉)内的套管返回患者体内。体循环动脉血流是 VA ECMO 回路流量和来自左心室的任何射血的总和。体循环血压由血流和血管张力决定。因为在体外支持期间控制氧气和二氧化碳分压,所以患者的体循环动脉血氧饱和度(SaO_2)完全由 ECMO 返回套管中血液的氧饱和度决定,其通常为 100%,在没有 LV 射血情况下。然而,如果存在 LV 射血,则 SaO_2 取决于来自 ECMO 回路和左心室射血的相对流量和氧饱和度。

应用超声心动图解决静脉动脉 ECMO 常见并发症

南北综合征:该综合征发生在 VA ECMO 流出管道股静脉插管及肺功能严重受损的特定情况下。在这种情况下,存在上身低氧血症(冠状动脉,脑血管和上肢)的可能性,因为主动脉的近端分支主要接收从左心脏射出的低氧血。这种南北综合征现象可能在超声心动图上看到,切面显示为胸段降

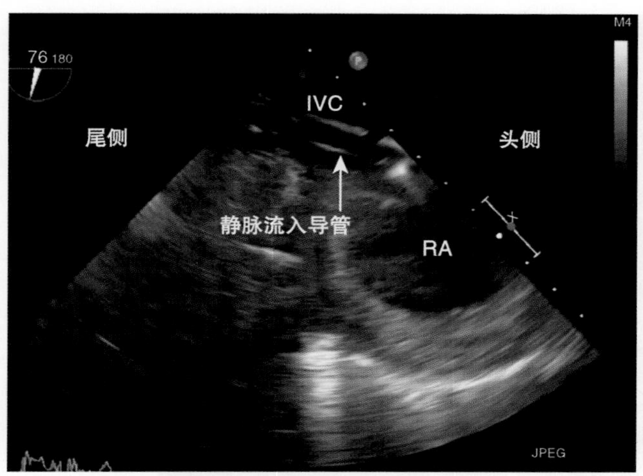

图 38.17 经食管超声心动图显示静脉-动脉体外膜氧合的流入管道位于下腔静脉（IVC）和右心房（RA）移行部。图中标示头侧及尾侧是为了指明方向。从右侧股静脉经皮置入的导管顶端位于右心房内，导管有侧孔，可增加引流量。TTE 引导下导管进一步送入上腔静脉（无图），以改善上身静脉引流。（*Courtesy K. Ghadimi, MD.*）

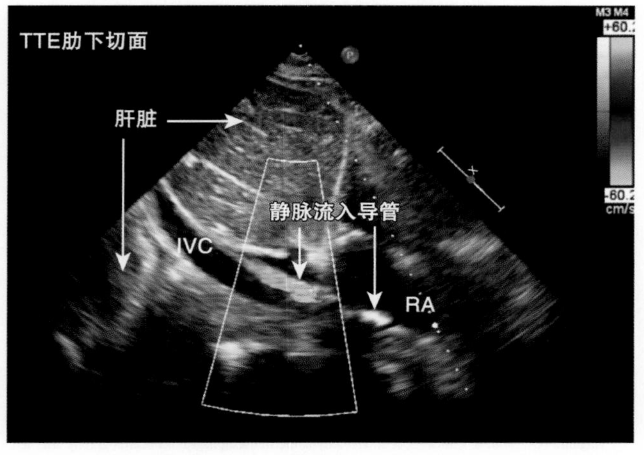

图 38.18 经胸超声心动图（TTE）显示静脉动脉体外膜氧合流入管道位于下腔静脉内（IVC）和右心房内（RA）。肋下 TTE 图示，外周 VA ECMO 患者的静脉流入管道位于 IVC 和 RA。导管内开口以白色箭头标示。对于经食管超声相对禁忌或绝对禁忌患者，可采用 TTE，其可为 ECMO 置入管道提供清晰、具有诊断意义的图像。（*Courtesy K. Ghadimi, MD.*）

主动脉内血液瘀滞和涡流，这是由于从左心室射出的血液和从流出肢体返回患者的血液所产生的接触面导致（图 38.19）。即使在存在显著 LV 射血的情况下，如果肺功能良好或者流出套管转移为中心放置（近端主动脉或腋动脉），也不会出现这种情况。由于这个原因，一旦患者临床血流动力学足够稳定能够耐受这种动脉内插管转移，可以将导管从外周（股动脉）到转移中心（主动脉或腋动脉）。或者，当超声心动图确认 LV 功能恢复后，但肺功能继续受损，可以开始将 VA ECMO 转变为 VV ECMO。

血流动力学不稳定：“全流量”VA ECMO 期间的低血压和在没有自主心脏功能的情况下，需完全循环，支持表明血管舒张或 LV 扩张。在主动脉和二尖瓣关闭不全患者中，LV 扩张可能变得特别成问题。临床上，患者可能在 VA ECMO 开始不久出现因肺水肿导致的气管插管导管内泡沫痰和/或需要除颤的严重室性心律失常。TEE 显示严重扩张的左心室可帮助确认诊断。增加泵流量以减少肺血流量可改善该问题。如果不这样做，左心的必须引流。手术时，LV 引流管可以通过右上肺静脉插入，并且穿过二尖瓣进入左心室。超声心动图确认 LV 引流管位置，以确保左心室减压以及发生 LV 血栓的风险显著降低（图 38.20）。

VA ECMO 停机

心肌功能恢复的早期迹象是动脉波形上搏动切迹。VA ECMO 停机时，患者通常需中等剂量的正性肌力药支持［如肾上腺素 0.04~0.1μg/（kg·min）］。应在停机前数小时即开始使用计划中的正性肌力药。循环流量缓慢降至 1~2L/min，在血流动力学监测期间用 TEE 评估心脏功能。如果患者血流动力学稳定并且 TEE 成像显示在药物支持下，心脏功能良好，则按计划对 VA ECMO 进行脱机和拔管。VA ECMO 2 天后 LVEF 仍低于 30% 的患者成功脱机的可能性显著低于 EF 超过 30% 的患者（8% vs 54%；$P<0.001$）[364]。前述腔内 TEE 在使用标准化 VA ECMO 撤除方案（$n=21$）的单中心观察研究中，使用腔内探头行 VA ECMO 撤除[365]。研究者表明，使用他们的标准化 ECMO 脱机方案（95% CI，73%~100%），这种腔内探头对心室恢复的阳性预测值为 100%[365]。

总之，当今心胸重症监护医师的一项重要技能就是了解 VV 和 VA ECMO 的启动、管理、减流量和脱机过程。尤其 TEE 在治疗这些重症患者中的发挥了重要效用，它为重症监

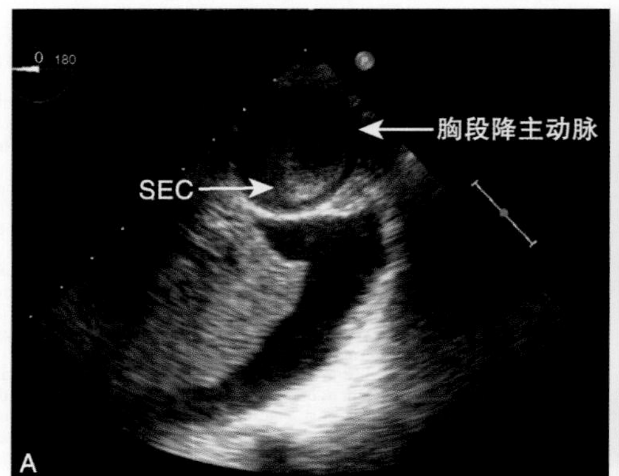

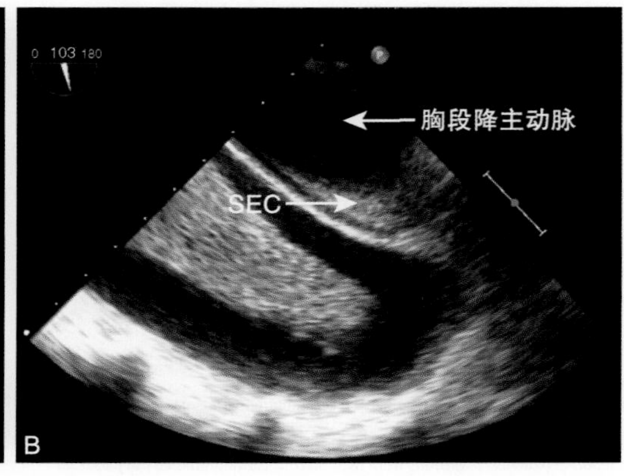

图 38.19 经食管超声心动图显示一个身体上部缺血患者的南北综合征。降主动脉（A）短轴切面和长轴切面（B）可见自发超声对比显影（SEC）增加，表示降主动脉内血流缓慢。（*Courtesy K. Ghadimi, MD.*）

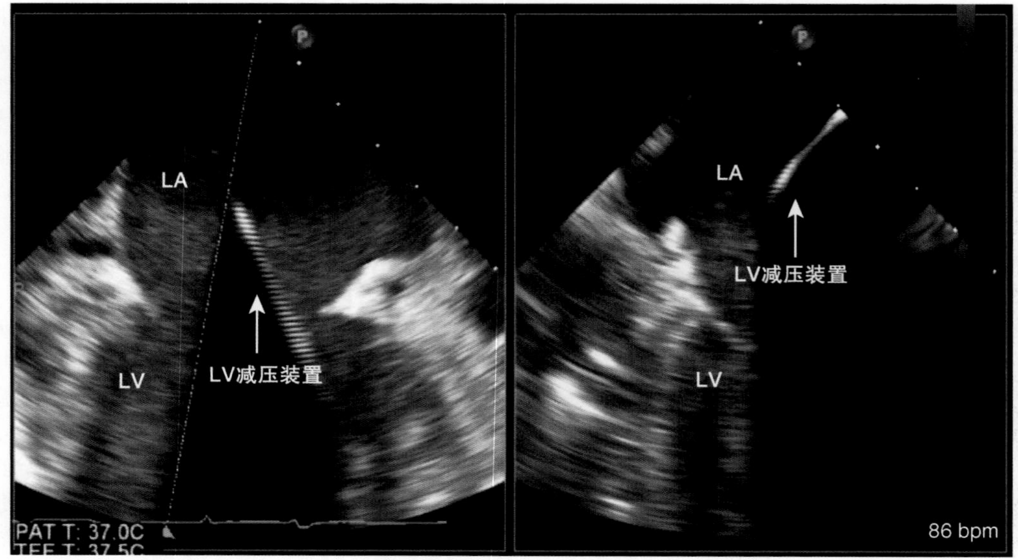

图 38.20 经食管超声（TEE）显示中心静脉动脉体外膜氧合置入前放入左心室减压装置。TEE 横切面显示左心室减压装置从右上肺静脉插入（照片上未见）、继之跨过二尖瓣，提供左心室减压。LA，左心房；LV，左心室。（*Courtesy K. Ghadimi, MD.*）

护医师提供了 VV 和 VA ECMO 期间常见并发症或常规管理诊断的重要工具。

（陈祖君 译，方能新 李立环 校）

参考文献

1. Jones M, Tunstall-Pedow DS. Blood doping: a literature review. *Br J Sports Med.* 1989;23:84.
2. Mirhashemi S, Ertefai S, Merrmer K, Intaglietta M. Model analysis of the enhancement of tissue oxygenation by hemodilution due to increased microvascular flow velocity. *Microvasc Res.* 1987;34:290.
3. Vincent JL, Baron JF, Reinhart K, et al. Anemia and blood transfusion in critically ill patients. *JAMA.* 2002;288:1499.
4. Hebert PC, Wells G, Blajchman MA, et al. A multicenter, randomized, controlled clinical trial of transfusion requirements in critical care. *N Engl J Med.* 1999;340:409.
5. Wu WC, Rathore SS, Wang Y, et al. Blood transfusions in elderly patients with acute myocardial infarction. *N Engl J Med.* 2001;345:1230.
6. Suter PM, Fairley HB, Isenbery MD. Optimum end-expiratory pressure in patients with acute pulmonary failure. *N Engl J Med.* 1975;292:284.
7. Dhainaut JF, Devaux JY, Monsallier JE, et al. Mechanisms of decreased left ventricular preload during continuous positive-pressure ventilation in ARDS. *Chest.* 1986;90:74.
8. Robotham JL, Scharf SM. Effects of positive and negative pressure ventilation on cardiac performance. *Clin Chest Med.* 1983;4:161.
9. Katz JA, Marks JD. Inspiratory work with and without continuous positive airway pressure in patients with acute respiratory failure. *Anesthesiology.* 1985;63:598.
10. Rasanen J, Vaisanen IT, Heikkil J, et al. Acute myocardial infarction complicated by left ventricular dysfunction and respiratory failure: the effects of continuous airway pressure. *Chest.* 1987;87:158.
11. Sukernik MR, Mets B, Bennett-Guerrero E. Patent foramen ovale and its significance in the perioperative period. *Anesth Analg.* 2001;93:137.
12. Radermacher P, Santak B, Becker H, et al. Prostaglandin E_1 and nitroglycerin reduce pulmonary capillary pressure but worsen Va/Q distribution in patients with ARDS. *Anesthesiology.* 1989;70:601.
13. Noback CR, Tinker JH. Hypothermia after cardiopulmonary bypass in man; amelioration by nitroprusside-induced vasodilation during rewarming. *Anesthesiology.* 1980;53:277.
14. Ramsay JG, Ralley FE, Whalley DG, et al. Site of temperature monitoring and prediction of afterdrop after open heart surgery. *Can Anaesth Soc J.* 1985;32:607.
15. Pujol A, Fusciardi J, Ingrand P, et al. Afterdrop after hypothermic cardiopulmonary bypass: the value of tympanic membrane temperature monitoring. *J Cardiothorac Vasc Anesth.* 1996;10:336.
16. Grocott HP, Mathew JP, Carver EH, et al. A randomized controlled trial of the Arctic Sun temperature management system versus conventional methods for preventing hypothermia during off-pump cardiac surgery. *Anesth Analg.* 2004;98:298.
17. Licker M, Schweizer A, Ralley FE. Thermoregulatory and metabolic responses following cardiac surgery. *Eur J Anaesthesiol.* 1996;13:502.
18. Buckberg GD, Brazier JR, Nelson RL, et al. Studies of the effects of hypothermia on regional myocardial blood flow and metabolism during cardiopulmonary bypass. 1. The adequately perfused beating, fibrillating, and arrested heart. *J Thorac Cardiovasc Surg.* 1977;73:87.
19. Reed LR II, Bracey AW Jr, Hudson JD, et al. Hypothermia and blood coagulation: dissociation between enzyme activity and clotting factor levels. *Circ Shock.* 1990;32:141.
20. Valeri CR, Khabbaz K, Khuri SF, et al. Effect of skin temperature on platelet function in patients undergoing extracorporeal bypass. *J Thorac Cardiovasc Surg.* 1992;104:108.
21. Valeri CR, Feingold H, Cassidy G, et al. Hypothermia-induced reversible platelet dysfunction. *Ann Surg.* 1987;205:175.
22. Donati F, Maille JG, Blain R, et al. End-tidal carbon dioxide tension and temperature changes after coronary artery bypass surgery. *Can Anaesth Soc J.* 1985;32:272.
23. Sladen RN. Temperature and ventilation after hypothermic cardiopulmonary bypass. *Anesth Analg.* 1985;64:816.
24. Ralley FE, Wynands JE, Ramsay JG, et al. The effects of shivering on oxygen consumption and carbon dioxide production in patients re-warming from hypothermic cardiopulmonary bypass. *Can J Anaesth.* 1988;35:332.
25. Kurz A, Ikeda T, Sessler DI, et al. Meperidine decreases the shivering threshold twice as much as the vasoconstriction threshold. *Anesthesiology.* 1997;86:1046.
26. Sladen RN, Berend JZ, Fassero JS, Zehnder EB. Comparison of vecuronium and meperidine on the clinical and metabolic effects of shivering after hypothermic cardiopulmonary bypass. *J Cardiothorac Vasc Anesth.* 1995;9:147.
27. Connors AF, McCaffree DR, Gray BA. Evaluation of right heart catheterization in the critically ill patient with acute myocardial infarction. *N Engl J Med.* 1983;308:263.
28. Ariza M, Gothard JW, Macnaughton P, et al. Blood lactate and mixed venous-arterial P_{CO_2} gradient as indices of poor peripheral perfusion following cardiopulmonary bypass surgery. *Intensive Care Med.* 1991;17:320.
29. Bailey JM, Levy JH, Kopel MA, et al. Relationship between clinical evaluation of peripheral perfusion and global hemodynamics in adults after cardiac surgery. *Crit Care Med.* 1990;18:1353.
30. Sessler D. Mild perioperative hypothermia. *N Engl J Med.* 1997;336:1730.
31. Wiener RS, Welch HG. Trends in the use of pulmonary artery catheters in the United States, 1993-2004. *JAMA.* 2007;298:423.
32. Tuman KJ, Roizen MF. Outcome assessment and pulmonary artery catheterization: why does the debate continue? *Anesth Analg.* 1997;84:1.
33. Magilligan DJ, Teasdall R, Eisinminger R, Peterson E. Mixed venous oxygen saturation as a predictor of cardiac output in the postoperative cardiac surgical patient. *Ann Thorac Surg.* 1987;44:260.
34. Feinman J, Weiss SJ. Hemodynamic transesophageal echocardiography in left ventricular assist device care: a complementary technology. *J Cardiothorac Vasc Anesth.* 2014;28:1181.
35. Reichert CLA, Visser CA, Doolen JJ, et al. Transesophageal echocardiography in hypotensive patients after cardiac operations: comparison with hemodynamic parameters. *J Thorac Cardiovasc Surg.* 1992;104:321.
36. Kochar GS, Jacobs LE, Kotler MN. Right atrial compression in post-operative cardiac patients: detection by transesophageal echocardiography. *J Am Coll Cardiol.* 1990;16:511.
37. Haglund NA, Moltais S, Bick JS, et al. Hemodynamic transesophageal echocardiography after left ventricular assist device implantation. *J Cardiothorac Vasc Anesth.* 2014;28:1184.
38. Costachescu T, Denault A, Guimond JG, et al. The hemodynamically unstable patient in the intensive care unit: hemodynamic vs TEE monitoring. *Crit Care Med.* 2002;30:1214.
39. Hwang JJ, Shyu KG, Chen JJ, et al. Usefulness of transesophageal echocardiography in the treatment of critically ill patients. *Chest.* 1993;104:861.
40. Breisblatt WM, Stein KL, Wolfe CJ, et al. Acute myocardial dysfunction and recovery: a common occurrence after cardiopulmonary bypass surgery. *J Am Coll Cardiol.* 1990;15:1261.
41. Roberts AJ, Spies M, Meyers SN, et al. Early and long-term improvement in left ventricular performance following coronary bypass surgery. *Surgery.* 1980;88:467.
42. Roberts AJ, Spies M, Sanders JH, et al. Serial assessment of left ventricular performance following coronary artery bypass grafting. *J Thorac Cardiovasc Surg.* 1981;81:69.
43. Gray R, Maddahi J, Berman D, et al. Scintigraphic and hemodynamic demonstration of transient left ventricular dysfunction immediately after uncomplicated coronary artery bypass grafting. *J Thorac Cardiovasc Surg.* 1979;77:504.
44. Reduto LA, Lawrie GM, Reid JW, et al. Sequential postoperative assessment of left ventricular performance with gated cardiac blood pool imaging following aortocoronary bypass surgery. *Am Heart J.* 1981;101:59.
45. Mangano DT. Biventricular function after myocardial revascularization in humans: deterioration and recovery patterns during the first 24 hours. *Anesthesiology.* 1985;62:571.
46. Czer L, Hamer A, Murthey F, et al. Transient hemodynamic dysfunction after myocardial revascularization. *J Thorac Cardiovasc Surg.* 1983;86:226.
47. Fremes SE, Weisel RD, Mickle DG, et al. Myocardial metabolism and ventricular function following cold potassium cardioplegia. *J Thorac Cardiovasc Surg.* 1985;89:531.
48. Codd JE, Barner HB, Pennington DG, et al. Intraoperative myocardial protection: comparison of blood and asanguineous cardioplegia. *Ann Thorac Surg.* 1985;39:125.
49. Roberts AJ, Woodhall DD, Knauf DG, Alexander JA. Coronary artery bypass graft surgery: clinical comparison of cold blood potassium cardioplegia, warm cardioplegic induction, and secondary cardioplegia. *Ann Thorac Surg.* 1985;40:483.
50. Mullen JC, Christakis GT, Weisel RD, et al. Late postoperative ventricular function after blood and crystalloid cardioplegia. *Circulation.* 1986;74(suppl III):89.
51. Rousou JA, Engleman RM, Breyer RH, et al. The effect of temperature and hematocrit level of oxygenated cardioplegic solutions of myocardial preservation. *J Thorac Cardiovasc Surg.* 1988;95:625.
52. Khuri SF, Warner KG, Josa M, et al. The superiority of continuous cold blood cardioplegia in the metabolic protection of the hypertrophied human heart. *J Thorac Cardiovasc Surg.* 1988;95:442.
53. Phillips HR, Carter JE, Okada RD, et al. Serial changes in left ventricular ejection in the early hours after aortocoronary bypass grafting. *Chest.* 1983;83:28.
54. Salerno TA, Houck JP, Barrozo CAM, et al. Retrograde continuous warm blood cardioplegia: a new concept in myocardial protection. *Ann Thorac Surg.* 1991;51:245.
55. Leung JM, O'Kelly B, Browner WS, et al. Prognostic importance of postbypass regional wall-

motion abnormalities in patients undergoing coronary artery bypass graft surgery. *Anesthesiology*. 1989;71:16.
56. Shernan SK. Perioperative myocardial ischemia reperfusion injury. *Anesthesiol Clin North America*. 2003;21:465.
57. Verrier ED, Shernan SK, Taylor KM. Terminal complement blockade with pexelizumab during coronary artery bypass graft surgery requiring cardiopulmonary bypass: a randomized trial. *JAMA*. 2004;291:2319.
58. Bolli R. Oxygen-derived free radicals and postischemic myocardial dysfunction. *J Am Coll Cardiol*. 1988;12:239.
59. Entman M, Michael M, Rossen R, et al. Inflammation in the course of early myocardial ischemia. *FASEB J*. 1991;5:2529.
60. Maxwell S, Lip G. Reperfusion injury: a review of the pathophysiology, clinical manifestations and therapeutic options. *Int J Cardiol*. 1997;58:95.
61. Shernan SK, Fitch JC, Nussmeier NA, et al. Impact of pexelizumab, an anti-C5 complement antibody, on total mortality and adverse cardiovascular outcomes in cardiac surgical patients undergoing cardiopulmonary bypass. *Ann Thorac Surg*. 2004;77:942.
62. Jain U, Laflamme CJA, Aggarwal A, et al. Electrocardiographic and hemodynamic changes and their association with myocardial infarction during coronary artery bypass surgery. *Anesthesiology*. 1997;86:576.
63. Mangano DT, Siciliano D, Hollenberg M, et al. Postoperative myocardial ischemia: therapeutic trials using intensive analgesia following surgery. *Anesthesiology*. 1992;76:342.
64. Cheng DCH, Karski J, Peniston C, et al. Morbidity outcome in early versus conventional tracheal extubation after coronary artery bypass grafting: a prospective randomized controlled trial. *J Thorac Cardiovasc Surg*. 1996;112:755.
65. Wahr JA, Plunkett JJ, Ramsay JG, et al. Cardiovascular responses during sedation after coronary revascularization. *Anesthesiology*. 1996;84:1350.
66. Rahimtoola SH, Ehsani A, Sinno MZ, et al. Left atrial transport function in myocardial infarction: importance of its booster function. *Am J Med*. 1975;59:686.
67. Mathew JP, Fontes ML, Tudor IC, et al. A multicenter risk index for atrial fibrillation after cardiac surgery. *JAMA*. 2004;291:1720.
68. Hill LL, Kattapuram M, Hogue CW. Management of atrial fibrillation after cardiac surgery. Part 1. Pathophysiology and risks. *J Cardiothorac Vasc Anesth*. 2002;16:483.
69. Van Dijk D, Nierich AP, Jansen EWL, et al. Early outcome after off-pump versus on-pump coronary bypass surgery. *Circulation*. 2001;104:1761.
70. Puskas JD, Williams WH, Mahoney EM, et al. Off-pump versus conventional coronary artery bypass grafting: early and 1-year graft patency, cost, and quality of life outcomes. *JAMA*. 2004;291:1841.
71. Prystowsky EN, Padanilam BJ, Fogol RI. Treatment of atrial fibrillation. *JAMA*. 2015;314:278.
72. Bhatt HV, Fischer GW. Atrial fibrillation: pathophysiology and therapeutic options. *J Cardiothorac Vasc Anesth*. 2015;29:1333.
73. Mitchell LB, Exner DV, Wyse DG, et al. Prophylactic Oral Amiodarone for the Prevention of Arrhythmias that Begin Early After Revascularization, Valve Replacement, or Repair: PAPABEAR: a randomized controlled trial. *JAMA*. 2005;294:3093.
74. Guarnieri T, Nolan S, Gottlieb SO, et al. Intravenous amiodarone for the prevention of atrial fibrillation after open heart surgery: the Amiodarone Reduction in Coronary Heart (ARCH) trial. *J Am Coll Cardiol*. 1999;34:343.
75. Sarnoff ST, Berglund E. Ventricular function. I. Starling's law of the heart studied by means of simultaneous right and left ventricular function curves in the dog. *Circulation*. 1954;9:706.
76. Urbanowicz JH, Shaaban MJ, Cohen NH, et al. Comparison of transesophageal echocardiographic and scintigraphic estimates of left ventricular end-diastolic volume index and ejection fraction in patients following coronary artery bypass grafting. *Anesthesiology*. 1990;72:607.
77. Harpole DH, Clements FM, Quill T, et al. Right and left ventricular performance during and after abdominal aortic aneurysm repair. *Ann Surg*. 1989;209:356.
78. Thys DM, Hillel Z, Goldman ME, et al. A comparison of hemodynamic indices derived by invasive monitoring and two-dimensional echocardiography. *Anesthesiology*. 1987;67:630.
79. Smith MD, MacPhail B, Harrison MR, et al. Value and limitations of transesophageal echocardiography in determination of left ventricular volumes and ejection fraction. *J Am Coll Cardiol*. 1992;19:1213.
80. Ellis RJ, Mangano DT, Van Dyke DC. Relationship of wedge pressure to end-diastolic volume in patients undergoing myocardial revascularization. *J Thorac Cardiovasc Surg*. 1974;78:605.
81. Calvin JE, Driedger AA, Sibbald WJ. Does the pulmonary capillary wedge pressure predict left ventricular preload in critically ill patients? *Crit Care Med*. 1981;9:437.
82. Mangano DT, Van Dyke DC, Ellis RJ. The effect of increasing preload on ventricular output and ejection in man. *Circulation*. 1980;62:535.
83. Breisblatt WM, Vita N, Armuchastegui M, et al. Usefulness of serial radionuclide monitoring during graded nitroglycerin infusion for unstable angina pectoris for determining left ventricular function and individualized therapeutic dose. *Am J Cardiol*. 1988;61:685.
84. Bouchard MJ, Denault A, Couture P, et al. Poor correlation between hemodynamic and echocardiographic indexes of left ventricular performance in the operating room and intensive care unit. *Crit Care Med*. 2004;32:644.
85. Breisblatt WM, Navratil DL, Burns MJ, Spaccavento LJ. Comparable effects of intravenous nitroglycerin and intravenous nitroprusside in acute ischemia. *Am Heart J*. 1988;116:465.
86. Ghani MF, Parker BM, Smith JR. Recognition of myocardial infarction after cardiac surgery and its relation to cardiopulmonary bypass. *Am Heart J*. 1974;88:18.
87. Chiarello M, Gold WK, Leinbach RC, et al. Comparison between the effects of nitroprusside and nitroglycerin on ischemic injury during acute myocardial infarction. *Circulation*. 1976;54:766.
88. Marchionni N, Schneeweiss A, Di Bari M, et al. Age-related hemodynamic effects of intravenous nitroglycerin for acute myocardial infarction and left ventricular failure. *Am J Cardiol*. 1988;61:81E.
89. Natarajan D, Khurana TR, Karnade V, et al. Sustained hemodynamic effects with therapeutic doses of intravenous nitroglycerin in congestive heart failure. *Am J Cardiol*. 1988;62:319.
90. Katz AM. Cardiomyopathy of overload: a major determinant of prognosis in congestive heart failure. *N Engl J Med*. 1990;322:100.
91. Muir AL, Nolan J. Modulation of venous tone in heart failure. *Am Heart J*. 1991;6:1948.
92. Dikshit K, Vyden JK, Forrester JS, et al. Renal and extrarenal hemodynamic effects of furosemide in congestive heart failure after acute myocardial infarction. *N Engl J Med*. 1973;288:1087.
93. Copeland JG, Campbell DW, Plachetka JR, et al. Diuresis with continuous infusion of furosemide after cardiac surgery. *Am J Surg*. 1983;146:796.
94. Krasna MJ, Scott GE, Scholz PM, et al. Postoperative enhancement of urinary output in patients with acute renal failure using continuous furosemide therapy. *Chest*. 1986;89:294.
95. Adams KF, Mathur VS, Gheorghiade M. B-type natriuretic peptide: from bench to bedside. *Am Heart J*. 2003;145:S34.
96. Mentzer RM Jr, Oz MC, Sladen RN, et al. Effects of perioperative nesiritide in patients with left ventricular dysfunction undergoing cardiac surgery: the NAPA trial. *J Am Coll Cardiol*. 2007;49:716.
97. Sward K, Valsson F, Odencrants P, et al. Recombinant human atrial natriuretic peptide in ischemic acute renal failure: a randomized placebo-controlled trial. *Crit Care Med*. 2004;32:1310.
98. Caver A, Saccaggi A, Ronco C, et al. Continuous arteriovenous hemofiltration in the critically ill patient: clinical use and operational characteristics. *Ann Intern Med*. 1983;99:455.
99. Lamer C, Valleaux T, Plaisance P, et al. Continuous arteriovenous hemodialysis for acute renal failure after cardiac operations (letter). *J Thorac Cardiovasc Surg*. 1990;99:175.
100. Sagawa K. The end-systolic pressure-volume relation of the ventricle: definition, modifications, and clinical use. *Circulation*. 1981;63:1223.
101. Suga H, Sagawa K, Shoukas AA. Load independence of the instantaneous pressure-volume ratio of the canine left ventricle and effects of epinephrine and heart rate on the ratio. *Circ Res*. 1973;32:314.
102. Kass DA, Maughan WL. From "Emax" to pressure-volume relations: a broader view. *Circulation*. 1988;77:1203.
103. Glower DD, Spratt JA, Snow ND, et al. Linearity of the Frank-Starling relationship in the intact heart: the concept of preload recruitable stroke work. *Circulation*. 1985;71:994.
104. Hettrick DA, Warltier DC. Ventriculoarterial coupling. In: Warltier DC, ed. *Ventricular Function*. Baltimore: Williams & Wilkins; 1995:153–179.
105. Sunagawa K, Maughan WL, Sagawa K. Optimal arterial resistance for the maximal stroke work studied in isolated canine left ventricle. *Circ Res*. 1985;56:586.
106. Urzua J, Meneses G, Fajardo C, et al. Arterial pressure-flow relationships in patients undergoing cardiopulmonary bypass. *Anesth Analg*. 1997;84:958.
107. Estafanous FG, Tarazi RC. Systemic arterial hypertension associated with cardiac surgery. *Am J Cardiol*. 1980;46:685.
108. Roberts AJ, Niarchos AP, Subramanian VA, et al. Systemic hypertension associated with coronary artery bypass surgery: predisposing factors, hemodynamic characteristics, humoral profile, and treatment. *J Thorac Cardiovasc Surg*. 1977;74:846.
109. Vuylsteke A, Feneck RO, Jolin-Mellgard A, et al. Perioperative blood pressure control: a prospective survey of patient management in cardiac surgery. *J Cardiothorac Vasc Anesth*. 2000;14:269.
110. Wallach R, Karp RB, Reves JG, et al. Pathogenesis of paroxysmal hypertension developing during and after coronary bypass surgery: a study of hemodynamic and humoral factors. *Am J Cardiol*. 1980;46:559.
111. Stinson EB, Holloway EL, Derby GC, et al. Control of myocardial performance early after open-heart operations by vasodilator treatment. *J Thorac Cardiovasc Surg*. 1977;73:523.
112. Aronson S, Boisvert D, Lapp W. Isolated systolic hypertension is associated with adverse outcomes from coronary artery bypass grafting surgery. *Anesth Analg*. 2002;94:1079.
113. Roberts AJ, Niarchos AP, Subramanian VA, et al. Hypertension following coronary artery bypass surgery: comparison of hemodynamic responses to nitroprusside, phentolamine and converting enzyme inhibitor. *Circulation*. 1978;58(suppl I):49.
114. Becker LC. Conditions of vasodilator-induced coronary steal in experimental myocardial ischemia. *Circulation*. 1978;57:1103.
115. Flaherty JT, MaGee PA, Gardner TL, et al. Comparison of intravenous nitroglycerin and sodium nitroprusside for treatment of acute hypertension developing after coronary artery bypass surgery. *Circulation*. 1982;65:1072.
116. Gray RJ, Bateman JM, Czer LSC, et al. Comparison of esmolol and nitroprusside for acute postcardiac surgical hypertension. *Am J Cardiol*. 1987;59:887.
117. Morel DR, Forster A, Suter PM. IV labetalol in the treatment of hypertension following coronary artery surgery. *Br J Anaesth*. 1982;54:1191.
118. David D, Dubois C, Loria Y. Comparison of nicardipine and sodium nitroprusside in the treatment of paroxysmal hypertension following aortocoronary bypass surgery. *J Cardiothorac Vasc Anesth*. 1991;5:357.
119. Leslie J, Brister NW, Levy JH, et al. Treatment of postoperative hypertension following coronary artery bypass surgery: double-blind comparison of intravenous isradipine and sodium nitroprusside. *Circulation*. 1994;90(suppl II):256.
120. Bailey JM, Lu W, Levy JH, et al. Clevidipine in adult cardiac surgical patients: a dose-finding study. *Anesthesiology*. 2002;96:1086.
121. Levy JH, Mancao MY, Gitter R, et al. Clevidipine effectively and rapidly controls blood pressure preoperatively in cardiac surgery patients: results of the efficacy study of clevidipine assessing its preoperative antihypertensive effect in cardiac surgery-1 (ESCAPE-1) Trial. *Anesth Analg*. 2007;105(4): 918–925.
122. Aronson S, Dyke CM, Stierer KA, et al. The ECLIPSE Trials: comparative studies of clevidipine to nitroglycerin, sodium nitroprusside, and nicardipine for acute hypertension treatment in cardiac surgery patients. *Anesth Analg*. 2008;107(4):1110–1121.
123. Kurnulata LN, Soghomonyan S, Bergese SD. Perioperative acute hypertension: role of clevidipine. *Front Pharmacol*. 2014;5:197.
124. Hill AJ, Feneck RO, Walesby RK. A comparison of fenoldopam and nitroprusside in the control of hypertension following coronary artery surgery. *J Cardiothorac Vasc Anesth*. 1993;7:279.
125. Goldberg ME, Cantillo J, Nemiroff MS, et al. Fenoldopam infusion for the treatment of postoperative hypertension. *J Clin Anesth*. 1993;5:386.
126. Levy JH, Huraux C, Nordlander M. Treatment of perioperative hypertension. In: Epstein M, ed. *Calcium Antagonists in Clinical Medicine*. Philadelphia: Hanley & Belfus; 1997.
127. Espina IM, Varon J. Clevidipine: a state of the art antihypertensive drug. *Expert Opin Pharmacother*. 2012;13:387.
128. Fischer GW, Levin MA. Vasoplegia during cardiac surgery: current concepts and management. *Semin Thorac Cardiovasc Surg*. 2010;22:140.
129. Tuman KJ, McCarthy RJ, O'Connor CJ, et al. Angiotensin-converting enzyme inhibitors increase vasoconstrictor requirements after cardiopulmonary bypass. *Anesth Analg*. 1995;80:473.
130. Kristoff AS, Magder S. Low systemic vascular resistance state in patients undergoing cardiopulmonary bypass. *Crit Care Med*. 1999;27:1121.
131. Gomez WJ, Erlichman MR, Batista-Filho ML, et al. Vasoplegic syndrome after off-pump coronary artery bypass surgery. *Eur J Cardiothorac Surg*. 2003;23:165.
132. Biglioli P, Cannata A, Alamanni F, et al. Biological effects of off pump vs on pump coronary artery surgery: focus on inflammation, hemostasis and oxidative stress. *Eur J Cardiothorac Surg*. 2003;24:260.
133. Gomez WJ, Carvalho AC, Palma JH, et al. Vasoplegic syndrome: a new dilemma. *J Thorac Cardiovasc Surg*. 1994;107:942.
134. Chenoweth DE, Cooper SW, Hugli TE, et al. Complement activation during cardiopulmonary bypass: evidence of generation of C3a and C5a anaphylatoxins. *N Engl J Med*. 1981;304:497.
135. Landry DW, Oliver JA. The pathogenesis of vasodilatory shock. *N Engl J Med*. 2001;345:588.
136. Haeffner-Cavaillon N, Roussellier N, Ponzio O, et al. Induction of interleukin-1 production in patients undergoing cardiopulmonary bypass. *J Thorac Cardiovasc Surg*. 1989;98:1100.
137. Bennett-Guerrero E, Barclay GR, Weng PL, et al. Endotoxin-neutralizing capacity of serum from cardiac surgical patients. *J Cardiothorac Vasc Anesth*. 2001;15:451.
138. Aydin NB, Gercekoglu H, Aksu B, et al. Endotoxemia in coronary artery bypass surgery: a comparison of the off-pump technique and conventional cardiopulmonary bypass. *J Thorac Cardiovasc Surg*. 2003;125:843.
139. Argenziano M, Chen JM, Choudhri AF, et al. Management of vasodilatory shock after cardiac surgery: identification of predisposing factors and use of a novel pressor agent. *J Thorac Cardiovasc Surg*. 1998;116:973.
140. Levy JH, Adkinson NF. Anaphylaxis during cardiac surgery: implications for clinicians. *Anesth Analg*. 2008;106:392.
141. LeDoux D, Astiz ME, Carpati CM, et al. Effects of perfusion pressure on tissue perfusion in septic shock. *Crit Care Med*. 2000;28:2729.
142. Desjars P, Pinaud M, Potel G, et al. A reappraisal of norepinephrine therapy in human septic shock. *Crit Care Med*. 1987;15:134.
143. Levy JH. Treating shock: old drugs, new ideas. *N Engl J Med*. 2010;362:841.
144. Addonizio VP, Smith JB, Strauss JF, et al. Thromboxane synthesis and platelet secretion during cardiopulmonary bypass with bubble oxygenator. *J Thorac Cardiovasc Surg*. 1980;79:91.
145. Engelman RM, Hadji-Rovsov I, Breyer RH, et al. Rebound vasospasm after coronary revascularization. *Ann Thorac Surg*. 1984;37:469.
146. Salmenpera MT, Levy JH. Effects of phosphodiesterase inhibitors on the human internal mammary artery. *Anesth Analg*. 1996;82:954.
147. Huraux C, Makita T, Szlam F, et al. Vasodilator effects of clevidipine on human internal mammary artery. *Anesth Analg*. 1997;85:1000.
148. Acar C, Jebara VA, Portoghese M, et al. Revival of the radial artery for coronary artery bypass grafting. *Ann Thorac Surg*. 1992;54:652.
149. da Costa FDA, da Costa IA, Poffo R, et al. Myocardial revascularization with the radial artery: a clinical and angiographic study. *Ann Thorac Surg*. 1996;62:475.
150. Dietl CA, Benoit CH. Radial artery graft for coronary revascularization: technical considerations. *Ann Thorac Surg*. 1995;60:102.

151. Royster RL, Butterworth JF IV, Prielipp RC, et al. A randomized, blinded, placebo-controlled evaluation of calcium chloride and epinephrine for inotropic support after emergence from cardiopulmonary bypass. *Anesth Analg*. 1992;74:3.
152. Zaloga GP, Strickland RA, Butterworth JF IV, et al. Calcium attenuated epinephrine's beta-adrenergic effects in postoperative heart surgery patients. *Circulation*. 1991;81:196.
153. Drop LJ. Ionized calcium, the heart, and hemodynamic function. *Anesth Analg*. 1985;64:432.
154. Bristow MR, Ginsburg R, Umans V, et al. β_1- and β_2-adrenergic receptor subpopulations in normal and failing human ventricular myocardium: coupling of both receptor subtypes to muscle contraction and selective β_1-receptor down-regulation in heart failure. *Circ Res*. 1986;59:297.
155. Levy JH, Bailey JM, Deeb M. Intravenous milrinone in cardiac surgery. *Ann Thorac Surg*. 2002;73:325.
156. Stephenson LW, Blackstone EH, Kouchoukos NT. Dopamine vs. epinephrine in patients following cardiac surgery: Randomized study. *Surg Forum*. 1976;27:272.
157. Butterworth JF, Prielipp RC, Zaloga GP, et al. Is dobutamine less chronotropic than epinephrine after coronary bypass surgery? *Anesthesiology*. 1990;73(suppl 3A):A61.
158. Sung BH, Robinson C, Thadani U, et al. Effects of L-epinephrine on hemodynamics and cardiac function in coronary disease: dose-response studies. *Clin Pharmacol Ther*. 1988;43:308.
159. Totaro RJ, Raper RF. Epinephrine-induced lactic acidosis following cardiopulmonary bypass. *Crit Care Med*. 1997;25:1693.
160. Albanese J, Leone M, Garnier F, et al. Renal effects of norepinephrine in septic and nonseptic patients. *Chest*. 2004;126:534.
161. De Backer D, Devriendt J, Chockrad D, et al. Comparison of dopamine and norepinephrine in the treatment of patients with shock. *N Engl J Med*. 2010.
162. Leier CV, Heran PT, Huss P, et al. Comparative systemic and regional hemodynamic effects of dopamine and dobutamine in patients with cardiomyopathic heart failure. *Circulation*. 1978;58:466.
163. Port JD, Gilbert EM, Larrabee P, et al. Neurotransmitter depletion compromises the ability of indirect acting amines to provide inotropic support in the failing human heart. *Circulation*. 1990;81:929.
164. Lehmann A, Boldt J. New pharmacologic approaches for the perioperative treatment of ischemic cardiogenic shock. *J Cardiothorac Vasc Anesth*. 2005;19:97.
165. DiSesa V, Gold J, Shemin R, et al. Comparison of dopamine and dobutamine in patients requiring postoperative circulatory support. *Clin Cardiol*. 1986;9:253.
166. Royster RL. Intraoperative administration of inotropes in cardiac surgery patients. *J Cardiothorac Anesth*. 1990;4:17.
167. Davis RF, Cappas DG, Kirklin JK, et al. Acute oliguria after cardiopulmonary bypass: renal functional improvement with low-dose dopamine infusion. *Crit Care Med*. 1982;10:852.
168. Bellomo R, Chapman M, Finfer S, et al. Low-dose dopamine in patients with early renal dysfunction: a placebo-controlled randomized trial: Australian and New Zealand Intensive Care Society (ANZICS) Clinical Trials Group. *Lancet*. 2000;356:2139.
169. Holmes C, Walley KR. Bad medicine: Low-dose dopamine in the ICU. *Crit Care Med*. 2003;123:1266.
170. Ward HB, Einzig S, Wang T, et al. Enhanced cardiac efficiency with dobutamine after global ischemia. *J Surg Res*. 1982;33:32.
171. Stephens J, Ead H, Spurrell R. Haemodynamic effects of dobutamine with special reference to myocardial blood flow: a comparison with dopamine and isoprenaline. *Br Heart J*. 1981;42:269.
172. Fowler MB, Alderman EL, Oesterle SN, et al. Dobutamine and dopamine after cardiac surgery: greater augmentation of myocardial blood flow with dobutamine. *Circulation*. 1984;70(suppl I):103.
173. Romson JL, Leung JM, Bellows WH, et al. Effects of dobutamine on hemodynamics and left ventricular performance after cardiopulmonary bypass in cardiac surgical patients. *Anesthesiology*. 1999;91:1318.
174. Salomon NW, Plachetka JR, Copeland JG. Comparison of dopamine and dobutamine following coronary artery bypass grafting. *Ann Thorac Surg*. 1982;33:48.
175. Bristow MR, Ginsburg R, Minobe W, et al. Decreased catecholamine sensitivity and beta-adrenergic receptor density in failing human hearts. *N Engl J Med*. 1982;307:205.
176. Gain KR, Appleman MM. Distribution and regulation of the phosphodiesterases of muscle tissues. *Adv Cyclic Nucleotide Res*. 1978;10:221.
177. Weishaar RE, Burrows SD, Kobylarz DC, et al. Multiple molecular forms of cyclic nucleotide phosphodiesterase in cardiac and smooth muscle and in platelets: isolation, characterization, and effects of various reference phosphodiesterase inhibitors and cardiotonic agents. *Biochem Pharmacol*. 1986;35:787.
178. Archer SL, Michelakis ED. Phosphodiesterase type 5 inhibitors for pulmonary arterial hypertension. *N Engl J Med*. 2009;361:1864.
179. Benotti JR, Grossman W, Braunwald E, et al. Hemodynamic assessment of amrinone. *N Engl J Med*. 1987;299:1373.
180. Levy JL, Bailey JM. Amrinone: its effects on vascular resistance and capacitance in human subjects. *Chest*. 1994;105:62.
181. Benotti JR, Grossman W, Braunwald E, et al. Effects of amrinone on myocardial energy metabolism and hemodynamics in patients with severe congestive heart failure due to coronary artery disease. *Circulation*. 1980;62:28.
182. Galie N, Ghofrani HA, Torbicki A, et al. Sildenafil citrate therapy for pulmonary arterial hypertension. *N Engl J Med*. 2005;353:2148.
183. Bailey JM, Levy JH, Kikura M, et al. Pharmacokinetics of milrinone during cardiac surgery. *Anesthesiology*. 1994;81:616.
184. Konstam MA, Cohen SR, Weiland DS, et al. Relative contribution of inotropic and vasodilator effects to amrinone-induced hemodynamic improvement in congestive heart failure. *Am J Cardiol*. 1986;57:242.
185. Firth BG, Ratner AV, Grassman ED, et al. Assessment of the inotropic and vasodilator effects of amrinone versus isoproterenol. *Am J Cardiol*. 1984;54:1331.
186. Baim DS, McDowell AV, Cherniles J, et al. Evaluation of a new bipyridine inotropic agent—milrinone—in patients with severe congestive heart failure. *N Engl J Med*. 1983;309:748.
187. Gonzalez M, Desager J-P, Jacquemart JL, et al. Efficacy of enoximone in the management of refractory low-output states following cardiac surgery. *J Cardiothorac Anesth*. 1988;2:409.
188. Hausen B, Heublen B, Vogelpohl J, et al. Comparison of enoximone and piroximone in patients after mitral valve surgery. *J Cardiovasc Pharmacol*. 1992;19:299–307.
189. Kikura M, Lee MK, Safon R, et al. Effect of milrinone on platelets in patients undergoing cardiac surgery. *Anesth Analg*. 1995;81:44.
190. Gilbert EM, Mealey P, Volkman K, et al. Combination therapy with enoximone and dobutamine is superior to nitroprusside and dobutamine in heart failure. *Circulation*. 1988;78:109.
191. Gage J, Rutman H, Lucido D, et al. Additive effects of dobutamine and amrinone on myocardial contractility and ventricular performance in patients with severe heart failure. *Circulation*. 1986; 74:367.
192. Prielipp RC, MacGregor DA, Butterworth JF, et al. Pharmacodynamics and pharmacokinetics of milrinone administration to increase oxygen delivery in critically ill patients. *Chest*. 1996;109:1291.
193. Nardi P, Pelligrino A, Scaferi A, et al. Long term outcome of CABG in patients with left ventricular dysfunction. *Ann Thorac Surg*. 2009;87:1401.
194. Kikura M, Levy JH, Bailey JM, et al. Effects of milrinone on ventricular function after emergence from cardiopulmonary bypass. *Anesth Analg*. 1997;85:16.
195. Kikura M, Levy JH, Bailey JM, et al. A bolus dose of 1.5 mg/kg amrinone effectively improves low cardiac output state following separation from cardiopulmonary bypass in cardiac surgical patients. *Acta Anaesthesiol Scand*. 1998;42:825.
196. Bondy R, Ramsay JG. Reversal of refractory right ventricular failure with amrinone. *J Cardiothorac Anesth*. 1991;5:255.
197. Edelson J, LeJemtel TH, Alousi AA, et al. Relationship between amrinone plasma concentration and cardiac index. *Clin Pharmacol Ther*. 1981;29:723.
198. Park GB, Kershner RP, Angelotti J, et al. Oral bioavailability and intravenous pharmacokinetics of amrinone in humans. *J Pharm Sci*. 1983;72:817.
199. Kikura M, Levy JH. New cardiac drugs. *Int Anesthesiol Clin*. 1995;33:21.
200. Rocci ML, Wilson H, Likoff M, et al. Amrinone pharmacokinetics after single and steady-state doses in patients with chronic cardiac failure. *Clin Pharmacol Ther*. 1983;33:260.
201. Bailey JM, Levy JH, Rogers G, et al. Pharmacokinetics of amrinone during cardiac surgery. *Anesthesiology*. 1991;75:961.
202. Ramsay JG, DeJesus JM, Wynands JE, et al. Amrinone before termination of cardiopulmonary bypass: hemodynamic variables and oxygen utilization in the postbypass period. *Can J Anaesth*. 1992;39:342.
203. Feneck RO. Effects of variable dose milrinone in patients with low cardiac output after cardiac surgery. *Am Heart J*. 1991;121(suppl 2):1995.
204. Naeije R, Carlier E, DeSmet JM, et al. Enoximone in low-output states following cardiac surgery. *J Crit Care*. 1989;4:112.
205. Kivikko M, Lehtonen L, Colucci WS, et al. Sustained hemodynamic effects of intravenous levosimendan. *Circulation*. 2003;107:81.
206. Follath F, Cleland JG, Just H, et al. Efficacy and safety of intravenous levosimendan compared with dobutamine in severe low-output heart failure (the LIDO study): a randomized double-blind trial. *Lancet*. 2002;360:196.
207. Moiseyev VS, Poder P, Anderjevs N, et al. Safety and efficacy of a novel calcium sensitizer, levosimendan, in patients with left ventricular failure due to an acute myocardial infarction: a randomized, placebo-controlled, double-blind study (RUSSLAN). *Eur Heart J*. 2002;23:1422.
208. Labriola C, Siro-Brigiani M, Carrata F, et al. Hemodynamic effects of levosimendan in patients with low-output heart failure after cardiac surgery. *Int J Clin Pharmacol Ther*. 2004;42:204.
209. Jacobs A, Leopold J, Bates E, et al. Cardiogenic shock caused by right ventricular infarction: a report from the SHOCK registry. *J Am Coll Cardiol*. 2003;41:1273.
210. Hayashida N, Ikonomidis JS, Weisel RD, et al. Adequate distribution of warm cardioplegic solution. *J Thorac Cardiovasc Surg*. 1995;110:800.
211. Boldt J, Kling D, Thiel A, et al. Revascularization of the right coronary artery: influence on thermodilution right ventricular ejection fraction. *J Cardiothorac Anesth*. 1988;2:140.
212. Schulman DS, Biondi JW, Zohgbi S, et al. Coronary flow and right ventricular performance during positive end-expiratory pressure. *Am Rev Respir Dis*. 1990;141:1531.
213. Matthay RA, Ellis JH, Steele PP. Methoxamine-induced increase in afterload: effect on left ventricular performance in chronic obstructive pulmonary disease. *Am Rev Respir Dis*. 1978;117:871.
214. Mikami T, Kudo T, Sakurai N, et al. Mechanisms for development of functional tricuspid regurgitation determined by pulsed Doppler and two-dimensional echocardiography. *Am J Cardiol*. 1984;53:160.
215. Heinonen J, Salmenpera M, Takkunen O. Increased pulmonary artery diastolic-pulmonary wedge pressure gradient after cardiopulmonary bypass. *Can Anaesth Soc J*. 1985;32:165.
216. Byrick RJ, Kay JC, Noble WH. Extravascular lung water accumulation in patients following coronary artery surgery. *Can Anaesth Soc J*. 1977;24:332.
217. Chernow B, Rainey TG, Lake CR. Endogenous and exogenous catecholamines in critical care medicine. *Crit Care Med*. 1982;10:407.
218. Colman RW. Platelet and neutrophil activation in cardiopulmonary bypass. *Ann Thorac Surg*. 1990;49:32.
219. Chenoweth DE, Cooper SW, Hugli TE, et al. Complement activation during cardiopulmonary bypass: evidence for generation of C3a and C5a anaphylatoxins. *N Engl J Med*. 1991;304:497.
220. Anjoyu-Lindskog E, Broman L, Broman M, Holmgren A. Effects of oxygen on central hemodynamics and VA/Q distribution after coronary bypass surgery. *Acta Anaesthesiol Scand*. 1983;27:378.
221. Salmenpera M, Heinonen J. Pulmonary vascular responses to moderate changes in $Pa{CO_2}$ after cardiopulmonary bypass. *Anesthesiology*. 1986;64:311.
222. Viitanen A, Salmenpera M, Hynynen M, Heinonen J. Pulmonary vascular resistance before and after cardiopulmonary bypass: the effect of $Pa{CO_2}$. *Chest*. 1989;95:773.
223. Viitanen A, Salmenpera M, Heinonen J. Right ventricular response to hypercarbia after cardiac surgery. *Anesthesiology*. 1990;73:393.
224. Lloyd EA, Gersh BJ, Kennelly BM. Hemodynamic spectrum of "dominant" right ventricular infarction in 19 patients. *Am J Cardiol*. 1981;48:1016.
225. Kay H, Afshari M, Barash P, et al. Measurement of ejection fraction by thermal dilution techniques. *J Surg Res*. 1983;34:337.
226. Spinale FG, Smith AC, Carabello BA, Crawford FA. Right ventricular function computed by thermodilution and ventriculography; a comparison of methods. *J Thorac Cardiovasc Surg*. 1990;99:141.
227. Dell'Italia LJ, Starling MR, Blumhardt R, et al. Comparative effects of volume loading, dobutamine, and nitroprusside in patients with predominant right ventricular infarction. *Circulation*. 1985;72:1327.
228. Berisha S, Kastrati A, Goda A, Popa Y. Optimal value of filling pressure in the right side of the heart in acute myocardial infarction. *Br Heart J*. 1990;63:98.
229. Brinker JA, Weiss JL, Lapp DL, et al. Leftward septal displacement during right ventricular loading in man. *Circulation*. 1980;61:626.
230. D'Ambra MN, LaRaia PJ, Philbin DM, et al. Prostaglandin E_1: a new therapy for refractory right heart failure and pulmonary hypertension after mitral valve replacement. *J Thorac Cardiovasc Surg*. 1985;89:567.
231. Ichinose F, Roberts JD, Zapol WM. Inhaled nitric oxide: a selective pulmonary vasodilator; current uses and therapeutic potential. *Circulation*. 2004;109:3106.
232. De Wet CJ, Affleck DG, Jacobsohn E, et al. Inhaled prostacyclin is safe, effective, and affordable in patients with pulmonary hypertension, right heart dysfunction, and refractory hypoxemia after cardiothoracic surgery. *J Thorac Cardiovasc Surg*. 2004;127:1058.
233. Girard C, Lehot JJ, Pannetier JC, et al. Inhaled nitric oxide after mitral valve replacement in patients with chronic pulmonary artery hypertension. *Anesthesiology*. 1992;77:880.
234. Ardehali A, Hughes K, Sadeghi A, et al. Inhaled nitric oxide for pulmonary hypertension after cardiac transplantation. *Transplantation*. 2001;72:638.
235. Argenziano M, Choudhri AF, Moazami N, et al. Randomized, double-blind trial of inhaled nitric oxide in LVAD recipients with pulmonary hypertension. *Ann Thorac Surg*. 1998;65:340.
236. Meade MO, Granton JT, Matte-Martyn A, et al. A randomized trial of inhaled nitric oxide to prevent ischemia-reperfusion injury after lung transplantation. *Am J Respir Crit Care Med*. 2003;167:1483.
237. Haraldsson A, Kieler-Jensen N, Ricksten SE. Inhaled prostacyclin for treatment of pulmonary hypertension after cardiac surgery or heart transplantation: a pharmacodynamic study. *J Cardiothorac Vasc Anesth*. 1996;10:864.
238. Webb SA, Scott S, van Heerden PV. The use of inhaled aerosolized prostacyclin (IAP) in the treatment of pulmonary hypertension secondary to pulmonary embolism. *Intensive Care Med*. 1996;22:353.
239. Heerden PV, Barden A, Michalopoulos N, et al. Dose-response to inhaled aerosolized prostacyclin for hypoxemia due to ARDS. *Chest*. 2000;117:819.
240. Domenighetti G, Stricker H, Waldispuehl B. Nebulized prostacyclin (PGI_2) in acute respiratory distress syndrome: impact of primary (pulmonary injury) and secondary (extrapulmonary injury) on gas exchange response. *Crit Care Med*. 2001;29:57.
241. Haraldsson A, Kieler-Jensen N, Ricksten SE. The additive pulmonary vasodilatory effects of inhaled prostacyclin and inhaled milrinone in postcardiac surgical patients with pulmonary hypertension. *Anesth Analg*. 2001;93:1439.
242. Drummond WH, Gregory GA, Heyman MA, Phibbs RA. The independent effects of hyperventilation, tolazoline, and dopamine on infants with persistent pulmonary hypertension. *J Pediatr*. 1981;98:603.
243. Mahdi M, Salem MR, Joseph NJ, et al. Influence of moderate hypocapnia on pulmonary vascular tone following mitral valve replacement. *Anesthesiology*. 1991;75:A166.
244. Miller DC, Moreno-Cabral RJ, Stinson EB, et al. Pulmonary artery balloon counterpulsation for acute right ventricular infarction. *J Thorac Cardiovasc Surg*. 1980;80:760.
245. Higgins TL, Yared JP, Paranandi L, et al. Risk factors for respiratory complications after cardiac surgery. *Anesthesiology*. 1991;75:A258.
246. Vuori A, Jalonen J, Laaksonen V. Continuous positive airway pressure during mechanical ventilation and spontaneous ventilation: effects on central hemodynamics and oxygen transport. *Acta Anaesthesiol Scand*. 1979;23:453.

247. Morgan BC, Abel FL, Mullins GL, Guntheroth WG. Flow patterns in cavae, pulmonary artery, pulmonary vein and aorta in intact dogs. *Am J Physiol*. 1966;210:903.
248. Harken HA, Brennan MF, Smith B, Barsamian EM. The hemodynamic response to positive end-expiratory pressure ventilation in hypovolemic patients. *Surgery*. 1974;76:786.
249. Wallis TW, Robotham JL, Compean R, Kindred MK. Mechanical heart-lung interaction with positive end-expiratory pressure. *J Appl Physiol*. 1983;54:1039.
250. Pinsky MR, Matuschak GM, Klain M. Determinants of cardiac augmentation by elevations in intrathoracic pressure. *J Appl Physiol*. 1985;58:1189.
251. Canada E, Benumof JL, Tousdale FR. Pulmonary vascular resistance correlates in intact normal and abnormal canine lungs. *Crit Care Med*. 1982;10:719.
252. Permutt S, Howell JBL, Proctor DF, Riley RL. Effect of lung inflation on static pressure-volume characteristics of pulmonary vessels. *J Appl Physiol*. 1961;16:64.
253. McGregor M. Pulsus paradoxus. *N Engl J Med*. 1979;301:480.
254. Grace MP, Greenbaum DM. Cardiac performance in response to PEEP in patients with cardiac dysfunction. *Crit Care Med*. 1982;10:358.
255. Mathru M, Rao TL, El-Etr AA, Pifarre R. Hemodynamic response to changes in ventilatory patterns in patients with normal and poor left ventricular reserve. *Crit Care Med*. 1982;10:423.
256. Schulman DS, Biondi JW, Matthay RA, et al. Effect of positive end-expiratory pressure on right ventricular performance-importance of baseline right ventricular function. *Am J Med*. 1988; 84:57.
257. Calvin JE, Driedger AA, Sibbald WJ. Positive end-expiratory pressure (PEEP) does not depress left ventricular function in patients with pulmonary edema. *Am Rev Respir Dis*. 1981;124:121.
258. Glick G, Wechsler AS, Epstein SE. Reflex cardiovascular depression produced by stimulation of pulmonary stretch receptors in the dog. *J Clin Invest*. 1979;48:467.
259. Dunham BM, Grindlinger GA, Utsunomiya T, et al. Role of prostaglandins in positive end-expiratory pressure-induced negative inotropism. *Am J Physiol*. 1981;241:783.
260. Pinsky MR, Marquez J, Martin D, Klain M. Ventricular assist by cardiac cycle–specific increases in intrathoracic pressure. *Chest*. 1987;91:709.
261. Garner W, Downs JB, Stock MC, Rasanen J. Airway pressure release ventilation (APRV): a human trial. *Chest*. 1988;94:779.
262. Cane RD, Shapiro BA. Ventilator discontinuance and weaning. *Anesthesiol Clin North America*. 1987;5:749.
263. Lemaire F, Teboul J-L, Cinotti L, et al. Acute left ventricular dysfunction during unsuccessful weaning from mechanical ventilation. *Anesthesiology*. 1988;69:171.
264. Permutt S. Circulatory effects of weaning from mechanical ventilation: the importance of transdiaphragmatic pressure. *Anesthesiology*. 1988;69:157.
265. Rasanen J, Nikki P, Heikkila J. Acute myocardial infarction complicated by respiratory failure: the effects of mechanical ventilation. *Chest*. 1984;85:21.
266. Hurford WE, Lynch KE, Strauss W, et al. Myocardial perfusion as assessed by thallium 201 scintigraphy during the discontinuation of mechanical ventilation in ventilator-dependent patients. *Anesthesiology*. 1991;74:1007.
267. Tahvanainen J, Salmenpera M, Nikki P. Extubation criteria after weaning from intermittent mandatory ventilation and continuous positive airway pressure. *Crit Care Med*. 1983;11:702.
268. Russo A, O'Connor W, Waxman H. Atypical presentations and echocardiographic findings in patients with cardiac tamponade occurring early and late after cardiac surgery. *Chest*. 1993;104:71.
269. Yilmaz AT, Arslan M, Demirklic U, et al. Late posterior cardiac tamponade after open heart surgery. *J Cardiovasc Surg (Torino)*. 1996;37:615.
270. Borkon AM, Schaff HV, Gardner TJ, et al. Diagnosis and management of postoperative pericardial effusions and late cardiac tamponade following open heart surgery. *Ann Thorac Surg*. 1981;31:512.
271. King TE, Stelzner TJ, Steven A, Sahn SA. Cardiac tamponade complicating the postpericardiotomy syndrome. *Chest*. 1983;83:500.
272. Chuttani K, Pandian NG, Mohanty PK, et al. Left ventricular diastolic collapse: an echocardiographic sign of regional cardiac tamponade. *Circulation*. 1991;83:1999.
273. Fowler NO. Physiology of cardiac tamponade and pulsus paradoxus: physiological, circulatory, and pharmacologic responses in cardiac tamponade. *Mod Concepts Cardiovasc Dis*. 1978;47:115.
274. Hynynen M, Salmenpera M, Harjula AL, et al. Atrial pressure and hormonal and renal responses to acute cardiac tamponade. *Ann Thorac Surg*. 1990;49:632.
275. Kochar GS, Jacobs LE, Kotler MN. Right atrial compression in postoperative cardiac patients: detection by transesophageal echocardiography. *J Am Coll Cardiol*. 1990;16:511.
276. Bommer WJ, Follette D, Pollock M, et al. Tamponade in patients undergoing cardiac surgery: a clinical-echocardiographic diagnosis. *Am Heart J*. 1995;130:1216.
277. Chuttani K, Tischler MD, Pandian NG, et al. Diagnosis of cardiac tamponade after cardiac surgery: relative value of clinical, echocardiographic, and hemodynamic signs. *Am Heart J*. 1994;127:913.
278. D'Cruz IA, Kensey K, Campbell C, et al. Two-dimensional echocardiography in cardiac tamponade occurring after cardiac surgery. *J Am Coll Cardiol*. 1985;5:1250.
279. Reichert CL, Visser CA, Koolen JJ, et al. Transesophageal echocardiography in hypotensive patients after cardiac operations: comparison with hemodynamic parameters. *J Thorac Cardiovasc Surg*. 1992;104:321.
280. Settle HP, Adolph RJ, Fowler NO, et al. Echocardiographic study of cardiac tamponade. *Circulation*. 1977;56:951.
281. Singh SM, Wann LS, Schuchard GH, et al. Right ventricular and right atrial collapse in patients with cardiac tamponade-a combined echocardiographic and hemodynamic study. *Circulation*. 1984;70:966.
282. Russo AM, O'Connor WH, Waxman HL. Atypical presentations and echocardiographic findings in patients with cardiac tamponade occurring early and late after cardiac surgery. *Chest*. 1993;104:71.
283. Mattila I, Takkunen O, Mattila P, et al. Cardiac tamponade and different modes of artificial ventilation. *Acta Anaesthesiol Scand*. 1984;23:236.
284. Ziemer G, Karck M, Muller H, Luhmer I. Staged chest closure in pediatric cardiac surgery preventing typical and atypical cardiac tamponade. *Eur J Cardiothorac Surg*. 1992;6:91.
285. Addonizio LJ, Gersony WM, Robbins RC, et al. Elevated pulmonary vascular resistance and cardiac transplantation. *Circulation*. 1987;76(suppl V):52.
286. Valantine HA, Schroeder JS. Cardiac transplantation. *Intensive Care Med*. 1989;15:283.
287. O'Connell JB, Renlund DG, Bristow MR. Murine monoclonal CD3 antibody (OKT3) in cardiac transplantation: three-year experience. *Transplant Proc*. 1989;21(suppl 2):31.
288. Lovich MA, Pezone MJ, Wakim MG, et al. Inhaled nitric oxide augments left ventricular assist device capacity by ameliorating secondary right ventricular failure. *ASAIO J*. 2015;61:379–385.
289. Antoniou T, Koletsis EN, Prokakis C, et al. Hemodynamic effects of combination therapy with inhaled nitric oxide and iloprost in patients with pulmonary hypertension and right ventricular dysfunction after high-risk cardiac surgery. *J Cardiothorac Vasc Anesth*. 2013;27(3):459.
290. Khan TA, Schnickel G, Ross D, et al. A prospective, randomized, crossover pilot study of inhaled nitric oxide versus inhaled prostacyclin in heart transplant and lung transplant recipients. *J Thorac Cardiovasc Surg*. 2009;138(6):1417.
291. George I, Xydas S, Topkara VK, et al. Clinical indication for use and outcomes after inhaled nitric oxide therapy. *Ann Thorac Surg*. 2006;82(6):2161–2169.
292. Rea RS, Ansani NT, Seybert AL. Role of inhaled nitric oxide in adult heart or lung transplant recipients. *Ann Pharmacother*. 2005;39(5):913–2005.
293. Youdle J, Penn S, Maunz O, Simon A. Hybrid ECMO for a patient in respiratory failure developing cardiac insufficiency. *Perfusion*. 2016;31:258–261.
294. Lindskov C, Jensen RH, Sprogoe P, et al. Extracorporeal membrane oxygenation in adult patients with severe acute respiratory failure. *Acta Anaesthesiol Scand*. 2013;57(3):303.
295. Combes A, Bacchetta M, Brodie D, et al. Extracorporeal membrane oxygenation for respiratory failure in adults. *Curr Opin Crit Care*. 2012;18(1):99.
296. Bastin AJ, Firmin R. Extracorporeal membrane oxygenation for severe acute respiratory failure in adults: NICE guidance. *Heart*. 2011;97(20):1701.
297. Esper SA, Levy JH, Waters JH, Welsby IJ. Extracorporeal membrane oxygenation in the adult. *Anesth Analg*. 2014;118(4):731.
298. Santise G, Panarello G, Ruperto C, et al. Extracorporeal membrane oxygenation for graft failure after heart transplantation: a multidisciplinary approach to maximize weaning rate. *Int J Artif Organs*. 2014;37(9):706.
299. Brugts JJ, Caliskan K. Short-term mechanical circulatory support by veno-arterial extracorporeal membrane oxygenation in the management of cardiogenic shock and end-stage heart failure. *Expert Rev Cardiovasc Ther*. 2014;12(2):145.
300. Cheng A, Swartz MF, Massey HT. Impella to unload the left ventricle during peripheral extracorporeal membrane oxygenation. *ASAIO J*. 2013;59(5):533.
301. Fearon WF, Kodali S, Doshi D, et al. Outcomes after transfemoral transcatheter aortic valve replacement: a comparison of the randomized PARTNER (Placement of AoRTic TraNscathetER Valves) trial with the NRCA (Nonrandomized Continued Access) registry. *JACC Cardiovasc Interv*. 2014;7:1245–1251.
302. Smith CR, Leon MB, Mack MJ, et al. Transcatheter versus surgical aortic-valve replacement in high-risk patients. *N Engl J Med*. 2011;364:2187–2198.
303. Reidy C, Sophocles A, Ramakrishna H, et al. Challenges after the first decade of transcatheter aortic valve replacement: focus on vascular complications, stroke, and paravalvular leak. *J Cardiothorac Vasc Anesth*. 2013;27:184–189.
304. Kappetein AP, Head SJ, Genereux P, et al. Updated standardized endpoint definitions for transcatheter aortic valve implantation: the Valve Academic Research Consortium-2 consensus document. *J Thorac Cardiovasc Surg*. 2013;145:6–23.
305. Leon MB, Piazza N, Nikolsky E, et al. Standardized endpoint definitions for transcatheter aortic valve implantation clinical trials: a consensus report from the Valve Academic Research Consortium. *Eur Heart J*. 2011;32:205–217.
306. Genereux P, Webb JG, Svensson LG, et al. Vascular complications after transcatheter aortic valve replacement: insights from the PARTNER (Placement of AoRTic TraNscathetER Valve) trial. *J Am Coll Cardiol*. 2012;60:1043–1052.
307. Humphries KH, Toggweiler S, Rodes-Cabau J, et al. Sex differences in mortality after transcatheter aortic valve replacement for severe aortic stenosis. *J Am Coll Cardiol*. 2012;60:882–886.
308. Tommaso CL, Bolman RM 3rd, Feldman T, et al. Multisociety (AATS, ACCF, SCAI, and STS) expert consensus statement: operator and institutional requirements for transcatheter valve repair and replacement, part 1: transcatheter aortic valve replacement. *J Thorac Cardiovasc Surg*. 2012;143:1254–1263.
309. Binder RK, Wood D, Webb JG, Cheung A. First-in-human valve-in-valve implantation of a 20 mm balloon expandable transcatheter heart valve. *Catheter Cardiovasc Interv*. 2013;82:E929–E931.
310. Webb JG, Binder RK. Transcatheter aortic valve implantation: the evolution of prostheses, delivery systems and approaches. *Arch Cardiovasc Dis*. 2012;105:153–159.
311. Willson AB, Rodes-Cabau J, Wood DA, et al. Transcatheter aortic valve replacement with the St. Jude Medical Portico valve: first-in-human experience. *J Am Coll Cardiol*. 2012;60:581–586.
312. Bourantas CV, Farooq V, Onuma Y, et al. Transcatheter aortic valve implantation: new developments and upcoming clinical trials. *EuroIntervention*. 2012;8:617–627.
313. Amat-Santos IJ, Rodes-Cabau J, Urena M, et al. Incidence, predictive factors, and prognostic value of new-onset atrial fibrillation following transcatheter aortic valve implantation. *J Am Coll Cardiol*. 2012;59:178–188.
314. Kahlert P, Knipp SC, Schlamann M, et al. Silent and apparent cerebral ischemia after percutaneous transfemoral aortic valve implantation: a diffusion-weighted magnetic resonance imaging study. *Circulation*. 2010;121:870–878.
315. Rodes-Cabau J, Dumont E, Boone RH, et al. Cerebral embolism following transcatheter aortic valve implantation: comparison of transfemoral and transapical approaches. *J Am Coll Cardiol*. 2011;57:18–28.
316. Gilard M, Eltchaninoff H, Iung B, et al. Registry of transcatheter aortic-valve implantation in high-risk patients. *N Engl J Med*. 2012;366:1705–1715.
317. Genereux P, Head SJ, Van Mieghem NM, et al. Clinical outcomes after transcatheter aortic valve replacement using valve academic research consortium definitions: a weighted meta-analysis of 3,519 patients from 16 studies. *J Am Coll Cardiol*. 2012;59:2317–2326.
318. Miller DC, Blackstone EH, Mack MJ, et al. Transcatheter (TAVR) versus surgical (AVR) aortic valve replacement: occurrence, hazard, risk factors, and consequences of neurologic events in the PARTNER trial. *J Thorac Cardiovasc Surg*. 2012;143:832.e13–843.e13.
319. Tay EL, Gurvitch R, Wijesinghe N, et al. A high-risk period for cerebrovascular events exists after transcatheter aortic valve implantation. *JACC Cardiovasc Interv*. 2011;4:1290–1297.
320. Kodali SK, Williams MR, Smith CR, et al. Two-year outcomes after transcatheter or surgical aortic-valve replacement. *N Engl J Med*. 2012;366:1686–1695.
321. Tamburino C, Capodanno D, Ramondo A, et al. Incidence and predictors of early and late mortality after transcatheter aortic valve implantation in 663 patients with severe aortic stenosis. *Circulation*. 2011;123:299–308.
322. Abdel-Wahab M, Zahn R, Horack M, et al. Aortic regurgitation after transcatheter aortic valve implantation: incidence and early outcome: results from the German transcatheter aortic valve interventions registry. *Heart*. 2011;97:899–906.
323. Gotzmann M, Pljakic A, Bojara W, et al. Transcatheter aortic valve implantation in patients with severe symptomatic aortic valve stenosis-predictors of mortality and poor treatment response. *Am Heart J*. 2011;162:238–245 e1.
324. Patel PA, Fassl J, Thompson A, Augoustides JG. Transcatheter aortic valve replacement—part 3: the central role of perioperative transesophageal echocardiography. *J Cardiothorac Vasc Anesth*. 2012;26:698–710.
325. Webb JG, Wood DA. Current status of transcatheter aortic valve replacement. *J Am Coll Cardiol*. 2012;60:483–492.
326. Bloomfield GS, Gillam LD, Hahn RT, et al. A practical guide to multimodality imaging of transcatheter aortic valve replacement. *JACC Cardiovasc Imaging*. 2012;5:441–455.
327. Ghadimi K, Patel PA, Gutsche JT, et al. Perioperative conduction disturbances after transcatheter aortic valve replacement. *J Cardiothorac Vasc Anesth*. 2013;27:1414–1420.
328. Bates MG, Matthews IG, Fazal IA, Turley AJ. Postoperative permanent pacemaker implantation in patients undergoing trans-catheter aortic valve implantation: what is the incidence and are there any predicting factors? *Interact Cardiovasc Thorac Surg*. 2011;12:243–253.
329. Matthews IG, Fazal IA, Bates MG, Turley AJ. In patients undergoing aortic valve replacement, what factors predict the requirement for permanent pacemaker implantation? *Interact Cardiovasc Thorac Surg*. 2011;12:475–479.
330. Saxena A, Shi WY, Bappayya S, et al. Postoperative atrial fibrillation after isolated aortic valve replacement: a cause for concern? *Ann Thorac Surg*. 2013;95:133–140.
331. Fassl J, Augoustides JG. Transcatheter aortic valve implantation—part 1: development and status of the procedure. *J Cardiothorac Vasc Anesth*. 2010;24:498–505.
332. Fassl J, Augoustides JG. Transcatheter aortic valve implantation—part 2: anesthesia management. *J Cardiothorac Vasc Anesth*. 2010;24:691–699.
333. Binder RK, Webb JG, Toggweiler S, et al. Impact of post-implant SAPIEN XT geometry and position on conduction disturbances, hemodynamic performance, and paravalvular regurgitation. *JACC Cardiovasc Interv*. 2013;6:462–468.
334. Christoffels VM, Moorman AF. Development of the cardiac conduction system: why are some regions of the heart more arrhythmogenic than others? *Circ Arrhythm Electrophysiol*. 2009;2:195–207.
335. Piazza N, Nuis RJ, Tzikas A, et al. Persistent conduction abnormalities and requirements for pacemaking six months after transcatheter aortic valve implantation. *EuroIntervention*. 2010;6:475–484.
336. Roten L, Wenaweser P, Delacretaz E, et al. Incidence and predictors of atrioventricular conduction impairment after transcatheter aortic valve implantation. *Am J Cardiol*. 2010;106:1473–1480.
337. Van Mieghem NM, Head SJ, de Jong W, et al. Persistent annual permanent pacemaker implantation rate after surgical aortic valve replacement in patients with severe aortic stenosis. *Ann Thorac Surg*. 2012;94:1143–1149.
338. Bagur R, Rodes-Cabau J, Gurvitch R, et al. Need for permanent pacemaker as a complication of

transcatheter aortic valve implantation and surgical aortic valve replacement in elderly patients with severe aortic stenosis and similar baseline electrocardiographic findings. *JACC Cardiovasc Interv*. 2012;5:540–551.

339. Nuis RJ, Van Mieghem NM, Schultz CJ, et al. Timing and potential mechanisms of new conduction abnormalities during the implantation of the Medtronic CoreValve System in patients with aortic stenosis. *Eur Heart J*. 2011;32:2067–2074.
340. Baan J Jr, Yong ZY, Koch KT, et al. Factors associated with cardiac conduction disorders and permanent pacemaker implantation after percutaneous aortic valve implantation with the CoreValve prosthesis. *Am Heart J*. 2010;159:497–503.
341. Godin M, Eltchaninoff H, Furuta A, et al. Frequency of conduction disturbances after transcatheter implantation of an Edwards SAPIEN aortic valve prosthesis. *Am J Cardiol*. 2010;106:707–712.
342. Jilaihawi H, Chin D, Vasa-Nicotera M, et al. Predictors for permanent pacemaker requirement after transcatheter aortic valve implantation with the CoreValve bioprosthesis. *Am Heart J*. 2009;157: 860–866.
343. Calvi V, Conti S, Pruiti GP, et al. Incidence rate and predictors of permanent pacemaker implantation after transcatheter aortic valve implantation with self-expanding CoreValve prosthesis. *J Interv Card Electrophysiol*. 2012;34:189–195.
344. Koos R, Mahnken AH, Aktug O, et al. Electrocardiographic and imaging predictors for permanent pacemaker requirement after transcatheter aortic valve implantation. *J Heart Valve Dis*. 2011;20: 83–90.
345. Munoz-Garcia AJ, Hernandez-Garcia JM, Jimenez-Navarro MF, et al. Changes in atrioventricular conduction and predictors of pacemaker need after percutaneous implantation of the CoreValve(R). Aortic valve prosthesis. *Rev Esp Cardiol*. 2010;63:1444–1451.
346. Munoz-Garcia AJ, Hernandez-Garcia JM, Jimenez-Navarro MF, et al. Factors predicting and having an impact on the need for a permanent pacemaker after CoreValve prosthesis implantation using the new Accutrak delivery catheter system. *JACC Cardiovasc Interv*. 2012;5:533–539.
347. Schroeter T, Linke A, Haensig M, et al. Predictors of permanent pacemaker implantation after Medtronic CoreValve bioprosthesis implantation. *Europace*. 2012;14:1759–1763.
348. Halim SA, Kiefer TL, Hughes GC, et al. Transcatheter aortic valve replacement: an update. *Curr Cardiol Rep*. 2013;15:367.
349. Vernick WJ, Szeto WY, Li RH, et al. The utility of atrioventricular pacing via pulmonary artery catheter during transcatheter aortic valve replacement. *J Cardiothorac Vasc Anesth*. 2015;29:417–420.
350. Reeves ST, Finley AC, Skubas NJ, et al. Basic perioperative transesophageal echocardiography examination: a consensus statement of the American Society of Echocardiography and the Society of Cardiovascular Anesthesiologists. *J Am Soc Echocardiogr*. 2013;26:443–456.
351. Reeves ST, Finley AC, Skubas NJ, et al. Special article: basic perioperative transesophageal echocardiography examination: a consensus statement of the American Society of Echocardiography and the Society of Cardiovascular Anesthesiologists. *Anesth Analg*. 2013;117:543–558.
352. Shanewise JS, Cheung AT, Aronson S, et al. ASE/SCA guidelines for performing a comprehensive intraoperative multiplane transesophageal echocardiography examination: recommendations of the American Society of Echocardiography Council for Intraoperative Echocardiography and the Society of Cardiovascular Anesthesiologists Task Force for Certification in Perioperative Transesophageal Echocardiography. *Anesth Analg*. 1999;89:870–884.
353. Shanewise JS, Cheung AT, Aronson S, et al. ASE/SCA guidelines for performing a comprehensive intraoperative multiplane transesophageal echocardiography examination: recommendations of the American Society of Echocardiography Council for Intraoperative Echocardiography and the Society of Cardiovascular Anesthesiologists Task Force for Certification in Perioperative Transesophageal Echocardiography. *J Am Soc Echocardiogr*. 1999;12:884–900.
354. Fagley RE, Haney MF, Beraud AS, et al. Critical care basic ultrasound learning goals for American anesthesiology critical care trainees: recommendations from an expert group. *Anesth Analg*. 2015;120: 1041–1053.
355. Cioccari L, Baur HR, Berger D, et al. Hemodynamic assessment of critically ill patients using a miniaturized transesophageal echocardiography probe. *Crit Care*. 2013;17:R121.
356. Maltais S, Costello WT, Billings FT 4th, et al. Episodic monoplane transesophageal echocardiography impacts postoperative management of the cardiac surgery patient. *J Cardiothorac Vasc Anesth*. 2013;27:665–669.
357. Wagner CE, Bick JS, Webster BH, et al. Use of a miniaturized transesophageal echocardiographic probe in the intensive care unit for diagnosis and treatment of a hemodynamically unstable patient after aortic valve replacement. *J Cardiothorac Vasc Anesth*. 2012;26:95–97.
358. Mauermann WJ, Rehfeldt KH, Park SJ. Transesophageal echocardiography in a patient in hemodynamic compromise after Jarvik 2000 implantation: the suckdown effect. *Anesth Analg*. 2008;107:791–792.
359. Vincent JL, Rhodes A, Perel A, et al. Clinical review: update on hemodynamic monitoring: a consensus of 16. *Crit Care*. 2011;15:229.
360. Sidebotham D, Allen SJ, McGeorge A, et al. Venovenous extracorporeal membrane oxygenation in adults: practical aspects of circuits, cannulae, and procedures. *J Cardiothorac Vasc Anesth*. 2012;26:893–909.
361. Sidebotham D, McGeorge A, McGuinness S, et al. Extracorporeal membrane oxygenation for treating severe cardiac and respiratory disease in adults: part 1—overview of extracorporeal membrane oxygenation. *J Cardiothorac Vasc Anesth*. 2009;23:886–892.
362. Sidebotham D, McGeorge A, McGuinness S, et al. Extracorporeal membrane oxygenation for treating severe cardiac and respiratory failure in adults: part 2-technical considerations. *J Cardiothorac Vasc Anesth*. 2010;24:164–172.
363. Javidfar J, Brodie D, Wang D, et al. Use of bicaval dual-lumen catheter for adult venovenous extracorporeal membrane oxygenation. *Ann Thorac Surg*. 2011;91:1763–1768, discussion 9.
364. Fiser SM, Tribble CG, Kaza AK, et al. When to discontinue extracorporeal membrane oxygenation for postcardiotomy support. *Ann Thorac Surg*. 2001;71:210–214.
365. Cavarocchi NC, Pitcher HT, Yang Q, et al. Weaning of extracorporeal membrane oxygenation using continuous hemodynamic transesophageal echocardiography. *J Thorac Cardiovasc Surg*. 2013;146:1474–1479.

39 术后呼吸管理

THOMAS L. HIGGINS, MD, MBA | DANIEL T. ENGELMAN, MD

要 点

1. 体外循环后肺部并发症相对常见，高达 12% 的患者会发生不同程度的急性肺损伤，其中 1% 需要气管切开进行长期机械通气。
2. 呼吸功能不全的危险因素包括：高龄，合并糖尿病或肾衰竭，吸烟，合并慢性阻塞性肺疾病，合并外周血管性疾病，心脏手术史，急诊，情况不稳定等。
3. 术前即有慢性阻塞性肺疾病的患者术后肺部并发症、房颤和死亡的发生率均增高。
4. 手术室内增加术后肺部并发症的事件包括二次手术、输血、体外循环时间延长和低心输出量状态（特别是需要机械支持的低心输出量状态）。
5. 经食管彩色多普勒超声是术后床边实时监测的重要工具，具有额外评价患者能否脱离呼吸机的功能。
6. 医院获得性感染是术后感染的重要原因。降低机械通气性肺炎的措施包括：尽早拔除胃管和气管导管，正规的抗感染治疗方案，洗手，半坐位，使用一次性加温加湿器，以及定期清理呼吸回路中的冷凝水。
7. 急性肺损伤的高危患者和正在发展为急性呼吸窘迫综合征的患者应采用保护性肺通气策略，包括控制气道峰压低于 35cmH$_2$O、潮气量低于 6ml/kg（相对于标准体重）。
8. 允许性高碳酸血症可用于肺保护性通气的患者，但肺动脉高压的患者实施此策略需要谨慎评估，因为高碳酸血症会加重肺血管收缩、进一步降低右心功能和心输出量。
9. 影响脱离机械通气、拔除气管导管的因素包括谵妄、血流动力学不平稳、呼吸肌功能障碍、伴有液体超负荷的肾衰竭以及脓毒血症。
10. 许多呼吸模式可以帮助患者短期内脱离呼吸机。长期机械通气的患者需要有个性化的通气方案，包括压力支持通气，同步间歇指令通气或 T 形管试验等。无创呼吸机有助于从有创机械通气过渡到完全自主呼吸。
11. 尽管有很多指标评价呼吸肌肌力和耐力，但最好的参数是呼吸频率/潮气量比值。
12. 长期使用神经肌肉阻滞药与肌肉持续性收缩无力有关，原因可能为药物代谢产物的蓄积、严重的多发性神经病变或神经性萎缩。
13. 无法脱离呼吸机的患者可能存在持续性低心输出量状态并伴有多器官功能衰竭。超声心动检查有助于确定患者的基础情况和脱机试验中的心室充盈、收缩性和心输出量。长期呼吸机支持的患者脱机最好要到专业单位，而非急性心血管监护室。

心脏手术患者经受麻醉、胸骨劈开、手术操作和体外循环等生理应激刺激，即使患者术前的肺功能正常，这些刺激可以引起短暂肺功能损伤，尤其是对术前就有肺部疾病的患者，肺损伤更为严重。心脏手术后患者肺功能改变的重要因素包括使用全麻和肌肉松弛药后所引起的功能残气量减少[1]，正中胸骨劈开、胸腔操作、肺不张以及肺水增多造成的瞬时肺活量降低[2]。急性功能残气量减少是由于通气和灌注不匹配造成的动脉低氧血症，并降低了肺通气量增加的依从性。这种额外的呼吸做功，可使自主呼吸的患者氧耗增加达 20% 以上[3]，同时也增加心脏氧耗，减少心肌氧储备。术后呼吸肌力及各项呼吸指标的恢复可能需要长达 8 周以上[4]。

因此许多心脏病患者术后出现呼吸功能不全。心脏术后 12% 的患者并发急性肺损伤（acute lung injury，ALI），其中部分患者最后进展为急性呼吸窘迫综合征（acute respiratory distress syndrome，ARDS）[5]。近 6% 的心血管手术患者术后机械通气时间超过 72 小时，约有 1% 患者需要气管切开以促进恢复和脱离长期机械通气机械的支持[6]。

呼吸功能不全的危险因素

在直接因素（肺不张，胸腔积液，肺炎）和间接因素（心力衰竭导致的液体过载；体外循环、休克状态、感染后炎症介质的释放；呼吸泵功能的改变，如膈神经损伤）作用下肺显得特别脆弱。患者术后状态部分取决于术前的肺功能储备以及手术操作带来的应激程度。因此，一位因限制性肺疾病导致潮气量减少的患者做一个小手术和一位术前呼吸功能正常患者，需在长时间麻醉和体外循环下行冠状动脉搭桥加瓣膜置换的患者相比，前者术后肺部并发症可能要少。术后肺功能障碍主要是由呼吸肌无力导致，预防性的吸气肌训练能提高呼吸肌功能，改善肺功能测试结果，增强气体交换并降低延迟拔管的发生率[7]。

根据术前状态评估风险

许多模型可以用来根据患者术前危险因素评估心脏手术患者死亡风险[8-12]。独立（预测）变量及其权重从模型到模型各不相同。虽然模型之间评估死亡率的和患病率或住院时间不同[9]，但共性大于差异。在美国被广泛应用的是“胸外科医师协会全国成人心脏外科数据库”，这个模型对评估死亡率和术后延迟性机械通气均有用[10,11]。欧洲常用的是“欧洲心脏手术危险因素评估”(European System for Cardiac Operative Risk Evaluation,EuroSCORE)[12]。各模型中常用的危险因素包括年龄、性别、体表面积、是否合并糖尿病或者肾衰竭、慢性肺部疾病、外周血管疾病、脑血管疾病、心脏手术病史、急诊、情况不稳定等[9-11]。合并慢性阻塞性肺部疾病(chronic obstructive pulmonary disease,COPD)被认为是术后呼吸系统并发症和死亡的主要危险因素,多个模型均将它列出。然而,合并轻中度COPD患者的住院死亡率并不很高,少数严重的COPD患者,特别是那些年龄超过75岁和接受类固醇药物治疗的患者风险很高[13]。术前存在COPD的患者,术后会有较高的肺部并发症(12%)、房颤(27%)和死亡率(7%)。肥胖,即BMI大于正常人者,并不增加术后呼吸衰竭和死亡风险[14,15]。相反,即使术前的血肌酐水平轻度升高(大于1.5mg/dl)也是术后发病率和死亡率的独立危险因素[9,16]。

至少有4项研究用多元回归分析阐述了术后呼吸衰竭的影响因素(表39.1)。各研究选取不同的研究终点,分析术前、术中、术后影响因素。Spivack及其同事[17]连续分析了513名行冠状动脉搭桥术的患者,发现左心室射血分数降低、术前存在充血性心力衰竭、心绞痛、目前吸烟、糖尿病是术后机械通气超过48小时的危险因素。在该研究中,患者术前肺部疾病、肺功能、血气分析结果均不是术后肺部并发症的独立有用预测因素。Branca及其同事[18]研究发现胸科医师协会模型预测的死亡率与术后机械通气时间>72小时相关性最好,此外瓣膜疾病、高龄、血管收缩药或正性肌力药的使用、肾衰竭、急诊手术、手术类型、术前机械通气、冠状动脉搭桥手术病史、女性、近一个月心肌梗死病史、卒中史等均与术后长时间机械通气相关。Rady及其同事[19]综合分析术前、术中各危险因素发现,除了常见的术前危险因素,术中输血超过10个单位、体外循环时间超过2小时也是导致术后早期拔管失败的重要因素。Canver和Chandra[20]观察术中、术后各项指标与术后长期机械通气的关系,发现体外循环时间长、脓毒血症、心内膜炎、胃肠道出血、肾衰竭、肋间切口感染、新发卒中、需二次手术止血的患者术后长期机械通气的概率大。这些模型,无论是关注整体预后还是呼吸系统并发症,均不能对患者的具体医治提出有效改进,但确实能引起医生对高危患者的警觉。

表39.1 评估术后呼吸系统预后的因素

	Spivack等,1996年	Branca等,2001年	Rady等,1999年	Canver和Chandra,2003年
评估终点	机械通气时间>48h	机械通气时间>72h	拔管后再插管	机械通气时间>72h
危险因素	左心室射血分数降低 术前已存在心衰状态 心绞痛 吸烟 糖尿病	STS模型预测的死亡率 瓣膜疾病 高龄女性 血管活性药物的使用 肾衰竭 急诊手术 手术类型 术前机械通气 冠状动脉搭桥手术病史 女性 近1个月心肌梗死病史 卒中史	年龄>65岁 住院状态 血管疾病 COPD或哮喘 肺动脉高压 左心室射血分数降低 心源性休克 Hct<34% BUN>24mg/dl 血浆白蛋白≤4mg/dl DO_2≤320ml/(L^2·min) 1次以上的冠状动脉搭桥术史 胸主动脉手术 输血≥10U 体外循环时间≥120min	体外循环时间 脓毒血症和心内膜炎 胃肠道出血 肾衰竭 肋间切口感染 新发脑血管意外 需再次手术止血

BUN,血尿素氮;COPD,慢性阻塞性肺疾病;Hct,血细胞比容;STS,胸外科医师学会。

手术室事件

评估插管困难对计划拔管时机具有重要意义,对插管困难的患者只要人员和设备到位,就足以应对可能的二次困难插管。阿片类药物和长效的神经肌肉接头阻滞药可能影响拔管时间,但不论药物作用时间如何,麻醉医生应掌握用药技巧,不让药物蓄积影响拔管时间。再手术患者是长期机械通气的高危人群[19-21],部分原因是再手术患者体外循环时间延长、输注血制品增多、再出血风险高。经反复印证,体外循环时长是术后长期机械通气的危险因素[19-21],且体外循环时长与炎症因子水平也密切相关[22]。然而,炎症因子之一——C反应蛋白水平与患者机械通气时间并不相关[23]。呼吸系统并发症与基因多态性密切相关[24],风险预测可能需要对患者各指标进行综合性深入分析。有趣的是,他汀类药物可以剂量依赖性降低冠状动脉搭桥术后患者的不良反应[25,26]。随机双盲实验中,阿托伐他汀和辛伐他汀均可以减轻体外循环术后患者炎症反应[27,28]。

关胸时可能会因肺过度扩张、肺水肿而出现心血管崩溃。这种现象生理上来说很像心脏压塞,类似的解决方法就是延迟关胸(24~48小时后)。延迟关胸会影响气管插管拔管时间,也会增加呼吸机相关性感染和肋骨骨髓炎的发生风险。

置入经主动脉球囊反搏(intraaortic balloon pump,IABP)患者的预后取决于患者最初使用IABP的原因。不需要其他机械支持的患者死亡率和呼吸机依赖最低。手术可明显改善不稳定心绞痛患者症状，因此这类患者撤除 IABP 和呼吸机的时间不需要延迟。其他患者的拔管时间均需推迟至撤除 IABP 后，因为他们或多或少存在心功能不全、液体超负荷和相关器官损伤等。患者放置 IABP 是因为存在术前心源性休克、或为了撤除体外循环以及术后低心输出量状态的死亡率高，并且术后需要长时间机械通气。

现主张体外循环中利用呼气末正压（positive end-expiratory pressure，PEEP）来预防术后肺不张。但该方法不宜用于阻塞性肺部疾病患者，因为可能会影响术中操作。体外循环后肺复张手法对拔管时间的影响效果不一致，大部分研究结果提示它对降低术后长期机械通气的发生率无明显作用。只要循环血容量足够，肺复张手法对患者（即使是病态肥胖患者）就没有坏处[29]。目前尚无足够证据证实液体管理策略或 CPB 前使用非甾体消炎药对术后拔管时间或呼吸衰竭有实质性的影响。

近年来经导管主动脉置换（transcatheter aortic valve replacement，TAVR）已成为治疗严重主动脉狭窄的一种方法[30]，经皮或经导管的二尖瓣置换方法也已被实施[31]。这些治疗方法最初是用于有合并症年纪大患者，认为对他们实施传统的开放瓣膜置换具有较大或中等的手术风险，然而这些技术很快成为能够替代传统的开放手术的颠覆性手段，让越来越多的学科团队获得信心。随机试验正在观察中等风险患者是否也从这项技术中获益。TAVR 也被当作二次生物瓣膜置换手术的另一种选择。这所谓的"瓣中瓣"技术就是经导管将瓣膜放置在之前放置的、现已退化的生物瓣内。TAVR 可选择多途径进入，包括经股动脉、经胸（通过左胸小切口）和经主动脉瓣（通过右胸小切口）等。在美国许多 TAVR 是全麻下在手术室或杂交手术室内进行，但在加拿大与欧洲，越来越多的经股动脉的 TAVR 是在类似做血管成形术的镇静状态下，在导管室内完成。1 项纳入 1 542 例患者、7 项观察性研究的系统性综述结果提示，不论采用全麻或局麻，患者短期内预后相同[32]。

TAVR 术后急剧的血流动力学变化一般患者可耐受，但仍可能发生失代偿性休克，特别是当瓣膜梗阻解除、左心室内压迅速增加时。这种情况下可以使用正性肌力药（β 受体激动剂）缓解，此外还建议扩容、使用 α 受体激动剂等。拟行 TAVR 患者紧急转为开胸的瓣膜手术的发生概率并未很好地研究（一般在 1%～3%[33]），但紧急开胸后并发症多，特别对于病情严重不适合传统开胸的患者而言。TAVR 患者在 ICU 内可能会发生大卒中、心血管并发症、血流动力学改变包括新发房颤等[34]；由于这些并发症在体外循环或非体外循环下瓣膜置换的手术患者也会遇到，因此放到后面讨论。

随机研究尚缺乏对需气管插管的 TAVR 手术患者的最佳管理方案，但从实施快通道冠脉搭桥手术患者的管理经验来看，即使是高危患者也可以早期拔管和下床活动[35]。TAVR 是一个真正需要多科室协同努力的团队，需要心脏外科、麻醉科、血管外科、超声科、重症监护室、护理部之间紧密合作且相互学习[35]。

术后事件

以往体外循环的患者至少保留气管导管一夜，等待患者情况稳定及大剂量阿片类药物代谢完全。21 世纪 90 年代兴起的快通道麻醉改变了这种做法，从部分选择性患者最后推广至全部患者[36,37]。如果患者在"手术室内"没有拔管[38]，在 ICU 中短暂机械通气期间，要保持温暖，允许唤醒，注意观察出血量和不稳定的血流动力学。对低危患者，在 ICU 中短暂逗留（8 小时）即可获得与 ICU 中过夜相同的预后，大大降低了费用[39]。在患者入 ICU 后，手术室团队向 ICU 交代清楚术前的危险因素、困难插管事件、手术室事件等。框 39.1 总结了常规的拔除气管导管指标。气管导管套囊放气后回路仍不漏气常提示患者存在喉水肿。静脉注射甲泼尼龙可降低患者拔管后喘鸣的发生[40]。择期心脏手术后，患者预防性使用经鼻持续正压通气（CPAP = 10mmHg）至少 6 小时，可以减少低氧血症、肺炎和再插管的发生率[41]。

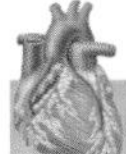

框 39.1 术后早期拔除气管导管的要求

- 神经系统：患者清醒，肌松药代谢完全（抬头实验≥5s）；听从指令，能自主咳痰、保护气道
- 心脏：无机械支撑稳定；心脏指数>2.2L/（m^2·min）；MAP≥70mmHg；无严重心律失常
- 呼吸：胸片和血气结果满意（pH≥7.35）；分泌物少；CPAP 下感觉舒适，或 T 管自主呼吸时呼吸频率≤20 次/min；最大吸气压≥25cmH_2O；或者，自主呼吸实验成功，即浅快呼吸指数<100，氧合指数>200
- 肾：利尿效果好，尿量>0.8ml/（kg·h），手术或体外循环后无明显液体超负荷或全身炎症反应综合征
- 血液：胸腔引流少
- 体温：完全复温，无寒战

CPAP，持续正压通气；MAP，平均动脉压。

拔管前须快速评估患者神经系统功能，以排除是否有新的脑血管事件、过度镇静或残存神经肌肉阻滞剂的存在。呼吸做功最高可消耗 20% 的心输出量，因此要避免在血流动力学不稳的情况下拔除气管导管。虽然可以成功拔除在 IABP 支持下患者的气管导管，但撤掉球囊及鞘管后要求患者要平躺，这会影响患者排痰、加重肺不张。因此带 IABP 的患者一般要暂时机械通气支持，直到患者可以坐起。

肺炎、脓毒血症、难辨梭菌结肠炎等医院获得性感染是术后并发症和花费增多的重要原因[42]。医院获得性肺炎，特别是呼吸机相关性肺炎（ventilator-acquired pneumonia，VAP）可发生于任何长期机械通气的患者。根据疾病预防与控制中心标准评估，研究数据表明心脏手术患者医院获得性肺炎的发生率为 3%～8%。但根据临床医生经验（寻找出现新的浸润、呼吸急促、低氧血症等情况的原因），医院获得性肺炎发生率没有那么高[43]。人们利用保护性毛刷和定量培养技术诊断 VAP，发现 ICU 患者每机械通气 1 天，VAP 发生率增加 1%。有效降低 VAP 发生率的策略包括早期拔除鼻胃管和气管导管、正规的抗炎方案、洗手、置患者于半坐位[44]、定期中断镇静[45]、避免不必要的再插管、足够的营养支持、避免胃过度扩张、采用经口气管插管而不是经鼻气管插管、定期清理回路中冷凝水[46]、保持气管导管套囊内适当的压力[47]等。但有些措施不能降低呼吸机相关肺炎的发生率，如定期更换呼吸管路、使用一次性吸引管、常规更换抽吸导管、每日更换“人工鼻”、胸部物理治疗[48]等。文献报道连续声门下分泌物吸引和使用涂银的气管导管可降低 VAP 的发生率[49-51]。一份综述结果提示冠状动脉搭桥术后患者使用刺激性肺活量测定仪并不能降低肺部并发症[52]。

急性肺损伤和急性呼吸窘迫综合征的诊断

ARDS 可能继发于输血或体外循环，或它更常见于手术后的患者，与心源性休克、脓毒血症、多器官功能障碍等有关。ARDS 的组成部分包括内皮细胞与Ⅰ型肺泡上皮细胞坏死造成的弥漫型肺泡损伤、内皮细胞屏障破坏继发血管通透性增加导致的非心源性肺水肿。ARDS 的渗出期一般在炎症最初 3 天，与中性粒细胞激活和聚集有关。ARDS 的临床表现是氧疗无效的严重低氧血症，且氧合指数（动脉氧分压/吸入氧浓度，PaO_2/FiO_2，P/F）低于 200mmHg。ARDS 诊断一般需排除左心衰。心脏术后的患者可能发生左心衰，易影响 ARDS 的诊断。ARDS 患者肺顺应性下降（$<80ml/cmH_2O$），胸片提示双肺浸润[53]。Murray 及其同事[54]根据患者胸片浸润范围、氧合指数、PEEP 压力、肺静态顺应性对患者进行评分，0~2.5 分提示 ALI，>2.5 分即诊断为 ARDS。

炎症开始后的 3~7 天中性粒细胞释放趋化因子促使炎性细胞积聚，进入 ARDS 的增生期。这一阶段启动修复程序，开始修复并清理残存物，但无序的修复会导致肺纤维化、顺应性降低、气体交换效率下降。文献证实精心的液体和呼吸机管理可影响增生期病程[55,56]。心脏术后常规的呼吸机支持方案是大潮气量（一般 10ml/kg），以期重启不张的肺泡。问题是已经受损的肺不再均匀，高的气道压可能进一步损伤健康的肺泡。机械通气对肺造成的直接机械损伤包括过度扩张（容积伤）、压力过高（气压伤）、肺泡开、合造成的剪切伤。生物性损伤可能由炎性介质释放和抗菌屏障受损引起[57]。因此，目前我们对确诊或怀疑肺损伤的患者实施机械通气时均限制气道压。最大的“安全”膨胀压力尚不知，但研究证据倾向于对有 ALI 风险的患者限制气道峰压$<35cmH_2O$、潮气量<6ml/kg（按理想体重计算）[58]。ARDS 网站曾做过一次随机对照，发现与 12ml/kg 潮气量组相比，潮气量为 6ml/kg 的患者 28 天生存率明显提高（按理想体重计算）[59]。

有研究发现对没有 ALI 的危重患者实施小潮气量通气，可以稳定血浆 IL-6 水平、延缓肺损伤的发展进程[60]，但该研究结果是否适用于心脏手术患者尚未可知。一份 meta 分析提示，截至目前尚无证据证实或驳斥容量控制通气与压力控制通气孰优孰劣[61]。有研究发现严格的容量管理可提高氧合、缩短机械通气时间[55]。

治疗 ALI 和 ARDS 的其他方案

允许性高碳酸血症[62]是保护性通气方案的一种，即在小潮气量下不能维持 CO_2 压力（PCO_2）在正常值范围内。需仔细监测患者酸碱平衡，尤其对于有肺血管反应的患者。俯卧位通气有助于改善氧合[63]。每天短暂改变体位、使患者处于俯卧位并不能改变 ARDS 患者预后，尽管有一项研究证实它可降低极危重患者死亡率[64]。小潮气量、大 PEEP 压力可促进肺泡复张、改善氧合[65]。更极端地，ALI 患者可行高频通气，其本质是用低于无效腔的小潮气量以高频、高 PEEP 压力模式通气。当传统方案治疗失败，可以考虑采用其他治疗措施包括体外去除 CO_2[66]、体外膜氧合[67]、吸入 NO[68,69]、吸入前列腺素[70]等。吸入 NO 对心脏移植术后肺动脉高压、右心室功能障碍的患者有益[71]。尽管以上方案对某些极端病例可能有效，但缺乏前瞻性对照研究证实。糖皮质激素治疗 ARDS 已有一段历史[72]，尽管不能排除它可能在降低死亡率和缩短住院日方面有效，但综述并未能证实其益处[73]。

健康心脏手术患者一般不需要高 PEEP[74]。除非液体容量足够通过维持透壁压稳定前负荷，否则高 PEEP 压力可导致心输出量降低[75]。PEEP 的治疗效果在右室功能不全患者中尤为显著，特别是合并有右冠状动脉供血不足者[76]。PEEP 通过延缓 ARDS 进展[77]、减少体外循环/心脏术后纵隔出血而起保护作用[78]。大多临床医生对机械通气患者常规设置 $5cmH_2O$ PEEP，但对 ALI 或即将发展为 ARDS 的患者，可能需要更高的 PEEP 压力（$8\sim15cmH_2O$）以维持氧合，心脏术后患者 PEEP 的使用需要权衡其对循环系统和呼吸系统的影响。

肺复张

在实验室和临床模型中，肺保护策略的一项重要内容是肺复张。同体外循环后在开胸状态下肺复张处理相似，为复张萎陷的肺，术后也需采取肺复张管理策略，其目的是使肺充气压力维持在高于气道闭合压力水平，避免复发性肺不张和肺过度膨胀[79]。ARDSnet 显示肺复张的短效影响变化很大，需进一步研究证实肺复张策略在 ALI、ARDS 治疗中的意义[80]。许多情况下，肺复张可以迅速改善由肺不张造成的低氧血症。行肺复张操作时需要谨慎小心，因为气道压升高会影响到静脉回流和心输出量，特别是对于血容量欠缺的患者。

无创通气（noninvasive ventilation，NVI）常用于拔管后患者，可以防止再插管，特别适用于慢性 CO_2 蓄积及有心脏合并症的高危患者[81]。NVI 也用于拔管后呼吸衰竭的治疗，与标准氧疗相比，NVI 治疗的心源性肺水肿恢复更快[82]。一份针对 100 名行冠状动脉搭桥术或瓣膜置换患者的随机研究发现，拔管后实施无创双水平正压通气 30 分钟可有效改善氧合[83]。然而，西班牙一份研究发现心脏手术后运用 NVI 者最终一半需要再插管，且住院期间死亡率更高[84]。拔管 24 小时内呼吸衰竭者即使运用 NVI 也无济于事。

允许性高碳酸血症

通常管理是维持患者动脉血 CO_2 在 35~45mmHg。长期有 CO_2 潴留的患者，其血 CO_2 水平会高于 $PaCO_2$ 的上限，维持酸碱平衡主要是因为 CO_2 急性偏离正常会导致酸血症或碱血症，肾脏无法通过重吸收或分泌碳酸氢盐及时代偿。事实上，正常的肾可以在 12~36 小时内代偿因 CO_2 变化引起的

pH 改变[85]。

如果维持正常通气量会造成气道压过高，那么可以允许 PCO_2 高于 60mmHg，只要血流动力学稳定，pH 也可维持高于 7.3。研究者推测高碳酸血症甚至具有保护作用，而低碳酸血症可导致器官损伤[86]。但允许性高碳酸血症要谨慎用于肺动脉高压患者，因为酸血症会加剧肺血管收缩，恶化右心功能、降低心输出量[87]。

心肺相互作用

心肺相互作用与机械通气相关的理解是心胸交互作用。即使潮气量未变，肺容量和胸膜腔内压改变也可直接导致血流动力学变化[88]。肺血管阻力与机械性时心肺相互作用在机械通气时患者血流动力学改变中起重要的作用。由于肺充气改变了肺血管阻力和右心室室壁张力压，有病变的心脏对胸膜腔内压变化的耐受是有限的。高肺容量也可机械限制心脏体积。对气道梗阻的患者，内源性 PEEP 会加剧低氧血症、降低心输出量[89]。内源性 PEEP 可以通过呼吸波形监测或通过呼吸机呼气口关闭时呼气末的压力监测来检测到。内源性 PEEP 可以通过使用支气管扩张剂或延长呼气时间、确保完全解决气体呼出。

肺动脉高压

肺动脉高压由血管收缩、内皮细胞增生或平滑肌细胞增生引起。另外，血管结缔组织病、动脉慢性血栓梗阻、肺疾病如 COPD、先天性心脏病、左心衰等均与肺动脉高压有关。这类患者往往给麻醉和术后监护带来挑战，特别是 CPB 后，补体和白细胞激活和炎症介质释放[90]。肺动脉高压的有效治疗措施包括吸入 NO、前列腺素 E_1、内皮素-1 拮抗剂波生坦、磷酸二酯酶选择性抑制剂如西地那非和米力农等[91-93]。选择 61 例伴有肺动脉高压的高危成年心脏手术患者，研究分析发现预防性治疗（体外循环前给予米力农、吸入前列腺素）可降低体外循环后肺动脉压力及 ICU 中使用血管活性药物的概率[94]。

体外膜氧合支持

体外膜氧合（extracorporeal membrane oxygenation，ECMO）可以为心肺功能无法满足机体需要的患者提供短暂支持。ECMO 既可以用于治疗严重 ARDS[95]、肺动脉高压危象，也可以为等待肺移植的患者提供桥接支持[96]。ECMO 分为两种，分别是静脉-动脉型和静脉-静脉型。两种类型 ECMO 均可提供氧合支持，但只有静脉-动脉型（VA ECMO）可以提供心泵支持。静脉-静脉型 ECMO（VV ECMO）的适应证主要是缺氧性呼吸衰竭，即用于通过优化潮气量、PEEP、吸呼比等呼吸参数氧合指数仍 <100mmHg 患者。VV ECMO 也适用于高碳酸血症型呼吸衰竭（动脉血 pH<7.2）。但对于机械呼吸支持超过 7 天的呼吸衰竭患者 ECMO 作用很差[97]。

VV ECMO 时，血液从患者静脉端引流出，体外氧合，再将血引流回右心房。VV ECMO 提供氧合，但患者需依赖自己循环功能。VV ECMO 的静脉插管，一般选取右侧股静脉（血液输出身体）和右侧颈内静脉（血液输回身体）。股静脉插管尖端需放置到下腔静脉与右房之间，颈内静脉插管尖端需放置到右心房，另外颈内静脉可置入引流速度可达 4~5L/min 的粗的双腔导管[98]。这些插管型号不一，其中 31Fr 最大，最适合成年男性。ECMO 期间须降低通气量以避免气压伤和氧中毒。一般调整吸入氧浓度低于 0.4，通气平台压 $<25cmH_2O$[99]。一项研究证实使用高流量 ECMO 时运用保护性通气策略及在 ECMO 支持的前 3 天运用高 PEEP 压力可以提高生存率[100]。

胸片、肺顺应性、动脉氧饱和度等的改善往往提示患者可逐渐脱离 ECMO。VV ECMO 的撤除方法是将氧合器内与血流反向的气体全部断开，观察并评估自主氧合。这种情况下，患者血液仍流经过体外，但并未在体外进行任何气体交换。观察患者数小时，期间呼吸机参数调整回正常，以保证正常氧合。撤除 VA ECMO 极为复杂，就不在此讨论，但其体外流量减少时需小心谨慎（见第 33 章）。

ECMO 的并发症包括出血（约 30%~40%，因为 ECMO 患者常规抗凝）、血栓栓塞、血管条件变差、肝素诱导的血小板减少等。未来 ECMO 发展的方向可能包括单纯为排除 CO_2 设计的皮下小流量 ECMO。

常规支持要点

长期呼吸机支持的患者容易有静脉血栓形成、中心静脉相关性血源性感染、术区感染、VAP、应激性溃疡、营养缺乏、谵妄、胃肠道出血等并发症。这类患者的标准治疗措施常包括：使用抗组胺药和质子泵抑制剂以预防胃肠道出血（除长期接受胃肠道营养的患者）；对血流动力学稳定的患者抬高床头>30°[44]；每天停止镇静一段时间[101]；使用抽吸吸痰管；控制血糖[102]；预防中心静脉血栓等。框 39.2 总结了减少这些并发症的措施。每日检查这些措施的实施会增加工作量，可以利用每日目标表格[103]或信息化技术（图 39.1）[104]。

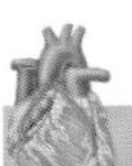

框 39.2 减少 ICU 相关并发症的具体方法

- 早期拔除鼻胃管，使用经口（非经鼻）气管插管
- 正规的控制感染方案（洗手，反馈给员工）
- 床头抬高>30°或更高（如果血流动力学状态允许）
- 利用抽吸导管技术，避免反复打开回路引起的污染
- 定期清理回路中冷凝水
- 保持气管导管套囊内压力足够
- 避免不必要的再插管
- 控制血糖
- 早期营养支持，特别是肠内营养支持
- 预防应激性溃疡
- 预防深静脉血栓
- 日常镇静唤醒
- 若预计呼吸机支持时间>14 天，早期行气管切开
- 使用无创通气（CPAP 或 BiPAP）避免再插管
- 若患者有误吸风险，在经口喂食前须评估患者吞咽功能

BiPAP，双水平气道正压通气；CPAP，持续气道正压通气。

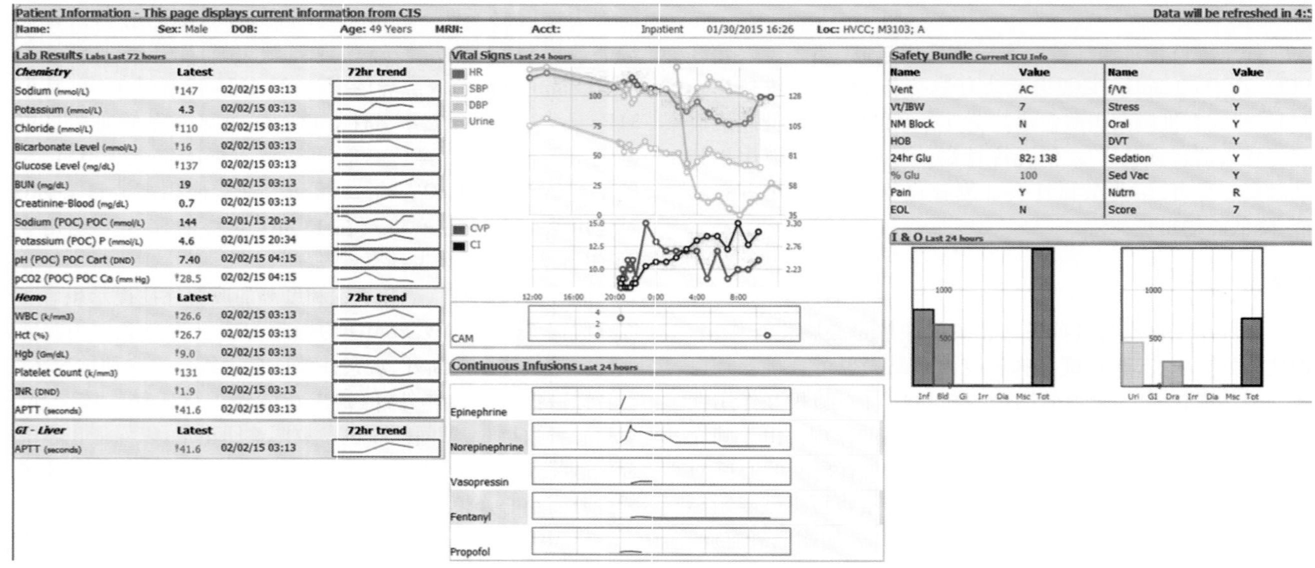

图 39.1 可以从各种来源电子健康记录中了解监视器的趋势。除了显示患者的个人信息,还会显示当前检验数值和趋势、血流动力学参数和输注相关参数,体液平衡,以及符合 ICU 的安全要素[104]

阻碍脱机和拔管的因素

阻碍脱机的因素包括谵妄、神经系统障碍、血流动力学不稳定、伴有容量过负荷的肾衰竭、脓毒血症等。图 39.2 给出了脱机的评估路径。危重患者早期活动(如床边训练等正规的康复计划[105])有助于减轻肌肉萎缩。

神经系统并发症

谵妄是心脏术后常见并发症,据估计心脏术后谵妄的平均发生率近 30%,而在机械通气者中谵妄的发生率高达 83%[106,107]。治疗 ALI 患者使用的糖皮质激素会增加谵妄的发生风险[108]。一般到术后第 6 天谵妄可自行消失或通过药物干预治愈。以重症患者为主要研究对象的大样本研究发现,与咪达唑仑相比,右美托咪定可降低谵妄的发生率[109]。冠状动脉搭桥术后使用右美托咪定也是安全有效的[110]。谵妄须与酒精或苯二氮䓬撤退综合征相区别。尽管氯胺酮可能会使患者产生"分离麻醉"状态,但是其抗炎作用可能会降低体外循环患者术后谵妄发生率[111]。术后躁动的主要处理方法包括安慰、恢复患者定向力、使用阿片或对乙酰氨基酚镇痛。研究发现对乙酰氨基酚联合曲马多的使用可为心脏手术患者提供有效术后镇痛[112]。静脉给予对乙酰氨基酚治疗肾绞痛比吗啡效果好[113]。苯二氮䓬类药物会加重患者躁动伴定向力障碍,因此需谨慎用于定向力正常的躁动患者或预防酒精/苯二氮䓬类药物撤退综合征患者。解除病因后患者仍躁动伴定向力障碍,可以给予氟哌啶醇治疗[114]。其他新型药物如利培酮、奥氮平、喹硫平等也有效,但它们在 ICU 的使用经验有限。尽管有文献支持使用药物预防谵妄,但一份纳入 13 份随机临床研究的系统性综述结果提示,使用药物预防心脏手术患者术后谵妄的证据仍不充分[115]。

膈神经麻痹可见于任何心脏术后,但常见于二次手术的患者,是因为术中难以分离纤维性心包组织内的膈神经。永久性双侧膈肌麻痹很少见(<0.1%体外循环术后患者),但超过 4%的患者会出现短暂膈神经障碍。难以脱离呼吸机的患者都应高度怀疑膈神经麻痹,可以通过观察患者吸气时是否有膈肌反常运动,对比患者仰卧位与坐位潮气量和肺活量变化。如果患者仰卧位与坐位潮气量变化超过 10%~15%则需进行膈肌 X 线透视检查("嗅"测试)。但此项检查仍会遗漏双侧膈肌麻痹患者,因为此类患者在吸鼻试验时双侧膈肌活动是对称的。短暂膈神经麻痹可继发于膈神经冻伤[116]。再次手术时术者在分离肋间动脉或翻动心脏时可能会损伤或者切断膈神经,但发生概率小。

呼吸衰竭和全身炎症反应综合征(systemic infl amatory response syndrome,SIRS)常发展为危重病多发性神经病变,第一个迹象是难以脱机[117]。失用性肌萎缩[118]和非甾体消炎药的使用[119]可能加重肌力障碍。术前有严重 COPD 需依赖膈肌呼吸的患者,术后很容易出现膈肌麻痹,难以脱机。膈肌麻痹的完全康复需要 4 个月到 2 年。患者平躺无呼吸困难说明膈肌麻痹已部分恢复[120]。增加膈肌力量的方法包括肌肉锻炼[7]、稳定血钙和血磷酸盐水平,使用氨茶碱也有效果[121]。

心脏并发症

体外循环后几乎所有患者都可能发生急性心功能障碍,一般 CPB 术后 4 小时(平均 2~6 小时)患者心功能最差。持续低心输出量综合征增加患者心源性死亡风险,也增加诸如肾衰竭、呼吸衰竭、胃肠道出血、神经系统后遗症等并发症的发生率。局部血流分布差异导致即使患者总体心脏指标良好,也不能保证各器官血供足够。肠道缺血或通透性增加导致肠道菌群异位、内毒素及其他血管活性物质释放入血,可引发全身炎症和器官损伤,从而加重多器官衰竭[122]。

尽管肺胺碘酮毒性仅有亚临床证据,但长期应用胺碘酮的患者术后更易发生呼吸衰竭,气管插管时间与 ICU 滞留时间也更长[123]。服用胺碘酮患者很少会发展为危及生命的肺部并发症,如 ARDS。这类患者肺组织病理学检查表现为间

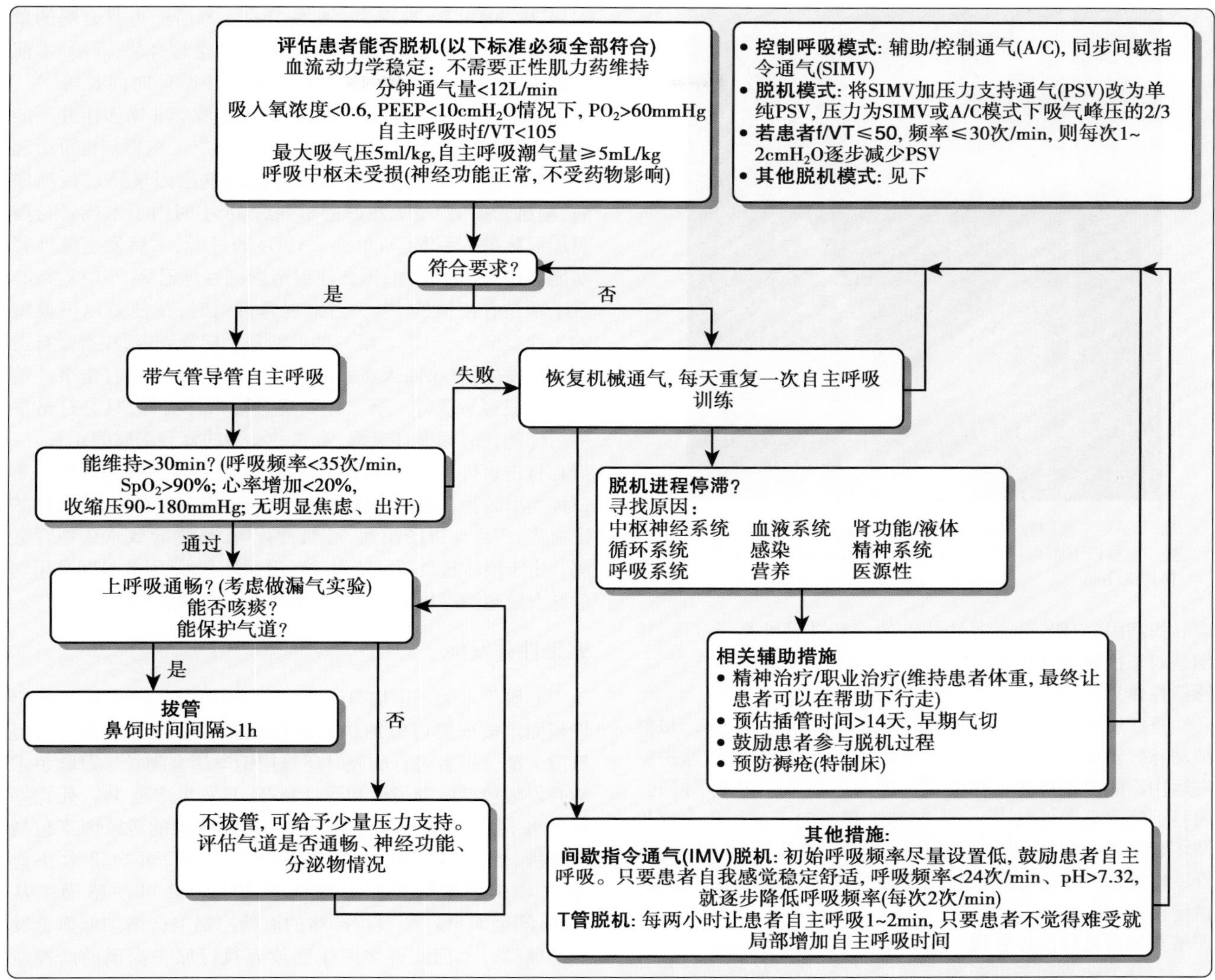

图 39.2 图示心胸外科重症监护室机械通气患者管理流程。所有患者均需定期评估能否脱离呼吸机或拔除气管导管。未达到脱机标准者继续机械通气。可以采用压力支持通气(PSV)模式帮助脱机;如果不行,可采用间歇指令通气(IMV)或 T 管试验过渡。如果脱机进程停滞,则需全面评估患者各器官系统功能,帮助寻找脱机失败原因。f/VT,呼吸频率与潮气量比值

质纤维化,中间有扩大的含气区域(呈“蜂窝状”)和Ⅱ型肺泡上皮细胞肥大[124]。

COPD 患者由机械通气转为自主呼吸可能会发生急性左心衰[125]。保持液体平衡、强化利尿剂或采用超滤等方法有利于撤机。虽然患者术前和术后体重的比较可能有意义,但是术后分解代谢增加(特别是合并脓毒血症时)造成体重减轻可能会影响判断。患者可以不脱机,一直等到脱水后使体重低于术前几千克。

与缺血性心脏病患者相比,心脏瓣膜疾病患者呼吸系统负担重、肺血管阻力高,但手术可改善这些情况[126]。因此瓣膜疾病患者术后呼吸做功下降、呼吸功能改善明显,但行冠状动脉搭桥术患者改善不明显。

超声在 ICU 中的运用

经食管超声(transesophageal echocardiography,TEE)、经胸超声(transthoracic echocardiography,TTE)、三维超声[127]在术前、术中及术后 ICU 中运用广泛,主要用于评价心室功能和瓣膜疾病[128,129]。高质量的 TEE 和 TTE 图片是诊断危重患者的重要工具,也在心肺功能不全相关性的呼吸系统疾病中发挥着重要的诊断和治疗作用[130]。

胸腔积液

出血或渗出液导致的胸腔积液会压缩肺实质和引起肺不张损害气体交换。胸腔积液未及时发现可能导致术后感染。TTE 可用来评价胸腔积液量、标记最佳穿刺引流位置(指导医生穿刺时避开肺组织)(图 39.3)。同样,TEE 也可用于评估胸腔积液量[131]。患者仰卧位时液体积聚到肺的后段和背段。在四腔心界面逆时针旋转 TEE 探头获取降主动脉短轴切面,左侧胸腔可见“crescent-shape linked to a tiger' s claw”现象。观察右侧胸腔积液则需于四腔心界面顺时针旋转探头,可见与探头邻近区域的无回声新月形图像。

治疗胸腔积液可行胸腔穿刺或放置胸引管。释放胸腔积液可以明显改善机械通气和 PEEP 难治性 ARDS 患者的氧合功能[132]。

卵圆孔开放

对机械通气调整通气设置后低氧血症仍加重者,需考虑卵圆孔开放伴随其他原因,如肺栓塞。对于脱机困难,或者出现单纯肺部疾病不能解释的低氧血症时[133],可以考虑用超

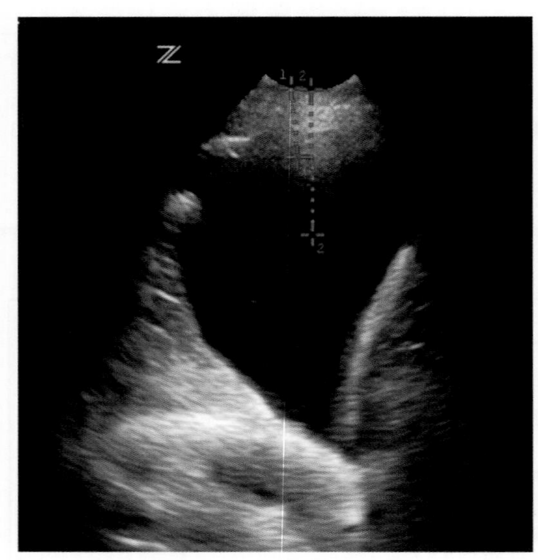

图 39.3 左侧胸腔积液:患者取坐位,探头垂直放置于左侧胸壁。测量以下距离:胸壁至胸腔积液,1.7cm;胸壁至胸腔积液中央,3.7cm

声寻找病因。TEE 对心源性休克的诊断准确性高于 TTE,特别是对于机械通气患者[134]。

感染性休克

重症患者的治疗常需要全面评估血流动力学状态。虽然肺动脉置管在手术室内尚有一定应用价值,但是它在监护室内运用不能改善患者生存率[135],因而近年来使用率下降,且内科下降率高于外科[136]。人们越来越倾向于使用超声评价循坏衰竭患者病情、鉴别诊断休克病因。初步证据表明经食管微血流动力学心脏超声可用于连续评价血流动力学变化、指导治疗[137]。

评估前负荷进行液体管理

容量欠缺不利于患者预后,但避免不必要的容量超负荷同样重要。和混合静脉血氧饱和度[139]、每搏变异率(stroke volume variation,SVV)[140]、脉搏压力变化(pulse pressure variation,PPV)[141]一样,床边超声也可以用于指导目标导向液体治疗[138]。食管超声监测下被动抬腿或观察脉搏压力随呼吸的变化情况可反映容量情况[142]。但无论是 PPV 还是 SVV,均不能有效评估心律不齐如房颤患者的容量状况,而心脏病患者术后房颤等心律不齐很常见。Vieillard-Baron 和 Charon[143] 指出 TEE 测量上腔静脉塌陷指数[上腔静脉塌陷指数=(上腔静脉呼气最大直径-吸气最小直径)/呼气最大直径]>36%可准确区别对液体治疗有反应和没有反应的患者。

心包积液

经典的贝克三联征(颈静脉怒张、心音遥远和低血压)仅见于 40%的心脏压塞患者,且出现的时候病情已经很重。对液体治疗和正性肌力药物支持无效的持续低血压患者,心脏超声是有效诊断心包积液的手段。超声下心脏压塞表现包括右房收缩功能障碍、左心室舒张功能障碍、自主呼吸患者二尖瓣反流率超过 25%。在 CT 指导下行心包穿刺可有效预防气胸等并发症[144]。

肾衰竭与容量过负荷

1%~4%的心脏手术患者术后会发生少尿或无尿或肾衰竭,其中 30%以上表现为血肌酐升高。术后严重肾衰竭的单因素预测因子包括体外循环后低心输出量综合征、高龄、术前心脏衰竭、术后需循环支持、输血和体外循环时间长等[145]。发生了急性肾损伤的住院患者应用多巴胺和非诺多泮并不能降低需肾脏替代治疗率或 30 天死亡率[146]。造影剂也可引起肾功能损伤。术后急性肾功能损伤的危险因素还包括糖尿病、脑血管疾病[147]。注射造影剂后 24 小时内手术或者行瓣膜加冠脉搭桥手术(非单纯 CABG)的患者,术后发生急性肾功能损伤的概率增加;因此注射造影剂后延迟 24 小时后行心脏手术是有依据的[148]。当出现肾衰竭时,往往是以下典型的 3 种类型之一[149]。第一种类型是短期肾衰竭,在遭受打击事件后发生,且第四天血肌酐升高达峰值,无后续打击事件情况下一般逐渐缓解。第二种类型与第一种类似,只是打击事件后伴随长时间循环衰竭,第二种类型的肾衰竭时间稍长,一般在打击事件后 2~3 周开始恢复,伴随心输出量的改善。第三种类型的肾衰竭往往是伴有二次打击而使病情复杂化,如脓毒血症、广泛性胃肠出血、心肌梗死等,最终导致永久性肾衰竭。由于液体超负荷可能引发呼吸循环衰竭,因此早期采用动静脉血液超滤等相关脱水技术将有利于患者脱离呼吸机[150]。

感染性并发症

心脏手术的正中切口一般需要自正中劈开胸骨,虽然钢性板固定被证实可以加快心脏病患者术后胸骨愈合[151],但目前大部分患者闭合胸腔时还是用钢丝缝合胸骨。冠脉手术的并发症包括纵隔炎症和胸骨裂开,其发生率近 1%、死亡率近 13%,且需要长期呼吸机支持。切口感染的危险因素包括糖尿病、低心输出量、双侧乳内动脉搭桥、再次手术止血等[152]。围手术期控制血糖低于 200mg/dl 可使感染率从 2.4%降至 1.5%[153]。但严格的血糖控制也会增加低血糖发生的风险[154],因此许多医生已放弃执行原先提倡的严控血糖(保持血糖水平<110mg/dl)标准。纵隔炎症可以表现为不明原因的发热、胸骨不稳定,有时也可以直接表现为脱机困难。在治疗上,除了选择敏感抗生素外,切口清创引流也是非常必要的。微生物菌株与不良预后相关联。纵隔炎症的其他治疗方法还包括利用胸大肌或网膜瓣闭合或延期闭合胸骨。

肺炎、气管支气管炎、中心静脉置管感染、尿路感染等也常见于机械通气的患者。持续侧方旋转治疗有利于减少肺炎的发病率,但是该治疗方法对减少死亡率、缩短机械通气时间并无影响[155]。患者呼吸机相关性肺炎[156]的诊断很难确诊,因为痰标本很容易被上呼吸道微生物污染。用有特殊的头端保护的吸痰管进行微型支气管肺泡灌洗,可以提高痰培养敏感性和准确性。术前抗生素一般有抗葡萄球菌青霉素、头孢菌素,医院获得性肺炎的致病菌一般有假单胞菌、克雷伯菌、沙门杆菌、不动杆菌、耐甲氧西林的葡萄球菌(MASA)。治疗二重感染往往容易引发第三种难以杀灭的致病菌感染,如念珠菌、隐球菌及其他真菌等。

胃肠道并发症

心脏手术患者中 1% ~ 3% 会并发需治疗的胃肠道疾病[157]。术后肠梗阻会影响膈肌活动、增加呼吸做功。心脏手术患者常并发上消化道出血,其中重症患者特别是多器官功能衰竭者还易并发胰腺炎、肠系膜缺血、肠穿孔、消化道其他部位出血等。肠系膜缺血可由低灌注或大血管操作时粥样斑块栓子脱落引起。肠缺血是菌血症的潜在病因之一，特别是对有人工瓣膜的患者危害大。可使用抑酸药、抗组胺药、胃黏膜保护药等降低胃肠道出血风险。肠内营养支持也有保护胃黏膜的作用[158]。

患有肠系膜缺血时可出现腹泻，除此之外，腹泻也常见于使用抗生素特别是高级头孢类药物导致的难辨梭状芽孢杆菌过度生长所致。与抗组胺药或硫糖铝相比，使用质子泵抑制剂患者难辨梭状芽孢杆菌感染率更高[159]。长期机械通气患者难辨梭状芽孢杆菌腹泻发生率高，相应住院时间和住院费用也更高[160]。快速排查难辨梭状芽孢杆菌可能会遗漏一些菌株，相反，大便培养虽然没那么快，但是结果却更可靠。难辨梭状芽孢杆菌性结肠炎的治疗常采用口服或静脉使用甲硝唑或肠道给予万古霉素（注意不是静脉给药）。中毒性巨结肠需急诊手术治疗。长期机械通气患者常合并营养不良，因此，除非有明显禁忌如胃肠道急性出血，高危患者均应尽早恢复胃肠营养。

营养支持与脱机

尝试营养支持时大剂量给予碳水化合物可能会加速呼吸衰竭。因此营养支持的目标应为早期支持、合理搭配脂肪与碳水化合物、维持呼吸商<1，而不是等到已经营养不良再去补充。每周检测转铁蛋白和前白蛋白水平有利于营养状况管理，更复杂的分析如代谢平衡监测、氮平衡管理，可能也有助于寻找治疗效果差的原因。

足够的营养支持对患者能否成功脱机十分重要。术前白蛋白水平低于 2.5g/dl 患者会增加再次手术止血、术后肾衰竭、机械通气时间延长、ICU 滞留和住院时间延长等风险[14]。营养足够的患者脱机成功率高达 93%，而营养欠缺的患者只有 50% 可以成功脱机[161]。实施肠外营养的患者血转铁蛋白和白蛋白水平升高往往提示患者最终可以成功脱机[162]。肠内营养和肠外营养方式在能量供给效果、感染性并发症和死亡率等方面并无差异，只是肠内营养患者低血糖、呕吐的发生率更高[163]。

呼吸机支持模式

手术室外呼吸机正压通气回路是开放的，没有重复吸入，可选择流量触发或压力触发，容量限制或压力限制。所有的现代呼吸机都有多种通气支持模式，既可强制呼吸又有患者触发呼吸。正压通气最常用的模式包括辅助/控制通气（assist-contro，A/C）、同步间歇指令通气（synchronized intermittent mandatory ventilation，SIMV）、压力支持通气（pressure-support ventilation，PSV）。容量呼吸模式下，医生设置呼吸频率、潮气量和吸气时间，而吸气时气道峰压取决于患者肺顺应性和呼吸机同步性。容量控制通气时只要气道压不超过设定高限，可以保证潮气量。对肺各部分顺应性不同的患者，容量通气气流趋向于向低阻力部分积聚，这就导致健康的肺叶过度膨胀、不张的肺叶萎陷更明显，通气/血流比值失调。图 39.4 展现了容量模式下压力与容量的变化关系。容量模式包括容量

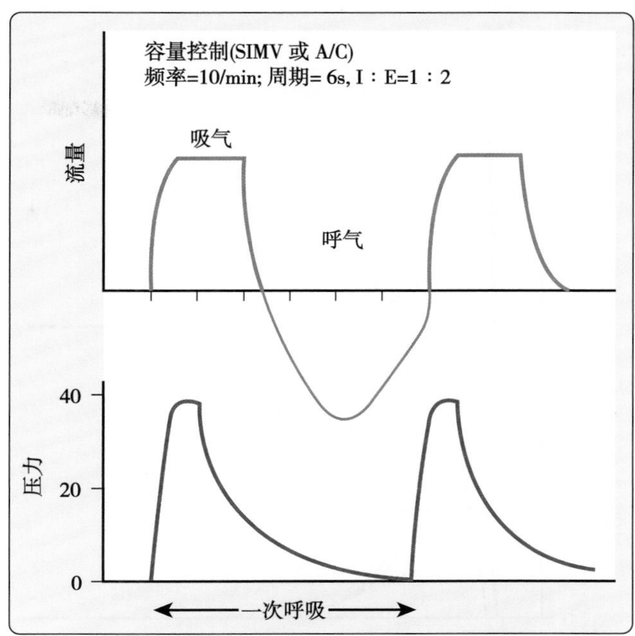

图 39.4 第一幅图显示的是吸气气流，平台期明显。一般这种流量模式需由机械瓣膜实现，但现在通过电子技术也可以模仿得到。注意这种流量曲线在呼气时会变为负值（相反方向）。这种典型的容量呼吸模式气道压迅速上升、缓慢下降。吸气压超出压力高限会降低潮气量。A/C，辅助控制通气；I：E，吸呼比；SIMV，同步间歇指令通气

控制模式和 A/C 模式，容量控制模式由计时器触发，A/C 模式除由计时器触发外、间断还可由患者自主呼吸触发。容量模式下，不论由谁触发，容量均由机器设置决定。这种特性给因神经系统损伤、呼吸过快的患者带来问题：在动脉血 CO_2 正常的情况下，频率过快而潮气量固定会造成严重的碱血症。A/C 模式适合节律正常、肌力较差的患者，或神经肌肉接头阻断的患者，后者 A/C 模式实际上被当作容量控制模式使用。

间歇指令通气（intermittent mandatory ventilation，IMV）或后来的 SIMV 可以用作脱机前辅助通气。在这两种通气模式下，医生设置通气频率、患者自主呼吸做补充。与 A/C 模式不同的是，前者每一次患者自主呼吸潮气量恒定（不足者呼吸机补充），而 IMV 或 SIMV 的潮气量完全取决于患者肌力与肺顺应性。SIMV 适合肺功能正常患者阿片类药物代谢复苏过程。脱机方法时是逐步降低控制性通气频率、让患者恢复自主呼吸。SIMV 可用作复杂情况下患者脱机，但如果患者自主潮气量不够、无法激活肺牵张感受器，那么脱机过程可能停滞于小频率辅助通气，这时患者自主呼吸倾向于变快，脱机失败，须考虑用其他方法脱机。

压力控制通气

大多数呼吸机设置都有压力控制通气（pressure-controlled ventilation，PCV），医生通过设置吸气压力调整通气量，呼吸机根据压力计算输出一定潮气量、且吸呼比符合设定要求的合适气流。图 39.5 对比了 VCV 与 PCV 的吸气气流曲线。压力控制反比通气（pressure controlled inverse-ratio ventilation，PC-IRV）是一种调整吸呼比>1 的 PCV 通气模式。在一定时间内开启肺泡往往需要压力高于闭合气道压（图 39.6，正常通气模式下

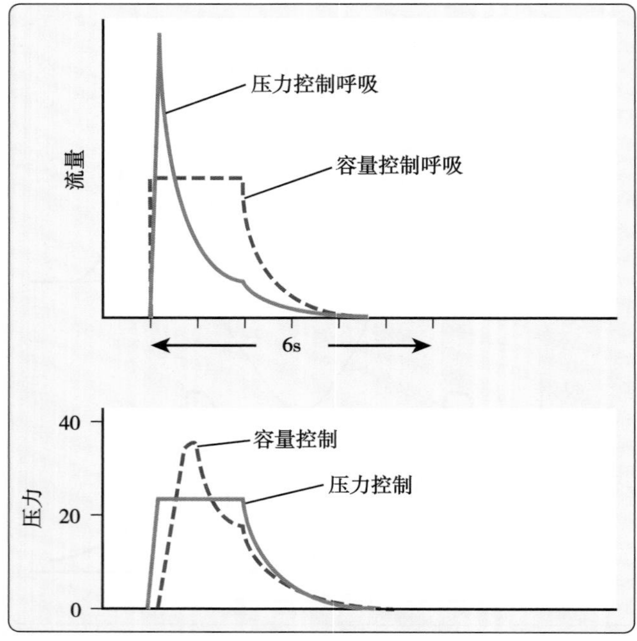

图 39.5 压力控制呼吸与容量控制呼吸的区别。在压力控制呼吸中,送气流量是根据反馈系统、为维持设定吸气压力改变的。因此压力控制呼吸中送气流量先是迅速增加接着迅速下降,而不像容量控制模式,后者送气流量在吸气相中相对稳定。下图体现了压力曲线变化的区别。如前所述,容量控制模式压力达峰后下降,而压力控制模式达到一个低一点的峰压后整个吸气相都维持在该水平。对无明显肺部疾病患者,两种呼吸模式下,一进入呼气模式压力均迅速下降

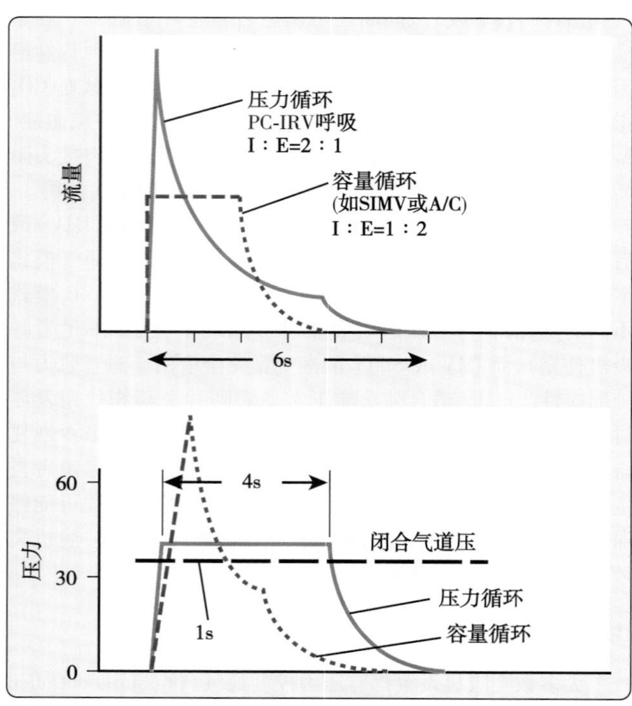

图 39.6 在图 39.5 比较了容量控制和压力控制模式。如果一个关键的开启压力是目前招募萎陷肺段,在压力控制通气模式,尤其是如果吸呼比(I∶E)是倒置的,更容易成功地保持吸气压力超过临界值更长的时间。如果增加容量环会导致吸气压增高无法接受,以期在关键时刻获得更多时间的压力开启压力。然而,即使在容量控制模式,吸气停顿或改变在 I∶E 比率可能会达到更长的持续吸气压力。A/C,辅助控制模式;PC-IRV,压力控制反比通气;SIMV,同步间歇指令通气

吸气相延长高于闭合气道压时间的方法只有提高气道压,众所周知增加气道压会导致肺损伤)。而在 PC-IRV 模式下,压力曲线优化,可以使吸气相中高于闭合压力时间延长而不增加气道压。PC-IRV 的缺点是,延长吸气时间必须相应缩短呼吸时间,可能影响换气,对病肺可能产生内源性 PEEP。Tharratt 及其同事[164]证实 PC-IRV 可降低 ARDS 患者需要的分钟通气量、降低气道峰压、提高平均气道压。在给定平台压的情况下,较小的潮气量和较大的 PEEP 有利于改善肺不张、促进氧合[165]。

自传统的容量控制模式改为 PC-IRV,可以先观察容量控制模式下患者的潮气量、吸气压力、吸气时间、吸呼比,改为 PCV 后调整吸气压力、频率、吸气时间使之与容量控制模式下相似,仔细滴定吸气压力调整潮气量。最后调整吸气时间,延长可改善氧合,但如果患者已表现出明显内源性 PEEP 则需要缩短吸气时间。

对已有肺部疾患的患者用反比通气时一定要注意内源性 PEEP:呼吸间隙压力曲线不能回到零点,观察到呼气末气流维持,呼吸机上显示的 PEEP 与设定值不同。反比通气常需给患者镇静、肌松。PCV 也不一定效果最好,在 PCV 模式下增加呼吸频率可能因潮气量下降导致 CO_2 进一步潴留。且只有在患者情况稳定、有足够时间复张萎陷的肺叶时才能体现促进氧合作用(一般需超过 30 分钟)。PCV 前手法复张有利于开放萎陷的肺叶。气道压力释放通气在肺复张意义上与 PC-IRV 相似,只是它适用于自主呼吸患者[166]。适应性支持通气内置功能保证分钟通气量,也常用于心胸外科患者[167]。

压力支持通气

压力支持通气(pressure-support ventilation, PSV)须与 PCV 相区别,PSV 是一种脱机前通气模式而 PCV 只用于单纯机械通气维持。PSV 可以与持续气道正压(continuous positive airway pressure,CPAP)或者 SIMV 合用。通过选择合适压力,PSV 可增强患者自主呼吸。一般认为 PSV 的优势包括患者舒适度好、减少患者呼吸做功、促进早日拔管。患者每次自主呼吸呼吸机输送的气体量取决于设置的支持压力值和患者肺顺应性。PSV 可用于脱机前锻炼的原因是他允许患者自主呼吸做功、增加潮气量,可预防肺不张、充分激活肺牵张感受器、维持自主呼吸频率在生理范围内。老式呼吸机(现大多已淘汰)PSV 模式下输送气流量小于最初输送气流量的 25% 才开始停止送气,因此对套囊漏气的患者,气道压力低、机器持续送气、无法停止吸气过程,而此时患者已进入呼气状态,就会出现"人机对抗"。新式呼吸机中很少或基本不会出现类似状况。PSV 模式下患者肺顺应性不同,潮气量差别很大,临床上需仔细监测。监测呼气末 CO_2 和 SPO_2 可减少脱机前动脉血气分析次数。

脱机

首要的重要概念是脱机并非等同于拔除气管导管。在一些情况下,患者可以脱机但是不可以拔管(如上呼吸道水肿或者梗阻,吸气时声门开放障碍,神经系统问题及其他影响气

道的因素)。如前所述,若因慢性肺部疾病或心脏疾病影响氧合时可以拔管给予患者 CPAP 通气[81]。其次的重要概念是术后正常的患者无须经过严格的脱机程序,即 SIMV 或者 PSV 虽然方便但是并不是必需。研究证实适应性通气模式下患者拔管时间平均比快通道心血管手术中医生指导下拔管早 2 小时以上[168]。对无明显肺部疾病的患者,拔管仅需患者病情稳定:无低体温,麻醉药物清除代谢完全,肌松拮抗完全。然而对于机械通气支持超过 3 天的患者,需要走正规的脱机程序。

决定脱机时需考虑两方面因素。一方面检查一开始决定患者需要呼吸支持的原因是否已经解除:患者不能再有脓毒血症、血流动力学不稳、呼吸道分泌物过多等情况。如果以上条件已满足,那么就开始一一检查患者是否符合拔管标准(即拔管的条件):氧合(在 FiO_2 35% 和小 PEEP 的情况下,PaO_2>60mmHg)、氧运输(由氧摄取率评价,或评估心脏指数是否理想、血乳酸是否正常)、呼吸指标(潮气量、最大吸气压)、足够呼吸储备(静息分钟通气量<10L/min)、低 f/VT 值(呼吸频率/潮气量,低于 100,具体见后述)提示患者持续呼吸时潮气量能维持。

客观评价患者肌力与耐力

临床医生有许多指标可以评价患者能否拔管,但他们很少能一一对照比较评估。肺活量是指患者最大吸气后呼出的最大气体量,正常人大于 70ml/kg。临床上将 10~15ml/kg 定为拔管指标,但是该数值无论是敏感性还是特异性均不好。对短期机械通气患者降低 IMV 机械通气频率至 CPAP,能维持 pH>7.35,该脱机指标比肺活量更可靠[169]。最大吸气压又称吸力、负吸气力或峰值负压等,用来定量评估吸气力量,判断呼吸肌力强度。正确的方法是采用允许患者呼气的单向活瓣,在患者尝试吸气后尽力呼气,这期间管道保持阻闭状态至 20 秒。正常最大吸气压女性大于 80cmH_2O,男性大于 100cmH_2O。取绝对值以避免负值时"大于""小于"的困扰。临床将最大吸气压 20~30cmH_2O 用作预测成功拔管的指标,其具有 26% 假阳性率和 100% 假阴性率。最大吸气压常被用作系统评估的一项指标,它更多评价的是患者肌力而不是耐力。

评估耐力时常用静息分钟通气量,它低于 10L/min 作为拔管指征时,其假阳性率为 11%,假阴性率是 75%。同样地,维持最大通气量达 2 倍分钟通气量也只能准确评价 75% 的患者。更为复杂的评估耐力的方法包括膈肌与肋间肌肌电描记图谱,但是这些技术临床运用不太现实。Yang 和 Tobin[170] 发明一种方法,用呼吸频率(f,以次/min 为单位)/潮气量(VT,以 L 为单位)评估耐力,f/VT>105 患者脱机失败率达 89%。最大吸气压力最好用于连续评估。对患者来说,更像是力量而不是耐力(框 39.3)。

脱机过程

实际操作中脱机过程一定要个体化,没有任何一条准则适用于所有患者。短期机械通气患者通过降低 SIMV 呼吸支持频率(每次 2 次/min)逐步脱机,但长期机械通气患者往往难以自 2 次/min SIMV 的支持频率过渡到 CPAP。多年来临床经验证实 T 管试验是一种有效的脱机方法,它通过间隔中给予呼吸机支持、逐步延长患者 T 管状态下自主呼吸时间判断患者能否成功脱机。T 管试验因需要特殊装置实施起来耗时,且需要护士或者治疗师在每一次脱机时床边严密监测患者。与气管导管充气状态相比,套囊放气状态可明显减少膈肌做功[171]。因此对脱机困难的患者,将气管导管套囊放气再进行脱机试验可能更为合理。T 管试验时呼吸监测、潮气量监测及其他呼吸机报警装置均不能使用。大多情况下,停用 IMV 和 CPAP 后,可以用 PSV 过渡(此时呼吸机仍处于连接状态、报警系统可用)。

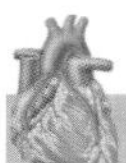

框 39.3 影响脱机的非呼吸因素

- 心功能
- 营养状况
- 肾功能
- 液体平衡
- 败血症或感染
- 血液状态,如贫血
- 代谢紊乱
- 使用的药物及其代谢产物
- 神经系统损害
- 神经精神问题如谵妄
- 睡眠剥夺
- 气管内径的尺寸
- 患者对呼吸的自我认知

我们建议脱机前单纯用 PSV 和 CPAP(不额外用呼吸机增加患者呼吸频率),因为这样在脱机时就不用考虑呼吸机支持频率的问题。维持足够的气道正压(正常人 5~8cmH_2O,ALI 与 ARDS 复苏期患者需更高)开放肺泡,滴定支持压力维持足够潮气量、使患者呼吸频率<24 次/min。膈肌收缩时血流受限,因此呼吸频率过快不利于脱机。锻炼中患者自主呼吸能力增强,这时可逐步降低支持压力,每次 2~3cmH_2O。同时需注意有无容量过负荷,营养条件如何,有无其他肺部疾病影响支持压力。

无论采用何种脱机方法,重要的是尽量成功脱机,避免患者过度疲劳、最后导致脱机失败。Cohen 及其同事[172] 研究了呼吸肌疲劳时的一系列体征,发现最先改变的是膈肌肌电描记图谱,但临床很难实施这一项监测。第二个体征是呼吸频率加快,出现在交替呼吸、腹部矛盾呼吸、动脉血 CO_2 升高、酸血症之前。

影响脱机的因素

脱机后由于肺循环阻力增加、影响心输出量。肺血管阻力增加导致室间隔移位、左右心室射血均受影响。因此,血流动力学不稳定患者不宜尝试脱机,建议在镇静、肌松条件下完全控制呼吸直至急性循环障碍得以解决。

尽管临床已少见,但老式呼吸机的按需阀门系统确实会增加患者呼吸做功。老式呼吸机持续固定地给患者输送小流量气体,有时呼吸流量曲线达峰时呼吸机的流量不能满足要求。而新式呼吸机与之不同,它借助计算机辅助阀门技术,输送可变流量的气体。当然,使用老式呼吸机患者在脱机过程中表现出缺氧症状,通过快速检查输入的气体流量可解决问题。胸腔积液、气胸也可能发生在"情况稳定"的患者中,表现为脱机不能。换气差、内源性 PEEP 常发生在呼气时间设置过短的患者中,特别是本身合并有阻塞性疾病患者,需调整呼吸设置、延长呼气时间。

人机对抗

肋间肌与腹部肌肉张力增加、腹压增加、腹部内容物增多均会降低胸廓顺应性。在容量通气时,胸廓顺应性下降会增加胸膜腔内压,从而影响右心房静脉回流[88]。吸气阶段机器给患者输送气流时患者自主呼吸会经常阻碍气流输送,该过程即为"人机对抗""不同步"或"对抗呼吸机呼吸"。

人机对抗最常见原因是呼吸机支持与患者需求不协调。触发阶段机器不敏感或内源性 PEEP 存在导致触发延迟或遗漏。输送阶段气流,无论是流量不足还是流量过大都是问题。呼吸循环过程中也可以不匹配,如机器已停止送气但患者仍处于吸气阶段,或机器持续送气过程中患者已开始呼气就会出现人机对抗。这些现象及合适的解决方案在一份关于气体流量、压力、容量曲线的系统性综述中已有所讨论[173]。一旦患者病情变化,需首先排除通气不足(高碳酸血症)、酸血症、氧合差、中枢神经系统功能障碍、疼痛和/或焦虑等。鉴别诊断时要考虑到气管导管套囊漏气、气管导管移位、通气不足、气胸、腹胀、脓毒血症、疼痛和焦虑等。

人机对抗时手动辅助通气或调整通气模式为辅助通气模式(增加或不增加镇静均可)可以使患者平静下来,与呼吸机同步。呼吸机上压力曲线和容量曲线通常可以帮助鉴别诊断和确定是否需要调整呼吸频率。新出现的神经调节辅助通气通过一个膈肌探头监测膈肌电活动,进而有助于呼吸机更有效地支持患者通气[174]。因为膈肌电活动在患者呼吸流量与压力变化前出现,尽管需要更多临床研究证实,但应用神经调节辅助通气可以提高患者与呼吸机的同步性。

肌无力与重症患者的多神经病

长期运用肌松药,特别是像罗库溴铵一类的甾体类肌松药,可能会导致患者长期麻痹。可能是罗库溴铵的代谢产物 3-去乙酰基维库溴铵的堆积作用,该代谢产物在肾功能正常的患者体内很少出现,但常见于苏醒延迟的患者[175]。此外,长期麻痹还见于使用泮库溴铵、甲筒箭毒碱、顺阿曲库铵等药物的患者,这些药物的分子结构不同、代谢时间也不长,因此人们怀疑发生了神经萎缩,是由于长期瘫痪导致四肢低级别松弛性瘫痪或呼吸机局部无力等所导致。

长期在 ICU 治疗的患者即使之前心理正常也会开始出现一些精神问题,当然有潜在精神病史的患者更易出现。灯光、噪声、睡眠剥夺等都可能影响患者对现实的认知。尽管少见,但有一些患者确实会出现对呼吸机的心理依赖。解决脱机心理障碍的方法包括维持患者昼夜节律、保证足够睡眠、营造安静的 ICU 环境、合理使用氟哌啶醇、喹硫平[176]等药物。

气管切开

长期气管插管的患者气道黏膜和纤毛会有损伤,可导致声带受损和气道狭窄[177,178]。如果预估气管插管时间>14天,要考虑尽早行气管切开[179]。气管切开的指针还包括分泌物多且黏稠、患者身体虚弱不能自主咳痰。气管切开的相对禁忌是纵隔炎或气管切口局部有感染者,因为呼吸道分泌物可以加重感染。气管切开并不是零风险,其并发症包括气胸、纵隔气肿、皮下气肿、切口出血、后期气管狭窄、气管软化、切口周围感染、气管无名动脉瘘(少见)等。早期气管切开时只需要一套商业化的气管切开装置[180]。气管切开或长期气管插管(带来吸入性肺炎、呼吸衰竭等风险)可能导致患者吞咽困难。决定经口进食前一定要评估患者吞咽功能,这种评估通常是通过正式的言语病理会诊来完成的,但是护士在喂食时会察觉出吞咽困难的患者。

难以脱机

有些患者无论用什么办法也无法脱机,然而很少有预测模型可以指导放弃对患者的进一步监护[5,9,17,21,181]。

无法脱机很少是单一的问题,而是多种并发症相互作用,导致患者永远无法达到"逃逸速度"以满足脱机要求。这种情况下应与患者(如果患者本人有决策能力)或者其健康委托人讨论进一步治疗的益处和负担以及患者本人意愿等。咨询医院伦理委员会会有所帮助。开诚布公地评估患者:哪些疾病可以治愈,哪些已不可逆转,往往可以帮助决断持续低心输出量的患者(这类患者不依赖呼吸机、血液透析等高科技支持就无法解决其多器官衰竭的问题)的进一步治疗问题。而这些技术的长期支持最终会导致无法治愈的感染,因此除非患者在等待心室辅助装置或心脏移植,否则应缓慢放弃治疗。相反,无脓毒血症、无器官系统衰竭的营养障碍、心血管失调患者短期治疗可能看不出效果,但是长期复苏是有效的。关键在于患者自身的储备,因为患者要有足够的心肺储备来应对所有打击,否则面临的只能是没有尽头的技术支持(机械通气、透析)。

结论

成功的术后呼吸护理,包括长时间机械通气和多器官衰竭后的脱机,这需要制定个体化、整体的治疗方案。每天的首要任务应该是脱机,其他的需求后做考虑。护送患者做 CT 检查、清创等操作会影响脱机过程,因此医生需要尽量减少这些干扰,将这些操作"打包"、集中起来做,以免影响脱机过程。除了上述要求,脱机前保证患者足够睡眠也很关键,只有患者休息好才能积极配合脱机。脱机前对患者进行全面的脱机宣教,宣教时也可纳入患者家属,尝试让患者家属成为患者锻炼呼吸的教练。有计划地、采用较为保守的方法脱机,避免患者筋疲力尽和慌乱,让患者在脱机过程中体会到成就感,而不是脱机失败的失落感。脱机的时机少、有时需要医生去创造。框 39.4 总结了心脏术后患者脱机困难的处理意见。

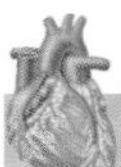

框 39.4 心脏术后患者脱机困难的处理意见

1. 根据术前、术中情况评估患者风险(见表 39.1)
2. 尽可能降低不良事件发生(见框 39.2)
3. 优化全身器官系统支持:没有足够灌注,所有器官都会衰竭
4. 在急性呼吸功能不全或循环衰竭时保证足够通气支持,避免患者不必要的疲劳
5. 给 ALI 或 ARDS 患者实施保护性通气策略
6. 识别和处理常见的呼吸系统外影响脱机的因素(见框 39.3)
7. 关注整体治疗和安全问题包括镇静间歇和控制感染
8. 康复阶段让患者本人和家属参与进来
9. 制定明确的脱机方案并比照实施
10. 当认识到治疗成本不合理时,要与患者及其健康委托人谈话

(程洁 译,李娟 校)

参考文献

1. Westbrook RR, Stuvs SE, Sessler AD, et al. Effects of anesthesia and muscle paralysis on respiratory mechanisms in normal man. *J Appl Physiol*. 1973;34:81.
2. Sivak ED, Wiedemann HP. Clinical measurement of extravascular lung water. *Crit Care Clin*. 1986;2:511–526.
3. Wilson RS, Sullivan SF, Malm JR, et al. The oxygen cost of breathing following anesthesia and cardiac surgery. *Anesthesiology*. 1973;99:387.
4. Johnson D, Hurst T, Thompson D, et al. Respiratory function after cardiac surgery. *J Cardiothorac Vasc Anesth*. 1996;10:571.
5. Rady MY, Ryan T, Starr NJ. Early onset of acute pulmonary dysfunction after cardiovascular surgery: risk factors and clinical outcome. *Crit Care Med*. 1997;25(11):1831.
6. Branca P, McGaw P, Light R. Factors associated with prolonged mechanical ventilation following coronary artery bypass surgery. *Chest*. 2001;119:537–546.
7. Weiner P, Zeidan F, Zamir D, et al. Prophylactic inspiratory muscle training in patients undergoing coronary artery bypass graft. *World J Surg*. 1998;22:427–431.
8. Higgins TL. Quantifying risk in assessing outcome in cardiac surgery. *J Cardiothorac Vasc Anesth*. 1998;12:330–340.
9. Higgins TL, Estafanous EG, Loop FD, et al. Stratification of morbidity and mortality outcome by preoperative risk factors in coronary artery bypass patients: a clinical severity score. *JAMA*. 1992;267:2344–2348.
10. Hatler BG, Armitage JM, Haristy RL, et al. Risk stratification using The Society of Thoracic Surgeons Program. *Ann Thorac Surg*. 1994;58:1348–1352.
11. Shroyer AL, Coombs LP, Peterson ED, et al. The Society of Thoracic Surgeons: 30-day operative mortality and morbidity risk models. *Ann Thorac Surg*. 2003;75:1856–1865.
12. Nashef SAM, Roques F, Michel P, et al. EuroSCORE study group. European system for cardiac operative risk evaluation (EuroSCORE). *Eur J Cardiothorac Surg*. 1999;16:9–13.
13. Samuels LE, Kaufman MS, Rohinton BA, et al. Coronary artery bypass grafting in patients with COPD. *Chest*. 1998;113:878–882.
14. Engelman DT, Adams DH, Byrne JG, et al. Impact of body mass index and albumin on morbidity and mortality after cardiac surgery. *J Thorac Cardiovasc Surg*. 1999;118:866–873.
15. Rockx MA, Fox SA, Stitt LW, et al. Is obesity a predictor of mortality, morbidity and readmission after cardiac surgery? *Can J Surg*. 2004;47:34–38.
16. O'Brien MM, Gonzales R, Shroyer AL, et al. Modest serum creatinine elevation affects adverse outcome after general surgery. *Kidney Int*. 2002;62:585.
17. Spivack SD, Shinozaki T, Albertini JJ, Deane R. Preoperative prediction of postoperative respiratory outcome: coronary artery bypass grafting. *Chest*. 1996;109:1222–1230.
18. Branca P, McGaw P, Light RW, et al. Factors associated with prolonged mechanical ventilation following coronary artery bypass surgery. *Chest*. 2001;119:537–546.
19. Rady MY, Ryan T. Perioperative predictors of extubation failure and the effect on clinical outcomes after cardiac surgery. *Crit Care Med*. 1999;27:340–347.
20. Canver CC, Chanda J. Intraoperative and postoperative risk factors for respiratory failure after coronary bypass. *Ann Thorac Surg*. 2003;75:853–857.
21. Higgins TL, Estafanous FG, Loop FD, et al. ICU admission score for predicting morbidity and mortality risk after coronary artery bypass grafting. *Ann Thorac Surg*. 1997;64:1050–1058.
22. Hall RI, Smith MS, Rocker G. The systemic inflammatory response to cardiopulmonary bypass: pathophysiological, therapeutic and pharmacological considerations. *Anesth Analg*. 1997;85:766.
23. Corral L, Carrio ML, Ventura JL, et al. Is C-reactive protein a biomarker for immediate clinical outcome after cardiac surgery? *J Cardiothorac Vasc Anesth*. 2009;23(2):166–169.
24. Yende S, Quasney MW, Tolley EA, Wunderink RG. Clinical relevance of angiotensin-converting enzyme gene polymorphisms to predict risk of mechanical ventilation after coronary artery bypass graft surgery. *Crit Care Med*. 2004;32(2):922–927.
25. Huffmyer JL, Mauermann WJ, Thiele RH, et al. Preoperative statin administration is associated with lower mortality and decreased need for postoperative hemodialysis in patients undergoing coronary artery bypass graft surgery. *J Cardiothorac Vasc Anesth*. 2009;23(4):468–473.
26. Ouattara A, Benhaoua H, Le Manach Y, et al. Perioperative statin therapy is associated with a significant and dose-dependent reduction of adverse cardiovascular outcomes after coronary artery bypass graft surgery. *J Cardiothorac Vasc Anesth*. 2009;23(5):633–638.
27. Chello M, Mastroroberto P, Patti G, et al. Simvastatin attenuates leucocyte-endothelial interactions after coronary revascularization with cardiopulmonary bypass. *Heart*. 2003;89:538–543.
28. Chello M, Patti G, Candura D, et al. Effects of atorvastatin on systemic inflammatory response after coronary bypass surgery. *Crit Care Med*. 2006;34:660–667.
29. Bohm SH, Thamm OC, von Sandersleben A, et al. Alveolar recruitment strategy and high positive end-expiratory pressure levels do not affect hemodynamics in morbidly obese intravascular volume-loaded patients. *Anesth Analg*. 2009;109:160–163.
30. Kodali SK, Williams MR, Smith CR, et al. Two-year outcomes after transcatheter or surgical aortic valve replacement. *N Engl J Med*. 2012;366:1686–1695.
31. Pope NH, Ailawandi G. Transcatheter mitral valve repair. *Oper Tech Thorac Cardiovasc Surg*. 2014;19:219–237.
32. Frohlich GM, Lansky AJ, Webb J, et al. Local versus general anesthesia for transcatheter aortic valve implantation (TAVR): systemic review and meta-analysis. *BMC Med*. 2014;12:41.
33. Plass A, Scheffel H, Alkadhi H, et al. Aortic valve replacement through a minimally invasive approach: preoperative planning, surgical technique, and outcome. *Ann Thorac Surg*. 2009;88:1851–1856.
34. Smith CR, Leon MB, Mack MJ, et al. Transcatheter versus surgical aortic-valve replacement in high-risk patients. *N Engl J Med*. 2011;364:2187–2198.
35. Tomey MI, Gidwani UK, Sharma SK. Cardiac critical care after transcatheter aortic valve replacement. *Cardiol Clin*. 2013;31:607–618.
36. Higgins TL. Early endotracheal extubation is preferable to late extubation in patients following coronary artery surgery. *J Cardiothorac Anesth*. 1992;6:488–493.
37. Engelman RM, Rousou JA, Flack JE, et al. Fast-track recovery of the coronary bypass patient. *Ann Thorac Surg*. 1994;58:1742–1746.
38. Badhwar V, Esper S, Brooks M, et al. Extubating in the operating room after adult cardiac surgery safely improves outcomes and lowers costs. *J Thorac Cardiovasc Surg*. 2014;148:3101–3109.
39. Van Mastrigt GAPG, Heijmans J, Severens JL, et al. Short-stay intensive care after coronary artery bypass surgery: randomized clinical trial on safety and cost-effectiveness. *Crit Care Med*. 2006;34:65–75.
40. Cheng KC, Hou CC, Huang HC, et al. Intravenous injection of methylprednisolone reduces the incidence of postextubation stridor in intensive care unit patients. *Crit Care Med*. 2006;34:1345–1350.
41. Zarbock A, Mueller E, Netzer S, et al. Prophylactic nasal continuous positive airway pressure following cardiac surgery protects from postoperative pulmonary complications. *Chest*. 2009;135:1252–1259.
42. Greco G, Shi W, Michler RE, et al. Costs associated with health care-associated infections in cardiac surgery. *J Am Coll Cardiol*. 2015;65:15–23.
43. Baghban M, Paknejad O, Yousefshahi F, et al. Hospital-acquired pneumonia in patients undergoing coronary artery bypass graft: comparison of the center for disease control clinical criteria with physicians' judgment. *Anesth Pain Med*. 2014;17:e20733.
44. Drakulovic MB, Torres A, Bauer TT, et al. Supine body position as a risk factor for nosocomial pneumonia in mechanically ventilated patients: a randomized trial. *Lancet*. 1999;354:1851–1858.
45. Schweickert WD, Gehlbach BK, Pohlman AS, Hall JB. Daily interruption of sedative infusions and complications of critical illness in mechanically ventilated patients. *Crit Care Med*. 2004;32(6):1272–1276.
46. Craven DE, Goularte TA, Make BJ. Contaminated condensate in mechanical ventilator circuits: a risk factor for nosocomial pneumonia? *Am Rev Respir Dis*. 1984;129:625–628.
47. Sonora R, Jubert P, Artigas A, et al. Pneumonia in intubated patients: role of respiratory airway care. *Am J Respir Crit Care Med*. 1996;154:111–115.
48. Kollef MH. The prevention of ventilator-associated pneumonia. *N Engl J Med*. 1999;340:627–634.
49. Dezfulian C, Shojania K, Collard HR, et al. Subglottic secretion drainage for preventing ventilator-associated pneumonia: a meta-analysis. *Am J Med*. 2005;118:11–18.
50. Kollef MH, Afessa B, Anzueto A, et al. Silver-coated endotracheal tubes and incidence of ventilator-associated pneumonia. The NASCENT randomized trial. *JAMA*. 2008;300(7):805–813.
51. Collard HR, Sanjay S, Matthay MA. Prevention of ventilator-associated pneumonia: an evidence-based systemic review. *Ann Intern Med*. 2003;138:494–501.
52. Freitas ER, Soares BG, Cardoso JR, Atallah AN. Incentive spirometry for preventing pulmonary complications after coronary artery bypass graft. *Cochrane Database Syst Rev*. 2012;(9):CD004466.
53. Bernard GR, Artigas A, Brigham KL, et al. The American-European Consensus Conference on ARDS: definitions, mechanisms, relevant outcomes, and clinical trial coordination. *Am J Respir Crit Care Med*. 1994;149:818–824.
54. Murray JF, Matthay MA, Luce JM, Flick MR. An expanded definition of the adult respiratory distress syndrome. *Am Rev Respir Dis*. 1988;138:720–723.
55. The National Heart, Lung, and Blood Institute Acute Respiratory Distress Syndrome (ARDS) Clinical Trials Network. Comparison of two fluid-management strategies in acute lung injury. *N Engl J Med*. 2006;354(24):2564–2575.
56. Kallet RH, Jasmer RM, Pittet J-F, et al. Clinical implementation of the ARDS Network protocol is associated with reduced hospital mortality compared with historical controls. *Crit Care Med*. 2005;33:925–929.
57. Nahum A, Hoyt J, Schmitz L, et al. Effect of mechanical ventilation strategy on dissemination of intratracheally instilled *Escherichia coli* in dogs. *Crit Care Med*. 1997;25:1733–1743.
58. Amato MB, Barbas CS, Medeiros DM, et al. Beneficial effects of the "open lung approach" with low distending pressures in acute respiratory distress syndrome: a prospective randomized study on mechanical ventilation. *Am J Respir Crit Care Med*. 1995;152:1835–1846.
59. Ventilation with lower tidal volumes as compared with traditional tidal volumes for acute lung injury and the acute respiratory distress syndrome. The Acute Respiratory Distress Syndrome Network. *N Engl J Med*. 2000;342:1301–1308.
60. Determan RM, Royakkers A, Wolthuis EK, et al. Ventilation with lower tidal volumes as compared to conventional tidal volumes for patients without acute lung injury: a preventive randomized controlled trial. *Crit Care*. 2010;14:R1.
61. Chacko B, Peter JV, Tharyan P, et al. Pressure-controlled versus volume-controlled ventilation for4 acute respiratory failure due to acute lung injury (ALI) or acute respiratory distress syndrome (ARDS). *Cochrane Database Syst Rev*. 2015;(1):CD008807.
62. Bidani A, Tzouanakis AE, Cardenas VJ, Zwischenberger JB. Permissive hypercapnia in acute respiratory failure. *JAMA*. 1994;272:957–962.
63. Tidswell M. Prone ventilation. *Clin Intensive Care*. 2001;12:193–201.
64. Gattinoni L, Tognoni G, Pesenti A, et al. Effect of prone positioning on the survival of patients with acute respiratory failure. *N Engl J Med*. 2001;345:568–573.
65. Richard J-C, Brochard L, Vandelet P, et al. Respective effects of end-expiratory and end-inspiratory pressures on alveolar recruitment in acute lung injury. *Crit Care Med*. 2003;31:89–92.
66. Morris AH, Wallace CJ, Menlove RL, et al. Randomized clinical trial of pressure-controlled inverse ratio ventilation and extracorporeal CO_2 removal for adult respiratory distress syndrome. *Am J Respir Crit Care Med*. 1994;149:295–305.
67. Pranikoff T, Hirschl RB, Steimle CN, et al. Mortality is directly related to the duration of mechanical ventilation before the initiation of extracorporeal life support for severe respiratory failure. *Crit Care Med*. 1997;25:28–32.
68. Body SC, Shernan SK. The utility of nitric oxide in the postoperative period. *Semin Cardiothorac Vasc Anesth*. 1998;2:4–30.
69. Ullrich R, Lorber C, Röder G, et al. Controlled airway pressure therapy, nitric oxide inhalation, prone position, and extracorporeal membrane oxygenation (ECMO) as components of an integrated approach to ARDS. *Anesthesiology*. 1999;91:1577–1586.
70. Walmrath D, Schneider T, Schermuly R, et al. Direct comparison of inhaled nitric oxide and aerosolized prostacyclin in acute respiratory distress syndrome. *J Respir Crit Care Med*. 1996;153:991–996.
71. Ardehali A, Hughes K, Sadeghi A, et al. Inhaled nitric oxide for pulmonary hypertension after heart transplantation. *Transplantation*. 2001;72:638–641.
72. Miduri GU, Headley AS, Golden E, et al. Effect of prolonged methylprednisolone therapy in unresolving acute respiratory distress syndrome. *JAMA*. 1998;280:159–165.
73. Peter JV, John P, Graham PL, et al. Corticosteroids in the prevention and treatment of acute respiratory distress syndrome (ARDS) in adults: meta-analysis. *BMJ*. 2008;336:1006–1009.
74. Michalopoulos A, Anthi A, Rellos K, Geroulanos S. Effects of positive end-expiratory pressure (PEEP) in cardiac surgery patients. *Respir Med*. 1998;92:858–862.
75. Guyton RA, Chiavarelli M, Padgett CA, et al. The influence of positive-end expiratory pressure on intrapericardial pressure and cardiac function after coronary artery bypass surgery. *J Cardiothorac Vasc Anesth*. 1987;1:98.
76. Boldt J, Kling D, Bormann BV, et al. Influence of PEEP ventilation immediately after cardiopulmonary bypass on right ventricular function. *Chest*. 1988;94:566.
77. Pepe PE, Hudson LD, Carrico CJ. Early application of positive end-expiratory pressure in patients at risk for the adult respiratory distress syndrome. *N Engl J Med*. 1984;311:281.
78. Zurick AM, Urzua J, Ghattas M, et al. Failure of positive end-expiratory pressure to decrease postoperative bleeding after cardiac surgery. *Ann Thorac Surg*. 1982;34:608.

79. Rimensberger PC, Pristine G, Mullen BM, et al. Lung recruitment during small tidal volume ventilation allows minimal positive end-expiratory pressure without augmenting lung injury. *Crit Care Med.* 1999;27:1940–1944.
80. Brower RG, Morris A, MacIntyre N, et al.; ARDS Clinical Trials Network, National Heart, Lung and Blood Institute, National Institutes of Health. Effects of recruitment maneuvers in patients with acute lung injury and acute respiratory distress syndrome ventilated with high positive end-expiratory pressure. *Crit Care Med.* 2003;31:2592–2597.
81. Ferrer M, Sellares J, Torres A. Noninvasive ventilation in withdrawal from mechanical ventilation. *Semin Respir Crit Care Med.* 2014;35:507–518.
82. Gray A, Goodacre S, Newby D, et al. Noninvasive ventilation in acute cardiogenic pulmonary edema. *N Engl J Med.* 2008;359:142–151.
83. Lopes CR, Brandao CM, Nozawa E, Auler JO Jr. Benefits of non-invasive ventilation after extubation in the postoperative period of heart surgery. *Rev Bras Cir Cardiovasc.* 2008;23:344–350.
84. Garcia-Delgado M, Navarrete I, Garcia-Palma MJ, Colmenero M. Postoperative respiratory failure after cardiac surgery: use of noninvasive ventilation. *J Cardiothorac Vasc Anesth.* 2012;26:443–447.
85. Hood VL, Tannen RL. Protection of acid-base balance by pH regulation of acid production. *N Engl J Med.* 1998;339:819–826.
86. Laffrey JG, Kavanagh BP. Carbon dioxide and the critically ill—too little of a good thing? *Lancet.* 1999;354:1283–1286.
87. Mekontso DA, Charron C, Devaquet J, et al. Impact of acute hypercapnia and augmented positive end-expiratory pressure on right ventricle function in severe acute respiratory distress syndrome. *Intensive Care Med.* 2009;35(11):1850–1858.
88. Steingrub JS, Tidswell MA, Higgins TL. Hemodynamic consequences of heart-lung interactions. *J Intensive Care Med.* 2003;18:92–99.
89. Pepe PE, Marini JJ. Occult positive end-expiratory pressure in mechanically ventilated patients with airflow obstruction. *Am Rev Respir Dis.* 1982;126:166.
90. Wan S, LeClerc JL, Vincent JL. Inflammatory response to cardiopulmonary bypass: mechanisms involved and possible therapeutic strategies. *Chest.* 1997;112:676–692.
91. Tidswell M, Higgins TL. The anesthesiologist and pulmonary arterial hypertension. *Semin Cardiothorac Vasc Anesth.* 2007;2:93–95.
92. Corris P, Degano B. Severe pulmonary arterial hypertension: treatment options and the bridge to transplantation. *Eur Respir Rev.* 2014;23:488–497.
93. Trachte AL, Lobato EB, Urdaneta F, et al. Oral sildenafil reduces pulmonary hypertension after cardiac surgery. *Ann Thorac Surg.* 2005;79:194–197.
94. Laflamme M, Perrault LP, Carrier M, et al. Preliminary experience with combined inhaled milrinone and prostacyclin in cardiac surgical patients with pulmonary hypertension. *J Cardiothorac Vas Anesth.* 2015;29:38–45.
95. Hemmila MR, Rowe SA, Boules TN, et al. Extracorporeal life support for severe acute respiratory distress syndrome in adults. *Ann Surg.* 2004;240:595–605.
96. Agerstrand CL, Bacchetta MD, Brodie D. ECMO for adult respiratory failure: current use and evolving applications. *ASAIO J.* 2014;60:255–262.
97. Peek GJ, Mugford M, Tiruvoipati R, et al. Efficacy and economic assessment of conventional ventilatory support versus extracorporeal membrane oxygenation for severe adult respiratory failure (CESAR): a multicentre randomised controlled trial. *Lancet.* 2009;374:1351–1363.
98. Chimot L, Marque S, Gros A, et al. Avalon bicaval dual-lumen cannula for venovenous extracorporeal membrane oxygenation: survey of cannula use in France. *ASAIO J.* 2013;59:157–161.
99. *ELSO guidelines for adult respiratory failure v1.3.* <https://www.elso.org/Portals/0/IGD/Archive/FileManager/989d4d4d14cusersshyerdocumentselsoguidelinesforadultrespiratoryfailure1.3.pdf>. 2013.
100. Schmidt M, Stewart C, Bailey M, et al. Mechanical ventilation management during extracorporeal membrane oxygenation for acute respiratory distress syndrome: a retrospective international multicenter study. *Crit Care Med.* 2015;43:654–664.
101. Kress JP, Pohlman AS, O'Connor MF, Hall JB. Daily interruption of sedative infusions in critically ill patients undergoing mechanical ventilation. *N Engl J Med.* 2000;342:1471–1477.
102. Van den Berghe G, Wouters P, Welkes F, et al. Intensive insulin therapy in the critically ill patient. *N Engl J Med.* 2001;345:1359–1367.
103. Pronovost P, Berenholtz S, Dorman T, et al. Improving communication in the ICU using daily goals. *J Crit Care.* 2003;18:71–75.
104. Engelman D, Higgins TL, Talati R. Grimsman J: Maintaining situational awareness in a cardiac intensive care unit. *J Thorac Cardiovasc Surg.* 2014;147:1105–1106.
105. Burtin C, Clerckx B, Robbeets C, et al. Early exercise in critically ill patients enhances short-term functional recovery. *Crit Care Med.* 2009;37:2499–2505.
106. Smith LW, Dimsdale JE. Postcardiotomy delirium: conclusions after 25 years. *Am J Psychiatry.* 1989;146:452–458.
107. Eli EW, Inouye SK, Bernard GR, et al. Delirium in mechanically ventilated patients: validity and reliability of the Confusion Assessment Method for the Intensive Care Unit (CAM-ICU). *JAMA.* 2001;286:2703–2710.
108. Schreiber MP, Colantuoni E, Bienvenu OJ, et al. Corticosteroids and transition to delirium in patients with acute lung injury. *Crit Care Med.* 2014;42:1480–1486.
109. Riker RR, Shehabi Y, Bokesch PM, et al. Dexmedetomidine vs. midazolam for sedation of critically ill patients. *JAMA.* 2009;301:489–499.
110. Herr DL, Sum-Ping ST, England M. ICU sedation after coronary artery bypass graft surgery: dexmedetomidine-based versus propofol-based sedation regimens. *J Cardiothorac Vasc Anesth.* 2003;17:576–584.
111. Hudetz JA, Patterson KM, Iqbal Z, et al. Ketamine attenuates delirium after cardiac surgery with cardiopulmonary bypass. *J Cardiothorac Vasc Anesth.* 2009;23(5):651–657.
112. Cattabriga I, Pacini D, Lamazza G, et al. Intravenous paracetamol as adjunctive treatment for postoperative pain after cardiac surgery: a double blind randomized controlled trial. *Eur J Cardiothorac Surg.* 2007;32:S427–5431.
113. The SK, The F, Asgari D, et al. Comparison of clinical efficacy of intravenous acetaminophen with intravenous morphine in acute renal colic: a randomized double-blind controlled trial. *Emerg Med Int.* 2014;2014:571326.
114. Tesar GE, Murray GB, Cassem NH. Use of high-dose intravenous haloperidol in the treatment of agitated cardiac patients. *J Clin Psychopharmacol.* 1985;5:344.
115. Mu JL, Lee A, Joynt GM. Pharmacologic agents for the prevention and treatment of delirium in patients undergoing cardiac surgery: systematic review and metaanalysis. *Crit Care Med.* 2015;43:194–204.
116. Wilcox P, Baile EM, Hards J, et al. Phrenic nerve function and its relationship to atelectasis after coronary artery bypass surgery. *Chest.* 1988;93:693.
117. Lorin S, Sivak M, Nierman DM. Critical illness polyneuropathy: what to look for in at-risk patients: diagnosis requires a high index of suspicion. *J Crit Illn.* 1998;13:608.
118. Ibebunjo C, Martyn JA. Fiber atrophy, but not changes in acetylcholine receptor expression, contributes to the muscle dysfunction after immobilization. *Crit Care Med.* 1999;27:275.
119. Van Balkom RH, Dekhuijzen R, Folgering HT, et al. Effects of long-term low-dose methylprednisone on rat diaphragm function and structure. *Muscle Nerve.* 1997;20:983.
120. Abd AG, Braun NM, Baskin MI, et al. Diaphragmatic dysfunction after open heart surgery; treatment with a rocking bed. *Ann Intern Med.* 1989;111:881.
121. Aubier M, Detroyer A, Sampson M, et al. Aminophylline improves diaphragmatic contractility. *N Engl J Med.* 1981;305:249.
122. Riddington DW, Venkatesh B, Boivin CM, et al. Intestinal permeability, gastric intramucosal pH and systemic endotoxemia in patients undergoing cardiopulmonary bypass. *JAMA.* 1996;275:1007.
123. Tuzcu EM, Maloney JD, Sangani BH, et al. Cardiopulmonary effects of chronic amiodarone therapy in the early postoperative course of cardiac surgery patients. *Cleve Clin J Med.* 1987;54:491.
124. Nalos PC, Kass RM, Gang ES, et al. Life-threatening postoperative pulmonary complications in patients with previous amiodarone pulmonary toxicity undergoing cardiothoracic operations. *J Thorac Cardiovasc Surg.* 1987;93:904.
125. Manthous CA, Zarich S. Myocardial ischemia during weaning from mechanical ventilation. *Semin Cardiothorac Vasc Anesth.* 1998;2:78.
126. Zin WA, Caldeira MPR, Cardoso WV, et al. Expiratory mechanics before and after uncomplicated heart surgery. *Chest.* 1989;1:21.
127. Ryan LP, Salgo IS, Gorman RC, Gorman JH 3rd. The emerging role of three-dimensional echocardiography in mitral valve repair. *Semin Thorac Cardiovasc Surg.* 2006;18:126–134.
128. Melamed R, Sprenkle MD, Ulstad VK, et al. Assessment of left ventricular function by intensivists using hand-held echocardiography. *Chest.* 2009;135:1416–1420.
129. Beaulieu Y, Marik PE. Bedside ultrasonography in the ICU: part 2. *Chest.* 2005;128:1766–1781.
130. Omoto R, Kyo S, Matsumara M, et al. Evaluation of biplane color Doppler transesophageal echocardiography in 200 consecutive patients. *Circulation.* 1992;85:1237–1247.
131. Orihashi K, Hong YW, Chung G, et al. New application of two-dimensional echocardiography in cardiac surgery. *J Cardiothoracic Vasc Anaesth.* 1991;5:33–39.
132. Talmor M, Hydo L, Gershenwald JG, Barie PS. Beneficial effects of chest tube drainage of pleural effusion in acute respiratory failure refractory to positive end-expiratory pressure ventilation. *Surgery.* 1998;123:137–143.
133. Seward JB, Khanderia BK, Edwards WD, et al. Biplanar transesophageal echocardiography: anatomic correlation, image orientation and clinical application. *Mayo Clin Proc.* 1990;65:1193–1213.
134. Subramaniam B, Talmor D. Echocardiography for management of hypotension in the intensive care unit. *Crit Care Med.* 2007;35(suppl):S401–S407.
135. American Society of Anesthesiologists Task Force on Pulmonary Artery Catheterization. Practice guidelines for pulmonary artery catheterization. *Anesthesiology.* 2003;99:988–1014.
136. Gershengorn HB, Wunsch H. Understanding changes in established practice: pulmonary artery catheter use in critically ill patients. *Crit Care Med.* 2013;41:2667–2676.
137. Sarosiek K, Kang CY, Johnson CM, et al. Perioperative use of the Imacor hemodynamic transesophageal echocardiography probe in cardiac surgery patients: initial experience. *ASAIO J.* 2014;60:553–558.
138. Beaulieu Y. Bedside echocardiography in the assessment of the critically ill. *Crit Care Med.* 2007;35(5):S235–S249.
139. Kuiper AN, Trof RJ, Groeneveld AB. Mixed venous O_2 saturation and fluid responsiveness after cardiac or major vascular surgery. *J Cardiothorac Surg.* 2013;22(8):189.
140. Cannesson M, Musard H, Desebbe O, et al. The ability of stroke volume variations obtained with Vigileo/FloTrac system to monitor fluid responsiveness in mechanically ventilated patients. *Anesth Analg.* 2009;108:513–517.
141. Hofer CK, Muller SM, Furrer L, et al. Stroke volume and pulse pressure variation for prediction of fluid responsiveness in patients undergoing off-pump coronary artery bypass grafting. *Chest.* 2005;128:848–854.
142. Monnet X, Rienzo M, Osman D, et al. Passive leg raising predicts fluid responsiveness in the critically ill. *Crit Care Med.* 2006;34:1402–1407.
143. Vieillard-Baron A, Charron C. Preload responsiveness or right ventricular dysfunction? *Crit Care Med.* 2009;37:2662–2663.
144. Eichler K, Zangos S, Thalhammer A, et al. CT-guided pericardiocenteses: clinical profile, practice patterns and clinical outcome. *Eur J Radiol.* 2010;75:28–31.
145. Koning HM, Koning AJ, Leusink JA. Serious acute renal failure following open heart surgery. *J Thorac Cardiovasc Surg.* 1985;33:283.
146. Bove T, Zangrillo A, Guarracino F, et al. Effect of fenoldopam on use of renal replacement therapy among patients with acute kidney injury after cardiac surgery: a randomized clinical trial. *JAMA.* 2014;312:2244–2253.
147. Hu HY, Li Z, Chen J, et al. Risk factors for acute kidney injury in patients undergoing same admission coronary angiography and valve replacement. *J Card Surg.* 2013;28:627–631.
148. Mariscalco G, Cottini M, Dominici C, et al. The effect of timing of cardiac catheterization on acute kidney injury after cardiac surgery is influenced by type of operation. *Int J Cardiol.* 2014;173:46–54.
149. Myers BD, Moran SM. Hemodynamically mediated acute renal failure. *N Engl J Med.* 1987;314:97.
150. Joy MS, Matske GR, Armstrong DK, et al. A primer on continuous renal replacement therapy for critically ill patients. *Ann Pharmacother.* 1998;32:362.
151. Hernandez-Vaquero D, Hardin J, Llosa JC. Rigid plate fixation accelerates bone healing after cardiac surgery: is it enough to use it? *Ann Thorac Surg.* 2013;96:1125.
152. Loop FD, Lytle BW, Cosgrove DM, et al. Sternal wound complications after isolated coronary artery bypass grafting: early and late mortality, morbidity, and cost of care. *Ann Thorac Surg.* 1990;49:179.
153. Zerr KJ, Furnary AP, Grunkemeier GL, et al. Glucose control lowers the risk of wound infection in diabetics after open heart operations. *Ann Thorac Surg.* 1997;63:356.
154. Weiner RS, Wiener DC, Larson RJ. Benefits and risks of tight glucose control in critically ill adults: a meta-analysis. *JAMA.* 2008;300:933–944.
155. Kirschenbaum L, Azzi E, Sfeir T, et al. Effect of continuous lateral rotational therapy on the prevalence of ventilator-associated pneumonia in patients requiring long-term ventilatory care. *Crit Care Med.* 2002;30:1983–1986.
156. Chastre J, Fagon J-Y. Ventilator-associated pneumonia. *Am J Respir Crit Care Med.* 2002;165:867–903.
157. Krasna MJ, Flanchbaum L, Trooskin ZS, et al. Gastrointestinal complications after cardiac surgery. *Surgery.* 1988;104:733.
158. Ephgrave KS, Kleinman-Wexler RL, Adar CG. Enteral nutrients prevent stress ulceration and increase intragastric volume. *Crit Care Med.* 1990;18:621.
159. Buendgens L, Bruensing J, Matthes M, et al. Administration of proton pump inhibitors in critically ill medical patients is associated with increased risk of developing *Clostridium difficile*–associated diarrhea. *J Crit Care.* 2014;29:696.e11–696.e15.
160. Zilberberg MD, Nathanson B, Higgins TL, et al. Epidemiology and outcomes of *Clostridium difficile*–associated disease among patients on prolonged acute mechanical ventilation. *Chest.* 2009;136:752–758.
161. Bassilli HR, Deitel M. Effect of nutritional support on weaning of patients off mechanical ventilators. *JPEN J Parenter Enteral Nutr.* 1981;5:161–163.
162. Larca L, Greenbaum DM. Effectiveness of intensive nutritional regimes in patients who fail to wean from mechanical ventilation. *Crit Care Med.* 1982;10:297–300.
163. Harvey SE, Parrott F, Harrison DA, et al. Trial of the route of early nutritional support in critically ill adults. *N Engl J Med.* 2014;371:1673–1684.
164. Tharratt RS, Allen RP, Albertson TE. Pressure controlled inverse ratio ventilation in severe adult respiratory failure. *Chest.* 1988;94:755–762.
165. Richard J-C, Brochard L, Vandelet P, et al. Respective effects of end-expiratory and end-inspiratory pressures on alveolar recruitment in acute lung injury. *Crit Care Med.* 2003;31(1):89–92.
166. Stock AC, Downs JB, Frolicher DA. Airway pressure release ventilation. *Crit Care Med.* 1987;15(5):462–709.
167. Dongelmans DA, Veelo DP, Bindels A, et al. Determinants of tidal volumes with adaptive support ventilation: a multicenter observational study. *Anesth Analg.* 2008;107:932–937.
168. Zhu F, Gomersall CD, Ng SK, et al. A randomized controlled trial of adaptive support ventilation mode to wean patients after fast-track cardiac valvular surgery. *Anesthesiology.* 2015;122:832–840.
169. Millbern SM, Downs JB, Jumper LC, Modell JH. Evaluation of criteria for discontinuing mechanical ventilator. *Arch Surg.* 1978;113:1441–1443.
170. Yang KL, Tobin MJ. A prospective study of indexes predicting the outcome of trials of weaning from mechanical ventilation. *N Engl J Med.* 1991;324:1445–1450.
171. Ceriana P, Carlucci A, Navalesi P, et al. Physiological responses during a T-piece weaning trial with a deflated tube. *Intensive Care Med.* 2006;32:1399–1403.
172. Cohen CA, Zagelbaum G, Cross D, et al. Clinical manifestations of inspiratory muscle fatigue. *Am J Med.* 1982;73:308–316.
173. Gilstrap D, MacIntyre N. Patient-ventilator interactions: implications for clinical management. *Am*

J Respir Crit Care Med. 2013;188:1058–1068.
174. Terzi N, Piquilloud L, Roze H, et al. Clinical review: Update on neurally adjusted ventilator assist: report of a round-table conference. *Crit Care*. 2012;16:225.
175. Segredo V, Caldwell JE, Matthay MA, et al. Persistent paralysis in critically ill patients after long-term administration of vecuronium. *N Engl J Med*. 1992;327:524–528.
176. Rosenthal LJ, Kim V, Kim D. Weaning from prolonged mechanical ventilation using an antipsychotic agent in a patient with acute stress disorder. *Crit Care Med*. 2007;35(10):2417–2419.
177. Kastanos N, Estopa R, Peez AM, et al. Laryngotracheal injury due to endotracheal intubation: incidence, evolution, and predisposing factors: a prospective long-term study. *Crit Care Med*. 1983;11:362–367.
178. Norwood S, Vallina VL, Short K, et al. Incidence of tracheal stenosis and other late complications after percutaneous tracheostomy. *Ann Surg*. 2000;232:233–241.
179. Brook AD, Sherman G, Malen J, et al. Early versus late tracheostomy in patients who require prolonged mechanical ventilation. *Am J Crit Care*. 2000;9:352–359.
180. Freeman BD, Isabella K, Cobb P, et al. A prospective, randomized study comparing percutaneous with surgical tracheostomy in critically ill patients. *Crit Care Med*. 2001;29:926–930.
181. Holmes L, Loughead K, Treasure T, Gallivan S. Which patients will not benefit from further intensive care after cardiac surgery. *Lancet*. 1994;344:1200–1202.

40 体外循环术后中枢神经系统功能障碍

SUZANNE FLIER, MD, MSc | JOHN M. MURKIN, MD, FRCPC

要 点

1. 尽管在过去的几十年心脏手术死亡率持续下降，但术后神经并发症的发生率相对无明显变化。同时，心脏手术患者的年龄、病变严重程度、合并疾病种类却增加了。
2. 接受冠状动脉手术患者卒中的风险随着年龄增长逐渐增加，从55岁以下的患者的0.5%，到75岁以上者的2.3%。
3. 年龄相关的卒中及中枢神经系统不良结局风险增加，主要由合并症造成，特别是升主动脉和主动脉弓动脉粥样硬化。
4. 心脏外科患者神经系统事件与术后死亡率增加、重症监护室停留时间延长、住院时间延长、生活质量下降、远期生存率降低相关。
5. 神经系统并发症包括昏迷、卒中和视野缺损及认知过程损害（如谵妄、记忆力及注意力受损、情绪改变）。
6. 心脏外科手术中神经损伤的机制包括脑栓塞、低灌注及炎症，相关血管疾病、脑血流自动调节改变使大脑对损伤更敏感。
7. 基础疾病的进展是评估术后迟发中枢神经系统并发症的一个混杂因素。
8. 虽然闭塞性颈动脉疾病与围手术期卒中风险增加有关，但对侧发生卒中的情况并不少见。围手术期同时行颈动脉内膜切除术，可能会增加卒中及其他严重不良事件的风险。
9. 神经系统并发症的围手术期危险因素包括肾功能不全、糖尿病、高血压、既往脑血管疾病史，主动脉粥样硬化，升主动脉操作，复杂的外科手术，体外循环时间大于2小时，低温停循环，体外循环过程中及之后的血流动力学不稳定，新发房颤，高血糖，体温升高，缺氧。
10. 升主动脉进行器械操作之前常规主动脉外扫描，是探测不可触及的主动脉粥样硬化的一个敏感而特异的技术。
11. 对有严重主动脉粥样硬化的患者，避免主动脉操作（"无接触"技术）可减少围手术期卒中。
12. 用于减少体外循环对栓塞、炎症和凝血的影响的策略将减少神经系统并发症。
13. 脑血管疾病使体外循环中血流动力学剧烈波动的患者围手术期卒中风险更大。
14. 改良微创体外循环是一种生理性整合体外循环的新方法，可改善患者的预后。
15. 微创手术与常规体外循环相比，会造成更大的生理紊乱及更高的不良结局风险。
16. 脑的近红外成像（脑血氧饱和度）可检测脑缺血，并与心脏手术后卒中的发生率降低和预后改善相关。
17. 与非体外循环手术以及非心脏手术的患者相比，常规体外循环患者术后早期认知功能障碍发生率更高。
18. 常规体外循环组、经皮冠状动脉介入治疗组或药物治疗组之间比较，迟发认知功能障碍及卒中的发生率相近，提示潜在疾病进展和房性心律失常是迟发卒中的主要机制。
19. 药物管理应主要包括术中挥发性麻醉药的使用、围手术期继续使用阿司匹林和他汀类药物、积极处理高血糖、术后谨慎治疗房性心律失常。

从2001年到2011年，冠状动脉旁路移植术（coronary artery bypass graft，CABG）手术减少了近50%，而经皮冠状动脉介入治疗（percutaneous coronary intervention，PCI）减少了至少25%，2011年手术量分别为213 700例及560 500例[1]。虽然此趋势可能反映了一系列环境，生活方式和治疗因素的影响，临床和亚临床型围手术期脑损伤仍然是热点问题，并一直影响着关于冠状动脉血运重建最优策略的争论。

一项回顾性研究纳入了2004—2008年全国登记的稳定多支冠状动脉病变接受血运重建的患者，其中的86 244名接受冠状动脉旁路移植术，103 549例接受PCI，4年总的死亡、心肌梗死或卒中发生率在CABG患者中更低，但单纯卒中发生率PCI患者更低。这种差异主要是由于CABG组的30天卒中率高达1.55%，而PCI的为0.37%[2]。虽然一项meta分析和一项大型前瞻性研究似乎证明CABG术后早期卒中风险较高，但PCI患者呈现缓慢而渐进的追赶现象，也有争议认为这些分析都不足以解释卒中[3,4]。相反，随后进行的一项涉及57个研究80 314例患者的meta分析显示，至术后5年，与CABG相比，PCI组术后30天内卒中风险显著降低，累积卒中发生率也较低[5]。重要的是，在这项meta分析中，迟发卒中（>30天）在两组之间的发生率相似[5]。

以上及类似的研究强烈表明，造成卒中风险增加主要由CABG相关的术中因素引起。因此，与心脏手术和体外循环（cardiopulmonary bypass，CPB）相关的危险因素和潜在的能改善围手术期卒中和神经行为的预后措施是本章的主题。

中枢神经系统损伤的分类

在一个开创性的研究中，Roach及其同事[6]将中枢神经系统（central nervous system，CNS）损伤分为两大类：Ⅰ型（出院时存在局灶性损伤，木僵或昏迷）和Ⅱ型（智力恶化、记忆减退或癫痫）。美国心脏基金学院/美国心脏协会（American College of Cardiology Foundation/American Heart Association，

ACCF/AHA)关于 CABG 指南中也采用了相似的分类,将脑损伤大致分为卒中、谵妄(脑病)或术后认知功能障碍[7]。围手术期的认知功能由一系列标准化的心理学量表测验来评估,理想情况是手术前和手术后各做一次。

卒中的临床定义是任何新出现并持续超过 24 小时的局灶性感觉运动功能缺失,可仅由临床症状确诊,或更理想的是通过磁共振成像(magnetic resonance imaging,MRI)、计算机断层扫描(computed tomography,CT)或其他脑成像等手段确诊。

短暂性脑缺血发作(transient ischemic attack,TIA)的定义是短暂的神经功能障碍持续时间小于 24 小时。神经功能障碍持续时间超过 24 小时但少于 72 小时的,被称为可逆性缺血性神经功能缺损。

谵妄被认为是短暂的整体认知功能损害、意识水平下降、睡眠模式的显著变化和注意力异常。

认知功能障碍被定义为分数降低至低于某些预定阈值,如术后评分较整个研究组术前水平降低一个标准差或更多。

癫痫可以分为惊厥和非惊厥性的,可能与明显的中枢神经系统损伤有关,或者可能反映了短暂的生化或药理介导的神经兴奋。

非开胸心脏手术后卒中或Ⅰ型损伤的发生率一般约为 1%[8]。胸外科医师学会(Society of Thoracic Surgeons,STS)数据库最新数据显示,对于单纯的单个瓣膜修复或置换手术,基于 109 759 例患者的脑卒中发生率为 1.6%[9],联合 CABG 和瓣膜手术,基于 101 661 例患者的脑卒中发生率升高至 2.9%[10]。有趣的是,STS 仅使用自身数据库报告发生率。一项纳入 40 项观察性研究共 8 975 例患者的 meta 分析,对 80 岁及以上接受联合主动脉瓣置换术(aortic valve replacement,AVR)+CABG 手术的患者进行分析,术后卒中率为 3.7% [95%置信区间(CI),2.8~4.8;12 项研究,2 770 例],这与 STS 数据库结果基本一致[11]。

据报道认知功能障碍(Ⅱ型)的发生率在术后早期高达 30%~80%[7,12-19]。心脏手术后脑损伤发生率随着手术类型及复杂程度的不同[如非体外循环冠状动脉旁路手术(off-pump coronary artery bypass,OPCAB)、CABG 手术、开放心腔手术、联合 CABG 和瓣膜手术,或主动脉弓及相关手术]而有所不同[15,20-22]。微创瓣膜和冠状动脉血运重建技术越来越多的使用,以及基于导管瓣膜置换术的应用,均独立影响中枢神经系统损伤风险,将在本章中单独讨论。

总的来说,在心脏手术患者中,伴随着任何形式脑并发症的住院时间的延长和死亡率的增加是惊人的[7,12,19,23]。尽管相对于认知功能障碍,脑卒中死亡率的影响更大,但Ⅱ型损伤仍然使死亡率上升了 5 倍。Roach 等的研究评估了 2 108 例在美国 24 家医院行 CABG 手术的患者,发现总体脑部不良事件发生率为 6.1%[6]。其中 3.1%的患者发生了Ⅰ型局灶性损伤、木僵或昏迷,与 21%的院内死亡率相关,而 3%的患者出现智力功能恶化或癫痫,死亡率为 10%。相比之下,无不良脑事件的患者总体死亡率明显降低至 2%。此外,有神经系统并发症的患者住院时间平均延长了 2 倍,出院后需进行康复治疗的比例增加了 6 倍。该研究确定了Ⅰ型和Ⅱ型脑损伤的独立危险因素。两种类型脑部并发症的共同预测因素包括 70 岁以上高龄和既往或目前存在的严重高血压。Ⅰ型脑损伤的预测因素包括外科医生在术中确诊的近端主动脉粥样硬化、既往神经疾病史、主动脉内球囊反搏的应用、糖尿病、高血压病史、不稳定型心绞痛病史和年龄增加。围手术期低血压和心室引流的使用也与该型并发症有弱相关[6]。

在解释 Roach 及其同事的结果时必须注意的是,他们的研究所定义的Ⅱ型损伤并不完全等同于其他研究所发现的围手术期认知功能障碍。该研究中的Ⅱ型损伤是仅仅基于临床表现确诊,而非基于之前定义的一系列特定认知功能测验结果的恶化。后者是测定患者认知功能障碍更敏感的方法,因此根据后一方法检测的认知功能障碍发生率更高。所以尽管不一定更好,Roach 及同事发现的Ⅱ型损伤所伴随的死亡率增加的结果与其他研究是不尽相同的[6,24]。

早期、迟发和远期卒中

考虑到围手术期卒中不同的发生时间,将卒中分为早期(如麻醉后明显的神经功能缺陷)、迟发(如术后 24 小时后的神经功能缺损)或远期(如术后 30 天以上的卒中)3 类非常重要,由此可以更好区分诱发因素和潜在的风险降低策略。如此分析有助于从围手术期事件(如房颤)及之后基础疾病的进展(如脑血管粥样硬化)中识别潜在的术中迟发诱发事件(如低血压、主动脉粥样硬化)[25]。

一项对连续纳入 2 516 例接受 CABG 术(n=1 399)或 OPCAB 术(n=1 117)患者的分析显示,半数以上的卒中(46 例中有 29 例,63%)为迟发性卒中[25]。接受 OPCAB 手术的患者早期卒中的风险明显降低(0.1% vs 1.1%,P=0.000 9),接受 CABG 手术和 OPCAB 手术的患者迟发性卒中的发生率无明显差异(0.9% vs 1.4%,P=0.348 4)[25]。同样,一项对 7 839 例 CABG、297 例 OPCAB 和 986 例联合 CABG+瓣膜手术患者的回顾性研究中报道,早期卒中整体发生率为 1.6%,迟发性脑卒中发生率为 1.1%[26]。单因素分析显示,与 OPCAB 相比,CABG 早期卒中风险较高(1.4% vs 0.3%,P=0.011)。多因素分析表明,高龄、术前肌酐水平高、主动脉粥样硬化范围大、CPB 持续时间是早期卒中的危险因素。迟发性卒中的相关因素有女性、不稳定心绞痛、既往脑血管病史、对正性肌力支持的需求和术后房颤。早期卒中与围手术期早期死亡率增加相关,而延迟性卒中则与远期死亡率增加有关[26]。

这些研究有力地表明,患者的合并疾病(尤其是主动脉粥样硬化)与术中因素共同作用(无论是 CABG 或 OPCAB,还是 PCI),从根本上影响着早期卒中的发生率,因此有可能对其进行改善,而晚期卒中则反映了合并疾病和房性心律失常的进展。

中枢神经系统损伤的年龄相关危险因素

Alexander 等一项对 67 764 例心脏外科患者的回顾研究中,有 4 743 例患者在国家心血管网络中的 22 个中心接受了心脏手术,其中Ⅰ型脑损伤(Roach 等所定义的卒中、TIA 或昏迷)在 80 岁以上的患者中的发生率为 10.2%,在 80 岁以下的发生率为 4.2%[27]。虽然全球的心脏手术死亡率在 80 岁以上患者均高于年轻患者,但该作者报告,当 80 岁以上患者不存在显著合并疾病时,他们的死亡率与年轻患者的死亡率相似[27]。

在最近的一项单中心研究中，以上观察得到了证实。这项研究对在2000年至2012年期间418名连续接受心脏手术的80岁以上患者进行了观察，并按照性别、手术方法及合并症与426名年轻患者进行配对[28]。研究报告术后卒中的发生率高龄患者中为4.1%，配对对照组为3.5%（$P=0.65$）。在较年轻患者中，周围血管疾病和心律失常是显著危险因素，而与术中脑氧饱和度（如术前贫血）相关的因素则是老年患者卒中的最关键决定因素。最近一项对STS国家成人心脏外科数据库中自2002年1月至2006年12月774 881例接受单独CABG手术的患者进行的回顾分析中，卒中总发生率为1.4%，75岁及以上的患者中增加到2.3%[8]。卒中率与体表面积呈负相关，这也再次反映了CPB期间红细胞数量的减少和血液稀释程度的提高并且与血清肌酐浓度、瓣膜性心脏病和其他合并症呈直接正相关[8]。

在这个方面，除年龄因素外，欧洲和北美洲的结论也是一致的，既往脑血管疾病史、糖尿病、高血压、周围血管疾病（包括颈动脉疾病）、主动脉硬化症、肾功能不全、术前24小时内的心肌梗死或不稳定心绞痛，以及术中和术后并发症是增加心脏手术患者脑损伤发生率的其他相关因素（框40.1）。年龄相关性脑损伤在心脏手术中的影响越来越重要，因为一般人群的平均年龄逐渐增加，特别是心脏手术人群的平均年龄在增加[6,8,20,23,29,30]。

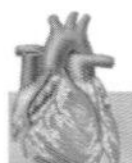

框40.1　心脏手术中脑损伤的相关因素

- 年龄[8,27,28]
- 主动脉粥样硬化病[160,161,163,164,166,168,391-393]
- 颈动脉疾病[30,394]
- 糖尿病[6,8,21,131,174,218,395]
- 高血压[6,8,395,396]
- 周围血管疾病[6,68,165,218,395,397]
- 肾功能不全[8,398]
- 脑卒中或脑血管疾病[6,21,30,131,399]
- 近期不稳定型心绞痛或急性心肌梗死[6,218,398,400]
- 术前低心输出量或低射血分数[397,398]
- 联合或复杂手术[15,395]
- 二次手术[218,395]
- 体外循环时间长[22,68,395]
- 术中血流动力学不稳定[15,22,149,395]
- 术后房颤[149,168,398,399]

术前合并疾病的存在逐渐被认识到是影响与年龄相关中枢神经系统并发症风险的主要因素。随着老年患者心脏手术后的整体生存和生活质量不断提高，在评估心脏手术患者时，高龄不再被认为是一种威胁，有些中心报告了80岁以上无论进行CABG还是OPCAB卒中发生率类似[11,20,27,29,31]。合并疾病的存在和严重程度应被视为与年龄同等或更重要的心脏外科患者脑损伤危险因素。

回顾性与前瞻性神经学评估

中枢神经系统损伤的诊断主要取决于所使用的方法。各种研究证明回顾性研究是不敏感的[14,18,32,33]。Sotaniemi及同事证明，回顾性分析不足以用于评估术后神经功能障碍的总体发生率[33]。他们对100名患者进行研究，通过精确的神经学检查诊断出神经功能障碍的发生率为37%，而对同一组患者进行回顾性分析中，异常率仅为4%。回顾性量表无法发现大多数神经功能障碍的原因是显而易见的，包括记录不完整，不愿记录明显但微小的并发症，最重要的是对微小的神经功能障碍不敏感。神经学检查的时机、彻底性和重复性（单一检查人员），以及用于比较的术前评估，都决定了术后CNS损伤诊断的敏感性和准确性[14,18,32,34,35]。现在报告的许多神经功能损害类型是亚临床的，不易通过标准的“床旁评估”发现，且目前还不清楚对患者远期预后的影响[36,37]。

最近一项Makeé及同事进行的前瞻性研究确切证明了以上问题。他们对196例（平均年龄75.8±6.2岁）因钙化性主动脉狭窄接受主动脉瓣置换术的患者，在术前及术后由神经科医师进行评估，并在术后进行MRI检查[36]。在4年期间，临床脑卒中发生率为17%；而根据一个类似的队列研究中报道，STS数据库中的卒中率小于5%[9]。中度或重度脑卒中（国立卫生研究院卒中量表评分≥10）有8例（4%），并与住院死亡率密切相关（38% vs 4%，$P=0.005$），而109例无临床脑卒中的受试者中，有59例（54%）在术后MRI诊断为亚临床脑梗死，但与住院死亡率或住院时间延长无相关性[36]。

谵妄

在Bucerius及合作者对16 184例心脏手术患者的中枢神经系统预后评估的研究中，体外循环手术的患者（$n=14\ 342$）及非体外循环手术患者（$n=1\ 847$）术后谵妄的总患病率为8.4%[15]。逐步Logistic回归分析显示脑血管疾病史、周围血管疾病、房颤、糖尿病、左室射血分数小于等于30%、术前心源性休克、急诊手术、术中血液滤过、手术时间超过3小时或以上以及大量围手术期输血均可作为谵妄的独立预测因素，而不停跳心脏手术和年轻患者被确定具有显著的保护作用[15]。一项对112名心脏外科患者的前瞻性随访研究中，术后谵妄的发生率为21%，并伴随死亡率、再次住院率、认知障碍及睡眠障碍的发生率的显著增加[38]。类似地，在一项对221名患者的前瞻性研究中，31%的患者发生谵妄，高龄、Charlson合并症指数高、简易精神状态检查量表（Mini-Mental State Examination，MMSE）评分较低、体外循环时间长、重症监护室（intensive care unit，ICU）内发生全身炎症反应综合征均与谵妄有密切关系[39]。其他研究也表明，以白细胞介素-2（interleukin-2，IL-2）和肿瘤坏死因子-α（tumor necrosis factor-α，TNF-α）水平升高为特征的炎症反应增强与术后谵妄相关[40]。另外，Hori及助手发现，CPB期间平均动脉压（MAP）维持在近红外成像（NIRS）所检测到的大脑自我调节上限以上，与较低的谵妄发生率相关（9.2%，42例/491例），而年龄、既往脑卒中史、机械通气超过48小时也是谵妄的危险因素[41]。

癫痫

最近一项对101例心脏手术术后患者进行的前瞻性研究中，脑电图检出癫痫的发生率为3%（2例为局灶性伴抽搐，1例为广泛的脑电活动），所有3名癫痫患者年龄为65岁及以上、接受开放心腔手术、且体外循环时间长于120分钟[42]。心脏手术后癫痫的危险因素包括开放心脏手术[43-45]、深低温停循环[43]、主动脉钙化或动脉粥样硬化[43]、术前状态差或APACHE Ⅱ评分高[45]、使用氨甲环酸[44-47]、术前心搏骤停[45]、CPB时间长[45]，既往心脏手术史[45]，肾功能不全[45,48]，年龄75岁或以上[44]，周围血管疾病[44]。

独立于中枢神经系统损伤，最近的证据证明高剂量氨甲环酸(>30mg/kg)与癫痫发作有关，氨甲环酸是一种用于减少失血和输血需求的抗纤溶药物[47]。研究证明，开放心腔手术中由于CPB时间延长以及随之而来的肾功能不全，可能造成脑脊髓液中氨甲环酸浓度增加，氨甲环酸直接阻断抑制性神经递质γ-氨基丁酸(γ-aminobutyric acid，GABA)的突触后受体，损害神经元抑制作用[49]，从而产生神经元兴奋作用。

神经心理学功能障碍

与卒中相比，认知功能障碍(神经认知功能障碍)是心脏手术的一种更为常见的后遗症，有报告术后早期发生率高达80%[18,50,51]。心脏手术后认知功能障碍的发病机制尚不清楚。造成术后神经认知功能减退的因素包括高龄、合并脑血管疾病、心血管疾病的严重程度，以及基础疾病的进展。术中因素诸如脑栓子、低灌注或低氧、炎症过程激活、主动脉阻断或CPB时间、低MAP、脑静脉高血压等均与之密切相关。在许多情况下，尽管家庭成员可能会注意到患者抑郁和性格的改变，但隐匿的神经心理功能障碍只能通过复杂的认知测验才能发现。应该认识到，标准的认知测试是可重复的和可量化的，是一种客观的测量结果，可以作为评估各种治疗性干预措施(如脑保护药物的功效、设备改进及pH管理策略)的标准。此外，一些研究表明术后早期认知功能障碍与术中脑氧饱和度降低以及MRI上的新发缺血性病变之间存在相关性[52,53]。术后早期认知功能障碍的评估可用于区别术中各种治疗方式[如pH管理、血液回收机的使用、主动脉周超声检查(epiaortic scanning，EAS)]。然而，术后早期认知功能障碍是否是永久性的神经损伤仍有争议[54]。

Newman等研究了CABG术后5年后认知变化的过程，报告认知能力减退发生率在出院时为53%，6周时为36%，6个月时为24%，5年时为42%[55]。出院时的认知功能是远期认知功能的重要预测因子。他们的结果证实CABG术后认知功能下降的相对高发性和持续性。并提出了一种早期认知功能改善但远期下降的模式，这种远期下降可以通过术后早期认知功能恶化预测[55]。有意思的是，认知功能障碍与主动脉粥样硬化之间缺乏明显的相关性。至少在一项研究中对162例CABG患者完成了围手术期神经认知评估和术中经食管超声心动图(transesophageal echocardiography，TEE)检查图像，结果显示认知功能障碍与升主动脉弓或降主动脉动脉粥样斑块无明显相关性，提示主动脉粥样硬化可能不是CABG术后认知功能改变的主要因素[56]。

在van Dijk及同事的一项系统回顾和meta分析中，对来自6个具有高度可比较性研究的数据进行汇总，结果发现患者术后2个月认知功能障碍(定义为在9或10个神经心理测验中至少有2项结果下降达1个标准偏差以上)发生率高达22.5%(95% CI，18.7~26.4)[18]。在一项对316名CABG患者的前瞻性研究中，Murkin及同事报告围手术期脑卒中的发生率为2.8%，并显示在239例术后2个月进行评估的患者中33%有认知功能障碍，45%的患者与术前相比出现了神经或认知功能障碍[57]。

在许多早期研究中，一个重要的混淆因素是缺乏一个有相似基础合并疾病的非手术对照队列，并对其使用认知测试进行远期随访。最近更多的研究表明，无论患者接受CABG手术、非体外循环手术、PCI手术，还是药物治疗，都会出现类似的后期认知功能障碍的发生率[54,58]。这些结果强烈提示基础合并疾病和脑血管病的进展才是术后远期认知功能障碍的最相关因素，而不是心脏手术本身。

神经认知功能障碍对心脏手术患者术后生活质量的中远期影响已由多项研究得到证实[24,59,60]。Ahlgren等前瞻性地评估了27例患者在CABG术后神经认知功能和驾驶能力，这些患者在术前和术后4~6周接受了包括12项认知测验的神经心理学检查，包括一个标准的上路驾驶测试和一个高级驾驶模拟测试[59]。另有20例局部麻醉下行PCI的患者为对照组。术后，CABG组48%的患者出现认知功能减退，而PCI组仅只有10%患者出现认知功能下降。与生活质量特别相关的是，与无认知功能下降的患者相比，认知能力下降的患者在上路驾驶评分上亦有很大程度下降[59]。Di Carlo及同事对110例心脏手术患者(平均年龄64.1岁，70.9%为男性)在术前和术后6个月做了一系列认知测试[60]。损害的程度由两位独立的神经心理学家根据其对日常生活活动的影响做出判断。6个月的评估显示，10例(9.1%)患者为严重恶化，22例(20%)轻度或中度恶化，78例(70.9%)未改变或有改善[60]。Newman等在一项对心脏手术患者为期5年的随访中也发现，认知功能与生活质量显著相关[24]。5年时认知功能总评分下降与较差的健康状况和低效的工作状态有关。

总而言之，决定远期认知功能预后最重要的因素是患者基础合并疾病，而不是CPB的使用，甚至不是外科手术、PCI或药物治疗。虽然认知功能测试可以用来辨别及优化围手术期各种治疗方式，但将各个研究中的神经认知功能障碍的发生率作为其绝对发生率指数是不可靠的，原因为各研究采用的方法学差别很大(如神经认知功能障碍的不同定义、测试的选择、相关对照组的使用)且针对特定的手术(如CABG手术)。最好将认知功能测试作为辨别治疗方法的比较工具。

神经心理学测验

上述研究中可以看到，神经心理学测验已越来越多地被用于区分各种治疗方式的有效性或作为CPB后认知功能的指标。总体来说，这种测验的灵敏度能评估和量化很小的功能下降。无论是否存在轻微的神经学异常，患者都可能表现为持续的认知能力下降，可能因否认或未意识到而忽略。通常这些患者家属可能发现一些情绪或行为的非特异性改变，这与认知测验所发现的可能是同一功能障碍。

术前认知功能

有关心脏手术患者神经行为后遗症的最早的前瞻性研究

之一出现于 1954 年,它重点观察了瓣膜手术患者以心理行为综合征为特征的急慢性应激反应[61]。最近,Rankin 及助手对 43 例患者在前瞻性随机分组至 CABG 或 OPCAB 前,进行了时长 1 小时的神经心理测验,由一位不知外科分组的检查者在术后 2~3 个月对其中的 34 例患者进行了复查[62]。在术后 2.5 个月时,OPCAB 组与 CABG 组的神经心理状态均无明显变化,但两组患者均显示术前存在多方面认知缺陷,特别是语言记忆和精神运动速度方面。这再次证实了之前的研究,即需行 CABG 的患者可能存在因现存的血管疾病而导致的明显的术前认知缺陷。

神经心理学测验的选择

对于 CPB 患者认知功能的研究,常集中于评估注意力/集中力、精神运动速度、运动灵巧性和语言学习等方面的认知功能。最理想的方案是用一套完整的神经心理学测验,完整地评价各方面认知功能。但是,这种做法的成本和所需时间使其不切实际。

心脏手术围手术期对患者进行的评估,势必受到时间和患者疲劳的限制。因此,使用的测试应对功能障碍具有良好的敏感度,即便牺牲部分特异度。应该选择可快速可靠地实施,具有高敏感度(特别是对微栓和短暂缺氧高度敏感脑区的认知障碍敏感度高)的测试项目。

研究表明,在这些情况下最合适的测试是有关注意力、精神运动速度、运动灵巧性和语言学习能力方面的测验。对缺氧(和其他与更弥漫性脑损伤相关的情形)情况下行为结局的研究表明,上述认知区域易于受损[63]。该假设得到了目前有关 CPB 的行为结局研究的支持。在 CPB 后认知损害整体或部分评估中常用的测验项目有:钉板测试(Grooved Pegboard Test,运动灵巧),Wechsler 成人智力量表-修订版[数字符号(精神运动速度)],Wechsler 记忆量表 7 个亚测试中某一部分[精神控制(注意力)、数字跨度(集中力)、配对相关语言学习(语言学习)],以及 Halstead Reitan Trail Making 测验(试验 A 和 B)[24,50,55,57,59,60,64-73]。

神经行为评估中的方法学问题

评价心脏手术后神经行为结局的共识声明,促成了在评估认知损伤方面更标准和可比较的方法。确认了围手术期认知测验方面的几个关键问题[34]。

1. 急性和持续存在的术后一系列 CNS 功能障碍发生于一定比例的心脏手术后的患者,包括脑死亡、脑卒中、轻微神经症状和神经心理损伤。

2. 许多心脏手术患者术前即存在 CNS 异常。为了提供准确的基础信息,患者的神经学和神经心理学状态需在术前进行评估。

3. 从基线值到术后某个时点的个体能力变化,对于评估任何与之相关的手术或其他干预措施的影响是必需的。

4. 有指征时,研究设计应该设立对照或可比较的组。可以说这是最重要的建议之一,但如前所述,直到最近此方法还没有得到一致的应用,导致文献中的结果不一致。

5. 对患者在心脏手术中进行神经心理学评估,由于受到时间限制和体力限制,必须注意选择适当的测验方法。测验的选择应考虑到下列问题:

- 测验的认知区域
- 测验的敏感度和可靠性
- 测验所需时间
- 测试中可能的学习程度
- 测验平行表格的可获得性
- 完成测试所需体力
- 在系列测验所评估认知区域的总体平衡

6. 测验应不存在性别、种族和伦理偏倚,并应避免地板和天花板效应。

7. 由于潜在病变部位的多灶性,不存在任何单一测试可以发现所有术后神经行为功能障碍。

8. 评估应仔细谨慎进行,因为神经行为表现可受环境、精神、生理和药理因素的影响。

9. 由于神经心理学测试结果可能受情绪状态和情绪状态变化的影响,注意患者情绪状态非常重要。

10. 为确保评估的客观性和可靠性,对每例患者的测验应由一位合适有资质的、受过训练的个体来完成,同时测验应减少主观性并按照标准方式施行。测验者应不知所施治疗。

11. 应由一位合适有资质、受过训练的个体完成全面而简洁的神经学检查。

12. 由于术后神经功能障碍在术后即刻的发生率最高,随后下降,因此行为趋于稳定后至少还需再做一次仔细的评估。理想情况下,测验至少应在术后 3 个月进行。

13. 研究者应知道术后可能发生的新事件。

14. 认知测验可能在重复测试后改善,即所谓的"学习效应"。任何数据分析都应将该效应纳入考虑范围。此外,提倡在设计实验时设法减少这种学习效应(如对在每个试验期的每一次测试提供足够多的练习测试)[21]。

基于这些共识会议的记录[34],下述认知测验(基于其多种语言版本和纸质版的可获得性)被推荐为心脏手术患者任何神经心理学测验的必要非充分的组成部分:

- Rey 听觉言语学习测验
- 连线试验 A
- 连线试验 B
- 钉板测试

此外,1997 年发表的附加说明的专家共识表示:①应使用个体的分值改变而非整组平均分;②应保证测验设置的一致性;③应对神经认知测试的学习效应予以纠正[35]。

脑损伤的机制

哪种因素,或哪些因素的共同作用,导致了在 CPB 下行心脏手术患者术后神经或行为功能障碍仍不明确(框 40.2)。在少数几个有手术对照组的研究中发现,与 CPB 相关的因素似乎是原因,特别是对于发生在术后即刻的功能障碍[57,72]。当前研究比较活跃的领域,是确定这种功能障碍在多大程度上是由于 CABG 和 CPB 或潜在合并疾病的直接作用所致。合并疾病如主动脉和脑血管动脉粥样硬化、高血压、糖尿病等,都可引发与 CABG 无关而与大手术本身有关的非特异性"应激",从而促使此类患者发生 CNS 功能障碍。

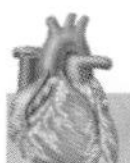

框 40.2 心脏手术患者发生神经并发症的危险因素

- 血流动力学不稳定
- 糖尿病
- 高龄
- 联合/复杂手术
- 长时间 CPB
- 既往脑卒中或脑血管疾病史
- 主动脉粥样硬化
- 肾功能不全
- 周围血管疾病

CPB,体外循环。

根据尸检研究和对术中事件与神经结局的相关性分析,发现了两个主要机制导致了本应无并发症的心脏手术患者出现了脑损伤:脑低灌注和脑栓子。

术中颗粒物及微气泡形成的脑栓塞在心脏手术患者术后神经系统事件的发生中起着重要作用[51,74-83]。围手术期低灌注的作用,特别是对于有颅内或颅外动脉粥样硬化的患者,以及因手术和 CPB 而激发的炎症过程的作用,也受到越来越多重视[22,84,85]。

一项前瞻性研究连续入组了 151 例行 CABG 手术的日本患者(115 例男性和 36 例女性,年龄范围 41~82 岁),用磁共振血管造影检查颈动脉和颅内动脉阻塞性病变[86]。颈动脉狭窄超过 50% 的患者占 16.6%,颅内血管狭窄超过 50% 的患者占 21.2%。一个类似研究中,检查了 201 例韩国的 CABG 患者,50% 以上的患者存在颅外或颅内的动脉粥样硬化疾病,且 13% 的患者两者都有[87]。该项研究中 25.4% 的患者术后发生了一个或多个 CNS 并发症,且发现颅内动脉粥样硬化与中枢神经系统并发症的发生有较强的独立相关关系。与单纯颅内的动脉粥样硬化相比,同时存在颅内和颅外的动脉粥样硬化与围手术期中枢神经系统不良结局关系更密切[87]。

在那些采用了对照组(与非心脏手术相比较)的研究中,在术后最初几天内,新发神经体征和认知功能障碍的发生率 CABG 患者明显高于非心脏手术对照患者[57,88]。

最近发表的 SYNTAX 试验也支持,心脏手术的卒中率更高,该研究共纳入 1 800 例存在三支病变或左主干病变的患者,随机分为 PCI 组和常规 CABG 手术组[89]。该研究显示,1 年死亡率在两组间无明显差异,但主要终点(心脑血管严重不良事件)的发生率 CABG 组(12.4%)明显低于 PCI 组(17.8%)($P=0.002$)。虽然整体结果更有利于 CABG 手术,但卒中的发生率 CABG 组(2.2%)明显高于 PCI 组(0.6%)。

一些最近的研究证明,新发的术后房颤(postoperative atrial fibrillation,POAF)与远期死亡率及卒中的增加相关[90,91]。既往认为,术后房颤是相对良性和自限性的,但最近一项纳入了 69 518 例患者的 meta 分析指出,CABG 术后新发房颤与近期及远期死亡率的显著升高相关,且与卒中及其他并发症的发病率升高相关[90]。此证据促进了关于寻找减少术后房颤及其相关并发症的手术及用药策略研究,具体将在此后讨论。

神经病理学研究

一项早期的队列研究观察了 1962—1970 年间 206 例心脏手术或 CABG 术后死亡的患者和 110 例非 CPB 下血管手术术后死亡的患者,Aguilar 等发现 CPB 的应用与脑损伤存的发生之间存在很高相关性[92]。他们的报告指出,在严重程度和发生频率方面最显著的异常有:脑小血管栓塞、急性瘀斑、血管周围及局灶性蛛网膜下腔出血、急性缺血性神经元损伤(框 40.3)。他们注意到在应用动脉滤器后的病例中,非脂肪栓子(如纤维蛋白、血小板聚集物、可极化的晶体物质、黄瘤碎屑、横纹肌和钙质)在脑组织上几乎消失;而在应用动脉滤器之前死亡的 CPB 后患者中,这些碎屑形成的脑栓塞非常常见[92]。其他较早的研究表明,缩短 CPB 时间、动脉滤器及过滤心内吸引回流液均可减少明显的神经功能障碍[76,79,93]。

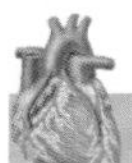

框 40.3 神经损伤的机制和因素

- 栓塞
- 低灌注
- 炎症
- 主动脉粥样硬化斑块
- 脑血管病
- 脑血流自主调节改变
- 低血压
- 心内碎屑
- 空气
- CPB 时脑静脉回流受阻
- CPB 回路表面
- 回输未经处理的回收血
- 脑部高热
- 缺氧

CPB,体外循环。

一项回顾性研究分析了 1982—1989 年死亡的 221 例 CABG 或瓣膜手术患者的尸检结果,发现在年龄、严重升主动脉粥样硬化和动脉粥样硬化栓子之间存在直接的相关关系[94]。与瓣膜手术患者相比,动脉粥样硬化栓子在 CABG 患者中更常见;动脉粥样硬化栓子与升主动脉严重粥样硬化密切相关,存在严重主动脉病变的患者中 37.4% 出现了栓子,而无主动脉病变者中仅有 2%。出现动脉粥样硬化栓子的患者中有 95.8% 存在严重的升主动脉粥样硬化[94]。Doty 等回顾了 1973—1995 年 John Hopkins 医院 49 377 例尸检和手术标本的检查记录[77]。327 例患者(0.7%)的组织学检查发现有明确的动脉粥样硬化栓塞。这些患者中,29 例(0.2%)在尸检或手术切除的 30 天内接受了心脏手术。这 29 例患者中 6 例(21%)栓塞部位在心脏,7 例(24%)栓塞部位在 CNS,19 例(66%)栓塞部位在胃肠道,14 例(48%)栓塞部位为单侧或双侧肾脏,5 例(17%)栓塞部位为下肢。16 例患者(55%)有两个或以上部位的动脉粥样硬化栓塞。6 例(21%)患者死亡直接由动脉粥样硬化栓塞导致,包括术中冠脉栓塞所致术中心力衰竭(3 例)、大面积脑卒中(2 例)、广泛胃肠道栓塞(1 例)[77]。

在一项对 262 例在 CABG、瓣膜置换或心脏移植手术后死亡患者大脑的神经病理研究中,49% 的病例显示存在循环紊乱的证据,包括大出血和微小出血、梗死、蛛网膜下腔出血或低氧性脑损伤[95]。梗死因局部脑动脉硬化、脂肪栓子、来自手术部位的动脉栓子或异物栓子所致。该作者推断包括组织学明确表现的微栓在他们的发现中并不起主要作用,以及非致死性白质微出血不时被发现,特别在瓣膜手术后[95]。上述观察与在几项不停跳心脏手术研究中的发现类似,这些研究发现经颅多普勒(transcranial Doppler,TCD)探查到的脑部栓子与认知功能障碍发生率之间缺乏明显的相关性[74,96]。

在一项脑组织尸检研究中,5 例患者中 4 例为 CPB 后死亡,2 例为近端主动脉造影后死亡。对 6 只狗进行 CPB 后尸检发现均存在遍布脑实质的毛细血管及小动脉扩张(small capillary and arteriolar dilation,SCAD),与存在气泡或脂肪栓子的位置相吻合(图 40.1)[81]。这些微血管异常仅与 CPB 的使用或近端主动脉操作相关。在同一组研究者随后的犬类 CPB 研究中,使用彩色微球能够将 CPB 过程中 SCAD 的形成进行时间锁定(图 40.2)[97]。

分水岭梗死

分水岭(或边界区)梗死是沿着两支大的脑动脉供血区域之间的边界区域(如大脑中动脉与大脑后动脉之间,或大脑前动脉与大脑中动脉之间)发生的缺血损伤,该区域存在终末动脉吻合(图 40.3)[98-101]。Malong 等报告的系列研究发现,常见于术中持续低血压期间的脑电图(EEG)异常(明显或完全的电静止),与尸检所见的神经病理学损伤存在相关性[99]。在全部 9 例有临床脑损伤证据的患者中,皮质边界区(分水岭)损伤见于顶枕部。他们认为这一区域是放置 EEG 记录电极最敏感的部位,因为这里是在其他损伤尚未出现时发生轻微缺血性损伤的区域,也是缺血性损伤范围最大、程度最重的区域[99]。

体循环血压明显降低是分水岭梗死最常见的原因。这些区域被认为对低血压所致缺血最为敏感,因为他们严重依赖

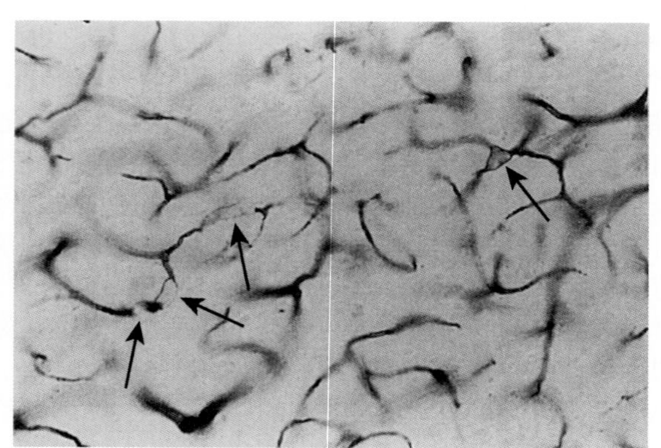

图 40.1 体外循环 1 天后人体大脑动脉的微血栓及毛细血管和小动脉扩张改变。前微血管是黑色的。箭头所指为扩张的小毛细血管和动脉,此处最大者直径为 25μm。其代表血栓的“足迹”,因血栓已被这种组织化学染色所用的试剂溶解。碱性磷酸酶染色,火棉胶切片厚度 100μm,缩小 50% 后放大 300 倍。(*Reprinted from Moody DM, Brown WR, Challa VR, et al. Brain microemboli associated with cardiopulmonary bypass: a histologic and magnetic resonance imaging study.* Ann Thorac Surg. *1995; 59: 1304-1307.*)

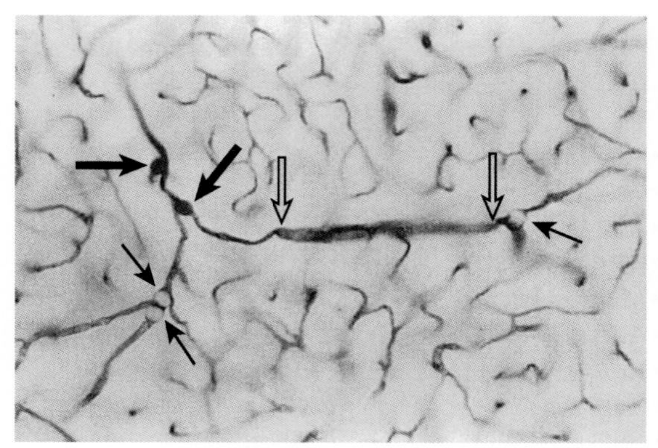

图 40.2 顺序注射不同颜色的微球显示的微血栓“时间括号”(白色箭头)。透明微球(黑色小箭头)和黑色微球(黑色大箭头)在一个单一的动脉复合体内呈远端到近端的顺序排列。在该实验中,研究者向狗的颈动脉内先注射了透明微球,随后依次注射了玉米油和黑色球体。该动脉血流的方向是从上到下的。碱性磷酸酶染色,火棉胶切片厚度 100μm;微球直径 = 15μm。(*Reprinted from Moody DM, Brown WR, Challa VR, et al. Brain microemboli associated with cardiopulmonary bypass: a histologic and magnetic resonance imaging study.* Ann Thorac Surg. *1995; 59: 1304-1307.*)

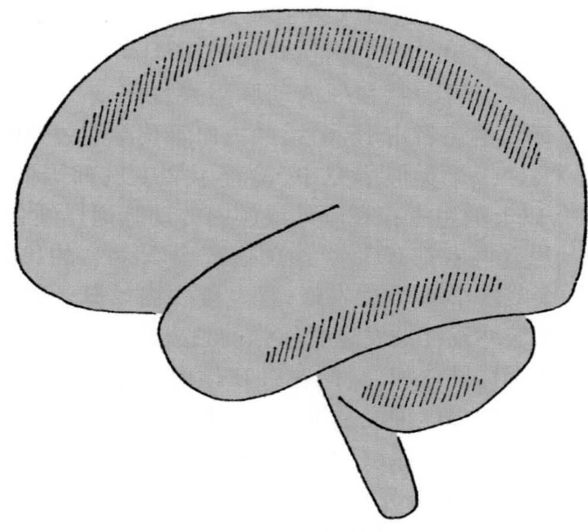

图 40.3 阴影区显示最常发生脑梗死的位置为边界区或分水岭区,即位于大小脑重要动脉分布区域的交界处。(*From Torvik A. The pathogenesis of watershed infarcts in the brain.* Stroke. *1984; 2: 221-223.*)

于单一血供。Wityk 等研究了 14 例心脏手术后患者在弥散加权磁共振和灌注加权磁共振成像上缺血性改变的模式,其中 4 例术后发生了神经系统并发症[102]。急性缺血损伤模式分为区域性、分水岭性和腔隙性梗死。当患者存在不同血管供应区域的多个区域性梗死,且不能用阻塞性血管损伤解释时,即被归类为多发栓塞。弥散加权 MRI 发现 14 例患者中有 10 例存在急性梗死,其中 4 例合并了分水岭梗死或多发梗死。这 4 例中有 2 例灌注加权 MRI 存在异常,表现为弥散-灌注不匹配,此 2 例患者均有波动性症状或 TIA,且其症状随着血压升高而改善[102]。

基于同样的道理,这些区域对于末梢动脉栓塞引起的缺血同样高度敏感,尽管低血压是最常见的原因,大量微栓也可

首先阻碍于这些区域而导致相应部位脑梗死[102-105]。因此，尽管分水岭梗死最常由的严重低血压所致，但并非只有低血压这一单一原因，脑栓塞亦可导致。栓塞和低灌注同时作用可产生协同效应，从而导致或加重心脏手术患者的脑损伤。多位作者的研究均证实了血流动力不稳定和缺氧的不良影响，早期积极发现和纠正低灌注可改善预后[15,22,68,98,106,107]。

脑栓子和结局

CPB 期间的脑栓子可被分为大栓子（如钙化或动脉粥样硬化碎屑）和微栓子（如微气泡、微颗粒物质）。明显的局灶性神经损伤可能反映了脑内大栓子栓塞（如切除瓣膜或在粥样硬化的主动脉器械操作时所产生的钙化斑块和粥样硬化碎屑），而脑微栓子栓塞则很少形成明显的局灶定位神经系统功能障碍[6]。微栓子在 TCD 中表现特征性的信号：瞬时（<300 毫秒），高强度（比频谱高>3 分贝），高频率（"噼啪声"），单向并似乎存在扩散，对神经系统及认知功能产生微小的干扰。而大栓子倾向于造成临床可见的灾难性的卒中。无论脑损害如何，似乎同时存在炎症过程会加重损伤程度。

一项围手术期研究中，127 例患者接受 OPCAB（n=61）或 CABG（n=66）手术，35 例（27.6%）在术后弥散加权 MRI 发现新发脑梗死[108]。其中大多数患者无明显临床表现，梗死部位位于皮质区（80%）、直径（<1.5cm）小（89%）、与相应脑动脉异常不相关（80%）。高龄、使用 CPB、中至重度主动脉斑块、高敏感性 C 反应蛋白水平高为新发脑梗死的独立预测因素，提示全身炎症反应可能也是 CABG 术后新发脑梗的病因之一[108]。

一项评估外科主动脉操作和术后脑卒中相关性的研究中，Ura 等在主动脉插管前和拔管后给 472 例在 CPB 下行心脏手术的患者做了 EAS 检查，并随访有无新发 Ⅰ 型神经系统并发症[109]。73 例患者（15%）存在 2 级主动脉粥样硬化，28 例（6%）存在 3 级主动脉粥样硬化。在以上基础上，对 472 例患者中 63 例手术操作进行改良，或插管位置进行调整（52 例）或避免钳夹阻断主动脉（23 例）。16 例患者（3.4%）在主动脉拔管后升主动脉内膜发现有新的损伤，其中 10 例患者出现严重损伤（内膜移动或破坏）（图 40.4）。12 例与主动脉阻断有关，4 例（均为严重损伤）与主动脉插管或拔管有关（图 40.4）。共计 10 例患者出现持续的神经系统并发症，其中 3 例诊断为严重的新发损伤（P<0.001）。主动脉新发损伤的发生率与主动脉粥样硬化斑块程度直接相关，粥样硬化斑块厚为 3~4mm 时发生率为 11.8%，斑块厚度超过 4mm 时发生率高达 33.3%，而厚度小于 3mm 时仅有 0.8%[109]。这再一次强调了确切发现并避免破坏主动脉粥样硬化斑块的重要性。

Sylivris 等用 TCD 监测和术前术后 MRI 脑扫描的方法连续观察了 41 例行 CABG 的患者[110]。有 32 例患者在术前 1 天和术后第 5~6 天进行了神经心理学测试，其中 27 例有 TCD 资料。在有可靠 TCD 资料和神经心理学结果的这 27 个患者亚组中，有 17 例（63%）在 CABG 术后早期出现了神经心理缺陷。单变量分析显示，神经心理功能下降组患者的 CPB 时间、体外循环期间总微栓量、体外循环期间微栓发生率均明显较高。实际探测到栓子每分钟的发生率在主动脉阻断开放时最高。5 例患者出现脑卒中，其中 4 例出现神经心理功能

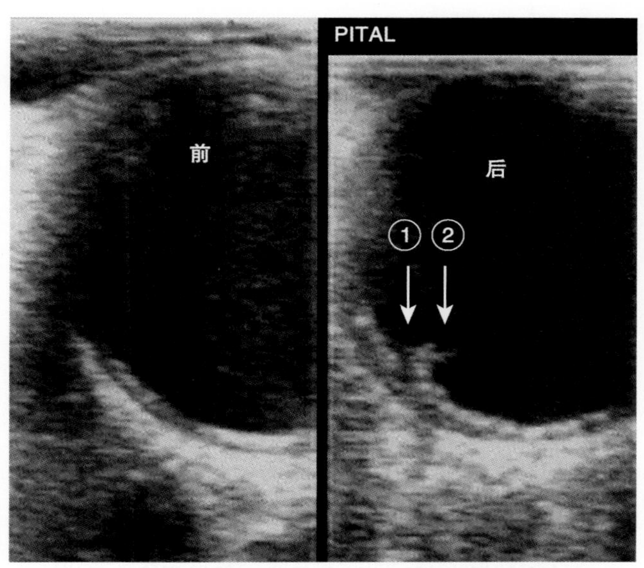

图 40.4 新发的内膜撕裂（箭头 1）和新发的移动斑块（箭头 2）可能是由主动脉夹层引起的。（*From Ura M, Sakata R, Nakayama Y, Goto T. Ultrasonographic demonstration of manipulation-related aortic injuries after cardiac surgery.* J Am Coll Cardiol. *2000;35:1303-1310.*）

的显著降低。体外循环时微栓子信号与神经心理学缺陷间存在相关性，与其不同的是微栓子信号与脑梗死影像学证据之间并无相关性。发生脑梗死的患者在主动脉操作时的微栓量明显较多，暂指特定的微栓子，而仅有神经心理缺陷的患者中这种情况并不明显，这与 Ura 等的前述发现是相符的[109,110]。

一种新型 TCD 仪运用两种不同频率的超声波，据称可区分气体和微粒栓子。有一项研究运用这种技术比较了 45 例在体外循环和非体外循环下行心脏手术患者（15 例 OPCAP 手术，15 例体外循环下 CABG 手术，15 例心脏开放手术）术中微栓子的数量和性质[74]。他们发现 OPCAB 组的微栓数量明显少于体外循环下 CABG 组和开放手术组，3 组数量平均值及范围分别为 40（28~80）、275（199~472）和 860（393~1 321）（P<0.01）。固体微栓的比例在 OPCAB 组为 12%，体外循环下 CABG 组为 28%，开放手术组为 22%。在体外循环组，24% 的微栓子出现在 CPB 过程中，56% 发生在主动脉操作期间，如主动脉插管、使用、拔管、钳夹或侧夹开放等，再次强调了减少主动脉操作的重要性[74]。

气栓并非无害。一系列的非肝素化动物实验证明，气栓对脑血管的影响不仅在于气泡对脑血管的直接阻塞，还在于气泡对血管内皮的作用[111]。软脑膜血管超微结构检查显示，发生脑内气栓的大鼠血管内皮质膜严重损伤，导致细胞完整性丧失和内皮细胞水肿[112]。这种内皮损伤导致血管反应性破坏，并在猫软脑膜血管气栓时也观察到同样情况。这些毛细血管床中内膜细胞层出现超微结构异常，包括细胞间连接降解、细胞核变平、胞膜皱缩。空气栓塞还可导致血液成分改变，导致气泡周围蛋白质荚膜形成、软脑膜血管明显扩张、血小板聚集及内皮细胞损伤[113-115]。空气诱发的内皮机械性损伤造成基膜破坏、凝血酶形成、细胞内囊泡释放 P-选择素、血小板激活因子）合成，以及一个夹杂炎症和凝血过程的再灌注样损伤。这些现象可能损害一氧化氮生成，从而引起脑部微血管调节的改变[116,117]。CPB 期间肝素抗凝能否减少脑

血管造影中所显示的脑部气体栓塞的影响仍在推测阶段[118]。

Kincaid 等用血液回收机来处理狗低温 CPB 的心内切开出血[119]。然后对来自两组狗(组Ⅰ,心内吸引血液通过动脉滤器回输;组Ⅱ,心内吸引血由血液回收机收集并处理)的脑组织检查是否存在 SCAD。血液回收机组的平均 SCAD 密度低于动脉滤器组(11±3 vs 24±5,$P=0.02$)。作者认为在 CPB 中应用血液回收机来清洗失血减少了脑部脂质微栓栓塞的发生[119]。

这个猜想在两个独立的前瞻性随机研究中进行了验证,以评估心脏手术患者中血液回收机的使用对心脏手术后认知功能障碍的影响[120,121]。一项研究纳入了 226 例年龄大于 60 岁行 CABG 的患者,将其随机分为使用血液回收机处理失血组和对照组[120]。麻醉及手术管理为标准的过程。对所有患者进行近端胸主动脉 EAS,并使用 TCD 测量脑栓子出现概率。术后 6 周认知功能障碍的发生率在血液回收机组为 6%,而在对照组为 15%($P=0.038$)。但需要输注新鲜冰冻血浆的患者比例血液回收机组(25%)明显高于对照组(12%)。在 Rubens 等的一项非常相似的研究中,将接受 CPB 下冠脉和/或主动脉瓣手术的患者,随机的分为回输未经处理血液组(对照组,$n=134$)和回输离心清洗和滤过脂质后的心内血液组(实验组,$n=132$)[121]。实验组术中需要输入更多红细胞(0.23±0.69 单位 vs 0.08±0.34 单位,$P=0.004$),且实验组红细胞和非红细胞血制品使用更多。实验组术后出血也更多。患者在术前、术后第 5 天和 3 个月接受神经心理学测试。术后认知功能障碍发生率在两组间未见差异。同样生活质量和探测到的栓子数量在两组间也没有差异。作者认为接受心脏手术的患者回输心内血液前经过处理可造成术后出血并使用更多血制品,且在术后认知功能障碍方面,无任何神经系统获益的临床证据。总而言之,以上两项研究表明,常规血液回收机的使用造成异体血制品使用和围手术期失血的增加,且没有或仅在很小程度上改善了术后认知功能损害。基于以上研究中神经认知功能的不同程度的损害和围手术期输注异体血的不良影响,常规地使用血液回收机处理心内吸引血液以减少 SCAD 是没有根据的,因其可能造成出血及输血风险增加[122]。

另一种减少栓子的方法是使用改良的主动脉插管,其内有一个单独的吸引腔。一项最近的研究随机地将 66 例择期行主动脉瓣置换术和/或 CABG 的患者分为防微栓主动脉插管组和标准主动脉插管组[123]。主要终点是根据术前术后弥散加权 MRI 对比测量的新发脑损伤体积。弥散加权 MRI 测得新发脑损伤体积在改良插管组为 44.00±64.00mm[3] 而对照组为 126.56±28.74mm^3,术后新发病变的比例改良插管组为 41% 而对照组为 66%。临床并发症的发生率在两组相似[123]。以上结果是否能在大型研究中确定,或若能够确定,亚临床的脑栓子和弥散加权 MRI 可见病变的减少对之后认知功能和生活质量的远期影响是什么还有待研究。但是,进展是有前途的,通过进一步研究证明减少栓子是可行的,并能减少术后脑损害的发生率和严重程度。

与脑部微气栓无关的神经认知功能障碍

类似于来自升主动脉或主动脉弓的钙化及动脉粥样硬化大栓子碎片是造成临床卒中性疾病的主要因素,微栓子,无论气体或颗粒,被认为可造成认知功能障碍。然而,不停跳心脏手术避免了使用 CPB,基于这些患者的研究显示出与传统体外循环下 CABG 手术患者相近的认知功能障碍发生率,尽管其栓塞事件发生率明显更低[74,96,124]。这提示神经损伤与认知功能障碍可能由不同的原因造成。

Selnes 等一项接受非体外循环心脏手术患者,以及药物治疗患者的远期队列研究表明,远期认知功能改变并不只发生于 CABG 或使用 CPB 患者,且反映了疾病潜在的进展过程[54,58,125,126]。但其他的纵向研究表明,与各种非手术对照组对比,CABG 患者认知功能障碍发生率更高,即便众多研究中组间基础疾病可比性是一个重要的混杂因素[55,127]。

然而,公认的是,与其他非心脏手术相比 CABG 患者术后早期认知功能障碍发生率更高,因为瓣膜手术术后早期认知功能障碍与 MRI 所示新发缺血性病变[52],以及 CABG 术后早期认知功能与脑氧饱和度已确定存在相关性[53]。可见术后早期认知功能障碍在一定程度上反映了亚临床脑损伤,因此努力减轻术后早期认知功能障碍是必要的。

脑血管疾病

有关已有脑血管疾病患者对于 CPB 的脑血管反应的研究相对较少。由于二氧化碳升高对于脑血管病患者具有血管扩张效应,理论上 pH 稳态处理可使边缘灌注区的局部脑血流(cerebral blood flow,CBF)再分布至优良灌注区(即脑内盗血)。Graclee 等观察了接受 CABG 手术的脑血管病患者,并评估了不同 pH 处理(即 α 稳态和 pH 稳态)时的 CBF 反应[128]。他们证明在低温 CPB 下脑血管对 $PaCO_2$ 的改变有反应,但这些患者均未出现高 $PaCO_2$ 水平下脑内盗血的证据。但是,所有患者在 CBF 测定时的动脉灌注压均高于 65mmHg,这可能抵消了导致局部 CBF 不均一的倾向。

一项研究应用 TCD 监测 CBF 流速的技术,对 18 例有严重颈动脉狭窄的患者和 37 例无或仅有轻度狭窄的患者在 CPB 中进行了监测[129]。虽然文章没有特别说明,但似乎应用了 pH 稳态处理,因为血流速度与 $PaCO_2$ 和动脉压相关。在有明显颈动脉狭窄与没有明显颈动脉狭窄患者之间,血流速度并未探测到明显差异。在一份病例报告中,一个有双侧颈动脉狭窄的患者在低温 CPB 期间应用 α 稳态 pH 处理技术,测定了当动脉压在 35~85mmHg 间变化时的 CBF[130]。结果发现从对侧半球获得的 CBF 值几乎是相等的,并在不同的灌注压范围内保持不变。这些研究表明脑血管病患者对 CPB 的脑血管反应与正常患者相比在总体上无明显差异,其他因素(包括相关的主动脉粥样硬化)可能更为重要。

Hogue 等前瞻性观察了 2 972 例心脏手术患者,检查了这些患者的人口学和围手术期资料[131]。对于 65 岁及以上的患者或既往有过 TIA 发作或卒中的患者,术前还做了颈动脉超声检查。手术时对所有患者进行了主动脉表面超声检查以评估升主动脉动脉粥样硬化情况。30 例女性患者和 18 例男性患者术后发生了卒中($P<0.001$)。卒中病史是新发卒中最强的预测因素,无论男女。既往脑血管事件在卒中的预测方面男性比女性更为重要[131]。

一项纳入了 32 例心脏手术患者的小型研究中,术前均由弥散加权 MRI 确定存在无症状的静默梗死灶，结果未显示出任何术后 CNS 并发症风险的增加，但此研究结果的普遍性受到样本量限制[132]。在一项样本量更大的研究中连续纳入了 514 例心脏手术患者，在 CPB（n=484）或 OPCAB（n=30）下进行，术前通过颈动脉超声和/或磁共振成像检查发现 88 例（17%）患者存在阻塞性脑血管疾病。在这 88 例患者中，通过脑灌注单光子放射计算机辅助层析摄影技术（singlephoton emission computed tomography，SPECT）检查及乙酰唑胺反应性诊断脑灌注受损的有 1 例（1.1%）[133]。本组无一例患者发生围手术期血流动力学相关缺血性卒中，提示阻塞性脑血管病对血流动力学相关缺血卒中发病率的影响是不常见的。

脑灌注压

尽管由上述的研究发现，心脏手术的术中低血压仍被认为与术后神经功能障碍相关[13,22,78]。Ridderstolpe 等发表了一项对 3 282 例患者的回顾性研究，这些患者从 1996 年 7 月至 2000 年 6 月间接受了心脏手术，平均年龄 65.6 岁[22]。107 例患者（3.3%）发生了脑部并发症。其中 60 例（1.8%）发生于早期，33 例（1.0%）发生于晚期，14 例（0.4%）发病时间不详。早期脑部并发症的预测因素为高龄、术前高血压、主动脉瘤手术、长时间 CPB、CPB 结束及其后早期低血压、术后心律失常及室上性心动过速。晚期脑部并发症的预测因素为女性、糖尿病、既往脑血管病、联合瓣膜和 CABG 手术、术后室上性心动过速、长时间机械通气。早期脑部并发症似乎更为严重，造成更持久的损害和更高的总体死亡率（35.0% vs 18.2%）。该研究结果显示积极的抗心律失常治疗和血压控制可以改善心脏手术后的脑部结局[22]。

有报道显示 EEG 形式和缺血相关——慢波活动增加，弥漫性 EEG 活动减慢被报道发生在 CPB 期间，可能与脑部低灌注有关[134-136]。常温时流量下降常引发缺血改变，而在稳定低温情况下类似的流量降低并不引起 EEG 改变[134]。缺血性 EEG 改变也确实常见于 CPB 开始阶段灌注流量降低时（参见第 18、31 和 32 章）[134-136]。在 96 例 CABG 患者中，应用计算机化脑电图来量化低频事件作为脑皮质缺血指标，结果发现低血压、低频 EEG 集中增加和术后定向障碍的发生之间存在相关性[137]。

在由自主循环向 CPB 转换过程中，脑对缺血特别敏感，因为此时脑氧代谢率（$CMRO_2$）无明显改变，而最初灌注脑的是无血预冲液，甚至在 CPB 建立平衡后，红细胞比容通常维持于 20%~30% 之间。因此在 $CMRO_2$ 无同时降低的情况下，脑灌注任何进一步的下降均难以耐受。低温条件下 $CMRO_2$ 明显降低，体温降低 10℃ 时 $CMRO_2$ 可降低 50% 以上[138]。无需推断脑血流自主调节下限有无扩展，很明显在麻醉状态，特别是低温 CPB 下，CBF 在很低的脑灌注压水平下也能得以维持。后文也将讨论，这最早是由 Govier 等报道，并由 Murkin 等和 Prough 等进一步研究的[138-140]。

应用放射性同位素技术来测量 CBF，并使用颈内静脉导管来测量 $CMRO_2$，结果发现在低温 CPB 时 $CMRO_2$ 明显降低，CBF 也相应比例降低，而且在 α 稳态 pH 处理条件下自主调节脑灌注压至 20mmHg[138]。因此，如果不存在脑血管疾病的情况下，低温 CPB 期间导致的低动脉压不太可能引起脑缺血。但是，Gold 等在一项涉及 248 例 CABG 患者、比较 CPB 期间高动脉压和低动脉压处理的研究中，发现在高动脉压组的患者术后并发症发生率明显降低[141]。尽管特异性 CNS 并发症、认知和功能状态结局以及死亡率在组间无明显差异，但心脏和神经并发症的总体发生率在高动脉压组明显降低。说明在体外循环过程中，动脉压的管理不应过于宽泛。另外，随着 CABG 患者的年龄和严重程度不断增加，这些患者同时合并脑血管病的概率也在不断地增加，可能大脑的自我调节能力存在潜在的减低作用，因此应该对这类患者更加重视。这与接受冠脉再血管化手术患者脑血管病高发的结果是一致的[56,59]。

在 450 例接受 CABG 和/或瓣膜手术的患者中，使用 NIRS 来估计大脑的自我调节能力，对于有无严重术后并发症或死亡率（如卒中、肾衰竭、机械通气时间大于 48 小时、正性肌力药物的使用大于 24 小时或主动脉球囊反搏），用血压低于大脑自动调节下限的时间和数值构成的曲线下面积进行对比。450 例患者中有 83 例出现了术后严重并发症或围手术期死亡，结果显示血压在大脑自我调节下限以下的曲线下面积和心脏手术后严重并发症发生率及手术死亡率独立相关[142]。此结果与前述 Murkin 等关于 NIRS 的前瞻性研究结果相似，即脑氧饱和度降低与术后严重并发症及手术死亡率相关[143]。

脑静脉梗阻

CPB 过程中还应注意的是：由于上腔静脉导管造成的部分梗阻可导致颅内静脉高压（图 40.5），从而造成脑水肿，并且导致与动脉压不成比例的脑灌注压的下降，特别是在使用单级双腔静脉导管时[144]。Avraamides 在一项研究中通过 TCD 证实，即使有稳定的动脉压和血液泵速，在 CPB 下外科手术中搬动心脏位置时会使近端上腔静脉压增加，从而导致脑血流速度明显下降[145]。这强有力说明在 CPB 过程中改变心脏位置所影响的上腔静脉回流造成脑静脉高血压，如认识不到或不处理，可能造成脑缺血发生率的增加。已有因未经注意的脑静脉压升高造成一些术后神经系统并发症的报道[146]。

在一项对 92 例 CABG 患者的研究中，探究了颈静脉球压力（jugular venous bulb pressure，JVBP）的变化对血-脑屏障的影响，通过颈内静脉球囊逆行插管测量血浆 S-100β 蛋白、基质金属蛋白酶 9、肌酸激酶同工酶 BB（creatine kinase isoenzyme BB，CK-BB）的浓度，和动静脉中镁离子和总镁浓度作为血-脑屏障功能障碍的生物学标志物。体外循环会增加 JVBP，并且当 JVBP 增加超过 12mmHg 时，血-脑屏障破坏的生物学标志物也会相应增加[147]。

尽管 CPB 时动脉压的降低和脑功能障碍的关系仍存在争议，但是某些证据表明在一些特定的患者中，动脉压的降低仍然会带来一定的风险。Newman 等通过对 237 例患者术前和术后进行认知能力测试，来评价平均动脉压和复温速度对于认知能力下降的作用[148]。他们发现一方面平均动脉压低于 50mmHg 和认知功能下降显著相关，另一方面复温速度和年龄显著相关。他们指出尽管平均动脉压和复温并不是认知能力下降的主要决定因素，但在高龄患者中，低血压和快速复

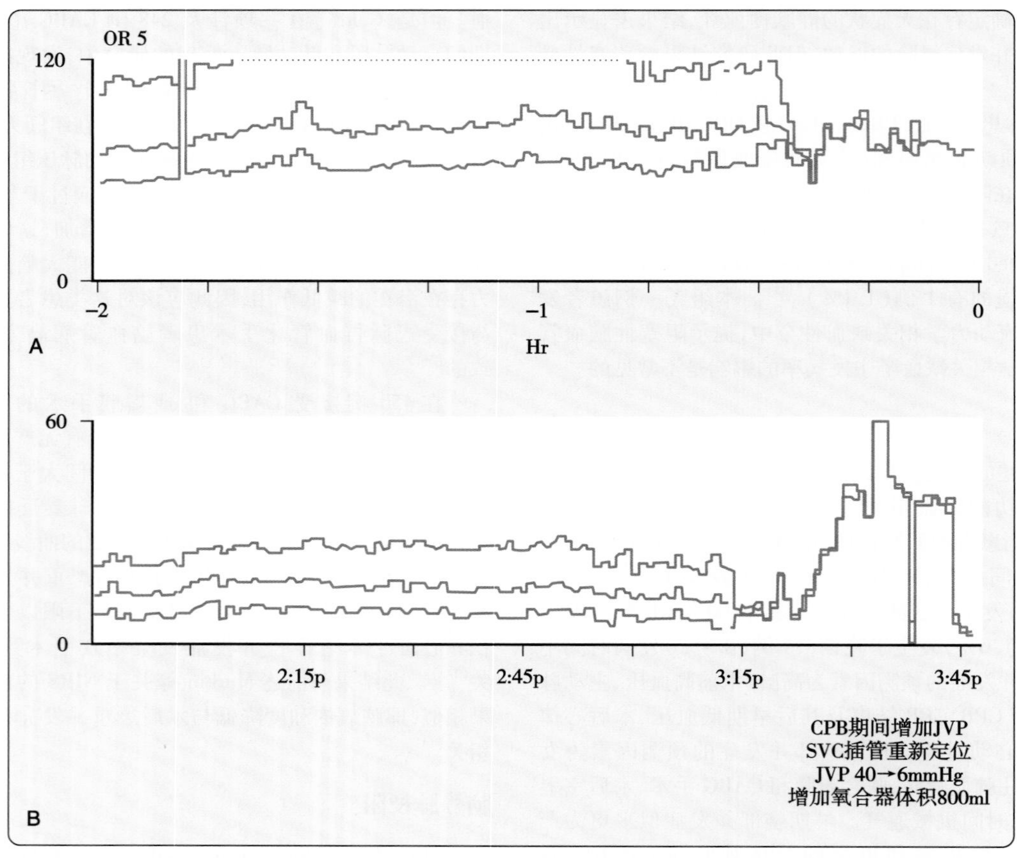

图 40.5 (A)收缩压、平均动脉压(MAP)和舒张压,在下午 3:15 开始体外循环后显示平均动脉压;(B)肺动脉收缩压、平均压和舒张压,在下午 3:15 开始体外循环后记录颈静脉近端压力(JVP)。体外循环使用双腔静脉插管。心脏翻转开始后,静脉回流减少,JVP 接近于 MAP。SVC,上腔静脉。(*Modified from Murkin JM. Intraoperative management. In*:*Estaphanous FG*,*Barash PG*,*Reves JG*,*eds.* Cardiac Anesthesia Principles and Clinical Practice. *Philadelphia*:*Lippincott*;*1994*:*326.*)

温与认知功能障碍存在显著相关性。另外,随着接受心脏手术的高龄患者的数量在不断增加,以上问题将在临床管理中越来越重要。

体外循环过程中的血流动力学不稳定

血流动力学并发症,无论是术前、术中,还是术后,都会加重心脏手术患者的脑损伤。Bucerius 等的一项研究显示,射血分数小于 30%、急诊手术、术前心源性休克会增加术后谵妄发生率[15]。Ridderstolpe 等发现低血压和术前的心律失常与术后的脑并发症存在相关性,而 Stanley 等发现 POAF 会导致认知功能的降低[22,149]。Ganushchak 等报道一项 1 395 例患者的回顾性研究,在 CPB 过程中发生过大的血流动力学波动的患者中神经并发症的发生率为 3.9%,然而在 CPB 时血流动力较为稳定的患者中,发生神经并发症的概率为 0.3%[150]。这些研究表明,心脏手术患者脑组织易感性增加,在不剧烈的血流动力学变化时可能导致或加重脑组织损伤,这可能由脑组织的低灌注造成。预测超过 50% 的 CABG 患者同时存在脑血管疾病,因此这一点尤其重要[86,87]。

栓子、灌注压及特定区域的脑循环情况(如术前脑血管病变)之间的相互作用,决定了心脏手术患者最终脑损伤表现。在一项回顾性研究中,Ganushchak 等验证了这一假设,即正常 CPB 中的血流动力学事件与术后神经系统并发症相关性,以及对常见临床危险因素作用的影响[150]。实验自动记录了 1 395 例进行 CABG 患者的灌注压,并将这些数据进行多变量统计过程分析(聚类分析)。以下 5 个参数用于聚类分析:MAP,MAP 离散程度,全身血管阻力的离散程度,动脉压的离散程度,混合静脉氧饱和度的最大值。使用这些参数,他们发现了 4 个聚类与体外循环时的表现明显不同(第一组,389 例患者;第二组,431 例;第三组及第四组各 229 例)。研究人员发现和第一组较为稳定的参数相比,第四组患者体外循环中血流动力学参数改变更剧烈。例如在第四组患者停跳时血流动力学变量如 MAP、动脉压、全身血管阻力以及直肠温度是第一组中的 2 倍,这些数据预示着血流动力学的不稳定。在第一组患者中的神经系统并发症的发生概率为 0.3%,在第四组患者中,这一概率增加到了 3.9%。更为重要的是,术后神经并发症常见临床风险因素的作用受到 CPB 的影响。例如,在第四组既往有脑血管病的患者中发生神经系统并发症为 22%。而在第二组中则是 0。脑血管病患者在进行 CPB 时若发生较大的血流动力学变化,术后出现神经系统的并发症的概率则将会很高[150]。

主动脉粥样硬化

升主动脉以及主动脉弓动脉粥样硬化造成的动脉栓塞是

普遍存在的问题,被认为是患者行心外科手术的主要危险因素[88,151-156]。在一项研究中,Framingham 等纳入了 298 例年龄 60±9 岁无症状患者,其中 51% 是女性,对其进行了胸腹主动脉心血管 MRI 检查。结果显示在 38% 的女性和 41% 的男性患者的主动脉中存在直径 1mm 的斑块[151]。在预防脑卒中社区风险评估(Stroke Prevention:Assessment of Risk in the Community,SPARC)研究中运用 TEE 对 581 例年龄超过 44 岁的居民进行检查[152]。结果在 51.3% 的患者中发现了动脉粥样硬化,其中 7.6% 存在严重的动脉粥样硬化(厚度超过 4mm,溃疡或活动的)。随着年龄的增加,主动脉弓粥样硬化斑块的患病率逐渐增加,年龄超过 74 岁患者存在严重粥样硬化斑块的比例大于 20%——年龄相关性围手术期卒中风险的主要因素[88]。

心脏外科手术中动脉栓塞具有广泛的临床表现,甚至可以表现为毁灭性的伤害和死亡,但其真正的发病率却往往被低估[77,94,157,158]。在普通人群中,胸主动脉粥样硬化和冠心病以及卒中密切相关[88,153-156]。Macleod 等一篇综述中指出,合并严重主动脉弓粥样硬化斑块的患者发生卒中的风险是其他患者的四倍[154]。Yahia 等在一项前瞻性研究中运用 TEE 来评估已经诊断为 TIA 或卒中患者的动脉粥样硬化程度[156]。在 237 例患者中有 141 例患有胸主动脉粥样硬化(59%),其中 5% 的患者存在轻度斑块(<2mm),21% 患者存在中度斑块(2~4mm),33% 患者存在严重斑块(≥4mm),27% 的患者存在复杂斑块。相较于升主动脉,动脉粥样硬化斑块多见于降主动脉和主动脉弓[156]。Watanabe 等对 CT 上胸主动脉钙化和冠心病的危险因素分别与造影提示冠脉阻塞性疾病是否存在相关性做了研究[155]。连续 225 例患者接受了胸部常规螺旋 CT 和冠状动脉血管造影两项检查,在 185 例患者中发现了胸主动脉钙化,141 例患者存在明显的冠脉阻塞性疾病。在全部 13 例既无胸主动脉钙化也无冠脉危险因素的患者则均无冠心病。在最近的一项小规模单中心研究中(N= 124),TEE 诊断的动脉粥样硬化的严重程度在 2002 年到 2009 年明显升高[159]。20%~40% 的心脏外科患者存在显著升主动脉粥样硬化,并且这一比例随着年龄的增长而增长(图 40.6),这是脑卒中(Ⅰ型颅脑损伤)的一项独立危险因素[131,160-168]。

糖尿病和高血糖

糖尿病被认为是心脏病患者围手术期发病率和死亡率增加的因素[169-173]。糖尿病出现的概率随着年龄的增加而增加,它的出现加重了动脉粥样硬化导致的损伤。越来越多进行心脏搭桥手术患者合并糖尿病,目前估计有 30%~40% 的 CABG 患者同时存在糖尿病。Bucerius 等发现糖尿病会增加卒中以及谵妄的发生率,延长 ICU 停留时间和住院时间[174]。Mortasawi 等[175]及 Nussmeier[21]认为糖尿病会和卒中发生率以及死亡率相关。在一项大规模的研究中,McKhann 等前瞻性地收集了 2 711 例 CABG 患者的数据,结果显示糖尿病是卒中和脑部疾病的独立危险因素[17]。部分原因可能涉及脑

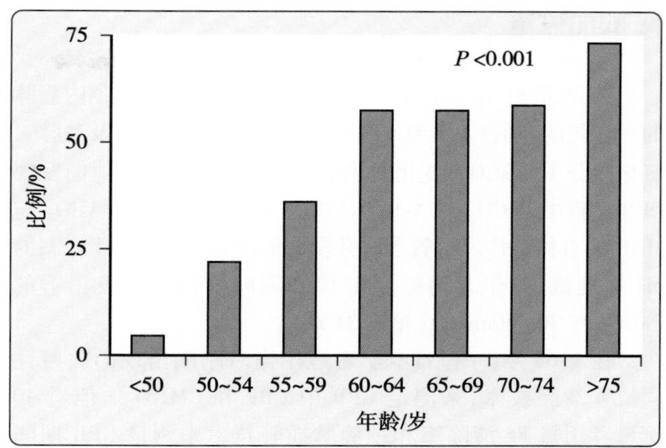

图 40.6 1982—1989 年冠心病及心脏瓣膜病术后的患者尸检中存在升主动脉严重动脉粥样硬化的比例。(*From Blauth CI, Cosgrove DM, Webb BW, et al. Atheroembolism from the ascending aorta. An emerging problem in cardiac surgery.* J Thorac Cardiovasc Surg. *1993;103:1104-1111.*)

低灌注,因为实验记录到糖尿病患者 CPB 期间脑氧饱和度下降的程度和时间增加,胰岛素依赖性糖尿病患者的饱和度值最低(通过颈内静脉氧饱和度测量)且对 MAP 增加反应性最差[176]。

研究证实无论患者是否患有糖尿病,维持正常血糖是心脏外科患者围手术期重要目标[170,172]。实验和临床证据证明高血糖加重神经系统的损伤相关[177]。保持血清血糖的值小于 150mg/dl 较为理想。Furnary 等对 1987—2001 年接受 CABG 手术的 3 354 例患者进行了分组研究,发现进行严密血糖监测的患者组的死亡率相对较低,并推断持续胰岛素静脉注射是降低死亡率的保护性因素[171]。Carvalho 等运用更加积极的方法使血清血糖保持在 80~110mg/dl,并且认为这是一个较为安全容易达到的目标[169]。另一项研究也表明了术后第一天的平均血糖与术后不良结局(卒中、心肌梗死、感染相关并发症或死亡)呈正相关。血糖值从 6.1mmol/L(1mmol=18mg/dl)起每增加 1mmol/L,风险增加 17%[178]。心脏手术患者的理想血糖的值尚不清楚,但是有证据表明保持正常的血糖和相对较好的预后相关。

根据这些数据,STS 指南建议对于进行心脏搭桥的患者,无论是否患有糖尿病,血糖值应该保持小于或者等于 180mg/dl,如有需要可选择静脉注射胰岛素[179]。同时,我们也需要担心低血糖所带来的潜在风险。对于在重症或者外科监护室的患者,患者的死亡率风险增加和即使一次严重的低血糖的发生相关[180]。另外,一项 400 例心脏外科患者的随机前瞻性研究显示,严密的血糖控制(静脉胰岛素保持术中血糖在 80~100mg/dl)相比传统的术中血糖管理(血糖指标小于 200mg/dl)围手术期发生卒中的风险相对较高[181]。所以,避免低血糖也十分重要。因此,避免血糖低于 100mg/dl 是一项非常重要措施,应该加入指南中[182]。总的来说,无论患者是否患有糖尿病,保持围手术期血糖在 100~180mg/dl 是较为理想的。

脑血流量

在 20 世纪 60 年代中期，Wollman 等运用动脉和颈内静脉的氧含量的差值（A-VdO_2）来评估 CPB 期间当 MAP 及动脉二氧化碳分压（$PaCO_2$）变化时患者 CBF 的改变[183]。他们发现 CPB 过程中 $PaCO_2$ 与 A-VdO_2（CBF）直接相关，但 A-VdO_2 与 MAP 没有相关性。尽管当时并没有形成 α 稳态和 pH 稳态的 pH 管理概念，作者仍建议在 CPB 期间维持温度校正下的 $PaCO_2$ 在 30~40mmHg（见第 31 章）。

在 1968 年，一位日本学者运用当时刚刚出现的放射性同位素清除技术，来测定 CPB 中 CBF 和 $CMRO_2$。他对 40 例患者用氪-85 清除率和颈静脉插管技术来测量 CPB 期间的 CBF 并计算 $CMRO_2$[184]，用视网膜显微摄像技术来直接观察非搏动性 CPB 对于脑血管的影响。虽然报道未提到如食管温度和血细胞比容等重要数据，但观察到 CBP 时 CBF 下降 35%，低温时 $CMRO_2$ 降低 63%，复温时 $CMRO_2$ 降低 23%，复温时视网膜静脉充血等，这与以后的研究结果是一致的。这篇文章是第一次报道了在 CPB 过程中发生的视网膜微栓塞。这也和 Blauth 等在之后的报道一致，但远早于他们的研究[75]。

在随后的 15 年中继续研究应用放射性同位素测定技术对人类 CPB 期间 CBF 非常少。其他研究者采用间接指标（如 A-VdO_2、TCD 测得的 CBF 速度或热稀释法）来估测 CBF[185]。

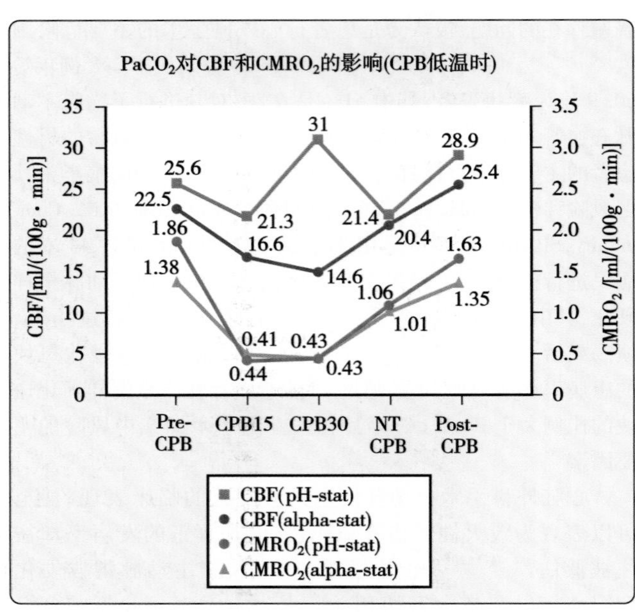

图 40.7 alpha-稳态（未行温度校正）组和 pH-稳态（温度校正后）组的脑血流（CBF）和脑代谢率（$CMRO_2$）。注意体外循环（CPB）低温阶段，两组间脑代谢率的接近及脑血流的差异。（*From Murkin JM. Cerebral hyperperfusion during cardiopulmonary bypass: the influence of* $Paco_2$. *In: Hilberman M, ed.* Brain Injury and Protection During Heart Surgery. *Boston: Martinus Nijhoff; 1988: 57.*）

pH 处理和脑血流量

此后有关人类 CPB 期间脑循环的新信息相对较少。直到 1983 年 Henriksen 等报道了 CPB 期间脑充血的证据[186]。随后在 1984 年 Govier 等发表了一篇研讨论文，与 Henriksen 等报道的高灌注相反，他们不仅观察到 CPB 期间 CBF 的缺血阈值水平，并造成很大争议，而且初步观察了很多可能会影响 CPB 期间 CBF 的关键指标[140]。

由于没有同时测定脑代谢，上述这些明显不一致的 CBF 观察结果是没有说服力的。之后，Murkin 等使用氙-131 清除技术测定低温 CPB 期间的 CBF 和 CMR O_2，这与 Kubota、Govier 等和 Henriksen 等采用的技术相似，但增加了颈静脉球导管对脑静脉流出血采样以测定脑代谢活动[138]。他们假设 pH 处理的差异引起了以往报道的低温 CPB 期间 CBF 值的不同，据此，低温 CPB 期间分别采用 α 稳态或 pH 稳态的 pH 处理方式来管理患者，两组患者都观察到相似的显著的 $CMRO_2$ 降低（图 40.7），与 pH 稳态组相比，α 稳态组总体脑血流/代谢匹配得以保留（图 40.8）。相较 CPB 之前，CPB 期间的 CBF 和 $CMRO_2$ 测定值明显降低，在 CPB 复温后依然明显下降。这些 CBF 和 $CMRO_2$ 低值在停止 CPB 后不久即恢复到对照水平。α 稳态处理保留了自主调节和 CBF 与代谢间的关系，逐渐成为成年患者进行轻度至中度低温 CPB 过程中的标准管理方法[138]。

脑部高温

CPB 复温阶段发生的脑部高温可使复温前已存在的脑损伤进一步恶化，而其本身也是有害的。高温对脑氧运送和神经结局影响巨大。脑高温时谷氨酸水平可增高并最终导致细胞的死亡。快速复温会降低颈内静脉血氧饱和度，致使脑氧耗和氧供失衡[187,188]。Okano 等对 20 例择期行 CABG 患者评估了 CPB 期间常温和轻度低温（32℃）对颈内静脉血氧饱和度（$SjvO_2$）的影响[189]。结果显示，与 CPB 前相比，$SjvO_2$ 在常温 CPB 20~40 分钟时明显下降，而轻度低温组 $SjvO_2$ 无明显变化。作者认为，与常温 CPB 相比，根据 $SjvO_2$ 评估的脑氧合程度在轻度低温 CPB 是增加的。Kawahara 等对 100 例择期 CABG 患者观察了复温速度对 $SjvO_2$ 的影响，将患者随机分为两组：对照组和缓慢复温组[187]。复温过程中的脑氧缺氧（定义为 $SjvO_2$ 低于 50%）的发生率在对照组高于缓慢复温组。脑缺氧时间占总 CPB 时间对照组与缓慢复温组有明显差异（对照组 17±11 分钟，12%±4%；缓慢复温组 10±8 分钟，7%~4%；$P<0.05$）[187]。与上述结果相一致的一项研究比较了复温速度对认知功能结局的影响，165 例 CABG 患者随机接受两种复温策略，Grigore 等发现认知功能改变和复温速度之间有明显的相关性[66]。

Grocotta 等对 300 例在 CPB 下进行 CABG 的患者术后每小时记录体温，以术后第一个 24 小时内最高体温和 37℃ 以上体温的曲线下面积来衡量术后高热程度[190]。分别在术前和术后 6 周对患者进行一系列认知测验。CABG 后第一个 24 小时内最高温度波动于 37.2~39.3℃，术后最高体温是术后 6 周认知功能障碍的独立相关因素[190]。因此，降低复温速度和 CPB 期间较低的峰值温度可能是预防低温 CPB 后神经认知功能下降的重要因素，避免术后高温有可能有利于改善心脏手术术后脑功能的预后。

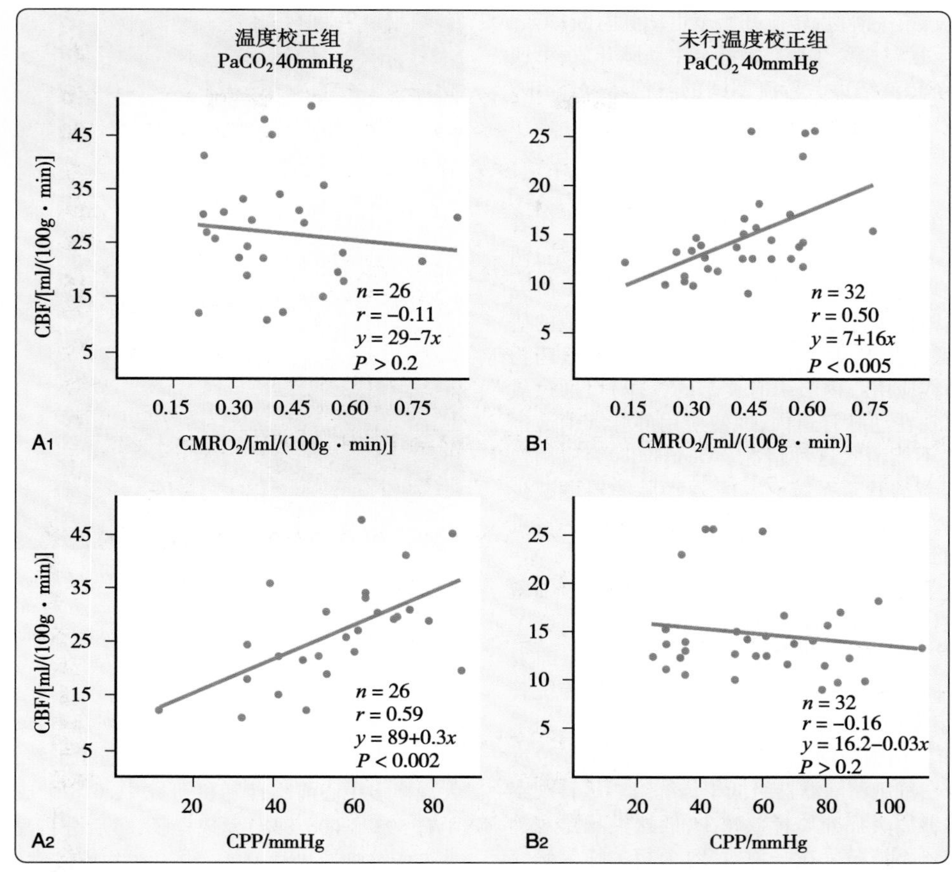

图 40.8 温度校正组和未行温度校正组的脑血流(CBF)与脑灌注压或脑氧耗的简单线性回归。在温度校正组中 CBF 与脑氧代谢率无显著关系(A1),而在未行温度校正组中两者显著相关(B1)。在温度校正组中,CBF 与脑灌注压(CPP)显著相关(A2),而在未行温度校正组中两者无关(B2)。(*From Murkin JM, Farrar JK, Tweed A, et al. Cerebral autoregulation and flow/metabolism coupling during cardiopulmonary bypass: the influence of* Pa_{CO_2}. Anesth Analg. *1987; 66: 825-832.*)

心肺转流的设备

早期的研究证明在使用鼓泡式氧合器进行 CPB 的患者微栓子数量很多,而采用膜式氧合器和及动脉端滤器后脑栓塞发生率降低(框 40.4)[75,76,191-193]。应用术中荧光视网膜血管造影检查,Blauth 等发现与应用膜式氧合器的患者相比,CPB 期间视网膜微栓栓塞的发生率在应用鼓泡式氧合器的患者中更高[76]。Padayachee 等应用 TCD 技术来探测脑栓子,他们发现所有应用鼓泡式氧合器的患者都有持续产生的脑部栓子,而使用膜式氧合器的患者则不存在[192]。他们还证实了动脉端滤器能够有效降低脑部微栓的数量[193]。微栓子在 CPB 过程中持续产生,设备的改良(如动脉端过滤器和膜式氧合器)可有效地减少这种微栓的生成[194]。目前推荐 CPB 期间使用膜式氧合器[80](见第 31 和 32 章)。

虽然设备的改进能够减少栓子的数量,但不能完全消除栓子[192,195]。Georgiadis 等运用多普勒超声,比较动脉滤器前、动脉滤器后和双侧大脑中动脉的微栓信号(microembolic signal, MES)数量,来评估动脉滤器使用对 MES 减少的百分比和实际达到脑部的 MES 比例[196]。11 例接受手术的患者采用了常温 CPB、α 稳态、膜式氧合器和一个 40μm 动脉滤器。仅在体外循环期间进行 MES 评价,即在升主动脉插管和阻断后开始,至主动脉钳夹开放前即刻停止。结果显示动脉滤器减少了 58.9% 的 MES,滤器之后仅探测到 4.4%(2 624/59 132)的 MES。在大脑中动脉处探测到的 MES 比例与 CPB 下的总脑灌注量相当,约为总灌注量的 5%~10%[196]。

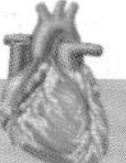

框 40.4 降低心脏手术神经系统并发症的临床策略

- 早期积极处理维持血流动力学稳定
- 维持围手术期血糖在 100~180mg/dl
- 升主动脉操作前常规进行主动脉扫描检查
- 避免对严重动脉粥样硬化的升主动脉操作
- 维持合适的脑灌注压(神经检测/脑氧合监测)
- 通过近端中心静脉压或肺动脉导管监测脑部静脉压
- 中度低温体外循环时进行 α 稳态 pH 管理
- 避免动脉血流温度超过 37℃
- 使用包含膜式氧合器和动脉端滤器的 CPB 回路
- 使用经过表面处理和降低面积处理的 CPB 回路
- 使用脑氧饱和度监测

CPB,体外循环。

为了减少微气栓的数量,Schoenburg 等在 50 例接受 CABG 的患者中将动态气泡捕捉器安装在 40μm 滤器后的动脉管道上[197]。其中 26 例患者中动态气泡捕捉器置于动脉滤器和主动脉插管之间(组 1),另 24 例患者应用了一个无效的动态气泡捕捉器(组 2),并在转流期间应用 TCD 对两端持续监测，分为 4 个阶段：第一阶段，转流开始至主动脉阻断；第二阶段，主动脉阻断至复温；第三阶段，复温至主动脉开放；第四阶段，主动脉开放至转流结束。转流期间的气泡清除率组 1 为 77%，组 2 为 28%。TCD 探测到的高强度信号数量在第一阶段和第二阶段中组 1 均明显低于组 2（分别为第一阶段：5.8±7.3 vs 16±15.4，$P<0.05$；第二阶段：6.9±7.3 vs 24.2±27.3，$P<0.05$），而在第三阶段和第四阶段则无此现象。作者认为动态气泡捕捉器能去除气体微栓子[197]。遗憾的是，两组患者都未进行心理学测试研究，但在该领域的进一步研究可能通过减少气体微栓对神经结局产生有益影响。其他的研究者发现，CPB 回路静脉管道内的气体（从静脉插管处、药物注射进入静脉管道或应用心内吸引时夹带的气体）可通过氧合器以微栓形式出现在动脉管道内，即使应用静脉管消泡剂和膜式氧合器依然不能消除这种情况。Georgiadis 等应用包含 40μm 的动脉滤器的管道系统[196]，发现动脉滤器可减少 58.9% 微栓子信号，而动脉滤器后的微栓信号仅有 4.4% 可在大脑中动脉探测到。

一些研究探索了使用改良 CPB 管道表面和应用白细胞清除滤器来降低机体对 CPB 的炎症反应。Hamada 等研究了联合应用肝素涂层 CPB 管道和白细胞清除动脉滤器的效果[198]。30 例患者被随机分入相等的 3 组：一组采用传统管道和动脉滤器，一组采用肝素涂层管道和传统滤器，第三组采用肝素涂层管道和白细胞清除滤器。血浆 IL-6 和 IL-8 浓度肝素涂层管道联合白细胞清除滤器组低于传统组。尽管观察到应用白细胞清除器后炎症介质释放减少，但这类滤器对神经系统结局的影响还不清楚。在一项对 28 个相关临床研究的 meta 分析中，Whitakar 等认为传统动脉管道滤器在减少 CPB 后神经心理学缺陷的发生方面肯定有效[199]。应用白细胞清除滤器的研究结果尚不明确。

为了减少来源于术野的微栓，血液回收机被用来处理在回输至 CPB 回路前的心内吸引血液。Jewell 等报告了对 20 例患者的前瞻性随机对照研究，患者被分为血液回收机组和心内吸引组[200]。结果发现与心内吸引相比，血液回收机可去除更多的脂肪，血液回收机和心内吸引所去除的脂肪量百分比分别为 87% 和 45%。DeVries 等发表了一项研究，患者被随机分为使用或不使用脂肪滤器来处理心内吸引血[201]。结果与无脂肪滤器的对照组相比，脂肪滤器多清除了来自心内吸引血中 40% 的脂肪、白细胞和血小板。

此外，术中各种操作（特别是对动脉粥样硬化的主动脉进行器械操作）是形成脑栓子的独立危险因素，此时往往易形成颗粒或微颗粒栓子，而非氧合器产生的微气栓和微聚集体栓子[94,160,202,203]。避免在病变的主动脉上进行操作似可以减少栓塞和脑损伤[71,204,205]。目前正在评估另一种方法，即使用侧腔置有主动脉内滤器的改良主动脉插管来捕获并从而减少栓子（图 40.9）[109]。

一项非随机的研究中，Schmitz 等观察了 CPB 期间主动脉内滤器的作用[206]。304 例心脏手术患者经主动脉插管置入一个 150μm 孔径的网格的主动脉内滤器，另外的 278 例患者作为对照组。滤器组患者与对照组相比神经系统不良结局的发生率更低（4.3% vs 11.9%），包括 TIA 显著减少（0 vs 1.4%）、谵妄减少（3.0% vs 6.5%）和记忆缺失减少（1.3% vs 6.2%）。滤器组与对照组相比卒中发生率也更低（0.7% vs 2.2%）。尽管样本量不够大，且患者没有随机分组，但研究结果提示主动脉内滤器对 CNS 损伤有保护作用[206]。在一项应用主动脉内滤器或常规 CPB 管道的涉及 1 289 例患者的大规模多中心前瞻性随机研究中，618 个成功放置滤器患者中有 598 个（96.8%）发现栓子，事后分析显示使用滤器的患者术后肾脏并发症减少[207]。在其他研究中，主动脉内栓子捕获装置的应用结论各异[196,204]。Eifert 等在一项 24 例患者的小样本量研究中，虽然主动脉滤器确实能有效捕获术中产生的颗粒物质，但主动脉内滤器的应用未在神经学、神经影像学或神经心理学结局方面产生差异[195]。Reichenspurner 等也报告了 CPB 期间使用主动脉内滤器可有效捕获术中产生的颗粒物质[208]。主动脉内滤器似乎是可以安全放置并捕获颗粒栓子，后者主要源自粥样硬化斑块。

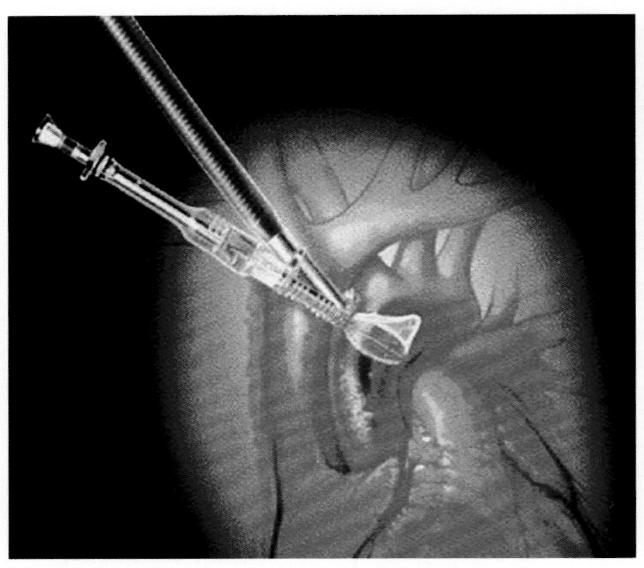

图 40.9　Embo-X 主动脉内过滤系统。（*From Banbury MK, Kouchoukos NT, Allen KB, et al. Emboli capture using the Embol-X intraaortic filter in cardiac surgery: a multicentered randomized trial of 1 289 patients.* Ann Thorac Surg. *2003; 76: 508-515.*）

近期一项 150 例 CABG 患者的随机对照研究，将患者随机分为主动脉内滤器组、动态气泡捕捉器组和传统管理对照组，结果显示术后 MRI 可探测到的小的脑缺血损伤的总体发生率组间没有差异（17/143），但与另两组相比动态气泡捕捉器与 TCD 所探测到的脑栓子数量显著减少相关，并可改善术后 3 个月时认知功能表现[209]。

微创体外循环

体外循环的发展方向是更符合生理的 CPB，即微创体外循环（minimally invasive extracorporeal circulation，MiECC）[210]。微创体外循环系统是由模块化生物相容的闭合环路作为最小基本单位，结合离心泵和膜式氧合器组成，已被证明可有效减少炎性标志物[211]。一项涉及 24 项研究、2 770 例患者的 meta 分析显示，MiECC 和死亡率（0.5% vs 1.7%，$P=0.02$）、术后心肌梗死发生率（1.0% vs 3.8%，$P=0.03$）和神经系统不良事件（2.3% vs 4.0%，$P=0.08$）显著降低相关[212]。另外，通过对中性粒细胞的蛋白酶的测定、血液稀释度（根据血细胞比容计算）、需要红细胞输注、肌钙蛋白释放峰值降低、低心排综合征的发生率、需要正性肌力药物支持、肌酐峰值水平、术

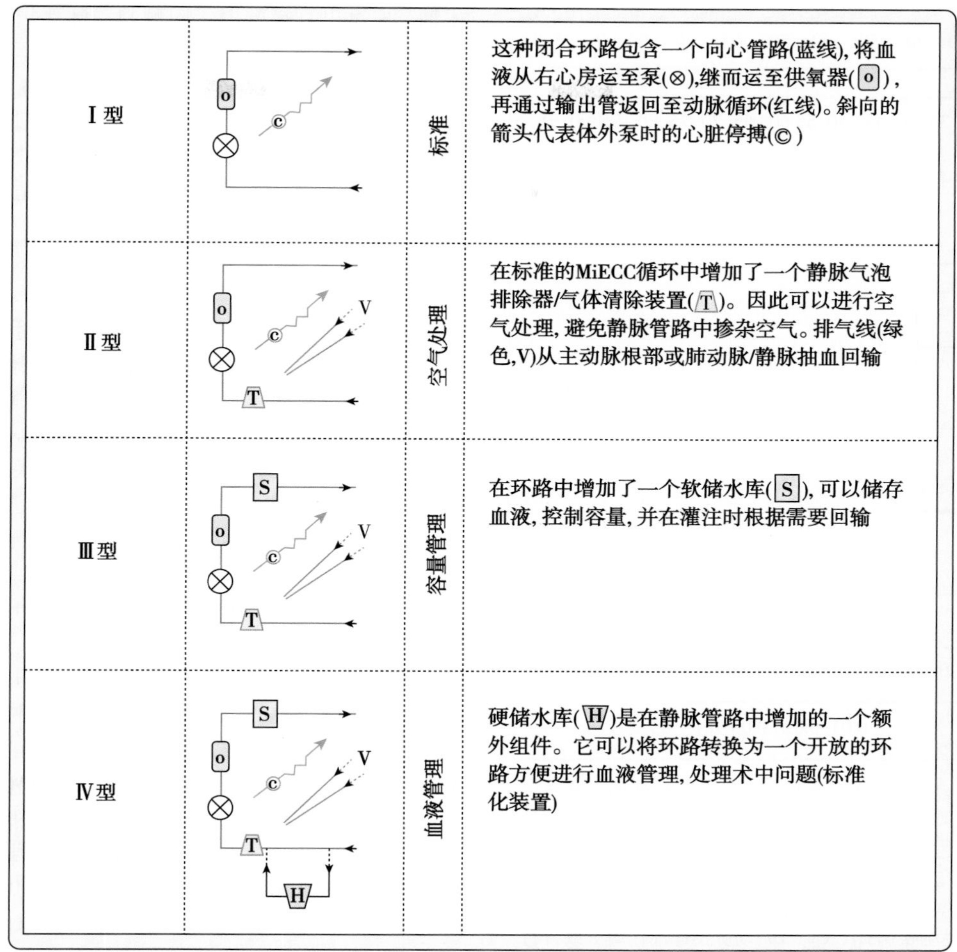

Ⅰ型
标准
这种闭合环路包含一个向心管路(蓝线),将血液从右心房运至泵(⊗),继而运至供氧器(o),再通过输出管返回至动脉循环(红线)。斜向的箭头代表体外泵时的心脏停搏(©)
Ⅱ型
空气处理
在标准的MiECC循环中增加了一个静脉气泡排除器/气体清除装置(T)。因此可以进行空气处理,避免静脉管路中掺杂空气。排气线(绿色,V)从主动脉根部或肺动脉/静脉抽血回输
Ⅲ型
容量管理
在环路中增加了一个软储水库(S),可以储存血液,控制容量,并在灌注时根据需要回输
Ⅳ型
血液管理
硬储水库(H)是在静脉管路中增加的一个额外组件。它可以将环路转换为一个开放的环路方便进行血液管理,处理术中问题(标准化装置)

图 40.10　微创体外循环系统(MiECC)的分类。组合式的Ⅳ型与Ⅲ型复合一个额外的组件,仅在必要时使用。(*From Anastasiadis K, Antonitsis P, Argiriadou H, et al. Modular minimally invasive extracorporeal circulation systems; can they become the standard practice for performing cardiac surgery?* Perfusion *2015;30:195-200.*)

后房颤的发生、机械通气时间、ICU 停留时间的衡量,证明 MiECC 与减少系统性炎症应答有关[212]。

随着模块化的 MiECC(图 40.10)技术被应用于联合 CABG+瓣膜手术[213]和高危患者[214],发现脑部微栓塞发生率降低,脑组织氧合提高[215],以及认知功能预后改善[216]。因此预期,这种 CPB 方法在不远的将来有可能成为临床标准[217]。

脑保护策略

风险评估

Newman 等通过对 Roach 等的数据库进行风险分层分析,研制出一个围手术期严重神经系统并发症的术前预测指数,其关键预测指标有年龄、既往神经疾病史、糖尿病、CABG 手术史、不稳定型心绞痛和肺部疾病史(图 40.11)[6,218]。该卒中风险指数能够评估每个患者的神经系统风险,从而通过改良手术方法、改变循环灌注管理、应用神经监测、使用可能有神经保护作用的药物等方法,采取最合适的围手术期管理策略。该指数还可用于在临床研究中的风险指数比较与不同研究的干预效果分析[12,162]。

最近一项对远期脑卒中及死亡的发生率和预测因素分析的队列中,纳入了 108 711 例心脏手术患者,其中 1.8% 在围手术期发生了卒中,3.6% 在接下来 2 年内发生了卒中[219]。早期与远期卒中的共同强预测因子包括高龄(65 岁及以上)、联合 CABG 和瓣膜手术,卒中或 TIA 病史,外周血管疾病(提示可能存在主动脉粥样硬化),以及单独瓣膜手术。而术前需要透析和术后新发房颤仅为早期卒中的预测因子。CHADS2 量表(C,充血性心力衰竭;H,高血压>140/90;A,年龄>75 岁;D,糖尿病;S,既往卒中或 TIA 病史)评分,2 分及以上与 0 或 1 分相比,在既往房颤病史患者中,卒中与死亡发生率更高(19.9% 和 9.3%);在术后新发房颤的患者中分别为 16.8% 和 7.8%;在无房颤的患者中分别为 14.8% 和 5.8%。该实验再次证明在众多因素中,术后早期和远期卒中风险与围手术期房颤相关[219]。

一项为评价阿卡地辛(腺苷调节剂)对降低死亡率、卒中、需要心血管药物支持效果的多中心研究中,纳入了 3 080 例 CABG 患者,发现了构成严重并发症及手术死亡率的 4 个独立术前预测因素,包括心衰病史、年龄增加、周围血管疾病和 CABG 术前服用阿司匹林(此项为保护性)[220]。值得注意的是,CPB 持续时间是不良预后的唯一术中影响因素,再一次强调了术中因素与不良预后有关,并且是可干预的。

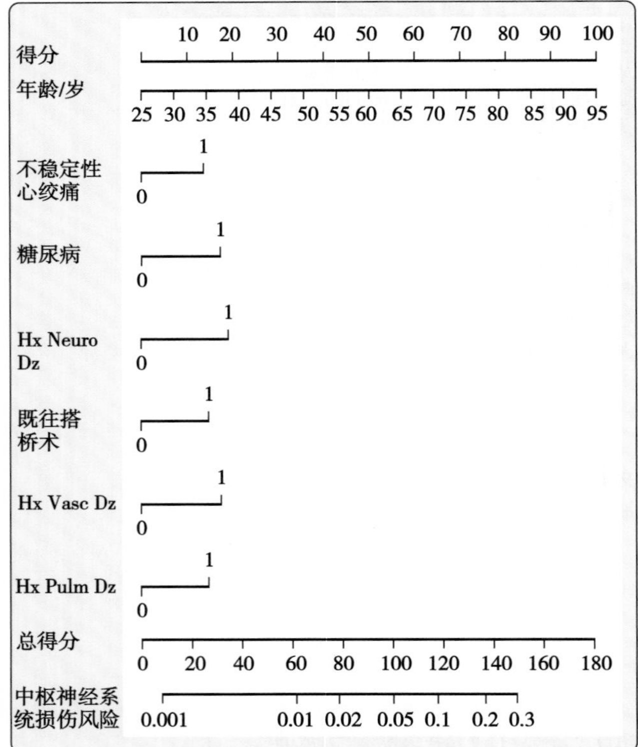

图 40.11 中枢神经系统(CNS)损伤风险计算的列线图。神经风险是根据年龄和上述阳性预测病史的得分计算的。每个变量的总分可从查看列线图的顶数列得到。在计算每个患者的总分后,可查看列线图底部确定总分对应的神经系统损伤风险。例如,100 分代表神经系统损伤发生率为 5%。CABG,冠状动脉旁路移植术;Hx Neuro Dz,有症状神经疾病病史;Hx Pulm Dz,肺气肿、慢性支气管炎、哮喘或限制性肺疾病;Hx Vasc Dz,动脉粥样硬化病史或曾行血管手术后。(*From Newman MF, Wolman R, Kanchuger M, et al. Multicenter preoperative stroke risk index for patients undergoing coronary artery bypass graft surgery. Multicenter Study of Perioperative Ischemia [McSPI] Research Group.* Circulation. *1996;94[Suppl 9]:II74-II80.*)

围手术期炎症的作用和术中血流动力学因素的重要性在一个纳入了 1 046 例 OPCAB 患者的回顾性研究中得到进一步确认,结果显示术后 C 反应蛋白浓度与术后远期严重不良心脏事件及卒中发生相关(可通过他汀类药物的使用降低),术后 C 反应蛋白升高与术中因素相关,反映了低灌注及炎症反应[221]。后文将讨论,这项研究提示他汀类药物可能对卒中发生率存在有利的影响,并进一步表明血流动力学不稳定与炎症反应增加及卒中发生率增加相关。

颈动脉内膜剥脱术

目前的心脏手术人群中,17%~22% 的患者颈动脉狭窄程度在 50% 以上,6%~12% 的患者严重狭窄程度在 80% 以上[12]。中度患者术后卒中风险为 10%,重度狭窄患者为 11%~19%,而狭窄<50% 的患者依然存在 2% 或更少的风险。虽然在进行心脏手术的患者中,严重的双侧颈动脉疾病是罕见的,但围手术期卒中的风险高达 20%[12,222-224]。然而,颈动脉内膜剥脱术能否降低这一比率尚不清楚,因为在 meta 分析中,卒中或死亡的汇总数据并不支持颈动脉内膜剥脱术能降低在 CABG 中无症状颈动脉狭窄者卒中或死亡的风险(RR 0.9;P=0.5)[225]。在一篇综述中,估计最多只有约 40% 围手术期卒中可以直接归因于同侧颈动脉疾病[226]。因此,对于无症状颈动脉狭窄患者,除非手术组在颈动脉内膜剥脱术/CABG 手术方面经验丰富,否则不应进行联合手术。联合颈动脉内膜切除术不太可能降低患者的卒中风险。相反,颈动脉狭窄应该被认为提示主动脉和/或伴随性脑内疾病的可能性高,并且在这个高危人群中使用 EAS 并适当修改手术方法和应用神经监测将特别有益。

经食管超声心动图对比主动脉扫描

升主动脉粥样硬化的检测是降低心脏手术的术中及术后脑卒中发生率的重要策略的里程碑。主动脉触诊尽管应用广泛,但对此的敏感性却非常低[71,227]。重度胸主动脉斑块(定义为主动脉内膜 5mm 局灶增厚高回声区和/或管腔不规则处伴有活动结构或溃疡)和冠状动脉疾病的关联已得到很好的确认[166]。识别严重的主动脉疾病具有重要的临床意义,因为可以对外科手术技术,包括手术流程、吻合口和近端移植物的吻合部位进行选择,以避免产生栓子和脑卒中。术中 EAS 是诊断升主动脉粥样硬化的有效工具,并且能很好地显示病变的性质和分布。

Djaiani 等应用了 TEE 和 EAS 来评估升主动脉和主动脉弓主动脉粥样硬化的严重程度[161]。根据主动脉内膜厚度将患者分为低危和高危组。用 TCD 监测大脑中动脉。手术后 3~7 天进行 DW-MRI 检查。采用 NEECHAM 谵妄量表评估认知功能并监测患者意识水平。高风险组(内膜厚度>2mm)患者中有 6 例(16%)、低风险组患者中有 5 例(7%)出现谵妄,栓子计数的中位数在高危组增加了 3 倍(223.5 vs 70.0)。DW-MRI 检测的脑损伤只出现在高危组(61.5% vs 0%)。NEECHAM 评分与高危组栓子数量间有显著的相关性[167]。多项研究表明,由外科医生进行的术中触诊会漏诊大部分升主动脉的显著动脉粥样硬化病变,而主动脉的术中超声心动图是推荐的(图 40.12)[13,71,161,164,168,195,227-230]。然而,TEE 检发现升主动脉和主动脉弓病变的能力是有限的。

右主支气管和气管上方的气体-组织界面引起的高回声限制了 TEE 对升主动脉的评估,而插管通常在该部位进行[71,204,227,229]。术中 EAS 是诊断升主动脉粥样硬化的有效工具,并能显示病变的性质和分布。Konstadt 等调查了 81 例预行择期心脏外科手术的患者(57 例男性,24 例女性,年龄 32~88 岁,平均年龄 64 岁)[204,230]。用双平面 TEE 对胸主动脉全长进行长轴和短轴的全面检查。在两种超声心动图检查中,记录突出斑块以及大于 3mm 的内膜增厚的存在和位置。EAS 超声心动图检查结果显示,81 例患者中有 14 例(17%)有明显的升主动脉粥样硬化性疾病。TEE 的敏感性为 100%,特异性为 60%,阳性预测值为 34%,阴性预测值为 100%。根据检查者的说法,如果完整的双平面 TEE 检查对斑块呈阴性,那么升主动脉的斑块就不太可能了。如果 TEE 检查为斑块阳性,则有 34% 的机会出现升主动脉严重疾病,应考虑 EAS。TEE 是确定是否存在升主动脉粥样硬化的一种敏感性强而但特异性弱的方法[195,204,228-230]。

在仪器检查之前的主动脉评估标准仍是由外科医生进行视诊和触诊,尽管事实证明这只能在 25%~50% 的患者中发现动脉粥样硬化性疾病,甚至在确定时也显著低估其严重程

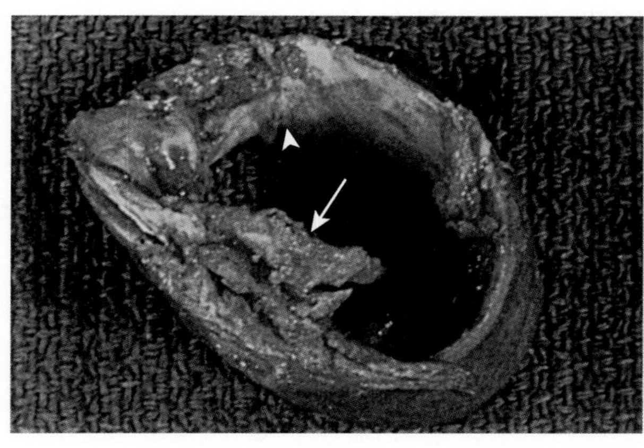
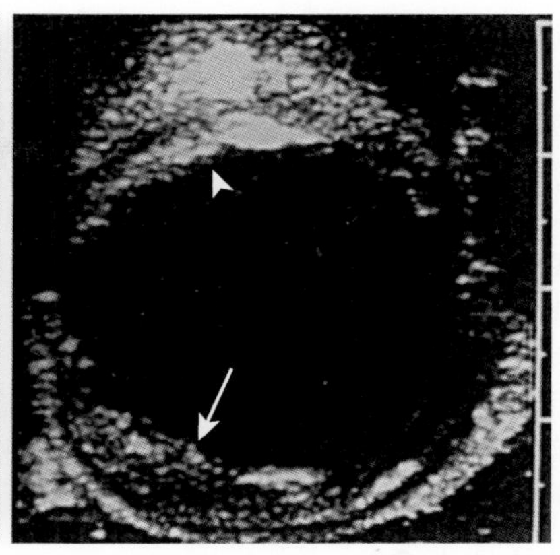

图 40.12 严重动脉粥样硬化患者的升主动脉和主动脉相应病变节段的超声横断图片。注意管腔内钙化(上箭头)和斑块沉积(箭头)的影像。(*From Wareing TH, Davila-Roman VG, Barzilai B, et al. Management of the severely atherosclerotic ascending aorta during cardiac operations. A strategy for detection and treatment.* J Thorac Cardiovasc Surg. *1992;103:453-462.*)

度[71,84,227,231,232]。升主动脉粥样硬化疾病的鉴定将促使外科医生改变策略,减少或避免主动脉操作。对于升主动脉病变的管理策略,从微创主动脉"无接触"技术("no-touch" technique, NTT)到深低温停循环(hypothermic circulatory arrest, HCA)下的最大侵入性操作,包括升主动脉置换或广泛主动脉清创术[233]。Royce 等概述了 EAS 技术,以及外科手术团队用其减轻主动脉栓塞的步骤[234]。CABG 的手术改良包括避免主动脉钳夹、改变主动脉钳夹的部位,以及避免使用近端主动脉做动脉桥或 Y 型移植物的吻合。此方法与脑卒中与 CNS 功能障碍的发生率降低相关(图 40.13)[235]。

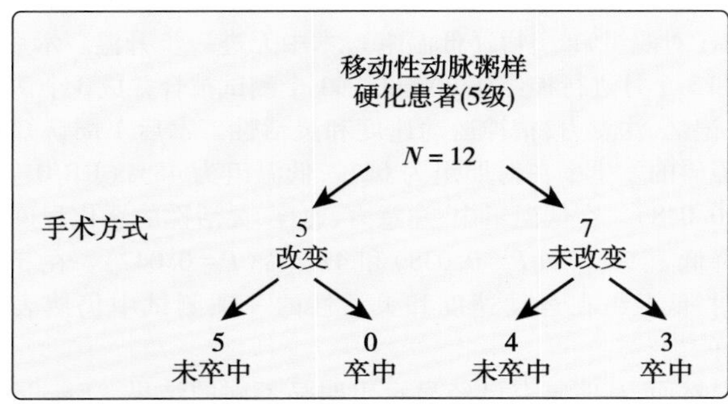

图 40.13 基于经食管超声提示是否有主动脉动态斑块而改变手术方式对神经系统预后的影响。(*From Katz ES, Tunick PA, Rusinek H, et al. Protruding aortic atheromas predict stroke in elderly patients undergoing cardiopulmonary bypass: experience with intraoperative transesophageal echocardiography.* J Am Coll Cardiol. *1992;20:70-77.*)

在一项大型回顾性队列研究中,2 292 名接受 OPCAB 的患者被分为两组:非 EAS 组(n=1 019),术中仅做 TEE 的 OPCAB 组;和 EAS 组(n=1 273),在 EAS 监护下行 OPCAB。发现 EAS 组与非 EAS 组相比早期卒中的发生率较少[0.8%(10/1 273) vs 非 EAS 组 1.7%(17/1 019),P=0.052],在部分主动脉阻断患者亚组中 EAS 组早期卒中发生率显著降低[2.8%(9/317) vs 0.7%(2/301),P=0.041][236]。这项研究再次表明,即使在 OPCAB 期间,主动脉粥样硬化也是术后早期卒中的一个主要因素[237],无论是由于斑块破裂直接栓塞或是因为内膜破裂引起的继发性栓塞[109],这都再次强调了实施 EAS 和/或 NTT 的必要性,以避免这种虽可能补救但有可能是毁灭性的围手术期并发症。

"无接触"技术(NTT)

提倡在重度主动脉粥样硬化病患者中避免使用升主动脉操作。Leacche 等的回顾性选取了来自 640 例 OPCAB 患者的资料,并分析了其中 84 例采用 NTT 的患者[163]。这些患者应用单侧或双侧胸内动脉和其他动脉移植物(大隐静脉、桡动脉)以 T 型或 Y 型连接的形式实现血运重建。在 NTT 组中,主动脉严重动脉粥样硬化病史(13% vs 0%),颈动脉疾病史(25% vs 16%)和既往脑血管意外史(17% vs 8%)的比例更高。NTT 组观察到有微弱趋势显示术后谵妄发生率较低(8% vs 15%,P=0.12),卒中发生率较低(0% vs 1%,P=0.85),ICU 停留时间较短(P=0.07)[163]。在 1993 年不停跳心脏外科手术患者的回顾中,Calafiore 等观察到,在有外周血管疾病证据的患者中,使用主动脉部分阻断技术与使用常规 CPB 患者的卒中发生率相似[104]。他们的结论是,对于冠脉外血管病变的患者,必须避免主动脉操作来减少卒中的发生。Gaspar 等使用 EAS 和 TEE 对 22 例卒中高危人群患者进行了检查,这些患者均存在严重主动脉粥样硬化(最大主动脉壁厚度>5mm 或活动性斑块),通过使用主动脉 NTT 和不停跳手术,没有脑卒中发生[229]。

Royse 等在主动脉操作之前进行了主动脉的动脉粥样硬化筛查,并采用了独特的 Y 型移植物再血管化技术,该技术不涉及主动脉冠状动脉吻合[71]。使用 EAS 和 TEE 检测主动脉粥样斑块。对照组采用手动触诊评估主动脉粥样斑块,用经颅多普勒探测右侧大脑中动脉脑部微栓。神经心理功能障碍评估采用 10 项心理测试。结果显示术后 60 天时,对照组的功能障碍为 38.1%,而 TEE/Y-移植组则降至 3.8%。远期功能障碍患者在主动脉操作期间 TCD 检测到的微栓数量更多(5.2±3.0 vs 0.5±0.2),提示认知功能障碍的血栓病因学[71]。

涉及主动脉器械使用的有力证据来自一项对 12 079 例患者的单独冠状动脉搭桥手术的研究,其中 1 552 例患者(NTT)

使用原位胸廓内动脉而完全避免主动脉操作，1 548 例患者使用无钳夹辅助装置进行近端吻合，8 979 例患者使用主动脉钳夹[238]。该研究显示术后卒中总发生率为 1.4%（$n=165$），未接触组的发生率为 0.6%（$n=10$），无钳夹式辅助装置组为 1.2%（$n=18$），钳夹组为 1.5%（$n=137$）（与非接触组相比 $P<0.01$）。观察到的预期卒中比率随着主动脉操作的程度从 NNT 组的 0.48 增加到无钳夹辅助装置组的 0.61 和钳夹组的 0.95，表明主动脉钳位与 NNT 相比，术后卒中增加。即使校正使用 CPB 后，主动脉钳夹也是术后卒中的独立危险因素，因为 OPCAB 部分钳夹和体外循环钳夹技术与非接触相比，增加了术后卒中的风险[238]。

开放心腔手术中充入 CO_2

决定开放心腔手术期间微气栓的数量和持续时间的主要因素涉及去除腔内空气的方法。虽然针吸和/或主动脉根部排气是标准的空气排除技术，但是在心室切开闭合之前连续地或即刻地使用 CO_2 吹入可显著地增加排气的功效，使得全身气体栓塞发生降低[85,239]。然而，虽然人们普遍期望这种 CO_2 吹气能得到神经和认知结果的改善，但出乎意料地难以证明。最近一项前瞻性研究 80 例接受瓣膜手术并随机接受 CO_2 吹气治疗的患者，虽然术后听觉诱发电位监测显示 CO_2 吹气组的 P-300 潜伏期较短，但是两组间在临床预后和认知功能障碍发生率方面没有显著差异[240]。在最近对 CO_2 吹气作用的综述中，评价者认为尽管已经观察到两个小型研究中使用 CO_2 与心内气泡数量明显减少和生存率提高有关，但迄今为止，没有证据支持它有减少脑血管并发症的作用[241]。

温度和冠状动脉旁路移植

对于已经发生局灶性缺血损伤的大脑，脑部高温究竟会对术后中枢神经系统功能障碍有多大影响？众所周知，常温脑组织对局灶性缺血性损伤极其敏感，表现为在小的温度梯度下即发生明显的损伤程度变化。Busto 等发现与维持在 36℃的对照组相比，维持于 33℃时脑缺血的表现完全消失[242]。事实上，Buchan 和 Pulsinelli 证实，谷氨酸受体拮抗剂 MK-801 的显著脑保护作用是由小幅度脑温降低所介导[243]。相反，CABG 期间可能发生的脑部温度略微升高，例如 39℃（图 40.14）已显示出与 37℃对照组相比明显增强大脑对局灶性缺血性损伤的易感性，并导致更大程度的缺血性损伤[244]。

常温体外循环

常温 CPB 可明显改善心肌功能，缩短 CPB 时间和手术室内时间，多项结果研究评估了该疗法的疗效，现在特别关注其 CNS 结局。低温可降低脑代谢率，因此，亚低温可以通过优先抑制能量利用来维持细胞的完整性，从而保护大脑[245]。支持这一结果的是一项包含 138 名患者的小样本研究，患者被随机分配至常温或低体温 CPB，在手术前、术后第 1 天至第 3 天、第 7 天至第 10 天、手术后 1 个月进行了详细的前瞻性神经系统检查和一系列认知检查[246]。68 例常温组中有 7 例发现有中枢神经功能损害，低温组没有，发生率明显增高。在一项针对 96 名接受 CABG 并随机分配在 28℃，32℃或 37℃下 CPB 的患者的随机研究中，37℃组的患者认知测试分数恶化的发生率显著高于 28℃组或 32℃组[247]。降温至 28℃与

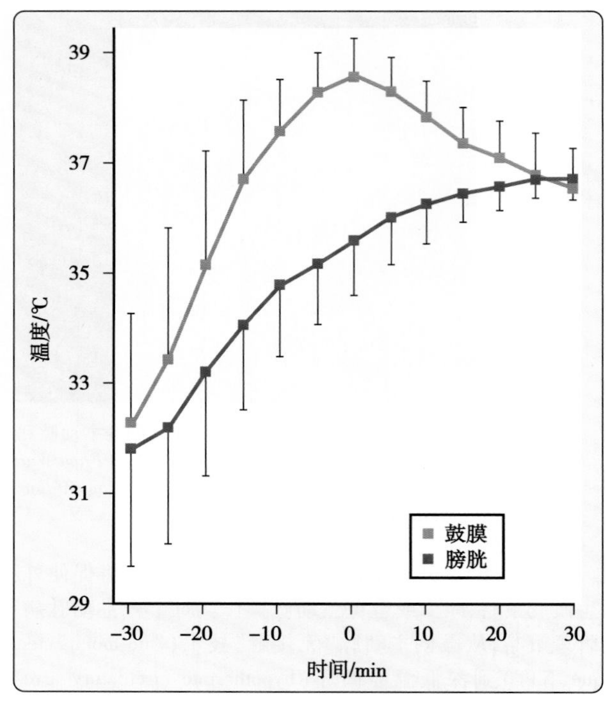

图 40.14 复温时的鼓膜温度和膀胱温度。时间 0 是达到最高温度的时间。结果以平均值±标准差表示。（*From Nathan JH, Lavallée G. The management of temperature during hypothermic cardiopulmonary bypass: I. Canadian survey.* Can J Anaesth. *1995; 42:669-671.*）

32℃相比，在认知功能方面没有进一步获益[199]。Nathan 等报告了在低温（32℃）CPB 下的 CABG 患者，随机分配至复温至 37℃（对照组）或 34℃（低温组），术中无进一步升温。术后 1 周和 3 个月进行神经认知测试。11 个测试被合并成 3 个认知域：记忆，注意力，精神运动速度和灵活性。术后 1 周认知功能障碍的发生率在对照组为 62%，低温组为 48%（RR 0.77，$P=0.048$）。在低温组中，注意力、速度、灵活性的恶化程度分别降低了 55.6%（$P=0.038$）和 41.3%（$P=0.042$）。在 3 个月时，低温组在运动速度和灵活性的一项测试中仍然表现更好[248]。

然而，其他研究已经显示出明显不同的结果。Engelman 等将 291 例进行冠状动脉血运重建的患者随机分为低温或微低温/常温灌注[249]。12 例出现术中缺血性脑卒中，其中 6 例接受低温灌注，6 例接受微低温/常温灌注。脑梗死容积测量显示，两组各有 3 例患者出现轻度或小梗死，各有 3 例明显严重卒中。无论包括全部 6 例患者还是仅有卒中患者，梗死体积在低温组和微低温/常温组之间无差异。研究人员观察到，在缺血性脑梗死的大小与冠脉血运重建期间灌注液温度之间没有关系[249]。相似的，Dworschak 等的研究中将 CABG 患者随机分成的常温 CPB 组和低温 CPB 组（32℃），两组脑同工酶 S-100β 释放及临床神经系统并发症未见明显差别[250]。Grigore 等在一项大型前瞻性研究中将 300 位预行择期 CABG 的患者随机分为微低温/常温 CPB 组（35.5～36.5℃）及低温 CPB 组（28～30℃），并在术前与术后 6 周运用神经认知功能测验工具评估患者 4 个方面的认知功能[66]。再次显示，在多因素模型中，两组之间的神经疾病和神经认知功能方面无明

显差异。另一项研究中，Grimm 等发现 CABG 低温 CPB 组与常温 CPB 组相比神经认知功能的亚临床损伤更加显著[251]。因此，CABG 低温脑保护作用在大多数的临床试验中并未得到证实，可能是因为过快和/或过度的复温，更可能是 CPB 期间短暂的低温不能持续影响到术后，这时的脑高温也被证实与术后 6 周认知功能损伤相关[12,190,252-255]。

手术操作风险

瓣膜手术与冠状动脉旁路移植术

Alexander 等的一项大型回顾性研究中，64 467 例患者接受单纯 CABG 手术，3 297 例患者接受 CABG 联合主动脉瓣置换手术（AVR）或联合二尖瓣修复/置换手术。在 80 岁以下患者中Ⅰ类脑损伤的发生率在 CABG 组是 4.2%，在 CABG 联合 AVR 组是 9.1%，CABG 联合二尖瓣修复/置换手术组是 11.2%[27]。另一方面，总 CPB 时间在 CABG 组是 96 分钟，在 CABG 联合 AVR 组是 148 分钟，在 CABG 联合二尖瓣修复/置换手术组是 161 分钟。因此，难以确定究竟是手术类型本身还是 CPB 时长直接造成抑或是手术复杂度增加致围手术期血流动力学不稳定导致的这种结果[256]。

Wolman 等在一项前瞻性研究中入组了 273 例来自 24 家美国医疗中心的患者，他们接受了 CABG 联合心内手术[19]。16%（43/273）的患者出现了术后脑部损伤，其中Ⅰ类脑损伤（8.4%，5 例脑死亡，16 例非致死性脑卒中，2 例新发 TIA）与Ⅱ类脑损伤（7.3%，17 例住院期间新发智力减退，3 例新诊断癫痫）比例相近，是该团队其他研究中单纯 CABG 手术损伤比例的 2～3 倍[19]。相应医疗资源的占用率显著增加取决于神经损伤类型：ICU 中位停留时间Ⅰ类脑损伤 3 天（无脑功能不良结局）延长至 8 天，Ⅱ类脑损伤 3 天延长至 6 天。Ⅰ类脑损伤危险因素主要与肺栓塞相关：主动脉近段粥样硬化，心内血栓，术中主动脉间断钳夹。Ⅱ类脑损伤危险因素包括：主动脉近端粥样硬化，术前心内膜炎病史，酒精滥用，围手术期心律失常，高血压控制不良及 CPB 后进行性低心排状态[19]。

在一项近期的前瞻性队列研究中，196 例平均年龄 75.8±6.2 岁的患者在行 AVR 手术前后接受神经病学专家评估并在术后行 MRI 检查。17% 患者发现临床脑卒中，2% 患者发生 TIA，院内死亡率 5%[36]。相比而言，在 STS 数据库中，单纯 AVR 手术卒中发生率是 1.4%[9]。临床脑卒中与住院时间延长相关，而中重度脑卒中（National Institutes of Health Stroke Scale 评分≥10）共有 8 例（4%），与住院期间死亡率明显相关（38 vs 4，$P=0.005$）。109 例非卒中患者的术后 MRI 中，59 例（54%）存在无症状梗死，但与住院时间延长或住院期间死亡率无关。

循环停止

逆行脑灌注与选择性顺行性脑灌注

在复杂主动脉弓修复手术中，全身循环中断的时间可能需要延长。尽管中低温（25～30℃）与深低温（<25℃）仍是脑与全身保护的重要措施，脑缺血的安全时间及 HCA 期间供应脑灌注的性质与技术仍是备受关注的方面。

在一项非随机研究中，Reich 等对 56 位行 HCA 的患者——其中 12 例接受了逆行脑灌注（retrograde cerebral perfusion，RCP）[257]——做了术前与术后的认知功能评估。在均衡年龄与脑缺血时间影响后，发现记忆功能受损及总的认知功能障碍与 RCP 强烈相关，意味着 RCP 组结局较差。Okita 等分别评估了 60 例患者，他们非随机但顺序分组接受 RCP 或选择性顺行性脑灌注（ACP），运用连续脑成像，脑同工酶检测及受限认知功能测试对其进行评估[258]。同样表明 RCP 组的达到临床意义的短暂脑功能障碍发生率显著增加。Svensson 等对 139 例行 HCA 的患者中选取 30 人行认知功能测试并随机分为 3 组：单纯 HCA 组，HCA 与 RCP 组，HCA 与选择性 ACP 组，比较术后平均认知功能评分发现 HCA 组显著优于 RCP 组或 ACP 组[259]。

RCP 虽有其概念上的吸引力及易行性，但即使在低温引起脑代谢减慢的条件下也并未证明可引起脑血流方面临床学意义的改变。在一项对比 HCA 和 HCA 联合 RCP 的研究中，来自 RCP 能够反流入主动脉弓的流量仅不到 1%，但组织学分析显示神经胶质细胞水肿在 RCP 组轻度加重[260]。相似的，在 14 例猪的 HCA 实验中，使用 RCP 或 RCP 联合下腔静脉阻断也仅导致轻微的脑血流改变，而两种技术中都只有不到 13% 的上腔静脉血流能反流入主动脉弓[261]。

虽然改良的 RCP 能够有效清除脑循环中的栓子，但却会引起脑轻微的缺血性损伤。Juvonen 等在慢性脑动脉栓塞的猪模型上研究使用联合或不联合下腔静脉阻断的 RCP 与 ACP 组对比组织学与行为学上的差别[262]。脑的显微结构发现显示 RCP 联合下腔静脉阻断组大脑栓子数量显著减少，但 RCP 组的脑轻度缺氧性损伤也更加显著，即使是非栓塞模型中也是如此，而其他组中并没有这样的结果。栓塞 7 天后的行为学评分在所有的组别中都明显降低，但在各组间无明显统计学差异。

Okita 等一项有趣的回顾性研究，选取了 2009—2012 年间行全主动脉弓置换的 8 169 例患者，其中 7 038 例行 ACP，1 141 例行 HCA/RCP，ACP 组的 CPB 时间及心脏缺血时间更长。研究者发现 ACP 与 RCP 组相比 30 天死亡率（3.2% 比 4.0%），住院期间死亡率（6.0% vs 7.1%），卒中发生率（6.7% vs 8.6%），短暂神经功能障碍（4.1% vs 4.4%）等方面并无显著差别。此外，在住院期间死亡率，出血量，机械通气时间延长，需要透析，脑卒中，感染等方面的总发生率也并没有显著差异（ACP 组 28.4% vs HCA 组 30.1%）[263]。但 HCA/RCP 组的 ICU 停留时间延长的比率显著增加（>8 天：24.2% vs 15.6%）。作者得出结论，对于复杂主动脉弓手术 ACP 更适合作为脑保护的措施。

低温停循环期间的 pH 管理

在哪种内环境中应用 HCA 可能对中枢神经系统的预后也有重要影响，但在成年患者中并没有系统性的研究证实这一点。但对行 HCA 的婴儿及儿童的临床及实验室研究都表明 pH 稳态管理是有益处的[264]。但需要明确的是无论是针对儿科患者的临床研究还是无动脉粥样硬化的动物模型都与有升主动脉粥样硬化并伴有颅内外累及的成年患者没有必要关联。对于行中低温以下 CPB 的患者，在至少 3 项前瞻、独立、随机的临床试验中都提示 α 稳态 pH 管理优于 pH 稳态[57,265,266]。在这些研究中，α 稳态还与降低脑栓塞[267]及保留脑自我调节功能[138,265]相关，这对于行 HCA 患者围手术期脑损伤方面有重要意义。

所有这些研究中，卒中率、死亡率或其他并发症发生率均未受到治疗方式的影响，虽然这些研究也不足以去发现这些预后。Hagl 等回顾性研究了升主动脉与主动脉弓手术术后存活的 717 例患者[268]，发现脑保护措施并未影响卒中发生率，但 ACP 会显著减少短暂脑神经功能障碍的发生而 RCP 并无此结果。Apostolakis 等也得到类似结果，即 ACP 与 RCP 相比：短暂脑神经功能障碍发生率下降，早期拔管，ICU 停留时间缩短，住院时间缩短[269]。Halkos 等研究发现在近端主动脉手术中，选择性 ACP 与死亡率下降、医疗资源占用率下降、肺及肾并发症减少相关[270]。

在前面讨论的 ACP 与 RCP 对比方面，pH 的管理是不可能改变这些结果的。但 Harrington 等人所做的 α 稳态研究与 Reich 所做的 pH 稳态研究均得出不支持 RCP 的结果[67,257]。pH 的管理是否能影响 HCA 术后的中枢神经系统功能障碍发生率尚不明确。一项近期的 meta 分析在缺少随机临床研究的条件下得出结论，对婴儿应用 pH 稳态与成人应用 α 稳态是行 HCA 的最佳选择[271]。基于 pH 对 CBF 的影响，许多临床机构实行的在停循环前的降温阶段应用 pH 稳态，其后的升温阶段应用 α 稳态的方法仍有待讨论[272]。

在 HCA 期间，应谨慎地管理全身低温和脑局部低温，避免复温期间及术后脑过热，维持围手术期正常血糖水平，再灌注前最好行二氧化碳冲洗仔细去除移植物及动脉内气体，并且把设计尽快的手术修复步骤作为目标，以减少 HCA 时长。

微创手术与循环支持

微创手术的发展

20 世纪 90 年代中期，人们开始致力于减少 CABG 的创伤以减少术后并发症发生率和死亡率。研究集中在减少主动脉器械操作（神经并发症）、减少胸骨切开（感染并发症）、避免 CPB 使用（炎症、出血及神经并发症）。最初，微创血管内操作技术得以发展，避免了胸骨切开、右心房内操作（术后房颤）及主动脉夹闭[273]。之后应用经股动脉及腔静脉的逆行 CPB。经股主动脉内球囊导管用于主动脉阻断、主动脉根部排空，根压测定及顺性心脏停搏管理，替代了主动脉夹闭。左乳内动脉移植到左前降支的操作也可以通过左前胸小切口实现。但同时也产生了球囊移位、主动脉弓部血管阻塞、主动脉夹层及髂动脉夹层的问题。因此建议在术前行相关检查以排除外周血管疾病（血管内 CPB 禁忌）[274]。1 166 例患者（614 例 CABG，412 例二尖瓣手术，140 例其他手术）的调查显示 CABG 术后 30 天卒中发生率是 1.2%，而二尖瓣手术是 4.0%[274]，与 STS 数据库中传统 CABG 术后卒中发生率（1.4%）相似[8]。但 STS 数据库中的二尖瓣手术卒中率更低（二尖瓣修复 2.1%，二尖瓣置换 1.4%），提示我们微创手术并不一定真的创伤最小[9]。罪魁祸首被认为是升主动脉内球囊应用及逆行去气栓难度增加导致脑部气栓。此外，经股逆行动脉灌注被认为是增加卒中风险，尤其是有升主动脉或主动脉弓严重动脉粥样硬化（Ⅳ或Ⅴ级）的患者[275]。因此术者选择停止应用经血管微创技术而采用微创直接冠状动脉旁路移植术（MIDCAB）[274]。

MIDCAB 是在胸部做微小切口，短暂阻断 LAD 以行非体外循环下的 LAD 血管移植[276]。同时避免了 CPB 及主动脉内操作，以减少患者神经不良事件。在 199 例患者调查中，只有 14 例行传统开胸手术（7%），其中 13 例是因为技术操作困难。余下的 185 例 MIDCAB 患者中，只有 1 例存在未明确神经系统并发症。但由于这项操作技术对于右冠病变者操作困难而且回旋支不可操作，因此对于多支病变只能与经皮导管介入手术混合应用。

第三项技术，非体外循环 OPCAB，使用胸骨全劈开，在不使用 CPB 和主动脉夹闭的条件下，使用主动脉侧壁钳。这项技术在美国 CABG 手术中大约占 25%，可以使围手术期死亡率下降[277]。但术后神经并发症是否真正减少仍有待阐明。术后脑卒中并发症证据的差异主要在于不同研究中采用不同的技术如 EAS 和主动脉部分夹闭。例如 EAS 在传统 CABG 中的应用使得 OPCAB 的优势不再明显。相似的，在缺乏血管疾病证据时在 OPCAB 使用主动脉侧壁钳夹使其术后神经并发症减少也不再明显。机器人手术的引入进一步减少了纵隔入路的手术切口，并可与 OPCAB 联合以避免 CPB 的应用。机器人手术最开始是应用于旁路移植术。现在许多中心报道了机器人辅助房间隔缺损或卵圆孔未闭手术，还有机器人辅助二尖瓣手术[278,279]。

与 CABG 手术相似，血管手术也有了微创途径。主动脉瓣手术现在可以通过右前胸切口或部分胸骨切开术实现以减少切口感染并发症。近期，经皮经导管主动脉瓣置换术（transcatheter aortic valve implantation，TAVI）（经股或经心尖）已经引入以避免 CPB 及 CPB 相关死亡率增加[280]。但仍存在瓣膜操作或经股动脉置管过程中粥样斑块栓子脱落的风险。由于后面这些技术相对较新，与开胸手术相比仍存在许多长期应用及临床结局方面的不确定性。行 TAVI 的患者也主要是高风险，高龄，有症状的伴有严重主动脉狭窄的患者。

经导管二尖瓣介入或二尖瓣修复术以治疗 MR 是微创心脏手术发展历程中的又一篇章，并在 2005 年首次采用。这些术式减少了体外循环，胸骨切开和主动脉操作，有望减少术后神经系统并发症。然而，这些新技术的结局数据主要集中在手术结果上，目前神经学预后的数据有限。

非体外循环冠状动脉搭桥术

2012 年，CORONARY 的研究人员发表了 4 752 例随机对照常规 OPCAB 与传统 CABG 术后 30 天的结局的报告。两组卒中发生率相似（1% vs 1.1%）[281]。在 1 年内，卒中的发病率略有增加，但两组增加比例相似（1.5% vs 1.7%）[282]。由于避免主动脉插管和阻断被认为可以减少栓塞风险，因此这个结果出人意料。这可能是因为有 102 例患者由于主动脉钙化而分配至常规 CABG 术组所致，也可能是由于缺乏说服力。

此前，在 2004 年，一项基于 21 个随机临床试验的 OPCAB 与传统 CABG 对照的 meta 分析同样发现 30 天内卒中的发生率无差别（n = 2 859，OPCAB 0.4%，CABG 1.0%，比值比 0.68，95% 可信区间 0.33~1.40）[277,283]。OPACB 术后 1 年卒中发生率为 1.1%，而 CABG 组发生率为 2.3%（n = 864，4 个

随机临床试验 OR,0.50;95% CI,0.17~1.50)。研究人员指出,研究对象只包括病变适于 OPCAB 的患者,排除了回旋支受累超过第一钝缘支的患者,影响了普遍性。此外,同 CABG 组相比,OPCAB 交叉率更高(8.0% vs 1.7%),有可能形成偏倚。相比之下,大样本非随机研究显示,同传统 CABG 组相比,OPCAB 组卒中风险降低(降低 40%~45%),可能是由于患者的选择或缺乏有力的随机临床试验[277]。

对于术后早期认知情况或术前已经出现认知衰退的患者的认知功能结局存在争议。两个研究报告称,OPCAB 与认知功能下降的显著减慢相关[284,285],而另一试验显示无差异[124]。在 2 个月和 6 个月的中期认知结果也存在差异,部分研究表明 OPCAB 术后认知功能障碍减少,而部分研究显示组间无差异[124,285,286]。术后一年发生认知功能下降患者的数量组间无差异[124,284,286,287]。近期,CORONARY 试验研究者研究了出院患者,术后 30 天和术后 1 年神经认知结局,发现结果相同。出院时,研究者使用数字符号替换测试评估,发现在 OPCAB 组从基线水平神经认知功能下降较少,但在 30 天或 1 年时没有显著的组间差异[282]。在两个以上的测试中,两组分数的变化没有发现差异。这与一项比较 89 例 OPCAB 与 129 例常规 CABG 的患者的观察性研究,发现 OPCAB 组术后一周出现早期神经心理功能下降的结果相一致[288]。同 OPCAB 手术相比,CABG 看来只影响早期神经认知结局,而不影响晚期结果,可能反映了潜在疾病的进展。

内镜、机器人辅助冠状动脉旁路移植术

一项关于 14 项内镜、机器人辅助 CABG 手术的系统回顾,包括 880 例 OPCAB 和 360 例 CABG 手术[289]。内镜、机器人辅助 OPCAB 术后 1 年内脑卒中加权平均发生率为 0.7%,机器人辅助 CABG 术后 1 年内脑卒中加权平均发生率为 0.8%。然而,由于研究术后卒中的八项研究中的七项研究采用非随机队列,这些低发病率数字可能反映出选择了低风险患者进行内镜、机器人辅助 OPCAB 和机器人辅助 CABG[289]。

经导管主动脉瓣植入术(TAVI)

目前仅有 3 项评价 TAVI 的随机对照实验研究开展,共有 1 564 例患者,其中两项研究术后卒中发生(769 例患者)[290-292]。在 Kodali 等开展的多中心试验中,699 例高危患者被分配至手术 AVR 组或经心尖 TAVI 组[292]。在来自 25 个地区的患者中,如果有严重主动脉瓣狭窄,主动脉瓣面积小于 0.8cm^2,就被视为手术高危患者,因其 30 天预计死亡率至少为 15%。在随后随访的 36 个月的卒中人数是相同的(TAVI 组为 24 例,AVR 组为 20 例,危险比为 1.22,95%可信区间为 0.67~2.23)。然而,术后 30 天内 TAVI 组卒中风险增加(TAVI 组为 4.6%,手术组为 2.4%)[292]。这引起了人们的关注,TAVI 导致早期卒中,可能是由于动脉粥样硬化血栓(源自瓣膜或主动脉处)破裂释放,造成血栓栓塞性卒中。Nielsen 等开展了一项 75 岁以上患者多中心临床试验,包括 200 名患者,并随访 30 天内综合终点,即全因死亡率、大面积卒中和需要透析的肾衰竭[291]。不幸的是,该研究在纳入 70 例患者后过早终止,经心尖 TAVI 的 5 例患者出现早期终点(2 例死亡,2 例卒中,1 例肾衰竭),而手术组出现 1 例(脑卒中)[291]。在讨论中,作者指出 TAVI 增加术后早期卒中风险,强调早期双抗凝的重要性。此外,他们建议术前计算机断层成像以预估瓣膜大小,可能预防 TAVI 术后因低估瓣膜直径引起的瓣周漏和 LAD 梗阻的不良事件。

Schymik 等发表了 2008 年至 2012 年在其机构行经皮或经股动脉 TAVI 术的 1 000 例患者结果[293]。TAVI 入选标准为不论年龄大小,EuroSCORE(心脏手术风险评估欧洲系统)超过 15;或者是年龄大于 75 岁并存在易感因素如既往心脏手术史、存在合并症或恶病质;还有已知严重主动脉钙化患者。在高风险组患者的平均年龄为 81 岁,女性大于 50%,EuroSCORE 评分高于 20,研究人员发现 413 例经皮手术术后 30 天内卒中或 TIA 发生率为 1.7%,587 例经股动脉手术术后 30 天内卒中或 TIA 发生率为 2.3%。在倾向性评分匹配后,发生率相似:2% vs 2.3%。以往认为经股动脉插管增加钙化斑块破坏风险,尤其是对重症(等级Ⅳ和Ⅴ)主动脉弓或升主动脉粥样硬化的患者,这一结果与之相矛盾[275]。

Knipp 团队报道了一篇有关 AVR 和 TAVI 术后 3 个月认知功能的单中心非随机对照研究[294]。64 例严重主动脉狭窄患者于术前、术后、出院时、术后 3 个月接受神经学和神经心理测试。并于术前和出院前行 DW-MRI。64 例患者中,27 例接受经皮 TAVI 治疗,37 例进行手术 AVR。接受 TAVI 的患者明显年长,有更多的合并症,并有较高的预估手术死亡风险。TAVI 患者在六个认知域测试评分均未出现统计学显著降低。然而,复合认知评分提示 18%的患者在出院时出现临床相关损伤,28%例患者在 3 个月时出现。根据 MRI 结果,7/12 例 TAVI 患者出现新发额叶区梗死,均无临床症状,与 Messe 团队研究结果不同的是,后者 AVR 术后 MRI 新发病灶为 54%[36]。这些病灶并未产生认知障碍[294]。

总而言之,这些研究表明:①广泛的术前评估对于正确测量主动脉环准确大小和确定升主动脉和主动脉弓的动脉粥样硬化病变受累程度是必要的。②TAVI 与早期卒中风险升高相关,强调术后查凝血的必要性[295]。早期新型脑过滤器研究建议术后动脉硬化物质反复筛滤;然而,临床研究尚未公布[296]。③TAVI 术应当由高水平、病源量大的机构开展[297]。Schymik 团队以高手术量(4 年 1 000 例),低神经不良事件(2%~2.3%)再次证实这一观念[293]。④同经皮 TAVI 相比,经股置管是否增加术后神经事件发生风险仍是未知[275]。

SANITY 研究,一项比较经皮、经主动脉、经股 TAVI 和手术 AVR 相关的神经损伤发病率的一项前瞻性、多中心研究,提出这样一种假设:手术 AVR 同经导管瓣膜插入相比,神经损伤更少,经皮或经主动脉术式神经损伤少于经股动脉[298]。该研究包括 150 例严重主动脉瓣狭窄的高危患者,他们计划手术或经皮治疗,并且 STS 评分高于 8%,EuroSCORE 评分高于 20%,或 EuroSCORE Ⅱ评分高于 10%。希望充分地评估术前患者的人口统计学资料、主动脉钙化,神经认知功能,功能的能力;术中监测血流动力学和脑氧饱和度;术后随访不良事件的发生,神经认知功能的变化及血清学标志物;还有复查 MRI、DW-MRI 及磁敏感加权成像至术后 6 个月,一旦将其分析和公布,该方面的认识将显著增强。

二尖瓣钳夹术

二尖瓣钳夹手术用于治疗中重度和重度二尖瓣反流(mitral regurgitation,MR)。在这个手术过程中,一个设备先行经股静脉进入右心房,然后通过房间隔路径顺行进入左心房,之后在2D或3DTEE和透视指导下再进入左心室。大多数患者使用全身麻醉，而避免使用体外循环和主动脉夹闭或插管。当夹子张开到160到180度时，回撤该装置到二尖瓣口，在最大反流处抓住前、后叶。之后，夹臂关闭近侧瓣叶（称为边对边修复）。如果MR量在可接受范围，确定瓣叶植入部位合适，钳夹装置即被输送系统释放。若存在外侧或内侧MR时，可再植入一个二尖瓣钳夹。首个二尖瓣钳夹植入术的研究（EVERST Ⅰ）纳入了27名中重度患者[299]，其中24例接受了钳夹术，1例患者在手术后卒中。EVEREST Ⅱ试验，纳入279例中重度或重度MR患者随机分为经皮修复或传统手术，发现经皮修复有效性较低（55% vs 73%），但主要不良事件发生率也较低（15% vs 48%），主要由于出血所致[300]。每组均有两例患者出现严重脑卒中。

最近，Eggebrecht等对于二尖瓣钳夹术的德国多中心注册表数据[301]，致力于评估该项手术的安全性和有效性，并且向所有开展经皮二尖瓣介入术的单位开放。他们对来自15个中心的828例高危患者进行分析（中位年龄76；中位EuroSCORE，20%），院内卒中率为0.9%，院内TIA率为1%和总住院死亡率为2.2%。ACCESS-EU研究前瞻性纳入2009年4月至2011年4月之间在15个不同的欧洲医院就医患者567例（平均年龄73.7；平均EuroSCORE，23.0%）[302]。对患者随访1年，监测不良事件和生活质量，以及进行6分钟步行试验，证实30天卒中发生率为0.7%，1年卒中率1.1%。

这两项研究的卒中发生率都远远低于STS数据库中的报道，其中单纯二尖瓣置换术后发生脑血管意外的发生率为2.1%，手术二尖瓣修复术后发生率为1.4%[9]。然而，由于长期的有效性仍然受到质疑，观测12个月结局是有用的。研究人员报告说，78.9%的患者没有MR 2+的严重程度，6.3%的患者需要接受二尖瓣手术，3.4%行二次二尖瓣修复手术。Kaplan-Meier评估12月内未发生全因死亡概率为81.8%（95%可信区间为78.1%～84.8%）[302]。近期，Philip等发表了一篇基于高手术死亡风险患者（EuroSCORE>18或STS评分>10）的21项研究的系统回顾，二尖瓣钳夹术30天成功率为96.3%，二尖瓣外科手术成功率为98.1%，而急诊二尖瓣钳夹术成功率为2.7%，急诊二尖瓣外科手术成功率为0.6%[303]。然而，二尖瓣修复平均死亡率为3.3%，二尖瓣手术平均死亡率为16.2%，卒中发生率分别为1.1%和4.5%，看起来似乎高危患者二尖瓣钳夹术可使神经性发病率和死亡率风险明显降低。

体外膜氧合器和心室辅助装置程序与脑功能障碍

静脉-动脉体外膜肺器（extracorporeal membrane oxygenation，ECMO）作为一项机械支持已被成功地用于心源性休克、心搏骤停复苏技术。因此，所有使用ECMO患者均代表一类非常高危的群体，如果脱离ECMO就可能死亡。由于缺少大型临床试验，荟萃分析是确定心源性休克、心搏骤停患者使用ECMO的并发症发生率的最佳方法。然而，现有多种插入技术，不同技术带来不同风险特征。首个也是主要的问题是插管位置，外周静脉插管或中心静脉插管。中心静脉插管最常用于不能脱离体外循环的患者。因此，这类患者由于长期体外循环和低心排综合征，神经系统并发症发生概率高。外周置管可在术中使用，避免开胸。然而，大多数外周插管可不使用体外循环和主动脉阻断，比如在ICU，从而降低神经系统不良预后的诱发因素。目前，ECMO仍然需要经股动脉或腋动脉推进动脉插管，进而操作主动脉。在关于静脉-动脉ECMO的一项荟萃分析中，包括2000年后发表的研究中的10余例患者及之前20项研究中的1 866例患者[304]。这项研究荟萃分析了3项研究中（630例患者）卒中发生率为5.9%（95%可信区间4.2%～8.3%），九项研究中（1 019例患者）总神经系统并发症发生率为13.3%（95%可信区间9.9%～17.7%），包括出血、缺血性卒中、昏迷、缺氧脑损伤、脑死亡或脑损伤[304]。总之，ECMO治疗仅对极高危患者采用，并且发生不良神经事件风险较高。

接受心室辅助装置（ventricular assist device，VAD）的患者代表另外一个稍微不同的组。对于这种复杂手术，并没有禁忌证。大多数患者接受VAD作为治疗心力衰竭的桥梁治疗（56%）或目的性治疗（43%）。一小部分患者接受VAD作为抢救治疗（0.3%）或桥梁恢复（1%）[305]。VAD治疗的最终临床目标是恢复足够的血流，维持终末器官功能，并为心衰心室提供有效的减压。VAD插入需要长时间CPB和主动脉阻断。VAD植入术后报道的卒中发生率各有不同，反映了随访差异与人口学差异。神经系统事件相对比较常见，并与患者预后不良有关。连续性证据表明，搏动泵与连续泵相比，往往会导致更多的并发症（尤其是器官衰竭和感染）。机械辅助循环支持跨部门登记（Interagency Registry for Mechanically Assisted Circulatory Support，INTERMACS）第五年度报告显示脉冲泵与连续泵相比，术后神经功能障碍增加两倍（3.81% vs 1.83%；$P<0\ 001$）[306]。这样，就目前植入的VAD不到5%的是脉冲泵是意料之中的[305]。此外，连续泵的使用经验更为丰富，不良事件发生风险略有降低[305]。

然而，虽然VAD植入后早期卒中风险低，但随时间推移而稳定地增加。在一组5 366名接受初级恒流左室辅助装置的成人组的结局指标提示植入后第1个月的风险为3%，第12个月增长到11%，第24个月为17%，第36个月为19%，可能是由于位于大血管中的人工硬件会有持续血栓形成的风险[306]。这进一步强调了坚持长期抗凝方案的重要性。

应用神经监测

术中神经生理监测可能有益于减少中枢神经系统损伤[307]。术中TCD被证实能实时监测血栓事件，有助于灌注和手术技术的修改。现已证实许多由体外循环治疗师干预（如给药、回血）所产生的栓子，以及来自术野所夹带的空气能很快通过TCD对术中栓子的发现来诊断和纠正（参见第18章）[308]。

使用无创NIRS的脑氧研究已经显示了有意义的结果[143,309-314]。在Goldman等的一项大型、非随机对照试验中，应用NIRS监测1 034名心脏手术患者的大脑氧饱和度，并将其与1 245名未做脑氧饱和度监测而直接接受心脏手术的患者的结局进行对比[313]。干预组NYHA Ⅲ～Ⅳ级的患者比对照组多很多，但干预组总体永久性卒中更少［10（0.97%）vs 25（2.5%），$P=0.044$］，而且干预组机械通气时间和住院时间延长的患者比例更少。Murkin等一项纳入200名心脏手术患者的前瞻性、盲法、随机的NIRS脑氧饱和度研究，并证明

NIRS 组与对照组相比不良临床预后更少($P=0.027$)[143]。

甚至在不停跳心脏手术中也经常出现脑灌注不足，如果不能识别，可能导致停跳与不停跳冠脉搭桥手术患者中枢神经系统结局无差别[315]，联合使用脑电图和脑氧饱和度能在550名不停跳心脏手术患者中识别15%出现脑缺血，这些患者都通过联合药物提高心输出量、增加灌注压和心脏复位得到有效治疗[315]。

一项应用脑氧饱和度的研究中，纳入了265名主要接受冠脉搭桥手术的患者，并被随机分配到主动监测并实施一系列特定干预以提高局部血氧饱和度(rSO_2)的干预组和只盲法监测的对照组，研究发现长时间低脑氧饱和度和早期认知功能衰退有显著相关，其住院时间延长的风险增加3倍[53]。然而，两组低脑氧饱和度的发生率相似，这归因于对治疗方案的依从性差，导致两组认知功能障碍发生率无差别。一项纳入103名接受心脏瓣膜手术患者的研究对脑NIRS监测实施盲法，同样发现脑氧饱和度降低与术后住院时间显著延长相关[316]。

一项纳入200名冠脉搭桥患者的前瞻性、随机、盲法的研究中，Murkin等证明，与对照组相比，积极处理rSO_2下降可防止低脑氧饱和度时间延长，与ICU停留时间缩短有关，且减少主要脏器并发症和病死率[143]。在这项研究中，采取了干预方案使rSO_2回至基线，使84%患者rSO2快速改善，且未过度增加风险，包括同种异体输血[317]。与先前研究[313]方向一致的是在接受监测的患者中，临床脑血管事件发生率较少。最近，使用主动治疗方案使低脑氧饱和度最小化被证明可以降低神经认知功能障碍，并减少脑功能障碍的标志物[318,319]。同样地，一种用于管理围手术期低脑氧饱和度的生理性治疗方案被提出，见图40.15[320]。使用脑NIRS设备的一个重要方面是有效使用治疗方案来管理低脑氧饱和度。

近期另一个脑氧饱和度监测的进展是认识到其可用于确定脑自我调节的低限(lower limit of cerebral autoregulation, LLA)，灌注压低于该低限与许多不良结局有关，包括主要脏器的并发症和病死率(这与Murkin及其同事的研究类似)，以及卒中和急性肾损伤[142,321,322]。

一些针对脑氧饱和度的某些问题，包括脑外信号干扰、动静脉分流的变化的解决已经纳入一些新一代的设备中[323]。应用多普勒超声聚焦NIRS光量子的公司已经经许可使用超声标记光量子直接测量脑血流微循环的改变。且一系列初步研究证实应用这种方法能评估脑自我调节的完整性和LLA[324]。

深低温停循环(HCA)期间的神经监测

中等低温(25~39℃)和深低温(<25℃)依旧是复杂性主动脉弓修补术中脑保护和全身保护的主要内容，因为手术路径可能需要相对长时间中断全身灌注。由于低于25℃时脑电图会衰减，在此期间几乎不能监测脑功能，因而提倡使用脑NIRS作为监测和检测深低温停循环期间脑缺血发生的一种方法[325,326]。虽然有些研究使用颈内静脉逆行置管来监测颈内静脉血氧饱和度(SjO_2)，并作为低温期间脑代谢抑制的指标，然而并未证明深低温停循环期间SjO_2和脑NIRS的相关性[327]。可能的解释为NIRS是脑皮质组织氧饱和度的十分局部的测量方法，而SjO_2是测量脑静脉氧饱和度，因此对局部灌注不均一性敏感性较低。

除深低温停循环外，一些中心还使用经上腔静脉RCP，或经无名动脉或锁骨下动脉选择性顺行性脑灌注(selective anterograde cerebral perfusion, SACP)。有许多病例报告了脑NIRS能够检测主动脉弓手术期间脑缺血的出现，另外，越来越多研究关注脑NIRS在此种情况下对检测灌注充分性的作用[328-332]。人们越来越意识到，RCP不能在较长时间内提供充足的丰富的血流以维持脑整体性，RCP组NIRS监测期间出现比SACP组较低的rSO_2可证实这一点[328,330,333]。

在一项关于SACP期间NIRS监测的有效性的研究中，对连续46名患者进行双侧局部脑组织氧饱和度指标监测，其通过无名动脉和左颈动脉分别灌注，或通过右锁骨下动脉灌注(有或没有左颈动脉灌注)而建立SACP[334]。卒中和NIRS设备诊断性能指标是主要结局指标。此项研究中，6名患者在住院期间死亡，SACP期间局部脑组织氧饱和度严重降低的患者中有6名(13%)出现围手术期卒中。SACP期间局部脑组织氧饱和度从基线的86%降到76%对识别卒中患者的敏感度为83%，特异度为94%。因此可得出结论：使用NIRS监测局部脑组织氧饱和度能检测临床重要的低脑氧饱和度，能有助于预测围手术期神经后遗症，这支持了其作为一种无创的监测脑氧饱和度趋势的方法而被使用[334]。

在成年患者中，脑灌注不良可能发生在升主动脉切开时颈动脉的阻断、停循环时选择性脑血管灌注时灌注管路的扭转或阻塞或者是在小切口心脏手术时主动脉插管移位可能影响到脑灌注[335-337]。对于双侧rSO_2的监测能在选择性单一脑灌注时发现对侧低氧饱和度的报道在逐渐增多。这可能是由于不完整的Willis环，在一些研究中，其患病率可高达50%，这认为是15%的脑低灌注患者的一个因素[338,339]。在一些最近的案例中报道，脑局部氧饱和度监测用于创伤性主动脉弓断裂修补手术中没有全身体外循环时的选择性脑灌注，能发现脑低灌注的阶段，更重要的还能发现颈动脉移植后的急性血栓，从而可以行切开取栓和血流重建[340]。而且一些主动脉弓手术的案例报道，脑氧饱和度能发现脑低灌注是由多方面因素引起，包括小儿心脏手术后减少了Blalock-Taussing分流(锁骨下动脉与肺动脉分流)[341]。

药物性脑保护

对脑损伤的基本机制理解的多方面的进展，也导致了多种神经保护药物方面策略的发展。一般来说，脑缺血的药物性保护仍是难以达到。基于充分的实验数据，包括动物实验、许多假定神经保护的药物在心脏手术患者中试验性使用，但大多数结果是无效的。药物测试包括减少脑氧消耗来增加对缺血的耐受的药(硫喷妥钠和丙泊酚)和那些能靶向建立包括*N*-甲基-D-天冬氨酸(*N*-methyl-D-aspartate, NMDA)受体、钙离子通道、氧化剂应激，GABA受体这类神经保护通路的药，等。一些实验的回归分析表明瑞马西胺和补体抑制剂的神经保护作用是有效的[342]。然而，大多数人，还没广泛接受药物对于减少心脏手术脑损伤的程度的有效性。

虽然已经有临床研究报道对接受心腔开放性的心脏手术患者给予大剂量的硫喷妥钠能明显减轻已出现的神经功能缺失，但对于闭室性的冠状动脉搭桥术还没确认[343,344]。其他

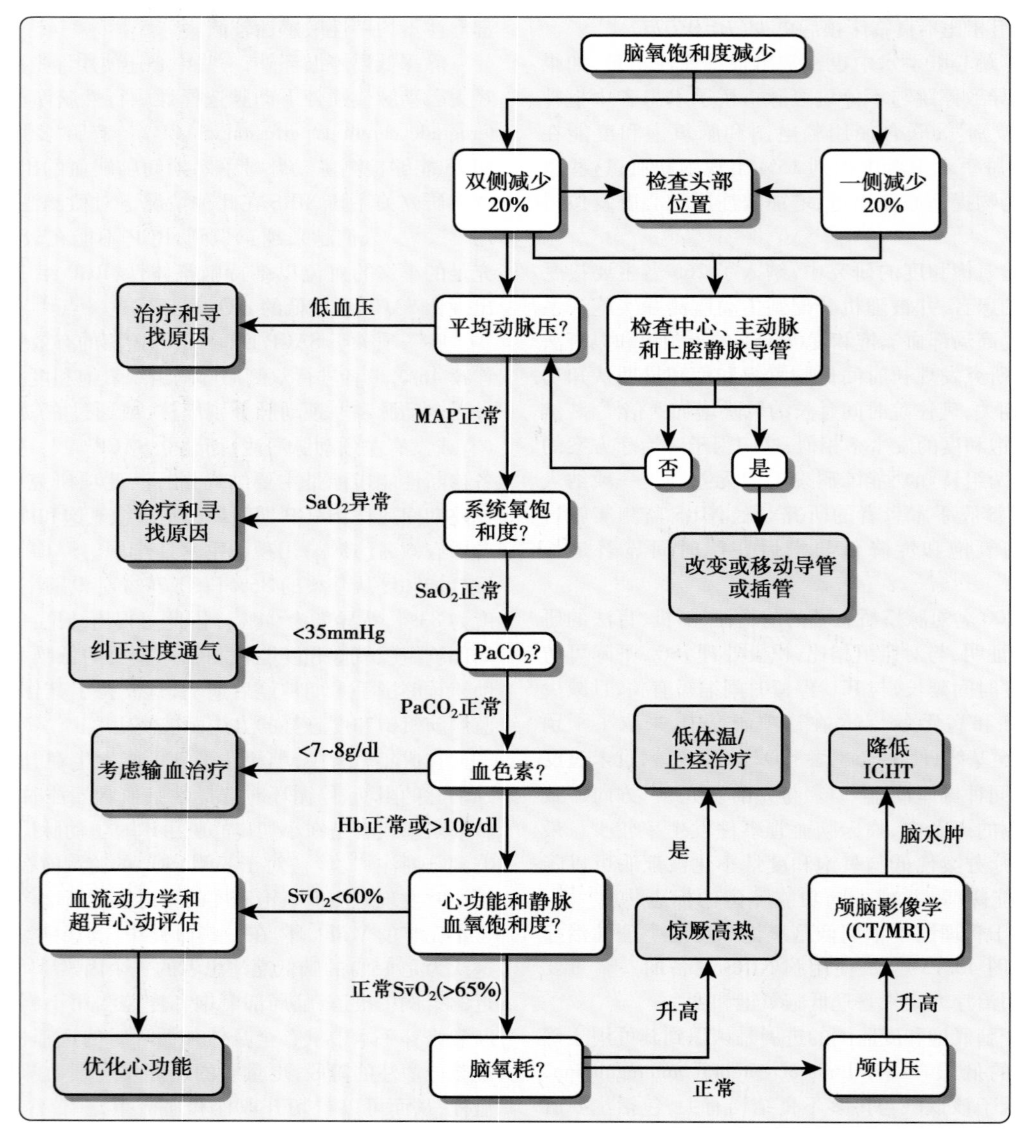

图 40.15 脑氧管理流程。CT,计算机断层扫描;ICHT,颅内高压;MAP,平均动脉压;MRI,磁共振成像;$PaCO_2$ 动脉二氧化碳分压;SaO_2,动脉血氧饱和度;$S\bar{v}O_2$,混合静脉氧饱和度。(*From Denault A,Deschamps A,Murkin JM. A proposed algorithm for the intraoperative use of cerebral near-infrared spectroscopy.* Semin Cardiothorac Vasc Anesth. *2007;11:274-281.*)

数据表明如果有任何源于硫喷妥钠的脑血管保护作用,其机制可能是由于脑血管收缩,产生了更低的脑代谢率和脑血流,同时也减少了脑内栓子的产生,而不是直接产生脑代谢率降低的作用[345]。然而,一项三中心的研究,包含 225 名进行二尖瓣和主动脉瓣手术的患者,随机分到大剂量丙泊酚诱导的脑电爆发性抑制组和舒芬太尼的对照组,两组神经病学和神经心理学的结果没有发现显著差异[346]。这些调查得出结论,对于心腔开放性的心脏手术无论是降低脑代谢还是减少脑血流都不能提供一个可靠的神经保护作用。

另一个有趣的关联是 β 受体阻滞剂与降低卒中和中枢神经系统的不良事件之间的关系。在 2002 年,Amory 和同事报道了一项 2 575 冠脉搭桥术患者的回顾性观察,术前接受 β 受体阻滞剂的患者与未用药的相比,出现严重神经症状的发生率明显降低,前者卒中和昏迷的发生率为 1.9%,后者为 4.3%,其他神经系统术后并发症的发生率前者为 3.9%,后者为 8.2%[347]。然而,关于围手术期 β 受体阻滞剂治疗的理念因一项围手术期缺血评估实验(PeriOperative ISchemic Evaluation,POISE)的结果被推出,该实验由 8 351 名存在动脉粥样硬化或者高危、进行非心脏手术的患者,随机分配到接受缓释美托洛尔组(n=4 174)和对照组(n=4 177)[348],虽然与对照组相比,美托洛尔组发生心肌梗死的患者明显更少,但是死亡人数更多(3.1% vs 2.3%,HR 1.3%);与对照组相比发生卒中的患者也更多(1.0% vs 0.5%,HR 2.2),更多的人死于致命性卒中(所有死亡人数的 11% vs 5%)[348]。这个新发现与应用 β 受体阻滞剂治疗高血压的患者卒中的风险增加的数据相符合[349]。一个可能的解释是美托洛尔为非选择性 β 受体阻滞特性,抑制了 β_2 受体诱导的脑血管舒张。一项回顾性倾向性队列分析中明确发现了与使用美托洛尔和阿替洛尔相比，比索洛尔明显降低了术后卒中的发生率[350]。总之，在术前新开始使用β受体阻滞剂治疗可能是不安全的，应该避免；术前已经使用者应持续到术前，如果要使用，可以用选择性β_1受体药物，不用非选择性药物。

作为广谱抗炎药，丝氨酸蛋白酶抑制剂抑肽酶对以C反应蛋白为靶点的血凝和炎症改变有积极的效果，和降低心脏手术患者的卒中和主要的中枢神经系统损伤的发生率也相关[351-353]。然而，由于有一些心脏手术患者使用抑肽酶治疗增加死亡率和不良事件的发生率的报道，抑肽酶的临床使用被明令禁止[354-356]，其未来的使用仍然存在争议[357,358]。

还有一些具有抗炎和抗血小板特性的药物与降低卒中和中枢神经系统不良事件的发生率相关。在一个前瞻性研究中，纳入17个国家70个中心的5 056名冠脉搭桥术的患者，调查早期使用阿司匹林与致命性和非致命性并发症的关系[359]。血管重建后的48小时内接受阿司匹林治疗的患者，其死亡率是1.3%，相比没有接受阿司匹林治疗的患者死亡率为4%（P<0.001）阿司匹林的治疗也使心肌梗死的发生率降低了48%（2.8% vs 5.4%，P<0.001），卒中的发生率降低了50%（1.3% vs 2.6%，P=0.01），肾衰竭的发生率降低了74%（0.9% vs 3.4%，P<0.001），脏器感染的发生率降低了62%（0.3% vs 0.8%，P=0.01）。这些发现有力地支持了围手术期阿司匹林的使用，同时也表明血小板在对抗施行心脏手术患者多器官再灌注损伤的缺血反应中起到了重要的作用。

另一个脑保护有可能的方向是HMGCoA还原酶阻滞剂（如他汀类）。有证据表明他汀不仅有降低低密度脂蛋白的作用还有多效的神经保护作用，降低卒中的依据还在收集中。目前认为他汀类药物具有抗动脉粥样硬化的作用，增加血小板的稳定性，对炎症、血管收缩功能、局部纤维化、和血小板的活性也能发挥有利作用[360-363]。一项前瞻性单中心的研究，确定810名冠脉搭桥术后卒中患者的预测因素发现术前使用他汀具有脑保护作用（OR 0.24；95% CI，0.07~0.78）[364]。一项小试验，大剂量他汀联合大剂量血管紧张素转换酶抑制剂与标准剂量相比，发现可以减少术中炎性介质，与术前相比也可以使术后的心肌核素缺血评分正常化[365]。然而，一项单中心回顾性群组研究，比较5 121名冠脉搭桥患者术后24小时后直至出院期间卒中的发生率，由神经内科医生做出诊断，脑退行性病变，确诊的癫痫，觉醒水平的降低，谵妄，或者精神状态的改变。他们不能复制这些结果，并且发现在他汀使用和未使用患者中，卒中/脑退行性病变发生率没有不同（倾向调整后OR，0.96；95% CI，0.78~1.17）[366]。或许，还有需要进一步阐明更强的量效关系。

对于他汀介导的神经保护还有其他可能的机制，可能是预防了由炎症介导的术后房颤，导致术后卒中减少。一个最好的基于证据的报道，其回顾了445篇文献其中12个已知的最好依据[367]，在这些文献中系统地回顾了91 491位患者[368]。他们发现，在进行择期心脏手术患者中术前使用他汀类药物治疗与①更低的术后房颤的发生率和风险、②减少卒中率、③更短的住院时间和④降低术后炎症标志物的水平相关。但是，合适的用药时间，剂量，他汀的种类在这个回顾中都没有明确[367]。另一项最近的研究对1 509例伴有中至重度主动脉瓣狭窄的随机接受辛伐他汀和依替米贝与对照组的患者，进行了事后调查。他们发现联合使用他汀治疗没有降低主动脉瓣置换术前或者手术后的卒中的风险（429例）[369]。然而，可能是主动脉瓣置换术围手术期发生卒中的机制与冠脉搭桥术的不同。总之，这些研究可能表明降低血小板的功能和炎症水平以及交感神经反应与降低卒中和中枢神经系统不良事件的发生率相关。

一项多中心研究围手术期地塞米松的使用，在4 494名心脏手术患者的卒中发生率在地塞米松组与对照组之间没有区别（地塞米松组1.3%，安慰剂组1.4%）[370]。这个试验预先设计的补充试验研究了291名患者术后意识水平的降低。一个月术后认知功能障碍的发生率在地塞米松组为13.6%，安慰剂组为7.2%。12个月的发生率下降到7.0%，对照组为3.5%[371]。另一项对术后前4天谵妄的发生率和持续时间的补充试验证明地塞米松组（14.2%）和对照组（14.7%）没有差别[372]。因此，在心脏手术中直接系统性抑制炎症反应似乎不能提供脑保护。

一些预实验表明心脏手术中注射利多卡因与降低术后认知功能障碍相关[373]。然而，在一项前瞻随机研究中，这点没有被证实[374,375]。鉴于这些有争议的结果，注射利多卡因是否在脑保护中有其他作用还不明确[376]。最近，Mathew等报道了注射镁对术后神经认知下降的作用，在一项389位进行心脏手术患者的随机对照试验中没有发现术中注射镁与安慰剂组在术后六周中存在差异[377]。

一项对瓣膜置换术中围手术期使用尼莫地平的大样本研究（400例）在只纳入150名患者后不得不提前终止，因为在之后的6个月里明显增加了大出血和死亡率[378]。而且对新发的神经缺陷没有有益的作用。一项在缺血卒中使用钙通道阻滞剂的Cochrane评价也没有发现有益的作用[379]。

更多人认为NMDA受体拮抗剂是有理论依据的。因为局部脑缺血引起兴奋性氨基酸神经递质的释放，特别是谷氨酸，引起受体和下游通路的过度激活，导致不可逆的缺血性损伤。一项对瑞马西胺的前瞻性研究，调查发现在术前4天开始给予直至术后5天，与安慰剂组相比，神经认知功能下降减少，并且术后八周的学习能力会更好[380]。一项研究兴奋性氨基酸拮抗剂对急性卒中患者的Cochrane评价没有在治疗组与对照组中发现差别，甚至发现一些NMDA受体拮抗剂有增加死亡率的倾向[381]。因此，目前下结论还为时过早。

吡拉西坦，一种复合益智药，通过强化认知过程调节脑功能，在心脏手术中也有3个小范围试验。虽然结果不同，但都认为注射吡拉西坦是有利的（短期的神经保护作用，在6周内更少的神经认知功能障碍，早期的认知功能下降更少）[382]。或许这个可以成为真正的改善神经症状的药物之一，虽然仍需要大范围试验来确认。

理论上来说，挥发性麻醉药和非挥发性氙气也具有神经保护作用。有试验表明可增加缺血区域的再灌注，降低脑代谢，抑制谷氨酸受体的活性和神经递质的活性，阻断离子通道进而防止了病理性的钙离子或钠离子流入，降低了氧化应激的损伤，维持线粒体的功能，并且抑制凋亡[383]。然而除了大量的动物实验的数据，临床数据还是很少[384]。对于心脏手术，有一些数据说明对神经认知结果或者器官功能障碍有改善(七氟烷、地氟烷、异氟烷和氙气)[385-388],但是其他研究却没有发现差异[389]。依据 clinicaltrials. gov,目前更多的试验在调查麻醉药的神经保护作用,希望今后他们能提供更多的共识。

虽然,这些结果表明对于施行心脏手术的患者,还没有神药能减少神经损伤,但是技术与药理学方法的联用是目前可行的,对这些病人中枢神经系统的结果可能具有积极的影响[390]。对于明确的是围手术期脑损伤的高危的患者,预防措施(见框 40.4)应该在整个术中和术后阶段按照器官靶向管理为指导。由内科医生、流行病学家、和体外循环师组成的多学科小组开始着手成立一种以证据为基础的成人 CPB 的惯例,重点在于神经损伤、血糖控制、血液稀释、炎症反应[390]。他们总结一些神经保护的方法如下:

- 在中等低体温的 CPB 中使用 α 稳态 pH 管理
- 通过限制动脉端温度在 37℃ 来避免脑部高温
- 避免直接使用心内吸引的血液进行再灌注,使用处理的血细胞和再过滤后的血细胞
- 所有的患者使用术中 TEE 或者主动脉表面超声 EAS
- 使用动脉管道过滤器减少栓子负荷
- 维持血糖正常
- 减少体外循环环路面积并使用生物相容性好的表面处理的环路
- 减少血液稀释来避免持续的异体血输注

进一步的推荐包括通过颈外静脉的压力监测脑血管流量压力,避免低血压,在 CPB 期间使用温热而不是常温灌注。随着心脏手术人群的年龄和合并症的不断增加,这些问题的重要性变得更急迫。总之,对于进行心脏手术的患者,降低脑损伤的发生概率,一级预防仍旧是唯一有效的方法。

(曹爽捷 何舒婷 季伟俐 梁新全 刘臻 吴琼芳 张玉秀 周炜杰 译,黄鹂 陈晓云 王东信 校)

参考文献

1. Weiss AJ, Elixhauser A. Trends in Operating Room Procedures in U.S. Hospitals, 2001–2011: Statistical Brief #171. 2006.
2. Edwards FH, Shahian DM, Grau-Sepulveda MV, et al. Composite outcomes in coronary bypass surgery versus percutaneous intervention. *Ann Thorac Surg.* 2014;97(6):1983–1988.
3. Daemen J, Boersma E, Flather M, et al. Long-term safety and efficacy of percutaneous coronary intervention with stenting and coronary artery bypass surgery for multivessel coronary artery disease: a meta-analysis with 5-year patient-level data from the ARTS, ERACI-II, MASS-II, and SoS trials. *Circulation.* 2008;118(11):1146–1154.
4. Mohr FW, Morice MC, Kappetein AP, et al. Coronary artery bypass graft surgery versus percutaneous coronary intervention in patients with three-vessel disease and left main coronary disease: 5-year follow-up of the randomised, clinical SYNTAX trial. *Lancet.* 2013;381(9867):629–638.
5. Athappan G, Chacko P, Patvardhan E, et al. Late stroke: comparison of percutaneous coronary intervention versus coronary artery bypass grafting in patients with multivessel disease and unprotected left main disease: a meta-analysis and review of literature. *Stroke.* 2014;45(1):185–193.
6. Roach GW, Kanchuger M, Mangano CM, et al. Adverse cerebral outcomes after coronary bypass surgery. Multicenter Study of Perioperative Ischemia Research Group and the Ischemia Research and Education Foundation Investigators. *N Engl J Med.* 1996;335(25):1857–1863.
7. Hillis LD, Smith PK, Anderson JL, et al. 2011 ACCF/AHA Guideline for Coronary Artery Bypass Graft Surgery: a report of the American College of Cardiology Foundation/American Heart Association Task Force on Practice Guidelines. *Circulation.* 2011;124(23):e652–e735.
8. Shahian DM, O'Brien SM, Filardo G, et al. The Society of Thoracic Surgeons 2008 cardiac surgery risk models: part 1–coronary artery bypass grafting surgery. *Ann Thorac Surg.* 2009;88(1 suppl):S2–S22.
9. O'Brien SM, Shahian DM, Filardo G, et al. The Society of Thoracic Surgeons 2008 cardiac surgery risk models: part 2–isolated valve surgery. *Ann Thorac Surg.* 2009;88(1 suppl):S23–S42.
10. Shahian DM, O'Brien SM, Filardo G, et al. The Society of Thoracic Surgeons 2008 cardiac surgery risk models: part 3–valve plus coronary artery bypass grafting surgery. *Ann Thorac Surg.* 2009;88 (1 suppl):S43–S62.
11. Raja SG, Navaratnarajah M, Husain M, et al. Impact of concomitant coronary artery bypass grafting on in-hospital outcome in octogenarians undergoing aortic valve replacement. *J Heart Valve Dis.* 2013;22(2):177–183.
12. Ahonen J, Salmenpera M. Brain injury after adult cardiac surgery. *Acta Anaesthesiol Scand.* 2004;48(1):4–19.
13. Arrowsmith JE, Grocott HP, Reves JG, Newman MF. Central nervous system complications of cardiac surgery. *Br J Anaesth.* 2000;84(3):378–393.
14. Baker RA, Andrew MJ, Knight JL. Evaluation of neurologic assessment and outcomes in cardiac surgical patients. *Semin Thorac Cardiovasc Surg.* 2001;13(2):149–157.
15. Bucerius J, Gummert JF, Borger MA, et al. Predictors of delirium after cardiac surgery delirium: effect of beating-heart (off-pump) surgery. *J Thorac Cardiovasc Surg.* 2004;127(1):57–64.
16. Hogue CW Jr, Barzilai B, Pieper KS, et al. Sex differences in neurological outcomes and mortality after cardiac surgery: a society of thoracic surgery national database report. *Circulation.* 2001;103(17):2133–2137.
17. McKhann GM, Grega MA, Borowicz LM Jr, et al. Encephalopathy and stroke after coronary artery bypass grafting: incidence, consequences, and prediction. *Arch Neurol.* 2002;59(9):1422–1428.
18. van Dijk D, Keizer AM, Diephuis JC, et al. Neurocognitive dysfunction after coronary artery bypass surgery: a systematic review. *J Thorac Cardiovasc Surg.* 2000;120(4):632–639.
19. Wolman RL, Nussmeier NA, Aggarwal A, et al. Cerebral injury after cardiac surgery: identification of a group at extraordinary risk. Multicenter Study of Perioperative Ischemia Research Group (McSPI) and the Ischemia Research Education Foundation (IREF) Investigators. *Stroke.* 1999;30(3):514–522.
20. D'Alfonso A, Mariani MA, Amerini A, et al. Off-pump coronary surgery improves in-hospital and early outcomes in octogenarians. *Ital Heart J.* 2004;5(3):197–204.
21. Nussmeier NA. A review of risk factors for adverse neurologic outcome after cardiac surgery. *J Extra Corpor Technol.* 2002;34(1):4–10.
22. Ridderstolpe L, Ahlgren E, Gill H, Rutberg H. Risk factor analysis of early and delayed cerebral complications after cardiac surgery. *J Cardiothorac Vasc Anesth.* 2002;16(3):278–285.
23. Blacker DJ, Flemming KD, Link MJ, Brown RD Jr. The preoperative cerebrovascular consultation: common cerebrovascular questions before general or cardiac surgery. *Mayo Clin Proc.* 2004;79(2): 223–229.
24. Newman MF, Grocott HP, Mathew JP, et al. Report of the substudy assessing the impact of neurocognitive function on quality of life 5 years after cardiac surgery. *Stroke.* 2001;32(12):2874–2881.
25. Nishiyama K, Horiguchi M, Shizuta S, et al. Temporal pattern of strokes after on-pump and off-pump coronary artery bypass graft surgery. *Ann Thorac Surg.* 2009;87(6):1839–1844.
26. Hedberg M, Boivie P, Engstrom KG. Early and delayed stroke after coronary surgery - an analysis of risk factors and the impact on short- and long-term survival. *Eur J Cardiothorac Surg.* 2011;40(2): 379–387.
27. Alexander KP, Anstrom KJ, Muhlbaier LH, et al. Outcomes of cardiac surgery in patients > or = 80 years: results from the National Cardiovascular Network. *J Am Coll Cardiol.* 2000;35(3): 731–738.
28. Carrascal Y, Guerrero AL, Blanco M, et al. Postoperative stroke related to cardiac surgery in octogenarians. *Interact Cardiovasc Thorac Surg.* 2014;18(5):596–601.
29. Gerrah R, Izhar U, Elami A, et al. Cardiac surgery in octogenarians–a better prognosis in coronary artery disease. *Isr Med Assoc J.* 2003;5(10):713–716.
30. Naylor AR, Mehta Z, Rothwell PM, Bell PR. Reprinted article "Carotid artery disease and stroke during coronary artery bypass: a critical review of the literature". *Eur J Vasc Endovasc Surg.* 2011;42(suppl 1):S73–S83.
31. Hewitt TD, Santa Maria PL, Alvarez JM. Cardiac surgery in Australian octogenarians: 1996–2001. *ANZ J Surg.* 2003;73(9):749–754.
32. Maruff P, Silbert B, Evered L. Cognitive decline following cardiac surgery. *Br J Anaesth.* 2001;87(3): 518–519.
33. Sotaniemi KA. Cerebral outcome after extracorporeal circulation. Comparison between prospective and retrospective evaluations. *Arch Neurol.* 1983;40(2):75–77.
34. Murkin JM, Newman SP, Stump DA, Blumenthal JA. Statement of consensus on assessment of neurobehavioral outcomes after cardiac surgery. *Ann Thorac Surg.* 1995;59(5):1289–1295.
35. Murkin JM, Stump DA, Blumenthal JA, McKhann G. Defining dysfunction: group means versus incidence analysis–a statement of consensus. *Ann Thorac Surg.* 1997;64(3):904–905.
36. Messé SR, Acker MA, Kasner SE, et al. Stroke after aortic valve surgery: results from a prospective cohort. *Circulation.* 2014;129(22):2253–2261.
37. Waksman R, Minha S. Stroke after aortic valve replacement: the known and unknown. *Circulation.* 2014;129(22):2245–2247.
38. Koster S, Hensens AG, van der Palen J. The long-term cognitive and functional outcomes of postoperative delirium after cardiac surgery. *Ann Thorac Surg.* 2009;87(5):1469–1474.
39. Guenther U, Theuerkauf N, Frommann I, et al. Predisposing and precipitating factors of delirium after cardiac surgery: a prospective observational cohort study. *Ann Surg.* 2013;257(6):1160–1167.
40. Kazmierski J, Banys A, Latek J, et al. Raised IL-2 and TNF-alpha concentrations are associated with postoperative delirium in patients undergoing coronary-artery bypass graft surgery. *Int Psychogeriatr.* 2014;26(5):845–855.
41. Hori D, Brown C, Ono M, et al. Arterial pressure above the upper cerebral autoregulation limit during cardiopulmonary bypass is associated with postoperative delirium. *Br J Anaesth.* 2014;113(6):1009–1017.
42. Gofton TE, Chu MW, Norton L, et al. A prospective observational study of seizures after cardiac surgery using continuous EEG monitoring. *Neurocrit Care.* 2014;21(2):220–227.
43. Goldstone AB, Bronster DJ, Anyanwu AC, et al. Predictors and outcomes of seizures after cardiac surgery: a multivariable analysis of 2,578 patients. *Ann Thorac Surg.* 2011;91(2):514–518.
44. Kalavrouziotis D, Voisine P, Mohammadi S, et al. High-dose tranexamic acid is an independent predictor of early seizure after cardiopulmonary bypass. *Ann Thorac Surg.* 2012;93(1):148–154.
45. Manji RA, Grocott HP, Leake J, et al. Seizures following cardiac surgery: the impact of tranexamic acid and other risk factors. *Can J Anaesth.* 2012;59(1):6–13.
46. Kalavrouziotis D, Voisine P, Mohammadi S, et al. Reply. *Ann Thorac Surg.* 2012;94(3):1038–1039.
47. Murkin JM, Falter F, Granton J, et al. High-dose tranexamic Acid is associated with nonischemic clinical seizures in cardiac surgical patients. *Anesth Analg.* 2010;110(2):350–353.
48. Montes FR, Pardo DF, Carreno M, et al. Risk factors associated with postoperative seizures in patients undergoing cardiac surgery who received tranexamic acid: a case-control study. *Ann Card Anaesth.* 2012;15(1):6–12.
49. Kratzer S, Irl H, Mattusch C, et al. Tranexamic acid impairs gamma-aminobutyric acid receptor type A-mediated synaptic transmission in the murine amygdala: a potential mechanism for drug-induced seizures? *Anesthesiology.* 2014;120(3):639–649.
50. Knipp SC, Matatko N, Wilhelm H, et al. Evaluation of brain injury after coronary artery bypass grafting. A prospective study using neuropsychological assessment and diffusion-weighted magnetic resonance imaging. *Eur J Cardiothorac Surg.* 2004;25(5):791–800.
51. Taggart DP, Westaby S. Neurological and cognitive disorders after coronary artery bypass grafting. *Curr Opin Cardiol.* 2001;16(5):271–276.
52. Barber PA, Hach S, Tippett LJ, et al. Cerebral ischemic lesions on diffusion-weighted imaging are associated with neurocognitive decline after cardiac surgery. *Stroke.* 2008;39(5):1427–1433.
53. Slater JP, Guarino T, Stack J, et al. Cerebral oxygen desaturation predicts cognitive decline and longer hospital stay after cardiac surgery. *Ann Thorac Surg.* 2009;87(1):36–44.
54. Selnes OA, Grega MA, Bailey MM, et al. Do management strategies for coronary artery disease influence 6-year cognitive outcomes? *Ann Thorac Surg.* 2009;88(2):445–454.
55. Newman MF, Kirchner JL, Phillips-Bute B, et al. Longitudinal assessment of neurocognitive function after coronary-artery bypass surgery. *N Engl J Med.* 2001;344(6):395–402.
56. Bar-Yosef S, Anders M, Mackensen GB, et al. Aortic atheroma burden and cognitive dysfunction after coronary artery bypass graft surgery. *Ann Thorac Surg.* 2004;78(5):1556–1562.
57. Murkin JM, Martzke JS, Buchan AM, et al. A randomized study of the influence of perfusion technique and pH management strategy in 316 patients undergoing coronary artery bypass surgery. II. Neurologic and cognitive outcomes. *J Thorac Cardiovasc Surg.* 1995;110(2):349–362.
58. Selnes OA, Gottesman RF. Neuropsychological outcomes after coronary artery bypass grafting. *J Int Neuropsychol Soc.* 2010;16(2):221–226.
59. Ahlgren E, Lundqvist A, Nordlund A, et al. Neurocognitive impairment and driving performance after coronary artery bypass surgery. *Eur J Cardiothorac Surg.* 2003;23(3):334–340.
60. Di Carlo A, Perna AM, Pantoni L, et al. Clinically relevant cognitive impairment after cardiac surgery: a 6-month follow-up study. *J Neurol Sci.* 2001;188(1–2):85–93.
61. Fox HM, Rizzo ND, Gifford S. Psychological observations of patients undergoing mitral surgery; a study of stress. *Psychosom Med.* 1954;16(3):186–208.
62. Rankin KP, Kochamba GS, Boone KB, et al. Presurgical cognitive deficits in patients receiving coro-

nary artery bypass graft surgery. *J Int Neuropsychol Soc.* 2003;9(6):913–924.
63. Muramoto O, Kuru Y, Sugishita M, Toyokura Y. Pure memory loss with hippocampal lesions: a pneumoencephalographic study. *Arch Neurol.* 1979;36(1):54–56.
64. Basile AM, Fusi C, Conti AA, et al. S-100 protein and neuron-specific enolase as markers of subclinical cerebral damage after cardiac surgery: preliminary observation of a 6-month follow-up study. *Eur Neurol.* 2001;45(3):151–159.
65. Ebert AD, Walzer TA, Huth C, Herrmann M. Early neurobehavioral disorders after cardiac surgery: a comparative analysis of coronary artery bypass graft surgery and valve replacement. *J Cardiothorac Vasc Anesth.* 2001;15(1):15–19.
66. Grigore AM, Grocott HP, Mathew JP, et al. The rewarming rate and increased peak temperature alter neurocognitive outcome after cardiac surgery. *Anesth Analg.* 2002;94(1):4–10, table.
67. Harrington DK, Bonser M, Moss A, et al. Neuropsychometric outcome following aortic arch surgery: a prospective randomized trial of retrograde cerebral perfusion. *J Thorac Cardiovasc Surg.* 2003;126(3):638–644.
68. Ho PM, Arciniegas DB, Grigsby J, et al. Predictors of cognitive decline following coronary artery bypass graft surgery. *Ann Thorac Surg.* 2004;77(2):597–603.
69. Millar K, Asbury AJ, Murray GD. Pre-existing cognitive impairment as a factor influencing outcome after cardiac surgery. *Br J Anaesth.* 2001;86(1):63–67.
70. Rasmussen LS, Sperling B, Abildstrom HH, Moller JT. Neuron loss after coronary artery bypass detected by SPECT estimation of benzodiazepine receptors. *Ann Thorac Surg.* 2002;74(5):1576–1580.
71. Royse AG, Royse CF, Ajani AE, et al. Reduced neuropsychological dysfunction using epiaortic echocardiography and the exclusive Y graft. *Ann Thorac Surg.* 2000;69(5):1431–1438.
72. Shaw PJ, Bates D, Cartlidge NE, et al. Neurologic and neuropsychological morbidity following major surgery: comparison of coronary artery bypass and peripheral vascular surgery. *Stroke.* 1987;18(4):700–707.
73. Wang D, Wu X, Li J, et al. The effect of lidocaine on early postoperative cognitive dysfunction after coronary artery bypass surgery. *Anesth Analg.* 2002;95(5):1134–1141, table.
74. Abu-Omar Y, Balacumaraswami L, Pigott DW, et al. Solid and gaseous cerebral microembolization during off-pump, on-pump, and open cardiac surgery procedures. *J Thorac Cardiovasc Surg.* 2004;127(6):1759–1765.
75. Blauth C, Arnold J, Kohner EM, Taylor KM. Retinal microembolism during cardiopulmonary bypass demonstrated by fluorescein angiography. *Lancet.* 1986;2(8511):837–839.
76. Blauth CI, Smith PL, Arnold JV, et al. Influence of oxygenator type on the prevalence and extent of microembolic retinal ischemia during cardiopulmonary bypass. Assessment by digital image analysis. *J Thorac Cardiovasc Surg.* 1990;99(1):61–69.
77. Doty JR, Wilentz RE, Salazar JD, et al. Atheroembolism in cardiac surgery. *Ann Thorac Surg.* 2003;75(4):1221–1226.
78. Fearn SJ, Pole R, Wesnes K, et al. Cerebral injury during cardiopulmonary bypass: emboli impair memory. *J Thorac Cardiovasc Surg.* 2001;121(6):1150–1160.
79. Harrison MJ, Pugsley W, Newman S, et al. Detection of middle cerebral emboli during coronary artery bypass surgery using transcranial Doppler sonography. *Stroke.* 1990;21(10):1512.
80. Hindman BJ. Emboli, inflammation, and CNS impairment: an overview. *Heart Surg Forum.* 2002;5(3):249–253.
81. Moody DM, Bell MA, Challa VR, et al. Brain microemboli during cardiac surgery or aortography. *Ann Neurol.* 1990;28(4):477–486.
82. Motallebzadeh R, Kanagasabay R, Bland M, et al. S100 protein and its relation to cerebral microemboli in on-pump and off-pump coronary artery bypass surgery. *Eur J Cardiothorac Surg.* 2004;25(3):409–414.
83. Wimmer-Greinecker G. Reduction of neurologic complications by intra-aortic filtration in patients undergoing combined intracardiac and CABG procedures. *Eur J Cardiothorac Surg.* 2003;23(2):159–164.
84. Murkin JM. Attenuation of neurologic injury during cardiac surgery. *Ann Thorac Surg.* 2001;72(5):S1838–S1844.
85. Svenarud P, Persson M, van der Linden J. Effect of CO2 insufflation on the number and behavior of air microemboli in open-heart surgery: a randomized clinical trial. *Circulation.* 2004;109(9):1127–1132.
86. Uehara T, Tabuchi M, Kozawa S, Mori E. MR angiographic evaluation of carotid and intracranial arteries in Japanese patients scheduled for coronary artery bypass grafting. *Cerebrovasc Dis.* 2001;11(4):341–345.
87. Yoon BW, Bae HJ, Kang DW, et al. Intracranial cerebral artery disease as a risk factor for central nervous system complications of coronary artery bypass graft surgery. *Stroke.* 2001;32(1):94–99.
88. Agmon Y, Khandheria BK, Meissner I, et al. Relation of coronary artery disease and cerebrovascular disease with atherosclerosis of the thoracic aorta in the general population. *Am J Cardiol.* 2002;89(3):262–267.
89. Serruys PW, Morice MC, Kappetein AP, et al. Percutaneous coronary intervention versus coronary-artery bypass grafting for severe coronary artery disease. *N Engl J Med.* 2009;360(10):961–972.
90. Phan K, Ha HS, Phan S, et al. New-onset atrial fibrillation following coronary bypass surgery predicts long-term mortality: a systematic review and meta-analysis. *Eur J Cardiothorac Surg.* 2015;48:817–824.
91. Tulla H, Hippeläinen M, Turpeinen A, et al. New-onset atrial fibrillation at discharge in patients after coronary artery bypass surgery: short- and long-term morbidity and mortality. *Eur J Cardiothorac Surg.* 2015;48:747–752.
92. Aguilar MJ, Gerbode F, Hill JD. Neuropathologic complications of cardiac surgery. *J Thorac Cardiovasc Surg.* 1971;61(5):676–685.
93. Aberg T, Kihlgren M. Cerebral protection during open-heart surgery. *Thorax.* 1977;32(5):525–533.
94. Blauth CI, Cosgrove DM, Webb BW, et al. Atheroembolism from the ascending aorta. An emerging problem in cardiac surgery. *J Thorac Cardiovasc Surg.* 1992;103(6):1104–1111.
95. Emmrich P, Hahn J, Ogunlade V, et al. [Neuropathological findings after cardiac surgery-retrospective study over 6 years]. *Z Kardiol.* 2003;92(11):925–937.
96. Watters MP, Cohen AM, Monk CR, et al. Reduced cerebral embolic signals in beating heart coronary surgery detected by transcranial Doppler ultrasound. *Br J Anaesth.* 2000;84(5):629–631.
97. Moody DM, Brown WR, Challa VR, et al. Brain microemboli associated with cardiopulmonary bypass: a histologic and magnetic resonance imaging study. *Ann Thorac Surg.* 1995;59(5):1304–1307.
98. Koga M, Shimokawa S, Moriyama Y, et al. Watershed infarction after combined coronary and axillobifemoral bypass surgery. *Jpn J Thorac Cardiovasc Surg.* 2000;48(4):258–260.
99. Malone M, Prior P, Scholtz CL. Brain damage after cardiopulmonary by-pass: correlations between neurophysiological and neuropathological findings. *J Neurol Neurosurg Psychiatry.* 1981;44(10):924–931.
100. Salazar JD, Wityk RJ, Grega MA, et al. Stroke after cardiac surgery: short- and long-term outcomes. *Ann Thorac Surg.* 2001;72(4):1195–1201.
101. Torvik A. The pathogenesis of watershed infarcts in the brain. *Stroke.* 1984;15(2):221–223.
102. Wityk RJ, Goldsborough MA, Hillis A, et al. Diffusion- and perfusion-weighted brain magnetic resonance imaging in patients with neurologic complications after cardiac surgery. *Arch Neurol.* 2001;58(4):571–576.
103. Boyajian RA, Otis SM. Embolic stroke syndrome underlies encephalopathy and coma following cardiac surgery. *Arch Neurol.* 2003;60(2):291.
104. Boyajian RA, Otis SM, Tyner JJ, DeLaria GA. Study design validation for consolidating global with focal neurological events in cardiac surgery stroke risk factor analyses. *Eur J Neurol.* 2003;10(1):71–74.
105. Torvik A, Skullerud K. Watershed infarcts in the brain caused by microemboli. *Clin Neuropathol.* 1982;1(3):99–105.
106. Browne SM, Halligan PW, Wade DT, Taggart DP. Postoperative hypoxia is a contributory factor to cognitive impairment after cardiac surgery. *J Thorac Cardiovasc Surg.* 2003;126(4):1061–1064.
107. Caplan LR, Hennerici M. Impaired clearance of emboli (washout) is an important link between hypoperfusion, embolism, and ischemic stroke. *Arch Neurol.* 1998;55(11):1475–1482.
108. Nah HW, Lee JW, Chung CH, et al. New brain infarcts on magnetic resonance imaging after coronary artery bypass graft surgery: lesion patterns, mechanism, and predictors. *Ann Neurol.* 2014;76(3):347–355.
109. Ura M, Sakata R, Nakayama Y, Goto T. Ultrasonographic demonstration of manipulation-related aortic injuries after cardiac surgery. *J Am Coll Cardiol.* 2000;35(5):1303–1310.
110. Sylivris S, Levi C, Matalanis G, et al. Pattern and significance of cerebral microemboli during coronary artery bypass grafting. *Ann Thorac Surg.* 1998;66(5):1674–1678.
111. Eckmann DM, Armstead SC, Mardini F. Surfactants reduce platelet-bubble and platelet-platelet binding induced by in vitro air embolism. *Anesthesiology.* 2005;103(6):1204–1210.
112. Persson LI, Johansson BB, Hansson HA. Ultrastructural studies on blood-brain barrier dysfunction after cerebral air embolism in the rat. *Acta Neuropathol.* 1978;44(1):53–56.
113. Helps SC, Parsons DW, Reilly PL, Gorman DF. The effect of gas emboli on rabbit cerebral blood flow. *Stroke.* 1990;21(1):94–99.
114. Philp RB, Inwood MJ, Warren BA. Interactions between gas bubbles and components of the blood: implications in decompression sickness. *Aerosp Med.* 1972;43(9):946–953.
115. Warren BA, Philp RB, Inwood MJ. The ultrastructural morphology of air embolism: platelet adhesion to the interface and endothelial damage. *Br J Exp Pathol.* 1973;54(2):163–172.
116. Haller C, Sercombe R, Verrecchia C, et al. Effect of the muscarinic agonist carbachol on pial arteries in vivo after endothelial damage by air embolism. *J Cereb Blood Flow Metab.* 1987;7(5):605–611.
117. Mitchell S, Gorman D. The pathophysiology of cerebral arterial gas embolism. *J Extra Corpor Technol.* 2002;34(1):18–23.
118. Bendszus M, Koltzenburg M, Bartsch AJ, et al. Heparin and air filters reduce embolic events caused by intra-arterial cerebral angiography: a prospective, randomized trial. *Circulation.* 2004;110(15):2210–2215.
119. Kincaid EH, Jones TJ, Stump DA, et al. Processing scavenged blood with a cell saver reduces cerebral lipid microembolization. *Ann Thorac Surg.* 2000;70(4):1296–1300.
120. Djaiani G, Fedorko L, Borger MA, et al. Continuous-flow cell saver reduces cognitive decline in elderly patients after coronary bypass surgery. *Circulation.* 2007;116(17):1888–1895.
121. Rubens FD, Boodhwani M, Mesana T, et al. The cardiotomy trial: a randomized, double-blind study to assess the effect of processing of shed blood during cardiopulmonary bypass on transfusion and neurocognitive function. *Circulation.* 2007;116(11 suppl):I89–I97.
122. Koch CG, Li L, Duncan AI, et al. Morbidity and mortality risk associated with red blood cell and blood-component transfusion in isolated coronary artery bypass grafting. *Crit Care Med.* 2006;34(6):1608–1616.
123. Bolotin G, Huber CH, Shani L, et al. Novel emboli protection system during cardiac surgery: a multi-center, randomized, clinical trial. *Ann Thorac Surg.* 2014;98(5):1627–1633.
124. van Dijk D, Jansen EW, Hijman R, et al. Cognitive outcome after off-pump and on-pump coronary artery bypass graft surgery: a randomized trial. *JAMA.* 2002;287(11):1405–1412.
125. Shroyer AL, Grover FL, Hattler B, et al. On-pump versus off-pump coronary-artery bypass surgery. *N Engl J Med.* 2009;361(19):1827–1837.
126. Sweet JJ, Finnin E, Wolfe PL, et al. Absence of cognitive decline one year after coronary bypass surgery: comparison to nonsurgical and healthy controls. *Ann Thorac Surg.* 2008;85(5):1571–1578.
127. Tully PJ, Baker RA, Knight JL, et al. Neuropsychological function 5 years after cardiac surgery and the effect of psychological distress. *Arch Clin Neuropsychol.* 2009;24(8):741–751.
128. Gravlee GP, Roy RC, Stump DA, et al. Regional cerebrovascular reactivity to carbon dioxide during cardiopulmonary bypass in patients with cerebrovascular disease. *J Thorac Cardiovasc Surg.* 1990;99(6):1022–1029.
129. von Reutern GM, Hetzel A, Birnbaum D, Schlosser V. Transcranial Doppler ultrasonography during cardiopulmonary bypass in patients with severe carotid stenosis or occlusion. *Stroke.* 1988;19(6):674–680.
130. Brusino FG, Reves JG, Prough DS, Stump DA. Cerebral blood flow during cardiopulmonary bypass in a patient with occlusive cerebrovascular disease. *J Cardiothorac Anesth.* 1989;3(1):87–90.
131. Hogue CW Jr, De Wet CJ, Schechtman KB, Davila-Roman VG. The importance of prior stroke for the adjusted risk of neurologic injury after cardiac surgery for women and men. *Anesthesiology.* 2003;98(4):823–829.
132. Sim HT, Kim SR, Beom MS, et al. Neurologic outcomes of preoperative acute silent cerebral infarction in patients with cardiac surgery. *Korean J Thorac Cardiovasc Surg.* 2014;47(6):510–516.
133. Imasaka KI, Yasaka M, Tayama E, Tomita Y. Obstructive carotid and/or intracranial artery disease rarely affects the incidence of haemodynamic ischaemic stroke during cardiac surgery: a study on brain perfusion single-photon emission computed tomography with acetazolamide. *Eur J Cardiothorac Surg.* 2014.
134. Levy WJ, Parcella PA. Electroencephalographic evidence of cerebral ischemia during acute extracorporeal hypoperfusion. *J Cardiothorac Anesth.* 1987;1(4):300–304.
135. Russ W, Kling D, Sauerwein G, Hempelmann G. Spectral analysis of the EEG during hypothermic cardiopulmonary bypass. *Acta Anaesthesiol Scand.* 1987;31(2):111–116.
136. Bolsin SN. Detection of neurological damage during cardiopulmonary bypass. *Anaesthesia.* 1986;41(1):61–66.
137. Edmonds HL Jr, Griffiths LK, van der Laken J, et al. Quantitative electroencephalographic monitoring during myocardial revascularization predicts postoperative disorientation and improves outcome. *J Thorac Cardiovasc Surg.* 1992;103(3):555–563.
138. Murkin JM, Farrar JK, Tweed WA, et al. Cerebral autoregulation and flow/metabolism coupling during cardiopulmonary bypass: the influence of PaCO2. *Anesth Analg.* 1987;66(9):825–832.
139. Prough DS, Stump DA, Roy RC, et al. Response of cerebral blood flow to changes in carbon dioxide tension during hypothermic cardiopulmonary bypass. *Anesthesiology.* 1986;64(5):576–581.
140. Govier AV, Reves JG, McKay RD, et al. Factors and their influence on regional cerebral blood flow during nonpulsatile cardiopulmonary bypass. *Ann Thorac Surg.* 1984;38(6):592–600.
141. Gold JP, Charlson ME, Williams-Russo P, et al. Improvement of outcomes after coronary artery bypass. A randomized trial comparing intraoperative high versus low mean arterial pressure. *J Thorac Cardiovasc Surg.* 1995;110(5):1302–1311.
142. Ono M, Brady K, Easley RB, et al. Duration and magnitude of blood pressure below cerebral autoregulation threshold during cardiopulmonary bypass is associated with major morbidity and operative mortality. *J Thorac Cardiovasc Surg.* 2014;147(1):483–489.
143. Murkin JM, Adams SJ, Novick RJ, et al. Monitoring brain oxygen saturation during coronary bypass surgery: a randomized, prospective study. *Anesth Analg.* 2007;104(1):51–58.
144. Lundar T, Froysaker T, Lindegaard KF, et al. Some observations on cerebral perfusion during cardiopulmonary bypass. *Ann Thorac Surg.* 1985;39(4):318–323.
145. Avraamides EJ, Murkin JM. The effect of surgical dislocation of the heart on cerebral blood flow in the presence of a single, two-stage venous cannula during cardiopulmonary bypass. *Can J Anaesth.* 1996;43:A36.
146. Russell RW, Bharucha N. The recognition and prevention of border zone cerebral ischaemia during cardiac surgery. *Q J Med.* 1978;47(187):303–323.
147. Kotlinska-Hasiec E, Czajkowski M, Rzecki Z, et al. Disturbance in venous outflow from the cerebral circulation intensifies the release of blood-brain barrier injury biomarkers in patients undergoing cardiac surgery. *J Cardiothorac Vasc Anesth.* 2014;28(2):328–335.
148. Newman MF, Kramer D, Croughwell ND, et al. Differential age effects of mean arterial pressure and rewarming on cognitive dysfunction after cardiac surgery. *Anesth Analg.* 1995;81(2):236–242.
149. Stanley TO, Mackensen GB, Grocott HP, et al. The impact of postoperative atrial fibrillation on neurocognitive outcome after coronary artery bypass graft surgery. *Anesth Analg.* 2002;94(2):290–295.
150. Ganushchak YM, Fransen EJ, Visser C, et al. Neurological complications after coronary artery bypass grafting related to the performance of cardiopulmonary bypass. *Chest.* 2004;125(6):2196–2205.
151. Jaffer FA, O'Donnell CJ, Larson MG, et al. Age and sex distribution of subclinical aortic atherosclerosis: a magnetic resonance imaging examination of the Framingham Heart Study. *Arterioscler Thromb Vasc Biol.* 2002;22(5):849–854.
152. Li AE, Kamel I, Rando F, et al. Using MRI to assess aortic wall thickness in the multiethnic study of atherosclerosis: distribution by race, sex, and age. *AJR Am J Roentgenol.* 2004;182(3):

593–597.
153. Macleod MR, Donnan GA. Atheroma of the aortic arch: the missing link in the secondary prevention of stroke? *Expert Rev Cardiovasc Ther*. 2003;1(4):487–489.
154. Macleod MR, Amarenco P, Davis SM, Donnan GA. Atheroma of the aortic arch: an important and poorly recognised factor in the aetiology of stroke. *Lancet Neurol*. 2004;3(7):408–414.
155. Watanabe K, Hiroki T, Koga N. Relation of thoracic aorta calcification on computed tomography and coronary risk factors to obstructive coronary artery disease on angiography. *Angiology*. 2003;54(4):433–441.
156. Yahia AM, Kirmani JF, Xavier AR, et al. Characteristics and predictors of aortic plaques in patients with transient ischemic attacks and strokes. *J Neuroimaging*. 2004;14(1):16–22.
157. Goodwin AT, Goddard M, Taylor GJ, Ritchie AJ. Clinical versus actual outcome in cardiac surgery: a post-mortem study. *Eur J Cardiothorac Surg*. 2000;17(6):747–751.
158. Mackensen GB, Swaminathan M, Ti LK, et al. Preliminary report on the interaction of apolipoprotein E polymorphism with aortic atherosclerosis and acute nephropathy after CABG. *Ann Thorac Surg*. 2004;78(2):520–526.
159. Denny JT, Pantin E, Chiricolo A, et al. Increasing severity of aortic atherosclerosis in coronary artery bypass grafting patients evaluated by transesophageal echocardiography. *J Clin Med Res*. 2015;7(1):13–17.
160. Davila-Roman VG, Barzilai B, Wareing TH, et al. Atherosclerosis of the ascending aorta. Prevalence and role as an independent predictor of cerebrovascular events in cardiac patients. *Stroke*. 1994;25(10):2010–2016.
161. Djaiani G, Fedorko L, Borger M, et al. Mild to moderate atheromatous disease of the thoracic aorta and new ischemic brain lesions after conventional coronary artery bypass graft surgery. *Stroke*. 2004;35(9):e356–e358.
162. Frumento RJ, O'Malley CM, Bennett-Guerrero E. Stroke after cardiac surgery: a retrospective analysis of the effect of aprotinin dosing regimens. *Ann Thorac Surg*. 2003;75(2):479–483.
163. Leacche M, Carrier M, Bouchard D, et al. Improving neurologic outcome in off-pump surgery: the "no touch" technique. *Heart Surg Forum*. 2003;6(3):169–175.
164. Mackensen GB, Ti LK, Phillips-Bute BG, et al. Cerebral embolization during cardiac surgery: impact of aortic atheroma burden. *Br J Anaesth*. 2003;91(5):656–661.
165. Ricotta JJ, Char DJ, Cuadra SA, et al. Modeling stroke risk after coronary artery bypass and combined coronary artery bypass and carotid endarterectomy. *Stroke*. 2003;34(5):1212–1217.
166. Sekoranja L, Vuille C, Bianchi-Demicheli F, et al. Thoracic aortic plaques, transoesophageal echocardiography and coronary artery disease. *Swiss Med Wkly*. 2004;134(5–6):75–78.
167. Sharony R, Bizekis CS, Kanchuger M, et al. Off-pump coronary artery bypass grafting reduces mortality and stroke in patients with atheromatous aortas: a case control study. *Circulation*. 2003;108(suppl 1):II15–II20.
168. Wareing TH, Davila-Roman VG, Daily BB, et al. Strategy for the reduction of stroke incidence in cardiac surgical patients. *Ann Thorac Surg*. 1993;55(6):1400–1407.
169. Carvalho G, Moore A, Qizilbash B, et al. Maintenance of normoglycemia during cardiac surgery. *Anesth Analg*. 2004;99(2):319–324.
170. Coursin DB, Prielipp RC. The new anesthesia diet plan: keeping perioperative carbs in check. *Anesth Analg*. 2004;99(2):316–318.
171. Furnary AP, Gao G, Grunkemeier GL, et al. Continuous insulin infusion reduces mortality in patients with diabetes undergoing coronary artery bypass grafting. *J Thorac Cardiovasc Surg*. 2003;125(5):1007–1021.
172. Jessen ME. Glucose control during cardiac surgery: How sweet it is. *J Thorac Cardiovasc Surg*. 2003;125(5):985–987.
173. Latham R, Lancaster AD, Covington JF, et al. The association of diabetes and glucose control with surgical-site infections among cardiothoracic surgery patients. *Infect Control Hosp Epidemiol*. 2001;22(10):607–612.
174. Bucerius J, Gummert JF, Walther T, et al. Impact of diabetes mellitus on cardiac surgery outcome. *Thorac Cardiovasc Surg*. 2003;51(1):11–16.
175. Mortasawi A, Arnrich B, Rosendahl U, et al. Is age an independent determinant of mortality in cardiac surgery as suggested by the EuroSCORE? *BMC Surg*. 2002;2:8.
176. Kadoi Y, Saito S, Yoshikawa D, et al. Increasing mean arterial blood pressure has no effect on jugular venous oxygen saturation in insulin-dependent patients during tepid cardiopulmonary bypass. *Anesth Analg*. 2002;95(2):266–272.
177. Murkin JM. Pro: tight intraoperative glucose control improves outcome in cardiovascular surgery. *J Cardiothorac Vasc Anesth*. 2000;14(4):475–478.
178. McAlister FA, Man J, Bistritz L, et al. Diabetes and coronary artery bypass surgery: an examination of perioperative glycemic control and outcomes. *Diabetes Care*. 2003;26(5):1518–1524.
179. Lazar HL, McDonnell M, Chipkin SR, et al. The Society of Thoracic Surgeons practice guideline series: Blood glucose management during adult cardiac surgery. *Ann Thorac Surg*. 2009;87(2):663–669.
180. Krinsley JS, Grover A. Severe hypoglycemia in critically ill patients: risk factors and outcomes. *Crit Care Med*. 2007;35(10):2262–2267.
181. Gandhi GY, Nuttall GA, Abel MD, et al. Intensive intraoperative insulin therapy versus conventional glucose management during cardiac surgery: a randomized trial. *Ann Intern Med*. 2007;146(4):233–243.
182. Sheehy AM, Coursin DB, Keegan MT. Risks of tight glycemic control during adult cardiac surgery. *Ann Thorac Surg*. 2009;88(4):1384–1385.
183. Wollman H, Stephen GW, Clement AJ, Danielson GK. Cerebral blood flow in man during extracorporeal circulation. *J Thorac Cardiovasc Surg*. 1966;52(4):558–564.
184. Kubota Y. Clinical study of the cerebral hemodynamics during extracorporeal circulation. *Nagoya J Med Sci*. 1968;31(1):117–142.
185. Branthwaite MA. Detection of neurological damage during open-heart surgery. *Thorax*. 1973;28(4):464–472.
186. Henriksen L, Hjelms E, Lindeburgh T. Brain hyperperfusion during cardiac operations. Cerebral blood flow measured in man by intra-arterial injection of xenon 133: evidence suggestive of intraoperative microembolism. *J Thorac Cardiovasc Surg*. 1983;86(2):202–208.
187. Kawahara F, Kadoi Y, Saito S, et al. Slow rewarming improves jugular venous oxygen saturation during rewarming. *Acta Anaesthesiol Scand*. 2003;47(4):419–424.
188. Scheffer T, Sanders DB. The neurologic sequelae of cardiopulmonary bypass-induced cerebral hyperthermia and cerebroprotective strategies. *J Extra Corpor Technol*. 2003;35(4):317–321.
189. Okano N, Owada R, Fujita N, et al. Cerebral oxygenation is better during mild hypothermic than normothermic cardiopulmonary bypass. *Can J Anaesth*. 2000;47(2):131–136.
190. Grocott HP, Mackensen GB, Grigore AM, et al. Postoperative hyperthermia is associated with cognitive dysfunction after coronary artery bypass graft surgery. *Stroke*. 2002;33(2):537–541.
191. Blauth CI, Arnold JV, Schulenberg WE, et al. Cerebral microembolism during cardiopulmonary bypass. Retinal microvascular studies in vivo with fluorescein angiography. *J Thorac Cardiovasc Surg*. 1988;95(4):668–676.
192. Padayachee TS, Parsons S, Theobold R, et al. The detection of microemboli in the middle cerebral artery during cardiopulmonary bypass: a transcranial Doppler ultrasound investigation using membrane and bubble oxygenators. *Ann Thorac Surg*. 1987;44(3):298–302.
193. Padayachee TS, Parsons S, Theobold R, et al. The effect of arterial filtration on reduction of gaseous microemboli in the middle cerebral artery during cardiopulmonary bypass. *Ann Thorac Surg*. 1988;45(6):647–649.
194. Williams IM, Stephens JF, Richardson EP Jr, et al. Brain and retinal microemboli during cardiac surgery. *Ann Neurol*. 1991;30(5):736–737.
195. Eifert S, Reichenspurner H, Pfefferkorn T, et al. Neurological and neuropsychological examination and outcome after use of an intra-aortic filter device during cardiac surgery. *Perfusion*. 2003;18(suppl 1):55–60.
196. Georgiadis D, Hempel A, Baumgartner RW, Zerkowski HR. Doppler microembolic signals during cardiac surgery: comparison between arterial line and middle cerebral artery. *J Thorac Cardiovasc Surg*. 2003;126(5):1638–1639.
197. Schoenburg M, Kraus B, Muehling A, et al. The dynamic air bubble trap reduces cerebral microembolism during cardiopulmonary bypass. *J Thorac Cardiovasc Surg*. 2003;126(5):1455–1460.
198. Hamada Y, Kawachi K, Nakata T, et al. Antiinflammatory effect of heparin-coated circuits with leukocyte-depleting filters in coronary bypass surgery. *Artif Organs*. 2001;25(12):1004–1008.
199. Whitaker DC, Stygall JA, Newman SP, Harrison MJ. The use of leucocyte-depleting and conventional arterial line filters in cardiac surgery: a systematic review of clinical studies. *Perfusion*. 2001;16(6):433–446.
200. Jewell AE, Akowuah EF, Suvarna SK, et al. A prospective randomised comparison of cardiotomy suction and cell saver for recycling shed blood during cardiac surgery. *Eur J Cardiothorac Surg*. 2003;23(4):633–636.
201. de Vries AJ, Gu YJ, Douglas YL, et al. Clinical evaluation of a new fat removal filter during cardiac surgery. *Eur J Cardiothorac Surg*. 2004;25(2):261–266.
202. Hosoda Y, Watanabe M, Hirooka Y, et al. Significance of atherosclerotic changes of the ascending aorta during coronary bypass surgery with intraoperative detection by echography. *J Cardiovasc Surg (Torino)*. 1991;32(3):301–306.
203. Marschall K, Kanchuger M, Kessler K, et al. Superiority of transesophageal echocardiography in detecting aortic arch atheromatous disease: identification of patients at increased risk of stroke during cardiac surgery. *J Cardiothorac Vasc Anesth*. 1994;8(1):5–13.
204. Konstadt SN, Reich DL, Quintana C, Levy M. The ascending aorta: how much does transesophageal echocardiography see? *Anesth Analg*. 1994;78(2):240–244.
205. van Boven WJ, Berry G. Intraaortic filtration captures particulate debris in OPCAB cases using anastomotic devices. *Heart Surg Forum*. 2002;5(suppl 4):S461–S467.
206. Schmitz C, Weinreich S, White J, et al. Can particulate extraction from the ascending aorta reduce neurologic injury in cardiac surgery? *J Thorac Cardiovasc Surg*. 2003;126(6):1829–1838.
207. Banbury MK, Kouchoukos NT, Allen KB, et al. Emboli capture using the Embol-X intraaortic filter in cardiac surgery: a multicentered randomized trial of 1,289 patients. *Ann Thorac Surg*. 2003;76(2):508–515.
208. Reichenspurner H, Navia JA, Berry G, et al. Particulate emboli capture by an intra-aortic filter device during cardiac surgery. *J Thorac Cardiovasc Surg*. 2000;119(2):233–241.
209. Gerriets T, Schwarz N, Sammer G, et al. Protecting the brain from gaseous and solid micro-emboli during coronary artery bypass grafting: a randomized controlled trial. *Eur Heart J*. 2010;31(3):360–368.
210. Anastasiadis K, Bauer A, Antonitsis P, et al. Minimal invasive extra-corporeal circulation (MiECC): a revolutionary evolution in perfusion. *Interact Cardiovasc Thorac Surg*. 2014;19(4):541–542.
211. Fromes Y, Gaillard D, Ponzio O, et al. Reduction of the inflammatory response following coronary bypass grafting with total minimal extracorporeal circulation. *Eur J Cardiothorac Surg*. 2002;22(4):527–533.
212. Anastasiadis K, Antonitsis P, Haidich AB, et al. Use of minimal extracorporeal circulation improves outcome after heart surgery; a systematic review and meta-analysis of randomized controlled trials. *Int J Cardiol*. 2013;164(2):158–169.
213. Yilmaz A, Sjatskig J, van Boven WJ, et al. Combined coronary artery bypass grafting and aortic valve replacement with minimal extracorporeal closed circuit circulation versus standard cardiopulmonary bypass. *Interact Cardiovasc Thorac Surg*. 2010;11(6):754–757.
214. Gunaydin S, Sari T, McCusker K, et al. Clinical evaluation of minimized extracorporeal circulation in high-risk coronary revascularization: impact on air handling, inflammation, hemodilution and myocardial function. *Perfusion*. 2009;24(3):153–162.
215. Liebold A, Khosravi A, Westphal B, et al. Effect of closed minimized cardiopulmonary bypass on cerebral tissue oxygenation and microembolization. *J Thorac Cardiovasc Surg*. 2006;131(2):268–276.
216. Anastasiadis K, Argiriadou H, Kosmidis MH, et al. Neurocognitive outcome after coronary artery bypass surgery using minimal versus conventional extracorporeal circulation: a randomised controlled pilot study. *Heart*. 2011;97(13):1082–1088.
217. Anastasiadis K, Antonitsis P, Argiriadou H, et al. Modular minimally invasive extracorporeal circulation systems; can they become the standard practice for performing cardiac surgery? *Perfusion*. 2015;30:195–200.
218. Newman MF, Wolman R, Kanchuger M, et al. Multicenter preoperative stroke risk index for patients undergoing coronary artery bypass graft surgery. Multicenter Study of Perioperative Ischemia (McSPI) Research Group. *Circulation*. 1996;94(9 suppl):II74–II80.
219. Whitlock R, Healey JS, Connolly SJ, et al. Predictors of early and late stroke following cardiac surgery. *CMAJ*. 2014;186(12):905–911.
220. Weisel RD, Nussmeier N, Newman MF, et al. Predictors of contemporary coronary artery bypass grafting outcomes. *J Thorac Cardiovasc Surg*. 2014;148(6):2720–2726.
221. Min JJ, Nam K, Kim TK, et al. Relationship between early postoperative C-reactive protein elevation and long-term postoperative major adverse cardiovascular and cerebral events in patients undergoing off-pump coronary artery bypass graft surgery: a retrospective study. *Br J Anaesth*. 2014;113(3):391–401.
222. Berens ES, Kouchoukos NT, Murphy SF, Wareing TH. Preoperative carotid artery screening in elderly patients undergoing cardiac surgery. *J Vasc Surg*. 1992;15(2):313–321.
223. Salasidis GC, Latter DA, Steinmetz OK, et al. Carotid artery duplex scanning in preoperative assessment for coronary artery revascularization: the association between peripheral vascular disease, carotid artery stenosis, and stroke. *J Vasc Surg*. 1995;21(1):154–160.
224. Schwartz LB, Bridgman AH, Kieffer RW, et al. Asymptomatic carotid artery stenosis and stroke in patients undergoing cardiopulmonary bypass. *J Vasc Surg*. 1995;21(1):146–153.
225. Palerme LP, Hill AB, Obrand D, Steinmetz OK. Is Canadian cardiac surgeons' management of asymptomatic carotid artery stenosis at coronary artery bypass supported by the literature? A survey and a critical appraisal of the literature. *Can J Surg*. 2000;43(2):93–103.
226. Naylor AR. A critical review of the role of carotid disease and the outcomes of staged and synchronous carotid surgery. *Semin Cardiothorac Vasc Anesth*. 2004;8(1):37–42.
227. St Amand MA, Murkin JM, Menkis AH, Downey DB. Aortic atherosclerotic plaque identified by epiaortic scanning predicts cerebral embolic load in cardiac surgery. *Can J Anaesth*. 1997;44:A7.
228. Bonatti J. Ascending aortic atherosclerosis–a complex and challenging problem for the cardiac surgeon. *Heart Surg Forum*. 1999;2(2):125–135.
229. Gaspar M, Laufer G, Bonatti J, et al. Epiaortic ultrasound and intraoperative transesophageal echocardiography for the thoracic aorta atherosclerosis assessment in patient undergoing CABG. Surgical technique modification to avoid cerebral stroke. *Chirurgia (Bucur)*. 2002;97(6):529–535.
230. Konstadt SN, Reich DL, Kahn R, Viggiani RF. Transesophageal echocardiography can be used to screen for ascending aortic atherosclerosis. *Anesth Analg*. 1995;81(2):225–228.
231. Ohteki H, Itoh T, Natsuaki M, et al. Intraoperative ultrasonic imaging of the ascending aorta in ischemic heart disease. *Ann Thorac Surg*. 1990;50(4):539–542.
232. Wareing TH, Davila-Roman VG, Barzilai B, et al. Management of the severely atherosclerotic ascending aorta during cardiac operations. A strategy for detection and treatment. *J Thorac Cardiovasc Surg*. 1992;103(3):453–462.
233. Takami Y, Tajima K, Terazawa S, et al. Safer aortic crossclamping during short-term moderate hypothermic circulatory arrest for cardiac surgery in patients with a bad ascending aorta. *J Thorac Cardiovasc Surg*. 2009;137(4):875–880.
234. Royse AG, Royse CF. Epiaortic ultrasound assessment of the aorta in cardiac surgery. *Best Pract Res Clin Anaesthesiol*. 2009;23(3):335–341.
235. Bergman P, Hadjinikolaou L, Dellgren G, van der Linden J. A policy to reduce stroke in patients with extensive atherosclerosis of the ascending aorta undergoing coronary surgery. *Interact Cardiovasc Thorac Surg*. 2004;3(1):28–32.
236. Joo HC, Youn YN, Kwak YL, et al. Intraoperative epiaortic scanning for preventing early stroke after off-pump coronary artery bypass. *Br J Anaesth*. 2013;111(3):374–381.
237. Calafiore AM, Di MM, Teodori G, et al. Impact of aortic manipulation on incidence of cerebrovascular accidents after surgical myocardial revascularization. *Ann Thorac Surg*. 2002;73(5):1387–1393.
238. Moss E, Puskas JD, Thourani VH, et al. Avoiding aortic clamping during coronary artery bypass

grafting reduces postoperative stroke. *J Thorac Cardiovasc Surg*. 2015;149(1):175–180.
239. Kalpokas MV, Nixon IK, Kluger R, et al. Carbon dioxide field flooding versus mechanical de-airing during open-heart surgery: a prospective randomized controlled trial. *Perfusion*. 2003;18(5):291–294.
240. Martens S, Neumann K, Sodemann C, et al. Carbon dioxide field flooding reduces neurologic impairment after open heart surgery. *Ann Thorac Surg*. 2008;85(2):543–547.
241. Giordano S, Biancari F. Does the use of carbon dioxide field flooding during heart valve surgery prevent postoperative cerebrovascular complications? *Interact Cardiovasc Thorac Surg*. 2009;9(2):323–326.
242. Busto R, Dietrich WD, Globus MY, Ginsberg MD. The importance of brain temperature in cerebral ischemic injury. *Stroke*. 1989;20(8):1113–1114.
243. Buchan A, Pulsinelli WA. Hypothermia but not the N-methyl-D-aspartate antagonist, MK-801, attenuates neuronal damage in gerbils subjected to transient global ischemia. *J Neurosci*. 1990;10(1):311–316.
244. Chopp M, Knight R, Tidwell CD, et al. The metabolic effects of mild hypothermia on global cerebral ischemia and recirculation in the cat: comparison to normothermia and hyperthermia. *J Cereb Blood Flow Metab*. 1989;9(2):141–148.
245. Nemoto EM, Klementavicius R, Melick JA, Yonas H. Suppression of cerebral metabolic rate for oxygen (CMRO2) by mild hypothermia compared with thiopental. *J Neurosurg Anesthesiol*. 1996;8(1):52–59.
246. Mora CT, Henson MB, Weintraub WS, et al. The effect of temperature management during cardiopulmonary bypass on neurologic and neuropsychologic outcomes in patients undergoing coronary revascularization. *J Thorac Cardiovasc Surg*. 1996;112(2):514–522.
247. Murkin JM. Hypothermic cardiopulmonary bypass–time for a more temperate approach. *Can J Anaesth*. 1995;42(8):663–668.
248. Nathan HJ, Wells GA, Munson JL, Wozny D. Neuroprotective effect of mild hypothermia in patients undergoing coronary artery surgery with cardiopulmonary bypass: a randomized trial. *Circulation*. 2001;104(12 suppl 1):I85–I91.
249. Engelman RM, Pleet AB, Hicks R, et al. Is there a relationship between systemic perfusion temperature during coronary artery bypass grafting and extent of intraoperative ischemic central nervous system injury? *J Thorac Cardiovasc Surg*. 2000;119(2):230–232.
250. Dworschak M, Lassnigg A, Tenze G, et al. Perfusion temperature during cardiopulmonary bypass does not affect serum S-100beta release. *Thorac Cardiovasc Surg*. 2004;52(1):29–33.
251. Grimm M, Czerny M, Baumer H, et al. Normothermic cardiopulmonary bypass is beneficial for cognitive brain function after coronary artery bypass grafting–a prospective randomized trial. *Eur J Cardiothorac Surg*. 2000;18(3):270–275.
252. Arrowsmith JE, Dunning JL. Normothermic cardiopulmonary bypass is beneficial for cognitive brain function after coronary artery bypass grafting–a prospective randomized trial. *Eur J Cardiothorac Surg*. 2001;19(5):732–734.
253. Engelman R, Pleet AB. Cardiopulmonary bypass temperature and extension of intraoperative brain damage: controversies persist. *J Thorac Cardiovasc Surg*. 2000;120(5):1014.
254. Gaudino M, Possati G. Cardiopulmonary bypass temperature and extension of intraoperative brain damage: controversies persist. *J Thorac Cardiovasc Surg*. 2000;120(5):1013–1014.
255. Murkin JM. Pathophysiological basis of CNS injury in cardiac surgical patients: detection and prevention. *Perfusion*. 2006;21(4):203–208.
256. Murkin JM. Neurologic dysfunction after CAB or valvular surgery: is the medium the miscreant? *Anesth Analg*. 1993;76(2):213–214.
257. Reich DL, Uysal S, Ergin MA, et al. Retrograde cerebral perfusion during thoracic aortic surgery and late neuropsychological dysfunction. *Eur J Cardiothorac Surg*. 2001;19(5):594–600.
258. Okita Y, Minatoya K, Tagusari O, et al. Prospective comparative study of brain protection in total aortic arch replacement: deep hypothermic circulatory arrest with retrograde cerebral perfusion or selective antegrade cerebral perfusion. *Ann Thorac Surg*. 2001;72(1):72–79.
259. Svensson LG, Nadolny EM, Penney DL, et al. Prospective randomized neurocognitive and S-100 study of hypothermic circulatory arrest, retrograde brain perfusion, and antegrade brain perfusion for aortic arch operations. *Ann Thorac Surg*. 2001;71(6):1905–1912.
260. Boeckxstaens CJ, Flameng WJ. Retrograde cerebral perfusion does not perfuse the brain in nonhuman primates. *Ann Thorac Surg*. 1995;60(2):319–327.
261. Ehrlich MP, Hagl C, McCullough JN, et al. Retrograde cerebral perfusion provides negligible flow through brain capillaries in the pig. *J Thorac Cardiovasc Surg*. 2001;122(2):331–338.
262. Juvonen T, Weisz DJ, Wolfe D, et al. Can retrograde perfusion mitigate cerebral injury after particulate embolization? A study in a chronic porcine model. *J Thorac Cardiovasc Surg*. 1998;115(5):1142–1159.
263. Okita Y, Miyata H, Motomura N, Takamoto S. A study of brain protection during total arch replacement comparing antegrade cerebral perfusion versus hypothermic circulatory arrest, with or without retrograde cerebral perfusion: Analysis based on the Japan Adult Cardiovascular Surgery Database. *J Thorac Cardiovasc Surg*. 2015;149(2 suppl):S65–S73.
264. du Plessis AJ, Jonas RA, Wypij D, et al. Perioperative effects of alpha-stat versus pH-stat strategies for deep hypothermic cardiopulmonary bypass in infants. *J Thorac Cardiovasc Surg*. 1997;114(6):991–1000.
265. Patel RL, Turtle MR, Chambers DJ, et al. Alpha-stat acid-base regulation during cardiopulmonary bypass improves neuropsychologic outcome in patients undergoing coronary artery bypass grafting. *J Thorac Cardiovasc Surg*. 1996;111(6):1267–1279.
266. Stephan H, Weyland A, Kazmaier S, et al. Acid-base management during hypothermic cardiopulmonary bypass does not affect cerebral metabolism but does affect blood flow and neurological outcome. *Br J Anaesth*. 1992;69(1):51–57.
267. Cook DJ, Plochl W, Orszulak TA. Effect of temperature and PaCO2 on cerebral embolization during cardiopulmonary bypass in swine. *Ann Thorac Surg*. 2000;69(2):415–420.
268. Hagl C, Ergin MA, Galla JD, et al. Neurologic outcome after ascending aorta-aortic arch operations: effect of brain protection technique in high-risk patients. *J Thorac Cardiovasc Surg*. 2001;121(6):1107–1121.
269. Apostolakis E, Koletsis EN, Dedeilias P, et al. Antegrade versus retrograde cerebral perfusion in relation to postoperative complications following aortic arch surgery for acute aortic dissection type A. *J Card Surg*. 2008;23(5):480–487.
270. Halkos ME, Kerendi F, Myung R, et al. Selective antegrade cerebral perfusion via right axillary artery cannulation reduces morbidity and mortality after proximal aortic surgery. *J Thorac Cardiovasc Surg*. 2009;138(5):1081–1089.
271. Abdul Aziz KA, Meduoye A. Is pH-stat or alpha-stat the best technique to follow in patients undergoing deep hypothermic circulatory arrest? *Interact Cardiovasc Thorac Surg*. 2010;10(2):271–282.
272. Sundt TM III, Orszulak TA, Cook DJ, Schaff HV. Improving results of open arch replacement. *Ann Thorac Surg*. 2008;86(3):787–796.
273. Reichenspurner H, Gulielmos V, Wunderlich J, et al. Port-Access coronary artery bypass grafting with the use of cardiopulmonary bypass and cardioplegic arrest. *Ann Thorac Surg*. 1998;65(2):413–419.
274. Reichenspurner H, Welz A, Gulielmos V, et al. Port-Access cardiac surgery using endovascular cardiopulmonary bypass: theory, practice, and results. *J Card Surg*. 1998;13(4):275–280.
275. Modi P, Chitwood WR Jr. Retrograde femoral arterial perfusion and stroke risk during minimally invasive mitral valve surgery: is there cause for concern? *Ann Cardiothorac Surg*. 2013;2(6):E1.
276. Subramanian VA, McCabe JC, Geller CM. Minimally invasive direct coronary artery bypass grafting: two-year clinical experience. *Ann Thorac Surg*. 1997;64(6):1648–1653.
277. Puskas J, Cheng D, Knight J, et al. Off-pump versus conventional coronary artery bypass grafting: a meta-analysis and consensus statement from the 2004 ISMICS Consensus Conference. *Innovations (Phila)*. 2005;1(1):3–27.
278. Morgan JA, Peacock JC, Kohmoto T, et al. Robotic techniques improve quality of life in patients undergoing atrial septal defect repair. *Ann Thorac Surg*. 2004;77(4):1328–1333.
279. Nifong LW, Chitwood WR, Pappas PS, et al. Robotic mitral valve surgery: a United States multicenter trial. *J Thorac Cardiovasc Surg*. 2005;129(6):1395–1404.
280. Huber CH, Cohn LH, von Segesser LK. Direct-access valve replacement a novel approach for off-pump valve implantation using valved stents. *J Am Coll Cardiol*. 2005;46(2):366–370.
281. Lamy A, Devereaux PJ, Prabhakaran D, et al. Off-pump or on-pump coronary-artery bypass grafting at 30 days. *N Engl J Med*. 2012;366(16):1489–1497.
282. Lamy A, Devereaux PJ, Prabhakaran D, et al. Effects of off-pump and on-pump coronary-artery bypass grafting at 1 year. *N Engl J Med*. 2013;368(13):1179–1188.
283. Cheng DC, Bainbridge D, Martin JE, Novick RJ. Does off-pump coronary artery bypass reduce mortality, morbidity, and resource utilization when compared with conventional coronary artery bypass? A meta-analysis of randomized trials. *Anesthesiology*. 2005;102(1):188–203.
284. Lee JD, Lee SJ, Tsushima WT, et al. Benefits of off-pump bypass on neurologic and clinical morbidity: a prospective randomized trial. *Ann Thorac Surg*. 2003;76(1):18–25.
285. Zamvar V, Williams D, Hall J, et al. Assessment of neurocognitive impairment after off-pump and on-pump techniques for coronary artery bypass graft surgery: prospective randomised controlled trial. *BMJ*. 2002;325(7375):1268.
286. Lund C, Hol PK, Lundblad R, et al. Comparison of cerebral embolization during off-pump and on-pump coronary artery bypass surgery. *Ann Thorac Surg*. 2003;76(3):765–770.
287. Lloyd CT, Ascione R, Underwood MJ, et al. 100 protein release and neuropsychologic outcome during coronary revascularization on the beating heart: a prospective randomized study. *J Thorac Cardiovasc Surg*. 2000;119(1):148–154.
288. Baba T, Goto T, Maekawa K, et al. Early neuropsychological dysfunction in elderly high-risk patients after on-pump and off-pump coronary bypass surgery. *J Anesth*. 2007;21(4):452–458.
289. Seco M, Edelman JJ, Yan TD, et al. Systematic review of robotic-assisted, totally endoscopic coronary artery bypass grafting. *Ann Cardiothorac Surg*. 2013;2(4):408–418.
290. Adams DH, Popma JJ, Reardon MJ, et al. Transcatheter aortic-valve replacement with a self-expanding prosthesis. *N Engl J Med*. 2014;370(19):1790–1798.
291. Nielsen HH, Klaaborg KE, Nissen H, et al. A prospective, randomised trial of transapical transcatheter aortic valve implantation vs. surgical aortic valve replacement in operable elderly patients with aortic stenosis: the STACCATO trial. *EuroIntervention*. 2012;8(3):383–389.
292. Kodali SK, Williams MR, Smith CR, et al. Two-year outcomes after transcatheter or surgical aortic-valve replacement. *N Engl J Med*. 2012;366(18):1686–1695.
293. Schymik G, Wurth A, Bramlage P, et al. Long-Term Results of Transapical Versus Transfemoral TAVI in a Real World Population of 1000 Patients With Severe Symptomatic Aortic Stenosis. *Circ Cardiovasc Interv*. 2015;8(1).
294. Knipp SC, Kahlert P, Jokisch D, et al. Cognitive function after transapical aortic valve implantation: a single-centre study with 3-month follow-up. *Interact Cardiovasc Thorac Surg*. 2013;16(2):116–122.
295. Gurvitch R, Wood DA, Leipsic J, et al. Multislice computed tomography for prediction of optimal angiographic deployment projections during transcatheter aortic valve implantation. *JACC Cardiovasc Interv*. 2010;3(11):1157–1165.
296. Nietlispach F, Wijesinghe N, Gurvitch R, et al. An embolic deflection device for aortic valve interventions. *JACC Cardiovasc Interv*. 2010;3(11):1133–1138.
297. Gurvitch R, Tay EL, Wijesinghe N, et al. Transcatheter aortic valve implantation: lessons from the learning curve of the first 270 high-risk patients. *Catheter Cardiovasc Interv*. 2011;78(7):977–984.
298. Fanning JP, Wesley AJ, Platts DG, et al. The silent and apparent neurological injury in transcatheter aortic valve implantation study (SANITY): concept, design and rationale. *BMC Cardiovasc Disord*. 2014;14:45.
299. Feldman T, Wasserman HS, Herrmann HC, et al. Percutaneous mitral valve repair using the edge-to-edge technique: six-month results of the EVEREST Phase I Clinical Trial. *J Am Coll Cardiol*. 2005;46(11):2134–2140.
300. Feldman T, Foster E, Glower DD, et al. Percutaneous repair or surgery for mitral regurgitation. *N Engl J Med*. 2011;364(15):1395–1406.
301. Eggebrecht H, Schelle S, Puls M, et al. Risk and Outcomes of Complications during and after MitraClip Implantation: Experience in 828 patients from the German TRAnscatheter Mitral valve Interventions (TRAMI) Registry. *Catheter Cardiovasc Interv*. 2015;86:728–735.
302. Maisano F, Franzen O, Baldus S, et al. Percutaneous mitral valve interventions in the real world: early and 1-year results from the ACCESS-EU, a prospective, multicenter, nonrandomized post-approval study of the MitraClip therapy in Europe. *J Am Coll Cardiol*. 2013;62(12):1052–1061.
303. Philip F, Athappan G, Tuzcu EM, et al. MitraClip for severe symptomatic mitral regurgitation in patients at high surgical risk: a comprehensive systematic review. *Catheter Cardiovasc Interv*. 2014;84(4):581–590.
304. Cheng R, Hachamovitch R, Kittleson M, et al. Complications of extracorporeal membrane oxygenation for treatment of cardiogenic shock and cardiac arrest: a meta-analysis of 1,866 adult patients. *Ann Thorac Surg*. 2014;97(2):610–616.
305. Kirklin JK, Naftel DC, Pagani FD, et al. Sixth INTERMACS annual report: a 10,000-patient database. *J Heart Lung Transplant*. 2014;33(6):555–564.
306. Kirklin JK, Naftel DC, Kormos RL, et al. Fifth INTERMACS annual report: risk factor analysis from more than 6,000 mechanical circulatory support patients. *J Heart Lung Transplant*. 2013;32(2):141–156.
307. Murkin JM. Perioperative multimodality neuromonitoring: an overview. *Semin Cardiothorac Vasc Anesth*. 2004;8(2):167–171.
308. Borger MA, Djaiani G, Fedorko L. Reduction of cerebral emboli during cardiac surgery: Influence of surgeon and perfusionist feedback. *Heart Surg Forum*. 2003;6:204–205.
309. Austin EH III, Edmonds HL Jr, Auden SM, et al. Benefit of neurophysiologic monitoring for pediatric cardiac surgery. *J Thorac Cardiovasc Surg*. 1997;114(5):707–715, 717.
310. Bar-Yosef S, Sanders EG, Grocott HP. Asymmetric cerebral near-infrared oximetric measurements during cardiac surgery. *J Cardiothorac Vasc Anesth*. 2003;17(6):773–774.
311. Chen CS, Leu BK, Liu K. Detection of cerebral desaturation during cardiopulmonary bypass by cerebral oximetry. *Acta Anaesthesiol Sin*. 1996;34(4):173–178.
312. Daubeney PE, Smith DC, Pilkington SN, et al. Cerebral oxygenation during paediatric cardiac surgery: identification of vulnerable periods using near infrared spectroscopy. *Eur J Cardiothorac Surg*. 1998;13(4):370–377.
313. Goldman S, Sutter F, Ferdinand F, Trace C. Optimizing intraoperative cerebral oxygen delivery using noninvasive cerebral oximetry decreases the incidence of stroke for cardiac surgical patients. *Heart Surg Forum*. 2004;7(5):E376–E381.
314. Murkin JM, Arango M. Near-infrared spectroscopy as an index of brain and tissue oxygenation. *Br J Anaesth*. 2009;103(suppl 1):i3–i13.
315. Novitzky D, Boswell BB. Total myocardial revascularization without cardiopulmonary bypass utilizing computer-processed monitoring to assess cerebral perfusion. *Heart Surg Forum*. 2000;3(3):198–202.
316. Hong SW, Shim JK, Choi YS, et al. Prediction of cognitive dysfunction and patients' outcome following valvular heart surgery and the role of cerebral oximetry. *Eur J Cardiothorac Surg*. 2008;33(4):560–565.
317. Murkin JM, Bainbridge D, Novick R. In response. Do the data really support the conclusion [Letter]?. *Anesth Analg*. 2007;105(2):538–539.
318. Harilall Y, Adam JK, Biccard BM, Reddi A. The effect of optimising cerebral tissue oxygen saturation on markers of neurological injury during coronary artery bypass graft surgery. *Heart Lung Circ*. 2014;23(1):68–74.
319. Mohandas BS, Jagadeesh AM, Vikram SB. Impact of monitoring cerebral oxygen saturation on the outcome of patients undergoing open heart surgery. *Ann Card Anaesth*. 2013;16(2):102–106.
320. Denault A, Deschamps A, Murkin JM. A proposed algorithm for the intraoperative use of cerebral near-infrared spectroscopy. *Semin Cardiothorac Vasc Anesth*. 2007;11(4):274–281.
321. Ono M, Arnaoutakis GJ, Fine DM, et al. Blood pressure excursions below the cerebral autoregulation threshold during cardiac surgery are associated with acute kidney injury. *Crit Care Med*. 2013;41(2):464–471.
322. Ono M, Joshi B, Brady K, et al. Risks for impaired cerebral autoregulation during cardiopulmonary bypass and postoperative stroke. *Br J Anaesth*. 2012;109(3):391–398.

323. Murkin JM. Is it better to shine a light, or rather to curse the darkness? Cerebral near-infrared spectroscopy and cardiac surgery. *Eur J Cardiothorac Surg*. 2013;43(6):1081–1083.
324. Murkin JM, Kamar M, Silman Z, et al. Intraoperative cerebral autoregulation assessment using ultrasound-tagged near-infrared-based cerebral blood flow in comparison to transcranial Doppler cerebral flow velocity: a pilot study. *J Cardiothorac Vasc Anesth*. 2015;29:1187–1193.
325. Kurth CD, Steven JM, Nicolson SC. Cerebral oxygenation during pediatric cardiac surgery using deep hypothermic circulatory arrest. *Anesthesiology*. 1995;82(1):74–82.
326. Kurth CD, Steven JM, Nicolson SC, et al. Kinetics of cerebral deoxygenation during deep hypothermic circulatory arrest in neonates. *Anesthesiology*. 1992;77(4):656–661.
327. Leyvi G, Bello R, Wasnick JD, Plestis K. Assessment of cerebral oxygen balance during deep hypothermic circulatory arrest by continuous jugular bulb venous saturation and near-infrared spectroscopy. *J Cardiothorac Vasc Anesth*. 2006;20(6):826–833.
328. Higami T, Kozawa S, Asada T, et al. [A comparison of changes of cerebrovascular oxygen saturation in retrograde and selective cerebral perfusion during aortic arch surgery]. *Nihon Kyobu Geka Gakkai Zasshi*. 1995;43(12):1919–1923.
329. Hofer A, Haizinger B, Geiselseder G, et al. Monitoring of selective antegrade cerebral perfusion using near infrared spectroscopy in neonatal aortic arch surgery. *Eur J Anaesthesiol*. 2005;22(4): 293–298.
330. Matalanis G, Hata M, Buxton BF. A retrospective comparative study of deep hypothermic circulatory arrest, retrograde, and antegrade cerebral perfusion in aortic arch surgery. *Ann Thorac Cardiovasc Surg*. 2003;9(3):174–179.
331. Ogino H, Ueda Y, Sugita T, et al. Monitoring of regional cerebral oxygenation by near-infrared spectroscopy during continuous retrograde cerebral perfusion for aortic arch surgery. *Eur J Cardiothorac Surg*. 1998;14(4):415–418.
332. Orihashi K, Sueda T, Okada K, Imai K. Near-infrared spectroscopy for monitoring cerebral ischemia during selective cerebral perfusion. *Eur J Cardiothorac Surg*. 2004;26(5):907–911.
333. Higami T, Kozawa S, Asada T, et al. Retrograde cerebral perfusion versus selective cerebral perfusion as evaluated by cerebral oxygen saturation during aortic arch reconstruction. *Ann Thorac Surg*. 1999;67(4):1091–1096.
334. Olsson C, Thelin S. Regional cerebral saturation monitoring with near-infrared spectroscopy during selective antegrade cerebral perfusion: diagnostic performance and relationship to postoperative stroke. *J Thorac Cardiovasc Surg*. 2006;131(2):371–379.
335. Janelle GM, Mnookin S, Gravenstein N, et al. Unilateral cerebral oxygen desaturation during emergent repair of a DeBakey type 1 aortic dissection: potential aversion of a major catastrophe. *Anesthesiology*. 2002;96(5):1263–1265.
336. Sakaguchi G, Komiya T, Tamura N, et al. Cerebral malperfusion in acute type A dissection: direct innominate artery cannulation. *J Thorac Cardiovasc Surg*. 2005;129(5):1190–1191.
337. Schneider F, Falk V, Walther T, Mohr FW. Control of endoaortic clamp position during Port-Access mitral valve operations using transcranial Doppler echography. *Ann Thorac Surg*. 1998;65(5):1481–1482.
338. Hoksbergen AW, Legemate DA, Csiba L, et al. Absent collateral function of the circle of Willis as risk factor for ischemic stroke. *Cerebrovasc Dis*. 2003;16(3):191–198.
339. Merkkola P, Tulla H, Ronkainen A, et al. Incomplete circle of Willis and right axillary artery perfusion. *Ann Thorac Surg*. 2006;82(1):74–79.
340. Santo KC, Barrios A, Dandekar U, et al. Near-infrared spectroscopy: an important monitoring tool during hybrid aortic arch replacement. *Anesth Analg*. 2008;107(3):793–796.
341. Rossi M, Tirotta CF, Lagueruela RG, Madril D. Diminished Blalock-Taussig shunt flow detected by cerebral oximetry. *Paediatr Anaesth*. 2007;17(1):72–74.
342. Hogue CW Jr, Palin CA, Arrowsmith JE. Cardiopulmonary bypass management and neurologic outcomes: an evidence-based appraisal of current practices. *Anesth Analg*. 2006;103(1):21–37.
343. Nussmeier NA, Arlund C, Slogoff S. Neuropsychiatric complications after cardiopulmonary bypass: cerebral protection by a barbiturate. *Anesthesiology*. 1986;64(2):165–170.
344. Zaidan JR, Klochany A, Martin WM, et al. Effect of thiopental on neurologic outcome following coronary artery bypass grafting. *Anesthesiology*. 1991;74(3):406–411.
345. Woodcock TE, Murkin JM, Farrar JK, et al. Pharmacologic EEG suppression during cardiopulmonary bypass: cerebral hemodynamic and metabolic effects of thiopental or isoflurane during hypothermia and normothermia. *Anesthesiology*. 1987;67(2):218–224.
346. Roach GW, Newman MF, Murkin JM, et al. Ineffectiveness of burst suppression therapy in mitigating perioperative cerebrovascular dysfunction. Multicenter Study of Perioperative Ischemia (McSPI) Research Group. *Anesthesiology*. 1999;90(5):1255–1264.
347. Amory DW, Grigore A, Amory JK, et al. Neuroprotection is associated with beta-adrenergic receptor antagonists during cardiac surgery: evidence from 2,575 patients. *J Cardiothorac Vasc Anesth*. 2002;16(3):270–277.
348. Devereaux PJ, Yang H, Yusuf S, et al. Effects of extended-release metoprolol succinate in patients undergoing non-cardiac surgery (POISE trial): a randomised controlled trial. *Lancet*. 2008;371 (9627):1839–1847.
349. Lindholm LH, Carlberg B, Samuelsson O. Should beta blockers remain first choice in the treatment of primary hypertension? A meta-analysis. *Lancet*. 2005;366(9496):1545–1553.
350. Ashes C, Judelman S, Wijeysundera DN, et al. Selective beta1-antagonism with bisoprolol is associated with fewer postoperative strokes than atenolol or metoprolol: a single-center cohort study of 44,092 consecutive patients. *Anesthesiology*. 2013;119(4):777–787.
351. Greilich PE, Brouse CF, Whitten CW, et al. Antifibrinolytic therapy during cardiopulmonary bypass reduces proinflammatory cytokine levels: a randomized, double-blind, placebo-controlled study of epsilon-aminocaproic acid and aprotinin. *J Thorac Cardiovasc Surg*. 2003;126(5):1498–1503.
352. Landis RC, Asimakopoulos G, Poullis M, et al. The antithrombotic and antiinflammatory mechanisms of action of aprotinin. *Ann Thorac Surg*. 2001;72(6):2169–2175.
353. Murkin JM. Inflammatory responses and CNS injury: implications, prophylaxis, and treatment. *Heart Surg Forum*. 2003;6(4):193–195.
354. Mangano DT, Miao Y, Vuylsteke A, et al. Mortality associated with aprotinin during 5 years following coronary artery bypass graft surgery. *JAMA*. 2007;297(5):471–479.
355. Mangano DT, Tudor IC, Dietzel C. The risk associated with aprotinin in cardiac surgery. *N Engl J Med*. 2006;354(4):353–365.
356. Ferguson TB Jr, Hammill BG, Peterson ED, et al. A decade of change–risk profiles and outcomes for isolated coronary artery bypass grafting procedures, 1990-1999: a report from the STS National Database Committee and the Duke Clinical Research Institute. Society of Thoracic Surgeons. *Ann Thorac Surg*. 2002;73(2):480–489.
357. Later AF, Maas JJ, Engbers FH, et al. Tranexamic acid and aprotinin in low- and intermediate-risk cardiac surgery: a non-sponsored, double-blind, randomised, placebo-controlled trial. *Eur J Cardiothorac Surg*. 2009;36(2):322–329.
358. Immer FF, Jent P, Englberger L, et al. Aprotinin in cardiac surgery: a different point of view. *Heart Surg Forum*. 2008;11(1):E9–E12.
359. Mangano DT. Aspirin and mortality from coronary bypass surgery. *N Engl J Med*. 2002;347(17): 1309–1317.
360. Pitsavos CE, Aggeli KI, Barbetseas JD, et al. Effects of pravastatin on thoracic aortic atherosclerosis in patients with heterozygous familial hypercholesterolemia. *Am J Cardiol*. 1998;82(12):1484–1488.
361. Crisby M, Nordin-Fredriksson G, Shah PK, et al. Pravastatin treatment increases collagen content and decreases lipid content, inflammation, metalloproteinases, and cell death in human carotid plaques: implications for plaque stabilization. *Circulation*. 2001;103(7):926–933.
362. Koh KK. Effects of statins on vascular wall: vasomotor function, inflammation, and plaque stability. *Cardiovasc Res*. 2000;47(4):648–657.
363. Werba JP, Tremoli E, Massironi P, et al. Statins in coronary bypass surgery: rationale and clinical use. *Ann Thorac Surg*. 2003;76(6):2132–2140.
364. Aboyans V, Labrousse L, Lacroix P, et al. Predictive factors of stroke in patients undergoing coronary bypass grafting: statins are protective. *Eur J Cardiothorac Surg*. 2006;30(2):300–304.
365. Radaelli A, Loardi C, Cazzaniga M, et al. Inflammatory activation during coronary artery surgery and its dose-dependent modulation by statin/ACE-inhibitor combination. *Arterioscler Thromb Vasc Biol*. 2007;27(12):2750–2755.
366. Koenig MA, Grega MA, Bailey MM, et al. Statin use and neurologic morbidity after coronary artery bypass grafting: A cohort study. *Neurology*. 2009;73(24):2099–2106.
367. Goh SL, Yap KH, Chua KC, Chao VT. Does preoperative statin therapy prevent postoperative atrial fibrillation in patients undergoing cardiac surgery? *Interact Cardiovasc Thorac Surg*. 2015;20(3):422–428.
368. Kuhn EW, Liakopoulos OJ, Stange S, et al. Preoperative statin therapy in cardiac surgery: a meta-analysis of 90,000 patients. *Eur J Cardiothorac Surg*. 2014;45(1):17–26.
369. Greve AM, Dalsgaard M, Bang CN, et al. Stroke in patients with aortic stenosis: the Simvastatin and Ezetimibe in Aortic Stenosis study. *Stroke*. 2014;45(7):1939–1946.
370. Dieleman JM, Nierich AP, Rosseel PM, et al. Intraoperative high-dose dexamethasone for cardiac surgery: a randomized controlled trial. *JAMA*. 2012;308(17):1761–1767.
371. Ottens TH, Dieleman JM, Sauer AM, et al. Effects of dexamethasone on cognitive decline after cardiac surgery: a randomized clinical trial. *Anesthesiology*. 2014;121(3):492–500.
372. Sauer AM, Slooter AJ, Veldhuijzen DS, et al. Intraoperative dexamethasone and delirium after cardiac surgery: a randomized clinical trial. *Anesth Analg*. 2014;119(5):1046–1052.
373. Mitchell SJ, Pellett O, Gorman DF. Cerebral protection by lidocaine during cardiac operations. *Ann Thorac Surg*. 1999;67(4):1117–1124.
374. Mitchell SJ, Merry AF, Frampton C, et al. Cerebral protection by lidocaine during cardiac operations: a follow-up study. *Ann Thorac Surg*. 2009;87(3):820–825.
375. Mathew JP, Mackensen GB, Phillips-Bute B, et al. Randomized, double-blinded, placebo controlled study of neuroprotection with lidocaine in cardiac surgery. *Stroke*. 2009;40(3):880–887.
376. Mitchell SJ, Merry AF. Lignocaine: neuro-protective or wishful thinking? *J Extra Corpor Technol*. 2009;41(1):37–42.
377. Mathew JP, White WD, Schinderle DB, et al. Intraoperative magnesium administration does not improve neurocognitive function after cardiac surgery. *Stroke*. 2013;44(12):3407–3413.
378. Legault C, Furberg CD, Wagenknecht LE, et al. Nimodipine neuroprotection in cardiac valve replacement: report of an early terminated trial. *Stroke*. 1996;27(4):593–598.
379. Zhang J, Yang J, Zhang C, et al. Calcium antagonists for acute ischemic stroke. *Cochrane Database Syst Rev*. 2012;(5):CD001928.
380. Arrowsmith JE, Harrison MJ, Newman SP, et al. Neuroprotection of the brain during cardiopulmonary bypass: a randomized trial of remacemide during coronary artery bypass in 171 patients. *Stroke*. 1998;29(11):2357–2362.
381. Muir KW, Lees KR. Excitatory amino acid antagonists for acute stroke. *Cochrane Database Syst Rev*. 2003;(3):CD001244.
382. Fang Y, Qiu Z, Hu W, et al. Effect of piracetam on the cognitive performance of patients undergoing coronary bypass surgery: A meta-analysis. *Exp Ther Med*. 2014;7(2):429–434.
383. Loscar M, Conzen P. [Volatile anesthetics]. *Anaesthesist*. 2004;53(2):183–198.
384. Deng J, Lei C, Chen Y, et al. Neuroprotective gases–fantasy or reality for clinical use? *Prog Neurobiol*. 2014;115:210–245.
385. Royse CF, Andrews DT, Newman SN, et al. The influence of propofol or desflurane on postoperative cognitive dysfunction in patients undergoing coronary artery bypass surgery. *Anaesthesia*. 2011;66(6):455–464.
386. Schoen J, Husemann L, Tiemeyer C, et al. Cognitive function after sevoflurane- vs propofol-based anaesthesia for on-pump cardiac surgery: a randomized controlled trial. *Br J Anaesth*. 2011;106(6):840–850.
387. Kanbak M, Saricaoglu F, Akinci SB, et al. The effects of isoflurane, sevoflurane, and desflurane anesthesia on neurocognitive outcome after cardiac surgery: a pilot study. *Heart Surg Forum*. 2007;10(1):E36–E41.
388. Lockwood GG, Franks NP, Downie NA, et al. Feasibility and safety of delivering xenon to patients undergoing coronary artery bypass graft surgery while on cardiopulmonary bypass: phase I study. *Anesthesiology*. 2006;104(3):458–465.
389. Kanbak M, Saricaoglu F, Avci A, et al. Propofol offers no advantage over isoflurane anesthesia for cerebral protection during cardiopulmonary bypass: a preliminary study of S-100beta protein levels. *Can J Anaesth*. 2004;51(7):712–717.
390. Shann KG, Likosky DS, Murkin JM, et al. An evidence-based review of the practice of cardiopulmonary bypass in adults: a focus on neurologic injury, glycemic control, hemodilution, and the inflammatory response. *J Thorac Cardiovasc Surg*. 2006;132(2):283–290.
391. Katz ES, Tunick PA, Rusinek H, et al. Protruding aortic atheromas predict stroke in elderly patients undergoing cardiopulmonary bypass: experience with intraoperative transesophageal echocardiography. *J Am Coll Cardiol*. 1992;20(1):70–77.
392. Mizuno T, Toyama M, Tabuchi N, et al. Thickened intima of the aortic arch is a risk factor for stroke with coronary artery bypass grafting. *Ann Thorac Surg*. 2000;70(5):1565–1570.
393. Schachner T, Zimmer A, Nagele G, et al. Risk factors for late stroke after coronary artery bypass grafting. *J Thorac Cardiovasc Surg*. 2005;130(2):485–490.
394. Shirani S, Boroumand MA, Abbasi SH, et al. Preoperative carotid artery screening in patients undergoing coronary artery bypass graft surgery. *Arch Med Res*. 2006;37(8):987–990.
395. Bucerius J, Gummert JF, Borger MA, et al. Stroke after cardiac surgery: a risk factor analysis of 16,184 consecutive adult patients. *Ann Thorac Surg*. 2003;75(2):472–478.
396. Fontes ML, Aronson S, Mathew JP, et al. Pulse pressure and risk of adverse outcome in coronary bypass surgery. *Anesth Analg*. 2008;107(4):1122–1129.
397. Borger MA, Ivanov J, Weisel RD, et al. Stroke during coronary bypass surgery: principal role of cerebral macroemboli. *Eur J Cardiothorac Surg*. 2001;19(5):627–632.
398. Stamou SC, Hill PC, Dangas G, et al. Stroke after coronary artery bypass: incidence, predictors, and clinical outcome. *Stroke*. 2001;32(7):1508–1513.
399. Woods SE, Smith JM, Engle A. Predictors of stroke in patients undergoing coronary artery bypass grafting surgery: a prospective, nested, case-control study. *J Stroke Cerebrovasc Dis*. 2004;13(4):178–182.
400. Mooe T, Olofsson BO, Stegmayr B, Eriksson P. Ischemic stroke. Impact of a recent myocardial infarction. *Stroke*. 1999;30(5):997–1001.

长期并发症与管理

MARTIN BIRCH, MD | MONICA I. LUPEI, MD | MICHAEL WALL, MD, FCCM | JULIA WEINKAUF, MD

要 点

1. 心脏手术后,患者通常会经过一个有规律的术后过程:停机后的血流动力学变化;患者脱离机械通气后气管拔管;大多数患者可在 24 小时内从重症监护室(intensive care unit, ICU)出院。
2. 心脏手术后,少部分患者的病程较为复杂,在 ICU 停留的时间较长。
3. 如发生其他器官功能障碍,长期在 ICU 的患者的死亡率高于平均水平。
4. 对于 ICU 住院时间延长、医疗问题复杂的患者,在对所有器官系统做出正确诊断与治疗时,需考虑麻醉专家的意见和特护医生的治疗。
5. 关注细节、实施基于近期出现的有明确证据的疗法可提高 ICU 住院时间延长患者的生存率。

本章重点介绍重症监护室(ICU)心脏手术后患者的长期并发症和处理情况,并包括了对术后患者中观察到的特定感染,对急性肾衰竭的处理以及营养支持对危重患者的作用的讨论。本章还介绍了经皮导管主动脉瓣置换术(transcatheter aortic valve replacement, TAVR),其他微创侵入性杂交手术等较新手术操作的并发症以及心室辅助装置(ventricular assist device, VAD)和体外膜氧合器(extracorporeal membrane oxygenation, ECMO)的长期并发症。最后,本章还总结了该技术对患者、家属和临床医生造成的诸多道德困境。

心脏手术后的感染

设备相关感染

心脏植入式电子设备

随着心脏植入电子设备(cardiac-implanted electronic device, CIED;例如心脏起搏器,心脏复律除颤器,心脏再同步治疗)数量的逐渐增加,其并发症(如感染)也在增加。因为超声心动图并不太准确且血培养也不如心内膜炎敏感,CIED 相关感染可能难以诊断。大多数患者表现出非特异性症状,而少于 10% 的患者发生感染性休克[1]。

不同研究里的 CIED 相关感染的发病率在 0.5% 至 2.2% 之间不等,校对后发病率有 2~5 倍的增加[1]。美国进行的一项大型国家医院出院调查报告指出,CIED 相关感染增加与植入装置的数量成正比,这可能是由于近年来接受 CIEDs 治疗的患者中患器官功能障碍和糖尿病者占据了优势[2]。美国一家大容量中心报告 CIED 相关感染发生率为 1%;感染的危险因素包括器械置换,先前导联脱落以及更复杂的器械[3]。中国台湾的一个大型数据库(包括超过 40 000 名随访超过 14 年的患者)显示,CIED 相关感染的发病率为 2.45/1 000 CEID 年[4]。这项大型研究报告指出,CIED 相关感染在年轻男性和需要更换该装置的患者中更为常见,但需说明的是大容量中心的感染率较低[4]。在其他研究报告中,先前复杂手术的增加和抗生素预防的缺乏是最常报道的危险因素[1]。不同研究中发现的最常见病原体是葡萄球菌和其他革兰氏阳性菌(68%~93%)。与 CIED 有关的感染相关的全因死亡率在 0% 和 35% 之间变化[1]。

疑似 CIED 相关感染的处理,包括血培养的数量和顺序以及抗生素治疗,应以临床严重程度为指导(表 41.1)。针对明确的 CIED 相关感染的治疗建议包括尽早去除整个系统(即所有导联和发生器)以及适当的抗生素治疗[1]。

表 41.1 心脏植入电子设备相关感染(包含导线与心内膜炎因素)的管理

严重脓毒症的证据	无严重脓毒症的证据
初始行动: 1. 在 1 小时内进行两次血培养测试 2. 血培养测试后 1 小时内开始静脉内经验性抗菌治疗 3. 在 24 小时内行紧急超声心动图扫描	初始行动: 1. 不同时间段取 3 次血培养(间隔超过 6 小时) 2. 获取超声心动图扫描 3. 遵循血培养和超声心动图结果
血培养阳性和/或赘生物的超声心动图证据: 1. 移除系统,然后重复超声心动图扫描 2. 如果有原生心脏结构的因素,则进行 4 周经验性抗菌治疗 3. 心外侧重点是一项疗程 6 周的抗生素治疗 4. 如果只是传导系统的感染,则考虑短期(2 周)的抗生素治疗	无血培养阳性和/或赘生物的超声心动图证据: 1. 回顾诊断,重复超声心动图扫描和血液培养以作为临床指导 2. 如果发生器囊袋感染指征出现,则考虑移除系统后行 10~14 天的抗生素治疗

Adapted from Sandoe JA, Barlow G, Chambers JB, et al. Guidelines for the diagnosis, prevention and management of implantable cardiac electronic device infection. Report of a joint Working Party project on behalf of the British Society for Antimicrobial Chemotherapy (BSAC, hot organization) British Heart Rhythm Society (BHRS), British Cardiovascular Society (BCS), British Heart Valve Society (BHVS) and British Society for Echocardiography (BSE). *J Antimicrob Chemother*. 2015;70(2):325-359.

心室辅助装置

左心室辅助装置(left ventricular assist device,LVAD)动力传动相关感染发生率高达20%,并且通常在植入后发展超过30天[5]。LVAD患者的感染与住院率增加,需要再次手术的频率,升高的卒中风险率以及心脏移植延迟相关[6]。一些作者报道了发生感染的LVAD患者存活率下降的趋势[7]。

一项包括了在ADVANCE Bridge-to-Transplant试验和Continuous Access Protocol接受HeartWare VAD的患者的多中心研究报告,通常在植入30天后,16.9%的患者出现传动系统出口部位感染,17.2%的患者出现败血症[8]。LVAD感染患者体重指数较大,常有糖尿病病史[8]。金黄色葡萄球菌是装有LVAD并有脓毒血症并发症的患者中最常见的生物体[8]。美国进行的一项大型多中心研究显示,心脏手术感染的危险因素包括术后输入红细胞单位,手术时间延长以及移植或植入VAD[9]。LVAD动力传导相关感染的治疗可能需要重新定位传动系统或LVAD交换抗生素珠植入和全身抗生素治疗[5]。

血管内装置

心脏手术后患者普遍使用血管内装置,如动脉、中心静脉或肺动脉导管。带有血管内导管的患者常会患有血流感染(bloodstream infection,BSI),这与长期住院和死亡风险增加有关[10,11]。中心线相关性BSI(central line-associated BSI,CLABSI)由疾病预防控制中心(Centers for Disease Control and Prevention,CDC)定义为与另一个部位感染无关的菌血症或伴有与感染症状、综合征相关的皮肤沾染的两次或以上的阳性血培养。CLABSI在全球范围内非常普遍,国际上的比率(7.6/1 000中心线日)几乎是美国比率(2/1 000中心线日)的4倍[11,12]。CDC报告了美国ICU中CLASBI发病率近年来急剧下降:从2001年到2009年减少了58%[11]。动脉导管BSI的风险低于未涂层、无囊、非隧道式的短期中心血管置管(1.7/1 000导管日vs 2.7/1 000导管日)[13]。如果使用最大的屏障预防措施动脉导管置入,那么BSIs的风险降到很低(0.41/1 000导管日)[14]。

致CLABSI发展的公认风险因素是置管前延长的住院时间、股静脉和颈内静脉导管置入术、导管置入时间延长、中性粒细胞减少、全胃肠外营养的使用、大量导管操作以及护士与患者比例的下降[15]。国家卫生安全网的一份总结报告显示,大多数CLABSI病例是由革兰氏阳性菌(60%)引起的,包括凝固酶阴性葡萄球菌(34%)、肠球菌(16%)和金黄色葡萄球菌(10%);报告中约18%的CLABSI病例是由革兰氏阴性微生物(18%)和念珠菌属(12%)引起的[16]。

通过实施各种预防举措,CLASBI率显著降低并促使开发了许多质量改进措施,目标是实现CLABSI最低限度的发病率[11]。2011年CDC发布了预防导管相关感染的指南[17]。指南摘要见框41.1。

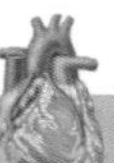

框41.1 血管内导管相关感染的预防

中心静脉导管感染的预防

- 尽可能使用锁骨下部位,避免使用股部穿刺。
- 若可行请使用超声成像辅助,减少尝试的次数。
- 使用在所需范围内分腔最少的导管。
- 遵循严格的手卫生,使用消毒剂进行皮肤准备并采用完全屏障措施进行置管。
- 在置管和导管护理过程中保持无菌操作。
- 定期监测导管插入部位是否有感染迹象。
- 使用2%氯己定进行日常皮肤清洁。
- 不要通过频繁更换导管来预防感染。
- 不要使用导丝更换导管以防疑似感染。
- 置管不再必要时及时撤管。

动脉导管感染的预防

- 对成年人的穿刺部位选择,桡部、肱部和足背部要优先于腋下和股部。
- 动脉穿刺时尽量使用最少量的帽子、面罩和无菌手套,股部穿刺要实施完全屏障预防措施。
- 仅在有临床指证时更换动脉导管。
- 置管不再必要时及时撤管。

Adapted from O'Grady NP, Alexander M, Burns LA, et al. Guidelines for the prevention of intravascular catheter-related infections. *Am J Infect Control*. 2011;39(4 Suppl 1):S1-S34.

胸骨创伤感染

CDC将这种手术部位感染分类为浅表和深层。根据CDC对深部胸骨伤口感染(deep sternal wound infection,DSWI)的定义,这种手术部位感染发生在术后30~90天内。切口是哆开或有意打开的。感染常与发热、局部疼痛或压痛,或脓肿形成相关。DSWI是一种与不良发病率和死亡率增加有关的罕见而严重的心脏手术并发症[18,19]。

来自加拿大一家独立机构的包含30 000例心脏术后患者的大型回顾性研究显示DSWI发生率为0.77%[19]。DSWI患者的死亡率(6.9%)显著高于无DSWI患者(2.8%)的死亡率。研究人员将老年、糖尿病、既往卒中史和短暂性脑缺血发作史、充血性心力衰竭和冠状动脉旁路移植术(coronary artery bypass graft,CABG)的双侧胸廓内动脉移植物确认为心脏术后DSWI的危险因素。与无DSWI的患者相比,DSWI患者的机械通气时间,ICU和住院时间更长。金黄色葡萄球菌和革兰氏阳性菌是最常见的病原体。在美国进行的一项大型多中心研究显示DSWI发生率为0.56%[9]。另一项前瞻性研究显示CABG手术后DSWI发生率为0.47%,相关院内死亡率为9.1%[20]。CABG手术后DSWI的危险因素为女性、高血压和因出血导致的再探查术。在日本进行的一项包括超过73 000名患者的研究显示,心脏手术后DSWI发生率为1.8%,合并瓣膜和CABG手术后发生率为2.8%,联合CABG和胸主动脉手术后发生率为3.4%[21]。糖尿病被发现是DSWI的重要危险因素,尤其在伴有再探查与出血时,糖尿病的诊断与死亡率增加相关。

另一项研究报道,在常规实施鼻腔莫匹罗星和术前洗必泰冲洗后,心脏手术后手术部位感染的发生率从8%以上降至2%以下[22]。DSWI的推荐治疗方法是使用抗生素灌洗清创并行一期闭合术或胸骨切开术并行皮瓣重建,同时辅以足量的全身性抗菌治疗[18]。

假体瓣膜心内膜炎

因心内膜炎的临床表现常常与发热、寒战、疲劳或体重减轻等非特异性体征相关,在临床上要对其诊断保持高度警惕。修正后的Duke标准是感染性心内膜炎(infective endocarditis,

IE)诊断的金标准:需要 2 项主要标准、1 项主要标准伴 3 项次要标准或 5 项次要标准(表 41.2)[23]。假体瓣膜 IE 可以发生在早期(少于瓣膜置换术后 1 年)或晚期(术后 1 年以上)。手术后早期发现 IE 的危险性为 1%~4%,手术后的每个患者年人工瓣膜的风险为 0.5%~1%[24,25]。人工瓣膜和 CIED 相关的 IE 发生率近年来有所增加[26,27]。无论其类型如何,二尖瓣或主动脉瓣置换术(AVR)所报道的风险是相近的;然而若更换一个以上的瓣膜,风险会更高(de Gevigney,Pop 和 Delahaye,1995)[28]。据报道,金黄色葡萄球菌是人工瓣膜 IE 中最常见的病原体(34%),其次是链球菌(23%),肠球菌(19%)和凝固酶阴性葡萄球菌(18%)。阴性杆菌 HACEK 组(嗜血杆菌属、放线杆菌、放线共生放线杆菌、人心杆菌,侵蚀艾肯菌和金氏菌属)占 IE 病例的 5%~10%,念珠菌属占少于 1%。

表 41.2 修正版 Duke 感染性心内膜炎诊断标准

主要标准	次要标准
1. 2 次血培养阳性(典型的微生物)且间隔至少 12 小时(或 1 次血培养立克次体阳性)	1. 发热>38℃
	2. 血管表现(全身栓子,Janeway 病变)
	3. 免疫学表现(Osler 节点,Roth 斑)
2. 心内膜改变的证据(新杂音,超声心动图示心脏肿块,脓肿,瓣膜开裂)	4. 易患感染性心内膜炎(既往感染性心内膜炎或静脉内药物滥用)
	5. 不符合主要标准的微生物学证据

Adapted from Thanavaro KL, Nixon JV. Endocarditis 2014: an update. *Heart Lung*. 2014;43(4):334-337.

尽管关于抗生素预防 IE 益处的证据水平较低,但目前的建议仍然认为所有装有人工瓣膜的患者在牙科或外科手术前都应接受抗生素预防治疗[23]。由于超声心动图诊断在假体性心内膜炎的情况下无法十分确定,现有新证据表明正电子发射断层扫描/计算机断层扫描(positron emission tomography/computed tomography,PET/CT)扫描可能是假体和 CIED 相关心内膜炎诊断的更好选择[29]。证据还表明,抗生素治疗可降低 IE 后的卒中风险[30]。根据美国心脏病学会和美国心脏协会(American College of Cardiology and the American Heart Association,ACC/AHA)目前的指南,在人工瓣膜相关 IE 中手术可导致血流动力学不稳定、心力衰竭或瓣膜并发症(如功能障碍或开裂,梗阻或反流,脓肿或瘘管形成),但未在简单病例中说明[31]。一篇对 17 项研究的综述显示,手术不仅提高了存活率,而且是人工瓣膜相关 IE 的治疗选择(尤其是由金黄色葡萄球菌引起的病例)[32]。该综述的作者还建议在脑部并发症发展之前对进行人工瓣膜相关 IE 治疗实施手术(框 41.2)[27,31]。

全身炎症反应综合征和脓毒症

全身炎症反应综合征(systemic infl ammatory response syndrome,SIRS)和脓毒症是 1992 年在美国胸科医师学会和危重病医学共识会议上最初定义的临床疾病[33],并且于 2001 年在国际脓毒症定义会议上对其定义做了更新[34]。框 41.3 总结了 2013 年发表的"严重脓毒症和脓毒症休克管理国际准则"中所述的脓毒症诊断标准[35]。

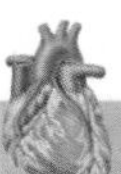

框 41.2 手术治疗感染性心内膜炎的指征

- 手术适用于主动脉瓣或二尖瓣感染性心内膜炎(IE)并发严重反流或阻塞或心力衰竭或血流动力学不稳定。
- 手术也适用于局部不受控制的感染(例如脓肿,假性动脉瘤,瘘管,扩大植被)。
- 对于持续发热和血培养阳性超过 7~10 天的患者,或由真菌或多重耐药细菌(黏质沙雷菌,假单胞菌属)引起感染的患者,应考虑手术治疗。
- 尽管适当的抗生素治疗或与复杂的临床过程(如心力衰竭,持续性感染,脓肿)相关,但对一次或多次栓塞发作后出现大面积植入(>10mm)的 IE 仍适宜手术。对于植入非常大(>15mm)的 IE 也适宜手术。
- 由葡萄球菌引起的 IE 常常需要手术治疗,因为临床疾病发展可能因并伴有瓣周围脓肿和瓣膜开裂形成而异常严重。

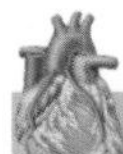

框 41.3 脓毒症的诊断标准

证实的或疑似感染具有部分以下标准:	血浆 C 反应蛋白增加
一般变量	血浆降钙素原增加
发热	**血流动力学变量**
体温过低	动脉低血压
心动过速	**器官功能障碍变量**
呼吸急促	低氧血症
心理状态改变	少尿
液体正平衡	肌酸酐增加
高血糖症(非糖尿病)	凝血异常
炎症变量	肠梗阻
白细胞增多	高胆红素血症
白细胞减少症	**组织灌注变量**
未成熟的白细胞大于 10%	乳酸增加
	毛细血管充盈减少

Adapted from Dellinger RP, Levy MM, Rhodes A, et al. Surviving Sepsis Campaign Guidelines Committee including the Pediatric Subgroup. *Crit Care Med*. 2013;41(2):580-637.

美国报告的脓毒症病例数量每年超过 750 000 例,其中 50% 在 ICU 接受治疗[36]。估计每年全球每年会发生 15 900 万例新的脓毒症病例[37]。大多数研究报道脓毒血症死亡率随着时间的推移仍然很高感染性休克的死亡率最高,接近 50%[38,40]。最近的流行病学证据显示,从 1988—1989 年,到 2010—2012 年,脓毒症结局有所改善,死亡率降低了 57%[41]。虽然在 21 世纪初进行的一些研究揭示了脓毒症中革兰氏阳性菌的优势,但最近的欧洲重症监护流行感染(European Prevalence of Infection in Intensive Care,EPIC Ⅱ)研究中报道,在病例中革兰氏阴性菌分离率为 62%,革兰氏阳性菌为 47%,真菌为 19%[39,42]。

一些作者报道感染是心脏手术后最常见的非心脏并发症[43,44]。在一项大型多中心研究中,脓毒症占感染病例的 20%[44]。医院费用、住院时间和再入院率与心脏术后的医院获得性感染显著相关。另一项大型前瞻性研究显示,近 5% 的患者在心脏手术后被诊断为主要感染(如 DSWI,纵隔炎,感染性心肌炎或心包炎，心内膜炎，心脏器官感染，肺炎，脓胸，艰难梭菌性结肠炎，BSI）。与感染增加相关的危险因素包括慢性肺部疾病、心力衰竭、长期手术、紧急手术、长时间机械通气和术后抗生素应用超过 48 小时[43]。主要感染显著增加了心脏手术后的死亡率。

考虑到脓毒症的高死亡率和高发病率，一批代表众多国际组织的专家组于 2003 年发起了脓毒症生存活动（Surviving Sepsis Campaign，SSC）并公布了指南，且于 2012 年进行了更新[35]。有关败血症管理的新证据以及一些 SSC 指南自 2012 年发布以来一直受到不断的挑战。一项大型多中心研究比较了基于方案的早期感染性休克疗法与护理标准，结果显示死亡率无差异[45]。值得注意的是，所有组明显低于历史报道的死亡率（18 %～21%）可能与脓毒症护理的总体改善有关[46]。最近的一项多中心开放性试验研究了晶体与白蛋白在严重脓毒症治疗中的应用问题后发现死亡率并无差异[47]。框 41.4 概述了 SSC 的指导原则。

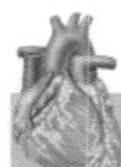

框 41.4 抗脓毒症促存活治疗指南概述

- 建议对有潜在感染和重病的患者行常规筛查以排除严重脓毒症。
- 在意识到感染性休克的头 6 个小时内，应开始对低灌注患者进行规范化的复苏。
- 应在判断出严重脓毒症或感染性休克的第一个小时内给予有效的抗生素静脉注射，且理想情况下应在培养收集后进行。
- 晶体液应该是重症脓毒症和败血症性休克复苏的首选液体。当需要大量的晶体液时，可以加入白蛋白。
- 去甲肾上腺素应该是首选的血管加压药。当需要额外的药剂时可以加入肾上腺素。
- 如果液体疗法和血管加压药可恢复血流动力学稳定性，则不必使用氢化可的松。如果血流动力学稳定性无法实现，那么每日 200mg 氢化可的松治疗可能是有益的。
- 经验性抗生素联合治疗不应超过 3～5 天。若可行则应执行降级至适当的单药治疗。
- 典型的抗生素治疗时间应为 7～10 天。
- 重症监护室的血糖管理保持血糖<180mg/dl。
- 除非出现严重低氧血症、心肌缺血、冠状动脉疾病或急性出血，否则只有血红蛋白水平低于 7g/dl（目标范围为 7～9g/dl）才需要输血。

Adapted from Dellinger RP, Levy MM, Rhodes A, et al. Surviving Sepsis Campaign Guidelines Committee including the Pediatric Subgroup. *Crit Care Med.* 2013; 41(2):580-637.

肺炎

由于典型的 X 线征象可能与手术后的变化相混淆，所以肺炎是心脏手术后患者很难做出的诊断。一项对机械通气患者经尸检证实的肺炎进行评估的研究得出结论，没有确诊率超过 68% 的单个 X 线征象[48]。临床肺部感染评分（clinical pulmonary infections score，CPIS）基于 6 个临床体征，每项得分在 0～2 间（表 41.3）[49]。CPIS 评分大于或等于 6 是一项研究中准确识别肺炎患者的阈值[49]，但其他作者质疑 CPIS 的特异性[50]。国家医院感染监测（National Nosocomial Infection Surveillance，NNIS）系统是在 20 世纪 70 年代由 CDC 开发的，以提供适合于院内比较的定义[51]。NNIS 系统对肺炎的定义包括生理学，放射学和实验室数据｛定量支气管肺泡灌洗［>104 菌落形成单位/毫升（CFU/ml）］和保护性标本刷（>103CFU/ml）｝。一项对 159 篇文章系统性综述得出结论，与临床评估相比，细菌学标准并未提高呼吸机相关性肺炎（ventilator-associated pneumonia，VAP）诊断的准确性[52]。

表 41.3 临床肺部感染评分

评判标准	0	1	2
气道分泌物	无	无化脓	脓性并大量
X 线透射（*CHEST* 杂志：美国胸科医师学会）	无	弥散	局限
体温/℃	≥36.5 或≤38.4	≥38.5 或≤38.9	≥39 或≤36
白细胞	≥4 000 且≤11 000	<4 000 或>11 000	<4 000 或>11 000+未成熟中性粒细胞>50% 或>500
PaO_2/FIO_2	>240 或 ARDS		≤240，无 ARDS
微生物学检测	阴性		阳性

ARDS，急性呼吸窘迫综合征；FIO_2，吸入氧气浓度；PaO_2，肺泡氧气分压。

Adapted from Pugin J, Auckenthaler R, Mili N, et al. Diagnosis of ventilator-associated pneumonia by bacteriologic analysis of bronchoscopic and nonbronchoscopic "blind" bronchoalveolar lavage fluid. *Am Rev Respir Dis.* 1991;143(5 Pt 1):1121-1129.

肺炎是心脏手术后的一项重要并发症。一项多中心研究显示，在接受心脏手术的患者中，肺炎占医院获得性感染的 48%[44]。另一项大型研究则报道在接受心脏手术的患者中肺炎发病率为 2.38%[43]。一项欧洲的大型研究显示，慢性阻塞性肺疾病的病史与心脏手术后的呼吸道感染显著相关[53]。一项研究报道，肺心病是心脏手术后需要输血的患者中最常见的感染[9]。

约 5.5% 的患者在心脏手术后需要延长机械通气时间[54]。考虑到与 VAP 相关的死亡率和保健费用增加，医疗保健改进协会（Institute for Healthcare Improvement，IHI）建议使用与较低 VAP 发生率有关的呼吸机五步法：①床头抬高；②每日中断镇静和自主呼吸试验；③消化性溃疡疾病预防；④预防深静脉血栓形成（deep vein thrombosis，DVT）；⑤使用洗必泰的日常口腔护理。一项单中心研究显示，实施四项预防措施（部分 IHI 推荐法加声门下分泌物抽吸）与心脏手术后患者 VAP 发病率降低相关[55]。一项系统评价认为，没有证据支持呼吸道分泌物定量培养与医院获得性肺炎患者定性培养相比可改善预后[56]。另一项包括 8 项研究和 1 703 名患者的系统综述得出结论：抗生素治疗的短期疗程（7 或 8 天）可能比不适用于非发酵革兰氏阴性杆菌的 VAP 治疗延长疗程更合适[57]。

泌尿道感染

尿路感染（urinary tract infection，UTI）是最常见的医院获得性感染之一，占心脏手术后感染的 4.4%[53,57]。糖尿病和高龄与心脏手术后患者的 UTI 发病率增加有关。细菌尿在留置导尿管的患者中发展迅速,平均每天 3%~10%[58]。在一项大型单中心研究中,ICU 中确诊的 UTI 发病率为 9%,其中只有 0.4% 发生了 UTI 相关菌血症或真菌血症[57]。细菌尿常常无症状(大约 90% 的病例),因此 UTI 的诊断主要是临床上的[58,59]。传统的 UTI 诊断标准包括脓尿和尿液大于 105CFU/ml。除非实验室数据与感染的临床体征和症状(例如,体温>38℃、尿急、尿频、排尿困难、耻骨上压痛)相关,否则不会提示行 UTI 治疗。由于 80% 的 UTI 可归因于留置导管的存在,因此推荐移除不必要的导管(Nicolle,2008)[60]。

艰难梭菌结肠炎

艰难梭菌是一种在健康成人中很少见到的革兰氏阳性孢子形成厌氧杆(5%~15%)。不管任何抗生素治疗后,都可由于正常菌群的改变发生艰难梭状芽孢杆菌(*Clostridium difficile*)的定植。其传播途径为粪口传播[61,62]。从抗生素相关性腹泻到抗生素相关性结肠炎或与抗生素相关的假膜性结肠炎,艰难梭菌的感染谱十分广泛[63]。从低烧、白细胞增多症和水样腹泻(每天 10~15 次排便)到有毒的巨结肠,艰难梭菌感染的临床表现是多样的。

与艰难梭菌感染有关的危险因素有长期的抗生素治疗、质子泵抑制剂的使用、较大的年龄、严重的基础疾病、免疫抑制或炎性肠病[64,65]。高致病性艰难梭菌菌株产生高水平的毒素与北美和欧洲一些医院的严重疾病暴发有关[66]。一项大型多中心观察性研究显示,在心脏手术后,艰难梭菌感染占医院获得性感染的 18%[44]。

尽管停用碳水化合物肠内营养可能导致水样腹泻,但粪便白细胞的存在、SIRS 的迹象和持续性腹泻仍均被视为诊断艰难梭菌结肠炎的症状。曾经广泛使用的毒素 A 和 B 的酶免疫测定试验敏感性和特异性相对较差[65]。对于艰难梭菌最敏感的特异性试验是核酸扩增试验;例如,聚合酶链式反应检测可以检测毒素基因,但即使这种检测也可能带来假阴性结果[65,67]。

艰难梭菌结肠炎的治疗取决于其严重性。对于轻度至中度疾病,推荐使用甲硝唑 500mg,每日口服 3 次,持续 10 天,而对于严重疾病,建议口服万古霉素 125mg,每日口服 4 次,共 10 天[65,68]。对于严重和复杂的疾病推荐用口服万古霉素加甲硝唑静脉注射。万古霉素灌肠可能是一种有用的替代或额外的治疗方法(特别是在肠梗阻或中毒性巨结肠患者中)。重症和复杂艰难梭菌性结肠炎伴感染性休克和严重脓毒症时应考虑手术治疗[68]。对于复发性艰难梭菌感染,粪便微生物群移植可作为长期脉冲式万古霉素治疗的替代方案[65,68]。卫生保健人员和进入任何已知或疑似艰难梭菌感染患者房间的访客均应使用手部消毒和屏障预防措施。

急性肾损伤

急性肾损伤(acute kidney injury,AKI)是心脏手术后常见且可具破坏性的并发症,严重时可能需要透析。其风险因素多样,而且病因和发病机制复杂并上未被完全理解。虽已经尝试了多种预防策略,但不幸的是其益处还不清楚(尤其是药物预防)。AKI 发病后,虽有多种治疗干预措施被试以实施,单这些干预措施大都不成功。这部分内容的目的是简要描述 AKI 的发病率、危险因素以及病理生理机制。此外,本节还对 AKI 的预防策略和潜在治疗以及有关透析开始的决策过程进行了评估。

心脏手术相关的急性肾损伤的发病率和危险因素

心脏手术相关 AKI(cardiac surgery-associated AKI,CSA-AKI)的发病率很难描述,因为它不仅会随 AKI 的定义而变化并且也因不同的手术程序而不同。CSA-AKI 的后果严重,当发生中度 AKI 时,常规 CABG 手术后的死亡率可从不足 1% 增加至 20%;如果需要透析,那么死亡率可能会超过 50%。此外,救治成本也会急剧增加[69,70]。在过去几年中,从 2004 年引入风险、损伤、衰竭、肾功能丧失和终末期肾病(Risk,Injury,Failure,Loss of Kidney Function,and End-Stage Renal Disease,RIFLE)标准开始,AKI 的定义已经尝试标准化[71]。RIFLE 标准根据肌酐(creatinine,Cr)浓度的增加,肾小球滤过率(glomerular filtration rate,GFR)的降低或少尿少于 7 天这 3 方面为急性肾功能不全评分。对功能损失和衰竭的定义基于所需的肾替代疗法(renal replacement therapy,RRT)长度(表 41.4~表 41.6 比较了各种标准)。3 年后,急性肾损伤网络(Acute Kidney Injury Network,AKIN)通过消除肾功能丧失、终末期肾病标准和 GFR 标准并在第 3 阶段 AKI 的定义中加入 RRT 开始来改进 RIFLE 标准[72]。2012 年公布的肾病改善全球结局(Kidney Disease Improving Global Outcomes,KDIGO)标准与 AKIN 标准时相似的[73]。根据使用的定义和所执行的程序,CSA-AKI 的发病率约波动在 9% 到 40%。虽然对 AKI 更精细的定义是一个巨大的进步,但基于 Cr 的标准仍存在问题:如 Cr 通常在刺激性损伤后约 48 小时内上升,体外循环(cardiopulmonary bypass,CPB)初次稀释可能会降低 Cr 水平,且尿量输出标准也并不可靠(Gaffney 和 Sladen,2015)[74]。新型生物标志物(参见"生物标志物"一节的内容)可能有助于早期诊断。

涉及患者自身的危险因素包括高龄、女性、慢性阻塞性肺疾病(COPD)、糖尿病、外周血管疾病、充血性心力衰竭(CHF)、基线肾功能不全、心源性休克、经急诊手术和左主干冠状动脉疾病;而手术过程中的危险因素则包括 CPB 时间、主动脉阻断时间、输血要求、瓣膜手术、联合手术以及是否体外循环[69,75,76]。

表 41.4 RIFLE 标准

	肾小球滤过率标准	排尿量标准
风险	基线 Cr 增加 1.5 倍或 GFR 减少 25%	UO < 0.5ml/(kg · h) ×6h
损伤	基线 Cr 增加 2 倍或 GFR 减少 50%	UO < 0.5ml/(kg · h) ×12h
衰竭	基线 Cr 增加 3 倍或 Cr>4 或 GFR 降低 75%	UO<0.3ml/(kg · h)× 24h 或无尿
功能丧失	持续性 ARF:肾功能完全丧失>4 周	
ESRD	晚期肾脏疾病	

RIFLE,风险、损伤、衰竭、肾功能丧失和终末期肾病;GFR,肾小球滤过率;Cr,肌酸酐;UO,尿量;ARF,急性肾衰竭;ESRD,终末期肾病。

Adapted from Bellomo R,Ronco C,Kellum JA,et al. Acute renal failure—definition, outcome measures, animal models, fluid therapy and information technology needs:the Second International Consensus Conference of the Acute Dialysis Quality Initiative (ADQI) Group. *Crit Care*. 2004;8(4):R204-R212.

表 41.5 急性肾损伤网络标准

AKI 阶段	血清肌酐标准	排尿量标准
1	净增>0.3mg/dl 或基线 Cr 增至 1.5 倍	<0.5ml/(kg·h)×6h
2	基线 Cr 增至 2~3 倍	<0.5ml/(kg·h)×>12h
3	基线 Cr 增至 3 倍或或值>4mg/dl(净增>0.5mg/dl 或接受肾移植治疗)	<0.3ml/(kg·h)或无尿×12h

AKI,急性肾损伤;Cr,肌酸酐。

Adapted from Mehta RL, Kellum JA, Shah SV, et al. Acute Kidney Injury Network: report of an initiative to improve outcomes in acute kidney injury. *Crit Care*. 2007;11(2):R31.

表 41.6 肾病改善全球结局标准

阶段	血清肌酐(Cr)	尿量
1	基线 Cr 增至 1.5~1.9 倍或净增>0.3mg/d	<0.5ml/(kg·h)×6h
2	基线 Cr 增至 2~2.9 倍	<0.5ml/(kg·h)×12h
3	基线 Cr 增至 3 倍或 Cr>4mg/dl 或开始接受 RRT	<0.3ml/(kg·h)×24h 或无尿>12h

RRT,肾移植治疗。

From http://kdigo.org/home/guidelines/acute-kidney-injury/

生物标志物

由于与传统临床标准相关,寻找 CSA-AKI 的早期生物标志物的需求是强烈的,且已有多种生物标志物表现出了应用前景:其中最常被研究的是中性粒细胞明胶酶相关脂质运载蛋白(neutrophil gelatinase-associated lipocalin, NGAL)和血清胱抑素 C 水平。

NGAL 来源于肾小管上皮细胞,其基因表达在 AKI 过程中早期上调[74]。作为 CSA-AKI 的早期生物标志物,NGAL 的应用已在多项研究中得到证实。Haase-Fielitz 及其同事[77]进行的系统评价证实了相当好的接收机操作应答特性,曲线下面积>0.8。

血清胱抑素 C 水平在 GFR 下降后迅速增加,这种反应可作为 CSA-AKI 的有用生物标志物。此外,术前血清胱抑素 C 水平与术前蛋白尿与 CSA-AKI 发展及多种危险因素相关[74]。

病因和发病机制

多项围手术期损伤会导致 CSA-AKI 的发展,而非某一特定的损伤为主要致病因素。术前血流动力学不稳定加上如静脉注射造影剂等具肾毒性的药物,属早期损伤。在 CPB 期间,失血、输血、动脉栓塞及随后的血流动力学不稳进一步加重了损伤。CPB 后,血流动力学不稳定情况并不少见,若出现感染和败血症等并发症则损伤进一步加重。肾髓质特别容易发生低氧血症,即使在正常情况下,其组织氧分压也非常低。在 CPB 期间,氧分压几乎检测不到。另外 CPB 也会加重系统炎症,导致细胞因子介导的肾脏损伤[69]。

预防

不幸的是,造成 CSA-AKI 的许多风险因素和伤害是不可避免的,即便部分可以改善但都属于术中步骤。手术仔细及时并缩短 CPB 和阻断时间可降低肾损伤率,减少出血和输血也是具有肾脏保护性的。ACC/AHA 指南建议对手术治疗有延迟可能的既往存在肾功能不全的患者,可以等待对比结果再行治疗。

目前对肾损伤已进行了诸多药物学试验,其中部分药物显示出了治疗前景。对六项小型随机对照试验进行的 meta 分析显示,非诺多泮(一种选择性多巴胺 1 受体激动剂)有一定的潜在效应。尽管 AKI 的风险降低了,但仍发现有更多的低血压和更多血管活性药物使用需求。RRT,死亡率和停留时间的长短需求都没有变化[79]。

钠尿肽显示出了潜在的药理学保护作用。心房钠尿肽(atrial natriuretic peptide, ANP)和脑钠尿肽(brain natriuretic peptide, BNP)通过降低肾素-血管紧张素-醛固酮系统活性、增加肾血管舒张、改善利尿和避免或减少袢利尿剂的使用以创造良好的生理环境。有两项试验显示心脏手术期间 ANP 输注是有效的[80,81]。

碳酸氢钠未能显示出肾脏保护作用。最近的两项随机对照试验未能显示疗效[82,83]。Turner 及其同事[83]随机对 120 例患者进行在开始 CPB 之前至术后第二天结束的氯化钠注射或碳酸氢钠注射,该试验在第一次中期分析显示无效后便停止了。Haase 和同事进行了一项类似的研究[82],但样本量较大(350 例患者),但碳酸氢钠不仅没有提供益处,而且接受碳酸氢钠治疗组的死亡率显著更高(6.3% vs 1.7%)。基于这些数据,不建议碳酸氢盐治疗。

N-乙酰半胱氨酸已被多次研究。结果是相互矛盾的,但有两项 meta 分析未能显示疗效[84,85]。

治疗

不幸的是,CSA-AKI 一旦发生并无针对性治疗。最佳措施是优化血流动力学,避免肾毒素并等待肾功能恢复。如果肾功能不能恢复或者恶化那么患者可能需要透析。框 41.5 介绍了实施透析的标准指标。

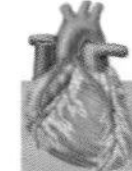

框 41.5 肾脏替代治疗的适应证

尿毒症
无法纠正的高钾血症
对利尿剂无反应的显著超负荷容量
严重的代谢性酸中毒
去除透析毒素

Adapted from Liu Y, Davari-Farid S, Arora P, et al. Early versus late initiation of renal replacement therapy in critically ill patients with acute kidney injury after cardiac surgery: a systematic review and meta-analysis. *J Cardiothorac Vasc Anesth*. 2014;28(3):557-563.

确定何时开始肾脏替代治疗并不总是明确的。此外,由于定义这些术语的时期因研究而异,因此如何决定早期或晚期开始治疗的标准并不精确。虽然在此有争议和正在发展的研究领域证据难以理清,但似乎早期在对利尿药物没有反应的少尿性 AKI 过程中启动 RRT 可改善预后[86]。

RRT 可以从两方面进行阐述,即连续式或间歇式。其各有其优缺点。连续治疗提供更大的血流动力学稳定性、更好的控制和耐受性及良好的液体清除能力,而间歇式治疗能够更快地清除血液中有害的电解质或毒素。没有数据可以清楚地证明某一治疗相较另一种的优越性。一段时间的血流动力学相对稳定和管理容量状态的能力提高后,连续 RRT 通常可以改为间歇性治疗。

对于 RRT 的停止没有基于证据的标准。中断治疗取决于多种标准,如肾功能恢复和尿量增加、无 RRT 的情况下控制体积状态的能力、风险超过收益或濒临死亡的患者潜在的无效医疗等[87]。

营养支持

营养支持是重症监护日益重要的一部分。为了适当照顾患者的营养需求,必须回答几个问题:谁应该得到营养支持?他们的基础营养状况是什么?营养何时开始?应给予何种且通过什么方式喂食?应给予多少且数量应该如何确定?问题很简单,一些答案也是如此,然而另一些答案很复杂,可查文献庞大但并不总是一致的。本节的目的是简要回答这些问题,并提供如何最好地提供营养护理的信息。

谁应该获得营养支持?

哪位患者应该接受营养支持与他或她的基线营养状况和疾病严重程度密切相关,在下文中将对此进行更全面的讨论。尽管证据水平不高,美国肠外和肠内营养协会(American Society of Parenteral and Enteral Nutrition,ASPEN)和欧洲临床营养与代谢协会(European Society for Clinical Nutrition and Metabolism,ESPEN)仍均建议对所有无法满足新陈代谢要求的危重患者进行肠内营养支持,理由是多因素的(在两个指导方针中,推荐级别都是 C 级)[88,89]。肠内营养维持肠道完整性,可能有助于预防与细菌移位相关的渗透性增加以及多能干功能障碍综合征的潜在发展[90];同时,也调节了免疫反应,减少了炎症反应,并且降低了氧化应激和胰岛素抵抗[91];此外,营养缺乏在危重病过程中发展早,并可能被早期肠内支持减弱[92,93]。

营养评估

并非所有的危重病患者都从营养支持中获得同样的收益。先前营养不良的患者以及那些预计在 ICU 中久住的患者比那些病情较轻、正常或轻度营养不良,且预期 ICU 住院时间相对较短的患者更可能受益于早期营养支持[91]。ASPEN 和 ESPEN 均推荐对所有住院患者进行营养评估。虽然证据水平较低(ASPEN 临床指南中的 E 级),但理由是经常发现营养不良,营养不良的患者有更多的并发症、更多的感染、更长的住院时间和更高的死亡率[88,94]。此外,危重病患者的营养状况往往下降迅速,在 10 天内身体蛋白质的损失可高达 1~2kg[92]。多种营养评估工具已经发布,尽管其中许多营养评估工具仅看营养状况而不考虑疾病的严重程度且尚未在 ICU 验证[95]。

与许多工具不同,在 2002K 发的营养风险筛查(Nutrition Risk Screening,NRS)兼顾了基线营养状况和疾病严重程度。NRS 2002 由 ESPEN 工作组开发。其通过分析来自多项回顾性研究的数据,以及根据临床结果与营养干预之间的关系计算可受益于营养干预的个体。该工具随后通过 128 项对照试验进行了验证,证明了营养干预可带来临床收益[95]。ESPEN 目前推荐使用 NRS 2002[96]进行营养评估。评分由 3 个组分决定。首先确定基线营养状态,然后确定疾病严重程度,两者均以 0~3 分评价,两项得分加在一起后还要为大于 70 岁的年龄添加额外分数。如果总分大于 3,那么患者的营养风险很高,应该开展干预(表 41.7 显示了 NRS 2002 评分)。

表 41.7 2002 年营养风险筛查(ESPEN 指南)

营养状况受损		疾病的严重程度(需求大致增加)	
轻度 1 分	3 个月体重减轻>5% 或前 1 周食物摄入<正常需求的 50%~75%	轻度 1 分	髋部骨折 慢性病(特别是伴有急性并发症,如肝硬化,COPD) 慢性血液透析、糖尿病、癌症
中度 2 分	2 个月体重减轻>5% 或 BMI 18.5~20.5+一般状况受损或食物摄入量为前 1 周的正常需求量的 25%~50%	中度 2 分	重大腹部手术 卒中 严重肺炎、恶性血液病
严重 3 分	1 个月体重减轻>5%(3 个月大约>5%)或 BMI <18.5+一般情况受损或食物摄入量为前 1 周正常需求量的 0%~25%	严重 3 分	头部受伤 骨髓移植 在重症监护室(APACHE410)
分数:+		分数:=总分	

ESPEN,欧洲临床营养与代谢协会,BMI,体重指数;COPD,慢性阻塞性肺疾病;APACHE,急性生理评估和慢性健康评估。
From Kondrup J, Allison JP, Elia M, et al. ESPEN guidelines for nutrition screening 2002. *Clin Nutr*. 2003;22(4):415-421.

Heyland 及其同事[97]专门为 ICU 患者开发了危重病营养风险评分(Nutrition Risk in the Critically Ill, NUTRIC)评分。他们前瞻性地收集了关于测量营养不良程度、疾病严重程度和炎症标志物(如 C 反应蛋白)的变量数据。其中增添的炎性标志物是非常重要的。危重患者应激和代谢水平较高,这种状态可能源自其细胞因子和特殊的激素环境[98]。一项复杂多元回归分析确定了哪些变量是最重要的,并根据这些变量建立了评分系统:总分可以达 10 分;分数越高,28 天死亡率的风险就越大。变量包括年龄、急性生理评估和慢性健康评估(Acute Physiologic Assessment and Chronic Health Evaluation, APACHE) Ⅱ 评分、基线序贯器官衰竭评估(Sequential Organ Failure Assessment, SOFA)评分、合并症数量、ICU 入院前入住天数以及白介素 6(interleukin 6,IL-6)水平[97]。NUTRIC 评分在内部得到了很好的验证但使用有限,因为其一些组分(IL-6 水平)非常规检测项目。

什么时候应该开始营养?

ASPEN、ESPEN 和加拿大重症监护营养指南都建议应在 ICU 入院 24 小时内开始肠内营养。这些建议是基于多次临床试验,在这些试验中,大量的证据表明患者总体营养状况得到了改善无呼吸机日增加且感染率和死亡率均降低,但 ICU 住院时间没有差异[89,96]。

虽然开始早期肠内营养的原因众所周知,但医生认为因为肠内营养增加了小肠的代谢需求,血流动力学不稳定且需要血管加压药物支持的情况是肠内营养早期的潜在禁忌证。若要开展营养治疗,需增加内脏血流量,且此需求量可能比患者所能提供的更大从而导致肠缺血。

此外,即使内脏流量增加,也可能是以牺牲其他器官的血流为代价的[99,100]。Khalid 和其同事[101]对 1 174 例血流动力学不稳定和机械通气时间超过 2 天的患者前瞻性收集了数据并进行了分析,以测试早期肠内营养可能改善预后的替代假说。在 48 小时内接受肠内营养的患者具较低的 ICU 死亡率(22.5% vs 28%)和住院死亡率(34% vs 44%)且最严重的患者似乎受益最多。尽管未行对照试验,但分析提供的证据表明,血流动力学不稳定患者的早期肠内营养是安全且可能有益的。加拿大重症护理营养指南指出了对最严重患者的这种潜在益处。ASPEN 指南在 2010 年出版的 Khalid 研究前发表于 2009 年,其不建议对血流动力学不稳定的患者实施肠内营养。直到更新的 ASPEN 指南发布之前,该建议是否还会改变目前仍不清楚。

营养支持应该通过哪条路线?

ASPEN、ESPEN 和加拿大重症监护营养指南都指出肠内途径是首选。对于在相当长时间内可能无法接受肠内营养的患者,应给予肠外营养[91]。肠外营养是不利的且与肠外营养有关的发病率和死亡率有增加。这些研究的问题在于输送到肠胃外和肠内的能量具显著差异[102]。在危重疾病发展过程中,增加能量输送可能是有害的(见下文)。最近有 3 项研究已公布了随机前瞻性数据最有意义的结论。其中最大的成人危重病患者的早期肠外营养与完整肠内营养(Early Parenteral Nutrition Completing Enteral Nutrition in Adult Critically Ill Patients,EPaNIC)研究证实,相较推迟至第 7 天开始肠外营养,第 3 天便开始的早期肠外营养确实会引起损害[103]。在随机测验的超过 4 000 名患者中,早期开始组的患者在 ICU 中花费更多时间,会发展出更多新感染,呼吸机花费更多时间,并且在需要情形下 RRT 的持续时间更长。Heideggar 和其他同行公司[104]和 Doig 及其同事[105]进行的另外两项较小的随机对照试验并未显示早期使用肠外营养导致的危害;然而其临床收益也是薄弱的。

重症患者的胃肠动力受损,高达 50% 的患者会表现出胃排空延迟[106]。存在争议的问题是胃或幽门后胃管的放置是否具优越性。在达到营养目标的能力方面和肺炎发病率方面,有数据支持使用后幽门饲管[107],但幽门后置管很难实现。出于这些原因,"加拿大重症监护营养指南"建议对被认为处于肠内营养不耐受高风险患者(如接受血管活性药物治疗、连续镇静药物治疗、神经肌肉阻滞药物治疗的患者和胃残余量高的患者)采用幽门后置管。

营养支持包括什么?

美国食品药品管理局(Food and Drug Administration,FDA)已经提供多种肠内营养配方并将其界定为医疗食品,因而不像药物制剂那样会受到严格监管。它们旨在满足患者的微量和宏量的营养素需求[108]。根据常量营养素含量(聚合物、元素或半元素)、热量浓度、蛋白质和电解质浓度以及脂肪含量等因素,公式可以细分为多种形式,选择使用哪种配方取决于患者需求以及使用机构可用的配置。

标准聚合物配方是最常见的,其含有未水解的碳水化合物、蛋白质和脂肪,还含有膳食补充推荐(recommended dietary allowance,RDA)中的大多数维生素和矿物质。配方的浓度在 1~2kcal/ml 之间变化。当液体限制必要时则倾向于使用较高浓度的配方制剂[108]。肾脏配方与标准配方相似,但含有较少的蛋白质、钾和磷。肾脏配方也更加浓缩,通常为 1.5~2kcal/ml。对于需要透析的危重患者(尤其是连续 RRT)则需要补充蛋白质。

特别当用于预防或治疗腹泻时,配方中也经常添加纤维素。纤维类型可以变化(可溶性或不可溶性),且对于肠功能正常患者商业化产品中的纤维素含量明显低于 RDA 标准。为了满足 RDA 标准产品中需要添加的是补充纤维。ASPEN 准则对前卫苏添加提出了一些具体建议。该指南建议在完全复苏的患腹泻的危重病患者中使用可溶性纤维而禁止对危重病患使用不溶性纤维,并且不要在有肠道缺血风险的患者中使用纤维[89]。而加拿大指南则显著不同,他们的结论是:现有数据不足以提出关于纤维使用的任何建议,并明确指出纤维对腹泻的影响可以忽略不计。

至于肺脏配方的研发则是有两方面考虑。首先,高的脂肪与碳水化合物比例会降低呼吸商(respiratory quotient,RQ),从而减少二氧化碳(CO_2)的产生。其次,使用鱼油衍生的 ω-3 脂肪酸和 α-亚麻酸代替标准配方中使用的 ω-6 脂肪酸可以产生免疫调节作用,理论上可以减少花生四烯酸代谢产物的产生,而花生四烯酸代谢产物的减少可以减少在急性呼吸窘迫综合征(acute respiratory distress syndrome,ARDS)患者中所观察到的损害性炎症环境。有关最大氧气量(VO_2),CO_2 产量和 RQ 的数据是混合的。早期的报告显示了其临床收益而后续报告似乎表明,这些参数的改善更可能与预防过度喂食有关[108]。

鱼油衍生的 ω-3 脂肪酸和 α-亚麻酸的应用特别值得关注。ASPEN 指南在 3 项研究的基础上提出了 A 级建议:ARDS 患者应该接受以"抗炎性脂质谱"为特征的配方[89,109~111]。2009 年加拿大指南提出了类似的建议。2011 年两项研究的发表,大大改变了情况。Omega 试验旨在测试假性抗炎症营养是否对于患有急性肺损伤(acute lung injury,ALI)或 ARDS 的患者有益[112]。实验中共有 272 名患者被随机分组;其中 143 名患者接受了 ω-3 补充剂,而另 129 名患者接受了等热量的对照补充剂;脱离呼吸机的时间为主要标志。

经过第一次中期分析后，数据安全监测委员会停止了这项徒劳的研究：接受 omega-3 补充剂的患者比对照患者更差，他们的无呼吸机天数，非 ICU 住院天数和呼吸系统外健康天数较少，且死亡率增加。Grau-Carmona 和同事[113]发表了类似的研究，但主要标志是新的器官功能障碍；次要标志是死亡率、医院感染、脱离呼吸机天数和 ICU 住院时间。实验中共有 160 名患者被随机分配，其中 132 名为被研究对象。除 ICU 住院时间长度在抗炎组中稍短（16 天 vs 18 天）外，没有观察到任何结果变量差异。由于这些发现，加拿大临床实践指南将其建议从“推荐”降为“应予以考虑”[114]。

其他免疫调节添加剂已经过测试，其中最重要的是谷氨酰胺。谷氨酰胺是一种谷胱甘肽前体，可能与降低氧化应激有关。它在危重病患者中也可能相对耗尽，血浆谷氨酰胺水平低与死亡率增加有关[115]。氧化应激造成的死亡减少（Reducing Deaths Due to Oxidative Stress，REDOXS）研究旨在检验谷氨酰胺和补充抗氧化剂可以降低危重患者死亡率的假设[116]。该研究采用 2×2 随机因子设计，共有 1 223 位患者被随机分配，302 位被分配到安慰剂组，303 位被分配接受谷氨酰胺组，308 位分到接受抗氧化剂组，另 310 位接受谷氨酰胺加抗氧化剂治疗；28 天死亡率是主要标志。结果中接受谷氨酰胺的患者的死亡率更高。但本研究存在涉及随机化方法学的问题，而且给予大剂量谷氨酰胺会导致氨基酸分布不平衡[104]。然而，MetaPlus 研究的结果证实了 REDOXS 研究的结果[117]。MetaPlus 研究是一项随机、双盲、多中心试验，其比较了高蛋白肠内营养与高蛋白肠内营养加谷氨酰胺、ω-3 脂肪酸和抗氧化剂的疗效：主要标志是新感染的发生率；且并未观察到主要标志的差异。值得注意的是，接受补充治疗的患者的 6 个月死亡率较高（54% vs 35%）。亚组分析最多只能产生假设，但相当可观的伤害会使得结果很容易出现。2013 年的加拿大指南强烈建议谷氨酰胺不应应用于有休克和多器官衰竭的危重病患者[114]。

应该给患者多少美联储，以及这是如何确定的？

在危重病患者中难以估计静息能量消耗。像 Harris-Benedict 方程类的方程式经常被临床医生用于估计供给量，或可以直接提供约 20~30kcal/（kg · d）[其中蛋白质输送应该在 1.5~2g/（kg · d）]。然而，这些估计并不完全符合能量消耗的测量（例如间接量热法测量的能量消耗）并往往会低估能量消耗[118,119]。这些差异是否明确目前尚不清楚，因为没有可用的数据去描述结果的差异。但像 EPaNIC 试验和 Arabi 及其同事的一项研究[120]所示，相较热量补充接近卡路里摄入目标值的患者，喂养不足或接受 60% 热量需求的患者院内死亡率更低，所以应该避免对重症患者（尤其是处于疾病发展早期）热量供给过度[103,120]。

经导管主动脉瓣置换术的并发症

TAVR 自 2001 年引入欧洲以来已用于许多高风险患者以及严重主动脉瓣狭窄（aortic stenosis，AS）的中危患者（参见第 21 章和第 27 章）。因严重 AS 患者做开放主动脉瓣置换术（surgical aortic valve replacement，SAVR）的风险过高，该手术旨在为其提供替代治疗。2011 年，美国食品药品管理局批准该手术用于替代严重狭窄的主动脉瓣[121]。

经导管主动脉瓣置换术后的死亡率

首次大型多中心前瞻随机的主动脉导管瓣膜置入（Placement of Aortic Transcatheter Valve，PARTNER）试验在美国的 25 个中心进行，其中包括两个队列：队列 A 比较了接受 TAVR 治疗和 SAVR 治疗的高危患者的结局，队列 B 比较了对无法手术的患者用 TAVR 治疗和标准治疗的结局[122-124]。队列 A 招募了 699 例高危患者，结果显示 TAVR 30 天死亡率为 3.4%，TAVR 为 30%，而 1 年死亡率分别为 24.2% 和 26.8%，TAVR 和 SAVR 的 2 年死亡率相近[122-124]。在用 TAVR 治疗的 348 名患者中，244 名接受了经股动脉 TAVR（ransfemoral TAVR，TF-TAVR），104 名接受了经心尖 TAVR（transapical TAVR，TA-TAVR）。在高危患者中，与 TF-TAVR 相比，TA-TAVR 和 SAVR 与更高的围手术期死亡风险相关。在 B 队列中，共有 358 名不能手术的患者入选。TF-TAVR 的 30 天死亡率为 5%，标准治疗为 2.8%，而 1 年死亡率分别为 30.7% 和 50.7%；2 年死亡率分别为 43.3% 和 68%[123,125,126]。非随机连续访问（Nonrandomized Continuous Access，NRCA）注册中心在完成 PARTNER 试验随机化之后建立了[127]。与 PARTNER 试验中的 TF-TAVR（25.3%）相比，NRCA 队列中 1 年死亡率显著降低（19%），但许多基线特征有显著差异。欧洲多中心登记的 697 例患者的结果显示，TAVR 后院内死亡率为 7.5%，SAVR 后为 22.6%[128]。女性患者的 2 年死亡率在 TAVR 治疗中有较低倾向，特别是 TF-TAVR（28.2%）和 SAVR（38.2%），但其原因 PARTNER 试验尚未阐明[123,129,130]。

经导管主动脉瓣置换术后的卒中

在 30 天时，PARTNER 试验队列 A 中，卒中发生率在 TAVR（4.6%）组中明显高于 SAVR（2.4%）组，卒中增加了死亡危险[122]。这种卒中风险相比 SAVR 在 TAVR 后较早达到峰值，之后保持不变[123]。与 TAVR（13.8%）相比，无法手术的患者的总体卒中率明显高于药物治疗组（5.5%）[125]。女性中，与 TAVR（5.4%）相比，手术卒中的发生率在 SAVR（0.7%）组明显较高；男性中，手术卒中发病率在 TAVR（4.5%）和 SAVR（4%）两组中相似[130]。2013 年发表的 25 项多中心研究和 33 项单中心研究的系统回顾和 meta 分析显示，TAVR 与 TA-TAVR 和不同瓣膜类型之间 TAVR 后 30 天内的卒中发生率相似[126]。

经导管主动脉瓣置换术后瓣周漏

TAVR 后瓣周漏可能是假体与瓣环并置不完全、环状偏心、人造瓣膜过小或植入装置错位（见第 15、22 和 27 章）的结果。与 PARTNER 试验队列 A 中的 SAVR（1.9% 和 0.9%）相比，1 年和 2 年后的 TAVR（7% 和 6.9%）中度至重度瓣周期主动脉瓣关闭不全（AR）发生更频繁，晚期死亡率也有所增加[122]。AR 对死亡率的影响与反流的严重程度成正比。在 PARTNER 试验队列 B 中，TAVR 组和标准治疗组在 1 年和 2 年的 AR 发生率相似。PARTNER 试验队列 B 中随访发现与瓣周反流相关的较高的 1 年死亡率在第 2 年消失了[125]。根据目前的文献，轻度瓣周漏和死亡率之间的因果关系仍不清楚[127]。

经导管主动脉瓣置换术后的血管和出血并发症

PARTNER 试验队列 A 中，与 SAVR(3.8%)相比，大血管并发症在 TAVR(11.3%)1 年后发生更频繁，而 SAVR(26.7%)比 TAVR(15.7%)1 年后更易发大出血，其差异在 2 年后持平[122]。在队列 B 中与标准治疗组相比 TAVR 后大出血也较为常见[125]。一项包含 2 401 例患者(根据随机和非随机连续访问注册表接受 TAVR)的大型研究显示后期大出血并发症的发病率为 5.9%[129]。TAVR 后常见的严重出血并发症为胃肠道出血(40.8%)、神经系统出血(15.5%)、外伤或坠落(7.8%)和泌尿生殖系出血(6.3%)。晚期大出血并发症的发生是对死亡率的一项强烈独立预测因素，其与晚期死亡率 4 倍增加量有关。中度至重度瓣周漏和晚期大出血的发病率之间的关联可由高剪切应力和湍流导致聚合蛋白前体裂解后引起出血易感性增加来解释(框 41.6)[129,131]。

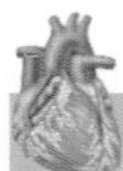

框 41.6 经导管主动脉瓣置换相关并发症的摘要

- 对于高危患者，TAVR 仍然不是 SAVR 的替代选择，但在死亡率方面，对于不能手术的严重主动脉瓣狭窄患者，TAVR 是标准治疗更好的替代治疗
- 应注意早期卒中发病率增加和瓣周漏增加，以及它们与死亡率间的相关性
- 对卒中的高度怀疑应确保及时的诊断检测和治疗属于 TAVR 后计划的一部分
- 考虑到其与后期更糟的结果的相关性，瓣周反流尤其需注意和随访

TAVR，经导管主动脉瓣置换；SAVR，外科主动脉瓣置换。

From http://content.onlinejacc.org/article.aspx? articleid = 2042957&resultClick = 3

微创心脏手术的并发症

自 1990 年初以来，微创心脏手术已逐渐开始应用，其旨在降低由手术入路、CPB 和大血管操作导致的高发病率、炎症反应和器官功能障碍。

微创冠状动脉旁路搭桥术

大多数比较微创 CABG 手术和体外循环标准胸骨切开 CABG 手术的研究体量很小且是非随机的(见第 20 章)。一项小型研究显示，在术后肺功能恢复方面，小切口手术并未优于标准手术[132]。一些非随机研究报道了小切口开胸术对慢性呼吸系统疾病患者呼吸功能恢复的益处，但与标准胸骨切开术相比术后疼痛更剧烈[133]。胸骨切开术与胸廓切开术(Sternotomy Versus Thoracotomy，STET)试验显示，左前外侧开胸手术 CABG(off-pump CABG，OPCAB)手术与较短的插管次数和较少的心律失常相关，但与胸骨正中切口的标准 OPCAB 手术相比，OPCAB 手术也与较长的手术时间、更多的术后镇痛需求以及更差的肺功能有关[134]。在 OPCAB 和体外循环血运重建后的死亡率和长期发病率结果相似；但 OPCAB 后复发性心绞痛的发病率也更高[135]。一项包括超过 13 000 例患者的大型 meta 分析显示与体外循环 CABG 手术相比，OPCAB 与卒中发病率降低相关，但与死亡率和心肌梗死发病率是相近的[136]。重要的是，80 岁以上的患者使用非体外血运重建的卒中发生率更低，并且有更好的生存趋势[137]。OPCAB 的一个主要问题是需要紧急转换到体外循环 CABG 手术，这会导致围手术期死亡率和发病率增加(Polomsky and Puskas，2012)[137]。OPCAB 手术的另一个有争议的领域是完成血运重建的能力，与体外循环 CABG 手术相比可能导致可移植血管更少[136]。因此，与 OPCAB 相比，一种与较短的停留时间和插管时间、较少的疼痛和失血以及较少的输血有关的混合血运重建方法开始被提倡[137,138]。当进行单个移植时机器人辅助 CABG 手术也与低死亡率和并发症发生率有关；然而，当需要多个移植时其益处便减少了[139]。

微创主动脉瓣置换术

自从 1993 年第一次报告右侧开胸手术治疗 AVR 以来，微创 AVR 已经通过右前方开胸或胸骨上半正中小切口开胸术来实施了[140]。一项倾向性匹配的单中心研究显示，微创 AVR 与较短的机械通气时间、较低的术后心房颤动发生率和较少的输血有关[141]。对 18 项研究的倾向匹配数据的汇总分析显示，与常规 AVR 相比，微创 AVR 的缺血时间和 CPB 时间显著延长，而机械通气时间、ICU 和住院时间缩短[142]。疼痛评分、输血要求以及卒中和心房纤颤的发生率在微创和常规 AVR 之间是相当的。单中心研究还显示，与传统 AVR 相比，微创 AVR 与需要重做手术的 80~90 年龄段患者的存活率增加有关[143]。另一篇包括 13 篇文章的综述总结出微创再次手术 AVR 至少与传统全胸骨切开术安全性相当，并且与较短的住院时间、较少的血液制品、较短的机械通气时间和较少的胸骨伤口感染相关(见第 21 章和第 29 章)[144]。

微创二尖瓣手术

自 1990 年初以来，为了尽量减少手术创伤并增加对外科手术疼痛、恢复长度和美容效果的积极影响，微创二尖瓣手术被越来越多地使用[145]。在一家机构进行的一项观察性研究显示，对于二尖瓣或主动脉瓣手术而言，与正中胸骨切开术(11.3%)相比，通过小切口开胸术可显著降低医院死亡率(5.6%)、减少输血量并缩短住院时间缩短[146]。一项单中心报告报道了在一系列患者中进行微创二尖瓣修复手术后的短期与长期结果：手术死亡率为 1.3%，95% 的患者未发生再次手术或严重的二尖瓣关闭不全[147]。目前没有随机对照试验比较和这微创手术的开放手术对二尖瓣疾病的安全性与疗效，但历史队列和病例系列提示微创方法是一种可行的选择[148]。

机械辅助装置的并发症

心室辅助装置植入的长期并发症

2001 年，对机械辅助治疗充血性心力衰竭(Randomized

Evaluation of Mechanical Assistance for the Treatment of Congestive Heart Failure,REMATCH)试验的里程碑式的随机评估表明,植入 LVAD(而非医疗管理)可改善心力衰竭患者的生存率和生活质量(见第 28 章)[149]。该试验为心力衰竭管理的新范式铺平了道路,在此期间,VAD 不仅可用于移植前医疗管理不良的患者,也可对不具备接受心脏移植的心脏病终末期患者进行最终治疗(destination therapy,DT)[150]。而且,随着设备的改善,具有非急救 VAD 假体的患者的存活率已经开始接近心脏移植患者,心脏移植的 2 年存活率过去 10 年移植保持约 80%[151]。因此,越来越多的 VAD 被选为代替移植的 DT,即使在符合移植条件的患者中也是如此[150,152]。这种发展可能会使未来相较于需求量,工体心脏不会十分短缺。

对植入 VAD 的患者的不良事件负担是长期植入成功的关键且在 DT VAD 的新时代越来越重要。DT 的原始脉动 VAD(例如 HeartMate XVE)已被连续装置(例如 HeartMate Ⅱ,HeartWare HVAD,DuraHeart Ⅱ)所取代(图 41.1),因为它们通常会致更好的疗效[153,154]。许多长 VAD 使用的长期并发症仍然存在,下文将对此进行讨论。

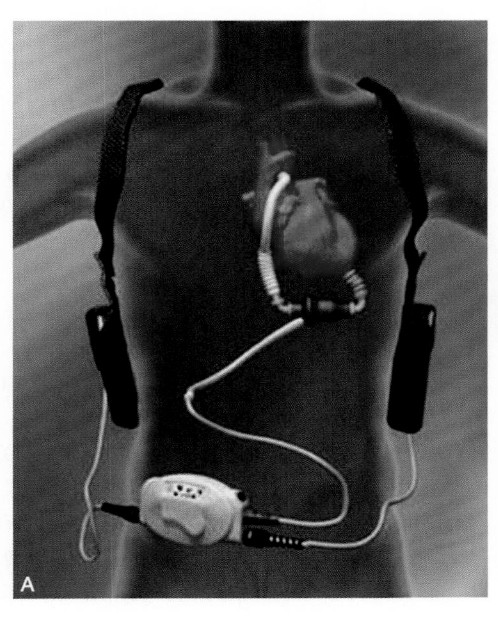

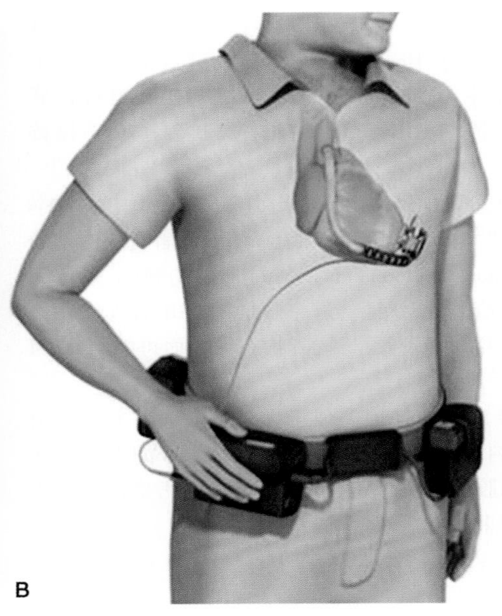

图 41.1 (A)Heartmate Ⅱ心室辅助装置。(B)HeartWare 心室辅助装置

设备感染

明确感染率是很困难的,因为感染率变化很大且取决于所使用的设备、使用的定义、报告和感染的严重程度[155]。此外,许多报告感染率的研究都是从脉搏 VAD 仍在使用时开始的中小型单中心研究。由于感染率和其他并发症随着连续流量设备的使用而下降,这些数据越来越无关紧要。

最近有报道表明装有 VAD 患者的感染发生率高达 49%,其中严重感染系列(如内分泌泵感染)发生率低于 1%,发生率较低的感染如经皮部位感染从 12% 到 32% 不等。最新的机械辅助循环支持交互记录(INTERMACS)报告指出,每 100 个患者月感染率为 9.96[150]。总体脓毒症发生率相对较高,为 11%~36%[155-161]。最近的一项单中心试验报告总体动力传动系统感染率为 12%[162]。对感染的唯一独立特征性预测是支持持续时间的延长。正如先前研究,葡萄球菌和假单胞菌是最常见的培养生物,可能与这些生物体产生生物膜的能力有关[163]。

虽然大多数与 VAD 有关的感染是表浅的且可用抗生素和局部清创来治疗,但严重的感染性并发症会导致 11% 的设备故障[164]。已被报道出的积极治疗策略包括真空辅助伤口闭合和抗生素珠[165,166]。尽快遏制感染对于防止器械更换非常重要,因为每次更换都会显著降低生存率[150]。

装置血栓形成

VAD 内血液的机械推进会导致一些后果,包括停滞和与非生物材料的接触从而使血栓形成。血液学效应的不同取决于装置的类型。连续轴流泵(如 HeartMate Ⅱ)每分钟以更高的转速旋转并具有更多的与血液接触的表面区域,而离心流量泵(如 HeartWare)与血液接触的移动部件更少且转速更慢,从而使剪切压力更小、止血需求及血液成分活化更少。因此,轴流泵比离心流动模型具有更高的溶血速率[167]。最终事实证明离心流动泵具有更少的如血栓形成等血液相容性问题[158]。

与器械有关的血栓形成是长期 VAD 使用的严重并发症,它会导致设备的更换或移植。此外,与器械有关的血栓形成是导致器械失败的最常见原因,达到 50%[164]。HeartMate Ⅱ原始研究中器械相关血栓形成率为 2%~4%[161]。而近期血栓发病率增加到约 8% 的原因经推测可能归咎于抗凝治疗的变化[121,168]。

血栓形成是由乳酸脱氢酶水平升高导致的,其和与血栓附近湍流增加相关的溶血超声心动图检查结果、CT 血管造影和增加的泵功率使用有关[167]。据报道成功的保守治疗策略包括了糖蛋白Ⅱb/Ⅲa抑制剂治疗和溶栓治疗。如果上述疗法失败或者出现了血流动力学改变,则装置必须更换[155]。

消化道出血

许多因素使VSD患者易有出血情况。首先,VAD患者需要长期抗凝治疗以避免血栓并发症,典型的方案包括全剂量阿司匹林和华法林,国际标准化比值(international normalized ratio,INR)为2~2.5[155]。导致患者出血的另一个因素是机械推进血液的后果:对血液成分的剪切应力导致因vWB因子多聚体切割产生的获得性von Willebrand(vWB)疾病,终使出血率增加[169]。与轴流式装置相比,已证实vWB因子的水平在离心流动装置中未有明显改变,但这似乎并未改变其出血风险[170]。最近一项关于HeartWare离心流动装置的研究指出其与胃肠道出血率(gastrointestinal bleeding,GIB)相对较低(5%)有关,但不清楚GIB率低是否与vWB因子水平保持相关[171]。

GIB是VAD患者中经常出现的出血事件,报道中发生率为10%~40%[156,157,172~174]。连续轴流VADS患者有肠内动静脉畸形(arteriovenous malformation,AVM)形成的倾向,多认为这是低脉压状态造成的,并且会进一步增加GIB的风险[172]。脉冲流VADS的GIB率较低,与抗凝状态无关而可能与AVM的缺乏相关[174,175]。

VAD和GIB患者的处理类似于无VAD患者,主要由输血、停止抗凝和内镜评估组成。在小肠中AVMs的大量出血可能导致更多的胶囊内镜研究。对个别患者可考虑出血停止和华法林治疗结束后重新开始阿司匹林治疗[176]。

神经血管事件

2%~14%的VAD患者会发生卒中,4%~11%的患者会因卒中导致残疾或死亡[155-157,159-161,177]。致残性卒中是一种可怕的事件,可能会对生活质量产生极大的损害以及具有使VAD患者病程复杂化的潜质。与脉动流装置相比,连续流装置中的神经事件发生率较低[154]。虽尚未有清晰的解释但在连续流装置中神经系统事件的发生率也随时间下降。一项试验发现,在最初的HeartMate Ⅱ DT试验中,卒中发生率从原来的19%降至FDA后批准期的12%[177]。

卒中的一个重要患者因素是抗凝状态。多项研究发现,有凝血倾向(高血小板计数,低INR和凝血酶原时间[PT])的实验室指标的患者与缺血性卒中相关,而具反映抗凝(高INR和PT)指标的患者与出血性卒中相关[173,178,179]。毫无疑问,仔细监测慢性抗凝治疗对于平衡血栓形成事件与出血的风险至关重要。

设备故障

非紧急性连续轴流装置植入后的一年存活率现在为80%;在第二次植入后1年生存率下降到65%,在第三次植入后下降到50%[150]。这种下降可能是由于泵或设备更换本身的潜在状况所引起的,但目前认为不到必要时尽量避免更换设备。近期一篇综述通过原始回顾性实验着重研究了研究装置故障问题。在约500天的平均持续时间里设备故障发生率约为4%;而泵血栓形成是最常见的失败原因(占50%);导致故障的原因还包括导联或线路损坏22%、机械故障12%及感染11%[164]。

近期在HeartMate Ⅱ中观察到的一项设备故障之因是弯曲离隙所导致的接触不良[180]。弯曲离隙的目的是防止流出液在泵和主动脉间反流。一个可拆卸的密封环将密封件封闭起来为的是将来需要可视化移植物时能够拆下密封圈,但密封环可在体内自发分离而可能导致血栓形成、溶血增加、心力衰竭恶化或严重出血。

体外膜氧合的长期并发症

1972年Bartlett和同事[181]首次报告了28例手术单位外的ECMO使用情况(见第32章和第33章)。从那时起,体外生命支持(extracorporeal life support,ECLS)已用于数千名呼吸或心血管衰竭的对医疗管理无反应的患者。然而,使用ECLS/ECMO的适应证和指南仍存在争议[182,183]。接受ECMO的患者的死亡率仍然很高。在接受ECMO治疗呼吸衰竭的患者中,死亡率21%~50%不等,而心力衰竭患者的死亡率在40%以内[184]。

各类并发症在ECMO患者中非常常见。Combes和同事[185]报道,57%接受ECMO治疗的心衰患者至少有一种主要并发症。在一篇优质综述中,Esper和同事[186]将并发症分为两大类:与器械有关的和与患者有关的。ECMO回路本身是复杂的,并且每个部件[例如套管、管道、泵、充氧器、热交换器、管道和回流套管(动脉或静脉)]都有相关故障的报告。幸运的是,使用了现代插管、离心泵、肝素涂层回路和空心过滤充氧器后,电路相关故障的发生率似乎正在下降[187]。静脉引流插管的问题可能包括局部阻塞,这会增加患者的静脉压(静脉压力增加也可能降低器官灌注压)并降低流速,如果使用静脉-动脉(venoarterial,VA)ECMO,则会影响氧合、通气和血压。如果泵流量过高则静脉在其周围塌陷而导致“插入”导管堵塞,静脉引流也可能会减少。当静脉塌陷发生时,回路管道通常会“摇晃”或“震颤”。通常可以通过暂时减少流量、液体推注或两者共同来解决静脉塌陷问题。超声心动图有助于确认套管的位置。静脉-静脉(venovenous,VV)ECMO的另一个关于套管的问题是当静脉引流套管距离充氧器的回流套管太近且氧合血液排回到ECMO回路中时,会导致组织充氧不足。这个问题通常通过调整套管的位置来处理。

一种新型Avalon Elite双腔套管(Avalon Laboratories,Rancho Dominguez,CA)现在被用于VV-ECMO,它从上腔静脉和下腔静脉排出血液后输回右心房。当通过超声心动图或透视法正确定位时,尽量避免股动脉插管。然而上肢DVT的高发生率(高达80%)与使用该套管有关[188]。所有患者在插管拔除后均发生DVT的完全或部分分解且未有发生肺栓塞的记录。

在行ECMO治疗的新生儿中溶血也为常见并发症,据报道发病率在10%~67%[189]。溶血可导致贫血、高胆红素血症、AKI和神经系统并发症。溶血的危险因素包括充氧器类型、平均静脉入口压力和平均泵速。通过使用最大的套管和尽可能低的泵速度可以限制溶血。

泵和/或充氧器导致的血栓形成是ECMO的另一并发症,临床医生必须在过度抗凝和出血间保持平衡[186]。然而目前没有普遍接受的标准指南可用于 ECMO 患者的抗凝治疗或监测。

Cheng 和同事[190]最近发表了一篇关于 1 866 例 ECMO 心力衰竭患者并发症的优质综述和 meta 分析，报告得出总体存活率为 35%（21% ~ 65%）；并发症发生率见表 41.8（与 Ventetuolo 及同事[184]报道的并发症发生率相似）。

表 41.8 体外膜氧合治疗心力衰竭的并发症

	比例/%	95% 置信区间
下肢缺血	16.5	12.5~22.6
房间隔综合征或筋膜切开术	10.3	7.3~14.5
下肢截肢	4.7	2.3~9.3
卒中	5.9	4.2~8.3
其他神经损伤	13.3	9.9~17.7
急性肾损伤	55.6	35.5~74
肾替代疗法	46	36.7~55.5
严重出血	40.6	26.8~56.6
出血或压塞致再次手术	41.6	24.3~61.8
感染	30.4	15.5~44

Adapted from Cheng R, Hachamovitch R, Kittleson M, et al. Complications of extracorporeal membrane oxygenation for treatment of cardiogenic shock and cardiac arrest: a meta-analysis of 1 866 adult patients. *Ann Thorac Surg*. 2014; 97(2): 610-616.

ECMO 的费用也非常昂贵，对于随机接受传统通气或 ECMO 治疗严重成人呼吸衰竭（ECMO for Severe Adult Respiratory failure, CESAR）试验的患者，其费用高达 65 519 美元[191]。本研究显示 ECMO 终身预计成本为每年 131 000 美元。

最后，ECMO 为患者、家属和临床医生带来了许多医疗道德方面的困境。对每个人来说，最大的压力就是所谓的“无处可去”：ECMO 的患者没有长期生命支持替代疗法。Abrams 和同事撰写的一篇优秀的评论文章详细回顾了包括这种问题的一些常见伦理困境[192]。

总之，ECMO 是一种昂贵的干预措施，其死亡率为 20% ~ 50%，发病率约为 50%。为了改善预后，更多关于确定 ECMO 的适应证和管理的研究正在进行着。

患者和家属支持、姑息治疗和报废问题

在美国，每年死亡人数中有 20% 是在 ICU 住院或离开 ICU 病房短期内去世的[193]。这一事实使 ICU 必须去帮助家庭和患者去完成一个可能以一种无法预测或令人沮丧的方结束的艰难旅程。ICU 当然应帮助患者尽可能获得长时间的高质量的生活，但当最终不可避免地出现上述情况时，帮助患者及其家属体验“良好的死亡”也是非常宝贵的。

心胸监护病房的患者护理技术非常重要且随着时间的推移而愈甚。对脏器重要功能支持的几乎是无限期的可能性将干预措施和护理从过去“我们可以怎样做”转变到“我们应该怎样做”的问题上，这对临床医生、患者和家庭都使决策更加困难。

外科 ICU 特有的一个复杂性在于临床工作者的护理目标可能不同。外科医生和他们的患者之间经常存在一个关于护理方面的契约，医学人类学家 Joan Cassell 对其进行了阐述，其中医生对患者的承诺的特点是永不放弃和不惜任何代价击败死亡。这种承诺可能会导致与注重生活质量的人发生频繁冲突[194]，并且可能会使患者及其家属因接受信息混杂而产生困惑。

心脏外科 ICU 中的患者多年龄较大且有慢性疾病。这些患者经常有高于实际的要求或生存意愿。如果这种问题已经被充分到位地讨论过，那么患者和家属则可正确认知到治疗的进展。然而当出现不可预见的情况和是否继续进行根治疗法的问题时，语言在 ICU 做出实际决定时往往是苍白无力的。典型标准文献提到，如果没有“现实的”恢复希望存在，患者不希望继续接受医疗干预或“冒险治疗”。然而完全没有希望或机会的情况罕见，但医生也无法预测患者是否或何时死亡[195]。

预后

凡入住 ICU 的患者往往正在接受大手术且有潜在的合并症；预后不良在他们身上发生的概率不会低。经 CABG 手术的患者在 30 天内总体死亡概率为 3.2%。如果患者的左心室射血分数低于 20%，则该风险会在 30 天内增加至 8%[196,197]。对于 80 岁及以上的患者，AVR 的 30 天死亡率为 6.6%。这些患者通常已接近生命终点了（2 年内死亡率为 35%）[122]。发病率最高的类别是接受 VA-ECMO 治疗的心搏骤停患者、严重心源性休克或不能从脱离 CPB 的衰竭患者；他们的医院的存活率仅为 35% ~ 43%[185,198,199]。这种情况在心脏外科 ICU 中并不罕见。

评分系统可以帮助医生对患者预后不良可能性具有概念。几种心脏手术患者的评分系统已经得到验证[200,201]。另有预测发病率和死亡率的系统：心脏麻醉风险评估（cardiac anesthesia risk evaluation, CARE）评分（框 41.7）[202]。CARE 评分将心脏疾病的严重程度、合并症及手术的性质和紧急程度纳入了 1~5 分的评估系统，而紧急情况用 E 表示。例如，4E 患者为有无法控制的医疗状况且需行复杂紧急手术的患者，其院内死亡风险为 17%（表 41.9）。

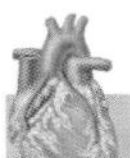

框 41.7 心脏麻醉风险评估评分

1. 患有稳定的心脏疾病并且没有其他医疗问题的患者：进行非复杂手术
2. 患有稳定的心脏疾病和一个或多个受控医疗问题的患者[a]：进行非复杂手术
3. 患有任何不受控制的医疗问题[b] 或进行复杂手术[c] 的患者
4. 患有任何不受控制的医疗问题且需要进行复杂手术的患者
5. 患有慢性或进展性心脏病患者且进行心脏手术是拯救或改善生命的最后希望
6. 紧急情况：一旦做出诊断并且手术部门可配合，即行手术

[a] 实例：受临床医生判断的受控高血压，糖尿病，外周血管疾病，慢性阻塞性肺疾病，受控全身性疾病等。

[b] 例如：静脉注射肝素或硝酸甘油治疗不稳定型心绞痛，术前主动脉内球囊反搏，伴有肺或外周水肿的心力衰竭，未控制的高血压，肾功能不全（肌酐水平 > 140μmol/L），致衰弱的全身性疾病，以及其他临床工作者界定的疾病等。

[c] 例如：再次手术，瓣膜联合冠状动脉手术，多瓣膜手术，左心室动脉瘤切除术，心肌梗死后室间隔缺损的修复，弥漫性或严重钙化血管的冠状动脉搭桥等。

Adapted from Dupuis JY, Wang F, Nathan H, et al. The cardiac anesthesia risk evaluation score: a clinically useful predictor of mortality and morbidity after cardiac surgery. *Anesthesiology*. 2001; 94(2): 194-204.

表 41.9 根据 CARE 评分预测的死亡率、发病率和术后住院时间延长的可能性

CARE 评分	死亡率/%	发病率/%	延长的 LOS/d
1	0.5(0.3~0.9)	5.4(4.3~6.8)	2.9(2.2~3.9)
2	1.1(0.7~1.7)	10.3(8.9~12.1)	5.1(4.2~6.3)
3	2.2(1.6~3.1)	19.0(17.2~20.9)	8.8(7.6~10.2)
3E	4.5(3.5~5.7)	32.1(29.3~35.0)	14.7(12.8~16.8)
4	8.8(6.9~11.3)	48.8(44.1~53.6)	23.5(20.1~27.3)
4E	16.7(12.4~22.1)	65.8(59.5~71.6)	35.4(29.3~42.0)
5	29.3(20.8~39.6)	79.6(73.2~84.7)	49.4(40.4~58.5)
5E	46.2(32.4~60.5)	88.7(83.5~92.5)	63.6(52.5~73.4)

从参考人群中进行的逻辑回归分析获得的值(n=2 000)。括号内的数字为95%置信区间。

CARE,心脏麻醉风险评估;LOS,住院时间。

Adapted from Dupuis JY, Wang F, Nathan H, et al. The cardiac anesthesia risk evaluation score: a clinically useful predictor of mortality and morbidity after cardiac surgery. Anesthesiology. 2001;94(2):194-204.

ICU 中的问题人群指那些患有慢性危重症的、身体和认知障碍的患者。这些是在 ICU 中久住的患者通常营养不良而虚弱,并且不能脱离呼吸支持。这些患者的院内死亡率为 20%~49%之间。即使这些患者最终能够出院,其 1 年内死亡率也高达 50%左右[203]。

姑息治疗

认识到姑息治疗并不意味着排除治愈性疗法这一点是重要的。姑息治疗是一种将症状管理纳入医疗和外科疾病治疗的概念。其思路为对患者的慢性疾病加以管理,旨在减轻痛苦并改善生活质量,这可被看作是针对疾病的治疗的强化而无需替代。心脏手术患者几乎无一例外都应视为患有慢性疾病且必须无限期地对其进行管理。因此,即使近期不会停止治疗,姑息治疗往往也适合纳入护理计划以缓解症状和改善生活质量[204]。

姑息治疗咨询已被证明可以延长寿命、降低医疗成本并提高患者满意度[205-208]。因此,对患者护理计划的早期综合治疗方法并没有明显的缺陷。如果疾病特异性治疗已无效或已用尽,或者如果护理目标改变为单纯去缓解症状,则可以相应地加强姑息疗法(图 41.2)。

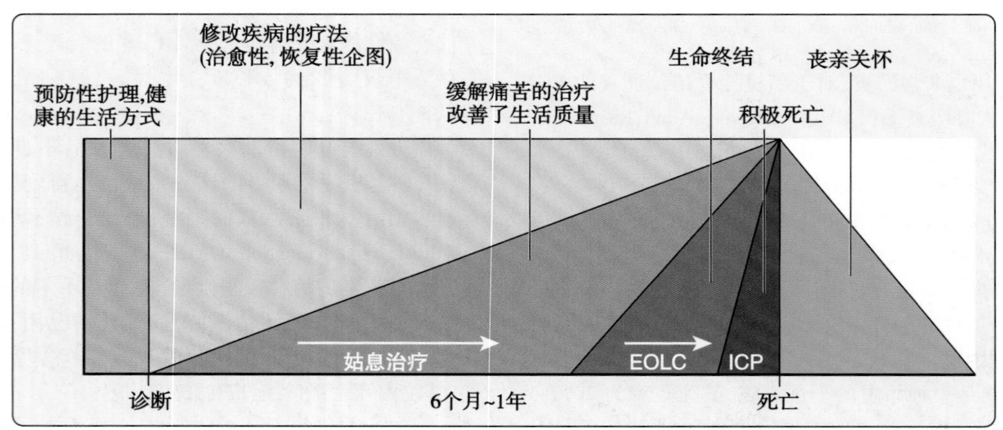

图 41.2 姑息治疗的连续性。(*Courtesy of the University of Washington, Seattle. From Macaden SC. Moving toward a national policy on palliative and end of life care.* Indian J Palliat Care. *2011;17[Suppl]:S42-S44.*)

对患者和家属支持的建议

一些 ICU 已经制订了从入院开始举行家庭会议的特定时间表,或者当家庭可以床旁陪护且期望护理提供者访问时设定的"家庭轮转"时间。这种做法有许多潜在的好处。它允许家庭成员和患者在出现潜在并发症或紧急情况之前与护理人员相熟并且可改善患者和家人的满意度,因为他们相信自己可得到及时通知。家庭会议还提供了以非常规的方式讨论患者护理目标的机会,同时消除了一旦患者状态意外下降可能由急于安排的会议引发的一些焦虑。Nelson 和同事[209]制定了一系列用于 ICU 的姑息治疗质控措施,为特定性为提供了建议性的时间表(框 41.8)。预后不良或意外入院 ICU 的患者应该早一点召开家庭会议,理想情况下在入 ICU 的第 1 天。

促进家庭会议是需要练习的。有大量文献可用于提供指导。会议应视情况尽量包括所有学科的医师并对所有参与者进行介绍。会上应该评估家属对患者病情的理解;应向家属提供一份清晰连贯的信息,包括患者的状况和尽可能明确的预测。

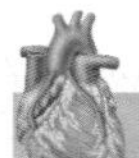

框 41.8 重症监护室中最低限姑息治疗质控措施组合

ICU 第 1 天目标
- 确定医疗决策者
- 确定是否有预先指示
- 确定复苏(DNR/DNI)状态
- 如果适用,请提供机构 ICU 信息
- 定期进行疼痛评估,争取行最佳疼痛管理

ICU 第 3 天目标
- 如果尚未完成,请参与社会工作支持
- 如果尚未完成,请参与精神支持

ICU 第 5 天目标
- 在专门的空间内进行跨学科的家庭会议

ICU,重症监护室;DNR,不要复苏;DNI,不要插管。

Adapted from Nelson JE, Mulkerin CM, Adams LL, Pronovost PJ. Improving comfort and communication in the ICU: a practical new tool for palliative care performance measurement and feedback. Qual Saf Health Care. 2006;15(4):264-271.

如果需要做出有关进一步治疗的决定，那么此举目标应是探索患者在这种情况下的护理目标是什么。代理人应根据他们对患者的了解来帮助解释这些愿望而不是表达他们自身对护理计划的想法。因此医疗实施者可以在考虑患者的意愿和临床情况后，向决策者提出进一步护理建议。正如 Pelligrino 所写，“治疗的功效是由临床医生评估和评论的，但治疗的负担和益处（就其定量或定性目标而言）则属患者的范围”[210]。限制或改变护理目标的决定应基于患者在临床背景下的意愿，是实践者和家庭成员之间的共同决定。

撤销生命维持治疗和姑息性镇静

如果决定治愈性治疗已经用尽并且护理目标仅改变为姑息性质，那么根据代理人和实施者的判断，疾病特异性治疗和维持生命治疗可以停止或不再升级。可以指导这一过程的机制的优质资源是存在的[211,212]。

（李无慈 译）

参考文献

1. Sandoe JA, Barlow G, Chambers JB, et al. Guidelines for the diagnosis, prevention and management of implantable cardiac electronic device infection. Report of a joint Working Party project on behalf of the British Society for Antimicrobial Chemotherapy (BSAC, host organization), British Heart Rhythm Society (BHRS), British Cardiovascular Society (BCS), British Heart Valve Society (BHVS) and British Society for Echocardiography (BSE). *J Antimicrob Chemother*. 2015;70(2):325–359.
2. Voigt A, Shalaby A, Saba S. Continued rise in rates of cardiovascular implantable electronic device infections in the United States: temporal trends and causative insights. *Pacing Clin Electrophysiol*. 2010;33(4):414–419.
3. Nery PB, Fernandes R, Nair GM, et al. Device-related infection among patients with pacemakers and implantable defibrillators: incidence, risk factors, and consequences. *J Cardiovasc Electrophysiol*. 2010;21(7):786–790.
4. Lin YS, Hung SP, Chen PR, et al. Risk factors influencing complications of cardiac implantable electronic device implantation: infection, pneumothorax and heart perforation: a nationwide population-based cohort study. *Medicine (Baltimore)*. 2014;93(27):e213.
5. Yarboro LT, Bergin JD, Kennedy JL, et al. Technique for minimizing and treating driveline infections. *Ann Cardiothorac Surg*. 2014;3(6):557–562.
6. Myers TJ, Khan T, Frazier OH. Infectious complications associated with ventricular assist systems. *ASAIO J*. 2000;46(6):S28–S36.
7. Topkara VK, Kondareddy S, Malik F, et al. Infectious complications in patients with left ventricular assist device: etiology and outcomes in the continuous-flow era. *Ann Thorac Surg*. 2010;90(4):1270–1277.
8. John R, Aaronson KD, Pae WE, et al.; HeartWare Bridge to Transplant, A. T. I. Drive-line infections and sepsis in patients receiving the HVAD system as a left ventricular assist device. *J Heart Lung Transplant*. 2014;33(10):1066–1073.
9. Horvath KA, Acker MA, Chang H, et al. Blood transfusion and infection after cardiac surgery. *Ann Thorac Surg*. 2013;95(6):2194–2201.
10. Garland JS, Henrickson K, Maki DG. Hospital Infection Control Practices Advisory Committee Centers for Disease, Control and Prevention. (2002). The 2002 Hospital Infection Control Practices Advisory Committee Centers for Disease Control and Prevention guideline for prevention of intravascular device-related infection. *Pediatrics*. 2002;110(5):1009–1013.
11. Miller SE, Maragakis LL. Central line-associated bloodstream infection prevention. *Curr Opin Infect Dis*. 2012;25(4):412–422.
12. Rosenthal VD, Maki DG, Jamulitrat S, et al.; Members, I. International Nosocomial Infection Control Consortium (INICC) report, data summary for 2003–2008, issued June 2009. *Am J Infect Control*. 2010;38(2):95–104 e2.
13. Maki DG, Kluger DM, Crnich CJ. The risk of bloodstream infection in adults with different intravascular devices: a systematic review of 200 published prospective studies. *Mayo Clin Proc*. 2006;81(9):1159–1171.
14. Traoré O, Liotier J, Souweine B. Prospective study of arterial and central venous catheter colonization and of arterial- and central venous catheter-related bacteremia in intensive care units. *Crit Care Med*. 2005;33(6):1276–1280.
15. Callister D, Limchaiyawat P, Eells SJ, Miller LG. Risk factors for central line-associated bloodstream infections in the era of prevention bundles. *Infect Control Hosp Epidemiol*. 2015;36(2):214–216.
16. Hidron AI, Edwards JR, Patel J, et al.; Participating National Healthcare Safety Network, F. NHSN annual update: antimicrobial-resistant pathogens associated with healthcare-associated infections: annual summary of data reported to the National Healthcare Safety Network at the Centers for Disease Control and Prevention, 2006–2007. *Infect Control Hosp Epidemiol*. 2008;29(11): 996–1011.
17. O'Grady NP, Alexander M, Burns LA, et al.; Healthcare Infection Control Practices Advisory, C. Guidelines for the prevention of intravascular catheter-related infections. *Am J Infect Control*. 2011;39(4 suppl 1):S1–S34.
18. Hollenbeak CS, Murphy DM, Koenig S, et al. The clinical and economic impact of deep chest surgical site infections following coronary artery bypass graft surgery. *Chest*. 2000;118(2):397–402.
19. Tang GH, Maganti M, Weisel RD, Borger MA. Prevention and management of deep sternal wound infection. *Semin Thorac Cardiovasc Surg*. 2004;16(1):62–69.
20. Salehi Omran A, Karimi A, Ahmadi SH, et al. Superficial and deep sternal wound infection after more than 9000 coronary artery bypass graft (CABG): incidence, risk factors and mortality. *BMC Infect Dis*. 2007;7:112.
21. Kubota H, Miyata H, Motomura N, et al. Deep sternal wound infection after cardiac surgery. *J Cardiothorac Surg*. 2013;8:132.
22. Martorell C, Engelman R, Corl A, Brown RB. Surgical site infections in cardiac surgery: an 11-year perspective. *Am J Infect Control*. 2004;32(2):63–68.
23. Thanavaro KL, Nixon JV. Endocarditis 2014: an update. *Heart Lung*. 2014;43(4):334–337.
24. Starakis I, Mazokopakis EE. Prosthetic valve endocarditis: diagnostic approach and treatment options. *Cardiovasc Hematol Disord Drug Targets*. 2009;9(4):249–260.
25. Vlessis AA, Khaki A, Grunkemeier GL, et al. Risk, diagnosis and management of prosthetic valve endocarditis: a review. *J Heart Valve Dis*. 1997;6(5):443–465.
26. Hill EE, Herijgers P, Claus P, et al. Infective endocarditis: changing epidemiology and predictors of 6-month mortality: a prospective cohort study. *Eur Heart J*. 2007;28(2):196–203.
27. Tornos P, Gonzalez-Alujas T, Thuny F, Habib G. Infective endocarditis: the European viewpoint. *Curr Probl Cardiol*. 2011;36(5):175–222.
28. de Gevigney G, Pop C, Delahaye JP. The risk of infective endocarditis after cardiac surgical and interventional procedures. *Eur Heart J*. 1995;16(suppl B):7–14.
29. Thuny F, Grisoli D, Cautela J, et al. Infective endocarditis: prevention, diagnosis, and management. *Can J Cardiol*. 2014;30(9):1046–1057.
30. Dickerman SA, Abrutyn E, Barsic B, et al.; Investigators, I. C. E. The relationship between the initiation of antimicrobial therapy and the incidence of stroke in infective endocarditis: an analysis from the ICE Prospective Cohort Study (ICE-PCS). *Am Heart J*. 2007;154(6):1086–1094.
31. Baddour LM, Wilson WR, Bayer AS, et al.; Committee on Rheumatic Fever, Endocarditis, and Kawasaki Disease; Council on Cardiovascular Disease in the Young; Councils on Clinical Cardiology, Stroke, and Cardiovascular Surgery and Anesthesia; American Heart Association; Infectious Diseases Society of America. Infective endocarditis: diagnosis, antimicrobial therapy, and management of complications: a statement for healthcare professionals from the Committee on Rheumatic Fever, Endocarditis, and Kawasaki Disease, Council on Cardiovascular Disease in the Young, and the Councils on Clinical Cardiology, Stroke, and Cardiovascular Surgery and Anesthesia, American Heart Association: endorsed by the Infectious Diseases Society of America. *Circulation*. 2005;111(23):e394–e434.
32. Attaran S, Chukwuemeka A, Punjabi PP, Anderson J. Do all patients with prosthetic valve endocarditis need surgery? *Interact Cardiovasc Thorac Surg*. 2012;15(6):1057–1061.
33. Bone RC, Balk RA, Cerra FB, et al. Definitions for sepsis and organ failure and guidelines for the use of innovative therapies in sepsis. The ACCP/SCCM Consensus Conference Committee. American College of Chest Physicians/Society of Critical Care Medicine. *Chest*. 1992;101(6):1644–1655.
34. Levy MM, Fink MP, Marshall JC, et al.; SCCM/ESICM/ACCP/ATS/SIS. 2001 SCCM/ESICM/ACCP/ATS/SIS International Sepsis Definitions Conference. *Crit Care Med*. 2003;31(4):1250–1256.
35. Dellinger RP, Levy MM, Rhodes A, et al.; Surviving Sepsis Campaign Guidelines Committee including the Pediatric, S. Surviving sepsis campaign: international guidelines for management of severe sepsis and septic shock: 2012. *Crit Care Med*. 2013;41(2):580–637.
36. Angus DC, Linde-Zwirble WT, Lidicker J, et al. Epidemiology of severe sepsis in the United States: analysis of incidence, outcome, and associated costs of care. *Crit Care Med*. 2001;29(7): 1303–1310.
37. Adhikari NK, Fowler RA, Bhagwanjee S, Rubenfeld GD. Critical care and the global burden of critical illness in adults. *Lancet*. 2010;376(9749):1339–1346.
38. Dombrovskiy VY, Martin AA, Sunderram J, Paz HL. Rapid increase in hospitalization and mortality rates for severe sepsis in the United States: a trend analysis from 1993 to 2003. *Crit Care Med*. 2007;35(5):1244–1250.
39. Mayr FB, Yende S, Angus DC. Epidemiology of severe sepsis. *Virulence*. 2014;5(1):4–11.
40. Rangel-Frausto MS, Pittet D, Costigan M, et al. The natural history of the systemic inflammatory response syndrome (SIRS). A prospective study. *JAMA*. 1995;273(2):117–123.
41. Zimmerman JE, Kramer AA, Knaus WA. Changes in hospital mortality for United States intensive care unit admissions from 1988 to 2012. *Crit Care*. 2013;17(2):R81.
42. Vincent JL, Rello J, Marshall J, et al.; Investigators, E. I. G. o. International study of the prevalence and outcomes of infection in intensive care units. *JAMA*. 2009;302(21):2323–2329.
43. Gelijns AC, Moskowitz AJ, Acker MA, et al.; Cardiothoracic Surgical Trials, N. Management practices and major infections after cardiac surgery. *J Am Coll Cardiol*. 2014;64(4):372–381.
44. Greco G, Shi W, Michler RE, et al. Costs associated with health care-associated infections in cardiac surgery. *J Am Coll Cardiol*. 2015;65(1):15–23.
45. ProCESS Investigators, Yealy DM, Kellum JA, et al. A randomized trial of protocol-based care for early septic shock. *N Engl J Med*. 2014;370(18):1683–1693.
46. Cawcutt KA, Peters SG. Severe sepsis and septic shock: clinical overview and update on management. *Mayo Clin Proc*. 2014;89(11):1572–1578.
47. Caironi P, Tognoni G, Masson S, et al.; Investigators, A. S. Albumin replacement in patients with severe sepsis or septic shock. *N Engl J Med*. 2014;370(15):1412–1421.
48. Wunderink RG, Woldenberg LS, Zeiss J, et al. The radiologic diagnosis of autopsy-proven ventilator-associated pneumonia. *Chest*. 1992;101(2):458–463.
49. Pugin J, Auckenthaler R, Mili N, et al. Diagnosis of ventilator-associated pneumonia by bacteriologic analysis of bronchoscopic and nonbronchoscopic "blind" bronchoalveolar lavage fluid. *Am Rev Respir Dis*. 1991;143(5 Pt 1):1121–1129.
50. Schurink CA, Van Nieuwenhoven CA, Jacobs JA, et al. Clinical pulmonary infection score for ventilator-associated pneumonia: accuracy and inter-observer variability. *Intensive Care Med*. 2004;30(2):217–224.
51. Miller PR, Johnson JC 3rd, Karchmer T, et al. National nosocomial infection surveillance system: from benchmark to bedside in trauma patients. *J Trauma Acute Care Surg*. 2006;60(1):98–103.
52. Rea-Neto A, Youssef NC, Tuche F, et al. Diagnosis of ventilator-associated pneumonia: a systematic review of the literature. *Crit Care*. 2008;12(2):R56.
53. Vranken NP, Weerwind PW, Barenbrug PJ, et al. The role of patient's profile and allogeneic blood transfusion in development of post-cardiac surgery infections: a retrospective study. *Interact Cardiovasc Thorac Surg*. 2014;19(2):232–238.
54. Reddy SL, Grayson AD, Griffiths EM, et al. Logistic risk model for prolonged ventilation after adult cardiac surgery. *Ann Thorac Surg*. 2007;84(2):528–536.
55. Perez-Granda MJ, Barrio JM, Munoz P, et al. Impact of four sequential measures on the prevention of ventilator-associated pneumonia in cardiac surgery patients. *Crit Care*. 2014;18(2):R53.
56. Berton DC, Kalil AC, Teixeira PJ. Quantitative versus qualitative cultures of respiratory secretions for clinical outcomes in patients with ventilator-associated pneumonia. *Cochrane Database Syst Rev*. 2014;(10):CD006482.
57. Laupland KB, Zygun DA, Davies HD, et al. Incidence and risk factors for acquiring nosocomial urinary tract infection in the critically ill. *J Crit Care*. 2002;17(1):50–57.
58. Chenoweth CE, Saint S. Urinary tract infections. *Infect Dis Clin North Am*. 2011;25(1):103–115.
59. Tambyah PA, Maki DG. Catheter-associated urinary tract infection is rarely symptomatic: a prospective study of 1,497 catheterized patients. *JAMA Intern Med*. 2000;160(5):678–682.
60. Nicolle LE. The prevention of hospital-acquired urinary tract infection. *Clin Infect Dis*. 2008;46(2):251–253.
61. Bartlett JG. Clinical practice. Antibiotic-associated diarrhea. *N Engl J Med*. 2002;346(5):334–339.
62. Fekety R, Shah AB. Diagnosis and treatment of *Clostridium difficile* colitis. *JAMA*. 1993;269(1): 71–75.
63. Nelson RL, Kelsey P, Leeman H, et al. Antibiotic treatment for *Clostridium difficile*-associated diarrhea in adults. *Cochrane Database Syst Rev*. 2011;(9):CD004610.
64. Kwok CS, Arthur AK, Anibueze CI, et al. Risk of *Clostridium difficile* infection with acid suppressing drugs and antibiotics: meta-analysis. *Am J Gastroenterol*. 2012;107(7):1011–1019.
65. Surawicz CM. *Clostridium difficile* infection: risk factors, diagnosis and management. *Curr Treat Options Gastroenterol*. 2015;13(1):121–129.
66. Warny M, Pepin J, Fang A, et al. Toxin production by an emerging strain of *Clostridium difficile* associated with outbreaks of severe disease in North America and Europe. *Lancet*. 2005;366(9491): 1079–1084.
67. Larson AM, Fung AM, Fang FC. Evaluation of tcdB real-time PCR in a three-step diagnostic algorithm for detection of toxigenic *Clostridium difficile*. *J Clin Microbiol*. 2010;48(1):124–130.
68. Surawicz CM, Brandt LJ, Binion DG, et al. Guidelines for diagnosis, treatment, and prevention of *Clostridium difficile* infections. *Am J Gastroenterol*. 2013;108(4):478–498, quiz 499.
69. Mao H, Katz N, Ariyanon W, et al. Cardiac surgery-associated acute kidney injury. *Cardiorenal Med*. 2013;3(3):178–199.
70. Stafford-Smith M, Shaw A, Swaminathan M. Cardiac surgery and acute kidney injury: emerging

concepts. *Curr Opin Crit Care.* 2009;15(6):498–502.
71. Bellomo R, Ronco C, Kellum JA, et al.; Acute Dialysis Quality Initiative, W. Acute renal failure—definition, outcome measures, animal models, fluid therapy and information technology needs: the Second International Consensus Conference of the Acute Dialysis Quality Initiative (ADQI) Group. *Crit Care.* 2004;8(4):R204–R212.
72. Mehta RL, Kellum JA, Shah SV, et al.; Acute Kidney Injury, N. Acute Kidney Injury Network: report of an initiative to improve outcomes in acute kidney injury. *Crit Care.* 2007;11(2):R31.
73. Group KAW. KDIGO clinicla practice guideline for acute kidney injury. *Kidney Int.* 2012;2(1):1–38.
74. Gaffney AM, Sladen RN. Acute kidney injury in cardiac surgery. *Curr Opin Anaesthesiol.* 2015;28(1):50–59.
75. Rosner MH, Okusa MD. Acute kidney injury associated with cardiac surgery. *Clin J Am Soc Nephrol.* 2006;1(1):19–32.
76. Shaw A. Update on acute kidney injury after cardiac surgery. *J Thorac Cardiovasc Surg.* 2012;143(3):676–681.
77. Haase-Fielitz A, Haase M, Devarajan P. Neutrophil gelatinase-associated lipocalin as a biomarker of acute kidney injury: a critical evaluation of current status. *Ann Clin Biochem.* 2014;51(Pt 3):335–351.
78. Hillis LD, Smith PK, Anderson JL, et al.; Society of Thoracic, S. 2011 ACCF/AHA Guideline for Coronary Artery Bypass Graft Surgery. A report of the American College of Cardiology Foundation/American Heart Association Task Force on Practice Guidelines. Developed in collaboration with the American Association for Thoracic Surgery, Society of Cardiovascular Anesthesiologists, and Society of Thoracic Surgeons. *J Am Coll Cardiol.* 2011;58(24):e123–e210.
79. Zangrillo A, Biondi-Zoccai GG, Frati E, et al. Fenoldopam and acute renal failure in cardiac surgery: a meta-analysis of randomized placebo-controlled trials. *J Cardiothorac Vasc Anesth.* 2012;26(3):407–413.
80. Sezai A, Hata M, Niino T, et al. Influence of continuous infusion of low-dose human atrial natriuretic peptide on renal function during cardiac surgery: a randomized controlled study. *J Am Coll Cardiol.* 2009;54(12):1058–1064.
81. Yoshitake I, Sezai A, Hata M, et al. Low-dose atrial natriuretic peptide for chronic kidney disease in coronary surgery. *Ann Thorac Cardiovasc Surg.* 2011;17(4):363–368.
82. Haase M, Haase-Fielitz A, Plass M, et al. Prophylactic perioperative sodium bicarbonate to prevent acute kidney injury following open heart surgery: a multicenter double-blinded randomized controlled trial. *PLoS Med.* 2013;10(4):e1001426.
83. Turner KR, Fisher EC, Hade EM, et al. The role of perioperative sodium bicarbonate infusion affecting renal function after cardiothoracic surgery. *Front Pharmacol.* 2014;5:127.
84. Naughton F, Wijeysundera D, Karkouti K, et al. N-acetylcysteine to reduce renal failure after cardiac surgery: a systematic review and meta-analysis. *Can J Anaesth.* 2008;55(12):827–835.
85. Nigwekar SU, Kandula P. N-acetylcysteine in cardiovascular-surgery-associated renal failure: a meta-analysis. *Ann Thorac Surg.* 2009;87(1):139–147.
86. Liu Y, Davari-Farid S, Arora P, et al. Early versus late initiation of renal replacement therapy in critically ill patients with acute kidney injury after cardiac surgery: a systematic review and meta-analysis. *J Cardiothorac Vasc Anesth.* 2014;28(3):557–563.
87. Gibney N, Hoste E, Burdmann EA, et al. Timing of initiation and discontinuation of renal replacement therapy in AKI: unanswered key questions. *Clin J Am Soc Nephrol.* 2008;3(3):876–880.
88. Kreymann KG, Berger MM, Deutz NE, et al.; ESPEN. ESPEN Guidelines on Enteral Nutrition: Intensive care. *Clin Nutr.* 2006;25(2):210–223.
89. McClave SA, Martindale RG, Vanek VW, et al.; Society of Critical Care, M. Guidelines for the Provision and Assessment of Nutrition Support Therapy in the Adult Critically Ill Patient: Society of Critical Care Medicine (SCCM) and American Society for Parenteral and Enteral Nutrition (A.S.P.E.N.). *JPEN J Parenter Enteral Nutr.* 2009;33(3):277–316.
90. Kudsk KA. Current aspects of mucosal immunology and its influence by nutrition. *Am J Surg.* 2002;183(4):390–398.
91. McClave SA, Martindale RG, Rice TW, Heyland DK. Feeding the critically ill patient. *Crit Care Med.* 2014;42(12):2600–2610.
92. Ishibashi N, Plank LD, Sando K, Hill GL. Optimal protein requirements during the first 2 weeks after the onset of critical illness. *Crit Care Med.* 1998;26(9):1529–1535.
93. Villet S, Chiolero RL, Bollmann MD, et al. Negative impact of hypocaloric feeding and energy balance on clinical outcome in ICU patients. *Clin Nutr.* 2005;24(4):502–509.
94. Mueller C, Compher C, Ellen DM; American Society for Parenteral and Enteral Nutrition (A.S.P.E.N.) Board of Directors. A.S.P.E.N. clinical guidelines: Nutrition screening, assessment, and intervention in adults. *JPEN J Parenter Enteral Nutr.* 2011;35(1):16–24.
95. Anthony PS. Nutrition screening tools for hospitalized patients. *Nutr Clin Pract.* 2008;23(4):373–382.
96. Kondrup J, Allison SP, Elia M, et al.; Educational and Clinical Practice Committee, European Society of Parenteral and Enteral Nutrition (ESPEN). ESPEN guidelines for nutrition screening 2002. *Clin Nutr.* 2003;22(4):415–421.
97. Heyland DK, Dhaliwal R, Jiang X, Day AG. Identifying critically ill patients who benefit the most from nutrition therapy: the development and initial validation of a novel risk assessment tool. *Crit Care.* 2011;15(6):R268.
98. Kondrup J. Nutritional-risk scoring systems in the intensive care unit. *Curr Opin Clin Nutr Metab Care.* 2014;17(2):177–182.
99. McClave SA, Chang WK. Feeding the hypotensive patient: does enteral feeding precipitate or protect against ischemic bowel? *Nutr Clin Pract.* 2003;18(4):279–284.
100. Zaloga GP, Roberts PR, Marik P. Feeding the hemodynamically unstable patient: a critical evaluation of the evidence. *Nutr Clin Pract.* 2003;18(4):285–293.
101. Khalid I, Doshi P, DiGiovine B. Early enteral nutrition and outcomes of critically ill patients treated with vasopressors and mechanical ventilation. *Am J Crit Care.* 2010;19(3):261–268.
102. Wernerman J. Feeding the gut: how, when and with what—the metabolic issue. *Curr Opin Crit Care.* 2014;20(2):196–201.
103. Casaer MP, Mesotten D, Hermans G, et al. Early versus late parenteral nutrition in critically ill adults. *N Engl J Med.* 2011;365(6):506–517.
104. Heidegger CP, Berger MM, Graf S, et al. Optimisation of energy provision with supplemental parenteral nutrition in critically ill patients: a randomised controlled clinical trial. *Lancet.* 2013;381(9864):385–393.
105. Doig GS, Simpson F, Sweetman EA, et al.; Early, P. N. I. o. t. A. C. T. G. Early parenteral nutrition in critically ill patients with short-term relative contraindications to early enteral nutrition: a randomized controlled trial. *JAMA.* 2013;309(20):2130–2138.
106. Huynh D, Chapman MJ, Nguyen NQ. Nutrition support in the critically ill. *Curr Opin Gastroenterol.* 2013;29(2):208–215.
107. Sajid MS, Harper A, Hussain Q, et al. An integrated systematic review and meta-analysis of published randomized controlled trials evaluating nasogastric against postpyloris (nasoduodenal and nasojejunal) feeding in critically ill patients admitted in intensive care unit. *Eur J Clin Nutr.* 2014;68(4):424–432.
108. Brown B, Roehl K, Betz M. Enteral nutrition formula selection: current evidence and implications for practice. *Nutr Clin Pract.* 2015;30(1):72–85.
109. Gadek JE, DeMichele SJ, Karlstad MD, et al. Effect of enteral feeding with eicosapentaenoic acid, gamma-linolenic acid, and antioxidants in patients with acute respiratory distress syndrome. Enteral Nutrition in ARDS Study Group. *Crit Care Med.* 1999;27(8):1409–1420.
110. Pontes-Arruda A, Aragao AM, Albuquerque JD. Effects of enteral feeding with eicosapentaenoic acid, gamma-linolenic acid, and antioxidants in mechanically ventilated patients with severe sepsis and septic shock. *Crit Care Med.* 2006;34(9):2325–2333.
111. Singer P, Theilla M, Fisher H, et al. Benefit of an enteral diet enriched with eicosapentaenoic acid and gamma-linolenic acid in ventilated patients with acute lung injury. *Crit Care Med.* 2006;34(4):1033–1038.
112. Rice TW, Wheeler AP, Thompson BT, et al.; Network, N. A. C. T. Enteral omega-3 fatty acid, gamma-linolenic acid, and antioxidant supplementation in acute lung injury. *JAMA.* 2011;306(14):1574–1581.
113. Grau-Carmona T, Moran-Garcia V, Garcia-de-Lorenzo A, et al. Effect of an enteral diet enriched with eicosapentaenoic acid, gamma-linolenic acid and anti-oxidants on the outcome of mechanically ventilated, critically ill, septic patients. *Clin Nutr.* 2011;30(5):578–584.
114. Dhaliwal R, Cahill N, Lemieux M, Heyland DK. The Canadian critical care nutrition guidelines in 2013: an update on current recommendations and implementation strategies. *Nutr Clin Pract.* 2014;29(1):29–43.
115. Heyland DK, Dhaliwal R. Role of glutamine supplementation in critical illness given the results of the REDOXS study. *JPEN J Parenter Enteral Nutr.* 2013;37(4):442–443.
116. Heyland D, Muscedere J, Wischmeyer PE, et al.; Canadian Critical Care Trials, G. A randomized trial of glutamine and antioxidants in critically ill patients. *N Engl J Med.* 2013;368(16):1489–1497.
117. van Zanten AR, Sztark F, Kaisers UX, et al. High-protein enteral nutrition enriched with immune-modulating nutrients vs standard high-protein enteral nutrition and nosocomial infections in the ICU: a randomized clinical trial. *JAMA.* 2014;312(5):514–524.
118. Guttormsen AB, Pichard C. Determining energy requirements in the ICU. *Curr Opin Clin Nutr Metab Care.* 2014;17(2):171–176.
119. Kross EK, Sena M, Schmidt K, Stapleton RD. A comparison of predictive equations of energy expenditure and measured energy expenditure in critically ill patients. *J Crit Care.* 2012;27(3):321 e325–321 e312.
120. Arabi YM, Haddad SH, Tamim HM, et al. Near-target caloric intake in critically ill medical-surgical patients is associated with adverse outcomes. *JPEN J Parenter Enteral Nutr.* 2010;34(3):280–288.
121. Klein AA, Skubas NJ, Ender J. Controversies and complications in the perioperative management of transcatheter aortic valve replacement. *Anesth Analg.* 2014;119(4):784–798.
122. Kodali SK, Williams MR, Smith CR, et al.; Investigators, P. T. Two-year outcomes after transcatheter or surgical aortic-valve replacement. *N Engl J Med.* 2012;366(18):1686–1695.
123. Svensson LG, Tuzcu M, Kapadia S, et al. A comprehensive review of the PARTNER trial. *J Thorac Cardiovasc Surg.* 2013;145(3 suppl):S11–S16.
124. Svensson LG, Blackstone EH, Rajeswaran J, et al.; Investigators, P. T. Comprehensive analysis of mortality among patients undergoing TAVR: results of the PARTNER trial. *J Am Coll Cardiol.* 2014;64(2):158–168.
125. Makkar RR, Fontana GP, Jilaihawi H, et al.; Investigators, P. T. Transcatheter aortic-valve replacement for inoperable severe aortic stenosis. *N Engl J Med.* 2012;366(18):1696–1704.
126. Athappan G, Gajulapalli RD, Sengodan P, et al. Influence of transcatheter aortic valve replacement strategy and valve design on stroke after transcatheter aortic valve replacement: a meta-analysis and systematic review of literature. *J Am Coll Cardiol.* 2014;63(20):2101–2110.
127. Fearon WF, Kodali S, Doshi D, et al.; Investigators, P. T. Outcomes after transfemoral transcatheter aortic valve replacement: a comparison of the randomized PARTNER (Placement of AoRTic TraNscathetER Valves) trial with the NRCA (Nonrandomized Continued Access) registry. *JACC Cardiovasc Interv.* 2014;7(11):1245–1251.
128. Zahn R, Gerckens U, Grube E, et al.; German Transcatheter Aortic Valve Interventions-Registry, I. Transcatheter aortic valve implantation: first results from a multi-centre real-world registry. *Eur Heart J.* 2011;32(2):198–204.
129. Genereux P, Head SJ, Hahn R, et al. Paravalvular leak after transcatheter aortic valve replacement: the new Achilles' heel? A comprehensive review of the literature. *J Am Coll Cardiol.* 2013;61(11):1125–1136.
130. Williams M, Kodali SK, Hahn RT, et al. Sex-related differences in outcomes after transcatheter or surgical aortic valve replacement in patients with severe aortic stenosis: Insights from the PARTNER Trial (Placement of Aortic Transcatheter Valve). *J Am Coll Cardiol.* 2014;63(15):1522–1528.
131. Genereux P, Cohen DJ, Mack M, et al. Incidence, predictors, and prognostic impact of late bleeding complications after transcatheter aortic valve replacement. *J Am Coll Cardiol.* 2014;64(24):2605–2615.
132. Bauer M, Pasic M, Ewert R, Hetzer R. Ministernotomy versus complete sternotomy for coronary bypass operations: no difference in postoperative pulmonary function. *J Thorac Cardiovasc Surg.* 2001;121(4):702–707.
133. Dooley A, Asimakopoulos G. Does a minimally invasive approach result in better pulmonary function postoperatively when compared with median sternotomy for coronary artery bypass graft? *Interact Cardiovasc Thorac Surg.* 2013;16(6):880–885.
134. Rogers CA, Pike K, Angelini GD, et al. An open randomized controlled trial of median sternotomy versus anterolateral left thoracotomy on morbidity and health care resource use in patients having off-pump coronary artery bypass surgery: the Sternotomy Versus Thoracotomy (STET) trial. *J Thorac Cardiovasc Surg.* 2013;146(2):306–316 e301–309.
135. Chaudhry UA, Harling L, Rao C, et al. Off-pump versus on-pump coronary revascularization: meta-analysis of mid- and long-term outcomes. *Ann Thorac Surg.* 2014;98(2):563–572.
136. Vasques F, Rainio A, Heikkinen J, et al. Off-pump versus on-pump coronary artery bypass surgery in patients aged 80 years and older: institutional results and meta-analysis. *Heart Vessels.* 2013;28(1):46–56.
137. Polomsky M, Puskas JD. Off-pump coronary artery bypass grafting–the current state. *Circ J.* 2012;76(4):784–790.
138. Reicher B, Poston RS, Mehra MR, et al. Simultaneous "hybrid" percutaneous coronary intervention and minimally invasive surgical bypass grafting: feasibility, safety, and clinical outcomes. *Am Heart J.* 2008;155(4):661–667.
139. Cavallaro P, Rhee AJ, Chiang Y, et al. In-hospital mortality and morbidity after robotic coronary artery surgery. *J Cardiothorac Vasc Anesth.* 2015;29(1):27–31.
140. Malaisrie SC, Barnhart GR, Farivar RS, et al. Current era minimally invasive aortic valve replacement: techniques and practice. *J Thorac Cardiovasc Surg.* 2014;147(1):6–14.
141. Gilmanov D, Bevilacqua S, Murzi M, et al. Minimally invasive and conventional aortic valve replacement: a propensity score analysis. *Ann Thorac Surg.* 2013;96(3):837–843.
142. Lim JY, Deo SV, Altarabsheh SE, et al. Conventional versus minimally invasive aortic valve replacement: pooled analysis of propensity-matched data. *J Card Surg.* 2015;30(2):125–134.
143. Kaneko T, Loberman D, Gosev I, et al. Reoperative aortic valve replacement in the octogenarians-minimally invasive technique in the era of transcatheter valve replacement. *J Thorac Cardiovasc Surg.* 2014;147(1):155–162.
144. Pineda AM, Santana O, Lamas GA, Lamelas J. Is a minimally invasive approach for re-operative aortic valve replacement superior to standard full resternotomy? *Interact Cardiovasc Thorac Surg.* 2012;15(2):248–252.
145. Mandal K, Alwair H, Nifong WL, Chitwood WR Jr. Robotically assisted minimally invasive mitral valve surgery. *J Thorac Dis.* 2013;5(suppl 6):S694–S703.
146. Sharony R, Grossi EA, Saunders PC, et al. Minimally invasive reoperative isolated valve surgery: early and mid-term results. *J Card Surg.* 2006;21(3):240–244.
147. Ward AF, Grossi EA, Galloway AC. Minimally invasive mitral surgery through right mini-thoracotomy under direct vision. *J Thorac Dis.* 2013;5(suppl 6):S673–S679.
148. Botta L, Cannata A, Bruschi G, et al. Minimally invasive approach for redo mitral valve surgery. *J Thorac Dis.* 2013;5(suppl 6):S686–S693.
149. Rose EA, Gelijns AC, Moskowitz AJ, et al.; Randomized Evaluation of Mechanical Assistance for the Treatment of Congestive Heart Failure Study, G. Long-term use of a left ventricular assist device for end-stage heart failure. *N Engl J Med.* 2001;345(20):1435–1443.
150. Kirklin JK, Naftel DC, Kormos RL, et al. Interagency Registry for Mechanically Assisted Circulatory Support (INTERMACS) analysis of pump thrombosis in the HeartMate II left ventricular assist device. *J Heart Lung Transplant.* 2014;33(1):12–22.
151. Lund LH, Edwards LB, Kucheryavaya AY, et al. The registry of the International Society for Heart and Lung Transplantation: thirty-first official adult heart transplant report–2014; focus theme: retransplantation. *J Heart Lung Transplant.* 2014;33(10):996–1008.
152. Teuteberg JJ, Stewart GC, Jessup M, et al. Implant strategies change over time and impact outcomes: insights from the INTERMACS (Interagency Registry for Mechanically Assisted Circulatory Support). *JACC Heart Fail.* 2013;1(5):369–378.
153. Kirklin JK, Naftel DC, Pagani FD, et al. Long-term mechanical circulatory support (destination therapy): on track to compete with heart transplantation? *J Thorac Cardiovasc Surg.* 2012;144(3):584–

603, discussion 597–588.

154. Slaughter MS, Rogers JG, Milano CA, et al. Advanced heart failure treated with continuous-flow left ventricular assist device. *N Engl J Med.* 2009;361(23):2241–2251.
155. Adzic A, Patel SR, Maybaum S. Impact of adverse events on ventricular assist device outcomes. *Curr Heart Fail Rep.* 2013;10(1):89–100.
156. Aaronson KD, Slaughter MS, Miller LW, et al.; HeartWare Ventricular Assist Device Bridge to Transplant, A. T. I. Use of an intrapericardial, continuous-flow, centrifugal pump in patients awaiting heart transplantation. *Circulation.* 2012;125(25):3191–3200.
157. John R, Naka Y, Smedira NG, et al. Continuous flow left ventricular assist device outcomes in commercial use compared with the prior clinical trial. *Ann Thorac Surg.* 2011;92(4):1406–1413, discussion 1413.
158. Moazami N, Steffen RJ, Naka Y, et al.; Investigators, S. Lessons learned from the first fully magnetically levitated centrifugal LVAD trial in the United States: the DuraHeart trial. *Ann Thorac Surg.* 2014;98(2):541–547.
159. Pagani FD, Miller LW, Russell SD, et al.; HeartMate, I. I. I. Extended mechanical circulatory support with a continuous-flow rotary left ventricular assist device. *J Am Coll Cardiol.* 2009;54(4):312–321.
160. Park SJ, Milano CA, Tatooles AJ, et al.; HeartMate, I. I. C. I. Outcomes in advanced heart failure patients with left ventricular assist devices for destination therapy. *Circ Heart Fail.* 2012;5(2):241–248.
161. Starling RC, Naka Y, Boyle AJ, et al. Results of the post-U.S. Food and Drug Administration-approval study with a continuous flow left ventricular assist device as a bridge to heart transplantation: a prospective study using the INTERMACS (Interagency Registry for Mechanically Assisted Circulatory Support). *J Am Coll Cardiol.* 2011;57(19):1890–1898.
162. Sharma V, Deo SV, Stulak JM, et al. Driveline infections in left ventricular assist devices: implications for destination therapy. *Ann Thorac Surg.* 2012;94(5):1381–1386.
163. Padera RF. Infection in ventricular assist devices: the role of biofilm. *Cardiovasc Pathol.* 2006;15(5):264–270.
164. Xie A, Phan K, Yan TD. Durability of continuous-flow left ventricular assist devices: a systematic review. *Ann Cardiothorac Surg.* 2014;3(6):547–556.
165. Baradarian S, Stahovich M, Krause S, et al. Case series: clinical management of persistent mechanical assist device driveline drainage using vacuum-assisted closure therapy. *ASAIO J.* 2006;52(3):354–356.
166. McKellar SH, Allred BD, Marks JD, et al. Treatment of infected left ventricular assist device using antibiotic-impregnated beads. *Ann Thorac Surg.* 1999;67(2):554–555.
167. Shah P, Mehta VM, Cowger JA, et al. Diagnosis of hemolysis and device thrombosis with lactate dehydrogenase during left ventricular assist device support. *J Heart Lung Transplant.* 2014;33(1):102–104.
168. Starling RC, Moazami N, Silvestry SC, et al. Unexpected abrupt increase in left ventricular assist device thrombosis. *N Engl J Med.* 2014;370(1):33–40.
169. Uriel N, Pak SW, Jorde UP, et al. Acquired von Willebrand syndrome after continuous-flow mechanical device support contributes to a high prevalence of bleeding during long-term support and at the time of transplantation. *J Am Coll Cardiol.* 2010;56(15):1207–1213.
170. Meyer AL, Malehsa D, Budde U, et al. Acquired von Willebrand syndrome in patients with a centrifugal or axial continuous flow left ventricular assist device. *JACC Heart Fail.* 2014;2(2):141–145.
171. Strueber M, Larbalestier R, Jansz P, et al. Results of the post-market Registry to Evaluate the HeartWare Left Ventricular Assist System (ReVOLVE). *J Heart Lung Transplant.* 2014;33(5):486–491.
172. Demirozu ZT, Radovancevic R, Hochman LF, et al. Arteriovenous malformation and gastrointestinal bleeding in patients with the HeartMate II left ventricular assist device. *J Heart Lung Transplant.* 2011;30(8):849–853.
173. Morgan JA, Paone G, Nemeh HW, et al. Gastrointestinal bleeding with the HeartMate II left ventricular assist device. *J Heart Lung Transplant.* 2012;31(7):715–718.
174. Stern DR, Kazam J, Edwards P, et al. Increased incidence of gastrointestinal bleeding following implantation of the HeartMate II LVAD. *J Card Surg.* 2010;25(3):352–356.
175. Crow S, John R, Boyle A, et al. Gastrointestinal bleeding rates in recipients of nonpulsatile and pulsatile left ventricular assist devices. *J Thorac Cardiovasc Surg.* 2009;137(1):208–215.
176. Harvey L, Holley CT, John R. Gastrointestinal bleed after left ventricular assist device implantation: incidence, management, and prevention. *Ann Cardiothorac Surg.* 2014;3(5):475–479.
177. Jorde UP, Kushwaha SS, Tatooles AJ, et al.; HeartMate, I. I. C. I. Results of the destination therapy post-food and drug administration approval study with a continuous flow left ventricular assist device: a prospective study using the INTERMACS registry (Interagency Registry for Mechanically Assisted Circulatory Support). *J Am Coll Cardiol.* 2014;63(17):1751–1757.
178. Boyle AJ, Russell SD, Teuteberg JJ, et al. Low thromboembolism and pump thrombosis with the HeartMate II left ventricular assist device: analysis of outpatient anti-coagulation. *J Heart Lung Transplant.* 2009;28(9):881–887.
179. Whitson BA, Eckman P, Kamdar F, et al. Hemolysis, pump thrombus, and neurologic events in continuous-flow left ventricular assist device recipients. *Ann Thorac Surg.* 2014;97(6):2097–2103.
180. Agarwal R, Adatya S, Uriel N, Jorde UP. Clinical impact, diagnosis, and management of a disconnected outflow graft bend relief in a patient supported by the HeartMate II left ventricular assist system. *J Heart Lung Transplant.* 2012;31(11):1238–1239.
181. Bartlett RH, Gazzaniga AB, Fong SW, et al. Extracorporeal membrane oxygenator support for cardiopulmonary failure. Experience in 28 cases. *J Thorac Cardiovasc Surg.* 1977;73(3):375–386.
182. Abrams D, Combes A, Brodie D. Extracorporeal membrane oxygenation in cardiopulmonary disease in adults. *J Am Coll Cardiol.* 2014;63(25 Pt A):2769–2778.
183. Brodie D, Bacchetta M. Extracorporeal membrane oxygenation for ARDS in adults. *N Engl J Med.* 2011;365(20):1905–1914.
184. Ventetuolo CE, Muratore CS. Extracorporeal life support in critically ill adults. *Am J Respir Crit Care Med.* 2014;190(5):497–508.
185. Combes A, Leprince P, Luyt CE, et al. Outcomes and long-term quality-of-life of patients supported by extracorporeal membrane oxygenation for refractory cardiogenic shock. *Crit Care Med.* 2008;36(5):1404–1411.
186. Esper SA, Levy JH, Waters JH, Welsby IJ. Extracorporeal membrane oxygenation in the adult: a review of anticoagulation monitoring and transfusion. *Anesth Analg.* 2014;118(4):731–743.
187. Bastin AJ, Firmin R. Extracorporeal membrane oxygenation for severe acute respiratory failure in adults: NICE guidance. *Heart.* 2011;97(20):1701–1703.
188. Shafii AE, Brown CR, Murthy SC, Mason DP. High incidence of upper-extremity deep vein thrombosis with dual-lumen venovenous extracorporeal membrane oxygenation. *J Thorac Cardiovasc Surg.* 2012;144(4):988–989.
189. Lou S, MacLaren G, Best D, et al. Hemolysis in pediatric patients receiving centrifugal-pump extracorporeal membrane oxygenation: prevalence, risk factors, and outcomes. *Crit Care Med.* 2014;42(5):1213–1220.
190. Cheng R, Hachamovitch R, Kittleson M, et al. Complications of extracorporeal membrane oxygenation for treatment of cardiogenic shock and cardiac arrest: a meta-analysis of 1,866 adult patients. *Ann Thorac Surg.* 2014;97(2):610–616.
191. Peek GJ, Mugford M, Tiruvoipati R, et al.; collaboration, C. t. Efficacy and economic assessment of conventional ventilatory support versus extracorporeal membrane oxygenation for severe adult respiratory failure (CESAR): a multicentre randomised controlled trial. *Lancet.* 2009;374(9698):1351–1363.
192. Abrams DC, Prager K, Blinderman CD, et al. Ethical dilemmas encountered with the use of extracorporeal membrane oxygenation in adults. *Chest.* 2014;145(4):876–882.
193. Angus DC, Barnato AE, Linde-Zwirble WT, et al.; Robert Wood Johnson Foundation, I. C. U. E.-O.-L. P. G. Use of intensive care at the end of life in the United States: an epidemiologic study. *Crit Care Med.* 2004;32(3):638–643.
194. Cassell J, Buchman TG, Streat S, et al. Surgeons, intensivists, and the covenant of care: administrative models and values affecting care at the end of life. *Crit Care Med.* 2003;31(4):1263–1270.
195. Christakis NA, Lamont EB. Extent and determinants of error in doctors' prognoses in terminally ill patients: prospective cohort study. *Br Med J.* 2000;320(7233):469–472.
196. Shahian DM, O'Brien SM, Sheng S, et al. Predictors of long-term survival after coronary artery bypass grafting surgery: results from the Society of Thoracic Surgeons Adult Cardiac Surgery Database (the ASCERT study). *Circulation.* 2012;125(12):1491–1500.
197. Yau TM, Fedak PW, Weisel RD, et al. Predictors of operative risk for coronary bypass operations in patients with left ventricular dysfunction. *J Thorac Cardiovasc Surg.* 1999;118(6):1006–1013.
198. Massetti M, Tasle M, Le Page O, et al. Back from irreversibility: extracorporeal life support for prolonged cardiac arrest. *Ann Thorac Surg.* 2005;79(1):178–183, discussion 183–174.
199. Smedira NG, Blackstone EH. Postcardiotomy mechanical support: risk factors and outcomes. *Ann Thorac Surg.* 2001;71(3 suppl):S60–S66, discussion S82–65.
200. Tu JV, Jaglal SB, Naylor CD. Multicenter validation of a risk index for mortality, intensive care unit stay, and overall hospital length of stay after cardiac surgery. Steering Committee of the Provincial Adult Cardiac Care Network of Ontario. *Circulation.* 1995;91(3):677–684.
201. Tuman KJ, McCarthy RJ, March RJ, et al. Morbidity and duration of ICU stay after cardiac surgery. A model for preoperative risk assessment. *Chest.* 1992;102(1):36–44.
202. Dupuis JY, Wang F, Nathan H, et al. The cardiac anesthesia risk evaluation score: a clinically useful predictor of mortality and morbidity after cardiac surgery. *Anesthesiology.* 2001;94(2):194–204.
203. Nelson JE, Cox CE, Hope AA, Carson SS. Chronic critical illness. *Am J Respir Crit Care Med.* 2010;182(4):446–454.
204. Swetz KM, Mansel JK. Ethical issues and palliative care in the cardiovascular intensive care unit. *Cardiol Clin.* 2013;31(4):657–668.
205. Morrison RS, Dietrich J, Ladwig S, et al. Palliative care consultation teams cut hospital costs for Medicaid beneficiaries. *Health Aff (Millwood).* 2011;30(3):454–463.
206. Morrison RS, Penrod JD, Cassel JB, et al.; Palliative Care Leadership Centers' Outcomes, G. Cost savings associated with US hospital palliative care consultation programs. *JAMA Intern Med.* 2008;168(16):1783–1790.
207. Schwarz ER, Baraghoush A, Morrissey RP, et al. Pilot study of palliative care consultation in patients with advanced heart failure referred for cardiac transplantation. *J Palliat Med.* 2012;15(1):12–15.
208. Temel JS, Greer JA, Muzikansky A, et al. Early palliative care for patients with metastatic non-small-cell lung cancer. *N Engl J Med.* 2010;363(8):733–742.
209. Nelson JE, Mulkerin CM, Adams LL, Pronovost PJ. Improving comfort and communication in the ICU: a practical new tool for palliative care performance measurement and feedback. *Qual Saf Health Care.* 2006;15(4):264–271.
210. Pellegrino ED. Decisions to withdraw life-sustaining treatment: a moral algorithm. *JAMA.* 2000;283(8):1065–1067.
211. Maltoni M, Scarpi E, Nanni O. Palliative sedation for intolerable suffering. *Curr Opin Oncol.* 2014;26(4):389–394.
212. Schildmann E, Schildmann J. Palliative sedation therapy: a systematic literature review and critical appraisal of available guidance on indication and decision making. *J Palliat Med.* 2014;17(5):601–611.

心脏手术术后疼痛管理

MARK A. CHANEY, MD

要 点

1. 术后镇痛不全或未受限制的围手术期外科应激反应可引起全身各器官系统潜在性的病理生理改变,包括心血管系统、呼吸系统、消化系统、肾脏系统、内分泌系统、免疫系统和中枢神经系统,这些改变可引起一系列术后症状。充分的术后镇痛可减少患者的不适感,减少术后并发症的发病率及住院时间和费用。
2. 心脏手术后多种因素都可引发剧烈疼痛,包括切口因素(胸骨切开术或胸廓切开术),软组织的切开和回缩,血管置管的部位,静脉采血部位,胸腔引流管,以及其他因素。心脏手术后获得最佳的镇痛效果通常较为困难,但可通过多种技术,包括局部浸润麻醉、神经阻滞、静脉镇痛、蛛网膜下和硬膜外镇痛等技术进行术后镇痛。
3. 传统上,心脏术后镇痛往往通过静脉给予阿片类药物(特别是吗啡),但静脉应用阿片类药物通常伴有明显的副作用(恶心、呕吐、皮肤瘙痒、尿潴留、呼吸抑制),并且长效阿片类药物,如吗啡,往往产生过度的镇静和呼吸抑制从而延迟术后气管拔管。因此,在现今提倡早期拔管(如快通道)的时代,心脏麻醉学家正在探索独特的非传统的方式来控制心脏手术后产生的疼痛。
4. 虽然患者自控镇痛是一个已经成熟的镇痛方法(已经应用了20多年),并且提供了很多潜在的益处(例如:可靠的镇痛效果、提高了患者的自主性、可以根据个体需要灵活调控),但它是否真的为心脏手术患者提供了明显的临床优点仍有待证实(相比于传统的护理管理式的镇痛方法)。
5. 环氧化酶-2(cyclooxygenase-2,COX-2)抑制剂具备镇痛效果(可减少阿片类药物用量),与非选择性非甾体抗炎药物(NSAIDs)相比,不产生毒性混凝反应。但现有的证据并不能证明COX-2抑制剂与NSAIDs相比存在明显的优点。因此,需要充分评估此类药物与心血管并发症、胸骨创口感染和血栓栓塞之间潜在的关联。
6. 蛛网膜下腔给予吗啡对心脏手术术后镇痛有可靠的效果,但其呼吸抑制的作用仍然无法预测。蛛网膜下应用阿片类药物或者局部麻醉并不能持续有效地在手术结束前减弱心脏手术相关的应激反应。虽然蛛网膜下腔麻醉(不应用阿片类药物)可以降低围手术期胸心交感神经张力,但与全脊麻相关的血流动力学改变使其在心脏疾病中的应用仍难令人满意。
7. 胸段硬膜外应用阿片类药物或局部麻醉对心脏手术患者术后镇痛有可靠效果。高质量的胸段硬膜外麻醉足以使得患者在"清醒状态"下完成心脏手术(如非气管内全身麻醉)。胸段硬膜外麻醉(不应用阿片类药物)既可以很好地减弱心脏手术全程的应激反应,又可以有效地降低围手术期胸心交感神经张力。
8. 硬腰联合镇痛方法应用于心脏手术仍存在严重的争议。考虑到血肿形成的风险,多数关于这一课题非合理地设计和应用不同方法得出的数据的调查难以获得有意义的临床结论。
9. 由于多种原因,包括小切口手术,在过去的十几年中我们看到了神经阻滞(包括导管技术)再次应用于心脏手术。如今临床研究表明,肋间阻滞、胸膜腔阻滞和椎旁神经阻滞技术相比于传统方法和椎管内镇痛有其独特的优势。脂质丁哌卡因的出现使得单次给药后可以产生96小时的临床镇痛效果,从而为心脏手术患者单次神经阻滞镇痛带来革命性的进展。
10. 一般而言,为避免紧张情绪,单一形式的急性术后疼痛治疗是最好的方法。两种不同机制(多重镇痛或平衡镇痛)的镇痛药物可以提供更好的镇痛效果和较少的不良反应。镇痛疗法应当根据患者的情况、权衡利弊后应用。镇痛疗法的选择反映了麻醉医生的专业性和安全合理应用多种操作的能力,药物、计量、给药途径和疗程都应当做到个体化。

充分的术后镇痛可以减少患者不必要的不适,降低并发症发生率,减少术后住院时间及降低住院费用,所以应当重视术后的疼痛管理。美国麻醉医师学会已经发布关于术后疼痛的临床指南[1]。此外,提高疼痛管理的需求已经被认可,美国医疗机构评鉴联合会已经在公立医院和其他医疗机构完善了评估和管理疼痛的标准[2]。患者的满意度(毫无疑问与适度的术后镇痛有关)成为了影响所有医疗行业人员而不仅仅是麻醉医生临床行为的基本因素。

实现心脏手术后的最佳镇痛效果往往比较困难。心脏手术后疼痛与多种干预措施有关,包括胸骨切开术、胸廓切开术、大腿静脉获取术、心包切开术、胸腔导管植入术和其他一些干预措施。在心脏术后不充分的镇痛或者不受控的应激反应可以增加血流动力学、新陈代谢、免疫、凝血等方面不利影响的发生率[3-5]。积极控制术后疼痛,减少应激反应,既可以降低高风险患者非心脏手术术后的发病率和死亡率[6,7],也可以降低心脏手术患者术后发病率和死亡率[8,9]。可以通过多种方法达到充分的术后镇痛效果(框42.1)。在传统上,心脏手术后镇痛通常通过静脉应用阿片类药物(尤其是吗啡),但静脉应用阿片类药物通常伴有一定的副作用(例如:恶心、呕吐、皮肤瘙痒、尿潴留、呼吸抑制),并且长期应用阿片类药物如吗啡可能因为过度的镇静和/或呼吸抑制从而引起手术后的气管导管拔除延迟。因此,现在在提倡早期拔除气管导管(快速跟踪)的同时,心脏麻醉医生正在探索独特的不同于传统方式的方法来控制心脏手术患者的术后疼痛[10-12]。在过去的十年中我们见证了微创心脏外科的发展,促进了肋间神经阻滞、胸膜内阻滞、椎旁神经阻滞(有或无导管置入)等技术的临床研究。而且长效脂性丁哌卡因的问世可能为这些技术的应用带来革命性的改变。没有单纯应用哪一种方法是最优的,每种方法都有各自的优缺点。但是越来越明确的是,对所有术后疼痛患者而言,多模式综合方法和/或联合镇痛方法(使用多种技术)是最佳的可以达到最大的镇痛效果和最小副作用的方法。当在心脏手术患者术后镇痛时,应当个体化地深入分析每种镇痛方法的利弊关系,进而选择镇痛技术(或者方法)。

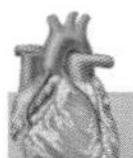

框 42.1 适用于术后镇痛的方法

- 局部麻醉
- 神经阻滞
- 阿片类药物
- 非甾体抗炎药物
- α-肾上腺素能药物
- 蛛网膜下腔镇痛技术
- 硬膜外镇痛技术
- 多模式镇痛

疼痛与心脏手术

手术或创伤性损伤引发外周和中枢神经系统的变化,必须在治疗上解决以促进术后镇痛,并且希望对临床结果有积极影响(框 42.2)。切口、牵引和分离阻滞的物理过程刺激游离的神经末梢和各种特异性的伤害感受器。受体的激活和活性是通过围手术期外科应激释放的炎症介质和交感神经化学介质而进一步改变的。围手术期的手术应激反应在术后即刻达到峰值并对很多生理过程产生重大影响。降低围手术期的应激反应存在很多潜在临床益处(不仅仅是单纯的足量的临床镇痛)在 21 世纪以来得到了极大的关注,但仍然存有争议[13]。然而,不充分的术后镇痛和/或无抑制的围手术期应激反应显然有引起主要器官系统方面发生病理生理改变的可能性,包括心血管、肺、胃肠、肾、内分泌、免疫和/或中枢神经系统,这些都可能导致术后严重的病发率。

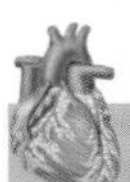

框 42.2 疼痛与心脏手术

- 来自许多因素
- 最常见的来源是胸壁
- 术前预期影响术后满意度
- 术后镇痛质量可能会影响发病率

心脏手术后疼痛可能是剧烈且多源性的,包括切口(如胸骨切开术、胸廓切开术),术中组织回缩和分离、血管置管部位、静脉采血部位、胸腔导管以及其他等[14-15]。内乳动脉外科手术中暴露并用于旁路移植的患者可能会有更强烈的术后疼痛[16]。

一项前瞻性临床研究评估 200 位经胸骨正中切开的心脏手术患者的术后疼痛位置、分布和强度[14]。全部患者术中静脉应用 25~50μg/kg 的芬太尼,接受常规的心肺转流术(cardiopulmonary bypass,CPB),手臂沿身体放在手术床上,胸骨以五根胸骨线闭合,纵隔和胸腔的引流管在剑突下经腹直肌引出。其中一个亚组(127 名患者)也接受了经小腿(男性)或大腿(女性)的大隐静脉获取术。所有患者均在术后一早拔管,术后接受标准化的镇痛管理,包括静脉注射吗啡,口服对乙酰氨基酚,口服曲马多和皮下注射吗啡。分别在术后 1 日、2 日、3 日和 7 日早晨通过标准图像将身体分成 32 个解剖区域评估并记录疼痛的部位、分部和剧烈程度。应用一个 0~10 的数值范围(0 表示无疼痛,10 表示最剧烈的疼痛)来评估疼痛强度。研究人员发现术后第 1 日的疼痛强度最强而第 3 日最低,而最大疼痛强度只有中等强度(平均疼痛评分约 3.8)的患者在术后两日内强度没有减弱,但在术后第 2 日至第 3 日间开始有所衰减。疼痛的分布在术后并未发生变化,但是位置有所改变(在术后第 7 日更多观察到肩部疼痛)。随着术后时间的增加,疼痛的主要来源由手术切口和上腹部区域向骨关节区域转移。

心脏手术后疼痛的另一个常见的来源是胸廓肋骨骨折[17-18]。此外,胸骨回缩造成后肋骨骨折可能导致臂丛神经损伤。在这些患者中,尽管存在骨折,但在常规胸部 X 射线照片中仍显示正常。因此,骨扫描(相比于胸部 X 射线照片能更好地探测出肋骨骨折)适用于经胸骨回缩后发生无法解释的术后非切口疼痛的患者[18]。其他研究表明,最常见的心脏术后疼痛来源是胸壁。年龄也影响疼痛的强度,年龄小于 60 岁的患者往往比 60 岁以上的患者存在更强烈的疼痛。尽管心脏手术后通常只产生中等强度的疼痛,但在镇痛方面仍然有足够的临床提升空间去减轻疼痛强度,尤其是在术后的头几天。

虽然发生率较低,但心脏手术后持续的疼痛仍可能会引发很多问题[19-21]。胸骨切开术后持续疼痛的原因有很多,组织破坏、肋间神经损伤、瘢痕形变、肋骨骨折、胸骨感染、不锈钢丝缝合线和/或肋骨软骨分离均在其中发挥着作用[22]。这样的慢性疼痛通常局限于手臂、肩膀或者腿部。术后也可能发生臂丛神经损伤,多由于肋骨骨折碎片、内乳动脉剥离、手术过程中的定位和/或中央静脉导管位置不佳造成。通过大隐静脉获取行冠状动脉旁路移植术(coronary artery bypass grafting,CABG)发生术后隐神经疼痛的病例也有报道。年轻的患者通常发展为持久的慢性疼痛的风险更大。术后急性疼痛与慢性疼痛综合征发展的相关性(患者要求更多的术后镇痛可能引起慢性疼痛)已经被提出,但这种联系仍不明确。

Ho 和他的同事[19]对 244 名经胸骨正中切开的心脏手术后患者进行了评估并发现大约 30% 的患者存在持续的疼痛(术后持续存在两个月以上的疼痛)。胸骨切开部位持续疼痛的发生率为 25%(61 例),其他部位的发生率为 29%(71 例)。研究报告称,其他发生持续疼痛的常见部位是肩膀(17%)、背部(16%)和脖子(6%)。然而,这种持续疼痛程度通常是温和的,影响日常生活的患者只占 7%。最常见的用来描述持续疼痛的词汇有"烦人的"(57%)、"不得安宁的"(33%)、"迟钝的"(30%)、"尖锐的"(25%)、"厌烦的"(22%)、"柔和的"(22%)、"紧密的"(22%)。这种疼痛的时间性质通常被描述为瞬时的或间歇性的。20 例患者(8%)描述在内乳动脉获取部位存在麻木、灼痛和压痛的症状,通常暗示存在内乳动脉综合征。由此可得出经胸骨正中切开的心脏手术通常发生少数的影响日常生活的轻度持续性疼痛的结论。

虽然胸壁依然是心脏手术患者术后疼痛最常见的来源,但是静脉移植获取术后产生的腿痛仍不明确的。这种疼痛可以在术后晚期才表现出来,可能与患者开始活动和胸骨切开产生的疼痛强度减轻有关(暴露腿部切口疼痛)。应用微创的静脉移植获取技术(内镜下获取移植静脉)相比传统技术通常有较低的腿部疼痛强度和较短的持续时间[23]。尽管最初获取时间是延长的,但是两种技术(内镜技术和常规技术)经短期学习后是等效的。此外,内镜下静脉获取技术相比于传统技术而言,其较短的切口长度还能降低患者腿部并发症的发病率(如感染、伤口裂开)。

患者对于术后镇痛的满意程度通常更多在于预期与经历的疼痛的对比,而不是实际经历的疼痛水平。满意是比预期更好的情况,而不满意是未达到预期的情况。接受心脏手术的患者仍然关注于充分的术后镇痛和术前预期的比实际疼痛更强的术后痛感[15]。因为术前预期死亡这些独特之处,心脏手术患者术后仅接受中度镇痛仍可以满足其镇痛控制,因此,术后患者经历中等疼痛也仍可能有较高的满意度[15-16]。

科学的进步使人们更好地了解了疼痛的发生机制,也引领了独特的和可能临床上有益的疼痛管理策略。急性损伤导致的毒性输入可能触发中枢神经系统敏感化,称为"上扬"。本质上,背角神经递质通过伤害感受器输入引起中枢神经系统反应灵敏性增强(继发性痛觉过敏)。尽管实验证据表明,增强的反应能力比最初的伤害性刺激更持久(诱导敏感性痛觉过敏),但其确切的相关性仍有待证实。进一步的脊髓神经药理学研究旨在修改或阻断 *N*-甲基-D-天冬氨酸受体来影响疼痛控制和可以在周围或中枢敏感化之前进行超前镇痛的概念。然而,考虑到中枢神经系统中存在很多神经递质受体系统,所以阻断一个部分不太可能就会产生明显的临床疗效。尽管使用 *N*-甲基-D-天冬氨酸受体拮抗剂和超前镇痛的概念耐人寻味,临床调查也似乎支持其效用,但其明确的临床效果仍然有待确定。关于 *N*-甲基-D-天冬氨酸拮抗剂的潜在优势和超前镇痛效用的争论仍在继续,这一令人激动的领域研究和概念发展的方向仍需继续进行讨论。

充分术后镇痛的潜在临床益处

手术后不充分的镇痛(加之不受抑制的应激反应)可能导致许多不良的血流动力学变化(心动过速、高血压、血管收缩)、代谢变化(增加分解代谢)、免疫学变化(免疫应答受损)和凝血变化(血小板激活)(框 42.3)。接受心脏手术的患者,围手术期心肌缺血(经心电图和/或经食管超声心动图检查诊断)常于术后即刻发生,可能与此有关[24,25]。手术中,体外循环的启动会大幅增加应激反应相关的激素水平(如去甲肾上腺素、肾上腺素),直至手术结束,可能在此段时间内导致心肌缺血[26-28]。此外,术后心肌缺血可能与心脏交感神经激活,从而打破冠脉血流和心肌需氧量的平衡有关[29]。因此,在心脏手术术后的关键时期,充分的镇痛和降低应激反应可能会降低并发症的发生率和提高健康的生活质量[29-30]。

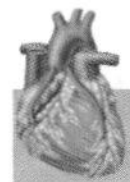

框 42.3 充分术后镇痛的潜在益处

- 血流动力学稳定
- 代谢稳定
- 免疫功能稳定
- 凝血功能稳定
- 应激反应减轻
- 并发症减少

现有证据表明,术后积极的控制疼痛对非心脏手术患者存在有益结果[6,7]。1987 年,Yeager 和他的团队[7]在一个小样本($n=53$ 名患者)随机对照临床试验中发现,接受胸部大血管手术的患者在围手术期接收较强的麻醉和镇痛可以降低术后并发症发生率和改善手术效果。1991 年,Tuman 和他的同伴[6]在另一个小样本($n=80$ 名患者)随机对照临床试验中发现,接受更强的麻醉和镇痛的下肢血管重建的患者比常规剂量镇痛的患者有更好的效果。

现有的证据也表明,积极控制术后疼痛对心脏手术患者有益。1992 年发表的两个有趣的临床调查暗示了这种可能性[8-9]。Mangano 和同伴[8]对 106 例接受了冠状动脉旁路移植术的成年患者进行了前瞻性随机研究,患者在术后选择标准化的术后镇痛或强效的镇痛方法。标准化镇痛的患者在术后 18 个小时内接受低剂量间歇静脉注射吗啡,而强效镇痛的患者在同一时段内接受连续静脉输注舒芬太尼的治疗。接受舒芬太尼注射的患者在术后表现出较少的心肌缺血的发作(通过连续心电图监测)。患者假设在术后即刻进行强效的镇痛可能会更好地抑制交感神经系统活性,从而获得很多临床效果,包括改变血小板对肾上腺素的敏感性,改变纤溶状态,增强左室功能,降低冠状动脉收缩,所有这些潜在益处都可以减少并发症发生率和降低心肌缺血的严重程度。Anand 和 Hickey[9]对 45 例接受心脏手术的新生儿进行了前瞻性对照研究,分为标准围手术期治疗和强效阿片类药物麻醉。标准化治疗的患者接受氟烷、氯胺酮、吗啡麻醉,并在术后 24 小时间断静脉注射吗啡,而强效阿片类药物麻醉患者接受术中静脉连续输注舒芬太尼麻醉和在术后同期内静脉输注芬太尼或舒芬太尼的方法。术后接受持续阿片类药物治疗的新生儿相比于对照组表现出较少的应激反应(通过多种血液介质评估),较少的围手术期并发症(高血糖、乳酸性酸中毒、脓毒血症、代谢性酸中毒、弥散性血管内凝血)和显著的更低的死亡率(分别是 0/30 和 4/15;$P<0.01$)。这篇报道准确地总结了这一方面临床研究:"Anand 和 Hickey 所表明的是,不愿意充分的疼痛治疗并不是不可避免的灾祸,但却出现了不良的结果。"[31]不幸的是,通过大剂量静脉应用阿片类药物来积极控制心脏手术患者术后疼痛的方法使得患者在术后早期无法即刻拔除气管插管(现今的实践目标)。

可用于术后镇痛的技术和方法

尽管术后疼痛的机制和镇痛药物的药理作用都已明确,但是有效的术后镇痛还尚未普及。许多方法可以用来进行术后镇痛(见框 42.1)。总之,美国麻醉医师学会围手术期急性疼痛管理组指出现有的文献支持3种安全有效的方法或技术可供麻醉医师用于控制围手术期疼痛：①区域镇痛技术，包括但不限于肋间神经阻滞，神经丛阻滞，和切口局部浸润麻醉；②患者自控镇痛（patient-controlled analgesia，PCA）中应用阿片类药物；③蛛网膜下和硬膜外应用阿片类药物镇痛[1]。关于区域镇痛技术，现有文献均支持外周神经阻滞和切皮后切口局部浸润麻醉的镇痛效果，但却并不确定切皮前切口局部浸润麻醉的镇痛效果。关于应用阿片类药物实施患者自控镇痛，现有文献支持它优于肌注镇痛的镇痛效果，但不确定与医护人员管理镇痛模式的效果差异是否有关。此外，现有文献仍不明确硬膜外患者自控方法与静脉患者自控方法之间的效果差异。

应用阿片类药物为主的患者自控镇痛方法通常有更好的镇痛效果且不增加应用更多吗啡时出现的恶心、呕吐、皮肤瘙痒和过度镇静等作用。虽然患者自控镇痛过程中更多的吗啡应用于持续的背景输注可能使患者呼吸抑制，但现有文献并不足以揭示这些潜在的不良反应。最后，关于蛛网膜下和硬膜外阿片类药物镇痛，现有文献支持硬膜外吗啡和芬太尼对围手术期镇痛的疗效，但不足以描绘通过这些途径应用其他阿片类药物所带来的利弊关系。椎管内应用吗啡发生皮肤瘙痒和尿潴留的发生率往往比全身（经静脉或肌内）应用吗啡更频繁。此外，硬膜外应用吗啡能比肌内应用吗啡提供更佳的镇痛效果。同样的，硬膜外应用芬太尼能比肌内应用芬太尼提供更有效的术后镇痛，但现有的文献不足以评估不同时期硬膜外镇痛技术的效果（如切皮前、切皮后和手术后）。

局部浸润麻醉

心脏手术后疼痛通常与胸骨正中切开术有关，在术后2日内达到顶峰。由于传统的静脉应用吗啡镇痛的副作用（恶心和呕吐、瘙痒、尿潴留、呼吸抑制）和最近应用的NSAIDs和COX抑制剂的副作用（消化道出血、肾功能损害），如今正在寻找对于心脏手术患者术后镇痛的替代方法。持续的局部注射麻醉成为一个可供选择的方法（框42.4）。

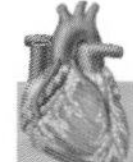

框42.4 局部浸润麻醉

- 优点：简单，可靠的镇痛
- 缺点：组织坏死？

在一项随机、安慰剂对照、双盲前瞻性临床试验中，White和他的团队[32]对36名接受心脏手术的患者进行了研究。术中进行标准化管理，所有患者术中在胸骨正中切口处放置两根留置输液导管：一根放置于胸骨上方的筋膜下层面，另一根放置于皮下组织的筋膜上。患者术后48小时内通过导管分别输注（4ml/h）0.25%丁哌卡因（12名患者）、0.5%丁哌卡因（12名患者）和生理盐水（12名患者）。3组患者气管插管的平均时间是类似的（约5~6小时）。相比于对照组（生理盐水组），在0.5%丁哌卡因组观察到言语评分量表疼痛评分和静脉患者PCA吗啡的应用有显著降低的统计学意义。患者对疼痛管理的满意度也与对照组相比得到改善。但是，在0.25%丁哌卡因组和对照组间的PCA吗啡用量没有显著差异。虽然各组气管插管时间和重症监护室（intensive care unit，ICU）的持续时间（分别为30小时和34小时）没有明显改变，但是早期活动时间（1天vs 2天）和住院时间（4.2天vs 5.7天），0.5%丁哌卡因组低于对照组。患者的血清丁哌卡因浓度在合理范围，但当导管尖端在从切口部位移除时断开，会遇到局部麻醉药输送相关并发症，需要在局部麻醉下重新探查伤口。作者得出结论：以4ml/h连续输注0.5丁哌卡因对于减少术后疼痛和术后阿片类药物的需要量是有效的，并能改善患者的术后疼痛管理满意度（早期活动，缩短住院时间）。

另一项临床调查揭示了心脏手术患者术后应用局部麻醉药物连续输注的潜在好处。这项随机双盲安慰剂对照的前瞻性临床试验中，Dowling和同事[33]研究了35名接受心脏手术的健康患者。通过正中胸骨切开术接受择期CABG的患者被随机分为罗哌卡因组或安慰剂组。在手术结束但伤口闭合前，使用20ml 0.2%罗哌卡因或生理盐水进行胸1至胸12的双侧肋间神经注射。在用线重新固定胸骨后，将具有多个侧面开口的两个导管置于胸前（图42.1）。这些导管连接到含有流量调节器的加压弹性泵，允许约4ml/h的速度注射0.2%罗哌卡因或生理盐水。术中麻醉技术标准化（应用短效麻醉药物使术后残留麻醉药物最小化），如通过静脉PCA注射吗啡（72小时）进行术后疼痛治疗。两组患者术后气管插管拔除时间相似（约8小时）。48小时后，两组均取出胸骨导管。罗哌卡因组与安慰剂组相比，术后（72小时）总平均吗啡消耗

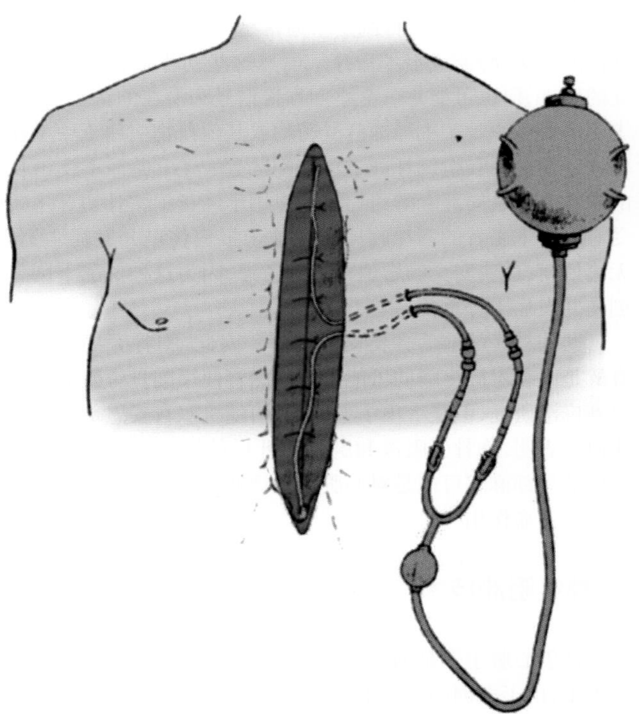

图42.1 加压弹性泵和导管的术中放置。（*Dowling R，Thielmeier K，Ghaly A，et al. Improved pain control after cardiac surgery：results of a randomized，double-blind，clinical trial.* J Thorac Cardiovasc Surg. *2003*；*126*：*1271-1278.*）

量明显降低(分别为47.3mg和78.7mg,$P=0.038$);平均总体疼痛评分(范围无痛为0至最强程度疼痛位10)罗哌卡因组相比于对照组也显著降低(分别为1.6和2.6,$P=0.005$)。最有趣的是,接受罗哌卡因的患者平均住院时间为5.2±1.3天,而接受生理盐水患者的平均住院时间为8.2±7.9天,差异有统计学意义($P=0.001$)。其中安慰剂组中一名患者术后的住院时间非常长(39天)。然而,即便排除此异常值,两组之间在住院时间长短方面仍有统计学差异(分别为5.2±1.3天和6.3±2.8天,$P<0.01$)。尽管术后镇痛有差异,术后肺功能(通过1秒内用力呼气量和峰值呼气流量评估)两组间是相似的。在住院期间和出院后,两组间在伤口感染和伤口愈合方面均无差异,没有遇到与胸骨导管放置有关或肋间神经阻滞有关的并发症表现。作者得出结论:他们的镇痛技术显著改善了术后疼痛,同时减少了进行正中胸骨切开术的患者所需的阿片类药物剂量。研究人员发现住院时间长短显著下降可大幅降低成本,值得进一步研究。

在心脏手术以外的各种手术(例如:腹股沟疝修复,上腹部手术,腹腔镜下肾切除术,胆囊切除术,膝关节置换术,肩关节手术,妇科腹腔镜手术)中均于手术伤口局部麻醉药物连续输注的方法进行术后疼痛管理[34]。用于伤口的输液泵系统由美国食品药品管理局(Food and Drug Administration,FDA)定义为医疗设备,因此,在涉及输液泵系统直接局部麻醉输注到手术伤口期间发生的不良事件被报告给该组织。向FDA报告的输注泵系统的并发症包括组织坏死、手术伤口感染及整形外科、胃肠道、足底和其他手术后的蜂窝织炎,这些报告的不良事件均不涉及接受心脏手术的患者。最常报道的并发症是组织坏死,这是正常手术后很少见的不良事件。此外,这些报告的不良事件的后果通常是严重的,需要进行干预和额外的医疗和/或手术治疗。虽然这些初步报告可能是孤立的事件,但也可能是一个早期预警信号和潜在的重要信号,表明需要进一步调查局部麻醉药物或其他药物应用于手术伤口连续输注泵和组织坏死、严重感染或蜂窝织炎等不良事件的联系。有关局部麻醉药物输注应用于经正中胸骨切开术接受心脏手术患者的两项临床研究均未报道伤口并发症[32-33]。无论如何,这些安全问题值得仔细考虑,因为这种情况下胸骨创伤并发症十分重要。

肋间神经的前后分支支配胸骨。因此,胸骨旁局部浸润麻醉是改善术后疼痛的可能手段。尽管使用胸骨旁阻滞尚未得到广泛研究,但是一项小型前瞻性,随机双盲安慰剂对照临床研究表明,胸骨旁阻滞和胸骨切开局部浸润麻醉和纵隔管部位的局部麻醉可能是对心脏手术预期早期拔管患者起到有效辅助镇痛作用[35]。

神经阻滞技术

微创心脏手术是通过非胸骨切开切口(小切口开胸)进行手术,由于微创心脏手术越来越受欢迎,神经阻滞用于术后镇痛也日益增加[36-43](框42.5)。由于肋软骨创伤破坏了肋骨、肌肉或外周神经,开胸切口(横向前外侧小切口开胸,纵向前外侧开胸)引起的术后疼痛程度可能大于正中胸骨切开术引起的疼痛。因为疼痛是胸科手术后影响肺功能的一个重要因素,故开胸后完善的镇痛非常重要。疼痛控制不良会导致呼吸动力降低、胸廓活动度降低、激素水平升高以及代谢活动增强。围手术期呼吸动力学恶化可能导致肺部并发症及低氧血症,从而可能引发心肌缺血/梗死、脑血管事件、血栓栓塞、伤口延迟愈合,导致并发症增多、留院天数延长。为治疗开胸术后疼痛已研发多种镇痛方法,最常用的镇痛方法包括肋间神经阻滞、胸膜内使用局部麻醉药及胸段脊柱旁阻滞。鞘内注射技术和硬膜外技术也可有效控制开胸手术后疼痛,并将在本章后面做详细介绍。

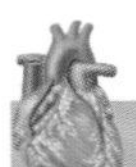

框42.5 神经阻滞技术

- 优点:简单,镇痛持续时间长
- 缺点:不可靠?

肋间神经阻滞已经广泛应用于胸科手术后镇痛[36,38]。这一技术可在术中进行,亦可在术后进行,其镇痛持续时间可长达6到12小时(取决于所用的局麻药的种类和量)。若需额外镇痛,则需重复给药。给予局麻药可在关胸前直视下单次给药,可术前经皮单次给药,可经皮多次给药,也可经肋间留置导管给药。肋间神经阻滞阻断了C纤维传入冲动到脊髓。胸科手术患者进行长效局麻药单词肋间注射后可产生镇痛效应、改善肺功能达6小时之久。若由外科医生经皮放置导管至胸膜外,进行连续胸膜外肋间神经阻滞技术,镇痛时间还可更长。持续肋间导管可多次给局部麻醉药或输注局部麻醉药,同时避免了多次打针注射。多个临床研究已证实这一方法的效能,且其相比于胸段硬膜外镇痛技术更具优势[36,38]。肋间神经阻滞的一个主要问题是大量局部麻醉药吸收至体循环。不过,多个对胸科手术患者的临床研究表明如果使用标准方法,局麻药物的血药浓度是安全的。对胸科手术的临床研究提示通过留置肋间导管间断或持续注射丁哌卡因(0.25%~0.5%)或罗哌卡因(0.5%~0.75%)的方法进行肋间神经阻滞是对静脉注射阿片类药物镇痛的有效补充[36,38,44,45]。关胸前单次注射的效果仍不明确。胸膜内给局部麻醉药的镇痛机制目前还不完全清楚。然而,胸膜外局部麻醉镇痛的作用机制似乎主要依赖于局部麻醉药弥散到椎旁区域。局部麻醉药不仅影响腹侧神经根,也影响初级传入神经纤维后支。初级传入神经纤维后支支配脊柱后侧肌肉和皮肤,后外侧开胸时可能损伤。将导管插入到胸膜外间隙注射局部麻醉药到胸膜内,这样会在皮肤上产生一个麻醉区域。此区域的深度和大小取决于局部麻醉药在胸膜外间隙的弥散。这种技术是通过置入到脏层胸膜和壁层胸膜之间的胸膜内导管间歇或持续给予局部麻醉药。这种技术的主要问题是局部麻醉药体循环吸收和毒性问题,但对血浆浓度水平的临床研究结果并未对此加以证实。很多对开胸术后患者的临床研究表明,0.25%~0.5%的丁哌卡因可提高术后镇痛效果,但对此类患者而言,这一方法的真正效能仍有争议[39]。镇痛效应持续时间短,且似乎阿片类药物的用量并未显著减少。此外最佳浓度和持续时间仍待进一步研究。不过,一项对50名行微创直视下冠状动脉旁路移植术的患者前瞻性随机临床研究表明,0.25%丁哌卡因的胸膜内镇痛技术是安全有效的,其镇痛效果不亚于传统的硬膜外镇痛(可产生较好的术后镇痛效应)[40]。不过,这些研究人员指出,胸膜内术后镇痛有效的关键是必须认真对待导管定位、胸腔引流管夹闭和导管固定。胸膜内术后镇痛效能缺失的一个主要因素是局部麻醉药从胸腔引流管流失。尽管术后夹闭引流管可以提高镇痛效能,但夹闭引流管并不安全,因为引流管对血和空气的引流很重要,有利于肺的开放和膨胀。除了导管位置合适外(必须直视下插入导管并固定到皮肤上),这种镇痛方法的效果似乎取决于是否进行肺手术、胸膜的解剖结构和生理功能是否健全。胸椎旁阻滞包括把局部麻醉药注入胸椎脊神经从椎间孔发出的位置(图 42.2)。与胸段硬膜外镇痛相比,胸椎旁阻滞产生的镇痛效果似乎是相当的,但操作容易且风险较小。成功进行胸椎旁阻滞的方法有几种,近来已有人进行了深入综述[37,46]。最常用的经典方法是阻力消失法。注入局部麻醉药使注射点上下连续的多个胸段皮区的同侧体感神经和交感神经阻滞,同时还有可能抑制手术引起的神经内分泌应激反应。这些阻滞可有效缓解来源于胸部、腹部或胸腹部的单侧急性或慢性疼痛。也有报道双侧胸椎旁阻滞。胸科手术时,直视下放置导管进行持续胸段椎旁注入局部麻醉药,这也是一种安全简单有效的开胸术后镇痛方法。这通常与静脉给阿片类药物或其他镇痛药物联合使用以获得胸科手术后最佳镇痛。尽管仍需追加静脉镇痛药,但所需的阿片类药量大大下降。

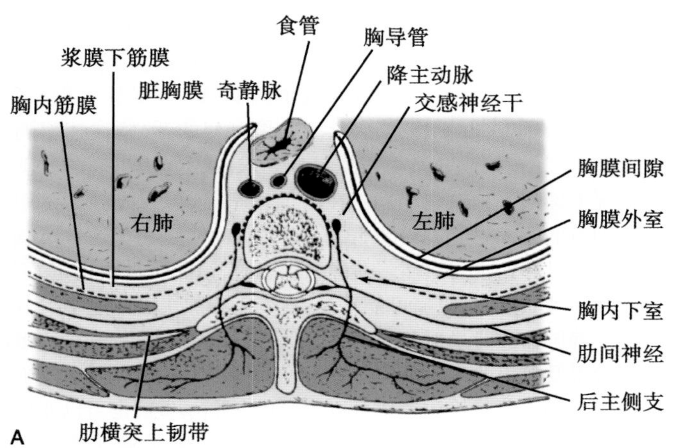

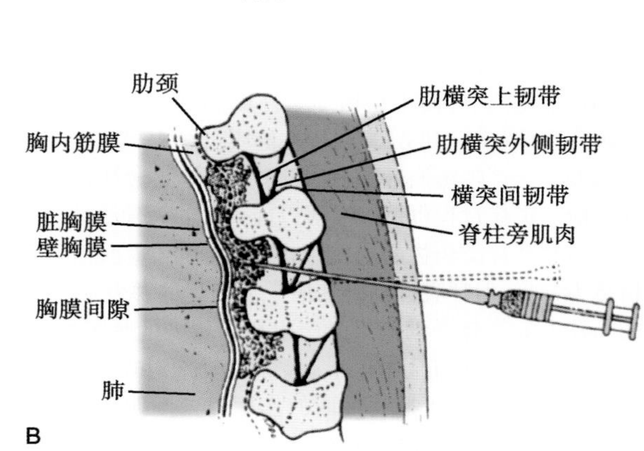

图 42.2 胸段椎旁间隙解剖。(A)胸椎旁间隙横突上进针的矢状面图示;(B)胸段脊柱旁阻滞。(*From Karmakar MK. Thoracic paravertebral block.* Anesthesiology. *2001;95:771-780.*)

由于一侧开胸后疼痛通常是单侧的,所以,胸科手术后镇痛用单侧椎旁阻滞是实用的。双侧胸椎旁阻滞的作用还有待进一步研究。单侧胸椎旁神经阻滞的优点在于不良事件(低血压、尿潴留)发生率低,且由于局部麻醉药用量少,风险低。持续胸椎旁阻滞是一种平衡镇痛方案的一部分,可提供完善的镇痛而几乎没有不良反应,其效果与胸段硬膜外镇痛效果相当[37,46-49]。

胸科手术患者术后镇痛用肋间神经阻滞、局麻药胸膜内给药、胸椎旁阻滞的优点是简单、有效。然而,尽管这些镇痛方法的镇痛效能有时能与鞘内镇痛和硬膜外镇痛相当,但这些方法似乎只有作为多模式镇痛的一部分(复合其他镇痛方法)才能获得最好的效果。当使用这种镇痛方法时,由于需要使用大量麻醉药进行浸润,与之相关的并发症就成为关注焦点。

由于心脏手术小切口使用增多等多种原因,在过去的十年中,神经阻滞(通常是使用导管的镇痛方法)在心脏手术患者术后镇痛中的使用复苏。具体而言,最近的临床研究表明,相比于传统的鞘内镇痛和硬膜外镇痛,肋间导管[50]、胸膜内导管[51-53]和椎旁阻滞[46,54-56]有其独特的优势[57-63]。最近出现的丁哌卡因脂质体有可能在单次注射后产生 96 个小时的镇痛作用,其出现可能会给应用在胸科和心脏手术的单次注射神经阻滞带来革新[64-66]。

阿片类药物

心脏手术患者静脉大剂量给予阿片类药物始于 20 世纪 60 年代并持续了 30 多年[67,68](框 42.6)。即使静脉给予大剂量阿片类药物也不会引起"完全麻醉"(无意识、镇痛、肌松),所以术中还要给予静脉麻醉药、吸入麻醉药[69]。阿片类药物的镇痛效应最为人熟知且研究得最为广泛,但阿片类药物也会影响其他一系列生理功能,包括控制垂体和肾上腺髓质激素的释放和活性、控制心血管功能和胃肠道功能,以及调节呼吸、情绪、食欲、渴感、细胞生长和免疫系统[70]。当阿片类药物用于术后镇痛时,很多为人所知的副作用(恶心呕吐、皮肤瘙痒、尿潴留、呼吸抑制)可能会限制患者术后恢复。

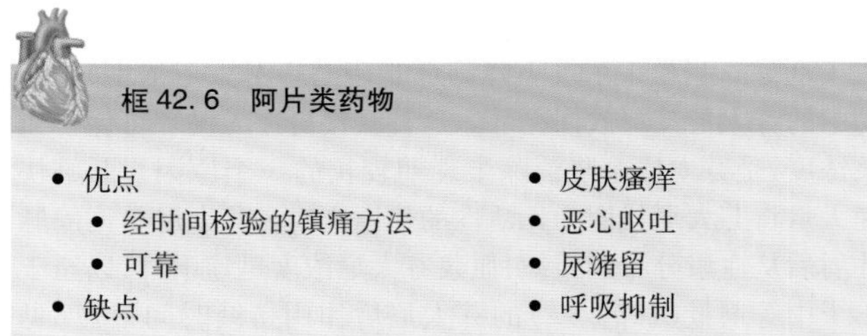

框 42.6 阿片类药物

- 优点
  - 经时间检验的镇痛方法
  - 可靠
- 缺点
  - 皮肤瘙痒
  - 恶心呕吐
  - 尿潴留
  - 呼吸抑制

阿片类药物与广泛分布于中枢神经系统的专门受体相互作用产生各种药理效应。目前,已经发现了 3 种阿片受体:μ、

κ 和 δ。μ 受体有两种：高亲和力的 μ_1 受体和低亲和力的 μ_2 受体。研究认为脊髓以上层面的镇痛的机制由 μ_1 受体参与，而脊髓层面的镇痛、呼吸抑制和胃肠道反应则与 μ_2 受体有关。已分离出 μ 受体的其他亚型，但其临床相关性仍不清楚。同样，也分离出 κ 受体和 δ 受体的亚型。选择性 κ 受体激动剂有镇痛效应而并没有目前 μ 受体激动剂所导致的那些副作用，因而其可用于治疗用途。δ_1 受体似乎介导脊髓部位镇痛，而 δ_2 受体似乎介导脊髓以上部位镇痛。令人遗憾的是，尽管对各种阿片受体的药理学和功能已有广泛研究，但对其作用的结构基础的了解仍十分有限。

阿片类药物的经典药理学作用是镇痛，当需要进行强效术后镇痛时，首选阿片类药物已成传统。存在两类解剖学迥异的阿片受体介导的镇痛作用位点：脊髓上和脊髓。全身给药可作用于这两类位点而产生镇痛效应。脊髓上主要由 μ_1 受体参与镇痛，而 μ_2 受体主要参与脊髓水平伤害处理调制。κ 受体在介导脊髓和脊髓上水平的镇痛都很重要。δ 配体的作用可能是调节，而不是镇痛。外周感觉神经末梢有所有 3 种阿片受体（μ、κ 和 δ）。由于在健康组织中局部给予阿片类药物并不会产生镇痛效应，所以这些受体的激活似乎需要炎症反应。炎症过程也可以激活以前失活的阿片受体。

尽管阿片类药物的副作用中恶心呕吐、皮肤瘙痒和尿潴留更为常见，但呼吸抑制是其最令人担忧的并发症[71]。所有的阿片类 μ 受体激动剂都会产生剂量相关的呼吸抑制，而其似乎是由 μ_2 受体介导的，纯 κ 受体激动剂对呼吸几乎没有影响，而 δ 受体在呼吸控制当面的作用仍未阐明。阿片类药物主要的呼吸效应是降低呼吸中枢对二氧化碳的敏感性（同时还抑制延髓和外周化学感受器）。起初，呼吸频率受影响的程度大于对潮气量的影响，潮气量甚至还会增加。随着阿片类药物剂量的增加，呼吸节律也会受到影响，导致不规律的叹气样呼吸，这是阿片类药物过量的特征性表现。除二氧化碳潴留外，呼吸抑制还会导致低氧血症（阿片类药物还抑制低氧引发通气的反应）。老年患者对阿片类药物的呼吸抑制作用相比于年轻人更敏感，所以剂量要做相应调整。

芬太尼的镇痛效能远大于吗啡（60～80 倍）。不过，芬太尼与吗啡对阿片受体的亲和力差异却只有 2～3 倍。受体亲和力和临床效能的差异是由于药物生理化学和药代动力学属性（尤其脂溶性的差异）的不同所致的。芬太尼脂溶性高，这直接影响到药物进出组织器官的速率，尤其是在脂肪含量较高的中枢神经系统。

芬太尼通过血-脑屏障迅速转移，静脉注射后可快速起效。芬太尼进入中枢神经系统的相对潜力大约是吗啡的 150 倍。不过，脂肪组织吸收大量芬太尼可充当一个储存库（取决于剂量），当血浆浓度下降到低于脂肪中芬太尼浓度时，脂肪中的芬太尼又释放回循环。这种缓慢再进入循环可保持血浆浓度，是芬太尼血浆消除半衰期较长的一个原因。肝脏快速大量将芬太尼代谢为无活性的代谢产物。芬太尼单词静脉注射后从血浆分布到组织，血浆芬太尼浓度迅速下降，以至于给予中等剂量（10μg/kg）的芬太尼后作用持续时间很短（见第 10 章）。

大剂量的芬太尼可把作用时间从短效延长到长效。随着芬太尼的剂量增大，芬太尼的浓度下降到阈值水平前，分布就已经完成。因此，为了避免芬太尼蓄积，每隔一定时间给药的剂量应进行性减少，或者给药的间隔应进行性延长。当持续静脉输注芬太尼时，芬太尼血浆浓度下降的速率很明显取决于输注的持续时间。芬太尼在肺经历了首过摄取效应（约 80% 的注射剂量），肝脏对芬太尼的摄取率也很高，所以芬太尼的清除依赖于肝血流量。因此导致肝血流量减少的因素也会减少芬太尼的清除。肾功能减退的患者可能会导致芬太尼代谢物的蓄积，但由于这些代谢物没有药理活性，所以不会导致任何临床后果。肝脏是芬太尼生物转化的主要器官，肝脏疾病导致的肝功能减退可改变芬太尼的药代动力学。

芬太尼作为术中镇痛药之所以受欢迎与其心血管稳定性有直接关系，即使在危重患者也如此。而且与副作用程度相比，镇痛效能也是其运用于术后患者镇痛和/或危重患者的一个重要因素[72]。和其他任何阿片类一样，芬太尼可以用很多方法静脉给药用于术后镇痛：负荷量加持续固定剂量或变化剂量输注，固定背景量加 PCA 或单用 PCA。开始输注前，通常静脉给予 1～2μg/kg 单次量。如果可变的话，输注速率通常是 1～2μg/(kg·h)，可根据镇痛要求或副作用出现的波动情况上调或下调输注速率。在增加速率前，可以先静脉给予小剂量的芬太尼。1.5～2.5μg/(kg·h) 的输注速率通常可获得非常良好的术后镇痛。在静息状态时，镇痛质量很稳定，不过在活动状态时，镇痛可能不足，甚至需要加快输注速率。

静脉输注背景低剂量芬太尼联合 PCA 可提供满意的镇痛效果及较小的不良反应。一般情况下，PCA 单次剂量范围为 5～50μg，背景输注速率可以固定（5～50μg/h），也可以变化（根据临床标准上调和下调）。总的来说，背景输注速率越大，PCA 单次剂量就越小。锁定时间（两次剂量的最短间隔）从“按需”（没有锁定）到 15 分钟，最常见的时间间隔是 1～5 分钟。背景输注的加 PCA 可产生极好的术后镇痛效果。因为芬太尼作用时间短，很少单独用于 PCA。阿片类药物中，单独用于 PCA 最常见的药物依然还是吗啡。

芬太尼经皮给药也已有广泛研究。这种给药方式简单、无创并且可以持续给药。不过，这种给药方式稳定释放芬太尼无法灵活地调整剂量，这可能导致术后疼痛程度变化时不能充分镇痛。因此，当用芬太尼进行经皮镇痛时，常常需要静脉补充阿片类药物加强镇痛。

阿芬太尼的镇痛效能只有芬太尼的 1/10～1/5。阿芬太尼起效迅速，达峰时间为静脉给药后几分钟。其单次给药后的作用持续时间也比芬太尼短。阿芬太尼脂溶性高（脂溶性约为吗啡的 100 倍），很快穿过血-脑屏障。肾脏疾病对阿芬太尼的药代动力学影响较小，内在肝脏酶的活性和蛋白结合功能对肝脏摄取阿芬太尼的影响大于肝血流量对肝脏摄取阿芬太尼的影响。

对心脏手术后患者而言，阿芬太尼按需靶控输注系统的效果优于传统的吗啡 PCA。Checketts 等[73]对 120 名行择期心脏手术的患者进行了一个前瞻性随机临床研究，他们把患者随机分为两组，一组用吗啡 PCA 进行镇痛，另一组用阿芬太尼 PCA 进行术后镇痛（非双盲研究）。所有患者术中麻醉方法相似，术毕立即拔管。阿芬太尼组视觉模拟评分的总体中间值显著低于吗啡组，但阿芬太尼和吗啡都可提供高质量的术后镇痛（图 43.3）。尽管研究人员的临床印象是阿芬太尼的术后临床镇静

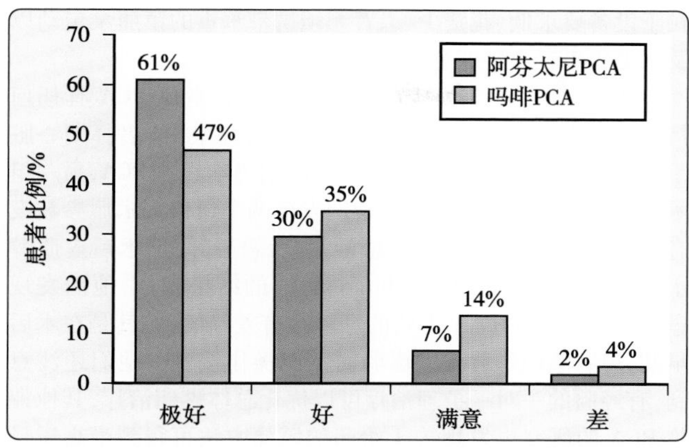

图 42.3 患者对术后镇痛的总体满意度。用阿芬太尼的患者中91%评价术后镇痛为非常好或好，而用吗啡的患者中82%评价术后镇痛为好或非常好(并无统计学差异)。PCA，患者自控镇痛。(*From Checketts MR, Gilhooly CJ, Kenny GN. Patient-maintained analgesia with targetcontrolled alfentanil infusion after cardiac surgery: a comparison with morphine PCA.* Br J Anaesth. *1998; 80: 748-751.*)

程度低于吗啡，但统计学分析发现，该镇静评分并无显著差异。两个组术后总体镇静评分、恶心呕吐的频率、血流动力学稳定性、心肌缺血或低氧血症方面并无差异。

舒芬太尼的镇痛效能约为芬太尼的10倍。该药脂溶性极高，与血浆蛋白结合率较高。由于镇痛效能较高，常规临床剂量的舒芬太尼的血浆浓度下降速度较快，以至于多数检测方法的敏感度不够，难于测出准确的药代动力学参数。不过，舒芬太尼的药代动力学在肾脏疾病患者似乎并不会改变。由于肝脏舒芬太尼的清除率接近肝血流量，所以舒芬太尼的药代动力学参数会因肝脏疾病发生改变，不过临床相关性还不得而知。舒芬太尼在肺发生显著(约60%)的首关消除效应。

瑞芬太尼起效很快，作用时间很短，它的独特之处在于它很容易由血液和组织中的非特异性酯酶快速水解。瑞芬太尼脂溶性中等，比较瑞芬太尼和芬太尼相同镇痛效应时的血药浓度发现瑞芬太尼的效能为芬太尼的一半。

患者自控镇痛(PCA)

当静脉给予阿片类药物(最常用的是吗啡和芬太尼)用于控制术后疼痛通常使用PCA技术。PCA技术成功的要点包括开始PCA前给予负荷量的阿片类药物以使患者舒适，确保患者控制镇痛治疗，使用适宜的PCA剂量和锁定时间，并考虑应用背景剂量输注。与外科医生指导的PCA相比专门的急性疼痛服务小组悉心指导的PCA镇痛更加有效且副作用少。已证实，用阿片类药物和/或局部麻醉药进行的患者自控硬膜外镇痛技术是可靠、有效、安全的[76,77]。

尽管已应用了20多年的PCA技术已经相当成熟，且具有独特的优点(可靠的镇痛效应、患者自主性提高、根据个人需要灵活调整等等)，但是相比于传统的护士给药的镇痛技术，这一技术对心脏手术后患者的镇痛受否具有显著的临床优势还不清楚[78-83]。Gust[79]等进行的一项临床研究表明，PCA技术可提供较高质量的术后镇痛，从而减少术后呼吸系统并发症。在这项前瞻性随机临床研究中，对择期性冠状动脉旁路移植术拔管后的120名患者进行了研究，患者分为3组，第一组给予静脉PCA哌腈米特，第二组给与静脉PCA哌腈米特复合直肠给予消炎痛，第三组接受传统的护士给药镇痛加静脉给镇痛药加静脉给予哌腈米特复合直肠给予消炎痛，3个组的给药时间都为3日。术后评估包括每日的视觉模拟疼痛评分和胸片，胸片由一名不知道镇痛方案的放射科医生对肺不张程度进行评级。围手术期治疗(外科治疗和术中麻醉管理)都是标准化的。3个组术后第1日和第2日的胸片肺不张评级和视觉模拟疼痛评分是相似的，但两个PCA组术后第3日的胸片肺不张评级和视觉模拟疼痛评分显著好于对照组(护士控制镇痛)。在研究最后，所有患者对他们术后镇痛进行回顾性评分，平均得分为良，但两个PCA组患者术后镇痛评分为优的人数明显多于对照组。研究人员得出结论：冠状动脉旁路移植术患者术后用PCA可减少呼吸系统并发症。不过，在整个研究期间，3组患者围手术期氧合值没有发现差异，没有患者达到术前规定的肺炎诊断标准。其他临床研究也表明，与标准的护士控制镇痛相比，PCA可为心脏手术后患者提供较高质量的镇痛效果，减少心肺并发症[80,83]。

尽管PCA技术很普及且由上述研究成果的支持，仍然有一些临床研究表明PCA并没有较大益处[78,81,82]。Tsang和Brush[78]对69名胸骨正中劈开行心脏手术患者进行前瞻性评估，随机对39名患者进行PCA吗啡术后镇痛，随机对30名患者进行护士给予吗啡术后镇痛。围手术期的治疗标准化，视觉模拟用来评估疼痛，手术前、手术后每6小时进行一次肺功能检测，直到出ICU为止。研究人员发现，两个组术后吗啡消耗量(图42.4)术后疼痛视觉模拟评分、术后镇静评分和术后肺功能(图42.5)都没有差异。研究人员得出结论，心脏手术后患者常规使用PCA镇痛并没有显著的优势。有趣的是，这项研究中，护理人员对PCA使用的看法并不像预期那么肯定。研究期间，需要反复指导患者使用PCA。需反复指导使用PCA的可能原因有患者入院后比较焦虑导致术前学习的

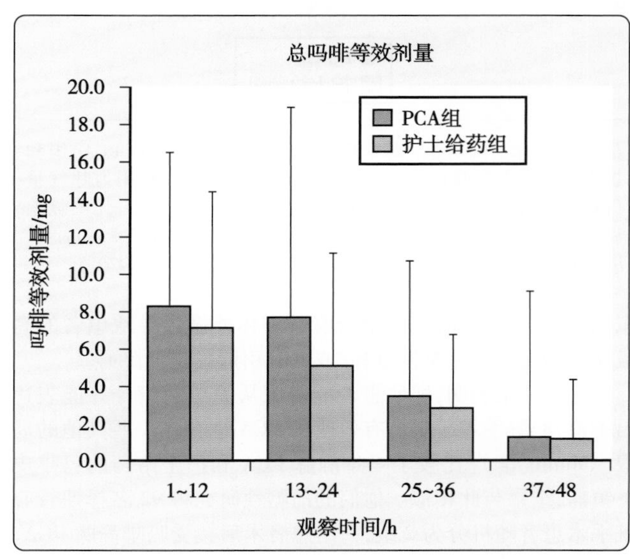

图 42.4 总吗啡等效剂量。每个观察期间，患者自控镇痛(PCA)组和护士给药组的吗啡等效剂量。观察期间两个组并无差异。(*From Tsang J, Brush B. Patient-controlled analgesia in postoperative cardiac surgery.* Anaesth ntensive Care. *1999; 27: 464-470.*)

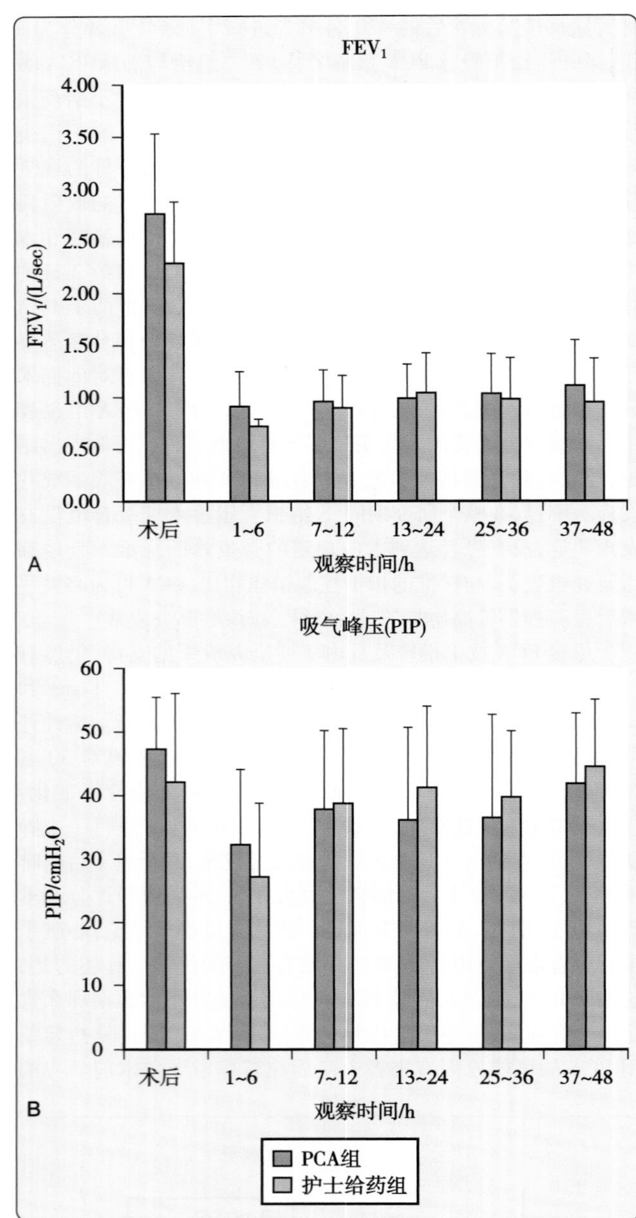

图 42.5 术后肺功能。每个观察期间，患者自控镇痛（PCA）组和护士给药组术后肺功能检测。两个组在术后第一秒用力呼气量（FEV$_1$）显著降低（持续 48 小时）。观察期内，两个组并无明显差异。（*From Tsang J, Brush B: Patient-controlled analgesia in postoperative cardiac surgery.* Anaesth Intensive Care. *1999; 27: 464-470.*）

东西未能记住；长时间的全身麻醉和体外循环导致患者的高级认知功能没有完全恢复和/或 ICU 引起的定向障碍。

这些结果表明，即使患者能够服从简单的指令并能表达出不适，心脏手术后患者有效使用 PCA 也存在一些其他的局限。Munro 等[81]比较了吗啡静脉 PCA 和护士给药的吗啡皮下镇痛，结果与此相似。他们的前瞻性研究将 92 名择期行心脏手术患者随机分为 2 组，一组患者术后接受吗啡静脉 PCA，另一组则术后由护士皮下给予吗啡。他们发现两个组很多术后参数没有差异，包括术后吗啡需要总量、术后静息和运动时的疼痛视觉模拟评分、每日疼痛缓解语言评分、副作用及胸部局部理疗师的镇痛有效性评估。皮下给药技术吸引人的地方在于设备要求低、花费少、患者无须携带笨重的镇痛泵走动以及对老年患者或轻度意识不清患者效果更好。

Myles 等[82]也未发现心脏手术后的患者用 PCA 有任何特别的临床益处。在他们前瞻性临床研究中，72 名择期心脏手术的患者随机分成两组，一组术后用吗啡静脉 PCA，另一组术后由护士静脉滴定吗啡。他们发现两个组很多术后参数没有差异，包括术后吗啡需要总量、术后恶心评分、术后皮质醇水平（图 42.6）。结果与 Murno 等[81]的结果相似，他们发现患者的能力和对 PCA 需要的理解是有差异的，尤其是在术后早期，患者意识不清或太虚弱而不能操作按键。他们还注意到，有经验的一对一护理治疗可以优化总体疼痛治疗，其他评价 PCA 的研究也发现护士给药的镇痛方法可得到最高质量的镇痛。参与这些临床研究的护士关注 PCA 设定需要的时间和术后早期患者没有能力处理 PCA 需要的问题，尤其是老年人或意识不清的患者。然而，在恢复后期，PCA 的接受度很好，护理需要的时间更少。

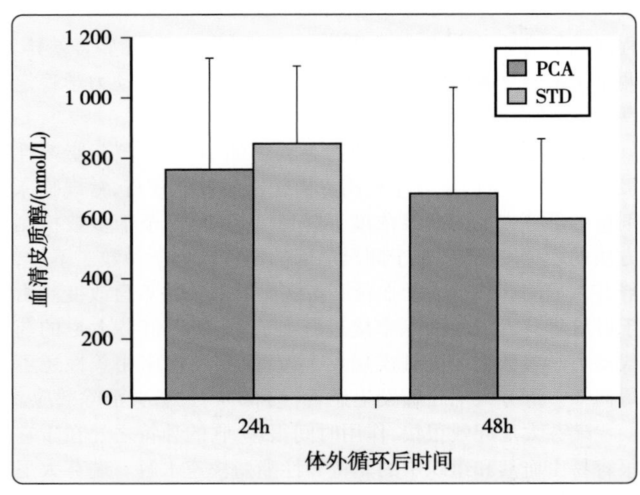

图 42.6 术后血清皮质醇水平。体外循环后 24 小时和 48 小时，接受 PCA 吗啡或护士静脉滴定（STD）吗啡的患者血清皮质醇水平。PCA，患者自控镇痛。（*From Myles PS, Buckland MR, Cannon GB, et al. Comparison of patient-controlled analgesia and nurse-controlled infusion analgesia after cardiac surgery.* Anaesth Intensive Care. *1994; 22: 672-678.*）

非甾体抗炎药

与阿片类药物作用于中枢神经系统的机制不同，非甾体抗炎药主要通过影响组织损伤后前列腺素合成产生镇痛、退热和抗炎作用[84,85]（框 42.7）。非甾体抗炎药抑制环氧化酶，环氧化酶可将花生四烯酸转化为前列腺素（图 42.7）。非甾体抗炎药复合传统的静脉阿片类药物可获得完善的镇痛，且产生类似镇痛效果时副作用少于单用阿片类药物。很多临床研究表明，当非甾体抗炎药和传统的静脉阿片类药物复合用于非心脏手术术后镇痛时的潜在价值（减少阿片类药物用量的效应）。实际上，非甾体抗炎药是目前用于术后镇痛最常用的非阿片类药物之一。很多临床阵痛研究都重复证明了非甾体抗炎药用于术后镇痛的效能。与阿片类药物优先减轻自发性疼痛不同，非甾体抗炎药对自发性疼痛和运动性疼痛都有

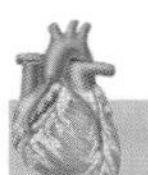

框 42.7 非甾体抗炎药

- 优点
  - 节省阿片类药物
  - 可靠的镇痛
- 缺点
  - 胃黏膜损害
  - 肾小管损害
  - 抑制血小板聚集
  - 胸骨切口感染
  - 血栓栓塞并发症

相当的疗效,而运动性疼痛在引起术后生理功能减退方面更重要。的确,非甾体抗炎药可以减少术后阿片类药物的用量,加快术后恢复,是非心脏手术术后平衡镇痛的一个有机组成部分。不过,人们对非甾体抗炎药在心脏手术后疼痛治疗方面的应用还知之甚少。人们对非甾体抗炎药的副作用表示关注,包括胃黏膜屏障的改变、肾小管功能的改变以及抑制血小板聚集,这些副作用使得临床医生很勉强地将非甾体抗炎药用于心脏手术患者进行术后镇痛。非甾体抗炎药其他罕见的不良反应(由于抑制环氧化酶)包括肝细胞损伤、哮喘加重、过敏反应、耳鸣和荨麻疹。尽管这些不良反应存在,少数临床研究似乎表明,非甾体抗炎药可对心脏手术患者进行镇痛而无不良反应(消化道溃疡、肾功能不全和出血过多)。尽管有研究表明非甾体抗炎药可导致术后失血增多,其他研究未能对此进行证实。

非甾体抗炎药并不是一组同源的药物,因为药效动力学和药代动力学的差异,使得镇痛效能差异非常大。非甾体抗炎药是环氧化酶的非特异性抑制剂,环氧化酶是前列腺素合成的限速酶。环氧化酶(COX)以多种形式存在,最重要的形式有两种,一种是结构型,结构型存在于健康细胞正常状态下(COX-1),第二种是诱导型,诱导型是重要的同工酶,由炎症诱导产生,并与炎症相关。简单地说,COX-1 无所不在地结构性表达,有维持血小板集聚、胃肠黏膜完整性和肾功能的作用;COX-2 是诱导型,主要在损伤部位(肾脏和大脑)表达,介导疼痛和炎症。非甾体抗炎药是两型环氧化酶的非特异性抑制剂,但对 COX-1 和 COX-2 的抑制比率是不同的。分子研究区分出结构型 COX-1 和炎症诱导型 COX-2 之间的差异,提出了令人兴奋的假说:非甾体抗炎药的治疗效应和不良反应可以分开[86-91](图 42.8)。随后,在过去的十年中,临床医生发现,COX-2 抑制剂有关的文章呈指数增长,非心脏手术后使用 COX-2 抑制剂逐渐增加。现在,大量证据表明,与安慰剂相比,COX-2 抑制剂与其非选择性前体(非甾体抗炎药)一样可以进行术后镇痛、减少阿片类药物需要量并使患者产生更高的满意度。也有证据表明,COX-2 抑制剂不仅减少阿片类药物的用量,也减少阿片类药物的副作用。与非甾体抗炎药相比,COX-2 抑制剂的主要优势在于不影响血小板功能及不引起出血,因而,可以用于围手术期。

只有几项临床研究观察了非甾体抗炎药用于心脏手术后的疼痛治疗[92-95]。一项设计得不错的临床研究表明,非甾体抗炎药和静脉给吗啡联合用于心脏手术患者可提供较好的镇痛而没有不良反应。Rapanos 等[94]的前瞻性研究中以双盲方式将 57 名冠状动脉旁路移植术患者随机分为两组,一组术后给消炎痛栓剂,另一组术后给安慰剂栓剂。给消炎痛栓剂患

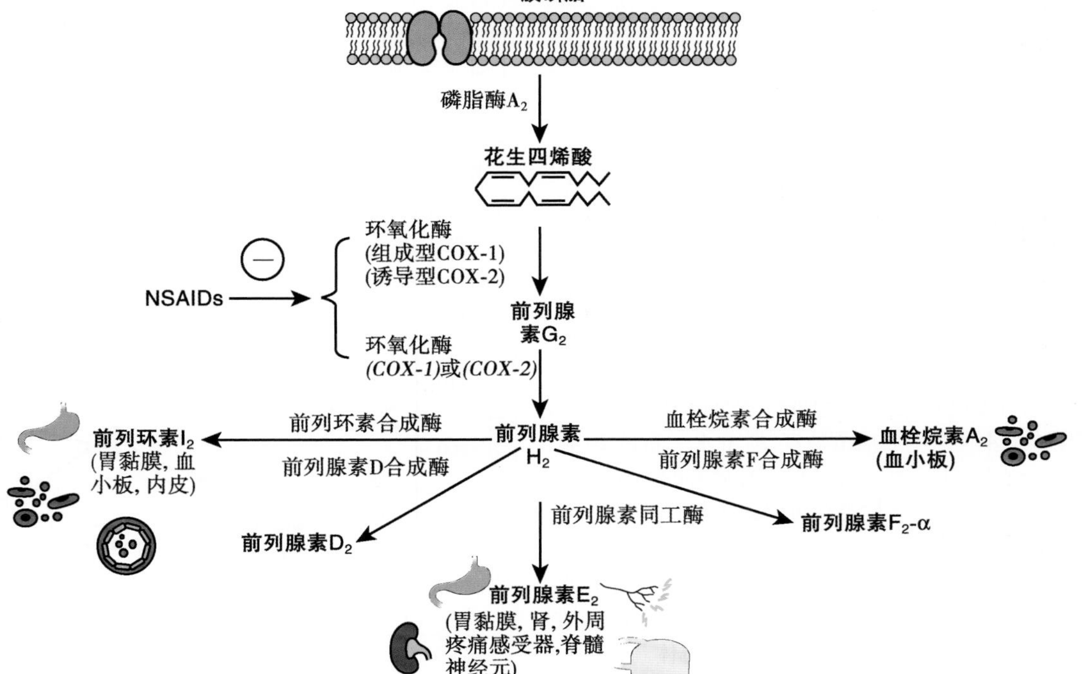

图 42.7 环氧化酶在前列腺素合成中的作用。前列腺素(PG)和血栓素(TX)在炎症和内环境稳态方面发挥重要作用,它们是生物化学级联反应的产物,在级联反应中膜脂质转化成花生四烯酸,环氧化酶将其转化成前列腺素,在一系列酶的作用下转化成终产物。COX,环氧化酶;NSAIDs,非甾体抗炎药。(*From Gilron I, Milne B, Hong M. Cyclooxygenase-2 inhibitors in postoperative pain management: current evidence and future directions.* Anesthesiology. *2003;99:1198-1208.*)

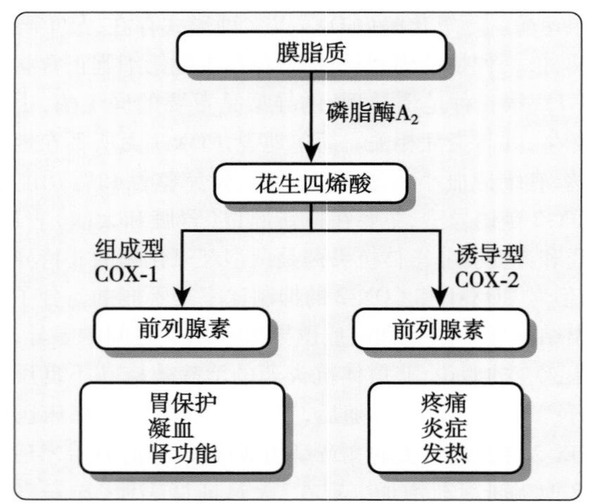

图 42.8 环氧化酶(COX)途径。分子研究区分出结构型 COX-1 和炎症诱导型 COX-2 之间的差异,提出了令人兴奋的假说:非甾体抗炎药的治疗效应和不良反应可以分开。(*From Gajraj NM. Cyclooxygenase-2 inhibitors.* Anesth Analg. *2003;96:1720-1738.*)

者的吗啡消耗量(通过 PCA 吗啡评估)($P=0.019$)和疼痛评分(通过视觉模拟评分评估)($P=0.006$)显著低于对照组患者。消炎痛组患者术后第一个 24 小时吗啡消耗量为(22±13)mg,安慰剂组的为(36±26)mg。两个徐气管拔管时间和术后失血量(通过胸腔引流管的出量评估)没有差异。实际上,两个组都观察到血清肌酐浓度有中等程度地降低。研究人员得出结论,心脏手术后消炎痛复合吗啡可降低术后疼痛评分并减少阿片类药物用量,同时并不增加副作用。

然而,两项设计得很好的临床研究表明,非甾体抗炎药或非甾体样抗炎药(对乙酰氨基酚)用于心脏手术后患者并没有产生任何临床益处[92,95]。Hynniene 等[92]在一项前瞻性、双盲、安慰剂对照的临床研究中,随机将行胸骨正中切口行冠状动脉旁路移植术的患者分为 4 组,分别在术后给予下列药物进行术后镇痛:双氯芬酸($n=18$),酮洛芬($n=28$),消炎痛($n=27$),安慰剂($n=31$)。所有患者都接受快通道麻醉和标准的术后镇痛。只有双氯芬酸组的术后吗啡用量相比于安慰剂组显著减少(分别为 12mg 和 19mg,$P<0.05$)。将总镇痛药用量计算为相当效果的吗啡量时,也只有双氯芬酸组显著低于安慰剂组(分别为 18mg 和 26mg,$P<0.05$)。比较其他镇痛药的剂量后并没有发现其他重要的差异。4 个组静息视觉模拟评分是相似的。4 个组术后肌酐浓度、肌酐水平超过 20%水平的患者百分数和 24 小时失血量也没有显著的差异。这些研究结果表明,有些非甾体抗炎药可以减少阿片类药物的用量,有些就不能。

Lahtinen 等[95]在一项前瞻性、双盲、安慰剂对照的临床研究中,随即将经胸骨正中切口行冠状动脉旁路移植术的患者分为两组:一组给丙帕他莫(对乙酰氨基酚的前体药)($n=40$),另一组给安慰剂($n=39$)进行术后镇痛。对乙酰氨基酚(不是非甾体抗炎药)对血小板和肾功能的抑制程度没有传统的非甾体抗炎药大,所以它是一个比较安全的心脏手术后的非阿片类镇痛药。对乙酰氨基酚的镇痛机制仍不清楚。对乙酰氨基酚对外周环氧化酶只有微弱的抑制效应,没有明显的抗炎活性。对乙酰氨基酚产生的镇痛效应部分是中枢介导的,脑脊液的峰值浓度可以反映其镇痛效应。静脉给丙帕他莫可以被迅速水解为对乙酰氨基酚。Lahtinen 等[95]的临床研究中,所有的患者都用标准的麻醉方法,两组的拔管时间相同(大约 5 小时)。从拔管开始,所有的患者都按照标准方案用氧可酮 PCA。两个组的氧可酮用量差异很大。虽然术后累计氧可酮用量(PCA 量和追加量之和)丙帕他莫组比安慰剂组少,但此差异并无统计学意义[分别为(124±51)mg 和(142±58)mg,$P=0.15$]。术后疼痛视觉模拟评分(静息状况下和深呼吸期间)和患者对镇痛的满意度相似。此外,两组术后肺功能(第一秒用力呼气量、呼出量峰值、用力肺活量)、血气分析、出血、肾功能、肝功能都没有差异。术后恶心呕吐是最常见的不良反应,两组发生频率是相同的。研究人员因此得出结论,丙帕他莫既不能提高冠状动脉旁路移植术后患者阿片类药物的镇痛效果,也不能减少阿片类药物的用量、降低副作用。

一个前瞻性、随机临床研究调查了心脏手术后患者使用环氧化酶抑制剂的优缺点。Immer 等[96]的前瞻性临床研究中,69 名择期经传统胸骨切开行冠状动脉旁路移植术的患者随机分为 3 组:1 组 COX-2 抑制剂组(依托度酸),2 组非选择性 COX 抑制剂组(双氯芬酸),3 组弱阿片类药物(曲马多),术后分别给 3 种药物之一进行术后镇痛。术后第 1 日(开始使用研究药物之前)和第 4 日(使用研究药物之后)通过视觉模拟评分评估术后疼痛,采血样测血清肌酐清除率和尿素氮水平以及肌酐清除率。镇痛不全患者(由之前设定的视觉模拟评分界定)经皮下给予吗啡。每日记录吗啡总量和恶心发生情况。在研究人员分析的剂量下,依托度酸和双氯芬酸的术后镇痛效果(通过术后模拟评分和吗啡消耗量评估)稍好于曲马多,副作用(通过止吐药评估)比曲马多少。然而,使用曲马多和双氯芬酸的患者出现了短期的肾功能损伤(见图 42.9 和图 42.10)。不过,出院时 3 组患者的血清肌酐和尿素氮水平并无明显差异(见图 42.9 和图 42.10)。而且,3 组患者都有相似的术后肌酐清除率降低。

另一项对冠状动脉旁路移植术的患者的临床研究显示,

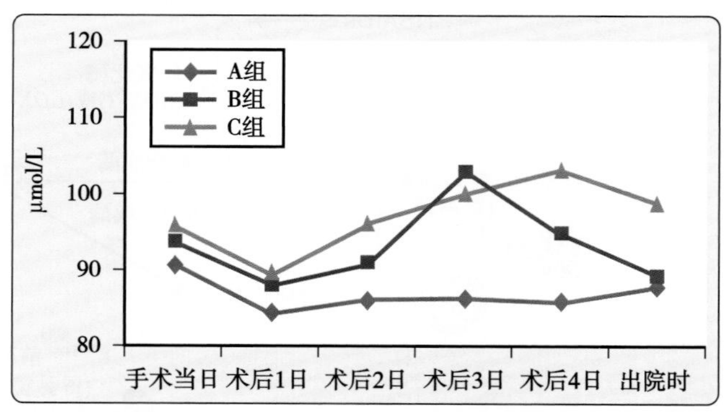

图 42.9 血浆肌酐值。术后 1~4 日和出院时,A 组(曲马多组)、B 组(双氯芬酸组)、C 组(依托度酸组)的血浆肌酐值。结果表示为平均值。术后 3~4 日,B 组和 C 组的血清肌酐水平显著高于 A 组($P<0.05$)。但在出院时,3 组血清肌酐水平没有显著差异。(*From Immer FF, Immer-Bansi AS, Trachsel N, et al. Pain treatment with a COX-2 inhibitor after coronary artery bypass operation: a randomized trial.* Ann Thorac Surg. *2003;75:490-495.*)

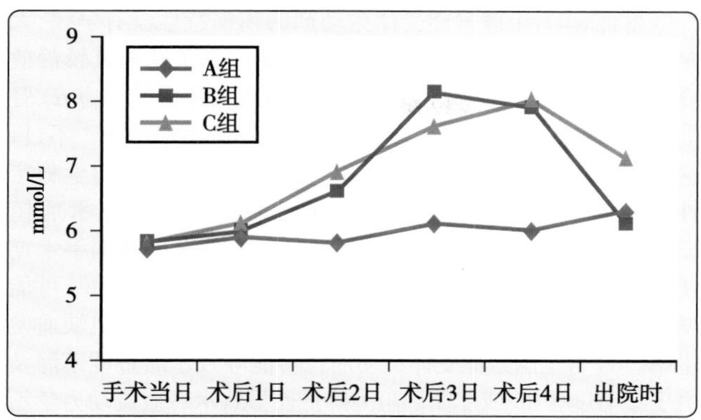

图 42.10　血浆尿素值。术后 1 到 4 日和出院时，A 组（曲马多组）、B 组（双氯芬酸组）、C 组（依托度酸组）的血浆尿素值。结果表示为平均值。术后 3 到 4 日，B 组和 C 组的血浆尿素水平显著高于 A 组（$P<0.05$）。但在出院时，3 组血浆尿素水平没有显著差异。（*From Immer FF, Immer-Bansi AS, Trachsel N, et al. Pain treatment with a COX-2 inhibitor after coronary artery bypass operation: a randomized trial.* Ann Thorac Surg. *2003; 75: 490-495.*）

使用 COX-2 抑制剂患者严重心脑血管不良事件发生率改变虽然没有显著性，但成比例地增加。这是由 Ott 等[97]开展的多中心（58 家研究机构）、前瞻性随机双盲平行组的临床研究，462 名行冠状动脉旁路移植术的患者按 2∶1的比例分为两组：帕地考昔（伐瑞考昔前药）组（311 名患者）和标准治疗组（151 名患者）。帕地考昔/伐瑞考昔组患者术后（长达 6 日）吗啡或吗啡类似物需要量明显少于对照组患者。

患者和医生都评价研究药物（帕地考昔/伐瑞考昔）的疗效显著好于对照组。疼痛问卷调查显示帕地考昔/伐瑞考昔组的镇痛效应在第 4 日显著改善，并持续 4 日。然而，尽管两组观察到的总不良事件发生率并无差异，但帕地考昔/伐瑞考昔组的严重不良事件发生率是对照组的两倍（19% 和 10%；$P=0.015$）。关于个别严重不良事件，帕地考昔/伐瑞考昔组患者胸骨伤口感染率（3%）较对照组（0%）高（$P=0.035$）。非甾体抗炎药对胸骨伤口并发症的影响之前并无报告。COX-2 促进前列腺素释放和炎症反应。非特异性 COX 抑制剂（非甾体抗炎药）和特异性 COX-2 抑制剂由于抑制了这种酶，可能会阻碍修复性炎症反应，而使胸骨伤口易于感染。另一个假说是，非甾体抗炎药/COX-2 抑制剂治疗的患者由于发热和心动过速受到抑制，发现感染时间延迟，感染进一步发展，可能最终导致严重后果。不论机制如何，由于胸骨伤口感染在这种手术中的重要性，因而这些安全问题值得认真考虑。包括脑血管并发症、心肌梗死和肾功能不全在内的其他个别严重的不良事件的发生率在帕地考昔/伐瑞考昔组成比例地增加，但两组间并无显著差异。具体地说，对两组进行比较时，治疗组（帕地考昔/伐瑞考昔组）脑血管障碍（分别为 3% 和 1%；$P=0.177$）、心肌梗死（分别为 2% 和 1%；$P=0.699$）和肾功能不全（分别为 2% 和 0%；$P=0.184$）的患者数多于对照组。

诸如血栓引起的并发症也值得重视。对于进行体外循环的心脏手术患者，其血小板、内皮细胞和凝血因子之间的平衡被破坏，以及随之而来的血管系统内血栓形成和不协调而难以预测的凝血块溶解。即使 COX-2 抑制剂减少血小板消耗，这一药物也可能在血小板激活期间导致血栓形成。此外，由于 COX-1 未受影响，虽好血栓素 A2 的释放可进一步促进血小板激活和血栓形成。值得注意的是，一些研究表明，用 COX-2 抑制剂长期治疗的关节炎患者中 COX-2 抑制剂与血栓形成事件（如心肌梗死、卒中和血管性死亡）相关[98]。Ott 等[97]得出结论，进行冠状动脉旁路移植术的患者使用 COX-2 抑制剂帕地考昔复合伐瑞考昔可以有效控制术后疼痛，但这种治疗方案可能导致严重不良事件和胸骨切口感染的发生率增高。因此，他们的研究提出需要在 COX-2 抑制剂常规应用于心脏手术患者前，对 COX-2 抑制剂与围手术期并发症之间的联系在大规模临床试验中进行综合评估。

未来我们将更加了解 COX-2 抑制剂。他们的镇痛效应（减少阿片类药物用量）以及对凝血无影响（相比于非选择性非甾体抗炎药）的特点无疑非常理想。目前的证据并不能证明相比于传统的非甾体抗炎药，COX-2 抑制剂有明显的优势。未来可能会研发出有出色疗效的特异性药物。一些 COX-2 抑制剂安全性方面的重要问题仍未明晰，比如中枢神经系统敏化、围手术期肾功能、超前镇痛、失血增加、胃肠系统、心血管系统、慢性术后疼痛、骨和切口愈合、血压、周围性水肿等等。尤其对于行心脏手术的患者，需要充分评估这类药物与胸骨切口感染和血栓并发症的潜在联系。最后，最近由一位研究人员发表的一些有关于围手术期使用非甾体抗炎药和 COX-2 抑制剂的文章和摘要突然被撤回，不知是否会因这一研究人员的不实工作而对急性术后疼痛治疗产生潜在负面影响[99]。简而言之，这种前所未有的撤稿事件使得临床医生对所有已知的（并已得到证明的）非甾体抗炎药和 COX-2 抑制剂的优点和不足产生疑问，这有待于未来的临床分析研究阐述这些重要的问题。

α_2 肾上腺素能受体激动剂

α_2 肾上腺素能受体激动剂产生镇痛、镇静和交感抑制的作用（框 42.8）[100]。麻醉方面使用 α_2 肾上腺素能受体激动剂的最初动力来源于对使用可乐定的患者敏锐的临床观察而发现的。此后不久，研究人员发现可乐定大大降低麻醉药用量（最小肺泡浓度）。最近，对于围手术期使用右美托咪定进行了广泛临床评估。右美托咪定对心血管参数有很大影响，并似乎以此影响到它自己的药代动力学。高剂量时有很强的血管收缩效应，这会影响到药物的分布容量。右美托咪定的消除半衰期为 2～3 小时。

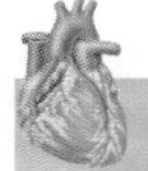

框 42.8　α_2 肾上腺素能受体激动剂

- 优点
  - 心血管稳定性
- 缺点
  - 镇静
  - 低血压

α_2 肾上腺素能受体激动剂刺激蓝斑核 α_2 受体产生临床镇静效应，并刺激蓝斑核和脊髓的 α_2 受体产生临床镇痛效应[101]。现有证据表明，α_2 受体激动剂通过未知的机制增强阿片类药物的镇痛效应。临床上，全身给药可产生镇痛和镇静效应，而鞘内给药只能产生镇静效应。和其他肾上腺素能受体一样，α_2 肾上腺素能受体激动剂在长时间给药后会出现耐受。

和所有应用于临床的镇痛药一样，α_2 肾上腺素能受体激动剂具有重要的临床副作用而限制其应用。右美托咪定对呼吸系统的作用包括降低潮气量、呼吸频率的轻度改变和二氧化碳反应曲线右移和下降，而这些都会导致高碳酸血症。不过，即使在深度镇静期间，与此药相关的呼吸抑制临床重要性并不大。右美托咪定的心血管影响有很多，而且相比于对呼吸系统的影响，其对心血管作用临床意义更大。生理改变包括心率下降、体循环阻力降低以及可能间接导致心肌收缩力降低，这些都可能导致敏感个体出现心输出量减少及血压下降。通过开发具有更高选择性的 α_2 肾上腺素能受体激动剂，有望将心血管不良反应最小化的同时增强镇痛和镇静特性。目前，这些药物的临床应用包括术前镇静、术中辅助以降低镇痛镇静药用量以及术后镇静镇痛。α_2 肾上腺素能受体激动剂对于防止或降低心肌缺血发生率的能力还有待于进一步研究[102]。

30 年前，给予心脏手术后患者 α_2 肾上腺素能受体激动剂，就发现其有围手术期镇痛效应。1987 年，Flacke 等[103]在一项前瞻性、非双盲试验中，将行冠状动脉旁路移植术的患者随机分为两组：一组围手术期口服可乐定（10 人），另一组为对照组（10 人）。除实验组口服可乐定之外，两组的治疗方法相同。口服可乐定的患者诱导前所需地西泮量和术中维持血压正常所需舒芬太尼和异氟醚用量（图 42.11）显著减少（清楚表明可乐定具有镇痛和镇静特性）。此外，相比于对照组，口服可乐定组术后拔管更早（分别为 16 小时和 11 小时；$P<0.05$）。不过，10 个使用可乐定的患者中，4 人因术中心动过缓需用阿托品治疗。遗憾的是，在这一临床研究中，并未评估术后镇痛效应。

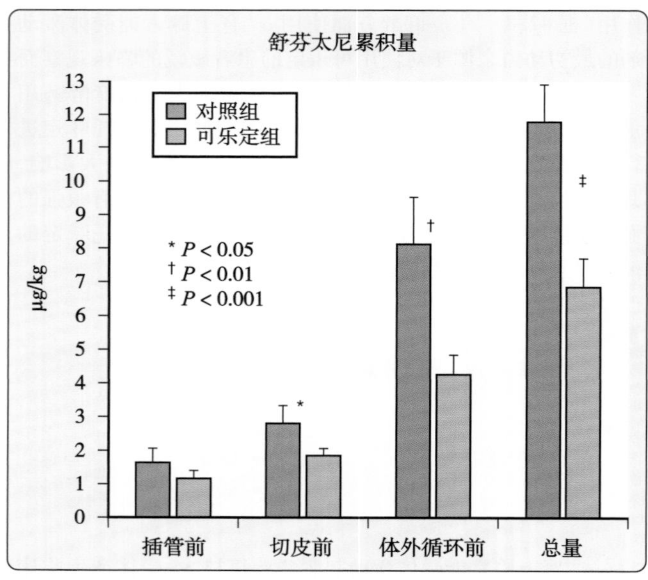

图 42.11 舒芬太尼累积量。图示插管前、切皮前、体外循环前和整个麻醉期间的平均舒芬太尼累积量。(*From Flacke JW, Bloor BC, Flacke WE, et al. Reduced narcotic requirement by clonidine with improved hemodynamic and adrenergic stability in patients undergoing coronary bypass surgery.* Anesthesiology. *1987;67:11-19.*)

尽管 α_2 肾上腺素能受体激动剂的镇痛特性没有争议，大多数关于其围手术期临床应用的临床研究都关注与其镇静效应和有益的心血管效应（降低血压及减慢心率）[104-107]。α_2 肾上腺素能受体激动剂已在心脏手术患者围手术期使用。不过，这些临床研究的焦点是术中使用及增强术后血流动力学稳定性而降低术后心肌缺血发生率（而不是专门增强术后镇痛）[108-111]。总之，这些临床研究表明心脏手术患者围手术期使用 α_2 肾上腺素能受体激动剂将减少术中麻醉药用量，可能增强围手术期血流动力学稳定性并降低围手术期心肌缺血发生率。α_2 肾上腺素能受体激动剂也可能导致术后过度镇静及由于心动过缓和/或体循环阻力降低而导致术后血流动力学不稳定，从而导致敏感个体低血压及正性变时药物用量增加。这类药物是否能可靠的术后镇痛效能仍有待进一步研究。

蛛网膜下腔和硬膜外技术

许多临床研究者明确指出，蛛网膜下腔和/或硬膜外技术（应用阿片类药物和/或局部麻醉）可以在心脏手术后实现可靠术后镇痛[112]（框 42.9 和框 42.10）。应用蛛网膜下腔和/或硬膜外技术对心脏手术患者的其他优点包括减轻应激反应以及胸段心交感神经抑制。最近的动物研究似乎说明了蛛网膜下腔应用吗啡也可以通过激活脊髓阿片受体保护免受心肌缺血再灌注损伤[113-115]。虽然这种形式的远程心肌保护的信号通路尚不清楚，但似乎不需要外周阿片受体的参与。

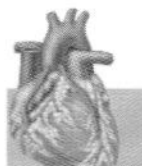

框 42.9 蛛网膜下腔技术

- 优点：
  - 镇痛简便、可靠
  - 减轻应激反应
  - 比硬膜外操作血肿风险小
- 缺点：
  - 不能抑制心脏交感
  - 血肿风险增加
  - 蛛网膜下腔应用阿片类的副作用

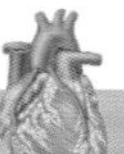

框 42.10 硬膜外技术

- 优点：
  - 镇痛可靠
  - 减轻应激反应
  - 心脏交感抑制
- 缺点：
  - 操作复杂
  - 血肿形成风险增加
  - 硬膜外应用阿片类的副作用

术后不受抑制的应激反应可能导致有害的血流动力学改变（心动过速，高血压，血管收缩）、代谢改变（分解代谢增加）、免疫学改变（免疫反应损伤）及血凝改变（血小板激活）。蛛网膜下腔或硬膜外麻醉镇痛（局部麻醉药或阿片类药物）

可以有效抑制手术操作相关的应激反应。可能是因为独特的作用机制，在围手术期减轻应激反应方面，局麻药似乎比阿片类药物效能更高[29]。虽然仍有一些争论，但是围手术期针对大型非心脏手术患者应用硬膜外局部麻醉药和/或阿片类药物减轻应激反应可以降低发病率和病死率[6,7,29]。对于心脏手术患者，CPB 导致应激激素增加并持续到术后早期[26-28]。静脉应用阿片类药物减轻围手术期应激反应也可以降低这些患者的发病率和病死率[8,9]。然而，静脉阿片减轻心脏手术患者围手术期应激反应不允许术后早期拔管。蛛网膜下腔或硬膜外麻醉和镇痛技术（尤其是局部麻醉药）是静脉应用阿片类药物的有效替代方法，因为这种方法可以减轻围手术期应激反应，依然允许术后早期拔管。

心肌和冠脉系统内起支配作用的交感神经纤维很多，来自胸 1 脊神经（first thracic spinal nerve，T_1）到 T_5，显著地影响整体冠脉血流和分布[116]。心交感神经激活导致冠状动脉收缩[117]和对内源性血管舒张物质的反常血管收缩[118]。对于冠脉疾病患者，心交感神经激活打乱了冠脉血流和心肌氧耗的正常平衡[119,120]。动物模型表明冠脉严重狭窄后心交感激活介导的血管收缩能够减轻心肌缺血后的局部代谢性冠脉舒张[121,122]。而且，心肌缺血导致交感介导的心心反射，加速了缺血进程[123]。心交感神经激活通过减少心肌氧供，或许在启动术后心肌缺血中发挥核心作用[29,124]。

局部麻醉药胸部硬膜外麻醉（thoracic epidural anesthesia，TEA）有效阻断心交感神经传入传出纤维。同种方法应用阿片类药物不能有效阻断心交感神经活动[29]。临床上有症状的冠脉疾病患者获益于交感抑制，阻断胸交感治疗心绞痛早在 1965 年就有报道[125]。局麻药 TEA 增加心外膜冠脉狭窄段的直径，但不产生冠状小动脉的扩张[119]，还能降低对心肌氧需求的影响[120]，改善左心室功能[126]，减少心绞痛症状[120,127]。而且，心交感抑制增加心内膜到心外膜血流比[128,129]，改善心肌缺血时的代偿血流[120]，减轻狭窄部位后冠脉收缩[122]，缓解心肌缺血导致的心心反射[122]。在一种动物模型中，局麻药 TEA 减少冠脉闭塞后心肌梗死范围[128]。值得一提的是，局麻药全身吸收不会导致这些益处[128]。总而言之，局麻药 TEA 可以通过有效阻断心交感神经，改善心肌氧供需平衡，使心脏手术患者获益。

蛛网膜下腔技术

蛛网膜下腔镇痛在心脏手术患者的应用最初由 Mathews 和 Abrams 在 1980 年报道[130]，40 名心脏手术患者全身麻醉诱导后，蛛网膜下腔应用吗啡（1.5~4.0mg）。不可思议的是，手术结束后（离开手术室前）40 名患者全部苏醒而且没有疼痛，36 名患者在转运到 ICU 之前成功拔管。所有 40 名患者在术后 28 小时完全无痛，17 名患者在出院前不需要补充任何镇痛药物。蛛网膜下腔应用 4mg 吗啡的 17 名患者中，11 名患者不需要任何术后镇痛药物。Mathews 和 Abrams[130]总结道，"术后无痛苏醒这一优点很重要。这对之前有过常规麻醉和使用术后镇痛药物经历的患者尤为重要。患者明显很舒服，能够在床上更容易地移动，更加配合，因此有利于临床护理。"临床获益报道之后，其他研究者接着将蛛网膜下腔麻醉和镇痛技术应用到心脏手术患者[131-171]。

大多数临床研究者已经通过蛛网膜下腔应用吗啡，希望提供长期术后镇痛。一些临床研究者为了围手术期麻醉和镇痛（及缓解应激反应）和/或阻断胸心交感，已经在蛛网膜下腔应用芬太尼、舒芬太尼和/或局部麻醉药。2001 年发表的一项心血管麻醉医师协会成员的匿名调查显示，大约 8% 的在业麻醉医师将蛛网膜下腔技术加入成人心脏手术的麻醉管理中[172]。在这些麻醉医师中，75% 在美国从业，72% 在麻醉诱导前进行蛛网膜下腔注射，97% 使用吗啡，13% 使用芬太尼，2% 使用舒芬太尼，10% 使用利多卡因，3% 使用丁卡因[172]。两项随机盲法安慰剂对照的临床试验表明，蛛网膜下腔注射吗啡能够显著减轻心脏手术后疼痛[143,150] 1988 年，Vanstrum 及其同事[150]前瞻性地让 30 名患者随机化地在麻醉诱导前接受蛛网膜下腔注射吗啡（0.5mg）或蛛网膜下腔注射安慰剂。术中麻醉管理常规化，术后所有患者仅仅由护士静脉注射吗啡，试图使患者线性疼痛评分小于 4（1 分代表无痛，10 分代表能想象的最痛，量尺长 25cm）。虽然术后不同时间测定的疼痛评分组间差别不明显，但是接受鞘内吗啡给药的患者鞘内注射后 30 小时内静脉吗啡需要量明显小于安慰剂对照组（分别为 2mg 和 8mg，$P<0.02$）（图 42.12）。和患者接受鞘内吗啡注射后镇痛增强相关的是，术后短期内，降压药（例如硝普钠、硝酸甘油、肼本达嗪）的需求量也显著减少。鞘内吗啡的应用没有明显影响拔管时间（大约 20 小时）和麻醉术后动脉血气张力。1996 年，Chaney 及其同事[143]进行了

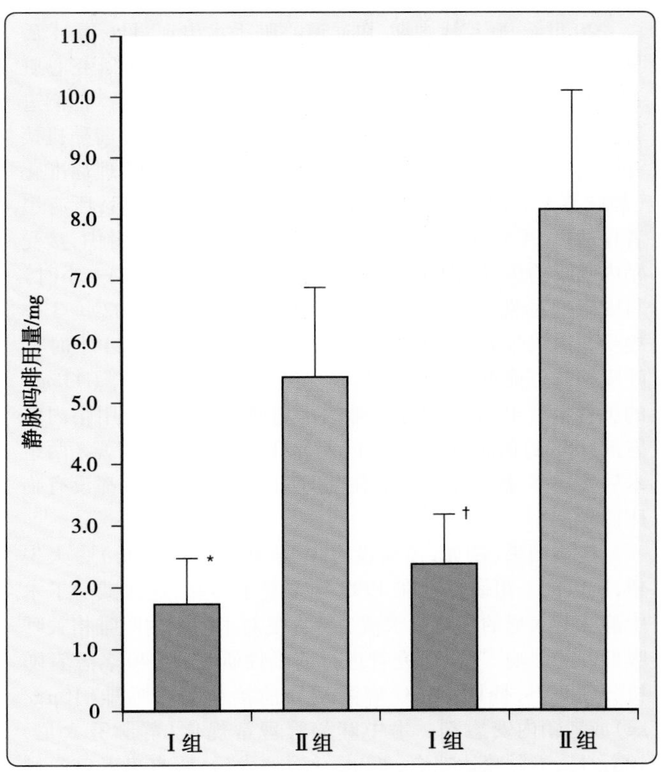

图 42.12 术后额外静脉吗啡需求量。接受鞘内吗啡的患者（Ⅰ组）和接受鞘内安慰剂的患者（Ⅱ组）相比术后最初 24 小时（*，$P<0.048$）及术后 30 小时（†，$P<0.02$）额外静脉吗啡需求量显著减少。（*From Vanstrum GS, Bjornson KM, Ilko R. Postoperative effects of intrathecal morphine in coronary artery bypass surgery.* Anesth Analg. *1988*; *67*: *261-267.*）

一项前瞻性研究，在择期 CABG 手术麻醉诱导前，将 60 位患者随机鞘内注射吗啡（4mg）或安慰剂。术中麻醉管理常规化，所有患者拔管后仅通过患者自控镇痛（patient-controlled analgesia，PCA）静脉应用吗啡。从到达重症监护室（Intensive Care Unit，ICU）到拔管的平均时间所有患者相似（大约 20 小时）。但是，接受鞘内吗啡注射的患者在术后初期静脉吗啡需要量比安慰剂对照组明显减少（分别 33mg 和 51mg，$P<0.05$）（表 42.1）。虽然镇痛作用加强，但是两组术后并发症（如瘙痒、恶心、呕吐、尿潴留、嗜睡、房颤、室性心动过速、心肌梗死、卒中）发病率、病死率和术后住院时间（每组大约 9 日）没有临床差异。

表 42.1 术后静脉咪达唑仑和吗啡需要量

	MS 组（n=27）	NS 组（n=29）
到达 ICU 到拔管期间的吗啡用量范围/mg	8.7±15.8（0~80）	8.3±15.4（0~66）
到达 ICU 到 POD2 8:00 的吗啡用量范围/mg	33.2±15.8（4~74）	51.1±45.7（4~254）
POD2 8:00 到 POD3 8:00 的吗啡用量范围/mg	14.2±16.4（0~68）	12.1±12.6（0~42）

说明：鞘内吗啡患者（MS 组）和鞘内安慰剂组（NS 组）相比，术后早期需要的额外静脉吗啡量显著减少（分别为 33.2mg 和 51.1mg，$P<0.05$）。ICU，重症监护室；POD，术后第几日。（*From Chaney MA, Smith KR, Barclay JC, Slogoff S. Large-dose intrathecal morphine for coronary artery bypass grafting.* Anesth Analg. *1996;83:215-222.*）

20 世纪 90 年代中期，快通道心脏手术出现，目标是术后早期拔管。Chaney 及其同事[142]在 1997 年第一次研究心脏手术及早期拔管患者鞘内应用吗啡的潜在临床益处。他们进行前瞻性研究，让 40 位患者在择期 CABG 麻醉诱导前随机接受鞘内吗啡（10μg/kg）或鞘内安慰剂。术中麻醉管理标准化（静脉芬太尼，20μg/kg；静脉咪达唑仑，10mg）；术后，所有患者仅通过 PCA 静脉应用吗啡。术后早期拔管的患者中，接受鞘内吗啡的患者从抵达 ICU 到拔管的平均时间（11±4 小时）与安慰剂对照组（8±3 小时）相比显著延长（$P=0.02$）。3 位接受鞘内吗啡的患者由于呼吸抑制拔管延迟（12~24 小时），呼吸抑制可能继发于鞘内吗啡。虽然应用鞘内吗啡（43mg）的患者术后 48 小时静脉吗啡的平均使用量少于应用鞘内安慰剂（55mg）的患者，但是组间差异在统计学上不显著。两组术后发病率、病死率和术后住院时间（各 9 天左右）都没有临床差异。

这些结果（例如，镇痛没有增强，拔管时间延长）令人失望，所以同一组研究者在 1999 年重复了实验，这次减少了术中静脉芬太尼的用量以求减少芬太尼对术后鞘内吗啡相关呼吸抑制的影响[140]。研究者进行前瞻性研究，将 40 名患者随机分到两组，择期 CABG 麻醉诱导前接受鞘内吗啡（10μg/kg）或者鞘内安慰剂。术中麻醉管理常规化（静脉芬太尼，10μg/kg；静脉咪达唑仑，200μg/kg）。术后，所有患者仅通过 PCA 静脉给吗啡。术后短期拔管的患者中，应用鞘内吗啡患者拔管的平均时间（7±3 小时）和应用鞘内安慰剂患者（6±3 小时）相似。但是，重复试验时，接受鞘内吗啡的 4 个患者由于呼吸抑制延长（可能继发于）拔管延迟（14、14、18 和 19 小时）。应用鞘内吗啡（50mg）患者术后短期静脉吗啡的平均用量显著高于应用鞘内安慰剂（36mg）患者，但是组间差异没有统计学意义。两组术后发病率、病死率和术后住院时间（各 6 天左右）没有临床差异。因此 Chaney 及其同事[140,142,143]，总结了 20 世纪 90 年代晚期的 3 个回顾性随机双盲安慰剂对照共 140 位接收择期 CABG 健康成人的临床试验，得出结论，虽然鞘内吗啡一定可以产生可靠的术后镇痛作用，但是其在快通道心脏手术和早期拔管场景中的应用可能是有害的，因为术后早期可能造成拔管延迟。

但是，通过重复试验，临床研究者发现术中麻醉技术结合合适剂量的鞘内吗啡可以在增强镇痛的同时术后早期拔管。Alhashemi 及其同事[132]进行前瞻性研究，将 50 位择期 CABG 的患者随机分为 3 组，分别接受两种剂量的鞘内吗啡（250μg 或 500μg）或鞘内安慰剂。术中麻醉管理常规化（芬太尼，咪达唑仑），所有患者术后由遵循盲法的操作者间断给吗啡。3 组拔管时间相似（安慰剂组、250μg 吗啡组和 500μg 吗啡组分别为 7 小时、5 小时、7 小时，$P=0.270$）。但是，安慰剂组、250μg 吗啡组和 500μg 吗啡组的术后吗啡需要量有显著差异，分别为 21±6mg，14±8mg 和 12±7mg。鞘内吗啡组患者术后静脉吗啡需求量至少下降 36%。虽然 250μg 吗啡组和 500μg 吗啡组患者术后静脉吗啡需求量没有差异，但是两组和对照组相比，术后早期静脉吗啡需求量显著减少（$P=0.001$）。但是，虽然镇痛增强，不同组术后咪达唑仑、硝酸甘油和硝普钠需求量没有差异（表 42.2）。另外，3 组拔管后血气分析、额外氧吸入量和 ICU 停留时间（每个组都大约 22 小时）类似。

表 42.2 择期体外循环心脏手术后临床处理分析

	安慰剂（n=19）	250μg（n=16）	500μg（n=15）	P
通气时间/min	441±207	325±187	409±245	0.270
吗啡/mg	21.3±6.2	13.6±7.8	11.7±7.4	0.001
咪达唑仑/mg	2.3±3.5	0.9±1.8	1.5±2.7	0.346
硝酸甘油/mg	52.5±37.6	55.0±38.4	52.8±43.0	0.982
硝普钠/mg	7.9±22.7	0.1±0.4	1.4±4.0	0.230

说明：成年患者术后接受安慰剂、鞘内吗啡（250μg）或鞘内吗啡（500μg）。

From Alhashemi JA, Sharpe MD, Harris CL, et al. Effect of subarachnoid morphine administration on extubation time after coronary artery bypass graft surgery. *J Cardiothorac Vasc Anesth.* 2000;14:639-644.

这些研究者和其他研究者一样，发现对快通道心脏手术和早期拔管的患者合理使用鞘内吗啡，可以增强术后镇痛作用，不延迟拔管。作者还有趣地推测，限制术中静脉阿片类药物和静脉镇静药的用量，应用术后拔管规则，对于实现早期拔管的目标，比术后早期充分疼痛管理更重要。

其他一些退而求其次的临床试验（如回顾性、实验性）证明鞘内吗啡对心脏手术患者术后确切镇痛的能力（表 42.3）。心肺转流术（CPB）前鞘内 0.5mg 到 10mg 的用量可以产生可靠术后镇痛作用，其质量不仅取决于鞘内用量，还取决于术中基础麻醉静脉镇痛药和镇静药的种类和用量。实现最大术后镇痛作用最小药物副作用的鞘内吗啡的最佳剂量尚不确定。自然地，使用更大剂量的鞘内吗啡，术后镇痛作用更强也更持久，但副作用也更大，比如恶心呕吐、瘙痒、尿潴留和呼吸抑制。

表 42.3 心脏手术鞘内麻醉和镇痛报告

第一作者	年份	试验设计	总患者数	药物:剂量	术中管理	备注
Nader[157]	2009	前瞻性,观察性	85	吗啡:0.5mg 可乐定:100μg	非常规化	可乐定增强吗啡的镇痛效果,促进早期拔管
dos Santos[158]	2009	前瞻性,随机化	42	吗啡:400μg	常规化	可靠术后镇痛 没有肺部收益
Lena[159]	2008	前瞻性,随机化	83	吗啡:4μg/kg 可乐定:1μg/kg	常规化	可靠术后镇痛 利于早期拔管 恢复质量增强?
Yapici[160]	2008	前瞻性,随机化	23	吗啡:7μg/kg	常规化	可靠术后镇痛
Roediger[161]	2006	前瞻性,随机化,盲法,安慰剂对照	30	吗啡:0.5mg	常规化	可靠术后镇痛 肺部略微受益 儿茶酚胺释放减少
Parlow[162]	2005	回顾性	131	吗啡:<5μg/kg	非常规化	可靠术后镇痛 利于早期拔管
Lena[163]	2005	前瞻性,随机化	40	吗啡:4μg/kg	常规化	可靠术后镇痛 利于早期拔管?
Zisman[164]	2005	回顾性	22	吗啡:7μg/kg	非常规化	可靠术后镇痛
Hammer[165]	2005	前瞻性,随机化	45	吗啡:7μg/kg 丁卡因:0.5~2.0mg/kg	常规化	可靠术后镇痛
Turker[166]	2005	前瞻性,随机化,盲法	46	吗啡:10μg/kg	常规化	可靠术后镇痛
Jacobsohn[167]	2005	前瞻性,随机化,盲法,安慰剂对照	43	吗啡:6μg/kg	常规化	可靠术后镇痛 肺部略微受益
Metz[168]	2004	回顾性	112	吗啡:0.3~1.6mg	非常规化	利于早期拔管 呼吸抑制增加?
Mehta[169]	2004	前瞻性,随机化,盲法,安慰剂对照	100	吗啡:8μg/kg	常规化	可靠术后镇痛 利于早期拔管 肺部略微受益
Lena[170]	2003	前瞻性,随机化	45	吗啡:4μg/kg 可乐定:1μg/kg	非常规化	可靠术后镇痛 利于早期拔管
Lee[173]	2003	前瞻性,随机化,盲法,安慰剂对照	38	丁哌卡因:37.5mg	常规化	可能减轻应激反应
Boulanger[171]	2002	前瞻性,随机化	62	吗啡:20μg/kg,最多1.0mg	常规化	没有益处 早期拔管受阻
Bowler[131]	2002	前瞻性,随机化	24	吗啡:2.0mg	非常规化	没有益处
Bettex[156]	2002	前瞻性,随机化	24	吗啡:0.5mg 舒芬太尼:50μg	非常规化	可靠术后镇痛 利于早期拔管
Alhashemi[132]	2000	前瞻性,随机化,盲法,安慰剂对照	50	吗啡:250 或 500μg	常规化	显著术后镇痛
Latham[133]	2000	前瞻性,随机化	40	吗啡:8μg/kg	常规化	没有益处
Zarate[134]	2000	前瞻性,随机化	40	吗啡:8μg/kg	常规化	可靠术后镇痛
Peterson[137]	2000	回顾性	18	吗啡:5~10μg/kg 丁卡因:1~2mg/kg	非常规化	没有益处
Hammer[138]	2000	回顾性	25	吗啡:7~20μg/kg 丁卡因:0.5~2mg/kg	非常规化	没有益处
Chaney[140]	1999	前瞻性,随机化,盲法,安慰剂对照	40	吗啡:10μg/kg	常规化	没有益处

续表

第一作者	年份	试验设计	总患者数	药物:剂量	术中管理	备注
Shroff[141]	1997	前瞻性,随机化	21	吗啡:10μg/kg	非常规化	可靠术后镇痛 利于早期拔管
Chaney[142]	1997	前瞻性,随机化,盲法,安慰剂对照	40	吗啡:10μg/kg	常规化	早期拔管受阻
Chaney[143]	1996	前瞻性,随机化,盲法,安慰剂对照	60	吗啡:4mg	常规化	可靠术后镇痛 不能减轻应激反应
Taylor[145]	1996	回顾性	152	吗啡:30μg/kg	非常规化	可靠术后镇痛
Kowalewski[146]	1994	回顾性	18	吗啡:0.5~1.0mg 丁哌卡因:23~30mg 利多卡因:150mg	非常规化	可靠术后镇痛 可能胸心交感切除
Swenson[147]	1994	回顾性	10	吗啡:0.5mg	非常规化	可靠术后镇痛 利于早期拔管
Fitzpatrick[149]	1988	前瞻性,随机化	44	吗啡:1.0~2.0mg	非常规化	显著术后镇痛
Vanstrum[150]	1988	前瞻性,随机化,盲法,安慰剂对照	30	吗啡:0.5mg	常规化	显著术后镇痛 可能减轻应激反应
Casey[151]	1987	前瞻性,随机化,盲法,安慰剂对照	40	吗啡:20μg/kg	常规化	没有益处
Cheun[152]	1987	前瞻性,观察性	180	吗啡:0.1mg/kg	非常规化	可靠术后镇痛
Aun[153]	1985	前瞻性,随机化	60	哌替啶:1.5mg/kg 吗啡:2.0~4.0mg	非常规化	显著术后镇痛
Jones[155]	1984	前瞻性,观察性	56	吗啡:20~30μg/kg	非常规化	可靠术后镇痛
Mathews[130]	1980	回顾性	40	吗啡:1.5~4.0mg	非常规化	可靠术后镇痛

由于吗啡脂溶性低,所以鞘内注射后镇痛作用延迟。因此,患者心脏手术前即使应用大剂量鞘内吗啡也不能在术中产生镇痛作用[150-152,155],因此不能用于缓解 CPB 相关的术中应激。只有超大剂量的鞘内吗啡(10mg)可能可以在这种情况下产生镇痛作用[154]。一项临床试验通过检测血儿茶酚按水平检测了鞘内吗啡缓解 CPB 相关术中应激的能力[143]。在 Chaney 及其同事进行的回顾性临床试验中,患者被随机分到两组,在 CPB 患者择期 CABG 麻醉诱导前接受鞘内吗啡(4mg)或者鞘内安慰剂。术中麻醉管理常规化,多次获取围手术期动脉血样本,以确定去甲肾上腺素和肾上腺素的水平。接受鞘内吗啡的患者围手术期血儿茶酚按增加程度与安慰剂对照组类似。因此,鞘内吗啡不能缓解心脏手术和 CPB 相关的围手术期应激,包括相对大剂量。

虽然鞘内吗啡不能缓解 CPB 相关的围手术期应激,但是它或许可以通过术后镇痛作用缓解术后早期的应激反应。Vanstrum 及其同事[150]表示,麻醉诱导前接受 0.5mg 鞘内吗啡的患者与安慰剂对照组相比,不仅术后静脉吗啡需求量少,而且在术后 24 小时控制高血压的硝普钠需要量也少(分别为 58mg 和 89mg;$P<0.05$),这说明鞘内吗啡可以缓解术后应激反应。

一些临床试验者让心脏手术患者接受鞘内芬太尼、舒芬太尼和/或局部麻醉药,希望可以有术中麻醉和镇痛作用(以及缓解应激),因而产生很多影响(表 42.3)。心脏手术麻醉诱导前患者应用鞘内局麻药可以促进术中血流动力学稳定,而心脏手术麻醉诱导前应用鞘内舒芬太尼(50μg)可以纵隔切除时减少吸入麻醉药的需要量但是不能抑制喉镜和插管导致的术中血流动力学反应[147]。额外应用多种剂量的鞘内可乐定(100μg,1μg/kg)可以促进鞘内吗啡的术后镇痛作用。

大多数临床实践试图通过局部麻醉药 TEA 造成心脏手术患者的胸心交感阻滞。但是少数临床研究者尝试在这种情况下鞘内注射局麻药进行心交感阻滞。1994 年,和回顾性分析一样,18 位成年患者麻醉诱导后接受腰部鞘内高比重丁哌卡因(23~30mg)和/或高比重利多卡因(150mg)与吗啡(0.5~1.0mg)混合注射[146]。在通过全脊髓麻醉造成胸心交感切除的尝试中,鞘内注射后屈式体位保持至少 10 分钟。鞘内注射后心率显著下降(基础均值 67 次/min,注射后均值 52 次/min),表明实现了心交感阻滞。CPB 之前没有患者表现出心肌缺血的心电图证据。虽然这些研究者报告了能够提供稳定围手术期血流动力学的技术,但是 18 位患者中有 17 位术中需要静脉去氧肾上腺素来提高血压。1996 年,同一组研究者在一个冠状动脉旁路移植术(coronary artery bypass grafting,CABG)手术麻醉诱导后腰椎穿刺鞘内注射高比重丁哌卡因和吗啡的 10 岁川崎病病例中报告了相似的血流动力学改变[144]。虽然 Kowalewski 的研究小组报告这些患者术后镇痛增强,但是由于研究设计(回顾性分析,病例报告),不能得出有关这一技术的最后结论。

一个小样本(38 位患者)前瞻性随机盲法临床研究表明,择期 CABG 患者全麻诱导(19 位患者接受鞘内丁哌卡因,19 位患者作为对照组)前大剂量鞘内吗啡(37.5mg)可以缓解术中应激反应(通过测定血清介质水平、血流动力学和心肌 β 受体定性定量改变)[173]。但是,观察表明对临床结局参数(比如拔管时间、呼吸功能、围手术期呼吸量测定)没有影响。两组从胸骨切开敷料包裹结束开始计算的平均拔管时间都很短(11~19 分钟)。两组术后镇痛、术后疼痛评分和 PCA 吗啡用量没有差异。不出意料地,去氧肾上腺素在鞘内丁哌卡因组的使用比对照组更常见。

许多临床研究者在心脏手术患者身上使用鞘内镇痛技术的研究表明,CPB 前应用鞘内吗啡可以心脏手术后可靠镇痛。鞘内阿片类或局麻药不能有效缓解 CPB 相关围手术期应激反应,这种应激反应一直持续到术后短期。虽然鞘内局麻药(非阿片类)可能导致围手术期胸心交感阻滞,但是全脊髓麻醉相关的血流动力学改变使得这项技术不适合用于心脏病患者。一项最近发表的随机对照试验(25 项随机试验,1 106 位患者)的荟萃分析总结道脊髓麻醉不能改善心脏手术患者临床相关预后[174]。其他大型综述也得出相同的结论[175,176]。Meylan 及其同事总结,"这一镇痛干预措施减少术后吗啡用量但不能减少吗啡相关不良反应,只能轻微改善术后疼痛强度,明显增加瘙痒风险,和呼吸抑制风险有关,应该废除。"大多最近发表的心脏手术鞘内吗啡应用的临床试验都在 2009 年[157],这表明鞘内吗啡或许成为"被遗忘的孩子"(表 42.3)[177]。

硬膜外技术

对心脏手术患者 TEA 最初的描述是在 1954 年 CPB 形成的那段时间。Clowes 及其同事[178]描述了一位 55 岁严重心脏衰竭的男性患者的术前麻醉技术:"通过局部麻醉完成气管插管。在上胸部的硬膜外阻滞下,患者出现了低血压,对一种血管收缩药物有反应。患者进入昏迷状态"(图 42.13),患者最终去世。Hoar 及其同事[179]1976 年首次报道了现代外科时代心脏手术患者应用 TEA。他们描述了 12 位患者 CABG 后术中胸部硬膜外导管的置入,以及转入 ICU 前静脉输注鱼精蛋白。术后短期通过硬膜外导管注射利多卡因和丁哌卡因,有效镇痛和控制高血压。硬膜外局部麻醉药的应用显著降低高血压和正常血压患者的术后血压,术后短暂研究期间,没有患者需要心脏血管刺激剂或外周血管刺激剂。El-Baz 和 Goldin1987 年的报道[180]首次描述了心脏手术前胸部硬膜外导管的置入。通过前瞻性随机实验设计,择期 CABG 患者接受术后疼痛常规治疗($n=30$,静脉吗啡)或者胸部硬膜外导管吗啡(0.1mg/h)持续输注($n=30$)。胸部硬膜外导管在手术当日麻醉诱导后立刻置入 T3-T4 间隙。术中麻醉常规化,TEA 患者术后拔管平均时间显著少于对照组(分别 9±3 小时和 18±5 小时;$P<0.01$)。胸部硬膜外吗啡持续输注比静脉吗啡的术后疼痛缓解效果更好(疼痛评分更好,额外静脉吗啡需求量更少)。而且,在包括 20 位患者的亚组中(每组 10 位),通过测定血清皮质醇和 β 内啡肽水平确定术后应激状态。接受 TEA 的患者术后这些指标和对照组相比显著下降,表明

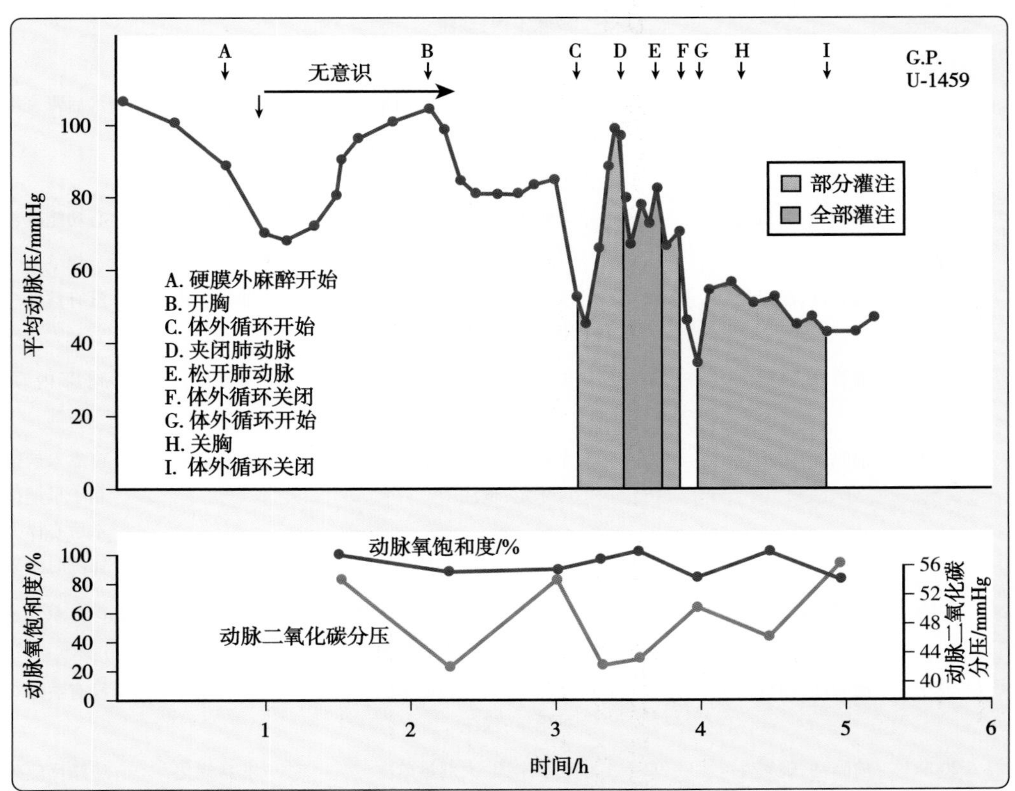

图 42.13 1954 年一位术前硬膜外麻醉的严重心脏衰竭患者的临床记录。(*From Clowes GH Jr, Neville WE, Hopkins A, et al. Factors contributing to success or failure in the use of a pump oxygenator for complete by-pass of the heart and lung, experimental and clinical.* Surgery. *1954;36:557-579.*)

TEA 有缓解术后应激反应的作用。胸部硬膜外吗啡持续输注(和对照组相比)还和术后早期阿片相关副作用的发生率下降有关。全身应用肝素前置入胸部硬膜外导管不会发生任何神经病学意外。

自从 TEA 可能的益处(如术后可靠镇痛,缓解应激反应,促进早期拔管)最初让人印象深刻,其他临床研究者接着将 TEA 应用到心脏手术患者[181-216]。大多临床研究者使用胸部硬膜外局部麻醉药以期缓解围手术期应激反应和/或围手术期胸心交感阻滞。一些临床研究者使用胸部硬膜外阿片类药物产生术中和/或术后镇痛作用。2001 年发表的心血管麻醉医师协会成员的一项匿名调查显示,7% 的麻醉医师将胸部硬膜外技术融入到心脏手术成年患者的麻醉管理中[172]。在这些麻醉医生中,58% 的麻醉医生在美国行医。对于硬膜外置管的时机,40% 医生在全麻诱导前置管,12% 在全麻诱导后置管,33% 在手术结束时置管,还有 15% 在术后第 1 日置管[172]。

TEA 输注局麻药和/或阿片类药物导致心脏手术患者术后有效镇痛。随机接受心脏手术后胸部硬膜外导管吗啡持续输注(0.1mg/h)的患者相比没有硬膜外置管的患者,术后最初 3 日额外静脉吗啡的需求量更少(分别为/d 和 18mg/d,$P<0.05$)[180]。2~12 岁的儿童随机接受心脏手术后术中尾椎硬膜外吗啡(75μg/kg)和没有接受硬膜外吗啡的患者相比,术后最初 24 小时需要更少的额外静脉吗啡(分别为 0.3 和 0.7mg/kg,$P<0.01$)[200]。许多其他临床研究进一步证实了局麻药和/或阿片类药物 TEA 能够导致心脏手术患者术后疼痛减轻(表 42.4)。

表 42.4 心脏手术硬膜外麻醉和镇痛报告

第一作者	年份	试验设计	总患者数	药物:剂量	术中管理	备注
Rajakaruna[224]	2013	前瞻性,随机化	226	丁哌卡因:大剂量单次及输注 可乐定:输注	常规化	可能促进术中血流动力学稳定
Gurses[225]	2013	前瞻性,随机化	64	左丁哌卡因:大剂量单次及输注 芬太尼:大剂量单次及输注	常规化	可靠术后镇痛 利于早期拔管 ICU 和/或住院时长缩短
Onan[226]	2013	前瞻性,随机化	40	丁哌卡因:大剂量单次及输注	常规化	可靠术后镇痛 利于早期拔管 ICU 和/或住院时长缩短
Monaco[227]	2013	回顾性	66	利多卡因:单次大剂量 罗哌卡因:输注 舒芬太尼:输注	非常规化	不良事件减少?
Stenger[228]	2013	回顾性	1 016	利多卡因:单次大剂量 丁哌卡因:大剂量单次及输注 舒芬太尼:输注	非常规化	术后肾衰竭减少?
Jakobsen[229]	2012	前瞻性,随机化	60	丁哌卡因:大剂量单次及输注 舒芬太尼:大剂量单次及输注	非常规化	心功能改善?
Nielsen[230]	2012	前瞻性,随机化	60	丁哌卡因:大剂量单次及输注 舒芬太尼:大剂量单次及输注	非常规化	没有益处
Onan[231]	2011	前瞻性,随机化	30	丁哌卡因:大剂量单次及输注	常规化	胸廓内动脉自主血流增加
Caputo[232]	2011	前瞻性,随机化	226	丁哌卡因:大剂量单次及输注 可乐定:输注	常规化	可靠术后镇痛 利于早期拔管 术后心律失常减少 住院时间减少
Svircevic[233]	2011	前瞻性,随机化	654	丁哌卡因:大剂量单次及输注 吗啡:大剂量单次及输注	常规化	没有益处
Caputo[234]	2009	前瞻性,随机化	74	丁哌卡因:大剂量单次及输注 可乐定:输注	随机化	没有益处
Crescenzi[235]	2009	前瞻性,观察性	92	利多卡因:大剂量单次 罗哌卡因:输注 舒芬太尼:输注	非常规化	应激反应减轻? ICU 停留时间减少?

续表

第一作者	年份	试验设计	总患者数	药物:剂量	术中管理	备注
Tenebein[236]	2008	前瞻性,随机化	50	罗哌卡因:大剂量单次及输注 氢吗啡酮:大剂量单次	常规化	可靠术后镇痛 肺功能改善
Royse[237]	2007	前瞻性,随机化	61	罗哌卡因:输注 芬太尼:输注	非常规化	术后抑郁减少?
Bakhtiary[238]	2007	前瞻性,随机化	132	罗哌卡因:大剂量单次及输注	常规化	围手术期心律失常减少 应激反应减轻
Heijmans[239]	2007	前瞻性,随机化	60	丁哌卡因:大剂量单次及输注 吗啡:输注	常规化	可靠术后镇痛 利于早期拔管
Salvi[240]	2007	回顾性	1 473	罗哌卡因:大剂量单次及输注 舒芬太尼:大剂量单次及输注	非常规化	利于早期拔管
Lagunilla[241]	2006	前瞻性,随机化,双盲	50	罗哌卡因:大剂量单次	常规化	心肌氧供增加
Hansdottir[223]	2006	前瞻性,随机化	113	丁哌卡因:大剂量单次及输注 芬太尼:大剂量单次及输注 肾上腺素:大剂量单次及输注	常规化	利于早期拔管
Anderson[242]	2005	前瞻性,观察性	104	丁哌卡因:大剂量单次及输注 舒芬太尼:输注	非常规化	没有益处
Kessler[243]	2005	前瞻性,观察性	90	罗哌卡因:输注 舒芬太尼:输注	常规化	可靠术后镇痛
Lundstrom[244]	2005	前瞻性,随机化	50	丁哌卡因:大剂量单次及输注 吗啡:输注	常规化	没有益处
Hemmerling[245]	2005	前瞻性审核	45	丁哌卡因:大剂量单次及输注	常规化	可靠术后镇痛
Salvi[246]	2004	回顾性	106	罗哌卡因:大剂量单次及输注 舒芬太尼:大剂量单次及输注	非常规化	可靠术后镇痛
Hemmerling[247]	2004	前瞻性审核	100	丁哌卡因:大剂量单次及输注	常规化	可靠术后镇痛
Berendes[248]	2003	前瞻性,随机化	73	丁哌卡因:大剂量单次及输注 舒芬太尼:大剂量单次	常规化	胸心交感切除
Royse[221]	2003	前瞻性,随机化	80	罗哌卡因:输注 芬太尼:输注	非常规化	可靠术后镇痛
Pastor[203]	2003	前瞻性,观察性	714	丁哌卡因:大剂量单次及输注 罗哌卡因:大剂量单次及输注	非常规化	没有血肿形成
Bach[249]	2002	前瞻性,随机化	40	丁哌卡因:大剂量单次及输注	常规化	应激反应减轻
Priestley[222]	2002	前瞻性,随机化	100	罗哌卡因:输注 芬太尼:输注	非常规化	可靠术后镇痛
De Vries[207]	2002	前瞻性,随机化	90	丁哌卡因:大剂量单次及输注 舒芬太尼:大剂量单次及输注	常规化	可靠术后镇痛 利于早期拔管 住院时间可能减少
Canto[208]	2002	前瞻性,观察性	305	罗哌卡因:大剂量单次及输注	非常规化	没有血肿形成
Fillinger[209]	2002	前瞻性,随机化	60	丁哌卡因:大剂量单次及输注 吗啡:大剂量单次及输注	非常规化	没有益处
Jideus[181]	2001	前瞻性,随机化	41	丁哌卡因:大剂量单次及输注 舒芬太尼:输注	非常规化	应激反应减轻 胸心交感切除
Scott[182]	2001	前瞻性,随机化	206	丁哌卡因:大剂量单次及输注 可乐定:输注	常规化	术后心律失常减少 术后肺功能改善 术后肾衰竭减少 术后意识错乱减少
Dhole[210]	2001	前瞻性,随机化	41	丁哌卡因:大剂量单次及输注	非常规化	没有益处

续表

第一作者	年份	试验设计	总患者数	药物:剂量	术中管理	备注
Djaiani[211]	2001	回顾性	37	丁哌卡因:大剂量单次及输注	非常规化	利于早期拔管
Warters[183]	2000	回顾性	278	没有详细说明	非常规化	没有血肿形成
Loick[184]	1999	前瞻性,随机化	25	丁哌卡因:大剂量单次及输注 舒芬太尼:大剂量单次及输注	常规化	应激反应减轻 胸心交感切除 利于早期拔管
Tenling[185]	1999	前瞻性,随机化	14	丁哌卡因:大剂量单次及输注	非常规化	可靠术后镇痛 利于早期拔管
Sanchez[186]	1998	前瞻性,观察性	571	丁哌卡因:大剂量多次	非常规化	没有血肿形成
Fawcett[214]	1997	前瞻性,随机化	16	丁哌卡因:大剂量单次及输注	常规化	可靠术后镇痛 肺功能改善 应激反应减轻
Turfrey[215]	1997	回顾性	218	丁哌卡因:大剂量单次及输注 可乐定:输注	非常规化	利于早期拔管 可能胸心交感切除
Shayevitz[189]	1996	回顾性	54	吗啡:大剂量单次及输注	非常规化	可靠术后镇痛 利于早期拔管
Stenseth[216]	1996	前瞻性,随机化	54	丁哌卡因:大剂量单次及输注	非常规化	利于早期拔管 可能胸心交感切除
Moore[191]	1995	前瞻性,随机化	17	丁哌卡因:大剂量单次及输注	常规化	应激反应减轻 可能胸心交感切除
Stenseth[192]	1995	前瞻性,随机化	30	丁哌卡因:大剂量单次及输注	常规化	胸心交感切除
Kirno[193]	1994	前瞻性,随机化	20	卡波卡因:大剂量单次	常规化	应激反应减轻 胸心交感切除
Stenseth[194,195]	1994	前瞻性,随机化	30	丁哌卡因:大剂量单次及输注	常规化	应激反应减轻 可能胸心交感切除
Liem[197-199]	1992	前瞻性,随机化	54	丁哌卡因:大剂量单次及输注 舒芬太尼:大剂量单次及输注	非常规化	可靠术后镇痛 应激反应减轻 可能胸心交感切除
Rein[250]	1989	前瞻性,随机化	16	丁哌卡因:大剂量单次及输注	非常规化	组织液聚积减少
Rosen[200]	1989	前瞻性,随机化	32	吗啡:大剂量单次	非常规化	可靠术后镇痛 利于早期拔管
Joachimsson[201]	1989	观察性	28	丁哌卡因:大剂量多次	非常规化	可靠术后镇痛
El-Baz[180]	1987	前瞻性,随机化	60	吗啡:输注	常规化	可靠术后镇痛 应激反应减轻 利于早期拔管
Robinson[202]	1986	前瞻性,观察性	10	卡波卡因:大剂量单次	常规化	可靠术后镇痛
Hoar[179]	1976	前瞻性,观察性	12	利多卡因:大剂量多次 丁哌卡因:大剂量多次	非常规化	可靠术后镇痛 应激反应可能减轻

一项独特的研究直接比较了心脏手术患者 TEA 和静脉可乐定。Loick 及其同事[184]进行前瞻性研究,将择期 CABG 的 70 位患者随机分配,全麻围手术期接受 TEA(丁哌卡因和舒芬太尼持续输注)(n=25),或者全麻围手术期接受静脉可乐定(持续输注)(n=24),或者仅仅接受全麻(n=21,对照组)。测定围手术期血流动力学,血浆肾上腺素和去甲肾上腺素水平、血浆皮质醇水平、心肌特异性收缩蛋白肌钙蛋白 T 的水平,以及其他心肌酶水平。TEA 组和静脉可乐定组和对照组相比,术后心率都下降,但不影响心脏输出量和灌注压。对应激反应相关介质的影响易变而不可预测。70% 对照组、50% TEA 组、40% 静脉可乐定组有缺血的心电图表现(ST 段抬高或下移)。和对照组相比,只有 TEA 组肌钙蛋白 T 的释放减少,静脉可乐定组没有变化。有趣的是,静脉可乐定组的患者术后镇痛效果最好。静脉可乐定组中,视觉模拟评分接近另外两组的一半。3 组镇静评分相似,除了静脉可乐定组的 24 小时值高于 TEA 组。3 组术后舒适评分没有差异,都在

极好和好之间。

许多临床研究者证明局麻药 TEA 也能够显著减轻心脏手术患者围手术期应激反应。随机接受术中胸部硬膜外间断给予大剂量丁哌卡因然后术后持续输注的患者,和除了胸部硬膜外导管外处理类似的患者相比,围手术期血中去甲肾上腺素和肾上腺素水平显著下降[194]。而且,这些患者血中儿茶酚胺水平升高和全身血管紧张有关[194]。随机接受围手术期胸部硬膜外丁哌卡因持续输注的患者和除了胸部硬膜外导管外处理类似的患者相比,围手术期血中去甲肾上腺素和皮质醇水平显著下降[191]。随机接受围手术期胸部硬膜外丁哌卡因和舒芬太尼持续输注的患者和除了胸部硬膜外导管外处理类似的患者相比,胸骨切开后血中去甲肾上腺素水平显著下降[197]。

其他临床研究进一步证实了局麻药 TEA 促进心脏手术患者围手术期血流动力学稳定的能力,这说明了局麻药 TEA 能够缓解应激反应[179,193,194,197]。虽然大多试图缓解应激反应的临床试验都是胸部硬膜外给局麻药,但是一项试验证明,TEA 给阿片类药物能够显著缓解心脏手术患者围手术期应激反应。在这项研究中,随机接受术后胸部硬膜外吗啡持续输注的患者和除了胸部硬膜外导管外处理类似的患者相比,术后血中皮质醇和 β 内啡肽水平显著下降[180]。

两项临床研究挑战性地证明了 TEA 导致心脏手术患者胸心交感阻滞的能力[192,193]。在第一项研究中,CABG 患者的评估通过反向热稀释法完成,导管在麻醉诱导前在荧光镜下插入到中冠状窦中[192]。术中麻醉管理常规化。冠状窦血流通过持续输注测定,冠脉血管阻力用冠脉灌注压(动脉舒张压减去肺动脉毛细管压力)和冠状窦血流量计算。随机接受术中胸部硬膜外丁哌卡因间断大剂量输注然后术后持续输注的患者冠脉阻力 CPB 后比 CPB 前显著下降。除了胸部硬膜外导管外处理类似的患者 CPB 后冠脉阻力显著增加。在第二项研究中,CABG 患者的评估通过麻醉诱导前置入的导管,导管在荧光镜指导下置入冠状窦,持续监测血压[193]。术中麻醉管理常规化,所有患者接受氚化去甲肾上腺素持续静脉输注,从而可以通过同位素稀释法测定心脏去甲肾上腺素入血量。血液样品从冠状窦和桡动脉获取,去甲肾上腺素心脏溢出率根据 Fick 原理计算,用于测定心交感活动程度。随机接受麻醉诱导后立刻经胸部硬膜外卡波卡因单次大剂量输注的患者和除了胸部硬膜外导管外处理类似的患者相比,胸骨切开后血中去甲肾上腺素水平显著下降。而且,20% 的未行胸部硬膜外插管的患者胸骨切开后心电图显示心肌缺血,然而行胸部硬膜外插管的患者胸骨切开后都没有心肌缺血表现。

局麻药 TEA 导致的围手术期心脏交感切除通过增加心肌氧供,在临床上可能对心脏手术患者有益[119,128,129]。但是,这种心交感切除可能对心脏手术患者有额外的益处。大量临床研究表明局麻药 TEA 显著降低 CPB 开始前[197]后[191,197]的心率,并且显著减少 CPB 后 β 阻滞剂的需要量[194]。大量临床研究还表明局麻药 TEA 显著降低 CPB 开始前[193,194]后[197,201]的全身血管阻力。而且,局麻药 TEA 的心脏手术患者和除了胸部硬膜外导管外处理类似的患者相比,不仅表现出术后心率和全身血管阻力的显著下降,而且表现出术后心肌缺血的心电图表现[197]。

一个相对大型的临床试验强调了 TEA 对心脏手术患者可能的临床效益。Scott 及其同事[182]进行了一项前瞻性研究,将 420 位择期 CABG 手术患者随机分组,接受 TEA(丁哌卡因/可乐定)和全身麻醉或者仅接受全身麻醉(对照组)。两组术中麻醉方法相似。TEA 组患者胸部硬膜外给药持续术后 96 小时(按需滴定)。对照组术后第一个 24 小时阿芬太尼目标导向输注,接下来 48 小时吗啡 PCA 给药。术后,两组之间有显著临床差异(表 42.5)。TEA 组和对照组相比,术后室上性心律失常、下呼吸道感染、肾衰竭和急性意识障碍的发生率都明显下降。但是,临床研究的结果需要谨慎对待。临床规则规定 5 天的研究期间,术中或术后不可以应用 β 肾上腺拮抗剂(新发心律失常需要额外治疗的患者除外)。参与该研究的大约 90% 的患者都在术前服用 β 受体拮抗剂,这一特别的围手术期处理影响了术后室上性心律失常的数据。尽管试验是前瞻性随机化的,但是和对照组相比,TEA 组患者术前是活跃吸烟者的比例更少(6% 和 13%),这影响了术后下呼吸道感染的数据。研究者还发现 TEA 组患者和对照组相比术后拔管前最大呼气肺容量增加,TEA 组患者术后拔管也更容易,但是 TEA 组和对照组患者术后早期管理多少有不同。虽然临床试验中术后镇痛没有明确评估,但是 12% 的对照组患者由于术后镇痛不足在术后 24 小时转为 TEA,相比之下,只有 3% 的 TEA 患者由于术后镇痛不足转为目标导向给药阿芬太尼或 PCA 给药吗啡。这一临床试验的结果确实很有意思,但是共同发表的社论[217]和随后的 3 篇书信[218-220]强调,由于研究的局限性,不能从中得出 TEA 技术用于心脏手术患者的确切结论。

表 42.5 患者多项预后

预后	TEA(*n*=206),*n*(%)	GA(*n*=202),*n*(%)
室上性心律失常	21(10.2)	45(22.3)
下呼吸道感染	31(15.3)	59(29.2)
肾衰竭	4(2.0)	14(6.9)
脑血管意外	2(1.0)	6(3.0)
急性意识障碍	3(1.5)	1(5.5)
严重出血	35	23
其他并发症	84	108

说明:两组室上性心律失常(P=0.001 2)、下呼吸道感染(P=0.000 7)、肾衰竭(P=0.016)、急性意识障碍(P=0.031)和其他并发症(P=0.011)有显著(未校正)差异。

GA,全身麻醉;TEA,胸部硬膜外麻醉。

From Scott NB, Turfrey DJ, Ray DA, et al. A prospective randomized study of the potential benefi ts of thoracic epidural anesthesia and analgesia in patients undergoing coronary artery bypass grafting. *Anesth Analg*. 2001;93:528-535.

和 Scott 及其同事[182]振奋人心的研究结果相反,两项前瞻性随机非盲法临床研究表明心脏手术患者应用 TEA 技术不能在临床上获益[221,222]。2002 年,Priestley 及其同事[222]进行前瞻性研究,将 100 位择期 CABG 患者随机分组,接受 TEA(罗哌卡因/芬太尼)和全麻或者单独接受全麻(对照组)。两组患者术中麻醉操作显著不同。TEA 患者术前 48 小时接受硬膜外罗哌卡因/芬太尼(如有需要额外增加镇痛剂),对照组患者 PCA 吗啡给药外由护士给静脉吗啡。TEA 患者比对照组患者拔管更早(分别为 3 小时和 7 小时,$P<0.001$),但是这一差异可能由于术中静脉阿片类药物给药量的不同(术中静脉麻醉方式没有统一)。TEA 患者仅在术后当日和 1 日(第 2、3 日评分相当)静息状态的疼痛评分显著下降。TEA 患者术后咳嗽时的疼痛评分仅在术后当日(第 1、2、3 日评分相当)显著降低(图 42.14)。两组术后不吸氧时氧饱和度、胸片变化或呼吸量测定都没有明显差异(表 42.6)。而且,两组术后运动评分、房颤、术后出院资格比例或术后世纪出院比例没有临床差异。总之,这一临床试验表明 TEA 可能加强术后镇痛(虽然短暂),有利于术后早期拔管,但是对重要临床参数比如并发症和住院时间没有影响。

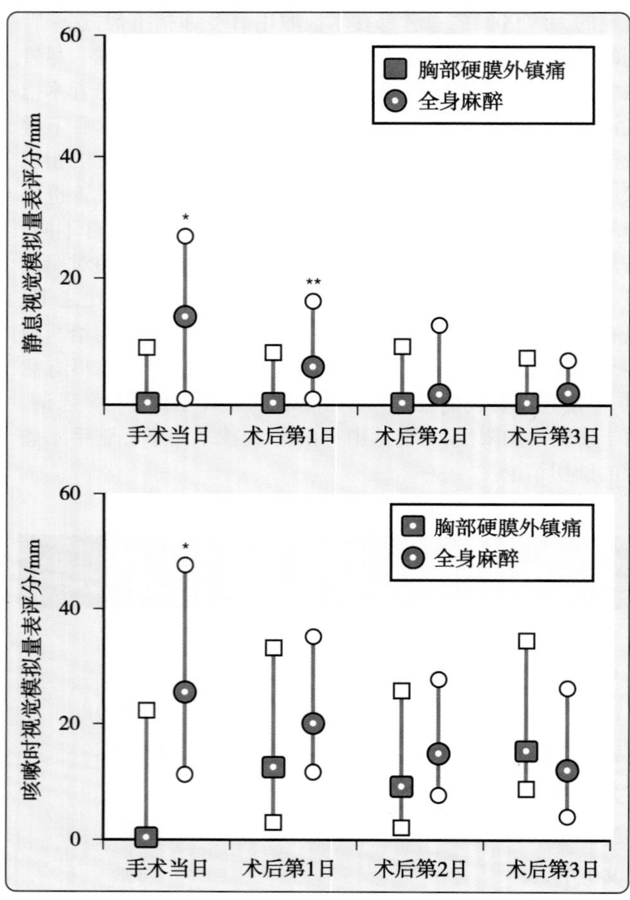

图 42.14 视觉模拟量表(VAS)评分。手术当日和术后第 3 日的静息时(上图)和咳嗽时(下图)VAS 评分。两组仅在手术当日(静息和咳嗽)和术后第 1 日(仅静息)有显著差异($P<0.03$)。(*From Priestley MC, Cope L, Halliwell R, et al. Thoracic epidural anesthesia for cardiac surgery: the effects on tracheal intubation time and length of hospital stay.* Anesth Analg. *2002; 94: 275-282.*)

2003 年,Royse 及其同事[221]前瞻性地将 80 个接受择期 CABG 的患者随机分成接受 TEA(罗哌卡因/芬太尼)加全身麻醉组和单独全身麻醉(对照组)。两组术中的麻醉处理差别很大。手术后,TEA 患者硬膜外给予罗哌卡因/芬太尼至术后第 3 日,而对照组患者吗啡 PCA 后接受护士静脉注射吗啡。接受 TEA 的患者术后早期气管拔管较对照组早(分别是 3 小时和 5 小时;$P<0.001$),但这种差异可能继发于术中不同剂量的静脉麻醉药(术中麻醉处理未经标准化)。相较于对照组,接受 TEA 的患者术后静息以及咳嗽相关疼痛评分于术后第 1、2 日明显降低(术后第 3 日趋于相同;表 42.7)。同 Priestley 及其同事[222]所进行的调查研究一样,两组之间没有观察到呼吸功能、肾功能、心房颤动、ICU 停留时间和住院时间等重要的术后临床参数存在实质性差异。

表 42.6 肺活量结果

	平均 FEV_1(标准差)		平均 FVC(标准差)	
变量	TEA(L)	GA(L)	TEA(L)	GA(L)
预测值	2.9(0.4)	2.9(0.5)	3.9(0.5)	3.9(0.6)
术前	2.5(0.4)	2.6(0.8)	3.3(0.8)	3.4(0.9)
术后第 1 日	1.0(0.3)	1.0(0.4)	1.2(0.4)	1.4(0.5)
术后第 2 日	1.1(0.3)	1.1(0.4)	1.4(0.4)	1.5(0.5)
术后第 4 日	1.4(0.4)	1.3(0.5)	1.8(0.6)	1.7(0.6)

说明:接受胸段硬膜外镇痛(TEA)的患者和接受全身麻醉(GA)的对照组患者之间无明显差异。FEV_1:一秒钟用力呼气量;FVC:用力肺活量;SD,标准差。

From Priestley MC, CoPe L, Halliwell R, et al. Thoracic ePidural anesthesia for cardiac surgery: the effects on tracheal intubation time and length of hosPital stay. Anesth Analg. 2002; 94: 275-282.

表 42.7 视觉模拟量表评分

疼痛评分	高位胸段硬膜外镇痛(平均值±标准差)	对照组(平均值±标准差)
静息第 1 日	0.02±0.2	0.8±1.8
咳嗽第 1 日	1.2±1.7	4.4±3.1
静息第 2 日	0.1±0.4	1.2±2.7
咳嗽第 2 日	1.5±2.0	3.6±3.1
静息第 3 日	0.2±1.0	0.3±1.1
咳嗽第 3 日	1.7±2.3	2.7±3.0

说明:术后第 1、2 和 3 日静息和咳嗽时的平均疼痛评分。术后第 1 日和第 2 日(休息和咳嗽)组之间存在明显差异($P<0.05$),但第 3 日无差异。SD,标准差。

From Royse C, Royse A, Soeding P, et al. Prospective randomized trial of high thoracic epidural analgesia for coronary artery bypass surgery. *Ann Thorac Surg.* 2003; 75: 93-100.

2006 年,Hansdottir 及其同事[223]提供了新的证据,证明 TEA 技术对于接受心脏手术的患者没有真正的临床益处。这项相对较大的(113 例)前瞻性试验将接受择期心脏手术的患者随机分组控制性 TEA 组(手术前 1 日置管;使用丁哌卡因、芬太尼和肾上腺素)和术后即刻控制性静脉注射吗啡镇痛组。围手术期操作标准化(所有患者进行全身麻醉,并接受中位胸骨切开术)。当比较两组进行比较时,唯一的区别是接受 TEA 的患者术后气管拔管时间较短(2 小时和 7 小时)。术后镇痛(静息及咳嗽疼痛评分),镇静程度,肺容积(用力肺活量、第 1 秒用力呼气容积和呼气流量峰值),离床活动能力,全身恢复质量评分(包括五个研究范畴),心脏病发病率(心肌梗死和心房颤动),肾病发病率(血清肌酐峰值),神经系统事件(卒中,意识模糊),ICU 停留时间或住院时间,观察均无差异。此外,这组有经验的研究人员报告了在这些患者中胸部硬膜外置管的失败率非常高(17%)。

许多其他临床研究证明仅有所不同程度的少量临床益处（表 42.4）[224-250]。例如，Lagunilla 及其同事[241]发现在没有恶性血流动力学紊乱的情况下，使用罗哌卡因进行高位胸部硬膜外阻滞可增加术中血运重建前患者的心肌氧气供应；Tenenbein 及其同事[236]发现高 TEA 减轻了心肌血运重建的患者术后疼痛和肺不张，改善其肺功能。最后，Bakhtiary 和同事们[238]发现，高 TEA 结合全身麻醉显著降低围手术期心律失常的发生率，如房颤；并显著降低血清肾上腺素水平。然而，大量进一步的临床研究表明可靠的术后镇痛外并无其他临床益处（表 42.4）。

2011 年 2 月，*Anesthesiology* 强调了这一主题的争议性质，因为两方临床研究发表了相反的结论。CaPuto 及其同事[232]将 226 名接受非体外循环下 CABG 的患者随机分为接受全身麻醉及硬膜外麻醉组（$n=109$）或仅全身麻醉组（$n=117$）。主要结局是术后停留时间，次要结局为心律失常、正性肌力支持、气管导管留管时间、围手术期心肌梗死，神经系统事件，重症监护室停留时间，疼痛评分和镇痛要求。他们发现全身麻醉加 TEA 显著降低了术后心律失常的发生率，改善疼痛控制及整体的恢复质量，允许早期拔管和出院。相比之下，Svircevic 及其同事们[233]将 654 例接受择期体外循环或非体外循环心脏手术患者随机分为全身麻醉结合 TEA 组（$n=325$）和单独全身麻醉组（$n=329$）。术后 30 日和术后 1 年进行随访。主要终点是术后 30 日存活且无心肌梗死、肺部并发症、肾衰竭和中风。他们不能证明 TEA 在主要并发症发生率方面的临床相关效益。这些作者得出结论，“鉴于潜在的置入硬膜外导管后并发硬膜外血肿的破坏性，是否将该程序常规应用于需要完全肝素化的心脏外科手术患者仍值得商榷。”除了这两项临床研究，还有一篇评论表示“我们继续尝试并证明局部麻醉和镇痛可以大大改善手术结果，但并未成功……也许现在是放弃证明麻醉干预措施会降低发病率或死亡率这一点的时候了，我们应该将重点关注到患者或其家属的实际利益。”[251]

尽管 TEA 增进了术后镇痛的效果，但这种镇痛似乎并未降低心脏手术后持续性疼痛的发生率。Ho 及其同事[19]评估了 244 正中胸骨切开术的心脏手术后患者。150 例患者接受围手术期全身麻醉结合 TEA（麻醉诱导前开始输注罗哌卡因-芬太尼并维持至术后 2~3 日）。94 名患者接受全身麻醉和常规的术后由护士控制静脉注射吗啡镇痛，结合术中胸壁闭合伤口处浸润罗哌卡因。持续性疼痛的定义为手术后 2 个月及以上仍然存在的疼痛，两组队列研究均相似（报道覆盖近 30% 的患者）。然而，这一研究中报告的持续疼痛大多数情况下，患者病情轻微，鲜有干扰日常生活。

采用 TEA 获得的镇痛质量就足够使患者在没有实施全麻的情况下清醒进行心脏手术。最早清醒下进行心脏手术的报道于 2000 年刊登在 *Annals of Thoracic Surgery*。Karagoz 及其同事[252]描述了 5 名患者在仅有 TEA（全程自主呼吸）的情况下接受小切口胸廓切开择期非体外循环单血管 CABG 的围手术期过程。5 名患者均进展顺利，无一例转为全身麻醉。在这之后，Aybek 及其同事们[253]描述了 12 名患者在仅有 TEA 的情况下接受全胸廓切开择期非体外循环多血管 CABG 的围手术期过程。多数患者进展顺利，其中 2 名患者转为全身麻醉（1 例镇痛不全，1 例气胸）。同样在 2002 年，Souto 及其同事[254]报道“门诊”CABG（自入院起 24 小时内出院）的小部分患者（$n=20$）可以在仅有 TEA 的情况下接受心脏手术。这些初步的小型临床报告的出现以来，较大规模的报道也已发表，表明清醒下进行心脏手术是可行且安全的[255-265]。2003 年，首例清醒下体外循环心脏手术的报道发表[266]。该例惊人的病例报道来自奥地利，一名 70 岁的主动脉瓣狭窄患者在仅有 TEA 的情况下进行常温体外循环的主动脉瓣置换术（总时间为 123 分钟，阻断时间为 82 分钟）。在体外循环手术过程中可与患者进行口头沟通，手术进展顺利并在术后无异常情况。

许多涉及在接受心脏手术的患者中使用 TEA 技术的临床研究表明，体外循环前后在胸段硬膜外注射阿片类药物或局部麻醉药能够产生可靠的术后镇痛效果。TEAs（非阿片类药物）能够有效减少围手术期与体外循环相关的应激反应（于术后持续）并于围手术期产生胸心脏交感神经阻滞。增强术后镇痛可能有助于心脏手术后早期气管拔管（有或无体外循环），患者在没有 TEA 的情况下也可能于心脏手术术后进行拔管[267]。

所有涉及使用鞘内麻醉和 TEA 进行心脏手术镇痛的临床报道的患者数量很少，很少（如果有的话）设计良好（表 42.2 和表 42.3）。只有少数涉及鞘内镇痛的临床研究是前瞻性的、随机的、双盲的并设置安慰剂对照（表 42.3）。使用硬膜外技术而没有双盲和安慰剂对照的临床研究亦有报道（表 42.4）。此外，现有使用鞘内麻醉和 TEA 镇痛进行心脏手术的临床报道很少以临床结局作为主要终点。因此，文献中明显缺陷阻碍了精确分析鞘内麻醉和 TEA 技术应用于接受心脏手术的患者的风险收益比。

在一个 2004 年的荟萃分析中，Liu 及其同事[268]评估了围手术期中枢神经镇痛对 CABG 结局的影响。这些作者通过 MEDLINE 和其他数据库，对 CPB 患者进行随机对照试验。纳入 15 项试验共 1 178 例患者用于 TEA 分析，纳入 668 例患者的 17 项试验用于鞘内注射分析。虽然 TEA 技术并没有影响到死亡率或心肌梗死的发生率，但它降低了心律失常（心房颤动和心动过速）和肺部并发症的风险（肺炎和肺不张）、减少气管拔管的时间并降低了模拟疼痛评分。鞘内技术不影响死亡率、心肌梗死、心律失常或气管拔管的时间，仅适度降低全身吗啡用量和疼痛评分，同时增加瘙痒发生率。作者得出结论，硬膜外麻醉镇痛不影响 CABG 后死亡率或心肌梗死的发病率，但其有助于改善气管拔管的时间，降低肺部并发症和心律失常发生率，并降低疼痛评分。作者还提到硬膜外麻醉镇痛的许多潜在的临床优势（早期拔管、减少心律失常的发生和增强镇痛效果）也可以因为使用 β-肾上腺素能阻滞剂、胺碘酮和/或使用 NSAID 类或 COX-2 抑制剂而被削弱和/或消除。作者还提到脊髓血肿（在此章节后面提到）与正在进行体外循环完全抗凝的患者的相关风险仍然不确定。2010 年 Bignami 及其同事[269]的后续荟萃分析（33 项随机试验，2 366 例患者）和 2011 年 Svircevic 及其同事[270]（28 项随机试验，2 731 例患者）得出了不同的结论。Bignami 的研究[269]提示硬膜外技术可能会减少肾衰竭发病率、机械通气时间、复合终点死亡率和心肌梗死，而 Svircevic 的研究[270]提出硬膜外技术可能会降低室上性心律失常和呼吸系统并发症的发生率,但对心肌梗死,卒中或死亡率没有任何有益的影响。

行完全胸廓切开术患者使用鞘内和/或硬膜外技术(在心脏手术中罕见,在某些情况下使用)值得一提[271]。完全开胸后许多因素都参与肺功能障碍的发生。术后肺功能的变化源于肺切除、肺不张和/或体积减小引起气胸和吸气肌功能障碍。完全胸廓切开术后疼痛可能非常剧烈,从而引起术后肺部并发症。令人惊奇的是,双侧肺移植患者接受"蛤壳式切口"(横向胸腔切开术)并不会比因肺移植接受单肺标准全开胸手术的患者产生更多的术后疼痛,而进行全开胸切除术的肺移植患者相较于因其他指征进行全开胸切除术的患者疼痛发生率更低。[272]这些临床现象强调患者的病情(连同切口类型)可能与术后疼痛控制的充分程度密切相关。显然,与完全胸廓切开相比,接受小切口切开术的患者术后疼痛较轻,术后即刻需要更少的镇痛药。此外,多达一半的完全胸廓切开术患者会经历手术部位相关的慢性疼痛。

完全胸廓切开术后充分的术后疼痛管理可能有助于预防慢性术后疼痛的发展。因此,必须为这些患者开发有效的术后镇痛方案。与正中胸骨切开术和小切口切开术相比,一些临床证据表明局部麻醉技术的使用可以降低完全胸廓切开术的术后并发症。具体来说,Ballantyne 及其同事[273]和 Licker 及其同事[274]提供证据证明术后硬膜外镇痛管理可降低完全胸廓切开术后肺部并发症和总体死亡率。然而,虽然现有证据表明 TEA 能够提供更好的术后镇痛(胸椎路径是否优于腰椎路径最近受到质疑),并非所有的临床研究均表明该技术能够真正改善术后肺功能并减少术后肺部并发症。

鞘内和硬膜外局部麻醉药的副作用

低血压是鞘内和硬膜外局部麻醉药最令人不安的不良反应。平面至上胸段的脊髓麻醉会降低平均动脉压,同时伴随冠状动脉血流量并降低[275,276]。确切地说,血压下降的百分比的大小的可接受程度仍有待讨论,尤其是在冠心病患者中。如果在局部麻醉药诱导下冠脉灌注压下降 50% 以上时,冠状动脉疾病患者会出现心肌氧合紊乱的副作用[277]。此外,如果使用 α-肾上腺素能激动剂在此期间增加血压,则自身冠状动脉和旁路移植物可能会有不利影响(血管收缩)[278,279]。在 19 例接受鞘内注射局部麻醉药全脊椎麻醉接受心脏手术搭桥手术的患者中,18 例需要术中静脉注射肾上腺素来使血压升高,表明这项技术中低血压是一个实质性的问题[144,146]。在这种情况下使用具有局部麻醉剂的 TEA 时,低血压也似乎是相对常见的。在相当比例的患者中需要调整剂量,β-肾上腺素能激动剂和/或 α-肾上腺素能激动剂,而 CPB 后易感患者的冠状动脉灌注压降低。

在硬膜外给药后,局部麻醉药可能引发心脏电生理的影响和不同程度上的心肌抑制[280]。事实上,在接受 TEA 与丁哌卡因接受治疗的患者中已经发现了心肌抑郁症,至少出现了部分由药物血药浓度升高引起的临床效应[281]。伴随使用 β-肾上腺素能阻滞剂可能进一步降低心肌收缩力[282,283]。接受心脏手术的患者随机接受术中胸腔硬膜外丁哌卡因间歇性推注、术后连续输注,与无类似硬膜外导管的患者比较(分别为 11mmHg vs 6mmHg,$P<0.001$),CPB 后肺毛细血管楔压显著增加,表明心肌抑制[194]。

两例病例报告还表明,使用硬膜外麻醉和止痛可能会掩盖心肌缺血或引发心肌缺血[284,285]。Oden 和 Karagianes[285]描述了一名年龄较大、患有恶性心绞痛病史患者的围手术期,并进行了平稳的胆囊切除术。手术后应用持续腰麻硬膜外芬太尼镇痛。术后第 2 日,持续腰麻硬膜外芬太尼注射,心电图显示 st 段压低。患者意识清醒,有警觉,但没有出现心绞痛。此时开始静脉注射硝酸甘油可使缺血性心电图改变正常化。本报告的作者认为,芬太尼硬膜外镇痛掩盖患者的典型心绞痛。Easley 及其同事[284]描述了一名无心血管症状的中年患者拟行探查性剖腹术的(边界高血压)的围手术期。术前低胸段硬膜外导管插入和局部麻醉给药(感觉平面最高在 T2)。此时患者开始出现左侧颌骨疼痛,并在心电图上观察到显著的 ST 段压低。手术被取消,患者接受阿司匹林和硝酸甘油治疗。心电图标准化;然而,根据心电图、肌钙蛋白水平和肌酸激酶同工酶组分,患者被诊断为无 Q 波心肌梗死。第 2 日的冠状动脉造影是不正常的,并作出诊断冠状动脉痉挛作出了假设。这些作者认为低胸段硬膜外诱导的交感神经导致的副交感神经平衡的改变(阻滞平面以上)导致冠状动脉痉挛。

鞘内和硬膜外阿片类药物的副作用

尽管已有许多描述,鞘内和硬膜外阿片类药物的四种临床相关的不良药物作用是瘙痒,恶心呕吐,尿潴留和呼吸抑制[286]。鞘内注射或硬膜外阿片类药物后,最常见的副作用是瘙痒。发病率差异很大(从 0% 到 100%),只有在患者直接询问后才能发现。严重瘙痒是罕见的,只发生在约 1% 的患者。恶心呕吐的发生率约为 30%。尿潴留的发生率也差异很大(从 0% 到 80%),并且在年轻的男性患者中最常发生。当进行心脏手术的患者使用鞘内或硬膜外阿片类药物时,瘙痒,恶心呕吐和尿潴留的发生率与前述相似。值得注意的是,应用大剂量吗啡(4mg)进行鞘内注射可加重术后尿潴留[143]。

鞘内和硬膜外阿片类药物最重要的不良药物作用是呼吸抑制。在人类鞘内注射[287]和硬膜外[288]阿片类药物最初使用 4 个月后,报告有危及生命的呼吸抑制。给予常规剂量的鞘内和硬膜外阿片类药物后出现需要干预的呼吸抑制的发生率约为常规剂量的肌内和静脉注射阿片类药物的 1%[289-291]。早期呼吸抑制在阿片注射的几分钟内发生,并与鞘内或硬膜外芬太尼或舒芬太尼的给药有关。延迟呼吸抑制发生在注射阿片后几小时,并与鞘内或硬膜外吗啡的给药有关。延迟的呼吸抑制是由吗啡在脑脊液中的脑部迁移引起的,随后刺激位于腹侧髓质中的阿片受体[292]。增加呼吸抑制风险的因素包括大量和/或重复剂量的阿片类药物,鞘内使用,高龄和伴随使用静脉镇静剂[286]。手术后呼吸抑制的严重程度受鞘内或硬膜外吗啡的剂量和术中基线麻醉剂静脉注射镇痛剂的类型和用量的影响。术后呼吸抑制作用时间延长可能会延迟气管拔管,一些患者可能需要纳洛酮。当使用鞘内吗啡时,儿童可能更容易产生术后呼吸抑制。56 名儿童(年龄 1 至 17 岁)在外科手术切口进行心脏手术之前给予 20 或 30μg/kg 鞘内吗啡,其中 29 例接受 20μg/kg 中的 3 例,27 例接受 30μg/kg 中的 6 例需要纳洛酮应对术后呼吸抑制[155]。

一项临床研究表明,如果计划提早拔管,鞘内吗啡应用于进行心脏手术的患者可能是禁忌的[142]。在麻醉诱导前，患者随机接受鞘内吗啡(10μg/kg)或鞘内安慰剂。术中麻醉管理标准化，包括静脉注射芬太尼(20μg/kg)和静脉注射咪达唑仑(共10mg)，如果必要，吸入异氟烷和/或静脉注射硝酸甘油。对于在术后即刻拔管的患者，与接受鞘内安慰剂的患者相比，接受鞘内吗啡患者从ICU入室到拔管的平均时间显著增加(分别为11和8小时，$P=0.02$)。然而，其他临床研究表明，鞘内或硬膜外吗啡仍被证明可能是心脏手术和早期拔管的有效辅助药。术后镇痛作用显著但不延迟术后即刻气管拔管的吗啡鞘内或硬膜外注射的最佳剂量及最佳术中基础麻醉药仍有待阐明。与鞘内和硬膜外阿片类药物不同，不引起呼吸抑制的硬膜外局麻药术后不会延迟气管拔管。

血肿形成风险

鞘内或硬膜外操作具有风险，最可怕的并发症是硬膜外血肿形成。鞘内操作的血肿形成发生率约为1∶220 000[293]。硬膜外操作后，血管瘤形成更常见(约1∶150 000)，因为所用针头更粗，需要导管置入，硬膜外腔静脉丛突出[293]。而且，血肿形成并不仅仅在硬膜外导管置入期间发生，近一半发生在拔管后[293]。

尽管自发性血肿可以在没有鞘内或硬膜外操作的情况下发生[294]，但大多数情况为患者患有凝血病(各种原因)或置管困难或创伤性置管[293]。矛盾的是，在已知患有凝血病的患者中已经安全地进行了鞘内或硬膜外操作[295,296]。在导管置入时接受口服抗凝药物的950例患者中进行的1 000次硬膜外导管置入中，患者没有出现血肿形成的体征或症状[296]。进行完全抗凝(口服抗凝剂或静脉肝素)或出现血小板减少症(血小板计数<50 000/mm³)的36例慢性癌痛患者共进行的336例硬膜外注射中，没有患者出现血肿形成的体征或症状[295]。

全身肝素化前进行鞘内或硬膜外操作会使血肿形成的风险增加，诊断或治疗性腰椎穿刺后进行全身肝素化，患者出现血肿形成[297-300]。腰椎穿刺后进行全身肝素化同时使用阿司匹林，发生操作困难或者创伤性操作，以及操作1小时内静脉用肝素可增加血肿形成的风险[299]。然而，通过采取某些预防措施，可以在接下来接受静脉用肝素的患者中安全地进行鞘内或硬膜外操作[301,302]。创伤性穿刺时延迟手术24小时，导管插入后肝素化延迟60分钟，严格维持手术期的抗凝治疗，采用这些措施，超过4 000例外周血管手术患者鞘内或硬膜外操作安全且随后接受静脉肝素[302]。912例患者参与的一项回顾性综述进一步表明，外周血管手术全身肝素化之前硬膜外置管是安全的[301]。然而，两项研究(激活的部分凝血活酶时间约为100秒[301]，活化凝血时间约为基线值的两倍[302])中外周血管手术患者的抗凝幅度大大低于应用CPB患者需要的抗凝幅度。

大多数对采用鞘内或硬膜外麻醉和镇痛技术的心脏手术患者进行调查的临床研究纳入了降低血肿形成风险的预防措施。一些医生仅在实验室证据确认凝血参数正常后才使用该技术，或者在创伤性穿刺后延迟手术24小时，或者要求鞘内或硬膜外操作到全身肝素化的时间超过60分钟。虽然大多数研究心脏手术患者应用硬膜外麻醉和镇痛技术的临床医生在手术前1日进行导管置入操作，但是已有研究人员在手术当日置管。医疗机构(手术当日入院)不允许手术前1日进行硬膜外置管。另一种方法是在实验室证据确认正常的凝血参数后，术后(气管拔管前后)进行硬膜外操作。

虽然大多数调查人员认为，在CPB所需的全身肝素化之前进行鞘内或硬膜外操作，血肿形成的风险可能会增加，但风险增加的绝对程度有些争议；有人认为风险率可能高达0.35%[297]。Ho及其同事[303]的一项大型数学分析表明，文献中2000年以来需要全身肝素化的行CPB(无单次血肿形成)的患者进行了约10 840次鞘内注射，血肿形成的最低风险估计为1∶220 000，最高风险为1∶3 600；然而，最高风险可能高达1∶2 400。类似地，文献中2000年以来，在大约4 583例硬膜外操作并因行CPB需要全身肝素化的患者中(没有发生单次血肿形成)，血肿形成的最低风险是1∶150 000，最高风险是1∶1 500；然而，最高风险可能高达1∶1 000[303]。

但是，某些预防措施可能会降低血肿发生风险[293,297]。该技术不应用于任何原因所致的已知凝血病患者。手术应该在创伤性穿刺的情况下延迟24小时，从置管操作到全身肝素化的时间应超过60分钟。此外，应严格控制全身肝素效应和逆转(符合治疗目标的最短持续时间内使用最小量的肝素)，并且手术后患者应密切监测血肿形成的体征和症状。心脏手术患者术前鞘内或硬膜外操作的一个明显的经济缺陷是，创伤性穿刺发生时可能使手术延迟。然而，一项通过17号Tuohy针头纳入4 000多例鞘内或硬膜外导管置入的研究表明，创伤性穿刺(血管开放)的发生率相当罕见(<0.1%)[302]。

2004年报道了第一例心脏手术前胸段硬膜外导管置入相关的硬膜外血肿的病例[304]。在全身麻醉诱导后(患者严重恐针)、进行主动脉瓣置换手术的CPB开始之前，这名18岁的男性顺利置入胸部(T_9至T_{10})硬膜外导管，导管置入至全身肝素化之间间隔3小时。术中全程及术后均顺利(术后早期气管拔管，术后第1日无困难行走)。手术后49小时，开始静脉肝素治疗(人工瓣膜血栓预防)。手术后53小时，使用阿替普酶(溶栓药物)冲洗异常静脉导管。静脉应用阿替普酶2小时内，患者走动时出现剧烈背部疼痛。此时，拔除硬膜外导管。此时(导管拔除期间)评估的活化部分凝血活酶时间为87秒(参考范围为25至37秒)，同时，血小板减少。一拔除导管，患者就出现平面达T9的麻木无力。停用静脉肝素，计算机断层扫描不能确定病因，磁共振成像扫描提示硬膜外血肿。在神经症状出现后5小时内，患者进行血肿清除术，血肿范围从T_8至T_{11}水平。术中，静脉用甲泼尼龙(30mg/kg)，然后持续输注(5.4mg/kg/h)72小时。椎板切除术后24小时，患者仍有轻度下肢运动和感觉缺陷。6周后，患者神经系统检查恢复正常。作者指出了影响该患者凝血的因素(如肝素，阿替普酶，血小板减少症)可能导致血肿形成，并且从理论上说明拔管可能会增加出血，从而进一步加重出血。

自2004年以来，文献中已经出现诸如永久性瘫痪等严重性后果的其他类似报道[305-307]。此外，为安全拔除硬膜外导管，进行凝血参数标准化(需要抗凝治疗的患者)，但是术后仍可能发生血栓栓塞并发症(神经性卒中)[308]。因此，在这种情况下与这些技术相关的出血和/或血栓栓塞并发症真实存在且可能后果严重。

在进行心脏手术的患者中使用区域麻醉技术仍然是非常有争议的，引起了心脏手术麻醉领域专家的争论[309-313]。存在这种争议（可能会持续一段时间）的主要原因之一是关于此主题的众多临床调查不是最优设计，并且使用各种不同的技术，以至于得不出所有人都同意的结论[314-318]。

多模式镇痛

止痛药之间协同作用的可能性是近一个世纪以来的概念[319,320]。虽然随后的研究已经证明了加和性和协同作用之间的差异，但是这些组合（多模态或平衡镇痛）背后的基本策略依然保持不变——增强镇痛效果，并减少不良反应的发生。术后止痛药复合应用，特别是传统静脉注射阿片类药物与其他镇痛药（如 NSAIDs，COX-2 抑制剂，氯胺酮）的复合应用已在长达数十年被证明在非心脏病患者中有效。早期临床研究仅仅报道了镇痛作用，而最近的临床研究另外评估和描述了特定的减少阿片用量的作用，从而减少副作用。例如，在 20 世纪 80 年代后期，涉及酮咯酸（美国首类肠外 NSAID）的早期临床研究表明，酮咯酸使阿片类药物用量显著降低（镇痛）并降低呼吸抑制发生率。随后，大量临床研究清楚地确定了 NSAIDs 的围手术期镇痛效果及减少阿片类药物用量的作用（以及副作用的减少）。

美国麻醉医师协会围手术期急性疼痛管理工作组报告，文献支持不同作用机制的两种镇痛药通过单一途径给药产生更强镇痛作用或降低副作用[1]。例如与硬膜外局麻药或可乐定复合硬膜外阿片类药物，静脉内阿片类药物复合酮咯酸或氯胺酮。无论是单独给药还是复合其他药物，均可能会出现随药物应用而出现的剂量依赖性副作用（阿片类药物可能导致恶心、呕吐、瘙痒或尿潴留，局部麻醉药可能产生运动阻滞）。文献不足以评估与单用口服阿片类药物相比，口服阿片类药物与 NSAIDs、COX-2 抑制剂或对乙酰氨基酚复合用药的术后镇痛作用。研究小组认为，NSAIDs、COX-2 抑制剂或对乙酰氨基酚给药具有减少全身给药的阿片类药物用量的作用。文献还表明，与单一途径相比，两种给药途径在提供围手术期镇痛方面可能更有效。例如鞘内或硬膜外阿片类药物与静脉内、肌内注射、口服、透皮或皮下镇痛药物联合使用，镇痛作用优于单用鞘内或硬膜外阿片类药物单独应用。另一个例子是静脉注射阿片类药物联合口服 NSAIDs、COX-2 抑制剂或对乙酰氨基酚，镇痛作用优于单独使用静脉注射阿片类药物。与药物性镇痛作用相比相比，文献不足以评估药理学疼痛管理与非药物、替代或补充疼痛治疗结合的效果。

心脏手术术后疼痛有多重要?

心脏手术很特别，因此，它涉及一些不同于非心脏手术的独有的风险[321]。此外，众所周知，由于各种各样的原因，心脏手术患者的年龄较大、身体更差（合并症更多：神经功能障碍，心肌功能障碍，肾功能障碍）。围手术期相互作用复杂的多种因素影响心脏手术后的结局和生活质量，包括手术类型和质量，术后神经功能障碍的程度，术后心肌功能障碍的程度，术后肺功能障碍的程度，术后肾功能障碍的程度，术后凝血异常的程度，全身炎症反应程度和术后镇痛质量。显然，根据具体的临床情况，某些因素比其他因素更为重要。预防性（超前）镇痛的潜在临床价值仍然极具争议性[322,323]。确定足够或高质量的术后镇痛在与行心脏手术患者所有重要临床因素的相关关系中的重要性是非常困难的（如果可能）。例如，在双瓣置换术后，术前存在心肌功能不全、肾功能不全、主动脉大块钙化的 80 岁患者获得高质量的术后镇痛有多重要？可以认为除了术后镇痛质量以外的因素将决定该患者的临床预后。另一方面，在常规 CABG 后，在健康的 50 岁患者中获得高质量的术后镇痛有多重要？即使术后镇痛不太理想，这个患者的临床结果很可能是令人满意的。实质上，对于心脏和非心脏手术患者，证据不足以证实或否定术后镇痛技术真正影响术后发病率死亡率的能力[324-332]。

结论

围手术期的多种因素很重要，可能影响心脏手术后的预后和生活质量；这些因素包括手术干预的类型和质量、术后神经功能障碍、心肌功能障碍、肺功能障碍、肾功能不全、凝血异常和全身炎症反应程度的程度和/或术后镇痛的质量等因素[333]（框 42.11）。此列表没有特定的顺序。显然，根据具体的临床情况，如外科手术和患者合并症等，某些因素将比其他因素更为重要。确定足够或高质量的术后镇痛在与行心脏手术患者所有重要临床因素的相关关系中的重要性是非常困难的（如果可能）。心脏手术后患者充分或高质量的术后镇痛与临床预后之间的明确联系尚未建立[333-336]。

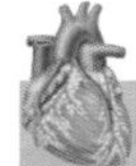

框 42.11 影响心脏手术后预后的因素

- 外科干预的类型和质量
- 术后神经功能障碍的程度
- 术后心肌功能障碍的程度
- 术后肺功能障碍的程度
- 术后肾功能障碍的程度
- 术后凝血异常程度
- 全身炎症反应的程度
- 术后镇痛的质量

然而，尽管没有证据证实，大多数临床医生直观地认为，获得高质量的术后镇痛是重要的，因为它可以预防血流动力学功能障碍、代谢、免疫学和凝血改变，所有这些均可能增加术后并发症的发生率。虽然可以采用多种镇痛技术，但是静脉内阿片类药物全身给药是心脏手术后镇痛的基石。多年来阿片类药物已用于心脏手术后患者，术后疼痛治疗且效果良好。尽管 NSAIDs（特别是 COX-2 抑制剂）最近受到大量关注，但其安全性方面的重要临床问题（如胃肠道作用，肾脏作用，止血作用，免疫学作用）仍需解决。尽管 PCA 技术常用，但其相较于传统护士控制镇痛技术的明显优越性仍未得到证实。心脏手术患者应用鞘内和硬膜外技术可能仍存在极大的争议。随着心脏外科医生越来越多地使用较小的切口，增加神经阻滞（肋间、胸膜内、椎旁）的使用值得进一步的临床研究，并且脂质体丁哌卡因的出现可能彻底改变这些技术。作为一般准则，最好避免急性术后疼痛的单一途径强效治疗。临床医生应该努力采用多种不同疗法（多模式治疗）的方法，通过不同的方法对抗疼痛机制。超前镇痛虽然有趣，但需要进一步研究，以确定其对术后镇痛和预后的影响[337-340]。

最后，美国麻醉医师协会围手术期急性疼痛管理工作组提供了良好的建议。工作组建议进行围手术期疼痛管理的麻醉医生只有在仔细考虑每个患者的风险和收益后才确定镇痛治疗方案。所选疗法应反映麻醉医生自身的专业知识以及在每种情况下安全应用所选模式的能力。这种专业知识包括治疗开始后识别和治疗不良反应的能力。只要有可能，麻醉医生应该使用多模式疼痛管理。给药方案应以功效最大化和不良事件风险最小化为目的。药物的选择、剂量、给药方式和治疗时间应始终遵循个体化原则。

（王乙茹　张钰　杨梅 译，李文迁　袁红斌 审校）

参考文献

1. American Society of Anesthesiologists Task Force on Acute Pain Management. Practice guidelines for acute pain management in the perioperative setting: an updated report by the American Society of Anesthesiologists Task Force on Acute Pain Management. *Anesthesiology*. 2012;116:248.
2. Porché RA, ed. *Approaches to pain management: an essential guide for clinical leaders*. 2nd ed. Oakbrook, IL: Joint Commission Resources; 2010.
3. Weissman C. The metabolic response to stress: an overview and update. *Anesthesiology*. 1990; 73:308.
4. Kehlet H. Surgical stress: the role of pain and analgesia. *Br J Anaesth*. 1989;63:189.
5. Roizen MF. Should we all have a sympathectomy at birth? Or at least preoperatively? *Anesthesiology*. 1988;68:482.
6. Tuman KJ, McCarthy RJ, March RJ, et al. Effects of epidural anesthesia and analgesia on coagulation and outcome after major vascular surgery. *Anesth Analg*. 1991;73:696.
7. Yeager MP, Glass DD, Neff RK, et al. Epidural anesthesia and analgesia in high-risk surgical patients. *Anesthesiology*. 1987;66:729.
8. Mangano DT, Siliciano D, Hollenberg M, et al. Postoperative myocardial ischemia: therapeutic trials using intensive analgesia following surgery. *Anesthesiology*. 1992;76:342.
9. Anand KJS, Hickey PR. Halothane-morphine compared with high-dose sufentanil for anesthesia and postoperative analgesia in neonatal cardiac surgery. *N Engl J Med*. 1992;326:1.
10. Wallace AW. Is it time to get on the fast track or stay on the slow track? *Anesthesiology*. 2003; 99:774.
11. Myles PS, Daly DJ, Djaiani G, et al. A systematic review of the safety and effectiveness of fast-track cardiac anesthesia. *Anesthesiology*. 2003;99:982.
12. Ucak A, Onan B, Sen H, et al. The effects of gabapentin on acute and chronic postoperative pain after coronary artery bypass graft surgery. *J Cardiothorac Vasc Anesth*. 2011;25:824.
13. Royston D, Kovesi T, Marczin N. The unwanted response to cardiac surgery: time for a reappraisal? *J Thorac Cardiovasc Surg*. 2003;125:32.
14. Mueller XM, Tinguely F, Tevaearai HT, et al. Pain location, distribution, and intensity after cardiac surgery. *Chest*. 2000;118:391.
15. Nay PG, Elliott SM, Harrop-Griffiths AW. Postoperative pain. Expectation and experience after coronary artery bypass grafting. *Anaesthesia*. 1996;51:741.
16. Meehan DA, McRae ME, Rourke DA, et al. Analgesic administration, pain intensity, and patient satisfaction in cardiac surgical patients. *Am J Crit Care*. 1995;4:435.
17. Moore R, Follette DM, Berkoff HA. Poststernotomy fractures and pain management in open cardiac surgery. *Chest*. 1994;106:1339.
18. Greenwald LV, Baisden CE, Symbas PN. Rib fractures in coronary bypass patients: radionuclide detection. *Radiology*. 1983;148:553.
19. Ho SC, Royse CF, Royse AG, et al. Persistent pain after cardiac surgery: an audit of high thoracic epidural and primary opioid analgesia therapies. *Anesth Analg*. 2002;95:820.
20. Kalso E, Mennander S, Tasmuth T, et al. Chronic post-sternotomy pain. *Acta Anaesthesiol Scand*. 2001;45:935.
21. Chaney MA, Morales M, Bakhos M. Severe incisional pain and long thoracic nerve injury after port-access minimally invasive mitral valve surgery. *Anesth Analg*. 2000;91:288.
22. Mazzeffi M, Khelemsky Y. Poststernotomy pain: a clinical review. *J Cardiothorac Vasc Anesth*. 2011;25:1163.
23. Davis Z, Jacobs HK, Zhang M, et al. Endoscopic vein harvest for coronary artery bypass grafting: technique and outcomes. *J Thorac Cardiovasc Surg*. 1998;116:228.
24. Smith RC, Leung JM, Mangano DT, SPI Research Group. Postoperative myocardial ischemia in patients undergoing coronary artery bypass graft surgery. *Anesthesiology*. 1991;74:464.
25. Leung JM, O'Kelly B, Browner WS, et al. Prognostic importance of postbypass regional wall-motion abnormalities in patients undergoing coronary artery bypass graft surgery. *Anesthesiology*. 1989;71:16.
26. Philbin DM, Rosow CE, Schneider RC, et al. Fentanyl and sufentanil anesthesia revisited: how much is enough? *Anesthesiology*. 1990;73:5.
27. Reves JG, Karp RB, Buttner EE, et al. Neuronal and adrenomedullary catecholamine release in response to CPB in man. *Circulation*. 1982;66:49.
28. Roberts AJ, Niarchos AP, Subramanian VA, et al. Systemic hypertension associated with coronary artery bypass surgery: predisposing factors, hemodynamic characteristics, humoral profile, and treatment. *J Thorac Cardiovasc Surg*. 1977;74:846.
29. Liu S, Carpenter RL, Neal MJ. Epidural anesthesia and analgesia: their role in postoperative outcome. *Anesthesiology*. 1995;82:1474.
30. Wu CL, Naqibuddin M, Rowlingson AJ, et al. The effect of pain on health-related quality of life in the immediate postoperative period. *Anesth Analg*. 2003;97:1078.
31. Rogers MC. Do the right thing. Pain relief in infants and children. *N Engl J Med*. 1992;326:55.
32. White PF, Rawal S, Latham P, et al. Use of a continuous local anesthetic infusion for pain management after median sternotomy. *Anesthesiology*. 2003;99:918.
33. Dowling R, Thielmeier K, Ghaly A, et al. Improved pain control after cardiac surgery: results of a randomized, double-blind, clinical trial. *J Thorac Cardiovasc Surg*. 2003;126:1271.
34. Brown SL, Morrison AE. Local anesthetic infusion pump systems adverse events reported to the Food and Drug Administration. *Anesthesiology*. 2004;100:1305.
35. McDonald SB, Jacobsohn E, Kopacz DJ, et al. Parastenal block and local anesthetic infiltration with levobupivacaine after cardiac surgery with desflurane: the effect on postoperative pain, pulmonary function, and tracheal extubation times. *Anesth Analg*. 2005;100:25.
36. Soto RG, Fu ES. Acute pain management for patients undergoing thoracotomy. *Ann Thorac Surg*. 2003;75:1349.
37. Karmakar MK. Thoracic paravertebral block. *Anesthesiology*. 2001;95:771.
38. Kavanagh BP, Katz J, Sandler AN. Pain control after thoracic surgery. A review of current techniques. *Anesthesiology*. 1994;81:737.
39. Bilgin M, Akcali Y, Oguzkaya F. Extrapleural regional versus systemic analgesia for relieving post-thoracotomy pain: a clinical study of bupivacaine compared with metamizol. *J Thorac Cardiovasc Surg*. 1580;126:2003.
40. Mehta Y, Swaminathan M, Mishra Y, et al. A comparative evaluation of intrapleural and thoracic epidural analgesia for postoperative pain relief after minimally invasive direct coronary artery bypass surgery. *J Cardiothorac Vasc Anesth*. 1998;12:162.
41. Riedel BJ. Regional anesthesia for major cardiac and noncardiac surgery: more than just a strategy for effective analgesia? *J Cardiothorac Vasc Anesth*. 2001;15:279.
42. Chaudhary V, Chauhan S, Chouhury M, et al. Parasternal intercostal block with ropivacaine for postoperative analgesia in pediatric patients undergoing cardiac surgery: a double-blind, randomized, controlled study. *J Cardiothorac Vasc Anesth*. 2012;26:439.
43. Richebe P, Rivat C, Liu SS. Perioperative or postoperative nerve block for preventive analgesia: should we care about the timing of our regional anesthesia? *Anesth Analg*. 2013;116:969.
44. Ried M, Schilling C, Potzger T, et al. Prospective, comparative study of the On-Q painbuster postoperative pain relief system and thoracic epidural analgesia after thoracic surgery. *J Cardiothorac Vasc Anesth*. 2014;28:973.
45. Gebhardt R, Mehran RJ, Soliz J, et al. Epidural versus On-Q local anesthetic-infiltrating catheter for post-thoracotomy pain control. *J Cardiothorac Vasc Anesth*. 2013;27:423.
46. Myles PS, Bain C. Underutilization of paravertebral block in thoracic surgery. *J Cardiothorac Vasc Anesth*. 2006;20:635.
47. Kaya FN, Turker G, Basagan-Mogol E, et al. Preoperative multiple-injection thoracic paravertebral blocks reduce postoperative pain and analgesic requirements after video-assisted thoracic surgery. *J Cardiothorac Vasc Anesth*. 2006;20:639.
48. Navlet MG, Garutti I, Olmedilla L, et al. Paravertebral ropivacaine, 0.3%, and bupivacaine, 0.25%, provide similar pain relief after thoracotomy. *J Cardiothorac Vasc Anesth*. 2006;20:644.
49. Garutti I, Olmedilla L, Perez-Pena JM, et al. Hemodynamic effects of lidocaine in the thoracic paravertebral space during one-lung ventilation for thoracic surgery. *J Cardiothorac Vasc Anesth*. 2006;20:648.
50. Allen MS, Halgren L, Nichols FC, et al. A randomized controlled trial of bupivacaine through intercostal catheters for pain management after thoracotomy. *Ann Thorac Surg*. 2009;88:903.
51. Maurer K, Blumenthal S, Rentsch KM, et al. Continuous extrapleural infusion of ropivacaine 0.2% after cardiovascular surgery via the lateral thoracotomy approach. *J Cardiothorac Vasc Anesth*. 2008;22:249.
52. Wheatley GH, Rosenbaum DH, Paul MC, et al. Improved pain management outcomes with continuous infusion of a local anesthetic after thoracotomy. *J Thorac Cardiovasc Surg*. 2005;130:464.
53. Ogus H, Selimoglu O, Basaran M, et al. Effects of intrapleural analgesia on pulmonary function and postoperative pain with chronic obstructive pulmonary disease undergoing coronary artery bypass graft surgery. *J Cardiothorac Vasc Anesth*. 2007;21:816.
54. Marret E, Bazelly B, Taylor G, et al. Paravertebral block with ropivacaine 0.5% versus systematic analgesia for pain relief after thoracotomy. *Ann Thorac Surg*. 2005;79:2109.
55. Rodrigues ES, Lynch JJ, Suri RM, et al. Robotic mitral valve repair: a review of anesthetic management of the first 200 patients. *J Cardiothorac Vasc Anesth*. 2014;28:64.
56. Lynch JJ, Mauermann WJ, Pulido JN, et al. Use of paravertebral blockade to facilitate early extubation after minimally invasive cardiac surgery. *Semin Cardiothorac Vasc Anesth*. 2010;14:47.
57. Joshi GP, Bonnet F, Shah R, et al. A systematic review of randomized trials evaluating regional techniques for post thoracotomy analgesia. *Anesth Analg*. 2008;107:1026.
58. Gottschalk A, Cohen SP, Yang S, et al. Preventing and treating pain after thoracic surgery. *Anesthesiology*. 2006;104:594.
59. Detterbeck FC. Efficacy of methods of intercostal nerve blockade for pain relief after thoracotomy. *Ann Thorac Surg*. 1550;80:2005.
60. Ding X, Jin S, Niu X, et al. A comparison of the analgesia efficacy and side effects of paravertebral compared with epidural blockade for thoracotomy: an updated meta-analysis. *PLoS ONE*. 2014;9:1.
61. Kaplowitz J, Papadakos PJ. Acute pain management for video-assisted thoracoscopic surgery: an update. *J Cardiothorac Vasc Anesth*. 2012;26:312.
62. Thavaneswaran P, Rudkin GE, Cooter RD, et al. Paravertebral block for anesthesia: a systematic review. *Anesth Analg*. 1740;110:2010.
63. Davies RG, Myles PS, Graham JM. A comparison of the analgesic efficacy and side effects of paravertebral vs epidural blockade for thoracotomy—a systematic review and meta-analysis of randomized trials. *Br J Anaesth*. 2006;96:418.
64. Tong YCI, Kaye AD, Urman RD. Liposomal bupivacaine and clinical outcomes. *Best Pract Res Clin Anaesthesiol*. 2014;28:15.
65. Hu DD, Onel E, Singla N, et al. Pharmacokinetic profile of liposome bupivacaine injection following a single administration at the surgical site. *Clin Drug Investig*. 2013;33:109.
66. Viscusi ER, Candiotti KA, Onel E, et al. The pharmacokinetics and pharmacodynamics of liposome bupivacaine administered via a single epidural injection to healthy volunteers. *Reg Anesth Pain Med*. 2012;37:616.
67. Raja SN, Lowenstein E. The birth of opioid anesthesia. *Anesthesiology*. 2004;100:1013.
68. Bovill JG, Sebel PS, Stanley TH. Opioid analgesics in anesthesia: with special reference to their use in cardiovascular anesthesia. *Anesthesiology*. 1984;61:731.
69. Hug CC. Does opioid "anesthesia" exist? *Anesthesiology*. 1990;73:1.
70. Kehlet H, Rung GW, Callesen T. Postoperative opioid analgesia: time for a reconsideration? *J Clin Anesth*. 1996;8:441.
71. Dahan A, Aarts L, Smith TW. Incidence, reversal, and prevention of opioid-induced respiratory depression. *Anesthesiology*. 2010;112:226.
72. Peng PWH, Sandler AN. A review of the use of fentanyl analgesia in the management of acute pain in adults. *Anesthesiology*. 1999;90:576.
73. Checketts MR, Gilhooly CJ, Kenny GNC. Patient-maintained analgesia with target-controlled alfentanil infusion after cardiac surgery: a comparison with morphine PCA. *Br J Anaesth*. 1998;80:748.
74. Bowdle TA, Camporesi EM, Maysick L, et al. A multicenter evaluation of remifentanil for early postoperative analgesia. *Anesth Analg*. 1996;83:1292.
75. Ouattara A, Boccara G, Kockler U, et al. Remifentanil induces systemic arterial vasodilation in humans with a total artificial heart. *Anesthesiology*. 2004;100:602.
76. Liu SS, Allen HW, Olsson GL. Patient-controlled epidural analgesia with bupivacaine and fentanyl on hospital wards: prospective experience with 1,030 surgical patients. *Anesthesiology*. 1998;88:688.
77. Boylan JF, Katz J, Kavanagh BP, et al. Epidural bupivacaine-morphine analgesia versus patient-controlled analgesia following abdominal aortic surgery: analgesic, respiratory, and myocardial effects. *Anesthesiology*. 1998;89:585.
78. Tsang J, Brush B. Patient-controlled analgesia in postoperative cardiac surgery. *Anaesth Intensive Care*. 1999;27:464.
79. Gust R, Pecher S, Gust A, et al. Effect of patient-controlled analgesia on pulmonary complications after coronary artery bypass grafting. *Crit Care Med*. 1999;27:2218.
80. Boldt J, Thaler E, Lehmann A, et al. Pain management in cardiac surgery patients: comparison between standard therapy and patient-controlled analgesia regimen. *J Cardiothorac Vasc Anesth*. 1998;12:654.
81. Munro AJ, Long GT, Sleigh JW. Nurse-administered subcutaneous morphine is a satisfactory alternative to intravenous patient-controlled analgesia morphine after cardiac surgery. *Anesth Analg*. 1998;87:11.

82. Myles PS, Buckland MR, Cannon GB, et al. Comparison of patient-controlled analgesia and nurse-controlled infusion analgesia after cardiac surgery. *Anaesth Intensive Care.* 1994;22:672.
83. Searle NR, Roy M, Bergeron G, et al. Hydromorphone patient-controlled analgesia (PCA) after coronary artery bypass surgery. *Can J Anaesth.* 1994;41:198.
84. Ralley FE, Day FJ, Cheng DCH. Pro: nonsteroidal anti-inflammatory drugs should be routinely administered for postoperative analgesia after cardiac surgery. *J Cardiothorac Vasc Anesth.* 2000;14:731.
85. Griffin M. Con: nonsteroidal anti-inflammatory drugs should not be routinely administered for postoperative analgesia after cardiac surgery. *J Cardiothorac Vasc Anesth.* 2000;14:735.
86. Kharasch ED. Perioperative COX-2 inhibitors: knowledge and challenges. *Anesth Analg.* 2004;98:1.
87. Gilron I, Milne B, Hong M. Cyclooxygenase-2 inhibitors in postoperative pain management: current evidence and future directions. *Anesthesiology.* 2003;99:1198.
88. Gajraj NM. Cyclooxygenase-2 inhibitors. *Anesth Analg.* 1720;96:2003.
89. McCrory CR, Lindahl SGE. Cyclooxygenase inhibition for postoperative analgesia. *Anesth Analg.* 2002;95:169.
90. FitzGerald GA, Patrono C. The coxibs, selective inhibitors of cyclooxygenase-2. *N Engl J Med.* 2001;345:433.
91. Crofford LJ. Rational use of analgesic and antiinflammatory drugs. *N Engl J Med.* 1844;345:2001.
92. Hynninen MS, Cheng DCH, Hossain I, et al. Non-steroidal antiinflammatory drugs in treatment of postoperative pain after cardiac surgery. *Can J Anaesth.* 2000;47:1182.
93. Lin JC, Szwerc MF, Magovern JA. Nonsteroidal anti-inflammatory drug-based pain control for minimally invasive direct coronary artery bypass surgery. *Heart Surg Forum.* 1999;2:169.
94. Rapanos T, Murphy P, Szalai JP, et al. Rectal indomethacin reduces postoperative pain and morphine use after cardiac surgery. *Can J Anaesth.* 1999;46:725.
95. Lahtinen P, Kokki H, Hendolin H, et al. Propacetamol as adjunctive treatment for postoperative pain after cardiac surgery. *Anesth Analg.* 2002;95:813.
96. Immer FF, Immer-Bansi AS, Trachsel N, et al. Pain treatment with a COX-2 inhibitor after coronary artery bypass operation: a randomized trial. *Ann Thorac Surg.* 2003;75:490.
97. Ott E, Nussmeier NA, Duke PC, et al. Efficacy and safety of the cyclooxygenase 2 inhibitors parecoxib and valdecoxib in patients undergoing coronary artery bypass surgery. *J Thorac Cardiovasc Surg.* 2003;125:1481.
98. Mukherjee D, Nissen SE, Topol EJ. Risk of cardiovascular events associated with selective COX-2 inhibitors. *JAMA.* 2001;286:954.
99. White PF, Kehlet H, Liu S. Perioperative analgesia: what do we still know? *Anesth Analg.* 2009; 108:1364.
100. Blaudszun G, Lysakowski C, Elia N, et al. Effect of perioperative systemic α2 agonists on postoperative morphine consumption and pain intensity; systematic review and meta-analysis of randomized controlled trials. *Anesthesiology.* 2012;116:1312.
101. Guo TZ, Jiang JY, Buttermann AE, et al. Dexmedetomidine injection into the locus ceruleus produces antinociception. *Anesthesiology.* 1996;84:873.
102. Nishina K, Mikawa K, Uesugi T, et al. Efficacy of clonidine for prevention of perioperative myocardial ischemia: a critical appraisal and meta-analysis of the literature. *Anesthesiology.* 2002;96:323.
103. Flacke JW, Bloor BC, Flacke WE, et al. Reduced narcotic requirement by clonidine with improved hemodynamic and adrenergic stability in patients undergoing coronary bypass surgery. *Anesthesiology.* 1987;67:11.
104. Ebert TJ, Hall JE, Barney JA, et al. The effects of increasing plasma concentrations of dexmedetomidine in humans. *Anesthesiology.* 2000;93:382.
105. Multz AS. Prolonged dexmedetomidine infusion as an adjunct in treating sedation-induced withdrawal. *Anesth Analg.* 2003;96:1054.
106. Arain SR, Ebert TJ. The efficacy, side effects, and recovery characteristics of dexmedetomidine versus propofol when used for intraoperative sedation. *Anesth Analg.* 2002;95:461.
107. Triltsch AE, Welte M, von Homeyer P, et al. Bispectral index-guided sedation with dexmedetomidine in intensive care: a prospective, randomized, double-blind, placebo-controlled phase II study. *Crit Care Med.* 2002;30:1007.
108. Myles PS, Hunt JO, Holdgaard HO, et al. Clonidine and cardiac surgery: haemodynamic and metabolic effects, myocardial ischaemia and recovery. *Anaesth Intensive Care.* 1999;27:137.
109. Boldt J, Rothe G, Schindler E, et al. Can clonidine, enoximone, and enalaprilat help to protect the myocardium against ischaemia in cardiac surgery? *Heart.* 1996;76:207.
110. Abi-Jaoude F, Brusset A, Ceddaha A, et al. Clonidine premedication for coronary artery bypass grafting under high-dose alfentanil anesthesia: intraoperative and postoperative hemodynamic study. *J Cardiothorac Vasc Anesth.* 1993;7:35.
111. Dorman BH, Zucker JR, Verrier ED, et al. Clonidine improves perioperative myocardial ischemia, reduces anesthetic requirement, and alters hemodynamic parameters in patients undergoing coronary artery bypass surgery. *J Cardiothorac Vasc Anesth.* 1993;7:386.
112. Chaney MA. Intrathecal and epidural anesthesia and analgesia for cardiac surgery. *Anesth Analg.* 1997;84:1211.
113. Zhang Y, Irwin MG, Lu Y, et al. Intracerebroventricular administration of morphine confers cardioprotection—role of opioid receptors and calmodulin. *Eur J Pharmacol.* 2011;656:74.
114. Yao L, Wong GTC, Xia Z, et al. Interaction between spinal opioid and adenosine receptors in remote cardiac preconditioning: effect of intrathecal morphine. *J Cardiothorac Vasc Anesth.* 2011;25:444.
115. Groban L, Vernon JC, Butterworth J. Intrathecal morphine reduces infarct size in a rat model of ischemia-reperfusion injury. *Anesth Analg.* 2004;98:903.
116. Feigl E. Coronary physiology. *Physiol Rev.* 1983;63:1.
117. Lee DDP, Kimura S, DeQuattro V. Noradrenergic activity and silent ischaemia in hypertensive patients with stable angina: Effect of metoprolol. *Lancet.* 1989;1:403.
118. Vanhoutte PM, Shimokawa H. Endothelium-derived relaxing factor and coronary vasospasm. *Circulation.* 1989;80:1.
119. Blomberg S, Emanuelsson H, Kvist H, et al. Effects of thoracic epidural anesthesia on coronary arteries and arterioles in patients with coronary artery disease. *Anesthesiology.* 1990;73:840.
120. Blomberg S, Curelaru I, Emanuelsson H, et al. Thoracic epidural anaesthesia in patients with unstable angina pectoris. *Eur Heart J.* 1989;10:437.
121. Heusch G, Deussen A, Thamer V. Cardiac sympathetic nerve activity and progressive vasoconstriction distal to coronary stenosis: feed-back aggravation of myocardial ischemia. *J Auton Nerv Syst.* 1985;13:311.
122. Heusch G, Deussen A. The effects of cardiac sympathetic nerve stimulation on perfusion of stenotic coronary arteries in the dog. *Circ Res.* 1983;53:8.
123. Uchida Y, Murao S. Excitation of afferent cardiac sympathetic nerve fibers during coronary occlusion. *Am J Physiol.* 1974;226:1094.
124. Mangano DT. Perioperative cardiac morbidity. *Anesthesiology.* 1990;72:153.
125. Birkett DA, Apthorp GH, Chamberlain DA, et al. Bilateral upper thoracic sympathectomy in angina pectoris: results in 52 cases. *Br Med J.* 1965;2:187.
126. Kock M, Blomberg S, Emanuelsson H, et al. Thoracic epidural anesthesia improves global and regional left ventricular function during stress-induced myocardial ischemia in patients with coronary artery disease. *Anesth Analg.* 1990;71:625.
127. Blomberg SG. Long-term home self-treatment with high thoracic epidural anesthesia in patients with severe coronary artery disease. *Anesth Analg.* 1994;79:413.
128. Davis RF, DeBoer LWV, Maroko PR. Thoracic epidural anesthesia reduces myocardial infarct size after coronary artery occlusion in dogs. *Anesth Analg.* 1986;65:711.
129. Klassen GA, Bramwell RS, Bromage PR, et al. Effect of acute sympathectomy by epidural anesthesia on the canine coronary circulation. *Anesthesiology.* 1980;52:8.
130. Mathews ET, Abrams LD. Intrathecal morphine in open heart surgery. *Lancet.* 1980;2:543.
131. Bowler I, Djaiani G, Abel R, et al. A combination of intrathecal morphine and remifentanil anesthesia for fast-track cardiac anesthesia and surgery. *J Cardiothorac Vasc Anesth.* 2002;16:709.
132. Alhashemi JA, Sharpe MD, Harris CL, et al. Effect of subarachnoid morphine administration on extubation time after coronary artery bypass graft surgery. *J Cardiothorac Vasc Anesth.* 2000;14:639.
133. Latham P, Zarate E, White PF, et al. Fast-track cardiac anesthesia: a comparison of remifentanil plus intrathecal morphine with sufentanil in a desflurane-based anesthetic. *J Cardiothorac Vasc Anesth.* 2000;14:645.
134. Zarate E, Latham P, White PF, et al. Fast-track cardiac anesthesia: use of remifentanil combined with intrathecal morphine as an alternative to sufentanil during desflurane anesthesia. *Anesth Analg.* 2000;91:283.
135. Bowler I, Djaiani G, Hall J, et al. Intravenous remifentanil combined with intrathecal morphine decreases extubation times after elective coronary artery bypass graft (CABG) surgery. *Anesth Analg.* 2000;90:S33.
136. Lee TWR, Jacobsohn E, Maniate JM, et al. High spinal anesthesia in cardiac surgery: effects on hemodynamics, perioperative stress response, and atrial β-receptor function. *Anesth Analg.* 2000;90:SCA90.
137. Peterson KL, DeCampli WM, Pike NA, et al. A report of two hundred twenty cases of regional anesthesia in pediatric cardiac surgery. *Anesth Analg.* 2000;90:1014.
138. Hammer GB, Ngo K, Macario A. A retrospective examination of regional plus general anesthesia in children undergoing open heart surgery. *Anesth Analg.* 2000;90:1020.
139. Djaiani G, Bowler I, Hall J, et al. A combination of remifentanil and intrathecal morphine improves pulmonary function following CABG surgery. *Anesth Analg.* 2000;90:SCA64.
140. Chaney MA, Nikolov MP, Blakeman BP, et al. Intrathecal morphine for coronary artery bypass graft procedure and early extubation revisited. *J Cardiothorac Vasc Anesth.* 1999;13:574.
141. Shroff A, Rooke GA, Bishop MJ. Effects of intrathecal opioid on extubation time, analgesia, and ICU stay following coronary artery bypass grafting. *J Clin Anesth.* 1997;9:415.
142. Chaney MA, Furry PA, Fluder EM, Slogoff S. Intrathecal morphine for coronary artery bypass grafting and early extubation. *Anesth Analg.* 1997;84:241.
143. Chaney MA, Smith KR, Barclay JC, Slogoff S. Large-dose intrathecal morphine for coronary artery bypass grafting. *Anesth Analg.* 1996;83:215.
144. Kowalewski R, MacAdams C, Froelich J, et al. Anesthesia supplemented with subarachnoid bupivacaine and morphine for coronary artery bypass surgery in a child with Kawasaki disease. *J Cardiothorac Vasc Anesth.* 1996;10:243.
145. Taylor A, Healy M, McCarroll M, et al. Intrathecal morphine: one year's experience in cardiac surgical patients. *J Cardiothorac Vasc Anesth.* 1996;10:225.
146. Kowalewski RJ, MacAdams CL, Eagle CJ, et al. Anaesthesia for coronary artery bypass surgery supplemented with subarachnoid bupivacaine and morphine: A report of 18 cases. *Can J Anaesth.* 1994;41:1189.
147. Swenson JD, Hullander RM, Wingler K, et al. Early extubation after cardiac surgery using combined intrathecal sufentanil and morphine. *J Cardiothorac Vasc Anesth.* 1994;8:509.
148. Shroff AB, Bishop MJ. Intrathecal morphine analgesia speeds extubation and shortens ICU stay following coronary artery bypass grafting (CABG). *Anesthesiology.* 1994;81:A129.
149. Fitzpatrick GJ, Moriarty DC. Intrathecal morphine in the management of pain following cardiac surgery. A comparison with morphine i.v. *Br J Anaesth.* 1988;60:639.
150. Vanstrum GS, Bjornson KM, Ilko R. Postoperative effects of intrathecal morphine in coronary artery bypass surgery. *Anesth Analg.* 1988;67:261.
151. Casey WF, Wynands JE, Ralley FE, et al. The role of intrathecal morphine in the anesthetic management of patients undergoing coronary artery bypass surgery. *J Cardiothorac Anesth.* 1987;1:510.
152. Cheun JK. Intraspinal narcotic anesthesia in open heart surgery. *J Korean Med Sci.* 1987;2:225.
153. Aun C, Thomas D, St. John-Jones L, et al. Intrathecal morphine in cardiac surgery. *Eur J Anaesthesiol.* 1985;2:419.
154. Vincenty C, Malone B, Mathru M, et al. Comparison of intrathecal and intravenous morphine in post coronary bypass surgery. *Crit Care Med.* 1985;13:308.
155. Jones SEF, Beasley JM, Macfarlane DWR, et al. Intrathecal morphine for postoperative pain relief in children. *Br J Anaesth.* 1984;56:137.
156. Bettex DA, Schmidlin D, Chassot PG, et al. Intrathecal sufentanil-morphine shortens the duration of intubation and improves analgesia in fast-track cardiac surgery. *Can J Anaesth.* 2002;49:711.
157. Nader ND, Li CM, Dosluoglu HH, et al. Adjuvant therapy with intrathecal clonidine improves postoperative pain in patients undergoing coronary artery bypass graft. *Clin J Pain.* 2009;25:101.
158. dosSantos LM, Santos VCJ, Santos SRCJ, et al. Intrathecal morphine plus general anesthesia in cardiac surgery: effects on pulmonary function, postoperative analgesia, and plasma morphine concentration. *Clinics.* 2009;64:279.
159. Lena P, Balarac N, Lena D, et al. Fast-track anesthesia with remifentanil and spinal analgesia for cardiac surgery: the effect on pain control and quality of recovery. *J Cardiothorac Vasc Anesth.* 2008;22:536.
160. Yapici D, Altunkan ZO, Atici S, et al. Postoperative effects of low-dose intrathecal morphine in coronary artery bypass surgery. *J Card Surg.* 2008;23:140.
161. Roediger L, Joris J, Senard R, et al. The use of pre-operative intrathecal morphine for analgesia following coronary artery bypass surgery. *Anaesthesia.* 2006;61:838.
162. Parlow JL, Steele RG, O'Reilly D. Low dose intrathecal morphine facilitates early extubation after cardiac surgery: results of a retrospective continuous quality improvement audit. *Can J Anaesth.* 2005;52:94.
163. Lena P, Balarac N, Arnulf JJ, et al. Fast-track coronary artery bypass grafting surgery under general anesthesia with remifentanil and spinal analgesia with morphine and clonidine. *J Cardiothorac Vasc Anesth.* 2005;19:49.
164. Zisman E, Shenderey A, Ammar R, et al. The effects of intrathecal morphine on patients undergoing minimally invasive direct coronary artery bypass surgery. *J Cardiothorac Vasc Anesth.* 2005;19:40.
165. Hammer GB, Ramamoorthy C, Cao H, et al. Postoperative analgesia after spinal blockade in infants and children undergoing cardiac surgery. *Anesth Analg.* 2005;100:1283.
166. Turker G, Goren S, Sahin S, et al. Combination of intrathecal morphine and remifentanil infusion for fast-track anesthesia in off-pump coronary artery bypass surgery. *J Cardiothorac Vasc Anesth.* 2005;19:708.
167. Jacobsohn E, Lee TW, Amadeo RJ, et al. Low-dose intrathecal morphine does not delay early extubation after cardiac surgery. *Can J Anaesth.* 2005;52:848.
168. Metz S, Schwann N, Hassanein W, et al. Intrathecal morphine for off-pump coronary artery bypass grafting. *J Cardiothorac Vasc Anesth.* 2004;18:451.
169. Mehta Y, Kulkarni V, Juneja R, et al. Spinal (subarachnoid) morphine for off-pump coronary artery bypass surgery. *Heart Surg Forum.* 2004;7:E205.
170. Lena P, Balarac N, Arnulf JJ, et al. Intrathecal morphine and clonidine for coronary artery bypass grafing. *Br J Anaesth.* 2003;90:300.
171. Boulanger A, Perreault S, Choiniere M, et al. Intrathecal morphine after cardiac surgery. *Ann Pharmacother.* 2002;36:1337.
172. Goldstein S, Dean D, Kim SJ, et al. A survey of spinal and epidural techniques in adult cardiac surgery. *J Cardiothorac Vasc Anesth.* 2001;15:158.
173. Lee TWR, Grocott HP, Schwinn D, et al. High spinal anesthesia for cardiac surgery: effects on β-adrenergic receptor function, stress response, and hemodynamics. *Anesthesiology.* 2003; 98:499.
174. Zangrillo A, Bignami E, Biondi-Zuccai GGL, et al. Spinal analgesia in cardiac surgery: a meta-analysis of randomized controlled trials. *J Cardiothorac Vasc Anesth.* 2009;23:813.
175. Richardson L, Dunning J, Hunter S. Is intrathecal morphine of benefit to patients undergoing cardiac surgery. *Interact Cardiovasc Thorac Surg.* 2009;8:117.
176. Meylan N, Elia N, Lysakowski C, et al. Benefit and risk of intrathecal morphine without local anaesthetic in patients undergoing major surgery: meta-analysis of randomized trials. *Br J Anaesth.* 2009;102:156.
177. Cohen E. Intrathecal morphine: the forgotten child. *J Cardiothorac Vasc Anesth.* 2013;27:413.
178. Clowes GHA, Neville WE, Hopkins A, et al. Factors contributing to success or failure in the use of a pump oxygenator for complete by-pass of the heart and lung, experimental and clinical. *Surgery.* 1954;36:557.
179. Hoar PF, Hickey RF, Ullyot DJ. Systemic hypertension following myocardial revascularization. A method of treatment using epidural anesthesia. *J Thorac Cardiovasc Surg.* 1976;71:859.

180. El-Baz N, Goldin M. Continuous epidural infusion of morphine for pain relief after cardiac operations. *J Thorac Cardiovasc Surg*. 1987;93:878.
181. Jideus L, Joachimsson PO, Stridsberg M, et al. Thoracic epidural anesthesia does not influence the occurrence of postoperative sustained atrial fibrillation. *Ann Thorac Surg*. 2001;72:65.
182. Scott NB, Turfrey DJ, Ray DAA, et al. A prospective randomized study of the potential benefits of thoracic epidural anesthesia and analgesia in patients undergoing coronary artery bypass grafting. *Anesth Analg*. 2001;93:528.
183. Warters D, Knight W, Koch SM, et al. Thoracic epidurals in coronary artery bypass surgery. *Anesth Analg*. 2000;90:767.
184. Loick HM, Schmidt C, Van Aken H, et al. High thoracic epidural anesthesia, but not clonidine, attenuates the perioperative stress response via sympatholysis and reduces the release of troponin T in patients undergoing coronary artery bypass grafting. *Anesth Analg*. 1999;88:701.
185. Tenling A, Joachimsson PO, Tyden H, et al. Thoracic epidural anesthesia as an adjunct to general anesthesia for cardiac surgery: effects on ventilation-perfusion relationships. *J Cardiothorac Vasc Anesth*. 1999;13:258.
186. Sanchez R, Nygard E. Epidural anesthesia in cardiac surgery: is there an increased risk? *J Cardiothorac Vasc Anesth*. 1998;12:170.
187. Loick HM, Mollhoff T, Erren M, et al. Thoracic epidural anesthesia lowers catecholamine and TNFa release after CABG in humans. *Anesth Analg*. 1998;86:S81.
188. Warters RD, Koch SM, Luehr SL, et al. Thoracic epidural anesthesia in CABG surgery. *Anesth Analg*. 1998;86:S116.
189. Shayevitz JR, Merkel S, O'Kelly SW, et al. Lumbar epidural morphine infusions for children undergoing cardiac surgery. *J Cardiothorac Vasc Anesth*. 1996;10:217.
190. Frank RS, Boltz MG, Sentivany SK, et al. Combined epidural-general anesthesia for the repair of atrial septal defects in children results in shorter ICU stays. *Anesthesiology*. 1995;83:A1176.
191. Moore CM, Cross MH, Desborough JP, et al. Hormonal effects of thoracic extradural analgesia for cardiac surgery. *Br J Anaesth*. 1995;75:387.
192. Stenseth R, Berg EM, Bjella L, et al. Effects of thoracic epidural analgesia on coronary hemodynamics and myocardial metabolism in coronary artery bypass surgery. *J Cardiothorac Vasc Anesth*. 1995;9:503.
193. Kirno K, Friberg P, Grzegorczyk A, et al. Thoracic epidural anesthesia during coronary artery bypass surgery: effects on cardiac sympathetic activity, myocardial blood flow and metabolism, and central hemodynamics. *Anesth Analg*. 1994;79:1075.
194. Stenseth R, Bjella L, Berg EM, et al. Thoracic epidural analgesia in aortocoronary bypass surgery, I: haemodynamic effects. *Acta Anaesthesiol Scand*. 1994;38:826.
195. Stenseth R, Bjella L, Berg EM, et al. Thoracic epidural analgesia in aortocoronary bypass surgery, II: effects on the endocrine metabolic response. *Acta Anaesthesiol Scand*. 1994;38:834.
196. Shapiro JH, Wolman RL, Lofland GK. Epidural morphine as an adjunct for early extubation following congenital cardiac surgery. *Anesth Analg*. 1994;78:S385.
197. Liem TH, Booij LHDJ, Hasenbos MAWM, et al. Coronary artery bypass grafting using two different anesthetic techniques: Part I: hemodynamic results. *J Cardiothorac Vasc Anesth*. 1992;6:148.
198. Liem TH, Hasenbos MAWM, Booij LHDJ, et al. Coronary artery bypass grafting using two different anesthetic techniques: Part 2: postoperative outcome. *J Cardiothorac Vasc Anesth*. 1992;6:156.
199. Liem TH, Booij LH, Gielen MJ, et al. Coronary artery bypass grafting using two different anesthetic techniques: Part 3: adrenergic responses. *J Cardiothorac Vasc Anesth*. 1992;6:162.
200. Rosen KR, Rosen DA. Caudal epidural morphine for control of pain following open heart surgery in children. *Anesthesiology*. 1989;70:418.
201. Joachimsson PO, Nystrom SO, Tyden H. Early extubation after coronary artery surgery in efficiently rewarmed patients: a postoperative comparison of opioid anesthesia versus inhalational anesthesia and thoracic epidural analgesia. *J Cardiothorac Anesth*. 1989;3:444.
202. Robinson RJS, Brister S, Jones E, et al. Epidural meperidine analgesia after cardiac surgery. *Can Anaesth Soc J*. 1986;33:550.
203. Pastor MC, Sanchez MJ, Casas MA, et al. Thoracic epidural analgesia in coronary artery bypass graft surgery: seven years' experience. *J Cardiothorac Vasc Anesth*. 2003;17:154.
204. Vlachtsis H, Vohra A. High thoracic epidural with general anesthesia for combined off-pump coronary artery and aortic aneurysm surgery. *J Cardiothorac Vasc Anesth*. 2003;17:226.
205. Sisillo E, Salvi L, Juliano G, et al. Thoracic epidural anesthesia as a bridge to redo coronary artery bypass graft surgery. *J Cardiothorac Vasc Anesth*. 2003;17:629.
206. Varadarajan B, Whitaker DK, Vohra A, et al. Thoracic epidural anesthesia in patients with ankylosing spondylitis undergoing coronary artery surgery. *J Cardiothorac Vasc Anesth*. 2002;16:240.
207. de Vries AJ, Mariani MA, van der Maaten JM, et al. To ventilate or not after minimally invasive direct coronary artery bypass surgery: the role of epidural anesthesia. *J Cardiothorac Vasc Anesth*. 2002;16:21.
208. Canto M, Casas A, Sanchez MJ, et al. Thoracic epidurals in heart valve surgery: neurologic risk evaluation. *J Cardiothorac Vasc Anesth*. 2002;16:723.
209. Fillinger MP, Yeager MP, Dodds TM, et al. Epidural anesthesia and analgesia: effects on recovery from cardiac surgery. *J Cardiothorac Vasc Anesth*. 2002;16:15.
210. Dhole S, Mehta Y, Saxena H, et al. Comparison of continuous thoracic epidural and paravertebral blocks for postoperative analgesia after minimally invasive direct coronary artery bypass surgery. *J Cardiothorac Vasc Anesth*. 2001;15:288.
211. Djaiani GN, Ali M, Heinrich L, et al. Ultra-fast-track anesthetic technique facilitates operating room extubation in patients undergoing off-pump coronary revascularization surgery. *J Cardiothorac Vasc Anesth*. 2001;15:152.
212. Visser WA, Liem TH, Brouwer RM. High thoracic epidural anesthesia for coronary artery bypass graft surgery in a patient with severe obstructive lung disease. *J Cardiothorac Vasc Anesth*. 2001;15:758.
213. Liem TH, Williams JP, Hensens AG, et al. Minimally invasive direct coronary artery bypass procedure using a high thoracic epidural plus general anesthetic technique. *J Cardiothorac Vasc Anesth*. 1998;12:668.
214. Fawcett WJ, Edwards RE, Quinn AC, et al. Thoracic epidural analgesia started after CPB. adrenergic, cardiovascular and respiratory sequelae. *Anaesthesia*. 1997;52:294.
215. Turfrey DJ, Ray DAA, Sutcliffe NP, et al. Thoracic epidural anaesthesia for coronary artery bypass graft surgery. Effects on postoperative complications. *Anaesthesia*. 1997;52:1090.
216. Stenseth R, Bjella L, Berg EM, et al. Effects of thoracic epidural analgesia on pulmonary function after coronary artery bypass surgery. *Eur J Cardiothorac Surg*. 1996;10:859.
217. O'Connor CJ, Tuman KJ. Epidural anesthesia and analgesia for coronary artery bypass graft surgery: Still forbidden territory? *Anesth Analg*. 2001;93:523.
218. Amar D. Beta-adrenergic blocker withdrawal confounds the benefits of epidural analgesia with sympathectomy on supraventricular arrhythmias after cardiac surgery. *Anesth Analg*. 2002;95:1119.
219. Riedel BJ, Shaw AD. Thoracic epidural anesthesia and analgesia in patients undergoing coronary artery bypass surgery. *Anesth Analg*. 2002;94:1365.
220. Alston RP. Thoracic epidurals and coronary artery bypass grafting surgery. *Anesth Analg*. 2002;94:1365.
221. Royse C, Royse A, Soeding P, et al. Prospective randomized trial of high thoracic epidural analgesia for coronary artery bypass surgery. *Ann Thorac Surg*. 2003;75:93.
222. Priestley MC, Cope L, Halliwell R, et al. Thoracic epidural anesthesia for cardiac surgery: the effects on tracheal intubation time and length of hospital stay. *Anesth Analg*. 2002;94:275.
223. Hansdottir V, Philip J, Olsen MF, et al. Thoracic epidural versus intravenous patient-controlled analgesia after cardiac surgery. *Anesthesiology*. 2006;104:142.
224. Rajakaruna C, Rogers C, Pike K, et al. Superior haemodynamic stability during off-pump coronary surgery with thoracic epidural anaesthesia: results from a prospective randomized controlled trial. *Interactive CardioVasc Thorac Surg*. 2013;16:602.
225. Gurses E, Berk D, Sungurtekin H, et al. Effects of high thoracic epidural anesthesia on mixed venous oxygen saturation in coronary artery bypass grafting surgery. *Med Sci Monit*. 2013;19:222.
226. Onan B, Onan IS, Kilickan L, et al. Effects of epidural anesthesia on acute and chronic pain after coronary artery bypass grafting. *J Card Surg*. 2013;28:248.
227. Monaco F, Biselli C, Landoni G, et al. Thoracic epidural anesthesia improves early outcome in patients undergoing cardiac surgery for mitral regurgitation: a propensity-matched study. *J Cardiothorac Vasc Anesth*. 2013;27:1301.
228. Stenger M, Fabrin A, Schmidt H, et al. High thoracic epidural analgesia as an adjunct to general anesthesia is associated with better outcome in low-to-moderate risk cardiac surgery patients. *J Cardiothorac Vasc Anesth*. 2013;27:1301.
229. Jakobsen CJ, Bhavsar R, Nielsen DV, et al. High thoracic epidural analgesia in cardiac surgery: part 1 – high thoracic epidural analgesia improves cardiac performance in cardiac surgery patients. *J Cardiothorac Vasc Anesth*. 2012;26:1039.
230. Nielsen DV, Bhavsar R, Greisen J, et al. High thoracic epidural in cardiac surgery: part 2—high thoracic epidural analgesia does not reduce time in or improve quality of recovery in the intensive care unit. *J Cardiothorac Vasc Anesth*. 2012;26:1048.
231. Onan IS, Onan B, Korkmaz AA, et al. Effects of thoracic epidural anesthesia on flow and endothelium of internal thoracic artery in coronary artery bypass graft surgery. *J Cardiothorac Vasc Anesth*. 2011;25:1063.
232. Caputo M, Alwair H, Rogers CA, et al. Thoracic epidural anesthesia improves early outcomes in patients undergoing off-pump coronary artery bypass surgery: a prospective, randomized, controlled trial. *Anesthesiology*. 2011;114:380.
233. Svircevic V, Nierich AP, Moons KGM, et al. Thoracic epidural anesthesia for cardiac surgery: a randomized trial. *Anesthesiology*. 2011;114:262.
234. Caputo M, Alwair H, Rogers CA, et al. Myocardial, inflammatory, and stress responses in off-pump coronary artery bypass graft surgery with thoracic epidural anesthesia. *Ann Thorac Surg*. 2009;87:1119.
235. Crescenzi G, Landoni G, Monaco F, et al. Epidural anesthesia in elderly patients undergoing coronary artery bypass graft surgery. *J Cardiothorac Vasc Anesth*. 2009;23:807.
236. Tenenbein PK, Debrouwere R, Maguire D, et al. Thoracic epidural analgesia improves pulmonary function in patients undergoing cardiac surgery. *Can J Anaesth*. 2008;55:344.
237. Royse C, Remedios C, Royse A. High thoracic epidural analgesia reduces the risk of long-term depression in patients undergoing coronary artery bypass surgery. *Ann Thorac Cardiovasc Surg*. 2007;13:32.
238. Bakhtiary F, Therapidis P, Dzemali O, et al. Impact of high thoracic epidural anesthesia on incidence of perioperative atrial fibrillation in off-pump coronary bypass grafting; a prospective randomized study. *J Thorac Cardiovasc Surg*. 2007;134:460.
239. Heijmans J, Fransen E, Buurman W, et al. Comparison of the modulatory effects of four different fast-track anesthetic techniques on the inflammatory response to cardiac surgery with cardiopulmonary bypass. *J Cardiothorac Vasc Anesth*. 2007;21:512.
240. Salvi L, Parolari A, Veglia F, et al. High thoracic epidural anesthesia in coronary artery bypass surgery: a propensity-matched study. *J Cardiothorac Vasc Anesth*. 2007;21:810.
241. Lagunilla J, Garcia-Bengochea JB, Fernandez AL, et al. High thoracic epidural blockade increases myocardial oxygen availability in coronary surgery patients. *Acta Anaesthesiol Scand*. 2006;50:780.
242. Anderson RE, Ehrenberg J, Barr G, et al. Effects of thoracic epidural analgesia on glucose homeostasis after cardiac surgery in patients with and without diabetes mellitus. *Eur J Anaesthesiol*. 2005;22:524.
243. Kessler P, Aybek T, Neidhart G, et al. Comparison of three anesthetic techniques for off-pump coronary artery bypass grafting: general anesthesia, combined general and high thoracic epidural anesthesia, or high thoracic epidural anesthesia alone. *J Cardiothorac Vasc Anesth*. 2005;19:32.
244. Lundstrom LH, Nygard E, Hviid LB, et al. The effect of thoracic epidural analgesia on the occurrence of late postoperative hypoxemia in patients undergoing elective coronary bypass surgery; a randomized controlled trial. *Chest*. 1564;128:2005.
245. Hemmerling TM, Le N, Olivier JF, et al. Immediate extubation after aortic valve surgery using high thoracic epidural analgesia or opioid-based analgesia. *J Cardiothorac Vasc Anesth*. 2005;19:176.
246. Salvi L, Sisillo E, Brambillasca C, et al. High thoracic epidural anesthesia for off-pump coronary artery bypass surgery. *J Cardiothorac Vasc Anesth*. 2004;18:256.
247. Hemmerling TM, Prieto I, Choiniere JL, et al. Ultra-fast-track anesthesia in off-pump coronary artery bypass grafting: a prospective audit comparing opioid-based anesthesia vs. thoracic epidural-based anesthesia. *Can J Anaesth*. 2004;51:163.
248. Berendes E, Schmidt C, Van Aken H, et al. Reversible cardiac sympathectomy by high thoracic epidural anesthesia improves regional left ventricular function in patients undergoing coronary artery bypass grafting: a randomized trial. *Arch Surg*. 2003;138:1283.
249. Bach F, Grundmann U, Bauer M, et al. Modulation of the inflammatory response to cardiopulmonary bypass by dopexamine and epidural anesthesia. *Acta Anaesthesiol Scand*. 2002;46:1227.
250. Rein KA, Stenseth R, Myhre HO, et al. The influence of thoracic epidural analgesia on transcapillary fluid balance in subcutaneous tissue; a study in patients undergoing aortocoronary bypass surgery. *Acta Anaesthesiol Scand*. 1989;33:79.
251. Royse C. Epidurals for cardiac surgery; can we substantially reduce surgical morbidity or should we focus on quality of recovery? *Anesthesiology*. 2011;114:232.
252. Karagoz HY, Sonmez B, Bakkaloglu B, et al. Coronary artery bypass grafting in the conscious patient without endotracheal general anesthesia. *Ann Thorac Surg*. 2000;70:91.
253. Aybek T, Dogan S, Neidhart G, et al. Coronary artery bypass grafting through complete sternotomy in conscious patients. *Heart Surg Forum*. 2002;5:17.
254. Souto GLL, Junior CSC, de Souza JBS, et al. Coronary artery bypass in the ambulatory patient. *J Thorac Cardiovasc Surg*. 2002;123:1008.
255. Aybek T, Kessler P, Dogan S, et al. Awake coronary artery bypass grafting: utopia or reality? *Ann Thorac Surg*. 2003;75:1165.
256. Aybek T, Kessler P, Khan MF, et al. Operative techniques in awake coronary artery bypass grafting. *J Thorac Cardiovasc Surg*. 2003;125:1394.
257. Karagoz HY, Kurtoglu M, Bakkaloglu B, et al. Coronary artery bypass grafting in the awake patient: three years' experience in 137 patients. *J Thorac Cardiovasc Surg*. 2003;125:1401.
258. Chakravarthy M, Jawali V, Patil TA, et al. High thoracic epidural anesthesia as the sole anesthetic for redo off-pump coronary artery bypass surgery. *J Cardiothorac Vasc Anesth*. 2003;17:84.
259. Chakravarthy MR, Jawali V, Patil TA, et al. High thoracic epidural anaesthesia as the sole anaesthetic technique for minimally invasive direct coronary artery bypass in a high-risk patient. *Ann Card Anaesth*. 2003;6:62.
260. Kessler P, Neidhart G, Bremerich DH, et al. High thoracic epidural anesthesia for coronary artery bypass grafting using two different surgical approaches in conscious patients. *Anesth Analg*. 2002;95:791.
261. Vanek T, Straka Z, Brucek P, et al. Thoracic epidural anesthesia for off-pump coronary artery bypass without intubation. *Eur J Cardiothorac Surg*. 2001;20:858.
262. Anderson MB, Kwong KF, Furst AJ, et al. Thoracic epidural anesthesia for coronary bypass via left anterior thoracotomy in the conscious patient. *Eur J Cardiothorac Surg*. 2001;20:415.
263. Paiste J, Bjerke RJ, Williams JP, et al. Minimally invasive direct coronary artery bypass surgery under high thoracic epidural. *Anesth Analg*. 2001;93:1486.
264. Zenati MA, Paiste J, Williams JP, et al. Minimally invasive coronary bypass without general endotracheal anesthesia. *Ann Thorac Surg*. 2001;72:1380.
265. Chakravarthy M, Jawali V, Patil TA, et al. High thoracic epidural anesthesia as the sole anesthetic for performing multiple grafts in off-pump coronary artery bypass surgery. *J Cardiothorac Vasc Anesth*. 2003;17:160.
266. Schachner T, Bonatti J, Balogh D, et al. Aortic valve replacement in the conscious patient under regional anesthesia without endotracheal intubation. *J Thorac Cardiovasc Surg*. 1526;125:2003.
267. Straka Z, Brucek P, Vanek T, et al. Routine immediate extubation for off-pump coronary artery bypass grafting without thoracic epidural analgesia. *Ann Thorac Surg*. 1544;74:2002.
268. Liu SS, Block BM, Wu CL. Effects of perioperative central neuraxial analgesia on outcome after coronary artery bypass surgery: a meta-analysis. *Anesthesiology*. 2004;101:153.
269. Bignami E, Landoni G, Biondi-Zoccai GGL, et al. Epidural analgesia improves outcome in cardiac surgery: a meta-analysis of randomized controlled trials. *J Cardiothorac Vasc Anesth*. 2010;24:586.
270. Svircevic V, vanDijk D, Nierich AP, et al. Meta-analysis of thoracic epidural anesthesia versus general

anesthesia for cardiac surgery. *Anesthesiology*. 2011;114:271.
271. Ochroch EA, Gottschalk A, Augostides J, et al. Long-term pain and activity during recovery from major thoracotomy using thoracic epidural analgesia. *Anesthesiology*. 2002;97:1234.
272. Richard C, Girard F, Ferraro P, et al. Acute postoperative pain in lung transplant recipients. *Ann Thorac Surg*. 1951;77:2004.
273. Ballantyne JC, Carr DB, deFerranti S, et al. The comparative effects of postoperative analgesic therapies on pulmonary outcome: cumulative meta-analyses of randomized, controlled trials. *Anesth Analg*. 1998;86:598.
274. Licker M, de Perrot M, Hohn L, et al. Perioperative mortality and major cardiopulmonary complications after lung surgery for non-small-cell carcinoma. *Eur J Cardiothorac Surg*. 1999;15:314.
275. Sivarajan M, Amory DW, Lindbloom LE, et al. Systemic and regional blood-flow changes during spinal anesthesia in the rhesus monkey. *Anesthesiology*. 1975;43:78.
276. Hackel DB, Sancetta SM, Kleinerman J. Effect of hypotension due to spinal anesthesia on coronary blood flow and myocardial metabolism in man. *Circulation*. 1956;13:92.
277. Reiz S, Nath S, Rais O. Effects of thoracic epidural block and prenalterol on coronary vascular resistance and myocardial metabolism in patients with coronary artery disease. *Acta Anaesthesiol Scand*. 1980;24:11.
278. DiNardo JA, Bert A, Schwartz MJ, et al. Effects of vasoactive drugs on flows through left internal mammary artery and saphenous vein grafts in man. *J Thorac Cardiovasc Surg*. 1991;102:730.
279. Heusch G. β-Adrenergic mechanisms in myocardial ischemia. *Circulation*. 1990;81:1.
280. Reiz S, Nath S. Cardiotoxicity of local anaesthetic agents. *Br J Anaesth*. 1986;58:736.
281. Wattwil M, Sundberg A, Arvill A, et al. Circulatory changes during high thoracic epidural anaesthesia—influence of sympathetic block and of systemic effect of the local anaesthetic. *Acta Anaesthesiol Scand*. 1985;29:849.
282. Blomberg S, Ricksten SE. Effects of thoracic epidural anaesthesia on central haemodynamics compared to cardiac beta-adrenoceptor blockade in conscious rats with acute myocardial infarction. *Acta Anaesthesiol Scand*. 1990;34:1.
283. Hotvedt R, Refsum H, Platou ES. Cardiac electrophysiological and hemodynamic effects of β-adrenoceptor blockade and thoracic epidural analgesia in the dog. *Anesth Analg*. 1984;63:817.
284. Easley RB, Rosen RE, Lindeman KS. Coronary artery spasm during initiation of epidural anesthesia. *Anesthesiology*. 2003;99:1015.
285. Oden RV, Karagianes TG. Postoperative myocardial ischemia possibly masked by epidural fentanyl analgesia. *Anesthesiology*. 1991;74:941.
286. Chaney MA. Side effects of intrathecal and epidural opioids. *Can J Anaesth*. 1995;42:891.
287. Wang JK, Nauss LA, Thomas JE. Pain relief by intrathecally applied morphine in man. *Anesthesiology*. 1979;50:149.
288. Behar M, Magora F, Olshwang D, et al. Epidural morphine in treatment of pain. *Lancet*. 1979;1:527.
289. Glynn CJ, Mather LE, Cousins MJ, et al. Spinal narcotics and respiratory depression. *Lancet*. 1979;2:356.
290. Liolios A, Andersen FH. Selective spinal analgesia. *Lancet*. 1979;2:357.
291. Scott DB, McClure J. Selective epidural analgesia. *Lancet*. 1979;1:1410.
292. Shook JE, Watkins WD, Camporesi EM. Differential roles of opioid receptors in respiration, respiratory disease, and opiate-induced respiratory depression. *Am Rev Respir Dis*. 1990;142:895.
293. Vandermeulen EP, Van Aken H, Vermylen J. Anticoagulants and spinal-epidural anesthesia. *Anesth Analg*. 1994;79:1165.
294. Markham JW, Lynge HN, Stahlman EB. The syndrome of spontaneous spinal epidural hematoma. Report of three cases. *J Neurosurg*. 1967;26:334.
295. Waldman SD, Feldstein GS, Waldman HJ, et al. Caudal administration of morphine sulfate in anticoagulated and thrombocytopenic patients. *Anesth Analg*. 1987;66:267.
296. Odoom JA, Sih IL. Epidural analgesia and anticoagulant therapy. Experience with one thousand cases of continuous epidurals. *Anaesthesia*. 1983;38:254.
297. Owens EL, Kasten GW, Hessel EA. Spinal subarachnoid hematoma after lumbar puncture and heparinization: a case report, review of the literature, and discussion of anesthetic implications. *Anesth Analg*. 1986;65:1201.
298. Brem SS, Hafler DA, Van Uitert RL, et al. Spinal subarachnoid hematoma: a hazard of lumbar puncture resulting in reversible paraplegia. *N Engl J Med*. 1981;303:1020.
299. Ruff RL, Dougherty JH. Complications of lumbar puncture followed by anticoagulation. *Stroke*. 1981;12:879.
300. Varkey GP, Brindle GF. Peridural anaesthesia and anticoagulant therapy. *Can Anaesth Soc J*. 1974; 21:106.
301. Baron HC, LaRaja RD, Rossi G, et al. Continuous epidural analgesia in the heparinized vascular surgical patient: a retrospective review of 912 patients. *J Vasc Surg*. 1987;6:144.
302. Rao TLK, El-Etr AA. Anticoagulation following placement of epidural and subarachnoid catheters: an evaluation of neurologic sequelae. *Anesthesiology*. 1981;55:618.
303. Ho AMH, Chung DC, Joynt GM. Neuraxial blockade and hematoma in cardiac surgery: estimating the risk of a rare adverse event that has not (yet) occurred. *Chest*. 2000;117:551.
304. Rosen DA, Hawkinberry DW, Rosen KR, et al. An epidural hematoma in an adolescent patient after cardiac surgery. *Anesth Analg*. 2004;98:966.
305. Chaney MA. Thoracic epidural anaesthesia in cardiac surgery—the current standing. *Ann Card Anaesth*. 2009;12:1.
306. Chaney MA. Intrathecal and epidural anesthesia and analgesia for cardiac surgery. *Anesth Analg*. 2006;102:45.
307. Ho AM, Li PT, Kasmakar MK. Risk of hematoma after epidural anesthesia and analgesia for cardiac surgery. *Anesth Analg*. 2006;103:1327.
308. Chaney MA, Labovsky JK. Case report of surgery: balancing postoperative risks associated with hematoma formation and thromboembolic phenomenon. *J Cardiothorac Vasc Anesth*. 2005; 19:798.
309. Mora Mangano CT. Risky business. *J Thorac Cardiovasc Surg*. 2003;125:1204.
310. Castellano JM, Durbin CG. Epidural analgesia and cardiac surgery: Worth the risk? *Chest*. 2000;117:305.
311. Schwann NM, Chaney MA. No pain, much gain? *J Thorac Cardiovasc Surg*. 2003;126:1261.
312. Gravlee GP. Epidural analgesia and coronary artery bypass grafting: The controversy continues. *J Cardiothorac Vasc Anesth*. 2003;17:151.
313. Chaney MA. Cardiac surgery and intrathecal/epidural techniques: at the crossroads? *Can J Anaesth*. 2005;52:783.
314. de Leon-Casasola OA. When it comes to outcome, we need to define what a perioperative epidural technique is. *Anesth Analg*. 2003;96:315.
315. Rosenquist RW, Birnbach DJ. Epidural insertion in anesthetized adults: will your patients thank you? *Anesth Analg*. 1545;96:2003.
316. Mehta Y, Arora D. Benefits and risks of epidural analgesia in cardiac surgery. *J Cardiothorac Vasc Anesth*. 2014;28:1057.
317. Chakravarthy M. Future of awake cardiac surgery. *J Cardiothorac Vasc Anesth*. 2014;28:771.
318. Hemmerling TM, Cyr S, Terrasini N. Epidural catheterization in cardiac surgery: the 2012 risk assessment. *Ann Card Anaesth*. 2013;16:169.
319. White PF. The role of non-opioid analgesic techniques in the management of pain after ambulatory surgery. *Anesth Analg*. 2002;94:577.
320. Kehlet H, Dahl JB. The value of "multimodal" or "balanced analgesia" in postoperative pain treatment. *Anesth Analg*. 1993;77:1048.
321. Chaney MA. How important is postoperative pain after cardiac surgery? *J Cardiothorac Vasc Anesth*. 2005;19:705.
322. Kissin I. A call to reassess the clinical value of preventive (preemptive) analgesia. *Anesth Analg*. 2011;113:977.
323. Katz J, Clarke H, Seltzer Z. Preventive analgesia: quo vadimus? *Anesth Analg*. 2011;113:1242.
324. Liu SS, Wu CL. Effect of postoperative analgesia on major postoperative complications: a systematic update of the evidence. *Anesth Analg*. 2007;104:689.
325. White PF, Kehlet HK. Postoperative pain management and patient outcome: Time to return to work! *Anesth Analg*. 2007;104:487.
326. Joshi GP, Kehlet H. Procedure-specific pain management; the road to improve postsurgical pain management? *Anesthesiology*. 2013;118:934.
327. Gerbershagen HJ, Aduckathil S, vanWijck AJM. Pain intensity on the first day after surgery; a prospective cohort study comparing 179 surgical procedures. *Anesthesiology*. 2013;118:934.
328. Kissin I. The development of new analgesics over the past 50 years: a lack of real breakthrough drugs. *Anesth Analg*. 2010;110:780.
329. Scholz J, Yaksh TL. Preclinical research on persistent postsurgical pain; what we don't know, but should start studying. *Anesthesiology*. 2010;112:511.
330. Raja SN, Jensen TS. Predicting postoperative pain based on preoperative pain perception; are we doing better than the weatherman? *Anesthesiology*. 2010;112:1311.
331. Werner MU, Mjobo HN, Nielsen PR, et al. Prediction of postoperative pain; a systematic review of predictive experimental pain studies. *Anesthesiology*. 2010;112:1494.
332. White PF, Kehlet H. Improving postoperative pain management; what are the unresolved issues? *Anesthesiology*. 2010;112:220.
333. Myles PS, Hunt JO, Fletcher H, et al. Relation between quality of recovery in hospital and quality of life at 3 months after cardiac surgery. *Anesthesiology*. 2001;95:862.
334. Fleron MH, Weiskopf RB, Bertrand M, et al. A comparison of intrathecal opioid and intravenous analgesia for the incidence of cardiovascular, respiratory, and renal complications after abdominal aortic surgery. *Anesth Analg*. 2003;97:2.
335. Beattie WS, Badner NH, Choi P. Epidural analgesia reduces postoperative myocardial infarction: a meta-analysis. *Anesth Analg*. 2001;93:853.
336. Wu CL, Raja SN. Optimizing postoperative analgesia: the use of global outcome measures. *Anesthesiology*. 2002;97:533.
337. Gottschalk A, Ochroch EA. Preemptive analgesia: what do we do now? *Anesthesiology*. 2003; 98:280.
338. Hogan QH. No preemptive analgesia: Is that so bad? *Anesthesiology*. 2002;96:526.
339. Moiniche S, Kehlet H, Dahl JB. A qualitative and quantitative systematic review of preemptive analgesia for postoperative pain relief: the role of timing of analgesia. *Anesthesiology*. 2002;96:725.
340. Katz J, Cohen L, Schmid R, et al. Postoperative morphine use and hyperalgesia are reduced by preoperative but not intraoperative epidural analgesia: implications for preemptive analgesia and the prevention of central sensitization. *Anesthesiology*. 2003;98:1449.

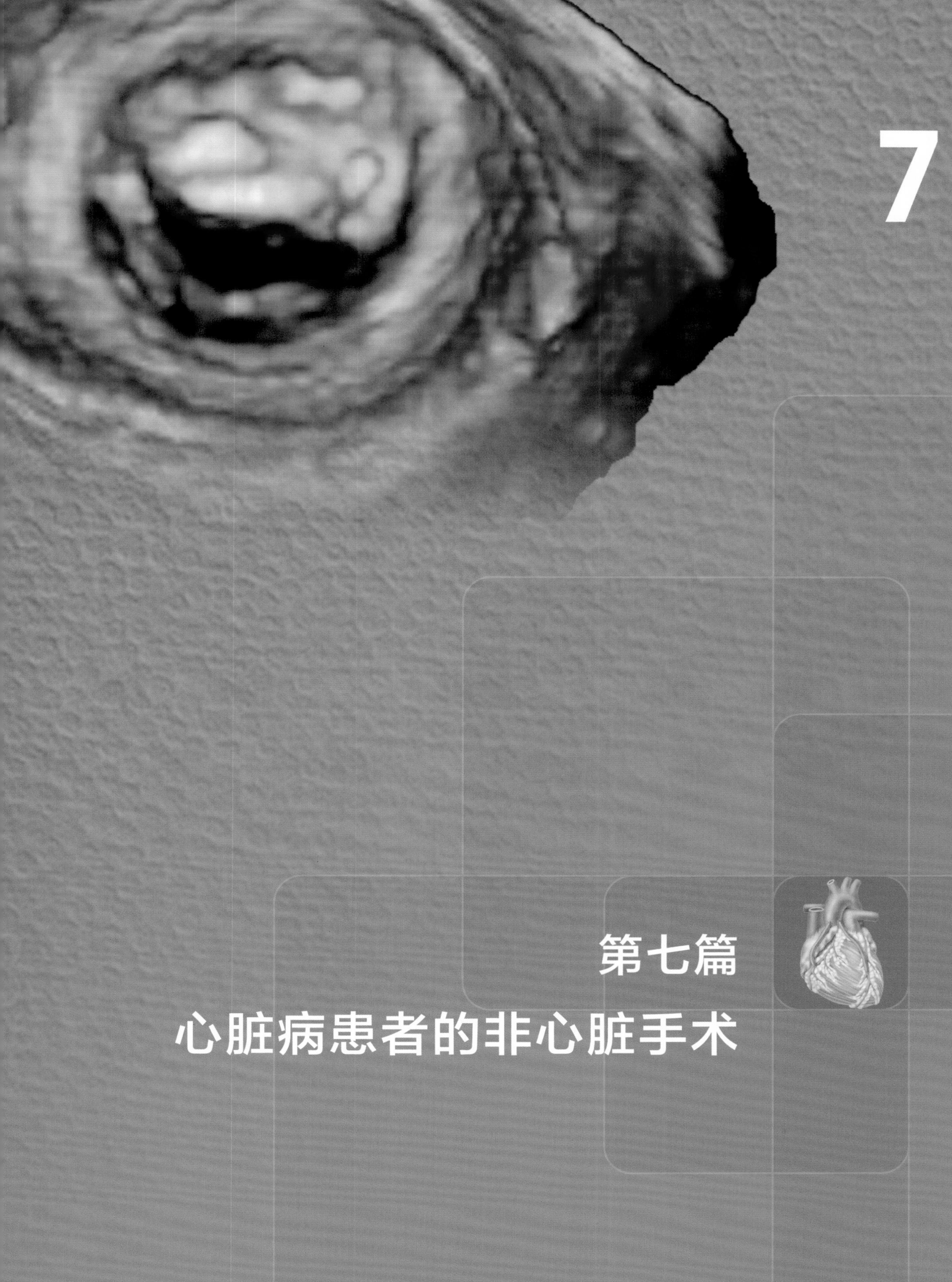

7

第七篇

心脏病患者的非心脏手术

43 非心脏手术围手术期心血管评估和管理

KAMROUZ GHADIMI, MD | ANNEMARIE THOMPSON, MD | LEE A. FLEISHER, MD

要 点

1. 对既往有心脏疾病的患者行非心脏手术的术前评估,包括对患者的主要心血管不良事件(major adverse cardiac event, MACE)的风险进行分层,从而优化围手术期管理。
2. MACE 的风险取决于患者的以下因素:非心脏手术的手术类型、患者的年龄、手术是否为急诊手术、是否存在脏器功能不全以及日常活动耐量。
3. 心脏风险评估模型包括改良的心脏风险指数(Revised Cardiac Risk Index, RCRI)、美国外科医师协会全国外科手术质量改进项目(American College of Surgeons' National Surgical Quality Improvement Program, ACS-NSQIP)以及用来评估围手术期心肌梗死和心搏骤停(myocardial infarction or cardiac arrest, MICA)的 Gupta 模型。此模型有助于风险分层和辅助医生优化围手术期管理。
4. 2014 年美国心脏病学会(American College of Cardiology, ACC)和美国心脏协会(American Heart Association, AHA)讨论了既往有心脏疾病的患者行非心脏手术的围手术期心血管评估和管理,更新了对这类患者逐步改善围手术期预后的指南。
5. 对于 2014 年 ACC/AHA 指南的解读和应用取决于患者发生 MACE 的风险。
6. 2014 年 ACC/AHA 指南是围手术期心脏相关药物使用的重要最新依据,包括 β 受体阻滞药、血管紧张素转换酶抑制药(angiotensin-converting enzyme inhibitors, ACEI)、血管紧张素受体抑制药(angiotensin receptor blocker, ARB)、α_2 肾上腺素能激动药(可乐定)、阿司匹林、噻吩吡啶类、维生素 K 拮抗药、新型口服抗凝药。
7. 清楚理解抗血小板治疗和经皮冠脉介入治疗与择期手术的间隔时间对决定非心脏手术的手术时机和围手术期管理很重要。
8. 输血是围手术期改善血流动力学不稳定、MACE 和手术出血多的重要组成部分。目前没有存在 MACE 风险但血流动力学稳定的情况下关于输血方面的建议。输血的目的以及输血要达到的血红蛋白值由围手术期团队来决定。
9. 肺动脉高压以及继发的右室功能不全是导致心脏病患者围手术期预后不良的主要因素。术前必须努力改善通气和血流灌注比以降低肺血管阻力,从而避免因右心室功能衰竭引起的循环崩溃。

进行手术的患者会经历一系列交感神经兴奋导致应激反应,包括胰岛素抵抗、细胞因子的产生、白细胞的增殖和垂体激素的分泌[1,2]。这些生理变化加上患者已有的合并症、复杂的损伤脏器和血管的手术、术后并发症和康复,会导致非心脏手术的患者围手术期出现心血管事件。围手术期团队的一部分工作就是个体化评估患者,包括权衡手术风险和收益,以及告知患者手术之外其他的治疗方式。医生应该给予患者优化心血管健康的干预措施或者其他保障患者最大收益、最小风险的措施。这个章节将回顾基本的术前心脏评估方法,包括讨论常见的风险计算方法,来帮助临床医生评估手术风险,制定手术计划。

2014 美国心脏病学会(ACC)和美国心脏协会(AHA)的临床操作指南——《行非心脏手术患者围手术期心血管评估和管理》(*Perioperative Cardiovascular Evaluation and Management of Patients Undergoing Noncardiac Surgery*)——也将在此章节中回顾[3,4]。欧洲心脏病学会(European Society of Cardiology, ESC)联合欧洲麻醉学会(European Society of Anaesthesiology, ESA)也在 2014 年发布了非心脏手术患者心血管评估和管理的指南[5]。ACC/AHA 以及 ESC/ESA 的推荐基本一致的,在有些分歧的地方两者都为临床提供了基本理论。

本章内容根据这些专业机构的指南对围手术期特别的以及常见的问题进行讨论,包括了 2007 年指南以后更新的一些重要的内容[6,7]。药物治疗包括 β 受体阻滞剂、血管紧张素转换酶抑制剂(ACEI)、血管紧张素受体抑制剂(ARB)、α_2 肾上腺素能激动剂、阿司匹林(包括双抗血小板治疗、维生素 K 拮抗剂以及新型口服抗凝药)都被重点强调了。本文还讨论了围手术期对于贫血、肺血管疾病及右室功能不全的管理。

术前心脏评估:危险分层

与健康的同龄人相比,有心血管疾病的患者围手术期心脏并发症的风险会增加[3-5]。这个结论源于冠心病(CAD)患者左心室射血分数(LVEF)降低,以及前述的手术引起的生理变化使患者容易发生心肌缺血[1,2]。血流动力学不稳定,包括急性失血,可导致代谢活跃的组织氧供减少。麻醉管理不当或者手术刺激大可使患者出现心动过速或者急性高血压,进而导致心肌氧耗增加。严重的围手术期心肌氧供需失衡可导致心肌缺血。

对于行非心脏手术的患者,有效的风险评估方法可以帮助评估患者围手术期心血管致残、死亡的风险。风险分层可以客观地将患者分为低危、中危和高危组。高危患者包括近期有心肌梗死、不稳定型心绞痛、心衰失代偿、严重的心律失常以及引起血流动力学紊乱的心脏瓣膜疾病(如主动脉瓣狭窄)[3-5]。这些患者围手术期心血管事件(如心肌梗死、心衰、心搏骤停、心脏传导异常、死亡)的风险大大增加[3-5]。当然,急诊或危急手术会严重影响围手术期心血管事件的发生风险,这是由急性疾病的严重程度、急诊手术的性质以及无法及时评估和调整患者并存疾病的状态这些因素所决定的[3-5]。与正常、年龄匹配的对照组相比,这些患者围手术期心血管事件发生风险增加。大多数急诊手术的情况是进行急诊手术的获益大大超过了不进行额外的术前检查的风险[3-5]。对于急诊手术,主管医生和麻醉医生应该相互合作,做好准备,以处理患者术中可能出现的心血管事件[3-5]。

初级的术前评估和风险分层应该由主管医生或麻醉医生来进行。如果患者出现危及生命的情况需要行特别的治疗,这时就需要心脏病学医生来帮忙。中危或者高危患者可能会有明显的心血管方面的症状,比如心绞痛、呼吸困难、晕厥和心悸,或者既往有心脏病、高血压、糖尿病、慢性肾脏疾病、脑血管意外、外周血管疾病的病史[3,4]。心脏功能状态可以通过Duke活动量表进行代谢当量(MET)的评估(表34.1)[8,9]。1个MET相当于成人静息状态下的氧耗量[8]。术前如果不能登两楼或者走4个街区的患者,重大手术后MACE的风险增加[10,11]。然而,矫形手术或者肺部疾病导致患者卧床不能活动,会影响这种心脏功能的评估结果,对高危患者需要做额外的检查[3-5]。进行心血管或者肺功能检查的必要性取决于这些检查的结果是否会影响手术决策或者是否能明确需要立即处理的危及生命的疾病[3,4]。

表43.1 Duke 活动量表

活动量	能量消耗/MET
你能……	
1. 自我照顾,如自己吃饭、穿衣、洗澡、如厕	2.75
2. 室内行走,如在房屋内走动	1.75
3. 平地走一到两个街区	2.75
4. 爬一段楼梯或者一座小山	5.50
5. 跑一小段距离	8.00
6. 在屋子附近做一些轻体力家务,如打扫和洗碗	2.70
7. 在屋子附近做一些中等体力家务,如吸尘、扫地、拿食品杂货	3.50
8. 在屋子附近做一些重体力家务,如刷地或者抬起搬动重家具	8.00
9. 在院子里做一些工作,如清除叶子、播种或者是推动割草机	4.50
10. 有性生活	5.25
11. 能参与中等程度的娱乐活动,如高尔夫、保龄球、跳舞、网球、棒球或足球	6.00

MET,代谢当量。摘自 Hlatky MA, Boineau RE, Higginbotham MB, et al. A brief self-administered questionnaire to determine functional capacity(the Duke Activity Status Index). *Am J Cardiol*. 1989;64:651-654.

术前心脏评估:风险计算模型

风险计算模型根据患者的病史、体格检查、手术类型来预测围手术期不良事件的发生风险。这些风险评估模型对于行非心脏手术的中高危患者是有实用性的。低危患者进行手术可以不用评估。

为了准确评估患者的手术风险,进行风险计算时,需要获得患者和手术的信息。把数据输入我们常用的围手术期风险评估量表:改良的心脏风险指数(RCRI)[12]以及美国外科医师协会全国外科手术质量改进项目(ACS-NSQIP)的手术风险计算模型(www.facs.org)[13]。RCRI通过以下来计算风险程度:手术类型、心肌缺血史、充血性心衰、脑血管疾病、术前胰岛素治疗、肌酐大于2mg/dL(图43.1)。RCRI可以通过在线(www.mdcalc.com)计算患者风险。ACS-NSQIP通过手术以外的20项内容评估患者风险(图43.2)。RCRI以及ACS-NSQIP计算的文献报道:手术因素引起的心肌梗死或心搏骤停(MICA)占高危患者的5%,中危患者的1%~5%,低危患者不到1%[14]。急诊手术与择期手术相比,MACE发生风险增加2~5倍[15]。

风险计算的结果可以帮助进行决策。一旦风险评估完成,主管医生和患者能够进行手术准备、调整治疗方案或者推迟手术。手术当天,风险评估结果可以帮助医生确定患者是继续原定的手术还是改变手术方式,再做进一步检查(心肌缺血应激试验、超声心动图、24小时心电图)。改变手术方式包括进行风险小的手术、选择非手术方式减轻患者痛苦或者暂缓手术,先进行心脏介入治疗(冠状动脉血管重建或者心脏瓣膜修复)。除了RCRI[12]和ACS-NSQIP评估量表,用来评估MICA风险的Gupta围手术期风险计算法也是针对并存疾病已经通过药物治疗过,拟行手术的高危患者[16]。Gupta指数源于ACS-NSQIP数据库,它的特异性和准确性和ASC-NSQIP相媲美,高于RCRI[16]。这是由于RCRI评估系统建立后的20年间手术技术的提高降低了手术风险[10]。Gutpta和ACS-NSQIP风险评估法已经取代了很多旧的风险分层方法[17-22]。以下分别对3种风险计算方法进行介绍。

改良的心脏风险指数(RCRI)

RCRI也被称为Lee指数,因为作者Lee在1999年发表的文章中提出RCRI[12]。这项研究对行择期重大非心脏手术的2 893名患者进行术后主要心脏并发症的监测(包括死亡、急性心肌梗死、肺水肿、室颤/心搏骤停、完全性心脏传导阻滞)。对照组包括1 442名匹配的个人。Lee指数包括6个独立的评估内容,它对除了腹主动脉瘤手术以外的所有重大的非心脏手术的预测价值是很大的(见图43.1)。一项系统性回顾分析评估了RCRI在不同人口和环境下预测重大非心脏手术术后心脏并发症和死亡的准确性[23]。RCRI对区别低危和高危患者效能明显,AUC为0.75,95%可信区间为0.72~0.79。对于行非心脏手术的AUC为0.64,95%可信区间为0.61~0.66[23]。另外,RCRI不能准确预测全因死亡率,这是由于RCRI不能评估非心脏因素引起的围手术期死亡。而且,只有1/3的围手术期死亡是心源性的[23]。

ACS-NSQIP 全球性手术风险计算法

这是一个从ACS-NSQIP数据库分析出的全球性的手术风险计算模型,能通过网络工具评估20项患者因素加上手术因素(见图43.2)。这个模型预测死亡和致残率表现卓

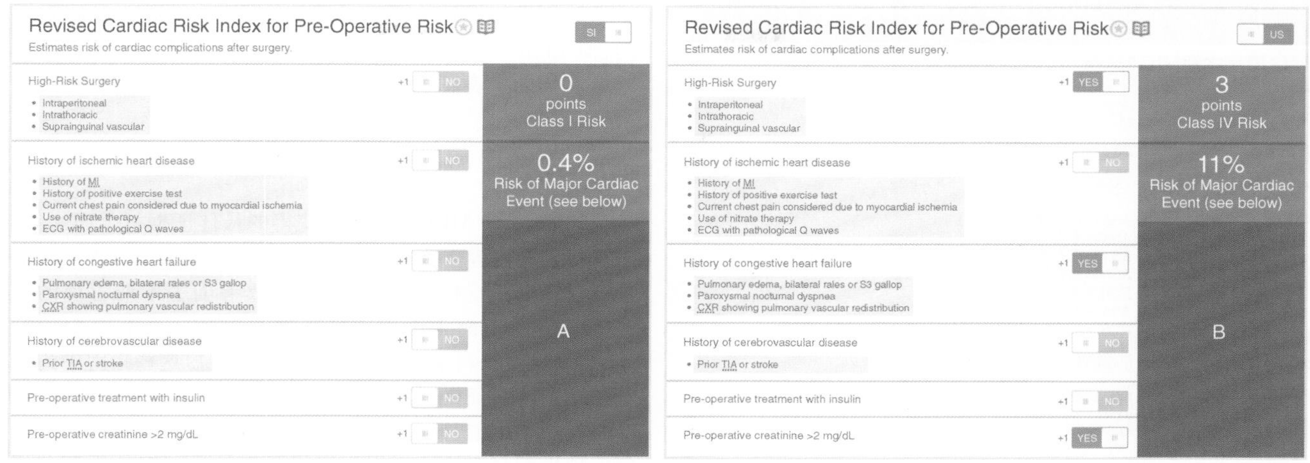

图 43.1 改良的心脏风险指数描绘了 2 个患者。(A)患者没有危险因素,计算出其 MACE 风险约为 0.4%。(B)患者有几项危险因素,计算出其 MACE 风险约为 11%。(*From* http://www.mdcalc.com/revised-cardiac-risk-index-for-pre-operative-risk/.)

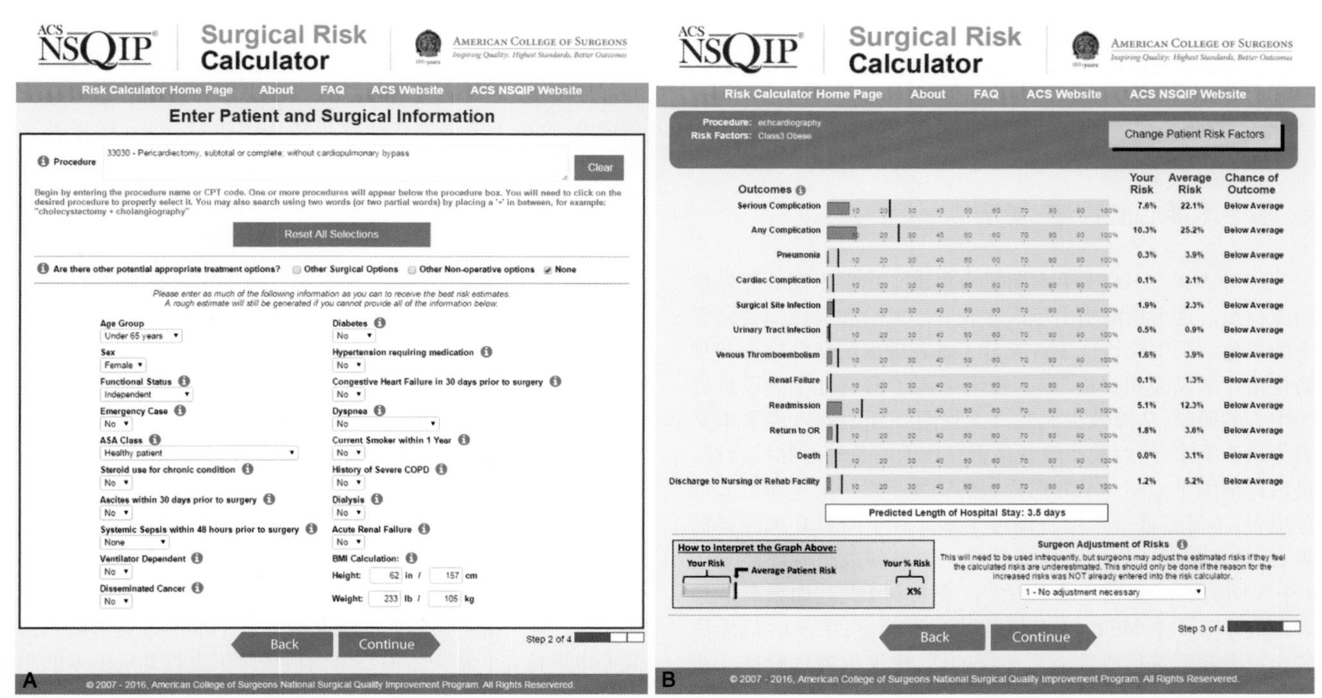

图 43.2 美国外科手术质量改进项目(NSQIP)风险计算。(A)患者信息和手术信息在线记录在数据计算机中。(B)例如,计算一位行肺叶切除术合并特殊危险因素的患者的手术风险。结果包括阴性结果,每一个结果的预计风险值及概率(如平均、高于平均)注意右下角,外科医生可以调节风险计算。在这一例子中,没有这项调整。(*From* http://riskcalculator.facs.org/RiskCalculator/.)

越[24]。虽然它比其他模型更好理解,但是它内容繁多,限制了它的使用。而且并没有其他研究对它的准确性进行论证。

Gupta MICA ACS-NSQIP 数据库风险评估模型

Gupta 和同事[16]利用 NSQIP 数据库研究出了围手术期 MICA 的风险评估模型。通过一个简单的在线计算工具,输入患者的年龄、肌酐水平、ASA 分级、体能状态、手术类型就能得到风险评分(图 43.3)(www.qxmd.com)。2007 年,美国有 20 多万患者进行了手术,其中围手术期 MICA 发生率是 0.65%。通过多因素 logistic 回归分析,筛选出 5 项高危因素:①高风险手术;②体能下降;③肌酐升高;④高 ASA 分级;⑤年龄增加(见图 43.3)。这个风险评估模型使用这 5 项高危因素在 2008 年的 257 385 位患者中进行验证,结果是这个评估模型风险预测的准确率高,超过 RCRI 模型[16]。

总之,这些风险计算模型是量化围手术期心脏不良事件风险的重要评估工具。一旦评估患者是中、高危患者,2014 ACC/AHA 的指南可以用来进行进一步优化围手术期管理。

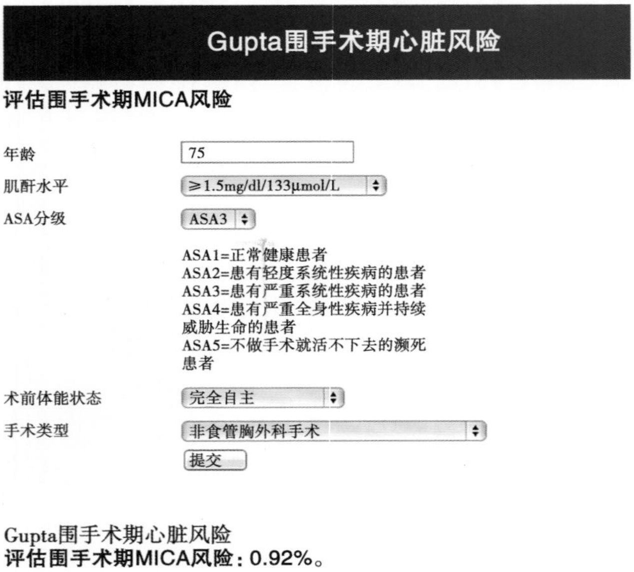

Gupta围手术期心脏风险

评估围手术期MICA风险

年龄	75
肌酐水平	≥1.5mg/dl/133μmol/L
ASA分级	ASA3 ASA1=正常健康患者 ASA2=患有轻度系统性疾病的患者 ASA3=患有严重系统性疾病的患者 ASA4=患有严重全身性疾病并持续威胁生命的患者 ASA5=不做手术就活不下去的濒死患者
术前体能状态	完全自主
手术类型	非食管胸外科手术
	提交

Gupta围手术期心脏风险
评估围手术期MICA风险：0.92%。

图 43.3 Gupta 围手术期 MICA 风险计算器需要输入患者年龄、肌酐水平、ASA 分级、术前体能状态和手术类型。例如，输入一位行非食管胸外科手术患者的信息和危险因素，其 Gupta 围手术期心脏风险分数就能在底部被计算出来。ASA，美国麻醉医师协会；MICA，心肌梗死或心搏骤停。（*From* https://www.qxmd.com/calculate/calculator_245/gupta-perioperative-cardiac-risk.）

围手术期心脏评估：算法

2014 ACC/AHA 围手术期指南提出了围手术期心脏评估的流程图。这个指南指出了医生在管理风险和提供知情同意中的角色。医生应该让患者充分了解和理解创伤性检查和预防性治疗的风险和收益[3,4]。指南强调了信息分享和以患者为中心的照顾，从而减少风险。流程图一开始就考虑手术是否为急诊手术，然后关注患者是否存在术前急性冠脉综合征，最后评估围手术期 MACE 风险（图 43.4）[3,4]。对于 MACE 低危患者，不需要进一步检查即可手术。对于 MACE 风险高的患者，需要客观评估患者体能状况。如果高危患者体能大于 4 个 METs，不需要进一步评估（见表 43.1）[8]。如果高危患者体能小于 4 个 METs 或者体能状况不确定，手术时机无法确定或者需要进行心脏介入治疗的话，建议患者进行进一步的检查。

不但医生内部需要讨论患者围手术期的风险管理，还要告知患者。2014 ACC/AHA 指南将患者的知情同意以及进一步检查的临床目的都纳入其中（见图 43.4）[3,4]。与 2007 版指南（图 43.5）不同的是，当患者处于体能状况差或者不佳时，可以让临床治疗"暂停"[6,7]。高危患者不再需要进行进一步的检查，而是由围手术期团队和患者一起讨论进一步检查的结果是否会影响手术或者围手术期的管理。如果进一步检查不能影响手术计划和围手术期管理的决策，这些高危患者要么不再做进一步的检查，直接进行手术，或转而行一些非创伤性治疗和姑息治疗。

2014 ACC/AHA 指南从 500 个相关研究中提取了重要的分析结果，总结归纳在指南中[3,4]。本章还将对重要的围手术期管理知识更新、对于心肌缺血的评估、有心血管疾病患者药物治疗的管理以及经皮冠脉介入术后患者的手术时机进行探讨。围手术期药物治疗，包括 β 受体阻滞剂、ACEI、α2 肾上腺素能受体激动剂等。对于有或者没有冠脉支架的患者围手术期抗血小板治疗也会着重讨论（见第 44 章）。

推荐的分级

2014 ACC/AHA 指南对可获得的最佳证据行全面评估，对于特别的内容需要精读数据的，独立的证据回顾委员会会进行正式的系统性的回顾，总结出改善围手术期管理的方法[25]。这一指南为围手术期管理提供了一个有组织的框架，帮助医生将科学证据运用到临床实践。这些指南中的推荐依据了各项证据，包括了随机对照试验（RCT）、注册登记、meta 分析、非随机研究、案例报道以及专家意见（图 43.6）。每一项推荐都标注了根据指南编写委员会制定的推荐分级和证据等级（LOE），这些根据证据做出的推荐给临床医生提供信息（见图 43.6）[3,4]。对于某一特定的推荐，临床医生需要知道证据的等级，以做出使用或者放弃某一特定治疗的决策。

2014 ACC/AHA 围手术期指南包括推荐分级（Ⅰ～Ⅲ级）及证据等级（A～C）（见图 43.6）。Ⅰ级推荐表明收益明显大于风险，这个干预措施或治疗手段应该进行。Ⅱa 级推荐表明进行这种干预是合理的。Ⅱb 级推荐表明这种干预可以考虑。Ⅲ级推荐表明干预可能没有获益，甚至可能是有害的。证据强度依据研究对象的研究方法。例如，A 级证据表示数据来自大量随机对照研究，C 级证据表示数据来自病例队列、病例报道或者是专家意见。

ACC/AHA 指南编写委员会也将 2007 年以来的临床实践指南纳入考量范畴。2014 版指南主要向临床医生强调了任何干预措施必须以降低围手术期 MACE 为目的。

心肌缺血的筛选：心电图和肌钙蛋白

2014 ACC/AHA 指南推荐对 CAD、心律失常、结构性心脏病、脑血管疾病和外周动脉疾病的患者而使用 12 导联心电图进行监护，除非他们进行的是非常低危的手术（Ⅱa 级，LOE B）[3,4]。这个指南强调高危病人行低危手术不必要术前做常规心电图检查。常规术前心电图检查对于进行低危手术的患者没有帮助，即使患者有心血管疾病或者是其他危险因素。然后，对于临床上怀疑术后心肌缺血、心肌梗死或者心律失常的患者还是要进行心电图检查。对于有危险因素但是没有症状的患者进行术后常规心电图的检查是没有必要的。是否要做术后心电图检查取决于患者的症状和临床评估。

对于 MACE 高危患者行心肌损伤标志物肌钙蛋白的实验室检查是有必要的，能帮助鉴别哪些患者需要行心脏介入治疗（Ⅱ级，LOE B）[3,4]。对于低危患者没有必要常规检测肌钙蛋白水平（Ⅱ级，LOE B）。围手术期是否需要常规测定肌钙蛋白水平来评估无症状患者的心肌梗死风险尚待研究。虽然围手术期使用肌钙蛋白能够帮助高危患者评估风险，但是这项检查缺乏特异性。一些随机对照研究正在进行中，用来研究根据肌钙蛋白监测的结果进行干预是否能降低围手术期 MACE 风险[3,4]。

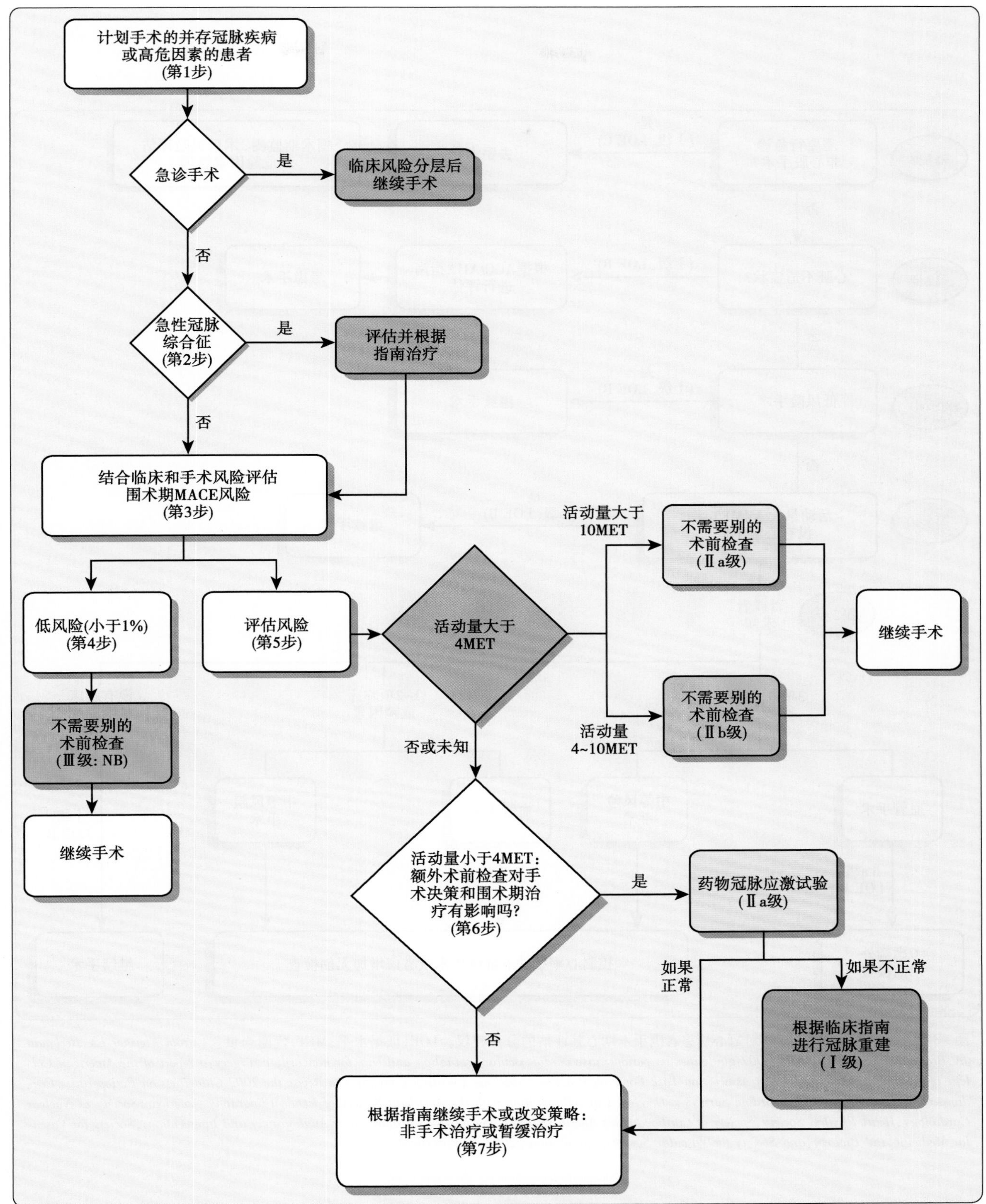

图 43.4 2014 ACC/AHA 指南提出冠心病患者围手术期心脏风险的分步评估。MACE,主要心脏不良事件;MET,代谢当量。*From Fleisher LA, Fleischmann KE, Auerbach AD, et al. 2014 ACC/AHA guideline on perioperative cardiovascular evaluation and management of patients undergoing noncardiac surgery: executive summary. A report of the American College of Cardiology/American Heart Association Task Force on Practice Guidelines.* Circulation. *2014;130:2354-2394.*)

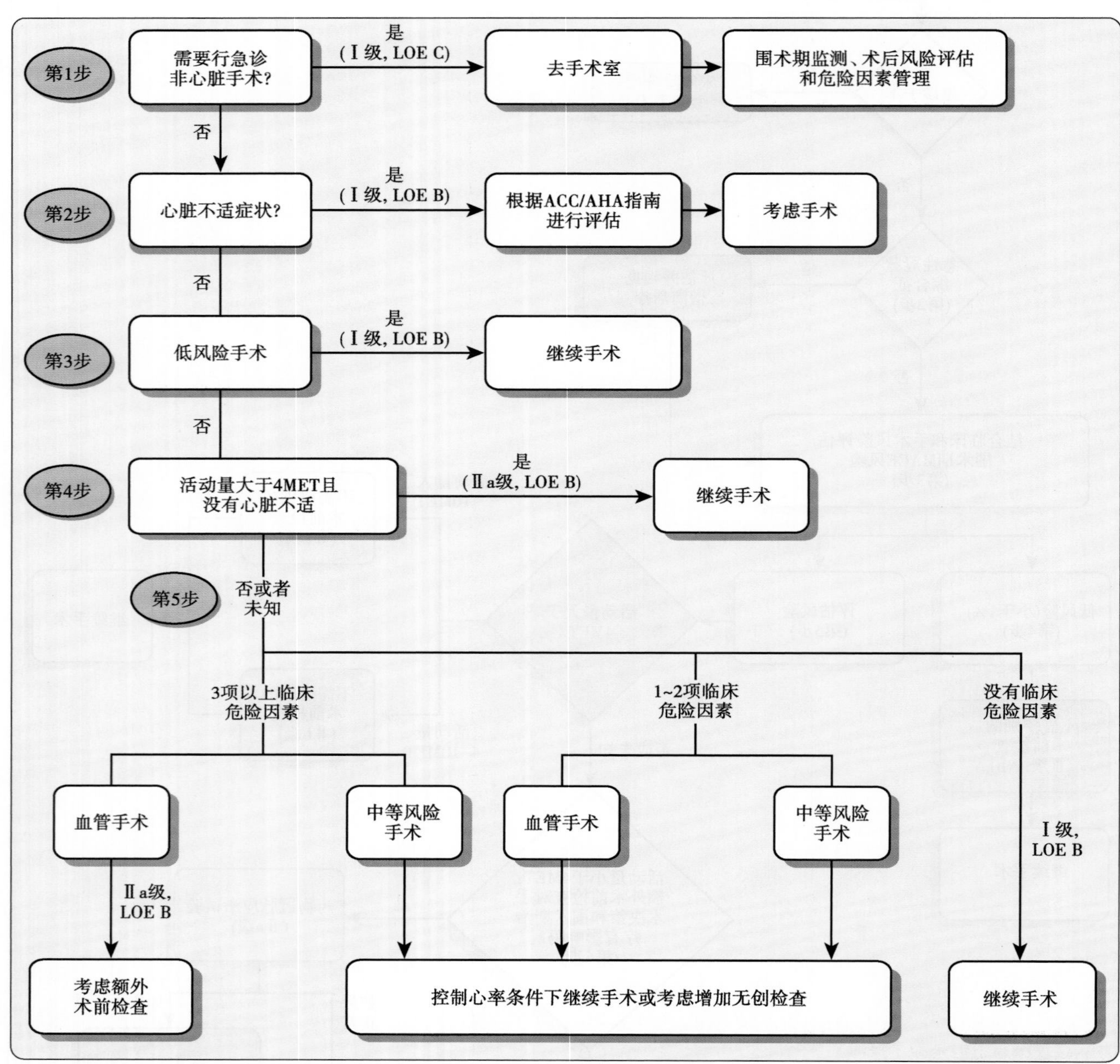

图 43.5 2017 ACC/AHA 指南对冠心病患者围手术期心脏评估的分步建议。LOE，证据水平；MET，代谢当量。（*From Fleisher LA, Beckman JA, Brown KA, et al. ACC/AHA 2007 guidelines on perioperative cardiovascular evaluation and care for noncardiac surgery: a report of the American College of Cardiology/American Heart Association Task Force on Practice Guidelines (Writing Committee to Revise the 2002 Guidelines on Perioperative Cardiovascular Evaluation for Noncardiac Surgery). Developed in collaboration with the American Society of Echocardiography, American Society of Nuclear Cardiology, Heart Rhythm Society, Society of Cardiovascular Anesthesiologists, Society for Cardiovascular Angiography and Interventions, Society for Vascular Medicine and Biology, and Society for Vascular Surgery.* Circulation. *2007;116:e418-e499.*）

对治疗的影响 →

治疗效果确定性的估计

	Ⅰ级证据 获益远大于风险 应该进行操作/治疗	Ⅱa级证据 获益大于风险 需要额外的研究 操作/治疗是有理由的	Ⅱb级证据 获益略大于风险 需要额外的广泛的研究 需要更多数据支持 操作/治疗是可以考虑的	Ⅲ级证据 风险大于获益 操作/治疗不应该进行 因为可能是对患者有害的 或是没有帮助的
A级 大样本量研究 数据源于多项随机临床研究或者meta分析	■操作/治疗是有用/有效的 ■多项随机对照研究或meta分析提供充足的证据	■指南倾向于操作/治疗是有用/有效的 ■多项随机研究或meta分析得出一些矛盾的结果	■操作/治疗的有效性不明显 ■多项随机研究或meta分析得出较多的矛盾结果	■指南认为操作/治疗是无用/无效的 ■多项随机研究或meta分析得出的观点
B级 有限的研究样本 数据源于一项单一的随机临床研究或非随机临床研究	■操作/治疗是有用/有效的 ■证据源于单一随机研究或非随机研究	■指南倾向于操作/治疗是有用/有效的 ■证据源于单一随机研究或非随机研究得出一些矛盾结果	■操作/治疗的有效性不明显 ■证据源于单一随机研究或非随机研究得出较多的矛盾的结果	■操作/治疗是无用/无效的 ■证据源于单一随机研究或非随机研究
C级 研究样本量非常少 只有专家意见、病例对照研究或现有的治疗标准支持	■操作/治疗是有用/有效的 ■只有专家意见、病例研究或临床经验支持	■指南倾向于操作/治疗是有用/有效的 ■只有专家意见、病例研究或临床经验支持	■操作/治疗的有效性不明显 ■只有专家意见、病例研究或临床经验支持	■操作/治疗是无用/无效的 ■只有专家意见、病例研究或临床经验支持

图 43.6 推荐分级和证据等级。(*From Fleisher LA, Beckman JA, Brown KA, et al. ACC/AHA 2007 guidelines on perioperative cardiovascular evaluation and care for noncardiac surgery: a report of the American College of Cardiology/American Heart Association Task Force on Practice Guidelines (Writing Committee to Revise the 2002 Guidelines on Perioperative Cardiovascular Evaluation for Noncardiac Surgery). Developed in collaboration with the American Society of Echocardiography, American Society of Nuclear Cardiology, Heart Rhythm Society, Society of Cardiovascular Anesthesiologists, Society for Cardiovascular Angiography and Interventions, Society for Vascular Medicine and Biology, and Society for Vascular Surgery.* Circulation. *2007;116:e418-e499.*)

心脏药物的管理

β受体阻滞剂

2014 ACC/AHA 指南根据多个临床试验和 Wijeysundera 等的一篇 meta 分析结果给出了围手术期 β 受体阻滞剂的使用推荐[25]。这篇 meta 分析的重要结果没有受到排除的那些存在争议的科学研究的影响[26,27]。这篇分析被纳入 2014 指南中,有两个推荐值得特别关注。首先,行非心脏手术前长期服用 β 受体阻滞剂的患者术前应该继续服药(Class Ⅰ,LOE B)。继续服药不但是为了保障临床疗效,更是为了避免突然撤药引起的心血管副作用[3,4]。其次,没有服用过 β 受体阻滞剂的患者术前一天无需加用此药物。虽然术前给予 β 受体阻滞剂能预防非致死性心肌梗死,但是突然给药引起的低血压、脑卒中和死亡的风险抵消了这种预防作用(Class Ⅲ,LOE B)[2,4,28]。

血管紧张素抑制剂

ACEI 和 ARB 是最常用的降压药[29,30]。两者除了降压作用外,在心血管和代谢方面也有作用。它们之所以被广泛应用,除了降压效果好之外,还能降低心肌梗死后左心室功能异常患者的死亡率。对于心衰患者以及糖尿病肾病的患者,这类药物也是有益的。对于糖尿病引起的肾功能不全的患者,这类药物能延长肾功能不全进展到终末期肾病的时间[31-33]。一项超大型的回顾性研究纳入了 79 000 名行非心脏手术的患者,对服用 ACEI 和不服药的预后进行比较[34]。一项匹配的巢式队列研究表明服用 ACEI 增加了术中短暂低血压的发生率,但是其他方面预后没有差别。值得注意的是,目前临床指南推荐高血压和急性心衰患者围手术期继续服用 ACEI[35,36]。一项最新的 meta 分析表明,在心脏手术中,ACEI 和 ARB 并不能降低总的 MACE 发生率,但是明显降低了糖尿病患者的死亡率[37]。根据已知的数据,围手术期应该继续 ACEI 和 ARB 的使用(Ⅱa 级,LOE B)[3,4]。如果术前停药了,术后应当尽可能早的恢复使用(Ⅱa 级,LOE C)。这些药物和术中低血压相关[38,39]。术前 24 小时停药或者术中滴定法使用血管升压素可以纠正这种低血压[30,38]。

MACE 风险和 α_2 受体激动剂

α_2 受体激动剂,如可乐定,应该避免在行非心脏手术的患者中使用以预防 MACE 发生(Ⅲ级,LOE B)。一项前瞻性 RCT 评估了有心血管疾病的患者非心脏手术围手术期服用可乐定(0.2mg/d)的效果[40]。术前开始服用可乐定,术后 72 小时内继续使用可乐定,可乐定没能降低术后 30 天死亡率或非致死性心肌梗死的发生率。应用可乐定会增加非致死性心搏骤停和严重低血压的发生率[40]。进一步分析表明围手术期加用可乐定不能降低急性肾损伤发生率[41]。而且,可乐定会引起术中严重低血压,加重肾损伤。虽然早期证据表明可乐定能降低围手术期死亡率,但是这项标志性的研究使可乐定在非心脏手术围手术期心肌保护中的应用被搁置[42]。一项前瞻性的RCT研究了长期服用β受体阻滞剂的患者,术前加用可乐定对于降低围手术期心脏风险的作用。研究表明对于这些患者,加用可乐定是安全有效的,而且术中血压的降低也是可以接受的[43]。这个结论需要更多的RCT来证实。

阿司匹林治疗在没有冠状动脉支架患者中的应用:

围手术期缺血评估(POISE-2)研究了阿司匹林对行非心脏手术的无冠脉支架患者的作用[44]。研究把存在MACE风险的患者分为服用阿司匹林组和对照组。对于既往没有服用过阿司匹林的患者,阿司匹林组手术当天以及术后30天给予阿司匹林(初始计量200mg/d,之后100mg/d)。对照组给予安慰剂。对于既往服用过阿司匹林的患者,阿司匹林组给予继续原量服药,对照组手术当天和术后7天都给予安慰剂,之后继续原量服用阿司匹林。研究表明,阿司匹林并不能降低术后30天内死亡或者非致死性心肌梗死的发生率[44]。反而,阿司匹林增加临床出血的概率。根据最新的高质量的数据,2014ACC/AHA指南强烈推荐避免常规给予没有冠脉支架的患者阿司匹林治疗(Ⅲ级,LOE B),除非心肌缺血的风险远高于手术出血的风险(Ⅲ级,LOE C)。只有考虑到患者行择期非心脏手术前不久刚做过经皮冠脉介入治疗,围手术期才考虑给予阿司匹林治疗(Ⅱb级,LOE B)[45]。

冠脉支架术后双重抗血小板治疗

有冠脉支架置入史的患者围手术期需要特别注意,以延长支架内通畅的时间,减少支架内再血栓的风险[46,47]。支架置入术后6周内的急诊非心脏手术,不管支架类型(金属裸支架或者药物涂层支架),都要继续使用双抗,包括阿司匹林以及P2Y12血小板抑制剂(如氯吡格雷、普拉格雷、替卡格雷)(Ⅰ级,LOE C)[3,4]。药物涂层支架置入180天(约6个月)后行择期非心脏手术比较安全,除非延迟手术带来的风险远远超过暂停抗血小板药物带来的支架内血栓形成、心肌缺血的风险(Ⅱb级,LOE B)[3,4]。这个推荐来源于一项大型的回顾性队列分析,包括了41 989例行非心脏手术,其中1 980例术后出现MACE,40 009例没有出现MACE[48]。如果冠脉支架置入6个月内行手术,两者间隔时间和MACE风险相关。但是如果冠脉支架置入6个月后再行手术,时间间隔和MACE无关(OR 0.92,95% CI,0.82~1.05)。这些发现在后期的大型队列研究中也被证实[49,50]。

最重要的是,2014指南推荐如果手术前需要停用双抗治疗,冠脉金属裸支架置入后6周内避免行择期非心脏手术,药物涂层支架置入后12个月内避免行择期非心脏手术,因为停药的风险远高于益处(Ⅲ级,LOE B)[3,4]。如果术前停药,术后应该马上恢复阿司匹林,同时尽可能早地恢复P2Y12血小板抑制剂的使用(Ⅰ级,LOE C)[3,4]。对于有冠脉支架置入术史的患者,临床医生应该衡量围手术期停药带来的支架内再血栓风险大还是继续用药引起血小板功能异常风险大(Ⅰ级,LOE C)[51]。表43.2提供了经皮冠脉介入术后择期手术时机的推荐总结。这个重要的、仍有争议的、不断在进展的领域将在第44章讨论。

表 43-2 非心脏手术经皮冠脉介入术的时机选择

经皮冠脉介入术	冠脉介入术后择期手术延迟天数
冠脉成形术	14
裸支架置入术	30
药物洗脱支架置入术	365

From Ghadimi K, Thompson A. Update on perioperative care of the cardiac patient for noncardiac surgery. Curr Opin Anaesthesiol. 2015; 28: 342-348.

抗凝药:维生素K拮抗剂和新型口服抗凝药

维生素K拮抗剂是房颤患者脑卒中的预防用药,是人工瓣膜置换术后预防血栓形成和血栓栓子脱落的预防用药,是下肢深静脉血栓患者的预防和治疗用药。新型抗凝药包括口服抗凝药和Xa因子抑制剂,可用于房颤患者脑卒中的预防,但不推荐使用在需要长期抗凝的例如人工瓣膜置换术后的血栓预防,因为和华法林相比,新型抗凝药引起血栓的风险增加[52-54]。抗凝药带来的益处要和手术引起的出血风险相衡量,如皮肤的小手术不需要停抗凝药。

虽然凝血酶原复合物可用在需要手术的服用维生素K拮抗剂且术前停药的患者,但是目前的证据表明凝血酶原复合物不适合那些服用新型抗凝药的患者[55-59]。使用达比加群的患者如果行急诊手术,可以通过透析并滴定法使用Ⅶ因子逆转凝血功能的异常[53,54]。特殊的注射拮抗剂正在临床研发中,有望在使用抗凝药的急诊手术患者中起到中和的作用[60-62]。如果择期手术需要停用抗凝药,一般需要停药48小时以上,还要根据药物的半衰期、清除方式、肾功能和肝功能来决定[63]。目前,这些新型抗凝药的使用限制主要是没有办法通过传统的凝血功能检查(APTT/PT)来监测药物的疗效,一些第三方机构可以通过列线图来评估某种抗凝药的血浓度。

围手术期贫血的管理

贫血是一个重要的讨论内容,因为它可能导致心肌缺血。血红蛋白是有效的氧气载体,心肌缺血可能由于冠脉狭窄段远端氧供的缺乏以及心输出量增加使血流分配到其他血管床所致。临床工作者一个常见的误区是认为红细胞输注会增加红细胞数量,立即增加携氧能力,增加缺血组织的供氧。但是实际上输入人体的红细胞内何时能充满2,3-二磷酸甘油酸(2,3-DPG)和三磷酸腺苷(ATP)是不确定的,这就引发了对于围手术期输血风险/获益的分析和讨论。既往回顾性分析认为老化的库存红细胞输注反而会导致患者残疾或死亡[64],但是这点后来被多中心前瞻性研究的数据所反驳[64,65]。

就算不考虑库存红细胞的老化,输血本身也会增加致残率和死亡率,并且增加医疗支出。需要输血的血红蛋白阈值要根据风险和获益来评估[66]。Carson和他的同事研究了行髋关节手术的2 000例患者,这些患者既往有CAD或者有CAD的高危因素,而且他们的血红蛋白值低于10g/dl。研究人员将这些患者分为自由输血组(血红蛋白低于10g/dl是输血阈值)以及保守输血组(血红蛋白低于8g/dl是输血阈值)[67]。60天观察终点时两组患者死亡率和不能行走的发生率没有差别。2012年,美国血库协会推荐严格的输血策略：对于无症状、血流动力学稳定的没有 CAD 的心血管疾病患者，血红蛋白低于 7～8g/dl 才给予输血；如果有症状，低于 8g/dl 给予输血[68]；除非患者出现心绞痛或者心衰，术后只要保持患者血红蛋白高于 8g/dl 就不输血。由于缺少高质量的证据，对于有急性冠脉综合征但是血流动力学稳定的患者，到底给予自由输血还是限制性输血没有推荐的指南。专家共识认为要根据贫血患者血红蛋白水平以及是否出现症状来决定是否需要输血[68]。美国麻醉医师协会最近对围手术期提出了限制性输血的指南，因为现在有了很多方法和技术能增加红细胞数量，维持内环境稳定以及减少血液流失[69]。

肺血管疾病和右心室功能不全

有肺动脉高压的患者行非心脏手术可导致围手术期风险增加[70]。围手术期低氧、高二氧化碳血症、体循环低血压以及正压通气都会增加肺血管阻力，加重右室功能不全[71,72]。不仅手术的危急程度和手术风险分级，肺动脉高压患者围手术期 MACE 风险还与患者术前体能状态、右心室功能不全的程度以及缺乏特殊的护理有关[73,74]。对于有严重肺动脉高压的患者，术前要进行详细彻底的评估，包括患者的体能状态、血流动力学和超声心动图，以评估围手术期风险、肺动脉高压严重程度和右心室功能[75]。在某些特殊患者，要放置右心室导管来完善术前评估。降低肺动脉压力和优化右心室功能是必需的降低围手术期心血管风险的方法[76]。

总结

既往有心脏疾病的患者行非心脏手术前进行风险分层对于临床预后有很大的意义[77]。围手术期风险计算工具能帮助围手术期医疗团队适当地量化危险因素，准确评估心脏病患者行非心脏手术的风险和预后。但是这些评估模型也有各自的限制。这些评估围手术期 MACE 风险的工具都能在网络上获得。

2014 ACC/AHA 临床操作指南《行非心脏手术患者围手术期心血管评估和管理》是一个根据循证医学和专家共识制定的指南，是围手术期管理矛盾的指南。另外，指南倡导医疗团队共同讨论合作，形成围手术期共识，以降低围手术期风险。最后，建立患者对于手术风险的认知和理解，使患者积极配合手术及围手术期的治疗，从而制订医患双方相互理解的围手术期治疗方案，是所有风险评估的核心价值。

（王芸 译，缪长虹 校）

参考文献

1. Desborough JP. The stress response to trauma and surgery. *Br J Anaesth*. 2000;85:109–117.
2. Kohl BA, Deutschman CS. The inflammatory response to surgery and trauma. *Curr Opin Crit Care*. 2006;12:325–332.
3. Fleisher LA, Fleischmann KE, Auerbach AD, et al. 2014 ACC/AHA guideline on perioperative cardiovascular evaluation and management of patients undergoing noncardiac surgery: executive summary. A report of the American College of Cardiology/American Heart Association Task Force on Practice Guidelines. *Circulation*. 2014;130:2354–2394.
4. Fleisher LA, Fleischmann KE, Auerbach AD, et al. 2014 ACC/AHA guideline on perioperative cardiovascular evaluation and management of patients undergoing noncardiac surgery: a report of the American College of Cardiology/American Heart Association Task Force on practice guidelines. *J Am Coll Cardiol*. 2014;64:e77–e137.
5. Kristensen SD, Knuuti J, Saraste A, et al. 2014 ESC/ESA guidelines on non-cardiac surgery: cardiovascular assessment and management. The Joint Task Force on non-cardiac surgery: cardiovascular assessment and management of the European Society of Cardiology (ESC) and the European Society of Anaesthesiology (ESA). *Eur Heart J*. 2014;35:2383–2431.
6. Fleisher LA, Beckman JA, Brown KA, et al. ACC/AHA 2007 guidelines on perioperative cardiovascular evaluation and care for noncardiac surgery: a report of the American College of Cardiology/American Heart Association Task Force on Practice Guidelines (Writing Committee to Revise the 2002 Guidelines on Perioperative Cardiovascular Evaluation for Noncardiac Surgery). Developed in collaboration with the American Society of Echocardiography, American Society of Nuclear Cardiology, Heart Rhythm Society, Society of Cardiovascular Anesthesiologists, Society for Cardiovascular Angiography and Interventions, Society for Vascular Medicine and Biology, and Society for Vascular Surgery. *Circulation*. 2007;116:e418–e499.
7. Fleisher LA, Beckman JA, Brown KA, et al. ACC/AHA 2007 guidelines on perioperative cardiovascular evaluation and care for noncardiac surgery: executive summary. A report of the American College of Cardiology/American Heart Association Task Force on Practice Guidelines (Writing Committee to Revise the 2002 Guidelines on Perioperative Cardiovascular Evaluation for Noncardiac Surgery): developed in collaboration with the American Society of Echocardiography, American Society of Nuclear Cardiology, Heart Rhythm Society, Society of Cardiovascular Anesthesiologists, Society for Cardiovascular Angiography and Interventions, Society for Vascular Medicine and Biology, and Society for Vascular Surgery. *J Am Coll Cardiol*. 2007;50:1707–1732.
8. Hlatky MA, Boineau RE, Higginbotham MB, et al. A brief self-administered questionnaire to determine functional capacity (the Duke Activity Status Index). *Am J Cardiol*. 1989;64:651–654.
9. Struthers R, Erasmus P, Holmes K, et al. Assessing fitness for surgery: a comparison of questionnaire, incremental shuttle walk, and cardiopulmonary exercise testing in general surgical patients. *Br J Anaesth*. 2008;101:774–780.
10. Girish M, Trayner E Jr, Dammann O, et al. Symptom-limited stair climbing as a predictor of postoperative cardiopulmonary complications after high-risk surgery. *Chest*. 2001;120:1147–1151.
11. Reilly DF, McNeely MJ, Doerner D, et al. Self-reported exercise tolerance and the risk of serious perioperative complications. *Arch Intern Med*. 1999;159:2185–2192.
12. Lee TH, Marcantonio ER, Mangione CM, et al. Derivation and prospective validation of a simple index for prediction of cardiac risk of major noncardiac surgery. *Circulation*. 1999;100:1043–1049.
13. Cologne KG, Keller DS, Liwanag L, et al. Use of the American College of Surgeons NSQIP surgical risk calculator for laparoscopic colectomy: how good is it and how can we improve it? *J Am Coll Surg*. 2015;220:281–286.
14. Augoustides JG, Neuman MD, Al-Ghofaily L, et al. Preoperative cardiac risk assessment for noncardiac surgery: defining costs and risks. *J Cardiothorac Vasc Anesth*. 2013;27:395–399.
15. Mangano DT, Browner WS, Hollenberg M, et al. Association of perioperative myocardial ischemia with cardiac morbidity and mortality in men undergoing noncardiac surgery. The Study of Perioperative Ischemia Research Group. *N Engl J Med*. 1990;323:1781–1788.
16. Gupta PK, Gupta H, Sundaram A, et al. Development and validation of a risk calculator for prediction of cardiac risk after surgery. *Circulation*. 2011;124:381–387.
17. Detsky AS, Abrams HB, McLaughlin JR, et al. Predicting cardiac complications in patients undergoing non-cardiac surgery. *J Gen Intern Med*. 1986;1:211–219.
18. Eagle KA, Coley CM, Newell JB, et al. Combining clinical and thallium data optimizes preoperative assessment of cardiac risk before major vascular surgery. *Ann Intern Med*. 1989;110:859–866.
19. Goldman L, Caldera DL, Nussbaum SR, et al. Multifactorial index of cardiac risk in noncardiac surgical procedures. *N Engl J Med*. 1977;297:845–850.
20. Younis LT, Miller DD, Chaitman BR. Preoperative strategies to assess cardiac risk before noncardiac surgery. *Clin Cardiol*. 1995;18:447–454.
21. Devereaux PJ, Goldman L, Cook DJ, et al. Perioperative cardiac events in patients undergoing noncardiac surgery: a review of the magnitude of the problem, the pathophysiology of the vents and methods to estimate and communicate risk. *CMAJ*. 2005;173:627–634.
22. Devereaux PJ, Goldman L, Yusuf S, et al. Surveillance and prevention of major perioperative ischemic cardiac events in patients undergoing noncardiac surgery: a review. *CMAJ*. 2005;173:779–788.
23. Ford MK, Beattie WS, Wijeysundera DN. Systematic review: prediction of perioperative cardiac complications and mortality by the revised cardiac risk index. *Ann Intern Med*. 2010;152:26–35.
24. Bilimoria KY, Liu Y, Paruch JL, et al. Development and evaluation of the universal ACS NSQIP surgical risk calculator: a decision aid and informed consent tool for patients and surgeons. *J Am Coll Surg*. 2013;217:833–842 e1–3.
25. Wijeysundera DN, Duncan D, Nkonde-Price C, et al. Perioperative beta blockade in noncardiac surgery: a systematic review for the 2014 ACC/AHA guideline on perioperative cardiovascular evaluation and management of patients undergoing noncardiac surgery. A report of the American College of Cardiology/American Heart Association Task Force on Practice Guidelines. *Circulation*. 2014;130:2246–2264.
26. Dunkelgrun M, Boersma E, Schouten O, et al. Bisoprolol and fluvastatin for the reduction of perioperative cardiac mortality and myocardial infarction in intermediate-risk patients undergoing noncardiovascular surgery: a randomized controlled trial (DECREASE-IV). *Ann Surg*. 2009;249:921–926.
27. Poldermans D, Schouten O, Vidakovic R, et al. A clinical randomized trial to evaluate the safety of a noninvasive approach in high-risk patients undergoing major vascular surgery: the DECREASE-V Pilot Study. *J Am Coll Cardiol*. 2007;49:1763–1769.
28. Group PS, Devereaux PJ, Yang H, et al. Effects of extended-release metoprolol succinate in patients undergoing non-cardiac surgery (POISE trial): a randomised controlled trial. *Lancet*. 2008;371:1839–1847.
29. Ehab F, Kamal M, Morgan J, et al. An update on the role of renin angiotensin in cardiovascular homeostasis. *Anesth Analg*. 2015;120:275–292.
30. Mets B. Management of hypotension associated with angiotensin-axis blockade and general anesthesia administration. *J Cardiothorac Vasc Anesth*. 2013;27:156–167.
31. Flather MD, Yusuf S, Kober L, et al. Long-term ACE-inhibitor therapy in patients with heart failure or left-ventricular dysfunction: a systematic overview of data from individual patients. ACE-Inhibitor Myocardial Infarction Collaborative Group. *Lancet*. 2000;355:1575–1581.
32. McMurray JJ, Ostergren J, Swedberg K, et al. Effects of candesartan in patients with chronic heart failure and reduced left-ventricular systolic function taking angiotensin-converting-enzyme inhibitors: the CHARM-Added trial. *Lancet*. 2003;362:767–771.
33. Auron M, Harte B, Kumar A, et al. Renin-angiotensin system antagonists in the perioperative setting: clinical consequences and recommendations for practice. *Postgrad Med J*. 2011;87:472–481.
34. Turan A, You J, Shiba A, et al. Angiotensin converting enzyme inhibitors are not associated with respiratory complications or mortality after noncardiac surgery. *Anesth Analg*. 2012;114:552–560.
35. Stone NJ, Robinson JG, Lichtenstein AH, et al. 2013 ACC/AHA guideline on the treatment of blood cholesterol to reduce atherosclerotic cardiovascular risk in adults: a report of the American College of Cardiology/American Heart Association Task Force on Practice Guidelines. *Circulation*. 2014;129:S1–S45.
36. Yancy CW, Jessup M, Bozkurt B, et al. 2013 ACCF/AHA guideline for the management of heart failure: a report of the American College of Cardiology Foundation/American Heart Association Task Force on Practice Guidelines. *J Am Coll Cardiol*. 2013;62:e147–e239.
37. Cheng X, Tong J, Hu Q, et al. Meta-analysis of the effects of preoperative renin-angiotensin system inhibitor therapy on major adverse cardiac events in patients undergoing cardiac surgery. *Eur J Cardiothorac Surg*. 2015;47:958–966.
38. Augoustides JG. Angiotensin blockade and general anesthesia: so little known, so far to go. *J Cardiothorac Vasc Anesth*. 2008;22:177–178.
39. Khetrerpal S, Khodaparast O, Shanks A, et al. Chronic angiotensin-converting enzyme inhibitor or angiotensin receptor blocker therapy combined with diuretic therapy is associated with increased episodes of hypotension in noncardiac surgery. *J Cardiothorac Vasc Anesth*. 2008;22:180–186.
40. Devereaux PJ, Sessler DI, Leslie K, et al. Clonidine in patients undergoing noncardiac surgery. *N Engl J Med*. 2014;370:1504–1513.
41. Garg AX, Kurz A, Sessler DI, et al. Perioperative aspirin and clonidine and risk of acute kidney injury: a randomized clinical trial. *JAMA*. 2014;312:2254–2264.
42. Landoni G, Rodseth RN, Santini F, et al. Randomized evidence for reduction of perioperative mortality. *J Cardiothorac Vasc Anesth*. 2012;26:764–772.

43. Wijeysundera DN, Choi PT, Badner NH, et al. A randomized feasibility trial of clonidine to reduce perioperative cardiac risk in patients on chronic beta-blockade: the EPIC study. *Can J Anaesth.* 2014;61:995–1003.
44. Devereaux PJ, Mrkobrada M, Sessler DI, et al. Aspirin in patients undergoing noncardiac surgery. *N Engl J Med.* 2014;370:1494–1503.
45. Burger W, Chemnitius JM, Kneissl GD, et al. Low-dose aspirin for secondary cardiovascular prevention: cardiovascular risks after its perioperative withdrawal versus bleeding risks with its continuation—review and meta-analysis. *J Intern Med.* 2005;257:399–414.
46. Go AS, Mozaffarian D, Roger VL, et al. Heart disease and stroke statistics—2013 update: a report from the American Heart Association. *Circulation.* 2013;127:e6–e245.
47. Patel PA, Augoustides JG. Progress in platelet medicine: focus on stent thrombosis and drug resistance. *J Cardiothorac Vasc Anesth.* 2010;24:722–727.
48. Hawn MT, Graham LA, Richman JS, et al. Risk of major adverse cardiac events following noncardiac surgery in patients with coronary stents. *JAMA.* 2013;310:1462–1472.
49. Holcomb N, Graham LA, Richman JS, et al. The incremental risk of noncardiac surgery on adverse cardiac events following coronary stenting. *J Am Coll Cardiol.* 2014;64:2730–2739.
50. Wijeysundera DN, Wijeysundera HC, Yun L, et al. Risk of elective major noncardiac surgery after coronary stent insertion: a population-based study. *Circulation.* 2012;126:1355–1362.
51. Ghadimi K, Thompson A. Update on perioperative care of the cardiac patient for noncardiac surgery. *Curr Opin Anaesthesiol.* 2015;28:342–348.
52. Eikelboom JW, Connolly SJ, Brueckmann M, et al. Dabigatran versus warfarin in patients with mechanical heart valves. *N Engl J Med.* 2013;369:1206–1214.
53. Augoustides JG. Advances in anticoagulation: focus on dabigatran, an oral direct thrombin inhibitor. *J Cardiothorac Vasc Anesth.* 2011;25:1208–1212.
54. Augoustides JG. Breakthroughs in anticoagulation: advent of the oral direct factor Xa inhibitors. *J Cardiothorac Vasc Anesth.* 2012;26:740–745.
55. Lankiewicz MW, Hays J, Friedman KD, et al. Urgent reversal of warfarin with prothrombin complex concentrate. *J Thromb Haemost.* 2006;4:967–970.
56. Sarode R, Milling TJ Jr, Refaai MA, et al. Efficacy and safety of a 4-factor prothrombin complex concentrate in patients on vitamin K antagonists presenting with major bleeding: a randomized, plasma-controlled, phase IIIb study. *Circulation.* 2013;128:1234–1243.
57. Yanamadala V, Walcott BP, Fecci PE, et al. Reversal of warfarin associated coagulopathy with 4-factor prothrombin complex concentrate in traumatic brain injury and intracranial hemorrhage. *J Clin Neurosci.* 2014;21:1881–1884.
58. Eerenberg ES, Kamphuisen PW, Sijpkens MK, et al. Reversal of rivaroxaban and dabigatran by prothrombin complex concentrate: a randomized, placebo-controlled, crossover study in healthy subjects. *Circulation.* 2011;124:1573–1579.
59. Levi M, Moore KT, Castillejos CF, et al. Comparison of three-factor and four-factor prothrombin complex concentrates regarding reversal of the anticoagulant effects of rivaroxaban in healthy volunteers. *J Thromb Haemost.* 2014;12:1428–1436.
60. Vanden Daelen S, Peetermans M, Vanassche T, et al. Monitoring and reversal strategies for new oral anticoagulants. *Expert Rev Cardiovasc Ther.* 2015;13:95–103.
61. Gomez-Outes A, Suartez-Gea ML, Lecumberri R, et al. Specific antidotes in development for reversal of novel anticoagulants: a review. *Recent Pat Cardiovasc Drug Discov.* 2014;9:2–10.
62. Pollack CV, Reilly PA, Eikelboom J, et al. Idarucizumab for dabigatran reversal. *N Engl J Med.* 2015;373:511–520.
63. Shamour F, Obeid H, Ramakrishna H. Novel anticoagulants in atrial fibrillation: monitoring, reversal and perioperative management. *Biomed Res Int.* 2015;2015:424031.
64. Koch CG, Li L, Sessler DI, et al. Duration of red-cell storage and complications after cardiac surgery. *N Engl J Med.* 2008;358:1229–1239.
65. Steiner ME, Ness PM, Assmann SF, et al. Effects of red-cell storage duration on patients undergoing cardiac surgery. *N Engl J Med.* 2015;372:1419–1429.
66. Gutsche JT, Kohl BA. When to transfuse: is it any surprise that we still don't know? *Crit Care Med.* 2014;42:2647–2648.
67. Carson JL, Terrin ML, Noveck H, et al. Liberal or restrictive transfusion in high-risk patients after hip surgery. *N Engl J Med.* 2011;365:2453–2462.
68. Carson JL, Grossman BJ, Kleinman S, et al. Red blood cell transfusion: a clinical practice guideline from the AABB. *Ann Intern Med.* 2012;157:49–58.
69. American Society of Anesthesiologists Task Force on Perioperative Blood Management. Practice guidelines for perioperative blood management: an updated report by the American Society of Anesthesiologists Task Force on Perioperative Blood Management. *Anesthesiology.* 2015;122:241–275.
70. Hosselinian L. Pulmonary hypertension and noncardiac surgery: implications for the anesthesiologist. *J Cardiothorac Vasc Anesth.* 2014;28:1064–1074.
71. Strumper J, Jacobsohn E. Pulmonary hypertension and right ventricular dysfunction: physiology and perioperative management. *J Cardiothorac Vasc Anesth.* 2011;25:687–704.
72. Thunberg CA, Gaitan BD, Grewal A, et al. Pulmonary hypertension in patients undergoing cardiac surgery: pathophysiology, perioperative management, and outcomes. *J Cardiothorac Vasc Anesth.* 2013;27:551–572.
73. Kaw R, Pasupuleti V, Deshpande A, et al. Pulmonary hypertension: an important predictor of outcomes in patients undergoing non-cardiac surgery. *Respir Med.* 2011;105:619–624.
74. Ramakrishna G, Sprung J, Ravi BS, et al. Impact of pulmonary hypertension on the outcomes of noncardiac surgery: predictors of perioperative morbidity and mortality. *J Am Coll Cardiol.* 2005;45:1691–1699.
75. Magna J, Pibard P, Sengupta PP, et al. Pulmonary hypertension in valvular disease: a comprehensive review on pathophysiology to therapy from the HAVEC group. *JACC Cardiovasc Imaging.* 2015;8:83–99.
76. McLaughlin VV, Shah SJ, Souza R, et al. Management of pulmonary arterial hypertension. *J Am Coll Cardiol.* 2015;65:1976–1997.
77. Devereaux PJ, Sessler DI. Cardiac complications in patients undergoing major noncardiac surgery. *N Engl J Med.* 2015;373:2258–2269.

冠状动脉支架患者行非心脏手术

EMILIO B. LOBATO, MD | ANTHONY A. BAVRY, MD, MPH

要 点

1. 经皮冠状动脉介入(percutaneous coronary intervention, PCI)支架置入术越来越普遍,并且 PCI 患者继后可能需要行非心脏手术。
2. 目前常用于临床的两种类型支架为裸金属支架(bare metal stent, BMS)和药物洗脱支架(drug-eluting stent, DES)。
3. 与支架相关的两个主要并发症是再狭窄和血栓。
4. PCI 后的第一年是再狭窄风险的高峰期,更常见于 BMS 患者。
5. 无论哪种类型的支架,术后 30 天内发生支架血栓的风险最高。尽管 DES 第一年内发生支架血栓的风险已显著降低,但仍高于 BMS。新一代 DES 血栓发生率似乎低于第一代 DES。
6. 为了防止形成支架血栓,延长双重抗血小板治疗(dual antiplatelet therapy, DAPT)是必要的,特定类型支架的最佳抗凝治疗时间仍不清楚。
7. 有些治疗措施、手术和血管造影被确定为支架血栓形成的危险因素。最重要的危险因素是过早停止 DAPT,然而很多支架血栓发生在抗血小板治疗的情况下。
8. 长期 DAPT 的标准组合由阿司匹林和氯吡格雷组成,然而,患者对每种药物的反应存在显著的变异性。比较有效的药物,如普拉格雷和替卡格雷,虽抗血小板作用稳定有效,但也有更高的出血风险。
9. 虽尚未得到证明测定血小板功能对个体化抗血小板治疗有何优势,但对心脏外科手术和非心脏手术是有用的。
10. 虽然围手术期支架血栓的发生率较低,但与主要发病率和死亡率相关。
11. 非心脏手术患者最需要关注的是手术时机和抗血小板治疗方案。
12. 大多数建议的意义并不十分清楚,因其证据的质量较低。管理人员应针对手术的血栓和出血风险对每例患者做出评估。
13. 放置 BMS 后择期手术应延迟 6~12 周,DES 后至少延迟 6 个月(最好是 12 个月)。服用阿司匹林的患者可以做大多数手术。如果手术不能推迟,抗血小板治疗方案应该综合考虑患者的血栓和出血风险。
14. 择期手术的患者静脉注射血小板抑制剂的过渡治疗措施可能是有益的,但这种方法不是没有风险,并可能延长住院天数和增加住院费用。
15. 鉴于冠脉支架患者行非心脏外科手术的频繁性和复杂性,要求不同专业的人员共同参与,通过跨学科的方法来管理这些患者。

经皮冠状动脉介入治疗(PCI)是全球最常见的手术之一,仅在美国每年就有约 60 万例。[1]这里面包括球囊血管成形术和冠状动脉支架置入术,由于后者在保持血管通畅方面占据绝对优势,绝大多数患者更愿意选择行冠状动脉支架置入术。

尽管冠状动脉支架置入较球囊血管成形术具有明显的优点,但长期护理受到再狭窄和支架内血栓形成的风险困扰[2,3]。支架技术的改进,置入技术和抗血小板治疗增加了支架的安全性[4]。然而,旨在实现维持血管完整性的最佳平衡,同时最大限度地减少血栓形成和出血风险的长期管理仍然面临重大挑战(见第 1、3 和 20 章)。

报道的 PCI 后非心脏手术(noncardiac surgery, NCS)的发生率在 12 个月内为 4%~11%,2 年内为 7%~34%[5,6]。临床关注的最大原因之一是如何最好地管理这些患者,因为冠状动脉支架的存在是围手术期心脏病高发病率和死亡率公认的风险[7-9]。

由于无意识或者个人偏好,围手术期服务提供者之间经常缺乏共识,使这一问题进一步复杂化,因此患者可能仍未被告知存在潜在的风险[10,11]。鉴于问题的严重性,专业协会为围手术期医师提供了指南,以协助他们进行评估和管理,但这些指南主要是基于低质量的证据和专家意见[12-14]。而且,它们经常是不一致和/或不明确的还有模糊不清的[15]。另外,支架技术的快速改进和新药剂的发明在长期的临床试验结果公布之前就已进入临床应用,改善了围手术期管理这些患者最佳方案的混乱。

作为多学科团队的一员,麻醉医师因其重要作用有其独特地位,因其特殊专长为围手术期术者所青睐。因此,有必要对冠状动脉支架的基本概念,药理学长期管理以及与该患者人群相关的围手术期风险进行彻底的了解和熟悉。

最佳支架技术

大多数支架在高压气囊对动脉粥样硬化病变的预扩张之后置入,但在某些情况下,可以考虑直接支架置入[例如,不存在钙化,近端损伤或 ST 段抬高型心肌梗死(segment elevation myocardial infarction, STEMI)][16]。无论任何技术,唯一最重要的目标是实现动脉腔的充分扩张,从而将支架再狭窄和血栓形成的风险降至最低。成功的支架扩张应将血管残余狭窄控制在 10%以内,保证足够的血流,避免形成支架内血栓、发生血管撕裂、出现远端栓子或者侧支血管闭塞[17](框 44.1)。

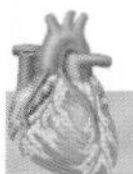

框 44.1 经皮冠状动脉介入治疗成功的标准

靶部位血管残余狭窄<10%
获得 TIMI3 级血流
无血栓、夹层、栓塞或血管闭塞等并发症

TIMI3：心肌梗死溶栓治疗时冠脉再灌注的标准，3 级表示完全灌注。

不能实现最大血管扩张可能是由技术不良、病变位置、动脉粥样化特征或支架设计所引起的球囊膨胀不足等原因导致的[18]。未达最佳标准的支架部署有着较高的围手术期心肌梗死和晚期心脏事件的发生率，如非 ST 段抬高型心肌梗死（non-ST-segment elevation myocardial infarction，NSTEMI）和靶血管血运重建[19-21]。

支架扩张通常用血管造影术进行评估。其他技术如血管内超声，光学相干断层扫描和分数流量储备的测量也可用于预测最佳支架结果，但不常规使用，因为大多手术者主要依靠血管造影外观[22-25]（参见第 3 章）。

支架类型

支架的基本概念是固体支架，防止由于弹性反冲或血管挛缩引起的血管闭合。一般来说，支架可根据材料组成、耐久性、支柱厚度和用于局部干预的洗脱药物的存在分类[26-30]（表 44.1）。

表 44.1 支架类型

金属裸支架			
产品名称	公司名称	支架换代	支架材料
Veri-FIEX	Boston Scientific	一代	不锈钢
Vision	Abbott Vascular	二代	钴铬合金
Integrity	Medtronic	二代	钴铬合金
REBEL	Boston Scientific	三代	铂铬合金

药物涂层支架						
产品名称	公司名称	支架换代	支架材料	聚合物	药物	洗脱动力学
Cypher[a]	Cordis/J & J	一代	不锈钢	PEVA/PBMA	西罗莫司	4 周内 80%
Taxus[a]	Boston Scientific	一代	不锈钢	SIBBS	紫杉醇	4 周内 10%
Xience	Abbott Vascular	二代	钴铬合金	PBMA/PVDF-HFP	依维莫司	4 周内 80%
Promus	Boston Scientific	二代	钴铬合金	PBMA/PVDF-HFP	依维莫司	4 周内 80%
Endeavor	Medtronic	二代	钴铬合金	PPChol	佐他莫司	2 周内 95%
Resolute	Medtronic	三代	钴铬合金	Biolynx	佐他莫司	8 周内 85%
Promus Element	Boston Scientific	三代	铂铬合金	PBMA/PVDF-HFP	依维莫司	4 周内 80%
Taxus Ion	Boston Scientific	三代	铂铬合金	SIBBS	紫杉醇	2 周内 10%
Nobori[b]	Terumo	BP-DES	不锈钢	PLA	咗他莫司	4 周内 80%
Biolimus[b]	Biosensors	BP-DES	不锈钢	PLA	咗他莫司	4 周内 80%

[a] 不再使用（Cypher 在 2011 年已停用）。
[b] 英国禁用。
PMBA，聚甲基丙烯酸正丁酯；PEVA，聚乙烯醋酸乙烯；PLA，聚乳酸；PPChol，磷酰胆碱；PVDF-HFP，聚偏氟乙烯六氟乙烯；SIBBS，苯乙烯异丁烯苯乙烯。

金属裸支架

目前的裸金属支架（BMS）由不锈钢、钴铬或铂铬制成。不锈钢 BMS 是用于冠状动脉支架术的第一个装置[31]。与球囊血管成形术相比，BMS 成功地降低了急性冠脉闭塞和冠脉再狭窄的发生率，从而避免反复行靶病变血运重建[32-34]。BMS 的一个优点是通常内皮覆盖支架大约在 12 周内完成，这降低了支架内血栓形成的风险[35]。然而，尽管支架设计有所改进，仍有约 20%～30%的病变血管发生了支架内再狭窄[36-38]。

目前公认的放置 BMS 的适应证包括不能行长期双重抗血小板治疗（DAPT）的患者；出血风险较高的患者，包括口服抗凝药物的；患者计划 NCS 要求 PCI 术后 1 年内停止抗血小板治疗者。

药物洗脱支架

药物洗脱支架（DES）由涂覆有聚合物载体的金属支架平台组成，其存储抗增殖剂。载体以逐渐和受控的方式释放药物(洗脱),允许扩散到局部血管组织中,从而防止过度的细胞生长(新内膜增生)和对置入装置反应性的侵入[39]。已经显示 DES 在再狭窄率和目标病变血运重建率方面优于 BMS,特别是置入后第一年[40-44]。1 年后 DES 和 BMS 之间的再狭窄率相似[45-47]。

支架平台

支架设计在药物分布到血管壁中起重要作用[48]。支架的构型直接决定了药物递送的模式和程度[49,50]。另外,支架的对称扩张对于优化药物扩散是至关重要的。已经开发了大量的支架平台设计,它们可以分为闭合或开放的单元形状[51](图 44.1)。

闭合支架实现更均匀的扩张,并且恒定的细胞间隔导致更均匀的药物分布[52]。开放系统具有更好的适应性,由于内曲率和外曲率之间的表面覆盖率变化较大,以不太均匀的分布为代价[52,53]。改善支架的弹性和减小的支柱厚度已表明能减轻动脉损伤并减少新生内膜反应[54-56](图 44.2)。用于药物递送的最佳支架设计应具有大的支架表面积和小的单元间隙,同时保持适形性,径向支撑和柔性以达到复杂的冠状动脉病变。

聚合物基质

聚合物基质的功能是在支架留置期间有抗增生药物的储存功能,随后将试剂逐渐释放到局部血管壁中[57]。置入后数周或数月内的洗脱动力学由支架涂层材料的类型、组成和设计决定[58]。聚合物可以广义地描述为有机与无机,生物可吸收的与持久的,合成与天然。聚合物组成的差异直接影响血管壁上的炎症反应的长度和程度,从而直接影响支架表面再内皮化的时间[59-61]。

旧的 DES(所谓的第一代 DES)由不锈钢平台和持久的聚合物组成。已被证明会产生长期的炎症反应,导致血管延迟愈合和内皮支架覆盖[62,63]。较新的 DES(第二代和第三代)由钴或铂铬支架组成,并且涂覆有导致较少局部炎症和较少干扰再内皮化的聚合物[64-66](框 44.2)。

抗增生剂

在 DES 设计和制造期间,测试了具有预防细胞增殖能力的多种试剂;然而,目前在临床环境中使用的仅 5 种抗再狭窄药物。

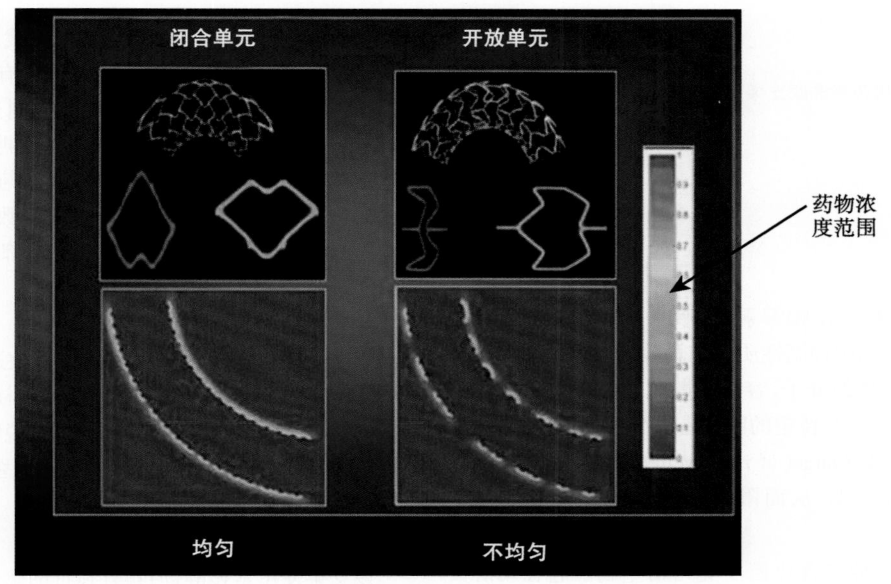

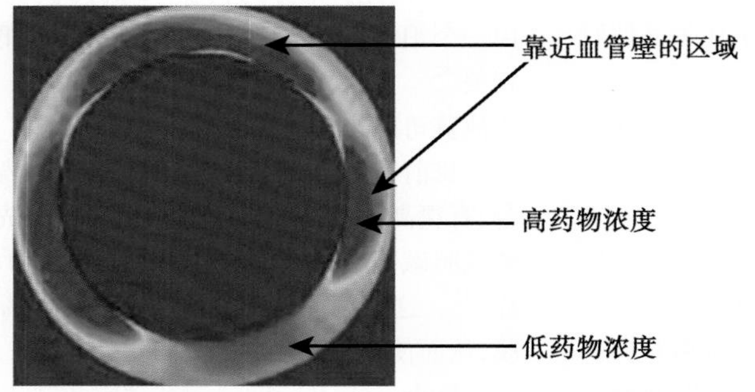

图 44.1 上图是闭合单元与开放单元在药物洗脱支架中的使用。闭合单元(左)为邻近的血管壁提供更多的支架支持和更均匀的药物分布,而开放单元(右)是以降低灵活性为代价。从最高(红褐色)到最低(蓝色)的颜色强度显示了药物浓度。在使用药物洗脱支架后,一种药物洗脱支架的横截面,显示出不均匀的支架间距,导致药物分布不均。(*Reproduced with permission from Htay T, Liu MW. Drug-eluting stent: a review and update.* Vasc Health Risk Manag*. 2005;1:263-276. Copyright Dove Medical Press.*)

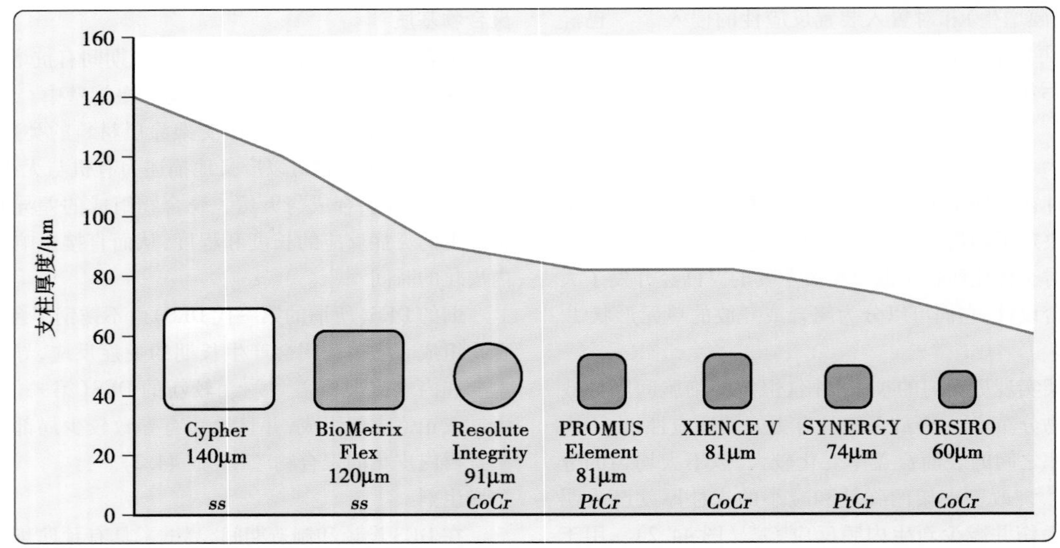

图 44.2　药物洗脱支架厚度的演变。更薄的支架壁主要由钴铬(CoCr)或白金铬(PtCr)合金制成,这些合金具有较高的机械性。ss,不锈钢。(*Modified with permission from Foin N,Lee RD,Torii R,et al. Impact of stent strut design in metallic stents and biodegradable scaffolds.* Int J Cardiol . *2014;177:800-808. Copyright Elsevier.*)

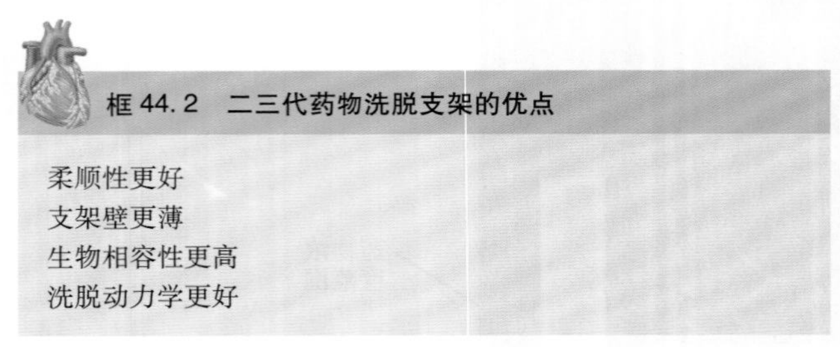

框 44.2　二三代药物洗脱支架的优点

柔顺性更好
支架壁更薄
生物相容性更高
洗脱动力学更好

1. 西罗莫司(也称为雷帕霉素)是吸水链霉菌的发酵产物。它作为具有强力细胞抑制性质的抗真菌大环内酯。西罗莫司是一种高度亲脂性的分子,容易扩散到血管平滑肌细胞的膜上。在细胞质中,它与特定的胞内蛋白结合,所得抑制复合物称为雷帕霉素靶标(target of rapamycin,TOR)的调节酶,阻断细胞从 G_1 进入 S 期,从而限制平滑肌细胞的复制和增殖[67,68]。

2. 依维莫司是一种半合成西罗莫司衍生物。它在动脉壁中更亲脂并且更快速地被吸收[69]。

3. 佐他莫司是西罗莫司的等同类似物,但循环半衰期较短。它也是高亲脂性[70]。

4. Biolimus(西罗莫司类似物)是一种亲脂性内酯,西罗莫司的半合成类似物。它主要用作某些生物可降解聚合物支架中的洗脱剂[71]。

5. 紫杉醇是从太平洋紫杉树的树皮中分离的抗肿瘤剂,最初用于治疗乳腺癌和卵巢癌。它也是易通过细胞膜消除的亲脂性分子。紫杉醇通过在细胞分裂之前稳定细胞微管而起作用,从而防止它们的分解,这对于在有丝分裂细胞周期中 G2 到 M 期的进展是至关重要的[72]。最终的结果是抑制平滑肌细胞复制和迁移。

第一代药物洗脱支架

自 2003 年首次推出以来[52],第一代 DES 虽然广泛使用,但在很大程度上被更精致的支架所替代。第一代 DES 由金属支架平台(通常为不锈钢)组成,涂覆有不可生物降解的聚合物,可洗脱西罗莫司(Cypher,不再制造)或紫杉醇(Taxus)[73,74]。几项试验证明了 DES 在降低再狭窄率和靶向病变血运重建优于 BMS,而 Taxus 支架似乎与轻微增加支架血栓形成较 Cypher 支架更相关[75,76]。大多数关于手术患者围手术期风险和管理手术患者的现有文献都是基于第一代 DES 而不是较新的,更安全的支架。

第二代和第三代药物洗脱支架

第二代和第三代 DES 提供了许多改进,比第一代支架增加了安全性[77-80]。它们具有降低的支柱厚度,提高的柔韧性,增强的聚合物生物相容性和药物洗脱特征,以及优异的再内皮化动力学[81]。当今世界范围内这些装置占冠状动脉置入支架的主导地位。

紫杉醇药物洗脱支架

该支架使用紫杉醇,但具有独特的聚合物,旨在最大化早期释放,因此大部分药物在 12 周内被洗脱。此外,该系统使用一个铂铬支撑系统提供薄支柱,与较低水平的血管壁炎症相关[82]。

佐他莫司药物洗脱支架

目前有两个支架可用。Endeavor 支架具有更强的钴铬平台,有更高的灵活性。它还使用一种与先前的聚合物相关的磷酰胆碱聚合物涂层旨在最大化生物相容性和最小化炎症[83]。这缩短了药物洗脱时间,使 95% 的药物在 2 周内洗脱,从而使正常的动脉修复得更快。

Endeavour Resolute(冠状动脉药物洗脱支架商品名)代表了 Endeavor 支架的改进。主要区别在于主要组成部分的 3 层聚合物的存在:①用于生物相容性的亲水性聚合物;②用于药物洗脱控制的疏水性聚合物;③聚乙烯醇聚合物在支架置入后即刻释放大量药物[84]。最后的效果是抑制初始炎症反应,随后 85% 的药物在接下来的 8 周内被洗脱。

依维莫司药物洗脱支架

依维莫司药物洗脱支架存在两种版本。Xience 支架用钴铬平台与聚合物(*N*-丁基-甲基丙烯酸酯),允许 80% 的药物在 4 周内洗脱[85]。Promus 药物洗脱支架使用相同的聚合物型材和药物洗脱液,但由于可移动的铂铬支架,提供了改进的药物递送[86]。药物洗脱支架用于大多数冠状动脉病变,而裸金属支架目前被保留用于选择性病变。一般来说,更可能受益于药物洗脱支架的患者是可能导致不良结局的再狭窄风险较高的患者。这些包括左主干冠状动脉疾病、开口处病变、小血管、先前的支架内再狭窄、分叉病变、长或多个病变或隐静脉移植物中的患者,以及急性冠脉综合征(acute coronary syndrome,ACS)、糖尿病或慢性肾脏疾病[86-90]。

药物洗脱支架之间的差异

所有 DES 减少 12 个月时再狭窄和目标病变血运重建的发生率优于 BMS[91]。第一代 DES 对于目标病变血运重建和晚期血栓形成不如较新的 DES[91-93]。关于第二代和第三代 DES,唑他莫司和依维莫司药物洗脱支架之间的结果差异很小,尽管支架内血栓形成轻微下降可能与钴铬依维莫司支架有关[94-96]。

可生物降解冠状动脉支架

虽然与第一代药物洗脱支架相比,新一代支架的支架血栓形成发生率较低,但支架平台和聚合物基质是永久性的。减少支架血栓形成的潜在方法甚至可能是通过使用生物可吸收支架来缩短暴露于聚合物或支架的长度,其中聚合物或支架可随时间而降解[97-99]。使用生物可吸收聚合物的主要原理是期望减少慢性炎症和促进血管愈合。生物可吸收支架平台背景原理是基于以下事实:再狭窄在手术后 12 个月后不常见[37,38];因此,支架的临床需要可能非常有限。

虽然这些支架目前在美国并不被批准用于临床,但具有生物可吸收聚合物的支架在其他地方已被广泛研究[100-103]。两个最近的荟萃分析比较了生物可吸收聚合物支架与耐久性聚合物 DES 和 BMS[104,105]。分析表明,这种支架优于第一代 DES 和 BMS,并且它们与一些第二代 DES 相当。目前它们被认为是第二代和第三代 DES 的合理替代方案。

支架置入的血管反应和生物反应

围绕冠状动脉支架患者围手术期评估和管理的大多数临床决策是基于身体对冠状动脉腔内异物存在的自然反应;因此,重要的是检查相关的病理生理学以及旨在抵消这种反应的干预治疗。

球囊扩张病变冠脉牵拉血管壁的过程依次触发了 3 种不同的生物效应[106]:

1. 即刻血管反冲
2. 阴性动脉重塑
3. 新生内膜增生

由于动脉壁的弹性特征,通常在手术后 24 小时内发生,弹性反冲代表 PCI 术后立即收缩。其次是负重塑,这是动脉壁的局部收缩和损伤血管段内腔变窄的过程。负重塑的原因尚未确定,但可能与愈合过程以及血管内皮和层流之间的相互作用有关[107]。新生内膜增生构成延迟愈合反应。这表现为来自培养基的平滑肌细胞的增殖和迁移以及可能循环内皮祖细胞从骨髓进入内膜[108,109]。

放置冠状动脉内支架消除了前两个过程,只留下新生内膜增生在正常愈合中发挥作用,以及再狭窄的夸张反应。此外,与平滑球囊血管成形术不同,异物的永久存在作为血小板功能和凝血机制的活化引起的血栓形成的恒定刺激,其持续直到支架完全内皮覆盖发生[110-113]。

通过支架撑开启动的细胞级联可以分为 3 个阶段[114](图 44.3):

1. 早期阶段:内皮损伤,血小板激活和白细胞募集炎症,释放细胞因子和生长因子。该反应之后是再内皮化和新内皮细胞的产生。在抗血小板治疗下,内皮破坏刺激主要由覆盖血管和支架表面的血小板组成的薄层血栓形成;在无细胞毒性剂的情况下,几周后仍存在内皮细胞完全覆盖新内膜[115]。

2. 造粒阶段:由负责消化细胞碎片和分泌生长因子的巨噬细胞置换受伤区域的纤维蛋白凝块,从而刺激内皮细胞增殖和平滑肌细胞迁移[116]。

3. 组织重塑期:由受损的内皮细胞和血小板释放的生长因子和细胞因子激活的肌肉细胞的改变以及由支架产生的压缩血管力和沿着支柱的低剪切应力[117,118]。平滑肌细胞经历复杂的变化,导致从培养基向内膜的迁移和增殖。该过程通过从收缩转变为合成表型的转化来实现,其使平滑肌细胞沉积细胞外基质[119]。这种富含蛋白质的基质起着重要作用,因为它与细胞相互作用并影响进一步的细胞黏附,迁移和增殖。一些个体表现出夸张的反应,这似乎与血管损伤的程度和严重程度相关。在这些情况下,过度的新生内膜生长将进一步侵入血管腔,导致支架内再狭窄。抗增生剂的存在钝化了这种反应,从而保持了通畅。权衡利弊的结果延迟了支架的内皮化过程,从而使支架内血栓形成的风险增加(图 44.4)。

支架内再狭窄

该过程涉及由新生内膜过度生长引起的支架段,或其直接近端或远端的逐渐再狭窄。再狭窄发生在支架置入后大约 4~12 个月之间新生内膜增厚峰值的结果[120-122]。当存在相关症状或缺血症状时,血管直径减少为 50% 或更大时,或者如果出现无论症状有无的 70% 以上的管腔直径减小,则考虑临床干预[123]。

目标血管血运重建是指沿支架血管侧面再次介入,而目标病变血运重建术通过病变本身内部的再介入来定义。再狭窄病变的类型如图 44.5 所示[124]。

PCI 术后第一年再狭窄的发生率约为 20%~30%[125]。此后,心肌缺血(如果存在)主要发生于原发血管疾病的进展[126]。DES 一直将支架内再狭窄的发生率和目标病变血运重建的发生率降低 75% 左右,并在所有亚组患者中获益[127-130]。

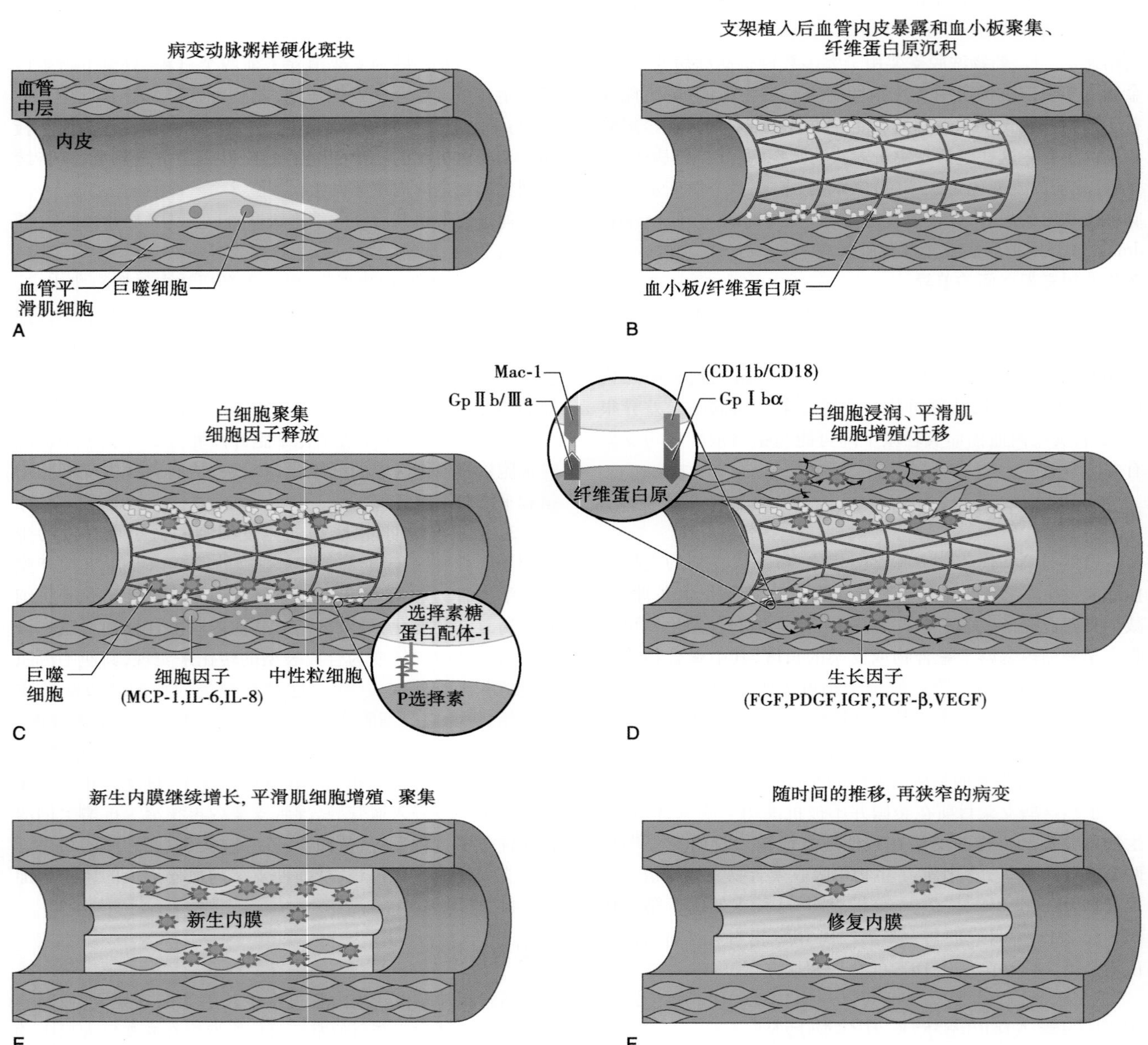

图 44.3 (A)干预前成熟的动脉粥样硬化斑块。(B)支架置入即刻导致的血管内皮暴露和血小板聚集、纤维蛋白原沉积。(C)和(D)受伤后的几天内，白细胞聚集、浸润和平滑肌细胞的增殖和迁移。(E)受伤后的几周内，新生内膜增厚伴随平滑肌细胞继续增殖和单核细胞聚集。(F)长期(数周到几个月)从一个主要的细胞转变为一个更少的细胞斑块，细胞外基质丰富。(*Reproduced with permission from Bhatia V, Bhatia R, Dhindsa M. Drug-eluting stents: new era and new concerns.* Postgrad Med J. *2004;80:13-18. Copyright BMJ Publishing Group Ltd.*)

Cyher

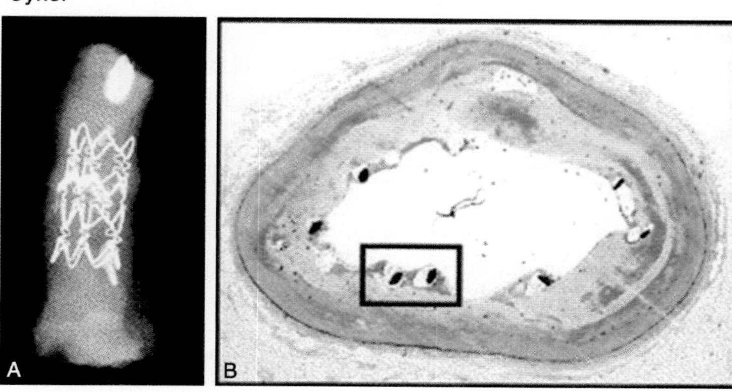

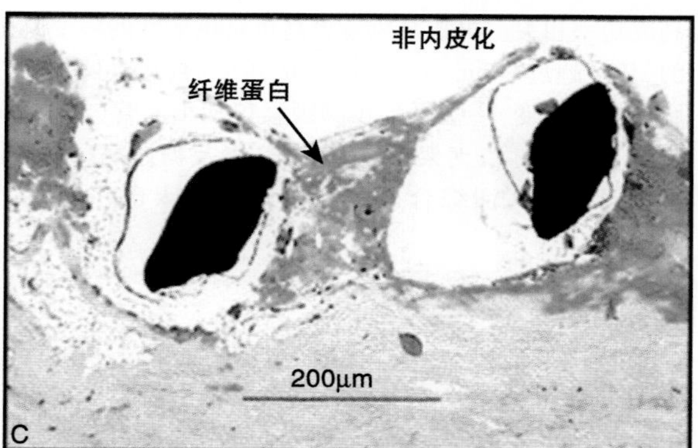

Bx Velocity

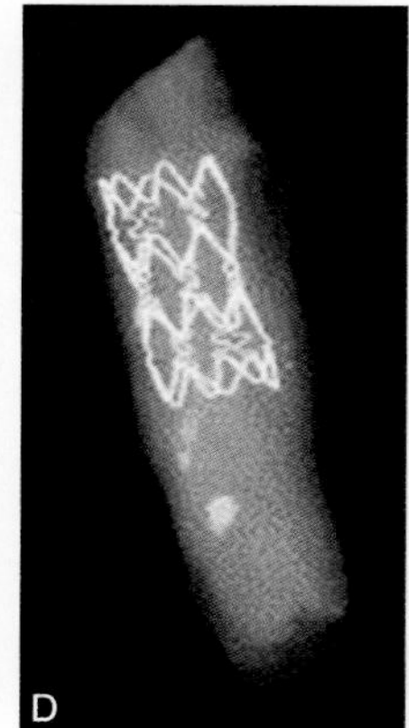

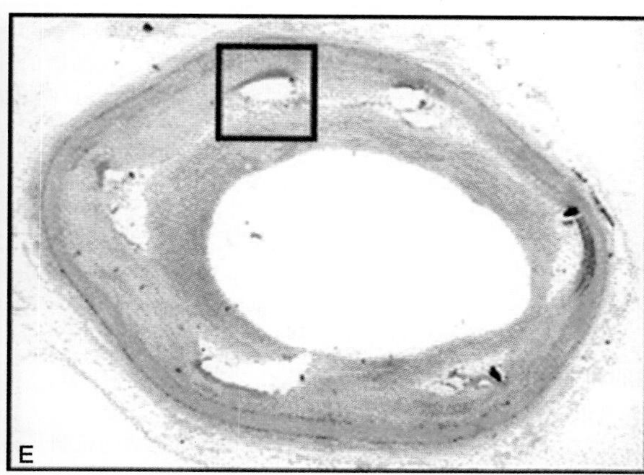

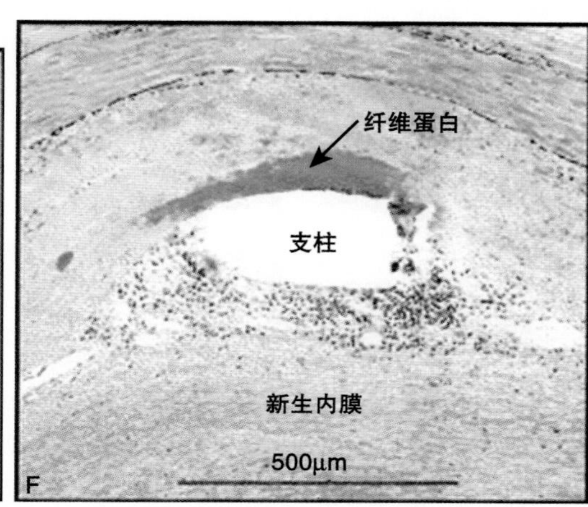

图 44.4 一位 65 岁老年男性因颅脑损伤去世。在他去世 15 个月前，左前降支近端做了西罗莫司药物洗脱支架（Cyher），远端做了金属裸支架（Bx Velocity）。（A）X 线成像下的左前降支支架。（B）药物洗脱支架的组织切面图显示支架壁上覆盖着极小的新生内膜。（C）高倍镜视野下可见支架壁周围分布着纤维蛋白，很少有内皮细胞，且腔内没有血栓。（D）X 线成像下的左前降支支架。（E）金属裸支架（绿色）内含有丰富的新生内膜组织，包括平滑肌细胞，细胞外基质，和覆盖层内皮细胞。（F）放大后的图像显示支架壁下小范围的纤维蛋白，周围分布着淋巴细胞，支架表面覆盖着平滑肌细胞，这是一种富含蛋白质的肌肉细胞。（*Reproduced with permission from Joner M, Finn AV, Farb A, et al. Pathology of drug-eluting stents in humans: delayed healing and late thrombotic risk.* J Am Coll Cardiol. *2006;48:193-202. Copyright Elsevier.*）

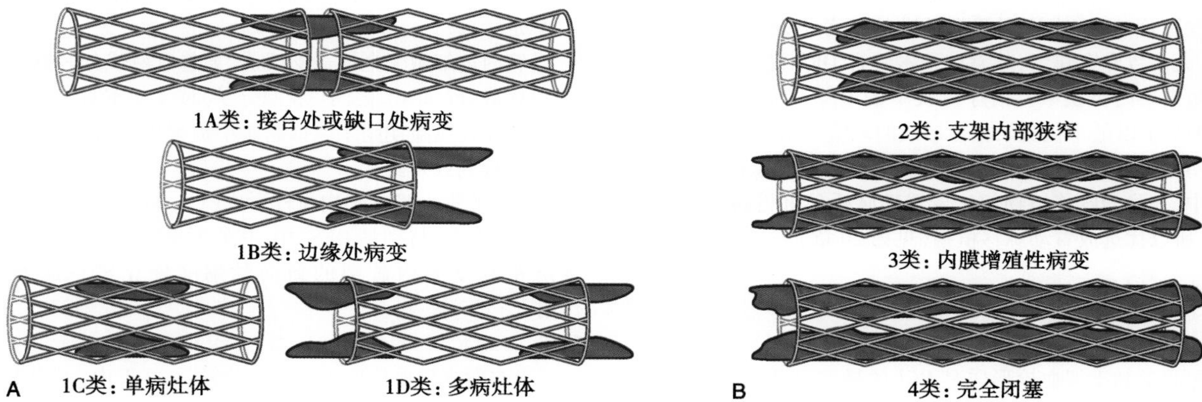

图 44.5 血管造影下支架内再狭窄的模型。（A）1 类：病灶长度小于或等于 10mm。（B）2 类：弥漫性病变长度大于或等于 10mm；3 类：内膜增殖性病变长度大于或等于 10mm，超出支架边缘 5mm；4 类：完全闭塞。（*Modified with permission from Merhan R, Dangas G, Abizaid AS, et al. Angiographic patterns of in-stent restenosis: classification and implications for long term outcome.* Circulation. *1999;100:1872-1878. Copyright Wolters Kluwer Health.*）

病变类型

处理很少或没有钙化并且无分支参与的离散同心病变与高成功率相关。再狭窄风险更高更具挑战性的病变是弥漫性的、长度超过20mm、过度曲折、成角度的、开口处的和涉及静脉移植的病变[131]。其他预测因素包括小血管(<2.5mm),多支架,支架厚度,支架不完全扩张,以及糖尿病(特别是胰岛素依赖型),代谢综合征和高血压等临床合并症[132,133](框44.3)。

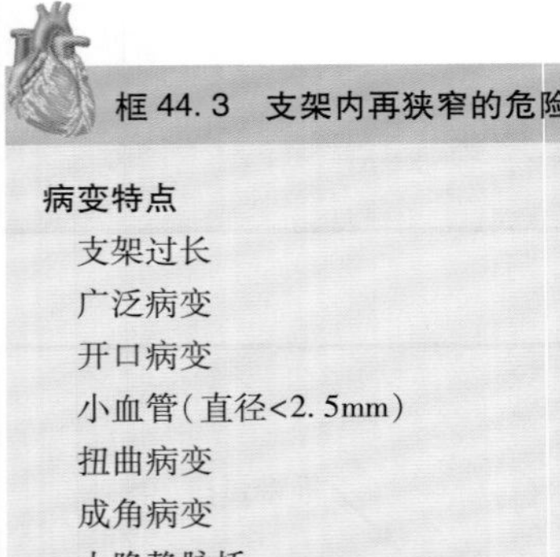

框44.3 支架内再狭窄的危险因素

病变特点
- 支架过长
- 广泛病变
- 开口病变
- 小血管(直径<2.5mm)
- 扭曲病变
- 成角病变
- 大隐静脉桥
- 支架扩张不良
- 多形支架

合并症
- 糖尿病、肥胖、高血压

尽管DES不太常见,但再狭窄仍然依赖于周围的挑战和初始病变的复杂性[134,135]。因此,与BMS不同,似乎DES的再狭窄的大多数预测因素更多地涉及病变特征和支架放置的技术方面,而不是患者的临床状态[136]。

临床表现

支架再狭窄主要怀疑是心肌缺血的复发性症状。最常见的综合征是稳定或进行性心绞痛,但高达10%的患者表现有急性心肌梗死[137]。支架内再狭窄的诊断由冠状动脉造影确诊。

治疗

在有症状和/或达到解剖标准的患者中,经常需要重复PCI。大多数专家建议,球囊扩张术后行DES置入,因其能有效预防支架内再狭窄。治疗再狭窄的DES的放置将需要延长的DAPT以最小化支架血栓形成的风险。重复PCI不太可能成功的患者应被视为手术心肌血运重建的候选者。在这些患者中,与隐静脉移植物相比放置动脉桥具有更高的长期通畅率,所以优选放置动脉移植物(见第20章)。

支架血栓形成

定义

冠状动脉支架血栓形成是PCI的最严重并发症之一,并且与主要发病率和死亡率相关[138]。它被定义为在富血小板血栓形成的支架位置处的突然闭塞,其可以在支架置入到PCI之后的任何时间发生[139-141]。

过去临床医生使用了支架血栓形成的各种不同的定义,这使得支架内血栓形成非常难以解释。自2006年以来,学术研究协会提出了支架内血栓的诊断标准及其时限界定标准[142](表44.2和表44.3)。尽管这些标准不完善,但在比较DES不同试验之间的结果方面已经得到了相当一致的解释。

共同特征是通过一种或多种以下机制增强血小板活化和聚集(框44.4):

表44.2 支架内血栓形成的时相分期

急性	支架置入术后24小时之内发生血栓
亚急性	术后24小时至术后1个月
晚期	术后1个月至术后1年
极晚期	术后1年以上发生血栓

Modified from Cutlip DE, Windecker S, Mehran R, et al. Clinical end points in coronary stent trials: a case for standardized definitions. *Circulation*. 2007;115:2344-2351.

表44.3 支架内血栓的诊断

明确诊断	支架置入术后出现胸痛,伴随心电图或者超声心动图的改变或者心肌酶谱的升高,并经冠脉造影证实支架内形成血栓,尸检可证实血栓形成
很可能的	PCI术后30天内不明原因死亡,支架血管供应区域内发生心肌梗死
可能的	PCI术后30天后不明原因死亡

Modified from Cutlip DE, Windecker S, Mehran R, et al. Clinical end points in coronary stent trials: a case for standardized definitions. *Circulation*. 2007;115:2344-2351.

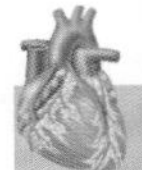

框44.4 支架内血栓形成的机制

- 支架周围血流速度减慢
- 血小板在非内皮细胞表面的暴露
- 对血小板抑制缺乏或低反应
- 局部超敏性或血管壁的炎症反应
- 新生动脉粥样硬化斑块的形成

- 持续缓慢的冠状动脉血流,可能发生于管壁夹层或灌注不足
- 血管内皮细胞完全覆盖支架前,某些血液成分暴露于血栓前体成分(如组织因子、胶原分子)或支架本身
- 在高血栓风险期间未能抑制血小板聚集,如抗血小板治疗过早停药或耐药

在一些迟发型支架内血栓形成(very late stent thrombosis, VLST)的患者(特别是DES)中,其他因素如超敏反应,过度纤维沉积和支架内破裂的新动脉粥样硬化斑块起着重要作用[143]。

时机

大多数支架血栓形成发生在放置后30天内,无论支架类型如何,从低风险患者的0.5%到高危患者的2.5%[144-146]。这期间支架血栓形成的发作通常与围手术期的并发症或DAPT突然中断有关,如大出血或急诊高危手术。

BMS支架在4~6周后的支架血栓形成概率较低[147]。这一观察结果与血管镜检查3~6个月完全内皮细胞化的结果一致[148]。BMS的VLST更为罕见,并且在支架段进行重复手术后最常发生[47]。

与 BMS 类似，大多数与 DES 相关的支架血栓形成发生在第一年，其中大多数发生在 PCI 后前 30 天[149,150]。DES 的支架血栓形成一年累积发生率约为 0.5%～1%[151]。此后，支架内血栓形成继续以每年 0.4%～0.6% 的速度增长，其中第一代 DES 发生率较高[152,153]。

支架血栓的危险因素

支架、血液成分和血管壁之间的复杂相互作用是对血栓形成的强烈刺激。因此，已明确多种因素导致 LST 和 VLST 并不奇怪[154-156]（表 44.4）。

表 44.4 支架内血栓的危险因素

支架类型	机制	局部病变特点	其他情况
一代药物洗脱支架>二、三代药物洗脱支架≈金属裸支架	支架膨胀不全或位置不良 血管损伤 支架覆盖不全 支架置入后血管狭窄 支架上黏附坏死斑块	开口病变，支架过长，分叉病变，多形支架 小血管（直径<2.5mm） 大隐静脉桥 放射治疗史	过早停止双抗血小板治疗 经皮冠状动脉介入治疗急性冠脉综合征 糖尿病 肾功能不全 左心室功能不全 全身炎症反应 吸烟 吸毒

支架类型

第一代 DES 的 LST 和 VLST 的发生率最高，而 BMS 与第二代和第三代 DES 之间的风险相似[157,158]。除了较慢的药物洗脱速率（例如紫杉醇），与 BMS 和新一代 DES，较粗的支柱和对耐久聚合物的局部超敏反应是增加第一代 DES 对 LST 和 VLST 的倾向因素，这是由于延迟的内皮覆盖。可生物降解的支架具有与 BMS 相似的安全性，但它们似乎略逊于钴铬依维莫司支架。

手术相关因素

支架内血栓发生率高的相关因素包括支架贴壁不良导致支架和血管壁之间的部分血液淤滞、血管内膜撕裂、支架内皮覆盖不全[19,20,159]。这些因素突出了支架及术式的选择对达到最佳治疗效果的重要性，包括支架大小及临床条件、病变部位、病变特点决定的手术方式的选择。

病变相关因素

病变特征可能会导致支架血栓形成的风险，例如，在 ACS 期间具有坏死性填充脂质核的斑块，其中支架已经显示减少新内膜覆盖[160]。其他因素（所谓的未列出适应证）包括复杂的解剖学，如多发性病变、小血管、大于 3cm 的病变、开口和分叉病变、完全闭塞、隐静脉移植狭窄、已形成支架血栓和近期放射治疗史[161-163]。患有这些病症中的一种或多种的患者占 PCI 总数约 50%[164]。

治疗相关因素

毫无疑问，早期和晚期血栓形成的最重要的单一预测因素是早期停止 DAPT（一种或两种药物），大概在血管愈合不完全时期[165]。这种变化通常与行手术或侵入性操作的需要、患者依从性差、治疗副作用（如出血）或经济困难有关。虽然 DAPT 的持续时间仍然是一个争议的问题，但与 BMS 相比 DES 更长[166-168]。对于任何支架，最高的风险期是置入后的前 30 天，这与血管壁内的炎症/血栓形成反应的最高强度相关[169]。

在 1 至 6 个月之间，支架内血栓形成的风险降低，特别是在具有其他危险因素的患者和第一代 DES 的患者中仍然很高[170,171]。在一项研究中，6 个月后，在医师指导下暂时停止抗血小板治疗的 DES 患者和未接受该治疗的患者之间的支架血栓形成率没有发现差异[172]。然而，由于不依从或出血而突然停止 DAPT 的患者，支架血栓形成的风险显著升高。在目前的这一代支架中，择期患者只要持续的阿司匹林治疗，在 6 个月后暂时停止腺苷受体阻滞剂可能相对安全[168,173]。停用 DAPT 期间 LST 或 VLST 的时间范围为几天至几个月，具体取决于停用的药剂和造成血栓前状态的其他风险因素（如外科手术）[174]。

合并症

支架血栓形成风险增加的患者包括糖尿病[175]（特别是胰岛素缺乏者[176]）、慢性肾脏疾病[177]、心脏衰竭与收缩功能障碍[146]、恶性肿瘤[146]、血小板抑制剂低反应[178]、吸烟者[179]和可卡因使用[180]。原因是多因素的，机制包括增加血小板转换、血管兴奋、内皮一氧化氮产生减少、血小板受体过表达、抗血栓形成途径缺陷、阻断抗血小板药物途径的旁路、受损的纤维蛋白溶解和血管收缩。

管理

处理发生支架内血栓的患者需要立刻抽吸出支架内血栓及再次置入支架使得血管再通[181]。对这些患者行急诊 PCI 成功率可能不高，许多手术医生借助血管内超声选择支架尺寸及确定支架贴壁情况。支架内血栓的患者即使口服氯吡格雷，其血栓复发风险仍增加。通常将这种药物替换为其他药物如普拉格雷或替卡格雷。

结果

支架血栓形成的后果可能是破坏性的，从而突出了及时干预的重要性。报道的冠状动脉支架内血栓形成患者的 STEMI 急性期死亡率高于 50%[182,183]，而 6 个月时幸存者为 20%～25%[184]。此外，复发性支架血栓形成的发生率约为 10%～12%[185,186]。与治疗血管原发病灶相比，支架内血栓患者的治疗与手术本身的长期成功关联不大[187,188]

抗血小板治疗

血小板生理学

血小板在正常止血以及血栓形成中起关键作用。在非激活状态下，血小板呈圆盘状，彼此之间不黏附且不黏附于血管内皮壁。一旦发生内皮损伤，血小板最初通过糖蛋白膜受体（GpⅠb）将其自身附着于胶原蛋白或血管性血友病因子[189]。初始阶段（黏附）之后是随后的激活。活化的血小板经历构象变化，发展富含纤维蛋白原受体（GpⅡb/Ⅲa 整联蛋白）的细胞质突起（图 44.6）[189]。此外，释放存储在 α 颗粒［血栓烷 A2（TXA2），腺苷］和致密颗粒（凝血酶，CD4L 配体，CD6P）中的促凝剂，其用于通过正反馈环扩增反应[189-191]。血小板活化之后是血小板聚集的阶段，其中活化的 GpⅡb/Ⅲa 受体结合循环中的纤维蛋白原，其作为相邻血小板之间的桥接，将它们结合在一起。凝血酶由组织因子激活后产生并从血小板颗粒释放，将纤维蛋白原切割成用于稳定血栓的纤维网[192]（见第 35 章）。

许多途径和血小板膜受体在激活期起重要作用，从而为抗血小板治疗提供药理学靶标[193,194]（图 44.7）。目前，可用于冠状动脉支架患者血小板抑制的药物包括：①负责生产 TXA2 的环氧合酶 1（COX1）的活化；②腺嘌呤诱导的膜嘌呤能受体 P2X1、P2Y1 和 P2Y12 的活化；③凝血酶激活活化的蛋白酶受体；④膜 GpⅡb/Ⅲa 受体的活性表达（框 44.5）。已合成的靶向其他血小板受体或途径的药物，已被发现无效（如双嘧达莫）或处于早期发展阶段（如吡考他胺、特鲁曲班）[193]。

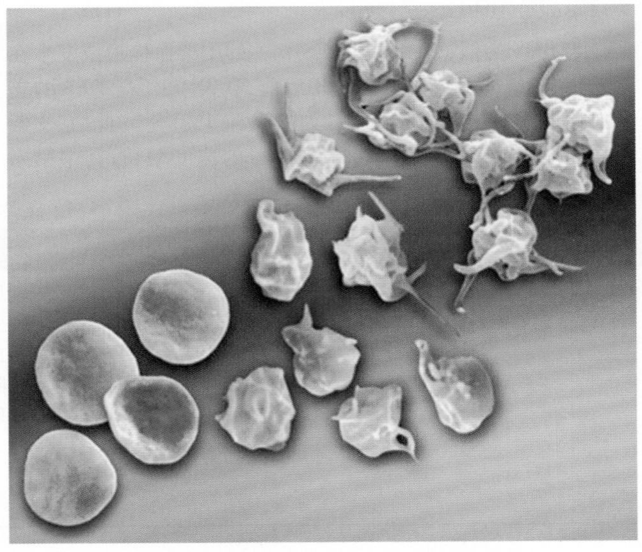

图 44.6 血小板变形及聚集。电子显微镜照片可见静止的血小板（左下），部分活跃血小板（中间），完全活跃血小板（右上），伴随着形态的改变。细胞质大量突出导致纤维蛋白原受体活跃。（*Reproduced with permission from Michelson AD. Methods for the measurement of platelet function.* Am J Cardiol . *2009*; *103* (*suppl 2*): *20A-26A. Copyright Elsevier.* ）

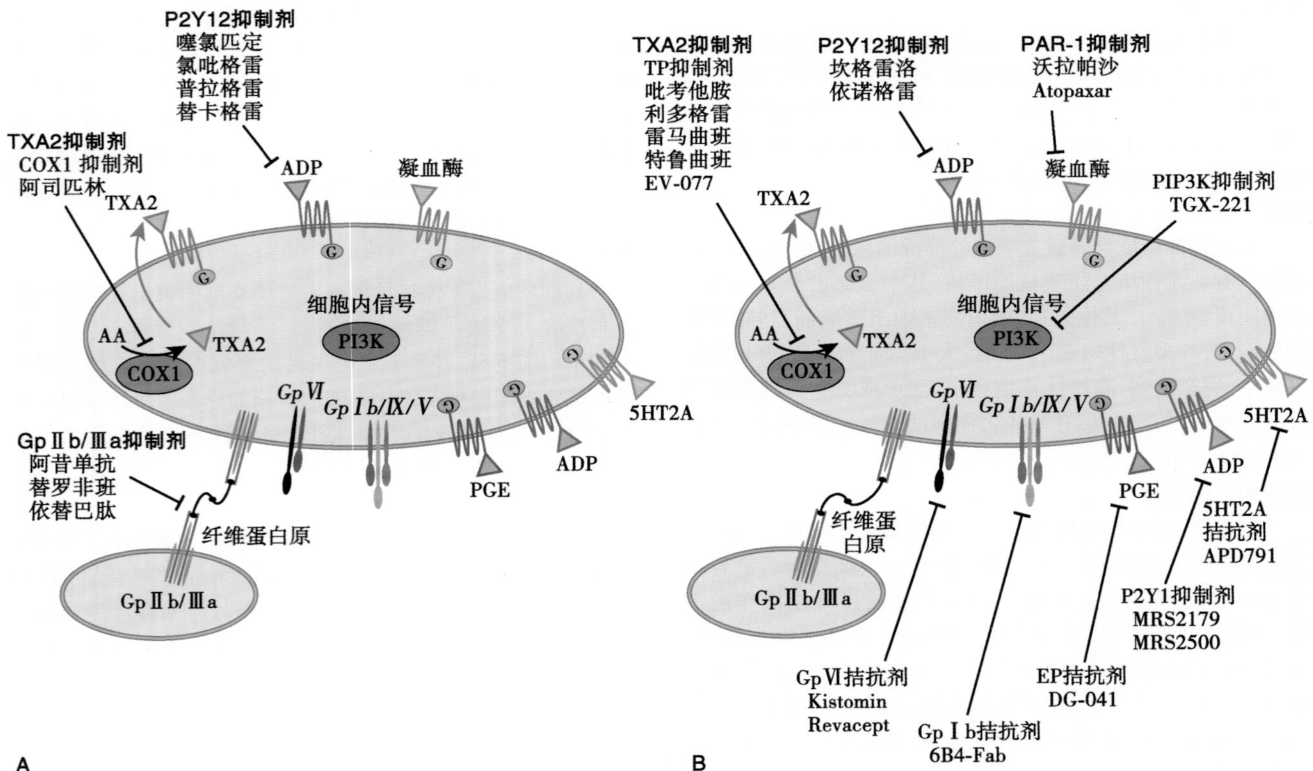

图 44.7 抗血小板药物作用的位点。（A）目前可用于急性冠脉综合征或经皮冠状动脉介入治疗的药物。（B）正在研发的新型抗血小板药物：沃拉帕沙现在可供临床使用，而坎格雷洛尚未得到美国食品药品管理局的批准。AA，花生四烯酸；ADP，二磷酸腺苷；COX1，环氧酶 1；EP，前列腺素 E 受体；5HT2A，5-羟色胺；G，G 蛋白；Gp，糖蛋白；PGE，前列腺素 E；PAR-1，蛋白酶激活受体 1；PI3K，磷脂酰肌醇 3 激酶；TP，血栓素受体；TXA2，血栓素 A2。（*Reproduced with permission from Ferreiro JL，Angiolillo DM. New directions in antiplatelet therapy.* Circ Cardiovasc Interv . *2012*；*5*：*433-445. Copyright Wolters Kluwer Health.* ）

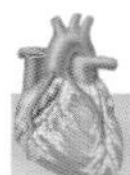

框 44.5　冠脉支架术后应用抗血小板药物治疗的机制

非甾体抗炎药/阿司匹林:不可逆地抑制环氧化酶 1
氯吡格雷和普拉格雷:不可逆地结合 P2Y12 受体
替卡格雷和坎格雷洛:可逆地结合 P2Y12 受体
阿昔单抗、欣维宁、依替巴肽:可逆地结合 GpⅡb/Ⅲa 受体

COX1 诱导产生的 TXA2 在支架展开过程中对血管壁造成创伤性损伤,其中类花生四烯酸(AA)由膜磷脂合成。COX1 作用于 AA,诱导产生前列腺素 H2,然后转化为 TXA2[193,194]。TXA2 的作用包括血小板形状改变,颗粒内容物的释放和强烈的血管收缩。在其他可溶性试剂中,腺苷从相邻的红细胞释放。反过来,腺苷附着于 P2Y1、P2Y12 和 P2X1 的血小板膜中的其自身的嘌呤能受体[195]。

P2X1 受体的刺激引起血小板变化,但单独不足以扩增血小板活化并引发血小板聚集。该过程主要取决于 P2Y12 受体的活化,主要负责进一步促凝血素释放(包括 TXA2)和 GpⅡb/Ⅲa 受体的表达[194,195]。P2X1 受体参与在高剪切条件下暴露于胶原的血小板形态变化和活化[195]。嘌呤能受体的一个独特特征是它可以通过抑制腺苷酸环化酶来阻断细胞内产生血管扩张刺激磷蛋白(VASP)的能力[196]。这是目前用作实验室测试来检查腺苷拮抗剂的有效方法。

凝血酶是最有效的血小板活化剂,与蛋白酶激活受体(PARs)的特异性膜蛋白结合[197]。尽管已经描述了四种类型,但在血小板表面上仅表达了 PAR-1 和 PAR-4 两种[198]。PAR-1 是凝血酶的主要受体,并且在非常低的浓度下活化(比激活 PAR-4 所需的量低 100 倍)[198,199]。刺激这些受体进一步增加了颗粒含量的释放和血小板形态的变化。此外,血小板膜作为通过凝血酶原酶复合物进一步产生凝血酶的模板,其用于扩增凝血级联[200]。目前,有几种用于冠状动脉支架治疗的血小板抑制剂(表 44.5)。

表 44.5　抗血小板药物

药物	作用点	机制	负荷量	达最大抗血小板聚集时间	维持剂量	半衰期	血小板聚集恢复时间
口服用药							
阿司匹林	COX1	不可逆抑制	325mg	30min	80~325mg/d	15~30min	5~7 天
氯吡格雷	P2Y12 受体	不可逆结合	300~600mg	6h(37%)	75~150mg/d	6~8h	5 天
普拉格雷	P2Y12 受体	不可逆结合	60mg	4h(85%)	5~10mg/d	7~9h	5~7 天
替格瑞洛	P2Y12 受体	可逆结合	180mg	2h(88%)	90mg/bid	8h	5 天
沃拉帕沙	PAR-1	可逆结合	40mg	2h(80%)	2.5mg/d	4~13h	>4 周
静脉用药							
阿昔单抗	GpⅡb/Ⅲa 受体	可逆结合	250μg/kg	即刻(80%)	125μg/(kg·min)	10~15min	12h
依替巴肽	GpⅡb/Ⅲa 受体	可逆结合	180μg/kg	15min(80%)	2μg/(kg·min)	2.5h	4~8h
替罗非班	GpⅡb/Ⅲa 受体	可逆结合	0.4μg/kg	5min(80%)	0.1~0.15μg/(kg·min)	1.5~2h	4~6h
坎格雷洛	P2Y12 受体	可逆结合	30μg/kg	<5min(80%)	2μg/(kg·min)	5min	60~90min

COX1,环氧酶 1;GpⅡb/Ⅲa-糖蛋白Ⅱb/Ⅲa;IPA,血小板聚集抑制剂;PAR-1,蛋白酶激活受体 1。

口服抗血小板药

阿司匹林

阿司匹林通过 COX1 和 COX2 的不可逆抑制发挥其作用,对 COX2 的亲和力较 COX1 强 170 倍[201]。在大多数细胞中表达的这种酶通过血栓素合成酶的作用调节血小板中 TXA2 的产生。COX2 存在于血管内皮,白细胞和未成熟血小板中。内皮衍生的 COX2 与前列环素的合成有关,其引起血小板抑制和血管舒张;重要的是单核细胞和未成熟血小板中的 COX2 可以在炎症反应和高血小板转换的条件下激活凝血恶烷合成酶[202]。

阿司匹林能使氨基酸序列中 529 位点的丝氨酸乙酰化,进而特异性不可逆地抑制血小板 COX1,从而阻断 AA 与 COX1 催化位点结合[203]。通过使 COX1 失活,阿司匹林通过该途径阻断 TXA2 的产生,使血小板不能正常运作。在较高剂量下,阿司匹林也能抑制内皮细胞中 COX2 依赖性前列环素的合成。阿司匹林的其他作用包括增强纤维蛋白溶解,以及对内皮细胞和白细胞的抗氧化、抗炎和抗动脉粥样硬化作用[204]。

在正常受试者中,单剂量的 30mg 阿司匹林足以产生完全且不可逆的 COX1 失活,剂量超过 300mg 对血小板活性观察到上限效应[205]。目前推荐的使用全抗血栓效应的剂量是每日 75~150mg。

普通阿司匹林通过胃和肠黏膜迅速吸收;在 30 或 40 分钟内观察到血浆峰值水平,血清半衰期为 15~20 分钟[205,206]。因为阿司匹林的作用是不可逆转的,它们可持续血小板的寿命约 7~10 天长的时间;因此,每天一次给药足以维持血小板抑制作用。肠溶包衣制剂与吸收时间较长相关,摄入后 2~4 小时达到血浆峰值水平[207]。

单剂量的阿司匹林后,血小板的产生开始恢复。大约 10%的新血小板每天从骨髓中释放,在停药后 10 天内完全替代无阿司匹林血小板。这种血小板倾向于表现出对促凝血刺激的夸张反应为特征的“反弹效应”[208]。这一现象已经通过实验证明,并且实际上可能会增加某些人群的血栓形成风险。

此外,不需要等待血小板更换,因为正常止血时可以看到仅有 20% 的血小板保持正常的 COX1 活性[209]。许多受试者在其阿司匹林剂量持续 72 小时后具有 80% 正常化功能的血小板[210]。与其他血小板拮抗剂相比,阿司匹林相对较弱,因为它对由二磷酸腺苷(ADP),凝血酶或胶原蛋白触发的其他受体介导的途径没有影响。然而,其冠状动脉疾病患者心肌梗死风险降低的益处是不可否认的[211]。目前,慢性阿司匹林的最强适应证包括冠状动脉疾病的二级预防和 PCI 后患者。后者是大多数患者的 DAPT 和终身单一疗法的基石,除非禁忌。

腺苷受体拮抗剂

腺苷受体拮抗剂目前可用的临床药物是噻吩并吡啶类氯吡格雷、普拉格雷和核苷类似物替卡格雷。这 3 种药物作用机制相同(与 P2Y12 血小板受体结合),但主要药代动力学有所差异[212](图 44. 8)。这些差异转化为显著的临床差异,尤其是在功效和出血风险方面。

氯吡格雷

氯吡格雷是第二代噻吩并吡啶(由于毒性问题,第一代噻吩并吡啶噻氯匹定不再使用)。摄取的氯吡格雷作为前体其活性硫醇代谢物永久结合 P2Y12 血小板受体,从而阻止 ADP 介导的 GpⅡb/Ⅲa 复合物的活化[213]。氯吡格雷抑制血小板的作用在其 7~10 天的生命周期内仍然存在。给予负荷剂量 300~600mg 后,血小板聚集(IPA)最大抑制时间(37% 抑制)为 6 小时[214]。母体化合物被吸收到肠中,然后将其携带到肝脏,其中 85% 被肝酯酶水解成无活性的代谢物。其他 15% 必须经过细胞色素 P450 几种同工酶的作用进行两步酶促过程。首先将其转化为 2-氧氯吡格雷(主要通过 CYP2C19 的作用),然后转化为活性硫醇代谢物(主要通过 CYP3A4 和 CYP2C19 的作用)[215]。消除母体药物是 6 小时,活性代谢物约 30 分钟。大约 50% 的药物在尿液中排除,45% 在粪便中消除。

氯吡格雷的缺点包括许多可能的相互作用,这可能会干扰药物的抗血小板能力。氯吡格雷的生物转化与不同遗传多态性的血小板受体反应以及与常规处方药物的相互作用有关,且有一定程度的不可预测性,导致血栓形成或出血风险增加[215]。尽管氯吡格雷有一定的局限性且抗血小板聚集作用中等,但大多数患者仍然选择 P2Y12 受体拮抗剂,因为它在许多临床研究中已被证明是有效的[216-218]。氯吡格雷被认为是作为 DAPT 标准组成的一部分。

在停止使用氯吡格雷后,预计在 7 天内完成血小板恢复,但 72 小时内已经注意到明显的血小板聚集[219]。已经提出血小板反弹现象与增加的前血栓状态有关。原因可能是多因素的,其临床意义尚不清楚,但是报道了缺血性综合征的风险增加[220]。

普拉格雷

普拉格雷是第三代噻吩并吡啶类血小板抑制剂,跟氯吡格雷一样,普拉格雷必须生物转化成活性代谢物才能达到其抗血小板作用。P2Y12 受体的抑制也是不可逆的且持续长达血小板寿命的时间。

普拉格雷在肝脏中水解,细胞色素的存在有助于活性代谢物的生物转化[212]。然而,这种药物较少受到其他药物的干扰,而且重要遗传多态性严重影响其代谢的比较少见。最终的结果是更有预测性和有效的抗血小板作用。给予 60mg 的负荷剂量后达到最大 IPA(85% 抑制)的时间约为 4 小时。维持剂量为 10mg/d。为了降低出血风险,某些患者(如 65 岁以上者,体重小于 60kg 的患者)需要减少 5mg/d 的剂量。普拉格雷主要由肾脏消除。停药后,血小板在 7~10 天内完全恢复,提示产生新的血小板。

最常见的副作用是出血。该药对于有短暂性脑缺血发作或卒中或活动性出血史的患者禁忌。虽然不如氯吡格雷那么常见,但在一些使用维持剂量普拉格雷的患者中已经描述了血小板反应性差[221]。

几项研究表明普拉格雷降低 LST 和 VLST 的发生率优于氯吡格雷;然而,这种改善以增加出血为代价,这可能需要中止使用该药[222-224]。

替卡格雷

它是非噻吩并吡啶类的 ADP 受体拮抗剂[225]的代表药物。替卡格雷不需要转化为活性代谢产物以抑制血小板聚集作用,尽管活性代谢物也通过肝 CYP3A4 的作用产生。替卡格雷作用机制是通过变构可逆结合 P2Y12 受体。其效果比噻吩并吡啶类化合物更有效。由于其与 P2Y12 受体的可逆相互作用,血小板功能的恢复可能与药物或代谢物的血清浓度降低有关。

给予 180mg 负荷剂量的替卡格雷后,最大 IPA(88% 抑制)的时间为 2 小时,可保持高达 8 小时[226]。维持剂量为 90mg,每天两次。在药物停药后 5 天可以看到不足 10% 的 IPA。主要通过肠道消除,通过尿液消除比率较低。在临床试验中,替卡格雷已被证明在预防支架内血栓形成方面优于氯吡格雷或普拉格雷,但这是以较高的出血风险为代价[227,228]。该药对于有活动性出血或颅内出血史的患者禁忌。由于明显的轻度自身免疫反应,患者也可能出现呼吸困难。当与阿司匹林结合使用作为 DAPT 的一部分时,阿司匹林的剂量不应超过 100mg;较高的剂量与降低有效性有关[227]。目前尚不清楚这种钝化反应的机制。

蛋白酶活化受体 1 拮抗剂

凝血酶在血小板聚集中的重要性是通过与 PAR 相互作用体现的,这种合成抑制剂比标准抗血小板治疗有着更多的益处。虽然已经合成了多种化合物,但最近只有一种,Vorapaxar 被批准用于临床应用。

Vorapaxar 是一种结构上衍生自 himbacine(澳大利亚木兰树皮中的天然生物碱)的合成 3-吡啶基-吡啶[229]。其作用机制是高亲和力但可逆地附着于 PAR-1 血小板受体。该作用可防止颗粒促凝血素释放和血小板纤维蛋白原受体的进一步表达,而不干扰凝血酶诱导的纤维蛋白形成[230]。

与噻吩并吡啶不同,vorapaxar 不需要生物转化成活性代谢物。在 40mg 的负荷剂量下达到完全抑制剂效果(>80% IPA)[231]。当维持剂量为 2. 5mg 时,可有效抑制血小板 4 周。

Vorapaxar 通过肠道被快速吸收,经 CYP3A4 生物转化为无活性的代谢产物。然而,长期给药后,其活性代谢物(M20)具有生物活性,能发挥高达 25% 复合物作用[229]。该药物主要作为无活性代谢物消除,血浆半衰期为 5~13 天,在存在肾脏或肝脏疾病的情况下无明显蓄积。CYP3A4 诱导剂或抑制

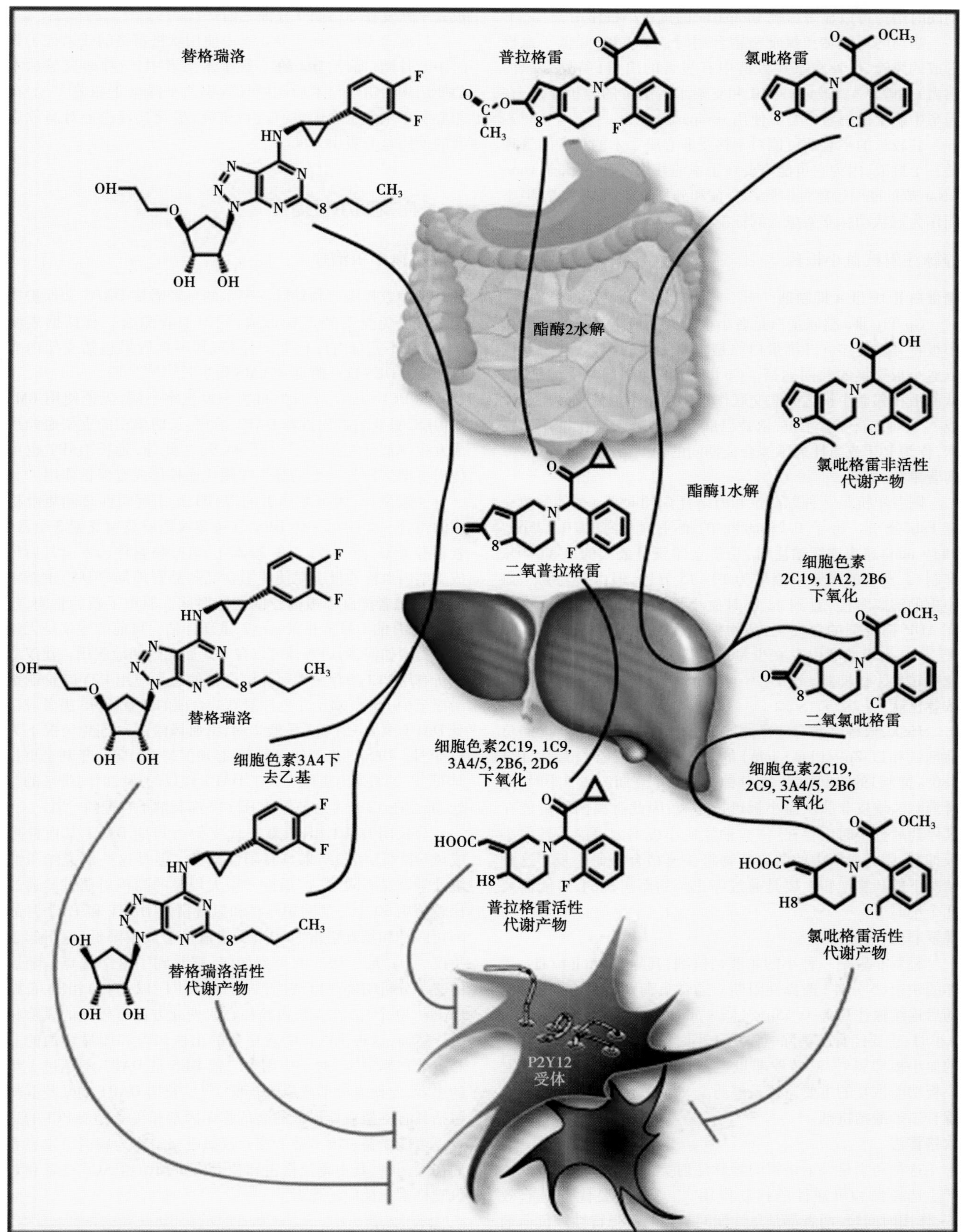

图 44.8 二磷酸腺苷受体阻滞剂的代谢途径。氯吡格雷和普拉格雷的作用依赖于肝生物转化成的一种活性代谢产物，它不可逆地结合血小板 P2Y12 受体。相反的，替格瑞洛和它的代谢产物与 P2Y12 受体的结合是可逆的。(*Reproduced with permission from Siller-Matula JM, Trenk D, Schror K, et al. Response variability to P2Y12 receptor inhibitor: expectations and reality.* JACC Cardiovasc Interv. *2013;6:1111-1128. Copyright Elsevier.*)

剂同时给药可以显著影响 vorapaxar 的抗血小板作用[229]。

当与阿司匹林和氯吡格雷合用时，vorapaxar 降低了血栓形成的风险，尽管在某些人群中有显著的出血（特别是颅内出血）风险[232]。最近对 PCI 和支架术后患者的分析显示，在无卒中病史的患者中赞成使用 vorapaxar[233]。

其较长的半衰期可能对于接受非心脏手术的患者的管理是一个挑战，因为它可能需要在手术前几周停药。目前，vorapaxar 被批准用于急性冠脉综合征和外周血管疾病患者，但不能作为冠状动脉支架患者的标准治疗。

静脉注射抗血小板药

糖蛋白Ⅱb/Ⅲa 抑制剂

GpⅡb/Ⅲa 整联蛋白是血小板表面上最丰富且唯一的血小板特异性受体。纤维蛋白原是主要受体的配体，其附着构成血小板聚集的共同途径。GpⅡb/Ⅲa 抑制剂与受体结合，从而由相邻血小板之间的交联作用影响血小板依赖性血栓形成[234]。目前，阿昔单抗，依替巴肽和替罗非班被批准用于临床，作为 PCI 或急性冠脉综合征期间的辅助治疗。

阿昔单抗

阿昔单抗是一种以高亲和力结合 GpⅡb/Ⅲa 受体的单克隆 Fab 分子。给予 0.25mg/kg 的推注剂量或以 0.125μg/(kg·min)速率连续输注时，几乎立即获得最大的 IPA（80% 抑制）。药物的血浆半衰期为 10~15 分钟，但由于药物从血小板的解离缓慢，直到 48 小时血小板功能才得以恢复[235]。在 ADP 拮抗剂的存在下，药物停药后的效果可持续长达 15 天[236]。由于血液中存在少量游离药物，血小板输注可以快速逆转血小板抑制。

依替巴肽

环肽，依替巴肽有选择性抑制作用。给予 180μg/kg 的负荷剂量和以 2μg/(kg·min)的速率连续输注时，最大 IPA（80% 抑制）的时间约为 15 分钟。血浆半衰期约 2.5 小时，经肾消除。埃皮非肽从血小板迅速解离；因此游离药物可能在其停药后数小时内存在[237]。输注血小板不太可能逆转血小板抑制，因为血液中的游离药物将快速结合新血小板。这种情况下的药物逆转主要是通过停止药物而实现的，可能需要几个小时。

替罗非班

替罗非班是一种小的非肽拮抗剂，其导致 GpⅡb/Ⅲa 受体的快速（5 分钟）选择性阻断。通常负荷剂量为 0.4μg/kg，随后连续输注 0.1~0.15μg/(kg·min)。血清半衰期为 1.5~2 小时，主要经肾脏消除。停药 4 小时后，仍然存在低于 20% 的血小板抑制[238]。替罗非班也与血小板迅速分离，因此血小板功能恢复的主要途径是停药。

腺苷二磷酸拮抗剂

坎格雷洛

这种药物是替卡格雷的静脉注射类似物，对 P2Y12 受体产生选择性和可逆性的抑制作用[239]。其主要优点是起效快，作用时间短，两者都是急性期间干预的理想特性。负荷剂量为 30μg/kg，接着以 2~4μg/(kg·min)的稳态输注，在不到 5 分钟内产生 80% 的血小板抑制。停药后，白蛋白被血清胞外核苷酸酶快速失活，导致血清半衰期为 2 至 5 分钟。血小板完全恢复在 60 到 90 分钟之内[240]。

目前尚无研究证实 PCI 术中使用坎格雷洛的效果优于临时中断长期口服治疗。在心脏手术患者中，一项研究显示术前使用坎格雷洛与术后胸腔导管引流下降呈正相关[241]。在非心脏手术的患者中没有进行研究，尽管其理论上对高危患者的使用是有吸引力的。

长期抗血小板治疗

双联抗血小板治疗

大多数接受冠状动脉支架术的患者需要 DAPT 来保护支架血管段免受支架血栓形成，同时血管愈合。有证据表明 DAPT 在不完全内皮化期间停药，其不良后果包括支架内血栓形成。DES 这一时期比 BMS 得更长[165,166]。

与 PCI 术后几个月的再狭窄发生率不同，无论使用 BMS 或 DES，只要患者用推荐 DAPT 治疗，长期累积的支架血栓形成发生率似乎相似[242-244]（图 44.9）。此外，延长 DAPT 也可能对支架区段外发生动脉粥样硬化血栓形成有保护作用。

一般来说，大多数患者的 DAPT 是指阿司匹林和氯吡格雷的组合。使用第一代 DES，初步建议西罗莫司支架 3 个月，紫杉醇支架为 6 个月。在 2006 年，氯吡格雷停药 6 个月后形成支架内血栓的报道促使美国食品药品管理局（FDA）重新审视 DES 患者抗血小板治疗的持续时间。颁布了新的指南，建议 12 个月的 DAPT 并在一年末重新评估。目前的建议是无论支架类型如何，阿司匹林可以在 PCI 后无限期地服用。建议对于所有用 PCI 治疗急性冠脉综合征的患者应用 P2Y12 抑制剂治疗至少 1 年。对于非急性冠脉综合征的患者，BMS 患者应接受 DAPT 至少 1 个月（最低 2 周，出血风险高），理想情况下为 12 个月。DES 的患者如果耐受，必须保持 DAPT 一年甚至更长时间[245]。如果出血风险大于 DAPT 建议的持续时间带来的益处，那么在 12 个月之前停止 P2Y12 抑制剂是合理的[245]。

与长期 DAPT 相比，新一代支架行短期 DAPT 其血栓形成风险降低，实验结果具有阳性意义。但是这些研究结果的统计学意义有限[246]。最近一项大规模的随机对照试验通过比较使用 30 个月的阿司匹林和氯吡格雷 DAPT 和 12 个月的阿司匹林和氯吡格雷 DAPT，支架血栓形成率降低，这引起了争议[247]。无论 DES 的类型如何，都看到了这个优点。随后的荟萃分析明确得出结论，与短期 DAPT（12 个月）相比，长期 DAPT（30 个月）在支架血栓和心肌梗死方面有较低的风险相关。然而，这种优点伴随着更高的出血风险和明显增加的非心脏死亡率[248]。对于应用第二代 DES 且 DAPT 不超过 1 年的患者，支架血栓形成风险较低[249]。长期 DAPT 的某些群体包括具有支架血栓形成的高危临床因素和接受复杂 PCI 的患者更可能受益。大多数专家建议氯吡格雷作为病情稳定患者的初始药物，其中普拉格雷和替卡格雷预留给 ACS 患者和对氯吡格雷无反应的患者。

三联抗栓治疗

目前估计有 5%~10% 的接受冠状动脉支架置入的患者将需要口服抗凝治疗[250]。最常见的 3 种适应证是预防心房

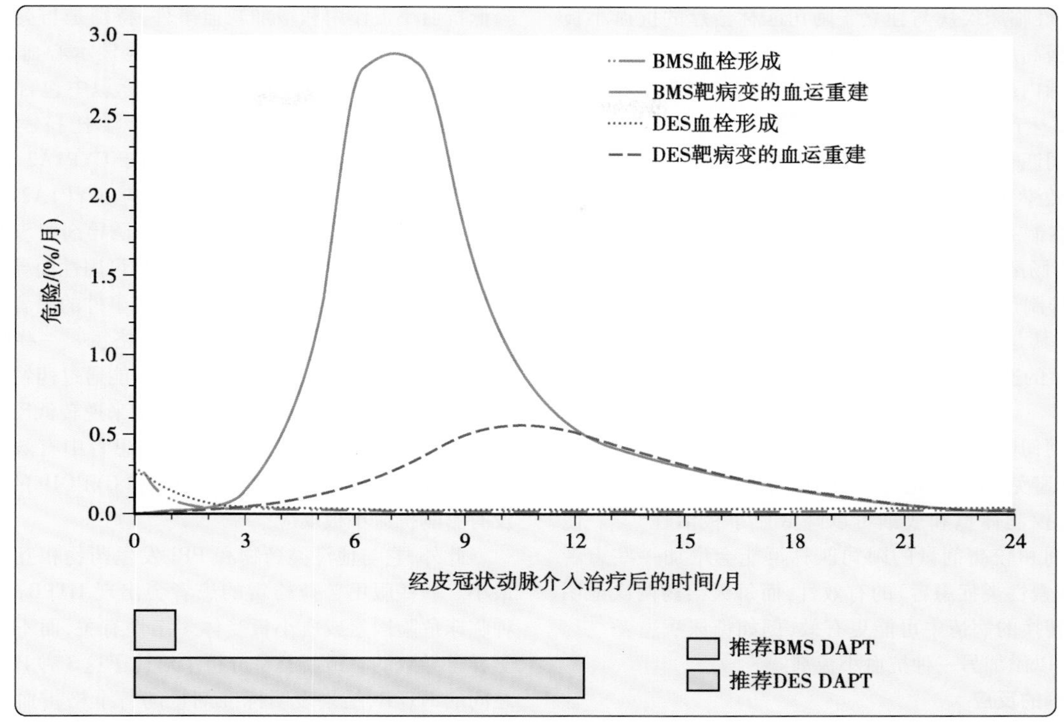

图 44.9 根据支架的类型比较支架血栓形成的危险和靶病变的血运重建。BMS，金属裸支架；DAPT，双抗血小板治疗；DES，药物洗脱支架（*Reproduced with permission from Mathew A, Mauri L. Optimal timing of noncardiac surgery after stents.* Circulation. *2012；126：1322-1324. Copyright Wolters Kluwer Health.*）

颤动患者的卒中、预防复发性深静脉血栓形成或肺栓塞以及机械性心脏瓣膜。这些患者的管理非常具有挑战性，主要是基于稀缺的证据和专家意见，大多数专家倾向于放置 BMS。

目前的建议是，对于低/中度出血风险的择期手术患者，如果患者正在进行 BMS 置入，建议使用三重抗血栓治疗（DAPT 加口服抗凝剂）1 个月，然后使用单一抗血小板药物加口服抗凝剂 12 个月。对于接受 DES 置入的患者，推荐使用三重抗血栓治疗 3~6 个月，然后用氯吡格雷或阿司匹林进行 12 个月的抗凝治疗[251]。一般来说，口服抗凝剂联用一种抗血小板药物监测 INR 效果优于单纯 DAPT。在需要终身口服抗凝治疗的患者中 12 个月后，低剂量阿司匹林优于 ADP 拮抗剂[249]。

抗血小板治疗患者的反应变异

阿司匹林和氯吡格雷的 DAPT 的最佳使用不能确保患者不会出现支架血栓形成。大量的研究中，86% 的 DAPT 患者发生早期或亚急性支架血栓形成，晚期的患者中有 57% 的支架血栓发生[252]。尽管在整个围手术期间继续使用 DAPT，但在非心脏手术期间还描述了动脉粥样硬化血栓形成事件[253]。在这些患者中，高凝状态的存在可能使 DAPT 难以完全有效。然而，由于抗血小板药物的功效不同，一些患者也可能表现出抗血小板治疗后血小板高反应性（HTPR）[254]，导致临床治疗失败（框 44.6）。许多研究的证据已经出现，证明 HTPR 与 PCI 后缺血事件（如支架内血栓形成）有很强的联系[255-258]。另一方面，还发现某些患者对 ADP 拮抗剂表现出过度的反应（特别是普拉格雷和替卡格雷）和血小板低反应性（LPR）[259]。这些患者在标准剂量的血小板抑制剂下常常出现出血并发症（可能是手术出血过多）。

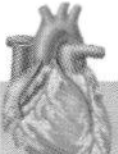

框 44.6 抗血小板治疗后血小板高反应性的原因

与抗血小板药物之间的相互反应不一致（非甾体抗炎药、质子泵抑制剂）
药代动力学变量（如 CYP2C19）
血小板受体和酶的多态性
临床情况：
糖尿病、肥胖、充血性心力衰竭、慢性肾功能不全、高龄、长期吸烟、吸食可卡因

对阿司匹林的反应

对于阿司匹林反应的变异性，尽管使用该药物发生血栓形成的情况已知多年了[260,261]。

在过去，该术语被标记为阿司匹林抗性。根据临床情况确定，阿司匹林耐药性的发生率估计约为 13%[262]，但是根据实验室检查，其耐药性范围在 5.5%~60%，具体取决于所用的检测方法[263]。抵抗的严格定义是由于阿司匹林不能抑制血小板环氧化酶，从而阻止通过实验室方法直接测量的 TXA2 产生。指这些患者更准确的术语是无反应或治疗失败。现实中的经验证据表明，对阿司匹林无反应性的最常见原因是患者依从性差[264]。因此，当确保依存性时，这种现象的发生明显减少。

在已知符合标准的患者中，有几个原因可以解释为什么它们会存在支架血栓形成的风险。导致血小板聚集的途径是多样的，它并不仅仅依赖于 COX1 诱导生成 TXA2（例如，ADP 和 PAR 激活），这就推翻了阿司匹林的效果，尽管环氧化酶抑制剂是有效的。特别是在诸如手术这种高血栓风险情况下。

此外,许多慢性临床疾病与独立于阿司匹林治疗的抗血小板治疗后血小板高反应性相关(参见框44.6)。

机制包括内皮功能障碍,加速血小板转换,F2 异丙嗪类生成和 TXA2 生产的非 COX1 途径[265-267]。

在用阿司匹林时,不能抑制 COX1 功能可能是由于药代动力学或药效学因素。药物动力学因素限制药物生物利用度,因为肠溶制剂的药物吸收差[268],通过质子泵抑制剂(PPI)增加胃肠酯酶的失活[269],增加体积分布(如肥胖)或与其他 COX1 抑制剂如布洛芬和其他非甾体抗炎药(NSAIDs)的相互作用,其与阿司匹林竞争 COX1 结合位点[270,271]。药效学与 COX1 的遗传多态性有关,降低了对阿司匹林的抑制反应[272]。

处理对阿司匹林无明显反应的患者第一步是解决依存性问题,尽可能避免 PPI,并延缓 NSAIDs 的摄入。此外,更好地控制合并症,控制体重和戒烟可以降低血小板活性[273]。使用非肠道制剂和较高剂量的阿司匹林可能会增加一些患者(例如肥胖或慢性炎症患者)的有效性,而每天给药两次证明在高血小板转换的病情中可能更有效,例如糖尿病患者[274]。最后,提出可以添加另一种抗血小板剂。

对腺苷拮抗剂的反应

约有 25%~50% 的患者服用氯吡格雷后出现抗血小板治疗后血小板高反应性。对这些药物的低反应与缺血事件有很强的相关性,从而确定了 ADP 诱导的血小板聚集作为预测这些患者支架内血栓形成最佳标志物的重要性[212]。

当排除依从性差的问题时,对这些药物的反应较差,往往是由于异常的吸收、生物转化或与其他药物的相互作用[274]。这个问题更多地发生在氯吡格雷中,因为已经确定了与活性代谢物的产生有关的多态性的多个变体[274,275]。

与阿司匹林一样,临床因素如糖尿病、肥胖、肾衰竭、高龄、高脂血症、心力衰竭和急性冠脉综合征可以触发不依赖于 ADP 途径的血小板反应。此外,氯吡格雷活性代谢物的可变性可能与 ABCB1 基因遗传变异有关,该基因编码氯吡格雷肠道转运机制,这可能导致前体复合物的吸收减少[276]。在涉及氯吡格雷肝代谢的细胞色素 P450 的不同同工酶中,CYP2C19 是最重要的,因为它涉及两个转化步骤。已确定 CYP2C19 的几种遗传多态性;与功能降低相关的两个最常见变体是 CYP2C19 * 2 和 CYP2C19 * 3[275,277]。约 15% 的白种人和高达 30% 的亚洲人是这些等位基因中至少一种的携带者[212]。变异 CYP2C19 * 17 与增加的酶功能和对氯吡格雷的高反应有关,这可能增加出血的风险[278,279]。由于鉴定这些多态性可以预测氯吡格雷的反应性,目前 CYP2C19 基因型的两种商业化测定可用于临床。Spartan RX 系统使用颊拭子,并在 1 小时内产生结果。Verigene 系统检测更多的 CYP2C19 变体,它使用血液采样,在 3 小时内获得结果[212]。

与某些药物的相互作用在氯吡格雷的代谢中也起着重要的作用,可以增强或竞争作为 CYP 活性的底物。他汀类药物和 PPI 是两种常见的治疗药物,已被证明会降低氯吡格雷的活性。使用他汀类药物,临床意义尚不清楚,没有具体证据证明抵抗特殊的他汀类药物[280]。在 PPI 的情况下,已经提出降低抗血小板作用和增加缺血事件,特别是与奥美拉唑和艾美拉唑[281];然而,唯一的前瞻性试验显示心血管结局无差异[282]。然而,FDA 通过的氯吡格雷标识中包含一个黑框警告避免使用这两个 PPI,建议选择泮托拉唑,因为它对 CYP2C19 的影响最小。有趣的是,由于 CYP1A2 的活性增强,吸烟者表现出轻微的抗血小板过反应,CYP1A2 也参与了氯吡格雷的代谢[283]。类似地,CYP3A4 诱导剂如 St John's Wort 或利福平可能由于更高的活性化合物可用性而导致 LPR。

在氯吡格雷治疗中出现血栓形成事件的患者通常包括换用更有效的药物,如普拉格雷或替卡格雷。一些临床医生测试 HTPR 并决定相应地治疗。有时可能通过药物相互作用消除副反应或增加氯吡格雷的维持剂量来逆转低反应性在 ASC 的缺失,尽管这种方法似乎仅在一些患者中有效。普拉格雷也必须经历代谢活化;然而,ABCB1 和 CYPC19 的多态性似乎没有影响抗血小板反应[212]。

此外,它与他汀类药物和 PPI 发生药物相互作用的风险最小。一些服用普拉格雷的患者会出现 HTPR,很可能与多种临床危险因素或血小板受体多态性有关,而不是药代动力学异常导致的。最新荟萃分析中对比了这 3 种 P2Y12 抑制剂之间的 HTPR,结果表明标准剂量的替卡格雷血小板反应性最小,其次是普拉格雷,氯吡格雷无论使用标准剂量还是高剂量都是效果最差的[284]。

血小板功能检测

由于抗血小板药物的反应因人而异,因此血小板功能检测是优化抗血小板治疗的有吸引力的策略。有不同特异性和灵敏度的大量血小板功能检测方法,它们有各自的优缺点[285-288](表 44.6)。

光传播集合度测定被认为是衡量血小板聚集的金标准。该技术通过光传播的变化来测定特异性激动剂对 GpⅡb/Ⅲa 受体依赖(最终共同途径)血小板聚集的结果。通过这种测定,血小板功能/反应性基线的变化程度或基线可分为不同程度:非反应性定义为血小板聚集变化小于 10%;低反应性反映了 10% 至 30% 之间的变化;而反应性则是 30% 以上的差异。在现实的经验中常规使用光传播集合度测定是不切实际的,因为它不能作为即时检测。另外的缺点是血液需要与血浆分离,是耗时的测试,需要高的样品体积。

冠状动脉支架临床试验期间更常用于评估抗血小板药物的血小板功能测试包括:①VerifyNow 系统;②血栓弹力图;③多孔板分析仪;④血管扩张剂刺激磷蛋白磷酸化[289]。

1. VerifyNow(Accumetrics,San Diego,Calif)。该即时装置主要检测血小板依赖性 GpⅡb/Ⅲa 受体,能被纤维蛋白原涂层颗粒激活。它只需要一小部分抗凝全血,可以快速进行。结果表示为血小板反应性单位(PRU)。使用含有 AA 的药筒测量阿司匹林反应,而使用 ADP 药筒来测试 ADP 拮抗剂的作用。具有阿司匹林的大于 550 个 PRU 和具有 P2Y12 抑制剂的大于 208 个 PRU 的值可诊断为抗血小板治疗后血小板高反应性。ADP 提供低于 85 个 PRU 的反应诊断为血小板低反应性。

表 44.6 血小板功能的测定

测定方法	测定	优点	缺点
光传播集合度测定	聚合功能	金标准	需要血浆，耗时长，样本量大
阻抗法血小板聚集试验	聚合	更小的血小板聚集	耗时长，样本量大
VerifyNow	聚合	床旁检测	需特定的压积和血小板计数
Plateletworks	聚合	样本量小	经验不足
TEG 血小板测绘系统	血小板凝块强度	可知凝块信息	研究有限
CPA	黏附和聚集	床旁检测	没有广泛使用
PFA-100	血栓形成速度	床旁检测	需一定的血细胞压积
缺乏与噻吩吡啶相关性			
VASP-P	P2Y12 受体激活信号	特异拮抗 ADP	需仪器和技术人员
血清血栓素 B_2	活化和释放	与 COX-1 的抑制相关	无法直接测量，无特异性
尿 11-去氮-血栓素 B_2	测定血栓素 B_2 的尿代谢物	与 COX-1 的抑制相关	无法直接测量，无特异性

ADP，二磷酸腺苷；COX1，环氧化酶 1；TEG，血栓弹力图；VASP-P，血管扩张剂刺激磷蛋白磷酸化。

Modified with permission from Michelson AD. Methods for the measurement of platelet function. *Am J Cardiol.* 2009; 103 (suppl 2): 20A-26A. Copyright Elsevier.

2. 血栓弹力图（TEG）血小板测绘系统（Haemoscope，Niles，Ill）。其是更特异的血小板检测方法，可用来评估抗血小板治疗的效果并且需要全血。一个比较好的优点是它可以测量血小板功能和血小板对血块强度的作用。它的缺点是它不是一个真正的即时仪器并且经验有限。在血栓形成曲线内，最大幅度反映血小板功能。如果 MA ADP 大于 47mm，则诊断为 ADP 抵抗的血小板治疗后血小板高反应性，MA ADP 小于 30mm，则诊断为血小板低反应性。

3. 多孔板分析仪（Roche Diagnostics，Manheim，Germany）。这是通过电阻抗变化测量 GpⅡb/Ⅲa 整联蛋白依赖性血小板聚集的一种即时方法，因为血小板附着在含有不同激动剂（胶原，AA，ADP）的平板中的电极。任意聚集单位（AU）的电阻抗随时间增加，检测 AU 能反应血小板反应性；超过 46 个 AU 诊断为抗血小板治疗后血小板高反应性，少于 19 个 AU 定义为血小板低反应性。

4. 血管扩张剂刺激磷蛋白磷酸化（VASP-P；BioCytex，Marseille，France）。该测试使用前列腺素 E，结合其血小板膜受体，从而通过腺苷酸环化酶的激活触发产生环 AMP（cAMP），其通过蛋白激酶 A 将 VASP 转化为磷酸化 VASP（VASP-P）。ADP 与 P2Y12 受体的结合抑制腺苷酸环化酶，减少细胞内 cAMP，从而阻止 VASP-P 的形成。在存在 P2Y12 受体抑制剂的情况下，VASP-P 的水平将通过全血流式细胞术测量而增加。结果以血小板反应性指数（PRI）表示。超过 50% 的血小板反应性截止值意味着抗血小板治疗后血小板高反应性，低于 16% 表明血小板低反应性。该测试的主要优点是它是 P2Y12 受体信号转导的最灵敏的测定方法。缺点是所涉及的步骤较多以及需要流式细胞仪设备和经验丰富的技术人员。

血小板功能测试仪器的使用

目前的建议是对 PCI 后患者常规使用血小板功能测试，前瞻性随机试验显示用血小板功能测定来指导个体化治疗没有益处[290-292]。同样的，目前发现的 CYP2C19 变体的基因测试不推荐常规使用，因为它仅解释氯吡格雷的一小部分药效学作用[292]。然而，大量观察性研究表明，氯吡格雷治疗期间的 HTPR 是支架内血栓形成的独立高危因素[293-297]。个别患者可考虑行血小板功能检查，如出现 HTPR（如胰岛素抵抗型糖尿病患者或前支架内血栓形成），这时可换用更有效的药物，如普拉格雷或替卡格雷。

指南推荐中提出，行血小板功能测定的另一个潜在优点是可以制定在围手术期内的抗血小板治疗方案，从而减少术前等待时间[298]。虽然对于这种方法在非心脏手术中的可行性评估目前还没有研究，但一些小型研究表明，在冠状动脉手术之前测试血小板反应性可减少手术时间和减少术后输血[299-300]。胸外科和心血管外科医师来选择需要做血小板功能测定的患者[301]。

用接收器工作特性分析来定义阈值或截止值的研究很大程度上取决于所研究的患者（框 44.7）。已经报道的 HTPR 标志物对血栓形成有很高的阴性预测价值，但其阳性预测价值较低[289]。这一观察结果与 HTPR 是造成血栓事件的重要决定因素但并不是唯一因素一致。此外，目前的证据表明，在

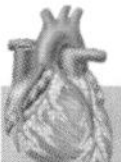

框 44.7 常用血小板功能测试的高和低血小板反应截止值

VerifyNow：阿司匹林>550PRUs；P2Y12 受体抑制剂>208PRUs 或者<85PRUs
TEG：MA>47mm 或者<30mm
多孔板分析仪：>46AUs 或者<19AUs
VASP-P：>50% PRI 或者<16% PRI

AUs，聚合单元；MA，最大振幅；PRI，血小板反应指数；PRUs，血小板反应单元；TEG，血栓弹力图；VASP-P，血管扩张剂刺激磷蛋白磷酸化。

降低支架血栓形成发生率方面可能会有“天花板”效应，而出血风险可能会提高[302,303]。因此，重点应该转移到寻找可以避免出血过多，同时保持减少缺血性血栓发生事件的益处。于是，已经提出了血小板反应性治疗窗口的模型，其中实现了出血风险和支架血栓形成之间的最佳平衡。在理论上，这种方法应该有助于设计更好的抗血小板治疗[289]（图 44.10）。

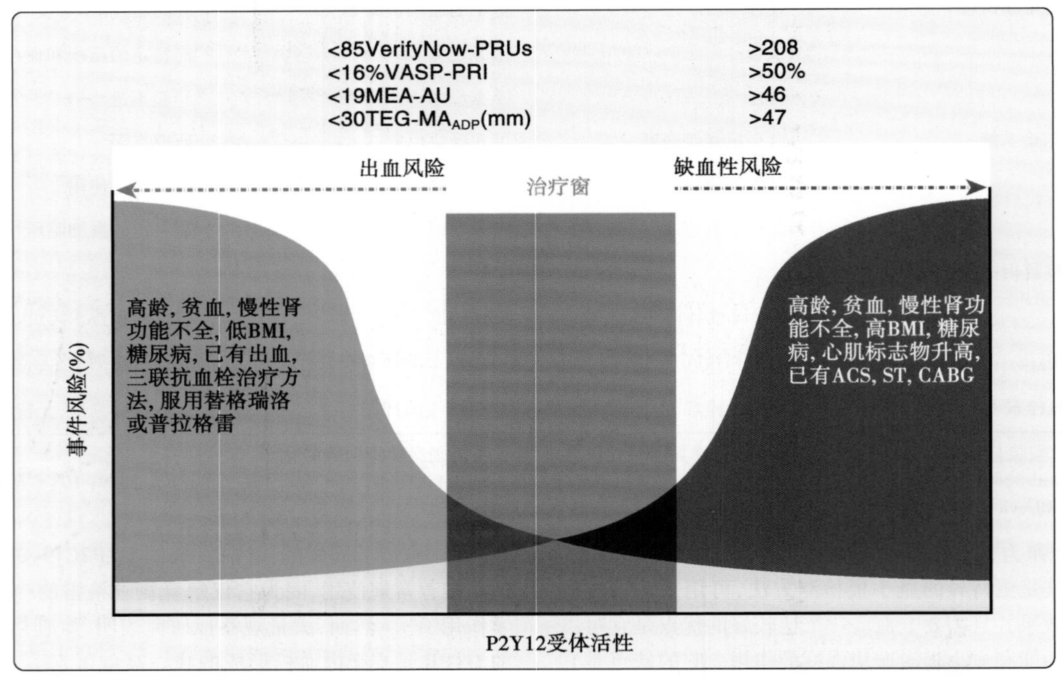

图 44.10 P2Y12 受体活性与 PCI 后缺血性（灰色）和出血（红色）事件有关的证据。血小板功能测试的截止值显示与缺血性或出血事件相关，尽管尚未经过测试，但提出了治疗窗这个比较理想的治疗血小板反应性的概念，以防止出现出血或血栓性事件。ACS，急性冠脉综合征；AU，聚合单元；BMI，体重指数；CABG，冠状动脉旁路移植术；MA，最大振幅；MEA，多孔板分析仪；PRI，血小板反应指数；PRU P2Y12：P2Y12 反应单元；ST，支架内血栓；TEG，血栓弹力图；VASP，血管扩张剂刺激磷蛋白。（*Reproduced with permission from Tantry US, Bonello L, Aradi D, et al. Consensus and update on the definition of on-treatment platelet reactivity to adenosine diphosphate associated with ischemic and bleeding.* J Am Coll Cardiol. *2013;62:2261-2273. Copyright Elsevier.*）

非心脏手术和冠状动脉支架

手术易致血栓形成

冠状动脉支架患者的主要挑战之一是经历非心脏手术。众所周知，手术是心肌缺血事件的危险因素，包括支架内血栓形成，可能由外科手术操作刺激引起[304-307]。交感反应亢进可增加儿茶酚胺、皮质醇和肾素释放，导致心肌应激增加和血小板活化升高[308]。这些伴随着促凝血因子（纤维蛋白原和纤溶酶原激活物抑制剂）的增加，同时抑制纤溶酶原[309-311]。因此，综合结果是血栓形成，促炎症反应和分解代谢增强状态，其程度与手术创伤和先前存在的炎症反应的严重程度相关。

在异物的存在的情况下（诸如支架）血栓形成的风险增加，特别是在支架内皮覆盖不完整的环境下。需要注意的是，围手术期心肌缺血性症状除了支架血栓形成，也可以是发生支架内再狭窄或其他冠状血管疾病的原发性进展[312]。事实上，已出版的文献报道围手术期支架血栓形成的发生率很低，大多数研究人员将主要的心血管不良事件（MACE）归为综合因素导致[313-315]（框 44.8）。然而，围手术期支架血栓形成的后果可能是毁灭性的，因为它造成 ST 段抬高型心肌梗死的发生率为 50%~70%，死亡率高达 40%[316,317]。此外，围手术期进行 PCI 是特别具有挑战性的，因为使用抗血栓药物引起大量出血的风险明显增加。

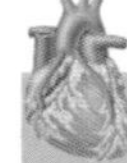

框 44.8 主要的心血管不良事件

围手术期心肌缺血或梗死
缺血相关性急性心力衰竭
靶血管血运重建
支架内血栓形成（不常见）
死亡

当前指南和医师知识的限制

普遍认为择期 PCI 和支架置入术不应该作为非心脏外科手术前血运重建的方案，旨在降低风险[12,13]。这个概念通过两项试验的结果在很大程度上得到证实，术前血运重建仅为减少围手术期心脏事件是无效的[318,319]。

然而，最近大型官方数据库的一份报告显示，大约 4% 的择期 PCI 明确目的是减少非心脏手术围手术期的风险，尽管证据与公布的指南是背道而驰的[320]。毫无疑问，与其他原因的 PCI 相比，接受非心脏手术患者的心血管不良事件发生率更高。因此，尽管很少应用，但仍有一些医师将术前择期 PCI 视为有益方案，实际上并没有改善围手术期风险，并且可能会延迟手术。

在择期高风险外科手术患者中，术前血运重建可以根据术前风险评估来指导(例如,左侧主要或近端 LAD 损伤)。在这种情况下,是否要行 PCI 和心肌血运重建必须考虑心脏手术的利弊和手术相关的风险。

对于已行冠脉支架置入术的患者,多个医学协会[12-14]均发布了相关指南协助术者决定治疗方案,但指南主要侧重于安排择期手术的时间和根据支架类型选择抗血小板治疗药物的方案。因为所有的指南都是以低质量的证据和专家意见为基础,建议各不相同。最近对 11 项临床实践指南进行了综述,其中提出了不同的建议[5]。此外,这些建议主要是 PCI 术后的前 12 个月。尽管迟发型支架内血栓形成和心血管不良事件的风险在 PCI 术后几年内也会发生,但在 12 个月之后的情况提供的指导很少[153,321]。

美国心脏协会(AHA)和欧洲心脏病学会/Ω 洲麻醉学会(ESC/ESA)最近更新的指南,[12,13]尽管早期版本有所改进,也因为缺乏纳入支架血栓形成的特定临床危险因素(例如,糖尿病,慢性肾衰竭,ACS 期间的 PCI)和手术出血风险的标准分类而受到限制。而且,他们鼓励参与者衡量血栓形成与出血的风险。此外,在抗血小板治疗方面,对于手术没法推迟或者手术前没有进行双联抗血小板治疗的患者,他们提供了很少的帮助。

尽管有局限性,但有证据表明:如果根据指南建议推迟非心脏手术,则围手术期心脏不良事件发生率明显减少,尤其是在药物涂层支架的患者[322]。然而,具体到实际案例中时,尤其是在抗血小板药物的管理方面,已经有了一定的成功。原因可能是多方面的,如缺乏指导意见,与指导意见不一致,强调长期的实践还有个人偏好等[323,324]。在专家中,调查结果显示,与外科医生相比,大多数心脏病学家[325]以及心脏病专家和麻醉医师之间高度一致性地遵循指导性建议[326]。这一观察主要可以通过心脏病学家和麻醉医师主要关注缺血性和血栓形成现象来解释,而外科医生主要关心出血风险,对冠状动脉血栓形成几乎没有经验。在外科专科范围内,血管外科医生比非血管外科医生更有可能遵循现行指南[327]。

除了明确 PCI 的时间和特殊的抗血小板治疗方案外,最小化围手术期风险需要考虑许多患者和手术相关因素。尽管可能无法获得特定的血管造影和手术数据,但可以确定出的临床危险因素(如糖尿病、慢性心脏衰竭、肥胖、慢性肾脏疾病、急性冠脉综合征、前支架内血栓形成)。对于大多数患者,可以获得更多的数据,例如支架类型、支架的数量和冠脉支架的位置以及用于支架放置的临床指征。虽然个体风险和每个因素的相关性是未知的,但认为围手术期支架血栓形成的风险和心血管不良事件和这些危险因素的数量是相关的,一些(例如,前支架血栓形成)可能比其他有更大的预测价值(框 44.9)。同样,虽然手术特异性血栓形成风险没有广泛应用,但复杂手术比表浅手术有着更高的支架血栓风险和围手术期的心血管不良事件风险[328]。

对围手术期风险进行评估时,择期非心脏手术的主要决定因素是手术时机和围手术期抗血小板治疗方案。其他的考虑因素包括麻醉技术,围手术期心肌缺血的监测,以及是否在没有立即 PCI 条件的场所进行手术[329](框 44.10)。对于不能推迟的急诊手术,重点主要集中在抗高血压药物的管理上,尽量减少出血的严重程度,并对缺血/血栓形成事件进行围手术期监测。

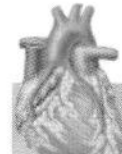

框 44.9 术前评估时提供的有用信息

合并症
- 糖尿病
- 心力衰竭
- 肾功能不全
- 陈旧性心肌梗死
- 支架前血栓形成
- 吸食可卡因
- 吸烟
- 抗血小板治疗的类型和持续时间

PCI 数据
- 支架型号
- 支架的数量
- PCI 的日期和临床适应证
- 支架的解剖位置

PCI,经皮冠状动脉介入治疗。

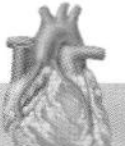

框 44.10 非心脏手术的关键点

- 手术时机
- 抗血小板治疗的围手术期管理
- 麻醉技术的影响
- 围手术期监测
- 可行 PCI 的手术场所

PCI,经皮冠状动脉介入治疗。

手术时机

这是指冠状动脉支架置入和行外科手术之间的时期。对于择期病例,手术的合适时机高度依赖抗血小板治疗的临床适应证[330]。主要关注点是 PCI 后是否发生心血管不良事件以及支架内皮覆盖的时间导致支架内血栓形成的风险。

心脏病学家遇到需要安排后期手术的择期 PCI 患者时有很多种选择。他们首先必须考虑是否延迟冠状动脉支架置入,且给予药物治疗直到外科手术后。在某些患者中,这种选择是不太可行的(严重缺血,ACS,高风险病变或高危非心脏手术患者)。如果明确之后的手术日期,他们通常会遵循特定的方案。例如,如果需要在 2~4 周内进行手术,经常会推荐使用球囊血管成形术,因为它相对安全[331]。如果手术预期超过 6 周,可以放置金属裸支架,给 12 个月后需要手术的患者放置药物涂层支架。然而这种方法受到了质疑,因为许多患者,特别是那些具有许多再狭窄危险因素的患者,放置药物涂层支架可能更有利。此外,第二代和第三代药物涂层支架和第一代药物涂层支架相比,在晚期支架内血栓形成方面可能有更大的安全性,挑战了金属裸支架置入患者 12 个月内必须行外科手术的范例[332-334]。

其实 PCI 后非计划外科手术的患者更常见。来自多个观察性研究的证据表明,在冠状动脉支架术后 6 周内行非心脏手术是支架血栓形成和心血管不良事件的最高风险期[335-340]。

因此，在此期间一律禁止行择期手术。必须在有即刻 PCI 条件的场所进行非择期手术，同时静脉应用血小板抑制剂来维持双联抗血小板治疗，并积极监测血栓形成。

重点要强调非心脏手术等待期主要是基于简单择期 PCI 还有不必要扩大急性冠脉综合征 PCI 的患者。事实上，回顾性资料显示 PCI 术后 3 个月内围手术期的心血管不良事件风险最高[341]。对于高风险急性冠脉综合征患者以及接受复杂 PCI 治疗的患者，如果可能的话，禁止 12 个月的择期手术是合理的，也许需要等待更长时间。其他患者包括临床危险因素控制不佳或表现为抗血小板治疗后血小板高反应性的患者。

传统上对于 PCI 术后 1 年内需要手术的患者而言，金属裸支架比药物涂层支架更安全。因为大多数患者的支架内皮覆盖在几周内几乎已经完成，再狭窄的发生率在 4~12 个月之间达到峰值，一些专家提出了一个理想情况下的安全窗口，指在择期 PCI 后 6 周左右，再狭窄发生以前应该进行手术[244]。目前的指南建议在金属裸支架置入 4~6 周或更长时间后进行非心脏手术。然而，最近的研究表明，金属裸支架的围手术期心血管不良反应风险和药物涂层支架相似甚至更高[332,342]。伴有临床因素，如心脏危险指数得分高于 2，急诊手术，和非心脏手术前 6 个月内发生心肌梗死比支架类型有更大的预测价值[343]。这些观察结果部分可以通过严重患者或已经证实置入金属裸支架后期需要非心脏手术的患者来解释，而且这可以广泛用于更安全的新一代药物涂层支架。因此，金属裸支架有着更高的心血管不良事件是患者的潜在疾病导致的，而不是支架类型的影响。

在药物涂层支架患者中，围手术期心血管不良反应的风险虽然在 PCI 术后 6~8 周内较低，但在 6 周至 6 个月时提高，特别是在高风险患者的复杂手术中[344]。此后，支架血栓形成的风险在 12 个月以上似乎稳定，金属裸支架或任何药物涂层支架之间的差异很小[345,346]。目前的建议是在择期非心脏手术之前等待 12 个月，如果延迟手术的风险高于缺血性或血栓形成事件的风险，则至少 6 个月。虽然最近的证据表明 6 个月后非心脏手术的风险最小[6]，但需要进一步研究，特别是对新一代支架、复杂 PCI 的患者和存在其他支架血栓形成的危险因素的患者[347]（框 44.11）。

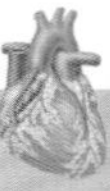

框 44.11 择期非心脏手术前双抗血小板治疗的最少等待时间和持续时间

择期 PCI 置入金属裸支架>6 周
急诊 PCI 置入金属裸支架>12 周
药物洗脱支架>半年

PCI，经皮冠状动脉介入治疗。

对于有时间要求的非心脏手术，应尽可能延迟至少 6 个月。如果不能延迟，应尽可能维持双联抗血小板治疗，应该认识到出血增加也可能导致心脏并发症增加。此外，大多数研究主要针对低风险手术的患者，重大或中等风险手术信息量很少[348]。目前可用的数据表明，在患者置入金属裸支架后 4~6 周或更长时间可行低风险手术，并且在患者进行药物涂层支架置入 3~6 个月后可能相对比较安全[348,349]。

抗血小板药物治疗的管理

非心脏手术围手术期的抗血小板治疗是冠状动脉支架患者中最重要和最有争议的问题之一。对于服用双联抗血小板的患者，暂停双联抗血小板治疗的最常见原因是手术或者介入手术，从而增加围手术期心血管不良事件的风险[350,351]。但是继续双联抗血小板治疗会增加围手术期严重的出血风险，从而导致额外的并发症，包括增加心脏事件风险[253]。

大多数关于围手术期双联抗血小板治疗的争议和指导意见主要集中在 PCI 术后的前 12 个月，而在此时间段之后显著缺少。因此，大多数外科医生和介入科医师在 PCI 术 12 个月后仍然停止双联抗血小板治疗，即使是低出血风险的手术。然而，新的证据证实药物涂层支架患者行长达 30 个月的双联抗血小板治疗在抗缺血或血栓形成方面可额外获益[247,352]。这种保护似乎也扩展到原发的冠状动脉，并且可能需要对行非心脏手术超过 1 年的患者再次评估双联抗血小板治疗方案。

目前的指南在手术时为指导临床医生提供了一个广泛的框架。因此，对于金属裸支架患者至少需要 4~6 周的双联抗血小板治疗，对于药物涂层支架患者需要至少 6 个月（理想情况下为 12 个月），在大多数情况下继续使用阿司匹林单一疗法，除非出血风险禁忌[12]。重点强调大多数已发表的研究是基于服用阿司匹林和氯吡格雷的患者；非心脏手术患者获得更新或更有效的抗血小板药物的证据很少。

由于缺乏良好设计的随机试验来评估围手术期双联抗血小板治疗的风险/益处，大多数决定基于患者和外科手术相关的血栓形成和出血风险之间的平衡[353]（图 44.11）。血栓形成风险与很多手术和临床因素有关，例如从 PCI 到非心脏手术的时间，支架类型和手术创伤程度等[146-148,345]（表 44.7）。出血风险是根据外科手术的类型（表 44.8），还有患者出现额外出血倾向的并发症来决定的。重要的是要认识到缺乏手术特异性出血程度的标准定义，大多数分类主要基于专家共识[353]。最近，学术研究联盟提出了双联抗血小板治疗患者和 PCI 后出血患者的标准化分级系统[354]（表 44.9）。虽然最初不是为非心脏手术患者设计的，但是这种方法对于评估服用血小板抑制剂患者在围手术期出血证明是有用的。

中止抗血小板治疗

中断双联抗血小板治疗（特别是两种药物）增加了围手术期支架血栓形成的风险，此外，还与其他心肌缺血综合征的风险增加有关。第一，许多患者的支架可能未被内皮完全覆盖。现有研究表明，第一代的药物涂层支架出现这种情况的频率更高，并且耐久聚合物可以引起局部血管的慢性炎症反应。第二，阿司匹林或噻吩并吡啶的突然中断可能与反弹现象相关，这种反弹现象是由于骨髓新生的血小板活化并聚集成血栓增加而导致的。多项临床研究已明确了突然停用阿司匹林或氯吡格雷而引起的局部缺血和/或血栓形成现象的峰值[355-360]，但其是否由血小板反弹或是简单地失去抗血小板治疗的保护作用而引起尚不清楚[361,362]。第三，一些患者表现出不同程度的慢性血小板治疗后血小板高反应性，并在双联抗血小板治疗停止时充分表现出来，这是由于双联抗血小板治疗的停止可能导致支架区域或原发动脉粥样硬化血管中血栓形成。

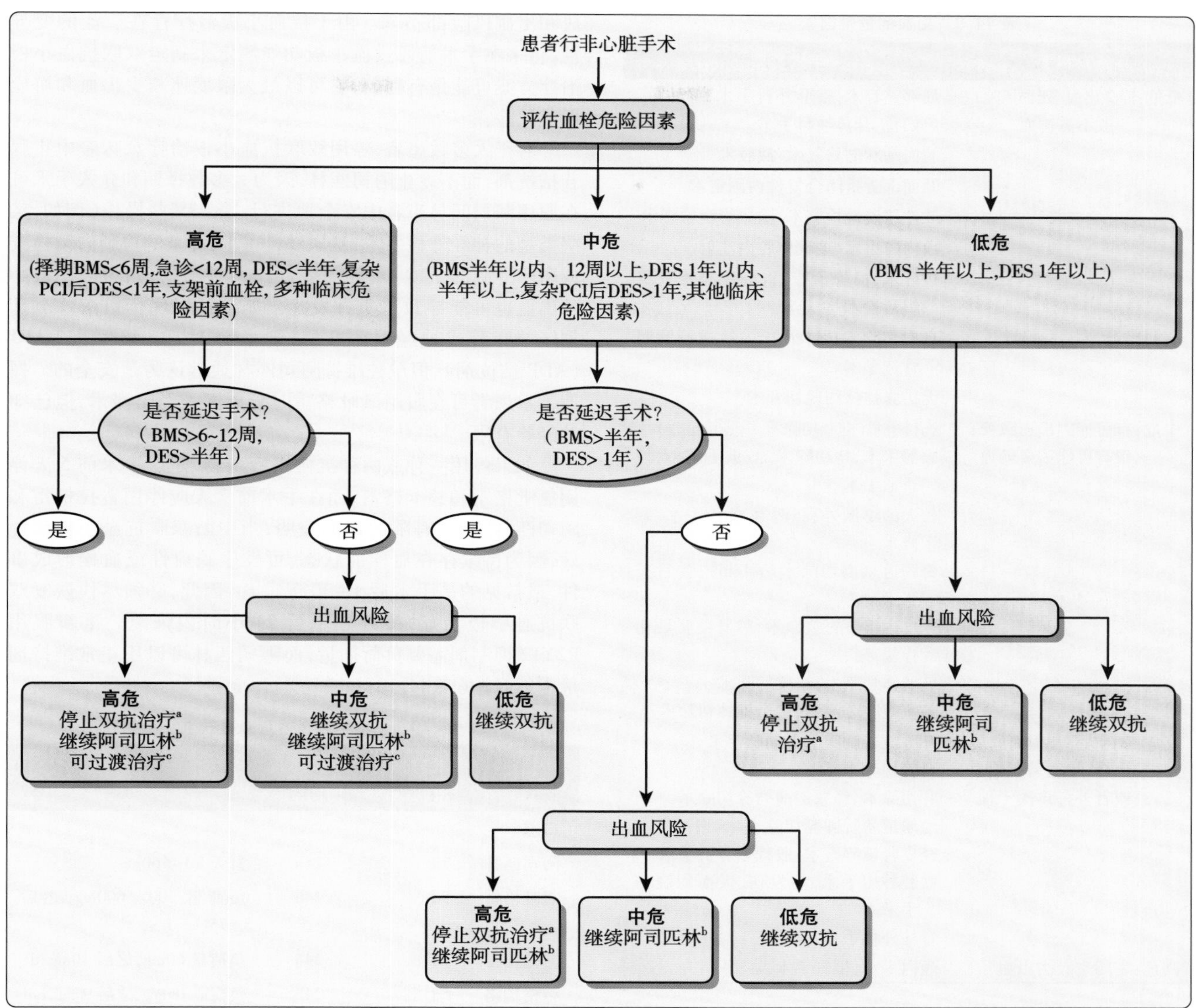

图 44.11 冠脉支架非心脏手术患者的管理方案。表 44.4 显示了复杂 PCI 的临床和血管造影危险因素;表 44.8 显示了手术相关的出血性风险。[a] 在手术前 5 天,停氯吡格雷和替格瑞洛。在手术前 1 周,停阿司匹林和普拉格雷。[b] 只停腺苷拮抗剂。[c] 停止双抗,然后继续输注替罗非班、依替巴肽和坎格雷洛。BMS,金属裸支架;DAPT,双联抗血小板治疗;DES,药物涂层支架;PCI,经皮冠状动脉介入治疗(*Based on references* 12,37,353,381-383.)

表 44.7 围手术期发生血栓的危险因素

高危	择期 PCI 后置入金属裸支架<6 周或急诊 PCI 后置入金属裸支架<12 周
	药物洗脱支架置入<6 月或复杂 PCI 术后置入药物洗脱支架<1 年
	球囊成形术后 2 周之内
	支架血栓形成的多种临床危险因素
	左主干及左前降支处的支架
	支架置入前已有血栓
中危	金属裸支架置入 6 周以上半年以内
	药物洗脱支架置入半年以上 1 年以内
	复杂 PCI 术后置入药物洗脱支架 1 年以上
	其余临床危险因素(除支架前血栓)
低危	金属裸支架置入半年以上
	药物洗脱支架置入 1 年
	较少有其他血栓危险因素

PCI,经皮冠状动脉介入治疗。

表 44.8 出血的危险因素

外科相关	手术类型
低危:轻微出血/死亡风险;一般不需输血	局部整容术,整形外科手术,普外科、妇科、耳鼻喉科手术
	腔内动脉瘤修复术,截肢术
	颌面部骨折闭合复位内固定术
	软性膀胱镜检查术/输尿管镜检查术
	白内障手术/玻璃体腔内注射
	拔牙术,根管治疗,胃肠镜检查及组织活检术
	息肉切除术(<1cm),内镜逆行胰胆管造影术
	无扩张性括约肌切开术
中危:有可能因出血致死;很有可能需要输血	胸科手术(肺叶切除术,纵隔镜检查)
	腹部手术,痔切除术,减重手术,大型矫形手术
	较大的泌尿外科、耳鼻喉科手术,翻修术
	胃肠道息肉切除术(>1cm),食管扩张术
	经皮内镜下胃造口术,静脉曲张硬化疗法
	玻璃体切割术,小梁切除术
	脑室腹腔分流术,多个椎体切除术
高危:常因大量出血而危及生命;往往需要输血或者外科再次干预	开胸或者胸腹部大动脉手术
	食管切除术
	肝切除术,经尿道前列腺切除术
	经尿道膀胱肿瘤切除术
	经皮肾镜碎石术,股骨颈骨折手术
	盆腔肿瘤手术,多发伤、大面积烧伤手术
	脊柱外科手术
高危:密闭空腔内出血	颅内手术,椎管手术

表 44.9 学术研究协会的出血定义

0类	没有出血
1类	没有活动性出血,患者不用担心,不需要就医或者治疗
2类	有出血,需要就医或者提高护理等级,但是不需要外科干预
3a类	出血导致血红蛋白减少3~5g/dl,往往需要输血
3b类	出血致血红蛋白减少>5g/dl,常常需要外科干预或者使用血管活性药物
3c类	颅内出血,眼底出血致影响视力
4类	冠状动脉旁路移植相关性出血
5类	致命的出血

Modified from Mehran R, Rao SV, Bhatt DL, et al. Standardized bleeding definitions for cardiovascular clinical trials: a consensus report from the Bleeding Academic Research Consortium. *Circulation*. 2011; 123: 2736-2747.

然而PCI术后6周内不得中断口服双联抗血小板治疗已成为共识,术后6周至12个月中断的研究结果不尽相同。有些显示心血管不良事件发生率高,其他则表明在监护的前提下暂时中止双联抗血小板治疗是安全的[172,363,364]。目前,如果手术出血风险要求停止双联抗血小板治疗,行非心脏手术的最佳时期是未知的。这并不奇怪,因为每个患者的血栓形成和出血风险都不同。由于抗血小板治疗存在广泛的变异性,将来在手术前通过血小板功能测定来制定双联抗血小板治疗方案可能是有利的,它可以最大限度地减少出血和血栓形成风险[365]。

对于大多数患者,停用双联抗血小板治疗意味着中止腺苷拮抗剂,而不终止阿司匹林,因为大多数择期和介入手术可在服用阿司匹林患者中安全地进行[366]。某些操作(例如,某些类型的神经外科手术,泌尿外科手术,复杂的胃肠内镜检查或密闭空腔的手术)可能需要停用两种药物,因为即使最小的出血也可能导致严重并发症。如果根据现行指南[367],计划区域麻醉或神经阻滞麻醉,则术前1周必须停止DAPT(ADP拮抗剂),但单独维持阿司匹林通常认为是安全的。择期手术患者可在服用氯吡格雷时行周围神经阻滞术,但已知的经验有限[368,369]。

如果停用一种或两种抗血小板药物,建议手术前5天停用氯吡格雷和替卡格雷,而在手术前7天应停用普拉格雷和阿司匹林[370]。有限的证据表明,当中断双联抗血小板治疗后,因为持续存在血栓前状态,可发生缺血性或血栓形成事件,最常见的是手术后1~30天[371]。因此,必须尽快恢复双联抗血小板治疗,最好在术后24小时内恢复。重新服用P2Y12抑制剂需要负荷剂量,而阿司匹林可以用正常维持剂量重新开始(表44.10)。

表 44.10 术前中断及术后恢复抗血小板治疗

药物	术前停药时间	术后恢复时间[a]	剂量
口服			
阿司匹林	7d	24h	每天80~160mg
氯吡格雷	5d	24h	负荷量300~600mg,之后75mg/d
普拉格雷	7d	24h	负荷量60mg,之后10mg/d
替格瑞洛	5d	24h	负荷量180mg,之后90mg,bid
静脉注射			
替罗非班	4~8h	4~6h	0.1~0.15μg/(kg·min)
依替巴肽	4~6h	4~6h	2.0μg/(kg·min)
坎格雷洛	60~90min	4~6h	0.75μg/(kg·min)

[a] 无临床症状性出血,口服双抗血小板治疗后可停用静脉药物,患者无法进食时可经胃管给药。

继续抗血小板

在非心脏手术中,围手术期的双联抗血小板治疗可能增加手术的失血,而且需要输血或再干预发生率高达50%[372]。发表的报告中结果相互矛盾,表明大出血的风险可能与手术相关[373]。例如,已登记的很多继续双联抗血小板治疗的患者在进行血管手术时的出血并发症没有差异[373],而在接受择期关节置换或莫氏手术的患者中,大出血并发症显著较高[374,375]。一般来说,一致认为出血风险低的手术应继续双联抗血小板治疗。但是要意识到,目前有的证据是服用氯吡格雷的DAPT患者,关于普拉格雷或替卡格雷的资料很少。

使用阿司匹林单一疗法也与增加手术失血有关,尽管比DAPT小[376,377]。过去50 000名患者的荟萃分析显示:单一使用阿司匹林表现出更多的出血,除外经尿道前列腺切除术和颅内手术结果无差异[378]。最近在非心脏手术中进行的一项大型随机试验显示出更多的大出血事件,而血栓形成或缺血事件没有减少[379]。在这项研究中,只有少数(<5%)的患者有冠状动脉支架,所以结果可能不代表这种群体。目前的建议支持继续服用阿司匹林,应决定是否继续使用 P2Y12 抑制剂,除非出血风险远远超过血栓风险。

已经发表了几种管理办法[380-383]。意大利医学联合协会提出了最全面的文件。这些办法主要基于专家共识。最终,治疗建议应以每个患者的缺血和血栓形成风险的仔细评估为重点。

过渡治疗

这种方法适用于具有高血栓形成特性的择期手术患者,这类患者行高出血风险手术时必须暂停双联抗血小板治疗且不推迟手术。优先选择抗血小板剂,因为治疗是旨在预防富含血小板的血栓[384]。虽然肝素被提倡作为过渡治疗的药物,但这不是最好的选择,因为它在血小板方面的益处很小,还可能诱发血栓形成[385]。

现在用于过渡治疗的药物是短效 GpⅡb/Ⅲa 抑制剂替罗非班和埃替非巴肽和 P2Y12 拮抗剂坎格雷洛。该疗法要求在外科手术前 5 至 7 天停止 P2Y12 抑制剂,而在手术前开始连续静脉输注(不含大剂量)替罗非班或埃替非巴肽 4 至 6 小时(替罗非班)或 4 至 8 小时(依替巴肽)[386]。输液在术后重新开始,直到口服双联抗血小板治疗重新建立。坎格雷洛是个比较好的选择。由于其半衰期非常短,每分钟可以持续 0.75μg/kg 的输注直到术前。然而,用坎格雷洛作为过渡治疗,仅对心脏手术的患者进行了测试,而在非心脏手术中没有相关经验。虽然过渡治疗相对安全,但支架血栓形成仍可以发生,并且出血风险增加[387]。此外,它也可以增加住院费用。

急诊手术患者

冠状动脉支架患者在没有心脏导管检查室的情况下进行低危手术时安全性比较高。目前的文献表明尽管支架血栓形成的风险仍然存在,但心血管不良事件的发生率很低。一些心脏病学家主张所有外科手术都可以在即刻获得 PCI 的场所中进行[388]。由于大多数患者行低危手术,这些建议是不切实际的,还会造成过多的经济负担。目前,各专业协会没有公布官方观点,大多数决策都是由当地和个人做的。没有 PCI 能力的医疗中心可能适合于接受无支架血栓形成的重要危险因素,并且已经超过了 DAPT 的最短持续时间,不需要中断任何抗血小板治疗(例如,低出血风险内镜干预)的择期 PCI 患者[389]。更重要的是,临床医师必须建立 ST 段抬高型心肌梗死的治疗方案,并迅速转诊(不到 90 分钟)到 PCI 中心,以便在发生急性冠脉综合征时立即血运重建。

综合方法

当治疗有冠状动脉支架的非心脏手术患者时,临床医生面临着潜在的复杂临床难题,在寻找血栓形成/缺血和出血风险之间的最佳平衡方面提出了许多挑战。由于介入心脏病学在支架技术和新型抗血小板药物的可用性方面正在迅速发展,所以这个问题更加复杂。这种创新的爆发式地频繁进入临床应用,许多患者接受了大多数围手术期医生相对陌生的新器械和药物。

相当一部分个体不可避免地需要手术或介入治疗,从而使临床医师处于不利地位,因为发现的证据经常落后于临床应用。专家评审和协会指南中的现有建议很大程度上主要参考的研究涉及过时或过时的设备(如 Cypher 支架),迫使临床医生从非手术人群推断。此外,在非心脏手术中具有重要潜力的技术(如血小板功能测试)仍未得到开发。这个问题的复杂性突出了一个以证据为基础的多学科合作框架来解决手术的具体风险、PCI 和临床危险因素、各种抗血小板药物的药理特性、手术场地等标准化方法的重要性。只有这样才能真正优化这些患者的管理。

(李富贵 陈万花 译,王云 校)

参考文献

1. Dermer GJ, Weaver D, Roe MT, et al. A contemporary review of diagnostic cardiac catheterization and percutaneous coronary intervention in the United States: a report from the CathPCI Registry of the National Cardiovascular Data Registry, 2010 through June 2011. *J Am Coll Cardiol.* 2012;60:2017–2031.
2. Cutlip DE, Chauhan MS, Baim DS, et al. Clinical restenosis after coronary artery stenting: perspectives from multicenter clinical trials. *J Am Coll Cardiol.* 2002;40:2082–2089.
3. Mauri L, Hsieh WH, Masaro JM, et al. Stent thrombosis in randomized clinical trials. *N Engl J Med.* 2007;356:1020–1029.
4. Capodanno D, Dipasqua F, Tamburino C. Novel drug-eluting stents in the treatment of de novo coronary lesions. *Vasc Health Risk Manag.* 2011;7:113–118.
5. Huang PH, Croce KJ, Bhatt DL, Resnik FS. Recommendations for management of antiplatelet therapy in patients undergoing elective noncardiac surgery after coronary stent implantation. *Crit Path Cardiol.* 2012;11:177–185.
6. Wijeysundera DN, Wijeysundera HC, Yun L, et al. Risk of major noncardiac surgery after coronary stent insertion: a population-based study. *Circulation.* 2012;126:1355–1362.
7. Compton PA, Zankar AA, Adesanya AO, et al. Risk of noncardiac surgery after coronary drug-eluting stent implantation. *Am J Cardiol.* 2006;98:1212–1213.
8. Rhee SJ, Yun KH, Lee SR, et al. Drug-eluting stent thrombosis during the perioperative period. *Int Heart J.* 2008;49:135–142.
9. Assali A, Vaknin-Assa H, Lev E, et al. The risk of cardiac complications following noncardiac surgery in patients with drug eluting stents implanted at least six months before surgery. *Catheter Cardiovasc Interv.* 2009;74:837–843.
10. Trentman TL, Rosenfeld DM, Danielson DR, et al. Drug-eluting stents: Patient understanding of the risks of premature cessation of antiplatelet drugs. *J Cardiothorac Vasc Anesth.* 2008;22:806–810.
11. Lobato EB. Coronary stents and noncardiac surgery: treat the patient, not the stent! *J Cardiothorac Vasc Anesth.* 2008;22:803–805.
12. Fleisher LA, Fleischmann KE, Auerbach AD, et al. 2014 ACC/AHA guideline on perioperative cardiovascular evaluation and management of patients undergoing noncardiac surgery: executive summary: a report of the American College of Cardiology/American Heart Association Task Force on Practice Guidelines. *Circulation.* 2014;130:1–105.
13. Kristensen SD, Knuuti J, Sarasate A, et al. 2014 ESC/ESA Guidelines on non-cardiac surgery: cardiovascular assessment and management: The Joint Task Force on non-cardiac surgery: cardiovascular assessment and management of the European Society of Cardiology (ESC) and the European Society of Anaesthesiology (ESA). *Eur Heart J.* 2014;14:2383–2431.
14. Douketis JD, Spyropoulos AC, Spencer FA, et al. Perioperative management of antithrombotic therapy: Antithrombotic Therapy and Prevention of Thrombosis, 9th ed: American College of Chest Physicians Evidence-Based Clinical Practice Guidelines. *Chest.* 2012;141(2 suppl):e326S–e350S.
15. Darvish-Kazem S, Gandhi M, Marcucci M, Douketis JD. Perioperative management of antiplatelet therapy in patients with a coronary stent who need noncardiac surgery: a systematic review of clinical practice guidelines. *Chest.* 2013;144:1848–1856.
16. Piscione F, Piccolo R, Cassese S, et al. Is direct stenting superior to stenting with predilation in patients treated with percutaneous coronary intervention? Results from a meta-analysis of 24 randomised controlled trials. *Heart.* 2010;96:588–594.
17. Levine GN, Bates ER, Blankenship JC, et al. 2011 ACCF/AHA/SCAI guideline for percutaneous coronary intervention: a report of the American College of Cardiology Foundation/American Heart Association Task Force on Practice Guidelines and the Society for Cardiovascular Angiography and Interventions. *Circulation.* 2011;124:e574–e651.
18. Attizzani GF, Capodanno D, Ohno Y, Tamburino C. Mechanisms, Pathophysiology, and Clinical Aspects of Incomplete Stent Apposition. *J Am Coll Cardiol.* 2014;63:1355–1367.
19. Cook S, Wenaewrsser P, Togni M, et al. Incomplete stent apposition and very late stent thrombosis after drug-eluting stent implantation. *Circulation.* 2007;115:2426–2434.
20. Sonoda S, Morino Y, Ako J, et al. Impact of final stent dimensions on long-term results following sirolimus-eluting stent implantation: serial intravascular ultrasound analysis from the Sirius trial. *J Am Coll Cardiol.* 2004;43:1959–1963.
21. Hoffman R, Morice MC, Moses JW, et al. Impact of late incomplete stent apposition after sirolimus-eluting stent implantation on 4 year clinical events: intravascular ultrasound analysis from the multicenter, randomized, RAVEL, E-SIRIUS, and SIRIUS trials. *Heart.* 2008;94:322–328.
22. McDaniel MC, Ehstehardi P, Sawaya FJ, et al. Contemporary clinical applications of coronary intravascular ultrasound. *JACC Cardiovasc Interv.* 2011;4:1155–1167.
23. Jegere S, Narbute I, Erglis A. Use of intravascular imaging in managing coronary artery disease. *World J Cardiol.* 2014;26:393–404.
24. Rassi AN, O'Dea JA, Jia H. Nonangiographic assessment of coronary artery disease: a practical approach to optical coherence tomography and fractional flow reserve. *Coron Artery Dis.* 2014;25:608–618.
25. Mintz GS. Clinical utility of intravascular imaging and physiology in coronary artery disease. *J Am Coll Cardiol.* 2014;64:207–222.
26. Simard T, Hibbert B, Ramirez FD, et al. The evolution of coronary stents: a brief review. *Can J Cardiol.* 2014;30:35–45.
27. Stefanini GG, Holmes DR Jr. Drug-eluting coronary-artery stents. *N Engl J Med.* 2013;383:254–265.
28. Garg S, Serruys PW. Coronary stents: current status. *J Am Coll Cardiol.* 2010;56:S1–S42.

29. Foin N, Lee RD, Torii R, et al. Impact of stent strut design in metallic stents and biodegradable scaffolds. *Int J Cardiol.* 2014;177:800–808.
30. Nikam N, Steinberg TB, Steinberg DH. Advances in stent technologies and their effect on clinical efficacy and safety. *Med Devices (Auckl).* 2014;3:165–178.
31. Stiwart U, Puel J, Mirkovitch V, et al. Intravascular stents to prevent occlusion and restenosis after transluminal angioplasty. *N Engl J Med.* 1987;316:701–706.
32. Fischman DL, Leon MB, Baim DS, et al. A randomized comparison of coronary-stent implantation with balloon angioplasty in the treatment of coronary artery disease. Stent Restenosis Study Investigators. *N Engl J Med.* 1994;331:496–501.
33. Serruys PW, Unger F, Sousa JE, et al. A comparison of balloon-expanded-stent implantation with balloon angioplasty in patients with coronary disease. *N Engl J Med.* 1994;331:489–495.
34. Cannan CR, Yeh W, Kelsey SF, et al. Incidence and predictors of target vessel revascularization following percutaneous coronary angioplasty: a report from the National Heart, Lung, and Blood Institute Percutaneous Transluminal Coronary Angioplasty Registry. *Am J Cardiol.* 1999;84:170–175.
35. Nagazawa G, Ladich E, Finn AV, Virmani R. Pathophysiology of vascular healing and stent mediated arterial injury. *EuroIntervention.* 2008;4(suppl C):C7–C10.
36. Hiatt BL, Carter AJ, Yeung AC. The drug-eluting stent: is it the Holy Grail? *Rev Cardiovasc Med.* 2001;2:190–196.
37. Scott NA. Restenosis following implantation of bare metal coronary stents: pathophysiology and pathways involved in the vascular response to injury. *Adv Drug Deliv Rev.* 2006;58:358–376.
38. Farb A, Weber DK, Kolodgie FD, et al. Morphological predictors of restenosis after coronary stenting in humans. *Circulation.* 2002;105:2974–2980.
39. Finn AV, Nakazawa G, Joner M, et al. Vascular Responses to Drug Eluting Stents: importance of delayed healing. *Arterioscler Thromb Vasc Biol.* 2007;27:1500–1510.
40. Stettler C, Wandel S, Alleman S, et al. Outcomes associated with drug-eluting and bare-metal stents: a collaborative network meta-analysis. *Lancet.* 2007;370:937–948.
41. Mangiacapra F, Ricottini E, DiGiola G, et al. Comparison among patients ≥ 75 years having percutaneous coronary angioplasty using drug-eluting stents versus bare metal stents. *Am J Cardiol.* 2015;115:1179–1184.
42. Morice MC, Serruys PW, Sousa JE, et al. A randomized comparison of a sirolimus-eluting stent with a standard stent for coronary revascularization. *N Engl J Med.* 2002;346:1773–1780.
43. James SK, Stenenstrand U, Lindbäck J, et al. Long-term safety and efficacy of drug-eluting versus bare-metal stents in Sweden. *N Engl J Med.* 2009;360:1933–1945.
44. Abbott JD, Voss MR, Nakamura M, et al. Unrestricted use of drug-eluting stents compared with bare metal stents in routine clinical practice: findings from the National Heart, Lung, and Blood Institute Dynamic Registry. *J Am Coll Cardiol.* 2007;50:2029–2036.
45. Stone GW, Ellis SG, Colombo A, et al. Long term safety and efficacy of paclitaxel-eluting stents final 5-year analysis from the TAXUS Clinical Trial Program. *JACC Cardiovasc Interv.* 2011;4:530–542.
46. Kimura T, Morimoto T, Nagakawa Y, et al. Very late stent thrombosis and target lesion revascularization after sirolimus-eluting stent implantation: five year outcome of the j-Cypher Registry. *Circulation.* 2012;125:584–591.
47. Sarno G, Laquerqvist B, Fröbert O, et al. Lower risk of stent thrombosis and restenosis with unrestricted use of 'new generation' drug-eluting stents: a report from the nationwide Swedish Coronary Angiography and Angioplasty Registry (SCAAR). *Eur Heart J.* 2012;33:606–613.
48. Steigerwald K, Ballke S, Quee SC. Vascular healing in drug-eluting stents: differential drug-associated response of limus-eluting stents in a preclinical model of stent implantation. *EuroIntervention.* 2012;8:752–758.
49. Hwang CW, Wu D, Edelman ER. Physiological transport forces govern drug distribution for stent-based delivery. *Circulation.* 2001;104:600–605.
50. Takebayashi H, Mintz GS, Carlier SG, et al. Nonuniform strut distribution correlates with more neointimal hyperplasia after Sirolimus-eluting sten implantation. *Circulation.* 2004;110:3430–3434.
51. Rogers CDK. Drug-eluting stents: role of stent design, delivery vehicle, and drug selection. *Rev Cardiovasc Med.* 2002;3(suppl 5):S10–S15.
52. Htay T, Liu MW. Drug-eluting stents: a review and update. *Vasc Health Risk Manag.* 2005;1:263–276.
53. Kastrati A, Mehili J, Dirschinger J, et al. Intracoronary stenting and angiographic results: strut thickness effect on restenosis outcome (ISAR-STEREO) trial. *Circulation.* 2001;103:2816–2821.
54. Mani G, Feldman MD, Patel D, Agrawal CM. Coronary stents: a material perspective. *Biomaterials.* 2007;28:1689–1710.
55. Rittersma SZ, de Winter RJ, Koch KT, et al. Impact of strut thickness on late luminal loss after coronary stent placement. *Am J Cardiol.* 2004;93:477–480.
56. Sullivan TM, Ainsworth SD, Langan EM, et al. Effect of endovascular stent strut geometry on vascular injury, myointimal hyperplasia and restenosis. *J Vasc Surg.* 2002;36:143–149.
57. Pendyala L, Jabara R, Robinson K, Chronos N. Passive and active polymer coatings for intracoronary stents: novel devices to promote arterial healing. *J Interv Cardiol.* 2009;22:37–48.
58. Kolandaivelu K, Swaminathan R, Gibson WJ, et al. Stent thrombogenicity early in high-risk interventional settings is driven by stent design and deployment and protected by polymer-drug coatings. *Circulation.* 2011;123:1400–1409.
59. Stefanini GG, Kalesan B, Serruys PW, et al. Long-term clinical outcomes of bio-degradable polymer biolimus-eluting stents versus durable polymer sirolimus-eluting stents in patients with coronary artery disease (LEADERS): 4 year follow-up of a randomized non-inferiority trial. *Lancet.* 2011;378:1940–1948.
60. Joner M, Finn AV, Farb A, et al. Pathology of drug eluting stents in humans: delayed healing and late thrombotic risk. *J Am Coll Cardiol.* 2006;48:193–202.
61. O'Brien B, Carroll W. The evolution of cardiovascular stent materials and surfaces in response to clinical drivers: a review. *Acta Biomater.* 2009;5:945–958.
62. Virmani R, Guagliumi G, Farb A, et al. Localized hypersensitivity and late coronary thrombosis secondary to a sirolimus-eluting stent: should we be cautious? *Circulation.* 2004;109:701–705.
63. Nebeker JR, Virmani R, Bennett CL, et al. Hypersensitivity cases associated with drug-eluting stents: a review of available cases from the Research on Adverse Drugs Events and Reports (RADAR) project. *J Am Coll Cardiol.* 2006;47:175–181.
64. Joner M, Nakasawa G, Finn AV, et al. Endothelial cell recovery between comparator polymer-based drug-eluting stents. *J Am Coll Cardiol.* 2008;52:333–342.
65. Huang KN, Grandi SM, Filion KB, Fisenberg MJ. Late and very late stent thrombosis with second generation drug-eluting stents. *Can J Cardiol.* 2013;29:1488–1494.
66. Fan J, Du H, Ling Z, et al. Efficacy and safety of Zotarolimus-eluting stents compared to sirolimus-eluting stents, in patients undergoing percutaneous coronary interventions – A meta-analysis of randomized controlled trials. *Int J Cardiol.* 2013;167:2126–2133.
67. Sousa JE, Serruys PW, Costa MA, et al. Use of Rapamycin-impregnated stents in coronary arteries. *Transplant Proc.* 2003;35:5165–5170.
68. Poon M, Marx SO, Gallo R, et al. Rapamycin inhibits smooth cell migration. *J Clin Invest.* 1996;98:2277–2283.
69. Waksman R, Pakala R, Baffour R, et al. Optimal dosing and duration of oral everolimus to inhibit in-stent neointimal growth in rabbit iliac arteries. *Cardiovasc Revasc Med.* 2006;7:179–184.
70. Burke S, Kuntz RE, Schwartz LB. Zotarolimus (BT-578) eluting stents. *Adv Drug Deliv Rev.* 2006;58:437–466.
71. Claessen BE, Henriques JP, Dangas GD. Clinical studies with sirolimus, zotarolimus everolimus, and biolimus A9 drug-eluting stent systems. *Curr Pharm Des.* 2010;16:4012–4024.
72. Sollott SJ, Cheng L, Pauly RR, et al. Taxol inhibits neointimal smooth muscle cell accumulation after angioplasty in the rat. *J Clin Invest.* 1995;95:1869–1876.
73. Abizaid A. Sirolimus-eluting coronary stents: a review. *Vasc Health Risk Manag.* 2007;3:191–201.
74. Waugh J, Wagstaff AJ. The paclitaxel (Taxus)-eluting stent: a review of its use in the management of de novo coronary artery lesions. *Am J Cardiovasc Drugs.* 2004;4:257–268.
75. Schömig A, Dibra A, Windecker S, et al. A meta-analysis of 16 randomized trials of sirolimus-eluting stents versus paclitaxel-eluting stents in patients with coronary artery disease. *J Am Coll Cardiol.* 2007;50:1373–1380.
76. Räber L, Wohlwend L, Wigger M, et al. Five-year clinical and angiographic outcomes of a randomized comparison of sirolimus-eluting and paclitaxel-eluting stents: results of the Sirolimus-Eluting Versus Paclitaxel-Eluting Stents for Coronary Revascularization LATE trial. *Circulation.* 2011;123:2819–2828.
77. Räber L, Magro M, Stefanini GG, et al. Very late coronary stent thrombosis of a newer-generation everolimus-eluting stent compared with early-generation drug-eluting stents: a prospective cohort study. *Circulation.* 2012;125:110–1121.
78. Kedhi E, Joesoef KS, McFadden E, et al. Second-generation Everolimus-eluting and paclitaxel – eluting stents in real-life practice (COMPARE): a randomized trial. *Lancet.* 2010;375:201–209.
79. Maeng M, Tilsted HH, Jensen LO, et al. Differential clinical outcomes after 1 year versus 5 years in a randomized comparison of zotarolimus-eluting and sirolimus-eluting coronary stents (the SORT OUT III STUDY) a multicenter, open-label, randomized superiority trial. *Lancet.* 2014;383:2047–2056.
80. Park DW, Kim YH, Yun SC, et al. Comparison of zotarolimus-eluting stents with sirolimus and paclitaxel-eluting stents for coronary revascularization: the ZEST (comparison of the efficacy and safety of Zotarolimus-eluting stent with sirolimus-eluting and paclitaxel-eluting stent for coronary lesions) randomized trial. *J Am Coll Cardiol.* 2010;56:1187–1195.
81. Simard T, Hibbert B, Ramirez FD, et al. The evolution of coronary stents: a brief review. *Can J Cardiol.* 2014;25:193–206.
82. Kereiakes DJ, Cannon LA, Feldman RL, et al. Clinical and angiographic outcomes after treatment of de novo coronary stenoses with a novel platinum chromium thin-strut stent: primary results of the PERSEUS (Prospective evaluation in a Randomized Trial of the Safety and Efficacy of the Use of the TAXUS Element Paclitaxel-Eluting Coronary Stent System) trial. *J Am Coll Cardiol.* 2010;56:264–271.
83. Brugaletta S, Burzotta E, Sabate M. Zotarolimus for the treatment of coronary artery disease: pathophysiology, DES design, clinical evaluation and future perspective. *Expert Opin Pharmacother.* 2009;10:1047–1058.
84. Banerjee S. The Resolute™ integrity zotarolimus-eluting stent in coronary artery disease: a review. *Cardiol Ther.* 2013;2:17–25.
85. Ding N, Pacetti S, Tang F-W, et al. Xience V stent design and rationale. *J Interv Cardiol.* 2009;22(s1):S18–s27.
86. Marroquin OC, Selzer F, Mulukutla SR, et al. A comparison of bare-metal and drug-eluting stents for off-label indications. *N Engl J Med.* 2008;358:342–352.
87. Nordmann AJ, Briel M, Bucher HC. Mortality in randomized controlled trials comparing drug-eluting vs bare-metal stents in coronary artery disease: a meta-analysis. *Eur Heart J.* 2006;27:2784–2818.
88. Ko DT, Chiu M, Guo H, et al. Safety and effectiveness of drug-eluting and bare-metal stents for patients with off-and on-label indications. *J Am Coll Cardiol.* 2009;53:1773–1782.
89. Mauri L, Silbaugh TS, Wolf RE, et al. Long-term clinical outcomes after drug-eluting and bare-metal stenting in Massachusetts. *Circulation.* 2008;118:1817–1827.
90. Kirtane AJ, Gupta A, Iyengar S, et al. Safety and efficacy of drug-eluting and bare-metal stents: comprehensive meta-analysis of randomized trials and observational studies. *Circulation.* 2009;119:3198–3206.
91. Bangalore S, Kumar S, Fusaro M, et al. Short- and long-term outcomes with drug-eluting and bare-metal stents: a mixed –treatment comparison analysis of 117 762 patient-years of follow-up from randomized trials. *Circulation.* 2012;125:2873–2891.
92. Alazzoni A, Al-Saleh A, Jolly SS. Everolimus-eluting versus paclitaxel-eluting stents in percutaneous coronary intervention: meta-analysis of randomized trials. *Thrombosis.* 2012;2012:126369.
93. Meredith IT, Worthley S, Whitbourn R, et al. Clinical and angiographic results with the next-generation resolute stent system: a prospective, multicenter, first-in-human trial. *JACC Cardiovasc Interv.* 2009;2:977–985.
94. Taniwaki M, Stefanini GG, Silber S, et al. 4-Year clinical outcomes and predictors of repeat revascularization in patients treated with new-generation drug-eluting stents: a report from the RESOLUTE All-Comers (A Randomized Comparison of a Zotarolimus-Eluting Stent With and Everolimus-Eluting Stent for Percutaneous Coronary Intervention). *J Am Coll Cardiol.* 2014;63:1617–1625.
95. von Birgelen C, Sen H, Lam MK, et al. Third-generation zotarolimus-eluting and everolimus-eluting stents in all-comer patients requiring a percutaneous coronary intervention (DUTCH PEERS): a randomized single-blind multicenter, non-inferiority trial. *Lancet.* 2014;383:413–423.
96. Onuma Y, Serruys PW. Bioresorbable scaffold: the advent of a new era in percutaneous coronary and peripheral revascularization? *Circulation.* 2011;123:779–797.
97. Lee JM, Park KW, Han JK, et al. Three-year patient-related and stent-related outcomes of second-generation Xience V stents versus zotarolimus-eluting resolute stents in real-world practice (from the Multicenter Prospective EXCELLENT and RESOLUTE-Korea registries). *Am J Cardiol.* 2014;114:1329–1338.
98. Alexy RD, Levi S. Materials and manufacturing technologies available for production of a pediatric bioabsorbable stent. *Biomed Res Int.* 2013;2013:137985.
99. Capodanno D, Dipasqua F, Tamburino C. Novel drug-eluting stents in the treatment of de novo coronary lesions. *Vasc Health Risk Manag.* 2011;7:103–118.
100. Stefanini GG, Byren RA, Serruys PW, et al. Biodegradable polymer drug-eluting stents reduce the risk of stent thrombosis at 4 years in patients undergoing percutaneous coronary intervention: a pooled analysis of individual patient data from the ISAR-TEST 3, ISAR-TEST4 and LEADERS randomized trials. *Eur Heart J.* 2012;33:1214–1222.
101. Smits PC, Hofma S, Tognis M, et al. Abluminal biodegradable polymer biolimus-eluting stent versus durable polymer Everolimus-eluting stent (COMPARE II): a randomized, controlled, non-inferiority trial. *Lancet.* 2013;381:651–660.
102. Natsuaki M, Kozuma K, Morimoto T, et al. Biodegradable polymer biolimus-eluting stent versus durable Everolimus-eluting stent: a randomized, controlled, noninferiority trial. *J Am Coll Cardiol.* 2013;62:181–190.
103. Kaiser C, Galatius S, Jeger R, et al. Long term efficacy and safety of biodegradable-polymer biolimus eluting stents: main results of the Basel Stent Kosten-Effektivitäts Trial-PROspective Validation Examination II (BASKET-PROVE II), A randomized controlled noninferiority 2-year outcome trial. *Circulation.* 2015;131:74–81.
104. Navarese EP, Tnadjung K, Claessen B, et al. Safety and efficacy outcomes of first and second generation durable polymer drug eluting stents and biodegradable polymer biolimus eluting stents in clinical practice: comprehensive network meta-analysis. *BMJ.* 2013;347:f6530.
105. Palmerini T, Biondi-Zoccai G, Della Riva D, et al. Clinical outcomes with bioabsorbable polymer-versus durable polymer-based drug-eluting and bare-metal stents. *J Am Coll Cardiol.* 2014;63:299–397.
106. Hoffman R, Mintz GS, Dussaillant GR, et al. Patterns and mechanisms of in-stent restenosis. *Circulation.* 1996;94:1247–1254.
107. Liu MW, Roubin GS, King SB III. Restenosis following coronary angioplasty, potential biological determinants and role of intimal hyperplasia. *Circulation.* 1989;79:1379–1387.
108. Hibbert B, Chen YX, O'Brien ER. C-kit-immunopositive vascular progenitor cells populate human coronary in-stent restenosis but not primary atherosclerotic lesions. *Am J Physiol Heart Circ Physiol.* 2004;287:H518–H524.
109. Hibbert B, Olsen S, O'Brien E. Involvement of progenitor cells in vascular repair. *Trends Cardiovasc Med.* 2003;12:322–326.
110. Finn AV, Joner M, Nakasawa G, et al. Pathological correlates of late drug-eluting stent thrombosis: strut coverage as a marker for endothelialization. *Circulation.* 2007;115:2435–2441.
111. Hill JM, Zalos G, Halcox JP. Circulating endothelial progenitor cells, vascular function and cardiovascular risk. *N Engl J Med.* 2003;348:593–600.
112. Hibbert B, Ma X, Pourjabbar A, et al. Inhibition of endothelial progenitor cell glycogen synthase kinase-3B results in attenuated neo-intima formation and enhanced re-endothelialization after arterial injury. *Cardiovasc Res.* 2009;83:16–23.
113. Healey JS. Trifecta or triple threat? the challenge of post-PCI management in patients receiving chronic anticoagulant therapy. *Can J Cardiol.* 2013;29:136–138.
114. Chaabane C, Otsuka F, Virmani R, Bochaton-Piallat M-L. Biological responses in stented arteries. *Cardiovasc Res.* 2013;99:353–363.

115. Grewe PH, Deneke T, Machraoui A, et al. Acute and chronic tissue response to coronary stent implantation: pathologic findings in human specimen. *J Am Coll Cardiol*. 2003;35:157–163.
116. Otsuka F, Finn AV, Yadzdani SK, et al. The importance of the endothelium in atherothrombosis and coronary stenting. *Nat Rev Cardiol*. 2012;9:439–453.
117. Timmins LH, Miller MW, Clubb FL Jr, Moore JE Jr. Increased artery wall stress post-stenting leads to greater intimal thickening. *Lab Invest*. 2011;91:955–967.
118. Kosknas KC, Chatzizisis YS, Antoniadi AP, Giannoglou G. Role of endothelial shear stress in stent restenosis and thrombosis: pathophysiologic mechanisms and implications for clinical translation. *J Am Coll Cardiol*. 2012;59:1337–1349.
119. Campbell JH, Campbell GR. Smooth muscle phenotypic modulation-a personal experience. *Arterioscler Thromb Vasc Biol*. 2012;32:1784–1789.
120. Virmani R, Kolodgie FD, Farb A, Lafont A. Drug eluting stents: are human and animal studies comparable? *Heart*. 2003;89:133–138.
121. Pourdjabbar A, Hibbert B, Simard T, et al. Pathogenesis of neointima formation following vascular injury. *Cardiovasc Hematol Disord Drug Targets*. 2011;11:30–39.
122. Leon MB, Nikolsky E, Cutlip DE, et al. Improved late clinical safety with zotarolimus-eluting stents compared with paclitaxel-eluting stents in patients with de novo coronary lesions: 3 year follow-up from the ENDEAVOR IV (Randomized Comparison of Zotarolimus-and Paclitaxel-Eluting Stents in Patients With Coronary Artery Disease) trial. *JACC Cardiovasc Interv*. 2010;3:1043–1050.
123. Dangas GD, Claessen BE, Caixeta A, et al. In-stent restenosis in the drug-eluting era. *J Am Coll Cardiol*. 2010;56:1897–1907.
124. Mehran R, Dangas G, Abizaid AS, et al. Angiographic patterns of in-stent restenosis: classification and implications for long-term outcome. *Circulation*. 1999;100:1872–1878.
125. Kastrati A, Schömig A, Elezi S, et al. Predictive factors of restenosis after coronary stent placement. *J Am Coll Cardiol*. 1997;30:1428–1436.
126. Kuroda N, Kobayashi Y, Nameki M, et al. Intimal hyperplasia regression from 6 to 12 months after stenting. *Am J Cardiol*. 2002;89:869–872.
127. Valgimigli M, Patialiakas A, Thury T, et al. Zotarolimus-eluting versus bare-metal stents in uncertain drug-eluting stent candidates. *J Am Coll Cardiol*. 2015;65:805–815.
128. Sabate M, Räber L, Heg D, et al. Comparison of newer-generation drug-eluting with bare-metal stents in patients with acute ST-segment elevation myocardial infarction: a pooled analysis of the EXAMINATION (clinical Evaluation of the Xience-V stent in Acute Myocardial INfArcTION) and COMFORTABLE-AMI (Comparison of Biolimus Eluted From an Erodible Stent Coating With Bare Metal Stents in Acute ST-Elevation Myocardial Infarction) trials. *JACC Cardiovasc Interv*. 2014;7:55–63.
129. Groeneveld PW, Matta MA, Greenhut AP, Yang F. Drug-eluting compared with bare-metal coronary stents among elderly patients. *J Am Coll Cardiol*. 2008;51:2017–2024.
130. Hoffan R, Stellbrink E, Schröder J, et al. Impact of the metabolic syndrome on angiographic and clinical events after coronary intervention using bare-metal or sirolimus-eluting stents. *Am J Cardiol*. 2007;100:1347–1352.
131. Hoffmann R, Mintz GS. Coronary in-stent restenosis – predictors, treatment and prevention. *Eur Heart J*. 2000;21:1739–1749.
132. Goldberg SL, Loussararian A, De Gregorio J, et al. Predictors of diffuse and aggressive intra-stent restenosis. *J Am Coll Cardiol*. 2001;37:1019–1025.
133. Singh M, Gersh BJ, McLelland RL, et al. Clinical and angiographic predictors of restenosis after percutaneous coronary intervention: insights from the Prevention of Restenosis With Tranilast and Its Outcomes (PRESTO) trial. *Circulation*. 2004;109:2727–2731.
134. Rathore S, Terashima M, Katoh O, et al. Predictors of angiographic restenosis after drug eluting stents in the coronary arteries: contemporary practice in real world patients. *EuroIntervention*. 2009;5:349–354.
135. Lemos PA, Hoye A, Goedhart D, et al. Clinical, angiographic, and procedural predictors of angiographic restenosis after sirolimus-eluting stent implantation in complex patients: an evaluation from the Rapamycin-Eluting Stent Evaluated At Rotterdam Cardiology Hospital (RESEARCH) study. *Circulation*. 2004;109:1366–1370.
136. Kastrati A, Dibra A, Mehilli J, et al. Predictive factors of restenosis after coronary implantation of sirolimus-or paclitaxel-eluting stents. *Circulation*. 2006;113:2293–2300.
137. Walters DL, Harding SA, Walsh CR, et al. Acute coronary syndrome is a common clinical presentation of in-stent restenosis. *Am J Cardiol*. 2002;89:491–494.
138. Armstrong EJ, Feldman DN, Wang TY, et al. Clinical presentation, management, and outcomes of angiographically documented early, late, and very late stent thrombosis. *JACC Cardiovasc Interv*. 2012;4:131–140.
139. Sommer P, Armstrong EJ. Stent thrombosis: current management and outcomes. *Curr Treat Options Cardiovasc Med*. 2015;17:1–12.
140. Wenaweser P, Daemen J, Zwahlen M, et al. Incidence and correlates of drug-eluting stent thrombosis in routine clinical practice. 4-year results from a large 2-institutional cohort study. *J Am Coll Cardiol*. 2008;52:1134–1140.
141. Cook S, Windecker S. Early stent thrombosis: past, present and future. *Circulation*. 2009;119: 657–659.
142. Cutlip DE, Windecker S, Mehran R. Clinical end points in coronary stent trials: a case for standardized definitions. *Circulation*. 2007;115:2344–2351.
143. Yahagi K, Joner M, Virmani R. Insights into very late stent thrombosis from the wisdom of pathology. *J Invasive Cardiol*. 2014;26:417–419.
144. Palmerini T, Kirtane AJ, Serruys PW, et al. Stent thrombosis with everolimus-eluting stents: meta-analysis of comparative randomized controlled trials. *Circ Cardiovasc Interv*. 2012;5:357–364.
145. Schülen H, Kastrati A, Pache J, et al. Incidence of thrombotic occlusion and major adverse cardiac events between two and four weeks after coronary stent placement: analysis of 5,678 patients with a four week Ticlopidine regimen. *J Am Coll Cardiol*. 2001;37:2066–2073.
146. van Werkum JW, Heestermans AA, Zomer AC, et al. Predictors of coronary stent thrombosis: the Dutch Stent Thrombosis Registry. *J Am Coll Cardiol*. 2009;53:1399–1409.
147. Cheneau E, Leborgne L, Mintz GS, et al. Predictors of subacute stent thrombosis: results of a systematic intravascular ultrasound study. *Circulation*. 2003;108:43–47.
148. Awata M, Kotani J, Uematsu M, et al. Serial angioscopic evidence of incomplete neointimal coverage after sirolimus-eluting stent implantation: comparison with bare-metal stent. *Circulation*. 2007;116:910–916.
149. Nakano M, Yahagi K, Otsuka F, et al. Causes of early stent thrombosis in patients presenting with acute coronary syndrome: an ex vivo human autopsy study. *J Am Coll Cardiol*. 2014;63:2510–2520.
150. Moreno R, Fernandez C, Hernandez R, et al. Drug-eluting stent thrombosis: results from a pooled analysis including 10 randomized studies. *J Am Coll Cardiol*. 2005;45:954–959.
151. Palmerini T, Biondi-Zoccai G, Della Riva D, et al. Stent Thrombosis with drug-eluting stent. Is the paradigm shifting? *J Am Coll Cardiol*. 2013;62:1915–1921.
152. Jensen LO, Tilsted HH, Thayssen P, et al. Paclitaxel and sirolimus eluting stents versus bare metal stents: long term risk of stent thrombosis and other outcomes. From the Western Denmark Heart Registry. *EuroIntervention*. 2010;5:898–904.
153. Tandjung K, Sen H, Lam MK, et al. Clinical outcome following stringent discontinuation of dual antiplatelet therapy after 12 months in real-world patients treated with second-generation zotarolimus-eluting resolute and everolimus-eluting Xience V stents: 2 year follow-up of the randomized TWENTE trial. *J Am Coll Cardiol*. 2013;61:2406–2416.
154. Reejhsinghani R, Lotfi AS. Prevention of stent thrombosis: challenges and solutions. *Vasc Health Risk Manag*. 2015;11:93–116.
155. Cayla G, Hulot JS, O'Connor SA, et al. Clinical, angiographic, and genetic factors associated with early coronary stent thrombosis. *JAMA*. 2011;306:1765–1774.
156. Bouman HJ, van Werkum JW, Breet NJ, et al. A case-control study on platelet reactivity in patients with coronary stent thrombosis. *J Thromb Haemost*. 2011;9:909–916.
157. Palmerini T, Biondi-Zoccai G, Della Riva D, et al. Stent thrombosis with drug-eluting and bare-metal stents: evidence from a comprehensive network meta-analysis. *Lancet*. 2012;379:1393–1402.
158. Bavry AA, Kumbhani DJ, Helton TJ, Bhatt DL. What is the risk of stent thrombosis associated with the use of paclitaxel-eluting stents for percutaneous coronary intervention? : a meta-analysis. *J Am Coll Cardiol*. 2005;45:941–946.
159. Cook S, Eshtehardi P, Kalesan B, et al. Impact of incomplete stent apposition on long term clinical outcome after drug-eluting stent implantation. *Eur Heart J*. 2012;33:1334–1343.
160. Kukreja N, Onuma Y, Garcia-Garcia HM, et al. The risk of stent thrombosis in patients with acute coronary syndromes treated with bare-metal and drug-eluting stents. *JACC Cardiovasc Interv*. 2009;2:534–541.
161. Beohar N, Davidson CJ, Kip KE, et al. Outcomes and complications associated with off-label and untested use of drug-eluting stents. *JAMA*. 2007;297:1992–2000.
162. Teirstein P, Reilly JP. Late stent thrombosis in brachytherapy: the role of long-term antiplatelet therapy. *J Invasive Cardiol*. 2002;14:109–114.
163. van Werkum JW, Heestermans AA, de Korte FI, et al. Long-term clinical outcome after a first angiographically confirmed coronary stent thrombosis: an analysis of 431 cases. *Circulation*. 2009;119:828–834.
164. Win HK, Caldera AE, Maresh K, et al. Clinical outcomes and stent thrombosis following off-label use of drug-eluting stents. *JAMA*. 2007;297:2001–2009.
165. Iakovou I, Schmidt T, Bonizzoni E, et al. Incidence, predictors and outcome of thrombosis after successful implantation of drug-eluting stents. *JAMA*. 2005;293:2126–2130.
166. De Luca G, Dirksen MT, Spaulding C, et al. Drug-eluting stents vs bare-metal stents in primary angioplasty: a pooled patient-level meta-analysis of randomized trials. *Arch Intern Med*. 2012;172:611–621.
167. Ferreira-González I, Marsal JR, Ribera A, et al. Background, incidence, and predictors of antiplatelet therapy discontinuation during the first year after drug-eluting stent implantation. *Circulation*. 2010;122:1017–1025.
168. Chang M, Park D-W. Optimal duration of dual antiplatelet therapy after implantation of drug-eluting stents: shorter or longer? *Cardiol Ther*. 2014;3:1–12.
169. Aoki J, Lansky AJ, Mehran R, et al. Early stent thrombosis in patients with acute coronary syndromes treated with drug-eluting and bare metal stents: the Acute Catheterization and Urgent Intervention Triage Strategy trial. *Circulation*. 2009;119:687–698.
170. Roiron C, Sanchez P, Bouzamondo A, et al. Drug eluting stents: and updated meta-analysis of randomized controlled trials. *Heart*. 2006;33:641–649.
171. Mauri L, Hsieh WH, Massaro JM, et al. Stent thrombosis in randomized clinical trial of drug-eluting stents. *N Engl J Med*. 2007;356:1020–1029.
172. Mehran R, Baber U, Stegg PG, et al. Cessation of dual antiplatelet treatment and cardiac events after percutaneous coronary intervention (PARIS): 2 year results from a prospective observational study. *Lancet*. 2013;382:1714–1722.
173. Valgimigli M, Campo G, Monti M, et al. Short versus long-term duration of dual-antiplatelet therapy after coronary stenting: a randomized multicenter trial. *Circulation*. 2012;125:2015–2026.
174. Eisenberg MJ, Richard PR, Libersan d, et al. Safety of short-term discontinuation of antiplatelet therapy in patients with drug-eluting stents. *Circulation*. 2009;119:1634–1642.
175. Qin SY, Zhou Y, Jiang HX, et al. The association of diabetes mellitus with clinical outcomes after coronary stenting: a meta-analysis. *PLoS ONE*. 2013;8:e72710 1–e72710 9.
176. Wiviott SD, Braunwald E, Angiolillo DJ, et al.; TIRTON-TIMI 38 Investigators. Greater clinical benefit of more intensive oral antiplatelet therapy with prasugrel in patients with diabetes mellitus in the trial to assess improvement in therapeutic outcomes by optimizing platelet inhibition with prasugrel-Thrombolysis in Myocardial Infarction 38. *Circulation*. 2008;118:1626–1636.
177. Breet J, de Jong D, Bos WJ, et al. The impact of renal function on platelet reactivity and clinical outcome in patients undergoing percutaneous coronary intervention with stenting. *Thromb Haemost*. 2014;112:1174–1181.
178. Rajendran S, Parkih R, Shugman I, et al. High on treatment platelet reactivity and stent thrombosis. *Heart Lung Circ*. 2011;20:525–531.
179. Waksman R, Kirtane A, Torquson T, et al. Correlates and outcomes of late and very late drug-eluting stent thrombosis: results from the DESERT (International Drug-Eluting Stent Event Registry of Thrombosis). *JACC Cardiovasc Interv*. 2014;7:1093–1102.
180. Karlsson G, Rehman J, Kalaria V, Breall JA. Increased incidence of stent thrombosis in patients with cocaine use. *Catheter Cardiovasc Interv*. 2007;69:955–958.
181. Mahmoud KD, Vlaar PJ, van den Heuvel AF, et al. Usefulness of thrombus aspiration for the treatment of coronary stent thrombosis. *Am J Cardiol*. 2011;108:1721–1727.
182. Brodie BR, Hansen C, Garberich RF, et al. ST-segment elevation myocardial infarction resulting from stent thrombosis: an enlarging subgroup of high-risk patients. *J Am Coll Cardiol*. 2012;60:1989–1991.
183. Cutlip DE, Baim DS, Ho KK, et al. Stent thrombosis in the modern era: a pooled analysis of multicenter coronary stent clinical trials. *Circulation*. 2001;103:1967–1971.
184. Chechi T, Vecchio S, Vittori G, et al. ST-segment elevation myocardial infarction due to early and late stent thrombosis a new group of high-risk patients. *J Am Coll Cardiol*. 2008;31:2396–2402.
185. de la Torre-Hernández JM, Alfonso F, Hernández F, et al. Drug-eluting stent thrombosis: results from the multicenter Spanish registry ESTROFA (Estudio ESPañol sobre TROmbosis de stent FArmacoactivos). *J Am Coll Cardiol*. 2008;51:986–990.
186. Wenaweser P, Rey C, Eberti FR, et al. Stent thrombosis following bare-metal stent implantation: success of emergency percutaneous coronary intervention and predictors of adverse outcome. *Eur Heart J*. 2005;26:1180–1187.
187. Parodi G, Memisha G, Bellandi B, et al. Effectiveness of primary percutaneous interventions for stent thrombosis. *Am J Cardiol*. 2009;103:913–916.
188. Mishkel GJ, Moore AL, Markwell S, et al. Long-term outcomes after management of restenosis or thrombosis of drug-eluting stents. *J Am Coll Cardiol*. 2007;49:181–184.
189. Angiolillo DJ, Ueno M, Goto S. Basic principles of platelet biology and clinical implications. *Circ J*. 2010;74:597–607.
190. Clemetson KJ. Platelets and primary haemostasis. *Thromb Res*. 2012;102:220–224.
191. Jenne CN, Urrutia R, Kubes P. Platelets: bridging hemostasis, inflammation, and immunity. *Int J Lab Hematol*. 2013;35:245–261.
192. Davì G, Patrono C. Platelet activation and atherothrombosis. *N Engl J Med*. 2007;357:2482–2494.
193. Ferreiro JL, Angiolillo DM. New directions in antiplatelet therapy. *Circ Cardiovasc Interv*. 2012;5:433–445.
194. Jennings LK. Mechanisms of platelet activation: need for new strategies to protect against platelet-mediated atherothrombosis. *Thromb Haemost*. 2009;102:248–257.
195. Hechler B, Cattaneo M, Gachet C. The P2 receptors in platelet function. *Semin Thromb Hemost*. 2005;31:150–161.
196. Williams CD, Cherala G, Serebruany V. Application of platelet function testing to the bedside. *Thromb Haemost*. 2010;103:29–33.
197. Coughlin SR. Protease-activated receptors in hemostasis, thrombosis and vascular biology. *J Thromb Haemost*. 2005;3:1800–1814.
198. Mcfarlane SR, Seatter MJ, Kanke T, et al. Proteinase-activated receptors. *Pharmacol Rev*. 2001;43:245–282.
199. Anderse H, Greenberg DL, Fujikawa K, et al. Protease-activated receptor 1 is the primary mediator of thrombin-stimulated platelet procoagulant activity. *Proc Natl Acad Sci USA*. 1999;96: 11189–11193.
200. Martorell L, Martínez-González J, Rodríguez C, et al. Thrombin and protease-activated receptors (PARs) in atherothrombosis. *Thromb Haemost*. 2008;99:305–315.
201. Campbell CL, Smyth S, Montalescot G, et al. Aspirin dose for the prevention of cardiovascular disease: a systematic review. *JAMA*. 2007;297:2018–2024.
202. Anfossi G, Trovati M. Pathophysiology of platelet resistance to anti-aggregating agents in insulin resistance and type 2 diabetes: implications for anti-aggregating therapy. *Cardiovasc Hematol Agents Med Chem*. 2006;4:111–128.
203. Schrör K. Aspirin and platelets: the antiplatelet action of aspirin and its role in thrombosis treatment and prophylaxis. *Semin Thromb Hemost*. 1996;23:349–356.
204. Bjornsson TD, Schneider DE, Berger H Jr. Aspirin acetylates fibrinogen and enhances fibrinolysis.

Fibrinolytic effect is independent of changes in plasminogen activator levels. *J Pharmacol Exp Ther.* 1989;250:154–161.

205. Buerke M, Pitroff W, Meyer J, et al. Aspirin therapy: optimized platelet inhibition with different loading and maintenance doses. *Am Heart J.* 1995;130:465–472.
206. Benedek IH, Joshi AS, Piesnaszek HJ, et al. Variability in the pharmacokinetics and pharmacodynamics of low dose aspirin in healthy male volunteers. *J Clin Pharmacol.* 1995;35:1181–1187.
207. Maree AO, Curtin RJ, Dooley M, et al. Platelet response to low-dose enteric coated aspirin in patients with stable cardiovascular disease. *J Am Coll Cardiol.* 2005;46:1258–1263.
208. Furukawa K, Ohteki H. Changes in platelet aggregation after suspension of aspirin therapy. *J Thorac Cardiovasc Surg.* 2004;127:1814–1815.
209. Bradlow BA, Chetty N. Dosage frequency for suppression of platelet function by low dose aspirin therapy. *Thromb Res.* 1982;27:99–110.
210. Jiménez AH, Stubbs ME, Tofler GH, et al. Rapidity and duration of platelet suppression by enteric-coated aspirin in healthy young men. *Am J Cardiol.* 1992;69:258–262.
211. Antithrombotic Trialists' Collaboration. Collaborative meta-analysis of randomized trial of antiplatelet therapy for prevention of death, myocardial infarction, and stroke in high risk patients. *BMJ.* 2002;324:71–86.
212. Siller-Matula J, Trenk D, Schrör K, et al. Response variability to $P2Y_{12}$ receptor inhibitors: expectations and reality. *JACC Cardiovasc Interv.* 2013;6:1111–1128.
213. Jarvis B, Simpson K. Clopidogrel: a review of its use in the prevention of atherothrombosis. *Drugs.* 2000;60:347–377.
214. Montalescot G, Sideris G, Meuleman C, et al. Clopidogrel loading doses in patients with non-ST-segment elevation acute coronary syndromes. *J Am Coll Cardiol.* 2006;48:931–938.
215. Mega JL, Close SL, Wiviott SD, et al. Cytochrome p-450 polymorphisms and response to clopidogrel. *N Engl J Med.* 2009;360:354–362.
216. Bhatt DL, Cryer BL, Hacke W, et al. Clopidogrel and aspirin versus aspirin alone for the prevention of atherothrombotic events. *N Engl J Med.* 2006;354:1707–1717.
217. Chen ZM, Jiang LX, Chen YP, et al. Addition of clopidogrel to aspirin in 45,852 patients with acute myocardial infarction: randomized placebo-controlled trial. COMMIT (ClOpidogrel and Metoprolol in Myocardial Infarction Trial) collaborative group. *Lancet.* 2005;366:1607–1621.
218. Mehta SR, Yusuf S, Peters R, et al. Effects of pretreatment with clopidogrel and aspirin followed by long-term therapy in patients undergoing percutaneous coronary intervention: the PCI-CURE study. *Lancet.* 2001;358:527–533.
219. Price MJ, Walder JS, Baker BA, et al. Recovery of platelet function after discontinuation of prasugrel or clopidogrel maintenance dosing in aspirin-treated patients with stable coronary disease. *J Am Coll Cardiol.* 2012;59:2338–2343.
220. Sambu N, Warner T, Curzen N. Clopidogrel withdrawal: is there a "rebound" phenomenon. *Thromb Haemost.* 2011;105:211–220.
221. Brandt JT, Payne CD, Wiviott SD, et al. A comparison of prasugrel and clopidogrel loading doses on platelet function: magnitude of platelet inhibition is related to active metabolite formation. *Am Heart J.* 2007;153:e9–e16.
222. Bonello L, Manchi J, Pansieri M, et al. Relationship between post-treatment platelet reactivity and ischemic and bleeding events at 1-year follow-up in patients receiving prasugrel. *J Thromb Haemost.* 2012;10:1999–2005.
223. Montalescot G, Wiviott SD, Braunwald E, et al. Prasugrel compared with clopidogrel in patients undergoing percutaneous coronary intervention for ST-elevation myocardial infarction (TRITON-TIMI 38): double blind, randomized controlled trial. *Lancet.* 2009;373:723–731.
224. Migliorini A, Valenti R, Parodi G, et al. Comparison of the degree of platelet aggregation inhibition with prasugrel versus clopidogrel and clinical outcomes in patients with unprotected left main disease treated with everolimus-eluting stents. *Am J Cardiol.* 2013;112:1843–1848.
225. Schömig A. Ticagrelor–is there a need for a new player in the antiplatelet-therapy field? *N Engl J Med.* 2009;361:1108–1111.
226. Teng R, Oliver S, Hayes MA, Butler K. Absorption, distribution, metabolism, and excretion of ticagrelor in healthy subjects. *Drug Metab Dispos.* 2010;38:1514–1521.
227. Wallentin L, Becker RC, Budaj A, et al. Ticagrelor versus clopidogrel in patients with acute coronary syndromes. *N Engl J Med.* 2009;361:1045–1507.
228. Alexopoulos D, Galati A, Xanthopolou I, et al. Ticagrelor versus prasugrel in acute coronary syndrome patients with high on-treatment platelet reactivity following percutaneous coronary intervention: a pharmacodynamics study. *J Am Coll Cardiol.* 2012;60:193–199.
229. Campanini M. Vorapaxar. *Ital J Med.* 2013;7:88–95.
230. Cho JR, Rollini F, Franchi F, et al. Unmet needs in the management of acute myocardial infarction: role of novel protease-activated receptor-1 antagonist vorapaxar. *Vasc Health Risk Manag.* 2014;10:177–188.
231. Kosoglou T, Reyderman L, Tiessen RG, et al. Pharmacokinetics and pharmacodynamics of the novel PAR-1 antagonist vorapaxar (formerly SCH 530348) in healthy subjects. *Eur J Clin Pharmacol.* 2012;68:249–258.
232. Morrow DA, Braunwald E, Bonaca MP, et al. Vorapaxar in the secondary prevention of atherothrombotic events. *N Engl J Med.* 2012;366:1404–1413.
233. Bonaca MP, Scirica BM, Braunwald E, et al. Coronary stent thrombosis with vorapaxar versus placebo: Results from the TRA 2 P-TIMI 50 Trial. *J Am Coll Cardiol.* 2014;64:2309–2317.
234. Coller BS. Anti-GPIIb/IIIa drugs: current strategies and future directions. *Thromb Haemost.* 2001;86:427–443.
235. Truong KM, Amankawa K, Kucukarsian S. Platelet glycoprotein IIb/IIIa-receptor inhibitors in patients with acute coronary syndromes or undergoing percutaneous coronary interventions: a review. *Clin Ther.* 2001;23:1145–1165.
236. Macelli MA, Lance ET, Damarju L, et al. Pharmacodynamic profile of short-term abciximab treatment demonstrates prolonged platelet inhibition with gradual recovery from GP IIb/IIIa receptor blockade. *Circulation.* 1998;97:1680–1688.
237. Tardiff BE, Jennings LK, Harrington RA, et al. Pharmacodynamics and pharmacokinetics of eptifibatide in patients with acute coronary syndromes: prospective analysis from PURSUIT. *Circulation.* 2001;104:399–405.
238. Schneider DJ. Anti-platelet therapy; glycoprotein IIb-IIIa antagonists. *Br J Clin Pharmacol.* 2011;72:672–682.
239. Ferreiro JL, Ueno M, Angiolillo DJ. Cangrelor: a review on its mechanism of action and clinical development. *Expert Rev Cardiovasc Ther.* 2009;7:1195–1201.
240. Marino M, Rizzotti D, Leonardi S. Cangrelor: Review of the drug and CHAMPION programme (including PHOENIX). *Curr Cardiol Rep.* 2014;16:493.
241. Angiolillo DJ, Firstenberg MS, Price MJ, et al. Bridging antiplatelet therapy with cangrelor in patients undergoing cardiac surgery: a randomized controlled trial. *JAMA.* 2012;307:265–271.
242. Spaulding C, Daemen J, Boersma E, et al. A pooled analysis of data comparing sirolimus-eluting stents with bare-metal stents. *N Engl J Med.* 2007;356:989–997.
243. Caixeta A, Leon MB, Lansky AJ, et al. 5-year clinical outcomes after sirolimus-eluting stent implantation insights from a patient-level pooled analysis of 4 randomized trials comparing sirolimus-eluting stents with bare-metal stents. *J Am Coll Cardiol.* 2009;54:894–902.
244. Matteau A, Mauri L. Optimal timing of noncardiac surgery after stents. *Circulation.* 2012;126:1322–1324.
245. Levine GN, Bates ER, Blanckenship JC, et al. 2011 ACCF/AHA/SCAI Guideline for Percutaneous Coronary Intervention. A report from the American College of Cardiology Foundation/American Heart Association Task Force on Practice Guidelines and the Society of Cardiovascular Angiography and Interventions. *J Am Coll Cardiol.* 2011;58:e44–e122.
246. Giustino G, Barber U, Sartori S, et al. Duration of dual antiplatelet therapy after drug-eluting stent implantation: a systematic review and meta-analysis of randomized controlled trials. *J Am Coll Cardiol.* 2015;65:1298–1310.
247. Mauri L, Kereiakes DJ, Yeh RW, et al. Twelve or 30 months of dual antiplatelet therapy after drug-eluting stents. *N Engl J Med.* 2014;371:2155–2166.
248. Palmerini T, Benedetto U, Bacchi-Reggiani L, et al. Mortality in patients treated with extended duration dual antiplatelet therapy after drug-eluting stent implantation: a pairwise and Bayesian network meta-analysis of randomised trials. *Lancet.* 2015;385:2371–2382.
249. Loh JP, Torquson JP, Pendyala LK, et al. Impact of early versus late clopidogrel discontinuation on stent thrombosis following percutaneous coronary intervention with first- and second-generation drug-eluting stents. *Am J Cardiol.* 2014;113:1968–1975.
250. Schömig A, Sarafoff N, Seyfarth M. Triple antithrombotic management after stent implantation: when and how? *Heart.* 2009;95:1280–1285.
251. You JJ, Singer DE, Howard PA, et al. Antithrombotic therapy for atrial fibrillation: Antithrombotic Therapy and Prevention of Thrombosis, 9th ed: American College of Chest Physicians Evidence-Based Clinical Practice Guidelines. *Chest.* 2012;141:e531S–e575S.
252. Kimura T, Morimoto T, Nakagawa Y, et al. Antiplatelet therapy and stent thrombosis after sirolimus-eluting stent implantation. *Circulation.* 2009;119:987–995.
253. van Kuijk JP, Flu WJ, Schouten O, et al. Timing of noncardiac surgery after coronary stenting with bare metal or drug eluting stents. *Am J Cardiol.* 2009;104:1229–1234.
254. Bonello L, Tantry US, Marcucci L, et al.; for the Working Group on High On-Treatment Platelet Reactivity. Consensus and future directions for the definition of high on-treatment platelet reactivity to adenosine diphosphate. *J Am Coll Cardiol.* 2010;56:919–933.
255. Gurbel PA, Antonino MJ, Bliden KP, et al. Platelet reactivity to adenosine diphosphate and long-term ischemic event occurrence following percutaneous coronary intervention: a potential antiplatelet therapeutic target. *Platelets.* 2008;15:595–604.
256. Gurbel PA, Bliden KP, Samara W, et al. Clopidogrel effect on platelet reactivity in patients with stent thrombosis: results of the CREST Study. *J Am Coll Cardiol.* 2005;46:1827–1832.
257. Mayer K, Bernolchner I, Brown S, et al. Aspirin treatment and outcomes after percutaneous coronary intervention: results of the ISAR-ASPI registry. *J Am Coll Cardiol.* 2014;64:663–671.
258. Stone GW, Witzenbichler B, Weisz G, et al. Platelet reactivity and clinical outcomes after coronary artery implantation of drug-eluting stents (ADAPT-DES): a prospective multicentre registry study. *Lancet.* 2013;382:614–623.
259. Parodi G, Bellandi B, Venditti F, et al. Residual platelet reactivity, bleedings, and adherence to treatment in patients undergoing coronary stent implantation treated with prasugrel. *Am J Cardiol.* 2012;109:214–218.
260. Chen WH, Cheng X, Lee PY, et al. Aspirin resistance and adverse clinical events in patients with coronary artery disease. *Am J Med.* 2007;120:631–635.
261. Eikelboom JW, Hirsh J, Weitz JI, et al. Aspirin-resistant thromboxane biosynthesis and the risk of myocardial infarction, stroke, or cardiovascular death in patients at high risk for cardiovascular events. *Circulation.* 2002;105:1650–1655.
262. Kasmeridis C, Apostolakis S, Lip G. Aspirin and aspirin resistance in coronary artery disease. *Curr Opin Pharmacol.* 2013;13:242–250.
263. Shantsila E, Watson T, Lip G. Aspirin resistance: what, why and when? *Thromb Res.* 2007;119:551–554.
264. Michelson AD, Cattaneo M, Eikelboom JW. Aspirin resistance: position paper of the Working Group on Aspirin Resistance. *J Thromb Haemost.* 2005;3:1309–1311.
265. Weber AA, Liesener S, Schanz A, et al. Habitual smoking causes an abnormality in platelet thromboxane A_2 metabolism and results in an altered susceptibility to aspirin effects. *Platelets.* 2000;11:177–182.
266. Simpson SH, Abelmoneim AS, Orman D, Featherstone TR. Prevalence of high on-treatment platelet reactivity in diabetic patients treated with aspirin. *Am J Med.* 2014;95:e1–e9.
267. Santilli F, Vazzana N, Lianin R, et al. Platelet activation in the obesity and metabolic syndrome. *Obes Rev.* 2012;13:27–42.
268. Grosser T, Fries S, Lawson JA, et al. Drug resistance and pseudoresistance: an unintended consequence of enteric coating aspirin. *Circulation.* 2013;127:377–385.
269. Würtz M, Grove EL, Kristensen SD, Hvas AM. The antiplatelet effect of aspirin is reduced by proton pump inhibitors in patients with coronary artery disease. *Heart.* 2010;96:368–371.
270. Cheema AA. Should people on aspirin avoid ibuprofen? *Cardiol Rev.* 2004;12:174–176.
271. Catella-Lawson F, Reilly MP, Kapoor SC, et al. Cyclooxygenase inhibitors and the antiplatelet effects of aspirin. *N Engl J Med.* 2001;345:1809–1817.
272. Feher G, Feher A, Pusch G, et al. The genetics of antiplatelet drug resistance. *Clin Genet.* 2009;75:1–18.
273. Mallouk N, Labruyère C, Reny JL, et al. Prevalence of poor biological response to clopidogrel: a systematic review. *Thromb Haemost.* 2012;107:494–506.
274. Angiolillo D. Variability in responsiveness to oral antiplatelet therapy. *Am J Cardiol.* 2009;103 (3 suppl):27A–34A.
275. Yin T, Miyata T. Pharmacogenomics of clopidogrel: evidence and perspectives. *Thromb Res.* 2011;128:307–316.
276. Mega JL, Close SL, Wiviott SD, et al. Genetic variants in ABCB1 and CYP2C19 and cardiovascular outcomes after treatment with clopidogrel and prasugrel in the TRITON-TIMI 38 trial: a pharmacogenetic analysis. *Lancet.* 2010;376:1312–1319.
277. Gurbel PA, Shuldiner AR, Bliden KP, et al. The relation between CYP2C19 genotype and phenotype in stented patients on maintenance dual antiplatelet therapy. *Am Heart J.* 2011;161:598–604.
278. Bhatt DL, Pare G, Eikelboom JW, et al. The relationship between CYP2C19 polymorphisms and ischaemic and bleeding outcomes in stable outpatients: the CHARISMA genetics study. *Eur Heart J.* 2012;33:2143–2150.
279. Harmze AM, van Werkum JW, Hackeng CM, et al. The influence of CYP2C19*2 and *17 on on-treatment platelet reactivity and bleeding events in patients undergoing elective coronary stenting. *Pharmacogenet Genomics.* 2012;22:169–175.
280. Schmidt M, Johansen MB, Maeng M, et al. Concomitant use of clopidogrel and statins and risk of major adverse cardiovascular events following coronary stent implantation. *Br J Pharmacol.* 2012;74:161–170.
281. Ho PM, Maddox TM, Wang L, et al. Risk of adverse outcomes associated with concomitant use of clopidogrel and proton pump inhibitors following acute coronary syndrome. *JAMA.* 2009;301:937–944.
282. Bhatt DL, Cryer BL, Contant CF, et al. Clopidogrel with or without omeprazole in coronary artery disease. *N Engl J Med.* 2010;363:1909–1917.
283. Gagne JJ, Bykov K, Choudry NK, et al. Effect of smoking on comparative efficacy of antiplatelet agents: systematic review, meta-analysis and indirect comparison. *BMJ.* 2013;347:f5307.
284. Lihermuser T, Lipinski MJ, Tantry US, et al. Meta-analysis of direct and indirect comparison of ticagrelor and prasugrel effects on platelet reactivity. *Am J Cardiol.* 2015;115:716–723.
285. Paniccia R, Priora R, Liotta AA, Abbate R. Platelet function tests: a comparative review. *Vasc Health Risk Manag.* 2015;11:133–148.
286. Michelson AD. Methods for the measurement of platelet function. *Am J Cardiol.* 2009;230(suppl):20A–26A.
287. Mylotte D, Foley D, Kenny D. Platelet function testing: methods of assessment and clinical utility. *Cardiovasc Hematol Agents Med Chem.* 2011;9:14–24.
288. Choi J-L, Li S, Han J-Y. Platelet function tests: a review of progresses in clinical application. *Biomed Res Int.* 2014;2014:456569.
289. Tantry US, Bonello L, Aradi D, et al. Consensus on the definition of on-treatment platelet reactivity to adenosine diphosphate associated with ischemia and bleeding. *J Am Coll Cardiol.* 2013;62:2261–2273.
290. Price MJ, Berger PB, Teirstein PS, et al.; for the GRAVITAS Investigators. Standard versus high-dose clopidogrel based on platelet function testing after percutaneous coronary intervention: the GRAVITAS randomized trial. *JAMA.* 2011;305:1097–1105.
291. Collet JP, Cuisset T, Rangé G, et al.; for the ARCTIC Investigators. Bedside monitoring to adjust antiplatelet therapy for coronary stenting. *N Engl J Med.* 2012;367:2100–2109.
292. Amsterdam EA, Wenger NK, Brindis RG, et al. 2014 AHA/ACC guideline for the management of patients with non-ST-elevation acute coronary syndromes: executive summary: a report of the American College of Cardiology/American Heart Association Task Force for Practice Guidelines. *Circulation.* 2014;130:2354–2394.

293. Wisman PP, Roest M, Asselbergs FW, et al. Platelet-reactivity tests identify patients at risk of secondary cardiovascular events: a systematic review and meta-analysis. *J Thromb Haemost.* 2014;12:726–747.
294. Parodi G, Valenti R, Bellandi B, et al. Comparison of prasugrel and ticagrelor loading doses in ST-segment elevation myocardial infarction patients: RAPID (Rapid Activity of Platelet Inhibitor Drugs) primary PCI study. *J Am Coll Cardiol.* 2013;61:1601–1606.
295. Bonello L, Mancini J, Pansieri M, et al. Relationship between post-treatment platelet reactivity and ischemic and bleeding events at 1-year follow-up in patients receiving prasugrel. *J Thromb Haemost.* 2012;8:250–256.
296. Stone GW, Witzenbichler B, Weisz G, et al.; for the ADAPT-DES Investigators. Platelet reactivity and clinical outcomes after coronary artery implantation of drug-eluting stents (ADAPT-DES): a prospective multicenter registry study. *Lancet.* 2013;382:614–623.
297. Park DW, Ahn JM, Song HJ, et al. Differential prognostic impact of high on-on treatment platelet reactivity among patients with acute coronary syndromes versus stable coronary artery disease undergoing percutaneous coronary intervention. *Am Heart J.* 2013;165:34–42.
298. Dickinson KJ, Troxler M, Homer-Vanniasinkam S. The surgical application of point-of-care haemostasis and platelet function testing. *Br J Surg.* 2008;95:1317–1330.
299. Mahla E, Suarez TA, Bliden KP, et al. Platelet function measurement-based strategy to reduce bleeding and waiting time in clopidogrel-treated patients undergoing coronary artery bypass graft surgery: the Timing Based on Platelet Function Strategy to Reduce Clopidogrel-Associated Bleeding Related to CABG (TARGET-CABG) study. *Circ Cardiovasc Interv.* 2012;5:261–269.
300. Kwak YL, Kim JC, Choi YS, et al. Clopidogrel responsiveness regardless of the discontinuation date predicts increased blood loss and transfusion requirement after off-pump coronary artery bypass graft surgery. *J Am Coll Cardiol.* 2010;56:1994–2002.
301. Ferraris VA, Saha SP, Ostereich JH, et al. 2012 update to the Society of Thoracic Surgeons guideline on use of antiplatelet drugs in patients having cardiac and noncardiac operations. *Ann Thorac Surg.* 2012;94:1761–1781.
302. Chhatriwalla AK, Amin AP, Kennedy KF, et al.; for the National Cardiovascular Data Registry. Association between bleeding events and in-hospital mortality after percutaneous coronary intervention. *JAMA.* 2013;309:1022–1029.
303. Tantry US, Gurbel PA. Assessment of oral antithrombotic therapy by platelet function testing. *Nat Rev Cardiol.* 2011;8:572–579.
304. Nuttall G, Brown M, Stombaug J, et al. Time and cardiac risk of surgery after bare-metal-stent percutaneous coronary intervention. *Anesthesiology.* 2008;109:588–595.
305. Rabbitts J, Nuttall G, Brown M, et al. Cardiac Risk of noncardiac surgery after percutaneous coronary intervention with drug-eluting stents. *Anesthesiology.* 2008;109:596–604.
306. Cruden NL, Harding SA, Flapan AD, et al.; Scottish Coronary Revascularization Steering Committee. Previous coronary stent implantation and cardiac events in patients undergoing noncardiac surgery. *Circ Cardiovasc Interv.* 2010;3:236–242.
307. Anwaruddin S, Askari AT, Saudye H, et al. Characterization of post-operative risk associated with prior drug-eluting stent use. *JACC Cardiovasc Interv.* 2009;2:542–549.
308. Rajagopalan S, Ford I, Bachoo P, et al. Platelet activation, myocardial ischemic events and postoperative non-response to aspirin in patients undergoing major vascular surgery. *J Thromb Haemost.* 2007;5:2028–2035.
309. Diamantis T, Tsiminikakis N, Skordylaki A, et al. Alterations in hemostasis after laparoscopic and open surgery. *Hematology.* 2007;12:561–570.
310. Haggart PC, Adam DJ, Ludman PF, et al. Myocardial injury and systemic fibrinolysis in patients undergoing repair of ruptured abdominal aortic aneurysm: a preliminary report. *Eur J Vasc Endovasc Surg.* 2001;21:529–534.
311. Samama CM, Thirty D, Elalamy I, et al. Perioperative activation of hemostasis in vascular surgery patients. *Anesthesiology.* 2001;94:74–78.
312. Chia KKM, Park JJ, Postle J, et al. Frequency of late drug-eluting stent thrombosis with non-cardiac surgery. *Am J Cardiol.* 2010;106:1–3.
313. Schouten O, van Domburg RT, Bax JJ, et al. Noncardiac surgery after coronary stenting: early surgery and interruption of antiplatelet therapy are associated with an increase in major adverse cardiac events. *J Am Coll Cardiol.* 2007;49:122–124.
314. Saurabh S, Rijahl CS. Non-cardiac surgery after percutaneous coronary intervention. *Am J Cardiol.* 2014;114:1613–1620.
315. Vicenzi MV, Meislitzer T, Heitzinger B, et al. Coronary artery stenting and non-cardiac surgery–a prospective outcome study. *Br J Anaesth.* 2006;96:686–693.
316. Marchini JF, Manica A, Croce K. Stent thrombosis: understanding and managing a critical problem. *Curr Treat Options Cardiovasc Med.* 2012;14:91–107.
317. Holmes DR Jr, Kereiakes DJ, Garg S, et al. Stent thrombosis. *J Am Coll Cardiol.* 2010;56:1357–1365.
318. McFalls EO, Ward HB, Moritz TE, et al. Coronary-artery revascularization before elective major vascular surgery. *N Engl J Med.* 2004;351:2795–2804.
319. Poldermans D, Schouten O, Vidakovic R, et al. A clinical randomized trial to evaluate the safety of a noninvasive approach in high-risk patients undergoing major vascular surgery: the DECREASE-V Pilot Study. *J Am Coll Cardiol.* 2007;48:1763–1769.
320. Muthappan P, Smith D, Aronow HD, et al. The epidemiology and outcomes of percutaneous coronary intervention before high-risk noncardiac surgery in contemporary practice: insights from the Blue Cross Blue Shield of Michigan Cardiovascular Consortium (BMC2) Registry. *J Am Heart Assoc.* 2014;3:e000388.
321. Omar HR, Sprenker C, Karinoski R, et al. Late and very late drug-eluting stent thrombosis in the immediate postoperative period after antiplatelet withdrawal: a retrospective study. *Ther Adv Cardiovasc Dis.* 2014;8:185–192.
322. Graham LA, Singletary BA, Richman JS, et al. Improved adverse postoperative outcomes with revised American College of Cardiology/American Heart Association guidelines for patients with cardiac stents. *JAMA Surg.* 2014;149:1113–1120.
323. Casey DE Jr. Why don't physicians (and patients) consistently follow clinical practice guidelines? *JAMA Intern Med.* 2013;173:1581–1583.
324. Vigoda MM, Behrens V, Miljkovic N, et al. Perioperative cardiac evaluation of simulated patients by practicing anesthesiologists is not consistent with 2007 ACC/AHA guidelines. *J Clin Anesth.* 2012;24:446–455.
325. Khafir T, Garcia B, Banerjee S, Brilakis ES. Contemporary approaches to perioperative management of coronary stents and to preoperative coronary revascularization: a survey of 374 interventional cardiologists. *Cardiovasc Revasc Med.* 2011;12:99–104.
326. Graham LA, Maddox TM, Itani KMF, Hawn MT. Coronary stents and subsequent surgery: reported provider attitudes and practice patterns. *Am Surg.* 2013;79:514–523.
327. Kilic A, Sultan IS, Arnaoutakis GJ, et al. Significant differences between vascular and nonvascular surgeons in the perioperative management of antiplatelet therapies in patients with coronary stents. *Ann Vasc Surg.* 2015;29:526–533.
328. Compton PA, Zankar AA, Adensaya AO, et al. Risk of noncardiac surgery after coronary drug-eluting stent implantation. *Am J Cardiol.* 2006;98:1212–1213.
329. Barash P, Akhtar S. Coronary stents: factors contributing to perioperative major adverse cardiovascular events. *Br J Anaesth.* 2010;105(suppl 1):i3–i15.
330. Capodanno D, Angiolillo DJ. Management of antiplatelet therapy in patients with coronary artery disease requiring cardiac and noncardiac surgery. *Circulation.* 2013;128:2785–2798.
331. Brilakis ES, Orford JL, Fasseas P, et al. Outcome of patients undergoing balloon angioplasty in the two months prior to noncardiac surgery. *Am J Cardiol.* 2005;96:512–514.
332. Bangalore S, Silbaugh TS, Normand S-LT, et al. Drug-eluting stents versus bare metal stents prior to noncardiac surgery. *Catheter Cardiovasc Interv.* 2015;85:533–641.
333. Chen MS, John JM, Chew DP, et al. Bare metal stent restenosis is not a benign clinical entity. *Am Heart J.* 2006;151:1260–1264.
334. Palmerini T, Kirtane AJ, Serruys PW, et al. Stent thrombosis with everolimus-eluting stents: meta-analysis of comparative randomized controlled trials. *Circ Cardiovasc Interv.* 2012;5:357–364.
335. Singla S, Sachdeva R, Uretsky BF. The risk of adverse cardiac and bleeding events following noncardiac surgery relative to antiplatelet therapy in patients with prior percutaneous coronary interventions. *J Am Coll Cardiol.* 2012;60:2005–2016.
336. Schouten O, Bax J, Damen J, Poldermans D. Coronary artery stent placement immediately before noncardiac surgery: a potential risk? *Anesthesiology.* 2007;106:1067–1069.
337. Gandhi NK, Abdel-Karim AR, Banarjee S, Brilakis ES. Frequency and risk of noncardiac surgery after drug-eluting stent implantation. *Catheter Cardiovasc Interv.* 2011;77:972–976.
338. Brilakis ES, Banerjee S, Berger P. Perioperative management of patients with coronary stents. *J Am Coll Cardiol.* 2007;49:2145–2150.
339. Sharma AK, Ajani AE, Hawni SM, et al. Major noncardiac surgery following coronary stenting: when is it safe to operate? *Catheter Cardiovasc Interv.* 2004;63:141–145.
340. Wilson SH, Fasseas P, Orford JL, et al. Clinical outcome of patients undergoing noncardiac surgery in the two months following coronary stenting. *J Am Coll Cardiol.* 2003;42:234–240.
341. Hollis RH, Graham LA, Richman JS, et al. Adverse cardiac events in patients with coronary stents undergoing noncardiac surgery: a systematic review. *Am J Surg.* 2012;204:494–501.
342. Assali A, Vaknin-Assa H, Lev E, et al. The risk of cardiac complications following noncardiac surgery in patients with drug eluting stents implanted at least six months before surgery. *Catheter Cardiovasc Interv.* 2009;74:837–843.
343. Hawn MT, Graham LA, Richman JS, et al. Risk of major adverse cardiac events following noncardiac surgery in patients with coronary stents. *JAMA.* 2013;310:1462–1472.
344. Holcomb CH, Graham LA, Richman JS, et al. The incremental risk of noncardiac surgery on adverse cardiac events following coronary stenting. *J Am Coll Cardiol.* 2014;64:2730–2739.
345. Albadalejo P, Marret E, Samama CM, et al. Non-cardiac surgery in patients with coronary stents: the RECO study. *Heart.* 2011;97:1566–1672.
346. Alshawabkeh LI, Banerjee S, Brilakis ES. Systematic review of the frequency and outcomes of non-cardiac surgery after drug-eluting stent implantation. *Hellenic J Cardiol.* 2011;52:141–148.
347. Lo N, Kotsia A, Christopoulos G, et al. Perioperative complications after noncardiac surgery with insertion of second-generation drug-eluting stents. *Am J Cardiol.* 2014;114:230–235.
348. Brilakis ES, Cohen DJ, Kleinman NS, et al. Incidence and clinical outcome of minor surgery in the year after drug-eluting stent implantation: results from the Evaluation of Drug-Eluting Stents Registry. *Am Heart J.* 2011;161:360–366.
349. Brotman DJ, Bakhru M, Saber W, et al. Discontinuation of antiplatelet therapy prior to low risk non-cardiac surgery in patient with drug-eluting stents: a retrospective cohort study. *J Hosp Med.* 2007;2:378–384.
350. Rossini R, Capodanno D, Lettieri C, et al. Prevalence, predictors and long-term prognosis of premature discontinuation of oral antiplatelet therapy after drug eluting stent implantation. *Am J Cardiol.* 2011;107:186–194.
351. Ferreira-González I, Marsak JR, Ribera A, et al. Background, incidence and predictors of antiplatelet therapy discontinuation during the first year after drug-eluting stent implantation. *Circulation.* 2010;122:1017–1025.
352. Garratt KN, Weaver WD, Jenkins RG, et al. Prasugrel plus aspirin beyond 12 months is associated with improved outcomes after TAXUS Liberté paclitaxel-eluting coronary stent placement. *Circulation.* 2015;131:62–73.
353. Rossini R, Musumeci G, Visconti LO, et al. Perioperative management of antiplatelet therapy in patients with coronary stents undergoing cardiac and non-cardiac surgery: a consensus document from Italian cardiological, surgical and anesthesiological societies. *EuroIntervention.* 2014;10:38–46.
354. Mehran R, Rao SV, Bhatt DL, et al. Standardized bleeding definitions for cardiovascular clinical trials. A consensus report from the Bleeding Academic Research Consortium. *Circulation.* 2011;123:2736–2747.
355. O'Riordan JM, Margery RG, Blake G, O'Connell PR. Antiplatelet agents in the perioperative period. *Arch Surg.* 2009;144:69–76.
356. Collet JP, Montalescot G, Blancet B, et al. Impact of prior use or recent withdrawal of oral antiplatelet agents on acute coronary syndromes. *Circulation.* 2004;11:2361–2367.
357. Biondi-Zoccai CG, Lotrionte M, Agostoni P, et al. A systematic review and meta-analysis on the hazards of discontinuing or not adhering to aspirin among 50,279 patients at risk for coronary artery disease. *Eur Heart J.* 2006;27:2667–2774.
358. Chassot PG, Delabays A, Spahn DR. Perioperative antiplatelet therapy: the case for continuing therapy in patients at risk of myocardial infarction. *Br J Anaesth.* 2007;99:316–328.
359. Rossini R, Musumeci G, Capodanno D, et al. Perioperative management of oral antiplatelet therapy and clinical outcomes in coronary stent patients undergoing surgery. Results of a multicenter registry. *Thromb Haemost.* 2015;113:272–282.
360. Ferrari E, Benhamou M, Cerboni P, et al. Coronary syndromes following aspirin withdrawal: a special risk for late stent thrombosis. *J Am Coll Cardiol.* 2005;45:456–459.
361. Frelinger AL 3rd, Barnard MR, Fox ML, et al. The Platelet Activity after Clopidogrel Termination (PACT) study. *Circ Cardiovasc Interv.* 2010;3:442–449.
362. Gerstein NS, Schulman PM, Gerstein WH, et al. Should more patients continue aspirin therapy perioperatively? Clinical impact of aspirin withdrawal syndrome. *Ann Surg.* 2012;255:811–819.
363. Kovacic JC, Lee P, Karajgikar R, et al. Safety of temporary and permanent suspension of antiplatelet therapy after drug eluting stent implantation in contemporary "real world" practice. *J Interv Cardiol.* 2012;25:482–492.
364. Tokushige A, Shiomi H, Morimoto T, et al.; CREDO-Kyoto PCI/CABG registry cohort investigators. Incidence and outcome of surgical procedures after coronary bare-metal and drug-eluting stent implantation: a report from the CREDO-Kyoto PCI/CABG registry cohort-2. *Circ Cardiovasc Interv.* 2012;5:237–246.
365. Dickinson KJ, Troxler M, Homer-Vanniasinkam S. The surgical application of point-of-care haemostasis and platelet function testing. *Br J Surg.* 2008;95:1317–1330.
366. Grines CL, Bono RO, Casey DE, et al. Prevention of premature discontinuation of dual antiplatelet therapy in patients with coronary stents: a science advisory from the American Heart Association. American College of Cardiology, Society of Cardiovascular Angiography and Interventions, American College of Surgeons, and American Dental Association, with representation from the American College of Physicians. *J Am Coll Cardiol.* 2007;49:734–739.
367. Horlocker TT, Wedel D, Rowlingson JC, et al. Regional anesthesia in the patient receiving antithrombotic or thrombolytic therapy: American Society of Regional Anesthesia and Pain Medicine Evidence Based Guidelines (Third Edition). *Reg Anesth Pain Med.* 2010;35:64–101.
368. Madi-Jebara S, Rkeiby-Nkassabian N, Yazigi A. Antiplatelet agents and regional anesthesia: experience in 130 patients. *Ann Fr Anesth Reanim.* 2005;24:565.
369. Barker R, Kelkar A, Searle A, Nirash G. Upper limb regional anaesthesia and altered coagulation function. *Br J Anaesth.* 2013;110:486–487.
370. Franchi F, Rollini F, Angiolillo DJ. Perspectives on the management of antiplatelet therapy in patients with coronary disease requiring cardiac and noncardiac surgery. *Curr Opin Cardiol.* 2014;29:553–563.
371. Berger PB, Kleiman NS, Pencina MJ, et al. Frequency of major noncardiac surgery and subsequent adverse events in the year after drug-eluting stent placement. Results from the EVENT (Evaluation of Drug-Eluting Stents and Ischemic Events) Registry. *JACC Cardiovasc Interv.* 2010;3:920–927.
372. Eberli D, Chassot PG, Sulser T, et al. Urological surgery and antiplatelet drugs after cardiac and cerebrovascular accidents. *J Urol.* 2010;183:2128–2136.
373. Oprea AD, Popescu WM. Perioperative management of antiplatelet therapy. *Br J Anaesth.* 2013;111(suppl 1):i3–i17.
374. Stone DH, Goodney PP, Schanzer A, et al. Clopidogrel is not associated with major bleeding complications during peripheral arterial surgery. *J Vasc Surg.* 2011;54:779–784.
375. Cook-Norris RH, Michaels JD, Weaver AL, et al. Complications of cutaneous surgery in patients taking clopidogrel-containing anticoagulation. *J Am Actad Dermatol.* 2011;65:584–591.
376. Chechik O, Fein R, Fichman G, et al. The effect of clopidogrel and aspirin on blood loss in hip fracture surgery. *Injury.* 2011;42:1277–1282.

377. Burdess A, Nimmo AF, Garden OJ, et al. Randomized controlled trial of dual antiplatelet therapy in patients undergoing surgery for critical limb ischemia. *Ann Surg*. 2010;252:37–42.
378. Burger W, Chemnitius JM, Kneissl GD, et al. Low dose aspirin for secondary cardiovascular prevention-cardiovascular risks after its perioperative withdrawal versus bleeding risks with its continuation-review and meta-analysis. *J Intern Med*. 2005;257:399–414.
379. Deveraux PM, Mrkobrada M, Sessler DI, et al. Aspirin in patients undergoing noncardiac surgery. *N Engl J Med*. 2014;370:1494–1503.
380. Bell B, Layland J, Poon K, et al. Focused clinical review: periprocedural management of antiplatelet therapy in patients with coronary stents. *Heart Lung Circ*. 2011;20:438–455.
381. Hall R, Mazer CD. Antiplatelet drugs: a review of their pharmacology and management in the perioperative period. *Anesth Analg*. 2011;112:292–318.
382. Huang P-H, Croce KJ, Phatt DL, Resnic FS. Recommendations for management of antiplatelet therapy in patients undergoing elective noncardiac surgery after coronary stent implantation. *Crit Pathw Cardiol*. 2012;11:177–185.
383. Vetter TR, Hunter JM, Boudreaux AM. Preoperative management of antiplatelet drugs for a coronary stent. How can we hit a moving target? *BMC Anesthesiol*. 2014;14:1–9.
384. Sim DS, Merrill-Skoloff G, Furie BC, et al. Initial accumulation of platelets during arterial thrombus formation in vivo is inhibited by elevation of basal cAMP levels. *Blood*. 2004;103:2127–2134.
385. Hirsh J, Warkentin TE, Shaughnessy SG, et al. Heparin and low-molecular-weight heparin: mechanisms of action, pharmacokinetics, dosing, monitoring, efficacy, and safety. *Chest*. 2001;119(suppl 1):64S–94S.
386. Alshawabkeh LI, Prasad A, Lenkovsky F, et al. Outcomes of a preoperative 'bridging' strategy with glycoprotein IIb/IIIa inhibitors to prevent perioperative stent thrombosis in patients with drug-eluting stents who undergo surgery necessitating interruption of thienopyridine administration. *EuroIntervention*. 2013;9:204–211.
387. Warshauer J, Patel VG, Christopoulos G, et al. Outcomes of preoperative bridging therapy for patients undergoing surgery after coronary stent implantation: a weighted meta-analysis of 280 patients from eight studies. *Catheter Cardiovasc Interv*. 2015;85:25–31.
388. Brilakis ES, Dangas GD. What to do when a patient with coronary stents needs surgery? *J Am Coll Cardiol*. 2014;64:2740–2742.
389. Vetter TR, Boudreaux AM, Papapietro SE, et al. The perioperative management of patients with coronary artery stents: surveying the clinical stakeholders and arriving at a consensus regarding optimal care. *Am J Surg*. 2012;204:453–461.

心室辅助装置、心脏移植和心脏植入型电子设备患者的非心脏手术

SWAPNIL KHOCHE, MBBS | BRETT CRONIN, MD

要　点

1. 现代左心室辅助装置(left ventricular assist devices, LVAD)越来越多地用于长期心脏支持。特点是体积小、耐用性强和产生搏动血流。
2. 右心室衰竭、感染和出血(尤其是消化道出血)是危及LVAD患者生命的并发症。
3. LVAD患者麻醉的主要特点是抗凝的调节与监测以及血流动力学管理。
4. 外科和免疫抑制技术的进步延长了心脏移植患者的寿命。
5. 移植心脏在经历一段时间的去神经支配后神经支配恢复的程度不一,因此对缩血管药物和强心药物的反应很难预测。移植心脏需要较高的前负荷来获得最理想的心脏功能。
6. 排斥反应(主要在第一年内)和移植的冠状动脉病变(如移植的冠状动脉阻塞)是必须排除的并发症,因为它们的表现非特异性并可致命。
7. 免疫抑制对全身各系统均有广泛的副作用,会影响麻醉的安全实施。
8. 心脏植入型电子设备(cardiac implantable electrical devices, CIED)具有自动调控心率功能,该功能可因术中过度通气等原因发生变化,改变起搏心率。
9. 心室起搏患者同一导联上与QRS波方向相反的ST段抬高大于等于5mm可能是心肌缺血的征象。
10. 如果将电刀的脉冲时间限制在5秒以内或将电刀的电流通路距离CIED或其导线15cm以上可降低CIED受电磁干扰。
11. 为最大限度减少流经设备或导联的电流,体外除颤电极片放置位置应垂直于CIED的主轴(如前后位)。
12. 使用磁铁或程控方式将起搏器调到非同步心室起搏模式可能导致R-on-T现象和严重的室性心律失常。

在65岁以上人群中,心力衰竭的发病率接近1%。由于预期寿命的延长和社会的老龄化,心力衰竭发病率的上升加大了医疗卫生系统的负担。这类患者在2010年总的医疗费用为400亿美元,并且还在持续增长中。

尽管心力衰竭的治疗已经取得了长足的进步,但65~74岁心力衰竭人群的死亡率一直徘徊在40%到50%之间[1]。虽然外科治疗诸如心脏移植很有效,1年生存率可以达到90%以上,但其并非没有局限性。移植器官短缺、年龄限制(通常<65岁)以及并存疾病的限制使得其他疗法也不可或缺[2]。

虽然左心室辅助装置(LVAD)最初被开发用于临时的心血管系统支持,现在已经被用来满足更长时间的需求。REMATCH临床试验开创了一个新纪元,证实了与单纯药物治疗相比,使用心室辅助装置(ventricular assist device, VAD)作为长期的机械性循环支持手段可以提高严重心力衰竭患者的一年生存率[3]。自2006年以来已经植入近9 000例VAD,而且数量还在不断攀升(见第28章)。随着对Heartmate Ⅱ LVAD植入术后优异的生存率的报道,麻醉医生将越来越多地遇到装有此类设备的患者前来接受非心脏手术[4]。装有VAD的患者中有接近1/3的患者会罹患普外科疾病,而这些患者通常都会接受择期手术治疗[5]。

随着指征的扩大,LVAD还被扩展用于器官捐献的支持治疗[6]。LVAD被用于支持严重心力衰竭患者过渡至心脏移植或作为最终治疗手段。第一代VAD设计为模拟人体搏动血流,导致体积较大。设计特征决定其易于装备和拆卸,但由于其泵室大,不可能植入体内。第二代设备摈弃搏动血流改为平流灌注,使其体积更小并可以植入胸腔或腹膜外腔。第二代装置提高了生存率、减少了并发症并改善了生活质量[7]。最新的VAD,包括一些仍在研发中的装置,使用了最新的科技,如磁悬浮技术,设计使用时间更长(框45.1)[2]。

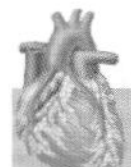

框45.1　左心室辅助装置

- 可移植心脏短缺
- 心力衰竭持续增长
- 左心室辅助装置技术不断改进,可用作等待移植的桥梁或最终治疗手段
- 装有左心室辅助装置的患者接受非心脏手术的概率比其他患者大
- 建议对这类患者实行专业合作医疗小组管理方式

心室辅助装置

一些用于长期支持治疗的装置,其中最常用的是HeartMate Ⅱ(Thoratec, Pleasanton, CA)(图45.1)。据Thoratec公司报道,有超过20 000例HeartMate Ⅱ植入患者体内,其中很多例已经使用很多年。它属于第二代心脏辅助装置,通过一个轴流泵,将血液导入与左心室相连的流入导管,再通过与主动脉相连的流出通道将血液射出。泵和外部电源之间通过电力驱动线相连,电力驱动线在右上腹部位导出人体。

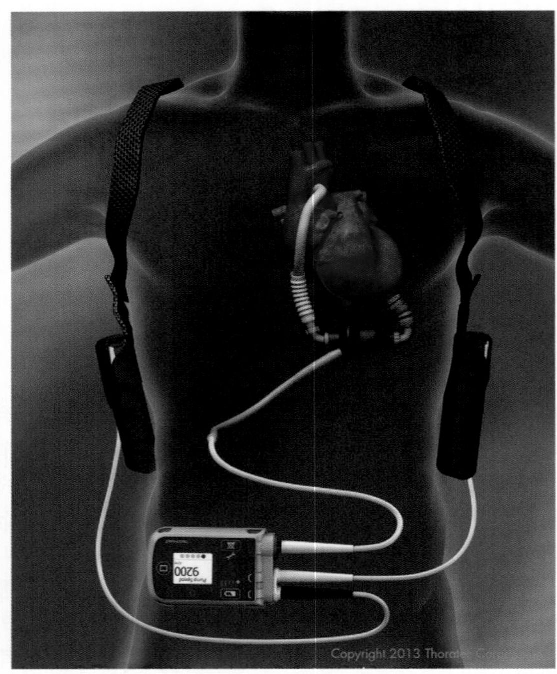

图 45.1 Thoratec HeartMate Ⅱ装置置入胸腔内，通过电力驱动系统与外部模块相连。(*Courtesy Thoratec, Inc., Pleasanton, CA.*)

泵速是可以调节的，以转/min 为单位，调节范围是 6 000～15 000 转/min。在操控端的显示面板上显示泵速(转/min)、功率(W)、流量(L/min)、搏动指数(PI)。PI(平均范围 4～6)反映的是左心室对血流量的贡献，导致血流量的变化与心动周期一致。其变化与 LVAD 对心排血量的贡献大小相反。PI 越高，左心室做功越多。影响 PI 的参数在表 45.1 中列出。泵功率(平均范围 5.6～8W)指示驱动 VAD 所需的功率。泵流量(平均范围 4.7～6.5L/min)是通过其他诸如功率和速度等参数经计算所得的输出量，可能不准确，因此需要其他手段来测量心排血量[8,9]。由于更新颖的装置发生血栓栓塞的风险较低，患者仅需接受轻度抗凝[阿司匹林 81mg/d，华法林滴定国际化标准比值(INR)至 1.5～2.5](框 45.2)[10,11]。

表 45.1 心血管参数与泵输出量对动脉搏动性的效应

心血管参数	搏动指数$^{\alpha}$
前负荷	随前负荷增加而增大
收缩力	随收缩力增强而增大
泵输出量	随泵输出量增加而减小

$^{\alpha}$ 搏动指数等于收缩期峰流速与舒张期最低流速之差除以一个心动周期内的平均流速。距离心脏越远，搏动指数越小。

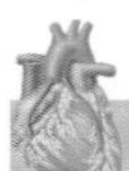

框 45.2 装有左心室辅助装置的患者

- 搏动性动脉压与自身心脏做功大小成正比，与左心室辅助装置的持续血流量成反比
- 如果主要依靠左心室辅助装置提供血流，则搏动性血流变少
- 因为搏动性血流是生理性的，需要有一定程度的搏动性血流

心室辅助装置的并发症

装置植入后的阶段可以分为早期(<30 天)和晚期(>30 天)，并发症的种类也可相应进行划分。植入 LVAD 的主要并发症包括凝血功能紊乱(出血和血栓形成)、右心衰竭以及感染(表 45.2)。

表 45.2 LVAD 患者出院后并发症

LVAD 患者出院后并发症	发生率/%
感染	22～50
心律失常	20～30
胃肠道出血	14～31
其他出血	11
血栓栓塞	6
泵血栓形成	2～9
神经系统事件	10～20
右心室衰竭	2～3
肾衰竭	2～7
设备故障	极少见
溶血	0～2

感染

感染是任何部位植入装置都可能发生的并发症，VAD 也不例外。2001 年 REMATCH 临床试验报道的感染发生率为 53.7%患者年。平流灌注装置具有较低的感染发生率(11%～36%)[12]。在一项 150 例患者的前瞻性研究中，感染发生率为 22%，感染出现时间的中位数为植入后 68 天。电力驱动系统是最常受累的，抑郁症和肌酐水平升高是发生感染的危险因素[13]。电力驱动导线部位感染并不影响患者临床结果[14]，但是感染侵入血流会增加脑卒中的风险[15]。众所周知，这种感染非常难以根除并且可能是导致围手术期脓毒血症的原因。

出血

出血是所有植入性 LVAD 均须警惕的并发症，通过假设和验证，已经形成多种机制来阐述这一过程[16]。减少 VAD 和血液的相互作用(如增强血液相容性)从一开始就是 VAD 设计的目标之一。获得性Ⅷ因子缺乏症、剪切力和创伤导致的血小板激活和损伤、肝素诱导的血小板减少症以及细胞表面微粒脱落均可导致凝血功能异常[17]。平流灌注 LVAD 需要抗凝，通常使用阿司匹林和华法林，这又进一步增加了出血的风险。

在一项临床研究中，超过一半的装有 VAD 患者需要接受输血，其中许多甚至需要再次手术来止血[18]。17%至 40%的 VAD 患者会发生胃肠道出血，这被认为与血管发育异常(angiodysplasias)有关，而其中部分患者需要接受内镜治疗[19,20]。致敏的概率增大、免疫抗体的增多、长时间肺动脉高压导致的右心衰竭以及感染是与出血并发症的相关因素，会对这类患者行非心脏手术造成影响[17]。

血栓形成

尽管更新颖的平流灌注装置使血栓栓塞的风险降低，但是灾难性的装置内血栓形成与栓塞的可能性依然存在。泵血栓形成表现为高泵功率下低排量、溶血和心力衰竭。泵血栓形成的发生率为 1%～4%[20-22]。主动脉根部血栓形成、脑血管栓塞以及与肝素诱导血小板减少症相关的血栓性事件均有可能发生，围手术期必须严密监测，因为手术会导致高凝状态并有可能促进以上单个或全部不良事件的发生[17]。

右心衰竭

LVAD 植入后发生右心衰竭将会抵消安装 LVAD 带来的所有好处，因为患者又返回心力衰竭的状态。尽管左心衰竭后都或多或少伴随发生右心衰竭，但是仍有部分患者表现为 LVAD 植入后的右心衰竭，需要正性肌力药物或右心室辅助设备（RVAD）支持。文献报道右心衰竭的发生率为 10% 到 50%[22-24]。

右心衰竭会导致 ICU 时间延长、死亡率和终末器官衰竭增加，从而增加患者和卫生医疗系统的负担[25,26]。低右心排血量、女性、高中心静脉压和肺血管病变是植入 LVAD 后右心衰竭发生的重要预测因子。LVAD 植入后，因为左心室形态改变和右心室前负荷增加所导致的左心室和右心室关系的改变是右心衰竭发生的重要原因[27-29]。

预防 LVAD 植入后右心衰竭是可行的也是有效的。方法包括维持窦性心律、优化容量和营养状况、维持正常二氧化碳分压以及谨慎地减少右心室后负荷[27]。临床医生在围手术期必须对快速诊断和治疗右心衰竭提高警觉性，因为右心衰竭发生率高、会影响多脏器功能且治疗手段有限。

LVAD 患者行非心脏手术

在植入后早期，非心脏手术主要与出血或感染以及气道手术（如气管切开术）有关。随着植入时间的延长，各种病变种类开始增多。LVAD 植入后行非心脏手术的中位时间范围为 285～500 天，这也说明了该装置的经久耐用[30-32]。

一般建议 LVAD 管理小组由外科医生、麻醉医生、体外循环灌注师、护士和工程师组成，以便为这些复杂的病患提供医疗支持[33]。在那些为 VAD 患者提供服务的医疗中心可以形成集中的信息资源和支持管理。由于这类患者也可能被收治进入无处理经验或未组建这种管理小组的医疗中心，麻醉医生必须做好准备，在相关背景知识有限的基础上为这类患者提供医疗服务。

LVAD 植入后的生理学改变

通过 LVAD 恢复体循环心排血量对终末器官的灌注具有重要意义，尤其是肾脏和肝脏，可以通过标准化的血清肌酐水平、胆红素、肝脏酶以及其他生物学标志物来进行评估。器官功能的改善可以持续数月至数年[7,34]。使用 VAD 似乎对脑血流的自我调控功能影响不显著，但是这只是基于一项小型、初步的临床研究得出的结论[35]。

LVAD 植入后将导致左心室压力减小、容量放空。这样可以使左心室体积减小，并改善心脏功能，在全心水平改善射血分数，而在微观水平减小心肌大小、减少胶原含量以及降低心肌肿瘤坏死因子 α 水平[36]。循环儿茶酚胺和神经内分泌激素水平也都降低，反映了血流动力学状态的改善[37]。心电图可见 QRS 波变窄说明了心肌功能改善，很可能与更好的去极化同步有关[38]。

左心室去负荷的最佳时长和程度目前仍无定论。既往研究表明长时间去负荷会使射血分数回复至 LVAD 安装前水平[36]，导致收缩功能减退[39]，并使心脏表达胚胎基因[40]。这表明，理想的负荷量对维持心脏功能至关重要；心脏完全去负荷只能在短期内使心脏恢复理想的功能状态，超出时间后心脏功能无法进一步改善而且有可能恶化[41-43]。

心力衰竭后循环儿茶酚胺过负荷，使心肌 β 受体下调，此机制可使严重心力衰竭患者对外源性 β 和 α 受体激动剂的反应性降低。植入 LVAD 可保持心肌 β 受体密度水平并逆转心肌 β 受体下调[41-43]。

肌质网释放钙离子是心肌收缩的重要组成部分。LVAD 植入后，心肌细胞倾向于肌质网内聚集更多钙离子、钙向细胞内释放更快、动作电位时程更短，其生化和电生理特性与非衰竭心脏类似[44-47]。LVAD 植入后应激蛋白水平减退、心肌细胞的凋亡、DNA 降解和自噬现象也减少[48-50]。目前正在研究为何某些患者的心脏功能恢复要优于其他患者[51]。

大多数安装 LVAD 的患者都是双心室衰竭，而其中有 1/3 患者在 LVAD 植入后具有某种程度右心衰竭，但是仅有约 10% 的病人需要右心室支持[52-54]。左心室去负荷导致右心室后负荷减低，改善舒张期心室间相互作用，以利于右心室功能[55-57]。然而，无论是宏观还是微观上右心室都无法获得与左心室相同的改善程度[58]。这也就意味着在 LVAD 植入后，右心室仍然易于发生缺血、损伤和衰竭，在麻醉期间需要小心处理以维持 LVAD 的足够血流（框 45.3）。

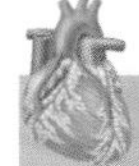

框 45.3 左心室辅助装置（LVAD）患者右心衰竭

- 左心室辅助装置支持治疗总是存在右心室衰竭的风险
- 左心室辅助装置的排血量会增加右心前负荷
- 右心室衰竭或缺血的可能必须时刻警惕

术前评估

除了评估终末器官功能障碍、用药以及患者的整体功能状态以外，装有 LVAD 的患者需要一些特殊方面的术前准备。这一切要从医疗组成员针对手术时机、急迫性和手术步骤的清晰有效的沟通开始。有关手术步骤的仔细讨论可以有助于避免胸部和腹部手术时损伤电力驱动导线和装置本身。

术前讨论的另一个方面是关于术中电磁干扰的问题，尤其是除颤和电凝[59]。绝大多数最新的平流灌注 VAD 具有全面的电屏蔽功能，可以最大限度减轻电烙术的影响[33]。然而，旧的机器可能会导致心排血量不稳定。应当注意回流电极的放置部位以避免电流通路直接与装置交叉。除颤会直接打断 VAD 的工作电流，导致装置功能异常，因此需要严格遵守生产厂家的推荐用法。这些信息应在术前就准备好，以便制定合适的预案应对需要电烧灼或紧急除颤的情况。

抗凝管理具有挑战性且需要及早进行。LVAD 管理团队应当根据个体化情况决定是否需要住院治疗。就择期手术而言，如果患者出血和血栓形成的风险均较低，使用华法林维持较低（如 1.5）的 INR 并暂停服用阿司匹林就足够了。然而，如果手术具有较高的出血风险，则需要暂停华法林的使用，至于是否使用肝素作为过渡则取决于血栓形成的风险大小。

VAD 患者血栓形成的风险与以下危险因素相关：机械瓣膜、深静脉血栓或其他高凝状态包括手术应激[30]。

对于一些急诊病例需要考虑抗凝的逆转。这需要精细平衡，以减少围手术期出血和避免血栓栓塞事件发生这两个目标。新鲜冰冻血浆、维生素 K 和血液制品必须谨慎使用，需要经常咨询血液病学专家意见并在床旁检测（如血栓弹力图）的指导下进行[31]。通常情况下应避免完全逆转或过度纠正凝血障碍。

许多研究者对 LVAD 患者接受非心脏手术时输血和血制品的情况进行了分析，结果发现接受输血的患者百分比范围非常宽广（0~100%）[31,59-61]。绝大多数此类患者由于之前的心脏手术以及持续的抗凝治疗，输注血制品的可能性大。在准备这些血制品时须考虑到同种致敏和抗体的存在。

感染的风险至关重要，对患者的临床结局影响很大。因为心脏有人工材料植入，这类患者是感染性心内膜炎的高危人群[62]。由于对这一独特的亚群体缺乏明确的指南，研究者推荐单独或联合使用广谱抗生素并考虑常见的致感染菌群，如葡萄球菌和革兰氏阴性菌[13]。是否加用抗真菌药物则应当个体化实施并视真菌感染的风险而定。手术过程中必须执行严格的无菌技术。

即使是简单手术，VAD 也必须在手术过程中插入电源[9,63,64]。虽然便携式电源包的电池使用时间范围在数小时之间，但还是推荐使用基电控制台。控制台通常配有一个显示 VAD 参数的显示器，手术室内所有人员均应轻松可见显示内容。另一充满电的电池组应当作为备用电源处于随时可用状态。除颤和心动过速监测组件应当关闭使用，换成使用体外除颤贴片。除了例行的装置复检以外，如果是起搏依赖型的还应当按指证切换成强制起搏状态（框 45.4）。

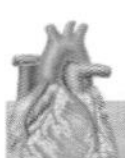

框 45.4　左心室辅助装置的电学问题

- 左心室辅助装置必须一直连接电源并且备有后备电源
- 电磁干扰可能损伤左心室辅助装置的功能
- 可能需要使用体外电极片除颤

监测

对装有平流灌注 LVAD 的患者实施美国麻醉医生协会（ASA）的基本监测面临特殊的挑战。无创压的测量依赖于搏动性血流。虽然 LVAD 患者由于自身心脏的收缩，具有一定程度的搏动性血流，但是将近一半的患者无法通过无创压测得血压。多普勒指示下的平均动脉压估测值对这部分患者来说，与有创动脉压的相关性良好[65,66]。

动脉导管的置入应根据患者的条件、手术的复杂程度和麻醉医生的舒心度来决定。除最短小手术以外，大部分操作者倾向于对所有手术都进行有创动脉压监测，因为可以提供可靠的血压和血气分析的采血途径[61]。动脉置管可能需要使用多普勒或超声来辅助定位血管。

虽然同样需要搏动性血流，脉搏氧饱和度对搏动血流的要求没有无创压高，可以提供准确的读数。在缺乏脉搏氧饱和度仪和搏动性血流的情况下，连续进行动脉血气分析和脑氧饱和度监测都可以用来监测氧合及组织灌注[67]。呼气末二氧化碳监测可以为通气、心排血量和肺血流状态提供参考[9]。

绝大部分平稳的小手术不需要放置中心静脉导管[31]。但是对于具有可预期的血流动力学状态不稳定、失血、大量液体转移或需要使用缩血管药物支持的复杂病例，中心静脉导管的使用非常有价值。肺动脉导管有效性的争论同样也存在于装有 LVAD 的患者，每例患者都应权衡风险和收益再做出决策。肺动脉导管用于右心功能障碍、缺血和肺动脉高压的患者具有一定的优势，因为它可以区分右心室后负荷增加与右心室收缩力问题[68]。

VAD 控制器计算心排血量是基于泵的功率和阻力得到的。这容易得出错误的数据，因为计算公式是建立在数个假设的前提之上的，而这些假设不可能适用于所有情况。另外导致不准确的原因在于总的心排血量是 VAD 血流量和患者自身心排血量的总和，而后者在特定情况下占据重要比重[69]。通过热稀释法和脉搏轮廓分析法测定心排血量很可能不可靠。使用 Fick 法测定可以对总心排血量提供更准确的评估[63,69]。

术中管理

应该由谁来为 LVAD 患者实施麻醉是一个经常被提及的问题。非亚专科麻醉医生在心脏麻醉医生提供最小或没有支持的情况下已经成功为这类患者实施非心脏手术的麻醉[31,70]。然而，在对心血管麻醉医生协会的调查问卷中发现绝大多数这类麻醉还是由心脏麻醉医生实施[61]。另一个趋势是医疗资源集中增强，要求具有高人员配比和术后的重症监护。在前面的这项报道中也发现，病例数越大的机构使用有创监测的比率越低。这可能反映了临床医生对心室辅助装置本身以及相关的状态和并发症的熟悉程度，并且能够相对轻松地处理这类病人。

当 LVAD 管理团队存在时，我们倡导使用普通麻醉医生来对 LVAD 患者实施麻醉，因为在这种情况下，一旦遇到需要咨询或非预期的临床情况时，专家团队可以提供安全保障[31]。在我们医院，我们注重教育和鼓励普通麻醉医生为 LVAD 患者实施麻醉。通常在预期有大量液体出入或血流动力学不稳定的胸外科和血管手术以及需要使用术中经食管超声监测时才由心脏麻醉医生实施麻醉。

区域麻醉很少用于 LVAD 患者。除了体位摆放困难、感染风险以及装置或电源线占据进针点以外，围手术期抗凝是最主要的原因。局麻药中毒和心律失常可能对这类患者造成灾难性的后果。区域阻滞一般局限于使用低剂量局麻药进行局部浸润或超声引导下外周神经阻滞。

LVAD 患者具有较差的心肺储备功能和异常的生理状态。麻醉诱导本身都可能导致前负荷与心肌收缩力下降，从而引起非预期性心排血量下降，且很难纠正[2,71]，不管麻醉诱导时用何种联合用药。左心室前负荷对这类患者至关重要，以下因素可能导致前负荷下降，包括低血容量、患者体位（头高脚低位）、右心衰竭、麻醉药物引起的静脉扩张、腹腔镜手术时的气腹。要减小喉镜窥喉和气管插管反应，因其会导致后负荷增加[63]。平流灌注装置对后负荷增加的反应是转速不变而心排血量下降。这较难探测到，因为计算所得的泵血流量可能并不能反映真实的体循环心排血量。

这类患者被建议当作“饱胃”处理，应采取措施防止误吸，因为位于腹膜外间隙的装置组件可能会改变腹部机械力学状态和压力容量关系[31,70,71]。只要熟悉影响药代动力学和药效动力学的因素，几乎所有的药物组合都能用于麻醉维持。药物循环时间可能延长而分布容积可能随着容量状态的改变而变化。低灌注导致的肝脏和肾脏功能异常会导致药物作用时间的延长。

术中血流动力学管理应注重维持容量和右心室排血量，避免后负荷突然改变，维持稳定的心律和心率[63]。液体管理应当达到一个高难度的平衡状态：保证右心室足够的充盈状态而又不过度充盈，可调节的余地非常小。通气策略应保证足够的呼气时间并减少胸腔内压，促进静脉回流[71,72]。有效而足够的通气非常重要，因为低氧血症、高碳酸血症和酸中毒会增加肺动脉阻力，会使右心室因对抗增高的后负荷而做功增加[9]。体位摆放应谨慎而缓慢以减少液体转移和前负荷的改变（见第 28 章）。

面对这种临床情境，目前尚无关于如何选择强心和缩血管药物的明确共识[32]。尽管需要考虑右心室的因素，药物的选择还是需要以满足血流动力学需求为准。米力农、血管升压素和去甲肾上腺素的优越特性使它们成为这方面的有效药物[9]。Slininger 等提出了一个基于 HeartMate Ⅱ的搏动指数（PI）和中心静脉压的有效临床处理流程（表 45.3）[63]。

表 45.3 HeartMate Ⅱ搏动指数及中心静脉压应用指导

参数	搏动指数	中心静脉压/mmHg	处理
正常，目标	4~5	10~12	—
低血容量	<3	<12	补液 保证静脉回流
右室功能障碍	<3	>12	强心 排除缺氧、高碳酸血症和酸中毒吸入一氧化氮
高后负荷	>5.5	<8	扩血管 保证 LVAD 足够流量

From Slininger KA, Haddadin AS, Mangi AA. Perioperative management of patients with left ventricular assist devices undergoing noncardiac surgery. *J Cardiothorac Vasc Anesth*. 2013;27:752-759.

低体温导致的血管收缩和寒战会增加后负荷和心肌氧耗。低体温可能导致 LVAD 病人失代偿。还会导致凝血和血小板功能紊乱，从而增加围手术期失血[73]。低温导致的凝血功能紊乱与装置所需抗凝药物作用的叠加会使最终的出血变得非常顽固。

尽管围手术期低体温具有潜在的神经保护和心脏保护作用，我们还是应该尽量避免其发生。这类患者的拔管操作具有相当高的风险，因为交感兴奋可能导致 VAD 排血量减少。误吸的风险一直存在，应当在患者的气道反应和肌肉力量完全恢复的情况下拔除气管导管。

腹腔镜手术

装有 LVAD 的患者行腹腔镜手术面临的困难要大得多。在上腹部，套管和操作孔的位置必须避开 VAD 和电源线[60]。为改善视野而实施的二氧化碳气腹会压迫上腔静脉导致前负荷减小，在头高脚低位时尤为明显。再加上腹腔镜手术期间后负荷增加，二氧化碳气腹会导致排血量减少。二氧化碳吸收、酸中毒、高气道压会增加肺血管阻力和右心衰竭的风险。

通过仔细处理这些因素，腹腔镜手术已经在这类患者中成功实施[9,74]。保持足够的血容量和适当的强心可以使排血量增加。气腹的建立应逐步缓慢进行且气腹压应保持在 12mmHg 以下[75]。这样可以使其对血流动力学状态的干扰得到有效控制并逐步趋向平稳，并且为及时采取干预措施提供了足够的时间窗口。

心肺复苏

由于心室辅助装置排血量和自身心脏搏出量的丧失，心搏骤停时末端器官灌注完全停止。在平流灌注装置中，快速诊断心搏骤停十分困难，因为平均动脉压是逐渐下降的而脉搏氧饱和度监测在这种情况下又不可靠。二氧化碳波形突然下降或消失可以为这一灾难性事件提供重要线索。这类患者即使出现非灌注性节律也可能在相当长一段时间内维持生命和稳定的精神状态[76]。更常见的情况是右心功能丧失导致 LVAD 无法充盈最终导致体循环血流停止。

植入型除颤器是一种电子设备，与其他电子设备一样，无法避免发生故障[76]。必须准备重新建立循环的后备方法。在大多数非左心室辅助患者，可以通过体外心脏按压来完成。不幸的是，对于装有 LVAD 的患者来说，心脏按压会导致装置移位、空气栓塞、出血和创伤，因此通常不推荐[32,70]。欧洲心胸外科协会推荐在这种复杂的临床状况下不使用心脏按压。美国心脏协会 2010 年的指南中并未就这一问题提供明确的说明[77,78]。有孤立的病例报道了使用腹部按压法进行心肺复苏[79]，但是仍然无法就此给出强有力的推荐。

当血流动力学不稳定时，经食管超声心动图能够提供有价值的信息，应当及早使用。应当遵循经验性使用肾上腺素以及其他有关心肺复苏的指南（包括气管插管和机械通气）（框 45.5）[80]。

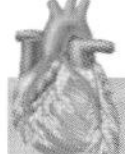

框 45.5 左心室辅助装置患者心肺复苏

- 标准心肺复苏法可能会损伤左心室辅助装置
- 心肺复苏可能导致出血、装置损坏、空气栓塞或创伤
- 与心肺复苏相比，最好使用药物治疗
- 经食管超声心动图可能会有助于血流动力学问题的诊断

心脏移植术后非心脏手术的麻醉

心脏移植已经不再是罕见的手术了。已报道的病例超过 10 000 例，而每年有超过 4 000 台心脏移植手术，成千上万名患者装有曾经属于别人的心脏[81]。5 年生存率超过 70% 和中位生存时间超过 10 年有力地证明了这方面医疗水平的进展[82]。随着心脏移植术后患者数量的增多、生存时间的延长，受体接受非心脏手术时动用心脏移植专家团队已经不再是一个经济可行的选择（见第 25 章）。

麻醉医生必须具备移植心脏生理、免疫抑制治疗药理学以及心脏移植患者最佳麻醉方法等综合性知识。咨询专家并调整围手术期免疫抑制治疗是管理这类病人的重要部分[83]。

移植心脏的生理

供体心脏植入时的吻合有两种方法。最初始的双房吻合法是将供体心房与受体心房吻合，现在已经被双腔静脉吻合法取代。这种方法吻合部位在腔静脉、大血管和围绕肺静脉的左心房组织。双腔静脉吻合技术可以减少窦房结功能障碍和三尖瓣反流，并且减小术后心房大小[84]。窦房结被保留，但是由于去神经支配和血供中断，很可能失去功能。这种吻合技术还降低了房颤的风险[85]。使用双房吻合法，在心电图波形中可能会出现双P波，因为受体自身的心房组织也被激活，而这种情况下有时候和心房扑动的波形相类似[86]。

心脏移植后神经再支配建立的范围、时间和影响目前仍有争议。在术后早期，毫无疑问，移植心脏没有任何神经支配，只对体内儿茶酚胺起反应。对运动、应激和低血容量导致的交感兴奋和正时性作用则无法出现。这也包括刺激压力感受器和窥喉与插管刺激导致的心血管反应也被消除[87]。副交感去神经支配效应占主导作用，绝大多数受体表现为高静息心率和低心率变异性。传入神经去支配阻碍了肾素血管紧张素系统激活所引起的血管调节反应；缺血导致的痛觉（心绞痛）消失[88]。最终，新生神经开始出现，副交感和交感神经都发生再支配。然而，这一过程很难预测。神经再支配的发生在既往为缺血性心脏病的患者中比那些因扩张性心肌病而接受心脏移植的患者要多[89]。

移植心脏为满足机体需要提高心排血量主要依靠前负荷调节。这导致心脏静息状态下压力容量曲线轻度右移[88]。即使血流动力学指标正常，循环脑钠肽水平仍升高，这意味着心房扩张并需要更高的充盈压[90]。心肌代谢维持正常水平。充盈压在心脏移植术后显著增高，且无法完全恢复正常，提示存在生理功能受限。供体受体心脏大小不匹配、以高血压为表现的后负荷增高以及排斥反应可能是其原因[91]。

液体负荷过重的结果通常是左心室充盈压突然增高，使得这类患者容易发生肺静脉和体静脉系统充血[92]。运动时，最初心排血量会因为前负荷与每搏量的增加而增加，随后循环儿茶酚胺增多导致收缩力和心率增加成为心排血量上升的主要因素。最大运动能力与正常人相比偏低[91,93]。轻度排斥反应对心功能的影响不明显，但是严重的排斥反应会降低心脏的收缩和舒张功能[94]。

静息状态下冠状动脉血流量由于交感张力缺失而增加。移植心脏的冠状动脉对5-羟色胺的高反应性，可能会造成内皮损伤，导致冠状动脉血流储备减少[95]。已有研究报道移植心脏冠状动脉对内皮源性血管舒张因子，如P物质和乙酰胆碱反应异常，但是对非内皮源性血管舒张因子，如腺苷和双嘧达莫的正常反应却得以保留[96]。由于心脏移植患者冠状动脉氧供需失衡并不会导致缺血性疼痛或心绞痛，因此必须在缺乏症状的情况下保持对冠状动脉血管病变的警惕[88]。

心脏移植后并发症

排斥反应、感染和癌症是常见的并发症。其他并发症，如糖尿病、高血压和心脏血管病变的发生与免疫抑制有关。心脏移植受体怀孕后有发生先兆子痫的风险[83]。

排斥反应

随着免疫抑制技术的提高，排斥反应的发生率已经下降。细胞毒性交叉配对技术（使用受体的抗体）的开展有利于对排斥反应风险进行分层并降低风险。同种异体移植的排斥反应风险在移植后最初的3~6个月最高，1年后显著下降[97]。

排斥反应的发生与较差的用药依从性有关，很难及时发现。急性排斥反应在组织学检查中表现为受体抗移植器官的炎性反应。从功能角度来看，会导致移植心脏逐步发生衰竭和功能障碍。细胞介导的免疫反应被认为是排斥反应的主要机制，但是越来越多的观点认为抗体介导的排斥反应也在其中发挥同样重要的作用。

症状可能是非特异性的，如疲劳、难以解释的体重增加、水肿以及房颤。排斥反应的诊断有赖于一名高度警觉的主诊医生。经颈内静脉或股静脉途径的心内膜下心肌活检仍然是诊断排斥反应的标准方法。按照国际心肺移植协会的指南，活检频率应随移植术后时间的延长而降低（例如，术后第一个月每周1次，下一个月则改为每月2次，然后接下去4个月每月1次）。活检结果有助于鉴别细胞介导和抗体介导的排斥反应，但缺点在于活检为有创操作，有时需要在全身麻醉下进行。斑块状的炎性浸润灶在随机活检时可能会被遗漏，而组织活检的结果通常意味着严重的心肌损伤已经发生[97]。

超声心动图可以使用组织多普勒技术和通过发现舒张功能障碍来检测到排斥反应[98]。但是，检测结果具有非特异性而且在早期检测排斥反应中的作用有限。作为一种无创方法，心脏核磁共振检查时采用心肌对比增强技术在早期检测排斥反应方面显示出良好的前景[99]。

血清生物标志物（如肌钙蛋白和脑钠肽）特异性差且在排斥反应后期才会升高。美国食品药品管理局唯一批准的临床常规使用的无创检查是通过基因检测来发现是否存在排斥反应。在一项临床研究中，对于监测排斥反应，该方法显示出与心内膜下心肌活检相同的效果[100]。

排斥反应的治疗应根据患者的症状和排斥反应的性质（如主要是细胞介导还是抗体介导）来定。具体的治疗细节超出了本章的范围，但是治疗原则在表45.4中列出。

表45.4　心脏移植排斥反应的治疗

免疫反应	无症状	射血分数减少	心力衰竭或休克
细胞免疫	钙神经素抑制剂加量；口服类固醇负荷剂量后逐渐减量	口服激素负荷剂量后逐渐减量或静脉脉冲式类固醇治疗	静脉脉冲式激素治疗；细胞毒治疗；血浆分离术；静脉注射丙种球蛋白；强心支持
体液免疫	无须治疗（?）	口服激素负荷剂量后逐渐减量或静脉脉冲式激素治疗±静脉注射丙种球蛋白	主动脉球囊反搏或体外膜氧合；再次移植

From Patel JK, Kittleson M, Kobashigawa JA. Cardiac allograft rejection. *Surgeon*. 2011;9:160-167.

移植心脏血管病变

移植心脏血管病变(cardiac allograft vasculopathy,CAV)是一种发生于心脏移植病人的特殊形式的动脉粥样硬化,可以导致移植心脏晚期衰竭。该病变的特征为早期的内膜增生和后期的心外膜分支管腔狭窄。超过一半的移植心脏的动脉在移植术后1年内出现内膜增厚[101]。CAV和恶性肿瘤是1年后患者死亡的重要原因[102]。

CAV的病变范围弥散,呈增生性,遍及整个冠状动脉系统且增生以向心性为主。这与自身心脏的动脉粥样硬化呈偏心性且分布成斑块状有显著不同。钙化在自身心脏动脉粥样硬化疾病时常见,但是在CAV中不常见[103]。由于在去神经支配的情况下心绞痛的发生比较罕见,CAV以其他更险恶的方式表现出来,包括心力衰竭、心律失常或猝死。常见的心脏高危因素,如肥胖、高血压、吸烟和糖尿病同样是CAV的危险因素。CAV的发生还与人类白细胞抗原不相容程度以及排斥反应的大小有关[101]。越来越多的证据表明,病毒感染,尤其是巨细胞病毒感染可能导致CAV的发生[103]。

由于CAV的治疗非常困难,因此必须及早发现。血管内超声是检测CAV、测量内膜厚度以及提供预后信息最敏感的工具[104]。内膜厚度在移植后1年内增加0.5mm或以上是全因死亡、心肌梗死和血管造影异常的有力预测因子[105]。控制CAV的措施包括:积极消除危险因素,优化血压和血脂控制,使用增生信号通路抑制剂如西罗莫司。使用他汀类药物也可以减轻CAV导致的不良后果[106]。由于病变范围弥散,呈增生性,经皮冠状动脉介入治疗极不容易又难以成功[101,107]。再次移植是这种困难情况下的终极治疗手段,虽然这需要极高的技术并面临伦理学挑战。

感染

免疫抑制带来恶性肿瘤和感染的风险。感染的风险在移植术后随着时间的延长而逐步减小,很可能反映了免疫抑制状态的改变。在术后最初的一段时间,医源性感染占主导。术后1~6个月发生条件致病菌感染和潜伏性感染激活,而6个月后社区获得性感染则更为普遍[108]。

对细菌和病毒的预防性治疗已经使肺孢子虫、巨细胞病毒、李斯特菌、诺卡氏菌和弓形虫的感染率下降。预防性治疗通常包括针对耶氏肺孢子虫的磺胺甲基异噁唑和甲氧苄啶、针对巨细胞病毒的更昔替韦、针对单纯疱疹病毒的阿昔洛韦、针对弓形虫的乙胺嘧啶和针对诺卡氏菌的制霉菌素[108]。这些药物应在围手术期持续使用,临床医生应当对使用过程中药物的相互作用保持警惕。预防和治疗性抗真菌药物有了进步,使得顽固性念珠菌和曲霉菌感染的生存率有了提高[109]。

严格无菌技术对移植患者围手术期管理至关重要,尤其是导管置入、留置导尿和其他有创操作。应针对患者状况、手术过程和细菌谱个体化预防性使用抗生素。由于心脏移植受体感染时不一定发生发热和白细胞增多,必须对导致灾难性后果的脓毒血症保持警惕(框45.6)[110]。

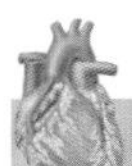

框45.6　心脏移植的远期并发症

- 慢性舒张功能障碍
- 轻到中度心力衰竭
- 感染
- 免疫抑制效应

免疫抑制

心脏移植自20世纪60年代发端以来,术后长期生存率的提高很大程度上归功于有效的免疫抑制药物的开发[111]。免疫抑制包括诱导(如起始时的高强度治疗)、维持和(按需)逆转排斥反应。受体自身T淋巴细胞和记忆T淋巴细胞在同种异体免疫过程中发挥重要作用,尤其是人类白细胞抗原(HLA)致敏淋巴细胞,这反映了既往感染的病毒与HLA结构域对淋巴细胞的交叉反应。

移植物周围淋巴组织激活和形成后,效应T细胞出现并产生炎性反应[82,112]。B淋巴细胞也参与其中,它介导了体液免疫。这一过程具有典型的免疫病理表现,可以观察到补体C4a的沉积。抗体介导的排斥反应会导致更严重的血流动力学改变和更差的临床结局,主要的损伤部位是毛细血管内皮[113]。排斥反应过程需要数天时间才能达到高峰,有时甚至发生在移植手术出院后。

免疫抑制药物的作用在于以最低限度影响正常生理功能的情况下,预防或减轻排斥反应。使用免疫抑制剂会导致3种主要效应:治疗效应(如抑制排斥反应)、免疫抑制的不良后果(感染和癌症)以及非免疫性细胞毒作用。大部分免疫抑制剂通过消除淋巴细胞、改变已有淋巴细胞的转移途径或切断已激活淋巴细胞的反应通路来发挥作用的[112]。

诱导治疗(如起始高强度免疫抑制)的作用尚存在争议,目前仅被推荐用于特定患者[111]。主要使用两种药物:

1. 破坏蛋白的药物(如抗CD3单克隆抗体、抗胸腺细胞球蛋白):通过同时或分别消灭T细胞、B细胞发挥作用。会导致细胞因子释放,产生严重的系统症状。这类药物的使用还会增加淋巴组织增生性疾病的发生率[114]。由于没有细胞因子释放,体液免疫的抑制比细胞免疫的抑制耐受性要好。

2. 不破坏蛋白的药物(如巴利昔单抗,融合蛋白):在不破坏淋巴细胞的情况下实现免疫抑制。这类药物的药效有限但副作用少。

维持治疗阶段的目标是保证移植物和受体相适应的同时使并发症降至最小。常用的药物组合为激素、钙调磷酸酶抑制剂(如环孢素或他克莫司)和抗增殖剂(如吗替麦考酚酯)。激素在有限的时间段内使用,尽量保证维持使用1到5年时间[82]。他克莫司是钙调磷酸酶抑制剂的首选[81],在具有高排斥风险、高血压和高脂血症的患者中使用,而环孢素更常用于糖尿病患者。西罗莫司作为一种哺乳动物西罗莫司受体抑制剂,在减少肾毒性、CAV和心脏并发症方面显示出良好的前景[115,116]。

细胞介导的急性排斥反应伴有血流动力学不稳定时，应当使用大剂量激素或抗胸腺细胞球蛋白治疗。严重的体液介导的排斥反应并伴有血流动力学损害时，通常使用大剂量激素和血浆清除术，随后静脉注射免疫球蛋白或利妥昔单抗（一种针对 B 细胞的单克隆抗 CD20 抗体）[82]。

免疫抑制剂与麻醉药的相互作用

免疫抑制剂与麻醉药物之间具有相互的药代动力学和药效动力学影响并不令人意外。令人意外的是我们对人体内这种相互作用的信息知之甚少，大部分数据都来源于动物实验[88]。

最简单的情况，在大量液体复苏或体外循环期间，因稀释作用药物浓度下降[117]。监测药物浓度非常重要，因为我们需要通过调节药物剂量来维持治疗浓度。包括常用的免疫抑制剂、抗真菌药和降脂药在内的许多药物都是通过细胞色素 P450 酶系代谢并通过多药耐药转运蛋白 1 和 P-糖蛋白转运到细胞外的。这两个系统都具有基因多态性，从而对药物代谢产生显著影响[118]。术中或术后低温导致经细胞色素 P450 酶系代谢的药物清除率降低，浓度升高[119]。表 45.5、表 45.6 及框 45.7 分别概括了影响免疫抑制剂水平的药物、免疫抑制剂对围手术期管理的影响以及与免疫抑制剂同时使用会导致肾功能障碍的药物。

表 45.5 影响免疫抑制剂水平的药物

使免疫抑制剂水平升高的药物	使免疫抑制剂水平降低的药物
溴隐亭	卡马西平
氯喹	奥曲肽
西咪替丁	苯巴比妥
克拉霉素	苯妥英
复方新诺明	利福平
达那唑	噻氯匹定
地尔硫䓬	
红霉素	
氟康唑，伊曲康唑	
甲氧氯普胺	
尼卡地平	
维拉帕米	

Modified from Kostopanagiotou G, Smyrniotis V, Arkadopoulos N, et al. Anesthetic and perioperative management of adult transplant recipients in non-transplant surgery. *Anesth Analg*, 1999; 89: 613-622.

表 45.6 免疫抑制剂影响麻醉管理的副作用

副作用	环孢素 A	他克莫司	硫唑嘌呤	激素	吗替麦考酚酯	抗胸腺细胞球蛋白	CD3 单克隆抗体
贫血	−	−	+	−	+	−	−
白细胞减少	−	−	+	−	+	+	+
血小板减少	−	−	+	−	+	−	−
高血压	++	+	−	+	−	−	−
糖尿病	+	++	−	++	−	−	−
神经毒性	+	+	−	+	−	−	−
肾功能不全	+	++	−	−	−	−	−
过敏反应	−	−	−	−	−	+	+
发热	−	−	−	−	−	+	+

−，无副作用；+，轻度副作用；++，显著副作用。

Modified from Kostopanagiotou G, Smyrniotis V, et al. Anesthetic and perioperative management of adult transplant recipients in nontransplant surgery. *Anesth Analg*. 1999; 89: 613-622.

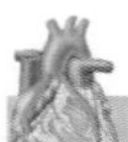

框 45.7 与环孢素或他克莫司合用会损害肾功能的药物

- 两性霉素
- 西咪替丁
- 雷尼替丁
- 美法仑
- 非甾体抗炎药
- 复方新诺明
- 万古霉素
- 妥布霉素
- 庆大霉素

Modified from Kostopanagiotou G, Smyrniotis V, Arkadopoulos N, et al. Anesthetic and perioperative management of adult transplant recipients in nontransplant surgery. *Anesth Analg*. 1999; 89: 613-622.

由于他克莫司和环孢素可能会降低癫痫发作阈值，麻醉时应避免过度通气[120]。由于胃排空时间延长，环孢素或其他口服药如果在麻醉诱导前很短时间内服用可能会达不到治疗浓度[121]。环孢素还会延长肌松药的作用时间[88]。丙泊酚和吗替麦考酚酯的肝外代谢途径相似，联合用药可能导致清除率降低[122]。咪达唑仑、维拉帕米和红霉素是 P 糖蛋白系统的抑制剂，会导致通过 P 糖蛋白代谢的免疫抑制剂药效和毒性增强。Anaizi 系统描述了免疫抑制剂与其他药物的相互作用[123]。

围手术期管理

当心脏移植术后患者接受其他手术时，应联系移植小组以获取移植手术的相关细节，了解患者的状态。他们可以提供最新的诊断信息和与麻醉相关的研究结果。术前评估应包括移植心脏功能（超声心动图检查）、排斥反应状态（心内膜下心肌活检）、CAV（血管内超声检查或血管造影）、患者整体功能状态和累及的末端器官[124]。

应仔细观察并排除并发症。应当重视和血库沟通患者的巨细胞病毒感染状态，因为巨细胞病毒血清阴性患者只能输注巨细胞病毒阴性的血液制品。围手术期邀请移植微生物专家会诊有助于筛查感染并根据患者的感染状态、手术方式和移植后的生存时间来制订个体化的预防性抗生素使用计划。即使身体状况和疾病评分有所改善，医护人员仍应当对这类患者可能出现的轻度精神或心理疾病（如抑郁症）保持警惕[125]。

术前心电图可能出现双P波或来自植入型心电设备的起搏信号。所有的心脏植入型电子设备在术前都必须复检以获得患者对其依赖程度和最近心律失常发作的信息。由于预期可能出现电流干扰，起搏器必须调至强制起搏并将抗快速心律失常功能关闭。如果手术结束需要重新设置起搏器程序，必须在持续心电监测和体外起搏和除颤准备好的情况下进行[126]。

术前心脏超声心动图可以提供心脏收缩、舒张以及瓣膜功能的宝贵信息。舒张功能障碍可能是排斥反应的征象，而收缩功能障碍可能预示着CAV的发生[127]。相关的实验室检查，包括血液、生化、凝血和转氨酶等，有助于检测因低灌注或免疫抑制毒性导致的末端器官功能障碍。

围手术期通常应该继续使用免疫抑制剂，相关用法应咨询移植团队的意见。但是对于已在使用激素的患者围手术期是否应该使用激素仍存在争议。有研究表明，接受免疫抑制剂量激素的患者不需要为手术而接受额外剂量的激素，麻醉期间低血压的发生通常与低血容量相关而并非由肾上腺功能不全引起[128,129]。过量激素会导致胃溃疡、高血糖和心理紊乱。对于正在接受激素治疗且手术当天已经接受日常剂量激素注射的患者我们不常规额外再给予激素治疗。如果发生容量治疗和缩血管药物难以纠治的顽固性低血压，可以给予25mg氢化可的松。当患者近期停止激素治疗、并存感染或手术为大型侵袭性手术时，激素给药阈值要降低。

作为接受过心脏移植的患者，他们对自身面临的高风险十分清楚，谨慎的术前用药有助于缓和患者的紧张情绪并改善他们的体验。心电监测对这些患者来说是必须的。心肌缺血的监测至关重要，围手术期使用的麻醉药或其他药物导致的心率变化和房室结传导的变化也需要及时发现。特殊监测需考虑患者状态、手术方式和时机、失血量以及预计体液转移量[88,120]。肺动脉导管在预计有大量体液转移的情况，尤其是已并存心功能障碍时，可以提供帮助。经食管超声心动图监测是指导液体治疗、监测全心功能以及滴定心血管活性药物的无创而有效的手段[83]。对于这些极易感染的患者来说，建立有创监测时严格无菌操作非常重要[120]。导管、引流管和人工气道应当在术后安全和可行的情况下尽早拔除。

麻醉技术的选择应个体化。镇静、局部麻醉和全身麻醉技术都已经被成功使用过，没有明确的禁忌证[130]。麻醉管理目标包括维持前负荷、保持窦性心律、避免后负荷的突然改变以及认真监测术中各种并发症。

使用喉罩是可行的[124]。经口气管插管比经鼻途径更合适，因为感染的风险较低。环孢素引起的牙龈增生与淋巴组织异常增生导致的气道解剖结构改变都可能发生于心脏移植术后的患者[83]。只要能够及时监测前、后负荷的突然改变（与气腹的建立与撤除有关）并快速处理，腹腔镜手术是可以安全运用于这类患者的[131]。由于免疫抑制可能导致血小板减少症，所以凝血功能异常可能是局部麻醉的禁忌证。与脊麻相比，硬膜外麻醉更加缓和可控，更适用于这类交感调控失代偿的患者。

血流动力学管理原则应考虑到移植心脏的生理学改变。通过交感神经系统发挥作用的药物可能失效，兼具直接作用和间接作用的药物（如麻黄碱）只表现直接作用。表45.7总结了一些药物的效应。

表45.7 药物对正常和移植心脏的心血管作用

药物	作用	心率		血压	
		正常	移植心脏	正常	移植心脏
阿托品	间接	增加	无作用	无作用	无作用
麻黄素	直接和间接	增加	小幅增加	增加	轻度增加
肾上腺素	直接	增加	增加	增加	增加
去氧肾上腺素	直接	减小	无作用	增加	增加

Modified from Ashary N, Kaye AD, Hegazi AR, Frost EAM. Anesthetic considerations in the patient with a heart transplant. *Heart Dis.* 2002;4:191-198.

肾上腺素、去甲肾上腺素、胰高血糖素、异丙肾上腺素和间羟胺具有正常的效应。钙增敏剂左西孟旦可以提高移植心脏功能并减少强心药的用量[132]。新斯的明会导致心动过缓，当用来进行肌松药拮抗时可能导致心搏骤停，其确切机制目前尚不清楚。因此，当新斯的明用于这类患者时，预先给予格隆溴铵或直接改变心率的药物十分重要[133]。环糊精似乎没有显著的心脏效应，是替代新斯的明的良好选择。

使用免疫抑制剂的患者肾损伤的风险很高，因此应避免使用非甾体抗炎药之类的肾毒性药物。同样应该谨慎使用β受体阻滞剂或血管扩张药。在没有器官功能障碍的情况下，阿片类药物或肌松药的选择应根据手术和预期恢复情况决定。考虑到激素治疗可能导致的皮下瘀斑倾向和骨质疏松，摆放患者体位也需要当心。

术后监护与其他患者相似。镇痛充分、体温正常并且给予充足水分非常重要。在安全的情况下，预防血栓治疗也应开始实施，因为深静脉血栓的风险增高[120]。

在理解了心脏移植患者独特的生理学特征以后，这类患者的非心脏手术可以安全实施。器官移植通常被描述成从一种疾病状态转为另一种疾病的状态，但是现代医学的进步使得这种转变成为一种更有利的转变。

非心脏手术期间心脏植入型电子设备的管理

不幸的是，在非心脏手术期间避免心脏植入型电子设备（CIED）的管理或完全依赖磁铁进行管理已经不再是有效的策略。患病人数的增加和老龄患者的增多使得非心脏手术期间一定会遇到此类患者。有许多种类的设备、程序模式和对磁体的反应，增加了管理这类患者的难度。CIED 的演变使得每个普通的麻醉医生对每种设备都有全面的了解变得不切实际，也排除了建立一套普遍适用的围手术期管理流程的可能。

要求每个麻醉医生成为 CIED 程序专家或记住市面上所有 CIED 的特征是不现实的，但是麻醉医生应该对 CIED 有基本理解并能提供围手术期管理策略。本节内容的目的不是建立一套普遍适用的围手术期管理流程或描述所有 CIED 模式的细节功能，而是通过总结一些基本概念、潜在的不良后果和目前对非心脏手术中管理的推荐来对第 5 章内容进行补充。

起搏器

起搏器的构造包括起搏装置和位于单心腔、双心腔或多心腔（如双心室起搏）的电极导线，用北美起搏与电生理学会/英国起搏与电生理专家组（NASPE/BPEG）通用（NBG）代码来表示（表 45.8）。起搏和感知可以在心房、心室或两心腔同时进行（图 45.2），这取决于起搏器的构造和起搏程序。更加复杂的多心腔起搏与感知系统（如双心腔起搏）是对麻醉医生临床工作的挑战，另一方面它也使患者房室同步性得到改善并提高了心排血量[134]。在制定围手术期管理决策前应确定患者安装起搏器的指征和对起搏器的依赖程度。

表 45.8　2002 NBG 起搏器代码

起搏心腔	感知心腔	反应	心率调节	多点起搏
O=无	O=无	O=无	O=无	O=无
A=心房	A=心房	I=抑制	R=心率调节	A=心房
V=心室	V=心室	T=触发	—	V=心室
D=双腔	D=双腔	D=两者兼有	—	D=双腔

From Berstein AD, Daubert JC, Fletcher RD, et al. The revised NASPE/BPEG generic code for antibradycardia, adaptive-rate and multi-site pacing. *Pacing Clin Electrophysiol*. 2002;25:260-264.

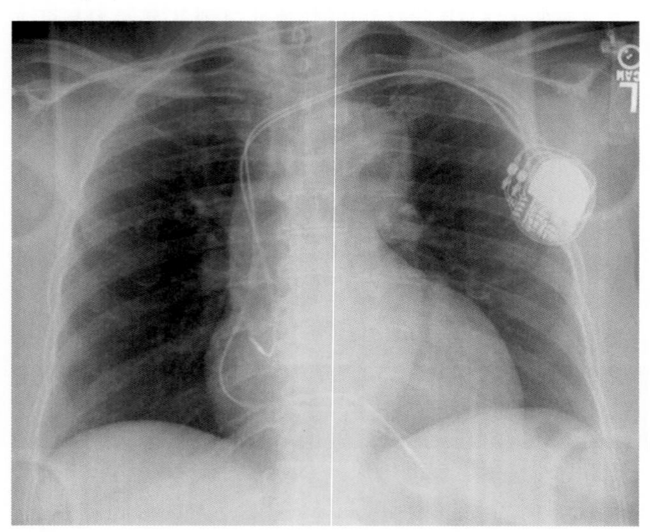

图 45.2　仰卧前后位床旁胸片显示双腔起搏器起搏导线位于右心房和右心室。注意该图中起搏导线与图 45.4 中植入型自动心律转复除颤器位于右心房和右心室的除颤线圈相区别

由于 NBG 代码的第一位代表起搏心腔，第五位看似冗余，其实是用来表示单个心腔多部位起搏。多部位起搏的例子有心房多导线起搏抑制房颤和双心腔起搏用于心脏再同步化（CRT）治疗。心率调节也在 NBG 代码中表示，但是其他信息，如磁响应、电池寿命、起搏器依赖和模式转换只能通过与生产厂家沟通或设备探测而得知。

心率调节

心率调节或频率适应，在 NBG 代码中第四位，用字母“R”表示（见表 45.8），用来描述起搏器对监测到的特定参数做出反应，从而自动改变心率的能力。由于在美国，安装的起搏器中大约 85% 是会起心率响应的，而 99% 具有这种功能，所以麻醉医生应该熟悉心率调节功能，以防术前无法找到有经验的程序专家提供服务[135,136]。

能够启动心率调节功能的参数包括起搏器由于运动产生加速度；患者移动；QT 间期；中心静脉的温度、氧饱和度以及 pH 值；右心室压力、胸腔阻抗所决定的分钟通气量；以及加速度和分钟通气量的组合[137,138]。如有必要，具有心率调节功能的起搏器可以通过心房、心室或心房和心室导线调节心率和心排血量以满足代谢需求[139]。

在 2011 美国麻醉医师协会（ASA）实践建议中，ASA 和美国心律学会（HRS）共同提出一项模糊的意见，推荐在方便的情况下，心率调节功能应在术前关闭[140]。由于选择继续使用心率调节或缺乏 CIED 程控设备而导致术中的心率改变，通常都是没有危害的。然而，心率增加可能会带来血流动力学的显著改变，这在特定并存疾病状态下是不利的（如冠心病），有时还会被误认为患者存在不适[141]。由于心率调节功能激活而导致的心率变化可能在下列情况中出现：琥珀胆碱引发的肌束震颤、使用摇摆据、肌阵挛性反射、术后寒战、电休克治疗以及 QT 改变（如药物、pH、电解质引发）。手术室内最常见的心率调节功能导致的心率变化是电烙术和过度通气期间。

如果心率调节功能激活导致不可耐受或不希望看到的心率增加，有以下数种方法可以进行处理：消除诱发刺激（如过度通气和电烙术），使用磁铁使起搏器转为强制模式或 CIED 程序专家来关闭心率调节功能[138]。

自动模式转换

自动模式转换（AMS）功能能够识别房性快速心律失常并自动切换起搏器设置，从而防止起搏器介导性心动过速

(PMT)。转换后的新模式不会追踪心房电活动，而是以固定而较慢的频率起搏心室。起搏器介导性心动过速是用来特指那些由起搏器产生的不合需要的心动过速[142]。例如，房颤会导致装有双心腔起搏器的患者发生室性心动过速。如果没有 AMS 功能，心室会根据房颤时的高心房率不正确地起搏而造成不希望看到的心室率。虽然模式转换在围手术期通常不会造成严重麻烦，但是临床医生可以通过它来了解患者既往房性心律失常的严重程度[143]。

心室起搏时心肌缺血的心电图诊断

心室起搏，尤其是起搏点位于右室心尖时常使心电图出现负向 QRS 波群和 ST 段升高以及正向 T 波。这种心电图波形容易与心肌缺血波形相混淆，但是随着越来越多的冠心病患者安装 CIED，这种波形也有可能被误诊为心肌缺血。但是传统的心肌缺血的心电图诊断标准可能无法适用于心室起搏的患者。

虽然可以在起搏器关闭的情况下分析患者的自身节律，但是这未必总是可行，而且甚至可能没有诊断价值。与既往的 12 导联心电图波形对比是另一种选择，但是心电图并不总是垂手可得。Sgarbossa 和同事[144]提出在心室起搏的情况下通过心电图检测急性心肌缺血的标准（框 45.8）。在所有被研究的标准中，导联上与 QRS 波方向相反的 ST 段抬高大于等于 5mm 是唯一具有高度特异性和统计学意义的标准[144]。图 45.3 是 ST 段方向与 QRS 波方向相反的例子。虽然此研究基于相对小样本，并且其特异性尚存质疑，此推荐标准在右心尖以外起搏部位（如，右心室流出道、左心室）可用性较差，但是它还是被用于对心室起搏患者心肌缺血的诊断。通过相应 QRS 波的波幅和增宽程度来标准化 ST 段抬高程度是另一种被建议用于心肌缺血心电图诊断的方法[145,146]。

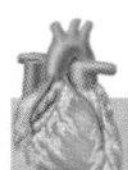

框 45.8　装有心室起搏器患者心肌缺血心电图诊断的 Sgarbossa 标准

- 在同向 QRS 波的导联上 ST 段抬高≥1mm
- V_1 至 V_3 导联 ST 段压低≥1mm
- 在反向 QRS 波导联上 ST 段抬高≥5mm

Data from Sgarbossa EB, Pinski SL, Gates KB, et al. Early electrocardiographic diagnosis of acute myocardial infarction in the presence of ventricular paced rhythm. *Am J Cardiol*. 1996; 77: 423-424.

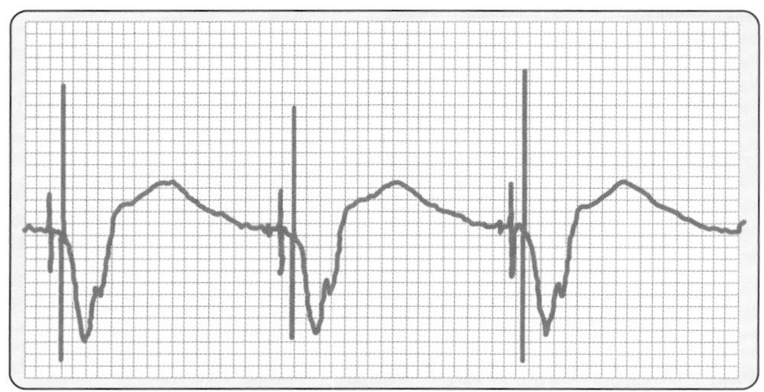

图 45.3　一名双腔起搏器依赖患者 V 导联心电图显示 QRS（负向）与 ST 段（正向抬高）反向

在这类患者中通过心电图检测心肌缺血是非常困难的，但是 ASA/HRS 指南与临床表现有助于区分出需要进一步检查（如心肌酶谱、超声心动图和血管造影）的患者[147]。当临床上有高度怀疑时，其他诊断心肌缺血或损伤的方法，比如超声心动图或血清肌钙蛋白水平应及时跟进。

植入型自动心律转复除颤器

植入型自动心律转复除颤器（AICD）是 CIED 的一种，可以检测心律失常并通过位于右心室或偶尔位于右心房的导线进行除颤以治疗心律失常。附加的右心房导线，在 NASEP/BPEG 通用除颤器（NBD）代码中有所表示（表 45.9），在鉴别室上性心动过速和室速方面具有优势（图 45.4）[159]。快速性室性心律失常经诊断后的治疗方法是超速起搏或除颤，这取决于诊断结果是室速还是室颤。除了治疗快速性心律失常以外，所有的 AICDs 都具有起搏功能。虽然起搏功能在除颤后导致心动过缓或心脏停搏时有用，但也使得起搏依赖的患者在围手术期必须接受程控调整。

表 45.9　NBD 除颤器代码

电击心腔	抗心动过速起搏心腔	心动过速监测	抗心动过缓起搏心腔
O＝无	O＝无	E＝心电图	O＝无
A＝心房	A＝心房	H＝血流动力学	A＝心房
V＝心室	V＝心室	—	V＝心室
D＝双腔	D＝双腔	—	D＝双腔

From Berstein AD, Camm AJ, Fisher JD, et al. North American Society of Pacing and Electrophysiology policy statement. The NASPE/BPEG defi brillator code. *Pacing Clin Electrophysiol*. 1993; 16: 1776-1780.

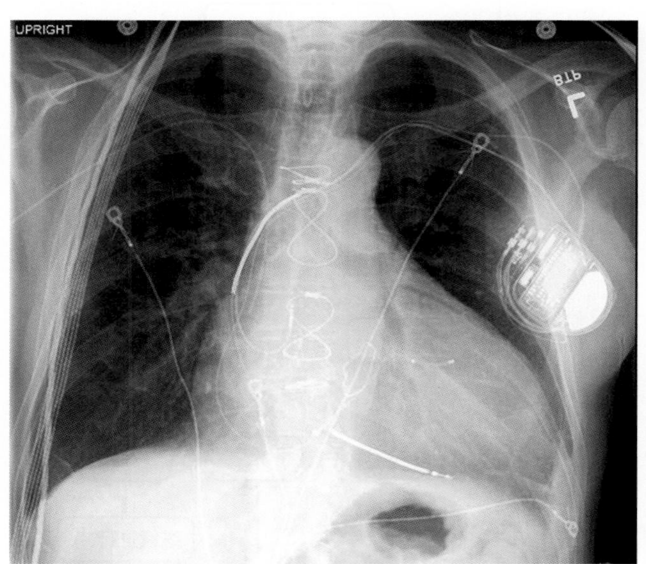

图 45.4　直立前后位胸片显示心脏植入型电子设备中植入型自动心律转复除颤器位于心房和心室的除颤导线和多点起搏器中的双心室起搏（用于心脏同步化治疗）

对 AICD 使用磁铁可以关闭其快速心律失常治疗功能。但是，这种典型的磁铁作用可能会失效[148]。使用磁铁可能不一定是没有危害和可以立即逆转的过程，因为有报道称使用磁铁可导致治疗快速心律失常功能的永久失活[149]。其他值得关注的术中问题包括未被发现的磁铁移位和磁铁对此类设备的起搏功能未起作用。虽然正确使用磁铁可以很典型地关闭快速心律失常治疗功能，但是它无法使 AICD 的起搏功能转为强制起搏。装有 AICD 的起搏依赖性患者和围手术期电磁干扰风险增大的患者需要重新进行程控调整。

电磁干扰

尽管 CIED 种类繁多，使麻醉医生面临挑战，技术进步也使得这类设备更能对抗电磁干扰。新型 CIED 使用噪声防护程序、滤波器（如带通频率）和电流防护罩来最大限度降低电磁干扰。电磁干扰减少的另外一个原因是植入双极起搏器而不是单极起搏器成为一种趋势。因为正极和负极在一个导线内，所以双极起搏器抗电磁干扰能力更强。与之相反，单极起搏器更易受到电磁干扰的影响，因为正极（脉冲发生器）和负极（导线尖端）的距离要大得多[139]。

尽管有这些改进，电磁干扰依然会发生，因此围手术期管理计划的核心是确定其发生的可能性（图 45.5）。电磁干扰可以来自任何发射 0～10^9Hz 无线电波的设备。潜在的电磁干扰源包括电刀、体外除颤、电休克治疗和射频消融手术采用的电磁波[137]。

尽管潜在的电磁干扰源始终存在，电磁干扰发生的可能性还是不大。例如，当电刀的电流与 CIED 信号发生器和导线的距离大于 6 英寸时，其相互作用的可能将显著降低[150]。一项研究进一步将电磁干扰的危险区域定义为下颌至剑突的区域[151]。脐以下部位的手术，电烙术不会影响位于上胸部的起搏器和导联线[152]。

除了绝对距离以外，其他技术也可以减少电磁干扰发生的可能和大小，如使用双极电刀而不是单极电刀、电凝脉冲时间小于 5 秒、设置较低的电刀功率以及正确放置电刀的回路贴片，使电流回流对 CIED 的干扰最小[140]。

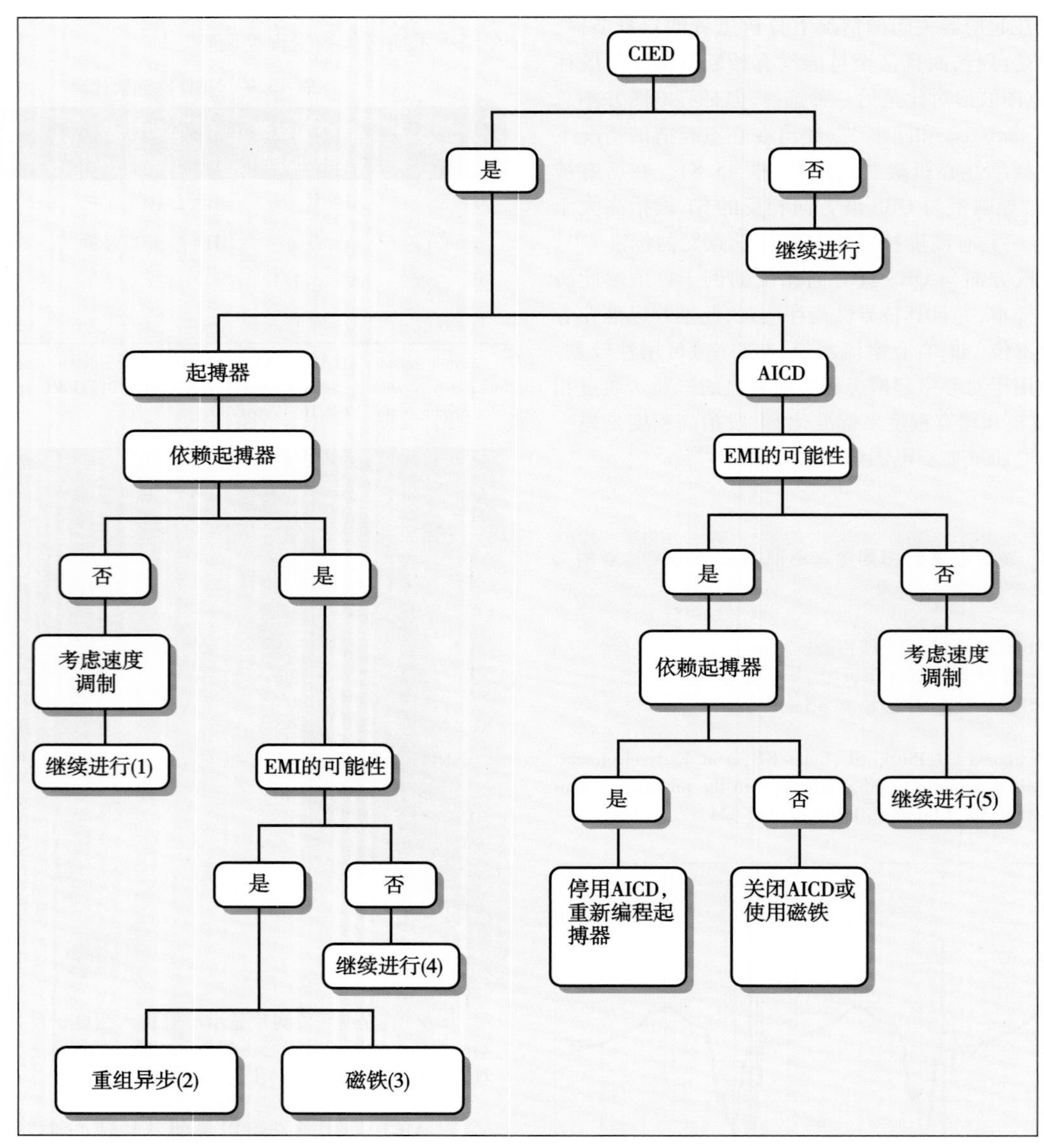

图 45.5 围手术期心脏植入型电子设备（CIED）管理流程图。补充：1，磁铁备用；2，使用时注意 R-on-T 现象；3，使用时注意抗磁模式、患者并存疾病及 R-on-T 现象；4，彻底进行心脏植入型电子设备术前评估并准备好磁铁；5，注意心率调节功能并备好磁铁。AICD，植入型自动心律转复除颤器；EMI，电磁干扰

潜在的不良反应

除了术前准备(如设备型号、起搏依赖性、抗磁性和电磁干扰可能性)和细致的围手术期计划以外,对潜在的并发症和不良事件的全面理解对于成功管理 CIED 患者来说也至关重要。回顾已有的病例报道或已知的电磁干扰作用,有助于麻醉医生早期识别和处理这些不良事件。

CIED 潜在的并发症非常广泛:单极电刀或射频消融引发的电磁干扰会导致起搏器过度敏感或抑制、AICDs 错误地进行快速性心律失常治疗、设备重启、起搏发生器损毁、导线损坏、导线移位、错误的心率调节导致的心率改变、模式转换错误、阻抗改变以及由导线导电造成的组织损伤[152-154]。一项研究发现手术使设备的阈值和灵敏度有改变的倾向,因此术后应对设备进行程控重置。一个可能的解释是电磁干扰导致导线与组织的相互作用改变[151]。但是也有其他研究得到相反的结果,表明这些相互作用是不常见的[152,155]。

体外电复律或除颤通过导线和设备重启也会导致组织损伤[154]。快速性心律失常治疗功能应在移除磁铁或程序重置后恢复。如果这些不可行或无效,则应遵循紧急情况处理指南。为了使通过设备或导联的电流最小,电极片的贴放应尽量远离发生器并垂直于 CIED 的纵轴(如前后位)[140]。

虽然放射治疗不是装有 CIED 患者的禁忌证,电离辐射可能会导致脉冲发生器或导线绝缘性的损坏。有证据表明,现代 AICDs 与起搏器相比更容易受到放射性损伤。无法修复的损伤可以导致电路重置或 AICDs 无法发出高电压电击[156,157]。因此建议设备在放射治疗过程中应被防护或转移,在放射治疗结束时进行检测[140]。

目前的建议

制定一个普遍适用的围手术期 CIED 管理流程是非常困难的。目前 ASA 和 HRS 的专家共识聚焦于个体化、多学科意见,减少对有利益冲突的专家的依赖而增加一线 CIED 管理团队的参与[137,140,154]。尽管这些建议有助于优化患者安全,但是有时因为临床情况或资源限制,无法严格按照建议要求去实施。

其他备选的管理方案,如起搏和心律转复电子设备围手术期(PACED-OP)管理方案(表 45.10),提倡更有选择性地对 CIED 进行程控以增加资源有限的情况下的可操作性并避免出现程控错误[151]。高频率的程控或遥测在术前和术后需要人力和资源的投入,且容易发生程控错误,PACED-OP 方案提供了一个简单的围手术期管理流程。PACED-OP 方案仅在危险区域(下颌与剑突之间)有发生电磁干扰风险、患者为起搏器依赖型或装有 AICD 时才要求对设备进行程控处理。起搏器依赖的界定也简单地定义为术前心电图显示为起搏节律。

如果电磁干扰预期发生于危险区域以外,AICDs 可以通过磁铁来处理。但是如果 AICDs 装有磁簧开关,则应当使用程控的方法。危险区以外接受电烙术的起搏器依赖患者,只有在心电图发现心动过缓时才需要在术后额外对 CIED 进行检测。在研究者机构内执行 PACED-OP 方案使 CIED 检测和程控的频率下降,且未发现并发症的发生率有统计学差异[151]。

表 45.10 起搏和心律转复除颤器围手术期(PACED-OP)管理方案

临床情况	处理
起搏器依赖或植入型自动心律转复除颤器+电磁干扰位于危险区	术前程控加术后遥测
植入型自动心律转复除颤器+电磁干扰位于危险区以外	使用磁铁(例外:使用磁簧开关)
起搏器依赖+电磁干扰位于危险区以外+术后心动过缓	术后遥测

尽管许多组织已经颁布了建议,提倡增加 CIED 管理团队的参与度和围手术期对设备的程控和检测,但是私下里这类装置还是经常通过使用磁铁或避免电磁干扰的方法来进行管理。磁铁的使用有一些值得关注的地方。将起搏器切换到强制起搏状态不一定是无害的。通过使用磁铁或程控的方法使心室起搏器转换为强制起搏模式会导致 R-on-T 现象的发生和严重的心律失常。使用磁铁还可能导致房室不同步或者在特定并存疾病(冠心病)下,预设的心率可能导致不利后果。也有报道表明使用磁铁导致 AICD 的快速性心律失常治疗功能被永久关闭。不应在围手术期没有经过深思熟虑的情况下轻率决定使用磁铁。

实施程控的人员和资源的过度使用以及围手术期时间的紧迫性被认为是造成专家推荐和临床实际操作存在差异的主要原因。与术中 TEE 的发展相类似,经过特别训练的麻醉医生已经承担起围手术期 CIED 的管理任务。为了减少围手术期程控的延迟,在类似华盛顿大学的医疗机构,麻醉医生术前检测这些装置,有需要时实施程控,并在术后复原装置的设置[158]。麻醉医生在围手术期 CIED 的检测使用方面越来越多地发挥作用,有理由相信麻醉医生未来将扮演更重要的角色[159]。

尽管无法适用于所有的情况,CIED 的围手术期一般管理方法在图 45.5 中列出。围手术期的管理很大程度上取决于患者对 CIED 的依赖程度以及电磁干扰发生的可能性。根据风险评估结果,CIED 的管理可能分为磁铁备用、磁铁使用或设备检测与程控。

(蒋琦亮 译)

参考文献

1. Lloyd-Jones D, Adams RJ, Brown TM, et al. Heart disease and stroke statistics—2010 update: a report from the American Heart Association. *Circulation.* 2010;121:e46–e215.
2. Thunberg CA, Gaitan BD, Arabia FA, et al. Ventricular assist devices today and tomorrow. *J Cardiothorac Vasc Anesth.* 2010;24:656–680.
3. Hunt SA. The REMATCH trial: long-term use of a left ventricular assist device for end-stage heart failure. *J Card Fail.* 2002;8:59–60.
4. Kirklin JK, Naftel DC, Kormos RL, et al. Interagency Registry for Mechanically Assisted Circulatory Support (INTERMACS) analysis of pump thrombosis in the HeartMate II left ventricular assist device. *J Heart Lung Transplant.* 2014;33:12–22.
5. McKellar SH, Morris DS, Mauermann WJ, et al. Evolution of general surgical problems in patients with left ventricular assist devices. *Surgery.* 2012;152:896–902.
6. De Arroyabe BML, Peressutti R, de Carlis L, et al. Ventricular assist devices: from bridge to transplantation to bridge to organ donation. *J Cardiothorac Vasc Anesth.* 2015.<http://www.sciencedirect.com/science/article/pii/S1053077014000160>.
7. Kamdar F, Boyle A, Liao K, et al. Effects of centrifugal, axial, and pulsatile left ventricular assist device support on end-organ function in heart failure patients. *J Heart Lung Transplant.* 2009;28:352–359.
8. John R. Current axial-flow devices—the HeartMate II and Jarvik 2000 left ventricular assist devices. *Semin Thorac Cardiovasc Surg.* 2008;20:264–272.
9. Hessel EA. Management of patients with implanted ventricular assist devices for noncardiac surgery: a clinical review. *Semin Cardiothorac Vasc Anesth.* 2014;18:57–70.
10. John R, Kamdar F, Liao K, et al. Low thromboembolic risk for patients with the Heartmate II left ventricular assist device. *J Thorac Cardiovasc Surg.* 2008;136:1318–1323.
11. Boyle AJ, Russell SD, Teuteberg JJ, et al. Low thromboembolism and pump thrombosis with the HeartMate II left ventricular assist device: analysis of outpatient anticoagulation. *J Heart Lung Transplant.* 2009;28:881–887.
12. Maniar S, Kondareddy S, Topkara VK. Left ventricular assist device-related infections: past, present and future. *Expert Rev Med Devices.* 2011;8:627–634.
13. Gordon RJ, Weinberg AD, Pagani FD, et al. Prospective, multicenter study of ventricular assist device

infections. *Circulation*. 2013;127:691–702.
14. Goldstein DJ, Naftel DC, Holman WL, et al. Driveline infections in LVADs: Is it the pump or the patient? *J Heart Lung Transplant*. 2011;30(suppl):S10.
15. Aggarwal A, Gupta A, Kumar S, et al. Are blood stream infections associated with an increased risk of hemorrhagic stroke in patients with a left ventricular assist device? *ASAIO J*. 2012;58:509–513.
16. Slaughter MS. Hematologic effects of continuous flow left ventricular assist devices. *J Cardiovasc Transl Res*. 2010;3:618–624.
17. Eckman PM, John R. Bleeding and thrombosis in patients with continuous-flow ventricular assist devices. *Circulation*. 2012;125:3038–3047.
18. Miller LW, Pagani FD, Russell SD, et al. Use of a continuous-flow device in patients awaiting heart transplantation. *N Engl J Med*. 2007;357:885–896.
19. Stern DR, Kazam J, Edwards P, et al. Increased incidence of gastrointestinal bleeding following implantation of the HeartMate II LVAD. *J Card Surg*. 2010;25:352–356.
20. John R, Kamdar F, Eckman P, et al. Lessons learned from experience with over 100 consecutive HeartMate II left ventricular assist devices. *Ann Thorac Surg*. 2011;92:1593–1600.
21. Slaughter MS, Rogers JG, Milano CA, et al. Advanced heart failure treated with continuous-flow left ventricular assist device. *N Engl J Med*. 2009;361:2241–2251.
22. Pagani FD, Miller LW, Russell SD, et al. Extended mechanical circulatory support with a continuous-flow rotary left ventricular assist device. *J Am Coll Cardiol*. 2009;54:312–321.
23. Kormos RL, Teuteberg JJ, Pagani FD, et al. Right ventricular failure in patients with the HeartMate II continuous-flow left ventricular assist device: incidence, risk factors, and effect on outcomes. *J Thorac Cardiovasc Surg*. 2010;139:1316–1324.
24. Patel ND, Weiss ES, Schaffer J, et al. Right heart dysfunction after left ventricular assist device implantation: a comparison of the pulsatile HeartMate I and axial-flow HeartMate II devices. *Ann Thorac Surg*. 2008;86:832–840, discussion 832–840.
25. Caccamo M, Eckman P, John R. Current state of ventricular assist devices. *Curr Heart Fail Rep*. 2011;8:91–98.
26. Morshuis M, El-Banayosy A, Arusoglu L, et al. European experience of DuraHeart magnetically levitated centrifugal left ventricular assist system. *Eur J Cardiothorac Surg*. 2009;35:1020–1027, discussion 1027–1028.
27. Meineri M, Van Rensburg AE, Vegas A. Right ventricular failure after LVAD implantation: Prevention and treatment. *Best Pract Res Clin Anaesthesiol*. 2012;26:217–229.
28. Raina A, Seetha Rammohan HR, Gertz ZM, et al. Postoperative right ventricular failure after left ventricular assist device placement is predicted by preoperative echocardiographic structural, hemodynamic, and functional parameters. *J Card Fail*. 2013;19:16–24.
29. Argiriou M, Kolokotron SM, Sakellaridis T, et al. Right heart failure post left ventricular assist device implantation. *J Thorac Dis*. 2014;6(suppl 1):S52–S59.
30. Morgan JA, Paone G, Nemeh HW, et al. Non-cardiac surgery in patients on long-term left ventricular assist device support. *J Heart Lung Transplant*. 2012;31:757–763.
31. Barbara DW, Wetzel DR, Pulido JN, et al. The perioperative management of patients with left ventricular assist devices undergoing noncardiac surgery. *Mayo Clin Proc*. 2013;88:674–682.
32. Riha H, Netuka I, Kotulak T, et al. Anesthesia management of a patient with a ventricular assist device for noncardiac surgery. *Semin Cardiothorac Vasc Anesth*. 2010;14:29–31.
33. Weiskopf RB, Nicolosi AC, Pagel PS. Perioperative considerations in the patient with a left ventricular assist device [editorial]. *Anesthesiology*. 2003;98:565–570.
34. Radovancevic B, Vrtovec B, de Kort E, et al. End-organ function in patients on long-term circulatory support with continuous- or pulsatile-flow assist devices. *J Heart Lung Transplant*. 2007;26:815–818.
35. Bellapart J, Chan GS, Tzeng YC, et al. The effect of ventricular assist devices on cerebral autoregulation: a preliminary study. *BMC Anesthesiol*. 2011;11:4.
36. Maybaum S, Mancini D, Xydas S, et al. Cardiac improvement during mechanical circulatory support a prospective multicenter study of the LVAD Working Group. *Circulation*. 2007;115:2497–2505.
37. James KB, McCarthy PM, Thomas JD, et al. Effect of the implantable left ventricular assist device on neuroendocrine activation in heart failure. *Circulation*. 1995;92:191–195.
38. Harding JD, Piacentino V, Gaughan JP, et al. Electrophysiological alterations after mechanical circulatory support in patients with advanced cardiac failure. *Circulation*. 2001;104:1241–1247.
39. Kent RL, Uboh CE, Thompson EW, et al. Biochemical and structural correlates in unloaded and reloaded cat myocardium. *J Mol Cell Cardiol*. 1985;17:153–165.
40. Depre C, Shipley GL, Chen W, et al. Unloaded heart in vivo replicates fetal gene expression of cardiac hypertrophy. *Nat Med*. 1998;4:1269–1275.
41. Ogletree-Hughes ML, Stull LB, Sweet WE, et al. Mechanical unloading restores β-adrenergic responsiveness and reverses receptor downregulation in the failing human heart. *Circulation*. 2001;104:881–886.
42. Klotz S, Barbone A, Reiken S, et al. Left ventricular assist device support normalizes left and right ventricular beta-adrenergic pathway properties. *J Am Coll Cardiol*. 2005;45:668–676.
43. Pandalai PK, Bulcao CF, Merrill WH, Akhter SA. Restoration of myocardial β-adrenergic receptor signaling after left ventricular assist device support. *J Thorac Cardiovasc Surg*. 2006;131:975–980.
44. Terracciano CM, Hardy J, Birks EJ, et al. Clinical recovery from end-stage heart failure using left-ventricular assist device and pharmacological therapy correlates with increased sarcoplasmic reticulum calcium content but not with regression of cellular hypertrophy. *Circulation*. 2004;109:2263–2265.
45. Chaudhary KW, Rossman EI, Piacentino V, et al. Altered myocardial Ca2+ cycling after left ventricular assist device support in the failing human heart. *J Am Coll Cardiol*. 2004;44:837–845.
46. Heerdt PM, Holmes JW, Cai B, et al. Chronic unloading by left ventricular assist device reverses contractile dysfunction and alters gene expression in end-stage heart failure. *Circulation*. 2000;102:2713–2719.
47. Terracciano CMN, Harding SE, Adamson D, et al. Changes in sarcolemmal Ca entry and sarcoplasmic reticulum Ca content in ventricular myocytes from patients with end-stage heart failure following myocardial recovery after combined pharmacological and ventricular assist device therapy. *Eur Heart J*. 2003;24:1329–1339.
48. Kassiotis C, Ballal K, Wellnitz K, et al. Markers of autophagy are downregulated in failing human heart after mechanical unloading. *Circulation*. 2009;120(suppl 1):S191–S197.
49. Francis GS, Anwar F, Bank AJ, et al. Apoptosis, Bcl-2, and proliferating cell nuclear antigen in the failing human heart: observations made after implantation of left ventricular assist device. *J Card Fail*. 1999;5:308–315.
50. Grabellus F, Schmid C, Levkau B, et al. Reduction of hypoxia-inducible heme oxygenase-1 in the myocardium after left ventricular mechanical support. *J Pathol*. 2002;197:230–237.
51. Ambardekar AV, Buttrick PM. Reverse remodeling with left ventricular assist devices a review of clinical, cellular, and molecular effects. *Circ Heart Fail*. 2011;4:224–233.
52. Frazier OH, Rose EA, Oz MC, et al. Multicenter clinical evaluation of the HeartMate vented electric left ventricular assist system in patients awaiting heart transplantation. *J Thorac Cardiovasc Surg*. 2001;122:1186–1195.
53. Fukamachi K, McCarthy PM, Smedira NG, et al. Preoperative risk factors for right ventricular failure after implantable left ventricular assist device insertion. *Ann Thorac Surg*. 1999;68:2181–2184.
54. Oz M, Argenziano M, Catanese KA, et al. Bridge experience with long-term implantable left ventricular assist devices: are they an alternative to transplantation? *Circulation*. 1997;95:1844–1852.
55. Markley JG, Nicolosi AC. Effects of left heart assist on geometry and function of the interventricular septum. *Ann Thorac Surg*. 1996;62:1752–1758.
56. Fukamachi K, Asou T, Nakamura Y, et al. Effects of left heart bypass on right ventricular performance. Evaluation of the right ventricular end-systolic and end-diastolic pressure-volume relation in the in situ normal canine heart. *J Thorac Cardiovasc Surg*. 1990;99:725–734.
57. Moon MR, Castro LJ, DeAnda A, et al. Effects of left ventricular support on right ventricular mechanics during experimental right ventricular ischemia. *Circulation*. 1994;90(Pt 2):II92–II101.
58. Barbone A, Holmes JW, Heerdt PM, et al. Comparison of right and left ventricular responses to left ventricular assist device support in patients with severe heart failure: a primary role of mechanical unloading underlying reverse remodeling. *Circulation*. 2001;104:670–675.
59. Madigan JD, Choudhri AF, Chen J, et al. Surgical management of the patient with an implanted cardiac device. *Ann Surg*. 1999;230:639.
60. Garatti A, Bruschi G, Colombo T, et al. Noncardiac surgical procedures in patient supported with long-term implantable left ventricular assist device. *Am J Surg*. 2009;197:710–714.
61. Sheu R, Joshi B, High K, et al. Perioperative management of patients with left ventricular assist devices undergoing noncardiac procedures: a survey of current practices. *J Cardiothorac Vasc Anesth*. 2015;29:17–26.
62. Wilson W, Taubert KA, Gewitz M, et al. Prevention of infective endocarditis guidelines from the American Heart Association: a guideline from the American Heart Association Rheumatic Fever, Endocarditis, and Kawasaki Disease Committee, Council on Cardiovascular Disease in the Young, and the Council on Clinical Cardiology, Council on Cardiovascular Surgery and Anesthesia, and the Quality of Care and Outcomes Research Interdisciplinary Working Group. *Circulation*. 2007;116:1736–1754.
63. Slininger KA, Haddadin AS, Mangi AA. Perioperative management of patients with left ventricular assist devices undergoing noncardiac surgery. *J Cardiothorac Vasc Anesth*. 2013;27:752–759.
64. Stone ME. Current status of mechanical circulatory assistance. *Semin Cardiothorac Vasc Anesth*. 2007;11:185–204.
65. Rao KK, Haro GJ, Ayers CR, et al. 579 Blood pressure measurement in patients with continuous flow LVADs: comparing the Doppler sphygmomanometer, the Nexfin device, and the arterial line. *J Heart Lung Transplant*. 2012;31:S200–S201.
66. Coyle LA, Gallagher C, Maier J, et al. Measurement of blood pressure during support with a continuous-flow left ventricular assist device in the outpatient setting. *J Heart Lung Transplant*. 2013;32:S235.
67. Sathishkumar S, Kodavatiganti R, Plummer S, High K. Perioperative management of a patient with an axial-flow rotary ventricular assist device for laparoscopic ileo-colectomy. *J Anaesthesiol Clin Pharmacol*. 2012;28:101–105.
68. Mebazaa A, Pitsis AA, Rudiger A, et al. Clinical review: practical recommendations on the management of perioperative heart failure in cardiac surgery. *Crit Care*. 2010;14:201.
69. Scolletta S, Miraldi F, Romano SM, Muzzi L. Continuous cardiac output monitoring with an uncalibrated pulse contour method in patients supported with mechanical pulsatile assist device. *Interact Cardiovasc Thorac Surg*. 2011;13:52–57.
70. Stone ME, Soong W, Krol M, Reich DL. The anesthetic considerations in patients with ventricular assist devices presenting for noncardiac surgery: a review of eight cases. *Anesth Analg*. 2002;95:42–49.
71. El-Magharbel I. Ventricular assist devices and anesthesia. *Semin Cardiothorac Vasc Anesth*. 2005;9:241–249.
72. Ficke DJ, Lee J, Chaney MA, et al. Case 6-2010: noncardiac surgery in patients with a left ventricular assist device. *J Cardiothorac Vasc Anesth*. 2010;24:1002–1009.
73. Díaz M, Becker DE. Thermoregulation: physiological and clinical considerations during sedation and general anesthesia. *Anesth Prog*. 2010;57:25–33.
74. Kartha V, Gomez W, Wu B, Tremper K. Laparoscopic cholecystectomy in a patient with an implantable left ventricular assist device. *Br J Anaesth*. 2008;100:652–655.
75. Ahmed M, Le H, Aranda JM, Klodell CT. Elective noncardiac surgery in patients with left ventricular assist devices. *J Card Surg*. 2012;27:639–642.
76. Patel P, Williams JG, Brice JH. Sustained ventricular fibrillation in an alert patient: preserved hemodynamics with a left ventricular assist device. *Prehosp Emerg Care*. 2011;15:533–536.
77. Dunning J, Fabbri A, Kolh PH, et al. Guideline for resuscitation in cardiac arrest after cardiac surgery. *Eur J Cardiothorac Surg*. 2009;36:3–28.
78. Hoek TLV, Morrison LJ, Shuster M, et al. Part 12: cardiac arrest in special situations: 2010 American Heart Association guidelines for cardiopulmonary resuscitation and emergency cardiovascular care. *Circulation*. 2010;122(suppl 3):S829–S861.
79. Rottenberg EM, Heard J, Hamlin R, et al. Abdominal only CPR during cardiac arrest for a patient with an LVAD during resternotomy: a case report. *J Cardiothorac Surg*. 2011;6:91.
80. Berg RA, Hemphill R, Abella BS, et al. Part 5: adult basic life support: 2010 American Heart Association guidelines for cardiopulmonary resuscitation and emergency cardiovascular care. *Circulation*. 2010;122(suppl 3):S685–S705.
81. Lund LH, Edwards LB, Kucheryavaya AY, et al. The Registry of the International Society for Heart and Lung Transplantation: thirty-first official adult heart transplant report—2014; focus theme: retransplantation. *J Heart Lung Transplant*. 2014;33:996–1008.
82. Hunt SA, Haddad F. The changing face of heart transplantation. *J Am Coll Cardiol*. 2008;52:587–598.
83. Blasco LM, Parameshwar J, Vuylsteke A. Anaesthesia for noncardiac surgery in the heart transplant recipient. *Curr Opin Anaesthesiol*. 2009;22:109–113.
84. Weiss ES, Nwakanma LU, Russell SB, et al. Outcomes in bicaval versus biatrial techniques in heart transplantation: an analysis of the UNOS database. *J Heart Lung Transplant*. 2008;27:178–183.
85. Cohn WE, Gregoric ID, Radovancevic B, et al. Atrial fibrillation after cardiac transplantation: experience in 498 consecutive cases. *Ann Thorac Surg*. 2008;85:56–58.
86. Thajudeen A, Stecker EC, Shehata M, et al. Arrhythmias after heart transplantation: mechanisms and management. *J Am Heart Assoc*. 2012;1:e001461.
87. Spann JC, Van Meter C. Cardiac transplantation. *Surg Clin North Am*. 1998;78:679–690.
88. Ashary N, Kaye AD, Hegazi AR, Frost M. Anesthetic considerations in the patient with a heart transplant. *Heart Dis*. 2002;4:191–198.
89. Murphy DA, Thompson GW, Ardell JL, et al. The heart reinnervates after transplantation. *Ann Thorac Surg*. 2000;69:1769–1781.
90. Talha S, Di Marco P, Doutreleau S, et al. Does circulating BNP normalize after heart transplantation in patients with normal hemodynamic and right and left heart functions? *Clin Transplant*. 2008;22:542–548.
91. Cotts WG, Oren RM. Function of the transplanted heart: unique physiology and therapeutic implications. *Am J Med Sci*. 1997;314:164–172.
92. Young JB, Leon CA, Short HD, et al. Evolution of hemodynamics after orthotopic heart and heart-lung transplantation: early restrictive patterns persisting in occult fashion. *J Heart Transplant*. 1987;6:34–43.
93. Nytrøen K, Gullestad L. Exercise after heart transplantation: an overview. *World J Transplant*. 2013;3:78–90.
94. Hsu DT, Spotnitz HM. Echocardiographic diagnosis of cardiac allograft rejection. *Prog Cardiovasc Dis*. 1990;33:149–160.
95. Preumont N, Lenaers A, Goldman S, et al. Coronary vasomotility and myocardial blood flow early after heart transplantation. *Am J Cardiol*. 1996;78:550–554.
96. Vassalli G, Gallino A, Kiowski W, et al. Reduced coronary flow reserve during exercise in cardiac transplant recipients. *Circulation*. 1997;95:607–613.
97. Patel JK, Kittleson M, Kobashigawa JA. Cardiac allograft rejection. *Surgeon*. 2011;9:160–167.
98. Behera SK, Trang J, Feeley BT, et al. The use of Doppler tissue imaging to predict cellular and antibody-mediated rejection in pediatric heart transplant recipients. *Pediatr Transplant*. 2008;12:207–214.
99. Taylor AJ, Vaddadi G, Pfluger H, et al. Diagnostic performance of multisequential cardiac magnetic resonance imaging in acute cardiac allograft rejection. *Eur J Heart Fail*. 2010;12:45–51.
100. Pham MX, Teuteberg JJ, Kfoury AG, et al. Gene-expression profiling for rejection surveillance after cardiac transplantation. *N Engl J Med*. 2010;362:1890–1900.
101. Valantine H. Cardiac allograft vasculopathy after heart transplantation: risk factors and management. *J Heart Lung Transplant*. 2004;23(suppl):S187–S193.
102. Taylor DO, Edwards LB, Boucek MM, et al. Registry of the International Society for Heart and Lung Transplantation: twenty-fourth official adult heart transplant report—2007. *J Heart Lung Transplant*. 2007;26:769–781.
103. Valantine HA. The role of viruses in cardiac allograft vasculopathy. *Am J Transplant*. 2004;4:169–177.
104. Kapadia SR, Nissen SE, Murat Tuzcu E. Impact of intravascular ultrasound in understanding transplant coronary artery disease. *Curr Opin Cardiol*. 1999;14:140–150.
105. Tuzcu EM, Kapadia SR, Sachar R, et al. Intravascular ultrasound evidence of angiographically silent progression in coronary atherosclerosis predicts long-term morbidity and mortality after cardiac transplantation. *J Am Coll Cardiol*. 2005;45:1538–1542.

106. Kobashigawa JA, Moriguchi JD, Laks H, et al. Ten-year follow-up of a randomized trial of pravastatin in heart transplant patients. *J Heart Lung Transplant.* 2005;24:1736–1740.
107. Halle AA III, DiSciascio G, Massin EK, et al. Coronary angioplasty, atherectomy and bypass surgery in cardiac transplant recipients. *J Am Coll Cardiol.* 1995;26:120–128.
108. Fishman JA. Infection in solid-organ transplant recipients. *N Engl J Med.* 2007;357:2601–2614.
109. Silveira FP, Husain S. Fungal infections in solid organ transplantation. *Med Mycol.* 2007;45:305–320.
110. Swami AC, Kumar A, Rupal S, Lata S. Anaesthesia for non-cardiac surgery in a cardiac transplant recipient. *Indian J Anaesth.* 2011;55:405–407.
111. Kobashigawa JA, Patel JK. Immunosuppression for heart transplantation: where are we now? *Nat Clin Pract Cardiovasc Med.* 2006;3:203–212.
112. Halloran PF. Immunosuppressive drugs for kidney transplantation. *N Engl J Med.* 2004;351:2715–2729.
113. Uber WE, Self SE, Van Bakel AB, Pereira NL. Acute antibody-mediated rejection following heart transplantation. *Am J Transplant.* 2007;7:2064–2074.
114. Everly MJ, Bloom RD, Tsai DE, Trofe J. Posttransplant lymphoproliferative disorder. *Ann Pharmacother.* 2007;41:1850–1858.
115. Zuckermann A, Eisen H, See Tai S, et al. Sirolimus conversion after heart transplant: risk factors for acute rejection and predictors of renal function response. *Am J Transplant.* 2014;14:2048–2054.
116. Topilsky Y, Hasin T, Raichlin E, et al. Sirolimus as primary immunosuppression attenuates allograft vasculopathy with improved late survival and decreased cardiac events after cardiac transplantation. *Circulation.* 2012;125:708–720.
117. Williams EF, Lake CL. Cyclosporine A and cardiopulmonary bypass. *Anesth Analg.* 1992;75:1072–1073.
118. Page RL, Miller GG, Lindenfeld J. Drug therapy in the heart transplant recipient. Part Iv: drug-drug interactions. *Circulation.* 2005;111:230–239.
119. Tortorici MA, Kochanek PM, Poloyac SM. Effects of hypothermia on drug disposition, metabolism, and response: a focus of hypothermia-mediated alterations on the cytochrome P450 enzyme system. *Crit Care Med.* 2007;35:2196–2204.
120. Kostopanagiotou G, Smyrniotis V, Arkadopoulos N, et al. Anesthetic and perioperative management of adult transplant recipients in nontransplant surgery. *Anesth Analg.* 1999;89:613–622.
121. Brown MR, Brajtbord D, Johnson DW, et al. Efficacy of oral cyclosporine given prior to liver transplantation. *Anesth Analg.* 1989;69:773–775.
122. Mohamed MF, Frye RF. Inhibition of intestinal and hepatic glucuronidation of mycophenolic acid by Ginkgo biloba extract and flavonoids. *Drug Metab Dispos.* 2010;38:270–275.
123. Anaizi N. Drug interactions involving immunosuppresive agents. *Graft.* 2001;4:232.
124. Morgan-Hughes NJ, Hood G. Anaesthesia for a patient with a cardiac transplant. *BJA CEPD Rev.* 2002;2:74–78.
125. Imran Saeed CR. Health-related quality of life after cardiac transplantation: results of a UK national survey with norm-based comparisons. *J Heart Lung Transplant.* 2008;27:675–681.
126. Fleisher LA, Fleischmann KE, Auerbach AD, et al. 2014 ACC/AHA guideline on perioperative cardiovascular evaluation and management of patients undergoing noncardiac surgery: a report of the American College of Cardiology/American Heart Association Task Force on Practice Guidelines. *J Am Coll Cardiol.* 2014;64:e77–e137.
127. Thorn EM, de Filippi CR. Echocardiography in the cardiac transplant recipient. *Heart Fail Clin.* 2007;3:51–67.
128. Shaikh S, Verma H, Yadav N, et al. Applications of steroid in clinical practice: a review. *Int Sch Res Not.* 2012;2012:e985495.
129. Nicholson G, Hall GM. Hypothalamic–pituitary–adrenal function: anaesthetic implications. *Anaesth Intensive Care Med.* 2014;15:473–476.
130. Cheng DC, Ong DD. Anaesthesia for non-cardiac surgery in heart-transplanted patients. *Can J Anaesth.* 1993;40:981–986.
131. Pandya SR, Paranjape S. Laparoscopic cholecystectomy in a cardiac transplant recipient. *Saudi J Anaesth.* 2014;8:287–289.
132. Beiras-Fernandez A, Weis FC, Kur F, et al. Primary graft failure and Ca2+ sensitizers after heart transplantation. *Transplant Proc.* 2008;40:951–952.
133. Bertolizio G, Yuki K, Odegard K, et al. Cardiac arrest and neuromuscular blockade reversal agents in the transplanted heart. *J Cardiothorac Vasc Anesth.* 2013;27:1374–1378.
134. Atlee JL, Pattison CZ, Matthews EL, et al. Transesophageal atrial pacing for intraoperative sinus bradycardia or AV junctional rhythm: feasible as prophylaxis in 200 anesthetized adults and hemodynamic effects of treatment. *J Cardiothorac Vasc Anesth.* 1993;7:436–441.
135. Atlee JL, Berstein AD. Cardiac rhythm management devices (part 1). *Anesthesiology.* 2001;95:1265–1280.
136. Lamas GA, Knight JD, Sweeney MO, et al. Impact of rate-modulated pacing on quality of life and exercise capacity—evidence from the Advanced Elements of Pacing Randomized Controlled Trial (ADEPT). *Heart Rhythm.* 2007;4:1125–1132.
137. Stone ME, Salter B, Fischer A. Perioperative management of patients with cardiac implantable electronic devices. *Br J Anaesth.* 2011;107(suppl 1):i16–i26.
138. Anand NK, Maguire DP. Anesthetic Implications for patients with rate-responsive pacemakers. *Semin Cardiothorac Vasc Anesth.* 2005;9:251–259.
139. Stone ME, Apinis A. Current perioperative management of the patient with a cardiac rhythm management device. *Semin Cardiothorac Vasc Anesth.* 2009;13:31–43.
140. American Society of Anesthesiologists. Practice advisory for the perioperative management of patients with cardiac implantable electronic devices: pacemakers and implantable cardioverter-defibrillators: an updated report by the American Society of Anesthesiologists Task Force on Perioperative Management of Patients with Cardiac Implantable Electronic Devices. *Anesthesiology.* 2011;114:247–261.
141. Madsen GM, Andersen C. Pacemaker-induced tachycardia during general anesthesia: a case report. *Br J Anaesth.* 1989;63:360–361.
142. Thompson A, Mahajan A. Perioperative management of cardiovascular implantable electronic devices: what every anesthesiologist needs to know. *Anesth Analg.* 2013;116:276–277.
143. Schoenfeld MH. Contemporary reviews in cardiovascular medicine: contemporary pacemaker and defibrillator device therapy challenges confronting the general cardiologist. *Circulation.* 2007;115:638–653.
144. Sgarbossa EB, Pinski SL, Gates KB, et al. Early electrocardiographic diagnosis of acute myocardial infarction in the presence of ventricular paced rhythm. *Am J Cardiol.* 1996;77:423–424.
145. Kilic H, Atalar E, Ozer N, et al. Early electrocardiographic diagnosis of acute coronary ischemia on the paced electrocardiogram. *Int J Cardiol.* 2008;30:14–18.
146. Madias JE. The nonspecificity of ST-segment elevation ≥5.0 mm in V1-V3 in the diagnosis of acute myocardial infarction in the presence of ventricular paced rhythm. *J Electrocardiol.* 2004;37:135–139.
147. Calder AE, Bryce M, Kotler M, et al. Angiographic significance of a discordant ST-segment elevation of ≥5 millimeters in patients with ventricular-paced rhythm and acute myocardial infarction. *Am J Cardiol.* 2002;90:1240–1243.
148. Schulman PM, Rozner MA. Use caution when applying magnets to pacemakers or defibrillators for surgery. *Anesth Analg.* 2013;117:422–427.
149. Rasmussen MJ, Friedman PA, Hammill SC, et al. Unintentional deactivation of implantable cardioverter-defibrillators in health care settings. *Mayo Clin Proc.* 2002;77:855–859.
150. Lamas GA, Antman EM, Gold JP, et al. Pacemaker back-up reversion and injury during cardiac surgery. *Ann Thorac Surg.* 1986;41:155–157.
151. Mahlow WJ, Craft RM, Misulia NL, et al. A perioperative management algorithm for cardiac rhythm management devices: The PACED-OP protocol. *Pacing Clin Electrophysiol.* 2013;36:238–248.
152. Fiek M, Dorwarth U, Durchlaub I, et al. Application of radiofrequency energy in surgical and interventional procedures: are there interactions with ICDs? *Pacing Clin Electrophysiol.* 2004;27:293–298.
153. Healey JS, Merchant R, Simpson S, et al. Canadian Cardiovascular Society/Canadian Anesthesiologists' Society/Canadian Heart Rhythm Society joint position statement on the perioperative management of patients with implanted pacemakers, defibrillators, and neurostimulating devices. *Can J Cardiol.* 2012;28:141–151.
154. Crossley GH, Poole JE, Rozner MA, et al. The Heart Rhythm Society/American Society of Anesthesiologists Expert Consensus Statement on the perioperative management of patients with implantable defibrillators, pacemakers and arrhythmia monitors: facilities and patient management: executive summary. *Heart Rhythm.* 2011;8:e1–e18.
155. Cheng A, Nazarian S, Spragg DD, et al. Effects of surgical and endoscopic electrocautery on modern-day permanent pacemaker and implantable cardioverter-defibrillator systems. *Pacing Clin Electrophysiol.* 2008;31:344–350.
156. Katzenber CA, Marcus FI, Heusinkveld RS, et al. Pacemaker failure due to radiation therapy. *Pacing Clin Electrophysiol.* 1982;5:156–159.
157. Hurkmans CW, Scheepers E, Springorum B, et al. Influence of radiotherapy on the latest generation of implantable cardioverter-defibrillators. *Int J Radiat Oncol Biol Phys.* 2005;63:282–289.
158. Rooke GA, Lombaard S, van Norman GA, et al. Initial experience of an anesthesia-based service for perioperative management of CIEDs. *Anesthesiology.* 2015;123:1024–1032.
159. Rozner MA, Schulman PM. Creating an anesthesiologist-run pacemaker and defibrillator service. *Anesthesiology.* 2015;123:990–992.

超声心动图在非心脏手术中的应用

BYRON FERGERSON, MD | JOSHUA ZIMMERMAN, MD, FASE

要 点

1. 经食管超声心动图（transesophageal echocardiography, TEE）的便捷和快速直观的诊断能力使之成为在急症血流动力学不稳定情况下首选的检查项目。
2. TEE 能够在紧急情况下做出快速的定性定量诊断。
3. 治疗血流动力学不稳定疾病的过程中需要 TEE 持续检查来进行动态评估。
4. 评估瓣膜功能不全是急性还是慢性，应关注瓣膜结构、心脏收缩异常及反流量。
5. 诊断主动脉夹层的最好方法是 TEE 直观看到动脉血管内膜撕裂口。
6. TEE 发现心脏压塞的征象包括：心脏表面有回声液性暗区，右心房收缩期内陷及左、右心室流入和流出道随着呼吸变化增大。
7. 由于右心室结构复杂，因此对右心室定量评估困难。定性分析右心室游离壁厚度、三尖瓣移位和室间隔形态有助于评价右心室功能。
8. 虽然超声心动图不是诊断肺栓塞的首选方法，但它有助于指导治疗。肺栓塞在超声心动图最初的改变是继发性右心功能不全。
9. 除心肌缺血外，有很多因素可能会导致左心室功能不全。从左心室短轴切面对左心室进行定量分析是诊断左心室功能不全的较好方法。
10. 应用多普勒超声检查左心室流出道看到匕首状的影像改变，可以诊断为左心室收缩功能增强导致的左心室流出道动力性梗阻。
11. 从左心室短轴切面观察到左心室舒张末期和收缩末期容积的变化，有助于判断血流动力学不稳定的原因是低血容量还是低后负荷。
12. 脉冲波多普勒在左心室流出道测量射血面积，可计算出每搏量。
13. TEE 具有评估心肌收缩力、瓣膜功能和心脏负荷等多个参数的能力，使得它在血流动力学监测和目标导向治疗中具有重要的参考价值。
14. 结合超声心动图评估每搏量、心肌收缩力和多普勒测量的左心房压来评估心脏疾病的疗效。
15. 经胸超声心动图有助于对非心脏手术患者进行围手术期管理，甚至在很多情况下它可替代 TEE。

本章重点介绍超声心动图在非心脏手术中的应用。超声心动图出现在急救流程中，被称为急诊超声，前面章节已经详细论述过了。本章通过回顾性分析超声心动图在血流动力学监测及目标导向液体治疗中的作用，就如何在围手术期中应用经胸超声心动图（transthoracic echocardiography, TTE）和 TTE 的基本操作方法进行详细论述。

急诊超声心动图

常规心脏超声心动图和经食管超声心动图（TEE）在血流动力学紊乱的快速诊断中显得尤为重要。美国超声心动图学会（American society of echocardiography, ASE）建议在急性顽固性不明原因的低血压中使用 TEE[1]。不明原因的低血压可能存在有多种不同的病因，也就意味着需要更多的检查方法去查找原因。超声心动图囊括了这些所有检查的优点，具有监测心肌收缩力、瓣膜功能、容量和心脏内和心脏外压力的能力（详见第 14~16 章）。它不仅能提供一个详细、具体的测量数值分析，还能通过快速的视觉评估给事物定性。超声心动图的这种简便和快速诊断使得它在紧急情况下是一种理想的检查方法，且这种检查诊断方法容易让人掌握[2]。关于在围手术期中急诊使用超声心动图的前瞻性研究比较少。Shillcutt[3] 对在围手术期血流动力学紊乱时使用超声心动图（TEE 和 TTE）的 31 个非心脏外科手术患者进行回顾性分析。所有患者均通过超声心动图检查找出了血流动力学不稳定的原因。

在 60% 术前进行 TTE 检查的患者当中，三分之二的患者有心血管异常，这些异常有助于解释血流动力学紊乱的原因，从而强调超声心动图作为评价血流动力学紊乱的可靠性。此外，超过一半的患者在超声心血管检查结果的基础上改变了手术方案，13% 的患者根据超声心动图结果接受了额外的手术。Markin[4] 对 364 个围手术期进行 TEE 和 TTE 检查的患者进行回顾性分析，在这个研究中，所有患者围手术期都使用超声心动图对血流动力学紊乱进行评估，59% 患者根据超声心动图评估结果进一步优化围手术期管理，7% 的患者根据超声心动图结果改变了手术方案（详见 15 章）。

血流动力学不稳定的情况是紧急的，必须马上对其进行评估以迅速判断引起血流动力学不稳定的原因，并采取相应措施。为了有效地帮助患者，急救超声心动图是最好的通过检查做出定性分析的方法。ASE、心血管麻醉医师协会（Society of Cardiovascular Anesthesiologists, SCA）早已认识到超声心动图的价值，它在用精确详细而客观的数据取代一般的血流动力学参数评估，同时它制定了基本的 TEE 培训流程[5]。超声心动图相关文献里列举了许多受过专业训练的实践者的例子，他们能正确进行超声检查并准确测量，对超声结果进行定性分析[6-9,9]。TEE检查是有效的但是也需要花费一定的检查时间(详见第14章)。一个综合性的检查主要抓住典型的本质特征,从而提高检查效率。ASE/SCA推荐使用10个临床上经食管超声心动图检查常用的切面,见框46.1。如果这10个切面不足以反映大部分心脏结构的影像,可额外增加切面获得更多信息[5]。根据ASE/SCA共识,我们推荐在对某个感兴趣的结构进行重点分析前,应先对心脏的结构有整体认识。类似的共识正在临床确认和实践当中[4,10,11]。

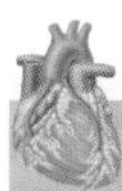

框46.1 ASE/SCA推荐的经食管超声心动图检查常用切面

1. 食管上段主动脉弓短轴切面
2. 食管上段主动脉弓长轴切面
   - 测量左心室流出道直径
3. 食管上段双房腔静脉切面
4. 食管上段右心室流入流出道切面
5. 食管中段四腔心切面
   - 使用彩色多普勒观察二尖瓣和三尖瓣情况
6. 食管中段二腔心切面
7. 食管中段左心室长轴切面
8. 胃底左心室短轴切面
9. 经胃深长轴切面
   - 左心室流出道频谱
   - 多普勒计算心输出量
10. 降主动脉短轴切面

急诊超声检查是一个动态的重复观察过程,而不是只做一次检查。心血管是一个复杂和动态变化的系统,经常随着负荷条件的改变而发生变化,慢一分钟采取相关干预措施病情都可能会恶化。Markin[4]的报道指出,14%的患者找不到血流动力学紊乱的原因,辨别心血管异常的准确原因是有一定困难的;特别是低后负荷、低血容量、右心衰竭和左心衰竭的情况。另外,多种原因混合引起心血管异常是非常常见的。Markin[4]提出边治疗边评估这一设想,也就是说,如果干预能改善症状,则继续目前治疗,如果情况没有改善继续恶化,则应重新评估寻找导致病情变化的原因。

引起血流动力学紊乱最常见的原因包括严重的瓣膜功能障碍和大动脉疾病、心脏压塞、右心室功能障碍、肺栓塞和左心室心肌的兴奋和抑制。

严重瓣膜功能障碍

虽然在疾病的鉴别诊断中应该考虑瓣膜功能障碍,但瓣膜功能障碍不一定引起血流动力学紊乱。如果发生血流动力学障碍,多数是由左侧心腔瓣膜引起[11]。表46.1罗列了几种急性主动脉瓣和二尖瓣功能障碍。超声心动图评价瓣膜功能障碍与血流动力学紊乱的严重度无关。急诊超声心动图进行快速、准确评估瓣膜反流有一定局限性,在反流期定量测量瓣口有效反流面积和反流容积有时是不准确的[12]。根据彩色多普勒(color-flow Doppler,CFD)聚焦的缩流颈评估反流束是首选的测量方法。小于中、重度的反流不会引起明显的血流动力学紊乱。由于慢性反流导致心肌重构,心室大小正常但瓣膜存在中度到重度反流的患者,在临床上应警惕其新发

表46.1 导致瓣膜功能障碍的原因

主动脉瓣功能不全	二尖瓣功能不全
心内膜炎	心内膜炎
主动脉夹层	腱索断裂
胸部外伤	乳头肌断裂
医源性损伤	缺血性心肌病
	医源性损伤

功能障碍的可能。新发反流或者慢性反流急剧变化比逐渐加重的反流更应引起我们的注意。心脏异常引起心室功能和心脏负荷的改变导致血流动力学不稳定,可能是导致急性或亚急性瓣膜反流的重要原因。治疗这些心脏异常有助于减轻心脏瓣膜反流。

急性主动脉病变

超声心动图评估主动脉夹层和外伤性主动脉破裂已在第23章中详细讨论,这里只做简单描述。急性胸主动脉夹层的死亡率非常高,并且随着诊断的延迟而增高[13]。除了解剖之外,双螺旋计算机断层扫描技术、磁共振和TEE在诊断胸主动脉夹层是同样可靠的[14],而TEE具有检查方便的优越性。检查发现主动脉壁内膜破裂导致血管壁分层,剥离的内膜片分隔形成主动脉真假腔,即可诊断为主动脉夹层[15]。彩色多普勒能帮助辨别出真假腔。TEE可观察夹层破口位置、内膜血肿[16]和穿透性溃疡征象[17]。同样对于识别是否存在主动脉夹层相关的并发症如急性主动脉瓣反流、有或无心脏压塞等具有非常重大的意义。

心脏压塞

正确鉴别心脏压塞至关重要,因为它是致命性的急症。治疗方法也有特殊,包括保持心肌收缩力、合适的前负荷和进行心包引流。心包分为脏层和壁层两层,脏层覆于心肌的外面,壁层在脏层的外围。

正常情况下这两层之间存在有5~10ml的液体。框46.2列举了潜在的可能引起病理性积液的几种原因。心包腔的大小是有限的,积液限制了4个心腔的膨胀,同时削弱了胸膜腔内压变化对心脏的影响。严重的心包积液最可能继发于创伤(外科手术)或心肌梗死。慢性心包积液往往使心包更膨胀,限制了心腔运动,从而引起严重的血流动力学不稳定。心包渗出液可以形成包裹性积液或者形成多个小腔,只影响心脏的一部分心房心室。自由流动的渗出液会存留于心包底部。超声检查中心包脂肪垫常见于心包前部,故不容易与心包积液相混淆(见第24章)。

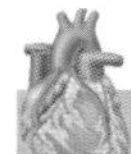

框46.2 心包积液的原因

1. 外伤
2. 炎症
3. 感染
4. 恶性疾病
5. 肝肾衰竭
6. 后壁心肌梗死状态

心包和心包腔内压力随着渗出液的蓄积而增高得到大家的普遍公认[18]。起初,积液在心包腔里蓄积,压迫右心室使右心室充盈压增高,但对每搏量(stroke volume,SV)和心室功能影响较小。随着心包压力越来越高,右心室壁开始塌陷,但左心室壁较厚而不受影响。最后,随着心包腔压力的再增高,右心室和左心室的 SV 均受严重的影响。心包腔压力增高同样增加正常呼吸对右心室和左心室的每搏变异度(stroke volume variation,SVV)的影响。在呼吸机机械通气的患者中,吸气时胸膜腔内压增加,压迫上腔静脉(superior vena cava,SVC)和下腔静脉,右心室前负荷和 SV 下降。与此同时,大量肺静脉血挤入左心房,左心室前负荷和 SV 增加。呼气相时,胸膜腔内压和心外压力下降,回心血量增加,右心室前负荷增大,将室间隔推向左心室,左心室舒张末容积减少,左心室 SV 下降。对于生理功能正常的患者,这些血流动力学波动是非常小的。框 46.3 列举了正常呼吸变化对右心室和左心室血流影响的正常值,表 46.2 总结了 SV 与心脏压塞的关系。

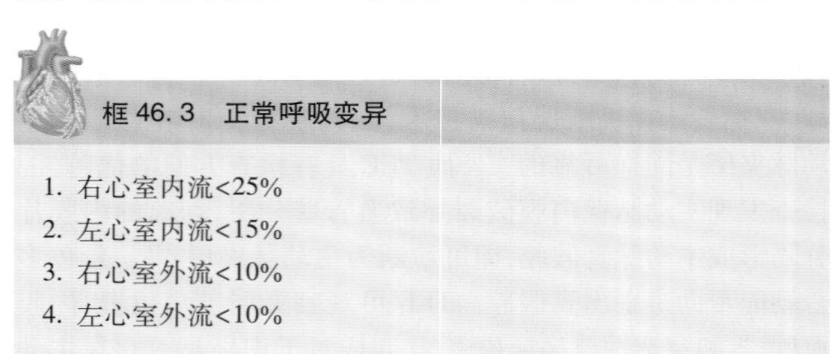

框 46.3　正常呼吸变异

1. 右心室内流<25%
2. 左心室内流<15%
3. 右心室外流<10%
4. 左心室外流<10%

表 46.2　心脏压塞时右心室和左心室血流随着呼吸的变化

	机械通气		自主呼吸	
	吸气	呼气	吸气	呼气
右心室内流—外流	↓	↑	↑	↓
左心室内流—外流	↑	↓	↓	↑

↑,上升;↓,下降。

TEE 检查是有必要的,因为有些影响到血流动力学稳定的心包积液难以被轻易发现。超声影像上心包积液表现为介于心脏和壁层心包之间的液性暗区。具体测量积液的多少没有统一的量化指标,但小于 1cm 厚度的暗区被认为是少量心包积液,1~2cm 为中等量,大于 2cm 为大量心包积液。心包腔内暗区透声好,提示是炎性或是血性渗出液。在血流动力学极度不稳定的情况下,应首先排除大量心包积液造成心脏压塞。

脉冲多普勒(pulsed-wave doppler,PWD)探测到心脏压塞早期典型的生理改变是右心室充盈和排空随着呼吸交替性变化,紧接着左心室的充盈和排空也会受到影响。由于右心室的位置和解剖学特性。急诊超声多普勒检查右心室充盈和排空是有难度的,并且受到时间的限制。在食管中段(midesophageal,ME)四腔心切面,PWD 光标放在二尖瓣瓣尖是检测左心室充盈的最佳位置(表 46.3)。PWD 光标放在经胃(transgastric,TG)底切面左心室流出道(LV outflow tract,LVOT)处能清楚反映左心室排空(图 46.1)。扫描速度应该是 25~50mm/每秒能最清楚地观察变化。随着心包腔蓄积的液体量增加,当心包腔内压力超过右心房压,造成右心房收缩期(相当于心室舒张期)收缩时间一直延长到右心房舒张期(相当于心室收缩期)。食管中段右心室流入流出道或食管中段四腔心能很好地观察到这种收缩期右心房塌陷现象。当心包腔压力进一步增大时,右心室可发生舒张期塌陷。右心室流出道是最容易发生塌陷的,因此右心室流入流出道切面作为心包腔观察的首选切面(框 46.4)。当较厚的左心系统也出现类似的塌陷现象,表明心包腔压力已非常高。一经确诊,超声心动图引导心包穿刺将非常有益[19]。

表 46.3　多普勒观察心室血流情况的切面推荐

	切面	多普勒定位
右心室内流	双房腔静脉	三尖瓣尖
右心室外流	经胃右心室流入、流出道	右心室流出道
左心室内流	食管切面四腔心	二尖瓣尖
左心室外流	深胃底	左心室流出道

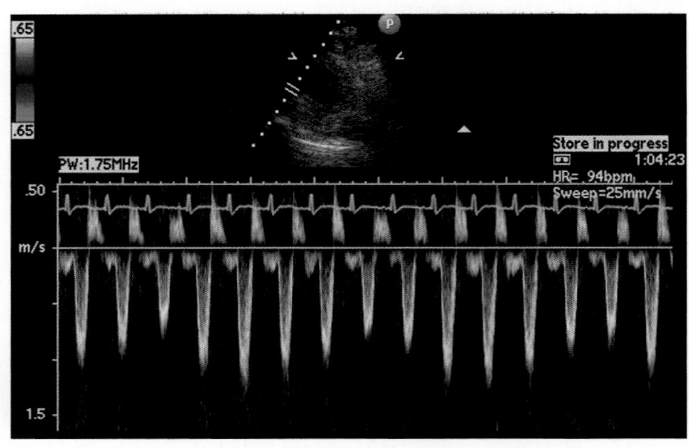

图 46.1　在深胃底切面,应用脉冲多普勒探测生理性心脏压塞患者的左心室流出道,观察患者呼吸变异度、心率和心律

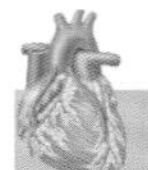

框 46.4　心脏压塞的超声心动图表现

1. 心包积液
2. 舒张末期或收缩早期右心房塌陷
3. 舒张期右心室塌陷
4. 二尖瓣内流和左心室流出道的呼吸变异度增加

右心室功能障碍

右心室功能障碍主要是指右心室搏出功能障碍,无法给左心室提供合适的血流以维持正常的中心静脉压,同时右心室功能障碍与心脏或非心脏外科手术高死亡率相关[20]。可能造成右心衰竭的原因有许多,包括以下:缺血导致的右心室收缩功能障碍、容量超负荷、脓毒血症、非缺血性心肌病、缺氧导致的急性肺动脉压力增高、急性呼吸窘迫综合征、左心室功能障碍和肺栓塞[21]。急性、严重性的右心室功能障碍会导致心脏收缩能力下降,引发恶性循环:右心室功能障碍减少心输出量(cardiac output,CO)和减少冠脉灌注从而使右心衰进一步加重(见第 26 章)。

右心室有独特的解剖和形态学特点，功能复杂，使得定量分析相对困难[22]。基于这个原因，紧急情况下使用超声心动图对右心室功能进行定性分析可以和磁共振检查相媲美[23]。框46.5总结了临床上右心室功能障碍的超声心动图表现[24]，先对右心房和右心室的大小进行视觉评估以判断心房心室是否扩张。超声看到房间隔压向左边（在四腔心和上下腔静脉切面看得最清楚）和室间隔与右心室壁呈“D形”（在左心室短轴切面看得最清楚）表明右心室压力增高。可以用右心室面积变化分数（fractional area change，FAC）和/或三尖瓣环收缩期位移（tricuspid annular-plane systolic excursion，TAPSE）来评价右心室收缩功能。右心室FAC是通过心尖四腔心切面右心室舒张末期和收缩末期面积（RV end-systolic and end-diastolic areas，RVESA和RVEDA）之差与舒张末期面积的比值计算出来：（RVEDA－RVESA）/RVEDA。如果FAC显著下降，提示心肌缺血和肺栓塞[24]。TAPSE是指在上下腔静脉切面或TG右心室流入流出道切面上，M型超声取样线置于右心室侧壁三尖瓣环处，测定的三尖瓣环从收缩期至舒张期变化的数值（图46.2）。如TAPSE<1.5cm，视为右心室收缩功能不全[25]。急诊超声心动图为了能快速定性分析TAPSE和右心室游离壁，首选食管中段右心室流入流出道切面和心尖四腔心切面。

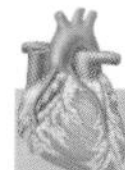

框46.5 右心衰的超声心动图参数

1. 右心室扩大
   - 早期右心室舒末径>4.2cm
   - 中期右心室舒末径>3.5cm
   - 右心室流出道舒末径>2.7cm
2. 右心房扩大
   - 右心房面积>18cm^2
   - 右心房长度>5.3cm
   - 右心房直径>4.4cm
   - 房间隔弓向左心房
3. 右心室收缩力下降
   - 三尖瓣环收缩期位移<16mm
   - 右心室面积变化分数<35%
4. 肺动脉压增高的证据
   - 肺动脉直径>21mm
   - 室间隔呈“D形”
5. 三尖瓣反流增加

肺栓塞

与手术相关的血液静止和高凝状态使肺栓塞的风险增加了5倍，采取预防措施仅可部分降低这种风险[26]。早期诊断和治疗可以减少超过10倍的死亡率[27]。对血流动力学不稳定、有恶性疾病、活动减少、肥胖和或抽烟、口服避孕药、激素替代治疗和抗抑郁药的患者，应高度怀疑是否存在肺栓塞。外科手术中，肺栓塞风险最高的是髋关节置换、急性脊髓损伤和普通外伤。肺栓塞的病理生理改变是肺动脉压力的急剧增

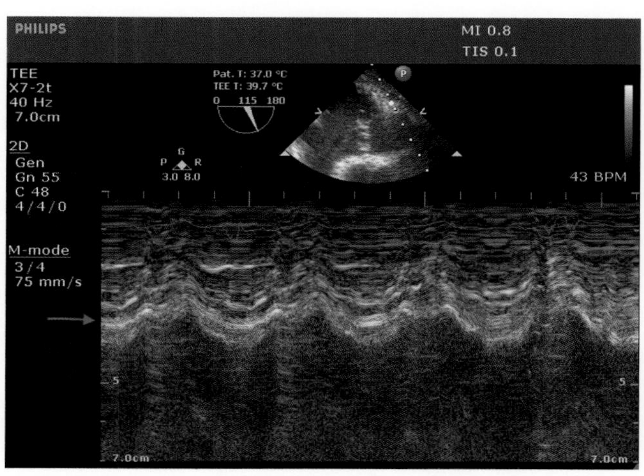

图46.2 M型超声采集三尖瓣环收缩期位移图像。红色箭头指示的是三尖瓣环。目测评估三尖瓣环移动表明右心室功能良好。TEE，经食管超声心动图

高，低氧和肺血管收缩增加肺血管阻力加重肺动脉高压。右心室壁张力增加，心脏需氧量增加导致心内膜下缺血，进一步引起右心室扩张，以及局部室壁运动异常（regional wall motion abnormality，RWMA）。右心室压力使室间隔向左侧弯曲，导致左心室舒张期充盈减少，SV降低。总而言之，肺栓塞的病理生理学是非常复杂的，涉及室壁张力、缺血、心肌重构和炎症的相互影响[28]（见第26和51章）。

虽然TEE能指导肺栓塞的诊断和治疗，但TEE检查并不是金标准。超声心动图特异性高，但敏感度低（分别是90%和56%）[29]。事实上，呼吸末二氧化碳是一种更好的诊断手段[30]。虽然超过80%确诊是肺栓塞的病例能从包括腔静脉至肺动脉的右心的任何一个地方里找到血栓，但存在着血栓并不能预测死亡[30]。寻找血栓的理想切面包括食管中段上下腔静脉切面、右心室流入流出道切面和升主动脉短轴切面。探头从食管上段向升主动脉横断面推进能看到肺动脉主干和右肺动脉。左肺动脉经常会被气管掩盖，临床上往往在对急性右心房室衰竭进行超声心动图检查中发现与之相关的肺栓塞。房间隔向左侧弯曲表明右心房压力高，这会有一个特别的情况就是合并有卵圆孔未闭。死亡率提高1倍，使脑卒中发生率提高5倍，因此，积极的溶栓治疗是必要的[31]。肺栓塞患者中超声心动图检查最常发现的就是右心室壁活动异常[30]。右心室功能障碍与栓塞程度相关，超过20%到25%的肺血流灌注缺损更容易导致右心功能障碍和心室扩张[32,33]。TAPSE的减少与死亡率相关[34]，当右心室扩张解决了之后，它能提示血栓栓塞程度和剩余灌注缺损[35]。

肺栓塞合并右心室功能障碍预示着死亡率的增加[36]，血压正常的患者也是如此[37]。McConnell[38]提出，肺栓塞导致的右心室功能障碍会发现一个典型的RWMA，表现为右心室游离壁运动减低，而心尖部运动正常甚至增强，诊断为肺栓塞的敏感度是77%，特异度是94%。后来有研究发现，RWMA诊断肺栓塞的敏感度和特异度都下降了[39]，他们甚至提出了与McConnell完全相反的观点[40]。右心室压力负荷增加，压

迫室间隔,导致左心充盈量减少,CO 下降。从而冠脉灌注减少,导致心肌重构,心肌炎症性改变,出现左心室衰竭。射血分数(ejection fraction,EF)低是预示死亡的独立因素[34]。超声心动图检查除了具有急诊肺栓塞的初步诊断价值外,对术后疗效评估也起着重要的作用。如果超声检查能直接看到血栓,在溶栓期间可持续观察到血栓溶解,右心室功能恢复正常[41]。超声心动图同样可用于长时间跟踪右心室功能恢复情况[35]。

左心室收缩力下降

虽然造成左心室功能障碍的潜在原因很多,但他们的超声心动图表现都是相似的。美国心血管麻醉医师协会推荐将 LVEF 作为评价心肌收缩力的观察指标[5]。非心脏病专家[47,48]和临床经验有限的医生[9,49]已经能够准确利用辛普森的双平面法[42]、三维超声心动图技术[43]和放射性核素心血管造影法[44-46]取代目测法获得准确的左心室功能。最初是用左心室短轴(short-axis,SAX)切面的 FAC 来评估左心室收缩力。FAC 是在左心室 SAX 切面分别测量出左心室收缩末期和舒张末期面积(LV end-systolic and end-diastolic areas,LVESA 和 LVEDA)并用以下公式计算出来:(LVEDA − LVESA)/LVEDA。对 EF 的测量各种方法数值接近[50]。起初,计算得到的数值应该是用于评估收缩功能。但 20 多个研究[51]表明,视觉评估是可信的。然而,区域性功能障碍患者的左心室 SAX 切面会缺乏一些病理特征[52]。在四腔心、左心两腔心和左心室长轴(long-axis,LAX)切面寻找运动减弱的室壁,目的是能对左心室功能进行简单快速诊断。对心尖部分进行详细观察有助于对 EF 进行整体评估。

快速鉴别心肌缺血引起的左心室功能异常是非常重要的,因为早期血管再通能改善患者的预后[53]。心肌缺血时超声心动图检测比心电图敏感,典型表现出现更早[54,55],麻醉状态下的患者也是如此[56]。节段性室壁增厚度小于 30% 表明存在心肌缺血,且在几秒内就能在超声上显现[54]。在慢性心肌缺血中区分新出现的 RWMA 和运动功能减退是困难的。术中药物负荷测试是理想的辨别方法[57],但该法紧急情况下不能使用。因此,必须在 2 个以上的节段上观察到二级(从正常到严重的运动功能减退分级)以上 RWMA 才能诊断为急性心肌缺血[58]。心肌梗死往往看到梗死部分比周围的组织更薄更亮,因此很容易与心肌缺血区分开来。心肌缺血的并发症,比如急性舒张功能减退、二尖瓣反流和乳头肌断裂也能有助于诊断心肌缺血。

除了左心室心肌缺血外,压力负荷、炎症和急性病相关的儿茶酚胺过度释放均可导致左心室收缩力下降。许多非心脏疾病的患者都有可能导致继发性心肌病[59]。一半以上败血症的患者由于炎性介质、细菌内毒素和儿茶酚胺大量释放,导致微循环衰竭,最后发展为脓毒性心肌病[60,61]。随之而来的是,左心室和右心室功能出现障碍,出现全部或局部室壁运动异常,舒张功能严重恶化[59]。儿茶酚胺大量释放使心肌受损,感染性休克、药物毒性[62]和应激[63]都有可能导致左心室功能障碍。应激性心肌病,又称为 Tako-Tsubo 心肌病,是一种与身体或精神压力相关的,以儿茶酚胺为介导的心室功能障碍[61]。Tako-Tsubo 心肌病以基底部收缩功能正常或亢进,心尖部运动消失为特征[64],超声心动图上最突出的特点是心尖呈气球样改变[65]。

左心室收缩功能亢进和左心室流出道梗阻

继发于低后负荷、低血容量或者正性肌力药使左心室高动力导致的动力型左心室流出道梗阻(left ventricular outflow tract obstruction,LVOTO)经常被人们忽视。除了肥厚型心肌病,已有报道证明右心室流出道狭窄也与高血压[66]、1 型糖尿病[67]、心肌缺血[68,69]、嗜铬细胞瘤[70]、Tako-Tsubo 心肌病[71,72]、瓣膜置换或成形[73,74]以及儿茶酚胺释放[75,76]相关。目前右心室流出道狭窄的机制尚不清楚,原因也很多,其主要机制可能是由于左心室增厚导致右心室流出道狭窄,使得心脏在射血期间局部血流速度加快。这种改变使得二尖瓣前瓣和腱索由于文氏效应和流体阻力凸向室间隔[77,78],二尖瓣叶扭曲导致收缩中晚期二尖瓣反流。促成右心室流出道进一步狭窄的因素包括:低血容量、败血症、正性肌力药和利尿药。在任何血流动力学不稳定的患者中,有右心室流出道狭窄危险因素存在,使用正性肌力药物反而加重血流动力学不稳定的情况下都应该考虑右心室流出道狭窄。

超声心动图检查看到左心室充盈不足和收缩功能亢进,不同程度的左心室肥厚和形态特点也可能会显现出来。在食管中段 LAX 切面上通常会看到二尖瓣前叶凸向室间隔。CFD 看到在收缩中晚期二尖瓣向前喷射的反流束。CFD 也可能会看到右心室流出道狭窄有混乱的血流束。这些现象表明右心室流出道狭窄射血开始出现变化。在右心室流出道上右心室流出道狭窄的频谱多普勒特征为匕首状,收缩中晚期主动脉瓣半关闭。因为需要时间加快血流速度,所以心脏收缩早期射血是正常的。梗阻发生在心室收缩的晚期,造成暂时性的血流减少,导致主动脉瓣部分关闭。在食管中段 LAX 切面上主动脉瓣 M 超显示一个半关闭切迹形成,表明收缩中晚期部分关闭的主动脉瓣第二次开放。此外,这些梗阻的动态特征为中期到晚期持续加速,收缩晚期达到最高的匕首形连续多普勒波形曲线(图 46.3)。波形峰值速度是高的,与高压梯度一致。梯度可以通过追踪波形来测量。

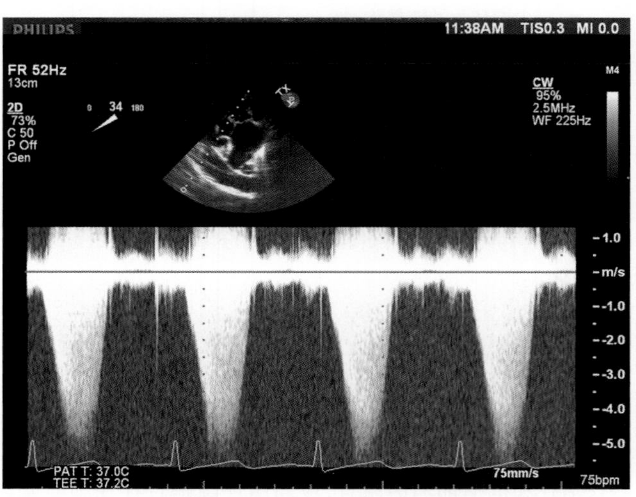

图 46.3 左心室流出道梗阻患者的左心室流出道连续多普勒超声心动图,呈匕首状。CW,连续多普勒;FR,频率

低血容量和低后负荷

心脏压塞、肺栓塞、严重的左心室及右心室功能障碍是相对罕见的导致血流动力学不稳定的原因。而更常遇到的是，心脏前负荷和后负荷的降低。定量评估左心室容量和后负荷是开始于经胃左心室短轴切面测量的 LVEDA 和 LVESA，以及使用多普勒量化 SV。LVEDA 反映的是左心室液体量。一个血容量正常的患者通常也有正常的 LVEDA。如果同一个患者也有全身血管阻力下降，但因为前负荷没有改变，其 LVEDA 通常情况下也能保持正常；反之，一个低血容量患者的 LVEDA 往往是降低的。相反，LVESA 反映的是左心室射血分数（LVEF）的终点。一个低血容量的患者一开始就减少左心室舒张末期容量（减少 LVEDA），以降低左心室收缩末期容量（减少 LVSDA）结束。另一种情况是，一个患者有正常左心室舒张末期容量（正常 LVEDA），但继发了后负荷降低从而使得 EF 升高，也以降低左心室收缩末期容量（减少 LVSDA）结束。表 46.4 的例子提示不同患者的舒张末期容量、EF、全身体循环阻力是不同的。

表 46.4 举例说明低血容量和后负荷减少对舒张末期和收缩末期的影响

	舒张末期容量/ml	体循环阻力	射血分数/%	收缩末期容量/ml
A 患者	100	正常	50	50
B 患者（低血容量）	50	正常	50	25
C 患者（低后负荷）	100	低	75	25

左心室短轴切面上舒张末期面积和收缩末期面积能反映容量的改变

左心室舒张末期面积正常值是 8~14cm^2[79]。这个值会发生变化取决于多种因素[80]，包括年龄、性别、FAC[81]，乃至麻醉状态影响[49]。通过 TEE 的左心室 SAX 切面评估已经证实了是一个合理测量左心室容积的方法[82-84]，且比肺动脉楔压更精确[85]。另外，有证据表明，在动物[86-87]、先天性心脏病缺损修复后的小儿[88]、麻醉状态的心脏病患者[89]中，左心室容量和 LVEDA 相关性较好。Chuang 等[89]发现，LVEDA 每缩小 0.3cm^2 就与估计血容量的心脏病患者减小 1% 有线性相关。虽然其他研究证实左心室容量和 LVEDA[90-92]的相关性存在不同强度的变化，但是两者的相关性还是得到了证实的。LVESA 减少和低血容之间的联系已经建立[93]。然而，低 LVESA 和低后负荷的直接关系还没有文献支持[93,94]。定量评估 LVEDA 和 LVSDA 可以提示低血容量、低后负荷、或两者都有，但需要进一步对 SV 定量评估以确诊。

每搏量（SV）评估

减少的 LVSDA 可能表示血容量不足或低后负荷。低血容量导致 SV 减少，然而，低后负荷会导致高 CO 状态。计算 SV 可采用测量左心室流出道的面积和直径[95]。左心室流出道直径通常在食管中段左心室长轴上测量（图 46.4），但也可以在一些能不受阻碍地看到左心室流出道的切面上测量。测量时需要与 PWD 的光标在同一水平，通常是在距离主动脉瓣 5mm，测量左心室流出道心内膜间的距离[95]。因为半径是要平方的，所以在测量中微小的误差在整体计算中都能引起显著的错误。为此，当进行连续 SV 测量时，用于整体计算的基

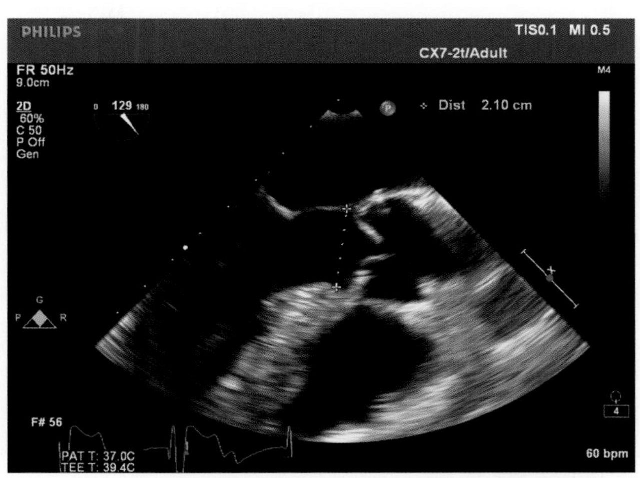

图 46.4 左心室长轴切面测量左心室流出道的直径。FR，频率

线环的使用就非常重要。搏出距离，是红细胞在心脏射血期间移动的平均距离，可以通过 PWD 测量左心室流出道的红细胞速度而计算出来。这些参数，最好的测量界面是深胃底和经胃左心室长轴切面，因为此时血流和换能器声束平行对齐。PWD 光标需放在最靠近主动脉瓣的位置。这个图像显示的是红细胞单位时间内通过左心室流出道的速度（如图，速度和方向，图 46.5）。描画一个波形的外部边界后，超声系统会计算出时间-速度积分（velocity-time integral，VTI）。VTI 就是搏出的距离。为更好地理解这个概念，我们可以看作是一辆速度 112.65kg/h 的轿车开了两小时的距离。图 46.6 显示的是 y 轴表示速度、x 轴表示时间的绘制坐标图。由这些测量创建的矩形区域就是产生距离（例如 112.65km×2h=225.30km）。如图计算方法就类似像这样面积的计算，即单位时间内红细胞的移动速度所产生距离就是计算出来的面积。在这种情况下，速度以 cm/s 表示，时间单位是秒（s），VTI 单位是厘米（cm）（见第 14 和 15 章）。

如果一辆车以 70m/h 的速度走了 2 小时，可通过计算图

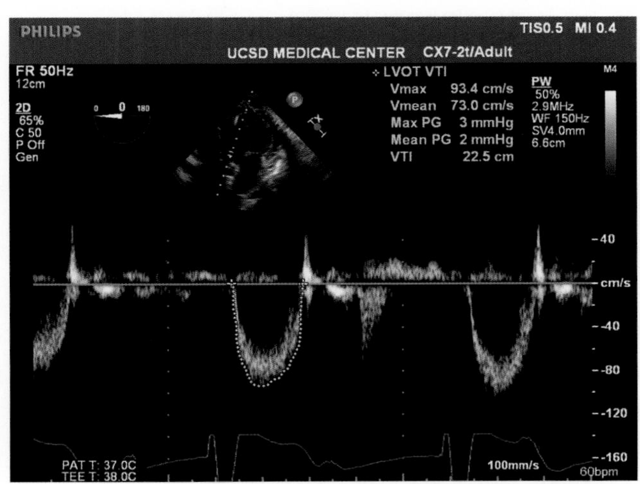

图 46.5 深胃底切面左心室流出道的速度波形。FR，频率；PG，压力梯度；PW，脉搏波；V_{max}，最大速度；V_{mean}，平均速度；VTI，时间-速度积分。（Courtesy Universityof California San Diego，La Jolla，Calif.）

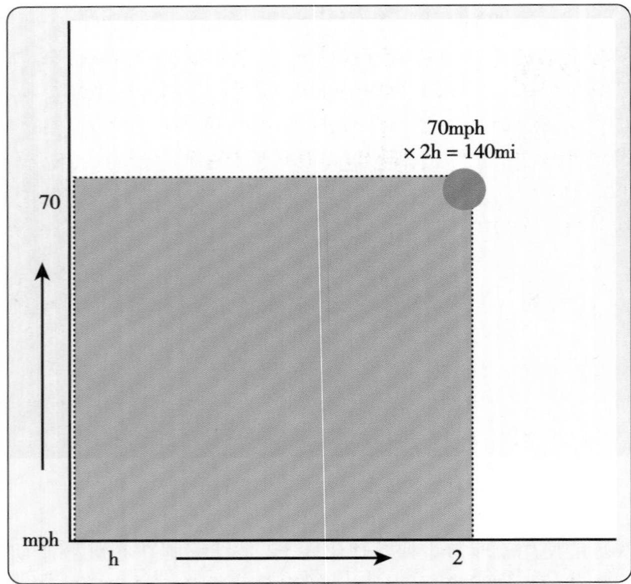

图 46.6 曲线下的面积即速度-时间图

形面积得出已行驶的距离。同样的原理，频谱多普勒也存在这种速度-时间图。曲线下的面积就是脉冲波多普勒在左心室流出道得出的距离（cm）。这就叫作速度-时间积分。

SV 的计算，假设左心室流出道为一圆柱体，每搏量便是面积和长度的乘积。圆柱体面积为 π×半径的平方或 π×直径的平方（D^2）×0.785；长度以 VTI 来表现。SV 以毫升（ml）来表示，可以用以下的公式来计算：

$$SV = D^2 \times 0.785 \times VTI$$

CO 可以用 SV 与心率（HR）的乘积来估算。这个方法测量得的 SV 与热稀释法测量的相关性很好，已得到实验证实[96,97]，并且这是 ASE 推荐的 CO 确切计算的方法[95]。

低血容量动态指标

虽然 LVEDA 和 LVESA 的变化，提示随着容量反应心腔充盈，但它们并不能预测是否能提高 SV[98]（容量反应）。相反，SV 动态指标可评估前负荷变化对 SV 的影响[99]。正压通气会增加胸膜压和跨肺压，从而降低右心室的前负荷、增加右心室的后负荷。该过程会降低总体右心室 SV。同时，吸气胸廓腔增大，回心血量增多将肺部的血液压入左心室，从而增加左心室 SV。几次搏动后，右心室 SV 降低会减少左心室的前负荷，从而降低 SV，可在呼气末体现。当心室处于 Frank-Starling 曲线的陡峭部分时，这些变化会较大。有人证明，这种变化的幅度可预测液体反应性（参见第 47 章）。血容量正常的心室是处于曲线的较平坦部分的，并限制由呼吸引起的变化。脉冲波对左心室流出道的反应，被证明可准确评估 SV 的变化，从而预测液体反应性[100-102]（图 46.7）。Feissel 及其同事[11]得出以下公式，当中 V_{min} 表示左心室流出道中的最小速度，V_{max} 表示最大速度，Δ 表示变化：

$$\Delta V_{peak}(\%) = 100 \times (V_{max} - V_{min}) / [(V_{max} - V_{min})/2]$$

ΔV_{peak} 为 12% 或以上时，容量反应的灵敏度为 100%，特异度为 89%（类似心脏指数增加 ≥15% 时的情况）。ΔV_{peak} 会在输液后下降。另外，在阴性预测值为 100% 时，这些数据

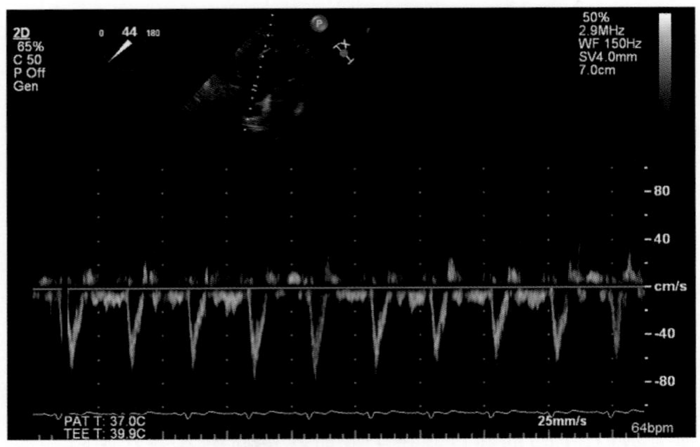

图 46.7 深胃底切面上脉冲波多普勒探针放在左心室流出道得到的图。每搏量峰值速度随着呼吸的改变量预示液体容量反应性

表明，患者的 ΔV_{peak} 低于 12% 时心不会对输液有反应。在 LAX 切面（即食管中段双腔静脉切面）或 SAX 切面（即升主动脉 SAX 切面），应用 M 型超声监测 SVC 在呼吸期间的塌陷值，可以用来测量容量反应（图 46.8）。Vieillard-Baron 及其同事[103]得出以下等式，当中 D_{min} 表示最小直径，D_{max} 表示最大直径：

$$SVC\ 塌陷指数 = (D_{max} - D_{min}) / D_{max}$$

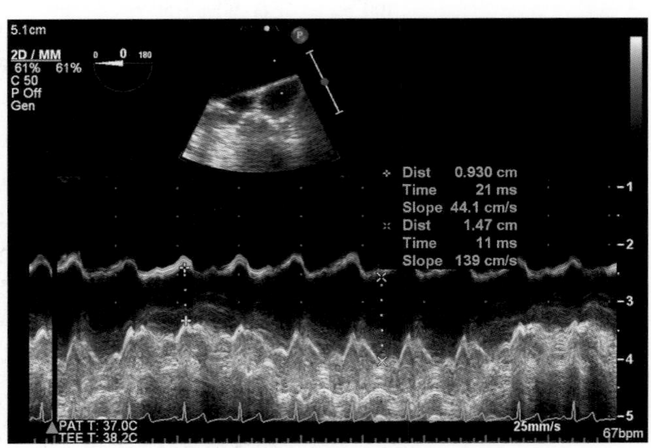

图 46.8 升主动脉短轴切面超声心动图。屏幕顶端显示的是右肺动脉。它的下方是下腔静脉短轴，正压通气时它可被压扁

SVC 塌陷指数大于 36% 反应者（输液输注量 10ml/kg，心脏指数增加 11%）和非反应者有非常显著的统计学差异，其灵敏度为 90%，特异性为 100%。自主呼吸、心律失常和低潮气量会影响这两种测量的准确性。

经食管超声心动图

在非心脏手术中的监测

术中使用食管超声心动图进行监测，不一定是针对血流动力学不稳定的患者。虽然对诸如肺栓塞和心脏压塞已经有论述，但是，这些过程给前负荷、后负荷、收缩性以及 SV 带来的影响对诊断和治疗最为重要。众所周知，全麻会影响血流

动力学的这些参数[104]。TEE(经食管超声心动图)非常适合评估外科手术和全麻期间,发生微小的血流动力学变化。虽然目前尚缺乏术中TEE益处的证据,但确实有证据表明,TEE可以改变围手术期的发病率[105]。此外,大量数据表明,超声心动图资料可以提供指导围手术期管理[106-111]和重症监护病房管理[47,112-115]的依据。例如,Denault及其同事[116]证明,在非心脏外科手术中,TEE不仅指导改变了对Ⅰ类适应证患者的管理(67%的患者有非预期更改),而且20%~30%的Ⅱ和Ⅲ类适应证者患者也有非预期的管理更改。TEE带来的好处相当明确,并发症发生率降低,总发病率为0.2%,死亡率也有所降低[117,118]。ASE和SCA学会目前建议,术中可采用TEE监测进行对应的检查,指出使用超声可"指导麻醉医生对患者的术中管理"[5]。

在非心脏外科手术中支持将TEE用作监测仪的数据同样适用于特定的临床病症。除了可用作高风险血管外科患者的缺血和血容量监测外[119,120],TEE在主动脉阻断期间评估心室变化[121,122]以及引导血管内支架置入和监测相关并发症方面同样有用[123-125]。事实上,经食管超声心动图在检测渗漏和血栓方面比血管造影更为敏感和有特异性[123,126],并且可以极大地缩短手术时间[127]。超声心动图也可用于确定心脏外伤和血管损伤,包括心脏挫伤[128-130]、瓣膜破裂[128]和外伤性主动脉损伤[131,132]。Plummer及其同事[133]证明,从超声心动图获得的信息降低了40%以上的心脏穿透伤患者的死亡率。肝切除和移植有关的文献显示,TEE对术中管理有重要影响[108],特别用于评估肺栓塞和右心室功能障碍[134],以及左心室功能变化[135,137]。关于整形外科手术,Loxdale和同事[137]证实,超过三分之一的髋部骨折患者有主动脉瓣狭窄。而超声心动图不仅能帮助骨科患者诊断和治疗类似并存的心脏疾病,而且还能帮助鉴别和处理与骨水泥[138,139]和无骨水泥[140]全髋关节置换术相关的栓子,以及在俯卧位的脊柱外科手术中引导复苏[141]。经食管超声心动图也可用于患者的神经外科手术定位[142],确定腹腔镜手术的气体栓塞和急性瓣膜功能障碍[143,144],监测肺切除术中的舒张功能障碍[145],以及确定和监测肾细胞癌是否延伸至右心房[146,147]。

鉴于使用超声心动图作为常规监测仪的主要反对观点之一是缺乏结果数据,因此评估传统使用的监测仪是否有着同样的问题很重要。目前缺乏使用肺动脉导管和进行中心静脉压监测的可靠的结果数据。肺动脉导管不会影响一些患者群体的结果,包括高危手术患者[148]、败血症患者[149]、心胸外科患者[150-152]和血管外科患者[153]。这些数据在几个系统性综述中得到了证实[154-156]。此外,中心静脉压和肺动脉闭塞压力均与心室前负荷不相关[157]。目前同样缺乏使用动脉导管[158]和脉搏血氧仪[159,160]是否能改善结果的证据(见第13章)。这一观察结果并不意味着传统的术中监测仪不好,也不意味着不需要继续寻找术中用超声心动图作监测的进一步结果数据。这仅仅意味着,不能由于缺乏结果数据而贬低非心脏外科手术中的超声心动图的作用。

经食管超声心动图的目标导向治疗

在许多手术中,TEE显然是安全有用的监测手段。广泛将TEE作为监测仪使用不仅仅是因为其在检测单一心脏事件中的准确性,而且还因为其能够展示心脏功能的全局视图和事件发生时的总体生理环境。这使得超声心动图成为目标导向治疗(GDT)的理想监测仪。目标导向治疗是通过液体管理,和/或影响收缩力或血管活性的药物支持来优化血流动力学目标,期望这样能优化末端器官灌注和氧气输送[161](参见第47章)。优化涉及对干预前后的血流动力学参数进行评估,并基于结果做进一步干预。对倾向于将正常血压和心率用作标准血流动力学目标的麻醉医师来说,这个概念相当熟悉。不幸的是,这些参数作为末端器官灌注的标记物的效果并不好,特别是在考虑血容量状态时[162]。用于目标导向治疗的血流动力学参数通常是SV和CO或其替代物。虽然还存在争议[163],但越来越多的证据表明,在接受非心脏外科手术的高风险患者中,目标导向治疗可减少住院时间[164],改善术后胃肠功能[165],术后肾功能不全发生率低[166],提高患者短期[167]和长期[168]生存率。

与其他监测手段(如食管多普勒或脉冲轮廓分析仪)相比,超声心动图最有优势的一点是动态监测收缩力。左心室的收缩功能非常复杂,除EF外包含了其他多个要素[169,170]。术前正常的EF可能无法预测术中的收缩性能,特别是心脏负荷状况有变时[171]。细微的收缩功能障碍可以通过麻醉、外科手术或其他血流动力学障碍来揭示。因此,无论最初如何认定,在对血流动力学的不稳定性进行鉴别诊断时必须考虑低CO。左心室SAX切面是一种简洁有效的定量评估左心室功能的方法。此外,它还能提供心室的收缩性能和负荷情况的同步信息。对左心室SAX的经常性评估可让人们快速衡量血流动力学不稳定时的前负荷、后负荷和收缩力,以及了解任何干预的效果以减轻其他干扰。

目标导向治疗中的血容量治疗侧重于容量管理措施后SV的变化。用于评估这种变化的方法,与用于监测有正压通气的SV动态变化的方法类似。首先得到LVOT VTI和左心室SV的基值,然后进行容量管理,并重新评估这些参数。SV增加超过10%[172,173]意味着有容量改变,需要输入更多的容量和重新评估。增加小于10%意味着,进一步输入容量不会让患者受益,这时应该考虑其他方法来改善血流动力学,而不应考虑加大输液量。可以使用100ml的胶体试验量,其灵敏度为95%,特异性为78%[172]。或者,可以先将床放置为45°的半卧位,然后将床上翻,使得上身平躺而腿处于45°[175],通过让腿被动抬高来测试SV[174]。腿的被动抬高所带来的血容量相应增加,跟液体反应中300ml的容量推注所带来的SV增加一样[176],同时具有可逆性的优点[177]。

经食管超声心动图不仅能够识别前向血流的改善,而且还可以监测心内压,特别是左心房压力,以预防避免灌注压升高和肺水肿[178,179]。虽然左心房压力测量不一定反映血管内血容量状态,但液体输注期间,左心房压力的大幅增加预兆着肺水肿即将发生,而更大的血容量可能会加速这一进程。对左心房压力的超声心动图评估涉及使用频谱多普勒来评估舒张顺应性。心脏舒张期将PWD标尺置于二尖瓣瓣尖会产生两个波:E波和A波(图46.9)。由于左心房和左心室之间的压力梯度,E波代表了舒张早期的血流填充。A波表示由心房收缩造成的左心房和左心室之间的梯度。为明确起见,这里对舒张生理学进行了简化,E波期间的压力梯度可以通过

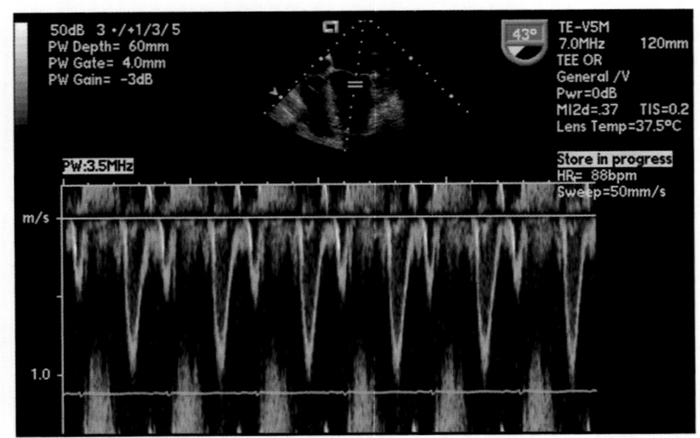

图 46.9 E 波和 A 波即二尖瓣多普勒波形。HR，心率；PW，脉冲波；TEE，经食管超声心动图

以下两种方式之一产生：①在顺应性心肌中的较低的左心室舒张末期压力（LV end-diastolic pressure，LVEDP）条件下的正常左心房压力；②通过补偿机制产生的高左心房压力，以克服非顺应性心肌中的较高的舒张压力。因为两种机制都可以产生相同的压力梯度，所以两者的 E 波有可能看起来是一样的。

舒张期中二尖瓣的改变有助于了解压力梯度是如何建立的。四腔心切面中二尖瓣环的 PWD 频谱会产生称为 E′和 A′的舒张早期波和晚期波（图 46.10）。由于组织密度高。这些波更明亮，而且二尖瓣流入相比较慢，需要调整增益和速度标尺。超声机上的组织多普勒功能会自动优化这些参数（参见第 15 章）。较快的 E′波是舒张顺应性正常的标志物，而缓慢的 E′波表示舒张顺应性差。因为较高和较低的 LVEDP 的 E 波大致相同，而较高的 LVEDP 使 E′波减缓，E 与 E′的比值随着 LVEDP（和左心房压力）的增加而增大。E/E′比值升高与败血症休克[180]、心力衰竭[181]和重症监护病房[182]中的通气以及患者的左心房压力相关，并可能是比脑钠素肽更好地提示压力升高的标志[183]。能被普遍接受的 E/E′和左心房压力的值还没有确定。根据现有数据，E/E′比超过 18 最可能与左心房压力的升高相关，而 E/E′小于 12 时有可能排除左心房压高[181]。此外，Bouhemad 及其同事[180]通过使用以下公式证明，肺毛细血管楔压（pulmonary capillary wedge pressure，PCWP）和 E/E′之间有统计学相关性：PCWP = 0.97×E/E′+4.34。

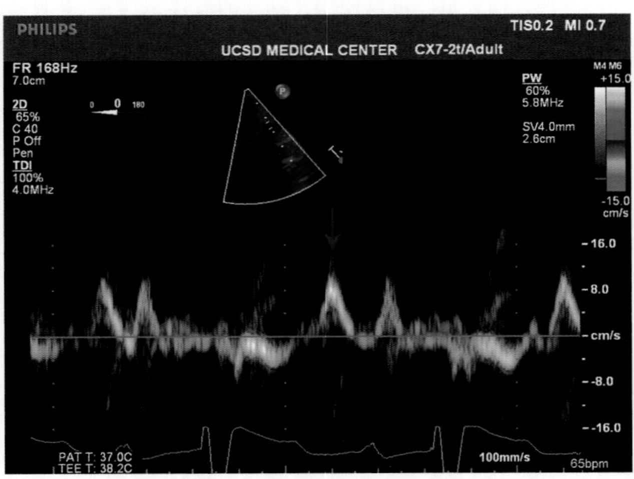

图 46.10 四腔心切面二尖瓣环组织多普勒超声心动图。蓝色箭头指的是 E′。FR，频率；PW，脉冲波；TDI，组织多普勒影像。（Courtesy University of California San Diego，La Jolla，Calif.）

肺静脉血流 PWD 频谱是评估左心房舒张期顺应性和左心房压力的另一种方法。正常的左心室，由于二尖瓣的关闭，左心房压力在收缩期最低。在此期间，肺静脉（pulmonary vein，PV）与左心房之间的压力梯度最大，产生血流最多。随着左心房充盈，梯度减小，入左心房的血流减慢。二尖瓣随后打开，释放左心房的压力，并在肺静脉和左心房之间重新建立梯度。从肺静脉到左心房的血流恢复，不过由于梯度较小，速度和流动距离（如 VTI）较小。在整个心搏周期肺静脉 PWD 频谱产生收缩期（PVs）波和舒张期（PVd）波，正常左心房压力中，收缩期峰值流速和 VTI 更大（图 46.11）。在舒张顺应性差的左心室，收缩期的肺静脉和左心房之间的梯度会下降。因此，舒张期的大量血流在二尖瓣打开后出现，产生的肺静脉收缩期的峰值流速和 VTI 比舒张期要低。肺静脉收缩率［$PVs_{VTI}/(PVs_{VTI}+PVd_{VTI})$］与左心房压力均值密切相关[184]，其值小于 0.4 表示 PCWP 大于 12mmHg，阳性预测值为 100%[185]。此外，舒张期波的减速时间（DTd，即从峰速降到基线的时间）与左心房压力有非常密切的相关性（图 46.12 和图 46.13）。舒张期波的减速时间小于 175 毫秒对于均值大于 17mmHg 的左心房压力具有 100% 的敏感性和 94% 的特异性，而舒张期波的减速时间大于 275 毫秒预示左心房压力的均值为 6mmHg 或更低，灵敏度和特异性分别为 88% 和 95%[186]。

方法建议

为了保持手术中血流动力学稳定和指导目标导向液体治疗，建议使用前面提到的超声检查方法，还需对跨瓣血流、瓣环和肺静脉血流速度进行频谱多普勒评估（框 46.6）。应进行心脏这些部位的全面超声检查，包括 E、E′、PVs（肺静脉收缩期流速）、PVd（肺静脉舒张期流速）和 DTd（PVd 波的减速时间）的基础值，以及使用 Bouhemad 及其同事报告的以下近似等式对左心房压力进行估计[180]：

$$PCWP = 0.97 \times E/E' + 4.34 \approx E/E' + 4$$

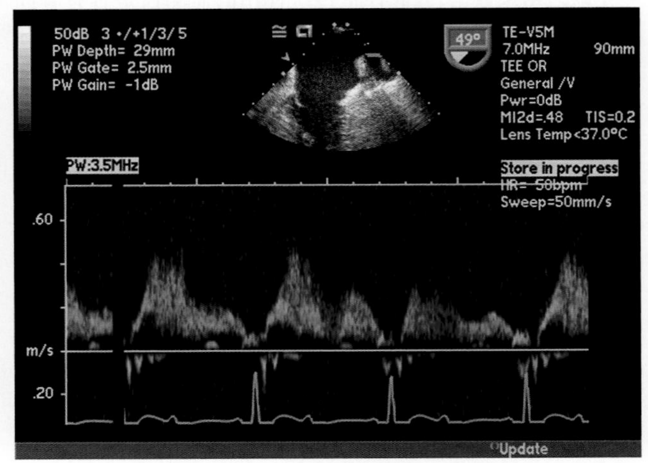

图 46.11 食管中段二腔心切面左上肺静脉脉冲波多普勒超声心动图。HR，心率；PW，脉冲波；TEE，经食管超声心动图

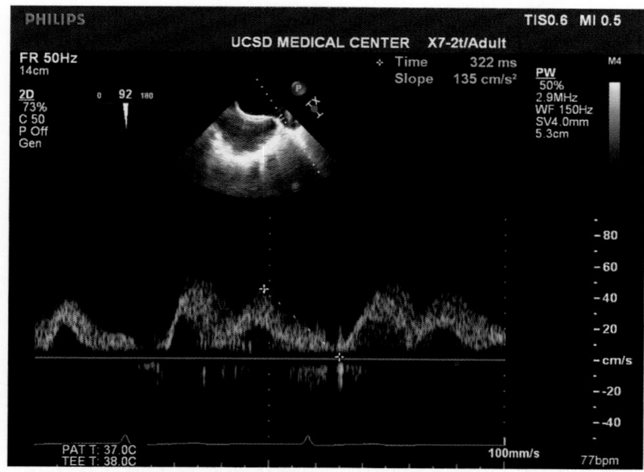

图 46.12 正常左心房压患者右上肺静脉脉冲多普勒超声心动图 S、D 波。D 波减速时间为 322 毫秒。FR，频率；PW，脉冲波。(Courtesy University of California San Diego, La Jolla, Calif.)

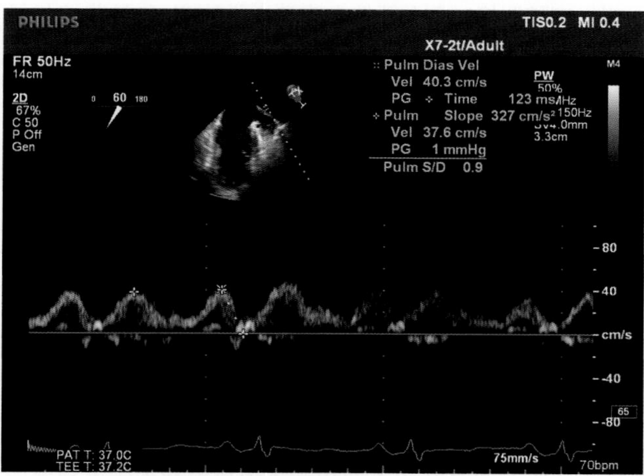

图 46.13 左心房压异常患者左上肺静脉脉冲多普勒超声心动图 S、D 波。D 波减速时间为 123 毫秒。Dias，舒张；FR，频率；PG，压力差；Pulm，肺；PW，脉冲波；Vel，速度

框 46.6 经食管超声心动图监测血流动力学和目标导向治疗的推荐切面

1. 食管上段主动脉瓣短切面
2. 食管上段主动脉瓣长轴切面
   - 测量左心室流出道直径
3. 食管上段双腔切面
   - 右上肺脉冲多普勒
   - 测量肺静脉收缩期峰值流速、舒张期峰值流速、舒张期肺静脉减速时间
4. 食管上段右心室流入流出切面
5. 食管中段四腔心切面
   - 三尖瓣和二尖瓣的二维及彩色多普勒
   - 二尖瓣流入道的脉冲多普勒测量 E 波
   - 二尖瓣环的组织多普勒测量 E′波
   - 左心房压力评估(~E/E′+4)
6. 食管中段两腔心切面
7. 食管中段左心室长轴切面
8. 经胃左心室短轴切面
9. 胃底切面
   - 左心室流出道脉冲多普勒
   - 每搏输出量评估

计算评估后，监测的重点应放在以下切面：

1. 用于评估右心室和左心室收缩功能和左心房压力的四腔心切面。

2. 用于评估左心室收缩力、容量和后负荷的经胃 SAX 切面。

3. 用于 SV 和 SV 变化时对左心室流出道进行多普勒频谱评估的深胃底切面

对 SV 优化干预应基于经食管超声心动图结果进行。至于一般的血流动力学监测，出现的主要血流动力学异常通常是收缩性差，血容量不足或后负荷较低。不过，也同样应考虑心律失常和高后负荷。对恶性心律失常需要紧急干预，以保持正常 CO。不太严重的心律失常，特别是常见的窦性心动过缓和心动过速，会严重降低 CO。即使在正常偏高的血压或血压略高的情况下，后负荷增加也会影响 CO。这一结果突出了心肌收缩性和负荷条件的相互依赖性。心脏收缩功能正常的患者的后负荷轻度增加可能对 CO 不会有影响，但对心脏收缩功能受损的患者可能会有重大影响。表 46.5 列出了最常见的血流动力学异常的超声心动图检查结果。这时应该进行适当的干预，并通过经食管超声心动图对上述参数重新评估。除了增压措施之外，所有干预措施都应增加 SV。尽管升压药物会降低高动力性的左心室 SV，SV 大幅减弱预示这种血管收缩并不是药物引起。同时应对左心房压力的超声心动图参数进行评估，特别是在给予了容量或升压药的情况下。E/E′比例的增大，肺静脉收缩率的降低以及心脏舒张期肺静脉血流减速时间(deceleration time of the pulmonary vein in diastole, DTd)的减小表明左心房压力急剧增加，更多的容量或加压措施可能会导致肺水肿。应该对右心室和左心室收缩力、经由左心室 SAX 对前负荷和后负荷进行的评估、监测 SV 及其变化，以及连续监测左心房压力。干预措施应针对急性的心脏生理特点，以维持灌注压，改善 SV 和防止肺水肿。表 46.6 列出了干预措施适当或可能不适当的其他经食管超声心动图参数。

表 46.5 常见血流动力学异常超声心动图特性

异常	每搏输出量	潜在其他特性
↓收缩力	↓	↓射血分数 ↓节段或整体室壁厚度
↓容量	↓	↓舒张末期面积 ↓收缩末期面积 ↑每搏量变异率
↓后负荷	↑	收缩功能过度 ↓收缩末期面积 舒张末期面积正常
↑后负荷	↓	↑收缩末期面积 ↓射血分数 ↓节段或整体室壁厚度 ↑二尖瓣或主动脉瓣反流
窦性心动过缓	↓	心动过缓 舒张末期面积正常
窦性心动过速	↓	心动过速 ↓舒张末期与收缩末期面积

↑，上升；↓，下降。

表 46.6　血流动力学干预成功的超声心动图参数指标

干预	成功	其他选择
正性肌力药	↑每搏量,心输出量 ↑射血分数 ↑左、右心室收缩力	每搏量或心输出量无改变 心律失常,心肌缺血[a] ↑左心房压
扩容	↑每搏量,心输出量 ↓每搏变异率 ↑舒张末期面积,收缩末期面积	每搏量或心输出量无改变 ↑左心房压[b] ↓射血分数
增压	↑收缩末期面积 正常左心室压	↓↓每搏量,心输出量[c] ↑左心房压[b]
血管舒张药物	↑每搏量,心输出量 ↓收缩末期面积 ↑射血分数,收缩力 ↓左心房压[b]	每搏量,心输出量无改变左、右心室收缩过度
(+)变时性药物	↑每搏量,心输出量	↓每搏量,心输出量 ↑左心房压 ↓舒张末期面积 心律失常,心肌缺血[a]
(-)变时性药物	↑每搏量,心输出量	↓心输出量 ↑左心房压[b]

[a] 缺血性超声心动图特征见前述。

[b] ↑左心房压的超声心动图参数包括↑E/E′比值、↓收缩期肺静脉流速时间积分和/或舒张期肺静脉减速时间。↓左心房压的超声心动图参数则相反。

[c] 每搏量下降是低后负荷状态下缩血管药物的合理反映。但是过度的降低,则意味着血管收缩药引起的每搏变异率的升高超越了这一特殊的收缩状态。

↑,上升;↓,下降。

经胸超声心动图

前文讨论了经食管超声心动图在非心脏手术中的应用,经食管超声心动图具有无创安全的特点,并且证实可为术中管理提供有价值的指导。但是,Markin 及其成员提醒,心血管评估不应开始或终止于手术室,还可应用于急诊室[4]。经食管超声心动图在清醒患者中的使用受到限制。经胸超声心动图(transthoracic Echocardiography,TTE)为麻醉医师提供了另一种非侵入性的方法来帮助诊断和监测心血管疾病。TTE 与 TEE 一样可以提供影像,只是角度不同而已。从技术层面而言,只是"窗口"不同,而不是"切面"不同。两者数据与分析是一样的。先前所述的血流动力学评估同样可以通过 TTE 相同的切面获得。以下内容综述了麻醉医师实施 TTE 的价值与应用,包括 TTE 基本的操作步骤。

围手术期 TTE 价值

美国心脏病学会在指南中推荐临床可疑中重度瓣膜狭窄或反流患者(Ⅰ级推荐)和原因不明呼吸困难患者(Ⅱ级推荐)术前需行超声心动图检查[187]。虽然这些推荐意见在大部分术前患者中得到应用,美国超声心动图学会也推荐超声心动图应用于下列情形[188]:

- 当症状与体征与心血管疾病可能相关
- 先前结果(心电图、X 线片、生物标志物)确诊为心脏病
- 重新评估临床症状发生改变的器质性心脏病患者
- 肺动脉高压可疑患者
- 诊断房颤
- 可疑高血压心脏病患者

考虑到大部分术前患者常常达到这些标准,并且 TTE 可为这些患者的长期护理提供有价值的信息,可行的时候参照这些标准进行术前超声心动图检查是合理的。

术前心血管评估包括心血管功能障碍诊断、预测麻醉对心血管功能影响和通过术前优化降低风险。静息状态下术前 TTE 可预测术后心血管并发症[189],比单纯的临床风险评估更可靠[190],与双嘧达莫铊(dipyridamole)扫描相比有更高敏感和特异性[191,192]。通过超声心动图研究获取的心血管病理生理学信息可以指导麻醉维护。麻醉维持包括众多监护内容。所使用的麻醉药物,手术期心血管风险不尽相同。术前、术中及术后都应注重优化麻醉调节。在手术期,心血管指标改变可指导麻醉调控。心血管的血流动力学改变,包括收缩与舒张功能改变以及瓣膜反流,依赖于容量状态的变化。术前 TTE 检查适合用于判断当前的心血管容量状态是否适当,并指导麻醉医生适当地调整输液速度。众多的研究表明,由麻醉医生操作的即时 TTE 检查可以指导手术中的输液[193-197]。术前即时 TTE 检查可以提高治疗效果,降低手术死亡率[105]。超声心动图提供的信息比病史与体格检查更可靠,TTE 心衰诊断的准确性为 100%,而心衰的症状(如端坐呼吸、阵发性夜间呼吸困难、当量活动后呼吸困难等)诊断的准确性是 35%,包括下肢水肿、颈静脉扩张和 S3 奔马律的体检结果,诊断的准确性也大约只有 50%[198]。

TTE 不仅局限于术前使用。TTE 比 TEE 更适用于术后清醒患者。术中 TTE 也具有很重要的作用。Markin 团队报道,20% 的 TTE 检查是在手术间用于术前血流动力学不稳定的患者。Shillcut 团队报道 80% 以上的 TTE 检查是在术中进行。术中 TEE 有禁忌时,或者 TEE 探头置入困难,或 TEE 影像获取困难时,TTE 可以取而代之。

经胸超声心动图基本操作

调查显示,非心脏专家也能成功地提供床边 TTE 技术。这些非心脏专家包括医学生[199,200]、中医内科住院医生[201]、急诊医生[202]、重症病房医生[47]、内科医生[203]、麻醉科住院医生[6]等。Kobal[9]等证明一年级的医学生通过床边超声进行心脏疾病诊断比主治医师不用超声进行诊断准确性更高。图像采集与解析的多元性造就了个体化的 TTE 技术。早期由于超声机器的庞大及操作复杂,后期小型化和便携化发展,使得超声移动及实时诊断成为现实。影像采集后可以与 TEE 评估血流动力学一样,不对血流动力学和预后做详尽的诊断,围手术期 TTE 只需要定性评估分析,降低了应用诊断的难度。

经过规范化的培训,麻醉医师可以被授权实施 TTE 技术,并可能用于临床实践中。虽然现在培训或授权麻醉医师实施 TTE 技术的标准尚无,但指南却可以起到支撑作用。美国心脏病学会指南建议在培训超声心动图时,TTE Ⅱ级水平的心脏专家,需至少完成 50 例 TEE 诊断方能授予 TEE 资

格[204]。据此认为,相同的标准也可适用于麻醉医师。通过基础图像采集、解析,以及 50 例病例实习后,麻醉医师也可以取得 TTE 从业资格。

接下来将探讨如何获取 TTE 图像。如 Shillcutt[3] 团队及 Markin[4] 团队所言,麻醉医生有必要进行超声检查,获取有助于围手术期管理的心血管影像资料。

1. 设备:相控阵型探头是必需的。任何进行 TEE 的机器都具有进行 TTE 的能力。床边的设备也能获取合适的影像资料用于定性分析。

2. 体位:获取胸骨旁的和顶部切面影像时,患者取完全左侧卧位,左臂完全松弛,垫于头下,以便于展开肋骨。获取左心室心尖部切面影像时,患者取校正的左侧卧位,尽量靠近床或担架边缘,或者轻微倾斜患者背部。尽管左侧卧位是最佳选择,但是仰卧位也能完成所有检查。肋骨下平面则需要患者取仰卧位,双腿弯曲,以松弛腹部肌肉。

3. 基本操作与评估

a. 胸骨旁长轴切面:

ⅰ. 操作:探头置于第三、四肋间隙,胸骨左缘,指示符指向左肩(图 46.14)。

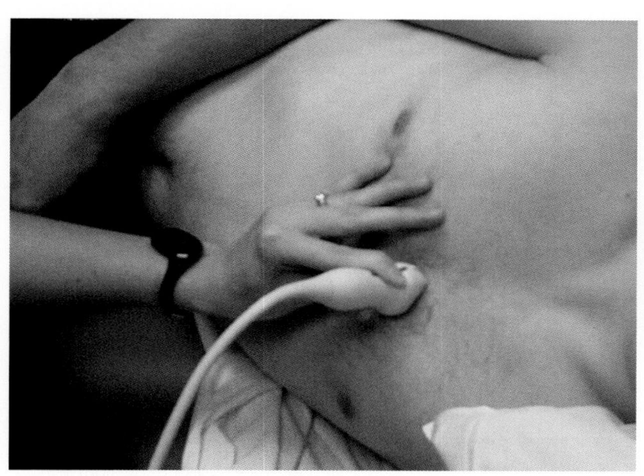

图 46.14 胸骨旁长轴超声心动图切面。患者左侧卧位,心脏贴于胸壁。探头置于第三或第四肋间隙,指示符朝向右肩

ⅱ. 评估:对于仰卧位或病态肥胖患者来说,该切面操作也容易掌握。可以提供右心室大小与功能、主动脉瓣功能、左心房大小、左心室大小与室壁厚度及功能。

b. 胸骨旁短轴切面:

ⅰ. 操作:从左心室长轴切面,将探头顺时针旋转 90°,指示符指向患者右肩(图 46.15)。上下倾斜探头,直到获取理想的左心室横切面影像。

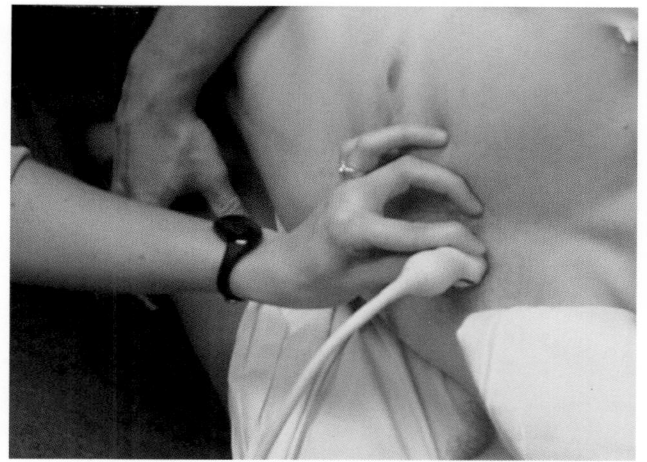

图 46.15 胸骨旁左心室短轴超声心动图切面。探头顺时针旋转大约 90°

ⅱ. 评估:随着探头角度的变换,基底段、中间段、心尖段横切面显示的左心室 16 个节段可用于评估室壁运动异常。左心室整体功能与充盈度也可清晰显示。通过向前倾斜探头(倾斜探头的"尾部"朝向心尖),也可获取主动脉瓣短轴切面。

c. 心尖四腔心切面:

ⅰ. 操作:探头置于最强心尖冲动点(图 46.16)。指示符指向 5 点钟方向。左心室心尖部则以最小路径直接出现在探头下,而不显示冠状窦或左心室流出道。

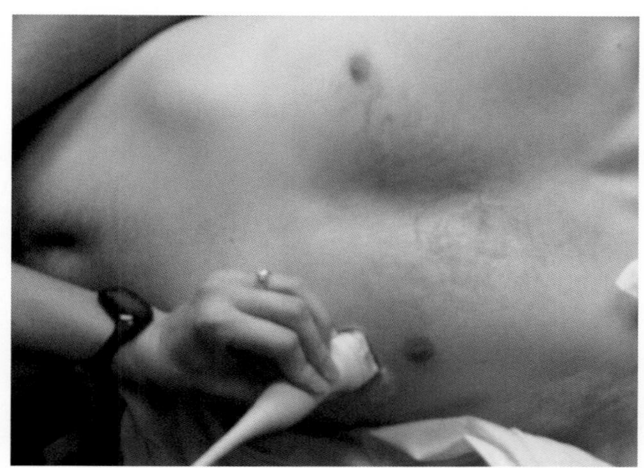

图 46.16 心尖四腔心切面。理想的探头位置应该是置于腋下最强心尖冲动点,探头标记点指向地面。由于术前床位的影响,较难获取这一理想体位。把探头置于乳头下方或接近乳头位置常能获得理想图像

ⅱ. 评估:该切面可评估左、右心室整体功能或局部功能、心腔大小、二尖瓣和三尖瓣功能。CFD 可以结合瓣膜图像及运动状态、血流情况进行评估。频谱多普勒可用来评估右心压力,即通过三尖瓣反流的连续多普勒血流图估测。结合多普勒血流情况测量二尖瓣流入处血流及反流情况,以及二尖瓣运动情况及舒张末期容积可以评估右心室舒张功能。轻微倾斜探头尾部朝向脚,可以获得五腔切面。PWD 测量左心室流出道可获得左心室流出道 VTI,并可以计算 SV。

d. 肋骨下四腔心切面:

ⅰ. 操作:患者仰卧位,屈膝,或者膝下垫枕头,以松弛腹肌。探头置于剑突下方,或略左,指示符指向患者左侧,接近水平位(图 46.17)。

ⅱ. 评估:该切面可很好地显露右心室,可很好地测量右心室厚度、功能和大小。在这个切面还可观察心包积液,发现心脏压塞(例如,心包内压迫右心房或右心室)。还可以观察测量左心室和房室瓣的大小。

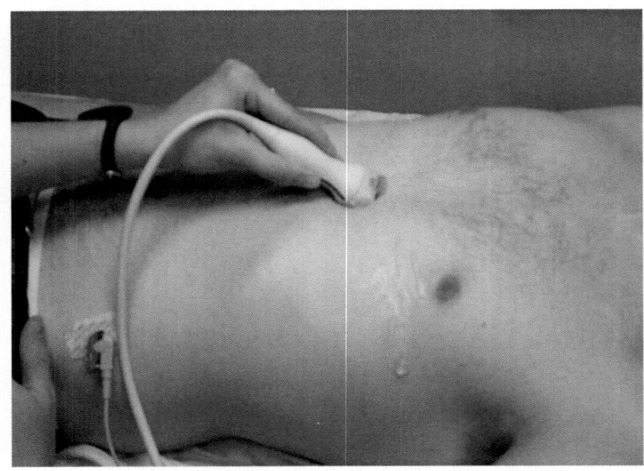

图 46.17 肋骨下四腔心切面。探头接近剑突下方，探头标记点指向患者身体右侧

总结

超声心动图，无论是 TTE 模式或 TEE 模式，都是通过动态图像检查诊断，它的可便携性对围手术期医生来说是极其简单实用的。对血流动力学不平稳患者可选择此诊断工具。超声心动图不仅限于急诊病历，还可作为一般的血流动力学监测手段，提供心脏血管状态信息，也可成为目标导向液体治疗的理想导向工具。术前的简单超声心动图检查，不再是心脏病专家专用，麻醉医生也可以用于指导术中和术后的麻醉管理，以降低围手术期的死亡率。

（韦慧君 官学海 莫毅洁 潘艳 译，黄爱兰 校）

参考文献

1. American Society of Anesthesiologists and Society of Cardiovascular Anesthesiologists Task Force on Transesophageal Echocardiography. Practice guidelines for perioperative transesophageal echocardiography: an updated report by the American Society of Anesthesiologists and the Society of Cardiovascular Anesthesiologists Task Force on Transesophageal Echocardiography. *Anesthesiology.* 2010;112:1084–1096.
2. Price S, Ilper H, Uddin S, et al. Peri-resuscitation echocardiography: training the novice practitioner. *Resuscitation.* 2010;81:1534–1539.
3. Shillcutt SK, Markin NW, Montzingo CR, Brakke TR. Use of rapid 'rescue' perioperative echocardiography to improve outcomes after hemodynamic instability in noncardiac surgical patients. *J Cardiothorac Vasc Anesth.* 2012;26:362–370.
4. Markin NW, Gmelch BS, Griffee MJ, et al. A review of 364 perioperative rescue echocardiograms: findings of an anesthesiologist-staffed perioperative echocardiography service. *J Cardiothorac Vasc Anesth.* 2015;29:82–88.
5. Reeves ST, Finley AC, Skubas NJ, et al. Basic perioperative transesophageal echocardiography examination: a consensus statement of the American Society of Echocardiography and the Society of Cardiovascular Anesthesiologists. *Anesth Analg.* 2013;117:543–558.
6. Cowie B, Kluger R. Evaluation of systolic murmurs using transthoracic echocardiography by anaesthetic trainees. *Anaesthesia.* 2011;66:785–790.
7. Royse CF, Haji DL, Faris JG, et al. Evaluation of the interpretative skills of participants of a limited transthoracic echocardiography training course (H.A.R.T. scan course). *Anaesth Intensive Care.* 2012;40:498–504.
8. Manasia AR, Nagaraj HM, Kodali RB, et al. Feasibility and potential clinical utility of goal-directed transthoracic echocardiography performed by noncardiologist intensivists using a small hand-carried device (SonoHeart) in critically ill patients. *J Cardiothorac Vasc Anesth.* 2005;19:155–159.
9. Kobal SL, Trento L, Baharami S, Tolstrup K. Comparison of effectiveness of hand-carried ultrasound to bedside cardiovascular physical examination. *Am J Cardiol.* 2005;96:1002–1006.
10. Miller JP, Lambert AS, Shapiro WA, et al. The adequacy of basic intraoperative transesophageal echocardiography performed by experienced anesthesiologists. *Anesth Analg.* 2001;92:1103–1110.
11. Feissel M, Michard F, Mangin I, et al. Respiratory changes in aortic blood velocity as an indicator of fluid responsiveness in ventilated patients with septic shock. *Chest.* 2001;119:867–873.
12. Stout KK, Verrier ED. Acute valvular regurgitation. *Circulation.* 2009;119:3232–3241.
13. Hagan PG, Nienaber CA, Isselbacher EM, et al. The International Registry of Acute Aortic Dissection (IRAD): new insights into an old disease. *JAMA.* 2000;283:897–903.
14. Shiga T, Wajima Z, Apfel CC, et al. Diagnostic accuracy of transesophageal echocardiography, helical computed tomography, and magnetic resonance imaging for suspected thoracic aortic dissection: systematic review and meta-analysis. *Arch Intern Med.* 2006;166:1350–1356.
15. Evangelista A, Flachskampf FA, Erbel R, et al. Echocardiography in aortic diseases: EAE recommendations for clinical practice. *Eur J Echocardiogr.* 2010;11:645–658.
16. Erbel R, Oelert H, Meyer J, et al. Effect of medical and surgical therapy on aortic dissection evaluated by transesophageal echocardiography: implications for prognosis and therapy. The European Cooperative Study Group on Echocardiography. *Circulation.* 1993;87:1604–1615.
17. Vilacosta I, San Roam JA, Aragoncillo P, et al. Penetrating atherosclerotic aortic ulcer: documentation by transesophageal echocardiography. *J Am Coll Cardiol.* 1998;32:83–89.
18. Reddy PS, Curtiss E I, Uretsky BF. Spectrum of hemodynamic changes in cardiac tamponade. *Am J Cardiol.* 1990;66:1487–1491.
19. Salem K, Mulji A, Lonn E. Echocardiographically guided pericardiocentesis: the gold standard for the management of pericardial effusion and cardiac tamponade. *Can J Cardiol.* 1999;15:1251–1255.
20. Denault AY, Haddad F, Jacobsohn E, Deschamps A. Perioperative right ventricular dysfunction. *Curr Opin Anaesthesiol.* 2013;26:71–81.
21. Zochios V, Jones N. Acute right heart syndrome in the critically ill patient. *Heart Lung Vessel.* 2014;6:157–170.
22. Sheehan F, Redington A. The right ventricle: anatomy, physiology and clinical imaging. *Heart.* 2008;94:1510–1515.
23. Drake D, Gupta R, Lloyd SG, Gupta H. Right ventricular function assessment: comparison of geometric and visual method to short-axis slice summation method. *Echocardiography.* 2007;24:1013–1019.
24. Rudski LG, Lai WW, Afilalo J, et al. Guidelines for the echocardiographic assessment of the right heart in adults: a report from the American Society of Echocardiography. *J Am Soc Echocardiogr.* 2010;23:685–713.
25. Lang RM, Bierig M, Devereux RB, et al. Recommendations for chamber quantification: a report from the American Society of Echocardiography's Guidelines and Standards Committee and the Chamber Quantification Writing Group, developed in conjunction with the European Association of Echocardiography, a branch of the European Society of Cardiology. *J Am Soc Echocardiogr.* 2005;18:1440–1463.
26. Goldhaber SZ, Visani L, De Rosa M. Acute pulmonary embolism: clinical outcomes in the International Cooperative Pulmonary Embolism Registry (ICOPER). *Lancet.* 1999;353:1386–1389.
27. Tapson VF. Acute pulmonary embolism. *N Engl J Med.* 2008;358:1037–1052.
28. Pavlidis AN, Kallistratos MS, Karamasis GV, et al. Diagnosis and risk stratification in acute pulmonary embolism: the role of echocardiography. *Rev Cardiovasc Med.* 2013;14:56–65.
29. Miniati M, Monti S, Pratali L, et al. Value of transthoracic echocardiography in the diagnosis of pulmonary embolism: results of a prospective study in unselected patients. *Am J Med.* 2001;110:528–535.
30. Visnjevac O, Pourafkari L, Nader ND. Role of perioperative monitoring in diagnosis of massive intraoperative cardiopulmonary embolism. *J Cardiovasc Thorac Res.* 2014;6:141–145.
31. Konstantinides S, Geibel A, Kasper W, et al. Patent foramen ovale is an important predictor of adverse outcome in patients with major pulmonary embolism. *Circulation.* 1998;97:1946–1951.
32. Ribeiro A, Juhlin-Dannfelt A, Brodin LA, et al. Pulmonary embolism: relation between the degree of right ventricle overload and the extent of perfusion defects. *Am Heart J.* 1998;135:868–874.
33. Kjaergaard J, Schaadt BK, Lund JO, Hassager C. Quantification of right ventricular function in acute pulmonary embolism: relation to extent of pulmonary perfusion defects. *Eur J Echocardiogr.* 2008;9:641–645.
34. Kjaergaard J, Schaadt BK, Lund JO, Hassager C. Prognostic importance of quantitative echocardiographic evaluation in patients suspected of first non-massive pulmonary embolism. *Eur J Echocardiogr.* 2009;10:89–95.
35. Chung T, Emmett L, Mansberg R, et al. Natural history of right ventricular dysfunction after acute pulmonary embolism. *J Am Soc Echocardiogr.* 2007;20:885–894.
36. Ribeiro A, Lindmarker P, Juhlin-Dannfelt A, et al. Echocardiography Doppler in pulmonary embolism: right ventricular dysfunction as a predictor of mortality rate. *Am Heart J.* 1997;134:479–487.
37. Sanchez O, Trinquart L, Colombet I, et al. Prognostic value of right ventricular dysfunction in patients with haemodynamically stable pulmonary embolism: a systematic review. *Eur Heart J.* 2008;29:1569–1577.
38. McConnell MV, Solomon SD, Rayan ME, et al. Regional right ventricular dysfunction detected by echocardiography in acute pulmonary embolism. *Am J Cardiol.* 1996;78:469–473.
39. Lodato JA, Ward RP, Lang RM. Echocardiographic predictors of pulmonary embolism in patients referred for helical CT. *Echocardiography.* 2008;25:584–590.
40. Haghi D, Sueselbeck T, Poerner T, et al. A novel regional right ventricular wall-motion abnormality observed in a case of acute pulmonary embolism (reverse McConnell sign). *J Am Soc Echocardiogr.* 2005;18:75–77.
41. Greco F, Bisignani G, Serafini O, et al. Successful treatment of right heart thromboemboli with IV recombinant tissue-type plasminogen activator during continuous echocardiographic monitoring: a case series report. *Chest.* 1999;116:78–82.
42. Gudmundsson P, Rydberg E, Winter R, Willenheimer R. Visually estimated left ventricular ejection fraction by echocardiography is closely correlated with formal quantitative methods. *Int J Cardiol.* 2005;101:209–212.
43. Shahgaldi K, Gudmundsson P, Manouras A, et al. Visually estimated ejection fraction by two dimensional and triplane echocardiography is closely correlated with quantitative ejection fraction by real-time three dimensional echocardiography. *Cardiovasc Ultrasound.* 2009;7:41.
44. van Royen N, Jaffe CC, Krumholz HM, et al. Comparison and reproducibility of visual echocardiographic and quantitative radionuclide left ventricular ejection fractions. *Am J Cardiol.* 1996;77:843–850.
45. Mueller X, Stauffer JC, Jaussi A, et al. Subjective visual echocardiographic estimate of left ventricular ejection fraction as an alternative to conventional echocardiographic methods: comparison with contrast angiography. *Clin Cardiol.* 1991;14:898–902.
46. Jensen-Urstad K, Bouvier H, Höjer J, et al. Comparison of different echocardiographic methods with radionuclide imaging for measuring left ventricular ejection fraction during acute myocardial infarction treated by thrombolytic therapy. *Am J Cardiol.* 1998;81:538–544.
47. Haji DL, Royse A, Royse CF. Review article: clinical impact of non-cardiologist-performed transthoracic echocardiography in emergency medicine, intensive care medicine and anaesthesia. *Emerg Med Australas.* 2012;25:4–12.
48. Benjamin E, Griffin K, Leibowitz AB, et al. Goal-directed transesophageal echocardiography performed by intensivists to assess left ventricular function: comparison with pulmonary artery catheterization. *J Cardiothorac Vasc Anesth.* 1998;12:10–15.
49. Moore CL, Rose GA, Tayal VS, et al. Determination of left ventricular function by emergency physician echocardiography of hypotensive patients. *Acad Emerg Med.* 2002;9:186–193.
50. Skarvan K, Lambert A, Filipovic M, Seeberger M. Reference values for left ventricular function in subjects under general anaesthesia and controlled ventilation assessed by two-dimensional transoesophageal echocardiography. *Eur J Anaesthesiol.* 2001;18:713–722.
51. Akinboboye O, Sumner J, Gopal A, et al. Visual estimation of ejection fraction by two-dimensional echocardiography: the learning curve. *Clin Cardiol.* 1995;18:726–729.
52. Rouine-Rapp K, Ionescu P, Balea M, et al. Detection of intraoperative segmental wall-motion abnormalities by transesophageal echocardiography: the incremental value of additional cross sections in the transverse and longitudinal planes. *Anesth Analg.* 1996;83:1141.
53. Davierwala PM, Verevkin A, Leontyev S, et al. Impact of expeditious management of perioperative myocardial ischemia in patients undergoing isolated coronary artery bypass surgery. *Circulation.* 2013;128(suppl 1):S226–S234.
54. Hauser AM, Gangadharan V, Ramos RG, et al. Sequence of mechanical, electrocardiographic and clinical effects of repeated coronary artery occlusion in human beings: echocardiographic observations during coronary angioplasty. *J Am Coll Cardiol.* 1985;5:193–197.
55. Wohlgelernter D, Cleman M, Highman HA, et al. Regional myocardial dysfunction during coronary angioplasty: evaluation by two-dimensional echocardiography and 12 lead electrocardiography. *J Am Coll Cardiol.* 1986;7:1245–1254.
56. Seeberger MD, Skarvan K, Buser P, et al. Dobutamine stress echocardiography to detect inducible demand ischemia in anesthetized patients with coronary artery disease. *Anesthesiology.* 1998;88:1233–1239.
57. Underwood S. Imaging techniques for the assessment of myocardial hibernation: report of a study group of the European Society of Cardiology. *Eur Heart J.* 2004;25:815–836.
58. Wang J, Filipovic M, Rudzitis A, et al. Transesophageal echocardiography for monitoring segmental

wall motion during off-pump coronary artery bypass surgery. *Anesth Analg*. 2004;99:965–973.
59. Romero-Bermejo FJ, Ruiz-Bailen M, Gil-Cebrian J, Huertos-Ranchal MJ. Sepsis-induced cardiomyopathy. *Curr Cardiol Rev*. 2011;7:163–183.
60. Vieillard-Baron A, Caille V, Charron C, et al. Actual incidence of global left ventricular hypokinesia in adult septic shock. *Crit Care Med*. 2008;36:1701–1706.
61. Chockalingam A, Mehra A, Dorairajan S, Dellsperger KC. Acute left ventricular dysfunction in the critically ill. *Chest*. 2010;138:198–207.
62. Izumi Y. Drug-induced takotsubo cardiomyopathy. *Heart Fail Clin*. 2013;9:225–231.
63. Tranter MH, Wright PT, Sikkel MB, Lyon AR. Takotsubo cardiomyopathy: the pathophysiology. *Heart Fail Clin*. 2013;9:187–196, viii–ix.
64. Lyon AR, Rees P, Prasad S, et al. Stress (takotsubo) cardiomyopathy: a novel pathophysiological hypothesis to explain catecholamine-induced acute myocardial stunning. *Nat Clin Pract Cardiovasc Med*. 2008;5:22–29.
65. Hurst RT, Prasad A, Askew JW, et al. Takotsubo cardiomyopathy: a unique cardiomyopathy with variable ventricular morphology. *JACC Cardiovasc Imaging*. 2010;3:641–649.
66. Doi YL, McKenna WJ, Oakley CM, Goodwin JF. Pseudo'systolic anterior motion in patients with hypertensive heart disease. *Eur Heart J*. 1983;4:838–845.
67. Maraud L, Gin H, Roudaut R, et al. Echocardiographic study of left ventricular function in type 1 diabetes mellitus: hypersensitivity of beta-adrenergic stimulation. *Diabetes Res Clin Pract*. 1991;11:161–168.
68. Hrovatin E, Piazza R, Pavan D, et al. Dynamic left ventricular outflow tract obstruction in the setting of acute anterior myocardial infarction: a serious and potentially fatal complication? *Echocardiography*. 2002;19:449–455.
69. Haley JH, Sinak LJ, Tajik AJ, et al. Dynamic left ventricular outflow tract obstruction in acute coronary syndromes: an important cause of new systolic murmur and cardiogenic shock. *Mayo Clin Proc*. 2011;74:901–906.
70. Gölbaşi Z, Sakalli M, Çiçek D, Aydoğdu S. Dynamic left ventricular outflow tract obstruction in a patient with pheochromocytoma. *Jpn Heart J*. 1999;40:831–835.
71. Chandrasegaram MD, Celermajer DS, Wilson MK. Apical ballooning syndrome complicated by acute severe mitral regurgitation with left ventricular outflow obstruction: case report. *J Cardiothorac Surg*. 2007;2:14.
72. Brunetti ND, Ieva R, Rossi G, et al. Ventricular outflow tract obstruction, systolic anterior motion and acute mitral regurgitation in Tako-Tsubo syndrome. *Int J Cardiol*. 2008;127:e152–e157.
73. Aurigemma G, Battista S, Orsinelli D, et al. Abnormal left ventricular intracavitary flow acceleration in patients undergoing aortic valve replacement for aortic stenosis: a marker for high postoperative morbidity and mortality. *Circulation*. 1992;86:926–936.
74. Jebara VA, Mihaileanu S, Acar C, et al. Left ventricular outflow tract obstruction after mitral valve repair: results of the sliding leaflet technique. *Circulation*. 1993;88:II30–II34.
75. Auer J, Berent R, Weber T, et al. Catecholamine therapy inducing dynamic left ventricular outflow tract obstruction. *Int J Cardiol*. 2005;101:325–328.
76. Mingo S, Benedicto A, Jimenez MC, et al. Dynamic left ventricular outflow tract obstruction secondary to catecholamine excess in a normal ventricle. *Int J Cardiol*. 2006;112:393–396.
77. Wigle ED, Rakowski H, Kimball BP, Williams WG. Hypertrophic cardiomyopathy: clinical spectrum and treatment. *Circulation*. 1995;92:1680–1692.
78. Sherrid MV, Gunsburg DZ, Moldenhauer S, Pearle G. Systolic anterior motion begins at low left ventricular outflow tract velocity in obstructive hypertrophic cardiomyopathy. *J Am Coll Cardiol*. 2000;36:1344–1354.
79. Royse CF. Ultrasound-guided haemodynamic state assessment. *Best Pract Res Clin Anaesthesiol*. 2009;23:273–283.
80. Cohen GI, White M, Sochowski RA, et al. Reference values for normal adult transesophageal echocardiographic measurements. *J Am Soc Echocardiogr*. 1995;8:221–230.
81. Royse CF, Barrington MJ, Royse AG. Transesophageal echocardiography values for left ventricular end-diastolic area and pulmonary vein and mitral inflow Doppler velocities in patients undergoing coronary artery bypass graft surgery. *J Cardiothorac Vasc Anesth*. 2000;14:130–132.
82. Clements FM, Harpole DH, Quill T, et al. Estimation of left ventricular volume and ejection fraction by two-dimensional transoesophageal echocardiography: comparison of short axis imaging and simultaneous radionuclide angiography. *Br J Anaesth*. 1990;64:331–336.
83. Schmidlin D, Jenni R, Schmid ER. Transesophageal echocardiographic area and Doppler flow velocity measurements: comparison with hemodynamic changes in coronary artery bypass surgery. *J Cardiothorac Vasc Anesth*. 1999;13:143–149.
84. Ryan T, Burwash I, Lu J, et al. The agreement between ventricular volumes and ejection fraction by transesophageal echocardiography or a combined radionuclear and thermodilution technique in patients after coronary artery surgery. *J Cardiothorac Vasc Anesth*. 1996;10:323–328.
85. Declerck C, Hillel G, Shih H, et al. A comparison of left ventricular performance indices measured by transesophageal echocardiography with automated border detection. *Anesthesiology*. 1998;89:341–349.
86. Dalibon N, Schlumberger S, Saada M, et al. Haemodynamic assessment of hypovolaemia under general anaesthesia in pigs submitted to graded haemorrhage and retransfusion. *Br J Anaesth*. 1999;82:97–103.
87. Swenson JD, Harkin C, Pace NL, et al. Transesophageal echocardiography: an objective tool in defining maximum ventricular response to intravenous fluid therapy. *Anesth Analg*. 1996;83:1149–1153.
88. Reich DL, Konstadt SN, Nejat M, et al. Intraoperative transesophageal echocardiography for the detection of cardiac preload changes induced by transfusion and phlebotomy in pediatric patients. *Anesthesiology*. 1993;79:10–15.
89. Cheung AT, Savino JS, Weiss SJ, et al. Echocardiographic and hemodynamic indexes of left ventricular preload in patients with normal and abnormal ventricular function. *Anesthesiology*. 1994;81:376–387.
90. Greim CA, Roewer N, Apfel C, et al. Relation of echocardiographic preload indices to stroke volume in critically ill patients with normal and low cardiac index. *Intensive Care Med*. 1997;23:411–416.
91. Swenson J, Bull J, Stringham J. Subjective assessment of left ventricular preload using transesophageal echocardiography: corresponding pulmonary artery occlusion pressures. *J Cardiothorac Vasc Anesth*. 2001;15:580–583.
92. Tousignant CP, Walsh F, Mazer CD. The use of transesophageal echocardiography for preload assessment in critically ill patients. *Anesth Analg*. 2000;90:351.
93. Leung JM, Levine EH. Left ventricular end-systolic cavity obliteration as an estimate of intraoperative hypovolemia. *Anesthesiology*. 1994;81:1102.
94. van Daele ME, Trouwborst A, van Woerkens LC, et al. Transesophageal echocardiographic monitoring of preoperative acute hypervolemic hemodilution. *Anesthesiology*. 1994;81:602–609.
95. Quiñones MA, Otto CM, Stoddard M, et al. Recommendations for quantification of Doppler echocardiography: a report from the Doppler Quantification Task Force of the Nomenclature and Standards Committee of the American Society of Echocardiography. *J Am Soc Echocardiogr*. 2002;15:167–184.
96. Lewis JF, Kuo LC, Nelson JG, et al. Pulsed Doppler echocardiographic determination of stroke volume and cardiac output: clinical validation of two new methods using the apical window. *Circulation*. 1984;70:425–431.
97. Stoddard MF, Prince CR, Ammash N, et al. Pulsed Doppler transesophageal echocardiographic determination of cardiac output in human beings: comparison with thermodilution technique. *Am Heart J*. 1993;126:956–962.
98. Marik PE, Cavallazzi R, Vasu T, Hirani A. Dynamic changes in arterial waveform derived variables and fluid responsiveness in mechanically ventilated patients: a systematic review of the literature. *Crit Care Med*. 2009;37:2642–2647.
99. Michard F, Teboul JL. Using heart-lung interactions to assess fluid responsiveness during mechanical ventilation. *Crit Care*. 2000;4:282–289.
100. Choi DY, Kwak HJ, Park HY, et al. Respiratory variation in aortic blood flow velocity as a predictor of fluid responsiveness in children after repair of ventricular septal defect. *Pediatr Cardiol*. 2010;31:1166–1170.
101. Renner J, Broch O, Gruenewald M, et al. Non-invasive prediction of fluid responsiveness in infants using pleth variability index. *Anaesthesia*. 2011;66:582–589.
102. Broch O, Renner J, Gruenewald M, Meybohm P. Variation of left ventricular outflow tract velocity and global end-diastolic volume index reliably predict fluid responsiveness in cardiac surgery patients. *J Crit Care*. 2012;27:325.e7–325.e13.
103. Vieillard-Baron A, Chergui K, Rabiller A, et al. Superior vena caval collapsibility as a gauge of volume status in ventilated septic patients. *Intensive Care Med*. 2004;30:1734–1739.
104. Vatner SF. Effects of anesthesia on cardiovascular control mechanisms. *Environ Health Perspect*. 1978;26:193–223.
105. Canty DJ, Royse CF, Kilpatrick D, et al. The impact on cardiac diagnosis and mortality of focused transthoracic echocardiography in hip fracture surgery patients with increased risk of cardiac disease: a retrospective cohort study. *Anaesthesia*. 2012;67:1202–1209.
106. Kolev N, Brase R, Swanevelder J, et al. The influence of transoesophageal echocardiography on intra-operative decision making: a European multicentre study. European Perioperative TOE Research Group. *Anaesthesia*. 1998;53:767–773.
107. Suriani RJ, Neustein S, Shore-Lesserson L, Konstadt S. Intraoperative transesophageal echocardiography during noncardiac surgery. *J Cardiothorac Vasc Anesth*. 1998;12:274–280.
108. Suriani RJ, Cutrone A, Feierman D, Konstadt S. Intraoperative transesophageal echocardiography during liver transplantation. *J Cardiothorac Vasc Anesth*. 1996;10:699–707.
109. Brandt RR, Oh JK, Abel MD, et al. Role of emergency intraoperative transesophageal echocardiography. *J Am Soc Echocardiogr*. 1998;11:972–977.
110. Schulmeyer MC, Santelices E, Vega R, Schmied S. Impact of intraoperative transesophageal echocardiography during noncardiac surgery. *J Cardiothorac Vasc Anesth*. 2006;20:768–771.
111. Hofer CK, Zollinger A, Rak M, et al. Therapeutic impact of intra-operative transoesophageal echocardiography during noncardiac surgery. *Anaesthesia*. 2004;59:3–9.
112. Oh JK, Seward JB, Khandheria BK, et al. Transesophageal echocardiography in critically ill patients. *Am J Cardiol*. 1990;66:1492–1495.
113. Sohn DW, Shin GJ, Oh JK, et al. Role of transesophageal echocardiography in hemodynamically unstable patients. *Mayo Clin Proc*. 1995;70:925–931.
114. Costachescu T, Denault A, Guimond JG, et al. The hemodynamically unstable patient in the intensive care unit: hemodynamic vs. transesophageal echocardiographic monitoring. *Crit Care Med*. 2002;30:1214–1223.
115. Hüttemann E, Schelenz C, Kara F, et al. The use and safety of transoesophageal echocardiography in the general ICU: a minireview. *Acta Anaesthesiol Scand*. 2004;48:827–836.
116. Denault AY, Couture P, McKenty S, et al. Perioperative use of transesophageal echocardiography by anesthesiologists: impact in noncardiac surgery and in the intensive care unit. *Can J Anaesth*. 2002;49:287–293.
117. Kallmeyer IJ, Collard CD, Fox JA, et al. The safety of intraoperative transesophageal echocardiography: a case series of 7200 cardiac surgical patients. *Anesth Analg*. 2001;92:1126–1130.
118. Min JK, Spencer KT, Furlong KT, et al. Clinical features of complications from transesophageal echocardiography: a single-center case series of 10,000 consecutive examinations. *J Am Soc Echocardiogr*. 2005;18:925–929.
119. Iafrati MD, Gordon G, Staples MH, et al. Transesophageal echocardiography for hemodynamic management of thoracoabdominal aneurysm repair. *Am J Surg*. 1993;166:179–185.
120. Gewertz BL, Krenser PC, Zarins CK, et al. Transesophageal echocardiographic monitoring of myocardial ischemia during vascular surgery. *J Vasc Surg*. 1987;5:607–613.
121. Harpole DH, Clements FM, Quill T, et al. Right and left ventricular performance during and after abdominal aortic aneurysm repair. *Ann Surg*. 1989;209:356–362.
122. Aadahl P, Saether OD, Aakhus S, et al. The importance of transesophageal echocardiography during surgery of the thoracic aorta. *Eur J Vasc Endovasc Surg*. 1996;12:401–406.
123. Orihashi K, Matsuura Y, Sueda T, et al. Echocardiography-assisted surgery in transaortic endovascular stent grafting: role of transesophageal echocardiography. *J Thorac Cardiovasc Surg*. 2000;120:672–678.
124. Swaminathan M, Lineberger CK, McCann RL, Mathew JP. The importance of intraoperative transesophageal echocardiography in endovascular repair of thoracic aortic aneurysms. *Anesth Analg*. 2003;97:1566–1572.
125. Fattori R, Caldarera I, Rapezzi C, et al. Primary endoleakage in endovascular treatment of the thoracic aorta: importance of intraoperative transesophageal echocardiography. *J Thorac Cardiovasc Surg*. 2000;120:490–495.
126. Gonzalez-Fajardo JA, Gutierrez V, San Roman JA, et al. Utility of intraoperative transesophageal echocardiography during endovascular stent-graft repair of acute thoracic aortic dissection. *Ann Vasc Surg*. 2002;16:297–303.
127. Rapezzi C, Rocchi G, Fattori R, et al. Usefulness of transesophageal echocardiographic monitoring to improve the outcome of stent-graft treatment of thoracic aortic aneurysms. *Am J Cardiol*. 2001;87:315–319.
128. Shapiro MJ, Yanofsky SD, Trapp J, et al. Cardiovascular evaluation in blunt thoracic trauma using transesophageal echocardiography (TEE). *J Trauma*. 1991;31.
129. García-Fernández MA, López-Pérez JM, Pérez-Castellano N, et al. Role of transesophageal echocardiography in the assessment of patients with blunt chest trauma: correlation of echocardiographic findings with the electrocardiogram and creatine kinase monoclonal antibody measurements. *Am Heart J*. 1998;135:476–481.
130. Weiss RL, Brier JA, O'Connor W, et al. The usefulness of transesophageal echocardiography in diagnosing cardiac contusions. *Chest*. 1996;109:73–77.
131. Vignon P, Guéret P, Vedrinne JM, et al. Role of transesophageal echocardiography in the diagnosis and management of traumatic aortic disruption. *Circulation*. 1995;92:2959–2968.
132. Goarin JP, Cluzel P, Gosgnach M, et al. Evaluation of transesophageal echocardiography for diagnosis of traumatic aortic injury. *Anesthesiology*. 2000;93:1373–1377.
133. Plummer D, Brunette D, Asinger R, Ruiz E. Emergency department echocardiography improves outcome in penetrating cardiac injury. *Ann Emerg Med*. 1992;21:709–712.
134. Ellis JE, Lichtor JL, Feinstein SB, et al. Right heart dysfunction, pulmonary embolism, and paradoxical embolization during liver transplantation: a transesophageal two-dimensional echocardiographic study. *Anesth Analg*. 1989;68:777–782.
135. Krenn CG, Hoda R, Nikolic A, et al. Assessment of ventricular contractile function during orthotopic liver transplantation. *Transpl Int*. 2004;17:101–104.
136. Reference deleted in review.
137. Loxdale SJ, Sneyd JR, Donovan A, et al. The role of routine pre-operative bedside echocardiography in detecting aortic stenosis in patients with a hip fracture. *Anaesthesia*. 2012;67:51–54.
138. Koessler MJ, Fabiani R, Hamer H, Pitto RP. The clinical relevance of embolic events detected by transesophageal echocardiography during cemented total hip arthroplasty: a randomized clinical trial. *Anesth Analg*. 2001;92:49–55.
139. Propst JW, Siegel LC, Schnittger I, et al. Segmental wall motion abnormalities in patients undergoing total hip replacement: correlations with intraoperative events. *Anesth Analg*. 1993;77:743–749.
140. Hagio K, Sugano N, Takashina M, et al. Embolic events during total hip arthroplasty: an echocardiographic study. *J Arthroplasty*. 2003;18:186–192.
141. Soliman DE, Maslow AD, Bokesch PM, et al. Transoesophageal echocardiography during scoliosis repair: comparison with CVP monitoring. *Can J Anaesth*. 1998;45:925–932.
142. Kwapisz MM, Deinsberger W, Müller M, et al. Transesophageal echocardiography as a guide for patient positioning before neurosurgical procedures in semi-sitting position. *J Neurosurg Anesthesiol*. 2004;16:277–281.
143. Derouin M, Couture P, Boudreault D, et al. Detection of gas embolism by transesophageal echocardiography during laparoscopic cholecystectomy. *Anesth Analg*. 1996;82:119–124.
144. Fahy BG, Hasnain JU, Flowers JL, et al. Transesophageal echocardiographic detection of gas embolism and cardiac valvular dysfunction during laparoscopic nephrectomy. *Anesth Analg*. 1999;88:

500–504.

145. Barletta G, Del Bene MR, Palminiello A, Fantini F. Left-ventricular diastolic dysfunction during pneumonectomy: a transesophageal echocardiographic study. *Thorac Cardiovasc Surg.* 1996;44:92–96.
146. Sigman DB, Hasnain JU, Del Pizzo JJ, Sklar GN. Real-time transesophageal echocardiography for intraoperative surveillance of patients with renal cell carcinoma and vena caval extension undergoing radical nephrectomy. *J Urol.* 1999;161:36–38.
147. Treiger BF, Humphrey LS, Peterson CV Jr, et al. Transesophageal echocardiography in renal cell carcinoma: an accurate diagnostic technique for intracaval neoplastic extension. *J Urol.* 1991;145:1138–1140.
148. Sandham JD, Hull RD, Brant RF, et al. A randomized, controlled trial of the use of pulmonary-artery catheters in high-risk surgical patients. *N Engl J Med.* 2003;348:5–14.
149. Richard C, Warszawski J, Anguel N, et al. Early use of the pulmonary artery catheter and outcomes in patients with shock and acute respiratory distress syndrome: a randomized controlled trial. *JAMA.* 2003;290:2713–2720.
150. Buhre W, Weyland A, Schorn B, et al. Changes in central venous pressure and pulmonary capillary wedge pressure do not indicate changes in right and left heart volume in patients undergoing coronary artery bypass surgery. *Eur J Anaesthesiol.* 1999;16:11–17.
151. Dennis JW, Menawat SS, Sobowale OO. Superiority of end-diastolic volume and ejection fraction measurements over wedge pressures in evaluating cardiac function during aortic reconstruction. *J Vasc Surg.* 1992;16:372–377.
152. Tuman KJ, McCarthy RJ, Spiess BD, et al. Effect of pulmonary artery catheterization on outcome in patients undergoing coronary artery surgery. *Anesthesiology.* 1989;70:199–206.
153. Bender JS, Smith-Meek MA, Jones CE. Routine pulmonary artery catheterization does not reduce morbidity and mortality of elective vascular surgery: results of a prospective, randomized trial. *Ann Surg.* 1997;226:229–236, discussion 236–7.
154. Shah MR, Hasselblad V, Stevenson LW, et al. Impact of the pulmonary artery catheter in critically ill patients: meta-analysis of randomized clinical trials. *JAMA.* 2005;294:1664–1670.
155. Ivanov RI, Allen J, Sandham JD, Calvin JE. Pulmonary artery catheterization: a narrative and systematic critique of randomized controlled trials and recommendations for the future. *New Horiz.* 1997;5:268–276.
156. Rajaram SS, Desai NK, Kalra A, et al. Pulmonary artery catheters for adult patients in intensive care. *Cochrane Database Syst Rev.* 2013;(2):CD003408.
157. Kumar A, Anel R, Bunnell E, et al. Pulmonary artery occlusion pressure and central venous pressure fail to predict ventricular filling volume, cardiac performance, or the response to volume infusion in normal subjects. *Crit Care Med.* 2004;32:691–699.
158. Garland A, Connors AF Jr. Indwelling arterial catheters in the intensive care unit: necessary and beneficial, or a harmful crutch? *Am J Respir Crit Care Med.* 2010;182:133–134.
159. Pedersen T, Nicholson A, Hovhannisyan K, et al. Pulse oximetry for perioperative monitoring. *Cochrane Database Syst Rev.* 2014;(3):CD002013.
160. Pedersen T, Møller AM, Pedersen BD. Pulse oximetry for perioperative monitoring: systematic review of randomized, controlled trials. *Anesth Analg.* 2003;96:426–431, table of contents.
161. Waldron NH, Miller TE, Gan TJ. Perioperative goal-directed therapy. *J Cardiothorac Vasc Anesth.* 2014;28:1635–1641.
162. Hamilton-Davies C, Mythen MG, Salmon JB, et al. Comparison of commonly used clinical indicators of hypovolaemia with gastrointestinal tonometry. *Intensive Care Med.* 1997;23:276–281.
163. Marik PE. The demise of early goal-directed therapy for severe sepsis and septic shock. *Acta Anaesthesiol Scand.* 2015;59:561–567.
164. Walsh SR, Tang T, Bass S, Gaunt ME. Doppler-guided intra-operative fluid management during major abdominal surgery: systematic review and meta-analysis. *Int J Clin Pract.* 2008;62:466–470.
165. Abbas SM, Hill AG. Systematic review of the literature for the use of oesophageal Doppler monitor for fluid replacement in major abdominal surgery. *Anaesthesia.* 2008;63:44–51.
166. Brienza N, Giglio MT, Marucci M, Fiore T. Does perioperative hemodynamic optimization protect renal function in surgical patients? A meta-analytic study. *Crit Care Med.* 2009;37:2079–2090.
167. Hamilton MA, Cecconi M, Rhodes A. A systematic review and meta-analysis on the use of preemptive hemodynamic intervention to improve postoperative outcomes in moderate and high-risk surgical patients. *Anesth Analg.* 2011;112:1392–1402.
168. Rhodes A, Cecconi M, Hamilton M, et al. Goal-directed therapy in high-risk surgical patients: a 15-year follow-up study. *Intensive Care Med.* 2010;36:1327–1332.
169. Marcucci C, Lauer R, Mahajan A. New echocardiographic techniques for evaluating left ventricular myocardial function. *Semin Cardiothorac Vasc Anesth.* 2008;12:228–247.
170. St. John Sutton MG, Plappert T, Rahmouni H. Assessment of left ventricular systolic function by echocardiography. *Heart Fail Clin.* 2009;5:177–190.
171. Dittoe N, Stultz D, Schwartz BP, Hahn HS. Quantitative left ventricular systolic function: from chamber to myocardium (annotated). *Crit Care Med.* 2007;35(suppl):S330–S339.
172. Muller L, Toumi M, Bousquet PJ, et al. An increase in aortic blood flow after an infusion of 100 ml colloid over 1 minute can predict fluid responsiveness: the mini-fluid challenge study. *Anesthesiology.* 2011;115:541–547.
173. Roche AM, Miller TE, Gan TJ. Goal-directed fluid management with trans-oesophageal Doppler. *Best Pract Res Clin Anaesthesiol.* 2009;23:327–334.
174. Caille V, Jabot J, Belliard G, et al. Hemodynamic effects of passive leg raising: an echocardiographic study in patients with shock. *Intensive Care Med.* 2008;34:1239–1245.
175. Jabot J, Teboul JL, Richard C, Monnet X. Passive leg raising for predicting fluid responsiveness: importance of the postural change. *Intensive Care Med.* 2008;35:85–90.
176. Boulain T, Achard JM, Teboul JL, et al. Changes in BP induced by passive leg raising predict response to fluid loading in critically ill patients. *Chest.* 2002;121:1245–1252.
177. Monnet X, Rienzo M, Osman D, et al. Passive leg raising predicts fluid responsiveness in the critically ill. *Crit Care Med.* 2006;34:1402–1407.
178. Starling EH. On the absorption of fluids from the connective tissue spaces. *J Physiol.* 1896;19:312–326.
179. Ware LB, Matthay MA. Clinical practice: acute pulmonary edema. *N Engl J Med.* 2005;353:2788–2796.
180. Bouhemad B, Nicolas-Robin A, Benois A, et al. Echocardiographic Doppler assessment of pulmonary capillary wedge pressure in surgical patients with postoperative circulatory shock and acute lung injury. *Anesthesiology.* 2003;98:1091–1100.
181. Ritzema JL, Richards AM, Crozier IG, et al. Serial Doppler echocardiography and tissue Doppler imaging in the detection of elevated directly measured left atrial pressure in ambulant subjects with chronic heart failure. *JACC Cardiovasc Imaging.* 2011;4:927–934.
182. Trouillet JL, Combes A, Arnoul F. Tissue Doppler imaging estimation of pulmonary artery occlusion pressure in ICU patients. *Intensive Care Med.* 2004;30:75–81.
183. Dokainish H, Zoghbi WA, Lakkis NM, et al. Optimal noninvasive assessment of left ventricular filling pressures: a comparison of tissue Doppler echocardiography and B-type natriuretic peptide in patients with pulmonary artery catheters. *Circulation.* 2004;109:2432–2439.
184. Kuecherer HF, Muhiudeen IA, Kusumoto FM, et al. Estimation of mean left atrial pressure from transesophageal pulsed Doppler echocardiography of pulmonary venous flow. *Circulation.* 1990;82:1127–1139.
185. Boussuges A, Blanc P, Molenat F, et al. Evaluation of left ventricular filling pressure by transthoracic Doppler echocardiography in the intensive care unit. *Crit Care Med.* 2002;30:362–367.
186. Kinnaird TD, Thompson CR, Munt BI. The deceleration time of pulmonary venous diastolic flow is more accurate than the pulmonary artery occlusion pressure in predicting left atrial pressure. *J Am Coll Cardiol.* 2001;37:2025–2030.
187. Fleisher LA, Fleischmann KE, Auerbach AD, et al. 2014 ACC/AHA guideline on perioperative cardiovascular evaluation and management of patients undergoing noncardiac surgery: a report of the American College of Cardiology/American Heart Association Task Force on Practice Guidelines. *J Am Coll Cardiol.* 2014;64:e77–e137.
188. American College of Cardiology Foundation Appropriate Use Criteria Task Force, American Society of Echocardiography, American Heart Association, et al. ACCF/ASE/AHA/ASNC/HFSA/HRS/SCAI/SCCM/SCCT/SCMR 2011 appropriate use criteria for echocardiography: a report of the American College of Cardiology Foundation Appropriate Use Criteria Task Force, American Society of Echocardiography, American Heart Association, American Society of Nuclear Cardiology, Heart Failure Society of America, Heart Rhythm Society, Society for Cardiovascular Angiography and Interventions, Society of Critical Care Medicine, Society of Cardiovascular Computed Tomography, Society for Cardiovascular Magnetic Resonance American College of Chest Physicians. *J Am Soc Echocardiogr.* 2011;24:229–267.
189. Cowie B. Focused transthoracic echocardiography predicts perioperative cardiovascular morbidity. *J Cardiothorac Vasc Anesth.* 2012;26(1–6):989–993.
190. Rohde LE, Polanczyk CA, Goldman L, et al. Usefulness of transthoracic echocardiography as a tool for risk stratification of patients undergoing major noncardiac surgery. *Am J Cardiol.* 2001;87:505–509.
191. Kontos MC, Brath LK, Akosah KO, Mohanty PK. Cardiac complications in noncardiac surgery: relative value of resting two-dimensional echocardiography and dipyridamole thallium imaging. *Am Heart J.* 1996;132:559–566.
192. Takase B, Younis LT, Byers SL, et al. Comparative prognostic value of clinical risk indexes, resting two-dimensional echocardiography, and dipyridamole stress thallium-201 myocardial imaging for perioperative cardiac events in major nonvascular surgery patients. *Am Heart J.* 1993;126:1099–1106.
193. Canty DJ, Royse CF, Kilpatrick D, et al. The impact of pre-operative focused transthoracic echocardiography in emergency non-cardiac surgery patients with known or risk of cardiac disease. *Anaesthesia.* 2012;67:714–720.
194. Canty DJ, Royse CF, Kilpatrick D, et al. The impact of focused transthoracic echocardiography in the pre-operative clinic. *Anaesthesia.* 2012;67:618–625.
195. Canty DJ, Royse CF. Audit of anaesthetist-performed echocardiography on perioperative management decisions for non-cardiac surgery. *Br J Anaesth.* 2009;103:352–358.
196. Cowie B. Three years' experience of focused cardiovascular ultrasound in the peri-operative period. *Anaesthesia.* 2011;66:268–273.
197. Cowie B. Focused cardiovascular ultrasound performed by anesthesiologists in the perioperative period: feasible and alters patient management. *J Cardiothorac Vasc Anesth.* 2009;23:450–456.
198. Fonseca C, Morais H, Mota T, et al. The diagnosis of heart failure in primary care: value of symptoms and signs. *Eur J Heart Fail.* 2004;6:795–800, 821–822.
199. Stokke TM, Ruddox V, Sarvari SI, et al. Brief group training of medical students in focused cardiac ultrasound may improve diagnostic accuracy of physical examination. *J Am Soc Echocardiogr.* 2014;27:1238–1246.
200. Decara JM, Kirkpatrick JN, Spencer KT, et al. Use of hand-carried ultrasound devices to augment the accuracy of medical student bedside cardiac diagnoses. *J Am Soc Echocardiogr.* 2005;18:257–263.
201. Croft LB, Duvall WL, Goldman ME. A pilot study of the clinical impact of hand-carried cardiac ultrasound in the medical clinic. *Echocardiography.* 2006;23:439–446.
202. Randazzo MR, Snoey ER, Levitt MA, Binder K. Accuracy of emergency physician assessment of left ventricular ejection fraction and central venous pressure using echocardiography. *Acad Emerg Med.* 2003;10:973–977.
203. DeCara JM, Lang RM, Koch R, et al. The use of small personal ultrasound devices by internists without formal training in echocardiography. *Eur J Echocardiogr.* 2003;4:141–147.
204. Ryan T, Berlacher K, Lindner JR, et al. COCATS 4 Task Force 5: training in echocardiography. *J Am Coll Cardiol.* 2015;65:1786–1799.

47 心脏病患者行非心脏手术中的液体目标导向治疗、加强康复计划及外科围手术期医疗模式

GERARD R. MANECKE, Jr, MD

要 点

1. 随着医疗服务费用难以维持的逐日增长,液体目标导向治疗,加强康复计划,以及外科手术围手术期医疗模式成为控制医疗服务费用与提高医疗质量的重要手段。
2. 液体目标导向治疗是加强康复计划中不可缺少的一部分,两者又均是外科手术围手术期医疗模式的组成部分。
3. 没有足够证据支持传统的围手术期液体管理方法,它可以导致围手术期液体和盐的超负荷。我们推荐应用目标导向方法实现液体零平衡。加强康复计划着重避免水、盐出现超负荷。
4. 执行液体目标导向治疗包括诸如微创心输出量等的心血管监测以及应用针对液体和血流动力学的手术方案和指南。
5. 液体目标导向治疗和加强康复计划通过以证据为基础建立的管理,以降低临床实践中的可变性而提高两者的质量。围手术期发病率的降低和无缝式连续性的医疗服务降低了医疗保健费用。
6. 液体目标导向治疗中通常会应用从创伤性的(肺动脉导管)到非创伤性的(指套心输出量测量)的不同监测设备。监测设备的选择是根据临床实际情况,个人或医疗服务机构的偏好决定的。最常用的监测设备是经食管多普勒超声和动脉波形脉冲波分析系统。
7. 液体目标导向治疗的手术方案一般是根据患者心血管功能(如心输出量)或前负荷的反应(如每搏量变异度)建立的。包含了以上两者的方案应该是最有效率的。
8. 加强康复计划是多学科,多因素的医疗途径。它涵盖了最优化的术前准备,术中液体状态、体温、抗生素使用、微创外科、多模式镇痛、术后恶心呕吐的控制,以及早期并发症的精细管理。
9. 外科手术围手术期医疗模式正在成为提供协调,无缝连接的医疗服务的热点。
10. 麻醉医生可以通过参与外科手术围手术期医疗模式的发展,实施及管理提高在医疗体系中的自身价值。

随着近些年来昂贵的检查和治疗手段的不断改进,医疗服务的费用也在急剧上升[1]。给越来越多的患者提供诊疗服务的同时,控制诊疗费用的需求推动了医疗系统发展出更多提供医疗服务的有效方式。住院时间的延长,治疗后重复入院阻碍着出入院患者的数量。低效的服务系统,前后不一致的诊疗措施和围手术期并发症的发生造成了患者和医疗服务人员满意度的降低以及医疗费用的居高不降。

液体目标导向治疗(goal-directed fluid therapy, GDT)、加强康复计划(enhanced recovery program, ERP)及外科围手术期医疗模式(perioperative surgical home, PSH)是给手术患者提供最优化结局的 3 种相关方式。GDT 是以患者最佳的心血管功能为目标,所应用的监测设备为不局限于普通非创伤性的监测设备的液体和血流动力学的管理。ERP 是把围手术期的优化,多模式镇痛的管理,以及术后早期活动包括在内,把患者管理程序并入其中的促进患者恢复的构想。PSH 是以一个协调的、多学科的团队,应用最佳的证据指南和方案指导患者以最连续无缝的方式度过整个围手术期的概念。如图 47.1 中显示,GDT 是 ERP 的一部分,而两者又是 PSH 的组成部分。

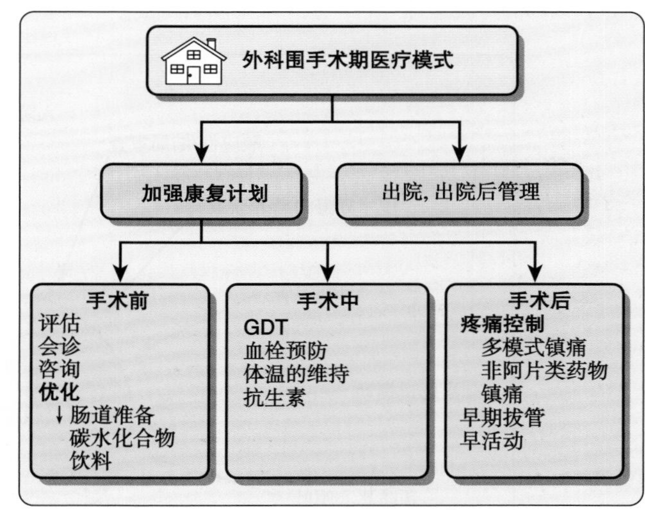

图 47.1 液体目标导向治疗(GDT)是加强康复计划(ERP)中的一部分,而两者又是外科围手术期医疗模式(PSH)的组成部分

液体目标导向治疗

对于经历大手术的患者,传统、自由的液体管理包含了一种如菜谱般的方式(框 47.1),这个方法论中包括根据体重测算的维持液体需要量的计算,以及考虑肠道准备和由手术创伤导致的第三腔隙液体丢失的影响的禁水期内患者液体你丢

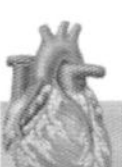

框 47.1 液体目标导向治疗

- 使液体与血流动力学管理标准化
- 以纠正低血容量的同时避免液体、盐超负荷的发生为目标
- 基于比心率及血压更多的参数,例如:
  - 微创或创伤性心输出量
  - 每搏量变异(SVV)
  - 脉搏压变异(PPV)
  - 经多普勒监测的矫正血流时间(FTc)
  - 中心静脉氧饱和度
- 很多方案已被成功运用
- 手术方案需要有生理学依据以及容易被应用

失量的计算。一般来说,对于腹部大手术,6ml、8ml、10ml 或甚至 12mL 晶体/(kg·h)可以用于补偿不显性失水及第三腔隙液体的丢失。第三腔隙的概念源于 Shires 和他同事[2]放射性核素的学说,Jenkins 和他的同事[3]推荐了用大量液体补偿术中的丢失。而后,这些研究成果在方法论和临床领域中被提出了质疑——尤其是第三腔隙是否真的存在[4,5]。而之前提及的第三腔隙的液体丢失极有可能只是液体改变了位置,从血管腔隙中溢出,造成细胞内和细胞外的水肿。

现在围手术期过度的盐和液体普遍被认为有害的。Lowell 和他的同事[6]研究了手术后期患者的特级护理,发现围手术期患者体重增长(液体过度)与致死率的显著升高相关联。液体和盐的过量可以导致气道水肿、肺内水的增加、组织水肿,以及心脏衰竭。在外科学[7]和麻醉学[8]中发表的前瞻性研究中发现,对于普外科的患者,结局改善与相关液体的限制(与传统方法对比)有关。而在一个荟萃分析[9]中,住院时间的减少、伤口愈合的加快、手术感染的减少,以及心血管和肺部并发症的减少与相关的液体限制密切相关的结论得到了支持。有一些观点认为围手术期过度的液体和盐是可以被接受的,这是因为,随着时间的推移,液体会在患者体内得到动员。然而,由于过度液体和盐引起潜在的肺脏问题、通气时间的延长、并发症发生率的增高,以及患者恢复时间延长不再被认为是必要的或可以接受的(图 47.2)。目前,在大手术中避免液体和盐的超负荷已经成为了 ERP 的标准内容(图 47.3)。

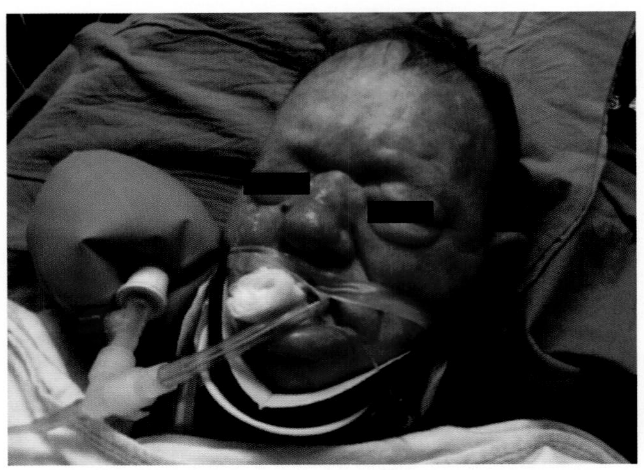

图 47.2 液体和盐的超负荷可以导致气道问题,增加肺内水肿、充血性心力衰竭、肾衰竭、皮肤损伤及视力问题

过分的液体限制也可以造成不良的后果,血容量的减少会导致低血压、心跳过速、器官缺血,以及重要器官的衰竭。血容量减少或血容量增加中任何一种情况的出现都会导致

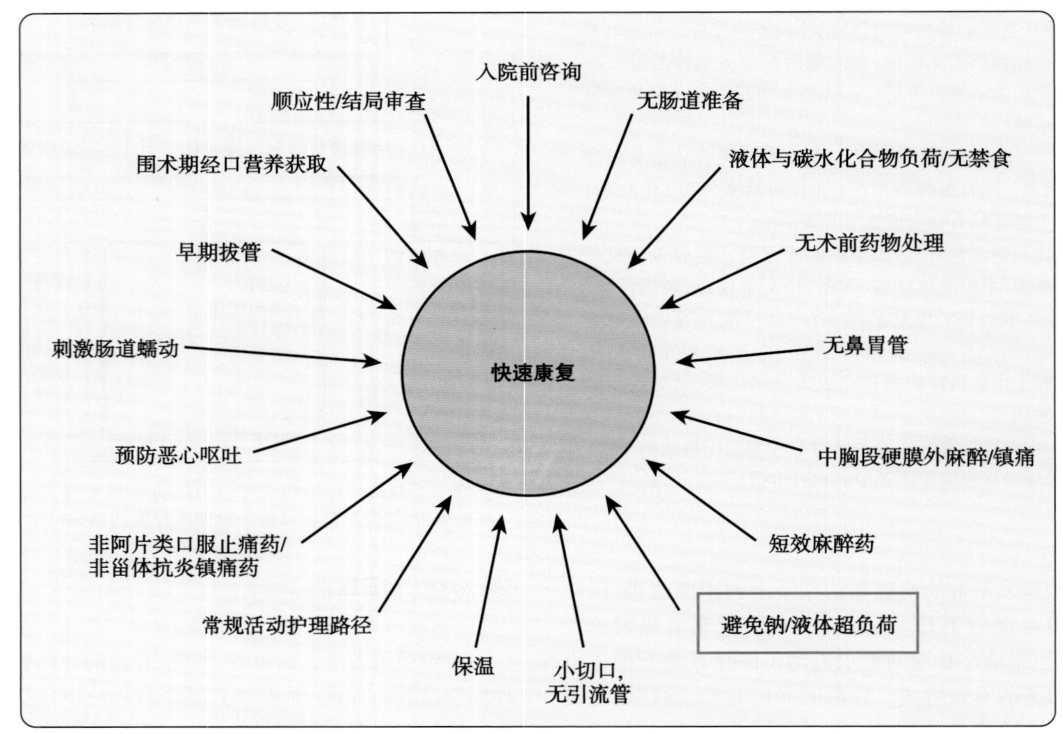

图 47.3 加强康复计划的主要组成部分

发病率的上升(图 47.4)[10]。以患者体重零变化为目标,液体限制的策略应用了以特定背景速度[1~4ml/(kg·h)][8]的温和液体静脉泵入及静脉推注的方式使血流动力学的稳定得以保持[7]。同样的,血制品可用于维持血红蛋白和凝血功能。

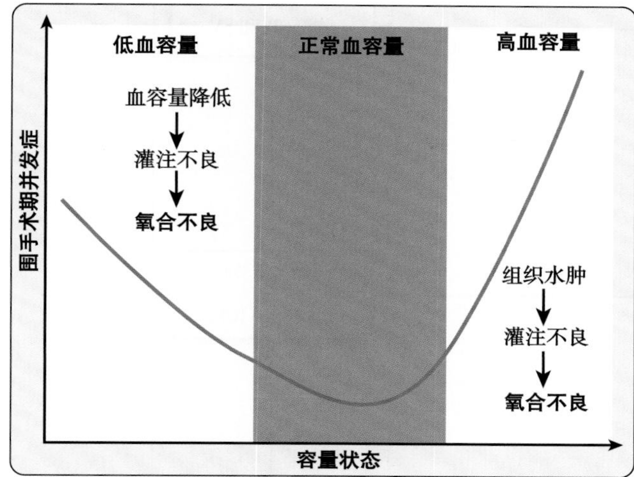

图 47.4 无论是低血容量还是高血容量都会导致组织灌注不良和结局不良。(*From Bellamy MC. Wet, dry or something else?* Br J Anaesth. *2006;97:755-757. Used with permission.*)

液体目标导向治疗的历史、发展和成果

液体目标导向治疗是一针对液体及血流动力学管理、以目标导向和统筹策略为基础的方法,是由越来越多的以优化血流动力学情况改善结局的证据发展而来的。这种能够精确评估容量和血流动力学状态的方法,仅仅通过应用标准的、非创伤性的监测设备是不容易实现的。当然,比如说,低血容量和高血容量(心衰)中的任何一种,都会导致心跳过速、低血压,以及少尿的发生。应用最佳证据的方法改善结局从而降低在临床实践中的变动,这种认知在一定程度上也决定了 GDT 的应用。对于建立一个高效能的系统而言,降低流程中的可变性是十分必要的[11]。

Shoemaker 和他的同事[12]应用肺动脉导管的数据提供了高危手术患者异常的血流动力学情况,发现了结局改善的结果。Rivers 和他的同事[13]对收入急诊的败血症患者采用了早期液体和血流动力学的积极治疗,致死率显著降低。这一成果发表于 2001 年的 *Critical Care Medicine* 杂志,使败血症的早期管理得到了革命性的进展,而当今绝大多数的三级治疗中心都拥有了一个针对败血症的早期目标导向协定方案。

在 2002 年,Gan 和他的同事[14]研究了 100 名进行大型择期手术的患者,他们把这 100 位患者随机分配到标准治疗组和食管多普勒参数指导的 GDT 组。GDT 组的患者住院时间减少(5±3 天 vs 7±3 天),恶心呕吐情况的减少,以及肠道功能恢复快。图 47.5 中展示了从晶体溶液静脉推注开始后根据纠正射血时间(corrected flow time,FTc)和每搏输出量(stroke volume,SV)的提高所绘制的液体目标导向治疗的流程图。大量多方面的针对手术人群的研究发现,应用 GDT 的流程和监测对绝大部分患者都是有利的[15-21]。Hamilton 和他的同事[22]在 2011 年对前 30 年的 29 个研究进行了 meta 分析,揭示了致死率和发病率的降低与目标导向治疗的紧密联系。致死率的比值比是 0.48(95% CI 0.33~0.78),手术并发症的比值比是 0.43(95% CI 0.34~0.53)。Corcoran 和他的同事[9]在 2012 年用 meta 分析将传统与目标导向的方式进行对比,其结果显示结局改善与 GDT 的应用相关联。在 2014 年,由 Pearse 和他的同事[23]指导的联合多家医疗机构的研究(优化试验),囊括了 734 名胃肠手术的高危患者,但其生存情况和主要并发症的改善并未达到统计学显著性。然而,当这个研究被纳入一个 38 个研究的 meta 分析后,围手术期发病率的减少就可以被观察到了(相对风险度 0.77;95% CI 0.71~0.83)[23]。

液体目标导向治疗及费用的降低

由于 GDT 减少发病率,缩短住院时间,我们期待 GDT 也会减少费用。GDT 已经证实了其经济效益,尽管我们采用的研究不是最近几年,且肺动脉导管也被应用[24,25]。近几年中几乎没有此领域的研究被发表。使患者和提供医疗服务团队感到苦恼的围手术期并发症,显著地增加了医疗服务的费用。这些增加的费用源于昂贵的医疗资源(ICU、病床、诊断试验、药物和手术的治疗)更多地使用,以及得到医疗资源机会的减少(更少的患者能够在这个医疗体系中得到治疗)。Volanthen 和他的同事[26]在研究腹部手术中发现每一例病程平稳的患者平均花费 $ 27 946,而合并一个或多个并发症的患者有 $ 34 446 增加的费用。Boltz 和他的同事[27]在研究腹部和血管外科手术发现,合并了 1 个、2 个或 3 个围手术期并发症的患者增加的费用分别为 $ 6 358、$ 12 802 和 $ 42 790。在这个大规模的研究中,合并或未合并并发症的患者有着 $ 22 398 花费的差异。

一个大学健康协会(UHC)的近期研究,包含了 120 个医学研究中心和其 300 个附属医院的数据。近期的 meta 分析,用高危手术患者的并发症,与在 UHC 的数据库记录的并发症实际花费的比值比为依据,预计了 GDT 影响费用的节约[28]。每个经治疗的患者保守预测的直接费用节约为每年 $ 569 到 $ 970,而对于整个 UHC 体系而言,则是每年 $ 43 000 到 $ 73 000。表 47.1 中显示了合并至少一个并发症与未合并并发症的患者之间死亡率、住院时间与直接费用的差异。

液体目标导向治疗的监测

从创伤性的(肺动脉导管)到非创伤性的(手指体积描记仪)多种多样的监测设备已经成功地在 GDT 中得到应用[29]。追踪心脏整体性能的参数如心输出量和 SV、和/或每搏量变异(stroke volume variation,SVV)、动脉血压变化率(pulse pressure variation PPV)、动脉脉搏波分析系统,以及 FTc 食管多普勒这些反映流体反应能力的指数,这些数据给标准的监测(血压,心率)提供了补充。中心静脉氧合的监测已被用来评估循环的充盈程度[13]。评估组织灌注的胃张力测定法已在 GDT 中得到应用[30],而关于评估组织氧合(近红外光谱技术)的尝试也已经进行了[31](见第 13 章)。

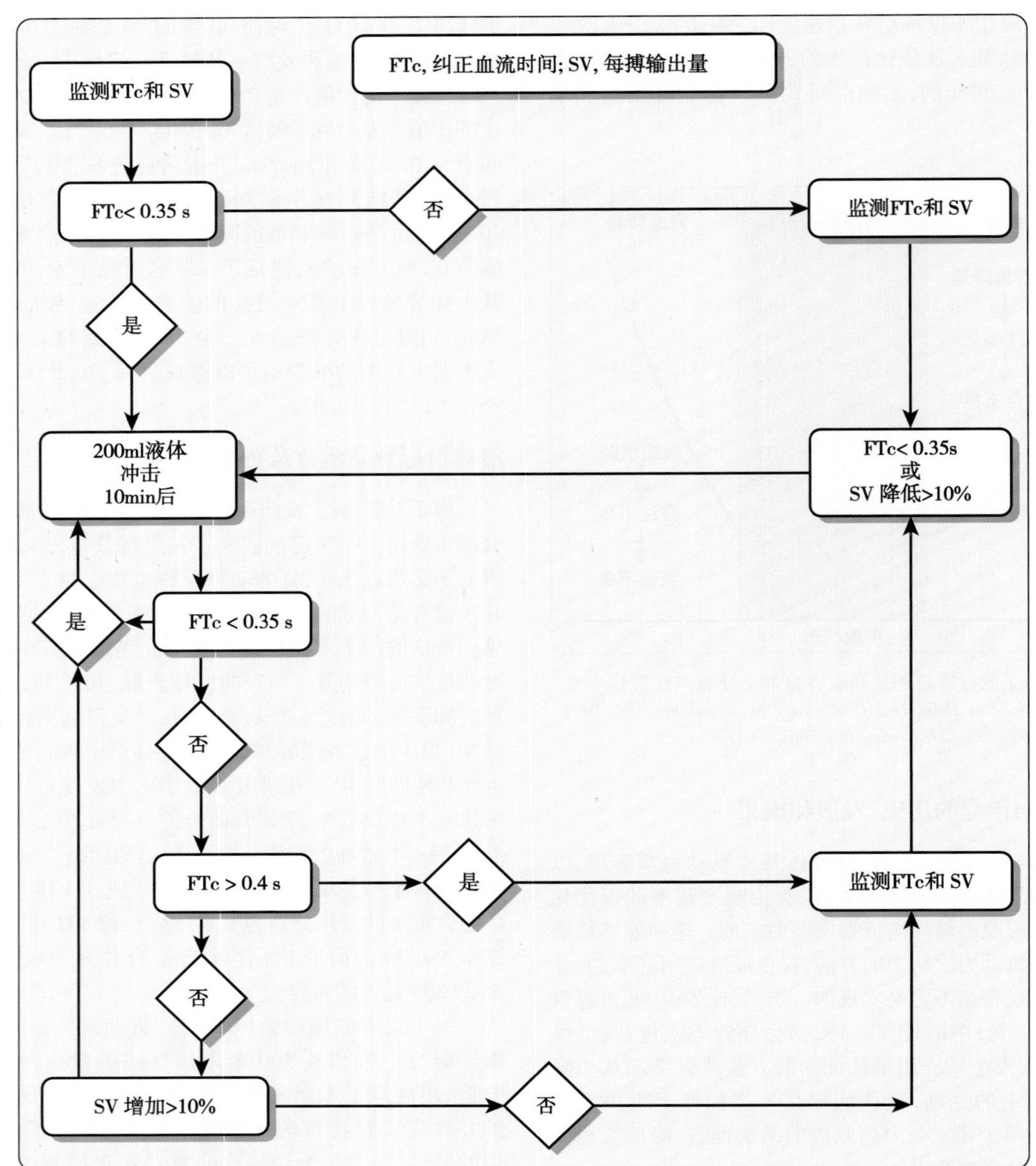

图 47.5 液体目标导向治疗方案。(*From Gan TJ, Soppitt A, Maroof M, et al. Goaldirected intraoperative fluid administration reduces length of hospital stay after major surgery.* Anesthesiology . *2002;97:820-826. Used with permission.*)

表 47.1 死亡率、住院时间与直接花费在无外科手术并发症的患者与有 1~2 个并发症的患者之间的比较

	无并发症	1 个并发症	P
死亡率	1.4%	12.4%	<0.001
住院时间	8.1±7.1 天	20.5±20.1 天	<0.001
直接花费(平均)	$ 17 408± $ 15 612	$ 47 284± $ 49 170	<0.001

Adapted from Manecke GR, Asemota A, Michard F. Tackling the economic burden of postsurgical complications: would perioperative goal-directed fluid therapy help? *Crit Care*. 2014;18:566.

每个监测系统都有优点与缺点,它们应根据个体情况以及医疗机构的偏好斟酌使用。尽管人们对微创监测设备,如动脉脉搏波系统和食管多普勒的精确性提出了质疑,但这些系统评估和追踪心血管性能的能力已在围手术期 GDT 的运用中表现得相当充分了。当然,对于危重和病情不稳的患者,就要考虑如肺动脉导管或经食管超声心动图这类的有创监测设备了。表 47.2 中展示了在 GDT 中应用的监测设备。

食管多普勒(CardioQ, Deltex Medical, Greenville, SC)是 GDT 中研究最多的监测设备。这个系统包括一个放在食管中的小型探测器,可以接收到胸降主动脉的声波。主动脉横截面的估算是根据患者的特征(年龄,身高,性别和体重),根据速度-时间积分(velocitytime integral, VTI)与可互换的搏动距离(stroke distance SD)的应用,可以计算出速度-时间下的面积。SD 与胸降主动脉相乘可以得到 SV 的值:

SV=SD×胸降主动脉面积　　方程式 47.1

表 47.2　液体目标导向治疗(GDT)的监测设备

创伤性	技术	设备	GDT 的参数	优势	劣势
有创	热稀释法测定心输出量 肺动脉 中心静脉压	肺动脉导管	心输出量	临床测定心输出量的金标准 大量潜在有用的数据，包括右室功能	有创 需中心静脉通路
	经肺动脉热稀释法	PiCCO(PULSION Medical Systems) 中心静脉导管	肺动脉和中心静脉压	大量潜在有用的数据，包括胸内血容量和血管外肺积水	有创 需中心动脉通路
	光纤血氧测量法	Precep 导管(Edwards Lifeciences)	混合静脉和静脉血氧饱和度	大脑氧平衡和提取率的评估	没有心功能和液体反应的直接信息
微创	多普勒流量测量 降主动脉	CardioQ(Deltex Medical)	心输出量	最常见的监测设备已在 GDT 中成功运用	要求技术(位置)
	—	—	纠正血流时间(前负荷，后负荷)	包含动脉压波形的更新方式	与主动脉横断钳闭术、主动脉瘤、主动脉反流相关的信息不精确
	压力波形的搏动	Vigileo/FloTrac (Edwards Lifeciences)	心输出量 每搏量变异度(液体反应)	使用方便 每搏量变异度与心输出量结合为重要的参数	与主动脉横断钳闭术、主动脉反流、肝硬化、败血症相关的信息不精确
无创	指套	ClearSight system(Edwards Lifeciences)	心输出量 每搏量变异度(液体反应)	无创	潜在精确度问题 在 GDT 中未研究
	手指容积描记法	脉搏血氧计	波形变化	无创	潜在精确度问题 在 GDT 中未研究 无心输出量的数据
	胸阻抗 生物电抗 测速仪	NICOM(Cheetah Medical) ICON(Gardiotronics)	心输出量	无创	

由于食管多普勒的经常使用(尤其是在英国)，以及它在 GDT 中记录的作用，食管多普勒监测仪的使用也发展了一些法则。它们会用 SV 和 FTc 反映容量反应性和后负荷(见图 47.5)。其他潜在有用的参数包括峰值速度和平均加速度(收缩力评估)(见图 47.6)[32]。经验丰富的使用者可以识别出波形反映的血流动力学变化(图 47.7)。当使用动脉

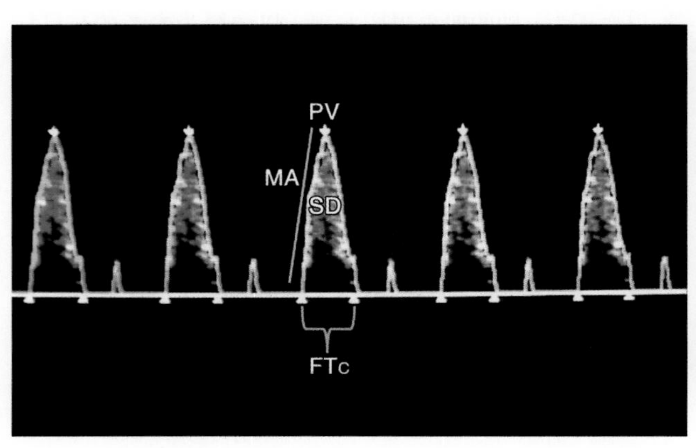

图 47.6　食管多普勒速度-时间波形。FTc，纠正血流时间；MA，平均加速度；PV，速度峰值

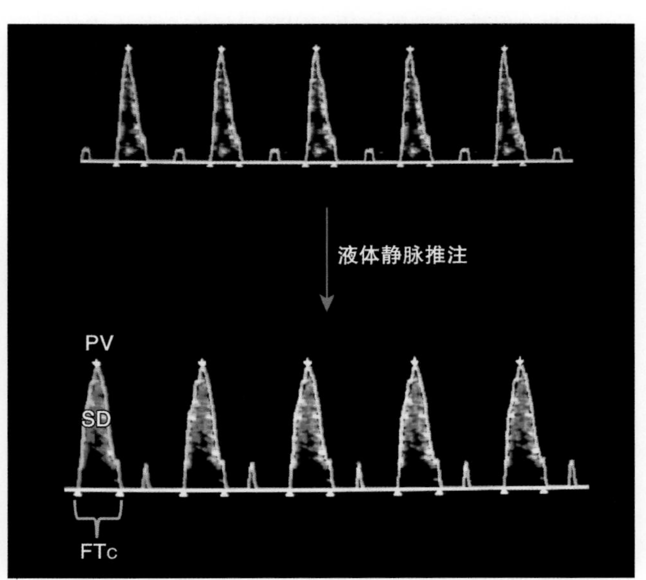

图 47.7　视觉波形探查到液体静脉推注阳性反应，由增高的速度峰值(PV)、纠正血流时间(FTc)和波动距离(SD)显示

导管时,新型食管多普勒系统吸收了动脉血压波形分析的功能,从而增加了 SVV 和 PPV 的评估。恰当地放置和使用食管多普勒系统需要一些训练,尤其是如何最好地调节出速度—时间的波形。掌握这些技能大约需要 15 种训练课程。

FloTrac/Vigileo(Edwards Lifesciences, Irvine, CA)传感监测系统是一个在 GDT 中最广泛被应用的以动脉血压为基础的系统。它需要一个动脉导管,将动脉波用一个专有的传感器数字化。SV 是由波的脉动性(动脉波的标准偏差),以及一个由患者和波形特征计算出的阻力—顺应性的因子 K 所决定。

$$SV = K \times 脉动性 \qquad 方程式\ 47.2$$

表 47.2 中展示了一列有潜力在 GDT 中应用的监测设备的清单。

无创的心输出量监测系统也可以被应用,它从手指到手腕对血压波形进行分析[33,34]。目前,一个有前景的概念是,这些无创的系统不包括血管内导管或经食管探头。电阻抗和心力测量装置也是可用的。它们在 GDT 中的应用已经根深蒂固了,但很可能会有进一步的发展。

在特定的情况,尤其对于危重的患者,微创监测系统并不能像诸如有热稀释功能的动脉导管,经肺热稀释技术以及经食管超声心动图那样充分地提供详尽的信息。这些先进的监测设备为 GDT 提供了必要的信息,也为解决复杂的血流动力学和心脏的问题提供了可能(见第 13~16 章)。

液体目标导向治疗患者的选择

GDT 推荐被用于预计有大量失血和液体变化的大手术中。这些手术包括如胰切除术、结肠切除术、根治性膀胱切除术等手术在内的普外科、血管外科、泌尿外科以及整形外科的手术(框 47.2)。患者的主要伴随疾病,如心脏病,或是虚弱的状态也会促进 GDT 的应用。GDT 已经在心脏手术的研究中取得了一些阳性成果。不可否认,心脏麻醉医生和外科医生在患者围手术期管理中运用了基于目标的血流动力学监测和干预的措施,但我们这一章所探讨的 GDT 并没有被广泛地采用。

液体目标导向治疗中的方案

随着 SV 和诸如 PPV、SVV、FTc 这些反映前负荷参数的运用,GDT 已被成功地运用在大量的方案中。仅仅根据液体静脉推注后患者的 SV 反应决定的方法,因为其简洁的特质具有吸引力(图 47.8)[35],但也会在一定程度上对需氧水平适中的患者造成液体超负荷的影响。仅根据 SVV 决定的方案也一直被应用,然而只把 SVV 作为首要参数,对于没有严重心律失常,接受正压控制通气治疗的患者而言是有局限的[36]。同样,Doppler FTc 作为首要参数也已被成功应用[14]。一个综合了上述方案,把血压作为附加参数以帮助解决血流动力学的研究正在进行(图 47.9)。

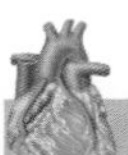

框 47.2 推荐液体目标导向治疗的手术

- 开腹探查术
- 直肠切除;结肠切除术
- 胰十二指肠切除术
- 肝切除术
- 脾切除术
- 肾脏移植
- 颈淋巴结清扫术
- 主动脉股动脉,腘动脉,腋动脉分流术
- 经腹子宫全切术或双侧输卵管卵巢切除术
- 腹腔内温热灌注化疗
- 椎板切除融合内固定术(>3 节)
- 髋、膝、肘关节形成术
- 烧伤创面切除
- 膀胱前列腺切除术+回肠代膀胱术
- 根治性膀胱切除术

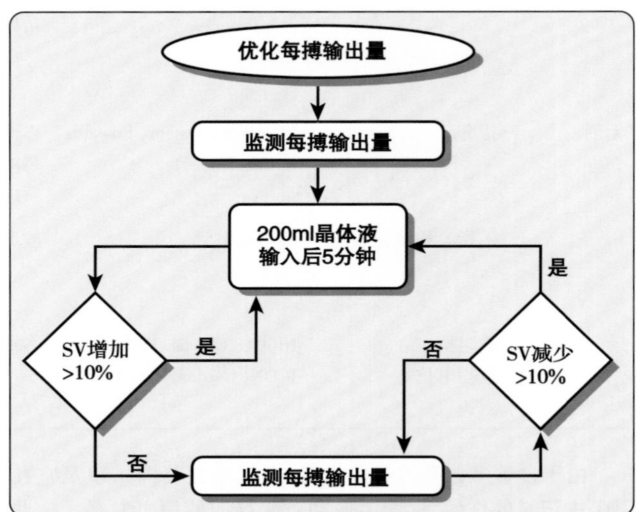

图 47.8 一个简单的根据液体静脉推注后反应绘制的手术方案图。SV,每搏输出量

一个解决血流动力学问题和 GDT 生理学的方法,可以通过以既定的目标血流动力学情况为图像中心,以血流量为 x 轴,以血压为 y 轴的四象限图实现。以象限为参考的与目标区域的偏离,影响不同的诊断和推荐干预的方案。这一方法,促进了对血流动力学的理解,从而引导精准,及时的诊断和管理的实现(图 47.10)[37]。

根据这些已有的有效的可用方案,GDT 文献资料中最重要的结论,即应用一个考虑全面的应用合乎逻辑的符合生理学标准的方案与不采取任何措施相比有更好的结果。方案的选择决定于可用的监测仪、临床实际情况以及操作者和医疗中心的偏好。对于经历大手术的患者,证据有力地表明且强调了应用系统的液体和血流动力学管理的方法而获得的避免液体和盐的超负荷的结果。

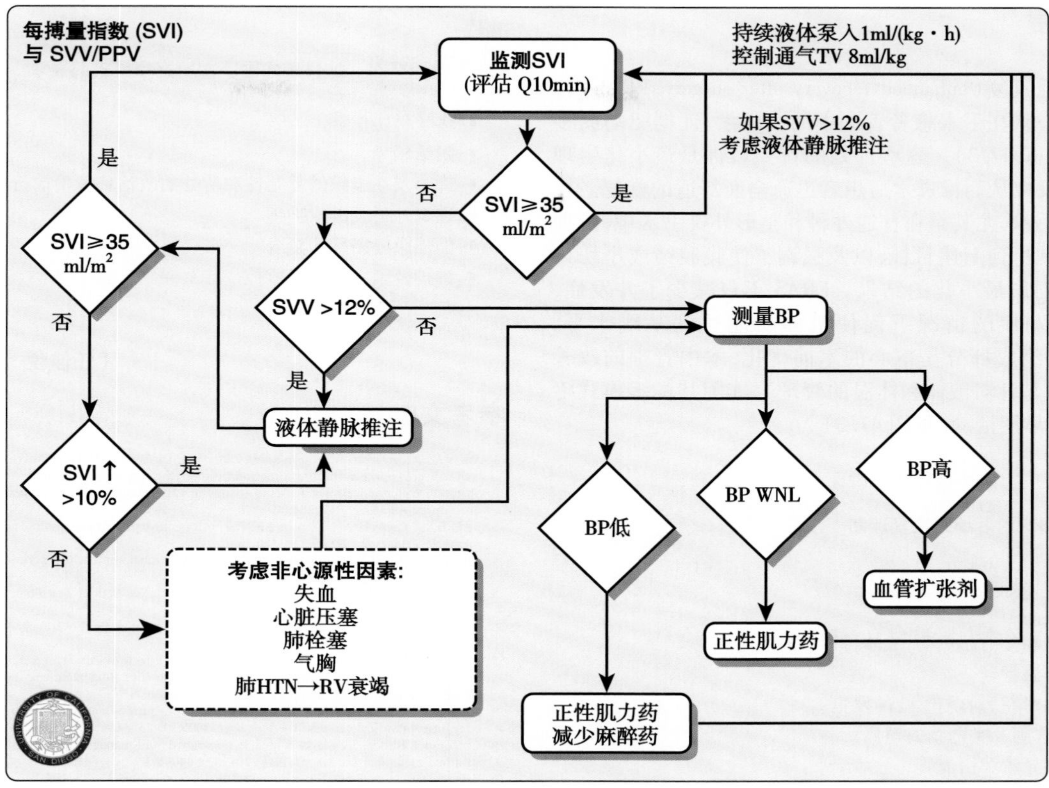

图 47.9 在加利福尼亚大学采用的目标导向治疗方案。每搏量指数(SVI)是一个基本的参数,目标值可根据临床情况调整。使用食管多普勒时,纠正血流时间(FTc)可以替代每搏量变异。而不能采用 SVV 和 FTc 的方案也是有效的。BP,血压;HTN,高血压;RV 右心室;TV,总体积;WNL,在正常限度内

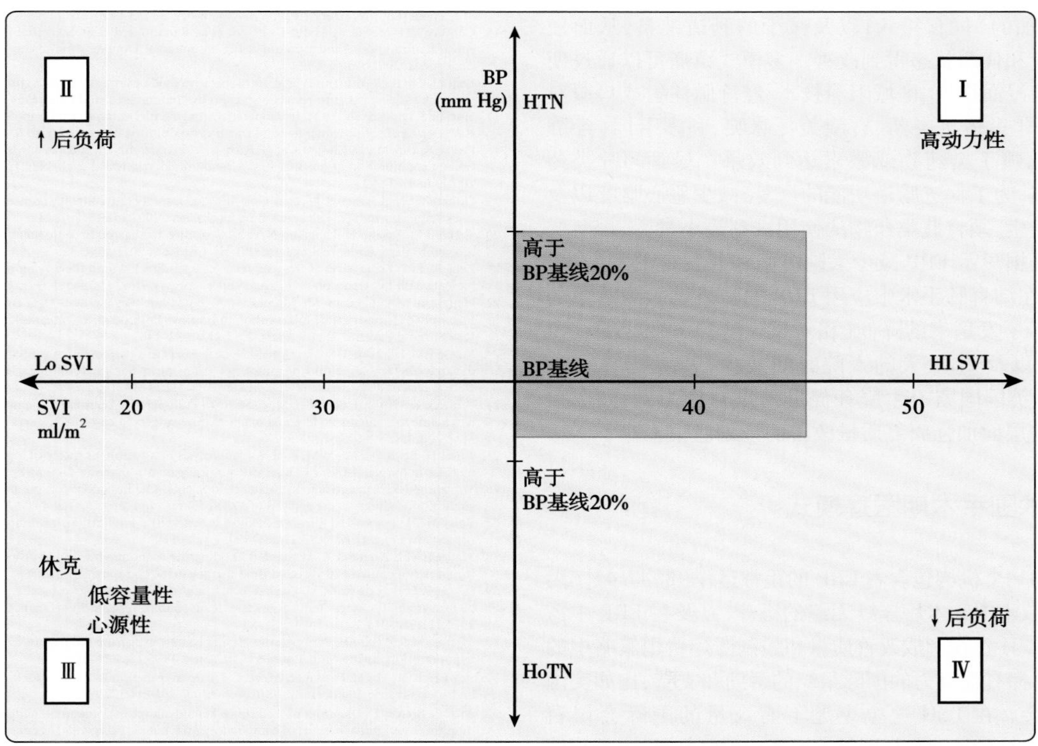

图 47.10 以每搏输出量指数(SVI)为 x 轴,平均动脉压(MAP)为 y 轴绘制的四象限图。目标区域(暗区)一旦设定,以各自象限为特征的血流动力学变化与目标区域的偏离相关联。由此可以提出各自象限的定点医疗指南。BP,血压;HoTN,低血压;HTN,高血压

加强康复

术后加强康复(enhanced recovery after surgery,ERAS)计划是一个被公认在手术患者管理中的多因素、证据驱动的多学科的方法(框 47.3)。这些计划的首要目标是最小化生理扰动和应激反应从而推进术后患者迅速全面舒适的恢复。在各种各样的手术,尤其是在普通外科和整形外科手术中,护理路径表现了其达到上述目标,以及强调了使腹腔镜或小切口手术等手术创伤最小化的结果。ERAS 不仅减少了并发症,也在没有并发症的情况下促使机体功能达到基线水平。ERAS 重要的组成部分是精心的术前优化,术中管理的改善(尤其被认为是针对液体和体温的管理),非阿片的多模式疼痛管理,以及早期活动(见图 47.3)。

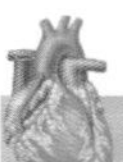

框 47.3 术后加强康复计划

- 围手术期优化
- 微创手术
- 避免液体和盐的超负荷,液体目标导向治疗
- 严谨的体温管理
- 避免围手术期恶心与呕吐的发生
- 多模式,非阿片类药物的镇痛
- 早期移除导管和引流管
- 早期动员

ERP 术前指南禁食提倡,术前 2 小时禁食清流,术前 6 小时禁食清淡的食物,手术前一小段时间禁食碳酸饮料。这些(相比原先增加的)饮食摄入,以及减少的肠道准备,从而使手术时期容量和代谢状态得到改善。多模式镇痛可以通过使用局部麻醉药浸润伤口、区域阻滞技术、经静脉注射或口服对乙酰氨基酚、非甾体抗炎药、右旋美托咪啶、利多卡因(经静脉注射)、加巴喷丁类药物或激素达到效果。尽管阿片类药物可用于剧痛,为了促进肠道功能的恢复,减少恶心呕吐以及呼吸抑制的发生,须将此类药物的使用减到最小量。

明细的证据显示 ERP 减少入院时间和并发症的发生率。一项以 16 个在结直肠手术中应用 ERP 的随机试验为对象的 meta 分析显示了发病率的降低(相对风险度,0.60%;95% CI 0.46~0.76),以及 2.28 天的入院时间减少(95% CI 1.47~3.09)[38]。以英国国家卫生服务促进恢复合作为例,如今在机构和国家的层面加强康复质量改善的计划已很普遍了[39]。

外科手术围手术期医疗模式

PSH 作为一个机构包含着 ERP 的正常运作(框 47.4)。因其强调的术前、术中和术后连续无缝的医疗,以及在 ERP 中需要的连续性,PSH 正在形成改善质量和控制医疗费用策略中的一部分。PSH 拥有强有力的国际组织的帮助和支持,比如美国麻醉医师协会。在 PSH 这个主题上有大量的国际会议召开[40]。设计 PSH 的挑战包括围手术期医疗的复杂性,大量团队成员的沟通合作,以及机构面临改变的阻力。拥有着广泛影响和组织能力的麻醉医生,通过增加其在 ERP 和 PSH 中执行和管理工作的参与度,将有可能在医疗体系中提高自身价值[41]。

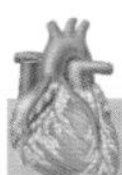

框 47.4 外科手术围手术期医疗模式的要求

- 多学科协作努力
- 团结领导
- 理解及在组织的复杂性和所处的政治环境中前行
- 理解外科及医疗护理
- 加强康复路径的整合
- 维护及紧密的质量监控

(任佳悦 译,马骏 校)

参考文献

1. *Rising healthcare costs are unsustainable.* Centers for Disease Control and Prevention, 2013. At <http://www.cdc.gov/workplacehealthpromotion/businesscase/reasons/rising.html>; Accessed 09.08.15.
2. Shires T, Williams J, Brown F. Acute change in extracellular fluids associated with major surgical procedures. *Ann Surg.* 1961;154:803–810.
3. Jenkins MT, Giesecke AH, Johnson ER. The postoperative patient and his fluid and electrolyte requirements. *Br J Anaesth.* 1975;47:143–150.
4. Chappell D, Jacob M, Hofmann-Kiefer K, et al. A rational approach to perioperative fluid management. *Anesthesiology.* 2008;109:723–740.
5. Jacob M, Chappell D, Rehm M. The "third space"–fact or fiction? *Best Pract Res Clin Anaesthesiol.* 2009;23:145–157.
6. Lowell JA, Schifferdecker C, Driscoll DF, et al. Postoperative fluid overload: not a benign problem. *Crit Care Med.* 1990;18:728–733.
7. Brandstrup B, Tonnesen H, Beier-Holgersen R, et al. Effects of intravenous fluid restriction on postoperative complications: comparison of two perioperative fluid regimens: a randomized assessor-blinded multicenter trial. *Ann Surg.* 2003;238:641–648.
8. Nisanevich V, Felsenstein I, Almogy G, et al. Effect of intraoperative fluid management on outcome after intraabdominal surgery. *Anesthesiology.* 2005;103:25–32.
9. Corcoran T, Rhodes JE, Clarke S, et al. Perioperative fluid management strategies in major surgery: a stratified meta-analysis. *Anesth Analg.* 2012;114:640–651.
10. Bellamy MC. Wet, dry or something else? *Br J Anaesth.* 2006;97:755–757.
11. Pronovost PJ, Armstrong CM, Demski R, et al. Creating a high-reliability health care system: improving performance on core processes of care at Johns Hopkins Medicine. *Acad Med.* 2015;90:165–172.
12. Shoemaker WC, Appel PL, Kram HB, et al. Prospective trial of supranormal values of survivors as therapeutic goals in high-risk surgical patients. *Chest.* 1988;94:1176–1186.
13. Rivers E, Nguyen B, Havstad S, et al. Early goal-directed therapy in the treatment of severe sepsis and septic shock. *N Engl J Med.* 2001;345:1368–1377.
14. Gan TJ, Soppitt A, Maroof M, et al. Goal-directed intraoperative fluid administration reduces length of hospital stay after major surgery. *Anesthesiology.* 2002;97:820–826.
15. Conway DH, Mayall R, Abdul-Latif MS, et al. Randomised controlled trial investigating the influence of intravenous fluid titration using oesophageal Doppler monitoring during bowel surgery. *Anaesthesia.* 2002;57:845–849.
16. Benes J, Chytra I, Altmann P, et al. Intraoperative fluid optimization using stroke volume variation in high risk surgical patients: results of prospective randomized study. *Crit Care.* 2010;14:R118.
17. Sinclair S, James S, Singer M. Intraoperative intravascular volume optimisation and length of hospital stay after repair of proximal femoral fracture: randomised controlled trial. *BMJ.* 1997;315:909–912.
18. Pearse R, Dawson D, Fawcett J, et al. Early goal-directed therapy after major surgery reduces complications and duration of hospital stay. A randomised, controlled trial [ISRCTN38797445]. *Crit Care.* 2005;9:R687–R693.
19. Donati A, Loggi S, Preiser JC, et al. Goal-directed intraoperative therapy reduces morbidity and length of hospital stay in high-risk surgical patients. *Chest.* 2007;132:1817–1824.
20. Cecconi M, Fasano N, Langiano N, et al. Goal-directed haemodynamic therapy during elective total hip arthroplasty under regional anaesthesia. *Crit Care.* 2011;15:R132.
21. Zeng K, Li Y, Liang M, et al. The influence of goal-directed fluid therapy on the prognosis of elderly patients with hypertension and gastric cancer surgery. *Drug Des Devel Ther.* 2014;8:2113–2119.
22. Hamilton MA, Cecconi M, Rhodes A. A Systematic Review and Meta-Analysis on the Use of Preemptive Hemodynamic Intervention to Improve Postoperative Outcomes in Moderate and High-Risk Surgical Patients. *Anesth Analg.* 2011;112:1392–1402.
23. Pearse RM, Harrison DA, MacDonald N, et al. Effect of a perioperative, cardiac output-guided hemodynamic therapy algorithm on outcomes following major gastrointestinal surgery: a randomized clinical trial and systematic review. *JAMA.* 2014;311:2181–2190.
24. Fenwick E, Wilson J, Sculpher M, Claxton K. Pre-operative optimisation employing dopexamine or adrenaline for patients undergoing major elective surgery: a cost-effectiveness analysis. *Intensive Care Med.* 2002;28:599–608.
25. Guest JF, Boyd O, Hart WM, et al. A cost analysis of a treatment policy of a deliberate perioperative increase in oxygen delivery in high risk surgical patients. *Intensive Care Med.* 1997;23:85–90.
26. Vonlanthen R, Slankamenac K, Breitenstein S, et al. The impact of complications on costs of major surgical procedures: a cost analysis of 1200 patients. *Ann Surg.* 2011;254:907–913.
27. Boltz M, Hollenbeak C, Otenzi G, Dillon P. Synergistic implications of multiple postoperative outcomes. *Am J Med Qual.* 2013;27:383–390.
28. Manecke GR, Asemota A, Michard F. Tackling the economic burden of postsurgical complications: would perioperative goal-directed fluid therapy help? *Crit Care.* 2014;18:566.
29. Forget P, Lois F, de Kock M. Goal-directed fluid management based on the pulse oximeter-derived pleth variability index reduces lactate levels and improves fluid management. *Anesth Analg.* 2010;111:910–914.
30. Mythen MG, Webb AR. Perioperative plasma volume expansion reduces the incidence of gut mucosal hypoperfusion during cardiac surgery. *Arch Surg.* 1995;130:423–429.
31. van Beest PA, Vos JJ, Poterman M, et al. Tissue oxygenation as a target for goal-directed therapy in high-risk surgery: a pilot study. *BMC Anesthesiol.* 2014;14:122.
32. Atlas G, Brealey D, Dhar S, et al. Additional hemodynamic measurements with an esophageal Doppler monitor: a preliminary report of compliance, force, kinetic energy, and afterload in the clinical setting. *J Clin Monit Comput.* 2012;26:473–482.
33. Ameloot K, Palmers PJ, Malbrain ML. The accuracy of noninvasive cardiac output and pressure measurements with finger cuff: a concise review. *Curr Opin Crit Care.* 2015;21:232–239.
34. Wagner JY, Sarwari H, Schon G, et al. Radial Artery Applanation Tonometry for Continuous Noninvasive Cardiac Output Measurement: A Comparison With Intermittent Pulmonary Artery Thermodilution in Patients After Cardiothoracic Surgery. *Crit Care Med.* 2015;43:1423–1428.
35. Challand C, Struthers R, Sneyd JR, et al. Randomized controlled trial of intraoperative goal-directed

fluid therapy in aerobically fit and unfit patients having major colorectal surgery. *Br J Anaesth.* 2012;108:53–62.
36. Ramsingh DS, Sanghvi C, Gamboa J, et al. Outcome impact of goal directed fluid therapy during high risk abdominal surgery in low to moderate risk patients: a randomized controlled trial. *J Clin Monit Comput.* 2013;27:249–257.
37. Arkin DB, Saidman LJ, Benumof JL. Hypotension following cardiopulmonary bypass. *Anesth Analg.* 1977;56:720–724.
38. Greco M, Capretti G, Beretta L, et al. Enhanced recovery program in colorectal surgery: a meta-analysis of randomized controlled trials. *World J Surg.* 2014;38:1531–1541.
39. *NHS Enhanced Recovery Care Pathway.* National Health Service, 2015. At <http://www.nhsiq.nhs.uk/8846.aspx>; Accessed 09.08.15.
40. Shafer SL, Donovan JF. Anesthesia & Analgesia's collection on the perioperative surgical home. *Anesth Analg.* 2014;118:893–895.
41. Kain ZN, Vakharia S, Garson L, et al. The perioperative surgical home as a future perioperative practice model. *Anesth Analg.* 2014;118:1126–1130.

血管手术：血管内和开放手术

ELIZABETH A. VALENTINE, MD | E. ANDREW OCHROCH, MD, MSCE

要 点

1. 接受脑血管、主动脉或外周血管介入治疗的患者合并冠状动脉疾病的风险增加。
2. 择期血管手术前进行完善的心血管疾病评估和对并存疾病进行优化治疗非常重要。这一过程对急诊血管手术而言很难实现。
3. 颈动脉狭窄是否发生卒中最重要的风险因素是最近出现神经系统症状。有症状的高度颈动脉狭窄需要处理。对有症状中度狭窄患者，或无症状高度狭窄患者进行干预的益处虽然不强烈但具有统计学显著性。
4. 由于与急诊处理相关的高死亡率和并发症率，一旦症状加重、增长迅速或动脉瘤直径超过 5cm，腹主动脉瘤应手术治疗。
5. 通过药物治疗和改变生活习惯，外周血管疾病导致跛行的自然病程通常较稳定且相对进展缓慢，但一小部分会进展成为严重的疾病。严重的肢体缺血通常需要手术干预。间歇性跛行手术干预的时机取决于症状的严重性和患者耐受性，以及风险因素。
6. 血管内介入已成为血管疾病的主流治疗方法。一般而言，血管内介入可改善短期发病率和死亡率，尽管术后早期的优势在长期随访中不一定维持。
7. 血管内介入的并发症有其特异性，通常需要反复手术和终身监测。

心血管疾病（cardiovascular disease，CVD）很常见，在临床上有重要意义。在美国和世界范围内是首要致死因素[1,2]。根据 Framingham 心脏研究数据，男性一生发生 CVD 的风险超过 50%，女性接近 40%[3]。一项 18 个队列大样本人群的 meta 分析发现了相似的结果[4]。虽然近十年心血管事件死亡的总人数在下降，在美国 CVD 导致的死亡占所有死亡人数的三分之一[5]。

导致 CVD 发生的不同疾病进程中，动脉粥样硬化最常见（CVD 在第 7 章有详细论述）。动脉粥样硬化斑块的形成过程是非常复杂和动态变化的，包括脂质沉积，平滑肌增殖和炎性环境（图 48.1）。尸检研究显示肉眼可见的脂质条纹在童年期出现；随着年龄和风险因素的增加疾病的严重程度增加[6]。成年期，疾病进展成易于撕裂，侵蚀和出血的纤维斑块。最终结局是由于血管内腔变窄，氧气供需失衡，造成远端缺血可能。

CVD 可分成 4 个主要的类型：冠状动脉疾病（coronary artery disease，CAD），脑血管疾病，主动脉疾病和外周血管疾病（peripheral arterial disease，PAD）。根据病变的部位可导致心脏，脑，腹部脏器，或肢体缺血或梗死。非冠状动脉粥样硬化疾

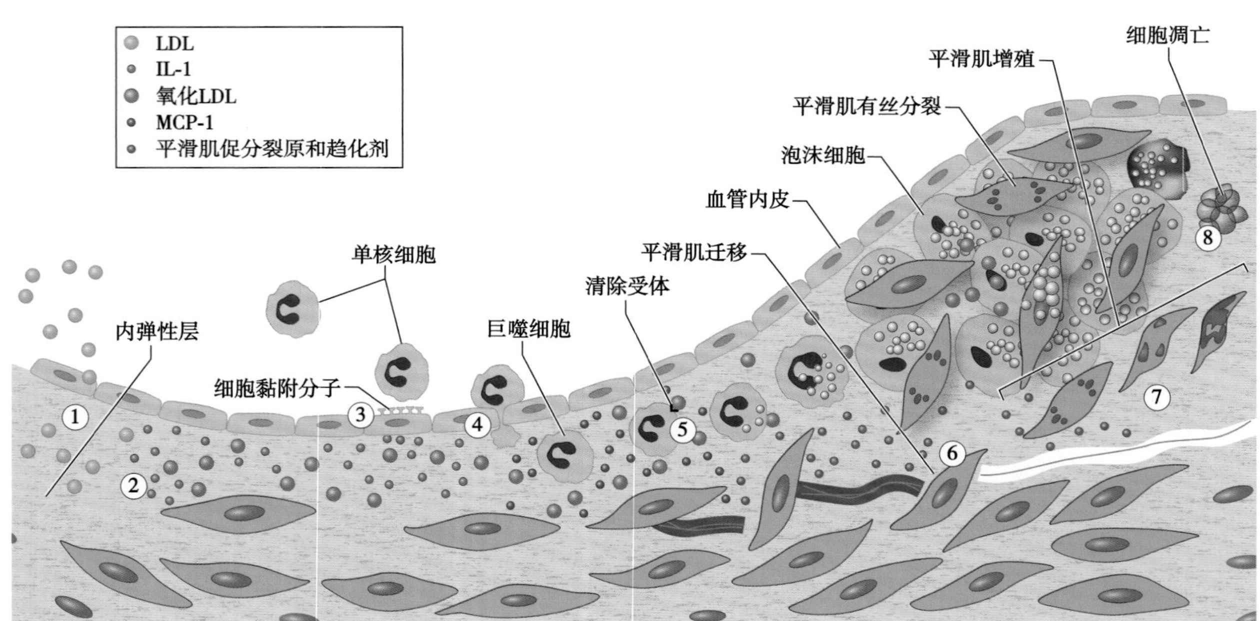

图 48.1 动脉粥样斑块形成演化。1，内膜层脂蛋白聚集；2，氧化应激；3，细胞因子诱导伴黏附分子表达；4，炎性细胞浸润；5，泡沫细胞产生和炎性介质增加；6，平滑肌迁移；7，平滑肌增殖；8，钙化，凋亡和纤维化。IL-1，白介素-1；LDL，低密度脂蛋白；MCP-1，单核细胞趋化蛋白 1。（*Redrawn from Libby P. The vascular biology of atherosclerosis. In*：*Mann DL*，*Zipes DP*，*Libby P*，*et al*，*eds.* Braunwald's Heart Disease：A Textbook of Cardiovascular Medicine. *10th ed. Philadelphia*：*Saunders*；*2015*：*873-890.*）

病被认为等同于 CVD,导致严重心脏不良事件的风险也等同于 CAD[7]。这一患者人群 10 年内发生 CAD 的风险超过 20%。

CVD 的某些风险因素,如年龄、性别、种族和家族史是不可变的。其他可以通过生活方式和药物措施进行控制。一项大规模国际研究确定了 9 个潜在的可调节的风险因素,包括高血压、血脂异常、糖尿病、吸烟、腹型肥胖、规律运动、每日果蔬消耗、规律饮酒和心理社会因素,导致超过 90% 患者心血管事件[8]。风险因素与心血管事件的相关性不受性别、年龄和种族的影响。CAD 的很多风险因素和非冠状动脉粥样硬化疾病重合,而患者在某个区域发生动脉粥样硬化疾病后其他主要血管床血管疾病的风险增加(表 48.1)。因此,接受大的非心脏血管手术患者并存 CAD 非常常见,反之亦然。

表 48.1 动脉粥样硬化性疾病在主要血管床的发生率

	脑血管疾病	腹主动脉疾病	外周血管疾病
冠状动脉疾病	8% ~40%	30% ~40%	4% ~40%
脑血管疾病	—	9% ~13%	17% ~50%
腹主动脉疾病	—	—	7% ~12%

冠状动脉、脑血管、主动脉和外周血管风险因素存在显著重合。50% 在 1 个血管长发生动脉粥样硬化疾病的患者至少在其他 1 个血管床并存血管疾病。

数据来源于参考文献 195、199 和 249。

血管手术围手术期管理的一般注意事项

患者术前评估的目的是了解存在的心脏和非心脏疾病程度和用药物调整使患者处于最佳状态。麻醉医生评估每个器官的病理生理状态和随后可能导致的围手术期并发症是非常重要的。围手术期管理必须个体化地定制并针对有风险的器官给予保护。由于 CAD、脑血管疾病、主动脉退行性疾病和外周动脉疾病(peripheral arterial disease,PAD)的相关性,术前评估的一个主要焦点在于发现,评估和优化先前存在的血管并存疾病。

术前评估

术前应评估冠状动脉和非冠状动脉粥样硬化疾病或风险因素。由于贫血和失血的风险,进行全血细胞计数获取术前血红蛋白和血细胞比容。因为术前有肾脏功能不全或术后发生肾脏功能不全的风险,应该进行代谢检查评估肾脏功能。服用抗凝药物的患者应考虑进行凝血检查,若考虑进行椎管内操作实施麻醉(如腰麻或硬膜外)或治疗性干预(脑脊液引流,见第 23 章)的患者必须进行凝血功能检查。术前心电图(ECG)可作为基础值帮助评估围手术期的心脏事件。对于任何接受血管手术存在心血管风险因素患者,尤其是患者有新发或者恶化的症状,术前心电图可用于评估基础心脏状态。

美国心脏病学会(American College of Cardiology,ACC)和美国心脏协会(American Heart Association,AHA),联合美国麻醉医师协会(American Society of Anesthesiologists ASA)、心血管麻醉医师协会(Society of Cardiovascular Anesthesiologists,SCA)、美国外科医师协会(American College of Surgeons)和血管医学学会(Society for Vascular Medicine)就围手术期心血管评估和非心脏手术患者管理发布指南(见第 1 和 43 章)[9]。这些指南最近推荐意见简化了之前择期手术前的风险分层(见图 43.4)。第一步是评估是否存在临床急症;若有,患者在进行药物调整优化的同时应立刻接受手术。第二步评估患者是否有急性冠脉综合征,在行非急诊手术前进行评估和根据指南指导的药物治疗进行调整优化。后续步骤有赖于结合外科风险计算器[10,11]、患者功能能力[12,13],和临床决策来决定是否在手术前应进行进一步的心脏评估。总体而言,接受血管手术患者存在围手术期心脏不良事件的风险至少是中度(>1%),若额外的评估将改变围手术期管理,那么患者能从中获益(详见第 43 章)。

之前的一些观察性研究表明术前心脏再血管化改善高风险非心脏手术患者预后[14,15]。冠状动脉再血管化预防(Coronary Artery Revascularization Prophylaxis CARP)研究是评估大血管手术前预防性心脏再血管化预后的第一个,也是唯一一项随机对照研究[16]。这项研究发现接受大血管手术患者无论之前是常规冠状动脉旁路移植术或经皮冠状动脉介入术再血管化,预后没有差异。随后分析发现存在冠状动脉左主干病变患者是唯一从预防性再血管化中收益的患者亚群[17]。亚组分析发现随机入血管手术前干预的队列中,与接受经皮冠状动脉介入患者相比,接受冠状动脉旁路移植术患者围手术期心肌梗死(myocardial infarction,MI)发生率更低,住院时间(length of stay,LOS)更短[18]。这一差异归因于完全再血管化。可能是因为 CARP 试验的结果,所以不特别推荐术前进行心脏再血管化,除非根据现有指南存在指征[19,20]。

术前药物治疗

麻醉医生有责任与患者的外科医生和内科团队一起确保手术前患者药物优化治疗,及恰当的术前用药。因此,麻醉医生认识到围手术期药物治疗的开始、持续、停用的风险和获益是非常关键的(见第 43 章)[9]。

作为一般原则,大多数抗高血压药物应该在围手术期持续使用[9]。目前没有一种药物像 β 受体阻滞剂一样被广泛的研究和争议。Kaplan 和同事于 1970 年代首次报道持续应用 β 受体阻滞剂的安全性[21]。此后,Slogoff 和同事发现长期服用 β 受体阻滞剂患者术前停药心肌缺血的发生率增加[22]。大部分证据提示长期服用 β 受体阻滞剂患者应该在围手术期持续使用该药物[23-26]。但 β 受体阻滞剂作为新的治疗不应在手术日启用,因为会增加卒中和死亡的风险[9,27]。根据最新的 ACC/AHA 指南,对于高风险血管手术患者术前考虑使用 β 受体阻滞剂是合理的[9]。这需要患者的外科和内科治疗团队共同作决定。

血管紧张素转化酶抑制剂和血管紧张素受体拮抗剂通常被认为对 CVD 患者有益[9]。这两种药物对成人心脏外科手术患者围手术期的心肌和肾脏有保护作用[28-30]。另一方面,一项对心脏手术患者的大规模回顾性观察研究显示围手术期阻滞血管紧张素与血管瘫痪、房颤、肾衰和死亡密切相关[31]。尽管需要随机对照研究证实,目前的指南建议围手术期继续使用该药物是合理的[9,32,33]。为了减少围手术期血管瘫痪性低血压风险,麻醉诱导前 24 小时停药是合理的[34]。

因有多种有益效应,他汀类药物也非常受欢迎[35,36]。许多试验显示他汀类药物能不依赖其降脂效果预防脑卒中[37-39]。围手术期他汀类药物治疗可降低血管手术患者心脏并发症发生率和死亡率[40-44]。目前指南推荐围手术期继续他汀类药物治疗,对接受血管手术患者可在术前启动他汀类药物治疗[9]。

使用抗血小板药物必须平衡围手术期停药和出血的风

险,尤其是对于近期行冠状动脉介入术放置冠脉支架患者[9]。需要咨询患者的外科和内科团队后再做决定。一般而言,若不良心脏事件的风险超过出血风险应该继续使用阿司匹林[9,45]。抗凝管理必须根据患者个体和外科风险进行定制。如果抗凝治疗存在高风险的患者从入院后到入手术室前用肝素和/或抗血小板治疗进行桥接能从中获益(见第 43 和 44 章)[9]。目前尚无指南指导围手术期糖尿病用药。为了预防非预期的低血糖发作需非常谨慎使用口服降糖药,尤其是在全身麻醉状态下。特别是二甲双胍,在低血容量和血管手术时频繁使用碘造影剂,可能存在乳酸酸中毒的风险[46]。术前禁食期间需要调整胰岛素用量。虽然最近的证据不支持严格的血糖控制,围手术期应密切监测血糖和采用恰当的胰岛素治疗[47,48]。

术前用药抗焦虑和镇痛

血管手术患者术前用药的主要目的是减少焦虑和为麻醉诱导前的任何疼痛的操作提供镇痛。除外这些基本目的,实施疼痛和焦虑管理可减少交感刺激和心肌缺血风险,为 CVD 患者带来明显的益处。由于患者可能对镇痛和抗焦虑药物非常敏感,这些药物应该缓慢滴定至临床起效。给予镇静药物后,应给予患者补充氧气和持续脉搏氧饱和度,心电图和无创血压监测。

术中麻醉管理

血管手术中使用的麻醉药物需要根据患者、术者、解剖因素和外科操作的创伤性决定。麻醉技术将在后文中讨论。一旦进入手术室,所有患者应该进行标准 ASA 监测,包括常规无创血压、脉搏氧饱和度和持续心电图监测。V_5 导联在所有导联中对诊断急性心肌缺血最敏感,虽然其敏感性不尽完美,约为 66%~85%[49,50]。联合多个心前区导联将敏感性提升至 80%~85%,加入Ⅱ导联敏感性提升至超过 95%[49,50]。由于存在血流动力学剧烈变化的风险,除外最微小的血管操作,应该对所有患者动脉置管进行有创血压监测。患者并存疾病、阻闭大血管和出血是导致血管手术中常见血流动力学不稳定的原因所在。有创动脉监测还可以频繁采血进行血气分析评估通气和氧合,失血量和复苏的需求,整体代谢状态。由于全身麻醉诱导和气管插管是血流动力学最不稳定的阶段,在全麻诱导前进行动脉监测是明智的。

对大部分血管手术而言有创中心静脉或肺动脉置管监测不是常规。例外的情况常见于主动脉开放手术或患者情况需要进行以上监测。对任何大血管手术,必须有粗的中心或外周静脉通路,因为存在出血和需要复苏的风险。手术开始前应该进行血型鉴定和配血,并保证有充足的血制品供应。

虽然经食管超声心动图(TEE)是发现术中心肌缺血最敏感的方法,但它没有取代临床评估和常规的心电图来确定非心脏手术患者心肌缺血的风险[9,50-52]。ASA 联合 SCA 发布术中 TEE 使用的实践指南[52]。总体而言,专家意见推荐非心脏手术在以下情况推荐使用 TEE:患者存在心血管疾病可能导致严重的临床问题,预期发生危及生命的低血压,发生持续原因不明的低血压和/或低氧血症[52]。此外,实践指南推荐开放性腹主动脉大手术考虑使用 TEE,主动脉血管内手术和远端操作不常规使用 TEE[52]。

术后管理

一般而言,大部分血管手术后患者能在手术室安全拔管和在术后恢复室顺利恢复。接受大的腹主动脉手术患者能从严密监护和重症监护室管理中获益,在进入重症监护室时患者通常继续接受机械通气。这种情况下,应使用短效的镇静和镇痛药物以利于快速苏醒和系列神经系统评估。大血管手术常见并发症包括心肌缺血、血流动力学不稳定、卒中、凝血障碍、肾衰竭、呼吸衰竭、出血、低体温、谵妄和代谢紊乱。

颈动脉和脑血管疾病

脑卒中的重要性在于其常见且严重。脑部血液供需失衡导致永久性脑梗死(卒中)或短暂性脑缺血发作(transient ischemic attack,TIA):传统定义为局灶性神经功能缺失持续时间少于 24 小时不伴有永久性梗死。脑卒中定义为缺血,即脑血管内血流中断,或出血,即血液流入脑实质或周围间隙[53]。在美国 87% 的脑卒中为缺血性[53]。缺血性脑卒中可进一步分成 5 个亚型:心源性卒中,大血管病卒中,小血管病卒中,不常见原因的卒中,不明原因的卒中[54]。至少 20% 的缺血性卒中与颅外动脉粥样硬化疾病相关如颈动脉狭窄[55,56]。

临床特征和自然病程

在世界范围内,脑卒中是造成永久性残疾和死亡的首要病因[5,57,58]。据估计超过 600 万美国人患有临床脑卒中,总体发病率接近 3%,临床无症状的脑卒中发病率比这个数值高 2 至 10 倍[58-61]。全球脑卒中疾病负担惊人,导致全球约 10% 的死亡和数十亿美元脑卒中相关的医疗花费[62,63]。

颈动脉疾病的发病率随着年龄增加,在男性和少数民族患者中增加[64-69]。即使从 TIA 中恢复,在临床上也非常重要。因为它是以后临床脑卒中发作的强烈预测因素[70,71]。

颈动脉介入手术主要里程碑

Fisher 在 1951 年首次报道颅外颈动脉疾病和脑血管疾病的关联[72,73]。不久后 1953 年,DeBakey 首次成功地描述了颈动脉内膜剥脱术(carotid endarterectomy,CEA)和长期无病生存随访[74]。随着 CEA 的普及明显增加了证据支持颈动脉疾病是脑卒中和死亡的风险因素[75-77]。1990 年后随机对照试验反复证实 CEA 对症状性和无症状性颈动脉粥样斑块的临床益处[78-84]。Mathias 于 1977 年首次描述了经皮颈动脉血管成型[85]。虽然 1989 年才首次引入球囊扩张支架,在 20 世纪 90 年代早期引入栓子保护装置降低脑卒中的风险后,球囊扩张支架被广泛使用[86,87]。自此,许多高质量试验,包括 meta 分析,比较了颈动脉支架(carotid artery stenting,CAS)和 CEA[88-92]。

做出何时和如何治疗颈动脉粥样斑块疾病的决定非常复杂。与疾病相关脑卒中风险必须与选择的脑卒中治疗方式相关的风险相平衡。此外,做出外科决定必须考虑患者特异的风险因素和开放(CEA)或血管内(CAS)操作的风险因素。

有症状颈动脉粥样硬化疾病:治疗的适应证

有症状的颈动脉疾病的定义为突然发作的颈动脉病变同

侧的局灶性神经系统症状,可能是短暂性或永久性。将来脑卒中风险最重要的预测因素是之前 6 个月内出现症状。3 项标志性临床试验探讨比较了 CEA 和药物治疗对有症状颈动脉疾病患者的益处[78,80,93]。

北美有症状颈动脉内膜剥脱术试验(North American Symptomatic Carotid Endarterectomy Trial,NASCET)是一项前瞻性,多中心,随机研究纳入超过 650 例伴有中度(30%~69%)或重度(70%~99%)同侧颈动脉狭窄的 TIA 或非残疾脑卒中患者[78,79]。患者随机接受最佳药物治疗或最佳药物治疗复合 CEA。因为发现手术对该患者队列的显著益处,重度疾病组研究提前终止。尽管手术组患者 30 天脑卒中和死亡风险更高,但手术患者队列脑卒中和死亡相关的 2 年长期预后显著改善。随后对中度症状性颈动脉狭窄的研究显示,尽管益处较小但对 50%~69% 狭窄患者仍有潜在益处[79]。狭窄程度小于 50% 患者不能从手术获益。对重症患者队列的长期随访还是倾向于 CEA[94]。

欧洲颈动脉手术试验(European Carotid Surgery Trial European Carotid Surgery Trial,ECST)是一个多中心、前瞻性、随机对照试验,纳入超过 3 000 例有症状颈动脉疾病患者,接受内科治疗或内科治疗联合开放手术治疗[80]。对有症状的颈动脉狭窄超过 80% 的患者的首要观察指标是严重同侧脑卒中和死亡,CEA 的益处显著。由于两项试验中测定狭窄程度的方法不同,ECST 中颈动脉狭窄 80% 相当于 NASCET 中 70% 的狭窄。

退伍军人事物合作研究计划(Veterans Affairs Cooperative Studies Program,VACSP)试验是一项前瞻性,随机,16 个退伍军人事物医学中心参与的多中心试验。血管造影确定颈动脉狭窄程度超过 50%,120 天内发生脑卒中或 TIA 的患者随机进入 CEA 联合最佳药物治疗组或单纯最佳药物治疗组[93]。平均随访时间接近 1 年,在手术组患者脑卒中和频发性 TIA 显著减少。这一益处在狭窄超过 70% 患者最明显。这一研究较大的局限性在于只纳入了男性患者。

后续将 NASCET、ECST 和 VACSP 试验的数据联合进行汇总分析[95,96]。狭窄大于 70% 的患者的获益是一致的,其中预防 5 年内发生一次脑卒中的需要治疗病例数(number needed to treat,NNT)为 6.3。中度狭窄(50%~69%)患者也能从中获益。虽然强度更弱,这一患者人群预防 5 年内发生一次脑卒中的 NNT 为 22。颈内动脉接近完全阻塞患者不能从 CEA 中获益。狭窄程度小于 50% 患者也不能从 CEA 中获益,CEA 对狭窄小于 30% 患者有害。综上所述,这些研究明确表明 CEA 对高度狭窄患者有益。

无症状颈动脉粥样硬化疾病:治疗的适应证

3 项主要试验评估了 CEA 在无症状的颈动脉疾病患者中的使用[81-84]。VACSP 试验是一项前瞻性,多中心,随机试验,纳入血管造影确定颈动脉狭窄超过 50% 的 400 例无症状的男性患者,分配进入最佳药物治疗或最佳药物治疗联合 CEA[84]。手术组同侧神经系统事件发生率显著降低;然而,手术干预不能降低 30 天脑卒中和死亡的复合发生率。

无症状颈动脉粥样硬化研究(Asymptomatic Carotid Atherosclerosis Study,ACAS)是一项前瞻性、多中心、随机研究,将颈动脉狭窄超过 60% 的 1 600 例无症状患者随机入单纯最佳药物治疗组或最佳药物治疗复合 CEA 组[81]。首要观察指标是围手术期被研究动脉供血区域脑卒中或任何脑卒中或死亡。随访时间超过 2 年,与药物治疗相比手术组脑卒中和死亡发生率降低超过 50%。

无症状颈动脉手术试验(The Asymptomatic Carotid Surgery Trial ACTS)是针对无症状患者最大的前瞻性,多中心,随机试验[82,83]。狭窄超过 60% 的无症状患者随机分为接受即刻 CEA 组和一组先进行药物治疗直到症状出现再手术。其他所有的医疗管理由经治医生自行决定。总体脑卒中或围手术期死亡的 5 年净风险在外科组下降近一半。对致死和致残脑卒中的结果相似。CEA 对对侧脑卒中和同侧脑卒中有相似的益处;通过 Willis 环增加对侧血流可能是降低对侧脑卒中发生的机制。

对 3 项试验的 meta 分析显示无症状颈动脉疾病患者接受 CEA 后任何脑卒中绝对风险降低约 3%[97]。预防 3 年中一次脑卒中的 NNT 为 33。由于围手术期并发症的发生率高,无症状患者行 CEA 的净获益延迟体现;围手术期早期并发症的发生率带来的影响超出了在手术后 2 年或 2 年以上脑卒中风险的轻度降低的收益。因此,狭窄程度在 50%~70% 之间的无症状患者必须谨慎选择,只有预期生存率至少 5 年患者才能从手术干预中获益。

颈动脉支架

颈动脉血管成型和支架(CAS)是颈动脉粥样硬化疾病患者开放手术的替代疗法,尤其是对于手术和麻醉不耐受的患者。这项微创操作技术的支持者认为与传统开放 CEA 手术相比,该技术简单,快速,患者舒适度高。越来越多的证据显示 CEA 和 CAS 的长期预后相似。两项操作短期并发症的发生率和死亡率有显著差异。此外,预测开放手术后不良事件发生的高风险患者受到挑战;虽然选择较好的患者可降低 CAS 围手术期并发症,大部分数据的检验效能不足以发现不同患者人群的治疗差异。

颈动脉疾病的血管内治疗被广泛研究。颈动脉内膜剥脱再血管化对比支架试验(Carotid Revascularization Endarterectomy versus Stenting Trial,CREST)是目前比较 CEA 和 CAS 最大的随机对照试验。纳入了超过 2 500 例有症状或无症状颈动脉疾病标准风险患者[88-92]。这项研究复合终点事件如脑卒中、MI、30 天死亡和长期随访中任何同侧脑卒中的发生率没有差异[88]。但是,CEA 和 CAS 在其他方面存在差异。年龄大于等于 70 岁患者不良事件发生率 CEA 组小于 CAS;支架使相对年轻患者获益更多,而 CEA 更适于年龄更大患者[91]。30 天脑卒中和脑卒中/死亡率在 CAS 组更高。30 天 MI 发生率在 CEA 组更高。干预 1 年后,与发生 MI 患者相比,发生脑卒中,即使是微小脑卒中患者生活质量明显下降[88,90]。脑卒中并发症使长期生存率降低,围手术期发生脑卒中组的 4 年死亡率为 21.1%,未发生脑卒中组患者死亡率为 11.6%[98]。但不应该忽视围手术期 MI,后续分析发现,发生 MI 和仅心肌酶谱增加无症状患者 3 年死亡率显著增加,这一差异在平衡了基础风险因素后仍然存在[92]。

多项 meta 分析评估对比了 CEA 和 CAS 治疗颈动脉疾病

的效果[99-103]。Bonati 和同事实施的最近的一项综述包括了 16 项试验涉及 7 572 例[99]，标准外科风险有症状颈动脉狭窄患者，CAS 发生围手术期脑卒中或死亡、死亡或任何脑卒中或 MI 和任何脑卒中的风险更高。亚组分析中，这一差异只在年龄 70 岁以上的人群显著。治疗后 30 天内死亡或任何脑卒中或长期随访中同侧脑卒中发生率在 CAS 组更高，但围手术期最初 30 天后同侧脑卒中发生率在治疗组间没有差异，提示除外即刻风险，两组患者结果相似。就 MI 和脑神经麻痹的风险而言，CAS 更优。最近的 meta 分析普遍认为脑卒中和死亡的早期风险 CAS 较 CEA 增高，但长期预后两组相似。超过 70 岁患者风险增加提示 CAS 对于更年轻的患者是 CEA 较好的替代。与 CAS 相比，CEA 后围手术期 MI 发生率增加[100,101]。这些 meta 分析的主要警示在于由于支架技术和医生专业水平的提升，早期支架试验的数据可能存在偏倚。

影响手术决策的其他因素

颈动脉手术除了患者症状和狭窄程度之外还依赖于其他因素。斑块的进展和对侧颈动脉疾病与脑卒中风险增加相关[104-107]。牛津斑块研究对稳定的颈动脉斑块进行组织分级并发现有症状不稳定的病变中炎性改变非常常见[108]。溃疡和回声低的斑块也是不稳定的，且增加脑卒中风险[109,110]。不稳定的颈动脉斑块与临床无症状的微血栓型脑卒中相关，并且增加临床脑卒中的潜在风险[111]。

患者因素如年龄和性别也可能影响颈动脉手术决策[112]。如前述，老年患者行 CAS 比 CEA 不良事件发生的风险更高。在对比 CEA 和药物治疗的有症状和无症状试验中，CEA 的益处在男性患者较女性患者明显，这种趋势在无症状患者中更为突出[78-82]。Rockman 和研究者发现在有症状和无症状患者中，与 CEA 相比，女性患者 CAS 后脑卒中的风险更高[113]。这可能是因为在女性颈动脉斑块中栓子脱落的可能性更大[114]。总体而言，女性从颈动脉手术中的获益较男性患者少，尤其是对于无症状患者行 CAS。对女性患者应考虑药物治疗除非出现症状。不良因素如患者并存疾病较多、前次颈部手术或放射治疗的瘢痕组织和气管切开都增加外科手术风险，需考虑 CAS。第二颈椎以上或锁骨以下的颈动脉病变很难实施手术干预。而严重的主动脉弓粥样硬化或显著的颈动脉弯曲增加患者 CAS 并发症发生率，应考虑 CEA。在权衡个体患者颈动脉手术的风险和获益时，术者的并发症的发生率也应考虑在内。

最后，自早期颈动脉介入试验以来，对脑血管疾病的最佳药物治疗的巨大进展正在挑战无症状患者行颈动脉介入手术的作用[115,116]。将来需要进行随机对照试验明确在现代医疗管理时代颈动脉介入手术的作用。

颈动脉介入手术的麻醉考虑和管理

术前评估和准备

由于脑血管和冠状动脉疾病很大程度存在重叠，对于颈动脉狭窄患者 CAD 常见且重要[117]。接近 50% 患者脑部大血管疾病患者，尽管没有已知的心脏疾病但应激试验异常：潜在的 CAD 通常很严重[118]。颈动脉内膜厚度与 CAD 的临床程度相关[119]。颈动脉疾病患者 CAD 非常常见，颈动脉再血管化之前术前评估，CAD 是很重要的关注点[120]。应根据 ACC/AHA 指南对患者进行风险分级（见第 43 章）[9]。

术中麻醉技术

颈动脉再血管化可在全身麻醉或局部麻醉下进行。局部麻醉的主要优点是能在清醒患者持续监测神经功能，对发现脑缺血比全麻状态下的神经监测方法更可靠。需要清醒患者介入术中可更迅速和可靠监测和及时发现，可减少放置分流器时血栓的风险。局部麻醉技术可避免血流动力学的波动和全身麻醉相关的心脏呼吸系统并发症。另一方面全麻的优势在于增加患者的舒适度，减少患者焦虑，可进行气道管理。全麻也可以避免由于如抽搐和气道问题局麻紧急改全麻的需求。

最近在主要学术型中心调查显示颈动脉手术的围手术期管理存在很大差异，说明对于最佳的医疗实践缺乏共识[121]。全麻或局麻后患者的预后被广泛研究[122-125]。最大的已知最好的研究是全身麻醉对比局部麻醉在颈动脉手术（General Anaesthesia versus Local Anaesthesia for carotid surgery，GALA）试验，其中有 24 个国家 95 个医学中心超过 3 500 例了接受 CEA 手术的患者随机进入全身麻醉或者局部麻醉组[123-125]。这项研究中，两组的严重不良事件（死亡、脑卒中、MI）、LOS 和生存质量没有差异[123-125]。接受全身麻醉的患者血流动力学不稳定和围手术期认知功能障碍的风险更高。但后续的一项研究显示术中分流器是与围手术期认知功能障碍相关的主要危险因素的变量[126]。最近的一项大规模 meta 分析（$N=4\,596$；14 项随机临床试验）显示麻醉技术对死亡率、脑卒中、MI、术后心肺并发症、院内 LOS、或 CEA 后患者满意度没影响[122]。在这项 meta 分析中，全身麻醉组术中使用分流器更多[122]。总之，现有的文献不支持颈动脉手术时，一种麻醉技术优于另一种。决定使用全麻还是局麻技术取决于患者和术者的选择以及患者独有的特征，利于一种麻醉方法而不是另一种。不考虑技术，麻醉的目标都是一致的：维持血流动力学正常和保证平稳，快速的麻醉恢复，从而确保可以早期进行神经学评估。

局部麻醉技术下实施颈动脉内膜剥脱术

局部麻醉可联合或不联合神经阻滞实施，通常复合静脉镇静药物减小患者不适感和焦虑。控制镇静药物用量从而维持监测神经功能状态的能力非常重要。局部麻醉的选择包括颈椎硬膜外麻醉或颈浅神经丛阻滞复合或不复合颈深丛阻滞。颈浅神经丛阻滞复合或不复合颈深丛阻滞更常用，因为其并发症发生率更低[127]。发现颈浅神经丛阻滞和颈深丛阻滞或联合阻滞一样有效，且避免颈深神经丛阻滞的并发症，如误入蛛网膜下腔、膈神经阻滞、Horner 综合征，以及增加中转全身麻醉的风险[128-130]。

在局部麻醉下实施 CEA 之前必须确定能够迅速改成全身麻醉。尽管有此顾虑，实际上报道需要局麻改全麻的发生率非常低，在 GALA 试验中发生率为 4%[123]。改全麻的适应证包括患者不耐受或患者要求，意外的误入蛛网膜下腔内导致脑干麻醉，抽搐（与静脉注射局部麻醉药物相关），气道问题（因为手术原因或过度镇静），或其他血流动力学或手术并发症。患者的选择是局部麻醉成功的关键。患者不能患有幽闭恐惧症（手术铺单非常接近或覆盖于患者脸部），必须能够平躺并在手术期间保持不动[关节炎、慢性阻塞性肺部疾病(chronic obstructive pulmonary disease,COPD)、心衰和其他并存疾病使患者达不到这些需求]。

全身麻醉技术下实施颈动脉内膜剥脱术

全身麻醉诱导和维持的主要目标是避免血流动力学剧烈波动如太低(麻醉诱导时使用具有血管扩张效应的药物)或太高(强烈交感神经刺激时,如插管或者手术切开时)。为实现这一目标,不同的麻醉药物可以或已经被使用。通常采用平衡麻醉技术。全身麻醉诱导应该缓慢滴定短效的催眠药,滴定至其起效。复合短效的阿片类药物可能减小气管插管的血流动力学反应。全身麻醉的维持可通过吸入性麻醉药或者静脉麻醉药物实现[131]。使用术中监测技术如脑电图并且麻醉药物必须使用滴定以减小对循环的干扰。

一般而言,倾向于气管插管因为在手术过程中管理气道的通道受限而且气管插管使通气管理能力更强。有报道使用喉罩气道并能避免气管插管相关的并发症(交感神经刺激、咳嗽导致缝线断裂和/或血肿)[132]。手术中维持正常血碳酸水平避免过度通气引起的脑血流减少和血管收缩,以及允许性高碳酸血症时潜在的颅内"窃血"。

术中血流动力学监测

因为麻醉或手术操作可能导致血流动力学突然变化,应考虑有创动脉血压监测。

由于低血压、血栓和/或颈动脉夹闭,在对侧来自 Willis 环血流不足情况下,脑灌注不足可能在颈动脉手术过程中导致脑卒中。若及时发现并进行了适当的干预可减轻脑缺血损伤。对清醒患者进行完整的神经功能检查仍是神经检测的金标准且应在局部麻醉下的颈动脉手术中使用。这种情况下,给予镇静药物之前应进行基础神经功能评估。此后,将镇静药物滴定至使患者舒适的同时能够在手术操作中,特别是颈动脉操作和夹闭时配合系列神经评估。神经功能改变需要进行干预恢复脑灌注;这些干预包括放置分流器和/或允许体循环高血压以增加通过 Willis 环血流增加对侧血流。

若选择全身麻醉技术,在颈动脉手术过程中有很多神经监测技术可用于监测脑缺血;这些技术包括 EEG、颈动脉残端压、体感诱发电位(somatosensory-evoked potential,SSEP)、经颅多普勒和脑氧饱和度(见第 18 章)[133]。术中 EEG 是常用的神经监测模块。未经处理的 EEG 较经过处理的 EEG(如双频谱指数)更优,因为双频谱指数监测不能可靠地预测此类患者人群脑缺血[134,135]。颈动脉手术中脑电图波形发生显著变化,如完全的信号丢失、背景活动降低 50% 和/或 delta 波活动增加,可能提示术中缺血和需要干预。支持在颈动脉介入手术中使用常规 EEG 的临床研究有限,尚没有明确结论[136,137]。由于静脉和吸入麻醉药物都影响脑电图波形,麻醉医生和神经监测团队的密切交流对降低麻醉药物干扰和增强 EEG 在颈动脉手术期间发现脑缺血的敏感性和特异性非常重要。

虽然术中颈动脉残端压低于 50mmHg 可预测颈动脉手术后脑卒中,作为单一方法发现术中脑缺血和需要如分流等干预的临床应用有限[136,137]。最近一项 meta 分析($N=4\ 557$;15 项前瞻性和回顾性研究)评估了 SSEP 在颈动脉介入手术中的诊断价值[138]。颈动脉介入手术中 SSEP 改变的特异性强为 91% [95% 可信区间(confidence interval,CI),86~94],但敏感度弱为 58% (95% CI,49~68)[138]。颈动脉介入手术中 SSEP 曲线改变,围手术期脑卒中风险增加(比值比,14. 39;95% CI,8. 34~24. 82)[138]。

经颅多普勒测量大脑中动脉的血流速度有助于发现术中明显的微血栓。这一警报警示外科团队避免可能导致脑卒中的进一步颈动脉操作[139]。虽然经颅多普勒能发现脑缺血但不总是正确的[140,141]。脑氧仪利用近红外光谱检测脑氧饱和度;但是支持其用于颈动脉手术的数据不一致[142-144]。目前在全身麻醉下颈动脉介入手术中检测脑卒中的神经监测选择中,很明确没有哪项技术是完美的。最近的 meta 分析提示残端压结合 EEG 或 SSEP 对发现脑缺血有最佳的诊断能力[141]。患者在全身麻醉下接受 CEA 时神经监测的作用在指导选择性分流时非常重要。CEA 做常规分流情况下,其作用较小,因为尽管夹闭颈动脉一个节段,分流能维持脑灌注。最后,神经监测技术的选择和是否常规使用神经监测,需要手术团队的专家意见和判定。

颈动脉支架的麻醉

颈动脉支架是通常能在局部麻醉或麻醉监护下镇静完成的微创操作。仔细滴定进行镇定,使在整个操作过程中能进行神经检查。若使用全身麻醉技术,通常使用短效的药物,便于快速苏醒和神经评估。由于通过外周血管入路而不是直接在头颈部进行手术操作,可选择喉罩气道而不用气管插管,减轻全身麻醉诱导和苏醒期间的血流动力学波动[145]。任何血管内技术,都有可能需要转入开放手术修复。因此,监测和血管通路应提前计划好。

术中挑战

由于颈动脉压力感受器敏感度基础值改变和术中对颈动脉压力感受器进行操作,CEA 和 CAS 可造成心率和血压等血流动力学不稳定。直接或血管内对颈动脉压力感受器操作可能造成严重的交感神经反应导致心动过缓和低血压。强烈刺激时,如气管插管和手术分离,可能导致交感输出增加,发生高血压和心动过速。

夹闭颈动脉由于颈动脉血流降低和通过 Willis 环的对侧血流不足导致同侧脑缺血。在夹闭前维持正常或较基础值稍高的血压从而维持脑血流。开放颈动脉可能发生自主调节能力受损和压力感受器功能被破坏,导致脑血流量增加[146]。

CAS 时可能发生支架扭曲、支架血栓、颈动脉夹层和/或粥样硬化斑块栓塞等问题。支架的技术性问题可通过观察或另外放置支架解决,但急性血栓通常需要转换成立刻开放 CEA。使用栓塞保护装置后有重要临床意义的栓塞发生率显著降低[146]。发生明显的远端栓塞时,治疗选择包括导管引导的溶栓、血栓抽吸和/或积极抗凝[146]。

术后并发症

由于压力感受器功能持续变化,血流动力学不稳定可能持续至术后。未控制的术后疼痛也造成高血压。虽然 MI 的风险在 CAS 较 CEA 低,其仍然是颈动脉手术围手术期死亡首要原因[147,148]。

脑高灌注综合征是罕见但有重要临床意义的并发症,通常在颈动脉手术后几天发生,由接触严重狭窄后大脑自主调节能力受损导致[149]。临床表现可能从严重头痛进展到抽搐,或最严重的,颅内出血[149]。治疗为支持性治疗,严格控制血压减小颅内出血风险[147,149]。

CEA 术后血肿通常是给予肝素和同时抗血小板治疗导致血液扩散渗出所致。虽然发生相对少见,报道发生率约为0.5%~3%,术后血肿可能发生危及生命的气道问题[132]。喉返神经或喉上神经损伤可能导致同侧声带麻痹。其他 CAS 血管操作相关的并发症发生率为 3%~5%,包括感染,出血,血肿,或腹膜后出血需要输血;假性动脉瘤或动静脉瘘形成;和血管血栓或夹层导致肢体缺血[146]。使用碘造影剂使患者易患肾功能不全,特别是存在潜在肾脏疾病患者。

腹主动脉疾病

腹主动脉是心脏到体循环的主要动脉管道,在穿行腹部的过程中为主要腹部和盆腔器官提供血流[150]。腹主动脉是腹膜后结构始于膈肌裂孔终于第四腰椎水平,在此处分叉成为髂总动脉[150]。

腹主动脉瘤

动脉瘤通常定义为正常动脉血管直径扩张超过50%[150]。主动脉从胸部到腹部逐渐变细,到达肾动脉水平动脉正常直径约为 2.0cm[151]。虽然年龄、性别、种族和体表面积可能影响正常的主动脉直径,但通常腹主动脉直径超过3.0cm 就认为是动脉瘤样扩张[150]。动脉瘤最常见于腹主动脉[152]。胸主动脉和胸腹主动脉动脉瘤更不常见(详细参见第 23 章)。

腹主动脉瘤(abdominal aortic aneurysms,AAA)根据部位分成肾下(起始于肾动脉水平以下),近肾(起始于肾动脉水平),或肾上(起始于肾动脉水平以上)腹主动脉瘤。这一区分非常重要因为其体现了手术修复的复杂程度和血流动力学异常程度,尤其是在开放手术伴有主动脉阻闭情况下。大部分 AAA 是肾下型,而约 5%~15% 涉及肾上主动脉[153]。

最近认识到动脉瘤形成过程是退行性变的过程,以血管壁巨噬细胞浸润、弹性蛋白和胶原蛋白被破坏、平滑肌细胞丧失和新生血管形成为特征[154,155]。炎症和巨噬细胞浸润在动脉粥样硬化和动脉瘤样疾病中都很常见,动脉粥样硬化通常在内膜和中层明显,而动脉瘤样疾病通常累及中层和动脉外膜[154]。虽然绝大部分 AAA 都是由退行性疾病引发,其他原因包括感染、炎性疾病、创伤和先天性疾病。

临床特征和自然病程

AAA 常见于老年患者,年龄超过 50 岁后发生率显著上升[150]。AAA 发生在男性和高加索人种中更常见[156,157]。虽然以人群为基础的筛选研究预计 AAA 的总体发病率约为5%,这一发病率正在下降,也许是更好地控制风险因素的结果[158,159]。

AAA 不可调节的风险因素包括年龄、性别和家族史[156]。可控制的风险因素包括吸烟、肥胖、高血脂、高血压和动脉粥样硬化性动脉疾病(包括 CAD)[150,156]。吸烟是与 AAA 最强相关的可控制的风险因素[156,157]。规律运动和健康饮食可降低 AAA 的风险[156]。与大部分血管病理生理相反,糖尿病与AAA 的风险降低相关[156]。糖尿病对 AAA 保护作用可能的解释是血管硬化和钙化可防止动脉瘤的形成[160]。

大部分 AAA 是无症状的,通常意外被发现[150]。偶尔患者出现腹部隐痛和/或发现搏动性腹部包块。罕见地,大的AAA 可能继发于相关结构病变产生肿块压破症状,如胃肠道压迫导致呕吐,子宫压迫产生泌尿道症状,或髂静脉压迫产生的静脉并发症。大多数动脉瘤生长或撕裂后最终有症状。AAA 撕裂通常是致死性的,死亡率至少 75%。在这种情况下,50% 患者能坚持到入院,其中 50% 能生存至出院[161-163]。考虑到 AAA 患者撕裂后的高死亡率和需急诊手术特点,主要的管理目标是在撕裂前发现并治疗 AAA[150]。目前欧洲和美国的指南推荐使用超声在高风险患者中筛选 AAA,如年龄超过 64 岁和有 AAA 家族史的成年患者[150,164,165]。此外,对已知 AAA 患者频繁进行影像学监测动脉瘤的大小[164,165]。

腹主动脉瘤治疗适应证

动脉瘤撕裂单一最强危险因素是瘤体大小[150,164,165]。目前的循证指南推荐当动脉瘤直径超过 5.0~5.5cm 时进行修复[150,164,165]。动脉瘤快速生长,每年生长超过 10mm,也是干预适应证[150,164]。此外,不考虑瘤体大小,有症状非撕裂 AAA推荐限期修复[150,164,165]。最后,在存在过多围手术期风险情况下,对于存在很多严重并存疾病患者,应考虑药物治疗而非手术[150,164,165]。

Dubost 和同事首次于 1951 年描述了开放 AAA 修复手术[166]。尽管 AAA 修复手术仍被认为是高风险的外科操作,随着围手术期管理的持续改善和优化,包括麻醉和外科技术的进步,临床预后稳步改善[161]。目前开放 AAA 修复手术的围手术期死亡率约为 1.5%~5.8%[167-170]。最近一项 meta 分析显示开放手术修复的死亡率为 4.2%[171]。AAA 的腔内主动脉修复(endovascular aortic repair,EVAR)首先由 Volodos 于1986 年和 Parodi 于 1991 年实施[172,173]。随着腔内技术和操作医生技术的不断改善,这项操作已成为治疗 AAA 的主流技术[161,164,173,174]。最近的流行病学研究显示当前超过 50% 的AAA 接受 EVAR[175,176]。高质量对比腔内和开放腹主动脉修复手术的随机对照试验显示围手术期生存率 EVAR 更优,两者中长期死亡率没有显著差异[177-184]。但开放 AAA 修复长期耐用性更好[185]。EVAR 存在需要反复腔内修复的风险[182-184]。最后,对个体患者而言选择开放还是腔内修复取决于多种因素,如主动脉解剖、紧急程度、患者偏好和外科医生的专业技术。

对比血管内和开放腹主动脉修复手术的随机试验

英国腔内动脉瘤修复 1(Endovascular Aneurysm Repair 1,EVAR 1)试验是一项多中心前瞻性研究(N=1 252),将大的AAA 患者随机分入开放或腔内修复组[170,180,182]。腔内介入组 30 天死亡率降低了三分之二,尽管该组患者更多需要二次修复[177]。EVAR 早期生存优势在 2 年消失[180]。EVAR 组较高的并发症发生率在长期随访中也持续存在,即腔内植入物相关并发症和需要再次修复[182]。

荷兰随机腔内动脉瘤修复(Dutch Randomized Endovascular Aneurysm Repair,DREAM)试验也比较了接受腔内或开放AAA 手术修复患者围手术期和长期预后[178,181,182]。DREAM试验是多中心试验研究了 351 例 AAA 患者,随机入开放手术或腔内介入组。试验的观察指标如围手术期死亡率和复合死亡和严重并发症发生率都偏好 EVAR[178]。在 2 年中期分析时,EVAR 的生存优势已经丧失。[181],在中位 6 年随访,两个队列的生存率相近[182]。与 EVAR 1 研究相似,长期再次干预的需求在 EVAR 队列中显著增高,通常是由于植入物相关并发症如植入物移动或植入物内漏。EVAR 队列 6 个月和 1 年的生存质量也更低[186]。

开放对比腔内修复(Open Versus Endovascular Repair, OVER)退伍军人事务部(Veterans Affairs Cooperative Study Group)是第三个多中心前瞻性试验,纳入 881 例两种操作方式都适合的 AAA 患者,随机入腔内或开放手术修复组[179,184]。短期分析显示腔内组 30 天死亡率和院内死亡率显著降低。[179]。与 EVAR 1 和 DREAM 试验一致,EVAR 最初的生存优势在 3 年随访中丧失。生存优势仅发生在围手术期的现象也存在于高风险患者亚组,如大动脉瘤,高龄,高手术风险和已知 CAD 患者。装置失败,二次操作的发生率,或 1 年严重并发症发生率两组没有差别。与 DREAM 结果相反。两组生存率没有显著差别。手术修复后动脉瘤撕裂虽然不常见,但仅在 EVAR 术后发生。再次修复率和术后再入院率两个队列没有差别。

Anévrisme de l'aorte abdominale:Chirurgie versus Endoprothèse (ACE)试验是项多中心前瞻性随机试验对比低-中度风险患者行开放或腔内 AAA 修复手术[187]。纳入 299 例动脉瘤直径大于等于 5.0cm 患者。与前述试验相反,ACE 试验围手术期死亡率,严重并发症发生率,或再次修复率没有显著差别。长期随访(中位数 3 年)中,腔内组接受再次修复的可能性更高且有动脉瘤相关死亡率更高的趋势[187]。两组总体严重或轻度并发症发生率无显著差异,尽管开放手术组患者发生心脏并发症的可能性更高[187]。

总之,以上试验结果提示与开放手术相比,腔内操作具备短期生存优势但无长期生存优势。最近一项对这 4 项主要试验的 meta 分析证实 EVAR 的短期死亡率显著降低(1.4% vs 4.2%;$P<0.0001$),这一优势不能维持至中或长期随访[171]。两组心脏或动脉瘤相关死亡率在中或长期随访没有差异。腔内介入组再次修复率显著升高,尽管大多数再次修复依然还是血管内操作,其相关死亡率低。

影响外科决策的其他因素

在当前时代,开放 AAA 修复手术仅用于不能行 EVAR 的患者。解剖因素是 EVAR 的最大障碍。近端主动脉瘤颈重度扭曲是开放 AAA 修复的主要适应证[188,189]。近端主动脉瘤颈可能重度扭曲和由于长度短、过度成角、重度钙化或高度血栓负荷等因素不能完全实现血管腔内隔绝[150,188,189]。多项研究已经显示在这种情况下植入物相关并发症发生增多[190-192]。类似的髂动脉解剖问题如钙化、动脉瘤和/或狭窄也为远端充分的血管腔内隔绝和安全地建立动脉通路造成困难。腹部内脏动脉节段受累不是 EVAR 的禁忌证,因为目前的技术可以植入分叉支架,打孔,或接入侧管,保留内脏血管如肾动脉。

一些其他的血管情况可能必须开放手术修复。前次 EVAR 相关的并发症(如内漏或移位)不能接受再次腔内修复时需要开放手术修复。腔内修复转入开放手术修复的长期转化率约为 1%~2%[193]。总体而言,主动脉本身或主动脉植入物感染需要开放手术。最后,具有异常血管解剖患者,如异常肾动脉或肠系膜下动脉对小肠灌注非常重要患者,最好开放手术修复。

腹主动脉瘤手术的麻醉考虑和处理

术前评估和准备

AAA 患者很可能存在高风险的并存疾病[150]。许多 AAA 的风险因素,如年龄、性别、高血压、高脂血症和吸烟,也增加 CAD 的风险,后者是 AAA 修复术后早期和晚期死亡率最常见的原因。开放和腔内动脉瘤修复手术都导致围手术期不良心脏事件风险增加。在一项大规模研究中,计划接受外周血管手术患者($N=1000$),术前冠状动脉造影显示 AAA 患者中只有 6% 冠状动脉正常[194]。这项研究中,94% 患者血管造影确定存在 CAD,其分类如下:轻到中度 29%,进展但代偿 29%,严重但可纠正 31%,以及严重不可纠正 5%[194]。

COPD 也是常见的并存疾病,因为吸烟是两个疾病进程的主要风险因素。多项研究强调 COPD 是 AAA 修复术后并发症发生率和死亡率增加的强烈预测因素[195-197]。除外冠状动脉和肺部疾病,术前肾功能不全也是围手术期并发症发生和死亡的重要预测因素[195,198,199],因此 AAA 的修复术前评估应该明确潜在心血管、肺部和肾脏疾病的严重程度,因为对预后非常重要。虽然 EVAR 与围手术期并发症发生率和死亡率降低相关,由于存在血管腔内修复中转开放手术的风险,有必要对两种操作患者进行完善的术前评估。

基础血红蛋白和血细胞比容很重要因为在 AAA 手术期间有大出血风险。在择期修复手术实施之前必须确保备有足够的血制品。应该考虑进行凝血功能检查,特别是准备实施椎管内操作或使用影响正常凝血功能的药物情况下。基础肾脏功能评估对了解围手术期肾脏储备非常必要。基础的 ECG 对诊断围手术期新发的心脏损伤很重要。高危手术患者进一步的心脏检查应该根据现有指南进行分级(见第 43 章)。尽管 COPD 是围手术期风险的重要预测因素,但术前肺功能检查如呼吸量测定和血气分析没有预测价值,不常规检测[197]。

围手术期应继续他汀类药物治疗,因为其对接受 AAA 修复手术的患者特别有益[40,200,201]。主动脉干预前有必要努力尝试戒烟 4~6 周,根据最近的试验结果显示可显著降低围手术期心血管和呼吸系统并发症[202,203]。

术中麻醉技术

开放腹主动脉瘤修复手术

虽然也曾报道过在高风险患者使用区域麻醉技术,但对于开放腹部 AAA 手术修复最常采用全身麻醉[204]。手术切口可为经腹正中切口和侧腹膜后切口。由于切口较大和高发 COPD,这种情况下可考虑硬膜外镇痛,有利于控制严重疼痛,限制注射镇痛药物用量并保持呼吸功能[205,206]。最近的一项 meta 分析提示这一方法降低 AAA 修复术后严重并发症发生,如术后机械通气、MI、胃肠道并发症和肾脏损伤[207]。

虽然全身麻醉有很多种药物选择,但要维持患者基础血流动力学从而保证足够的器官血流(变化维持在基础值的 20% 范围内),同时减少伤害性事件如气管插管和放置有创监测时产生的交感神经刺激,麻醉药物的选择需要谨慎考虑。基于以上考虑麻醉诱导时中等剂量的镇痛药物和/或静脉利多卡因被证实是有效的[208]。挥发性和/或静脉麻醉药可用于全麻维持。虽然最近证据提示在心脏手术中挥发性麻醉药物具有心脏保护效应,但这一效应在 AAA 修复手术中更不明确[209-211]。

有创血压监测对血流动力学不稳定和快速失血期间严密的血压监测是必需的。考虑在全麻诱导前进行动脉置管指导诱导用药的滴定从而保证这一时期血流动力学稳定。大口径的静脉通道是有必要的,需要在手术切皮前放置。需要使用时应该足够的血液制品和能够快速输血的方法和途径。血液回收技术可减少自体血液的需求量并减少输血的风险[212]。中心静脉通道有助于监测整体的容量状态和确保快速和稳定的血管活性药物输注。可以通过 PAC 或 TEE 进行有创心输出量监测,特别是对于高风险患者或接受需要高位或长时间主动脉阻闭的复杂手术患者[52]。

腔内腹主动脉瘤修复手术

EVAR 可在局部麻醉、椎管内麻醉或全身麻醉下成功实施。虽然没有随机对照试验比较麻醉技术,但最近的一项 meta 分析(累计 N>13 000;10 项观察性试验)显示不同技术间 30 天死亡率没有差异,但局部麻醉组院内 LOS 显著降低,入重症监护室的风险更低,围手术期并发症发生率下降[213]。

但在选择麻醉技术时,术者和患者的偏好也应考虑在内。某些患者人群不适合局部或椎管内麻醉,包括明显焦虑、有合并症使其不能平躺和交流困难(如基础认知功能障碍或语言障碍)患者。目前,EVAR 常在局部麻醉下完成。术中从局部麻醉中转至全身麻醉(通常由于手术并发症造成)的风险小于 1%[214,215]。

血管腔内修复的局部和椎管内麻醉技术

除外之前讨论的术后优势,局部或椎管内麻醉还有一些术中益处。避免全麻药物的心肌抑制效应和避免诱导及苏醒期的刺激从而更好地维持术中血流动力学稳定。避免机械通气和维持基础呼吸功能可改善肺部预后。清醒,能交流的患者也是对碘造影剂过敏反应(如瘙痒和呼吸困难)或动脉撕裂(如突发腹膜后疼痛)等并发症的"早发现监护仪",因为在无意识患者这些并发症不能被立刻发现。

股动脉或髂动脉的手术操作可通过外科切开或经皮技术实现。用局部麻醉药物皮肤浸润,常联合髂腹股沟和髂腹下神经阻滞,为动脉操作提供充分的麻醉[216]。椎管内技术如单次腰麻、连续腰麻、硬膜外麻醉和腰麻硬膜外联合麻醉都有报道被成功使用[216-218]。不管使用何种椎管内技术,药物剂量应该获得从胸 6 到腰 3 皮肤支配区域维持 3~4 小时充足的区域麻醉效果。实施麻醉者必须准备好立刻处理椎管内麻醉交感阻滞引发的低血压。

不论是局部还是椎管内技术可能都需要滴定镇静进行补充。小剂量短效药物小心滴定使用可提供充分的配合、镇静、镇痛和抗焦虑。要避免过度镇静、气道梗阻和低氧血症。在手术或者麻醉不良反应发生时,快速、安全地中转为全身麻醉的能力非常重要。

腔内修复的全身麻醉技术

全身麻醉不必担心患者舒适度、焦虑和/或是否能长时间平躺不动的顾虑。同样的没有需要紧急中转全身麻醉的需求。全身麻醉的其他优势还有抑制肠蠕动和准确控制呼吸,增强术中造影质量有助于支架的准确放置。

腔内修复术中血流动力学监测

与开放主动脉手术相比,血管腔内手术发生血流动力学不稳定的情况较少,因为不需要夹闭主动脉。因此从这个角度而言,对 EVAR 有创动脉血压监测更不必要。然而,EVAR 在紧急情况下快速放置动脉置管的能力受到限制,因为双上肢通常被收拢利于术中透视检查,双侧腹股沟区域通常是修复手术的手术入路。由于以上限制,选择直接动脉血压监测通常作为动脉撕裂和中转开放修复手术的预防措施。

虽然与开放主动脉手术相比,EVAR 出血和输血的风险较低,仍倾向于放置大口径的外周静脉通路,因为存在中转开放手术的风险,虽然发生率很低[178-179]。通常不需要中心静脉通路除非预期需要使用血管活性药物或者不能建立可靠的大口径外周静脉通路。

腹主动脉瘤修复手术中神经监测

脊髓缺血是主动脉手术后担心出现的并发症。脊髓血流由来源于椎动脉和后交通支的单根脊髓前动脉和一对脊髓后动脉供应[219]。脊髓前动脉通常供应脊髓的前三分之二,脊髓后动脉供应脊髓的后三分之一血液[219]。根动脉源自颈升、颈深、肋间、腰和骶分支动脉,还有下腹侧支为脊髓提供额外血流。胸腰段脊髓是一个相对分离的区域临床上对缺血非常敏感[219]。这一区域最重要的节段动脉是根大动脉(arteria radicularis magna),或叫 Adamkiewicz 动脉。这一大的根动脉通常位于胸 9 和胸 12 之间,因此对于大部分的接受腹主动脉修复手术的患者而言没有受影响的风险,即使其可能起源于主动脉更高或者更低位置。

AAA 修复手术中脊髓缺血主要的风险因是前次胸主动脉瘤修复手术时阻断了到脊髓前动脉的胸段高位大的滋养动脉,因此脊髓更依赖于 Adamkiewicz 动脉(见第 23 章)[220,221],AAA 修复手术中脊髓缺血其他风险因素包括长时间的低血压、贫血、急诊手术、动脉瘤撕裂和动脉夹层[219]。

由于孤立性 AAA 修复时替换血管的长度相对有限和 Adamkiewicz 动脉受影响的可能较低,所以在单纯的 AAA 修复中,导致的脊髓缺血相对罕见。开放 AAA 修复脊髓缺血的发生率通常小于 1%[198]。最近一项文献综述发现 EVAR 后仅有 6 例脊髓缺血的病例报道[222]。之前遭受胸部降主动脉损伤患者,延后行 EVAR 后脊髓损伤风险并不增加,尽管担心脊髓动脉网络受到损害[223]。风险不增加可能反映了脊髓动脉侧支网络在脊髓节段动脉供应丧失后的代偿能力[219]。

若对脊髓缺血存在很大的顾虑,可预防性地放置脊髓引流。这一情况不适用与 AAA 修复手术,因为脊髓缺血的风险很低。放置脊髓引流的理由是增强脊髓灌注压,由平均动脉血压(mean arterial pressure,MAP)和脑脊液(CSF)压力差计算。若使用 CSF 引流,建议不超过 10mL/h 的速度引流并维持脑脊液压力在 10~12mmHg[219,224]。MAP 维持在至少 70~80mmHg 保证脊髓灌注压超过 60mmHg[224]。术中 CSF 引流和允许性体循环低血压通常根据 SSEP,运动诱发电位,或两者同步脊髓监测的结果进行滴定(见第 23 章)。

放置脊髓引流和脑脊液引流本身就存在风险[225]。由于这些风险超出了在 AAA 修复中放置引流带来的益处,只有当术后神经损伤很明显时,放置脊髓引流才较合理。这种情况下通过快速确认、允许性低血压和及时的 CSF 引流对脊髓进行救治,有神经功能恢复的报道[226-228]。此时,滴定行脑脊液引流同时提升体循环血压至 MAP 达到 90~110mmHg,从而增加脊髓灌注压。在此高危状况时,为了提供足够的氧供目标血细胞比容应超过 25%[219,226]。

术中挑战

阻闭和开放主动脉的血流动力学管理

开放 AAA 修复手术中血流动力学波动受到如主动脉阻闭(aortic cross-clamping,AXC)、快速失血、大量液体转移和急性心功能失常等因素的影响。实施主动脉阻闭启动一系列生理变化,主要影响阻闭钳阻闭部位水平(图 48.2)[229,230]。动脉血流阻断导致的 MAP 和体循环阻力(systemic vascular resistance,SVR)增加是 AXC 最一致的反应,肾下主动脉阻闭动脉血压上升 10%或更多[230]。若主动脉在更高的水平如腹腔干以上被钳夹,此时腹部内脏的血流也被阻断,血压上升可能更多。

主动脉在低于腹腔干水平阻闭允许血流转移至内脏循环,从而增加静脉血容量(图 48.3)。容量再分布的后果是静脉回流和心输出量几乎不发生改变,除非内脏静脉血管张力发生显著变化。当阻闭钳放置于腹腔干上方,内脏循环不作为血液储存器。相反,阻闭以下静脉容量降低,使血液从内脏循环进入中央循环,导致充盈压和静脉回流增加。这种情况下血容量再分布也受到失血、液体负荷、麻醉深度和血管升压素使用的影响[229]。

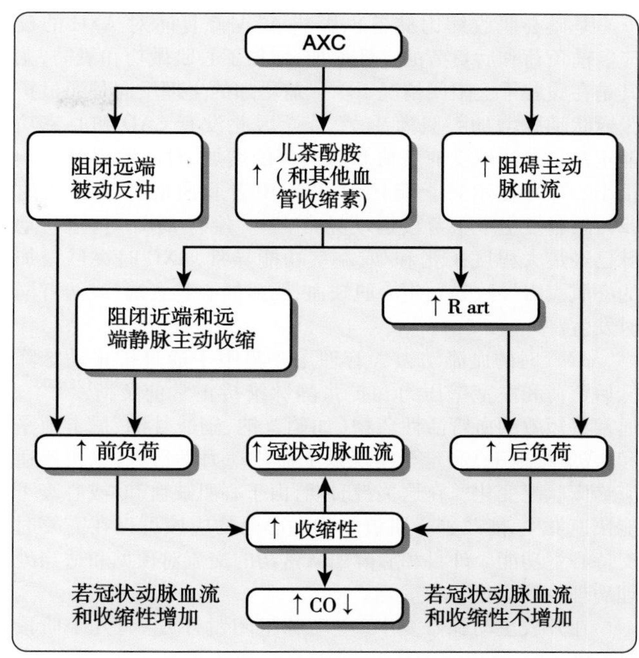

图 48.2 主动脉阻闭的生理改变。主动脉阻闭的典型血流动力学反应。阻闭钳放置水平、循环血量变化、麻醉深度和/或麻醉药物选择和其他生理因素可能产生不同效应。AXC,主动脉阻闭;CO,心输出量;R art,增加的动脉阻力。(*Redrawn from Gelman S. The pathophysiology of aortic cross-clamping and unclamping*. Anesthesiology. *1995;82:1026-1060.*)

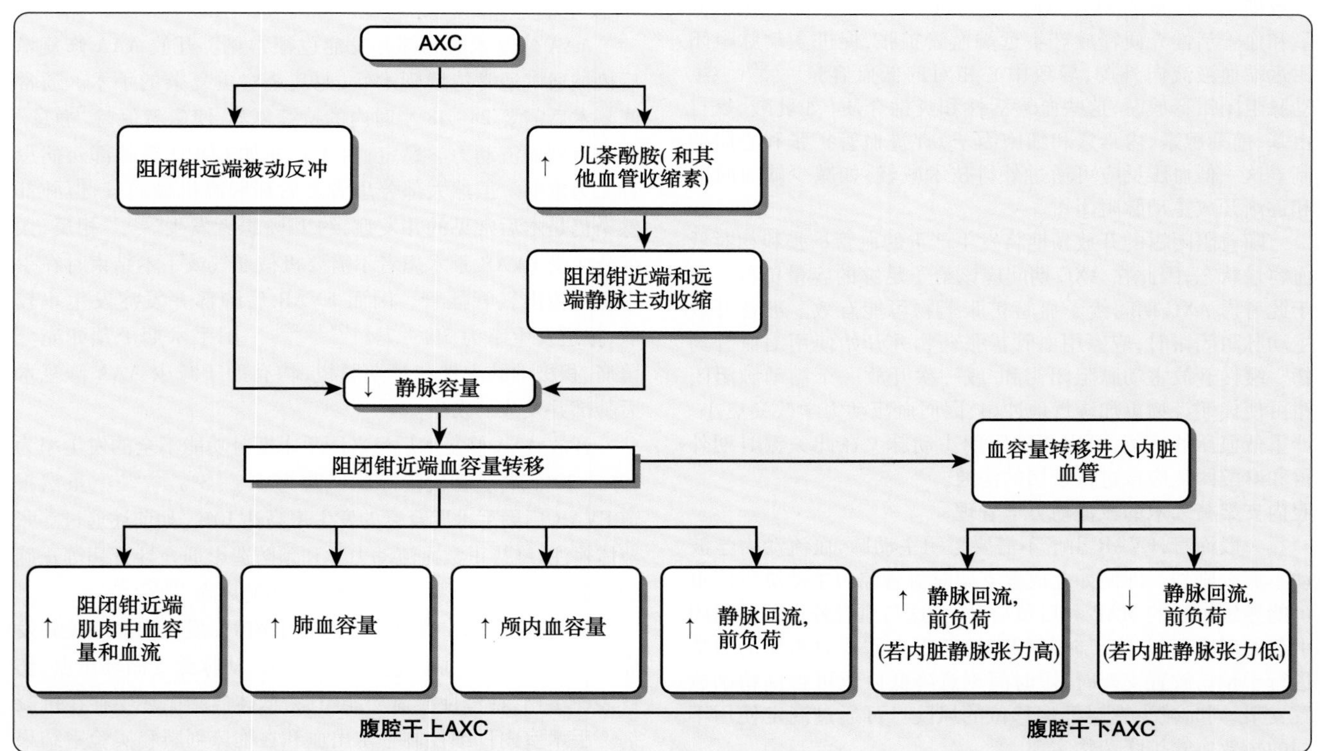

图 48.3 主动脉阻闭(AXC)时血容量再分布变化。主动脉阻闭后血容量转移取决于阻闭的位置(腹腔干上 vs 腹腔干下)、儿茶酚胺释放和血管活性药物使用和总体的血容量。(*Redrawn from Gelman S. The pathophysiology of aortic cross-clamping and unclamping*. Anesthesiology. *1995;82:1026-1060.*)

基础心肌收缩力储备也影响 AAA 修复时对 AXC 的反应。前负荷和后负荷的突然增加，增加了心肌做功和氧需，尤其是在腹腔干上阻闭情况下。氧需增加的生理反应是通过扩张冠状动脉增加心肌灌注[229,230]。因此没有 CAD 和心室功能正常患者能耐受前负荷和后负荷的增加，对心输出量影响很小。TEE 显示肾上阻闭时 33% 患者和腹腔干上阻闭时 92% 患者发生室壁节段运动异常[231]。伴有 CAD 时，冠状动脉已经最大程度扩张和/或左室功能异常，AXC 时突然增加的心肌氧需导致易发生心肌缺血，明显的心脏衰竭，或两者同时发生。

AXC 时的血流动力学管理主要集中于通过扩张动脉降低后负荷和左室壁压力和扩张静脉维持正常前负荷[229,230]。通常将短效的血管活性药物（如硝普钠、硝酸甘油、尼卡地平和/或氯维地平）滴定至实现以上血流动力学目标，以快速适应临床状况变化。在这关键时期，由于心肌缺血和/或心衰可能快速发生，能改善心肌氧供和强心药物应该可以在需要时支持心室功能。外科和麻醉团队密切的交流对预见和适当处理病理生理变化非常重要。

在开放主动脉修复中"主动脉阻闭钳开放"有几个阶段（图 48.4）。完成主动脉近端吻合后，初始在主动脉上段的阻闭钳放置在更低位的新的主动脉植入物上。即使初始主动脉阻闭钳置于腹腔干上，远端主动脉吻合通常在肾下水平。由于近端主动脉吻合时间较短，即初始阻闭时间短所以腹腔干肾脏血管区再灌注只引起轻度血流动力学变化。相反，完成整体 AAA 修复后，开放远端主动脉阻闭钳通常导致严重低血压。低血压的机制是多因素的（图 48.5）。远端主动脉开放导致即刻和严重的 SVR 下降（达到 70%～80%）[232]。组织低氧和血管活性介质释放产生远端血管扩张，促进主动脉阻闭钳远端血液流向外周，导致中心相对的低血容量[229,230]。主动脉阻闭钳释放时，这些血管活性和炎性介质（如乳酸、氧自由基、前列腺素、内毒素和细胞因子）促进血管扩张和心肌抑制。这一低血压反应可通过外科技术减轻，如减少缺血时间和逐渐开放主动脉阻闭钳。

随着阻闭钳的开放预期将发生严重的血管扩张和相对低血容量状态，因此在 AXC 期间应该给予足够的容量负荷。出于此考虑 AXC 期间给予血管扩张药物可能有效。准备开放主动脉阻闭钳时，应停用血管扩张药物并开始使用缩血管药物。缓慢开放主动脉阻闭钳和/或一次开放一个髂动脉阻闭钳可使代谢产物更加缓慢地冲出，因而血流动力学改变更小。严重低血压的病例，可以再次阻闭主动脉。在此关键时期外科和麻醉团队应该进行密切的沟通。

腔内支架植入术的血流动力学管理

一般而言，EVAR 由于不需要阻闭主动脉，血流动力学波动不那么剧烈。即便如此放置支架时血管腔内主动脉阻闭也可能导致短暂的 MAP 和后负荷升高，这与血管外主动脉阻闭引起的反应相似，由于时间相对短暂很少需要对血流动力学进行干预。放置支架时，短时间刻意降低血压可帮助精确放置支架，同时减少支架远端移位的风险。可通过滴定使用不同的短效血管扩张药物实现[233]。

肾脏保护和功能

术后肾功能不全是 AAA 修复手术后最主要的并发症。开放修复时，任何水平 AXC 都降低肾脏血流。即便是肾下主动脉阻闭肾脏血流也降低 40%，伴有肾脏血管阻力增加和肾脏皮质血流量及肾小球滤过率减少[230,234]。这些肾脏效应通过肾素-血管紧张素-醛固酮和交感神经系统调节[229]。来源于 AXC 的肾脏粥样硬化栓子也损害肾功能。

1980 年代后的多项试验探讨了 AAA 修复手术中甘露醇、呋塞米、多巴胺、非诺多泮和 *N*-乙酰-*L*-半胱氨酸等药物是否具有肾脏保护作用[235]。虽然这些干预仍被使用，但没有足够的证据支持它们临床应用的效果[235]。开放 AAA 修复手术时，术中操作如减少 AXC 时间和维持足够的血流动力学平稳是减少肾脏损伤最有效的方法。

EVAR 后的肾功能不全通常是使用碘造影剂的后果，虽然粥样硬化栓子和植入物的放置也产生一定的影响。这种情况下，围手术期减少造影剂介导肾病的方法包括限制造影剂用量，使用等张溶液，给予碳酸氢钠[236,237]。

术后并发症

尽管围手术期管理有很大进展，AAA 修复术后并发症仍有发生。血管外科医生注册学会（The Society for Vascular SurgeonsThe registry）最近报道 AAA 修复后围手术期严重不良事件发生率为 11%，包括死亡、脑卒中、MI、肾衰、呼衰和瘫痪；其中死亡和 MI 占绝大部分[167]。心肌缺血仍是 AAA 修复术后常见的严重并发症。存在多种风险因素，包括 CAD 和之前讨论的血流动力学的需求，解释了开放 AAA 修复术后围手术期 MI 发生率高达 5%～10% 的原因，尽管经过术前谨慎评估（进一步讨论见第 43 章）[167,238]。EVAR 时相对稳定的血流动力学可能解释了围手术期总体 MI 发生率低的原因，报道 MI 发生率为 1.8%～5%[178,238,239]。

AAA 修复术后肺部并发症也很常见。开放 AAA 修复术后机械通气通常持续到术后，尤其是对更复杂的手术。通常修复术后需要 24～48 小时内的持续复苏，使患者保持"静息"状态直到血流动力学稳定，对于合并如 COPD 等肺部疾病患者尤为重要。虽然大部分患者之后都脱离机械通气，但肺部感染仍是术后常见的并发症，约 17% 患者发生[238]。相反，大部分接受 EVAR 手术患者不需要机械通气或手术结束时在手术室内拔出气管插管。因而 EVAR 后肺部并发症发生率较低，报道发生率为 3%～7%[178,187,238]。围手术期干预如充分镇痛、积极的肺灌洗和早期脱机，均有助于减少 AAA 修复术后肺部并发症的发生。

开放 AAA 修复术后患者围手术期肾功能不全的发生率为 10%～20%，肾脏替代治疗的风险为 1%～3%[238,240]。虽然报道 EVAR 后围手术期肾衰的发生率高达 10%，如前述通过等张液体输注、维持正常血流动力学和预防造影剂介导肾病等正确的复苏方法可减少围手术期肾脏损伤的风险[178,179,238]。

接受开放 AAA 修复手术患者中约 1% 发生出血相关并发症[238]。此时出血原因包括吻合口漏、动脉侧支循环出血、伤口表面渗出、稀释性凝血功能障碍、低体温和循环中存在抗凝剂。手术室内仔细控制手术出血和在临床判断和实验室结果指导下小心使用血制品复苏，是治疗出血的基础。与腔内修复相比开放手术后需要干预的出血并发症更常见[238]。EVAR 的血管事件包括血肿、夹层、假性动脉瘤、动静脉瘘和远端血栓。

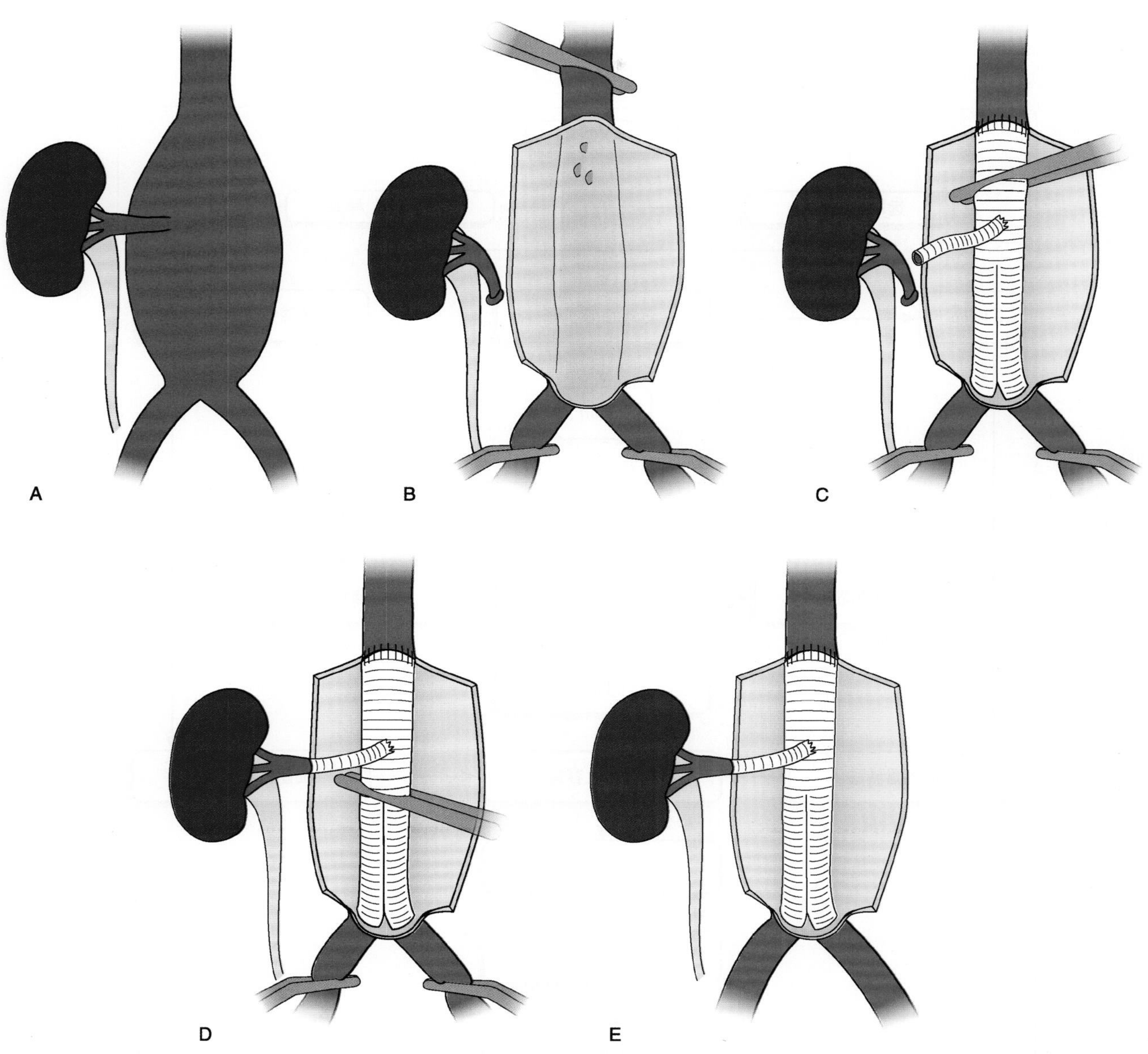

图 48.4　开放腹主动脉瘤修复手术主动脉阻闭钳的移动。为了减少不必要的内脏器官缺血时间,主动脉阻闭钳随着每个血管吻合完成逐步下移至植入血管上。每次开放阻闭钳将导致代谢物冲入之前缺血的器官,尽管之后快速将阻闭钳下移放置在植入物上将减轻部分血流动力学变化。(A)原始动脉瘤,显示右肾。(B)主动脉和髂动脉阻闭。动脉瘤壁打开,有肾动脉离断。(C)主动脉-双股动脉植入物伴有单根动脉血管植入物缝合。主动脉阻闭钳从原始主动脉移至植入物近端。(D)右肾动脉吻合,主动脉阻闭钳向远端移动使右肾恢复灌注。(E)双腿再灌注:移除所有的动脉阻闭钳。(*Redrawn from Woo EY, Damrauer SM. Abdominal aortic aneurysms: open surgical treatment. In: Cronenwett JL, Johnston KW, eds. Rutherford's Vascular Surgery. 8th ed. Philadelphia: Saunders; 2014: 2024-2045.*)

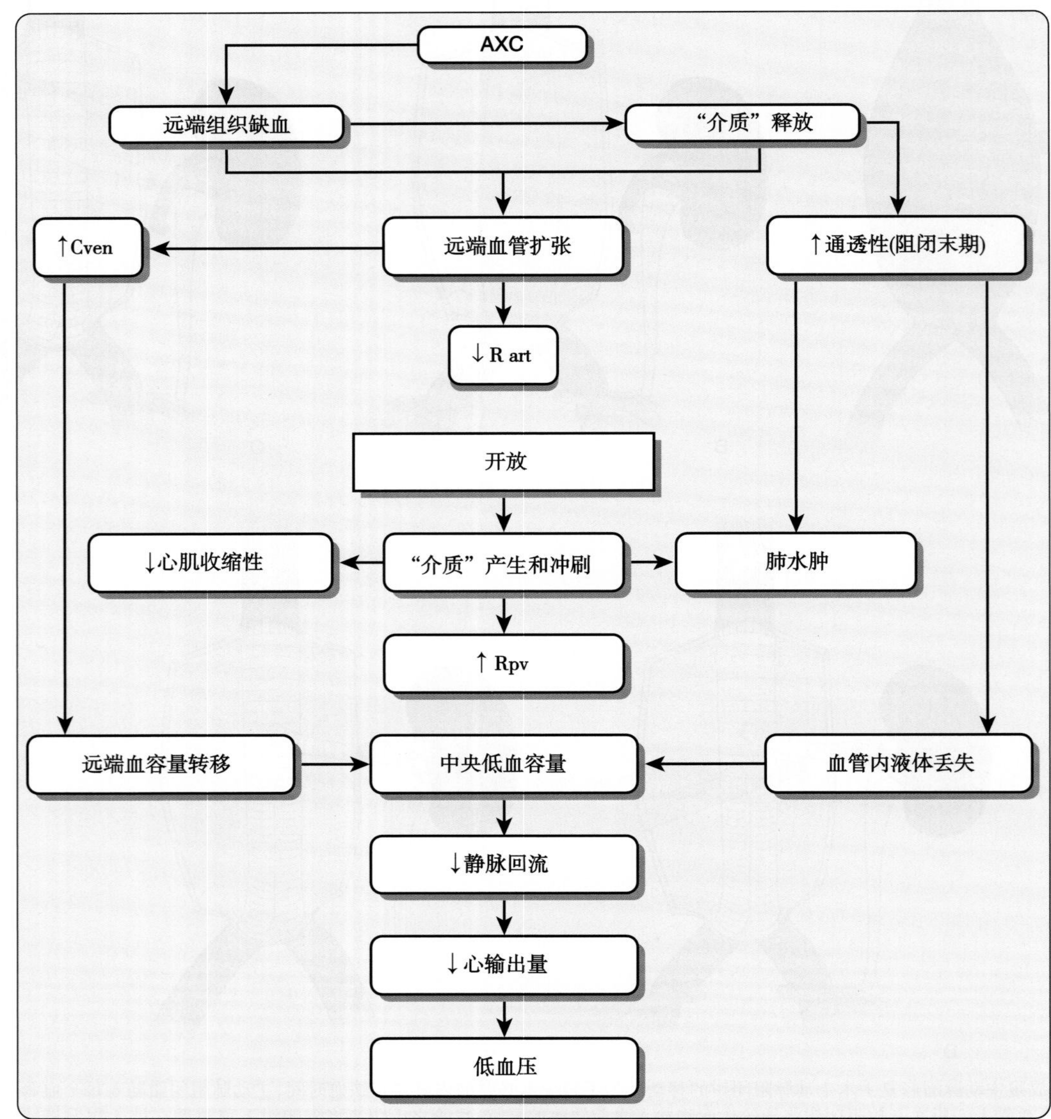

图 48.5 主动脉阻闭钳开放的生理变化。主动脉阻闭钳开放的典型血流动力学反应。AXC,主动脉阻闭;Cven,静脉容量;R art,动脉阻力;Rpv,肺血管阻力。(*Redrawn from Gelman S. The pathophysiology of aortic cross-clamping and unclamping.* Anesthesiology. *1995*;*82*:*1026-1060.*)

小肠缺血是 AAA 修复术后的严重并发症，腔内手术发生率为 1%~3%，开放手术发生率为 9%[238-243]。尽管有广泛的侧支动脉网络，小肠缺血是由基础肠系膜动脉疾病、粥样硬化血栓形成和/或肠系膜下动脉和下腹侧支血液供应减少产生的[238,243]。虽然临床表现多样，早期发现非常重要；延迟干预的死亡率很高[244,245]。治疗选择在某些情况下可进行积极复苏和广谱抗生素，对全层梗死和明显休克则需要进行急诊肠切除。

脊髓缺血是 AAA 修复术后相对罕见但灾难性的并发症。之前的血流阻断和植入物覆盖的长度是最重要的因素，另外之前主动脉手术、新侧支血管血流减少、主动脉阻闭时间和部位和围手术期血流动力学稳定性也产生一定影响。此时对脊髓救治包括单纯允许性体循环低血压或允许性体循环低血压同时行 CSF 引流。AAA 后脊髓缺血很罕见，这些干预很少需要使用。

开放和腔内主动脉修复术后下肢缺血很常见。外科吻合、急性血栓形成、急性栓塞性疾病和阻闭钳损伤等技术问题都是导致下肢缺血的原因。在出手术室前和术后早期确定远端搏动足够非常重要。术中充分抗凝和仔细的手术操作技术对减少这一并发症发生率非常重要。

血管腔内手术特异的并发症

接受 EVAR 患者后续干预治疗其特异并发症的风险增加[246-248]。内漏的定义是在植入物放置后不能将动脉瘤隔绝出循环中，还有持续的血流进入动脉瘤囊。内漏非常重要因为对动脉瘤囊产生持续压力，使动脉瘤有扩张和撕裂的风险。根据血流进入植入物和原始动脉瘤之间的部位和路径可分成 5 种内漏（图 48.6）[150]。术中造影通常可发现内漏发生需要立刻干预。治疗选择包括再放置一个支架，栓塞滋养血管，或中转开放手术。

血管腔内植入物扭折导致内漏、支架移位、支架血栓和急性肢体缺血的风险增加[249]。与开放 AAA 修复手术相比，血管腔内手术植入扭折更常见[249]。此时手术选择包括再放置一个支架、血栓清除和开放手术修复。由于分离和移动等支架并发症通常在围手术期后发生，EVAR 后随访非常必要[150]。

腹主动脉夹层

主动脉夹层是以内膜撕裂为特征的主动脉综合征，可随着搏动性血流扩展在分离的血管壁之间形成假腔（见第 23 章）[150,246]。

主动脉夹层存在时间分型和解剖分型。通常，临床症状持续小于 14 天为急性夹层，症状超过 2 周的为慢性夹层。然而，最近的研究提示存在 4 个不同的时期：超急性期（症状发作小于 24 小时）、急性期（2~7 天）、亚急性期（8~30 天）和慢性期（>30 天），即使进入之前认为的慢性期，死亡风险仍持续增加[250]。因为疾病的长期慢性进程导致动脉瘤扩张和撕裂，大部分迟发的死亡是由于假腔撕裂。[251]

解剖学上有两种分型系统描述主动脉夹层（图 48.7）。Debakey 根据原始撕裂的位置和主动脉夹层的扩展程度首次界定了主动脉夹层的不同类型[252]。Stanford 分型系统仅根据撕裂的部位将分型进行了简化，Stanford A 型夹层源于升主动脉和 Stanford B 型夹层起源于降主动脉[253]。本章讨论仅限于腹主动脉夹层。对胸部和胸腹主动脉夹层的详细讨论，请参见第 23 章。

急性 B 型夹层占所有主动脉夹层的约三分之一[247]。最常见的是内膜撕裂的起始于左锁骨下动脉下几厘米处。孤立性腹主动脉的夹层很罕见；根据国际急性主动脉夹层登记（International Registry of Acute Aortic Dissection IRAD）统计，孤立性腹主动脉夹层发生率为 1.3%[254-255]。这一罕见主动脉夹层的发生与高血压、主动脉粥样硬化和主动脉瘤有关[254,255]。

孤立性腹主动脉夹层的临床表现根据终末器官受累及而不同：腹痛、内脏缺血、急性肾衰和肢体缺血都曾被报

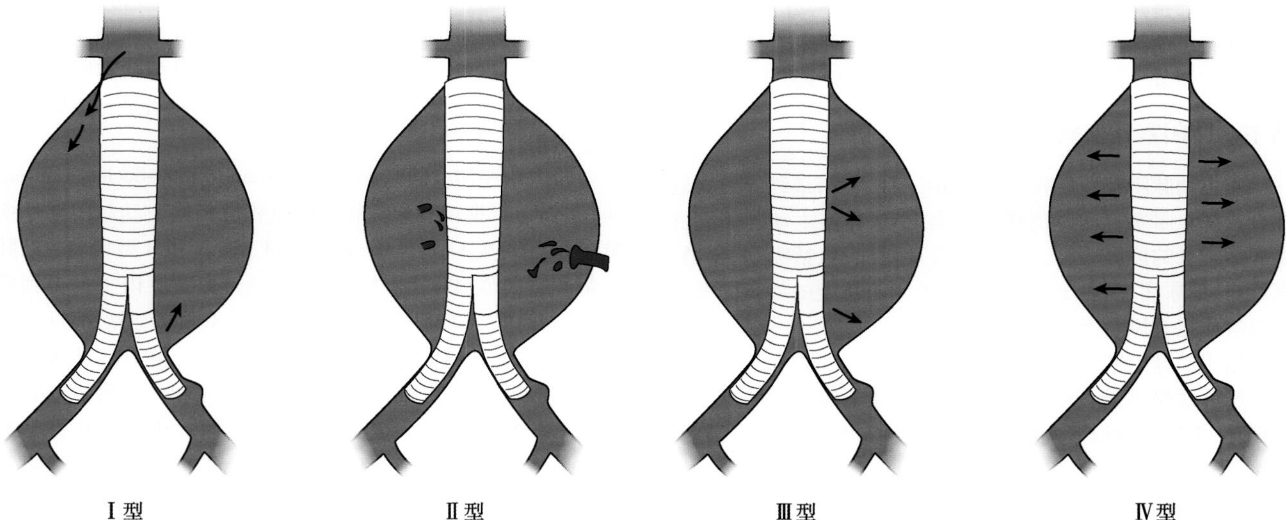

图 48.6 内漏分型。Ⅰ型内漏由内植入物近端或远端封闭不完全导致。Ⅱ型内漏有内脏血管血流流入。Ⅲ型内漏由于植入物存在缺陷，植入物组成部分间连接断开或封闭不完善。Ⅳ型内漏因为植入物组织纤维孔径较大。Ⅴ型内漏，也称为内张力，是由动脉瘤囊内压升高，没有明显的内漏来源。（*Redrawn from Fairman RM, Wang GJ. Abdominal aortic aneurysms: endovascular treatment. In: Cronenwett JL, Johnston KW, eds. Rutherford's Vascular Surgery. 8th ed. Philadelphia: Saunders; 2014: 2046-2061.*）

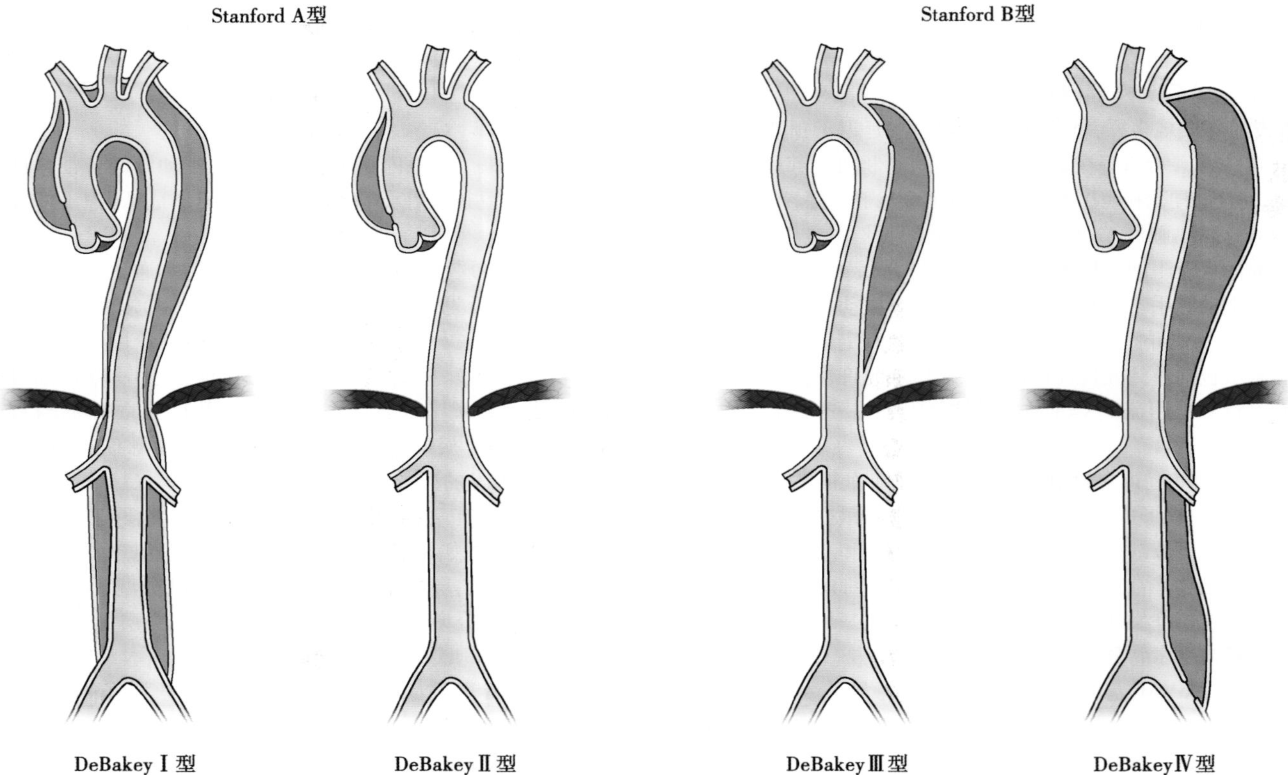

图 48.7 主动脉夹层分型。主动脉夹层可根据撕裂的部位和夹层扩展的程度(DeBakey)或仅根据撕裂的部位进行(Stanford)分型。(*Redrawn from Conrad MF, Cambria RP. Aortic dissections. In: Cronenwett JL, Johnston KW, eds. Rutherford's Vascular Surgery. 8th ed. Philadelphia: Saunders; 2014: 2169-2188.*)

道[254-257]。虽然孤立性腹主动脉夹层内膜撕裂的近端部位通常不明显,但起始部位通常位于肾下[254-257]。

在 IRAD 的分析中三分之二的患者都采用药物治疗,手术患者占三分之一[254]。手术的适应证包括撕裂、内脏或肢体缺血、急性肾衰、难治性疼痛和/或不能控制的高血压。大部分手术都是开放修复其预后比胸主动脉夹层好[254]。在这种罕见腹主动脉夹层表现中,个体患者的管理需要根据临床状况进行调节。此类患者的麻醉考虑与 AAA 修复手术相同。

髂主动脉闭塞性疾病

髂主动脉闭塞性疾病是 PAD 的一种表现,最终导致血管部分或完全阻塞。动脉粥样硬化是 PAD 和髂主动脉闭塞性疾病最常见的原因;因此,其风险因素相似,包括吸烟、年龄、家族史、糖尿病、高血压、高血脂,还有最近确定的如高同型半胱氨酸血症等风险因素[165]。

髂主动脉闭塞性疾病通常始于主动脉远端,常起始于髂总动脉并缓慢进展[258]。主要来源于腰和下腹动脉的广泛侧支循环,重建腹股沟下血管于局限的髂主动脉病变段。因此,虽然孤立的髂主动脉疾病可能导致跛行症状(表现为间歇性股、髋,或臀部疼痛;或由于流经阴部内动脉的血流不足导致阳痿),很少发生严重肢体缺血。患者在预期药物治疗下可耐受以上症状数年。不幸的是,局限于髂主动脉段的疾病是例外情况而不是常规;通常而言,患者同时伴有广泛的下腹股沟疾病。更广泛或多水平病变患者可能有更为严重的跛行症状或严重的肢体缺血,因此毫无疑问对外科手术而言更困难并存在更大的挑战。

风险因素调整能改善跛行症状和稳定疾病进程[165]。大多经过适当治疗的患者不会进展到需要手术或血管腔内治疗的地步。手术的适应证包括残疾或进行性跛行、缺血性静息痛和组织缺失。跛行到什么程度算残疾在一定程度上是由术者和患者根据症状和生活质量受限做出的主观判断。目前指南推荐对职业和生活受限的功能性残疾,对药物和康复训练治疗无反应及经治疗后症状可能有改善的患者进行血管腔内或手术治疗[165,259]。

跨大西洋学会间共识(Trans-Atlantic Inter-Society Consensus, TASC)根据位置和疾病的严重程度将髂主动脉闭塞性疾病分型(图 48.8)[260]。一般而言,TASC A 和 B 型代表主动脉远端和髂动脉相对局限性疾病,可通过血管腔内手术得到最好的治疗[260]。TASC 指南进一步推荐 C 和 D 型疾病反映了更广泛的疾病最好通过开放手术修复[260]。除外这些推荐意见,最近进展使血管腔内治疗成为局限性和广泛髂主动脉疾病的一线治疗方法,两者预后相似[259,261]。由于治疗方案的变化,血管外科学会指南现推荐将血管腔内治疗作为局限和广泛髂主动脉闭塞性疾病的一线治疗[262]。

尽管最近血管腔内技术的有了很大进展,开放手术重建仍然是髂主动脉闭塞性疾病治疗的金标准,包括旁路移植和动脉内膜剥脱术[259,262]。

非传统解剖途径外旁路手术如腋股动脉旁路手术通常用

A型病变

- 单侧或双侧CIA狭窄
- 单侧或双侧单个EIA短狭窄(≤ 3cm)

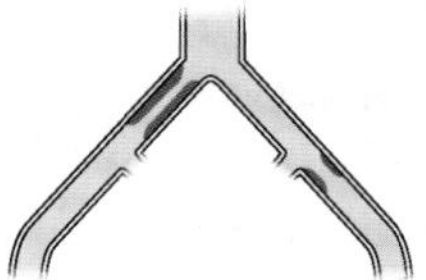

B型病变

- 肾下主动脉短狭窄(≤ 3cm)
- 单侧CIA闭塞
- 单个或多发狭窄总长度3~10cm, 累及EIA, 未延伸至CFA
- 单侧EIA闭塞未累及髂内动脉起始处或CFA

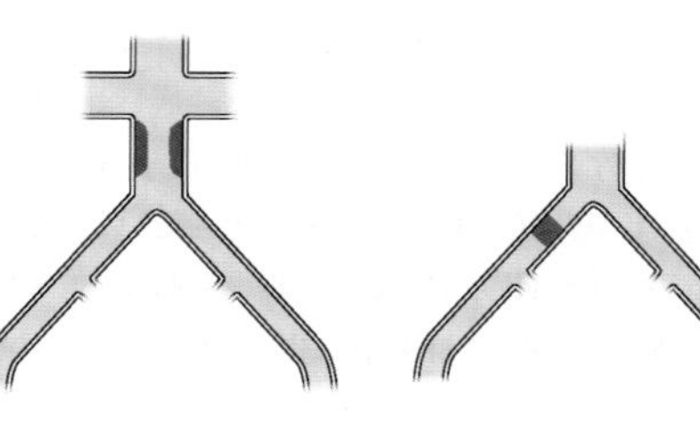

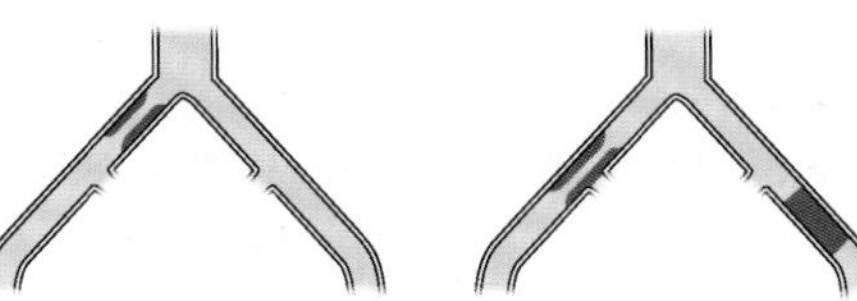

C型病变

- 双侧CIA闭塞
- 双侧EIA狭窄长度达3~10cm, 未延伸至CFA
- 单侧EIA狭窄延伸至CFA
- 单侧EIA闭塞累及髂内动脉起始处和/或CFA
- 严重钙化单侧EIA闭塞累及或不累及髂内动脉起始处和/或CFA

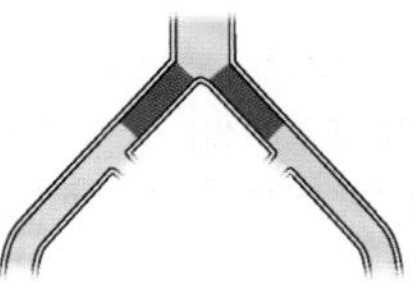

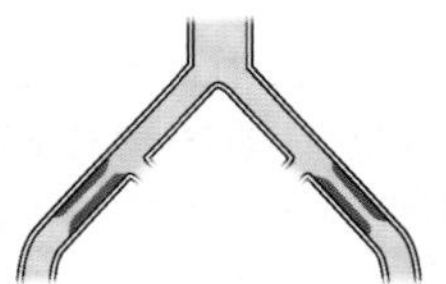

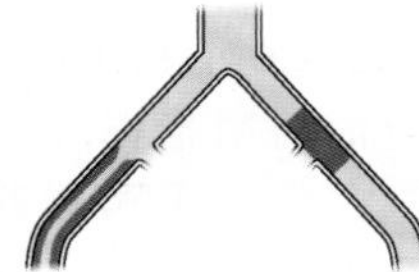

D型病变

- 肾内髂主动脉闭塞
- 弥漫病变累及主动脉和双侧髂动脉需要治疗
- 弥漫多发狭窄累及单侧CIA、EIA和CFA
- CIA和EIA单侧闭塞
- EIA双侧闭塞
- AAA患者髂动脉狭窄需要治疗但不适合放置内植入或其他病变需要开放主动脉或髂动脉手术

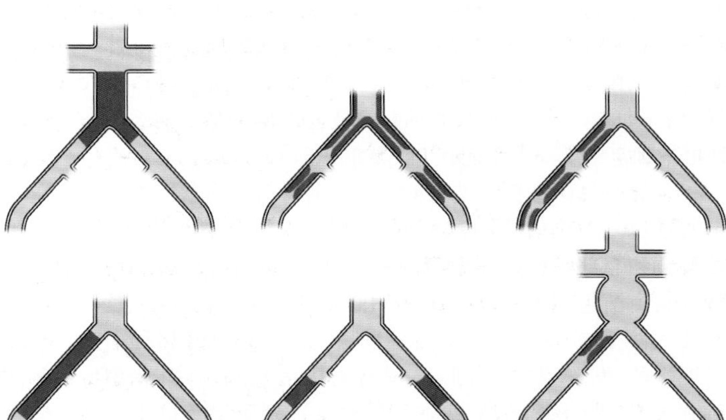

图 48.8 髂主动脉疾病 TASC Ⅱ分型。根据部位、偏侧性和疾病的严重程度对髂主动脉疾病进行分型。AAA,腹主动脉瘤;CFA,股总动脉;CIA,髂总动脉;EIA,髂外动脉。(*Redrawn Norgren L, Hiatt WR, Dormandy JA, et al. Inter-society consensus for the management of peripheral arterial disease [TASC II]. J Vasc Surg. 2007;45(suppl S):S5-S67.*)

于髂主动脉闭塞疾病的高风险患者,但不耐用,报道的通畅率低于 80%[262]。因为从定义上而言,非传统解剖途径外旁路手术不包括主动脉段,避免了血流动力学波动。因此在这种情况下不一定需要有创监测,除非患者独特的因素决定了有创监测对其有益。对于存在严重并存疾病,出血风险,外周血管阻闭后血流动力学改变的风险(虽然不太严重)。动脉置管和大口径静脉通路还是需要的。

下肢动脉疾病

下肢缺血的临床表现很多,从劳累性肌肉疼痛和坏疽到组织丧失都有发生。下肢动脉疾病(lower extremity arterial disease,LEAD)的临床表现取决于动脉闭塞的部位的严重性以及侧支血管数量。由于动脉粥样硬化是 LEAD 的首要病因,这一部分将集中讨论腹股沟下 PAD 的麻醉考量。

临床特征和自然病程

最近的 meta 分析估计全球超过 2 亿人患有 LEAD,且发病率仅在新千年的第一个 10 年增加了 23.5%[263]。据估计美国有 800 万~1 200 万人罹患 LEAD,医疗经济负担以数十亿美元计算[264]。LEAD 的危险因素包括高龄、烟草滥用、高血压、高血脂和糖尿病。另外种族、遗传、慢性肾病和同型半胱氨酸[262]也与之相关[262,265]。

虽然 50% LEAD 患者无症状,但仍被认为是不良心血管预后的前哨指标,因为其常与动脉粥样硬化性 CAD 相关[262,266-268]。LEAD 患者不良心血管事件的年发生率预计为 5%~7%[260]。虽然已知的无症状 LEAD 管理目标是调整动脉粥样硬化疾病危险因素,这一方法的益处尚未在无症状患者亚群得到明确证实[262]。同样地筛查无症状 LEAD 的适当性也存在争议。2011 ACCF/AHA 指南推荐对 65 岁以上或 50 岁以上有糖尿病或吸烟史的人群进行筛查[269]。相反血管外科学会的推荐意见提示对无症状患者筛查 LEAD 尚无明确的益处,除非它能改善风险分级和药物治疗[262]。美国预防服务工作组(U. S. Preventative Services Task Force)最近也得出结论尚无足够证据来确定常规筛查无症状 LEAD 的风险和收益[270]。

35% 的 LEAD 患者有跛行的表现特征[266]。间歇性跛行的定义是反复发作的运动诱发特定肌群不适,休息可缓解。通常臀部和髋部跛行是由髂主动脉闭塞引起,而大腿或小腿的跛行是由渐进型远端动脉疾病引起[266]。间歇性跛行是与 PAD 相关的首发和最常见的症状[266]。PAD 自然病程通常是缓慢的,渐进型功能下降。随着积极的药物治疗,调整生活方式,运动疗法,绝大多数患者不发展到更严重的疾病状态[260,266]。

少数患者当动脉血流不能够满足静息时组织的代谢需求时就逐渐发展成严重的肢体缺血。这种情况临床表现从静息痛到组织缺失(难愈合的溃疡或坏疽)。加速疾病进程的危险因素包括年龄、糖尿病、吸烟和高脂血症[260,262]。不同于跛行,严重肢体缺血累及多个节段 LEAD 进展急剧,有较高肢体缺失的风险。预计 1 年内 25% 患者发展到截肢和 25% 患者发生心血管死亡[165,260]。50% 严重肢体缺血患者患有严重的冠状动脉和脑血管疾病,MI 和/或脑卒中的死亡风险高[260,271]。严重肢体缺血的治疗包括积极减少风险因素,伤口护理,降低再血管化的阈值。

下肢动脉手术的适应证

虽然手术干预是严重肢体缺血典型治疗,但还需要对间歇性跛行进行个体化评估[262,266]。间歇性跛行的一线治疗包括教育、积极治疗并存疾病和生活方式调整,包括戒烟和运动疗法。[262,266]这种情况下继续吸烟是截肢、治疗失败、MI 和死亡的主要危险因素[272,273]。meta 分析显示运动疗法对跛行的步行能力改善达 200%[274]。但在临床上这一增加转换成绝对步行距离增加不到 30m[275]。这一相对轻度的影响对感受到生活质量提升帮助有限。

跛行手术干预的适应证也取决于患者对疾病负担的主观感受,因为患者对症状耐受性的阈值不同。例如相对轻的跛行对于体力活动非常活跃的患者而言是无法忍受的残疾,而相似的症状对于久坐不动的患者可以好的耐受。

其他影响手术决策的因素

一旦决定手术干预,选择开放还是血管腔内介入手术必须根据操作风险、并存疾病、总体生活预期和对临床症状改善程度的预期做出个体化的决策[260,262]。开放旁路移植手术有悠久的历史和其耐用性好长期血管通畅率高达 95%[260,262]。除外这些记录,因为血管腔内介入的低死亡率和低并发症发生率已成为大多数 LEAD 患者的优选方案。然而已证实血管内介入操作长期耐用性不如旁路手术,再次干预发生率高[262]。

TASC Ⅱ指南将 LEAD 分为 4 型,从 A 型病变(相对较短、近端和/或局限性病变)到 D 型病变(长的、远端和/或弥漫的或完全闭塞的疾病)(图 48.9)[260]。TASC Ⅱ指南建议 A 型和 B 型病变可采用血管腔内介入治疗,C 型和 D 型可采用手术旁路移植,虽然术者的专业技能、患者偏好和患者的并存疾病等因素显著影响中度病变类型(B 型和 C 型)的最终决定[260]。血管外科学会(Society of Vascular Surgery)最近的指南推荐股浅动脉局限和中等长度的病变可用血管腔内介入,但对于弥漫性病变和/或广泛钙化,或中度风险、解剖结构良好的患者,旁路手术作为初始治疗策略[260]。通常不推荐下膝部病变行血管腔内介入治疗,因患者获益有限[262]。

因为慢性肢体缺血常与广泛的 LEAD 相关,经典的治疗是开放修复,这也被 TASC Ⅱ指南支持[260]。然而,由于这一患者人群行开放修复手术围手术期死亡率和并发症发生率高,血管腔内介入治疗越来越受到支持,尽管数据较少[276,277]。迄今,唯一比较严重肢体缺血患者开放血管修复和血管腔内修复的随机对照试验是严重肢体缺血旁路对比血管成型(BASIL)试验,纳入 27 个中心超过 450 例患者[278]。尽管围手术期并发症发生率较高,但旁路移植手术的失败率明显降低,1 年首要观察指标无截肢生存率两组无差异,手术组 2 年无截肢生存率明显更高。此外患者接受血管腔内修复失败后行开放手术补救的预后较直接行旁路移植手术患者差[279]。这一标志性试验提示旁路移植手术能使慢性肢体缺血患者受益,而对于生存期有限的患者血管腔内介入治疗就足够了[278,279]。

A型病变

- 单个狭窄长度≤10cm
- 单个闭塞长度≤5cm

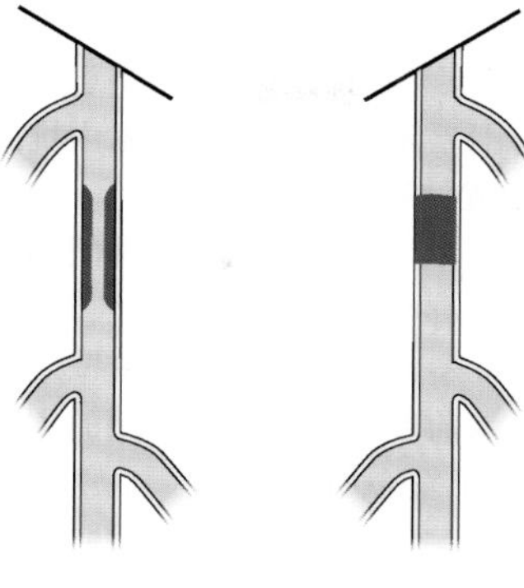

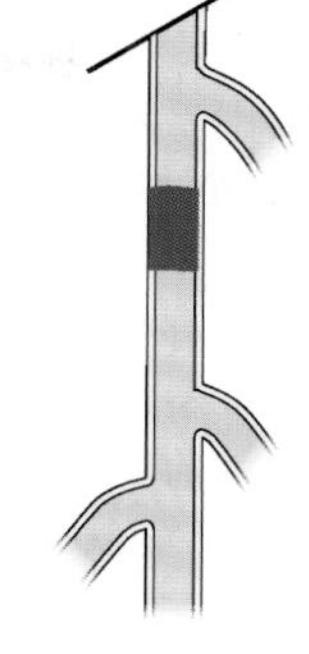

B型病变

- 多发病变(狭窄或闭塞), 每个≤5cm
- 单个狭窄或闭塞≤15cm, 不累及膝下腘动脉
- 单个或多发病变, 没有连续的胫骨血管改善远端旁路血流
- 严重钙化闭塞长度≤5cm
- 单个腘动脉狭窄

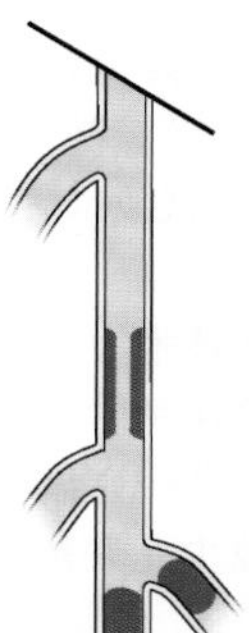

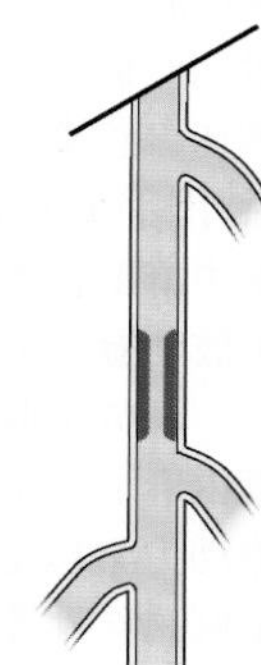

C型病变

- 多发狭窄或闭塞总长度>15cm, 伴或不伴有严重钙化
- 2次血管腔内介入手术后再发狭窄或闭塞需要治疗

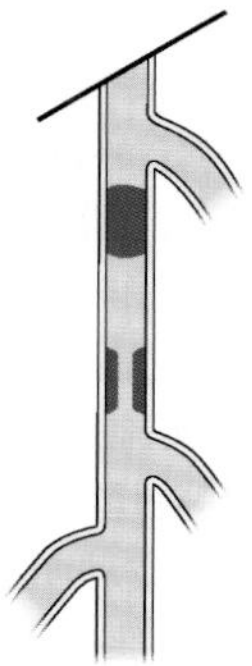

D型病变

- 慢性CFA或SFA完全闭塞(> 20cm,累及腘动脉)
- 慢性腘动脉和三叉血管近端完全闭塞

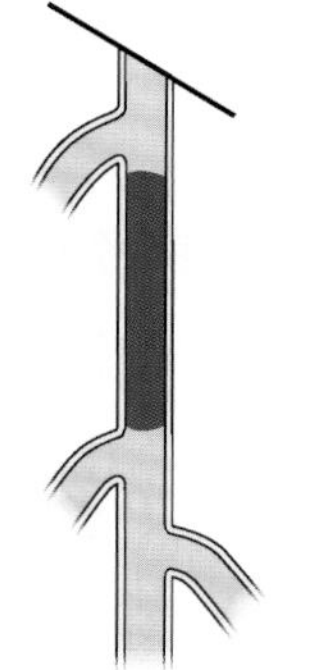

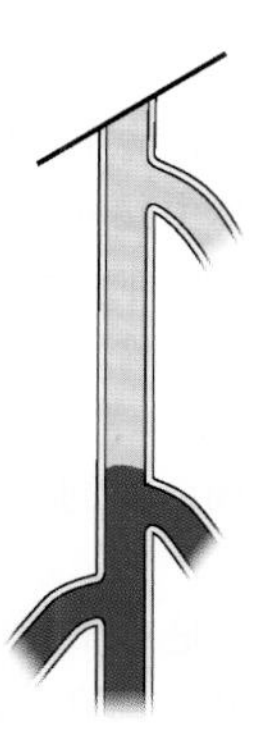

图 48.9 股腘动脉疾病 TASC Ⅱ分型。根据部位、多发性和疾病的严重程度对下腹股沟动脉疾病进行分型。CFA,股总动脉;SFA,股浅动脉。(*Redrawn from Norgren L,Hiatt WR,Dormandy JA,et al. Inter-society consensus for the management of peripheral arterial disease*[*TASC II*]*. J Vasc Surg. 2007;45(suppl S):S5-S67.*)

外周动脉手术的麻醉考量和管理

术前评估和准备

正如前述由于 LEAD 患者常伴有 CAD,围手术期有较高心肌缺血发生的风险。按照现在的指南(见第 43 章),术前评估应该评估潜在并存疾病的程度和严重性[9]。

应检测基础血红蛋白和血细胞比容,因为有突然和快速失血的可能。对于任何血管修复手术,必须准备充足的血液制品。因为肾功能不全发生的可能性很大,术前要有生化检查资料。基础的 ECG 有助于识别围手术期新发心肌损伤。进一步的心血管检查应根据当前的指南进行[9]。

糖尿病患者外周血管疾病更严重,与没有糖尿病患者相比截肢率增高 5~10 倍[262]。最近单中心临床试验显示围手术期严格血糖控制显著降低糖尿病 LEAD 患者血管旁路移植术伤口感染的发生率[280]。鉴于吸烟患者人群明显的不良预后,围手术期应积极尝试戒烟[272,273]。

术中麻醉技术

下肢动脉开放旁路移植术

开放下肢再血管化手术可采用麻醉技术如区域阻滞、椎管内麻醉和全麻。尽管研究显示区域和椎管内技术可提高血流动力学稳定性和减少儿茶酚胺的反应,这些差异常发生在全麻诱导和苏醒期[281-284]。因此在这些关键时期仔细管理血流动力学是有效的。大多数临床试验没能显示 LEAD 患者采用特定麻醉技术对预后有显著的获益[281-287]。尽管区域和椎管麻醉技术可通过同时阻滞交感神经增加下肢血流,临床试验显示由于麻醉技术产生更高的移植血管通畅率的结果也不一致[288-290]。目前尚无强有力的证据支持特定的麻醉技术,文献至少提示不同麻醉技术表现了相同的预后。最终麻醉技术的选择由麻醉实施者根据患者的风险和偏好作出决定。

全麻可以减轻患者的焦虑、不适和增加患者的合作度。没有试验将一种全麻技术与另一种进行比较。实施全麻最重要的考量是仔细关注围手术期血流动力学,尤其是诱导、插管、血管钳阻闭或开放和全麻苏醒等已知血流动力学波动明显时期。可使用不同的药物维持血流动力学稳定。最好准备不同的短效药物备用,控制血流动力学变化,包括心率和血压。

椎管麻醉是最常用的区域阻滞技术。下肢皮肤的神经由腰(主要是膝以上)和腰骶丛(主要是膝以下)来支配[291]。腰丛是由腰 1 至腰 4 的腹侧支组成,部分变异有胸 12 加入(最终分为股骨、股外侧皮和闭孔神经),腰骶丛由腰 4 至骶 3 的腹侧支组成(最终形成坐骨神经,分支成为胫神经和腓总神经)。总的来说,局麻药物小心缓慢滴定使麻醉平面达到胸 10 水平,充分满足手术麻醉,同时对血流动力学影响最小。短效药物实施浅镇静剂可作为椎管内或外周麻醉的补充。

下肢外周动脉血管腔内修复

一般而言,下腹股沟血管腔内介入手术是非常适合采用监护性麻醉或局麻。动脉通道可由手术团队在局麻药阻滞下经皮穿刺或通过一个小手术切口实现。很多短效药物已在监护下麻醉中成功使用。此时最常用的有短效阿片类药物(如芬太尼或瑞芬太尼),苯二氮䓬类,或低剂量镇静药物如丙泊酚或右美托咪啶。通常血管腔内手术中血流动力学波动和失血很少。很少需要有创监测。但麻醉团队总是必须准备好,一旦手术或麻醉发生并发症能快速中转全麻。部分患者不适合实施监护下麻醉(如不能平躺或不能遵从指令);此时全麻是更合理的策略。

术中挑战

腹股沟下血管修复手术的术中挑战常继发于与外周血管夹闭和开放相关的血流动力学改变。一般而言,与 AXC 相比,对外周血管夹闭的耐受性很好,后负荷、血流动力学和心室壁应力只有轻微的变化。外周血管阻闭钳开放,与开放夹闭的主动脉类似,由于 SVR 降低和炎性介质的释放而导致低血压。足够的容量负荷,缩血管药和正性肌力药支持,与外科团队密切沟通有助于预防这一关键时期血流动力学剧烈变化。

术后并发症

开放腹股沟下血管旁路移植手术早期并发症主要包括移植血管的通畅性,心脏不良事件,或伤口并发症。一项大规模多中心研究纳入严重肢体缺血接受开放性手术修复超过 1 400 例患者,其中报道了早期并发症,包括移植血管闭塞(5.2%)、伤口并发症(4.8%)、MI(4.7%)、截肢(1.8%)和出血(0.4%)[292]。报道围手术期死亡率为 2.7%[292]。并发症发生率在这一患者人群高于因间歇性跛行接受修复患者,因其疾病负担更重且修复在技术上更具挑战性。一项对超过 5 700 例患者回顾显示严重肢体缺血患者与接受择期修复手术患者相比,严重不良事件增加,包括 MI、心衰、肾功能恶化和呼吸系统并发症[293]。根据国家外科质量改进计划(National Surgical Quality Improvement Program,NSQIP)数据库的回顾分析发现严重肢体缺血接受手术患者与跛行患者相比,死亡率和严重移植相关并发症(移植失败、伤口裂开、伤口感染和脓毒症)发生率更高[294]。

血管腔内介入手术的并发症发生率随着操作技术的改善持续下降。一项对超过 3 700 例下肢 PAD 接受血管腔内修复患者的回顾发现穿刺位置相关并发症为 4.0%,血管成形位置为 3.5%,血管位置为 2.7%[295]。2% 需要再次介入手术,0.2% 发生肢体缺失,严重全身并发症发生率为 0.4% 和死亡率为 0.2%。最近一项对 23 项研究的系统综述报道并发症发生率为 8%~17%,大多数并发症为轻度且与血肿、动脉穿孔和远端栓塞相关[296]。随访 1 年临床成功率为 50%~70% 且保肢率为 80%~90%[296]。

(雷翀 译,陈敏 校)

参考文献

1. Heidenreich PA, Trogdon JG, Khavjou OA, et al. Forecasting the future of cardiovascular disease in the United States: a policy statement from the American Heart Association. *Circulation*. 2011;123:933–944.
2. Laslett LJ, Alagona P Jr, Clark BA 3rd, et al. The worldwide environment of cardiovascular disease: prevalence, diagnosis, therapy, and policy issues: a report from the American College of Cardiology. *J Am Coll Cardiol*. 2012;60:S1–S49.
3. Lloyd-Jones DM, Leip EP, Larson MG, et al. Prediction of lifetime risk for cardiovascular disease by risk factor burden at 50 years of age. *Circulation*. 2006;113:791–798.
4. Berry JD, Dyer A, Cai X, et al. Lifetime risks of cardiovascular disease. *New Engl J Med*. 2012;366:321–329.
5. Mozaffarian D, Benjamin EJ, Go AS, et al. Heart disease and stroke statistics–2015 update: a report from the American Heart Association. *Circulation*. 2015;131:329–e322.
6. Berenson GS, Srinivasan SR, Bao W, et al. Association between multiple cardiovascular risk factors and atherosclerosis in children and young adults. The Bogalusa Heart Study. *New Engl J Med*. 1998;338:1650–1656.
7. Executive summary of the third report of the National Cholesterol Education Program (NCEP) Expert Panel on Detection, Evaluation, and Treatment of High Blood Cholesterol in Adults (Adult Treatment Panel III). *JAMA*. 2001;285:2486–2497.
8. Yusuf S, Hawken S, Ounpuu S, et al. Effect of potentially modifiable risk factors associated with myocardial infarction in 52 countries (the INTERHEART study): case-control study. *Lancet*. 2004;364:937–952.

9. Fleisher LA, Fleischmann KE, Auerbach AD, et al. 2014 ACC/AHA Guideline on Perioperative Cardiovascular Evaluation and Management of Patients Undergoing Noncardiac Surgery: A Report of the American College of Cardiology/American Heart Association Task Force on Practice Guidelines. *J Am Coll Cardiol.* 2014;64:e77–e137.
10. Gupta PK, Gupta H, Sundaram A, et al. Development and validation of a risk calculator for prediction of cardiac risk after surgery. *Circulation.* 2011;124:381–387.
11. Bilimoria KY, Liu Y, Paruch JL, et al. Development and evaluation of the universal ACS NSQIP surgical risk calculator: a decision aid and informed consent tool for patients and surgeons. *J Am Coll Surg.* 2013;217:833–842, e1–3.
12. Hlatky MA, Boineau RE, Higginbotham MB, et al. A brief self-administered questionnaire to determine functional capacity (the Duke Activity Status Index). *Am J Cardiol.* 1989;64:651–654.
13. Goldman L, Hashimoto B, Cook EF, Loscalzo A. Comparative reproducibility and validity of systems for assessing cardiovascular functional class: advantages of a new specific activity scale. *Circulation.* 1981;64:1227–1234.
14. Foster ED, Davis KB, Carpenter JA, et al. Risk of noncardiac operation in patients with defined coronary disease: The Coronary Artery Surgery Study (CASS) registry experience. *Ann Thorac Surg.* 1986;41:42–50.
15. Eagle KA, Rihal CS, Mickel MC, et al. Cardiac risk of noncardiac surgery: influence of coronary disease and type of surgery in 3368 operations. CASS Investigators and University of Michigan Heart Care Program. Coronary Artery Surgery Study. *Circulation.* 1997;96:1882–1887.
16. McFalls EO, Ward HB, Moritz TE, et al. Coronary-artery revascularization before elective major vascular surgery. *New Engl J Med.* 2004;351:2795–2804.
17. Garcia S, Moritz TE, Ward HB, et al. Usefulness of revascularization of patients with multivessel coronary artery disease before elective vascular surgery for abdominal aortic and peripheral occlusive disease. *Am J Cardiol.* 2008;102:809–813.
18. Ward HB, Kelly RF, Thottapurathu L, et al. Coronary artery bypass grafting is superior to percutaneous coronary intervention in prevention of perioperative myocardial infarctions during subsequent vascular surgery. *Ann Thorac Surg.* 2006;82:795–800, discussion 1.
19. Hillis LD, Smith PK, Anderson JL, et al. 2011 ACCF/AHA Guideline for Coronary Artery Bypass Graft Surgery. A report of the American College of Cardiology Foundation/American Heart Association Task Force on Practice Guidelines. Developed in collaboration with the American Association for Thoracic Surgery, Society of Cardiovascular Anesthesiologists, and Society of Thoracic Surgeons. *J Am Coll Cardiol.* 2011;58:e123–e210.
20. Levine GN, Bates ER, Blankenship JC, et al. 2011 ACCF/AHA/SCAI Guideline for Percutaneous Coronary Intervention: executive summary: a report of the American College of Cardiology Foundation/American Heart Association Task Force on Practice Guidelines and the Society for Cardiovascular Angiography and Interventions. *Catheter Cardiovasc Interv.* 2012;79:453–495.
21. Kaplan JA, Dunbar RW, Bland JW, et al. Propranolol and cardiac surgery: a problem for the anesthesiologist? *Anesth Analg.* 1975;54:571–578.
22. Slogoff S, Keats AS, Ott E. Preoperative propranolol therapy and aortocoronary bypass operation. *JAMA.* 1978;240:1487–1490.
23. Shammash JB, Trost JC, Gold JM, et al. Perioperative beta-blocker withdrawal and mortality in vascular surgical patients. *Am Heart J.* 2001;141:148–153.
24. Lindenauer PK, Pekow P, Wang K, et al. Perioperative beta-blocker therapy and mortality after major noncardiac surgery. *New Engl J Med.* 2005;353:349–361.
25. Wallace AW, Au S, Cason BA. Association of the pattern of use of perioperative beta-blockade and postoperative mortality. *Anesthesiology.* 2010;113:794–805.
26. London MJ, Hur K, Schwartz GG, Henderson WG. Association of perioperative beta-blockade with mortality and cardiovascular morbidity following major noncardiac surgery. *JAMA.* 2013;309:1704–1713.
27. Devereaux PJ, Yang H, Guyatt GH, et al. Rationale, design, and organization of the PeriOperative ISchemic Evaluation (POISE) trial: a randomized controlled trial of metoprolol versus placebo in patients undergoing noncardiac surgery. *Am Heart J.* 2006;152:223–230.
28. Lazar HL. Role of angiotensin-converting enzyme inhibitors in the coronary artery bypass patient. *Ann Thorac Surg.* 2005;79:1081–1089.
29. Oosterga M, Voors AA, Pinto YM, et al. Effects of quinapril on clinical outcome after coronary artery bypass grafting (The QUO VADIS Study). QUinapril on Vascular Ace and Determinants of Ischemia. *Am J Cardiol.* 2001;87:542–546.
30. Benedetto U, Sciarretta S, Roscitano A, et al. Preoperative angiotensin-converting enzyme inhibitors and acute kidney injury after coronary artery bypass grafting. *Ann Thorac Surg.* 2008;86:1160–1165.
31. Miceli A, Capoun R, Fino C, et al. Effects of angiotensin-converting enzyme inhibitor therapy on clinical outcome in patients undergoing coronary artery bypass grafting. *J Am Coll Cardiol.* 2009;54:1778–1784.
32. Rosenman DJ, McDonald FS, Ebbert JO, et al. Clinical consequences of withholding versus administering renin-angiotensin-aldosterone system antagonists in the preoperative period. *J Hosp Med.* 2008;3:319–325.
33. Turan A, You J, Shiba A, et al. Angiotensin converting enzyme inhibitors are not associated with respiratory complications or mortality after noncardiac surgery. *Anesth Analg.* 2012;114:552–560.
34. Augoustides JG. Angiotensin blockade and general anesthesia: so little known, so far to go. *J Cardiothorac Vasc Anesth.* 2008;22:177–179.
35. Halcox JP, Deanfield JE. Beyond the laboratory: clinical implications for statin pleiotropy. *Circulation.* 2004;109:42–48.
36. Le Manach Y, Coriat P, Collard CD, Riedel B. Statin therapy within the perioperative period. *Anesthesiology.* 2008;108:1141–1146.
37. Byington RP, Jukema JW, Salonen JT, et al. Reduction in cardiovascular events during pravastatin therapy. Pooled analysis of clinical events of the Pravastatin Atherosclerosis Intervention Program. *Circulation.* 1995;92:2419–2425.
38. Amarenco P, Bogousslavsky J, Callahan A 3rd, et al. High-dose atorvastatin after stroke or transient ischemic attack. *New Engl J Med.* 2006;355:549–559.
39. White HD, Simes RJ, Anderson NE, et al. Pravastatin therapy and the risk of stroke. *New Engl J Med.* 2000;343:317–326.
40. Durazzo AE, Machado FS, Ikeoka DT, et al. Reduction in cardiovascular events after vascular surgery with atorvastatin: a randomized trial. *J Vasc Surg.* 2004;39:967–975, discussion 75–76.
41. Lindenauer PK, Pekow P, Wang K, et al. Lipid-lowering therapy and in-hospital mortality following major noncardiac surgery. *JAMA.* 2004;291:2092–2099.
42. O'Neil-Callahan K, Katsimaglis G, Tepper MR, et al. Statins decrease perioperative cardiac complications in patients undergoing noncardiac vascular surgery: the Statins for Risk Reduction in Surgery (StaRRS) study. *J Am Coll Cardiol.* 2005;45:336–342.
43. Kennedy J, Quan H, Buchan AM, et al. Statins are associated with better outcomes after carotid endarterectomy in symptomatic patients. *Stroke.* 2005;36:2072–2076.
44. Raju MG, Pachika A, Punnam SR, et al. Statin therapy in the reduction of cardiovascular events in patients undergoing intermediate-risk noncardiac, nonvascular surgery. *Clin Cardiol.* 2013;36:456–461.
45. Devereaux PJ, Mrkobrada M, Sesler DI, et al. Aspirin in patients undergoing noncardiac surgery. *New Engl J Med.* 2014;370:1494–1503.
46. Lalau JD. Lactic acidosis induced by metformin: incidence, management and prevention. *Drug Saf.* 2010;33:727–740.
47. Brutsaert E, Carey M, Zonszein J. The clinical impact of inpatient hypoglycemia. *J Diabetes Complications.* 2014;28:565–572.
48. Griesdale DE, de Souza RJ, van Dam RM, et al. Intensive insulin therapy and mortality among critically ill patients: a meta-analysis including NICE-SUGAR study data. *CMAJ.* 2009;180:821–827.
49. London MJ, Hollenberg M, Wong MG, et al. Intraoperative myocardial ischemia: localization by continuous 12-lead electrocardiography. *Anesthesiology.* 1988;69:232–241.
50. Landesberg G, Mosseri M, Wolf Y, et al. Perioperative myocardial ischemia and infarction: identification by continuous 12-lead electrocardiogram with online ST-segment monitoring. *Anesthesiology.* 2002;96:264–270.
51. Eisenberg MJ, London MJ, Leung JM, et al. Monitoring for myocardial ischemia during noncardiac surgery. A technology assessment of transesophageal echocardiography and 12-lead electrocardiography. The Study of Perioperative Ischemia Research Group. *JAMA.* 1992;268:210–216.
52. Practice guidelines for perioperative transesophageal echocardiography. An updated report by the American Society of Anesthesiologists and the Society of Cardiovascular Anesthesiologists Task Force on Transesophageal Echocardiography. *Anesthesiology.* 2010;112:1084–1096.
53. Grysiewicz RA, Thomas K, Pandey DK. Epidemiology of ischemic and hemorrhagic stroke: incidence, prevalence, mortality, and risk factors. *Neurol Clin.* 2008;26:871–895, vii.
54. Adams HP Jr, Bendixen BH, Kappelle LJ, et al. Classification of subtype of acute ischemic stroke. Definitions for use in a multicenter clinical trial. TOAST. Trial of Org 10172 in Acute Stroke Treatment. *Stroke.* 1993;24:35–41.
55. Petty GW, Brown RD Jr, Whisnant JP, et al. Ischemic stroke subtypes : a population-based study of functional outcome, survival, and recurrence. *Stroke.* 2000;31:1062–1068.
56. Flaherty ML, Kissela B, Khoury JC, et al. Carotid artery stenosis as a cause of stroke. *Neuroepidemiology.* 2013;40:36–41.
57. Centers for Disease Control and Prevention. Prevalence and most common causes of disability among adults–United States, 2005. *MMWR Morb Mortal Wkly Rep.* 2009;58:421–426.
58. Mukherjee D, Patil CG. Epidemiology and the global burden of stroke. *World Neurosurg.* 2011;76:S85–S90.
59. Das RR, Seshadri S, Beiser AS, et al. Prevalence and correlates of silent cerebral infarcts in the Framingham offspring study. *Stroke.* 2008;39:2929–2935.
60. Vermeer SE, Longstreth WT Jr, Koudstaal PJ. Silent brain infarcts: a systematic review. *Lancet Neurol.* 2007;6:611–619.
61. Prabhakaran S, Wright CB, Yoshita M, et al. Prevalence and determinants of subclinical brain infarction: the Northern Manhattan Study. *Neurology.* 2008;70:425–430.
62. Feigin VL, Forouzanfar MH, Krishnamurthi R, et al. Global and regional burden of stroke during 1990-2010: findings from the Global Burden of Disease Study 2010. *Lancet.* 2014;383:245–254.
63. Ovbiagele B, Goldstein LB, Higashida RT, et al. Forecasting the future of stroke in the United States: a policy statement from the American Heart Association and American Stroke Association. *Stroke.* 2013;44:2361–2375.
64. Rockman CB, Hoang H, Guo Y, et al. The prevalence of carotid artery stenosis varies significantly by race. *J Vasc Surg.* 2013;57:327–337.
65. Reeves MJ, Bushnell CD, Howard G, et al. Sex differences in stroke: epidemiology, clinical presentation, medical care, and outcomes. *Lancet Neurol.* 2008;7:915–926.
66. White H, Boden-Albala B, Wang C, et al. Ischemic stroke subtype incidence among whites, blacks, and Hispanics: the Northern Manhattan Study. *Circulation.* 2005;111:1327–1331.
67. Zhang Y, Galloway JM, Welty TK, et al. Incidence and risk factors for stroke in American Indians: the Strong Heart Study. *Circulation.* 2008;118:1577–1584.
68. Carandang R, Seshadri S, Beiser A, et al. Trends in incidence, lifetime risk, severity, and 30-day mortality of stroke over the past 50 years. *JAMA.* 2006;296:2939–2946.
69. Howard VJ, Kleindorfer DO, Judd SE, et al. Disparities in stroke incidence contributing to disparities in stroke mortality. *Ann Neurol.* 2011;69:619–627.
70. Hankey GJ. Long-term outcome after ischaemic stroke/transient ischaemic attack. *Cerebrovasc Dis.* 2003;16(suppl 1):14–19.
71. Johnston SC, Gress DR, Browner WS, Sidney S. Short-term prognosis after emergency department diagnosis of TIA. *JAMA.* 2000;284:2901–2906.
72. Fisher M. Occlusion of the internal carotid artery. *AMA Arch Neurol Psychiatry.* 1951;65:346–377.
73. Fisher M. Occlusion of the carotid arteries: further experiences. *AMA Arch Neurol Psychiatry.* 1954;72:187–204.
74. DeBakey ME. Successful carotid endarterectomy for cerebrovascular insufficiency. Nineteen-year follow-up. *JAMA.* 1975;233:1083–1085.
75. Roederer GO, Langlois YE, Jager KA, et al. The natural history of carotid arterial disease in asymptomatic patients with cervical bruits. *Stroke.* 1984;15:605–613.
76. Moore DJ, Miles RD, Gooley NA, Sumner DS. Noninvasive assessment of stroke risk in asymptomatic and nonhemispheric patients with suspected carotid disease. Five-year follow-up of 294 unoperated and 81 operated patients. *Ann Surg.* 1985;202:491–504.
77. Busuttil RW, Baker JD, Davidson RK, Machleder HI. Carotid artery stenosis - hemodynamic significance and clinical course. *JAMA.* 1981;245:1438–1441.
78. Beneficial effect of carotid endarterectomy in symptomatic patients with high-grade carotid stenosis. *New Engl J Med.* 1991;325:445–453.
79. Barnett HJ, Taylor DW, Eliasziw M, et al. Benefit of carotid endarterectomy in patients with symptomatic moderate or severe stenosis. North American Symptomatic Carotid Endarterectomy Trial Collaborators. *New Engl J Med.* 1998;339:1415–1425.
80. Randomised trial of endarterectomy for recently symptomatic carotid stenosis: final results of the MRC European Carotid Surgery Trial (ECST). *Lancet.* 1998;351:1379–1387.
81. Endarterectomy for asymptomatic carotid artery stenosis. Executive Committee for the Asymptomatic Carotid Atherosclerosis Study. *JAMA.* 1995;273:1421–1428.
82. Halliday A, Mansfield A, Marro J, et al. Prevention of disabling and fatal strokes by successful carotid endarterectomy in patients without recent neurological symptoms: randomised controlled trial. *Lancet.* 2004;363:1491–1502.
83. Halliday A, Harrison M, Hayter E, et al. 10-year stroke prevention after successful carotid endarterectomy for asymptomatic stenosis (ACST-1): a multicentre randomised trial. *Lancet.* 2010;376:1074–1084.
84. Hobson RW 2nd, Weiss DG, Fields WS, et al. Efficacy of carotid endarterectomy for asymptomatic carotid stenosis. The Veterans Affairs Cooperative Study Group. *New Engl J Med.* 1993;328:221–227.
85. Mathias K. A new catheter system for percutaneous transluminal angioplasty (PTA) of carotid artery stenoses. *Fortschr Med.* 1977;95:1007–1011.
86. Diethrich EB, Ndiaye M, Reid DB. Stenting in the carotid artery: initial experience in 110 patients. *J Endovasc Surg.* 1996;3:42–62.
87. Theron J, Courtheoux P, Alachkar F, et al. New triple coaxial catheter system for carotid angioplasty with cerebral protection. *AJNR Am J Neuroradiol.* 1990;11:869–874, discussion 75–77.
88. Brott TG, Hobson RW 2nd, Howard G, et al. Stenting versus endarterectomy for treatment of carotid-artery stenosis. *New Engl J Med.* 2010;363:11–23.
89. Silver FL, Mackey A, Clark WM, et al. Safety of stenting and endarterectomy by symptomatic status in the Carotid Revascularization Endarterectomy Versus Stenting Trial (CREST). *Stroke.* 2011;42:675–680.
90. Cohen DJ, Stolker JM, Wang K, et al. Health-related quality of life after carotid stenting versus carotid endarterectomy: results from CREST (Carotid Revascularization Endarterectomy Versus Stenting Trial). *J Am Coll Cardiol.* 2011;58:1557–1565.
91. Voeks JH, Howard G, Roubin GS, et al. Age and outcomes after carotid stenting and endarterectomy: the carotid revascularization endarterectomy versus stenting trial. *Stroke.* 2011;42:3484–3490.
92. Blackshear JL, Cutlip DE, Roubin GS, et al. Myocardial infarction after carotid stenting and endarterectomy: results from the carotid revascularization endarterectomy versus stenting trial. *Circulation.* 2011;123:2571–2578.
93. Mayberg MR, Wilson SE, Yatsu F, et al. Carotid endarterectomy and prevention of cerebral ischemia in symptomatic carotid stenosis. Veterans Affairs Cooperative Studies Program 309 Trialist Group. *JAMA.* 1991;266:3289–3294.
94. Paciaroni M, Eliasziw M, Sharpe BL, et al. Long-term clinical and angiographic outcomes in symptomatic patients with 70% to 99% carotid artery stenosis. *Stroke.* 2000;31:2037–2042.
95. Rothwell PM, Eliasziw M, Gutnikov SA, et al. Analysis of pooled data from the randomised controlled trials of endarterectomy for symptomatic carotid stenosis. *Lancet.* 2003;361:107–116.
96. Rerkasem K, Rothwell PM. Systematic review of randomized controlled trials of patch angioplasty versus primary closure and different types of patch materials during carotid endarterectomy. *Asian*

J Surg. 2011;34:32–40.

97. Chambers BR, Donnan GA. Carotid endarterectomy for asymptomatic carotid stenosis. *Cochrane Database Syst Rev*. 2005;(4):CD001923.
98. Hill MD, Brooks W, Mackey A, et al. Stroke after carotid stenting and endarterectomy in the Carotid Revascularization Endarterectomy versus Stenting Trial (CREST). *Circulation*. 2012;126: 3054–3061.
99. Bonati LH, Lyrer P, Ederle J, et al. Percutaneous transluminal balloon angioplasty and stenting for carotid artery stenosis. *Cochrane Database Syst Rev*. 2012;(9):CD000515.
100. Bangalore S, Kumar S, Wetterslev J, et al. Carotid artery stenting vs carotid endarterectomy: meta-analysis and diversity-adjusted trial sequential analysis of randomized trials. *Arch Neurol*. 2011;68: 172–184.
101. Murad MH, Shahrour A, Shah ND, et al. A systematic review and meta-analysis of randomized trials of carotid endarterectomy vs stenting. *J Vasc Surg*. 2011;53:792–797.
102. Economopoulos KP, Sergentanis TN, Tsivgoulis G, et al. Carotid artery stenting versus carotid endarterectomy: a comprehensive meta-analysis of short-term and long-term outcomes. *Stroke*. 2011;42:687–692.
103. Liu ZJ, Fu WG, Guo ZY, et al. Updated systematic review and meta-analysis of randomized clinical trials comparing carotid artery stenting and carotid endarterectomy in the treatment of carotid stenosis. *Ann Vasc Surg*. 2012;26:576–590.
104. Sabeti S, Schlager O, Exner M, et al. Progression of carotid stenosis detected by duplex ultrasonography predicts adverse outcomes in cardiovascular high-risk patients. *Stroke*. 2007;38:2887–2894.
105. Bertges DJ, Muluk V, Whittle J, et al. Relevance of carotid stenosis progression as a predictor of ischemic neurological outcomes. *Arch Intern Med*. 2003;163:2285–2289.
106. AbuRahma AF, Metz MJ, Robinson PA. Natural history of > or =60% asymptomatic carotid stenosis in patients with contralateral carotid occlusion. *Ann Surg*. 2003;238:551–561, discussion 61–62.
107. Kimiagar I, Bass A, Rabey JM, et al. Long-term follow-up of patients with asymptomatic occlusion of the internal carotid artery with good and impaired cerebral vasomotor reactivity. *Eur J Neurol*. 2010;17:1285–1290.
108. Redgrave JN, Lovett JK, Gallagher PJ, Rothwell PM. Histological assessment of 526 symptomatic carotid plaques in relation to the nature and timing of ischemic symptoms: the Oxford plaque study. *Circulation*. 2006;113:2320–2328.
109. Fischer U, Arnold M, Nedeltchev K, et al. NIHSS score and arteriographic findings in acute ischemic stroke. *Stroke*. 2005;36:2121–2125.
110. Nicolaides AN, Kakkos SK, Griffin M, et al. Effect of image normalization on carotid plaque classification and the risk of ipsilateral hemispheric ischemic events: results from the asymptomatic carotid stenosis and risk of stroke study. *Vascular*. 2005;13:211–221.
111. Kakkos SK, Sabetai M, Tegos T, et al. Silent embolic infarcts on computed tomography brain scans and risk of ipsilateral hemispheric events in patients with asymptomatic internal carotid artery stenosis. *J Vasc Surg*. 2009;49:902–909.
112. Rockman CB, Jacobowitz GR, Adelman MA, et al. The benefits of carotid endarterectomy in the octogenarian: a challenge to the results of carotid angioplasty and stenting. *Ann Vasc Surg*. 2003;17: 9–14.
113. Rockman CB, Garg K, Jacobowitz GR, et al. Outcome of carotid artery interventions among female patients, 2004 to 2005. *J Vasc Surg*. 2011;53:1457–1464.
114. Spyris CT, Vouyouka AG, Tadros RO, et al. Sex-related differences in embolic potential during carotid angioplasty and stenting. *Ann Vasc Surg*. 2012;26:93–101.
115. Abbott AL. Medical (nonsurgical) intervention alone is now best for prevention of stroke associated with asymptomatic severe carotid stenosis: results of a systematic review and analysis. *Stroke*. 2009;40:e573–e583.
116. Naylor AR, Gaines PA, Rothwell PM. Who benefits most from intervention for asymptomatic carotid stenosis: patients or professionals? *Eur J Vasc Endovasc Surg*. 2009;37:625–632.
117. Augoustides JG. Advances in the management of carotid artery disease: focus on recent evidence and guidelines. *J Cardiothorac Vasc Anesth*. 2012;26:166–171.
118. Chimowitz MI, Poole RM, Starling MR, et al. Frequency and severity of asymptomatic coronary disease in patients with different causes of stroke. *Stroke*. 1997;28:941–945.
119. Den Ruitjer H, Peters SA, Anderson TJ, et al. Common carotid intima-media thickness measurements in cardiovascular risk prediction: a meta-analysis. *JAMA*. 2012;308:796–803.
120. Augoustides JG. Advances in the management of carotid artery disease: focus on recent evidence and guidelines. *J Cardiothorac Vasc Anesth*. 2012;26:166–171.
121. Greene NH, Minhaj MM, Zaky AF, Rozet I. Perioperative management of carotid endarterectomy: a survey of clinicians' backgrounds and practices. *J Cardiothorac Vasc Anesth*. 2014;28:1002–1005.
122. Vaniyapong T, Chongruksut W, Rerkasem K. Local versus general anaesthesia for carotid endarterectomy. *Cochrane Database Syst Rev*. 2013;(12):CD000126.
123. Lewis SC, Warlow CP, Bodenham AR, et al. General anaesthesia versus local anaesthesia for carotid surgery (GALA): a multicentre, randomised controlled trial. *Lancet*. 2008;372:2132–2142.
124. Gough MJ. The GALA Trial–a summary of the findings. *Eur J Vasc Endovasc Surg*. 2008;36: 505–506.
125. Weber CF, Friedl H, Hueppe M, et al. Impact of general versus local anesthesia on early postoperative cognitive dysfunction following carotid endarterectomy: GALA Study Subgroup Analysis. *World J Surg*. 2009;33:1526–1532.
126. Mazul-Sunko B, Hromatko I, Tadinac M, et al. Subclinical neurocognitive dysfunction after carotid endarterectomy-the impact of shunting. *J Neurosurg Anesthesiol*. 2010;22:195–201.
127. Unic-Stojanovic D, Babic S, Neskovic V. General versus regional anesthesia for carotid endarterectomy. *J Cardiothorac Vasc Anesth*. 2013;27:1379–1383.
128. Pandit JJ, Bree S, Dillon P, et al. A comparison of superficial versus combined (superficial and deep) cervical plexus block for carotid endarterectomy: a prospective, randomized study. *Anesth Analg*. 2000;91:781–786.
129. Guay J. Regional anesthesia for carotid surgery. *Curr Opin Anaesthesiol*. 2008;21:638–644.
130. Pandit JJ, Satya-Krishna R, Gration P. Superficial or deep cervical plexus block for carotid endarterectomy: a systematic review of complications. *Br J Anaesth*. 2007;99:159–169.
131. Jellish WS, Sheikh T, Baker WH, et al. Hemodynamic stability, myocardial ischemia, and perioperative outcome after carotid surgery with remifentanil/propofol or isoflurane/fentanyl anesthesia. *J Neurosurg Anesthesiol*. 2003;15:176–184.
132. Augoustides JG, Groff BE, Mann DG, Johansson JS. Difficult airway management after carotid endarterectomy: utility and limitations of the laryngeal mask airway. *J Clin Anesth*. 2007;19:218–221.
133. Pennekamp CW, Mol FL, de Borst GJ. The potential benefits and the role of cerebral monitoring in carotid endarterectomy. *Current Opin Anaesthesiol*. 2011;24:693–697.
134. Deogaonkar A, Vivar R, Bullock RE, et al. Bispectral index monitoring may not reliably indicate cerebral ischaemia during awake carotid endarterectomy. *Br J Anaesth*. 2005;94:800–804.
135. Dahaba AA, Xue JX, Hua Y, et al. The utility of using the bispectral index-Vista for detecting cross-clamping decline in cerebral blood flow velocity. *Neurosurgery*. 2010;67:102–107, discussion 7.
136. Pennekamp CW, Mol FL, de Borst GJ. The potential benefits and the role of cerebral monitoring in carotid endarterectomy. *Current Opin Anaesthesiol*. 2011;24:693–697.
137. Chongruksut W, Vaniyapong T, Rerkasem K. Routine or selective carotid artery shunting for carotid endarterectomy (and different methods of monitoring in selective shunting). *Cochrane Database Syst Rev*. 2014;(6):CD000190.
138. Nwachuku EL, Balzer JR, Yabes JG, et al. Diagnostic value of somatosensory evoked potential (SSEP) changes during carotid endarterectomy: a systematic review and meta-analysis. *JAMA Neurol*. 2015; 72:73–80.
139. Ackerstaff RG, Moons KG, van de Vlasakker CJ, et al. Association of intraoperative transcranial Doppler monitoring variables with stroke from carotid endarterectomy. *Stroke*. 2000;31:1817–1823.
140. Belardi P, Lucertini G, Ermirio D. Stump pressure and transcranial Doppler for predicting shunting in carotid endarterectomy. *Eur J Vasc Endovasc Surg*. 2003;25:164–167.
141. Guay J, Koop S. Cerebral monitors versus regional anesthesia to detect cerebral ischemia in patients undergoing carotid endarterectomy: a meta-analysis. *Can J Anesth*. 2013;60:266–279.
142. Pedrini L, Magnoni F, Sensi L, et al. Is near-infrared spectroscopy a reliable method to evaluate clamping ischemia during carotid surgery? *Stroke Res Treat*. 2012;2012:156975.
143. Mauermann WJ, Crepeau AZ, Pulido JN, et al. Comparison of electroencephalography and cerebral oximetry to determine the need for in-line arterial shunting in patients undergoing carotid endarterectomy. *J Cardiothorac Vasc Anesth*. 2013;27:1253–1259.
144. Radak D, Sotirovic V, Obradovic M, Isenovic ER. Practical use of near-infrared spectroscopy in carotid surgery. *Angiology*. 2014;65:769–772.
145. Yu SH, Beirne OR. Laryngeal mask airways have a lower incidence of airway complications compared with endotracheal intubation: a systematic review. *J Oral Maxillofacial Surg*. 2010;68:2359–2376.
146. Brott TG, Halperin JL, Abbara S, et al. 2011 ASA/ACCF/AHA/AANN/AANS/ACR/ASNR/CNS/SAIP/SCAI/SIR/SNIS/SVM/SVS guideline on the management of patients with extracranial carotid and vertebral artery disease: executive summary. A report of the American College of Cardiology Foundation/American Heart Association Task Force on Practice Guidelines, and the American Stroke Association, American Association of Neuroscience Nurses, American Association of Neurological Surgeons, American College of Radiology, American Society of Neuroradiology, Congress of Neurological Surgeons, Society of Atherosclerosis Imaging and Prevention, Society for Cardiovascular Angiography and Interventions, Society of Interventional Radiology, Society of NeuroInterventional Surgery, Society for Vascular Medicine, and Society for Vascular Surgery. *Circulation*. 2011;124:489–532.
147. Brott TG et al; Dinculescu V, Ritter AC, Dos Santos MP, et al. Factors determining periprocedural and long-term complications of high-risk carotid artery stenting. *Can J Neurol Sci*. 2015;42:48–54.
148. Augoustides JG. Advances in the management of carotid artery disease: focus on recent evidence and guidelines. *J Cardiothorac Vasc Anesth*. 2012;26:166–171.
149. Lieb M, Shah U, Hines GL. Cerebral hyperperfusion syndrome after carotid intervention: a review. *Cardiol Rev*. 2012;20:84–89.
150. Erbel R, Aboyans V, Boileau C, et al. 2014 ESC guidelines on the diagnosis and treatment of aortic diseases. Document covering acute and chronic aortic diseases of the thoracic and abdominal aorta of the adult. The Task Force for the Diagnosis and Treatment of Aortic Diseases of the European Society of Cardiology (ESC). *Eur Heart J*. 2014;35:2873–2926.
151. Pearce WH, Slaughter MS, LeMaire S, et al. Aortic diameter as a function of age, gender, and body surface area. *Surgery*. 1993;114:691–697.
152. Kuivaniemi H, Elmore JR. Opportunities in abdominal aortic aneurysm research: epidemiology, genetics, and pathophysiology. *Ann Vasc Surg*. 2012;26:862–870.
153. Olsen PS, Schroeder T, Agerskov K, et al. Surgery for abdominal aortic aneurysms. A survey of 656 patients. *J Cardiovasc Surg (Torino)*. 1991;32:636–642.
154. Ailawadi G, Eliason JL, Upchurch GR Jr. Current concepts in the pathogenesis of abdominal aortic aneurysm. *J Vasc Surg*. 2003;38:584–588.
155. López-Candales A, Holmes DR, Liao S, et al. Decreased vascular smooth muscle cell density in medial degeneration of human abdominal aortic aneurysms. *Am J Pathol*. 1997;150:993–1007.
156. Kent KC, Zwolak RM, Egorova NN, et al. Analysis of risk factors for abdominal aortic aneurysm in a cohort of more than 3 million individuals. *J Vasc Surg*. 2010;52:539–548.
157. Forsdahl SH, Singh K, Solberg S, Jacobsen BK. Risk factors for abdominal aortic aneurysms: a 7-year prospective study: the Tromsø Study, 1994-2001. *Circulation*. 2009;119:2202–2208.
158. Svensjo S, Bjorck M, Gurtelschmid M, et al. Low prevalence of abdominal aortic aneurysm among 65-year-old Swedish men indicates a change in the epidemiology of the disease. *Circulation*. 2011;124:1118–1123.
159. Moll FL, Powell JT, Fraedrich G, et al. Management of abdominal aortic aneurysms clinical practice guidelines of the European society for vascular surgery. *Eur J Vasc Endovasc Surg*. 2011;41(suppl 1): S1–s58.
160. Golledge J, Muller J, Daugherty A, Norman P. Abdominal aortic aneurysm: pathogenesis and implications for management. *Arterioscler Thromb Vasc Biol*. 2006;26:2605–2613.
161. Kent KC. Clinical practice. Abdominal aortic aneurysms. *New Engl J Med*. 2014;371:2101–2108.
162. Powell JT, Greenhalgh RM. Clinical practice. Small abdominal aortic aneurysms. *New Engl J Med*. 2003;348:1895–1901.
163. Holt PJ, Karthikesalingam A, Poloniecki JD, et al. Propensity scored analysis of outcomes after ruptured abdominal aortic aneurysm. *Br J Surg*. 2010;97:496–503.
164. Chaikof EL, Brewster DC, Dalman RL, et al. SVS practice guidelines for the care of patients with an abdominal aortic aneurysm: executive summary. *J Vasc Surg*. 2009;50:880–896.
165. Rooke TW, Hirsch AT, Misra S, et al. 2011 ACCF/AHA focused update of the guideline for the management of patients with peripheral artery disease (updating the 2005 guideline): a report of the American College of Cardiology Foundation/American Heart Association Task Force on Practice Guidelines. *Circulation*. 2011;124:2020–2045.
166. Dubost C, Allary M, Oeconomos N. Resection of an aneurysm of the abdominal aorta: reestablishment of the continuity by a preserved human arterial graft, with result after five months. *AMA Arch Surg*. 1952;64:405–408.
167. Zwolak RM, Sidawy AN, Greenberg RK, et al. Lifeline registry of endovascular aneurysm repair: open repair surgical controls in clinical trials. *J Vasc Surg*. 2008;48:511–518.
168. Martin MC, Giles KA, Pomposelli FB, et al. National outcomes after open repair of abdominal aortic aneurysms with visceral or renal bypass. *Ann Vasc Surg*. 2010;24:106–112.
169. Landon BE, O'Malley AJ, Giles K, et al. Volume-outcome relationships and abdominal aortic aneurysm repair. *Circulation*. 2010;122:1290–1297.
170. Lee HG, Clair DG, Ouriel K. Ten-year comparison of all-cause mortality after endovascular or open repair of abdominal aortic aneurysms: a propensity score analysis. *World J Surg*. 2013;37: 680–687.
171. Paravastu SC, Jayarajasingam R, Cottam R, et al. Endovascular repair of abdominal aortic aneurysm. *Cochrane Database Syst Rev*. 2014;(1):CD004178.
172. Volodos NL, Shekhanin VE, Karpovich IP, et al. A self-fixing synthetic blood vessel endoprosthesis. *Vestn Khir Im I I Grek*. 1986;137:123–125.
173. Parodi JC, Palmaz JC, Barone HD. Transfemoral intraluminal graft implantation for abdominal aortic aneurysms. *Ann Vasc Surg*. 1991;5:491–499.
174. Blum U, Voshage G, Lammer J, et al. Endoluminal stent-grafts for infrarenal abdominal aortic aneurysms. *New Engl J Med*. 1997;336:13–20.
175. Schwarze ML, Shen Y, Hemmerich J, Dale W. Age-related trends in utilization and outcome of open and endovascular repair for abdominal aortic aneurysm in the United States, 2001-2006. *J Vasc Surg*. 2009;50:722–729, e2.
176. Levin DC, Rao VM, Parker L, et al. Endovascular repair vs open surgical repair of abdominal aortic aneurysms: comparative utilization trends from 2001 to 2006. *J Am Coll Radiol*. 2009;6:506–509.
177. Greenhalgh RM, Brown LC, Kwong GP, et al. Comparison of endovascular aneurysm repair with open repair in patients with abdominal aortic aneurysm (EVAR trial 1), 30-day operative mortality results: randomised controlled trial. *Lancet*. 2004;364:843–848.
178. Prinssen M, Verhoeven EL, Buth J, et al. A randomized trial comparing conventional and endovascular repair of abdominal aortic aneurysms. *New Engl J Med*. 2004;351:1607–1618.
179. Lederle FA, Freischlag JA, Kyriakides TC, et al. Outcomes following endovascular vs open repair of abdominal aortic aneurysm: a randomized trial. *JAMA*. 2009;302:1535–1542.
180. Endovascular aneurysm repair versus open repair in patients with abdominal aortic aneurysm (EVAR trial 1): randomised controlled trial. *Lancet*. 2005;365:2179–2186.
181. Blankensteijn JD, de Jong SE, Prinssen M, et al. Two-year outcomes after conventional or endovascular repair of abdominal aortic aneurysms. *New Engl J Med*. 2005;352:2398–2405.
182. Greenhalgh RM, Brown LC, Powell JT, et al. Endovascular versus open repair of abdominal aortic aneurysm. *New Engl J Med*. 2010;362:1863–1871.
183. De Bruin JL, Baas AF, Buth J, et al. Long-term outcome of open or endovascular repair of abdominal aortic aneurysm. *New Engl J Med*. 2010;362:1881–1889.
184. Lederle FA, Freischlag JA, Kyriakides TC, et al. Long-term comparison of endovascular and open repair of abdominal aortic aneurysm. *New Engl J Med*. 2012;367:1988–1997.
185. Kalman PG. What are the long-term results of conventional open surgical repair of abdominal aortic

aneurysms? *Acta Chir Belg*. 2003;103:197–202.
186. Prinssen M, Buskens E, Blankensteijn JD. Quality of life endovascular and open AAA repair. Results of a randomised trial. *Eur J Vasc Endovasc Surg*. 2004;27:121–127.
187. Becquemin JP, Pillet JC, Lescalie F, et al. A randomized controlled trial of endovascular aneurysm repair versus open surgery for abdominal aortic aneurysms in low- to moderate-risk patients. *J Vasc Surg*. 2011;53:1167–1173, e1.
188. Moise MA, Woo EY, Velazquez OC, et al. Barriers to endovascular aortic aneurysm repair: past experience and implications for future device development. *Vasc Endovascular Surg*. 2006;40:197–203.
189. Joels CS, Langan EM 3rd, Daley CA, et al. Changing indications and outcomes for open abdominal aortic aneurysm repair since the advent of endovascular repair. *Am Surg*. 2009;75:665–669, discussion 9–70.
190. de Vries JP. The proximal neck: the remaining barrier to a complete EVAR world. *Semin Vasc Surg*. 2012;25:182–186.
191. Wyss TR, Dick F, Brown LC, Greenhalgh RM. The influence of thrombus, calcification, angulation, and tortuosity of attachment sites on the time to the first graft-related complication after endovascular aneurysm repair. *J Vasc Surg*. 2011;54:965–971.
192. Aburahma AF, Campbell JE, Mousa AY, et al. Clinical outcomes for hostile versus favorable aortic neck anatomy in endovascular aortic aneurysm repair using modular devices. *J Vasc Surg*. 2011;54:13–21.
193. Moulakakis KG, Dalainas I, Mylonas S, et al. Conversion to open repair after endografting for abdominal aortic aneurysm: a review of causes, incidence, results, and surgical techniques of reconstruction. *J Endovasc Ther*. 2010;17:694–702.
194. Hertzer NR, Beven EG, Young JR, et al. Coronary artery disease in peripheral vascular patients. A classification of 1000 coronary angiograms and results of surgical management. *Ann Surg*. 1984;199:223–233.
195. Beck AW, Goodney PP, Nolan BW, et al. Predicting 1-year mortality after elective abdominal aortic aneurysm repair. *J Vasc Surg*. 2009;49:838–843, discussion 43–44.
196. Upchurch GR Jr, Proctor MC, Henke PK, et al. Predictors of severe morbidity and death after elective abdominal aortic aneurysmectomy in patients with chronic obstructive pulmonary disease. *J Vasc Surg*. 2003;37:594–599.
197. Axelrod DA, Henke PK, Wakefield TW, et al. Impact of chronic obstructive pulmonary disease on elective and emergency abdominal aortic aneurysm repair. *J Vasc Surg*. 2001;33:72–76.
198. Nathan DP, Brinster CJ, Jackson BM, et al. Predictors of decreased short- and long-term survival following open abdominal aortic aneurysm repair. *J Vasc Surg*. 2011;54:1237–1243.
199. Nathan DP, Brinster CJ, Woo EY, et al. Predictors of early and late mortality following open extent IV thoracoabdominal aortic aneurysm repair in a large contemporary single-center experience. *J Vasc Surg*. 2011;53:299–306.
200. Le Manach Y, Perel A, Coriat P, et al. Early and delayed myocardial infarction after abdominal aortic surgery. *Anesthesiology*. 2005;102:885–891.
201. Hindler K, Shaw AD, Samuels J, et al. Improved postoperative outcomes associated with preoperative statin therapy. *Anesthesiology*. 2006;105:1260–1272, quiz 89–90.
202. Thomsen T, Tonnesen H, Moller AM. Effect of preoperative smoking cessation interventions on postoperative complications and smoking cessation. *Br J Surg*. 2009;96:451–461.
203. Lindstrom D, Sadr Azodi O, Wladis A, et al. Effects of a perioperative smoking cessation intervention on postoperative complications: a randomized trial. *Ann Surg*. 2008;248:739–745.
204. Berardi G, Ferrero E, Fadde M, et al. Combined spinal and epidural anesthesia for open abdominal aortic aneurysm surgery in vigil patients with severe chronic obstructive pulmonary disease ineligible for endovascular aneurysm repair. *Int Angiol*. 2010;29:278–283.
205. Panaretou V, Toufektzian L, Siafaka I, et al. Postoperative pulmonary function after open abdominal aortic aneurysm repair in patients with chronic obstructive pulmonary disease: epidural versus intravenous analgesia. *Ann Vasc Surg*. 2012;26:149–155.
206. Park WY, Thompson JS, Lee KK. Effect of epidural anesthesia and analgesia on perioperative outcome: a randomized, controlled Veterans Affairs cooperative study. *Ann Surg*. 2001;234:560–569, discussion 9–71.
207. Nishimori M, Low JH, Zheng H, Ballantyne JC. Epidural pain relief versus systemic opioid-based pain relief for abdominal aortic surgery. *Cochrane Database Syst Rev*. 2012;(7):CD005059.
208. Hassani V, Movassaghi G, Goodarzi V, et al. Comparison of fentanyl and fentanyl plus lidocaine on attenuation of hemodynamic responses to tracheal intubation in controlled hypertensive patients undergoing general anesthesia. *Anesth Pain Med*. 2013;2:115–118.
209. Bignami E, Biondi-Zoccai G, Landoni G, et al. Volatile anesthetics reduce mortality in cardiac surgery. *J Cardiothorac Vasc Anesth*. 2009;23:594–599.
210. Lindholm EE, Aune E, Noren CB, et al. The anesthesia in abdominal aortic surgery (ABSENT) study: a prospective, randomized, controlled trial comparing troponin T release with fentanyl-sevoflurane and propofol-remifentanil anesthesia in major vascular surgery. *Anesthesiology*. 2013;119:802–812.
211. Zaugg M, Lucchinetti E. Sevoflurane–compared with propofol-based anesthesia reduces the need for inotropic support in patients undergoing abdominal aortic aneurysm repair: evidence of cardioprotection by volatile anesthetics in noncardiac surgery. *Anesthesiology*. 2014;120:1289–1290.
212. Paternak J, Nikolic D, Milosevic D, et al. An analysis of the influence of intra-operative blood salvage and autologous transfusion on reducing the need for allogeneic transfusion in elective infrarenal abdominal aortic aneurysm repair. *Blood Transfus*. 2014;12:s182–s186.
213. Karthikesalingam A, Thrumurthy SG, Young EL, et al. Locoregional anesthesia for endovascular aneurysm repair. *J Vasc Surg*. 2012;56:510–519.
214. Newton WB 3rd, Shukla M, Andrews JS, et al. Outcomes of acute intraoperative surgical conversion during endovascular aortic aneurysm repair. *J Vasc Surg*. 2011;54:1244–1250, discussion 50.
215. Edwards MS, Andrews JS, Edwards AF, et al. Results of endovascular aortic aneurysm repair with general, regional, and local/monitored anesthesia care in the American College of Surgeons National Surgical Quality Improvement Program database. *J Vasc Surg*. 2011;54:1273–1282.
216. Lippmann M, Lingam K, Rubin S, et al. Anesthesia for endovascular repair of abdominal and thoracic aortic aneurysms: a review article. *J Cardiovasc Surg (Torino)*. 2003;44:443–451.
217. Mathes DD, Kern JA. Continuous spinal anesthetic technique for endovascular aortic stent graft surgery. *J Clin Anesth*. 2000;12:487–490.
218. Aadahl P, Lundbom J, Hatlinghus S, Myhre HO. Regional anesthesia for endovascular treatment of abdominal aortic aneurysms. *J Endovasc Surg*. 1997;4:56–61.
219. Augoustides JG, Stone ME, Drenger B. Novel approaches to spinal cord protection during thoracoabdominal aortic interventions. *Curr Opin Anaesthesiol*. 2014;27:98–105.
220. Garcia ND, Tehrani H, Morasch M, et al. Spinal cord ischemia following endovascular repair of an infrarenal aortic aneurysm. *Ann Vasc Surg*. 2002;16:509–512.
221. Rockman CB, Riles TS, Landis R. Lower extremity paraparesis or paraplegia subsequent to endovascular management of abdominal aortic aneurysms. *J Vasc Surg*. 2001;33:178–180.
222. Freyrie A, Testi G, Gargiulo M, et al. Spinal cord ischemia after endovascular treatment of infrarenal aortic aneurysm. Case report and literature review. *J Cardiovasc Surg (Torino)*. 2011;52:731–734.
223. Ullery BW, Wang GJ, Woo EY, et al. No increased risk of spinal cord ischemia in delayed AAA repair following thoracic aortic surgery. *Vasc Endovascular Surg*. 2013;47:85–91.
224. Hanna JM, Andersen ND, Aziz H, et al. Results with selective preoperative lumbar drain placement for thoracic endovascular aortic repair. *Ann Thorac Surg*. 2013;95:1968–1974, discussion 74–75.
225. Youngblood SC, Tolpin DA, LeMaire SA, et al. Complications of cerebrospinal fluid drainage after thoracic aortic surgery: a review of 504 patients over 5 years. *J Thorac Cardiovasc Surg*. 2013;146:166–171.
226. Ullery BW, Cheung AT, McGarvey ML, et al. Reversal of delayed-onset paraparesis after revision thoracic endovascular aortic repair for ruptured thoracic aortic aneurysm. *Ann Vasc Surg*. 2011;25:840, e19–23.
227. Weiss SJ, Hogan MS, McGarvey ML, et al. Successful treatment of delayed onset paraplegia after suprarenal abdominal aortic aneurysm repair. *Anesthesiology*. 2002;97:504–506.
228. Sloan TB, Edmonds HL, Koht A. Intraoperative electrophysiologic monitoring in aortic surgery. *J Cardiothorac Vasc Anesth*. 2013;27:1364–1373.
229. Gelman S. The pathophysiology of aortic cross-clamping and unclamping. *Anesthesiology*. 1995;82:1026–1060.
230. Wozniak MF, LaMuraglia GM, Musch G. Anesthesia for open abdominal aortic surgery. *Int Anesthesiol Clin*. 2005;43:61–78.
231. Roizen MF, Beaupre PN, Alpert RA, et al. Monitoring with two-dimensional transesophageal echocardiography. Comparison of myocardial function in patients undergoing supraceliac, suprarenal-infraceliac, or infrarenal aortic occlusion. *J Vasc Surg*. 1984;1:300–305.
232. Symbas PN, Pfaender LM, Drucker MH, et al. Cross-clamping of the descending aorta. Hemodynamic and neurohumoral effects. *J Thorac Cardiovasc Surg*. 1983;85:300–305.
233. Tagarakis GL, Whitlock RP, Gutsche JT, et al. New frontier in aortic therapy: focus on deliberate hypotension during thoracic aortic endovascular interventions. *J Cardiothorac Vasc Anesth*. 2014;28:843–847.
234. Gamulin Z, Forster A, Morel D, et al. Effects of infrarenal aortic cross-clamping on renal hemodynamics in humans. *Anesthesiology*. 1984;61:394–399.
235. Zacharias M, Mugawar M, Herbison GP, et al. Interventions for protecting renal function in the perioperative period. *Cochrane Database Syst Rev*. 2013;(9):CD003590.
236. Au TH, Bruckner A, Mohiuddin SM, Hilleman DE. The prevention of contrast-induced nephropathy. *Ann Pharmacother*. 2014;48:1332–1342.
237. Dabara D, Banihari M, Gibbs P, et al. Does bicarbonate prevent contrast-induced nephropathy in cardiovascular patients undergoing contrast imaging? *Interact Cardiovasc Thorac Surg*. 2013;17:1028–1035.
238. Schermerhorn ML, O'Malley AJ, Jhaveri A, et al. Endovascular vs. open repair of abdominal aortic aneurysms in the Medicare population. *New Engl J Med*. 2008;358:464–474.
239. Brown LC, Thompson SG, Greenhalgh RM, Powell JT. Incidence of cardiovascular events and death after open or endovascular repair of abdominal aortic aneurysm in the randomized EVAR trial 1. *Br J Surg*. 2011;98:935–942.
240. Tallarita T, Sobreira ML, Oderich GS. Results of open pararenal abdominal aortic aneurysm repair: Tabular review of the literature. *Ann Vasc Surg*. 2011;25:143–149.
241. Becquemin JP, Majewski M, Fermani N, et al. Colon ischemia following abdominal aortic aneurysm repair in the era of endovascular abdominal aortic repair. *J Vasc Surg*. 2008;47:258–263, discussion 63.
242. Miller A, Marotta M, Scordi-Bello I, et al. Ischemic colitis after endovascular aortoiliac aneurysm repair: a 10-year retrospective study. *Arch Surg*. 2009;144:900–903.
243. Perry RJ, Martin MJ, Eckert MJ, et al. Colonic ischemia complicating open vs endovascular abdominal aortic aneurysm repair. *J Vasc Surg*. 2008;48:272–277.
244. Brewster DC, Franklin DP, Cambria RP, et al. Intestinal ischemia complicating abdominal aortic surgery. *Surgery*. 1991;109:447–454.
245. Longo WE, Lee TC, Barnett MG, et al. Ischemic colitis complicating abdominal aortic aneurysm surgery in the U.S. veteran. *J Surg Res*. 1996;60:351–354.
246. Patel AY, Eagle KA, Vaishnava P. Acute type B aortic dissection: insights from the International Registry of Acute Aortic Dissection. *Ann Cardiothorac Surg*. 2014;3:368–374.
247. Khan IA, Nair CK. Clinical, diagnostic, and management perspectives of aortic dissection. *Chest*. 2002;122:311–328.
248. Cambria RP. Surgical treatment of complicated distal aortic dissection. *Semin Vasc Surg*. 2002;15:97–107.
249. Fransen GA, Desgranges P, Laheij RJ, et al. Frequency, predictive factors, and consequences of stent-graft kink following endovascular AAA repair. *J Endovasc Ther*. 2003;10:913–918.
250. Booher AM, Isselbacher EM, Nienaber CA, et al. The IRAD classification system for characterizing survival after aortic dissection. *Am J Med*. 2013;126:730, e19–24.
251. Nienaber CA, Divchev D, Palisch H, et al. Early and late management of type B aortic dissection. *Heart*. 2014;100:1491–1497.
252. DeBakey ME, Henly WS, Cooley DA, et al. Surgical management of dissecting aneurysms of the aorta. *J Thorac Cardiovasc Surg*. 1965;49:130–149.
253. Daily PO, Trueblood HW, Stinson EB, et al. Management of acute aortic dissections. *Ann Thorac Surg*. 1970;10:237–247.
254. Trimarchi S, Tsai T, Eagle KA, et al. Acute abdominal aortic dissection: insight from the International Registry of Acute Aortic Dissection (IRAD). *J Vasc Surg*. 2007;46:913–919.
255. Farber A, Lauterbach SR, Wagner WH, et al. Spontaneous infrarenal abdominal aortic dissection presenting as claudication: case report and review of the literature. *Ann Vasc Surg*. 2004;18:4–10.
256. Farber A, Wagner WH, Cossman DV, et al. Isolated dissection of the abdominal aorta: clinical presentation and therapeutic options. *J Vasc Surg*. 2002;36:205–210.
257. Mozes G, Gloviczki P, Park WM, et al. Spontaneous dissection of the infrarenal abdominal aorta. *Semin Vasc Surg*. 2002;15:128–136.
258. Imparato AM, Kim GE, Davidson T, Crowley JG. Intermittent claudication: its natural course. *Surgery*. 1975;78:795–799.
259. Tendera M, Aboyans V, Bartelink ML, et al. ESC guidelines on the diagnosis and treatment of peripheral arterial diseases: document covering atherosclerotic disease of extracranial carotid and vertebral, mesenteric, renal, upper and lower extremity arteries. The Task Force on the Diagnosis and Treatment of Peripheral Artery Diseases of the European Society of Cardiology (ESC). *Eur Heart J*. 2011;32:2851–2906.
260. Norgren L, Hiatt WR, Dormandy JA, et al. Inter-Society Consensus for the Management of Peripheral Arterial Disease (TASC II). *J Vasc Surg*. 2007;45(suppl S):S5–S67.
261. Indes JE, Pfaff MJ, Farrokhyar F, et al. Clinical outcomes of 5358 patients undergoing direct open bypass or endovascular treatment for aortoiliac occlusive disease: a systematic review and meta-analysis. *J Endovasc Ther*. 2013;20:443–455.
262. Conte MS, Pomposelli FB, Clair DG, et al. Society for Vascular Surgery practice guidelines for atherosclerotic occlusive disease of the lower extremities: Management of asymptomatic disease and claudication. *J Vasc Surg*. 2015.
263. Fowkes FG, Rudan D, Rudan I, et al. Comparison of global estimates of prevalence and risk factors for peripheral artery disease in 2000 and 2010: a systematic review and analysis. *Lancet*. 2013;382:1329–1340.
264. Hirsch AT, Hartman L, Town RJ, Virnig BA. National health care costs of peripheral arterial disease in the Medicare population. *Vasc Med*. 2008;13:209–215.
265. Leeper NJ, Kullo IJ, Cooke JP. Genetics of peripheral artery disease. *Circulation*. 2012;125:3220–3228.
266. Rooke TW, Hirsch AT, Misra S, et al. Management of patients with peripheral artery disease (compilation of 2005 and 2011 ACCF/AHA Guideline Recommendations): a report of the American College of Cardiology Foundation/American Heart Association Task Force on Practice Guidelines. *J Am Coll Cardiol*. 2013;61:1555–1570.
267. Diehm C, Allenberg JR, Pittrow D, et al. Mortality and vascular morbidity in older adults with asymptomatic versus symptomatic peripheral artery disease. *Circulation*. 2009;120:2053–2061.
268. Fowkes FG, Low LP, Tuta S, Kozak J. Ankle-brachial index and extent of atherothrombosis in 8891 patients with or at risk of vascular disease: results of the international AGATHA study. *Eur Heart J*. 2006;27:1861–1867.
269. Rooke TW, Hirsch AT, Misra S, et al. 2011 ACCF/AHA focused update of the guideline for the management of patients with peripheral artery disease (updating the 2005 guideline): a report of the American College of Cardiology Foundation/American Heart Association Task Force on Practice Guidelines: developed in collaboration with the Society for Cardiovascular Angiography and Interventions, Society of Interventional Radiology, Society for Vascular Medicine, and Society for Vascular Surgery. *J Vasc Surg*. 2011;54:e32–e58.
270. Lin JS, Olson CM, Johnson ES, et al. *U.S. Preventive Services Task Force Evidence Syntheses, formerly Systematic Evidence Reviews. The Ankle Brachial Index for Peripheral Artery Disease Screening and Cardiovascular Disease Prediction in Asymptomatic Adults: A Systematic Evidence Review for the US Preventive Services Task Force*. Rockville (MD): Agency for Healthcare Research and Quality; 2013.
271. Feringa HH, Bax JJ, Hoeks S, et al. A prognostic risk index for long-term mortality in patients with peripheral arterial disease. *Arch Intern Med*. 2007;167:2482–2489.

272. Willigendael EM, Teijink JA, Bartelink ML, et al. Smoking and the patency of lower extremity bypass grafts: a meta-analysis. *J Vasc Surg*. 2005;42:67–74.
273. Faulkner KW, House AK, Castleden WM. The effect of cessation of smoking on the accumulative survival rates of patients with symptomatic peripheral vascular disease. *Med J Aust*. 1983;1:217–219.
274. Watson L, Ellis B, Leng GC. Exercise for intermittent claudication. *Cochrane Database Syst Rev*. 2008;(4):CD000990.
275. McDermott MM, Guralnik JM, Criqui MH, et al. Home-based walking exercise in peripheral artery disease: 12-month follow-up of the GOALS randomized trial. *J Am Heart Assoc*. 2014;3:e000711.
276. Hobbs SD, Yapanis M, Burns PJ, et al. Peri-operative myocardial injury in patients undergoing surgery for critical limb ischaemia. *Eur J Vasc Endovasc Surg*. 2005;29:301–304.
277. Papavassiliou VG, Walker SR, Bolia A, et al. Techniques for the endovascular management of complications following lower limb percutaneous transluminal angioplasty. *Eur J Vasc Endovasc Surg*. 2003;25:125–130.
278. Adam DJ, Beard JD, Cleveland T, et al. Bypass versus angioplasty in severe ischaemia of the leg (BASIL): multicentre, randomised controlled trial. *Lancet*. 2005;366:1925–1934.
279. Bradbury AW, Adam DJ, Bell J, et al. Bypass versus Angioplasty in Severe Ischaemia of the Leg (BASIL) trial: Analysis of amputation free and overall survival by treatment received. *J Vasc Surg*. 2010;51:18S–31S.
280. Hirashima F, Patel RB, Adams JE, et al. Use of a postoperative insulin protocol decreases wound infection in diabetics undergoing lower extremity bypass. *J Vasc Surg*. 2012;56:396–402.
281. Christopherson R, Glavan NJ, Norris EJ, et al. Control of blood pressure and heart rate in patients randomized to epidural or general anesthesia for lower extremity vascular surgery. Perioperative Ischemia Randomized Anesthesia Trial (PIRAT) Study Group. *J Clin Anesth*. 1996;8:578–584.
282. Go AS, Browner WS. Cardiac outcomes after regional or general anesthesia. Do we have the answer? *Anesthesiology*. 1996;84:1–2.
283. Cook PT, Davies MJ, Cronin KD, Moran P. A prospective randomised trial comparing spinal anaesthesia using hyperbaric cinchocaine with general anaesthesia for lower limb vascular surgery. *Anaesth Intensive Care*. 1986;14:373–380.
284. Damask MC, Weissman C, Todd G. General versus epidural anesthesia for femoral-popliteal bypass surgery. *J Clin Anesth*. 1990;2:71–75.
285. Rivers SP, Scher LA, Sheehan E, Veith FJ. Epidural versus general anesthesia for infrainguinal arterial reconstruction. *J Vasc Surg*. 1991;14:764–768, discussion 8–70.
286. Ghanami RJ, Hurie J, Andrews JS, et al. Anesthesia-based evaluation of outcomes of lower-extremity vascular bypass procedures. *Ann Vasc Surg*. 2013;27:199–207.
287. Yazigi A, Madi-Gebara S, Haddad F, et al. Intraoperative myocardial ischemia in peripheral vascular surgery: general anesthesia vs combined sciatic and femoral nerve blocks. *J Clin Anesth*. 2005;17:499–503.
288. Singh N, Sidawy AN, Dezee K, et al. The effects of the type of anesthesia on outcomes of lower extremity infrainguinal bypass. *J Vasc Surg*. 2006;44:964–968, discussion 8–70.
289. Barbosa FT, Juca MJ, Castro AA, Cavalcante JC. Neuraxial anaesthesia for lower-limb revascularization. *Cochrane Database Syst Rev*. 2013;(7):CD007083.
290. Pierce ET, Pomposelli FB Jr, Stanley GD, et al. Anesthesia type does not influence early graft patency or limb salvage rates of lower extremity arterial bypass. *J Vasc Surg*. 1997;25:226–232, discussion 32–33.
291. Flaherty J, Horn JL, Derby R. Regional anesthesia for vascular surgery. *Anesthesiol Clin*. 2014;32:639–659.
292. Conte MS, Bandyk DF, Clowes AW, et al. Results of PREVENT III: a multicenter, randomized trial of edifoligide for the prevention of vein graft failure in lower extremity bypass surgery. *J Vasc Surg*. 2006;43:742–751, discussion 51.
293. Baril DT, Patel VI, Judelson DR, et al. Outcomes of lower extremity bypass performed for acute limb ischemia. *J Vasc Surg*. 2013;58:949–956.
294. LaMuraglia GM, Conrad MF, Chung T, et al. Significant perioperative morbidity accompanies contemporary infrainguinal bypass surgery: an NSQIP report. *J Vasc Surg*. 2009;50:299–304, e1–4.
295. Pentecost MJ, Criqui MH, Dorros G, et al. Guidelines for peripheral percutaneous transluminal angioplasty of the abdominal aorta and lower extremity vessels. A statement for health professionals from a special writing group of the Councils on Cardiovascular Radiology, Arteriosclerosis, Cardio-Thoracic and Vascular Surgery, Clinical Cardiology, and Epidemiology and Prevention, the American Heart Association. *Circulation*. 1994;89:511–531.
296. Met R, Van Lienden KP, Koelemay MJ, et al. Subintimal angioplasty for peripheral arterial occlusive disease: a systematic review. *Cardiovasc Interven Radiol*. 2008;31:687–697.

心脏病患者经胸腔行非心脏手术的麻醉

PETER D. SLINGER, MD, FRCPC | STEVEN M. NEUSTEIN, MD | EDMOND COHEN, MD

要 点

1. 心脏病或有心脏病手术病史的患者经常需要行胸腔内诊断或治疗性手术，这类患者常给临床麻醉带来很大的挑战。
2. 冠心病、瓣膜病、心肌病或肺动脉高压的患者可能需要进行肺隔离和单肺通气的手术，会伴有发生严重低氧的风险。
3. 术前心室射血分数低的患者行侧开胸或胸腔镜手术常发生血氧饱和度减低，需要正性肌力药物的支持。
4. 胸外科手术中单肺通气需要应用双腔气管插管或支气管阻塞器。支气管阻塞器对于术后需要保留气管插管的患者来说是一项很实用的肺隔离技术，但是双腔气管插管的使用更加广泛，因为双腔气管插管在单肺通气的手术中更加稳定、便于吸痰。
5. 对于麻醉医生来说，任何胸内或气道手术术前胸部影像学资料非常重要，有助于制定适当的气道管理策略。
6. 硬质支气管镜检查及应用是低位气道病变患者麻醉的基础。

有潜在心脏疾病和接受心脏手术后的患者，常因非心脏疾病需要接受胸腔内疾病的诊断和手术治疗。本章节针对已经掌握了胸外科麻醉基础知识的读者[1]，重点介绍合并心脏疾病患者接受非心脏胸外科手术的围手术期管理。

心脏病患者肺叶切除的麻醉管理

冠心病

接受胸外科手术的患者中多数吸烟，并且常伴有冠状动脉和外周血管等心血管疾病。对于合并冠心病（coronary artery disease, CAD）的患者，术前接受 β 受体阻滞剂和他汀类药物的患者围手术期应继续应用该类药物，包括手术当日（见第 1、20 和 43 章）。他汀类药物的使用已经被证明可以减少血管手术中患者的围手术期心血管的风险[2]。除非有服药禁忌，冠心病患者还应该服用阿司匹林。如果已经放置了冠状动脉支架，阿司匹林一般需要终生服用。冠脉支架大多是药物洗脱支架，因此需要同时服用另一种抗血小板药物，如氯吡格雷。在手术前氯吡格雷通常需要至少停用 5 天，神经阻滞麻醉前需要停药至少 7 天。围手术期无需停用阿司匹林。美国心脏病学指南推荐择期手术应该推迟到药物洗脱支架植入后 1 年[3]（见第 43 和 44 章）。但肺癌可能在此期间播散，手术不太可能推迟至 1 年后。一项研究表明，药物洗脱支架植入 6 个月后心血管的风险已经降低到最小（图 49.1）[4]，并且支架内血栓栓塞的风险通常比持续服用阿司匹林带来的出血风险更大。最近一项对 1 万多名患者进行的大型前瞻性研究显示，尽管持续服用阿司匹林会增加出血风险，但是不会增加围手术期心血管事件的风险[5]，这项研究排除了 1 年内植入药物洗脱支架的患者。

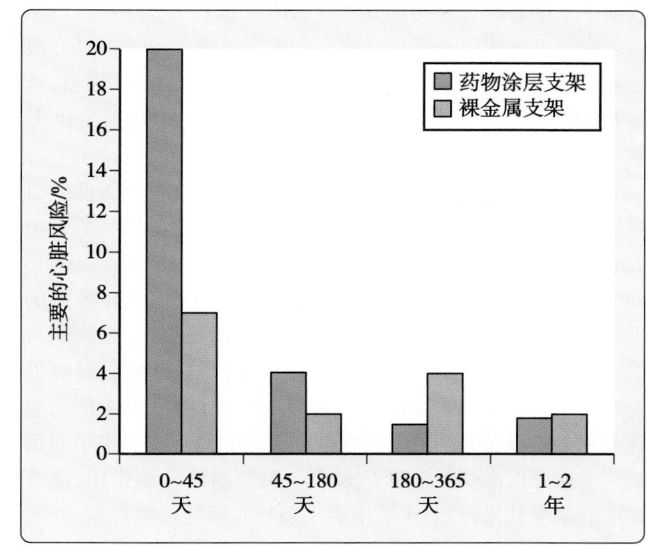

图 49.1 超过 2 000 例冠状动脉支架置入后的患者进行非心脏手术，对术后 30 天发生心脏事件的风险进行评估。金属裸支架植入 6 周后和药物涂层支架植入 6 个月后，心脏事件发生的风险开始逐渐降低。（*Based on data from Wijeysundera ND, Wijeysundera HC, Yun L, et al. Risk of electivemajor noncardiac surgery after coronary stent insertion.* Circulation. *2012; 126: 1355-1362.*）

手术中避免心肌耗氧量（myocardial oxygen demand, MvO_2）增加引起的心肌缺血非常重要。β 受体阻滞剂多用于控制心率，短效 β 受体阻滞剂可以快速降低喉镜刺激、胸内刺激或全身麻醉引起的交感神经兴奋性心动过速和血压升高。双腔气管导管（double-lumen tube, DLT）的放置可能比单腔管（single-lumen tube, SLT）的放置更困难，而长时间的喉镜检查更有可能引起交感神经刺激。硝化甘油也可以治疗这些原因引起的高血压，特别是在心率低和血压顽固升高的情况下。硝酸甘油在扩张静脉系统的同时还能扩张冠状动脉（见第 11 和 20 章）。

除了氧需增加引起的心肌缺血外，术中必须保持心肌足够的氧供。有心肌缺血风险的患者可能无法耐受单肺通气（one-lung ventilation, OLV）造成的血氧饱和度降低。血氧含量的下降可以导致心肌缺血和心律失常的发生。这类患者术中血氧饱和度下降，可能需要重建双肺通气（two-lung ventilation,TLV),或进行持续气道正压通气(continuous positive airway pressure,CPAP)以改善氧合。在胸腔镜手术中,进行持续气道正压通气要注意不能影响手术视野。

贫血会影响心肌的氧供需平衡。血红蛋白减少会降低血液中的氧含量。此外,贫血可能导致一种代偿性的心动过速,导致 MvO_2 增加。贫血伴心动过速的患者,耐受能力较差,应及时输血治疗。手术中使用β受体阻滞剂治疗的患者同样不能耐受贫血[6]。

侧开胸手术切口比接受胸腔镜手术术后疼痛程度要高。疼痛能够引起交感神经刺激并增加 MVO_2。有效的术后镇痛对于这类患者非常重要。使用硬膜外腔或留置椎旁导管镇痛效果更好。如果患者正在服用氯吡格雷,那么术前需要按照美国区域麻醉学会[7]的指导停药,否则需要推迟手术或避免进行硬膜外或椎旁神经阻滞,但可能会增加严重肺部疾病患者围手术期心血管和肺部并发症的风险。

有吸烟史或冠心病症状明显的患者可能曾经发生过心肌梗死,并可能发展为心肌病并已经放置埋藏式心内除颤器,这一装置需要在术前根据手术需要进行调整(见第4、5和45章)。

术中单肺通气常需要通过提高吸入氧浓度来预防低氧血症的发生,因此限制了 N_2O 在胸外科手术中的应用。尽管吸入麻醉药大于1最低肺泡有效浓度(minimum alveolar concentration,MAC)时可能会干扰缺氧性肺血管收缩,但高效能的吸入类麻醉药在胸外科手术麻醉中仍然比较常用,在胸外科手术中,相比用丙泊酚加瑞芬太尼维持[8],七氟烷能够降低炎症介质的水平。需要注意的是,左心室射血分数减低的患者可能不能耐受大剂量吸入麻药导致的心肌抑制。术中使用瑞芬太尼可以提供无血管扩张或心肌抑制的镇痛作用,瑞芬太尼消除快且无蓄积,术后不会出现长时间的呼吸抑制,并能够减少高效能吸入麻醉药的剂量。为了维持适当的灌注压,术中可能需要持续泵注血管活性药。如果患者心肌病损严重,麻醉医生应该建立颈内静脉通路,方便去氧肾上腺素或去甲肾上腺素等血管活性药物的应用。冠心病患者的麻醉管理策略见框49.1。

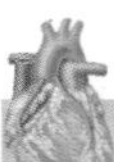

框 49.1 冠心病患者胸外手术的围手术期麻醉管理策略:

- 术前植入冠脉支架的患者继续服用阿司匹林
- 继续服用β受体阻滞剂
- 术前停用氯吡格雷7天,否则患者不能进行区域麻醉
- 避免单肺通气造成的低氧血症
- 避免贫血
- 避免心动过速
- 维持足够的灌注压
- 术后尽量使用硬膜外或椎旁神经阻滞镇痛

心脏瓣膜病

心脏瓣膜病的患者做胸外科手术时同样需要特殊的麻醉管理策略。特别是主动脉瓣狭窄的患者,需要维持适当心脏前负荷、全身血管阻力(systemi cvascular resistance,SVR)和心肌收缩力。这类患者不能耐受大剂量强效吸入麻醉药物带来的心肌抑制和血管扩张。主动脉瓣狭窄的患者很多有代偿性左心室向心型肥大和舒张功能下降。胸外科手术尤其是开胸手术的患者容易发生房性心律失常。主动脉瓣狭窄伴左心室肥厚的患者对房性心律失常的耐受较差,因为这些患者更加依赖窦性心律心房收缩对心室的充盈。这些患者对交感神经阻滞及外周血管扩张的硬膜外麻醉耐受力也明显降低。硬膜外麻醉时应该降低局麻药浓度和给药速度,例如丁哌卡因的给药浓度稀释到0.1%。除了维持适当的容量和避免过度的心肌抑制和血管扩张外,在全身麻醉中应适当泵注血管收缩药。全身麻醉维持阶段采用静脉泵注瑞芬太尼有利于维护心肌收缩力和防止外周血管扩张(见第21、24和27章)。

过去,麻醉医生通常为左心室功能障碍和/或心脏瓣膜病的患者放置肺动脉导管(pulmonary artery catheter,PAC)来监测肺动脉压(pulmonary artery pressure,PAP)和心输出量(cardiac output,CO)。目前,多数胸科手术并未进行PAC监测,因为接受PAC监测并不能明显改善预后[9],并且部分医生可能因为对肺动脉导管数据的误解导致临床上错误的治疗[10]。然而,对于严重的肺动脉高压患者,采用肺动脉导管监测来指导一氧化氮或其他肺血管扩张药物治疗是其指征。

有创动脉压的收缩压和脉压变化能够反映患者的容量状态。当每搏变异率随呼吸变化大于13%时,提示患者可能容量不足[11](见第17和47章)。当每搏变异率随呼吸变化9%~13%时,可预测性较差,患者可能存在容量不足。当每搏变异率随呼吸变化小于9%时,提示患者容量充足[12]。中心静脉压在麻醉过程中预测容量的作用存在一些质疑[13]。然而,在开胸手术当中,中心静脉压可能比其他监测方法对容量状态的预测更准确[14]。胸外科手术的管理目标是避免较大范围的肺切除术后过度的容量治疗和可能出现的肺水肿,特别是右肺切除术。

心肌病

在OLV的开胸手术或胸腔镜手术中,非通气侧肺会造成20%~30%的分流。如果CO降低,混合静脉氧饱和度下降将导致动脉氧饱和度下降。因此,有心肌病的患者可能无法耐受OLV。需要监测静脉血氧饱和度和强心药物来支持CO。应用电视胸腔镜辅助心脏交感神经切除来治疗难治性室性心律失常的患者尤其需要引起重视[15],这种方法被越来越多地用于药物和射频消融难以消除的难治性室性心律失常和QT延长综合征的患者[16]。该方法是通过左侧或双侧电视胸腔镜(video-assisted thoracoscopic surgery,VATS)进行的,术中需要考虑包括植入重新编程的电子抗心动过速装置,经皮除颤电极,以及在单肺通气过程中优化CO和血氧饱和度。这些患者低氧血症恢复非常缓慢,因此尽可能采用后文中提及的预防措施来避免低氧血症的发生。

肺动脉高压

肺动脉高压(pulmonary hypertension,PH)(指肺动脉导管

平均 PAP>25mmHg 或超声心动图收缩压 PAP>50)[17]患者可能需要接受多种非心脏胸外科手术,包括恶性或良性病变的肺切除手术、食管手术或血管外科手术[18]。与正常 PAP 患者相比,pH 升高的患者出现呼吸并发症的风险增加,非心脏手术后需要延长插管时间[19]。本书第 26 章对肺动脉高压的分类进行了讨论,分为原发性和继发性,包括肺动脉高压及由肺静脉栓塞、左心系统心脏病、肺部疾病、慢性低氧血症、肺血栓栓塞、多种自身免疫性、代谢性疾病等导致的肺动脉高压[20]。麻醉医生经常遇到两种主要肺动脉高压即由左心疾病和肺部疾病引起的肺动脉高压(框 49.2)。大部分的麻醉方面的文献资料多集中在由潜在心脏病导致的肺动脉高压患者[21],但非心脏手术患者更有可能伴有继发于肺部疾病导致的肺动脉高压,对于这两种类型的肺动脉高压,麻醉管理策略是不同的。本节主要讨论因肺部疾病而产生肺动脉高压的患者,对于这种类型的肺动脉高压,我们已经了解的很多关于麻醉方面的知识,多来自接受肺动脉内膜切除术[22]和肺移植手术的临床经验(见第 25 和 26 章)。

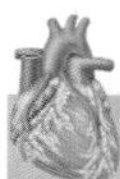

框 49.2 胸部麻醉肺动脉高压的改良分类

左心疾病

- 收缩功能异常
- 舒张功能异常
- 二尖瓣疾病:狭窄、关闭不全
- 先天性心脏病

右心疾病

- 肺血管疾病
- 慢性肺疾病,低氧血症,睡眠呼吸暂停
- 血栓栓塞肺动脉高压
- 其他:自身免疫、代谢等

粗略估计,大约有 40%~50% 严重慢性肺部疾病的患者伴有肺动脉高压。随着 PAP 的升高而导致的肺源性心脏病会出现右心室肥厚和功能紊乱[23]。美国所有住院患者中肺心病者占 10%~30%,其中 84% 继发于慢性阻塞性肺疾病(chronic obstructive pulmonary disease,COPD),其右心室(right ventricular,RV)缺血的风险也会相应增加。右心室在整个心动周期内均有灌注,但与肺动脉高压相关的右心室透壁压和腔内压的增加,可能会限制右冠状动脉收缩期的心肌血供,尤其是当 PAP 接近体循环压力时。这类患者的管理关键是避免低血压的发生。

肺动脉高压造成的右心室功能异常会对麻醉产生不良影响。血流动力学管理目标类似于其他心脏输出相对固定的疾病。应注意避免增加肺血管阻力(pulmonary vascular resistance,PVR)的生理状态,如低氧血症、高碳酸血症、酸中毒和体温过低。这类患者不能耐受影响右心室充盈的情况发生,如心动过速和心律失常。理想情况下的麻醉是右心室收缩力和体 SVR 保持不变或增加,而肺循环阻力降低。在保障前向血流的同时尽量减少右心室缺血的风险。在实践中,想达到理想状态对麻醉医生的挑战很大,因为常用的麻醉药物都能引起体循环压力的降低和肺循环压力的改变。一项动物研究表明,地氟醚可能比七氟醚或异氟醚具有更好的血流动力学特征,能更好地维持体循环压力和体肺动脉压力比值[24]。

对于有肺部疾病的患者,氯胺酮是一种比较适合的麻醉剂[25]。氯胺酮以其刺激交感神经的作用,增加心脏收缩力和 SVR。但它对 PVR 的影响却是相反的,因此,临床工作中常考虑氯胺酮可能会恶化肺动脉高压,但动物及临床研究表明,在某些情况下,它可能会降低 PVR[26]。在研究中发现,氯胺酮是一种非常安全的,可用于严重肺动脉高压患者麻醉诱导的药物。多巴酚丁胺和米力农能改善患者的血流动力学。但因它们往往会导致心动过速和 SVR 下降,最终导致伴有肺动脉高压的肺部疾病患者的血流动力学恶化。临床中为了维持体循环压力(systemic blood pressure,SBP),常用血管收缩剂,如去氧肾上腺素或去甲肾上腺素。两者相比,去甲肾上腺素较好,因为它能维持 CO 同时,降低 PAP/SBP 比率[27]。相比之下,去氧肾上腺素导致心排量下降,而 PAP/SBP 比值保持不变。血管升压素也越来越广泛的用于维持患者的体循环压力(图 49.2)血管升压素能够显著增加体循环压力(SBP),而不影响肺动脉高压患者的 PAP[28,29]。重度肺动脉高压患者应考虑选择性吸入肺血管扩张剂,如一氧化氮(10~40ppm)[30]或雾化吸入前列腺素[前列环素,50ng/(kg·min)](图 49.3)[31]。静脉应用血管收缩药物和吸入肺血管扩张药物相结合的方式治疗继发于肺部疾病的肺动脉高压及右心功能不全是一种有效的药物管理策略(框 49.3)。患者术中吸入一氧化氮,术后改为口服西地那非[32]。

潮气量过大和过小均可能导致肺泡内或肺泡外血管的压迫,这两者都显著增加了 PVR。因此,应避免采用导致肺不张和肺过度膨胀的通气策略。

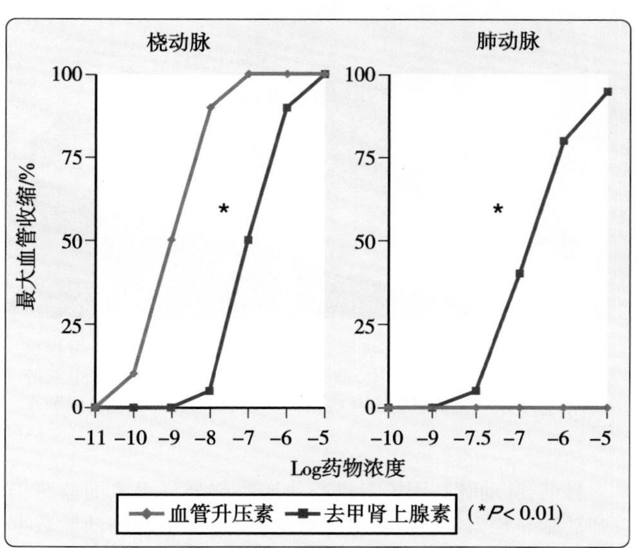

图 49.2 体外最大血管收缩。剂量-相关人类桡动脉(左)和肺动脉(右)对血管升压素和去甲肾上腺素的反应曲线。所有研究的血管收缩剂(包括去氧肾上腺素和间羟胺)在两种动脉中都表现出类似的剂量反应,除了血管升压素,均没有显示肺动脉的收缩。(*Based on data from Currigan DA, Hughes RJA, Wright CE, et al. Vasoconstrictor responses to vasopres-sor agents in human pulmonary and radial arteries.* Anesthesiology. *2014;121:930-936.*)

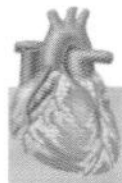

框 49.3　肺部慢性疾病尽可能避免低血压和血管扩张的麻醉剂

- 继发性肺动脉高压的管理策略
- 氯胺酮不会加重肺动脉高压
- 使用血管活性药增加平均动脉压：去甲肾上腺素、去氧肾上腺素、血管升压素
- 使用吸入式肺血管扩张剂（一氧化氮，前列环素）优先于静脉血管扩张剂
- 谨慎使用胸部硬膜外麻醉，并使用强心药
- 监测心输出量

超声心动图对肺动脉高压患者的诊断和管理具有重要的意义。值得注意的是经胸超声心动评估的右心室收缩压可能与右心导管测量的标准值相差±10mmHg，而在超过 40%[33]的患者中，超声心动评估的数值较低。肺动脉高压患者术中常规推荐应用 TEE 监测患者右心室功能[34]。虽然超声心动图对于区分正常功能的右心室和扩张的右心室（与心脏手术的结果相关）[35]非常有价值，但因为右心室是一个非常复杂的三维几何结构，对于右心室功能的连续客观评价，TEE 还不是理想的监测手段。目前应用标准二维 TEE 连续监测部分右心室细微变化尽管有难度，但却是最佳选择。超声心动图技术的进展可能会在不久的将来实现对右心室功能进行连续的客观监测[36]（见第 14~16 和 46 章）。

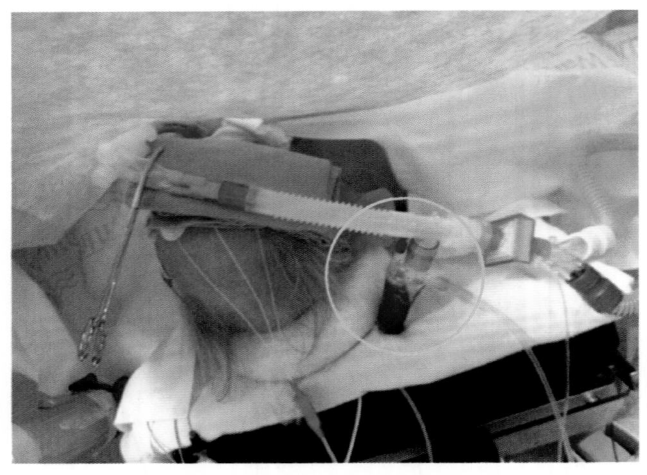

图 49.3　前列环素可以连续雾化到标准的麻醉回路中，并可根据需要滴定剂量。这幅照片中，前列环素是通过在胸腔手术中双腔气管插管中通气侧的管腔雾化吸入到肺动脉高压患者通气侧肺来实现

目前，肺动脉高压患者进行非心脏胸外科手术的监测仍以肺动脉导管为主。但必须注意的是，这类患者肺动脉数据本身可能存在误差。PAP 的上升大多不利于患者的预后。PAP 的下降可能是一个好迹象，表明肺血管扩张，但也可能是右心室即将发生失代偿，提示预后差。因此，平均 PAP 数据，必须与 CO、混合静脉饱和度和/或中心静脉压力数据统一解读，综合判断。

产科肺动脉高压患者中使用腰椎硬膜外镇痛和麻醉有多个成功的案例报告，肺动脉高压患者使用胸部硬膜外镇痛的病例报道很少[37]。继发性肺动脉高压患者更加依赖心脏交感神经的刺激作用来维持血流动力学稳定。动物研究表明，胸和腰硬膜外麻醉对右心室后负荷增加引起的血流动力学反应不同。在一项动物实验的研究中，腰椎硬膜外麻醉后动物的 RV 收缩力随后负荷的增加而增加。而胸部硬膜外麻醉的心脏交感神经阻断作用消除了这种右心室心肌收缩增加[38]（见图 49.4）。由于这些患者术后出现呼吸并发症的风险较高，因此通常需要使用术后硬膜外镇痛。但需要注意，这些患者通常需要在胸部硬膜外镇痛期间注射低剂量的强心药或血管加压药物，并且需要中心静脉置管和重症监护室观察。在正常人中，椎旁神经组织比胸部硬膜外更容易维护血流动力学稳定[39]，但目前并未有肺动脉高压患者的相关研究。

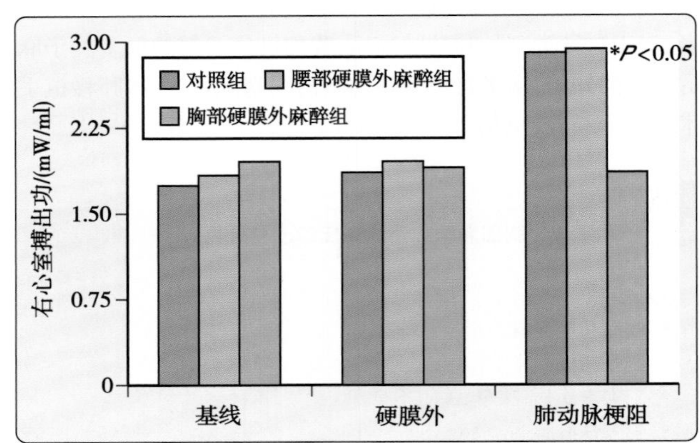

图 49.4　右心室（RV）搏出功，RV 收缩功能的测量，三组麻醉动物的对比（猪）：对照组（无硬膜外）组，腰椎 EA（腰椎硬膜外麻醉）组和胸椎 EA（胸椎硬膜外麻醉）组。硬膜外丁哌卡因注射液对两组的 RV 功能均无影响。在肺动脉主球囊扩张中（肺动脉梗阻），RV 后负荷增加，导致 RV 收缩力在控制组和腰椎 EA 组中增加，而在胸椎 EA 组没有变化。（*Based on data from Missant C, Claus P, Rex S, Wouters PF. Differential effects of lumbar and thoracic epidural anesthesia on the haemodynamic response to acute right ventricular pressure overload.* Br J Anaesth. *2009;104:143-149.*）

心脏病患者胸外科手术的肺隔离

胸腔内的手术操作常需要单肺通气。肺、食管、胸主动脉或纵隔肿物的切除手术，常需要一侧肺萎陷以达到最佳的术野暴露。

Robertshaw 型双腔支气管插管已在临床实践中使用了半个多世纪，被认为是实现肺隔离的金标准[40]。作为双腔气管插管的替代疗法，在临床实践中引入了 Univent 管（富士公司，东京，日本）和其他的支气管封堵器。有些 9Fr 支气管封堵器配有一个转向装置，可以引导进入特定的支气管。最近在临床实践应用了 EZ-Blocker（Teleflex Medical Inc，Research Triangle Park，NC），一种 7Fr 的导管，呈 Y 形和有两个远端延伸，可以横跨在气管隆嵴上，使每个肺叶都可以选择性地萎陷。无论是采用双腔气管插管还是阻塞器来提供肺隔离，都应通过纤维支气管镜精确位置。

双腔气管插管的优势

1. 健侧肺有被患侧肺血液或脓液污染的情况下，肺必须被隔离。当需要进行肺隔离时，DLT 比支气管阻塞器更可取，因为它们提供了更好的保护性密封，防止健侧肺受到污染。

2. 在双侧肺移植、双侧交感神经切除术和双侧肺楔形切除术等双侧胸腔手术中，麻醉医生更趋向于选择 DLT，一旦放置到位，能够减少手术操作导致的血流动力学变化。

3. DLT 一旦定位更加稳定，在手术操作和患者体位改变时不容易移位。这些对于心脏病患者来说非常重要，因为对气管支气管树的任何刺激都可能会引起心动过速、高血压和心肌缺血。

4. 通过 DLT 的管腔能够更容易及时吸出支气管内的分泌物或血凝块。

双腔气管插管的劣势

1. DLT 管径较粗，与 SLT 相比，插入和定位可能更加困难。如果患者需要术后机械通气，从 DLT 换到 SLT 可能出现困难气管插管，若使用导管交换导丝可能会引发心血管反应，这对心脏疾病患者有害。气管插管引起应激反应，导致患者交感神经活动增加，可能引起高血压、心动过速和心律失常，血流动力学的这些变化可能导致心肌耗氧量增加，对高血压和心肌缺血的患者是极其有害。

2. 之前的研究发现，使用双腔气管插管发生喉痛、声音嘶哑、咽部或支气管树撕裂的概率高（图 49.5）。Knoll 及其同事比较了胸外科手术后采用不同插管技术气道损伤的发生率[41]。他们发现，与 DLT 组相比，支气管封堵器组术后嗓声嘶哑和喉咙痛的发生率明显降低。此外，支气管封堵器还能够降低声带损伤的发生率（44% vs 17%）。对于接受心脏支架或心律失常等接受抗凝治疗的心脏病患者，任何增加患者损伤的操作，都会增加围手术期的并发症风险，并延长其恢复时间。

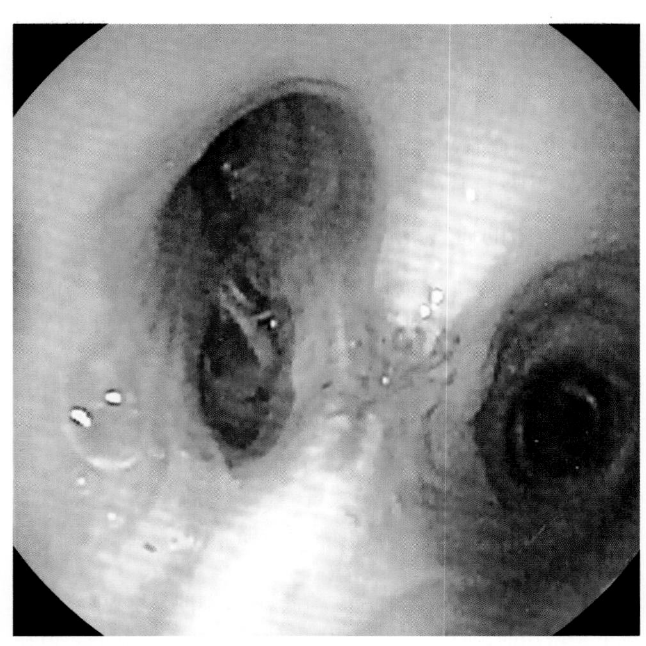

图 49.5 通过纤维支气管镜检查发现左主支气管的膜后部分撕裂伤，由左侧双腔管隆突钩引起

支气管封堵器肺隔离

支气管封堵器可用于单肺通气，对于心脏病患者优势较明显[42]。最显著的优势是对患者血流动力学影响较小。因为封堵器是通过单腔气管插管插入的，较插入双腔管刺激小。一些患者从重症监护室入室手术，术前已经放置了气管插管，插入支气管封堵器能够避免更换气管插管。

胸主动脉瘤手术中的肺隔离

由于解剖比较邻近，胸主动脉瘤可能会压缩气管，常见压迫左主支气管。有胸降主动脉瘤和左主支气管压迫的患者应使用右 DLT（图 49.6）来进行肺隔离。在这些患者中，放置左 DLT 是困难和危险的，有较高的气道损伤风险和动脉瘤破裂风险。在胸降主动脉瘤的修复中，DLT 可以提高手术的暴露程度，并能更容易地清除血液和分泌物。支气管阻塞器用于胸动脉瘤的修复应局限于插管困难的情况。

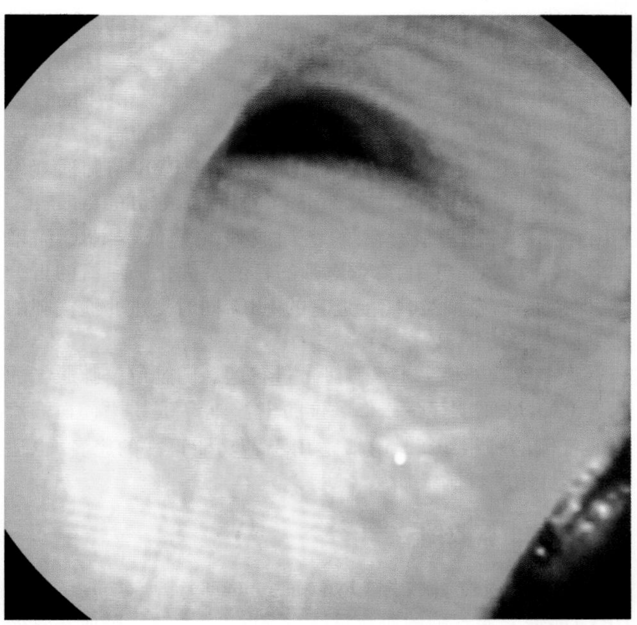

图 49.6 通过纤维支气管镜检查由胸降主动脉的动脉瘤引起的左侧主支气管的后壁受压

单肺通气管理

在单肺通气期间，麻醉医生会尽可能使非通气侧的肺达到最大程度的肺不张，以使外科获得更好的手术视野，同时尽量避免通气侧肺的肺不张，以优化气体的交换[43]。但对有心脏病的患者来说比较有挑战。在单肺通气之前，非通气侧肺中的混合气体成分对肺萎陷的速度有显著影响[44]。由于氮（或空气-氧混合气）气体溶解度较低，它将大大减缓非肺通气侧肺的萎陷，并可能会在微创手术的开始阶段影响到手术视野的暴露。因此在手术侧肺萎陷前，应当充分的吸氧去氮。

在单肺通气开始前，已经存在的肺不张将会在通气侧的肺叶中加剧。为了预防肺不张的发生，应该在单肺通气开始后立刻进行手动膨肺，在持续单肺通气过程中间断手动膨肺，能够有效维持术中的动脉氧分压（arterial partial pressure of oxygen，PaO_2）水平[45]。

低氧血症

单肺通气过程低氧血症的发生是胸外科手术麻醉管理需要重点关注的问题。对于单肺通气过程中能够耐受低氧血症的最低血氧饱和度并没有共识。一般认为能够耐受的最低血氧饱和度是90%（Pa=60%）。但有周围器官病变（如冠心病和脑血管疾病）或携氧能力下降（贫血或心肺储备功能下降）的患者耐受缺氧的能力下降，应适当提高血氧饱和度。研究表明，单肺通气患者，在等容血液稀释过程中，COPD患者发生低氧血症比没有COPD的患者快[46]。

以前单肺通气中经常发生低氧血症。1950年至1980年期间的报告描述了低氧血症的发生率（动脉血氧饱和度<90%）为20%～25%[47]。目前的报告描述的发病率低于5%[48]。这种改善是由于以下几个因素造成的：改善肺隔离技术、常规进行纤维支气管镜检查防止双腔管阻塞肺叶、改善麻醉药物（对缺氧性肺血管收缩影响较小）、对单肺通气病理生理的深入研究等。单肺通气的病理生理学改变与体肺循环血流重新分配的能力有关。在单肺通气中，麻醉医生的目标是使非通气侧肺阻力最大化，同时使通气肺的肺阻力尽可能减少。理解这一生理目标的关键在于了解PVR与肺通气量的关系曲线。PVR在功能残气量（functional residual capacity，FRC）时最低，随着肺体积的增加或残气量低于FRC而增加[49]。在单肺通气中，麻醉医师的目的是优化肺血流的再分配，保持通气侧肺尽可能接近它的FRC，同时促进非通气肺的萎陷以增加其PVR。

大多数胸外科手术是侧卧位进行的。侧卧位单肺通气的患者PaO_2水平明显优于仰卧位的患者，原因是重力使血液流向通气侧的肺组织[50]，这既适用于肺功能正常的患者，也适用于慢性阻塞性肺疾病患者[51]。

缺氧性肺血管收缩

缺氧性肺血管收缩（hypoxic pulmonary vasoconstriction，HPV）能使非通气肺的血流量减少50%[52]。缺氧肺血管收缩的刺激主要是肺泡氧张力（alveolar oxygen tension，PAO_2），它刺激前毛细血管收缩，通过一氧化氮和/或环氧合酶合成抑制的途径，使肺部血液从低氧肺区域流出[53]。混合静脉血PO_2也是一个因素，尽管它比PAO_2对缺氧性肺血管收缩的影响弱很多。肺泡缺氧有两个阶段的反应，快速启动阶段在单肺通气后立即开始，并在20~30分钟内到达平台。第二个阶段（延迟）在40分钟后开始[54]，几个小时后达到平台。缺氧性肺血管收缩的结束也是双相的，在长时间的OLV后，PVR可能在数小时内无法恢复到基线，这可能与双侧胸腔手术过程中，另一侧肺萎陷时低氧血症发生率增加有关。缺氧性肺血管收缩也有预处理作用，对第二次缺氧的肺血管收缩反应大于第一次缺氧[55]。

外科损伤会影响肺血流的再分布。外科手术刺激可导致肺局部释放血管活性代谢产物对抗HPV。同时，外科手术操作也会影响单侧肺动脉或静脉血流量，从而减少血液流向非通气侧肺[56]。HPV可被血管舒张剂如硝酸甘油和硝普钠降低。一般来说，血管扩张剂可能会在OLV中引起PaO_2降低。因HPV是肺内的局部化学反应，胸部硬膜外交感神经阻滞对HPV几乎没有直接影响[57]。但胸硬膜外麻醉引起的低血压和心输出量的下降可以间接影响OLV时的氧合。

麻醉药物的选择

所有的挥发性麻醉药物都呈剂量相关的抑制缺氧性肺血管收缩的作用。动物研究表明，这种抑制作用：氟烷>七氟烷>异氟烷[58]。在1个MAC或更少的剂量下，挥发性麻醉药（异氟烷[59]、七氟烷和地氟烷）的缺氧性肺血管收缩作用较弱且作用强度相似[60]。挥发性麻醉剂异氟醚对HPV反应的抑制作用约为HPV总反应的20%，在单肺通气中，这可能增加4%的肺动静脉分流量[61]。此外，挥发性麻醉药吸入肺动脉血液流经血管收缩的部位时，对缺氧性肺血管收缩的抑制作用小于吸入肺泡时的作用。在单肺通气时，挥发性麻醉剂仅通过混合静脉血到达低氧的肺毛细血管。在OLV中全静脉麻醉与1个MAC的挥发性麻醉药作用相比，对氧合作用没有临床意义[62]。

使用一氧化二氮/氧气（N_2O/O_2）混合物，与使用空气/氧气混合物（24%）相比，通气侧肺中，发生开胸术后肺不张的发生率更高（51%）。一氧化二氮不但会增加患者的肺动脉压力，还会抑制缺氧肺血管收缩。由于这些原因，N_2O通常避免在胸科手术麻醉期间使用。

心输出量

单肺通气期间心输出量改变产生的效果是很复杂的。心输出量增加往往会导致PAP增加和肺血管被动扩张，进而抑制缺氧性肺血管收缩，增加单肺通气过程中动静脉的分流[63]。但在氧耗相对固定的患者中，在麻醉过程中，CO增加的效果是增加混合静脉氧饱和度（mixed venous oxygen saturation，SvO_2）。因此，在单肺通气中增加CO会增加分流和SvO_2，对PaO_2有相反的影响。单肺通气对SvO_2增加的幅度有封顶效应，通过使用诸如多巴胺之类的强心药增加CO，总体会对PaO_2产生负面效应[64]。相反地，CO下降会导致分流和SvO_2的下降，最终会导致PaO_2下降。因此，在心脏储备有限的患者中维持CO是非常重要的。

单肺通气中的通气策略

在OLV中，肺通气策略在肺血流分布中起着重要的作用。在单肺通气期间，许多麻醉医生选择使用与双肺通气大致相同的潮气量（如10ml/kg体重）。这一通气策略使通气侧萎陷的肺泡不断复张，可以增加PaO_2[65]。但基于以下原因：首先，OLV的低氧血症发病率比二三十年前低很多。其次，长期使用大的潮气量，会对通气侧的肺造成急性损伤。再者，周期性肺不张和复张的通气模式可能是有害的[66]。因此，目前多趋向于小潮气量加PEEP的通气策略。

呼吸性酸碱状态

缺氧性肺血管收缩效应在肺低氧区域呼吸性酸中毒的情况下是增加的，而在呼吸性碱中毒情况下是受抑制的。但在OLV中，由于呼吸性酸中毒优先增加了氧合肺的PVR，并且阻碍任何临床有利的肺血流的再分配，所以在OLV中对气体交换没有益处[67]。总的来说，过度通气的效果通常会降低PAP。

呼气末正压通气

肺内血流阻力与肺活量呈双相相关，肺在其FRC时血流阻力是最低的。所以临床中需要尽量使用适量的呼气末正压通气（positive end-expiratory pressure，PEEP），以使肺活量达到正常的功能残气量水平，从而有助于血流的肺内再分布。目前已知的导致FRC改变的术中因素包括患者的侧卧位、瘫痪，以及打开的胸腔后纵隔的重量压迫通气侧的肺等，这些均会导致肺的FRC低于正常水平。在COPD患者中，由于呼气末气流持续存在，使得在COPD患者在单肺通气中测量FRC变得更加复杂[68]。由于多数患者通过双腔管的一个腔来呼出了相对较大的气量，使他们呼气末肺容积无法达到功能残气量，这些患者会出现动态的肺过度膨胀和内源性PEEP[41]。

内源性PEEP

内源性PEEP最易发生肺弹性回缩力下降的患者，如老年患者或肺气肿患者。随着吸气-呼气（I∶E）比率的增加（即呼气的时间减少），自发性PEEP增加[69]。在大多数肺癌患者中，内源性PEEP平均水平为4～6cmH_2O。与之前提到的外源性PEEP相反，在OLV中倾向于减少通气侧肺的FRC，在内源性PEEP的存在下，通过呼吸机回路对肺进行外部PEEP的效果是复杂的。内源性PEEP水平非常低（小于2cmH_2O）的患者对适当外源性PEEP（5cmH_2O）的反应远远大于内源性PEEP水平较高的患者（大于10cmH_2O）（图49.7）。但在OLV中应用PEEP能否改善患者的气体交换取决于个体的呼吸力学状态，如果PEEP的应用倾向于将呼吸顺应性曲线上的呼气平衡位置移向曲线的较低拐点（即向FRC），那么外源性PEEP是有益的，如果PEEP的应用提高了平衡点，使其离曲线较低的拐点更远，那么气体交换就会恶化。

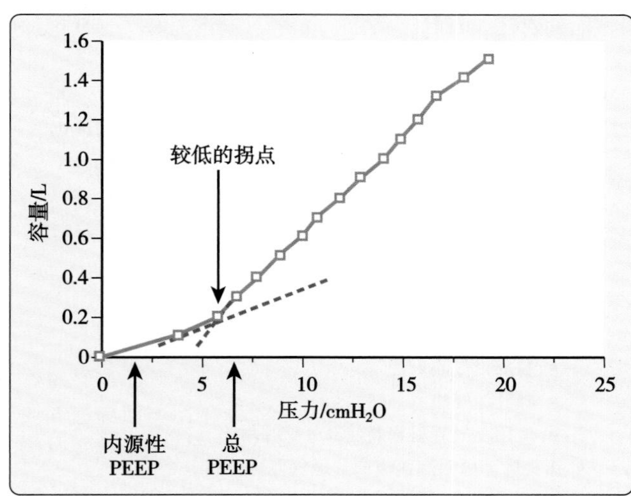

图49.7 肺功能正常的年轻患者接受纵隔肿瘤切除手术中单肺通气（OLV）的吸气静态顺应性曲线。曲线的拐点为6cmH_2O，患者在OLV期间有2cmH_2O内源性呼气末正压通气（PEEP）。在呼吸机中加入5cmH_2O的外源性PEEP，将总PEEP提高到7cmH_2O，能够改善患者的动脉氧分压（PaO_2）。年轻的患者和肺弹性回缩力增加（如限制性肺疾病所致）的患者在OLV期间能够通过增加PEEP提高PaO_2。（*Based on data from Slinger P, Kruger M, McRae K, Winton T. Relation of the static compliance curve and positive end-expiratory pressure to oxygenation during one-lung ventilation.* Anesthesiology. *2001; 95:1096-1102.*）

目前使用的麻醉呼吸机很难测量内源性PEEP。为了检测内源性PEEP，呼吸回路必须在正常呼气结束时关闭，直到气道压力出现平衡[70]。大多数目前的重症监护使用的呼吸机都可以用来精确测量内源性PEEP，但大多数的麻醉呼吸机无法监测。

潮气量

对于每一例进行单肺通气的患者，都存在一种由潮气量、呼吸频率、吸呼比和容量控制或压力控制组成的最好通气模式。但利用现有麻醉呼吸机评估每一个患者的呼吸参数是不切实际的，临床医生必须首先依赖一个简化的策略（表49.1）。潮气量变化引发的结果是不可预测的，因为需要控制潮气量，使气道峰值压力不超过35cmH_2O。潮气量与内源性PEEP存在相互作用。对于大多数患者（COPD患者除外），5～6ml/kg的潮气量加上5cmH_2O的PEEP，似乎是OLV的一个合理的管理策略。这将相当于气道压力平台约25cmH_2O[71]。最高气道压力超过40cmH_2O可能导致单肺通气时气道压伤[72]。将患者翻转到侧卧位将增加呼吸无效腔和动脉至呼气末的二氧化碳压力梯（arterial-to-end-tidal CO_2 tension gradient，Pa-ETCO_2），通常需要增加20%的分钟通气量采可保持相同的$PaCO_2$。Pa-ETCO_2梯度在OLV中的个体差异变得更大，PETCO_2作为$PaCO_2$的监测更不可靠，这种影响可能由于通气侧和非通气侧肺之间的二氧化碳排泄存在差异。

表49.1 单肺通气呼吸参数建议

参数	建议	指南/特例
潮气量	5～6ml/kg	维持： 气道峰压<35cmH_2O 气道平台压<25cmH_2O
PEEP	5cmH_2O	有COPD的患者不加PEEP
呼吸频率	12次/min	可耐受轻度高碳酸血症（<60mmHg），在OLV中，Pa-ETCO_2通常会增加1～3mmHg
呼吸机模式	容量控制或压力控制	肺损伤患者选择压力控制（肺大疱、肺切除术、肺移植后等）
FiO_2	起始1.0	降低空气的耐受性，以保持可接受的SpO_2

COPD，慢性阻塞性肺疾病；FIO_2，吸入氧浓度；OLV，单肺通风；$PaCO_2$，动脉血二氧化碳分压；Pa-ETCO_2，动脉至呼气末的二氧化碳压力梯；PEEP，呼气末正压通气；SpO_2，脉搏血氧饱和度。

容量控制通气与压力控制通气

传统上，容量控制通气已被应用于所有类型的外科手术。近年来兼有压力控制模式的麻醉呼吸机使得胸外科手术中研究和使用这种通气方式成为可能。压力控制的通气方式尽管气道的峰值压力更低，但在大多数患者中并没有证明其能改善氧合[73]。压力控制通气的峰值压力的降低主要是在麻醉回路上，而不是在远端气道上[74]。压力控制通气减少了在胸腔内手术操作可能导致的气道压力突然增加的可能性，这对肺移植或肺切除后可能的高容量或高气压伤风险的患者有益[75]。由于肺部手术过程中肺顺应性的快速变化，当使用压力控制通气时,需要密切监测潮气量,因为潮气量可能会突然发生变化。

单肺通气时低氧血症的预测

OLV 中低氧血症的问题在胸科手术麻醉中已有大量研究。OLV 期间血氧不足是可以预测的,在大多数情况下可预防和治疗的[76]。

术前通气灌注扫描

术中 OLV 的分流和 PaO_2 与术前通气/灌注扫描所确定的通气肺灌注分数高度相关。长期存在单侧肺部疾病的患者,患侧通气灌注减少,能良好耐受单肺通气[77]。同样地,术中通气侧肺有较高比例气体交换的患者,在 OLV 中有较好的氧合。

手术侧

由于右肺更大,通常接受的血流量比左侧多 10%,所以右侧胸腔镜的患者在 OLV 中往往有更大的分流和更低的 PaO_2。在稳定的 OLV 中,左侧和右侧胸腔镜的总平均 PaO_2 差异约为 100mmHg[78]。

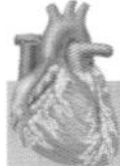

框 49.4 在单肺通气过程中,增加低血氧风险的因素

- 在术前通气/灌注扫描时,手术侧肺叶通气或灌注比例高
- 双肺通气时 PaO_2 较低,尤其是仰卧位的时候
- 经右侧开胸手术
- 术前肺活量测定正常(FEV_1 或 FVC)或有限制性肺疾病
- 患者单肺通气时处于仰卧位

FEV_1,第 1 秒用力呼气量;FVC,用力肺活量;PaO_2,动脉血氧分压。

双肺氧合

在侧位 TLV 中有较好的 PaO_2 水平的患者在 OLV 中往往有较好的氧合。这些患者可能有更好的通气血流匹配比(HPV 反应的个体差异)和/或通气侧肺更少发生肺不张。

术前肺功能检查

研究一致表明,当以上提到的因素相对固定时,肺功能好的患者在 OLV 中更有可能出现缺氧和 PaO_2 的降低,这在临床上是很明显的。肺气肿及肺容量减少的患者一般都能很好地耐受 OLV,目前对此现象的解释并不清楚,可能与自发性 PEEP 的发展导致 OLV 中有阻塞性气道疾病的患者更有利于 FRC 的维护有关[53]。

单肺通气期间低氧血症的治疗

在 OLV 中,动脉氧合的下降通常在 OLV 开始后的 20~30 分钟达到最低点。在接下来的两个小时内,随着缺氧性肺血管收缩的增加,氧饱和度将会稳定或上升。大多数的患者在 OLV 后 10 分钟内就会迅速发生低氧血症。多数情况下,OLV 中的低氧血症对治疗有反应,处理方法见框 49.5。

1. 恢复双肺通气,使非通气的肺膨胀,使 DLT 或支气管阻滞器阻塞的肺组织膨胀,需要手术中断,但在严重或急剧缺氧的情况下是必要的,特别是对合并心脏病的患者。在获得足够的氧合水平后,可以对 OLV 进行重新尝试之前,对低氧的原因进行诊断,并采取相应的预防措施。

2. 增加 FIO_2,确保吸入氧气的 FIO_2 为 1.0,这是所有患者的选择,除去接受了博来霉素或类似治疗的患者,氧浓度过高可能会导致氧气对肺部的毒性反应。

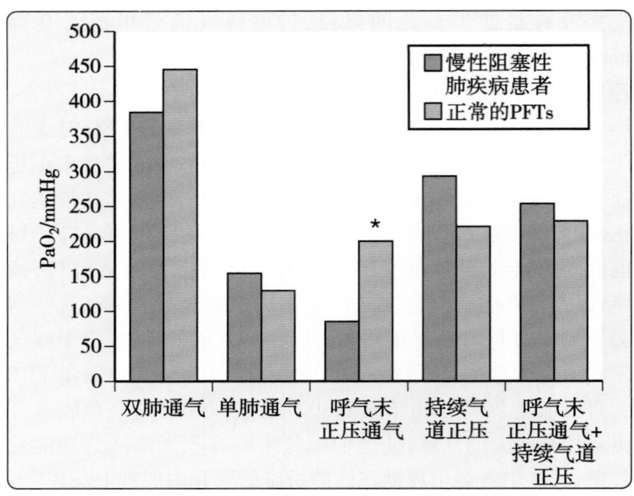

图 49.8 对比单肺通气(OLV)患者中,通气侧肺施加呼气末正压通气与非通气侧肺施加持续气道正压后对 PaO_2 水平的效果。正常的 PFTs,指食管手术术前肺功能检查正常患者组(*,与 OLV 对比统计学差异显著,$P<0.05$)。(*Based on data from Fujiwara M, Abe K, Mashimo T. The effect of positive end-expiratory pressure and continuous positive airway pressure on the oxygenation and shunt fraction during one-lung ventilation with propofol anesthe-sia.* J Clin Anesth. *2001*; *13*: *473-477. Capan LM, Turndorf H, Patel C, et al. Optimization of arterial oxygenation during one-lung anesthesia.* Anesth Analg. *1980*; *59*: *847-851.*)

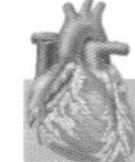

框 49.5 单肺通气缺氧时的治疗

严重或紧急的氧饱和降低:尽可能恢复双肺通气

氧饱和度缓慢降低时:

- 保证吸入氧 FiO_2 为 1.0
- 应用纤维支气管镜确认双腔气管插管位置
- 确保最优的心输出量,降低挥发性麻醉药浓度小于 1MAC
- 对通气侧的肺进行膨肺(这将暂时使低氧血症更严重)
- 对通气侧肺施加 PEEP 5cmH_2O(肺气肿患者除外)
- 将 CPAP 1~2cmH_2O 应用于萎陷侧肺(在 CPAP 之前应进行手动膨肺)
- 对萎陷侧肺进行间断手动肺复张
- 非通气侧肺部分通气技术包括
  - 肺部氧气吹入法
  - 肺叶注气法
  - 应用支气管阻塞器使部分肺叶塌陷
- 钳夹肺动脉限制血流向非通气侧肺分布

CPAP,持续气道正压;FiO_2,吸入氧浓度;MAC,最低肺泡有效浓度;PEEP,呼气末正压。

3. 重新检查 DLT 或支气管阻滞器的位置,确保对通气侧肺没有阻塞。

4. 检查患者的血流动力学状况,确保没有 CO 减低。在肺切除术中,外科医生常常会压迫下腔静脉,导致血压和 CO 下降,从而在 OLV 的患者中导致低氧血症的发生。根据情况治疗 CO 减低。(如果由于胸部硬膜外交感神经阻滞引起的,则应用强心药和血管活性药)。

5. 膨胀通气侧肺以消除任何原因导致的肺不张,应用 20cmH_2O 或更大的压力膨肺 15 到 20 秒,可能会引起短暂性低血压,同时也会导致 PaO_2 的短暂性下降,因为血流量被重新分配到非通气侧的肺中。

6. 使用外源性 PEEP 通气。在应用 PEEP 之前必须进行一次膨肺操作以获得最大效益。在正常患者和弹性回缩力增加的限制性通气障碍的患者中,使用 PEEP 将提高通气肺的呼气末容积接近于 FRC。患者个体的最佳 PEEP 往往无法预测,5cmH_2O 是 PEEP 一个有效的起点。PEEP 将增加有严重内源性 PEEP(肺气肿)患者的呼气末肺容积。与 CPAP 不同的是,PEEP 的应用不需要非通气侧肺的再膨胀和手术的中断。在肺功能正常的患者中,PEEP 对肺功能正常患者的 PaO_2 水平有升高作用[79]。对于肺功能正常的患者,从 OLV 开始,应当常规应用手动膨肺和 PEEP。

7. 在应用 PEEP 后,非通气侧肺采用氧气进行 CPAP 是下一治疗步骤[80]。需要特别注意的一个重要问题是,当 CPAP 应用于非通气肺时,需对非通气侧肺进行膨胀,以使 CPAP 达到其效果。肺不张的开放压力需要大于 20cmH_2O[81],5~10cmH_2O 压力的 CPAP 水平无法使不张的肺复张,即使是在 CPAP 应用之前短至 5 分钟的塌陷,也会对 OLV 中的氧合产生有害影响[82]。当 CPAP 应用于完全膨胀的肺时,使用低至 1~2cmH_2O 的 CPAP 水平即可奏效[83]。由于在 FRC 下肺的正常跨肺压力约为 5cmH_2O,所以使用 5~10cmH_2O 的 CPAP 会使肺容积增大而影响外科手术,尤其是微创手术。

CPAP 水平小于 10cmH_2O 不影响血流动力学。低水平 CPAP 的有益效应主要得益于非通气肺氧摄取的改善,而不是血液流转移到通气侧肺。当氧(FIO_2 1.0)应用于非通气肺时,CPAP 是最有效的。低氧含量的 CPAP 也具有临床效应,适用于有氧中毒风险的患者。

即使采用恰当的管理,CPAP 也不能完全可靠地改善 OLV 中的氧合。当使用肺支气管阻塞器或肺向大气开放时(如支气管胸膜瘘或支气管内手术时),CPAP 将不能改善氧合。在某些情况特别是在胸腔镜手术中,手术视野有限,CPAP 会明显地干扰术野[84]。

药物处理

除已知的强效血管扩张剂,如硝酸甘油,氟烷和其他大剂量的挥发性麻醉药可以改善 OLV 中的氧合[85],选择性的血管扩张器前列腺素 E1[86] 或一氧化氮合酶抑制剂(L-NAME)[87]作用于缺氧肺叶,可改善动物模型中肺血流的再灌注。这一研究尚未应用于人类。选择性地将一氧化氮吸入到通气侧的肺中并没有显示出对人体有益[88]。已证明,吸入一氧化氮(20ppm)联合静脉注射阿米三嗪(提高缺氧性肺血管收缩)能使人体内的 PaO_2 值恢复到与 TLV 时相同的水平[89]。但这些效果可能主要是由于 almitrene 对 HPV 的增强作用[90]。由于转氨酶变化和乳酸性酸中毒等副作用,以前在北美作为呼吸刺激剂使用的 almitrine 不太可能被重新引入到此领域,但一氧化氮和其他肺血管收缩剂(如去氧肾上腺素)的组合已被证明可以改善通气,使重症监护室 ARDS 患者的氧合得到改善[91],而这可能在 OLV 中得到应用。

非通气侧肺的间歇性膨肺

在重复缺氧暴露的过程中,缺氧性肺血管收缩变得更加有效。通常肺在再次膨胀后,再次肺塌陷后的氧饱和度较首次更容易接受。膨肺可以通过对肺通气侧常规的 CPAP 来进行。

局部通气法

对 OLV 的几种替代方法,包括非通气肺局部通气,在 OLV 中进行研究并认为能够改善氧合。这些技术对于那些有明显的低氧风险的患者是有利的,例如曾经有过对侧肺切除或低 CO 状态的患者。这些方法包括:

1. 对非通气侧肺进行间歇性正压力通气。可以通过多种方法来实现。Russell 描述将一个标准的抑菌过滤器与一个连接 2L 氧流入装置的 CO_2 过滤器连接到 DLT 的肺通气侧肺[92],然后手动关闭 2 秒,将大约 66ml 的氧气注入非通气侧的肺,可以每 10 秒重复一次,达到最小限度对外科手术的干扰。

2. 采用氧气选择性使手术侧的肺段膨胀,但远离手术部位。在微创外科手术中,利用纤维支气管镜进行间歇性的氧气灌注非常实用(图 49.9)[93]。一个 5L 的氧气流附着在纤维支气管镜的吸引口上,它在直视下通过手术部位进入肺部的一个部分,然后通过在纤维支气管镜准确定位后打开吸引装置来使肺段重新充气。外科医生通过观察胸腔镜下的肺膨胀来避免过度膨胀。

3. 开胸手术中,选择性使手术区域的肺叶萎陷[94]。是通过将阻塞器放置在同侧手术肺叶相应的支气管中来完成。

肺血流的机械性限制

外科医生可以在术中直接压迫或钳夹不通气侧肺血管[95],这种方法可以在紧急低氧,也可以在肺切除术或肺移植的病例中应用。另一种机械性限制非通气肺的血流的技术是使用肺动脉导管,使其在肺动脉主干膨胀来阻断血流。肺动脉导管可以在诱导时用荧光镜或 TEE 引导下放置到位,并在术中根据需要充气。在切除大的肺动脉静脉瘘的手术中,这种方法已经被证实是有益的[96]。

低氧血症的预防

大多数的治疗低氧血症方法都可以预防单肺通气中存在低氧血症高风险的患者。提前预防低氧血症发生的优势在于,除了保障患者安全外,在单肺通气开始时就进行 CPAP 或采用对手术侧肺改善性通气策略将使低氧血症风险可控,且不需要中断手术,紧急非通气侧肺膨肺是极其不利的。

双侧肺手术

由于手术肺的机械损伤,肺内的气体交换将会在 OLV 后暂时受损。另外,第一个萎陷肺再膨胀后缺氧性肺血管收缩的恢复可能延迟。在双侧肺手术过程中,术后一侧肺的再次单肺通气可导致氧饱和度下降是一个很严重的问题[97]。因此,对于双侧手术来说,最好在有更好的气体交换的一侧肺先进行手术,而在后续 OLV 中不太容易发生低氧血症。对于大多数患者采用右肺先行手术的方式。

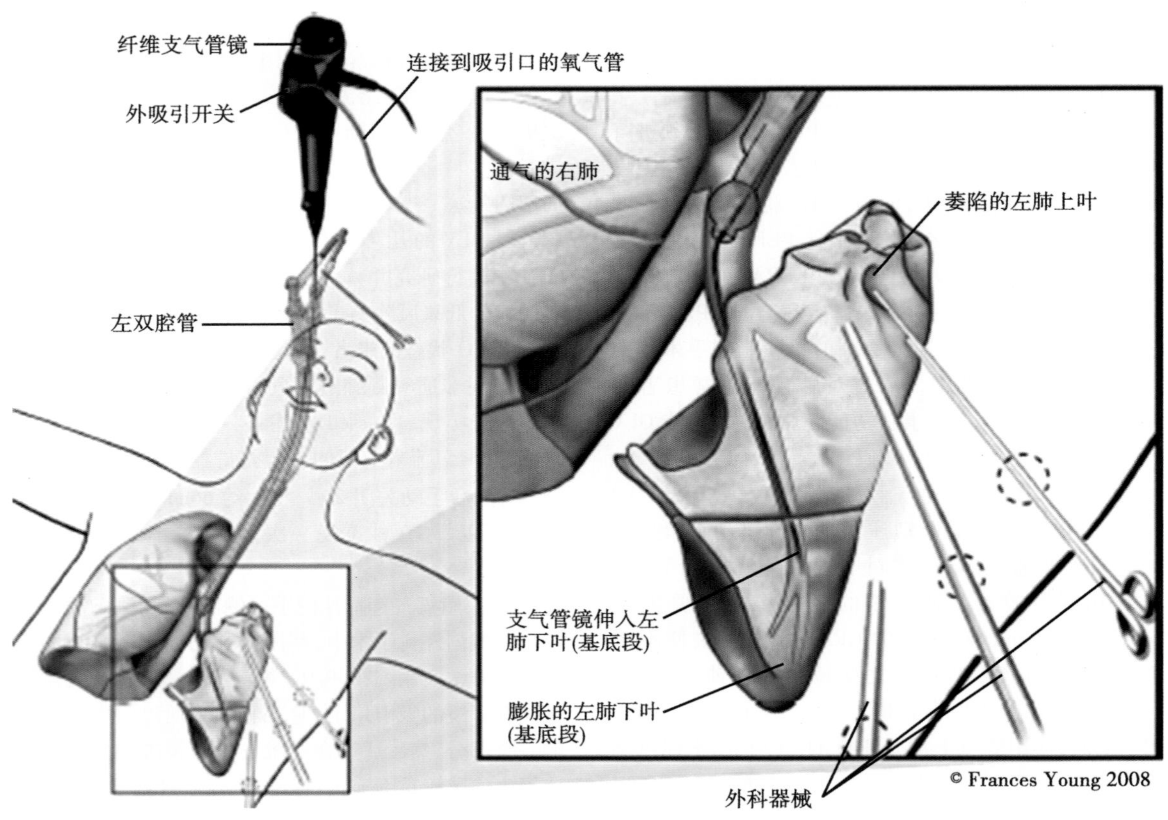

图 49.9 用纤维支气管镜,在胸腔镜手术中对非通气肺段进行间歇氧气注入;有关详细信息,请参阅正文。(*Based on data from Slinger P.* Principles and Practice of Anesthesia for Thoracic Surgery. *New York*;*Springer*;2011.)

非心脏手术的经食管超声心动

TEE 在有危及生命的原因不明的低氧血症和/或低血压的非心脏手术中作为Ⅰ类推荐[98](见第 14~16 和 46 章)。当已知或怀疑患者有可能影响预后的心血管疾病时,也推荐使用。在临床实践中,TEE 在非心脏胸外科手术中的应用比较广泛,包括评估胸内肿物对心脏和大血管压迫、血流动力学不稳定原因分析和评估左心室前负荷和收缩力[99]。TEE 可用于评估肺内或纵隔的良性或恶性肿瘤与心脏的关系和压迫程度。外科医生通常很难在开胸或胸骨切开术前评估到这一点(图 49.10~图 49.12)。患者存在右上肺叶的肿瘤时,TEE 也可用于评估上腔静脉被压迫的程度。此外,TEE 可以用于评估血流动力学不稳定性的非心脏胸外科手术患者,可以用来鉴别诊断心脏压塞、肺栓塞、低血容量、左或右心衰等其他临床体征或监测可能的误导(图 49.13)。

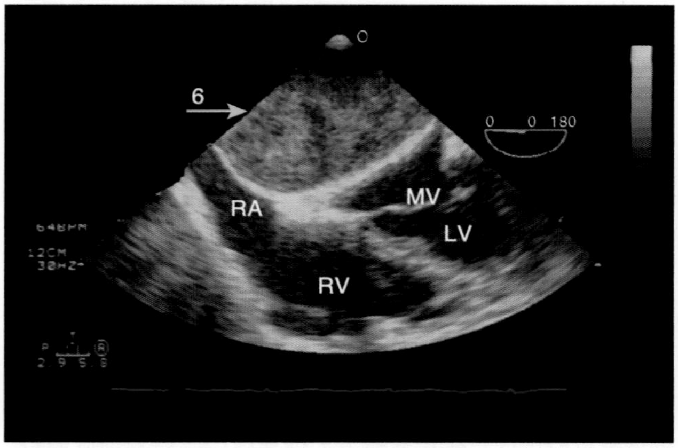

图 49.10 经食管超声心动中段在心脏的 0 度处观察到的四腔心平面。患者的后纵隔肿瘤压迫左心房,显示肿瘤(黄色箭头)后左心房完全受压迫(黄色箭头),右心房(RA)受压迫。虽然左心房被肿瘤严重压迫(纵隔神经鞘瘤),但没有明确的证据表明肿瘤穿过心房的壁。MV,二尖瓣;LV,左心室;RV,右心室

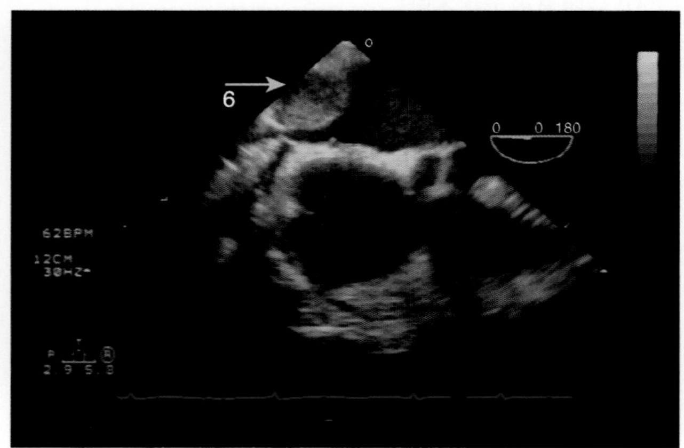

图 49.11 改良四腔经食管超声心动图(TEE)在心脏 0°位置观察手术切除后纵隔肿瘤。TEE 显示肿瘤的一个叶(黄色箭头)仍然依附于后左心房壁,最初外科医生对此并不明确

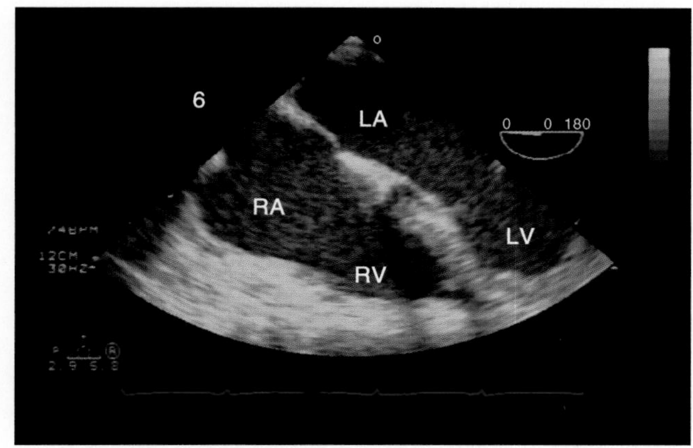

图 49.12 四腔经食管超声显示切除后纵隔肿瘤后的残余部分。LA,左心房;LV,左心室;RA,右心房;RV,右心室

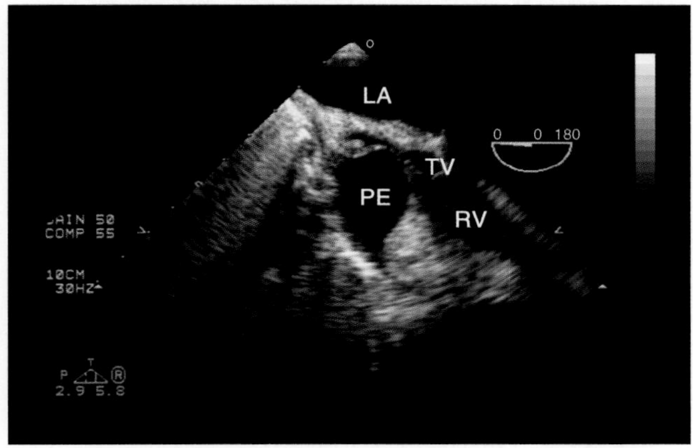

图 49.13 术中食管中段四腔超声心动图(TEE)对双侧胸腔积液患者的观察,胸腔积液继发于转移性乳腺癌,在麻醉诱导后发生严重的难治性低血压,心包积液(pericardial effusion,PE)几乎完全压迫右心房,引起心脏压塞。根据 TEE 诊断,可以在原计划的手术中添加电视胸腔镜下心包开窗。LA,左心房;RV,右心室;TV,三尖瓣

气管手术

气道内诊断或治疗操作的麻醉管理

有潜在心脏疾病的患者可能会接受各种包括气管在内的外科手术。纤维支气管软镜的应用具有重大的诊断和治疗价值。在许多医疗中心,气管手术或其他胸外科手术前需常规进行纤维支气管软镜检查来再次确认诊断(如肿瘤是否压迫气道),或确定远端气道的侵入和阻塞程度。进行纤维支气管软镜检查有多种技术,包括清醒或全身麻醉下经口或经鼻插入等方法。局部麻醉包括采用雾化器、手持式气雾剂或拭子浸润进行局部麻醉;神经阻滞(喉和/或舌咽神经);通过支气管镜直接应用局部麻醉药喷雾(喷雾剂方式)[100],可采用适当镇静或应用阿片类药物或抗胆碱类药物,也可直接喷雾局麻药。全身麻醉的选择包括有肌松条件下的正压通气和无肌松下的自发性通气。在全身麻醉期间的气道管理可以通过气管内管(endotracheal tube,ETT)或喉罩(laryngeal mask airway,LMA)来完成。一种带有自密封旋转阀的支气管镜可使通气和支气管镜的操作同时进行,同时吸入和/或静脉注射药物维持麻醉。术前有大量分泌物的患者应接受抗胆碱能药物治疗,以确保检查区域干燥而提供最佳的可视效果。

LMA 技术的优点包括:可视化检查声带和声门的结构,与 ETT 相比,在插入支气管镜时气道阻力较低。对于有困难气道的患者尤其实用,因为保留自主呼吸是气道手术麻醉管理最安全的方法(图 49.14)。自扩张的弯曲性金属气管和支气管支架可以在纤维支气管或硬支气管镜下放置[101],但硅胶气道支架需要在硬支气管镜下放置。

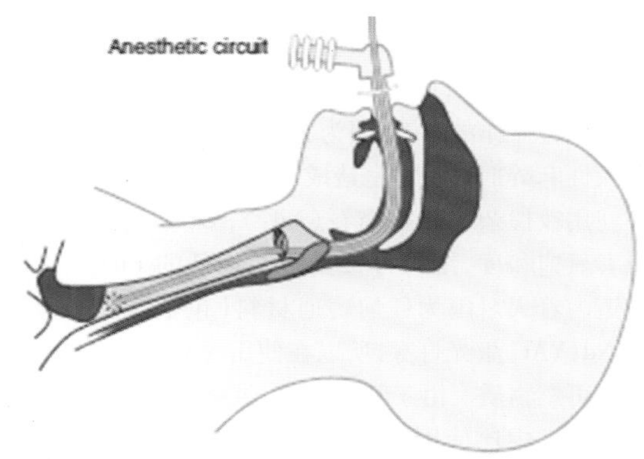

图 49.14 纤维支气管镜在全身麻醉时通过喉罩气道(LMA)进行保留自主呼吸的全身麻醉,用于诊断和采用 Nd:YAG 激光切除气管隆嵴部肿瘤。LMA 允许采用支气管镜显示声带和声门结构,而通过气管内管是不可能的。(*Reproduced with permission from Slinger PD, Campos JH. Anesthesia for thoracic surgery. In: Miller RD, ed.* Miller's Anesthesia. *8th Ed. Philadelphia: Saunders; 2015: 1942-2006.*)

传统上硬性支气管镜检被认为是术前诊断评估气管梗阻的首选技术,并对大量咯血和气道内异物进行治疗。介入支气管镜激光、支气管球囊扩张或支架置入为治疗恶性和良性中央气道及支气管内病变奠定了良好的基础[102]。硬性支气管镜是气管狭窄扩张手术的首选。

接受硬支气管镜检查的患者应进行完整的术前评估,包括影像学检查。在术前评估中应检查心电图和胸部计算机断层扫描(CT)扫描。如果时间允许,建议严重喘憋的患者术前接受药物干预以暂时稳定病情。治疗方法可能包括冷盐水喷雾吸入,雾化吸入外消旋肾上腺素,以及全身使用类固醇[103]。

硬性支气管镜的通气管理有 4 种基本方法:

1. 自主通气:对气道进行浸润表面麻醉或神经阻滞,复合挥发性吸入麻醉药能够降低检查过程中患者的憋气和咳嗽反射。

2. 氧预处理呼吸暂停(吹入或不吹氧气):氧预充要彻底,麻醉医师在必要时要求外科中断手术,使患者在缺氧前充分通气。根据患者的基本情况,往往可以让外科医生每次操作 3 分钟或更长时间。

3. 通过支气管镜正压通气:这一技术需使用标准的麻醉回路,但如果支气管镜较小并且气道内径较大,可能会导致严重漏气。

4. 喷射通气:可以采用一种手持空气喷射器来完成,如:Sanders 喷射器[104]或使用高频呼吸机,从室内空气或连接的麻醉回路中摄取气体,在静脉麻醉中是最实用。在进行支气

管镜检查时,使用抗胆碱能药物会减少呼吸道的分泌物。

在进行支气管镜检查时,使用抗胆碱能药物能减少呼吸道的分泌物。对于需要采用进行硬支气管镜检查的患者,进行麻醉诱导时外科医生必须在床边,并准备应用硬性支气管镜建立气道控制。在成年患者中,使用静脉麻醉和肌肉松弛剂结合上述第3和4种通气策略的方法较为常见。

对于使用肌松药物没有禁忌的患者,可以使用短效肌松药(琥珀酰胆碱)来诱导,插入较细的单腔气管插管或硬性支气管镜。在支架置入或肿瘤切除等长时间手术过程中,可能需要非去极化松弛剂。如果使用静脉麻醉药维持,可应用瑞芬太尼加丙泊酚[105],此麻醉方式适用于外科医生需要反复开放气道进行操作的患者,因为它能在维持麻醉水平的同时,避免吸入性麻醉剂对手术室造成污染。

在使用钕掺杂钇铝石榴石(Nd:YAG)激光的情况下,应根据患者氧饱和度,维持可接受范围最低的 FIO_2(30%),以避免气道内着火。因为任何普通材料(包括陶瓷和金属)都可以被 Nd:YAG 激光打穿,所以在使用 YAG 激光的时候最好避免任何可燃物质。由于其能量高、波长短,Nd:YAG 激光在远端气道手术中比使用 CO_2 激光有几个优点[106]。Nd:YAG 激光穿透组织更深入,使血管肿瘤产生更多的凝血,可以通过软性或硬性的支气管镜对纤维进行折射和传递,但意外反射激光撞击的可能性更大,而且延迟的气道水肿更严重。硬性支气管镜直径大小不同,一般为直径 3.5~9mm,在支气管镜置入气道时,有一个侧孔可以通气,如果带正压通气的支气管镜周围发生过多的潮气量泄漏,需要放置喉罩以促进通气。需要注意的是,必须时刻与外科医生或呼吸内科医生进行沟通以防低氧血症的发生。如果发生氧饱和度下降,必须停止手术进行纠正,允许麻醉医生移除支气管镜,并通过使用硬性支气管镜、面罩、喉罩或 ETT 进行通气和保证氧合。

脉搏血氧仪在硬性支气管镜检查中是至关重要的,因为其过程中发生低氧血症的风险很高,因为气道基本上是对大气开放,术中无法采用简便的方法监测到呼气末二氧化碳或挥发性麻醉剂的浓度。若要监测呼气末二氧化碳的水平,需要中断手术,采用标准的呼吸回路和一个面罩或 ETT 进行评估。对于有潜在心脏疾病的患者,在硬性支气管镜检查前应放置有创动脉压力监测,以更精确和快速的控制血流动力学。对于长时间的手术,可以反复经过有创动脉压进行动脉血气确认通气是否充足。

与通过 ETT 进行纤维支气管镜检查不同,硬性支气管镜检查过程中气道不是完全安全,而且对于饱腹,裂孔疝,或病态肥胖的患者也有增加误吸风险的可能。如果病情允许,最好是推迟硬性支气管镜检查以达到禁食禁饮时间来减少误吸的风险。如果延迟不能使手术获益和/或患者存在急性气道风险(异物梗阻),需要根据每例患者的个体差异和手术风险采取相应麻醉策略。

其他硬性支气管镜手术大多需要麻醉,包括良性气道狭窄的扩张,气管内的恶性病变,激光消融治疗支气管内和隆突肿瘤,手术切除肺癌前进行支气管镜的治疗。此外,介入支气管镜常用于肺移植术后气道并发症的处理。高危患者可以在体外膜氧合器或体外循环(cardiopulmonary bypass,CPB)的辅助下来进行硬性支气管镜检查[107]。

硬性支气管镜的并发症包括气道穿孔、黏膜损伤、出血、术后气道水肿以及手术结束时可能出现的通气困难。术毕经过综合判断后考虑患者不能拔出气管导管时,应当在气道内保留直径较小(6.0mm)的单腔气管导管。这些患者可能需要使用类固醇、外消旋肾上腺素喷雾、或氦/氧混合物气体治疗术后持续性喘鸣。

气管切除手术的麻醉

气管切除和重建常见于气管肿瘤引起的气管梗阻、气管外伤性狭窄(最常见的是插管损伤后狭窄)、先天性异常、血管病变和气管软化等。对于具有可手术切除肿瘤的患者,约80%的患者需要进行气管节段切除原位吻合术,10%的患者进行了假体重建,其余10%的患者接受了 Montgomery T 管支架植入术。

诊断性检查可用来作为术前评估的重要依据。术前诊断的 CT 扫描结果可以用来评估病变的深度、位置和长度。支气管镜检查是诊断气管梗阻的决定性检查之一。气管狭窄患者的支气管镜检查应在手术和麻醉团队在场的手术室进行,以便在发生威胁生命的气道阻碍或呼吸功能的丧失进行快速诊断及处理。与纤支气管镜相比,硬性支气管镜的优点是可以在气道发生完全梗阻时绕过梗阻病变并提供通气通道。在手术过程中,所有的患者都应该建立有创的动脉压力监测,以方便检查动脉血气,同时连续测量血压。若患者需要在体外循环下完成手术时,要放置中心静脉导管。

在气管切除的过程中需要采用多种方法使患者达到足够的氧合并及时排出 CO_2。替代方式包括:①标准的经口腔气管插管;②将无菌的单腔管插入到切除区域远端的气管或支气管;③使用高频正压通气通过狭窄区域;④高频正压通气;⑤使用 CPB 或体外膜肺保证氧合。

气道有病损的患者在麻醉诱导时需要手术和麻醉医生之间良好的沟通,在麻醉诱导和治疗的全过程外科医生均应该在手术室内[108],硬性支气管镜应当随时备好可用。在麻醉诱导前,采用100%氧气为患者彻底吸氧去氮。在麻醉诱导过程中,先天性或后天气管狭窄患者的呼吸道不太可能塌陷,但气管内的肿块可能会导致气道阻塞,类似于前纵隔肿物的患者,气管内肿块可能会在麻醉诱导阶段导致气道阻塞。采取的策略为从硬支镜检查开始逐渐扩张气管,最后从狭窄区域穿过一根单腔气管导管,在远端气管切开后把第一根气管导管撤入近端气管,并由外科医生将另一根无菌的单腔气管导管置入远端气管。通气设备是通过一个无菌麻醉回路穿过洞巾进入外科操作区域。低位气管病变的患者,需要通过右侧开胸提供良好的手术视野,用一根无菌的 SLT 来为切除区域远端的肺组织提供通气,吻合完成后,取出支气管内管,并将原 SLT 移至切除部位。这种技术也可以用于隆突的手术切除。

第三种用于气管切除的气道管理技术是通过一个小孔的 ETT 或导管进行高频喷射通气[109]。通过这种技术,在狭窄的区域放置一个小的无袖导管，并通过导管间歇性地将肺暴露在高流量的新鲜气体中完成通气。远端气道切除手术中适用的氧合技术还包括高频率正压通气、氦氧混合通气和体外循环。

气管切除完成后，大多数患者应保留颈部屈曲位置，以减少缝线的张力。如果需要，可以用 LMA 替换 SLT，可以使支气管镜检更加方便。厚颏胸骨缝合可以留置数天以保持颈部屈曲，也可以使用颈椎托板[110]。手术结束后，可在声门上 0.5~1cm 处留置 T 管，预防声门水肿的发生或用于患者进行机械通气。如果要进行气管造口术，则必须将其远离吻合口。目前提倡术后尽早拔除气管插管。如果患者需要再次插管，则应使用可弯曲的纤维支气管镜，在支气管镜直接观察引导下将气管导管置入患者的气管。患者应保持头部平视位置以消除水肿。这些病例中，使用类固醇可能有助于减少气道水肿。

术后并发症之一有四肢瘫痪，颈部的过度屈曲认为是其潜在的病因。在这种情况下，有必要剪断下颌缝线[111]。采用丙泊酚与瑞芬太尼输注，借助纤维支气管镜的指引及患者能完全配合的情况下拔除气管导管。

肺部出血

大量咯血可由肿瘤、支气管扩张、肺血管疾病和外伤（钝性、穿透性或继发于肺动脉导管置入后）导致。由于大量咯血导致窒息患者会很快死亡。管理需要 4 个连续步骤：肺隔离、复苏、诊断和明确治疗（详见第 24 和 26 章）（图 49.15 和框 49.6）。

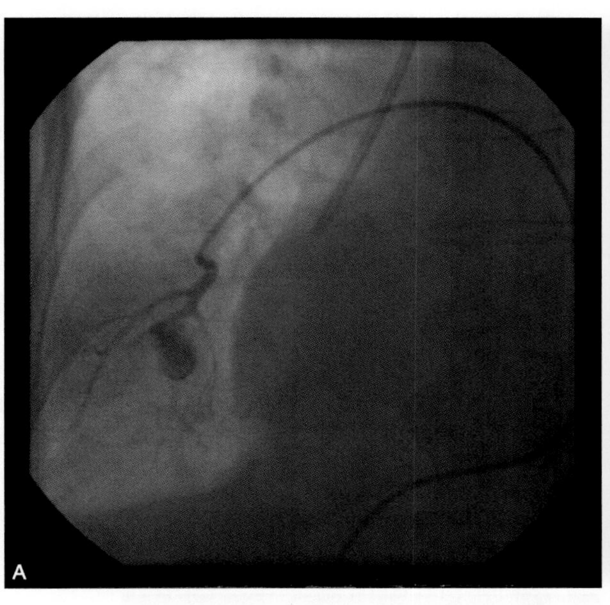

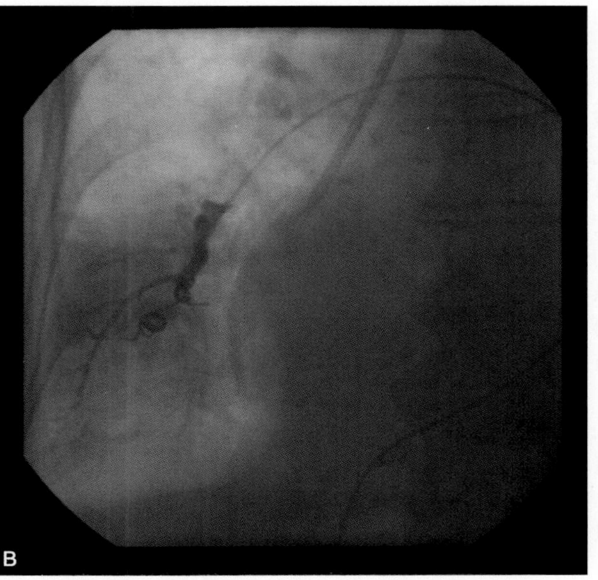

图 49.15 （A）影像学染色，显示在肺动脉导管破裂引起的大咯血后，右下叶肺动脉的假性动脉瘤。（B）在同一患者的右下肺动脉的假动脉瘤中，采用介入方法放置了线圈。染料注射液显示动脉瘤栓塞后无进一步渗漏

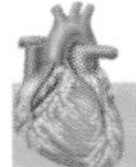

框 49.6 肺动脉导管导致肺出血患者的管理

- 对患者肺出血的起始部位进行定位
- 进行气管插管、输氧、气道冲洗
- 用双腔气管插管或单腔管内放置支气管阻塞器进行肺隔离
- 将肺动脉导管撤出几厘米，将其置于肺动脉主干，气球放气状态（除非有透视指引）
- 定位患者出血的肺并使其隔离，可能的话，于出血肺施加呼气末正压通气
- 可将患者送往影像科进行进一步诊断和栓塞治疗

支气管切除术后出血

术后即刻的出血通常来自切口的局部血管，如颈前静脉或甲状腺下静脉。术后 1~6 周大出血最常见的原因是气管无名动脉瘘[111]。在大量出血之前，大多数患者都会有少量的出血。气管-无名动脉瘘管的管理方案见框 49.7。

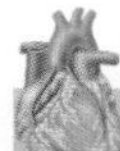

框 49.7 气管无名动脉瘘管出血的管理

- 将气管切开处的套囊过度充气压迫出血点，如果失败
  - 用口腔内气管插管代替气管造口管。用纤维支气管镜指导，将套囊置于隆突之上
- 用手指穿过气管切开造口处，将无名动脉压迫于胸骨后壁止血，如果失败
  - 缓慢取出气管内导管，将套囊过度膨胀压迫止血
  - 然后进行确切的止血：胸骨切开和无名动脉的结扎

纵隔肿瘤

纵隔肿物，尤其是前和/或上纵隔的肿块，经常会给麻醉医生带来特殊挑战。患者需要在麻醉下通过纵隔镜或 VATS 来进行穿刺活检，也可能需要通过胸骨切开术或侧开胸手术进行病灶切除。纵隔肿瘤包括胸腺瘤、畸胎瘤、淋巴瘤、囊性湿疣、支气管囊肿和甲状腺肿瘤。纵隔肿物主要会导致气道、

肺动脉、心房和/或上腔静脉阻塞。在全麻醉诱导阶段，患者的前纵隔或上纵隔肿瘤阻塞气道是最常见的和最严重的并发症。需要重点关注的是气管支气管塌陷通常发生在气管内插管的远端，一旦发生塌陷，就无法强行插入气管内导管。仰卧呼吸困难或咳嗽的病史应提醒临床医师在麻醉诱导时可能出现气道阻塞。另一个主要的并发症是心脏或主要血管压迫导致的心血管衰竭。仰卧位晕厥提示存在血管受压。

据报道，麻醉相关死亡主要发生于儿童，这些死亡可能是儿童的气道软骨结构更容易受压的结果，并且患儿位置相关性症状的病史难以获得。纵隔肿块最重要的诊断是气管和胸部的 CT 扫描。在 CT 扫描中，气管支气管受压超过 50% 的儿童难以安全地进行全身麻醉[112]。用流量环预测哪些患者容易术中发生气道塌陷是不可靠的[113]，特别是仰卧位时出现胸内阻塞情况（呼气平台期）恶化的患者[114]。术前经胸超声心动图可显示血管受压迫的情况。

全身麻醉将通过三种方式加重外源性的胸腔内气道压迫。首先，在全身麻醉时肺容积减少，气管支气管直径随肺容积减少而减少。第二，在全身麻醉期间，支气管平滑肌松弛，大气道会有更大的可压缩性。第三，麻醉消除了自主通气中膈肌的运动，消除了在吸气时能够扩张气道的正常跨膜压力梯度，减弱了外源性胸腔内气管受压的效应。对纵隔肿物患者的管理以其症状和 CT 扫描为指导，不确定远端气道情况的患者应尽可能在局麻或区域麻醉下进行诊断，必须全身麻醉而不确定气道情况的患者需要逐步进行麻醉诱导，需要持续监测气体交换情况和血流动力学状态。NPIC（*noli pontes ignii consumere*，给自己留条后路）的麻醉诱导方式是采用一种吸入性麻醉药（如七氟醚）或异丙酚静脉滴定注射，使用或不用氯胺酮，保持自主通气，直到获得气道的确切保障或操作完成。在某些成人患者中，如果 CT 扫描显示未压迫远端气管，可以采用清醒气管插管，在麻醉诱导前保证气管导管可顺利通过。如果需要使用肌肉松弛剂，应首先逐渐进行手控通气，以确保正压通气是可能的，只有确保能够通气才能给予短效肌肉松弛剂（框 49.8）。

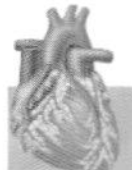

框 49.8　对所有纵隔肿块和气道不确定患者的全身麻醉管理

- 术前确定患者的最佳体位
- 如果可行，应采用清醒下气管插管通过狭窄段
- 麻醉诱导前准备硬支镜并要求外科医生在场
- 尽可能保留自主通气
- 术后进行气道监测

对有气道或血管压迫患者的麻醉诱导要求患者能尽快被唤醒，然后采取其他补救治疗方法。术中发生危及生命的气道压迫通常有两种方法：对患者进行恢复体位（即在诱导前必须确定是否有能减轻压迫和症状的体位），或者使用硬支镜对气道远端进行通气（这意味着需要有经验的支气管镜操作的医生，并且麻醉前及手术中备好硬支镜），硬支镜即使只能进入一侧主支气管，也能够保证复苏期间的氧合[115]。一旦恢复了足够的氧合，可以在硬支镜定位下采用 ETT 来保证患者通气。另一种方法是用硬支镜来保护气道，首先是在一个较细（如 6mm）的硬支镜外套一个 ETT，然后用支气管镜进行检查，以使 ETT 远端越过梗阻[116]。

对于一些不能保证气道安全的全身麻醉成人患者，在麻醉诱导前行股动静脉 CPB 的建立可能是有益的（图 49.16）。但在尝试诱导麻醉的过程中，概念上的 CPB"待机"有潜在危险[117]，因为突然发生气道塌陷后导致脑缺氧损伤发生前没有足够的时间能够建立 CPB[118]。对前或上纵隔肿块患者的管理要点如下[119]：

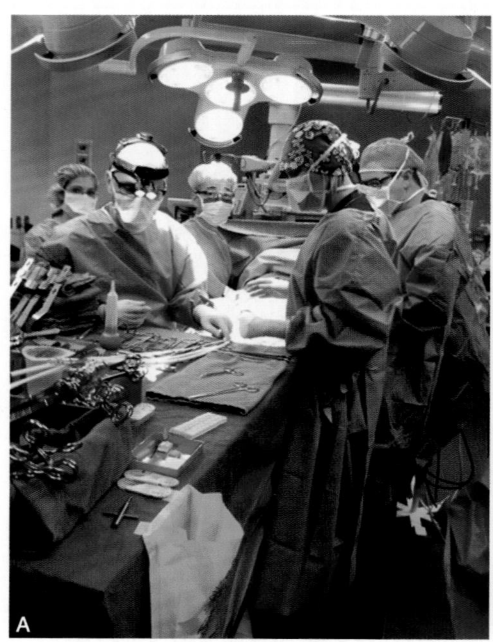

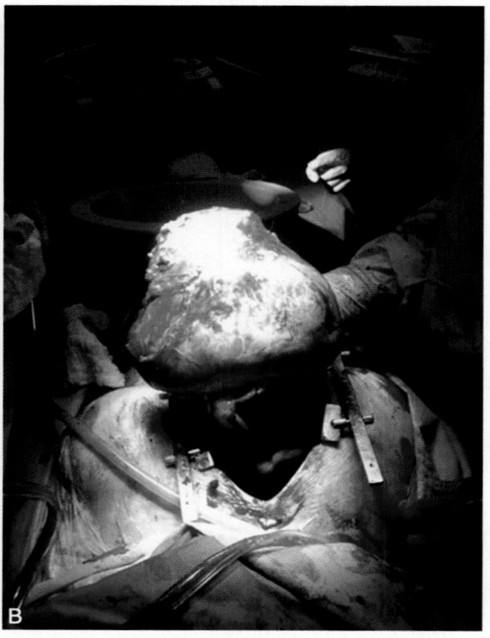

图 49.16　（A）一个巨大前纵隔肿物的患者在麻醉诱导前建立了股动脉-静脉体外循环。图片是从手术间桌角下拍摄的。患者被调到 45°的角度进行插管。患者的头部和上半身在手术无菌巾的后面。（B）在麻醉诱导自主呼吸及体外循环的保障下后，切开胸骨术切除巨大前纵隔肉瘤。从手术台头侧在手术用消毒帷帘上方拍摄

1. 临床上所有纵隔肿块的成人患者，都必须进行诊断操作和影像学检查明确气道问题，无紧急情况，尽可能避免直接让患者暴露于全身麻醉的风险中[120]。

2. 对每例患者，寻找初步的用于诊断性活检的胸外组织（如胸腔积液或胸腔外淋巴结）。

3. 无论建议的诊断或治疗是什么，都不应强制患者平（仰）卧。

随着对患者急性术中气道梗阻风险认识的提高，危及生命的事件在手术室中发生的可能性逐渐降低。成年患者急性呼吸道阻塞现在更有可能发生在术后及恢复室内[121]，麻醉医生必须在整个围手术期对此保持警惕。

血管异常压迫气道

一系列的先天性血管异常可引起气管、支气管和/或食管压迫。这些异常包括双主动脉弓、右主动脉弓和左锁骨下动脉异常起源、左主动脉弓和异常右锁骨下动脉，以及 Kommerell 憩室[122]。Kommerell 憩室是异常锁骨下动脉起始端的动脉瘤，是由颈总动脉和左锁骨下动脉之间中断的第四动脉弓胚胎残余所形成，与肺动脉韧带或动脉导管共同形成一个完整的血管环压迫气管。症状包括任何年龄可能出现的不同程度的食管或气道阻塞。在儿童患者中主要以气道压迫症状为主，成年患者中主要以食管压迫症状为主。呼吸系统症状和简单的支气管镜检查往往会误诊为先天性气管狭窄。通过 CT 扫描（图 49.17～图 49.19）、磁共振成像和钡剂吞咽可以确诊。确诊后应行手术治疗，以防这种异常血管发生破裂或夹层[123]。根据解剖结构，手术矫正包括胸腔镜肺动脉韧带结扎、胸骨切开术深低温停循环血管和气道重建。

与所有其他较低气道异常一样，麻醉医生需要根据术前的成像了解患者的解剖结构，制定一个灵活的麻醉计划。在麻醉诱导后，通过 LMA 完成纤维支气管镜检查，以指导进一步的气道管理。需要肺隔离时，要放置 DLT 或 SLT 加支气管阻塞器。在手术室中应准备硬性支气管镜，以防在麻醉诱导和紧急情况下发生远端气道塌陷。术中应考虑使用糖皮质激素以减少术后气道水肿。

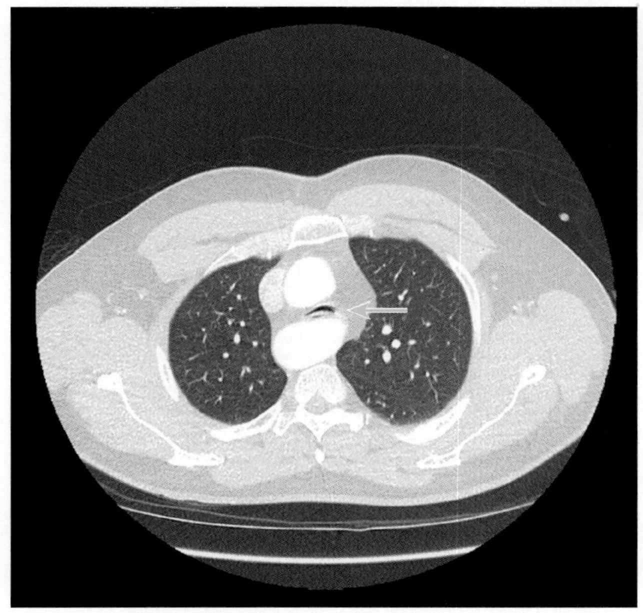

图 49.17　成人 Kommerell 憩室胸部电脑断层扫描，显示中远段气管受压迫（黄色箭头）。在最窄处，气管内直径为 3mm

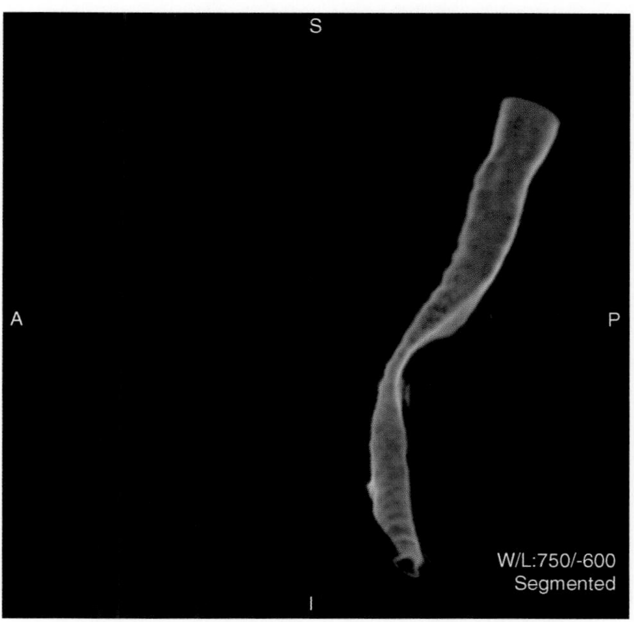

图 49.18　左外侧电脑断层重建的气管，显示同一患者受压迫的中远段气管

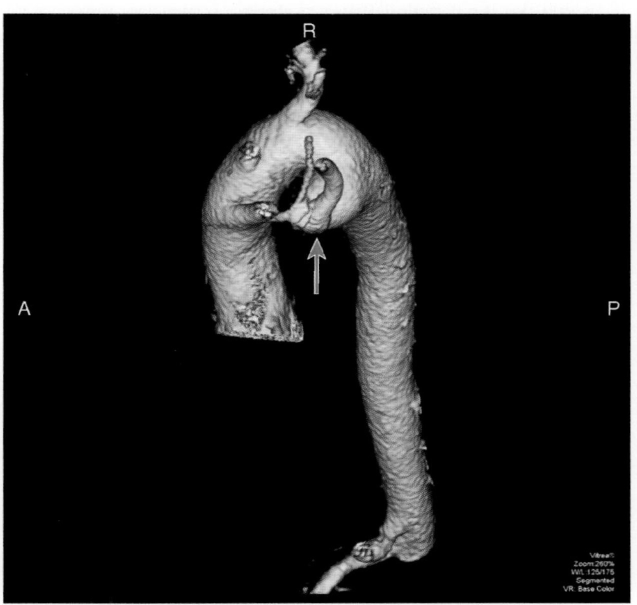

图 49.19　同一患者左外侧面的三维电脑断层摄影。患者右位主动脉弓。气管被左锁骨下动脉异常起源和 Kommerell 憩室所形成的血管环环压迫，形成了左颈总动脉（箭头）的起源

有严重气道压迫的患者术后可能出现气管软化，应谨慎对待，需要在患者绝对清醒，坐位，并对 ETT 进行气体泄漏测试后进行拔管。必须明确 ETT 泄漏测试并不是绝对可靠[124]。另一个可以考虑的选择是在全身麻醉中自主呼吸恢复后拔管，并在出现紧急状况后可立刻通过 LMA 进行纤维支气管镜检查气道。

（车昊 译，赵丽云 校）

参考文献

1. Slinger P, ed. *Principles and practice of anesthesia for thoracic surgery*. New York: Springer; 2011.
2. Le Manach Y, Ibanez Esteves C, Bertrand M, et al. Impact of preoperative statin therapy on adverse postoperative outcomes in patients undergoing vascular surgery. *Anesthesiology*. 2011; 114:98.
3. Fleisher LA, Fleischmann KE, Auerbach AD, et al. 2014 ACC/AHA guidelines on perioperative cardiovascular evaluation and management of patients undergoing noncardiac surgery: executive summary: a report of the American College of Cardiology/American Heart Association Task Force on Practice Guidelines. *J Am Coll Cardiol*. 2014;64:2373.
4. Wijeysundera ND, Wijeysundera HC, Wasowicz M, et al. Risk of elective major non-cardiac surgery after coronary stent insertion. *Circulation*. 2012;126:1355.
5. Devereaux PJ, Mrkobrada M, Sessler DI, et al. Aspirin in patients undergoing noncardiac surgery. *N Engl J Med*. 2014;370(16):1494.
6. Scott Beattie WS, Wijeysundera DN, Karkouti KD. Acute surgical anemia influences the cardioprotective effects of beta blockade. *Anesthesiology*. 2010;112:25.
7. Horlocker TT, Wedel DJ, Rowlingson JC, et al. Regional Anesthesia in the Patient Receiving Antithrombotic or Thrombolytic Therapy: American Society of Regional Anesthesia and Pain Medicine Evidence-Based Guidelines (Third Edition). *Res Anesth Pain Med*. 2010;35:64.
8. De Conno E, Steurer MP, Wittlinger M, et al. Anesthetic-induced improvement of the inflammatory response to one-lung ventilation. *Anesthesiology*. 2009;110:1316.
9. Sandham JD, Hull RD, Bran RF, et al. A randomized, controlled trial of the use of pulmonary artery catheters in high-risk surgical patients. *N Engl J Med*. 2003;348:5.
10. Iberti TJ, Fischer EP, Leibowitz AB, et al. A multicenter study of physicians' knowledge of the pulmonary artery catheter. *JAMA*. 1990;264:2928.
11. Marik P. Techniques for Assessment of Intravascular volume in critically ill patients. *J Intensive Care Med*. 2009;24:329.
12. Cannesson M, Le Manach Y, Hofer CK, et al. Assessing the diagnostic accuracy of pulse pressure variations for the prediction of fluid responsiveness: a "gray zone" approach. *Anesthesiology*. 2011;115:231.
13. Marik PE, Baram M, Vahid B. Does central venous pressure predict fluid responsiveness? *Chest*. 2008;134:172.
14. Haas S, Nitzschke R, Trepte CJ. Prediction of volume responsiveness during one-lung ventilation: a comparison of static, volumetric and dynamic parameters of cardiac preload. *J Cardiothorac Vasc Anesth*. 2013;27:1094.
15. Methangkool E, Chua JH, Gopinath A, et al. Anesthetic considerations for thoracoscopic sympathetic ganglionectomy to treat ventricular tachycardia. *J Cardiothorac Vasc Anesth*. 2014;28:69.
16. Schwartz PJ. Cutting nerves and saving lives. *Heart Rhythm*. 2009;6:760.
17. Galie N, et al. Guidelines for the diagnosis and treatment of pulmonary hypertension. *Eur Heart J*. 2009;30:2493.
18. Fischer LG, Van Aken H, Bürkle H. Management of pulmonary hypertension: physiological and pharmacological considerations for anesthesiologists. *Anesth Analg*. 2003;96(6):1603.
19. Lai H-C, Lai H-C, Wang K-Y, et al. Severe pulmonary hypertension complicates postoperative outcome of non-cardiac surgery. *Br J Anaesth*. 2007;99:184.
20. Hosseinian L. Pulmonary hypertension and noncardiac surgery: implications for the anesthesiologist. *J Cardiothorac Vasc Anesth*. 2014;28:1064.
21. Pritts CD, Pearl RG. Anesthesia for patients with pulmonary hypertension. *Curr Opin Anaesthesiol*. 2010;23:411.
22. Banks DA, Pretorius GV, Kerr KM, Manecke GR. Pulmonary Endarterectomy Part II. Operation, anesthetic management, and postoperative care. *Semin Cardiothorac Vasc Anesth*. 2014;18:331.
23. Han MK, McLaughlin VV, Criner GJ, et al. Pulmonary diseases and the heart. *Circulation*. 2007;116(25):2992.
24. Blaudszun G, Morel DR. Superiority of desflurane over sevoflurane and isoflurane in the presence of pressure-overload right ventricular hypertrophy in rats. *Anesthesiology*. 2012;117:1051.
25. Maxwell BG, Jackson E. Role of ketamine in the management of pulmonary hypertension and right ventricular failure. *J Cardiothorac Vasc Anesth*. 2012;26:e24.
26. Friesen RH, Williams GD. Anesthetic management of children with pulmonary arterial hypertension. *Paediatr Anaesth*. 2008;18(3):208.
27. Subramaniam K, Yared JP. Management of pulmonary hypertension in the operating room. *Semin Cardiothorac Vasc Anesth*. 2007;11(2):119.
28. Price LC, Forrest P, Sodhi V, et al. Use of vasopressin after Caesarean section in idiopathic pulmonary arterial hypertension. *Br J Anaesth*. 2007;99(4):552.
29. Currigan DA, Hughes RJA, Wright CE, et al. Vasoconstrictor responses to vasopressor agents in human pulmonary and radial arteries. *Anesthesiology*. 2014;121:930.
30. Wauthy P, Kafi SA, Mooi WJ, et al. Inhaled nitric oxide versus prostacyclin in chronic shunt-induced pulmonary hypertension. *J Thorac Cardiovasc Surg*. 2003;126:1434.
31. Jerath A, Srinivas C, Vegas A, Brister S. The successful management of severe protamine-induced pulmonary hypertension using inhaled prostacyclin. *Anesth Analg*. 2010;110:365.
32. Sastry BKS, Narasimhan C, Soma Raju B. Clinical efficacy of sildenafil in primary pulmonary hypertension. *J Am Coll Cardiol*. 2004;43:1149.
33. Fisher MR, Forfia PR, Chamera E, et al. Accuracy of Doppler echocardiography in the hemodynamic assessment of pulmonary hypertension. *Am J Respir Crit Care Med*. 2009;179:615–621.
34. Blaise G, Langleben D, Hubert B. Pulmonary arterial hypertension pathophysiology and anesthetic approach. *Anesthesiology*. 2003;99:1415.
35. Ternacle J, Berry M, Cognet T, et al. Prognostic value of right ventricular two-dimensional global strain in patients referred for cardiac surgery. *J Am Soc Echocardiogr*. 2013;26:721.
36. Focardi M, Cameli M, Carbone SF, et al. Traditional and innovative echocardiographic parameters for the analysis of right ventricular performance in comparison with cardiac magnetic resonance. *Eur Heart J Cardiovasc Imaging*. 2015;16:47–52.
37. Smedstadt KG, Cramb R, Morison DH. Pulmonary hypertension and pregnancy: a series of eight cases. *Can J Anaesth*. 1994;41:502.
38. Missant C, Claus P, Rex S, Wouters PF. Differential effects of lumbar and thoracic epidural anesthesia on the haemodynamic response to acute right ventricular pressure overload. *Br J Anaesth*. 2009;104:143.
39. Powell ES, Cook D, Pearce AC, et al. A prospective, multi-center, observational cohort study of analgesia and outcome after pneumonectomy. *Br J Anaesth*. 2011;106:364.
40. Brodsky J. Con: a bronchial blocker in not a substitute for a double-lumen endobronchial tube. *J Cardiothorac Vasc Anesth*. 2015;29:237.
41. Knoll H, Ziegler S, Schreiber JU, et al. Airway injuries after one-lung ventilation: a comparison between double-lumen tubes and endobronchial blocker. *Anesthesiology*. 2006;105:471.
42. Neustein SM. Pro: Bronchial blockers should be used routinely for providing one-lung ventilation. *J Cardiothorac Vasc Anesth*. 2015;29:234.
43. Slinger P, Campos J. Anesthesia for thoracic surgery. In: Miller RD, ed. *Miller's Anesthesia*. 8th ed. Philadelphia: Saunders; 2014:1942–2006.
44. Ko R, Kruger M, McRae K, et al. The use of air in the inspired gas mixture during two-lung ventilation delays lung collapse during one-lung ventilation. *Anesth Analg*. 2009;108:1092.
45. Unzueta C, Tusman G, Suarez-Sipman F, et al. Alveolar recruitment improves ventilation during thoracic surgery: a randomized controlled trial. *Br J Anaesth*. 2012;108:517.
46. Szegedi LL, Van der Linden P, Ducart A, et al. The effects of acute isovolemic hemodilution on oxygenation during one-lung ventilation. *Anesth Analg*. 2005;100:15.
47. Tarhan S, Lundborg RO. Effects of increased expiratory pressure on blood gas tensions and pulmonary shunting during thoracotomy with the use of the Carlens catheter. *Can Anaesth Soc J*. 1970;17:4.
48. Karzai W, Schwarzkopf K. Hypoxemia during one-lung ventilation. *Anesthesiology*. 2009;110:1402.
49. Lumb AB, ed. *Nunn's Applied Respiratory Physiology*. 7th ed. Philadelphia: Churchill Livingstone; 2010:104.
50. Watanabe S, Noguchi E, Yamada S, et al. Sequential changes in arterial oxygen tension in the supine position during one-lung ventilation. *Anesth Analg*. 2000;90:28.
51. Bardoczky GI, Szegedi LL, d'Hollander AA, et al. Two-lung and one-lung ventilation in patients with chronic lung disease: the effects of position and FiO2. *Anesth Analg*. 2000;90:35.
52. Eisenkraft JB. Effects of anaesthetics on the pulmonary circulation. *Br J Anaesth*. 1990;65:63.
53. Moudgil R, Michelakis D, Archer SL. Hypoxic pulmonary vasoconstriction. *J Appl Physiol*. 2005;98:390.
54. Talbot NP, Balanos GM, Dorrington KL, Robbins PA. Two temporal components within the human pulmonary vascular response to 2 h of isocapnic hypoxia. *J Appl Physiol*. 2005;98:1125.
55. Dorrington KL, Clar C, Young JD, et al. Time course of the human vascular response to 8 hours of isocapnic hypoxia. *Am J Physiol Heart Circ Physiol*. 1997;273:H1126–H1134.
56. Ishikawa S, Nakazawa K, Makita K. Progressive changes in arterial oxygenation during one-lung anesthesia are related to the response to compression of the non-dependent lung. *Br J Anaesth*. 2003;90:21.
57. Brimioulle S, Vachiery J-L, Brichant J-F, et al. Sympathetic modulation of hypoxic pulmonary vasoconstriction in intact dogs. *Cardiovasc Res*. 1997;34:384.
58. Marshall C, Lindgren L, Marshall C, et al. Effects of the halothane, enflurane and isoflurane on hypoxic pulmonary vasoconstriction in dogs. *Anesthesiology*. 1984;60:304.
59. Wang JY, Russel GN, Page RD, et al. A comparison of the effects of sevoflurane and isoflurane on arterial oxygenation during one-lung anesthesia. *Br J Anaesth*. 2000;81:850.
60. Wang JY, Russel GN, Page RD, et al. A comparison of the effects of desflurane and isoflurane on arterial oxygenation during one-lung anesthesia. *Anaesthesia*. 2000;55:167.
61. Benumof J. Isoflurane anesthesia and arterial oxygenation during one-lung ventilation. *Anesthesiology*. 1986;64:419.
62. Reid CW, Slinger PD, Lewis S. Comparison of the effects of propofol-alfentanil versus isoflurane anesthesia on arterial oxygenation during one-lung anesthesia. *J Cardiothorac Vasc Anesth*. 1997;10:860.
63. Slinger P, Scott WAC. Arterial oxygenation during one-lung anesthesia: a comparison of enflurane and isoflurane. *Anesthesiology*. 1995;82:940.
64. Russell WJ, James MF. The effects on arterial haemoglobin oxygen saturation and on shunt of increasing cardiac output with dopamine or dobutamine during one-lung ventilation. *Anaesth Intensive Care*. 2004;32:644.
65. Kim SH, Jung KT, An TH. Effects of tidal volume and PEEP on arterial blood gases and pulmonary mechanics during one-lung ventilation. *J Anesth*. 2012;26:568.
66. Kozian A, Schilling T, Schutze H. Ventilatory protective strategies during thoracic surgery. *Anesthesiology*. 2011;114:1009.
67. Loepply JA, Scotto P, Riedel CE, et al. Effects of acid/base status on acute pulmonary vasoconstriction and gas exchange. *J Appl Physiol*. 1993;72:1787.
68. Larsson A, Malmkvist G, Werner O. Variations in lung volume and compliance during pulmonary surgery. *Br J Anaesth*. 1987;59:585.
69. Bardoczky GI, Yernault JC, Engleman E, et al. Intrinsic positive end-expiratory pressure during one-lung ventilation for thoracic surgery. *Chest*. 1996;110:180.
70. Pepe P, Marini JJ. Occult positive end-expiratory pressure in mechanically ventilated patients with airflow obstruction. *Am Rev Respir Dis*. 1982;126:166.
71. Szegedi LL, Bardocky GI, Engleman EE, d'Hollander AA. Airway pressure changes during one-lung ventilation. *Anesth Analg*. 1997;84:1034.
72. van der Weff YD, van der Houwen HK, Heijamans PJM, et al. Post-pneumonectomy pulmonary edema. A retrospective analysis of incidence and possible risk factors. *Chest*. 1997;111:1278.
73. Unzueta MC, Casas JI, Moral MV. Pressure-controlled versus volume-controlled ventilation during one-lung ventilation for thoracic surgery. *Anesth Analg*. 2007;104:1029.
74. Rozé H, Lafargue M, Batoz H, et al. Pressure-controlled ventilation and intrabronchial pressure during one-lung ventilation. *Br J Anaesth*. 2010;105:377.
75. Slinger P. Pro: Low tidal volume is indicated for one-lung ventilation. *Anesth Analg*. 2006;103:268–270.
76. Slinger P, Suissa S, Triolet W. Predicting arterial oxygenation during one-lung anaesthesia. *Can J Anaesth*. 1992;39:1030.
77. Hurford WE, Kokar AC, Strauss HW. The use of ventilation/perfusion lung scans to predict oxygenation during one-lung anesthesia. *Anesthesiology*. 1987;64:841.
78. Ribas J, Jiménez MJ, Barberà JA, et al. Gas exchange and pulmonary hemodynamics during lung resection in patients at increased risk. *Chest*. 2001;120:852.
79. Fujiwara M, Abe K, Mashimo T. The effect of positive end-expiratory pressure and continuous positive airway pressure on the oxygenation and shunt fraction during one-lung ventilation with propofol anesthesia. *J Clin Anesth*. 2001;13:473.
80. Capan LM, Turndorf H, Patel C, et al. Optimization of arterial oxygenation during one-lung anesthesia. *Anesth Analg*. 1980;59:847.
81. Rothen HU, Sporre B, Engberg G, et al. Re-expansion of atelectasis during general anesthesia: a computed tomographic study. *Br J Anaesth*. 1993;71:788–795.
82. Slinger P, Triolet W, Wilson J. Improving arterial oxygenation during one-lung ventilation. *Anesthesiology*. 1988;68:291.
83. Hogue CW Jr. Effectiveness of low levels of non-ventilated lung continuous positive airway pressure in improving oxygenation during one-lung ventilation. *Anesth Analg*. 1994;79:364.
84. Bailey S, Mikhail M, Haddy S, Thangathurai D. Problems with CPAP during one-lung ventilation for thoracoscopic surgery. *J Cardiothorac Vasc Anesth*. 1998;12:239.
85. Nomoto Y, Kawamura M. Pulmonary gas exchange effects by nitroglycerine, dopamine and dobutamine during one-lung ventilation in man. *Can J Anaesth*. 1989;36:273.
86. Chen T-L, Ueng TH, Huang C-H, et al. Improvement of arterial oxygenation by selective infusion of prostaglandin E_1 to the ventilated lung during one-lung ventilation. *Acta Anaesthesiol Scand*. 1996;40:7.
87. Freden F, Berglund JE, Reber A, et al. Inhalation of a nitric oxide synthase inhibitor to a hypoxic lung lobe in anaesthetized pigs. *Br J Anaesth*. 1996;77:413.
88. Schwarzkopf K, Klein U, Schreiber T, et al. Oxygenation during one-lung ventilation: the effects of inhaled nitric oxide and increasing levels of inspired fraction of oxygen. *Anesth Analg*. 2001;92:842.
89. Moutafis M, Liu N, Dalibon N, et al. The effects of inhaled nitric oxide and its combination with intravenous almitrine on PaO2 during one-lung ventilation in patients undergoing thoracoscopic procedures. *Anesth Analg*. 1997;85:1130–1135.
90. Moutafis M, Dalibon N, Liu N, et al. The effects of intravenous almitrine on oxygenation and hemodynamics during one-lung ventilation. *Anesth Analg*. 2002;94:830.
91. Doering EB, Hanson CW III, Reily DJ, et al. Improvement in oxygenation by phenylephrine and nitric oxide in patients with adult respiratory distress syndrome. *Anesthesiology*. 1997;87:18.
92. Russell WJ. Intermittent positive airway pressure to manage hypoxemia during one-lung anaesthesia. *Anaesth Intensive Care*. 2009;37:432.
93. Ku CM, Slinger P, Waddell T. A novel method of treating hypoxemia during one-lung ventilation for thoracoscopic surgery. *J Cardiothorac Vasc Anesth*. 2009;37:432.
94. Campos JH. Effects on oxygenation during selective lobar versus total lung collapse with or without continuous positive airway pressure. *Anesth Analg*. 1997;85:583.
95. Ishikawa S, Nakazawa K, Makita K. Progressive changes in arterial oxygenation during one-lung anesthesia are related to the response to compression of the non-dependent lung. *Br J Anaesth*. 2003;90:21.
96. Abiad MG, Cohen E, Krellenstein DL, et al. Anesthetic management for resection of a giant pulmonary arterio-venous malformation. *J Cardiothorac Vasc Anesth*. 1995;9:89.
97. Antognini SF, Hanowell LH. Intraoperative hypoxemia complicating sequential resection of bilateral pulmonary metastases. *Anesthesiology*. 1991;74:1137.
98. Mahmood F, Christie A, Maytal R. Transesophageal echocardiography for noncardiac surgery. *Semin*

Cardiothorac Vasc Anesth. 2008;12:265.
99. Hahn RT, Abraham T, Adams MS, et al. Guidelines for performing a comprehensive transesophageal echocardiographic examination. *J Am Soc Echocardiogr*. 2013;26:921.
100. Stolz D, Chhajed PN, Leuppi J, et al. Nebulized lidocaine for flexible bronchoscopy. A randomized, double-blind, placebo-controlled trial. *Chest*. 2005;128:1756.
101. Slinger P, Robinson R, Shennib H, et al. Alternative anesthetic technique for laser resection of a carinal obstruction. *J Cardiothorac Vasc Anesth*. 1992;6:755.
102. Herth F, Becker HD, LoCicero J III, et al. Successful bronchoscopic placement of tracheobronchial stents without fluoroscopy. *Chest*. 2001;119:1910.
103. Stephens KE, Wood DE. Bronchoscopic management of central airway obstruction. *J Thorac Cardiovasc Surg*. 2000;119:289.
104. Sullivan MT, Neff WB. A modified Sanders ventilating system for rigid-wall bronchoscopy. *Anesthesiology*. 1979;50:473.
105. Hillier JE, Toma TP, Gillbe CE. Bronchoscopic lung volume reduction in patients with severe emphysema: anesthetic management. *Anesth Analg*. 2004;99:1610.
106. Van Der Spek AFL, et al. The physics of lasers and implications for their use during airway surgery. *Br J Anaesth*. 1988;60:709.
107. Gourdin M, Dransart C, Delaunois L, et al. Use of venovenous extracorporeal membrane oxygenation under regional anesthesia for a high-risk rigid bronchoscopy. *J Cardiothorac Vasc Anesth*. 2012;26:465.
108. Pinsonneault C, Fortier J, Donati F. Tracheal resection and reconstruction. *Can J Anaesth*. 1999;46:439.
109. Watanabe Y, Murakami S, Iwa T, et al. The clinical value of high-frequency jet ventilation in major airway reconstructive surgery. *Scand J Thorac Cardiovasc Surg*. 1988;22:227.
110. Mueller DK, Becker J, Schell SK, et al. An alternative method of neck flexion after tracheal resection. *Ann Thorac Surg*. 2004;78:720.
111. Saravanan P, Marnane C, Morris EAJ. Extubation of the surgically resected airway–a role for remifentanil and propofol infusions. *Can J Anaesth*. 2006;53:507.
112. Shamberger RC, Hozman RS, Griscom NT, et al. Prospective evaluation by computed tomography and pulmonary function tests of children with mediastinal masses. *Surgery*. 1995;118:468.
113. Vander Els NJ, Sorhage F, Bach AM, et al. Abnormal flow volume loops in patients with intrathoracic Hodgkin's disease. *Chest*. 2000;117:1256.
114. Hnatiuk OW, Corcoran PC, Sierra P. Spirometry in surgery for anterior mediastinal masses. *Chest*. 2001;120:1152.
115. Frawley G, Low J, Brown TCK. Anaesthesia for an anterior mediastinal mass with ketamine and midazolam infusion. *Anaesth Intensive Care*. 1995;23:610.
116. McMahon CC, Rainey L, Fulton B, Conacher I. Central airway compression. *Anaesthesia*. 1997;52:150.
117. Pelton JJ, Ratner IA. A technique of airway management in children with obstructed airway due to tumor. *Ann Thorac Surg*. 1989;48:301.
118. Turkoz A, Gulcan O, Tercan F. Hemodynamic collapse caused by a large unruptured aneurysm of the ascending aorta in an 18 year old. *Anesth Analg*. 2006;102:1040.
119. Slinger P, Karsli C. Management of the patient with a large anterior mediastinal mass: recurring myths. *Curr Opin Anaesthesiol*. 2007;20:1.
120. Chait P, Rico L, Amaral J, et al. Ultrasound-guided core biopsy of mediastinal masses in children. *Pediatr Radiol*. 2005;35:S76.
121. Bechard P, Letourneau L, Lacasse Y, et al. Perioperative cardiorespiratory complications in adults with mediastinal mass: incidence and risk factors. *Anesthesiology*. 2004;100:826.
122. Mossad E, Farid I, Youssef G, Ando M. Diverticulum of Kommerell: a review of a series and a report of a case with tracheal deviation compromising single lung ventilation. *Anesth Analg*. 2002;94:1462.
123. Cina CS, Althani H, Pasenau J, Abouzahr L. Kommerell's diverticulum and right-sided aortic arch : a cohort study and review of the literature. *J Vasc Surg*. 2004;39:131.
124. Ochoa ME, Marin M, Frutos-Vivar F, et al. Cuff-leak test for the diagnosis of upper airway obstruction in adults: a systematic review and meta-analysis. *Intensive Care Med*. 2009;35:1171.

妊娠合并心脏病患者的麻醉

MENACHEM M. WEINER, MD | JOSHUA HAMBURGER, MD | YAAKOV BEILIN, MD

要　点

1. 妊娠合并心脏病患者逐渐增多，其发生率可高达4%，是母体、胎儿和新生儿致病及死亡的主要原因之一。
2. 由于妊娠期心脏病的症状和体征常与正常妊娠期的生理变化相似，妊娠期的心血管疾病很难发现。
3. 妊娠期间筛查心脏结构，监测心室、瓣膜功能和肺动脉压的首选方法是经胸超声心动图。
4. 对患有心脏病的女性在决定妊娠前，应进行严格的标准化风险评估，可供选择的风险评估工具有很多。
5. 妊娠期间生理性血流动力学变化表现为两种：①心率和前负荷增加导致的心肌氧需增加；②冠状动脉灌注压降低、稀释性贫血及舒张期缩短引起的心肌氧供减少。
6. 研究发现，心脏瓣膜病的严重程度和孕前的心功能分级是母体和胎儿不良预后的主要预测因素。
7. 鉴于合并肺动脉高压的女性妊娠时发病率和死亡率极高，因此不建议此类患者妊娠。
8. 在分娩期间，子宫收缩、疼痛、焦虑和第二产程的推挤作用进一步增加心率、动脉压和左房压，从而使因妊娠期间已经增加的心血管系统的负荷进一步加重，可导致心力衰竭。
9. 严重心脏病孕妇实施非产科手术时，母体和胎儿都面临较大的风险。其风险程度取决于心脏病的类型及其导致的血流动力学变化，以及麻醉和手术对血流动力学的影响。
10. 围生期心肌病麻醉的主要目标是避免药物引起的心肌抑制，维持正常血容量，预防心室后负荷增加或突然降低，以及抑制疼痛和焦虑引起的应激反应。
11. 孕妇的复苏是罕见事件，目前缺乏适用于孕妇复苏的高级生命支持(advanced cardiac life support，ACLS)的相关指南。
12. 孕妇复苏的ACLS应调整为子宫左倾和胸骨上按压；在膈肌以上部位建立静脉通路。
13. ACLS期间除颤电压和药物剂量维持不变。

妊娠期合并心脏病的发生率高达4%，是母体、胎儿和新生儿发病和死亡的主要原因之一[1]。多种原因导致育龄妇女心血管疾病(cardiovascular disease，CVD)的发病率逐年增加[2]。随着对先天性心脏病(congenital heart disease，CHD)治疗效果的提高，已经缓解或治愈的CHD患者中能够怀孕的人数逐渐增多[3]。合并肥胖的高龄孕妇中缺血性心脏病患者的数量增加[4]。此外，发达国家中风湿性心脏病的发病率有所下降，而发展中国家和来自这些国家的移民中风湿性心脏病的发病率依然很高[5]。尽管在妊娠期间及分娩后的前几个月心肌病不常见，但仍占到孕产妇死亡原因的10%左右[6]。

参与这些患者围手术期管理的麻醉医师必须精通妊娠生理学、心血管疾病的病理生理及二者的相互作用，从而优化麻醉管理方案，改善患者转归。成功的围手术期管理需要由产科、心内科、麻醉科、重症医学科专家和护士组成的多学科团队进行早期诊断和精心计划从而改善预后。妊娠期间实施心脏外科手术对母体和胎儿风险很大，所以需要体外循环辅助[7]。这一部分内容在第21章及第31章有详细阐述。

本章阐述了妊娠期间血流动力学变化及其原因、潜在病理生理特点和合并心血管疾病患者围生期的风险。同时也探讨了妊娠期间进行非心脏手术，自然分娩和剖宫产时麻醉医师所面临的管理问题。

妊娠期心脏病的诊断

心血管影像学诊断

由于妊娠期心脏病的症状和体征常与正常妊娠期的生理变化相似，使得妊娠期间CVD诊断具有挑战性。孕妇常抱怨呼吸困难、疲劳和运动耐量降低。无心脏病的孕妇也常出现呼吸急促、外周水肿和下肢静脉淤血。对于CVD女性患者，鉴别预期的妊娠期生理变化与潜在疾病的恶化十分重要，以避免不必要或者无效治疗[8]。

如果怀疑孕妇患有CVD或者是原有CVD症状加重，需仔细询问病史、家族史，进行全面的体格检查(框50.1)，检查结果要考虑到妊娠期生理变化。许多疾病，如心肌病、马方综合征、CHD或Brugada综合征，可以通过仔细地询问个人史和家族史确诊[9]。对于妊娠中期孕妇，测量血压时应该采用直立位或左侧卧位，以防止下腔静脉和主动脉受压[10]。因全身血管阻力(systemic vascular resistance，SVR)下降和心输出量(cardiac output，CO)增加，脉搏常表现为急剧上升和下降("跳跃"征)[11]。妊娠期静息心率增快是常见现象，但是如果心率超过100次/min或心动过缓则需要进一步评估潜在原因[8]。妊娠期颈静脉压通常是正常的，所以颈静脉压升高和肺湿啰音是心力衰竭(heart failure，HF)最可靠的征象。由于二尖瓣早期关闭引起的响亮且弥散的第一心音(S_1)分裂和第三心音(S_3)的出现是妊娠期的正常现象。因为心输出量增加，通过心脏瓣膜的血流量增加，所以超过90%的孕妇在胸骨上缘和心脏右缘可听到柔和的喷射性收缩期杂音[12]。杂音通常在产后6周消失。然而非常响亮的收缩期杂音或明显震颤则提示存在基础疾病。舒张期杂音几乎全部由病理因素引起[10]。主动脉瓣和二尖瓣反流的杂音通常在妊娠期间随着外周血管阻力的降低而减少，但是由于通过瓣膜的流量增加，因此二尖瓣或主动脉瓣狭窄的杂音增加。听诊到新的或变化的杂音提示需要进一步检查。对于合并发绀型先天性心血管病或分流病变的患者，血氧定量法是一种重要的诊断方法[9]。许多孕妇因子宫压迫下腔静脉使血液回流受阻而出现一定程度的外周水肿和下肢静脉淤血。无论水肿或淤血都应该是对称的，并且抬高下肢和左侧卧位后水肿可减轻。

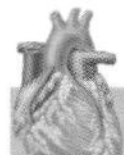

框 50.1 妊娠期体格检查异常表现

- 静息时心率>100 次/min 或<50 次/min
- 肺水湿啰音
- 收缩期杂音>3/6，尤其伴有可触及的震颤
- 任何舒张期杂音
- 产后持续 6 周以上的杂音
- 不对称性下肢水肿

妊娠期间病史和体格检查中发现有异常时，通常需要进行心血管检查。此外，既往有心血管疾病的孕妇也需要进一步检查以判断妊娠对心血管功能影响的程度。心脏功能诊断的检查方法、结果的解读及安全性对妊娠会有影响。因此，检查前需要考虑母体和胎儿的安全来选择最佳检查和诊断流程[10]，尽量不要选择电离辐射的成像模式，除非未能获得诊断需要的信息。如果必须应用电离辐射检查，应尽可能降低射线剂量以减少对胎儿的影响[9]。

妊娠期间心电图（electrocardiogram，ECG）通常会发生变化，这些变化包括由膈肌抬高导致 15°～20°电轴左偏，非特异性 ST 段和 T 波改变（例如，Ⅲ和 aVF 导联的 T 波倒置和 ST 段压低），室上性心动过速和室性早搏，以及 aVF 导联出现小 Q 波[9,11]。动态心电图（Holter）监测是无创的，对怀疑有心律失常但 ECG 正常或者既往存在有症状的心律失常和心悸的孕妇可以安全地使用。为了避免母体和胎儿在治疗中受到伤害[9,11]，治疗前确保症状和 Holter 的检查结果一致。妊娠早期进行运动试验有助于评价功能状态和运动引起的心率、血压和缺血改变。对于宫颈功能不全、胎膜膨出、近期阴道出血、前置胎盘或胎盘早剥及先兆子痫的孕妇，应谨慎采用运动试验。由于合并耻骨联合功能障碍的孕妇需限制运动，所以无法进行运动试验。如果运动试验时发生低血压，则必须停止，因为这可导致胎儿宫内窘迫。对于无症状但可疑合并心血管疾病的孕妇，因为没有证据表明该运动试验会增加自然流产的风险[9]，欧洲心脏病学会建议采用运动试验时，最大心率达预测值的 80%即可。鉴于妊娠期应用多巴酚丁胺安全性的资料有限，所以孕妇应避免进行多巴酚丁胺负荷试验[9]。

妊娠期筛查心脏结构异常和监测心室、瓣膜功能及肺动脉压的首选方法是经胸超声心动图[9]。许多超声心动图测量数值包括房室内径、左室壁厚度及跨瓣流速。这些参数对孕妇需进行调整，因为妊娠期间这些参数值均增加[9,12]。经食管超声心动图（transesophageal echocardiography，TEE）检查可获得更详细的信息，但和经胸超声心动图比较，有一定的创伤，可能会引起吸入性肺炎，且与非妊娠状态相比这种风险更高。尽管如此，TEE 仍适用于心内膜炎、机械瓣膜血栓形成和复杂先天性心血管病的诊断，应用时注意有时可能需要进行气管插管全身麻醉来保护气道[9]。

胸部 X 线检查存在电离辐射暴露的风险，所以妊娠期间最好不用，但若患者呼吸困难或咳嗽经其他检查手段诊断原因不清时，则有必要应用。妊娠期间的胸部 X 线检查可能会显示出几种类似的病理变化，包括肺血管纹理增粗、水平心、左心缘扁平及妊娠子宫引起膈肌抬高等，但是不应该见到肺水肿[9]。

当怀疑急性肺栓塞时，应进行计算机断层扫描肺血管造影检查，因为此时肺栓塞漏诊的危险超过了射线对胎儿的风险，可以通过铅屏蔽减少射线对胎儿的影响。虽然超声心动图可通过识别肺动脉压力升高和右心室扩张受损来辅助诊断，但其特异性较低[9]。

虽然心脏的磁共振成像能够提示心脏解剖和功能情况，没有电离辐射的危害，但是在妊娠早期应用是否安全还不清楚，所以只有在超声心动图不能提供需要的诊疗信息时才被采用。磁共振中用到的对比剂钆在妊娠期间应用是否安全尚不明确，如果有可能应该避免应用[9]。

通过心导管检查可以了解冠状动脉的情况、测量心脏的压力，但是对于胎儿来说这种射线暴露危害很大，应用时必须有绝对的临床指征。当妊娠期间发生 ST 段抬高的心肌梗死（myocardial infarction，MI）时可以应用。检查时为了降低胎儿射线暴露，最好选择经股动脉插管，同时对子宫进行铅屏蔽。检查时需要肝素抗凝，为了减少胎盘出血的风险，激活全血凝固时间不应该超过 300 秒[9]。

电离辐射对胎儿的影响

出于诊断或治疗的需要，对怀疑或确诊为 CVD 的孕妇可能会用到电离辐射，例如在荧光透视法下完成右心导管插入术或二尖瓣球囊瓣膜成形术。电离辐射可能影响到胚胎或胎儿导致流产，先天畸形（例如小头畸形，小眼畸形），神经行为异常或智力障碍，胎儿生长迟缓和癌症[13]。具体会造成哪些影响以及影响的程度取决于射线暴露的剂量和孕妇接受射线诊疗时的孕龄[9,14]。如果可能，这种检查应该推迟到重要器官形成后（孕龄大于 8 周），因为这段时间风险是最高的。孕 4～6 个月仍有风险，孕 7～9 个月风险是最小的，尽管妊娠期间中枢神经系统仍未发育完善[14]。接受或不接受这种检查的益处和风险都应该和患者充分沟通[9]。一般而言，必须采用电离辐射检查时，要采用最低的射线剂量和缩短检查时间[15]，同时对子宫行铅屏蔽，保护胎儿[14]。

目前还不清楚多大剂量的射线对胎儿造成影响，人类仅在诊断治疗和原子弹的爆炸时接触过射线，所以有限资料仅仅来源于动物研究[14]。没有证据表明在低于 50mGy（毫戈瑞）（10mGy=1rad）的射线暴露会增加先天畸形，神经行为学异常，智力障碍，胎儿生长迟缓或流产的风险。射线剂量在 50～100mGy（5～10rad）影响不清楚，但是有证据表明剂量大于 100mGy 时风险增加，尤其对于中枢神经系统[9,14]。子宫内的射线暴露会增加出生后孩子患癌症的风险，一些证据表明即使非常小的剂量（10～20mGy）也会增加风险因素 1.5～2 倍（1∶2 000～1∶3 000）[15]。基于这些信息，国际放射线防护委员会声称接触射线的剂量在 100mGy（10rad）以下时不应该终止妊娠[13]。然而美国大学妇产科医生呼吁考虑到接触射线可能导致先天畸形，剂量的安全阈值应该低于 50mGy[13]。值得庆幸的是，大多数检查时胎儿暴露的射线剂量不是很大。例如，摄胸片时胎儿暴露的射线剂量低于 0.01mGy，虽然经皮冠状动脉介入治疗或者射频导管消融时母体的暴露剂量是15mGy,胎儿暴露剂量仅仅是3mGy[9,14]。

怀孕期间心脏风险的分层研究

理论上,确诊为CVD的患者在妊娠前应该进行严格的风险评估,决定是否能耐受妊娠,判断未妊娠的妇女妊娠的可能性,在妊娠前标识所有可以纠正的病变部位[6,16,17]。评估内容包括纽约心脏协会(NYHA)功能分级,12-导联ECG,经胸超声心动图,对CHD和肺动脉高压(PH)的患者有必要行右心导管检查[6]。妊娠期间尽可能停止服用有禁忌证的药物,如果需要用能服用的药物替代[10]。如前所述,对于已经妊娠的有过症状的患者应该立即进行心脏评估[18]。这种评估方法安全性很高[8],是按照风险评估指南的要求进行的。虽然首诊心脏科医生或产科医生能处理低危的妊娠患者,但是对于中危或高危妊娠患者应该由有处理孕期心脏病经验的第三方医疗中心,多学科团队进行更专业的处理[16]。

通过心脏风险分层,可以预测患者能否耐受妊娠[16]。心脏风险分层的评估工具中有3种评估工具用来预测母亲妊娠期间的CV事件,分别是CARPREG(Cardiac Disease in Pregnancy,孕期心脏病)、ZAHARA[Zwangerschap bij Vrouwen met een Aangeboren Hartafwijking-Ⅱ,翻译为Pregnancy in Women With CHD Ⅱ(CHD Ⅱ级的孕妇)],还有一个是世界卫生组织(World Health Organization,WHO)发起的[16]。CARPREG评分是对562个已确诊为心脏病的孕妇(74%是CHD)进行的一项前瞻性的研究,其中有13%的孕妇有心脏并发症,包括肺水肿、心律失常、卒中和心源性猝死。这项研究表明了孕妇心脏病发生的几项独立预测因素,归结为风险指数(表50.1)[19]。CARPREG评分中对CHD患者进行了修订,增加了肺源性心室收缩功能障碍和严重的肺动脉反流两项[20]。该研究的局限性是纳入了过多的复杂心脏病患者,因此并发症发生率过高。ZAHARA量表系统加入了几个额外的变量,是根据一项针对1 802例女性的研究得到结果,其中7.6%患者发生了妊娠末期心脏相关的并发症(表50.2)[21]。

表50.1 CARPREG评估孕妇心血管事件[a]

1. 既往心脏病史(1分)	
a. 心力衰竭	
b. 短暂的心肌缺血	
c. 脑血管事件	
d. 心律失常	
2. NYHA功能分级Ⅱ级以上或发绀(1分)	
3. 二尖瓣口面积<2cm^2(1分)	
4. 主动脉瓣口面积<1.5cm^2(1分)	
5. 左室流出道压力>30mmHg(1分)	
6. 射血分数<40%(1分)	
CARPREG评分	**心脏并发症发生率**
0	5%
1	27%
2	75%

[a] 分数相加,总分反映了心脏并发症的发生情况。
NYHA,纽约心脏协会。
Modified from Siu SC, Sermer M, Colman JM, et al. Prospective multicenter study of pregnancy outcomes in women with heart disease. *Circulation*. 2001;104:515-521;in Chestnut DH, Wong CA, Tsen LC, et al., eds. *Chestnut's Obstetric Anesthesia: Principles and Practice*. 5th ed. Philadelphia: Saunders; 2014.

表50.2 ZAHARA评估孕妇心血管事件[a]

1. 心律失常的病史(1.5分)	
2. 孕前使用心脏药物(1.5分)	
3. 心功能分级Ⅱ级以上(2.5分)	
4. 左室流出道梗阻(梯度峰值>50mmHg,主动脉瓣口面积<1.0cm^2(2.5分)	
5. 二尖瓣反流(中度/重度)(0.75分)	
6. 三尖瓣反流(中度/重度)(0.75分)	
7. 人工瓣膜置换(4.25分)	
8. 发绀性心脏病(1.0分)	
ZAHARA评分	**心血管并发症发生率**
0~0.5	2.9%
0.51~1.50	7.5%
1.51~2.50	17.5%
2.51~3.50	43.1%
≥3.51	70.0%

[a] 分数相加,总分数是预测心血管事件发生率。
NYHA,纽约心脏协会。
Modified from Drenthen W, Boersma E, Balci A, et al. Predictors of pregnancy complications in women with congenital heart disease. *Eur Heart J*. 2010;31:2124-2132;*in* Chestnut DH, Wong CA, Tsen LC, et al., eds. *Chestnut's Obstetric Anesthesia: Principles and Practice*. 5th ed. Philadelhia: Saunders; 2014.

CARPREG和ZAHARA评估工具都是基于不足以纳入高危心脏疾病的研究人群得到的,因此,该评估工具对病情较严重患者的妊娠风险评估可能会不可靠[8]。风险分级的评估中还包括要测量妊娠早期的生物标志物血清中脑钠肽(BNP)的水平。在一项对87名合并有器质性心脏病孕妇进行的研究中发现,当脑钠肽水平达到100pg/ml以上时对妊娠期心脏并发症如心力衰竭和心律失常的阳性预测值为33%,阴性预测值为100%,因此有助于排查心脏方面的问题[22]。

由于妊娠期间的风险取决于具体的心脏情况,所以根据具体的病变来划分风险是很重要的。合并有轻微病变的孕妇风险与常人无异,合并有严重肺动脉高压的孕妇死亡率可高达50%[17]。

欧洲心脏学会妊娠期心血管疾病管理指南推荐根据WHO风险分级进行母体风险评估[9]。WHO根据具体的潜在心脏病和心室、瓣膜受损严重程度,对孕期心脏病风险进行分级(表50.3)[10,17]。此外,在这个评价系统内风险具有可叠加性,也就是说,对于一个伴随低风险心脏问题的患者,如果还有其他的心脏或非心脏危险因素(例如心室功能差或糖尿病),风险评估时要增加一个风险级别[17]。

因为母亲的心脏疾病与新生儿并发症(如早产、宫内发育迟缓,死胎)的发生率增加有关,所以进行孕期胎儿风险评估很有必要(框50.2)。20%~28%患有心脏病的孕妇都会发生新生儿并发症。NYHA心功能Ⅱ级以上、机械瓣膜置换术后、发绀、孕期使用抗凝剂、多胎、孕期吸烟、主动脉瓣狭窄(aortic stenosis,AS)或二尖瓣狭窄(mitral stenosis,MS),以及怀孕前有心脏药物使用史,都会增加新生儿并发症的风险[19,21]。

表 50.3 改良的世界卫生组织心脏风险评估

Ⅰ级（并发症发生率不增加或轻微增加）

妊娠期间随访 1 或 2 次

- 轻度肺动脉瓣狭窄
- PDA
- 二尖瓣脱垂伴轻度二尖瓣反流
- 治疗后 ASD、VSD、PDA，肺静脉回流异常
- 心房或心室起搏异常，房室分离

Ⅱ级（产妇死亡率轻度增加，并发症发生率中度增加）

每 3 个月随访一次

- 未治疗的 ASD 或 VSD
- 治疗后的法洛四联症
- 多数心律失常
- 轻度左心室功能障碍
- 肥厚型心肌病
- 无主动脉扩张型马方综合征
- 主动脉瓣二叶畸形伴随主动脉直径<45mm
- 主动脉缩窄修复后
- 心脏移植

Ⅲ级（孕产妇死亡率显著增加，发病率大幅增加）

孕期、产前和产后妇女需要由心脏科专家和产科专家共同关注及随访（每个月或每两个月）

- 机械瓣膜
- 系统性右心室
- Fontan 循环
- 未治疗的发绀性心脏病
- 复杂的先天性心脏病
- 马方综合征伴主动脉扩张 40~45mm
- 主动脉瓣二叶畸形伴主动脉扩张 45~50mm

Ⅳ级（因为孕妇并发症发生率和死亡率风险极高，所以不推荐或禁止妊娠）

如果已经妊娠，应该考虑终止妊娠，如果选择继续妊娠，随访与Ⅲ级相同

- 任何原因导致的肺动脉高压
- 严重左心室功能障碍
- 围生期心肌病史合并残存左心室功能障碍
- 严重二尖瓣狭窄
- 严重主动脉瓣狭窄
- 马方综合征伴主动脉扩张>45mm
- 主动脉瓣二叶畸形伴主动脉扩张>50mm
- 严重的未治疗的主动脉缩窄
- 严重的系统性心室功能障碍（LVEF<30%）

ASD，房间隔缺损；LVEF，左心室射血分数；PDA，动脉导管未闭；VSD，室间隔缺损。

Modified from Thorne S, MacGregor A, Nelson-Piercy C. Risks of contraception and pregnancy in heart disease. *Heart.* 2006; 92: 1520-1525; Regitz-Zagrosek V, Blomstrom Lundqvist C, Borghi C, et al. European Society of Cardiology guidelines on the management of cardiovascular diseases during pregnancy. *Eur Heart J.* 2011; 32: 3147-197; and Regitz-Zagrosek V, Gohlke-Bärwolf C, Iung B, Pieper PG. Management of cardiovascular diseases during pregnancy. *Curr Probl Cardiol.* 2014; 39: 85-151; in Chestnut DH, Wong CA, Tsen LC, et al., eds. *Chestnut's Obstetric Anesthesia: Principles and Practice.* 5th ed. Philadelhia: Saunders; 2014.

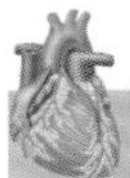

框 50.2 心脏病孕妇的胎儿并发症率显著升高的因素

- NYHA 心功能分级Ⅱ级以上
- 机械瓣膜的植入
- 发绀（氧饱和度<85%）
- 怀孕期间使用抗凝药物
- 多胎妊娠
- 妊娠期间吸烟
- 主动脉或二尖瓣狭窄
- 妊娠前心脏药物的应用

NYHA，纽约心脏协会。

妊娠与心脏疾病

在妊娠、产程、分娩过程中心血管生理变化

孕期的心血管生理变化总结见表 50.4。

表 50.4 妊娠期心血管生理变化

变化指标	32 周变化峰值
血容量	+35%~50%
血浆容量	+40%~45%
心率	+15%~20%
每搏输出量	+30%
心输出量	+30%~50%
收缩力	多变
中心静脉压	不变
肺血管阻力	-15%
肺动脉压	不变
肺毛细血管楔压	不变
外周血管阻力	-15%~20%
收缩压	-5%
心肌氧耗	↑
收缩期杂音	2/6

Data from Weiner MM, Vahl TP, Kahn RA. Case scenario: cesarean section complicated by rheumatic mitral stenosis. *Anesthesiology.* 2011; 114: 949-957; and Reimold SC, Rutherford JD. Clinical practice: valvular heart disease in pregnancy. *N Engl J Med.* 2003; 349: 52-59.

冠心病

非妊娠妇女合并冠状动脉疾病（coronary artery disease，CAD）的管理和治疗目标将在第 20 章介绍。虽然妊娠期严重 CAD 的发生率尚不清楚，但 James 和他的同事[23]报道在妊娠期或产后期，急性心肌梗死（acute MI，AMI）发生率为 6.2/100 000，致死率为 5.1%。在这项研究中，发生 AMI 最常见的时间段是怀孕末期或产后即刻。其他研究者报道了 AMI 的发生率为 3/100 000~6/100 000，死亡率为 5%~37%[4,10,24]。母亲 AMI 后胎儿死亡率约为 12%~34%[24,25]。

妊娠期间由于心率和前负荷的增加导致心肌氧需增加，而冠状动脉灌注压下降、稀释性贫血及舒张期缩短导致心肌氧供下降[26]，这些改变使患有已知或先前未确诊的 CAD 孕妇发生意外的风险增加，尤其在分娩和分娩后即刻由于心输出量进一步增加，导致意外风险进一步增加。虽然妊娠期 CAD 相对少见，但随着孕妇年龄的增加和危险因素的增加（如高血压、糖尿病、肥胖、育龄妇女吸烟[23,25]），CAD 的发病率增加。

妊娠也可能增加先前没有 CAD 孕妇 MI 的可能性[27]。研究者推测产后冠状动脉内膜和中膜变性导致冠状动脉夹层的发病率增加[28]。妊娠期间血压增高也与 AMI 的发病率增加有关[27]。此外，妊娠期高凝状态可能导致未患有 CAD 的孕妇冠状动脉血栓形成或栓塞。严重产后出血可导致心肌缺

血[10],使用甲基麦角新碱可引起冠状动脉痉挛[9]。

妊娠期间心肌缺血的诊断原则与非妊娠患者相同:根据心绞痛症状、ECG 的变化及心肌标志物(如肌钙蛋白)升高[9]。磷酸肌酸激酶及其 MB 同工酶对诊断妊娠期心肌缺血可能没有帮助,因为妊娠期这些酶水平通常升高,尤其是在分娩中[29]。胸痛的鉴别诊断包括常见的妊娠症状(如胃食管反流病、恶心和呕吐),肌肉骨骼疼痛,主动脉夹层,和先兆子痫[30]。

妊娠患者合并急性冠脉综合征的血流动力学管理目标是避免心肌氧需增加或氧供减少而导致的进一步心肌缺血。药物治疗与非妊娠患者相似,包括 β 受体阻滞剂控制心率、低剂量阿司匹林,已证实这两种药物在妊娠期间使用安全有效[4]。然而血管紧张素转换酶抑制剂(angiotensin-converting enzyme inhibitor,ACEI)、血管紧张素转换酶受体阻滞剂(angiotensin receptor blocker,ARB)和他汀类药物有致畸作用,妊娠妇女应避免使用。急性 ST 段抬高型 MI(Ⅰ级推荐)或伴有危险因素的非 ST 段抬高型 MI(Ⅱa 级推荐)的孕妇首选经皮冠状动脉造影介入治疗或在需要时支架治疗[9],使用铅屏蔽来使胎儿辐射暴露剂量降至最低,收益大于风险。氯吡格雷只能短时间使用,因为妊娠期或围生期存在胎盘出血的风险,因此金属裸支架的使用优于药物洗脱支架[31]。

冠状动脉旁路移植术很少用于妊娠患者,并且会增加胎儿死亡率。对于非 ST 段抬高型心肌缺血并且无危险因素的孕妇可采用保守治疗,如药物治疗和定期复查(Ⅱa 级推荐)[9]。患有 CAD 的孕妇应该在分娩时及早实施椎管内麻醉,以防止疼痛导致心肌氧需增加[26]。发生 AMI 时,分娩应尽可能推迟至少 2 周,因为在这段时间产妇死亡的风险明显增加[24]。

瓣膜性心脏病

关于瓣膜性心脏病(valvular heart disease,VHD)及其管理和治疗已在第 21 章中完整阐述。VHD 在育龄妇女中最常见原因是风湿性心脏病和 CHD(如主动脉瓣二叶畸形),其中 MS 是最常见的[32]。孕妇心脏疾病中大部分是 VHD,这是因为全球 90% 以上孕妇心脏病属于风湿性心脏病。合并 VHD 时使母体和胎儿的风险都增加[33],严重 MS 患者风险更高,报告称产妇死亡率超过 10%,心脏事件发生率为 67%[34,35]。最常见的孕妇心脏并发症是 HF 和心律失常[36],最常见的胎儿并发症是早产和胎儿宫内发育迟缓[35]。

患有已知 VHD 的女性应在妊娠前事先咨询。指南推荐患有中度或重度 MS 的妇女避孕,除非妊娠前疾病已纠正。患有中度或重度 AS 的妇女出现症状或存在左心室功能障碍(Ⅰ级推荐)也是如此[9]。想要妊娠的高风险孕妇需由专家组成的多学科团队进行管理。轻微心脏症状会因妊娠期间的血流动力学变化而加重,并且随着胎龄的增加,症状会进一步加重[37]。VHD 的严重程度和孕期 NYHA 功能分级是母体和胎儿不良后果的主要预测因素[35,38]。许多女性都是当妊娠期间血流动力学出现突然变化时,首次诊断为 VHD。

通常,相对于狭窄病变而言孕妇更容易耐受反流病变,因为反流病变使 SVR 下降增加了前向血流[5]。没有左室功能障碍的情况下风险较小。严重患者在应用利尿剂降低后负荷后,应严密监测子宫胎盘的血流情况(Ⅰ级推荐)[9]。应用硝酸酯类和肼屈嗪降低后负荷,因为 ACEI 类和 ARB 类孕期禁用[39]。孕期前负荷、心输出量、心率增加导致狭窄病变跨瓣压差增加[40]。MS 降低了左心室的充盈并增加了左房压(left atrial pressure,LAP),使肺静脉压增加[37]。采用孕期压差降半时间法计算二尖瓣开口面积不如连续方程法精确(见第 21 章)[41]。左心室充盈下降和肺静脉压力增加导致功能分级恶化,呼吸困难加重,运动耐量下降,可能出现肺水肿。房性心律失常(如房颤)会导致心室率增加,是症状恶化的常见原因,治疗时必须控制心室率,甚至需要心脏电复律[16]。

一般来说,MS 要比 AS 的管理更具有挑战性。AS 患者中,左心室肥厚的初始表现是压力增加[40]。在 MS 患者中,初始表现是肺静脉压增加[39]。轻中度的 AS 患者在孕期能够很好地耐受。有症状的狭窄病变患者的治疗包括采用 β 受体阻滞剂控制心率,严格限制运动量,用利尿剂降低前负荷(Ⅰ级推荐)。因为阿替洛尔与胎儿早产和宫内发育迟缓相关,所以美托洛尔是较为合适的选择。控制心率是为了改善左心室功的充盈和降低 LAP。应用利尿剂时必须监测子宫胎盘的供血情况。对于难治性 MS 或 AS 患者,经皮球囊反搏术是较为合适的选择,为了尽可能降低胎儿辐射的风险,手术时机应在孕期 1~3 个月进行,操作时对腹部应用铅屏蔽(Ⅱa 级推荐)[9,16]。对于孕妇实行主动脉瓣置换尚无可靠的数据,对于 AS 和严重的伴血流动力学失代偿的患者也可采用此项技术。

瓣膜置换,机械瓣膜置换增加了女性孕期并发症的风险,尤其增加了瓣膜血栓和抗凝管理的风险。有研究者认为机械瓣膜置换术,尤其是二尖瓣机械瓣置换的患者应该避孕[40]。抗凝指南[9]推荐华法林持续用到胎龄 36 周(Ⅰ级推荐),36 周后推荐肝素替代(Ⅰ级推荐)。因为华法林有致畸作用,在 6~12 周时,尤其剂量超过 5mg/d(Ⅱa 级推荐)时,推荐用普通肝素或低分子量肝素替代。另外,这类患者也可以从妊娠初期即将华法林换为低分子量肝素。患者需要每周检测抗Ⅹa 因子水平(Ⅰ级推荐)[9]。研究者认为孕期会加速生物瓣膜的损坏,但是这并没有证实[42]。

肺动脉高压

在妊娠期肺动脉高压(pulmonary hypertension,PH)的发生率约 1.1/100 000[43]。PH 的女性无法耐受孕期血流动力学的变化[44]。回顾 1978—1996 年合并 PH 的 125 例孕妇,总体死亡率是 38%[45]。一项最近的调查研究发现 1997—2007 年间,73 名 PH 孕妇死亡率占 25%。任何引起产妇发病和死亡风险的原因都会使 PH 女性孕期危险性增加,这类患者应该避孕(Ⅲ级推荐)[9,26],已经妊娠的患者应当终止妊娠[10]。死亡一般发生在孕晚期或分娩后第一个月,死因包括右心衰、恶性 PH、肺栓塞或心律失常[45,46]。尽管一些证据表明轻度的 PH(肺动脉压<50mmHg)患者预后较好,但他们也并非绝对安全[46,47]。进而,PH 会由于孕期的生理和血流动力学的变化而恶化,包括心输出量和循环血容量的增加以及 SVR 降低。PH 患者的血管重建阻碍了在健康患者应该具有的肺血管舒张代偿机制[44]。这种情况导致肺血管阻力(pulmonary vascular resistance,PVR)增加,右心室超负荷,右心室张力增加。甚至可能会加重轻度的肺动脉高压[9,26,43]。

当患者拒绝终止妊娠,要求继续妊娠时,应该由具有高危孕妇和PH管理经验的多中心专业团队进行管理[48]。患者生存率的提高与治疗手段的进步和多学科团队的参与息息相关[43]。孕期的管理包括在外周血压和肺动脉压之间找到一种平衡,因为降低外周血压可以缓解右心室的灌注[26]。PH应该持续治疗,但是不能使用内皮素-1受体阻滞剂波生坦,因为其在动物研究中具有致畸作用(Ⅱa级推荐)[9,43,44]。前列环素类似物(依前列醇),吸入NO和磷酸二酯酶-5抑制剂(例如西地那非)都没有致畸作用。推荐妊娠晚期开始进行靶向治疗[44]。避免增加肺动脉压的因素(包括低氧血症、高碳酸血症、酸中毒、交感神经兴奋)也是至关重要的,因为它们可以导致右心衰[26]。右心衰需要心肌的正性肌力药支持。母体血流动力学失代偿发生在孕中期或晚期和胎儿分娩后不久[26]。在最近的研究中发现,早期分娩(通常胎龄在32~34周),或许能够改善患者的预后[44]。

先天性心脏病(CHD)

成人CHD的管理已经在第22章讨论过。妊娠期间CHD已经成为最普遍的慢性孕妇心脏病,占66%~80%[3,36]。这个变化源于先天性心脏病患者的外科手术和各种治疗措施[3]。尽管许多CHD女性能够耐受孕期预料到的血流动力学的变化,但是在孕期母体CV并发症的发生率大约在5%~25%[20,21,49]。最常见的并发症是HF、血栓和心律失常。因为大多数患者妊娠前都知道患有CHD,孕前咨询需要进行风险评估。CHD涵盖了很多种疾病,轻重度不等,因此孕期的风险程度变化很大,取决于先天性缺陷是否已经修复,修复前是否存在永久性的损伤。WHO分级较高的风险增加。如果没有进行机械瓣膜置换,已经成功的手术修复和具有良好功能状态及耐受力的女性可以怀孕,因为她们的风险较小[9]。具有中度和复杂疾病的患者选择继续妊娠的话,应该由具备治疗高危孕妇和CHD的专业多学科团队进行管理[10]。

已治疗包括房间隔缺损、室间隔缺损、房室隔缺损,以及动脉导管未闭且不出现PH的分流病变女性,可良好地耐受妊娠,并不增加CV的风险[9],然而却增加了妊娠子痫的风险[50,51]。未治疗分流病变的患者会增加反常栓塞的风险,尤其是在分娩期间,第二产程中做瓦氏动作(声门关闭用力呼气)时[3]。未治疗的房室管畸形的患者比房间隔缺损或室间隔缺损的患者更容易患CV,因为在妊娠期间严重的房室瓣膜反流或心室功能障碍可能会导致心力衰竭。此外,如果未进行修复治疗心脏分流的病患发展为艾森门格综合征,孕妇死亡率增加至28%~52%,胎儿死亡率高达28%[46,52,53]。SVR的减少会加剧右向左分流及发绀,并通过增加心输出量导致HF[3]。发生严重发绀(氧饱和度低于85%)时,胎儿安全娩出的概率微乎其微[9]。所以,我们的管理目标是通过避免缺氧、酸中毒、高碳酸血症和交感神经兴奋来维持适当的SVR和PVR[3]。

对于未治愈的发绀型心脏疾病的女性,如法洛四联症,应建议其避孕,因为这些患者发生并发症(如HF、血栓栓塞和心律失常)的概率超过30%[53]。当孕妇静息状态下氧饱和度低于85%时,孕妇的风险非常高,而婴儿安全分娩的机会也只有12%[53]。因此,该类患者应该避孕(Ⅲ级推荐)[10]。已治愈法洛四联症的女性一般都能很好地耐受妊娠,发生心脏并发症(如心律失常和HF)的患者只占12%[54]。并发症的高危因素包括先前存在的右室扩张或功能障碍、PH、严重的肺动脉瓣反流和右室流出道梗阻[10]。

右心室收缩功能状况是母体发生并发症和不利妊娠结局的独立危险因素,例如存在大动脉先天性畸形矫正的患者,当畸形被矫正后,会引起心房功能失调,进一步导致左心发育不良(Mustard或Senning综合)Fontan生理会导致左心功能发育不良[3,55]。这种患者患HF和恶性心律失常的风险增加。患有严重右室功能障碍或者严重房室瓣反流,NYHA心功能分级三级或者四级的患者建议她们避孕[3,10]。Fontan生理的患者可能会有功能状态的恶化。血流动力学管理的目标是维持肺血流量,通过降低PVR、维持循环血量、维持SVR和窦性心律来实现[3]。

心脏病患者分娩的管理目标

多学科协作的重要性

分娩过程对于心脏病患者来说是一个严峻的挑战,因为突然的血流动力学变化可能使心脏功能失代偿[39]。子宫收缩、疼痛、焦虑以及用力挤压都能进一步增加心率、血压和LAP,从而加重心脏负担[40]。分娩早期,心输出量从15%逐渐增加到50%~60%(大约11L/min),由于下腔静脉的压迫解除,产后即刻心输出量将增加至80%[56-58]。此外每次子宫收缩可使子宫体的血液再分布到循环血液中,使心输出量再增加20%[59]。这一过程可能导致HF和急性肺淤血。因此,对分娩的管理,需要由一个多学科组成的专业团队(包括心脏科医生、产科医生和麻醉医生)共同完成,对于高危患者分娩可由心脏手术团队在体外循环辅助下完成[9](框50.3)。多学科专业团队应该对整个分娩过程制定整体的计划,不允许自然分娩。因为专业团队缺乏前瞻性数据支持,并且患者个体特征会影响到分娩时机的决定,因此分娩时机应该根据患者实际情况做到个体化[9]。要求对患有复杂心脏病,严重HF或者严重PH者在母亲和胎儿出现失代偿前,按计划提前启动分娩[11]。

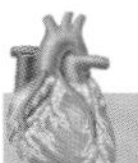

框50.3 多学科团队应解决的问题

- 最佳的分娩时间?
- 分娩方式的选择?
- 最佳的分娩地点(产房,心脏手术间)?
- 是否应该让心外科医生在场,并准备体外循环?
- 什么时候是产妇的最佳待产时机?分娩前应用糖皮质激素?
- 是否需要进一步的诊断检查?
- 麻醉或镇痛计划?
- 监测方式?
- 产后监测地点及时间?
- 选择哪种催产药?
- 如果产妇出现急产或急性失代偿,应采取什么措施?
- 是否还有其他特殊的要求、预防措施或注意事项?

分娩方式

分娩方式取决于孕妇自身的分娩条件和血流动力学状态[11]。应该在孕妇心脏状况恶化前启动分娩，选择剖宫产而不是自然分娩。对于能够继续妊娠的女性，欧洲心脏学会[9]指南建议最好经阴道分娩，因为经阴道分娩能通过减少失血及体液再分布从而降低心脏风险[60]，并能降低静脉血栓发生率。研究表明，大多数心脏病的患者都能很好地耐受经阴道分娩带来的风险[11,33,61-63]。通过真空吸引或产钳助产可缩短第二产程，缓解孕妇用力推挤和瓦氏动作，从而避免进一步增加孕妇的心输出量[61]，尤其适用于不能耐受血流动力学变化的患者。选择剖宫产要有指征[9,63]。在特定情况下，强烈建议首选经阴道分娩，如框 50.4，例如有严重 HF 的孕妇，服用抗凝剂（可能增加新生儿颅内出血的风险），因分娩时升高的压力增加孕妇发生主动脉夹层的风险（例如，马方综合征，主动脉直径>40~45mm）[9]。此外，一些临床医生对患有严重的瓣膜狭窄、严重 PH、功能分级差和急性 HF 的患者倾向于选择剖宫产[9]，因为剖宫产手术能更好地控制分娩时间和血流动力学状态。

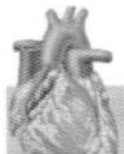

框 50.4 强烈建议选择剖宫产的指征

- 计划内早产，催产失败的可能性大
- 急性或重度心力衰竭，心功能分级差
- 重度二尖瓣狭窄或主动脉瓣狭窄
- 重度肺动脉高压
- 马方综合征主动脉扩张 40~45mm
- 接受抗凝治疗的妇女存在胎儿颅内出血的风险

对这些患者来说，缩宫素的选择也十分重要。大多数女性都能耐受在产后缓慢静脉输注缩宫素，以预防产后出血[11]。有研究表明，小剂量的缩宫素与大剂量缩宫素效果相当[64]，然而缩宫素能升高患者 PVR 并引起心动过速[65]。大多数严重心脏病的孕妇不建议应用麦角新碱，因其增加冠脉收缩、高血压及 PH 的发生率[66-68]。卡孕栓也能引起高血压和 PH，因此也应该避免应用[69]。此外，米索前列醇（舌下或直肠用药）没有心脏副作用，但作为一种子宫收缩药物，它的效果尚不明确[70,71]。相反，不应用这些药物也有风险，因为这些产妇不能耐受产后大出血和快速输注液体和血液制品。

麻醉选择和监测

麻醉方式取决于分娩方式、明确的心脏病和患者的功能状态。目前还没有对照研究或者临床标准来指导医师如何为心脏病患者选择最佳的麻醉方案[72]。根据对心脏病类型、严重程度以及稳定的血流动力学管理目标的认识，选择最佳的个体化麻醉技术[72,73]。

接受抗凝治疗的患者采用椎管内麻醉时，必须符合美国区域麻醉学会指南的要求[74]。

对于即将分娩的孕妇，传统上推荐使用分娩镇痛以减少疼痛继发的交感神经兴奋导致的心率加快和心输出量增加。用低剂量局麻药辅以一种阿片类药物混合行持续腰硬联合麻醉（如丁哌卡因 0.062 5% 和芬太尼 2μg/ml 混合）能提供良好的镇痛作用，并能缓解由于外周血管阻力降低而引发的心率和心输出量的增加。其中阿片类药物加强镇痛效果的同时不阻滞交感神经[73]。如有必要也可以辅以短效 β-受体阻滞剂（如艾司洛尔）[37]。为使血流动力学更加稳定，可采用精确给药的方式使交感神经阻滞缓慢起效[73]。然而，即使使用低浓度的局部麻醉剂实施硬膜外阻滞，仍然会降低外周血管阻力。对二尖瓣狭窄或主动脉瓣狭窄、冠状动脉疾病、肺动脉高压或严重心衰患者可能很难耐受阻滞导致的低血压、心脏前负荷降低和反射性心动过速。心内分流的患者因外周血管阻力下降也有发生潜在的反向分流的可能，导致肺血流量减少和低氧血症。精确给药和密切监测对于避免这些并发症是必要的[72]。应该用血管升压素积极治疗低血压，并应用正性肌力药物支持积极治疗心衰[26]。对有失代偿和心衰风险的患者，应该预防性输注正性肌力药物[如多巴酚丁胺 2~3μg/(kg·min)]，防止发生与分娩和自体血回输相关的心脏衰竭。

病情严重的患者通常都会选择剖宫产。假如可以选择，椎管内应用阿片类药（不加局部麻醉药）将提供良好的镇痛效果并且不会导致外周血管阻力减低，避免心脏并发症的发生[75]。持续椎管内给药技术能满足上述要求，因为通常硬膜外麻醉时需要加用一些局麻药才能提供满意的镇痛[76]。患有未经矫正的法洛四联症、严重肺动脉高压和重度肥厚型心肌病的妇女可能无法耐受外周血管阻力或心脏前负荷下降，所以实施椎管麻醉时需格外谨慎[72]。对于功能状态差、有严重的瓣膜狭窄或其他血流动力学明显变化的患者应建立有创动脉压、中心静脉压和肺动脉压监测，有创血流动力学监测应持续到产后一段时间，因为分娩后大量血管内容量的再分布可能导致肺水肿的发生[40]。

有剖宫产史患者的麻醉选择包括椎管内麻醉和全身麻醉。局部麻醉的优点包括：当精确给药时可以缓解交感神经介导的心率和心输出量增加，减少血流动力学波动的程度。椎管内麻醉可以避免全身麻醉诱导、喉镜置入、气管插管和气管拔管等刺激引起的剧烈血流动力学波动，尽管这些变化可以应用药物（静脉给予阿片类药物或 β-受体阻滞剂）对症处理[73]。

全身麻醉的优势在于控制气道和获得应用经食管超声心动图实时监测心功能和容量状态的潜在可能[5,26]。必须注意避免各种因素（包括高碳酸血症、低氧血症、低体温和交感神经兴奋）增加肺血管阻力[26]。对于高危患者应该由心脏科医生在分娩前进行评估，剖宫产时，如发生母体失代偿，应准备心脏急救设备（如体外膜肺或心脏辅助装置）。如果选择全身麻醉，在术中全程保持足够的麻醉深度以避免心动过速和高血压[5]。应尽量避免高浓度挥发性麻醉药物，防止子宫收缩乏力。高剂量阿片类药物可以使血流动力学稳定，但可引起胎儿呼吸抑制。可以使用超短效阿片类药物瑞芬太尼使呼吸抑制降到最低，这种药可以透过胎盘，但作用时间短暂[5,63]。根据美国麻醉医师协会（American Society of Anesthesiologists，ASA）意见，虽然标准的监测（包括无创血压、心电图、脉搏血氧饱和度）对阴道分娩来说通常是足够的，剖宫产为了维持血流动力学更加稳定往往需要更多有创监测。大多数的患者需要采用有创血压监测。对危重患者和可能需要用血管活性药物的患者常留置中心静脉和肺动脉导管[77]。

分娩时的血流动力学波动持续到产后阶段,因此在重症监护室至少要持续48小时监护[11,63]。心脏状况需要产后2~6周才能逐渐恢复[37]。图50.1列出了心脏病患者的麻醉流程。

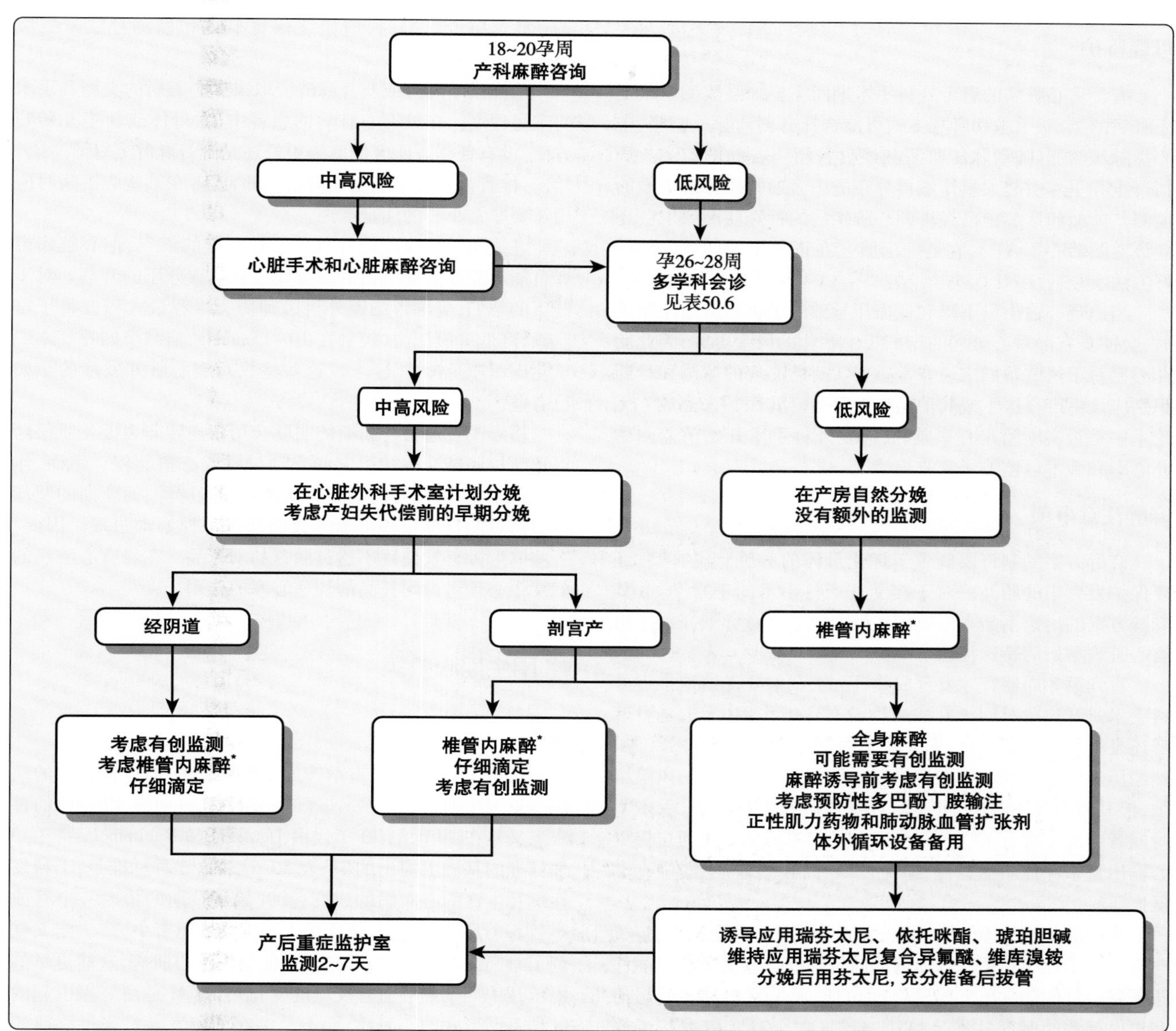

图50.1 产妇心脏病患者的麻醉方法。* 必须严格执行美国区域麻醉学会制定的指南

心脏病妊娠患者的非心脏外科手术

妊娠患者行非产科手术时,麻醉医生很难做到同时保障母亲和胎儿的安全。当母体患有严重心脏病时,危险更大。作为多学科专业团队的一部分,麻醉医生术前应当与心脏科医生和产科医生密切沟通。围生期多学科专业团队应该包括麻醉医生,主要制定分娩流程的医生、产科医生、新生儿科医生,如果剖宫产就需要两组外科医生,一组负责产妇的安全,另外一组负责孩子的安全。不言而喻,所有非紧急手术应推迟到分娩后。此外,任何需要手术的患者都应该在专业中心进行治疗,专家有能力保障心脏病患者的安全,能够处理可能的意外情况,必要时可以准备紧急分娩和新生儿管理治疗。

母婴风险

大约有0.75%~2%的孕妇在妊娠期需要实施非产科外科手术[78-80]。阑尾切除术最常见,有报道称其占分娩患者的1/6 600~1/1 400[81-83]。随着有心脏病孕妇数量的增加,有些患有心脏病的孕妇可能还需要非产科的外科治疗。在一份1966—2002年包括了44例孕妇非产科手术的荟萃分析中,Cohen-Kerem和他的同事们[84]发现围手术期母体的死亡率非常少,占健康女性的0.006%。总流产率和妊娠早期流产率分别是5.8%和10.2%,虽然还没有相关研究,但是认为妊娠末期手术与早产率密切相关[79]。当患有严重心脏病的孕妇需要手术治疗时，母亲和胎儿都有可能面临更大的风险，风险程度取决于心脏病的类型及其与妊娠期血流动力学变化的关系，与外科手术和麻醉引起的血流动力学变化的关系。

母婴监护

有严重心脏病的患者外科手术期间需要加强监测。根据心脏病的类型、手术和麻醉方式可能选择有创动脉压监测、中心静脉压监测、肺动脉压监测和经食管超声心动图监测。病情严重和手术引起大量体液再分布的患者通常需要最全面的监测。前面的章节中已经讲到心脏疾病的特殊监测要求。还应该监测胎心率[85-87]，它是确定胎儿在正常生理环境内的最好方法。

当出现心输出量下降和低血压导致的子宫血流灌注不足时，会使具有严重心脏病的产妇腹中胎儿的风险更大，因此胎儿心率对于这些孕妇来说非常重要。对胎心率的监测和诊断识别应该由产科医生或其他医生而不是麻醉医师来完成。无论术中是否实施胎儿心率监测，应在外科手术开始前监测胎儿心率和手术后监测子宫收缩情况。

麻醉注意事项

麻醉方案的制订要侧重于优化母体的心脏状况，同时还要保护发育中的胎儿。对于接受非产科手术的正常孕妇，其麻醉方案的讨论不是本章要阐述的内容。本章详细介绍了患有心脏病孕妇的特殊注意事项。

直到第 8 周器官才发育成熟，因此，我们要谨慎地推迟外科手术避开这段时间。麻醉药物没有致畸作用，无论全身麻醉还是椎管内麻醉术后，先天缺陷的发生率没有增加[88]。虽然经历外科手术的孕妇在孕早期和孕中期自然流产的风险增加，但其原因并不明确，可能与自身的病理生理状态、手术本身或者麻醉方案有关[80,88,89]。麻醉的基本原则就是通过保证心输出量来保证胎盘血流，避免低氧、高碳酸血症、酸中毒和低血压。

在健康分娩的患者中，子宫血流量取决于灌注压力，直接与母体的动脉压相关。母体的动脉压降低会导致子宫的灌注压下降。母体动脉压下降的情况包括：通过交感神经的阻滞和出血导致的血容量不足；心肌抑制（如全身麻醉剂）；妊娠子宫压迫主动脉腔静脉。通过子宫左倾可以预防主动脉腔静脉受压引起子宫的血流减少。

产妇患心脏病会影响子宫灌注压。在低心输出量的状态下（如心衰、严重的主动脉瓣狭窄）可能由于血液再分布至重要脏器导致子宫血流量降低。右心衰或肺动脉高压的患者，正常低压静脉系统充盈时，使子宫的前负荷增大。

由于麻醉过程中儿茶酚胺或血管升压素释放，子宫血管阻力增加也可以降低子宫血流量。而健康产妇最常用的药物是去氧肾上腺素和麻黄碱。虽然早期的研究推荐使用混合激动剂（如麻黄碱），以防止由于 α 受体阻滞引起的子宫血管阻力的增加[90]，但后来的研究表明，麻黄碱会引起胎儿心动过速，导致胎儿酸中毒，因此去氧肾上腺素不仅是安全的选择，而且可能是一种更好的选择[91,92]。肾上腺素和去甲肾上腺素对子宫血流量的作用效果还没有最终确定，但在需要的时候不用血管升压素和/或正性肌力药物的危险是很大的，因此，必要时应该使用。

严重的低氧和高碳酸血症也会降低子宫血流量[93]，而轻度低氧和高碳酸血症直接影响新生儿血液的氧分压和酸碱状态。此类患者镇静时，应始终保证氧供和监测呼气末二氧化碳。

选择区域麻醉或全身麻醉应取决于心脏病的类型和手术的难易程度。在没有心脏病的患者中，在母体或新生儿转归方面，没有证据表明区域麻醉更好还是全身麻醉更好[80,94,95]。然而，椎管内麻醉可能是相对禁忌的，或者在某些心脏病时应用需要非常小心的滴定给药。

妊娠期间行腹腔镜外科手术是安全的[96-98]，但心脏病患者可能不能耐受前负荷的减少或二氧化碳分压的升高。对于健康的孕妇，美国胃肠镜外科医师协会推荐最大程度将子宫左倾、降低气腹压力，控制在 10~15mmHg，监测孕妇呼气末二氧化碳以避免酸中毒[99]。这些建议对有心脏并发症的孕妇也有益。

格隆溴铵通常与新斯的明联合用于逆转非去极化肌松药以预防抗胆碱酯酶药引起的心动过缓或心搏骤停。然而，作为一种季铵盐，格隆溴铵不容易跨越胎盘屏障，而新斯的明却可以透过胎盘屏障并可能导致胎儿医源性心动过缓。因此，一些麻醉师喜欢使用不透过胎盘的阿托品。在患有心脏病的妇女中必须考虑阿托品的加速心率的作用。

围生期心肌病

定义

虽然 19 世纪末已有孕产妇 HF 的描述，但这种特殊的疾病——围生期心肌病（peripartum cardiomyopathy，PPCM）的首次定义是在 20 世纪 70 年代由 Demakis 和 Rahimtoola[100] 在 3 种标准的基础上提出的（见表 50.5）。这 3 种标准是：①特发性危及生命的心肌病的演变；②开始于孕期的最后一个月或产后 5 个月内；③发生在既往无心脏病的患者中[101]。定义强调了时间线的重要性，以排除其他继发性心肌病，这能更早的揭示孕中期孕妇心血管反应的变化。PPCM 是由妊娠引起的一种不同形式的心肌病，而不是潜在的特发性扩张性心肌病的恶化[102-104]。

美国国家心脏、肺、血液研究所和罕见病研究所工作组在更新的 Demakis 的定义中增加了用于识别左心室功能障碍的严格超声心动图标准[105]。

左室射血分数小于 45% 或 M 型超声下缩短分数小于 30%（或同时存在以上两种情况）和舒张期末容积大于 2.7cm/m[2] 可以定义为围生期心肌病。研究者认为原始定义中提供的时间框架过于随意而导致漏诊率高[101]，因此欧洲心脏病学会心力衰竭分会的 PPCM 工作小组重新对围生期心肌病做出了定义。该工作小组将围生期心肌病定义为特发性心肌病，主要表现在妊娠末期或分娩后的几个月，继发于左心室收缩功能障碍的心力衰竭，心室射血分数减少到 45% 以下，伴有或不伴有左室扩张，并排除其他原因引起的心力衰竭。工作组进一步强调，围生期心肌病是排除性诊断。

表 50.5 围生期心肌病

定义	超声心动图标准	可能原因	危险因素
特发性	左室射血分数小于45%或M型超声下缩短分数小于30%或同时存在两种情况	氧化应激	多次分娩 高龄产妇 多胎妊娠 先兆子痫 非洲裔美国人种 长期使用安胎药物 家族史
无心脏病史	左心室舒张末期内径大于 2.7cm/m²	自身免疫性疾病	
孕期最后1个月或产后5个月内*		炎症状况	
		心肌炎	

*来自欧洲心脏病学会心力衰竭协会的围生期心肌病的工作组成员从定义中删除时间框架,因为他们认为时间框架是任意的并导致诊断不足。

发病率

围生期心肌病是一种罕见病,发病率约小于 0.1%[106],因种族和地理区域而异。围生期心肌病的实际发病率是未知的,因为大多数研究是单中心病例研究。从病例序列估计发病率为 1/15 000[108] ~ 1/1 485[107]。国家医院出院调查(National Hospital Discharge Survey)是第一次以人群为基础的围生期心肌病的研究。这项调查对美国 1990—2002 年所有分娩进行了评估,发现围生期心肌病的发病率接近 1/3 200(每 10 000 出生人口中就有 2.5 个人患病)[109]。因此,美国平均每年出现 1 000~1 300 例围生期心肌病[110]。

围生期心肌病的发病率在世界各地不同,在发展中国家最高;发病率最高的地方是海地和南非,海地每 10 000 例安全出生的新生儿中就有 33 例患病(1/300 例),在南非有报道 1 000 例安全出生的新生儿中就会有 1 例发病[2,111,112]。调查人员推测,区域差异可能来自环境或遗传因素以及不同的围生期护理水平[113]。非裔美国女性发病率较高,即使在美国,PPCM 的诊断可能性高出 3~16 倍[6]。现在还没有关于欧洲 PPCM 的发病率的信息[114]。一项符合 PPCM 患者标准的前瞻性、国际化、多中心的登记正在进行[115]。

危险因素

PPCM 的危险因素包括多产(四胎甚至更高)[102,116,117]、高龄产妇(>30 岁)[117-119]、多胎妊娠[119,120]、先兆子痫、妊娠高血压[105,109]、HELLP 综合征(溶血、肝酶升高和血小板降低)[2],以及非裔美国人[117,121]。长期使用安胎药也与 PPCM 的发展有关[122]。其他风险因素还包括高血压、糖尿病、吸烟[123]和严重贫血[117]。PPCM 也存在遗传危险因素,因为在具有扩张型心肌病家族史的患者中也发现了一些 PPCM 病例[124,125]。

病因学

PPCM 的病理生理学虽然尚不清楚,但已有文献提出几个可能的原因[126]。

1. 氧化应激:最近的假说是 PPCM 是由于活性氧的产生和生物系统的解毒能力之间的不平衡引起氧化应激的结果。这种氧化应激增加了组织蛋白酶-D 的活性,导致催乳素的分解增加,从而产生了一种 *N*-末端 16kDa 催乳素片段(也称为血管舒张素),是一种有效的抗血管生成剂、促凋亡因子和促炎因子。该过程导致大量内皮细胞损伤、毛细管分离、血管收缩和心肌功能障碍[127,128]。与这些发现一致的是:一种通过使用溴隐亭(多巴胺 D2 受体激动剂)抑制催乳素分泌的新型特异性治疗方法抑制了 PPCM 在动物模型中的进展,并且第一次人类临床试验对于延长和改善左心室的功能得到了可观的数据[129,130]。在广泛临床应用之前,为了确认这些结果和证实孕期使用溴隐亭的安全性,多中心随机试验是必要的[130]。

2. 自身免疫:在称为胎儿微嵌合体的现象中,来自胎儿的细胞会在母亲的体内停留,并产生了一种能够引起心脏毒性的自身免疫成分[131]。已经在大多数患有 PPCM 的女性中发现对应所有类型的心脏组织蛋白的高滴度自身抗体[132-134]。成功治疗移植物抗宿主病和器官排斥的方法可能对治疗 PPCM 有用[131]。

3. 炎症过程:炎症血清标志物,如肿瘤坏死因子-α、sFas/Apo1(细胞凋亡血浆标志物)、C-反应蛋白、干扰素 γ 和白介素-6,在患有 PPCM 女性的体内都显著升高[135,136]。在一项包含 58 例 PPCM 患者的非随机试验中,通过小型队列研究观察到应用抗炎药物己酮可可碱能够增加生存概率支持了这一机制[137]。

4. 心肌炎:在 PPCM 女性右心室的心内膜活检标本中可以发现心肌炎,不同的研究其检出范围在 8.8% ~ 78% 不等[134,138-140]。当通过心内膜活检证实存在活动性心肌炎时,应考虑使用免疫抑制药物治疗[141]。

临床症状及诊断

不超过 10% 的 PPCM 发生在孕期末[107],而 78% 的病例出现在产后 4 个月[106]。PPCM 的诊断需要十分谨慎,因为 PPCM 的症状易与孕期和产后早期的生理变化相混淆。因此,女性患者被诊断出 PPCM 的时间相对较晚,一般 NYHA 功能分级已经是Ⅲ或Ⅳ级,这可能与较高的发病率和死亡率相关[2,6,142]。

大多数患者会出现与其他心力衰竭相类似的症状和体征,反射性心输出量下降,导致充血性心力衰竭引起的组织低灌注和肺水肿[143]。这些症状包括劳力性呼吸困难、咳嗽、端坐呼吸、咯血和夜间阵发性呼吸困难。其他的症状还包括非特异性疲劳、乏力、心悸、胸部(胸膜性胸痛可能呈现肺栓塞的症状)、腹部不适(继发于肝充血)和直立性低血压[6,102]。

查体可以发现心衰的体征,包括心动过速、心尖搏动的移位、第三心音的出现以及二尖瓣或三尖瓣关闭不全。还可能出现颈静脉压力升高、肺部啰音、肝肿大和足部水肿[2,6,103]。严重时不能平卧[6]。

疑似 PPCM 的鉴别诊断包括恶性高血压、舒张功能障碍、败血症、肺栓塞和产科并发症(如先兆子痫、子痫和羊水栓塞)[103]。

如果怀疑PPCM,应完成全血细胞计数、电解质、肝功能、C反应蛋白、动脉血气和肌钙蛋白水平的测定[106]。疾病特异性生物标志物包括催乳素和参与催乳素分解途径的因子[143]。BNP和pro-BNP水平的测定有助于确定诊断[106,136]。

ECG(心电图)检查可能正常,或可能显示窦性心动过速和非特异性ST段和T波异常,传导异常表现为PR和QRS间期延长以及左心室肥大。胸片通常显示心脏肥大,肺静脉充血,有时出现肺水肿和胸腔积液。超声心动图是诊断的关键,可以显示中重度左室收缩功能障碍。多普勒评估可能显示中度至重度二尖瓣和三尖瓣反流和肺动脉高压[106,114]。

预后和术后康复相关因素

PPCM对生命构成潜在的威胁[142],母体死亡率高达11%[6]。其临床发病过程具有高度可变性,可在数天内发展到晚期心力衰竭,也可能自愈或者完全恢复[102,105]。左室射血分数(left ventricular ejection fraction,LVEF)超过50%或者LVEF增加超过20%时被认为PPCM痊愈。10%~23%的患者会发展到晚期心力衰竭,35%~50%的患者LVEF会恢复到50%以上[2,144,145]。

许多因素会影响康复。相关的因素有:白种人、LVEF大于30%、左室舒张末内径小于5.5cm和产后确诊的PPCM[146-148]。与预后不佳的因素有:左室舒张末内径大于5.6cm、LVEF小于30%、左室血栓和非裔美国人[126,143,145]。

患者通常于产后2~6个月康复,也可至产后48个月。康复延迟与诊断延迟、NYHA分级过高、非裔美国人、左室血栓、多胎和并存疾病有关[145,149]。

随着心力衰竭治疗水平的提高,围生期心肌病患者的死亡率降低,LVEF小于25%、多胎、非裔美国人、诊断延迟的患者风险增高[114]。在美国,不同程度的PPCM死亡率有很大差异,从0到16.5%不等[109,126,140,142,145,150]。在全球范围内死亡率从1.4%到32%不等[143,151,152]。不同研究表明:这与种族、民族、环境差异、接受医疗水平的不同程度有关[153]。有一些研究表明,有PPCM病史的女性再次妊娠时患PPCM的风险增高,尤其是LVEF未恢复到正常水平的患者。据报道近50%有PPCM病史的女性再次妊娠时孕期和产后出现过心力衰竭[154],一般来说,再次妊娠中发生的围生期心力衰竭更严重[154,155]。建议既往诊断LVEF小于25%或者LVEF未恢复正常的女性不宜再次怀孕(Ⅲ级推荐)[9]。应告知所有的患者怀孕时对心功能的不良影响,以及可能发展为心力衰竭或死亡[156]。

妊娠期、分娩期和产后的处理

由于是在围生期,PPCM需要多学科包括产科医生、心脏科医生、围生期医生、新生儿科医生、麻醉科医生和心脏外科医生很好地协调,共同去治疗心力衰竭产妇[6,105,113]。PPCM患者心力衰竭及治疗会导致胎盘功能不全、胎儿宫内死亡或者早产[2]。如果患者的病情能通过药物治疗稳定下来,在密切监测下可继续妊娠,至胎儿发育成熟[114,143]。然而如果母体病情恶化,为了挽救孕妇和胎儿,应紧急分娩,适时使用糖皮质激素促进胎肺成熟[2]。终止妊娠通常会改善症状和心脏功能,同时也应考虑恶化的可能[114]。

PPCM的治疗与其他心力衰竭一样,重点在于减轻前、后负荷,增加心肌变异性(Ⅰ级推荐)[9]。患者妊娠期和产后的治疗是不同的,因为药物治疗必须考虑到妊娠或者哺乳期的健康状况,药物副作用必须密切监测和治疗[106]。第一个目标是改善症状,第二个目标是尝试针对疾病进行治疗[106]。当患者出现肺水肿、低氧血症时应立即治疗。当PPCM女性有低氧血症时,心力衰竭会恶化,精神状态改变,呼吸做功增加,需要住院治疗[106]。应当继续服药直到左室功能减退得到改善或纠正[106]。PPCM急性症状的处理包括吸氧和使用心力衰竭药物,主要是β受体阻滞剂和减少后负荷的药物,如ACEI、ARB,有必要时辅以袢利尿剂[2,106]。

β受体阻滞剂(如美托洛尔和卡维地洛)已经批准用于PPCM患者的孕期,可安全应用,并能提高生存率[106]。如果出现心脏收缩功能减退,这些药物对其远期治疗也非常关键[106]。$β_1$受体阻滞剂,如美托洛尔或卡维地洛,优于非选择性β受体阻滞剂,如普萘洛尔,可避免由$β_2$受体阻滞引起的早产[157]。卡维地洛联合减轻后负荷药物可有效治疗PPCM患者[105]。母体服用β受体阻滞剂的新生儿,因出生时可能有心动过缓、低血糖和呼吸抑制的风险,应监测到48~72小时[6]。

ACEI和ARB是治疗心力衰竭的一线药物,能提高生存率[158-160]。然而这些药物是孕期的禁用药,可致畸,导致羊水过少、肾发育不全和胎儿死亡[6]。使用这些药物是PPCM患者分娩后降低后负荷的主要治疗手段。它们可以分泌到乳汁中,治疗前应停止母乳喂养[105]。产前降低后负荷的药物首选肼屈嗪。重症患者应静脉输注硝酸甘油,不推荐使用硝普钠,因为有潜在的氰毒性(见第11章)[113]。容量过多(包括肺充血和肺水肿)使用利尿剂,氢氯噻嗪和呋塞米在怀孕和哺乳期均可使用,但是要权衡利弊,利尿剂导致的血容量减低可引起胎盘低灌注[106]。使用呋塞米应监测胎儿羊水量[6]。保钾利尿剂可用于心衰的治疗,但孕期应慎用[106,113]。

正性肌力药,如肾上腺素、多巴胺或米力农应仅限于严重低心输出量,和使用血管舒张剂及利尿剂仍存在充血的患者,当患者血流动力学稳定,充足的器官灌注恢复、充血减少后应停用这些药物[143]。

对于使用正性肌力药无法恢复心输出量或者存在心源性休克的患者中,使用主动脉内球囊反搏、体外膜氧合器、置入左室辅助装置来给予短暂的循环支持以恢复心输出量,必要时进行心脏移植[2,143]。当临床表现和超声检查均提示心功能恢复时,尝试撤离上述设备[143]。使用左室辅助装置可大大减少心脏移植概率(参见第28章)[2],然而如果撤离上述装置失败,应考虑心脏移植[143]。一项大样本研究[161]表明,与其他移植受体相比,PPCM更易发生移植排斥,失败率更高。

心力衰竭[162]和妊娠[163]是血栓栓塞的独立危险因素。因此,即使血栓栓塞的发生率在PPCM中是未知的,仍建议对PPCM患者进行抗凝治疗,尤其是LVEF小于35%的患者[2,6]。孕期和产后推荐使用肝素或低分子量肝素进行治疗[6,164]。华法林可致畸,孕期应避免使用,但可安全用于哺乳期。

有20%以上的PPCM的患者会发生室性心律失常,据推测至少有1/4产后心肌病患者死亡原因是恶性室性心律失常导致的突发心源性猝死[135]。然而,目前不建议预防性植入心脏复律除颤器。关于PPCM患者是否植入设备的决定是比较困难的,因为许多患者在产后前几个月左室功能都会有所改善,直到做出最终决定才考虑暂时使用便携式的除颤器[165]。没有随机试验或者大型的队列研究提到 PPCM 患者的分娩时机、分娩方式和麻醉药物管理问题。这需要多学科专家根据母体和胎儿实际状况做出决策[114]。关于分娩方式、麻醉方法和有创血流动学监测的方案需要在分娩前一一确认[6]。在分娩前使用有创血流动学监测可优化产妇分娩前血流动力学状态，并且方便分娩过程中和分娩后的监测[114,143]。

分娩最好在具有管理心脏疾病孕妇有经验的机构中完成，并且在所需医疗和外科团队都到位的情况下进行分娩[6]。分娩过程会面临血流动力学变化，包括心输出量增加和失血[143]。分娩过程和产后要对产妇进行严格监测。另外，对于预计需要正性肌力药和血管升压药的患者，尤其是存在高危失代偿的患者应该考虑持续监测心电图、血氧饱和度和无创血压，持续监测有创动脉血压及中心静脉压[6]。总之，像 β 受体阻滞剂这样的药物应继续使用，而利尿剂和血管扩张剂应根据个体情况来决定是否继续使用。如果患者状态稳定最好经阴道分娩。有效的疼痛管理对于降低心率和外周血管阻力至关重要[114,143]。然而，为控制血流动力学波动，对于高危并且需要正性肌力药治疗和循环辅助的患者，最好选择择期剖宫产手术[143]。早产时必须进行剖宫产，因为催产很可能会失败。

麻醉应该做到个体化，具体实施有赖于对妊娠生理学变化的了解和对患者的病理生理特征相互作用的理解。分娩时麻醉可引起血流动力学快速变化，包括外周血管阻力快速下降导致的低血压，这对于有心肌病的产妇是有害的[6]。麻醉管理的首要目标是避免药物引起的心肌抑制，维持正常血容量，避免心室后负荷快速增加和降低，缓解由疼痛和紧张导致的交感神经兴奋[143]。谨慎使用全麻和区域阻滞可有效实现这些目标[6]。如果母亲接受抗凝治疗不可进行区域阻滞，而且全身麻醉时 TEE 的监测更方便。因为产后 24h 内会发生血流动力学的改变，产后还要继续实施心血管监测[5]。

急性重度 PPCM 的治疗流程见图 50.2[143]。

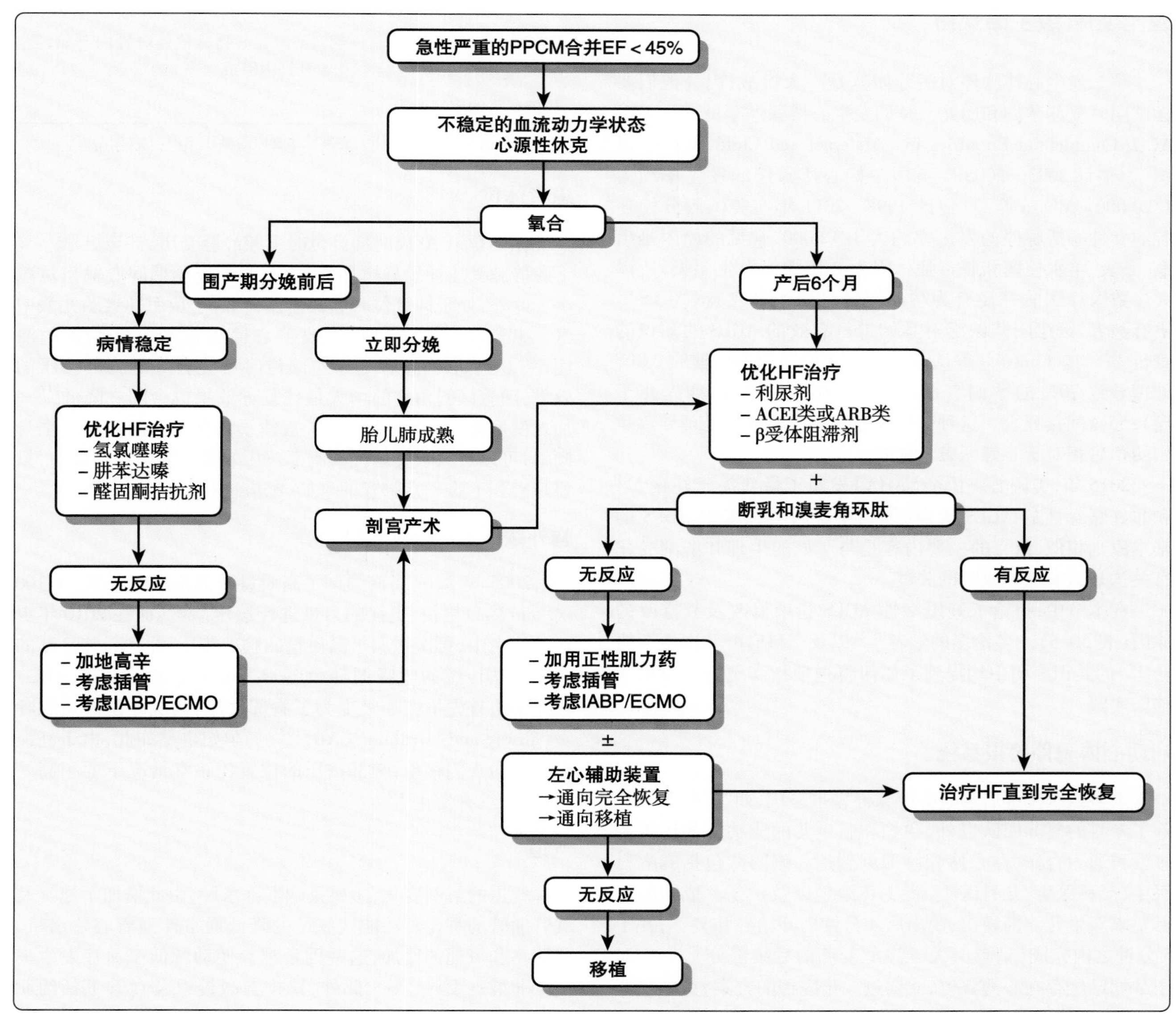

图 50.2 急性严重围生期心肌病（PPCM）的治疗流程。ACEI，血管紧张素转化酶抑制剂；ARB，血管紧张素受体阻滞剂；ECMO，体外膜式氧合；EF，射血分数；HF，心力衰竭；IABP，主动脉内球囊反搏泵；LVAD，左心辅助装置。（*From Bachelier-Walenta K, Hilfi ker-Kleiner D, Sliwa K. Peripartum cardiomyopathy: update 2012.* Curr Opin Crit Care. *2013; 19: 397-403, with permission from Wolters Kluwer Health.*）

非心脏手术的管理

心衰患者需要在术前、术中和术后持续优化心脏的状态。这些患者一般不能耐受由于突然的交感神经兴奋性改变导致的前后负荷的增加或降低、亦无法耐受缺氧或高碳酸血症导致的肺血管阻力增加。患者有严重的心功能障碍时血流动力学发生微弱变化就会引起快速失代偿。在之前第 28 章中讨论过心衰患者的麻醉方案,合并心脏疾病的孕妇在进行非心脏手术时的麻醉方案在之前的章节也有提及。这两种情况均需要个体化治疗方案并维持血流动力学的稳定。患有心衰的孕妇更需要注意细节问题,因为患者很可能快速进入失代偿状态。建议使用有创动脉血压及中心静脉压力监测以便指导正性肌力药和血管活性药的使用,尤其是对存在严重心功能障碍和需要快速补液的孕妇。术中监测 TEE 对早期发现失代偿是非常有价值的。

孕妇高级生命支持

孕妇发生心搏骤停对医疗团队是一大挑战,因为他们要尝试同时复苏孕妇和胎儿。孕妇发生心搏骤停罕见,据 CEMACH(Confidential Enquiries into Maternal and Child Health)组织[166]估计 2003—2005 年英国孕妇心搏骤停的发生率约为 1/20 000。Mhyre 等[167]估计 1998—2011 年在美国因分娩住院的女性心搏骤停的发生率约为 1/12 000,常见的原因是出血、心衰、羊水栓塞和脓毒症。因为心搏骤停发生罕见,所以大多数医疗团队并没有为孕妇提供高级生命支持(ACLS)。更有甚者,医疗团队缺乏对孕妇进行有效的 ACLS 的知识的宣传[168-170]。Cantwell 等认为[171],对孕妇进行不合理的 ACLS 处理导致 70% 的孕妇直接死亡(涉及产科原因,如先兆子痫),55% 间接死亡。这种知识缺乏和不合标准的处理导致孕妇的预后相对于非妊娠患者更差

2015 年,美国心脏协会(AHA)发布了最新关于妊娠[172]和非妊娠女性的 ACLS 指南[173]。在这两类患者中 ACLS 的基本原则相似,修订的主要内容是与孕妇的生理和解剖变化有关这是影响复苏成败的关键。

在本节中,讨论了妊娠女性 ACLS 指南修改及其修改的原因(表 50.6)。多伦多的学者[174]以及产科麻醉和围生期协会[175]的共识声明中均提到了如何将这项指南更好地应用于临床实践。

启动心搏骤停警报系统

大多数医院都启动有心搏骤停警报系统,如"code blue"。除了专科的复苏团队以外,孕妇和新生儿的成功复苏还需要多学科通力合作,在心搏骤停即刻到达。该团队包括麻醉科医生,产科医生,儿科医生,新生儿医生以及护士。成功的复苏要求新生儿立即娩出,娩出后 4 分钟内开始心肺复苏,并于 5 分钟之内完成(请参阅关于濒危复苏的后续部分)[176]。对于孕妇已经存在心搏骤停,需要进一步完善的方案,并为复苏团队敲响警钟,因为产科医生,儿科医生和新生儿医生不常规参与成人复苏。该方案对于在院外发生心搏骤停的产妇尤为重要。

表 50.6 妊娠女性高级心脏生命支持草案的修订

ACLS 干预	修订
激活心搏骤停	通知多学科专业团队(麻醉医师,产科医师,病理科医师,神经科医师,护士)
患者体位	人为将子宫推向左侧
胸部按压	胸骨按压的位置高于普通人
气道	困难插管,由最有经验的麻醉医师进行喉镜操作 压迫环状软骨保障气道通畅
电除颤	如果可能,除颤之前解除胎心监护
药物治疗	静脉通路位置在膈肌之上
心搏骤停的原因	多种原因:出血/DIC,栓塞,麻醉并发症,子宫收缩无力,心脏病,高血压,子痫前期惊厥,其他(根据不同的 ACLS 指南的诊断标准),胎盘因素,脓毒血症
PMCD	剖宫产应在心搏骤停 4 分钟内开始,需 5 分钟内完成
救护车里的剖宫产设备	

ACLS,高级生命支持;DIC,弥散性血管内凝血;PMCD,濒死期剖宫产。

患者体位

在怀孕第 20 周时仰卧位时下腔静脉受压,甚至更早[177]。下腔静脉受压导致静脉回流减少,胸部按压期间心输出量减少。此外,处于仰卧位时胎盘血流会减少,从而导致胎儿酸中毒。患者取左倾位时可以改善心输出量和子宫胎盘的灌注[178]。然而,当患者处于左倾位时可能会降低胸部按压的效果,随着倾斜角度的增大最佳复苏效果也会随之降低[179]。加入楔形物[180]或人为推动子宫使子宫向左倾斜而不是全身倾斜,可以最大限度地提高胸部按压效果。无论胎龄如何,只要观察到下腹子宫膨隆的孕妇,都应进行子宫左倾[167]。

胸外按压

2005 年 AHA 指南强调了高质量胸部按压的要求,在 100 次/min 内以更快、更强的力量进行按压[181]。而在 2010 年更新的指南中,再次强调了高质量的胸部按压,并且心肺复苏的顺序也从传统的呼吸循环(airway-breathing-circulation, ABC)顺序中由首先抢救呼吸变为了胸部按压,其次才是气道和呼吸(airway and breathing, CAB)[173]。孕妇也是如此,由于妊娠后膈肌向头侧移动,胸部按压的位置比正常情况下要稍高一些,其余没有变化[173]。

气道

气道的解剖变化,主要是咽喉部水肿,由此增加了通气及气管插管的难度。功能残气量的降低通常伴随着心输出量、代谢率和氧耗的增加,这些因素都会使动脉低氧血症发生率高于非妊娠女性[182]。此外,胃排空减慢以及食管下括约肌压力下降等原因会使孕妇反流误吸风险增加[183]。因此,在心搏骤停后应由最有经验的麻醉医师立即进行气管插管增加氧供。此外,应使用比普遍患者更小的导管进行插管。虽然应用

环状软骨压迫来减少反流误吸的有效性仍有争议[184,185]，但已经证实在气管插管之前应用环状软骨按压能降低反流误吸的风险。如果使用环状软骨压迫造成通气或气管插管的难度增加，就应立即解除压迫[175,186]。

除颤

Nanson 等[187]测量分娩后 6 至 8 周内产妇的经胸阻抗，发现没有发生变化。因此孕妇除颤所施加的电压应与非妊娠患者相同[172]。但是理论上认为如果同时使用胎心监护，电流可能会引起胎儿或母亲的烧伤。不过这种可能性不大，因为电流是作用在母体的胸部。然而，还是尽可能在除颤前去掉胎儿的所有监护设备[172]。此外，理论上除颤存在有诱发胎儿心律失常的风险，但风险很小，因此不应因此而推迟或拒绝除颤[188]。

药物治疗

下腔静脉受压可以延长药物到达心脏的时间，或者完全阻断药物到达心脏。因此，输液部位应在膈肌以上。虽然在妊娠期间血管的容量和分布容积增加，蛋白结合率会下降，但在高级心脏生命支持期间用药的时间和药物使用剂量上与非孕妇无太大差别[172]。

心搏骤停的原因

美国孕产妇死亡率呈持续上升趋势[189]。心搏骤停有直接（产科相关）和间接（非产科相关）两方面的原因。非产科原因造成的心搏骤停与非孕妇相同。CEMACH 发现心脏病是心搏骤停的最常见间接原因（2.27/100 000）[166]。其实这也并不奇怪，因为孕妇的年龄在不断增加。此外，因为随着更多的冠心病患者长大成人并且妊娠，其心搏骤停的风险也增大[190]。

美国心脏协会建议使用助记法来记录产妇心脏停搏可能的原因。助记符分别代表出血/弥散性血管内凝血、栓塞、麻醉并发症、子宫异常、心脏病、高血压/先兆子痫（鉴别诊断都依据 ACLS 指南）、胎盘问题和败血症[172]。硫酸镁中毒、羊水栓塞、出血和麻醉并发症（如局麻药中毒和全脊麻）等导致心搏骤停是可以预防和治疗的。硫酸镁中毒可通过停止输液和调控 Ca 离子水平来治疗[191]。羊水栓塞有很高的致死率，但随着积极治疗后，存活率也会不断提高[192]。出血需要积极地输入血液和血液制品。局麻药中毒应该采用静脉输注脂肪乳剂来治疗（脂肪乳剂，Baxter Healthcare，Deerfield，Ill），全脊麻应采用气管插管和维持血流动力学稳定进行治疗。

濒死期剖宫产

濒死期剖宫产（perimortem cesarean delivery，PMCD）是指在开始复苏后进行剖宫产分娩，并可能增加母亲和新生儿的生存率。1986 年，Katz 等[176]根据妊娠生理学变化和临床病例分析，建议如果在复苏 4 分钟内自主循环尚未恢复，就应开始进行剖宫产术，分娩应在 5 分钟内进行。研究者认为从病理生理上讲心脏按压是无效的，因为主动脉压迫会导致心输出量的降低。Katz 等[193]于 2005 年进行了后续随访，并在对 38 个病例的回顾中重新确认 4 分钟的重要性，因为其中大多数母亲都在这个时间段内进行剖宫产手术新生儿存活了下来。美国心脏协会也把他们的建议纳入了指南中[172]。Einav 等[194]回顾了 2012 年关于 PMCD 方面的文献，发现了 94 例产妇心搏骤停。这些研究者发现，如果剖宫产发生在母亲心脏停搏的 10～15 分钟内，大多数新生儿都能存活下来。而且，在 32% 的病例中，PMCD 对母亲是有益的，而且手术过程没有导致严重后果。然而，Einav 等[194]发现在 4 分钟内进行剖宫产手术是一项难以完成的任务。Lipman 等[195]在一项模拟研究中证实了这一发现，他们证实如果把一个患者从分娩室送到手术室，是无法在 4 分钟内完成剖宫产手术的。因此，建议在当患者心脏停搏时第一时间就在病房内进行 PMCD，而不是试图将患者转移到手术室[175,195]。然而，即使决定在病房内进行剖宫产手术，产房内也必须有紧急剖宫产所需要的手术设备，因此一些临床医生建议在分娩急救车内同时备有紧急剖宫产的手术设备[196]。

（张析哲 姜逸文 籍婷婷 李海波 敖虎山 刘孝洁 王苏德娜 王丽娟 译）

参考文献

1. John AS, Gurley F, Schaff HV, et al. Cardiopulmonary bypass during pregnancy. *Ann Thorac Surg.* 2011;91:1191–1196.
2. Westhoff-Bleck M, Podewski E, Hilfiker A, Hilfiker-Kleiner D. Cardiovascular disorders in pregnancy: diagnosis and management. *Best Pract Res Clin Obstet Gynaecol.* 2013;27:821–834.
3. Ortman AJ. The pregnant patient with congenital heart disease. *Semin Cardiothorac Vasc Anesth.* 2012;16:220–234.
4. Turitz AL, Friedman AM. Ischemic heart disease in pregnancy. *Semin Perinatol.* 2014;38:304–308.
5. Weiner MM, Vahl TP, Kahn RA. Case scenario: cesarean section complicated by rheumatic mitral stenosis. *Anesthesiology.* 2011;114:949–957.
6. Lewey J, Haythe J. Cardiomyopathy in pregnancy. *Semin Perinatol.* 2014;38:309–317.
7. Chandrasekhar S, Cook CR, Collard CD. Cardiac surgery in the parturient. *Anesth Analg.* 2009;108:777–785.
8. Grewal J, Silversides CK, Colman JM. Pregnancy in women with heart disease: risk assessment and management of heart failure. *Heart Fail Clin.* 2014;10:117–129.
9. European Society of Gynecology (ESG), Association for European Paediatric Cardiology (AEPC), German Society for Gender Medicine (DGesGM), et al. ESC Guidelines on the management of cardiovascular diseases during pregnancy: the Task Force on the Management of Cardiovascular Diseases during Pregnancy of the European Society of Cardiology (ESC). *Eur Heart J.* 2011;32:3147–3197.
10. Regitz-Zagrosek V, Gohlke-Barwolf C, Iung B, Pieper PG. Management of cardiovascular diseases during pregnancy. *Curr Probl Cardiol.* 2014;39:85–151.
11. Ruys TP, Cornette J, Roos-Hesselink JW. Pregnancy and delivery in cardiac disease. *J Cardiol.* 2013;61:107–112.
12. Reimold SC, Rutherford JD. Clinical practice: valvular heart disease in pregnancy. *N Engl J Med.* 2003;349:52–59.
13. Groen RS, Bae JY, Lim KJ. Fear of the unknown: ionizing radiation exposure during pregnancy. *Am J Obstet Gynecol.* 2012;206:456–462.
14. Shaw P, Duncan A, Vouyouka A, Ozsvath K. Radiation exposure and pregnancy. *J Vasc Surg.* 2011;53:28S–34S.
15. Brent RL. Carcinogenic risks of prenatal ionizing radiation. *Semin Fetal Neonatal Med.* 2014;19:203–213.
16. Windram JD, Colman JM, Wald RM, et al. Valvular heart disease in pregnancy. *Best Pract Res Clin Obstet Gynaecol.* 2014;28:507–518.
17. Thorne S, MacGregor A, Nelson-Piercy C. Risks of contraception and pregnancy in heart disease. *Heart.* 2006;92:1520–1525.
18. Kovacs AH, Harrison JL, Colman JM, et al. Pregnancy and contraception in congenital heart disease: what women are not told. *J Am Coll Cardiol.* 2008;52:577–578.
19. Siu SC, Sermer M, Colman JM, et al. Prospective multicenter study of pregnancy outcomes in women with heart disease. *Circulation.* 2001;104:515–521.
20. Khairy P, Ouyang DW, Fernandes SM, et al. Pregnancy outcomes in women with congenital heart disease. *Circulation.* 2006;113:517–524.
21. Drenthen W, Boersma E, Balci A, et al. Predictors of pregnancy complications in women with congenital heart disease. *Eur Heart J.* 2010;31:2124–2132.
22. Tanous D, Siu SC, Mason J, et al. B-type natriuretic peptide in pregnant women with heart disease. *J Am Coll Cardiol.* 2010;56:1247–1253.
23. James AH, Jamison MG, Biswas MS, et al. Acute myocardial infarction in pregnancy: a United States population-based study. *Circulation.* 2006;113:1564–1571.
24. Kealey A. Coronary artery disease and myocardial infarction in pregnancy: a review of epidemiology, diagnosis, and medical and surgical management. *Can J Cardiol.* 2010;26:185–189.
25. Roth A, Elkayam U. Acute myocardial infarction associated with pregnancy. *J Am Coll Cardiol.* 2008;52:171–180.
26. Wolff GA, Weitzel NS. Management of acquired cardiac disease in the obstetric patient. *Semin Cardiothorac Vasc Anesth.* 2011;15:85–97.
27. Sliwa K, Bohm M. Incidence and prevalence of pregnancy-related heart disease. *Cardiovasc Res.* 2014;101:554–560.
28. Mather PJ, Hansen CL, Goldman B, et al. Postpartum multivessel coronary dissection. *J Heart Lung Transplant.* 1994;13:533–537.
29. Abramov Y, Abramov D, Abrahamov A, et al. Elevation of serum creatine phosphokinase and its MB isoenzyme during normal labor and early puerperium. *Acta Obstet Gynecol Scand.* 1996;75:255–260.
30. Simpson LL. Maternal cardiac disease: update for the clinician. *Obstet Gynecol.* 2012;119:345–359.
31. Myers GR, Hoffman MK, Marshall ES. Clopidogrel use throughout pregnancy in a patient with a drug-eluting coronary stent. *Obstet Gynecol.* 2011;118:432–433.
32. Stout KK, Otto CM. Pregnancy in women with valvular heart disease. *Heart.* 2007;93:552–558.

33. Vasu S, Stergiopoulos K. Valvular heart disease in pregnancy. *Hellenic J Cardiol.* 2009;50:498–510.
34. Lesniak-Sobelga A, Tracz W, KostKiewicz M, et al. Clinical and echocardiographic assessment of pregnant women with valvular heart diseases: maternal and fetal outcome. *Int J Cardiol.* 2004;94: 15–23.
35. Silversides CK, Colman JM, Sermer M, Siu SC. Cardiac risk in pregnant women with rheumatic mitral stenosis. *Am J Cardiol.* 2003;91:1382–1385.
36. Roos-Hesselink JW, Ruys TP, Stein JI, et al. Outcome of pregnancy in patients with structural or ischaemic heart disease: results of a registry of the European Society of Cardiology. *Eur Heart J.* 2013;34:657–665.
37. Pessel C, Bonanno C. Valve disease in pregnancy. *Semin Perinatol.* 2014;38:273–284.
38. Hameed A, Karaalp IS, Tummala PP, et al. The effect of valvular heart disease on maternal and fetal outcome of pregnancy. *J Am Coll Cardiol.* 2001;37:893–899.
39. Nanna M, Stergiopoulos K. Pregnancy complicated by valvular heart disease: an update. *J Am Heart Assoc.* 2014;3:e000712.
40. Traill TA. Valvular heart disease and pregnancy. *Cardiol Clin.* 2012;30:369–381.
41. Desai DK, Adanlawo M, Naidoo DP, et al. Mitral stenosis in pregnancy: a four-year experience at King Edward VIII Hospital, Durban, South Africa. *BJOG.* 2000;107:953–958.
42. Cleuziou J, Horer J, Kaemmerer H, et al. Pregnancy does not accelerate biological valve degeneration. *Int J Cardiol.* 2010;145:418–421.
43. Obican SG, Cleary KL. Pulmonary arterial hypertension in pregnancy. *Semin Perinatol.* 2014;38: 289–294.
44. Pieper PG, Lameijer H, Hoendermis ES. Pregnancy and pulmonary hypertension. *Best Pract Res Clin Obstet Gynaecol.* 2014;28:579–591.
45. Weiss BM, Zemp L, Seifert B, Hess OM. Outcome of pulmonary vascular disease in pregnancy: a systematic overview from 1978 through 1996. *J Am Coll Cardiol.* 1998;31:1650–1657.
46. Bedard E, Dimopoulos K, Gatzoulis MA. Has there been any progress made on pregnancy outcomes among women with pulmonary arterial hypertension? *Eur Heart J.* 2009;30:256–265.
47. Katsuragi S, Yamanaka K, Neki R, et al. Maternal outcome in pregnancy complicated with pulmonary arterial hypertension. *Circ J.* 2012;76:2249–2254.
48. Warnes CA, Williams RG, Bashore TM, et al. ACC/AHA 2008 guidelines for the management of adults with congenital heart disease: a report of the American College of Cardiology/American Heart Association Task Force on Practice Guidelines (Writing Committee to Develop Guidelines on the Management of Adults With Congenital Heart Disease). Developed in Collaboration With the American Society of Echocardiography, Heart Rhythm Society, International Society for Adult Congenital Heart Disease, Society for Cardiovascular Angiography and Interventions, and Society of Thoracic Surgeons. *J Am Coll Cardiol.* 2008;52:e143–e263.
49. Drenthen W, Pieper PG, Roos-Hesselink JW, et al. Outcome of pregnancy in women with congenital heart disease: a literature review. *J Am Coll Cardiol.* 2007;49:2303–2311.
50. Yap SC, Drenthen W, Meijboom FJ, et al. Comparison of pregnancy outcomes in women with repaired versus unrepaired atrial septal defect. *BJOG.* 2009;116:1593–1601.
51. Yap SC, Drenthen W, Pieper PG, et al. Pregnancy outcome in women with repaired versus unrepaired isolated ventricular septal defect. *BJOG.* 2010;117:683–689.
52. Gleicher N, Midwall J, Hochberger D, Jaffin H. Eisenmenger's syndrome and pregnancy. *Obstet Gynecol Surv.* 1979;34:721–741.
53. Presbitero P, Somerville J, Stone S, et al. Pregnancy in cyanotic congenital heart disease: outcome of mother and fetus. *Circulation.* 1994;89:2673–2676.
54. Veldtman GR, Connolly HM, Grogan M, et al. Outcomes of pregnancy in women with tetralogy of Fallot. *J Am Coll Cardiol.* 2004;44:174–180.
55. Jain VD, Moghbeli N, Webb G, et al. Pregnancy in women with congenital heart disease: the impact of a systemic right ventricle. *Congenit Heart Dis.* 2011;6:147–156.
56. Robson SC, Dunlop W, Boys RJ, Hunter S. Cardiac output during labour. *BMJ.* 1987;295: 1169–1172.
57. van Oppen AC, van der Tweel I, Alsbach GP, et al. A longitudinal study of maternal hemodynamics during normal pregnancy. *Obstet Gynecol.* 1996;88:40–46.
58. Roeder HA, Kuller JA, Barker PC, James AH. Maternal valvular heart disease in pregnancy. *Obstet Gynecol Surv.* 2011;66:561–571.
59. Kuczkowski KM. Labor analgesia for the parturient with cardiac disease: what does an obstetrician need to know? *Acta Obstet Gynecol Scand.* 2004;83:223–233.
60. Elkayam U, Ostrzega E, Shotan A, Mehra A. Cardiovascular problems in pregnant women with the Marfan syndrome. *Ann Intern Med.* 1995;123:117–122.
61. Goldszmidt E, Macarthur A, Silversides C, et al. Anesthetic management of a consecutive cohort of women with heart disease for labor and delivery. *Int J Obstet Anesth.* 2010;19:266–272.
62. Silversides CK, Colman JM, Sermer M, et al. Early and intermediate-term outcomes of pregnancy with congenital aortic stenosis. *Am J Cardiol.* 2003;91:1386–1389.
63. Ioscovich AM, Goldszmidt E, Fadeev AV, et al. Peripartum anesthetic management of patients with aortic valve stenosis: a retrospective study and literature review. *Int J Obstet Anesth.* 2009;18: 379–386.
64. Dyer RA, van Dyk D, Dresner A. The use of uterotonic drugs during caesarean section. *Int J Obstet Anesth.* 2010;19:313–319.
65. Price LC, Forrest P, Sodhi V, et al. Use of vasopressin after caesarean section in idiopathic pulmonary arterial hypertension. *Br J Anaesth.* 2007;99:552–555.
66. de Labriolle A, Genee O, Heggs LM, Fauchier L. Acute myocardial infarction following oral methyl-ergometrine intake. *Cardiovasc Toxicol.* 2009;9:46–48.
67. Elkayam U, Bitar F. Valvular heart disease and pregnancy part I: native valves. *J Am Coll Cardiol.* 2005;46:223–230.
68. Curry RA, Fletcher C, Gelson E, et al. Pulmonary hypertension and pregnancy: a review of 12 pregnancies in nine women. *BJOG.* 2012;119:752–761.
69. Barney OJ, Haughney RV, Bilolikar A. A case of pulmonary oedema secondary to carboprost. *J Obstet Gynaecol.* 2012;32:597–599.
70. Hofmeyr GJ, Gulmezoglu AM, Novikova N, et al. Misoprostol to prevent and treat postpartum haemorrhage: a systematic review and meta-analysis of maternal deaths and dose-related effects. *Bull World Health Organ.* 2009;87:666–677.
71. Gulmezoglu AM, Villar J, Ngoc NT, et al. WHO multicentre randomised trial of misoprostol in the management of the third stage of labour. *Lancet.* 2001;358:689–695.
72. Gomar C, Errando CL. Neuroaxial anaesthesia in obstetrical patients with cardiac disease. *Curr Opin Anaesthesiol.* 2005;18:507–512.
73. Kuczkowski KM, van Zundert A. Anesthesia for pregnant women with valvular heart disease: the state-of-the-art. *J Anesth.* 2007;21:252–257.
74. Horlocker TT, Wedel DJ, Rowlingson JC, et al. Regional anesthesia in the patient receiving anti-thrombotic or thrombolytic therapy: American Society of Regional Anesthesia and Pain Medicine evidence-based guidelines (third edition). *Reg Anesth Pain Med.* 2010;35:64–101.
75. Kuczkowski KM, Chow I. Peripartum anesthetic management of the parturient with severe aortic stenosis: regional vs. general anesthesia? *Ann Fr Anesth Reanim.* 2004;23:758–760.
76. Ammar T, Beilin Y, Bernstein HH. Successful regional anesthesia for a woman with a single ventricle presenting for labor and delivery. *J Cardiothorac Vasc Anesth.* 1996;10:640–642.
77. Ray P, Murphy GJ, Shutt LE. Recognition and management of maternal cardiac disease in pregnancy. *Br J Anaesth.* 2004;93:428–439.
78. Reitman E, Flood P. Anaesthetic considerations for non-obstetric surgery during pregnancy. *Br J Anaesth.* 2011;107(suppl 1):i72–i78.
79. Jenkins TM, Mackey SF, Benzoni EM, et al. Non-obstetric surgery during gestation: risk factors for lower birthweight. *Aust N Z J Obstet Gynaecol.* 2003;43:27–31.
80. Mazze RI, Kallen B. Reproductive outcome after anesthesia and operation during pregnancy: a registry study of 5405 cases. *Am J Obstet Gynecol.* 1989;161:1178–1185.
81. Gilo NB, Amini D, Landy HJ. Appendicitis and cholecystitis in pregnancy. *Clin Obstet Gynecol.* 2009;52:586–596.
82. Andersen B, Nielsen TF. Appendicitis in pregnancy: diagnosis, management and complications. *Acta Obstet Gynecol Scand.* 1999;78:758–762.
83. Mourad J, Elliott JP, Erickson L, Lisboa L. Appendicitis in pregnancy: new information that contradicts long-held clinical beliefs. *Am J Obstet Gynecol.* 2000;182:1027–1029.
84. Cohen-Kerem R, Railton C, Oren D, et al. Pregnancy outcome following non-obstetric surgical intervention. *Am J Surg.* 2005;190:467–473.
85. Weiss PM, Balducci J, Reed J, et al. Does centralized monitoring affect perinatal outcome? *J Matern Fetal Med.* 1997;6:317–319.
86. Withiam-Leitch M, Shelton J, Fleming E. Central fetal monitoring: effect on perinatal outcomes and cesarean section rate. *Birth.* 2006;33:284–288.
87. Bretelle F, Le Du R, Foulhy C. Modality of fetal heart monitoring during labor (continuous or intermittent), telemetry and central fetal monitoring. *J Gynecol Obstet Biol Reprod (Paris).* 2008;37(suppl 1): S23–S33. [in French].
88. Duncan PG, Pope WD, Cohen MM, Greer N. Fetal risk of anesthesia and surgery during pregnancy. *Anesthesiology.* 1986;64:790–794.
89. Visser BC, Glasgow RE, Mulvihill KK, Mulvihill SJ. Safety and timing of nonobstetric abdominal surgery in pregnancy. *Dig Surg.* 2001;18:409–417.
90. Ralston DH, Shnider SM, DeLorimier AA. Effects of equipotent ephedrine, metaraminol, mephentermine, and methoxamine on uterine blood flow in the pregnant ewe. *Anesthesiology.* 1974;40: 354–370.
91. Ngan Kee WD, Khaw KS, Tan PE, et al. Placental transfer and fetal metabolic effects of phenylephrine and ephedrine during spinal anesthesia for cesarean delivery. *Anesthesiology.* 2009;111:506–512.
92. Ngan Kee WD, Lee A, Khaw KS, et al. A randomized double-blinded comparison of phenylephrine and ephedrine infusion combinations to maintain blood pressure during spinal anesthesia for cesarean delivery: the effects on fetal acid-base status and hemodynamic control. *Anesth Analg.* 2008;107:1295–1302.
93. Dilts PV Jr, Brinkman CR 3rd, Kirschbaum TH, Assali NS. Uterine and systemic hemodynamic interrelationships and their response to hypoxia. *Am J Obstet Gynecol.* 1969;103:138–157.
94. Schurg R, Biscoping J, Bachmann MB, et al. Maternal and neonatal plasma concentrations of bupivacaine during peridural anesthesia for cesarean section. *Reg Anaesth.* 1990;13:133–137. [in German].
95. Datta S, Camann W, Bader A, VanderBurgh L. Clinical effects and maternal and fetal plasma concentrations of epidural ropivacaine versus bupivacaine for cesarean section. *Anesthesiology.* 1995;82:1346–1352.
96. Reedy MB, Kallen B, Kuehl TJ. Laparoscopy during pregnancy: a study of five fetal outcome parameters with use of the Swedish Health Registry. *Am J Obstet Gynecol.* 1997;177:673–679.
97. Lemieux P, Rheaume P, Levesque I, et al. Laparoscopic appendectomy in pregnant patients: a review of 45 cases. *Surg Endosc.* 2009;23:1701–1705.
98. Walsh CA, Tang T, Walsh SR. Laparoscopic versus open appendicectomy in pregnancy: a systematic review. *Int J Surg.* 2008;6:339–344.
99. Pearl J, Price R, Richardson W, Fanelli R. Guidelines for diagnosis, treatment, and use of laparoscopy for surgical problems during pregnancy. *Surg Endosc.* 2011;25:3479–3492.
100. Demakis JG, Rahimtoola SH. Peripartum cardiomyopathy. *Circulation.* 1971;44:964–968.
101. Sliwa K, Hilfiker-Kleiner D, Petrie MC, et al. Current state of knowledge on aetiology, diagnosis, management, and therapy of peripartum cardiomyopathy: a position statement from the Heart Failure Association of the European Society of Cardiology Working Group on peripartum cardiomyopathy. *Eur J Heart Fail.* 2010;12:767–778.
102. Elkayam U. Clinical characteristics of peripartum cardiomyopathy in the United States: diagnosis, prognosis, and management. *J Am Coll Cardiol.* 2011;58:659–670.
103. Bhakta P, Biswas BK, Banerjee B. Peripartum cardiomyopathy: review of the literature. *Yonsei Med J.* 2007;48:731–747.
104. Elliott P, Andersson B, Arbustini E, et al. Classification of the cardiomyopathies: a position statement from the European Society of Cardiology Working Group on Myocardial and Pericardial Diseases. *Eur Heart J.* 2008;29:270–276.
105. Pearson GD, Veille JC, Rahimtoola S, et al. Peripartum cardiomyopathy: National Heart, Lung, and Blood Institute and Office of Rare Diseases (National Institutes of Health) workshop recommendations and review. *JAMA.* 2000;283:1183–1188.
106. Johnson-Coyle L, Jensen L, Sobey A, et al. Peripartum cardiomyopathy: review and practice guidelines. *Am J Crit Care.* 2012;21:89–98.
107. Lampert MB, Lang RM. Peripartum cardiomyopathy. *Am Heart J.* 1995;130:860–870.
108. Cunningham FG, Pritchard JA, Hankins GD, et al. Peripartum heart failure: idiopathic cardiomyopathy or compounding cardiovascular events? *Obstet Gynecol.* 1986;67:157–168.
109. Mielniczuk LM, Williams K, Davis DR, et al. Frequency of peripartum cardiomyopathy. *Am J Cardiol.* 2006;97:1765–1768.
110. Ventura SJ, Peters KD, Martin JA, Maurer JD. Births and deaths: United States, 1996. *Mon Vital Stat Rep.* 1997;46:1–40.
111. Fett JD, Christie LG, Carraway RD, Murphy JG. Five-year prospective study of the incidence and prognosis of peripartum cardiomyopathy at a single institution. *Mayo Clin Proc.* 2005;80:1602–1606.
112. Desai D, Moodley J, Naidoo D. Peripartum cardiomyopathy: experiences at King Edward VIII Hospital, Durban, South Africa and a review of the literature. *Trop Doct.* 1995;25:118–123.
113. Bhattacharyya A, Basra SS, Sen P, Kar B. Peripartum cardiomyopathy: a review. *Tex Heart Inst J.* 2012;39:8–16.
114. Elkayam U, Jalnapurkar S, Barakat M. Peripartum cardiomyopathy. *Cardiol Clin.* 2012;30: 435–440.
115. Sliwa K, Hilfiker-Kleiner D, Mebazaa A, et al. EURObservational Research Programme: a worldwide registry on peripartum cardiomyopathy (PPCM) in conjunction with the Heart Failure Association of the European Society of Cardiology Working Group on PPCM. *Eur J Heart Fail.* 2014;16: 583–591.
116. Homans DC. Peripartum cardiomyopathy. *N Engl J Med.* 1985;312:1432–1437.
117. Gunderson EP, Croen LA, Chiang V, et al. Epidemiology of peripartum cardiomyopathy: incidence, predictors, and outcomes. *Obstet Gynecol.* 2011;118:583–591.
118. Whitehead SJ, Berg CJ, Chang J. Pregnancy-related mortality due to cardiomyopathy: United States, 1991–1997. *Obstet Gynecol.* 2003;102:1326–1331.
119. Elkayam U, Akhter MW, Singh H, et al. Pregnancy-associated cardiomyopathy: clinical characteristics and a comparison between early and late presentation. *Circulation.* 2005;111:2050–2055.
120. Russell RB, Petrini JR, Damus K, et al. The changing epidemiology of multiple births in the United States. *Obstet Gynecol.* 2003;101:129–135.
121. Gentry MB, Dias JK, Luis A, et al. African-American women have a higher risk for developing peripartum cardiomyopathy. *J Am Coll Cardiol.* 2010;55:654–659.
122. Lampert MB, Hibbard J, Weinert L, et al. Peripartum heart failure associated with prolonged tocolytic therapy. *Am J Obstet Gynecol.* 1993;168:493–495.
123. Sliwa K, Fett J, Elkayam U. Peripartum cardiomyopathy. *Lancet.* 2006;368:687–693.
124. van Spaendonck-Zwarts KY, van Tintelen JP, van Veldhuisen DJ, et al. Peripartum cardiomyopathy as a part of familial dilated cardiomyopathy. *Circulation.* 2010;121:2169–2175.
125. Morales A, Painter T, Li R, et al. Rare variant mutations in pregnancy-associated or peripartum cardiomyopathy. *Circulation.* 2010;121:2176–2182.
126. Pillarisetti J, Kondur A, Alani A, et al. Peripartum cardiomyopathy: predictors of recovery and current state of implantable cardioverter-defibrillator use. *J Am Coll Cardiol.* 2014;63:2831–2839.
127. Hilfiker-Kleiner D, Kaminski K, Podewski E, et al. A cathepsin D–cleaved 16 kDa form of prolactin mediates postpartum cardiomyopathy. *Cell.* 2007;128:589–600.
128. Patten IS, Rana S, Shahul S, et al. Cardiac angiogenic imbalance leads to peripartum cardiomyopathy. *Nature.* 2012;485:333–338.
129. Hilfiker-Kleiner D, Sliwa K, Drexler H. Peripartum cardiomyopathy: recent insights in its pathophysiology. *Trends Cardiovasc Med.* 2008;18:173–179.
130. Sliwa K, Blauwet L, Tibazarwa K, et al. Evaluation of bromocriptine in the treatment of acute severe peripartum cardiomyopathy: a proof-of-concept pilot study. *Circulation.* 2010;121:1465–1473.

131. Gleicher N, Elkayam U. Peripartum cardiomyopathy, an autoimmune manifestation of allograft rejection? *Autoimmun Rev.* 2009;8:384–387.
132. Selle T, Renger I, Labidi S, et al. Reviewing peripartum cardiomyopathy: current state of knowledge. *Future Cardiol.* 2009;5:175–189.
133. Lamparter S, Pankuweit S, Maisch B. Clinical and immunologic characteristics in peripartum cardiomyopathy. *Int J Cardiol.* 2007;118:14–20.
134. Warraich RS, Sliwa K, Damasceno A, et al. Impact of pregnancy-related heart failure on humoral immunity: clinical relevance of G3-subclass immunoglobulins in peripartum cardiomyopathy. *Am Heart J.* 2005;150:263–269.
135. Sliwa K, Forster O, Libhaber E, et al. Peripartum cardiomyopathy: inflammatory markers as predictors of outcome in 100 prospectively studied patients. *Eur Heart J.* 2006;27:441–446.
136. Forster O, Hilfiker-Kleiner D, Ansari AA, et al. Reversal of IFN-gamma, oxLDL and prolactin serum levels correlate with clinical improvement in patients with peripartum cardiomyopathy. *Eur J Heart Fail.* 2008;10:861–868.
137. Sliwa K, Skudicky D, Candy G, et al. The addition of pentoxifylline to conventional therapy improves outcome in patients with peripartum cardiomyopathy. *Eur J Heart Fail.* 2002;4:305–309.
138. Midei MG, DeMent SH, Feldman AM, et al. Peripartum myocarditis and cardiomyopathy. *Circulation.* 1990;81:922–928.
139. Rizeq MN, Rickenbacher PR, Fowler MB, Billingham ME. Incidence of myocarditis in peripartum cardiomyopathy. *Am J Cardiol.* 1994;74:474–477.
140. Felker GM, Thompson RE, Hare JM, et al. Underlying causes and long-term survival in patients with initially unexplained cardiomyopathy. *N Engl J Med.* 2000;342:1077–1084.
141. Mason JW, O'Connell JB, Herskowitz A, et al. A clinical trial of immunosuppressive therapy for myocarditis. The Myocarditis Treatment Trial Investigators. *N Engl J Med.* 1995;333: 269–275.
142. Ramaraj R, Sorrell VL. Peripartum cardiomyopathy: causes, diagnosis, and treatment. *Clevel Clin J Med.* 2009;76:289–296.
143. Bachelier-Walenta K, Hilfiker-Kleiner D, Sliwa K. Peripartum cardiomyopathy: update 2012. *Curr Opin Crit Care.* 2013;19:397–403.
144. Modi KA, Illum S, Jariatul K, et al. Poor outcome of indigent patients with peripartum cardiomyopathy in the United States. *Am J Obstet Gynecol.* 2009;201(171):e1–e5.
145. Amos AM, Jaber WA, Russell SD. Improved outcomes in peripartum cardiomyopathy with contemporary. *Am Heart J.* 2006;152:509–513.
146. Safirstein JG, Ro AS, Grandhi S, et al. Predictors of left ventricular recovery in a cohort of peripartum cardiomyopathy patients recruited via the Internet. *Int J Cardiol.* 2012;154:27–31.
147. Blauwet LA, Libhaber E, Forster O, et al. Predictors of outcome in 176 South African patients with peripartum cardiomyopathy. *Heart.* 2013;99:308–313.
148. Sutton MS, Cole P, Plappert M, et al. Effects of subsequent pregnancy on left ventricular function in peripartum cardiomyopathy. *Am Heart J.* 1991;121:1776–1778.
149. Fett JD, Sannon H, Thelisma E, et al. Recovery from severe heart failure following peripartum cardiomyopathy. *Int J Gynaecol Obstet.* 2009;104:125–127.
150. Goland S, Modi K, Hatamizadeh P, Elkayam U. Differences in clinical profile of African-American women with peripartum cardiomyopathy in the United States. *J Card Fail.* 2013;19:214–218.
151. Tidswell M. Peripartum cardiomyopathy. *Crit Care Clin.* 2004;20:777–788, xi.
152. Sliwa K, Skudicky D, Bergemann A, et al. Peripartum cardiomyopathy: analysis of clinical outcome, left ventricular function, plasma levels of cytokines and Fas/APO-1. *J Am Coll Cardiol.* 2000;35:701–705.
153. Burch GE, McDonald CD, Walsh JJ. The effect of prolonged bed rest on postpartal cardiomyopathy. *Am Heart J.* 1971;81:186–201.
154. Elkayam U, Tummala PP, Rao K, et al. Maternal and fetal outcomes of subsequent pregnancies in women with peripartum cardiomyopathy. *N Engl J Med.* 2001;344:1567–1571.
155. Habli M, O'Brien T, Nowack E, et al. Peripartum cardiomyopathy: prognostic factors for long-term maternal outcome. *Am J Obstet Gynecol.* 2008;199:415, e1-e5.
156. Elkayam U. Risk of subsequent pregnancy in women with a history of peripartum cardiomyopathy. *J Am Coll Cardiol.* 2014;64:1629–1636.
157. Easterling TR, Carr DB, Brateng D, et al. Treatment of hypertension in pregnancy: effect of atenolol on maternal disease, preterm delivery, and fetal growth. *Obstet Gynecol.* 2001;98:427–433.
158. Effects of enalapril on mortality in severe congestive heart failure: results of the Cooperative North Scandinavian Enalapril Survival Study (CONSENSUS). The CONSENSUS Trial Study Group. *N Engl J Med.* 1987;316:1429–1435.
159. Effect of enalapril on survival in patients with reduced left ventricular ejection fractions and congestive heart failure. The SOLVD Investigators. *N Engl J Med.* 1991;325:293–302.
160. Effect of enalapril on mortality and the development of heart failure in asymptomatic patients with reduced left ventricular ejection fractions. The SOLVD Investigators. *N Engl J Med.* 1992;327: 685–691.
161. Rasmusson K, Brunisholz K, Budge D, et al. Peripartum cardiomyopathy: post-transplant outcomes from the United Network for Organ Sharing database. *J Heart Lung Transplant.* 2012;31: 180–186.
162. Dunkman WB, Johnson GR, Carson PE, et al. Incidence of thromboembolic events in congestive heart failure. The V-HeFT VA Cooperative Studies Group. *Circulation.* 1993;87:VI94–VI101.
163. Refuerzo JS, Hechtman JL, Redman ME, Whitty JE. Venous thromboembolism during pregnancy: clinical suspicion warrants evaluation. *J Reprod Med.* 2003;48:767–770.
164. Howie PW. Anticoagulants in pregnancy. *Clin Obstet Gynaecol.* 1986;13:349–363.
165. Saltzberg MT, Szymkiewicz S, Bianco NR. Characteristics and outcomes of peripartum versus nonperipartum cardiomyopathy in women using a wearable cardiac defibrillator. *J Card Fail.* 2012;18:21–27.
166. Lewis G *The Confidential Enquiry Into Maternal and Child Health (CEMACH). Saving Mothers' Lives: Reviewing Maternal Deaths to Make Motherhood Safer—2003–2005.* The Seventh Report on Confidential Enquiries into Maternal Deaths in the United Kingdom. London: CEMACH; 2007.
167. Mhyre JM, Tsen LC, Einav S, et al. Cardiac arrest during hospitalization for delivery in the United States, 1998–2011. *Anesthesiology.* 2014;120:810–818.
168. Einav S, Matot I, Berkenstadt H, et al. A survey of labour ward clinicians' knowledge of maternal cardiac arrest and resuscitation. *Int J Obstet Anesth.* 2008;17:238–242.
169. Cohen SE, Andes LC, Carvalho B. Assessment of knowledge regarding cardiopulmonary resuscitation of pregnant women. *Int J Obstet Anesth.* 2008;17:20–25.
170. Berkenstadt H, Ben-Menachem E, Dach R, et al. Deficits in the provision of cardiopulmonary resuscitation during simulated obstetric crises: results from the Israeli Board of Anesthesiologists. *Anesth Analg.* 2012;115:1122–1126.
171. Cantwell R, Clutton-Brock T, Cooper G, et al. Saving Mothers' Lives: reviewing maternal deaths to make motherhood safer: 2006-2008. The Eighth Report of the Confidential Enquiries into Maternal Deaths in the United Kingdom. *BJOG.* 2011;118(suppl 1):1–203.
172. Lavonas EJ, Drennan IR, Gabrielli A, et al. Part 10: special circumstances of resuscitation: 2015 American Heart Association guidelines update for cardiopulmonary resuscitation and emergency cardiovascular care. *Circulation.* 2015;132:S501–S518.
173. Link MS, Berkow LC, Kudenchuk PJ, et al. Part 7: adult advanced cardiovascular life support: 2015 American Heart Association guidelines update for cardiopulmonary resuscitation and emergency cardiovascular care. *Circulation.* 2015;132:S444–S464.
174. Hui D, Morrison LJ, Windrim R, et al. The American Heart Association 2010 guidelines for the management of cardiac arrest in pregnancy: consensus recommendations on implementation strategies. *J Obstet Gynaecol Can.* 2011;33:858–863.
175. Lipman S, Cohen S, Einav S, et al. The Society for Obstetric Anesthesia and Perinatology consensus statement on the management of cardiac arrest in pregnancy. *Anesth Analg.* 2014;118: 1003–1016.
176. Katz VL, Dotters DJ, Droegemueller W. Perimortem cesarean delivery. *Obstet Gynecol.* 1986;68: 571–576.
177. Hirabayashi Y, Shimizu R, Fukuda H, et al. Effects of the pregnant uterus on the extradural venous plexus in the supine and lateral positions, as determined by magnetic resonance imaging. *Br J Anaesth.* 1997;78:317–319.
178. Carbonne B, Benachi A, Leveque ML, et al. Maternal position during labor: effects on fetal oxygen saturation measured by pulse oximetry. *Obstet Gynecol.* 1996;88:797–800.
179. Rees GA, Willis BA. Resuscitation in late pregnancy. *Anaesthesia.* 1988;43:347–349.
180. Goodwin AP, Pearce AJ. The human wedge: a manoeuvre to relieve aortocaval compression during resuscitation in late pregnancy. *Anaesthesia.* 1992;47:433–434.
181. ECC Committee Subcommittees and Task Forces of the American Heart Association. 2005 American Heart Association guidelines for cardiopulmonary resuscitation and emergency cardiovascular care. *Circulation.* 2005;112(suppl):IV1–IV203.
182. Mhyre JM, Riesner MN, Polley LS, Naughton NN. A series of anesthesia-related maternal deaths in Michigan, 1985–2003. *Anesthesiology.* 2007;106:1096–1104.
183. Cheek TG, Baird E. Anesthesia for nonobstetric surgery: maternal and fetal considerations. *Clin Obstet Gynecol.* 2009;52:535–545.
184. Zeidan AM, Salem MR, Mazoit JX, et al. The effectiveness of cricoid pressure for occluding the esophageal entrance in anesthetized and paralyzed patients: an experimental and observational glidescope study. *Anesth Analg.* 2014;118:580–586.
185. Smith KJ, Dobranowski J, Yip G, et al. Cricoid pressure displaces the esophagus: an observational study using magnetic resonance imaging. *Anesthesiology.* 2003;99:60–64.
186. Ho AM, Wong W, Ling E, et al. Airway difficulties caused by improperly applied cricoid pressure. *J Emerg Med.* 2001;20:29–31.
187. Nanson J, Elcock D, Williams M, Deakin CD. Do physiological changes in pregnancy change defibrillation energy requirements? *Br J Anaesth.* 2001;87:237–239.
188. Adamson DL, Nelson-Piercy C. Managing palpitations and arrhythmias during pregnancy. *Heart.* 2007;93:1630–1636.
189. Creanga AA, Berg CJ, Syverson C, et al. Pregnancy-related mortality in the United States, 2006-2010. *Obstet Gynecol.* 2015;125:5–12.
190. van der Velde ET, Vriend JW, Mannens MM, et al. CONCOR, an initiative towards a national registry and DNA-bank of patients with congenital heart disease in the Netherlands: rationale, design, and first results. *Eur J Epidemiol.* 2005;20:549–557.
191. McDonnell NJ, Muchatuta NA, Paech MJ. Acute magnesium toxicity in an obstetric patient undergoing general anaesthesia for caesarean delivery. *Int J Obstet Anesth.* 2010;19:226–231.
192. Gilbert WM, Danielsen B. Amniotic fluid embolism: decreased mortality in a population-based study. *Obstet Gynecol.* 1999;93:973–977.
193. Katz V, Balderston K, DeFreest M. Perimortem cesarean delivery: were our assumptions correct? *Am J Obstet Gynecol.* 2005;192:1916–1920, discussion 20-1.
194. Einav S, Kaufman N, Sela HY. Maternal cardiac arrest and perimortem caesarean delivery: evidence or expert-based? *Resuscitation.* 2012;83:1191–1200.
195. Lipman SS, Wong JY, Arafeh J, et al. Transport decreases the quality of cardiopulmonary resuscitation during simulated maternal cardiac arrest. *Anesth Analg.* 2013;116:162–167.
196. McDonnell NJ. Cardiopulmonary arrest in pregnancy: two case reports of successful outcomes in association with perimortem caesarean delivery. *Br J Anaesth.* 2009;103:406–409.

手术室的危重症医学

TORIN SHEAR, MD | JEFFREY KATZ, MD | STEVEN B. GREENBERG, MD | JEFFERY S. VENDER, MD

要　点

1. 围手术期并发症的发生率明显升高。
2. 识别非心脏手术患者进入重症监护室(intensive care unit, ICU)的危险因素将有助于降低这些患者的围手术期风险。
3. 拟行门诊手术患者,若存在增加并发症和死亡的重要风险因素,需要制订完善的围手术期计划。
4. 冠状动脉支架植入术后患者行非心脏手术时,围手术期需行多学科协作。
5. 栓塞是围手术期卒中最常见的病因。
6. 识别围手术期卒中的危险因素有助于降低总的卒中风险。
7. 提高对围手术期急性冠脉综合征的认识非常重要,因其一旦发生,极易导致心肌损伤,需及时治疗。
8. 围手术期心力衰竭的主要治疗措施是利尿和减轻后负荷。
9. 管理心脏瓣膜病患者时,应根据血流动力学目标谨慎选择麻醉药物。
10. 呼吸衰竭有两种主要类型:缺氧性呼吸衰竭和高碳酸血症型呼吸衰竭。每种类型都有独特的病理生理学机制,需要治疗导致呼吸衰竭的原发疾病。
11. 机械通气治疗急性呼吸窘迫综合征(acute respiratory distress syndrome, ARDS)的关键是要避免发生容积伤和气压伤等呼吸机相关性肺损伤。
12. 由 COPD 或心力衰竭导致的呼吸衰竭,其机械通气治疗应首选无创通气方式。
13. 新型口服抗凝血药物包括达比加群、阿哌沙班、利伐沙班和依度沙班。达比加群是一种直接凝血酶抑制剂,在行非心脏手术时,可给予 idarucizumab(praxbind)拮抗其抗凝血作用。其他 3 种药物均是Ⅹa 因子抑制剂,目前还没有特异性拮抗剂。
14. 大出血仍是麻醉医师常见的临床挑战。大量输血指导方案有助于提高床旁医护人员、输血科和临床试验室对患者的救护效率。
15. 脓毒症的基础治疗为早期复苏、及时使用抗生素和控制感染源(有明确解剖部位感染)。

每年全球大约实施 2.3 亿次外科手术[1]。尽管围手术期死亡率相对较低,但这并不能说明外科手术的安全性提高了,因为术后并发症的发生率持续升高[2]。事实上,70 岁以上的老年高危患者,术后并发症的发生率高达 50%[1,3]。而这些患者仅占所有外科手术患者的 13%,但是其死亡人数却占术后总死亡人数的 80% 以上[2,4]。此类高危患者的管理对围手术期医生提出了特别的挑战。

本章将讨论严重心脏病患者行非心脏手术的围手术期管理。

围手术期分诊

进入重症监护病房是心脏手术患者的诊疗常规,但对于非心脏手术患者来说,却有严格的收治标准。所以判断患者适合接受何种围手术期治疗非常重要如门诊手术、常规住院治疗、或重症监护治疗。分诊即根据患者的病情或伤情的严重程度来合理安排其就诊的过程[5]。在目前基于价值的卫生保健体系下,将不同的患者安置到适合的治疗区域显得尤为重要。

门诊手术

全面完善的术前评估是判断患者进行住院手术治疗还是门诊手术治疗的重要依据。患者门诊手术后仍需住院治疗的情况包括:65 岁以上的老年患者、伴有心脏疾病、周围血管疾病(peripheral vascular disease, PVD)、手术时间超过 2 小时、脑血管病、恶性肿瘤、人类免疫缺陷病毒(human immunodeficiency virus, HIV)感染和全身麻醉。稳定型冠状动脉疾病(coronary artery disease, CAD)患者行门诊手术时,发生围手术期并发症的风险并不高[6]。近年来,一项由全国外科手术质量改进项目(National Surgical Quality Improvement Program, NSQIP)通过对 5 年共 244 397 例日常合格外科手术的评估数据表明,以下危险因素会增加围手术期并发症和死亡率:既往心脏外科手术史(包括经皮冠状动脉介入治疗或心脏外科手术)、超重、肥胖、慢性阻塞性肺疾病(chronic obstructive pulmonary disease, COPD)、短暂性脑缺血发作或卒中病史、高血压以及手术时间较长[7]。埋有心脏起搏器或植入式心律转复除颤器的患者可以选择门诊手术治疗。但是,在手术前一定要检查仪器的类型和功能。并且,需制订明确的关于上述仪器在电磁干扰和随访方面的围手术期管理方案[8,9](参见第 5 和 45 章)。

重症监护治疗

住院非心脏手术患者中约 8% 需要进行重症监护治疗[4]。一项来自奥地利的研究显示(该研究共纳入约 90 000 例术后进入 ICU 的患者),慢性心力衰竭(heart failure, HF)和心脏病是导致死亡率增加的重要危险因素[2]。其他可导致围手术期并发症和术后需收入 ICU 的常见危险因素主要有以下 4 类:①术前伴有严重合并症(如心脏病);②高龄;③中、高危手术和急诊手术；④术中出现严重的生理功能紊乱。

重症监护治疗的纳入和排除标准看似十分简单。毋庸置疑：病情较轻或慢性病终末状态（除外姑息性治疗和脑死亡患者的治疗）的患者是不符合 ICU 收治标准的。但是在实际临床工作中，医生在评估哪些患者能真正从重症监护治疗中获益时常常受到 ICU 床位紧缺和 ICU 固有成本费用的约束[4,5,10]。改进循证策略、术前提高对围手术期并发症的高危人群的识别能力，有助于判断患者术后是否需要重症监护治疗。另外，这些高危患者一旦出现术后并发症，降低医院管理变异性将会是降低并发症和死亡率的关键[2]。

美国重症医学会（Society of Critical Care Medicine，SCCM）指出，ICU 病床应给予那些经过严密监测和积极治疗有可能恢复的各类重症患者[11]。2012 年以前，研究发表了许多关于评估 ICU 死亡率的评分系统。但是，却没有任何一项大型试验能够解决对 ICU 收治标准评分方法的需求。Sprung 及其同事在欧洲的 8 个国家的 11 个 ICU 中进行了第一次大型前瞻性研究（Eldicus），制订出了使用重症监护治疗的分诊程序[12]。支持进入 ICU 的风险因素见表 51.1。接受 ICU 治疗的患者中约 30% 患有心脏病。在 ICU 中，心脏是仅次于肺的第二个最常见的受累器官，该研究还进一步指出，进入 ICU 可降低患者的死亡率，尤其是急性重症患者[12]。

表 51.1 影响围手术期分诊的因素

纳入 ICU 的相关危险因素	门诊手术后住院治疗的相关危险因素	日间手术并发症和死亡的相关危险因素
外科手术患者（非药物治疗患者）	年龄>65 岁	既往心脏外科手术史（经皮冠状动脉介入治疗或心脏外科手术）
严重并存疾病	心脏病	BMI 超重或肥胖
恶性血液病	外周血管病	COPD
病情处于临床急性期	恶性肿瘤	既往 TIA/CVA 病史
需要加强治疗的患者	HIV	高血压
创伤	全身麻醉	手术时间较长
血管受累	手术时间>2 小时	
肝损害		
急性重症患者（APS Ⅱ）		
极低外科 Apgar 评分		

数据来源于参考文献 6、7、12 和 14。

随后，又有一项大型观察性研究探讨了老年患者进入 ICU 的潜在获益[13]。临床上，老年患者似乎更容易被 ICU 拒绝接收。然而，该研究表明，与年轻患者相比，进入 ICU 可较大幅度的降低老年患者的死亡率。基于以上结果，作者建议，危重病学医师应改变对老年患者的分诊理念，需扩大老年患者的收治范围，可以考虑收治那些身体状态看似还不错的老年患者[13]。

另一项大型回顾性研究调查了外科 Apgar 评分（surgical Apgar score，SAS）在评估大型腹部手术患者术后是否进入 ICU 中的应用[14]。该评分系统的主要观察内容有：预计失血量、最低平均动脉压（mean arterial pressure，MAP）和最低心率（heart rate，HR）。经过多变量调整后，发现最低 SAS 与纳入 ICU 决策之间有很强的相关性［比值比（OR），14.41；可信区间（CI），95%；6.88～30.19；$P<0.001$］。这项研究表明，术中血流动力学参数和失血量会影响 ICU 的收治决定[14]。

冠状动脉支架术后患者行非心脏手术

大约 5% 到 20% 的冠状动脉支架植入术患者会在 PCI 术后 2 年内接受外科手术治疗[15]。迄今为止，一项最大的观察性研究报告显示，约 23% 的冠状动脉支架植入术患者会在 PCI 术后 1 年接受非心脏手术[16]。多项指南报告，根据支架类型的不同，择期手术应至少推迟至裸金属支架（bare metal stent，BMS）置入后 4～6 周，药物洗脱支架（drug eluting stent，DES）置入后 6～12 个月。此类患者围手术期管理的主要挑战是权衡持续抗血小板治疗增加手术出血风险与停用双重抗血小板治疗（dual antiplatelet therapy，DAPT）后冠状动脉支架内血栓形成的风险（见第 3、43 和 44 章）。

目前为止，尚没有关于中断抗血小板治疗的安全时间的明确规定。有研究表明，植入药物洗脱支架或裸金属支架后 6 个月左右，即便是术中停用 DAPT，冠状动脉支架内血栓形成风险均较稳定[16]。围手术期急性冠状动脉事件的 3 个最重要的危险因素是近期出现过的心肌梗死 MI，高心血管（cardiovascular，CV）风险和非择期手术[16]。并且，一般推荐围手术期应持续服用阿司匹林。在缺乏有力证据的支持下，对每一个患者的处理，都应该由初级保健医生、心脏病专家、围手术期医师）组成医疗团队，依据患者目前 DAP 治疗情况、植入支架的类型和时间以及支架的放置情况来制订围手术期最佳处理方案[15]。若患者存在上述急性冠脉事件的危险因素，鉴于其手术当日需留观 1 晚，围手术期医疗团队会建议行住院手术治疗。近期冠脉支架植入患者行非心脏手术时，最好在有心脏病介入医师 24 小时在场并在出现支架内栓塞时能紧急实施 PCI 手术的介入心脏病中心来进行手术[17]。

神经系统

围手术期脑血管意外

脑血管意外（cerebrovascular accident，CVA）是围手术期严重并发症之一。普通手术患者，围手术期 CVA 的发生率较低，约为 0.7%，其发生与手术类型和围手术期 CVA 相关危险因素有关[18]。但是，CVA 可增加长期致残率，延长 ICU 停留时间和总住院时间，增加死亡率（18%～26%）[18]。围手术期 CVA 主要以缺血或栓塞为主。非心脏手术可使机体处于高凝状态，组织损伤又可促进血栓形成和增强全身炎性反应。有研究表明，围手术期凝血系统的特征性表现为组织纤溶酶原激活剂（tissue plasminogen activator，tPA）减少，纤维蛋白原降解产物、凝血酶-抗凝血酶复合物和 D-二聚体均增加。这些血栓性改变，伴随着脱水，卧床休息，全身麻醉和抗凝治疗的中断，均可增加患者术后 CVA 风险[19,20]。

围手术期栓塞性卒中远比缺血性卒中更常见[21]。且大多数栓塞性 CVA 在手术 2 天后发生。一般由心房颤动(atrial fibrillation,AF)或心肌缺血所致。约 30% 的围手术期卒中是由新发 AF 引起的[22]。

围手术期 CVA 危险因素可分为术前危险因素、术中危险因素和术后危险因素[18-20]。常见的围手术期 CVA 危险因素见表 51.2。术前可通过调整相关危险因素来降低 CVA 发病率和死亡率[19]。

表 51.2 围手术期 CVA 的危险因素

术前	术中	术后
年龄>70 岁	手术种类	心力衰竭
女性	麻醉方式(全身麻醉或局部麻醉)	较低的射血分数
既往 CVA/TIA 病史	手术持续时间	心肌梗死
有症状的颈动脉狭窄	在升主动脉粥样硬化部位进行手术操作	心律不齐
升主动脉粥样硬化	心律不齐	脱水
高血压	高血糖	失血
糖尿病	低血压	高血糖
肌酐>2mg/dl	高血压	
心脏病史		
外周血管病		
EF<40%		
吸烟		

Data from Macellari F, Paciaroni M, Agnelli G, Caso V. Perioperative stroke risk in nonvascular surgery. *Cerebrovasc Dis.* 2012;34:175-181; Selim M. Perioperative stroke. *N Engl J Med.* 2007;356:706-713; and Szeder V, Torbey MT. Prevention and treatment of perioperative stroke. *Neurologist.* 2008;14:30-36.

围手术期 CVA 的有效预防措施仍不明确。缩短手术时间可降低 CVA 的发生风险,但是其可控性较差。有症状的颈动脉狭窄患者,在行大手术之前先行颈动脉血运重建术是有益的。然而,不止有一项关于 2 000 例高危患者进行非心脏手术的研究表明,颈动脉狭窄和围手术期卒中无关[23]。低收缩期射血分数(ejection fraction,EF)可增加围手术期卒中风险,主要见于心内附壁血栓形成和动脉粥样硬化性疾病。必要时,术前可行经胸超声心动图或经食管超声心动图检查,以明确有无心内血栓和动脉粥样硬化。初步研究表明,围手术期使用 β-受体阻滞剂,他汀类药物以及控制血糖可小幅度降低术后脑卒中的发生率[19,20]。

既往有脑卒中病史的患者,选择适当的择期非心脏手术时机很重要。丹麦的一项大型数据库研究(超过 40 万例非心脏手术)表明,有过脑卒中病史的患者,其行非心脏手术的死亡风险增加了 1.8 倍[24]。更重要的是,这项研究还表明,在卒中后 3 个月内行非心脏手术,患者出现不良结局的风险很高。而卒中后 9 个月,其风险相对稳定[24]。与高风险手术患者相比,有脑卒中病史的患者,其行非心脏手术的风险与经历低风险和中风险手术的患者相似。虽然在其他国家尚未进行过类似研究,但是围手术期医疗小组也应该考虑,在条件允许的情况下,推迟近期有过脑卒中史的患者行择期非心脏手术的时间[24]。

围手术期,如果外科医师认为手术出血风险较低,应继续抗凝治疗。中断抗凝治疗可增加围手术期 CVA 风险[25]。停用阿司匹林可加剧手术本身引起的高凝状态[25]。对接受颈动脉内膜切除术(carotid endarterectomy,CEA)患者的研究表明,围手术期继续服用阿司匹林可降低脑卒中风险[26]。2012 年美国胸科医师学会(American College of Chest Physicians,ACCP)的指南建议,除外患者心血管意外风险很低和少量出血即可能导致灾难性的后果,其余患者围手术期均应继续服用阿司匹林[27]。但是,是否使用抗凝治疗需要围手术期医疗小组综合评估患者和手术风险因素,权衡利弊来做出治疗决定。

其他抗凝药物,如华法林和氯吡格雷,须在术前停用几天。但是,应根据具体病情来决定其停用情况。最近的一项研究表明,在内镜检查术前停用华法林的 AF 患者,其术后 30 天内的卒中风险增加约 3 倍[20]。对围手术期有高卒中风险的患者,可使用肝素或低分子量肝素(low-molecular-weight heparin,LMWH)进行替代治疗,但同时也需关注出血问题[19,20]。对术前必须停药的患者,主管医师要注意在术后及早、适时地重新开始抗凝治疗。

目前为止,围手术期 CVA 的治疗手段十分有限。最近的指南指出,脑卒中患者早期诊断和早期一般支持治疗(包括必要时进行气道保护和机械通气,可避免进一步的脑损伤)十分重要[21]。静脉注射 tPA 是一种公认的治疗缺血性 CVA 的有效措施,但由于其出血风险高,在大手术后相对禁忌[21,25]。尽管如此,2013 年的 AHA 指南还是建议,该治疗方法不应该将所有的外科手术患者列为禁忌[28]。相反,每例 CVA 患者的治疗都应该由围手术期医疗小组并且尽可能是 CVA 方面的专家来评估和决定。对近期接受过大型非心脏手术的患者,可在 CVA 专家的指导下进行动脉内溶栓或血管内机械碎栓。但是,最近有两项研究显示,与全身性溶栓相比,上述治疗措施并无特别优势(框 51.1)[29,30]。这些治疗措施究竟对何种的外科患者最有效仍需进一步研究。

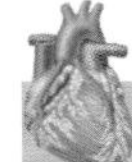

框 51.1 CVA 的预防和治疗措施

预防措施

- 缩短手术时间
- 对有症状的颈动脉狭窄患者进行预防性的血管再通手术
- β-受体阻滞剂
- 他汀类药物
- 控制血糖
- 条件允许时进行持续抗凝治疗
- 推迟择期手术至 CVA 后 9 个月

治疗措施

- 静脉注射 TPA:出血风险较高
- 支持治疗:气管插管以保护气道和进行机械通气
- 经动脉溶栓治疗:疗效受到质疑
- 血管内机械碎栓:疗效受到质疑

数据来源于参考文献 1、20、23 和 24。

心血管系统

心脏问题仍然是围手术期并发症和死亡的重要原因[2]。针对非心脏手术患者的主要心脏并发症(CAD、HF、瓣膜病和心律失常)的术中和术后管理已在本书第43~51章讨论。

心脏并发症可由累及心脏结构包括冠状动脉,瓣膜,心肌或传导系统的疾病引起。有基础性心脏病变的患者可能在整个围手术期都需要加强监测[31-34]。经食管超声心动图(transesophageal echocardiography,TEE)作为一种手术室内的重要监测手段,可用来评估患者的心脏功能和容量状态[35]。更小的"迷你-TEE"探头也已被用于手术室和ICU的围手术期连续监测中(参见第15和46章)[36,37]。了解常见的心脏疾病有助于围手术期临床医生依据不同的病情选择合适的治疗手段(包括监测和诊治)。对所有手术患者的术后处理都取决于其心肺状态,以及是否需要加强监测或重症监护治疗。

急性冠状动脉综合征

患有CAD或有CAD风险的患者,其围手术期管理对麻醉医师是个巨大的挑战。多达5%的非心脏手术患者可能在围手术期出现心脏并发症。其危险因素包括既往的缺血性心脏病史、HF史、卒中史、糖尿病史或肾功能不全病史[38]。术前危险因素分层详见第1、43、44和51章。围手术期急性冠状动脉事件包括心肌缺血和心肌损伤,伴有或不伴有心电图(electrocardiogram,ECG)改变。心肌梗死(myocardial infarction,MI)的一般定义标准包括:心脏损伤标志物(如肌钙蛋白)的升高,ECG变化,超声心动图检查可见新的室壁运动异常(RWMA)或心导管检查发现急性冠状动脉栓塞[39]。

在围手术期,急性冠脉综合征(acute coronary syndrome,ACS)或不稳定型心绞痛的管理对临床医师是个巨大挑战。因为在麻醉或术后镇静状态下,其临床表现往往并不典型,不会出现与非手术患者一样的特征性临床症状。而且,一项大型研究发现,围手术期约65%的MI不会出现任何临床症状[40]。此外,患有糖尿病、高龄或女性患者更有可能出现非典型性临床表现甚至表现为"沉默"型MI[41,42]。

因此,当围手术期出现可疑ACS时,应做进一步检查来确诊。当患者主诉有ACS症状或可疑ACS时,临床医生应首先进行12导联心电图监测和连续心脏生物标志物(肌钙蛋白,肌酸激酶-MB)检测并尽早取得检查结果。咨询心脏病专家对其进行危险度分级,另外,有必要时需进行进一步的检查。

非手术患者的ACS的管理十分明确,并且现有的临床治疗路径可改善患者的预后[43]。但是,围手术期ACS的治疗路径尚未得到充分研究。围手术期的出血风险,手术应激和生理变化等问题均对ACS治疗方案提出挑战。围手术期ACS的管理应个体化,针对不同患者应仔细评估其治疗风险与获益后采取个体化治疗手段。具体的治疗方法将在后面的部分作大体介绍,并且这些治疗方法并不适用于所有患者。

围手术期出现ACS时,应首先保证患者的临床病情稳定。可能需要采取增加心输出量(cardiac output,CO)的治疗措施(框51.2)。一般情况下,使用β-肾上腺素能受体激动剂[如多巴酚丁胺2.5~5μg/(kg·min)或肾上腺素1~2μg/min]是有效的。但是对于病情严重的患者,需要使用机械辅助装置如主动脉内球囊反搏来增加CO。另外,需采用现有的治疗手段积极治疗可能出现的心律失常。但是,不推荐预防性使用利多卡因[42]。

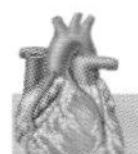

框51.2 急性冠脉综合征的保守治疗

- 吸氧以维持正常的血氧浓度
- 阿司匹林162~325mg
- P2Y12抗血小板治疗
- 系统性抗凝治疗(无禁忌证时)
- 硝酸甘油可用于控制疼痛(无禁忌证时)
- 需要时可给予阿片类镇痛药
- 病情稳定时可给予β-受体阻滞剂
- 应尽早使用他汀类药物

ACS患者如果没有禁忌证,应尽早给予阿司匹林治疗,剂量为162~325mg。同时,推荐联合使用其他抗血小板药物治疗如P2Y12受体阻滞剂,但是,在围手术期应用此类药物可能并不安全[42]。对非ST段抬高型心肌梗死患者,推荐使用全身性抗凝(如输注肝素)治疗,且围手术期抗凝治疗必须谨慎权衡手术出血风险与ACS恶化风险。对伴有低氧血症患者,应该常规吸入合适浓度的氧气以恢复机体正常的血氧浓度。对血氧饱和度正常的患者,没有证据支持常规吸氧。比较有争议的是,有学者提出了高氧血症是有害的,因为其可直接收缩冠状动脉血管[44-46]。有心绞痛症状的患者,可给予硝酸甘油,但是硝酸甘油对严重主动脉瓣狭窄、右心梗死、低血压或最近24小时使用过磷酸二酯酶抑制剂的患者相对禁忌[47]。另外需要注意,服用此药的患者,若使用椎管内麻醉,因为两者联合可导致严重低血压的发生。ACS患者可以使用阿片类镇痛药进行疼痛控制;然而,最近有研究表明,吗啡可能对ACS患者有害[48],其可能机制为吗啡可诱导降低某些抗血小板药物的吸收和疗效[49]。现有的指南建议,ACS患者要尽早使用他汀类药物治疗,因为有研究表明,使用他汀类药物(特别是阿托伐他汀,80mg)可改善患者预后[42,50,51]。并且,该指南还建议在出院前对患者的血脂水平进行实验室评估。

围手术期应用β-受体阻滞剂是目前最有争议的心脏病治疗措施。尽管有研究指出,围手术期应用β-受体阻滞剂可降低心脏病的并发症和死亡率,但是值得关注的是,其可增加脑卒中风险和全因死亡率[40,52]。目前的指南推荐,对长期使用β受体阻滞剂的患者,围手术期应继续使用[9]。对围手术期出现的ACS,β-受体阻滞剂可通过降低心肌氧耗,改善心肌氧供需失衡,进而改善心肌缺血,推荐在病情稳定的ACS患者中应用[42],而病情不稳定或急性可卡因中毒患者应慎用β-受体阻滞剂[53,54](见第1、20、43和51章)。

ACS患者一旦病情稳定,就应该使用血管紧张素转换酶抑制剂(Angiotensin converting enzyme inhibitor,ACEI)。ACEI推荐用于所有伴左心室射血分数(left ventricular ejection fraction,LVEF)低于40%、高血压、糖尿病或病情稳定的慢性肾脏疾病患者。而血管紧张素受体阻滞剂适用于HF伴LVEF低于40%,或有明显肾功能不全患者(肌酐男性2.5>mg/dl,女性>2.0mg/dl)[42]。

围手术期 MI 患者的最佳血红蛋白水平尚不清楚。目前，存在部分关于 ACS 患者、失血患者和危重患者的输血阈值的研究[55,56,57]。对于病情稳定、无明显失血的 ACS 患者，当血红蛋白高于 8g/dl 时，不建议常规输注红细胞[42]（见 34、35 和 51 章）。

是否需要采取更积极的介入心导管治疗或溶栓治疗取决于心肌梗死类型和手术出血风险。未经治疗的 ST 段抬高型心肌梗死（ST-elevation myocardial infarctions，STEMI），致死率极高。采取非手术治疗的患者，其预后与心肌缺血再灌注时间有明显的相关性，目前建议“从患者进入医院到心肌再灌注的时间”应小于 90 分钟[58]。心肌再灌注治疗主要包括心导管治疗、血管成形术/支架置入术或溶栓治疗。多项研究显示，心导管治疗可提高患者存活率，减少出血并发症和降低心肌再次梗死率[59]。需要注意的是，这治疗手段均可增加围手术期出血风险（见第 3、20 和 51 章）。

溶栓治疗通常用于不具备进行经皮冠状动脉介入（percutaneous coronary intervention，PCI）治疗的医院。一般推荐，溶栓治疗的时机为，在 MI 症状出现 12 小时之内，且预计在 120 分钟内不能进行 PCI 治疗时使用[58]。但是，由于其可增加出血风险，溶栓治疗在围手术期几乎被普遍禁忌。而 PCI 可能更适合围手术期 STEMI 患者的治疗。但是也存在出血风险，因为血管成形术或支架置入术通常需要双重抗血小板治疗和抗凝治疗。另外，MI 患者也可以选择行急诊冠状动脉旁路移植术（coronary artery bypass graft，CABG）。但是其很少用于 STEMI 患者，因为在 STEMI 后 7 天内进行 CABG 时，死亡率明显增加[58]。STEMI 患者的围手术期管理应需密切咨询心脏病专家和外科医师，仔细权衡各种治疗方案的风险和获益（框 51.3）。

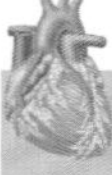

框 51.3 心脏病咨询以指导 STEMI 和 NSTEMI 的危险分层和管理

- 动脉粥样硬化性心脏病患者或脑血管病患者行非心脏手术时，要求与初级保健医生、心脏病专家以及外科医师加强沟通，协商制订围手术期管理策略
- 沟通应该贯穿于整个围手术期阶段
- 围手术期团队协作对冠脉支架植入的患者、使用抗凝药物的患者、围手术期有心肌缺血和心肌梗死的患者十分必要且可改善患者的预后

非 ST 段抬高型心肌梗死（non-ST-elevation myocardial infarction，NSTEMI）患者一般采取保守治疗。然而，当伴有低 CO 或心律失常时，多需要采取急诊 PCI 和再灌注治疗。稳定的 NSTEMI，一般首选非侵入性治疗。另外，密切咨询心脏病医师有助于其风险分层和管理（见框 51.3）。

心力衰竭

心力衰竭是重大非心脏手术患者的重要围手术期并发症，其发生率高达 10%[60]。既往的心力衰竭病史将显著增加围手术期心脏风险，尤其在合并有其他危险因素如 CAD 和糖尿病等情况。心力衰竭被广泛定义为心功能不全综合征[61]。通常分为两类：左心室功能下降（低 LVEF）的收缩性心力衰竭和 EF 正常的舒张性心力衰竭[62]。

像 ACS 的围手术期管理一样，HF 患者的围手术期管理路径也不明确且缺乏相关研究。一项关于美国大型数据库的回顾性队列研究虽然阐明了其危险因素，但目前尚不清楚采取何种诊疗措施可改善患者的围手术期结局[61]。左心衰竭一般表现为呼吸困难、端坐呼吸、呼吸急促、伴或不伴肺部湿啰音和血氧饱和度降低等体征。而右心衰竭则表现为恶心、呕吐、下肢水肿和肝脏淤血。但这些临床表现在围手术期并不具有特异性，因为手术创伤、疼痛和药物副作用等均可导致类似表现，因此围手术期心力衰竭一般较难识别。

当临床可疑 HF 时，应做进一步检查，包括心电图、胸部 X 线和心脏生物标志物。肌钙蛋白和肌酸激酶有利于阐明心力衰竭的病因，但其不能单独诊断 HF。而高水平的 B 型利尿钠肽（B-type natriuretic peptide，BNP）是诊断 HF 的客观指标[62]。但是部分慢性 HF 患者可能存在 BNP 的基础水平异常，当这些患者的 BNP 从基础水平升高时，提示可能出现慢性心衰的急性加重[63]。超声心动图（经胸或经食管）检查在 HF 诊断和监测治疗效果方面极具临床价值。实验室检查应包括电解质检查，肝肾功能检查及血红蛋白检查。

HF 治疗上应及早针对基础病因进行治疗，迅速处理伴随的呼吸衰竭。充分的氧合和通气有利于改善心脏功能。应及时纠正电解质紊乱和酸碱失衡，以降低其对心肌收缩力、肺动脉压和心律的潜在有害影响。同时应优化心脏的前负荷、心肌收缩力和后负荷。

当 HF 患者表现为容量负荷过重时，应利尿和限制液体输入。呋塞米是一种常用的、可静脉内给药的循环利尿剂。当收缩性 HF 伴有症状性低 CO 时，应进行强心治疗[64,65]。机械装置（如心室辅助装置）可用于药物治疗失败的严重 HF 患者的治疗（见第 11 和 38 章）。

美国心脏病学会（American College of Cardiology，ACC）推荐 ACEI 和 β-受体阻滞剂可用于 HF 伴血流动力学稳定的患者。而醛固酮拮抗剂推荐用于 HF 伴 LVEF 低于 35% 的患者[62]（见第 11 章）。

瓣膜性心脏病

瓣膜性心脏病是一种常见的围手术期并存疾病，手术和麻醉风险多取决于瓣膜病变的严重程度。了解瓣膜性心脏病的类型和严重程度有助于临床医生作出正确的治疗决策。术前超声心动图评估有助于指导围手术期管理。当临床怀疑存在未诊断的瓣膜性心脏病或瓣膜性心脏病患者近期出现临床表现改变时均应在围手术期行超声心动图检查，尤其是在最近 12 个月内未做过此类检查的患者[9]。下面将针对具体的瓣膜性心脏病及其处理进行讨论。关于不同瓣膜性心脏病的血流动力学目标见表 51.3(第 21 章)。

表 51.3 各种瓣膜病的围手术期血流动力学管理目标

	心率	血压
主动脉瓣狭窄	慢于正常	高于正常
主动脉瓣反流	快于正常	低于正常
二尖瓣反流	快于正常	低于正常
二尖瓣狭窄	慢于正常	正常

主动脉瓣狭窄

主动脉瓣狭窄（aortic stenosis，AS）是非心脏手术并发症的主要危险因素[9]。在75岁以上的老年患者中，AS是一种常见的并存病，其发病率为3%~8%。AS患者心脏储备功能下降使其对手术和麻醉的生理应激反应能力降低，最终导致围手术期并发症的发生率和死亡率升高[66-68]。此外，AS患者多存在获得性血管性血友病因子功能障碍，可增加围手术期出血风险[69]。此类患者围手术期多需要进行有创监测，以维持最佳的容量状态，避免出现潜在的灾难性后负荷降低。后负荷降低可导致心肌缺血，左心室衰竭和心脏停搏等严重后果。

AS患者术中和术后的治疗目标相似，包括应避免血容量不足，因为AS患者心肌肥厚且顺应性差，前负荷的维持依赖于相对高的容量状态；应维持正常的窦性节律，因为AS患者左心室的充盈高度依赖心房收缩；应避免心动过速，以保证左心室有足够充盈时间和射血时间；应维持一定的体循环血管阻力（systemic vascular resistance，SVR），避免血压突然下降，因为低血压可导致极危险的冠状动脉灌注减少。需要注意的是，椎管内麻醉可导致SVR和前负荷降低，AS患者应谨慎使用[70,71]。另外，去氧肾上腺素和血管升压素对AS患者出现低SVR的治疗效果较好[72,73]。

主动脉瓣反流

主动脉瓣反流（aortic regurgitation，AR）患者行非心脏手术的风险与反流的严重程度，反流的基础病因以及手术风险直接相关。中重度AR和中高度风险手术是增加肺水肿，延长带管时间和院内死亡的危险因素[74]。此类患者，术前对主动脉瓣反流程度的评估对术后的治疗至关重要。有严重AR和左心功能不全（EF<50%）的患者，择期手术前应先进行瓣膜修补或置换[75]。

尽管大多数麻醉药均可降低SVR、减少反流分数而改善AR。但是，AR患者围手术期仍需要严密监测。AR患者要保证足够的前向CO，必须要充分避免心动过缓，因为心动过缓可增加左心室舒张期时间和反流量。同时，也应该避免高血压和高容量负荷。所以，使用利尿剂和降低后负荷的药物对此类患者是有益的。

二尖瓣狭窄

中度至重度二尖瓣狭窄（severe mitral stenosis，MS）患者行非心脏手术对麻醉医生是个巨大的挑战。由于狭窄的二尖瓣对血流的阻塞使左心室充盈受损。左心房结构变化可导致室上性心律失常。高左心房压力又可逆向传导至肺血管，引起肺动脉高压。最终，严重MS患者可出现肺水肿和右心衰竭。

MS患者的围手术期管理包括维持左心室充盈压力和优化右心室功能。要注意避免高碳酸血症、低氧血症和酸中毒等增加肺血管阻力、降低右心室功能的因素。同时可能需要增强右心室收缩力。一般可以选用多巴酚丁胺，而磷酸二酯酶抑制剂（如米力农）多用于严重MS患者的治疗。

围手术期应避免使用能引起心动过速的药物如氯胺酮和抗胆碱能药物。减慢心率可以增加通过狭窄二尖瓣口的血流，提高左心室充盈，一般需使用β-受体阻滞剂如艾司洛尔。术前进行抗焦虑治疗以避免心动过速也是十分重要的，但需注意避免发生过度镇静导致的高碳酸血症或低氧血症。麻醉药物应选用“血流动力学稳定的药物”如依托咪酯以避免发生低血压。也可以选择区域阻滞或椎管内麻醉，但是应努力避免出现低血压。硬膜外少量多次、逐步滴定的给药方法可降低突发性低血压的发生风险。

二尖瓣反流

中度至重度二尖瓣反流（mitral regurgitation，MR）患者行非心脏手术，其围手术期发病率和死亡率均增加，尤其是术前伴有低EF或AF的患者[75,76]。慢性MR患者因左心室长期处于容量超负荷状态，导致出现左心室和左心房扩张。由于存在代偿机制，慢性MR通常都被机体很好地耐受。相反，急性MR却很少能耐受，往往会出现明显的HF，肺动脉高压和肺水肿。急性MR最常见的原因为缺血引起的乳头肌功能障碍，当然也存在其他原因。其治疗重点是针对引起急性MR的病因治疗。

慢性MR患者行非心脏手术的主要管理原则包括维持窦性心律，避免心动过缓、高血压和容量超负荷。维持窦性节律十分重要，因为心房收缩的排血量占左心室舒张末期容量的30%~40%。而心房颤动可显著降低左心室充盈，可导致HF和休克。大多数麻醉药物可通过降低后负荷，降低左心室收缩期压力，进而改善MR。降低SVR的麻醉药物（例如挥发性麻醉剂）对MR患者可能是有益的；但是，可引起心动过缓的药物（如瑞芬太尼）则可能会恶化MR。区域阻滞或椎管内麻醉在没有相关禁忌证的情况下可以选择。当患者有容量超负荷或高血压时，可使用利尿剂和降低后负荷。

心律失常

心房颤动

围手术期，多种因素可引起AF如手术操作直接刺激心房或肺静脉、体液转移、电解质紊乱或机体对疼痛或手术的生理应激导致的过量儿茶酚胺释放等。AF可增加卒中风险，因为AF时血流通过左房的速度减慢，可形成血栓，特别是在左心耳的部位。

AF患者，术前何时停止口服抗凝药物一直是临床医师关注的重点。对有高卒中风险的患者，在中断口服抗凝药物期间可以使用LMWH或普通肝素（unfractionated heparin，UH）进行“桥接”治疗[77]. 具体停止口服抗凝药物时间和桥接治疗时间应依据手术出血风险和患者血栓栓塞风险来综合考量，作出个体化决定。目前，关于桥接治疗的最佳方式和最佳持续时间的证据有限[78]。长期口服华法林治疗的窦性心律失常患者可在术前5~7天停药[77]. 高风险患者如有机械瓣膜、既往卒中病史或升高的卒中风险评分可能需要用LMWH或UH进行桥接治疗。具体的抗凝治疗管理应咨询保健医生或心脏病专家。

新型口服抗凝药物如直接凝血酶抑制剂和因子Ⅹa抑制剂在外科手术患者中引起极大的关注[79]。但是对于此类药物的术前安全停药时间的经验极少，且标准凝血试验不能检测这些药物的抗凝效果。此外，与华法林不同，这些药物也没有特异性拮抗剂。目前建议，应根据这些药物的药理学特性（半衰期）、相对的手术风险和患者风险来决定其是否停药及停药时间。美国区域麻醉学会已经发布了关于区域阻滞或椎管内麻醉患者口服抗凝药物的停药时间的相关指南[80]。

围手术期,AF 引起的血流动力学变化尤其值得关注,特别对有基础性心脏病的患者。心房收缩节律的丧失可导致心室充盈减少,心室前负荷降低又可引起 CO 下降和血压下降。不规律的电流传导通过房室(atrioventricular,AV)结可导致心室快速反应(rapid ventricular response,RVR),并可进一步减少心室充盈。

手术室或 ICU 的 AF 患者应初步根据血流动力学状态分为稳定和不稳定的患者。血流动力学不稳定的患者应立即进行心脏复律。但是,应该注意,心脏复律可能会增加 AF 患者的卒中风险,尤其是既往有 AF 病史的且未进行抗凝治疗的患者。如果有条件,应行 TEE 检查评估有无心内血栓。血流动力学稳定的患者主要治疗措施为使用药物控制心室率和抗凝治疗。

几种不同种类的药物可用于控制心室率。最常用的药物有钙通道阻滞剂、β-受体阻滞剂、胺碘酮和地高辛(表 51.4)。具体使用方法应根据患者的临床情况进行个体化治疗(见第 11 章)。

表 51.4 围手术期房颤患者心室率的控制药物

β-受体阻滞剂	钙通道阻滞剂	其他药物
艾司洛尔 0.5mg/kg 负荷量	地尔硫䓬 0.25mg/kg	地高辛
50~200μg/(kg·min)持续输注	5~15mg/h 持续输注	
美托洛尔 2.5~5mg	维拉帕米 5~10mg	胺碘酮
最高可达 15mg	0.125mg/min 持续输注	

Data from January CT, Wann LS, Alpert JS, et al. 2014 AHA/ACC/HRS guideline for the management of patients with atrial fibrillation: a report of the American College of Cardiology/American Heart Association Task Force on practice guidelines and the Heart Rhythm Society. *Circulation*. 2014;130:e199-267.

围手术期静脉注射 β-受体阻滞剂对 AF 患者是有益的,因为围手术期体内高儿茶酚胺状态可能会引起 RVR。患者对 β-受体阻滞剂的反应有明显的个体差异,而艾司洛尔具有起效快,作用时间短的优点,使其成为最常用的药物。并且,如果使用 β-受体阻滞剂后出现血流动力学不稳定,那么艾司洛尔的短效应将更具优势。美托洛尔是一种长效 β-受体阻滞剂,可口服和静脉注射。β-受体阻滞剂的副作用包括其潜在的气道超敏反应,低血压或加重 HF。

钙通道阻滞剂(Calcium channel blocker,CCB)也是众所周知的治疗 AF 伴快速心室率的常用药物。常用的非二氢吡啶 CCB 为地尔硫䓬和维拉帕米。地尔硫䓬具有起效快、作用时间短。常见的有效控制心室率的用法为:负荷剂量 0.25mg/kg,后持续输注 5~15mg/h[81]。而维拉帕米在围手术期较少使用,与地尔硫䓬相比具有更强的负性肌力作用。因 CCB 具有负性肌力作用,HF 患者应慎用。

胺碘酮通常用于 AF 的节律控制,但也可用于速率控制[82]。但是因其药理作用(作用时间长)和长期副作用(甲状腺功能障碍,肝毒性和肺毒性)使其在围手术期不常使用。尽管如此,仍有人主张 AF 患者应该在 ICU 中使用胺碘酮,因为与其他药物相比,其较少引起低血压[83]。

室上性快速性心律失常

室上性快速性心律失常(supraventricular tachyarrhythmia, SVT)是指起源于房室结以上任何部位的心律失常。它可以细分为节律不规则的 SVT 和节律规则的 SVT,节律不规则的 SVT 主要包括房颤和房扑,节律规则 SVT 主要包括房室结折返性心律失常、正向或逆向传导的房室性心动过速、房室交界区性心动过速和其他少见类型。围手术期的某些病理生理改变可引起 SVT,如酸中毒、高碳酸血症、低氧血症、电解质紊乱、低血压、心房或肺静脉的机械刺激、药物和心肌缺血等。SVT 围手术期管理的关键是通过实验室检查和 ECG 检查及时发现并处理上述致病因素。及时纠正潜在的生理紊乱有利于终止 SVT 发作。

治疗措施取决于患者的病情是否稳定。病情不稳定的患者需要行同步心脏电复律治疗,并依据高级心脏生命支持(advanced cardiac life support, ACLS)指南进行管理。病情稳定的患者,可首先尝试刺激迷走神经的方法(如 Valsalva 动作)。颈动脉窦按摩也是一种常见的迷走神经刺激方法,但需要注意的是有报道其可导致颈动脉的意外损伤和卒中的发生[84]。腺苷可暂时减缓窦房结传导,并使房室结难以去极化。这种短暂的作用使腺苷成为治疗窄 QRS 波的复杂性 SVT 的常用药物。不伴有潜在器质性心脏病(如 AS、MS)的 SVT 一般是稳定的,治疗可选用 β-受体阻滞剂,CCB 或胺碘酮来控制心率。

宽 QRS 波的 SVT 和折返性心动过速的治疗可能更复杂。伴有房室旁路的心律失常如 Wolff-Parkinson-White,冲动在缓慢通过房室结时会发生矛盾传导,因为旁路会增强传导。另外,应注意鉴别复杂的 SVT 与室性心动过速。在此情况下,可以使用胺碘酮,或者咨询心脏病专家以指导使用更先进的抗心律失常药。

室性心律失常

室性心律失常产生于低于房室结的一个或多个病灶,通常表现为宽 QRS 波节律。通常起源于瘢痕或损伤的心室肌,在正常的希氏束-浦肯野系统之外产生传导。室性心律失常伴宽大畸形的 QRS 波应注意与 SVT 伴差异性传导相鉴别,二者的处理截然不同。不同的 ECG 特征可以提供鉴别诊断线索。

室性心动过速(ventricular tachycardia, VT)可分为非持续性 VT(nonsustained VT, NSVT)和持续性 VT。NSVT 是指 3 个或以上的室性期前收缩连续出现,心率大于 120 次/min,发作时间短于 30 秒[85]。在行大手术的患者中,其发病率可高达 50%[86]。当患者没有基础性心脏病(MI)时,一般不需要积极治疗。而且,应该主要针对诱发因素进行处理(如电解质失衡,缺血)。但是当患者存在心肌损伤和心室功能低下时,建议采取更积极的治疗措施,如使用抗心律失常药物或可置入式除颤器,并且推荐咨询心脏病专家以指导治疗[87-89]。

持续性 VT 又分为单形性和多形性 VT。单形性 VT 表现为 QRS 振幅相同,多与瘢痕性心肌内的折返通路有关[85]。通常需要紧急同步心脏电复律(50~100J,双相波)治疗。像治疗其他心律失常一样,应积极查找引起 VT 的潜在病因和诱因。也可使用 β-受体阻滞剂和 CCB 等药物控制心室率,但是应警惕发生低血压,所以,此类患者通常首选心脏电复律治疗。ACLS 指南为室性心动过速的管理提供了一个治疗框架[90]。

多形性 VT 多与正常或延长的 QT 间期有关，且二者的病因不同。QT 间期正常的多形性 VT 与心肌缺血有关。而 QT 间期延长的多形性 VT 则可能与药物有关，或与潜在的遗传易感性有关或与两者均有关[91]。其治疗主要包括纠正潜在的电解质紊乱、静脉注射镁剂（2~4g）和非同步心脏电复律。严重时可能需要更先进抗心律失常药物治疗和超速起搏治疗[91]。必要时，应及时咨询心脏病专家。

呼吸系统

围手术期经常会涉及一系列关于重症呼吸系统疾病的救治问题。这些疾病可能是由原发性肺部疾病引起（如 COPD），也可能是某些疾病的继发性表现，如心源性肺水肿或神经肌肉疾病。此次将重点讨论围手术期主要的呼吸系统疾病，包括肺水肿、COPD 急性加重、急性肺损伤/急性呼吸窘迫综合征，以及此类患者在行非心脏手术时的围手术期管理策略。

呼吸衰竭

呼吸衰竭可分为两大类型（表 51.5）。

表 51.5　各型呼吸衰竭的机制及其危险因素

定义	机制	常见病因和危险因素
Ⅰ型　缺氧性呼吸衰竭	吸入气氧含量低	心源性肺水肿
	通气血流比例失调	急性呼吸窘迫综合征
	肺内动-静脉分流增加	肺栓塞
	弥散功能损害	肺炎
	肺泡通气不足	右向左分流
Ⅱ型　高碳酸血症型呼吸衰竭	中枢性呼吸抑制	神经肌肉疾病
	呼吸系统的机械功能障碍	肌萎缩性侧索硬化
		吉兰-巴雷综合征
	呼吸肌疲劳	慢性阻塞性肺疾病

Ⅰ型呼吸衰竭——缺氧性呼吸衰竭

缺氧性呼吸衰竭主要见于影响肺泡水平氧交换的肺实质性疾病。其定义为：在海平面，呼吸空气的条件下，$PaO_2<$ 50mmHg。5 种病理生理机制可以解释低氧血症，包括吸入气体中氧含量低、通气血流比例失调、肺内动-静脉分流增加、弥散功能损害和肺泡通气不足[92]。此类患者肺内分流的生理学较特别，提高吸入气体氧浓度不能改善分流所致的低氧血症。常见的缺氧性呼吸衰竭见于肺水肿和急性呼吸窘迫综合征（acute respiratory distress syndrome，ARDS），稍后将作讨论。

Ⅱ型呼吸衰竭——高碳酸血症型呼吸衰竭

高碳酸血症型呼吸衰竭主要与肺通气障碍和二氧化碳排出不足有关。不伴有慢性 CO_2 潴留的患者，当 $PaCO_2$ 增加超过 50mmHg 时即发生了高碳酸血症型呼吸衰竭，其同时可伴有低氧血症[93]。肺通气障碍一般有 3 个主要原因：脑干呼吸中枢受抑制，呼吸肌及相关组织结构（即胸壁和隔膜）的机械功能障碍，呼吸做功增加导致呼吸肌疲劳[94]。围手术期，因药物（即麻醉剂，吸入麻醉剂）作用引起的呼吸中枢抑制是高碳酸血症型呼吸衰竭的常见原因。而在 ICU 中，COPD 则是高碳酸血症型呼吸衰竭最常见的病因。另外，罕见的神经肌肉疾病（如肌萎缩性侧索硬化、肌营养不良和重症肌无力）也可导致慢性高碳酸血症呼吸衰竭[95]。

术后呼吸衰竭

术后呼吸衰竭是指术后 48 小时内发生的非计划气管插管和机械通气[96]。术后呼吸衰竭是一种术后严重并发症，可使死亡风险增加 18 倍[96]。术后呼吸衰竭因潜在的病理生理学不同，可表现为缺氧性呼吸衰竭或高碳酸血症型呼吸衰竭。此外，患者也可能在没有出现低氧血症或高碳酸血症的临界呼吸衰竭状态需要进行气管插管。术后呼吸衰竭的危险因素包括患者因素，手术因素和麻醉因素。患者因素包括：ASA 分级>3 级，高龄，喝酒，抽烟，COPD，1 型糖尿病，HF，高血压，癌症，肝功能障碍，恶病质或体重减轻，以及病态肥胖［体重指数（BMI）>40］[97,98]。手术和麻醉因素包括：急诊手术，中高度风险手术，脓毒症手术，上腹部或胸部手术，手术时间>2 小时[97-100]。全身麻醉术后呼吸衰竭的风险可能高于局部麻醉或椎管内麻醉，但仍存在争议[97-100]。残留的神经肌肉阻滞作用是围手术期急性呼吸衰竭的重要危险因素[101]。

循环性呼吸衰竭

循环性休克的患者，当呼吸肌的氧供需失衡时会发生呼吸衰竭。代谢性酸中毒的呼吸代偿需要增加分钟通气量以降低 $PaCO_2$[102]。呼吸做功的增加需要更多的氧供，而这在休克时却难以实现。当氧供不能满足较高的呼吸做功时会出现呼吸肌的疲劳和衰竭[93]。

肺水肿

Starling 力可控制流经肺泡膜的液体流量，并与肺泡膜的渗透性和肺泡膜表面积成正比，也与微血管内和肺泡内的晶体渗透压和胶体渗透压的平衡成正比。正常情况下，液体从毛细血管进入肺泡的量与肺淋巴系统排出肺水的能力相匹配。Starling 力量的平衡性改变可导致肺水肿[103]，主要见于高静水压性心源性肺水肿和肺泡毛细血管通透性增加的非心源性肺水肿。微血管内皮细胞的多糖-蛋白质复合物层一般可阻挡血管内液体渗出，当其因缺血、炎症或高血容量受到损伤时就会出现肺水肿[104]。心源性肺水肿时，可以通过利尿快速恢复正常的肺泡肺水平衡状态，因为利尿剂可以使升高的微血管静水压恢复正常。而非心源性肺水肿的治疗周期则较长，因为其治疗需要恢复肺泡膜的完整性。在病情严重的情况下，肺泡膜甚至可能无法愈合并被纤维性瘢痕组织代替[105]。肺水肿患者通常表现为呼吸急促，呼吸困难和低氧血症。临床上心源性肺水肿和非心源性肺水肿通常较难鉴别，必要时可使用超声心动图或其他评估心脏功能的手段进行鉴别。

心源性肺水肿

心源性肺水肿或容量超负荷性肺水肿可表现为慢性进行性呼吸困难或急性呼吸困难，也被称为灰白色肺水肿。慢性进行性肺水肿多由心功能降低和血管内外液体逐渐累积引起的。诱发因素包括药物使用不当(使用不规范或剂量不足)、肾功能不全或呼吸道感染[106]。急性心源性肺水肿多由急性生理紊乱引起,如血压突然升高、急性心肌缺血、急性心肌炎、急性瓣膜功能障碍(如急性二尖瓣关闭不全)或心律失常[106]。左心充盈压力升高可导致肺静脉压力升高。当左心房压力升高>18mmHg 时,升高的肺毛细血管床静水压会导致液体渗出进入肺间质和肺泡[103]。肺泡水肿液会损害氧气交换并导致低氧血症。

肺水肿的治疗应首先评估呼吸窘迫的严重程度及进行呼吸支持治疗,然后进行病因学治疗。应重点针对肺水肿的诱发因素及相关症状进行调查。患者若出现呼吸困难、呼吸暂停、运动耐力降低、疲劳和踝关节水肿等症状,均提示为心源性肺水肿。肺水肿的基本检查应包括胸片和 12 导联 ECG,实验室检查应包括心脏肌钙蛋白、全血细胞计数、完整的代谢水平和 BNP 水平[107]。增高的 BNP 有助于初步鉴别心源性肺水肿与非心源性肺水肿。BNP 对急性心衰的诊断有较高的灵敏度和特异性,低水平 BNP 可基本排除心源性肺水肿[107-109]。BNP 的变化趋势可作为心源性肺水肿好转的标志物,但心力衰竭患者须谨慎使用,因为它可能与容量状态的有创血流动力学监测没有相关性[110]。推荐使用经胸超声心动图评估患者的心脏结构和功能(见第 46 章)。

肺水肿的紧急治疗重点是纠正低氧血症和缓解呼吸困难。轻中度呼吸困难和低氧血症通常采用鼻导管吸氧治疗;而严重的呼吸困难则可能需要无创或有创的机械通气治疗。而且,在没有禁忌证的情况下,应在气管插管和机械通气之前首先尝试无创通气(noninvasive ventilation, NIV)治疗。与使用鼻导管或面罩吸氧治疗相比,NIV 能更快地缓解呼吸系统症状,降低后续气管插管需求[111]。但是,目前关于 NIV 能否降低患者的死亡率仍不清楚[112]。肺水肿患者呼吸稳定后,应考虑进行利尿和降低后负荷治疗。袢利尿剂是心源性肺水肿容量超负荷的主要治疗药物。肺水肿患者随着体内液体负平衡,低氧血症和呼吸窘迫会得到明显改善[113]。另外,血管扩张剂(如硝酸甘油)可降低心脏前、后负荷,减少心脏做功,进而加速康复[114]。必要时也可使用正性肌力药和其他关于心力衰竭的高级机械支持治疗。

非心源性肺水肿

非心源性肺水肿最常见的病因为 ARDS。其他少见的病因包括神经源性、弥漫性肺泡出血、药物源性(纳洛酮)和负压性肺水肿[115]。由这些疾病引起的肺水肿,其初步治疗类似于心源性肺水肿,包括采用吸氧、NIV 或有创机械通气治疗来缓解呼吸窘迫,使用袢利尿剂来实现如前所述的液体负平衡。

负压性肺水肿

当气道梗阻伴胸膜腔内出现极度负压(如深呼吸)时会导致负压性肺水肿。引起气道梗阻的常见原因有气管插管阻塞、喉痉挛或上呼吸道阻塞。当阻塞气道进行用力呼吸时,较大的吸气负压可产生真空效应,吸引液体进入肺泡,出现特征性肺水肿表现:粉红色泡沫痰。负压性肺水肿可即刻出现或延迟出现。其在完全性气道梗阻患者中的发病率可高达 11%[116]。一种误导性的观点认为负压性肺水肿一定与患者产生明显胸腔内负压的能力有关。但是,事实上许多负压性肺水肿患者都存在基础的心脏病变(如瓣膜病和肥厚型心肌病),其肺水肿的发生则可能是多因素的[117]。

急性呼吸窘迫综合征

ARDS 是导致呼吸衰竭的常见原因,每年约有 20 万人发病,进入 ICU 的患者中约 15% 与此有关[118]。ARDS 的主要病理特征为弥漫性肺泡损伤,肺泡毛细血管通透性增加,从而导致肺水肿,低氧血症和呼吸窘迫[119]。最常见的病因包括肺炎(病毒性或细菌性)、脓毒症、创伤、误吸胃内容物、输血、药物和胰腺炎[119]。ARDS 既往的诊断需满足如下 3 个经典标准:$PaO_2/FIO_2 \leqslant 200$,胸部 X 线检查显示双肺浸润阴影,肺毛细血管楔压(PAWP)≤18mmHg,或临床上能除外心源性肺水肿[120]。但是,越来越多的医生发现,临床上 ARDS 的患者也可能伴有左心充盈压力的升高,柏林特别工作组于 2012 年建立了 ARDS 最新诊断标准。ARDS 最新诊断标准为低氧血症,胸部影像学表现为双肺斑片状模糊影,与临床损伤相关的肺水肿,且无法完全由心功能不全解释[121]。柏林特别工作组进一步根据不同的氧合指数(PaO_2/FIO_2),将病情分为轻度、中度和重度。PaO_2/FIO_2 分别为:轻度,200~300;中度,100~200;严重,≤100。且此病情分级与病死率呈一定相关性[121]。随着病情的严重,其相应的病死率随之从 26% 增高到 35%[122]。ARDS 最常见的死亡原因为多系统器官衰竭和细菌性脓毒症。然而,严重的低氧血症,较高肺泡无效腔率和右心室功能不全是预后不良的危险因素[123]。

与心源性肺水肿的漏出液相比,ARDS 的水肿液为渗出性,且治疗速度较慢。ARDS 的治疗原则是对症支持治疗的同时积极治疗原发病(如使用抗生素和控制脓毒症的感染源)。ARDS 的主要治疗措施包括保护性肺通气治疗和限制性液体治疗。保护性肺通气策略包括低潮气量通气(6ml/kg),维持气道平台压力≤30cmH$_2$O,允许性高碳酸血症,以避免呼吸机相关性肺损伤(容积伤和气压伤)。与标准潮气量通气(12ml/kg)相比,保护性肺通气可使 ARDS 患者的病死率降低 22%[124],减少机械通气所致的医源性损伤也可降低 ARDS 的病死率[125]。

当循环性休克被纠正(12 小时不需要快速补液或使用升压药)时预示着限制性液体治疗的开始。限制性液体治疗的目标是通过利尿达到 500mL/d 的负性液体平衡[126]。已经证实,其可以缩短患者呼吸机的使用时间和在 ICU 停留时间,且不增加肾脏替代治疗需求[127]。另外,一些辅助治疗措施也可能会降低严重 ARDS 患者的病死率,如短期的肌肉松弛[128]、进入 ICU[129] 和体外膜氧合器[130](参见第 33 和 39 章)。

慢性阻塞性肺疾病

COPD 是一种十分常见的疾病,预计至 2020 年,COPD 将成为第三大主要死亡原因[131]。吸烟是 COPD 的主要危险因素,70% 的 COPD 患者伴有需要用药物治疗的心血管并发症[132]。已经证实 COPD 会引起持续的,低等级的炎症反应,促进动脉粥样硬化的发展,使心血管死亡风险增加 2~3 倍[133]。COPD 也是以下术后并发症的主要危险因素,如肺炎、呼吸衰竭、心肌梗死、心搏骤停、脓毒症、再次手术和肾损伤/衰竭[134]。

COPD是由肺实质损伤或气道炎症导致的慢性、进行性气流受限为特征的肺部疾病。通常表现为呼吸困难、呼吸窘迫(即辅助呼吸肌的参与)、痰量增加和慢性咳嗽。吸烟是COPD患者普遍存在的发病因素,其他危险因素还包括环境暴露和罕见的遗传缺陷(α_1-抗胰蛋白酶缺乏)。COPD的常见体征包括呼气性喘鸣、呼气时间延长、呼吸音减弱和桶状胸[135]。其确诊依赖肺功能检查,当吸入支气管扩张药后 $FEV_1/FVC<70\%$ 及 $FEV_1<80\%$ 预测值,即可诊断为COPD[135]。评估COPD严重程度是十分重要的,因为其直接与疾病的恶化风险有关[136]。慢性阻塞性肺疾病防治全球倡议已经制定出基于 FEV_1 的简易COPD严重程度分级量表。该分级假定患者的 $FEV_1/FVC<0.7$:轻度,$FEV_1<80\%$ 预计值;中度,FEV_1 为 50%~79% 预计值;重度,FEV_1 为 30%~49% 预计值;极重度,$FEV_1<30\%$ 预计值[137]。其他可导致病情恶化的危险因素包括GERD、哮喘、心力衰竭、癌症和呼吸道感染[138]。

术前对COPD病情严重程度的评估对麻醉医师来说十分重要。有COPD风险或已经确诊为COPD的患者,术前应行肺功能检查。但是,对伴有COPD的手术患者,关于其术前可接受手术的肺功能状态和肺活量数据尚无明确规定。然而,肺功能检查可用于指导治疗,以优化患者术前状态。对COPD患者手术风险和获益的评估应包括术后对机械通气的潜在需求。病程回顾应重点关注COPD的管理和有无加重倾向。COPD的基本治疗措施包括戒烟和吸入药物治疗以缓解症状。常用的吸入性支气管扩张剂包括 β_2-受体激动剂(如沙丁胺醇、沙美特罗)、抗胆碱药(如噻托溴铵)和糖皮质激素。当患者出现静息状态下的低氧血症、肺动脉高压或心力衰竭时,需要进行氧疗[137]。COPD患者围手术期应继续使用上述药物。

COPD加重的特征性表现为临床症状的恶化,临床症状可从喘息加重到出现高碳酸血症型呼吸衰竭。其治疗包括呼吸支持治疗(包括吸氧、无创通气治疗和有创机械通气治疗)和药物治疗。NIV是重度COPD急性加重时的主要治疗手段,并且已经证明其可以降低患者的病死率和插管需求、并可缩短住院时间[139]。NIV常用的初始设置为:吸气压力 $12cmH_2O$,呼气压力 $5cmH_2O$,按需设置 FIO_2。麻醉医师应该熟记围手术期NIV的相对禁忌证,如意识状态差,气道保护能力低下或误吸风险高,近期重大的面部手术或创伤,血流动力学不稳定,以及上消化道手术。并且,一旦开始使用NIV,要经常对患者进行评估。可以考虑放置动脉导管进行血气分析。NIV治疗失败是指在开始NIV治疗后的1小时内,呼吸性酸中毒没有得到改善或持续恶化,此时应选择气管插管[140]。NIV治疗期间,患者出现意识水平下降和呼吸做功增加时也提示NIV治疗失败,应进行气管插管和机械通气治疗。与ARDS一样,COPD所致的呼吸衰竭,其机械通气的管理目标也是要避免发生机械通气相关性肺损伤(容积伤和气压伤)[139]。另外,调整COPD患者的吸呼比和延长呼气时间也十分重要。COPD急性加重期的药物治疗包括使用抗生素以控制呼吸道感染、吸入 β_2-受体激动剂(如沙丁胺醇)和抗胆碱药(如异丙托溴铵),并推荐全身性应用皮质类固醇[137]。

血液系统

围手术期医学和麻醉重症治疗的许多方面都涉及血液系统。在围手术期,临床医生经常面临血液系统紊乱这一巨大挑战,因为其可能会降低氧供和/或损害凝血功能。本节将重点介绍麻醉医师在围手术期各个阶段都可能面临的3个临床挑战,包括慢性抗凝治疗,以及大出血和静脉血栓栓塞(venothromboembolism,VTE)的预防和治疗。

围手术期抗凝管理

人体的多种病理状态均需要进行长期抗凝治疗。其范围可从凝血障碍如 V_{Leiden} 因子所致高凝状态的治疗到AF的血栓预防再到心脏机械瓣膜的血栓预防。围手术期抗凝管理必须权衡抗凝的必要性与手术出血风险。长期接受抗凝治疗的患者,其围手术期出血的危险因素包括:机械性二尖瓣(需要更高水平的抗凝),癌症,既往有抗凝治疗出血史,术后24小时内重新开始肝素抗凝治疗,肝素桥接治疗[141]。围手术期必须综合评估患者与手术相关的危险因素后决定是否停止、继续或桥接抗凝治疗,如AF患者的卒中风险较高而某些手术(如白内障手术)的出血风险却较低。本节将回顾常用抗凝剂及其在择期手术前的停药时机,以及在急诊手术或发生出血时的拮抗治疗。抗凝药物的治疗调整应与其主管内科医师进行协商处理(见第34和35章)。

华法林

华法林通过抑制凝血因子Ⅱ、Ⅶ、Ⅸ、Ⅹ羟基化以及蛋白C和S的合成来发挥抗凝作用。其抗凝效果可以通过凝血酶原时间(prothrombin time,PT)和国际标准化比值(international normalized ratio,INR)来监测。目前,公认的围手术期治疗策略为:华法林应在术前5天停止使用[142]。且在手术后,当发生血栓栓塞性疾病的风险超过出血风险时,应重新开始华法林治疗。部分患者可能需要使用LMWH进行桥接治疗。在某些情况下(如白内障手术),也可以在围手术期持续使用华法林,而且使用华法林对某些手术可能是有益的,如AF患者的导管消融术,此类患者的卒中风险较高,而手术出血风险较低[143]。

目前关于华法林抗凝作用的拮抗存在以下几种方式,包括应用维生素K、新鲜冰冻血浆和凝血酶原复合物(prothrombin complex concentrates,PCCs)。另外,也可以使用活化因子Ⅶ。拮抗剂的选择应根据出血的相对紧急程度,各类药物的药理学特性及其副作用来决定。

新型口服抗凝剂

与华法林相比,新型抗凝药物的抗凝作用更具特异性。且与华法林相比的潜在优势包括不需要常规进行凝血功能监测(因为其抗凝效果尚不能进行实验室评估),较少发生药物食物相互作用和较少产生药物相互作用。新型口服抗凝药物包括直接凝血酶抑制剂(如达比加群)和直接因子Ⅹa抑制剂(如利伐沙班、阿哌沙班和依杜沙班),值得一提的是,与华法林相比,这些药物的颅内出血风险较低[144]。但是,这些药物在围手术期并不比华法林具有更多优势,因为其没有特异性的拮抗剂,围手术期若出现严重或危及生命的出血,其治疗将是一个非常棘手的问题[145]。四因子PCCs是其非特异性拮抗剂,可用于治疗新型口服抗凝剂的出血并发症[146,147]。

直接凝血酶抑制剂

直接凝血酶抑制剂(thrombin inhibitors,DTIs)主要包括水蛭素、阿加曲班和比伐卢定[148]。阿加曲班是最常用的静脉注射型DTIs,通常用于治疗肝素诱导的血小板减少症。其经肝脏代谢,消除不依赖肾脏。阿加曲班是有肾损伤危险的危重患者的理想选择。其抗凝效果可以通过PTT监测,抗凝目标为维持PTT值为基础值的1.5~3倍。阿加曲班应在有创操作或手术前2~4小时停药。停药后PTT的恢复预示着凝血功能的正常化[149]。比伐卢定也已越来越多地用于类似的适应证,其优点为半衰期非常短。

达比加群是口服直接凝血酶抑制剂。值得一提的是,在紧急情况下,其抗凝作用可以被idarucizumab(Praxbind)逆转。达比加群推荐用于AF治疗和VTE预防或治疗。但是,尚未证实其可以用于人工机械瓣膜的治疗[150]。肾损伤的患者,达比加群的半衰期可从12小时延长到24小时,因此应慎用[150]。达比加群可能会使常规凝血试验如PT和aPTT发生变化;但是,其变化程度与抗凝作用没有相关性且凝血试验正常也并不能排除其凝血功能已经降低。而正常稀释凝血酶时间则表明达比加群的抗凝作用已经消失(表51.6)[151]。美国心脏病协会推荐,达比加群应在术前至少停用2天,并需行稀释凝血酶时间检测以确认其凝血功能正常化。而肾功能不全患者术前应至少停用5天[150]。对停用达比加群的患者可接受椎管内麻醉的时机尚不确定。因达比加群的抗凝作用起效十分迅速,手术后当血栓形成的风险超过出血风险时,应重新使用[150]。

表51.6 新型口服抗凝药物

	作用机制	半衰期/h	术前停药时间/d	抗凝监测	椎管内麻醉的安全性	发生出血时的拮抗药物(非特异性)
达比加群	直接凝血酶抑制剂	12	2(CKD:5)	无(稀释凝血酶时间[a])	无相关数据	idarucizumab PCCs 因子Ⅶa
利伐沙班	Ⅹa因子抑制剂	5~13[b]	2(CKD:不清楚)	无	无相关数据	PCCs 因子Ⅶa
阿哌沙班	Ⅹa因子抑制剂	8~15[b]	2(CKD:不清楚)	无	无相关数据	PCCs 因子Ⅶa

[a] 正常稀释的凝血酶时间表明达比加群的抗凝作用已经消除。

[b]Levy JH, Faraoni D, Spring JL, et al. Managing new oral anticoagulants in the perioperative and intensive care unit setting. *Anesthesiology*. 2013;118:1466-1474.

由DTIs引起的严重和危及生命的出血,其治疗将是一个十分棘手的问题,因为除达比加群外,其他DTIs都没有特异性拮抗剂。出血的主要管理措施是停用DTIs和支持治疗。对达比加群引起的致命性出血,透析有助于快速去除血浆中的药物。也可给予4因子PCCs和活化因子Ⅶ,但其疗效尚不确切[150]。另外,也可以使用抗纤维蛋白溶解剂。但是在使用这些药物之前,应权衡出血和血栓形成的风险。并且,咨询血液病专家也是十分必要的。

Ⅹa因子抑制剂

Ⅹa因子是肝脏合成的维生素K依赖性凝血因子,活化后可将凝血酶原转化为凝血酶。口服Ⅹa因子抑制剂利伐沙班,阿哌沙班和依度沙班可有效预防非瓣膜性房颤患者的脑卒中。并且,此类药物相关性大出血的发生率比华法林低[152,153]。Ⅹa因子抑制剂推荐用于VTE治疗和预防,如大型关节置换术后患者VTE的防治。与LMWH相比,Ⅹa因子抑制剂的出血风险较低[154-157]。与达比加群一样,此类药物也不能用于人工心脏瓣膜患者的抗凝治疗。目前因没有关于Ⅹa因子抑制剂的疗效评定标准,也没有可用于其疗效评估的实验室检查,因此不需要常规监测抗凝效果。但是,Ⅹa因子的活性是可以评估的[158],服用这类药物的患者实施椎管内麻醉的安全性尚不清楚,目前也没有关于服用此类药物的患者实施椎管内麻醉的停药时间的指南。口服Ⅹa因子抑制剂的患者,因其半衰期较短,在围手术期不需要桥接治疗。

口服Ⅹa因子抑制剂患者出现出血并发症时,并没有特异性拮抗剂。出血时的主要治疗措施为停止抗凝和对症支持治疗。正常的Ⅹa因子活性提示其抗凝血作用消失[158]。当发生危及生命的大出血时,可给予4因子PCCs和活化因子Ⅶ,但其疗效尚不确切[159,160]。在使用拮抗剂之前,应评估血栓形成的风险,拮抗药物的使用一般要求滴定给药。另外,对出血的治疗也可以使用抗纤维蛋白溶解药。强烈建议咨询血液病专家以指导治疗。

大量失血

大量失血在全世界都是导致并发症和死亡的重要原因。麻醉医师在很多临床情况下都会面临大量失血的情况,如创伤、产科出血、胃肠道出血和大手术(脊柱,移植)[161]。大量失血的定义为需要输注超过10个单位浓缩红细胞(packed red blood cell,PRBC)或在24小时内输入相当于患者自身血容量的血量,或在1小时内输入超过4个单位的PRBC,和/或在3小时内输入大于50%自身血容量的血量[161]。大量输血可因低体温,稀释性凝血障碍,血小板功能障碍,纤维蛋白溶解和低纤维蛋白血症而迅速出现凝血功能障碍[162]。大量输血的病理生理变化引起了临床医师对高比例血液制品输注(如血浆:血小板:红细胞的输注比例为1:1:1)的关注,并已经证实其可有效降低创伤患者的早期死亡率(24小时内)[163]。关于大量失血患者血浆:血小板:红细胞的确切的输注比例尚不明确,一项大型研究比较了创伤患者1:1:1

的输注比例与1∶1∶2的输注比例，结果显示两组患者在24小时和30天的死亡率没有差异。但是，1∶1∶1组的止血效果较好且在失血后第一个24小时死于失血的患者较少[164]。另外，一项系统性回顾显示，尚没有充足的证据支持某一种精确的输血比例[163,165]。但是，需要注意的是，大量输血数据一直针对的是创伤患者。目前还不清楚高比例的血小板、血浆、红细胞输注是否适用于其他原因的大量失血患者，特别是对伴有心脏病的非心脏手术患者（见第34和35章）。

大量输血依赖于多学科的共同协作，要注意培养临床医护人员与辅助科室（如血库和实验室）之间的良好沟通能力和高效合作能力。现存的大量输血指导方案有利于克服制度上的障碍，以方便大出血患者的救治。目前存在多种配方化的成分输血方案，其按照不同的血小板、血浆、红细胞输注比例预先制订好血液成分输注方案（不依赖实验室检查），并以此来指导各科室协作和提高抢救效率[166]。遵循配方化大量输血方案可提高大出血患者的存活率[167]。目前还存在以实验室检查为指导的输血方案，但是实验室检测时间长，检测结果相对滞后，因此检测结果与临床的相关性受到质疑，导致其应用受到限制。目前，已有研究显示基于床旁快速检测如血栓弹力图（thromboelastograph，TEG）或血栓弹性测量法（thromboelastometry，TEM）的大量输血方案并不次于配方化大量输血方案[168]。基于TEG和TEM的输血方案可从实际上减少血液制品的用量，进而降低输血相关的并发症和死亡率。TEG和TEM还可发现大量输血后凝血障碍的特异性病理学改变，并指导靶向治疗，如指导应用抗纤维蛋白溶解药、冷沉淀、PCCs或活化因子Ⅶ[169]。

死亡是大量出血的主要并发症之一，因换血性输血或输血不足导致的死亡约占相关死亡的40%[170]。大量输血导致的凝血障碍及其治疗已在前面的部分讨论过。与输血相关的不良反应也有较高的发病率，包括：溶血和非溶血性反应，免疫反应，如输血相关急性肺损伤（transfusion-related acute lung injury，TRALI），循环影响，如输血相关容量超负荷（transfusion-associated circulatory overload，TACO），以及代谢影响，如低钙血症、低镁血症、高钾血症、低灌注性代谢性酸中毒、低体温[161]。这些并发症在伴有基础性疾病的患者中更容易发生，如伴有基础性心脏病的患者。

围手术期静脉血栓栓塞的预防和治疗

术后静脉血栓栓塞是一种常见的严重并发症。采取适当预防措施后VTE的总体发生率约为1%，但在高风险手术（如关节置换术）中，VTE发生率可高达2.5%[171]。发生VTE的危险因素包括：年龄>60岁，既往VTE病史或血栓病史，癌症，并存疾病如HF或感染，卧床或制动时间≥3天，肥胖和ICU住院患者。高风险患者的VTE发生率可能高达6%[172,173]。美国胸科医师学会关于VTE预防的指南将VTE发生风险分为3类——极低风险、低风险和中等风险和高风险，其对应的VTE发生率分别为<0.5%、1.5%、3%和6%。极低风险患者不需要进行药物或机械预防。推荐低风险患者应使用间歇式气压仪进行预防。中等风险患者应采用间歇式气压仪和肝素类药物预防。高风险患者应采用机械和药物预防并将预防时间延长至术后4周[174]。行关节置换术的患者术后发生VTE的风险极高，推荐常规使用药物预防，如LMWH、华法林、达比加群、阿哌沙班、依度沙班或利伐沙班，并需将预防时间延长至术后35天[175]。对有抗凝治疗禁忌证的高风险患者，可以安装IVC滤器。

VTE的治疗可分成两种情况：单纯的深静脉血栓（deep venous thrombosis，DVT）和肺栓塞（pulmonary embolism，PE）。如无抗凝治疗禁忌证，两种情况都需要进行抗凝治疗；然而，当PE对呼吸和循环功能产生巨大影响时，溶栓治疗可能对患者更有利。美国胸科医师学会指南对DVT和PE的初始治疗推荐采用静脉抗凝治疗（即静脉注射肝素或阿加曲班）或口服利伐沙班治疗。早期VTE的治疗应为连续使用LMWH、fondapirinox或华法林3个月[176]。另外，新型口服抗凝剂也被批准用于VTE治疗。而IVC滤器则用于有抗凝治疗禁忌证的VTE患者。

PE的临床表现包括呼吸困难、胸痛和偶发咯血。当PE患者伴有明显血压下降（收缩压<90mmHg）和休克时，称为大面积PE，约占PE的4.5%，大面积PE的死亡率极高（约50%）[177]。肺动脉造影是诊断PE的“金标准”，但是因为其为有创检测技术现已基本被CT肺动脉造影替代，且CT肺动脉造影具有高灵敏度和特异性[178]。血流动力学稳定的可疑PE患者，是CT肺动脉造影的禁忌证，其诊断可采用放射性核素肺通气/血流灌注扫描。超声心动图检查可用于不能行CT肺动脉造影检查的低血压患者。其特异性和特异度均较低，但在疑似PE患者中，新出现的右心室扩张和功能障碍提示存在大面积PE。PE患者行超声心动图检查时也可在右心或肺动脉中发现血栓。另外，低血压患者若行超声心动图检查发现右心室结构和功能正常，那么基本可排除PE这一病因[178]。

目前，对血流动力学稳定的PE患者，主要应用抗凝药物进行治疗。美国胸科医师学会和欧洲心脏病学会推荐，大面积PE的治疗应重点关注肺的再灌注，主要包括局部血栓治疗和系统性溶栓治疗[176,178]。如果存在系统溶栓治疗的禁忌证，鉴于继续溶栓治疗死亡率极高，可采用肺动脉导管溶栓、肺动脉导管取栓或手术取栓治疗[176,178]。若检查证实右心室存在血栓，应优先选择手术取栓而非导管取栓术[177]。支持治疗包括气管插管和机械通气等呼吸支持治疗，以及强心和缩血管等血流动力学治疗。

脓毒症

感染和脓毒症患者约占ICU总人数的21%，每年约有75万例[179,180]。其中呼吸系统、血液系统、泌尿生殖系统、腹部和假体装置[180]是最常见的受累部位。严重脓毒症患者的死亡率已明显降低，但仍保持在18%至30%左右[181]。麻醉医师经常在以下几种情况会面临脓毒症患者，包括：手术室内对感染源的控制手术（如肾盂肾炎或肾积水患者的输尿管支架植入术、胃肠源性脓毒症患者的剖腹探查术），手术室外环境（如放射诊断科、介入放射科、行ERCP的GI治疗室），以及ICU患者的辅助性治疗和管理（如气管插管、建立血管通路、放置动脉导管）。

脓毒症是疑似或明确的感染导致的全身性的炎症反应综合征(systemic inflammatory response syndrome,SIRS)的统称。SIRS 的诊断标准包括体温异常(>38.3℃或<36.0℃),心动过速(HR>90 次/min),呼吸急促(RR>20 次/min),白细胞增多或减少[181]。严重脓毒症是指合并器官功能障碍的脓毒症。脓毒症休克是对充分的液体复苏没有反应的血管扩张性休克[182]。脓毒症是一种临床综合征,其临床表现十分迥异,与导致脓毒症的感染源有关,也与受累器官系统功能障碍以及并存疾病如心脏病和 COPD 等的治疗情况有关。

脓毒症的早期治疗有 3 个原则:控制感染源、使用抗生素和早期目标导向复苏。疑似脓毒症患者的早期评估应重点寻找感染灶。详细的病史采集和体格检查可以指导诊断。应尽早开放静脉通路,实验室检查应包括血培养、CBC、CMP、脂肪酶、凝血功能和乳酸。影像学检查应包括胸片和 CT。如果有明确感染灶,就需要通过手术、介入放射治疗或 ERCP 进行感染源控制[183]。

对疑似脓毒症患者,应尽早经验性给予广谱抗生素治疗[183]。有特殊感染风险的患者,应使用抗病毒和抗真菌治疗。应推迟针对性抗生素治疗,直到确定致病微生物的种类并取得药物敏感结果。

脓毒症的治疗指南推荐患者出现脓毒症相关性低血压和血乳酸盐水平升高时应进行早期目标导向液体复苏[183]。早期复苏目标包括:通过积极使用晶体液复苏使中心静脉压力达到 8~12mmHg,必要时使用血管升压药使平均动脉压达到 65mmHg,尿量>0.5ml/(kg·h),输注 PRBC 维持 Hct>30%,从而使中心静脉血氧饱和度达到 70%。需要时可使用正性肌力药[184]。早期 GDT 可降低患者死亡率,减少器官系统功能障碍的发生率。去甲肾上腺素是脓毒症患者首选的血管升压药,加压素常作为二线用药[185,186]。另外,乳酸清除率也是评价脓毒症复苏效果的重要指标[187]。

需要注意的是,脓毒症治疗指南的复苏建议已遭到大量随机对照试验结果的质疑。在 2014 年发布的两项大型试验(澳大利亚和新西兰共 1 600 例,美国 1 341 例),比较了早期脓毒症患者的非标准化治疗与标准的早期 GDT,结果发现,两种治疗方法在死亡率,住院时间或器官系统支持治疗时间方面没有差异[188,189]。鉴于这些新数据,现存的脓毒症治疗指南可能需要修改。

脓毒症对伴有基础性心脏病的患者将是一个巨大的挑战,因为血管扩张会增加心脏负担,而心脏病患者却很难承受这种变化,脓毒病患者出现 HF 后病死率高达 70%[190]。此外,已经确定脓毒症对心肌有抑制作用。高级血流动力学监测如肺动脉导管(PAC)、TEE、经肺热稀释技术或脉搏波形分析可用于优化脓毒症患者的血流动力学状态[191]。

脓毒症患者的围手术期麻醉管理也如上所述,包括使用抗生素、静脉输注液体复苏和使用血管升压药物。此类患者的麻醉诱导和维持对麻醉医师来说是一个巨大挑战,因为大多数麻醉药物本质上都是血管扩张药。可以考虑选用氯胺酮和依托咪酯,但是需要注意的是单次剂量的依托咪酯有肾上腺抑制作用[192]。如果使用丙泊酚,强烈建议减少用药剂量。脓毒症患者吸入麻醉药的最低肺泡有效浓度(minimum alveolar concentration,MAC)降低[193]。血流动力学监测应考虑动脉内置管测压、CVP 和 PAC 及其脉搏压变异度监测和/或 TEE 监测。术后应选择带气管导管回 ICU 治疗。

对于有基础性心脏病的患者,心脏植入式电子设备(cardiac implantable electronic devices,CIED)感染可导致脓毒症。CIED 感染相对常见,感染率约 4%[194]。CIED 感染包括囊袋感染,血行感染或 CIED 相关的感染性心内膜炎。大多数致病菌为来自皮肤的革兰氏阳性菌;革兰氏阴性菌感染约占 20%,治疗上强烈推荐使用广谱抗生素覆盖。移除 CIED 可提高患者的存活率[194]。对此类脓毒症患者进行支持治疗时应关注其并存的心脏疾病情况,强烈推荐进行高级监测。

(于建设 解雅英 孙俊枝 译)

参考文献

1. Weiser TG, Regenbogen SE, Thompson KD, et al. An estimation of the global volume of surgery: a modeling strategy based on available data. *Lancet*. 2008;372:139–144.
2. Rhodes A, Cecconi M. Can surgical outcomes be prevented by postoperative admission to critical care? *Crit Care*. 2013;17:110.
3. Turrentine FE, Wang H, Simpson VB, Jones RS. Surgical risk factors, morbidity, and mortality in elderly patients. *J Am Coll Surg*. 2006;203:865–877.
4. Pearse RM, Holt PJE, Grocott MPW. Managing perioperative risk in patients undergoing elective non-cardiac surgery. *BMJ*. 2011;343:d5759.
5. Capuzzo M, Moreno RP, Alvisi R. Admission and discharge of critically ill patients. *Curr Opin Crit Care*. 2010.
6. Gupta A. Preoperative screening and risk assessment in the ambulatory surgery patient. *Curr Opin Anaesthesiol*. 2009;22:705–711.
7. Mathis MR, Naughton NN, Shanks AM, et al. Patient selection for day case-eligible surgery: identifying those at high risk for major complications. *Anesthesiology*. 2013;119:1310–1321.
8. Haeck PC, Swanson JA, Iverson RE, et al.; ASPS Patient Safety Committee. Evidence-based patient safety advisory: patient selection and procedures in ambulatory surgery. *Plast Reconstr Surg*. 2009;124:6S–27S.
9. Fleisher LA, Fleischmann KE, Auerbach AD, et al. 2014 ACC/AHA Guideline on Perioperative Cardiovascular Evaluation and Management of Patients Undergoing Noncardiac Surgery: A Report of the American College of Cardiology/American Heart Association Task Force on Practice Guidelines. *Circulation*. 2014;130:e278–e333.
10. Rhodes A, Moreno RP, Metnitz B, et al. Epidemiology and outcome following post-surgical admission to critical care. *Intensive Care Med*. 2011;37:1466–1472.
11. Egol A, Fromm R, Guntupalli KK, et al. Guidelines for intensive care unit admission, discharge and triage. *Crit Care*. 1999;27(3):633–638.
12. Sprung CL, Baras M, Iapichino G, et al. The Eldicus prospective, observational study of triage decision making in European intensive care units: part I–European Intensive Care Admission Triage Scores. *Crit Care Med*. 2012;40:125–131.
13. Sprung CL, Artigas A, Kesecioglu J, et al. The Eldicus prospective, observational study of triage decision making in European intensive care units. Part II: intensive care benefit for the elderly. *Crit Care Med*. 2012;40:132–138.
14. Sobol JB, Gershengorn HB, Wunsch H, Li G. The surgical Apgar score is strongly associated with intensive care unit admission after high-risk intraabdominal surgery. *Anesth Analg*. 2013;117:438–446.
15. Franchi F, Rollini F, Angiolillo DJ. Perspectives on the management of antiplatelet therapy in patients with coronary artery disease requiring cardiac and noncardiac surgery. *Curr Opin Cardiol*. 2014;29:553–563.
16. Hawn MT, Graham LA, Richman JS, et al. Risk of major adverse cardiac events following noncardiac surgery in patients with coronary stents. *JAMA*. 2013;310:1462–1472.
17. Brilakis ES, Banerjee S, Berger PB. Perioperative management of patients with coronary stents. *J Am Coll Cardiol*. 2007;49:2145–2150.
18. Macellari F, Paciaroni M, Agnelli G, Caso V. Perioperative stroke risk in nonvascular surgery. *Cerebrovasc Dis*. 2012;34:175–181.
19. Selim M. Perioperative stroke. *N Engl J Med*. 2007;356:706–713.
20. Szeder V, Torbey MT. Prevention and treatment of perioperative stroke. *Neurologist*. 2008;14:30–36.
21. Bartels K, Karhausen J, Clambey ET, et al. Perioperative organ injury. *Anesthesiology*. 2013;119:1474–1489.
22. Bateman BT, Schumacher HC, Wang S, et al. Perioperative acute ischemic stroke in noncardiac and nonvascular surgery: incidence, risk factors, and outcomes. *Anesthesiology*. 2009;110:231–238.
23. Sonny A, Gornik HL, Yang D, et al. Lack of association between carotid artery stenosis and stroke or myocardial injury after noncardiac surgery in high-risk patients. *Anesthesiology*. 2014;121:922–929.
24. Jørgensen ME, Torp-Pedersen C, Gislason GH, et al. Time elapsed after ischemic stroke and risk of adverse cardiovascular events and mortality following elective noncardiac surgery. *JAMA*. 2014;312:269–277.
25. Brooks DC, Schindler JL. Perioperative stroke: risk assessment, prevention and treatment. *Curr Treat Options Cardiovasc Med*. 2014;16:282.
26. Goodney PP, Likosky DS, Cronenwett JL. Factors associated with stroke or death after carotid endarterectomy in Northern New England. *J Vasc Surg*. 2008;48:1139–1145.
27. Guyatt GH, Akl EA, Crowther M, et al.; American College of Chest Physicians Antithrombotic Therapy and Prevention of Thrombosis Panel. Executive summary: Antithrombotic Therapy and Prevention of Thrombosis, 9th ed: American College of Chest Physicians Evidence-Based Clinical Practice Guidelines. *Chest*. 2012;141:7S–47S.
28. Jauch EC, Saver JL, Adams HP, et al.; American Heart Association Stroke Council, Council on Cardiovascular Nursing, Council on Peripheral Vascular Disease, Council on Clinical Cardiology. Guidelines for the early management of patients with acute ischemic stroke: a guideline for healthcare professionals from the American Heart Association/American Stroke Association. *Stroke*. 2013;44:870–947.
29. Ciccone A, Valvassori L, SYNTHESIS Expansion Investigators. Endovascular treatment for acute ischemic stroke. *N Engl J Med*. 2013;368:2433–2434.
30. Broderick JP, Palesch YY, Demchuk AM, et al.; Interventional Management of Stroke (IMS) III Investigators. Endovascular therapy after intravenous t-PA versus t-PA alone for stroke. *N Engl J Med*. 2013;368:893–903.
31. Rothfield KP. Central venous pressure monitoring is not reliable for guiding fluid therapy in patients undergoing spine surgery. *Anesthesiology*. 2012;117:681.
32. Sandham JD, Hull RD, Brant RF, et al. A randomized, controlled trial of the use of pulmonary-artery catheters in high-risk surgical patients. *N Engl J Med*. 2003;348:5–14.

33. Bender JS, Smith-Meek MA, Jones CE. Routine pulmonary artery catheterization does not reduce morbidity and mortality of elective vascular surgery: results of a prospective, randomized trial. *Ann Surg*. 1997;226:229–237.
34. Harvey S, Harrison DA, Singer M, et al. Assessment of the clinical effectiveness of pulmonary artery catheters in management of patients in intensive care (PAC-Man): a randomised controlled trial. *Lancet*. 2005;366:427–429.
35. Soussi S, Chatti K, Mebazaa A. Management of perioperative heart failure. *Curr Opin Anaesthesiol*. 2014;27:140–145.
36. Cioccari L, Baur H-R, Berger D, et al. Hemodynamic assessment of critically ill patients using a miniaturized transesophageal echocardiography probe. *Crit Care*. 2013;17:R121.
37. Vieillard-Baron A, Slama M, Mayo P, et al. A pilot study on safety and clinical utility of a single-use 72-hour indwelling transesophageal echocardiography probe. *Intensive Care Med*. 2013;39: 629–635.
38. Lee TH, Marcantonio ER, Mangione CM, et al. Derivation and prospective validation of a simple index for prediction of cardiac risk of major noncardiac surgery. *Circulation*. 1999;100:1043–1049.
39. White HD, Thygesen K, Alpert JS, Jaffe AS. Clinical implications of the Third Universal Definition of Myocardial Infarction. *Heart*. 2014;100:424–432.
40. Devereaux PJ, Yang H, Yusuf S, et al. Effects of extended-release metoprolol succinate in patients undergoing non-cardiac surgery (POISE trial): a randomised controlled trial. *Lancet*. 2008;371: 1839–1847.
41. Alexander KP, Newby LK, Cannon CP, et al.; American Heart Association Council on Clinical Cardiology, Society of Geriatric Cardiology. Acute coronary care in the elderly, part I: Non-ST-segment-elevation acute coronary syndromes: a scientific statement for healthcare professionals from the American Heart Association Council on Clinical Cardiology: in collaboration with the Society of Geriatric Cardiology. *Circulation*. 2007;115:2549–2569.
42. Amsterdam EA, Wenger NK, Brindis RG, et al. 2014 AHA/ACC Guideline for the Management of Patients with Non-ST-Elevation Acute Coronary Syndromes: a report of the American College of Cardiology/American Heart Association Task Force on Practice Guidelines. *J Am Coll Cardiol*. 2014;64:e139–e228.
43. Cannon CP, Hand MH, Bahr R, et al.; National Heart Attack Alert Program (NHAAP) Coordinating Committee Critical Pathways Writing Group. Critical pathways for management of patients with acute coronary syndromes: an assessment by the National Heart Attack Alert Program. *Am Heart J*. 2002;143:777–789.
44. Moradkhan R, Sinoway LI. Revisiting the role of oxygen therapy in cardiac patients. *J Am Coll Cardiol*. 2010;56:1013–1016.
45. Shuvy M, Atar D, Gabriel Steg P, et al. Oxygen therapy in acute coronary syndrome: are the benefits worth the risk? *Eur Heart J*. 2013;34:1630–1635.
46. Cabello JB, Burls A, Emparanza JI, et al. Oxygen therapy for acute myocardial infarction. *Cochrane Database Syst Rev*. 2013;(8):CD007160.
47. Setter SM, Iltz JL, Fincham JE. Phosphodiesterase 5 inhibitors for erectile dysfunction. *Ann Pharmacother*. 2005;39:1286–1295.
48. Meine TJ, Roe MT, Chen AY, et al.; CRUSADE Investigators. Association of intravenous morphine use and outcomes in acute coronary syndromes: results from the CRUSADE Quality Improvement Initiative. *Am Heart J*. 2005;149:1043–1049.
49. Hobl E-L, Stimpfl T, Ebner J, et al. Morphine decreases clopidogrel concentrations and effects: a randomized, double-blind, placebo-controlled trial. *J Am Coll Cardiol*. 2014;63:630–635.
50. Cannon CP, Braunwald E, McCabe CH, et al.; Pravastatin or Atorvastatin Evaluation and Infection Therapy-Thrombolysis in Myocardial Infarction 22 Investigators. Intensive versus moderate lipid lowering with statins after acute coronary syndromes. *N Engl J Med*. 2004;350:1495–1504.
51. Schwartz GG, Olsson AG, Ezekowitz MD, et al.; Myocardial Ischemia Reduction with Aggressive Cholesterol Lowering (MIRACL) Study Investigators. Effects of atorvastatin on early recurrent ischemic events in acute coronary syndromes: the MIRACL study: a randomized controlled trial. *JAMA*. 2001;285:1711–1718.
52. Mangano DT, Browner WS, Hollenberg M, et al. Association of perioperative myocardial ischemia with cardiac morbidity and mortality in men undergoing noncardiac surgery. The Study of Perioperative Ischemia Research Group. *N Engl J Med*. 1990;323:1781–1788.
53. Chen ZM, Pan HC, Chen YP, et al.; COMMIT (ClOpidogrel and Metoprolol in Myocardial Infarction Trial) collaborative group. Early intravenous then oral metoprolol in 45,852 patients with acute myocardial infarction: randomised placebo-controlled trial. *Lancet*. 2005;366:1622–1632.
54. Sen A, Fairbairn T, Levy F. Best evidence topic report. Beta-Blockers in cocaine induced acute coronary syndrome. *Emerg Med J*. 2006;23:401–402.
55. Alexander KP, Chen AY, Wang TY, et al. Transfusion practice and outcomes in non–ST-segment elevation acute coronary syndromes. *Am Heart J*. 2008;155:1047–1053.
56. Villanueva C, Colomo A, Bosch A. Transfusion strategies for acute upper gastrointestinal bleeding. *N Engl J Med*. 2013;368:11–21.
57. Hébert PC, Wells G, Blajchman MA, et al. A multicenter, randomized, controlled clinical trial of transfusion requirements in critical care. Transfusion Requirements in Critical Care Investigators, Canadian Critical Care Trials Group. *N Engl J Med*. 1999;340:409–417.
58. O'Gara PT, Kushner FG, Ascheim DD, et al. 2013 ACCF/AHA guideline for the management of ST-elevation myocardial infarction: a report of the American College of Cardiology Foundation/American Heart Association Task Force on Practice Guidelines. *J Am Coll Cardiol*. 2013;61:485–510.
59. Keeley EC, Boura JA, Grines CL. Primary angioplasty versus intravenous thrombolytic therapy for acute myocardial infarction: a quantitative review of 23 randomised trials. *Lancet*. 2003;361: 13–20.
60. Beattie WS, Wijeysundera DN. The growing burden of perioperative heart failure. *Anesth Analg*. 2014;119:506–508.
61. Maile MD, Engoren MC, Tremper KK, et al. Worsening preoperative heart failure is associated with mortality and noncardiac complications, but not myocardial infarction after noncardiac surgery: a retrospective cohort study. *Anesth Analg*. 2014;119:522–532.
62. Yancy C, Jessup M, Biykem B, et al. 2013 ACCF/AHA Guideline for the Management of Heart Failure. *J Am Coll Cardiol*. 2013;62:e147–e239.
63. Devereaux PJ, Sessler DI. Cardiac complications in patients undergoing major noncardiac surgery. *N Engl J Med*. 2015;373:2258–2269.
64. Landoni G, Biondi-Zoccai G, Greco M, et al. Effects of levosimendan on mortality and hospitalization. A meta-analysis of randomized controlled studies. *Crit Care Med*. 2012;40:634–646.
65. Belletti A, Castro ML, Silvetti S, et al. The effects of inotropes and vasopressors on mortality: A meta-analysis of randomized clinical trials. *Br J Anaesth*. 2015;115:656–675.
66. Kertai MD, Bountioukos M, Boersma E, et al. Aortic stenosis: an underestimated risk factor for perioperative complications in patients undergoing noncardiac surgery. *Am J Med*. 2004;116:8–13.
67. Torsher LC, Shub C, Rettke SR, Brown DL. Risk of patients with severe aortic stenosis undergoing noncardiac surgery. *Am J Cardiol*. 1998;81:448–452.
68. Tashiro T, Pislaru SV, Blustin JM, et al. Perioperative risk of major non-cardiac surgery in patients with severe aortic stenosis: a reappraisal in contemporary practice. *Eur Heart J*. 2014;35:2372–2381.
69. Vincentelli A, Susen S, Le Tourneau T, et al. Acquired von Willebrand syndrome in aortic stenosis. *N Engl J Med*. 2003;349:343–349.
70. Collard CD, Eappen S, Lynch EP, Concepcion M. Continuous spinal anesthesia with invasive hemodynamic monitoring for surgical repair of the hip in two patients with severe aortic stenosis. *Anesth Analg*. 1995;81:195–198.
71. Xia VW, Messerlian AK, Mackley J, et al. Successful epidural anesthesia for cesarean section in a parturient with severe aortic stenosis and a recent history of pulmonary edema–a case report. *J Clin Anesth*. 2006;18:142–144.
72. Goertz AW, Lindner KH, Seefelder C, et al. Effect of phenylephrine bolus administration on global left ventricular function in patients with coronary artery disease and patients with valvular aortic stenosis. *Anesthesiology*. 1993;78:834–841.
73. Goertz AW, Lindner KH, Schütz W, et al. Influence of phenylephrine bolus administration on left ventricular filling dynamics in patients with coronary artery disease and patients with valvular aortic stenosis. *Anesthesiology*. 1994;81:49–58.
74. Lai H-C, Lai H-C, Lee W-L, et al. Impact of chronic advanced aortic regurgitation on the perioperative outcome of noncardiac surgery. *Acta Anaesthesiol Scand*. 2010;54:580–588.
75. Nishimura RA, Otto CM, Bonow RO, et al.; ACC/AHA Task Force Members. 2014 AHA/ACC Guideline for the Management of Patients With Valvular Heart Disease: a report of the American College of Cardiology/American Heart Association Task Force on Practice Guidelines. *Circulation*. 2014; 129:pp e521–e643.
76. Lai H-C, Lai H-C, Lee W-L, et al. Mitral regurgitation complicates postoperative outcome of noncardiac surgery. *Am Heart J*. 2007;153:712–717.
77. January CT, Wann LS, Alpert JS, et al.; ACC/AHA Task Force Members. 2014 AHA/ACC/HRS guideline for the management of patients with atrial fibrillation: a report of the American College of Cardiology/American Heart Association Task Force on practice guidelines and the Heart Rhythm Society. *Circulation*. 2014;130:e199–e267.
78. The BRIDGE Study Investigators. Bridging Anticoagulation: Is it Needed When Warfarin Is Interrupted Around the Time of a Surgery or Procedure? *Circulation*. 2012;125:e496–e498.
79. De Caterina R, Husted S, Wallentin L, et al. New Oral Anticoagulants in Atrial Fibrillationand Acute Coronary Syndromes. *J Am Coll Cardiol*. 2012;59:1413–1425.
80. Horlocker TT, Wedel DJ, Rowlingson JC, et al.: Regional anesthesia in the patient receiving antithrombotic or thrombolytic therapy: American Society of Regional Anesthesia and Pain Medicine Evidence-Based Guidelines (3rd ed). *Reg Anesth Pain Med*. 2010; 35:pp 64–101.
81. Ellenbogen KA, Dias VC, Cardello FP, et al. Safety and efficacy of intravenous diltiazem in atrial fibrillation or atrial flutter. *Am J Cardiol*. 1995;75:45–49.
82. Donovan KD, Power BM, Hockings BE, et al. Intravenous flecainide versus amiodarone for recent-onset atrial fibrillation. *Am J Cardiol*. 1995;75:693–697.
83. Delle Karth G, Geppert A, Neunteufl T, et al. Amiodarone versus diltiazem for rate control in critically ill patients with atrial tachyarrhythmias. *Crit Care Med*. 2001;29:1149–1153.
84. Bastulli JA, Orlowski JP. Stroke as a complication of carotid sinus massage. *Crit Care Med*. 1985; 13:869.
85. Thompson A. Perioperative cardiac arrhythmias. *Br J Anaesth*. 2004;93:86–94.
86. O'Kelly B. Ventricular Arrhythmias in Patients Undergoing Noncardiac Surgery. *JAMA*. 1992;268: 217–221.
87. Moss AJ, Zareba W, Hall WJ, et al.; Multicenter Automatic Defibrillator Implantation Trial II Investigators. Prophylactic implantation of a defibrillator in patients with myocardial infarction and reduced ejection fraction. *N Engl J Med*. 2002;346:877–883.
88. Cairns JA, Connolly SJ, Roberts R, Gent M. Randomised trial of outcome after myocardial infarction in patients with frequent or repetitive ventricular premature depolarisations: CAMIAT. Canadian Amiodarone Myocardial Infarction Arrhythmia Trial Investigators. *Lancet*. 1997;349: 675–682.
89. Pfisterer M, Kiowski W, Burckhardt D, et al. Beneficial effect of amiodarone on cardiac mortality in patients with asymptomatic complex ventricular arrhythmias after acute myocardial infarction and preserved but not impaired left ventricular function. *Am J Cardiol*. 1992;69:1399–1402.
90. Neumar RW, Otto CW, Link MS, et al. Part 8: Adult Advanced Cardiovascular Life Support: 2010 American Heart Association Guidelines for Cardiopulmonary Resuscitation and Emergency Cardiovascular Care. *Circulation*. 2010;122:S729–S767.
91. Homme JH, White RD, Ackerman MJ. Management of ventricular fibrillation or unstable ventricular tachycardia in patients with congenital long-QT syndrome: a suggested modification to ACLS guidelines. *Resuscitation*. 2003;59:111–115.
92. Roussos C. The failing ventilatory pump. *Lung*. 1982;160:59–84.
93. Roussos C, Koutsoukou A. Respiratory failure. *Eur Respir J*. 2003;22:3s–14s.
94. Roussos C, Macklem PT. The Respiratory Muscles. *N Engl J Med*. 1982;307:786–797.
95. Annane D, Orlikowski D, Chevret S. Nocturnal mechanical ventilation for chronic hypoventilation in patients with neuromuscular and chest wall disorders. *Cochrane Database Syst Rev*. 2014;(12): CD001941.
96. Nafiu OO, Ramachandran SK, Ackwerh R, et al. Factors associated with and consequences of unplanned post-operative intubation in elderly vascular and general surgery patients. *Eur J Anaesthesiol*. 2011;28:220–224.
97. Brueckmann B, Villa-Uribe JL, Bateman BT, et al. Development and validation of a score for prediction of postoperative respiratory complications. *Anesthesiology*. 2013;118:1276–1285.
98. Ramachandran SK, Nafiu OO, Ghaferi A, et al. Independent predictors and outcomes of unanticipated early postoperative tracheal intubation after nonemergent, noncardiac surgery. *Anesthesiology*. 2011;115:44–53.
99. Rodgers A, Walker N, Schug S, et al. Reduction of postoperative mortality and morbidity with epidural or spinal anaesthesia: results from overview of randomised trials. *BMJ*. 2000;321: 1493.
100. Canet J, Gallart L, Gomar C, et al.; ARISCAT Group. Prediction of postoperative pulmonary complications in a population-based surgical cohort. *Anesthesiology*. 2010;113:1338–1350.
101. Murphy GS, Szokol JW, Marymont JH, et al. Residual Neuromuscular Blockade and Critical Respiratory Events in the Postanesthesia Care Unit. *Anesth Analg*. 2008;107:130–137.
102. Baillie JK. Simple, easily memorised "rules of thumb" for the rapid assessment of physiological compensation for respiratory acid-base disorders. *Thorax*. 2008;63:289–290.
103. Ware LB, Matthay MA. Acute pulmonary edema. *N Engl J Med*. 2005;353:2788–2796.
104. Jacob M, Chappell D. Reappraising Starling: the physiology of the microcirculation. *Curr Opin Crit Care*. 2013;19:282–289.
105. Matthay MA. Resolution of pulmonary edema. Thirty years of progress. *Am J Respir Crit Care Med*. 2014;189:1301–1308.
106. Levy PD, Bellou A. Acute Heart Failure Treatment. *Curr Emerg Hosp Med Rep*. 2013;1:112–121.
107. Weintraub NL, Collins SP, Pang PS, et al.; on behalf of the American Heart Association Council on Clinical Cardiology and Council on Cardiopulmonary, Critical Care, Perioperative and Resuscitation. Acute Heart Failure Syndromes: Emergency Department Presentation, Treatment, and Disposition: Current Approaches and Future Aims: A Scientific Statement From the American Heart Association. *Circulation*. 2010;122:1975–1996.
108. Ewald B, Ewald D, Thakkinstian A, Attia J. Meta-analysis of B type natriuretic peptide and N-terminal pro B natriuretic peptide in the diagnosis of clinical heart failure and population screening for left ventricular systolic dysfunction. *Intern Med J*. 2008;38:101–113.
109. Maisel AS, Krishnaswamy P, Nowak RM, et al.; Breathing Not Properly Multinational Study Investigators. Rapid measurement of B-type natriuretic peptide in the emergency diagnosis of heart failure. *N Engl J Med*. 2002;347:161–167.
110. Levitt JE, Vinayak AG, Gehlbach BK, et al. Diagnostic utility of B-type natriuretic peptide in critically ill patients with pulmonary edema: a prospective cohort study. *Crit Care*. 2008;12:R3.
111. Masip J, Roque M, Sánchez B, et al. Noninvasive ventilation in acute cardiogenic pulmonary edema: systematic review and meta-analysis. *JAMA*. 2005;294:3124–3130.
112. Gray A, Goodacre S, Newby DE, et al. 3CPO Trialists: Noninvasive ventilation in acute cardiogenic pulmonary edema. *N Engl J Med*. 2008;359:142–151.
113. Mebazaa A, Pang PS, Tavares M, et al. The impact of early standard therapy on dyspnoea in patients with acute heart failure: the URGENT-dyspnoea study. *Eur Heart J*. 2010;31:832–841.
114. Breidthardt T, Noveanu M, Potocki M, et al. Impact of a high-dose nitrate strategy on cardiac stress in acute heart failure: a pilot study. *J Intern Med*. 2010;267:322–330.
115. Lassen CL, Zink W, Wiese CHR, et al. Naloxone-induced pulmonary edema. *Anaesthesist*. 2012;61:129–136.
116. Tami TA, Chu F, Wildes TO, Kaplan M. Pulmonary edema and acute upper airway obstruction. *Laryngoscope*. 1986;96:506–509.
117. Goldenberg JD, Portugal LG, Wenig BL, Weingarten RT. Negative-pressure pulmonary edema in the otolaryngology patient. *Otolaryngol Head Neck Surg*. 1997;117:62–66.
118. Frutos-Vivar F, Nin N, Esteban A. Epidemiology of acute lung injury and acute respiratory distress

syndrome. *Curr Opin Crit Care.* 2004;10:1–6.
119. Ware LB, Matthay MA. The acute respiratory distress syndrome. *N Engl J Med.* 2000;342:1334–1349.
120. Bernard GR, Artigas A, Brigham KL, et al. The American-European Consensus Conference on ARDS. Definitions, mechanisms, relevant outcomes, and clinical trial coordination. *Am J Respir Crit Care Med.* 1994;149:818–824.
121. Angus DC. The Acute Respiratory Distress Syndrome. *JAMA.* 2012;307:2542–2544.
122. Erickson SE, Martin GS, Davis JL, et al. Recent trends in acute lung injury mortality: 1996–2005. *Crit Care Med.* 2009;37:1574–1579.
123. Matthay MA, Ware LB, Zimmerman GA. The acute respiratory distress syndrome. *J Clin Invest.* 2012;122:2731–2740.
124. Ventilation with lower tidal volumes as compared with traditional tidal volumes for acute lung injury and the acute respiratory distress syndrome. The Acute Respiratory Distress Syndrome Network. *N Engl J Med.* 2000;342:1301–1308.
125. Zambon M. Mortality Rates for Patients With Acute Lung Injury/ARDS Have Decreased Over Time. *Chest.* 2008;133:1120.
126. National Heart, Lung, and Blood Institute Acute Respiratory Distress Syndrome (ARDS) Clinical Trials Network, Wiedemann HP, Wheeler AP, et al. Comparison of two fluid-management strategies in acute lung injury. *N Engl J Med.* 2006;354:2564–2575.
127. ARDS Clinical Trials Network. Pulmonary-artery versus central venous catheter to guide treatment of acute lung injury. *N Engl J Med.* 2006;354(21):2213–2224.
128. Papazian L, Forel J-M, Gacouin A, et al.; ACURASYS Study Investigators. Neuromuscular blockers in early acute respiratory distress syndrome. *N Engl J Med.* 2010;363:1107–1116.
129. Guérin C, Reignier J, Richard J-C, et al. Prone Positioning in Severe Acute Respiratory Distress Syndrome. *N Engl J Med.* 2013;368:2159–2168.
130. Peek GJ, Mugford M, Tiruvoipati R, et al. Efficacy and economic assessment of conventional ventilatory support versus extracorporeal membrane oxygenation for severe adult respiratory failure (CESAR): a multicentre randomised controlled trial. *Lancet.* 2009;374:1351–1363.
131. Raherison C, Girodet P-O. Epidemiology of COPD. *Eur Respir Rev.* 2009;18:213–221.
132. Barr RG, Celli BR, Mannino DM, et al. Comorbidities, Patient Knowledge, and Disease Management in a National Sample of Patients with COPD. *Am J Med.* 2009;122:348–355.
133. Sin DD. Why Are Patients With Chronic Obstructive Pulmonary Disease at Increased Risk of Cardiovascular Diseases? The Potential Role of Systemic Inflammation in Chronic Obstructive Pulmonary Disease. *Circulation.* 2003;107:1514–1519.
134. Gupta H, Ramanan B, Gupta PK, et al. Impact of COPD on Postoperative Outcomes. *Chest.* 2013;143:1599.
135. Stephens MB, Yew KS. Diagnosis of chronic obstructive pulmonary disease. *Am Fam Physician.* 2008;78:87–92.
136. Hurst JR, Vestbo J, Anzueto A, et al.; Evaluation of COPD Longitudinally to Identify Predictive Surrogate Endpoints (ECLIPSE) Investigators. Susceptibility to exacerbation in chronic obstructive pulmonary disease. *N Engl J Med.* 2010;363:1128–1138.
137. Pauwels RA, Buist AS, Calverley PM, et al. Global strategy for the diagnosis, management, and prevention of chronic obstructive pulmonary disease. *Am J Respir Crit Care Med.* 2014;163.
138. Müllerová H, Shukla A, Hawkins A, Quint J. Risk factors for acute exacerbations of COPD in a primary care population: a retrospective observational cohort study. *BMJ Open.* 2014;4:e006171.
139. Budweiser S, Jörres RA, Pfeifer M. Treatment of respiratory failure in COPD. *Int J Chron Obstruct Pulmon Dis.* 2008;3:605–618.
140. Garpestad E. Noninvasive Ventilation for Critical Care. *Chest.* 2007;132:711.
141. Tafur AJ, McBane R II, Wysokinski WE, et al. Predictors of major bleeding in peri-procedural anticoagulation management. *J Thromb Haemost.* 2012;10:261–267.
142. Douketis JD. Perioperative Management of Antithrombotic Therapy. *Chest.* 2012;141:e326S.
143. Di Biase L, Burkhardt JD, Santangeli P, et al. Periprocedural Stroke and Bleeding Complications in Patients Undergoing Catheter Ablation of Atrial Fibrillation With Different Anticoagulation Management: Results From the Role of Coumadin in Preventing Thromboembolism in Atrial Fibrillation (AF) Patients Undergoing Catheter Ablation (COMPARE) Randomized Trial. *Circulation.* 2014;129:2638–2644.
144. Desai J, Kolb JM, Weitz JI, Aisenberg J. Gastrointestinal bleeding with the new oral anticoagulants—defining the issues and the management strategies. *Thromb Haemost.* 2013;110:205–212.
145. Husted S, de Caterina R, Andreotti F, et al.; ESC Working Group on Thrombosis Task Force on Anticoagulants in Heart Disease. Non-vitamin K antagonist oral anticoagulants (NOACs): No longer new or novel. *Thromb Haemost.* 2014;111:781–782.
146. Levy JH, Faraoni D, Spring JL, et al. Managing new oral anticoagulants in the perioperative and intensive care unit setting. *Anesthesiology.* 2013;118:1466–1474.
147. Grottke O, Levy JH. Prothrombin complex concentrates in trauma and perioperative bleeding. *Anesthesiology.* 2015;122:923–931.
148. Di Nisio M, Middeldorp S, Buller HR. Direct thrombin inhibitors. *N Engl J Med.* 2005;353:1028–1040.
149. Alatri A, Armstrong A-E, Greinacher A, et al. Thrombosis Research. *Thromb Res.* 2012;1–8. doi:10.1016/j.thromres.2011.11.041.
150. Hankey GJ, Eikelboom JW. Dabigatran Etexilate: A New Oral Thrombin Inhibitor. *Circulation.* 2011;123:1436–1450.
151. Freyburger G, Macouillard G, Labrouche S, Sztark F. Coagulation parameters in patients receiving dabigatran etexilate or rivaroxaban: two observational studies in patients undergoing total hip or total knee replacement. *Thromb Res.* 2011;127:457–465.
152. Patel MR, Mahaffey KW, Garg J, et al. Rivaroxaban versus Warfarin in Nonvalvular Atrial Fibrillation. *N Engl J Med.* 2011;365:883–891.
153. Granger CB, Alexander JH, McMurray JJV, et al. Apixaban versus Warfarin in Patients with Atrial Fibrillation. *N Engl J Med.* 2011;365:981–992.
154. Lassen MR, Gallus A, Raskob GE, et al.; ADVANCE-3 Investigators. Apixaban versus enoxaparin for thromboprophylaxis after hip replacement. *N Engl J Med.* 2010;363:2487–2498.
155. EINSTEIN Investigators, Bauersachs R, Berkowitz SD, et al. Oral rivaroxaban for symptomatic venous thromboembolism. *N Engl J Med.* 2010;363:2499–2510.
156. Agnelli G, Buller HR, Cohen A, et al. Oral Apixaban for the Treatment of Acute Venous Thromboembolism. *N Engl J Med.* 2013;369:799–808.
157. Lassen MR, Ageno W, Borris LC, et al.; RECORD3 Investigators. Rivaroxaban versus enoxaparin for thromboprophylaxis after total knee arthroplasty. *N Engl J Med.* 2008;358:2776–2786.
158. Laux V, Perzborn E, Heitmeier S, et al. Direct inhibitors of coagulation proteins—the end of the heparin and low-molecular-weight heparin era for anticoagulant therapy? *Thromb Haemost.* 2009;102:892–899.
159. Schulman S, Crowther MA. How I treat with anticoagulants in 2012: new and old anticoagulants, and when and how to switch. *Blood.* 2012;119:3016–3023.
160. Hoffman M, Monroe DM. Reversing targeted oral anticoagulants. *Hematology.* 2014;2014:518–523.
161. Pham HP, Shaz BH. Update on massive transfusion. *Br J Anaesth.* 2013;111(suppl 1):i71–i82.
162. Levy JH. Massive Transfusion Coagulopathy. *Semin Hematol.* 2006;43:S59–S63.
163. Holcomb JB, del Junco DJ, Fox EE, et al.; PROMMTT Study Group FT. The Prospective, Observational, Multicenter, Major Trauma Transfusion (PROMMTT) Study. *JAMA Surg.* 2013;148:127.
164. Holcomb JB, Tilley BC, Baraniuk S, et al. Transfusion of plasma, platelets, and red blood cells in a 1:1:1 vs a 1:1:2 ratio and mortality in patients with severe trauma: the PROPPR randomized clinical trial. *JAMA.* 2015;313:471–482.
165. Hallet J, Lauzier F, Mailloux O, et al. The use of higher platelet: RBC transfusion ratio in the acute phase of trauma resuscitation: a systematic review. *Crit Care Med.* 2013;41:2800–2811.
166. Nunez TC, Young PP, Holcomb JB, Cotton BA. Creation, Implementation, and Maturation of a Massive Transfusion Protocol for the Exsanguinating Trauma Patient. *J Trauma.* 2010;68:1498–1505.
167. Bawazeer M, Ahmed N, Izadi H, et al. Compliance with a massive transfusion protocol (MTP) impacts patient outcome. *Injury.* 2015;46:21–28.
168. Tapia NM, Chang A, Norman M, et al. TEG-guided resuscitation is superior to standardized MTP resuscitation in massively transfused penetrating trauma patients. *J Trauma Acute Care Surg.* 2013;74:378–386.
169. Da Luz LT, Nascimento B, Shankarakutty AK, et al. Effect of thromboelastography (TEG®) and rotational thromboelastometry (ROTEM®) on diagnosis of coagulopathy, transfusion guidance and mortality in trauma: descriptive systematic review. *Crit Care.* 2014;18:518.
170. Seghatchian J, Samama MM. Massive transfusion: An overview of the main characteristics and potential risks associated with substances used for correction of a coagulopathy. *Transfus Apher Sci.* 2012;47:235–243.
171. Sweetland S, Green J, Liu B, et al.; on behalf of the Million Women Study collaborators. Duration and magnitude of the postoperative risk of venous thromboembolism in middle aged women: prospective cohort study. *BMJ.* 2009;339:b4583.
172. Caprini JA. Risk assessment as a guide for the prevention of the many faces of venous thromboembolism. *Am J Surg.* 2010;199:S3–S10.
173. Hill J, Treasure T, On behalf of the National Clinical Guideline Centre for Acute and Chronic Conditions. Reducing the risk of venous thromboembolism in patients admitted to hospital: summary of NICE guidance. *BMJ.* 2010;340:c95–5.
174. Gould MK. Prevention of VTE in Nonorthopedic Surgical Patients. *Chest.* 2012;141:e227S.
175. Falck-Ytter Y. Prevention of VTE in Orthopedic Surgery Patients. *Chest.* 2012;141:e278S.
176. Kearon C. Antithrombotic Therapy for VTE Disease. *Chest.* 2012;141:e419S.
177. Kucher N. Massive Pulmonary Embolism. *Circulation.* 2006;113:577–582.
178. Konstantinides SV, Torbicki A, Agnelli G, et al. 2014 ESC Guidelines on the diagnosis and management of acute pulmonary embolism: The Task Force for the Diagnosis and Management of Acute Pulmonary Embolism of the European Society of Cardiology (ESC). Endorsed by the European Respiratory Society (ERS). *Eur Heart J.* 2014;35:3033–3073.
179. Alberti C, Brun-Buisson C, Burchardi H, et al. Epidemiology of sepsis and infection in ICU patients from an international multicentre cohort study. *Intensive Care Med.* 2001;28:108–121.
180. Mayr FB, Yende S, Angus DC. Epidemiology of severe sepsis. *Virulence.* 2013;5:4–11.
181. Angus DC, van der Poll T. Severe Sepsis and Septic Shock. *N Engl J Med.* 2013;369:840–851.
182. Bone RC, Sibbald WJ, Sprung CL. The ACCP-SCCM consensus conference on sepsis and organ failure. *Chest.* 1992;101:1481–1483.
183. Dellinger RP, Levy MM, Rhodes A, et al. Surviving Sepsis Campaign Guidelines Committee including The Pediatric Subgroup: Surviving Sepsis Campaign: international guidelines for management of severe sepsis and septic shock, 2012. *Crit Care Med.* 2013;41:580–637.
184. Rivers E, Nguyen B, Havstad S, et al.; Early Goal-Directed Therapy Collaborative Group. Early goal-directed therapy in the treatment of severe sepsis and septic shock. *N Engl J Med.* 2001;345:1368–1377.
185. De Backer D, Biston P, Devriendt J, et al.; SOAP II Investigators. Comparison of dopamine and norepinephrine in the treatment of shock. *N Engl J Med.* 2010;362:779–789.
186. Russell JA, Walley KR, Singer J, et al.; VASST Investigators. Vasopressin versus norepinephrine infusion in patients with septic shock. *N Engl J Med.* 2008;358:877–887.
187. Jones AE, Shapiro NI, Trzeciak S, et al.; Emergency Medicine Shock Research Network (EMShockNet) Investigators. Lactate clearance vs central venous oxygen saturation as goals of early sepsis therapy: a randomized clinical trial. *JAMA.* 2010;303:739–746.
188. ARISE Investigators, ANZICS Clinical Trials Group, Peake SL, et al. Goal-directed resuscitation for patients with early septic shock. *N Engl J Med.* 2014;371:1496–1506.
189. The ProCESS Investigators. A Randomized Trial of Protocol-Based Care for Early Septic Shock. *N Engl J Med.* 2014;370:1683–1693.
190. Alkhalaf M, Abd-Aziz N, Arabi Y, Tangiisuran B. Impact of congestive heart failure on severe sepsis and septic shock survivors: outcomes and performance status after 1-year hospital discharge. *Crit Care.* 2012;16:P400.
191. Merx MW, Weber C. Sepsis and the Heart. *Circulation.* 2007;116:793–802.
192. Absalom A, Pledger D, Kong A. Adrenocortical function in critically ill patients 24 h after a single dose of etomidate. *Anaesthesia.* 1999;54:861–867.
193. Eissa D, Carton EG, Buggy DJ. Anaesthetic management of patients with severe sepsis. *Br J Anaesth.* 2010;105:734–743.
194. Viola GM, Awan LL, Ostrosky-Zeichner L, et al. Infections of Cardiac Implantable Electronic Devices. *Medicine (Baltimore).* 2012;91:123–130.

降低非心脏手术主要不良心脏事件和死亡率的围手术期管理

GIOVANNI LANDONI, MD | ALBERTO ZANGRILLO, MD | ANTONIO PISANO, MD | MICHELE OPPIZZI, MD

要 点

1. 主要不良心脏事件(major adverse cardiac event, MACE)较常见于非心脏手术患者。围手术期心肌梗死(perioperative myocardial infarction, PMI)的发病率为 1%~5%;约 8% 的患者只有围手术期肌钙蛋白增加,却不具有其他诊断心肌梗死(myocardial infarction, MI)的标准[非心脏手术术后心肌损伤(myocardial injury after noncardiac surgery, MINS)]。
2. 预防和治疗急性冠脉综合征的措施在非手术中的作用已被证实,但这些措施对围手术期心肌损伤或 PMI 的发生率及预后的影响尚缺乏明确证据。众多心肌保护的治疗措施在围手术期难以用于临床,甚至是有害的。
3. 增加 MACE 风险的因素包括患者因素[高龄、高美国麻醉医师协会(American Society of Anesthesiologists, ASA)分级、肾衰竭和贫血]和手术因素(手术类型、急诊、复杂手术和术中并发症)。通过一些评分系统,可以让临床医生在术前[修订的心脏风险指数(Revised Cardiac Risk Index, RCRI)]和术中(ANESCARDIOCAT 评分)预测心脏不良事件的风险,并确定需要采取的预防措施和术中、术后需要严密监护的患者。
4. 风险分层对 PMI 和 MINS 患者至关重要。治疗方法的选择取决于心脏并发症引发死亡的风险与治疗措施(双抗血小板治疗,经皮冠状动脉干预措施)引发风险(主要是出血)之间的平衡。
5. 心肌梗死溶栓(Thrombolysis in Myocardial Infarction, TIMI)和全球急性心脏事件登记(Global Registry of Acute Cardiac Events, GRACE)风险评分能准确预测 ST 段抬高 MI(ST-segment elevation MI, STEMI)和非 ST 段抬高 MI(non-ST-segment elevation MI, NSTEMI)患者 30 天、6 个月和 12 个月的死亡率。相反,根据外科手术类型与患者相关因素可预测出血风险[CRUSADE(Can Rapid Risk Stratifi cation of Unstable Angina Patients Suppress Adverse Outcomes With Early Implementation of the ACC/AHA Guidelines,早期应用 ACC/AHA 指南对不稳定型心绞痛患者迅速做出危险分层以降低不良预后)评分]。
6. NSTEMI 是最常见的 PMI 类型。与 STEMI 不同,NSTEMI 通常是在冠状动脉血管未完全阻塞时由心肌氧供需失衡引起的。因此,与 STEMI 相比,NSTEMI 无需紧急血管重建,预防或及时治疗贫血、低血压、缺氧、疼痛和心动过速等病情更为重要。
7. 围手术期 STEMI 的患者常需经皮冠状动脉介入治疗,特别是预期寿命良好的患者,以及中到大面积心肌梗死的患者。或许,只有低死亡风险和高出血风险的患者可以接受药物治疗。
8. 除非禁忌,所有 MINS 患者均应在 24 小时内开始应用大剂量他汀类药物、阿司匹林和口服低剂量 β-受体阻滞药。当出血风险足够低时,可加用血小板受体 P2Y12 抑制剂(氯吡格雷、普拉格雷、替卡格雷)。血管紧张素转换酶抑制药可用于射血分数小于 40%、高血压、糖尿病和稳定的慢性肾疾病患者。
9. 基于"知识共享"所建立的互联网技术为我们提供了达成共识的平台,据此可以提炼出各种情况下降低死亡率的质量最佳,且广受认同的证据。
10. 优化血流动力学、无创通气、神经阻滞麻醉、选择性消化道去污,以及避免术前短期应用 β-受体阻滞剂可能会改善行非心脏手术患者的生存。他汀类药物、氨甲环酸和开放性输血策略也可降低死亡率,但尚需进一步证实。
11. 业已证实,左西孟旦、主动脉球囊反搏、吸入麻醉药、远端缺血预处理、白细胞滤除和保护性肺通气等在某些情况下,特别是心脏手术中,可降低死亡率。有理由推测这些干预措施在非心脏手术中也能起到相似的有益作用。

尽管已经取得了明显的技术进步,但目前重大外科手术的死亡率和发病率依然居高不下。据报道,欧洲重大非心脏手术术后 30 天全因死亡率为 4%,高危人群死亡率则可高达 6%[1,2]。

半数以上的死亡归因于主要不良心脏事件(MACE),包括非致死性急性心肌梗死(acute myocardial infarction, AMI)、充血性心力衰竭(heart failure, HF)或新发的心律失常[3]。心脏并发症是术后并发症和死亡的最常见原因。多达 5% 成年患者术后可发生心脏并发症,使住院时间延长、医疗费用增加[4]。围手术期心肌梗死(PMI)是最危险的心脏并发症,冠状动脉疾病(coronary artery disease, CAD)是近期和远期死亡率的主要决定因素。

围手术期心肌梗死或心肌损伤

根据第 3 版国际定义[5],心肌梗死(MI)是指心肌肌钙蛋白(cardiac troponin, cTn)升高或降低,且至少一个值超过第 99 百分位参考上限(>0.014ng/ml),合并至少一种以下症状:

- 缺血性胸痛;
- 新发显著的心电图改变,如 ST 段或 T 波改变、左束支传导

阻滞和Q波;

- 新发的局部室壁运动异常(超声心动图);
- 冠脉内血栓(血管造影或解剖)。

非心脏手术术后心肌损伤(MINS)定义为:①术后肌钙蛋白升高伴局部缺血;②不具备诊断PMI的其他标准;③与预后相关[6]。导致PMI有两种不同机制[5]:1型PMI是由易碎的冠状动脉斑块自发破裂,或者是罕见的严重冠状动脉血管痉挛所致,导致血小板聚集,形成闭塞性(ST段抬高,STEMI)或非闭塞性(ST段压低,NSTEMI)血栓,且持续的心肌缺血,导致细胞死亡。解剖研究显示,约50%死于PMI的患者存在斑块破裂[7];2型PMI通常是由心肌氧供(减少)和需氧量(增加)的持续失衡造成,并存在明显的阻塞,但不是闭塞的CAD。大多数2型PMI患者有ST段压低(NSTEMI)。

重大手术患者易发缺血性不良事件。与手术引发的炎性反应和高凝状态相关,与围手术期增加斑块破裂的风险因素(疼痛、高血压、高儿茶酚胺水平)、心肌氧需增加(高血压、心动过速、左心室舒张压升高)或心肌供氧减少(失血、贫血、低血压、缺氧、心动过速、冠状血管收缩)亦相关[4]。NSTEMI是PMI最常见的类型。与STEMI患者相比,NSTEMI患者普遍高龄,合并多支和/或左主干CAD,而且常伴有多个危险因素和并发症[8]。

围手术期心肌梗死的流行病学

研究显示,PMI发病率为1%~5%,而MINS的发病率为8%[9,10]。PMI发病率的变异度很大,与不同的人群和不同的手术类型(大或小,血管或非血管的)有关,也与PMI或缺血的定义(ST段偏移或肌钙蛋白升高)以及使用的肌钙蛋白阈值不同有关。多数PMI(约80%)在术后48~72小时发生在病房,而只有20% PMI发生在手术室[11,12]。然而,行整形手术的患者在术后前2周风险会持续升高[11]。患者术后72小时通常存在强烈的应激反应。影响心肌氧供(oxygen delivery, DO_2)/心肌耗氧量(myocardial oxygen consumption, $M\dot{V}O_2$)平衡的因素包括药物治疗的中止或剂量的减少、术前禁食、电解质紊乱、疼痛、焦虑、应激反应、出血、神经内分泌变化、术后疼痛等,以及其他引起儿茶酚胺释放增加和凝血机制改变的应激因素。

心肌缺血和梗死的诊断

围手术期心肌缺血可能会被忽视。事实上,某些心肌损伤的患者尚未达到PMI的诊断标准。半数以下的患者会出现典型的心绞痛症状,而且该症状常常被止痛剂、高龄和糖尿病所掩盖。有些患者无明确的胸痛、气短、血流动力学不稳定和心悸。ST段压低非常普遍,约占30%,20%患者可见ST段倒置,10%出现ST段抬高。相反,约40%患者心电图可能只有轻微或短暂的变化[4]。尽管如此,连续心电图监测安装困难,仍无法广泛使用。

临床症状和心电图改变均不能早期确诊PMI,最好的诊断工具是cTn。它也是短期和中期死亡率的强独立预测因子。然而,肾脏功能障碍、脑疾病和炎性疾病亦可见cTn增高。

围手术期心肌损伤的预后

围手术期心肌损伤与短期、中期和长期心因性疾病发病率和死亡率相关[9]。由于围手术期心肌损伤通常没有症状,故许多患者未给予治疗。这也可能增加远期心血管死亡风险。因此,围手术期应行心脏监测,以便早期诊断和治疗。

短期预后

PMI患者30天死亡率可高达11%~25%[10,11,13]。一项大型关于围手术期缺血评估的研究(Perioperative Ischemic Evaluation Study, POISE)发现,PMI患者30天死亡率为11.6%,无PMI患者则为2.2%[14]。PMI患者常发生非致命性心搏骤停(OR,14.5)、心衰(OR,10.3)和需要冠状动脉再血管化[6]。60%患者在MI后7天内死亡,其中多数在48小时内死亡。急性心力衰竭、心源性或感染性休克和多器官功能衰竭是最常见的死亡原因。

简单的评分系统仅包括3项死亡预测因子:年龄75岁或以上(1分);既往有心肌缺血病史(1分);ST段抬高或新发左束支传导阻滞(2分)。此评分与MINS患者30天死亡率具有良好的相关性[6]。据此评分系统,若上述3项指标均无(0分),预测30天死亡率为5.2%,如果3个均出现(4分),30天死亡率为49.8%,见表52.1。与PMI患者相比,MINS患者致命性心脏事件风险较低,但死亡风险高于心脏生化标志物未升高患者。一项大型的国际研究表明,MINS患者30天死亡率为9.8%,而无MINS患者为1.1%[6,11]。

表52.1 非心脏手术术后心肌损伤患者死亡评分表[a]

预测指标	得分
年龄≥75岁	1
既往缺血病史	1
ST段抬高或左束支传导阻滞	2

[a] 预期30天死亡率:0分=5.2%;1分=10.2%;2分=19.0%;3分=32.5%;4分=49.8%。

Modified from Botto F, Alonso-Coello P, Chan MT, et al. Myocardial injury after non cardiac surgery: a large, international, prospective cohort study establishing diagnostic criteria, characteristics, predictors and 30 day outcomes. *Anesthesiology*. 2014; 120:564-578.

远期预后

除早期不良事件外,cTn还可预测远期死亡率。行血管外科手术术后肌钙蛋白升高的患者1年死亡率是20%,而肌钙蛋白正常者为4.7%[14]。其他预测预后的因素包括术前肌酐水平大于2.0mg/dl(OR,2.55)、术前心衰病史(OR,1.96)和年龄大于70岁(OR,1.62)。研究表明,有明确CAD行择期血管手术患者,术前常合并多种风险,包括年龄、肾脏功能和心衰病史,糖尿病患者也常伴有术后心脏生化标志物的升高,这些因素均可预测远期预后。

风险分层和预防

对于行非心脏手术患者,治疗术中或术后心肌缺血并发症应该从预防开始,主要通过鉴别一些能预测这个复杂过程的因素和标志物来预防。与MACE风险增加密切相关的变量有:①患者因素,包括高龄、高ASA分级和高心脏风险指数、肾衰竭和贫血;②手术因素,包括手术类型(突发或紧急、大手术,特别是血管手术)和术中并发症(严重低血压、严重出血和心率增快)。

患者年龄

年龄大于70岁的患者PMI和MINS的发病率明显增加,特别是有心血管危险因素的男性,OR是1.84,年龄每增长10岁,OR值增加1.5。CAD的死亡率和年龄密切相关。随着人口老龄化,这一问题估计在未来的数十年会持续加重。老年患者身体虚弱,并存多种疾病,CAD更为严重。由于冠状动脉钙化更重,冠状动脉和外周动脉解剖变异更大,因此经皮冠状动脉介入治疗(percutaneous coronary intervention,PCI)会面临更大的技术挑战,也增加了手术相关并发症发生的风险(如造影剂引起的肾病、血管或神经系统并发症),同时对出血的耐受性也减弱。

心脏风险指标

有两项临床指标用于评估患者围手术期心脏并发症风险。修正后的心脏风险指数(RCRI),包括6个心脏并发症风险的独立预测因素:缺血性心脏病史、心衰史、脑血管疾病、糖尿病、慢性肾衰竭(血清肌酐>2mg/dl)和大手术(腹股沟以上的大血管手术,胸、腹腔手术)。围手术期心脏并发症(如致死性AMI和非致死性心搏骤停)和死亡的风险随指数评分增高而增加[15-17]。一项包括782 969名患者的大型研究显示,当RCRI为0时院内死亡率是1.4%,当RCRI为1时是2.2%,当RCRI为2时是3.9%,当RCRI为3时是5.8%,当RCRI为4时是7.4%,逐渐增大[15]。

RCRI是目前最广泛的用于心脏风险分级的工具,但仍具有一定局限性。包括其相对低的辨别能力。事实上,虽然RCRI对行非心脏手术患者发生心脏事件具有较好的辨别力[曲线下面积(area under the curve,AUC),0.75],但对行血管外科手术患者预测的准确性却较低(AUC,0.64),预测全因死亡率的准确性也较低(AUC中位数,0.62)[18]。

为了克服RCRI的这些局限性,制定了国家外科质量改进项目(National Surgical Quality Improvement Program,NSQIP)评价系统,并且在211 410例手术患者中进行了验证[19]。该评价系统包括了年龄、ASA分级、功能状态、血清肌酐等要素,是一项全新的、以器官功能为基础的手术分类。外科手术风险可以通过互联网上的风险计算器计算。NSQIP评价系统的辨别力和预测力优于RCRI系统(AUC,0.88 vs 0.75),也适用于行血管手术的患者。

肾衰竭

慢性肾脏疾病(chronic kidney disease,CKD)是与不良预后有关的最重要的并存疾病。肾功能受损患者的不良心脏事件发生率明显增加,住院时间显著延长。一项大型前瞻性多中心研究的事后分析(post hoc analysis)表明,CKD患者主要不良心血管事件和脑血管事件发生率在3b阶段(肾小球滤过率<45ml/min)后明显增加(OR,3.9)[20]。

大部分心血管疾病的危险因素,包括高龄、糖尿病、收缩期高血压(持续时间更长和程度更严重)和高密度脂蛋白胆固醇低,还有炎症反应和血栓形成等因素在CKD患者中也普遍存在。这些患者中CAD和瓣膜病更为常见,也更加严重,并且一半的死因是心脏源性的。CKD相关性贫血可降低心肌氧供,进而导致心肌病。左心室肥大可增加心肌氧耗而导致舒张期功能障碍,从而减少心内膜下灌注,甚至引发舒张期心衰。当并存房颤和其他心律失常时,顺应性下降的心室更易受到前后负荷变化、心动过速和心房收缩能力下降的影响。

某些预防措施有利于减少CKD患者围手术期心脏事件的风险。应激试验可鉴别诊断患者的CAD。短期使用他汀类药物尚存争议(见后文),但许多中心仍将其作为标准治疗。推荐在实施全身麻醉至少10小时前,停用血管紧张素转换酶抑制剂(angiotensin-converting enzyme inhibitor,ACEI),这样可降低诱导后发生低血压的风险。贫血的患者术前可输血、补充铁或红细胞生成素。终末期肾病患者应在术前1天行透析。

手术期间的主要目标导向是平均动脉压大于65~70mmHg(高血压控制不良的患者应更高)和充足的血容量。应特别关注围手术期镇痛。CKD患者使用阿片类药物可发生蓄积,增加呼吸抑制的风险,但非甾体类抗炎药因有加重肾功能障碍的风险而不推荐使用[21]。

有肾功能损害的患者,应将术后肌钙蛋白与术前的基础值进行比较。肌钙蛋白能反映出微小梗死或左心室肥厚,患者出现轻度肾衰竭即可升高[22]。肌钙蛋白水平增高且进行透析的患者,CAD更严重,死亡风险更高[23]。

贫血与输血

术前贫血[血红蛋白(hemoglobin,Hb)男性<13g/dl,女性<12g/dl]患者的数量在持续增长,尤其是老年患者。欧洲的一项大型(39 309例患者)研究发现,31%男性和26%女性术前存在贫血[24]。术前贫血常合并其他并存疾病,如肾衰竭、CAD、心力衰竭、糖尿病、肝硬化,被公认为是增加死亡率的危险因素。事实上,贫血可降低DO_2,增加心率,且可能导致低血压。

在矫正包括输血在内的主要干扰因素后,仍然能够证明术前贫血可增加90天死亡率两倍以上,同时,可增加术后ICU停留时间,浪费更多的ICU资源(如血流动力学监测、机械通气、正性肌力药和血管收缩药)[24-26]。尤为重要的是,红细胞比容下降与院内死亡率增加呈线性关系[27]。

根据“二次打击”理论,尽管贫血会增加死亡率,输血也可增加死亡率。然而,资料表明,输血不一定是有害的,开放性输血策略在特定条件下可降低死亡率[28-31]。

有贫血危险的患者行择期手术时,术前4~8周应查找贫血的病因并予以治疗(如失血、营养不良、肾衰竭、慢性和/或炎性疾病)。铁缺乏的患者(血清铁蛋白<30μg/L)推荐补充铁剂(口服或静脉注射,具体如何使用取决于铁储备状态或对手术的耐受性和手术时间)(ⅠC级推荐)。补铁已被证实能有效提高Hb浓度,减少围手术期输血。如果排除铁不足,推荐使用促红细胞生成素使Hb浓度上升到12~13g/dl(ⅡA级推荐)。研究显示使用这些药物的患者,约50%无需输血(数据来源于以骨科手术为主的综合分析)。还应顾及血栓风险,尤其是CAD、冠状动脉支架术,或静脉血栓患者[32,33]。

手术类型

手术类型是MACE和死亡的强风险因素。紧迫手术或紧急手术公认为是死亡的最重要预测因素,可使30天死亡率增加3倍以上(OR,3.5)。遗憾的是,这一严重风险因素却无法改变[25,34]。

在血管外科手术中，发生严重不良心血管事件（PMI，心脏死亡）的风险比其他非心脏手术高 2~4 倍。事实上，与其他非心脏手术相比，行血管外科手术的患者更易发生 CAD（发病率 37%~78%）[35]。下述危险因素可引发围手术期心肌缺血和心肌梗死，包括主动脉阻断和开放、全身动脉压的突然变化、血流的改变、单肺通气引起的缺氧、继发于大量出血的急性贫血、输血和手术引起的炎症反应和高凝状态，特别是伴有 CAD、急性心力衰竭或左心室功能障碍的患者更易发生。

死亡率最高的血管手术是腹主动脉瘤破裂手术，其次是择期行胸腹联合主动脉置换、下肢动脉旁路搭桥和颈动脉内膜剥脱手术[16,36]。下肢截肢患者也会发生弥漫和严重的 CAD（病理研究显示发生率高达 92%）[37]。因此，这些患者围手术期风险高，据报道 30d 死亡率高达 17%，PMI 是术后死亡的主要原因[38]。相反，腔内主动脉修复术可降低心肌应激反应，从而可减少围手术期心肌损伤[39]。但业已证实，腔内主动脉修复术术后肌钙蛋白水平的增高与远期不良心血管事件发病率增高相关（3 年随访：49% vs 15%）[40]。

心脏生化标志物

术前肌钙蛋白

cTn 在检测少量心肌坏死方面具有高度敏感性。cTn 水平增高提示存在心肌损伤，但不是其根本原因。除了 AMI，肌钙蛋白的释放可能与许多其他疾病有关，包括 HF、脓毒症和终末期肾病（框 52.1）。无论什么原因引起 cTn 的释放，cTn 水平增高通常提示预后不良。

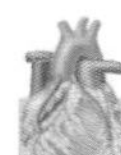

框 52.1 心肌缺血以外肌钙蛋白增高原因

心脏原因
- 心衰
- 心律失常
- 心脏电复律
- 植入型心律转复除颤器电击复律
- 心肌炎
- 心包炎
- 心肌淀粉样变性

非心脏原因
- 脓毒症和感染性休克
- 肺栓塞
- 原发性肺动脉高压
- 肺水肿
- 慢性肾衰竭
- 卒中
- 蛛网膜下腔出血
- 大剂量化疗
- 拟交感药物

血管手术前患者 cTn 增高比例尚不确定。目前最大规模的研究显示[41]，术前 cTn 增加 24% 以上［高敏肌钙蛋白 T（high-sensitive troponin T，hsTnT）］的患者是 PMI、心因死亡和全因死亡的高危因素。此外，联合评估 hsTnT（AUC，0.80）、心脏风险指数（AUC，0.65）和钠利尿肽水平（AUC，0.76）更具价值。hsTnT 水平高于 0.014ng/ml 的患者复合终点（包括全因死亡、PMI、急性心力衰竭、心搏骤停）发生率是 9.4%，而 hsTnT 水平低于 0.014ng/ml 患者的复合终点发生率是 1.9%（$P<0.01$）。

cTn 升高与不良预后相关，其升高的原因包括无症状的心肌缺血或微小的心肌梗死、左心室功能障碍、脑血管疾病、肾功能损害、脓毒症、肺动脉高压和肺动脉栓塞。高危手术患者术前是否常规检查 cTn 尚存争议。2014 年欧洲心脏病学会/欧洲麻醉学会（European Society of Cardiology/European Society of Anaesthesiology，ESA/ESC）指南[42]推荐，尽管 cTn 检测特异性不是最优的，但高危患者可考虑在大手术术前和术后 48~72 小时内进行 cTn 检测（Ⅱb 级推荐，证据水平 B）。

术前肌钙蛋白增加的患者，应行经胸超声心动图检查（主要评估心室功能和局部室壁运动），请心脏专家会诊，尽可能延迟手术到肌钙蛋白水平下降（图 52.1）之后。如果不能推迟手术，推荐行微创手术，围手术期行目标监测和优化心脏治疗。此外，应告知患者危险性增加的可能。

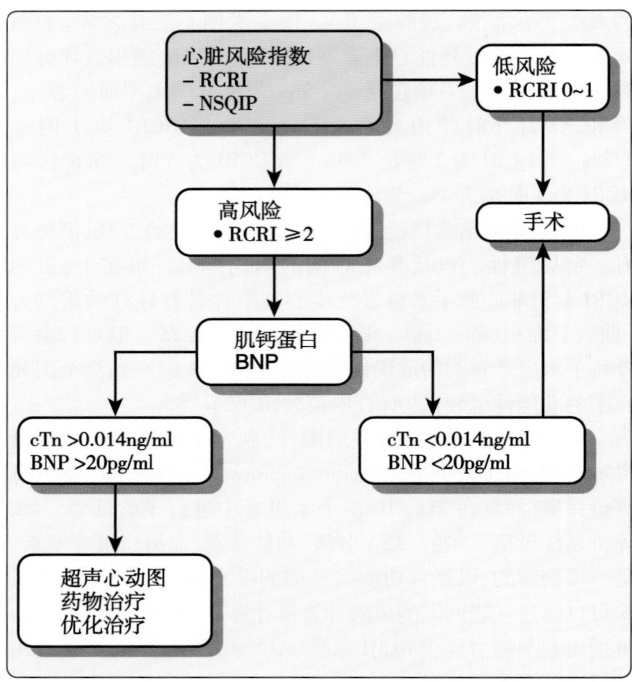

图 52.1 术前风险分层。BNP，脑钠肽；cTn，肌钙蛋白；NSQIP，国家外科质量改进项目；RCRI，修订的心脏风险指数

术后肌钙蛋白

非心脏手术术后 3 天内评估 cTn 峰值有助于鉴别心肌损伤，无症状或心电图无改变时更具意义。同时，也是 30 天死亡率的独立预测因子。最近的一项大型国际队列研究，包括来自 5 大洲、年龄大于 45 岁的 15 065 例患者，研究发现，非心脏手术术后 3 天内 8% 患者 TnT 值是异常的（≥0.04ng/ml），TnT 是 30 天死亡率的独立预测因子（9.8% vs 1.1%；校正比 4.82）[6]。另一项包括了 2 216 例 60 岁以上行中到高危非心脏手术患者的队列研究发现，19% 的患者 cTnI 升高（>0.06ng/ml），这些患者 30 天死亡率为 8.6%；而 cTnI 未升高的患者 30 天死亡率为 2.2%（$P<0.01$）。cTnI（0.07~0.59ng/

ml)增高较轻的患者死亡危险度为 2.4,而 cTnI(≥0.60ng/ml)明显增高患者的死亡危险度为 4.2,死亡时间的中位数是 12d[43]。由此可见,围手术期 cTn 监测有利于早期鉴别死亡风险增加的患者,并给予适当的干预措施。

B-型(脑)钠尿肽

B-型(脑)钠尿肽[B-type(brain) natriuretic peptide,BNP]由心肌释放,是对包括缺血、心房牵拉、炎症和其他神经内分泌等多种生理刺激的反应。术前 BNP 水平是短期不良心血管预后的强独立预测因子。术前将 BNP 增加至广泛使用的风险分层系统(RCRI 和功能评估)可明显提高风险识别水平(AUC 从 65% 到 80%)。*N*-端钠尿肽前体(NT-proBNP)更能代表基础水平,且浓度不易受短暂波动的影响,半衰期长,其预测价值比 BNP 更高。

尽管预测术后心血管事件最佳的 BNP 截断值(cutoff)尚未确定,但综合几项研究结果和 meta 分析提示,BNP 截断值约为 20~30pg/ml(灵敏度 95% 和特异度 44%),NT-proBNP 约为 125pg/ml[44]。一项关于高危患者接受重大非心脏手术的小型前瞻性研究发现,术前 BNP 水平大于 40pg/ml 的患者发生心脏事件的风险增加近 7 倍。特别是 BNP 水平每增加 100pg/ml,相关的死亡风险增加 35%[45]。

肾衰竭患者 BNP 检测的实用性尚存争议。事实上,当肾小球滤过率下降时,BNP 的预测价值也随之降低。当肾小球滤过率低于 30ml/1.73m^2/mim 时,NT-proBNP 即失去了预测价值[46]。相反,一篇综述显示肾功能障碍患者 NT-proBNP 截断值无需参考肾小球滤过率[47]。

最后强调,BNP 水平正常(<20pg/ml),即阴性预测的价值,提示预后良好的可能性高达 96%[48]。研究提示,BNP 正常的患者术前甚至无需其他的心脏检查,可直接进行手术[49,50]。

术后(1~3 天)检测 BNP,联合评估术前值,可明显提高预测术后 30 天(OR,3.7)、甚至 180 天死亡或非致死性心肌梗死的功效[51]。一项来自 2 051 名患者数据的 meta 分析证实,术后患者 BNP 值在 0~250pg/ml、250~400pg/ml,和大于 400pg/ml 时的 30 天死亡率和非致命性心肌梗死发生率分别为 6.6%、15.7% 和 29.5%。同样,患者 NT-proBNP 在 0~300pg/ml、300~900pg/ml 和大于 900pg/ml 时 30 天死亡率和非致命性心肌梗死发生率分别为 1.8%、8.7% 和 27%[52]。

目前还没有关于以 BNP 为目标导向进行围手术期治疗的前瞻性随机对照试验(randomized controlled trial,RCT)。但是,一项 RCT 的 meta 分析显示,非外科手术的心衰患者以 BNP 为目标导向治疗后的全因死亡率可减少 48%[53],提示该方法似乎是合理的[54]。如果术前并存临床危险因素和/或体能下降,应该在择期大手术前 4~5 周行 BNP 监测。如果 BNP 水平低于理想截断值(optimal cutoff)(20pg/ml),患者不需要进一步检测 BNP 可直接进行手术。相反,如果 BNP 水平高于该阈值,推荐行进一步检查,包括超声心动图和以 BNP 为导向的优化治疗(例如,控制容量,利尿剂,ACEI 或硝酸酯类或 β-受体阻滞药:从阿替洛尔到卡维地洛或比索洛尔)。

预防 ACEI 类药物引起的肾功能恶化和低血压是必要的。某些特殊患者,建议采取针对性的干预措施,例如 NYHA 心功能Ⅲ级有症状的、左心室射血分数(left ventricular ejection fraction,LVEF)小于 35%、QRS 波增宽(>120 毫秒)的患者应进行心脏再同步化治疗,严重的功能性二尖瓣反流患者应行经导管缘对缘二尖瓣修复术。手术前反复评估 BNP 有利于围手术期治疗策略的调整(例如,手术和麻醉方法的选择、围手术期监测及液体、药物和设备的管理)。

围手术期风险指标

术中能独立预测术后不良心脏事件的因素包括:手术类型(血管外科手术)、手术复杂性(如手术时间、需要输血)、急诊手术,以及生理干扰(心动过速、长时间低血压、高血压和低体温)[34,55]。

一项包括 14 项以非随机化研究为主要证据的 meta 分析表明,输血与术后心脏事件之间存在较强的相关性。遗憾的是,目前尚无法确定与不良心脏事件风险有关的准确评估值。目前已有的研究显示,心血管的生理指标变化(如平均动脉压下降>20mmHg、持续>60 分钟,收缩压增加>基础值的 30%,恢复室内发生的心动过速,二尖瓣流速<45cm/s)与不良预后具有独立的相关性。仅有一项有关控制输血的观察未发现上述相关性。这项研究认为,只有在贫血的基础上发生的生理指标变化(如低血压、心动过速和低体温)方可增加输血患者的心脏风险,而在不输血患者中,这些变量则转化为独立的预测心脏风险的因素[34]。

ANESCARDIOCAT 评分系统将接受中高危急诊或择期非心脏手术患者发生 MACCE 的风险分为极低、低、中和高危四种程度。此评分系统包括以下危险因素:术中低血压,即平均动脉压降低 20mmHg 以上或低于基础值的 20% 超过 1 小时;需要输血;CAD、心衰和/或脑血管疾病史;慢性肾病;术前心电图异常,包括左心室肥大、左束支传导阻滞和 ST 段及 T 波异常(框 52.2)。如果无以上因素,MACCE 的发生率是 1.5%(极低危),有 1 个危险因素为 4.5%,(低危),有 2 个危险因素为 8.9%(中危),有 3 个以上危险因素为 20.6%(高危)[3]。上述预测术后不良心脏事件危险因素中,生理指标的变化(在某种程度上还包括输血)是麻醉医师可以调控的主要因素,能够改善患者的预后。

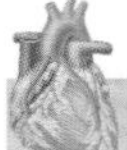

框 52.2 ANESCARDIOCAT 评分系统[a]

1. 冠状动脉疾病史
2. 慢性充血性心力衰竭史
3. 脑血管疾病史
4. 慢性肾病
5. 术前心电图异常(左心室肥大、左束支传导阻滞及 ST 段和 T 波异常)
6. 术中低血压(≥20mmHg 或平均动脉压下降≥20%,持续 1 小时)
7. 输血

[a] 心脑血管主要不良事件风险:0 个因素=1.5%;1 个因素=4.5%;2 个因素=8.9%;≥3 个因素=20.6。

From Sabaté S, Mases A, Guilera N, et al. Incidence and predictors of major perioperative adverse cardiac and cerebrovascular events in noncardiac surgery. *Br J Anaesth*. 2011;107:879-890.

术后管理

PMI 高危的患者应该在术前、术后即刻和术后 6 小时和 12 小时以及术后头 3 天每天检查心电图和血肌钙蛋白,以便早期发现心肌损伤。如前所述,可能存在的心电图异常,如 ST 段压低、一过性 ST 段抬高和/或 T 波显著倒置,并不能诊断PMI或围手术期心肌损伤。建议请心脏病专家会诊。超声心动图有助于检测局部室壁运动异常的位置和范围,并可评估全心功能。

充分的镇痛和镇静是预防或减少交感神经刺激导致心肌损伤的关键。当然,血流动力学的稳定在防止不良心脏事件的发生中具有关键作用,应该维持足够高的Hb水平(Hb水平达9~10g/dl,可能更有利于改善预后,因此,至少应维持Hb水平≥8g/dl),以保证充足的DO_2[29,30,31]。

最后,不管是脓毒症或单纯的发热(如心动过速)引起的血流动力学变化,还是重症脓毒血症和感染性休克导致的心功能障碍,积极预防感染有助于减少PMI的发生[56]。

药物和经皮介入治疗预防和治疗围手术期主要不良心脏事件

很少有RCT评估药物或介入治疗对减少非心脏手术心肌梗死后的住院期间和远期预后的效果。因此,PMI药物和PCI治疗的依据主要来自对非手术时急性冠脉综合征的管理[57-60],即把冠脉监护室(coronary care unit,CCU)常用的管理策略应用于围手术期ICU中。

他汀类药物

他汀类药物(3-羟基-3-羟甲基-戊二酸酶抑制药)对接受手术患者的心脏并发症具有较强的保护作用[61-69]。一项包括77 082例患者的回顾性队列研究显示,单纯他汀类药物治疗即可明显降低非心脏手术术后住院死亡率[OR 0.62;95%可信区间(CI)0.58~0.67]。一项RCT的meta分析证实了这一结果,在术前接受他汀类药物治疗超过1周的行非心脏手术患者的亚组中,心肌梗死[相对风险(relative risk,RR)0.53;95% CI 0.37~0.77;P=0.001]和30天死亡率(RR 0.50;95% CI 0.27~0.91;P=0.02)均显著降低[62]。另一回顾性研究显示,有症状的行颈动脉内膜剥脱术患者入院后给予他汀类药物治疗,其死亡率明显低于未应用他汀类药物治疗的患者(OR 0.25;95% CI 0.07~0.90)[63]。

他汀类药物通过减少斑块体积(降低脂质),改变脂质核心的理化特性,减少氧化应激和炎症(抑制巨噬细胞的聚集和金属蛋白酶的产生)等作用增加血小板的稳定性。此外,他汀类药物还能改善内皮功能,抑制血栓形成。高剂量的阿托伐他汀(80mg/d,老年人40mg/d)似乎比标准剂量更能降低心血管事件的死亡率和不稳定型心绞痛和心肌梗死的发生率,以及再血管化的需要(Ⅰ级推荐,证据水平A)。一项包括4个大型试验,包括27 548名患者的meta分析显示,与接受标准剂量他汀类药物治疗的患者相比,高剂量治疗的患者冠状动脉或心肌梗死的死亡率(P<0.000 01)和心血管事件发生率均降低16%[70]。采用高剂量治疗至少应持续一年,所获得的益处在治疗30天以后方可显现。围手术期未使用他汀类药物是临床不稳定因素之一,与术后肌钙蛋白峰值水平共同影响血管手术后2.5年的死亡率(OR 0.19;95% CI 0.07~0.49;P<0.001)[71]。

用于治疗PMI的药物中,他汀类药物是最容易掌控的。其禁忌证(怀孕,急性肝损伤,卟啉症)罕见,高剂量通常是安全的,并能够良好耐受(横纹肌溶解和肌病并不常见)。而且,他汀类药物对血管手术患者脑(预防谵妄和卒中)和肾脏(促进急性肾损伤后肾功能恢复)均具有保护作用,在脓毒症和静脉血栓中也有治疗作用[72,73]。

尽管如此,病程复杂的危重患者应用他汀类药物仍需密切监测,以防止易被忽视的他汀类药物的副作用或药物相互作用的影响。接受其他药物治疗(如钙通道阻滞药、抗真菌剂和大环内酯类药物)的患者可通过与CYP3A4的相互作用增加他汀类药物的血药浓度。普伐他汀或氟伐他汀不通过CYP3A4代谢,因此可能更安全。相反,利福平、苯巴比妥、卡马西平和苯妥英纳可诱导CYP3A4和CYP2C9,从而促进肝脏对他汀类药物的代谢。这些药物的联合应用可降低他汀类药物的降脂效应。为防止潜在的出血性并发症的风险,对于服用华法林的患者,当开始他汀类药物治疗或对所应用的他汀类药物进行任何调整时(除普拉伐他汀),建议严格监测国际标准化比率(INR)。事实上,接受血管手术患者,术前使用高剂量他汀类药物预防PMI是合理的(Ⅱa推荐,证据水平B),其他高危手术也建议围手术期使用高剂量他汀类药物(Ⅱb推荐,证据水平C)。

β-受体阻滞药

正在服用β-受体阻滞药的患者,术前应继续服用。然而,β-受体阻滞药是一把双刃剑。它可通过减少心肌耗氧量、降低心率、减少心律失常,降低脆弱斑块机械压力而产生心肌保护作用。但是,它可导致低血压,并影响心输出量(CO)的增加。基于此种矛盾,一项大型试验(POISE)结果显示,术中使用β-受体阻滞药可降低患者发生PMI(无痛性心肌梗死)的风险,但却可增加卒中和死亡危险[10]。经术前应激试验证明具有中度或高度心肌缺血风险的患者以及PMI高风险患者,应用β-受体阻滞药的风险/收益比似乎更为有利,尽管建议等级较弱(Ⅱb级推荐,证据水平C),此类患者仍然推荐术前(术前2~7天)给予β-受体阻滞药以减少PMI的发生。对于持续MI患者使用β-受体阻滞药具有双重疗效,最初几小时可以减少梗死面积,几天后有心肌重塑作用。关于CCU中β-受体阻滞药的使用,美国心脏协会(American Heart Association,AHA)和ESC的建议并不一致。

AHA指南建议除非禁忌,对伴有高血压心肌梗死的患者或心肌缺血的患者前24小时静脉给予β-受体阻滞药是合理的。无禁忌证的任何患者均可应在前24小时口服β-受体阻滞药(Ⅰ级推荐,证据水平A)[57]。β-受体阻滞药的主要禁忌证包括有症状的心衰、低心排、PQ间期大于0.24毫秒、未用心脏起搏器的Ⅱ度或Ⅲ度房室传导阻滞、活动性哮喘,以及具有心源性休克危险因素[如后期诊断的AMI(>12小时)、年龄>70岁、收缩压<120mmHg、心率<60次/min和心率>110次/min]的患者。

由于多数试验是在现代再灌注策略之前进行的,因此,ESC指南不如AHA指南明确。未能建立明确的早期静脉注射β-受体阻滞药的常规。所推荐的高静脉注射剂量可能与早期危险相关,并增加死亡率[59]。

对于未经历再灌注的患者,使用β-受体阻滞药可减少包括死亡在内的不良事件。相反,对于心肌再血管化的患者,其益处仅限于减少心肌梗死和心绞痛，却可增加心源性休克和心力衰竭的风险[74]。

贫血作为致病因素必须予以关注，应用β-受体阻滞药的老年患者尤须重视。一项有关急性外科贫血，包括4 387名患者的大型、单中心、倾向性匹配的队列研究发现，只有当Hb水平低于基础值35%以上时，β-受体阻滞药方与MACE发生率增高相关（RR 2.38；95% CI 1.43～3.96；$P=0.0009$）[75]。贫血可能通过进一步限制氧供而加重β-受体阻滞药的围手术期副作用。相反，Hb在9g/dl到10g/dl之间时，心脏增加每搏量的能力是心率依赖性的。动物实验发现，在血液稀释过程中脑氧可维持不变，但短期使用美托洛尔后脑氧降低，因为心输出量和脑血量增加的代偿机制严重受损[76]。POISE试验发现，对于循环异常的老年患者，贫血和CO减少是增加卒中发生率的可能机制[77]。

围手术期β-受体阻滞药策略

合并PMI患者，β-受体阻滞药可在ICU中启用（无禁忌证）。但应采取一些预防措施使其更安全。

由于β-受体阻滞药具有抗缺血作用，对于所有未行PCI的患者均可口服。对于接受冠脉再血管化的中到重度MI患者（LVEF<40%），口服β-受体阻滞药可与ACEI类和醛固酮拮抗剂联合使用，以达到心肌重塑的效果。建议在术后2～3天开始用低剂量的选择性β_1-受体阻滞药［比索洛尔1.25mg/d，美托洛尔25mg，每日2次，或α_1/β-受体阻滞药（卡维地洛6.25mg，每日2次）］，并采用限时滴定剂量渐增法输注。

早期静脉给予β-受体阻滞药仅限于心动过速和高血压的患者（减少$M\dot{V}O_2$）和房颤患者需要控制心室率时。现有指证多用于未行PCI患者。静脉注射β-受体阻滞药前，应排除或治疗任何引起心动过速的危险因素。急性贫血患者可能更需要输血，而不是使用β-受体阻滞药（或在使用之前）。超声心动图有助于鉴别严重的左心室功能受损，尤其是与功能性二尖瓣反流和/或右室功能障碍相关时。艾司洛尔半衰期短，可供选择［试验剂量20mg；负荷剂量0.5～1mg/kg，超过30秒；随后连续输注50μg/(kg·min)，最大300μg/(kg·min)］。

伊伐布雷定是窦房结（I_f）电流选择特异性抑制药，对于使用β-受体阻滞药引起低血压的患者，可口服（2.5～5mg）或静脉注射（负荷量5mg，随后输注5mg超过8小时）。一项包括124例PCI患者的研究证实了静脉注射伊伐布雷定在STEMI患者中的有效性和安全性。与未接受伊伐布雷定治疗的患者相比，心率平均降低22次/min，而未发生低血压，心室容积减少（抗心肌重塑不良效应）[78]。

血管紧张素转换酶抑制剂和醛固酮拮抗剂

对于大面积PMI、左心室收缩功能降低（LVEF<40%）或糖尿病患者，强烈推荐给予ACEI和醛固酮拮抗剂（螺旋内酯，依普利酮）（ⅠA类）。ACEI可安全用于稳定的肾功能不全患者（肌酐水平最高到3mg/dl）。严重肾功能障碍患者禁用醛固酮拮抗剂（男性肌酐>2.5mg/dl和女性肌酐>2mg/dl；或血清钾>5mmol/L）。不能耐受ACEI（如咳嗽）的患者可推荐血管紧张素受体拮抗剂缬沙坦（80mg，最高160mg），该药具有良好的耐受性。在治疗的第一周，应密切监测血清钾和肌酐水平。大面积心肌梗死患者在使用ACEI类药物24小时内即可获得最大益处（抗心肌重塑效应）。然而，ACEI（及β-受体阻滞药）在术后早期对血流动力学的影响还有待研究。

硝酸酯类

硝酸酯类（如硝酸甘油）通过降低左心室的前、后负荷而减少心肌耗氧量，通过扩张毛细血管增加冠状动脉血流。然而，硝酸酯类的主要局限性是由于扩张外周血管，反射性引起心率增快和心肌收缩力增加，从而降低了硝酸酯类减少心肌耗氧量对血流动力学的益处。此外，硝酸酯类早期耐药性问题，缺乏对MACE有益的证据问题，均限制了硝酸酯类药物的应用，仅可短期内（通常为<24小时）静脉应用，且只用于治疗有心肌缺血症状的患者（ST段抬高或降低），特别是合并高血压或心衰的患者。硝酸甘油不应用于心肌缺血合并低血压的患者，除非合用去氧肾上腺素等血管收缩药，也慎用于右心室梗死的患者（因为右心的前负荷依赖于肺循环血量）。由于硝酸酯类被认为不能改善预后，对于不能耐受ACEI的心衰患者应禁止长期使用硝酸酯类。

抗血栓药物

抗血小板药物是非手术治疗急性冠脉综合征的基础。常规早期积极采用双抗血小板治疗（dual antiplatelet therapy，DAPT）可预防冠状动脉的完全阻塞或血管重建后支架内血栓的形成。DAPT已经被证实可显著减少心脏不良事件，尚无证据显示抗血栓治疗是死亡的独立危险因素[58-60]。然而，DAPT可增加出血风险，特别是对胃黏膜的直接损伤和抑制前列腺素的产生，导致胃肠道出血，围手术期尤为危险。阿司匹林是一线治疗药物（Ⅰ级推荐，证据水平A）。初始剂量162～325mg/d，维持剂量81～162mg，可减少出血风险。血小板受体P2Y12抑制药（氯吡格雷、替卡格雷或普拉格雷）常与阿司匹林配合使用。有证据表明，DAPT比单独使用阿司匹林更能减少不良事件[79]。已经获批的P2Y12抑制药（Ⅰ级推荐）包括：

- 氯吡格雷，负荷剂量600mg，此后每天75mg（证据水平：美国B，欧洲C）
- 普拉格雷，负荷剂量60mg，此后每天10mg（证据水平B）
- 替卡格雷，负荷剂量180mg，此后90mg，每天两次（证据水平B）

与单独应用阿司匹林相比，氯吡格雷可降低30天的复合终点死亡率和非致命心肌梗死发生率20%[79]。然而，氯吡格雷的疗效仍然局限，首先是起效慢（摄入后数小时），其次是从药物转化为有生物活性的代谢产物过程缓慢。另外个体差异大。氯吡格雷的另一局限性是该药抑制血小板作用不可逆。

替卡格雷或普拉格雷起效快，且抗血小板作用更强、更持久。此种药代和药效动力学优点使其更能改善预后。研究表明，与氯吡格雷相比，替卡格雷和普拉格雷可将复合终点分别降低16%和24%[80,81]。替卡格雷比普拉格雷更具优势。普拉格雷尔（每日10mg）可增加致命性颅内出血的风险，不推荐用于短暂性缺血发作或卒中病史患者。对于体重小于60kg或年龄大于75岁的患者，每日10mg普拉格雷尔既无临床益处，又增加出血倾向，可给予 5mg 的普拉格雷，但其有效性和安全性尚未得到前瞻性评估。此外，在 NSTEMI 患者中，与 PCI 时使用普拉格雷相比，冠状动脉造影前用药并未降低主要终点事件发病率[58]。

如同其他的抗血小板药物一样，替卡格雷或普拉格雷的严重出血比氯吡格雷更常见。然而，权衡安全（出血）和疗效（减少不良结果），更倾向于选择替卡格雷和普拉格雷。

不幸的是，PMI 通常发生在术后 3 天内，这个时间段限制了术后 ICU 早期和广泛使用抗血小板药物，因为它们可能导致手术部位和消化道出血。目前尚无针对性研究评估抗血小板药物治疗 PMI 导致患者手术出血的风险。现有数据主要是来自对接受心脏手术状态稳定和无 PMI 患者的研究，这些患者术前曾行冠脉支架治疗，术后早期需接受抗血小板药物治疗。这些研究显示抗血小板药物可增加出血、再次手术和输血的风险。一项涉及 4 998 例非心脏手术无 PMI 患者（65%的患者接受了整形和普通手术，只有 6%行血管手术）的大型研究显示，围手术期使用阿司匹林可增加大出血的风险约达 20%［4.6 vs 3.8%；危险比（hazard ratio，HR）1.23；95% CI 1.01~1.49；P=0.04］[82]。

决策 PMI 患者是否给予 DAPT 以及给药时机仍具挑战性。围手术期出血本身是不良预后的独立预测因素。大出血住院死亡率为 10%~20%，而再梗的风险则为 10%，卒中的风险为 3%[83]。造成如此高死亡率的原因众多，包括并发症、出血导致的血流动力学不稳定、输血的不利影响，以及因停用抗血栓药物所致的支架内血栓形成或再梗阻等。增加胃肠道出血风险的临床因素包括：高龄（>70 岁）、糖尿病、心衰、溃疡病史，以及以前发生过消化道出血、酗酒和肾衰竭[84,85]。高龄患者由于血管老化受损易诱发大出血，而肾衰竭的患者常伴有弥散动脉疾病和凝血异常，清除率下降致使抗血栓性药物过量。

最大限度减少抗血栓药物出血风险的策略

有助于预防抗血栓治疗患者出血的策略包括：应用高剂量的质子泵抑制药预防胃肠道出血；根据年龄和肾功能调整抗血栓药剂量；应用已被证明有较低出血风险的磺达肝癸钠或比伐卢丁；以及采用桡动脉入路、血管闭合装置和超声引导的股动脉入路进行 PCI。接受包括氯吡格雷在内的抗血小板药物治疗的患者，使用质子泵抑制药可显著降低胃肠道出血、侵蚀和溃疡的风险[86-88]。采用床旁即时监测血小板功能可早期指导围手术期抗血小板治疗，从而优化心脏保护与出血风险之间的平衡。非心脏手术围手术期尚无血小板聚集度检测指标应用于临床。

血流动力学不稳定的患者和红细胞比容低于 25%或 Hb 低于 8g/dl 的患者，给予输血是合理的（获益可能超过风险）。Hb 高于 8g/dl 是否需要输血仍存争论。既往认为限制性输血策略可改善预后，但最新数据似乎更支持开放性输血可降低某些患者的死亡率。接受抗血小板治疗的患者，即使应用止血剂，也无助于改善出血。即使血小板计数正常，也可以考虑输注血小板。

术后进入 ICU 的患者因为插管无法吞咽。此种情况下，可以粉碎药片经鼻胃管给予抗血小板药物（粉末和 50ml 水混合）。与完整的药片相比，粉碎的药片在健康志愿者中的生物利用率更强更快[89]。应密切关注肠吸收减少或肝脏代谢受损的患者，可能会影响口服抗血小板药物的药物代谢动力学和药效学特征。

经皮冠状动脉介入治疗

早期针对 STEMI 的首选治疗是应用支架 PCI，通常由经验丰富的团队共同完成。约 90%~95%的患者可恢复正常的前向血流。强制应用 DAPT 预防支架内血栓形成，但增加了围手术期出血风险。然而，若因顾及出血风险而不采用 PCI，应首先考虑下列 CCU 提供的病例数据。与溶栓治疗相比，直接 PCI 可使死亡率降低 25%，再梗死率减少 64%[90]。相反，与药物治疗（未用双重抗血小板治疗）相比，溶栓疗法可使住院死亡率降低 18%（10.7% vs 13%；OR 0.81）[91]。因此，与药物治疗相比，PCI 可使整体死亡率下降 50%。尽管仍然缺乏有力的证据，围手术期 STEMI 患者还是应首先考虑行 PCI。对于高危出血患者，可选择非支架冠状动脉球囊扩张术（以避免立即应用 DAPT）。

围手术期心肌梗死的治疗

围手术期心肌梗死的治疗应根据以下几方面做到个体化：①患者的年龄、合并症和预期寿命；②血流动力学状况；③PMI 的类型（STEMI，NSTEMI）或 MINS；④权衡死亡和出血风险（图 52.2）。有明显的 ST 段改变、血流动力学或心电活动不稳定、心绞痛反复发作的患者，应入住 ICU 或 CCU。当出血风险可以接受时，建议所有患者使用高剂量阿托伐他汀和小剂量阿司匹林。

年龄和合并症

年龄是 PMI 最重要的风险预测因子之一。年龄大于 75 岁的患者死亡率至少是年轻患者的 2 倍。此外，心肌梗死并发症的风险随着年龄的增长而增加。老年患者药物治疗的副作用风险高，特别是抗血栓药物引发的出血、β-受体阻滞药产生的低血压和心动过缓，以及肾衰竭。因此，应谨慎用药。一般采用低剂量，并评估肾小球滤过率。然而，尽管侵入性治疗相对保守治疗大出血和需要输血的风险增加，但老年患者仍能获得最大的生存获益。因此年龄不是积极治疗的禁忌证。所有临床团队关于 PMI 手术治疗与药物治疗的风险/获益建议，以及患者的观点，对于年老体弱和伴有严重合并症（如严重的肝、肺、肾衰竭，活动或不能手术的癌症）的患者均有重要意义。

病情不稳定患者

PMI 和血流动力学不稳定的患者需要快速和积极的诊断和治疗。首先，手术大出血导致的 MACE，必须作为不稳定的主要原因予以排除。大多数 PMI 合并血流动力学不稳定是由于广泛或近端 CAD 导致严重缺血性左心室功能不全引起的。严重冠状动脉狭窄导致的低血压可显著降低冠状动脉血流，而心动过速增加了 MVO_2，从而形成恶性循环，导致心源性休克，住院死亡率可达 30%~50%。针对药物治疗的高死亡率，建议在实施 DAPT 后直接行冠状动脉造影和 PCI。尽管

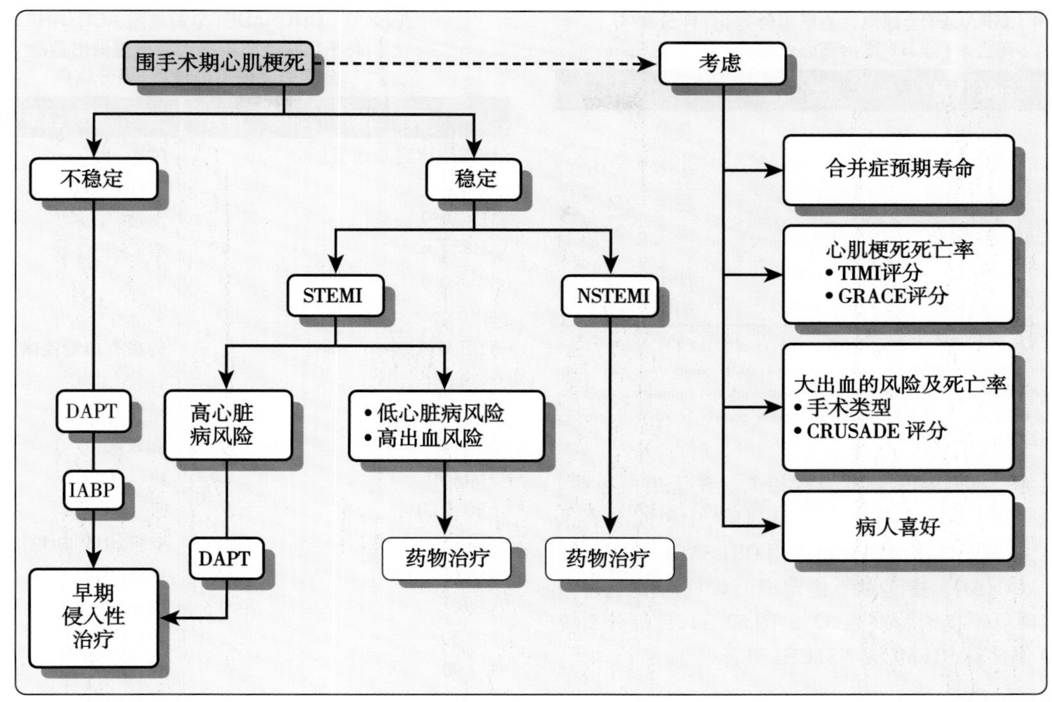

图 52.2 围手术期心肌梗死(PMI)治疗:第 1 个 24h。CRUSADE,早期应用 ACC/AHA 指南对不稳定型心绞痛患者迅速做出危险分层以降低不良预后;DAPT,双重抗血小板治疗;GRACE,全球急性心脏事件登记;IABP,主动脉内球囊反搏;MI,心肌梗死;NSTEMI,非 ST 段抬高心肌梗死;STEMI,ST 段抬高心肌梗死;TIMI,心肌梗死溶栓

相比药物治疗,某些患者的 6 个月生存率可得以显著改善,但是状态不稳定的患者行 PCI 可能会受到无复流现象,以及低血流引起支架内血栓形成的限制[92]。伴多支 CAD 的心源性休克患者,对所有近心端严重狭窄的血管行 PCI 可能获得更好的生存机会。

进行性缺血、心功能障碍、低血压患者的支持治疗特别困难,因为儿茶酚胺可能增加梗死范围,产生房性或室性心律失常,右心室功能障碍的患者很难耐受。

此种情况下行主动脉内球囊(intraaortic balloon pump,IABP)反搏术,可增加心肌灌注和心输出量。但尚缺乏其改善非心脏手术患者生存率的数据[93]。主动脉瘤或周围血管性疾病患者,应仔细评估 IABP 的风险/获益。特别要注意外周血管疾病的患者,有发生下肢缺血的危险。最后,如果在状态不稳定患者发生房性心律失常,必须实施同步电复律。

病情稳定的患者

血流动力学稳定的患者,最佳治疗方式的选择应充分权衡 PMI 死亡风险和围手术期大出血风险。死亡风险可以很容易地在床旁(也可借助专业手机应用程序)通过使用 TIMI(心肌梗死溶栓)或 GRACE(全球注册的急性心脏风险事件)危险评分(表 52.2~表 52.4)计算。这些评分系统已经过近 35 000 例 STEMI(TIMI 和 GRACE 评分)和 NSTEMI(GRACE 评分)患者验证,有较强的预测能力,与 30 天、6 个月和 12 个月的死亡率具有高度相关性[94-98]。TIMI 和 GRACE 评分均可用以鉴别心源性死亡危险性高、需行侵入性治疗、但有出血风险的患者。对于心源性死亡风险低,而同时出血风险高的患者,应选择药物治疗。

表 52.2 TIMI(心肌梗死溶栓)评分(ST 段抬高心肌梗死)

因素	得分
年龄 65~74 岁;≥75 岁	2;3
收缩压<100mmHg	3
心率>100 次/min	2
Killip 分级 2~4 级	2
早期 STEMI 或左束支传导阻滞	1
糖尿病或高血压或心绞痛	1
体重<67kg	1
时间治疗>4h	1

STEMI,ST 段抬高心肌梗死。

表 52.3 根据 TIMI(心肌梗死溶栓)评分的 30 天死亡率(ST 段抬高心肌梗死)

分数	30 天死亡率
0	<1%
1	1.6%
2	2.2%
3	4.4%
4	7.3%
5	12.4%
6	16.1%
7	23.4%
8	26.8%
>8	35.9%

表 52.4 GRACE(全球急性心脏事件登记)评分和死亡率(非 ST 段抬高心肌梗死)

危险分级	GRACE 得分	死亡风险	
低危	≤108	<1%	住院
	≤88	<3%	出院 6 个月
中危	109~140	1%~3%	住院
	89~118	3%~8%	出院 6 个月
高危	>140	>3%	住院
	>118	>8%	出院 6 个月

Modified from Kristensen SD, Knuuti J, Saraste A, et al. 2014 ESC/ESA guidelines on non-cardiac surgery: cardiovascular assessment and management: the Joint Task Force on non-cardiac surgery: cardiovascular assessment and management of the European Society of Cardiology (ESC) and the European Society of Anaesthesiology (ESA). *Eur Heart J*. 2014;35:2383-2431.

出血风险与手术因素和患者因素相关。关于出血风险,根据以往的研究和专家意见手术分为低风险、中风险和高风险(表 52.5)。患者个体出血风险可应用 CRUSADE 评分表预测(早期应用 ACC/AHA 指南对不稳定型心绞痛患者迅速做出危险分层以降低不良预后)(表 52.6,图 52.3),此评分系统已经约 89 000 例伴有 STEMI 或 NSTEMI 患者[85]应用。

ST 段抬高心肌梗死

ST 段抬高通常为急性冠状动脉血栓栓塞所致。此种情况下,紧急冠状动脉造影和 PCI 可显著降低死亡率。因此,STEMI 患者围手术期应考虑行此治疗,尤其是具有良好生活预期和梗死灶较大的患者。我们的观点是,只有在患者死亡风险较低(<3%~5%),同时出血风险较高的情况下才选择单纯药物治疗。

表 52.5 手术出血风险

	低危	中危	高危
手术方式	疝根治术	痔疮切除术	颅内手术
	胆囊切除术	脾切除术	脊柱内手术
	阑尾切除术	胃切除术	眼后房手术
	结肠切除术	肥胖手术	开胸和腹主动脉手术
	胃切除术	直肠切除术	大型人工(髋关节或膝关节)手术
	肠切除术	甲状腺切除术	重大创伤(骨盆,长骨)
	乳腺手术	开腹主动脉手术	老年患者股骨近端骨折
	颈动脉内膜切除术	人工肩关节置换术	全部或部分肾切除术
	下肢旁路或动脉内膜切除术	大型脊椎手术	胆囊切除术和根治性前列腺切除术
	EVAR	膝部手术	TURP
	TEVAR	足部手术	TURBT
	截肢手术	前列腺组织活检	肝切除术
	手部手术	睾丸切除术	十二指肠胰头切除术
	肩膀和膝盖关节镜检查	包皮环切术	
	脊柱微创手术	肺叶切除术	
	楔形切除术	全肺切除术	
		纵隔镜检查术	
		胸骨切开术	
		纵隔肿瘤切除术	

EVAR,腔内修复术;TEVAR,胸主动脉修复术;TURBT,经尿道膀胱肿瘤电切术;TURP,经尿道前列腺电切术。

表 52.6 CRUSADE(早期应用 ACC/AHA 指南对不稳定型心绞痛患者迅速做出危险分层以降低不良预后)评分结果

预测因素	得分	预测因素	得分
红细胞比容基础值(%)		**性别**	
<31	9	男性	0
31~33.9	7	女性	8
34~36.9	3	**有 CHF 症状**	
37~39.9	2	否	0
≥40	0	是	7
肌酐清除率(ml/min)		**曾患有血管疾病**	
≤15	39	否	0
>15~30	35	是	6
>30~60	28	**糖尿病**	
>60~90	17	否	0
>90~120	7	是	6
>120	0	**收缩压(mmHg)**	
心率(次/min)		≤90	10
≤70	0	91~100	8
71~80	1	101~120	5
81~90	3	121~180	1
91~100	6	181~200	3
101~110	8	≥201	5
111~120	10		
≥121	11		

CHF,充血性心力衰竭。

Modified from Kristensen SD, Knuuti J, Saraste A, et al. 2014 ESC/ESA guidelines on non-cardiac surgery: cardiovascular assessment and management: the Joint Task Force on non-cardiac surgery: cardiovascular assessment and management of the European Society of Cardiology (ESC) and the European Society of Anaesthesiology (ESA). *Eur Heart J*. 2014;35:2383-2431.

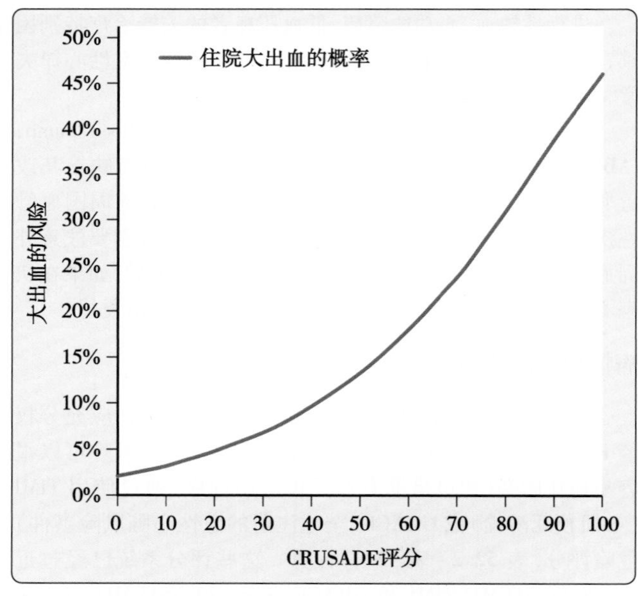

图 52.3 CRUSADE(早期应用 ACC/AHA 指南对不稳定型心绞痛患者迅速做出危险分层以降低不良预后)评分和大出血风险。(*Modified from Kristensen SD, Knuuti J, Saraste A, et al. 2014 ESC/ESA guidelines on non-cardiac surgery: cardiovascular assessment and management: the Joint Task Force on non-cardiac surgery: cardiovascular assessment and management of the European Society of Cardiology (ESC) and the European Society of Anaesthesiology (ESA)*. Eur Heart J. *2014; 35:2383-2431.*)

梗死面积可以通过超声心动图、临床表现和心电图来定量测定。大面积梗死的征象包括肺部啰音、三个以上心电图导联发生改变、aVR 导联 ST 段抬高(提示左主干或左冠状动脉前降支近端狭窄)，下壁心肌梗死可见新发束支传导阻滞或心律失常、LVEF 降低(<40%)和右心室受累。

PCI 之前应尽早给予负荷剂量的阿司匹林(162~325mg)和负荷剂量的 P2Y12 抑制药(氯吡格雷 600mg，普拉格雷 60mg，替卡格雷 180mg)。氯吡格雷虽可引起少量出血，但影响也是最小的。有短暂性脑缺血发作或卒中病史、体重低于 60kg 且年龄超过 75 岁的患者应避免使用普拉格雷。

非 ST 段抬高心肌梗死

区分 NSTEMI 与 STEMI 有 3 个特征。第一，NSTEMI 可能是由于心外因素造成心肌氧供需失衡的结果。纠正了这些原因即可逆转缺血性改变；第二，大多数 NSTEMI 患者冠状动脉血栓性梗死并非完全性，而只是严重的狭窄涉及多支冠脉血管。与 STEMI 相比，并不急于行 PCI，特别是围手术期出血风险高时。第三，1 年随访不良事件 NSTEMI 的发生率比 STEMI 高。因此，在院期间行常规介入治疗优于药物治疗。

心肌氧供需失衡主要由低血压、高血压、急性贫血、心动过速引起，通常发生于 CAD、左心室肥大和/或主动脉瓣狭窄的患者。抗缺血治疗前，必须找到这些诱因并给予积极的治疗。此外，急性失血导致的贫血是再灌注和抗血小板治疗的绝对禁忌证。排除潜在诱因(即疼痛、贫血、低氧血症)后，应纠正心动过速以减少梗死面积。可经静脉给予 β-受体阻滞剂、后续口服控制心率和高血压。

高风险心脏病患者(糖尿病、肾衰竭、ST 段显著下移、LVEF<40%、PCI 史或冠状动脉旁路移植术史、GRACE 风险评分>109 分)建议出院前行冠状动脉造影术。

非心脏手术术后的心肌损伤

所有无禁忌证的患者均应在术后 24 小时内开始使用大剂量他汀类药物(阿托伐他汀 80mg/d)，阿司匹林(首日 325mg，此后 100mg/d)，口服低剂量的 β-受体阻滞药(如比索洛尔 1.25mg/d)。术后 P2Y12 抑制药(如替格雷洛 90mg，bid)可以与低剂量的阿司匹林伍用。ACEI 类药物可用于 LVEF 小于 40%、高血压、糖尿病和稳定 CKD 的患者。

运动时发生心绞痛、血流动力学或电生理紊乱的患者，出院前应行侵入性治疗(冠状动脉造影和 PCI)。对于没有严重并发症的无症状患者，但近期发生心脏病事件风险较高(GRACE 得分>140)者行 PCI 是合理的。低风险患者药物治疗期间，建议出院前行缺血激发试验，如果证实有心肌缺血，患者又无其他的并发症，应行冠脉造影。

一项包括大血管手术的 667 例患者的研究证实，MINS 患者选择合适的治疗可降低远期死亡率。患者术后肌钙蛋白水平增高，但未接受早期循证心血管治疗(抗血小板药物、β-受体阻滞药、他汀类、ACEI 类药物)者 12 个月 MACE(死亡、AMI、HF 和心肌再血管化)发生率(HR 2.80；95% CI，1.05~24.2；P=0.04)[99]显著增加。

降低非心脏手术死亡率的围手术期处理

据报道，非心脏手术患者术后的全因死亡率为 0.8%~0.15%[42]。术后死亡率增高与患者因素和手术因素相关，如年龄(年龄>80 岁)、ASA 分级 3 级或以上、癌症、外科手术的特殊性(消化道、胸部手术和血管外科手术等都是高风险手术)、手术的严重程度和紧急程度(加急、紧急、立即)[100]。不同国家和不同中心的术后死亡率存在较大差异[2]。全球范围内，每年约进行 2.3 亿例外科手术[1]，因此，围手术期死亡率的轻微减少便会有成千上万个生命得以获救[101]。

日常临床实践中，麻醉医生的很多决策都会影响临床预后，包括：①术前阶段(药物的继续使用或停用)；②术中阶段(麻醉方式的选择、气道的管理、输液种类和量的管理、血流动力学调控和优化、输入血制品的类型和时间及输血的条件)；③术后监护(心血管功能支持、通气管理和药物处方)。然而，从各种 RCT 试验和专家共识得到的证据显示，非手术干预措施(包括药物、技术和策略等)对术后死亡率的影响是有限的[101-102]。来自一项高质量系统研究发现，非择期行非心脏手术成人患者行常规术前检查并无意义[103]。

我们建立了一种能达成共识的新方法，来总结包括非心脏手术围手术期在内的不同时期，降低死亡率的最高质量和最能广泛认同的证据[101,102,104-108]。

通过互联网“知识共享”方法达成降低围手术期死亡率的共识

内科医生应依据现有文献中最有力的证据来进行临床决策。但是，他们必须要处理一些有挑战性的问题，诸如对已发表研究成果中临床证据的含义、实用性、稳定性和生物学合理性的解读[109]。尽管一些质量不高的研究同样可以得出某些结论，但一旦时过境迁则相互矛盾，无法形成有意义的临床结论。在这两种情况下，指南可能是不确定的，甚至是有缺陷的[108]。所以，目前认为，在随机对照试验或 meta 分析无法得出明确结论的时候，共识会议是获取系统性证据和达成一致意见的最佳途径。遗憾的是，这种方法也有一定的局限性，包括过度考虑专家意见(对“专家”的定义理解偏差)，受外在因素和偏见的影响，还有一种可能性就是由此产生的建议可能无法在大范围内得到接受[108,110,111]。

由于互联网的出现，“知识共享”方法有可能替代“传统”方法来达成降低死亡率的共识[101,102,104-109,111]。该方法囊括了包括共识会议、国际范围内的观察和系统性回顾等多方面的优点，从而通过公开的、动态的、全面的、容易复制的过程形成一种严谨的获得公共证据的选择方式，并对目前全球临床实践提供有见地的细节。

建立共识的 5 个步骤

1. 文献检索与分析　通过一个或多个搜索引擎连同收集到文献的专家和作者，对近期的综述和指南进行评估，以确定所有对死亡率影响的干预措施。从 2010 到 2013 年，这个基于“知识共享”共识方法被用于 4 个不同领域：心外科手术[104]、所有外科手术的围手术期[101,102]、急性肾损伤[105]和危重患者[106,107]，这些领域在文章收集策略上差异很小，很大程度上与证据的类型有关。被确定的文章由训练有素的医生团队进行回顾分析。关于降低术后死亡率的文章，如果符合以下标准：非手术处理（药物、策略或技术）、对死亡率有显著统计学意义的报告、发表在同行评议的杂志并且是成年患者，则可以进入下一步。

2. 第一次互联网调查　参与者包括该领域的专业人士和专家，特别是最近发表相关领域文章的通讯作者，通过互联网将其聚集在一起，对死亡率产生有利或不利影响的干预措施选择同意或不同意。此外，他们被邀请讨论进一步的主题或文章，并提出各自意见与建议。

3. 共识会议　先期通过互联网指定讨论并得出结果后，由麻醉医生、重症监护医生、外科医生、心脏病医生及流行病学医生组成工作组进行讨论，如有必要，针对每个主题可以进行投票表决。此外，与会者建议的新文章也要纳入评估。最后，运用简短摘要来描述每个议题中对死亡率的影响和纳入的原因。

4. 第二次互联网调查　网上列出摘要，询问投票者是否同意这些描述。此外，询问网上调查的参与者是否将现有的干预措施用于临床实践。同意率低的主题将会被排除在外。

5. 发表　一篇描述共识结果的文章在被送到同行评审的刊物发表之前，需要准备、审查并且得到最积极的与会者批准。

围手术期死亡率的网络会议共识结果

在第一届以互联网为基础的关于降低围手术期死亡率的共识会议上[101]，重点是对收集证据进行 RCT 和 RCT 的 meta 分析（图 52.4）。

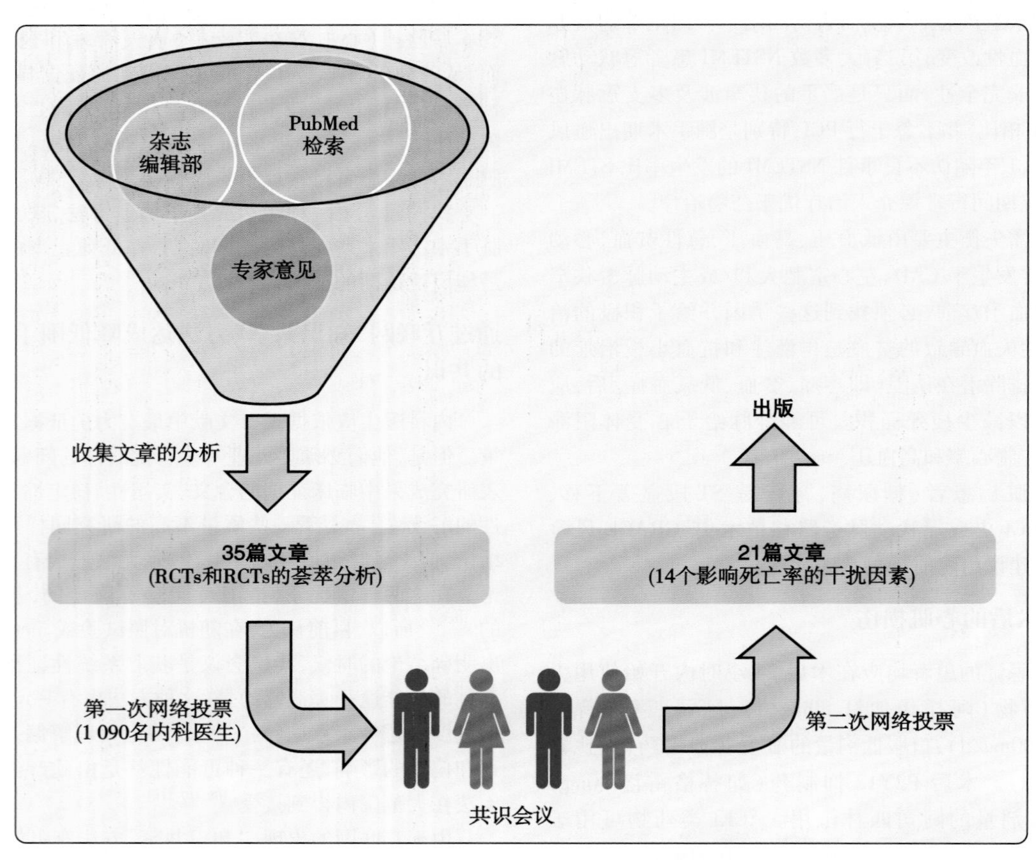

图 52.4　网络共识流程。RCTs，随机对照试验

所分析的 7 742 篇文章中，只有 35 篇（涉及 24 种干预措施）满足所有入选标准并得到来自 77 个国家 1 090 名内科医生的投票。其中有 14 篇（10 个主题）在接下来的步骤中被剔除，原因如下：

1. 研究包括了非手术人群，或者对病死率的影响仅仅存在于小的亚组分析中（预防性抗真菌治疗，培克珠单抗，避免胶体渗透压过高，磺达肝癸钠）。

2. 对死亡率的影响在远期随访中丢失，在随访调查中被质疑，或不是严格属于围手术期（低血压复苏，N-乙酰半胱氨酸，奈西立肽，他汀类药物，氨甲环酸）。

3. 研究在第二次互联网调查中获得较低的支持率（多培沙明）。

根据形成共识的最终结果，有 14 项干预措施可能会增加或减少围手术期死亡率（图 52.5），其中 7 项限于（或主要用于）心脏外科手术中进行观察（氯己定口腔冲洗[112]、胰岛素[113,114]、IABP[115]、白细胞滤除[116]、左西孟旦[117]、挥发性麻醉药[118]和避免抑肽酶的使用[119]）。其余关于非心脏手术的议题将在下一部分进行讨论，并在框 52.3 中总结。然而，部分干预措施（如围手术期吸氧）被新的研究所质疑，而那些被排除的干预因素（如氨甲环酸、他汀类药物）可能被重新评估。此外，进一步策略如采取开放性输血，最近的观察提示其可能影响围手术期死亡率。最后，我们有理由假设一些有利于心脏手术患者生存的干预措施对非心脏手术患者也可能产生有益的影响。

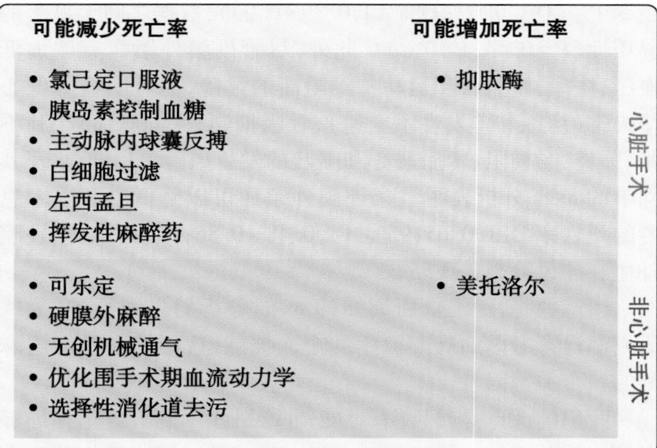

可能减少死亡率
可能增加死亡率
• 氯己定口服液
• 胰岛素控制血糖
• 主动脉内球囊反搏
• 白细胞过滤
• 左西孟旦
• 挥发性麻醉药
• 抑肽酶
心脏手术
• 可乐定
• 硬膜外麻醉
• 无创机械通气
• 优化围手术期血流动力学
• 选择性消化道去污
• 美托洛尔
非心脏手术

图 52.5 根据第一届国际互联网共识会议得出的影响围手术期死亡率的干预措施(任何外科手术)

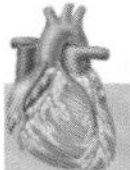

框 52.3 降低非心脏手术患者病死率的实践性(循证医学)建议

- 高危患者应依据适宜的监测和血流相关参数进行血流动力学优化。然而,最好的监测工具,血流动力学指标和复苏目标尚未确定
- 术后急性呼吸衰竭的患者应该立即进行无创机械通气。其在术中的作用,虽然有前途,但尚未明了
- 尽管医生自身的技术和对麻醉技术的选择存在高度的自主性,但如有可能应优先考虑椎管内麻醉和全身麻醉联合硬膜外镇痛
- 重症监护室内的术后病人可考虑应用选择性消化道去污,此项技术有待进一步研究
- 未用过β-受体阻滞剂的患者应禁止术前短期使用。已经接受β-受体阻滞剂的患者建议围手术期持续使用。这一观点尚需进一步探讨
- 他汀类药物,氨甲环酸和开放性输血策略可提高生存率。但是这些观点需要进一步研究
- 业已证明,左西孟旦、主动脉内球囊反搏、挥发性麻醉药、远端缺血预处理、白细胞滤除和保护性肺通气能降低死亡率,对非心脏手术患者也可能有保护作用

可能减少非心脏手术死亡率的干预措施

围手术期血流动力学的优化

目标导向治疗(goal-directed therapy,GDT)所采用的血流动力学优化,包括积极的液体管理(无论是否应用正性肌力药),通过某一设定的目标,维持一个或多个与流量相关的血流动力学指标,从而维持围手术期氧供需失衡,预防组织缺氧和器官损伤。

5 项 RCT 的 meta 分析发现,非心脏手术的患者行 GDT 方案可以降低死亡率[120-124]。meta 分析所纳入的这些试验,在质量和设计上具有高度异质性。不同的研究所采用的血流动力学优化策略存在很大差异,表现为血流动力学目标不同[如 CO、DO_2 和血流动力学动态参数,如每搏量变异度和脉压变异度,中心/混合静脉血氧饱和度($ScO_2/S\bar{v}O_2$)和校正的血流时间(FTc)等]、监测设备不同(肺动脉导管,脉搏轮廓分析,食管多普勒成像,生物电阻抗)、复苏目标不同(正常或“超常”DO_2)及为达到这些靶向目标所采取的治疗措施(输液、血管活性药物、输血)不同。

Cecconi 及其同事的 meta 分析(32 个随机对照试验,包括 2 808 例非心脏手术患者)[120]和 Hamilton 及同事的 meta 分析(29 个随机对照试验,包括 4 805 例各种手术的患者)[122]表明,与标准治疗相比,GDT 可降低死亡率(OR 0.2,95% CI 0.09~0.41,P<0.000 1 和 OR 0.48;95% CI 0.33~0.78,P=0.000 2)。然而,亚组分析显示,对死亡率的影响仅限于使用肺动脉导管作为监测工具,CO 或 DO_2 作为血流动力学目标,液体和正性肌力药物为治疗策略,和“超常”复苏目标的研究中。此外,Cecconi 及其同事(还有 Gurgel 和 Nascimento[121])发现生存获益仅限于死亡风险极高的患者(≥20%)。而 Hamilton 及其同事[122]发现,如果只参考近期的研究(2000 年以后的文章)和较高质量的 RCT,生存获益则是缺失的。相反,Poeze 及其同事则发现对死亡率的影响与 meta 分析中试验质量无相关性[124],而 Brienza 及其同事[123]的研究,尽管缺少死亡率数据,但仍提示没有“超常”的复苏目标也可获得对预后有益的影响。

在大多数非心脏手术中微创或无创监测逐渐取代有创监测,近期关于以微创或无创监测为基础的 GDT 随机对照研究显示,并没有临床获益[125-128]。总之,及时“优化”围手术期血流动力学状态,防止“氧债”的发生,尽可能减少术后主要并发症和死亡的发生率,这些观点已被认同。然而,目前尚未完全确定最好的监测工具、血流动力学目标、治疗性措施的应用(包括液体或正性肌力药的类型)和最适用的设备。

无创机械通气

现有文献报道,几乎所有类型的外科手术中均可使用无创通气(noninvasive ventilation,NIV),包括腹部、胸部、泌尿外科、矫形外科、产科、眼科和神经外科以及血管心脏手术[129]。术后使用 NIV 可改善患者预后[130,131]。一项来自 15 个 ICU 包括 209 例患者的多中心临床试验显示,与常规治疗相比,腹部手术术后低氧血症的患者通过面罩行 7.5cmH_2O 持续正压通气,可降低气管插管率和并发症(感染、败血症、肺炎、吻合口瘘)的发病率[132]。

然而,迄今为止,应用无创机械通气改善非心脏手术患者生存率的随机试验证据仅来自开胸和实体器官移植手术的两个小型随机对照试验[133,134]。Auriant 及同事[133]将 48 例肺切除术后发生急性低氧性肺功能障碍的患者随机分为 NIV 组和常规治疗组,NIV 组采用鼻罩压力支持通气(潮气量维持在 8~10ml/kg,呼吸频率<25 次/min,动脉血氧饱和度>90%)。NIV 组患者 120 天的死亡率比常规组减少了 3 倍(12.5% vs 37.5%;P=0.045)。Antonelli 和同事[134]也发现,面罩无创通气可使肝、肾或肺移植术后出现急性肺功能障碍的 ICU 患者死亡率从 50%降低至 20%(P=0.05)。

无创通气减少围手术期死亡率的强证据来自 ICU。事实上,在现代医学史中共有 8 项多中心 RCT[135-143]证实 NIV 作为治疗性干预措施用于危重患者对死亡率具有明显影

响[106]。Cabrini 及其同事[143]的包括 7 363 例患者 RCT 的 meta 分析表明,NIV 用于治疗或预防急性呼吸衰竭可降低急诊患者死亡率(RR 0.73;95% CI 0.66~0.81,$P<0.001$),但不作为提前拔除气管插管的技术。过晚应用 MIV,其改善生存率的效果则会消失。因此,当有指征时应立即应用 NIV。尤为显著是,MIV 用于术后急性呼吸衰竭患者行无创通气时,其降低死亡率的作用方得以体现。这项研究结果提示,NIV 可能是治疗术后呼吸衰竭,减少死亡率的关键。

相反,术中 NIV 对死亡率的影响尚未明了。NIV 可用于术中急性呼吸道梗阻,以便在非气管插管的情况下顺利进行手术。更多的情况下是在心肺疾病患者不能忍受仰卧位或避免镇静过深导致呼吸衰竭时,应用 NIV 作为预防措施[129]。可能引起呼吸抑制和/或需要深度镇静的诊断性检查(上消化道内镜检查,纤维支气管镜,经食管超声心动图)患者可通过面罩或鼻导管行 NIV[144-148]。能够打开的全面部面罩(full-face mask)已然进入临床应用(Janus,生物医学,佛罗伦萨,意大利),可固定位置提供 NIV,无需停止正在进行的内镜操作[149]。将 NIV 作为术中或诊疗中的预防和抢救措施对死亡率的影响还有待大量的随机试验验证。

椎管内麻醉

据报道,单纯蛛网膜下腔麻醉和硬膜外麻醉或全麻联合硬膜外麻醉或镇痛对接受非心脏手术患者的影响是有利的(如抗炎作用,减少应激反应的生化标志物,更好的功能恢复,降低癌症复发),并可减少术后严重并发症的发生率(特别是肺部并发症、静脉血栓栓塞)[150-157]。尽管长期存在争论,有理由相信应用椎管内麻醉技术可改善非心脏手术患者的生存。事实上,没有随机对照研究能够显示区域阻滞和全麻在死亡率上存在差异。此外,尽管一些较大的主要涉及整形外科手术患者的观察性或回顾性研究表明,椎管内麻醉可以降低死亡率[158,159],但与最近类似的研究结果相矛盾[160,161]。

4 项 meta 分析,包括 2 项近期的研究表明,椎管内麻醉可降低术后死亡率[151,152,162-164]。Rodgers 及同事分析了 141 个 RCT,包括 1 995 例进行所有类型手术的患者(主要是普外科,妇科、产科、骨科、泌尿科和血管手术),随机将其分为行全身麻醉和椎管内麻醉。结果显示,椎管内麻醉约可降低 30 天死亡率 1/3(OR,0.70;95% CI,0.54~0.90;$P=0.006$),而不同类型外科手术间的差异无显著意义[151]。这些使生存获益的研究,从降低死亡率到减少严重并发症,包括肺栓塞、心脏事件、卒中和感染等,均有所反映。同年,Urwin 及其同事[152]进行了一项限于髋部骨折患者的 meta 分析,发现接受局部麻醉也能降低患者的 1 个月死亡率(OR,0.66;95% CI,0.47~0.96)。但此后的其他 meta 分析的结果则是相互矛盾的。Guay 及其同事[162,163]对 9 项包括 RCT 在内的系统性队列研究进行了综述,不考虑年龄因素和外科手术种类,对接受椎管内麻醉的患者与单纯接受全麻或椎管内麻醉联合全麻患者进行比较,所提供的证据水平为中等。研究显示,与全身麻醉相比,椎管内麻醉可降低中到高危心脏手术风险患者的 30 天死亡率[RR,0.71;95% CI,0.53~0.94;异质性指数(heterogeneity index,I^2),0%]。此外,椎管内麻醉可降低肺炎相关风险(RR,0.45;95% CI,0.26~0.79;I^2,0%),这两种麻醉方法 MI 的发生率相近。

最后,Pöpping 及其同事的 meta 分析[164]表明,与全身麻醉相比,全身麻醉辅以硬膜外镇痛可将死亡率从 5.9%降低到 3.1%(OR,0.60;95% CI,0.39~0.93),数据之间无显著的异质性($P=0.44$;I^2,0%)。此外,尽管硬膜外镇痛有增加低血压、瘙痒、尿潴留和运动神经阻滞的风险,但可明显降低心律失常(房颤和阵发性室上速)、呼吸抑制、深静脉血栓、肺不张、肺炎、肠梗阻、术后恶心和呕吐的发生风险。Landoni 及其同事的 meta 分析表明[165],硬膜外镇痛可以降低心脏手术患者的死亡率(RR,0.65;95% CI,0.48~0.86;$P=003$),但硬膜外血肿的风险为 1/3 552。

遗憾的是,除了众所周知的 meta 分析的局限性外,这些研究都没有考虑到麻醉医生的个人技能,这可能是椎管内麻醉的一个关键因素[157]。

我们的观点是,只要有可能,非心脏手术麻醉应选择局部麻醉。改善预后并尽可能减少死亡率的关键因素是细致和全面的风险评估、麻醉医生的技能和高度个体化的麻醉技术。例如,选择全身麻醉还是局部麻醉时,应考虑患者的焦虑和恐惧程度,特别是合并心脏疾病的患者,情绪变化可增加 MACE 和死亡的风险。相反,仅仅因为有限的循证医学证据认为某项技术可以降低死亡率就不加区别地采用,可能对患者是有害的。

选择性消化道去污

选择性消化道去污(selective decontamination of the digestive tract,SDD)就是外用和口服不吸收的抗生素(多黏菌素 E、妥布霉素、两性霉素 B、当甲氧西林金黄色葡萄球菌耐药时用万古霉素),可联合肠外抗生素(通常是头孢菌素)来控制潜在致病微生物的过度生长(危重患者经常发生)[166]。大量证据表明,这种预防措施可减少 ICU 患者的血行和肺部感染及死亡率[167-170]。SDD 的保护作用在外科重症监护室已经得到证实。但 1990 年 Nathens 和 Marshall 的包括 11 个随机对照试验的 meta 分析[171],是仅有的证明 SDD 可改善术后患者生存的研究。研究人员发现 SDD 通过降低菌血症和肺炎的发生率,从而显著降低外科危重患者的死亡率(OR,0.70;95% CI,0.52~0.93)。此外,口服和肠外联合使用抗生素的 SDD 方案更有利于改善生存(OR,0.60;95% CI,0.41~0.88)。

尽管 SDD 似乎是一个很有前途的预防措施,特别是对于接受上消化道外科手术的患者,但是并没有研究显示 SDD 方案在 ICU 外的使用可以降低死亡率[171]。

SDD 的应用并不普遍,即使在重症监护室也未常规推荐。原因是多方面的,主要担心的是对抗生素产生细菌耐药性,但总的观点认为 SDD 是安全的[166,172]。一项涉及择期行结直肠癌手术患者的大型、多中心、随机对照试验目前正在进行中,旨在评估 SDD 辅助标准抗生素的预防作用和对终点死亡率的影响[173]。同时,SDD 对围手术期和术后 ICU 患者的作用,能否成为改善生存的策略仍有待研究。

可能增加非心脏手术患者死亡率的干预措施

围手术期 β-受体阻滞药的应用

术前应用 β-受体阻滞药既往被认为是降低非心脏手术患者心脏风险的安全有效的策略[174,175]。但是,围手术期 β-

受体阻滞药的安全性证据主要来自 DECREASE 研究(Dutch Echocardiographic Cardiac Risk Evaluation Applying Stress Echocardiography,应用负荷超声心动图技术的荷兰超声心动心脏风险评估),此项研究被指控有严重的学术不端行为[176]。相反,大型多中心研究 POISE 试验[10]以及 3 个 meta 分析[176-179]结果表明,心外科术前短期使用 β-受体阻滞药,能显著增加心肌缺血或者有心肌缺血危险患者的死亡率。这项 POISE 试验共有 8 531 例患者,合并有心血管疾病,或者择期行大血管手术,或者 7 个危险因素中至少有 3 个(胸腔或腹腔手术,急诊或紧急手术,原发性心力衰竭,短暂性脑缺血发作,糖尿病,血清肌酐>175μmol/L,年龄>70 岁),术前 2~4 小时开始口服缓释美托洛尔或安慰剂共 30 天。结果显示,虽然心肌梗死发生率降低了大约 27%(4.2% vs 5.7%,$P<0.0017$),但全因死亡率增加了 33%(3.1% vs 2.3%,$P=0.0317$),卒中率增加了 100%(1% vs 0.5%,$P=0.0053$),这些主要是由低血压所致。

Bouri 及其同事的 meta 分析[176],包括 11 个随机对照试验,包括比索洛尔(3 项研究)、美托洛尔(5 项研究)、阿替洛尔(2 项研究)和普萘洛尔(1 项研究),术前 37 天至 30 分钟开始用药,术后维持 5~10 天。排除 DECREASE 试验后,研究人员发现围手术期应用 β-受体阻滞药可显著增加全因死亡率(RR,1.27,95% CI,1.01~1.60,$P=0.04$),同时他们强烈建议修改指南。

2014 年修订的非心脏手术 ESC/ESA 指南对围手术期 β-受体阻滞药的推荐程度大幅度下降[42,180]。术前接受 β-受体阻滞药的患者推荐继续使用,指南还推荐有缺血性心脏病的患者及接受高危手术、ASA≥Ⅲ级、有≥2 个 RCRI 危险因素的患者,术前可考虑使用 β-受体阻滞药(Ⅱb 级推荐,证据水平 B)。建议使用阿替洛尔和比索洛尔而不是美托洛尔,并根据心率的个体化目标谨慎调整剂量。相反,行低危手术的患者不推荐围手术期应用 β-受体阻滞药。

2014 年修订 ESC/ESA 指南后随即发表了 2 篇 meta 分析。一项关于心脏和非心脏手术围手术期应用 β-受体阻滞药,包括 89 个随机对照试验(19 211 例患者)的系统回顾队列分析表明[177],尽管其可显著降低 AMI、心肌缺血与室上性心律失常的发生率,但用低风险偏倚分析显示,非心脏手术的患者使用 β-受体阻滞有增加全因死亡率和脑血管并发症的潜在风险(RR,1.27;95% CI,1.01~1.59;RR,2.09;95% CI,1.14~3.82)。使用 β-受体阻滞药的患者常发生低血压和心动过缓。Wijeysundera 及其同事[178,179]也发现,无论包含或排除 POISE 和 DECREASE 试验,围手术期使用 β-阻滞剂仍可增加低血压、心动过缓和非致死性卒中的风险。此外,排除 DECREASE 研究后的 meta 分析显示,术前 1 天内开始使用 β-受体阻滞药的患者,其全因死亡率明显增加(RR,1.30;95% CI,1.03~1.64)。

术前尽早使用 β-受体阻滞剂(给予足够剂量)并应用于合适的患者,可安全有效地预防非心脏手术患者不良心脏事件的发生。然而,就文中所及的临床实际看,此种疗法可能很难实施。

降低非心脏手术死亡率的进一步策略:来自最新进展和其他临床中心的证据

他汀类药物

第一次关于围手术期死亡率的互联网国际共识会议召开时,两个相对较小的随机对照试验表明,非心脏手术患者服用他汀类药物可改善生存[65,181]。Schouten 及其同事[65]完成的 DECREASE Ⅲ试验中,将 250 例行血管手术的患者随机分为术前 30 天给予 80mg 氟伐他汀组或安慰剂组,结果表明,氟伐他汀可降低死亡或心肌梗死的复合预后。然而在 Kobashigawa 及其同事的观察中,97 例接受心脏移植的患者在术后 1 周或 2 周开始使用他汀类药物,结果显示只有 1 年随访时发现其有生存获益[181]。基于这些原因,他汀类药物已从可以降低围手术期死亡率的干预措施清单中被排除[101,102]。此外,前者所完成的 DECREASE 试验尚存在争议,而后者则不包括非心脏外科手术。

如前所述,此后的一项包括 16 项随机对照试验(2 275 例患者)的 meta 分析,对围手术期应用他汀类药物的 18 岁以上行心脏、血管和其他非心脏手术的患者进行了观察[67]。亚组分析结果表明,他汀类药物可减低非心脏手术患者心肌梗死率和死亡率(分别为:RR,0.53;95% CI,0.37~0.77;$P=0.001$;RR,0.50;95% CI,0.27~0.91;$P=0.02$),无临床试验的异质性(I^2,0%)。但是这 16 项研究中只有 3 项研究涉及非心脏手术患者(其中包括 2 项血管手术患者)。得出的结论是,目前的数据还不足以将他汀类药物治疗方案确切推荐给行非心脏手术患者。此项课题值得进一步研究。

抗纤溶药物

氨甲环酸是唯一对围手术期死亡率可能有良好影响的抗纤溶药物。包括 10 488 例患者的 129 个随机对照试验 meta 分析的强证据表明,氨甲环酸可减少三分之一以上手术患者对输血的需求(RR,0.62,95% CI,0.58~0.65;$P<0.01$)[182]。但是,它对 MI、脑卒中、深静脉血栓形成、肺栓塞和死亡率的影响尚未确定。尽管研究发现氨甲环酸可降低死亡率(RR,0.61;95% CI,0.38~0.98;$P=0.04$),但是采用充分隐藏方案对研究的分析进行限制后,其显著的统计学意义却丢失了。此外,一项包括随机、观察性研究的网络 meta 分析,旨在观察抑肽酶对行心脏手术患者存活率的影响。结果显示,只有与抑肽酶相比时,氨甲环酸可降低死亡率,而与 ε-氨基己酸或非抗纤溶药物相比时则无此影响[183]。而抑肽酶、ε-氨基己酸和未治疗组间的死亡率无差异。这一结果证实了先前的研究,抑肽酶对接受心脏手术的患者是有害的[119]。但是它同时也提示,围手术期使用氨甲环酸可以降低死亡率,或者至少是安全的。最后,关于围手术期使用氨甲环酸在死亡率方面可能有利的间接证据来自创伤科,与外科手术相似。

一项大型、多中心包括 274 家医院的 20 211 例患者的抗纤溶治疗严重出血的临床随机研究(Clinical Randomisation of an Antifibrinolytic in Signifi cant Haemorrhage,CRASH-2)发现,短时程给予氨甲环酸(创伤后 8 小时内开始用药,10 分钟时程给予 1g,随后 8 小时时程内持续输注 1g)可明显减少创伤出血患者的全因死亡率(RR,0.91;95% CI,0.85~0.97;P=0.003 5),越早使用氨甲环酸效果越好[184]。

开放性输血策略

越来越多的证据表明输注红细胞的负面影响,包括增加死亡率[185,186],这使限制性输血策略得以广泛采用(例如血红蛋白≤7~7.5g/dl 为输血指征)。限制性输血策略不劣于开放性输血策略[187-190]。然而,在 2015 年发表的一个大型、多中心随机对照试验[28]和两个单中心随机对照试验[29,30]发现,对于接受心脏、癌症和矫形外科手术的患者,开放性输血可能更好地改善生存。

TITRe2 研究[28]纳入 2 003 例择期行心脏手术的患者,术后 HB 水平低于 9g/dl。将其随机分为两组:限制输血组(HB<7g/dl 才能输血)、开放输血组(HB<9g/dl 即可输血)。尽管限制输血组的输血率显著下降(53.4% vs 92.2%),但死亡率更高(HR,1.64,95% CI,1~2.67;P=045)。De Almeida 及其同事们[29]在 198 例行腹部癌症手术的 ICU 患者中观察相同的输血策略(Hb<9g/dl 和 Hb<7g/dl)。与限制组相比,开放输血组的 30 天和 60 天死亡率明显降低(分别为 8.2% vs 22.8%,P=0.005;11.3% vs 23.8%,P=0.022)。最后,Gregersen 和同事纳入 284 例行髋关节手术患者,研究显示,与开放性输血(HB<11.3g/dl)比较,依据较低 Hb 阈值(9.7g/dl)输注红细胞的患者,各组 30 天死亡率明显增加(HR,2.40,95% CI,1.1~5.2,P=0.03)。此外,亚组分析显示,限制组患者的意向处理分析和按方案分析的 90 天死亡率更高,其中包括仅行家庭护理的患者。

这无疑是一个非常有争议的话题。一项汇集了 17 个已完成的围手术期随机对照试验的 meta 分析证明,开放性输血对生存具有有益的影响[31]。即使红细胞的质量、净化和储存条件正在得到改善,但是输注红细胞确实存在潜在的危害。然而在紧急时刻,不输血可能更危险。关键的一点是要仔细评估每位患者本身是否真的需要输血。还要考虑其他若干因素(年龄、合并症、血流动力学状态、临床状况)和用于靶向指标的因素(血乳酸、DO_2、$S\bar{v}O_2$、局部氧饱和度)。

围手术期氧疗

众所周知,高氧对中性粒细胞杀菌活性和伤口愈合是有影响的。一项在线研究的目的是观察有意增加围手术期吸氧浓度(fraction of inspired oxygen,FiO_2)是否会降低手术部位的感染率[191]。5 个 RCT 的 meta 分析对行结直肠手术患者 FiO_2 分别为 0.8 和 0.3 进行比较,结果发现补充氧可降低死亡率(但不能减少手术部位感染)[192]。因此,这种干预措施已列入共识作为提高非心脏手术患者生存率的潜在策略[101]。但是,此项研究和其随后的类似试验的设计遭到了质疑[193]。此外,一项大型腹部手术后补氧与并发症的试验(Supplemental Oxygen and Complications After Abdominal Surgery,PROXI)[194]发现,接受 80%或 30%氧的患者,腹腔手术部位的感染率和 30 天死亡率无明显区别,但事与愿违,2 年随访显示补氧组的死亡率是增加的(HR,1.3;95% CI 1.03~1.64;P=0.03)[195]。因此,主动提高围手术期 FiO_2 减少手术部位感染的有效性尚未得到证实,不被推荐。

左西孟旦

术后发生低心排综合征的患者可能需要正性肌力药物的支持治疗,以维持血流动力学稳定。但是,正性肌力药物(尤其是儿茶酚胺类)能增加 MVO_2 而导致心肌缺血或加速 AMI 的发展。此外,多数正性肌力药可引发心律失常。左西孟旦是兼具有正性肌力作用和扩血管作用(和抗炎的)的钙增敏剂[196,197],在心衰和心脏手术患者中具有心肌保护作用[198-200]。最引人注目的是,一项小的随机对照试验[201]和 5 个 meta 分析显示[198,202-205],左西孟旦可减少心脏手术患者的死亡率。一项 Bayesian 网络 meta 分析发现,与安慰剂相比,左西孟旦是唯一可以降低心脏手术患者死亡率的正肌扩血管药物(inodilating)[205]。一项大型多中心随机对照试验(左西孟旦在高危心脏手术中的应用,CHEETA)旨在证实以上发现,目前正在进行中[206]。即使有超过 100 个已完成的随机对照试验证实左西孟旦是最好的正肌扩血管药[207],并且是唯一具有生存获益的药物[205],但对非心脏手术患者的作用尚缺乏证据。只能假定其在非心脏手术患者中有类似的获益影响,尤其是针对围手术期低心排综合征的患者。

术前主动脉内球囊反搏(IABP)

1 项小的随机对照试验[208]和 4 项随机对照试验的 meta 分析[115,209-211]显示,冠状动脉旁路移植手术高危患者,术前应用 IABP 行血流动力学支持可减少围手术期和 30 天死亡率。尽管应用 IABP 可能会导致严重的并发症,尤其是血管疾病或感染,但一项包括 423 例行心脏手术患者术前接受 IABP 的回顾性研究发现,下肢缺血率和局部感染率还是相对较低(0.94% 和 0.47%)[212]。该项技术对于合并高危 CAD 的患者行非心脏手术是否具有生存优势还有待观察研究。

吸入性麻醉药

2 项 RCT meta 分析显示[118,213],与全凭静脉麻醉相比,现代的吸入麻醉药(异氟醚、地氟醚及七氟醚)可降低心脏手术患者死亡率,原因是其具有心肌保护作用,而作用机制类似于缺血预处理。但是有些研究未发现吸入性麻醉药能降低肌钙蛋白释放或降低心脏手术术后的死亡率[214]。而且,在行冠脉支架手术的患者中也未发现其心肌保护作用[215]。

一项比较吸入性麻醉药与全凭静脉麻醉在心脏手术患者中应用的最大的、多中心、随机对照试验(http://clinicaltrials.gov/show/NCT02105610:吸入性麻醉药降低心脏手术的死亡率,MYRIAD)正在进行中,该研究对确定吸入性麻醉药是否具有降低心肌损伤和死亡率的作用做出了巨大贡献。了解这种作用是否可以用来预防非心脏手术患者的 MACE 和降低死亡率也是非常重要的。截至目前,有关这一领域现有证据仍显不足,并且有些是相互矛盾的[216-218]。尽管很难完成,但仍需要大型的多中心试验来评估吸入性麻醉药对于围手术期存在心肌损伤和 MI 高危患者的潜在优势[219]。此外,麻醉药物药理作用的多效性是不可预测的。一项正在进行的大型、多中心、随机对照试验(http://clinicaltrials.gov/show/NCT01975064:癌症和麻醉:根治性手术后的生存——丙泊酚和七氟醚麻醉的比较,CAN),旨在观察以异丙酚为基础麻醉的有利影响和以吸入麻醉药为基础的麻醉在肿瘤外科手术的不利影响,值得关注。

远端缺血预处理

在远端血管反复进行短暂的缺血和再灌注(如在上肢施加血压袖带,每5分钟充气或放气,重复3次)对心肌的缺血/再灌注损伤具有保护作用。此作用可能是由于一种或多种物质释放到心脏,激活细胞信号通路而产生,可能涉及线粒体,从而对缺血损伤产生更好的耐受性[220]。Thielmann及其同事[221]将329例行冠状动脉旁路移植术的患者随机分为远端缺血预处理组和不接受远端缺血预处理组,结果表明,预处理组术后肌钙蛋白释放(cTnI:AUC,0.83;95% CI 0.70~0.97;P=0.022)和全因死亡率均降低(HR,0.27;95% CI 0.08~0.98;P=0.046)。该处理对于围手术期有心肌缺血风险的患者行非心脏手术时可能有益。但是,这两种情况均需进一步的研究。

去白细胞输血

输注去白细胞血制品可预防输血相关的免疫抑制,也可能降低感染的风险[222]。心脏手术中,体外循环可加重炎症反应,使输血更易增加感染和/或导致多器官功能障碍。两项大型随机对照试验发现,与标准去白悬浮红细胞相比,去白红细胞输血可降低死亡率[223]。此作用是否仅限于心脏手术患者,或可应用到其他手术中尚不清楚。但是,大多数西方国家认为去白细胞血液制品是最佳选择。

胰岛素强化治疗控制血糖

Van den Berghe及其同事们在里程碑式的研究中发现[113],通过持续输注胰岛素维持血糖水平在80至110mg/dl之间,可降低ICU中行心脏或者非心脏手术患者的死亡率。在后续RCT的meta分析[114]和一项对心脏手术患者的随机对照试验[224]也发现,强化血糖控制可改善生存,尽管血糖控制指标没有那么严格(分别为<180mg/dl和120~160mg/dl)。然而,一项包括29个随机对照试验的meta分析显示,对于内外科ICU的患者强化血糖控制对生存无任何益处;相反,强化组严重低血糖的发生率较常规组显著增高[225]。一项大型NICE-SUGAR多中心RCT对ICU患者严格控制血糖研究发现[226],严格控制血糖组[81~108mg/dl(4.5~6.0mmol/L)]的死亡率高于常规组[180mg/dl或以下(≤10.0mmol/L)]。因此,ICU中调整患者血糖水平需谨慎,避免发生低血糖。有关围手术期血糖调控需要进一步研究。

保护性肺通气

保护性肺通气,主要包括小潮气量、中至高呼气末正压(有或没有人工肺复张),已被证实可改善危重患者的生存[106]。3项多中心随机对照试验发现,保护性通气可降低急性呼吸窘迫综合征患者的死亡率[227-229]。正在积极积累和收集相关数据,以支持无肺损伤患者预防性应用保护性肺通气有助于防止急性呼吸窘迫综合征,以及在非心脏手术中应用小潮气量[230,231]。此项课题极具吸引力,值得进一步研究。

(孙莹杰 张铁铮 译)

参考文献

1. Devereaux PJ, Sessler DI. Cardiac complications in patients undergoing major noncardiac surgery. *N Engl J Med*. 2015;373:2258–2269.
2. Pearse RM, Moreno RP, Bauer P, et al. Mortality after surgery in Europe: a 7 day cohort study. *Lancet*. 2012;380:1059–1065.
3. Sabaté S, Mases A, Guilera N, et al. Incidence and predictors of major perioperative adverse cardiac and cerebrovascular events in noncardiac surgery. *Br J Anaesth*. 2011;107:879–890.
4. Landesberg G, Beattie WS, Mosseri M, et al. Perioperative myocardial infarction. *Circulation*. 2009;119:2936–2944.
5. Thygesen K, Alpert JS, Jaffe AS, et al. White HD Third universal definition of myocardial infarction. *Eur Heart J*. 2012;33:2551–2567.
6. Botto F, Alonso-Coello P, Chan MT, et al. Myocardial injury after non cardiac surgery: a large, international, prospective cohort study establishing diagnostic criteria, characteristics, predictors and 30 day outcomes. *Anesthesiology*. 2014;120:564–578.
7. Gualandro DM, Campos CA, Calderaro D, et al. Coronary plaque rupture in patients with myocardial infarction after non cardiac surgery: frequent and dangerous. *Atherosclerosis*. 2012;22:191–197.
8. Chan MY, Sun JL, Newby LK, et al. Long-term mortality of patients undergoing cardiac catheterization for ST-elevation and non-ST-elevation myocardial infarction. *Circulation*. 2009;119:3110–3117.
9. Flu WJ, Schouten O, van Kuijk JP, Poldermans D. Perioperative cardiac damage in vascular surgery patients. *Eur J Vasc Endovasc Surg*. 2010;40:1–8.
10. Devereaux PJ, Yang H, Yusuf S, et al. Effects of extended-release metoprolol succinate in patients undergoing noncardiac surgery (POISE trial): a randomized controlled trial. *Lancet*. 2008;371:1839–1847.
11. Devereaux PJ, Xavier D, Pogue J, et al. Characteristics and short term prognosis of perioperative myocardial infarction in patients undergoing noncardiac surgery: a cohort study. *Ann Intern Med*. 2011;154:523–528.
12. Li SL, Wang DX, Wu XM, et al. Perioperative acute myocardial infarction increases mortality following noncardiac surgery. *J Cardiothorac Vasc Anesth*. 2013;27:1277–1281.
13. Devereaux PJ, Goldman L, Cook DJ, et al. Perioperative cardiac events in patients undergoing non cardiac surgery: a review of the magnitude of the problem, the pathophysiology of the events and methods toe estimate and communicate the risk. *CMAJ*. 2005;173:627–637.
14. Santiago G, Nicholas M, Yader S, et al. Prognostic value of 12-lead electrocardiogram and peak troponin I level after vascular surgery. *J Vasc Surg*. 2013;57:166–172.
15. Lindenauer PK, Pekow P, Wang K, et al. Perioperative beta-blocker therapy and mortality after major noncardiac surgery. *N Engl J Med*. 2005;353:349–361.
16. Kertai MD, Boersma E, Klein J, et al. Optimizing the prediction of perioperative mortality in vascular surgery by using a customized probability model. *Arch Intern Med*. 2005;165:898–904.
17. McFalls EO, Ward HB, Moritz TE, et al. Clinical factors associated with long-term mortality following vascular surgery: Outcomes from the Coronary Artery Revascularization Prophylaxis (CARP) trial. *J Vasc Surg*. 2007;46:694–700.
18. Ford MK, Beattie WS, Wijeysundera DN. Systematic review: prediction of perioperative cardiac complications and mortality by the Revised Cardiac Risk Index. *Ann Intern Med*. 2010;152:26–35.
19. Gupta PK, Gupta H, Sundaram A, et al. Development and validation of a risk calculator for prediction of cardiac risk after surgery. *Circulation*. 2011;124:381–387.
20. Mases A, Sabaté S, Guilera N, et al. Preoperative estimated glomerular filtration rate and the risk of major adverse cardiovascular and cerebrovascular events in noncardiac surgery. *Br J Anaesth*. 2014;113:644–651.
21. Jones DR, Lee HT. Surgery in the patient with renal dysfunction. *Med Clin North Am*. 2009;93:1083–1093.
22. Mallamaci F, Zoccali C, Parlongo S, et al. Troponin is related to left ventricular mass and predicts all-cause and cardiovascular mortality in hemodialysis patients. *Am J Kidney Dis*. 2002;40:68–75.
23. DeFilippi C, Wasserman S, Rosanio S, et al. Cardiac troponin T and C-reactive protein for predicting prognosis, coronary atherosclerosis, and cardiomyopathy in patients undergoing long-term hemodialysis. *JAMA*. 2003;290:353–359.
24. Baron DM, Hochrieser H, Posch M, et al. Preoperative anaemia is associated with poor clinical outcome in noncardiac surgery patients. *Br J Anaesth*. 2014;13:416–423.
25. Beattie WS, Karkouti K, Wijeysundera DN, Tait G. Risk associated with preoperative anemia in noncardiac surgery: a single-center cohort study. *Anesthesiology*. 2009;110:574–581.
26. Musallam KM, Tamim HM, Richards T, et al. Preoperative anaemia and postoperative outcomes in noncardiac surgery: a retrospective cohort study. *Lancet*. 2011;378:1396–1407.
27. Albaladejo P, Marret E, Samama CM, et al. Noncardiac surgery in patients with coronary stents: the RECO study. *Heart*. 2011;97:1566–1572.
28. Murphy GJ, Pike K, Rogers CA, et al. Liberal or restrictive transfusion after cardiac surgery. *N Engl J Med*. 2015;372:997–1008.
29. de Almeida JP, Vincent JL, Galas FR, et al. Transfusion requirements in surgical oncology patients: a prospective, randomized controlled trial. *Anesthesiology*. 2015;122:29–38.
30. Gregersen M, Borris LC, Damsgaard EM. Postoperative blood transfusion strategy in frail, anemic elderly patients with hip fracture. *Acta Orthop*. 2015;86:363–372.
31. Fominskiy E, Putzu E, Monaco F, et al. Liberal transfusion strategy improves survival in perioperative patients: a meta-analysis of randomised trials. *Br J Anaesth*. 2015;115:511–519.
32. Kozek-Langenecker SA, Afshari A, Albaladejo P, et al. Management of severe perioperative bleeding: guidelines from the European Society of Anaesthesiology. *Eur J Anaesthesiol*. 2013;30:270–382.
33. Goodnough LT, Maniatis A, Earnshaw P, et al. Detection, evaluation, and management of preoperative anaemia in the elective orthopaedic surgical patient: NATA guidelines. *Br J Anaesth*. 2011;106:13–22.
34. Biccard BM, Rodseth RN. What evidence is there for intraoperative predictors of perioperative cardiac outcomes? A systematic review. *Perioper Med (Lond)*. 2013;2:14.
35. Hertzer NR, Beven EG, Young JR, et al. Coronary artery disease in peripheral vascular patients: a classification of 1000 coronary angiograms and results of surgical management. *Ann Surg*. 1984;199:223–233.
36. Parent MC, Rinfret S. The unresolved issues with risk stratification and management of patients with coronary artery disease undergoing major vascular surgery. *Can J Anaesth*. 2008;55:542–556.
37. Mautner GC, Mautner SL, Roberts WC. Amounts of coronary arterial narrowing by atherosclerotic plaque at necropsy in patients with lower extremity amputation. *Am J Cardiol*. 1992;70:1147–1151.
38. Cruz CP, Eidt JF, Capps C, et al. Major lower extremity amputations at a Veterans Affairs hospital. *Am J Surg*. 2003;186:449–454.
39. Elkouri S, Gloviczki P, McKusick MA, et al. Perioperative complications and early outcome after endovascular and open surgical repair of abdominal aortic aneurysms. *J Vasc Surg*. 2004;39:497–505.
40. Winkel TA, Schouten O, van Kuijk JP, et al. Perioperative asymptomatic cardiac damage after endovascular abdominal aneurysm repair is associated with poor long-term outcome. *J Vasc Surg*. 2009;50:749–754.
41. Weber M, Luchner A, Seeberger M, et al. Incremental value of high-sensitive troponin T in addition to the revised cardiac index for perioperative risk stratification in noncardiac surgery. *Eur Heart J*. 2013;34:853–862.
42. Kristensen SD, Knuuti J, Saraste A, et al. 2014 ESC/ESA guidelines on non-cardiac surgery: cardiovascular assessment and management: the Joint Task Force on non-cardiac surgery: cardiovascular assessment and management of the European Society of Cardiology (ESC) and the European Society of Anaesthesiology (ESA). *Eur Heart J*. 2014;35:2383–2431.
43. van Waes JA, Nathoe HM, de Graaff JC, et al. myocardial injury after noncardiac surgery and its association with short-term mortality. *Circulation*. 2013;127:2264–2271.

44. Rodseth RN, Lurati Buse GA, Bolliger D, et al. The predictive ability of preoperative B-type natriuretic peptide in vascular patients for major adverse cardiac events: an individual patient data meta-analysis. *J Am Coll Cardiol.* 2011;58:522–529.
45. Gibson SC, Payne CJ, Byrne DS, et al. B-type natriuretic peptide predicts cardiac morbidity and mortality after major surgery. *Br J Surg.* 2007;94:903–909.
46. Goei D, Schouten O, Boersma E, et al. Influence of renal function on the usefulness of N-terminal pro-B-type natriuretic peptide as a prognostic cardiac risk marker in patients undergoing noncardiac vascular surgery. *Am J Cardiol.* 2008;101:122–126.
47. DeFilippi C, van Kimmenade RRJ, Pinto YM. Amino-terminal pro-B-type natriuretic peptide testing in renal disease. *Am J Cardiol.* 2008;101:S82–S88.
48. Karthikeyan G, Moncur RA, Levine O, et al. Is a preoperative brain natriuretic peptide or N-terminal pro–B-type natriuretic peptide measurement an independent predictor of adverse cardiovascular outcomes within 30 days of noncardiac surgery? A systematic review and meta-analysis of observational studies. *J Am Coll Cardiol.* 2009;54:1599–1606.
49. Choi JH, Cho DK, Song YB, et al. Preoperative NT-proBNP and CRP predict perioperative major cardiovascular events in noncardiac surgery. *Heart.* 2010;96:56–62.
50. Wang TJ, Larson MG, Levy D, et al. Plasma natriuretic peptide levels and the risk of cardiovascular events and death. *N Engl J Med.* 2004;350:655–663.
51. Rodseth RN, Biccard BM, LeManach Y, et al. The prognostic value of preoperative and postoperative B-type natriuretic peptides in patients undergoing noncardiac surgery. *J Am Coll Cardiol.* 2014;63:170–180.
52. Rodseth RN, Biccard BM, Chu R, et al. Postoperative B-type natriuretic peptide for prediction of major cardiac events in patients undergoing noncardiac surgery: systematic review and individual patient meta-analysis. *Anesthesiology.* 2013;119:270–283.
53. Porapakkham P, Porapakkham P, Zimmet H, et al. B-type natriuretic peptide-guided heart failure therapy: a meta-analysis. *Arch Intern Med.* 2010;170:507–514.
54. Shang C. B-type natriuretic peptide-guided therapy for perioperative medicine? *Open Heart.* 2014;1:e000105.
55. Schouten O, Bax JJ, Poldermans D. Preoperative cardiac risk assessment in vascular surgery patients: seeing beyond the perioperative period. *Eur Heart J.* 2008;29:283–284.
56. Merx MW, Weber C. Sepsis and the heart. *Circulation.* 2007;116:793–802.
57. O'Gara PT, Kushner FG, Ascheim DD, et al. ACCF/AHA 2013 guideline for the management of ST-elevation myocardial infarction. *J Am Coll Cardiol.* 2013;61:e78–e140.
58. Amsterdam EA, Wenger NK, Brindis RG, et al. 2014 guideline for the management of patients with non ST-elevation myocardial acute coronary syndromes. *J Am Coll Cardiol.* 2009;64:e139–e228.
59. Steg G, James SK, Atar D, et al. ESC guidelines for the management of acute myocardial infarction in patients presenting with ST segment elevation. *Eur Heart J.* 2012;33:2569–2619.
60. Hamm CW, Bassand JP, Agewall S, et al. ESC guidelines for the management of acute coronary syndromes in patients presenting without persistent ST segment elevation. *Eur Heart J.* 2011;32:2999–3054.
61. Lindenauer PK, Pekow P, Wang K, et al. Lipid-lowering therapy and in-hospital mortality following major noncardiac surgery. *JAMA.* 2004;291:2092–2099.
62. de Waal BA, Buise MP, van Zundert AAJ. Perioperative statin therapy in patients at high risk for cardiovascular morbidity undergoing surgery: a review. *Br J Anaesth.* 2015;114:44–52.
63. Kennedy J, Quan H, Buchan AM, et al. Statins are associated with better outcomes after carotid endoarterectomy in symptomatic patients. *Stroke.* 2005;36:2072–2076.
64. Sanders RD, Nicholson A, Lewis SR, et al. Perioperative statin therapy for improving outcomes during and after noncardiac vascular surgery. *Cochrane Database Syst Rev.* 2013;(7):CD009971.
65. Schouten O, Boersma E, Hoeks SE, et al. Fluvastatin and perioperative events in patients undergoing vascular surgery. *N Engl J Med.* 2009;361:980–989.
66. Durazzo AE, Machado FS, Ikeoka DT, et al. Reduction in cardiovascular events after vascular surgery with atorvastatin: a randomized trial. *J Vasc Surg.* 2004;39:967–976.
67. Skrlin S, Hou V. A review of perioperative statin therapy for noncardiac surgery. *Semin Cardiothorac Vasc Anesth.* 2010;14:283–290.
68. Raju MG, Pachika A, Punnam SR, et al. Statin therapy in the reduction of cardiovascular events in patients undergoing intermediate-risk noncardiac, nonvascular surgery. *Clin Cardiol.* 2013;36:456–461.
69. Desai H, Aronow WS, Ahn C, et al. Incidence of perioperative myocardial infarction and of 2-year mortality in 577 elderly patients undergoing noncardiac vascular surgery treated with and without statins. *Arch Gerontol Geriatr.* 2010;51:149–151.
70. Cannon CP, Steinberg BA, Murphy SA, et al. Meta-analysis of cardiovascular outcomes trials comparing intensive versus moderate statin therapy. *J Am Coll Cardiol.* 2006;48:438–445.
71. Marston N, Brenes J, Garcia S, et al. Peak postoperative troponin levels outperform preoperative cardiac risk indices as predictors of long-term mortality after vascular surgery Troponins and postoperative outcomes. *J Crit Care.* 2012;27:66–72.
72. Singh N, Patel P, Wyckoff T, Augoustides JG. Progress in perioperative medicine: focus on statins. *J Cardiothorac Vasc Anesth.* 2010;24:892–896.
73. van Lier F, Schouten O, Poldermans D. Statins in intensive care medicine: still too early to tell. *Neth J Crit Care.* 2011;15:137–142.
74. Bangalore S, Makani H, Radford M, et al. Clinical outcomes with β-blockers for myocardial infarction: a meta-analysis of randomized trials. *Am J Med.* 2014;127:939–953.
75. Beattie WS, Wijeysundera DN, Karkouti K, et al. Acute surgical anemia influences the cardioprotective effects of beta-blockade: a single-center, propensity-matched cohort study. *Anesthesiology.* 2010;112:25–33.
76. Ragoonanan TE, Beattie WS, Mazer CD, et al. Metoprolol reduces cerebral tissue oxygen tension after acute hemodilution in rats. *Anesthesiology.* 2009;111:988–1000.
77. Flynn BC, Vernick WJ, Ellis JE. β-Blockade in the perioperative management of the patient with cardiac disease undergoing noncardiac surgery. *Br J Anaesth.* 2011;107:i3–i15.
78. Steg PG, Lopez-de-Sà E, Schiele F, et al. Safety of intravenous ivabradine in acute ST-segment elevation of myocardial infarction patients treated with primary percutaneous coronary intervention. *Eur Heart J Acute Cardiovasc Care.* 2013;2:270–279.
79. Yusuf S, Zhao YS, Mehta F, et al. Effects of clopidogrel in addition to aspirin in patients with acute coronary syndromes without ST-segment elevation. *N Engl J Med.* 2001;345:494–502.
80. Wiviott SD, Braunwald E, McCabe CH, et al. Prasugrel versus clopidogrel in patients with acute coronary syndromes. *N Engl J Med.* 2007;357:2001–2015.
81. Wallentin L, Becker RC, Budaj A, et al. Ticagrelor versus clopidogrel in patients with acute coronary syndromes. *N Engl J Med.* 2009;61:1045–1057.
82. Devereaux PJ, Mrkobrada M, Sessler DI, et al. Aspirin in patients undergoing noncardiac surgery. *N Engl J Med.* 2014;370:1494–1503.
83. Yamamoto K, Wada H, Sakakura K, et al. Cardiovascular and bleeding risk of noncardiac surgery in patients on antiplatelet therapy. *J Cardiol.* 2014;64:334–338.
84. Pisters R, Lane DA, Nieuwlaat R, et al. A novel user-friendly score (HAS-BLED) to assess 1-year risk of major bleeding in patients with atrial fibrillation: the Euro Heart Survey. *Chest.* 2010;138:1093–1100.
85. Subherwal S, Bach RG, Chen AY, et al. Baseline risk of major bleeding in non-ST-segment-elevation myocardial infarction: the CRUSADE (Can Rapid Risk Stratification of Unstable Angina Patients Suppress Adverse Outcomes With Early Implementation of the ACC/AHA Guidelines) bleeding score. *Circulation.* 2009;119:1873–1882.
86. Lin KJ, Hernandez-Diaz S, Garcia Rodriguez LA. Acid suppressants reduce risk of gastrointestinal bleeding in patients on antithrombotic or anti-inflammatory therapy. *Gastroenterology.* 2011;141:71–79.
87. Bhatt DL, Cryer BL, Contant CF, et al. Clopidogrel with or without omeprazole in coronary artery disease. *N Engl J Med.* 2010;363:1909–1917.
88. Ray WA, Murray KT, Griffin MR, et al. Outcomes with concurrent use of clopidogrel and protonpump inhibitors: a cohort study. *Ann Intern Med.* 2010;152:337–345.
89. Parodi G, Xanthopoulou I, Bellandi B, et al. Ticagrelor crushed tablets administration in STEMI patients. *J Am Coll Cardiol.* 2015;65:511–512.
90. Keeley EC, Boura JA, Grines CL. Primary angioplasty vs. intravenous thrombolytic therapy for acute myocardial infarction: a quantitative review of 23 randomised trials. *Lancet.* 2003;361:13–20.
91. Indications for fibrinolytic therapy in suspected acute myocardial infarction: collaborative overview of early mortality and major morbidity results from all randomised trials of more than 1000 patients. Fibrinolytic Therapy Trialists' (FTT) Collaborative Group. *Lancet.* 1994;343:311–322.
92. Hochman JS, Sleeper LA, Webb JG, et al. Early revascularization in acute myocardial infarction complicated by cardiogenic shock. *N Engl J Med.* 1999;341:625–634.
93. Thiele H, Zeymer U, Neumann FJ, et al. Intra aortic balloon support for myocardial infarction with cardiogenic shock. *N Engl J Med.* 2012;367:1287–1296.
94. Morrow DA, Antman EM, Charlesworth A, et al. TIMI risk score for ST-elevation myocardial infarction: a convenient, bedside, clinical score for risk assessment at presentation. An Intravenous nPA for Treatment of Infarcting Myocardium Early II Trial Substudy. *Circulation.* 2000;102:2031–2037.
95. Kozieradzka A, Kamiński KA, Maciorkowska D, et al. GRACE, TIMI, Zwolle and CADILLAC risk scores: do they predict 5-year outcomes after ST-elevation myocardial infarction treated invasively? *Int J Cardiol.* 2011;148:70–75.
96. Morrow DA, Antman EM, Parsons L, et al. Application of the TIMI risk score for ST-elevation MI in the National Registry of Myocardial Infarction 3. *JAMA.* 2001;286:1356–1359.
97. Granger CB, Goldberg RJ, Dabbous O, et al. Predictors of hospital mortality in the global registry of acute coronary events. *Arch Intern Med.* 2003;163:2345–2353.
98. Eagle KA, Lim MJ, Dabbous OH, et al. A validated prediction model for all forms of acute coronary syndrome: estimating the risk of 6-month postdischarge death in an international registry. *JAMA.* 2004;291:2727–2733.
99. Foucrier A, Rodseth R, Aissaoui M, et al. The long-term impact of early cardiovascular therapy intensification for postoperative troponin elevation after major vascular surgery. *Anesth Analg.* 2014;119:1053–1063.
100. Protopapa KL, Simpson JC, Smith NC, Moonesinghe SR. Development and validation of the Surgical Outcome Risk Tool (SORT). *Br J Surg.* 2014;101:1774–1783.
101. Landoni G, Rodseth RN, Santini F, et al. Randomized evidence for reduction of perioperative mortality. *J Cardiothorac Vasc Anesth.* 2012;26:764–772.
102. Landoni G, Ruggeri L, Zangrillo A, eds. *Reducing Mortality in the Perioperative Period.* Cham, Switzerland: Springer; 2014.
103. Johansson T, Fritsch G, Flamm M, et al. Effectiveness of non-cardiac preoperative testing in noncardiac elective surgery: a systematic review. *Br J Anaesth.* 2013;110:926–939.
104. Landoni G, Augoustides JG, Guarracino F, et al. Mortality reduction in cardiac anesthesia and intensive care: results of the first International Consensus Conference. *Acta Anaesthesiol Scand.* 2011;55:259–266.
105. Landoni G, Bove T, Székely A, et al. Reducing mortality in acute kidney injury patients: systematic review and international web-based survey. *J Cardiothorac Vasc Anesth.* 2013;27:1384–1398.
106. Landoni G, Comis M, Conte M, et al. Mortality in multicenter critical care trials: an analysis of interventions with a significant effect. *Crit Care Med.* 2015;43:1559–1568.
107. Landoni G, Mucchetti M, Zangrillo A, Bellomo R, eds. *Reducing Mortality in Critically Ill Patients.* Cham, Switzerland: Springer; 2015.
108. Greco M, Zangrillo A, Mucchetti M, et al. Democracy-based consensus in medicine. *J Cardiothorac Vasc Anesth.* 2015;29:506–509.
109. Bellomo R, Weinberg L. Web-enabled democracy-based consensus in perioperative medicine: sedition or solution? *J Cardiothorac Vasc Anesth.* 2012;26:762–763.
110. Rotondi AJ, Kvetan V, Carlet J, Sibbald WJ. Consensus conferences in critical care medicine: methodologies and impact. *Crit Care Clin.* 1997;13:417–439.
111. Bellomo R. The risks and benefits of the consensus process. In: Landoni G, Ruggeri L, Zangrillo A, eds. *Reducing Mortality in the Perioperative Period.* Cham, Switzerland: Springer; 2014:1–7.
112. DeRiso AJ 2nd, Ladowski JS, Dillon TA, et al. Chlorhexidine gluconate 0.12% oral rinse reduces the incidence of total nosocomial respiratory infection and nonprophylactic systemic antibiotic use in patients undergoing heart surgery. *Chest.* 1996;109:1556–1561.
113. Van den Berghe G, Wouters P, Weekers F, et al. Intensive insulin therapy in the critically ill patients. *N Engl J Med.* 2001;345:1359–1367.
114. Haga KK, McClymont KL, Clarke S, et al. The effect of tight glycaemic control, during and after cardiac surgery, on patient mortality and morbidity: a systematic review and meta-analysis. *J Cardiothorac Surg.* 2011;6:3.
115. Theologou T, Bashir M, Rengarajan A, et al. Preoperative intraaortic balloon pumps in patients undergoing coronary artery bypass grafting. *Cochrane Database Syst Rev.* 2011;(1):CD004472.
116. van de Watering LM, Hermans J, Houbiers JG, et al. Beneficial effects of leukocyte depletion of transfused blood on postoperative complications in patients undergoing cardiac surgery: a randomized clinical trial. *Circulation.* 1998;97:562–568.
117. Landoni G, Mizzi A, Biondi-Zoccai G, et al. Reducing mortality in cardiac surgery with levosimendan: a meta-analysis of randomized controlled trials. *J Cardiothorac Vasc Anesth.* 2010;24:51–57.
118. Landoni G, Biondi-Zoccai GG, Zangrillo A, et al. Desflurane and sevoflurane in cardiac surgery: a meta-analysis of randomized clinical trials. *J Cardiothorac Vasc Anesth.* 2007;21:502–511.
119. Fergusson DA, Hébert PC, Mazer CD, et al. A comparison of aprotinin and lysine analogues in high-risk cardiac surgery. *N Engl J Med.* 2008;358:2319–2331.
120. Cecconi M, Corredor C, Arulkumaran N, et al. Clinical review: goal-directed therapy-what is the evidence in surgical patients? The effect on different risk groups. *Crit Care.* 2013;17:209.
121. Gurgel ST, do Nascimento P Jr. Maintaining tissue perfusion in high-risk surgical patients: a systematic review of randomized clinical trials. *Anesth Analg.* 2011;112:1384–1391.
122. Hamilton MA, Cecconi M, Rhodes A. A systematic review and meta-analysis on the use of preemptive hemodynamic intervention to improve postoperative outcomes in moderate and high-risk surgical patients. *Anesth Analg.* 2011;112:1392–1402.
123. Brienza N, Giglio MT, Marucci M, et al. Does perioperative hemodynamic optimization protect renal function in surgical patients? A meta-analytic study. *Crit Care Med.* 2009;37:2079–2090.
124. Poeze M, Greve JW, Ramsay G. Meta-analysis of hemodynamic optimization: relationship to methodological quality. *Crit Care.* 2005;9:771–779.
125. Srinivasa S, Taylor MH, Singh PP, et al. Randomized clinical trial of goal-directed fluid therapy within an enhanced recovery protocol for elective colectomy. *Br J Surg.* 2013;100:66–74.
126. Pearse RM, Harrison DA, MacDonald N, et al. Effect of a perioperative, cardiac output-guided hemodynamic therapy algorithm on outcomes following major gastrointestinal surgery: a randomized clinical trial and systematic review. *JAMA.* 2014;311:2181–2189.
127. Pestaña D, Espinosa E, Eden A, et al. Perioperative goal-directed hemodynamic optimization using noninvasive cardiac output monitoring in major abdominal surgery: a prospective, randomized, multicenter, pragmatic trial: POEMAS Study (Perioperative Goal-Directed Therapy in Major Abdominal Surgery). *Anesth Analg.* 2014;119:579–587.
128. Moppett IK, Rowlands M, Mannings A, et al. LiDCO-based fluid management in patients undergoing hip fracture surgery under spinal anaesthesia: a randomized trial and systematic review. *Br J Anaesth.* 2015;114:444–459.
129. Cabrini L, Nobile L, Plumari VP, et al. Intraoperative prophylactic and therapeutic non-invasive ventilation: a systematic review. *Br J Anaesth.* 2014;112:638–647.
130. Chiumello D, Chevallard G, Gregoretti C. Non-invasive ventilation in postoperative patients: a systematic review. *Intensive Care Med.* 2011;37:918–929.
131. Glossop AJ, Shephard N, Bryden DC, Mills GH. Non-invasive ventilation for weaning, avoiding reintubation after extubation and in the postoperative period: a meta-analysis. *Br J Anaesth.* 2012;109:305–314.
132. Squadrone V, Coha M, Cerutti E, et al. Continuous positive airway pressure for treatment of postoperative hypoxemia: a randomized controlled trial. *JAMA.* 2005;293:589–595.
133. Auriant I, Jallot A, Hervé P, et al. Noninvasive ventilation reduces mortality in acute respiratory failure following lung resection. *Am J Respir Crit Care Med.* 2001;164:1231–1235.
134. Antonelli M, Conti G, Bufi M, et al. Noninvasive ventilation for treatment of acute respiratory

failure in patients undergoing solid organ transplantation: a randomized trial. *JAMA*. 2000;283: 235–241.

135. Brochard L, Mancebo J, Wysocki M, et al. Noninvasive ventilation for acute exacerbations of chronic obstructive pulmonary disease. *N Engl J Med*. 1995;333:817–822.
136. Nava S, Ambrosino N, Clini E, et al. Noninvasive mechanical ventilation in the weaning of patients with respiratory failure due to chronic obstructive pulmonary disease: a randomized, controlled trial. *Ann Intern Med*. 1998;128:721–728.
137. Plant PK, Owen JL, Elliott MW. Early use of non-invasive ventilation for acute exacerbations of chronic obstructive pulmonary disease on general respiratory wards: a multicentre randomised controlled trial. *Lancet*. 2000;355:1931–1935.
138. Ferrer M, Esquinas A, Leon M, et al. Noninvasive ventilation in severe hypoxemic respiratory failure: a randomized clinical trial. *Am J Respir Crit Care Med*. 2003;168:1438–1444.
139. Collaborating Research Group for Noninvasive Mechanical Ventilation of Chinese Respiratory Society. Pulmonary infection control window in treatment of severe respiratory failure of chronic obstructive pulmonary diseases: a prospective, randomized controlled, multi-centred study. *Chin Med J*. 2005;118:1589–1594.
140. Ferrer M, Valencia M, Nicolas JM, et al. Early noninvasive ventilation averts extubation failure in patients at risk: a randomized trial. *Am J Respir Crit Care Med*. 2006;173:164–170.
141. Ferrer M, Sellarés J, Valencia M, et al. Non-invasive ventilation after extubation in hypercapnic patients with chronic respiratory disorders: randomised controlled trial. *Lancet*. 2009;374:1082–1088.
142. Nava S, Grassi M, Fanfulla F, et al. Non-invasive ventilation in elderly patients with acute hypercapnic respiratory failure: a randomised controlled trial. *Age Ageing*. 2011;40:444–450.
143. Cabrini L, Landoni G, Oriani A, et al. Noninvasive ventilation and survival in acute care settings: a comprehensive systematic review and metaanalysis of randomized controlled trials. *Crit Care Med*. 2015;43:880–888.
144. Ambrosino N, Guarracino F. Unusual applications of noninvasive ventilation. *Eur Respir J*. 2011;38:440–449.
145. Cabrini L, Nobile L, Cama E, et al. Non-invasive ventilation during upper endoscopies in adult patients. a systematic review. *Minerva Anestesiol*. 2013;79:683–694.
146. Antonelli M, Pennisi MA, Conti G, et al. Fiberoptic bronchoscopy during noninvasive positive pressure ventilation delivered by helmet. *Intensive Care Med*. 2003;29:126–129.
147. Guarracino F, Cabrini L, Baldassarri R, et al. Non-invasive ventilation-aided transesophageal echocardiography in high-risk patients: a pilot study. *Eur J Echocardiogr*. 2010;11:554–556.
148. Pisano A, Angelone M, Iovino T, et al. Transesophageal echocardiography through a non-invasive ventilation helmet. *J Cardiothorac Vasc Anesth*. 2013;27:e78–e81.
149. Cabrini L, Zangrillo A, Landoni G. Preventive and therapeutic noninvasive ventilation in cardiovascular surgery. *Curr Opin Anaesthesiol*. 2015;28:67–72.
150. Ballantyne JC, Carr DB, deFerranti S, et al. The comparative effects of postoperative analgesic therapies on pulmonary outcome: cumulative meta-analyses of randomized, controlled trials. *Anesth Analg*. 1998;86:598–612.
151. Rodgers A, Walker N, Schug S, et al. Reduction of postoperative mortality and morbidity with epidural or spinal anaesthesia: results from overview of randomized trials. *BMJ*. 2000;321:1493.
152. Urwin SC, Parker MJ, Griffiths R. General versus regional anaesthesia for hip fracture surgery: a meta-analysis of randomized trials. *Br J Anaesth*. 2000;84:450–455.
153. Rigg JR, Jamrozik K, Myles PS, et al. Epidural anaesthesia and analgesia and outcome of major surgery: a randomised trial. *Lancet*. 2002;359:1276–1282.
154. Guay J. The benefits of adding epidural analgesia to general anesthesia: a metaanalysis. *J Anesth*. 2006;20:335–340.
155. Wijeysundera DN, Beattie WS, Austin PC, et al. Epidural anaesthesia and survival after intermediate-to-high risk non-cardiac surgery: a population-based cohort study. *Lancet*. 2008;372:562–569.
156. Popping DM, Elia N, Marret E, et al. Protective effects of epidural analgesia on pulmonary complications after abdominal and thoracic surgery: a meta-analysis. *Arch Surg*. 2008;143:990–999.
157. Kettner SC, Willschke H, Marhofer P. Does regional anaesthesia really improve outcome? *Br J Anaesth*. 2011;107(suppl 1):i90–i95.
158. Neuman MD, Silber JH, Elkassabany NM, et al. Comparative effectiveness of regional versus general anesthesia for hip fracture surgery in adults. *Anesthesiology*. 2012;117:72–92.
159. Memtsoudis SG, Sun X, Chiu YL, et al. Perioperative comparative effectiveness of anesthetic technique in orthopedic patients. *Anesthesiology*. 2013;118:1046–1058.
160. Neuman MD, Rosenbaum PR, Ludwig JM, et al. Anesthesia technique, mortality, and length of stay after hip fracture surgery. *JAMA*. 2014;311:2508–2517.
161. Nash DM, Mustafa RA, McArthur E, et al. Combined general and neuraxial anesthesia versus general anesthesia: a population-based cohort study. *Can J Anaesth*. 2015;62:356–368.
162. Guay J, Choi PT, Suresh S, et al. Neuraxial anesthesia for the prevention of postoperative mortality and major morbidity: an overview of Cochrane systematic reviews. *Anesth Analg*. 2014;119:716–725.
163. Guay J, Choi P, Suresh S, et al. Neuraxial blockade for the prevention of postoperative mortality and major morbidity: an overview of Cochrane systematic reviews. *Cochrane Database Syst Rev*. 2014;(1):CD010108.
164. Pöpping DM, Elia N, Van Aken HK, et al. Impact of epidural analgesia on mortality and morbidity after surgery: systematic review and meta-analysis of randomized controlled trials. *Ann Surg*. 2014;259:1056–1067.
165. Landoni G, Isella F, Greco M, et al. Benefits and risks of epidural analgesia in cardiac surgery. *Br J Anaesth*. 2015;115:25–32.
166. Silvestri L, van Saene HK. Selective decontamination of the digestive tract: an update of the evidence. *HSR Proc Intensive Care Cardiovasc Anesth*. 2012;4:21–29.
167. Liberati A, D'Amico R, Pifferi S, et al. Antibiotic prophylaxis to reduce respiratory tract infections and mortality in adults receiving intensive care. *Cochrane Database Syst Rev*. 2004;(1):CD000022.
168. Silvestri L, van Saene HK, Milanese M, et al. Selective decontamination of the digestive tract reduces bloodstream infections and mortality in critically ill patients: a systematic review of randomized controlled trials. *J Hosp Infect*. 2007;65:187–203.
169. Liberati A, D'Amico R, Pifferi S, et al. Antibiotic prophylaxis to reduce respiratory tract infections and mortality in adults receiving intensive care. *Cochrane Database Syst Rev*. 2009;(4):CD000022.
170. Silvestri L, van Saene HK, Weir I, et al. Survival benefit of the full selective digestive decontamination regimen. *J Crit Care*. 2009;24:474.e7–474.e14.
171. Nathens AB, Marshall JC. Selective decontamination of the digestive tract in surgical patients: a systematic review of the evidence. *Arch Surg*. 1999;134:170–176.
172. Canter RR, Harvey SE, Harrison DA, et al. Observational study of current use of selective decontamination of the digestive tract in UK critical care units. *Br J Anaesth*. 2014;113:610–617.
173. Abis GS, Oosterling SJ, Stockmann HB, et al. Perioperative selective decontamination of the digestive tract and standard antibiotic prophylaxis versus standard antibiotic prophylaxis alone in elective colorectal cancer patients. *Dan Med J*. 2014;61:A4695.
174. Landoni G, Turi S, Biondi-Zoccai G, et al. Esmolol reduces perioperative ischemia in noncardiac surgery: a meta-analysis of randomized controlled studies. *J Cardiothorac Vasc Anesth*. 2010;24:219–229.
175. Poldermans D, Bax JJ, Boersma E, et al. Guidelines for pre-operative cardiac risk assessment and perioperative cardiac management in non-cardiac surgery. Task Force for Preoperative Cardiac Risk Assessment and Perioperative Cardiac Management in Non-cardiac Surgery; European Society of Cardiology (ESC). *Eur Heart J*. 2009;30:2769–2812.
176. Bouri S, Shun-Shin MJ, Cole GD, et al. Meta-analysis of secure randomised controlled trials of β-blockade to prevent perioperative death in non-cardiac surgery. *Heart*. 2014;100:456–464.
177. Blessberger H, Kammler J, Domanovits H, et al. Perioperative beta-blockers for preventing surgery-related mortality and morbidity. *Cochrane Database Syst Rev*. 2014;(9):CD004476.
178. Wijeysundera DN, Duncan D, Nkonde-Price C, et al. Perioperative beta blockade in noncardiac surgery: a systematic review for the 2014 ACC/AHA guideline on perioperative cardiovascular evaluation and management of patients undergoing noncardiac surgery: a report of the American College of Cardiology/American Heart Association Task Force on practice guidelines. *J Am Coll Cardiol*. 2014;64:2406–2425.
179. Wijeysundera DN, Duncan D, Nkonde-Price C, et al. Perioperative beta blockade in noncardiac surgery: a systematic review for the 2014 ACC/AHA guideline on perioperative cardiovascular evaluation and management of patients undergoing noncardiac surgery: a report of the American College of Cardiology/American Heart Association Task Force on Practice Guidelines. *Circulation*. 2014;130:2246–2264.
180. Guarracino F, Baldassarri R, Priebe HJ. Revised ESC/ESA Guidelines on non-cardiac surgery: cardiovascular assessment and management: implications for preoperative clinical evaluation. *Minerva Anestesiol*. 2015;81:226–233.
181. Kobashigawa JA, Moriguchi JD, Laks H, et al. Ten-year follow-up of a randomized trial of pravastatin in heart transplant patients. *J Heart Lung Transplant*. 2005;24:1736–1740.
182. Ker K, Edwards P, Perel P, et al. Effect of tranexamic acid on surgical bleeding: systematic review and cumulative meta-analysis. *BMJ*. 2012;344:e3054.
183. Hutton B, Joseph L, Fergusson D, et al. Risks of harms using antifibrinolytics in cardiac surgery: systematic review and network meta-analysis of randomised and observational studies. *BMJ*. 2012;345:e5798.
184. Shakur H, Roberts I, Bautista R, et al. Effects of tranexamic acid on death, vascular occlusive events, and blood transfusion in trauma patients with significant haemorrhage (CRASH-2): a randomised, placebo-controlled trial. *Lancet*. 2010;376:23–32.
185. Marik PE, Corwin HL. Efficacy of red blood cell transfusion in the critically ill: a systematic review of the literature. *Crit Care Med*. 2008;36:2667–2674.
186. Hopewell S, Omar O, Hyde C, et al. A systematic review of the effect of red blood cell transfusion on mortality: evidence from large-scale observational studies published between 2006 and 2010. *BMJ Open*. 2013;3:e002154.
187. Carson JL, Carless PA, Hebert PC. Transfusion thresholds and other strategies for guiding allogeneic red blood cell transfusion. *Cochrane Database Syst Rev*. 2012;(18):CD002042.
188. Salpeter SR, Buckley JS, Chatterjee S. Impact of more restrictive blood transfusion strategies on clinical outcomes: a meta-analysis and systematic review. *Am J Med*. 2014;127:124–131.
189. Curley GF, Shehata N, Mazer CD, et al. Transfusion triggers for guiding RBC transfusion for cardiovascular surgery: a systematic review and meta-analysis. *Crit Care Med*. 2014;42:2611–2624.
190. Holst LB, Petersen MW, Haase N, et al. Restrictive versus liberal transfusion strategy for red blood cell transfusion: systematic review of randomized trials with meta-analysis and trial sequential analysis. *BMJ*. 2015;350:h1354.
191. Pisano A, Capasso A. Perioperative supplemental oxygen to reduce perioperative mortality. In: Landoni G, Ruggeri L, Zangrillo A, eds. *Reducing Mortality in the Perioperative Period*. Cham, Switzerland: Springer; 2014:77–83.
192. Brar MS, Brar SS, Dixon E. Perioperative supplemental oxygen in colorectal patients: a meta-analysis. *J Surg Res*. 2010;166:227–235.
193. Pisano A. Perioperative supplemental oxygen to reduce surgical site infection: too easy to be true. *J Trauma Acute Care Surg*. 2014;76:1332.
194. Meyhoff CS, Wetterslev J, Jorgensen LN, et al. Effect of high perioperative oxygen fraction on surgical site infection and pulmonary complications after abdominal surgery: the PROXI randomized clinical trial. *JAMA*. 2009;302:1543–1550.
195. Meyhoff CS, Jorgensen LN, Wetterslev J, et al. Increased long-term mortality after a high perioperative inspiratory oxygen fraction during abdominal surgery: follow-up of a randomized clinical trial. *Anesth Analg*. 2012;115:849–854.
196. Nieminen MS, Fruhwald S, Heunks LM, et al. Levosimendan: current data, clinical use and future development. *Heart Lung Vessel*. 2013;5:227–245.
197. Toller WG, Stranz C. Levosimendan, a new inotropic and vasodilator agent. *Anesthesiology*. 2006;104:556–569.
198. Landoni G, Biondi-Zoccai G, Greco M, et al. Effects of levosimendan on mortality and hospitalization: a meta-analysis of randomized controlled studies. *Crit Care Med*. 2012;40:634–646.
199. Silvetti S, Greco T, Di Prima AL, et al. Intermittent levosimendan improves mid-term survival in chronic heart failure patients: meta-analysis of randomised trials. *Clin Res Cardiol*. 2014;103: 505–513.
200. Zangrillo A, Biondi-Zoccai G, Mizzi A, et al. Levosimendan reduces cardiac troponin release after cardiac surgery: a meta-analysis of randomized controlled studies. *J Cardiothorac Vasc Anesth*. 2009;23:474–478.
201. Levin RL, Degrange MA, Porcile R, et al. The calcium sensitizer levosimendan gives superior results to dobutamine in postoperative low cardiac output syndrome. *Rev Esp Cardiol*. 2008;61: 471–479.
202. Landoni G, Mizzi A, Biondi-Zoccai G, et al. Reducing mortality in cardiac surgery with levosimendan: a meta-analysis of randomized controlled trials. J Cardiothorac Vasc Anesth. *J Cardiothorac Vasc Anesth*. 2010;24:51–57.
203. Maharaj R, Metaxa V. Levosimendan and mortality after coronary revascularization: a meta-analysis of randomised controlled trials. *Crit Care*. 2011;15:R140.
204. Harrison RW, Hasselblad V, Mehta RH, et al. Effect of levosimendan on survival and adverse events after cardiac surgery: a meta-analysis. *J Cardiothorac Vasc Anesth*. 2013;27:1224–1232.
205. Greco T, Calabrò MG, Covello RD, et al. A Bayesian network meta-analysis on the effect of inodilatory agents on mortality. *Br J Anaesth*. 2015;114:746–756.
206. Zangrillo A, Alvaro G, Pisano A, et al. A randomized controlled trial of levosimendan to reduce mortality in high risk cardiac surgery patients (CHEETA): rationale and design. *Am Heart J*. 2016;177: 66–73.
207. Belletti A, Castro L, Silvetti S, et al. The effect of inotropes and vasopressors on mortality: a meta-analysis of randomized clinical trials. *Br J Anaesth*. 2015;115:656–675.
208. Qiu Z, Chen X, Xu M, et al. Evaluation of preoperative intra-aortic balloon pump in coronary patients with severe left ventricular dysfunction undergoing OPCAB surgery: early and mid-term outcomes. *J Cardiothorac Surg*. 2009;4:39.
209. Dyub AM, Whitlock RP, Abouzahr LL, Cinà CS. Preoperative intra-aortic balloon pump in patients undergoing coronary bypass surgery: a systematic review and meta-analysis. *J Card Surg*. 2008;23:79–86.
210. Sá MP, Ferraz PE, Escobar RR, et al. Prophylactic intra-aortic balloon pump in high-risk patients undergoing coronary artery bypass surgery: a meta-analysis of randomized controlled trials. *Coron Artery Dis*. 2012;23:480–486.
211. Zangrillo A, Pappalardo F, Dossi R, et al. Preoperative intra-aortic balloon pump to reduce mortality in coronary artery bypass graft: a meta-analysis of randomized controlled trials. *Crit Care*. 2015;19:10.
212. Severi L, Vaccaro P, Covotta M, et al. Severe intra-aortic balloon pump complications: a single-center 12-year experience. *J Cardiothorac Vasc Anesth*. 2012;26:604–607.
213. Landoni G, Greco T, Biondi-Zoccai G, et al. Anaesthetic drugs and survival: a Bayesian network meta-analysis of randomized trials in cardiac surgery. *Br J Anaesth*. 2013;111:886–896.
214. Landoni G, Guarracino F, Cariello C, et al. Volatile compared with total intravenous anaesthesia in patients undergoing high-risk cardiac surgery: a randomized multicentre study. *Br J Anaesth*. 2014;113:955–963.
215. Landoni G, Zangrillo A, Fochi O, et al. Cardiac protection with volatile anesthetics in stenting procedures. *J Cardiothorac Vasc Anesth*. 2008;22:543–547.
216. Zangrillo A, Testa V, Aldrovandi V, et al. Volatile agents for cardiac protection in noncardiac surgery: a randomized controlled study. *J Cardiothorac Vasc Anesth*. 2011;25:902–907.
217. Bassuoni AS, Amr YM. Cardioprotective effect of sevoflurane in patients with coronary artery disease undergoing vascular surgery. *Saudi J Anaesth*. 2012;6:125–130.
218. Lurati Buse GA, Schumacher P, Seeberger E, et al. Randomized comparison of sevoflurane versus propofol to reduce perioperative myocardial ischemia in patients undergoing noncardiac surgery. *Circulation*. 2012;126:2696–2704.
219. Landoni G, Cabrini L. Non-cardiac surgery and volatile agents: back to the future. *Saudi J Anaesth*. 2012;6:107–108.

220. Kharbanda RK, Nielsen TT, Redington AN. Translation of remote ischaemic preconditioning into clinical practice. *Lancet*. 2009;374:1557–1565.
221. Thielmann M, Kottenberg E, Kleinbongard P, et al. Cardioprotective and prognostic effects of remote ischaemic preconditioning in patients undergoing coronary artery bypass surgery: a single-centre randomised, double-blind, controlled trial. *Lancet*. 2013;382:597–604.
222. Bilgin YM, van de Watering LM, Brand A. Clinical effects of leucoreduction of blood transfusions. *Neth J Med*. 2011;69:441–450.
223. Bilgin YM, van de Watering LM, Eijsman L, et al. Double-blind, randomized controlled trial on the effect of leukocyte-depleted erythrocyte transfusions in cardiac valve surgery. *Circulation*. 2004;109: 2755–2760.
224. Giakoumidakis K, Eltheni R, Patelarou E, et al. Effects of intensive glycemic control on outcomes of cardiac surgery. *Heart Lung*. 2013;42:146–151.
225. Wiener RS, Wiener DC, Larson RJ. Benefits and risks of tight glucose control in critically ill adults: a meta-analysis. *JAMA*. 2008;300:933–944.
226. Finfer S, Chittock DR, Su SY, et al. Intensive versus conventional glucose control in critically ill patients. *N Engl J Med*. 2009;360:1283–1297.
227. Amato MB, Barbas CS, Medeiros DM, et al. Effect of a protective ventilation strategy on mortality in the acute respiratory distress syndrome. *N Engl J Med*. 1998;338:347–354.
228. Acute Respiratory Distress Syndrome Network. Ventilation with lower tidal volumes as compared with traditional tidal volumes for acute lung injury and the acute respiratory distress syndrome. *N Engl J Med*. 2000;342:1301–1308.
229. Villar J, Kacmarek RM, Pérez-Méndez L, et al. A high positive end-expiratory pressure, low tidal volume ventilatory strategy improves outcome in persistent acute respiratory distress syndrome: a randomized, controlled trial. *Crit Care Med*. 2006;34:1311–1318.
230. Futier E, Constantin JM, Paugam-Burtz C, et al. A trial of intraoperative low–tidal-volume ventilation in abdominal surgery. *N Engl J Med*. 2013;369:428–437.
231. Severgnini P, Selmo G, Lanza C, et al. Protective mechanical ventilation during general anesthesia for open abdominal surgery improves postoperative pulmonary function. *Anesthesiology*. 2013;118:1307–1321.